国家出版基金项目
NATIONAL PUBLICATION FOUNDATION

施瓦兹外科学
Schwartz's Principles of Surgery

第 9 版

主编
F. Charles Brunicardi

荣誉主译
吴咸中　吴孟超　王正国

主译
陈孝平　崔乃强　邱贵兴　孙西甡

人民卫生出版社

敬告

本书的作者、译者及出版者已尽力使书中的知识符合出版当时普遍接受的标准。但医学在不断地发展,随着科学研究的不断探索,各种诊断分析程序和临床治疗方案以及药物使用方法都在不断更新。强烈建议读者在使用本书涉及的诊疗仪器或药物时,认真研读使用说明,尤其对于新的产品更应如此。出版者拒绝对因参照本书任何内容而直接或间接导致的事故与损失负责。

需要特别声明的是,本书中提及的一些产品名称(包括注册的专利产品)仅仅是叙述的需要,并不代表作者推荐或倾向于使用这些产品;而对于那些未提及的产品,也仅仅是因为限于篇幅不能一一列举。

本着忠实于原著的精神,译者在翻译时尽量不对原著内容做删节。然而由于著者所在国与我国的国情不同,因此一些问题的处理原则与方法,尤其是涉及宗教信仰、民族政策、伦理道德或法律法规时,仅供读者了解,不能作为法律依据。读者在遇到实际问题时应根据国内相关法律法规和医疗标准进行适当处理。

图书在版编目(CIP)数据

施瓦兹外科学/(美)F.·查尔斯·布朗尼卡迪主编;陈孝平等主译.—北京:人民卫生出版社,2017

ISBN 978-7-117-24611-8

Ⅰ.①施… Ⅱ.①F…②陈… Ⅲ.①外科学 Ⅳ.①R6

中国版本图书馆 CIP 数据核字(2017)第 122758 号

| 人卫智网 | www.ipmph.com | 医学教育、学术、考试、健康,购书智慧智能综合服务平台 |
| 人卫官网 | www.pmph.com | 人卫官方资讯发布平台 |

施瓦兹外科学

主　　译:陈孝平　崔乃强　邱贵兴　孙西崐
出版发行:人民卫生出版社(中继线 010-59780011)
地　　址:北京市朝阳区潘家园南里 19 号
邮　　编:100021
E－mail:pmph @ pmph.com
购书热线:010-59787592　010-59787584　010-65264830
印　　刷:北京人卫印刷厂
经　　销:新华书店
开　　本:889×1194　1/16　印张:105
字　　数:4543 千字
版　　次:2018 年 2 月第 1 版　2018 年 2 月第 1 版第 1 次印刷
标准书号:ISBN 978-7-117-24611-8/R·24612
定　　价:900.00 元

打击盗版举报电话:010-59787491　E-mail:WQ @ pmph.com
(凡属印装质量问题请与本社市场营销中心联系退换)

施瓦兹外科学

Schwartz's Principles of Surgery

第 9 版

主编

F. Charles Brunicardi

副主编

Dana K. Andersen　Timothy R. Billiar　David L. Dunn
John G. Hunter　Jeffrey B. Matthews　Raphael E. Pollock

荣誉主译

吴咸中　吴孟超　王正国

主译

陈孝平　崔乃强　邱贵兴　孙酉甦

副主译

朱正纲　赵继宗　姜洪池　张必翔　王西墨

秘书

李丹　朱鹏　王洁

人民卫生出版社

翻译委员会

Louis H. Alarcon, MD
Assistant Professor of Surgery, Department of Surgery, University of Pittsburgh School of Medicine, Pittsburgh, Pennsylvania
Chapter 13, Physiologic Monitoring of the Surgical Patient

Dana K. Andersen, MD, FACS
Professor and Vice-Chair, Department of Surgery, Johns Hopkins University School of Medicine, Surgeon-in-Chief, Johns Hopkins Bayview Medical Center, Baltimore, Maryland
Chapter 33, Pancreas

Peter Angelos, MD
Professor of Surgery and Chief of Endocrine Surgery, University of Chicago Medical Center, Chicago, Illinois
Chapter 48, Ethics, Palliative Care, and Care at the End of Life

Peter B. Angood, MD
Senior Advisor for Patient Safety, National Quality Forum, Washington, DC
Chapter 12, Patient Safety

Stanley W. Ashley, MD
Frank Sawyer Professor of Surgery, Department of Surgery, Harvard Medical School, Boston, Massachusetts
Chapter 28, Small Intestine

Samir S. Awad, MD
Associate Professor, Michael E. DeBakey Department of Surgery, Baylor College of Medicine, Houston, Texas
Chapter 1, Accreditation Council for Graduate Medical Education Core Competencies

Adrian Barbul, MD
Professor of Surgery, Department of Surgery, Johns Hopkins Medical Institutions, Baltimore, Maryland
Chapter 9, Wound Healing

Joel A. Bauman, MD
Resident Physician, Department of Neurosurgery, University of Pennsylvania, Philadelphia, Pennsylvania
Chapter 42, Neurosurgery

Carlos Bechara, MD
Assistant Professor of Surgery, Division of Vascular Surgery and Endovascular Therapy, Michael E. DeBakey Department of Surgery, Baylor College of Medicine, Houston, Texas
Chapter 23, Arterial Disease

Greg J. Beilman, MD
Professor of Surgery and Anesthesia, Chief of Surgical Critical Care/Trauma, University of Minnesota, Minneapolis, Minnesota
Chapter 6, Surgical Infections

Richard H. Bell Jr., MD
Assistant Executive Director, American Board of Surgery, Philadelphia, Pennsylvania
Chapter 33, Pancreas

Robert L. Bell, MD, MA, FACS
Director, Minimally Invasive Surgery, Director, Bariatric Surgery, Associate Professor of Surgery, Department of Surgery, Yale University School of Medicine, New Haven, Connecticut
Chapter 35, Abdominal Wall, Omentum, Mesentery, and Retroperitoneum

Arie Belldegrun, MD
Director, Institute of Urologic Oncology at UCLA, Professor and Chief, Division of Urologic Oncology, Roy and Carol Doumani Chair in Urologic Oncology, David Geffen School of Medicine at UCLA, Los Angeles, California
Chapter 40, Urology

Peleg Ben-Galim, MD
Assistant Professor, Department of Orthopedic Surgery, Baylor College of Medicine, Houston, Texas
Chapter 43, Orthopedic Surgery

David H. Berger, MD
Professor and Vice Chair, Michael E. DeBakey Department of Surgery, Baylor College of Medicine, Houston, Texas
Chapter 1, Accreditation Council for Graduate Medical Education Core Competencies
Chapter 30, The Appendix

Walter L. Biffl, MD
Associate Professor, Department of Surgery, Denver Health Medical Center/University of Colorado-Denver, Denver, Colorado
Chapter 7, Trauma

Timothy R. Billiar, MD, FACS
George Vance Foster Professor and Chairman of Surgery, Department of Surgery, University of Pittsburgh School of Medicine, Pittsburgh, Pennsylvania
Chapter 5, Shock

Kirby I. Bland, MD
Fay Fletcher Kerner Professor and Chairman, Department of Surgery, University of Alabama at Birmingham, Birmingham, Alabama
Chapter 17, The Breast

Mary L. Brandt, MD
Professor and Vice Chair, Michael E. DeBakey Department of Surgery, Baylor College of Medicine, Houston, Texas
Chapter 1, Accreditation Council for Graduate Medical Education Core Competencies

F. Charles Brunicardi, MD, FACS
DeBakey/Bard Professor and Chairman, Michael E. DeBakey Department of Surgery, Baylor College of Medicine, Houston, Texas
Chapter 1, Accreditation Council for Graduate Medical Education Core Competencies
Chapter 15, Molecular and Genomic Surgery
Chapter 33, Pancreas
Chapter 37, Inguinal Hernias

7

Jamal Bullocks, MD
Assistant Professor, Division of Plastic Surgery, Michael E. DeBakey Department of Surgery, Baylor College of Medicine, Houston, Texas
Chapter 16, The Skin and Subcutaneous Tissue

Catherine Cagiannos, MD
Assistant Professor of Surgery, Division of Vascular Surgery and Endovascular Therapy, Baylor College of Medicine, Houston, Texas
Chapter 23, Arterial Disease

Joanna M. Cain, MD
Chace/Joukowsky Chair of Obstetrics and Gynecology, Department of Obstetrics and Gynecology, Brown University, Portland, Oregon
Chapter 41, Gynecology

Rakesh K. Chandra, MD
Assistant Professor, Department of Otolaryngology, Head and Neck Surgery, Northwestern University, Chicago, Illinois
Chapter 18, Disorders of the Head and Neck

Catherine L. Chen, MPH
Fellow, Department of Surgery, Johns Hopkins University School of Medicine, Baltimore, Maryland
Chapter 12, Patient Safety

Changyi J. Chen, PhD
Molecular Surgery Endowed Chair, Professor of Surgery and Molecular and Cellular Biology, Michael E. DeBakey Department of Surgery, Baylor College of Medicine, Houston, Texas
Chapter 23, Arterial Disease

Orlo H. Clark, MD
Professor of Surgery, Department of Surgery, UCSF/Mt. Zion Medical Center, San Francisco, California
Chapter 38, Thyroid, Parathyroid, and Adrenal

Patrick Cole, MD
Resident, Division of Plastic Surgery, Michael E. DeBakey Department of Surgery, Baylor College of Medicine, Houston, Texas
Chapter 16, The Skin and Subcutaneous Tissue

Edward M. Copeland III, MD
Emeritus Distinguished Professor of Surgery, Department of Surgery, University of Florida, College of Medicine, Gainesville, Florida
Chapter 17, The Breast

Janice N. Cormier, MD
Associate Professor of Surgery, Department of Surgical Oncology, University of Texas M.D. Anderson Cancer Center, Houston, Texas
Chapter 36, Soft Tissue Sarcomas

Joseph S. Coselli, MD
Professor and Cullen Foundation Endowed Chair, Division of Cardiothoracic Surgery, Michael E. DeBakey Department of Surgery, Baylor College of Medicine, Houston, Texas
Chapter 22, Thoracic Aneurysms and Aortic Dissection

C. Clay Cothren, MD
Associate Professor of Surgery, Department of Surgery, University of Colorado, Denver, Denver, Colorado
Chapter 7, Trauma

Gregory A. Crooke, MD
Assistant Professor of Cardiothoracic Surgery, New York University School of Medicine, New York, New York
Chapter 21, Acquired Heart Disease

Daniel T. Dempsey, MD
Professor and Chair, Department of Surgery, Temple University School of Medicine, Philadelphia, Pennsylvania
Chapter 26, Stomach

Robert S. Dorian, MD
Chairman and Program Director, Department of Anesthesia, Saint Barnabas Medical Center, Livingston, New Jersey
Chapter 47, Anesthesia of the Surgical Patient

David L. Dunn, MD, PhD, FACS
Vice President for Health Sciences, State University of New York, Buffalo, Buffalo, New York
Chapter 6, Surgical Infections
Chapter 11, Transplantation

Geoffrey P. Dunn, MD
Medical Director, Department of Surgery, Hamot Medical Center, Erie, Pennsylvania
Chapter 48, Ethics, Palliative Care, and Care at the End of Life

Kelli M. Bullard Dunn, MD
Associate Professor of Surgery, Department of Surgical Oncology, State University of New York, Buffalo, Buffalo, New York
Chapter 29, Colon, Rectum, and Anus

David T. Efron, MD
Associate Professor of Surgery, Chief, Division of Trauma, Critical Care, and Emergency Surgery, Johns Hopkins Hospital, Baltimore, Maryland
Chapter 9, Wound Healing

Wafic M. ElMasri, MD
Cancer Research Training Award Postdoctoral Fellow, Medical Oncology Branch, Molecular Signaling Section, National Institutes of Health, National Cancer Institute, Bethesda, Maryland
Chapter 41, Gynecology

Fred W. Endorf, MD
Clinical Associate Professor, Department of Surgery, University of Minnesota, St. Paul, Minnesota
Chapter 8, Burns

Xin-Hua Feng, PhD
Professor, Michael E. DeBakey Department of Surgery, Baylor College of Medicine, Houston, Texas
Chapter 15, Molecular and Genomic Surgery

William E. Fisher, MD
Professor, Michael E. DeBakey Department of Surgery, Baylor College of Medicine, Houston, Texas
Chapter 33, Pancreas

Henri R. Ford, MD
Vice President and Surgeon-in-Chief, Children's Hospital Los Angeles, Professor of Surgery and Vice Dean for Medical Education, Keck School of Medicine, University of Southern California, Los Angeles, California
Chapter 39, Pediatric Surgery

Aubrey C. Galloway, MD
Seymour Cohn Professor, Chairman Department of Cardiothoracic Surgery, Department of Cardiothoracic Surgery, New York University School of Medicine, New York, New York
Chapter 21, Acquired Heart Disease

Francis H. Gannon, MD
Associate Professor of Pathology and Orthopedic Surgery, Staff Pathologist, DeBakey VA Medical Center, Baylor College of Medicine, Houston, Texas
Chapter 43, Orthopedic Surgery

David A. Geller, MD
Richard L. Simmons Professor of Surgery, Thomas E. Starzl Transplantation Institute, University of Pittsburgh, Pittsburgh, Pennsylvania
Chapter 31, Liver

Nicole S. Gibran, MD
Professor, Department of Surgery, Harborview Medical Center, Seattle, Washington
Chapter 8, Burns

Michael Gimbel, MD
Assistant Professor of Surgery, Division of Plastic and Reconstructive Surgery, University of Pittsburgh Medical Center, Pittsburgh, Pennsylvania
Chapter 45, Plastic and Reconstructive Surgery

Carlos D. Godinez Jr., MD
Fellow and Clinical Instructor, Minimally Invasive Surgery, Department of Surgery, University of Maryland School of Medicine, Baltimore, Maryland
Chapter 34, Spleen

Ernest A. Gonzalez, MD
Assistant Professor of Surgery, Department of Surgery, University of Texas Health Science Center, Houston, Texas
Chapter 4, Hemostasis, Surgical Bleeding, and Transfusion

John A. Goss, MD
Professor of Surgery, Michael E. DeBakey Department of Surgery, Baylor College of Medicine, Houston, Texas
Chapter 31, Liver

M. Sean Grady, MD
Charles Harrison Frazier Professor, Department of Neurosurgery, University of Pennsylvania School of Medicine, Philadelphia, Pennsylvania
Chapter 42, Neurosurgery

Tom Gregory, MD
Associate Professor, Department of Obstetrics and Gynecology, Division of Urogynecology, Oregon Health and Science University, Portland, Oregon
Chapter 41, Gynecology

Tracy C. Grikscheit, MD
Assistant Professor of Surgery, Department of Pediatric Surgery, Keck School of Medicine, University of Southern California, Los Angeles, California
Chapter 39, Pediatric Surgery

Eugene A. Grossi, MD
Professor of Cardiothoracic Surgery, New York University School of Medicine, New York, New York
Chapter 21, Acquired Heart Disease

David J. Hackam, MD, PhD
Roberta Simmons Associate Professor of Pediatric Surgery, University of Pittsburgh School of Medicine, Pittsburgh, Pennsylvania
Chapter 39, Pediatric Surgery

Daniel E. Hall, MD
Division of Trauma and General Surgery, University of Pittsburgh Medical Center, Pittsburgh, Pennsylvania
Chapter 48, Ethics, Palliative Care, and Care at the End of Life

Rosemarie E. Hardin, MD
Resident Cardiothoracic Surgery, University of Pittsburgh Medical Center, Pittsburgh, Pennsylvania
Chapter 46, Surgical Considerations in the Elderly

Michael H. Heggeness, MD, PhD
Chairman, Division of Orthopedic Surgery, Baylor College of Medicine, Houston, Texas
Chapter 43, Orthopedic Surgery

Lior Heller, MD
Associate Professor, Division of Plastic Surgery, Michael E. DeBakey Department of Surgery, Baylor College of Medicine, Houston, Texas
Chapter 16, The Skin and Subcutaneous Tissue

Daniel B. Hinshaw, MD
Veterans Administration Medical Center
Chapter 48, Ethics, Palliative Care, and Care at the End of Life

John B. Holcomb, MD
Professor, Department of Surgery and Director, Center for Translational Injury Research, University of Texas Health Science Center, Houston, Texas
Chapter 4, Hemostasis, Surgical Bleeding, and Transfusion

Larry H. Hollier, MD
Professor, Division of Plastic Surgery, Michael E. DeBakey Department of Surgery, Baylor College of Medicine, Houston, Texas
Chapter 16, The Skin and Subcutaneous Tissue

Abhinav Humar, MD
Professor of Surgery, Department of Surgery, University of Minnesota, Minneapolis, Minnesota
Chapter 11, Transplantation

Kelly K. Hunt, MD
Professor of Surgery, Department of Surgical Oncology, University of Texas M.D. Anderson Cancer Center, Houston, Texas
Chapter 17, The Breast

John G. Hunter, MD, FACS
Mackenzie Professor and Chair, Department of Surgery, Oregon Health and Science University, Portland, Oregon
Chapter 14, Minimally Invasive Surgery, Robotics, and Natural Orifice Transluminal Endoscopic Surgery
Chapter 25, Esophagus and Diaphragmatic Hernia
Chapter 32, Gallbladder and the Extrahepatic Biliary System

Tam T. Huynh, MD
Associate Professor of Surgery, Division of Vascular Surgery and Endovascular Therapy, Michael E. DeBakey Department of Surgery, Baylor College of Medicine, Houston, Texas
Chapter 23, Arterial Disease

Bernard M. Jaffe, MD
Professor Emeritus, Department of Surgery, Tulane University School of Medicine, New Orleans, Louisiana
Chapter 30, The Appendix

Badar V. Jan, MD
PGY-4 Surgical Resident, Department of Surgery, UMDNJ-Robert Wood Johnson Medical School, New Brunswick, New Jersey
Chapter 2, Systemic Response to Injury and Metabolic Support

Kenneth M. Jastrow, MD
Surgery Resident, Department of Surgery, University of Texas Health Science Center, Houston, Texas
Chapter 4, Hemostasis, Surgical Bleeding, and Transfusion

Blair A. Jobe, MD
Associate Professor of Surgery, The Heart, Lung and Esophageal Surgery Institute, University of Pittsburgh, Pittsburgh, Pennsylvania
Chapter 14, Minimally Invasive Surgery, Robotics, and Natural Orifice Transluminal Endoscopic Surgery
Chapter 25, Esophagus and Diaphragmatic Hernia

Tara B. Karamlou, MD, MSc
Cardiothoracic Surgery Fellow, University of Michigan, Ann Arbor, Michigan
Chapter 20, Congenital Heart Disease

Elise C. Kohn, MD
Senior Investigator and Section Head, Department of Molecular Signaling Section, Medical Oncology Branch, National Cancer Institute, Bethesda, Maryland
Chapter 41, Gynecology

Panagiotis Kougias, MD
Assistant Professor, Department of Surgery, Baylor College of Medicine, Houston, Texas
Chapter 23, Arterial Disease

Rosemary A. Kozar, MD
Associate Professor of Surgery, Department of Surgery, Memorial Hermann Hospital, Houston, Texas
Chapter 4, Hemostasis, Surgical Bleeding, and Transfusion

Jeffrey La Rochelle, MD
Fellow and Clinical Instructor, David Geffen School of Medicine at UCLA, Los Angeles, California
Chapter 40, Urology

Geeta Lal, MD
Assistant Professor of Surgery, University of Iowa Health Care, Carver College of Medicine, Department of Surgery, Division of Surgical Oncology and Endocrine Surgery, Iowa City, Iowa
Chapter 38, Thyroid, Parathyroid, and Adrenal

Thu Ha Liz Lee, MD
Assistant Professor of Surgery, Department of Surgery, University of Cincinnati, Cincinnati, Ohio
Chapter 1, Accreditation Council for Graduate Medical Education Core Competencies

Scott A. LeMaire, MD
Associate Professor and Director of Research, Division of Cardiothoracic Surgery, Michael E. DeBakey Department of Surgery, Baylor College of Medicine, Houston, Texas
Chapter 22, Thoracic Aneurysms and Aortic Dissection

Timothy K. Liem, MD
Associate Professor of Surgery, Adjunct Associate Professor of Radiology, Division of Vascular Surgery, Oregon Health and Science University, Portland, Oregon
Chapter 24, Venous and Lymphatic Disease

Scott D. Lifchez, MD
Assistant Professor, Department of Surgery, Division of Plastic Surgery, Johns Hopkins Medical Institutions, Baltimore, Maryland
Chapter 44, Surgery of the Hand and Wrist

Peter H. Lin, MD
Associate Professor of Surgery, Division of Vascular Surgery and Endovascular Therapy, Michael E. DeBakey Department of Surgery, Baylor College of Medicine, Houston, Texas
Chapter 23, Arterial Disease

Xia Lin, MD
Associate Professor, Michael E. DeBakey Department of Surgery, Baylor College of Medicine, Houston, Texas
Chapter 15, Molecular and Genomic Surgery

Joseph E. Losee, MD
Associate Professor of Surgery and Pediatrics, University of Pittsburgh Medical Center, Pittsburgh, Pennsylvania
Chapter 45, Plastic and Reconstructive Surgery

Stephen F. Lowry, MD
Professor and Chair, Department of Surgery, UMDNJ-Robert Wood Johnson Medical School, New Brunswick, New Jersey
Chapter 2, Systemic Response to Injury and Metabolic Support

James D. Luketich, MD
Henry T. Bahnson Professor of Cardiothoracic Surgery, Chief, The Heart, Lung and Esophageal Surgery Institute, Department of Surgery, Division of Thoracic and Foregut Surgery, University of Pittsburgh, Pittsburgh, Pennsylvania
Chapter 19, Chest Wall, Lung, Mediastinum, and Pleura

James R. Macho, MD
Emeritus Professor of Surgery, Department of Surgery, University of California, San Francisco, San Francisco, California
Chapter 37, Inguinal Hernias

Michael A. Maddaus, MD
Professor of Surgery, Department of Surgery, Division of General Thoracic and Foregut Surgery, University of Minnesota, Minneapolis, Minnesota
Chapter 19, Chest Wall, Lung, Mediastinum, and Pleura

Martin A. Makary, MD
Mark Ravitch Chair in General Surgery, Associate Professor of Health Policy, Department of Surgery, Johns Hopkins University School of Medicine, Baltimore, Maryland
Chapter 12, Patient Safety

Jeffrey B. Matthews, MD, FACS
Dallas B. Phemister Professor and Chairman, Department of Surgery, University of Chicago, Chicago, Illinois

Funda Meric-Bernstam, MD
Associate Professor, Department of Surgical Oncology, University of Texas M.D. Anderson Cancer Center, Houston, Texas
Chapter 10, Oncology

Gregory L. Moneta, MD
Professor of Surgery, Division of Vascular Surgery, Department of Surgery, Oregon Health and Science University, Portland, Oregon
Chapter 24, Venous and Lymphatic Disease

Ernest E. Moore, MD
Vice Chairman and Professor, Department of Surgery, University of Colorado, Denver, Denver, Colorado
Chapter 7, Trauma

Katie S. Nason, MD
Assistant Professor, Division of Thoracic Surgery, Department of General Surgery, University of Pittsburgh Medical Center, Pittsburgh, Pennsylvania
Chapter 19, Chest Wall, Lung, Mediastinum, and Pleura

Kurt D. Newman, MD
Professor of Surgery and Pediatrics, Division of Surgery, George Washington University School of Medicine, Washington, DC
Chapter 39, Pediatric Surgery

Lisa A. Newman, MD
Professor, Department of Surgery, University of Michigan Comprehensive Cancer Center, Ann Arbor, Michigan
Chapter 17, The Breast

Margrét Oddsdóttir, MD*
Professor of Surgery, Chief of General Surgery, Landspitali-University Hospital, Reykjavik, Iceland
Chapter 32, Gallbladder and the Extrahepatic Biliary System

Adrian E. Park, MD
Campbell and Jeanette Plugge Professor and Vice Chair, Division of General Surgery, University of Maryland Medical Center, Baltimore, Maryland
Chapter 34, Spleen

Timothy M. Pawlik, MD
Johns Hopkins University, Baltimore, Maryland
Chapter 48, Ethics, Palliative Care, and Care at the End of Life

Andrew B. Peitzman, MD
Mark M. Ravitch Professor and Vice Chairman, Department of Surgery, University of Pittsburgh School of Medicine, Pittsburgh, Pennsylvania
Chapter 5, Shock

Jeffrey H. Peters, MD
Chairman, Department of Surgery, University of Rochester Medical Center, Rochester, New York
Chapter 25, Esophagus and Diaphragmatic Hernia

Thai H. Pham, MD
Fellow, Department of General Surgery, Oregon Health and Science University, Portland, Oregon
Chapter 32, Gallbladder and the Extrahepatic Biliary System

Raphael E. Pollock, MD, PhD, FACS
Head, Division of Surgery, Professor and Chairman, Department of Surgical Oncology, Senator A.M. Aiken, Jr., Distinguished Chair, University of Texas M.D. Anderson Cancer Center, Houston, Texas
Chapter 10, Oncology
Chapter 36, Soft Tissue Sarcomas

Charles A. Reitman, MD
Associate Professor, Department of Orthopedic Surgery, Baylor College of Medicine, Houston, Texas
Chapter 43, Orthopedic Surgery

David A. Rothenberger, MD
Professor and Deputy, Department of Surgery, University of Minnesota, Minneapolis, Minnesota
Chapter 29, Colon, Rectum, and Anus

J. Peter Rubin, MD
Director of the Life After Weight Loss Program, University of Pittsburgh Medical Center, Pittsburgh, Pennsylvania
Chapter 45, Plastic and Reconstructive Surgery

Ashok K. Saluja, PhD
Professor and Vice Chair, Department of Surgery, University of Minnesota, Minneapolis, Minnesota
Chapter 33, Pancreas

Philip R. Schauer, MD
Chief of Minimally Invasive General Surgery, Cleveland Clinic, Cleveland, Ohio
Chapter 27, The Surgical Management of Obesity

Bruce Schirmer, MD
Stephen H. Watts Professor of Surgery, University of Virginia Health System, Charlottesville, Virginia
Chapter 27, The Surgical Management of Obesity

Charles F. Schwartz, MD
Assistant Professor of Cardiothoracic Surgery, New York University School of Medicine, New York, New York
Chapter 21, Acquired Heart Disease

Subhro K. Sen, MD
Clinical Assistant Professor, Division of Plastic & Reconstructive Surgery, Department of Surgery, Stanford University Medical Center, Palo Alto, California
Chapter 44, Surgery of the Hand and Wrist

Neal E. Seymour, MD
Professor, Department of Surgery, Tufts University School of Medicine, Chief of General Surgery, Baystate Medical Center, Springfield, Massachusetts
Chapter 35, Abdominal Wall, Omentum, Mesentery, and Retroperitoneum

Mark L. Shapiro, MD
Associate Professor of Surgery, Associate Director Trauma Services, Department of Surgery, Duke University Medical Center, Durham, North Carolina
Chapter 12, Patient Safety

Kapil Sharma, MD
Assistant Professor, Division of Cardiothoracic Surgery, Michael E. DeBakey Department of Surgery, Baylor College of Medicine, Houston, Texas
Chapter 22, Thoracic Aneurysms and Aortic Dissection

Vadim Sherman, MD, FRCSC
Assistant Professor of Surgery, Director, Comprehensive Bariatric Surgery Center, Program Director, Minimally Invasive Fellowship, Michael E. DeBakey Department of Surgery, Baylor College of Medicine, Houston, Texas
Chapter 37, Inguinal Hernias

G. Tom Shires III, MD
Chair, Surgical Services, Presbyterian Hospital of Dallas, Dallas, Texas
Chapter 3, Fluid and Electrolyte Management of the Surgical Patient

Brian Shuch, MD
Chief Resident, Department of Urology, David Geffen School of Medicine, Los Angeles, California
Chapter 40, Urology

Michael L. Smith, MD
Assistant Professor, Department of Neurosurgery, Albert Einstein College of Medicine, Bronx, New York
Chapter 42, Neurosurgery

Samuel Stal, MD
Professor, Division of Plastic Surgery, Michael E. DeBakey Department of Surgery, Baylor College of Medicine, Houston, Texas
Chapter 16, The Skin and Subcutaneous Tissue

Ali Tavakkolizadeh, MB BS
Assistant Professor of Surgery, Department of Surgery, Harvard Medical School, Boston, Massachusetts
Chapter 28, Small Intestine

---

*Deceased.

Allan Tsung, MD
Assistant Professor, Department of Surgery, University of Pittsburgh, Pittsburgh, Pennsylvania
Chapter 31, Liver

Ross M. Ungerleider, MD
Professor of Surgery, Department of Surgery, Oregon Health and Science University, Portland, Oregon
Chapter 20, Congenital Heart Disease

Christopher G. Wallace, MD
Clinical and Research Microsurgery Fellow, Department of Plastic and Reconstructive Surgery, Chang Gung Memorial Hospital, Chang Gung University and Medical College, Taipei, Taiwan
Chapter 45, Plastic and Reconstructive Surgery

Kasper S. Wang, MD
Assistant Professor of Surgery, Department of Pediatric Surgery, Keck School of Medicine, University of Southern California, Los Angeles, California
Chapter 39, Pediatric Surgery

Randal S. Weber, MD
Professor and Hubert L. and Olive Stringer Distinguished Professor for Cancer Research and Chairman, Department of Head and Neck Surgery, University of Texas M.D. Anderson Cancer Center, Houston, Texas
Chapter 18, Disorders of the Head and Neck

Fu-Chan Wei, MD, FACS
Professor and Chancellor, Department of Plastic Surgery, College of Medicine, Chang Gung University, Chang Gung Memorial Hospital, Taipei, Taiwan
Chapter 45, Plastic and Reconstructive Surgery

Richard O. Wein, MD
Assistant Professor, Department of Otolaryngology-Head and Neck Surgery, Tufts New England Medical Center, Boston, Massachusetts
Chapter 18, Disorders of the Head and Neck

Jacob Weinberg, MD
Assistant Professor, Department of Orthopedic Surgery, Baylor College of Medicine, Houston, Texas
Chapter 43, Orthopedic Surgery

Karl F. Welke, MD
Assistant Professor, Division of Cardiothoracic Surgery, Oregon Health and Science University, Portland, Oregon
Chapter 20, Congenital Heart Disease

Edward E. Whang, MD
Associate Professor of Surgery, Department of Surgery, Harvard Medical School, Boston, Massachusetts
Chapter 28, Small Intestine

Michael E. Zenilman, MD
Clarence and Mary Dennis Professor and Chairman, Department of Surgery, SUNY Downstate Medical Center, Brooklyn, New York
Chapter 46, Surgical Considerations in the Elderly

Michael J. Zinner, MD
Moseley Professor of Surgery, Department of Surgery, Harvard Medical School, Boston, Massachusetts
Chapter 28, Small Intestine

Brian S. Zuckerbraun, MD
Assistant Professor of Surgery, Department of Surgery, University of Pittsburgh School of Medicine, Pittsburgh, Pennsylvania
Chapter 5, Shock

《施瓦兹外科学》是一部优秀的国际性外科学教科书,在世界各地广泛应用。

该书的问世已有40余年,见证了一个外科学飞速发展的时代。外科疾病的诊断能力从定性到定量,从宏观到微观,从单一疾病诊断到蛋白组学和基因检测对疾病发生发展的深度了解。微创外科手术已广泛应用于许多腹腔和胸腔内的手术,有逐步取代开放性手术之势。达·芬奇系统不仅使很多不可开展的手术技巧得以实现,其视觉增强效果显著增加了外科手术的精度。经自然腔道手术(NOTES)的开展使外科手术有了新的路径,手术后在体表不留瘢痕。血管内的手术方法已经完全改变了周围性血管疾病的治疗。心脏手术扩大心室辅助装置和人工心脏最终成为现实。而在器官移植中肾、肝、小肠、心脏、肺原位移植已成为常规手术。液体、电解质和肠内肠外营养治疗不仅解决了临床营养问题,也作为治疗措施改变了病人的预后。生命垂危病人的临终关怀、护理以及强调人文特色和医学伦理,极大程度上维护了病人的尊严,同时也拉近了医护人员与病人及其家属的关系。这些都是本书与时俱进之处。

在本书出版之际,感谢本书的译者同行在繁重的临床工作中利用休息时间出色完成承担的任务,感谢天津市南开医院对该书出版的支持,感谢人民卫生出版社保证了本书高水平、高质量的出版。

陈孝平

华中科技大学同济医学院附属同济医院外科学系教授

中国科学院院士

2017年冬于武汉

《施瓦兹外科学》是一部优秀的外科学教科书,在世界各地广泛应用于教学、临床及科研。从第1版发行至今40余年,我国尚未有中文翻译本,我一直希望把这部书介绍给我国广大医学生、医生及相关科学研究人员。

在一次美国ASA会议上巧遇在East Carolina大学的老同学孙西晔教授和著名胰腺外科专家John Hopkins大学的Dana Andersen教授,Andersen教授正是该书的副主编。大家谈起此书一拍即合,决定由我和孙西晔教授回国组织专家翻译该书。陈孝平院士是我国著名腹部外科学家和教育学家,他已主编全国高等学校八年制及七年制临床医学等专业用规划教材《外科学》10部,配套教材、专著及参考书8部,是本书翻译出版的最佳主译。恰巧,陈孝平教授的博士研究生李丹医生毕业后加盟我的团队,她工作认真、不辞劳苦、英语基础扎实,是该书翻译工作不二的编写秘书。在陈院士的组织下,建立了一个阵容强大的翻译团队,由吴咸中院士、吴孟超院士、王正国院士作为该书的荣誉主译,陈孝平院士、崔乃强教授、邱贵兴院士、孙西晔教授作为主译。各位译者分别来自全国30家高等医学院校和三级甲等医院,均为国内各自领域的精英,共90余名,其中包括在美国霍普金斯大学的访问学者4名。

非常感谢华中科技大学同济医学院同济医院和天津市南开医院对该书编译投入的人力、物力和财力支持。特别感谢本书编写秘书李丹医师协调诸多单位和译者以及文字修改等工作付出的巨大艰辛。感谢人民卫生出版社对该书的出版给予了极大的支持。

崔乃强

天津市南开医院

2017年5月

《施瓦兹外科学》第 1 版和第 9 版之间经历了 40 年,见证了外科学在对疾病的认知和诊断以及在外科技术和补充治疗(complementary therapeutic approaches)等领域取得的非凡进步。

人类基因组的发现使我们对更多疾病的遗传学因素有了新的认识。幽门螺杆菌的发现及对其在溃疡中的作用彻底颠覆了溃疡病的治疗原则,如部分胃切除的抗酸手术、迷走神经切断加引流手术等是我在当住院医生时高年资住院医们最常做的术式,而今已是鲜有实施。

超声、CT 和磁共振技术的不断进展使疾病的诊断更加精准,内镜检查技术的发展对诊断能力的提高也大有裨益,微创手术已经成为许多腹内和胸腔手术的标准术式,视觉增强的机器人手术的使用将这些手术变得更加精准,经自然腔道的内镜手术也已在临床使用。

血管内介入治疗已彻底改变了包括动脉和静脉在内的周围血管疾病的外科处理原则。心脏外科学也以倍增的速度发展——左心室辅助装置和人工心脏已成为现实。最富戏剧性技术的成功则来自于器官移植,肾、肝、小肠、心脏、肺的原位移植都在这一阶段得以实现。

基于对液体与电解质平衡和营养需求与静脉营养治疗的进一步理解,已使这些技术更广泛的应用于临床。对肿瘤患者在放化疗方面的进步,不但将肿瘤的切除率提高到一个此前不曾预想的高度,同时也延长了病人的生存期。为完成这一全景蓝图,同时还要考虑到具有人文特征、伦理、人口老龄化、临终关怀等相关问题。

本书第 1 版的 6 位主编当时很难想到上述的巨大变化,作为其中的两位,弗朗克·斯宾塞(Frank C. Spencer)和我幸运地见证了本书的出版,享受为人父母般的骄傲。

西摩·施瓦兹,医学博士,美国外科学会会员
Seymour I. Schwartz, MD, FACS

当我应邀主编这本有着历史价值的外科教科书时，我的目标是维护其盛名，尊重西摩·施瓦兹（Seymour I. Schwartz）和其他主编及作者前辈既往的努力，正是他们才赋予了本书前8版的超高水准。我感谢所有实现这一宏伟目标的各个章节的作者们，他们带着对病人、对外科教学和临床的无比热爱，完美地完成了他们的工作，并奉献了他们一丝不苟的工作。

正是大家共同的努力才造就了本书第9版的诞生，它更新了《施瓦兹外科学》，并在国际上使之继续保持着外科教科书的权威地位。本书中的每一个章节都由该领域的权威专家进行了严苛的充实或更新，以期达到外科教学的最高水平。此外，每个章节还配有快速检索关键论点、突出的循证参考文献、彩色插图、影像图片和附表。本版还加入了两个新章节，即"美国毕业后医学教育鉴定委员会指定的核心能力"（第2章）和"医学伦理、姑息治疗和临终关怀"（最后1章）。

本书所有的作者真诚希望本书的内容可以为读者的外科技能打下一个坚实的基础，也为继续教育的读者以及更高级的读者提供一个前进中的驿站。

感谢所有参与本版新书出版的人。还要感谢我的家人，是他们的爱与一贯支持使本书的出版成为现实。

查尔斯·布朗尼卡迪，医学博士，美国外科学会会员
F. Charles Brunicardi, MD, FACS

对一个多年来通过标准化工作的学科来说，一本新教科书的问世取决于编委会在传播现存外科知识方面和现代路径的独特需求。当我们评价章节作者的来稿时更体验到了这一必要，我们对于能够为现代和未来一代医学生的外科临床教育做些贡献而感到兴奋。

实践性知识的快速积累已经强调以逻辑方式展现给学生，尝试将新知识同化到自己的知识结构中去。这样的学习还将允许读者在脑中同时完成类比、新概念生成和对一个情况的推演等过程。疾病本身的物质基础将得以强化，疾病的临床表现和诊断将被视为疾病在病生理方面所作的反应。依此理念，治疗将变得更富有逻辑，也将反复尝试的可能性降至最低。鉴于《哈氏内科学》在内科领域所造成的影响，不同病程阶段的临床表现在本书中都有着详尽的描述。鉴于手术在外科医生诸多的治疗手段中所占有的独特位置，手术指征、重要手术技巧和术后并发症在本书中也得到了应有的重视。虽然我们知道任何一本外科教科书都不能包含完整的手术步骤，但本书仍尽可能地满足了这方面的需求。

本编委会的终极目标是编纂一部配得上"现代"一词的书。为此，我们挑选了在各自领域非常优秀的专家为作者，而"现代"这一概念相信也能在本书中得到彰显，特别是在现代外科学中占重要位置的创伤、移植和最近才被认识到其重要性的康复等方面。

本书分两大部分，在前半部分，我们的主题是总论；在后半部分，则按器官和外科专业进行论述。

我们把本书的读者设定为老道的听众，把医学生看作医学预科毕业生，内容追求适于外科医生继续教育的培训和信息。对于本教科书，我们所预期的需求和目标都很高。我们由衷地希望我们的努力会帮助我们实现这一设想。

西摩·施瓦兹，医学博士，美国外科学会会员
Seymour I. Schwartz, MD, FACS

目录

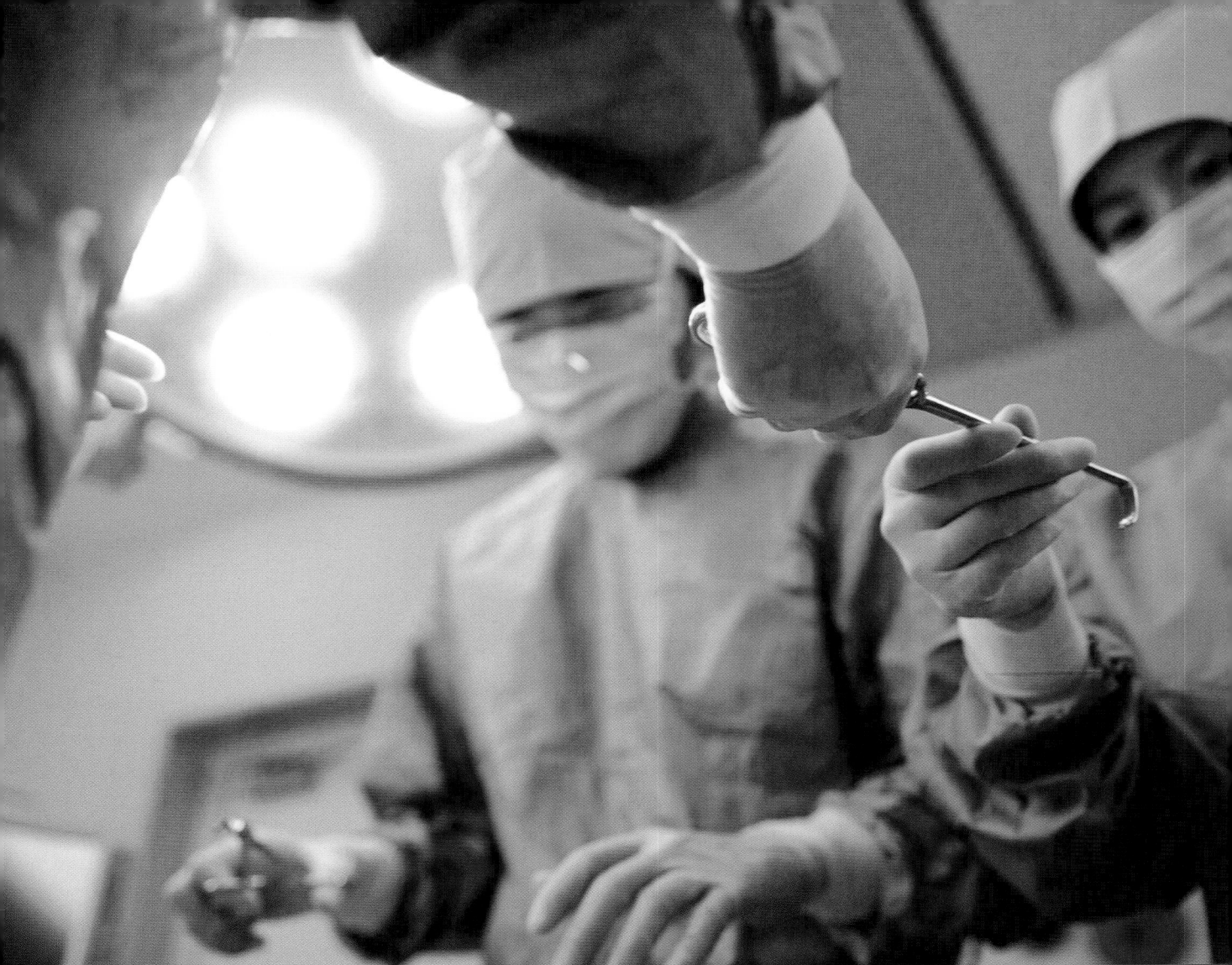

第一篇

总　论

第 1 章

美国毕业后医学教育鉴定委员会指定的核心能力

Thu Ha Liz Lee, David H. Berger, Samir S. Awad,
Mary L. Brandt, and F. Charles Brunicardi

关键点

1. 美国毕业后医学教育鉴定委员会(the Accreditation Council for Graduate Medical Education, ACGME)考核项目的重点是通过能力评估来检查培训效果,而不仅仅是符合鉴定委员会的考核要求。

2. 这 6 种核心能力包括病人的医疗护理、医学知识、临床实践中的学习与完善、与人沟通的技巧、专业素养和医疗体系下的实践。

3. 美国住院医师培训顾问委员会(the Residency Review Committee)意识到模拟器在技巧训练方面的重要性,要求

2008 年 7 月以前所有外科培训基地必须配备外科技能实验室。一项专门的外科技巧课程被用来辅助培训计划,并通过模拟器评估这方面能力。

4. ACGME 建立一种名为"ACGME 学习考核项目"的专业工具。这种以互联网为基础的交互式系统,允许住院医师、老师和培训主管去反馈信息,进行能力评估,找出薄弱环节。

5. 还有很多方面需要学习,培训计划需要不断分享经验,完善形成基准程序。

美国毕业后医学教育鉴定委员会考核项目

分子医学和技术方面的进展已经根本改变了医学实践方式。医师和病人能从互联网上获取疾病的相关知识。另外,政治和经济方面的双重压力改变了社会对医疗护理的评价和认可。这些改变的最终结果是病人有权获取医疗服务及其相关知识,且医患关系本质也发生改变[1]。鉴于这种情况,毕业后医学教育鉴定委员会(ACGME)考核项目亦应做出相应调整。Leach 博士认为这种调整有三点原则:①考核项目要有利于这种调整;②重视培训结果,根

据学生需求和资源安排更有弹性的课程;③毕业生要能胜任医师工作,信息要公开透明[2]。这种调整后的教育项目实际上是通过能力评估来检查培训效果,而不仅仅是符合鉴定委员会的考核要求。1999 年,ACGME 确认由 6 种核心能力构成的基本培训框架,从而保证医学毕业生在当今医疗体系下做到德才兼备,包括病人的医疗护理、医学知识、临床实践中的学习与完善、与人沟通的技巧、专业素养、医疗体系下的实践(表 1-1)[3]。从 2001 年 7 月起,ACGME 制定了一个 10 年规划将这些概念贯彻到平时的医学教育中。这个规划可以分为 4 个阶段,保证可以灵活安排每个单独培训课程达到培训要求(表 1-2)[4]。

表1-1	毕业后医学教育鉴定委员会指定的核心能力
核心能力	描　述
病人的医疗护理	在现代医疗环境下能够富有同情心的、有效的诊治病人
医学知识	能够有效地将当前医学知识应用于病人诊疗,能够运用医学工具(如 PubMed)去了解医学研究最新进展
临床实践中的学习与完善	系统的批判吸收和评价信息,将其用来指导临床诊疗实践
与人沟通的技巧	具备足够的沟通技巧,保证医患之间、医疗组内的信息有效交流
专业素养	展示道德行为的原则(如知情同意、病人隐私权等)和正直,促进最高水平的医疗护理
医疗体系下的实践	承认和理解每个人的实践都是医疗保健系统的一部分,要能利用这个系统为病人进行诊疗

表1-2	毕业后医学教育鉴定委员会进度表			
阶段	时间	进程重点	认证重点	
1. 对需求改变形成初期反应	2001 年 7 月—2002 年 6 月	• 规定住院医师培训需要培养一些能力 • 总结当前评价住院医师培训效果的方法 • 开始将一些方面的能力培养整合进住院医师的教导和临床经历中	• 制定顺应的操作性定义 • 提供建设性的意见	
2. 突出焦点问题	2002 年 7 月—2006 年 6 月	• 提供机会去学习这6种能力 • 改善评估程序,准确评估住院医师这6种能力 • 总结住院医师培训数据,提供给 GMEC 内部审阅	• 总结培训计划教学中的一些经验,评估这些能力 • 在早期提供建设性的建议,并随后观察结果 • 审阅 GMEC 内部的关于培训计划的数据,包括考察收集的表现数据	
3. 充分整合阶段	2006 年 7 月—2011 年 6 月	• 将住院医师表现数据作为改善的依据,为鉴定评价提供证据 • 由第三方去检验住院医师和培训计划	• 总结改善后培训计划的相关数据 • 总结第三方评价数据,并将之作为 GMEC 确定教育目标的依据	
4. 扩展阶段	2011 年 7 月至今	—	• 确定基准程序 • 适应和采纳一些优秀模型的信息 • 请求全社会建立好的医学毕业生教育的信念	

GMEC,graduate medical education committee,医学毕业生教育委员会

核心能力

对于普通外科住院医师培训非常重要的核心能力包括6个方面。每一项外科培训计划必须营造学习这种核心能力的良好氛围,课程必须重点突出且要重视评估效果(见表1-1)。这6种核心能力如下所述:

1. 病人的医疗护理。住院医师必须要做到德才兼备,有效治疗疾病。

a. 住院医师需展示与其水平相当的手灵巧度。

b. 住院医师需制定和执行与其水平相当的治疗计划,包括疼痛处理。

c. 住院医师需参与制定一门临床课程的纲要,要求内容连续、广泛且有序,做到循序渐进。临床分配任务必须明确责任分级,保证病人的医疗护理的连续性,处理好教学和医疗之间的关系。每一位住院医师逐步积累临床经验。

2. 医学知识。住院医师必须掌握生物医学、临床、流行病学和社会行为科学等方面的知识及其进展,并利用这些知识去治疗病人。

a. 住院医师需审慎的评价和掌握相关科学信息。

b. 住院医师参加的培训计划需包括基本科学原理及其在临床外科中的应用,主要包括:外科应用解剖学和外科病理学;伤口愈合的基本要素;内环境稳态;休克和循环生理学;血液学失调;免疫生物学和移植学;肿瘤学;外科内分泌学;外科营养,水和电解质平衡;包括烧伤在内的损伤后的代谢反应。

3. 临床实践中的学习与完善。住院医师必备能力包括:

调查研究和评价其诊治病例,评价和比对科学证据,通过自我总结和不断学习来提高诊治水平。住院医师要不断完善手术技巧和习惯来达到如下目标:

a. 发现专业知识和技能方面的缺陷和不足。

b. 设定学习和提高的目标。

c. 参与和完成适当的学习活动。

d. 通过诊断改善方法系统分析临床实践,不断自我完善和提高。

e. 对每天的临床实践活动要进行评价反馈。

f. 找出、评价和分析比较与病人健康问题相关的科学研究证据。

g. 采用信息化技术提高学习效率。

h. 参与病人、家属、学生、住院医师和其他健康从业人员的教育工作。

i. 参加并发症和死亡讨论,以评价和分析临床医疗护理结局。

j. 采用循证医学模式治疗病人。

4. 与人沟通的技巧。住院医师必须具备良好的沟通技巧,从而与病人、家属及其他健康从业人员进行信息交流及合作。具体如下:

a. 要与病人、家属及公众进行有效恰当的交流,内容涵盖社会经济和文化等方面。

b. 要与医师、其他健康从业人员和相关卫生机构进行有效沟通。

c. 作为一个医疗组或专业团队的一员或领导者,有效地进行工作。

d. 为其他医师和健康专业人员提供咨询服务。

e. 医疗记录要做到及时、清晰和便于理解。

f. 做好病人及家属的解释和教育工作。

g. 有效地记录临床实践活动文件。

5. 专业素养。住院医师必须体现专业的责任心,坚持道德准则。具体包括:

a. 有同情心、正直、尊敬他人。

b. 勇于牺牲自我兴趣,满足病人需求。

c. 尊重病人隐私和自主权。

d. 对病人、社会和职业体现出责任心。

e. 无论其性别、年龄、文化、种族、宗教信仰、是否残疾及性取向等方面是否有差异,对不同人群均一视同仁。

f. 以很高的道德标准严格要求自己。

g. 对病人的治疗要有连续性。

6. 医疗体系下的实践。住院医师必须意识到疾病治疗的复杂性,要能够有效地调用系统内其他资源以提供最佳的诊疗方案。具体如下:

a. 能在与其临床专业相关部门有效地进行工作。

b. 协调与其临床专业相关部门进行诊疗工作。

c. 统计病人自身或人口为基数的诊疗成本,进行风险-效益分析。

d. 提倡高品质的最优诊疗服务。

e. 采用专业团队加强医疗诊疗的安全性,提高医疗服务质量。

f. 发现诊疗过程中的失误,提供有效的解决措施。

g. 提供高质量、高性价比的医疗服务。

h. 具备风险-效益分析方面的知识。

i. 重视在病人诊治过程中不同专家和其他健康专业人员的作用。

任何外科培训计划目标都是培训医师能提供最高质量医疗服务。这些核心能力要求可以将培训效果进行量化评分。目前外科教育工作者仍面临两个挑战:一是革新培训模式;二是每周花 80 小时学习技能以完成这些要求。

病人的医疗护理

病人的医疗护理是临床医疗实践的基础,必须尽早进行,且一直持续到培训结束。在以前,病人的医疗护理的教学是以学徒模式进行的,也就是说,住院医师跟着主治医师一起在病房或者手术室进行学习[6]。然而随着我们医疗制度的改变和日益增加的限制,必须对这种教学模式进行重新评价。公众对于一些正常的医疗失误越来越关注,也导致有关病人安全的内容要更加细微[1]。另外,经济方面的因素及医疗合法性问题也影响到住院医师在手术室进行的培训[7]。即使 ACGME 允许培训灵活变通,但所有这些因素加上工作时间限制[8],使在现代医疗卫生制度下外科医师的培训变得特别有挑战性。临床带教老师不仅要传授病人的医疗护理方面的医学知识及最新进展,而且还必须传授一些外科基本操作以完成复杂的外科手术。

病人的医疗护理的一种能力就是"住院医师需展示与其水平相当的手灵巧度"[5]。在传统模式下,病人的医疗护理必需技巧培训是在手术室按"看一个、做一个、教一个"这种模式进行的。Velmahos 等按照认知工作分析原则进行的一项随机研究表明:使用外科技能的实验室培训比这种传统模式更有成效。按实验室模式培训出来的住院医师,其医学知识和手术技巧方面提高得更快[9]。多项研究也表明模拟器教学更有优势,并且主张采用模拟器进行手术技巧培训[10-12]。由于目前已经意识到模拟器教学在当今住院医师训练体系中的重要性,住院医师培训顾问委员会(RRC)要求 2008 年 7 月以前所有外科培训基地必须配备外科技能实验室[13]。为完善培训计划,外科技能课程规划委员会联合美国外科学院(ACS)和外科培训主管协会专门设置了一项标准的技能培训课程[14,15]。这项课程可以分为三个阶段(表 1-3):第一阶段是针对低年资的住院医师,第二阶段是针对高年资的住院医师,第三阶段是团队培训。另一方面,腹腔镜外科基本技能培训计划中也可能会采用这项课程去培训。美国外科学院(ACS)和胃肠道及内镜外科医师协会亦赞同设置这项课程。腹腔镜外科基本技能培训计划还包括一项培训动手技能的复杂课程和一种用于评估教学和腹腔镜外科基本技能的工具[16]。将来外科培训目标包括经过认证的受训外科医师,在进手术室进行相关操作前必须有能力在模拟器上完成一定的操作[17]。

表 1-3	技能课程阶段和起始时间	
阶段		**时间**
I	基础/核心技能和任务	2007.07
II	高级阶段	2008.01
III	分组训练	2008.07

住院医师培训顾问委员会(RRC)要求所有外科培训基地必须配备外科技能实验室,而且大多数培训主管也意识到这一点。然而,Korndorffer 等研究表明,参与调查的 162 个培训基地中只有 55% 配备有外科技能实验室[18]。建立一个实验室的平均耗费是 133 000 ~ 450 000 美元,但实际花费范围是 300 ~ 300 0000 美元[18,19]。Kapadia 等调查了 40 个配备有外科技能实验室的培训基地后发现,经费来源各有不同,其中 68% 来自企业赞助、64% 来自外科学系拨款、46% 来自医院经费,还有 29% 来源于其他渠道。研究表明,实验室的规模、地点、模拟器的可用性、保证技能训练时间以及课程等方面均有较大差异。而且他们还发现 65% 的培训基地很难招募其教职工去实验室带教,其原因可能是 69% 的实验室支付不起教学报酬[19]。这些研究均表明:尽管绝大多数外科教育工作者都相信外科技能实验室对住院医师培训非常重要,但是这方面的工作依旧任重道远,需要不断改进以及建立一套标准化规范。

除外科技巧能力外,住院医师还应该能"制定和执行与其水平合适的治疗计划,包括疼痛处理"[5]。这些可以通过参加外科培训基地的教学查房和一些常规讨论来得到提高,如大查房或并发症和死亡讨论等[20,21]。Prince 等研究表明,在进行并发症和死亡讨论时,如果采用多提问的交互方式进行,不同级别的住院医师收获更大些[22]。Rosenfeld 重新组织定位并发症和死亡讨论会议,重点强调各种能力。例如,每个病例讨论又进一步分为病人交流、伦理学困境、制度问题以及基于实践的提高几个类别,从而提高病人的医疗护理水平[20]。Stiles 等建立了一种晚上值班后晨会报告制度,用以完善病人登记外出程序。他们发现这不仅可以增进沟通交流,还可以考虑到教学、诊疗计划讨论和直接评价住院医师能力等方面[23]。

医学知识

ACGME 要求"住院医师必须掌握生物医学、临床、流行病学和社会行为科学方面的知识及其进展,并利用这些知识去治疗病人"[5]。外科新业务和新技术目前正呈指数增长,这也要求住院医师培训不仅要包括外科技能方面的内容,还要包括基础科学和外科疾病原理方面的知识。而且,分子生物学方面的进展也要求外科医师必须了解每种疾病的基本分子机制[24,25]。分子生物学的新纪元要求掌握类似分子指纹技术方面的复杂科学知识,从而对每个病人实行个体化治疗方案。另外,更多认知方面的能力培训对于培训住院医师而言也是必需的,如何审慎复习文献和逻辑评价研究的相关性等,这些均有助于他们将一些医学研究新进展正确应用于临床病人的诊治。

ACGME 要求"住院医师参加的培训计划需包括基本科学的原理及其在临床外科的应用,主要包括:外科应用解剖学和外科病理学;伤口愈合的基本要素;内环境稳态;休克和循环生理学;血液学紊乱;免疫生物学和移植学;肿瘤学;外科内分泌学;外科营养,水和电解质平衡;包括烧伤在内的损伤后的代谢反应。通过使用一些革新的学习方法,一项外科培训计划足够能应付来自教育方面的挑战。这些革新学习方法包括 SQR3 学习体系(调查、提问、阅读、背诵和复习)[26]、Pimsleur 模式[27] 和 Rosetta Stone 学习方法[28],其运用有助于掌握和应

用进展迅速的外科知识。作者所在医院每周大查房后的外科医师培训采用问题引导式教学模式,在此基础上融合了上述三种方法中一些适合成人学习方面的原则。这要求为住院医师设置的重点课程应包括基础科学知识及其临床应用。这种教育模式赢得了住院医师的赞许,而且美国外科委员会的住院医师培训检查评分也较高[29,30]。

住院医师也还需要"审慎的评价和掌握相关的科学信息"[5]。通过杂志俱乐部的形式,住院医师可以学习如何审慎地评价文献。杂志俱乐部目前应用非常广泛,可以传递最新的医学知识。在 20 世纪 80 年代后期,美国医学会杂志研究表明参加杂志俱乐部的住院医师能明显改善阅读习惯,更好地更新医学知识[31]。外科教育中引进杂志俱乐部,被认为是医学教育的必要基础。一项调查显示,超过 65% 住院医师培训计划中,每个月至少有一次杂志俱乐部活动来讨论相关的外科和医学议题[32]。MacRae 等在此基础上更进一步评价以互联网为基础的杂志俱乐部效果。他们发现这种模式能提高外科住院医师审慎评价医学文献的技巧[33]。许多在线资源能使住院医师获得大量医学知识,用来学习、参考和互动式学习[34~36]。例如,AccessSurgery 能够提供大量医学知识、手术技巧以及 ACGME 要求设定的核心课程等方面的在线资源(图 1-1)[34]。最后,也是最重要的一点,外科受训人员必须了解外科是一个长期学习的过程,持续积累自己医学知识的能力对成功的外科生涯来说是至关重要的。

临床实践中的学习与完善

ACGME 第三个要求就是"住院医师必须具备调查研究和评价其诊治病例的能力,评价和比较科学证据,通过自我总结和不断学习提高诊治水平"[5]。这主要是因为公众对责任心要求越来越高,以及外科专科医师治愈率方面的数据压力[2]。临床实践中的学习与完善是包括四个部分的循环过程:发现需要提高的领域,致力于学习,临床实践中应用这种新知识和新技术,评价提高的效果[37]。这种审慎分析临床实践的能力可以持续提高住院医师的临床诊治水平,必须在培训早期就开始训练,从而使他们培训完毕参加工作时能够形成习惯。在住院医师培训过程中,基于实践的学习最简单的例子是外科并发症和死亡讨论。传统上,这种讨论要求针对外科病例及相关临床结局进行深度讨论(并发症可被分为四类:可预防的、很可能预防的、可能预防的及不可预防的),找出需要提高的领域。Rosenfeld、Williams 和 Dunnington 重新组织这种讨论,让住院医师自我评价,着重强调以更多能力为基础。住院医师被要求填写实践提高表格,找出需要提高的领域[20,38]。Canal 等也提出了另一种实践基础上的创新学习模式。他们提出一个特别计划:外科住院医师接受一个 6 周的培训计划。在这个计划中,住院医师找出需要提高的方面,然后制订并执行一个提高计划,最后进行评估。当结束这个课程时,这些受训住院医师能够显著提高测试评分,增加临床经验,这种方法被认为是一种教导他们提高临床实践能力的有效正规方法[39]。

显然,对外科医师而言,可以通过一些比较和反馈的方法来找出需要提高的方面。一个通过互联网学习的有趣例子就是在加拿大为妇产科住院医师设计的计算机化妇产科自动化学习分析系统。这种系统鼓励自我分析和自我定位的学习,

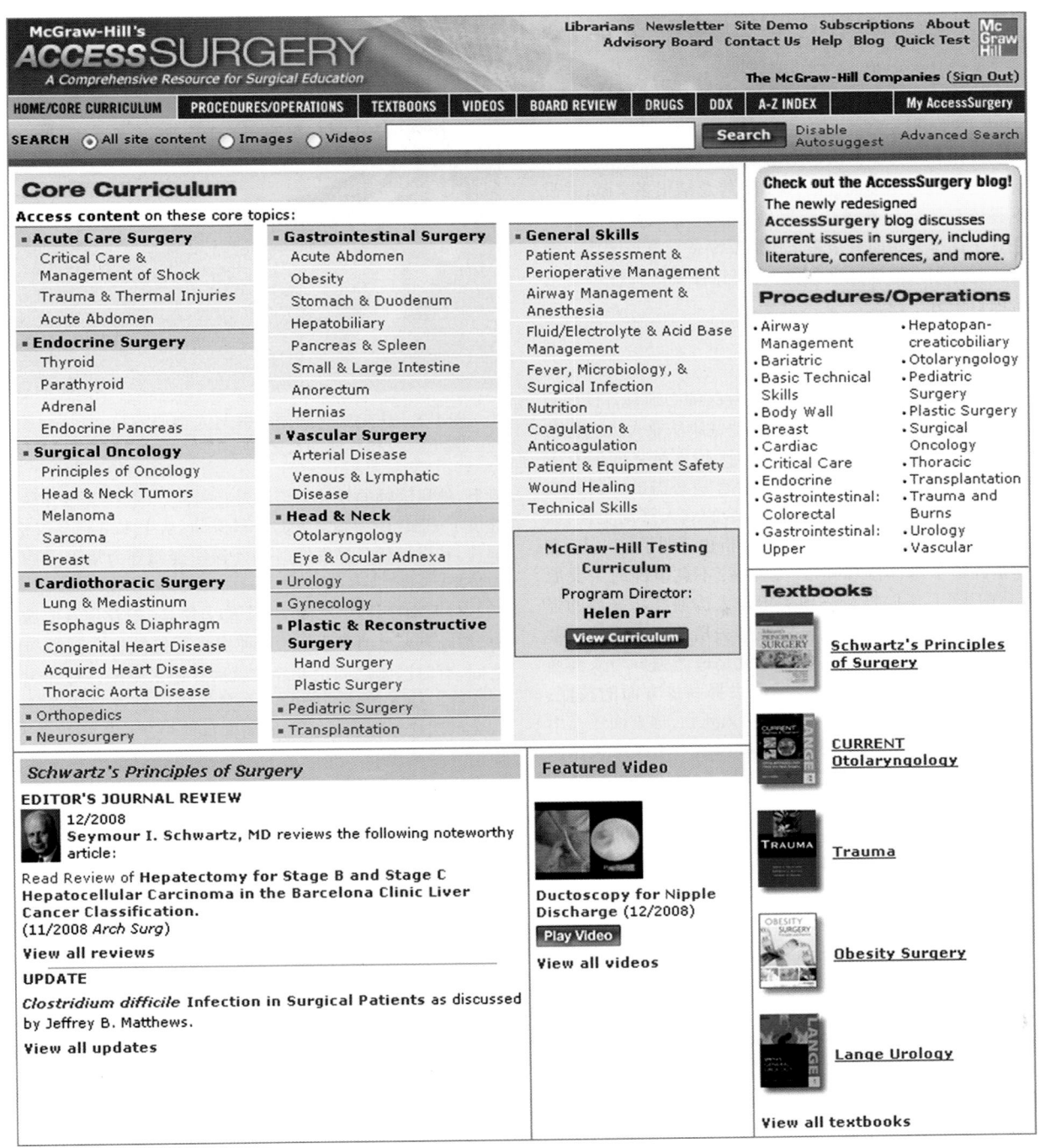

图 1-1 AccessSurgey 是一种外科教育方面的在线综合性资源,能够提供大量医学和手术技巧方面的知识,配合ACGME要求和指定的核心课程使用

主要通过记录诊治的病人信息,列出临床上遇到的一些疑难问题和危险情况,需要查询资料来解答这些问题等。通过他们的反馈从而转变其培训的模式。采用这种方法进行自我反馈和自我评价的住院医师,测试自我定位的学习准备量表可以获得更高分数,希望能够一直学习,并有强烈的愿望去认知新知识[40]。目前能被外科专业医师和住院医师用来分析其诊疗效果的系统就是美国外科学院病例记录系统。这个系统可以用来报告每个外科医师临床治疗病例情况,同时还能与其他登记的外科医师进行比较。这也就让外科医师更好地评价其临床诊治效果,从而找出一些需要改进的地方[41]。

为了进一步改善培训模式,ACGME 要求受训的外科医师必须掌握信息技术系统去处理病人信息,并将其应用于具体临床实践。技术在不断更新,医院也使用电子医疗病历从而提高了工作效率。最好的一个例子就是由退伍军人医院系统使用的电脑化病人记录系统。这个完全电脑化的病人数据库很容易就可以调出所有病人的临床数据,包括实验室检查、影像学检查、病程记录和就诊次数等。退伍军人健康系统可以通过使用这种信息系统来完善国家外科诊疗改善计划[42]。通过使用电脑化记录病人系统的信息,可以从国家外科诊疗改善计划中获取和输入信息。国家外科诊疗改善计划能够比较和改善多个中心的外科临床疗效,有助于控制临床诊疗风险。这个工程使退伍军人系统内的外科诊疗报告和质量控制方面起了革命性的变化。

临床过程中的学习是非常复杂的,有很多组成部分,包括自我意识、批评思考、解决问题、自我定位学习、结局分析、信息技术的使用和应用循证医学知识来改善培训效果指导临床诊疗[5]。这些能力是多面性的,Ogrinc 等总结很多文献,并没有找到具体有关如何教导住院医师掌握这些重要技能的指南。在真正课程开始前有很多工作需要准备。将来应该为教员制订一些计划来培训这些技能,也要让住院医师能够持续在这些项目中分享经验[43]。

与人沟通的技巧

ACGME 要求的第四种能力是"住院医师必须具备良好的与人沟通技巧,从而与病人、家属及其他健康从业人员进行信息交流及合作"[5]。医师、病人和其他医护人员之间的有效交流对成功的医疗实践和治疗病人而言是必需的。研究表明:那些拥有良好沟通技巧的医师,诊治的病人结局更佳,而且医疗诉讼更少一些[44-46]。另一项分析也证明了这一点:交流障碍是弄错手术部位和其他一些医疗不良事件的主要原因[47]。美国外科学院推行一项关于与人沟通技巧方面的强制计划,鼓励一些已经工作的外科医师去培养这方面的重要技能[48]。这个强制计划的主要目标就是适当强调与人沟通的这种核心能力,并运用新教育手段去提高这方面的技能。一些特殊领域,如姑息性治疗和宣告病人死亡,这方面还没引起外科医师和受训医师的注意,但这种沟通对于医患关系而言是至关重要的。有关姑息性治疗方面,外科医师可以从四个方面提高其沟通技巧:术前探视、预后不良分析、外科并发症和死亡讨论[49]。这些都是外科医师在其职业生涯某个时间点会碰到的情况,这时富有同情心且有效的与病人或家属沟通的能力是需要培养的重要技能。幸运的是,文献已经报道多种方法可以培训这种技能。南伊利诺伊州大学医学人文学系的一个研究团队设立了一个以病例为基础的伦理课程,覆盖的主题包括资源分配、伦理研究、授权同意、利益竞争、真相告知和沟通等[17]。其他培养这种沟通技能的方法都依赖于标准化病人的使用[38,50,51]。Yudkowsky 等评估了一种基于病人的沟通技能测试工具。口头反馈的结论是一致的,即对于受训住院医师在培养沟通技能方面是有益的[50]。其他一些推荐的教学策略包括实时反馈的观察、角色模拟、自我评估和录像记录等[52]。

住院医师也被要求"作为一个医疗组或专业团队的一员或领导者,有效地进行工作"[5](图 1-2)。这对于外科医师尤其重要,因为外科病人的治疗需要团队合作,如病人从术前评估一直到手术室,以及术后恢复等过程。外科医师显然是这些团队的领导者;因此对于住院医师而言,在培训期间培养必要的领导能力也是非常重要的。由于在医院的时间比较少,而且从现实生活中学习领导方面的能力也受限,因此这方面就需要一些其他创新手段来培养,如教学演讲或者问题式教学等。研究表明:正规领导能力的培训不仅可以提高沟通技能[53,54],也能够有助于增强冲突解决技巧[55]。Awad 等设立了一种正规领导力培训项目,发现它能够明显增加住院医师关于领导力在合作、沟通和整体方面的认识[56]。当今医疗环

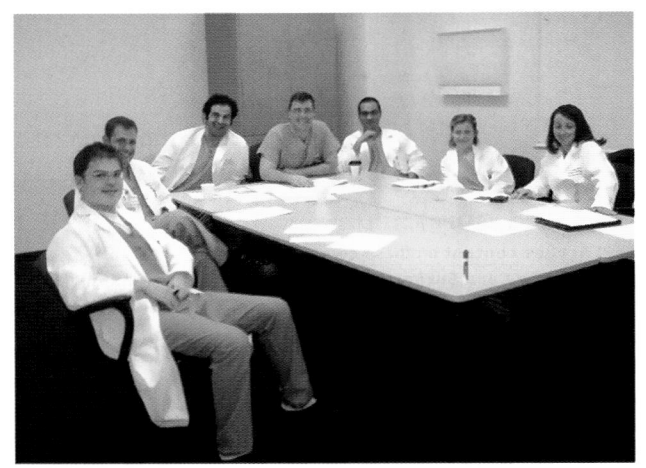

图 1-2　住院医师必须掌握与人沟通的技巧,从而能够与病人和其他同行之间进行有效的交流

境下,外科医师的领导力培训是必需的。因此,美国外科学院提供了一项"作为领导人的外科医师:从手术室到会议室"的课程,其目的就是提供给一些外科医师领导力培养方面的必需技巧[57]。

与人沟通技巧必备的一个能力就是"医疗记录要做到及时、清晰和便于理解"[5]。这种交流不仅发生在医师与病人之间,有时医师之间也要经常就医疗记录中的计划和想法进行沟通。病人诊疗方面的一个最重要议题就是与缺乏交流相关的医疗差错。缺乏沟通的常见后果是病人诊疗的延迟、误用一些资源和一些严重的不良事件导致重大并发症和死亡[58]。如今很多培训计划内加入夜班交班制度以弥补一些工作时间方面的限制,交接班时的沟通与交流对于病人的安全诊疗就很关键,这时这种能力体现的尤其重要[59,60]。互联网系统是一种信息交换的新方式,可以将病人信息进行安全的保存,较好地维护病人列表,可以使用实验室报告和生命体征数据,有能力编辑出院登记表信息,并将其传递给报道团队[61]。参加这种系统学习培训的住院医师,其出院登记的质量控制较好,查房前收集临床数据所费时间更短,与病人接触时间更长,病人诊疗的延续性也更好。其他一些医疗中心也开始使用互联网系统来进行出院登记,由于其在效率和安全方面优势显而易见,这种模式的使用也越来越广泛。

外科医师不仅要有手术技巧和医学知识,也要具备良好的沟通能力,后者对病人诊疗也是至关重要的。外科这个行业本身的特性就是经常要面对一些坏消息,公开并发症和讨论一些生命终结方面的议题。在住院医师培训期间注重这方面能力的培养将是终生受用的,也能够为病人提供最有效的诊疗服务。

专业素养

专业素养的核心能力表现在:"住院医师必须体现专业的责任心,坚持道德准则,对不同病人均一视同仁"[5]。受训医师应该在临床诊疗过程中尊重病人,有同情心,正直。另外,住院医师应该勇于牺牲自我兴趣,满足病人需求,同时对病人、社会和职业体现出责任心[5]。

2002 年美国外科学院赞同将专业行为法规作为医学专

业素养宪章[62,63]。这种专业素养的内涵主要体现在三个方面：①医师应该全身心致力于病人的利益。这就要除外所有经济上、社会上和行政上的压力。②医师应该尊重病人的自主权。这就要求医师应该诚实，提供给病人所有必要信息去作决定。③医学行业应该促进卫生保健制度的公平性，摒弃一些因社会隔阂产生的歧视[64]。美国外科学院也为专业医师和外科住院医师设置了一个针对医学专业素养能力方面的专项计划。2004 年，这个专项计划也指出专业素养不仅仅是从外部去学习获取，更应该是外科医师发自内心的专业素养体现。这个专项计划指出了专业素养的原则，要求外科医师有责任做到最好[65]。另外，同时也制作了一套多媒体培训教材，通过一些临床片段和讨论来教导住院医师和外科医师有关专业素养原则[66]。Kumar 及其同事评价，发现使用过这套 DVD 教材的住院医师明显加强了对于专业素养概念方面的理解，评价专业素养方面的得分也更高[67]。

文献报道有多种不同的方法可以用来培养专业素养。华盛顿大学设置一项培训计划来确认专业素养是否可以教授、学习或者评测。这个研究组定义了专业素养，设置了一项课程去教授专业素养，然后通过全球住院医师能力等级评定表格去评估这些特性。他们发现，当学习这门课程后，受评估的住院医师在专业素养特性方面的得分都很高，例如：①体现尊敬、有同情心、正直、可靠性；②遵守道德准则；③对于不同文化背景、年龄、性别或者残疾人都能一视同仁[68]。Rosenfeld

也开设了一门由社区领导人传授专业素养的课程。这个两年的课程有着不同的主题，如道德规范、沟通、专业进展、尊敬、敏感和卫生保健的提供，主要通过演讲、讨论组、小组和影像资料等形式呈现。然后这些住院医师通过临床片段或者全方位评价这种能力。先前结果已经表明这些住院医师能更专业地诊治病人或其他医护人员[69]。Heru 介绍了角色扮演或教育光盘在培训专业素养方面的作用。通过这种方式，受训住院医师更加意识到非专业的行为，对别人更敏感，能更好地处理冲突[70]。专业素养的另一个重要体现是教育住院医师如何驾驭困难的处境和处理冲突，能够更好地营造正直和相互尊敬的氛围。Fisher 和 Ury 介绍了成功解决冲突的四项原则：①针对病情，维持客观；②放弃权力、专注个人兴趣；③创造双赢结局；④确定谈判的客观标准。所有这些原则都是为了保持观念开放、对话和坚持原则，而不是屈从于压力[71]。这四项原则通过各种各样的教学手段被整合进一项课程，帮助住院医师处理冲突。

美国外科学院在专业行为规范里建立了有关的专业行为标准。以这些标准为概念框架，任何医师专业素养的培养都是一个连续过程。外科医师需要不断分析和反省自身行为，坚持正直、诚实、尊敬、利他主义、有同情心、可靠性、优秀和有领导能力。外科教育家作为导师或者通过每天与病人、住院医师或者同行交流角色模拟体会，可能是最有效的教学工具（图 1-3）[72,73]。

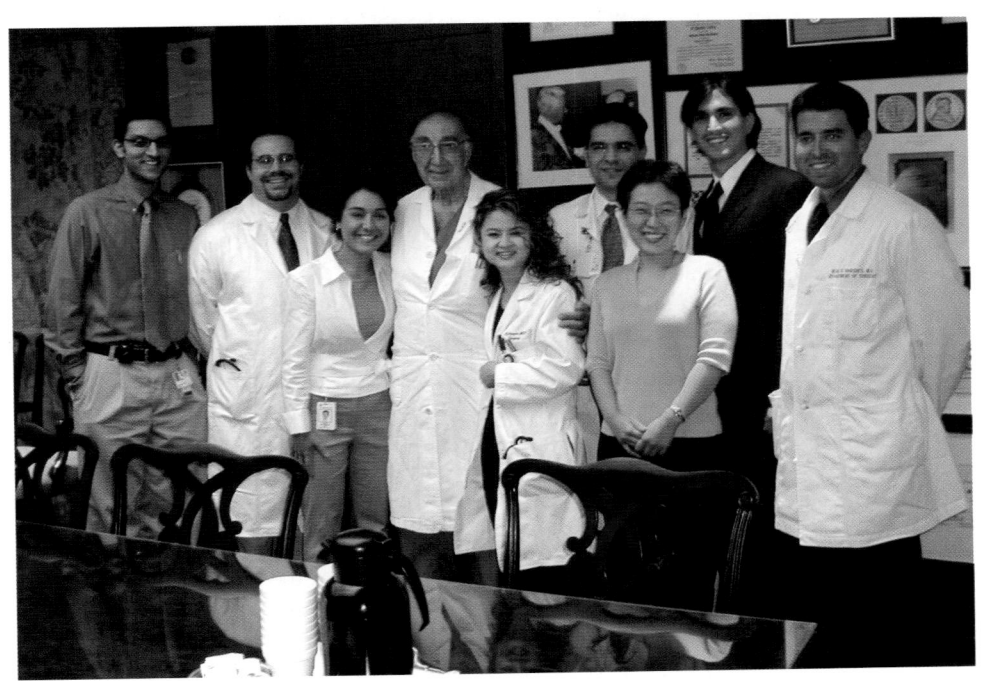

图 1-3　Michael E. Debakey 博士，外科先驱，也是很多代住院医师的导师。他在贝勒医学院和住院总医师合影留念

医疗体系下的实践

ACGME 要求"住院医师必须意识到疾病治疗的复杂性，要能够有效调用系统内其他资源，以提供最佳的诊疗方案"[5]。目前医疗环境中，资源和经费是有限的，每个医护人员必须明白医药行业的商业性是与有效诊疗紧密相关的。诊

疗费用增加，相应的医保单位费用支出也会增加。学习如何有效与这些机构协调对于改善医疗保健的提供和资源分配是很关键的。一些研究报告显示，外科医师在理解公共卫生和外科的商业性方面有缺陷[74]。

美国外科学院设置了一项在医疗体系下的执业方面的特殊培训，专门注重培养这种特殊能力[75]。医疗体系下的实践

不是轻易就能够融入外科课程,因此它的整合和教学就更有挑战性。文献报道了几种有关这方面的教学方法。Dunnington 和 Williams 安排住院医师参加医院委员会,学习重点就是改善医疗质量和病人安全。住院医师在会议上报告一些杂志发表的文章,并进行探讨这些观点如何影响其将来的临床诊疗。委员会委员和住院医师都发现这是一种有建设性的学习方法[17]。Davison 等在三年核心课程内加入长期医疗体系下的实践内容,主要包括分组讨论(风险处理、出院计划、医患关系),教导演讲(卫生保健框架、外科路径、通用程序术语、管理、合同协商)和医院培训部分。临床诊疗中的一些专家和卫生保健管理人员都被要求教授一部分课程[76]。Englander 等通过让住院医师参与成本节约体系过程,体会医疗体系下的实践。住院医师找出一些投入产出低的项目,了解其中关键点,

修改完善方案。这种教育练习每年为医院节省超过 500 000 美元。作者认为,参与成本节约体系过程有助于教导和评估医疗体系下的执业的技能[77]。一些会议,如大查房、晨报、并发症和死亡讨论等都做出相应调整用来教授医疗体系下的实践原则[20,21,23]。

随着当今卫生保健经济的不断改变,外科医师必须了解医药行业的商业性,为病人提供最佳诊疗方案。包括如下几个方面:能够在不同卫生体系有效的工作,在临床诊疗过程中要有成本意识和应用风险收益分析,提高病人的安全性和诊疗质量,发现一些系统错误并找到解决办法(图 1-4)[5]。但是这些还不是外科培训中的固定内容,许多医师对这些概念并没有充分理解[74]。然而,应用不同的新方法将医疗体系下的执业融入外科课程中,这已经是一个巨大的进步。

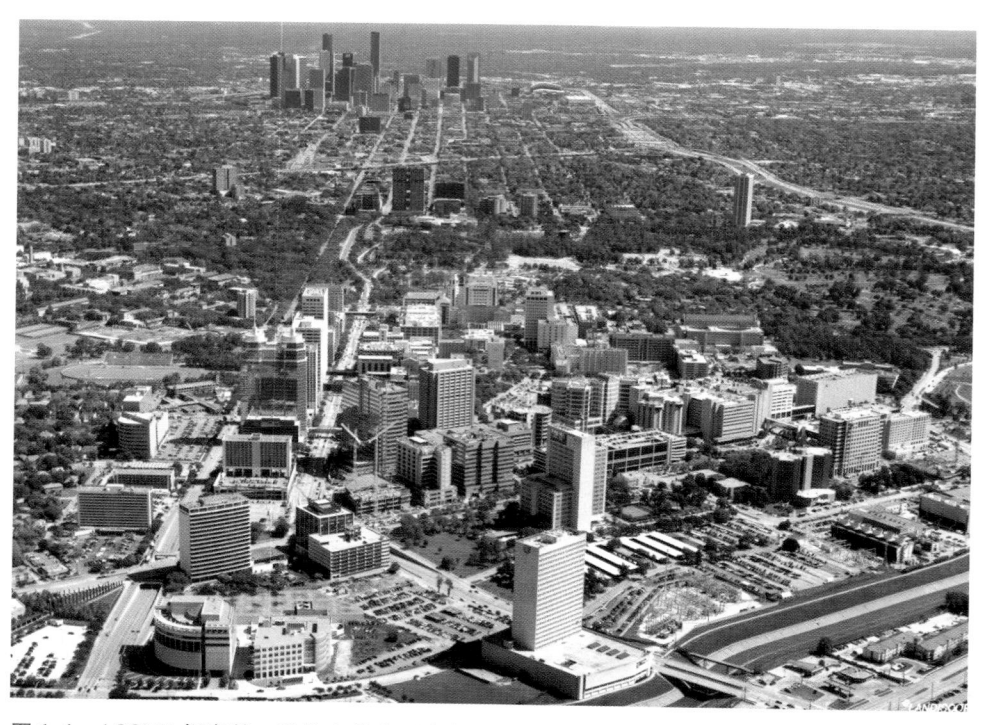

图 1-4   ACGME 规定的一种核心能力要求住院医师必须意识到疾病治疗的复杂性,要能够有效地调用系统内其他资源以提供最佳的诊疗方案。休斯敦的德克萨斯医学中心占地 740 英亩(1 英亩 =4046.8m²),有 42 个研究机构。因此,住院医师必须学会全面辨别、理解和利用这个庞大的卫生保健系统

美国毕业后医学教育鉴定委员会学习项目和评估

ACGME 不仅要求必须教导这 6 种核心能力,还要求住院医师必须学会这些必需技能。毫无疑问的是,在将来这些或者相类似的核心能力也要被用来评估那些已经有多年工作经验的外科医师。因此,这些核心能力的获得和维持方面的记录工作对所有外科医师都是很重要的,而不仅仅是那些培训阶段的医师。

能力是指"将事情按照标准程序去做好的本领,尤其是指通过培训之后获取的本领"[78]。Miller 描述了一组能力,主要包括四个水平:"知道"、"知道怎样"、"展示怎样"、"实行"。住院医师,尤其是在其受培训的早期,主要是处于前两个水

平,这类似了解了阑尾炎的病理和临床诊断,知道其如何治疗。"展示怎样"这个阶段是指住院医师在老师指导下在模拟器或动物模型上行阑尾切除术。"实行"这个阶段是指外科医师不需要老师的指导或辅助,在实际临床工作中独立完成阑尾切除术。这个能力水平的划分不是基于毕业年限,而是按照具体外科课程规定的能力标准[79]。

最迫切的问题是如何实行这种能力课程,以及如何评估这 6 种核心能力。理想的评估工作要求是可靠的、有效的、可复制的,也要有实用性[80]。外科培训计划中最常用的两种评价工具是美国外科训练考查部设立的培训考试(ABSITE)和病房评价。ABSITE 每年举办一次,考试内容主要包括普通医学知识和病人诊疗方面的知识。ABSITE 得分和美国外科质量考核委员会得分之间存在明显直线相关性[81],后者要求 ABSITE 得分要在足够的水平线以上。那些接受强制阅读或

者问题引导式培训模式的受训医师,其 ABSITE 得分也更高[29,82]。整体上,ABSITE 还是一种真正用来评估外科受训医师基础医学知识的有效方法。

第二种评估方法就是病房评价。这些评价主要是在培训期末进行,容易受到一些因素影响,如记忆力和外科老师对于给定学生的总体印象等。这些评价通常运用一些主观词汇去描述,如极好、好和非常好等。然而,这些分级评价不能提供一些有关能力方面的客观数据[83]。尽管病房评价提供了一些有关教育目标的总体信息,ACGME 仍将需要修改这一评价方法,使其更加注重具体能力,同时也需要提出新方法来评估培训效果。

有些培训项目已经引进了新的评价手段来进行病人诊疗和医学知识方面的评估。Larson 等提出一种创新的手术分级实施系统,用来评价临床病人诊疗能力。这是一个以互联网为基础的系统,用来评估住院医师的诊疗过程,内容不仅包括手术技巧,还包括术中决定的过程。他们发现这种办法不仅可行而且可靠。作者认为这种方法能够有效评价诊疗病人方面的能力,促进提高手术技巧,早期发现问题,以特殊的程序保证能力的培养。住院医师可以通过观察视频教学课程自行控制进度,参加微创技巧实验室培训,评估基本微创外科方面的能力。他们发现这些住院医师在手术技巧方面有很大程度的提高,而且对这个培训计划有很高满意度,感觉这就应该是他们整体培训过程的一部分[10]。多伦多大学提出一种手术技巧客观评价系统,用来评估手术技巧方面的能力。这种测试的内容是在模拟手术室的一些情况,如小肠吻合、T 管的放置、控制下腔静脉出血等。外科考核人员根据受试者在每个考核点的表现填写两个标准分级表格。其中一个表格主要是针对特殊的步骤和技术要点,如正确缝合和血管钳使用等,而第二个表格主要是一个整体考量,用以评价手术过程,形式更加主观。作者认为这种方法在评估手术技巧能力方面更可靠,也更有效[85]。此外,一些研究也证明 OSATS 考核能够更有效地反映外科受训医师的实际手术技巧[86,87]。一些虚拟模拟器也是非常有效的评价工具,可用来评价教学和评估外科手术技巧、医学知识,以促进临床实践中的学习与完善[12,88]。

其他如沟通和专业素养方面的能力,需要一种交互和更直接的方法来评估。文献报道最多的方法包括标准化病人和全方位评价。Yudkowsky 等介绍了一种名为与人沟通客观化临床评价考核测试,用来评估与人沟通的能力、病人诊疗和专业素养等。这被芝加哥伊利诺大学用于多个专业的住院医师考核,包括在不同情况下与标准化病人接触,如获取知情同意书、告知一些坏消息、讨论家庭暴力等。他们发现这种评价方法是有效且可行的[50]。病人评价和管理考核可以用来评估一些核心能力,包括病人诊疗、与人沟通的技巧和专业素养等。这个考核包括 6 站标准化病人考核,具体包括初步评估、一些检验的排序和解释、临床病人讨论,以及实施治疗计划后进一步的思考。这些考核过程由一位专门的医师负责,并直接用于评价各种能力[38,51]。全方位评价也被多个专业用来评估沟通和专业素养方面能力。这个过程包括多个人与受考核住院医师交流后的评价,包括病人、护士和其他辅助人员。住院医师沟通和专业素养能力被定量评价。这种方法尽管执行困难,但也被认为是一种有效且可靠的方法[89~91]。

基于实践的学习和医疗体系下的执业能力,目前主要通过一些讨论会议来评估。Rosenfeld、Williams 和 Dunnington 修改了并发症和死亡讨论的形式,通过住院医师完成学习日记形式来评估以实践为基础的学习效果。由老师来判定住院医师是否能够发现主要问题和改进临床诊疗过程[20,38]。Stile 等建立了一种能力考查的晨报制度,通过与住院医师的直接互动能够在真实环境中评估多种核心能力,包括医疗体系下的实践和以实践为基础的学习[23]。

2004 年,培训主管协会和美国外科学院共同建立了以一种互联网为基础的系统,用来在培训期末评价住院医师的这几种核心能力。这种评价系统被多个中心确认是一种可靠且有效地评估核心能力的方法[92]。另外,ACGME 建立一种 ACGME 学习考核项目的专业工具。这是一种以互联网为基础的交互式系统,允许住院医师记录、整理及反馈其学习经验。一些老师和培训主管也能利用它去提供一些建设性的反馈意见,监控住院医师的学习进程,找出一些薄弱环节。它也能使培训主管评价其课程质量,找出需要改善的薄弱点[93]。这两个以互联网为基础的工具有利于数据收集和评价,便于数据解释,允许使用实时数据去找出优缺点,也为住院医师培训顾问委员会(RRC)提供了能力方面的数据。目前可用于能力评估的工具数量还在增加。培训项目应该继续通过成果发表和大家分享经验,便于一些优秀的培训计划能够为其他中心所采纳(见表 1-2)。

结论

ACGME 核心能力培训的目标是通过基准程序的发展和最合适的教育实践确保病人诊疗水平的持续进步。现代外科教育工作者的目标是建立更有效的教学方式。这几种核心能力为外科教育过程建立了一个极好的框架,也为通过合作引进新的教学手段和设置革新的教学计划打下了基础。这些革新手段使外科教育持续进步,同时使将来的外科医师接受更好的培训。

（陈孝平　朱鹏　译）

参考文献

亮蓝色标记的是主要参考文献。

1. Nahrwold D: Why the 6 general competencies? *Surgery* 135:4, 2004.
2. Leach DC: A model for GME: Shifting from process to outcomes. A progress report from the Accreditation Council for Graduate Medical Education. *Med Educ* 38:12, 2004.
3. *http://www.acgme.org/outcome/project/OPintrorev1_7-05.ppt#256*: The ACGME Outcome Project: An Introduction, 2005, Accreditation Council for Graduate Medical Education [accessed January 15, 2008].
4. *http://www.acgme.org/outcome/project/timeline/TIMELINE_index_frame.htm*: Timeline—Working Guidelines, 2003, Accreditation Council for Graduate Medical Education [accessed January 15, 2008].
5. *http://www.acgme.org/acWebsite/downloads/RRC_progReq/440general surgery01012008.pdf*: ACGME Program Requirements for Graduate Medical Education in Surgery, 2007, Accreditation Council for Graduate Medical Education [accessed January 15, 2008].
6. Hamdorf JM, Hall JC: Acquiring surgical skills. *Br J Surg* 87:28, 2000.
7. Bridges M, Diamond DL: The financial impact of teaching surgical residents in the operating room. *Am J Surg* 177:28, 1999.
8. *http://www.acgme.org/acWebsite/dutyHours/dh_Lang703.pdf*: Duty Hours Language, 2007, Accreditation Council for Graduate Medical Education [accessed January 22, 2008].
9. Velmahos GC, Toutouzas KG, Sillin LF, et al: Cognitive task analysis

for teaching technical skills in an inanimate surgical skills laboratory. *Am J Surg* 187:114, 2004.

10. Schell SR, Flynn TC: Web-based minimally invasive surgery training: Competency assessment in PGY 1-2 surgical residents. *Curr Surg* 61:120, 2004.

11. Park J, MacRae H, Musselman LJ, et al: Randomized controlled trial of virtual reality simulator training: Transfer to live patients. *Am J Surg* 194:205, 2007.

12. Andreatta PB, Woodrum DT, Birkmeyer JD, et al: Laparoscopic skills are improved with LapMentor training: Results of a randomized, double-blinded study. *Ann Surg* 243:854, 2006.

13. Bell RH: Surgical council on resident education: A new organization devoted to graduate surgical education. *J Am Coll Surg* 204:341, 2007.

14. Scott DJ, Dunnington GL: New ACS/APDS skills curriculum: Moving the learning curve out of the operating room. *J Gastrointest Surg* 12:213, 2008. Epub October 10, 2007.

15. http://www.facs.org/education/surgicalskills.html: Surgical Skills Curriculum Information, 2008, American College of Surgeons, Division of Education [accessed January 18, 2008].

16. http://www.flsprogram.org: Fundamentals of Laparoscopic Surgery, 2003–2008, Society of American Gastrointestinal and Endoscopic Surgeons [accessed January 18, 2008].

17. Dunnington GL, Williams RG: Addressing the new competencies for residents' surgical training. *Acad Med* 78:14, 2003.

18. Korndorffer JR Jr., Stefanidis D, Scott DJ: Laparoscopic skills laboratories: Current assessment and a call for resident training standards. *Am J Surg* 191:17, 2006.

19. Kapadia MR, DaRosa DA, MacRae HM, et al: Current assessment and future directions of surgical skills laboratories. *J Surg Educ* 64:260, 2007.

20. Rosenfeld JC: Using the morbidity and mortality conference to teach and assess the ACGME general competencies. *Curr Surg* 62:664, 2005.

21. Kravet SJ, Howell E, Wright SM: Morbidity and mortality conference, grand rounds, and the ACGME's core competencies. *J Gen Intern Med* 21:1192, 2006.

22. Prince JM, Vallabhaneni R, Zenati MS, et al: Increased interactive format for morbidity and mortality conference improves educational value and enhances confidence. *J Surg Educ* 64:266, 2007.

23. Stiles BM, Reece TB, Hedrick TL, et al: General surgery morning report: A competency-based conference that enhances patient care and resident education. *Curr Surg* 63:385, 2006.

24. Jiang Y, Casey G, Lavery IC, et al: Development of a clinically feasible molecular assay to predict recurrence of stage ii colon cancer. *J Mol Diagn* 10:346, 2008. Epub June 13, 2008.

25. Tamada K, Wang XP, Brunicardi FC: Molecular targeting of pancreatic disorders. *World J Surg* 29:325, 2005.

26. http://www.studygs.net/texred2.htm: The SQ3R Reading Method, Study Guides and Strategies [accessed January 28, 2008].

27. http://www.sybervision.com/pimsleurphp/ppimsleur.htm: The Pimsleur Foreign Language Learning System, SyberVision [accessed January 28, 2008).

28. http://www.rosettastone.com: Rosetta Stone, 1999–2008, Rosetta Stone Limited [accessed January 28, 2008].

29. Nguyen L, Brunicardi FC, Dibardino DJ, et al: Education of the modern surgical resident: Novel approaches to learning in the era of the 80-hour workweek. *World J Surg* 30:1120, 2006.

30. Lee L, Brunicardi C, Berger D, et al: Impact of a novel education curriculum on surgical training. *J Surg Res* 145:308, 2008. Epub February 11, 2008.

31. Linzer M, Brown JT, Frazier LM: Impact of a medical journal club on house-staff reading habits, knowledge, and critical appraisal skills. A randomized control trial. *JAMA* 260:2537, 1988.

32. Crank-Patton A, Fisher JB, Toedter LJ: The role of the journal club in surgical residency programs: A survey of APDS program directors. *Curr Surg* 58:101, 2001.

33. MacRae HM, Regehr G, McKenzie M, et al: Teaching practicing surgeons critical appraisal skills with an Internet-based journal club: A randomized, controlled trial. *Surgery* 136:641, 2004.

34. http://www.accesssurgery.com/index.aspx: McGraw-Hill's AccessSurgery, McGraw-Hill [accessed January 28, 2008].

35. http://www.mdconsult.com: MD Consult, 2008, Elsevier [accessed January 28, 2008].

36. http://www.uptodate.com: Tap into the World's Largest Clinical Com-munity, 2008, UpToDate [accessed January 28, 2008].

37. Sachdeva AK: Surgical education to improve the quality of patient care: The role of practice-based learning and improvement. *J Gastrointest Surg* 11:1379, 2007. Epub August 15, 2007.

38. Williams RG, Dunnington GL: Accreditation Council for Graduate Medical Education core competencies initiative: The road to implementation in the surgical specialties. *Surg Clin North Am* 84:1621, 2004.

39. Canal DF, Torbeck L, Djuricich AM: Practice-based learning and improvement: A curriculum in continuous quality improvement for surgery residents. *Arch Surg* 142:479, 2007.

40. Fung MF, Walker M, Fung KF, et al: An Internet-based learning portfolio in resident education: The KOALA multicentre programme. *Med Educ* 34:474, 2000.

41. http://www.facs.org/members/pbls.html: Practice-Based Learning System, 2007, American College of Surgeons [accessed January 30, 2008].

42. Khuri SF, Daley J, Henderson W, et al: The Department of Veterans Affairs' NSQIP: The first national, validated, outcome-based, risk-adjusted, and peer-controlled program for the measurement and enhancement of the quality of surgical care. National VA Surgical Quality Improvement Program. *Ann Surg* 228:491, 1998.

43. Ogrinc G, Headrick LA, Mutha S, et al: A framework for teaching medical students and residents about practice-based learning and improvement, synthesized from a literature review. *Acad Med* 78:748, 2003.

44. Stewart MA: Effective physician-patient communication and health outcomes: A review. *Can Med Assoc J* 152:1423, 1995.

45. Ambady N, Laplante D, Nguyen T, et al: Surgeons' tone of voice: A clue to malpractice history. *Surgery* 132:5, 2002.

46. Nolin CE: Malpractice claims, patient communication, and critical paths: A lawyer's perspective. *Qual Manag Health Care* 3:65, 1995.

47. http://www.jointcommission.org/SentinelEvents/SentinelEventAlert/sea_24.htm: [accessed November 21, 2008].

48. http://www.facs.org/education/tfinterpersonal.html: Task Force on Interpersonal and Communication Skills, 2007, American College of Surgeons, Division of Education [accessed June 18, 2008].

49. Bradley CT, Brasel KJ: Core competencies in palliative care for surgeons: Interpersonal and communication skills. *Am J Hosp Palliat Care* 24:499, 2007–2008.

50. Yudkowsky R, Alseidi A, Cintron J: Beyond fulfilling the core competencies: An objective structured clinical examination to assess communication and interpersonal skills in a surgical residency. *Curr Surg* 61:499, 2004.

51. MacRae HM, Cohen R, Regehr G, et al: A new assessment tool: The patient assessment and management examination. *Surgery* 122:335; discussion 343, 1997.

52. Rider EA, Keefer CH: Communication skills competencies: Definitions and a teaching toolbox. *Med Educ* 40:624, 2006.

53. Itani KM, Liscum K, Brunicardi FC: Physician leadership is a new mandate in surgical training. *Am J Surg* 187:328, 2004.

54. Schwartz RW: Physician leadership: A new imperative for surgical educators. *Am J Surg* 176:38, 1998.

55. Schwartz RW, Pogge C: Physician leadership: Essential skills in a changing environment. *Am J Surg* 180:187, 2000.

56. Awad SS, Hayley B, Fagan SP, et al: The impact of a novel resident leadership training curriculum. *Am J Surg* 188:481, 2004.

57. http://www.facs.org/education/surgeons_as_leaders.pdf: Surgeons as Leaders, American College of Surgeons, Division of Education [accessed January 31, 2008].

58. Williams RG, Silverman R, Schwind C, et al: Surgeon information transfer and communication: Factors affecting quality and efficiency of inpatient care. *Ann Surg* 245:159, 2007.

59. Goldstein MJ, Kim E, Widmann WD, et al: A 360 degrees evaluation of a night-float system for general surgery: A response to mandated work-hours reduction. *Curr Surg* 61:445, 2004.

60. Lefrak S, Miller S, Schirmer B, et al: The night float system: Ensuring educational benefit. *Am J Surg* 189:639, 2005.

61. Van Eaton EG, Horvath KD, Lober WB, et al: A randomized, controlled trial evaluating the impact of a computerized rounding and sign-out system on continuity of care and resident work hours. *J Am Coll Surg* 200:538, 2005.

62. Gruen R, Arya J, Cosgrove E, et al: Professionalism in surgery. *J Am Coll Surg* 197:605, 2003.

63. ACS Task Force on Professionalism: Code of professional conduct. *J Am Coll Surg* 197:603, 2003.

64. Medical professionalism in the new millennium: A physician charter. *Ann Intern Med* 136:243, 2002.

65. Barry L, Blair P, Cosgrove E, et al: One year, and counting, after publication of our ACS "Code of Professional Conduct." *J Am Coll Surg* 199:736, 2004.

66. *https://web2.facs.org/timssnet464/acspub/frontpage.cfm?product_class= keepcur*: Keeping Current, American College of Surgeons [accessed February 5, 2008].

67. Kumar AS, Shibru D, Bullard MK, et al: Case-based multimedia program enhances the maturation of surgical residents regarding the concepts of professionalism. *J Surg Educ* 64:194, 2007.

68. Joyner BD, Vemulakonda VM: Improving professionalism: Making the implicit more explicit. *J Urol* 177:2287; discussion 2291, 2007.

69. Rosenfeld JC: Utilizing community leaders to teach professionalism. *Curr Surg* 60:222, 2003.

70. Heru AM: Using role playing to increase residents' awareness of medical student mistreatment. *Acad Med* 8:35, 2003.

71. Fisher R, Ury W: *Getting to Yes, 2nd ed.* Boston: Houghton Mifflin, 1991, p 1.

72. Wilkes M, Raven B: Understanding social influence in medical education. *Acad Med* 77:481, 2002.

73. Kalet A, Krackov S, Rey M: Mentoring for a new era. *Acad Med* 77:1171, 2002.

74. Satiani B: Business knowledge in surgeons. *Am J Surg* 188:13, 2004.

75. *http://www.facs.org/education/tfsbpractice.html*: Task Force on Systems-Based Practice, 2007, American College of Surgeons, Division of Education [accessed February 6, 2008].

76. Davison S, Cadavid J, Spear S: Systems based practice: Education in plastic surgery. *Plast Reconstr Surg* 119:415, 2007.

77. Englander R, Agostinucci W, Zalneraiti E, et al: Teaching residents systems-based practice through a hospital cost-reduction program: A "win-win" situation. *Teach Learn Med* 18:150, 2006.

78. *http://encarta.msn.com/dictionary_/competence.html*: Competence, in MSN Encarta Dictionary, 2008, Microsoft [accessed November 21, 2008].

79. Miller GE: The assessment of clinical skills/competence/performance. *Acad Med* 65(9 Suppl):S63, 1990.

80. Sidhu RS, Grober ED, Musselman LJ, et al: Assessing competency in surgery: Where to begin? *Surgery* 135:6, 2004.

81. Garvin PJ, Kaminski DL: Significance of the in-training examination in a surgical residency program. *Surgery* 96:109, 1984.

82. de Virgilio C, Stabile BE, Lewis RJ, et al: Significantly improved American Board of Surgery In-Training Examination scores associated with weekly assigned reading and preparatory examinations. *Arch Surg* 138:1195, 2003.

83. Williams RG, Klamen DA, McGaghie WC: Cognitive, social and environmental resources of bias in clinical competence ratings. *Teach Learn Med* 15:270, 2003.

84. Larson JL, Williams RG, Ketchum J, et al: Feasibility, reliability and validity of an operative performance rating system for evaluating surgery residents. *Surgery* 138:640; discussion 647, 2005.

85. Reznick R, Regehr G, MacRae H, et al: Testing technical skill via an innovative "bench station" examination. *Am J Surg* 173:226, 1997.

86. Martin JA, Regehr G, Reznick R, et al: Objective structured assessment of technical skill (OSATS) for surgical residents. *Br J Surg* 84:273, 1997.

87. Datta V, Bann S, Beard J, et al: Comparison of bench test evaluations of surgical skill with live operating performance assessments. *J Am Coll Surg* 199:603, 2004.

88. Aggarwal R, Ward J, Balasundaram I, et al: Proving the effectiveness of virtual reality simulation for training in laparoscopic surgery. *Ann Surg* 246:771, 2007.

89. Wood J, Collins J, Burnside ES, et al: Patient, faculty, and self-assessment of radiology resident performance: A 360-degree method of measuring professionalism and interpersonal/communication skills. *Acad Radiol* 11:931, 2004.

90. Joshi R, Ling F, Jaeger J: Assessment of a 360-degree instrument to evaluate residents' competency in interpersonal and communication skills. *Acad Med* 79:458, 2004.

91. Larkin G, McKay M, Angelos P: Six core competencies and seven deadly sins: A virtues-based approach to the new guidelines for graduate medical education. *Surgery* 138:490, 2005.

92. Tabuenca A, Welling R, Sachdeva AK, et al: Multi-institutional validation of a web-based core competency assessment system. *J Surg Educ* 64:390, 2007.

93. *http://www.acgme.org/acwebsite/portfolio/cbpac_faq.pdf*: ACGME Learning Portfolio: A Professional Development Tool, 2008, Accreditation Council for Graduate Medical Education [accessed June 18, 2008].

第2章

损伤的全身反应和代谢支持

Badar V. Jan and Stephen F. Lowry

14

关键点

1. 全身性炎症反应是机体对无菌性或感染性病变的过度免疫反应。去除激活炎症反应的原因，是逆转免疫紊乱状态的前提。
2. 深入了解全身性炎症反应的信号通路机制，有助于指导创伤和脓毒症病人的治疗。
3. 对这些病人应采用循证治疗和规范的程序化治疗。
4. 在所有外科手术和危重症病人，应早期根据临床和（或）实验室表现进行营养评估。
5. 应避免过度喂养以减少呼吸机依赖、误吸和感染等并发症。

介绍

　　免疫系统的主要功能是抵抗病原微生物和协助组织修复，参与损伤和感染引起的炎症反应，包括细胞信号转导、细胞迁移和介质释放等。轻微的机体打击仅引起一过性局部炎症反应，多数情况下对机体是有益的。严重的打击可引起强烈的反应，导致全身性炎症和一些对机体有害的反应。本专题的内容是高度相关的，因为全身性炎症是脓毒症和严重创伤共同的主要特征。深入了解调节局部和全身炎症反应的复杂通道，是探索干预脓毒症和严重创伤的治疗方法的必要前提。脓毒症是指由感染引起的全身炎症反应，其年发病率超过 900 000 例，并呈增高趋势。创伤是 50 岁以下人群死亡和并发症的首位原因。

　　本章综述了机体对损伤的自主、细胞和体液反应，并对不同情况下炎症反应的这些不同方面进行详细讨论。

全身炎症反应综合征

　　全身炎症反应综合征（systemic inflammatory response syndrome，SIRS）是指机体对全身性炎症反应产生的一系列表型和代谢改变，包括心率、呼吸频率、血压、体温调节和免疫细胞

激活等（表 2-1）。全身性炎症反应包括两个阶段：①固有免疫系统识别配体引发的急性促炎状态；①抗炎阶段，该阶段参与调控促炎反应。正常情况下，这些反应共同作用以调节机体反应达到平衡状态[2]（图 2-1）。

表 2-1　感染和全身炎症反应综合征（SIRS）的临床表现

名称	定义
感染	可检测到的微生物侵犯
SIRS	符合以下两条或以上： 体温≥38℃（100.4℉）或≤36℃（96.8℉） 心率≥90 次/分 呼吸频率≥20 次/分或 $PaCO_2$ ≤32mmHg 或需要机械通气 白细胞计数≥12 000/μl 或≤4000/μl 或带状核≥10%
脓毒症	可检测到感染源+SIRS
严重脓毒症	脓毒症+器官功能不全
脓毒性休克	脓毒症+循环功能衰减（需要血管活性药物维持循环）

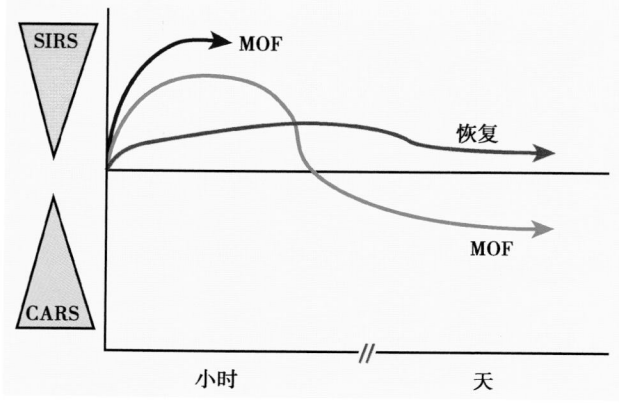

图 2-1　损伤后全身炎症反应综合征(SIRS)和抗炎反应综合征(counterregulatory anti-inflammatory response syndrome,CARS)的相互调节。SIRS 和 CARS 相互调节以达到平衡状态。严重炎症反应可导致急性多器官功能衰竭(MOF)和损伤后早期死亡(深蓝色箭头)。较轻的炎症反应可诱导 CARS,若持续时间较长,可导致较长的免疫抑制期并对机体造成损害(浅蓝色箭头)。若两者达到平衡,则病人可顺利恢复(红色箭头)

中枢神经系统调节炎症反应

大脑传入信号

中枢神经系统(central nervous system, CNS)在调控炎症反应中起着关键作用。它通过神经体液信号和内分泌信号影响多个器官功能。中枢神经系统通过传入通路识别损伤或感染信号(图 2-2),再可通过循环和神经元两种通路对外周炎症刺激做出反应。炎症介质激活中枢神经受体,引起发热和厌食等表现。迷走神经系统在将传入信号传递至中枢神经系统的过程中起重要作用。

胆碱能抗炎通路

迷走神经具有多种调节功能,包括促进胃肠道运动、降低心率和调节炎症反应。此通路的中心环节是迷走神经控制的抗炎反应通路。副交感神经系统主要通过乙酰胆碱向迷走神经传递传出信号,这种经神经调节的抗炎通路能对炎性刺激快速做出反应,并能调节早期促炎介质的释放,如肿瘤坏死因子(tumor necrosis factor, TNF)[4]。存在全身炎症反应时,迷走神经可抑制细胞因子活性,并减轻一些疾病如

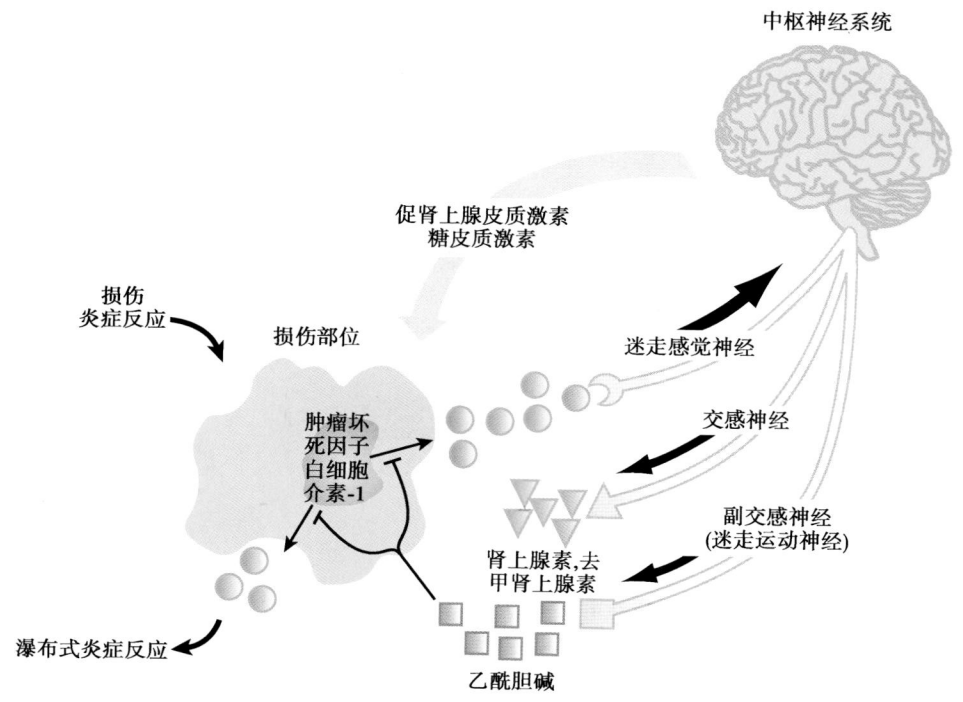

图 2-2　大脑对损伤的定位信号启动的神经反应回路

胰腺炎、缺血再灌注和失血性休克时对机体的损害。迷走神经活性主要由免疫细胞(如组织内的巨噬细胞)上的烟酰胺乙酰胆碱受体介导。切断迷走神经可导致应激状态下的炎症反应增强。一些实验研究了这一通路以探索新的治疗方法。尼古丁可激活免疫细胞中的烟酰胺乙酰胆碱受体。有研究报道证实,它可降低内毒素血症模型中的细胞因子释放[5]。

损伤的体液反应

激素信号通路

激素指调节靶细胞功能的化学信号。从化学结构而言,人体释放的激素可分为以下几类:多肽(如细胞因子、胰高血

糖素、胰岛素等）、氨基酸（如肾上腺素、血清素和组胺）和脂肪酸（如糖皮质激素、前列腺素和白三烯）。激素受体表达于靶细胞表面或细胞内，主要通过三种方式向细胞内传递信号：①受体激酶，如胰岛素和胰岛素样生长因子（IGF）受体；②鸟苷酸结合受体或 G 蛋白受体，如神经递质受体和前列腺素受体；③配体门离子通道，激活后可进行离子转运。第二信号活化后可放大初始信号。细胞内信号可激活蛋白质合成及进一

步介质释放等下游效应。激素配体或随后释放的第二信号分子与细胞内受体结合可启动蛋白质合成，然后与靶 DNA 序列一起激活转录。糖皮质激素是一种典型的细胞内激素受体（图 2-3）。该受体受一种应激激活蛋白热休克蛋白（HSP）调节，HSP 能将糖皮质激素受体保留在细胞质内。糖皮质激素受体与配体结合后，释放出 HSP，然后受体-配体复合物转运到细胞核内启动 DNA 转录[6]。

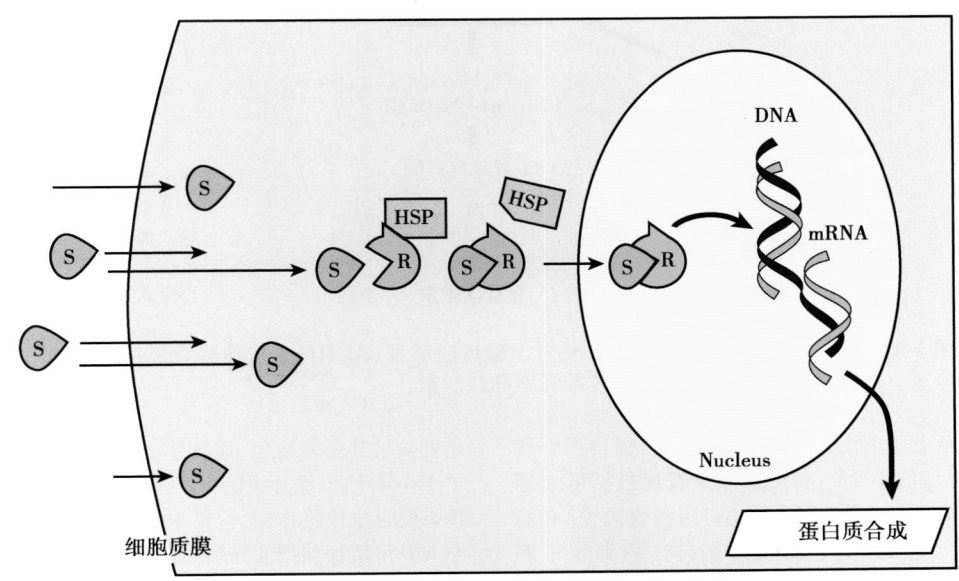

图 2-3　皮质醇受体转运至细胞核示意图

实际上，下丘脑-垂体-肾上腺轴的所有激素都会影响损伤和应激的生理反应（表 2-2），在此仅列出直接影响炎症反应或具有直接临床作用的激素。

表 2-2	下丘脑、垂体和自主神经系统调节的激素
下丘脑调节	胰岛素样生长因子
促肾上腺皮质激素释放激素	生长抑素
促甲状腺激素释放激素	催乳素
生长激素释放激素	内啡肽
促黄体激素释放激素	**神经垂体调节**
腺垂体调节	血管加压素
促肾上腺皮质激素	催产素
肾上腺皮质激素	**自主神经系统**
甲状腺刺激激素	去甲肾上腺素
甲状腺素	肾上腺素
三碘甲状腺素	醛固酮
生长激素	**肾素-血管紧张素系统**
促性腺激素	胰岛素
性激素	胰高血糖素
	脑啡肽

促肾上腺皮质激素

促肾上腺皮质激素（ACTH）是垂体前部释放的多肽激素。ACTH 受体位于肾上腺束状带。ACTH 与其受体结合后，可激活细胞内信号和释放皮质醇。健康人中 ACTH 的释放受

昼夜节律控制；但在应激状态下此昼夜节律被打乱，此时 ACTH 水平与损伤严重程度成比例。损伤病人产生多种刺激 ACTH 释放的因子，包括促肾上腺皮质激素释放激素、疼痛、焦虑、抗利尿激素、血管紧张素-Ⅱ、胆囊收缩素、血管活性肠肽、儿茶酚胺和促炎细胞因子。在肾上腺的束状带，ACTH 信号可激活多种细胞内信号通路，从而产生糖皮质激素（图 2-4）。过多 ATCH 刺激可导致肾上腺皮质增生[7]。

皮质醇和糖皮质激素

皮质醇是肾上腺皮质在 ACTH 作用下释放的一种糖皮质类固醇激素。应激状态下皮质醇释放增加。一些疾病状态下皮质醇水平可持续增高，如烧伤病人皮质醇水平升高可持续 4 周。

从代谢角度，皮质醇可增强胰高血糖素和肾上腺素的作用，从而导致血糖升高。皮质醇作用于肝脏酶类，降低糖原合成，增加糖异生。皮质醇可促进骨骼肌中蛋白质和氨基酸分解，介导乳酸释放。这些物质随后被肝脏利用来进行糖异生。在脂肪组织，皮质醇可刺激游离脂肪酸、甘油三酯和甘油释放，从而增加循环能量供应。皮质醇可通过降低伤口中转化因子 β（TGF-β）和胰岛素样生长因子Ⅰ（IGF-Ⅰ）水平，抑制伤口愈合过程。应用维生素 A 可部分减轻此作用。

肾上腺皮质功能不全是一种临床综合征，其特点是循环中皮质醇和醛固酮含量不足。典型的肾上腺功能不全是经历应激事件打击（如外科手术）的病人，外源性应用皮质醇时可导致肾上腺萎缩。这些病人可出现心率加快、低血压、虚弱乏力、恶心、呕吐和发热等症状和体征。重症病人可出现肾上

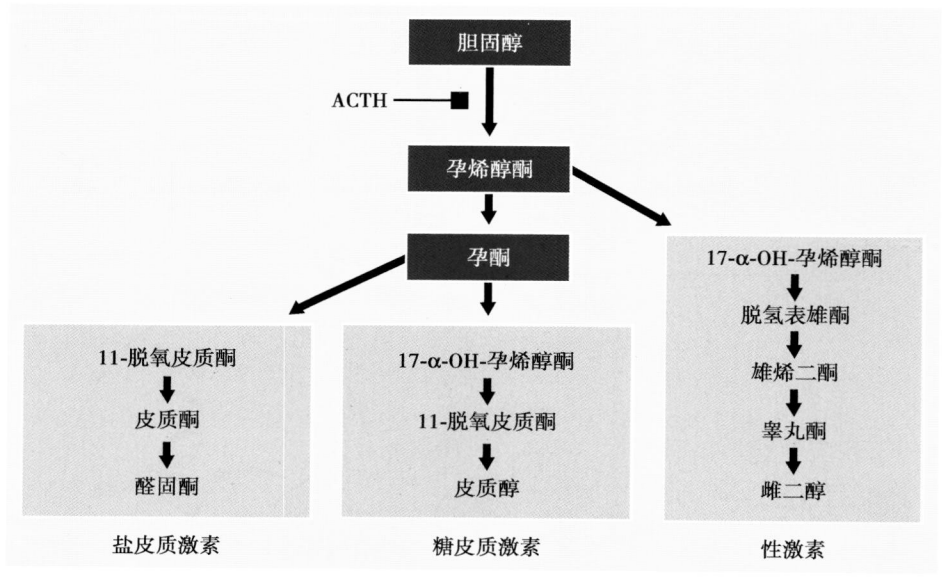

图 2-4   皮质醇由胆固醇代谢合成。促肾上腺皮质激素（ACTH）是皮质醇合成的主要调节
分子。终产物包括盐皮质激素、糖皮质激素和性激素

功能相对不全，即肾上腺产生皮质醇的量不能与损伤严重程度相适应。肾上腺功能不全的实验室检查表现包括低血糖（因糖异生减少所致）、低血钠（肾小管 Na^+ 回吸收减少）和高血钾（尿钾减少）。诊断检查包括检测基础皮质醇水平和 ACTH 刺激后的皮质醇水平，肾上腺功能不全时两者均低于正常水平。治疗方法还存在很多争议，其中包括补充小剂量皮质醇[8]。

糖皮质激素具有免疫抑制活性，可应用于一些疾病的治疗，如器官移植。应用糖皮质激素的免疫学改变包括胸腺退化、细胞免疫反应抑制。后者表现为抑制 T 杀伤细胞和自然杀伤细胞功能、T 细胞增生、混合淋巴细胞反应、移植物抗宿主反应和迟发型超敏反应。另外，糖皮质激素还可抑制白细胞黏附分子的表达，从而抑制白细胞向炎症部位迁移。糖皮质激素可抑制单核细胞的细胞内杀伤作用，但不影响其趋化能力和吞噬能力。糖皮质激素抑制中性粒细胞的超氧化物反应，抑制趋化反应，抵抗凋亡信号机制，但不影响中性粒细胞的吞噬功能。临床上，在低灌注状态如脓毒性休克、创伤和冠脉旁路移植手术中，应用糖皮质激素可减轻炎性反应。

巨噬细胞迁移抑制因子

巨噬细胞迁移抑制因子（MIF）是垂体前部储存和分泌的一种神经性激素，存在于巨噬细胞内，其效应与皮质醇的抗炎效应相拮抗。在应激、高皮质醇血症及免疫抑制状态时，MIF 可通过抑制皮质醇对免疫细胞的抑制效应，调节机体的炎症反应，从而增加机体对外来病原体的抵抗能力[9]。

生长激素和胰岛素样生长因子

生长激素（GH）是一种神经激素，主要由垂体产生，参与调节代谢和免疫反应。GH 促进蛋白质合成和胰岛素抵抗，促进脂肪动员。下丘脑产生的生长激素释放激素可增加 GH 分泌，而生长抑素则减少其分泌。GH 产生下游效应的主要途径是直接与其受体结合，其次是增加肝脏合成胰岛素样生长因子-1（IGF-1）。循环中的 IGF 主要与各种 IGF 结合蛋白结合，具有促合成代谢作用，包括增加蛋白质和脂肪合成。在肝脏中 IGF 可增加糖摄取和脂肪利用；在骨骼肌中，它促进糖摄取和蛋白质合成。危重症病人可发生获得性 GH 抵抗，并导致 IGF 水平下降，这是危重症病人高分解代谢状态的形成机制之一。另外，GH 可增加免疫细胞产生溶酶体超氧化物，从而增强其吞噬能力。GH 也可促进 T 细胞增殖。在危重症病人应用外源性 GH 可给病人带来负面效果，包括增加死亡率、延长机械通气时间、增加对感染的易感性[11]。其机制尚不清楚，可能的机制包括 GH 诱导胰岛素抵抗和高血糖。

儿茶酚胺

儿茶酚胺是肾上腺髓质嗜铬细胞分泌的激素，具有中枢神经系统神经递质功能。最常见的儿茶酚胺有肾上腺素、去甲肾上腺素和多巴胺，它们具有血管活性，参与调节代谢和免疫。严重损伤时，血浆儿茶酚胺水平升高 3～4 倍，持续 24～48 小时，然后恢复到基准水平。

儿茶酚胺有 α 和 β 两类受体，它们分布于多种类型的细胞，包括血管内皮细胞、免疫细胞、肌细胞、脂肪组织和肝细胞。肾上腺素可诱导肝脏糖异生和糖原分解，促进外周脂肪组织和蛋白质分解，从而导致分解代谢状态和高血糖。在骨骼肌中儿茶酚胺导致胰岛素抵抗。儿茶酚胺也可以增加甲状腺激素、甲状旁腺激素和肾素合成，但抑制醛固酮释放。

肾上腺素可以通过激活免疫细胞表面的 β2 受体调节免疫反应。肾上腺素抑制 TNF、IL-1 和 IL-6 等炎症介质的释放，增加抗炎介质 IL-10 的释放[12]。与皮质类类似，肾上腺素增加自血管壁释放入血的白细胞，导致中性粒细胞和淋巴细胞增多。儿茶酚胺的免疫调节作用在脓毒性休克病人中的意义尚不明确。

儿茶酚胺从多个方面影响血流动力学，包括增加心脏氧需求、血管收缩力和心输出量。它被用来治疗脓毒性休克时的低血压。由于儿茶酚胺可增加心脏负荷,手术病人应用儿茶酚胺 β 受体阻滞剂可明显减少与心脏相关的死亡。

醛固酮

醛固酮是肾上腺球状带分泌的盐皮质激素。它作用于肾远曲小管上的盐皮质激素受体,具有保钠、排钾和 H^+ 作用,从而增加循环血容量。ACTH、血管紧张素 Ⅱ、循环血容量的下降以及高钾血症等因素可刺激醛固酮分泌增加。醛固酮缺乏表现为低血压和高钾血症,而醛固酮分泌过多则表现为水肿、高血压、低钾血症和代谢性碱中毒。

胰岛素

高血糖和胰岛素抵抗是危重症病人的重要特征,其发生原因是促分解代谢的循环介质水平升高,包括儿茶酚胺、皮质醇、胰高血糖素和生长激素。胰岛素由胰腺朗格汉斯细胞分泌,其效应包括促进肝脏糖原合成和糖原分解、促进外周摄取葡萄糖、脂肪合成和蛋白质合成,总体效应表现为促合成代谢[13]。

在危重症病人,高血糖对免疫反应具有抑制作用,其机制包括糖基化免疫球蛋白、降低单核细胞的吞噬能力和呼吸爆发,因而增加感染风险。在符合特定标准的病人中,应用胰岛素治疗以控制血糖日益受到关注,研究显示它可降低死亡率和减少感染并发症。但应特别小心的是,过度的胰岛素治疗导致的低血糖,对病人也会产生严重不良后果[14]。需要进一步研究以确定危重症病人应维持的理想血糖范围,同时又有利于避免低血糖。

急性期蛋白

急性期蛋白是肝脏产生的一类蛋白质,在炎症刺激时(如创伤或感染)其血浆水平可升高或降低。其中 C 反应蛋白在多种疾病中被作为促炎反应标志物,如急性阑尾炎、血管炎和溃疡性结肠炎。重要的是,C 反应蛋白不表现为昼夜节律变化,不受饮食调节。肝脏功能不全时,急性期蛋白不能作为可靠的炎症反应指数。

炎症介质

细胞因子

细胞因子是一类蛋白质,在固有免疫反应和获得性免疫反应中都是必需的。细胞因子介导多种细胞反应,包括细胞迁移、DNA 复制、细胞更新和免疫细胞增殖(表 2-3)。在炎症反应局部,细胞因子参与清除侵犯机体的微生物和促进伤口修复。但过度的促炎细胞因子反应可导致血流动力学不稳定(如脓毒性休克)和代谢紊乱(如骨骼肌消耗)。

表 2-3	细胞因子及其来源	
细胞因子	来　源	备　注
TNF	巨噬细胞/单核细胞、库普弗细胞、中性粒细胞、NK 细胞、星形胶质细胞、内皮细胞、T 淋巴细胞、肾上腺皮质细胞、脂肪细胞、角化细胞、成骨细胞、肥大细胞、树突状细胞	是损伤后最早的反应分子之一,半衰期小于 20 分钟;激活 TNF 受体 1 和 2;诱导休克和分解代谢
IL-1	巨噬细胞/单核细胞、B 和 T 淋巴细胞、NK 细胞、内皮细胞、表皮细胞、角化细胞、成纤维细胞、树突状细胞、星形胶质细胞、肾上腺皮质细胞、巨核细胞、血小板、中性粒细胞、神经元细胞	有 α 和 β 两种亚型,与 TNF 的生理效应相似;通过前列腺素作用于下丘脑前部诱导发热;促进垂体释放 β-内啡肽;半衰期小于 6 分钟
IL-2	T 淋巴细胞	促进淋巴细胞增殖、免疫球蛋白合成,维持肠黏膜屏障完整,半衰期小于 10 分钟;大量失血后 IL-2 产生减少可导致免疫功能损害;参与条件淋巴细胞凋亡
IL-3	T 淋巴细胞、巨噬细胞、嗜酸性粒细胞	
IL-4	T 淋巴细胞、肥大细胞、嗜碱性粒细胞、巨噬细胞、B 淋巴细胞、嗜酸性粒细胞、基质细胞	诱导 B 淋巴细胞产生 IgG4 和 IgE,介导过敏反应和针对寄生虫的免疫反应;下调 TNF、IL-1、IL-6、IL-8
IL-5	T 淋巴细胞、嗜酸性粒细胞、肥大细胞、嗜碱性粒细胞	
IL-6	巨噬细胞、B 淋巴细胞、中性粒细胞、嗜碱性粒细胞、肥大细胞、成纤维细胞、内皮细胞、星形胶质细胞、滑膜细胞、脂肪细胞、成骨细胞、巨核细胞、嗜铬细胞、角化细胞	几乎所有免疫细胞均可产生 IL-6;半衰期长;血循环中 IL-6 水平与损伤严重程度成正相关;可延长活化的中性粒细胞存活时间
IL-8	巨噬细胞/单核细胞、T 淋巴细胞、嗜碱性粒细胞、肥大细胞、上皮细胞、血小板、T 淋巴细胞、B 淋巴细胞	中性粒细胞、嗜碱性粒细胞、嗜酸性粒细胞和淋巴细胞的趋化因子

细胞因子	来源	备注
IL-10	巨噬细胞、嗜碱性粒细胞、肥大细胞、角化细胞、巨噬细胞/单核细胞、中性粒细胞、角化细胞、树突状细胞、B淋巴细胞	重要的抗炎细胞因子;在动物脓毒症和ARDS模型中能降低死亡率
IL-12	巨噬细胞/单核细胞、中性粒细胞、角化细胞、树突状细胞、B淋巴细胞	促进Th1细胞分化;与IL-2具有协同作用
IL-13	T淋巴细胞	促进B淋巴细胞功能、与IL-4结构相似、抑制NO功能和内皮细胞活化
IL-15	巨噬细胞/单核细胞、上皮细胞	具有抗炎效应、促进淋巴细胞活化、在真菌感染中促进中性粒细胞的吞噬功能
IL-18	巨噬细胞、库普弗细胞、角化细胞、肾上腺皮质细胞、成骨细胞	与IL-12功能相似;脓毒症尤其是革兰阴性菌感染时IL-18水平升高;因心脏疾病死亡病人中水平很高
IFN-γ	T淋巴细胞、NK细胞、巨噬细胞	介导IL-12和IL-18功能;半衰期为数天;损伤后5~7天伤口中出现IFN-γ;促进ARDS的发生
GM-CSF	T淋巴细胞、成纤维细胞、内皮细胞、基质细胞	活化白细胞,促进伤口愈合和炎症反应
IL-21	T淋巴细胞	主要由Th2细胞分泌;与IL-2和IL-15结构相似;活化NK细胞、B和T淋巴细胞;影响获得性免疫
HMGB1	单核细胞/淋巴细胞	高迁移率族蛋白;为DNA转录因子;介导后期炎症反应(ARDS和肠黏膜屏障功能);诱导病态行为

表2-3　细胞因子及其来源(续)

机体同时也会产生抗炎细胞因子。它们可部分拮抗促炎反应以保持平衡,也可导致免疫细胞功能不全和机体免疫抑制。炎性刺激激发的细胞因子信号受到不同的相反作用的因子复杂的调节,是一个波动的过程,而不能仅仅简单地分为促炎反应和抗炎反应。

热休克蛋白

热休克蛋白(HSP)是一族细胞内蛋白,在应激状态下(如烧伤、炎症和感染)其表达会增加。HSPs参与调节多种生理过程,包括蛋白质折叠和蛋白质靶向。HSP的产生需要热休克转录因子诱导。它们与自体蛋白和外源性蛋白都能结合,具有细菌DNA和内毒素等配体的细胞内分子伴侣功能。HSP可保护细胞免受创伤应激的不良作用损害[15]。损坏的细胞释放的HSP则可作为免疫系统提供组织损伤的警报。

活性氧族

活性氧族(ROS)是一组小分子物质,它们存在未配对的外层轨道电子,因而具有高度活性。它们可氧化细胞膜上的不饱和脂肪酸,对宿主细胞和入侵的病原体细胞都可造成杀伤。

氧自由基是氧代谢和合成代谢的副产品。强氧自由基包括氧、超氧化物、过氧化氢和羟自由基。ROS主要由以下生理过程产生,包括线粒体电子转运、过氧化物酶脂肪酸代谢、细胞色素P450反应和吞噬细胞呼吸爆发。机体有多种内源性抗氧化活性物质对抗ROS对细胞的损害,如超氧化物歧化酶、过氧化氢酶和谷胱甘肽过氧化物酶。在正常生理状态下,抗氧化酶和ROS维持平衡。但在应激状态或缺血时,该平衡被打破,再灌注时ROS失衡可导致再灌注损伤[16]。

类花生酸

类花生酸主要由膜磷脂花生四烯酸(二十碳四烯酸)氧化产生,它包括多种亚家族,如前列腺素、前列环素、羟基二十碳四烯酸(HETEs)、血栓素和白三烯。磷脂在磷脂酶A_2作用下合成花生四烯酸(图2-5)。环氧合酶(COX)通路的产物包括所有前列腺素和血栓素。脂氧化酶通路产生白三烯和HETEs。类花生酸不储存在细胞内,而是在各种刺激的作用下迅速产生。刺激类花生酸产生的因素包括低氧损伤、直接组织损伤、内毒素(脂多糖或LPS)、去甲肾上腺素、血管加压素、血管紧张素Ⅱ、缓激肽、血清素、乙酰胆碱、细胞因子和组胺。激活类花生酸通路也可诱导产生抗炎物质脂氧素,它能抑制趋化作用和核因子κB激活。糖皮质激素、非甾体抗炎药物和白三烯抑制剂可阻断类花生酸通路终末产物的合成。

类花生酸具有广泛的生理效应,包括作为神经递质、调节血管收缩以及免疫细胞功能(表2-4)。多数情况下,类花生酸产生对机体有害的促炎效应,常导致肺损伤、胰腺炎和肾衰竭。白三烯有强烈的介导毛细血管渗漏作用,它还可介导白细胞附着、中性粒细胞活化、支气管收缩和血管收缩。脓毒症实验模型研究显示,抑制类花生酸产物对机体有益。但临床观察应用非甾体类抗炎药(NSAIDs)未能降低脓毒症病人的死亡率[17]。

类花生酸具有多种代谢调节作用。环氧合酶通路产物可抑制胰腺β细胞释放胰岛素,而脂氧化酶通路产物则增强β细胞活性。前列腺素E_2(PGE_2)可通过与肝脏中的受体结合抑制糖异生和激素刺激的脂肪分解[18]。

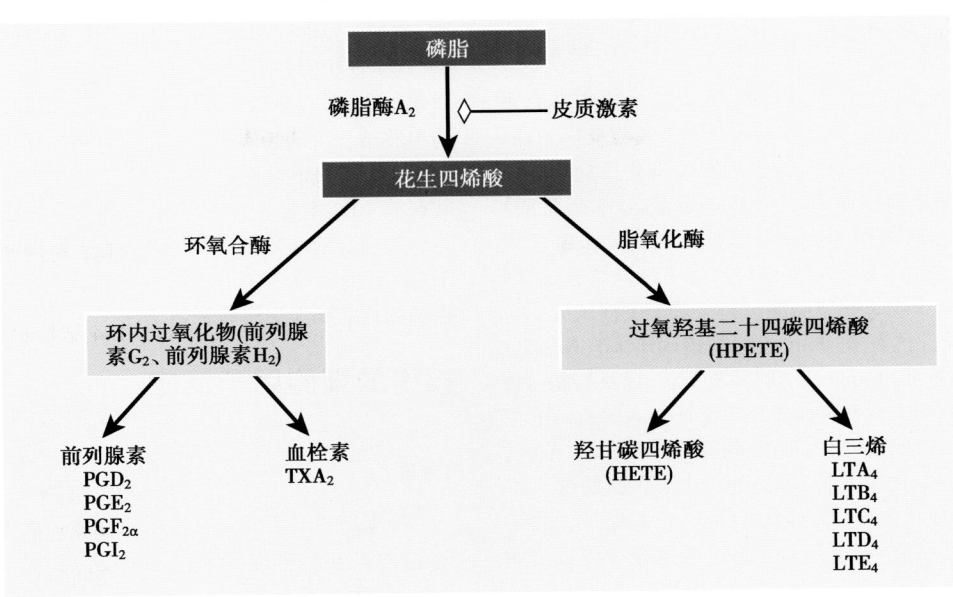

图 2-5　花生四烯酸代谢示意图。LT=白三烯；PG=前列腺素；TXA_2=血栓素 A_2

表 2-4	类花生酸的全身刺激和抑制效应	
器官/功能	刺 激 因 子	抑制因子
胰腺		
葡萄糖刺激的胰岛素分泌	12-HPETE	PGE_2
胰高血糖素分泌	PGD_2、PGE_2	
肝脏		
胰高血糖素刺激产生葡萄糖	PGE_2	
脂肪		
激素刺激的脂肪分解	PGE_2	
骨		
重吸收	PGE_2、PGE-m、6-K-PGE_1、$PGF_{1\alpha}$、PGI_2	
垂体		
催乳素	PGE_1	
促黄体生成素	PGE_1、PGE_2、5-HETE	
甲状腺刺激激素	PGA_1、PGB_1、PGE_1、PGE_1	
生长激素	PGE_1	
甲状旁腺		
甲状旁腺激素	PGE_2	PGF_2
肺		
支气管收缩	$PGF_{2\alpha}$、TXA_2、LTC_4、LTD_4、LTE_4	PGE_2
肾脏		
刺激肾素分泌	PGE_2、PGI_2	
胃肠道		
细胞保护作用	PGE_2	
免疫反应		
抑制淋巴细胞活性	PGE_2	
血液系统		
血小板聚集	TXA_2	PGI_2

脂肪酸代谢产物

脂肪酸代谢物具有炎性介质功能，在炎症反应中具有重要作用。正如前面讨论的，类花生酸参与调节炎症反应通路；同样，食物中的 ω-3 和 ω-6 脂肪酸也可影响炎症反应。类花生酸主要由以下两个通路产生：①花生四烯酸（ω-6 脂肪酸）作为底物；②ω-3 脂肪酸作为底物。多种脂类物质来源于大豆，主要含 ω-6 脂肪酸。ω-6 脂肪酸可增加下游介质合成，因此营养物中添加 ω-3 或 ω-6 脂肪酸可显著调节炎症反应。ω-3 脂肪酸具有特异性抗炎效应，包括抑制核因子 κB（NF-κB）活性、抑制肝脏库普弗（Kupffer）细胞释放 TNF，以及抑制白细胞黏附和迁移。动物实验和临床研究中都证实 ω-3 脂肪酸在多种慢性自身免疫性疾病中具有抗炎效应，如类风湿关节炎、银屑病和红斑狼疮。在脓毒症动物模型中，ω-3 脂肪酸可抑制炎症反应、减轻体重下降、增加小肠灌注，还能保护胃肠道黏膜屏障。在人类研究中，添加 ω-3 脂肪酸可减少内毒素刺激的单核细胞产生的炎症介质水平，如 TNF、IL-1β 和 IL-6。在一组外科病人的研究中，术前添加 ω-3 脂肪酸可减少机械通气时间，缩短住院时间，降低死亡率，而且具有良好的安全性[19]。

胰舒血管肽-激肽系统

胰舒血管肽-激肽系统是一个蛋白质家族的总称，它们参与炎症反应、血压控制、凝血和疼痛反应。胰舒血管肽前体在 Hageman 因子、胰蛋白酶、纤溶酶、XI 因子和胶原的作用下产生丝氨酸蛋白酶胰舒血管肽，它在凝血中起重要作用。高分子量激肽原在肝脏中产生，在胰舒血管肽作用下代谢为缓激肽。

激肽介导多种生理过程，包括血管舒张、增加毛细血管通透性、组织水肿、疼痛通路活化、抑制糖异生、促进支气管收缩。它们也能促进肾血管舒张从而降低肾脏灌注压。肾脏灌注减少导致肾素-血管紧张素-醛固酮系统激活，后者作用于肾单位，使其主动重吸收钠从而增加循环容量。

在革兰阴性菌感染、低血压、出血、内毒素血症和组织损伤时，胰舒血管肽和缓激肽水平增高。其增高水平与损伤程度和死亡率相关。临床研究表明，缓激肽拮抗剂可使革兰阴性菌脓毒症病人受益[20]。

血清素

血清素是一种单胺神经递质（5-羟色胺），来源于色氨酸。血清素由中枢神经系统神经元、胃肠道的肠嗜铬细胞和血小板合成。它可刺激血管平滑肌收缩、气管平滑肌收缩和血小板聚集。它也可通过非肾上腺素能环磷酸腺苷（cAMP）通路增加心肌收缩力。血清素受体分布于中枢神经系统、胃肠道和单核细胞[21]。在体外研究中，阻断血清素受体可降低经内毒素处理的单核细胞产生 TNF 和 IL-1。损伤部位血清素水平增高，其主要来源为血小板。但它在炎症反应调控中的作用尚不清楚。

组胺

组胺由组氨酸脱羧基而形成。组胺可以在各种刺激的作用下快速释放，也可以储存在神经元、皮肤、胃黏膜、肥大细胞、嗜碱性粒细胞和血小板中。已发现四种组胺受体（H）亚型，其生理功能各不相同。H_1 与组胺结合后主要介导血管平滑肌扩张、器官平滑肌收缩、增加肠道蠕动和心肌收缩力。H_2 与组胺结合后刺激胃壁细胞分泌胃酸。H_3 是一种自身受体，分布于含组胺的突触前末端神经，它与组胺结合后可下调组胺释放。H_4 主要表达于骨髓、嗜酸性粒细胞和肥大细胞；它与组胺结合后的效应尚不清楚，可能与嗜酸性粒细胞和肥大细胞的趋化运动有关。失血性休克、创伤、热损伤、内毒素血症和脓毒症病人中组胺释放增加[22]。

损伤的细胞因子反应

TNF

肿瘤坏死因子（tumor necrosis factor，TNF）是一种很强的炎症介质，在各种应激状态（如损伤和感染）时迅速活化。TNF 主要由巨噬细胞、单核细胞和 T 细胞产生，在腹膜和脾脏组织中这些细胞数量很多。虽然 TNF 在循环中的半衰期很短，但它具有多种调节代谢和免疫反应的效应。TNF 可增加分解代谢，导致胰岛素抵抗和使氨基酸重分布于肝脏作为能量底物，从而导致骨骼肌分解和恶病质。TNF 还可激活凝血、介导细胞迁移、巨噬细胞吞噬、增强黏附分子表达，增加前列腺素 E_2、血小板来源因子、糖皮质激素和类花生酸等的产生[23]。

TNF 的受体（TNFR）有两种亚型：TNFR-1 和 TNFR-2。TNFR-1 广泛表达于大多数组织。它与配体结合后，通过具有蛋白水解活性的半胱天冬酶或细胞凋亡蛋白酶（caspase）介导凋亡。TNFR-2 主要表达于免疫细胞。它与配体结合后，激活 NF-κB 并进而放大炎症信号。TNFR 具有跨膜型和可溶性两种形式。在损伤和感染等刺激信号的作用下，TNFR 从膜上被水解切割，产生可溶性 TNFR。可溶性 TNFR 仍具有与 TNF 的亲和力，可与跨模型 TNFR 竞争性地与 TNF 结合，从而抑制跨膜型 TNFR 激活，这可能是炎症反应的一种调节机制[24]。

IL-1

IL-1（IL-1）具有 IL-1α 和 IL-1β 两种亚型。IL-1α 主要存在于细胞膜上，参与细胞接触。IL-1β 具有可溶性，介导与 TNF 相似的炎症反应。IL-1 主要由单核细胞、巨噬细胞、内皮细胞、成纤维细胞和表皮细胞产生。IL-1 在炎性刺激的作用下释放，如细胞因子（TNF、IL-2、INF-γ）和外源性病原体。IL-1 的处理和释放需要细胞内炎症小体的形成。大剂量 IL-1 或 TNF 均可损害血流动力学稳定。联合应用低剂量 TNF 和 IL-1 与大剂量 TNF 或 IL-1 的效果相似，说明两者具有协同效应。IL-1 作用于下丘脑，刺激产生前 PG 从而诱导发热反应，因此它是一种内源性致热源。

IL-1 活性的调节方式为自身调节，受到内源性 IL-1 受体拮抗剂调节；后者在炎性刺激作用下释放，与 IL-1 竞争受体结合位点。主要有两种 IL-1 受体：IL-1R1 和 IL-1R2。IL-1R1 分布广泛，通过与配体结合介导炎症反应。IL-1R2 激活后，被从膜表面蛋白水解切割形成可溶性受体，是另一种竞争性调节 IL-1 活性的机制[25]。

IL-2

IL-1 可上调 IL-2(IL-2)的产生。IL-2 是 T 细胞增殖和分化的主要促进因子,它也增加免疫球蛋白合成和维持胃肠道黏膜屏障的完整性。IL-2 与 IL-2 受体结合而发挥作用。IL-2 受体主要表达于白细胞。IL-2 半衰期很短,小于 10 分钟,因此急性损伤后检测不到。阻断 IL-2 受体具有免疫抑制效应,因此可应用于器官移植。严重损伤或输血时 IL-2 表达减少,可能是外科手术病人相对免疫抑制状态的形成机制[26]。

IL-4

IL-4(IL-4)由激活的辅助 T 细胞产生,可刺激 T 细胞分化,也可刺激 T 细胞增殖和 B 细胞激活。它在抗体介导的免疫反应和抗原呈递中也起重要作用。IL-4 诱导分化的 B 淋巴细胞亚型转化,主要产生 G4 和 E 免疫球蛋白,这两种免疫球蛋白在过敏反应中起重要作用。IL-4 可减少巨噬细胞产生促炎介质如 IL-1、TNF、IL-6 和 IL-8,因而具有抗炎效应。另外,IL-4 可增加巨噬细胞对糖皮质激素的抗炎效应的易感性。

IL-6

IL-6(IL-6)主要由巨噬细胞在炎症介质(内毒素、TNF 和 IL-1)作用下产生。应激状态如脓毒性休克时,IL-6 表达增加。循环中 IL-6 在损伤后 60 分钟即可检测到,在 4~6 小时达到高峰,可持续 10 天之久。血浆 IL-6 水平与损伤严重程度成比例。有趣的是,IL-6 可通过抑制 TNF 和 IL-1 拮抗炎症级联反应。IL-6 也可促进可溶性 TNF 受体和 IL-1 受体拮抗剂的释放,并刺激皮质醇释放。腹腔内感染脓毒症中血浆 IL-6 水平与死亡率相关[27]。

IL-8

白细胞介素-8(IL-8)由巨噬细胞和其他细胞(如内皮细胞)产生。脓毒症危重症是 IL-8 表达的强烈刺激因素。IL-8 可刺激 IFN-γ 释放,它也是中性粒细胞的强趋化因子。血浆 IL-8 水平升高与疾病严重程度和脓毒症时器官功能不全的发生密切相关[28]。

IL-10

IL-10(IL-10)是严重抗炎细胞因子,主要由单核细胞产生,也可由其他细胞产生。全身性炎症反应时 IL-10 水平增高,其释放受到 TNF 和 IL-1 特异性调节。IL-10 抑制促炎细胞因子(包括 TNF 和 IL-1)的分泌,其机制部分为下调 NF-κB 活性。因此,它是炎症级联反应的负反馈调节因子。炎症模型中的实验研究表明,中和 IL-10 可增加 TNF 的产生和死亡率,而补充 IL-10 则可降低 TNF 水平及其不良效应。在创伤病人,血浆 IL-10 水平升高与死亡率和疾病严重程度相关。IL-10 可抑制免疫细胞从而导致免疫细胞失能,在脓毒症免疫抑制的发生中起重要作用[29]。

IL-12

白细胞介素-12(IL-12)是细胞免疫的调节因子。IL-12 由激活的吞噬细胞(包括单核细胞、巨噬细胞、中性粒细胞和树突状细胞)产生,在内毒素血症和脓毒症中表达增加。IL-12 和 IL-18 共作用可刺激淋巴细胞分泌 IFN-γ,并可增加自然杀伤细胞的杀伤活性和诱导辅助性 T 细胞分化。IL-10 可抑制 IL-12 释放。IL-12 缺陷可抑制中性粒细胞的吞噬作用。在内毒素血症模型中,中和 IL-12 可降低死亡率。但在盲肠结扎穿孔(CLP)脓毒症模型中,阻断 IL-12 则导致死亡率增加。之后利用腹腔内感染脓毒症模型的研究表明,应用 IL-12 对死亡率无影响。但是 IL-12 基因敲除细菌计数和炎性细胞因子的释放均增加,说明 IL-12 参与抗菌反应。利用黑猩猩模型的研究表明,应用 IL-12 可刺激促炎介质(如 IFN-γ)释放;也可刺激抗炎介质释放,如 IL-10、可溶性 TNFR 和 IL-1 受体拮抗剂。另外,IL-12 可增强凝血和纤溶过程。虽然 IL-12 兼有促炎效应和抗炎效应,但其总体效应表现为促炎反应[30]。

IL-13

白细胞介素-13(IL-13)的免疫调节作用和 IL-4 相似。IL-13 抑制单核细胞释放 TNF、IL-1、IL-6 和 IL-8,增加 IL-1R 拮抗剂的分泌。但与 IL-4 不同的是,IL-13 对 T 细胞无明显作用,仅对部分 B 细胞群有作用。脓毒性休克时 IL-13 表达增高,可导致中性粒细胞减少、单核细胞减少和白细胞减少。另外,IL-13 抑制白细胞与活化的内皮细胞的相互作用。与 IL-4 和 IL-10 相似,IL-13 的作用表现为抗炎效应[31]。

IL-15

很多种细胞在内毒素作用下可产生白细胞介素-15(IL-15),包括巨噬细胞和骨骼肌细胞。IL-15 刺激自然杀伤细胞活化,诱导 B 细胞和 T 细胞增殖,因此它参与调节细胞免疫反应。IL-15 与 IL-2 有相同的受体亚基,因此它们的免疫调节作用类似。而且,IL-15 可上调抗凋亡分子 BCL-2 表达,因此它对淋巴细胞凋亡具有很强的抑制作用[32]。

IL-18

白细胞介素-18(IL-18)又称为 IFN-γ 诱导因子,主要由巨噬细胞产生。IL-18 及其受体是 IL-1 超家族成员。在炎性刺激(包括 TNF、内毒素、IL-1 和 IL-6)作用下,巨噬细胞释放 IL-18。脓毒症时 IL-18 水平也会升高。IL-18 可通过 MyD88(一种髓系细胞分化基因)依赖性通路活化 NF-κB,并进而导致促炎介质释放。IL-18 的调节部分由 IL-18 结合蛋白(IL-18BP)介导。IL-18BP 作为一种可溶性受体,同时也是 IL-18 的特异性内源性拮抗剂。IL-18 通过 Fas 配体和 TNF 介导肝脏毒性。传染性软疣病毒可分泌一种 IL-18BP 样蛋白中和 IL-18,从而抑制炎症反应。IL-18 和 IL-12 可协同作用刺激 T 细胞分泌 IFN-γ。在鼠模型中,中和 IL-18 可减少内毒素血症鼠的死亡率。IL-18 信号也可上调细胞间黏附分子-1 表达。有趣的是,鼠脓毒性休克模型中,阻断 IL-18 可逆转心室功能不全,说明 IL-18 参与脓毒性休克所致的血流动力学紊乱[33]。

干扰素

干扰素(IFN)是一种可溶性炎症介质,它可激活感染细胞中抗病毒基因表达,从而抑制病毒复制。根据其受体特异性和序列同源性,IFN 可分为两种亚型。Ⅰ 型干扰素包括 IFN-α、β 和 ω,它们结构相似,均与 IFN-α 受体结合。多种因素可刺激Ⅰ型干扰素的产生,如病毒抗原、双链 DNA、肿瘤细胞和 LPS。Ⅰ型干扰素可促进树突状细胞成熟,并诱导 MHC-Ⅰ表达,从而参与适应性免疫反应。体外和体内实验均显示,IFN-α 和 β 可提高自然杀伤细胞的细胞毒性以增强免疫反应。在鼠模型中,缺乏 IFN-α 受体可导致鼠对病毒感染的易感性增加,但也可降低 LPS 的致死性。还有研究将Ⅰ型干扰素用于 C 型病毒性肝炎和复发性多发性硬化症的治疗。

IFN-γ 属Ⅱ型干扰素,介导 IL-12 和 IL-18 的多种生理效应。IFN-γ 由 T 细胞、自然杀伤细胞和抗原呈递细胞在细菌抗原、IL-2、IL-12 和 IL-18 刺激下分泌。IFN-γ 可刺激 IL-12 和 IL-18 释放。IFN-γ 的负调节因子包括 IL-4、IL-10 和糖皮质激素。IFN-γ 与同源受体结合,可激活 JAK/信号转导与转录激活因子(JAK/STAT)信号通路,从而启动多种生物学效应。IFN-γ 可增强巨噬细胞吞噬活性和杀伤微生物的能力,并增加氧自由基的释放,其机制部分是通过烟碱二磷酸腺苷依赖的噬菌细胞氧化酶。IFN-γ 介导巨噬细胞激活,在大手术或创伤发生急性肺损伤中起重要作用。敲除 IFN-γ 基因可消除 IFN-γ 表达,可导致动物对病毒和细菌抗原的易感性增加。IFN-γ 可上调趋化因子(如 IFN-γ 诱导的单核因子(MIG)、巨噬细胞炎症蛋白-1α 和 1-β)和黏附分子(如细胞间黏附分子-1、血管细胞黏附分子-1)表达,调节白细胞聚集到炎症部位。另外,IFN-γ 可促进 T 细胞向Ⅰ型辅助性 T 细胞分化,并促使 B 细胞分泌免疫球蛋白 G[34]。

粒细胞-巨噬细胞-集落刺激因子

粒细胞-巨噬细胞-集落刺激因子(GM-CSF)可促使骨髓造血干细胞向粒细胞和单核细胞分化。正常情况下血浆 GM-CSF 水平很低,检测不到;在炎性刺激如 TNF 作用下则迅速增高。GM-CSF 可抑制单核细胞和中性粒细胞凋亡,增强巨噬细胞释放细胞因子。GM-CSF 可增加中性粒细胞释放超氧化物,也可增强单核细胞的细胞毒性。在免疫缺陷病人 GM-CSF 可用于治疗真菌感染。在危重症病人,阻断 GM-CSF 可降低肺泡巨噬细胞活性和 NF-κB 活性,说明 GM-CSF 可加重危重症病人的急性肺损伤。GM-CSF 可促进正常炎性细胞因子反应所需的功能白细胞的成熟和募集,也有助于伤口愈合[35]。

高迁移率族蛋白 1

高迁移率族蛋白 1(HMGB1)是一种 DNA 转录因子,可促进调节性蛋白复合体与 DNA 结合。HMGB1 由巨噬细胞、NK 细胞和肠道细胞产生。内毒素、TNF 和 IFN-γ 可促进 HMGB1 释放。在腹腔内感染脓毒症模型中,循环 HMGB1 水平与死亡率呈正相关。HMGB1 也具有细胞因子活性。它可促使单核细胞释放 TNF。血浆 HMGB1 水平增高较其他炎症介质为迟,其水平在 16 小时达到高峰,30 小时后仍持续在高水平。其他急性炎症介质则与此不同,如 TNF 水平在 1~2 小时即达到高峰,之后即下降,12 小时后已检测不到。即使在炎症刺激后 4 或 12 小时,阻断 HMGB1 仍可降低死亡率[36]。

HMGB1 由坏死细胞被动释放,因此它单独或与其他分子一起参与调解组织损伤后炎症反应。HMGB1 受体为高级糖化终末产物和 Toll 样受体 4(TLR4)。HMGB1 与受体结合可通过激活 NF-κB 介导促炎反应。临床研究表明,全身性炎症病人,如脓毒症、失血性休克、胰腺炎、心肌梗死和大手术时血浆 HMGB1 水平增高。

损伤的细胞反应

基因表达和调节

很多基因的表达在转录水平受到调节,从而决定信使 RNA(mRNA)及其产物是否被表达(图 2-6)。这些 mRNA 转录产物也受到一些机制调控,包括:①剪切,即切割 mRNA 并去除非编码区;②加帽,即修饰 mRNA 序列的 5′端以抑制核酸外切酶分解 mRNA;③增加 polyA 尾,给 mRNA 增加一个非编码序列,可有效地延长转录产物的半衰期。mRNA 移出细胞核后即被灭活或翻译成蛋白质。很多蛋白质产物还会被进一步修饰,以获得特异性功能或有利于转运。

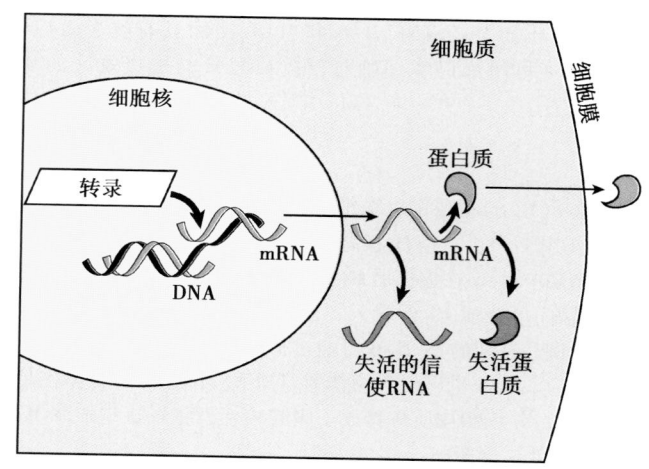

图 2-6   基因表达和蛋白质合成在 24 小时内即可发生。该过程可在不同阶段受到调节:转录、mRNA 处理或蛋白质包装。在每个阶段都可能发生 mRNA 或蛋白质失活而导致这些分子失去功能

基因表达依赖于转录因子和共激活因子(如调节性蛋白质)的协同作用。共激活因子与靶基因上游的启动子区域的高度特异性 DNA 序列结合。DNA 增强子序列可介导基因表达。抑制子序列为非编码区,可与蛋白质结合抑制基因表达。全身炎症反应时,细胞因子基因表达的调节对临床表现具有重要的影响,因此转录因子非常重要。

细胞信号转导通路

G 蛋白受体

G 蛋白受体(GPRs)是一个跨膜受体大家族。它们与多种配体结合(如肾上腺素、缓激肽、白三烯),参与调节炎症反应中的信号转导。细胞外受体与 GPR 结合后可导致其构象改变,并激活相关蛋白质。G 蛋白信号通路有两种主要的第二信使:cAMP 和 Ca²⁺,它们均由内质网释放(图 2-7)。细胞内 cAMP 水平增高可通过激活细胞内信号转导因子蛋白激酶 A 启动基因转录。细胞内 Ca²⁺ 浓度增高可激活细胞内

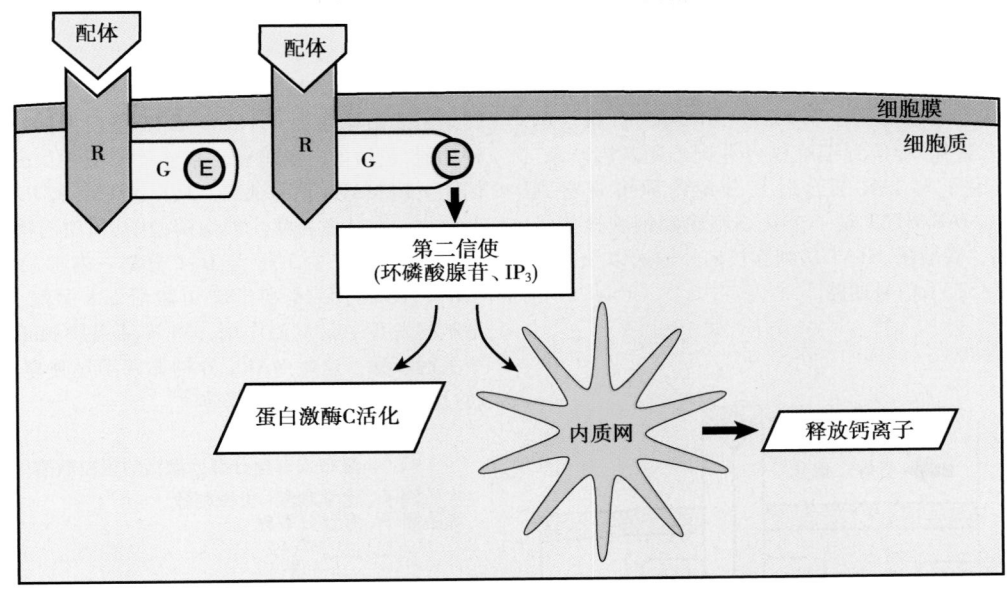

图 2-7　G 蛋白耦联受体是跨膜蛋白。G 受体与腺苷酸或血清素等配体结合。配体与受体结合后，G 蛋白发生构象改变，从三磷酸鸟苷转变为二磷酸鸟苷，然后激活效应器组分。效应器组分继而激活第二信使。肌醇三磷酸（IP₃）的作用是诱导内质网释放 Ca^{2+}

信号转导因子磷脂酶 C，并进而启动下游效应。GPR 结合可升高蛋白激酶 C 活性，后者进一步激活 NF-κB 和其他转录因子。

配体门离子通道

配体门离子通道（LGICs）是跨膜受体，它们能允许离子（如 Na$^+$、Ca^{2+}、K$^+$ 和 Cl$^-$）快速内流，在神经递质的信号转导中起关键作用。LGICs 与配体结合后可有效地将化学信号转化为电信号。LGIC 前体是烟碱乙酰胆碱受体（图 2-8）。

受体酪氨酸激酶

受体酪氨酸激酶（RTKs）是跨膜受体，参与多种生长因子的细胞信号转导，包括血小板源生长因子（PDGF）、胰岛素样生长因子、表皮生长因子和血管内皮细胞生长因子。与配体结合后，RTK 与邻近受体形成二聚体，发生自体磷酸化，然后募集第二信号分子（如磷脂酶 C）（图 2-9）。RTK 激活在基因转录和细胞增殖过程中非常重要，可能影响多种肿瘤的发生。

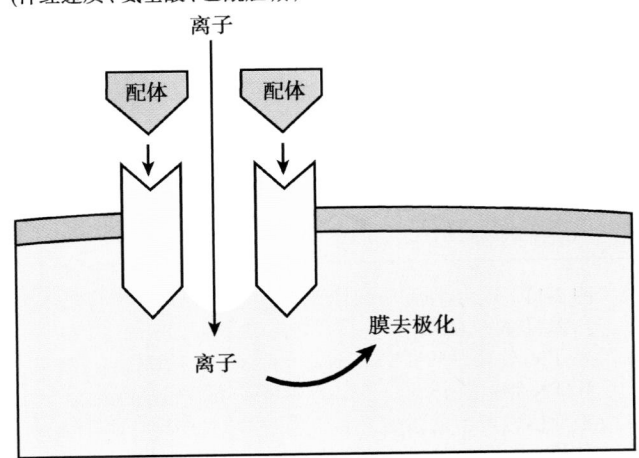

图 2-8　配体门离子通道将化学信号转变为电信号，诱导细胞膜电位改变。该通道激活后，每秒有数以百万的离子流入细胞。这些通道包括多个亚基，如烟碱乙酰胆碱受体即属于此类

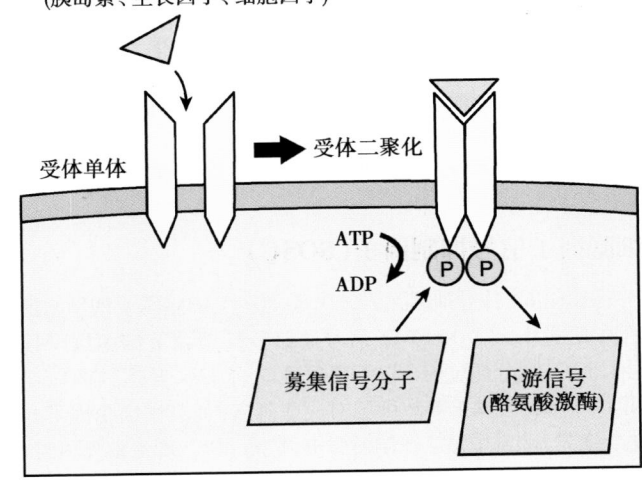

图 2-9　受体酪氨酸激酶需要单体亚基发生二聚化。这些受体具有内源酶活性，此活性需要自身磷酸化以募集和激活细胞内信号分子。ADP＝二磷酸腺苷；ATP＝三磷酸腺苷；P＝磷酸

Janus 激酶/信号转导与转录激活因子信号

Janus 激酶(JAK)代表一个酪氨酸激酶家族,介导多种细胞因子的信号转导,如 IFN-γ、IL-6、IL-10、IL-12 和 IL-13。JAK 与细胞因子和配体结合后,发生二聚化,可激活 JAK,并以磷酸化信号转导与转录激活因子(STAT)(图 2-10)。激活的 STAT 蛋白发生二聚化,转位到细胞核内并调节靶基因转录。有趣的是,细胞因子与 JAK 结合后几分钟内即可观察到 STAT-DNA 结合。JAK/STAT 是一个从细胞膜到细胞核信号转导的快速通路。磷酸酶、STAT 从细胞核向外输送以及拮抗蛋白可抑制 JAK/STAT 信号通路[37]。

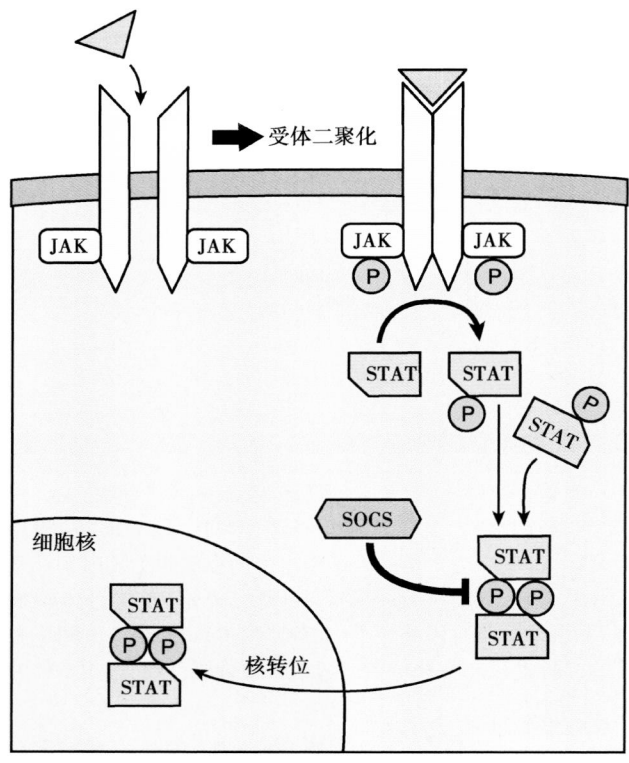

图 2-10　JAK/STAT 信号通路也需要单体亚基发生二聚化。STAT 分子具有"停靠"位点以发生二聚化。STAT 复合体转位至细胞核内启动转录。细胞因子(如 IL-6)或细胞应激可激活 JAK/STAT,并诱导细胞增殖和炎症反应。已发现细胞内分子细胞因子信号抑制子(SOCSs)可抑制 STAT 功能。P=磷酸

细胞因子信号抑制因子(SOSC)

细胞因子信号抑制因子(SOCS)是一类细胞因子诱导的蛋白质,通过下调 JAK/STAT 信号通路负反馈调节细胞因子信号。SOCS 部分通过与 STAT 竞争性结合 JAK 发挥其抑制作用。SOCS 活性缺陷导致细胞对一些刺激(如炎性细胞因子和生长激素)非常敏感。在鼠模型中,敲除 SOCS 产生致死表型,部分原因是 IFN-γ 信号失调。该信号通路作用的一个例子是,SOCS-3 抑制 STAT3 可导致巨噬细胞对 IL-6 反应减弱[38]。

有丝分裂原激活蛋白激酶

有丝分裂原激活蛋白激酶(MAPK)介导的信号通路参与炎症反应,并调节细胞增殖和死亡(图 2-11)。MAPK 通路涉及一系列介质磷酸化阶段,最终导致下游效应因子激活,包括 c-Jun N 末端激酶(JNK)、细胞外信号调节蛋白激酶(ERK)和 p38 激酶以及随后的基因调控。MAPK 通路介导去磷酸化可抑制其功能。激活的 JNK 磷酸化 c-Jun,后者发生二聚化形成转录因子活化蛋白 1。MAP/ERK 蛋白激酶(MEKK)具有多种功能,包括蛋白激酶和泛素连接酶活性。已有研究表明它们能下调 MAPK 信号通路。JNK 被 TNF 和 IL-1 激活,参与调节凋亡。在缺血再灌注损伤模型中,利用药物阻断 JNK 可减轻肺损伤,并减少 TNF 与 IL-1 分泌。内毒素、病毒、IL-1、IL-2、IL-7、IL-17、IL-18 和 TNF 可激活 p38 激酶。p38 也在免疫细胞的发育中起重要作用,p38 失活是胸腺 T 细胞分化的一个关键步骤。这些 MAPK 异构体并不是独立发挥作用,而是通过共同作用影响炎症反应[39]。

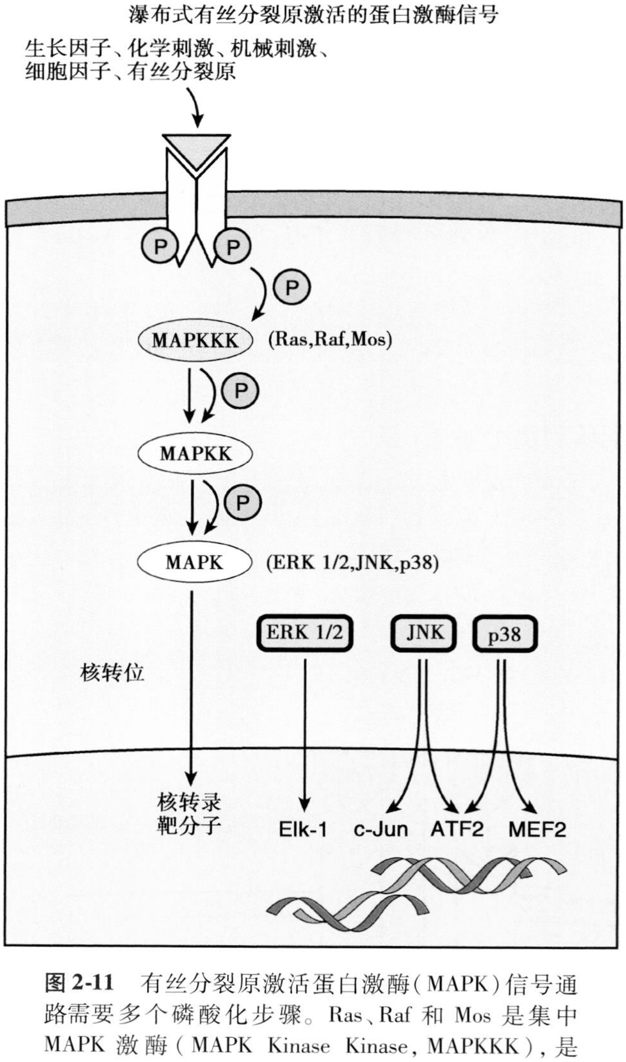

瀑布式有丝分裂原激活的蛋白激酶信号

生长因子、化学刺激、机械刺激、
细胞因子、有丝分裂原

MAPKKK　(Ras,Raf,Mos)

MAPKK

MAPK　(ERK 1/2,JNK,p38)

ERK 1/2　　JNK　　p38

核转位

核转录
靶分子

Elk-1　c-Jun　ATF2　MEF2

图 2-11　有丝分裂原激活蛋白激酶(MAPK)信号通路需要多个磷酸化步骤。Ras、Raf 和 Mos 是集中 MAPK 激酶(MAPK Kinase Kinase,MAPKKK),是 MAPK 的上游分子。已知的 MAPK 下游激酶包括细胞外信号调节的激酶 1 和 2(ERK1/2)、c-Jun N 末端激酶(JNKs)或应激激活蛋白激酶(SAPKs)和 p38MAPK,它们靶向细胞核内特异性基因转录位点。ATF2=活化转录因子 2;MAPKKK=有丝分裂原激活的蛋白激酶;MEF2=肌细胞增强因子 2;P=磷酸

核因子 κB

核因子 κB(NF-κB)是一种转录因子,在炎性刺激后基因表达的调节中起关键作用(图 2-12)。NF-κB 由两个小多肽组成,即 p50 和 p65。在静息状态下,NF-κB 通过与 κB 抑制子(I-κB)结合而存在于细胞质中。在炎性刺激(如 TNF、IL-1

或内毒素)作用下,发生一系列细胞内介质磷酸化反应,最终导致 I-κB 降解,释放出 NF-κB 之后。NF-κB 被转运到细胞核内启动基因表达。NF-κB 可刺激 I-κB 基因表达,导致对自身的负反馈调节。在急性阑尾炎病人,NF-κB 水平增高和疾病严重程度相关。行阑尾切除术 18 小时后,NF-κB 水平即降低到基础水平,这也与炎症反应的消退一致[40]。

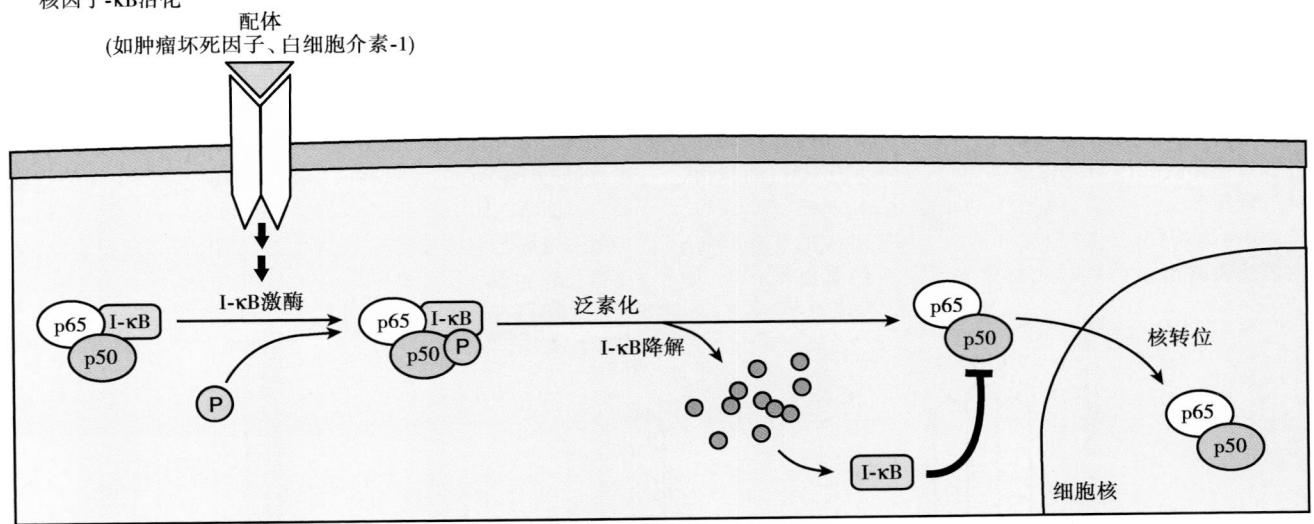

图 2-12　κB 抑制子(I-κB)与 NF-κB 的 p50-p65 亚单位结合使之失去活性。配体与受体结合后激活一系列下游信号分子,其中包括 I-κB。磷酸化 NF-κB 复合物进一步促进 I-κB 泛素化和蛋白体降解,激活 NF-κB,后者转位到细胞核内。快速合成 I-κB 是灭活 p50-p65 复合物的方式之一。P=磷酸化

Toll 样受体和 CD14

固有免疫系统识别病原相关模式分子(PAMP)如微生物抗原和 LPS。Toll 样受体(TLR)是一组 PAMP 激活的模式识别受体,是固有免疫系统的效应分子,属于 IL-1 超家族。免疫细胞主要通过 TLR4 识别 LPS。LPS 结合蛋白是 LPS 与 CD14/TLR4 复合物结合的分子伴侣。LPS 与 CD14/TLR4 复

合物结合后,通过多种细胞机制激活 MAPK、NF-κB 和细胞因子基因表达(图 2-13)。与 TLR4 不同,TLR2 识别革兰阳性菌的 PAMP(包括脂蛋白、脂肽、糖肽和葡萄球菌属来源的溶于苯酸的调节蛋白)。TLR 无功能单核苷酸多态性与危重症病人感染风险增加相关[41]。TLRs 是多配体受体,它们还可与损伤相关分子模式分子(DAMPs)结合。DAMPs 是应激或损伤时释放的内源性细胞产物,包括 HMGB1、热休克蛋白和透

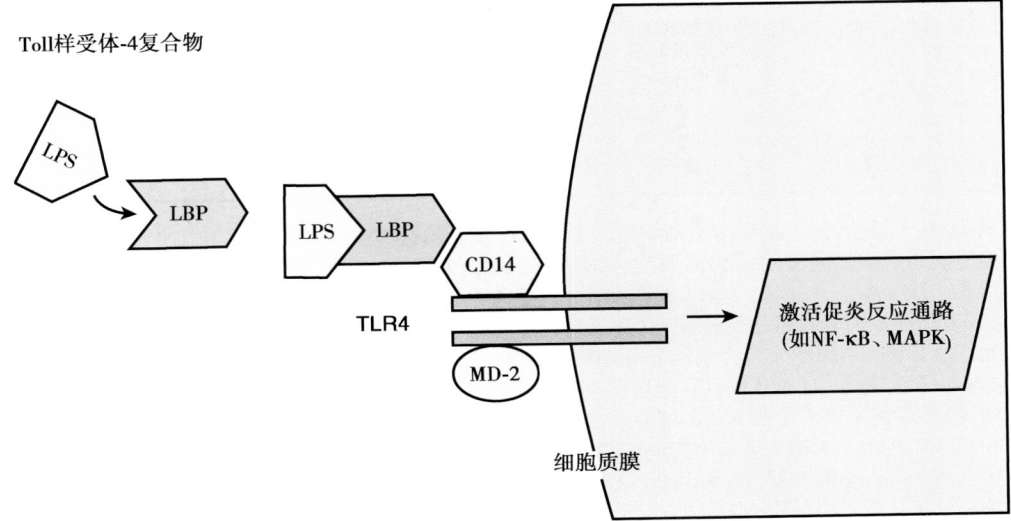

图 2-13　免疫细胞主要通过 Toll 样受体 4(TLR4)/CD14/MD-2 复合物识别脂多糖(LPS)。LPS 由 LPS 结合蛋白(LBP)转运到细胞表面。其他细胞表面 LPS 感受器包括离子门通道、CD11b/CD18 和巨噬细胞清道夫受体。MAPK=有丝分裂原激活蛋白激酶;NF-κB=核因子 κB

明质酸。DAMPs 激活的固有免疫反应可聚集炎症细胞到损伤部位，并介导促炎信号的产生[42]。

凋亡

凋亡（程序性细胞死亡）是一种清除衰老或无功能细胞的机制，此过程为能量依赖性。巨噬细胞、中性粒细胞和淋巴细胞参与这一过程，但并不会引起炎症反应。与之相反，细胞坏死是无序的细胞死亡，释放多种细胞内成分，会激发免疫反应和炎症反应。全身炎症反应调控激活的免疫细胞凋亡信号，进而通过影响效应细胞的生存调控炎症反应。

凋亡主要由两条通路介导：外源性通路和内源性通路。外源性通路由配体与死亡受体结合（如 Fas、TNFR）而激活，然后聚集 Fas 相关死亡域蛋白，进而激活 caspase3（图 2-14）。Caspases 是凋亡信号的效应分子，介导核 DNA 的有序降解。内源性通路由多种影响线粒体膜通透性的蛋白质介导，如

Bcl-2、Bcl-2 相关死亡启动子、Bcl-2 相关 X 蛋白、Bim 等。线粒体膜通透性增高导致线粒体释放细胞色素 C，进而引起一系列反应，最终导致 caspase3 激活和诱导凋亡。这些通路之间并非完全相互独立，因为内源性和外源性通路的介质之间存在明显的相互作用。凋亡受到凋亡蛋白抑制子和调节性 caspase（如 caspase1、caspase8、caspase10）等多种因子调节。

脓毒症时凋亡可影响获得性免疫的最终功能。在小鼠腹腔脓毒症模型中，淋巴细胞凋亡增加与死亡率相关，其机制可能是 IFN-γ 释放减少。一组对严重脓毒症死亡病人的回顾性研究表明，淋巴细胞凋亡增加，而巨噬细胞凋亡不受影响。临床研究发现在脓毒症病人，淋巴细胞减少程度与疾病严重程度相关。另外，巨噬细胞吞噬凋亡细胞后释放抗炎介质 IL-10，可加重脓毒症的免疫抑制。炎症产物可抑制中性粒细胞凋亡，如 TNF、IL-1、IL-3、IL-6、GM-CSF 和 IFN-γ。凋亡延迟可导致衰老细胞清除被延迟，导致中性粒细胞释放氧自由基，从而延长和加重继发性损伤[28]。

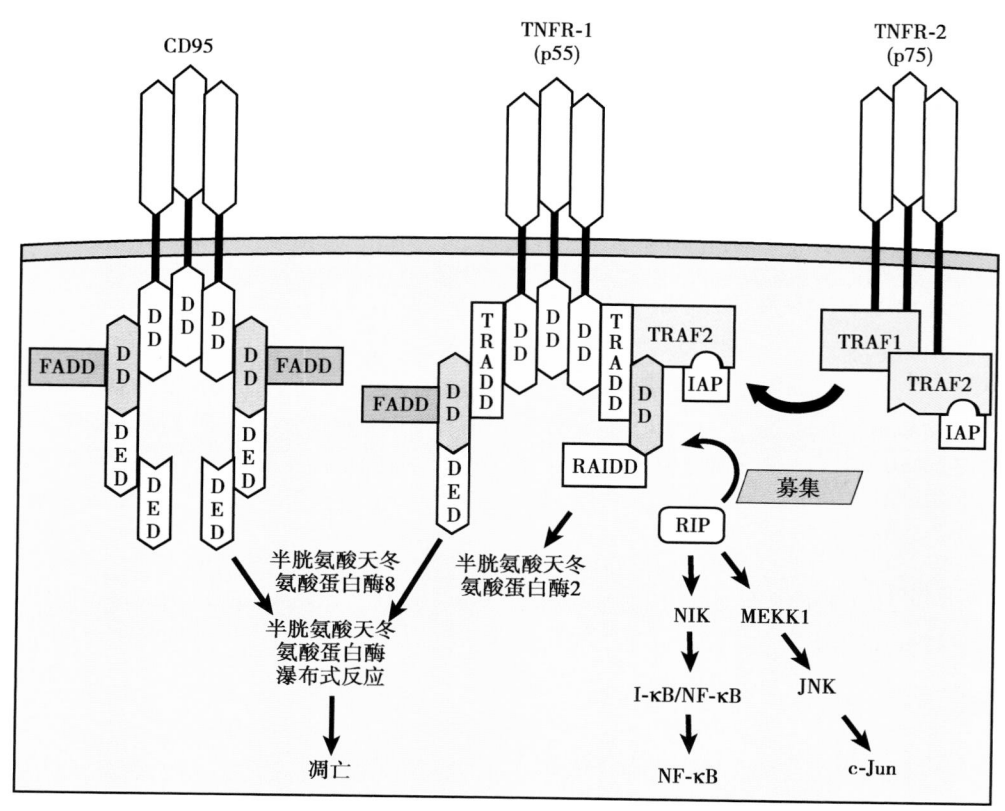

图 2-14　几种转接子蛋白募集到细胞内启动受体复合体的 TNFR-1（55KDa）和 TNFR-2（75KDa）信号通路。信号通路的活化需要受体形成三聚物。TNFR-1 首先募集 TNFR 相关死亡结合域（TRADD），通过 caspase 的蛋白水解酶活性诱导凋亡，CD95（Fas）也共用此通路诱导凋亡。CD95 和 TNFR-1 具有相似的细胞内序列（称为死亡结合域），两者都募集相同的转接子蛋白 Fas 相关死亡结合域（FADDs），然后激活 caspase8。TNFR-1 也通过募集受体相互作用蛋白（RIP）激活 caspase2 诱导凋亡。RIP 也具有能启动 NF-κB 和 C-Jun 活化的功能组分。TNFR-2 缺乏死亡结合域，但可募集转接子蛋白 TNFR 相关因子 1 和 2（TRAF1 和 TRAF2），与 RIP 相互作用介导 NF-κB 和 C-Jun 活化。TRAF2 也募集其他抗凋亡蛋白，如凋亡蛋白抑制子（IAPs）。DED = 死亡效应器结合域；I-κB = κB 抑制子；I-κB/NF-κB 是无活性 NF-κB 复合物，当 I-κB 被切割后被激活。JNK = c-Jun N 末端激酶；MEKK1 = 有丝分裂原激活蛋白/细胞外调节蛋白激酶-1；NIK = NF-κB 诱导激酶；RAIDD = 含死亡结合域的 RIP 相关 IL-1b 转化酶和 ced 同源体-1 样蛋白，它可激活促凋亡 caspase

细胞介导的炎症反应

血小板

血小板无细胞核,但具有线粒体和凝血与炎症信号的介质结构。血小板来自骨髓巨核细胞。血小板对于止血极为重要,可被多种因子激活,如胶原暴露。损伤部位激活的血小板可释放炎症介质,这些炎症介质是中性粒细胞和单核细胞主要的趋化因子。损伤后 3 小时内,血小板和中性粒细胞即通过血管内皮迁移,血清素、血小板活化因子和 PGE_2 可增强此过程。血小板是类花生酸和血管活性介质的重要来源。脓毒症时常发生血小板减少,其机制尚不清楚,可能是多种因素共同作用的结果。多种药物(如 NSAIDs)可通过阻断 COX 抑制血小板功能[43]。

淋巴细胞和 T 细胞免疫

淋巴细胞是循环的免疫细胞,主要包括 B 细胞、T 细胞和自然杀伤细胞。T 细胞募集到损伤部位而介导适应性免疫。一般而言,辅助性 T 细胞被分为两个亚群:Th1 和 Th2。Th1倾向于细胞免疫反应,分泌 IFN-γ、IL-2 和 IL-12;而 Th2 倾向于体液免疫反应,分泌 IL-4、IL-5、IL-6、IL-9、IL-10 和 IL-13。Th1 激活主要参与抵抗细菌抗原。在创伤和脓毒症危重症病人,常出现 Th2 型细胞因子反应强于 Th1 型,可能参与加重免疫功能失调(图 2-15)。在烧伤时,调节性 T 细胞通过释放转化因子 β(TGF-β)抑制 T 细胞功能,从而导致 T 细胞功能障碍。精氨酸是 T 细胞增殖和维持受体功能所必需的,因此添加相应成分的营养支持可能对增强 T 细胞反应有益[44]。

嗜酸性粒细胞

嗜酸性粒细胞的主要功能是抗蠕虫。它主要存在于肺和胃肠道组织,提示它可能具有免疫监控作用。嗜酸性粒细胞可被 IL-3、IL-5、GM-CSF、趋化因子和血小板活化因子激活,其激活可引起多种毒性介质释放,如活性氧、组胺和过氧化物酶[45]。

肥大细胞

肥大细胞存在于多种组织中,因此它在损伤的原发性反应中起重要作用。肥大细胞释放的 TNF 对于中性粒细胞聚集和病原清除非常重要。肥大细胞也在对致敏原的过敏反应中起重要作用。致敏原、感染和创伤等刺激可激活肥大细胞,使之产生组胺、细胞因子、类花生酸、蛋白酶和趋化因子等,进而导致血管扩张、毛细血管渗漏和免疫细胞聚集。肥大细胞可释放 IL-3、IL-4、IL-5、IL-6、IL-10、IL-13、IL-14 和巨噬细胞迁移抑制因子,因此被认为是免疫系统的重要共信号效应细胞[46]。

单核细胞

单核细胞是存在于循环血流中的单核吞噬细胞,迁移入组织后可分化为巨噬细胞、破骨细胞和树突状细胞。巨噬细胞是针对感染和损伤的免疫反应的主要效应细胞,其主要作用机制包括吞噬微生物病原、释放炎症介质和清除凋亡细胞。临床和实验研究均证实,在人类全身炎症反应时单核细胞和中性粒细胞的 TNFR 表达下调。在临床脓毒症病人中,严重脓毒症死亡病人单核细胞表面的 TNFR 表达迅速下降,并且不能恢复到正常水平;而存活病人在诊断为脓毒症时,单核细胞表面的 TNFR 表达水平正常或接近正常。充血性心力衰竭病人单核细胞表面的 TNFR 表达也较对照组显著下降。在小鼠实验模型中,内毒素可上调鼠巨噬细胞中超过 1000 种基因表达,其中约 25% 与细胞因子和趋化因子相关。在脓毒症病人中,巨噬细胞发生多种表型变化,主要表现为表面人白细胞抗原 HLA-DR(一种抗原呈递的关键受体),这可能参与导致脓毒症时机体免疫功能损害[47]。

中性粒细胞

中性粒细胞是最先参与损伤和感染的细胞,是强力的介导急性炎症反应的免疫细胞。损伤部位的趋化介质诱导中性粒细胞附着至血管内皮,并促使细胞迁移至损伤组织。中性粒细胞在循环中的半衰期很短(4~14 小时)。被炎性刺激物(TNF、IL-1 和微生物抗原等)激活后,它可获得吞噬活性,释放溶解酶,并产生大量毒性活性氧类[48]。

内皮细胞介导的损伤

血管内皮细胞

生理状态下,血管内皮细胞可产生硫酸肝素、硫酸皮肤素、组织因子通路抑制剂、S 蛋白、血栓调节素、纤溶酶原和组织纤溶酶原活化剂,因而具有抗凝活性。内皮细胞也是血液循环中的细胞迁移进入组织的屏障,因而在调节免疫细胞迁移进入组织过程中具有重要作用。在脓毒症时,内皮细胞受

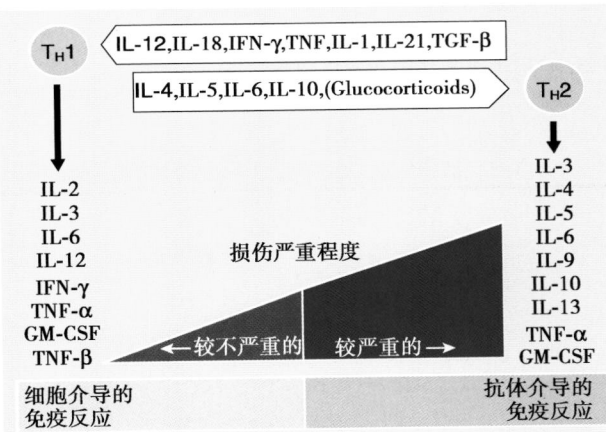

图 2-15　损伤后不同辅助性 T 细胞亚群(Th1 和 Th2)介导的特异性免疫反应。引起 Th1 细胞介导的免疫反应的损伤较轻,通过细胞免疫与体液免疫的共同作用来发挥其对抗感染作用,其中细胞免疫包括单核细胞、B 淋巴细胞以及 T 淋巴细胞的激活。引起 Th2 细胞介导的免疫反应的损伤较重,而抗感染作用较弱。Th2 细胞介导的免疫反应包括嗜酸性粒细胞与肥大细胞的激活、B 淋巴细胞免疫球蛋白-4 与免疫球蛋白-E 的合成(该免疫反应的始发因子与主要因子见图中黑体字部分)。众所周知,白介素-4(IL-4)与白介素-10(IL-10)是 Th1 细胞介导免疫反应的抑制因子,而干扰素-γ(IFN-γ)是 Th2 细胞介导免疫反应的抑制因子。尽管糖皮质激素不作为细胞因子的一种,但仍是 Th2 细胞介导免疫反应的有效刺激因子,这可能与皮质醇的免疫抑制作用有关。GM-CSF = 粒细胞-巨噬细胞集落刺激因子;IL=白介素;TNF=转化生长因子;TNF=肿瘤坏死因子

到多种因素调控,使其抗凝因子产生减少,从而转变为具有促凝活性,导致微血栓形成和器官损伤。

中性粒细胞-内皮细胞之间的相互作用

感染引起的炎症反应受各种机制调节,引起血管通透性增高、产生趋化因子、提高内皮细胞黏附分子(如选择素)的表达,促使中性粒细胞和其他免疫细胞迁移至受损组织(表2-5)。中性粒细胞持续激活及介质释放可产生毒性氧代谢产物和溶酶体酶,激活髓过氧化物酶,降解组织基底膜,引起微血管栓塞,从而导致组织损伤。在炎性刺激(包括趋化因子、血栓素、IL-1、组胺和TNF)作用下,10~20分钟内血管内皮表面黏附分子P-选择素的表达即可增加。P-选择素可介导中性粒细胞滚动(图2-16)。两小时后,细胞表面表达的选择素转变为E-选择素。超过85%的单核细胞-单核细胞和单核细胞-中性粒细胞的黏附活性由L-选择素和P-选择素糖蛋白配体-1(PSGL-1)介导。内皮细胞选择素与白细胞选择素(PSGL-1、L-选择素)相互作用,介导白细胞滚动和免疫细胞迁移。继发的白细胞-白细胞相互作用也很重要,在此过程中PGSL-1和L-选择素结合可促进白细胞相互黏附。不同选择素的功能有明显不同,但它们之间也存在很多功能重叠以更有效地促进白细胞滚动[49]。

表2-5	介导白细胞-内皮细胞相互作用的分子家族				
黏附分子	作 用	来 源	表达诱导因子	靶 细 胞
选择素				
L-选择素	快速旋转	白细胞	天然	内皮、血小板、嗜酸性粒细胞
P-选择素	慢速旋转	血小板和内皮细胞	血栓素、组胺	中性粒细胞、单核细胞
E-选择素	极慢速旋转	内皮细胞	细胞因子	中性粒细胞、单核细胞、淋巴细胞
免疫球蛋白				
ICAM-1	紧密黏附/转迁移	内皮细胞、白细胞、成纤维细胞、上皮细胞	细胞因子	白细胞
ICAM-2	紧密黏附	内皮细胞、血小板	天然	白细胞
VCAM-1	紧密黏附/转迁移	内皮细胞	细胞因子	单核细胞、淋巴细胞
PECAM-1	黏附/转迁移	内皮、血小板、白细胞	天然	内皮细胞、血小板、白细胞
β_2-(CD18)整合素				
CD18/11a	紧密黏附/转迁移	白细胞	白细胞活化	内皮细胞
CD18/11b(Mac-1)	紧密黏附/转迁移	中性粒细胞、单核细胞、NK细胞	白细胞活化	内皮细胞
CD18/11c	黏附	中性粒细胞、单核细胞、NK细胞	白细胞活化	内皮细胞
β_1-(CD29)整合素				
VLA-4	紧密黏附/转迁移		白细胞活化	单核细胞、内皮细胞、上皮细胞

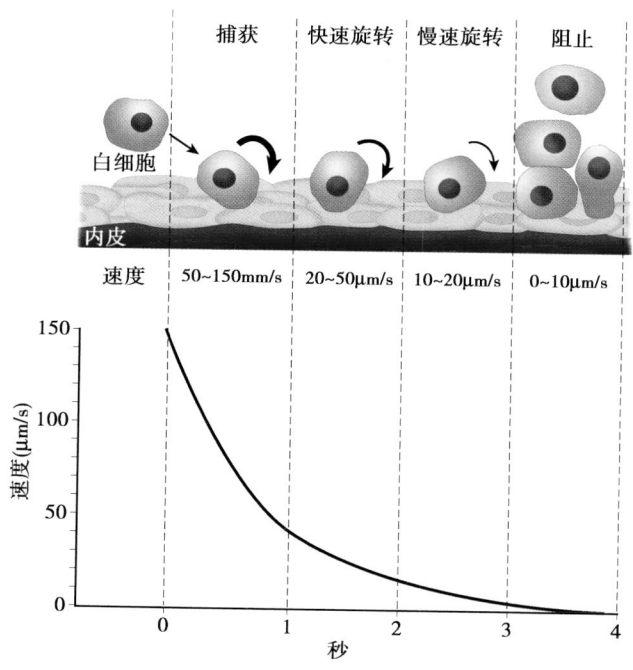

图2-16 炎性刺激启动的选择素介导的中性粒细胞-内皮细胞相互作用示意图。捕获(相互黏附)是白细胞和血管内皮细胞之间最初的识别,诱导循环中的白细胞向内皮细胞表面聚集。捕获主要由L-选择素介导,P-选择素也参与其中。L-选择素快速从细胞表面脱落,并连续在下游内皮形成新的L-选择素,从而引起快速滚动(20~50μm/s)。慢速滚动(10~20μm/s)主要由P-选择素介导。滞留前的最慢速滚动(3~10μm/s)主要由E-选择素介导,P-选择素也参与此过程。滞留(紧密黏附)有整合素和免疫球蛋白家族黏附分子介导,可导致移行。活化白细胞除了与内皮相互作用外,还可通过部分由选择素介导的直接相互作用,募集白细胞至炎症部位

一氧化氮

一氧化氮（NO）最初被称为内皮细胞来源松弛因子。它主要作用于血管平滑肌，对生理和病理情况下的血管活动都具有重要的调节作用。正常情况下血管平滑肌松弛主要由持续产生的 NO 和它激活的 quanylyl 环化酶维持。NO 也可减少血小板的黏附和聚集，从而减少微栓塞（图 2-17）。NO 很容

易通过细胞膜，其半衰期很短，仅数秒即被代谢成硝酸盐和亚硝酸盐。内皮细胞结构性表达 NO。诱生型 NO 合成酶可增加 NO 产生，正常情况下不表达，但在炎性刺激下其表达可上调。脓毒性休克、失血性休克以及 TNF、IL-1、IL-2 刺激可增加 NO 表达。NO 介导脓毒性休克时的低血压。但临床实验显示，非选择性 NO 合成酶（NOS）抑制剂加重脓毒性休克病人器官功能不全和死亡率[50]。

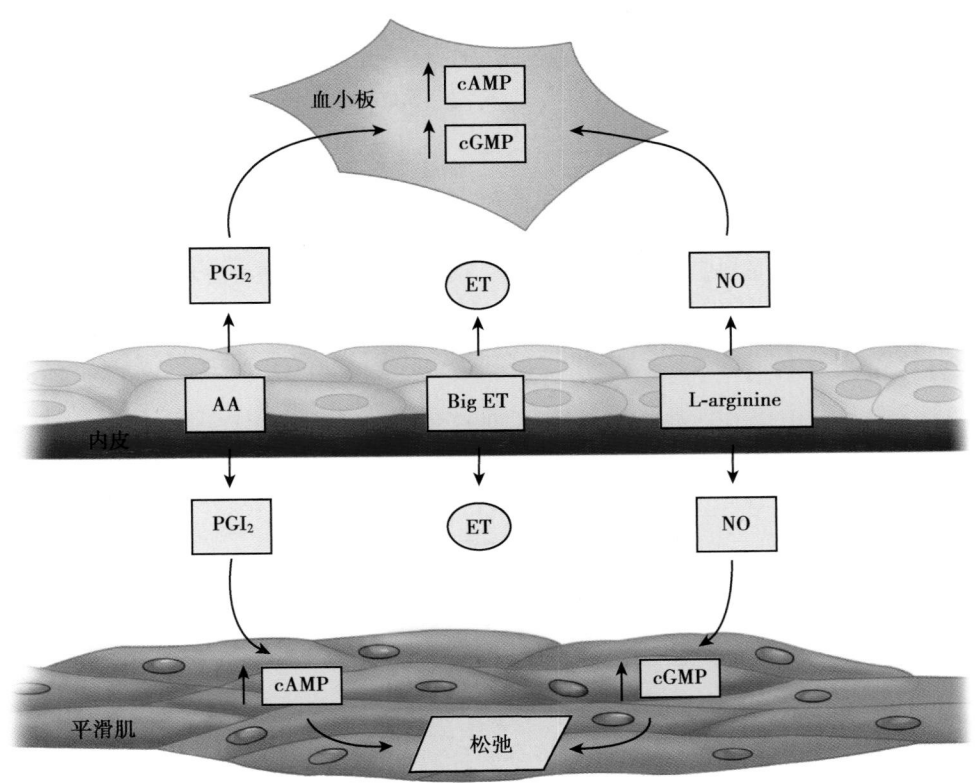

图 2-17　内皮细胞与血管平滑肌和腔内血小板的相互作用。前列环素（前列腺素 I_2 或 PGI_2）来自花生四烯酸（AA），一氧化氮（NO）来自左旋精氨酸。环磷酸腺苷（cAMP）和环磷酸鸟苷（cGMP）水平升高可扩张血管平滑肌，抑制血小板血栓形成。ETs 来源于"大 ET"，它们与前列环素和 NO 的作用相互拮抗

前列环素

前列环素是类花生酸家族成员，主要由内皮细胞产生。它具有强烈的扩张血管作用，也可抑制血小板聚集。全身炎症反应时，前列环素表达内皮细胞受损，因此内皮表现为促凝血活性。前列环素用于治疗脓毒症可降低其细胞因子、生长因子和黏附分子的表达，此过程依赖于 cAMP 通道。临床研究中，输注前列环素可提高心输出量、增加内脏血流、增加氧输送和氧消耗，不降低平均动脉压。但在将前列环素广泛应用于临床治疗前还需要更多研究[51]。

内皮素

内皮素（ET）是强烈的血管收缩剂。它由三个成员组成：ET-1、ET-2 和 ET-3。ET 是含 21 个氨基酸的肽类，来源于 38 个氨基酸组成的前体分子。ET-1 主要由内皮细胞合成，是最强的内源性血管收缩剂，其活性比血管紧张素 Ⅱ 强约 10 倍。低血压、LPS、损伤、凝血酶、TGF-β、IL-1、血管紧张素 Ⅱ、血管加压素、儿茶酚胺和缺氧可上调 ET 释放。ET 主要释放至血

管内皮的管腔面。它在细胞内储存很少，血浆 ET 水平增高主要来自其产生增加。血浆 ET 的半衰期 4～7 分钟，提示它的释放主要在转录水平受到调节。已发现三种 ET 受体：ET_A、ET_B、ET_C，它们通过 G 蛋白耦联受体机制发挥作用。ET_B 受体激活可增加 NO 和前列环素合成，因此是 ET 作用的一个反馈调节机制。心房 ET_A 受体激活可增加心肌收缩力。输注 ET-1 可增加肺血管阻力，导致肺水肿，可能在脓毒症肺损伤中起重要作用。低水平 ETs 可与 NO 共同调节血管张力。高水平 ETs 可干扰正常血液流动和分布，损害组织氧输送。另外，在严重创伤、大手术以及心源性休克和脓毒性休克病人，血浆 ET 水平的升高与疾病严重程度相关[52]。

血小板活化因子

血小板活化因子（PAF）是另一种内皮来源产物。它是一种细胞膜的天然磷脂成分，正常情况下其表达很低。急性炎症时，PAF 由中性粒细胞、血小板、肥大细胞和单核细胞释放，表达于内皮细胞外侧面。PAF 可进一步激活中性粒细胞和血小板，增加血管通透性。实验研究表明，PAF 受体拮抗剂可减

轻缺血再灌注损伤。在脓毒症病人，PAR 的内源性拮抗剂 PAF-乙酰水解酶水平下降，应用 PAF-乙酰水解酶可降低脓毒症病人的多器官功能不全发生率和死亡率[53]。

心房钠尿肽

心房钠尿肽（ANPs）主要由心房组织产生，但胃肠道、肾脏、脑、肾上腺和内皮组织也可产生。它可诱导血管扩张，也促进水和电解质排泄。ANPs 可强烈地抑制醛固酮释放，阻止钠的重吸收。有些实验研究表明，ANP 可逆转急性肾衰竭和早期急性肾小管坏死。

外科代谢

外科手术或创伤后最初几小时内，全身能量消耗和尿素氮消耗均下降。病人经过充分复苏和稳定后，机体代谢底物利用被重新优化，以保存重要脏器功能和促进创伤组织修复。此修复过程也表现为多种功能代偿以恢复体内平衡状态，如增加代谢率和氧消耗，产生利用可氧化底物（如葡萄糖）的

酶，以及激活免疫系统。

理解外科病人氨基酸（蛋白质）代谢、碳水化合物代谢和脂肪代谢的特点，是为这些病人提供代谢和营养支持治疗的基础。

禁食期间代谢

急性损伤和危重症病人的代谢变化常用非应激状态下禁食期能量代谢进行对比（图 2-18）。为维持基础代谢需求（如静息和禁食状态），正常健康成年人需要从碳水化合物、脂肪和蛋白质中摄取的能量为 22~25kcal/（kg·d）。严重应激状态（如烧伤病人）时，此需求可高达 40kcal/（kg·d）。

在健康成年人，短期禁食时，主要能量来源为肌肉蛋白和脂肪储备，其中脂肪是最充足的能量来源（表 2-6）。正常成年人含有 300~400g 糖原，其中 75~100g 储存在肝脏。200~250g 糖原储存于骨骼肌、心脏和平滑肌细胞。由于缺乏葡萄糖-6-磷酸酶，骨骼肌中的大部分糖原不能被全身利用，仅能被肌肉细胞利用。因此，禁食状态时，肝糖原首先被迅速消耗，导致血糖浓度在几小时内下降（<16 小时）。

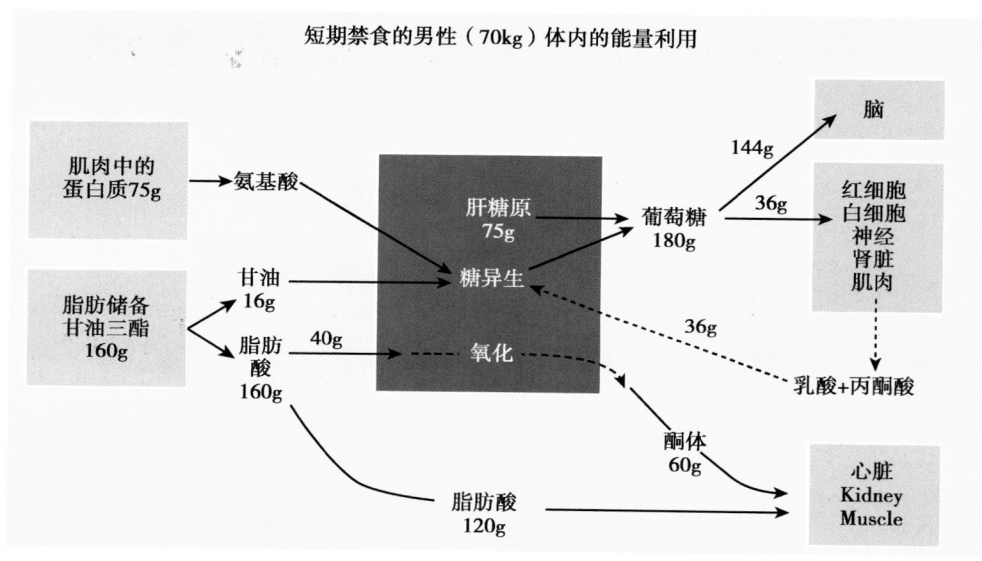

图 2-18   体重 70kg 的男性病人短暂禁食时能量利用情况（基础能量消耗约 1800kcal）。在禁食期间，肌肉蛋白与储存的脂肪组织为机体提高能量，并且以脂肪组织功能为主

表 2-6	体重 70kg 的男性病人体内能量储备（A）和营养物质氧化产生的能量（B）			
A. 成分		质量（kg）	能量（kal）	每天可提供
水和矿物质		49	0	0
蛋白质		6.0	24 000	13.0
糖原		0.2	800	0.4
脂肪		15.0	140 000	78.0
合计		70.2	164 800	91.4
B. 营养物质	氧消耗（L/g）	产生 CO_2（L/g）	呼吸商	kcal/g	建议每天需要量
葡萄糖	0.75	0.75	1.0	4.0	7.2g/（kg·d）
脂肪	2.0	1.4	0.7	9.0	1.0g/（kg·d）
蛋白质	1.0	0.8	0.8	4.0	0.8g/（kg·d）

在禁食期间,一个健康的体重70kg的成年人每天利用约180g糖,以支持利用糖供能的细胞(如神经元、白细胞、红细胞和肾髓质)代谢所需。其他利用糖供能的组织包括骨骼肌、胎儿组织和实体肿瘤。

高血糖素、去甲肾上腺素、血管加压素和血管紧张素Ⅱ可促进禁食期间利用糖原储备供能(糖原分解)。高血糖素、肾上腺素和皮质醇也能促进丙酮酸转运到肝脏进行糖异生。在肝脏进行糖异生的前体包括乳酸、甘油和一些氨基酸(丙氨酸和谷氨酰胺)。乳酸是骨骼肌、红细胞和白细胞进行糖原分解时产生。丙酮酸、乳酸进行糖异生的循环被称为Cori循环,可在禁食期间提供多达40%的血浆葡萄糖(图2-19)。

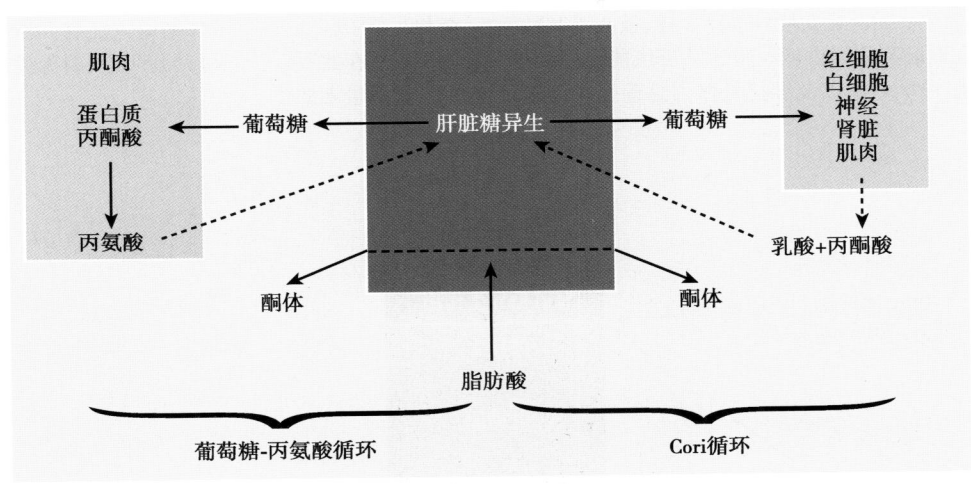

图 2-19　外周组织乳酸和丙酮酸通过 Cori 循环在肝脏进行糖异生。骨骼肌中的丙氨酸也可作为肝脏糖异生的原料。饥饿时,脂肪酸为维持肝脏酶功能提供能量。RBC = 红细胞;WBC = 白细胞

短期禁食(单纯禁食)时骨骼肌产生的乳酸不足以维持全身对糖的需求,因此每天还会有大量的蛋白质分解以供应氨基酸作为肝脏糖异生的原料。禁食期间胰岛素水平下降而皮质醇水平升高,导致蛋白质分解,相应地,尿中氮的排泄可从正常时 7 ~ 10g/d 增加到 30g/d。虽然短期禁食期间蛋白质分解主要发生于骨骼肌,在实质脏器中也可发生。

若持续处于饥饿状态,全身蛋白质分解降低到 20g/d,尿中氮的排泄也恢复到 2 ~ 5g/d(图 2-20)。此时实质脏器(如心肌、脑、肾和骨骼肌)主要利用酮体供能。最初 2 天,酮体主要是大脑的重要供能物质;之后至第 24 天,逐渐成为全身的主要供能物质。

饥饿期间氨基酸脱氨基作用增强导致肾脏 NH+ 排泄增加。肾脏也可利用谷氨酰胺和谷氨酸参加糖异生,在长期禁食时可成为主要糖异生器官,提供多达全身一半以上的血糖

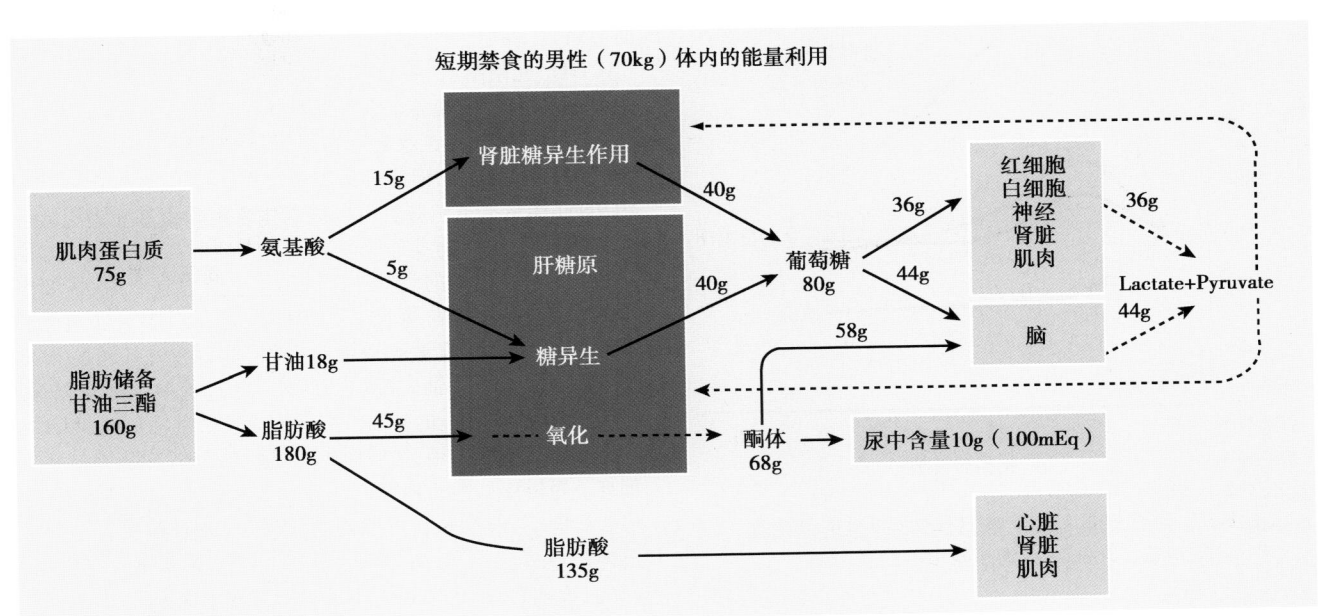

图 2-20　长期饥饿时的能量利用。长期饥饿时肝糖原耗竭,蛋白质降解供能也会下降。脑组织利用酮体供能,肾脏参与糖异生

供给。

饥饿时脂肪组织中的脂肪储备提供 40% 以上的能量消耗。甘油三酯从脂肪组织中动员出来,以供给维持酶活性和肌肉功能(如糖异生、神经信号传递和心肌收缩)的基础能量需求。静息状态下一个禁食的体重 70kg 的成年人,每天约有 160g 游离脂肪酸和甘油从脂肪组织中动员出来。血清胰岛素水平下降和循环中的胰高血糖素与儿茶酚胺水平增高共同刺激游离脂肪酸释放。游离脂肪酸和酮体一样,被心脏、肾脏(肾皮质)、肌肉和肝脏利用以供能。脂肪动员供能可降低糖原分解、糖异生、蛋白质分解以及维持机体的总葡萄糖需求。

酮体可抑制丙酮酸脱氢酶以节省葡萄糖消耗。

损伤后代谢

无应激的禁食不同,损伤和感染后机体发生特殊的神经内分泌改变和免疫反应(图 2-21)。损伤后的能量消耗直接与损伤严重程度成比例,其中热损伤和严重感染的能量需求最高(图 2-22)。能量消耗增高的机制一部分是交感神经兴奋和儿茶酚胺释放增加,在健康人注射儿茶酚胺也可出现类似反应。在此我们首先讨论脂代谢,因为应激状态时脂类是主要的能量来源[55]。

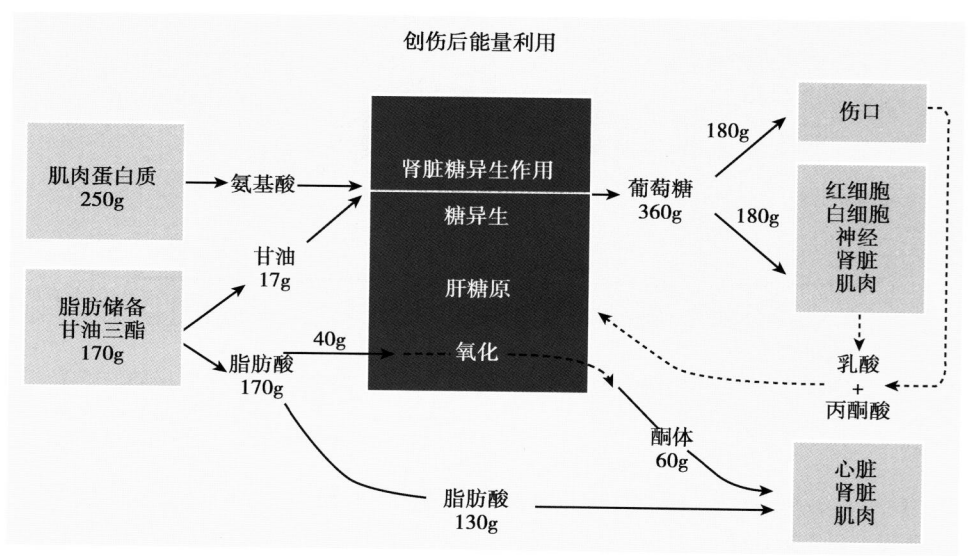

图 2-21 急性损伤可引起代谢底物利用的显著改变。氮丢失增加是分解代谢的标志。脂肪是主要能量来源

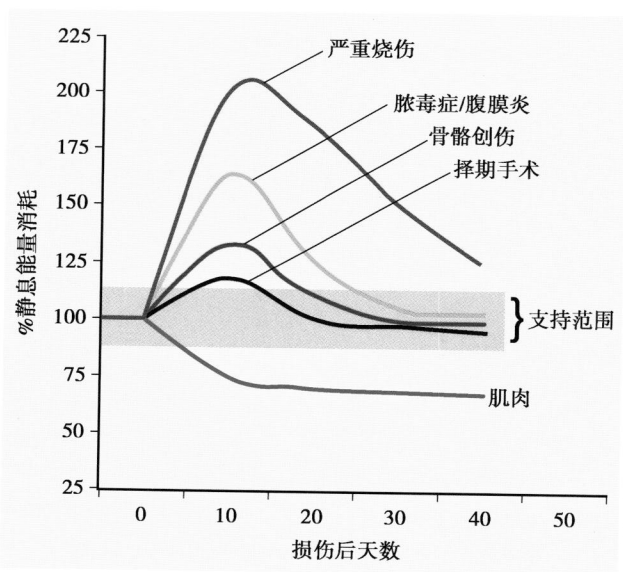

图 2-22 损伤严重程度对静息代谢(静息能量消耗,REE)的影响。阴影区域为正常 REE

损伤后的脂肪代谢

在损伤时脂类不仅仅是供能以减少蛋白质分解。脂代谢

可影响细胞膜完整性,并可影响全身炎症反应和免疫反应。危重损伤病人机体内的脂肪是主要能量来源(50% ~ 80%)。儿茶酚胺可刺激对激素敏感的脂肪酶,从而启动脂肪动员(脂肪分解)。其他启动脂肪动员的激素包括促肾上腺皮质激素(ACTH)、儿茶酚胺、甲状腺激素、皮质醇、胰高血糖素、生长激素等水平增加、胰岛素水平下降,以及交感神经兴奋[56]。

脂类的吸收 在危重症和创伤病人,脂肪组织提供游离脂肪酸和甘油供能,但此过程尚不清楚。1g 脂类氧化可产生约 9kcal 能量。虽然肝脏可以碳水化合物和氨基酸为原料合成甘油三酯,但食物及外源性脂肪是人体所需的甘油三酯的主要来源。食物中的脂类在胃肠道中不能直接吸收,需要经十二指肠内的胰脂肪酶和磷脂酶将甘油三酯水解成游离脂肪酸和甘油酯后,才能被肠道细胞吸收,然后在酰基辅酶 A 的作用下重新合成甘油三酯(图 2-23),此过程称为酯化作用。含 12 个碳原子以上的甘油三酯被称为长链甘油三酯(LCT),通常要经过酯化作用,然后形成乳糜微粒,通过淋巴系统进入循环。短链脂肪酸由白蛋白作为载体通过门静脉进入肝脏。应激状态下,肝细胞利用游离脂肪酸供能;在进食时,也能合成磷脂或甘油三酯(如极低密度脂蛋白)。全身其他组织(如肌肉和心脏)可通过毛细血管内皮管腔面的脂蛋白脂肪酶水解乳糜微粒和甘油三酯供能[57]。创伤或脓毒症时脂肪组织和肌肉中脂蛋白脂肪酶活性被抑制,此效应可能由 TNF 介导。

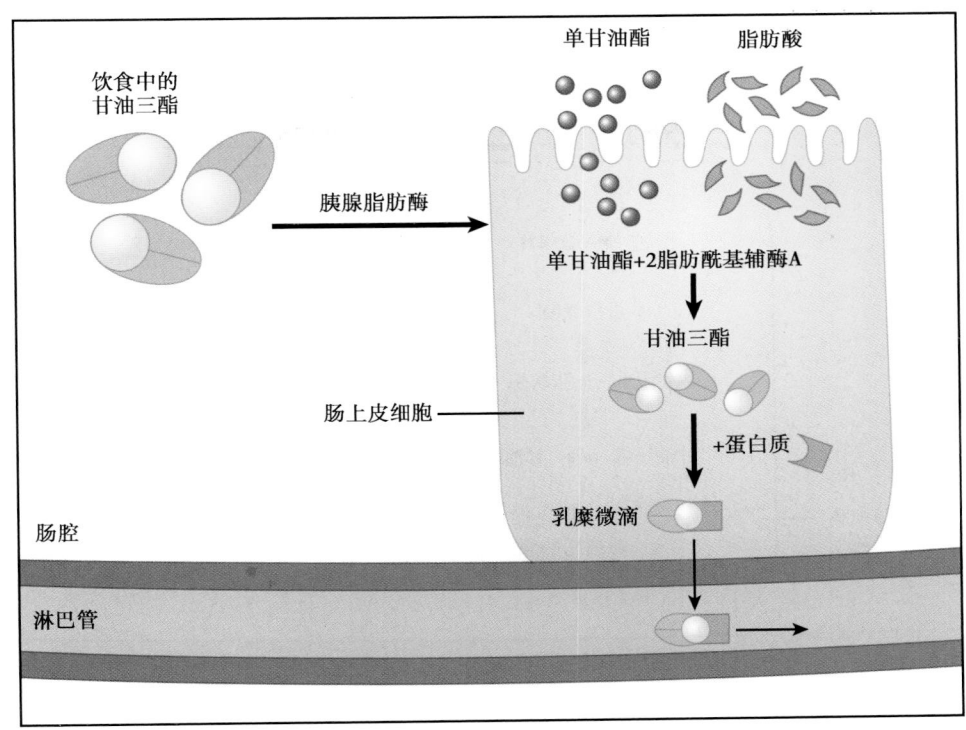

图 2-23　胰脂肪酶在小肠刷状缘将甘油三酯水解为单酸甘油酯和脂肪酸。后两者很容易弥散进入肠道细胞并重新酯化形成甘油三酯。甘油三酯与载体蛋白结合形成乳糜微粒通过淋巴管系统转运。短链甘油三酯(小于 10 个碳原子)则不经过此过程直接通过门静脉循环进入肝脏

脂肪水解和脂肪酸氧化　能量需求的周期性变化伴随着游离脂肪酸从脂肪储备动员。此过程被激素(如儿茶酚胺、ACTH、甲状腺激素、生长激素和胰高血糖素)所介导,由脂肪酶通过 cAMP 通路影响甘油三酯(图 2-24)。在脂肪组织中,甘油三酯脂肪酶将甘油三酯分解为游离脂肪酸和甘油。游离脂肪酸进入毛细血管循环,由白蛋白作为载体输送至需要供能的组织(如心肌和骨骼肌)。胰岛素抑制脂肪分解,提高脂蛋白脂肪酶活性和细胞内甘油-3-磷酸水平,从而促进甘油三酯合成。组织利用甘油供能取决于组织内甘油激酶含量,它在肝脏和肾脏内含量较为丰富。

细胞吸收的游离脂肪酸在细胞质内与酰基辅酶 A 结合。脂肪酰基辅酶 A 通过肉毒碱从线粒体外膜穿梭运输到线粒体内膜(图 2-25)。含 6~12 个碳原子的脂肪酸称为中链脂肪酸(MCT),MCT 的运输不需要通过肉毒碱穿梭,可直接通过线粒体膜。这也是 MCT 比 LCT 更容易氧化供能的原因之一。理想状态下,MCT 氧化迅速,因而不容易在组织中形成脂肪沉积,特别是在免疫细胞和网状内皮系统。而免疫细胞和网状内皮系统出现脂肪沉积是肠外营养时常易出现的并发症[57]。但动物实验显示,仅用 MCT 作为脂肪供给可导致代谢需求和毒性增加,以及必需脂肪酸缺乏。

在线粒体中,脂肪酰基辅酶 A 发生 β 氧化,产生乙酰辅酶 A,然后进入三羧酸(TCA)循环。每个乙酰辅酶 A 分子经过 TCA 循环可产生 12 个 ATP、CO_2 和水。过多的乙酰辅酶 A 分子可作为生酮作用的前体。与葡萄糖代谢不同,脂肪酸氧化需要的氧相对较少,产生较少的 CO_2。此过程可应用呼吸商(RQ),RQ 为产生的 CO_2 与消耗的氧的比例。RQ 为 0.7 时,表明有更多的脂肪酸氧化供能;RQ 为 1.0 时,表明有更多

的碳水化合物氧化供能(过度喂养)。RQ 为 0.85 则表明氧化的脂肪和葡萄糖相等。

生酮作用

碳水化合物的消耗可延缓三羧酸循环的中间产物和酶消耗之后的乙酰辅酶 A 进入三羧酸循环。饥饿时脂肪分解增加和全身碳水化合物供应减少,导致产生过多的乙酰辅酶 A,用于肝脏酮体生成。一些肝外组织可利用酮体供能。当肝脏产生的酮体量多于肝外组织能利用的量时,即发生酮症。

生酮作用的速度与损伤严重程度成反比。严重损伤、休克和脓毒症时胰岛素水平增高,组织中游离脂肪酸快速氧化,从而减轻生酮作用。较轻的损伤和感染时,血浆游离脂肪酸水平和生酮作用均仅中等程度升高。较轻的应激状态下,生酮作用和无应激饥饿状态相似。

碳水化合物代谢

经饮食摄入的碳水化合物主要在小肠内被胰腺和小肠中的酶分解为单体成分。小肠刷状缘的双糖酶(如蔗糖酶、乳糖酶和麦芽糖酶)将复杂的碳水化合物分解为己糖单体,然后输送至小肠黏膜。葡萄糖和半乳糖主要利用 Na^+ 泵耦联的能量,依赖主动转运过程吸收。果糖主要通过浓度依赖的弥散过程被吸收。循环中的果糖、半乳糖和外源性的甘露醇(如神经系统损伤时)都不会引起胰岛素反应。禁食病人静脉营养输注果糖可保存机体氮,但损伤时应用果糖的效果尚须进一步研究证实。

关于碳水化合物的代谢主要涉及葡萄糖的利用。1g 碳水化合物氧化可产生 4kcal 能量,但静脉输液或肠外营养中提

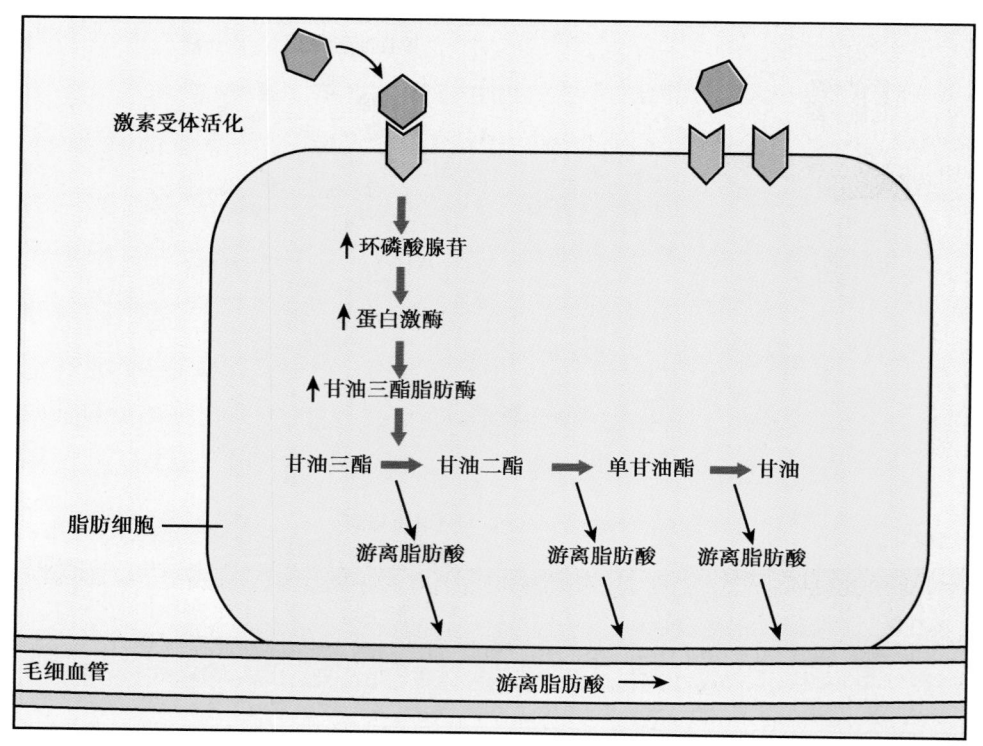

图 2-24　脂肪组织中的脂肪动员。脂肪细胞释放激素,通过环磷酸腺苷(cAMP)通路活化甘油三酯脂肪酶。甘油三酯通过一系列水解,每一步都释放游离脂肪酸(FFA)。FFA 弥散进入毛细血管转运。含有甘油激酶的组织可利用甘油形成甘油-3-磷酸来供能。甘油-3-磷酸可和FFA 发生酯化形成甘油三酯,或作为肾脏和肝脏糖异生的前体。骨骼肌和脂肪细胞中甘油激酶含量很少,因此不能利用甘油供能

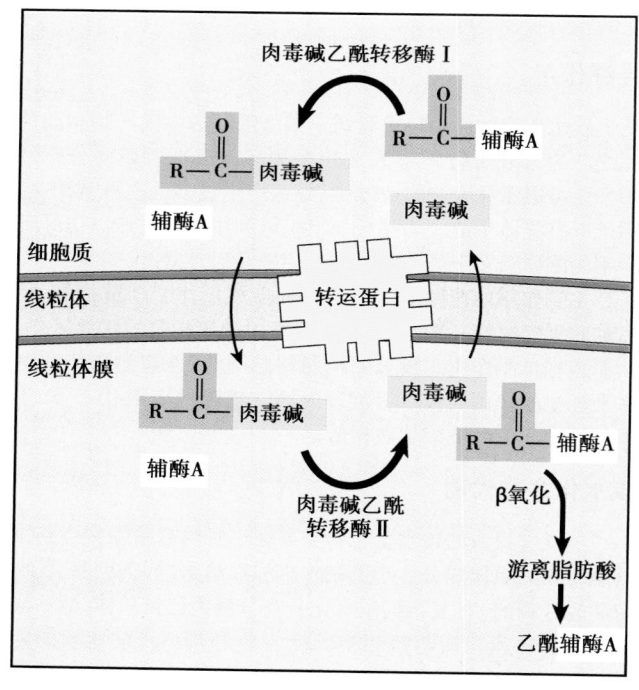

图 2-25　游离脂肪酸(FFAs)在细胞内和乙酰辅酶 A(CoA)形成脂肪乙酰辅酶 A。脂肪乙酰辅酶 A 需要肉毒碱作为载体蛋白(肉毒碱穿梭)才能通过线粒体内膜。进入线粒体后,肉毒碱和脂肪 CoA 解离将其释放。肉毒碱分子重新转运至细胞质中被重利用。脂肪乙酰辅酶 A 经β氧化形成乙酰辅酶 A 进入三羧酸循环。"R"代表乙酰辅酶 A 的乙酰基的一部分

供的糖溶液中 1g 糖仅能提供 3.4kcal 能量。饥饿时,机体需要消耗蛋白质储备(如骨骼肌)以产生葡萄糖供能。因此,在外科病人中补充外源性葡萄糖的主要目的是减少肌肉消耗。少量外源性葡萄糖(约 50g/d)可促进脂肪进入三羧酸循环并减少酮体生成。与健康人的饥饿状态不同,在脓毒症和创伤病人补充外源性葡萄糖不能完全抑制用于糖异生的氨基酸降解。这表明在应激状态下,有不同于健康人的激素和促炎症介质机制介导蛋白质降解,因此一定程度的骨骼肌消耗是不可避免的。应激状态下应用胰岛素可刺激骨骼肌蛋白质合成,抑制肝细胞蛋白质降解,从而逆转蛋白质分解代谢。胰岛素也能刺激肌肉细胞中与 RNA 合成相关的前体分子转化成核苷酸。

在细胞中,葡萄糖被磷酸化成葡萄糖-6-磷酸,进而聚合、合成糖原或被分解。葡萄糖分解代谢的方式可以是水解成丙酮酸或乳糖(丙酮酸途径),或发生脱羧基作用转变为戊糖(戊糖旁路)(图 2-26)。

过度喂养时提供的过多的葡萄糖(RQ>1.0)可导致糖尿、产热增多,并可被转化为脂肪(脂肪生成)。过多补充葡萄糖可导致 CO_2 产生增加,加重呼吸功能障碍;还可导致血糖升高,增加感染风险和加重免疫抑制效应。

在损伤和严重感染时,即使产生的胰岛素水平高于基准水平数倍,但仍可出现外周对葡萄糖不耐受。其部分原因是损伤后骨骼肌丙酮酸脱氢酶活性下降,丙酮酸转化为乙酰辅酶 A 并进入三羧酸循环减少。三碳结构(如丙酮酸和乳糖)聚集并转运至肝脏,参与糖原异生。区域组织导管和同位素稀释研究显示,脓毒症病人内脏产生的葡萄糖总量增加

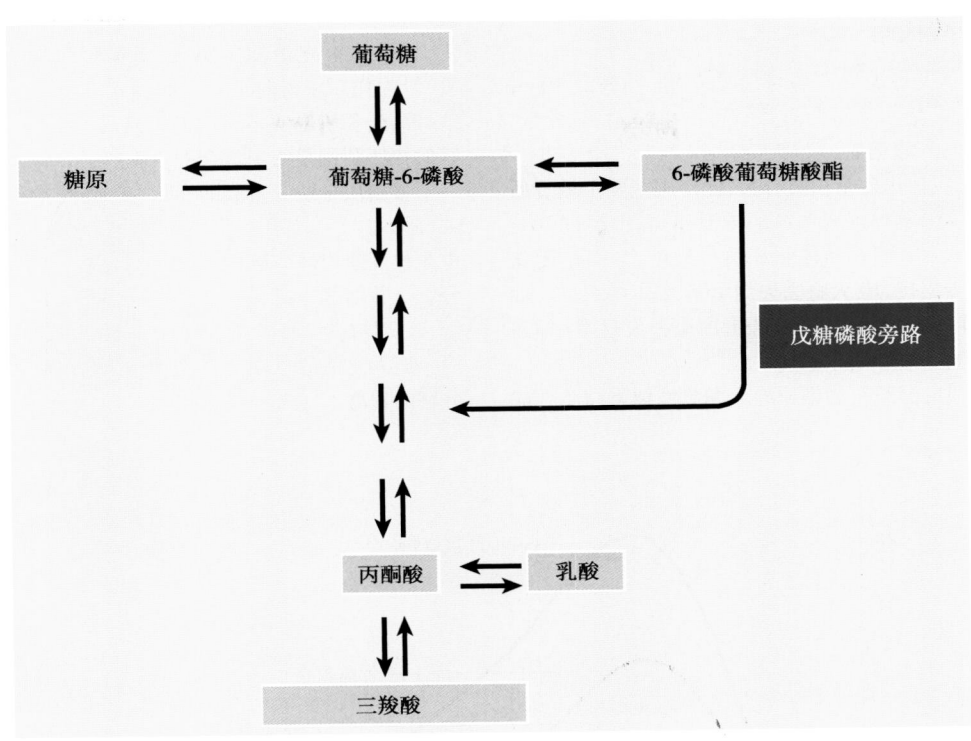

图 2-26　葡萄糖通过磷酸戊糖途径或分解为丙酮酸分解代谢示意图。葡萄糖-6-磷酸成为葡萄糖代谢的重要"交叉路口"

50%～60%，烧伤病人则增加 50%～100%[59]。血浆葡萄糖水平增高与损伤严重程度成比例，此时肝脏糖原异生作用受胰高血糖素影响。与非应激状态的反应不同，在高代谢状态的危重症病人，此肝脏糖原异生反应持续存在，而不会被外源性补充的或过量的葡萄糖所抑制。肝脏糖原异生的底物主要来自丙氨酸和谷氨酸分解代谢。肝脏糖原异生可为神经系统、伤口愈合和红细胞提供能量，这些组织中葡萄糖转运不需要胰岛素参与。葡萄糖浓度升高也为炎症组织和微生物入侵部位聚集的白细胞提供必要的能源。

儿茶酚胺介导葡萄糖从器官（如骨骼肌和脂肪组织）中转运出来。动物实验研究显示，输注儿茶酚胺和胰高血糖素可增加肝脏糖原异生和外周胰岛素抵抗，从而提高血浆葡萄糖水平。有趣的是，虽然单独输注糖皮质激素不能增加葡萄糖水平，但糖皮质激素与儿茶酚胺和胰高血糖素同时使用时可延长和增加后者的作用。

肾上腺素通过激活 β 肾上腺素能受体和 G 蛋白，进而激活第二信使 cAMP，动员骨骼肌中的糖原储备。cAMP 激活磷酸化酶激酶，后者将糖原转化为葡萄糖-1-磷酸。在血管加压素介导的肝脏糖原分解中，磷脂酰肌醇磷酸盐降解可释放第二信使 Ca^{2+}，进而激活磷酸化酶激酶[60]。

葡萄糖的转运和信号转导

亲水的葡萄糖分子相对较难通过疏水的细胞膜。人类细胞膜上有两类葡萄糖转运系统。一类称为促进性葡萄糖弥散转运系统（GLUTs），可允许葡萄糖在浓度梯度作用下通过（表 2-7）；另一类是 Na^+/葡萄糖次级主动转运系统（SGLT），可逆浓度梯度主动转运葡萄糖。

自 1985 年以来，已发现 5 种人类功能性 GLUTs。GLUT1主要表达于人红细胞，也表达于一些其他组织，但不表达于肝脏和骨骼肌。它是血脑屏障内皮的组成部分之一。GLUT2 主要表达于肝窦、肾小管、肠上皮细胞和分泌胰岛素的胰腺 β 细胞。GLUT2 对于糖异生产生的葡萄糖的快速转运十分重要。GLUT3 高表达于大脑神经元组织、肾脏、胎盘，但几乎所有组织中都可检测到 GLUT3 mRNA。GLUT4 是胰岛素敏感组织、脂肪组织、骨骼肌和心肌中主要的葡萄糖转运器，因此它在代谢中起重要作用。这些转运分子通常被包装为细胞内囊泡，但胰岛素可诱导这些囊泡快速转位到细胞表面。GLUT4 的功能在胰岛素抵抗性糖尿病中有重要意义。GLUT5 主要表达于空肠，但在其他多种组织中也发现存在其表达[61]。

表 2-7	人类促弥散葡萄糖转运子（GLUT）家族	
类型	氨基酸	主要表达部位
GLUT1	492	胎盘、脑、肾脏、结肠
GLUT2	524	肝脏、胰腺 β 细胞、肾脏、小肠
GLUT3	496	脑、睾丸
GLUT4	509	骨骼肌、心肌、褐色和白色脂肪
GLUT5	501	小肠、精子

SGLTs 是另一类不同的葡萄糖转运分子，主要表达于肠上皮和近端肾小管。它可向细胞内转运葡萄糖和 Na^+。当它与 Na^+ 结合后，与葡萄糖的亲和力也会升高。SGLT1 存在于小肠上皮细胞的刷状缘，主要介导肠腔内葡萄糖的主动摄取。它还可通过提高渗透压增加肠腔内水潴留。SGLT1 和 SGLT2 都参与近端肾小管葡萄糖的重吸收。

蛋白质和氨基酸代谢

健康年轻成年人每天摄入的蛋白质在 80 ~ 120g。每 6g 蛋白质可产生约 1g 氮。1g 蛋白质降解可产生约 4kcal 能量,与碳水化合物代谢产能相似。

损伤后早期,机体出现蛋白质分解,此作用主要由糖皮质激素介导。蛋白质分解导致尿中氮的排泄增加,可超过 30g/d,相当于每天丢失约 1.5% 瘦体组织群。理论上,一个受伤病人如未接受营养支持,10 天将丢失约 15% 瘦体组织群。因此,氨基酸不能作为长期能量储备,若蛋白质丢失过多(即超过 25% ~ 30% 瘦体组织群)将导致死亡[62]。

损伤后蛋白质的分解可为糖原异生和急性期蛋白质合成提供反应底物。放射标记氨基酸结合研究和蛋白质分析证实,损伤后首先消耗骨骼肌,而保存内脏组织(如肝脏和肾脏)。损伤后尿素的排泄增加,同时也伴随细胞内成分如硫、磷、钾、镁和肌酐的排泄增加。相反,严重损伤后恢复期钾和镁的快速利用是组织愈合的表现。

蛋白质分解和合成的变化与创伤严重程度和持续时间相关(图 2-27)。择期手术和小损伤仅引起蛋白质合成减少和中等程度蛋白质分解。严重创伤、烧伤和脓毒症导致蛋白质分解显著增加。损伤后早期即可出现尿中氮增加和负氮平衡,7 天左右达高峰。此种蛋白质分解状态可持续长达 3 ~ 7 周。病人之前的身体状况和年龄影响损伤和脓毒症后蛋白质分解的程度。

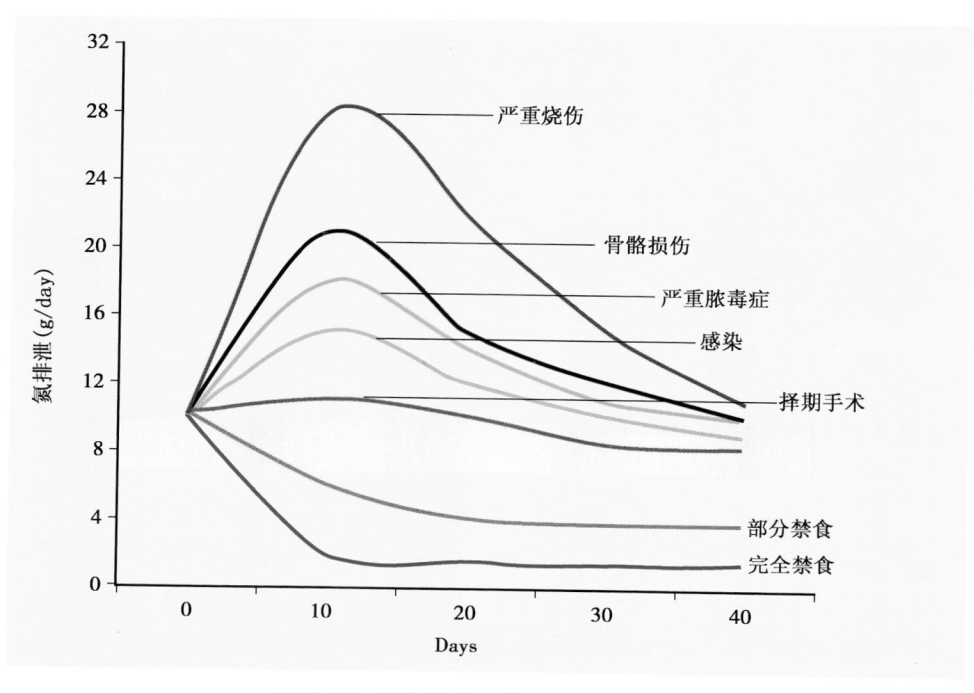

图 2-27　损伤严重程度对氮消耗的影响

肌肉细胞中泛素-蛋白酶系统的激活是急性损伤后主要的蛋白质降解通路之一。组织缺氧、酸中毒、胰岛素抵抗和糖皮质激素水平增高可增加蛋白质分解。

外科病人的营养

外科病人营养支持的目标是预防或逆转疾病或损伤后的分解代谢。虽然有很多重要的生物学指标可用来监测营养配方的效果,但营养支持的临床效果要以临床结果的改善和功能恢复作为最终评价指标。

能量需求的评估

对病人应该进行总体营养状况的评估,明确营养缺乏的严重程度,以帮助预测营养需求。评估营养状况时要收集多种相关资料,如体重下降情况、是否存在慢性疾病、可能摄入食物的质和量的饮食习惯等。还应该调查可能导致营养不良的社会习惯,以及是否使用可能影响食物摄入和排尿的药物。应进行全面体格检查,评估是否存在肌肉和脂肪组织丢失、器官功能障碍,皮肤、头发的细微变化,以及有无神经肌肉功能障碍,以了解是否存在或将要发生营养缺乏。人体测量数据(如体重变化、皮肤皱褶厚度、上臂周长和肌肉面积)和生化指标(如肌酐排泄、白蛋白水平、前白蛋白水平、总淋巴细胞计数和转铁蛋白水平)可用于证实病人病史和体格检查结果。仅依赖于某个或某些固定的指标来评价病人营养状况和预测是否发生并发症是不全面的。综合考虑疾病的应激和自然过程,并结合营养状态评估,是确定病人是否需要进行营养支持的基础。

营养支持的基本目标是满足代谢的能量需求、维持体温和满足组织修复的需要。非蛋白能量供应不足将导致消耗瘦体组织储备。测量能量需求可采用间接热量测定、监测血清标志物的变化(如前白蛋白水平)。尿中氮排泄量与静息能量消耗成比例关系,也可用于估计能量需求[60]。间接热量测定比较费力,在危重症病人尤其如此;计算出的热量需求常过高。

基础能量需求(BEE)也可以用 Harris-Benedict 公式估计:

$$BEE(男性) = 66.47 + 13.75(W) + 5.0(H) - 6.76(A) \text{kal/d}$$
$$BEE(女性) = 655.1 + 9.56(W) + 1.85(H) - 4.68(A) \text{kal/d}$$

W = 体重(千克);H = 身高(厘米);A = 年龄(年)。

根据不同类型的外科疾病情况对这些公式进行调整后，可用于估计大部分住院病人的能量需求。临床研究表明，每天提供 30kal/kg 可满足大部分外科术后病人的能量需求，过度喂养的风险很低。创伤或脓毒症时，对能量代谢底物的需求增高，这就要求提供比计算的能量消耗更多的非蛋白能量（表 2-8）。额外的非蛋白热量通常为计算的静息能量需求的 1.2~2 倍，具体量取决于损伤类型。在分解代谢阶段，非蛋白能量需求很少超过这一范围。

表 2-8　高代谢状态下在基础能量消耗上（BEE）的热卡需求调整

状　态	kcal/（kg·d）	BEE 调整	蛋白质（g/（kg·d））	非蛋白热卡：氮
正常/中度营养不良	25~30	1.1	1.0	150:1
轻度应激	25~30	1.2	1.2	150:1
中度应激	30	1.4	1.5	120:1
严重应激	30~35	1.6	2.0	90~120:1
烧伤	35~40	2.0	2.5	90~100:1

营养支持的第二个目标是满足蛋白质合成的底物需求。合理的非蛋白热量对氮的比例为 150:1（1g 氮对应于 6.25g 蛋白质），此比例是保证不使用蛋白质供能的基础热量需求。更多的证据表明，增加蛋白质供给，使非蛋白热量:氮达到 80:1~100:1，有助于高代谢状态病人或危重症病人的组织愈合。如果没有肾功能不全或肝功能不全（此时不能使用标准的营养配方），每天每千克体重应供应 0.25~0.35g 氮[64]。

维生素和矿物质

在普通外科病人，维生素和基本微量矿物质的需求很容易得到满足。因此，如果术前不存在维生素缺乏就不需要补充。要素饮食或肠外营养支持的病人需要补充全部的维生素和矿物质。商品化供应的肠内营养包括不同含量的必需矿物质和维生素，需要明确其中的含量是否足够或需要额外补充。已有多种商品化可静脉注射或肌内注射的维生素产品，但大部分不含维生素 K，一些产品不含维生素 B₁₂ 或叶酸。微量元素可应用商品化产品通过静脉补充。还应该补充必需脂肪酸，尤其是在脂肪供应耗竭病人。

过度喂养

过度喂养多源于对热量需求估计过高。在存在明显液体逾量的危重症病人或肥胖病人，如果采用实际体重计算 BEE 时，就常会出现这种情况。间接热量测定可用来计算能量需求，但在应激病人常比实际需求高出 10%~15%，尤其是在接受机械通气的病人。在这些情况下，可通过病人伤前的体重记录或家属了解的病人实际体重计算，也可以计算调整瘦体组织重量。过度喂养可导致氧消耗增加、产生 CO₂ 增加、延长机械通气时间，导致脂肪肝，抑制白细胞功能，导致高血糖，增加感染风险，从而使病人的预后恶化。

肠内营养

肠内营养的基本原理

肠内营养比肠外营养费用低，不会引起静脉通路相关并发症，因此多数学者更倾向于应用肠内营养[65]。实验室模型研究表明，与肠外营养或不提供营养支持相比，肠腔内营养物质可减少小肠黏膜萎缩。比较胃肠道手术后接受肠内营养和肠外营养的病人，发现接受肠内营养支持的病人感染并发症和急性时相蛋白合成均减少。前瞻性随机研究表明，在营养状态良好的接受胃肠道手术病人（白蛋白≥40g/L），术后早期应用肠内营养和单独应用肠外营养不影响病人预后和并发症的发生率[66]。在营养良好、接受上胃肠道肿瘤手术的病人，小肠通透性研究表明，术后第 5 天肠道通透性和屏障功能都恢复正常[67]。另一方面，meta 分析表明，在危重症病人，接受肠内营养支持者比肠外营养感染并发症的发生率低 44%。在严重腹部和胸部创伤病人中进行的多数随机前瞻性研究均表明，肠内营养支持与接受肠外营养支持或未接受营养支持的病人相比，感染并发症显著降低。关于闭合性颅脑损伤病人的研究结果是个例外，早期接受肠内营养支持病人和采用其他营养支持方式的病人感染并发症的发生率无明显差异。而且，闭合性颅脑损伤病人如早期接受经胃管鼻饲，常易发生喂养不足或热量不足，其原因是难以克服胃轻瘫和较高的发生误吸的风险。

对烧伤病人早期开始肠内营养支持，虽然合乎情理并得到回顾性研究资料支持，但缺乏前瞻性临床研究支持，仍属经验性治疗方法。

在存在中度营养不良（白蛋白水平在 29~35g/L）的外科病人，早期进行肠内营养支持还缺乏直接的研究数据支持。在这些病人，肠内营养支持应根据测定的能量消耗进行，并根据病人是否可能发生影响恢复过程的并发症（如吻合口漏、再次手术、脓毒症以及未能撤除呼吸机）。其他可能从肠内营养支持获益的疾病包括神经系统损害、短肠综合征和骨髓移植。

总之，已有资料支持在严重创伤和手术后恢复期可能延长的病人中应用肠内营养支持。无营养不良的接受简单手术的病人，可耐受 10 天部分禁食状态（即仅给予维持性静脉输液），之后才会出现明显的蛋白质分解。只有术前营养贮备不良的病人才需要早期干预。

充分复苏、尿量恢复正常后，应立即开始肠内营养支持。肠鸣音恢复以及排便不是开始肠内营养必需的前提条件。但如存在胃轻瘫，营养液的注入应超越幽门远端。如 4~6 小时内胃残留物多于 200ml，或存在明显腹胀时，应调整输注营养液的速度。在部分病人，如合并胃轻瘫的闭合性颅脑损伤病人，应通过远端小肠喂养，同时应进行胃肠减压。在行肠切除或存在低流量肠瘘(<500ml/d)的病人,并无证据表明不能应用肠内营养,但倾向于应用少渣配方。短肠综合征或存在吸收不良的病人也应该应用肠内营养支持,但同时应通过肠外途径补充热量、必需矿物质和维生素。

肠内营养配方

胃肠道功能状态决定了适宜使用的肠内营养配方类型。胃肠道完整的病人可接受复合物溶液,但长期未经胃肠道喂养的病人对复杂碳水化合物如乳糖耐受性较差。吸收不良病人(如炎性肠病),应提供二肽、三肽和中链甘油三酯(MCT)等以利于吸收。但 MCT 不含必需脂肪酸,因此还需要补充一些长链甘油三酯(LCT)。

影响肠内营养配方选择的因素包括器官功能障碍程度(如肾脏、肺、肝脏或胃肠道),恢复最佳器官功能和创伤愈合所需的营养物质,以及不同产品的价格。尚无证据表明某种产品优于其他产品,营养支持委员会应根据本机构最常见的疾病类型制定最具性价比的肠内营养配方。

少渣等渗配方

大多数少渣等渗配方提供的热量为 1.0kcal/ml,每天需要 1500~1800ml 以满足能量需求。它能提供基础碳水化合物、蛋白质、电解质、水、脂肪和脂溶性维生素(有些不含维生素 K),其非蛋白热量:氮比例为 150:1。它们不含纤维,因此残留的渣滓很少,被认为是胃肠道完整的病人标准或一线配方。

含纤维的等渗配方

含纤维的等渗配方含有可溶性和不可溶的纤维,这些纤维多数来源于大豆。与不含纤维的溶液相比,含纤维的溶液可延缓通过肠道的时间,降低腹泻发生率。纤维可刺激胰腺脂肪酶活性,被肠道内细菌降解为短链脂肪酸,后者是结肠细胞的重要供能物质。在危重症病人无应用含纤维等渗配方的禁忌证。

免疫增强型配方

免疫增强型配方中补充了能增强免疫功能或实质脏器功能的成分。这些添加物包括谷氨酰胺、精氨酸、支链氨基酸、ω-3 脂肪酸、核苷酸和 β-胡萝卜素[68]。虽然一些临床试验表明某些添加物可减少外科并发症和提高临床疗效,但其他一些临床试验未能证实上述结论[69]。添加氨基酸可提高标准配方中蛋白质的含量,但也会显著提高其价格[70]。

高热量配方

高热量配方的主要特征是同等体积的溶液能提供更多热量。大部分此类产品提供热量 1.5~2.0kal/ml,适用于需要限制液体入量或不能耐受大量输液的病人。它们的渗透压通常较高,适用于经胃喂养。

高蛋白配方

高蛋白配方有等渗产品也有非等渗产品,适用于蛋白质需求较高的危重症病人或创伤病人。它们的非蛋白热量:氮通常在 80:1~120:1。

要素配方

要素配方含预消化营养成分,以小肽形式提供蛋白质。大分子碳水化合物含量较少,脂肪(MCT 和 LCT)含量很少。这种配方的主要优点是利于吸收,但缺乏脂肪、维生素和微量元素,因此不能长期作为主要营养来源。它的渗透压一般较高,常需稀释或降低输注速度(尤其是在危重症病人)。这种配方通常用于吸收不良、消化道损伤及胰腺炎病人,其价格显著高于标准配方。

肾衰竭配方

肾衰竭配方的主要优点是液体量较少,钾、磷和镁浓度较低。它们仅含必需氨基酸,非蛋白热量:氮比值较高,但不含微量元素和维生素。

肺衰竭配方

肺衰竭配方中,脂肪含量常较高,提供 50% 总热量,而碳水化合物含量相应降低。其目的是减少 CO_2 的产生,减轻呼吸负荷。

肝衰竭配方

肝衰竭配方中接近 50% 的蛋白质为支链氨基酸(如亮氨酸、异亮氨酸和缬氨酸),其目的是减少芳香氨基酸含量,增加支链氨基酸含量,从而缓解肝功能衰竭病人发生脑病的几率[71]。该配方的应用尚存在争议,因为临床试验未能证明它能使病人受益。在终末期肝病病人不应限制蛋白质摄入,因为这些病人常存在明显的营养不良,限制蛋白质摄入可增加死亡率和并发症的发生率[72]。

肠内营养支持的实施方法

有多种技术可用于实施肠内营养支持。表 2-9 总结了目前常用的方法及其适应证[73]。

鼻肠管

鼻肠管适用于意识清楚,并具有保护性咽喉反射的病人,以尽可能地减少误吸风险。甚至在气管插管病人,气管内吸痰时常能抽到鼻胃管喂养物成分。鼻空肠喂养的肺部并发症发生率较低,但放置营养管通过幽门较为困难。盲插鼻胃管可能发生位置不当,而且注入空气后听诊判断鼻胃管位置也不够准确。通常应进行放射线检查以证实鼻胃管位置是否正确。

已推荐了几种方法将鼻肠管放入小肠,包括使用促胃肠动力药、采取右侧卧位、胃内注气、管成角和采用顺时针扭转。这些方法比较耗时,成功率各不相同,取决于操作者的个人经验。插管通过十二指肠进入空肠的成功率<20%。荧光镜引导插管通过幽门的成功率>90%,超过一半可进入空肠。同样,内镜引导插管通过幽门成功率很高;但采用常规胃十二指肠镜插管通过十二指肠第二段很难成功。

小肠喂养比经鼻胃管喂养更为可靠,而且其吸入性肺炎的发生率比鼻胃管喂养低 25%。鼻肠管喂养的缺点包括管道堵塞、扭转、无意中将鼻肠管拔出以及鼻咽部并发症。如需要实施鼻肠管喂养超过 30 天,应转为使用经皮管道系统[74]。

表 2-9　肠内营养实施方法的选择

方　法	特　点
鼻胃管	仅始于短期使用;有误吸风险;可能造成鼻咽部损伤;因导管常会改变位置而需要重新放置
鼻十二指肠管/鼻空肠管	短期使用;误吸风险较低;置管较为困难(常需 X 线辅助)
经皮内镜胃造口术(PEG)	需要内镜技术;可用于胃肠减压或喂养,有误吸风险;可持续放置 12~24 个月;置管过程并发症发生率稍高,并有置管部位渗漏可能
外科胃造口术	需要全身麻醉和开腹手术;手术中可放置延长的十二指肠/空肠喂养泵;可通过腹腔镜放置
荧光镜胃造口术	非直视下用导针和 T 形叉固定胃,然后放置导管;在荧光镜指引下可经胃造口处放入较细导管进入十二指肠和空肠
经皮胃镜胃造口-空肠管	利用普通肠镜放置空肠管需要较高的肠镜技巧;空肠管常逆行移位;需要两步完成,首先进行经皮胃镜胃造口术,然后利用荧光镜放置空肠营养管
直接经皮内镜空肠造口术	利用肠镜直接放置导管;技术要求高;损伤风险较大
外科空肠造口术	多在开腹手术时进行;需要全身麻醉;利用腹腔镜可在直视下置管
荧光镜空肠造口术	技术上较为困难,损伤风险高,应用不普遍

经皮内镜胃造口术

经皮内镜胃造口术(percutaneous endoscopic gastrostomy, PEG)最常见的适应证包括吞咽功能受损、口咽或食管堵塞和严重颌面部损伤。它常用于需要补充热量、水分或频繁用药的衰弱病人,也适用于需要进行胃肠减压的病人。相对禁忌证包括腹水、凝血功能障碍、胃静脉曲张和腹壁皮肤条件不佳。多数置管型号为 18~28F,可使用 12~24 个月。

手术操作时,需要将胃充气,用内镜在胃前壁透视以确定腹壁上造口部位,然后用 14 号导管穿透腹壁进入充分充气的胃。将一根导丝从导管中引入,以胃镜的套圈或钳子夹住,从口腔引出。将 PEG 导管较细的一端固定到导丝,拉出腹壁。然后将 PEG 导管在腹壁上固定,使之无张力。有文献报道数小时内即可使用 PEG 导管喂养;也有报道将 PEG 导管连接引流袋行胃肠减压 24 小时后再进行喂养,这样可以让胃有更多时间与腹膜粘连。

如果缺乏进行 PEG 术的内镜设施或技术条件,可考虑利用放射介入方法进行胃造口术。该方法首先将胃充气,然后在荧光引导下将鼻胃管穿过腹壁。如果仍不能完成此操作,可考虑采用微创手术行胃造口或空肠造口术进行肠内营养支持治疗。

虽然 PEG 导管可增加营养物质输送,便于护理,效果优于鼻胃管,但在约 3% 的病人会出现严重并发症,包括伤口感染、坏死性筋膜炎、腹膜炎、误吸、渗漏、导管脱落、肠穿孔、肠瘘、出血、吸入性肺炎等。在有胃瘫或胃排出道梗阻的病人,发生并发症的可能性更高。这种情况下,可考虑利用 PEG 导管进行胃肠减压或将导管放置于幽门以远进行肠内营养。

经皮内镜胃造口-空肠造口和直接经皮内镜空肠造口

虽然经胃喂养更符合生理,但在不能耐受经胃喂食或有明显误吸风险的病人,应通过幽门远端喂养。经皮内镜胃造口-空肠造口术(PEG-J)时,将一根 9~12F 导管通过已放置的 PEG 导管,穿过幽门进入十二指肠。可以在内镜或荧光镜指引下完成。通过尖端增加重量的导管和导丝,可进一步将导管放置通过 Treitz 韧带。但有报道表明,长期 PEG-J 导管功能不良的发生率大于 50%,其原因包括导管逆行进入胃、导管扭转或堵塞。

直接经皮内镜空肠造口术(DPEJ)放置导管的技术与 PEG 相同,但需要使用肠镜或结肠镜。DPEJ 导管功能不良的发生率比 PEG-J 导管低。通过放置大管径导管,通常可避免导管扭转或堵塞。成功放置 DPEJ 导管需要通过内镜将导管放入空肠内合适的部位,其成功率取决于内镜技巧。如果通过内镜难以成功,外科手术放置空肠造口管更为合适,尤其是当可采用微创技术时。

外科胃造口术和空肠造口术

在进行复杂的腹部或创伤手术病人,可考虑直接通过胃或小肠建立后续营养支持通道。唯一的绝对禁忌证是远端肠道梗阻。相对禁忌证包括小肠壁严重水肿、放射性肠炎、炎性肠病、腹水、严重免疫缺陷和肠缺血。学习细针-导管空肠造口术也非常容易。它最大的缺点是导管为 6F,相对容易形成凝块和堵塞[76]。

早期肠内营养的常见并发症包括腹胀和腹部绞痛(痉挛),也有报道部分病人因不能耐受肠内营养而出现呼吸功能受损。这些多可通过暂时停止喂养和降低输注速度纠正。

肠内气肿和小肠坏死是接受空肠营养病人少见但严重的并发症。已报道的诱发因素包括应用高渗透压肠内营养液、细菌生长、营养物发酵和代谢分解产物蓄积。常见的病理生理变化为肠膨胀及继发小肠壁血液灌注减少。发生这些并发症的危险因素包括心源性和循环性休克、使用血管收缩剂、糖尿病和慢性阻塞性肺疾病。因此,在危重症病人应在充分复苏后再进行肠内营养。其他处理方法包括稀释标准肠内营养液,降低输注速度延缓达到目标速度的进程,或使用低渗透压、较少通过胃肠道消化的单分子溶液。

肠外营养

肠外营养是通过一根留置于上腔静脉的导管持续输注含碳水化合物、脂肪、蛋白质和其他必需营养物质的高渗溶液。为达到最大效果,热卡:蛋白质比例应充足(至少 100~

150kal/g 氮），而且碳水化合物和蛋白质应同时输入。当热源和氮源在不同时间输入时，氮利用率明显下降。这些营养物质供给量可显著大于基础热卡和氮需要量，已有研究表明在多种疾病中此营养支持疗法可显著促进生长和发育，促进正氮平衡和体重增加。临床研究和 meta 分析表明，围术期肠外营养支持对一些外科病人有益，尤其是已有严重营养不良病人。在已进行肠内营养的危重症病人，短期应用肠外营养（如

<7 天）可能导致感染并发症增加。严重损伤后，施行肠外营养引起感染并发症的风险高于肠内营养（表 2-10）。临床研究证实，肠外营养支持使胃肠道完全休息，可导致病人在抗原刺激下，应激激素和炎症介质释放增加。但是肠外营养感染并发症的发生率仍低于完全不进行营养支持者。在癌症病人，肠外营养没有显示对临床反应、延长生存期或减轻化疗的毒性反应等方面的益处，反而增加感染并发症。

表 2-10 肠外营养和肠内营养喂养的创伤病人感染性并发症发生率

并发症	钝性创伤		穿透性创伤		合计	
	TEN (n=48)	TPN (n=44)	TEN (n=38)	TPN (n=48)	TEN (n=86)	TPN (n=92)
腹腔脓肿	2	1	2	6	4	7
肺炎	4	10	1	2	5	12
伤口感染	0	2	3	1	3	3
菌血症	1	4	0	1	1	5
泌尿系感染	1	1	0	1	1	2
其他	5	4	1	1	6	5
总并发症	13	22	7	12	20	34
并发症发生率	27%	50%	18%	30%	23%	39%

TEN = 全肠内营养；TPN = 全肠外营养

肠外营养的基本原理

肠外营养的主要指征是营养不良、脓毒症、接受手术或发生创伤而又不能进行胃肠道喂养的危重症病人。在某些情况下，静脉营养也可作为经口摄入不足的补充。为了安全和有效地进行肠外营养支持，应慎重选择具有特异性营养需求的合适病人，施行者应具有相关经验，并意识到可能发生的并发症。与肠内营养一样，肠外营养治疗的基本目标是提供组织修复和维持瘦体组织群完整及生长所必需的充足的热卡和氮底物。

以下为已证实适于施行肠外营养治疗的病人：

1. 有严重胃肠道畸形的新生儿，如气管-食管瘘、腹裂、脐突出或巨大肠闭锁。

2. 具有胃肠道功能不全、生长不良的婴儿，如短肠综合征、吸收不良、酶缺陷、胎粪性肠梗阻或先天性厌泻。

3. 进行广泛肠切除的成人短肠综合征病人（无结肠或回盲瓣、小肠长度<100cm，或有完整的回盲瓣和结肠、小肠长度<50cm）。

4. 有小肠-小肠瘘、小肠-结肠瘘、肠-膀胱瘘，或高流量肠外瘘（>500ml/d）的成人病人。

5. 手术后有长期肠麻痹（>7~10 天）、多发性损伤、钝性腹部创伤或具有多种基础疾病的肠梗阻的成人病人。

6. 肠道长度正常但有继发吸收功能不良的成人病人，如继发于口炎性腹泻、低蛋白血症、酶或胰腺功能不全、局限性肠炎或溃疡性结肠炎。

7. 具有胃肠道功能紊乱的成人病人，如脑血管意外后食管运动障碍、先天性厌泻、心源性呕吐或神经性厌食症。

8. 肉芽肿性结肠炎、溃疡性结肠炎或结核性肠炎病人，具有吸收功能的肠黏膜大部分发生病变。

9. 恶性肿瘤病人存在营养不良（无论是否存在恶病质），

影响施行其他治疗。

10. 未能成功地通过肠内营养提供充足热量的病人。

11. 危重症病人，持续处于高代谢状态大于 5 天，或不能实施肠内营养支持者。

高营养支持的禁忌证包括：

（1）缺乏特异的治疗目标或不能延长有意义的生命，仅能延缓不可避免的死亡。

（2）血流动力学不稳定或有严重代谢紊乱病人（如严重高血糖、氮质血症、血液高渗状态和水电解质紊乱），在静脉输入高渗液体前需要纠正上述紊乱。

（3）能通过胃肠道喂养的病人。在多数情况下，肠内营养是最好的营养支持途径。

（4）营养状况良好的病人。

（5）小肠长度<8cm 的婴儿，需通过长期肠外营养支持才能逐步适应通过肠道吸收营养。

（6）不可逆转地丧失理智或丧失人性的病人。

全肠外营养

全肠外营养（total parental nutrition，TPN）也被称为中心肠外营养，需要通过一条大直径静脉输注病人所需要的所有营养物质。TPN 营养液中葡萄糖含量较高（15%～25%），且其他所有宏量或微量营养物质均通过此通道输注。

外周肠外营养

外周肠外营养（peripheral parental nutrition，PPN）所用的营养液中葡萄糖和蛋白质含量较低，其渗透压较低，可通过外周静脉输注。一些营养物质不能通过 PPN 补充，因为它们不能浓缩为较小的体积。因此，严重营养不良病人不宜仅用PPN 补充营养。如无法建立中心静脉通路或仅作为辅助营养

支持时,可考虑采用 PPN。PPN 一般仅用于较短时间(<2 周)。超过 2 周时,应考虑采用 TPN。

肠外营养的实施

肠外营养液基本成分包括 15% ~ 25% 葡萄糖和 3% ~ 5% 氨基酸。通常由药房在无菌条件下将各种成分(均有商品化供应)混合在一起,并配备输注用品。在药房层流罩中准备营养液可减少细菌污染机会。为避免污染导致的脓毒症并发症,应采用合适的营养液准备方法,并执行恰当的质量控制。

供给电解质和氨基酸时应考虑体液和电解质丢失、肾功能、代谢率、心脏功能和原发疾病状况。

肠外营养配方中也应该补充维生素成分。如果使用维生素制剂,很少发生维生素缺乏。另外,所有商品化供应的维生素制剂中都不含维生素 K,因此应每周补充维生素 K。长期使用不含脂肪的肠外营养溶液时,可能出现必需脂肪酸缺乏,临床表现为干燥性鳞状皮炎和脱发。定期补充占热量 10% ~ 15% 的脂肪乳剂可预防必需氨基酸缺乏。长期使用 TPN 时需要微量元素,可直接添加商品化微量元素制剂补充。微量元素缺乏最常见的临床表现是锌缺乏时出现湿疹,可表现为弥漫性病变或发生于对磨部位。其他表现有铜缺乏时出现小细胞性贫血,以及葡萄糖不耐受(可能由铬缺乏引起)。这些并发症较为少见,主要发生于长期应用肠外营养的病人。每天补充微量元素的商品化制剂可避免大多数此类问题。

根据液体和氮平衡情况,经过 2 ~ 3 天可逐步增加肠外营养液供给量以达到理想的输注速度。为保证葡萄糖耐受,必须补充胰岛素。在持续存在大量体液丢失的病人可能需要额外通过静脉补充液体和电解质。应密切监测病人是否出现水电解质和酸碱平衡紊乱,以及有无感染并发症。应定期监测病人的生命体征、尿量和体重。在治疗过程中还应经常调整营养液总量和各种成分的含量。应每天检测血液电解质水平,稳定后可每隔 2 ~ 3 天检测。至少应每周检测一次血细胞计数、血尿素氮、肝功能、磷和镁水平。

在开始输注肠外营养液的开始几天,应每 6 小时测定尿糖、毛细血管血糖水平,每天测定血清葡萄糖浓度,之后也应经常检测。肠外营养治疗刚开始时易出现相对葡萄糖不耐受,多表现为尿糖升高。如血糖和尿糖水平持续升高,应减少营养液中的葡萄糖浓度,降低输液速度,或每瓶液体中加入常规胰岛素。刚开始肠外营养治疗时观察到的血糖浓度增高可能是暂时性的。如果胰腺功能正常,持续输入碳水化合物时,胰腺分泌胰岛素量会增加。糖尿病病人应额外补充胰岛素。

钾是达到正氮平衡和补充细胞内钾储备丢失所必需的。另外,大量输入葡萄糖时可导致大量 K^+ 从细胞外进入细胞内,从而导致低钾血症、代谢性碱中毒和糖利用率降低。在一些情况下,每天可能需要 240mEq K^+。低钾血症可导致尿糖增高,可通过补充钾而非胰岛素治疗。因此,在补充胰岛素前应测定血清钾水平,以避免加重低钾血症。

胰岛素依赖型糖尿病病人接受肠外营养治疗时可出现血糖水平明显波动,需要静脉使用胰岛素治疗。在一些病人,使用脂肪乳剂替代部分葡萄糖供能可减轻血糖波动。

以大豆或红花油为原料制备的脂肪乳剂作为供能辅助成分可防止必需脂肪酸缺乏,但脂肪乳剂供能大于 10% ~ 15% 并无其他益处。虽然每周 1 ~ 3 次给予 20% 脂肪乳剂 500ml

足以防止必需脂肪酸缺乏,临床上常规每天给予脂肪乳剂供应热量。碳水化合物、脂肪和氨基酸三种成分的混合物在 24 小时内以恒定的速度输入。匀速输注脂肪乳剂理论上的优点包括可提高脂肪的利用度、减少脂肪乳剂可能对内质网供能的损害。输液袋中加入脂肪乳剂可能影响葡萄糖-氨基酸溶液中某些营养成分的稳定性。

静脉输液通路

暂时或短期输液通路通常是通过一个 16 号针头经皮穿刺锁骨下静脉或颈内静脉将导管置入上腔静脉。长期使用或在家进行肠外营养时,可在皮下置入输液泵,然后连接导管置入上腔静脉;或通过贵要静脉或头静脉置入长导管至上腔静脉。

肠外营养的并发症

技术并发症

长期肠外营养较常见和严重的并发症之一是中心静脉导管污染导致的脓毒症。若严格按照药房操作规程,营养液污染相对较为少见。全身性脓毒症病人中该并发症更为常见[77]。全身性脓毒症的最早表现是突然出现葡萄糖不耐受(不一定出现体温升高),而病人在此前接受肠外营养支持并未出现明显问题。当出现葡萄糖不耐受,或无明显诱因出现高热时(>38.5℃),应仔细检查是否有感染,也应该仔细检查是否有其他发热原因。如果持续发热,应拔除输液管并进行细菌培养。如导管污染是发热原因,去除感染源后体温会迅速下降。如果发热持续 24 ~ 48 小时,而未发现明确的感染源,可在对侧锁骨下静脉或经颈内静脉重置入导管并输入营养液。重新置管应推迟 12 ~ 24 小时,尤其是存在菌血症时[78]。

其他导管相关并发症包括气胸、血胸、胸腔积液、锁骨下动脉损伤、胸导管损伤、心律失常、空气栓塞、导管堵塞、心脏穿孔及心包填塞。严格遵守操作规范可避免这些并发症的发生。

使用多腔导管的感染并发症发生率稍有增加,其原因可能是对导管的操作和使用增多。股静脉置管感染发生率最高,颈内静脉其次,锁骨下静脉最低。如导管放置时间小于 3 天,感染风险几乎可以忽略。如导管放置 3 ~ 7 天,感染发生率为 3% ~ 5%。导管放置时间大于 7 天时,感染发生率为 5% ~ 10%。严格遵守无菌技术也会降低感染发生率。

代谢并发症

以正常速度输注高渗营养液时,在葡萄糖不耐受病人中可出现高血糖。如输液速度过快,所有病人都会出现高血糖。在有隐匿性糖尿病或接受大手术或创伤因而存在葡萄糖不耐受的病人,高血糖尤为常见。其治疗包括补液、纠正水、电解质平衡紊乱和应用胰岛素。为避免高血糖的发生,应每天密切监测体液平衡,及时监测血糖和血电解质水平。

临床经验表明,肠外营养应避免过度喂养。供给过多热量可导致 CO_2 潴留和呼吸功能不全。另外,过度喂养还可导致部分病人发生肝脂肪变性和糖原贮积。长期肠外营养病人中胆汁淤积和胆结石形成很常见。很多肠外营养病人出现一过性轻度血清转氨酶、碱性磷酸酶和胆红素水平异常。但如 7 ~ 14

天后,上述酶水平仍未恢复正常,则可能是其他原因所致。

肠萎缩

小肠缺乏营养物质刺激可导致肠黏膜萎缩,绒毛变短,细菌过度增殖,淋巴组织萎缩,IgA 产生减少和消化道免疫功能下降。这些改变的临床意义尚未被充分认识,但动物实验已证实它们可导致肠道细菌移位。最有效的预防方法是经肠道提供部分营养物质。需要进行 TPN 的病人,通过胃肠道输入少量营养物质可防止其发生。

特殊配方

谷氨酸和精氨酸

谷氨酸是人体内含量最丰富的氨基酸,约占细胞内游离氨基酸的 2/3。其中 75% 位于骨骼肌。在健康人,骨骼肌和肺可合成谷氨酸,因此它被认为是一种非必需氨基酸。在大多数分裂细胞中,谷氨酸是核苷酸合成必需的底物,因此它是肠道细胞主要的能量来源。它也是免疫细胞(如淋巴细胞和巨噬细胞)的重要能量来源。谷氨酸也是谷胱甘肽的前体,后者是细胞内主要的抗氧化剂。在应激状态下(如脓毒症)或肿瘤病人,谷氨酸被内脏器官和肿瘤作为供能物质消耗,因此外周谷氨酸储备很快枯竭,从而导致肠道细胞和免疫细胞营养缺乏。

人类在应激状态下,谷氨酸代谢比动物实验中的改变更为复杂。在胃肠道肿瘤病人,监测谷氨酸代谢状况,未发现肿瘤组织比正常肠道组织消耗更多谷氨酸。有资料显示,严重短肠综合征病人应用谷氨酸和改良饮食,并给予生长激素时,病人对 TPN 的依赖性下降。但在轻度短肠综合征病人和营养状况较好的病人,补充谷氨酸并不能改善小肠吸收功能。虽然从理论上说,在损伤和脓毒症病人,补充谷氨酸可保护免疫细胞和肠道细胞功能,提高氮平衡,但临床研究并不支持这些结论[79]。

在健康人群,精氨酸也是一种非必需氨基酸。它具有增强免疫功能的作用,可促进伤口愈合,在动物模型中补充精氨酸可提高脓毒症和创伤病人的生存率。应激状态下补充精氨酸的益处并不明显。临床研究表明,危重症病人、损伤病人以及一些进行手术的肿瘤病人,经肠道补充精氨酸可促进正氮平衡和蛋白质合成,而等氮饮食则没有上述作用。部分研究也表明,精氨酸在体外可增强免疫功能。临床上补充精氨酸能否改善病人的预后尚需进一步研究。

ω-3 脂肪酸

补充 ω-3 多不饱和脂肪酸(蓖麻油或鱼油)可替代细胞膜中的 ω-6 脂肪酸,理论上可减少前列腺素的产生,从而减轻促炎反应[80]。

核苷酸

至少实验研究表明,补充 RNA 可增加细胞增殖,为 DNA 合成提供原料,并提高辅助性 T 细胞功能。

营养物质诱导的炎症调节反应

研究表明,补充营养物质的模式(不论是肠内还是肠外)可影响应激诱导的炎症反应。静脉补充营养物质可增强机体对促炎刺激(如内毒素)的反应。在可能的情况下应尽可能选择肠内营养。肠内营养具有多种优点,如提高肠黏膜屏障功能,但其机制尚不清楚。

Luyer 和同事的研究证实,经肠道补充脂肪可激活小肠胆囊收缩素受体,从而维持迷走神经传入和传出信号通路。在出血性应激前,摄入高脂肪饮食可减轻全身炎症反应和改善预后[81]。因此,肠内营养物质可激活内源性抗炎神经内分泌反应通路(图 2-28)[82]。

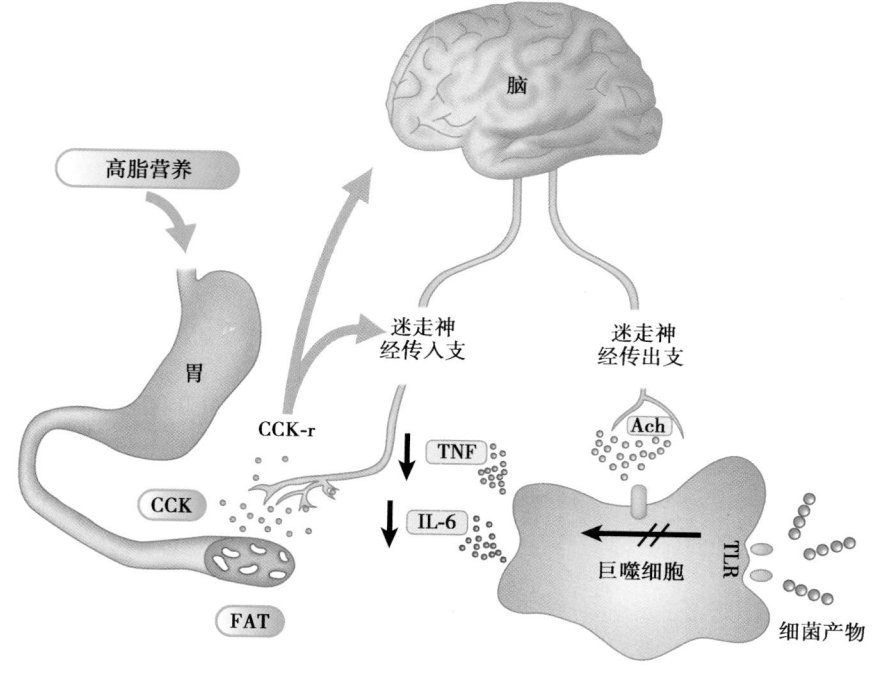

图 2-28 迷走神经传入系统感受外周炎症信号,也接受小肠内营养物质的刺激。肠内脂肪信号通过激活胆囊收缩素受体,从而激活迷走神经信号。迷走神经传出信号通过激活内脏免疫细胞的尼古酰胆碱能受体来减少促炎细胞因子的产生。在一些疾病中,此信号环路被阻断,从而增强炎症反应。Ach = 乙酰胆碱;CCK = 胆囊收缩素;IL-6 = IL-6;TLR = Toll 样受体;TNF = 肿瘤坏死因子

(白祥军 译)

参考文献

亮蓝色标记的是主要参考文献。

1. Bone RC: The pathogenesis of sepsis. *Ann Intern Med* 115:457, 1991.
2. Lowry SF: Human endotoxemia: A model for mechanistic insight and therapeutic targeting. *Shock* 24 Suppl 1:94, 2005.
3. Borovikova LV, Ivanova S, Zhang M, et al: Vagus nerve stimulation attenuates the systemic inflammatory response to endotoxin. *Nature* 405:458, 2000.
4. Czura CJ, Tracey KJ: Autonomic neural regulation of immunity. *J Intern Med* 257:156, 2005.
5. Wang H, Yu M, Ochani M, et al: Nicotinic acetylcholine receptor alpha7 subunit is an essential regulator of inflammation. *Nature* 421:384, 2003.
6. Heitzer MD, Wolf IM, Sanchez ER, et al: Glucocorticoid receptor physiology. *Rev Endocr Metab Disord* 8:321, 2007.
7. Venkataraman S, Munoz R, Candido C, et al: The hypothalamic-pituitary-adrenal axis in critical illness. *Rev Endocr Metab Disord* 8:365, 2007.
8. Dellinger RP, Levy MM, Carlet JM, et al: Surviving Sepsis Campaign: International guidelines for management of severe sepsis and septic shock: 2008. *Crit Care Med* 36:296, 2008.
9. Flaster H, Bernhagen J, Calandra T, et al: The macrophage migration inhibitory factor-glucocorticoid dyad: Regulation of inflammation and immunity. *Mol Endocrinol* 21:1267, 2007.
10. Agnese DM, Calvano JE, Hahm SJ, et al: Insulin-like growth factor binding protein-3 is upregulated in LPS-treated THP-1 cells. *Surg Infect (Larchmt)* 3:119; discussion 25, 2002.
11. Takal J, Ruokonen E, Webster NR et al: Increased mortality associated with growth hormone treatment in critically ill adults. *N Engl J Med* 341(11):785, 1999.
12. van der Poll T, Coyle SM, Barbosa K, et al: Epinephrine inhibits tumor necrosis factor-alpha and potentiates interleukin 10 production during human endotoxemia. *J Clin Invest* 97:713, 1996.
13. Van den Berghe G: How does blood glucose control with insulin save lives in intensive care? *J Clin Invest* 114:1187, 2004.
14. Van den Berghe G, Wouters P, Weekers F, et al: Intensive insulin therapy in the critically ill patients. *N Engl J Med* 345:1359, 2001.
15. Quintana FJ, Cohen IR: Heat shock proteins as endogenous adjuvants in sterile and septic inflammation. *J Immunol* 175:2777, 2005.
16. Crimi E, Sica V, Slutsky AS, et al: Role of oxidative stress in experimental sepsis and multisystem organ dysfunction. *Free Radic Res* 40:665, 2006.
17. Bernard GR, Wheeler AP, Russell JA et al: The effects of ibuprofen on the physiology and survival of patients with sepsis. The Ibuprofen in Sepsis Study Group. *N Engl J Med* 336(13):912, 1997.
18. Cook JA: Eicosanoids. *Crit Care Med* 33(12 Suppl):S488, 2005.
19. Calder PC: n-3 fatty acids, inflammation, and immunity—relevance to postsurgical and critically ill patients. *Lipids* 39:1147, 2004.
20. Schmaier AH: The kallikrein-kinin and the renin-angiotensin systems have a multilayered interaction. *Am J Physiol Regul Integr Comp Physiol* 285:R1, 2003.
21. Faerber L, Drechsler S, Ladenburger S, et al: The neuronal 5-HT3 receptor network after 20 years of research—evolving concepts in management of pain and inflammation. *Eur J Pharmacol* 560:1, 2007.
22. de Esch IJ, Thurmond RL, Jongejan A, et al: The histamine H4 receptor as a new therapeutic target for inflammation. *Trends Pharmacol Sci* 26:462, 2005.
23. Clark IA: How TNF was recognized as a key mechanism of disease. *Cytokine Growth Factor Rev* 18:335, 2007.
24. Khalil AA, Hall JC, Aziz FA, et al: Tumour necrosis factor: Implications for surgical patients. *ANZ J Surg* 76:1010, 2006.
25. Stylianou E, Saklatvala J: Interleukin-1. *Int J Biochem Cell Biol* 30:1075, 1998.
26. Bachmann MF, Oxenius A: Interleukin 2: From immunostimulation to immunoregulation and back again. *EMBO Rep* 8:1142, 2007.
27. Song M, Kellum JA: Interleukin-6. *Crit Care Med* 33(12 Suppl):S463, 2005.
28. Jean-Baptiste E: Cellular mechanisms in sepsis. *J Intensive Care Med* 22:63, 2007.
29. Scumpia PO, Moldawer LL: Biology of interleukin-10 and its regulatory roles in sepsis syndromes. *Crit Care Med* 33(12 Suppl):S468, 2005.
30. Weijer S, Florquin S, van der Poll T: Endogenous interleukin-12 improves the early antimicrobial host response to murine *Escherichia coli* peritonitis. *Shock* 23:54, 2005.
31. Socha LA, Gowardman J, Silva D, et al: Elevation in interleukin 13 levels in patients diagnosed with systemic inflammatory response syndrome. *Intensive Care Med* 32:244, 2006.
32. Hiromatsu T, Yajima T, Matsuguchi T, et al: Overexpression of interleukin-15 protects against *Escherichia coli*–induced shock accompanied by inhibition of tumor necrosis factor-alpha–induced apoptosis. *J Infect Dis* 187:1442, 2003.
33. Dinarello CA, Fantuzzi G: Interleukin-18 and host defense against infection. *J Infect Dis* 187(Suppl 2):S370, 2003.
34. Schroder K, Hertzog PJ, Ravasi T, et al: Interferon-gamma: An overview of signals, mechanisms and functions. *J Leukoc Biol* 75:163, 2004.
35. Hamilton JA, Anderson GP: GM-CSF Biology. *Growth Factors* 22:225, 2004.
36. Fink MP: Bench-to-bedside review: High-mobility group box 1 and critical illness. *Crit Care* 11:229, 2007.
37. Leonard WJ, O'Shea JJ: Jaks and STATs: Biological implications. *Annu Rev Immunol* 16:293, 1998.
38. Yoshimura A, Naka T, Kubo M: SOCS proteins, cytokine signalling and immune regulation. *Nat Rev Immunol* 7:454, 2007.
39. Cuevas BD, Abell AN, Johnson GL: Role of mitogen-activated protein kinase kinase kinases in signal integration. *Oncogene* 26:3159, 2007.
40. Zingarelli B: Nuclear factor-kappaB. *Crit Care Med* 33(12 Suppl):S414, 2005.
41. Agnese DM, Calvano JE, Hahm SJ, et al: Human toll-like receptor 4 mutations but not CD14 polymorphisms are associated with an increased risk of gram-negative infections. *J Infect Dis* 186:1522, 2002.
42. Lotze MT, Zeh HJ, Rubartelli A, et al: The grateful dead: Damage-associated molecular pattern molecules and reduction/oxidation regulate immunity. *Immunol Rev* 220:60, 2007.
43. Levi M: Platelets. *Crit Care Med* 33(12 Suppl):S523, 2005.
44. Ochoa JB, Makarenkova V: T lymphocytes. *Crit Care Med* 33(12 Suppl):S510, 2005.
45. Afshar K, Vucinic V, Sharma OP: Eosinophil cell: Pray tell us what you do! *Curr Opin Pulm Med* 13:414, 2007.
46. Bachelet I, Levi-Schaffer F: Mast cells as effector cells: A co-stimulating question. *Trends Immunol* 28:360, 2007.
47. Cavaillon JM, Adib-Conquy M: Monocytes/macrophages and sepsis. *Crit Care Med* 33(12 Suppl):S506, 2005.
48. Alves-Filho JC, Tavares-Murta BM, Barja-Fidalgo C, et al: Neutrophil function in severe sepsis. *Endocr Metab Immune Disord Drug Targets* 6:151, 2006.
49. Ley K, Laudanna C, Cybulsky MI, et al: Getting to the site of inflammation: The leukocyte adhesion cascade updated. *Nat Rev Immunol* 7:678, 2007.
50. Cauwels A: Nitric oxide in shock. *Kidney Int* 72:557, 2007.
51. Zardi EM, Zardi DM, Dobrina A, et al: Prostacyclin in sepsis: A systematic review. *Prostaglandins Other Lipid Mediat* 83:1, 2007.
52. Magder S, Cernacek P: Role of endothelins in septic, cardiogenic, and hemorrhagic shock. *Can J Physiol Pharmacol* 81:635, 2003.
53. Zimmerman GA, McIntyre TM, Prescott SM, et al: The platelet-activating factor signaling system and its regulators in syndromes of inflammation and thrombosis. *Crit Care Med* 30(5 Suppl):S294, 2002.
54. Mitch WE, Price SR: Mechanisms activating proteolysis to cause muscle atrophy in catabolic conditions. *J Ren Nutr* 13:149, 2003.
55. Guirao X: Impact of the inflammatory reaction on intermediary metabolism and nutrition status. *Nutrition* 18:949, 2002.
56. Souba WW: Nutritional support. *N Engl J Med* 336:41, 1997.
57. Bistrian BR: Clinical aspects of essential fatty acid metabolism: Jonathan Rhoads Lecture. *JPEN J Parenter Enteral Nutr* 27:168, 2003.
58. Kono H, Fujii H, Asakawa M, et al: Protective effects of medium-chain triglycerides on the liver and gut in rats administered endotoxin. *Ann Surg* 237:246, 2003.
59. Dahn MS, Mitchell RA, Lange MP et al: Hepatic metabolic response to injury and sepsis. *Surgery* 117(50):520, 1995.
60. Vidal-Puig A, O'Rahilly S: Metabolism. Controlling the glucose factory. *Nature* 413:125, 2001.
61. Brown GK: Glucose transporters: Structure, function and consequences of deficiency. *J Inherit Metab Dis* 23:237, 2000.
62. Volpi E, Sheffield-Moore M, Rasmussen BB, et al: Basal muscle amino acid kinetics and protein synthesis in healthy young and older men. *JAMA* 286:1206, 2001.
63. McClave SA, Lowen CC, Kleber MJ, et al: Clinical use of the respiratory

quotient obtained from indirect calorimetry. *JPEN J Parenter Enteral Nutr* 27:21, 2003.

64. Chernoff R: Normal aging, nutrition assessment, and clinical practice. *Nutr Clin Pract* 18:12, 2003.

65. Heslin MJ, Brennan MF: Advances in perioperative nutrition: Cancer. *World J Surg* 24:1477, 2000.

66. Heslin MJ, Latkany L, Leung D, et al: A prospective, randomized trial of early enteral feeding after resection of upper gastrointestinal malignancy. *Ann Surg* 226:567; discussion 77, 1997.

67. Brooks AD, Hochwald SN, Heslin MJ, et al: Intestinal permeability after early postoperative enteral nutrition in patients with upper gastrointestinal malignancy. *JPEN J Parenter Enteral Nutr* 23:75, 1999.

68. Exner R, Tamandl D, Goetzinger P, et al: Perioperative GLY-GLN infusion diminishes the surgery-induced period of immunosuppression: Accelerated restoration of the lipopolysaccharide-stimulated tumor necrosis factor-alpha response. *Ann Surg* 237:110, 2003.

69. Lin E, Goncalves JA, Lowry SF: Efficacy of nutritional pharmacology in surgical patients. *Curr Opin Clin Nutr Metab Care* 1:41, 1998.

70. Heyland DK: Immunonutrition in the critically ill patient: Putting the cart before the horse? *Nutr Clin Pract* 17:267, 2002.

71. Btaiche IF: Branched-chain amino acids in patients with hepatic encephalopathy. 1982. *Nutr Clin Pract* 18:97, 2003.

72. Patton KM, Aranda-Michel J: Nutritional aspects in liver disease and liver transplantation. *Nutr Clin Pract* 17:332, 2002.

73. DiSario JA, Baskin WN, Brown RD, et al: Endoscopic approaches to enteral nutritional support. *Gastrointest Endosc* 55:901, 2002.

74. Heyland DK, Drover JW, Dhaliwal R, et al: Optimizing the benefits and minimizing the risks of enteral nutrition in the critically ill: Role of small bowel feeding. *JPEN J Parenter Enteral Nutr* 26(6 Suppl):S51; discussion S6, 2002.

75. Scolapio JS: Methods for decreasing risk of aspiration pneumonia in critically ill patients. *JPEN J Parenter Enteral Nutr* 26(6 Suppl):S58; discussion S61, 2002.

76. Vanek VW: Ins and outs of enteral access. Part 2: Long term access—esophagostomy and gastrostomy. *Nutr Clin Pract* 18:50, 2003.

77. Polderman KH, Girbes AR: Central venous catheter use. Part 2: Infectious complications. *Intensive Care Med* 28:18, 2002.

78. Kovacevich DS, Papke LF: Guidelines for the prevention of intravascular catheter–related infections: Centers for Disease Control and Prevention. *Nutr Clin Pract* 18:95, 2003.

79. Gore DC, Wolfe RR: Glutamine supplementation fails to affect muscle protein kinetics in critically ill patients. *JPEN J Parenter Enteral Nutr* 26:342; discussion 9, 2002.

80. Foitzik T, Eibl G, Schneider P, et al: Omega-3 fatty acid supplementation increases anti-inflammatory cytokines and attenuates systemic disease sequelae in experimental pancreatitis. *JPEN J Parenter Enteral Nutr* 26:351, 2002.

81. Luyer MD, Greve JW, Hadfoune M et al: Nutritional stimulations of cholecystokinin receptors inhibits inflammation via the vagus nerve. *J Exp Med* 202:1023, 2005.

82. Lowry SF: A new model of nutrition influenced inflammatory risk. *J Am Coll Surg* 205(4 Suppl):S65, 2007.

第3章

外科病人的水、电解质治疗

G. Tom Shires III

关键点

1. 恰当的水、电解质维持可使内环境稳定,保证心血管灌注和器官功能发挥应激的细胞机制。
2. 掌握体液的基本知识是认识疾病状态下发生变化的基础。尽管难以计量,但外科及创伤病人常有功能性细胞外液不足,需要用等渗溶液予以复苏。
3. 血浆钠浓度变化时,由于水在细胞内外移动,因此会显著影响细胞功能。
4. 酸碱平衡的呼吸代偿及代谢性代偿程度比例需在治疗期间进行实验室重新监测。
5. 多数外科急症病人常伴有体液容量丢失或分布异常,因此初期静脉输注最常用的是等渗液,但应关注其浓度及成分。
6. 尽管还在进一步研究中,新的复苏液体在临床的应用仍有限,这与纠正特殊电解质异常不同。
7. 有些病人患有神经系统疾病、营养不良、急性肾衰竭或癌症,应予特别关注,判断这些疾病所特有的水、电解质异常。

引言

水、电解质平衡是治疗外科病人的首要任务。术前、术中及术后都可能发生容量及电解质变化，创伤、感染后也会出现同样反应。本章将复习正常的体液、电解质组成，着重讲述其主要异常及常见代谢紊乱的治疗，以及可供选择的复苏液体。讨论特殊外科病人的处理，以及经常遇到的水、电解质紊乱。

体液

总体水

水分占体重的 50% ~ 60%。总体水（total body water，TBW）占体重的比例基本上保持恒定，体脂含量是影响因素。瘦组织群（例如肌肉及实质性内脏）所含水分比脂肪及骨组织多。因此，年轻、体瘦的男性所含水分比年老或肥胖者多。临床研究时采用重水及氚标记水测量 TBW。年轻成年男性总体水占体重的 60%，而年轻女性平均占 50%[1]，这种差别大多数是与女性所含脂肪较多和肌肉较少有关。总体水所占比例在肥胖者减少 10% ~ 20%，在营养不良者约增加 10%。新生儿的总体水所占的比例最高，水分大约占体重的 80%。1 岁时下降至 65%，随后其比例逐渐保持恒定。

体液组成

总体水分为三个功能性部分：血浆、组织间液和细胞内液（图 3-1）。细胞外液包含血浆及组织间液，约占总体水的 1/3，细胞内液占总体水的 2/3。细胞外液占体重的 20%，分为血浆（占体重 5%）及组织间液（占体重 15%）。细胞内液约占体重的 40%，其中肌肉组织含水分最多。细胞外液可采用指示剂稀释法测得。临床研究中细胞外液的测量采用溴化钠和放射性硫酸盐测得，细胞内液的测量是通过总体水减去细胞外液的间接法。

体重%	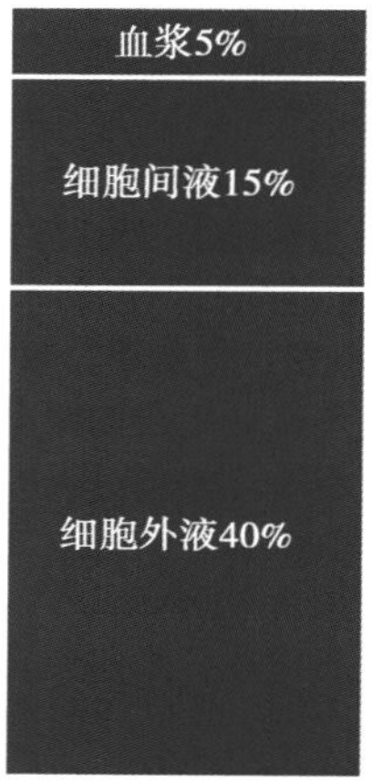	TBW容量	男性(70kg)	女性(60kg)
血浆5%		细胞外容积	14 000mL	10 000mL
细胞间液15%		血浆	3500mL	2500mL
		细胞间液	10 500mL	7500mL
细胞外液40%		细胞外液	28 000mL	20 000mL
			42 000mL	30 000mL

图 3-1　功能性体液的组成。TBW = 总体水

体液成分

体液的化学成分见图 3-2。细胞外液的主要阳离子是 Na^+，主要阴离子是 Cl^- 及 HCO_3^-，阴、阳离子保持平衡。细胞内液的主要阳离子是 K^+ 及 Mg^{2+}，主要阴离子是 HPO_4^{2-} 及蛋白质。细胞膜上的 ATP-Na^+-K^+ 泵控制细胞内外离子的浓度梯度。血浆与组织间液的成分仅在离子组成方面稍有不同，血浆中蛋白成分（有机阴离子）稍多。蛋白质在血浆中构成的压力，使毛细血管内皮两侧的水分达到平衡。离子、蛋白质在各体液间的移动是受限的，水则可以自由弥散。水分布在所有体液中，因此补充水分之后，各种体液所增加的水量相差不大。由于渗透压及电解质特性，Na^+ 与水共同构成细胞外液成分，因此含 Na^+ 的液体分布在整个细胞外液，构成血管外及组织间隙的容量。输入含 Na^+ 的液体虽扩大了血管外容量，也扩大了组织间容量，后者效果是血浆容量扩大的 3 倍。

渗透压

溶液中电解质的生理活性是根据其在单位容积中的粒子数（毫摩尔每升，mmol/L）、电荷量（毫当量每升，mEq/L），以及离子渗透活性量（毫渗透量每升，mOsm/L）。电解质浓度常表达为化学活性或当量。一个离子的当量是其原子量（g）除以其原子价：

$$当量 = 原子量（g）/原子价$$

一价的离子（如 Na^+），1mmol 等于 1mEq；二价离子（如 Mg^{2+}），1mmol 等于 2mEq。阳离子的毫当量数必须与阴离子的毫当量数平衡，但分子当量本身不能用于对溶液中的溶质进行生理性对比。

水在细胞膜之间的移动主要依赖渗透压。为达到渗透压平衡，水通过半透膜使两侧浓度相等。这种移动可通过膜两侧的溶质浓度测得。渗透压的单位是 mOsm，与渗透微粒数有关。例如，1mmol NaCl 有渗透压 2mOsm（分别来自 Na^+ 及 Cl^-）。基本的渗透压来源于 Na^+、葡萄糖及尿素的浓度（BUN）：

$$血浆渗透压计算值 = 2Na^+ + （葡萄糖/18） + （BUN/2.8）$$

细胞内、外液渗透压均维持在 290 ~ 310mOsm/L。由于水具有细胞膜通透性，如果细胞内、外液任何一个成分发生渗

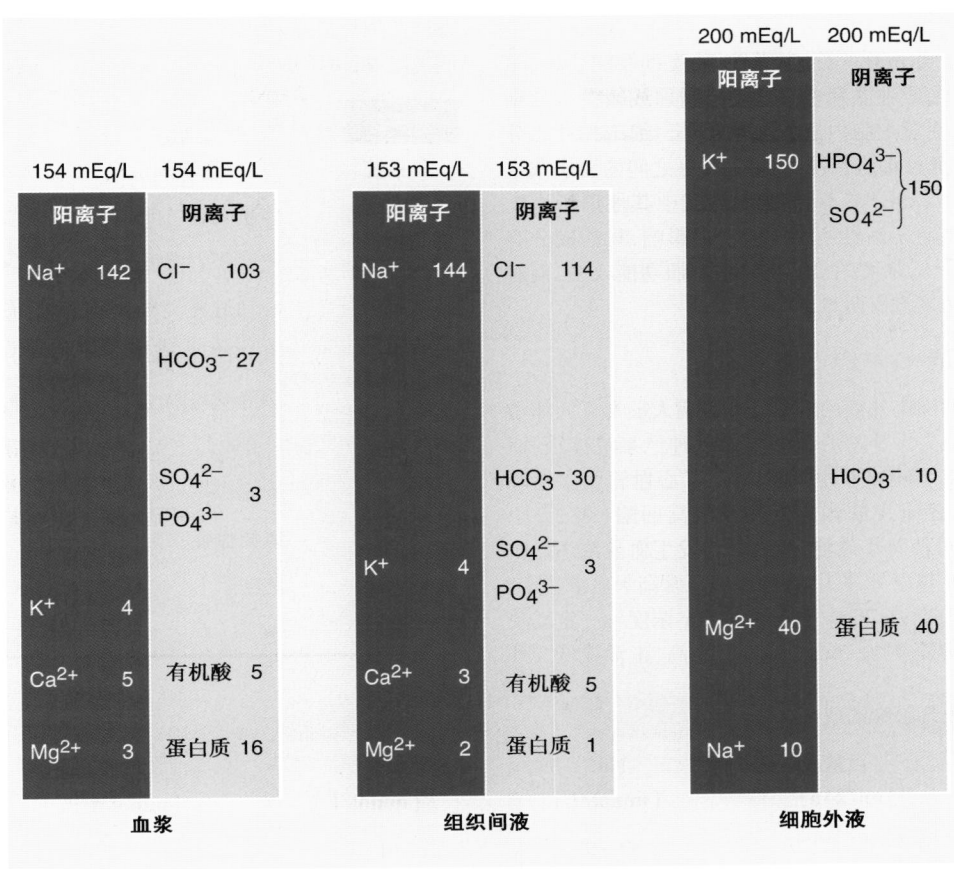

图 3-2　体液的化学成分

透压改变，水分就会逐渐重分布，使膜两侧的渗透压达到平衡。例如，当细胞外液 Na^+ 浓度升高时，就会有水从细胞内移动到细胞外。反之，当细胞外液 Na^+ 浓度下降时，水分则移动到细胞内。虽然细胞内液会分担细胞外液的浓度或成分变化，但任一成分的渗透压变化并不单纯影响水的移动，最后也要达到离子的浓度一致。在临床实践中，多数体液的显著丢失或增加都来自细胞外液。

体液变化

体液及电解质的正常交换

　　健康成人每天需水约 2000ml，其中 75% 经口饮入，其余来自于固体食物。每天体液的丢失包括尿液 800～1200ml，粪便 250ml，以及不显性丢失 600ml，后者包括皮肤（75%）及肺（25%）。水分丢失有时会增加，例如发热、高代谢状态、高呼吸通气等。显性水丢失，例如出汗或胃肠道液的病理性丢失，其程度不一，此时水、电解质同时丢失（表 3-1）。为清除代谢产物，肾至少要排尿 500～800ml/d，与口服摄入量无关。

　　正常人每天的膳食中所含盐类 3～5g，由肾维持其平衡。低钠血症或低血容量时，钠排出可能仅为 1mEq/d，而最高排钠量可高达 5000mEq/d。汗液为低渗性，因此出汗仅丢失少量钠，胃肠液是等渗性或轻度低渗性，补充时应采用等渗性盐溶液。

表 3-1	机体水分的入、出量（体重 60～80kg，男性）		
途径	平均每天容量（ml）	最小（ml）	最大（ml）
水获得			
显性			
口服水	800～1500	0	1500/h
固体食物	500～700	0	1500
不显性			
氧化生水	250	125	800
溶解生水	0	0	500
水丢失			
显性			
尿液	800～1500	300	1400/h
胃肠道	0～250	0	2500/h
汗液	0	0	4000/h
不显性			
肺及皮肤	600	600	1500

体液失衡的分类

体液失衡一般可分为三类：容量性、浓度性及混合性，三者可以是同时发生，或独立存在。盐类的增加或减少可致细胞外液容量改变，而对细胞内液的影响很小。细胞外液水分的增加或丢失，可通过细胞膜使细胞内、外液之间的溶质浓度及渗透压达到平衡。与 Na^+ 不同，细胞外液中其他离子浓度的变化对总的渗透离子活性不会发生明显影响，只是成分有了改变。例如血清 K^+ 浓度的倍增将导致心肌功能改变，而对体液的总容量或浓度没有明显影响。

体液平衡的异常

急性或慢性的细胞外液的缺失是外科病人最常见的体液失衡。急性容量缺失常伴有心血管及中枢神经系统体征，而慢性缺失表现为组织的异常体征，例如除了心血管及中枢神经系统的体征外，还有皮肤张力下降及眼窝凹陷（表 3-2）。若体液明显缺乏，可使肾小球滤过率降低，发生血液浓缩。实验室检查可显示血 BUN 水平升高，尿渗透压常高于血渗透压，尿 Na^+ 减少（典型改变为 <20mmol/L）。血 Na^+ 浓度不一定反映容量状态，在容量缺乏时血 Na^+ 浓度可能是高、正常或低。外科病人最常见的体液失衡的原因是胃肠减压、呕吐、腹泻或肠瘘所致的胃肠液丢失（表 3-3）。此外，由于创伤、烧伤、腹膜炎、肠梗阻或长时间的手术过程，都可导致大量体液丢失。

表 3-2	容量异常的症状、体征	
系统	容量缺失	容量过多
全身性	体重减轻	体重增加
	皮肤张力减低	周围性水肿
心	心动过速	心排出量增加
	直立性/低血压	中心静脉压升高
	颈静脉塌陷	颈静脉扩张
		杂音
肾	少尿	—
	氮质血症	
胃肠道	肠梗阻	肠水肿
肺	—	肺水肿

表 3-3	胃肠液分泌物的成分				
种类	容量 （ml/24h）	Na^+ （mmol/L）	K^+ （mmol/L）	Cl^- （mmol/L）	HCO_3^- （mmol/L）
胃	1000~2000	60~90	10~30	100~130	0
小肠	2000~3000	120~140	5~10	90~120	30~40
结肠	—	60	30	40	—
胰腺	600~800	135~145	5~10	70~90	95~115
胆囊	300~800	135~145	5~10	90~110	30~40

细胞外液过多可能由于医源性、肾功能不全、充血性心力衰竭或肝硬化等因素所致。血浆容量及组织间液容量均可增加，可出现肺和心血管的症状（表 3-2）。体瘦者对水肿及循环高流量常能耐受。但有心脏病的老年病人，即使细胞外液仅中度增加，也很快会导致充血性心力衰竭及肺水肿。

容量控制

体液容量受渗透压感受器及压力感受器的双重调控。即使很小的体液渗透压变化，渗透压感受器也能敏感地做出反应，导致渴感或经肾利尿[2]。例如，当血浆渗透压升高时，因水消耗增加可出现口渴[3]。此时，刺激下丘脑分泌血管加压素，增加肾对水的重吸收。通过这种机制使血容量恢复正常。位于主动脉弓和颈动脉窦的压力感受器[4]同样对压力变化及循环血量做出反应，可调节体液容量。这种反应是通过交感及副交感两个神经通路完成的。而激素，包括肾素-血管加压素、醛固酮、心房钠尿肽及前列腺素等，可改变尿 Na^+ 排出及增加水的重吸收，使容量恢复正常。

浓度变化

血清 Na^+ 的变化与总体水成反比，因此总体水异常反映血清 Na^+ 水平的异常。

低钠血症

当细胞外液中的水相对于 Na^+ 过剩，就会出现低钠血症（hyponatremia）。细胞外液的容量可能过多、正常或过少（图 3-3）。多数低钠血症是由于钠缺乏或稀释因素使血 Na^+ 浓度相对下降[5]。稀释性低钠血症常是细胞外液过多所致，因此常伴有细胞外液容量过剩。饮水过多或医源性静脉输入的纯水量过多均可导致稀释性低钠血症。术后病人特别容易有抗利尿激素（ADH）分泌增加，后者使肾对游离水的重吸收增加，导致容量扩张及低钠血症。这一过程是自限性的，因为出现的低钠血症和容量扩张又可减少 ADH 分泌。有些药物可致水潴留而出现低钠血症，例如精神类抑制剂、三环类抗抑郁药及血管紧张素转化酶抑制剂等。老年人对药物性低钠血症特别敏感，常不伴有容量超负荷的体征，实验室检查可显示血液稀释性钠缺失。低钠血症常由于摄入减少或含钠液体丢失过多所致。此时常伴有细胞外液量减少，原因是 Na^+ 摄入减少，包括低钠饮食、使用肠内营养液（常含钠较低）、呕吐、长期胃肠减压、腹泻、利尿剂或原发性肾疾病等。

溶液相对水过多也可发生低钠血症，例如未控制的高糖

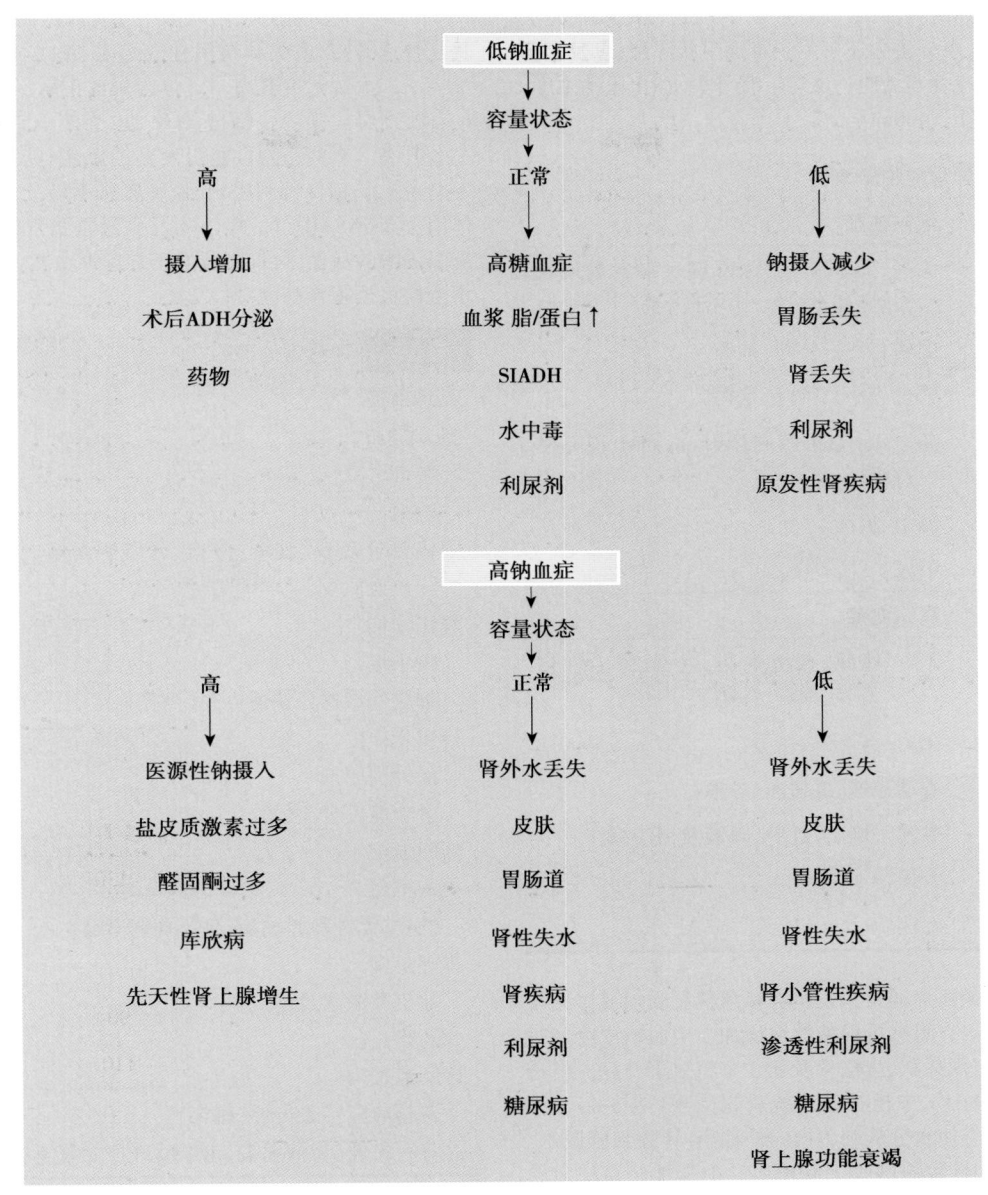

图 3-3　钠异常的评估。ADH = 抗利尿激素；SIADH = 抗利尿激素分泌不当综合征

血症或使用甘露醇。葡萄糖在细胞外液中产生渗透压力，使水分从细胞内移向细胞外间隙。因此，在细胞外液渗透压正常（或升高）时能够出现低钠血症。有高血糖的低钠血症者，其血钠浓度应按下列原则校正：

血糖超出正常水平 100mg/dl（1mg/dl = 0.055mmol/L），血钠浓度需减去 1.6mEq/L。

最后，血浆中葡萄糖、蛋白质的明显升高可引起假性低钠血症，因为此时的细胞外液中相对于水来说所含的 Na^+ 并未减少。

低钠血症的症状和体征（表 3-4）与其程度及产生速度有关。基本的临床表现为中枢神经系统的症状，与细胞水中毒及颅内压升高有关。严重低钠血症的急性并发症是少尿性肾衰竭。

应该了解低钠血症的原因。由于高渗性所致的低钠血症（例如由高糖血症、甘露醇、假性低钠血症等）应该很容易被排除。其次，要区别缺钠性与稀释性低钠血症。在无肾衰竭

的情况下，缺钠应表现为尿钠减少（<20mmol/L），而肾排 Na^+ 增加的表现为尿 Na^+ 浓度升高（>20mmol/L）。稀释性低钠血症常伴有高循环血容量，正常血容量状态下出现低钠血症应考虑存在抗利尿激素分泌不当综合征。

高钠血症

高钠血症（Hypernatremia）是由于缺水或摄入的钠多于水所致。高钠血症者细胞外液容量可增加、正常或减少（图 3-3）。高容量性高钠血症可由于医源性补充过多含钠液体（如 $NaHCO_3$），或盐皮质激素过多（醛固酮增多症、库欣综合征、先天性肾上腺增生）所致。尿钠浓度常>20mEq/L，尿渗透压>300mOsm/L。正常容量的高钠血症可由于肾脏因素引起，包括糖尿病病人在应用利尿剂时。也可由于肾外失水增加（经胃肠道、皮肤）所致，此时也可能会导致低容量性高钠血症。当存在低血容量，其尿钠浓度<20mEq/L，尿渗透压<300～400mOsm/L。肾外途径失水可发生在相对等渗的胃肠液的丢

失,例如腹泻、发热时低渗的汗液丢失,过度通气时经气道丢失的水分。此外,水分丢失还可见于毒性甲状腺肿,以及腹膜透析时使用高浓度葡萄糖腹透液等。肾外失水时,尿钠浓度<15mEq/L,尿渗透压>400mOsm/L。

表3-4	血钠异常的临床表现
系统	**低钠血症**
中枢神经系统	头痛、意识模糊、深部腱反射亢进或消失、癫痫、昏迷、颅内压升高
肌肉、骨骼	虚弱、疲劳、痉挛/抽搐
胃肠	厌食、恶心、呕吐、水泻
心血管	高血压;如果颅内压升高,可出现心动过缓
组织	流泪、流涎
肾	少尿
系统	**高钠血症**
中枢神经系统	不安、嗜睡、共济失调、兴奋、张力性痉挛、谵妄、癫痫、昏迷
肌肉、骨骼	无力
心血管	心动过速、低血压、晕厥
组织	黏膜干燥、舌红肿、唾液及泪液减少
肾	少尿
代谢	发热

有症状的高钠血症通常只发生在口渴机制受损或严格限制水摄入的病人。口渴感可促使饮水增加。当血钠浓度超过160mEq/L则会出现症状,患病率及死亡率将显著升高。渗透压升高就会出现症状,中枢神经系统首先受累(表3-4)。细胞外液的高渗状态使水分从细胞内向外移出,导致细胞脱水。这可累及脑血管,导致蛛网膜下腔出血。中枢神经系统症状可有不安、兴奋,进而癫痫、昏迷,甚至死亡。典型的低容量性高钠血症的症状有心动过速、低血压、黏膜干燥。

体液成分变化:病因及诊断

钾异常

经食物摄入的钾量50~100mEq/d。不存在原发于尿钾排出增加所致的低钾血症。细胞外液K^+浓度维持在很狭小的范围内。肾排钾的能力可达10~700mEq/d。虽然仅有机体总钾量的2%存在于细胞外液之中($4.5mEq/L \times 14L = 63mEq$),但这些钾对心功能及神经系统极为重要,即使很小的变化也会对心功能有明显影响。细胞内、外液中的K^+浓度变化受许多因素影响,包括外科应激、创伤、酸中毒及组织代谢等。

高钾血症 高钾血症(hyperkalemia)是指血钾浓度超过正常范围的上限(3.5~5.0mEq/L)。原因有钾摄入过多、细胞内释出钾增加或肾排钾功能受损(表3-5)[6]。钾的摄入增加包括口服或静脉补钾过多,或输血后从红细胞中释放出过多的钾。溶血、骨骼肌溶解、挤压伤可破坏细胞膜,使细胞内

K^+释放至细胞外液(ECF)。酸中毒及高糖血症致细胞外液渗透压快速升高,或静脉使用甘露醇时,都可使K^+进入细胞外液而引起血钾浓度升高[7]。体内98%的K^+存在于细胞内,即使细胞内释出很少一部分的K^+,也会使细胞外液的K^+浓度显著升高。有些药物可能引发高钾血症(特别是已有肾功能不全者),包括保钾利尿剂、血管紧张素转化酶抑制剂及非甾体消炎药(NSAIDs)。螺内酯及血管紧张素转化酶抑制剂影响醛固酮的活性,可抑制肾的正常排钾功能。急、慢性肾功能不全均可损害肾脏的排钾功能。

表3-5	钾异常的病因
高钾血症	
摄入增加	
补钾	
输血	
内源性负荷/破坏:溶血、骨骼肌溶解、挤压伤、胃肠道出血	
释出增加	
酸中毒	
细胞外渗透压快速升高(高糖血症、甘露醇)	
排出受损	
保钾利尿剂	
肾功能不全/衰竭	
低钾血症	
摄入不足	
饮食、无钾静脉输液、TPN含钾不足	
排钾过多	
盐皮质激素过多	
药物	
胃肠道丢失	
胃肠液直接丢失钾(腹泻)	
肾丢失钾(胃液丢失,由于呕吐或大量胃肠减压)	

高钾血症的症状主要是表现在胃肠道、神经肌肉及心血管系统方面(表3-6)。胃肠道症状包括恶心、呕吐、肠绞痛及腹泻。神经肌肉系统的症状包括肌无力、麻痹,甚至呼吸衰竭。早期心血管系统的表现为心电图改变,然后有血流动力学症状:心律不齐,甚至心脏停搏。高钾血症的心电图变化有T波高尖(早期)、QRS波增宽,P波变平,PR间期延长(Ⅰ度传导阻滞)及心房颤动。

低钾血症 外科病人的低钾血症(hypokalemia)比高钾血症更常见。原因有:钾摄入不足、肾排钾过多、胃肠液病理性排泄丢失更多的K^+(腹泻、瘘、呕吐、大量胃肠减压)以及代谢性碱中毒或胰岛素治疗时K^+移入细胞内(表3-5)。代谢性碱中毒时钾的变化可用下列公式计算:

$$血钾降低0.3mEq/L,可使pH值升高0.1$$

此外,许多药物(如两性霉素B、氨基糖苷、膦甲酸、顺铂及异环磷酰胺等)可因使Mg^{2+}缺失而使肾排K^+增加[8,9]。若缺钾是由于镁不足所致心房颤动[10],此时纠正低钾很困难,除非先纠正低镁血症。

表 3-6　钾、镁、钙异常的临床表现

系统	血浆水平升高		
	钾	镁	钙
胃肠道	恶心、呕吐、绞痛、腹泻	嗜睡	厌食、恶心、呕吐、腹痛
神经肌肉	无力、瘫痪、呼吸衰竭	无力、嗜睡反射↓	无力、模糊、昏迷、骨痛
心血管	心律不齐、停搏	低血压、停搏	高血压、心律不齐、多尿
肾	—		烦渴

系统	血浆水平降低		
	钾	镁	钙
胃肠道	绞痛、便秘	—	—
神经肌肉	反射↓、疲劳、虚弱 瘫痪	反射亢进、震颤 强直、癫痫	反射亢进、感觉异常 腕足痉挛、癫痫
心血管	停搏	心律不齐	心力衰竭

低钾血症的症状（表 3-6）主要是各种肌肉收缩力的减退，包括胃肠道平滑肌、骨骼肌、心肌等，表现为肠绞痛、便秘、虚弱、疲劳、腱反射降低、瘫痪、心脏停搏等。当细胞外液不足时，低钾血症在初期易被掩盖。待容量补充之后，由于稀释可使症状明显恶化。低钾血症的心电图改变包括 U 波、T 波变平，ST 段改变，及心律不齐（需洋地黄治疗）。

钙异常

体内绝大多数钙成分位于骨骼内，在细胞外液中仅占 1%。血中的钙以三种形式存在：蛋白结合钙约 40%；与磷酸盐及其他阴离子结合的钙约 10%；离子化钙占 50%。离子化钙发挥神经肌肉稳定性作用，可直接测其数值。测得的血清钙浓度要以白蛋白浓度校正：

血浆白蛋白每降低 1g/dl（1g/dl=10g/L），血钙浓度相应降低 0.8mg/dl

血 pH 变化对离子化钙浓度的影响与血白蛋白不同，由于酸中毒使蛋白结合力下降，此时离子化钙浓度会增加。

钙的摄入 1～3g/d。多数经肠道排泄，尿排出量很低。体内钙平衡受多种激素调节，其代谢变化过程是长期的，急性疾病对其少有影响。但此时仍应关注离子化钙对神经肌肉的应激作用。

高钙血症　高钙血症（hypercalcemia）时血清钙浓度超过正常值的上限（8.5～10.5mEq/L），或离子化钙浓度超过 4.2～4.8mg/dl。多数有症状的高钙血症是甲状旁腺功能亢进者，及某些恶性肿瘤骨转移者[11]。高钙血症的症状（表 3-6）轻重不一，包括神经损害、骨骼肌无力、疼痛、肾功能不全，以及胃肠道症状如恶心、呕吐、腹痛。心脏变化可有高血压、心律不齐、洋地黄中毒。心电图显示 QT 间期缩短，PR 及 QRS 间期延长，QRS 压升高，T 波变平、增宽，以及房室传导阻滞（可能发展为完全性传导阻滞、心脏停搏）。

低钙血症　低钙血症（hypocalcemia）时血钙浓度低于 8.5mEq/L，或离子化钙浓度低于 4.2mg/dl。低钙血症的原因有胰腺炎、大范围软组织感染（如坏死性筋膜炎）、肾衰竭、胰瘘、小肠瘘、甲状旁腺功能减退、中毒性休克综合征、镁代谢异常以及肿瘤溶解综合征。此外，暂时性的低钙血症常发生在甲状旁腺腺瘤切除术后残留腺体有萎缩时，以及骨骼需要补充矿物质而需要大量钙补充时[12]。此外，恶性肿瘤可伴有破骨活性增加，如乳癌及前列腺癌均可导致低钙血症[13]。Ca^{2+} 与有机阴离子结合可能也是引起低钙血症的一个原因。这见于肿瘤溶解综合征或横纹肌溶解时，在出现高磷血症之后会出现。胰腺炎时是通过游离脂肪酸的螯合将 Ca^{2+} 分离。大量输注含枸橼酸盐的血液后可引起低钙血症，这是另一种机制[14,15]。低钙血症极少因摄入不足所致，因骨的释放能在较长时间内维持正常血钙水平。

低钙血症时离子化钙水平可能正常，此时可无症状。相反，在碱中毒时由于离子化钙水平降低，即使血钙浓度正常，也会出现低钙症状。当血离子化钙浓度低于 2.5mg/dl 则会出现神经肌肉及心脏方面的症状（表 3-6）。临床表现包括面部及肢体的感觉异常、肌痉挛、腕足痉挛、喘鸣、手足搐搦及癫痫。Chvostek 征阳性（轻叩面部使面神经痉挛）及 Trousseau 征阳性（血压计气囊压力使上肢发生痉挛）。低钙血症可使心肌收缩力下降，甚至心力衰竭。低钙血症的心电图改变包括 QT 间期延长，T 波倒置、传导阻滞及心室颤动。

磷异常

磷是细胞外液中重要的二价阴离子，在细胞中含量丰富。磷参与糖酵解过程中的能量代谢，同时参与高能磷酸键——ATP 的组成。肾的排泄功能控制血磷水平。

高磷血症　高磷血症（hyperphosphatemia）的原因包括尿排出减少、磷摄入增加或内源性磷的转移。大多数高磷血症病人存在肾功能不全。甲状旁腺功能低下或甲状腺功能亢进均会使肾排磷减少，以致出现高磷血症。任何导致细胞破裂的临床病症均可使内源性磷释出增加，例如横纹肌溶解、肿瘤溶解综合征、溶血、脓毒症、严重低温、恶性高热等。肠外营养液中含磷过多，或其他含磷制剂均可使血磷水平升高。多数高磷血症者无明显症状，但若持续较长时间，可导致钙-磷复合物在软组织中发生异位沉积。

低磷血症　低磷血症(hypophosphatemia)可由于磷摄入减少、磷从细胞外移位,或磷排出增加所致。营养不良者摄入磷减少,或摄入的含磷食物不易吸收,可以导致慢性低磷血症。多数急性低磷血症是由于细胞外液中磷的移出,如呼吸性碱中毒、胰岛素治疗、再喂养综合征及骨饥饿综合征。通常低磷血症无明显临床表现,严重时才有症状。其症状与高能磷酸键减少、组织利用氧的有效性下降有关,可表现为心功能不全、肌肉无力等。

镁异常

镁是细胞外液中占第四位的矿物质。体内镁的总含量约1000mmol,其中1/2在骨骼内,组织间交换很缓慢。细胞外液中的镁约1/3与蛋白相结合,因此当存在低白蛋白血症时,血镁水平不能确切反映体内的镁储备。补镁需使血镁浓度达到正常值的上限。食物中含镁约20mEq/d,镁可经肾或肠道排出。肾有很好的保镁能力,缺镁时肾排镁<1mEq/d。

高镁血症　高镁血症(hypermagnesemia)很少见,严重肾功能不全时可能发生,与血钾变化相平行。肾衰竭时,含镁的制酸剂及泻药可能使血镁达到中毒水平。肠外营养时给予镁太多,严重创伤、烧伤、重度酸中毒等可能出现有症状的高镁血症。临床表现(表3-6)可有恶心、呕吐、神经肌肉功能障碍如无力、嗜睡、反射降低,以及心功能受损如低血压及心脏骤停。心电图变化与高钾血症相似,PR间期延长,QRS变宽,T波倒置。

低镁血症　住院病人的镁缺乏较常见,特别是重症病人[16]。肾脏对镁的平衡起重要作用,通过位于肾小管细胞的钙/镁受体调节血镁水平[17]。低镁血症(hypomagnesemia)可由于摄入不足、肾排出增加或病理性丢失增加所致。摄入不足发生在饥饿、酒精中毒或长期静脉输液时溶液中含镁不足。镁经肾丢失增加见于滥饮酒精、利尿剂、两性霉素B及醛固酮增多症,还见于腹泻经胃肠道丢失、吸收不良及急性胰腺炎。镁是维持许多酶系统功能的基本成分,镁缺乏可使神经肌肉及中枢神经敏感性提高。症状与低钙血症相似,包括反射亢进、肌痉挛、震颤、Chvostec及Trousseau征阳性(表3-6)。严重镁缺乏可有谵妄、癫痫。心电图改变包括QT及PR间期延长、ST段降低、P波倒置及心律失常。低镁血症的重要性不仅是其对神经系统的直接作用,而且它可引发低钙血症及持续性低钾血症。当低钾、低钙与低镁同时存在,镁能帮助维持钾与钙的稳定。

酸碱平衡

酸碱内稳态

肾可产生大量HCO_3^-,而酸性代谢产物又是很大的酸性负荷,在这种内环境下,体液pH值仍能被限制在很小的范围内。内源性酸负荷可被缓冲系统有效中和,并最终由肺和肾排泄。

重要的缓冲系统包括细胞外的蛋白质、磷酸盐及细胞外的HCO_3^-/H_2CO_3系统。酸碱失衡的代偿有呼吸机制(代谢性紊乱)或代谢性机制(呼吸性紊乱)。在代谢性异常时,受位于颈动脉体和脑干的化学感受器的调节,使呼吸频率发生改变。酸中毒刺激化学感受器使呼吸加快,而碱中毒时化学感受器活性下降,使呼吸变慢。当呼吸性酸中毒或碱中毒时,由于CO_2吸入的增加或减少而出现呼吸异常,可由肾参与代偿。与代谢性异常时立即发生呼吸代偿有所不同,肾对呼吸异常的代偿较滞后,约6小时后才发生,但可持续数天。由此,呼吸性酸碱紊乱在肾代偿之前属于急性,而持续在肾代偿之后即为慢性。代谢性或呼吸性酸碱异常的代偿见(表3-7)[18],如果pH改变超过预计值,则可能存在混合性酸碱紊乱(表3-8)。

表3-7	酸碱紊乱的预测变化值
异常	**预测变化值**
代谢性	
酸中毒	$PCO_2 = 1.5 \times HCO_3^- + 8$
碱中毒	$PCO_2 = 0.7 \times HCO_3^- + 21$
呼吸性	
急性呼吸性酸中毒	$\Delta pH = (PCO_2 - 40) \times 0.008$
慢性呼吸性酸中毒	$\Delta pH = (PCO_2 - 40) \times 0.003$
急性呼吸性碱中毒	$\Delta pH = (40 - PCO_2) \times 0.008$
慢性呼吸性碱中毒	$\Delta pH = (40 - PCO_2) \times 0.017$

PCO_2 = partial pressure of carbon dioxide, CO_2分压

表3-8　酸碱紊乱的呼吸及代谢性代偿成分

酸碱紊乱类型	急性失代偿 pH	急性失代偿 PCO_2 (呼吸代偿)	急性失代偿 血浆HCO_3^-# (代谢代偿)	慢性(部分代偿) pH	慢性(部分代偿) PCO_2 (呼吸代偿)	慢性(部分代偿) 血浆HCO_3^-# (代谢代偿)
呼吸性酸中毒	↓↓	↑↑	N	↓	↑↑	↑
呼吸性碱中毒	↑↑	↓↓	N	↑	↓↓	↓
代谢性酸中毒	↓↓	N	↓↓	↓	↓↓	↓
代谢性碱中毒	↑↑	N	↑↑	↑	↑?	↑

#测量标准HCO_3^-、全血缓冲碱、CO_2量或CO_2结合力。当标准HCO_3^-超过正常值时,碱剩余为正值;低于正常值时,碱剩余为负值
N = 正常

代谢性紊乱

代谢性酸中毒　代谢性酸中毒(metabolic acidosis)是由于摄入或产生酸性物质过多，HCO_3^-缺失过多所致(表 3-9)。机体的调节机制包括：产生缓冲碱(细胞外液的 HCO_3^- 和骨及肌肉细胞内的缓冲碱)；通气增加(Kussmaul 呼吸)；肾再吸收及生成 HCO_3^- 增加，肾分泌 H^+ 增加，形成的 NH_4^+($H^+ + NH_3^+ = NH_4^+$)经尿排出。评价代谢性酸中毒者除血 HCO_3^- 降低之外，还要测其阴离子间隙(AG)。

$$AG = (Na^+) - (Cl^- + HCO_3^-)$$

正常 AG<12mmol/L，该值与白蛋白有关，因此对 AG 的估算需以白蛋白浓度校正(低白蛋白血症减少 AG)[19]。

$$AG 的校正值 = 实际 AG - [2.5(4.5 - 白蛋白浓度)]$$

代谢性酸中毒伴 AG 升高发生在外源性酸摄入增多(如乙烯甘醇、水杨酸盐、甲醇)或内源性酸性产物的增加。见于酮症酸中毒时产生 β-羟丁酸盐、乙烯乙酸盐；乳酸性酸中毒时产生乳酸盐；肾功能不全时产生有机酸。

表 3-9　代谢性酸中毒的病因

阴离子间隙增加，代谢性酸中毒

外源性酸摄入
　乙烯甘醇
　水杨酸盐
　甲醇
内源性酸性产物
　酮症酸中毒
　乳酸性酸中毒
　肾功能不全

正常阴离子间隙

酸摄入(HCl)
HCO_3^- 丢失
胃肠液丢失(腹泻、瘘)
输尿管-乙状结肠吻合术后
肾小管性酸中毒
碳酸酐酶抑制剂

外科病人最常见的严重代谢性酸中毒是乳酸性酸中毒。循环衰竭时，组织灌注不足，由于低氧血症可导致乳酸盐产生。此时的治疗是容量复苏，恢复组织灌注，而不是用外源性 HCO_3^- 纠正其异常。容量纠正后，乳酸可被肝脏很快代谢，pH则可恢复正常。对于代谢性酸中毒时是否需要补充 HCO_3^- 的做法有争议，因为此时的酸中毒是否有害，尚未阐明[20]。过多补充 HCO_3^- 可引起代谢性碱中毒，此时血红蛋白的氧离曲线左移，影响组织摄氧，可出现心律失常，使治疗更困难。另一缺点是 $NaHCO_3$ 可加重细胞内的酸中毒。给予的碳酸氢盐可产生 H^+，与 HCO_3^- 形成 H_2CO_3，后者分解成 CO_2 及 H_2O，可升高 CO_2 分压(P_{CO_2})，这种高碳酸血症可使急性呼吸窘迫综合征病人的呼吸状态更加异常。CO_2 可弥散至细胞内，而 HCO_3^- 仍在细胞外，使细胞内的酸中毒加重。临床上，血乳酸水平可能不适合用于指导复苏，尽管在致命性创伤时血乳酸

水平很高[21]。

正常阴离子间隙(AG)的代谢性酸中毒发生于外源性酸性物质(HCl、NH_4^+)增加、HCO_3^- 丢失增多(胃肠道疾病包括腹泻、瘘或输尿管-乙状结肠吻合术后或经肾排出)。此时，HCO_3^- 丢失，同时 Cl^- 增加，使 AG 仍无变化。如果 HCO_3^- 的丢失是肾脏因素所致，可检测尿中的 NH_4^+。若高氯性酸中毒时尿中 NH_4^+ 值低，提示 HCO_3^- 主要经肾丢失，可判断为肾小球性酸中毒。肾近曲小管性酸中毒时由于肾小管再吸收 HCO_3^- 减少，而远曲小管性酸中毒则是由于排 H^+ 能力下降。碳酸酐酶抑制剂乙酰唑胺可导致 HCO_3^- 经肾丢失。

代谢性碱中毒　正常的酸碱平衡系统可防止代谢性碱中毒的发展，除非 HCO_3^- 产生增加，或肾排出 HCO_3^- 功能受损(表 3-10)。代谢性碱中毒(metabolic alkalosis)是由于固定酸丢失或 HCO_3^- 增加所致，低钾时会使其恶化。多数病人有低钾血症，因细胞外液 K^+ 与细胞内 H^+ 交换，导致 HCO_3^- 过多、低氯血症、低钾血症及代谢性碱中毒，见于因幽门狭窄而丢失胃液的婴儿，成人则见于十二指肠溃疡病人。如果幽门尚未完全梗阻，呕吐时随胃液同时丢失的还有胰液、胆汁和肠液。而幽门梗阻时的呕吐物只有胃液，含大量 H^+ 及 Cl^-，则可引起低氯性碱中毒。初期，尿中 HCO_3^- 水平代偿性升高，H^+ 吸收增加，伴随有 K^+ 排出。在血容量不足时，醛固酮可调节 Na^+ 的吸收，使 K^+ 排出增加。低血钾又使 H^+ 排出增加，致碱中毒，临床上出现反常的酸性尿。治疗方面，以等渗盐水补充容量不足，待有足够尿量时再补钾。

表 3-10　代谢性碱中毒的病因

碳酸氢盐产生增加

1. Cl^- 丢失(尿氯>20mmol/L)
　盐皮质激素过多
　缺钾
2. Cl^- 保留(尿氯<20mmol/L)
　胃液丢失(呕吐、胃肠减压)
　利尿剂
3. 碱剂摄入过多
　肠外营养液中醋酸盐
　库存血中的枸橼酸盐
　制酸剂
　碳酸氢盐
　乳-碱综合征

碳酸氢盐排泄受损

1. 肾小球滤过率降低
2. 碳酸氢盐再吸收增加(高碳酸血症或钾缺乏)

呼吸性紊乱

在正常情况下，位于桥脑及延髓的呼吸中枢控制肺泡通气，维持 P_{CO_2} 的稳定。

呼吸性酸中毒　由于肺泡通气下降，使 CO_2 潴留，可引起呼吸性酸中毒(respiratory acidosis)，常见原因见表 3-11。此时由肾发挥代偿作用，但其反应较滞后。呼吸性酸中毒的治疗应是针对其病因，保证足够的通气是治疗的基础。采用非侵入性的正压通气可增加病人的通气量，有时需经气管内

插管增加每分钟通气量。慢性呼吸性酸中毒者动脉血 PCO_2 升高,在肾的代偿作用发生之后,HCO_3^- 才缓慢升高。

表 3-11	呼吸性碱中毒病因:低通气
麻醉药	
中枢神经系统创伤	
肺部:显著变化	
分泌物	
肺不张	
黏液栓	
肺炎	
胸膜渗出	
胸腹部创伤或切口疼痛	
腹内病变使横膈活动受限	
腹胀	
腹腔间室综合征	
腹水	

呼吸性碱中毒　外科病人的急性或继发性通气过度,可发生呼吸性碱中毒(respiratory alkalosis)。原因包括疼痛、焦虑不安、神经系统病变(中枢神经系统损伤)、辅助通气量过大、药物(水杨酸盐)、发热、革兰阴性菌感染、弥漫性毒性甲状腺肿及低氧血症等。低碳酸血症可引起 K^+ 及磷进入细胞内,Ca^{2+} 与白蛋白结合增加,可导致低钾、低磷、低钙的症状,可出现心律不齐、感觉异常、肌痉挛及癫痫。治疗方面应针对病因,同时也要控制通气量。

水、电解质治疗

静脉用溶液

用于静脉输注的电解质溶液的种类很多,最常用的溶液见表 3-12。通常是根据病人的容量状态及存在的浓度或成分异常选择品种。乳酸-林格液及生理盐水均为等渗性,可用于胃肠液丢失的补充,以及纠正细胞外液容量的不足。乳酸-林格液稍呈低渗,含乳酸盐 130mEq。乳酸盐比 HCO_3^- 更好,在静脉溶液中很稳定,注入后在肝内被转化为 HCO_3^-。在出血性休克时同样有效。证据显示,用乳酸-林格液复苏可能激活炎症反应和引发凋亡。但所含的乳酸盐的 D 异构体与 L 异构体不同,后者在哺乳类的代谢中不是正常的中间体[22]。体内试验提示,用任何形式的林格液复苏时,在肺和肝组织中的细胞凋亡明显呈低水平。

表 3-12	静脉用电解质溶液						
溶液	电解质(mEq/L)						
	Na$^+$	Cl$^-$	K$^+$	HCO$_3^-$	Ca^{2+}	Mg^{2+}	mOsm
细胞外液	142	103	4	27	5	3	280~310
乳酸-林格液	130	109	4	28	3		273
0.9% 氯化钠	154	154					308
5% 糖盐水	77	77					407
5% 葡萄糖							253
3% 氯化钠	513	513					1026

D5 = 5% dextrose,5% 葡萄糖;D5W = 5% dextrose in water,5% 葡萄糖水

氯化钠液稍呈高渗,Na^+ 与 Cl^- 均含 154mmol/L 相互平衡。Cl^- 浓度相对较高,增加了肾对 Cl^- 的负荷,高氯可致高氯性代谢性酸中毒。氯化钠能纠正存在低钠、低氯及代谢性碱中毒时的容量不足。

低浓度氯化钠(如 0.45% 氯化钠)可作为胃肠液丢失时的补充,也用于术后的液体补充。该溶液可提供足够多的水分以纠正缺水,以及有足够的 Na^+ 帮助肾调节血钠浓度。5% 葡萄糖(50g/L)可提供热量 200kcal/L,溶液中还可加入 <0.45% 的氯化钠以维持渗透压,可预防快速输注低渗溶液所引致的细胞溶解。当肾功能足够正常和有相当尿量时,可再加用钾剂,对机体有益。

复苏溶液的选择

有多种溶液可用于扩容和复苏(表 3-13)[24]。高渗氯化钠(3.5% 及 5%)适用于纠正重度钠缺乏,本章将另有讨论。高渗性(7.5%)氯化钠用于治疗闭合性脑外伤,可增加脑组织灌注,降低颅内压,减轻脑水肿[25]。但也会增加出血机会,因高渗性盐水是小动脉的扩张剂,针对创伤病人的前瞻、随机、对照的 meta 分析显示,高渗盐水并不比等渗氯化钠更好[26]。然而亚组分析显示,高渗盐水对于闭合性脑外伤伴休克者可能获益。

表 3-13	复苏用液体		
溶液	分子量	渗透压(mOsm/L)	Na(mmol/L)
高渗盐水(7.5%)	—	2565	1283
5% 白蛋白	70 000	300	130~160
25% 白蛋白	70 000	1500	130~160
右旋糖酐 40	40 000	308	154
右旋糖酐 70	70 000	308	154
羟乙基淀粉	450 000	310	154
新羟乙基淀粉	670 000	307	143
明胶	30 000	NA	154

NA = 不确定

胶体液也是外科病人的常用制剂。与等渗晶体液相比较，两者的扩容效果长期以来一直存有争议。由于胶体分子量较大，输入后多能停留在血管内，因此可发挥扩张血浆容量的作用。然而在严重出血性休克时，毛细血管壁通透性增加，胶体也可渗漏进入组织间隙，使组织水肿，组织摄氧能力受损。有学说认为高分子量的胶体可堵塞由于中性粒细胞介导的器官损害所发生的毛细血管漏，但没有得到验证[27,28]。现有四种胶体液：白蛋白、右旋糖酐、羟乙基淀粉及明胶，其分子量及大小见表 3-13。较小直径和较低分子量的胶体液有更大的膨胀效果，但与大分子量的胶体比较，停留在血管内的时间较短。

白蛋白（分子量 70 000）由人血浆经热灭菌法制备而成。有 5%（渗透压 300mOsm/L）及 25%（渗透压 1500mOsm/L）两种浓度。因是血制品，故可能会有过敏反应。已证明出血性休克时使用白蛋白复苏可能导致肾衰竭及肺功能损害[29]。

右旋糖酐是蔗糖在细菌作用下所形成的葡萄糖聚合物，分子量为 400 00 ~ 70 000。由于其渗透效应，具有扩容作用，同时还可改变血液黏度。右旋糖酐的作用更多是源于其降低血液黏度，而不是扩张容量。右旋糖酐常与高渗盐水合用以维持血管内容量。

羟乙基淀粉是另一种容量补充剂，由支链淀粉水解而成，分子量为 1000 ~ 3 000 000。美国只用高分子量的羟乙基淀粉，浓度为 6%。羟乙基淀粉使威勒布兰特（von Willebrand）因子及Ⅷ:c 因子水平降低，可能引起内环境紊乱，羟乙基淀粉可用于心外科及神经外科的术后出血[30,31]。在脓毒性休克病人及接受脑死亡供肾的受者中，羟乙基淀粉的应用可致肾功能不全[32,33]。目前，由于羟乙基淀粉可致凝血障碍和高氯性酸中毒（含氯量高），大剂量用于复苏已受到限制。新型羟乙基淀粉（hextend）是高分子量的改良制剂，以乳酸盐缓冲液替代了盐水。临床Ⅲ期研究显示，这种新制剂用于腹部大手术后，没有出现凝血方面的不良反应[34]。但还没有大量用于复苏的临床试验，而且各研究的结果并不一致[35]。

明胶是第四种胶体，由牛的胶原制成。有两种产品：尿素样明胶及琥珀酸盐明胶（改进型，Gelofusine）。后者在其他国家使用，结果不一[36]。与其他的人工胶体一样，志愿者试验提示，明胶对机体的凝血功能有一定损害[37]。

危及生命的电解质异常的纠治[38]

钠异常

高钠血症 高钠血症的治疗应包括纠正同时存在的缺水。低血容量者应先用生理盐水补充容量。待容量足够之后，用低渗溶液（如 5% 葡萄糖、含 1/4 生理盐水的 5% 葡萄糖）补充缺水。纠正高钠血症的补水量可用以下公式计算：

$$缺水量(L) = \frac{血钠浓度-140}{140} \times 总体水$$

估计总体水：男性为瘦组织群的 50%，女性为 40%

液体应予静脉滴入，以降低血钠浓度。急性有症状的高钠血症者，输入速度宜稍快，但血钠降低的速度不要超过 1mmol/h 及 12mmol/d。纠正慢性高钠血症者降低速度需较慢，不超过 0.7mmol/h。过快纠正血钠浓度可能导致脑水肿

及脑疝形成。根据病情严重度及纠正的难易程度，选用合适的液体种类。可予口服，也可 1/2 量或 1/4 量经静脉输入。在用 5% 葡萄糖补充时，要避免输入速度太快。应经常做神经评估并检测血钠浓度。

低钠血症 多数低钠血症者的治疗可采用限制入水的方法。严重者则需予补钠。肾功能正常者，当血钠≤120mmol/L 时才会有症状。如果出现神经症状，应给予 3% 氯化钠，以提高血钠浓度。但提高的速度不要超过 1mmol/h，直至血钠达到 130mmol/L 或神经症状改善为止。纠正无症状的低钠血症时，血钠水平每小时升高不超过 0.5mmol/L，每天至多增加 12mmol/L。对慢性低钠血症者的纠正要更慢。过快纠正可能导致脑桥脱髓鞘病变[39]、癫痫、无力、轻瘫、运动不能、无反应性，甚至可能致永久性脑损伤及死亡。MRI 有助于诊断[40]。

钾异常

高钾血症

高钾血症的治疗见表 3-14。治疗目标包括减少总体钾、将细胞外钾移至细胞内，及保护高钾对细胞的影响等。所有病人都应停止外源性钾摄入，包括钾制剂，以及含 K^+ 的肠道及静脉补液。离子交换树脂（kayaxalate，聚苯乙烯）可与 Na^+ 交换而移除 K^+，可口服或经直肠灌洗。快速法可输注葡萄糖和 HCO_3^-，使 K^+ 移至细胞内。也可用雾化沙丁胺醇（nebulized albuterol）10 ~ 20mg。单用葡萄糖可使胰岛素分泌增加，尽管急性病时这种反应比较迟钝，但仍主张葡萄糖应与胰岛素合用。给予离子交换树脂及 HCO_3^- 可能致循环超负荷及高钠血症，用于心功能不全者要非常小心。当出现心电图异常，应立即给予氯化钙或葡萄糖酸钙（10%，5 ~ 10ml），以对抗高钾对心肌的影响。对接受洋地黄治疗者，钙剂输注要非常小心，因很可能会出现洋地黄中毒。上述治疗的效果仅能维持 1 ~ 4 小时，如果保守治疗失败，应考虑血液透析。

表 3-14	症状性高钾血症的治疗

K^+ 的清除

聚苯乙烯（离子交换树脂的产品）

口服 15 ~ 30g（放在 20% 山梨醇 50 ~ 100ml 内）

经直肠 50g（放在 20% 山梨醇 200ml 内）

透析治疗

K^+ 的移位

50% 葡萄糖 1 支+普通胰岛素 5 ~ 10 单位，静脉注射

碳酸氢盐 1 支，静脉注射

对抗 K^+ 对心肌的影响

10% 葡萄糖酸钙 5 ~ 10ml

低钾血症 低钾血症的治疗包括钾的补充，根据症状决定补充速度（表 3-15）。轻度、无症状的低钾血症采取口服补充已足够，静脉补钾速度一般不超过 10mmol/h，可不必监测。在持续监测心电图的情况下，补钾速度可增加至 40mmol/h。低钾血症伴恶性心律不齐，出现紧急心脏停搏时补钾量可更多。少尿或肾功能不良时应谨慎补钾。

表 3-15   电解质补充方案

钾

血钾 <4.0mEq/L

无症状,能耐受肠内营养:给予含 KCl 40mmol 的肠内营养液,一次

无症状,不耐受肠内营养:KCl 20mmol   iv   q2h   ×2 次

有症状:KCl 20mmol   iv   q1h   ×4 次

输完 2 小时后复查血钾水平,如果 <3.5mmol/L 或已无症状,可换成上面方案

镁

血镁水平 1.0~1.8mEq/L

生理盐水 250ml 内含 $MgSO_4$ 0.5mEq,24 小时持续静脉输注   ×3 天

第 3 天复查血镁

血镁 <1.0mEq/L

生理盐水 250ml 内含 $MgSO_4$ 1mEq,24 小时持续静脉输注   ×1 天

生理盐水 250ml 内含 $MgSO_4$ 0.5mEq,24 小时持续静脉输注   ×2 天

第 3 天复查血镁水平

如果病人能口服,经肠道给予镁乳 15ml(约含镁 49mEq)经胃管 24 小时,控制腹泻

钙

纠正血钙水平 <4.0mg/dl

有经胃通路并能耐受肠内营养者:碳酸钙悬液 1250mg/5ml 经胃摄入,3 天后复查 Ca^{2+} 水平

无胃通路或病人不能耐受肠内营养:葡萄糖酸钙 2g 静脉注射,1 次,3 天后复查 Ca^{2+} 水平

磷

血磷水平为 1.0~2.5mg/dl

耐受肠内营养者:Neutra-Phos(商品名)2 包,q6h,经胃管或喂养管注入

无肠内营养者:K_2PHO_4 或 Na_3PO_4 0.15mmol/L,1 次,3 天后复查血磷水平

血磷水平 < 1.0mg/dl

耐受肠内营养者:K_2PHO_4 或 Na_3PO_4 0.25mmol/L,1 次

4 小时后复查磷水平,如果 <2.5mg/dl,开始 Neutra-Phos 2 包,q6h

不耐受肠内营养者:K_2PHO_4 或 Na_3PO_4 0.25mmol/kg(LBM)/6 小时

4 小时后复查磷水平,如果 <2.5mg/dl,则给予 K_2PHO_4 或 $Na_3PO_4$0.15mmol/kg(LBM),q6h

---

3mmol K_2PHO_4 =3mmol Phos 和 4.4mEq K^+ =1ml

3mmol Na_3PO_4 =3mmol Phos 和 4mEq Na^+ =1ml

Neutra-Phos 1 包 =8mmol Phos、7mEq K^+、7mEq Na^+

病人体重计算按瘦组织群(LBM)的千克计算

本方案不适于肾衰竭、血液透析或肌酐清除率 <30ml/min 者

钙异常

高钙血症   高钙血症出现症状时需予治疗,此时血钙常超过 12mg/dl,临床高值为 15mg/dl。如果症状出现很早,可能病情迅速恶化,甚至导致死亡。治疗方面首先应处理同时存在的容量不足,然后补充生理盐水以快速利尿。发生在恶性肿瘤病人的高钙血症的治疗详见本章后述。

低钙血症   无症状的低钙血症可口服或静脉补钙(表 3-15)。有症状者,应静脉注射 10% 葡萄糖酸钙,使血钙浓度达到 7~9mg/dl。如果同时存在镁、钾及 pH 异常,均应同时予以纠正。如果同时存在的低镁血症未予纠正,则低钙血症很难治疗。大量输血时不推荐补钙[41]。

磷异常

高磷血症   磷酸盐结合剂如硫糖铝、含白蛋白的抗酸药可用于降低血磷水平。当同时存在低钙血症时,可用乙酸钙片剂。肾衰竭病人需备用透析治疗。

低磷血症   根据缺磷程度及对口服制剂的耐受性,有几种经肠道及静脉补充磷的有效方法,对低磷血症病人有重要意义(表 3-15)。

镁异常

高镁血症   高镁血症的治疗包括停止外源性镁的摄入,纠正同时存在的容量不足,以及纠正可能存在的酸中毒。有急性症状者,应经静脉立即给予氯化钙 5~10ml,以对抗 Mg^{2+} 对心血管的影响。如果血镁水平仍高,或症状持续,需予透析治疗。

低镁血症   轻度低镁且无症状者,可口服补充镁制剂。需经静脉补充者则根据严重程度(表 3-15)及临床表现而定。如果有严重镁不足(<1.0mEq/L)或有症状者,可经静脉给予硫酸镁 1~2g(输入时间不要短于 15 分钟)。为纠正扭转型心动过速(心室律不规则),应在心电图监测下加快输入(应超过 2 分钟)。警惕不要补充 Mg^{2+} 太多,否则可能导致镁中毒。同时给予葡萄糖酸钙可对抗 Mg^{2+} 水平快速升高而出现的副反应,也可纠正常与低镁血症同时存在的低钙血症。

术前液体治疗

健康人体都必须饮水,但有时病人在某一阶段被要求禁饮,或在术前不允许饮水。这并不包括病人已存在缺水或对即将丢失水分的补充。下列公式是之前无缺水者维持水摄入量的常用计算方法:

前 0~10kg	给予 100ml/(kg·d)
此后的 10~20kg	给予另外的 50ml/(kg·d)
体重 >20kg 者	给予附加的 20ml/(kg·d)

例如:体重 60kg 女性的摄水总量为 2300ml;其中 1000ml 是第一个体重 10kg[10kg×100ml/(kg·d)];500ml 是第二个 10kg[10kg×50ml/(kg·d)];800ml 是最后的 40kg[40kg×20ml/(kg·d)]。

每天水分丢失包括尿量、粪便及不显性水分丢失。这些水分都不是纯水,而是低渗性液体,肾可能保钠以维持血浓度。虽然每天给水量没有常规医嘱,但一般是用含 0.45% 氯化钠的 5% 葡萄糖溶液,以 100ml/h 速度给予。钾的补充要在肾功能正常之后。但许多外科病人本身就有水及电解质异

常,对这些病人的术前评价非常重要,包括病人的容量状态,以及已经存在的电解质异常。如果病人有大量胃肠液丢失(呕吐、腹泻),或因病而摄入量减少,则一定会存在容量不足。体液可丢失在"第三间隙",或是"无功能细胞外液丢失",后者可发生在胃肠道梗阻、腹膜炎、腹水、挤压伤、烧伤,以及严重软组织感染(如坏死性筋膜炎)等。容量不足不同的阶段可有不同的症状和体征,急性容量不足的诊断主要是根据其临床表现(表 3-2)。急性容量不足可致心动过速,常伴有少尿及血液浓缩,术前应尽量纠正急性容量不足。

容量缺乏一经诊断,应尽快补充液体。通常是给予等渗晶体液,成分可根据血电解质浓度决定。如果已出现容量不足所致的心血管症状,应推注 1~2L 等渗液,然后持续静脉补液。期间必须严密监测,根据容量不足的表现,如生命体征的恢复、维持足够尿量[成人 0.5~1ml/(kg·h)]及碱缺乏的纠正等决定复苏的实施过程。对于容量不足未被纠正者、肾功能不全或老年人,应更多地在 ICU 内监测。这些病人可能需监测中心静脉压及心输出量。

如果容量不足合并存在电解质异常,在术前应予纠正,至少应缓解其急性症状。如果容量不足合并存在严重的高钠血症,输注 5% 葡萄糖虽可使细胞外液渗透压快速下降,但不很安全。应以 0.45% 氯化钠或乳酸-林格液缓慢地纠正高钠血症。这种做法既缓慢纠正了高钠血症,又纠正了容量缺乏,较为安全。

术中液体治疗

术前的容量不足若未予纠正,则麻醉等因素可致血压降低。为保证麻醉稳定,应根据已存在的缺水情况在术前给予足够水分的补充,并予以维持。此外,也要估算术中失血量、腹部大手术中的持续性细胞外液丢失(肠壁水肿、腹水以及手术创伤所致伤口水肿)。范围大的软组织伤、伴有软组织伤的复杂性骨折、烧伤等都有第三间隙失液的情况,在手术室内均应认真考虑。此时存在体液易位分布问题,功能性细胞外液确实减少,但这些体液并不是都丢失至体外,可被称为第三间隙水肿,但这些体液已不再发挥细胞外液的功能。

20 世纪 60 年代,曾对术中使用生理盐水有过争议,认为盐可能被潴留,且不符合术中的生理反应。但基础及临床研究改变了这种概念[42,43]。现在的概念是,氯化钠的补充是必需的,可补充细胞外液的丢失。虽还没有公式可计算术中所需补液量,但一般可用平衡盐溶液 500~1000ml/h 补充术中细胞外液的需要,以保持内环境稳定。术中没有必要使用白蛋白或其他胶体。行大血管手术时给予白蛋白以维持胶体渗透压,但在支持心功能及避免肺血管外水的蓄积方面没有显示优势效果[44]。

术后液体治疗

术后的液体治疗需要根据病人容量状态的评估结果以及预计可能的体液丢失的情况而定。术前、术中的容量缺失都应予以补充。第三间隙的水分丢失虽很难测得,但应包括在补液计划之中。术后初期,应给予等渗液。复苏成功的标志是生命体征和尿量基本正常,复杂病人也包括酸碱平衡的纠正。如果病人有不确定因素,特别是有肾及心脏的功能不全,应放置中心静脉导管或 Swan-Ganz 导管以监测以指导输液治

疗。在 24 小时之后,如果病人还不能耐受肠内营养,可改用含 0.45% 氯化钠的 5% 葡萄糖液。若肾功能正常,又有足够尿量,输入液中应加用钾剂。每天的输液量是根据病人的容量情况及电解质紊乱情况而定。无并发症的病人,术后几天内无需监测电解质水平。若术后用了利尿剂,则应补充经肾的排钾量。术后恰当的静脉补液量是根据体液丢失情况而定,包括呕吐、胃肠减压、引流、尿量及不显性失水等。

术后病人的特殊处理

容量过多在术后病人很常见。所输入的等渗液超过实际需要,可使容量扩张。由于第三间隙丢失或胃肠液丢失常难以确切计算,过高的估算可使输液逾量。容量过多最早的体征是体重增加。如果没有接受营养支持,术后病人的分解代谢可平均每天减轻体重 0.25~0.5 磅(0.11~0.23kg/d)。水过多的其他体征见表 3-2。周围组织水肿不一定同时有容量过多,总的细胞外液过多可与循环血浆容量不足同时存在。

如果术前容量不足未予纠正,术中液体丢失估计过低,或术后液体丢失超过预期,外科病人可出现容量不足,其临床表现见表 3-2,包括心动过速、直立性低血压、少尿,也可能有血液浓缩。需根据失水量给予治疗量。多数容量不足宜用等渗液补充,应酌情调整浓度及成分。

外科特殊病人的电解质异常

神经系统疾病

抗利尿激素分泌不当综合征

抗利尿激素分泌不当综合征(syndrome of inappropriate secretion of antidiuretic hormone,SIADH)可见于头部创伤或脑外科病人,也可能由某些药物(如吗啡、非甾体消炎药及缩宫素等)引起。某些肺及内分泌疾病如甲状腺功能减退、糖皮质激素分泌不足等也可能发生 SIADH。在某些恶性肿瘤如小细胞性肺癌、胰腺癌、胸腺瘤及霍奇金病[45]等,当病人存在高容量、低血钠及高尿钠、高渗透压时,要考虑合并 SAIDH。此时抗利尿激素(ADH)的不正常分泌并非由于渗透压或容量相关因素所致。

多数病人应严格控制摄水量以纠正低钠血症。关键在于既限制水分又要避免容量不足,以免危及肾功能。利尿剂呋塞米能使水排出。如果限水后低钠血症仍存在,可给予等渗或高渗液。如果尿钠浓度高于输液中的钠浓度,给予等渗盐水可能有害。使用襻利尿剂可能有助于尿钠浓度的升高。在慢性 SIADH 病人,很难长时间的限水,可用地美环素或锂制剂以排出水。

尿崩症

尿崩症(diabetes insipidus,DI)是由于 ADH 刺激作用障碍,排出稀释尿而产生的高钠血症。中枢性尿崩症是因 ADH 分泌不足,周围性尿崩症是由于终末器官对 ADH 无反应。中枢性尿崩症常见于垂体手术、闭合性脑外伤及缺氧性脑病等[46]。周围性尿崩症发生在低钾血症、摄入放射对照染料,以及某些药物(如氨基糖苷类或两性霉素 B)等。若病人能饮

水,则在口渴感的刺激下会增加饮水可能维持正常容量状态。但若病人不能饮水,将会很快发生容量缺乏。在缺水情况下会出现反常的尿渗透压升高,此时本病的诊断则基本可确定。轻症者,仅需补水已足够。重症者需使用血管加压素,用量为每 6~8 小时 5U,给予皮下注射。应监测血电解质及渗透压,防止血管加压素过量所致的医源性 SIADH。

中枢性盐丢失

中枢性盐丢失(cerebal salt washing)的诊断采用排除法。当病人有脑损害,又出现了无其他诱因的肾排出 Na[+] 和 Cl[-] 的增加[47],即可诊断本病。病人会出现尿钠排出增加,又有细胞外容量下降。常有低钠血症,但并非特异性。与 SIADH 不同,属继发性。

营养不良病人:再喂养综合征

再喂养综合征(refeeding syndrome)是有潜在致死性的病征。在饥饿、酒精中毒、神经性厌食、肥胖者体重明显下降等因素导致重度营养不良的情况下,快速、过量的摄食即可致病[48]。摄食后机体由脂肪代谢转为碳水化合物代谢,后者刺激胰岛素释放,细胞摄取电解质增加,特别是磷、镁、钾及钙。由于胰岛素反应迟钝,可出现重度高糖血症。肠内营养或肠外营养均可能发生再喂养综合征,可出现电解质紊乱。临床表现有心律不齐、意识模糊和呼吸衰竭等,甚至可致死。从预防角度,应先纠正电解质紊乱及容量不足。开始喂养前先予维生素 B₁;第一周热量补充 20kcal/(kg·d),之后逐渐增加[49]。生命体征、水平衡、电解质等都应密切监测,纠正之后病情则会好转。

急性肾衰竭病人

急性肾衰竭病人均有水、电解质紊乱。肾衰竭初期应确切评估其容量状态。如果存在肾前性氮质血症,应尽快纠正其容量不足。肾小管坏死性肾衰竭者,应严格限制入水量,根据尿量、不显性汗液及胃肠液丢失量计算入水量,量出为入。少尿型肾衰竭病人要密切监测血钾水平。高钾血症的处理见表 3-14,必要时需早期行透析治疗。肾衰竭时常伴有低钠血症,这是由于蛋白质、碳水化合物及脂肪分解后产生了较多水分。严重低钠血症需进行血液透析。肾衰竭也常伴有低钙、高镁、高磷血症。低钙血症者应测定血离子化钙浓度,因不少病人可能也存在低白蛋白血症。磷酸盐结合剂可用于控制高磷血症,但许多重症者可能需透析治疗。肾衰竭时经常伴有酸中毒,因为肾脏丧失了清除酸性代谢产物能力。使用 HCO₃[-] 将对病人有益,但常需透析治疗。透析可间断或连续进行。连续性透析治疗对维持 Na[+]、K[+] 及 HCO₃[-] 的正常可达到最佳效果[50]。

癌症病人

癌症病人常有水、电解质异常,可以是疾病本身所致,也可能是治疗措施所致。低钠血症常呈低容量性,此时利尿剂使肾排钠增加,或某些药物(如顺铂)引起失盐性肾病。中枢性失盐可见于颅内病变者;等容性低钠血症发生于颈部癌症、淋巴瘤、白血病或某些化疗药物等合并 SIADH 时。高钠血症最多见于化疗反应后进食差或有胃肠液丢失者。中枢神经系统病变病人可有中枢性尿崩症,可导致高钠血症。

癌症者因放射性肠炎、化疗药物或肿瘤本身(如结肠绒毛状腺瘤病)可引起腹泻、胃肠液丢失,发生低钠血症。肿瘤溶解综合征可促使大量肿瘤细胞破坏,引起一过性高钾血症。

低钙血症见于甲状腺或甲状旁腺切除术后,或颈淋巴结清扫术后,都会影响甲状旁腺的功能。甲状旁腺功能亢进症行甲状旁腺切除者,术后因钙很快被骨骼吸收可出现明显的急性低钙血症,即骨饥饿综合征。前列腺癌及乳癌可使成骨细胞活性增加,血钙水平下降。高磷血症者,因磷与钙结合,可发生急性低钙血症。低镁血症是异环磷酰胺、顺铂治疗的副反应。甲状旁腺功能亢进症由于磷的重吸收减少,可有低磷血症。致瘤性骨软化症也有尿排磷增加的现象。癌症病人如多发性骨髓瘤、本-周蛋白症(Bence Jones proteins)及某些化疗药物引起肾小管功能不良等,可发生低磷血症。急性白血病由于恶性细胞快速增殖而吸收磷,可致急性低磷血症。在肿瘤溶解综合征或用双磷酸盐治疗高钙血症时,也可发生高磷血症。

住院病人出现高钙血症的最常见原因是恶性肿瘤,由于骨吸收增加或肾排出减少所致。乳癌、肾癌骨转移时可有骨质破坏,这种现象也可见于多发性骨髓瘤。霍奇金和非霍奇金淋巴瘤者由于骨化三醇增加使胃肠道吸收 Ca[2+] 增加,同时骨钙外移也增加。恶性肿瘤含高钙成分,是导致癌症病人高钙血症的原因。原发性甲状旁腺亢进者,分泌甲状旁腺相关蛋白,与甲状旁腺受体结合,刺激骨钙吸收,减少肾脏排钙。恶性肿瘤病人高钙血症的治疗首先要用盐水扩张容量,纠正容量不足即可减少肾对钙的重吸收。达到足够容量之后,可使用襻利尿剂。但这种治疗仅有短暂效果。各种药物的作用起效时间、用药疗程及副反应都有不同[52]。羟乙基二磷酸盐及帕米磷酸钠可抑制骨吸收及骨吸收活性,起始效果较慢,但可持续约 2 周。降钙素也有效,可抑制骨钙吸收,增加肾脏排钙,2~4 小时之内很快起效。但由于可能会导致快速免疫反应而使用受限。皮质类固醇可降低这种快速免疫反应,可单独用于高钙血症。硝酸镓是骨吸收的潜在抑制剂,其作用时间长,但有肾毒性。光辉霉素是一种抗生素,可阻断骨吸收活性,但可能引起肝、肾、血液系统异常,用于骨 Paget 病的治疗因此而受到限制。若严重高钙血症扩容后导致肺水肿或充血性心力衰竭,则只能采用透析治疗。

当细胞内代谢产物的释放超过肾脏排泄能力时,即会出现肿瘤溶解综合征。快速释放的尿酸、钾、磷等可导致明显的高尿酸血症、高钾血症、高磷血症、低钙血症以及急性肾衰竭。常见于低分化性淋巴瘤及白血病,也可见于一些实体恶性肿瘤。常发生在肿瘤的放、化疗期间。一旦发生,应予扩容,纠正所有电解质紊乱。低钙血症一般不需治疗,除非有症状。伴有肾功能损害、电解质紊乱时,需用血液透析治疗。

(吴肇汉 译)

参考文献

亮蓝色标记的是主要参考文献。

1. Aloia JF, Vaswani A, Flaster E, et al: Relationship of body water compartment to age, race and fat-free mass. *J Lab Clin Med* 132:483, 1998.
2. Bourque CW, Oliet SHR: Osmoreceptors in the central nervous system. *Annu Rev Physiol* 59:601, 1997.
3. Sticker EM, Huang W, Sved AF: Early osmoregulatory signals in the

control of water intake and neurohypophyseal hormone secretion. *Physiol Behav* 76:415, 2002.

4. Stauss HM: Baroreceptor reflex function. *Am J Physiol Regul Integr Comp Physiol* 283:R284, 2002.

5. Miller M: Syndromes of excess antidiuretic hormone release. *Crit Care Clin* 17:11, 2001.

6. Kapoor M, Chan G: Fluid and electrolyte abnormalities. *Crit Care Clin* 17:571, 2001.

7. Adrogue HJ, Lederer ED, Suki WN, et al: Determinants of plasma potassium in diabetic ketoacidosis. *Medicine* 65:163, 1986.

8. Swan S: Aminoglycoside nephrotoxicity. *Semin Nephrol* 17:27, 1997.

9. Cobos E, Hall RR: Effects of chemotherapy on the kidney. *Semin Nephrol* 13:297, 1993.

10. Kobrin SM, Goldfarb S: Magnesium deficiency. *Semin Nephrol* 10:525, 1990.

11. Fisken FA, Heath DA, Somers S, et al: Hypercalcemia in hospital patients: Clinical and diagnostic aspects. *Lancet* 1:202, 1981.

12. Cruz DN, Perazella MA: Biochemical aberrations in a dialysis patient following parathyroidectomy. *Am J Kidney Dis* 29:759, 1997.

13. Bushinsky DA, Monk RD: Calcium. *Lancet* 352:306, 1998.

14. Dunlay RW, Camp MA, Allon M, et al: Calcitriol in prolonged hypocalcemia due to tumor lysis syndrome. *Ann Intern Med* 110:162, 1989.

15. Reber PM, Heath H: Hypocalcemic emergencies. *Med Clin North Am* 19:93, 1995.

16. Wong ET, Rude RK, Singer FR, et al: A high prevalence of hypomagnesemia and hypermagnesemia in hospitalized patients. *Am J Clin Pathol* 79:348, 1983.

17. Quamme GA: Renal magnesium handling: New insights in understanding old problems. *Kidney Int* 52:1180, 1997.

18. Marino PL: Acid-base interpretations, in Marino PL (ed): *The ICU Book,* 2nd ed. Baltimore: Williams & Wilkins, 1998, p 581.

19. Gluck SL: Acid-base. *Lancet* 352:474, 1998.

20. Gauthier PM, Szerlip HM: Metabolic acidosis in the intensive care unit. *Crit Care Clin* 18:289, 2002.

21. Pal JD, Victorino GP, Twomey P, et al: Admission serum lactate levels do not predict mortality in the acutely injured patient. *J Trauma* 60:583, 2006.

22. Koustova E, Standon K, Gushchin V, et al: Effects of lactated Ringer's solution on human leukocytes. *J Trauma* 53:782, 2002.

23. Shires GT, Browder LK, Steljes TP, et al: The effect of shock resuscitation fluids on apoptosis. *Am J Surg* 189:85, 2005.

24. Roberts JS, Bratton SL: Colloid volume expanders: Problems, pitfalls, and possibilities. *Drugs* 55:621, 1998.

25. Shackford SR: Effects of small-volume resuscitation on intracranial pressure and related cerebral variables. *J Trauma* 42(5 Suppl):S48, 1997.

26. Wade CE, Kramer GC, Grady JJ, et al: Efficacy of 7.5% saline and 6% dextran-70 in treating trauma: A meta-analysis of controlled clinical studies. *Surgery* 122:609, 1997.

27. Ley K: Plugging the leaks. *Nat Med* 7:1105, 2001.

28. Conhaim RL, Watson KE, Potenza BM, et al: Pulmonary capillary sieving of hetastarch is not altered by LPS-induced sepsis. *J Trauma* 46:800, 1999.

29. Lucas CE: The water of life: A century of confusion. *J Am Coll Surg* 192:86, 2001.

30. de Jonge E, Levi M: Effects of different plasma substitutes on blood coagulation: A comparative review. *Crit Care Med* 291:1261, 2001.

31. Cope JT, Banks D, Mauney MC, et al: Intraoperative hetastarch infusion impairs hemostasis after cardiac operations. *Ann Thorac Surg* 63:78, 1997.

32. Schortgen F, Lacherade JC, Bruneel F, et al: Effects of hydroxyethyl-starch and gelatin on renal function in severe sepsis: A multicenter randomized study. *Lancet* 357:911, 2001.

33. Cittanova ML, Leblance I, Legendre C, et al: Effect of hydroxyethyl-starch in brain-dead kidney donors on renal function in kidney-transplant recipients. *Lancet* 348:1620, 1996.

34. Gan TJ, Bennett-Guerrero E, Phillips-Bute B, et al: Hextend, a physiologically balanced plasma expander for large volume use in major surgery: A randomized phase III clinical trial. *Anesth Analg* 88:992, 1999.

35. Boldt J, Haisch G, Suttner S, et al: Effects of a new modified, balanced hydroxyethyl starch preparation (Hextend) on measures of coagulation. *Br J Anaesth* 89:772, 2002.

36. Rittoo D, Gosling P, Bonnici C, et al: Splanchnic oxygenation in patients undergoing abdominal aortic aneurysm repair and volume expansion with eloHAES. *Cardiovasc Surg* 10:128, 2002.

37. Coats TJ, Brazil E, Heron M, et al: Impairment of coagulation by commonly used resuscitation fluids in human volunteers. *Emerg Med J* 23:846, 2006.

38. European Resuscitation Council: Part 8. Advanced challenges in resuscitation. Section 1: Life-threatening electrolyte abnormalities. *Resuscitation* 46:253, 2000.

39. Laureno R, Karp BI: Myelinolysis after correction of hyponatremia. *Ann Med* 126:67, 1997.

40. Chua GC, Sitoh YY, Lim CC, et al: MRI findings in osmotic myelinolysis. *Clin Radiol* 57:800, 2002.

41. American College of Surgeons: Shock, in *American College of Surgeons Advanced Trauma Life Support Manual,* 6th ed. Chicago: American College of Surgeons, 1997.

42. Shires GT, Williams J, Brown F: Acute changes in extracellular fluids associated with major surgical procedures. *Ann Surg* 154:803, 1961.

43. Shires GT, Jackson DE: Postoperative salt tolerance. *Arch Surg* 84:703, 1962.

44. Shires GT III, Peitzman AB, Albert SA, et al: Response of extravascular lung water to intraoperative fluids. *Ann Surg* 197:515, 1983.

45. Miller M: Syndromes of excess antidiuretic hormone release. *Crit Care Clin* 17:11, 2001.

46. Ober KP: Endocrine crises: Diabetes insipidus. *Crit Care Clin* 7:109, 1991.

47. Singh S, Bohn D, Carlotti APCP: Cerebral salt wasting: Truths, fallacies, theories, and challenges. *Crit Care Med* 30:2575, 2002.

48. Kozar RA, McQuiggan MM, Moore FA: Nutritional support in trauma patients, in Shikora SA, Martindale RG, Schwaitzberg SD (eds): *Nutritional Considerations in the Intensive Care Unit,* 1st ed. Dubuque, Iowa: Kendall/Hunt Publishing, 2002, p 229.

49. Crook MA, Hally V, Panteli JV: The importance of the refeeding syndrome. *Nutrition* 17:632, 2001.

50. Uchino S, Bellomo R, Ronco C: Intermittent versus continuous renal replacement therapy in the ICU: Impact on electrolyte and acid-base balance. *Intensive Care Med* 27:1037, 2001.

51. Kapoor M, Chan GZ: Fluid and electrolyte abnormalities. *Crit Care Clin* 17:503, 2002.

52. Barri YM, Knochel JP: Hypercalcemia and electrolyte disturbances in malignancy. *Hematol Oncol Clin North Am* 10:775, 1996.

第 4 章

外科出血、止血与输血

Ernest A. Gonzalez, Kenneth M. Jastrow,
John B. Holcomb, and Rosemary A. Kozar

关键点

1. 术前和术后抗凝治疗越来越普遍。病人术中和术后的出血风险应该指导术前抗凝治疗的终止与否以及术后再次应用的时机。

2. 需要预计可能的大量输血,并做好预案,准备需要输注的

   红细胞、血浆和血小板。

3. 创伤所致的急性凝血功能障碍是由于蛋白 C 活化和纤溶的作用。它不同于 DIC,在到达急诊室时即已发生,死亡率高。

止血的生物学过程

止血过程是限制损伤血管出血的复杂反应，包括四个

主要的生理过程：血管收缩、血小板血栓形成、纤维蛋白形成和纤维蛋白溶解。尽管四个过程被有序激活，但它们亦相互联系，形成连续而多重加强的反应。止血过程见图 4-1。

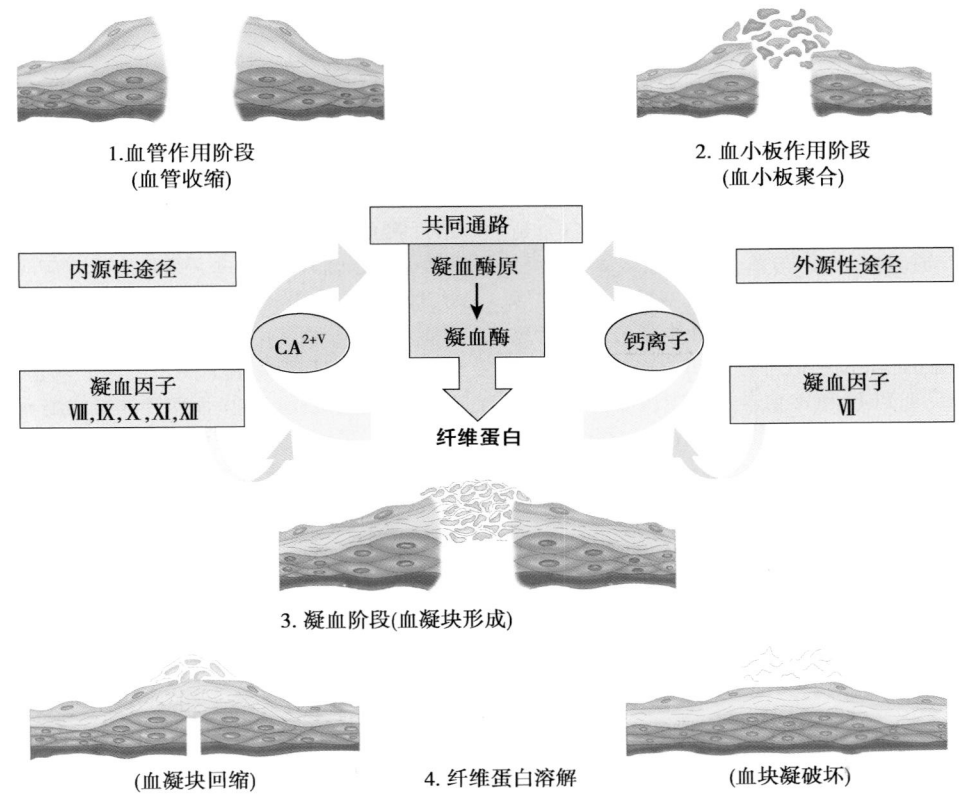

图 4-1　止血的生物学过程。图示止血过程中四个相互关联的生理过程，包括血管收缩、血小板血栓形成、纤维蛋白凝块形成和纤维蛋白溶解

血管收缩

血管收缩是对血管损伤的初始反应。含有中等平滑肌的血管收缩更明显，取决于平滑肌的局部收缩程度。血管收缩随后导致血小板血栓的形成。损伤处的血小板膜释放花生四烯酸，生成一种强烈的平滑肌收缩剂血栓素 A_2（thromboxane A_2，TXA_2）。同样，损伤的内皮细胞生成的内皮素和血小板聚集释放的 5-羟色胺也是强烈的血管收缩剂。缓激肽和纤维蛋白肽也可以导致血管平滑肌收缩。参与血管收缩的物质随着血管损伤的程度而不同。小动脉的侧方切割伤由于力的作用将保持开放，而同样动脉的横断损伤可以自发止血。

血小板功能

血小板是巨核细胞的无核碎片，正常值在（150～400）× 10^9/L，超过 30% 的循环血小板滞留在脾脏。没有被凝血反应消耗的血小板由脾脏清除，因此血小板的平均寿命为 7～10 天。

血小板是止血过程必不可少的成分，作用是形成血凝块和生成凝血酶（图 4-2）。正常情况下血小板并不相互黏附或者与血管壁黏附，但是在血管损伤时可以形成血栓并止血。血管壁内膜的损伤暴露了内皮下层的胶原，为血小板的黏附提供了场所。这个过程需要一种内皮下层的蛋白质 von Wlil-

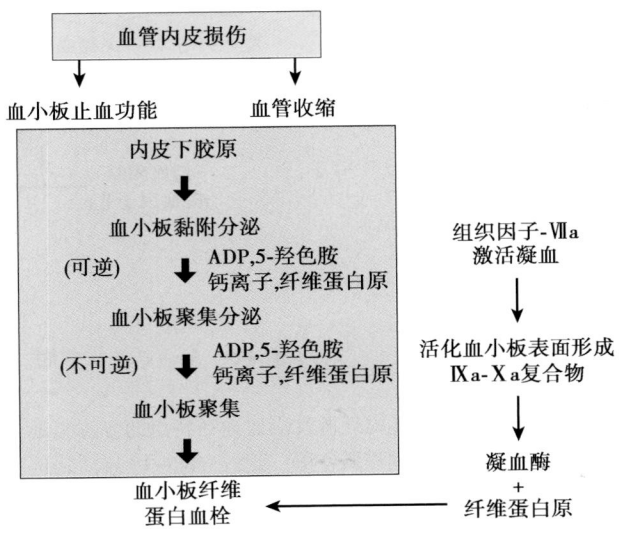

图 4-2　血小板活化和形成血栓功能的示意图。ADP＝二磷酸腺苷

lebrand 因子（vWF），缺少 vWF 会罹患 von Wlillebrand 病（血管性血友病，vW 病）。vWF 与血小板表面的糖蛋白 I / IX / V 结合，血小板启动释放反应募集循环中的其他血小板封堵损伤血管。以上过程称为初期止血。血小板聚集是可逆的，并

不伴随血小板分泌。另外,肝素不与这一过程反应,因此初级止血可以发生于肝素化病人。ADP 和 5-羟色胺是血小板聚集的主要介质。

血小板膜释放的花生四烯酸由 COX 转化为前列腺素 G$_2$(PGG$_2$)和前列腺素 H$_2$(PGH$_2$),再转化为 TXA$_2$。TXA$_2$ 有强烈的血管收缩和血小板聚集功能。花生四烯酸也可以转移至邻近的内皮细胞,转化成前列环素(PGI$_2$),这是一种血管扩张剂,可以抑制血小板聚集。血小板 COX 可以被肝素不可逆地抑制,被非甾体消炎药(NSAIDs)可逆地阻断,但不受 COX-2抑制剂的影响。

在血小板聚集的第二阶段发生释放反应,包括 ADP、Ca^{2+}、5-羟色胺、TXA$_2$ 和 α-颗粒蛋白的释放。纤维蛋白原是这一过程所必需的辅助因子,作为活化血小板表面糖蛋白Ⅱb/Ⅲa 受体的桥梁。释放反应导致血小板不可逆地紧缩形成血栓。α-颗粒分泌血小板反应蛋白,使纤维蛋白原稳定地结合在活化血小板表面,并加强血小板之间的连接。血小板因子 4(platelet factor 4,PF4)和 α-血小板球蛋白亦在释放反应阶段分泌。PF4 是一种很强的肝素拮抗剂。血小板聚集的第二阶段可以被阿司匹林、NSAIDs、环磷酸酰胺(cAMP)和一

氧化氮抑制。释放反应的结果使血小板膜表面的磷脂发生变化,允许 Ca^{2+} 和凝血因子与血小板结合,形成具有酶解活性的复合物。在凝血因子 V 与 Ca^{2+} 存在的情况下,通过血小板因子 3 的介导,活化的凝血因子 X(Xa)将凝血酶原(凝血因子Ⅱ)转化为凝血酶(凝血因子Ⅱa),血小板因子 3 也同样参与了凝血因子Ⅸ(Ⅸa)、Ⅷ和 Ca^{2+} 激活凝血因子 X 的活化。血小板也可能在凝血因子Ⅺ和Ⅻ的活化过程中起重要作用。

凝血机制

在生理情况下,止血是血小板、内皮细胞和众多循环或膜结合的凝血因子之间复杂而有序的相互作用过程。如图 4-3所示,凝血级联反应分为两条相互交叉的途径。内源性途径由凝血因子Ⅻ开始,通过一系列酶促反应顺序激活凝血因子Ⅺ、Ⅸ和Ⅶ。在内源性途径中,形成纤维蛋白凝块所需的所有物质均存在于血浆中,并不需要带负电荷的表面。相反,外源性途径需要损伤血管表面的组织因子暴露,与凝血因子Ⅶ结合,启动凝血级联反应。而两种途径在凝血因子 X 处合并为共同途径,最终激活凝血因子Ⅱ(凝血酶原)和Ⅰ(纤维蛋白原)。纤维蛋白原水解为纤维蛋白,形成血凝块。

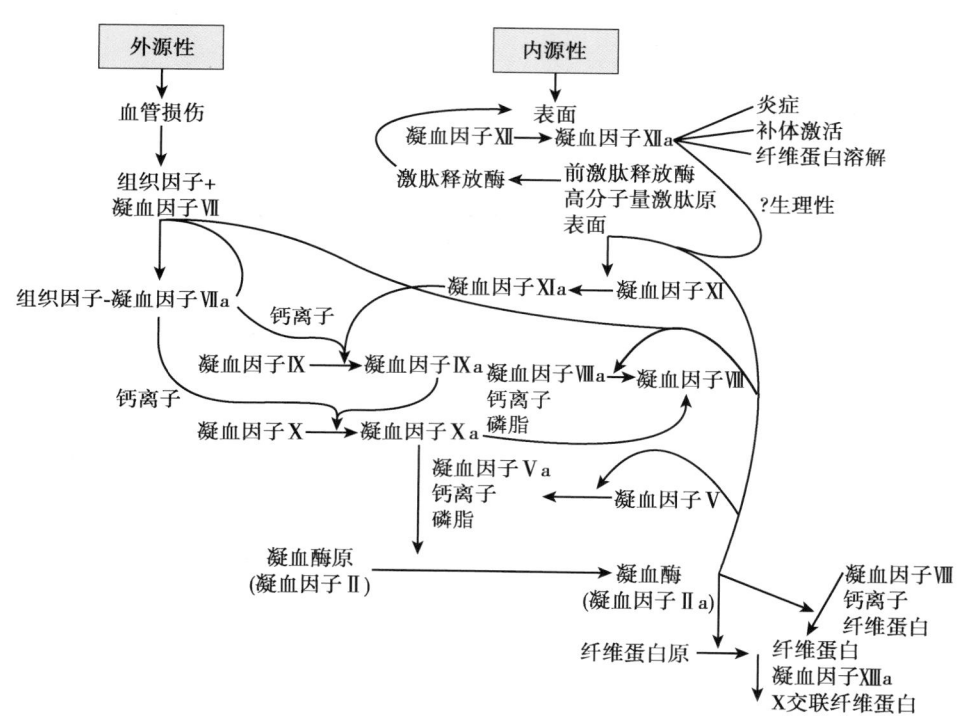

图 4-3　凝血系统示意图。HMW kininogen＝高分子量激肽原

简单而有效地描述内外源性凝血途径特点的方法是通过实验室检测区分凝血过程属于哪一途径(表 4-1)。活化部分凝血活酶时间(APTT)延长与内源性途径功能异常有关,而凝血酶原时间(PT)延长则源于外源性途径异常。维生素 K 的缺乏和华法林影响凝血因子Ⅱ、Ⅶ、Ⅸ和 X。纤维蛋白原<0.5g/L 才会影响 PT 和 APTT。

最近的研究更趋向于生理层面的凝血机制。生理性凝血起始于血管内皮细胞损伤后内皮下组织因子的暴露。凝血反应的启动导致四个酶促反应的顺序活化,每个反应过程含有一个蛋白水解酶,通过水解下一反应的酶原和磷脂产生一个

新的酶。每个反应需要一个辅助蛋白。血管损伤暴露组织因子,与凝血因子Ⅶa 结合。组织因子-Ⅶa 复合物激活凝血因子 X 形成 Xa,还能活化凝血因子Ⅸ形成Ⅸa。这个反应发生于活化血小板的磷脂表面。组织因子-Ⅶa 复合物的催化活性是Ⅶa 单独活性的 4 倍。凝血因子 Xa、Va、Ca^{2+} 和磷脂形成凝血酶原酶复合物,将凝血酶原转化为凝血酶。凝血酶有多种功能,包括转化纤维蛋白原,活化凝血因子 V、Ⅶ、Ⅷ、Ⅺ和Ⅻ,以及活化血小板。

凝血因子Ⅷa 与Ⅸa 结合形成内源性因子复合物,加速凝血因子 X 转化为 Xa。该内源性因子复合物(Ⅷa-Ⅸa)催化凝

血因子 X 的活性是外源性因子复合物（组织因子-Ⅶa）的 50 倍，是凝血因子Ⅸa 单独活性的 5～6 倍。

表 4-1	PT 和 APTT 检测的凝血因子	
PT		**APTT**
Ⅶ		Ⅻ
X		高分子量激肽原
V		前激肽释放酶
Ⅱ（凝血酶原）		Ⅺ
纤维蛋白原		Ⅸ
		Ⅷ
		X
		V
		Ⅱ
		纤维蛋白原

APTT = 活化部分凝血酶原时间；PT = 凝血酶原时间

同样，在活化血小板的膜表面，凝血因子 Xa 与 Va 结合，形成凝血酶原酶复合物，将凝血酶原转化为凝血酶。与Ⅷa-Ⅸa 复合物一样，凝血酶原酶的催化活性强于单一的凝血因子 Xa。凝血酶一旦形成，即离开血小板膜表面，将纤维蛋白原裂解为纤维蛋白和两个称为纤维蛋白肽 A 和 B 的多肽。去除纤维蛋白肽 A 可以使纤维蛋白原分支端-端多聚化，而裂解纤维蛋白肽 B 导致纤维蛋白块侧-侧多聚化。后者可以被凝血酶激活的纤溶抑制物（thrombin-activatable fibrinolysis inhibitor，TAFI）易化，形成稳定的血凝块。

凝血系统受到精细调控。除了血管损伤时形成血凝块止血外，还存在两个相关的过程防止损伤部位的血凝块播散。首先，有一个凝血级联反应的反馈抑制，分解转化凝血酶的酶复合物。其次，纤溶系统可以分解纤维蛋白凝块，随后结缔组织沉积，修复损伤血管。

组织因子途径抑制物（TFPI）阻断外源性组织因子-Ⅶa 复合物，消除它们的催化产物凝血因子 Xa 和Ⅸa。抗凝血酶Ⅲ有效中和了所有的促凝丝氨酸蛋白酶，但只微弱地抑制组

织因子-Ⅶa 复合物。其主要作用是阻断凝血酶的产生。第三个主要的抑制凝血酶形成的机制是蛋白 C 系统。凝血酶形成时结合于凝血调节蛋白，激活蛋白 C 形成活化的蛋白 C（APC），随后 APC 和其辅助因子蛋白 S 在磷脂表面形成复合物。APC-蛋白 S 复合物裂解凝血因子 Va 和Ⅷa，使他们不再能够参与形成组织因子-Ⅶa 复合物或凝血酶原复合物。令人感兴趣的是，凝血因子 V 有一种基因突变形式，称为凝血因子 V Leiden 突变，不被 APC 裂解，从而保持活性状态（促凝）。凝血因子 V Leiden 突变病人易患静脉血栓栓塞疾病。一旦促凝序列激活，上述三个存在于凝血级联反应上、中、下游的反馈抑制系统将阻断凝血酶的形成。

促发 APC 形成的凝血酶-血栓调节蛋白复合物同样也激活 TAFI。除了稳定血凝块，TAFI 还能去除纤维蛋白分子末端的赖氨酸，使其更容易被纤溶酶降解。纤维蛋白凝块是通过纤溶酶降解，纤溶酶是一种丝氨酸蛋白酶，由纤溶酶原分解而来。多种纤溶酶原激活物可以激发纤溶酶的形成。组织型纤溶酶原激活物（tPA）是由血管壁的内皮细胞或其他细胞产生，是这类酶家族在血液循环中的主要形式。tPA 对纤维蛋白结合的纤溶酶原具有选择性，使内源性纤溶发生在血凝块形成的部位。尿激酶型纤溶酶原激活物（uPA）是另一种主要的纤溶酶原激活物，由内皮细胞及尿路上皮细胞产生，对纤维蛋白结合的纤溶酶原没有选择性。

由于止血过程的复杂性，在此过程中可能产生的干扰可发生在许多层面。血小板的数量或功能可能不足以支持凝血。另外，无论是内在缺陷还是药物治疗导致的凝血因子异常都可能引起凝血功能障碍。

纤维蛋白溶解

在伤口的愈合过程中，纤维蛋白凝块发生溶解（以下简称"纤溶"），恢复血液流动。纤溶酶降解纤维蛋白，所形成的碎片由其他蛋白酶或经由肾脏和肝脏清除。在血液中激酶、组织激活物、激肽释放酶等的作用下，纤溶在凝血过程启动时即触发，这些激活物存在于包括血管内皮细胞在内的许多器官组织。纤溶酶由纤溶酶原降解而来，纤溶酶原激活物包括 tPA 和 uPA。tPA 由内皮细胞产生，在凝血酶刺激下合成单链 tPA，然后由纤溶酶裂解形成双链 tPA。缓激肽由高分子量激肽原在激肽释放酶作用下裂解而成，是一种强效的内皮依赖

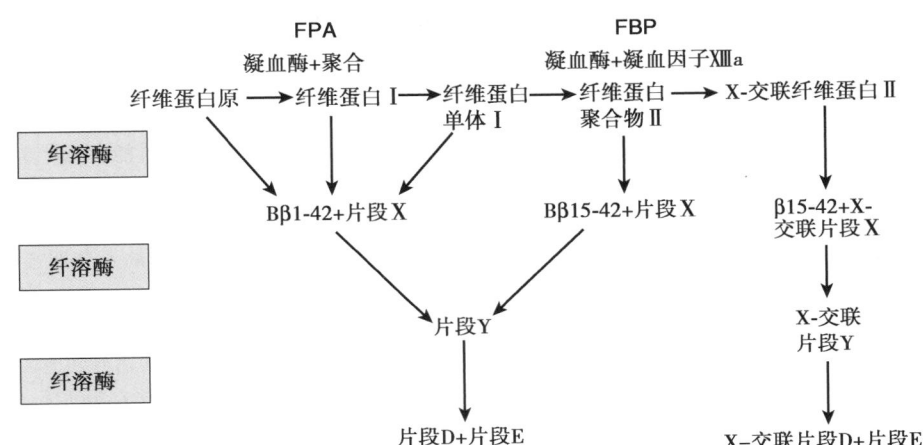

图 4-4　纤维蛋白形成和溶解的原理。FBP = 纤维蛋白降解产物；FPA = 纤维蛋白肽 A

性血管扩张剂,导致非血管平滑肌收缩,增加血管通透性,增强 tPA 释放。tPA 和纤溶酶原与刚形成的纤维蛋白结合成三分子复合物,能非常有效地裂解纤维蛋白。当纤溶酶生成后再裂解纤维蛋白,则效率明显降低,同时它也降解纤维蛋白原。纤溶酶也很难降解完全交联的纤维蛋白。凝血因子 XII 也可以激活纤溶酶原,从而导致前激肽释放酶生成激肽释放酶,裂解高分子量激肽原。

酶促反应的几个特点确保纤溶在血凝块形成的部位以可控的速率发生。tPA 与纤维蛋白结合时活性更高,选择性地在血凝块处形成纤溶酶。α2 抗纤溶酶通过凝血因子 XIII 与纤维蛋白交联从而抑制纤溶酶,以确保血凝块不会过快溶解。循环中的纤溶酶也被 α2 抗纤溶酶和 tPA 或尿激酶抑制。血凝块溶解产生纤维蛋白降解产物,包括 E 片段和 D-二聚体。更小的纤维蛋白降解片段干扰正常的血小板聚集,较大的片段可能代替正常的纤维蛋白单体形成血凝块,而这可能会形成不稳定的血凝块。循环中出现 D-二聚体可能是血栓形成或纤溶系统过度激活的标志。作为羧肽酶原,TAFI 也是纤溶系统的抑制剂,由凝血酶-凝血酶调节蛋白复合物激活。TAFI 去除纤维蛋白的赖氨酸残基,而赖氨酸残基是纤维蛋白与纤溶酶原结合过程中必不可少的。纤维蛋白形成和溶解的顺序见图 4-4。

先天性出血性疾病

凝血因子缺陷性疾病

任何一种凝血因子缺陷都可以导致凝血功能障碍。然而,最常见的三种是:凝血因子 VIII 缺乏症(血友病 A 和 vW 病)、凝血因子 IX 缺乏症(血友病 B 或 Christmas 病)和凝血因子 XI 缺乏症。血友病 A 和血友病 B 是 X 连锁隐性遗传性疾病,男性发病率接近 100%。疾病的临床严重程度取决于血浆中凝血因子 VIII 或 IX 的水平。血浆凝血因子水平小于正常值的 1% 为重度,在 1% ~ 5% 为中度,5% ~ 30% 为轻度。重度血友病病人有严重的自发性出血,通常发生在关节,导致关节瘫痪。肌内血肿、后腹膜血肿和胃肠道、泌尿生殖系统、咽后出血也常见于重度病人。颅内出血和舌或舌系带出血可危及生命。中度血友病病人少有自发性出血,但外伤或手术可加重出血。那些轻度的病人没有自发性出血,仅可能表现为重大外伤或手术后的轻微出血。由于血小板功能是正常的,血友病病人在轻微损伤或手术后可能不立即出血,其血小板能正常地活化和形成血栓。在这些病人中,血友病的诊断是在他们经历一次小手术后才做出的(如拔牙或扁桃体切除术)。

血友病 A 和 B 可以分别用凝血因子 VIII 或 IX 浓缩剂治疗。重组凝血因子 VIII 强烈推荐用于未曾治疗的病人以及 HIV 病毒和丙型肝炎病毒血清阴性的病人。对于血友病 B 病人,首选重组或高纯度凝血因子 IX,因为中等纯度的凝血因子 IX 制剂(凝血酶原复合物)存在血栓形成的风险。中等纯度的凝血因子 IX 制剂含有含量不等的凝血因子 II、VII 和 X,有报道称大剂量使用时诱发血栓形成。此外,高纯度的凝血因子 VIII 或 IX 将使成本增加。

高达 20% 的血友病 A 病人体内出现抑制物。部分病人的抑制物滴度低,可以用较大剂量的凝血因子 VIII 治疗。对于含有高滴度抑制物的病人,必须使用其他的治疗方法,包括猪源凝血因子 VIII、凝血酶原复合物、激活的凝血酶原复合物和重组凝血因子 VIIa。凝血因子 VIII 是最有效的,但是在有活动性出血的情况下必须每 2 小时使用一次,费用高。重组凝血因子 VII 对于存在抑制物的血友病 B 病人可能有效。此外,纤溶抑制剂 ε-氨基己酸和 Amicar(氨基己酸片),是除凝血因子 VIII、IX 和醋酸去氨加压素(DDAVP)以外有效的辅助治疗。过量的 ε-氨基己酸可导致血栓形成,应慎用。

血管性血友病(vW 病)

vW 病是最常见的先天性出血性疾病,特点是凝血因子 VIII 水平降低。它是一种常染色体显性遗传性疾病,主要缺陷是 vWF 水平低。vWF 是一种大型的糖蛋白,负责携带凝血因子 VIII 和血小板黏附。vWF 对于血小板正常地黏附于暴露的内皮细胞下层和高剪切力作用下的聚集至关重要。vW 病病人的出血具有血小板疾病出血的特点(即容易出现瘀伤和黏膜出血)。女性病人常见月经过多。vW 病分为三种类型:I 型为 vWF 量的缺乏,II 型是 vWF 质的缺陷,III 型是完全缺乏 vWF。治疗 vW 病的一种方法是使用中等纯度的凝血因子 VIII 制剂,如含有 vWF 和凝血因子 VIII 的 Humate-P(精制灭菌冻干人抗血友病因子)。第二种治疗方法是醋酸去氨加压素,通过促进内皮细胞释放从而提高内源性 vWF 的水平。醋酸去氨加压素每天使用一次,因为内皮细胞需要时间来合成新的 vWF。I 型病人对醋酸去氨加压素的反应要比 II 型的好;对于 II 型病人可能有效,这取决于 vWF 的缺陷类型;对 III 型病人通常无效。

凝血因子 XI 缺乏症

凝血因子 XI 缺乏症是一种常染色体隐性遗传性疾病,有时也被称为血友病 C,在德系犹太人群中较普遍。自发性出血罕见,但在手术、外伤或侵入性操作后可发生出血。凝血因子 XI 缺乏症病人如果出现出血或者计划接受手术或者有已知的出血病史,需用新鲜冰冻血浆(FFP)治疗。每毫升血浆中含有 1 个单位的活性凝血因子 XI,因此所需的血浆量取决于体内凝血因子 XI 的基础值、输注后的预期值和血浆容量。重组凝血因子 VIIa 已成功地应用于重度凝血因子 XI 缺乏症接受如心脏直视手术之类的大手术的儿童病人[1]。醋酸去氨加压素也用于预防此类病人的手术出血。

凝血因子 II、V 和 X 缺乏症

遗传性凝血因子 II、V 和 X 缺乏症是罕见的。这类凝血因子缺乏症是遵循常染色体隐性遗传模式。凝血因子水平小于正常值 1% 的纯合子病人可能会有严重的出血。这类出血病人需用 FFP 治疗。和凝血因子 XI 一样,每毫升血浆含有 1 个单位的活性凝血因子。但是,凝血因子 V 因为不稳定而活性降低。凝血酶原(因子 II)的半衰期很长(约 72 小时),只要正常值水平的 25% 就可止血。凝血酶原复合物可用于治疗凝血酶原或凝血因子 X 缺乏症。凝血因子 V 缺乏症病人出血时需要每天输注 FFP,使其达到正常活性的 20% ~ 25%。凝血因子 V 缺乏症可能同时伴有凝血因子 VIII 缺乏。双因子缺乏症的病人同时需要凝血因子 VIII 制剂和 FFP。一些凝血因子 V 缺乏症的病人同时存在凝血因子 V 与血小板的结合障碍,需要输注血小板和 FFP。

凝血因子Ⅶ缺乏症

遗传性凝血因子Ⅶ缺乏症是一种罕见的常染色体隐性遗传病。临床出血表现各异，且并不总是与血浆中的凝血因子Ⅶ活性水平相关联。除非凝血因子活性水平<3%，否则出血少见。最常见的出血表现是容易瘀伤和黏膜出血，尤其是鼻出血或口腔黏膜出血。术后出血也很常见，有报道称约30%的病人会发生[2]。治疗使用 FFP 或重组因子Ⅶa 制剂。重组凝血因子Ⅶa 的半衰期只有约 2 小时，但多次输注效果良好。FFP 中凝血因子Ⅶ的半衰期长达 4 小时。

凝血因子ⅩⅢ缺乏症

先天性凝血因子ⅩⅢ缺乏症最初由 Francois Duckert 在 1960 年报道，是一种罕见的常染色体隐性遗传病，通常伴有严重的出血倾向[3]。男女比例为 1:1。虽然获得性凝血因子ⅩⅢ缺乏症在肝功能衰竭、炎症性肠病和髓细胞性白血病中报道，但是唯一引起儿童显著出血的是遗传性缺陷[4]。通常表现为出血延迟，因为血凝块形成正常，但很容易被溶解。脐带残端出血就是典型的情况，还有颅内出血的风险也很高。自发性流产在凝血因子ⅩⅢ缺乏的妇女中常见，除非她们接受替代疗法。替代疗法可用 FFP、冷沉淀或凝血因子ⅩⅢ浓缩剂。1%~2% 的活性水平通常足以止血。

血小板功能障碍

遗传性血小板功能障碍包括血小板表面蛋白异常、血小板颗粒异常和酶缺陷。主要的表面蛋白异常包括血小板机能不全和 Bernard-Soulier 综合征（伯纳德巨大血小板综合征）。血小板机能不全或血小板无力症是一种罕见的遗传性血小板疾病，符合常染色体隐性遗传模式，其血小板糖蛋白Ⅱb/Ⅲa 受体复合物缺失或存在，但功能异常。这种异常导致血小板聚集缺陷和出血。这种疾病由 Eduard Glanzmann 博士于 1918 年首次描述[5]。血小板机能不全病人的出血治疗必须输注血小板。Bernard-Soulier 综合征是由糖蛋白Ⅰb/Ⅸ/Ⅴ（wWF 受体）缺陷造成的，这种受体是血小板黏附到内皮下层所必需的。治疗需要输注正常的血小板。

最常见的血小板内在缺陷是存储池病变，包括致密颗粒（ADP、ATP、Ca^{2+} 和无机磷的储存部位）和 α 颗粒的缺失。其中，致密颗粒缺乏是最普遍的。它可能是一种独立的缺陷或者与 Hermansky-Pudlak 综合征的局部白化病伴发。出血情况根据颗粒缺陷的严重程度而不同。出血是由于从血小板释放的 ADP 减少所致。单一的 α-颗粒缺陷造成血小板在瑞氏染色上的特殊外观，所以称为灰色血小板综合征。有报道少数病人同时出现致密颗粒和 α 颗粒的减少，他们的出血更严重。存储池异常所致的轻度出血可使用醋酸去氨加压素治疗，可能是因为醋酸去氨加压素治疗后血浆中高含量的 vWF 以某种方式弥补血小板的内在缺陷。对于严重的出血，输注血小板是必需的。

获得性出血性疾病

血小板异常

获得性血小板异常可能是血小板数量或功能的缺陷，在

有些病人二者可以同时存在。血小板的数量缺陷可能是由于生成减少、生存寿命缩短或者消耗增加。血小板生成障碍通常是由骨髓疾病引起的，如白血病、骨髓增生异常综合征、严重的维生素 B_{12} 或叶酸缺乏、化疗、放疗、急性酒精中毒或者病毒感染。如果存在血小板数量的异常和治疗指征，例如有出血症状或需手术操作，应当输注血小板。血小板数量和功能异常的病因见表 4-2。

表 4-2　血小板异常的病因

A. 数量缺陷
  1. 生成障碍：骨髓功能衰竭
    a. 白血病
    b. 骨髓增生综合征
    c. 维生素 B_{12} 或叶酸缺乏
    d. 急性酒精中毒
    e. 病毒感染
  2. 生存减少
    a. 免疫介导的疾病
      1）特发性血小板减少
      2）肝素诱导的血小板减少
      3）自身免疫性疾病或 B 细胞恶性肿瘤
      4）继发性血小板减少
    b. 弥散性血管内凝血
    c. 血小板血栓相关疾病
      1）血小板减少性紫癜
      2）溶血尿毒综合征
  3. 血小板滞留
    a. 门静脉高压症
    b. 结节病
    c. 淋巴瘤
    d. 戈谢病
B. 质量缺陷
  1. 大量输血
  2. 血小板抑制药物
  3. 疾病状态
    a. 骨髓增生性疾病
    b. 单克隆丙种球蛋白病
    c. 肝病

血小板数量异常

骨髓中血小板的生成受到骨髓相关疾病影响时会发生血小板生成障碍，如白血病或骨髓增生异常综合征、维生素 B_{12} 或叶酸缺乏、化疗或放疗、急性酒精中毒或病毒性疾病等。

血小板生存时间缩短见于免疫性血小板减少症、弥散性血管内凝血（DIC）以及以血小板血栓形成为特点的疾病，如血栓性血小板减少性紫癜和溶血尿毒综合征。免疫性血小板减少症可以是特发性的，或与其他自身免疫性疾病或低度恶性的 B 细胞肿瘤相关，也可能是继发于病毒感染（包括 HIV 感染）或使用某些药物。继发性免疫性血小板减少症往往表现为血小板计数很低、瘀斑、紫癜和鼻衄。外周血涂片可见巨大血小板。初步治疗包括使用糖皮质激素、静脉注射丙种球

蛋白,Rh 阳性病人使用抗 D 免疫球蛋白。丙种球蛋白和抗 D 免疫球蛋白的作用都是即时的,通常不需要输注血小板,除非发生中枢神经系统出血或其他部位的活动性出血。输注的血小板生存时间通常很短。

原发性免疫性血小板减少症也被称为特发性血小板减少性紫癜(ITP)。在儿童它通常表现为急性和短暂发病,常继发于病毒感染。相反,在成人 ITP 起病隐匿,病程缓慢,并没有明确病因。因为在循环中的血小板较为新鲜并且功能完善,所以只要血小板计数不是太低就很少有出血。ITP 的病理生理同时涉及血小板生成障碍和 T 细胞介导的血小板破坏[6]。治疗措施见表 4-3。药物引起的免疫性血小板减少症可能只要停止使用该药物就能治愈,但是使用糖皮质激素、丙种球蛋白和抗 D 免疫球蛋白可以加速康复。

表 4-3 成人 ITP 的治疗

一线治疗
　　a. 糖皮质激素:对于大多数病人有效,少数需长期使用
　　b. 静脉应用丙种球蛋白:激素治疗无效伴有出血时,和血小板同时使用,起效迅速但短暂
　　c. 抗 D 免疫球蛋白:只对 Rh 阳性病人有效,效果短暂

二线治疗
　　a. 脾切除术:开腹或腹腔镜。适应证包括重度血小板减少症、出血风险高、长期使用激素的病人。残留副脾可导致治疗失败

三线治疗
　　a. 一线和二线治疗失败应考虑慢性 ITP。这类病人的治疗目标是维持血小板计数 $>(20 \sim 30) \times 10^9/L$,减少药物的不良反应
　　b. 利妥昔单抗和抗 CD20 单克隆抗体:消减 B 细胞
　　c. 作用混合、效果有限的药物:丹那唑、氨苯砜、环孢素、硫唑嘌呤和长春花生物碱
　　d. 促血小板生成药物:用于血小板生成障碍而不是破坏血小板的一类新药物。第二代药物还处于临床试验阶段,包括 AMG531 和艾曲波帕片

肝素诱导的血小板减少症(HIT)是一种药物诱导的免疫性血小板减少症。HIT 是一种免疫性疾病,接触肝素后形成针对 PF4 的抗体,影响血小板活化和血管内皮功能,导致血小板减少症和血管内血栓形成[7]。通常血小板计数在接触肝素 5~7 天后下降,但如果再次接触肝素,则血小板计数可能会在 1~2 天内降低。如果接受肝素治疗的病人血小板计数下降到 $<100 \times 10^9/L$,或从基线下降了 50%,应怀疑 HIT。虽然 HIT 在使用全剂量普通肝素的病人中更为常见(1% ~3%),也可能出现在使用预防性剂量或低分子肝素治疗的病人中。有趣的是,大约 17% 接受普通肝素和 8% 接受低分子肝素的病人出现抗 PF4 抗体,但极少数病人发生血小板减少,甚至更少出现临床症状[8]。除了轻至中度的血小板减少症,这种疾病的特点是动脉或静脉血栓形成的发病率很高。更重要的是,这些病人即使没有血小板减少也不排除 HIT。

HIT 的诊断可通过 5-羟色胺释放法或酶联免疫吸附试验(ELISA)确定。5-羟色胺释放法特异性高,但敏感性低。因此,阳性结果支持诊断,但阴性结果不能排除 HIT[7]。另一方面,ELISA 特异性较低,因此即使 ELISA 结果阳性证实存在抗肝素-PF4 抗体,也不能诊断 HIT。但是 ELISA 阴性可基本排除 HIT。

怀疑 HIT 时,停止使用肝素,并开始使用另一种抗凝药物治疗。停用肝素而不加用其他抗凝药物不足以预防血栓形成。可供替代的抗凝药物主要是凝血酶抑制剂。在美国可用的是重组水蛭素、阿加曲班和比伐卢定。在加拿大和欧洲,达那肝素也可使用。达那肝素是一种肝素类似物,在体外与 HIT 抗体大约有 20% 的交叉反应,但在体内交叉反应低得多。由于华法林早期诱导高凝状态,只有当替代抗凝药物使用以及血小板计数开始恢复后,华法林才被应用。

也有一种情况,血小板活化形成血小板血栓,导致血小板减少症。在血栓性血小板减少性紫癜(TTP),vWF 与血小板相互作用并活化血小板。这些大分子的 vWF 是通过抑制一种金属蛋白酶 ADAMTS13 而来[9]。TTP 的典型特点是血小板减少、微血管病性溶血性贫血、发热以及肾和神经系统的症状或体征。外周血涂片发现破裂红细胞有助于诊断。TTP 最有效的治疗是血浆置换,输注血浆也是一种方法。最近的一项研究比较了这两种治疗方法,发现输注血浆后复发率和死亡率较高。禁忌输注血小板[10]。此外,利妥昔单抗,一种针对 B 淋巴细胞 CD20 的单克隆抗体,可以作为对获得性 TTP 的免疫调节治疗,后者大多数是由自身免疫反应介导的[11]。

溶血尿毒综合征(HUS)常继发于大肠杆菌 0157:H7 感染或其他产毒素的志贺菌感染。在这些病人金属蛋白酶是正常的。HUS 通常伴有不同程度的肾衰竭,多数病人需要肾脏替代治疗。神经系统症状较少见。许多病人同时发生 TTP 和 HUS。这可能与自身免疫性疾病有关,尤其是系统性红斑狼疮、HIV 感染或使用某些药物(如噻氯匹啶、丝裂霉素 C 和吉西他滨)和免疫抑制剂(如环孢素和他克莫司)。治疗的关键是停药。治疗通常需要血浆置换,但不清楚致病因子是否能通过置换而清除。

血小板滞留于脾脏是血小板减少的另一个重要原因,通常是由于门脉高压、结节病、淋巴瘤或戈谢病(Gaucher's diease)等引起的脾大。脾亢病人体内血小板总数基本上是正常的,但大部分血小板存在于增大的脾脏内。血小板寿命轻度缩短。因为滞留的血小板可以在一定程度上移动并进入循环,所以出血情况要低于预计。输注血小板不会像在正常人升高血小板明显,因为输注的血小板也会在脾脏被破坏。门脉高压所致脾亢引起的血小板减少不是脾切除术的指征。

血小板减少症是导致手术病人出血最常见的凝血功能异常。由于前述的各种疾病,病人血小板计数降低。此时,骨髓的巨核细胞数量是正常或增加的。相反,当白血病、尿毒症或接受细胞毒性药物治疗的病人发生血小板减少症时,骨髓巨核细胞数量通常是降低的。血小板减少症也会发生于手术病人出现大量失血或输注缺乏血小板的血液替代物时。血小板减少症可能发生于心血管疾病病人使用肝素后(HIT),也可能伴发于血栓和出血等并发症。当血小板减少症病人需要接受择期手术时,治疗取决于血小板减少的程度和原因。血小板计数 $>50 \times 10^9/L$ 的一般不需要特殊治疗。

预防性输注血小板现已成为大量输血方案组成的一部分。给予血小板减少症病人术前输注血小板可以快速增加血小板计数。一个单位浓缩血小板中含有约 5.5×10^9 个血小

板,在 70kg 的人血小板计数增加约 10×10^9/L。发热、感染、肝脾大和自身抗血小板抗体降低了血小板输注的效果。在输注血小板难以治疗的血小板减少症病人,采用人白细胞抗原(HLA)相容的血小板是有效的。

血小板功能异常

血小板减少症常常伴有血小板功能障碍。大量输血(>10 个单位的浓缩红细胞)可以引起 ADP 激发的血小板聚集功能缺陷。尿毒症伴随出血时间延长和血小板聚集障碍,可以通过血液透析或腹膜透析纠正。血小板聚集和分泌障碍还可以发生于血小板增多症、真性红细胞增多症和骨髓纤维化。

用于干扰血小板功能的药物包括阿司匹林、氯吡格雷、双嘧达莫和糖蛋白Ⅱb/Ⅲa 抑制剂。氯吡格雷通过选择性抑制 ADP 诱导的血小板聚集,阿司匹林通过作用于乙酰化前列腺素合酶,从而不可逆地抑制血小板功能。没有前瞻性随机试验指导服用阿司匹林和/(或)氯吡格雷的普外科病人的手术时机。一般建议术前停药 7 天[12]。急诊手术的时机更不清楚。术前输注血小板可能是有益的,但同样没有确切的数据来证实。问题是缺乏准确的血小板功能测试。其他引起血小板功能障碍的疾病包括尿毒症、骨髓增生性疾病、单克隆丙种球蛋白病和肝脏疾病。在手术病人,尿毒症引起的血小板功能障碍可以通过透析或醋酸去氨加压素治疗。尿毒症病人输注血小板并没有用。骨髓增生性疾病的血小板功能障碍是内在的,如果血小板计数在化疗后降低至正常,血小板功能通常会恢复。如果可能的话,手术应推迟至血小板计数下降。这种病人有出血和血栓形成的风险。单克隆丙种球蛋白病病人的血小板功能障碍是单克隆蛋白和血小板相互作用的结果。化疗或血浆置换能够降低单克隆蛋白含量,可以提高止血效果。

获得性低纤维蛋白原血症

弥散性血管内凝血

弥散性血管内凝血(DIC)的官方定义是由国际血栓和止血协会科学与规范化委员会(SSC/ISTH)的 DIC 科学小组委员会提出的,"DIC 是各种原因引起的以血管内凝血系统激活为特点的凝血功能障碍综合征。它来源于微血管并对其造成损害,如果足够严重的话,可以产生器官功能障碍"[13]。凝血酶生成过多导致微血栓形成,随后凝血因子和血小板耗竭,从而导致弥散性出血。诊断本病的基本条件是存在一个诱发 DIC 的基本病因。特殊损伤包括中枢神经系统损伤与脑栓塞、骨折与骨髓栓塞和羊水栓塞。这些栓塞物是强有力的促凝血酶原激酶,激活 DIC 级联反应。其他原因包括恶性肿瘤、器官损伤(如重症胰腺炎)、肝功能衰竭、某些血管畸形(如大型动脉瘤)、毒蛇咬伤、毒品、输血反应、移植排斥反应和脓毒血症[10]。DIC 经常伴随败血症,也与多器官功能衰竭有关。但是器官功能衰竭评分不一定包含 DIC[14]。Dhainaut 和他的同事们阐述了败血症和凝血功能异常之间的重要关系,他们提出在合并 DIC 的败血症病人中使用活化的蛋白 C 非常有效[15]。DIC 的诊断是基于存在诱发因素,并伴有血小板减少、PT 延长、纤维蛋白原降低和纤维蛋白标志物水平升高(纤维蛋白降解产物、D-二聚体和可溶性纤维蛋白单体)。SSC/

ISTH 提出了一个每个化验分值为 0 ~ 10 分的计分系统,得分 ≥5 分认为是显性 DIC[16]。

治疗的关键是去除引起 DIC 的内外科疾病,并保持足够的血液灌注。如果有活动性出血,止血药物应使用 FFP,这可以纠正低纤维蛋白原血症,有时也需要同时给予冷沉淀和血小板浓缩液。由于 DIC 过程中形成微血栓,因此有人提出肝素治疗。然而,大多数研究表明肝素不利于急性 DIC 的治疗,但可用于治疗暴发性紫癜或静脉血栓栓塞。

原发性纤维蛋白溶解症

手术病人的获得性低纤维蛋白原状态可以是病理性纤溶的结果。这可能发生在前列腺切除术的病人,前列腺在手术操作过程中释放尿激酶,或在病人接受体外旁路手术时。纤溶出血的严重程度取决于循环中分解产物的浓度。合成的 ε-氨基己酸可以抑制纤溶酶原,从而干扰纤溶激活。

骨髓增生性疾病

红细胞增多症病人,特别是合并明显的血小板增多症时,面临严重的手术风险。在这些病人中,只有最紧急和危重情况才考虑手术治疗。如果可能的话,手术应推迟直到内科治疗恢复正常的血容量、血细胞比容和血小板计数。自发性血栓形成是真性红细胞增多症的并发症,其原因可以部分解释为血黏度增加、血小板计数升高和血液淤滞。奇怪的是,这些病人也存在明显的自发性出血倾向。髓样化生经常出现在部分真性红细胞增多症病人中。约 50% 的髓样化生病人曾患有红细胞增多症。这些病人已被证实存在血小板聚集和释放功能异常。

羟基脲或阿那格雷可以缓解血小板增多症。择期手术应推迟直至制订合理的治疗方案。理想状态下,血细胞比容应<48%,血小板<400×10^9/L。如需急诊手术,放血、输注乳酸林格液可能是有益的。

肝脏疾病相关的凝血功能障碍

肝脏在止血过程中起了关键作用,因为它是许多凝血因子的合成场所(表4-4)。最常见的肝功能不全相关的凝血功能异常是血小板减少和体液凝血功能异常,如 PT 延长和国际标准化比值(INR)增加[17]。肝病病人的血小板减少症通常与脾亢、血小板生成素生成减少和免疫介导的血小板破坏有关。如前所述,脾亢病人体内血小板总数基本上是正常的,但很多血小板储存在增大的脾脏内。出血情况要比根据血小板计数预期的少,因为一部分血小板可以释放进入血液循环。血小板生成素是血小板形成的主要刺激激素,尽管它的作用没有完全明确,可能是造成肝硬化病人血小板减少的原因。最后,免疫介导的血小板减少也可能发生于肝硬化病人,特别是那些丙型肝炎和原发性胆汁性肝硬化病人[18]。治疗之前首先要考虑治疗重点。一般来说,治疗不能只纠正血小板计数。在大多数情况下,侵入性操作和手术应禁止。输注血小板是治疗的关键,但效果通常只维持几个小时。需要认识到输血的风险、抗血小板抗体形成等问题。替代治疗是 IL-11,一种刺激造血干细胞和巨核系祖细胞增殖的细胞因子[16]。大多数针对 IL-11 的研究是在癌症病人中,但也有一些证据表明它可能对肝硬化病人有利。明显的不良反应限制了它的使用[19]。较差的治疗选择是脾切除或脾动脉栓塞,以减轻脾亢。不仅这些技术存在风险,脾动脉血流量减少会引起门静脉血流减少,导致门静脉血栓形成。经颈静脉肝内门体分流术(TIPS)同时存在这些风险。因此,血小板减少症不应作为 TIPS 的主要指征。

表 4-4	肝脏合成的凝血因子	
维生素 K 依赖性因子:Ⅱ、Ⅶ、Ⅸ、Ⅹ		
纤维蛋白原		
Ⅴ		
Ⅷ		
Ⅺ、Ⅻ、ⅩⅢ		
抗凝血酶Ⅲ		
纤溶酶原		
蛋白 C 和蛋白 S		

病人凝血因子生成减少、破坏增加以及维生素 K 缺乏引起 PT 延长和 INR 增加。肝功能障碍恶化时,肝脏的合成功能也下降,导致凝血因子生成减少。此外,实验室检查的异常结果可能类似于 DIC。已有报道 D-二聚体升高增加静脉曲张出血的风险[20]。维生素 K 的吸收取决于胆汁的分泌。因此,有胆汁分泌障碍的肝脏疾病病人,如胆汁淤积性疾病,存在维生素 K 缺乏的风险。

对于血小板减少症病人,若出现活动性出血或侵入性操作和手术时需要纠正凝血功能障碍。由肝脏疾病引起的凝血功能障碍最常用 FFP 治疗,但因为凝血功能障碍不是凝血因子 V 减少的结果,所以通常完全纠正是不可能的。如果纤维蛋白原水平<1g/L,冷沉淀可能会有用。冷沉淀也可为凝血因子Ⅷ水平降低的病人提供凝血因子。

创伤性凝血病

创伤性凝血病的原因包括酸中毒、低体温和凝血因子稀释。然而,大部分创伤病人到达急诊室时存在凝血功能障碍,而早期的凝血功能障碍死亡率很高[21,22]。Brohi 和他的同事已经证明,只有病人发生休克时才会造成凝血功能障碍,休克通过激活全身抗凝和纤溶诱发凝血功能障碍[23]。如图 4-5 所示,低灌注激活内皮细胞表面的血栓调节蛋白。循环中血栓调节蛋白与凝血酶结合形成复合物。这种复合物不仅通过激活蛋白 C 导致抗凝状态,而且还通过抑制 tPA、消耗纤溶酶原激活物抑制物-1(PAI-1)而增强纤溶活性。

最后,凝血酶-凝血酶调节蛋白复合物限制了凝血酶将纤维蛋白原裂解为纤维蛋白,这也许可以解释受伤的病人很少有低纤维蛋白原血症的原因。

获得性抗凝物质增多综合征

最常见的抗凝物质增多综合征是抗磷脂综合征(APLS),因体内存在狼疮抗凝物和抗心磷脂抗体。这些抗体可能与静脉或动脉血栓形成有关,或两者兼而有之。事实上,经常发生血栓的病人,应检查是否存在 APLS。抗磷脂抗体在系统性红斑狼疮病人中很常见,也存在于类风湿关节炎和干燥综合征病人中。也有少数无自身免疫性疾病的病人因为感染产生一过性抗体或发生药物诱导的 APLS。APLS 的特征是体外

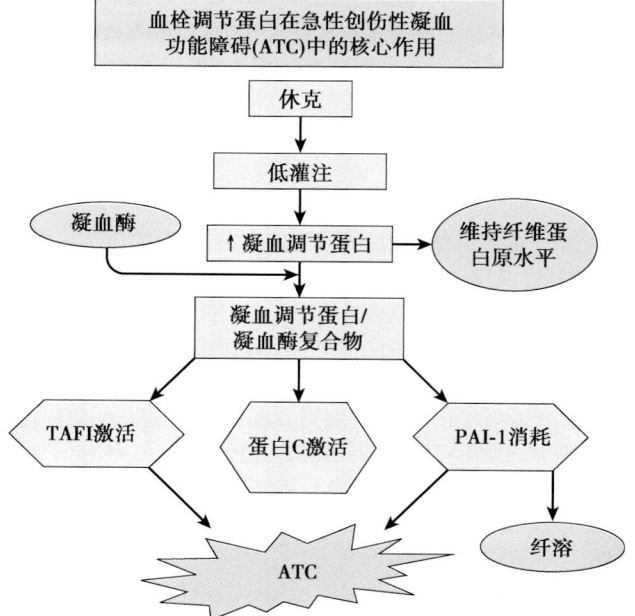

图 4-5 急性创伤性凝血病的病理生理机制。PAI-1 =纤溶酶原激活物抑制物-1;TAFI =凝血酶激活的纤溶抑制物

APTT 延长,但体内血栓形成的风险却增加[24]。

副蛋白病

副蛋白病的特点是产生异常的球蛋白或纤维蛋白原,干扰凝血或血小板功能。例如华氏巨球蛋白血症的 IgM,多发性骨髓瘤的 IgG 或 IgA,肝脏疾病(特别是丙型肝炎)或自身免疫性疾病的冷球蛋白或冷纤维蛋白原。化疗通常可以有效地降低巨球蛋白血症和多发性骨髓瘤的副蛋白水平,但是术前为迅速清除副蛋白则需血浆置换。冷球蛋白和冷纤维蛋白原需血浆置换才能去除。

抗凝治疗和出血

自发性出血可能是抗凝治疗的并发症,无论是使用肝素、华法林、低分子肝素还是凝血因子 X a 抑制剂。肝素持续输注可以降低肝素引起的自发性出血的风险,而应用低分子肝素治疗抗凝效果更可靠。低分子肝素不需要监测药物用量,这使得它成为门诊抗凝治疗的具吸引力的选择。如果需要监测低分子肝素用量(例如肾功能不全或严重肥胖病人),应进行抗凝血因子 X a 的活性测定。

华法林用于不同疾病的长期抗凝,包括深静脉血栓形成、肺栓塞、心脏瓣膜病、心房颤动、复发性全身性栓塞、复发性心肌梗死以及人工心脏瓣膜和人工植入物的病人[25-27]。由于 P450 系统的作用,巴比妥类药物和食物中的维生素 K 会影响华法林的抗凝作用(需要更高剂量的华法林)。服用避孕药或含雌激素药物、糖皮质激素或促肾上腺皮质激素时也需增加华法林用量。许多药物会改变华法林的用量(表 4-5)。

服用抗凝剂的病人经常会出现出血性并发症,包括血尿、软组织出血、脑出血、皮肤坏死和腹腔内出血。进入腹腔的出血是华法林治疗的最常见的并发症,可以是腹腔内、腹膜外或腹膜后出血[28-30]。抗凝治疗后最常见的腹痛原因是肠壁血

肿[31-33]。幸运的是，非手术治疗对多数肠壁血肿有效。继发于抗凝治疗的出血也是腹直肌鞘血肿的原因。在大多数这些情况下，逆转抗凝治疗是唯一需要的治疗。最后需要记住的是，接受抗凝治疗的病人若发生肿瘤，早期症状就可能是出血。

表 4-5	影响华法林用量的药物
减弱华法林效果、增加用量：	巴比妥类药物，口服避孕药，含有雌激素的化合物，糖皮质激素，促肾上腺皮质激素
增强华法林效果、减少用量：	保泰松，氯贝丁酯，促蛋白合成类固醇，左甲状腺素，胰高血糖素，胺碘酮，奎尼丁，头孢菌素

抗凝治疗的病人也可能需要手术治疗。越来越多的经验表明，手术可以在不停止抗凝治疗的同时进行，但这取决于进行何种手术[34]。此外，如果抗凝治疗突然停止，血栓性并发症的风险会增加。当使用肝素后 APTT<参考值的 1.3 倍或当服用华法林后 INR<1.5，无需逆转抗凝治疗。然而，细致的手术技术是必需的，术后必须严密观察。

在抗凝治疗时不能进行某些手术，有时即使很小的出血也会导致严重的后果，如涉及中枢神经系统或眼睛的手术操作。应用肝素治疗的病人有时需要急诊手术。治疗的第一步是停用肝素。使用鱼精蛋白可以更快、更有效地逆转抗凝状态。然而，使用鱼精蛋白可能会造成严重的不良反应，特别对鱼类过敏的病人[35,36]，症状包括低血压、面色潮红、心动过缓、恶心和呕吐。鱼精蛋白中和肝素后 APTT 反而延长可能是鱼精蛋白抗凝作用的结果。接受香豆素衍生物抗凝治疗的病人若需择期手术，术前可停药数天，然后监测凝血酶原浓度（凝血酶原浓度>参考值 50% 是安全的）[37]。紧急情况下要快速逆转抗凝状态可使用 FFP。存在维生素 K 缺乏的胆管梗阻或吸收不良等病人在择期手术前可经肠外途径补充维生素 K。但是，如果凝血因子 Ⅱ、Ⅶ、Ⅸ 和 X（维生素 K 依赖的凝血因子）水平降低是由肝细胞功能障碍引起，则维生素 K 治疗是无效的。对于术前服用华法林的高危血栓病人，INR 降低后需使用低分子肝素，且术后应尽早开始应用预防剂量的华法林。长期接受口服抗凝治疗病人的围术期管理是一个越来越普遍的问题。目前缺乏确凿的循证医学准则来指导哪些病人需要围术期过渡性抗凝治疗及有效的过渡方式。治疗剂量的普通肝素和低分子肝素能降低静脉血栓栓塞的风险，但未能被证实可以减少动脉血栓栓塞的发生[38]。过渡性抗凝治疗包括术前停用口服抗凝药和术前术后数天内静脉或皮下注射抗凝药。大多数研究表明经术前过渡性治疗后，术后的低水平出血率（1.8% ~ 5.8%）是可以接受的。毫无疑问，与术中或术后出血相关的操作大大地增加了出血的风险。

体外循环

失血过多的诱发因素包括灌注时间延长、术前口服抗凝药或抗血小板药物、发绀型心脏病和低体温。体外循环时促进出血的两个因素是过度纤溶和血小板功能障碍，而且后者更重要。

体外循环出血病人的实验室评估应包括 INR、APTT、全血分析、血小板计数、外周血涂片和纤维蛋白降解产物。应经验性地给予血小板，如果高肝素血症是主要原因，应给予计算剂量 25% 的鱼精蛋白，每 30 ~ 60 分钟重复一次直到出血停止。如果有过度纤溶的实验室证据，可给予 ε-氨基己酸，初始剂量 5 ~ 10g，以后每小时 1 ~ 2g 直至出血停止。抑肽酶是一种蛋白酶抑制剂，可用于抗纤溶治疗，并已被证明可以减少心脏手术和原位肝移植手术的输血量[39]。

醋酸去氨加压素能刺激内皮细胞释放凝血因子Ⅷ，也可有效地减少心脏手术的失血。体外循环后往往发现 HIT 的实验室检测结果，但是临床上显著的 HIT 是罕见的，除非病人之前使用肝素或在术后继续使用肝素。

局部止血

严重的手术出血通常是由于无效的局部止血所致。因此，治疗的目标是防止切开或切断的血管进一步失血。可以通过阻断出血区域或直接封闭血管壁缺损达到止血目的。

机械性止血　最古老的机械性止血方法是手指压迫止血。压迫出血近端的动脉就可大大地减少出血，以便进行更精确的操作。下肢止血带和 Pringle 法肝门阻断止血就是很好的例子。直接压迫出血部位通常是有效的，相比于止血钳具有创伤小的优势。即使是无损伤血管钳仍会导致血管内膜的损伤。

小血管切断后，一个简单的结扎就足够了。对于有搏动的大血管，需要缝扎以防线结滑脱。所有缝线都是异物，如何选择取决于缝线特点和伤口状况。纱布直接压迫止血是控制大面积弥漫性出血最好的方法，例如外伤。骨折端的出血可以用骨蜡涂于出血表面压迫止血。

超声刀是通过 55kHz 的振动来切割和凝固组织。它能将电能转换成机械运动，但没有显著的电流通过机体。刀头的振动导致胶原蛋白分子变性，形成凝结物。在进行甲状腺、痔疮、脾切除中切断胃短静脉和分离肝实质等手术操作时，超声刀具有优势[40-42]。

热止血　热通过蛋白变性、大面积组织凝固达到止血目的。热量通过传导从仪器传输到组织。使用电刀时，热通过交流电产生。幅度设置应高到足以产生迅速凝血功能，但也不至于在组织和刀头之间产生电弧。这就避免了手术野之外的灼伤和防止电流通过心电图接头、其他监测设备或永久性心脏起搏器和除颤仪。负极接地片应置于病人的下方以避免皮肤严重灼伤。某些麻醉剂（乙醚、乙烯基乙醚、氯乙酸乙酯、乙烯和环丙烷）不能同时使用，因为可能引发爆炸。

使用直流电也可以止血。因为蛋白质基团和血细胞表面有负电荷，它们被吸引到正极，形成血栓。20 ~ 100mA 的直流电在已成功地用于控制浅表的弥漫性出血，如氩气刀。

局部止血剂　局部止血剂在普通或复杂的外科手术中发挥重要作用。这些药物根据作用机制分为物理或机械性、腐蚀性、生物性和生理性不同种类。某些药物促使蛋白质凝固和沉淀，导致皮肤小血管闭塞，另一些在凝血级联反应的后期发挥作用，激活对出血的生物反应[43]。理想的局部止血剂具有明显的止血效果，最小的组织反应性，无抗原性，在体内生物降解，灭菌方便，成本低，方便裁剪以用于不同需求。表 4-6 列举了一些市场上常用的产品。

表4-6	常见止血药物			
止血药物	生产厂商	价格		评价
凝血酶制剂				
伏血凝(Floseal)	百特	1500 美元/6 包/5ml		进入血管可能导致 DIC,药液浸泡纱布或喷射于伤口,形成粘着物
凝血酶冻干粉(Thrombostat)	Parke-Davis	56 ~ 60 美元/5000 ~ 10 000 小瓶		
凝血酶(Thrombin-JMI)	King 制药	285 美元/10 000 单位		
纤维蛋白密封剂				
纤维蛋白胶(Tisseel)	百特	135 美元/2ml		对于皮肤移植或抗凝治疗的病人有用。Crosseal 不包含抑肽酶,减少过敏反应的发生
纤维蛋白止血剂(Crosseal)	强生	100 ~ 150 美元/1ml		
明胶				
可吸收明胶海绵(Gelfoam)	辉瑞	90 美元/1g		形成水合小梁促进凝血,可以膨胀,可能引起肉芽肿性反应
可吸收明胶海绵(Surgifoam)	强生	8 ~ 14 美元/块		

凝血酶制剂直接将纤维蛋白原转化为纤维蛋白,帮助血凝块形成。凝血酶利用自然的生理过程,从而避免异物或炎症反应,而且不影响伤口[44]。必须小心判断伤口的血管管径,因为凝血酶进入大血管会导致全身暴露于凝血酶而引起 DIC,甚至死亡。

纤维蛋白密封剂是从冷沉淀(同源或合成的)中提取制备的,不会导致炎症或组织坏死[45]。使用双注射器系统,在一个注射器内含有纤维蛋白原、凝血因子Ⅷ、纤维连接蛋白和纤溶抑制剂。第二个注射器内含有凝血酶和氯化钙[46]。纤维蛋白胶在使用肝素或有凝血功能障碍(如血友病或 vW 病)的病人中特别有效[47-49]。

纯净的明胶溶液可制备成多种媒介,包括粉剂、海绵、泡沫、片状或薄膜[43]。明胶是吸湿的,可吸收重量数倍于己的水或液体。4 ~ 6 周它能被伤口内的蛋白酶代谢和降解[43]。明胶海绵对手术野的弥漫性小血管渗血能有效止血[50]。凝血酶可应用于明胶海绵以促进止血。明胶价格低廉,容易获得,有柔韧性,易于使用。虽然明胶相对惰性,但植入体内可成为感染灶[44]。

这些材料并不能替代精细的手术技术。必须权衡每种材料的优缺点,做出正确的选择。一般应使用尽量少的局部止血剂,以减少毒副作用和不良反应,防止影响伤口愈合,并降低成本。

输血

背景

在 19 世纪末,输血治疗已被接受。在这之前,Karl Landsteiner 博士于 1900 年确定了 ABO 血型。随后在 1939 年,Philip Levine 博士和 Rufus Stetson 博士提出了 Rh 血型的概念。这些突破确立了输血的基础。在 20 世纪 70 年代末之前,输注全血被认为是金标准,之后成分输血开始占主导地位。这种变化是得益于采血方法和感染测试方法的提高、储存液和储存方法的改进。

输血治疗

血型鉴定和交叉配血

ABO 和 Rh 血型的血清相容性是常规检测的。供者红细胞和受者血清进行交叉配血。Rh 阴性病人只能接受 Rh 阴性血的输血。这种情况包含了 15% 的人群,因此如果缺乏 Rh 阴性血而输注 Rh 阳性血是可以接受的。但是,Rh 阳性血不能输注给 Rh 阴性的育龄期女性。

在紧急情况下,Rh 阴性 O 型血可以输注给所有人。Rh 阴性 O 型血和同型红细胞用于紧急输血也是安全的。问题在于若输 4 个单位或以上的 Rh 阴性 O 型血,此时溶血的风险大大地增加。临床上冷凝集素过高的病人输血时需要加热器。如果这些抗体滴度很高,禁忌体温过低。

对于多次输血产生自身抗体或因自身免疫性溶血性贫血产生泛红血细胞抗体的病人,血型鉴定和交叉配血很困难,术前应有足够的时间来储备手术用血。在使用右旋糖酐前应先进行交叉配血,因为前者会干扰配血。

自体输血的应用越来越多。择期手术可收集多达 5 个单位的备血。如果病人血红蛋白浓度>110g/L 或血细胞比容>34%,则可以采血。第一次采血在术前 40 天,最后一次在术前 3 天。可以每隔 3 ~ 4 天采一次血。重组人促红细胞生成素促进红细胞生成,使用后可允许更频繁地采血。

库存全血

输注库存全血曾经是输血的标准,现在很少使用。保存期在 6 周左右。至少 70% 的红细胞在输血后 24 小时仍在血液循环流通。红细胞的年龄在炎症反应和多器官功能衰竭中可能发挥重要作用。在储存过程中红细胞的变化包括细胞内 ADP 和 2,3-二磷酸甘油酸减少,这将改变血红蛋白的氧离曲线,减少氧的运输。尽管除凝血因子 V 和Ⅷ以外的所有凝血因子相对稳定,库存血因乳酸、钾离子和氨升高而使 pH 逐渐降低。在存储过程中发生的溶血是微不足道的。

新鲜全血

新鲜全血是指采血后 24 小时内的血液。传染病检测技术的进展使得新鲜全血成为输血的一种选择。最新的证据表明，在战争情况下使用新鲜全血可能会提高创伤相关凝血功能障碍的预后[51]，一项民用研究不久将展开。使用新鲜全血的优点是它相比于同等单位的成分血提供更多的凝血因子。

浓缩红细胞和冰冻红细胞

浓缩红细胞在大多数情况下都是首选。浓缩红细胞悬液可以通过离心后去除血浆上清液制备。这种方法制备的红细胞只能减少但不能消除血浆成分引起的反应。它还减少了钠、钾、乳酸和柠檬酸的含量。冰冻红细胞不能在紧急情况下使用。它们用于先前有过敏的病人。冰冻红细胞的活力理论上是提高的，维持了正常的 ADP 和 2,3-二磷酸甘油酸浓度。但是目前没有临床数据来验证这些发现。

少白细胞红细胞和洗涤红细胞

少白细胞红细胞（少白红细胞）和洗涤红细胞是通过过滤消除约 99.9% 的白细胞和多数血小板（少白红细胞），或再加入生理盐水洗涤（洗涤红细胞）。去除白细胞几乎防止了所有的发热反应、非溶血性输血反应［发热和/（或）寒战］、对 HLA-Ⅰ 类抗原的同种免疫、血小板输注无效以及感染巨细胞病毒。在多数西方国家，少白红细胞和洗涤红细胞是输血使用的标准血制品。但是反对者认为，因为去除白细胞而产生的额外费用是浪费的，因为输注异体白细胞没有显著的免疫调节作用。而支持者认为，白细胞异体输血诱发术后细菌感染和多器官功能衰竭。虽然一项加拿大的大型回顾性研究表明少白红细胞减少死亡率和感染率[54]，但是随机试验和 meta 分析并没有提供令人信服的证据支持哪一种红细胞[52,53]。

血小板浓缩液

血小板输入的适应证包括大量失血、输注贫血小板血制品、血小板生成不足和血小板质量缺陷等引起的血小板减少症。血小板的保存时间是 120 小时。每个单位浓缩血小板体积约 50ml。血小板制品可能转播疾病，也可发生类似由输血引起的过敏反应。治疗后血小板应达到（50～100）×10^9/L。然而，有越来越多的信息表明没有明显出血倾向和耐受低血小板的病人可以降低血小板输注的阈值。HLA 同种免疫反应可以通过过滤白细胞预防。在罕见的情况下，如病人因先前输血或妊娠而导致同种免疫反应，可以使用 HLA 匹配的血小板。

新鲜冰冻血浆

由新鲜血液制备的新鲜冰冻血浆（FFP）提供维生素 K 依赖的凝血因子，也是唯一含有凝血因子 V 的血制品。但是类似于其他血制品，FFP 也存在传染疾病的风险。因为损伤控制理念，FFP 已经被提到了创伤性凝血病治疗的最前沿。为了延长保存期，避免冰冻的需要，冻干血浆正在测试。初步的动物研究表明这一过程能保留 FFP 的优点[55]。

浓缩液和重组 DNA 技术

技术的进步可以将大部分凝血因子和白蛋白制备成浓缩液使用。这些产品容易获得，而且不像其他成分血存在携带传染病的风险。

人类聚合血红蛋白（PolyHeme）

人类聚合血红蛋白（PolyHeme）是一种普遍一致、易于获得、非致病、能携氧的复苏液，已成功地用于大量出血时未输注红细胞的病人。人类聚合血红蛋白的优点是不含血型抗原（无须交叉匹配）和病毒，稳定，允许长期储存。缺点包括在循环中半衰期短，可能增加心血管并发症。这类产品还未被批准供病人使用。

输血和成分输血的适应证

一般适应证

改善携氧能力　携氧是红细胞的主要功能。因此，输注红细胞应增加携氧能力。此外，血红蛋白是动脉血氧含量和氧供的基础。除了这些明显的关联，没有证据能支持输注红细胞等同于增强细胞释放和利用氧。这种明显的差异与库存血发生的变化有关。2,3-二磷酸甘油和 P_{50} 降低影响氧释放，而红细胞变形则损害了微循环灌注[56]。

治疗贫血　全国卫生研究院 1988 年的健康共识报告挑战了"血红蛋白<100g/L 或血细胞比容<30% 需要术前输血"这句格言。这是通过一项前瞻性随机对照试验证实的，在危重症病人中比较严格限制输血和宽松用血两种治疗策略，结果表明维持血红蛋白 70～90g/L 在死亡率上没有不利影响。事实上，急性生理和慢性健康评估 Ⅱ（APACHE Ⅱ）评分≤20 分、年龄 55 岁或以下的病人死亡率更低[57]。

除了这些，在输血原则上没有什么改变。在一项大型观察研究中，危重症病人经常输血使血红蛋白达到 90g/L[58]。

与输血相关悬而未决的问题是缺血性心脏病病人保持血红蛋白 70g/L 的安全性。关于这个问题的数据是混淆的，许多研究有明显的设计缺陷，包括有些是回顾性的。然而，大多数已发表的文献赞成无 ST 段抬高的急性冠脉综合征需限制输血，许多文献报告在输血的病人有更糟糕的结果。但是 ST 段抬高的急性心肌梗死病人可能因输血改善贫血而受益[56,58]。当然，这都需要进一步深入地研究。

补充容量　手术病人最常见的输血指征是补充血容量，而血容量缺失多少很难评估。血红蛋白和血细胞比容通常用于失血的评估。这些结果在急性失血时可能产生误导，因为血液浓缩而检查结果正常。失血的症状和体征取决于出血的量和速度[56]。正常成人可能丢失总血量的 15%（Ⅰ 度出血或出血 750ml）而对循环只产生轻微影响。丢失血容量的 15%～30%（Ⅱ 度出血或出血 750～1500ml）引起心动过速、脉压下降，但血压正常。丢失 30%～40% 的血容量（Ⅲ 度出血或出血 1500～2000ml）导致心动过速、呼吸急促、低血压、少尿和神智改变。Ⅳ 度出血丢失>40% 的血容量，危及生命。

手术病人的失血可以通过估算纱布和海绵以及从手术野吸引的出血量评估。在正常病人，丢失总血量的 20% 可以输注晶体液，超过 20% 需要输浓缩红细胞，在大量输血时另需输注 FFP（本章稍后详述）。在特殊病人术前或术中可能还需要输注血小板和/（或）FFP（表 4-7）。

表 4-7　凝血因子替代物

凝血因子	正常值	体内半衰期	结果	保持正常功能的最低值	稳定性[4℃(39.2℉)]	理想来源
I	2~4g/L	72 小时	消耗	0.6~1g/L	非常稳定	库存血,纤维蛋白原浓缩物
II	0.2g/L（正常值的100%）	72 小时	消耗	15%~20%	稳定	库存血,浓缩制剂
V	正常值的100%	36 小时	消耗	5%~20%	不稳定(1 周后为正常值40%)	FFP,7 天内血液
VII	正常值的100%	5 小时	残存	5%~30%	稳定	库存血,浓缩制剂
VIII	正常值的100%（正常值的50%~100%）	6~12 小时	消耗	30%	不稳定(1 周后<正常值20%~40%)	FFP,抗血友病浓缩物,冷沉淀
IX	正常值的100%	24 小时	残存	20%~30%	稳定	FFP,库存血,浓缩制剂
X	正常值的100%	40 小时	残存	15%~20%	稳定	库存血,浓缩制剂
XI	正常值的100%	可能为40~80小时	残存	10%	可能稳定	库存血
XII	正常值的100%	未知	残存	缺乏不会导致出血倾向	稳定	无需替代物
XIII	正常值的100%	4~7 天	残存	可能<1%	稳定	库血
血小板	$150~400×10^9/L$	8~11 天	消耗	$(60~100)×10^9/L$	非常不稳定(20 小时正常值40%;48 小时为0)	新鲜全血或血浆,新鲜血小板浓缩液(非冰冻血浆)

损伤控制复苏

目前的液体复苏顺序是先输注晶体液,其次是红细胞,然后是血浆和血小板,这从 20 世纪 70 年代以来广泛使用。最近,损伤控制复苏(DCR)挑战了早期复苏策略的传统思维,旨在制止和(或)预防而不是治疗致命的死亡三联征(凝血功能障碍、酸中毒和低体温)。

理由　在民用创伤系统中,接近半数的死亡发生于入院前,这其中很少是可以预防的[59-61]。活着到达急救中心的病人躯干出血的发生率很高,这些病人可以避免死亡。躯干出血导致休克的病人往往在急诊室就存在创伤性凝血病,死亡风险很高[21,22,62]。

这些病人需要大量输血,即入院 24 小时内输注 10 个单位或以上的红细胞。虽然 25% 的外伤病人入院后早期输入 1 个单位血,但只有小部分病人予以大量输血。而在军事上,大量输血的比例几乎翻了一番[63]。

复苏策略的新概念　标准高级创伤生命支持指南建议先用晶体液复苏,随后用浓缩红细胞。只有先输入数千毫升晶体液后才开始输注血浆或血小板[64]。传统的大量输血的做法是基于一个小的无对照的回顾性研究,使用血制品增加血浆容量已不再可取[65]。

最近,多个回顾性研究表明标准复苏方法加剧了最初的创伤性凝血病,从而增加死亡率,增加血浆和血小板比例而不是红细胞可以改善生存率[66,67]。临床指南在成人大量输血中指导早期成分血输注的具体说明见图 4-6。大量输血时使用成分血的具体建议见表 4-8。最近的数据表明,严重损伤和大量输液的病人应早期给予血浆,因为他们到达重症监护室时处于凝血功能障碍状态[68]。

表 4-8　大量输血时成分血的使用建议

新鲜冰冻血浆(FFP)	只要大量输血,每输 6 个单位的 RBCs,就给予 6 个单位的 FFP(1∶1)
血小板	每 6 个单位的 RBCs 和血浆给予 6 袋血小板。6 袋随机捐助的血小板=1 单位单采血小板。活动性出血时保持血小板计数>$100×10^9/L$
冷沉淀	输入 6 个单位的 RBCs 后检查纤维蛋白原水平。如果≤1g/L,给予 20 单位冷沉淀(2g 纤维蛋白原)。根据纤维蛋白原水平重复给予

当一个临床中心修改其输血策略,输完第一个单位的红细胞后即开始输注血浆,而不是等输完 6 个单位红细胞后再

A. 初始红细胞(RBCs)输注：

1. 立即通知血库需要紧急输血。
　　未交叉配血的Rh阴性O型血(可立即获得)
　　尽快转换为Rh阴性O型血(女性患者)**或Rh阳性O型血**(男性患者)
　　未交叉配血的同型血(5~10分钟获得)
　　完全交叉配血(约40分钟获得)
2. 血液样本送至血库定血型和交叉配血。
3. 填写紧急用血单。如果不知道血型而又需立即输血，应给予Rh阴性O型血。
4. 红细胞必须以标准方式输注。所有患者输血前必须核对身份(姓名和编号)。
5. 循环不稳定或输入1~2单位红细胞后无反应的患者应考虑大量输血(MT)。

B. 成人大量输血指南：

1. 如果预计患者需要大量输血(24小时内输注红细胞≥10U)，应尽快执行大量输血指南 (MTG)。血库应尽量以 1：1：1 提供血浆、血小板和RBCs。为有效治疗和减轻随后的稀释性凝血功能障碍，必须尽早启动 1：1：1 输血，最好在输入前2单位红细胞后开始。尽量减少晶体液。
2. 一旦MTG启用，血库发放一个装有6单位RBCs、6单位FFP和6包血小板的冷却箱，以便快速送达。如果无法立即获得解冻的6单位FFP，血库先发放已准备好的，其余解冻后及时通知相关人员。尽一切努力来保证以 1：1：1 输注血浆、血小板和RBCs。
3. MT一旦启用将进行直至输血停止。当患者不再有活动性出血时，即停止MT。
4. 只有出示患者的医疗记录编号和姓名，才能发放血液。
5. 患者进入急诊室就立即进行基本的实验室检测，最好在床旁进行，相关信息及时传递给主治医师。如果临床需要，这些检测应反复进行(例如在每批血液输注后)。
　　建议进行以下实验室检测：
　　● 全血细胞计数
　　● INR,纤维蛋白原
　　● pH和(或)碱剩余
　　● TEG(如果可以)

图 4-6　成人输血的临床实践指南。TEG＝血栓弹力图

输注血浆,结果发现 30 天死亡率显著降低[69]。这项工作证实了增加输注血浆的重要性,支持大量输血的病人按照 1：1 的比例输注血浆和红细胞。这是传统复苏策略的转变,传统是早期输注晶体液,随后浓缩红细胞,只有在输注大量红细胞后或继发凝血功能障碍才输注血浆。如前所述,这一新策略被称为DCR,可以替代传统的复苏治疗。DCR 的核心原则是血浆和红细胞以 1：1 的比例输注,在病人到达急诊室几分钟内开始。在伊拉克和阿富汗,DCR 改善整体存活率,显示出了空前的成功[70]。最近 DCR 添加了更广泛使用血小板,因为早期和增加使用血小板改善了生存率。作为 DCR 的辅助治疗,重组活化凝血因子Ⅶ用于军事和许多大型民用创伤中心。对战斗受伤者的回顾性研究揭示了重组活化凝血因子Ⅶ与减少输血和改善 30 天存活率有关[71]。然而,一些研究表明凝血因子Ⅶ增加血栓并发症的发生[72]。

要验证军事和民用机构 DCR 的治疗结果,一个包含 17 家领先民用创伤中心的多中心回顾性研究最近完成了对现代输血策略的研究[73]。各中心之间有显著的不同,血浆、血小板、红细胞的比例从 1：1：1 ~ 0.3：0.1：1,相应的生存率在 71% ~41% 。在 1：1：1 输血的创伤中心,躯干出血造成的死亡明显减少,30 天死亡率显著降低,多器官功能衰竭引起的死亡没有增加。一项早期使用血浆的前瞻性观察研究即将开展。

因为只有很少比例的外伤病人需要大量输血,而且血制品一般供不应求,人们正试图开发早期预测模型。表 4-9 比较了民用和军事研究的成果[74-78]。虽然引人注目,但这些结果目前都未经前瞻性研究验证。

输血并发症(表 4-10)

输血并发症主要是与血液诱导的促炎反应有关。估计大约 10% 的病人发生输血相关事件,但仅<0.5% 是严重的。输血相关的死亡虽然罕见,但确实发生,主要是由于输血相关的急性肺损伤(16% ~ 22%)、ABO 溶血性输血反应(12% ~ 15%)和血小板细菌污染(11% ~18%)[79]。

表4-9	大量输血预测研究的比较	
作者	变量	ROC曲线下面积
McLaughlin 等[74]	收缩压,心率,pH,血细胞比容	0.839
Yücel 等[75]	收缩压,心率,碱剩余,血红蛋白,男性,FAST,长骨或骨盆骨折	0.892
Moore 等[76]	收缩压,pH,ISS>25	0.804
Schreiber 等[77]	血红蛋白 ≤11,INR>1.5,穿透伤	0.8
Wade 等[78]	收缩压,心率,pH,血细胞比容	0.78

FAST＝创伤重点超声评估法；ISS＝创伤危重评分；ROC＝受试者工作特征曲线

非溶血反应

非溶血性发热性反应的定义为输血引起的体温升高 1℃ (180°F),相当常见(约发生于 1% 的输血)。可能原因是供血中存在的细胞因子以及供血抗体和受者抗体的反应。少白血制品可以大大地减少发热反应的发生率。使用对乙酰氨基酚预处理可以降低反应的严重程度。

表 4-10　输血相关并发症

缩写	并发症	症状和体征	发生率	机制	预防
NHTR	发热反应,非溶血性输血反应	发热	0.5%~1.5%	受者存在针对供者淋巴细胞的抗体	使用少白细胞血
	细菌污染	高热,寒战,血流动力学改变,DIC,呕吐,腹泻,血红蛋白尿	血液≤0.05% 血小板0.05%	输入污染的血液	血小板保存时间<5天
	过敏反应	皮疹,荨麻疹	每单位血0.1%~0.3%	可溶性输血成分	使用抗组胺药物
TACO	输血相关循环超负荷	肺水肿	1:200~1:1000输血病人?	慢性心功能不全的老年病人输入大量血液	延长输血时间,使用利尿药,减少相关液体
TRALI	输血相关急性肺损伤	急性(<6小时)低氧血症,双侧肺浸润±心动过速,低血压		输血中的抗HLA或抗HNA抗体攻击体循环或肺循环中粒细胞	减少女性供血者
	溶血反应				
	急性	发热,低血压,DIC,血红蛋白尿,血红蛋白血症,肾功能不全	1:33 000~1:1 500 000 每单位血	输入ABO血型不相容血,受者存在针对ABO血型抗原的IgM抗体	输入匹配的血液
	延迟性(2~10天)	贫血,高间接胆红素血症,结合珠蛋白升高,Coombs试验阳性		由IgG介导	确定病人抗原以避免复发

血液受细菌污染是罕见的。G⁻菌,尤其是小肠结肠炎耶尔森菌和假单胞菌属,能在4℃(39.2℉)生长,是最常见的原因。但是大多数血液污染发生于输注20℃(68℉)储存的血小板,甚至更常见于室温下储存的单采血小板。细菌污染导致败血症和高达25%的死亡率[80]。临床表现包括全身症状,如发热、寒战、心动过速、低血压和胃肠道症状(腹部绞痛、呕吐和腹泻)。此外,还有出血表现,如血红蛋白血症、血红蛋白尿和DIC。如果怀疑细菌污染,应停止输血,进行血液细菌培养。紧急治疗包括吸氧、给予肾上腺素和抗生素。预防措施包括避免输注过期血小板。

过敏反应

过敏反应相对常见,约发生于1%的输血病人。反应通常较轻微的,表现为输血开始后60~90分钟内出现皮疹、荨麻疹和发热。在极少数情况下可能发生过敏性休克。过敏反应是由于输入过敏供血者的抗体或者受者过敏的抗原。过敏反应可能发生于输注任何血制品后。治疗和预防措施包括使用抗组胺药物。严重的病例需用肾上腺素或类固醇。

呼吸系统并发症

呼吸功能不全可能与输血相关的循环超负荷有关,是可以避免的。它发生在快速输入血液、血浆替代物和晶体液时,特别是有潜在心脏疾病的老年病人。在输注大量液体时,应考虑监测中心静脉压。循环超负荷表现为静脉压升高、呼吸困难和咳嗽。一般在肺底可闻及啰音。治疗包括利尿、减慢输血速度和输注血制品时减少液体量。

输血相关急性肺损伤综合征(TRALI)是指与输血相关的非心源性肺水肿[81]。它可以发生在输注任何含有血浆的血制品。症状类似于循环超负荷引起的呼吸困难和低氧血症。但是,TRALI的特点是非心源性,往往伴有发热、寒战,胸片见双肺浸润。它最常发生于输血开始后1~2小时内,但几乎都是前6小时内。因为大多数病例未报道(或不能确诊),实际发生率不详。TRALI的病因尚未明确,但被认为与供血中抗HLA或抗中性粒细胞抗原抗体使中性粒细胞被募集到肺循环有关。来源于经产妇的血液被认为是TRALI发生的主要危险因素。Gajic和同事在最近一项研究中发现,危重症病人在输入女性供血者而不是男性供血者的大量血浆后气体交换变差[82]。这种TRALI与女性供血者血制品的关系促使美国血库协会提出只使用男性供血者的血浆。TRALI的治疗需要停止任何输血,通知输血中心,以及包括从吸氧至机械通气在内的呼吸支持。

溶血反应

溶血反应可以分为急性和延迟性。急性溶血反应是因为输入与ABO血型不相容的血液,6%是致命的。原因是实验室和输血过程中技术上或文书上的错误导致输入错误血型。速发性溶血反应的特点是血管内红细胞破坏和随之而来的血红蛋白血症和血红蛋白尿。抗原抗体复合物活化凝血因子Ⅻ

和补体，激活凝血级联反应，引起 DIC。最后，血浆中游离血红蛋白的毒性引起肾小管坏死和肾小管内血红蛋白沉淀，导致急性肾功能不全。

延迟性溶血反应发生于输血后 2～10 天，表现为血管外溶血、轻度贫血和高间接（未结合）胆红素血症。它们发生在输血时体内抗体滴度低，而输血后因为记忆应答滴度增高。针对非 ABO 血型抗原的反应导致网状内皮系统内 IgG 介导的红细胞清除。

如果病人是清醒的，急性输血反应最常见的症状是输血部位的疼痛、面部潮红、背痛和胸痛。伴随症状包括发热、呼吸窘迫、低血压和心动过速。在麻醉病人中，弥漫性出血和低血压是溶血反应的征象。若高度怀疑输血反应就需要检查以做出明确诊断。实验室检查标准是血红蛋白尿以及供者和受者血液不相容的血清学结果。Coombs 试验阳性说明输入的红细胞被病人的抗体包裹，具有诊断意义。延迟性溶血反应表现为发热和反复贫血。黄疸和结合珠蛋白水平下降常常会发生，并可见轻度的血红蛋白血症和血红蛋白尿。Coombs 试验通常阳性，血库必须识别抗原以防后续反应。

如果怀疑速发性溶血反应，应立即停止输血，受者血液样本和血袋一并送至血库与输血前样本进行比较。监测尿量，充分水化，以防止肾小管内血红蛋白沉淀。延迟性溶血反应通常不需要特殊干预。

传播疾病

通过输血传播的疾病包括疟疾、美洲锥虫病、布氏杆菌病或者较少的梅毒。疟疾可以通过所有的血制品传播。最常见的是疟原虫。潜伏期为 8～100 天。初始表现是寒战和发热。巨细胞病毒感染也有可能发生，类似于传染性单核细胞增多症。

使用更好地针对病原体的抗体和核酸筛查可以大大地减少丙型肝炎病毒和 HIV-1 的传播。现在这些病原体的感染率估计小于 1/100 万单位输血。乙型肝炎病毒的传播在未免疫人群约为 1/10 万单位输血。因为没有无症状的携带者状态，甲型肝炎病毒很少通过输血传播。目前正关注于这些和其他如西尼罗河病毒等病原体，通过"病原体灭活系统"减少所有已知经输血传播的病毒和细菌感染。朊病毒疾病（如 Creutzfeldt-Jakob 病）也通过输血传播，但目前还没有关于在血制品中灭活朊病毒的信息。

止血和凝血检测

评估止血功能的初步方法是仔细回顾病人的临床病史（包括以往的异常出血或瘀伤）和药物使用情况以及基本的实验室检验。实验室常规筛查包括血小板计数、PT、INR 和 APTT。血小板计数升高或降低可能发生血小板功能障碍。正常的血小板计数是 $(150～400)×10^9/L$。血小板计数>$1000×10^9/L$ 可能伴有出血或血栓性并发症。重大外科手术时血小板计数<$100×10^9/L$ 或小手术时血小板计数<$50×10^9/L$ 时出血并发症可能增加。当血小板计数<$20×10^9/L$ 时可发生自发性出血。

PT 和 APTT 是加入凝血剂后血浆复钙时间的变化。PT 试剂含有凝血活酶和 Ca^{2+}，加入血浆后形成纤维蛋白凝块。PT 检测凝血因子 I、II、V、VII 和 X 的功能。凝血因子 VII 属于外源性途径，而其他因子属于共同通路。凝血因子 VII 是所有因子中半衰期最短的，其合成依赖维生素 K。PT 最适合检测维生素 K 缺乏和华法林治疗引起的凝血功能异常。

由于促凝血酶原激酶活性的变化，难以单独通过 PT 来精确评估抗凝程度。因为这些变化，INR 测定是反应 PT 的首选方法。每批促凝血酶原激酶的国际敏感指数（ISI）是唯一的，均由制造商提供给血液学实验室。人类大脑促凝血酶原激酶的 ISI 为 1，最佳试剂的 ISI 介于 1.3～1.5。INR 由下列公式计算而得：

$$INR =（测量 PT/正常 PT）^{ISI}$$

APTT 试剂含有磷脂替代物、激活物和 Ca^{2+}，这些物质若在血浆中存在将形成纤维蛋白凝块。APTT 检测共同通路中的凝血因子 I、II、V 和内源性途径中凝血因子 VIII、IX、XII 的功能。肝素治疗往往监测 APTT，治疗目标控制在参考值的 1.5～2.5 倍（50～80 秒）。低分子肝素是选择性的凝血因子 Xa 抑制剂，可轻度升高 APTT，但不建议常规监测。

出血时间是用来评估血小板和血管功能障碍的，现在没有过去那样常用。有几种标准方法，Ivy 法是最常用的。方法是放置一个上臂血压计，加压至 40mmHg，然后在前臂屈肌侧划一个 5mm 小口。计算出血停止时间，正常上限为 7 分钟。标准化出血时间测定器法较理想，增加了试验的可重复性。异常的出血时间意味着血小板功能障碍（内在原因或药物引起的）、vWD 或某些血管缺陷。许多实验室正在用体外试验代替标准化出血时间测定器法，通过毛细管采血，血小板黏附于管壁并聚集。这种方法计算的出血停止时间似乎比出血时间更具重复性，也与 vWD、原发性血小板功能紊乱、其他血小板功能障碍性疾病和服用阿司匹林等引起的出血相吻合。

药物可能会大大地削弱止血功能，如抗血小板药物（氯吡格雷和糖蛋白 IIb/IIIa 抑制剂）、抗凝血剂（水蛭素、硫酸软骨素、硫酸皮肤素）和溶栓剂（链激酶、tPA）。如果已知的药物不能解释异常的凝血结果，应考虑先天性凝血功能障碍或存在伴发疾病。

血栓弹力图（TEG）最早由 Hartert 在 1948 年提出[83]。经过不断改进，已成为一项有价值的检测工具。TEG 检测凝血的动态过程，而非传统检查所提供的孤立信息[84]。TEG 检测的是血液的凝固特性，如同血液在低剪切环境下（类似静脉血流缓慢）诱导形成血凝块。剪切弹性改变的类型可确定血凝块形成和发展的动力学状态以及血凝块的强度和稳定性状态。血凝块强度和稳定性数据提供血凝块参与止血能力的信息，而凝固过程中的数据提示了是否有足够的凝血因子形成血凝块的信息。硅藻土（celite）激活试验是先将全血样本放入一个预温的试管，然后将一个悬浮丝放入试管内，试管以 4.5° 旋转。正常的血凝块经历加速期和增强期。与活化血小板相互作用的纤维束黏附于试管和悬浮丝表面，悬浮丝受到血凝块形成和溶解过程中切应力的作用随之一起旋动。新鲜的血凝块扩展时，延迟悬浮丝的弧形运动，形成一个狭窄的血栓弹力描记图。相反，牢固的血凝块悬浮丝和试管同时按比例运动，产生一个宽广的血栓弹力描记图[85]。

血凝块的强度随时间变化特征性地表现为雪茄形（图 4-7）。TEG（r）有五个参数：R，k，α 角，MA 和 MA60，所有这些参数表示血凝块发展的不同阶段：

R 表示测试开始到纤维蛋白最初形成的时间。

k 是衡量从血凝块开始形成到 TEG 幅度达到 20mm 的时

间,代表的是血凝块形成的动态变化。

α 角是从血凝块形成点至描记图最大曲线弧度作切线与水平线的夹角,α 角代表纤维蛋白形成与交联的加速过程(动力学)。

MA 是最大振幅,反映血凝块的强度,取决于血小板的数量和功能以及血凝块与纤维蛋白的相互作用。

MA60 是达到最大幅度 60 分钟后的幅度减少率,代表血凝块的稳定性。

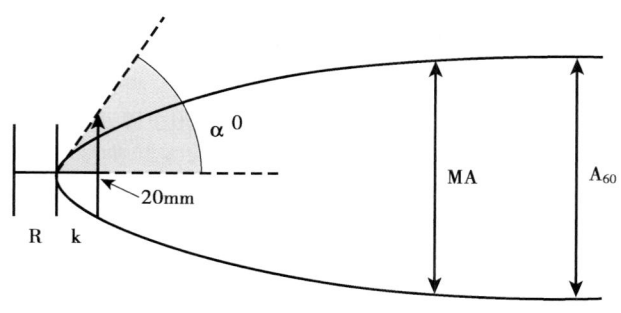

图 4-7　血栓弹力示意图

正常和异常的 TEG 如图 4-8。在普通外科[86,87]、心脏外科[88]、泌尿外科[89]、妇产科[90]、儿科[91]和肝移植手术[92,93]中已显示了 TEG 的价值。这是唯一一种测量血凝块在形成过程中所有动态过程,直至最终血凝块溶解或回缩的检验方法。它在评估凝血功能障碍中的作用仍在研究中。

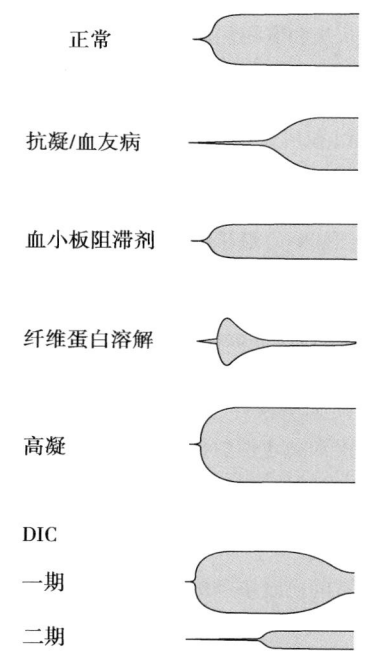

图 4-8　正常和异常的血栓弹力图。DIC=弥散性血管内凝血

手术出血的风险评估

术前评估

一些血液疾病可能影响手术结果。临床上较常见的是贫

血和口服抗凝药物治疗。肝肾功能不全的病人也应评估出血的危险性。

如可行,术前应确认是否存在未知的贫血,因为某些类型的贫血(特别是镰状细胞贫血和免疫性溶血性贫血)可能对围术期处理有影响。70 或 80g/L 以下的血红蛋白相对于更高的血红蛋白更容易出现显著的围术期并发症[94]。决定病人是否需要术前输血除了血红蛋白以外,还包括是否存在心肺疾病、手术类型和可能的手术出血。许多病人术后因为失血和血液稀释而有贫血,不一定需要输血。

出血风险评估最重要的是出血史。详细的病史可以提供有意义的线索确定有无出血倾向,如容易瘀伤或出血性疾病的家族史。病史可靠、病史和体检无出血倾向的病人存在隐匿性出血性疾病的风险很低。出血风险低的病人无需实验室检测凝血功能。若出血病史不可靠、不完整或有异常出血时,建议术前进行正式的凝血功能评估,包括 PT、APTT 和血小板计数[95]。

术中和术后出血的评估

术中或术后出血过多可能是由于无效止血、输血、隐匿的凝血功能障碍、消耗性凝血病和(或)纤溶引起的。手术野大量出血而无其他部位出血通常提示机械止血不足。

大量输血是一个众所周知的引起血小板减少的原因。大量输血后的出血可能源于低体温、稀释性凝血病、血小板功能障碍、纤溶或者低纤维蛋白原血症。另一个与输血有关的凝血功能障碍的原因是溶血反应。溶血反应的第一个迹象可能就是弥漫性出血。这种出血的发生机制被认为与溶血红细胞释放 ADP 有关,导致弥漫性血小板聚集,随后血小板团块被循环清除。

输血后血小板减少性紫癜(又称输血后紫癜)发生于供者血小板为罕见的 Pl(A1)型。这是一个罕见的输血后血小板减少和出血的原因。输入的血小板使受者致敏,产生针对外源性血小板抗原的抗体。外源性血小板抗原不会完全从循环中清除,黏附于受者自身血小板。随后抗体破坏血小板,由此产生的血小板减少和出血可能持续数周。如果输血后 5～6 天出血,应考虑这种罕见的病因。输注血小板治疗毫无作用,因为新供者的血小板被识别为抗原并被抗体破坏。糖皮质激素可能有助于减少出血倾向。输血后紫癜是自限性,数周左右会缓解。

DIC 的特点是全身凝血功能激活,引起纤维蛋白形成和沉积,导致多个器官微血管血栓形成,最后发生多器官功能障碍。凝血系统的持续激活消耗并最终耗竭凝血因子和血小板,引起严重的出血并发症。

最后,血小板减少所致的严重出血也可能发生于 G⁻杆菌脓毒血症。已经提出内毒素诱导的血小板减少症的发病机制与凝血因子 V 的不稳定有关,而且这种不稳定对凝血因子 V 的作用是必需的。去纤维化和凝血功能衰竭还可以发生于脑膜炎球菌、产气荚膜梭菌和金黄色葡萄球菌引起的脓毒血症。溶血是脓毒血症产生去纤维化的机制之一。

(吴志勇　译)

参考文献

亮蓝色标记的是主要参考文献。

1. Avci Z, Malbora B, Gokdemir M, et al: Successful use of recombinant factor VIIa (NovoSeven) during cardiac surgery in a pediatric patient with congenital factor XI deficiency. *Pediatr Cardiol* 29:220, 2008.

2. Peyvandi F, Mannucci PM: Rare coagulation disorders. *Thromb Haemost* 82:1207, 1999.

3. Anwar R, Miloszewski KJ: Factor XIII deficiency. *Br J Haematol* 107:468, 1999.

4. Anwar R, Minford A, Gallivan L, et al: Delayed umbilical bleeding—a presenting feature for factor XIII deficiency: Clinical features, genetics, and management. *Pediatrics* 109:E32, 2002.

5. George JN, Caen JP, Nurden AT: Glanzmann's thrombasthenia: The spectrum of clinical disease. *Blood* 75:1383, 1990.

6. Stasi R, Evangelista ML, Stipa E, et al: Idiopathic thrombocytopenic purpura: Current concepts in pathophysiology and management. *Thromb Haemost* 99:4, 2008.

7. Baldwin ZK, Spitzer AL, Ng VL, et al: Contemporary standards for the diagnosis and treatment of heparin-induced thrombocytopenia (HIT). *Surgery* 143:305, 2008.

8. Amiral J, Peynaud-Debayle E, Wolf M, et al: Generation of antibodies to heparin-PF4 complexes without thrombocytopenia in patients treated with unfractionated or low-molecular-weight heparin. *Am J Hematol* 52:90, 1996.

9. Zimrin AB, Hess JR: Thrombocytopenic purpura: Going against the evidence. *Crit Care Med* 34:2247, 2006.

10. Darmon M, Azoulay E, Thiery G, et al: Time course of organ dysfunction in thrombotic microangiopathy in patients receiving either plasma or perfusion or plasma exchange. *Crit Care Med* 34:2127, 2006.

11. Fakhouri F, Vernant JP, Veyradier A, et al: Efficiency of curative and prophylactic treatment with rituximab in ADAMT13-deficient thrombotic thrombocytopenic purpura: A study of 11 cases. *Blood* 106:1932, 2005.

12. Lavelle WF, Lavelle EA, Uhl R: Operative delay for orthopedic patients on clopidogrel (Plavix): A complete lack of consensus. *J Trauma* 64:996, 2008.

13. Taylor FB, Toh CH, Hoots WK, et al: Towards definition, clinical and laboratory criteria, and a scoring system for disseminated intravascular coagulation. *Thromb Haemost* 86:1327, 2001.

14. Hess JR, Lawson JH: The coagulopathy of trauma versus disseminated intravascular coagulation. *J Trauma* 60:S12, 2006.

15. Dhainaut JF, Yan SB, Joyce DE, et al: Treatment effects of drotrecogin alfa (activated) in patients with or without overt disseminated intravascular coagulation. *J Thromb Haemost* 2:1924, 2004.

16. Angstwurm MW, Dempfle CE, Spannagl M: New disseminated intravascular coagulation score: A useful tool to predict mortality in comparison with Acute Physiology and Chronic Health Evaluation II and Logistic Organ Dysfunction scores. *Crit Care Med* 34:314, 2006.

17. Trotter JF: Coagulation abnormalities in patients who have liver disease. *Clin Liver Dis* 10:665, 2006.

18. Feistauer SM, Penner E, Mayr WR, et al: Target platelet antigen of autoantibodies in patients with primary biliary cirrhosis. *Hepatology* 25:1343, 1997.

19. Ghalib R, Levine C, Hassan M, et al: Recombinant human interleukin-11 improves thrombocytopenia in patients with cirrhosis. *Hepatology* 37:1165, 2003.

20. Violl F, Basili S, Ferro D, et al: Association between high values of D-dimer and tissue plasminogen activator activity and first gastrointestinal bleeding in cirrhotic patients. CALC Group. *Thromb Haemost* 76:177, 1996.

21. Macleod J, Lynn M, McKenney MG, et al: Predictors of mortality in trauma patients. *Am Surg* 70:805, 2004.

22. Brohi K, Singh J, Heron M, et al: Acute traumatic coagulopathy. *J Trauma* 54:1127, 2003.

23. Brohi K, Cohen MJ, Ganter MT, et al: Acute coagulopathy of trauma: Hypoperfusion induces systemic anticoagulation and hyperfibrinolysis. *J Trauma* 64:1211, 2007.

24. Hoppensteadt DA, Fabbrini N, Bick RL, et al: Laboratory evaluation of the antiphospholipid syndrome. *Hematol Oncol Clin N Am* 22:19, 2008.

25. Singer DE, Albers GW, Dalen JE, et al: Antithrombotic therapy in atrial fibrillation: The Seventh ACCP Conference on Antithrombotic and Thrombolytic Therapy. *Chest* 126:429S, 2004.

26. Makris M, Watson HG: The management of coumarin-induced over-anticoagulation: Annotation. *Br J Haematol* 114:271, 2001.

27. Gibbar-Clements T, Shirrell D, Dooley R, et al: The challenge of warfarin therapy. *Am J Nurs* 100:38, 2000.

28. Morgan RJ, Bristol JB: Unusual finding in a patient taking warfarin. *Postgrad Med J* 75:299, 1999.

29. Wagner HE, Barbier PA, Schupfer G: Acute abdomen in patients under anticoagulant treatment. *Schweiz Med Wochenschr* 116:1802, 1986.

30. Acea Nebril B, Taboada Filgueira L, Sánchez González F, et al: Acute abdomen in anticoagulated patients: Its assessment the surgical indications. *Rev Clin Esp* 195:463, 1995.

31. Euhus DM, Hiatt JR: Management of the acute abdomen complicating oral anticoagulant therapy. *Am Surg* 56:581, 1990.

32. Polat C, Dervisoglu A, Guven H, et al: Anticoagulant-induced intramural intestinal hematoma. *Am J Emerg Med* 21:208, 2003.

33. Abbas MA, Collins JM, Olden KW, et al: Spontaneous intramural small-bowel hematoma: Clinical presentation and long-term outcome. *Arch Surg* 137:306, 2002.

34. Kearon C, Hirsh J: Management of anticoagulation before and after elective surgery. *N Engl J Med* 336:1506, 1997.

35. Horrow JC: Protamine: A review of its toxicity. *Anesth Analg* 64:348, 1985.

36. Lindblad B: Protamine sulfate: A review of its effects—hypersensitivity and toxicity. *Eur J Vasc Surg* 3:195, 1989.

37. Dentali F, Ageno W, Crowther M: Treatment of coumarin-associated coagulopathy: A systematic review and proposed treatment algorithms. *J Thromb Haemost* 4:1853, 2006.

38. Dunn A: Perioperative management of oral anticoagulation: When and how to bridge. *J Thromb Thrombolysis* 21:85, 2006.

39. Murkin JM, Lux J, Shannon NA, et al: Aprotinin significantly decreases bleeding and transfusion requirements in patients receiving aspirin and undergoing cardiac operations. *J Thorac Cardiovasc Surg* 107:554, 1994.

40. Gertsch P, Pellone A, Guerra A, et al: Initial experience with the Harmonic scalpel in liver surgery. *Hepatogastroenterology* 47:763, 2000.

41. Siperstein AE, Berber E, Morkoyun E: The use of the Harmonic scalpel vs. conventional knot tying vessel ligation in thyroid surgery. *Arch Surg* 137:137, 2000.

42. Chung CC, Ha JP, Tsang WW: Double-blind randomized trial comparing Harmonic scalpel hemorrhoidectomy, bipolar scissors hemorrhoidectomy, and scissors excision: Ligation technique. *Dis Colon Rectum* 45:789, 2002.

43. Palm M, Altman J: Topical hemostatic agents: A review. *Dermatol Surg* 34:431, 2008.

44. Larson PO: Topical hemostatic agents for dermatologic surgery. *J Dermatol Surg Oncol* 14:623, 1988.

45. Martinowitz U, Schulman S: Fibrin sealant in surgery of patients with a hemorrhagic diathesis. *Thromb Haemost* 74:486, 1995.

46. Bhanot S, Alex JC: Current applications of platelet gels in facial plastic surgery. *Facial Plast Surg* 18:27, 2002.

47. Thompson DF, Letassy NA, Thompson GD: Fibrin glue: A review of its preparation, efficacy, and adverse effects as a topical hemostat. *Drug Intell Clin Pharm* 22:946, 1988.

48. Currie LJ, Sharpe JR, Martin R: The use of fibrin glue in skin grafts and tissue-engineered skin replacements: A review. *Plast Reconstr Surg* 108:1713, 2001.

49. Morikawa T: Tissue sealing. *Am J Surg* 182:29S, 2001.

50. Parker RK, Dinehart SM: Hints for hemostasis. *Dermatol Clin* 12:601, 1994.

51. Spinella PC: Warm fresh whole blood transfusion for severe hemorrhage: U.S. military and potential civilian applications. *Crit Care Med* 36(7 Suppl):S340, 2008. [Review]

52. McAlister FA, Clark HD, Wells PS, et al: Perioperative allogeneic blood transfusion does not cause adverse sequelae in patients with cancer: A meta-analysis of unconfounded studies. *Br J Surg* 85:171, 1998.

53. Vamvakas EC, Blajchman MA: Universal WBC reduction: The case for and against. *Transfusion* 41:691, 2001.

54. Hebert PC, Fergusson D, Blajchman MA, et al: Clinical outcomes following institution of the Canadian universal leukoreduction program for red blood cell transfusions. *JAMA* 289:1941, 2003.

55. Sondeen JL, Prince MD, Medina L, et al: Comparison of lyophilized

swine plasma to fresh frozen plasma plus two ratios of packed red blood cells in a cold, coagulopathic, poly trauma severe hemorrhage shock swine model. *Shock* 29(Suppl 1):13, 2008.

56. Gerber DR: Transfusion of packed red blood cells in patients with ischemic heart disease. *Crit Care Med* 36:1068, 2008.

57. Herbert PC, Wells GW, Blajchman MA, et al: A multicenter, randomized, controlled clinical trial of transfusion requirement in critical care. *N Engl J Med* 340:409, 1999.

58. Corwin HL, Gettinger A, Pearl RG, et al: The CRIT Study: Anemia and blood transfusion in the critically ill—current clinical practice in the United States. *Crit Care Med* 32:39, 2004.

59. Hoyt DB: A clinical review of bleeding dilemmas in trauma. *Semin Hematol* 41(1 Suppl 1):40, 2004.

60. Kauvar DS, Lefering R, Wade CE: Impact of hemorrhage on trauma outcome: An overview of epidemiology, clinical presentations, and therapeutic considerations. *J Trauma* 60(6 Suppl):S3, 2006.

61. Kauvar DS, Wade CE: The epidemiology and modern management of traumatic hemorrhage: US and international perspectives. *Crit Care* 9(Suppl 5):S1, 2005.

62. Niles SE, McLaughlin DF, Perkins J, et al: Traumatic coagulopathy in combat casualty care. *J Trauma* 64:1459, 2008.

63. Ferrara A, MacArthur JD, Wright HK, et al: Hypothermia and acidosis worsen coagulopathy in the patient requiring massive transfusion. *Am J Surg* 160:515, 1990.

64. Carrico CJ, Canizaro PC, Shires GT: Fluid resuscitation following injury: Rationale for the use of balanced salt solutions. *Crit Care Med* 4:46, 1976.

65. Harrigan C, Lucas CE, Ledgerwood AM, et al: Serial changes in primary hemostasis after massive transfusion. *Surgery* 98:836, 1985.

66. Gunter OL, Au BK, Mowery NT, et al: Optimizing outcomes in damage control resuscitation: Identifying blood product ratios associated with improved survival. *J Trauma* 63:1432, 2007.

67. Sperry J, Ochoa J, Gunn S, et al: FFP:PRBC transfusion ratio of 1:1.5 is associated with a lower risk of mortality following massive transfusion. *J Trauma* 64:247, 2008.

68. Gonzalez EA, Moore FA, Holcomb JB, et al: Fresh frozen plasma should be given earlier to patients requiring massive transfusion. *J Trauma* 62:112, 2007.

69. Gonzalez EA, Jastrow K, Holcomb JB, et al: Early achievement of a 1:1 ratio of FFP:RBC reduces mortality in patients receiving massive transfusion. *J Trauma* 64:247, 2008.

70. Borgman MA, Spinella PC, Perkins JG, et al: The ratio of blood products transfused affects mortality in patients receiving massive transfusions at a combat support hospital. *J Trauma* 63:805, 2007.

71. Spinella PC, Perkins JG, McLaughlin DF, et al: The effect of recombinant activated factor VII on mortality in combat-related casualties with severe trauma and massive transfusion. *J Trauma* 64:286, 2008.

72. Thomas GO, Dutton RP, Hemlock B, et al: Thromboembolic complications associated with factor VIIa administration. *J Trauma* 62:564, 2007.

73. Holcomb JB, Wade CE, Michalek JE, et al: Increased plasma and platelet to RBC ratios improve outcome in 466 massively transfused civilian trauma patients. *Ann Surg* 248:447, 2008.

74. McLaughlin DF, Niles SE, Salinas J, et al: A predictive model for massive transfusion in combat casualty patients. *J Trauma* 64(2 Suppl):S57, 2008.

75. Yücel N, Lefering R, Maegele M, et al: Trauma Associated Severe Hemorrhage (TASH) score: Probability of mass transfusion as surrogate for life threatening hemorrhage after multiple trauma. *J Trauma* 60:1228, 2006.

76. Moore FA, Nelson T, McKinley BA, et al: Massive transfusion in trauma patients: Tissue hemoglobin oxygen saturation predicts poor outcome. *J Trauma* 64:1010, 2008.

77. Schreiber MA, Perkins J, Kiraly L, et al: Early predictors of massive transfusion in combat casualties. *J Am Coll Surg* 205:541, 2007.

78. Wade CE, Holcomb JB, Chisholm GB, et al: Accurate and early prediction of massive transfusion in trauma patients [abstract]. *J Trauma.* In press.

79. Despotis GJ, Zhang L, Lublin DM: Transfusion risks and transfusion-related pro-inflammatory responses. *Hematol Oncol Clin N Am* 21:147, 2007.

80. Goodnough LT, Brecher ME, Kanter MH: Transfusion medicine: Blood transfusion. *N Engl J Med* 340:438, 1999.

81. Looney MR, Gropper MA, Matthay MA: Transfusion-related acute lung injury. *Chest* 126:249, 2004.

82. Gajic O, Murat Y, Iscimen R, et al: Transfusion from male-only versus female donors in critically ill recipients of high plasma volume components. *Crit Care Med* 35:1645, 2007.

83. Hartert H: Blutgerinnungsstudien mit der Thrombelastographie, einem neuen Untersuchungsverfahren. *Klin Wochenschr* 26:577, 1948.

84. Mallet SV, Cox DJA: Thrombelastography: A review article. *Br J Anaesth* 69:307, 1992.

85. *http://www.ispub.com/xml/journals/ija/vol1n3/qual.gif.* [accessed June 1, 2008].

86. Caprini JA, Arcelus JI, Laubach M, et al: Postoperative hypercoagulopathy and deep-vein thrombosis after laparoscopic cholecystectomy. *Surg Endosc* 9:304, 1995.

87. Arcelus JI, Traverso CI, Caprini JA: Thromboelastography for the assessment of hypercoagulability during general surgery. *Semin Thromb Hemost* 21(Suppl 4):21, 1995.

88. Shore-Lesserson L, Manspeizer HE, DePerio M, et al: Thromboelastography-guided transfusion algorithm reduces transfusions in complex cardiac surgery. *Anesth Analg* 88:312, 1999.

89. Bell CRW, Cox DJA, Murdock PJ, et al: Thrombelastographic evaluation of coagulation in transurethral prostatectomy. *Br J Urol* 78:737, 1996.

90. Beilin Y, Arnold I, Hossain S: Evaluation of the platelet function analyzer vs the thromboelastogram in the parturient. *Int J Obstet Anesth* 15:7, 2006.

91. Miller BE, Bailey JM, Mancuso TJ, et al: Functional maturity of the coagulation system in children: An evaluation using thrombelastography. *Anesth Analg* 84:745, 1997.

92. Kang Y: Thrombelastography in liver transplantation. *Semin Thromb Hemost* 21(Suppl 4):34, 1995.

93. Gillies BSA: Thromboelastography and liver transplantation. *Semin Thromb Hemost* 21(Suppl 4):45, 1995.

94. Shander A, Knight K, Thurer R, et al: Prevalence and outcomes of anemia in surgery: A systematic review of the literature. *Am J Med* 116(Suppl 7A):58S, 2004.

95. O'Donnell M, Kearon C: Perioperative management of oral anticoagulation. *Clin Geriatr Med* 22:199, 2006.

第5章

休克

Brian S. Zuckerbraun, Andrew B. Peitzman,
and Timothy R. Billiar

关键点

1. 休克的定义:满足细胞和组织代谢需求能力的衰竭以及由此引起的后果。
2. 休克的核心部分是组织灌注的减少,这可以是休克病因的直接后果,如低血容量/出血性、心源性或神经源性休克;或继发于分子或细胞产物的生成与释放导致的内皮细胞激活,见于脓毒性或创伤性休克。
3. 休克的生理反应基于一连串的传入(感受)信号和传出反应,这些反应包括神经内分泌、代谢和免疫/炎症信号传递。
4. 出血/低血容量性休克治疗的核心是包括以血制品和液体的复苏治疗。在出血性休克,及时控制出血是绝对必需的,且影响转归。
5. 在处理出血性休克病人时必须防止低温、酸中毒和凝血障碍。
6. 治疗脓毒性休克的重点是液体复苏、给予恰当的抗生素治疗和控制感染源,包括引流积聚的感染液体,清除感染的异物以及失活组织。
7. 应结合使用生理参数和反映器官灌注/组织氧合的指标判断病人是否处于休克状态,并有助于随访复苏的有效性。

休克是生命机制一种粗野、狂乱的表现[1]。

——Samuel V. Gross,1872

休克认识的演化

概述

若不涉及病因,休克最基本的定义是因无法满足细胞的代谢需求而由此带来的后果。细胞损伤在休克发生初期是可逆的,若组织灌注不足持续且十分严重,则在细胞水平上的代偿不再可能恢复。对休克及病理过程的理解,在20世纪进展最为明显,我们对休克生理与病理生理的认识更加完善,其中最值得注意的是交感和神经内分泌反应对心血管系统的作用。这些生理反应的临床表现是医师在诊断休克时最常用的,也是处理休克病人的指导。然而像血压、心率等血流动力学参数相对不太敏感,在早期休克病人的诊断与处理上,应有另外的考虑。处理休克病人时强调的原则是:确保气道通畅及适当的通气,恢复血容量和组织灌注。

历史背景

整合我们对休克的理解是注意到人体力图维持一种内稳态(homeostasis)。19世纪中期Claude Bernard即提出机体试图维持内部环境的恒定以对抗外部力量破坏内环境所做出的改变[2]。Walter B. Cannon以及Bernard的观察研究进一步引入了内稳态这一术语,强调机体存活的能力是与维持内稳态相关联的[3]。当机体生理系统对抗外力的缓冲能力衰竭时,导致器官和细胞的功能不全,即被认为是临床上的休克。他首先提出"战或逃反应"(fight or flight response)是血液中儿茶酚胺水平升高所致。Cannon在第一次世界大战战地的观察中,提出了休克的始发是由于神经系统紊乱而导致的血管扩张和低血压。他还假设,伴随继发性休克出现的毛细血管通透性渗漏是由组织中释放的"毒性因子"所引起。

Alfred Blalock做了一系列实验,证明出血引起的休克状态与容量丢失引起的心输出量下降有关,而不是"毒性因子"[4]。1943年Blalock提出有4种类型休克,即低血容量性、血管源性、心源性和神经源性休克。低血容量休克是最常见的类型,起自于循环血量的丢失。这可能是全血丢失(出血性休克),也可能是血浆、间质液的丢失(肠梗阻)或者是某种组合。血管源性休克起自容量血管阻力的降低,通常见于脓毒症。神经源性休克是另一种形式的血管源性休克,可由于脊髓损伤或脊髓麻醉造成的交感性血管张力急性下降而引发的血管扩张所致。心源性休克起自于泵衰竭,见于严重心律不齐或急性心肌梗死(AMI)。

基于病因学的休克分类持续至今(表5-1)。在临床实践中,休克分为6种类型:低血容量性、脓毒性(血管扩张)、神经源性、心源性、梗阻性以及创伤性休克。梗阻性休克是心源性休克的一种形式,是由于机械性循环受阻断而导致心输出量的下降而不是原发性心力衰竭。致病原因包括肺栓塞或张力性气胸。在创伤性休克中,软组织和骨损伤导致炎性细胞的激活并释放循环因子,如细胞因子和细胞内分子,可以调理炎症免疫反应。新近的研究表明在组织损伤反应时释放的炎性介质[(损伤相关的分子模式(damage-associated molecular patterns,DAMPs)]可以被许多同样的细胞受体[模式识别受体(pattern recognition receptors,PRRs)]所识别并激活相同的信号通路,如同在脓毒症中释放的细菌产物[病原相关分子模式(pathogen-associated molecular patterns)]如内毒素[5]。这些组织损伤作用连同出血会造成更为复杂的内稳态失衡。

表5-1 休克的分类

低血容量性
心源性
脓毒性(血管源性)
神经源性
创伤性
梗阻性

在20世纪的中后叶,实验模型的发展使得对休克的病理生理认识有了明显的进步。1947年Wiggers采用将动物出血流入一储槽并可回输入血管以维持设定水平低血压的方法,建立了一种能维持的不可逆出血性休克模型[6]。G. Tom Shines进行一系列临床研究加深了对出血性休克的理解。在严重失血性休克时存在有大量的细胞外液缺失,数量远超过单纯血管再充盈的量[7,8]。这种存在失血的大创伤时出现体液再分布的现象,血容量转移入腹膜、肠道、烧伤组织或是受挤压伤的部位,即第三间隙(third spacing),这些有创意的研究奠定了以红细胞和乳酸林格液等等渗盐水治疗出血性休克的科学基础。

随着复苏策略的逐步发展,伤者常可以从原发的出血中存活,而在持续性休克的处理中又出现了新的挑战。越南战争中,采用红细胞加晶体液或血浆的大量液体复苏治疗,使原先濒临死亡的失血性休克伤者得以存活。肾衰竭在临床上已少见了,然而看似成功的手术控制出血之后出现的如急性暴发性肺衰竭,成为早期死亡的新原因。该疾病最初称为越南肺或休克肺。在充分认识这一临床问题后,定义为急性呼吸窘迫综合征(acute respiratory distress syndrome,ARDS)。由此也引出了长时间机械通气支持的新治疗方法。最新的认识是ARDS属于多器官功能衰竭的一个部分。

在过去20年的研究与临床观察扩展了Canon的早期观察,他提出"在控制活动性出血之前恢复血压可以导致出血,但是恢复血压又是迫切需要的",而且对于在复苏出血未受控制病人的终极目标提出质疑[9]。处理危重症病人或创伤病人的核心原则应当包括:①确保呼吸道保持通畅;②尽快控制活动性出血(延迟控制出血会增加死亡率,战场新近资料提示,对于在战斗中受伤的健康的年轻人群,控制出血最为关键);③以红细胞、血浆和晶体液为主的容量复苏应在采取手术控制出血时同时进行;④未能识别或不恰当地纠正低灌注,将增加死亡率与致残率(休克复苏不当可导致本可避免的早期死亡);⑤过量的液体复苏会加剧出血(即未受控制的复苏是有害的)。因此,不恰当的与不受控制的容量复苏都是有害的。

最新的定义与挑战

现代休克的定义与相关的认知是,休克是由于组织灌注不足,表现为对所需的代谢底物转运减少,以及细胞生成废弃物的清除不当。其中还涉及氧合代谢的衰竭,包括氧转运、转输和(或)利用上的障碍。新近的挑战还包括超越基于组织氧合为治疗终点的液体复苏,以及采用在细胞和分子水平上的治疗策略。这样的方式有助于确定对于代偿状态或是早期休克的病人,采取恰当的治疗,并可持续评估复苏和相应辅助处置的有效性。

最近的研究还注重于确定那些通常与导致器官功能不全、不可逆性休克以及死亡平行发生的细胞事件。这一章将主要回顾对休克的病理生理状态和细胞反应的理解。综述不同类型休克的实验诊断和治疗改进,着重介绍出血性/低血容量性休克和脓毒性休克。

休克的病理生理

不管病因如何,休克最初的生理反应起自于组织低灌注和进行性的细胞能量缺乏。这种细胞需求与供应之间的不平衡导致神经-内分泌反应与炎症反应,反应的程度通常和休克的严重程度和持续时间成正比。病因不同,特异性反应也可不同。一些生理反应可因刺激性(inciting)病理而受限,如交感神经系统激活的心血管反应在神经休克或脓毒性休克中显得迟钝。另外,在脓毒性休克和程度较轻的创伤性休克中,组织灌注减少可以作为细胞激活与功能不全的后果出现(图5-1)。许多器官发生特异性反应的目的在于维持脑血管与冠脉循环的灌注,受到多个水平上的调节,包括:①在心脏与血管(颈动脉窦和主动脉弓)的张力与压力受体;②化学感受器;③脑缺血反应;④内源性血管收缩物质的释放;⑤液体转移至血管内间隙;⑥肾脏对钠和水的重吸收与保留。

此外,病理生理反应随休克时间和对复苏的反应而改变。在出血性休克中,机体对最初血容量丢失的代偿主要通过神经-内分泌反应以维持血流动力学,即休克的代偿期。伴随着可能被忽视的持续低灌流,细胞损伤及死亡进一步发展而进入休克的失代偿期。微循环的功能不全、实质性组织损伤、炎症细胞激活,均可造成持续低灌流。缺血/再灌注损伤常加重最初的损伤。如果未予治疗,在细胞水平的损伤将导致器官系统水平的功能损伤,引起休克的"恶性循环"(图5-2)。持续的低灌注导致血流动力学进一步的失常和心血管功能衰竭,这称之为休克的不可逆期。休克的进展可以很隐匿或是在追溯回顾时才变得明显。到了不可逆期,实质组织与微循环损伤已经出现足够广泛的改变,以致容量复苏不能逆转这一进展而导致病人的死亡。在出血性休克动物模型(仿Wiggers模型)的实验中,这代表"摄入期"或"代偿终点"。此时流出的血必须回输入动物体内,以维持设定的低血压水平,防止进一步的血压下降与死亡[10]。如果流出的血被缓慢地回输入动物体内以维持设定的低血压水平,事实上损伤已进展到不可逆休克,进一步的容量治疗也不能逆转这一进展,动物将死亡(图5-3)。

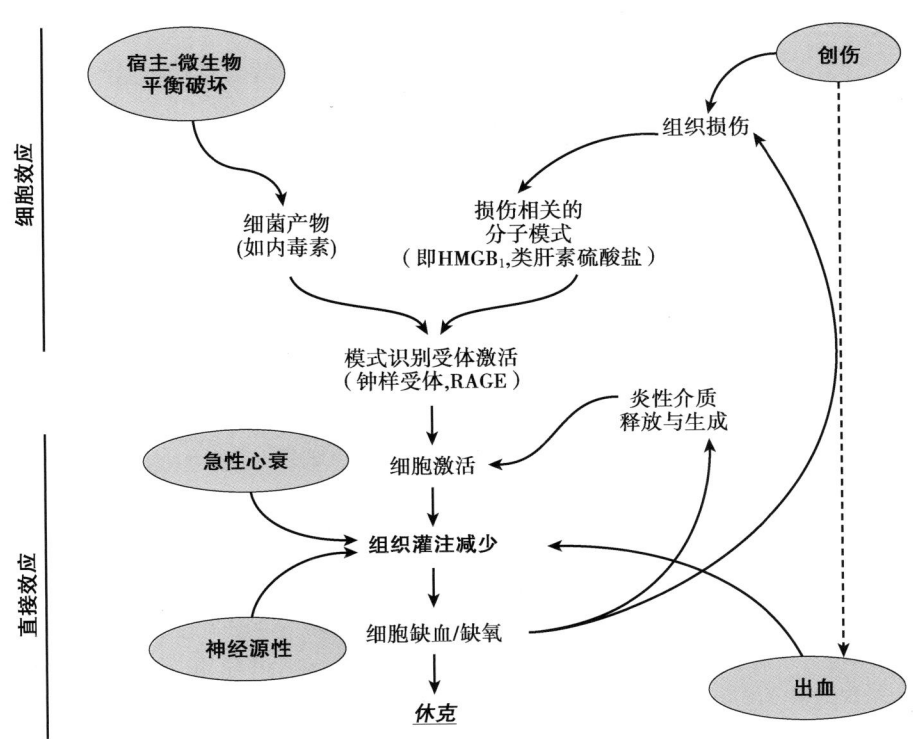

图5-1 导致灌注减少与休克的通路。组织灌注减少可直接起源于出血/低血容量、心力衰竭或神经性损伤。组织灌注减少和细胞损伤后可引起免疫与炎症反应。或者感染时生成的微生物产物或组织损伤释放的内源性细胞产物可导致细胞激活,影响组织灌注并发展为休克。HMGB₁,高迁移率族蛋白1;LPS,脂多糖;RAGE,晚期糖基化终末产物受体

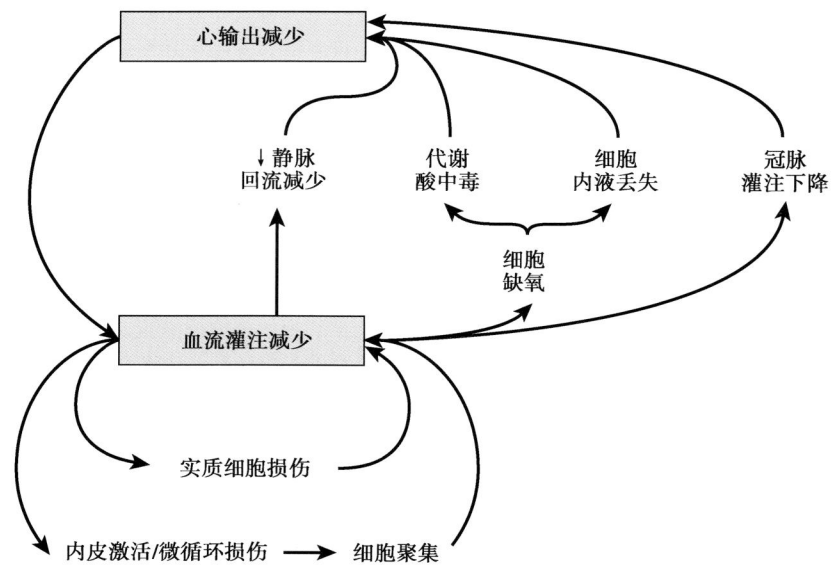

图 5-2   休克的"恶性循环"。不论病因如何,组织灌注的减少与休克形成前馈环,可以加速细胞损伤和组织功能不全

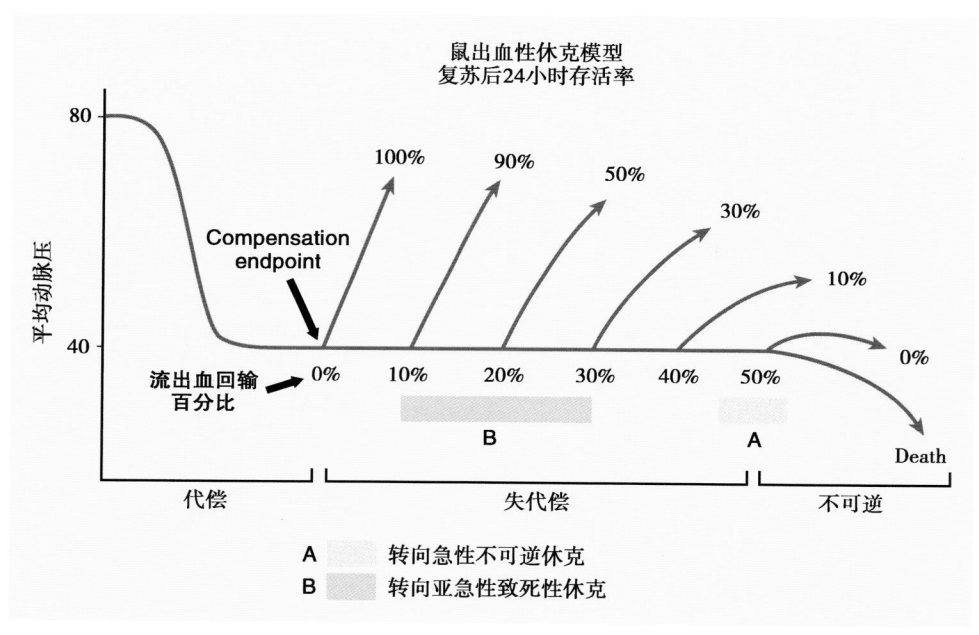

图 5-3   大鼠出血性休克模型,从代偿、失代偿到不可逆阶段。曲线上方显示的百分比代表存活率

出血后神经内分泌系统和器官特异性反应

出血后神经内分泌系统的反应目的在于维持心脑血管的灌注,甚至是牺牲其他器官系统。表现为外周血管收缩、液体分泌受抑制等。参与机制包括外周血管张力自我调节和心肌收缩性,对应激和容量缺失的内分泌反应,以及器官特异性的局部微循环机制与区域血流调节。出血性休克最初的表现是循环血容量的丢失,神经内分泌反应的程度与失血的体积以及速度相关。

输入信号

从外周传入的冲动在中枢神经系统(CNS)整合,激活反射效应反应或输出冲动。这些效应反应旨在扩张血容量、维持外周灌注和组织氧转运并恢复内稳态。传入冲动的来源不同,但可激活人体固有的适应反应并汇聚在中枢神经系统。最初刺激通常是循环血容量丢失。其他可以导致神经内分泌反应的刺激包括疼痛、缺氧、高浓度 CO_2、酸中毒、感染、温度改变、情绪激发(arousal)或低血糖。来自受伤组织的疼痛感觉经脊髓丘脑束传入,激活下丘脑-垂体-肾上腺轴以及自主神经系统(ANS),导致对肾上腺髓质的直接交感刺激而释放儿茶酚胺。

在启动休克的适应反应时压力感受器同样是重要的传入通路。容量感受器存在于心脏的心房内对腔内压力和壁张力的改变是敏感的,在少量出血与心房压力轻度减少时被激活。

主动脉弓和颈动脉窦的受体对动脉壁压力与张力的改变做出反应，对血管床内血容量减少与压力下降做出反应。这些受体在正常情况下抑制自主神经系统的感应。当压力受体激活时，减少了信号的输出，对自主神经系统发挥了去抑制的作用。ANS 随后增加其输出冲动，主要经由交感神经激活在脑干的血管活动中枢，导致中枢介导的外周血管收缩。

主动脉与颈动脉窦的化学感受器对 O_2 张力、H^+ 离子浓度以及 CO_2 水平的改变敏感。刺激化学感受器可导致冠状动脉扩张、心率减慢、内脏与骨骼肌血管收缩。此外，在损伤部位因为炎症反应而生成的各种蛋白和非蛋白介质，也可以作为传入冲动导致宿主反应。这些介质包括组胺、细胞因子、二十烷类（eicosanoids）和内皮素等，其中一些将在本章后面免疫炎症反应部分里作详细讨论。

输出信号

心血管反应

心血管功能的改变是神经内分泌以及自主神经系统对休克的反应，且形成了人体的适应反应性机制和休克病人临床表现的主要特征。出血导致静脉回心血量减少和心输出量下降，通过增加心率、心肌收缩力以及静脉和动脉血管的收缩可以代偿。分布于心脏的交感神经受到刺激，β_1-肾上腺素受体被激活，加快心率和心肌收缩力以增加心输出量。心脏工作负荷的增加使心肌氧耗增加，必须维持心肌氧供应，否则即会出现心功能不全。在出血/低血容量休克时，心血管反应不同于其他病因引起的休克反应，不同类型休克的比较见表 5-2。

表 5-2	不同类型休克的血流动力学反应					
休克类型	心脏指数	SVR	静脉床容积	CVP/PCWP	SvO₂	细胞代谢效应
低血容量性	↓	↑	↓	↓	↓	效应
脓毒性	↑↑	↓	↑	↑↓	↑↓	原因
心源性	↓↓	↑↑	→	↑	↓	效应
神经性	↑	↓	→	↓	↓	效应

血流动力学反应：箭头表示增加（↑），显著增加（↑↑），减少（↓），显著减少（↓↓），不同的反应（↑↓），几乎无效应（→）
CVP = 中心静脉压；PCWP = 肺动脉楔压；SvO₂ = 混合静脉血氧饱和度；SVR = 全身血管阻力

对外周循环直接的交感神经刺激，通过激活小动脉的 α_1 肾上腺素受体导致血管收缩，引起代偿性的全身血管阻力增加和血压上升。动脉血管收缩的不均一性，导致明显的血流再分布。由于小动脉阻力呈现区域性改变，出现选择性组织灌注，血流从不甚重要的器官，如肌肉、肾脏以及皮肤分流而过；相反，尽管心输出量在总体上是减少的，大脑与心脏因有自主调节机制而可以确保自身的血流。直接刺激交感神经亦导致静脉血管的收缩，减少了循环系统的容积，加速血流回返到中央循环。

交感神经冲动增加导致肾上腺髓质释放儿茶酚胺，其分泌水平在创伤后 24~48 小时达到峰值，然后回归基线。儿茶酚胺水平超过时限的持续升高，提示持续存在有害的输入性刺激。循环中的肾上腺素大部分是肾上腺髓质生成，而去甲肾上腺素则来源于交感神经系统的突触。儿茶酚胺对外周组织的代谢效应，包括刺激肝糖原分解和糖原异生，以增加循环中的葡萄糖为外周组织所利用，增加骨骼肌糖原分解，抑制胰岛素和增加胰高血糖素的分泌。

激素反应

在"输入信号"一节已讨论，应激反应包括自主神经系统的激活，以及与下丘脑-垂体-肾上腺轴的激活。休克刺激下丘脑分泌促肾上腺皮质激素释放因子，从而导致垂体分泌促肾上腺皮质激素（ACTH）。ACTH 刺激肾上腺皮质分泌皮质醇，皮质醇协同肾上腺素和胰高血糖素导致分解代谢状态。皮质醇刺激糖原异生和胰岛素抵抗，导致高血糖；肌细胞蛋白和脂肪分解，为糖原异生提供底物。皮质醇通过作用于肾脏的肾单元导致水钠潴留。在严重的低血容量时，ACTH 的分泌不再依赖皮质醇的负反馈抑制。

肾素-血管紧张素系统在休克时被激活，肾动脉灌注下降、β-肾上腺受体的刺激肾小管内钠浓度的增加均可导致球旁器细胞释放肾素，肾素催化肝脏生产血管紧张素原转化为血管紧张素 I，后者通过在肺内生成的血管紧张素转化酶（ACE）转化为血管紧张素 II。尽管血管紧张素 I 没有明显的功能活性，但血管紧张素 II 对内脏与外周血管床均有强力的收缩作用，而且刺激醛固酮、ACTH 和抗利尿激素（ADH）分泌。醛固酮是一种盐皮质激素，作用于肾单元促进钠的重吸收而保留水分，K^+ 和 H^+ 则因与 Na^+ 的交换而从尿中丢失。

循环血容量的变化被压力感受器和左心房张力受体感知，血浆渗透压增加被下丘脑渗透压受体感知，垂体对低血容量的反应是释放血管加压素或 ADH。肾上腺素、血管紧张素、疼痛和高血糖均可增加 ADH 的分泌。在最初的损伤后 1 周左右 ADH 水平持续升高，并取决于血流动力学异常的严重程度和持续时间。ADH 作用于肾单元的远曲小管和集合管，通过增加对水的通透性，减少水、钠丢失，保持血容量。ADH 也称为精氨酸加压素（arginine vasopressin），对肠系膜血管有很强的收缩作用，在低血容量时可将循环血液从内脏器官分流出去[11]。这也导致了休克状态下的肠缺血以及诱发肠黏膜屏障功能不全。血管加压素也增加肝脏糖原异生以及糖酵解。

在脓毒性休克状态下，内毒素可以直接刺激 ADH 的分泌，而不依赖血压、渗透压或血容量的改变。促炎细胞因子也促使 ADH 的释放。有趣的是，在长期使用 ACE 抑制剂治疗的病人，在心脏开放手术时更容易出现低血压和血管扩张性休克的危险，在上述病人中已确认血中 ADH 的水平低[12]。

循环内稳态

前负荷

在休息时,大部分血容量在静脉系统内。静脉回流至心脏产生的心脏舒张末期室壁张力是决定心脏输出量的重要因素。血容量分布的重力性移动可以因静脉容积的改变而快速纠正。伴随着小动脉血流的减少,可出现静脉平滑肌的主动收缩以及在全身薄壁静脉的被动弹性回缩(recoil)。这样增加了静脉的回心血量,维持了心室的充盈。

在正常心脏,大多数心输出量的改变是与前负荷有关。正常情况下,总血容量的20%分布在内脏血管床内,交感神经张力的增加对骨骼肌血管床影响很小,但可导致内脏血容量的急剧改变。有外源性丢失时,经由全身或局部血流动力学的改变,以及肾素、血管紧张素与ADH的激素效应,通过肾脏处理水钠平衡的能力,正常循环中血容量的变化维持在窄小的范围内。相对较慢的效应是通过改变循环血容量以维持前负荷。对血容量改变的急性反应包括静脉张力、全身血管阻力以及胸腔内压力的变化,而较慢的内分泌改变在血容量丢失的早期反应中不甚重要。再者,前负荷对心输出量的净效应,受到心室功能的因素影响,包括心室心房活动的协调性以及心动过速等。

心室收缩力

Frank-starling曲线反映出心室收缩力与其前负荷的函数关系。这一关系是基于收缩力取决于最初肌肉的拉伸长度。心脏的自身疾病使Frank-starling曲线移动,改变心脏的机械性能。此外,在实验性烧伤、失血、创伤以及脓毒性休克病人中均已确认有心功能不全。

后负荷

后负荷是在收缩时抵抗心肌做功的力量。动脉压力是后负荷中影响心脏射血分数的主要因素。血管阻力主要由前毛细血管平滑肌括约肌所决定,血液黏度也可增加血管阻力。正常的心脏在后负荷增加时,可通过增加前负荷而维持每搏输出量。休克时,由于出现循环血量的下降,前负荷减少,使维持心输出量的代偿机制受阻碍。应激反应伴随快速释放儿茶酚胺和心脏交感神经兴奋而增加了心肌收缩力和心率。

微循环

微循环在调节细胞灌注中起着重要作用,在休克过程中明显受到影响。微血管床由交感神经系统支配,对较大的小动脉有很强的收缩作用。伴随着出血,较大的小动脉血管收缩;然而在脓毒症、神经源性休克中,这些血管则表现为扩张。此外,血管床作为其他血管活性蛋白,包括血管加压素、血管紧张素Ⅱ、内皮素1的作用位点,其收缩也限制了某些器官的灌注,如皮肤、骨骼肌、肾脏和消化道等,以确保心肌与中枢神经系统的灌注。

在休克状态下,毛细血管床的血流是不均一的,很可能是继发于多种局部机制,包括内皮细胞的肿胀、功能不全以及由于白细胞募集而导致的激活[13]。这些机制的共同作用导致了毛细血管灌注的减少,并可以持续到复苏后。在出血性休

克中,纠正血流动力学参数以及恢复氧转运通常可使组织氧耗量和组织氧水平得到恢复。相反,在脓毒症中,尽管血流动力学与氧转运恢复正常,组织的缺氧常持续存在。这种氧提取的缺陷是微循环分布不均的结果(实质内分流),还是组织实质中细胞氧化磷酸化和线粒体氧消耗的障碍,尚未得到解决[14]。有资料提示,在脓毒症中限制组织实质细胞氧消耗的反应是一种对炎症信号传递和减少灌注的适应性反应[15]。

微循环对休克的其他病理生理反应还包括微循环内皮完整性的破坏和出现毛细血管渗漏所发展为细胞内肿胀以及细胞外液缺失。Shires研究有助于确认这一现象[7,16],他发现存在继发于血流改变的毛细血管静水压下降和细胞摄取水分的增加,结果是细胞外液容量的减少。细胞内肿胀的原因是多因素的,但能量依赖机制的功能不全,如Na^+-K^+泵主动转运障碍,影响到膜完整性的丧失。

在脓毒性或创伤性休克中,产生的循环炎症介质所引发的内皮细胞激活也可造成毛细血管功能不全,加重了内皮细胞肿胀与毛细血管漏,还进一步促进粒细胞黏附。这可导致毛细血管闭塞,甚至在复苏后仍持续存在,被称为"无再流"(no-reflow)。进一步的缺血损伤由于炎症细胞因子释放而加重组织损伤。实验模型已显示在中性粒细胞缺乏的动物中,引发失血性休克后极少出现毛细血管无再流,且死亡率亦低[13]。

代谢效应

细胞代谢主要基于三磷酸腺苷(ATP)的水解。从ATP分解出的r-磷酸盐是正常情况下细胞内部大多数活动的能量来源。在人体内绝大部分的ATP是通过有氧代谢在线粒体的氧化磷酸化过程中生成。这一过程取决于O_2作为电子传输链上的最终电子接受体的能力。随着细胞内氧张力的下降,出现氧化磷酸化的减少与ATP生成的减慢。当氧转运受到严重障碍以至氧化磷酸化不能持续时,此状态称之为"氧合不良(dysoxia)"[17]。当氧化磷酸化不充分时,细胞转向厌氧代谢,通过糖酵解产生ATP,经由分解细胞糖原储备为丙酮酸而形成。尽管糖酵解过程快速但效率低,1g分子葡萄糖仅生成2g分子ATP。相比之下1g分子的葡萄糖完全氧化时可以生成38g分子的ATP。此外,在缺氧条件下无氧代谢生成的丙酮酸转化为乳酸盐,可导致细胞内代谢性酸中毒。

继发于这些代谢改变将出现许多后果,缺乏ATP显著影响到所有依赖ATP的细胞过程,包括维持细胞膜电位、合成酶和蛋白质、细胞信号转导以及DNA的修复机制。细胞内pH的下降也影响到细胞的生命功能,如正常的酶活性、细胞膜离子交换、细胞代谢信号[18]。这些改变也会导致细胞内基因表达的改变。酸中毒亦导致钙代谢和钙信号传递的改变。总而言之,这些改变可以导致不可逆细胞损害乃至死亡。

肾上腺素与去甲肾上腺素对细胞代谢有很大影响。肝糖原分解、糖原异生、酮体生成、骨骼肌蛋白分解、脂肪组织分解等由于儿茶酚胺的作用而增强。皮质醇、高血糖素、ADH也对休克时的分解代谢发挥作用。肾上腺素导致高血糖素进一步的释放,从而抑制胰腺β细胞释放胰岛素,结果是在休克和创伤时出现分解状态——葡萄糖动员、高血糖、蛋白分解、负氮平衡、脂肪分解以及胰岛素抵抗。外周组织相对低水平的使用葡萄糖,可保留葡萄糖给葡萄糖依赖器官如心脏和脑利用。

细胞低灌注

低灌注状态的细胞与组织经历着"氧债"(oxygen debt),这一概念由 Crowell 在 1961 年首先提出[19]。氧债是发生在休克时组织氧合的不足。当氧转运受到限制时,氧消耗与细胞呼吸代谢的需求不相匹配,表现为细胞水平上的氧需求供给不足。氧不足的测定可从估计的氧需求与实际获得用于氧消耗值之差计算出来。在正常情况下,细胞在再灌注时可以"偿还"氧债,氧债的程度与低灌注的严重性与持续时间相关。氧债测定的其他指标包括碱缺失与血乳酸盐水平,将在低血容量/出血休克章节里讨论。

除了导致细胞代谢通路改变之外,休克还导致细胞基因表达的改变。DNA 结合许多核转录因子的活力也由于缺氧以及休克时细胞层面上生成的氧自由基或氮自由基而改变。其他基因产物如热休克蛋白、血管内皮生长因子、诱生型一氧化氮合酶(iNOS)、血红素氧化酶 1 以及细胞因子的表达在休克时均明显增加[20]。许多休克导致的基因产物,如细胞因子,可能改变特定靶细胞或组织的基因表达。众多通道的参与也显示出休克反应复杂、集成以及叠加(overlapping)的特性。

免疫与炎症反应

炎症和免疫反应是循环中可溶因子和细胞之间的复杂反应,可以由创伤、感染、缺血、中毒或是自主免疫受刺激而引发。这一过程可被很好地调节,并可以被概念化为一个正在不断进行中的监视与反应系统,该系统负责协调从创伤后到受损组织愈合阶段的逐步扩大过程,恢复宿主-微生物之间平衡,以及主动抑制使之恢复到基线水平。无法适当控制炎症反应的激活、上调或抑制,可以导致全身炎症反应综合征(SIRS)以及潜在的多器官功能衰竭。

先天性和获得性免疫系统均对威胁机体正常状况的各种挑战采取特异的和有效的方式做出快速反应。两者均有自己的功能,主要通过不同类别的效应细胞及其独特的细胞膜受体家族而定。先天性宿主免疫系统活力的改变既影响休克的发展,如严重感染后的脓毒休克和伴出血组织损伤后的创伤性休克,也对休克的病理生理后果产生影响,如在低灌注情况下的促炎症变化(图 5-1)。当主要成分为旁分泌的介质进入系统循环,可以导致多种代谢改变,统称为宿主炎症反应。这种复杂、冗长、相互关联的通路组成休克的炎症反应,对其的认识仍在扩展。尽管我们对最新的治疗干预如何影响宿主对疾病的反应所知有限,然而不当或过度的炎症反应仍然是导致 ARDS、多器官功能不全综合征(MODS)以及延缓恢复的创伤后免疫抑制反应发生的必要因素[21]。

在直接的组织损伤或感染后,有数种机制可导致炎症和免疫反应激活。包括由神经元对疼痛反应时释出的生物活性多肽,或由细胞破裂后释出的细胞内分子,如热休克蛋白、线粒体多肽、硫酸乙酰肝素、高迁移率族蛋白 1 以及 RNA。只是在最近才认识到从受损或破坏细胞到释出的细胞内产物对远处组织有旁分泌和内分泌样作用,亦可激活炎症与免疫反应[22]。由 Matzinger 首先提出的这一假设称为"危险信号"(danger signaling)。在这种新的免疫功能模式下,从细胞内释放的内源性的分子可以给周围细胞和组织传递存在危险的信

号,这个过程称作损伤相关分子模式(damage associated molecular pattern,DAMPs,表 5-3)。DAMPs 被细胞表面受体识别影响细胞内信号传递,触发和放大免疫效应。这些受体称之为模式识别受体(pattern recognition receptors,PRRs),包括 Toll 样受体(TLRs)以及晚期糖基化终末产物受体。有趣的是,TLR 和 PRR 最初所了解的信号传递作用是对微生物入侵,以及微生物分泌产物进入正常无菌环境时免疫反应的一部分。这些细菌产物,包括脂多糖(LPS),称为病原相关分子模式(pathogen-associated molecular patterns)。PRR 激活的有益后果可能与启动修复过程以及在组织破损部位动员抗微生物防御相关。在组织广泛受损的情况下,炎症本身可以进一步导致组织损伤,在局部与全身水平上放大这一反应[20]。PRR 的激活导致细胞内信号传递,以及释放包括细胞因子在内的细胞生成物(图 5-4)。

表5-3	内源性损伤相关分子类型
透明质酸低聚体	
类肝素硫酸盐	
纤维连接蛋白膜外区 A	
热休克蛋白 60,热休克蛋白 70,Gp96	
表面活性蛋白 A	
β-抵抗素 2	
纤维蛋白原	
双糖链蛋白多糖	
高迁移率族蛋白 1	
尿酸	
IL-1α	
S-100s	
核仁素	

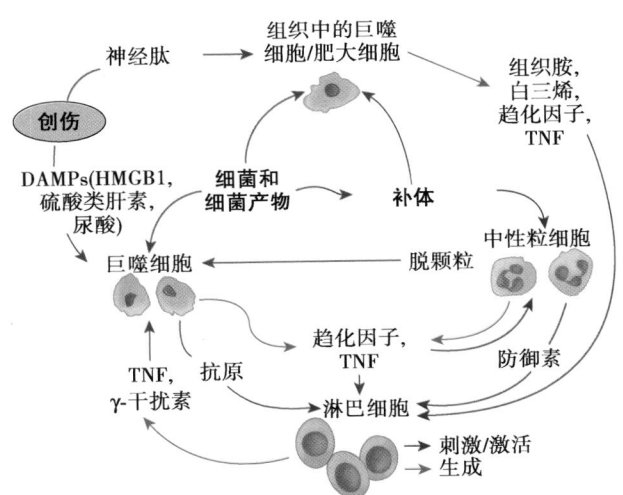

图 5-4 在组织损伤和感染后早期炎症中免疫细胞间的信息流图。细胞在激活和充分反应前需要多种输入信号和刺激。DAMPs,损伤相关分子模式;HMGB1,高迁移率族蛋白 1;TNF,肿瘤坏死因子

在白细胞被调集至损伤部位之前,组织内的巨噬细胞或肥大细胞发挥着哨兵反应者的作用,释放出组织胺、类二十烷类、类胰蛋白酶和细胞因子(图 5-5)。这些信号联合进一步

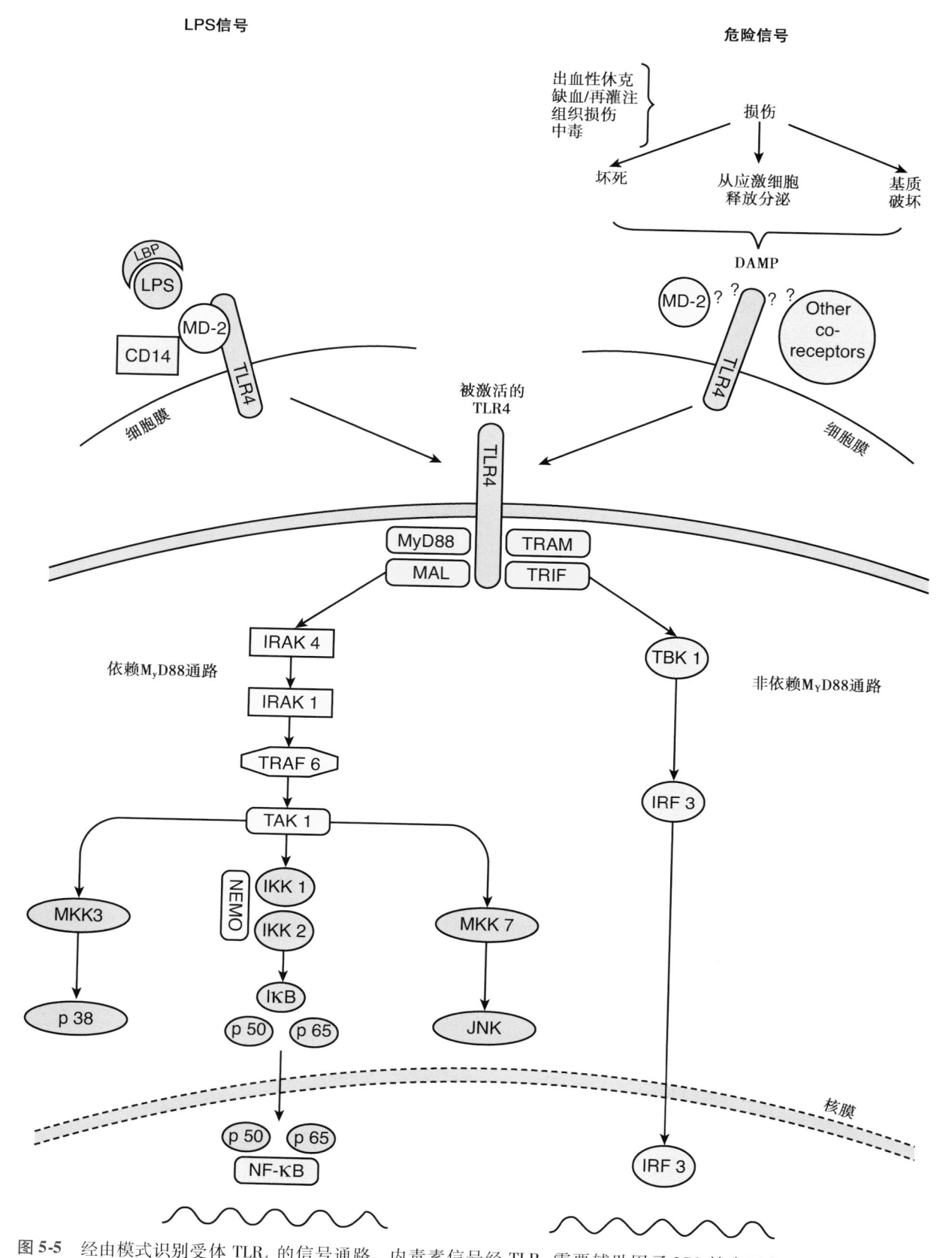

图 5-5   经由模式识别受体 TLR₄ 的信号通路。内毒素信号经 TLR₄ 需要辅助因子 LPS 结合蛋白（LBP）、MD-2 和 CD₁₄。不同来源释放的内源性信号也以 TLR₄ 依赖性方式传递，尽管还不清楚这一激活过程需要哪些其他辅助因子。一旦 TLR₄ 被激活，细胞内信号连锁反应将启动，并涉及 MyD88 依赖或非依赖两条路径。DAMP,危险相关分子模式；LPS,脂多糖；MD-2,髓分化因子 2；MyD88,髓分化主要反应基因 88；NF-κB,核因子 κB；TLR₄,Toll 样受体 4

激活神经元、肥大细胞以及增加对内皮黏附分子的表达而一起放大免疫效应。再者,这些介质导致细胞释放血小板激活因子增加了内皮的黏附性。此外,凝集和激肽连锁反应影响到内皮与白细胞的相互关系。

细胞因子

对休克的免疫反应包括有促炎特性与抗炎特性的介质释放(表5-4)。现正在不断确认新的介质、介质间新的关系以及已知介质的新功能。随着新通路的发现以及对创伤免疫反应的理解,通过调控休克后的免疫反应研发潜在的治疗手段亦将增加。目前比较清楚的是,先天免疫反应有助于恢复内稳态,但若反应过度,则加快细胞和器官的功能不全。

表5-4	休克时的炎症介质
促　炎	抗　炎
IL-1α/IL-1β	IL-4
IL-2	IL-10
IL-6	IL-13
IL-8	PGE$_2$
INF	TGFβ
TNF	
PAF	

在宿主对休克的免疫反应中许多介质均涉及其中,很可能某些最重要的介质尚未发现,许多已知介质的作用仍未明确。全面阐述所有的介质以及复杂的相互关系已超出了本章的范围。下面简述已深入研究的介质,以及这些物质已知的某些作用,更全面的综述可见第 2 章。

肿瘤坏死因子 α(TNF-α)是最早被认识的细胞因子,也是在创伤刺激反应中最早释放的细胞因子之一。单核粒细胞、巨噬细胞与 T 细胞释放这种强有力的促炎细胞因子。TNF-α 水平在刺激后 90 分钟内达峰值,通常在 4 小时内回返基线水平。细菌或内毒素刺激引起的 TNF-α 释放导致的休克与低灌注最常见于脓毒性休克。TNF-α 的释放也可由其他刺激,如出血或缺血等引起。在动物出血模型中,TNF-α 的水平与死亡率相关[23]。相反,在创伤病人中 TNF-α 水平远低于脓毒症病人[24]。一旦 TNF-α 释放,可导致外周血管扩张,激活其他细胞因子释放,导致促凝聚活性,并引发广泛的细胞代谢改变。在应激反应时,TNF-α 可引起肌肉蛋白的分解与恶病质。

白细胞介素 1(IL-1)有与 TNF-α 相同的作用。IL-1 半衰期很短(6 分钟),主要以旁分泌方式调控局部细胞反应。系统的讲,IL-1 在通过激活下丘脑后部的前列腺素引起创伤后的发热反应,并通过激活饱食中枢引起厌食。这一细胞因子也促进 ATCH、糖皮质激素、β-内啡肽的分泌。联合 TNF-α、IL-1 可刺激其他细胞因子如 IL-2,IL-4,IL-6,IL-8,颗粒-巨噬细胞克隆-刺激因子以及 INF-γ 的释放。

白细胞介素 2(IL-2)是由激活的 T 细胞对各种刺激反应时生成的,可以激活其他淋巴细胞亚群与自然杀伤细胞(NK)。目前已知 IL-2 与创伤后免疫功能密切相关,但是 IL-2 在休克反应中的作用尚不明了。一些研究者认为 IL-2 分泌增加,促进了休克导致的组织损伤和休克的进展。另一些则

证实抑制 IL-2 的生成可能导致了出血后免疫功能的抑制,可能增加休克病人对感染的易感性[25,26]。过度分泌的促炎因子激活加重了组织损伤、器官功能不全,以及随后可被证实的实质性免疫功能不全或抑制[21]。需要强调介质生成的时间上变化的重要性,不管是最初过度生成 IL-2,还是随后对生成 IL-2 的抑制,在休克进展中可能都很重要。

IL-6 在出血性休克、大型手术或创伤反应中升高。IL-6 升高水平与休克的死亡率相关。IL-6 与出血性休克后的肺、肝、肠道损伤有关[27]。IL-6 可能在弥漫性肺泡损伤和 ARDS 的出现中发挥作用。IL-6 与 IL-1 是在肝脏损伤后发生急性时相反应的介质,可以增高补体、CRP、纤维蛋白原、结合球蛋白、淀粉体 A、α$_1$-抗胰蛋白酶的表达与活力,并促进中性粒细胞激活[28]。

IL-10 被视为抗炎细胞因子,可能有免疫抑制特性。在休克和创伤后其生成增加,在临床上与免疫功能抑制有关,且增加感染的易感性[29]。IL-10 由 T 细胞、单核细胞和巨噬细胞分泌,并抑制促炎症细胞因子的分泌,抑制由巨噬细胞生成氧自由基,抑制黏附分子的表达以及淋巴细胞的激活[29,30]。在实验性休克与脓毒症模型中,给予 IL-10 抑制了细胞因子的生成,改善了某些方面的免疫功能[31,32]。

补体

补体的级联反应可因创伤、休克和严重感染所激活,发挥宿主防御与促炎活性。在出血性休克时,补体消耗显著[33]。在创伤病人中,补体的激活程度是与创伤的严重程度成比例,可作为创伤严重性的标志物。在脓毒性休克病人中,可发现补体通路的激活,伴有激活补体蛋白 C$_3$a 和 C$_5$a 的升高。在器官功能不全的进展过程中,补体级联反应的激活发挥作用。激活的补体因子 C$_3$a、C$_4$a、C$_5$a 是很强的介质,可以增加血管通透性,促进平滑肌细胞收缩、组织胺和花生四烯酸的释放以及中性粒细胞黏附血管内皮。激活的补体与内毒素同时作用导致 TNF-α 和 IL-1 的释放。创伤病人中 ARDS 的和 MODS 的出现与补体激活强度密切相关[34]。补体和中性粒细胞的激活可能与多发创伤病人的死亡率相关。

中性粒细胞

中性粒细胞激活是炎症反应上调过程中的早期事件;中性粒细胞是首先进入到创伤部位的细胞。多形核白细胞(PMN)可以清除感染因子,通过宿主屏障防御进入的异物,并通过吞噬作用清除失活组织。然而,激活的多形核细胞及其产物也可以引起细胞损伤和器官功能不全。激活的多形核细胞生成和释出一些物质可以导致细胞和组织损伤,如反应性氧族(reactive O$_2$ species)、脂过氧化生成物、蛋白分解酶(弹力酶、组织蛋白酶 G)以及血管活性物(白三烯、二十烷类、血小板活化因子)。氧自由基,如过氧化物阴离子、过氧化氢、羟基团等被释放出,并导致脂质的过氧化、灭活酶、消耗抗氧化物(如谷胱甘肽和维生素 E)。缺血-再灌注激活中性粒细胞,并导致 PMN-诱发的器官损害。在出血性休克动物模型中,PMN 的激活与休克不可逆性及死亡率相关;而中性粒细胞耗尽,将阻止出血性与脓毒性休克的病理生理后果。有研究证实在创伤和休克过程中有中性粒细胞的激活,并提示在 MODS 发展中发挥作用[35]。PMN 激活的血浆标志物,如弹性

酶与人创伤的严重程度相关。

内皮细胞和白细胞的相互关系在炎症中很重要。血管内皮在调节血流、白细胞黏附、凝血级联反应中发挥作用。细胞外的配体,如细胞间黏附分子、血管细胞黏附分子以及选择素(E 选择素、P 选择素)均在内皮细胞表面表达,而且影响白细胞黏附至内皮细胞。这种相互关系使得激活的中性粒细胞能迁移至组织并发挥抗感染作用,也导致 PMN-介导的细胞毒作用和微血管与组织的损伤。

细胞信号

休克过程中宿主细胞发生改变,尽管许多在休克中很重要的细胞间与细胞内通路正在阐明,但毫无疑问,还有更多的信号通路尚未确认。休克时生成的许多介质与靶细胞表面受体起作用而改变靶细胞的代谢。这些细胞信号通路也可因休克引起的各种变化,如细胞氧合、氧化还原状态、高能磷酸盐浓度、基因表达或细胞内电解质浓度的变化等。细胞与其外环境的交流是通过使用细胞表面膜受体进行,一旦受体与配体结合,经由不同的信号级联反应传递至细胞内。这些信号通路可以彻底改变特异酶的活性、重要蛋白的表达或分解,或影响细胞内的能量代谢。细胞内钙的内稳态与调节代表着上述通路之一。细胞内钙离子浓度调节细胞代谢的许多方面,许多重要的酶系需钙离子的充分激活。在休克模型中可发现细胞内 Ca^{2+} 水平和 Ca^{2+} 转运发生深刻变化[36,37]。Ca^{2+} 调节的改变可直接导致细胞损害,改变转录因子的激活在内稳态维持方面有重要作用基因的表达,以及调理由休克诱发的其他激素或介质所引起的细胞活化[38-40]。

在细胞内信号级联反应的近端部分是由一系列激酶构成,可以通过磷酸化靶蛋白进而传递和放大信号。休克时生成的氧自由基以及细胞内的氧化还原态影响到这一级联反应组成部分的活性,如酪氨酸激酶、丝裂原活化蛋白激酶以及蛋白激酶 C[41-44]。氧自由基也调节一些在基因表达上重要的转录因子的活性,如 NF-κB、APETALA1 和 HIF-1,既可以通过这些信号通路的改变,也可通过 Ca^{2+} 介导事件改变酶系的激活,或是直接对氧敏感蛋白的构象改变[45,46]。目前认为,氧自由基介导的直接细胞损害仅仅是休克时氧游离基生成的一个后果。

作为一个重要的生物学效应,休克对基因表达调节的影响因 Buchman 等的研究工作而引起关注[47]。休克对一些基因和基因产物表达与调节的影响正在实验性动物模型与病人中进行研究,包括单一基因以及大规模基因组与蛋白组分析[48~50]。基因表达的改变对于细胞适应与存活的信号传递有关键作用。基因启动子的多态性导致基因产物不同水平的表达也可能是相似刺激引起不同反应的重要因素[51~52]。

休克的类型

低血容量性/失血性休克

在外科或创伤病人中,休克最常见的原因是由于出血导致的循环血量减少。急性出血导致大动脉牵张受体的压力感受刺激的反射性下降,降低了对脑干血管收缩中枢的抑制,使血管运动中心化学受体刺激增加,以及来自心房张力受体输出的减少。这些改变增加了血管收缩性和外周动脉阻抗。低血容量也导致交感兴奋,引起肾上腺素与去甲肾上腺素释放,激活肾素-血管紧张素级联反应,并且增加血管加压素的释放。外周血管收缩十分明显,而由于脑和冠脉血管缺乏交感效应,局部的自主调节有助于维持心脏和中枢神经系统的血流供应。

诊断

针对休克的治疗最初是经验性的。在确保呼吸道通畅、开始容量灌注的同时寻找低血压的原因。在创伤和手术后的休克病人,应当首先认为是出血所导致的,除非证实不是如此。休克的临床症状有焦虑、四肢湿冷、心动过速、外周脉搏微弱或缺如以及低血压。临床出现如此表现的休克,血容量缺失至少在 25% ~ 30%。然而,在休克典型的临床特征出现前,可能已有很大的血容量丢失。因此,当病人有明显的心动过速或低血压时,实际上提示有明显的血液丢失和生理性失代偿。对出血的临床和生理的反应可依据失血量来分级。循环血量丢失达 15%(700 ~ 750ml,70kg 体重的病人),可以几乎没有明显的体征;而丢失 30% 血容量(1500ml)可导致轻度心动过速、呼吸加快和焦虑。低血压、明显的心动过速(脉搏 >110 ~ 120 次/分),以及昏迷可以在失血量超过 30% 血容量时出现;丢失 40% 的循环血量(2000ml)则立即危及生命,通常需要手术控制出血(表 5-5)。年轻健康的病人有很强的代偿能力,可以耐受较大容量血液丢失,尽管存在明显的外周低灌注,可以几乎没有临床症状。这些病人在急剧的心血管衰竭出现前可以维持接近正常的血压。老年病人可能服用促进出血的药物(如华法林或阿司匹林)或能掩盖出血代偿反应的药物(如 β-受体阻断剂)。此外,动脉硬化性血管疾病病人,因年龄原因心脏顺应性下降,无法使心跳加速或增加心肌收缩性而对出血做出反应,加之总体生理储备的下降减弱了老年病人对失血的耐受。最新资料提示在创伤病人收缩压低于 110mmHg 是临床意义上的低血压和低灌注,因为低于这一血压水平时死亡率增加(图 5-6)[53]。

表 5-5	出血的分级			
参数	级 别			
	I	II	III	IV
失血(ml)	<750	750 ~ 1500	1500 ~ 2000	>2000
失血(%)	<15	15 ~ 30	30 ~ 40	>40
心率(次/分)	<100	>100	>120	>140
血压	正常	体位改变	低血压	严重低血压
CNS 症状	正常	焦虑	模糊	木僵

CNS = 中枢神经系统

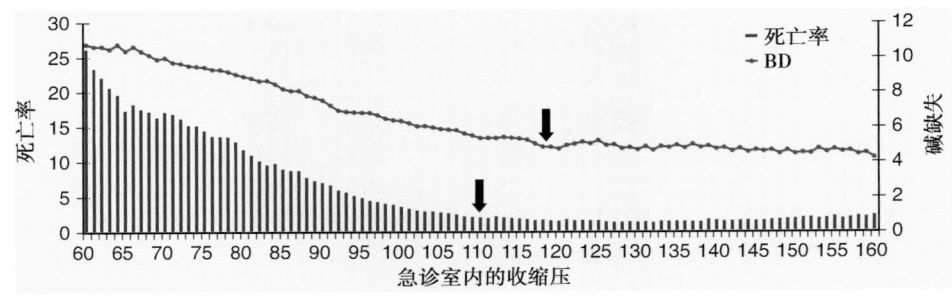

图 5-6 伴出血的创伤病人死亡率与动脉收缩压的关系。资料提示收缩压低于 110mmHg 是临床与休克相关低血压与低灌注的恰当定义,当血压低于此值时死亡率增高。碱缺失亦标注图内

为了解生命体征的敏感性以及确定有无胸腹腔大出血的一个回顾性研究中,确认伴躯干创伤和简明创伤定级(abbreviated injury score)在 3 级或以上病人,需要立即外科干预且在最初 24 小时内至少输血 5U(1000ml),这些病人中 95% 在伤后某个时间点上心率超过 80 次/分。然而,仅有 59% 的病人心率超过 120 次/分。99% 的病人血压在某个时间点上低于 120mmHg,全部病人中 93% 有收缩压低于 100mmHg 的记录[54]。最新的研究证实,心动过速不是创伤后出血的可靠体征,大约仅在 65% 的低血压病人中存在[55]。

血乳酸盐和碱缺失(base deficit, BD)是有助于评估与监测出血和休克程度的参数。由乏氧呼吸而生成的乳酸盐的量是了解组织低灌注、细胞氧债以及出血性休克的严重程度的一个间接指标。多个研究已经证明,血乳酸盐的初测水平及其后续变化是预测创伤后失血病人病残率、致死率的可靠参数(图 5-7)[56]。与此类似,动脉血气分析的碱缺失值为临床医师提供了间接评估低灌注引起组织酸中毒的证据。Davis 等将碱缺失程度分成轻度(-3 ~ -5mmol/L)、中度(-6 ~ -9mmol/L)及重度(<-10mmol/L),并发现入院时的碱缺失与输血需要量、出现多器官衰竭和死亡的相关性(图 5-8)[57]。碱缺失和乳酸盐二者均与休克程度以及病人的转归相关,但是二者之间并无一致性[58-60]。在伴有出血的创伤病人中可

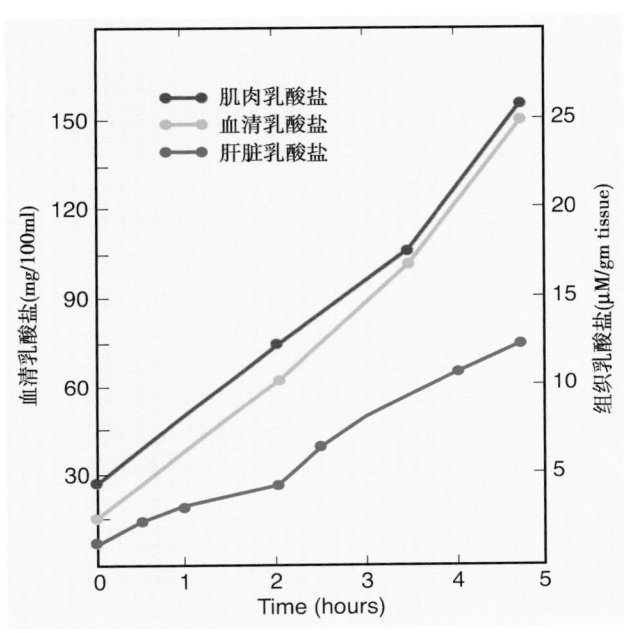

图 5-7 在狒狒出血性休克模型中血乳酸盐、肌肉乳酸盐和肝脏乳酸盐水平呈进行性升高

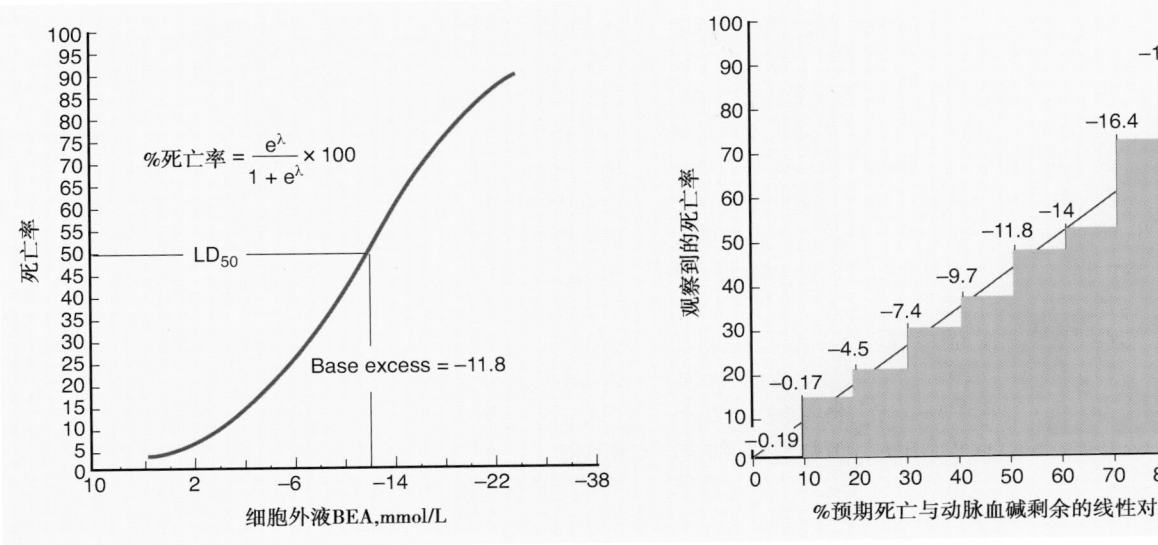

图 5-8 在创伤病人中碱缺失(负的碱剩余)与死亡率之间的关系。BEA,动脉血碱剩余;ECF,细胞外液

能需要同时评估这两个参数。

在处理创伤病人时,了解处于休克中病人的创伤类型有助于指导评估与处置。明确失血的来源对于穿通伤的病人相对简单,因为潜在的出血源可能位于已知或疑似致伤物的径路。穿通伤的病人伴有休克常需要手术处理。因钝性伤而有多系统损伤病人的出血可能存在多个来源。可以导致休克的出血通常量大,数量有限的几个部位伤失血量可以足够大到导致低血压(如外源性出血、胸腔内、腹腔内、后腹膜和长骨骨折等处)。在非创伤病人,消化道必须视为可能的出血部位,外源性的出血可从院前医疗报告在事故现场发现有大量出血,病史中伤口大量出血,观察到的活动出血,或是在开放伤口旁有大的血肿等证据得以确定。开放创伤累及大动脉或静脉,可致快速大量失血,应立即采取直接压迫等措施减少活动出血。较小血管的持续出血,如时间长,且未能予以适当治疗,亦可引起休克。

创伤部位未能立即见到大量失血,应当怀疑内出血(腔内出血)的可能。每侧胸腔可容纳2~3L的血量,也可以是血液丢失的部位。基于临床表现和疑似病例,对那些不稳定的病人可行诊断或治疗性的胸腔置管。在较为稳定的病人,行胸部X线摄片以发现有无血胸的证据。大量后腹膜出血,最典型的见于与骨盆骨折相关的状况,在复苏处理时通过骨盆放射学检查可获确认。腹腔内出血可能是失血性休克最常见的原因。通过体检发现实质性器官失血或创伤可能不敏感也不可靠。可能在体检发现明确证据前即有大量血液存于腹腔中。腹内出血的体征包括腹胀、腹痛或腹部的伤口,在出现明显的腹部体征前即有血流动力学的不稳定,常引发医师寻找失血的原因。辅助检查在诊断腹腔内出血时是必需的,可通过诊断性超声检查或腹腔灌洗而迅速确认。再者,受到高能量钝挫伤的病人,如果血流动力学稳定或对最初容量复苏处理有良好反应且生命体征稳定者,应行CT扫描以发现可能存在的胸、腹、头部出血。

治疗

控制活动性出血是休克病人复苏的必要部分。如在诊断部分中提及,出血性休克治疗的开始与诊断性评估以确认出血部位是同步进行的。如病人对初期的复苏无反应,应考虑有大血管的持续活动性出血,需要适当的手术干预。基于创伤文献的回顾,伴有进行性出血的病人,从创伤发生到控制出血之间的时间短则存活的机会增加。尽管尚无随机的对照研究,回顾性研究显现了相应的证据。Clarke等[61]证明有单纯腹部的大创伤需要急症剖腹手术,其死亡的可能性随在急诊室逗留时间的延长而增加,特别是那些在急诊室停留时间在90分钟或更少的创伤病人,其在急诊室逗留时间每增加3分钟,死亡可能性增加约1%。

这些病人处理的重点是:①确保气道通畅;②控制出血部位;③经静脉进行容量复苏。在创伤病人中,确定活动出血所在的体腔有助于手术的实施;由于时间是关键,必须尽快给予治疗,必要时应行诊断性剖腹或开胸术。伴有活动性出血的病人在出血未能控制前,无法完成复苏。最近提出的处理策略称之为损伤控制复苏(damage control resuscitation)[62]。这一过程始于急诊室,持续至手术室及监护病房。最初复苏限于维持收缩压在90mmHg左右可以防止新近已凝血的血管再

出血。复苏和血容量复苏是以血制品和有限的晶体液完成,对复苏措施后的处理会进一步讨论。过少的容量补充使严重的低血压和低灌注持续,显然是非常危险的;然而过度积极的容量复苏,可能加重病情。在手术室中控制出血,在手术室与ICU中注意病人保暖,使用血液制品和药物预防凝血障碍。

Cannon等首先观察到在出血源未控制的伤员中,提升血压的企图可能增加出血量和死亡率[3]。这一发现奠定了"低血压复苏"(hypotensive resuscitation)策略的基础。几个有关剖腹手术的研究证实,以输注液体或血管加压来恢复正常血压很少能成功,并导致更多出血与更高的死亡率[63]。一个前瞻性随机临床研究比较了在躯体贯穿伤伴低血压的病人中施行延缓复苏(到达手术室时)与标准液体复苏(由院前急救人员完成)[64]。研究者报告延缓复苏组有较低的死亡率。进一步实验研究证实在严重低血压的状态,限制液体输注导致严重低灌注造成的早期死亡。研究还显示大量晶体液复苏企图恢复正常血压导致显著的血液稀释,血细胞比容仅为5%[63]。在未控制出血的情况下合理的结论是:延迟行控制出血的手术可增加死亡率;出血未控制,若升高至正常血压可能增加死亡率,特别是穿透伤和转运时间短的状况;在有穿通伤的病人维持收缩压的目标在80~90mmHg较为恰当;可通过早期输注红细胞以避免过度的血稀释。对于钝性伤病人,主要死亡原因是闭合性颅脑伤,在伴脑损伤时低血压增加死亡率,这种情况下收缩压维持在110mmHg更为适宜。

若病人对最初的复苏有反应,但随后血流动力学又趋向恶化,常常存在需要手术干预的创伤。病人对复苏反应的程度和时间决定了是否要采取诊断性治疗措施以明确出血部位。而血流动力学的恶化,常提示进行性出血,需要某种形式的干预(手术或放射介入)以控制活动性出血。血容量丢失明显的病人,一旦出血已经控制或消除,如果休克的时间不长、深度可逆,常对复苏产生反应。

尽管恰当地控制了活动出血,但是仍对复苏无反应的病人仍有持续的液体需求;尽管恢复了血容量并行必要的血管加压药物治疗,仍有持续性低血压,可能表现为无法纠正的低温、低灌注、酸中毒以及凝血障碍的无效循环;尽管最大努力治疗仍无法复苏。这些病人已恶化至失代偿或不可逆休克,伴外周血管扩张,而对输注血管加压药无反应。一旦病人表现为休克进入终末阶段死亡是不可避免的。不幸的是在回顾诊断时这太常见了。

在休克病人中液体复苏是除控制出血外的主要辅助措施。用于复苏的理想液体类型仍有争议,然而,晶体液仍是主要选择的液体,几个研究证明在出血的创伤病人中,胶体液比晶体液治疗死亡率高[65]。在严重出血的病人恢复血容量应使用血制品[66]。

目前仍在研究在出血病人中使用高渗盐水进行辅助复苏治疗[67]。高渗盐水的优点可能是免疫调理作用。由于过氧化物生成减少,而降低了再灌注介导的损伤;与标准晶体液复苏相比较免疫功能损害少,在多发伤病人中脑肿胀发生率低。由于用于复苏的液体总量少,高渗盐水被用作战伤的复苏剂,可能与减少ARDS和多器官衰竭的发生率有关。

在治疗出血性休克病人输注压缩红细胞和其他血制品是必要的治疗措施。目前对于在ICU中稳定的病人,血红蛋白的纠治目标推荐值是7~9g/dl(70~90g/L)[68,69]。目前尚无

前瞻性临床试验在创伤伴出血性休克的病人中比较限制和放开输血治疗的方案。输注新鲜冷冻血浆（FFP）适用于大出血病人或出血伴凝血酶原或活化部分凝血酶原时间高于正常值1.5倍的病人。普通创伤的资料显示，在病人入住 ICU 后早期出现凝血障碍的严重程度是死亡率的预测指标（图 5-9）[70]。涉及的资料显示，在出血病人中 FFP 输注较少受限，但 FFP 临床有效性需要进一步研究。由美国战场支持医院收集的最新资料显示在大量输注压缩红细胞（24 小时超过2000ml）的病人中，所用血浆/红细胞比例高（1∶1.4）是存活率提高的一个独立影响因素（图 5-10）[71]。出血病人应输注血小板以维持计数在 $50×10^9$/L 以上。其他血制品亦有潜在作用，如冷沉淀的纤维蛋白原浓缩物可用于出血伴纤维蛋白原水平下降低于 1g/L 的病人。药物如重组活化的凝血因子 7，以及抗纤溶药物如氨基己酸、氨甲环酸（二者均是合成的赖氨酸类似物），可竞争性抑制血纤溶酶和溶酶原）以及抑酶肽（蛋白酶的抑制剂）可能对严重出血病人都有潜在的益处，但需进一步研究。

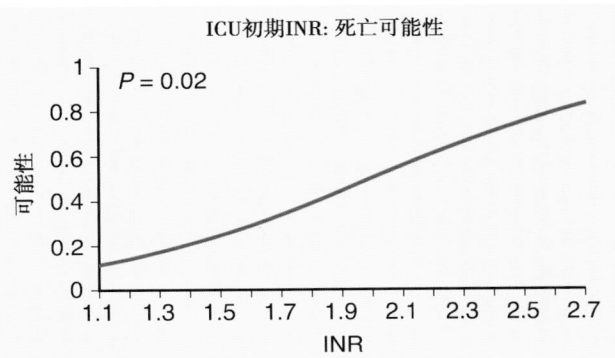

ICU初期INR: 死亡可能性

$P = 0.02$

图 5-9　凝血机制障碍与创伤病人死亡率的关系。非战伤资料显示，以国际标准化率（INR）测定值增加表示的凝血障碍严重程度，在进入 ICU 初期所测值是死亡率的预测指标

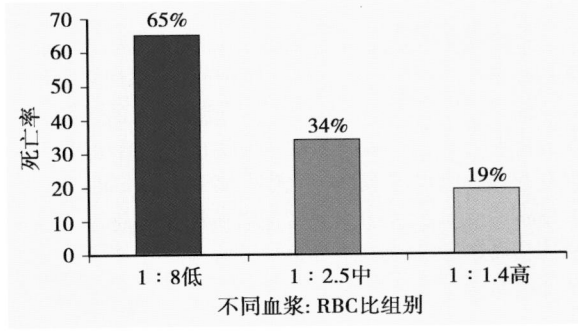

图 5-10　在接受大量输血的创伤病人中，输注新鲜冷冻血浆与红细胞的比例高者预后得以改善

出血性休克病人的复苏措施还包括尽量减少热量丢失以维持正常体温，失血病人低体温的进展可伴有酸中毒、低血压和凝血障碍。在出血的创伤病人，低体温是出血与死亡的独立危险因素，可能继发于血小板功能障碍以及凝血级联反应的障碍。由于减少了代谢活动和能量需求而导致的"假死"状态的这一假说，已有一些在严重休克病人中进行可控制性

低体温的研究。这些研究已获批准，并继续在大范围临床试验中评估。

创伤性休克

创伤性休克包含有软组织损伤、长骨骨折和失血作用的创伤后的全身反应，明显不同于单纯的出血性休克。多器官衰竭，包括急性呼吸窘迫综合征（ARDS）的发生相对多见于钝性伤病人，而在单纯出血性休克（如消化道出血）较为罕见。在创伤性休克中，低灌注的不良影响由于休克导致的促炎症反应的激活而更加严重。除了缺血和缺血-再灌注外，更多证据表明即使是单纯出血导致的促炎反应激活也可导致许多的细胞改变，在此仅在脓毒休克中叙述[72,73]。在细胞水平，这归因于细胞产物的释放，这些产物被称为损伤相关分子模式（damage associated molecular patterns，DAMPs），即核糖核酸、尿酸、高迁移率族蛋白 1 可以像细菌生成物样激活同样的细胞表面受体，启动相同的信号传递[5,74]。这些受体称为模式识别受体（pattern recognition receptors，PRRs），并且包括TLR 家族蛋白。创伤性休克，包括小容量失血伴软组织损伤（股骨骨折、挤压伤），或任何低血容量性、神经性、心源性和梗阻性休克的组合，可以导致快速进展的促炎反应的激活。在创伤性休克的实验模型中，伴有软组织或长骨损伤，所致致死性休克，其出血量明显少于单纯性出血致休克者。创伤性休克的治疗强调个体化要素的纠正以减少促炎激活的瀑布反应，包括尽快控制出血、恰当的容量复苏以纠正氧债，清除坏死组织，固定骨损伤以及恰当治疗软组织损伤。

脓毒性休克（血管扩张性休克）

在外周循环，明显的血管收缩是对于出血、低血容量或急性心力衰竭引起的动脉血压下降及组织灌注降低做出的典型生理反应。但这不是血管扩张性休克的特征性反应。血管扩张性休克是继发于对循环中的炎性介质和细胞反应引起内皮和血管床功能不全的结果，或者是对长时间严重低灌注的一种反应。因此，在血管扩张性时休克低血压是血管平滑肌无法适当地收缩所致。血管扩张性休克的特征是外周血管扩张引起的低血压且对血管收缩药物无反应。血管扩张性休克尽管有低血压，但血浆儿茶酚胺水平升高，且肾素-血管紧张素系统激活。最常见的血管扩张性休克是脓毒性休克，其他原因还包括缺氧性乳酸酸中毒、CO 中毒、失代偿和不可逆性出血性休克、心源性休克的终末期以及心脏开放手术后休克（表5-6）。如此看来，血管扩张性休克似乎代表着任何病因引起的严重和持续休克的最终共同通路[75]。

尽管重症监护治疗取得进展，严重脓毒症的死亡率仍在30%～50%。美国脓毒症的年发病为 75 万例，1/3 是致死性的[76]。脓毒症占全美死亡者的 9.3%，与每年心肌梗死致死率相同[77]。实际上脓毒性休克是人体对宿主-微生物平衡破坏反应的副产物，导致侵袭性感染或严重局限化感染。

在企图清除病原物时，免疫细胞与其他类型细胞（即内皮细胞）生成可溶性介质，后者可增强巨噬细胞与中性粒细胞灭杀效应机制，增加了促凝集活性，激活纤维母细胞使病原局限化，增加微血管血流而增强转送机体杀伤力量前往入侵部位。当这一反应过度活跃或成全身化而不是局限化时，即可显现脓毒症的特异表现，包括心输出量增加，外周血管扩张、发热、

白细胞升高、高血糖以及心动过速。在脓毒性休克表现为血管扩张效应,至少部分是由于血管壁上诱生型一氧化氮合酶(iNOS)或 NOS_2 的上调,在很长一段时间里生成大量 NO。这种强力的血管扩张物抑制血管张力,使血管床拮抗血管收缩剂的作用。

表 5-6	脓毒性和血管扩张性休克的原因
感染的全身反应	
非感染性全身炎症	
胰腺炎	
烧伤	
过敏	
急性肾上腺功能不全	
长时间严重低血压	
出血性休克	
心源性休克	
心肺体外循环	
代谢性	
缺氧性乳酸酸中毒	
CO 中毒	

诊断

为使术语标准化,制定了成年住院脓毒症病人的诊断标准,包括宿主对感染反应的特点以及确定致病微生物。脓毒症、严重脓毒症和脓毒性休克等术语用于量化不同程度的全身炎症反应。有感染的证据以及炎症的全身体征(即发热、白细胞增高和心动过速)称为脓毒症。低灌注伴器官功能不全称为严重脓毒症。脓毒性休克除存在上述情况还需伴有更为明显的组织低灌注证据和全身低血压。除了低血压,血流分布不均和微循环分流进一步加剧了营养物向组织床的转运障碍[78]。

认识脓毒性休克应首先确定高危病人。脓毒性休克的临床特征显现时应开始迅速治疗,而不等待细菌学确定致病微生物或微生物来源。除了发热、心动过速和呼吸加快外,可能存在低灌注的表现如意识不清、寒战、萎靡不振、少尿和低血压。应当积极主动地寻找感染源,通过体格检查,检视所有伤口,评估血管内的导管或其他体外物,必要时可进行相应的培养或辅助影像学检查。

治疗

脓毒性休克病人的评估始于检查气道及通气是否通畅,反应严重迟钝的病人或呼吸困难者需要插管与通气支持以预防呼吸衰竭。由于血管扩张与全身外周阻力降低,可导致低血压,需要给予平衡盐液恢复循环血容量的液体复苏。由于致病菌的入侵部位以及致病菌的确定需要等待培养结果和影像学检查,开始应根据最可能的致病原(G⁻杆菌、G⁺球菌和厌氧菌)按经验认真选择抗生素。在某一病区感染的细菌学特点等详细资料可从多数医院的感染控制部门获取,有助于提示潜在的致病微生物。一旦获得细菌培养后选用的抗生素应覆盖该病菌,最合适的是抗菌谱较窄的。应尽量限制长时间、经验性的广谱抗生素的使用,以减少耐药微生物出现和避免

潜在并发症的发生,如真菌过度生长和抗生素相关的因艰难梭菌过度生长所致结肠炎(假膜性肠炎等)。在出现感染液积聚,存在感染的外源物和坏死组织的情况下,静脉给予抗生素不足以控制感染。这种状况称为源头控制(source control),需要经皮穿刺引流,或手术方式靶向处理感染病灶。这种状况常需要多次手术以确保创口清洁和愈合。

脓毒症病人给予抗生素、静脉补液、必要时气管插管等一线治疗后,可能需要血管加压药治疗。对于有脓毒性休克的病人,儿茶酚胺类是最常用的血管加压药,有时脓毒性休克病人的动脉对儿茶酚胺不敏感,在这种情况下更强的血管加压剂赖氨酸加压素常有效。

大多数脓毒症病人有明显的血流动力学改变,心输出量高于正常和全身血管阻力降低。偶尔脓毒症病人尽管已行容量复苏甚至使用血管加压剂治疗仍有低心输出量,此类病人死亡率高。尽管在过去数十年中脓毒性休克的发生率在增加,但总体死亡率几乎没有变化。研究性干预措施,如免疫治疗,以肺动脉检测终点的优化血流动力学复苏(心输出量、氧转运甚至达超正常值),以及优化混合静脉血氧测定至进入 ICU 72 小时后,并未改变死亡率。

在过去 10 年中,针对脓毒症与脓毒性休克病人的治疗也有不少进展(图 5-11)[78,79]。之前研究的阴性结果提示,针对改善全身组织氧合的早期干预可能有效。为此,Rivers 等报告了脓毒休克与严重脓毒症的目标导向治疗,起于急诊室并持续 6 小时,明显改善了转归[80]。这一治疗包括调整心脏前负荷、后负荷和心肌收缩性以平衡氧转运与氧需求,他们发现在住院最初 6 小时(起于急诊室)的目标导向治疗有明显的效果,如平均静脉氧饱和度较高、乳酸盐水平低、碱缺失低、pH 高,且 28 天死亡率比标准治疗组低(49.2%:33.3%)。在目标导向治疗组突发的心血管衰竭也明显为低(21.0%:10.3%)。有趣的是,目标治疗组在最初的 6 小时接受更多的静脉液体输注,但标准治疗组到 72 小时后才需要更多的静脉液体。作者强调持续的细胞与组织失代偿是隐匿的,一旦临床表现明显时,常不可逆转。目标导向治疗可以确认和治疗这些有隐匿疾患的病人(全身组织缺氧而生命体征正常)。

高血糖与胰岛素抵抗在危重病与脓毒症中十分典型,包括无基础糖尿病的病人。新近的一项研究报采用标定葡萄糖(tight glucose management)处理,对危重症病人的转归有显著的正面效果[81]。随机前瞻的研究中设有两个治疗组,分别接受强化胰岛素治疗(维持血糖在 80～110mg/dl,1mg/dl = 0.0555mmol/L)或是传统治疗(仅当血糖水平超过 215mg/dl 时输注胰岛素,维持目标在 180～200mg/dl)。平均空腹血糖在传统组明显高于强化胰岛素治疗组(153 vs 103mg/dl)。强化组死亡率(4.6%)明显低于传统组(8.0%),相当于死亡率降低 42%,在需要留住 ICU 超过 5 天的病人中,死亡率下降更明显。再者,强化胰岛素治疗使脓毒血症发生率降低 46%,缩短了抗生素使用时间,也减少了长时间通气支持和透析治疗的需求。

另一种治疗方案表明,使用比传统潮气量为低的通气方式[82]增加了 ARDS 的病人的生存率。进入多中心随机临床研究的多数病人继发于肺炎或脓毒症的 ARDS。临床试验比较传统的通气治疗模式,起始潮气量为 12ml/kg 预计体重,在吸气末 0.5 秒暂停后的气道压力测定(平台压力)是

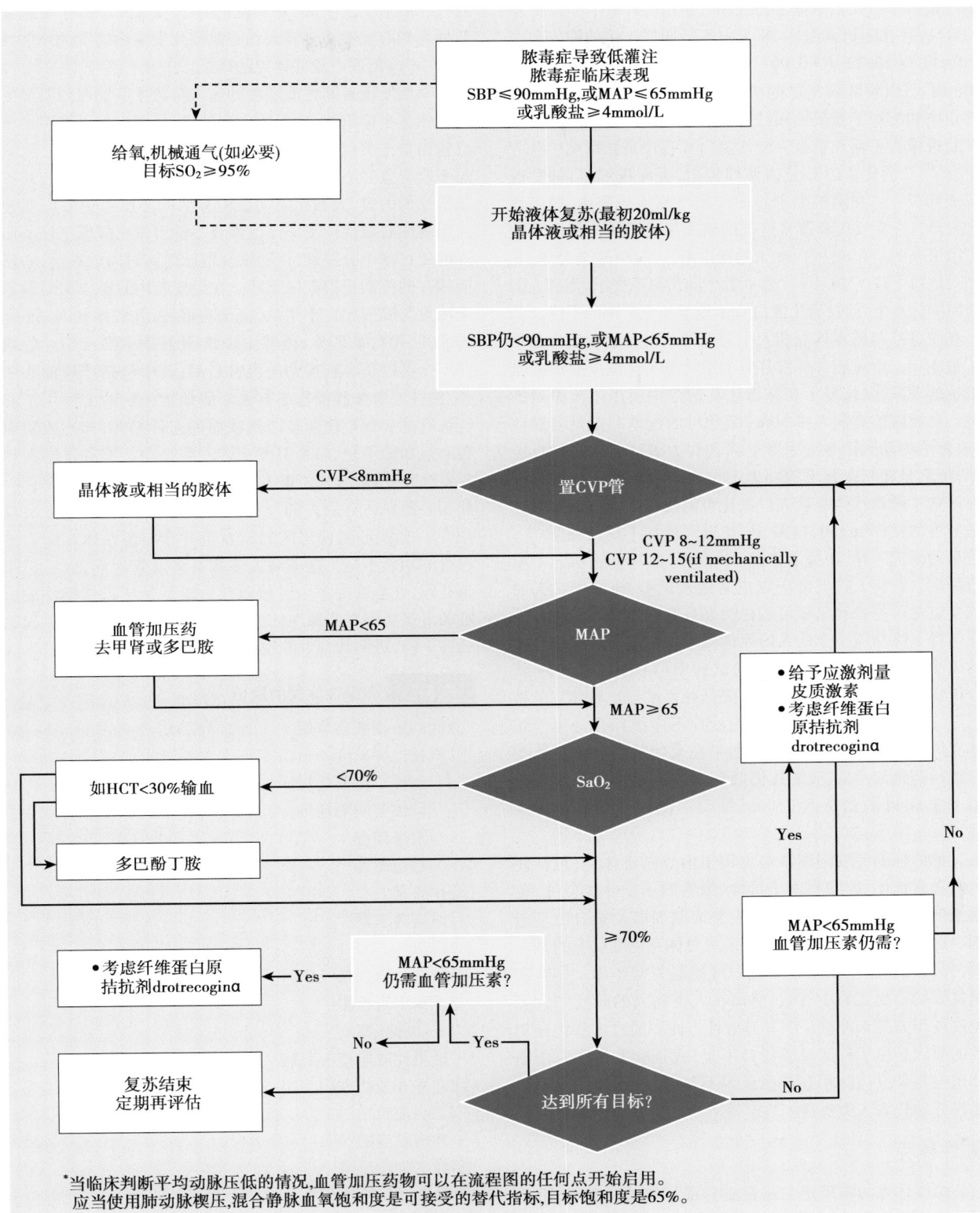

*当临床判断平均动脉压低的情况,血管加压药物可以在流程图的任何点开始启用。
应当使用肺动脉楔压,混合静脉血氧饱和度是可接受的替代指标,目标饱和度是65%。

图 5-11　治疗脓毒综合征的流程图。CVP,中心静脉压;ETI,喷射时间指数;HCT,血细胞比容;MAP,平均动脉压;O₂,氧气;SO₂,氧饱和度;SBP,收缩压

50cmH$_2$O 或略低;而较低潮气量是 6ml/kg 预计体重,平台压是 30cmH$_2$O 及以下。在入组 861 名病人后试验终止,因为在低潮气量治疗组死亡率低于传统潮气量组(31.0 vs 39.8%,P=0.007),且在随机入组后 28 天内不需通气支持的病人数更多(12±11 vs 10±11,P=0.007)。研究结论是:急性肺损伤或 ARDS 病人,以较低潮气量的机械通气治疗比传统方法降低了死亡率和缩短了需要使用呼吸机的时间。

新近报告了输注重组人激活蛋白 C 在严重脓毒症中获益的研究[83]。活化蛋白 C 是内源性蛋白,可促进纤溶,抑制血栓形成和炎症。在随机多中心的前瞻性临床研究中,因急性感染致全身炎症反应和器官衰竭的病人接受了活化蛋白 C 治疗。结果表明治疗减少了 28 天的死亡率,从 31% 降至 25%,死亡相对危险下降了 19.4%。然而数个随访研究提示,当病人的随访时间达 6 个月时,活化蛋白 C 未能显示死亡率的下降。

在脓毒症与脓毒休克病人中是否使用皮质激素治疗已争论了数十年。严重脓毒症常伴肾上腺功能不全或皮质激素受体抵抗的现象,又恢复了在脓毒休克治疗中使用皮质激素的兴趣。在脓毒休克病人中 50mg 氢化可的松单一剂量静脉注射,改善平均动脉压对去甲肾上腺素和去氧肾上腺素的反应关系,特别是在相对肾上腺功能不全病人中更明显。更近的研究评估了脓毒性休克病人以氢化可的松 50mg/6h 静脉滴注和氢氟可的松(50μg/d,口服)与安慰剂治疗 1 周的效果[84]。与较早的研究一样,研究者以病人的相对性肾上腺功能不全进行分层。对病人行促肾上腺皮质激素试验,研究中 7 天的低剂量氢化可的松和氢氟可的松明显且安全地降低了脓毒性休克与肾上腺功能不全病人的死亡风险。在国际性多中心随机的皮质激素在脓毒症中应用的试验中(CORTICUS;499 例可分析病例),皮质激素未呈现有降低死亡率与逆转休克的效果[85]。这些研究提示氢化可的松治疗不应推荐作为用于脓毒休克的常规辅助治疗。然而,如果在采用适当液体复苏与血管加压药物治疗后,收缩压仍低于 90mmHg 时,可以考虑连续给予氢化可的松 7 天(50mg 每天 4 次或 200mg/d 持续输注)。

其他的辅助免疫调理策略也用于治疗脓毒休克,包括使用抗内毒素抗体、抗细胞因子抗体、细胞因子受体类似物、免疫增强剂、非同工特异性 HO 合成酶抑制剂以及氧自由基清除剂。这些化合物分别用以改变宿主对休克免疫反应的某一方面,并认为在病理生理的反应中可能起关键作用。尽管在控制良好的动物实验中有效,然而在人类病人的研究中大多数免疫调理方案未能被证明其有效性。尚不清楚这些化合物失败的原因是由于临床试验设计不足,或是有关宿主对于创伤和感染复杂反应的相互关系认识不足,还是动物休克模型不能很好地代表人类疾病。

心源性休克

心源性休克的临床定义是在血容量足够的情况下,由于循环泵衰竭导致的输送血流减少而随之出现的组织缺氧。血流动力学标准包括明显的低血压(SBP<90mmHg,至少持续 30 分钟),心脏指数减少[<2.2L/(min·m^2)]以及肺动脉楔压升高(>15mmHg)[86]。心源性休克的死亡率在 50% ~ 80%。急性广泛性心肌梗死是心源性休克的常见原因;较小的心肌梗死若合并左室功能不全也可导致休克。急性心肌梗死病人

5% ~ 10% 可出现心源性休克。相反,心源性休克在住院的急性心肌梗死病人中是最常见的死亡原因。尽管休克可以在心肌梗死后早期发生,但在入院时常未发现。75% 伴发急性心肌梗死的心源性休克病人在心肌梗死发生后的 24 小时内(平均 7 小时)出现心源性休克的体征。

早期发现有隐性低灌注的病人对防止其发展到明显的心源性休克十分重要,后者死亡率甚高;早期治疗以维持血压和心输出量至关重要。快速评估、恰当的复苏和逆转心肌缺血对于改善急性心肌梗死病人的转归十分必要。防止梗死扩展是治疗的关键,大面积无功能但存活的心肌可引发心肌梗死后出现的心源性休克。迅速恢复心输出量对降低急性心肌梗死的死亡率十分关键;伴随恢复冠脉血流时间的推延,心肌可能残存的范围呈指数级下降。在经皮腔内冠脉成形后的冠脉血流量与院内死亡率相关(完全再灌注,死亡率 33%;不完全再灌注,死亡率 50%;再灌注缺如,死亡率 85%)[87]。心肌功能不全可以是心脏损伤的直接后果,其中包括严重的心肌挫伤、钝性心脏瓣膜损伤或直接心肌损害(表 5-7)[86~88]。心源性休克的病理生理涉及心肌缺血的恶性循环,即心肌缺血导致心肌功能不全,后者引发更多心肌缺血。当有足够面积的左室壁坏死或缺血,不能发挥泵作用,每搏输出量下降。一组死于心源性休克病人的尸检报告发现左心室的 40% 出现损伤[89]。远离心肌梗死区的缺血也可在心源性休克病人中引起收缩功能不全。这些病人多数有多血管疾病,血管扩张储备有限,在心脏的多个区域冠脉血流量是压力依赖性的。心脏的舒张功能在心源性休克中亦受影响。心肌缺血引起的顺应性下降,进而代偿性左室充盈压的增加亦逐步发生。

表 5-7　心源性休克的原因
急性心肌梗死泵衰竭
机械性并发症
急性二尖瓣反流
急性室间隔缺失
室壁破裂
心包压塞
心律失常
心肌病终末期
心肌炎
严重的心肌损伤
左室输出道梗阻
主动脉狭窄
梗阻性肥厚型心肌病
致左室充盈的梗阻
二尖瓣狭窄
左房黏液瘤
急性二尖瓣反流
急性主动脉功能不全
代谢性
药物反应

在血容量(前负荷)足够的情况下,心输出量或心肌收缩性降低,可导致血管床灌注不足以及反射性的交感兴奋。心脏交感刺激的增加,既可通过直接的神经传入,或可通过循环

中的儿茶酚胺增加心率、心肌收缩性和心肌氧耗。在伴有冠状动脉确定性狭窄的病人中，上述情况可能不因为冠状动脉血流增加而消除。心输出量减少也可以降低冠脉血流，导致在心肌氧供可能受限的情况下，心肌氧需求增加的情况。急性心力衰竭也可导致液体积聚在肺微循环内，导致进一步降低了心肌氧转运。

诊断

快速确定有泵衰竭的病人并开始纠正治疗对防止损伤引起的心输出量进行性下降十分必要。损伤导致的心肌需氧量增加却不能被满足，从而出现进行性和不能缓解的心功能不全。在评估可能的心源性休克时，必须排除其他原因引起的低血压，包括出血、脓毒症、肺栓塞以及主动脉夹层（aortic dissection）。循环性休克的体征包括低血压、皮肤湿冷、神志状态抑制、心动过速和脉搏减弱。心脏检查可发现心律失常、心前区隆起或心音遥远。确定休克是否为心脏起源，需要心电图及紧急超声心动图检查，其他还包括胸片、动脉血气分析、电解质、全血计数和心肌酶谱。通常并不需要有创心脏监测，但可有助于排除右室心肌梗死、低血容量和可能的机械性并发症。

心源性休克的诊断包括在疑似病人中确诊心功能不全或急性心力衰竭。对于钝性创伤病人在认定心源性休克源自心脏钝性伤前，必须排除因腹内、胸内或骨折处出血导致的出血性休克。心脏钝性伤病人出现心泵功能不全相对少见。在早期评估中，这些病人确实存在心源性休克。因此，确定钝性心肌损伤的诊断需在排除休克的其他病因，并确认心脏功能不全存在之后。肺动脉导管有创血流动力学检测可发现心输出量减少和肺动脉压升高的证据。

治疗

确保气道通畅和充分通气后，应注重循环支持。若仅为减少呼吸做功和缓解病人疼痛，通常需要气管插管和机械通气。必需尽快排除低血容量和确认心功能不全的存在。治疗心功能不全包括维持适当的氧合以确保心肌有足够氧转运；恰当的液体输注以避免液体超负荷和出现心源性肺水肿。常见的电解质异常是低血钾、低血镁，应予以纠正。疼痛可通过静脉给予吗啡或芬太尼。必须治疗明显的心律失常、心脏阻滞，可以通过抗心律失常药物、起搏或必要时采用心脏复律。应该早期咨询心脏专家有关心源性休克的最新处理方式，特别是在急性心肌梗死的情况下[86]。

当存在严重的心功能不全，正性肌力药物可用于改善心肌收缩性和增加心输出量。多巴酚丁胺主要刺激心脏 β_1 受体以增加心输出量，但也可通过 β_2 受体作用扩张外周血管床，降低外周阻力和全身血压。在开始多巴酚丁胺治疗前，必须确保适当的前负荷和血容量。多巴胺刺激受体（血管收缩性），β_1 受体（心脏刺激）和 β_2 受体（血管扩张），对 β 受体的作用主要在低剂量时发挥。在治疗伴有低血压的心功能不全病人时，多巴胺可能优于多巴酚丁胺。由于多巴胺输注引起的心动过速和外周阻力增加可加剧心肌缺血，因此在某些病人中可能需同时滴注多巴胺和多巴酚丁胺。

肾上腺素刺激 α 与 β 受体，可增加心脏收缩性和加快心率，但也有强大的外周血管收缩作用，从而影响心脏进一步工

作。输注儿茶酚胺必须仔细监控以保证冠脉灌注最大化，而心肌氧需求最小化。需要持续评估组织灌注情况，监测指标包括毛细血管再充盈、外周脉搏的特点、尿量，或是复苏的实验室参数如 pH、碱缺失以及乳酸盐有所改善，用以平衡改善受损心脏做功的有益作用与潜在的如明显反射性心动过速与外周血管收缩等副作用。在这些不稳定病人中有创检测通常是必需的。偶尔在难治性心源性休克病人中，可能需要使用磷酸二酯酶抑制剂氨力农和米力农。这些药物半衰期长、有导致血小板减少和低血压的可能，仅在对其他治疗无反应的病人中使用。

对强心剂无效的心脏功能不全病人，可能需要放置主动脉内球囊反搏行机械循环支持[90]。主动脉内球囊反搏通过减少收缩期的后负荷和增加舒张期灌注压，增加心输出量和改善冠脉血流。不同于血管加压剂，其效果不伴心肌氧需求的增加。主动脉内球囊反搏可在 ICU 床旁经由股动脉切开或经皮穿刺途径置入。在因心脏自身疾病而有心功能不全的病人中需积极使用循环支持，使得这些装置的使用更为广泛，对内科医师或 ICU 护士而言也更应熟悉相应的操作。

急性心肌梗死病人治疗的目的是保护存留的心肌和心肌功能。确保适当的氧合和氧转运，通过审慎的容量恢复，维持适当的前负荷，去除疼痛使交感兴奋减至最小，以及纠正水、电解质失衡，均为针对性的非特异性手段，可以改善存留的心功能或防止后续心脏并发症的发生。急性心肌梗死病人应给予抗凝治疗和阿司匹林。尽管纤溶治疗降低了急性心肌梗死病人的死亡率，但尚不明确其在心源性休克中的作用。因急性心肌梗死而发生心力衰竭的病人可以从药物或机械性循环支持中获益，其方法和钝性心损伤相关的心力衰竭中使用的相同。其他可以使用的药物还包括 β-受体阻断剂用以控制心率和心肌氧耗，氮化物通过血管扩张以改善冠脉血流，以及 ACE 抑制剂减少 ACE 介导的血管收缩效应，后者可增加心肌工作负荷和心肌氧耗。

美国心脏协会的最新指南推荐，心源性休克的病人在 ST 段升高、左束支阻滞和年龄低于 75 岁的情况下使用经皮腔内冠脉造影[91]。早期确认冠状动脉的解剖和再血管化是治疗因急性心肌梗死导致心源性休克病人的关键步骤[92]。在可行时，经皮冠状动脉成形术（一般为支架置入）是治疗的首选。而冠脉血管旁路手术更适用于多个血管病变或是左侧主冠状动脉疾病。

梗阻性休克

尽管梗阻性休克时可以由许多不同的病因导致静脉血流的机械性梗阻（表 5-8），在创伤病人中最常见的原因是张力性气胸。当有足够的液体积聚在心包，可发生心包压塞，阻止血流进入心室。心包压塞时血流动力学异常是由于心腔内压力升高，心舒张期心室充盈受到限制，从而减少了心输出量。急性情况下，心包不能扩张，即使小量血流即可导致心包压塞。如果渗出液的蓄积速度很慢（如尿毒症、心力衰竭或恶性疾病渗出），导致心脏压塞的液体量可以达 2000ml。决定低血压程度的主要因素是心包压力。不论是心包压塞或张力性气胸，均有右心充盈的减少，可能是由于胸膜腔压力因气体积聚增加（张力性气胸）或是血液蓄积（心包压塞）增加了心包腔压力，阻止了心房的充盈，导致心输出量下降，并伴中心静

脉压的升高。

表5-8	梗阻性休克的原因	
心包压塞		
肺动脉栓塞		
张力性气胸		
下腔静脉梗阻		
深静脉栓塞		
妊娠子宫压迫 IVC		
新生物		
胸腔压力增加		
过度的呼气末正压		
肿瘤		

诊断和治疗

张力性气胸的诊断应基于临床检查,典型的表现有呼吸窘迫(清醒病人)、低血压、一侧胸腔呼吸音减低、叩诊过清音、颈静脉怒张以及纵隔组织向对侧气管移位。在多数情况下,可依据经验行胸膜腔减压治疗,而不必等放射科检查确诊。在无法立即置入胸腔引流管的情况,如院前急救时,可以采用大号针头穿刺行胸膜腔减压,立即可见气体排出伴低血压的快速消除。不幸的是,并非所有张力性气胸的临床特征都可在体检时发现。在嘈杂的环境下叩诊呈鼓音可能不易受注意,在低血容量病人颈静脉可能不怒张,而气管移位是较晚的表现,在临床检查时常不能发现。以下三个方面足以确定张力性气胸的诊断:呼吸窘迫或低血压,呼吸音降低,叩诊时高清音。胸部 X 线片检查可见:纵隔结构向健侧移位,患侧横膈下移,过度透光,缺少肺结构。如上讨论,张力性气胸确定性治疗是立即胸腔置管。胸腔引流管应尽快小心地插入,管腔足够大以引流可能存在的胸膜腔内血液。置管的位置最常推荐腋前线第 4 肋间隙(乳头水平)。

心脏压塞(Cardiac tamponade)是因血液在心包腔内的积聚引起,通常见于穿通伤或慢性内科疾病如心力衰竭或尿毒症。尽管心前区损伤最可能伤及心脏与导致压塞,但任何投射物或致伤物在近纵隔处通过均有导致压塞的可能。在多发性伤病人中,钝性心脏破裂可导致难治性休克与心包压塞,对创伤病人来讲极少能存活至送入医院。心脏压塞的特点,如全身循环衰竭和心脏停搏,可以是致命的,或是更加难以捉摸。在高度疑似时,必须做出快速诊断。因心脏压塞引起循环骤停时需要急症心包穿刺减压,通常经由左侧开胸。这一方法的指征在第 7 章讨论。心脏压塞也可伴有下述情况,如呼吸困难、端坐呼吸、咳嗽、外周水肿、胸痛、心动过速、心音遥远、颈静脉怒张以及 CVP 升高。Beck 三联征(Beck's triad)包括低血压、心音低远和颈静脉怒张。但是,缺乏这三个临床表现也不足以排除心脏损伤和心脏压塞。心音低远在繁忙的创伤中心可能不易察知,而颈静脉怒张和中心静脉压可因同时存在出血而降低。因此,在有心脏压塞危险的病人当其血流动力学状况允许时,常需附加其他诊断性检查以确定心脏损伤或压塞。

有创血流动力学监测可以支持心脏压塞的诊断,如存在中心静脉压升高、奇脉(即在吸气时全身动脉压下降),或肺动脉置管时伴有右心房、右心室压力升高。这些血流动力学表现没有特异性,在危重创伤病人的测定耗费时间,在没有压塞时无法排除心脏损伤。胸部 X 线可提供投射物可能的伤道,但很少具有诊断意义,因为在急性充盈的心包其扩张不很明显。超声心动图已成为诊断心包压塞的最佳检查方法。发现心包积液阳性率很高,但还取决于超声医师的技术和经验、病人的体形,以及没有妨碍心包视窗的伤口。标准的二维超声或经食管超声心动图在评估心包积液时较敏感,常由在评估心室功能、瓣膜异常和胸主动脉近端完整性方面有经验的操作者完成。但上述检查者很少能立即到位,特别是夜间且创伤病人多的时候。因此,等待这一检查可导致不寻常的延迟。此外,尽管上述超声技术可以证明液体存在,或发现压塞的典型特点(大量液体、右心房塌陷、右心室扩张度差),但并不能排除心脏本身的损伤。心包穿刺可以诊断心包积血,并可用于解除心包压塞。在超声引导下的心包穿刺可使该操作更安全、可靠。在慢性心包渗出病人可置管引流数日。针刺心包穿刺可能无法清除凝血块,并有引发心脏损伤的可能,在繁忙的创伤中心多不采用。

诊断性心包开窗是发现心包积血最直接的方法。操作最好在手术室全麻下进行,有经剑突下或经横膈膜两种途径。设备良好与专业人员保证快速地行心包减压、暴露创伤并修补可能存在的心脏损伤。一旦心包打开,压塞去除,血流动力学通常迅速改善,可以确保正规行心包探查术。心脏暴露可通过扩大切口到胸骨正中切开,行左前胸开胸术或双侧前开胸术("蛤壳")完成。

神经源性休克

神经源性休克是因外周动脉床血管运动张力丧失而导致组织灌注减少。失去血管收缩的冲动导致血管床容积增加,减少静脉回流,使心脏输出量下降。神经源性休克通常继发于颈椎、高位胸椎椎体骨折而引起的脊髓损伤,阻断了交感神经对外周血管张力的调节所致(表5-9)。罕见情况下脊髓伤可无骨折,如硬膜外血肿压迫脊髓,仍能导致神经源性休克。交感冲动传入至心脏,正常情况下增加心率和心肌收缩性,刺激肾上腺髓质,增加儿茶酚胺释放,这些传入冲动可被阻断,而防止了低血容量时反射性心动过速的出现。急性脊髓伤导致多个继发性损伤机制的激活:①因自主调节丢失、血管痉挛和血栓形成造成的血管性因素对脊髓的损伤;②细胞膜完整性的破坏和能量代谢损害;③神经传导物的蓄积和自由基的释放。重要的是,低血压进一步减少了脊髓的血流,可加剧急性脊髓伤。急性脊髓伤的处理,需注意控制血压、氧合和血流动力学,特别是改善已经缺血脊髓的灌注,这样可能改变神经损伤的转归。因脊髓伤而伴有低血压的病人最好在 ICU 中监护,注意监测有无心脏或呼吸方面功能不全的证据。

表5-9	神经源性休克的原因
脊髓损伤	
脊髓新生物	
脊髓/硬膜外麻醉	

诊断

急性脊髓伤可致心动过缓、低血压、心律失常、心输出量减少和外周血管阻力下降。脊髓伤的严重性可能与心血管功能不全的程度相关。在治疗神经源性休克病人时,有完全运动损伤的病人所需的血管加压药物剂量 5 倍于不完全运动损伤的病人[93]。神经源性休克典型的临床表现有血压下降伴心动过缓(由于交感输出的中断,缺少反射性心动过速),四肢温暖(失去外周血管收缩),提示脊髓损伤的运动与感觉障碍,以及放射学上脊柱骨折的证据。在有多系统创伤包括脊髓伤的病人常有头部创伤,使得在最初评估判断运动与感觉缺失时变得困难。再者,相关的创伤可以导致低血压而使临床表现更为复杂。在因穿通伤造成脊髓伤的病人中,多数伴低血压的病人休克的原因是失血(约占 74%)而不是神经性原因,仅少数(7%)有典型的神经源性休克表现[94]。在多发性伤病人应当发现和排除导致低血压的其他原因,包括出血、张力性气胸、心源性休克等。

治疗

在确保气道通畅与充分通气之后,液体复苏与恢复血容量常会改善神经源性休克时的组织灌注不足。大多数神经源性休克病人对单纯恢复血容量有反应,并能改善灌注与恢复血压。给予血管收缩剂可以改善外周血管张力,减少血管床容积,增加静脉回流,但在采用之前必须再次考虑已排除低血容量是低血压的原因,且神经源性休克的诊断已经确定。

如果在适当容量复苏后病人血压仍无反应,可以首先使用多巴胺。纯 α 受体兴奋剂如去氧肾上腺素也可使用,或可用于对多巴胺无反应的病人。针对低血压的特殊治疗所需时间较短,给予血管加压药通常持续 24 ~ 48 小时。另一方面,可威胁生命的心律失常和低血压在损伤后 14 天仍可出现。

神经源性休克需血管加压药物治疗时间的长短可能与病人整体预后及神经功能改善的可能性相关。快速的恢复血压和循环灌注可以改善脊髓血供,预防进行性脊髓缺血,使继发性脊髓伤的可能性降至最小,因此应先于任何旨在稳定脊柱骨折的手术。

复苏终点

休克的定义为因灌注不足无法维持正常的器官功能,伴长时间无氧代谢、组织酸中毒和氧债的累积。因此,休克治疗的目标是恢复足够的器官灌注和组织氧合。当氧债得以补偿,组织酸中毒纠正,有氧代谢恢复,复苏即已完成。这一终点的临床确认仍是个挑战。

复苏休克病人需要同时进行评估和治疗;休克的病因最初常不明显。出血性休克、脓毒性休克和创伤性休克在外科中最常见。为改善出血病人的转归,早期控制出血和使用包括红细胞和晶体液的恢复容量处理是必要的。恰当、可行的复苏十分重要,可以抑制多个介质系统的激活,消除微循环改变,后者可以从隐匿状演化至级联反应而以出血性休克的不可逆状态终结。控制病人的活动性出血只能在手术室进行。任何延缓出血病人送至手术室的干预措施都会增加死亡率,重要的观念是在手术室复苏(operating room resuscitation)危重的创伤病人。

医护人员识别代偿阶段的休克同样重要,但困难是基于临床的判断标准。代偿性休克尽管血压和心率正常,仍存在

有持续的组织灌注不足。甚至是在正常血压、心率和尿量的情况下,80% ~ 85% 的创伤病人有组织灌注不足,证据是血乳酸盐水平增加和混合静脉血氧饱和度的下降[56,95]。持续隐匿的低灌注在 ICU 常见,在多数创伤病人中常导致感染和死亡率的明显增高。病人在入院后 12 小时若未能逆转乳酸酸中毒(酸中毒可以在正常心率、血压和尿量情况下持续存在),其出现感染的几率 3 倍于在入院后 12 小时内乳酸水平恢复至正常的病人。此外,死亡率在感染的病人中高出 4 倍。创伤严重指数和隐匿性低血压(乳酸酸中毒)超过 12 小时者均是独立的感染预示指标[96]。因此,识别亚临床低灌注所需要的信息超出了生命指征和尿量。

复苏的终点可分为全身或总体参数、组织特异性参数以及细胞参数。总体的终点包括生命指征、心输出量、肺动脉楔压、氧转运和氧耗量、乳酸盐以及碱不足(表 5-10)。

表 5-10 复苏的终点
全身/总体
乳酸盐
碱缺失
心输出量
氧转运和氧耗量
组织特异性
胃张力计
组织 pH
O_2、CO_2 水平
近红外光谱仪
细胞性
膜电位
三磷酸腺苷

复苏终点的判定

氧转运

获得超常(supranormal)的氧转运参数已被认为是纠正氧债的手段。Shoemaker 等发表了第一个随机研究测定超常氧耗与氧转运作为复苏终点[97]。超常氧转运参数包括氧转运>600ml/(min·m²),心脏指数>4.5L/(min·m²),氧耗量指数>170ml/(min·m²)。研究指出在获得超常终点的病人中死亡率明显降低。新的报告提示在氧转运不能增加的病人中死亡率较高,从反面证实超常终点是有效的治疗[98~100]。这一现象与年龄明显相关,在老年病人中较少能达到超常的氧转运。Gattinoni 等报告了在 56 个 ICU 中 10 726 例危重症病人血流动力学治疗的结果[101]。有 762 名病人满足预定的诊断标准而被分入三个组之中:对照组、超常心脏指数组、氧饱和度组(以达到正常静脉氧饱和度为目标)。作者发现,目的在于达到超常心脏数值或正常混合静脉血氧饱和度的血流动力学治疗在危重症病人之中不能减少发病率或死亡率。在这篇论文的编者按语中提及,不能同时达到上述二个值是相对常见的问题,特别是在较老或较严重的病人。这些结果强调了适当的容量补充、维持正常血压,以及使用小剂量的正性肌力药物维持正常心输出量的重要性。Shoemaker 在最近的研究

中指出，在治疗组的 70% 病人中可达到超常值，而在对照组中约 40% 可自然达到超常值[98]。病人死亡率、器官衰竭与脓毒症发生率、住院时间在治疗与对照组之间无差别。在每组中获得超常值的病人比未能达到者有较好的转归，在不能达超常值者中死亡率是 30%，而在达到超常值者中死亡率是 0。年龄低于 40 岁是唯一独立参数，可以预估有能力达到这些超常生理终点。因此，证据不足以支持在未加选择的病人中需常规使用氧转运最大化的策略。

不能补偿氧债是死亡和器官衰竭的预测指标；死亡可能性在出血性休克中与氧债直接相关。在复苏病人中，直接测定氧债是有困难的，容易获取的参数如动脉压、心率、尿量。中心静脉压、肺动脉楔压不是组织灌注适当与否的合适指标。因此，寻找可用于估计氧债的替代参数十分必要，而血乳酸盐和碱不足提示与氧债相关。

乳酸盐

乳酸盐在供氧不足的情况下由丙酮酸在乳酸脱氢酶作用下转化而来。乳酸被释放入循环，主要由肝与肾脏摄取代谢。肝脏摄取人体总乳酸盐的 50% 左右，而肾脏摄取约占 30%。升高的血乳酸水平是氧债的间接测定指标，可以近似地评估休克的严重程度和持续时间。入院时的乳酸水平、最高的乳酸水平以及乳酸恢复至正常的时间间隔均是重要的预后指标[60]。例如，一个连续 76 例的回顾研究，乳酸在 24 小时内达正常水平的病人，存活率为 100%；乳酸水平在 24～48 小时恢复正常的，存活率 78%；如果血乳酸水平恢复正常超过 48 小时，存活率仅 14%[56]。相反，乳酸盐变化的个体差异如此大，以至于在任何个案中很难准确地预测转归。碱缺失以及在最初 24 小时复苏所需输血量的血乳酸水平测定是预测死亡率更好的指标。

碱缺失

碱缺失（base deficit，BD）是 1L 全血滴定 pH 达 7.40 时所需碱剂的毫克分子量（血样标本温度 37℃，$PaCO_2$ 40mmHg，完全氧饱和）。在临床上动脉血气测定快速、便捷，可供使用。创伤病人的死亡率可根据入院后最初 24 小时内测定的 BD 值的高低分层。在一组 3000 例以上创伤病人的回顾研究中，入院时 BD>15mmol/L 死亡率达 70%。BD 分成轻度（3～5mmol/L）、中度（6～14mmol/L）和重度（>15mmol/L），在创伤病人中碱缺失严重者有较高死亡率的倾向。不论是碱缺失提示的灌注不足程度或纠正碱缺失所需的时间，都是决定休克转归的重要因素。

确实，当创伤病人的 BD 值持续升高（或乳酸酸中毒），活动性出血是常见原因。创伤病人入院时 BD>15mmol/L 比起轻度酸中毒的病人，在最初 24 小时内需要 2 倍量的液体输注和 6 倍以上的输血量。输血的需要量随碱缺失的变差和在 ICU、医院住留时间的增加而增加。死亡率随碱缺失的变差而增加；器官衰竭的出现频度随碱缺失加大而增加[57]。有报告创伤病人发展为 ARDS 的可能性与入院时碱缺失的严重程度，以及伤后 24 小时内碱缺失的最低值相关。持续升高的碱缺失与异常的氧利用和高死亡率相关。在复苏创伤病人时，监测碱缺失有助于评估氧转运和复苏治疗的有效性[58]。

影响碱缺失评估氧债可靠性的不利因素有补充 $NaHCO_3$、低温、低 CO_2 血症（过度通气）、肝素、乙醇以及酮症酸中毒。然而，碱缺失因其临床良好的相关性、精确性以及易于获取，仍是用于氧债评估的最广泛参数之一。

胃张力计

乳酸盐和碱缺失提示整体的组织酸中毒。很多研究也提示在创伤病人中组织特异性终点，而非全身终点，能更好地预测转归和复苏效果。由于血流分布的不均，局部组织可能存在低灌注。胃张力计可用于评估消化道的灌注情况，胃黏膜中积聚的 CO_2 浓度可以用特殊设计的胃管采样。当设定胃的 $NaHCO_3$ 盐与血清水平相等，胃黏膜内的 pH（gastric intramucosal pH，pHi）可以使用 Henderson-Hasselbalch 公式计算。正常 pHi>7.3；当氧转运至组织减少时 pHi 下降。pHi 是很好的预后指标；pHi 正常的病人比 pHi<7.3 的病人转归更好[102-104]。针对人的研究以 pHi 作为复苏终点在数个研究中提示 pHi 正常化与预后改善相关，而在另一些研究中结果相反。在危重症病人中是否使用 pHi 作为单一的复苏终点是有争议的[105]。

近红外光谱仪

近红外光谱仪（NIR）可以非侵入的方式持续测定组织氧合和细胞色素 a、a_3 的氧化还原状态。NIR 的探针在近红外的频谱上散发多个波长的光线（650～1100nm）。光量子可以被组织吸收或反射回探头。在实验室最大量运动导致细胞色素 a、a_3 减少，且与组织乳酸水平升高相关。NIR 光谱仪可用于比较组织氧合 Hgb 水平（表明组织氧供应至细胞色素 a、a_3，伴有线粒体的氧消耗），如此证明存在非依赖血流的线粒体氧化功能不全，以及需要进一步的复苏。创伤病人存在氧合血红蛋白和细胞色素 a、a_3 失耦联，提示氧化还原功能不全，已证实有较高的器官衰竭发生率（89% vs 13%）[106,107]。

组织 pH、O_2 和 CO_2 浓度

有光敏感受器的组织探头用于测定组织 pH 以及皮下、肌肉与膀胱的 PaO_2 和 CO_2 分压。这些探头可经 Clark 电极的跨皮方法或直接的经皮探针[108,109]。经皮探针可以用 18 号管插入并固定以持续监测组织灌注。

右室舒张末期容量指数

右室舒张末期容量指数（RVEDVI）比起肺动脉楔压是更为准确的心脏前负荷指数的预测指标[110]。Chang 等报告了 50% 的创伤病人伴有持续内脏缺血者，通过增加 RVEDVI 而获得逆转。RVEDVI 作为参数可能与前负荷相关的心脏指数增加有关。最近上述研究者又描述了以左室用功输出作为终点[LVP>320mmHg·L/（min·m²）]，发现其与碱缺失清除的改善以及较低的创伤后器官功能不全发生率有关[111]。

（吴文溪　译）

参考文献

亮蓝色标记的是主要参考文献。

1. Gross S: *A System of Surgery: Pathologic, Diagnostic, Therapeutic and Operative.* Philadelphia: Lea and Febiger, 1872.
2. Bernard C: *Lecons sur les Phenomenes de la Vie Communs aux Animaux et aux Vegetaux.* Paris: JB Ballieve, 1879.

3. Cannon W: *Traumatic Shock*. New York: D. Appleton and Co, 1923.
4. Blalock A: *Principles of Surgical Care, Shock and Other Problems*. St. Louis: CV Mosby, 1940.
5. Mollen KP, Levy RM, Prince JM, et al: Systemic inflammation and end organ damage following trauma involves functional TLR4 signaling in both bone marrow-derived cells and parenchymal cells. *J Leukoc Biol* 83:80, 2008.
6. Wiggers C: *Experimental Hemorrhagic Shock. Physiology of Shock*. New York: Commonwealth, 1950.
7. Carrico CJ, Canizaro PC, Shires GT: Fluid resuscitation following injury: Rationale for the use of balanced salt solutions. *Crit Care Med* 4:46, 1976.
8. Peitzman AB, Corbett WA, Shires GT 3rd, et al: Cellular function in liver and muscle during hemorrhagic shock in primates. *Surg Gynecol Obstet* 16:419, 1985.
9. Shaftan GW, Chiu CJ, Dennis C, et al: Fundamentals of physiologic control of arterial hemorrhage. *Surgery* 58:851, 1965.
10. Shah NS, Kelly E, Billiar TR, et al: Utility of clinical parameters of tissue oxygenation in a quantitative model of irreversible hemorrhagic shock. *Shock* 10:343, 1998.
11. Dunser MW, Wenzel V, Mayr AJ, et al: Management of vasodilatory shock: Defining the role of arginine vasopressin. *Drugs* 63:237, 2003.
12. Argenziano M, Chen JM, Choudhri AF, et al: Management of vasodilatory shock after cardiac surgery: Identification of predisposing factors and use of a novel pressor agent. *J Thorac Cardiovasc Surg* 116:973, 1998.
13. Barroso-Aranda J, Schmid-Schonbein GW, Zweifach BW, et al: Granulocytes and no-reflow phenomenon in irreversible hemorrhagic shock. *Circ Res* 63:437, 1988.
14. Ince C, Sinaasappel M: Microcirculatory oxygenation and shunting in sepsis and shock. *Crit Care Med* 27:1369, 1999.
15. Singer M, De Santis V, Vitale D, et al: Multiorgan failure is an adaptive, endocrine-mediated, metabolic response to overwhelming systemic inflammation. *Lancet* 364:545, 2004.
16. Shires T, Coln D, Carrico J, et al: Fluid therapy in hemorrhagic shock. *Arch Surg* 88:688, 1964.
17. Robin ED: Of men and mitochondria: Coping with hypoxic dysoxia. The 1980 J. Burns Amberson Lecture. *Am Rev Respir Dis* 122:517, 1980.
18. Stacpoole PW: Lactic acidosis and other mitochondrial disorders. *Metabolism* 46:306, 1997.
19. Crowell JW, Smith EE: Oxygen deficit and irreversible hemorrhagic shock. *Am J Physiol* 206:313, 1964.
20. Nathan C: Points of control in inflammation. *Nature* 420:846, 2002.
21. Sauaia A, Moore FA, Moore EE, et al: Early predictors of postinjury multiple organ failure. *Arch Surg* 129:39, 1994.
22. Matzinger P: The danger model: A renewed sense of self. *Science* 296:301, 2002.
23. Jiang J, Bahrami S, Leichtfried G, et al: Kinetics of endotoxin and tumor necrosis factor appearance in portal and systemic circulation after hemorrhagic shock in rats. *Ann Surg* 221:100, 1995.
24. Endo S, Inada K, Yamada Y, et al: Plasma endotoxin and cytokine concentrations in patients with hemorrhagic shock. *Crit Care Med* 22:949, 1994.
25. Puyana JC, Pellegrini JD, De AK, et al: Both T-helper-1- and T-helper-2-type lymphokines are depressed in posttrauma anergy. *J Trauma* 44:1037; discussion 1045, 1998.
26. Faist E, Schinkel C, Zimmer S, et al: Inadequate interleukin-2 synthesis and interleukin-2 messenger expression following thermal and mechanical trauma in humans is caused by defective transmembrane signalling. *J Trauma* 34:846; discussion 853, 1993.
27. Meng ZH, Dyer K, Billiar TR, et al: Essential role for IL-6 in postresuscitation inflammation in hemorrhagic shock. *Am J Physiol Cell Physiol* 280:C343, 2001.
28. Meng ZH, Dyer K, Billiar TR, et al: Distinct effects of systemic infusion of G-CSF vs. IL-6 on lung and liver inflammation and injury in hemorrhagic shock. *Shock* 14:41, 2000.
29. Neidhardt R, Keel M, Steckholzer U, et al: Relationship of interleukin-10 plasma levels to severity of injury and clinical outcome in injured patients. *J Trauma* 42:863; discussion 870, 1997.
30. Kasai T, Inada K, Takakuwa T, et al: Anti-inflammatory cytokine levels in patients with septic shock. *Res Commun Mol Pathol Pharmacol* 98:34, 1997.
31. Kahlke V, Dohm C, Mees T, et al: Early interleukin-10 treatment improves survival and enhances immune function only in males after hemorrhage and subsequent sepsis. *Shock* 18:24, 2002.
32. Karakozis S, Hinds M, Cook JW, et al: The effects of interleukin-10 in hemorrhagic shock. *J Surg Res* 90:109, 2000.
33. Younger JG, Sasaki N, Waite MD, et al: Detrimental effects of complement activation in hemorrhagic shock. *J Appl Physiol* 90:441, 2001.
34. Moore EE, Moore FA, Franciose RJ, et al: The postischemic gut serves as a priming bed for circulating neutrophils that provoke multiple organ failure. *J Trauma* 37:881, 1994.
35. Adams JM, Hauser CJ, Livingston DH, et al: Early trauma polymorphonuclear neutrophil responses to chemokines are associated with development of sepsis, pneumonia, and organ failure. *J Trauma* 51:452; discussion 456, 2001.
36. Lau YT, Hwang TL, Chen MF, et al: Calcium transport by rat liver plasma membranes during sepsis. *Circ Shock* 38:238, 1992.
37. Herman B, Gores GJ, Nieminen AL, et al: Calcium and pH in anoxic and toxic injury. *Crit Rev Toxicol* 21:127, 1990.
38. Somogyi R, Zhao M, Stucki JW: Modulation of cytosolic-[Ca2+] oscillations in hepatocytes results from cross-talk among second messengers. The synergism between the alpha 1-adrenergic response, glucagon and cyclic AMP, and their antagonism by insulin and diacylglycerol manifest themselves in the control of the cytosolic-[Ca2+] oscillations. *Biochem J* 286(Pt. 3):869, 1992.
39. Maki A, Berezesky IK, Fargnoli J, et al: Role of [Ca2+]i in induction of c-fos, c-jun, and c-myc mRNA in rat PTE after oxidative stress. *FASEB J* 6:919, 1992.
40. Trump BF, Berezesky IK: Calcium-mediated cell injury and cell death. *FASEB J* 9:219, 1995.
41. Khadaroo RG, Kapus A, Powers KA, et al: Oxidative stress reprograms lipopolysaccharide signaling via Src kinase-dependent pathway in RAW 264.7 macrophage cell line. *J Biol Chem* 278:47834, 2003.
42. Powers KA, Szaszi K, Khadaroo RG, et al: Oxidative stress generated by hemorrhagic shock recruits Toll-like receptor 4 to the plasma membrane in macrophages. *J Exp Med* 203:1951, 2006.
43. Suzuki YJ, Forman HJ, Sevanian A: Oxidants as stimulators of signal transduction. *Free Radic Biol Med* 22:269, 1997.
44. Mollen KP, McCloskey CA, Tanaka H, et al: Hypoxia activates c-Jun N-terminal kinase via Rac1-dependent reactive oxygen species production in hepatocytes. *Shock* 28:270, 2007.
45. Bertges DJ, Fink MP, Delude RL: Hypoxic signal transduction in critical illness. *Crit Care Med* 28(4 Suppl):N78, 2000.
46. Guillemin K, Krasnow MA: The hypoxic response: Huffing and HIFing. *Cell* 89:9, 1997.
47. Buchman TG, Cabin DE, Vickers S, et al: Molecular biology of circulatory shock. Part II. Expression of four groups of hepatic genes is enhanced after resuscitation from cardiogenic shock. *Surgery* 108:559, 1990.
48. Cobb JP, Laramie JM, Stormo GD, et al: Sepsis gene expression profiling: Murine splenic compared with hepatic responses determined by using complementary DNA microarrays. *Crit Care Med* 30:2711, 2002.
49. Cobb JP, O'Keefe GE: Injury research in the genomic era. *Lancet* 363:2076, 2004.
50. Wiegand G, Selleng K, Grundling M, et al: Gene expression pattern in human monocytes as a surrogate marker for systemic inflammatory response syndrome (SIRS). *Mol Med* 5:192, 1999.
51. Gray IC, Campbell DA, Spurr NK: Single nucleotide polymorphisms as tools in human genetics. *Hum Mol Genet* 9:2403, 2000.
52. Mira JP, Cariou A, Grall F, et al: Association of TNF2, a TNF-alpha promoter polymorphism, with septic shock susceptibility and mortality: A multicenter study. *JAMA* 282:561, 1999.
53. Eastridge BJ, Salinas J, McManus JG, et al: Hypotension begins at 110 mm Hg: Redefining "hypotension" with data. *J Trauma* 63:291; discussion 297, 2007.
54. Luna GK, Eddy AC, Copass M: The sensitivity of vital signs in identifying major thoracoabdominal hemorrhage. *Am J Surg* 157:512, 1989.
55. Victorino GP, Battistella FD, Wisner DH: Does tachycardia correlate with hypotension after trauma? *J Am Coll Surg* 196:679, 2003.
56. Abramson D, Scalea TM, Hitchcock R, et al: Lactate clearance and survival following injury. *J Trauma* 35:584; discussion 588, 1993.
57. Davis JW, Parks SN, Kaups KL, et al: Admission base deficit predicts transfusion requirements and risk of complications. *J Trauma* 41:769, 1996.
58. Kincaid EH, Miller PR, Meredith JW, et al: Elevated arterial base deficit in trauma patients: A marker of impaired oxygen utilization. *J Am Coll Surg* 187:384, 1998.
59. Rixen D, Raum M, Bouillon B, et al: Base deficit development and its prognostic significance in posttrauma critical illness: An analysis by the trauma registry of the Deutsche Gesellschaft fur unfallchirurgie. *Shock* 15:83, 2001.

60. Rutherford EJ, Morris JA Jr., Reed GW, et al: Base deficit stratifies mortality and determines therapy. *J Trauma* 33:417, 1992.
61. Clarke JR, Trooskin SZ, Doshi PJ, et al: Time to laparotomy for intra-abdominal bleeding from trauma does affect survival for delays up to 90 minutes. *J Trauma* 52:420, 2002.
62. Holcomb JB: Damage control resuscitation. *J Trauma* 62(6 Suppl): S36, 2007.
63. Marshall HP Jr., Capone A, Courcoulas AP, et al: Effects of hemodilution on long-term survival in an uncontrolled hemorrhagic shock model in rats. *J Trauma* 43:673, 1997.
64. Bickell WH, Wall MJ Jr., Pepe PE, et al: Immediate versus delayed fluid resuscitation for hypotensive patients with penetrating torso injuries. *N Engl J Med* 331:1105, 1994.
65. Human albumin administration in critically ill patients: Systematic review of randomised controlled trials. Cochrane Injuries Group Albumin Reviewers. *BMJ* 317:235, 1998.
66. Mann DV, Robinson MK, Rounds JD, et al: Superiority of blood over saline resuscitation from hemorrhagic shock: A 31P magnetic resonance spectroscopy study. *Ann Surg* 226:653, 1997.
67. Vassar MJ, Fischer RP, O'Brien PE, et al: A multicenter trial for resuscitation of injured patients with 7.5% sodium chloride. The effect of added dextran 70. The Multicenter Group for the Study of Hypertonic Saline in Trauma Patients. *Arch Surg* 128:1003; discussion 1011, 1993.
68. Hebert PC, Wells G, Blajchman MA, et al: A multicenter, randomized, controlled clinical trial of transfusion requirements in critical care. Transfusion Requirements in Critical Care Investigators, Canadian Critical Care Trials Group. *N Engl J Med* 34:409, 1999.
69. Hebert PC, Yetisir E, Martin C, et al: Is a low transfusion threshold safe in critically ill patients with cardiovascular diseases? *Crit Care Med* 29:227, 2001.
70. Gonzalez EA, Moore FA, Holcomb JB, et al: Fresh frozen plasma should be given earlier to patients requiring massive transfusion. *J Trauma* 62:112, 2007.
71. Borgman MA, Spinella PC, Perkins JG, et al: The ratio of blood products transfused affects mortality in patients receiving massive transfusions at a combat support hospital. *J Trauma* 63:805, 2007.
72. Roumen RM, Redl H, Schlag G, et al: Inflammatory mediators in relation to the development of multiple organ failure in patients after severe blunt trauma. *Crit Care Med* 23:474, 1995.
73. Leone M, Boutiere B, Camoin-Jau L, et al: Systemic endothelial activation is greater in septic than in traumatic-hemorrhagic shock but does not correlate with endothelial activation in skin biopsies. *Crit Care Med* 30:808, 2002.
74. Mollen KP, Anand RJ, Tsung A, et al: Emerging paradigm: Toll-like receptor 4-sentinel for the detection of tissue damage. *Shock* 26:430, 2006.
75. Landry DW, Oliver JA: The pathogenesis of vasodilatory shock. *N Engl J Med* 345:588, 2001.
76. Angus DC, Linde-Zwirble WT, Lidicker J, et al: Epidemiology of severe sepsis in the United States: Analysis of incidence, outcome, and associated costs of care. *Crit Care Med* 29:1303, 2001.
77. Linde-Zwirble WT, Angus DC: Severe sepsis epidemiology: Sampling, selection, and society. *Crit Care* 8:222, 2004.
78. Dellinger RP, Levy MM, Carlet JM, et al: Surviving Sepsis Campaign: International guidelines for management of severe sepsis and septic shock. *Crit Care Med* 36:296, 2008.
79. Cinel I, Dellinger RP: Advances in pathogenesis and management of sepsis. *Curr Opin Infect Dis* 20:345, 2007.
80. Rivers E, Nguyen B, Havstad S, et al: Early goal-directed therapy in the treatment of severe sepsis and septic shock. *N Engl J Med* 345:1368, 2001.
81. van den Berghe G, Wouters P, Weekers F, et al: Intensive insulin therapy in the critically ill patients. *N Engl J Med* 345:1359, 2001.
82. Ventilation with lower tidal volumes as compared with traditional tidal volumes for acute lung injury and the acute respiratory distress syndrome. The Acute Respiratory Distress Syndrome Network. *N Engl J Med* 342:1301, 2000.
83. Bernard GR, Vincent JL, Laterre PF, et al: Efficacy and safety of recombinant human activated protein C for severe sepsis. *N Engl J Med* 344:699, 2001.
84. Annane D, Sebille V, Charpentier C, et al: Effect of treatment with low doses of hydrocortisone and fludrocortisone on mortality in patients with septic shock. *JAMA* 288:862, 2002.
85. Sprung CL, Annane D, Keh D, et al: Hydrocortisone therapy for patients with septic shock. *N Engl J Med* 358:111, 2008.
86. Hollenberg SM, Kavinsky CJ, Parrillo JE: Cardiogenic shock. *Ann Intern Med* 131:47, 1999.
87. Webb JG, Lowe AM, Sanborn TA, et al: Percutaneous coronary intervention for cardiogenic shock in the SHOCK trial. *J Am Coll Cardiol* 42:1380, 2003.
88. Aji J, Hollenberg S: Cardiogenic shock: Giving the heart a break. *Crit Care Med* 34:1248, 2006.
89. Alonso DR, Scheidt S, Post M, et al: Pathophysiology of cardiogenic shock. Quantification of myocardial necrosis, clinical, pathologic and electrocardiographic correlations. *Circulation* 48:588, 1973.
90. Goldstein DJ, Oz MC: Mechanical support for postcardiotomy cardiogenic shock. *Semin Thorac Cardiovasc Surg* 12:220, 2000.
91. Gibbons RJ, Smith SC Jr., Antman E: American College of Cardiology/American Heart Association clinical practice guidelines: Part II: Evolutionary changes in a continuous quality improvement project. *Circulation* 107:3101, 2003.
92. Menon V, Hochman JS: Management of cardiogenic shock complicating acute myocardial infarction. *Heart* 88:531, 2002.
93. Levi L, Wolf A, Belzberg H: Hemodynamic parameters in patients with acute cervical cord trauma: Description, intervention, and prediction of outcome. *Neurosurgery* 33:1007; discussion 1016, 1993.
94. Zipnick RI, Scalea TM, Trooskin SZ, et al: Hemodynamic responses to penetrating spinal cord injuries. *J Trauma* 35:578; discussion 582, 1993.
95. Abou-Khalil B, Scalea TM, Trooskin SZ, et al: Hemodynamic responses to shock in young trauma patients: Need for invasive monitoring. *Crit Care Med* 22:633, 1994.
96. Claridge JA, Crabtree TD, Pelletier SJ, et al: Persistent occult hypoperfusion is associated with a significant increase in infection rate and mortality in major trauma patients. *J Trauma* 48:8; discussion 14, 2000.
97. Shoemaker WC, Appel PL, Kram HB, et al: Prospective trial of supranormal values of survivors as therapeutic goals in high-risk surgical patients. *Chest* 94:1176, 1988.
98. Velmahos GC, Demetriades D, Shoemaker WC, et al: Endpoints of resuscitation of critically injured patients: Normal or supranormal? A prospective randomized trial. *Ann Surg* 232:409, 2000.
99. Heyland DK, Cook DJ, King D, et al: Maximizing oxygen delivery in critically ill patients: A methodologic appraisal of the evidence. *Crit Care Med* 24:517, 1996.
100. McKinley BA, Kozar RA, Cocanour CS, et al: Normal versus supranormal oxygen delivery goals in shock resuscitation: The response is the same. *J Trauma* 53:825, 2002.
101. Gattinoni L, Brazzi L, Pelosi P, et al: A trial of goal-oriented hemodynamic therapy in critically ill patients. SvO2 Collaborative Group. *N Engl J Med* 333:1025, 1995.
102. Chang MC, Cheatham ML, Nelson LD, et al: Gastric tonometry supplements information provided by systemic indicators of oxygen transport. *J Trauma* 37:488, 1994.
103. Ivatury RR, Simon RJ, Havriliak D, et al: Gastric mucosal pH and oxygen delivery and oxygen consumption indices in the assessment of adequacy of resuscitation after trauma: A prospective, randomized study. *J Trauma* 39:128; discussion 134, 1995.
104. Maynard N, Beale R, Smithies M, et al: Gastric intramucosal pH in critically ill patients. *Lancet* 339:550, 1992.
105. Gomersall CD, Joynt GM, Freebairn RC, et al: Resuscitation of critically ill patients based on the results of gastric tonometry: A prospective, randomized, controlled trial. *Crit Care Med* 28:607, 2000.
106. Cairns CB, Moore FA, Haenel JB, et al: Evidence for early supply independent mitochondrial dysfunction in patients developing multiple organ failure after trauma. *J Trauma* 42:532, 1997.
107. Cohn SM, Crookes BA, Proctor KG: Near-infrared spectroscopy in resuscitation. *J Trauma* 54(5 Suppl):S199, 2003.
108. Knudson MM, Bermudez KM, Doyle CA, et al: Use of tissue oxygen tension measurements during resuscitation from hemorrhagic shock. *J Trauma* 42:608; discussion 614, 1997.
109. McKinley BA, Marvin RG, Cocanour CS, et al: Tissue hemoglobin O2 saturation during resuscitation of traumatic shock monitored using near infrared spectrometry. *J Trauma* 48:637, 2000.
110. Cheatham ML, Nelson LD, Chang MC, et al: Right ventricular end-diastolic volume index as a predictor of preload status in patients on positive end-expiratory pressure. *Crit Care Med* 26:1801, 1998.
111. Chang MC, Meredith JW, Kincaid EH, et al: Maintaining survivors' values of left ventricular power output during shock resuscitation: A prospective pilot study. *J Trauma* 49:26; discussion 34, 2000.

第**6**章

外科感染

Greg J. Beilman and David L. Dunn

关键点

1. 通过正确的术前准备,围术期适时使用抗生素,维持围术期体温、血糖正常和正确的伤口护理,可以降低手术部位感染(surgical site infection,SSI)的发生率。

2. 术前正确的预防性使用抗生素的原则:
   (1) 选用的抗生素能有效地覆盖手术部位的常见细菌。
   (2) 手术前 30 分钟内给予第一剂抗生素。
   (3) 术中每隔 1~2 个半衰期,再加用抗生素,以保证足够的组织浓度。
   (4) 常规预防性用药,术后使用抗生素不超过 24 个小时。

3. 治疗许多外科相关性感染,控制感染源是关键。在这种情况下要充分引流或去除感染、坏死的组织。控制感染源延迟将使预后恶化。

4. 脓毒症是指感染和宿主免疫反应同时存在(全身炎症反应综合征,SIRS)。脓毒症包括脓毒症(SIRS 联合感染)、严重脓毒症(器官衰竭)和脓毒性休克(低血压,需要使

用血管加压素)。联合快速液体复苏、抗生素和控制感染源可以改善脓毒症病人的预后。

5. 使用抗生素治疗严重感染时需遵守如下原则:
   (1) 鉴定可能的感染源。
   (2) 选用的抗生素抗菌谱覆盖可能的细菌。
   (3) 使用抗生素不够或延迟都会增加死亡率,初始治疗时选用广谱抗生素。
   (4) 在可能的情况下,尽早取样培养,指导治疗方案。
   (5) 如果无感染症状持续 3 天,强烈建议停用抗生素。
   (6) 在适当疗程之后停用抗生素。

6. 坏死性软组织感染的病人预后良好的关键是早期发现感染,反复彻底清创,直到感染症状消失。

7. 杜绝艾滋病和其他血源传播疾病危害健康工作人员的方法是注重公共防护,包括接触血制品时常规使用防护工具,接触血制品后即刻洗手和其他暴露的皮肤,利器在使用时和使用后妥善处理。

历史背景

感染的治疗一直是外科的重要部分，现有知识体系源于细菌学说和抗菌术的发展。把感染的知识应用到临床实践中，且随着麻醉技术的发展，外科医师可以进行复杂的、以前因为感染导致死亡率很高的手术。但是迄今为止，手术切口的感染率仍然很高。实际上，有效预防和治疗感染的技术在近几十年内才得以发展。

19 世纪，医师和研究人员的大量研究，开创了病原菌和预防治疗外科感染的理念。1846 年，一位匈牙利医师 Ignaz Semmelweis 在维恩纳 Allgemein 医院的研究树立了感染领域的里程碑。他注意到，教学医院的产妇死于产褥热的概率（1∶11）远高于由助产士接生的产妇（1∶29）。他还注意到，来教学医院之前生产的产妇死于产褥热的概率也很低。他的一名同事在对一名死于产褥热的妇女尸检中被手术刀划伤手，死于严重的感染，他注意到，他的同事们手上携带的物质可能导致了那些妇女死于产后感染。他猜测，是否可能频繁往返于解剖室和病房的医学生和医师们手上携带了死于产褥热的妇女身上的腐败物质，并传播给别的产妇。Ignaz Semmelweis 注意到，由助产士接生的产妇死于产褥热的概率低是因为助产士不参与尸体解剖。由此得到启发，他在病房的门上贴了一张告示，要求所有看护者进入病房前，用含氯溶液彻底洗手。这一简单的方法将产褥热的发生率降至 1.5%，低于由助产士接生的产妇。1861 年，他发表论文报道了此事。不幸的是，Semmelweis 的观点当时未得到权威机构的支持[1]。他感到万分沮丧，1865 年，他对一名死于产褥热的妇女进行尸检时故意割破手指，最终死于感染，以此来证明他的观点。

19 世纪晚期，Louis Pasteur 进行了大量工作，为现代细菌学奠定了基础，当时被称为细菌学说。他鉴别了蚕身上的感染物质，随之开始人体上的研究。他认为，传染病是由特殊的细菌导致的，这些细菌是外来物质。基于这一理念，他发明了无菌术，并鉴别出导致人类疾病的几种细菌，包括葡萄球菌、链球菌和肺炎球菌。

Joseph Lister 是一名酒商的儿子，1859 年他被任命为 Glasgow 皇家医院的外科学教授。他在早年的临床生涯中发现，超过 50% 接受截肢手术的病人死于术后感染。得知 Pasteur 的理论后，他在病人身上尝试使用苯酚溶液（之前被用来治理污水）。1867 年他在《British Medical Association》上发表了论文，报道了 12 名复合型骨折的病人在使用浸润苯酚的敷料后，10 名不需接受截肢手术就康复了，1 人接受截肢手术后存活，1 人死于与伤口无关的疾病。尽管开始时有不同意见，他的这一方法还是很快在欧洲被普遍采用。

从 1878—1880 年，Robert Koch 是 Wollstein（现在是波兰的一部分）的医学部官员，当时那里炭疽肆行。没有科学设备和学院里的帮助，Robert Koch 在家中做实验，发明了培养炭疽芽孢杆菌的方法，并证明把这种细菌接种到健康动物上会致病。他提出了辨别细菌和疾病的关系的原则（即 Koch 原则）：①所有患病宿主身上都存在此种可疑病原菌，且病原菌不存在于健康机体；②从患病宿主身上可提取出可疑病原菌，体外培养可生长；③体外培养的病原菌可以使健康机体致病；④新致病的宿主身上可提取出此病原菌，且与原病原菌相同。

他用同样的方法鉴别出了霍乱和结核的致病菌。Koch 原则在感染方面的应用价值延续至今[2]。

第一例应用"控制感染源"（用外科手段去除感染源）理念治疗腹腔感染的手术是阑尾炎手术。这一手术由纽约内外科学院的 McBurney 最先完成[3]。McBurney 的关于阑尾炎早期手术干预的经典报告在 1889 年发表。此前阑尾炎是一种致命疾病，进行阑尾切除术后疗效显著。1902 年，爱德华八世的加冕礼因为他要接受 Sir Frederick Treves 医师主刀的阑尾切除术而延期，从此阑尾切除术风靡一时。国王急需接受阑尾切除术，但是他坚决不肯去医院，声称"我要参加加冕礼"。但是 Treves 医师坚称，"如果你不接受手术的话，加冕礼将变为一场葬礼"。Treves 医师成功了，国王得以存活。

20 世纪，抗生素的发明为现代外科学又增添了一个利器。Alexander Fleming 于一战期间在英国军事医疗队服役后，继续从事血液的天然抗菌活性和无菌术的研究。1928 年，他在研究流感病毒时，偶然发现在霉菌集落周围一定范围内，葡萄球菌生长受抑，他把这种活性物质命名为盘尼西林（青霉素）。第一种有效的抗菌药带动了数百种抗菌药的研发。抗生素能预防术后感染，成为治疗致死性外科感染的有力工具。

随着大量抗生素的研制，临床细菌领域也取得了长足的进步。科学家们鉴别出了多种细菌，包括大量的厌氧菌，皮肤、胃肠道以及外科医师在术中可能碰到的病人其他部位的自身菌群，这些细菌的特性被详细描述。但尚不明确的是，这些细菌，特别是厌氧菌，是共生菌还是病原菌。随后，外科医师如 Frank Meleney、William Altemeier 等观察到，需氧菌和厌氧菌可能协同作用，造成严重的软组织和腹腔感染[4~5]。在过去的几十年中，大量临床医师和科学家认为，共生菌只有在术中进入了无菌体腔，才会成为病原菌，但大多数情况下外科感染是由自然环境中的多种细菌造成的[6~7]。内脏穿孔或化脓性阑尾炎导致的腹腔感染，术中从腹膜取样，可以培养出恒定的需氧、厌氧菌种类，更证明了这一观点。临床实验表明，这类感染的最佳疗法是控制感染源，并使用覆盖所有细菌类型的抗生素。

William Osler 是一位高产量作家，也是美国医学杂志的创始人之一，他在 1904 年发表的论文《现代医学的发展》对未来治疗感染的意义深远。他认为，"除了一些个例外，病人似乎是死于机体对感染的反应，而不是死于感染"[8]。第一种细胞因子的发现使得人们可以观察细菌对感染的反应，加深了对宿主免疫机制的理解。研究发现，在机体对细菌感染的反应中激活了多条通路，据此，人们设计出了靶向调节感染时免疫反应的新疗法，而感染时的免疫反应往往导致多器官功能失调和衰竭。预防和治疗感染时的多器官衰竭，是现代危重病学和外科感染疾病面临的重大挑战之一。

感染的发病机制

宿主防御机制

哺乳动物有多重内源性防御机制，防止细菌入侵，限制细菌在体内增殖并消灭细菌。这些防御机制是一个有多种复杂功能、高度规范化的整体，能有效抵御外界细菌入侵。此防御机制可在组织中特定的位置发挥作用,也可在全身血液和淋巴循环中起效。无菌体腔感染细菌后,系统防御机制立即被募集到感染处。当防御机制的一个或多个环节紊乱时(如免疫功能低下、慢性病、烧伤),机体不能有效抵抗感染。

机体的多重屏障包括上皮层或黏膜表面(呼吸道、消化道、泌尿生殖道),可以阻止细菌进入体内。除了物理屏障作用外,它们还能分泌多种物质,限制细菌增殖,抵御细菌入侵。寄生菌或共生菌(内源性或宿主自身菌群)黏附于机体的物理表面并互相黏附,可能减少外来细菌入侵,特别是剧毒的细菌(集落抵抗)[9]。

人体最大的物理屏障是皮肤。除了上皮层的物理屏障作用外,皮肤上的寄生菌还可阻止非共生菌的黏附入侵。皮脂腺分泌的化学物质和不断脱离的上皮细胞也可以阻止细菌入侵。皮肤的自身菌群主要是革兰阳性需氧菌,包括葡萄球菌属、链球菌属、棒杆菌属和丙酸杆菌属。这些细菌,加上粪肠球菌和屎肠球菌、大肠埃希菌等其他肠杆菌科、酵母菌(如白色念珠菌),都可从脐周部位分离出。皮肤共生菌的过度增生导致了皮肤病(如湿疹、皮炎),因其屏障功能障碍导致了细菌入侵。

呼吸道有多种防御机制,保证了在正常情况下终末细支气管和肺泡的无菌状态。呼吸道上段的黏液拦截了较大的微粒,包括一些细菌。这些黏液被纤毛上皮细胞运送到呼吸道上段和口咽,通过咳嗽排出。较小的微粒到达呼吸道下段,被肺泡巨噬细胞吞噬。这一防御机制受损会导致支气管炎和肺炎。

健康机体的泌尿生殖道、胆管、胰管和末梢呼吸道没有寄生菌群,如果其屏障因疾病(如恶性肿瘤、炎症、结石或异物)受损,或有外源性感染源(如导尿管或呼吸机),这些部位可能会出现细菌。反之,胃肠道中有大量细菌,口咽和远端结直肠中也发现大量细菌,但菌群种类因人而异。

有人猜测,细菌是通过口咽部进入胃肠道的,但事实并不是这样。因为在消化过程中,细菌一般在高胃酸环境中被杀灭了。因此,胃黏膜中只有少量细菌($10^2 \sim 10^3$ CFU/ml),只有药物或疾病降低了胃酸浓度,菌群才会增殖。不能被胃酸杀灭的细菌进入小肠,再次增殖,回肠末端的菌群数为 $10^5 \sim 10^8$ CFU/ml。

结肠中相对低氧、稳定的环境使细菌成指数增长,内源性菌群大部分在结肠。在远端回结肠中,厌氧菌数量超过了需氧菌(比例为100∶1),在粪便中厌氧菌含量为 $10^{11} \sim 10^{12}$ CFU/g。肠道中存在大量兼性厌氧菌(如多形拟杆菌、双歧杆菌、梭菌、真细菌属、梭菌属、乳酸菌、消化链球菌)和一些需氧菌(如大肠埃希菌,其他肠杆菌科、粪肠球菌和屎肠球菌、白色念珠菌和其他念珠菌)。有趣的是,宿主菌群可以有效地预防肠道病原菌(如沙门菌、志贺菌、弧菌属)的入侵。胃肠道穿孔时,这些细菌造成了感染。有趣的是,仅仅是其中某几种占优势的细菌造成腹腔感染。

一旦细菌进入无菌体腔(如胸膜或腹腔)或组织后,宿主免疫机制激活,限制或杀灭病原菌。开始时,一些初始和非特异性免疫机制激活,限制感染源,包括细菌、失活组织和异物,取决于损伤情况。防御机制包括组织自身的物理屏障以及乳铁蛋白、转铁蛋白等蛋白质作用,使细菌生长必需的铁含量减少,从而抑制细菌增殖。此外,炎性液体中的纤维蛋白原聚合成纤维蛋白,局限大量的细菌增殖,防止扩散。腹腔中有特殊的防御机制,包括膈肌抽吸机制,将腹水中的细菌通过膈下的特殊结构排出体腔。网膜的限制作用也可以抵御感染。但是,网膜和纤维蛋白的限制作用却可能导致脓肿形成。

细菌进入宿主后会立即被众多组织中的防御机制识别,包括局部的巨噬细胞、低浓度补体蛋白和免疫球蛋白(如抗体)[10]。局部的巨噬细胞在炎症反应中分泌大量物质,调节宿主补体反应。巨噬细胞分泌 TNF-α、IL-1β、IL-6、IL-8、INF-γ,细胞因子的上调取决于宿主免疫反应的程度[11]。同时发生负反馈调节,分泌 TNF-BP、细胞因子受体拮抗剂(IL-1 ra)和抗炎因子(IL-4、IL-10)。

细菌和宿主一线防御机制相互作用,发生了调理素作用(C1q、C3bi 和 IgFc)吞噬作用,以及胞内和胞外(C5b6-9 膜攻击复合体)的杀伤作用。同时,通过直接接触或 IgM、IgG 与细菌结合,激活了经典补体途径和补体旁路途径,释放大量具有生物活性的补体蛋白片段(C3a、C4a、C5a),血管通透性显著增加。在胞吞过程中,自白细胞和巨噬细胞液泡中释放出多种酶,杀灭细菌。

同时,释放的物质诱导多形核白细胞迁移。这些物质包括 C5a、细菌细胞壁多肽、N-甲酰基-甲硫氨酸。巨噬细胞释放的细胞因子包括 IL-8。宿主防御机制的募集功能,使得更多的炎性液体流入初始感染部位,并伴有大量多形核白细胞渗出,这一过程在感染后数分钟内开始,在数小时或数天内达到高峰。炎症反应的程度及结果与以下因素有关:①初始感染的细菌数;②在宿主免疫杀伤限制作用下,细菌增殖的速率;③细菌毒力;④宿主免疫能力。因为后几点原因,当用药或疾病减弱宿主免疫功能后,机体感染率上升,程度加重。

感染的定义

感染细菌后,细菌与局部或被募集的宿主防御机制相互作用,有如下的结果:①消除感染;②限制感染,通常导致化脓,标志着慢性感染(如皮肤或软组织的疖或实质脏器、潜在腔隙的脓肿);③局部感染(蜂窝织炎、淋巴管炎、软组织感染)伴或不伴远端扩散(转移性脓肿);④全身炎症(菌血症或真菌血症)。显然,后几种结果表示局部或被募集的免疫防御机制抗感染失效,导致的死亡率很高。局部严重的感染导致的全身感染也很常见。慢性脓肿久治不愈,可能导致菌血症。

感染的定义是在宿主的组织或血液中发现细菌,且机体对细菌发生反应。感染处于皮肤或皮下组织的典型反应是红、热、痛。免疫功能正常的机体在感染后常发生这些局部反应,以及发热、白细胞升高、心动过速、气促等全身反应。以上提及的全身反应构成了全身炎症反应综合征(SIRS)。

很多疾病可导致 SIRS,包括胰腺炎、多发伤、恶性肿瘤、输血反应和感染(图 6-1)。SIRS 的定义(心动过速、呼吸急促、发热和白细胞升高)进一步扩展,包括表 6-1 所示的新增的临床指标[12]。感染导致的 SIRS 被称为脓毒症(Sepsis),伴有多种前炎症介质产生。这些炎症介质包括革兰阴性菌产生的脂多糖(内毒素),革兰阳性菌产生的肽多糖和磷壁酸,多种细胞壁成分例如酵母菌和真菌产生的甘露聚糖等。病人如果达到 SIRS 的诊断标准,且有明确的局部或全身感染灶,就可被诊断为脓毒症。

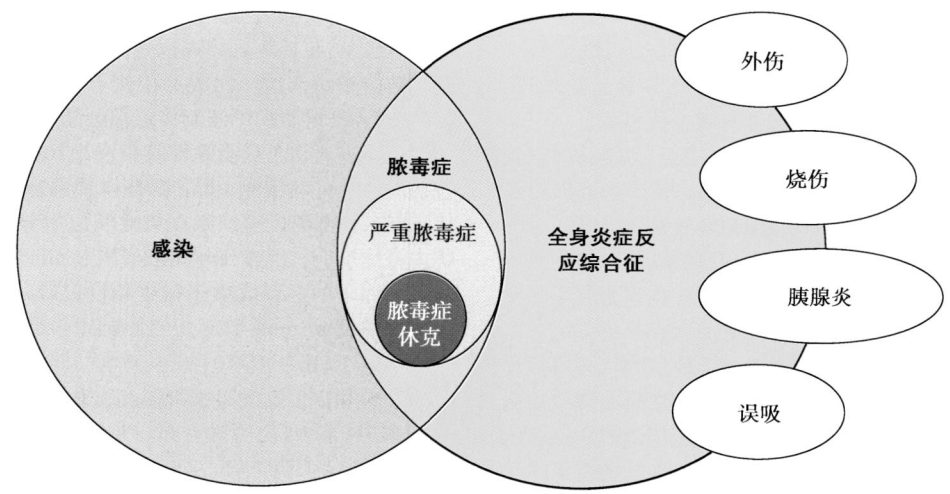

图 6-1   感染和全身炎症反应综合征（SIRS）的关系。脓毒症是指感染和 SIRS 同时存在的
情况，是图中的交集区域。外伤、误吸等也会导致 SIRS。严重脓毒症和脓毒性休克都是脓
毒症的亚型

表 6-1   全身炎症反应综合征的诊断标准

整体变量

 发热，中心温度>38.3℃（100.9℉）

 低体温，中心温度<36℃（96.8℉）

 心率>90 次/分

 呼吸急促

 精神状态异常

 明显水肿或正体液平衡（>20ml/kg，超过 24 小时）

 非糖尿病病人高血糖

炎症变量

 白细胞增多（WBC >12 000）

 白细胞减少（WBC<4000）

 异形细胞（>10%）

 血浆 C 反应蛋白超过正常值 2s. d

 血浆原降钙素超过正常值 2s. d

血流动力学变量

 低血压（收缩压<90mmHg，平均动脉压<70mmHg，或收缩
  压降低>40mmHg）

 静脉血氧饱和度>70%

 心脏指数>3.5L/（min·m²）

器官功能障碍变量

 动脉低氧血症

 急性少尿

 肌酐上升

 凝血功能障碍

 肠梗阻

 血小板减少

 高胆红素血症

组织灌注变量

 高乳酸血症

 毛细血管充盈不足

严重脓毒症的定义是，病人满足如上所述的脓毒症标准，且有新发生的器官衰竭。严重脓毒症是在重症监护室除了冠心病以外，最常见的死亡原因，2003 年的报道表明，每年脓毒症的死亡率达 51/100 000[13]。人们制定了多种器官衰竭的评分标准[14~16]。根据临床标准，脓毒症病人若需要呼吸机支持，积极液体复苏后仍存在少尿，低血压需要使用血管升压药，即可被诊断为严重脓毒症。脓毒性休克的定义是，病人发生急性循环衰竭，无其他诱因下，足量液体复苏后仍持续低血压（收缩压<90mmHg）。脓毒性休克是感染最严重的表现，严重脓毒症病人有 40% 会发生脓毒性休克，其死亡率高达 45% ~60%[17,18]。

临床医师致力于改进脓毒症治疗，对脓毒症进行了新的分类（PIRO 分类标准）[12]。此分类标准参照于根据淋巴结转移情况进行肿瘤分期。因为发生脓毒症的病人差异性较大，所以提出了此分类标准，例如重症监护室里发生脓毒性休克的两名病人，尽管这两人都有感染和脓毒症相关性低血压，但年轻、健康、发生尿脓毒症的病人的预后与年老、肺移植术后接受免疫抑制治疗、发生侵袭性真菌感染的病人的预后完全不同。PIRO 分类标准依据病人的病情发展趋势，感染的性质和扩散程度，宿主免疫反应功能和器官功能失调程度。现在使用的标准如表 6-2 所示。临床实验证实了这一分类标准的有效性[19]，尚需实验进一步验证其价值。

表 6-2   PIRO 分类标准

名称	分类方法
病情发展趋势	其余因素可能影响生存率（如使用免疫抑制剂、年龄、遗传差异）
感染	病原菌的种类、感染部位、介入手段（控制感染源）
反应	SIRS、脓毒症体征、休克症状、组织标志物（如 CRP、IL-6）
器官功能障碍	多器官功能衰竭

微生物感染源

导致手术病人感染的常见病原菌如表 6-3 所示。

表 6-3	手术病人常见病原菌

革兰阳性需氧球菌
　金黄色葡萄球菌
　表皮葡萄球菌
　化脓链球菌
　肺炎链球菌
　粪肠球菌、屎肠球菌
革兰阴性需氧杆菌
　大肠埃希菌
　流感嗜血杆菌
　肺炎克雷伯菌
　奇异变形杆菌
　阴沟肠杆菌、产气菌
　沙雷菌
　醋酸钙不动杆菌
　弗氏柠檬酸杆菌
　铜绿假单胞菌
　嗜麦芽黄单胞菌
厌氧菌
　革兰阳性
　　难辨梭菌
　　产气荚膜梭菌、破伤风梭菌
　　消化链球菌
　革兰阴性
　　脆弱拟杆菌
　　梭菌属
其他细菌
　胞内分枝杆菌
　结核分枝杆菌
　星样诺卡菌
　军团杆菌
　利斯特单核菌
真菌
　烟曲霉菌、尼日尔曲霉菌、黄曲霉菌
　表皮芽生菌
　白色念珠菌
　近平滑假丝酵念珠菌
　粗球孢子菌
　新生隐球菌
　荚膜组织胞浆菌
　毛霉菌/根霉菌
病毒
　巨细胞病毒
　EB 病毒
　甲型、乙型和丙型肝炎病毒
　单纯疱疹病毒
　HIV 病毒
　水痘带状疱疹病毒

细菌

外科感染大多由细菌所致。通过革兰染色法和特殊培养基培养，鉴定出了多种细菌。革兰染色法用颜色快速对细菌分类。染色与细胞壁性质有关：革兰阳性菌染为蓝色，革兰阴性菌染为红色。细菌的分类标准包括细菌的形态（球菌或杆菌），数量（单细菌、双球菌），束状（葡萄球菌）和链状（链球菌），以及是否存在芽孢和其位置。

常导致外科感染的革兰阳性菌包括需氧皮肤共生菌（金黄色葡萄球菌和化脓链球菌）和肠道菌群（粪大肠埃希菌和屎大肠埃希菌）。需氧皮肤共生菌导致了大量的手术部位感染（SSI），单独致病或与其他病原菌共同致病。肠球菌可造成免疫力低下的病人或慢性病人发生院内感染，但在健康人群中毒力较低。

导致外科感染的革兰阴性菌很多。外科医师常见的是肠杆菌科，包括大肠埃希菌、肺炎克雷伯菌、黏质沙雷伯菌和肠杆菌、柠檬细菌和不动杆菌。其他常见的革兰阴性杆菌包括铜绿假单胞菌、黄单胞菌。

厌氧菌不能在空气中生长分裂，因为它们大多数不含有过氧化氢酶，而过氧化氢酶是需氧菌代谢所必需的。厌氧菌存在于人体很多部位，是最常见的共生菌群，不同部位有特定的细菌种类。例如，皮肤的主要菌群是痤疮丙酸杆菌，造成痤疮。如前所述，口咽和结直肠存在大量的厌氧菌。

曾经在欧洲，最常见的死亡原因是结核分枝杆菌导致的感染，17～18 世纪，1/4 的死亡原因是结核。19～20 世纪，严重的肺疾病常需要进行胸部手术治疗，现在这种肺疾病在发达国家的发病率不断上升。这种种细菌及相关的细菌（麻风杆菌）被称为抗酸杆菌。抗酸杆菌属还包括诺卡。这类细菌生长缓慢，需要培养数周至数月才能观察鉴别。现在，DNA分析技术可以初步、快速地鉴定抗酸杆菌。

真菌

通过特殊染色（氢氧化钾、印度墨汁、乌洛托品银或吉姆萨染色）可鉴别出真菌。初步鉴定时要观察培养的真菌分支的形态。最终的鉴定要在特殊培养基中观察真菌的生长特性，这点类似于细菌鉴定，并在不同温度下观察真菌的生长能力（25℃ vs 37℃）/（77℉ vs 98.6℉）。与外科感染相关的真菌是能造成手术病人发生院内感染的真菌，包括多菌感染或真菌血症（如白色念珠菌感染），很少造成严重的软组织感染的真菌（毛霉菌、根霉菌、腐化米霉菌）以及免疫功能低下的病人感染的机会致病菌（如烟熏曲霉菌和尼日尔曲霉菌、表皮芽生菌、球孢菌、新生隐球菌）。现有的抗真菌药如表 6-4 所示。

病毒

病毒体积微小且需在细胞内生长，所以很难培养，且培养时间过长，常错过了最佳治疗时间。以前，通过间接的方法发现病毒感染（如宿主抗体反应）。现在科技进步，可以使用诸如聚合酶链反应的方法鉴别病毒的 DNA 或 RNA。与真菌感染类似，病毒常感染免疫功能低下的手术病人，特别是接受器官移植术后使用免疫抑制剂的病人。常见病毒包括腺病毒、巨细胞病毒、EB 病毒、单纯疱疹病毒、水痘带状疱疹疹病毒。外科医师需特别注意乙型肝炎病毒、丙型肝炎病毒和 HIV 病毒，因为这些病毒可能传染给健康人群（详见后述的血源传播病菌）。在第 11 章详细讨论预防和治疗病毒的药物。

表6-4   抗真菌药及其特性

抗 真 菌 药	优 点	缺 点	每日大致费用
两性霉素 B	广谱,不昂贵	肾毒性　仅静脉给药	$11
脂质体两性霉素 B	广谱	昂贵　仅静脉给药　肾毒性	$600
氮杂茂类			
氟康唑	静脉/口服	窄谱　药物相互作用	$21（静脉）< $1（口服）
伊曲康唑	静脉/口服	窄谱　不能渗透入脑脊液　药物相互作用　心脏收缩力降低	$200（静脉），$3（口服）
泊沙康唑	广谱　共轭活性	仅可口服	$100
伏立康唑	广谱　静脉/口服	肾衰竭时药物累积,视觉损害	$200（静脉），$70（口服）
棘球白素			
阿尼芬净　卡泊芬净　米卡芬净	广谱	仅可静脉给药,渗透入脑脊液能力差	$100～250

外科感染的预防和治疗

总原则

减少内源性（病人自身）和外源性（外科医师和手术室环境）感染的方法称为预防。通过使用器械、化学抗菌药物，以及二者的联合使用来进行预防。

如前所述，宿主皮肤上的寄生菌和其他屏障，可以阻止创伤、热损伤、择期或紧急手术时细菌入侵机体。因此，外科医师术前要使用抗菌剂清洁手和前臂，术中使用无菌器械。同样，术前使用抗菌剂对病人手术部位的皮肤进行消毒。可以的话，用剪刀备皮而不是用剃刀，因为剃刀造成的小切口会促进皮肤表面细菌增殖。严格执行上述方法，可以减少皮肤上的细菌数，尽管这些方法与感染率降低的直接关系尚未得到充分论证，但比较使用无菌术之前和之后的感染率可以明显看出，无菌术的实用性和重要价值。

尽管之前提到的方法可以明显减少外科医师手上或病人皮肤表面的细菌数，但还不能彻底消毒。手术时细菌穿越皮肤，进入软组织、体腔或空腔脏器，总是伴有一定数量级的微生物的污染。因此，接受污染级手术（如结肠切除术）或术后感染严重的病人（如移植的人造血管感染），均需使用抗生素。

控制感染源

外科感染的治疗方法包括引流出全部的化脓物质，对感染、失活的组织彻底清创，清除感染处的异物，纠正潜在的感染原因[20]。无包囊、分散的脓性液体（如脓肿）需要进行引流，可通过经皮穿刺或手术切开置入引流管。感染源持续存在（如肠穿孔）或发生快速播散的感染时（如坏死性软组织感染）需要进行积极的手术干预，清除感染的组织（如进行彻底清创或截肢），去除感染源（如进行肠切除）。其他的方法包括使用抗生素，尽管抗生素很重要，但和手术干预控制感染源相比，还是位居第二。仅使用抗生素很少能治愈感染，尤其在感染源持续存在的情况下更是不可能。因为误诊或需进一步确诊导致的外科干预延迟，会增加发病率和死亡率[21~23]，已被反复论证。

正确使用抗生素

根据作用机制和抗菌谱分类的抗生素如表 6-5。

预防性使用抗生素是指在手术开始前使用抗生素，以减少进入组织或体腔的细菌数。结合宿主的菌群情况，选用的抗生素抗菌谱要覆盖手术部位可能出现的细菌。例如，接受择期结直肠手术的病人，预防性抗生素要覆盖皮肤菌群，革兰阴性需氧菌和厌氧菌。有多种抗生素符合标准。

预防性抗生素的术前给药时间要按照规定，且需考虑手术时间，大多数情况下只需给予单次剂抗生素，且某些特定类型的手术才需预防性使用抗生素（详见之后的"SSI"）。但是，有些病人接受复杂、时间长的手术，手术时间超过了药物半衰期，此时需加用抗生素。研究表明，术后长时间使用抗生素无益，费用高，还会增加耐药性，不应使用。预防性用药的指南如表 6-6。

经验性用药是指疾病导致的 SSI 风险很大（如穿孔性阑尾炎），或术中有明显污染（如肠道准备不足或肠道内容物大量溢出）时，应使用抗生素。很明显，当术中所见导致感染的风险明显增加时，预防用药转变为经验性用药。发现潜在部位感染或发生严重脓毒症、脓毒性休克的危重症病人也需经验性用药。经验性用药时间短（3～5 天），根据细菌培养结果（如细菌培养为阴性时）和病人临床改善情况尽可能减少用药。

同样，有些病人被确诊感染后，经验性用药可成为治疗方案。但是一些手术病人的治疗方案因病人是单菌感染还是多菌感染而不同（特别是参考细菌培养和药敏试验结果时）。单菌感染通常是术后病人发生的院内感染，例如尿路感染、肺

表 6-5 抗生素的分类

抗生素全称	商品名	作用机制	化脓链球菌	甲氧西林敏感金黄色葡萄球菌	耐甲氧西林金黄色葡萄球菌	表皮葡萄球菌	肠球菌	耐万古霉素肠球菌	大肠埃希菌	铜绿假单胞菌	厌氧菌
青霉素类		细胞壁合成抑制剂(青霉素结合蛋白)									
青霉素G	—		1	0	0	0	±	0	0	0	1
萘夫西林	萘夫西林钠水合物		1	1	0	±	0	0	0	0	0
哌拉西林	哌拉西林钠钠输注液		1	0	0	0	±	0	1	1	±
青霉素/β-内酰胺酶抑制剂		细胞壁合成抑制剂/β-内酰胺酶抑制剂									
氨苄西林/舒巴坦	优立新		1	1	0	±	1	±	1	0	1
替卡西林/克拉维酸盐	特美汀		1	1	0	±	±	0	1	1	1
哌拉西林/三唑巴坦	治星		1	1	0	1	±	0	1	1	1
一代头孢		细胞壁合成抑制剂(青霉素结合蛋白)									
头孢唑啉,头孢氨苄	先锋霉素Ⅳ		1	1	0	±	0	0	1	0	0
二代头孢		细胞壁合成抑制剂(青霉素结合蛋白)									
头孢西丁	美福仙		1	1	0	±	0	0	1	0	1
头孢替坦	头孢替坦二钠注射剂		1	1	0	±	0	0	1	0	1
头孢呋辛	头孢呋辛		1	1	0	±	0	0	1	0	0
三代头孢		细胞壁合成抑制剂(青霉素结合蛋白)									
头孢曲松	罗氏芬		1	1	0	±	0	0	1	0	0
头孢他啶	头孢他啶		1	±	0	±	0	0	1	1	0
头孢吡肟	马斯平		1	1	0	±	0	0	1	1	0
头孢噻肟	头孢噻肟		1	1	0	±	0	0	1	±	0
碳青霉烯类		细胞壁合成抑制剂(青霉素结合蛋白)									
亚胺培南-西司他丁	伊米配能-西司拉丁钠		1	1	0	1	±	0	1	1	1
美罗培南	美罗培南		1	1	0	1	0	0	1	1	1
厄他培南	怡万之		1	0	0	1	0	0	1	±	1
氨曲南	菌克单	细胞壁合成抑制剂(青霉素结合蛋白)	0	0	0	0	0	0	1	1	0

表 6-5　抗生素的分类（续）

抗生素全称	商品名	作用机制	化脓链球菌	甲氧西林敏感金黄色葡萄球菌	耐甲氧西林金黄色葡萄球菌	表皮葡萄球菌	肠球菌	耐万古霉素肠球菌	大肠埃希菌	铜绿假单胞菌	厌氧菌
氨基糖苷类											
庆大霉素	—	改变细胞膜通透忆,结合并抑制 30S 核糖体	0	1	0	±	1	0	1	1	0
妥布霉素,阿米卡星	—		0	1	0	±	0	0	1	1	0
荧光喹诺酮类		抑制拓扑异构酶 II 和IV 抑制 DNA 合成									
环丙沙星	盐酸环丙沙星制剂		±	1	0	1	1	0	1	1	0
左氧氟沙星	左氧氟沙星制剂		1	1	0	1	0	0	1	±	0
糖肽类		抑制细胞壁合成,抑制肽多糖合成									
万古霉素	万古霉素		1	1	1	1	1	0	0	0	0
奎奴普丁-达福普汀	共杀素	抑制 50S 核糖体两个位点,抑制蛋白质合成	1	1	1	1	1	1	0	0	±
利奈唑胺	超级抗生素	抑制 50S 核糖体活性,抑制蛋白质合成	1	1	1	1	1	1	0	0	±
达托霉素	达托霉素	结合细菌细胞膜,去极化,溶菌	1	1	1	1	1	1	0	0	0
利福平		抑制依赖 DNA 的 RNA 聚合酶	1	1	1	0	±	0	0	0	0
克林霉素	克林霉素	抑制 50S 核糖体活性,抑制蛋白质合成	1	1	0	0	0	0	0	0	1
甲硝唑	灭滴灵/甲硝唑	产生毒性介质(自由基)	0	0	0	0	0	0	0	0	1
大环内酯		抑制 50S 核糖体活性,抑制蛋白质合成									
红霉素	—		1	±	0	±	0	0	0	0	0
阿奇霉素	希舒美		1	1	0	0	0	0	0	0	0
克拉霉素	克拉霉素制剂		1	1	0	0	0	0	0	0	0
磺胺甲噁	复方新诺明	抑制叶酸代谢	±	1	0	±	0	0	1	0	0
四环素类		结合 30S 核糖体亚基,抑制蛋白质合成									
米诺环素	美满霉素		1	1	1	0	0	0	0	0	±
多西环素	强力霉素		1	±	0	0	0	1	0	0	±
替加环素	替加环素		1	1	1	1	1	1	0	0	1

1=有活性;±=有一定活性;0=无活性
表中所列药敏结果为一般情况,因各地药敏差异性较大,临床医师需参考当地药敏情况治疗病人

表 6-6	预防性使用抗生素	
手 术 部 位	抗 生 素	备选（青霉素过敏时）
心血管	头孢唑啉,头孢呋辛	万古霉素
胃十二指肠	头孢唑啉,头孢替坦,头孢西丁,氨苄西林-舒巴坦	荧光喹诺酮类
胆道感染活性期（如胆囊炎）	氨苄西林-舒巴坦,替卡西林/克拉维酸盐,哌拉西林/三唑巴坦	荧光喹诺酮类加克拉霉素或甲硝唑
结直肠,小肠梗阻	头孢唑啉加甲硝唑,厄他培南,替卡西林/克拉维酸盐,哌拉西林/三唑巴坦	庆大霉素或荧光喹诺酮类加克拉霉素或甲硝唑
头颈	头孢唑啉	氨基糖甙类加克拉霉素
神经外科手术	头孢唑啉	万古霉素
骨科手术	头孢唑啉,头孢曲松	万古霉素
乳腺,疝	头孢唑啉	万古霉素

炎、菌血症。发现病人有 SIRS 的证据（发热、心动过速、白细胞升高、呼吸急促）和局部感染灶（如胸片显示局部浸润、肺泡灌洗液培养出革兰阳性菌），可以开始经验性用药。选用的抗生素需根据初始证据（革兰阳性菌 vs 革兰阴性菌或酵母菌），还需考虑药敏试验的结果。需要确保药物抗菌谱足够广泛，因为有证据表明，初始抗菌治疗不当或延误会导致死亡率升高。在 24～72 小时以内，获得的细菌培养和药敏试验结果可进一步完善治疗方案，选用最有效的抗生素。要密切观察病人的临床表现，有时治疗结束后需随访,（如尿路感染）进行尿培养。

如前所述，对多菌感染的手术病人最重要的治疗是控制感染源，但使用抗生素也很重要。多菌感染时，进行细菌培养的意义有限，因为多次试验表明，初始感染时有多种细菌，仅少数几种细菌为主要的感染菌。鉴定初始感染时的所有菌种难度很大。因此，仅根据细菌培养结果治疗意义不大。例如，因化脓性阑尾炎、穿孔性阑尾炎行阑尾切除术或因肠穿孔行肠切除术的病人，常需使用覆盖厌氧菌和需氧菌的抗生素 3～5 天，有时时间更长。几十年来关于抗生素治疗腹腔感染有效性的研究表明，覆盖厌氧菌和需氧菌的疗法预后相似（失败率为 10%～30%），大多数失败原因不是抗生素选用有误，而是控制感染源不当[24]。

开具抗生素处方时就要确定用药时间。如后面关于 SSI 的内容，预防性用药要在手术前短时间内给予单剂量抗生素。经验性用药时间要控制在 3～5 天内，甚至更短，如果未发现局部或全身感染灶，要立即减药[25]。对一些发生 SIRS 的病人应严密监控，发现少于一半的人是隐性感染[26]。

单菌感染的治疗方案需遵从指南:治疗泌尿道感染 3～5 天,治疗肺炎 7～10 天,治疗菌血症 7～14 天。治疗时间过长无益,且会增加耐药风险[27,28]。治疗骨髓炎、心内膜炎或植入的假体感染（取出置入装置很危险）时，抗生素治疗（单药或联合用药）要持续 6～12 周。从感染处或血液中分离的细菌应行体外培养（标准接种浓度 10^5 CFU/ml），根据药物的最低抑菌浓度,选择最佳的抗生素。药敏情况与血药浓度相关。应选用毒性最低、最便宜、细菌对其最敏感的抗生素，最后一点至关重要。治疗严重或复发的感染,常需用 2 种或更多的

药物，当细菌对多药耐药时，有时只能选用细菌对其中度敏感的抗生素。通常，静脉使用抗生素 1～2 周，随后改为口服。但只有当病人病情好转时才可改口服，且确保达到有效血药浓度（如荧光喹诺酮类）。

大多数关于多菌感染的病人使用抗生素最佳时间的研究是针对腹膜炎。目前具有说服力、实践证明预后良好的用药时间是:外伤所致胃肠道穿孔且无弥漫性感染时用药 12～24 小时,坏疽性阑尾炎穿孔用药 3～5 天,内脏穿孔（中度污染）致腹膜炎时用药 5～7 天,弥漫性腹膜污染或免疫功能低下的病人发生腹膜炎时用药 7～14 天[29]。但是研究表明，相较于抗生素使用时间，外科医师控制感染源的技术与预后关系更密切。

在严重腹腔感染的治疗后期，如果白细胞不再升高，外周血涂片中异形的多形核细胞消失，体温正常（< 38.6℃（100.5℉）），说明已消除感染[30]，在这种情况下可以停药。但是，以上指标中的一项或多项阳性时，不一定需要继续用药或换药。这时，需要寻找腹腔外的感染源或腹腔内残存、持续的感染源（如脓肿或吻合口瘘），进行有效的感染源控制。

开具处方前需考虑抗生素过敏的情况。首先需要考虑，病人是否发生与特定抗生素相关的过敏反应。还需确保是否为真性过敏症状和体征，如荨麻疹、支气管痉挛或其他类似症状，而不是消化不良和恶心。青霉素过敏很常见，据报道，发生率为 0.7%～10%。尽管对青霉素过敏的病人避免使用 β-内酰胺类药物是正确的，但碳青霉烯类药物发生交叉反应的概率最高，头孢菌素类较低（5%～7%），单酰胺菌素的概率极低，甚至没有。

对某种药物严重过敏的病人应避免使用该类药物，除非有生命危险必须使用时应给病人皮内注射稀释的抗生素溶液，观察是否引发严重的过敏反应。这种皮内注射实验成功地将对青霉素过敏的手术病人使用万古霉素的概率降至 16%[31]。此项检测很少进行，因为换用其他药物更为简单。若必须对病人使用会过敏的药物，如果初始检测未导致严重过敏反应，可以在进行脱敏治疗的同时，使用更高剂量的药物。

对门诊和住院病人误用药会导致社会经济负担加重、药

物毒性和过敏性相关的副作用,出现新发感染(如难辨梭菌结肠炎)和多重耐药菌,这些都与用药相关。据估计,美国每年在抗生素上的花费超过 200 亿美元,并出现了"超级细菌"——仅对少数几种药物敏感的细菌[32]。因此。临床医师需限制预防性抗生素的使用时间,除了在特定情况下,一般不将预防性用药转化为经验性用药,开具处方时即决定用药时间,当临床表现和生物学指征可排除感染时,应减少用药,尽可能缩短用药时间。胸廓造口置入导管时,预防性使用抗生素的价值也被证实[33,34],但是置管时间延长,胆管、腹腔感染时,延长抗生素治疗时间的效果尚不明确。

外科病人的常见感染

手术部位感染

手术部位感染(surgical site infections,SSI)是进行侵袭性手术时,暴露的组织、器官或腔隙发生的感染。SSI 分为切口感染和器官/腔隙感染,前者进一步分为浅表感染(限于皮肤和皮下组织)和深部感染[35]。发生 SSI 有 3 个因素:①手术切口被细菌污染的程度;②手术时间;③宿主因素,如糖尿病、营养不良、肥胖、免疫抑制和其他潜在的疾病。表 6-7 列出了发生 SSI 的危险因素。根据定义,切口处引流出脓性物质或外科医师诊断发生感染并切开探查,就可诊断为 SSI。

根据预估的术中存在的细菌数量对切口进行分类(表6-8)。

表 6-7	发生手术部位感染的危险因素

病人因素
　　高龄
　　使用免疫抑制剂
　　肥胖
　　糖尿病
　　慢性炎症疾病
　　营养不良
　　周围血管疾病
　　贫血
　　放疗
　　慢性皮肤病
　　病菌携带者(如长期葡萄球菌携带者)
　　近期接受手术
局部因素
　　皮肤准备不足
　　器械污染
　　预防性使用抗生素不足
　　手术时间延长
　　局部组织坏死
　　低氧血症,低体温
细菌因素
　　住院时间延长(院内感染)
　　分泌毒性物质
　　清除障碍(形成包膜)

表 6-8	切口分类、代表手术和感染率	
切口分类	代 表 手 术	感染率
清洁级(Ⅰ类)	疝修补术,乳腺活检	1.0% ~ 5.4%
清洁-污染级(Ⅱ类)	胆囊切除术,择期胃肠道手术(非结肠)	2.1% ~ 9.5%
清洁-污染级(Ⅱ类)	结直肠手术	9.4% ~ 25%
污染级(Ⅲ类)	穿孔性腹部创伤,大量组织创伤,肠梗阻造口术	3.4% ~ 13.2%
污秽-感染级(Ⅳ类)	穿孔性憩室炎,坏死性软组织感染	3.1% ~ 12.8%

清洁级切口(Ⅰ类)是指当时未发生感染,仅可能有皮肤菌群感染切口,术中没有涉及含菌的空腔脏器。ⅠD 类切口与之类似,但置入了假体装置(如补片或瓣膜)。清洁/污染级切口(Ⅱ类)是指含菌群的空腔脏器如呼吸道、消化道或泌尿生殖道,在可控条件下被打开,没有大量内容物外溢。有趣的是,尽管择期结直肠手术切口被归为Ⅱ类切口,过去几十年的研究表明,SSI 发生率较高(9% ~ 25%)[37~39]。一项研究表明,出院病人 SSI 发生率高达 2/3,强调了密切随访的重要性[37]。涉及直肠腔内的 SSI 发生率较高[39]。污染级切口(Ⅲ类)包括新鲜开放性创伤手术,无菌技术有明显缺陷而导致大量细菌进入无菌体腔(如开胸心脏按摩),脏器(如小肠)内容物大量溢出,自发炎但未化脓组织处切开。污秽-感染级切口(Ⅳ类)包括有坏死组织的陈旧创伤手术,存在脓性物质,已有感染和脏器穿孔。导致 SSI 的细菌与宿主菌群相关,导致 Ⅰ类切口感染的是皮肤菌群,导致择期结肠切除术 Ⅱ类切口感染的

是皮肤菌群或结肠菌群,或两者兼有。

在美国,要监控术后病人 30 天,观察 SSI 的发生率[40]。此项监控措施提高了人们对 SSI 的关注度,降低了发生率,可能因为密切关注病人,也可能因为人们更严格地遵守了正确的护理规范。通过回顾分析和对大量数据的多因素分析,人们制定了多种 SSI 危险因素量表。常用的是国家感染监控中心(NNIS)量表,包括 3 个因素:①美国麻醉协会评分超过 2 分;②Ⅲ/Ⅳ类切口;③结合手术时间判断 SSI 风险,比仅根据切口类型判断更准确。有趣的是,NNIS 评分低的 Ⅰ类切口病人发生 SSI 概率为 1% ~ 2%,NNIS 评分较高的病人(手术时间较长/美国麻醉协会评分较高)发生 SSI 概率大约为 15%。很明显,评判标准尚需完善[41]。

SSI 的发病率很高,有时会导致死亡,带来重大经济负担,且给病人带来不便和不满情绪[42]。因此,医师们使用《预防和治疗外科感染》章节中所述的各种方法避免 SSI。

对某些手术,预防性使用抗生素也可降低 SSI 发生率。ⅠD、Ⅱ、Ⅲ、Ⅳ类切口的手术,术前短时间内给予单剂量抗生素[43]。NNIS 评分高的病人预防性使用抗生素是合理的,但尚需进一步论证。清洁级手术预防性使用抗生素降低 SSI 的作用尚有争议,不应作为常规用药(如在年轻健康的病人中)。但是清洁级手术,如假体植入术,若发生感染后果不堪设想,所以病人需术前预防性用药。

在美国,有许多卫生健康组织评价医院和医师执行健康护理标准的情况,其中一项是关于降低 SSI 发生率,因为 SSI 并发症发生率很高。一些组织的名称如表 6-9 所示。人们结合《预防和治疗外科感染》的原则,制定并颁布了指南[44],但是执行情况不容乐观[45]。将指南思想融入常规临床实践中,严格执行循证医学推荐的标准,更注重安全防护系统,可以降低 SSI 发生率,改善病人预后。更重要的是,美国最大的第三方支付机构,卫生健康和医疗补救助中心,要求各医院汇报降低 SSI 发生率的措施,包括围术期使用抗生素情况。这一措施明显改善了疗效,但对 SSI 发生率的影响尚不明确。

表 6-9	美国外科质量监督组织	
名称缩写	组织全称	网站
SCIP	外科护理改善机构	http://www.medqic.org
NSQIP	国家外科质量改善项目	http://acsnsqip.org
IHI	卫生健康改善学会	http://www.ihi.org
CMS	卫生健康和医疗救助中心	http://www.hospitalcompare.hhs.gov
NCQA	国家质量监督委员会	http://www.ncqa.org

切口的处理方法也会明显影响 SSI 发生率。在健康的人群中,可直接闭合Ⅰ类和Ⅱ类切口,但是直接闭合Ⅲ类和Ⅳ类切口会导致 SSI 发生率升高(25% ~ 50%)。对于后两种类型的切口,应开放切口并进行干预治疗,延迟闭合切口可以降低 SSI 发生率[46]。使用 NNIS 评分量表划分病人类型,以预测预防性使用抗生素或采用某种特定的方法护理切口可使哪些病人受益,是否真正有效尚需论证。临床实验表明,因穿孔或化脓性阑尾炎接受阑尾切除术(Ⅲ类切口)的病人,若使用了覆盖需氧菌和厌氧菌的抗生素,可以直接闭合切口,其 SSI 发生率为 3% ~ 4%。

近年来,人们开始研究使用其他方法是否可以降低 SSI 发生率。高血糖影响白细胞功能的作用已被明确阐述[48]。大量研究表明,接受心脏旁路手术的糖尿病人,高血糖会增加 SSI 发生率[49,50]。因此,对围术期的糖尿病病人,应严格控制血糖,降低 SSI 发生率。

人们还研究了吸氧浓度和预热切口与 SSI 发生率的关系。有研究表明,接受结直肠手术的病人吸入高浓度氧,可以降低 SSI 发生率,但也有研究结果与之相悖[52,53]。另一项研究表明,接受清洁级手术的病人,术前在手术部位预热 30 分钟可以降低 SSI 发生率(SSI 发生率预热组 5% vs 对照组 14%)[54]。但是,有的试验结果与之相悖,试验组的病人 SSI 发生率高于对照组,且未使用 NNIS 量表对病人评分。所以尚需采用严格规范的方法,并进行多中心试验进一步研究。

SSI 的有效疗法仅包括切开和引流,不需额外使用抗生素。但发生严重蜂窝织炎或发生 SIRS 的病人仍需使用抗生素。开放创口经过二期干预治疗(如每两天换一次药)后,可以愈合。局部用药和消毒促进切口愈合的作用尚未得到论证,但在一些无对照试验中发现,复杂切口采用常规方法不能愈合时,采用该方法有效。尽管缺乏前瞻性试验研究[56],但临床中常采用负压辅助引流的方法促进难愈合的切口和位置不利的复杂切口愈合(图 6-2)。尽

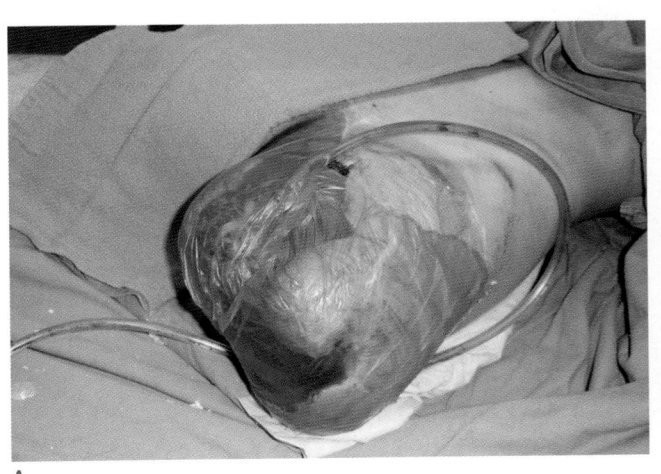
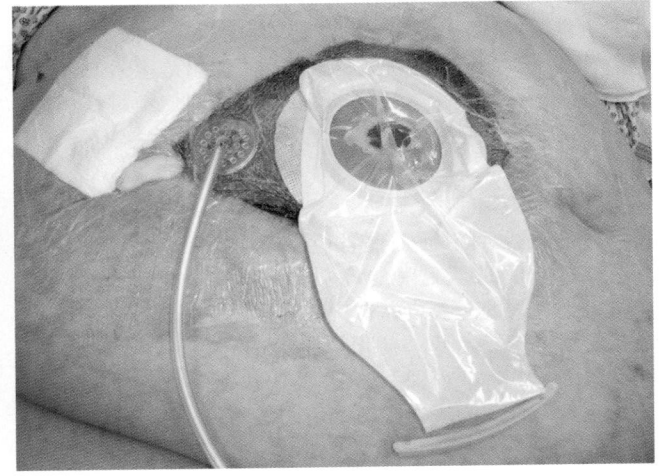

图 6-2 截肢术后发生干性坏疽的病人使用负压治疗(A)和发生肠道皮肤瘘的病人(B)。对切口部位不良的病人,可采用此方法进行合适的切口护理,并减少换药次数。如果病人发生未明原因的脓毒症,需评价敷料下的切口情况,因为引流吸引装置会掩盖切口脓毒症的典型症状,如气味和引流液

管临床中常采用细菌培养进行流行病学研究,但并不用此指导治疗。治疗器官/腔隙感染的内容在以下的"腹腔感染"部分讨论。

腹腔感染

细菌感染腹腔造成腹膜炎和腹腔感染,根据感染菌种分类。原发性细菌性腹膜炎是指细菌从远隔感染灶通过血源传播侵入腹腔,或直接种植导致腹腔感染。常见于伴有腹水的病人,或通过腹膜透析治疗肾衰竭的病人。这类感染通常是多菌感染,很少需要外科干预。确诊依据是病人伴有腹水,体检发现弥漫性腹部压痛和腹肌紧张,X线检查未发现气腹,白细胞超过 100/ml,腹腔穿刺抽取腹水做细菌培养结果阳性。接受腹膜透析的病人,通常感染革兰阳性菌。其余病人常感染大肠埃希菌、肺炎克雷伯菌、肺炎球菌等。使用敏感的抗生素治疗原发性腹腔感染,疗程通常为 14~21 天。治疗复发的感染时需移除定植细菌的装置(如腹膜透析导管或腹腔-静脉分流管)。

继发性细菌性腹膜炎是指腹腔脏器穿孔或重度炎症导致的腹腔感染如阑尾炎、胃肠道任何部位的穿孔或憩室炎。如前所述,有效的治疗包括控制感染源,切除或修补病变器官,对坏死感染的组织彻底清创,使用覆盖需氧菌和厌氧菌的抗生素[57]。选用该类抗生素,因为大多数病人接受剖腹探查术后,才能明确感染的细菌,最常见的是结肠穿孔导致的腹膜炎,因为结肠中存在大量细菌。需联合用药或使用广谱抗生素,当病人肠梗阻缓解后,从静脉滴注改为口服,后者与静脉滴注效果类似[58]。联合使用控制感染源技术和抗生素可有效地治疗腹腔感染,死亡率为 5%~6%,若不能有效地控制感染源,死亡率则高达 40%。

过去的几十年中,有效地控制感染源,同时正确地使用抗生素,治疗腹膜炎的成功率为 70%~90%[24,60]。常规治疗失败的病人可发生腹腔脓肿或胃肠道吻合口瘘,导致术后腹膜炎或第三型腹膜炎。第三型腹膜炎的发病机制尚不明确,但常见于免疫功能低下的病人,宿主防御机制不能有效地清除、抑制继发性腹膜炎的细菌。常见感染的细菌包括:粪肠球菌和屎肠球菌、表皮葡萄球菌、白色念珠菌、铜绿假单胞菌,通常是多菌感染,选用抗生素时要参考细菌敏感性以及宿主免疫功能。但是,即使经过积极的抗生素治疗,第三型细菌性腹膜炎的死亡率仍超过 50%[61,62]。

以前,腹腔脓肿需要进行二次手术治疗或引流。现在,大多数脓肿可以通过腹部 CT 明确诊断,并进行经皮穿刺引流。但是,多发脓肿的病人,脓肿有破裂风险,经皮穿刺引流很危险的病人或存在持续感染源(如肠瘘)的病人,需接受外科干预治疗。使用抗生素和导管引流的准确时间尚未确定。短疗程(3~7 天)使用覆盖需氧菌和厌氧菌的抗生素是合理的。临床中常用的拔管指征是:引流液清澈,流出量少于 10~20ml/d,持续感染源消除,病人临床症状好转。

器官特异性感染

肝脏脓肿很少见,在美国,每 100 000 个住院病人中大约有 15 人发生肝脏脓肿。其中 80% 的病人为化脓性脓肿,其余 20% 分别为寄生虫性或真菌性脓肿[63]。以前,化脓性肝脓肿的病因通常是未发现的阑尾炎或憩室炎导致的门静脉炎。现在,肝脓肿常见原因是通过胆管治疗其他疾病时导致的感染,但在近 50% 的病人中未发现病因。最常见感染的需氧菌是大肠埃希菌、肺炎克雷伯菌和其他肠杆菌,肠球菌和假单胞菌。最常感染的厌氧菌是拟杆菌、厌氧链球菌、梭菌、白色念珠菌和其他类似的酵母菌。小的(<1cm)、多发性脓肿需要取样培养,用抗生素治疗 4~6 周。治疗较大的脓肿需要经皮引流并使用抗生素。脾脓肿极其少见,治疗方法类似。复发的肝或脾脓肿需要手术干预治疗,行造袋术或脾切除术。

在发生严重坏死性胰腺炎的病人中,10%~15% 的人发生继发性胰腺感染(如感染性胰腺坏死或胰腺脓肿)。此种疾病的外科治疗方法由 Bradley 和 Allen 发明,他们注意到,病人反复接受胰腺清创术,坏死感染组织被彻底清除后,预后明显改善[64]。现在,对严重急性胰腺炎的病人,进行对比增强螺旋 CT 扫描,以明确胰腺坏死范围,并使用预后评分系统评估。明显表现出胰腺坏死症状的病人(评分超过 C 级,图 6-3),应在 ICU 中密切监控,并接受 CT 检查随访。现在不再对病人常规使用预防性抗生素,预防感染的胰腺坏死。早期的研究结果支持使用预防性抗生素[65],但是一些随机多中心研究未能证明其有效性,三项 meta 分析也肯定了这一结论[66~68]。

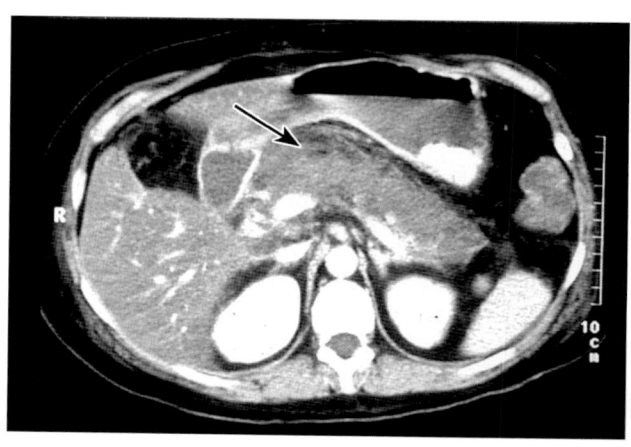

图 6-3 严重胰腺坏死的对比增强 CT 扫描结果。注意黑色箭头所指的胰床处静脉造影剂缺损

两项小范围的研究表明,早期使用肠内营养,将鼻空肠管置于病人的屈氏韧带以下,可降低感染胰腺的坏死率,可能是因为肠道菌群移位减少。指南支持在这类病人中使用肠内营养,当仅使用肠内营养不能达到预期营养目标时,可加用肠外营养[69,70]。

若发生 SIRS(发热、白细胞升高或器官衰竭)的病人不能好转,或病人初始好转,2~3 周后又发生脓毒症,需考虑继发性胰腺感染的可能性。在 CT 引导下在胰床周围穿刺抽取积液,进行革兰染色或细菌培养是非常重要的。染色或培养阳性,CT 扫描发现胰腺内有气体都是手术指征。

手术治疗继发性胰腺感染时要去除感染组织。本文作者做手术时在腹壁做横向切口暴露胰床（图 6-4）。如果病人情况允许，可放置空肠管和胃造口管，并进行胆囊切除术。胃结肠网膜紧贴切口边缘的腹壁，阻止小肠发生感染。坏死组织被清除后，医师在胰床周围充填纱布，用补片暂时关闭腹腔或敞开腹腔。使用补片关腹可以多次手术，不损伤其余筋膜。

手术治疗坏死性软组织感染的方法类似，医师需计划再次开腹术，反复清创直至坏死组织和脓性物质彻底被清除，肉芽组织形成。20% ~ 25% 的病人发生胃肠道瘘，胰腺感染消除后，瘘管可自愈或需手术修补。1996 年首次报道腹腔镜清创术，后有报道可使用多种方法进行该技术[71,72]。

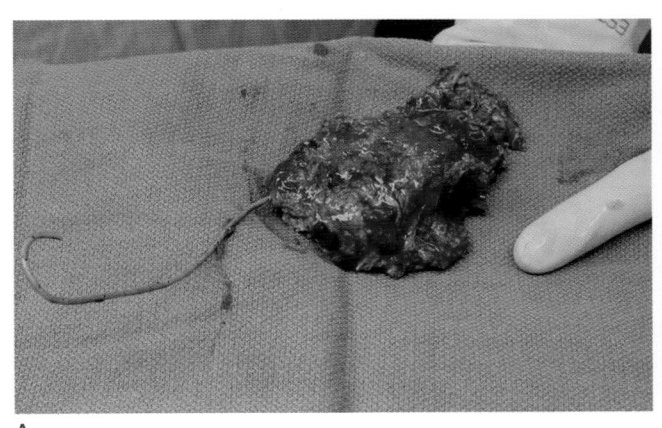
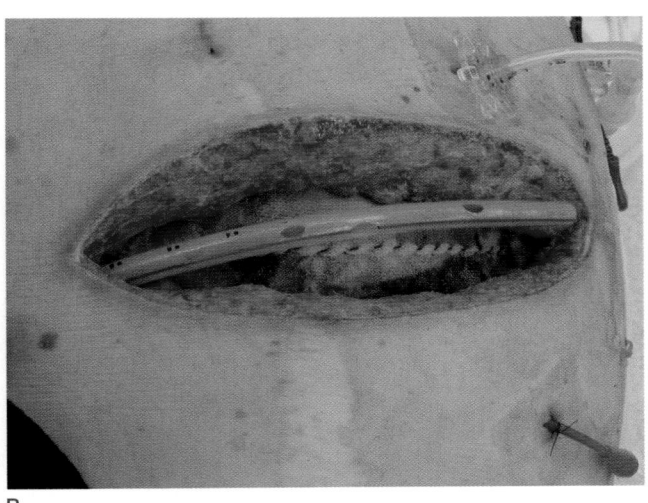

图 6-4 感染坏死的胰腺组织。**A.** 含支架的胰腺坏死组织样本。需要多次手术，反复轻柔地清创，确保坏死组织全被移除。**B.** 坏死性胰腺炎的标准切口。筋膜处使用聚丙烯补片，可再次手术进入胰床。注意胃造口处和空肠营养管，创口处置入引流管，持续引流

皮肤和软组织感染

皮肤和软组织感染的类型根据是否需要手术治疗来划分。例如，浅表皮肤感染，如蜂窝织炎、丹毒、淋巴管炎，一般使用抗生素治疗即可，同时需寻找局部感染源。通常选用覆盖革兰阳性皮肤菌群的药物。疖可能会自发破裂流脓，或者需要手术切开引流。如果病人发生严重的蜂窝织炎或经引流后未缓解，此时需使用抗生素。如果在充分引流和使用抗生素后，感染仍存在，要怀疑感染耐甲氧西林金黄色葡萄球菌的可能。此时需加强引流，更换抗生素种类[73]。

严重的软组织感染很少见，不易诊断，需要立刻手术治疗并使用抗生素。治疗失败后，死亡率很高（80% ~ 100%），即使早期诊断并进行治疗，病人的死亡率仍然很高，为 16% ~ 25%。此类疾病有多种命名，例如 Meleney 坏疽、快速播散性蜂窝织炎、气性坏疽和坏死性筋膜炎等。现在发现，根据受累的组织层（如皮肤和浅表软组织、深部软组织、肌肉）和致病菌定义这种严重感染最合理[76]。

发生此类感染的高危人群是老年人、免疫功能低下者、糖尿病病人、周围血管病病人或同时具备这些危险因素的病人。病人因素会导致皮肤表面供血不足，如果同时感染外源细菌，后果将不堪设想。但是，在过去 10 年内，链球菌导致健康人群发生严重的软组织坏死也有报道。

最初的诊断需根据病人的临床表现，但并非每个病人都表现出所有症状。病人可能在无明显诱因下发生脓毒症或脓毒性休克。最常受累的部位依次为四肢、腹膜和躯干。需仔细检查每个开口处，例如皮肤的破口或窦管，可能流出淡灰色、脓性物质，还需检查皮肤改变（如变为古铜色或出现硬结），是否有疱疹或捻发音。病人可能在感染处出现与症状、

体征不相符的疼痛。这些都是立刻手术治疗的指征，包括暴露可能感染的组织（包括深部软组织、筋膜和肌肉），完整切除受累部位。诊断不明确时才需对病人进行影像学检查，因为影像学检查会延误手术时间，并可能带来误导信息。不幸的是，感染严重的病人常需进行截肢等毁容手术，但是不进行根治手术又会增加发病率和死亡率（图 6-5）。

术中取组织液进行革兰染色。选用覆盖革兰阳性、阴性，需氧菌、厌氧菌的抗生素（如万古霉素联合碳青霉烯类），或是高剂量青霉素 G（16 000 ~ 20 000U/d），后者用来治疗梭状芽孢杆菌。大约 50% 的感染是多菌感染，其余是单菌感染，例如化脓链球菌、铜绿假单胞菌或产气荚膜杆菌。多菌感染的菌种类似继发性细菌性腹膜炎，但是革兰阳性球菌更常见。多数病人需要接受二次手术，以验证病情是否恶化。如果恶化，需要再次切除感染的组织，并进行清创。根据细菌培养和药敏结果调整抗生素治疗方案，特别是单菌软组织感染的病例。辅助治疗，如高压氧和静脉滴注免疫球蛋白，其疗效尚有争议。对感染产气细菌（如产气荚膜杆菌）的病人，强烈推荐使用高压氧。对感染 A 型链球菌致休克或死亡风险高（如高龄、低血压或菌血症）的病人，可以考虑使用免疫球蛋白[77]。

术后院内感染

术后病人易发生多种院内感染，包括 SSI、泌尿道感染、肺炎和菌血症[78]。SSI 已在前面的章节中讨论过。导致其余几种院内感染的原因主要是引流管或导管（导尿管、呼吸机插管或动静脉通路管）放置时间过长。

术后泌尿系统感染的诊断依据是尿液中白细胞升高或出现细菌，白细胞酯酶试验阳性，或两项结合。确诊依据是有症状病人的细菌培养结果超过 10^4/ml，无症状病人的细菌培养

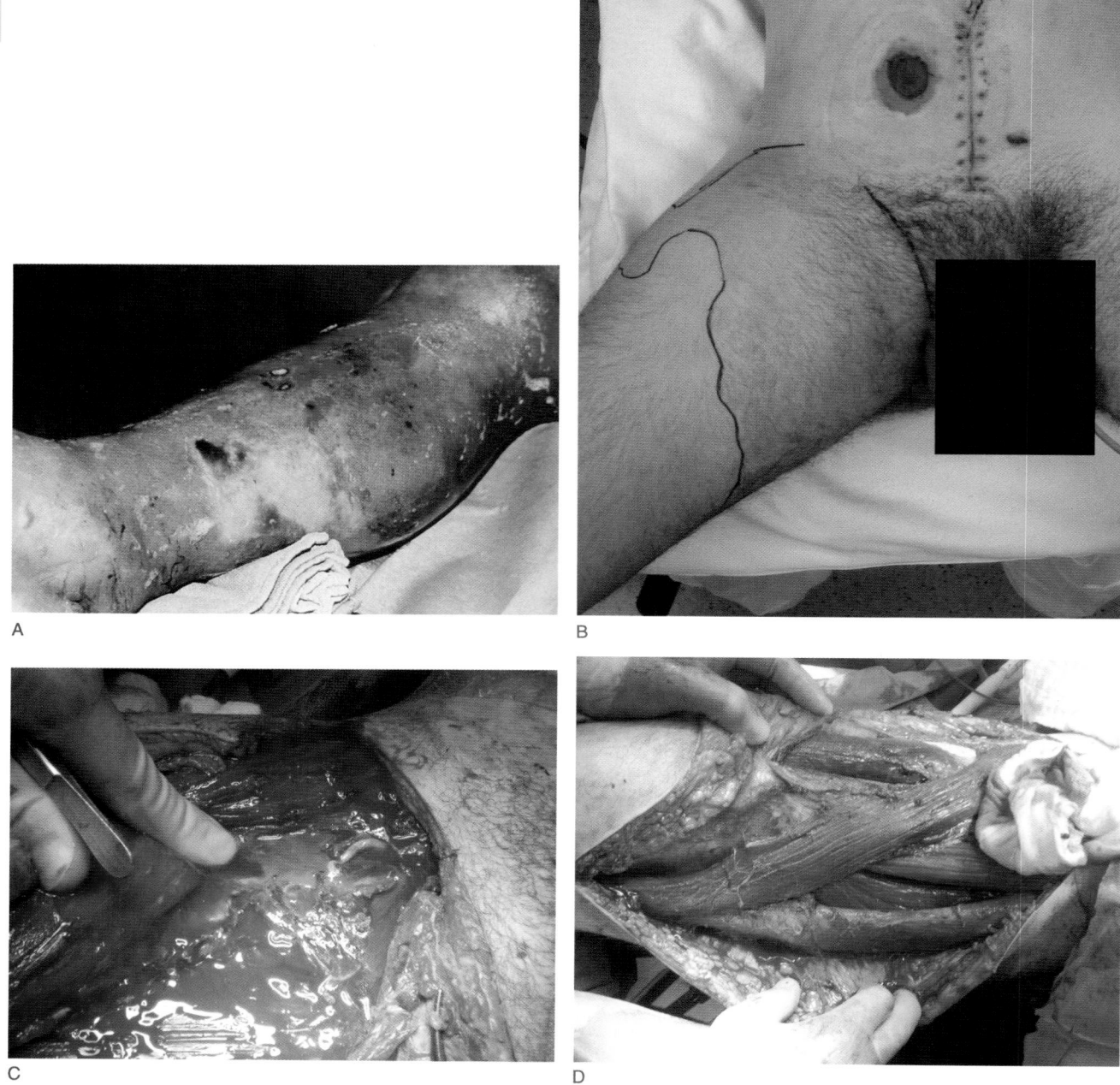

图 6-5　坏死性软组织感染。**A.** β-溶血链球菌造成的严重坏死性筋膜炎和肌炎。**B.** 此病人患有播散性蜂窝织炎,接受全结肠切除术后 2 周,右髋部出现移动时疼痛。右侧大腿前面的蜂窝织炎区域已标注出。**C.** 筋膜坏死后的典型组织水肿状态。**D.** 右下肢在行筋膜清创术后,暴露出有活力的肌肉

结果超过 10^5/ml。单药治疗 3～5 天,使尿液中达到较高的药物浓度。应尽早拔除术后病人的导尿管,通常是病人能活动后 1～2 天内拔管。

　　机械通气时间延长会导致肺炎发病率升高,通常感染院内常见的细菌[79]。这些细菌对很多抗生素耐药[80]。院内获得性肺炎的诊断依据是咳脓痰,白细胞升高,发热,胸片异常。两项临床表现阳性,同时胸片异常,发生呼吸机相关肺炎的可能性就明显增加[81]。进行支气管肺泡灌洗术,取样进行革兰染色,并进行细菌培养。根据术后病人的氧合程度和呼吸功能,尽早撤离呼吸机。

　　住院病人发生血管内导管相关感染已成为一个普遍的问题。常用血管内导管监测病人的生命体征,给药或静脉给予高营养液。在美国,每年病人身上置入的导管达数百万根,大约 25% 的导管会产生菌群集落,大约 5% 的置管病人发生菌血症。置管时间延长,在紧急或非无菌的情况下置管,静脉给予高营养,使用多腔导管均可能造成感染率增加。尽管未进行随机试验,临床观察表明,经外周置入的中心静脉导管的感染率与之相似[82]。

　　许多发生血管内导管感染的病人没有症状,或仅表现为白细胞数升高。若从外周血管和导管中抽取的血液能培养出

相同的细菌,则高度怀疑发生了导管感染。以下情况需拔管:导管入口处的皮肤化脓,病人发生了非其他原因引起的脓毒症,发生了革兰阴性需氧菌或真菌导致的脓毒症。有些低毒力细菌(如表皮葡萄球菌)导致的导管感染,用抗生素治疗14 ~ 21 天后,50% ~ 60% 的病人可以被治愈[83]。含抗生素的导管生成菌落的概率较低[84]。通过导丝常规更换导管,可以略微降低感染率,但会增加置管并发症的发生率[85]。外科医师需慎重考虑置管的必要性,严格遵守规范,防止感染,尽早拔管。使用抗生素和抗真菌药预防导管感染是无效的,应予以禁止。

脓毒症

严重脓毒症的发病率逐年上升,据估计,在美国每年发生750 000 例脓毒症。随着美国人口老龄化进展,预计严重脓毒症的发病率还会上升。在过去十年中,治疗脓毒症的方法明显改善,死亡率降至30% 以下[86]。死亡率降低的因素包括:近年来的随机前瞻性试验证实了新疗法的有效性,护理脓毒症病人的方法改善。"拯救脓毒症行动"是由多学科合作组织,在 2008 年颁布了依据循证医学的治疗指南和推荐方案[87]。指南如表 6-10 所示。

表 6-10　"拯救脓毒症行动"指南总结

初步评价

初步液体复苏:对低血压或高乳酸血症的病人立刻进行液体复苏,需达到中心静脉压 8 ~ 12mmHg,平均动脉压 ≥ 65mmHg,尿量 ≥ 0.5ml/(kg·h)

诊断:使用抗生素前取样培养,及时使用抗生素治疗

抗生素治疗:尽早静脉给予抗生素,发现严重脓毒症/脓毒性休克后 1 小时内使用广谱抗生素,并能渗入可能的感染灶,每天调整用药方案,大多数感染治疗 7 ~ 10 天后停药,或无感染时停药

控制感染源:尽早确定感染灶的位置,在初步液体复苏后尽早开始控制感染源,移除有感染可能的血管内装置

血流动力学支持和辅助疗法

液体治疗:使用晶体液或胶体液进行液体复苏,使用液体量为 1000ml(晶体液),目标中心静脉压为 8 ~ 12mmHg

使用血管升压药:保证平均动脉压 ≥ 65mmHg,一线用药是去甲肾上腺素和多巴胺,不使用多巴胺保护肾脏,使用血管升压药的病人置入动脉导管监测。不应升高心脏指数超过正常值

激素:脓毒性休克的成人病人,若液体复苏和血管加压素不能纠正低血压时,静脉滴注氢化可的松(≤300mg/d)

重组人活化蛋白 C:病人若发生脓毒症诱导的器官衰竭或死亡风险高,且没有禁忌证时可考虑使用 rhAPC

其他支持疗法

输入血制品:血红蛋白<7.0g/dl 时,输入红细胞悬液

机械通气:急性肺损伤的病人,初始潮气量为 6ml/kg,气道平台压 ≤30cmH₂O。正压通气防止肺部塌陷,逐步撤离呼吸机。不建议常规使用肺部动脉导管监测

血糖控制:严重脓毒症病人,静脉滴注胰岛素控制血糖

预防性用药:使用质子泵抑制剂或 H₂ 抑制剂预防应激性溃疡,使用普通肝素和低分子肝素预防深静脉血栓

治疗的限制:与病人及家属讨论治疗计划,制订合理的期望值

严重脓毒症病人需接受液体复苏治疗,直至中心静脉压达到 8 ~ 12mmHg,平均动脉压超过 65mmHg,尿量超过 0.5ml/(kg·h)。液体复苏仅延迟 3 小时就会导致严重后果[88]。通常需要早期放置中心静脉导管。

很多研究证实了发生脓毒症或院内感染的病人早期经验性用药的重要性。需要使用覆盖所有可能的细菌的广谱抗生素,因为早期使用正确的抗生素可以明显降低死亡率[89,90],延迟使用抗生素会增加死亡率[91]。对于院内感染的病人,根据菌群谱和药敏结果选用抗生素十分重要。在正确的部位取样培养,并及时开始使用抗生素,获得培养结果后立刻调整处方,至关重要。

此外,及早发现并治疗导致脓毒症的感染源,可以明显改善病人的预后。尽管未经随机试验证实,但临床观察表明,腹腔感染、坏死性软组织感染等病例,延误治疗会增加死亡率。但有一个例外是感染性胰腺坏死。

众多实验评价了血管加压素对脓毒性休克的治疗作用。现在,根据药物增加内脏血液灌注量的效果,推荐的一线用药是去甲肾上腺素、多巴胺和血管加压素[92,93]。要结合其他参数,如混合静脉血氧饱和度、血浆乳酸水平和平均动脉压,调整静脉滴注速度,降低发生血管加压素诱导的灌注不足的风险。一些随机试验未能证明使用肺动脉导管的益处,已不常使用。

其他治疗严重脓毒症和脓毒性休克的病人的辅助疗法也有效。1980 年时,人们认为皮质类固醇(高剂量)治疗脓毒症无效,现在又被推荐使用,因为在临床中观察到,很多脓毒性休克的病人伴有肾上腺功能不全。低剂量皮质类固醇(氢化可的松≤300mg/d)可用于升压药和液体复苏治疗失败的脓毒性休克病人。但是,一项随机试验未能证明其增加生存率的作用。重组人活化蛋白 C(替加色罗)可以明显增加严重脓毒症和器官衰竭病人的生存率[94],至少发生 2 个器官衰竭或脓毒性休克的手术病人才使用此疗法。急性肺损伤的脓毒症病人,应使用机械通气,潮气量为 6ml/kg,肺平台压 ≤30cmH₂O。血红蛋白<70g/L 的病人才能输注红细胞悬液,但对于严重冠状动脉疾病、持续失血、严重低氧血症的病人,可以适当放宽限制条件。

经血液传播的病原菌

尽管引起了高度关注,但 HIV 从病人传播给外科医师的几率很低。截至 2001 年 12 月 31 日,仅有 6 例 HIV 通过血液传播给外科医师的事件,当时疾病控制和预防中心报道共有 469 850 例 HIV 病例。一项调查表明,在可能感染 HIV 的 195 名医务工作者中,外科医师的感染率最低(护士感染 59 例,内科医师感染 18 例)[95]。降低 HIV(和其他血液、体液传播疾病)从病人传播给健康医务工作者的措施是:①接触血液和体液时,常规使用防护工具(如手套或护目镜);②接触血液和体液后立即清洗手和其他皮肤表面;③使用时和使用后妥善处理利器。据估计,被针尖刺伤后感染疾病的概率是 0.3%。

接触后的预防措施明显降低了健康医务工作者感染 HIV 的几率。最有效的方法是在接触后几小时内即开始采取措施,而不是几天内。接触 HIV 病人的医务工作者,暴露后服用 2 或 3 种药。如果不明确病人是否感染 HIV,建议在等待测试结果时即采取预防措施,特别是病人属于感染 HIV 的高

危人群时。通常，人们接触了状态未明的物品后，如尸体、利器盒内的针头，不必要使用接触后预防措施。

Goldberg 和 Coauthors 研究了外科医师感染 HIV 的风险[96]，发现与以下因素相关：患 HIV 的病人比例、医师照料感染病人时的损伤、此类损伤的次数、是否使用接触后预防措施。在 Glasgow 和 Scotland 进行了调查研究，发现每千万名外科医师中仅有 1 名在接触感染病人后常规使用预防措施。

乙型肝炎病毒是仅使人类致病的一种 DNA 病毒。病人初次感染乙型肝炎病毒时，感染有自限性（大约 6% 的被感染者超过 5 岁），但会进展为慢性携带者。大约 30% 的慢性感染者死于慢性肝脏疾病或肝细胞癌。外科医师和其他卫生工作者是感染这种血液传播疾病的高危人群，应注射乙型肝炎疫苗，在美国，儿童要常规接种乙型肝炎疫苗[97]。接种疫苗后，美国每年新发的乙型肝炎病例明显减少，1984 年新发病例大约为 27 000 例，2006 年新发病例为 4700 例[98]。在接触后的预防措施中，使用乙型肝炎免疫球蛋白可以预防 75% 的病人发生感染[99]。

丙型肝炎病毒，以前被称为非甲非乙型肝炎病毒，是 19 世纪 80 年代末期发现的一种 RNA 病毒，只能感染人类和黑猩猩。75% ~80% 的感染者发展为慢性携带者，其中又有 3/4 的人发生慢性肝脏疾病。1980 年后，人们开始检测血液中的丙型肝炎病毒，所以每年新发的丙型肝炎病例数量减少。幸运的是，人们偶尔接触血制品并不容易感染丙型肝炎病毒，被针头刺伤后感染丙型肝炎的概率大约为 2%[100]。现在也未开发出预防丙型肝炎的疫苗。被针头刺伤的黑猩猩注射丙型肝炎免疫球蛋白后，并没有保护作用，还没有开发出接触后预防使用的抗病毒药物。针对丙型肝炎早期可使用 IFN-γ，但这可能给未感染丙型肝炎的病人造成副作用[101]。

生物武器

美国和前苏联等国家曾研究一些病原菌能否作为生物武器。但是 1971 年，美国的此项研究被政府禁止。因为政府担心，这些病原菌制作成本较低，可能被恐怖组织利用，代替核武器，造成大规模杀伤。如果真的发生，所有的医师（包括外科医师）必须熟悉这些病原菌导致的传染病。空气传播是造成传染病大规模流行的最常见途径，下文主要介绍了一些经呼吸道传播的病菌。如炭疽芽孢杆菌（炭疽）、鼠疫耶尔森杆菌（瘟疫）、天花、土拉热弗朗西斯菌（野兔病）。

炭疽芽孢杆菌（炭疽）

炭疽是一种在家禽和野生食草动物中传播的疾病。19 世纪末期，在英国的拣毛工中首次发现了经呼吸道传播的炭疽病。1979 年，俄罗斯一家军事工厂发生事故，释放出了炭疽芽孢杆菌，造成了大规模的炭疽病流行。炭疽潜伏期为 1 ~6 天，无特异性症状，仅有全身不适、肌痛、发热等。短时间后，这些症状加重，病人发生呼吸窘迫、胸痛、出汗。胸片表现为纵隔增宽和胸腔积液。确诊的关键是病人有炭疽杆菌接触史。现在人们正在研究诊断炭疽芽孢杆菌的快速抗原检测法。头孢菌素和磺胺甲噁唑不能有效杀灭病原菌。接触后预防性用药包括环丙沙星和多西环素[102]。如果分离菌株对青霉素敏感，可以给予病人换用阿莫西林。病人的呼吸道若接触了病菌，又发生了这些症状，则死亡率很高。治疗措施包括联合使用环丙沙星、克林霉素和利福平，克林霉素抑制毒性物质生成，利福平可以渗透入中枢神经系统和细胞内发挥作用。

鼠疫耶尔森杆菌（瘟疫）

瘟疫是由革兰阴性菌，即鼠疫耶尔森杆菌导致的。人类患病是因为被寄生在啮齿类动物上的跳蚤咬伤所致。它是第一种被作为生物武器的病菌，感染瘟疫的临床表现包括传染性肺炎、咯血、淋巴腺鼠疫。患有伤口疼痛（称为腹股沟淋巴结炎）、发热、严重的全身不适，并有跳蚤接触史时，怀疑其感染瘟疫的可能。穿刺腹股沟淋巴结取样，发现鼠疫耶尔森杆菌的抗体即可确诊。这种细菌的典型形态是双极回形针形革兰阴性菌。接触后预防用药包括多西环素。治疗肺炎或腹股沟腺炎的药物包括氨基糖苷类、多西环素、环丙沙星和氯霉素[103]。

天花

天花是由天花病毒导致的，发病率和死亡率很高，直到 20 世纪 70 年代末期，天花才被彻底消灭。欧洲殖民者侵略北美时，英国士兵在当地散布天花病人使用过的床单，使居民感染天花。尽管实验室中没有保存天花病毒，但天花病毒的存活时间长达 13 年，使用转基因工程技术可以使天花病毒成为一种生化武器[104]，因此美国科学家研究了天花疫苗。气溶胶形式的天花病毒传染性很强。天花潜伏期为 10 ~12 天，临床表现为全身不适、发热、呕吐、头痛、典型的向心性皮疹（主要在面部和四肢）。死亡率为 30%。接触病毒后 4 天内使用天花疫苗，都是有效的。在动物实验中证实，西多福韦（一种胞嘧啶核苷膦酰基甲醚衍生物）治疗痘病毒有效，可能治疗天花病毒也有效[105]。

土拉热弗朗西斯菌（野兔病）

土拉热弗朗西斯菌是一种革兰阴性需氧菌。细菌在巨噬细胞内增殖。从气溶胶形式存在的土拉热弗朗西斯菌传染性很强，被认为是一种生物恐怖武器。感染土拉热弗朗西斯菌肺炎的病人表现为咳嗽，胸片表现为肺炎。85% 的病人有淋巴结增大。可从组织中取样培养细菌，但比较困难。诊断依据是急性期凝集试验。治疗呼吸道传播的野兔病的药物包括氨基糖苷类或二线药物，如多西环素和环丙沙星。

（任建安　译）

参考文献

亮蓝色标记的是主要参考文献。

1. Nuland SB: *The Doctors' Plague: Germs, Childbed Fever, and the Strange Story of Ignaz Semmelweis.* New York: WW Norton & Co., 2003, p 1.

2. Wangensteen OH, Wangensteen SD: Germ theory of infection and disease, in Wangensteen OH, Wangensteen SD: *The Rise of Surgery: From Empiric Craft to Scientific Discipline.* Minneapolis: University of Minnesota Press, 1978, p 387.

3. Rutkow E: Appendicitis: The quintessential American surgical disease. *Arch Surg* 133:1024, 1998.

4. Meleney F: Bacterial synergism in disease processes with confirmation of synergistic bacterial etiology of certain types of progressive gangrene of the abdominal wall. *Ann Surg* 94:961, 1931.

5. Altemeier WA: *Manual of Control of Infection in Surgical Patients.* Chicago: American College of Surgeons Press, 1976, p 1.

6. Bartlett JG: Intra-abdominal sepsis. *Med Clin North Am* 79:599, 1995.

7. Dunn DL, Simmons RL: The role of anaerobic bacteria in intra-abdominal infections. *Rev Infect Dis* 6:S139, 1984.

8. Osler W: *The Evolution of Modern Medicine.* New Haven, CT: Yale University Press, 1913, p 1.

9. Dunn DL: Autochthonous microflora of the gastrointestinal tract. *Perspect Colon Rectal Surg* 2:105, 1990.

10. Dunn DL, Meakins JL: Humoral immunity to infection and the complement system, in Howard RJ, Simmons RL, (eds): *Surgical Infectious Diseases*, 3rd ed. Norwalk, CT: Appleton & Lange, 1995, p 295.

11. Hack C, Aarden LA, Thijs LG: Role of cytokines in sepsis. *Adv Immuno* 66:101, 1997.

12. Levy MM, Fink MP, Marshall JC, et al: 2001 SCCM/ESICM/ACCP/ATS/SIS International Sepsis Definitions Conference. *Crit Care Med* 31:1250, 2003.

13. Dombrovskiy VY, Martin AA, Sunderram J, et al: Rapid increase in hospitalization and mortality rates for severe sepsis in the United States: A trend analysis from 1993 to 2003. *Crit Care Med* 35:1244, 2007.

14. Marshall JC, Cook DJ, Christou NV, et al: Multiple organ dysfunction score: A reliable descriptor of a complex clinical outcome. *Crit Care Med* 23:1638, 1995.

15. Ferreira FL, Bota DP, Bross A, et al: Serial evaluation of the SOFA score to predict outcome in critically ill patients. *JAMA* 286:1754, 2002.

16. Sauaia A, Moore FA, Moore EE, et al: Early risk factors for post injury multiple organ failure. *World J Surg* 20:392, 1996.

17. Valles J, Rello J, Ochagavia A, et al: Community-acquired bloodstream infection in critically ill patients. *Chest* 123:1615, 2003.

18. Esteban A, Frutos-Vivar F, Ferguson ND, et al: Sepsis incidence and outcome: Contrasting the intensive care unit with the hospital ward. *Crit Care Med* 35:1284, 2007.

19. Moreno RP, Metnitz V, Adler L, et al: Sepsis mortality prediction-based on predisposition, infection and response. *Intensive Care Med* 34:496, 2008.

20. Dunn DL: The biological rationale, in Schein M, Marshall JC (eds): *Source Control: A Guide to the Management of Surgical Infections.* New York: Springer-Verlag: 2003, p 9.

21. Rozycki GS, Tremblay L, Feliciano DV, et al: Three hundred consecutive emergent celiotomies in general surgery patients: Influence of advanced diagnostic imaging techniques and procedures on diagnosis. *Ann Surg* 235:681, 2002.

22. Cappendijk VC, Hazebroek FW: The impact of diagnostic delay on the course of acute appendicitis. *Arch Dis Child* 83:64, 2000.

23. Lee SL, Walsh AJ, Ho HS: Computed tomography and ultrasonography do not improve and may delay the diagnosis and treatment of acute appendicitis. *Arch Surg* 136:556, 2001.

24. Solomkin JS, Meakins JL Jr., Allo MD, et al: Antibiotic trials in intra-abdominal infections: A critical evaluation of study design and outcome reporting. *Ann Surg* 200:29, 1984.

25. Barie PS: Modern surgical antibiotic prophylaxis and therapy—less is more. *Surg Infect* 1:23, 2000.

26. Bossink AW, Groeneveld J, Hack CE, et al: Prediction of mortality in febrile medical patients: How useful are systemic inflammatory response syndrome and sepsis criteria? *Chest* 113:1533, 1998.

27. Hillier S, Roberts Z, Dunstan F, et al: Prior antibiotics and risk of antibiotic-resistant community-acquired urinary tract infection: A case-control study. *J Antimicrob Chemother* 60:92, 2007.

28. Chastre J, Wolff M, Fagon JY, et al: Comparison of 8 vs 15 days of antibiotic therapy for ventilator-associated pneumonia in adults: A randomized trial. *JAMA* 290:2588, 2003.

29. Bohnen JM. Duration of antibiotic treatment in surgical infections of the abdomen: Postoperative peritonitis. *Eur J Surg* 576:50, 1996.

30. Stone HH, Bourneuf AA, Stinson LD: Reliability of criteria for predicting persistent or recurrent sepsis. *Arch Surg* 120:17, 1985.

31. Park M, Markus P, Matesic D, et al: Safety and effectiveness of a preoperative allergy clinic in decreasing vancomycin use in patients with a history of penicillin allergy. *Ann Allergy Asthma Immunol* 97:681, 2006.

32. Turnidge J: Impact of antibiotic resistance on the treatment of sepsis. *Scand J Infect Dis* 35:677, 2003.

33. Nichols RL, Smith JW, Muzik AC, et al: Preventive antibiotic usage in traumatic thoracic injuries requiring closed tube thoracostomy. *Chest* 106:1493, 1994.

34. Gonzalez RP, Holevar MR: Role of prophylactic antibiotics for tube thoracostomy in chest trauma. *Am Surg* 64:617, 1998.

35. Mangram AJ, Horan TC, Pearson ML, et al: Guideline for prevention of surgical site infection, 1999. Hospital Infection Control Practices Advisory Committee. *Infect Control Hosp Epidemiol* 20:250, 1999.

36. Martone WJ, Nichols RL: Recognition, prevention, surveillance, and management of surgical site infections. *Clin Infect Dis* 33:S67, 2001.

37. Kobayashi M, Mohri Y, Inoue Y, et al: Continuous follow-up of surgical site infections for 30 days after colorectal surgery. *World J Surg* 32:1142, 2008.

38. Blumetti J, Luu M, Sarosi G, et al: Surgical site infections after colorectal surgery: Do risk factors vary depending on the type of infection considered? *Surgery* 142:704, 2007.

39. Konishi T, Watanabe T, Kishimoto J, et al: Elective colon and rectal surgery differ in risk factors for wound infection: Results of prospective surveillance. *Ann Surg* 244:758, 2006.

40. Weiss CA 3rd, Statz CL, Dahms RA, et al: Six years of surgical wound infection surveillance at a tertiary care center: Review of the microbiologic and epidemiological aspects of 20,007 wounds. *Arch Surg* 134:1041, 1999.

41. Roy MC, Herwaldt LA, Embrey R, et al: Does the Centers for Disease Control's NNIS system risk index stratify patients undergoing cardiothoracic operations by their risk of surgical-site infection? *Infect Control Hosp Epidemiol* 21:186, 2000.

42. Perencevich EN, Sands KE, Cosgrove SE, et al: Health and economic impact of surgical site infections diagnosed after hospital discharge. *Emerg Infect Dis* 9:196, 2003.

43. Page CP, Bohnen JM, Fletcher JR, et al: Antimicrobial prophylaxis for surgical wounds: Guidelines for clinical care. *Arch Surg* 128:79, 1993.

44. Bratzler DW, Houck PM: Surgical Infection Prevention Guidelines Writers Workgroup, et al: Antimicrobial prophylaxis for surgery: An advisory statement from the National Surgical Infection Prevention Project. *Clin Infect Dis* 38:1706, 2004.

45. Bratzler DW, Houck PM, Richards C, et al: Use of antimicrobial prophylaxis for major surgery: Baseline results from the National Surgical Infection Prevention Project. *Arch Surg* 140:174, 2005.

46. Cohn SM, Giannotti G, Ong AW, et al: Prospective randomized trial of two wound management strategies for dirty abdominal wounds. *Ann Surg* 233:409, 2001.

47. Margenthaler JA, Longo WE, Virgo KS, et al: Risk factors for adverse outcomes after the surgical treatment of appendicitis in adults. *Ann Surg* 238:59, 2003.

48. McManus LM, Bloodworth RC, Prihoda TJ, et al: Agonist-dependent failure of neutrophil function in diabetes correlates with extent of hyperglycemia. *J Leukoc Biol* 70:395, 2001.

49. Trick WE, Scheckler WE, Tokars JI, et al: Modifiable risk factors associated with deep sternal site infection after coronary artery bypass grafting. *J Thorac Cardiovasc Surg* 119:108, 2000.

50. Russo PL, Spellman DW: A new surgical-site infection risk index using risk factors identified by multivariate analysis for patients undergoing coronary artery bypass graft surgery. *Infect Control Hosp Epidemiol* 23:372, 2002.

51. Greif R, Akca O, Horn EP, et al: Supplemental perioperative oxygen to reduce the incidence of wound infection. *N Engl J Med* 342:161, 2000.

52. Pryor KO, Fahey TJ 3rd, Lien CA, et al: Surgical site infection and the routine use of perioperative hyperoxia in a general surgical population: A randomized controlled trial. *JAMA* 291:79, 2004.

53. Belda FJ, Aguilera L, Garcia de la Asuncion J, et al: Supplemental perioperative oxygen and the risk of surgical wound infection: A randomized controlled trial. *JAMA* 294:2035, 2005.

54. Melling AC, Ali B, Scott EM, et al: Effects of preoperative warming on the incidence of wound infection after clean surgery: A randomized controlled trial. *Lancet* 358:876, 2001.

55. Grubbs BC, Statz CL, Johnson EM, et al: Salvage therapy of open, infected surgical wounds: A retrospective review using Techni-Care. *Surg Infect* 1:109, 2000.

56. Gregor S, Maegele M, Sauerland S, et al: Negative pressure wound therapy: A vacuum of evidence? *Arch Surg* 143:189, 2008.

57. Solomkin JS, Mazuski JE, Baron EJ, et al: Infectious Diseases Society of America: Guidelines for the selection of anti-infective agents for complicated intra-abdominal infections. *Clin Infect Dis*

37:997, 2003.

58. Solomkin JS, Reinhart HH, Dellinger EP, et al: Results of a randomized trial comparing sequential intravenous/oral treatment with ciprofloxacin plus metronidazole to imipenem/cilastatin for intra-abdominal infections. The Intra-Abdominal Infection Study Group. *Ann Surg* 223:303, 1996.

59. Solomkin JS, Dellinger EP, Christou NV, et al: Results of a multicenter trial comparing imipenem/cilastatin to tobramycin/clindamycin for intra-abdominal infections. *Ann Surg* 212:58, 1990.

60. Solomkin JS, Yellin AE, Rotstein OD, et al: Protocol 017 Study Group. Ertapenem versus piperacillin/tazobactam in the treatment of complicated intra-abdominal infections: Results of a double-blind, randomized comparative phase III trial. *Ann Surg* 237:235, 2003.

61. Evans HL, Raymond DP, Pelletier SJ, et al: Tertiary peritonitis is not an independent predictor of mortality in surgical patients with intra-abdominal infection. *Surg Infect* 2:255, 2001.

62. Lamme V, Mahler CW, van Ruler O, et al: Clinical predictors of ongoing infection in secondary peritonitis: Systematic review. *World J Surg* 30:2170, 2006.

63. Leslie DB, Dunn DL: Hepatic abscess, in Cameron JL (ed): *Current Surgical Therapy*, 8th ed. Philadelphia, PA: Elsevier Health Sciences, 2004.

64. Bradley EL III, Allen K: A prospective longitudinal study of observation versus surgical intervention in the management of necrotizing pancreatitis. *Am J Surg* 161:19, 1991.

65. Pederzoli P, Bassi C, Vesentini S, et al: A randomized multicenter clinical trial of antibiotic prophylaxis of septic complications in acute necrotizing pancreatitis with imipenem. *Surg Gynecol Obstet* 176:480, 1993.

66. Nathens AB, Curtis JR, Beale RJ, et al: Management of the critically ill patient with severe acute pancreatitis. *Crit Care Med* 32:2524, 2004.

67. Mazaki T, Ishii Y, Takayama T: Meta-analysis of prophylactic antibiotic use in acute necrotizing pancreatitis. *Br J Surg* 93:674, 2006.

68. Villatoro E, Bassi C, Larvin M: Antibiotic therapy for prophylaxis against infection of pancreatic necrosis in acute pancreatitis. Cochrane Database. *Syst Rev* 18:CD002941, 2006.

69. Meier R, Beglinger C, Layer P, et al: ESPEN guidelines on nutrition in acute pancreatitis. European Society of Parenteral and Enteral Nutrition. *Clin Nutr* 21:173, 2002.

70. McClave SA, Chang WK, Dhaliwal R, et al: Nutrition support in acute pancreatitis: A systematic review of the literature. *JPEN J Parenter Enteral Nutr* 30:143, 2006.

71. el Yassini AE, Hoebeke Y, Keuleneer RD: Laparoscopic treatment of secondary infected pancreatic collections after an acute pancreatitis: Two cases. *Acta Chir Belg* 96:226, 1996.

72. Adamson GD, Cuschieri A: Multimedia article. Laparoscopic infracolic necrosectomy for infected pancreatic necrosis. *Surg Endosc* 17:1675, 2003.

73. Beilman GJ, Sandifer G, Skarda D, et al: Emerging infections with community-associated methicillin-resistant *Staphylococcus aureus* in outpatients at an Army Community Hospital. *Surg Infect (Larchmt)* 6:87, 2005.

74. Tillou A, St Hill CR, Brown C, et al: Necrotizing soft tissue infections: Improved outcomes with modern care. *Am Surg* 70:841, 2004.

75. Malangoni MA: Necrotizing soft tissue infections: Are we making any progress? *Surg Infect* 2:145, 2001.

76. Sawyer MD, Dunn DL: Serious bacterial infections of the skin and soft tissues. *Curr Opin Infect Dis* 8:293, 1995.

77. Kaul R, McGeer A, Norrby-Teglund A, et al: Intravenous immunoglobulin therapy for streptococcal toxic shock syndrome—a comparative observational study. The Canadian Streptococcal Study Group. *Clin Infect Dis* 28:800, 1999.

78. National Nosocomial Infections Surveillance System. National Nosocomial Infections Surveillance (NNIS) System Report, data summary from January 1992 to June 2002. *Am J Infect Control* 30:458, 2002.

79. Kollef MH. Treatment of ventilator-associated pneumonia: Get it right from the start. *Crit Care Med* 31:969, 2003.

80. Parker CM, Kutsogiannis J, Muscedere J, et al: Ventilator-associated pneumonia caused by multidrug-resistant organisms or pseudomonas aeruginosa: Prevalence, incidence, risk factors, and outcomes. *J Crit Care* 23:18, 2008.

81. Klompas M: Does this patient have ventilator-associated pneumonia? *JAMA* 297:1583, 2007.

82. Safdar N, Maki DG: Risk of catheter-related bloodstream infection with peripherally inserted central venous catheters used in hospitalized patients. *Chest* 128:489, 2005.

83. Marr KA, Sexton DJ, Conlon PJ, et al: Catheter-related bacteremia and outcome of attempted catheter salvage in patients undergoing hemodialysis. *Ann Intern Med* 127:275, 1997.

84. Rupp ME, Lisco SJ, Lipsett PA, et al: Effect of a second-generation venous catheter impregnated with chlorhexidine and silver sulfadiazine on central catheter-related infections: A randomized, controlled trial. *Ann Intern Med* 143:570, 2005.

85. Cobb D, High KP, Sawyer RG, et al: A controlled trial of scheduled replacement of central venous and pulmonary-artery catheters. *N Engl J Med* 327:1062, 1992.

86. Angus DC, Linde-Zwirble WT, Lidicker J, et al: Epidemiology of severe sepsis in the United States: Analysis of incidence, outcome, and associated costs of care. *Crit Care Med* 29:1303, 2001.

87. Dellinger RP, Levy MM, Carlet JM, et al: Surviving Sepsis Campaign: International guidelines for management of severe sepsis and septic shock: 2008. *Crit Care Med* 36:296, 2008.

88. Otero RM, Nguyen HB, Huang DT, et al: Early goal-directed therapy in severe sepsis and septic shock revisited: Concepts, controversies, and contemporary findings. *Chest* 130:1579, 2006.

89. Kumar A, Roberts D, Wood KE, et al: Duration of hypotension before initiation of effective antimicrobial therapy is the critical determinant of survival in human septic shock. *Crit Care Med* 34:1589, 2006.

90. Ibrahim EH, Sherman G, Ward S, et al: The influence of inadequate antimicrobial treatment of bloodstream infections on patient outcomes in the ICU setting. *Chest* 118:146, 2000.

91. Morrell M, Fraser VJ, Kollef MH: Delaying the empiric treatment of candida bloodstream infection until positive blood culture results are obtained: A potential risk factor for hospital mortality. *Antimicrob Agents Chemother* 49:3640, 2005.

92. De Backer D, Creteur J, Silva E, et al: Effects of dopamine, norepinephrine, and epinephrine on the splanchnic circulation in septic shock: Which is best? *Crit Care Med* 31:1659, 2003.

93. Russell JA, Walley KR, Singer J, et al: Vasopressin versus norepinephrine infusion in patients with septic shock. *N Engl J Med* 358:877, 2008.

94. Bernard GR, Vincent JL, Laterre PF, et al: Efficacy and safety of recombinant human activated protein C for severe sepsis. *N Engl J Med* 344:699, 2001.

95. Centers for Disease Control and Prevention. Updated U.S. Public Health Service guidelines for the management of occupational exposures to HBV, HCV, and HIV and recommendations for post-exposure prophylaxis. *MMWR Morb Mortal Wkly Rep* 50:23, 2001.

96. Goldberg D, Johnston J, Cameron S, et al: Risk of HIV transmission from patients to surgeons in the era of post-exposure prophylaxis. *J Hosp Infect* 44:99, 2000.

97. http://www.cdc.gov/vaccines/recs/schedules/adult-schedule.htm: Recommended Adult Immunization Schedule—United States [accessed April 30, 2008].

98. Wasley A, Grytdal S, Gallagher K: Surveillance for acute viral hepatitis—United States, 2006. *MMWR Morb Mortal Wkly Rep* 57(SS02):1, 2008.

99. ACIP. Immune globulins for protection against viral hepatitis. *MMWR Morb Mortal Wkly Rep* 30:423, 1981.

100. Puro V, Petrosillo N, Ippolito G, et al: Risk of hepatitis C seroconversion after occupational exposure in health care workers. *Am J Infect Control* 23:273, 1995.

101. Centers for Disease Control. Recommendations for the prevention and control of hepatitis C virus (HCV) infection and HCV-related chronic disease. *MMWR Morb Mortal Wkly Rep* 47:19, 1998.

102. Inglesby TV, O'Toole T, Henderson DA, et al: Anthrax as a biological weapon. *JAMA* 287:2236, 2002.

103. Inglesby TV, Dennis DT, Henderson DA, et al: Plague as a biological weapon. *JAMA* 283:2281, 2000.

104. Tucker JB: *Scourge. The Once and Future Threat of Smallpox.* New York: Grove Press, 2001, p 1.

105. DeClercq E: Cidofovir in the treatment of poxvirus infections. *Antiviral Res* 55:1, 2002.

第7章

创伤

C. Clay Cothren, Walter L. Biffl, and Ernest E. Moore

关键点

1. 创伤是 1~44 岁人群最常见的死因,并且在所有人群中是第三位常见的死因。
2. 严重创伤病人的早期处理包括进行一级评估(ABCs:A 气道与颈椎保护,B 呼吸,C 循环);初期救治的目的是识别和处理危及生命的伤情。

3. 对于进行性血流动力学不稳定的病人,无论是无反应者或是短暂的反应者,都必须立刻进行干预治疗;必须考虑到基于病理生理表现的 4 种不同类型的休克,即失血性休克、心源性休克、神经源性休克和脓毒性休克。

4. 除非有证据可以排除诊断,所有钝性伤病人都应假定存在不稳定性颈椎损伤,同时必须进行颈椎保护和中轴线固定。

5. 穿透性颈部损伤需立即手术治疗指征包括血流动力学不稳定和明显的动脉性外出血;血流动力学稳定病人的救治策略则根据损伤的临床表现和划分为 3 个区域的颈部解剖部位而定。

6. 颈动脉和椎动脉钝性伤通常需要全身抗凝治疗。

7. 腹部是一个诊断的黑箱。然而,体格检查和超声能迅速判断病人是否需要紧急剖腹手术。若要更加准确地判断损伤的部位和程度,CT 扫描是评估的主要依据。

8. 损伤控制性手术最常见的指征是出现"极端恶性循环"(凝血障碍、低体温和代谢性酸中毒构成的致命性结合)的表现。其根本目的是控制出血和限制胃肠内容物溢出。

9. 腹腔间隔室综合征可能是原发性的(如腹部脏器损伤、腹腔积血和包裹)或是继发性的(如再灌注所致的肠道水肿和腹水)。

10. 确定是否存在降主动脉钝性撕裂伤的金标准是 CT 扫描,其应用指征主要取决于损伤机制。

引言

创伤(trauma)被定义为由于与环境间的能量交换超过了机体的耐受力而导致的细胞破坏。创伤是 1~44 岁所有人群的最主要的死亡原因,如果不考虑年龄则是第三位死亡原因[1],也是性生活丧失的首位原因。美国政府将创伤相关的死亡分为以下几种:事故(意外伤害)、故意自伤(自杀)、被袭击(他杀)、法律措施或战争,以及不确定种类。每年非故意的创伤导致超过 110 000 人死亡,其中机动车碰撞超过 40%。他杀、自杀和其他原因每年导致 50 000 人死亡。然而,因为多数受伤者存活,死亡并不能很好地评价创伤发生的严重程度。如 2004 年,与创伤相关的死亡约 167 000 人,急诊室救治的创伤病人则超过 2960 万[2]。据估计,美国与创伤相关的医疗费用每年达 1170 亿美元[2]。所有创伤病人终身累计费用达 260 万亿美元以上。由于上述因素,创伤被认为是重要的公共健康问题。美国创伤外科医师委员会(American College of Surgeons Committee on Trauma)积极倡导发展创伤中心和创伤救治体系,创伤救治体系的建设明显地改善了创伤病人的预后[3-5]。

创伤病人的早期评估和复苏

一级评估

鉴于给予适当、及时的治疗能显著地改善创伤病人预后的假设,美国创伤外科医师委员会始于 20 世纪 70 年代末建立了高级创伤生命支持(advanced trauma life support,ATLS)课程[6]。ATLS 提供了一个处理创伤病人的标准结构路径,强调"黄金时间"的概念,即必须及时、按优先次序对创伤病人进行干预治疗以避免死亡。贯穿本章的 ATLS 理念及基本原则很少有修改。严重创伤病人的早期处理包括:一级评估,同时复苏;二级评估,诊断评价和确定性治疗。处理创伤病人的第一步骤是进行一级评估,其目标的是识别和处理立即危及生命的伤情。ATLS 课程的一级评估涉及"ABCs"评估方法,即 A 气道和颈椎保护、B 呼吸、C 循环。虽然一级评估的内容是以有序的方式进行,但实际上常常是同时进行的。在进行第二级评估之前,必须识别和处理危及生命的伤情(表 7-1)。

表 7-1　一级评估中应立即识别危及生命的损伤

A 气道
　气道阻塞
　气道损伤
B 呼吸
　张力性气胸
　开放性气胸
　连枷胸伴有肺挫伤
C 循环
　失血性休克
　　大量血胸
　　大量腹腔积血
　　不稳定性骨盆骨折
　　肢体缺损
　心源性休克
　　心脏压塞
　神经源性休克
　　颈椎损伤
D 能力丧失
　颅内出血/大面积损害

气道管理与颈椎保护

在一级评估中首先是确保创伤病人气道通畅。因为除非血氧含量足够,否则恢复心血管稳定的一切努力都是徒劳的。同时,所有钝性伤病人须先固定颈椎直到排除颈椎损伤。一般使用硬颈围,或在头部两侧放置沙袋,胶带要包绕病人前额、沙袋及背板,而软颈围固定颈椎效果不佳。

通常,对清醒、无呼吸急促、能正常发音的病人,早期并不需要特别关注气道。特殊情况包括颈部穿透伤、进行性增大的血肿、累及口鼻或咽喉部的化学性损伤或热损伤、颈部广泛性皮下气肿、复杂颌面部损伤或气道出血,虽然这类病人最初气道通畅,但如果软组织肿胀、血肿形成或水肿加重,则可能发生气道阻塞。对于这类病人,在气道出现危险之前应实施选择性气管插管。

异常发音、异常呼吸音、呼吸急促或意识状态改变的病人需要进一步地评估气道。血液、呕吐物、舌后坠、异物、软组织肿胀都可能引起气道阻塞，许多病人在吸痰后就能立即缓解气道阻塞。昏迷病人舌后坠阻塞下咽部时，通过上提下腭或上推下颌骨可能解除阻塞。清醒病人通常难以耐受放置口咽通气道，但口咽或鼻咽通气道有助于维持气道开放。创伤病人建立确定性气道（如气管内插管）的指征包括：呼吸暂停、意识状态改变，丧失气道保护功能，即将发生气道窒迫的吸入性损伤、血肿、面部出血、软组织肿胀或误吸，以及不能维持正常氧合。意识状态改变是最常见的气管内插管指征。病人表现为烦躁不安和迟钝，常归因于中毒或药物滥用，但事实上可能是由于缺氧。

气管内插管术的方法包括经鼻气管内插管、经口气管内插管或手术入路。经鼻气管内插管仅仅用于有自主呼吸的病人，经常在来院前急救中使用，但在急诊室主要用于需要紧急气道支持又不能使用肌肉松弛剂的病人。经口气管内插管术是建立确定性气道最常用的方法。应假定所有创伤病人均存在颈椎损伤，颈部中轴线手法固定是最基本的[6]。气管内插管的正确定位应通过直接喉镜检查、二氧化碳描记图、双侧呼吸音听诊以及最后的胸片证实。采用光纤的直视观察声带的可视喉镜（GlideScope 喉镜），也常用于确定气管内插管的位置[7]。经口气管插管的优点包括插管时能直接看见声带，能用更大直径的气管导管，并可用于呼吸暂停病人；缺点是清醒病人通常需要用肌肉松弛剂，可能发生插管失败、误吸或药物并发症。实施快速诱导气管内插管者必须非常熟悉操作程序（参见第 13 章）。

气管内插管失败的病人，或由于广泛的面部损伤预先确定不能经口/鼻气管内插管的病人，需要采用手术方法建立气道。环甲膜切开术（图 7-1）即通过较大纵向切口、锐性分离皮下组织和肌肉，助手用拉钩向侧方拉开切口有助于改善视野；通过手指触诊气道确认环甲膜；在环甲膜切开之前用气管切开术拉钩固定气道，拉钩置于甲状软骨下提起气道。然后，插入 6.0 号气管切开导管（成人最大直径）（原文如此，译者注）经环甲膜切口置入气道。对于 8 岁以下的病人，由于环甲膜切开术有并发声门下狭窄的风险，禁忌使用，应行气管切开术。

喉、气管分离或喉软骨骨折的创伤病人具有紧急气管

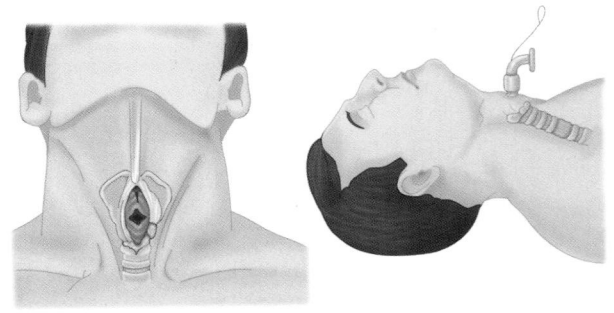

图7-1 紧急手术建立开放气道推荐环甲膜切开术。纵向切开皮肤，避免损伤位于正中线两侧的颈前静脉，若出血会影响视野，延长手术过程。用尖刀把环甲膜横向切开，刀尖向下避免损伤声带。**A.** 用拉钩固定甲状软骨，有利于导管插入。**B.** 指检确认气道后，插入 6.0 号气管切开导管或气管导管

切开的指征，环甲膜切开术在这类病人中可能引起气道进一步损害或导致气道完全阻塞。手术室有最佳的照明和更多可用的设备（如胸骨锯），故手术最好在手术室内进行。在这些病例中，常见于"晾衣绳"样损伤后，通过颈前部组织缺损伤口或在颈部皮肤切口通常能直接显露气管，并能探查气管（图 7-2）。如果气管被完全横断，应在气管远端放置一个夹子，防止气管缩入纵隔，尤其在气管导管插入之前特别重要。

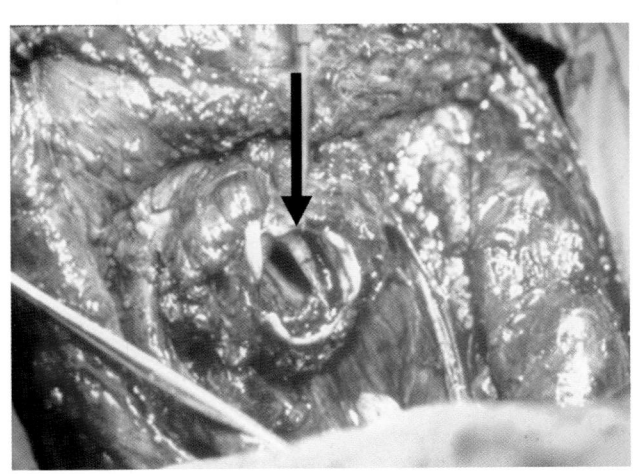

图 7-2 "晾衣绳"损伤可部分或完全地横断颈前组织结构（包括气管）。气管完全横断时，气管导管应直接插入远端气管内，但应注意不要把远端气管推入纵隔

呼吸与通气

一旦建立了安全的气道，必须保证足够的氧合和通气。所有创伤病人都应给予辅助通气，并监护脉搏血氧饱和度。由于不充足的通气，下列情况可能立即构成对生命的威胁，在一级评估中应该识别：张力性气胸、开放性气胸和连枷胸伴肺挫伤。所有这些情况都应该在一级评估中诊断出来。

胸部创伤病人表现为呼吸窒迫和低血压，伴随任何下列体征应诊断为张力性气胸：气管偏移远离伤侧、伤侧呼吸音减弱或消失、伤侧出现皮下气肿。由于上腔静脉受阻病人可表现为颈静脉怒张，也可能由于全身血容量不足表现为颈静脉扁平。通过生命体征能区别张力性气胸与单纯性气胸，它们有相似的症状、体征和辅助检查结果，但发生低血压者为张力性气胸。野外现场急救可立即用 14G 导管针在锁骨中线第二肋间隙行胸腔闭式引流减压，而在急诊室拍胸片前应立即进行胸腔闭式引流术（图 7-3）。在张力性气胸中，肺实质撕裂伤形成单向活瓣，每次吸气允许额外的气体积聚于胸膜腔。正常的胸膜腔内负压变成正压，伤侧肺严重萎缩，纵隔向健侧移位。随后健侧肺被压缩，并且使心脏受压、移位，致上、下腔静脉扭曲；减少静脉回心血量，最终降低心输出量导致循环衰竭。

开放性气胸或"吸吮性胸部伤口"见于胸壁全层毁损时，致使空气在胸膜腔和大气之间自由的交换（图 7-4）。由于大气压与胸膜腔压平衡损害了通气功能，阻碍肺膨胀和肺泡通气量，导致缺氧和高碳酸血症。未放置胸腔闭式引流管而完全封闭胸壁缺损，可能使开放性气胸变为张力性气胸。这种

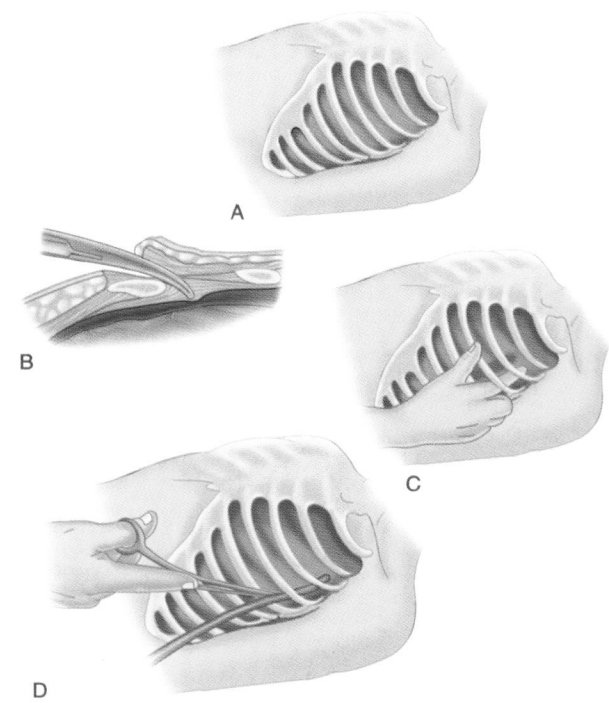

图 7-3 **A.** 胸腔闭式引流术：切口在第四、五肋间隙（乳房下皱褶）腋中线上，以避免肝或脾的医源性损伤。**B.** 大剪刀贯穿肋间肌进入胸膜腔，为避免损伤位于肋骨下缘的肋间束，应经肋骨上缘进入。**C.** 手指探查切口，确定胸腔位置和除外胸膜粘连。**D.** 36F胸管直接放入胸腔，用止血钳将胸管送到确切位置

损伤的暂时处理包括用封闭敷料覆盖伤口，三边胶带粘紧，以形成一个扑动的活瓣，既允许吸气时的有效通气，又允许胸膜腔内积聚的气体从未封闭的一端溢出，防止发生张力性气胸。进一步治疗需要关闭胸壁缺损，在远离伤口的部位行胸腔闭式引流术。

当3根或更多根邻近的肋骨至少2处部位骨折时，可发生连枷胸。由于吸气的胸膜腔内呈负压，胸壁浮动部分的反常运动在自主呼吸的病人表现更明显。额外的呼吸做功以及连枷胸所致的胸壁痛通常不足以严重危害通气功能。然而，伴随肺顺应性下降和肺内分流增加的肺挫伤常是损伤后肺功能障碍的根源。在第一个 12 小时中，肺挫伤常常进行性加重。肺通气不足和低氧血症同时存在，可能需要预先考虑行气管内插管和机械通气。病人一级评估的胸片经常不能充分评估肺实质损伤的程度(图 7-5)；这类病人应特别注意密切监护和频繁进行临床再评估。

循环与控制出血

随着安全气道和充足的通气建立后，循环状态是下一个优先考虑的问题。通过触诊外周动脉脉搏可初步判断病人心血管状态。一般收缩压（systolic blood pressure，SBP）达到60mmHg 可触及颈动脉搏动，70mmHg 可触及股动脉搏动，80mmHg 可触及桡动脉搏动。除非有证据排除，在创伤病人评估过程中，发生任何低血压（定义为 SBP<90mmHg）都假定原因是出血。对于明显失血的病人，血压和脉搏应该至少每5 分钟监测一次，直到恢复正常生命体征。

在成人需用 16G 或更大的导管针建立两条外周静脉通道用于液体复苏。对于血容量不足可能需要输血的病人应同时抽血送检，检查血细胞比容、血型以及交叉配血。根据泊氏定律（Poiseuille's law），液体通过导管的流量与导管的直径成正比，与导管的长度成反比。因此，为了容量复苏，静脉输液管道应短而直径大。如果外周静脉不适合建立大口径静脉通道，应行中心静脉穿刺，并首选置入三腔中心静脉导管。一般而言，创伤病人最初的静脉通道最安全的是置于腹股沟或踝部，以便静脉导管不干扰进行其他诊断性或治疗性胸腹部操作。对于外周静脉穿刺困难且需要大量液体复苏的病人，在踝关节部位将隐静脉切开可提供极好的输液通路(图 7-6)。在内踝前、上方各 1cm 能准确找到大隐静脉，即使在大出血静脉萎缩的创伤病人，也能很快地置入标准的 14G 导管针。通过股静脉或锁骨下静脉插入中心静脉导管也能建立另外的静脉通路。通常股静脉途径用于胸部创伤病人，颈静脉或锁骨下静脉途径用于腹部创伤病人。颈静脉或锁骨下静脉中心静脉导管能提供更可靠的中心静脉压（central venous pressure，

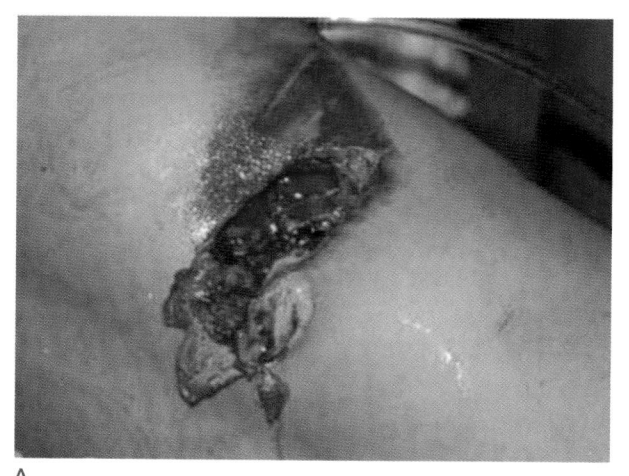

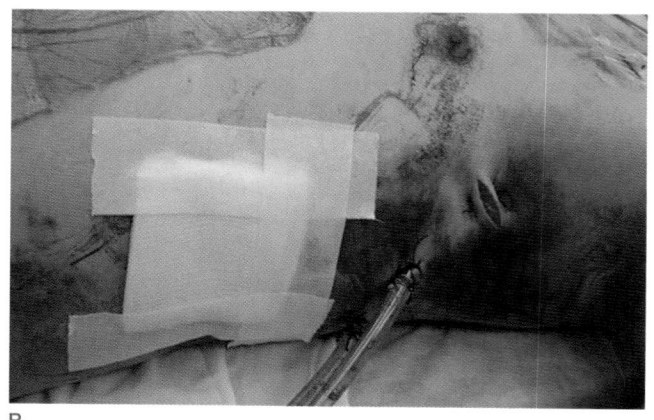

图 7-4 **A.** 胸壁全层毁损导致开放性气胸。**B.** 用封闭敷料覆盖伤口，三边以胶带粘紧，暂时处理胸壁缺损，允许累积的气体溢出胸膜腔，防止发生张力性气胸。进一步治疗包括修复胸壁缺损和在远离伤口部位行胸腔闭式引流术

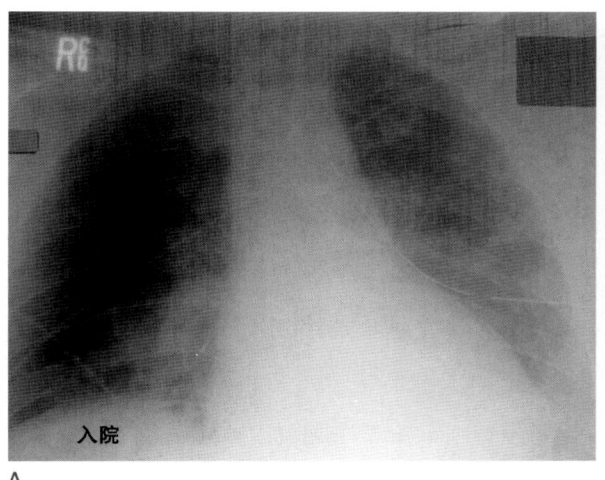
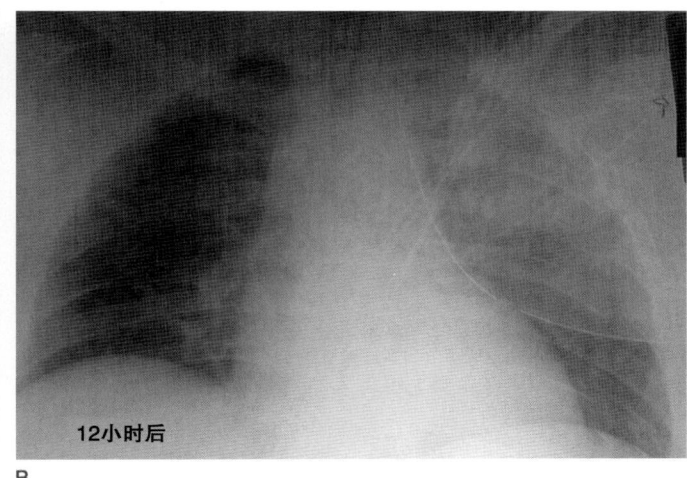

图 7-5　A. 入院时的胸片没有充分地显示病人胸部损伤的严重程度。B. 12 小时后病人左肺挫伤逐渐明显,复查胸片见左肺不透明

CVP)测定,有助于确定病人的容量状态和排除心脏压塞。对于 6 岁以下的低血容量创伤病人,可在无骨折的下肢胫骨近端(首选)或股骨远端放置髓内穿刺针(图 7-7)。通过骨内穿刺针可连续输液并不需要压力。所有静脉用药能以相同的剂量经髓内途径应用。虽然紧急情况下使用髓内穿刺针安全,但一旦建立了其他静脉输液途径就应拔除髓内穿刺针,防止继发骨髓炎。

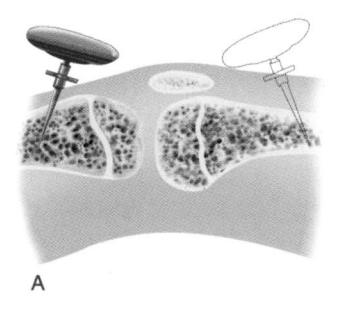
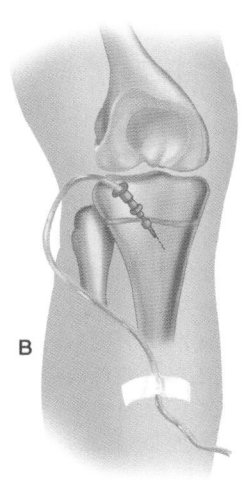

图 7-7　小于 6 岁的儿童尝试 1 或 2 次静脉穿刺失败是骨髓内输注的指征。A. 胫骨近端是首选的部位。如果胫骨骨折,可选择股骨远端。B. 穿刺针应直接远离骨骺板以避免损伤。如果骨髓被吸出,盐水容易输入且没有外渗征象,则视为穿刺针定位满意

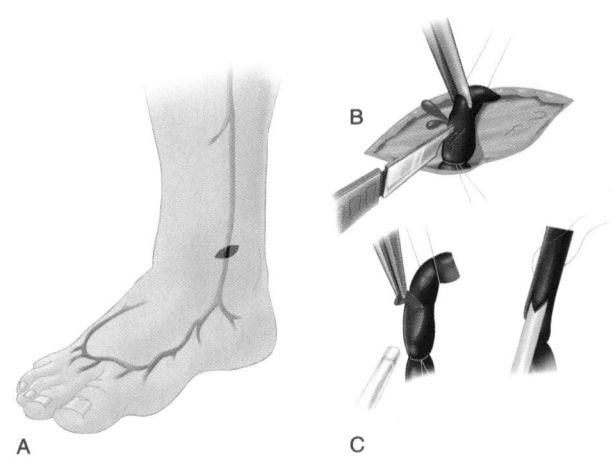

图 7-6　大隐静脉切开术对于建立液体复苏途径是一个很好的方法。A. 在内踝前、上方各 1cm 处一般均可找到隐静脉。B. 放置隐静脉近端和远端牵引线,并结扎远端。C. 放入 14G 静脉导管,近端以缝线固定,防止静脉导管移动

应该迅速地控制体表的出血,恢复循环容量。对于开放性创伤伴进行性出血者,应该用 4cm×4cm 纱布和戴无菌手套进行手法压迫止血。大块的敷料覆盖伤口可能掩盖敷料下方的进行性出血。由于损伤处邻近结构可能包括神经,应避免盲目夹闭出血血管。颈、胸廓出口以及腹股沟等部位的穿透伤出血可能非常猛烈,来自伤口深部,盲目夹闭血管特别容易导致误伤,此时,戴无菌手套后用手直接穿过伤口达到出血血管部位,适当用力压迫可控制活动性出血。实施这

种手法压迫止血的外科医师必须跟随创伤病人步行到手术室再进行开放的进一步治疗。对于四肢出血者,应用止血带控制出血虽然操作容易,但完全性血管阻断有可能导致永久性神经及肌肉损伤,故通常采用手指压迫控制出血。对于开放性骨折病人,采用夹板固定骨折可限制外出血,使出血进入皮下组织。累及帽状腱膜的头皮撕裂伤者出血严重,需用缝皮钉、雷氏夹(Rainey clips)或全层连续尼龙线缝合能暂时控制出血。

在循环系统的一级评估中,必须识别四种威胁生命的伤情:①大量血胸;②心脏压塞;③大量腹腔内积血;④不稳定性骨盆骨折。后两者分别在"急诊剖腹探查"和"骨盆骨折与紧急出血的控制"中论述。胸片、骨盆 X 线片和针对创伤部位腹部超声重点评估(focused abdominal sonography for trauma, FAST)是常用于区别这些多系统创伤病人三个重要方面(参

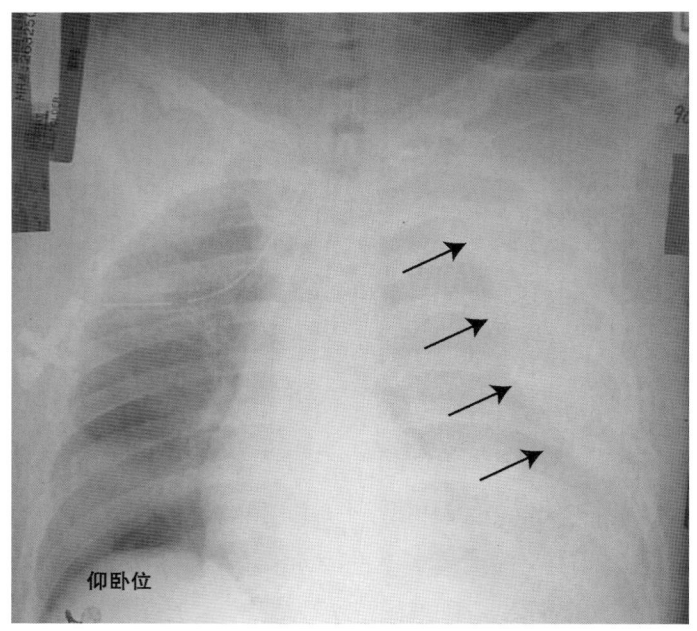
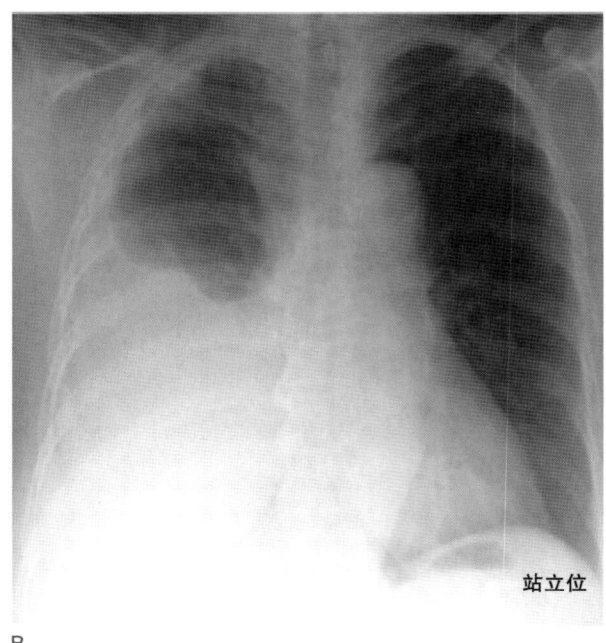

A   B

图7-8   大于1500ml的血液积聚于胸膜腔称为大量血胸。胸片结果受病人体位的影响。**A.** 仰卧位时,血液占据整个胸腔后部,最值得注意的是将肺推离胸壁。**B.** 直立位时,可见血液积聚于在胸膜腔内

见"部位评估和特殊的诊断性试验")。

大量血胸(第一个威胁生命的伤情)的定义为>1500ml的血液,或在儿童>1/3的血容量积聚于胸膜腔内(图7-8)。胸片评估血胸不够准确,胸腔闭式引流术是血胸定量化唯一可靠的方法。钝性伤时,血胸通常是由于伴随多发性肋骨骨折断裂的肋间动脉出血所致,偶尔出血来自于撕裂的肺实质。穿透伤时,应该假定存在全身性的或肺门血管损伤。在某些情况下,大量血胸是手术干预治疗的指征,胸腔闭式引流术对于促进肺再膨胀是极其重要的,后者可能发挥一定程度的压塞作用。

心脏压塞(第二个威胁生命的伤情)最常见于胸部穿透伤;偶尔见于钝性伤所致的心脏破裂,尤其是见于心耳破裂。心包急性出血<100ml就能引起心脏压塞,典型表现是Beck三联征(Beck's triad),即颈静脉怒张、心音遥远、动脉血压下降,但在现场嘈杂的受伤环境下和血容量不足时常常观察不到。因为心包不能扩张,心包内压力将升高到与受伤的心腔的压力相当,当这种压力超过右心房压力时,右心房充盈受损,右心室前负荷下降,导致右心室输出量下降和中心静脉压(CVP)增高。增高的心包内压也使心肌血流量不足,导致心内膜下缺血并进一步地降低心输出量。

心包腔的床旁超声检查是诊断心脏压塞的最好方法(图7-9)。在心脏压塞早期,快速输入液体能短暂地改善血压和心输出量。伴血流动力学紊乱的病人,可行超声引导下心包穿刺抽液(图7-10)。抽出15~20ml血液后,常常能暂时稳定病人的血流动力学状态,防止心内膜下缺血和与其关联的致命性心律失常,并有机会转送病人到手术室行胸骨切开术。心包穿刺能成功地解除大约80%心脏压塞病人的心包压力,大多数失败原因是心包内存在血凝块。SBP<70mmHg的心脏压塞病人应行急诊开胸术(emergency department thoracot-

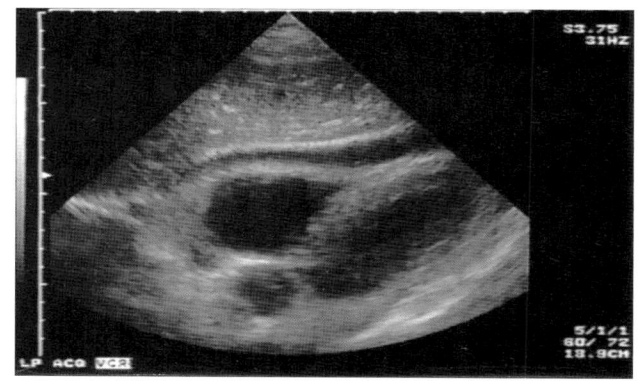

图7-9   剑突下心包超声显示大量的心包积液

omy,EDT),打开心包修复损伤。

关于EDT的实用性已经争论多年,EDT现行的指征是根据30年的前瞻性研究数据得出(表7-2)[7]。单纯心脏损伤者行EDT后存活率最高;单纯心脏穿透伤者行EDT后,35%出现休克、20%无生命体征者(如脉搏或可测量的血压)可成功复苏。所有穿透伤的总存活率为15%。相反,钝性伤病人实施EDT后预后很差,发生休克病人的存活率约为2%,无生命体征病人的存活率<1%。因此,到达急诊室正处于心肺复苏(cardiopulmonary resuscitation,CPR)的病人应根据伤情和转运时间有选择地实施EDT(图7-11)。EDT最好经左前外侧切口行开胸术,切口起点在胸骨右侧缘(图7-12)。先在膈神经前面纵向切开心包解除心脏压塞,再行修补心脏损伤和开胸心脏按压。钳闭大动脉(降主动脉)支持中心循环,增加大脑和冠状动脉血流量,并控制腹部出血(图7-13)。病人在EDT后,必须维持SBP>70mmHg,认为可复苏者应开展相应的治疗,转送病人到手术室[8]。

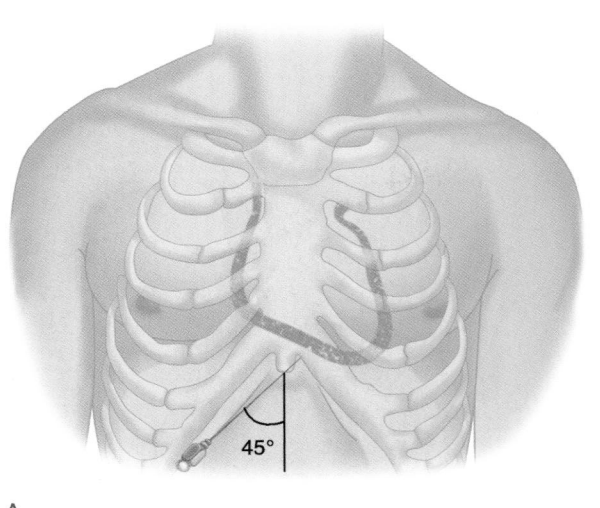

A

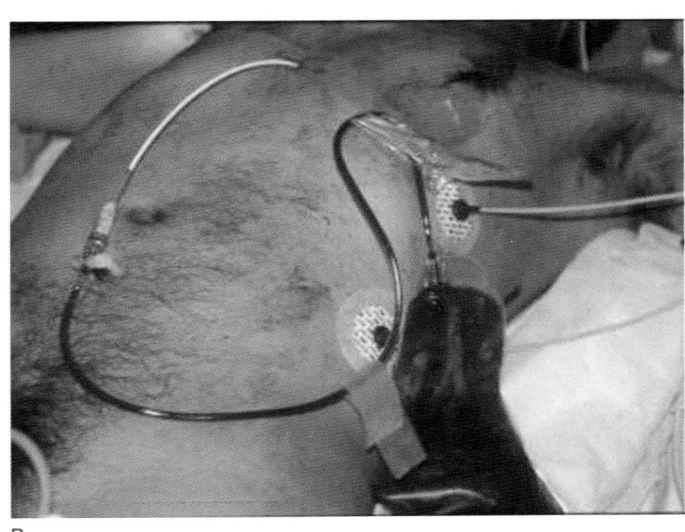

B

图 7-10 心包穿刺术的指征是具有心脏压塞证据的病人。A. 心包穿刺的途径是剑突下入路,穿刺针与胸壁成 45°朝向左肩角刺入。B. 采用 Seldinger 技术安置猪尾导管。可用注射器反复抽吸血液或连接管道靠重力引流血液。清除未凝固的心包积血,防止心内膜下缺血,并在伤情稳定后转送病人到手术室行胸骨切开术

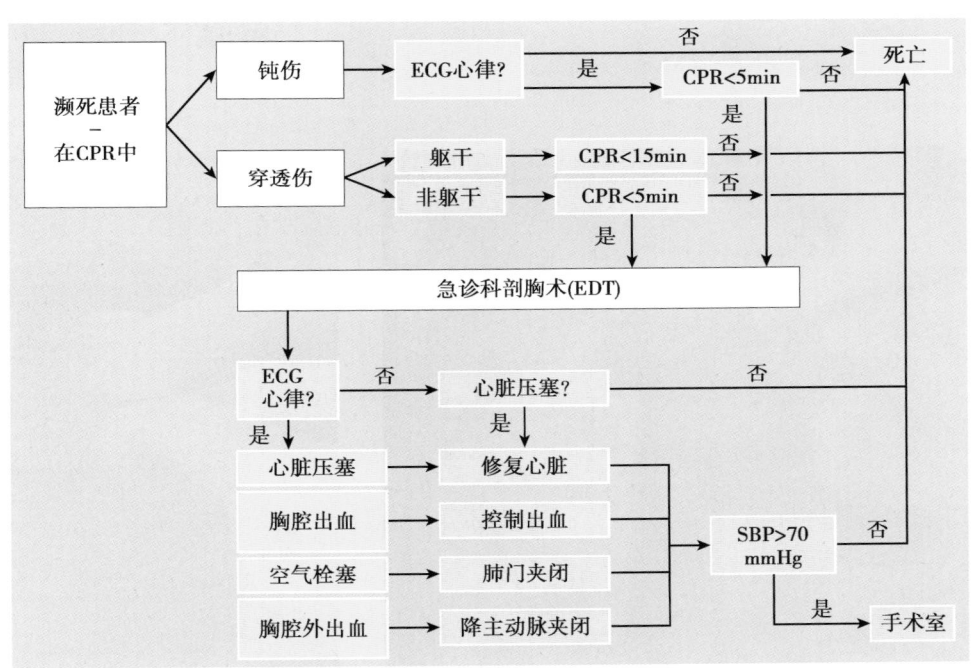

图 7-11 心肺复苏(CPR)的创伤病人行急诊开胸术(EDT)流程图。ECG=心电图;SBP=收缩压

表 7-2	EDT 通用的适应证和禁忌证	
适应证 　创伤后心搏骤停救治 　　有目击者证实在入院前 CPR<15 分钟的存活的穿透伤病人 　　有目击者证实入院前 CPR<5 分钟的存活的钝性伤病人 　持续严重损伤后低血压(SBP≤60mmHg)病人,由于以下原因: 　　心脏压塞	出血——胸腔内、腹腔内、四肢、颈部 　空气栓塞 禁忌证 　穿透伤:CPR>15 分钟并且无生命体征(瞳孔反应、呼吸、运动活动) 　钝性伤:CPR>5 分钟并且无生命体征或心搏停止	

CPR=心肺复苏;SBP=收缩压

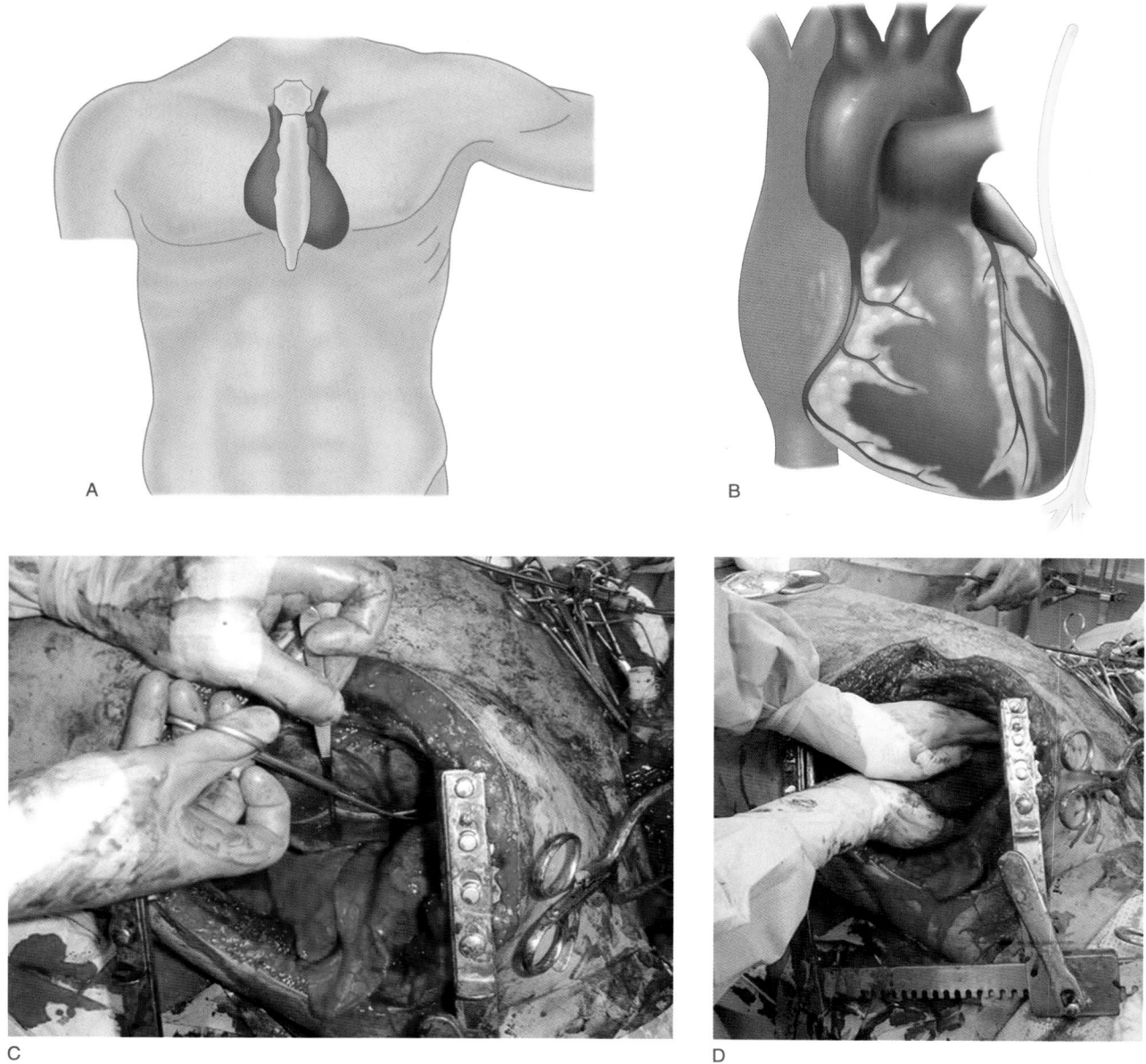

图 7-12   **A.** 急诊开胸术(EDT)是经第五肋间隙用前外侧入路。**B** 和 **C.** 在膈神经前面切开心包,心脏旋转出来做修补。**D.** 胸内心脏按压:用自动拉钩显露,双手从掌到手指的合页样拍打运动。因为单手心脏按压技术有拇指导致心肌穿孔的风险,强烈推荐双手心脏按压技术

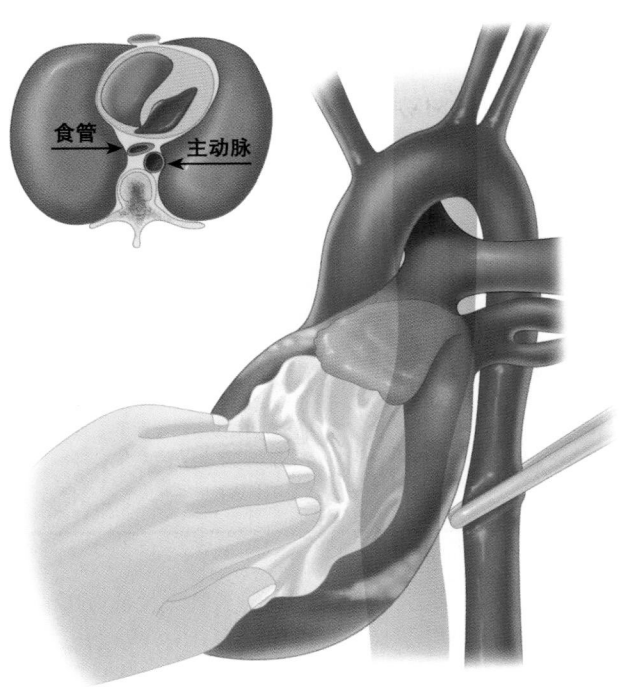

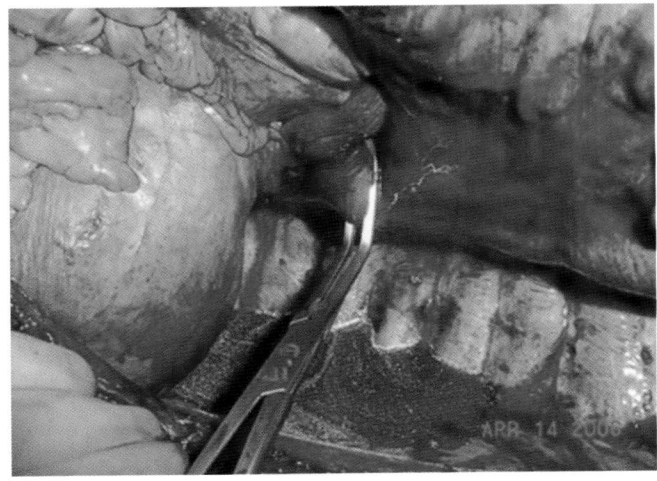

图 7-13 降主动脉钳闭,将左肺极度压缩,在膈肌上与肺下韧带之间为钳闭部位。识别主动脉:进入左胸,脊柱之上遇到第一个组织结构即是主动脉

失能和暴露

格拉斯哥评分(Glasgow Coma Scale,GLS)是通过运动反应、语言反应和睁眼反应三者的分数相加来评估病人的意识状态,分值范围从 3 分(最低)到 15 分(最高)。13~15 分为头部轻度损伤,9~12 分为中度损伤,<9 分为严重损伤。格拉斯哥评分是对神经系统功能的量化测定,有助于病人损伤分类和预后,应该用于所有的创伤病人(表 7-3)。

给予肌肉松弛药行气管插管前进行神经系统功能评估是非常关键的。意识方面微妙的变化可由缺氧、高碳酸血症、低血容量等引起,也可能是颅内压增加的一个早期信号。意识异常时应该立即再次评估气道、呼吸和循环等方面(ABCs),并考虑是否存在中枢神经系统损伤。意识方面的恶化可能很轻微,其发展形势也难以预测。例如,由于缺氧,之前平静合作的病人变得焦虑烦躁;如果失血性休克不断加重,由于药物和乙醇等因素而烦躁不安的病人可能变得嗜睡。严重损伤病人须将衣服全部除去,以避免遗漏危及生命或者肢体的损伤。

休克的分型和早期液体复苏

休克的典型症状和体征是心率加快、血压降低、呼吸加快、意识改变、出汗、皮肤黏膜苍白(表 7-4)。生理方面的异常与急性失血量密切相关。如 Ⅱ 度休克可能有心率加快,但直到失血量超过 1500ml 或者达到 Ⅲ 度休克,病人才会出现血压降低。休克体征可被视为多种关联因素综合作用的结果,有助于评估病人对治疗的反应。液体复苏的目的是恢复组织灌注。液体复苏首先是输入等渗液体,成人 2L,儿童 20ml/kg,经典的是乳酸林格液。对于持续低血压者,在给予红细胞以前,晶体液复苏在成人可以重复 1 次,儿童 2 次。对液体复

表 7-3		格拉斯哥(Glasgow)昏迷等级[a]	
		成 人	婴儿/儿童
睁眼反应	4 分	自动睁眼	自动睁眼
	3 分	呼唤睁眼	呼唤睁眼
	2 分	刺痛睁眼	刺痛睁眼
	1 分	不睁眼	不睁眼
语言反应	5 分	回答准确	正常言语
	4 分	回答含糊	哭闹但可以安抚
	3 分	用词不当	持续哭闹
	2 分	答非所问	烦躁不安,呻吟
	1 分	不能言语	不能言语
运动反应	6 分	按吩咐运动	本能的,有目的的
	5 分	对刺痛能定位	对刺痛能定位
	4 分	对刺痛产生屈曲反应	对刺痛产生屈曲反应
	3 分	异常屈曲(去皮层状态)	异常屈曲
	2 分	异常伸展(去脑状态)	异常伸展
	1 分	无反应	无反应

[a] 格拉斯哥昏迷等级是通过将运动、语言和睁眼反应的分值相加来进行评估。分数的范围从 3(最低)到 15(最高)

苏反应良好者(如生命体征正常,感觉灵敏)和末梢血管灌注良好者(正常的毛细血管再灌注后,手指和脚趾温暖)表明全身灌注充足。尿量是一个可量化且可靠的组织器官灌注指

标。足够的尿量标准是成人 0.5ml/（kg·h），儿童 1ml/（kg·h），未满周岁的婴儿 2ml/（kg·h）。由于复苏相关参数的测量是时间相关性的，因此手术室和 ICU 获得的这些参数比创伤救治一级评估时更有参考价值。

表7-4	**失血性休克进展到各期的症状和体征**			
	Ⅰ度	Ⅱ度	Ⅲ度	Ⅳ度
失血量（ml）	达到 750	750～1500	1500～2000	>2000
失血量（% BV）	达到 15%	15%～30%	30%～40%	>40%
脉搏	<100	>100	>120	>140
血压（mmHg）	正常	正常	下降	下降
脉压（mmHg）	正常或增高	下降	下降	下降
呼吸频率（次/分）	14～20	20～30	30～40	>35
尿量（ml/h）	>30	20～30	5～15	可忽略不计
CNS/意识状态	轻度焦虑	中度焦虑	焦虑和意识不清	意识不清和昏睡

BV＝血容量；CNS＝中枢神经系统

在评估伴有休克的创伤病人时应特别考虑几点，避免误诊。心动过速通常是持续失血最早的征象。但是，对于身体强壮、静止时心率为 50 次/分左右的个体，心率达到 90 次/分就可认为是相对心动过速，虽然在临床上症状明显，却仍未达到心动过速的标准定义。相反，接受心血管药物（如 β 受体阻滞剂）治疗的病人，尽管有明显的应激反应，心率也不会增加。严重失血时发生心动过缓，通常预示着即将发生的心血管系统功能衰竭。除低血容量外的其他生理性应激，如缺氧、疼痛、焦虑、兴奋性药物（可卡因、苯异丙胺）等，也可导致心动过速。如前所述，因为血容量减少须超过 30% 才发生低血压，故低血压不是可靠的早期低血容量体征。另外，交感张力良好的年轻病人，尽管存在严重的血容量不足，除非即将发生心搏骤停，否则他们仍能维持收缩压。病人在怀孕期间循环血容量逐渐增加，因此，在丢失相对较多的血容量之后，才出现低血容量的症状和体征。（参见"特殊创伤人群"）

根据对液体复苏的初期反应，低血容量的创伤病人可以分为 3 类：有反应者、短暂反应者和无反应者。以生命体征、意识、尿量恢复正常为依据，伤情稳定或对初期液体治疗有反应者不太可能有持续性出血，可以依次进行进一步的诊断和评估除外隐匿性损伤（见二级评估）。经积极复苏仍无反应、持续低血压者，需要立即确定低血压的原因，并给予恰当的干预措施以避免病人死亡。短暂反应者是指经过初期容量复苏，血压增高后，出现血流动力学的再次恶化，应努力分辨出这类病人并进行进一步治疗。

持续低血压

血流动力学持续异常的病人，经液体复苏后，无论是无反应者还是短暂反应者，都需要系统地检查评估和及时治疗干预。导致病人持续性低血压的原因很多，包括从无法救治的多系统损伤到张力性气胸等容易逆转的损伤。医师必须首先考虑潜在的 4 种休克原因：失血性、心源性、神经源性、感染性。除受伤后超过 12 小时从其他医疗机构转送来的病人，在创伤室的病人几乎不存在感染性休克。作为血流动力学不稳定的因素之一，神经源性休克的病人经常是在一级评估发现瘫痪被分诊为失能一类，但在体格检查之前的化学性麻痹

病人可能被误诊。在大多数病例中，导致持续性低血压的两大休克类型是失血性和心源性，中心静脉压（CVP）测定常被用于区分这两种类型。颈静脉塌陷和 $CVP<5cmH_2O$ 的病人存在低血容量休克，可能伴有持续性出血。颈静脉扩张或 $CVP>15cmH_2O$ 的病人可能存在心源性休克。然而，如果病人烦躁不安和过度紧张，或者液体复苏过多过快，CVP 的测量可能偏高。单独的测量参数必须谨慎的解读。连续的碱缺失测定也有帮助，碱缺失持续>8mmol/L 意味着进行性细胞休克。技术的革新，如近红外光谱，将提供对组织氧输送的非侵袭性监测[9]。

创伤病人心源性休克的鉴别诊断包括：①张力性气胸；②心脏压塞；③钝性心脏损伤；④心肌梗死；⑤支气管静脉空气栓塞。张力性气胸是心力衰竭最常见的原因，心脏压塞前面已经讨论。虽然 1/3 严重钝性胸部创伤的病人存在钝性心脏损伤，但是几乎不导致血流动力学障碍。伴有心电图异常或心律失常的病人应连续心电监测，可能需抗心律失常药物治疗。除非怀疑心肌梗死，否则测量心肌酶谱没有作用，因为它们缺乏特异性，也不能预测显著的心律失常[10]。血流动力学不稳定的病人需要积极复苏，插置肺动脉导管有助于判断前负荷并指导正性肌力药物的使用。超声心动图检查可以排除心脏压塞、心瓣膜或间隔损伤，可以发现右心室收缩功能障碍，但除非反复监测超声心动图检查，否则对液体复苏以及监测对治疗的反应意义并不大。顽固性心源性休克病人可能需要安置主动脉内球囊泵以减弱心肌运动，提高冠脉灌注。对于老年病人，急性心肌梗死可能是造成机动车撞击或者其他创伤的原因。虽然最佳的治疗包括对针对梗死的治疗，如溶栓治疗和紧急血管成形术，但是这些决策必须根据病人其他部位的损伤进行个体化调整。

空气栓塞是一种经常被忽视或未能诊断的肺损伤的致命性并发症。在钝性或者穿透伤后可以产生空气栓子，空气从损伤的支气管进入毗邻损伤的肺静脉时（支气管-静脉瘘管）可回流入左心。空气在左室内蓄积阻碍舒张期充盈，收缩期时空气被泵入冠状动脉，中断冠脉灌注。典型的病例是遭受胸部穿透伤而血流动力学稳定的病人，但在气管插管进行正压通气后发生了心搏骤停。这类病人应该立即置于头低脚高

仰卧位（Trendelenburg 体位），使空气处于左室顶部；立即行急诊开胸术，并以心耳钳闭受伤一侧的肺门以阻止更多的空气进入（图 7-14）。用 18 号注射针和 50ml 注射器将空气从左室和主动脉根部吸出。强有力的按压使将气泡从冠状动脉中排出。如果上述方法不能奏效，可用"结核菌素"注射器（原文如此，译者注）从右冠状动脉抽吸气泡。一旦冠脉循环恢复，保持病人处于头高脚低仰卧位，肺门钳闭，直到手术修复肺静脉损伤。

由于非控制性出血引起的持续性低血压死亡率较高。对出血的部位或者多个部位的快速检查，包括根据致伤机制的视诊、创伤腹部超声重点评估（FAST）、胸部和骨盆的 X 线检查。诊断评估时，如果有条件者应给予病人 O 型红细胞（对于育龄期妇女给予 O 型全血）和相应血型的红细胞。对于穿透伤和有明确手术指征的病人，拍摄必要的 X 线片后应立即送入手术室，包括大量血胸、胸腔引流管引流量>1L 且持续引流量>200ml/h、腹部创伤后超声检查发现腹腔积血者。胸部或腹部枪伤的病人，受伤处放置不透 X 线的标志物，胸部和腹部拍片以确定弹丸的轨迹或者残余碎片的位置。如上腹部枪伤的病人应行胸部 X 线摄片，以确认子弹没有穿过膈肌导致胸腔内损伤。同样，右侧胸部枪伤的病人进行右侧胸部体格检查和胸部 X 线摄片的同时，也必须同样检查左侧胸部。如果导致穿透伤的锐器仍然保留在受伤部位，因为锐器可暂时性压迫破裂的血管，故不应该在急诊室取出（图 7-15）。医师应在可控制环境的手术室内拔出致伤的凶器，理想的情况是切口应予以足够显露。在刀子插入头部或者颈部的情况下，术前影像学检查对于排除动脉损伤是有帮助的。具有明确手术指征的钝性伤包括大量血胸、FAST 检查证实有大量游离液体的低血压病人。

对于不具有明确手术指征、持续性低血压的病人，应该系统地评估 5 个潜在的失血部位：头皮、胸部、腹部、骨盆、四肢。随行医务人员会注意到现场显著的出血，但出血量的估计是不可靠的。对检查发现的头皮撕裂伤活动性出血，可以用止血钳和 U 形钉迅速控制出血。通过胸部 X 线片、FAST、骨盆 X 线摄片等联合检查评估胸腹部创伤。如果 FAST 的结果是阴性，且未发现明确的导致低血压的原因，应该进行诊断性腹腔穿刺[11]。对四肢的体格检查和 X 线片用于发现合并的骨折，骨折导致的失血可能成为病人血流动力学不稳定的潜在原因。每根肋骨骨折有 100 ~ 200ml 失血，胫骨骨折 300 ~ 500ml，股骨骨折 800 ~ 1000ml，骨盆骨折>1000ml。虽然单个损伤不能造成病人血流动力学不稳定，但多个损伤累加可导致危及生命的失血。在创伤室内容易完成需要早期进行的诊断性检查。从急诊室将低血压病人转出行 CT 检查可能很危险，因 CT 检查的环境常不能满足监测和处理突发情况的需要。外科医师必须与病人随行，随时准备中止 CT 检查并直接转送到手术室。这样的危险情况在大型创伤中心比较少见，因为其急诊室能进行 CT 检查。

在急诊室处理低血压仍然是有争议的，主要是针对伴有穿通性血管损伤病人。实验研究证实，受损动脉内形成的血凝块能封闭血管。控制出血，如果收缩压>90mmHg 时可能冲掉血凝块导致再出血[12]，因此收缩压为 90mmHg 被认为是躯干动脉损伤病人术前血压的控制目标。但另一方面，创伤性脑损伤的最佳处理策略则包括维持收缩压>90mmHg[13]。

二级评估

一旦明确严重威胁生命的损伤，获得完整的病史后，应对

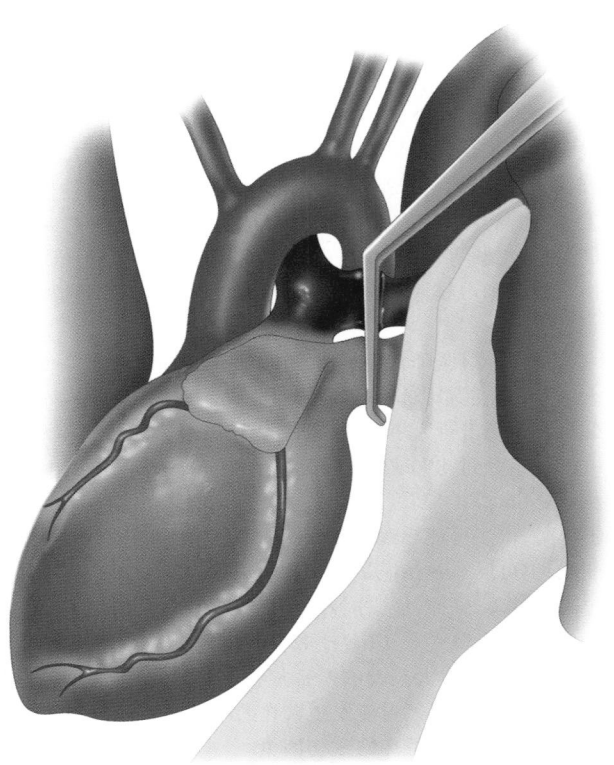
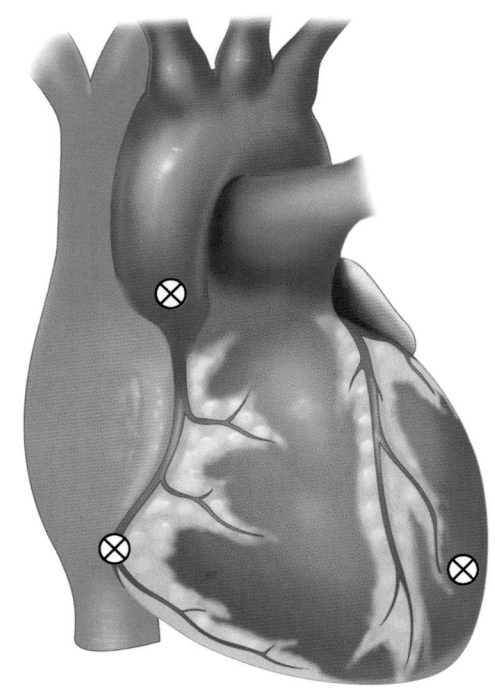

图 7-14   **A.** 心耳钳用于钳夹肺门以阻止空气栓塞支气管静脉。**B.** 抽吸的位置包括左心室、主动脉根部和右冠状动脉

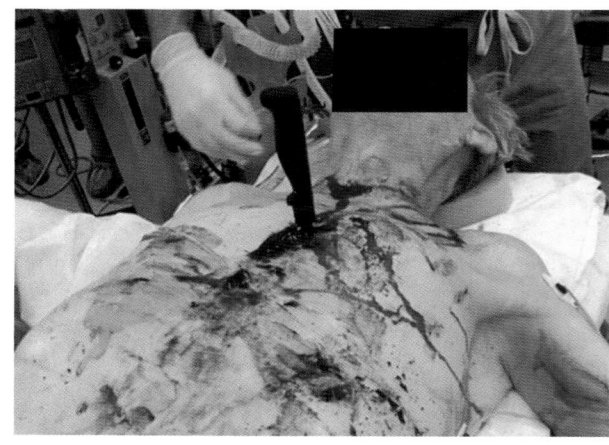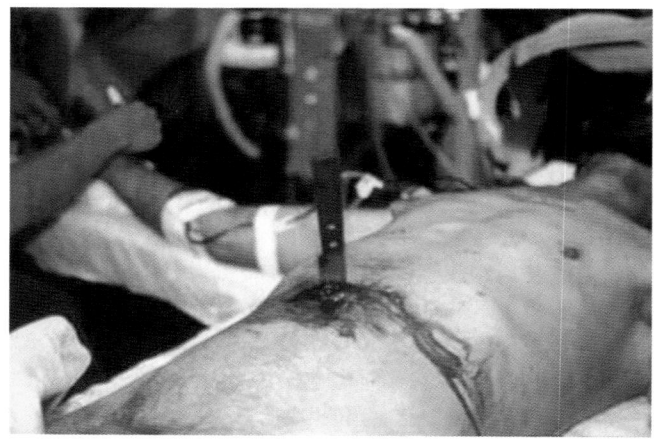

图 7-15　如果致伤物仍位于原位,应该在手术室取出,因为它对破裂血管有压迫止血的作用

病人进行系统的体格检查。应向病人或代理人询问获取足够的病史资料(过敏史、药物治疗史、既往病史、妊娠史,最后进食情况,以及与受伤相关的所有情况)。体格检查应全面,并特别注意常易被忽略的背、腋窝和会阴等部位。所有严重损伤的病人均应行直肠指诊检查,评价括约肌张力、指套是否有血迹、直肠有无伤口及前列腺是否高处移位,这些对于怀疑脊髓损伤、骨盆骨折或经骨盆的枪弹伤病人尤其重要。对于骨盆骨折的女性病人也应行阴道窥镜检查以排除开放性骨盆骨折。本章随后部分将讨论各部位损伤的临床表现、诊断方法和救治措施。

除体格检查外,其他辅助检查包括生命体征和 CVP 监测、ECG 监测、留置鼻胃管、Foley 导尿管、FAST、实验室检查和放射学检查等。所有插管病人均应留置鼻胃管以减少胃内容物反流及误吸的危险,但清醒病人可能不一定需要。复杂的面部骨折,鼻胃管的放置时禁忌的,如果有需要,可以经口腔内置管代替。鼻胃管引流的胃内容物如果为血性,可能提示胃十二指肠损伤,通过胸片观察鼻胃管行径可能有助于发现膈肌损伤。不能自行排尿的病人应该留置 Foley 导尿管,以获得尿液标本,并观察尿量。若发现肉眼血尿应该排除外泌尿生殖系统损伤。对于检查发现尿道口出血、会阴部或阴囊血肿、漂浮的前列腺等怀疑泌尿系统损伤时,应该推迟 Foley 导管插置。虽然各个医院的实际应用策略有所不同,病人多数最终仍需要留置 Foley 导管,如果插管困难,应该考虑行经皮耻骨上穿刺膀胱造口。如果怀疑腹部损伤或有隐性失血者,则应反复复行 FAST 检查。

在伤情初次评估后应该及时行选择性放射学检查和实验室检查。对于严重钝性损伤的病人,应行侧位颈椎、胸部和骨盆 X 线片检查,通常称为“三大片”(the big three)。对于躯干枪弹伤病人,应行胸部、腹部前后位和侧位 X 线平片检查,应特别注意要在穿透伤的入口和出口处用心电图电极、金属夹和钉作为标记,以便评估同侧投射物的轨迹。有时也可仅拍摄一张 X 线片。对于危重症病人,按照创伤常规套餐抽取血标本送检,包括血型检测和交叉配型、红细胞计数、血生化检测、凝血功能检测、乳酸检测和动脉血气分析。只有极少数严重创伤病人仅行红细胞计数和尿液分析。由于老年病人即使是在轻微损伤时也可能出现亚临床休克,故 55 岁以上病人应该常规行动脉血气分析。

多数创伤病人不能提供其受伤机制的详细信息,应该训练入院前急救人员和警察评估受伤现场和询问受伤情况。对于机动车碰撞时,应该明确车辆速度、碰撞角度、安全带使用、气囊打开、方向盘和挡风玻璃情况、车厢变形程度、病人是否从机动车中弹出、同车人员是否有伤亡等。对于其他致伤机制,应该明确的关键信息包括坠落的高度、接触地面的性质、是否使用头盔、撞击病人的物体重量等。对于枪弹伤病人,如果可能应明确伤口、速度、口径和推测的弹头轨迹。对于刺伤病人,锐器的长度和种类有助于伤情评估。最后,应注意某些病人可能同时存在钝性伤和穿透伤,不要假设其不会有钝性伤可能,病人可能同时遭受多种因素致伤,但往往因为明显的穿透伤而被掩盖。总之,病人受伤过程的详细信息对于临床整体评估伤情和推断损伤情况非常重要。

致伤机制和损伤分类

一般而言,与枪弹伤或锐器刺伤相比较,钝性伤能量交换更大,范围更广,故钝性伤常伴随更多组织、更大范围的损伤,而穿透伤损伤常常局限于枪弹的弹道或刀刺的伤口。在钝性伤病人,撞击时由于组织空腔弹性变形可避免脏器损伤,换言之,肝、脾、肾等实质性脏器更容易受伤。在穿透伤病人,小肠、肝和结肠等位于前方、占较大面积的脏器常易受伤,另外由于弹头和刀具通常是直线作用,胰、十二指肠等邻近的脏器也常受伤。

创伤外科医师常常根据发生多发伤的危险性将钝性伤病人区分为高能量致伤和低能量致伤两种类型。高能量致伤包括机动车撞击行人事故、机动车相互撞击事故时轿车相对速度(△V)超过 40km/h 或病人被弹出车外、摩托车撞击事故、从 6.096m(20f)高度坠落致伤等[14]。实际上,在发生机动车事故时,很多可能导致危及生命损伤的因素可有较大范围的变化,也可反映致伤能量的情况,如同车乘员有死亡、脱困的时间超过 20 分钟、撞击时相对速度>40km/h、没有使用安全带、侧方撞击等[14]。球棒打击、从自行车上跌下等低能量致伤通常不会导致大范围的严重损伤,但由于直接的能量传递到有限的部位,仍然可能发生潜在的内脏撕裂等致命伤。

在钝性伤中,特殊的致伤因素可能导致少见的损伤类型或致伤模式。前方撞击常常导致典型的多系统损伤,当驾驶员没有系安全带发生前方撞击时,头部先撞击挡风玻璃,随后胸部和上腹部撞到方向盘上,之后下肢或膝部撞击仪表盘,最后的结果就是包括面部骨折、颈椎骨折、胸主动脉撕裂、心肌挫伤、肝和脾损伤、骨盆和下肢骨折等多个部位发生损伤。在评估此类病人时,发现一处损伤提示应该继续寻找下一处损伤。侧方撞击常常导致颈椎和胸部损伤、膈肌破裂和骨盆环挤压伤,但因为撞击的方向致使实质性脏器损伤常常仅为肝或脾。毫无疑问,从车辆中抛掷出或从摩托车上摔出很远的病人肯定伴随严重的倍增损伤危险性。

穿透伤可根据致伤因子分类,如刺伤、枪弹伤、散弹伤等。枪弹伤根据子弹的速度进一步可以分为高能量伤和低能量伤,因为与重量相比速度对动能的影响更大。在城市中高能量枪弹伤(子弹速度>609.6m/s)少见。散弹伤分为近距离致伤(<7m)和远距离致伤两类。因为在短的距离内能量几乎完全释放传递致机体,近距离散弹伤等同于高能量枪弹伤,常常导致破坏性结果。远距离散弹伤因散射使病人体内有多个弹丸存留,分散后的相对能量传递较少。

局部伤情评估和特殊诊断方法

除根据受伤机制、体格检查时发现的受伤部位、筛查性的放射性检查和病人的全身状况外,还可选择一些其他诊断方法。但严重创伤病人在进行这些特殊检查时随时面临生命危险,因此外科医师必须高度警惕,随时根据病情变化调整诊疗计划。病人的血流动力学、呼吸和意识状态是做出调整最重要的依据。在此前提下,下面根据解剖部位介绍一些其他诊断方法。

头部

头部的评估包括头皮、眼、耳、鼻、口、面颌骨和颅内结构等部位损伤的检查。头部的触诊用以明确头皮裂伤及其深度、是否存在压缩或开放性骨折。眼部的检查不仅包括瞳孔的大小和光反射灵敏度,还应涉及视觉和有无眼球内出血。由于眶壁骨折导致眼外肌损伤使眼球内陷非常明显,此时病人双眼将不能全角度活动;而且因为眶周肿胀将影响后期的观察,因此及早进行眼部的检查十分重要。鼓膜的视诊能明确鼓室是否出血、有无脑脊液耳漏或鼓膜破裂等,而这些征象提示可能存在颅脑损伤。脑脊液耳漏、鼻漏、"熊猫眼"征和Battle 征(耳后乳突区瘀斑)提示可能存在颅底骨折。尽管这些骨折可能不需要治疗,但它们可能与钝性脑血管损伤以及脑膜炎的发生有关,后者发生的风险较小。

应仔细检查面部前方结构以排除骨折。触诊可导致面颅骨松动和面中部结构不稳定,如抓住上腭,观察其是否与颅骨脱离而自由活动,最好是询问清醒病人其咬合是否正常,而异常的咬合关系常提示面颅骨错位、可能存在下颌骨或上颌骨骨折。鼻骨骨折在视诊和触诊时十分明显,典型病例常伴大量鼻出血。因为出血流至后咽部或吞咽出血导致的呕吐不利于保持伤者气道通畅,故鼻腔填塞或球囊压迫对控制出血十分必要。口腔的检查应包括视诊检查是否存在开放骨折、牙齿松动或骨折、舌下血肿等。

所有明显闭合性颅脑损伤的病人(GCS<14)均应进行头部 CT 检查。穿透性损伤时,颅骨平片对于因血流动力学不稳定而不能送至 CT 室进行检查的病人损伤程度的判断很有帮助。其他征象(如单侧瞳孔散大,对光反射消失,自发或疼痛刺激后不对称的肢体活动或单侧 Babinski 征阳性)则提示颅内占位或重要结构损害。这些损害包括血肿、挫伤、脑室内出血和蛛网膜下腔出血、弥漫性轴突损伤等。硬膜外血肿是指发生在颅骨和硬脑膜之间的积血。它是由于脑膜中动脉或潜在间隙内的其他小动脉断裂出血导致,在发生颅骨骨折之后尤为典型(图 7-16)。硬膜下血肿则发生在硬脑膜和大脑皮

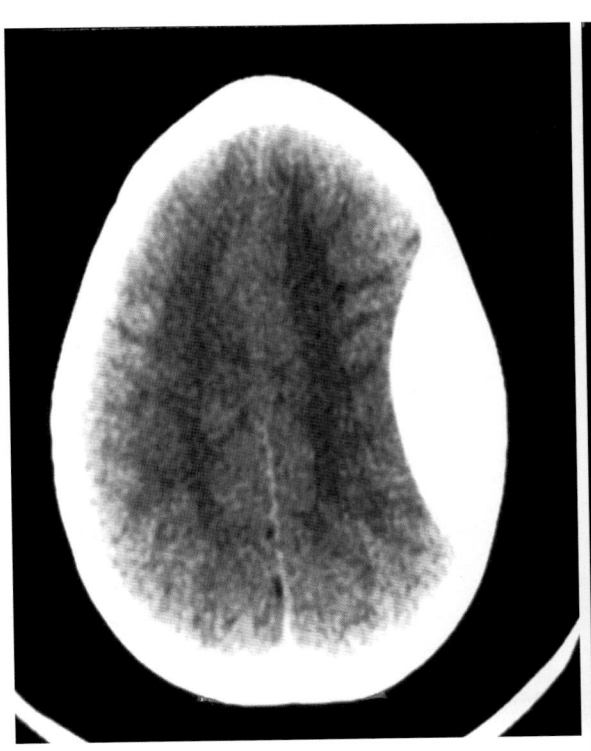
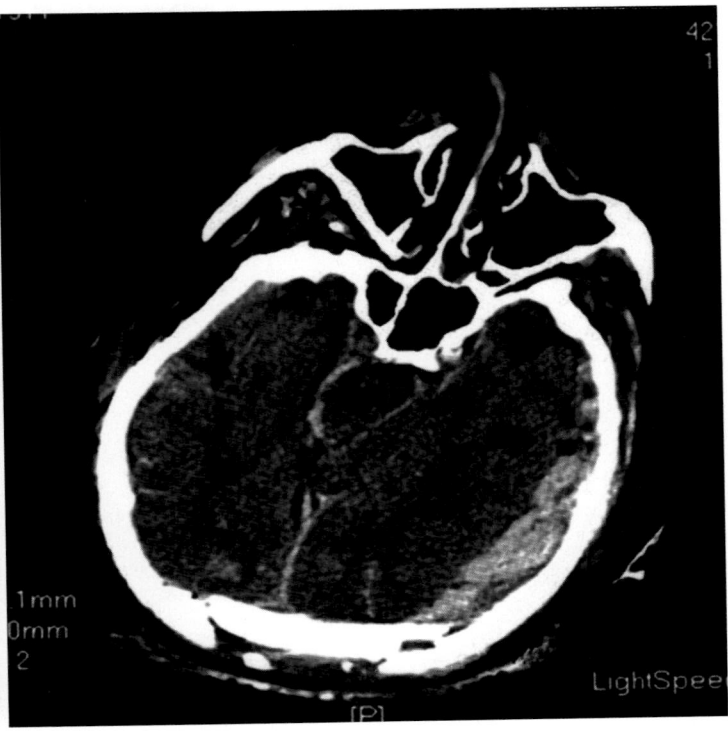

图 7-16　**A.** 硬膜外血肿,典型的凸向脑表面 CT 征象。**B.** 硬膜下血肿,表现为凹向脑表面的 CT 征象

层之间,由于静脉断裂或脑实质的裂伤所致。因为其常伴有脑实质损伤,故硬膜下血肿的预后均比硬膜外血肿差。蛛网膜下腔出血导致血管痉挛,减少了脑供血。脑实质内血肿和挫伤可发生在脑的任何位置。弥漫性轴突损伤源于高速减速伤,是指轴突的直接损害。CT 检查可发现灰白质交界处影像模糊和多处细小点状出血,但 MRI 检查对其更加敏感。尽管这些损伤的预后不尽相同,但损伤早期即发现明显弥漫性轴突损伤提示预后极差。脑卒中综合征则提示颈动脉或椎动脉损伤,应立即行 4 根血管(两侧颈内、椎内动脉)造影和 16 排螺旋 CT 脑血管成像检查(图 7-17)。

严重的颅内穿透伤通常源于手枪弹伤,但是一些其他武器或器物也可通过颅骨的眶部或较薄的颞部损伤大脑。尽管其诊断清楚,但是耳道、口腔和鼻腔的损伤有时容易漏诊。预后差别很大,大多数累及双侧大脑半球的幕上损伤是致命的。

颈部

除非明显证据表明无颈椎损伤,否则所有钝性伤的病人都应考虑可能存在颈椎损伤。在颈椎检查过程中,检查者必须高度警惕并保持颈椎轴线稳定。在一级评估时,应优先检诊伴外出血的穿透伤、进行性扩展的血肿和气道梗阻等表现者。钝性伤中一个最容易漏诊的损伤是喉部骨折,其临床症状和体征表现为声音嘶哑、皮下气肿(图 7-18)和可触及的骨折等。

由于可致四肢瘫痪的严重后果,仔细认真地评估隐蔽的颈椎损伤十分必要。对于清醒的病人若存在后中线疼痛或压痛,必须进行全面的影像学检查。此外,对于气管插管病人、有明显颈椎损伤病史、颈部牵张损伤的病人或其他椎体已证实有骨折的病人都应进行影像学检查。这些检查包括:CT 平扫和颈椎 5 种视角平片检查:可见 $C_7 \sim T_1$ 的侧位、正位、张口齿状突位、双侧斜位。如果疼痛或压痛持续存在而平片检查未发现损伤,或病人不能及时检查时,就应行 CT 检查。但是韧带的损伤不能通过常规的影像技术予以发现[15]。在影像学检查阴性但疼痛持续存在的病人,可延迟进行屈曲和伸张位的影像学检查。但此时应有经验丰富的脊柱外科医师在场,因为无经验的检查者在进行屈伸检查时可导致永久性四肢瘫痪。

脊髓损伤可以是完全性或部分性的。根据损伤平面不同,完全性损伤可导致永久性四肢瘫痪或截瘫。这些病人骨性损伤下方两个以上平面的运动和感觉功能完全丧失。脊髓高位损伤的病人由于交感神经纤维的生理性损害而存在休克的风险,神经功能显著恢复者罕见,可出现几种部分或不完全脊髓损伤综合征。脊髓中央管综合征通常发生在过度伸展性损伤的老年病人,运动功能和痛温觉在下肢保留,在上肢缺失,某些功能可有所恢复,但通常不能完全正常。脊髓前综合征特征表现为损伤平面以下运动功能减弱、痛温觉减退等,但位置觉、振动觉和粗触觉保留,其预后不良。脊髓半切综合征(Brown-séquard 综合征)通常源于穿透伤导致的脊髓右侧或左侧一半脊髓的横断,这种损伤的主要特点是同侧运动功能、本体感觉、振动觉丧失,而对侧痛温觉障碍。伤及颈阔肌的颈前穿透伤常危及生命,因为该区域有许多重要的结构。尽管有时需基于推测做手术探查是恰当的,但在多数创伤中心实际多采用非手术治疗(图 7-19)[16,17]。颈部穿透伤急诊手术

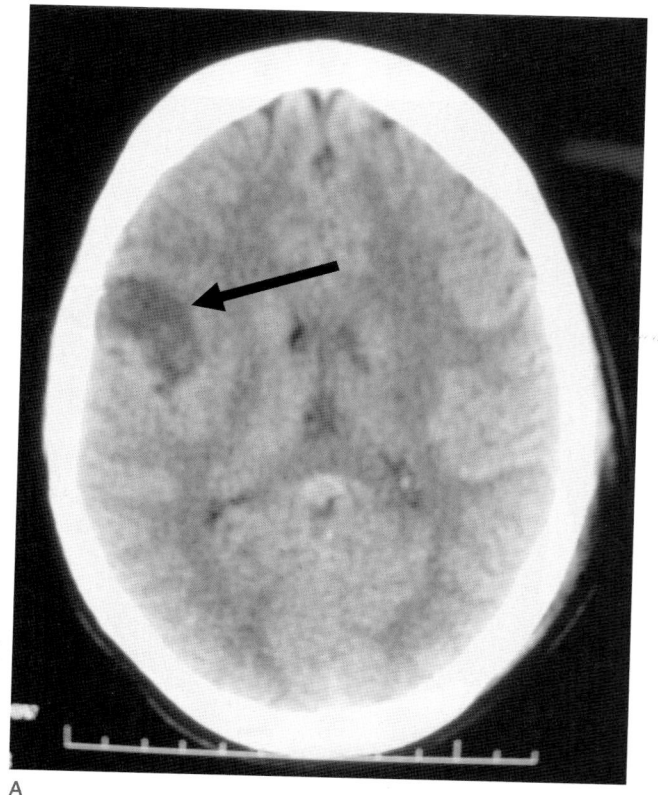

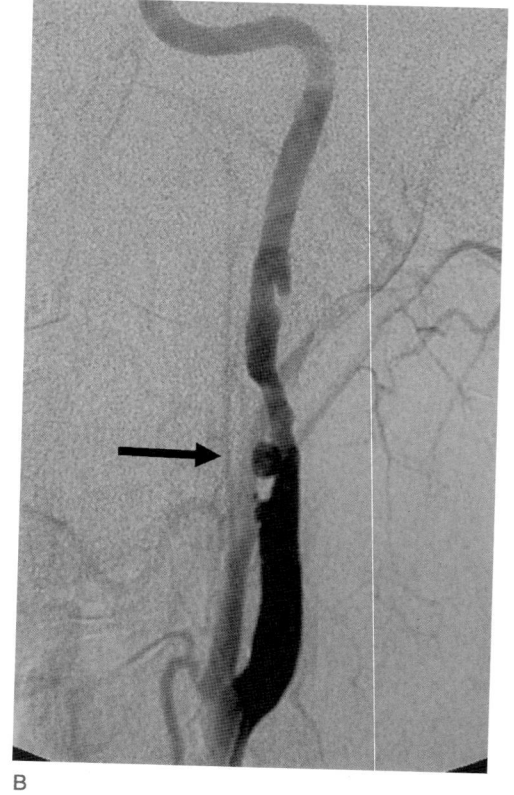

图 7-17   **A.** 头颅 CT 示右侧大脑中部的梗死。这种情况应立即做影像学检查以排除颅外脑血管损伤。**B.** 血管造影发现颈内动脉假性动脉瘤形成

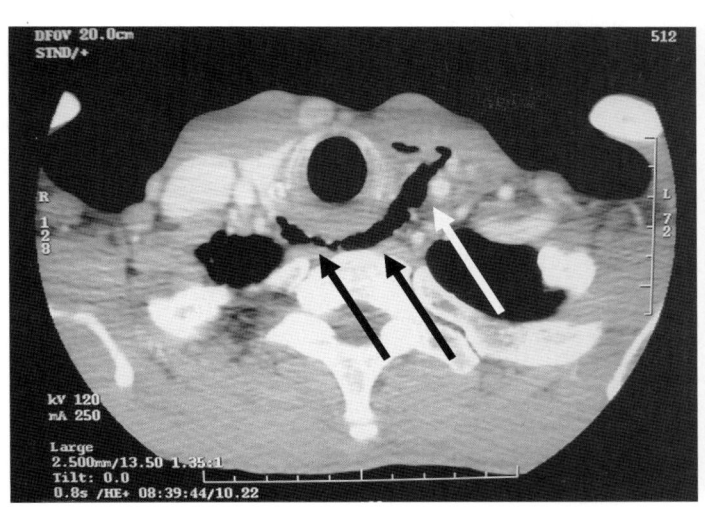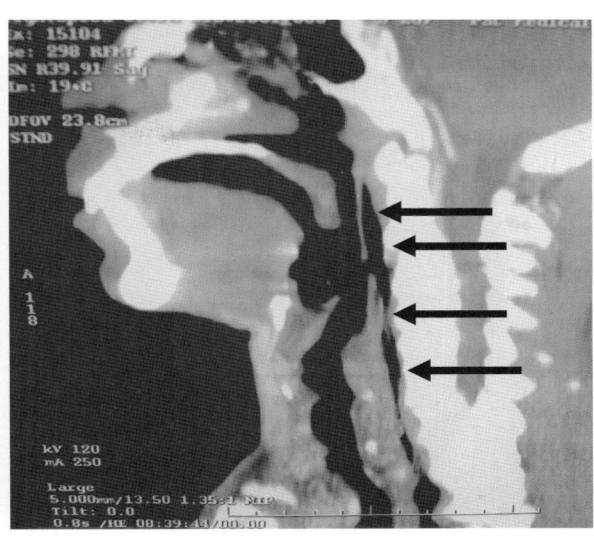

图 7-18 喉部骨折导致椎前气管周围积气(箭头)

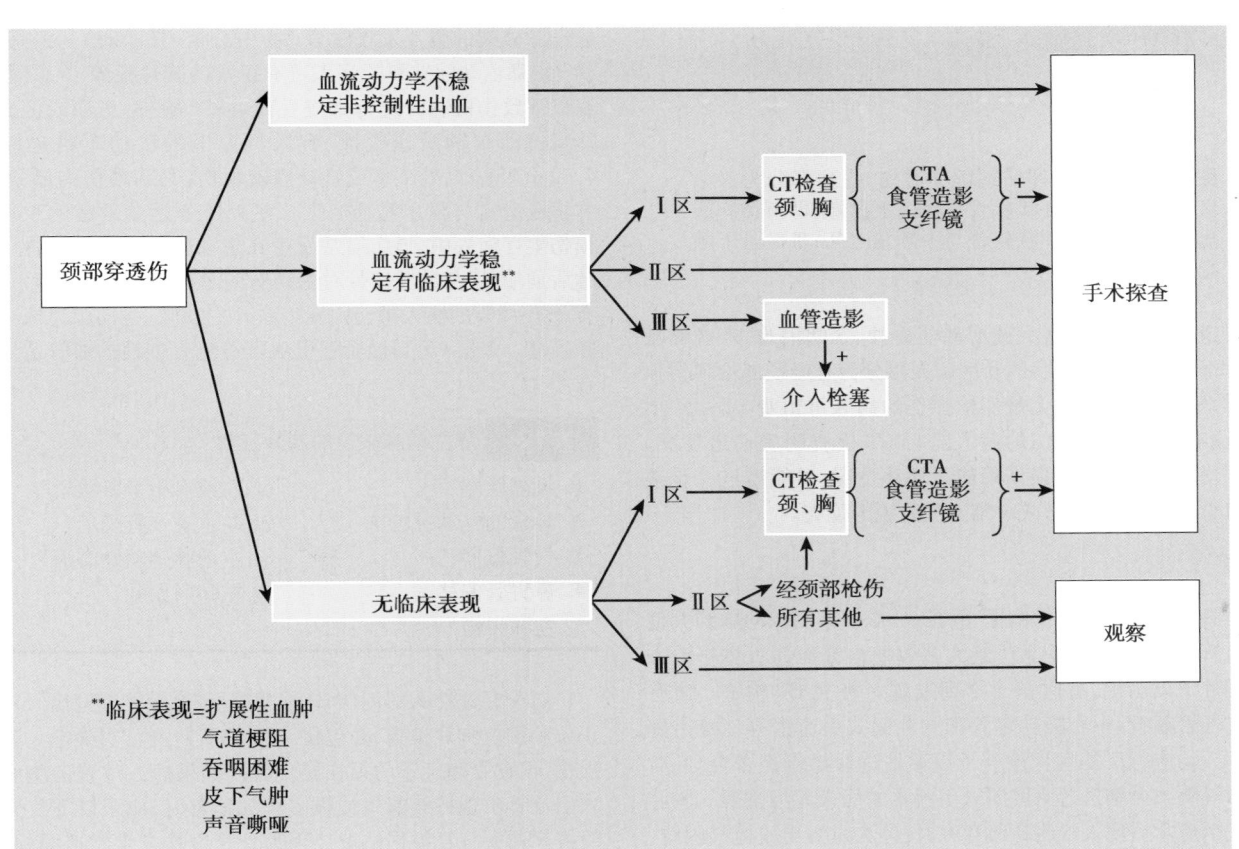

图 7-19 颈部穿透伤治疗选择的流程图。CT=电子计算机断层摄影;CTA=CT 血管成像检查;GSW=枪弹伤;IR Embo=放射性介入栓塞治疗

的指征是血流动力学不稳定或明显的外出血。对于血流动力学稳定病人的治疗方案需基于临床症状和损伤的解剖部位,尤其是颈部特殊的三分区(图 7-20),I 区位于锁骨与环状软骨之间,II 区位于环状软骨与下颌角之间,III 区是下颌角以上区域。由于损伤显露的技术难度和手术入路的多样性,对于I 区和III区有症状的损伤最好于术前做出精确诊断。因此,病人如果血流动力学稳定,均应在术前完成影像学检查。颈

胸部的 CT 检查可明确伤道,若伤处邻近重要组织结构,则仍需进一步检查[18],包括 CT 血管成像、大血管造影、水溶性造影剂食管造影、随后食管吞钡检查、食管镜或纤维支气管镜检查等。尤其在明确III区损伤后,血管造影不但可诊断血管损伤,还可通过血管内介入的方法予以确定性治疗。

没有穿透颈阔肌的 II 区病人可从急诊室出院。II 区穿透伤的病人可以分为有症状和无症状两类。需阐明的特殊症状

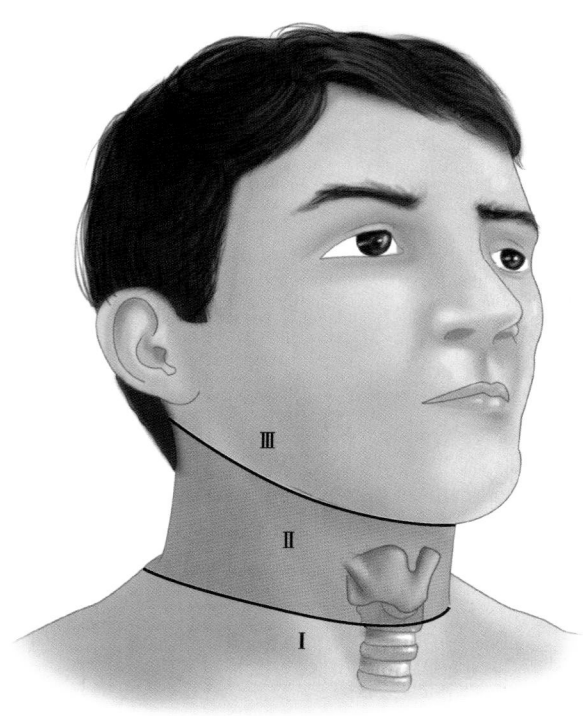

图 7-20   为便于评估颈部穿透伤,将颈部分为三个区域:Ⅰ区指的环状软骨平面以下区域,即所谓胸廓出口;Ⅱ区位于环状软骨与下颌角之间;Ⅲ区是下颌角以上区域

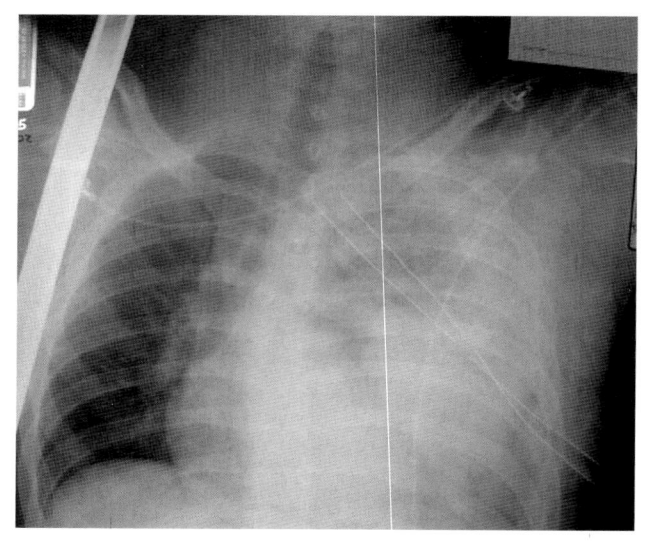

图 7-21   双管闭式引流后仍然存在的血胸被称为凝固性血胸,是急诊开胸手术的适应证

有气道损害、进行性增大或搏动的血肿、吞咽困难、声音嘶哑和皮下气肿等。无症状的Ⅱ区病人再分为有经颈部枪弹伤和无颈部枪弹伤两类。无颈部枪弹伤的病人可留观 12～24 小时,而有经颈部枪弹伤的病人需行 CT 检查明确伤道情况。根据伤道位置和动力损伤的能量转移情况,可能需进一步进行血管造影、食管造影或纤维支气管镜等检查。

胸部

胸部钝性伤可累及胸壁、胸椎、心脏、肺、胸主动脉和其他大血管,而食管少有受累。绝大多数损伤都能通过体格检查和胸片予以明确,有时基于早期发现可补充 CT 检查。所有接受气管插管、中心静脉置管和胸腔闭式引流术等治疗措施的病人均应行反复胸片检查予以评估这些操作是否合理,对于因气胸或血胸进行胸腔闭式引流术的病人尤为重要。胸腔闭式引流术后病人气胸持续存在,气体大量溢出或通气困难,需行纤维支气管镜检查排除支气管损伤或异物存留。血胸病人必须行胸片检查以明确胸腔引流是否彻底。留置两根闭式引流管后仍然存在的持续性血胸称为凝固性血胸,需立即行开胸手术治疗(图 7-21)。

因为漏诊后死亡率高,隐蔽的胸部血管损伤必须仔细认真加以查找。后前位胸片显示纵隔影增宽提示大血管损伤,这是因为纵隔胸膜包裹了受伤血管周围的血肿所致。纵隔的异常可提示动脉损伤的部位(左侧血肿与降主动脉破裂有关,而右侧血肿多见于无名动脉损伤)(图 7-22)。后肋骨骨折、胸骨骨折和小血管裂伤也可导致类似的血肿。其他有助于提示

主动脉破裂的胸片发现在表 7-5 中总结(图 7-23)。但是,至少 7% 降主动脉破裂的病人可有正常的胸片征象[19]。因此,在以下致伤机制时应行筛查性螺旋 CT 检查:正面或侧面高能量机动车辆减速碰撞、有人员抛甩的机动车辆碰撞、>7.62m(25f') 高处坠落或直接撞击损伤(马蹄踏伤胸部、摩托雪橇或滑雪与树木相撞)[20]。在 95% 送达急诊室的主动脉损伤生存病人中,损伤通常发生在主动脉发出的左锁骨下动脉后远端,这与动脉韧带对主动脉的悬吊有关(图 7-24)。而有 2%～5% 的病人损伤则发生在升主动脉、主动脉弓或主动脉膈部。多层 CT 扫描血管重建可避免有创性的血管造影检查[20]。

表 7-5	降主动脉破裂的胸片征象
1. 纵隔增宽	6. 左或右椎旁条状增厚
2. 异常的主动脉轮廓	7. 左主支气管受压
3. 气管偏移	8. 主动脉肺动脉窗消失
4. 鼻胃管偏移	9. 左肺门血肿
5. 左肺尖帽	

对于穿透性胸部创伤,体格检查、带有金属标记出入口的正位和侧位胸片检查、心包超声和 CVP 监测可明确绝大多数损伤,但食管和气管的损伤是例外。如果病人放置的胸腔闭式引流管出现持续漏气或纵隔积气征象时,应予以支气管镜检查评估支气管损伤情况。因为食管镜检查常常遗漏损伤,所以病人应行水溶性食管造影及食管吞钡检查以发现造影剂是否外溢,从而明确食管损伤[21]。对于颈部损伤后血流动力学稳定的枪弹伤病人应常规进行 CT 检查,以了解弹道情况,有利于了解是否存在该损伤极易伴随的血管或重要结构损伤,必要时可进行血管造影或内镜检查。如果怀疑存在锁骨下动脉损伤,双臂肱-肱指数(brachial-brachial indices)应予以测量。但>60% 的此类损伤病人并不存在伤侧脉搏消失[22],因此应对损伤远端的胸内血管系统进行 CT 血管成像检查。最后,不要认为穿透伤的入口在胸部,则损伤仅局限于胸部,其对于邻近体腔(如腹部和颈部)的损伤必须予以排除。

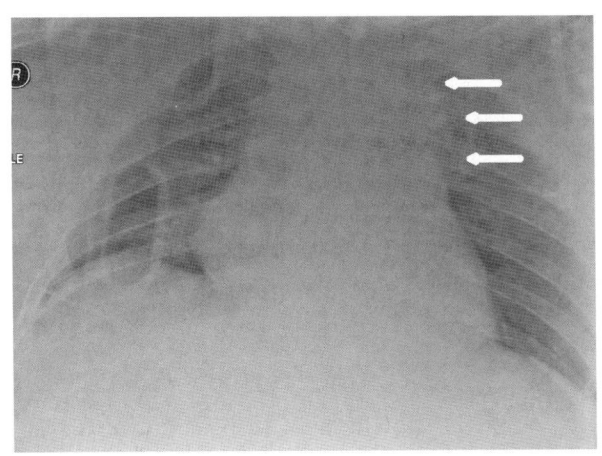

A

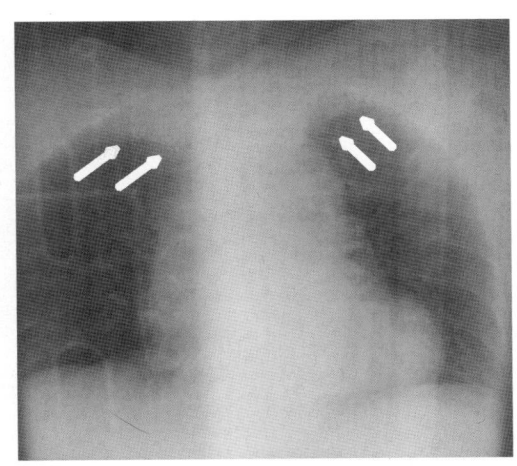

A

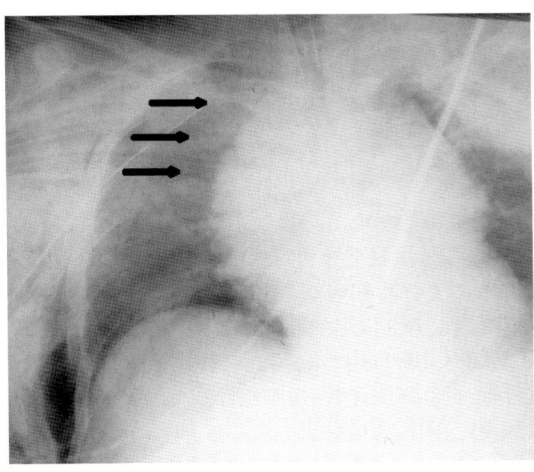

B

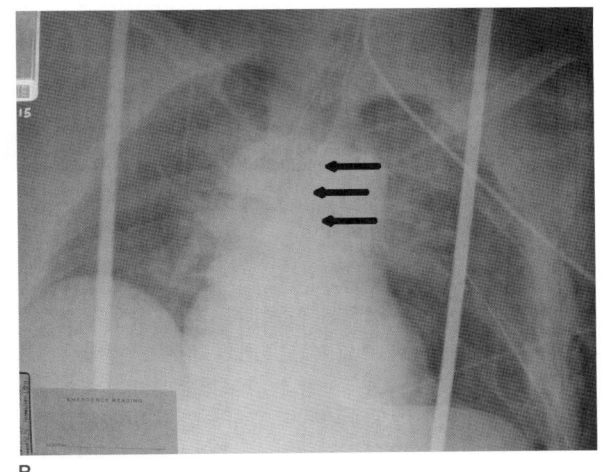

B

图7-22 纵隔侧方血肿征象提示大血管损伤。左侧的血肿明显更多的提示降主动脉破裂(A. 箭头),而右侧的血肿则提示少见的可危及生命的无名动脉损伤(B. 箭头)

图7-23 胸片提示降主动脉破裂的征象包括肺尖帽(A. 箭头)和气管偏移(B. 箭头)

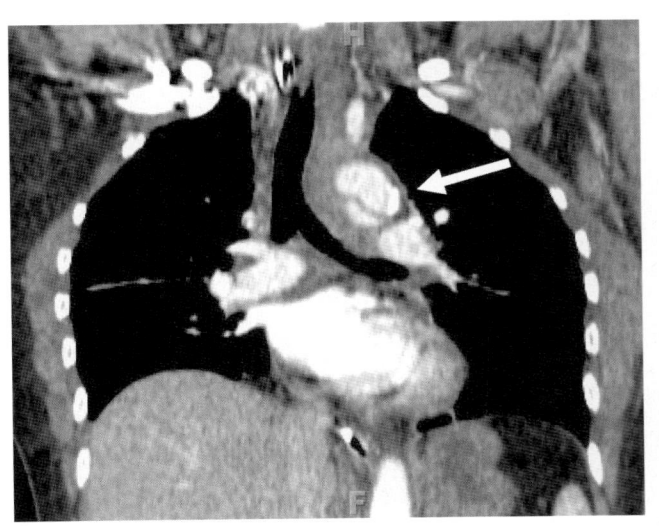

A

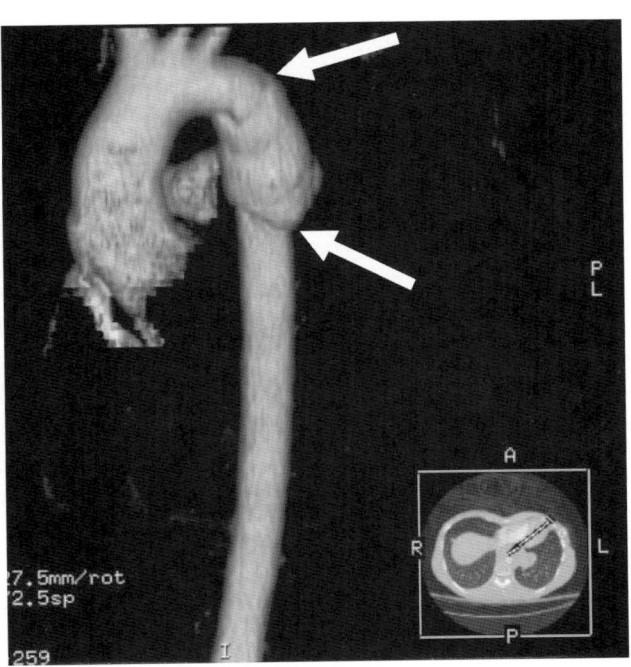

B

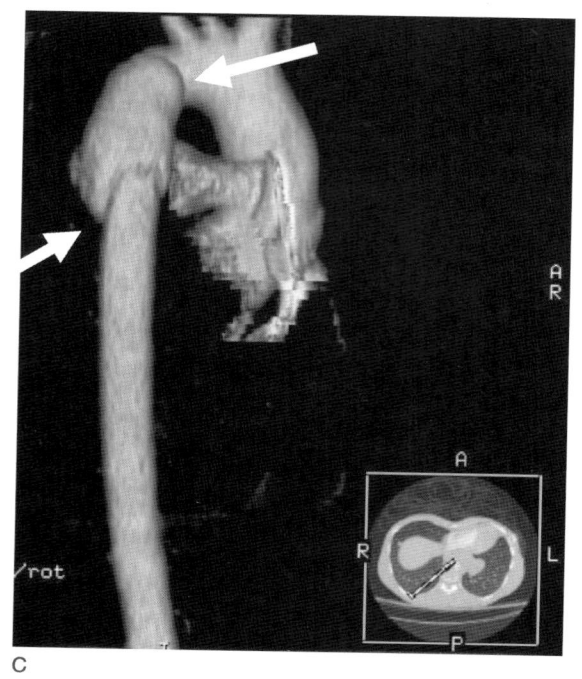

图 7-24   诊断降主动脉破裂的影像检查包括 CT 血管成像（A）、三维重建血管（B. 前方；C. 后方），显示损伤的近、远端范围损伤（箭头）

腹部

腹部仍然是诊断的黑箱。幸运的是除少数例外者没有必要在急诊室确定是否有腹腔内脏器损伤，但明确是否行剖腹探查是必需的。仅依靠腹部体格检查来确定是否需剖腹探查是不可靠的，而药物使用、酒精、头部和脊髓损伤使临床评估难度加大。但如果存在腹肌紧张或血流动力学不稳定则是立即剖腹探查的指征。而其他病人可以采用另外的辅助检查方法明确腹部损伤。

穿透伤和钝性伤的诊断方法有所不同。一般而言，由于90% 以上的腹部枪弹伤或霰弹伤伴随明显的脏器损伤，剖腹探查术前仅需要最低限度的评估。放射线检查、入口和出口伤口等发现伤道在第 4 肋间隙和耻骨联合之间的躯干前方枪弹伤，提示腹膜穿透，应该行手术探查（图 7-25）。唯一例外的情况是位于右上腹的穿透伤，血流动力学稳定、CT 扫描证实枪弹的轨迹是经过肝脏，此时可以考虑非手术治疗[23,24]。由于后腹膜局限了损伤脏器，背部或季肋部的枪弹伤伤情更难评估。三维 CT 扫描有助于发现枪弹的轨迹，明确腹膜破裂或进入腹膜间间隙，但同样可能遗漏特殊的损伤[25]。类似的，对于肥胖病人，如果考虑枪弹伤是经过皮下的切线伤，CT 扫描有助于显示伤道并排除腹膜破裂。腹腔镜探查是另一可供评估腹腔内状况的方法，如果发现损伤可以中转剖腹修补。如果仍然不能明确诊断，剖腹探查更为安全，而不是再观察等待。

与枪弹伤不同，刺伤穿透腹膜不一定导致腹腔内脏器损伤。前腹壁刺伤（从肋缘下到腹股沟韧带和双侧腋中线）应该在急诊室于局部麻醉下探查伤道，确定是否累及筋膜层。如果伤道没有穿入腹膜腔就不需要进一步评估，病人可以离开急诊室。由于有 50% 以上的病人需要剖腹探查，筋膜层穿透的病人必须进一步评估腹腔内脏器是否受累。最理想的诊断流程仍然存在争议，推荐动态且连续的体格检查、诊断性腹腔灌洗（diagnostic peritoneal lavage, DPL）或 CT 扫描[26]。如

果拟行 DPL，常采用脐下缘切口（图 7-26）。在放置腹腔导管后，通过 10ml 注射器抽吸腹腔内容物（称为诊断性腹腔抽吸）。如果发现 10ml 以上的血性液体则为抽吸阳性。如果小于 10ml，则灌入 1000ml 盐水，经虹吸作用引流出来的液体送实验室检查，行红细胞计数、白细胞计数、淀粉酶、胆红素及碱性磷酸酶测定，阳性阈值见表 7-6。

表 7-6	诊断性腹腔灌洗阳性发现标准	
	前腹壁刺伤	胸腹壁刺伤
红细胞计数	>100 000/ml	>10 000/ml
白细胞计数	>500/ml	>500/ml
淀粉酶测定	>19IU/L	>19IU/L
碱性磷酸酶测定	>2IU/L	>2IU/L
胆红素水平	>0.01mg/dl	>0.01mg/dl

胸腹部、右上腹、背部和季肋部等三个部位的刺伤需要特殊的诊断评估方法。下胸部刺伤的病人需要除外隐匿性的膈肌损伤。胸腹部刺伤病人行 DPL 评估的实验室阳性阈值与单纯前腹壁刺伤不同（表 7-6）。红细胞>10 000/μl 被认为是阳性，需要剖腹探查；而红细胞计数在 1000～10 000/μl 时，可以考虑行腹腔镜或胸腔镜探查。右上腹的刺伤应行 CT 扫描以确定伤道，若伤道仅限于肝脏可以考虑行非手术治疗[23,24]。而背部和季肋部的刺伤应行三维 CT 扫描以除外腹膜后结肠、十二指肠、泌尿道的隐匿性损伤的可能[25]。

在多数大型的创伤中心，钝性腹部损伤首先采用 FAST 检查评估，基本代替了 DPL（图 7-27）[27]。FAST 并非 100% 的敏感，所以除非有明确出血来源且除外腹部出血，对血流动力学不稳定的病人仍然推荐诊断性腹腔穿刺[11]。FAST 通常用于明确腹腔内肝肾隐窝、左上腹和盆底的游离液体（图 7-28）。虽然该方法对于腹腔内游离液体>250ml 时非常敏感，

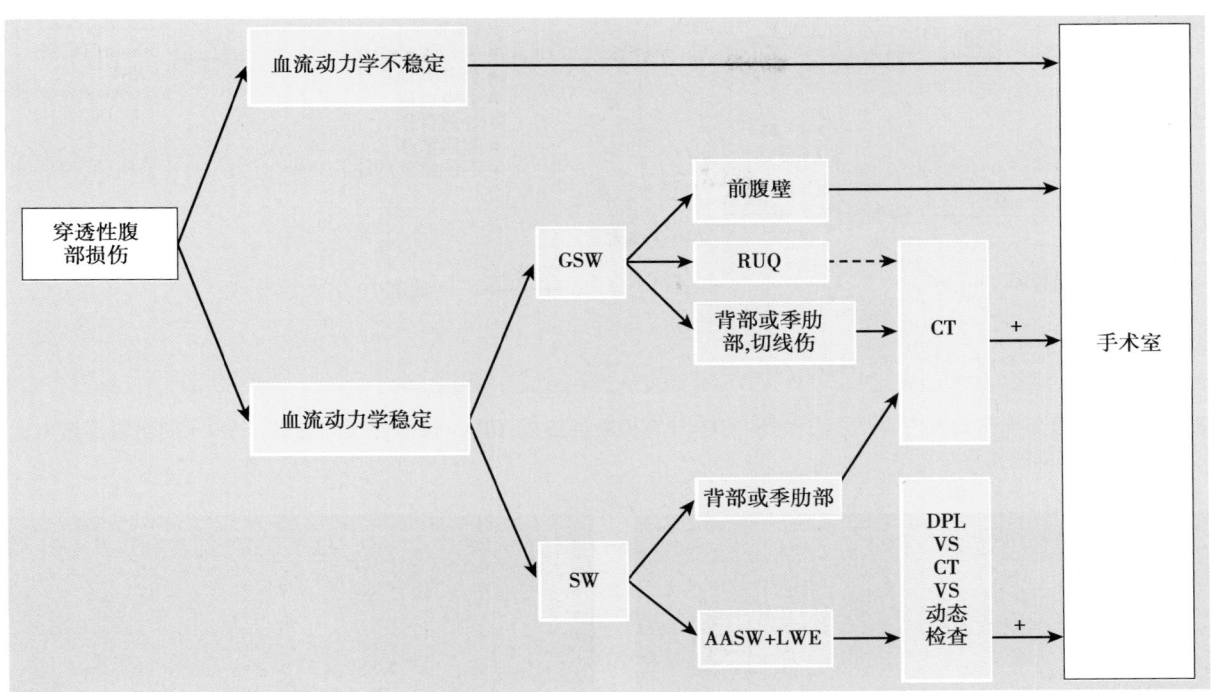

图 7-25 穿透性腹部损伤伤情评估流程图。AASW = 前腹壁刺伤；CT = 计算机断层扫描；DPL = 诊断性腹腔灌洗；GSW = 枪弹伤；LWE = 局部伤口探查；RUO = 右上腹；SW = 刺伤

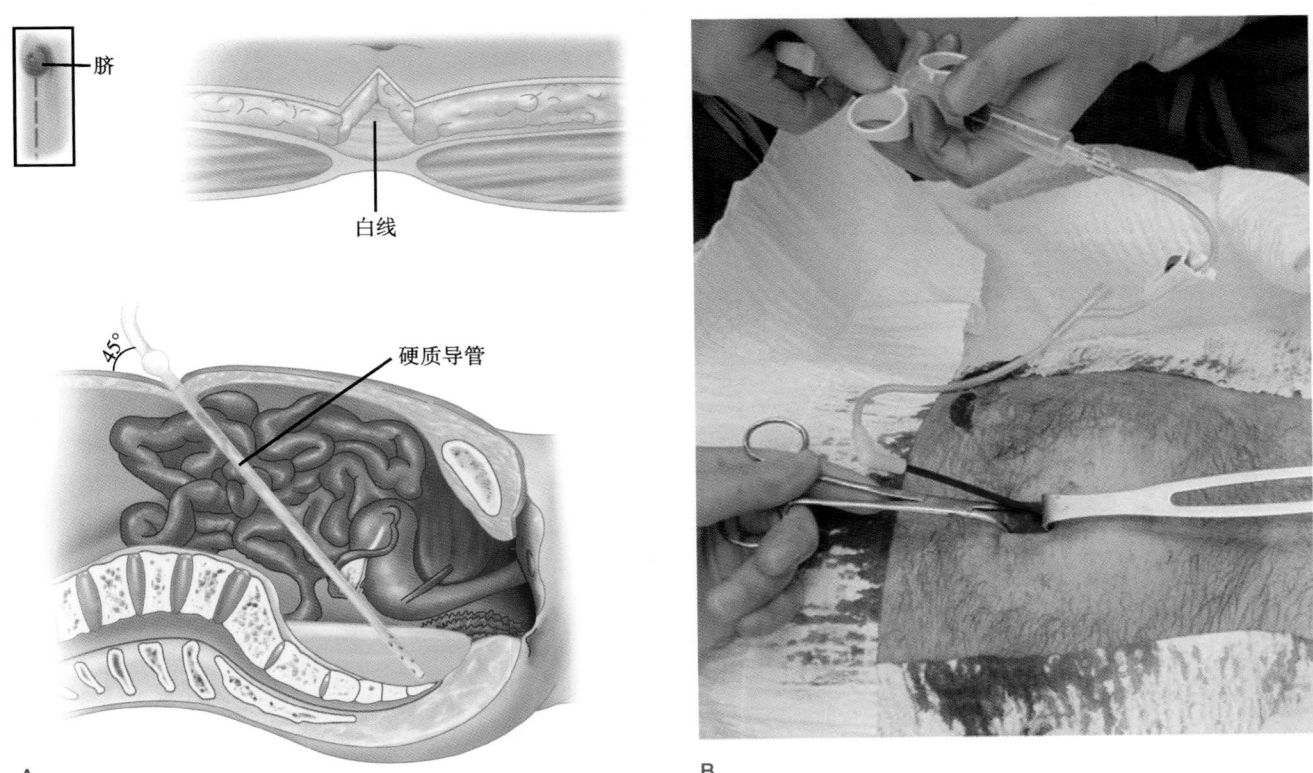

图 7-26 如果不是骨盆骨折或孕妇，则通过脐下缘切口行诊断性腹腔灌洗。**A.** 白线锐性切开，导管插至盆腔。**B.** 首先用 10ml 注射器抽吸腹腔内容物

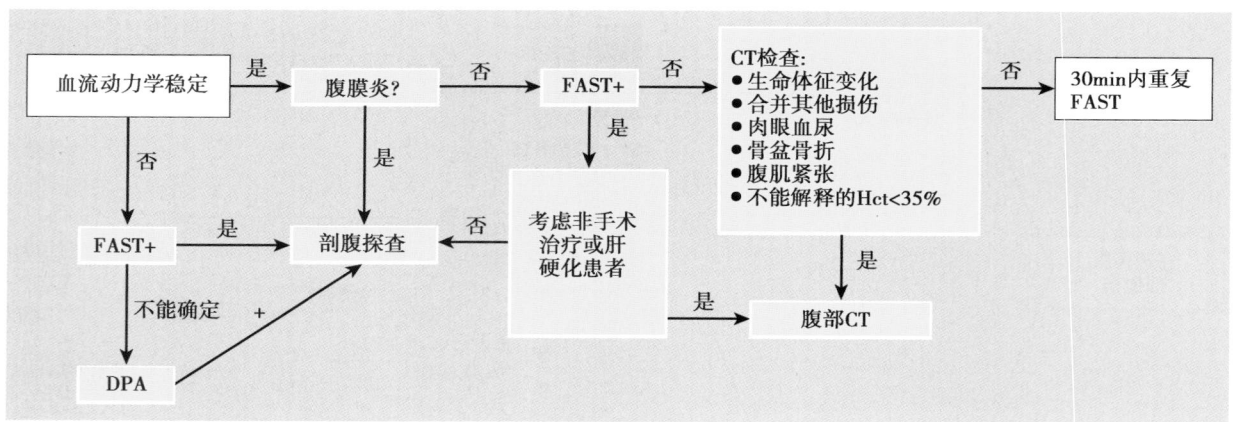

图 7-27   钝性腹部损伤病人伤情评估流程图。CT＝计算机断层扫描；DPA＝诊断性腹腔抽吸；FAST＝创伤腹部超声重点评估；Hct＝血细胞比容

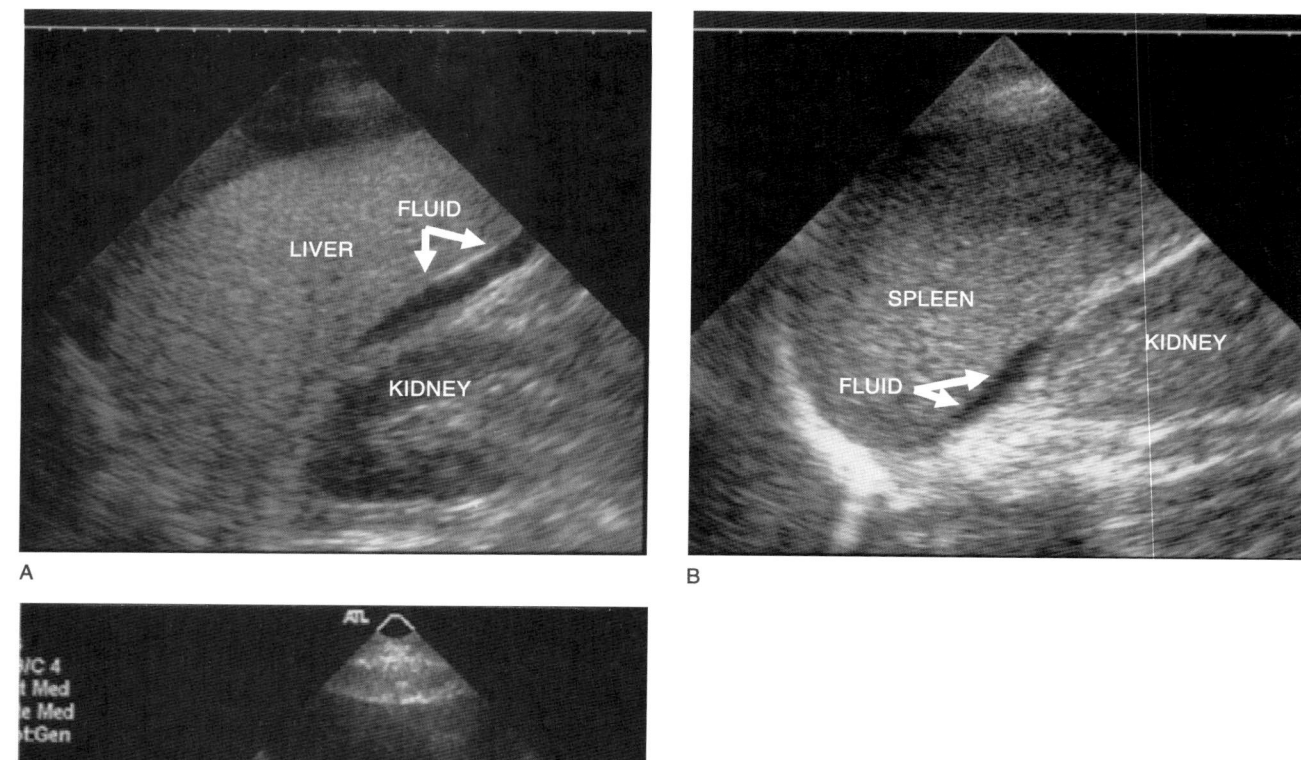

A

B

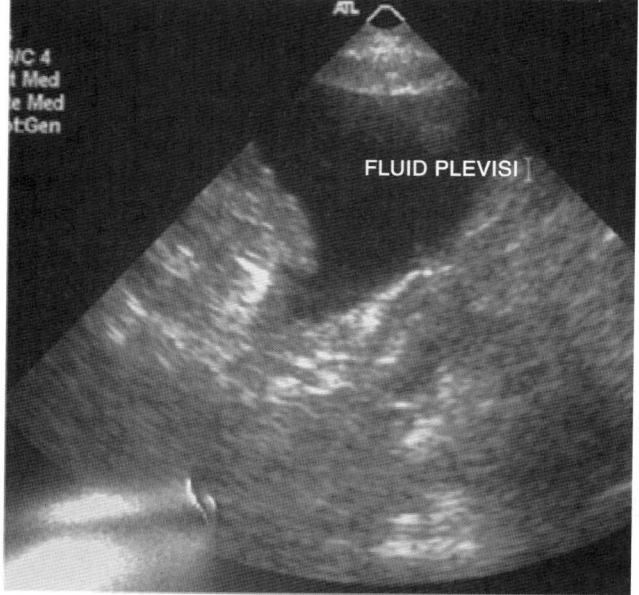

C

图 7-28   腹部超声检查明确腹腔内出血的创伤影像。通过右肾和肝之间（**A**）、左肾和脾之间（**B**），或在盆腔内（**C**）见到低回声推测

但不能确定出血的来源和实质性脏器损伤的程度[28,29]。经 FAST 检查有游离液体的病人称为"FAST 阳性",但并不是立即剖腹探查的指征,血流动力学稳定的病人应行 CT 扫描以确定损伤的严重程度。根据美国创伤外科医师委员会的损伤分级(表 7-7)判断实质性脏器损伤严重度是非手术治疗的前提。其他的实质性脏器损伤的病人的 CT 扫描发现包括造影剂外溢(渗影)、大量的腹腔内积血、假性动脉瘤(图 7-29)。对于血流动力学稳定的病人 CT 也可以发现其腹部体征是不可靠的。尽管应用多层螺旋 CT 增加了诊断的准确性,但 CT 对于肠道损伤的诊断能力仍然有限。肠道损伤的 CT 所见包括肠壁增厚、肠系膜划线征、无实质性脏器损伤的腹腔游离液体,或者腹腔内游离气体[30]。无实质性脏器损伤的腹腔游离液体,应严密观察腹膜炎体征的变化,如果合并闭合性颅脑损伤或者不能动态检查,应行 DPL 检查除外肠道损伤。

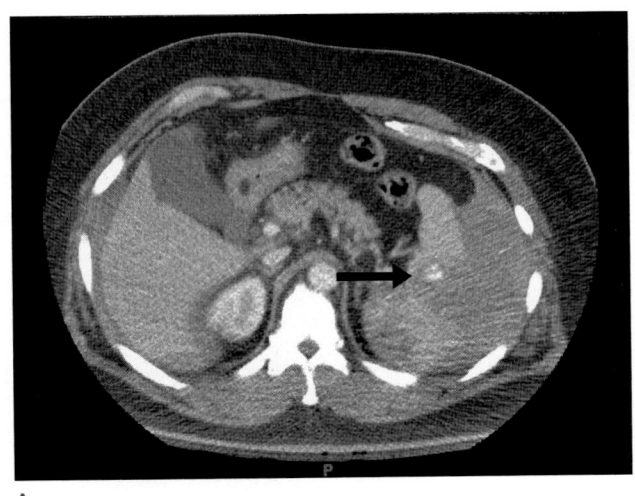

A

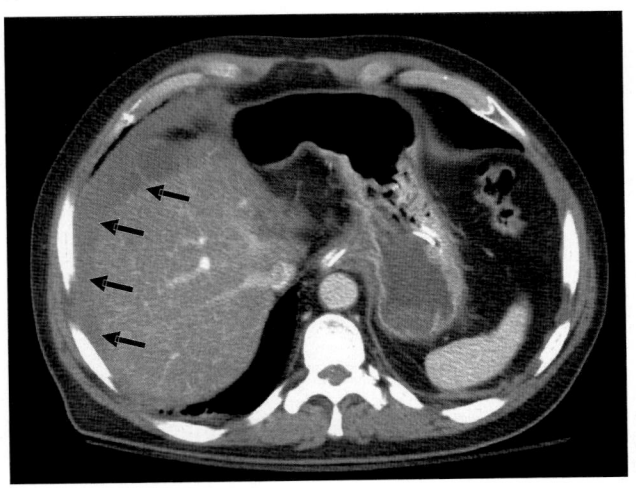

B

图 7-29 CT 显示实质性脏器损伤的典型影像学改变,如从 Ⅳ 级脾撕裂伤处溢出的造影剂(**A.** 箭头)和 Ⅲ 级肝撕裂伤的大量包膜下血肿(**B.** 箭头)

表 7-7	美国创伤外科学会实质性脏器损伤分级标准	
	包膜下血肿	撕裂伤
肝损伤分级		
Ⅰ 级	面积<10%	深度<1cm
Ⅱ 级	面积 10% ~50%	深度 1 ~3cm
Ⅲ 级	面积>50%,或深度>10cm	深度>3cm
Ⅳ 级	肝叶的 25% ~75%	
Ⅴ 级	>肝叶 75%	
Ⅵ 级	肝撕脱伤	
脾损伤分级		
Ⅰ 级	面积<10%	深度<1cm
Ⅱ 级	面积 10% ~50%	深度 1 ~3cm
Ⅲ 级	面积>50%,或深度>10cm	深度>3cm
Ⅳ 级	全脾血供阻断>25%	累及脾门
Ⅴ 级	脾碎裂,全脾血供阻断	

骨盆

骨盆钝性伤可致伴有大出血的复杂骨盆骨折(图 7-30)。骨盆平片可获得伤后骨盆畸形的大致影像,而 CT 扫描则可提供更为精细的骨折移位情况。锐利的骨折碎片可刺破膀胱、直肠、阴道壁等盆腔内组织。当然膀胱破裂也有可能是在膀胱充盈状态下外力对身体直接冲击所致。如果尿常规检查发现红细胞阳性则可以行 CT 膀胱造影。以下几种情况应高度怀疑尿道损伤:体格检查发现尿道口有出血、阴囊或会阴区的血肿、直肠指检时发现有向上漂浮的前列腺。对于病情平稳的病人在放置导尿管之前可行尿道造影,以防假道形成及晚期尿道狭窄的发生。闭合性骨盆创伤很少见到因大血管破裂引起大出血;但髂股动脉或静脉血栓形成则可能发生,CT 血管造影或普通血管造影可以发现血栓。在伴有危及生命的大出血的骨盆骨折时,不能急于行过多的影像学检查。对复杂骨盆骨折及血流动力学不稳定的病人的治疗策略与流程将在本章节进行描述。

四肢

肢体的钝性或锐性伤后需要评价骨折情况、韧带及血管神经损伤情况。X 线平片常用以评价骨折情况,而韧带损伤,特别是膝关节及肩关节韧带损伤则需要行磁共振检查以明确诊断。物理检查常能明确是否存在动脉血管损伤。外周血管损伤症状与体征可分为硬指标与软指标(表 7-8)。一般来说,硬指标可理解为有明确手术探查指征,软指标则指可以进一步观察评估的症状或体征。在进行血管确定性检查之前需对骨折或膝关节脱位行力线复位。手术中进行血管造影对定位动脉损伤非常有意义,同时也可减少病人软组织的剥离。例

表 7-8	外周动脉损伤的症状与体征
硬指标 (需手术干预)	**软指标**(需进一步检查)
搏动性出血	血管邻近组织有明显血肿
无血管搏动	伴随神经损伤
急性缺血	A-A 指数<0.9,伴有震颤或杂音

A-A 指数=损伤侧收缩压与非损伤侧收缩压比值

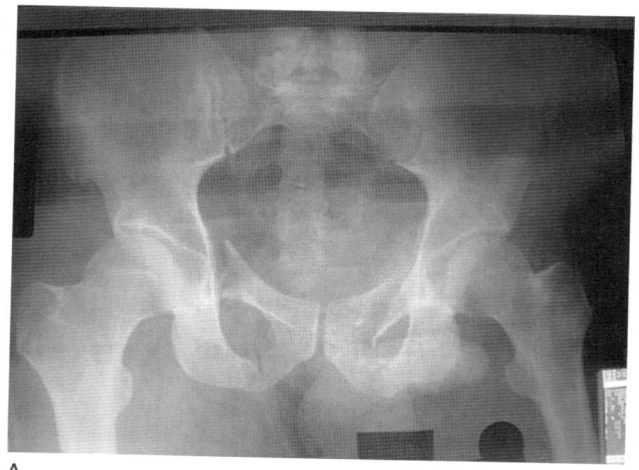

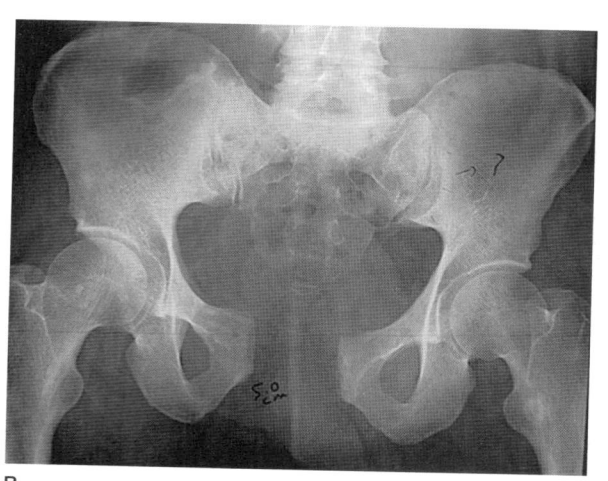

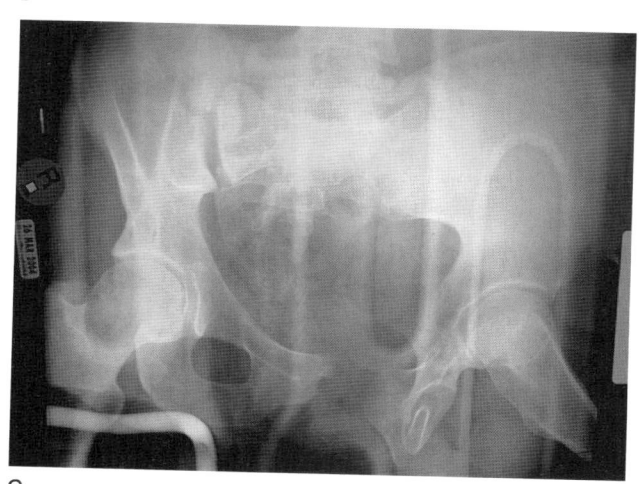

图 7-30　三种不稳定骨盆骨折。侧向挤压（**A**）、前后挤压（**B**）、垂直剪切（**C**）

SBP 测定值相差在 10% 之内，则血管严重损伤的可能性不大，或不需要更进一步地检查与评估。如果两者测定值相差大于 10%，则有必要进行 CT 血管造影或是动脉造影。也有一些隐匿性损伤，如假性动脉瘤或股深动脉与腓动脉的损伤，应用上述方法无法进行判断。此类血管损伤所致的血肿可导致筋膜间室综合征甚至截肢。虽然各个创伤中心对此问题仍在不停地争论，但有机会诊治该类病人的医师最好还是对仅有软指标的病人进行 CT 血管造影检查以帮助诊治。

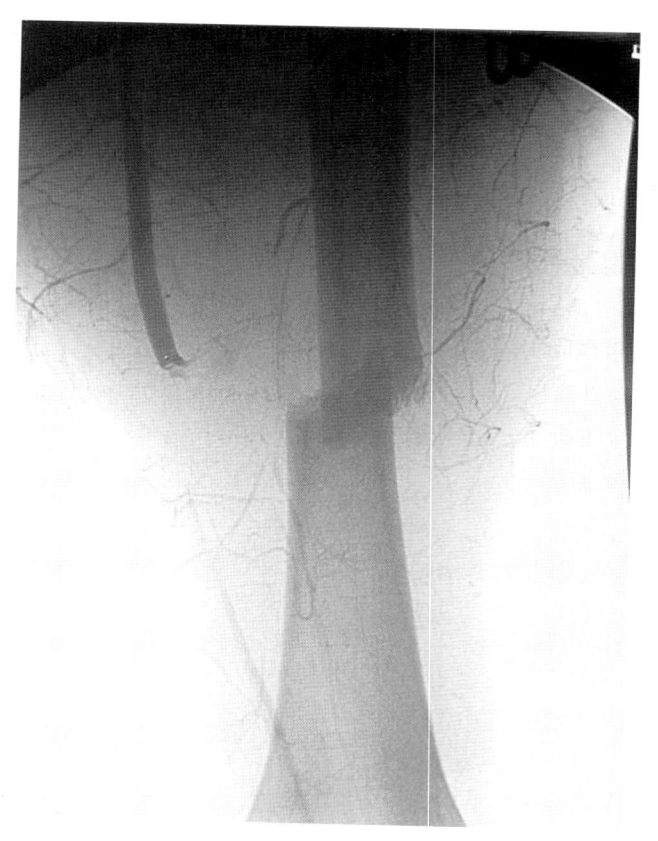

图 7-31　手术室术中血管造影，股骨骨折病人合并股浅动脉血管损伤

创伤处理基本原则

在过去的 20 年里，针对创伤病人的处理原则和手术方式有了显著的变化。随着 CT 扫描技术的出现，实质性脏器损伤的手术探查已被非手术方式取代。那些确实需要手术处理的创伤病人也可用一些非根治切除方法进行，如脾脏缝合术、肾脏部分切除术等。针对结肠损伤，既往多采用结肠造口术，如今几乎所有的这类病人均可用结肠修补术来完成。此外，吻合方式也由原来的双层缝合变为单层连续缝合[32]；这种方法从技术上与多层间断缝合相同，但速度更为快捷。对生理紊乱的病人应用，限制了初期手术的时间，将进一步手术修补延迟至病人经外科 ICU 复苏处理，达到生理状态相对稳定后进行[33]。曾经常用于实质脏器损伤或手术吻合后的腹腔引流管也逐渐少用，腹腔积液可采用经皮穿刺引流。新近的血管内技术，如动脉损伤支架和血管内栓塞已成为常规外科辅助技术。现已认识到，钝性脑血管损伤是影响神经性疾病发病率和死亡率的重要原因，其可被有效地预防；对于不稳定性骨

如，对因枪弹伤致股骨干骨折的病人，子弹经髋部外侧进入，自膝关节内侧穿出，同时腘血管搏动不能触及，损伤可能发生于伤道累及的股动脉或腘动脉的任何节段（图 7-31）。检查仅具有软指标血管损伤的病人，特别是对近邻大血管部位损伤的病人，在治疗时存在一定的争议，对此类病人，仅一部分存在血管损伤并需要修复。可行的办法是使用多普勒超声测量 SBP，并比较患侧与健侧的测量值，也称为 A-A 指数[31]。如果两侧

盆骨折使用腹膜前盆腔填塞,以及早期采用外固定器固定骨折已成为治疗原则;大量输血方案的制订需综合考虑输血疗法带来的益处与免疫风险的平衡。这些观念的转变明显提高了危重创伤病人的存活率。这些新的理念经由学院派的创伤中心以论坛的形式进行了认真的讨论和述评,并倡导使用。这些机构包括美国创伤外科医师委员会、美国创伤外科学会、国际创伤外科学和重症监护学会、全美创伤大会以及其他的外科组织机构等。

输血

危及生命的失血性创伤病人可能会导致出现需要补充凝血因子的凝血功能障碍。新鲜血液,可以被认为是理想的替代物,但在美国已不能获得。当然,红细胞悬液、冷冻血浆、血小板以及冷沉淀等血液组成成分是能获得的。由此促进了针对个体成分输血方式的出现。尽管当前重症监护指南指出一旦病人红细胞水平$<7g/dl$[34],就需进行成分性红细胞输入,在复苏急性期终末指标应达到$10g/dl$[35]。新鲜冻干血浆的输入应保持病人国际标准化比率(international normalization ratio,INR)<1.5,且部分凝血酶原时间(partial thromboplastin time,PTT)应<45秒。初始的止血依赖于血小板的黏附和向损伤内皮细胞的聚集,如血小板功能正常,其计数达50 000/μl足以发挥作用。然而,当大量输血时,血小板功能往往是异常的,因此推荐血小板输入的目标应在100 000/μl。如纤维蛋白原水平低于100mg/dl,应考虑输入冷沉淀。这些指南的颁布只是为了限制血液中的一些免疫活性物质,以降低与输血相关的肺损伤和多器官衰竭的危险性[36,37]。

在危重创伤病人需要输入大量的血液成分时,输血操作应遵循图7-32的原则。该流程图要求在输血过程中各种血液成分应按照特殊的比例,以达到最终恢复血液容量和纠正凝血功能障碍的目的。尽管理想的比例尚未最终确定,但绝大多数的创伤中心对6小时内需输入10U红细胞成分的危重病人,所采用的红细胞:血浆比例为1:1或1:2。由于合血和交叉配型时间需要45分钟,需紧急输血的病人可输入O型血,或者一些血型特殊、具有生物相容性的红细胞。血液配型和交叉合血对于避免致命的血管内输血溶血反应是必需的。创伤中心及其相关的血库必须有能力提供大量的成分血,因为一次性输入100U的成分血以挽救病人生命的情况并非少见。应事先制订好大量输血操作程序的预案,以备在紧急时刻配合外科医师、麻醉师,以及血库管理人员,加强对输血的管理。

伤后的凝血功能障碍与病人中心体温过低及代谢性酸中毒有关,称之为极端恶性循环(bloody vicious cycle)[33](译者注:即致命三联征)。其病理生理改变是多因素造成的,包括体温依赖的酶活化对于凝血激酶的抑制、血小板功能障碍、内皮细胞异常,以及目前尚未明了的纤溶活性变化等。凝血障碍的发生可以是很隐匿的,因此外科医师必须要意识到一些细微的变化,如皮肤切口的过量渗血。尽管凝血障碍的"渗漏"比动脉破口喷涌而造成的失血显得十分微小,但从整个手术区域看,其失血量可导致类似的结果。获得常规凝血活性的实验室检查结果大约需要30分钟(如INR、PTT、血小板计数等),对于已失血2倍血容量的病人来说,这种等待的确让人非常不安。在这种情况下,须得凭经验输入新鲜的冻干血浆和血小板,采用损害控制技术缩短手术时间,并在外科重症监护病房进行生理恢复支持治疗可挽救病人生命(见随后的"损伤控制外科"部分)。

预防措施

所有接受手术的创伤病人都应预防性应用抗生素。抗生素的种类取决于腹部或其他手术区域的污染源,剂量的选择则依病人的失血量和抗生素的半衰期而定。术后使用抗生素仅限于开放性骨折或明显的腹腔内污染病人。根据指南,对所有的创伤病人都应作破伤风预防。

创伤病人都处于静脉栓塞及其相关并发症的危险状态

大量输血操作规程
启动指征:非控制性出血/预计将发生凝血障碍,已输入3.5L晶体液(50ml/kg),收缩压仍<90mmHg

外科及麻醉反应

持续的休克治疗
出血控制
纠正体温过低
纠正酸中毒
正常的血Ca^{2+}
必要时每30分钟作1次实验室检验
考虑使用重组Ⅶa因子治疗

持续进行成分输血方案
INR>1.5,或PTT>45秒—4单位新鲜冷冻血浆
血小板计数<100 000/uL—1单位机采血小板
纤维蛋白原<100mg/dL—10单位冷沉淀

如具备血栓弹力检测的单位(r-TEG):
ACT>125秒—2个单位新鲜冷冻血浆
MA<53mm—1个单位机采血小板
角度<63度—10个单位冷沉淀
EPL>15%—考虑溶栓治疗

血库反应

载量	浓缩红细胞	新鲜冷冻血浆	血小板	冷沉淀蛋白
1	4	2		
2	4	2	1	10
3	4	2		
4	4	2	1	10

载量是指:每30分钟给出数量,直至大量输血程序结束,每一个装载量的数量可根据外科和麻醉所需倍增,装载量>4可根据病人的病情和实验室检测指标确定。

图7-32 丹佛健康医疗中心大量输血操作规程。ACT=活化凝血时间;Cryo=冷沉淀蛋白;EPL=估计的溶解百分率;FFP=新鲜冰冻血浆;INR=国际标准化比率;MA=最大振幅;PRBCs=浓缩红细胞;PTT=部分凝血激酶时间;SBP=收缩压

中。事实上,肺栓塞可发生于病人入院早期,比我们既往认为的要早[39]。处于静脉血栓高危状态的病人通常为:①骨盆和下肢多处骨折病人;②昏迷或脊髓损伤病人;③腹部和下肢大静脉结扎的病人。肥胖和 55 岁以上的病人,其静脉栓塞发病率附加风险更高。一旦出血控制后,应立即给予低分子肝素。对于低分子肝素使用禁忌的高危病人,应考虑放置可移除的腔静脉过滤器。此外,对于非骨折病人,还可使用脉冲性压缩长裤样包扎(或称为连续压迫装置)。

最后还有一个通常被忽略的预防措施,就是低温维持。失血性休克使全身组织灌注和机体代谢受损,其结果导致机体产热反应减弱,体温下降。去除病人衣服后,可导致病人再次的体温降低性损害,输入的冰冷红细胞或室温的晶体液,使该问题进一步恶化。其结果使创伤病人体温过低,甚至在手术室低于 34℃。因此,预防措施必须在急诊室就着手,维持一个舒适的环境温度、给病人盖上温暖的毯子、输入的液体和

血液产品预先加温等。另外,还应在手术室内使用 Bair Hug-ger 加温器(或在上身或下身盖上毯子),使用经加热的呼吸通气装置等。为防止出现严重低体温(温度低于 30℃),还应考虑使用动静脉复温装置。

手术入路与显露

颈部显露

颈部领形切口可显露颈部中段结构(气管、甲状腺、双侧颈动脉鞘)。标准切口位于胸骨切迹上两指,也可根据损伤水平做适当调整。向上翻开皮瓣后,于正中分开颈前肌群,即可进入颈中间隙。如需暴露上部和侧面结构,可沿胸锁乳突肌向上延长颈部切口,必要时可作双侧延长。如需暴露单侧颈部可从乳突向下,沿胸锁乳突肌边缘切开至锁骨(图 7-33)。颈动脉鞘内包含颈动脉、颈静脉和迷走神经,将其打开可检查

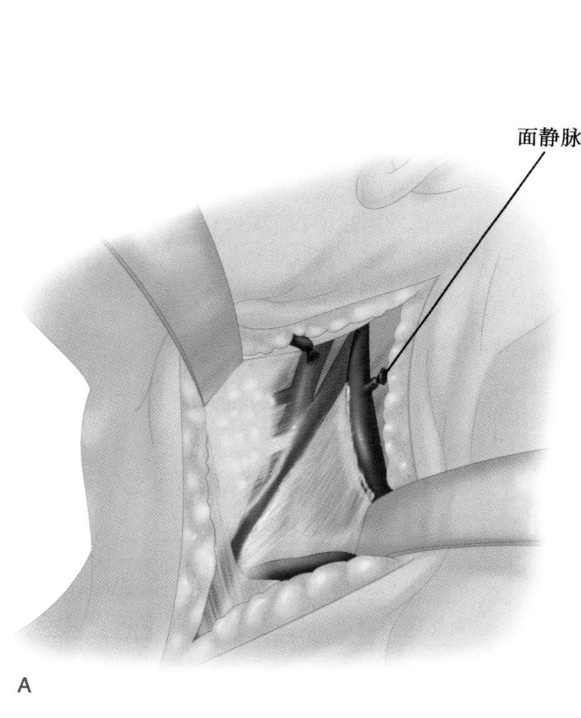

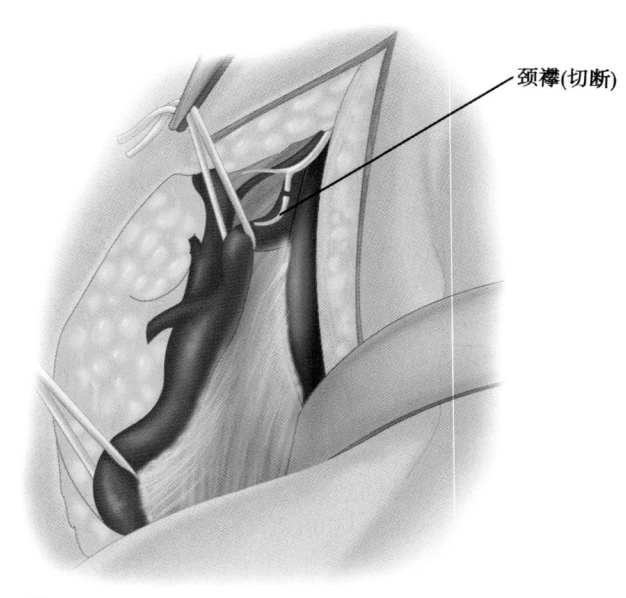

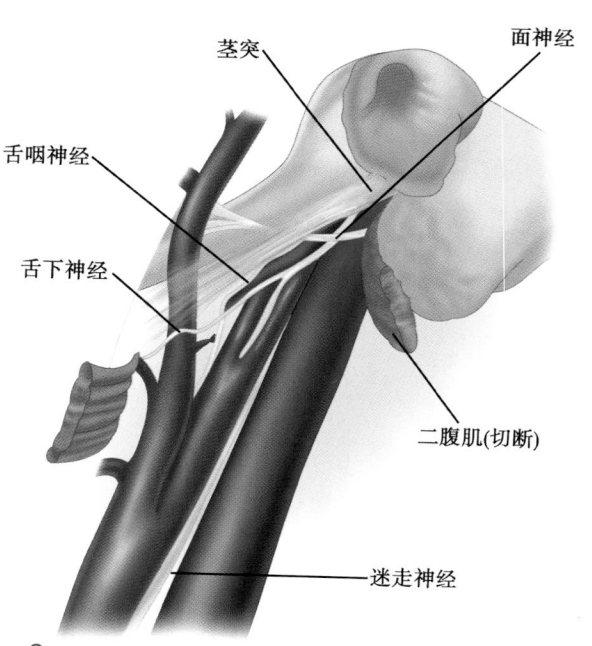

图 7-33 **A.** 通过胸锁乳突肌前缘切口显露单侧颈部,显露颈动脉前需要结扎面静脉。**B.** 远端颈内动脉显露需要分离颈襻,才能游离舌下神经。**C.** 进一步的显露需要切断二腹肌的后部

其内结构。作为颈动脉分叉标识的面静脉,通常可结扎以利于更好地暴露颈内动脉。

要显露位于Ⅲ区的远端颈动脉比较困难(图 7-33)。第一步是分离颈襻以便游离舌下神经。然后,横断覆盖于颈内动脉上方的二腹肌后腹,需要时可游离并牵开舌咽神经和迷走神经。如果有影响,可以切除附着于乳突的肌肉,将下颌前置(半脱位)可能有帮助,极端情况下可分开下颌骨垂直部,可能还需要切除部分腮腺或面神经,以暴露远端颈内动脉。

胸部切口

急诊室开胸探查最常用的手术切口是病人取平卧位时的前外侧开胸术切口,位于第 5 肋间,平乳房下缘线(图 7-34)。如果手术需探查双侧胸腔,该切口可用 Lebshce 刀延长,跨过胸骨,形成"蛤壳样"切口(图 7-35)。当胸骨需离断时,胸廓内动脉应结扎以防止出血。这种手术入路能显露心脏、双肺、降主动脉、肺门和食管。为控制大血管,可向胸骨上部切开,将切口延长至颈部。左锁骨下动脉近端的显露提倡采用经第 4 肋间前外侧切口,向胸骨上方延长,并直达左锁骨("活盖门"开胸术)。尽管"活盖门"开胸术是一种效果较好的复苏性开胸术,但经胸骨切开并向锁骨上延长的入路更容易显露左锁骨下动脉近端。如果左锁骨下动脉在胸廓出口外损伤,可通过胸骨切开血管,并经锁骨上切口予以确定性修复。胸骨正中切开术在心脏损伤病例中作用有限,但其适用于心前区的刀刺伤。典型病人常发生心脏压塞,因此在限期胸骨正中切开术前需行心包穿刺引流。但对于濒死的病人,应采用前外侧开胸术。

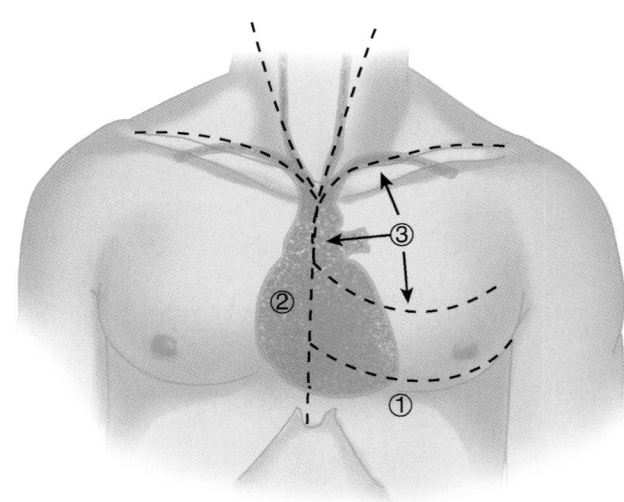

图 7-34　胸探查最常用的手术切口。①前外侧开胸术切口;②"活盖门"开胸;③各种开胸切口均可经锁骨下或颈前部以便更大范围的显露

胸骨正中切开并向颈部延长的切口可快速显露锁骨下动脉近端、无名动脉或颈总动脉近端,探查其可能的损伤。术中必须小心,防止损伤走行于锁骨下动脉浅面的膈神经和迷走神经以及锁骨下动脉后方的喉返神经。后外侧开胸术适用于显露气管后侧或接近脊柱的主支气管的损伤(右后外侧开胸术)、降主动脉的撕裂(左后外侧开胸术伴左心旁路手术)和胸内食管损伤。

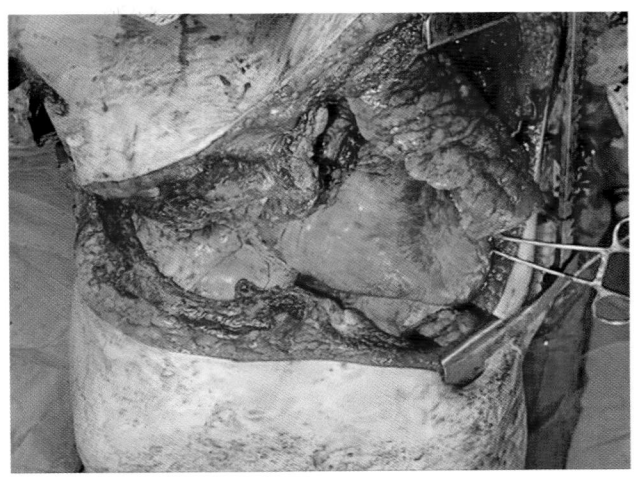

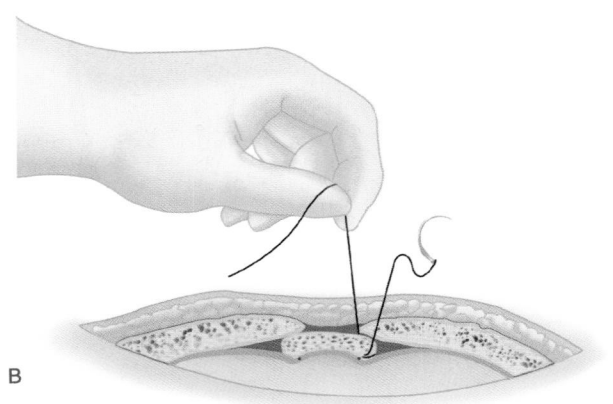

图 7-35　A."蛤壳样"切口显露双侧胸腔。B.胸骨横断时需结扎位于胸骨下方近侧和远侧的胸廓内动脉

急诊剖腹探查

因为正中切口的可变通性,成人腹部探查常用正中切口;而对于 6 岁以下的儿童,横切口可能更方便。用手术刀切开切口比用电刀更快;在腹腔内出血源控制前,腹壁切口的出血可以忽略。剖腹术中用纱布垫和吸引器吸净血液和血凝块后,找到主要活动性出血源。钝性伤后应触诊脾脏和肝脏,如发现脾脏或者肝脏碎裂,应进行填压;还应探查肠系膜以排除损伤。相反,穿透伤后,应该沿着利器所形成的伤道寻找出血源。如果剖腹时病人的 SBP<70mmHg,应在膈肌裂孔水平指压或者钳夹主动脉控制出血。在找到出血源后,直接以手指压闭(血管损伤)或者纱布垫填塞(实质脏器损伤)控制出血(图 7-36)。如果肝脏损伤是病人血流动力学不稳定的根源,还要钳夹肝门(Pringle 手法)控制出血(图 7-37)。同样,血管夹夹闭脾门可能比单独填塞控制出血更有效。游离脾脏时,应该轻柔的向内侧旋转脾脏显露侧腹膜;切开侧腹膜和腹横筋膜后,把脾脏和胰腺一起从腹膜后钝性分离出来(图 7-38)。

快速显露腹内血管系统可能面对出血的挑战。旋转左内侧脏器可以显露主动脉、腹腔干、近端肠系膜上动脉(superior mesenteric artery, SMA)和左肾动脉(图 7-39)。这就需要从降

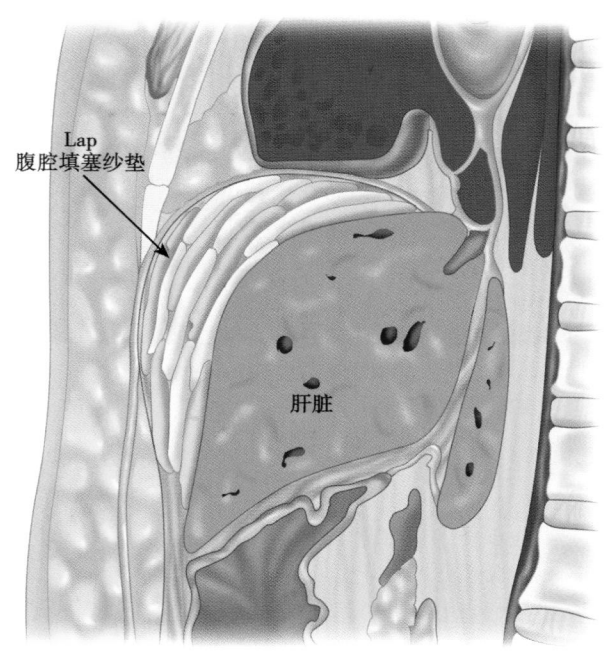

图 7-36　纱布垫填塞控制肝脏出血的矢状面。Lap
=剖腹术

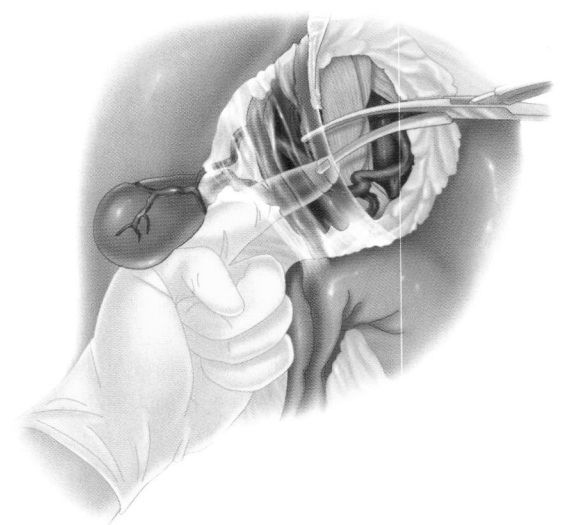

图 7-37　Pringle 手法,阻断肝门,包括门静脉、肝动
脉和胆总管

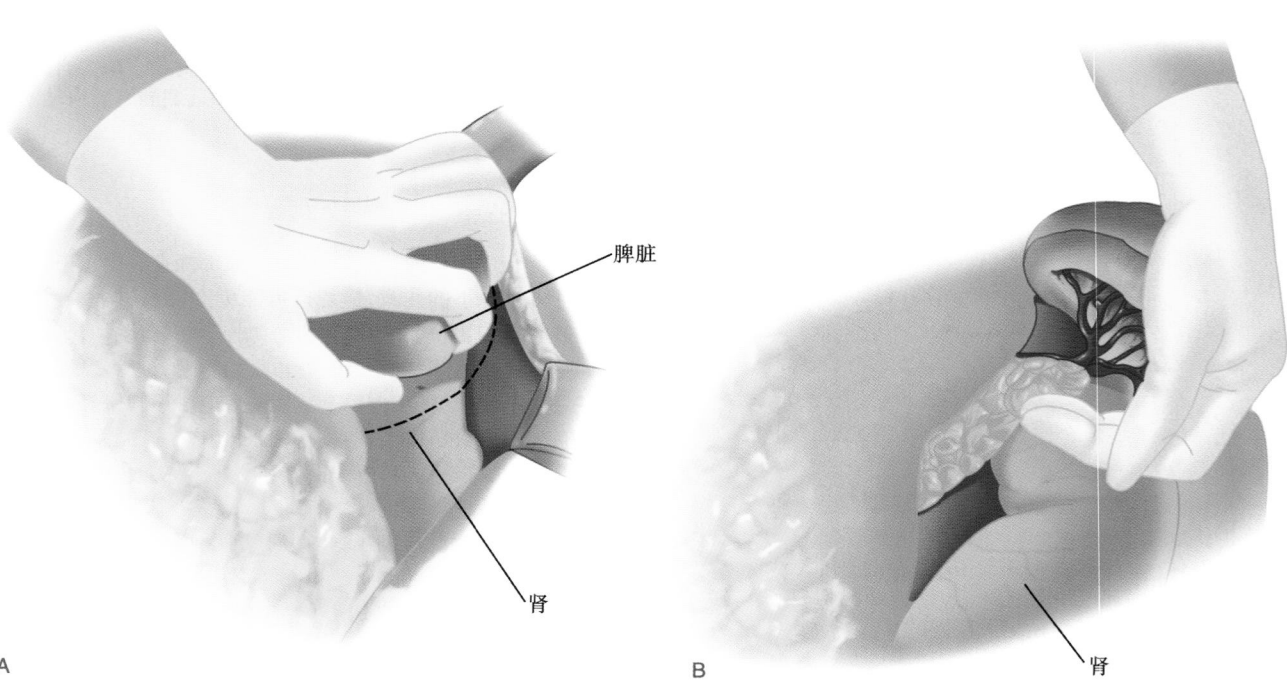

图 7-38　为游离脾脏,脾脏上方外侧 1cm 切开侧腹膜直到腹横筋膜(A),轻柔地向内侧旋转脾脏,显露胰腺和左肾的
平面(B),完全游离后,脾脏可以托出切口外

结肠远端开始,沿脾曲结肠,绕到脾脏和胃底之后达食管切开侧腹膜(Toldt白线)。然后,向中线旋转左结肠、脾脏、胰腺和胃。游离脏器时,作者更倾向把肾脏留在原位,因为这样可以增加肾血管和SMA之间的距离。应在膈肌裂孔处控制主动脉近端,如果上腹部主动脉损伤,可能需要横断左侧膈肌角或者左侧开胸手术。下腔静脉损伤可通过右内侧脏器旋转显露后处理(图7-40)。

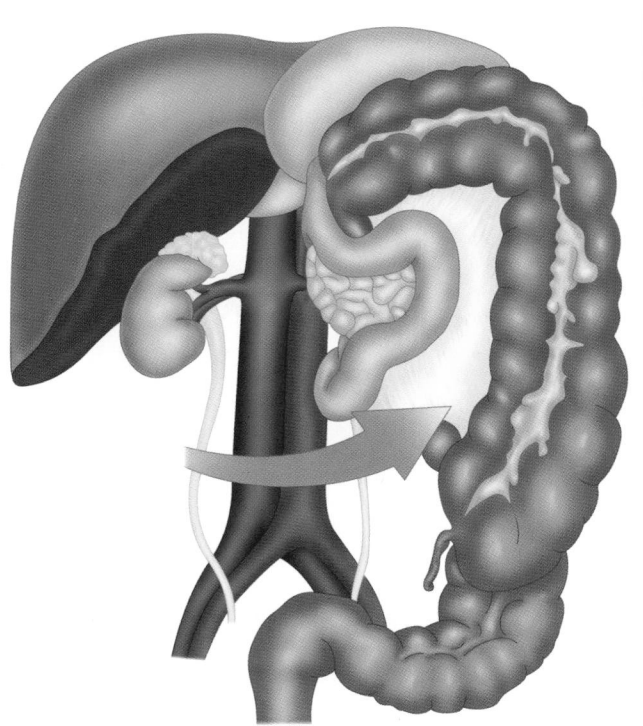

图7-40　右内侧脏器旋转显露下腔静脉

静脉分叉处;为了显露此区域的静脉损伤,可以切断髂动脉(图7-42)。因为存在下肢缺血的危险,因此静脉损伤处理后,必须立即吻合髂总动脉。

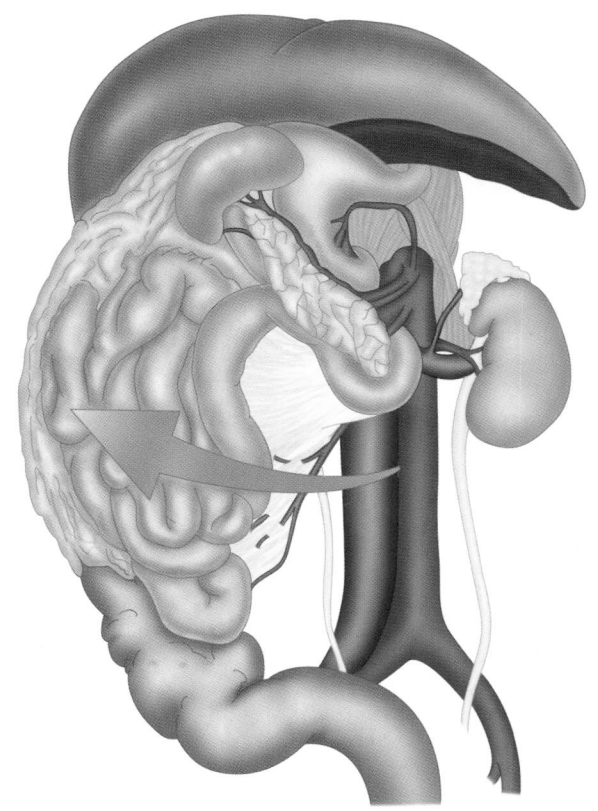

图7-39　左内侧脏器旋转显露腹主动脉

可用纱布块直接压迫控制腹主动脉分叉以上的近端下腔静脉出血,沿着下腔静脉向头侧分离可以明确损伤部位。SMA损伤的手术入路选择主要根据损伤的节段。完全的Ⅰ区SMA损伤位于胰腺后,能够通过左内侧脏器旋转显露。完全的Ⅱ区SMA损伤位于胰腺外缘到中结肠动脉分支水平,通过小网膜囊沿着胰腺下缘在横结肠系膜根部分离显露;为到达近端血管,可能需要离断胰体。远端SMA损伤更多,包括完全的Ⅲ和Ⅳ区SMA损伤,可以直接在肠系膜内处理。位于肠系膜上静脉、脾静脉和门静脉汇合部的胰后静脉损伤,可切开胰腺颈部显露。

因为髂血管分支少,位置近,且存在侧支循环,因此一旦髂血管损伤,紧急血管控制就成为唯一的难题。控制肾下主动脉近端能阻止动脉出血并避免肾脏和其他内脏缺血;然而,钳夹主动脉不能控制髂静脉损伤。剖腹术中以折叠的纱布垫填塞直接压迫在出血部位,通常可以充分控制出血。如果止血后不能充分显露血管损伤的远近端,可以放置海绵棒在损伤两端,并仔细调节压迫的力量来达到止血的目的。另外,为了控制出血,充分显露血管损伤部位后的完全骨盆血管阻断也许是必需的(图7-41)。右髂总动脉位于下腔静脉和右髂

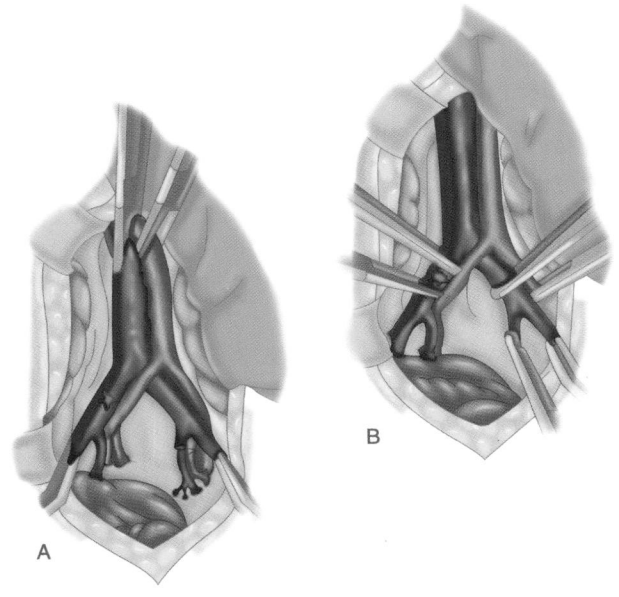

图7-41　骨盆血管阻断。**A.** 首先,钳夹主动脉、下腔静脉和双侧髂外血管。**B.** 随着继续分离,血管夹逐渐向血管损伤部位移动以缩小缺血区域

一旦明显出血得到控制,就应沿着小肠和大肠查看全部肠道表面,寻找污染来源。伴有血肿的部位应该清除表面血肿排除邻近肠道损伤。胃的前后壁都要探查,需要打开小网膜囊后充分显露。应用广泛的Kocher手法评估是否存在十

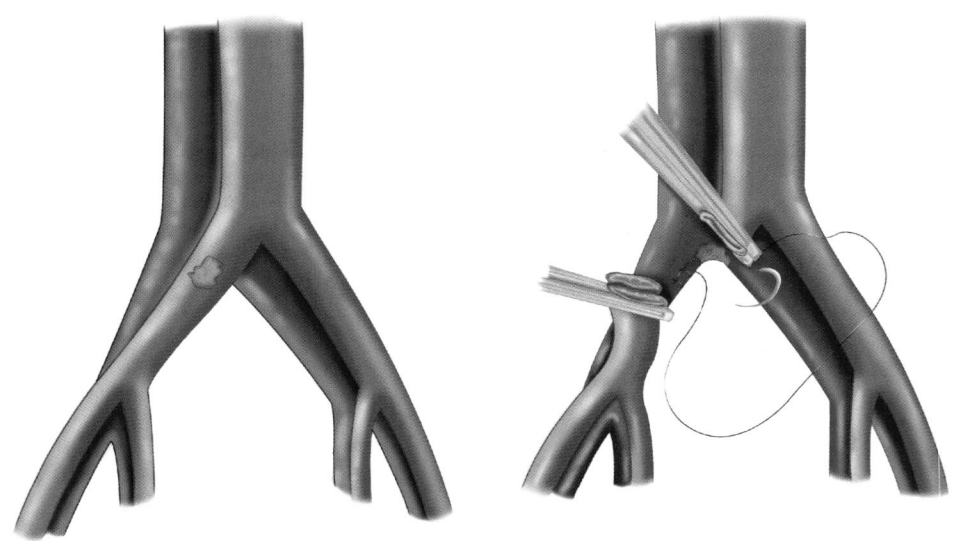

图 7-42　为了显露下腔静脉和右髂总静脉的分叉部位,可以切断右髂总动脉

二指肠损伤。在探查小网膜囊的过程中,应该显露并触诊胰腺以排除胰腺损伤。因为,胰腺表面的筋膜可以掩盖胰腺损伤,因此仅凭触诊胰腺前表面是不够的。游离胰腺,包括评估胰腺后面都是重要的。损伤明确后,是否采用损害控制技术或者实施早期损伤修补取决于病人术中的生理情况(见于后面的"损伤控制外科"和"特殊损伤治疗")。多发伤病人,应该考虑应用胃造口和空肠套针穿刺造口建立肠内营养通道。病人伤情明确后,先用大量温盐水冲洗腹腔后,以粗线连续缝合拉拢中线筋膜(腹白线),最后关腹。可根据腹内污染情况决定是否一期缝合皮肤。

血管修补技术

对于血管损伤的最初控制,用手指直接压迫即可达到止血目的。用精细的手术剪锐性分离以确定损伤部位,并游离出足够的长度供近端、远端控制。用肝素化生理盐水(50U/ml)注射于损伤血管的远、近末端,以防止裸露的内膜及中层形成小凝血块。损伤部位的不规则边缘应细心行锐性剪除。

血管损伤的治疗原则见 表 7-9。主动脉、颈动脉、无名动脉、肱动脉、肠系膜上动脉、肝固有动脉、肾动脉、髂动脉、股动脉及腘动脉通常必须修补。在四肢,应当至少保留一支供应远端的动脉。尽管在极端情况下可以结扎门静脉,一般应该尝试修补上腔静脉、肾静脉近侧的下腔静脉及门静脉。动脉损伤有时可以采用非手术治疗,包括四肢小的假性动脉瘤、内膜夹层小的内膜瓣及小的动静脉瘘。应在伤后 1 ~ 2 周行动态影像检查,确认损伤已经愈合。

血管损伤修复的手术方法取决于损伤的程度与部位。伴少量组织缺失的动脉损伤首选修补缝合。如果能无张力修复血管可用端端一期吻合。在结扎小的分支后,移动血管断端通常能桥接缺失 1 ~ 2cm 的动脉。外科医师不必担心切断小的分支以获取额外长度的危险性,因为大多数创伤病人有正常的脉管系统并且拥有潜在的侧支血流,此类侧支的保存不如在动脉粥样硬化症手术中那样重要。然而,主动脉、锁骨下动脉及肱动脉很难通过游离增加长度。为避免术后狭窄,尤

表 7-9	血管损伤的治疗原则	
观察		
结扎		
缝合修补		
端端一期吻合		
间置移植物		
自体静脉		
聚四氟乙烯移植物(PTFE)		
涤纶移植物		
转置		
解剖外旁路术		
放射介入治疗		
支架		
栓塞		

其是小动脉狭窄,应使用斜行或调拌法吻合,以使吻合后管径略大于动脉原管径(图 7-43)。作者强调降落伞技术以确保后壁缝线的精确定位(图 7-44)。如果使用该技术,应当维持缝合处两边的张力,否则可能发生后壁缝线的渗漏。对于难度较大的吻合,为确保对齐,可从后壁先单缝 1 针,便于临时的 180° 翻转。

当游离法仍不能实行无张力端-端吻合术时,则使用间置移植。对于直径<6mm 的血管(即颈内动脉、肱动脉、股浅动脉及腘动脉)应使用对侧腹股沟的自体大隐静脉,因为<6mm 的聚四氟乙烯(PTFE)移植物因有血栓形成风险而禁止使用。大动脉(即锁骨下动脉、无名动脉、主动脉及髂总动脉)可使用 PTFE 移植物。主动脉或髂动脉损伤可能伴随来自结肠或小肠损伤的污染,在这种环境下,人们自然不愿使用移植物,但实际上移植物感染罕见,且施行腋股动脉旁路手术所需要的时间过多。因此,在控制出血和肠道污染后,在放置 PTFE 移植物前需冲洗腹腔;放置移植物后,在确定性治疗肠道损伤前用腹膜或网膜覆盖移植物。

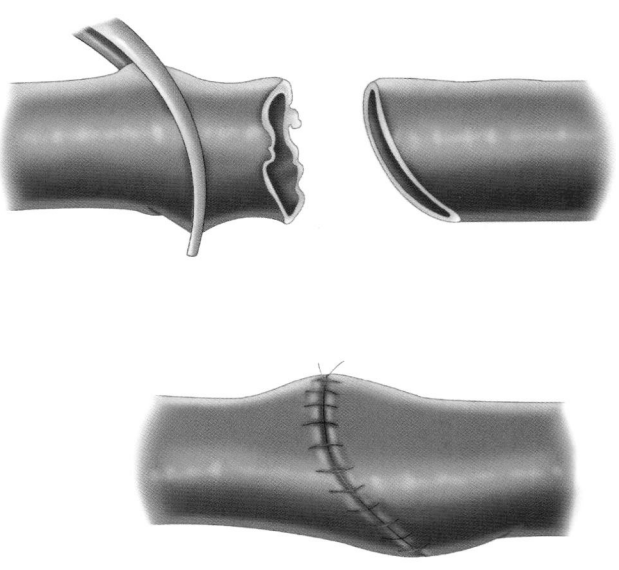

图 7-43 端-端吻合术修补小动脉易于狭窄。用切口斜面法扩大吻合面使此类并发症减少。弯头止血钳是制作这个弧度有用的辅助物

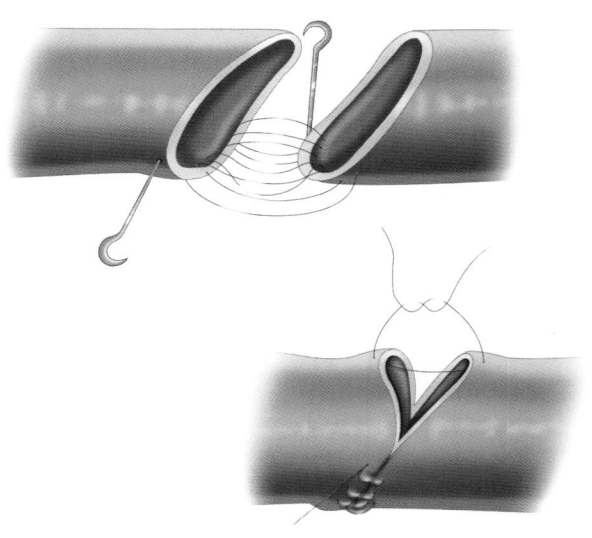

图 7-44 当动脉端已经固定并且必需插入移植物时，降落伞技术对于精确放置后壁缝线非常有帮助。缝合口两端必须保持张力以防止松开及渗血。在移植物置入动脉前，必须先置入 6 根缝线

当动脉有分支并且其中一支能安全结扎时，可使用转位术。近端颈内动脉损伤可游离毗邻的颈外动脉，可将其远端用于修补颈内动脉伤口，然后与颈内动脉远端进行端-端吻合（图 7-45）。颈内动脉近端残根全层缝合需小心，避免形成盲袋，而盲袋中可能形成凝血块。当至少一支髂内动脉保持通畅时，髂总及髂外动脉可用类似的方法处置（图 7-46）。

由于容易形成血栓，使静脉损伤重建难度增加。不伴组织缺失的小损伤可行缝合修补治疗。应用间置移植物的复杂修补通常会失败，典型表现并不立即出现，但会于 1~2 周后逐渐发生。这段时间可建立足够的侧支循环，避免发生急性静脉高压。因此，用 PTFE 作静脉间置移植物是合理的，为侧支循环的建立赢得时间，但最终出现血栓形成。这样的方法

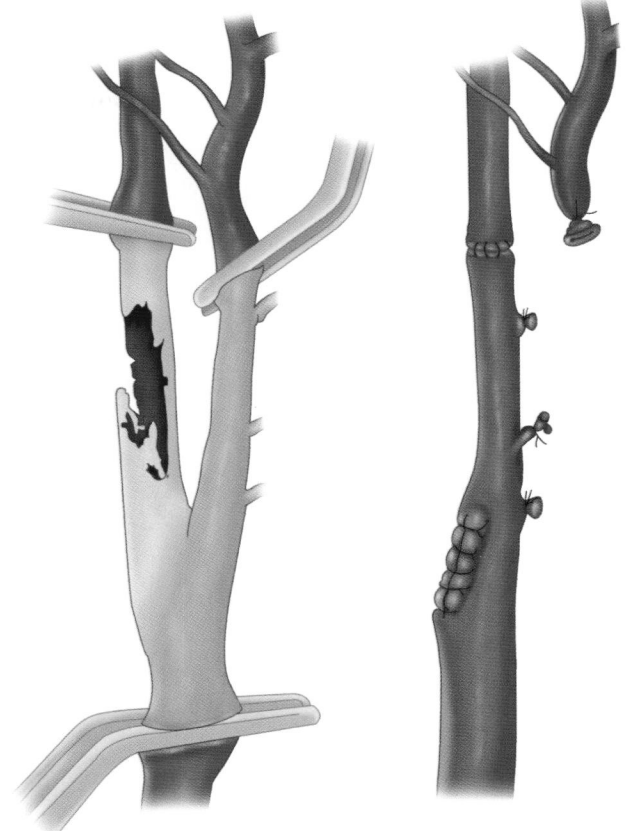

图 7-45 颈动脉转置是一种治疗颈内动脉近端伤的有效方法

治疗上腔静脉、肾脏近侧下腔静脉及腘静脉的损伤是合理的，因为结扎这些静脉会造成较高的死亡率。这类病人术后用弹力绷带（Ace wraps）将脚趾至臀部包裹，并临时持续抬高下肢 30°~45°，通常可避免慢性下肢静脉高压并发症，并需要维持 1 周。如果病人离床活动后无肢体水肿，则可停止这些措施。

损伤控制外科

对极端恶性循环的认识，以及损伤控制外科（damage control surgery，DCS）概念的引入显著提高了危重创伤病人的存活率。极端恶性循环于 1981 年首次提出，是指同时存在凝血功能障碍、低体温及代谢性酸中毒的一种危及生命的状况（图 7-47）[33]。由于病人水分的蒸发、导热损失以及产热能力减弱，即使给予覆盖温暖的毯子和加温的血液，低体温仍然发生。休克导致的代谢性酸中毒，可因手术中对动脉的钳夹、使用升压药物、大量输血以及心脏功能受损而加剧。血液的稀释、低体温和酸中毒可进一步导致凝血功能障碍。一旦这种恶性循环启动，三种因素中任一因素都对另外两种因素具有放大作用，由此导致螺旋式的恶化，最终发展为致命的心律失常。DCS 的目的就是限制手术时间，使病人能尽快被送回外科重症监护病房，进行生理恢复，以切断这种极端的恶性循环。限制初期手术，实施 DCS 的指征包括：低温<35℃，动脉 pH<7.2，碱缺失<15mmol/L（55 岁以上病人<6mmol/L），INR 或 PTT>正常的 50%。当获得实验室检测结果后，在手术中即可做出实施简化剖腹术的决定，从而使病人的临床过程变得清晰。

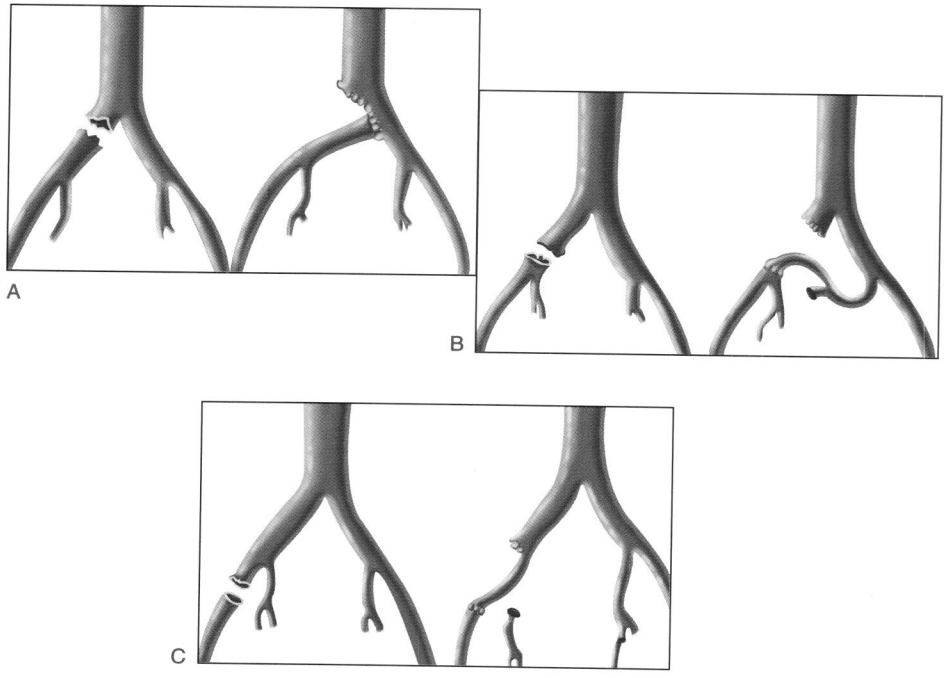

图 7-46　转位法可应用于髂动脉损伤,从而避免当肠污染时放置 PTEE 移植物的困境。
A. 右髂总动脉转位于左髂总动脉。**B.** 左髂内动脉转位于右髂总动脉远端。**C.** 右髂内
动脉转位于右髂外动脉

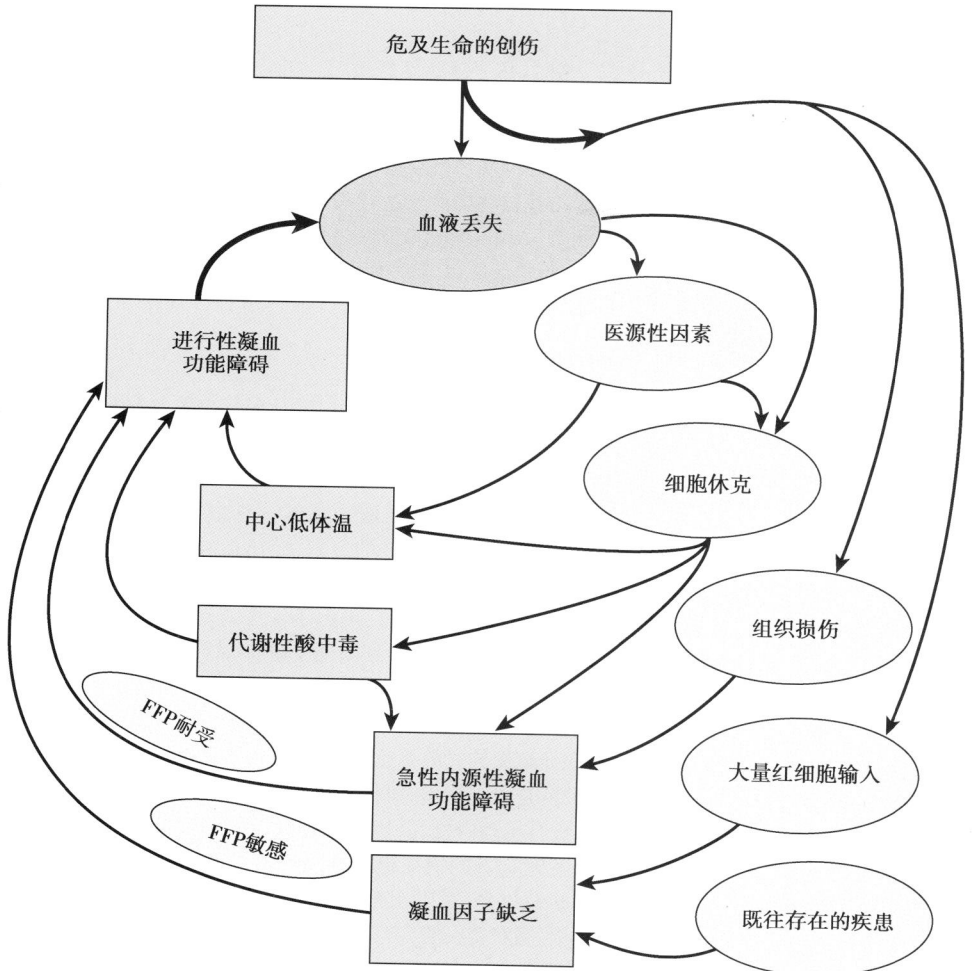

图 7-47　极端恶性循环。
FFP=新鲜冰冻血浆;RBC=
红细胞

DCS 的目的是控制外科出血和防治胃肠渗漏。所用到的手术技巧是临时处置措施,对创伤确定性修补可延迟至病人生理状态得到恢复后。控制外科出血、防止缺血损害在 DCS 过程中极为重要。大动脉损伤必须植入 PTFE(聚四氟乙烯)移植修补。尽管腹腔动脉损伤可以结扎,但必须维持肠系膜上动脉的血供,提倡采用血管内插管分流技术。同样,髂动脉和腹股沟下血管也可用血管内分流的旁路技术恢复血供,借助于动脉插管移植替代术可延续数小时。在损伤控制情况下,除肾脏上方下腔静脉和腘静脉外,静脉损伤可采用结扎处理。对于涉及脾脏或单侧肾脏的实质性器官损伤,主张直接切除,不作修补,特别是不宜作脾脏修补。对于肝脏损伤,包

扎填塞可压迫止血(图 7-36)。多个肝叶的枪伤最好用导管球囊压迫止血,使用 Foley 导管贯穿深部伤道能很好地控制肝脏撕裂伤出血(图 7-48)。对于胸部损伤,则有多种 DCS 方式可选。对于周围型肺损伤,采用楔形切除,可用胃肠吻合器(gastrointestinal anastomosis,GIA)完成。对于肺穿透伤,肺束切断术可用于分离肺实质(图 7-49)。单根血管或气管可用 3-0 PDS(聚对二氧环己酮)线缝合,并使伤道开放。如病人有多处邻近组织的损伤,则需肺叶切除或全肺切除,以控制出血。心脏损伤可临时用 3-0 非吸收性的聚丙烯丝线连续缝合,或用皮肤缝合器钉合。如果这样还不能彻底止血,则需对创口进行加垫修补。

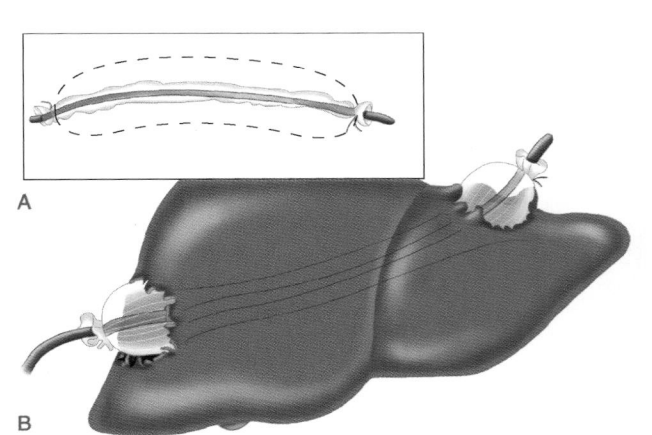
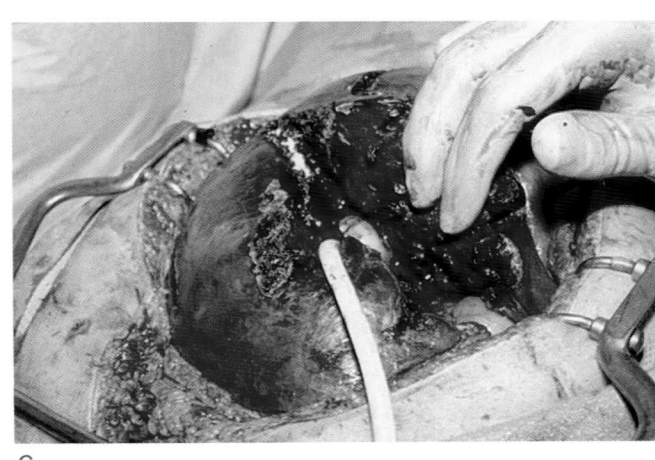

图 7-48 A. 肝内球囊用于肝脏穿通伤填塞止血。将红色橡胶导管放入直径 1 英寸的 Penrose 引流管中,引流管两端结扎。B. 植入伤道后,盐水充盈球囊直至出血停止。C. 带有 30ml 球囊的 Foley 导管可用于肝脏深部撕裂伤的止血

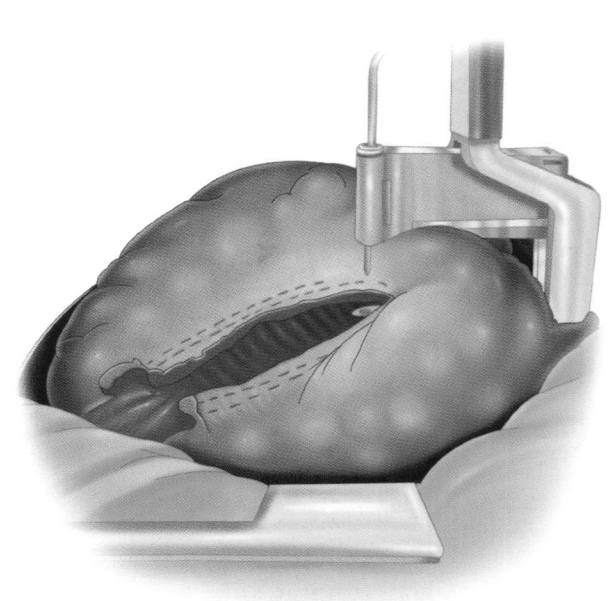

图 7-49 采用肺束切断术切开肺实质,辅以断面切开缝合术(TA),或胃肠道自动缝合器吻合。开放伤道,以便对损伤的血管和气管逐一结扎

DCS 的第 2 项关键内容就是防治肠内容物的溢出。较小的胃肠道损伤(胃、十二指肠、小肠、结肠)可用 2-0 非吸收丝线快速缝闭。肠道的完全横断或节段性损伤则在切除损伤节段后,用胃肠道吻合器(GIA)缝合,或者肠道开放端用脐带线结扎以限制内容物溢出。胰腺损伤,无论损伤部位,均应立即包扎缝闭,腺管的完整性评估可推迟进行。在病人送回外科重症监护室前,腹腔必须暂时关闭。最初,将手术巾与邻近皮肤钳夹在一起,但是随后发生的肠道肿胀时常引起迟发性腹腔间隔室综合征。因此,目前腹腔暂时性的封闭一般使用具有抗菌作用的外科手术单(Ioban)覆盖(图 7-50)。在这项技术中,在筋膜下用有孔的无菌敷料覆盖肠道,将两根 Jackson-Pratt 引流管沿筋膜边缘放置,然后再覆盖一块 Ioban 敷料。这样既可为通过封闭引流腹水,还可为肠道肿胀预留一定空间以防止腹腔间隔室综合征的形成。在 DCS 的初期阶段,有孔的无菌敷料上不宜再覆盖蓝色的手术巾,这样便于观察肠道状况和出血控制情况。一旦临床情况改善,包括体温正常、凝血功能恢复以及酸中毒得到纠正后,病人应于 12～24 小时再回到手术室继续手术。

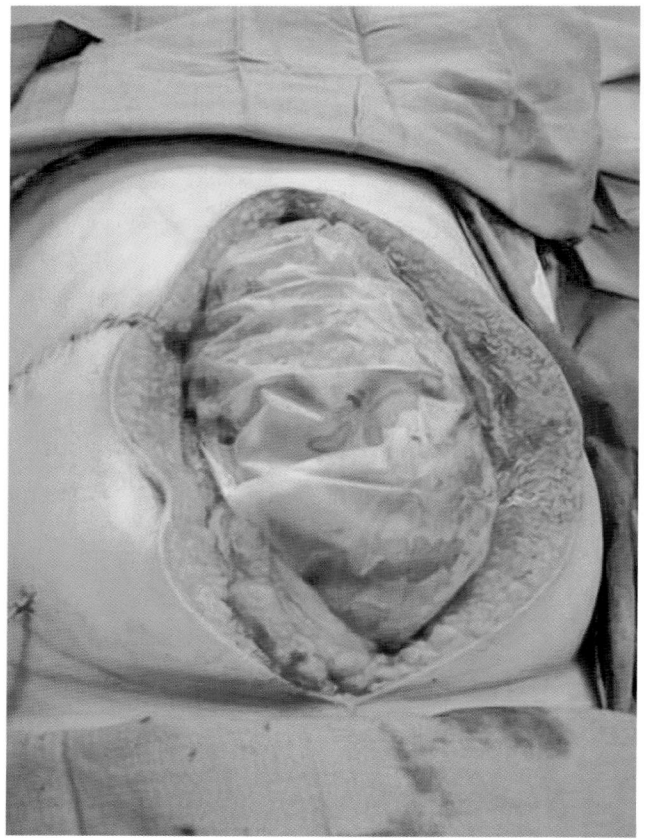

A

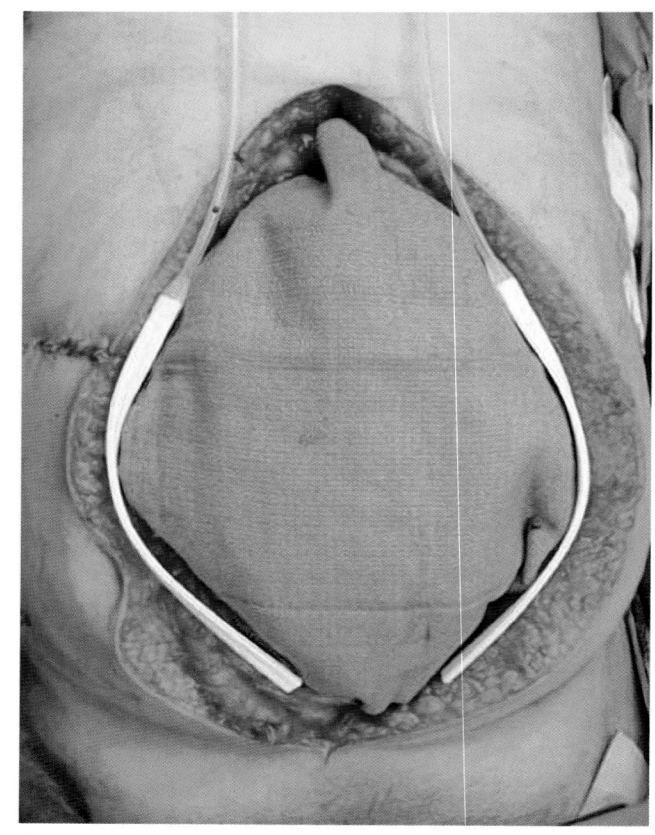

B

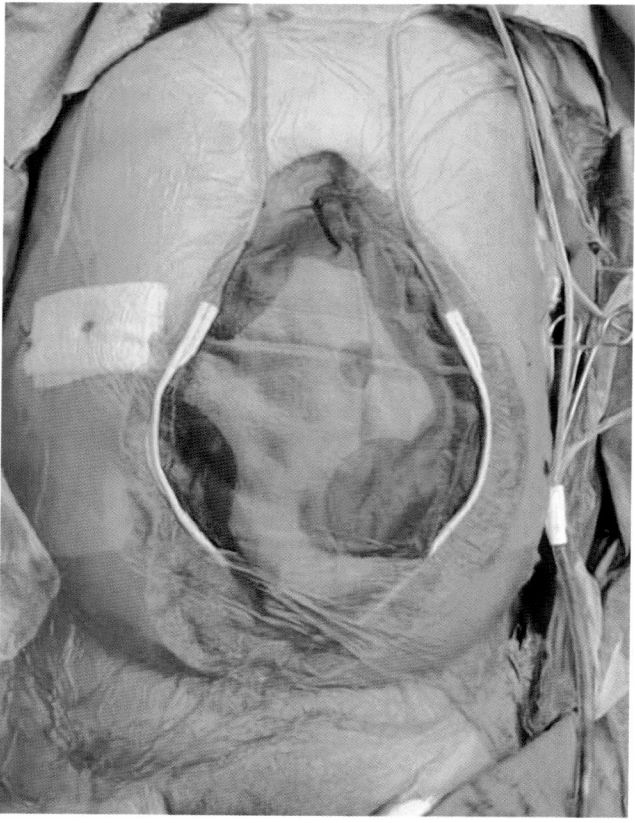

C

图 7-50　临时关闭腹腔,必须用 45cm×60cm 无菌有孔的敷料于筋膜下覆盖(A),放置 Jackson-Pratt 引流管和蓝色手术巾,然后用止血钳咬合于 loban 手术单上

特殊创伤治疗

头部损伤

颅内损伤

明显的闭合性颅脑损伤（GCS<14）均应进行 CT 检查，以明确颅脑损伤情况。所有颅内血肿，包括硬膜外血肿、硬膜下血肿、蛛网膜下腔出血、脑内血肿或脑挫伤和弥漫性轴突损伤者均应收入 SICU 病房。CT 检查有异常并 GCS≤8 的病人应采用脑实质光纤系统或脑室置管等方法监测颅内压（intracranial pressure，ICP）。尽管 ICP=10mmHg 被认为是正常颅内压的上限，但需治疗的颅内高压是 ICP>20mmHg[13]。手术清除颅内占位性血肿的指征取决于血肿的量、脑中线移位情况、血肿的位置、GCS 评分和 ICP[13]。脑中线移位超过 5mm 被认为是开颅行血肿清除的手术指征，但这并非绝对。危险部位，如后颅凹，较小的血肿也会引起脑干受压或脑疝，故其需要做引流处理。小血肿的清除可改善 ICP 和脑灌注，控制药物治疗无法降低的 ICP 升高。因弥漫性脑肿胀导致 ICP 极度升高的病人常需进行去骨瓣减压术。开放或凹陷性颅骨骨折，伴或不伴静脉窦损伤的病人均需手术治疗。头部穿透伤的病人需手术干预以止血、清除血肿、修复颅骨骨折或清创等。

不具备紧急神经外科手术技术的社区外科医师应掌握钻孔引流技术，以便急诊处理危及生命的硬膜外血肿（图 7-51）[40]。硬膜外血肿典型的临床病程为早期意识障碍，中间

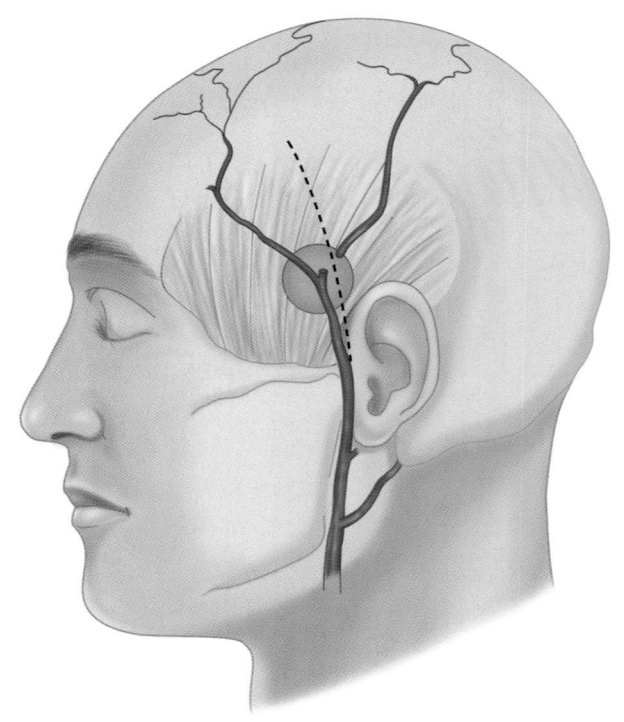

图 7-51 硬膜外血肿的钻孔减压是必要的治疗措施。颈外动脉的 1 个或多个分支在开颅过程中通常需结扎。不要试图通过所钻的颅孔进行止血。相反，头颅应用大量可吸收的敷料包扎，病人被及时转运后，由神经外科医师给予确定性治疗

清醒期，再发意识障碍，并伴同侧瞳孔散大固定，最终心搏骤停。这是因为血肿体积增加，将颞叶向中线推移，压迫动眼神经和脑干的结果。颅骨钻孔应在瞳孔散大侧。待减压使病情稳定后，病人应及时转运到医院行规范的开颅手术。

除了手术干预，旨在防治创伤后脑的继发性损伤的救治措施非常重要。脑创伤后复苏和治疗的目标是避免低血压（SBP<90mmHg）和缺氧（动脉血氧分压<60mmHg 或动脉血氧饱和度<90%）。因此，治疗重点是维持脑灌注而不仅是降低 ICP。复苏应使容量正常和 SBP>90mmHg。脑灌注压（cerebral perfusion pressure，CPP）等于平均动脉压减去 ICP，正常范围为 50～70mmHg[13]。降低 ICP 或升高平均动脉压均可使 CPP 升高。可先后应用镇静、渗透性利尿、肌松麻痹、脑室外引流和巴比妥昏迷等治疗方法，诱导昏迷是最后的手段。二氧化碳分压（PCO_2）应维持在正常范围（35～40mmHg）；但在急性颅内高压时，偶尔可采用过度换气方法使 PCO_2<30mmHg 以诱导脑血管收缩。至少持续 48 小时的亚低温治疗（32～33℃）可降低死亡率和改善神经功能，但是其最终的作用还需要证实[13]。颅内血肿的病人应监测有无伤后癫痫发作，在伤后 7 天内有指征预防性抗癫痫治疗（例如苯妥英钠）[13]。

颌面损伤

颌面部损伤往往累及多器官，需要创伤科、耳鼻喉科、整形外科、眼科、口腔和颌面外科医师们做相应的处理。视觉、听觉、味觉、进食和发声的器官诊治延误，可导致功能障碍和毁容，并伴随心理打击。颌面部分为三个区域：包括额窦和脑的上面部；包括眶、鼻和颧骨上颌复合体的中面部；含下颌骨的下面部。高能量撞击可导致额窦、眶环和下颌骨骨折；而低能量撞击则导致鼻骨和颧骨损伤。

面部骨折后最常见的临床表现是出血，有时这种出血可危及生命[41]。临时的处理措施包括鼻腔填塞、Foley 球囊压迫后鼻腔、口咽填塞。及时血管介入栓塞可控制大量出血。齿槽骨的骨折被认为是开放性骨折，并需要抗生素治疗。限期急诊修复骨折有利于维持气道通畅、恢复正常咬合关系和面部美容。眶部骨折可危害视力，损伤眼肌可导致复视或改变眶内容积导致眼球内陷。鼻和筛骨骨折应仔细评估，明确其有无损害泪液引流系统或筛板继而引起脑脊液鼻漏。紧急处理稳定伤情后，应进行头颈系统全面体格检查，其应包括颅神经检查、面颌复合体的 CT 冠状扫描和三维重建（图 7-52）。早期与这一方面的外科专家共同会诊，对于防止这些重要组织结构的并发症十分必要。

颈部和颈椎损伤

钝性损伤事实上可累及颈部所有结构。颈椎损伤的治疗基于损伤的平面、脊柱的稳定性、是否存在半脱位、成角的程度、神经功能缺失的程度和病人全身的状态。一般而言，在监护下通过颈椎牵引钳进行颈椎的轴向牵引或常用的 halo 环固定来减少半脱位和稳定损伤。损伤的固定也可以使用脊柱支具，尤其在伴随胸腰椎损伤时。外科融合手术主要用于神经功能缺失、成角>11°、移位>3.5mm 或外固定术后脊柱仍不稳定的病人。急诊手术的指征是神经功能恶化和伴有不全性神经功能缺失的骨折或脱位。尽管存在争议，甲强龙常用于脊髓急性损伤的病人，但临床研究提示伤后 3 小时开始给予则 24

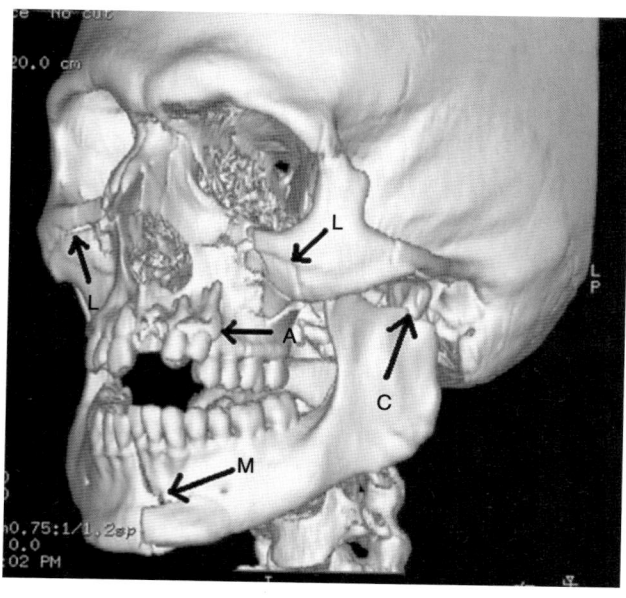

图 7-52　CT 检查三维重建显示 Le Fort Ⅱ型面颅骨折(L)、齿槽骨折(A)。在下颌骨中线的骨折(M)和薄弱髁突(C)的骨折

应急诊进行手术干预。颈椎急性损伤的急诊减压是安全的。伤后 24 小时即进行手术将缩短住院时间和减少并发症[43]。脊髓的完全性损伤基本不可治愈。但是,大约 3% 伴有四肢软瘫的病人为震荡性损伤,极少数此类病人有少许恢复。

　　喉与气管的隐性骨折表现为颈部气肿,因此 CT 检查常用以诊断这些骨折。常见的损伤包括甲状软骨骨折、甲状会厌韧带断裂、杓状软骨断裂或声带撕裂、环状软骨骨折等。在进行必要的清除坏死组织后,气管损伤需使用可吸收缝线单层间断缝合进行端端吻合。由于解剖毗邻,穿透伤中常合并食管损伤。在清创和修复后,用带血管蒂的组织间置于食管修补处和损伤气管之间,并留置闭式引流,常用胸锁乳突肌或颈阔肌的间置,其有助于防治术后瘘的发生。

　　颈部血管损伤,不管是源于钝性伤或是穿透伤,均可导致严重的神经功能并发症或大出血。颈动脉和颈内静脉的穿透伤通常在颈部手术探查时容易发现。对于颈动脉损伤血管修复技术的原则(前面讨论过)包括端-端吻合一期修复(通常应尽可能游离颈总动脉)、血管移植和留置等。不导致过度生理后果的可修复的所有颈动脉损伤都应修复。但是,对于昏迷病人,尤其是已经延误,就只能予以结扎。对于无法控制出血的病人,可采取临时血管控制和使用 Pruitt-Inahara 分流装置实现血管再通。颈内静脉的切线伤应通过侧方缝合修补,而广泛的损伤就必须予以结扎。但是,不建议结扎双侧颈内静脉。穿透伤导致的椎动脉损伤在手术中可发生难以控制的出血。这是因为它位于颈椎的横突侧孔内。尽管颈前入路可去除血管前方的骨性成分而开放骨性通道,但该动脉被筋膜紧密包裹并牢固地附着于这些骨性成分上,因此有效的止血方

小时连续输入,若伤后 3~8 小时开始给予则 48 小时连续输入[42]。当前指南对于无穿透伤病人提示应早期应用甲强龙 30mg/kg 注射,随后 24 小时按 5.4mg/kg 持续输入。急性脊髓损伤行外科手术减压的作用和时机目前存在争论。但有证据支持对于双侧小关节突绞锁伴不全瘫或神经症状恶化的病人

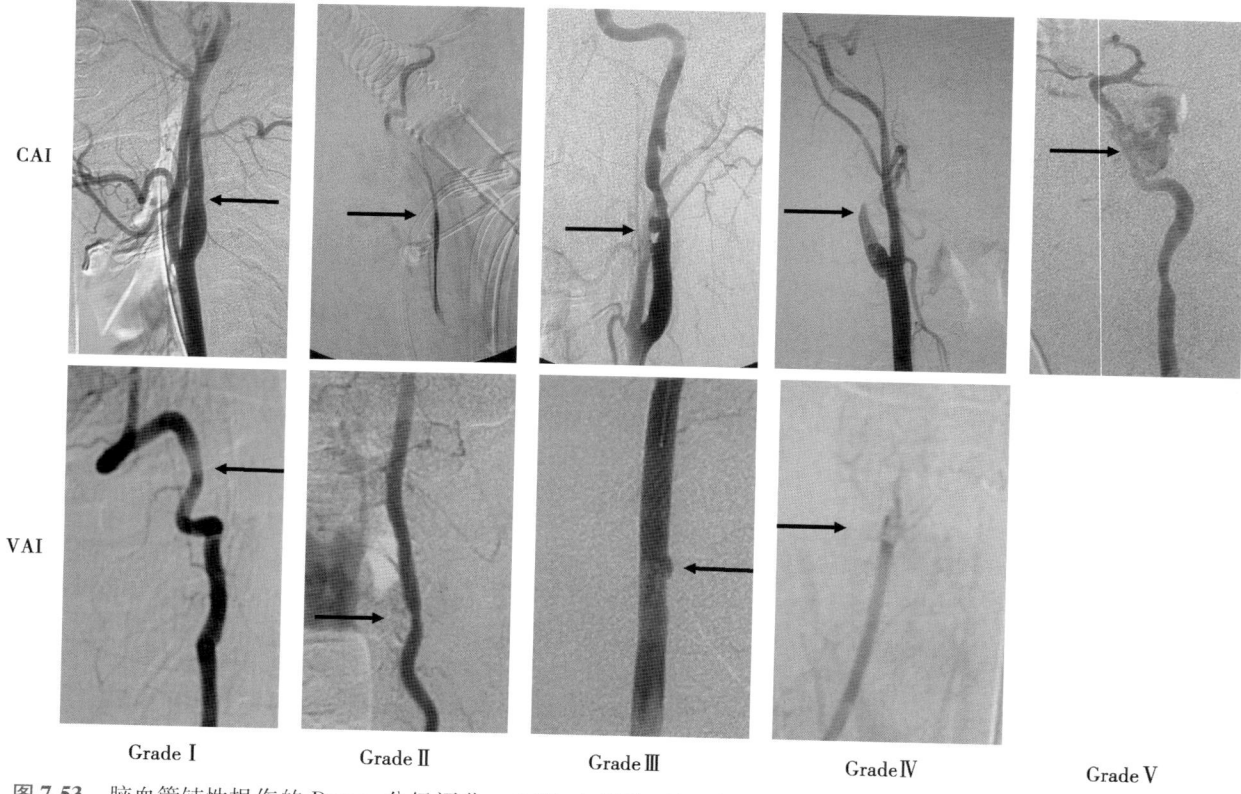

图 7-53　脑血管钝性损伤的 Denver 分级评分。Ⅰ级:血管壁不规则,内壁剥脱或壁内血肿形成伴<25% 管腔狭窄。Ⅱ级:可见腔内血栓或升高的内膜瓣,或内壁剥脱或壁内血肿形成伴≥25% 管腔狭窄。Ⅲ级:假性动脉瘤形成。Ⅳ级:血管堵塞。Ⅴ级:血管离断。CAI=颈动脉损伤,VAI=椎动脉损伤

式是血管介入栓塞治疗。Fogarty 球囊导管阻断有助于控制急性出血。

颈内动脉或椎动脉的钝性伤可导致血管离断、血栓形成或假性动脉瘤形成，尤其在外科手术无法到达的颈内动脉远端(图 7-53)[44]。早期认识和治疗这些损伤非常重要。因为根据损伤分级，经过抗血栓治疗的病人脑卒中发生率<1%，而未治疗的病人脑卒中发生率为 5%～50%。治疗应在损伤至神经功能缺失发生之间的潜伏期即予以施行，因此应根据已明确的影像学诊断依据予以筛查(图 7-54)[45]。在证明损伤存在后，如果病人无禁忌证(如颅内出血、实质脏器或骨盆骨折后血红蛋白减少等)就应开始抗血栓治疗。开始以非荷载剂量 15U/(kg·h)持续静脉滴注肝素，使 APTT 达到 40～50 秒；或给予抗血小板治疗(阿司匹林 325mg/d+氯吡格雷 75mg/d)。抗血栓治疗的各种方式在发表的研究中证实效果相当，治疗的时间经验性推荐为 6 个月[46,47]。颈内静脉血栓形成在钝性伤后可发生在单侧或双侧，通常是意外发现，这是因为许多病人常无症状。如果双侧血栓形成，病人将加重脑外伤后的脑水肿。如果此类病人 ICP 持续升高，那么此时应考虑选择放置支架。

胸部损伤

胸部钝性伤或穿透伤最常见的形式是血胸和气胸。因为超过85%的病人通过胸腔闭式引流术可得到有效的治疗，所以很少需要手术干预。开胸手术的指征包括：通过胸腔闭式引流和特殊影像检查早期即发现大量出血或之后的进行性出血(表 7-10)。对于延迟救治的病人应谨慎。即使是当引流

表 7-10　胸部损伤治疗的手术指征
• 最初胸腔引流量>1000ml(穿透伤)或>1500ml(钝性伤)
• 非凝血病病人胸腔引流量>200ml/h，连续 3 小时
• 放置 2 根胸腔闭式引流管后仍然发生的凝固性血胸
• 部分降主动脉撕裂病人
• 大血管损伤(对某些病人可采用血管内介入技术)
• 心包填塞
• 心脏疝
• 胸腔闭式引流管溢出大量气体伴通气不足
• 内镜或影像学检查诊断气管或主支气管损伤
• 开放性气胸
• 食管穿孔

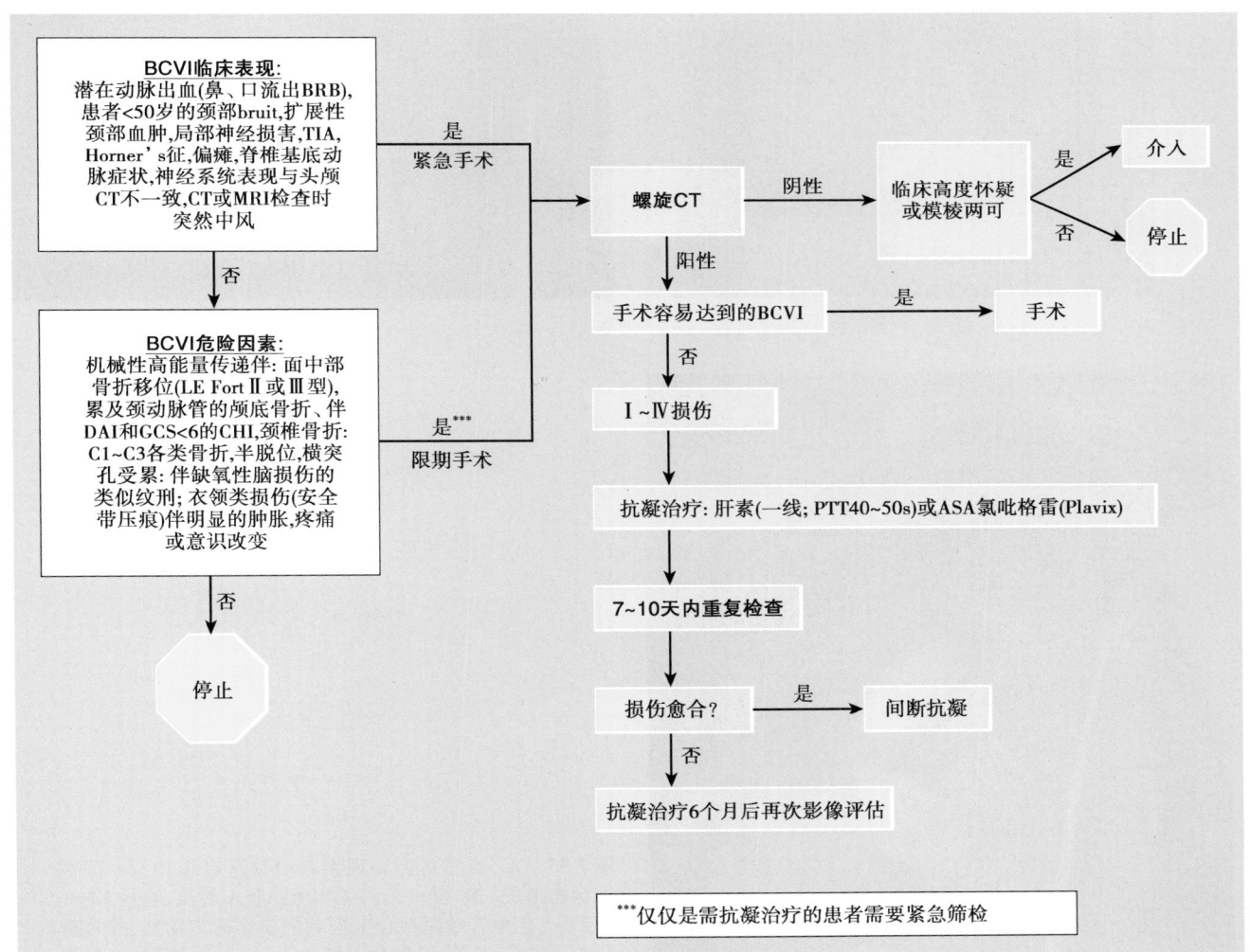

图 7-54　钝性脑血管损伤筛查和治疗的流程图。Angio=血管造影；ASA=乙酰水杨酸；BRB=鲜红血液；CHI=闭合性脑外伤；C-spine=颈椎；CT=计算机断层扫描；DAI=弥漫性轴突损伤；GCS=格拉斯哥评分；MRI=磁共振成像；MS=意识状态；Neg=阴性；pt=病人；PTT=部分凝血酶原时间；TIA=短暂性脑缺血发作

管早期引流量为 1.5L，如果引流量减少或肺复张，病人也可进行保守治疗。

大血管

超过 90% 的大血管损伤为穿透性损伤，而钝性伤若累及无名动脉、锁骨下动脉或降主动脉可导致假性动脉瘤形成或直接破裂[22,48,49]。升主动脉或主动脉弓的裂伤能通过侧方缝合方法修补。后方损伤或需植入人工材料的主动脉弓的修复则需心肺转流，并在心脏停搏的情况下修复复杂的损伤。无名动脉损伤的修复需使用旁路技术[49]，避免了使用心肺转流。在清理伤后形成的血肿以前，用转流移植物（一种人工材料导管），连接主动脉近端和无名动脉远端。PTFE 血管移植物与未损伤的主动脉近端行端侧吻合，与无名动脉端端吻合（图 7-55）。无名动脉的起始部重叠缝于其基底，从而避免继发假性

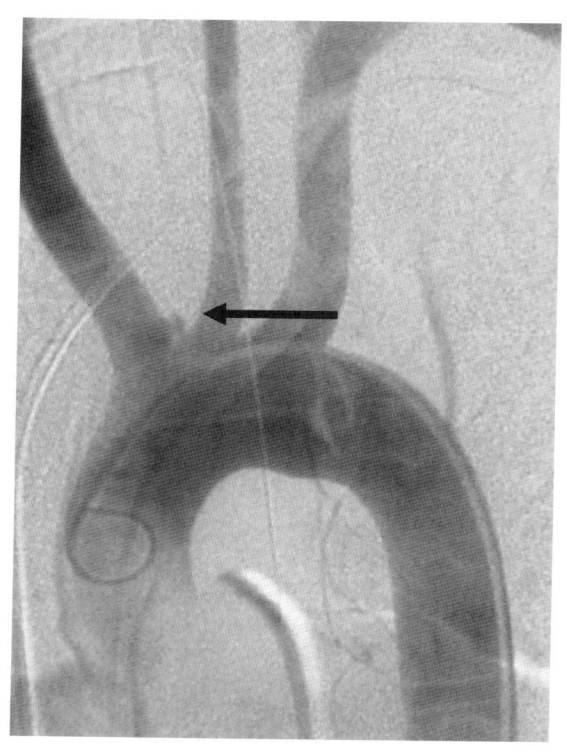

A

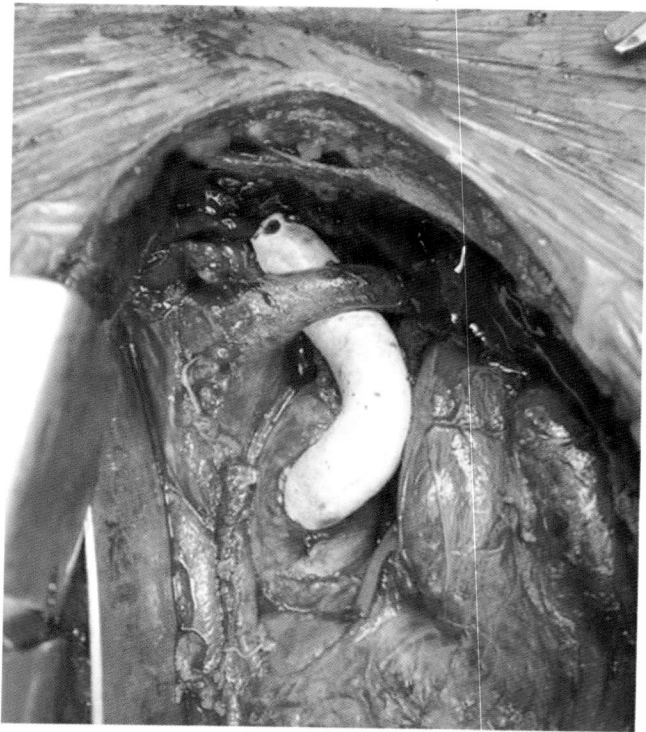

B

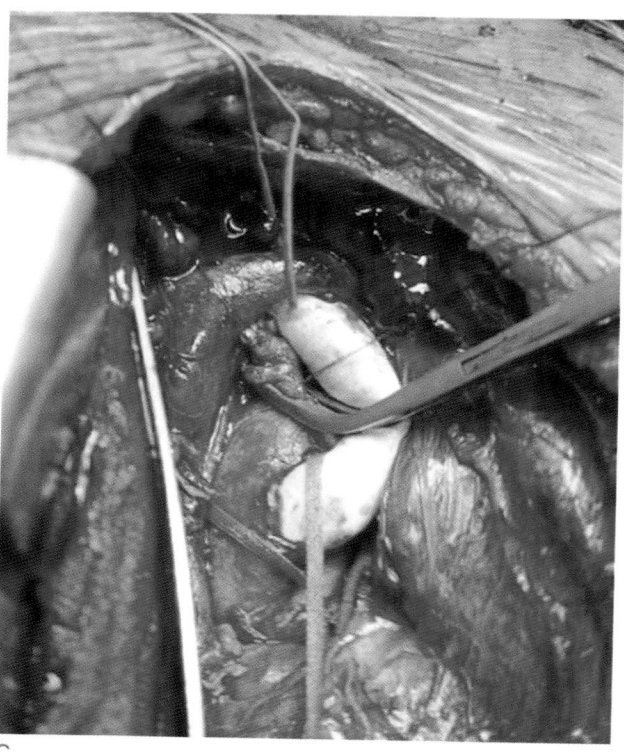

C

图 7-55　**A.** 血管造影发现无名动脉起始部上 1cm 假性动脉瘤形成。**B.** 第一阶段采用旁路技术转流，直径 12mm PTEE 人工血管端侧吻合至近端未损伤的主动脉，并在静脉的下方穿过，端-端吻合无名动脉。**C.** 无名动脉的起始部重叠缝合于基底，避免假性动脉瘤形成

动脉瘤或其他损伤。锁骨下动脉损伤能通过侧方缝合修补或 PTFE 血管移植,由于其分支和束带较多,不提倡端-端吻合。

降主动脉损伤如不需其他紧急救治干预手术,则需要急诊手术。但是,手术干预颅内出血、腹部出血或不稳定的骨盆骨折更加优先。为防止主动脉破裂,在接诊创伤病人后选择艾司洛尔(esmolol)静脉输液,应控制 SBP<100mmHg、心率<100 次/分[50]。尽管随着技术的革新,血管内支架植入方法使用愈加频繁[52],但开放手术重建胸主动脉仍然是治疗的主要方式[19,51]。血管内介入方法尤其适用于不能耐受单肺通气、年龄>65 岁且当主动脉钳夹存在心脏代偿失调风险或无法控制的颅内高压病人。目前主要的困难是内植入物的大小(因为相对于胸主动脉的直径,植入物太大)和缺乏长期对年轻病人的随访结果。

开放手术修复降主动脉可在部分左心转流的情况下使用血管植入物[53]。病人取右侧卧位,双髋及下肢向仰卧位旋转45°,使左侧腹股沟充分暴露,有利于股总动脉的手术。采用左后外侧开胸术,切断第 4 肋骨以充分暴露主动脉弓和左肺门。通过在上肺静脉和左股总动脉之间置管搭桥实现部分左心转流(图 7-56)。离心泵提供 2.5~4L/min 的流量维持远端灌注压>65mmHg。这有利于防止脊髓和内脏血管床的缺血性损伤,并减少左室后负荷[19]。对于多发伤病人,尤其颅内出血病人,不能进行全身肝素化。但是,除非禁忌,低剂量肝素(100U/kg)常用以防止血栓性疾病。一旦转流开始,将血管夹分别放置在左颈总动脉和左锁骨下动脉之间、左锁骨下动脉、主动脉损伤的远端。在大多数病人,使用 3-0 丙纶缝线连续缝合固定一段较短的 PTFE 血管移植物(通常直径在18mm)。应尽量争取一期修补动脉。在最后一针缝线收紧打结之前,应冲洗排出空气和血栓,再取出动脉夹。病人停止离心泵的支持,取出各种插管,完成血管插管处的一期修复。

心脏

钝性或穿透性心脏损伤临床表现有很大的不同,因此应予以区别对待。能存活的心脏穿透伤包含能被关闭的伤口,其绝大多数是刺伤伤口。在试图修复损伤之前,应及时控制

出血。心房的损伤能用 Satinsky 血管夹钳夹,而手指压迫可阻断绝大多数心室伤口。Foley 球囊导管对于更大的星形伤口封堵有效,但即使轻微的牵拉也可能导致原伤口增大。通过皮肤缝合器钉合左心室裂伤可短暂控制出血,有时可达到确定性修复。确定性修复心脏损伤应通过 3-0 丙纶缝线连续缝合或带有垫片 2-0 丙纶线间断缝合(图 7-57)[54]。使用垫片的缝合方法尤其适合于右心室修复,因为它能防止缝线撕裂较薄的心肌。邻近冠状动脉的损伤应采用水平褥式缝合方法,因为连续缝合可导致冠状动脉的堵塞和远端心肌梗死。枪击损伤导致星形损害或挫伤,伤口附近区域心肌十分易碎。当复杂的伤口不能完全被拉拢时,修补不能止血,此时可使用外科手术粘合剂(生物胶)予以止血。有时心脏内部的结构可被损伤,术中听诊或术后血流动力学评估通常能证实这些损伤[55]。心脏超声检查能确诊损伤,并定量分析其对心排出量的影响。瓣膜损伤或少见的隔部缺损需立即修复,其需建立心肺转流,但死亡率很高。

心脏钝性损伤的病人典型表现为持续的心动过速或节律紊乱,但有时因为心房或右心室破裂表现为心脏压塞。ECG检查可无异常征象,心肌酶谱与心脏并发症的风险也不具有相关性[10]。因此,对于血流动力学稳定而又高度怀疑有心脏挫伤的病人应常规进行 24 小时心电监测,明确有无心律失常。而对于血流动力学不稳定的病人应进行心脏超声检查评估是否存在心肌壁活动异常、瓣膜功能异常、腱索断裂或射血分数减少等。如果上述征象存在或需使用血管活性药物,心脏功能需应用肺动脉漂浮导管进行连续监测。准确定时的心前区打击可导致心源性猝死,即所谓心脏震荡猝死综合征[56]。这种现象主要发生在青少年男性,除非能够立即施心肺复苏和除颤行,通常足以致命。

气管、支气管、肺实质和食管

不到 1% 的创伤病人会发生胸内气管-支气管损伤,而且仅少数需手术干预。尽管穿透伤可发生在整个气管-支气管系统,钝性损伤则仅发生在气管隆嵴 2.5cm 以内的气管。对于大量漏气需急诊手术探查的病人,早期可通过放置气管内

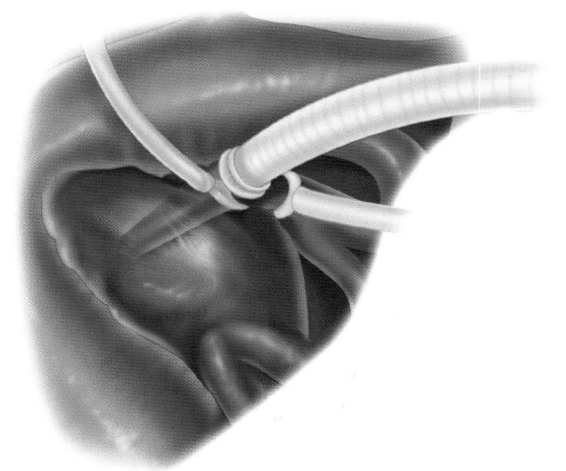

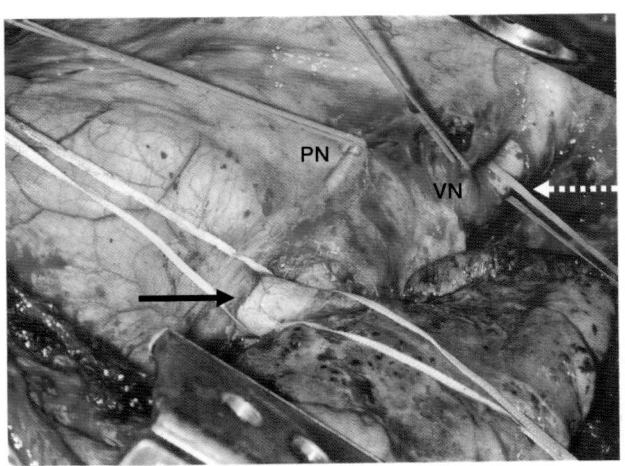

图 7-56 当主动脉被钳夹阻断修复降主动脉撕裂时,脊髓的血供来自于部分左心旁路。静脉置管应在上肺静脉(实心箭头);因为相对于左心房,其很少被撕裂。辨别锁骨下动脉(虚线箭头)以便控制血管。膈神经(PN)和迷走神经(VN)应注意辨别,防止在纵隔探查中的副带损伤

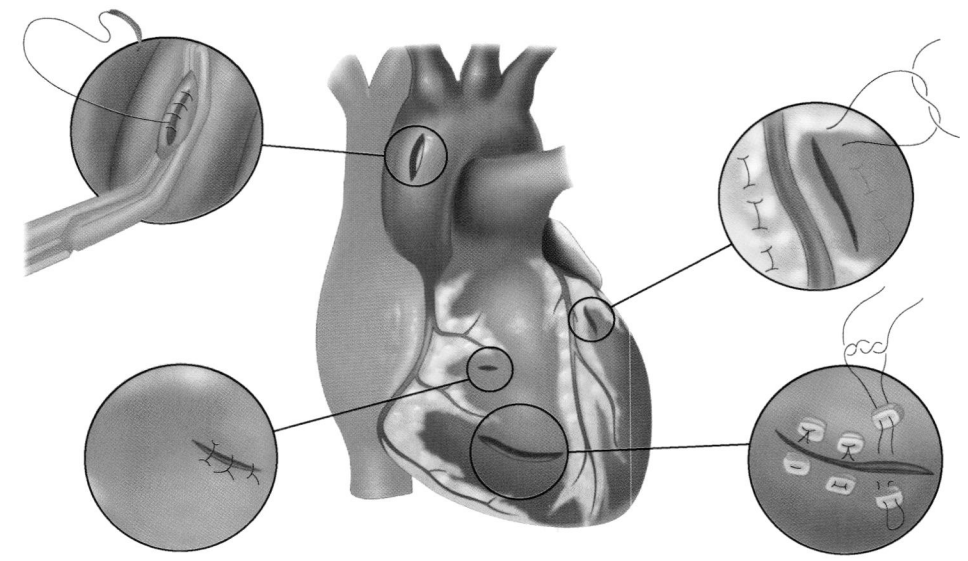

图 7-57　心脏伤口修复的不同技术方法。一般而言,垫片适用于修补心肌壁较薄的右心室伤口

导管以提供有效通气来控制损伤,导管需超过损伤部位,或放入另一侧的主支气管内。修复的原则类似颈部气管损伤。清除失活组织后,3-0 PDS 端-端吻合一期修复损伤气管。切除时必须小心,且局限于损伤的区域,以防止气管周围带血管组织的离断,继而发生气管的缺血和狭窄。缝合界线应用带血管蒂的组织包绕,如心包、肋间肌、胸膜等。保守治疗适用于无证据显示的持续大量漏气且少于 1/3 气道周径的支气管损伤。对于外周支气管损伤的病人,如果胸腔闭式引流管和内镜证实存在持续漏气,有时可通过支气管镜直接使用纤维蛋白胶进行粘补。

肺实质损伤常在穿透伤后开胸探查大量血胸时发现。周围型裂伤伴持续出血能通过使用切割缝合器予以楔形切除。而对于更多中心型损伤,一般采用肺叶切除或全肺切除。但目前的治疗更主张基于肺段切除术(pulmonary tractotomy),即允许选择性结扎单个的支气管分支和出血点,防止形成肺实质内血肿或空气栓塞,减少常规肺叶切除的需求(图 7-49)[57,58]。选用最长的 GIA 钉脚的缝合器,直接插入损伤的气道,放置在肺实质重叠最薄的区域进行钉合。这样可使伤道彻底显露,允许直接接近出血的血管和漏气的支气管。绝大多数损伤能够通过选择性结扎而得到确定性治疗,而肺创面可不予缝合。有时肺段切除发现近端的血管损伤必须进行规则肺叶切除。实质损伤如果很严重,则必须进行全肺切除。而大的肺门损伤也需全肺切除,因为此区域损伤往往致命[59]。

一种在胸部影像检查时意外发现的肺实质损伤是创伤后肺假性囊肿,亦称肺膨出。典型的创伤性肺膨出表现为一种良性的临床过程,治疗措施包括积极控制疼痛、肺灌洗、连续胸片监测胸部病变的吸收情况。因为多达 30% 的肺膨出将发生感染,所以如果病人持续发热或白细胞数增加,应行 CT 检查评估是否形成脓肿。25% 的病人对单纯抗生素治疗无效,常需要在 CT 定位下行导管穿刺引流术。无法处理的复杂肺膨出或对抗生素治疗和引流无效的感染病灶是部分肝切

除和解剖性肺叶切除的外科手术指征。

胸部损伤最常见的并发症是形成脓胸。治疗需基于 CT 诊断标准,对于单一脓腔而无明显脓腔壁者,可进行经皮穿刺引流。对于多发脓腔或胸膜厚度>1cm 者,可在电视胸腔镜辅助下进行早期脓胸纤维板剥除术[60]。抗生素治疗需根据确定性细菌培养结果而定。

因解剖结构邻近,食管损伤常伴随气管-支气管损伤,尤其是在穿透伤病人。手术方式的选择是基于食管损伤的程度和部位。在适当的清创和充分游离后,可进行一期单层端-端吻合。同颈部损伤修复一样,如果气管和食管的修补缝合处接近,气管或支气管与食管之间间置带蒂血管组织可防止瘘的发生。若穿孔接近胃-食管连接处,最好采用食管节段切除和胃上提吻合。如果食管损伤广泛或损伤后临床表现延迟,应考虑采用食管旷置、广泛引流、食管造口转流和放置胃造口管等作为治疗方式。

胸壁和膈肌

临床上所有的胸壁损伤,包括肋骨骨折和肋间血管裂伤,均能采用非手术治疗,包括控制疼痛、肺灌洗、机械通气和安置胸腔闭式引流等。早期进行有效的疼痛控制非常必要。作者倡导在接诊病人后使用 0.25% 氢氯布比卡因(Marcaine、布比卡因等渗溶液)进行肋间神经阻滞,然后行硬膜外置管,使病人自控式麻醉镇痛。胸部钝性伤后胸腔闭式引流发现持续性出血多来自肋间动脉损伤;而对于异常的持续出血(图 7-10)应开胸直接结扎或行血管栓塞治疗。在少见的广泛浮动胸壁或骨折断端明显移位的肋骨骨折病人中,行切开复位钢板内固定骨折是合理的选择。胸壁缺损,尤其是对开放性气胸者,需使用局部邻近组织或转移组织进行覆盖。肩胛骨和胸骨骨折很少需要外科干预,但因其是损伤胸腹部明显受力的标志,应仔细查体和影像学检查以排除合并损伤,包括心脏钝性伤和主动脉撕裂。另外,锁骨骨折常是单一的损伤,应控制疼痛和制动,同时需注意锁骨头后脱位可能损伤锁骨下血管。

膈肌钝性损伤可导致中心腱撕裂,而穿透伤由于损伤介质不同,伤口大小和位置多变。不管病因如何,急性损伤需开腹修补或经胸腔镜或腹腔镜下修补。在处理损伤后,胸腔应保持负压,吸尽积血和其他不溶物质,放置胸腔闭式引流管。可用Allis钳用以拉拢膈肌边缘,1号丙纶缝线连续缝合缺损处。有时,大的撕脱伤或枪伤伴广泛组织缺损,则需使用丙纶补片或非蜂窝状的皮肤基质蛋白(AlloDerm,人工皮肤)修补缺损。另外,将膈肌上提1~2个肋间隙将会使修补无张力[61]。

腹部损伤

肝脏和胆囊

肝脏体积大,质地脆,最容易遭受钝性损伤;而在躯干上部的穿透伤中,也常常伴发肝脏损伤。对于没有明显腹膜炎和其他的剖腹探查指征且血流动力学稳定的病人,可以采取非手术治疗。这类病人应入住外科重症监护病房(SICU),并行血流动力学、血细胞比容监测和动态腹部查体。对于非手术治疗而言,血流动力学不稳定是唯一的绝对禁忌证。而诸如损伤级别高、大量腹腔积血、造影剂外溢和假性动脉瘤形成等因素常常提示存在并发症或者非手术治疗失败。然而,进行血管栓塞和经内镜逆行胰胆管造影(endoscopic retrograde cholangiopancreatography,ERCP)提高了非手术治疗的成功率[62,63]。血管栓塞控制肝脏出血的适应证是6小时内输入4U红细胞或者24小时内输入6U红细胞后血流动力学稳定者。

超过10%的急诊剖腹探查的病人中,控制出血是最主要的目的。最初的方法多采用肝周填塞和手法压迫,但肝脏边缘的撕裂伤禁用局部压迫止血。肝周填塞能够有效地控制大多数肝脏损伤引起的出血。填塞纱布垫需包裹并超过出血范围,使右肋缘隆起(图7-36)。其他的纱布垫应该放置在肝脏、膈肌和前胸壁之间直至出血被控制。对于广泛的肝右叶损伤,一般需要10~15块纱布垫才能控制出血。而对于肝左叶损伤,填塞不能达到像肝右叶一样的止血效果,因为在腹部敞开后,肝左叶前面缺乏胸腹壁的有效压迫。此时外科医师可以通过游离肝左叶并压迫在两手之间来控制其出血。如果采取了填塞方法,病人仍然持续出血,此时,应该考虑存在肝动脉、门静脉和肝后腔静脉损伤的可能。Pringle手法阻断肝门有助于寻找出血来源。如果出血来自肝动脉和门静脉损伤,用血管夹夹住肝门可以控制出血,而来自肝静脉和肝后腔静脉损伤的出血则不能控制。

肝门部三个脉管系统损伤应立即处理。因为存在广泛侧支,所以通常情况下,从腹腔干到分出胃十二指肠动脉前结扎肝总动脉是安全的,而肝固有动脉损伤应及时修复。肝右动脉或者肝左动脉,紧急情况下甚至门静脉都可以行选择性结扎;偶尔发生的肝叶坏死需要行后续的肝叶解剖性切除术。如果结扎了肝右动脉,则应行胆囊切除。如果是清洁的刀刺所致的血管横断伤,主要施行端-端吻合修复血管。如果是破坏性损伤,可采用反转的大隐静脉移植(reversed saphenous vein graft,RSVG)作为中介行临时分流术。位于肝门平面的门静脉钝性撕脱伤,累及整个肝脏,处理非常棘手且效果难以确定,控制肝脏出血可以尝试直接填塞,或用Fogarty导管压迫。如果是更接近近端的撕脱伤,可能累及胰体甚至胰后血管,此时,就必须横断胰腺才能显露并控制出血和修复损伤。

如果采用了Pringle手法后,仍可见肝后存在大量静脉性出血,病人很可能存在肝静脉或肝后腔静脉损伤。如果出血已经控制,应逐渐取出肝周填塞物,并且应在SICU中密切观察病人。无论肝血管是否阻断,再次肝周填塞后仍然继续出血者,则应直接修复。三种技术用于完成肝血管阻断:①在膈平面以上,主动脉、肾或肝平面以上的腔静脉用钳夹阻断;②心房-腔静脉分流;③Moore-Pilcher球囊分流。三种技术都需联合Pringle手法一起施行。

即使在设备先进、经验丰富的创伤中心,肝血管阻断的死亡率>80%。取而代之,近来常用静脉-静脉旁路分流术来控制这种高死亡率的损伤(图7-58)[64]。

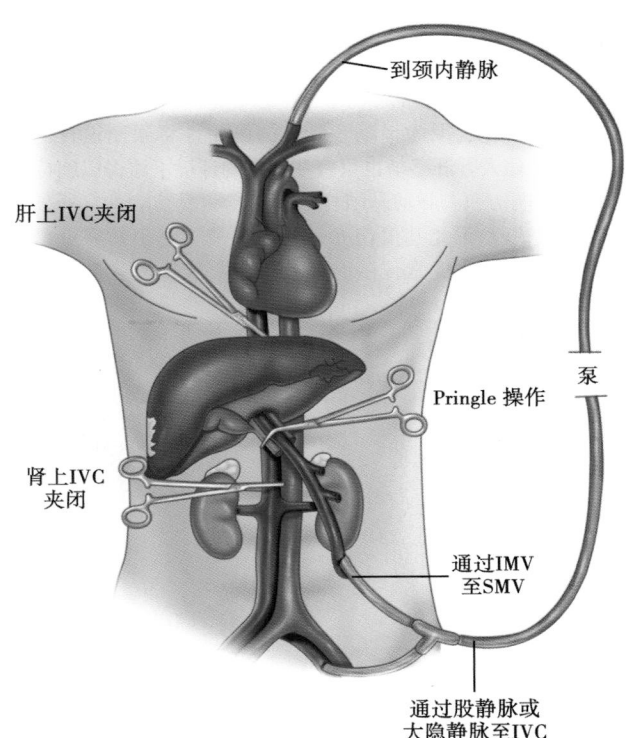

图7-58　静脉-静脉分流术可以保证肝血管阻断后的静脉回心血量。IMV=肠系膜下静脉;IVC=下腔静脉;SMV=肠系膜上静脉

目前发展了很多确定性控制肝实质出血的方法。小的撕裂伤可以直接在损伤部位通过手法压迫止血。局部止血技术包括使用电凝(功率100W的电凝装置)、氩气刀、微晶胶原、凝血酶浸润的明胶海绵、纤维蛋白胶和生物胶等。肝实质缝合是有效的止血方法。然而,采用0号铬制羊肠线行肝脏缝合容易撕裂肝包膜,并且常引起肝坏死,使其应用受到限制。对于浅表的撕裂伤采用连续缝合,而深的撕裂伤通常采用平行于撕裂伤边缘的间断水平褥式缝合。缝线打结时,张力要适当,见到出血停止或缝线周围的肝组织变白即可。大范围缝合肝脏的方法是通过肝脏撕裂伤复位而不是直接结扎出血血管来达到止血的目的。以前提倡主动用手指分离裂口找到出血血管,而后通过修剪或缝合结扎达到止血的方法,最近在众多止血法中已经受到限制。对于难处理的肝脏深部动脉出血,特别是血流动力学不稳定的病人,肝叶动脉结扎是恰当的方法,深部的肝切开术也是合理的选择。大网膜可以被用

来填充肝脏中巨大的缺损。舌状大网膜不仅能用有活力的组织祛除潜在的死腔,而且可以提供大量优质的巨噬细胞。除此之外,大网膜还能为肝实质缝合提供支撑。

因为损伤程度不能完全直视,跨肝叶的穿透伤成为特殊的挑战。如同前面在"损伤控制外科"中讨论过的一样,常选择利用 Foley 管或气囊阻塞来进行肝实质内的填塞(图 7-48)[65]。不管用哪种方式填塞成功 24～48 小时后,应在 SICU 逐渐放气排空气囊,并在二次剖腹术中拔除。通过手指分离裂口的方法进行的肝切开术,偶尔个别易出血者还要进行结扎止血。然而,如果填塞物覆盖在有活力的肝组织上,在凝血病病人中可能导致大量失血。最终,血管栓塞成为这类病人的有效选择,在治疗过程中应该尽早考虑。

数个中心报道了全肝破坏性损伤或坏死的病人成功实施了肝移植。很明显,这是一项引人注目的治疗,但必须全面描述所有损伤,特别是中枢神经系统,确定除了肝损伤以外,可以有很大的存活机会。因为捐献者肝脏的可用性将限制这样的手术,对创伤病人行肝移植也只将在特定的环境下才得以施行。

胆囊损伤和右肝动脉结扎术后应行胆囊切除术。肝外胆管的管壁菲薄,因此其损伤处理成为挑战。由于其靠近门脉系统及腔静脉,因此常伴随有血管损伤。这些因素的存在妨碍了一期修复。不伴有邻近组织失活或缺失的小的撕裂伤,可以从损伤部位置入 T 管引流,或者用 6-0 可吸收缝线从侧面缝合。事实上,所有的横断伤和伴有严重组织缺失的损伤都应行 Roux-en-Y 胆总管空肠吻合术[66]。采用 4-0 或 5-0 可吸收缝线单层间断缝合进行吻合。为减少吻合张力,空肠应该能缝到肝蒂或肝门的疏松结缔组织上。急诊条件下,肝管损伤不可能达到满意修复。处理方法是先置管行外引流,待病人恢复后再行二期修复。如果另一肝叶正常、无损伤,也可以选择肝管结扎。

施行了肝周填塞的广泛肝损伤的病人在损伤后 24～48 小时应回到手术室取出填塞物。对于存在进行性出血证据的病人应早期探查,再出血的征象包括血细胞比容下降、暂时性腹部闭合设备下血凝块积聚、引流管中血性引流量增多、血流动力学不稳定和代谢监测可反映出血的程度。因为术中肝门阻断(Pringle 操作)时间延长所致肝缺血者,可预见术后将出现转氨酶水平升高,而这样的病人一旦行肝动脉结扎极有可能引起肝坏死。除了应该评估这些病人是否存在感染并发症以外,复杂的肝损伤病人常常在伤后 5 天内出现间歇性"肝热"。

肝脏损伤的主要并发症包括迟发性出血、胆汁瘤、肝坏死、假性动脉瘤和各种瘘(图 7-59)病人。经肝周填塞后,一

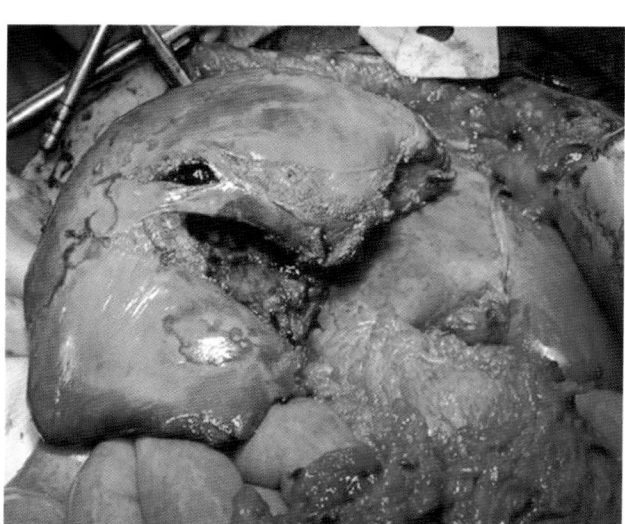

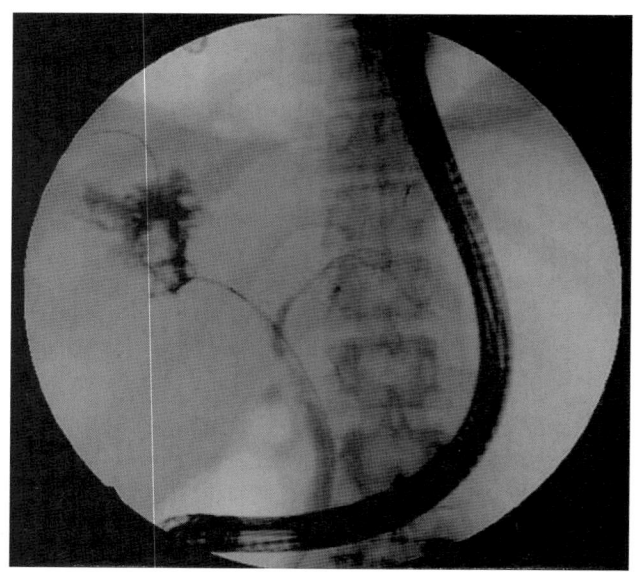

图 7-59   肝脏创伤后并发症包括胆汁瘤(A. 箭头),肝管损伤(B)和肝动脉结扎或栓塞后肝坏死(C)

旦凝血功能纠正,术后出血就应该在手术室重新评估。而对于复杂的肝脏损伤,血管栓塞也是恰当的选择。无论是否伴随感染,胆汁的分泌汇集均可形成胆汁瘤。如果伴有感染,治疗上等同于脓肿,应该施行经皮置管引流。小的无菌性胆汁瘤最终可以吸收,而大的胆汁瘤应该引流。因为较大的胆管破裂引起的胆汁性腹水,常常需要再次手术和充分引流。损伤的胆管不可能一期修复成功。清创性肝切除需切除周围无活力的肝实质。肝脏损伤病人中,假性动脉瘤和胆瘘属于罕见并发症。因为肝脏损伤出血的治疗并没有分离出每个出血的血管,所以存在潜在破裂的可能,从而形成假性动脉瘤。破裂入胆管内则导致胆管出血,特征性表现为周期性发作的右上腹疼痛、上消化道出血和黄疸。如果动脉瘤破入门静脉,容易发生门脉高压,引起食管静脉曲张出血,肝动脉造影和栓塞是最好的治疗方式。胆静脉瘘可因血清胆红素浓度急剧升高引起黄疸,应该行 ERCP 和括约肌切开术。罕见的是,伴有膈肌损伤的胆瘘易和胸腔内结构形成交通,导致支气管胆汁瘘或者胸膜胆汁瘘。由于胆道(正压)和胸腔(负压)之间压力不同,多数需要手术关闭。有时候,经内镜括约肌切开术同时放置支架能有效地减少这种压力差,使胸膜胆汁瘘自行封闭。

脾脏

直到 20 世纪 70 年代,对于所有脾脏损伤,一直认为必须进行脾切除术。随着对脾脏免疫功能的深入认识,至 20 世纪 80 年代,保脾手术重新受到重视[67,68]。而非手术治疗在儿科病人中取得成功后,已成为保脾的首选方式。造影剂外溢作为非手术治疗失败的危险因素,导致了较宽泛的血管栓塞治疗。而血管栓塞在保脾中的真正价值并没有被严格评估。很明确的是,20% ~ 30% 的脾脏损伤病人要早期行脾切除术,同时常常因为贫穷病人选择手术而使得非手术治疗失败[69,70]。和肝脏损伤再出血发生于 24 ~ 48 小时内不同,延迟性脾脏出血或破裂可能发生在伤后数周,急诊剖腹术的指征包括 12 小时内需要输血和血流动力学不稳定。

根据脾脏损伤程度和病人生理条件,手术方式包括脾切除术、部分脾切除术和脾修补术。脾切除术适应证包括脾门损伤、脾实质碎裂、伴有凝血功能障碍或者多发伤的Ⅱ级以上的脾脏损伤。对年轻病人,作者采用自体脾移植术保存了部分免疫活性(图 7-60),可以不用引流。部分脾切除术只用于单纯脾脏上极或下极损伤病人(图 7-60)。脾脏边缘的出血可以通过水平褥式缝合,使脾实质轻度压缩,达到止血的目的(图 7-61)。和肝脏损伤修补时一样,可应用局部止血技术(电凝、氩气刀、凝血酶浸润的明胶海绵、纤维蛋白胶和生物胶)、可吸收的网片包裹或脱脂棉缝合修补,使得脾修补止血术得以成功。

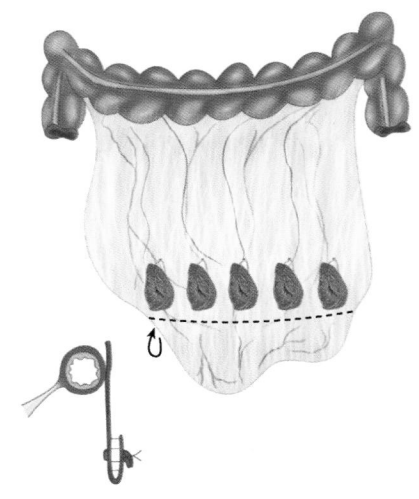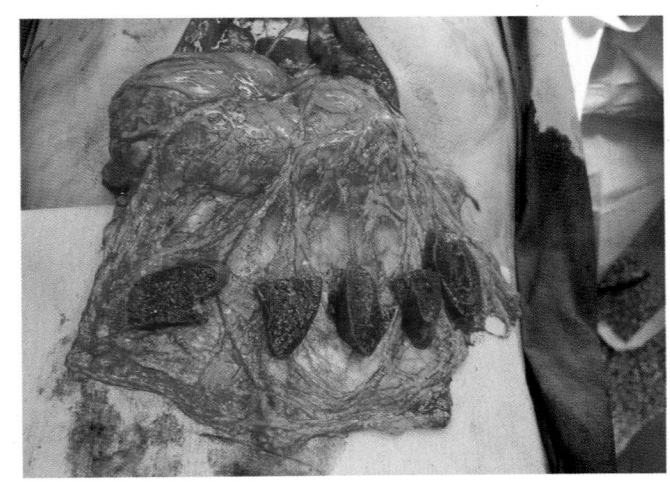

图 7-60　将 40mm×40mm×3mm 大小的脾实质切片植入大网膜袋中包埋,施行自体脾移植术

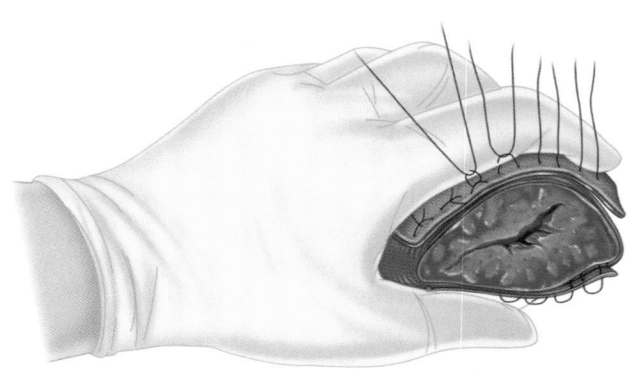

图 7-61　对于脾切缘的出血,间断脱脂棉缝合能有效地控制出血

脾切除和脾修补术后再出血的原因可能是结扎脾血管的线结松脱、胃短动脉结扎不确切或者根本未做处理,如果是脾修补术还可能是脾脏本身再出血。脾切除术后血小板和白细胞立即升高属于正常现象;然而,术后 5 天后,白细胞计数超过 15 000/mm³,血小板/白细胞比率<20,应该考虑脓毒症,并应立即寻找潜在的感染源[72]。膈下脓肿是脾切除术后常见的感染并发症,可以采用经皮穿刺引流来治疗。其他来源包括快速脾切除术中并存但未发现的胰尾损伤,从而引起胰源性腹水或胰瘘。脾切除术后罕见的致命的凶险性感染并发症是促使保脾治疗的原因,感染由夹膜细胞引起,如肺炎链球菌、流感嗜血菌和脑膜炎奈瑟球菌,它们对抗菌治疗容易产生耐药性。对于脾切除术后的病人来说,术后 14 天注射针对这些细菌的疫苗是最佳方法。

胃和小肠

胃和小肠损伤后进行修补已无异议。胃损伤可进行连续单层严密缝合,或者用切割缝合器(TA)关闭。如果选择单层缝合,缝合要充分严密,以保证血管丰富的胃壁的确切止血。胃损伤最常见的漏诊发生在后壁的全层穿透伤。位于胃小弯系膜内或者高位后部胃底的损伤,也经常被忽略。为明确可疑的损伤,可以用手指夹闭幽门,并从鼻胃管内注入亚甲蓝。胃破坏性损伤需施行胃大部切除、胃窦或幽门切除,采用毕Ⅰ式或毕Ⅱ式重建胃肠道。胃损伤合并 Latarjet 神经或迷走神经损伤应该行胃引流术(见第 26 章)。小肠损伤<1/3 肠管周径时,可用 3-0 PDS 线横向连续缝合修补。小肠破坏性损伤或者小肠多处邻近的穿透伤,治疗上可先切除损伤肠段,然后用 3-0 聚丙烯线连续单层缝合行端端吻合术[73]。小肠系膜损伤导致小肠节段性缺血,也需切除小肠。

胃肠道损伤修补术后必然发生术后肠麻痹,胃造口管或者胃肠减压管中引流量减少标志着肠功能恢复。营养的问题在其他章节已详细论述,这里只强调几点。大量研究已证实创伤病人早期完全胃肠内营养(total enteral nutrition,TEN)的重要性,尤其对减少并发脓毒症有重要作用[74]。除非存在上消化道疾病,胃肠的容积几乎相等,故肠内营养的途径选择(胃或小肠)关系不大。虽然目标是早期完全胃肠内营养,但任何胃肠道吻合术后都应谨慎,在进行管饲饮食前,应明确肠功能的恢复。过分积极的空肠进食可能导致严重休克复苏后的病人小肠坏死。Ⅱ级或更高级别的实质脏器损伤病人在非手术治疗监测过程中应该禁食至少 48 小时,以防病人需要手术治疗。虽然腹部开放的病人普遍抗拒 TEN,但在关闭腹部切口后 24 小时内可经任何途径管饲饮食,因为超过 90% 的病人能够耐受。此外,由于积极试图拉拢开放的腹部切口的两侧筋膜层,行腹部开放的病人常常仅耐受低容量的 TEN(25ml/h)。

一般而言,应该每天检查创伤后的创面或者创口以便观察治疗进展和是否存在感染征象。复杂的腹部软组织损伤创面,如钝性伤后的软组织套脱伤(称为 Morel-Lavallee 损伤)、枪弹伤和其他毁损性的爆炸伤,处理起来特别困难。早期清除坏死组织后,创面处理需每天换药 2 次,或者使用负压封闭引流技术(vacuum-assisted wound closure,VAC)。可能需要反复多次清创,应尽早植皮或用皮瓣覆盖创面,并行早期腹壁重建。剖腹术正中切口要在术后 48 小时移去无菌敷料进行检查。如果手术施行了回肠造口术或者结肠造口术,外科医师应每天检查以确认造口无坏死。如果病人发生高热,应该首先检查创面以排除早期的坏死性感染存在。如果伤口周围红肿、疼痛,或者有脓性分泌物流出可确定伤口感染,就应该拆除缝线,广泛敞开伤口。通过手指触诊确定中线筋膜完整后,早期伤口可进行换药处理。最常见的腹内并发症是吻合失败、脓肿形成,治疗上主要依据脓肿的部位、时间和范围选择经皮穿刺引流或手术治疗。

十二指肠和胰腺

十二指肠损伤包括血肿、穿孔(钝性打击、刺戳伤的撕裂和枪伤的冲击伤)和胰十二指肠联合损伤。多数的十二指肠血肿可行包括鼻胃管减压和胃肠外营养等非手术治疗。怀疑

并发穿孔的病人,如果病情加重,影像学上出现腹膜后游离气体或者造影剂外渗,就应该进行手术探查。2 周内鼻胃管内引流量明显减少常提示血肿吸收,可以反复行影像学检查证实临床表现。如果 3 周内病人临床表现和影像学检查均无明显改善,就应进行手术探查。

小的十二指肠穿孔或撕裂伤可以用 3-0 的丝线连续单层缝合来进行一期修补。应该在同一方向上关闭伤口以保留最大的肠腔,避免狭窄。如果十二指肠组织缺损严重则治疗难度大。由于活动度大和来源于远端胃和幽门的血供好,十二指肠第一段(Santorini 管近端)广泛损伤可在清创后行端-端吻合修复。相比之下,十二指肠第二段由于毗邻受血供来源的胰头,受胰胆管来源的 Wirsung 管和 Santorini 管限制,活动度小,因此十二指肠和胰腺游离不超过 1cm,不能有效地减轻缝线张力。此外,端-端吻合修复十二指肠第二段经常引起不可接受的十二指肠狭窄。因此,十二指肠第二段缺损应该采用带血管的空肠补片移植进行修补。十二指肠损伤伴 Vater 乳头和肠系膜上血管组织缺失者最好行十二指肠远端封闭、Roux-en-Y 十二指肠空肠吻合术(图 7-62)。十二指肠远端第三、四段损伤(位于肠系膜血管后面)应该切除损伤十二指肠,并在肠系膜上血管左侧行十二指肠空肠吻合术。

胰腺损伤的治疗选择取决于胰腺损伤部位、胰内胆总管及主胰管是否完整。胰腺挫伤病人(定义为导管系统完整的胰腺损伤)能够进行非手术治疗,或因其他适应证而行剖腹术时放置负压封闭引流。相反,伴有导管破裂的胰腺损伤需要手术治疗胰瘘或者胰源性腹水。为明确胰管的完整性,一些检查可供选择。直接的胰腺实质手术探查常常能明确导管损伤的诊断。通过切开十二指肠插入一根 5F 的儿科饲养管能

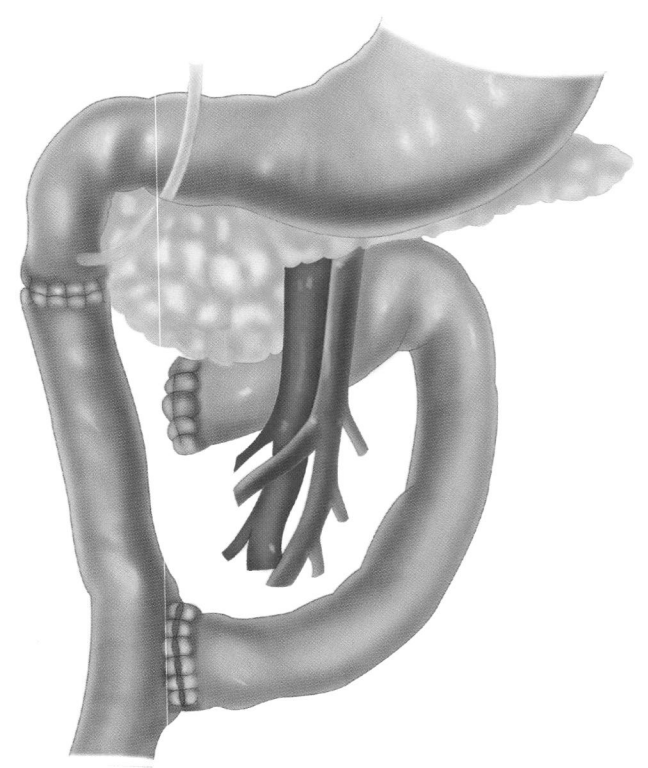

图 7-62 Roux-en-Y 十二指肠空肠吻合术治疗 Vater 乳头和肠系膜上血管之间组织缺失,有碍于一期修复

施行术中胰管造影。X 线透视下,缓慢地注入强对比剂,观察是否有梗阻或者外渗。胰管造影术的替代检查是将一根 1.5~2.0mm 的冠状动脉扩张器通过乳头插入主胰管,观察胰腺伤口的深度。如果在伤口中看到冠状动脉扩张器,可以明确有胰管损伤。上述几种方法均需切开十二指肠,因此存在吻合口瘘和外侧十二指肠瘘的可能,降低了外科医师对此方法的热情。第三种鉴别胰管损伤的方法是经内镜下逆行胰管造影术(ERCP)。虽然在手术室紧急实施存在挑战,但是一旦复苏成功,能在术后施行 ERCP,特别适用稳定的病人和那些有延迟表现的病人。

　　胰管横断时,胰体和胰尾损伤的治疗有多种选择。对于病情稳定的病人,应该施行保留脾脏的胰腺远端切除术。同时保留脾脏和胰腺远端横断端的另外一种手术方式是 Roux-en-Y 胰管空肠吻合术或者胰管胃吻合术。如果病人生命体征不稳定,远端胰腺切除术+脾切除术是最佳选择。不管选择何种确定性手术,胰腺近端的胰管横断均需单独结扎或者使用 TA 闭合器闭合。残端使用纤维蛋白胶也是有好处的。

　　因为胆总管的胰内部分横过胰头区域并常常和胰管共同会合,胰头损伤增加了一种额外的并发症。与胰管损伤诊断相比,胰内胆总管破裂的鉴别相对简单。第一种方法是挤压胆囊从胰腺创口寻找胆瘘是否存在。另外,通过胆囊管的胆管造影术是最佳诊断方法。这种损伤的确定性治疗必须分离胆总管到十二指肠第一段以上,然后结扎远端胆总管,并行 Roux-en-Y 胆总管空肠吻合术进行重建。伴有主胰管损伤而无胰内胆管损伤的胰头损伤,治疗上可供选择的方法不多,因

为扩大的正常腺体切除后存在胰腺功能不全的风险,切除所有远端胰腺临床较少采用。胰腺中部切除术保留了胆总管,游离后的胰体可以通过胰空肠 Roux-en-Y 吻合得到引流(图 7-63)。虽然这种方法避免了胰十二指肠切除术(Whipple 手术),但是此种手术更加复杂,对于多发伤病人 Whipple 手术也许更适当。有些胰头损伤既无胰管损伤也无胆总管损伤者,如果导管损伤不能确定,放置引流即可。胰头破坏性损伤和胰十二指肠联合伤罕见,如损伤包括胰内胆管和胰头部主胰管横断,十二指肠 Vater 乳头撕裂伤和十二指肠第二段完全毁损,此时需行胰十二指肠切除术。

　　幽门旷置术经常用于高风险、复杂的十二指肠修补术后的上消化道转流(图 7-64)[75],该手术后,如果十二指肠修补处破裂,则发生的瘘为残端瘘,相对于外侧瘘易于处理和关闭。施行幽门旷置术,首先在胃大弯靠近幽门处行胃切开术。经过胃切口,Babcock 钳提起幽门然后 0 号聚丙烯缝线全层缝合,胃空肠吻合建立胃肠道连续性。因为可能并发吻合口溃疡的风险,迷走神经切断术是不必要的。令人惊讶的是,幽门缝合法只能维持转流 3~4 周。最持久的关闭幽门方法是用 TA 闭合器经过幽门外侧双排 U 形钉关闭。

　　上述损伤后应该预见并发症的发生。延迟性出血虽罕见但可能发生,且常伴有胰腺坏死和腹腔感染;血管栓塞通常能达到治疗效果。对大多数胰腺损伤如果放置了引流管,应该放到病人能够耐受经口进食或者肠道营养为止。术后 5 天,如果病人引流量>30ml/d,引流液中淀粉酶水平 3 倍于血浆水平,则可确诊胰瘘。超过 20% 的存在合并伤病人发生胰瘘,处理方法同择期手术后胰瘘(见第 33 章)。同样的,如果已行

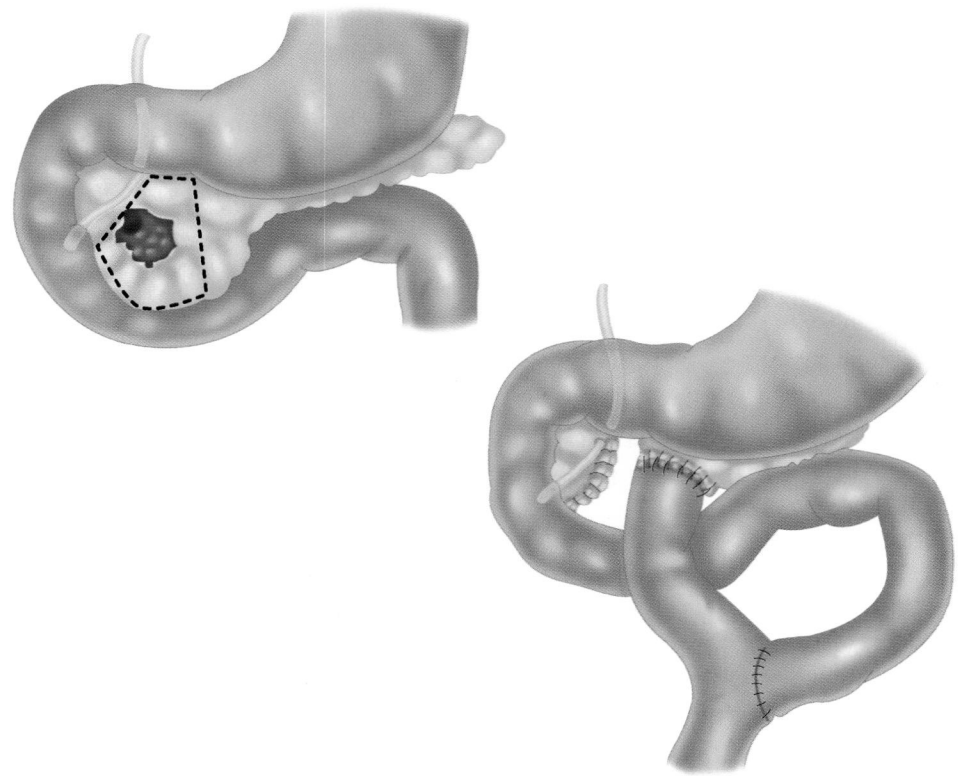

图 7-63　伴有胰管损伤而胆总管完好的胰头损伤,行胰腺中部切除+Roux-en-Y 胰空肠吻合术可以防止胰腺功能不全

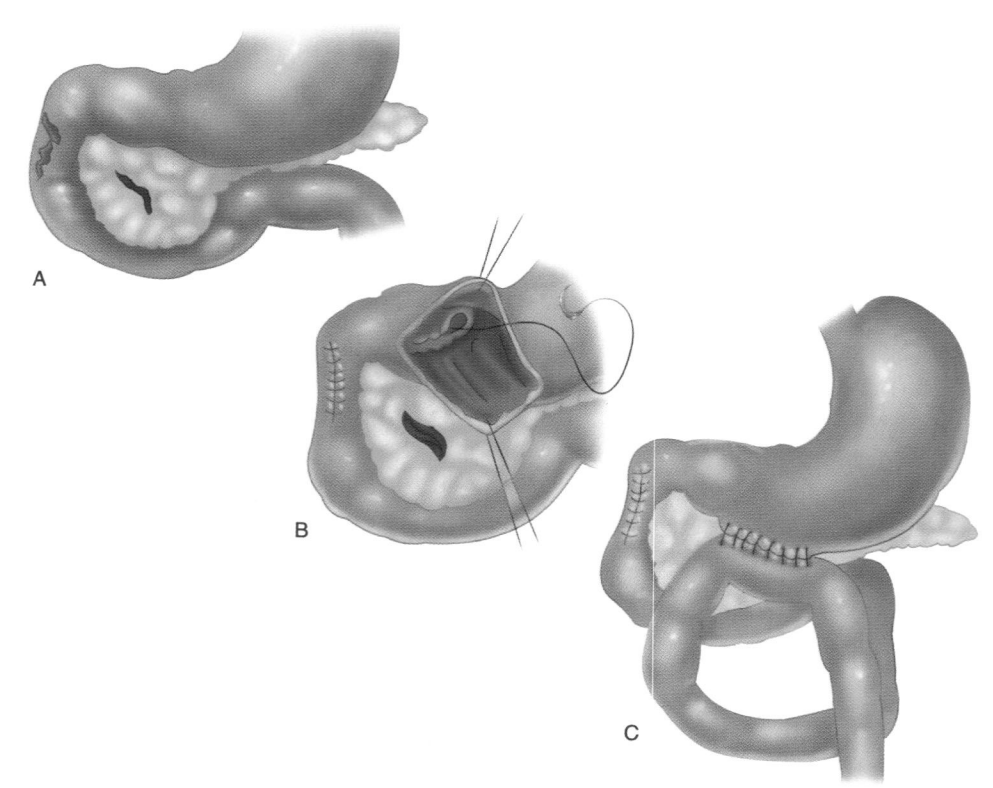

图7-64   **A.** 幽门旷置术可用于同时存在十二指肠和胰头损伤时,也可用于治疗修补不满意的单独的十二指肠损伤。**B** 和 **C.** 切开胃后全层缝合幽门,而后行胃空肠吻合术。很多作者往往使用针式套管空肠造口术来对此类病人进行管饲饮食

幽门旷置术,十二指肠瘘可设定为残端瘘,经过6~8周的充分引流和控制腹腔内感染可以愈合。非手术治疗后发生胰腺假性囊肿提示遗漏的胰腺损伤,因此应行 ERCP 评估胰管的完整性。后期的胰腺假性囊肿可能是手术后的并发症,处理上参见胰腺炎病人(见第33章)。腹腔内脓肿常见,常规采用经皮穿刺引流治疗。

结肠和直肠

目前,治疗结肠损伤有三种方法:一期修补、端式结肠造口、一期修补附加转流性回肠造口。一期修补包括缝合修补、切除损伤肠段后回肠-结肠吻合或者结肠-结肠吻合。所有的缝合和吻合都采用连续单层缝合方法(图7-65)[73]。必须权衡确定性治疗和不在最佳条件下缝合所发生吻合口瘘的可能性之间的利弊。虽然端式结肠造口术需要再次手术还纳,但可以避免没有保护情况下的修补处破裂。

为数众多的大宗回顾性研究和几个前瞻性研究已清楚证明所有结肠穿透伤的病人一期修补是安全有效的[76]。对某些病人行结肠造口术仍是适当的,但是目前的主要问题是如何选择这些病人。目前,病人的全身情况,而不是局部因素,指导制定决策。需要进行出来的左半结肠破坏性损伤病人是暂时性结肠造口的绝对指征。然而,结肠-结肠吻合术附加回肠造口术适用于其他高危病人。

就肠腔内容物生态学、大体结构和肠壁血供而言,直肠损伤和结肠损伤类似,但腹膜外直肠损伤由于周围有骨盆环绕而不同,通常需要近侧肠道转流进行间接治疗。由于手术操作快速、简单,并能完全解决排便问题,临床常用回肠襻式造口和乙状结肠襻式造口术。对于乙状结肠造口来说,技巧包括:①乙状结肠活动度大,使得襻式造口可以无张力的固定在腹壁上;②用直径1.67cm的尼龙棒或类似物置于皮肤上支撑结肠造口(造口成型后远近端共用的系膜缘肠壁);③纵向切开结肠带;④在手术室即刻成形(图7-66)。如果直肠损伤显露容易,如腹膜返折以上直肠后方的损伤,应该尝试修补。然而,为了修补远端直肠穿孔而进行腹膜外直肠探查是没有必要的。如果直肠损伤广泛,另一种方法是游离直肠至损伤平面,尽可能全层缝合或者闭合器闭合远端直肠,然后近端行单腔造口(Hartmann 手术)。广泛直肠损伤必须切开肛周沿Waldeyer 筋膜向上在骶骨前置入烟卷引流(图7-66)。直肠破坏性损伤罕见,为避免致命性盆腔感染,需行经腹会阴直肠切除。

结直肠损伤相关并发症包括腹腔内脓肿、粪瘘、伤口感染和造口并发症。大约10%的病人发生腹腔内脓肿,大多数病人可采用经皮穿刺引流治疗。1%~3%的病人发生粪瘘,通常先表现为腹腔脓肿或伤口感染,而后连续不断地引流出粪便,多数经常规处理可愈合(见第29章)。造口并发症(坏死、狭窄、梗阻和脱出)发生率约5%,需要立即或择期的再次手术治疗,超过黏膜层的坏死可引起感染并发症,包括腹壁的坏死性筋膜炎,故应仔细观察是否有造口坏死。累及直肠和邻近骨性结构的穿透伤倾向于发生骨髓炎,为明确诊断,可行骨活检和细菌学分析,并且需要长期静脉注射抗生素治疗,有时需要清创引流。

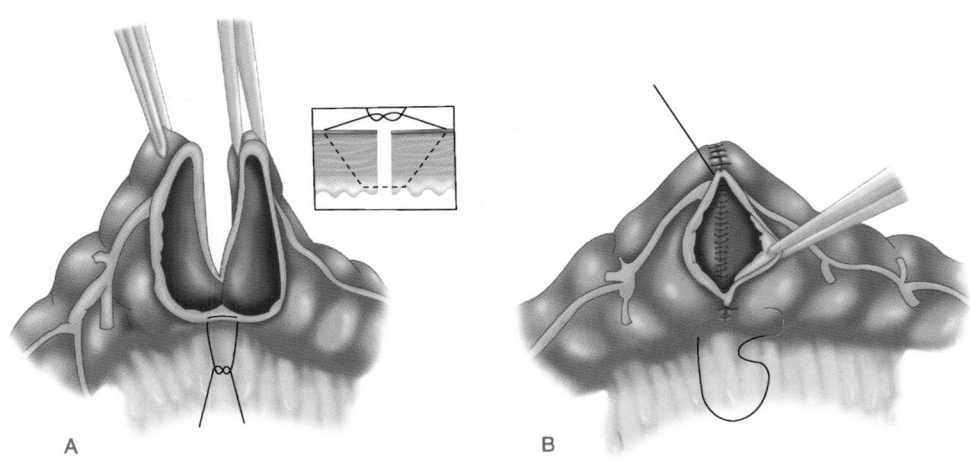

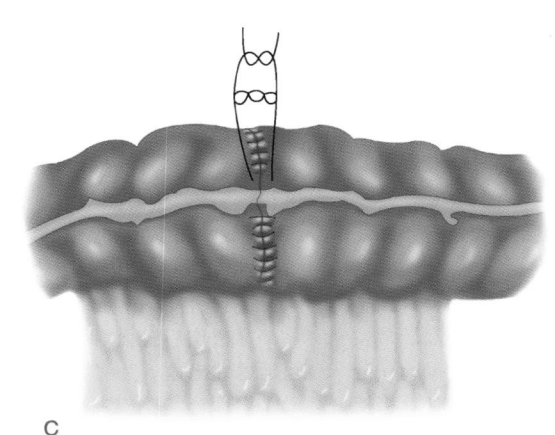

图 7-65　结肠修补和吻合技术。**A.** 连续单层缝合从肠系膜边缘开始。**B.** 结肠边缘间隔3～4mm进行全层缝合,而后再次间隔 3～4mm 进行除了黏膜层外的缝合。**C.** 连续缝合靠近肠系膜缘打结

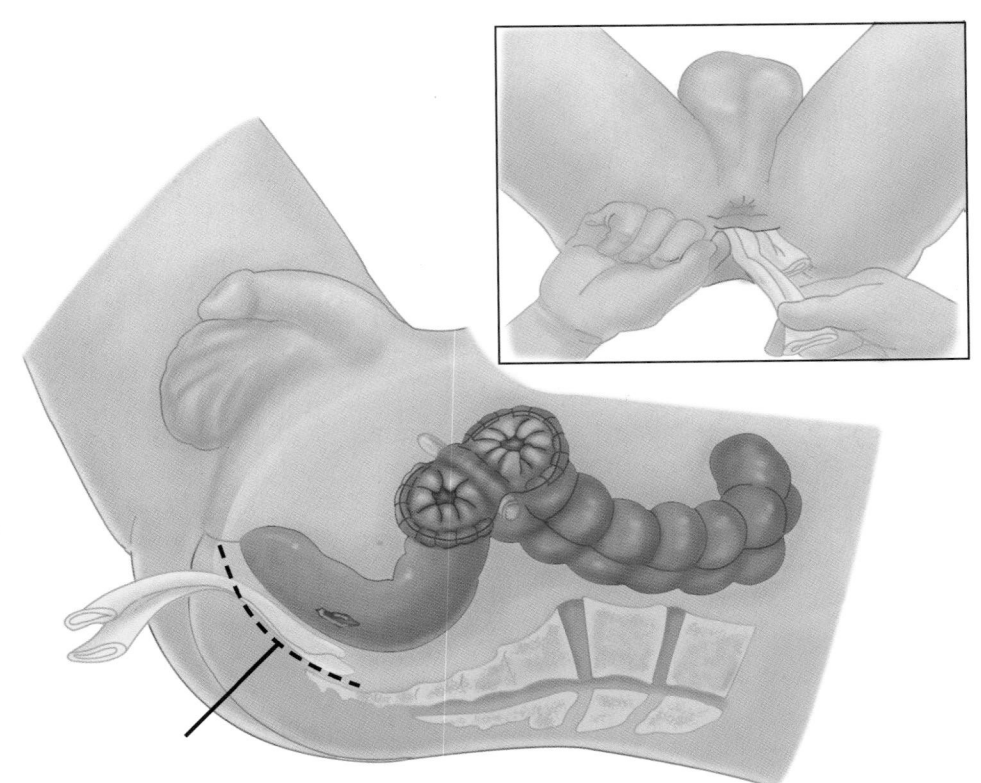

图 7-66　结肠襻式造口术可以达到完全性转流,从而治愈低位直肠损伤。对于直肠广泛损伤,肛后弧形切开,沿 Waldeyer 筋膜向上安置骶骨前引流(虚线)

腹部血管

腹部主要动静脉损伤后救治难度大[77-83]。腹部穿透伤可伤及所有腹部血管,而腹部钝性伤最常累及肾血管,很少累及腹主动脉。穿透性腹主动脉损伤的病人如果能够活着到达手术室,腹膜后常常存在巨大血肿。腹主动脉活动度差,损伤后几乎不能一期修补。小的侧面的血管穿孔可采用 4-0 的丙纶缝线缝合或者用 PTFE 补片修补,而最常用的修补方式是人工 PTEE 血管端端移植。相比而言,钝性损伤造成典型的肾下主动脉内膜撕裂,并且容易显露。为避免以后的血管-肠道瘘,血管缝合后应该用大网膜包裹。

SMA 穿透伤往往是在枪伤的探查中所见,具有特异的"黑色肠管"和结肠系膜上血肿存在。SMA 钝性撕脱伤罕见,但在有安全带综合征,即中上腹部疼痛、压痛和低血压病人应考虑。发生 SMA 损伤时,暂时的损害可行控制性 Pruitt-Inahara 分流术能够防止广泛肠坏死。此外,在放置 PTFE 补片前,暂时性分流术能控制内脏污染。如果没有胰腺损伤,确定性修补可以从 SMA 近端跨过损伤 SMA 的损伤部位中间移植反转的大隐静脉(RSVG)进行端-端吻合。伴有胰腺损伤病人,反转的大隐静脉应连接十二指肠下方的远端腹主动脉和远端 SMA。对于近端 SMA 损伤,指压法控制出血后可行血管缝合;危及生命时可选择结扎血管,但后继的肠道水肿需要积极的液体复苏,并需要暂时性腹腔关闭和二次手术探查判断肠管活力。

穿越骨盆的枪伤或者伴有骨盆骨折的钝性伤病人最常发生髂动脉损伤。需要施行暂时的损伤控制性 Pruitt-Inahara 分流术。确定性手术要在切除损伤血管节段后行人工血管移植

(见"血管修复术")。要仔细观察是否发生远端血栓形成和缺血再灌注损伤,如果发生,就必须行筋膜切开术。

总之,血管损伤的预后和血管重建术成功与否,与是否伴有软组织和神经损伤有关。最初的 12 小时内,血管修复成功率高,而软组织感染对肢体的威胁延续数周。大动脉的人工血管移植术后,术后 72 小时应保持病人收缩压不应超过 120mmHg。下腔静脉损伤需要结扎的病人经常出现严重双下肢水肿,应该用弹力绷带从足趾到髋部加压包扎病人的下肢,并抬高 45°～60°,以减少水肿带来的并发症。对于肠系膜上静脉损伤者,结扎或者血管缝合后的血栓形成都引起明显的肠道水肿,这些病人应积极液体复苏并常规监测腹内压。虽然人工血管移植物感染是罕见的并发症,但是防止细菌感染是必需的,围术期给予抗生素和积极治疗继发感染都是必要的。动脉移植术的长期并发症如动脉狭窄和假性动脉瘤都少见,并且很少进行常规的移植监测,不需常规长期服用抗血小板因子和抗凝药。

泌尿生殖系统

行创伤剖腹探查时,最好的方法是彻底探查指向肾脏的穿透伤伤道。肾实质损伤的止血和重建处理类似于肝脏和脾脏损伤:局部止血法(电凝、氩气刀、凝血酶浸润的明胶海绵、纤维蛋白胶和生物胶)和脱脂棉缝合修补。然而,要确认两个条件:应该分别关闭肾收集系统和包住修补的肾收集系统,关闭肾包膜(图 7-67)。

穿透伤后肾血管损伤很常见,表面填塞可以止血,但常引起延迟性出血。为了保肾应进行人工血管移植动脉重建。对于毁损性肾实质或者不能修补的肾血管损伤,肾切除是唯一

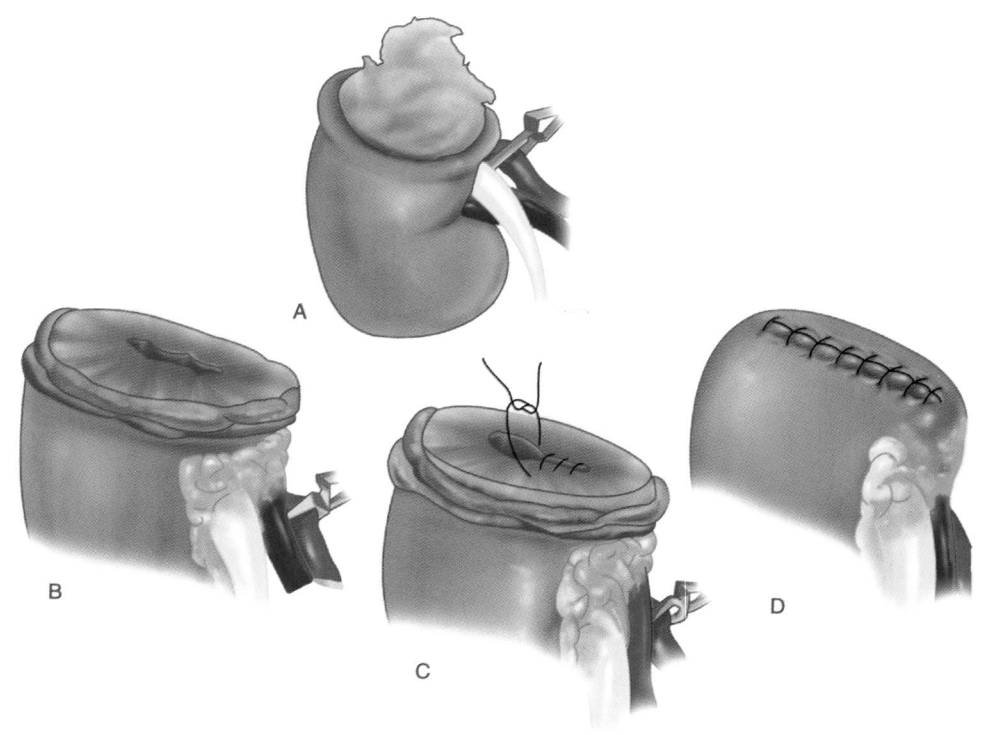

图 7-67　行肾修补术时,有效的修补需注意几个关键点:**A.** 血管阻断控制出血并且要充分认清。**B.** 仔细保留肾包膜。**C.** 要用可吸收线单独缝合肾收集系统。**D.** 关闭肾包膜要包住修补后的肾收集系统

选择;因为单肾的发生率在 0.1%,所以切除肾前,必须触诊对侧肾脏是否正常。

超过 90% 的钝性肾损伤可以非手术治疗。虽然出血很少持续存在,但是为消除血凝块可进行膀胱冲洗,典型的血尿在卧床休息数天后可消失。持续的肉眼血尿可以考虑血管栓塞,而尿性囊肿能够通过经皮穿刺引流治疗。钝性肾损伤的手术治疗只限于肾血管损伤和肾实质破坏性损伤引起低血压的病人。钝性牵拉易于引起肾动、静脉损伤。当动脉拉伸时,无弹性的血管内膜和中膜可能破裂,从而引起血栓形成和动脉狭窄或闭塞。肾动脉修复的成功率几乎为 0,但是,如果损伤<3 小时或者病人为孤立肾或双肾损伤时,尝试修补是可行的[84]。然而钝性伤后的血管重建很困难,因为损伤常常位于主动脉水平。如果在此时间限制内不可能修复者,原位保留肾脏不一定引起高血压或者脓肿。由于钝性伤肾静脉也许被撕破或者从腔静脉上撕脱,形成巨大血肿从而引起低血压,需要手术治疗。在钝性伤剖腹术中,应该对扩张性或搏动性肾周血肿进行探查。必要时,可以从下方经过脐放置弯血管钳紧急控制。修复及止血技术和早期描述的类似。

输尿管损伤虽不常见,但经常见于骨盆骨折和穿透伤的病人。损伤也许不能明确直至出现了明显的并发症(如尿性囊肿)。如果手术探查中怀疑损伤但又不明确者,可以通过静脉注入亚甲蓝或者靛胭脂观察外渗情况。用 5-0 的可吸收线

修复损伤,并且要充分游离肾脏以减少吻合中的张力。远端输尿管损伤可以利用腰大肌瓣或者 Boari 瓣进行再植术。在损害控制条件下,可以结扎损伤的双侧输尿管并放置肾盂引流管。膀胱损伤分为腹膜内外渗和腹膜外外渗。腹膜内膀胱破裂或者撕裂用 3-0 的可吸收线连续单层缝合关闭。对其他损伤无须剖腹探查者,更普遍行腹腔镜修复。腹膜外破裂可通过膀胱减压 2 周进行非手术治疗。无论是否予以直接的缝合修补,尿道损伤治疗上要用 Foley 管连接缺损部位。尿道狭窄常见但能进行有选择的治疗。

女性生殖道

妇科损伤少见。偶尔骨盆骨折断端会引起阴道壁撕裂。虽然不是必须修补,但是如果生理条件准许,最好予以修补。然而,更重要的是,要充分认识开放性骨折后充分引流的必要性和发生盆腔感染的可能。很少见的阴道、子宫、输卵管和卵巢的穿透伤,需应用常规的止血技术。输卵管横断伤可以修补,但修补不佳将提高输卵管妊娠的风险。横断部位行近端结扎、远端切除更为合适。

骨盆骨折及急性出血的控制

血流动力学不稳定的骨盆骨折病人的诊治是创伤医师面临的挑战之一,此类损伤往往伴发其他危及生命的损伤。且

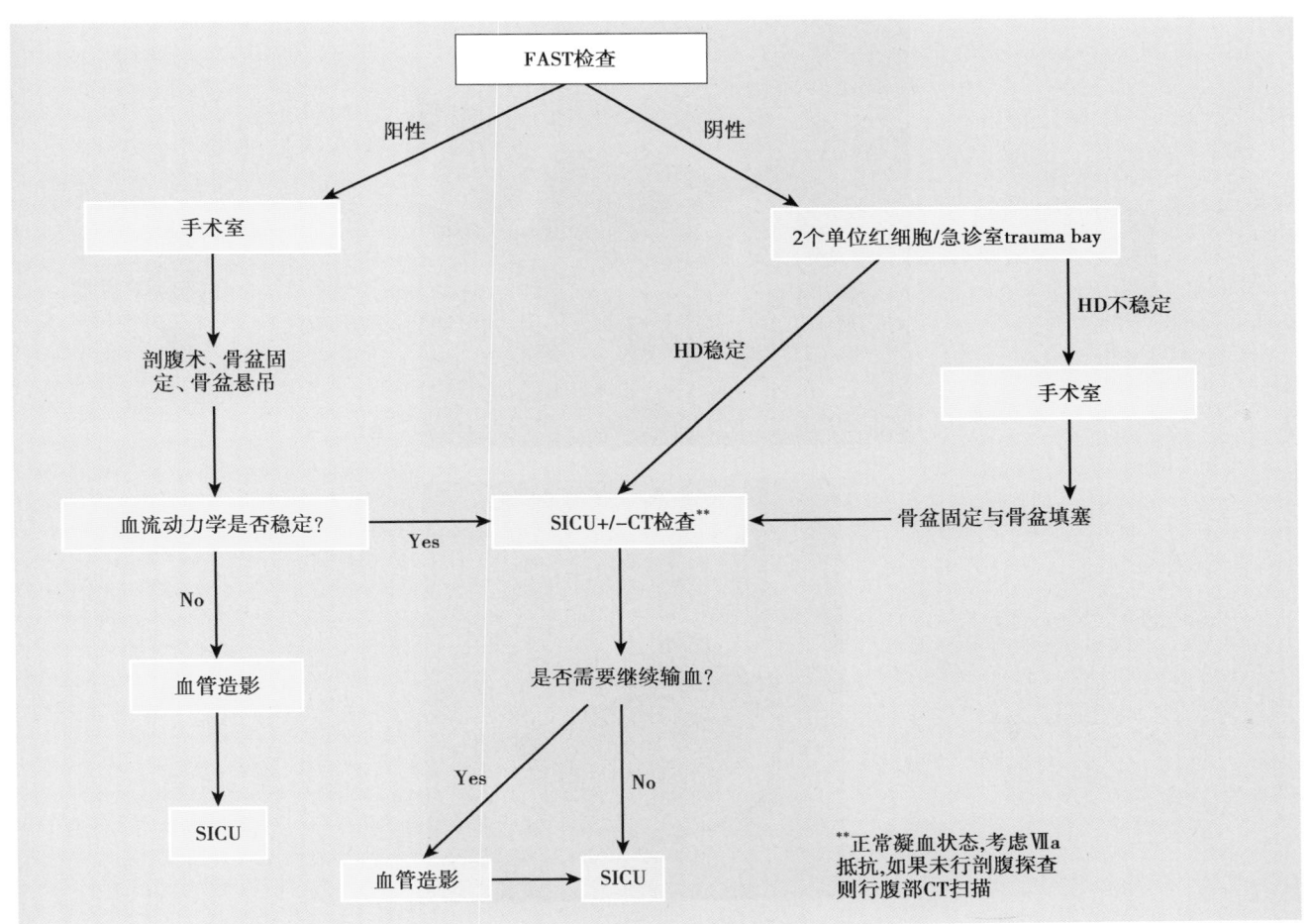

图 7-68　骨盆骨折合并血流动力学不稳定病人的救治策略图。CT=计算机断层成像;ED=急诊室;FAST=创伤腹部超声重点评估;HD=血流动力学;PLT=血小板;PRBCs=浓缩红细胞;SICU=外科重症监护室

临床上缺乏较为统一的治疗措施。美国当前就此种损伤的治疗是根据骨折及血流动力学的稳定性的不同阶段而采取不同的救治措施。对出血的控制采用骨盆填塞或血管栓塞。创伤外伤医师、矫形骨科医师、放射介入医师、输血科相关人员、麻醉师等多学科人员的早期及时介入可最大限度地降低死亡率（图7-68）。

在急诊室进行伤情评估的重点是确定是否需要手术干预（如大量血胸、脾脏破裂），并评估是否存在与骨盆骨折相关的、对救治策略有影响的其他并发损伤（如髂动脉损伤）。可利用布单包裹悬吊或商品化的压迫装置及时进行骨盆临时固定制动。如果病人出血确实是源于骨折部位，则可采取数种综合措施以控制出血。因为85%的出血是源于骨盆骨折处的静脉或骨质，推荐立即采用外固定或是腹膜前间隙的骨盆填塞止血。骨盆前环的外固定缩小了骨盆的体积，有助于静脉出血的压迫止血，外固定制动也可避免骨折位移时可能引起的再次出血。可以经耻骨联合上方的小切口进行骨盆填塞止血，术中使用6块纱布垫（儿童使用4块）填充于膀胱周围间隙达到填塞止血的目的（图7-69）。骨盆填塞也解决了创伤外科医师面对这样的病人时在手术治疗还是介入治疗之间的艰难选择。所有病人应迅速转运至手术室并在30分钟内完成骨盆填塞手术。根据作者的经验，大多数情况下，骨盆填塞可以恢复血流动力学的稳定性并减少输血量，病人还可以

继续耐受其他的手术，如剖腹术、开胸术、四肢骨折的外固定术、开放性骨折的清创术或开颅手术等等。现在，入住ISCU的骨盆骨折的病人，如果发现有持续性出血，则应做好血管造影的准备。在ISCU接受正规创伤后复苏的病人，48小时内应去除骨盆填塞物。这个时间节点是作者根据肝脏填塞物取出时间的经验而定的。如果仍有持续性的渗出，作者推荐再次进行骨盆填塞；如果有感染迹象则应对腹膜前间隙进行持续冲洗引流。

开放性骨盆骨折是对临床医师的另一个重要挑战。多数情况下，伤口位于会阴部，盆腔感染及骨髓炎的发病率都很高。为了减少感染的风险，建议进行乙状结肠造口转流术。骨盆伤口先行清创，而后每天利用脉冲装置进行脉冲高压灌洗，直至肉芽组织覆盖创口。伤口也可以使用负压封闭装置促使其二期愈合。

四肢骨折、血管损伤及筋膜间室综合征

肢体创伤也往往需要多学科人员的综合诊治，包括创伤外科、矫形骨科、整形外科等医师们共同来确定血管损伤的部位、骨折与软组织损伤程度及是否存在筋膜间室综合征。应用钢针牵引、膝关节制动装置、石膏夹板等可在急诊室内使骨折或关节脱位尽早得以制动。开放性骨折的伤口应使用浸湿的聚维酮碘纱布敷盖，并给予抗生素治疗。骨折的固定包括

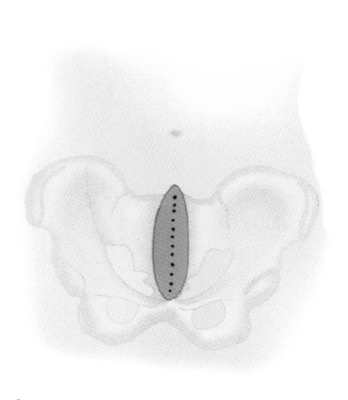

A

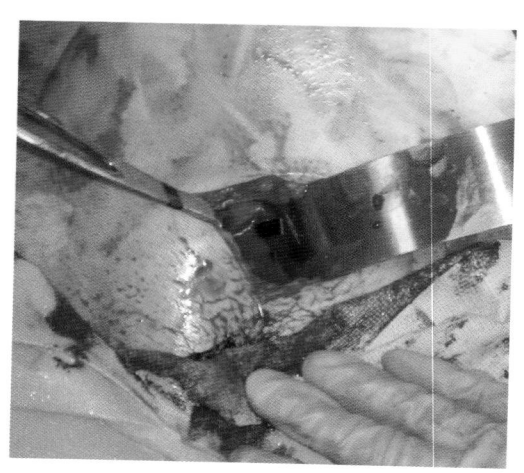

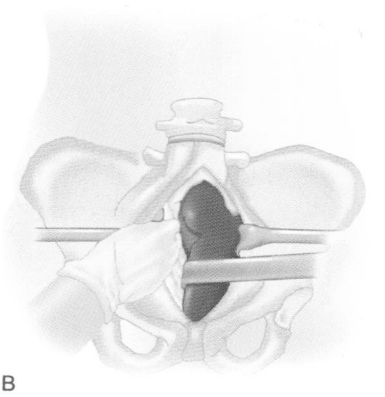

B

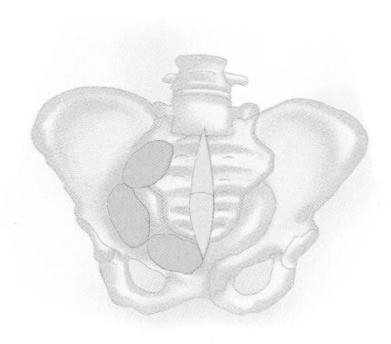

C

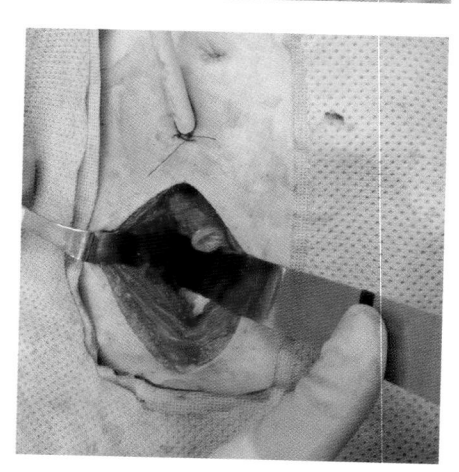

图7-69　A. 经耻骨联合上方6~8cm中线切口，分离中线筋膜层进行骨盆填塞。B. 骨盆血肿往往撑开腹膜前与膀胱旁间隙向后可达骶骨前间隙，骨盆填塞易于进行；也可用手指钝性分离开腹膜前间隙以便于骨盆填塞。C. 3块标准的剖腹术纱布垫分别放置于膀胱周围、腹膜前间隙；筋膜的缝合使用0号多股聚二氧杂环己酮丝线，皮缝钉钉合皮肤

外固定与切开复位内固定,内固定可使用钢板与髓内钉。血管损伤,无论是单独血管损伤或是骨折合并有血管损伤都需要急诊修复。骨及第一肋骨骨折常合并有锁骨下动脉损伤、肩关节脱位,肱骨近端骨折常合并有腋动脉的损伤,肱骨髁上骨折或肘关节脱位常合并有肱动脉的损伤,股骨骨折合并有股浅动脉的损伤,膝关节脱位合并有腘血管损伤等都是骨折常合并的血管损伤。手术台上的血管造影可大大地节省手术时间,对急诊病人当肢体存活有风险时是一种有效的保障技术。下肢血管造影可以通过经皮股动脉穿刺插管的方法进行,或通过膝内侧上方切开显露股浅动脉的方法进行。先行骨折的固定或是先行血管损伤的修复存在一定的争议。作者推荐在处理骨折合并有动脉闭塞的病人时,应暂行动脉分流术以减少在处理骨折时肢体远端缺血坏死的可能,之后再行确定性血管修复。在严重骨与血管神经损伤时,及时截肢也是挽救病人生命的一种选择[86]。特别是骨折合并动脉血管损伤,同时伴发主要神经离断伤时,采取截肢的措施是可以接受的。应提倡由创伤、骨伤、矫形与重建医师团队共同决策。

血管损伤的手术治疗需遵循血管损伤修复的标准原则。锁骨下动脉或腋动脉的修复可使用直径为 6mm 的 PTFE 或 RSVG 人工血管移植。由于伴随臂丛神经的损伤很常见,在手术治疗之前必须对神经系统做一个全面系统地检查。肱动脉损伤的手术入路为上肢内侧纵向切口,通过腋动脉可以控制近端,向远端 S 形延伸跨过肘关节,可以显露前臂肱动脉的分支血管。切除损伤的血管断端后,将 RSVG 移植物与血管行端-端吻合。上肢的筋膜切开减压并不常见,仅在术前发现病人存在明显的感觉与运动等神经功能改变的时候或是重建的血管脉搏减弱时候才考虑手术切开探查并减压。股浅动脉损伤时,在对损伤的股浅血管部位应用 RSVG 行端-端吻合重建后,通常需要辅以股骨外固定,同时需要密切监测小腿张力等严防小腿骨筋膜间室综合征的发生。急性损伤时推荐采用内侧一个切口显露腘窝内结构,此切口为经半腱肌、半膜肌与股薄肌切口(图 7-70),或是经内侧双切口入路,使用长的 RSVG 移植,但此时需要中间结扎腘动脉及膝关节分支;少数情况下,特别是开放伤时可使用后方 S 形切口显露腘窝内结构。

如果病人同时合并有腘静脉的损伤,在腘动脉旁路分流时,应首先应用 PTFE 端-端吻合的方法修复静脉。单独的腘动脉损伤,则可使用 RSVG 进行端-端吻合术。腘动脉与腘静脉同时损伤时小腿骨筋膜间室综合征的发生更为常见,此时小腿的 4 个间室筋膜都需要及时切开减压。如果完成血管修复并恢复了动脉血流,而肢体远侧血管仍不能触及血管搏动,则应在手术室内进行血管造影。如果是血管痉挛可以使用血管扩张剂如维拉帕米(异搏定)、硝酸甘油及罂粟碱来解除血管收缩(表 7-11)。

表 7-11	动脉血管痉挛治疗指南

步骤 1:动脉内注射阿替普酶(组织纤溶酶原激活酶)5mg/20ml。如果痉挛持续,进行步骤 2
步骤 2:动脉内注射硝酸甘油 200μg/20ml;如果需要可重复。如果痉挛持续,进行步骤 3
步骤 3:动脉内注射异搏定 10mg/10ml。如果痉挛持续,进行步骤 4
步骤 4:动脉内注射罂粟碱 60mg/50ml(15 分钟内)

筋膜间室综合征可发生于四肢的任何部位,即在一个密闭的间室内压力急剧增加,从而阻碍间室内结构的血流。原因包括间室内动脉出血、静脉血栓或结扎、挤压伤、缺血再灌注等。在意识清醒的病人,可主诉疼痛,且相关肌肉的主、被动活动均可明显加重疼痛症状,病人或诉肢体感觉障碍。下肢第一与第二足趾之间的麻木是小腿前早期骨筋膜间室综合征的特征性表现,是腓深神经受累所致。也可能出现进行性的麻痹,动脉搏动消失是骨筋膜间室综合征的晚期症状。在昏迷或反应迟钝的病人,准确诊断骨筋膜间室综合征往往更加困难。在有相关病史且肢体张力较高时,可采用便携式的史赛克设备来监测间室内压力。当灌注压低于 35mmHg(灌注压=舒张压-间室内压力)、缺血时间超过 6 小时或合并有动脉与静脉损伤时,则有行筋膜切开术的指征。下肢最常受累,小腿常采用内外侧两个切口进行 4 个间室的减压(图 7-71)。特别要强调,一定要将比目鱼肌从胫骨上分离下来以达到屈肌群深部间室减压之目的。

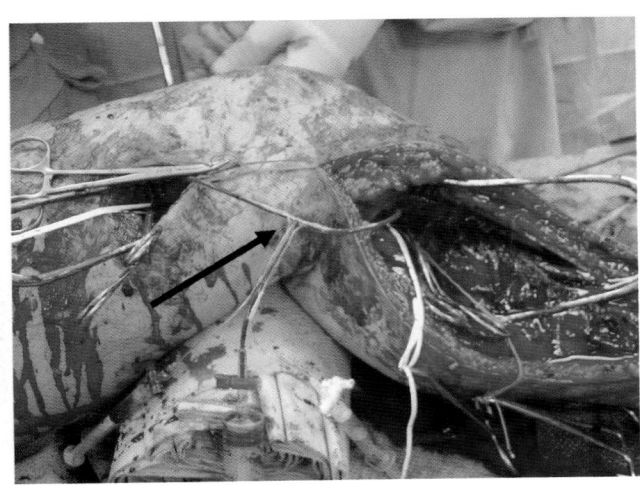

A

B

图 7-70　**A.** 腘窝常经中线切口显露,采用不同方法分离半腱肌、半膜肌和股薄肌。**B.** 另一方法是通过两个切口进入,插入 Pruitt-Inahara 转流管(箭头),暂时性重建远端血供,避免处理骨折期间的缺血

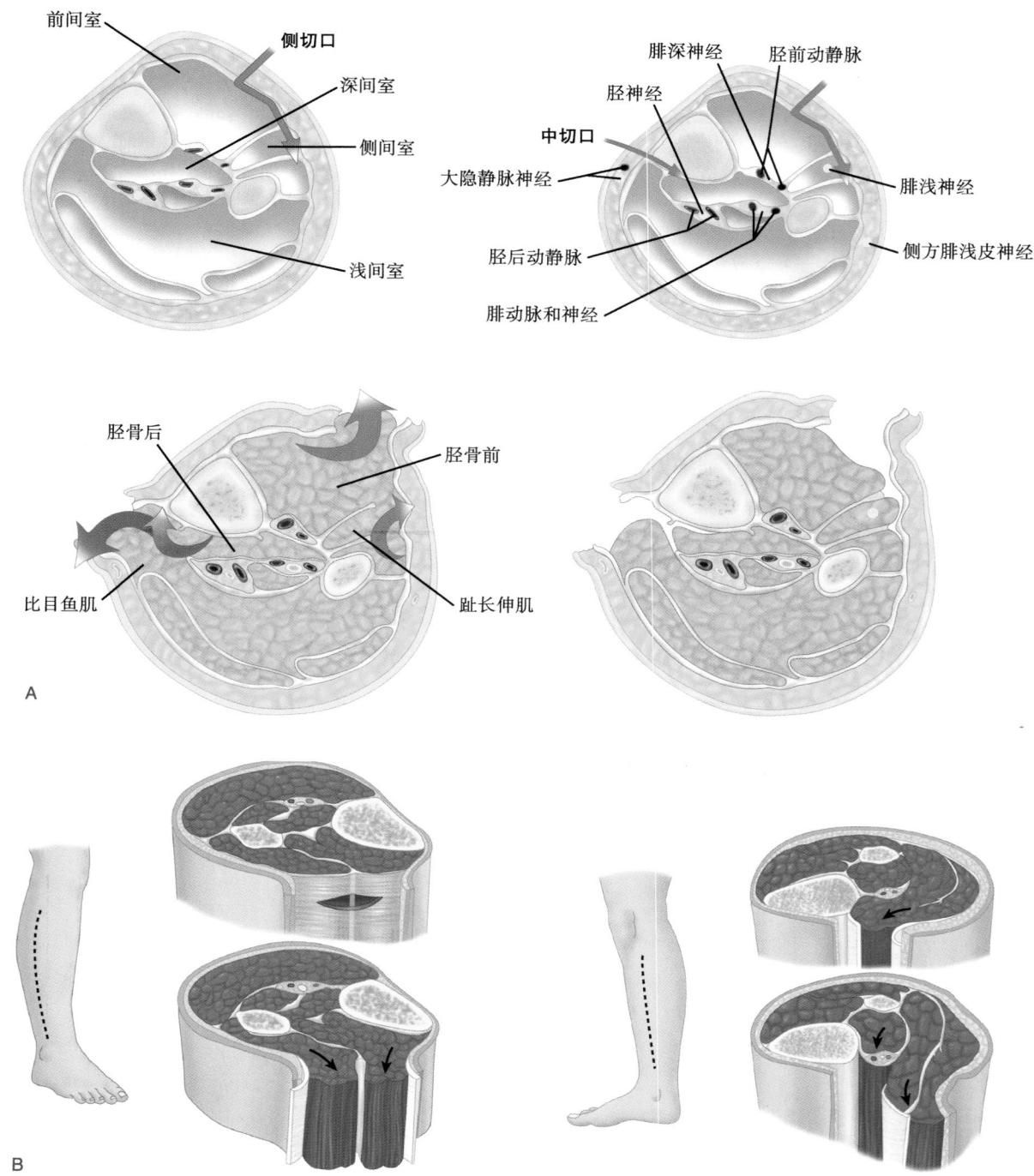

图 7-71　**A.** 通过侧切口进入前方和侧方间室,确认两间室之间的筋膜隔,应注意避免损伤沿筋膜隔行走的腓浅神经。**B.** 为达到屈肌深部间室(内有胫神经、供应足的 3 根动脉中的 2 根)的减压,必须将比目鱼肌从胫骨上分离下来

ICU 管理及术后注意事项

创伤后复苏

由于有不同的目标与优先级,无论是直接从急诊(ED)收住还是紧急手术干预后的创伤病人,ICU 均应加以区别分期对待管理。在紧急复苏期,尤其是伤后第一个 12～24 小时期间,应注意几项关键性原则:优化组织灌注,确保正常体温及

纠正凝血功能。达到这些目标有多种方法,主要包括有目标导向复苏,初期容量负荷输入以获得足够的前负荷,随后可谨慎应用正性肌力药或血管升压类药物[87]。尽管对是否优化 Hgb 水平仍存争议,但普遍接受为促进氧输送在休克复苏期使血红蛋白水平>10g/dl。在第一个 24 小时复苏后,血红蛋白水平<7g/dl 的病人应遵循更加谨慎的输血策略,以限制潴留红细胞导致的不利的炎症反应。严重创伤病人的复苏可能需要大量晶体液。在初期 6～12 小时,可能需要输入 10L 的量以获得足够的前负荷。尽管早期应用胶体液是可行的,但

到目前为止没有证据支持这个概念。事实上,早期治疗的一个挑战是如何最佳化晶体液输注,既要维持心功能又要避免发生腹腔室间隙综合征(abdominal compartment syndrome, ACS)及广泛的组织水肿。

是否行有创的肺动脉导管监测是有争议的,但对于需要正性肌力支持的多发伤病人可能是至关重要的措施。这些设备不仅可连续监测病人,而且可获得如容量状态、心功能、外周血管张力及对于损伤的代谢反应等更多的信息,以允许恰当的治疗干预。病人心功能、心指数及氧输送等额外信息将成为 ICU 动态管理的重要参数。使氧输送指数 >500ml/(min·m²)及心指数>3.8L/(min·m²)是复苏的目标。肺动脉导管也能让医师监测病人对血管活性药物的反应。虽然去甲肾上腺素是全身低阻力、不能维持平均动脉压(mean arterial pressure, MAP)>60mmHg 的病人的备选药之一,然而此类病人可能存在心功能障碍需要正性肌力支持。肾上腺功能相对不足是另一个有争议的方面。

与病人实施初期创伤控制性手术后能返回手术室一样,病人需尽快完成最佳的早期复苏以便进行确定性诊断检查。在可重复的限期转运前,特别的复苏目标包括中心温度>35℃、碱缺失<6mmol/L 及正常的凝血参数。虽然期望纠正代谢性酸中毒,但如何快速达到目的则需认真加以考虑。过量晶体液复苏可能会产生颅内压升高、肺水肿恶化、腹内脏器及腹膜后水肿导致继发性 ACS 等弊端。因此,这应当作为复苏的总体趋势而不是将快速降低碱缺失作为目标。如果血 pH<7.2,偶尔需给予外源性碳酸氢盐以提升心血管功能及对血管活性药物的反应,这会影响碱缺失纠正的趋势,乳酸水平是早期 12 小时后恰当复苏的一个更可靠指标。

腹腔间隔室综合征

腹腔间隔室综合征(abdominal compartment syndrome, ACS)的定义是由腹内损伤(原发)或者大量复苏后内脏再灌注(继发)导致的腹腔内高压(intra-abdominal hypertension, IAH)。

继发性 ACS 可能由任何需要大量晶体液复苏的情况所

导致,包括四肢损伤、胸部损伤,甚至创伤后脓毒症。腹内压(intra-abdominal pressure, IAP)升高的因素包括肠道水肿、腹水、腹腔内积血及填塞等。IAH 的诊断不能依赖体格检查,而是由测量腹膜内压力获得。最常用的技术是测量病人的膀胱压,夹闭 Foley 管,通过另一端口膀胱内注入 50ml 生理盐水,并连接位于耻骨联合平面的三通管及水压计,通过水压计测量的厘米水柱即为膀胱压(表 7-12),与 ACS 生理损害相关。膀胱破裂、骨盆填塞导致外来压迫时或神经源性膀胱及粘连性疾病等情况下膀胱压是不可靠的。

表 7-12　腹腔室间隙综合征分级

分级	膀胱压	
	mmHg	cmH₂O
I	10 ~ 15	13 ~ 20
II	16 ~ 25	31 ~ 35
III	26 ~ 35	36 ~ 47
IV	>35	>48

IAP 升高影响多个器官(图 7-72)。如早期描述 ACS 定义为 IAH 及其导致的脏器损害,包括尿量减少、吸气压上升、心脏前负荷下降和后负荷上升等表现。由于 ACS 的这些临床征象无一可归因于初期损伤,因此需要持续密切监测。可导致脏器衰竭的膀胱压范围较大。除非压力>35mmHg,否则常无具体的膀胱压值提示需要治疗性干预。此外,当 IAP 达到脏器衰竭发生水平时则需紧急减压。减压直接影响死亡率,假定需要减压病人的死亡率为 60%,延迟减压病人和未减压病人死亡率相近,均达 70%。

减压手术可以在 ICU(病人血流动力学不稳定时)或手术室实施。不需要转送血流动力学不稳定的病人,在 ICU 床旁可简单完成减压手术,并且需求最小(如手术刀、吸引器、电凝设备,以及临时关腹敷料)。当原发性 ACS 的原因是大量腹内液体而非肠道或腹膜后水肿,通过经皮引流则可有效减压。

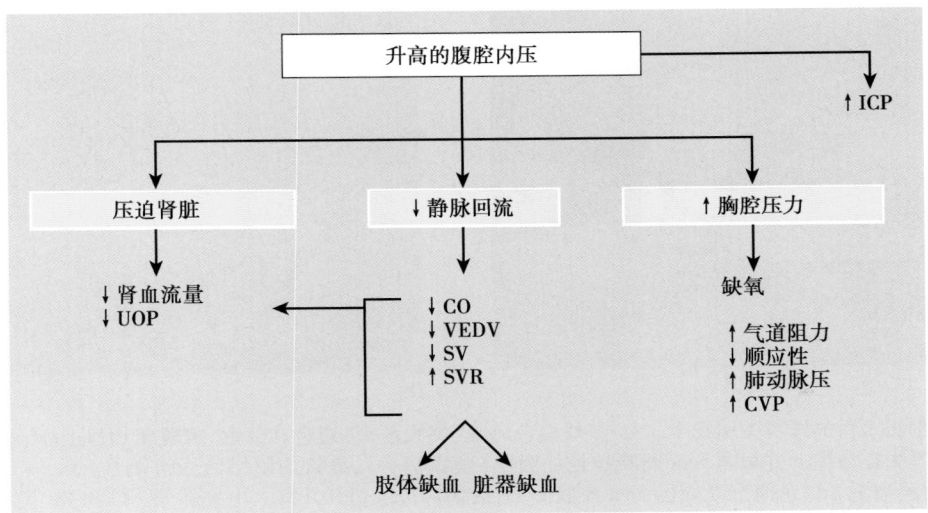

图 7-72　ACS 是指继发于腹腔内高压的脏器损害。CO = 心输出量;CVP = 中心静脉压;ICP = 颅内压;PA = 肺动脉压;SV = stroke volume;SVR = 全身血管阻力;UOP = 尿量;VEDV = 心室舒张末期容积

这种方法尤其适用于非手术治疗严重肝损伤病人,在床旁超声下操作诊断,避免了剖腹术。当需要手术减压作为腹内容物的出口时,则要用筋膜下 45～60cm 无菌敷料和 Ioban 临时覆盖(图 7-50)。

损伤控制外科的施行及对 ACS 的认识已经显著提升病人的存活率,但是以开放腹腔为代价。病人管理的一些观点值得关注。尽管较广范围的打开腹腔,病人仍可能再次发生 ACS,这导致并发症发生率及死亡率上升,因此需要每 4 小时测量一次膀胱压,明显增加的膀胱压可能需要再次剖腹减压。敞开腹腔病人每天通过腹部丧失 500～2500ml 的液体。对于这种富蛋白液体恰当的补偿量存在争议,这涉及输入的总量(基于临床参数,每丢失 1ml 补充 0.5ml)及液体种类(晶体液或胶体液/血制品)。

复苏及具体损伤处理后,手术的目标是尽可能快的关腹。之前已经介绍了许多技术来关闭敞开的腹腔筋膜,以降低并发症发生率及治疗费用。历史上,再次手术时不能缝合筋膜层的病人可采用补片(假体或者生物材料)拉近。另一种选择是中厚皮片直接覆盖裸露的肠管,初期手术 9～12 个月后计划移除皮肤移植物,并通过各层分离完成确定性的腹疝修补。然而,延迟腹壁重建是一种方法但伴随一定的并发症发生率。负压封闭引流技术的出现对筋膜层闭合是一革命性进步。作者当前使用连续性闭合技术,伤口负压封闭引流装置提供持续的筋膜张力并且每 48 小时手术 1 次直到闭合完成(图 7-73)。作者此法的成功率高于 95%。未能闭合筋膜的病人,20% 发生胃肠道并发症并延长了住院时间,包括腹内脓肿、小肠瘘及肠穿孔(图 7-74)。处理措施包括脓肿的手术或经皮穿刺引流、瘘的控制及因肠道并发症进行的营养支持。

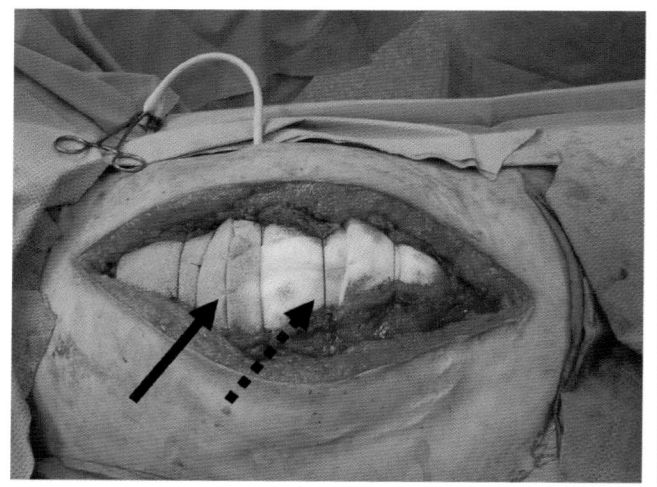

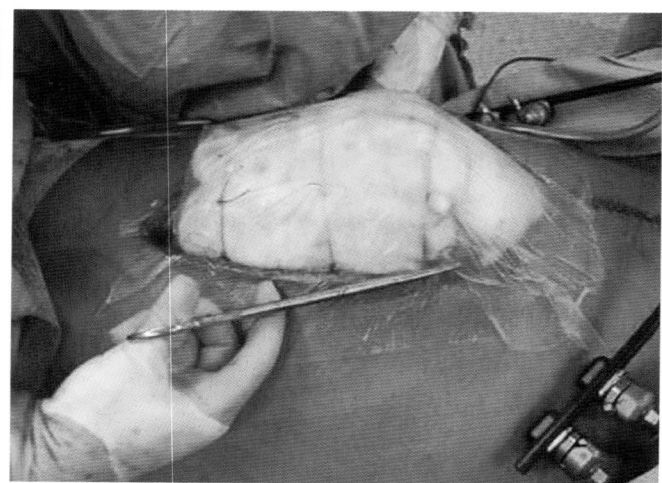

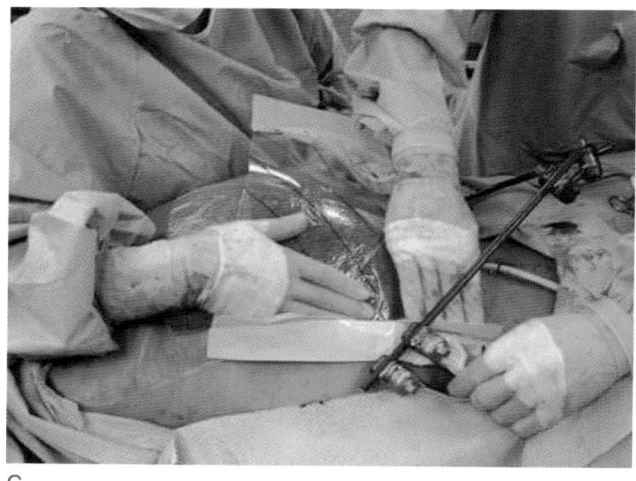

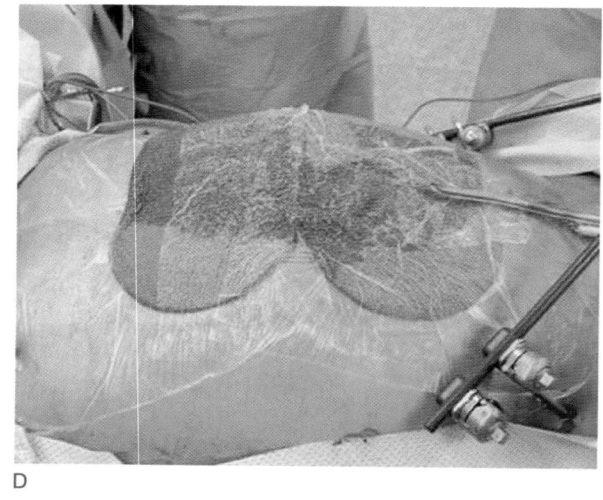

图 7-73　减压剖腹术后的续贯关闭技术。**A.** 多块白色海绵(实线箭头)组合在一起,放置于切口上方、筋膜下方,1 号聚二氧六环酮缝线在海绵上方间隔 5cm 间断拉拢筋膜层(虚线箭头),维持筋膜层恰当的张力。**B.** 在贴上黏性薄膜后,负压封闭引流被置于白色海绵及周围 5cm 皮肤上方,沿伤口边缘切开并移去中央部分。**C 和 D.** 黑色的负压封闭海绵置于白色海绵上方,覆盖塑料膜,持续负压吸引

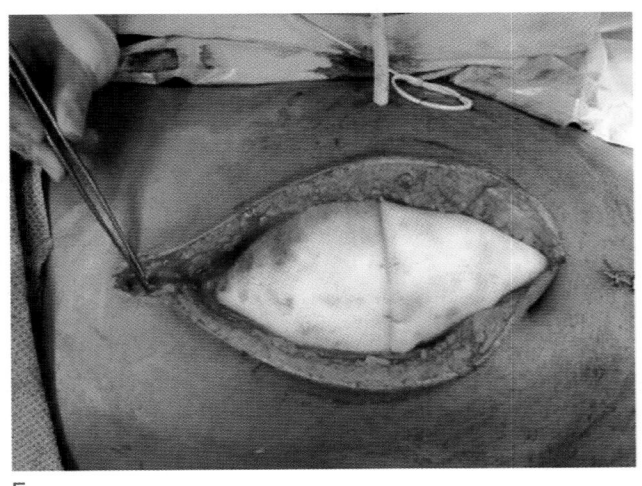 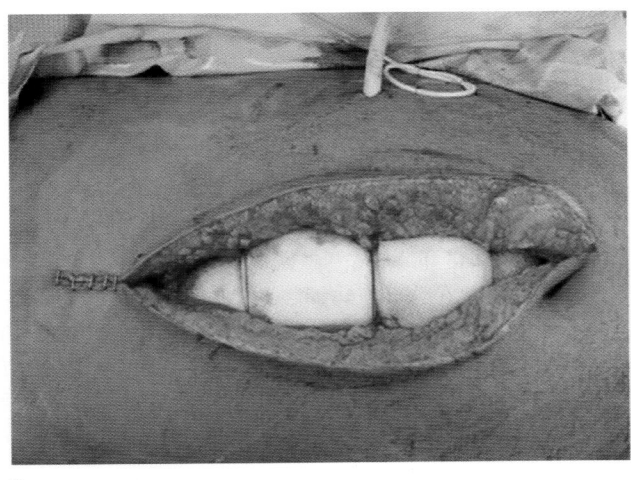

图 7-73（续）　E. 48 小时后回到手术室，在切口的上下端张力缝合拉近筋膜层和皮肤。F. 减少的白色海绵（数量较少）再次被应用，留置筋膜张力性缝合，以便 48 小时后再次回到手术室

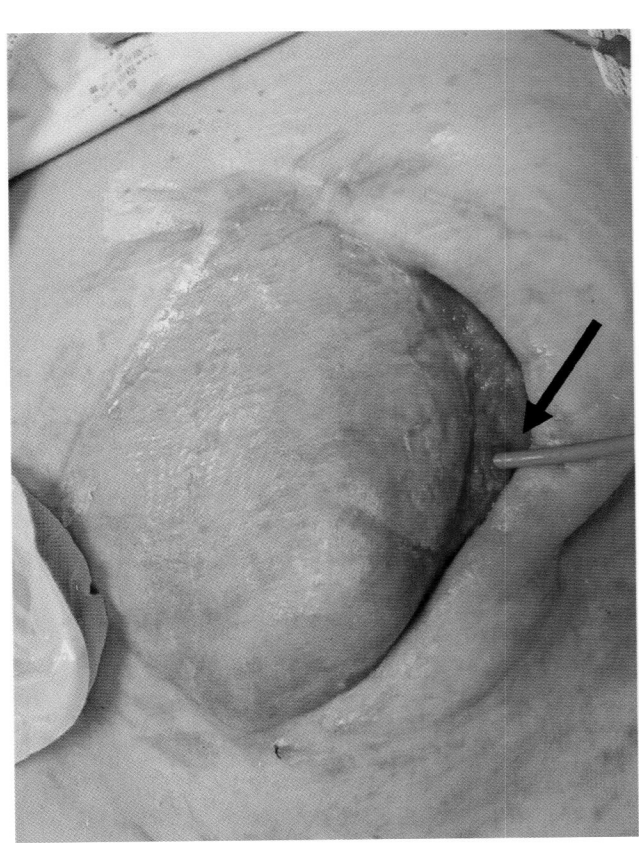 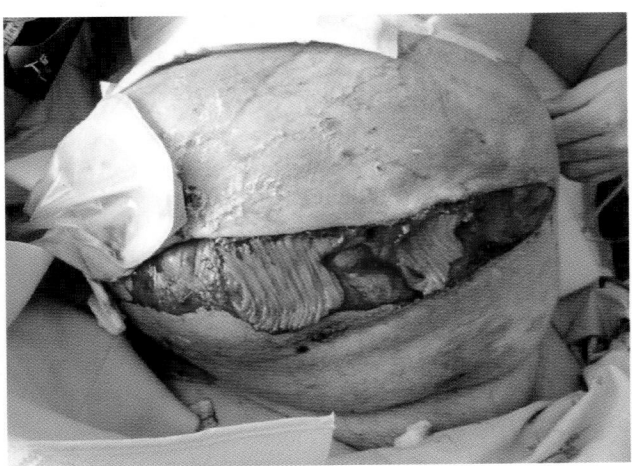

图 7-74　利用中厚皮片关闭腹腔后的并发症包括小肠-皮肤瘘管形成（此处用红色橡胶导管进行插管）（A. 箭头）和移植物破裂所致的肠黏膜暴露（B）

特殊创伤人群

孕妇

　　有 7% 的妇女在妊娠时受伤。机动车碰撞和跌倒是孕妇受伤的主要原因，占 70%。大多数情况下，创伤后死胎发生在母亲被机动车辆碰撞后，但仅仅有 11% 的死胎是因为母亲的死亡而死亡的。因此，创伤早期的复苏不仅要针对母亲，还需对胎儿进行早期创伤复苏。家庭暴力也是孕妇受伤的常见原因，10%～30% 的孕妇因家庭暴力而受伤，并引起了 5% 的胎儿死亡。

　　机体在孕期的一些生理改变可能会影响受伤后的伤情评估（表 7-13）。在妊娠早期，心率增加 10～15 次/分并持续至胎儿出生为止。由于全身血管阻力下降,妊娠的第一个 3 个月和第二个 3 个月血压会下降,妊娠末期的 3 个月血压会轻度升高(均值分别为:第一个 3 个月为 105/60mmHg,第二个 3 个月为 102/55mmHg,第三个 3 个月为 108/67mmHg)。妊娠时血容量会增加到 8L,因而将出现相对性贫血和血容量过多。因此,孕妇病人在表现出休克体征之前可能已丧失 35% 的血容量。孕妇潮气量和分钟通气量增加,但功能残气量下降,使 $PaCO_2$ 下降和造成呼吸性碱中毒。同时,缺氧孕妇病人的血氧饱和度下降较快,尤其是在仰卧位或气管插管时。与母亲相比,胎儿的氧离曲线左移(胎儿的氧合状态位于氧离曲线的陡峭处,母亲氧合状况的轻微变化将会引起胎儿的更大改变)。上述肺功能的改变与孕期的解剖变化及伤后的处理过程有关。妊娠时子宫变大,诊断性腹腔灌洗术(diagnostic peritoneal lavage,DPL)的穿刺位置应在脐上,导管尖端的位置也应朝向头端。此外,由于腹压增高、膈肌上抬,在安置胸腔闭式引流导管时也必须倍加小心,常规安放导管的位置可能穿破膈肌或进入腹腔内。

表 7-13　**孕妇的生理功能变化**

心血管
　心率增加 10 ~ 15 次/分
　外周血管阻力下降将导致:
　(1)血容量增加
　(2)妊娠第一、二个 3 个月血压下降
肺
　膈肌抬高
　潮气量增加
　每分通气量增加
　功能残气量减少
血液
　相对性贫血
　白细胞增多
　高凝状态
　(1)凝血因子 Ⅶ、Ⅷ、Ⅸ、Ⅹ、Ⅻ 增加
　(2)纤溶活性下降
其他
　食管下段张力下降
　肝酶谱升高
　胆囊收缩功能障碍
　血白蛋白水平下降
　血尿素氮和肌酐水平下降
　肾和输尿管积水

　　孕期的一些其他生理改变将会影响消化、肾脏及血液系统。食管下段括约肌张力下降,增加误吸风险;肝功能检查可见酶谱值上升,其中碱性磷酸酶可能增加接近 2 倍;高水平的黄体酮使胆囊收缩功能下降,胆汁淤积,增加结石发生率。虽然上述生理改变并不影响对创伤后的伤情评估,但会延长病人在 ICU 的住院时间。孕期血浆白蛋白水平从 43g/L 下降至 30g/L 左右,肾脏血流增加 30%,血尿素氮、肌酐水平下降。增大的子宫压迫输尿管和膀胱致肾积水或输尿管积水。虽然

有相对性贫血存在,但血红蛋白<110g/L 就应考虑为异常。血液系统的其他改变还包括中度的白细胞增多(上升至 20 000mm³)以及因凝血因子 Ⅶ、Ⅷ、Ⅸ、Ⅹ、Ⅻ 增加和纤溶活性下降所致的相对高凝状态。

　　在急诊室评估时就应注意,在优先处理母亲伤情的同时,还应考虑保护胎儿的最佳措施,包括吸氧(避免母亲和胎儿缺氧)、积极的液体复苏(孕期血容量相对增多可能会掩盖休克体征),以及使病人保持左侧卧位(或背板向左侧倾斜)以避免腔静脉受压。观测胎儿心率是评估胎儿活力的最有价值的信息。胎儿的监测应使用胎心产力记录仪,该仪器能同时监测子宫收缩和胎心率。胎儿缺氧或低血压时最初表现为心率改变,如果胎心率>160 次/分就应积极寻找原因;若胎心率<120 次/分则考虑胎儿宫内窘迫。若有可能,有产科医师成员的团队参与伤情一级评估较为理想,可使用消毒内镜实施阴道检查。阴道出血是宫颈扩张和分娩的前兆,也可能是前置胎盘或胎盘早剥所致。羊膜腔破裂将导致脐带脱垂和胎儿压迫。强烈的宫缩是分娩的开始,应立即考虑剖宫产术并准备新生儿复苏。产前病史采集包括有无妊娠高血压、妊娠糖尿病、先天性心脏病、早产以及胎盘异常等。如果病人当前能感受胎动,即询问首次胎动的时间,胎龄对胎儿出生后能否存活十分重要。孕龄可通过宫底高度来估计,宫底接近脐时,孕龄大概为 20 周,达到肋缘为 40 周。若实际情况与评估有差异,可能是子宫破裂或出血所致。

　　孕妇病人骨盆、腹部创伤时的最初伤情评估应遵循标准程序。创伤腹部超声重点评估(FAST)应包括 4 个窗(心包、右上侧和左上象限、膀胱)。此外,监测胎心率、胎动以及羊水是否足够。若需行诊断性腹腔灌洗术(DPL),其穿刺点(切口)应在脐上。创伤后的放射检查对孕妇病人的影响还不甚清楚。放射损伤共分 3 个阶段:植入前、3 ~ 16 周的脏器发生期间以及 16 周后。一般说来,小于 5rad(伦琴)的照射剂量是安全的[88]。胸部平片的照射剂量为 0.07mrad,胸部 CT 扫描的照射剂量<1rad,腹部 CT 扫描的照射剂量为 3.5rad。因此,除非临床必须,尽量减少对孕妇的放射检查或应用铅裙屏蔽骨盆。

　　多数孕妇创伤后的处理与非孕妇病人相似,都应遵照标准的处理流程。无须手术的钝性伤可避免全身麻醉带来的风险。孕妇骨盆骨折的处理则更具挑战性。在孕期,子宫及腹膜后血管可能会扩张 60 倍,一旦破裂,出血汹涌。胎儿死亡可能是母亲休克或子宫、胎儿头部直接受到损伤所致。对孕妇来说,穿透伤的危害程度更高,危险更大。腹部穿透伤后,胎儿损伤与否取决于穿透物的轨迹以及子宫的大小。腹部枪伤导致 70% 的子宫损伤和 35% 的胎儿死亡。如果子弹穿透子宫而胎儿仍存活,须行剖宫产。一般的刺伤并不能穿透较厚的子宫壁。急诊剖宫产的指征包括:①母亲严重休克或濒死状态(如果胎儿能在 5 分钟内娩出,存活率约为 70%);②子宫受伤或胎儿出现明显的窘迫(如果胎心率存在及孕龄>28 周,预计存活率>70%)[89]。

　　孕妇创伤后均应常规监护,监护时间的长短根据致伤原因以及病人的生理状态而定。伤后子宫受到刺激或出现宫缩、腹部压痛、阴道出血或者血压不稳者应监护至少 24 小时。

如果存在胎儿死亡的高危因素(从车辆中弹出车外、摩托车致伤、行人被撞后母亲心动过速、ISS>9,孕龄>35 周或有先兆流产史者)也应全面监护[90]。无症状及上述危险因素者在急诊室监护 6 小时无异常方可后回家,并交代注意事项,若有异常,须及时返回医院就诊。

老年人

入院治疗的老年病人(>65 岁)是其他年龄组的 2 倍,占因创伤而入院病人的 1/4。因为老年病人的生理功能与年轻者差别较大,故其治疗处理应个体化(某些 80~89 岁的老年人生理功能可能与 50 岁者相似,也可能如 100 岁者)(表 7-14)。虽然老年病人的并发症发生率、病死率并不随着其年龄的增大而升高,但其并存的基础疾病将直接影响创伤后的病程和预后。如服用 β 受体阻滞剂将影响急诊医师对其生命体征的评估以及 ICU 的治疗,特别是那些反射性心率增快反应仍保留者。早期的血气分析监测能发现隐匿性休克。若碱缺失>6mmol/L,且病人年龄>55 岁者的死亡率是年轻者的 2 倍(67% vs 30%)[91]。

表 7-14　老年人的生理功能变化

心血管
　心血管疾病患病率增加
　心肌脂肪沉积导致心肌:
　　(1) 进行性硬化而失去弹性
　　(2) 每搏量下降,收缩和舒张功能下降
　心输出量每年下降 0.5%
　动脉粥样硬化限制心脏应激反应
　冠脉缺血风险增加
　心脏瓣膜钙化增厚致关闭不全
肺
　顺应性丧失(原文如此,译者注)
　肺泡大小和表面积进行性下降
　肺萎陷与肺不张
脑组织
　脑容量下降致:
　　(1) 桥静脉撕裂风险增加形成小损伤灶
　　(2) 出血显著增多而症状并不明显
　感觉迟钝
其他
　肌酐清除率下降 80%~90%
　骨质疏松,易发生骨折

有关老年颅脑创伤的相关文献及对照研究较少,但以下问题应注意。首先,创伤昏迷数据库(Traumatic Coma Databank,TCD)的数据表明,年龄>55 岁者,其严重脑伤后的死亡率升高 2 倍。而且,GCS 评分正常(15 分)者,约有 25% 有颅内出血,其死亡率达 50%[92]。绝对年龄不能预测老年病人的结局,入院 GCS 评分同样如此。因此,多数创伤中心提倡应在创伤后的 72 小时积极地再评估以决定后续治疗方案。

胸部创伤后常发生肋骨骨折。在老年人群,由于骨质疏松,较小外力即可导致骨折。一项研究发现,从小于 1.8m 处

坠落,年龄>65 岁者有 50% 发生肋骨骨折,而<65 岁者仅为 1%。肋骨骨折后约有 35% 发生肺挫伤,同时有 10%~35% 发生肺炎,这些因素都将延长 ICU 住院时间[93,94]。而且,死亡率与骨折的肋骨数量成正比。有 6 根以上肋骨骨折者肺部并发症的发生率>50%,总死亡率>20%。

虽然年龄大小非创伤预后的最佳预测因素,但其生存条件,会影响病人的生理年龄,(较差的)生存条件死亡率上升[95,96]。ISS 评分可能是老年病人结局的最佳预测因素[97],但个体的敏感性并不精确,获得足够评分信息的时间也有可能被延迟。除了伤前生存条件以及创伤严重程度,创伤后并发症也是其死亡率的危险因素。

儿童

每年有 2000 万儿童或 1/4 儿童受伤,并因此而花费 1.6 亿美元的治疗费用。创伤是超过 1 岁儿童的首要死亡原因,每年导致 15 000~25 000 儿童死亡。创伤所致儿童残疾是死亡人数的 3~10 倍。儿童创伤所涉及不同的致伤机制和致伤因素可能长期影响其生长发育。与成人相比,超过 85% 的儿童创伤为钝性伤,男孩创伤是女孩的 2 倍[98]。自行车事故是儿童严重创伤的首要的、常见原因,而机动车事故则在青少年创伤中占主要地位。目前为止,儿童受伤多为无意,但故意致伤,如火器、儿童虐待等也在上升。

儿童创伤的急诊准备包括:合适的仪器设备(气管插管、静脉导管、穿刺针和 4F 单腔连接管等)、Broselow 儿童急诊卷尺(能有效地估计儿童体重、服药剂量、气管导管型号和胸腔闭式引流管的大小等)以及加热灯。一旦儿童病人到达,立即启动 ABC 程序处理紧急情况。与成人相比,儿童气道狭小,其位置更靠近头侧,其中 10 岁以下儿童较少年靠近头侧,喉头呈漏斗状而不是成人的圆筒状。同时,相对于其口咽,儿童舌头较大。因此,较小的水肿或阻塞都可显著减小气道直径(使呼吸做功增加)。舌头也可能阻塞气道,并导致气管插管困难。由于向头侧的锐角,气管插管时宜选择直的 Miller 喉镜而非弯曲的 Macintosh 喉镜。气管插管前快速诱导使用阿托品能预防心动过缓。婴儿及年龄较小的儿童氧耗是成人的 2 倍,必须保证足够通气量。缺氧可能导致突发心搏骤停。胃扩张可影响机械通气效果,可放置鼻胃管以改善通气。约 1/3 的儿童死亡与气道处理不当有关。因而,如果常规方法不能建立气道,应考虑采取外科方法。11 岁以上儿童可行环甲膜切开术。年龄更小的儿童,环甲膜切开术后声门下狭窄发生率增加,建议采用 14~16G 针头行环甲膜穿刺术或采取气管切开术。儿童对低血容量的生理反应为外周血管收缩和反射性心动过速。当儿童小于 25% 全身血容量的出血量属于代偿范围内,可能会掩盖某些部位的出血性损伤。创伤后监测所示生命体征正常并不表示儿童处于安全状态。根据其体重实施容量复苏,可予以 20ml/kg 晶体液注射 2~3 次。

经过初期的 ABC 程序评估后,应鉴别伤情并做出具体处理。颅脑损伤是各年龄组常见的死亡和致残原因。总体上,坠落是儿童颅脑损伤最常见原因,但严重颅脑损伤常因虐待(<2 周岁)和机动车碰撞(>2 周岁)所致。头部

CT 可明确颅内情况，头颅平片可诊断颅骨骨折。与成人颅脑损伤后一样，一般给予颅内压监测（CPP）和适当程度的容量复苏以避免脑组织再次缺血缺氧。虽然有数据显示，损伤的儿童脑组织较成人更容易恢复，但低血压将会抵消该优势。

与成人相同，儿童胸部外伤最常见的是钝性伤。儿童骨骼尚未完全钙化，显得更加柔软。即使已发生内脏损伤，可能也无骨折发生。成人胸部创伤后，有 70% 者发生肋骨骨折，儿童仅 40%。气胸的处理与成人相似。气胸<15% 的患儿仅需密切观察，气胸>15% 的患儿以及需行正压机械通气者则需放置闭式引流管减压。儿童胸腔可能包含有其全部血容量，有气胸发生可能预示着更多或更严重的问题。如果胸腔引流管初始的引流液达到其血容总量的 20%，或>1 ~ 2ml/（kg·h），则考虑行开胸探查。儿童主动脉损伤较为少见，气管或支气管损伤后可予以非手术治疗。据《国家儿童创伤管理注册》（National Pediatric Trauma Registry）数据，胸部创伤死亡率仅次于颅脑损伤。儿童总死亡率为 15%，与多项成人研究死亡率相当。

儿童腹部创伤的处置与成人相似。创伤腹部超声重点评估（FAST）是检测各儿童年龄组腹腔积液的有效措施[99]。不同的致伤机制可能导致不同的伤情。儿童上腹部受到打击（自行车事故中受到把手打击）须考虑十二指肠血肿或胰腺横断伤。机动车碰撞后，可能发生"固定带综合征"（lap belt complex）或"安全带综合征"（腹壁挫伤、小肠穿孔、腰椎牵拉伤、膈肌破裂等，偶可发生胸主动脉撕裂）。对实质脏器损伤后血流动力学稳定的患儿，非手术处理过程中应实施标准的监护程序。如果患儿血流动力学指标恶化、有空腔脏器损伤，或者需要>40ml/kg 的红细胞输入，非手术处理不是最佳选择。非手术处理的成功率接近 25%，其中有 10% ~ 23% 的病人需要输血。就输血率而言，非手术处理者显著低于手术处理者（13% vs 44%）[100]。

（王正国　张连阳　译）

参考文献

亮蓝色标记的是主要参考文献。

1. Minino AM, Heron MP, Murphy SL, et al: Deaths: Final data for 2004. *Natl Vital Stat Rep* 55, August 21, 2007. Available at *http://www.cdc.gov/nchs/data/nvsr55/nvsr55_19.pdf* [accessed January 27, 2009].
2. National Center for Injury Prevention and Control: *CDC Injury Fact Book*. Atlanta: Centers for Disease Control and Prevention, November 2006. Available at *http://www.cdc.gov/ncipc/fact_book/InjuryBook2006.pdf* [accessed January 27, 2009].
3. Feliciano DV, Mattox KL, Moore EE (eds): *Trauma*, 6th ed. New York: McGraw-Hill, 2008.
4. Nathens AB, Jurkovich J, Maier RV, et al: Relationship between trauma center volume and outcomes. *JAMA* 285:1164, 2001.
5. Piontek FA, Coscia R, Marselle CS, et al: Impact of American College of Surgeons verification on trauma outcomes. *J Trauma* 54:1041, 2003.
6. American College of Surgeons: *Advanced Trauma Life Support*, 7th ed. Chicago: American College of Surgeons, 2004.
7. Xue FS, Zhang GH, Liu J, et al: The clinical assessment of GlideScope in orotracheal intubation under general anesthesia. *Minerva Anestesiol* 73:451, 2007.
8. Cothren CC, Moore EE: Emergency department thoracotomy for the critically injured patient: Objectives, indications, and outcomes. *World J Emerg Surg* 1:1, 2006.
9. Cohn SM, Nathens AB, Moore FA, et al: Tissue oxygen saturation predicts the development of organ dysfunction during traumatic shock resuscitation. *J Trauma* 62:44, 2007.
10. Biffl WL, Moore FA, Moore EE, et al: Cardiac enzymes are irrelevant in the patient with suspected myocardial contusion. *Am J Surg* 169:523, 1994.
11. Dolich MO, McKenney MG, Varela JE, et al: 2,576 ultrasounds for blunt abdominal trauma. *J Trauma* 50:108, 2001.
12. Sondeen JL, Coppes VG, Holcomb JB: Blood pressure at which rebleeding occurs after resuscitation in swine with aortic injury. *J Trauma* 54(Suppl):S110, 2003.
13. Brain Trauma Foundation, American Association of Neurological Surgeons, Congress of Neurological Surgeons: Guidelines for the management of severe traumatic brain injury. *J Neurotrauma* 24(Suppl):S1, 2007.
14. Ryb GE, Dischinger PC, Kufera JA, et al: Delta V, principal direction of force, and restraint use contributions to motor vehicle crash mortality. *J Trauma* 63:1000, 2007.
15. Diaz JJ Jr., Aulino JM, Collier B, et al: The early work-up for isolated ligamentous injury of the cervical spine: Does computed tomography scan have a role? *J Trauma* 59:897, 2005.
16. Biffl WL, Moore EE, Rehse DH, et al: Selective management of penetrating neck trauma based on cervical level of injury. *Am J Surg* 174:678, 1997.
17. Sekharan J, Dennis JW, Veldenz HC, et al: Continued experience with physical examination alone for evaluation and management of penetrating zone 2 neck injuries: Results of 145 cases. *J Vasc Surg* 32:483, 2000.
18. Inaba K, Munera F, McKenney M, et al: Prospective evaluation of screening multislice helical computed tomographic angiography in the initial evaluation of penetrating neck injuries. *J Trauma* 61:144, 2006.
19. Fabian TC, Richardson JD, Croce MA, et al: Prospective study of blunt aortic injury: Multicenter trial of the American Association for the Surgery of Trauma. *J Trauma* 42:374, 1997.
20. Dyer DS, Moore EE, Ilke DN, et al: Thoracic aortic injury: How predictive is mechanism and is chest computed tomography a reliable screening tool? A prospective study of 1,561 patients. *J Trauma* 48:673, 2000.
21. Flowers JL, Graham SM, Ugarte MA, et al: Flexible endoscopy for the diagnosis of esophageal trauma. *J Trauma* 40:261, 1996.
22. Cox CS Jr., Allen GS, Fischer RP, et al: Blunt versus penetrating subclavian artery injury: Presentation, injury pattern, and outcome. *J Trauma* 46:445, 1999.
23. Renz BM, Feliciano DV: Gunshot wounds to the right thoracoabdomen: A prospective study of nonoperative management. *J Trauma* 37:737, 1994.
24. Demetriades D, Hadjizacharia P, Constantinou C, et al: Selective nonoperative management of penetrating abdominal solid organ injuries. *Ann Surg* 244:620, 2006.
25. Boyle EM Jr., Maier RV, Salazar JD, et al: Diagnosis of injuries after stab wounds to the back and flank. *J Trauma* 42:260, 1997.
26. Biffl WL, Cothren CC, Brasel KJ, et al: A prospective observational multicenter study of the optimal management of patients with anterior abdominal stab wounds. *J Trauma* 64:250, 2008.
27. Rozycki GS, Ochsner MG, Schmidt JA, et al: A prospective study of surgeon-performed ultrasound as the primary adjuvant modality for injured patient assessment. *J Trauma* 39:492, 1995.
28. Branney SW, Wolfe RE, Moore EE, et al: Quantitative sensitivity of ultrasound in detecting free intraperitoneal fluid. *J Trauma* 39:375, 1995.
29. Ochsner MG, Knudson MM, Pachter HL, et al: Significance of minimal or no intraperitoneal fluid visible on CT scan associated with blunt liver and splenic injuries: A multicenter analysis. *J Trauma* 49:505, 2000.
30. Malhotra AK, Fabian TC, Katsis SB, et al: Blunt bowel and mesenteric injuries: The role of screening computed tomography. *J Trauma* 48:991, 2000.
31. Johansen K, Lynch K, Paun M, et al: Noninvasive vascular tests reliably exclude occult arterial trauma in injured extremities. *J Trauma* 31:515, 1991.
32. Burch JM, Franciose RJ, Moore EE, et al: Single-layer continuous versus two-layer interrupted intestinal anastomosis—a prospective randomized study. *Ann Surg* 231:832, 2000.
33. Moore EE: Staged laparotomy for the hypothermia, acidosis, and coagulopathy syndrome. *Am J Surg* 172:405, 1996.
34. Hebert PC, Wells G, Blajchman MA, et al: A multicenter, randomized, controlled clinical trial of transfusion requirements in critical care. *New Engl J Med* 340:409, 1999.
35. West MA, Shapiro MB, Nathens AB, et al: Inflammation and the host response to injury, a large-scale collaborative project: Patient-oriented research core-standard operating procedures for clinical care. IV. Guide-

lines for transfusion in the trauma patient. *J Trauma* 61:436, 2006.

36. Toy P, Popovsky MA, Abraham E, et al: Transfusion-related acute lung injury: Definition and review. *Crit Care Med* 33:721, 2005.

37. Moore FA, Moore EE, Sauaia A: Blood transfusion: An independent risk factor for postinjury multiple organ failure. *Arch Surg* 132:620, 1997.

38. Kashuk JL, Moore EE, Sauaia A, et al: Postinjury life-threatening coagulopathy: Is 1:1 the answer? *J Trauma* 65:261, 2008.

39. Menaker J, Stein DM, Scalea TM: Incidence of early pulmonary embolism after injury. *J Trauma* 63:620, 2007.

40. Rinker C, McMurry F, Groeneweg V, et al: Emergency craniotomy in a rural level III trauma center. *J Trauma* 44:984, 1998.

41. Cogbill T, Cothren CC, et al: Management of severe hemorrhage associated with maxillofacial injuries: A multicenter perspective. *J Trauma* 64:250, 2008.

42. Bracken MB, Shepard MJ, Holford TR, et al: Administration of methylprednisolone for 24 or 48 hours or tirilazad mesylate for 48 hours in the treatment of acute spinal cord injury. Results of the Third National Acute Spinal Cord Injury Randomized Controlled Trial. National Acute Spinal Cord Injury Study. *JAMA* 277:1597, 1997.

43. Fehlings MG, Perrin RG: The timing of surgical intervention in the treatment of spinal cord injury: A systematic review of recent clinical evidence. *Spine* 31:S28, 2006.

44. Biffl WL, Moore EE, Offner PJ, et al: Blunt carotid arterial injuries: Implications of a new grading scale. *J Trauma* 47:845, 1999.

45. Biffl WL, Moore EE, Ryu RK, et al: The unrecognized epidemic of blunt carotid arterial injuries: Early diagnosis improves neurologic outcome. *Ann Surg* 228:462, 1998.

46. Cothren CC, Moore EE, Biffl WL, et al: Anticoagulation is the gold standard therapy for blunt carotid injuries to reduce stroke rate. *Arch Surg* 139:540, 2004.

47. Edwards NM, Fabian TC, Claridge JA, et al: Antithrombotic therapy and endovascular stents are effective treatment for blunt carotid injuries: Results from long-term followup. *J Am Coll Surg* 204:1007, 2007.

48. Bladergroen M, Brockman R, Luna G, et al: A twelve-year study of cervicothoracic vascular injuries. *Am J Surg* 157:483, 1989.

49. Johnston RH, Wall MJ, Mattox KL: Innominate artery trauma: A thirty-year experience. *J Vasc Surg* 17:134, 1993.

50. Fabian TC, Davis KA, Gavant ML, et al: Prospective study of blunt aortic injury: Helical CT is diagnostic and antihypertensive therapy reduces rupture. *Ann Surg* 227:666, 1998.

51. Kim FJ, Moore EE, Moore FA, et al: Trauma surgeons can render definitive surgical care for major thoracic injuries. *J Trauma* 36:871, 1994.

52. Karmy-Jones R, Nicholls S, Gleason TG: The endovascular approach to acute aortic trauma. *Thorac Surg Clin* 17:109, 2007.

53. Moore EE, Burch JM, Moore JB: Repair of the torn descending thoracic aorta using the centrifugal pump with partial left heart bypass. *Ann Surg* 240:38, 2004.

54. Wall MJ, Mattox KL, Chen C, et al: Acute management of complex cardiac injuries. *J Trauma* 42:905, 1997.

55. Cothren CC, Moore EE: Traumatic ventricular septal defect. *Surgery* 142:776, 2007.

56. Maron BJ, Gohman TE, Kyle SB, et al: Clinical profile and spectrum of commotio cordis. *JAMA* 287:9, 2002.

57. Wall MJ Jr., Hirshberg A, Mattox KL: Pulmonary tractotomy with selective vascular ligation for penetrating injuries to the lung. *Am J Surg* 168:665, 1994.

58. Cothren C, Moore EE, Biffl WL, et al: Lung-sparing techniques are associated with improved outcome compared with anatomic resection for severe lung injuries. *J Trauma* 53:483, 2002.

59. Cryer HG, Mavroudis C, Yu J, et al: Shock, transfusion, and pneumonectomy: Death is due to right heart failure and increased pulmonary vascular resistance. *Ann Surg* 212:197, 1990.

60. de Souza A, Offner PJ, Moore EE, et al: Optimal management of complicated empyema. *Am J Surg* 180:507, 2000.

61. Bender JS, Lucas CE: Management of close-range shotgun injuries to the chest by diaphragmatic transposition: Case reports. *J Trauma* 30:1581, 1990.

62. Kozar RA, Moore FA, Cothren CC, et al: Risk factors for hepatic morbidity following nonoperative management: Multicenter study. *Arch Surg* 141:451, 2006.

63. Malhotra AK, Fabian TC, Croce MA, et al: Blunt hepatic injury: A paradigm shift from operative to nonoperative management in the 1990s. *Ann Surg* 231:804, 2000.

64. Biffl WL, Moore EE, Franciose RJ: Venovenous bypass and hepatic vascular isolation as adjuncts in the repair of destructive wounds to the retrohepatic inferior vena cava. *J Trauma* 45:400, 1998.

65. Poggetti RS, Moore EE, Moore FA, et al: Balloon tamponade for bilobar transfixing hepatic gunshot wounds. *J Trauma* 33:694, 1992.

66. Lillemoe KD, Melton GB, Cameron JL, et al: Postoperative bile duct strictures: Management and outcome in the 1990s. *Ann Surg* 232:430, 2000.

67. Pickhardt B, Moore EE, Moore FA, et al: Operative splenic salvage in adults: A decade perspective. *J Trauma* 29:1386, 1989.

68. Feliciano DV, Spjut-Patrinely V, Burch JM, et al: Splenorrhaphy: The alternative. *Ann Surg* 211:569, 1990.

69. McIntyre LK, Schiff M, Jurkovich GJ: Failure of nonoperative management of splenic injuries: Causes and consequences. *Arch Surg* 140:563, 2005.

70. Smith HE, Biffl WL, Majercik SD, et al: Splenic artery embolization: Have we gone too far? *J Trauma* 61:541, 2006.

71. Leemans R, Manson W, Snijder JA, et al: Immune response capacity after human splenic autotransplantation: Restoration of response to individual pneumococcal vaccine subtypes. *Ann Surg* 229:279, 1999.

72. Toutouzas KG, Velmahos GC, Kaminski A, et al: Leukocytosis after posttraumatic splenectomy: A physiologic event or sign of sepsis? *Arch Surg* 137:924, 2002.

73. Burch JM, Franciose RJ, Moore EE, et al: Single-layer continuous versus two-layer interrupted intestinal anastomosis: A prospective randomized trial. *Ann Surg* 231:832, 2000.

74. Todd SR, Kozar RA, Moore FA: Nutrition support in adult trauma patients. *Nutr Clin Pract* 21:421, 2006.

75. Vaughn GD, Frazier OH, Graham D, et al: The use of pyloric exclusion in the management of severe duodenal injuries. *Am J Surg* 134:785, 1977.

76. Nelson R, Singer M: Primary repair for penetrating colon injuries. *Cochrane Database Syst Rev* 3:CD002247, 2003.

77. Accola KD, Feliciano DV, Mattox KL, et al: Management of injuries to the superior mesenteric artery. *J Trauma* 26:313, 1986.

78. Asensio JA, Britt LD, Borzotta A, et al: Multi-institutional experience with the management of superior mesenteric artery injuries. *J Am Coll Surg* 193:354, 2001.

79. Burch JM, Richardson RJ, Martin RR, et al: Penetrating iliac vascular injuries: Experience with 233 consecutive patients. *J Trauma* 30:1450, 1990.

80. Mullins RJ, Lucas CE, Ledgerwood AM: The natural history following venous ligation for civilian injuries. *J Trauma* 20:737, 1980.

81. Pachter HL, Drager S, Godfrey N, et al: Traumatic injuries of the portal vein. *Ann Surg* 189:383, 1979.

82. Roth SM, Wheeler JR, Gregory RT, et al: Blunt injury of the abdominal aorta: A review. *J Trauma* 42:748, 1997.

83. Jurkovich GJ, Hoyt DB, Moore FA, et al: Portal triad injuries. *J Trauma* 39:426, 1995.

84. Knudson MM, Harrison PB, Hoyt DB, et al: Outcome after major renovascular injuries: A Western trauma association multicenter report. *J Trauma* 49:1116, 2000.

85. Cothren CC, Osborn PM, Moore EE, et al: Preperitoneal pelvic packing for hemodynamically unstable pelvic fractures: A paradigm shift. *J Trauma* 62:834, 2007.

86. Bosse MJ, MacKenzie EJ, Kellam JF, et al: An analysis of outcomes of reconstruction or amputation of leg-threatening injuries. *N Engl J Med* 347:1924, 2002.

87. Moore FA, McKinley BA, Moore EE, et al: Inflammation and the Host Response to Injury, a large-scale collaborative project: Patient-oriented research core—standard operating procedures for clinical care. III. Guidelines for shock resuscitation. *J Trauma* 61:82, 2006.

88. ACOG Committee on Obstetric Practice: ACOG Committee Opinion. Number 299, September 2004. Guidelines for diagnostic imaging during pregnancy. *Obstet Gynecol* 104:647, 2004.

89. Morris JA, Rosenbower TJ, Jurkovich GJ, et al: Infant survival after cesarean section for trauma. *Ann Surg* 223:481, 1996.

90. Curet MJ, Schermer CR, Demarest GB, et al: Predictors of outcome in trauma during pregnancy: Identification of patients who can be monitored for less than 6 hours. *J Trauma* 49:18, 2000.

91. Davis JW, Kaups KL: Base deficit in the elderly: A marker of severe injury and death. *J Trauma* 45:873, 1998.

92. Reynolds FD, Dietz PA, Higgins D, et al: Time to deterioration of the elderly, anticoagulated, minor head injury patient who presents without evidence of neurologic abnormality. *J Trauma* 54:492, 2003.

93. Bulger EM, Arneson MA, Mock CN, et al: Rib fractures in the elderly.

J Trauma 48:1040, 2000.

94. Bergeron E, Lavoie A, Clas D, et al: Elderly trauma patients with rib fractures are at greater risk of death and pneumonia. *J Trauma* 54:478, 2003.

95. Morris JA, MacKenzie EJ, Damiano AM, et al: Mortality in trauma patients: The interaction between host factors and severity. *J Trauma* 30:1476, 1990.

96. Milzman DP, Boulanger BR, Rodriguez A, et al: Pre-existing disease in trauma patients: A predictor of fate independent of age and injury severity score. *J Trauma* 32:236, 1992.

97. Knudson MM, Lieberman J, Morris JA Jr., et al: Mortality factors in geriatric blunt trauma patients. *Arch Surg* 129:448, 1994.

98. Tepas JJ: The national pediatric trauma registry: A legacy of commitment to control childhood injury. *Semin Pediatr Surg* 13:126, 2004.

99. Partrick DA, Bensard DD, Moore EE, et al: Ultrasound is an effective triage tool to evaluate blunt abdominal trauma in the pediatric population. *J Trauma* 45:57, 1998.

100. Partrick DA, Bensard DD, Moore EE, et al: Nonoperative management of solid organ injuries in children results in decreased blood utilization. *J Pediatr Surg* 34:1695, 1999.

烧伤

Fred W. Endorf and Nicole S. Gibran

关键点

1. 遵循美国烧伤学会标准将病人分送至区域性烧伤中心。
2. 成人大于 20% 体表总面积（TBSA）（小儿大于 15% TB-SA）烧伤病人的液体复苏目标，应该达到平均动脉压大于 60mmHg，尿量大于 30ml/h。
3. 不可预防性使用抗生素，但应给予破伤风疫苗。
4. 伴有上呼吸道损伤的病人，若氧合指数（PaO_2/FiO_2）小于 200，或有 CO 中毒，应该实施气管插管。
5. Ⅲ°和深Ⅱ°烧伤应在早期进行切痂植皮手术，改善预后。

烧伤的专业技术要求

烧伤外科是集烧伤外科医师、护士、康复治疗师以及其他医学专业等多学科技术为一体的特殊医疗领域。然而，近来一些重大灾难性事件预示医疗卫生部门将面临处理大量烧伤病人的压力。通常，普外科医师处于灾难性事故病人救治工作的第一线，因此能圆满地处理病人，并且良好的设备配置和规范化的治疗程序是烧伤救治的关键环节。

背景

烧伤曾经是预后不佳的创伤性疾病。由于液体复苏技术的进步[1]和实施早期切痂手术[2]，成功救治严重烧伤病人已成为可能。同时，随着危重病处理技术的改进以及皮肤生物基因工程技术的进步，预示着未来烧伤病人的功能性和心理性康复治疗，与救治生命同样重要。基于这种观念的转变，美国烧伤学会重点强调，烧伤病人在早期处理稳定之后，应该分送至专业的烧伤中心治疗。已有相应的分送标准，可以指导伴有复合性损伤或者需要其他医疗处理的烧伤病人转运至烧伤中心治疗（表 8-1）。美国烧伤学会还颁布了烧伤病人的治

表 8-1	病人分送烧伤中心指南
Ⅱ°烧伤面积>10% TBSA	
面部、手足、会阴部、大关节部位烧伤	
任何年龄的Ⅲ°烧伤	
电烧伤，包括闪电烧伤	
化学烧伤	
吸入性损伤	
伴有复杂基础疾病者	
合并其他创伤，但是烧伤危险性更大；若其他创伤危险性大，须在创伤中心治疗稳定后再转入烧伤中心	
收治在缺少合格儿科医务人员医院的小儿烧伤病人	
需要社会、心理和康复治疗介入的烧伤病人	

TBSA＝体表总面积

疗规范[3],建立了认证程序,确保烧伤中心符合规范要求[4]。由于强化院前急救的安全措施,因而烧伤病人往往需要长时间转运才能到达区域性烧伤中心接受针对性治疗。据某烧伤中心及其辖区的资料证实,即使平均转运时间达 7 小时也并不影响烧伤病人远期结果[5]。

初步伤情评估

初步伤情评估包括四方面重要内容:气道的处理、其他损伤的检查、烧伤面积的估算、一氧化碳(CO)或氰化物中毒的诊断。上呼吸道直接热力损伤或烟雾吸入性损伤,可以迅速诱发致命性的气道水肿,因此判断是否需要气管插管和建立早期人工气道是十分重要的。口周和鼻毛烧焦时,需要进一步检查口腔及咽部黏膜损伤情况。肺部听诊出现嘶鸣声、喘息时,预示着气道梗阻可能随时发生。一旦出现主观性呼吸困难,应该立即实施气管插管。一般选用相对安全和易操作的经口插管,伴有口周创伤病人可以选择经鼻插管。

在损伤尚未彻底检查之前,烧伤病人首先应该归属于创伤病人,应按照"高级创伤生命支持指南"进行初步检查。与此同时,立即经外周大静脉留置导管,予以液体复苏。如果烧伤面积>40%体表总面积(TBSA),应留置两路静脉通道。经由烧伤创面的静脉通路需要时刻留意其安全性,并确保通畅。严重烧伤病人采用中心静脉通路,同时也可以获得血容量状况等有用的信息。在紧急状况下,小儿烧伤病人也可选择骨髓通路。必须对所有烧伤病人进行早期初步检查和再次全面检查,尤其是车祸和火灾事故的病人。对于在建筑物火灾事故中逃生方式不明确的烧伤病人,更应该仔细检查是否存在因跳楼或高处坠落所造成的损害。胸部 X 线摄片等放射线检查应在急诊室完成,而肢体骨骼 X 线检查可以待病人进入 ICU 之后再进行,以免出现体温过低和延迟性复苏。低体温是院前急救常见的并发症,不利于烧伤休克病人的复苏。病人转运过程中要用清洁的毛毯或床单包裹身体,中等面积或大面积烧伤病人注意避免使用冷的毛毯或床单。

急性烧伤病人不应给予预防性抗生素。预防性使用抗生素能诱导真菌感染和耐药菌株出现,因而自 20 世纪 80 年代中期后被摒弃。但是早期必须及时注射破伤风疫苗(译者注:国内一般给予破伤风抗毒素)。

在过去 25 年中,针对烧伤病人的疼痛控制已达成广泛共识,但是还必须考虑到长期焦虑对治疗的影响,所以早期应该给予地西泮类抗焦虑药物。

大多数烧伤复苏公式是依据烧伤面积占体表面积百分比来估算液体的需求量(表 8-2)。"九分法"是一种能快速估算烧伤面积的方法,虽不十分精确,但较为实用(图 8-1)。按"九分法"计算,成人前后躯干各占体表面积的 18%,每侧下肢为 18%,每侧上肢为 9%,头面颈部为 9%。计算 3 岁以下小儿烧伤面积时应注意头部体表面积相对较大,可以根据"Lund and Browder"图表更准确地计算实际烧伤面积。不必过分强调精确估算烧伤面积的重要性,不需要计算 I°烧伤面积。彻底清除皮肤上的烟尘、异物,以避免误认为创面而错误估算烧伤面积。资料显示缺乏经验的医师往往过高或过低估算烧伤面积,会对转运前复苏质量产生不利的影响[6]。

表 8-2 烧伤液体复苏公式			
	电解质溶液	胶体溶液	D_5W
等张晶体公式:			
Parkland 公式	乳酸林格液 4ml/kg/1% 烧伤面积 总量的 1/2 于伤后第一个 8h 输入 随后 16h 再输入 1/2 量		
改良 Brook 公式	乳酸林格液 2ml/kg/1% 烧伤面积		
Haifa 公式	乳酸林格液 1ml/kg/1% 烧伤面积 总量的 1/2 于伤后第一个 8h 输入随后 16h 再输入 1/2 量	新鲜冷冻血浆 1.5ml/kg/1% 烧伤面积 总量的 1/2 于伤后第一个 8h 输入随后 16h 再输入 1/2 量	
高张盐公式:			
Monafo 公式	25mEq/L NaCl 输入量以维持 UOP 达 30ml/h 为度		
Warden 公式	乳酸林格液加入 50mEq NaHCO_3(180mEq Na/L) 维持伤后 8h 内 UOP 在 30~50ml/h 乳酸林格液输入 维持伤后起始 8h 的 UOP 达 30~50ml/h		

表 8-2	烧伤液体复苏公式（续）		
	电解质溶液	胶体溶液	D_5W
胶体公式：			
Evans 公式	0.9% 生理盐水 1ml/kg/1% 烧伤面积	新鲜血浆 1ml/kg/1% 烧伤面积	2000ml
Brooke 公式	乳酸林格液 1.5ml/kg/1% 烧伤面积	新鲜血浆 0.5ml/kg/1% 烧伤面积	2000ml
Slater 公式	乳酸林格液 2000ml/24h	新鲜血浆 75ml/(kg·24h)	
Demling 公式	右旋糖酐 40 + 0.9% NaCl 2ml/(kg·h) （伤后前 8h）随后 18h 输入乳酸林格液使 UOP>30ml/h	新鲜血浆 0.5ml/(kg·h)，伤后前 8h，持续后续 18h	

备注：烧伤中心可以根据具体情况对公式进行改良

D_5W = 5% 葡萄糖溶液；NaCl = 氯化钠；$NaHCO_3$ = 碳酸氢钠；TBSA = 全部体表面积；UOP = 尿排出量

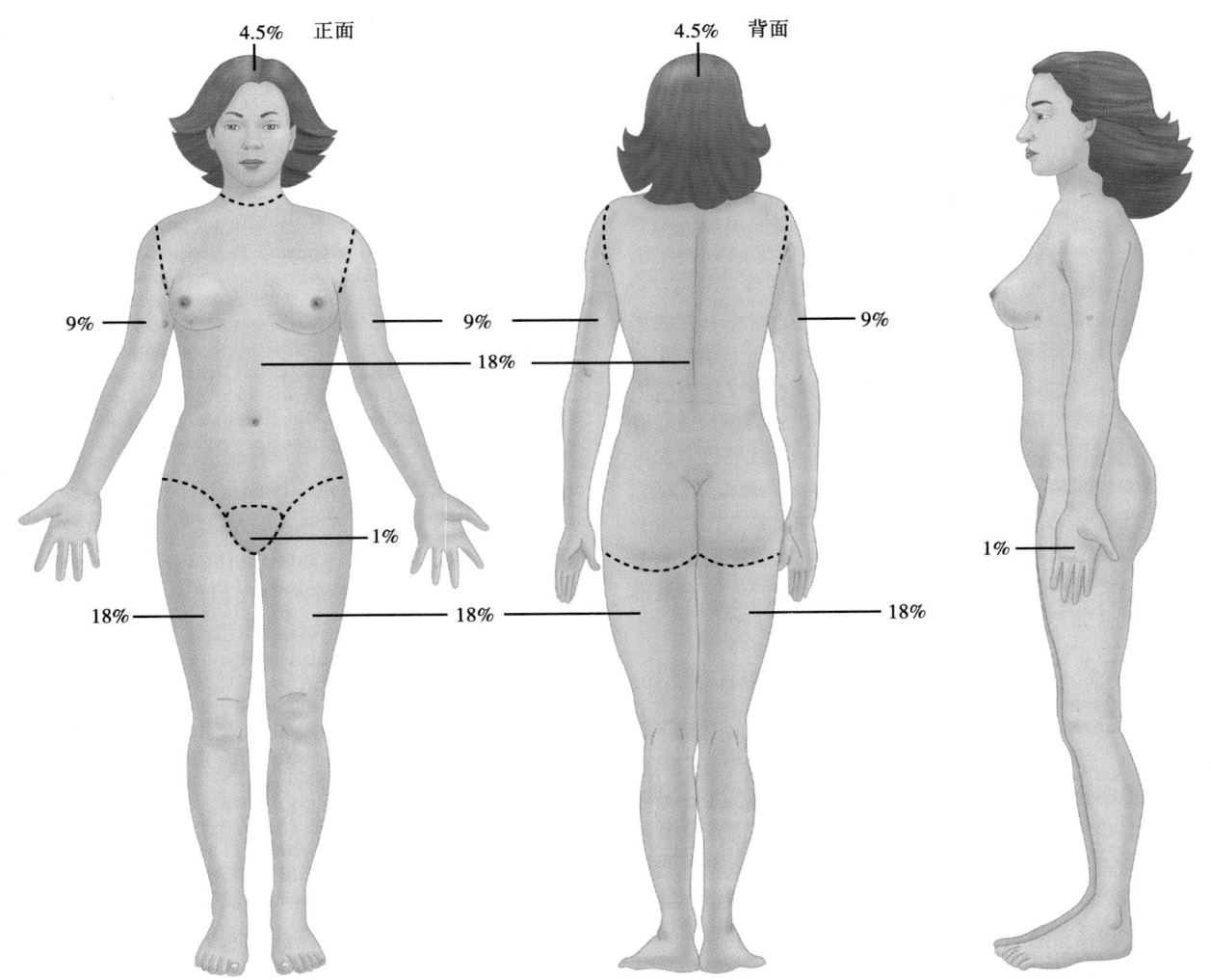

图 8-1　九分法是将体表面积划分为不同区域。每个区域为体表总面积的 9% 或 9% 的倍数，可快速地估算烧伤面积

烟雾吸入后的 CO 中毒是造成烧伤后早期死亡的另一重要原因。CO 与血红蛋白亲合力是 O_2 的 200~250 倍，能降低正常氧合血红蛋白的水平，迅速引起缺氧和死亡[7]。出现神经系统异常症状时要高度怀疑 CO 中毒，须测定动脉血 CO 血红蛋白水平，而脉搏氧饱和度测定会呈升高假象。纯氧吸入是 CO 中毒的标准治疗方法，在室内空气条件下可以将 CO 半衰期由 250 分钟降至 40~60 分钟[8]。也有学者建议以高压氧作为辅助治疗手段[9]。但是，有关高压氧治疗效果的报道

并不一致,并且因为设备和并发症等因素限制了在中等或大面积烧伤病人中的应用[10,11]。即使在早期成功的复苏之后,病人也可能因 CO 中毒导致心脏骤停而预后不良[12]。烟雾吸入性损伤还可能伴有氢氰酸中毒,病人可出现持续的乳酸酸中毒或心电图表现呈 S-T 段抬高[13]。氰化物抑制细胞色素氧化酶活性,进而抑制细胞氧合功能[14]。治疗方法包括纯氧吸入和持续给予硫代硫酸钠、羟钴胺素(维生素 $B_{12}A$)。硫代硫酸钠可将氰化物转化为无毒的硫氰酸盐衍生物,但是起效较慢,用于急性治疗无效。羟钴胺素能与氰化物迅速形成复合物由肾脏排出,推荐用于急性治疗[9]。绝大部分病人可以通过通气治疗纠正乳酸酸中毒,而硫代硫酸钠治疗则并非必需[15]。

烧伤分类

烧伤通常分为热力、电流、化学等烧伤。热力烧伤包括火焰、热接触、烫伤。火焰烧伤最为常见,主要来自建筑物火灾事故,常伴有吸入性损伤和(或)CO 中毒,死亡率最高[16]。电烧伤约占美国医院烧伤病人收治数的 4%,尤其需要注意电烧伤可并发心律失常、筋膜间隔综合征和横纹肌溶解,因此所有电烧伤病人必需进行心电图检查。心电图正常的低电压烧伤病人可不必住院治疗。筋膜间隔综合征和横纹肌溶解常见于高电压烧伤病人,须时刻警惕神经和血管的病变,一旦出现临床可疑现象,立即行筋膜切开减张术。高压电损伤引起远期神经和视力方面的损害并不少见,及时安排眼科和神经科专家会诊,以确定病人目前功能状况[17]。

化学烧伤不多见,但多较为严重。早期处理最重要的步骤是仔细清除机体内毒性物质,并冲洗烧伤部位至少 30 分钟,去除刺激物。水泥或粉状碱烧伤,不可用水冲洗以避免遇水生成碱性溶液烧伤皮肤(译者注:原文"生成氢氧化铝"有误),应该采用擦拭方式清除。化学烧伤后的毒性物质吸收可引起特殊的代谢紊乱。甲酸烧伤能引起溶血和血红蛋白尿。氢氟酸烧伤较常见,可引起低钙血症,治疗的主要方法是给予钙剂。烧伤后创面局部外敷葡萄糖酸钙[18],皮下或静脉给予葡萄糖酸钙以改善全身症状。重症病人在持续心电监护下进行动脉内注射葡萄糖酸钙[19,20]。心电图持续异常或顽固性低钙血症者则需要紧急切除烧伤创面。

烧伤深度

烧伤创面通常分为浅层(Ⅰ°)、部分皮肤(Ⅱ°)、全层皮肤(Ⅲ°)和Ⅳ°烧伤(包含皮下软组织烧伤),Ⅱ°烧伤根据真皮层损伤的深度又分为浅Ⅱ°和深Ⅱ°烧伤。Ⅰ°烧伤临床表现为疼痛、无水疱;Ⅱ°烧伤损伤到真皮,剧痛、有渗液和水疱;Ⅲ°烧伤创面质地硬、无痛、揿压后无末梢血管再充盈现象。Jackson 将烧伤的组织损伤描述为三个不同的条带[21]。创面中心部位损伤最严重,组织凝固和坏死,称为凝固带,需要手术切除和植皮。凝固区周围组织血管收缩,组织缺血,为淤滞带。正确的复苏可以防止创面加深,而感染或复苏不利则可能加深创面。其临床意义在于浅Ⅱ°烧伤创面经过处理可愈合,而大多数深Ⅱ°创面则需要切痂植皮手术。创面最外周是充血带,愈合后可以达到无瘢痕或极少瘢痕形成。临床上即

使是有经验的烧伤科医师也不能准确地预测深Ⅱ°烧伤创面是否能愈合,因为创面在伤后 48~72 小时内会继续变化。许多技术用于早期判断烧伤创面深度,以帮助尽快做出外科处理的决定。创面活检是其中最有效的方法,但是由于操作疼痛、易形成瘢痕以及需要等待病理学诊断、耗时等原因,限制了其在临床的应用[22]。激光多普勒能检测皮肤血流灌注而用于烧伤深度的判断,在某些报道中其阳性预测率可达 80%[23,24]。超声检查可用于未愈合创面,优点是创面非接触性、无痛、易操作、可连续性[25]。从经济学角度考虑,这些新技术并未显示充分的优越性,还不能替代有经验烧伤科医师的临床判断。

预后

纵观多种危险因素,年龄和烧伤面积是最强的预测预后的指标,因此多年来 Baux 评分(死亡率=年龄+烧伤总面积)一直用于预测烧伤病人的死亡率[26]。烧伤治疗水平的提高降低了整体死亡率,以至于 Baux 评分不能反映目前的真实情况。然而,年龄、烧伤面积以及吸入性损伤依然与烧伤死亡密切相关[27]。即使将年龄作为单独的变异因素,另外两者也能强有力地预示烧伤死亡率[28]。在老年烧伤病人,无论是否存在其他疾病,年龄是住院病人死亡的最主要因素[29]。而在非老年烧伤病人,HIV 感染、转移性肿瘤、肝肾疾病则会影响死亡率和住院时间[30]。近来一项关于 68 661 例烧伤病人的统计资料表明,年龄、烧伤面积、吸入性损伤、并发其他创伤以及肺炎等在预测死亡率方面价值最高[31]。

复苏

许多公式可用于估算烧伤复苏的液体需要量,但是任何一个公式并不能完全适用于所有病人。常用的 Parkland 和 Baxter 公式是在病人伤后第一个 24 小时内,每 1% 烧伤面积、每千克体重给予 3~4ml 乳酸林格液,其中总量的 1/2 于伤后前 8 小时给予,剩余部分在其后 16 小时内给予。这种持续液体输入的理论是易于理解的。烧伤(或伴有吸入性损伤)引起的炎症反应导致毛细血管通透性增加,血浆渗漏到血管外间隙,晶体溶液输注可以维持血容量。如果病人在院前或急诊室输入大量的液体,液体很容易漏到组织间隙,所以病人继续需要持续的液体复苏。持续时间根据伤后时间、尿量以及平均动脉压而调整。随着血管渗漏减少,液体需要量随之减少,直至复苏终点。体重<20kg 的儿童缺乏充足的糖原储备,难以维持炎症反应时的血糖水平,因而需要额外补充。可以参考小儿烧伤补液公式,简单的方法是在给予计算量的乳酸林格液之后,增加葡萄糖液体的输入量。需要重点强调的是,任何公式仅仅起引导性作用,实际液体输入应该根据临床检测结果而调整。许多指标已应用于指导临床液体复苏,其中最常用的依然是简单的血压和尿量的监测。对于任何危重症病人而言,平均动脉压(MAP)需要达到 60mmHg 以确保脏器充足的灌注。成人尿量应该维持在 30ml/h,小儿为 1~1.5ml/(kg·h)。鉴于血压和尿量与实际组织灌注并不完全相关,因此还必须继续寻求能更准确地反映复苏效果的辅助指标。在某些烧伤病人中发现血清乳酸水平能更好地预测严重烧伤病

人的死亡率[32,33]，也有认为碱缺失可以较好地预示终末脏器衰竭和死亡率[34,35]。烧伤病人即使血压和血乳酸水平正常，也可能发生胃黏膜血流下降。持续胃黏膜 pH 检测需要相应设备，因此尚未广泛地应用[36,37]。

根据肺动脉插管有创监测的结果进行复苏，往往造成液体输入过多，依然不能改善心输出量和前负荷，因此有创监测的长期效果难以确定[38]。

事实上，实际液体输入量一般都会超过标准公式计算量[39]。有研究认为，58% 的病人实际液体输入量大于 Baxter 公式的计算量[40]。与以往的病例相比，目前过度复苏似乎是一种趋势[41]，其原因可能与阿片类止痛药物使用明显增多有关，据报道，阿片类药物能舒张外周血管和引起低血压[42]。Navar 的研究表明伴有和不伴有吸入性损伤病人的平均液体需要量分别为 5.76ml/kg/1% 烧伤面积和 3.98ml/kg/1% 烧伤面积，相应的结果也得到其他研究的证实[43,44]。长时间机械通气治疗也可能增加液体需要量[45]。最近多中心研究发现，入院时的年龄、体重、烧伤面积、气管插管等状况，可能是病人需要更多液体的重要标志，大剂量液体输入增加了并发症和死亡的危险[46]，常见的并发症包括腹腔室间隙综合征、肢体筋膜间隙综合征、眼内间隙综合征和胸腔积液。膀胱压力检测可以提供腹腔内压力升高的可靠信息。

部分使用胶体液复苏已越来越引起人们的关注（译者注：国内烧伤科一直联合使用晶体液和胶体液进行复苏）。复苏后期毛细血管渗漏停止，给予胶体溶液能减少过多液体输入，同时可减少腹腔间隙综合征等相关并发症的发生[47]。但是，白蛋白的使用并不能改善烧伤病人的预后，对危重症病人死亡率的影响依然有争议[48,49]。使用高张盐液体的目的在于减少烧伤复苏液体输入量。高张盐溶液虽然能够减少初始复苏阶段的输液量，但可以引起高氯性酸中毒，而使得其优越性难以显现[50]。

其他一些辅助治疗方法也可用于早期烧伤复苏，如大剂量维生素 C 能降低复苏液体的需要量，改善呼吸窘迫症状[51]。血浆置换术通过滤出炎症介质，改善血管扩张和毛细血管渗漏，也能降低液体需求量[52]。

输血

近年来多项研究对给予烧伤病人输血的作用进行了重新评价。一项多中心研究发现，输血量的增加与烧伤病人感染及高死亡率相关，即使是用于改善病人危重状态也是如此[53]。关于小儿烧伤病人限制输血的研究表明，与传统标准 10g/dl（100g/L）相比，限定血红蛋白在 7g/dl（70g/L）水平并没有引起更多的不良结果，且费用显著降低[54]。基于这些研究以及有关输血相关性肺损伤的报道[55]，目前推荐只有出现明显的生理需求时，才进行输血治疗。某些中心给予非烧伤的重危病人使用促红细胞生成素，以减少输血量。但是随机研究的结果认为，促红细胞生成素并不能预防烧伤病人的贫血和减少输血量[56]。

吸入性损伤和呼吸机管理

吸入性损伤通常并发于烧伤，且使烧伤病人的死亡率显著增加[57]。大约 35% 的烧伤住院病人伴有烟雾吸入性损伤，住院时间是单纯烧伤病人的 3 倍[58]。烧伤、吸入性损伤以及肺炎同时存在的病人死亡率可以高出单纯烧伤的 60%[59]。由于内毒素活化细胞因子反应、白细胞在肺泡处聚集等因素，病人随后常常会并发成人呼吸窘迫综合征（ARDS）[60]。烧伤和吸入性损伤病人合并 ARDS 的死亡率高达 66%；烧伤面积大于 60% 合并吸入性损伤、ARDS 病人的死亡率可达 100%[61]。

烟雾吸入性损伤包括直接热力损伤上呼吸道和吸入燃烧物损伤下呼吸道。上呼吸道直接损伤的结果是气道水肿，伤后 24～48 小时达峰值，需要短期气管插管保持气道通畅。下呼吸道损伤主要是由燃烧产物引起的，多数是由建筑物火灾中合成材料燃烧所致。这些燃烧物直接损伤气道黏膜，引起黏膜坏死水肿、反应性支气管收缩、阻塞下呼吸道。肺泡上皮细胞和巨噬细胞受损后，前列腺素、趋化因子和其他炎症介质的释放诱导中性粒细胞迁移，增加支气管血供，增加毛细血管通透性，最终导致 ARDS 的发生。

烟雾吸入可造成多种肺生理功能损害，如降低肺顺应性[62]，增加气道呼吸阻力[63]，还可增加烧伤病人的代谢需要量[64]。吸入性损伤最常见的生理紊乱是增加烧伤病人复苏的液体需要量。气管镜检查发现碳粒沉积、黏膜充血、水肿、渗出、出血现象即可诊断吸入性损伤。严重吸入性损伤可引起气道黏膜脱落，阻塞小气道。纤维支气管镜检查属于有创操作，目前趋于应用胸部 CT 扫描[65]、氙气通气灌注扫描等其他诊断手段替代纤维支气管镜检查[66]。但是这些技术的应用并没有改变吸入性损伤的治疗方案或预后[67]，许多烧伤中心仍然依赖临床诊断的方法[68]。若病人入院时氧合指数（PaO₂/FiO₂）小于 200，不仅反映存在吸入性损伤，而且预示需要更多的液体输入量，其准确性高于应用支气管镜下吸入性损伤严重程度分级的预测[69]。

吸入性损伤的治疗主要是支持疗法，推荐采用积极的气道清洁管理、常规雾化吸入，如沙丁胺醇等支气管扩张剂。其他雾化吸入剂的效果难以肯定。雾化吸入具有抗氧化作用的氧自由基清除剂 N-乙酰半胱氨酸可以降低高浓度氧的毒性。雾化吸入肝素的目的在于防止气道内纤维蛋白栓子栓塞和气道管型形成。这些药物能够促进气道清洁，但是没有证据显示其对死亡率有影响[70]。动物实验表明，雾化吸入组织型纤维蛋白溶酶原激活剂[71]和人重组抗凝血酶[72]有一定作用，但尚未在临床广泛使用。支气管内给予肺表面活性物质可作为严重烧伤和吸入性损伤病人治疗的补救疗法[73]。在所有通气支持疗法无效时，NO 吸入也可以作为最后的尝试用于严重肺损伤的烧伤病人[74]。传统观念认为，烧伤病人避免使用激素，主要是考虑其副作用[75]，但是最近研究资料提供了在晚期 ARDS 应用激素的科学认识[76]。

尽管 ARDS 依然是烧伤病人的死亡原因，但是新的通气治疗策略在很大程度上改善了 ARDS 死亡率，多器官衰竭（MOF）成为主要的死亡因素[77]。ARDS 研究协作组（The ARDS Network Study）通过 12ml/kg 传统的潮气量和 6ml/kg 的低潮气量的对比研究，验证低潮气量或称"肺保护性通气策略"的效果，结果发现低潮气量组病人的死亡率比传统潮气量组低 22%[78]。类似的通气方式也能改善小儿烧伤病人的预后[79]。尽管肺保护性通气和俯卧位有助于改善氧合作用，但是对于顽固性低氧血症病人的死亡率没有决定性的作用[80]。目前还没有关于烧伤病人俯卧位作用的研究,因为面部烧伤病人有气管插管脱落的危险,俯卧位必须十分谨慎。高频通气模式在治疗吸入性损伤方面也已显示出一定的效果[81]。近来的研究表明,高频通气显著降低了病人的死亡率和并发症发生率,尤其是烧伤面积<40% TBSA 且伴有吸入性损伤的病人[82]。类似技术还有高频振动通气,可作为常规治疗无效的补救措施[83]。体外膜式人工氧合法也是一种补救手段,目前仅有小部分病人使用的经验[84]。将来有前景的研究方法是动静脉 CO_2 清除法,动物实验证明其优于低潮气量通气和高频通气,目前尚未转化到临床应用[85]。

烧伤创面的治疗

目前有许多烧伤创面局部治疗方法,其中因磺胺嘧啶银抗菌谱广、价廉、易使用、感观性状佳且吸收少,对代谢影响极小,广泛地应用于预防创面感染。磺胺嘧啶银被认为有可能引起中性粒细胞减少症,但更可能是炎症反应造成中性粒细胞贴壁所致。真正磺胺成分过敏是很少见的,高危病人可以少量使用,并且观察是否出现烧灼感和红疹现象。磺胺嘧啶银可损害移植皮片,故禁用于新近植皮区域。

磺胺米隆霜或溶液是一种有效的创面抗菌剂,适用于创

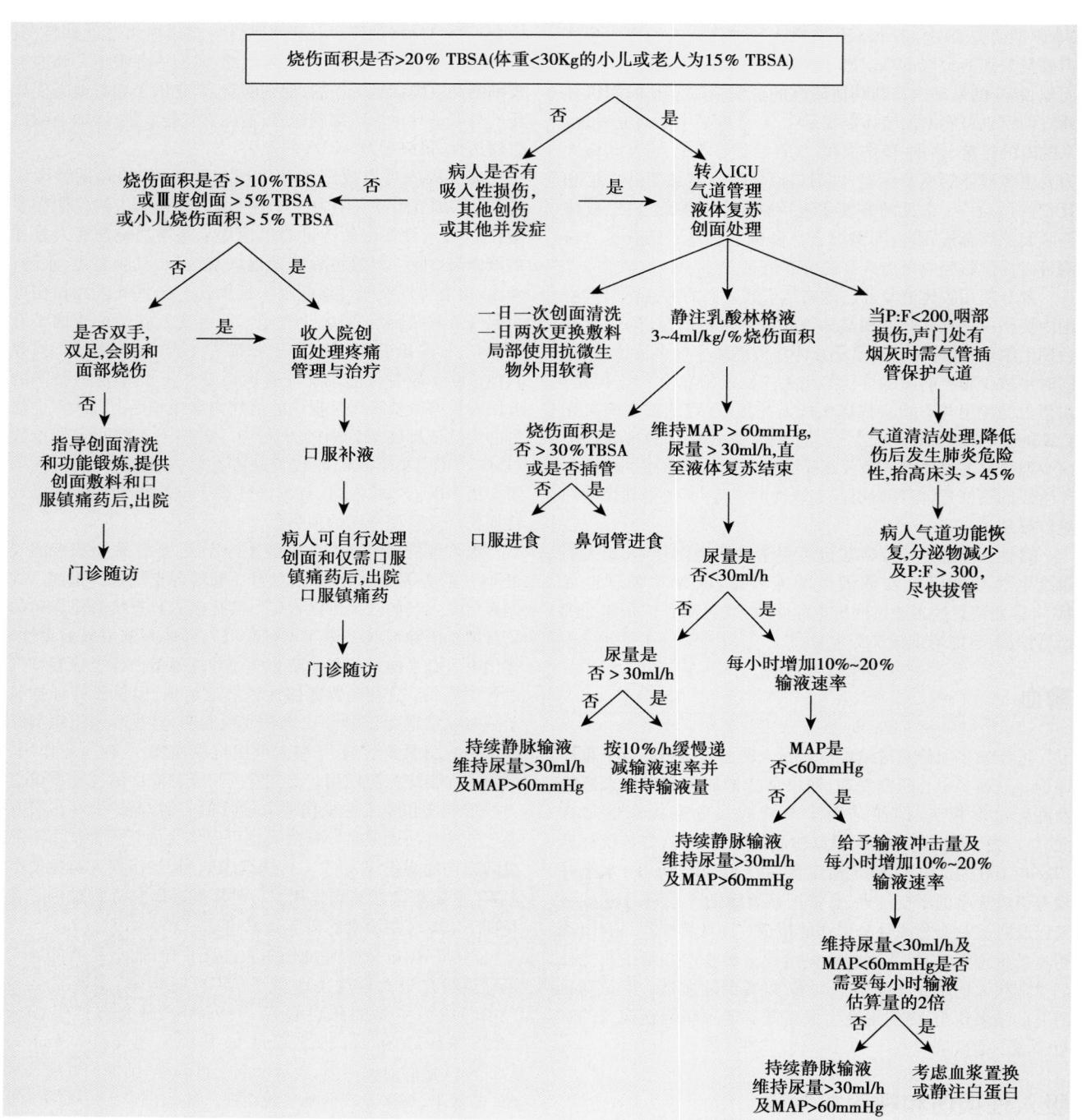

图8-2　烧伤的治疗原则。HOB=床头;MAP=平均动脉压;P:F=动脉氧分压:吸入氧浓度;TBSA=体表总面积;UOP=尿量

面感染的预防和治疗,可用于焦痂创面,溶剂还可用于植皮区。Ⅱ°创面外敷有刺痛感,故使用受到一定限制。主要副作用是吸收后抑制碳酸酐酶活性,诱发代谢性酸中毒。

硝酸银是另一类广谱外用药,临床应用浓度为 0.5%,副作用是引起电解质外渗造成低钠血症,罕见高铁血红蛋白血症。尽管价格低廉,但是硝酸银溶液引起黑色污渍和洗衣费支出可能会抵消医院的财政收益。

对于即将愈合的创面和网状植皮创面,可以选择"杆菌肽-新霉素-多黏菌素 B"复合物软膏,面部创面使用时可采取暴露疗法。用药后引起肾毒性的报道极少,但是不适用于大面积烧伤。近年来媒体关于 MRSA 的报道增多,使社区医师广泛地将莫匹罗星外用于新鲜烧伤创面。除非病人有明确 MRSA 感染的危险,建议莫匹罗星只用于 MRSA 培养阳性的创面,以预防进一步耐药菌株的产生。

银离子敷料(如爱康肤银和爱银康)越来越多地用于供皮区、植皮区和Ⅱ°创面,优点是减少创面换药、病人感觉舒适等,但是不利于创面的观察,也不可用于深度不均一的创面。生物合成敷料(如 Biobrane)能长时间保护创面,促进愈合。上述敷料具有闭合性特点,适用于无污染的新鲜浅Ⅱ°创面。图 8-2 显示的治疗路径有助于选择合适的烧伤治疗方法。

营养

大面积烧伤病人的营养支持比任何其他病人更为重要,不仅是因为营养在免疫反应中的重要作用,而且烧伤后的高代谢反应使基础代谢率升高 200%[86],导致骨骼肌蛋白分解,肌肉组织减少而延迟机体功能恢复[87]。烧伤面积大于 20% TBSA 的病人行早期肠内营养不仅安全,而且有助于预防肌肉组织的消耗[88],减低高代谢反应[89],促进有效的蛋白合成[90]。入院后数小时内开始肠内营养,并辅助以甲氧氯普胺(胃复安)促进消化道蠕动,通常能避免胃肠梗阻。如果经胃营养困难,可以将鼻空肠管送至小肠进行空肠营养[91]。气管插管病人,在去手术室的途中无需肠内营养[92]。谷氨酰胺的免疫调节作用能减少感染并发症,降低死亡率[93],机制与预防肠系膜淋巴结 T 细胞功能低下有关[94]。

计算烧伤病人合适的热卡需要量有一定难度。非烧伤病人一般使用 Harris-Benedict 公式,根据性别、年龄、身高、体重等因素而计算出基础能量消耗量。应用于特殊损伤病人时,公式还必须以活动系数加以修正。烧伤病人活动系数是 2,计算出的基础代谢率乘以 2 得出热卡需要量。在烧伤面积<40%的病人中,应用 Harris-Benedict 公式计算热卡需求量并不准确,而应用 Curreri 公式更为合适,即每天热卡需要量 = 25kcal/kg+40kcal/1%烧伤面积[95]。利用"代谢车"等间接测热法能计算静息能量消耗,不过对于烧伤病人未能显示出比计算公式更为优越[96]。精确的热卡输入非常重要,因为过多营养将造成脂肪堆积而不是肌肉蛋白合成[97]。

几项关于改善超高代谢的研究发现,小儿应用 β 受体阻滞剂可缓减心率,降低静息能量消耗,阻止蛋白分解代谢,并可长期使用[98]。这对成人也有益处[99],因而目前已在一些烧伤中心常规使用。合成类固醇激素氧甲氢龙(氧雄龙)在儿科病人中的应用已有广泛的研究,结果显示小儿严重烧伤病人有促进肌肉组织和骨密度增加的作用[100],即使停药后仍能增加体重和促进功能恢复[101]。一项随机双盲研究表明氧雄龙能缩短住院时间,促进肝脏蛋白合成,未见其内分泌功能方面的副作用,仅有转氨酶升高,但无明确的临床意义[102]。强化胰岛素治疗对危重症病人是有益的,可以避免高糖血症[103]。烧伤病人应用胰岛素能促进肌肉组织增加,改善炎症反应[104,105]。口服降糖药物二甲双胍也有助于避免高糖血症,预防肌肉分解代谢[106]。

烧伤并发症

烧伤并发症是难以避免的,要时刻警惕并采取适当的干预措施降低发生率,减轻严重程度。与所有危重病人一样,呼吸机相关性肺炎(也有命名为创伤性肺炎)是烧伤病人的重大问题,其多见于吸入性损伤病人。通常用于危重症病人的临床肺部感染评分标准并不适合烧伤病人,而支气管镜下获取标本进行细菌定量培养可以诊断肺炎,并作为治疗的根据[107]。采用抬高床头、口腔和肺部气道清洁护理等一些简单的方法,有助于减少创伤后肺炎。关于早期气管切开是否降低烧伤病人感染的发病率,是否影响预后依然存在争议。早期气管切开与长期气管内插管相比较,较少发生声门下狭窄,而肺炎的发生率两者并无明显差别[108],也不影响病人的最终预后[109]。临床上考虑是否实施早期气管切开的因素很多,例如出于保护面部植皮创面的目的而行气管切开,但主要考虑因素还是行气管切开处是否存在焦痂组织。经焦痂组织行气管切开将增加切开处护理难度和气道感染的危险性。皮下扩张式气管切开是一种简便易行的方法,烧伤病人使用同样安全[110]。

大量液体复苏可并发腹腔间隙综合征,表现为气道压力升高,肺部换气不足,尿量减少和血流动力学不稳定。剖腹减压是治疗顽固性腹腔间隙综合征的常用手术方法,但用于烧伤病人预后极差[111]。因此,应该首先采取减少输液量、切开躯干焦痂、减低潮气量、给予镇静剂和麻醉剂等措施。

既往认为烧伤病人并发深静脉血栓(DVT)较为少见,也缺乏肝素预防性治疗的对照研究资料[112]。近来有资料显示 6%~25%的烧伤病人并发 DVT,甚至有极其凶险的肺栓塞并发症的报道[113,114]。一项回顾性研究发现,病人常规预防性治疗后 DVT 的发生率仅为 0.25%,且无出血并发症[115]。因此,烧伤病人应用肝素是安全的,可预防血栓性并发症。

不论是预防性还是治疗性使用肝素,都可能引起肝素诱导性血小板减少症(HIT)。约 1.6%的烧伤病人经肝素化治疗后发生 HIT,并且可继发 DVT、肺栓塞,甚至动脉栓塞而行截肢手术。针对 HIT 所采用的非肝素药物抗凝治疗常引起出血性并发症,有时甚至需要输血治疗[116]。烧伤病人血小板减少时要高度怀疑 HIT,特别是在入院后 7~10 天发生血小板减少尤应注意。

中心静脉常用作烧伤病人液体复苏和血流动力学监测的途径,由于解剖位置关系,甚至有时在烧伤创面上进行穿刺,由此引发的导管相关性感染的危险性较高。通常是通过导丝原位更换中心静脉导管,同时进行导管培养。但是原位更换导管同样可增加烧伤病人导管相关性感染的危险性,所以应尽可能地更换插管部位[117]。

外科手术治疗

组织水肿和Ⅲ°烧伤创面焦痂组织的缩窄作用,可影响静脉回流,甚至阻碍动脉血供。因此,筋膜间隙综合征常见于肢体环形焦痂创面,胸腔和腹腔间隙综合征也时有发生。感觉异常、疼痛、毛细血管再充盈不良以及末梢脉搏逐渐消失等症状是筋膜间隙综合征的先兆。气管插管病人无法表达感觉,医师应该经常检查血管状况,预防筋膜间隙综合征的发生。当尿量减少、气道压力升高和血压下降时,要考虑腹腔间隙综合征的可能。胸腔间隙综合征可以有换气不足、气道压力升高、低血压等症状。考虑到后期美观的问题,伤后8小时内若无明确指征,一般不行焦痂切开减张术。一旦出现临床指征,通常在床旁行焦痂切开术。沿四肢内、外侧切开焦痂,直至足底和手掌小鱼际处。手指切开对功能恢复意义不大,不建议采用。如果焦痂切开后仍有组织灌注不良,可以行筋膜切开术。胸部焦痂切开需沿着两侧腋前线切开焦痂,向上延伸至锁骨下缘,向下延伸至肋骨下缘或腹壁两侧。

早期切痂植皮策略不仅能提高生存率,而且可以减少功能重建手术、缩短住院日和医疗费用[118,119]。当液体复苏完成后,且病人血流动力学稳定时,应该尽快实施切痂手术。切痂和创面覆盖手术最好在伤后数天内完成,大面积烧伤可根据病人情况分批、分期切痂。完全Ⅲ°烧伤必须行脂肪层或筋膜层切痂。也可以使用削痂刀反复削除坏死组织直至正常组织。有活性的真皮组织外观为带有点状出血的瓷白色组织。削痂手术缺点是出血较多,可采用创面下注射肾上腺素以减少出血。使用充气止血带、肾上腺素稀释液纱布加压湿敷等辅助手段,可以减少切痂后出血。喷洒纤维蛋白原和凝血酶可以止血,也帮助移植皮片黏附。这些技术的使用能明显减少术中输血量[120]。对于明确的Ⅲ°烧伤,为减少血液丢失,宜采用电刀切痂至深筋膜层。由于切除皮下组织,所以会影响后期外观。高压水刀是一种易于操作的方法,能更精细地切除颜面、眼睑、手等部位的烧伤组织,但耗时、费用高[121]。

创面覆盖

大多数烧伤创面不必使用全厚皮片移植,断层自体大张皮片移植能永久性覆盖创面,外观尚可。大面积烧伤病人可选用网状皮移植以覆盖更多创面,同时便于引流,防止皮下积血积液,影响皮片成活。面颈部、双手等重要的部位,应该采用大张皮片植皮,以确保理想的外观效果。供皮区缺乏的病人即使采用网状植皮也难以提供足够的皮肤覆盖创面,可以先移植异体皮暂时覆盖创面。异体皮移植后能够存活,但最终会免疫排斥,所以应该逐渐以自体皮替代。异体皮覆盖能提供足够时间等待供皮区愈合,然后再次供皮。有关永久性合成皮肤替代物的研究依然没有很大进展,现有产品只能提供切痂创面暂时性的覆盖。Integra是一种双层生物合成材料,内层为胶原硫酸软骨素膜,能够血管化成为新的人工真皮组织,外层是硅胶膜,防止液体丢失和感染。覆盖创面2周后去除外层硅胶膜,在新真皮组织上移植薄层自体皮。供皮区取皮非常薄,能快速愈合,很少形成增生性瘢痕[122]。Allo-Derm是冷藏的非细胞真皮组织,同样需要与断层自体中厚皮片移植结合使用[123]。

在大面积烧伤供皮区极度缺乏的病人,自体表皮培养作为表皮替代物也是一种选择[124]。表皮细胞培养的不足是培养需要一定的时间,皮肤菲薄易脆,术中不易操作,不易黏附生长,所以限制了在临床的应用。尽管目前还没有产品供应,但是表皮培养技术是有发展前景的[125]。

大腿作为供皮区的优点是部位隐蔽,易于切取。老年人皮肤较薄,供皮后愈合困难,因而常选择较厚的后背作为供皮区。臀部适用于婴幼儿供皮,供皮后以磺胺嘧啶银外敷包扎(译者注:国内很少利用臀部作为小儿烧伤后供皮,易污染)。头皮较厚、毛囊多,供皮创面愈合较快,并可完全被再生毛发所遮盖,是理想的供皮部位。头皮血供丰富,取皮前在头皮下注射肾上腺素能起到止血作用,并可以填充头皮表面使之平整易于切取。

常用于供皮区的敷料包括透明膜、水胶体、凡士林纱布、银离子敷料等。为便于创面处理,接近植皮区的供皮区可以采用浸有磺胺米隆溶液的多孔不粘敷料覆盖,并同时覆盖植皮区。敷料选择的原则应该综合考虑易护理、舒适、感染控制和费用等因素。但是目前很大程度上是根据各自习惯而选用,没有资料表明某种处理方法具有明显的优越性。

康复

烧伤病人康复治疗是整个临床治疗的一部分,应该在病人入院时就开始实施,必须及早、持续地进行机体功能锻炼和职业治疗,预防功能丧失。使用呼吸机或其他因素不便主动活动的病人,每天至少两次给予关节被动活动,即使是关节部位烧伤如手烧伤也不例外。鼓励病人尽量自己锻炼,进行最大运动幅度活动。指导伴有脚和下肢烧伤病人尽量不要借助拐杖行走,以预防下肢水肿、烧伤创面感觉减退及失用性萎缩。病人卧床时要抬高患肢,减少水肿。植皮术后需要制动,以保护移植皮片,术后早期应该反复查看皮片生长情况,根据情况尽快恢复主动锻炼。病人出院后需要继续机体功能锻炼和职业治疗,指导病人通过锻炼逐步恢复日常生活以及职业相关性工作。烧伤病人的加压包扎提供愈合过程中的进一步血管支持,对此很多病人感到很舒适。

心理康复同样重要。抑郁、创伤后应激障碍、担心容貌、重返社会感到焦虑等问题成为烧伤病人的心理障碍。大约34%的烧伤病人出现心理问题,可在出院后长期存在[126]。即使如此,只要制定好相应目标,大多数病人是有能力恢复工作或重返学校的。儿童烧伤病人平均出院后10天就可返回学校,但需要进一步研究返校后的出勤率和表现是否受到影响[127]。临床心理学家和精神病学家介入烧伤病人的治疗是非常重要的,可以提供指导意见和专业治疗,减轻病人的心理负担。

预防

尽管预防工作已有很大进展,但是烧伤依然是常见的一种损伤来源。成功的举措主要是社区对房屋安全措施的干预工作。烟雾报警器的装置确能减少建筑物火灾中死亡率,然而不能保证所有房屋都已安装,尤其是低收入家庭。通过社区强制性安装烟雾报警器可能有效,但需要长期反复随访工作确保适当的维护和运行正常[128,129]。热水器温度调节的管理规定在预防烧伤方面已初见成效,如果结合社区的教育与房屋内检查措施一并实施,可能效果更好[130,131]。

未来研究领域

长期以来,人们注意到相同年龄、相同面积的烧伤病人对烧伤后损伤的反应可以是截然不同的。因此,越来越多的研究关注烧伤病人基因差异的鉴别,以及这种差别如何影响损伤反应。烧伤病人死亡率增加与特异等位基因变异有关[132]。基因差异可能使某些烧伤病人更易并发严重的脓毒症[133],这或许是免疫反应下调的缘故[134]。目前联邦政府资助了一项关于炎症和机体损伤反应的多中心前瞻性研究,目的在于确定烧伤和创伤后特异基因途径的差异。利用基因芯片的方法对严格分组病人的血和组织标本进行基因分析,以确定某种基因途径的差异表达是否会影响临床结果[135]。

随着医学科学不断地进步,烧伤病人中存活者的功能康复结果比仅仅生存更为重要。自 1993 年,国家残疾和康复研究所将烧伤作为一种研究模型体系,以改善伤后生存者的结局。研究的关键意义在于了解烧伤病人重返社会、工作场所或学校所面临的障碍。

(郇京宁　译)

参考文献

亮蓝色标记的是主要参考文献。

1. Baxter CR, Shires T: Physiological response to crystalloid resuscitation of severe burns. *Ann N Y Acad Sci* 150:874, 1968.
2. Janzekovic Z: A new concept in the early excision and immediate grafting of burns. *J Trauma* 10(12):1103, 1970.
3. Practice Guidelines for Burn Care. *J Burn Care Rehabil* 22:1S, 2001.
4. Supple KG, Fiala SM, Gamelli RL: Preparation for burn center verification. *J Burn Care Rehabil* 18:58, 1997.
5. Klein MB, Nathens AB, Emerson D, et al: An analysis of the long-distance transport of burn patients to a regional burn center. *J Burn Care Res* 28:49, 2007.
6. Freiburg C, Igneri P, Sartorelli K, et al: Effects of differences in percent total body surface area estimation on fluid resuscitation of transferred burn patients. *J Burn Care Res* 28:42, 2007.
7. Prien T, Traber DL: Toxic smoke compounds and inhalation injury—a review. *Burns Incl Therm Inj* 14:451, 1988.
8. Crapo RO: Smoke-inhalation injuries. *JAMA* 246:1694, 1981.
9. Hampson NB, Mathieu D, Piantadosi CA, et al: Carbon monoxide poisoning: Interpretation of randomized clinical trials and unresolved treatment issues. *Undersea Hyperb Med* 28:157, 2001.
10. Juurlink DN, Stanbrook MB, McGuigan MA: Hyperbaric oxygen for carbon monoxide poisoning. *Cochrane Database Syst Rev* 2:CD002041, 2000.
11. Grube BJ, Marvin JA, Heimbach DM: Therapeutic hyperbaric oxygen: Help or hindrance in burn patients with carbon monoxide poisoning? *J Burn Care Rehabil* 9:249, 1988.
12. Hampson NB, Zmaeff JL: Outcome of patients experiencing cardiac arrest with carbon monoxide poisoning treated with hyperbaric oxygen. *Ann Emerg Med* 38:36, 2001.
13. Becker CE: The role of cyanide in fires. *Vet Hum Toxicol* 27:487, 1985.
14. Charnock EL, Meehan JJ: Postburn respiratory injuries in children. *Pediatr Clin N Am* 27:661, 1980.
15. Barillo DJ, Goode R, Esch V: Cyanide poisoning in victims of fire: Analysis of 364 cases and review of the literature. *J Burn Care Rehabil* 15:46, 1994.
16. http://www.ameriburn.org/resources_factsheet.php: American Burn Association, Burn Incidence and Treatment in the US: 2007 Fact Sheet [accessed January 6, 2008].
17. Arnoldo B, Klein M, Gibran NS: Practice guidelines for the management of electrical injuries. *J Burn Care Res* 27:439, 2006.
18. Chick LR, Borah G: Calcium carbonate gel therapy for hydrofluoric acid burns of the hand. *Plast Reconstr Surg* 86:935, 1990.
19. Hatzifotis M, Williams A, Muller M, et al: Hydrofluoric acid burns. *Burns* 30:156, 2004.
20. Dunser MW, Ohlbauer M, Rieder J, et al: Critical care management of major hydrofluoric acid burns: A case report, review of the literature, and recommendations for therapy. *Burns* 30:391, 2004.
21. Jackson D: The diagnosis of the depth of burning. *J British Surg* 40:588, 1953.
22. Watts AM, Tyler MP, Perry ME, et al: Burn depth and its histological measurement. *Burns* 27:154, 2001.
23. Bray R, Forrester K, Leonard C, et al: Laser Doppler imaging of burn scars: A comparison of wavelength and scanning methods. *Burns* 29:199, 2003.
24. Mileski WJ, Atiles L, Purdue G, et al: Serial measurements increase the accuracy of laser Doppler assessment of burn wounds. *J Burn Care Rehabil* 24:187, 2003.
25. Iraniha S, Cinat ME, VanderKam VM, et al: Determination of burn depth with noncontact ultrasonography. *J Burn Care Rehabil* 21:333, 2000.
26. Zawacki BE, Azen SP, Imbus SH, et al: Multifactorial probit analysis of mortality in burn patients. *Ann Surg* 189:1, 1979.
27. Ryan CM, Schoenfeld DA, Thorpe WP, et al: Objective estimates of the probability of death from burn injuries. *N Engl J Med* 362, 1998.
28. Moreau AR, Westfall PH, Cancio LC, et al: Development and validation of an age-risk score for mortality prediction after thermal injury. *J Trauma* 58: 967, 2005.
29. Pham TN, Kramer CB, Wang J, et al: Epidemiology and outcomes of older adults with burn injury: An analysis of the National Burn Repository. *J Burn Care and Research* [In Press]
30. Thombs BD, Singh VA, Halonen J, et al: The effects of preexisting medical comorbidities on mortality and length of hospital stay in acute burn injury: Evidence from a national sample of 31,338 adult patients. *Ann Surg* 245:629, 2007.
31. McGwin G, George RL, Cross JM, et al: Improving the ability to predict mortality among burn patients. *Burns* 34:320, 2008; Epub 2007, Sep 13.
32. Jeng JC, Jablonski K, Bridgeman A, et al: Serum lactate, not base deficit, rapidly predicts survival after major burns. *Burns* 28:161, 2002.
33. Cochrane A, Edelman LS, Saffle JR, et al: The relationship of serum lactate and base deficit in burn patients to mortality. *J Burn Care Res* 28:231, 2007.
34. Cartotto R, Choi J, Gomez M, et al: A prospective study on the implications of a base deficit during fluid resuscitation. *J Burn Care Rehabil* 24:75, 2003.
35. Andel D, Kamolz LP, Roka J, et al: Base deficit and lactate: Early predictors of morbidity and mortality in patients with burns. *Burns* 33:973, 2007; Epub 2007, Oct 24.
36. Venkatesh B, Meacher R, Muller MJ, et al: Monitoring tissue oxygenation during resuscitation of major burns. *J Trauma* 50:485, 2001.
37. Lorente JA, Ezpleta A, Esteban A, et al: Systemic hemodynamics, gastric intramucosal PCO2 changes, and outcome in critically ill burn patients. *Crit Care Med* 28:1728, 2000.
38. Holm C, Mayr M, Tegeler J, et al: A clinical randomized study on the effects of invasive monitoring on burn shock resuscitation. *Burns* 30:798, 2004.
39. Cartotto RC, Innes M, Musgrave MA, et al: How well does the Parkland formula estimate actual fluid resuscitation volumes? *J Burn Care Rehabil* 23:258, 2002.
40. Engrav LH, Colescott PL, Kemalyan N, et al: A biopsy of the use of the Baxter formula to resuscitate burns or do we do it like Charlie did it? *J Burn Care Rehabil* 21:91, 2000.
41. Friedrich JB, Sullivan SR, Engrav LH, et al: Is supra-Baxter resuscitation in burn patients a new phenomenon? *Burns* 30:464, 2004.
42. Sullivan SR, Friedrich JB, Engrav LH, et al: "Opioid creep" is real and may be the cause of "fluid creep." *Burns* 30:583, 2004.
43. Navar PD, Saffle JR, Warden GD: Effect of inhalation injury on fluid resuscitation requirements after thermal injury. *Am J Surg* 150:716, 1985.
44. Dai NT, Chen TM, Cheng TY, et al: The comparison of early fluid therapy in extensive flame burns between inhalation and noninhalation injuries. *Burns* 24:671, 1998.
45. Cancio LC, Chavez S, Alvarado-Ortega M, et al: Predicting increased

fluid requirements during the resuscitation of thermally injured patients. *J Trauma* 56:404, 2004.

46. Klein MB, Hayden D, Elson C, et al: The association between fluid administration and outcome following major burn: A multicenter study. *Ann Surg* 245:622, 2007.

47. O'Mara MS, Slater H, Goldfarb IW, et al: A prospective, randomized evaluation of intra-abdominal pressures with crystalloid and colloid resuscitation in burn patients. *J Trauma* 58:1011, 2005.

48. Cochrane A, Morris SE, Edelman LS, et al: Burn patient characteristics and outcomes following resuscitation with albumin. *Burns* 33:25, 2007.

49. Perel P, Roberts I: Colloids versus crystalloids for fluid resuscitation in critically ill patients. *Cochrane Database Syst Rev* 4:CD000567, 2007.

50. Kinsky MP, Milner SM, Button B, et al: Resuscitation of severe thermal injury with hypertonic saline dextran: Effects on peripheral and visceral edema in sheep. *J Trauma* 49: 844, 2000.

51. Tanaka H, Matsuda T, Miyagantani Y, et al: Reduction of resuscitation fluid volumes in severely burned patients using ascorbic acid administration: A randomized, prospective study. *Arch Surg* 135:326, 2000.

52. Warden GD, Stratta RJ, Saffle JR, et al: Plasma exchange therapy in patients failing to resuscitate from burn shock. *J Trauma* 23:945, 1983.

53. Palmieri TL, Caruso DM, Foster KN, et al: Effect of blood transfusion on outcome after major burn injury: A multicenter study. *Crit Care Med* 34:1602, 2006.

54. Palmieri TL, Lee T, O'Mara MS, et al: Effects of a restrictive blood transfusion policy on outcomes in children with burn injury. *J Burn Care Res* 28:65, 2007.

55. Higgins S, Fowler R, Callum J, et al: Transfusion-related acute lung injury in patients with burns. *J Burn Care Res* 28:56, 2007.

56. Still JM Jr., Belcher K, Law EJ, et al: A double-blinded prospective evaluation of recombinant human erythropoietin in acutely burned patients. *J Trauma* 38:233, 1995.

57. Muller MJ, Pegg SP, Rule MR: Determinants of death following burn injury. *Br J Surg* 88:583, 2001.

58. Tredget EE, Shankowsky HA, Taerum TV, et al: The role of inhalation injury in burn trauma. A Canadian experience. *Ann Surg* 212:720, 1990.

59. Shirani KZ, Pruitt BA, Mason AD: The influence of inhalation injury and pneumonia on burn mortality. *Ann Surg* 205:82, 1987.

60. Wright MJ, Murphy JT: Smoke inhalation enhances early alveolar leukocyte responsiveness to endotoxin. *J Trauma* 59:64, 2005.

61. Darling GE, Keresteci MA, Ibanez D, et al: Pulmonary complications in inhalation injuries with associated cutaneous burn. *J Trauma* 40:83, 1996.

62. Jones WG, Barie PS, Madden M, et al: The use of compliance in predicting early mortality after inhalation injury. *Curr Surg* 45:309, 1988.

63. Mlcak R, Cortiella J, Desai M, et al: Lung compliance, airway resistance, and work of breathing in children after inhalation injury. *J Burn Care Rehabil* 18:531, 1997.

64. Demling R, Lalonde C, Youn YK, et al: Effect of graded increases in smoke inhalation injury on the early systemic response to a body burn. *Crit Care Med* 23:171, 1995.

65. Gore MA, Joshi AR, Nagarajan G, et al: Virtual bronchoscopy for diagnosis of inhalation injury in burnt patients. *Burns* 30:165, 2004.

66. Schall GL, McDonald HD, Carr LB, et al: Xenon ventilation-perfusion lung scans: The early diagnosis of inhalation injury. *JAMA* 240:2441, 1978.

67. Evidence-based surgery. *J Am Coll Surg* 196:308, 2003.

68. Heimbach DM, Waeckerle JF: Inhalation injuries. *Ann Emerg Med* 17:1316, 1988.

69. Endorf F, Gamelli RL: Inhalation injury, pulmonary perturbations, and fluid resuscitation. *J Burn Care Res* 28:80, 2007.

70. Ramzy PI, Barret JP, Herndon DN: Thermal Injury. *Crit Care Clin* 15:333, 1999.

71. Enkhbaatar P, Murakami K, Cox R, et al: Aerosolized tissue plasminogen inhibitor improves pulmonary function in sheep with burn and smoke inhalation. *Shock* 22:70, 2004.

72. Murakami K, McGuire R, Cox RA, et al: Recombinant antithrombin attenuates pulmonary inflammation following smoke inhalation and pneumonia in sheep. *Crit Care Med* 31:577, 2003.

73. Pallua N, Warbanow K, Noah EM, et al: Intrabronchial surfactant application in cases of inhalation injury: First results from patients with severe burns and ARDS. *Burns* 24:197, 1998.

74. Sheridan RL, Zapol WM, Ritz RH, et al: Low-dose inhaled nitric oxide in acutely burned children with profound respiratory failure. *Surgery* 126:856, 1999.

75. Moylan JA, Alexander LG Jr.: Diagnosis and treatment of inhalation injury. *World J Surg* 2:185, 1978.

76. Thompson BT: Glucocorticoids and acute lung injury. *Crit Care Med* 31:S253, 2003.

77. Hollingsed TC, Saffle JR, Barton RG, et al: Etiology and consequences of respiratory failure in thermally injured patients. *Am J Surg* 166:592, 1993.

78. The Acute Respiratory Distress Syndrome Network: Ventilation with lower tidal volumes as compared with traditional tidal volumes for acute lung injury and the acute respiratory distress syndrome. *N Engl J Med* 342:1301, 2000.

79. Sheridan RL, Kacmarek RM, McEttrick MM, et al: Permissive hypercapnia as a ventilatory strategy in burned children: Effect on barotrauma, pneumonia, and mortality. *J Trauma* 39:854, 1995.

80. Venet C, Guyomarc'h S, Migeot C, et al: The oxygenation variations related to prone positioning during mechanical ventilation: A clinical comparison between ARDS and non-ARDS hypoxemic patients. *Intensive Care Med* 27:1352, 2001.

81. Reper P, Van Bos R, Van Loey K, et al: High frequency percussive ventilation in burn patients: Hemodynamics and gas exchange. *Burns* 29:603, 2003.

82. Hall JJ, Hunt JL, Arnoldo BD, et al: Use of high-frequency percussive ventilation in inhalation injuries. *J Burn Care Res* 28:396, 2007.

83. Cartotto R, Ellis S, Gomez M, et al: High frequency oscillatory ventilation in burn patients with the acute respiratory distress syndrome. *Burns* 30:453, 2004.

84. Patton ML, Simone MR, Kraut JD, et al: Successful utilization of ECMO to treat an adult burn patient with ARDS. *Burns* 24:566, 1998.

85. Schmalstieg FC, Keeney SE, Rudloff HE, et al: Arteriovenous CO2 removal improves survival compared to high frequency percussive and low tidal volume ventilation in a smoke/burn sheep acute respiratory distress syndrome model. *Ann Surg* 246:512, 2007; discussion 521.

86. Hart DW, Wolf SE, Mlcak R, et al: Persistence of muscle catabolism after severe burn. *Surgery* 128:312, 2000.

87. Hart DW, Wolf SE, Chinkes DL, et al: Determinants of skeletal muscle catabolism after severe burn. *Ann Surg* 232:455, 2000.

88. Gottschlich MM, Jenkins ME, Mayes T, et al: The 2002 clinical research award: An evaluation of the safety of early vs. delayed enteral support and effects on clinical, nutritional, and endocrine outcomes after severe burns. *J Burn Care Rehabil* 23:401, 2002.

89. Hart DW, Wolf SE, Chinkes DL, et al: Effects of early excision and aggressive enteral feeding on hypermetabolism, catabolism, and sepsis after severe burn. *J Trauma* 54:755, 2003.

90. Jeschke MG, Herndon DN, Ebener C, et al: Nutritional intervention high in vitamins, protein, amino acids, and (omega)3 fatty acids improves protein metabolism during the hypermetabolic state after thermal injury. *Arch Surg* 136:1301, 2001.

91. Sefton EJ, Boulton-Jones JR, Anderton D, et al: Enteral feeding in patients with major burn injury: The use of nasojejunal feeding after the failure of nasogastric feeding. *Burns* 28:386, 2002.

92. Jenkins ME, Gottschlich MM, Warden GD: Enteral feeding during operative procedures in thermal injuries. *J Burn Care Rehabil* 15:199, 1994.

93. Garrel D, Patenaude J, Nedelec B, et al: Decreased mortality and infectious morbidity in adult burn patients given enteral glutamine supplements: A prospective, controlled, randomized clinical trial. *Crit Care Med* 31:2444, 2003.

94. Choudry MA, Haque F, Khan M, et al: Enteral nutritional supplementation prevents mesenteric lymph node T-cell suppression in burn injury. *Crit Care Med* 31:1764, 2003.

95. Curreri PW, Richmond D, et al: Dietary requirements of patients with major burns. *J Am Diet Assoc* 65:415, 1974.

96. Liusuwan RA, Palmieri TL, Kinoshita L, et al: Comparison of measured resting energy expenditure versus predictive equations in pediatric burn patients. *J Burn Care Rehabil* 26:464, 2005.

97. Hart DW, Wolf SE, Herndon DN: Energy expenditure and caloric balance after burn: Increased feeding leads to fat rather than lean mass accretion. *Ann Surg* 235:152, 2002.

98. Herndon DN, Hart DW, Wolf SE, et al: Reversal of catabolism by beta-blockade after severe burns. *N Engl J Med* 345:1223, 2001.

99. Arbabi S, Ahrns KS, Wahl WL, et al: Beta-blocker use is associated with improved outcomes in adult burn patients. *J Trauma* 56:265, 2004; discussion 269.

100. Murphy KD, Thomas S, Mlcak RP, et al: Effects of long-term oxandrolone administration in severely burned children. *Surgery* 136:219, 2004.

101. Demling RH, DeSanti L: Oxandrolone induced lean mass gain during recovery from severe burns is maintained after discontinuation of the anabolic steroid. *Burns* 29:793, 2003.

102. Jeschke MG, Finnerty CC, Suman OE, et al: The effect of oxandrolone on the endocrinologic, inflammatory, and hypermetabolic responses during the acute phase postburn. *Ann Surg* 246:351, 2007; discussion 360.

103. Van den Berghe G, Wouters P, Weekers F, et al: Intensive insulin therapy in critically ill patients. *N Engl J Med* 345:1359, 2001.

104. Thomas SJ, Morimoto K, Herndon DN, et al: The effect of prolonged euglycemic hyperinsulinemia on lean body mass after severe burn. *Surgery* 132:341, 2002.

105. Jeschke MG, Klein D, Herndon DN. Insulin treatment improves the systemic inflammatory reaction to severe trauma. *Ann Surg* 239:553, 2004.

106. Gore DC, Wolf SE, Sanford A, et al: Influence of metformin on glucose intolerance and muscle catabolism following severe burn injury. *Ann Surg* 241:334, 2005.

107. Pham TN, Neff MJ, Simmons JM, et al: The clinical pulmonary infection score poorly predicts pneumonia in patients with burns. *J Burn Care Res* 28:76, 2007.

108. Barret JP, Desai MH, Herndon DN: Effects of tracheostomies on infection and airway complications in pediatric burn patients. *Burns* 26:190, 2000.

109. Saffle JR, Morris SE, Edelman L: Early tracheostomy does not improve outcome in burn patients. *J Burn Care Rehabil* 23:431, 2002.

110. Gravvanis AI, Tsoutsos DA, Iconomou TG, et al: Percutaneous versus conventional tracheostomy in burned patients with inhalation injury. *World J Surg* 29:1571, 2005.

111. Hershberger RC, Hunt JL, Arnoldo BD, et al: Abdominal compartment syndrome in the severely burned patient. *J Burn Care Res* 28:708, 2007.

112. Faucher LD, Conlon KM: Practice guidelines for deep venous thrombosis prophylaxis in burns. *J Burn Care Res* 28:661, 2007.

113. Wibbenmeyer LA, Hoballah JJ, Amelon MJ, et al: The prevalence of venous thromboembolism of the lower extremity among thermally injured patients determined by duplex sonography. *J Trauma* 55:1162, 2003.

114. Wahl WL, Brandt MM, Ahrns KS, et al: Venous thrombosis incidence in burn patients: Preliminary results of a prospective study. *J Burn Care Rehabil* 23:97, 2002.

115. Fecher AM, O'Mara MS, Goldfarb IW, et al: Analysis of deep vein thrombosis in burn patients. *Burns* 30:591, 2004.

116. Scott JR, Klein MB, Gernsheimer T, et al: Arterial and venous complications of heparin-induced thrombocytopenia in burn patients. *J Burn Care Res* 28:71, 2007.

117. O'Mara MS, Reed NL, Palmieri TL, et al: Central venous catheter infections in burn patients with scheduled catheter exchange and replacement. *J Surg Res* 142:341, 2007; Epub 2007, Jul 12.

118. Engrav LH, Heimbach DM, Reus JL, et al: Early excision and grafting vs. nonoperative treatment of burns of indeterminant depth: A randomized prospective study. *J Trauma* 23:1001, 1983.

119. Thompson P, Herndon DN, Abston S, et al: Effect of early excision on patients with major thermal injury. *J Trauma* 27:205, 1987.

120. Sheridan RL, Tompkins RG: What's new in burns and metabolism. *J Am Coll Surg* 198:243, 2004.

121. Klein MB, Hunter S, Heimbach DM, et al: The Versajet water dissector: A new tool for tangential excision. *J Burn Care Rehabil* 26:483, 2005.

122. Jones I, Currie L, Martin R: A guide to biological skin substitutes. *Br J Plast Surg* 55:185, 2002.

123. Kearney JN: Clinical evaluation of skin substitutes. *Burns* 27:545, 2001.

124. Compton CC, Gill JM, Bradford DA, et al: Skin regenerated from cultured epithelial autografts on full-thickness burn wounds from 6 days to 5 years after grafting. A light, electron microscopic and immunohistochemical study. *Lab Invest* 60:600, 1989.

125. Boyce ST, Kagan RJ, Yakuboff KP, et al: Cultured skin substitutes reduce donor skin harvesting for closure of excised, full-thickness burns. *Ann Surg* 235:269, 2002.

126. Fauerbach JA, McKibben J, Bienvenu OJ, et al: Psychological distress after major burn injury. *Psychosom Med* 69:473, 2007.

127. Christiansen M, Carrougher GJ, Engrav LH, et al: Time to school re-entry after burn injury is quite short. *J Burn Care Res* 28:478, 2007; discussion 482.

128. Ballesteros MF, Jackson ML, Martin MW: Working toward the elimination of residential fire deaths: The Centers for Disease Control and Prevention's Smoke Alarm Installation and Fire Safety Education (SAIFE) Program. *J Burn Care Rehabil* 26:434, 2005.

129. DiGuiseppi C, Roberts I, Wade A, et al: Incidence of fires and related injuries after giving out free smoke alarms: Cluster randomised controlled trial. *Br Med J* 325:995, 2002.

130. Fallat ME, Rengers SJ: The effect of education and safety devices on scald burn prevention. *J Trauma* 34:560, 1993.

131. Cagle KM, Davis JW, Dominic W, et al: Results of a focused scald-prevention program. *J Burn Care Res* 27:859, 2006.

132. Barber RC, Aragaki CC, Chang LY, et al: CD14-159 C allele is associated with increased risk of mortality after burn injury. *Shock* 27:232, 2007.

133. Barber RC, Chang LY, Arnoldo BD, et al: Innate immunity SNPs are associated with risk for severe sepsis after burn injury. *Clin Med Res* 4:250, 2006.

134. Moore CB, Medina MA, van Deventer HW, et al: Downregulation of immune signaling genes in patients with large surface burn injury. *J Burn Care Res* 28:879, 2007.

135. Klein MB, Silver G, Gamelli RL, et al: Inflammation and the Host Response to Injury Investigators. Inflammation and the host response to injury: An overview of the multicenter study of the genomic and proteomic response to burn injury. *J Burn Care Res* 27:448, 2006.

第9章

伤口愈合

Adrian Barbul and David T. Efron

关键点

1. 伤口愈合是一种复杂的细胞和生化级联反应,最终实现组织完整性和功能的恢复。
2. 尽管不同组织的伤口愈合有其特殊性,但也有其共性,即都经历炎症反应、细胞迁移、增殖、基质沉积和组织重建等阶段。
3. 妨碍伤口正常愈合的因素包括局部、全身和外科处理技术等因素。
4. 对病人全身状况和伤口局部的全面评估及精湛的外科技术是急性伤口得以良好愈合的保证。
5. 临床上,伤口的过度愈合和愈合不良同样会对病人造成不利影响,这与遗传、外科技术和局部因素等密切相关。
6. 对生长因子的深入理解、组织工程的发展及敷料设计的优化,必将大大地促进创伤的愈合。

伤口愈合的历史回顾

最早有关伤口愈合的记载可追溯到公元前 2000 年左右,当时苏美尔人用两种方法治疗伤口:一种是符咒精神治疗,另一种则是通过给伤口敷用膏药治疗。最早是古埃及人将无菌伤口与感染伤口区别对待。公元前 1650 年,《埃德温·史密斯外科纸草文校》(Edwin Smith Surgical Papyrus)中就描述了至少 48 种不同的伤口。之后另一古书埃伯斯纸草文稿(Ebers Papyrus,公元前 1550 年)则记载了一种治疗伤口的膏药,它是由蜂蜜(有抗菌作用)、棉绒(有吸收特性)和油脂(起屏障作用)组成的一种混合物。直到现在这一组方原则仍是治疗伤口药物组成的基本要素。

古希腊人传承埃及的医学知识并进一步加以发展,将其分为急性和慢性伤口。古希腊帕加马名医伽林(公元 120—201 年)专为格斗后的角斗士疗伤,他强调保持伤口湿润的重要性,以确保伤口愈合。这一治疗原则的科学性在历经近 19 个世纪后才得以充分证明,即与干燥伤口相比,伤口在湿润环境下上皮形成速度可提高 50%[1]。

防腐剂发明后伤口感染率大幅降低,这是伤口愈合发展史上的另一巨大进步。匈牙利产科医师塞麦尔维斯(Ignaz Philipp Semmelweis,1818—1865 年)注意到,医学生在上完尸体解剖课后,如用肥皂和次氯酸盐水洗手再去接生,产褥热的发病率显著降低。法国微生物学家巴斯德(Louis Pasteur,1822—1895 年)则证明了所谓的伤口自发产生的细菌其实来自于伤口以外的周围环境。英国医学家李斯特(Joseph Lister)对伤口愈合曾做出杰出贡献,在苏格兰格拉斯哥,他注意到该市某些污水排放系统中水质明显较其他地方干净,并且发现这些污水排放系统中混有含石炭酸(苯酚)的废水。1865 年,李斯特将手术器械浸泡于石炭酸溶液中并在手术室喷洒石炭酸溶液,将外科手术病人的死亡率从 50% 降到 15%,此后李斯特混悬液出现于临床并被广泛使用。

1876 年,强生(Robert Wood Johnson)在听完李斯特的讲座后深受启发,经过 10 年的潜心研究,终于发明了一种浸有碘仿的抗菌敷料。此后又有多种浸湿药物的抗菌敷料相继出现。

20 世纪 60—70 年代出现了聚合型敷料。这种聚合型敷料可根据需要而具有特定性能,如透气性(封闭或半封闭)、吸水性和不同的性状。正因这种参数的可变性,用于治疗伤口的材料大量涌现。目前伤口的治疗还包括应用多种炎症细胞因子、生长因子和组织工程材料,多种治疗方式的组合大大地促进了创伤的愈合。

伤口愈合的过程

亨特(John Hunter,1728—1793 年)曾观察到伤口本身就有一种自愈倾向[2]。正常的伤口愈合按其细胞和生化活动可分为三个阶段:①止血炎症期;②增生期;③成熟改建期。这三个阶段既相连续而又有重叠(图 9-1)。从损伤后开始直至急性炎症完全消散,所有伤口都需顺序经历此三个阶段,才得以愈合而重建组织完整性。

止血和炎症反应

止血过程发生于炎症反应之前,并可释放多种趋化因子而引发炎症反应(图 9-2A)。创伤破坏了组织结构完整性,出现血管断裂,细胞外基质暴露并与血小板接触,导致血小板聚集、脱颗粒和凝血级联反应。血小板 α-颗粒释放多种活性物质如血小板衍生生长因子(PDGF)、转化生长因子 β(TGF-β)、血小板活化因子、纤维连接蛋白和 5-羟色胺。除了止血,纤维蛋白凝块也是多形核白细胞(PMNs,中性粒细胞)和单核细胞迁移进入伤口的支架。

细胞渗出有其特定的次序(图 9-1),PMNs 最先进入损伤区,并于 24～48 小时达到高峰。血管通透性增加,局部前列腺素释放,趋化因子如补体、白细胞介素 1(IL-1)、肿瘤坏死因子 α(TNF-α)、TGF-β、血小板因子 4 及细菌产物均可引起中性粒细胞的迁移和渗出。

PMNs 的作用主要是吞噬细菌和坏死组织碎片。PMNs 也是炎症反应中 TNF-α 等细胞因子的主要来源[3],这些细胞因子对其后的血管生成和胶原蛋白合成有重要作用(图 9-2B)。PMNs 还释放一些蛋白酶,如胶原酶,在伤口早期愈合阶段参与细胞外基质的降解。除了抗感染作用外,PMNs 对胶原蛋白的合成及在增强修复组织的机械强度方面似乎无明显作用,相反,它产生的某些因子还会延缓伤口上皮化的进程[4]。

巨噬细胞是参与伤口愈合时炎症反应的另一类重要细胞,它对伤口的正常愈合不可或缺,主要来源于血循环中的单核细胞。在损伤后 48～96 小时,损伤组织局部巨噬细胞大量聚集,并持续存在直到伤口完全愈合。

同中性粒细胞一样,巨噬细胞也通过吞噬作用清理坏死的组织碎片、合成释放氧自由基和一氧化氮(NO)等过程杀伤

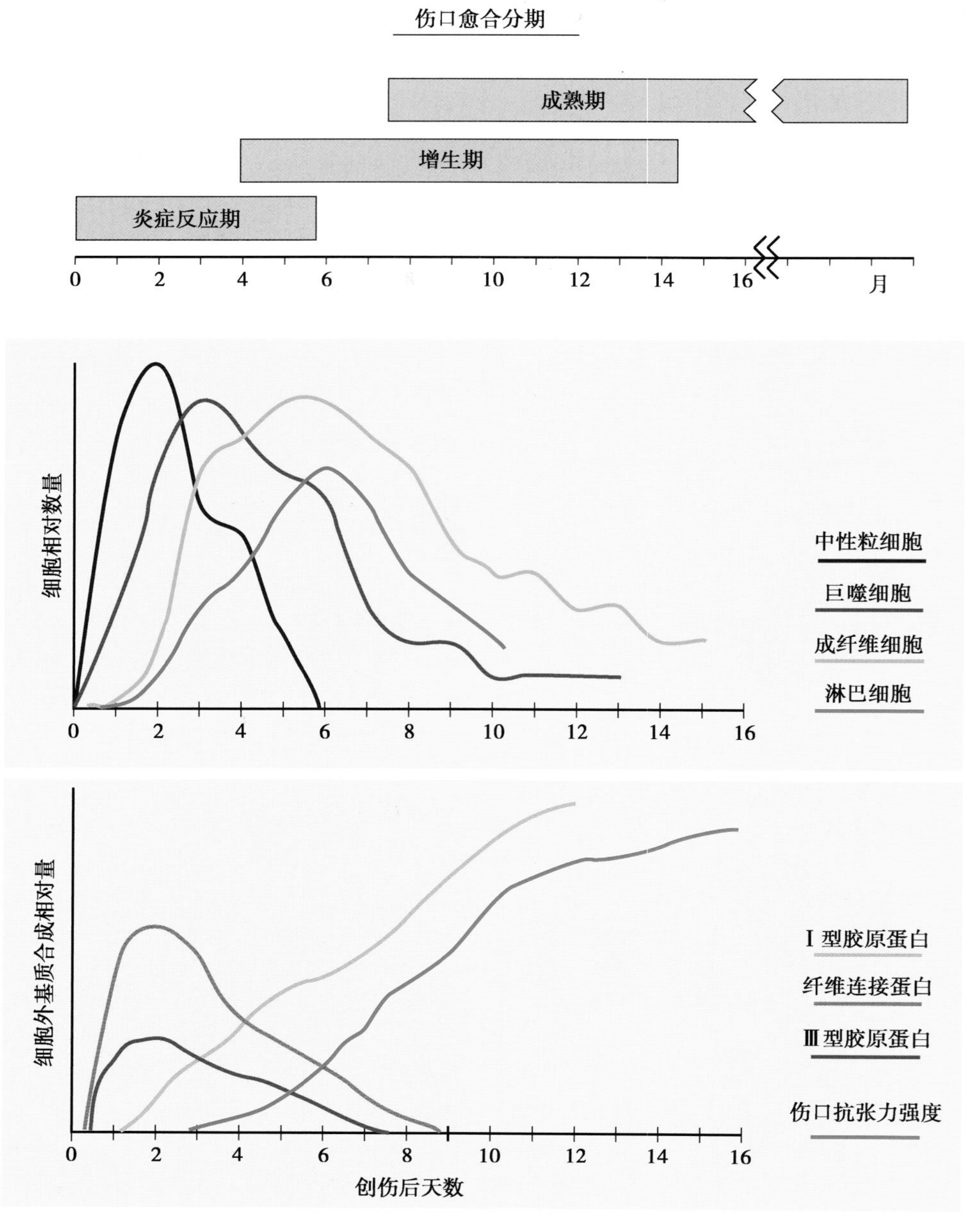

伤口愈合分期

| 成熟期 |
| 增生期 |
| 炎症反应期 |

0　　2　　4　　6　　8　　10　　12　　14　　16　　　月

细胞相对数量

中性粒细胞
巨噬细胞
成纤维细胞
淋巴细胞

0　　2　　4　　6　　8　　10　　12　　14　　16

细胞外基质合成相对量

Ⅰ型胶原蛋白
纤维连接蛋白
Ⅲ型胶原蛋白
伤口抗张力强度

0　　2　　4　　6　　8　　10　　12　　14　　16
创伤后天数

图9-1　伤口愈合过程中细胞、生化和力学强度变化

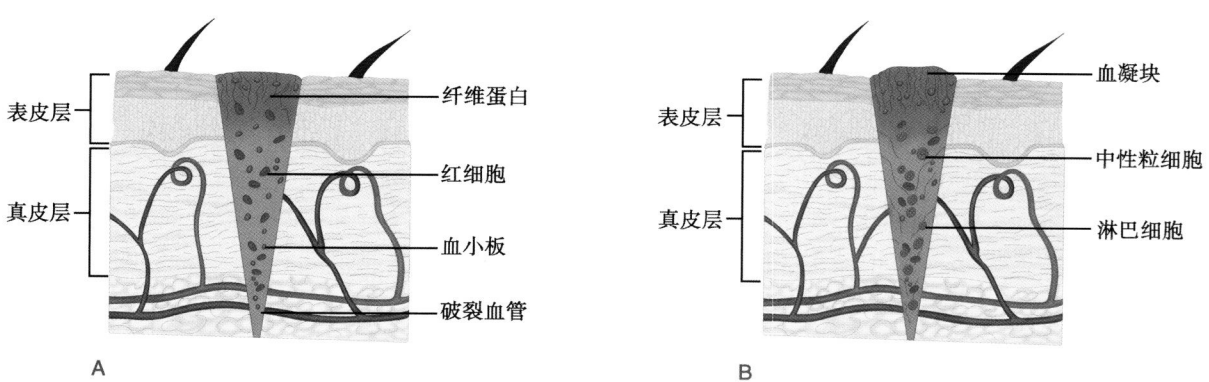

表皮层　　　　　　　　　纤维蛋白
真皮层　　　　　　　　　红细胞
　　　　　　　　　　　　血小板
　　　　　　　　　　　　破裂血管
A

　　　　　　　　　　　　血凝块
表皮层
　　　　　　　　　　　　中性粒细胞
真皮层
　　　　　　　　　　　　淋巴细胞
B

图9-2　伤口愈合的组织学分期。**A.** 止血/炎症反应期。**B.** 炎症反应后期可见单核细胞和淋巴细胞渗出

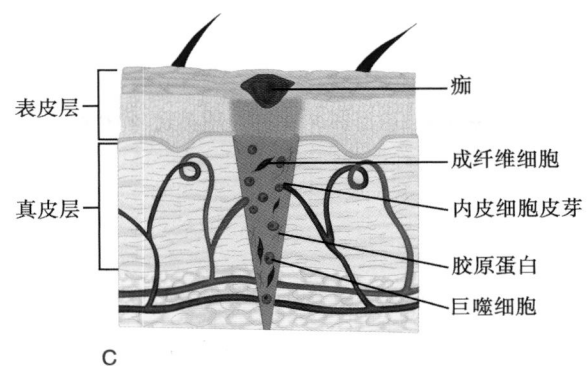

表皮层 —— 痂
真皮层 —— 成纤维细胞
—— 内皮细胞皮芽
—— 胶原蛋白
—— 巨噬细胞

C

图 9-2（续）　C. 增生期，血管形成和胶原蛋白合成

伤口入侵微生物（图 9-2C）。在伤口愈合过程中，巨噬细胞最主要的作用在于：通过释放多种细胞因子和生长因子，或直接通过细胞间相互作用实现聚集和活化多种效应细胞；通过释放 TGF-β、血管内皮生长因子（VEGF）、胰岛素样生长因子、表皮生长因子、乳酸盐等，调节细胞增殖、细胞外基质合成和血管生成[6,7]。巨噬细胞对伤口愈合中血管生成、细胞外基质沉积和组织重建有重要的调节作用（表 9-1）。

表 9-1　伤口愈合过程中巨噬细胞的作用

作用	介质
吞噬作用	反应性氧自由基、NO
伤口清理	胶原酶、弹性蛋白酶
细胞募集及激活	生长因子：PDGF、TGF-β、EGF、IGF 细胞因子：TNF-α、IL-1、IL-6 纤维连接蛋白
基质合成	生长因子：TGF-β、EGF、PDGF 细胞因子：TNF-α、IL-1、IFN-γ 酶：精氨酸酶、胶原酶 前列腺素 NO
血管形成	生长因子：FGF、VEGF 细胞因子：TNF-α NO

NO＝一氧化氮；EGF＝表皮生长因子；FGF＝成纤维细胞生长因子；IGF＝胰岛素样生长因子；IFN-γ＝干扰素-γ；IL＝白细胞介素；PDGF＝血小板源性生长因子；TGF-β＝转化生长因子 β；TNF-α＝肿瘤坏死因子 α；VEGF＝血管内皮生长因子

　　T 淋巴细胞也是参与伤口愈合过程的另一类重要细胞，但其数量不及巨噬细胞。创伤后 1 周，在损伤局部组织内达高峰，对伤口愈合过程中的炎症反应期向细胞增生期的过渡有重要作用。尽管它为伤口愈合所必需，但其确切的作用尚未完全明了[8]。

　　大量研究资料表明，T 淋巴细胞对伤口愈合有调节作用。去除伤口愈合过程中的大部分 T 淋巴细胞将会减少局部组织中胶原蛋白的含量，并会降低修复组织的机械强度[9]。选择性消除 CD8+ 抑制性 T 淋巴细胞亚群会促进伤口的愈合。然而，选择性消除 CD4+ 辅助性 T 淋巴细胞则无此作用[10]。淋巴细胞还可下调成纤维细胞胶原蛋白合成，这主要通过它产生的 IFN-γ、TNF-α 和 IL-1 发挥作用。如将淋巴细胞与创伤局部组织分离，这一作用随之消失，表明细胞外基质合成不仅受可溶性介质调节，而且通过淋巴细胞与成纤维细胞间直接接触起调节作用[11]。

细胞增殖

　　细胞增殖为伤口愈合的第二阶段，通常发生在创伤后 4～12 天（图 9-2C），在此期间组织增生明显。成纤维细胞和内皮细胞是创伤愈合过程中最晚出现的细胞。血小板衍生生长因子（PDGF）是成纤维细胞最强的趋化因子[12,13]，趋化的成纤维细胞进入组织损伤区后被激活，行使细胞外基质合成改建功能，该过程主要由巨噬细胞合成的细胞因子和生长因子所介导。

　　在伤口愈合处局部分离出的成纤维细胞比正常组织中的成纤维细胞有更强的胶原蛋白合成活性，它们增殖缓慢，但有较强的基质收缩能力。尽管我们知道组织损伤局部含量较高的细胞因子对创伤修复、组织表型的改变有极其重要的作用，但确切的细胞因子种类和作用机制尚不完全清楚[14-15]。此外，组织损伤局部较高浓度的乳酸盐（10mmol）通过腺苷 5′-二磷酸-核糖基化对胶原蛋白合成有较强的调节作用[16-17]。

　　内皮细胞在此期间也大量增殖，它们参与伤口愈合重要的环节之一——新生毛细血管的生成（血管生成）。内皮细胞来自创伤邻近周围组织中的小静脉，并在细胞因子和生长因子如 TNF-α、TGF-β 和血管内皮生长因子（VEGF）的作用下，完成迁移、增殖及小毛细血管的生成。尽管有多种细胞可生成 VEGF，但巨噬细胞仍是伤口愈合局部 VEGF 的主要来源，并通过内皮细胞表面的 VEGF 受体起作用[18～19]。

基质合成

胶原蛋白的生化特性

　　胶原蛋白是体内含量最多的蛋白质，其合成、成熟和改建对伤口愈合有重要作用。目前已知有 18 种胶原蛋白类型，其中与伤口修复有关的主要有 I 型和 III 型。I 型胶原蛋白是皮肤中细胞外基质的主要成分，III 型胶原蛋白除存在于正常的皮肤组织中，在伤口修复愈合过程中亦有大量合成。

　　在生化结构上，胶原蛋白由 3 条多肽链组成，每条肽链的第 3 个氨基酸为甘氨酸，第 2 个氨基酸则为脯氨酸或赖氨酸。刚翻译合成的多肽链由约 1000 个氨基酸残基组成，称之为前

194   第一篇   总论

胶原蛋白。前胶原蛋白在内质网被特异性羟化酶将其脯氨酸还原为羟基脯氨酸，赖氨酸还原为羟基赖氨酸（图 9-3）。脯氨酸羟化酶作用的发挥，需要氧和铁离子作为协同因子，α-酮戊二酸盐作为共同底物，维生素 C 作为电子供体。在内质网，前胶原蛋白还需在特定的羟基赖氨酸残基上连接半乳糖和葡萄糖发生糖基化。前胶原蛋白的羟基化和糖基化改变了胶原蛋白多肽链间的结合力，使前胶原蛋白肽链呈 α-螺旋结构。3 个 α-螺旋多肽链结合呈右旋超螺旋结构，称之为原胶原。在两端各有一段未发生 α-螺旋的结构，称之为结合肽。尽管

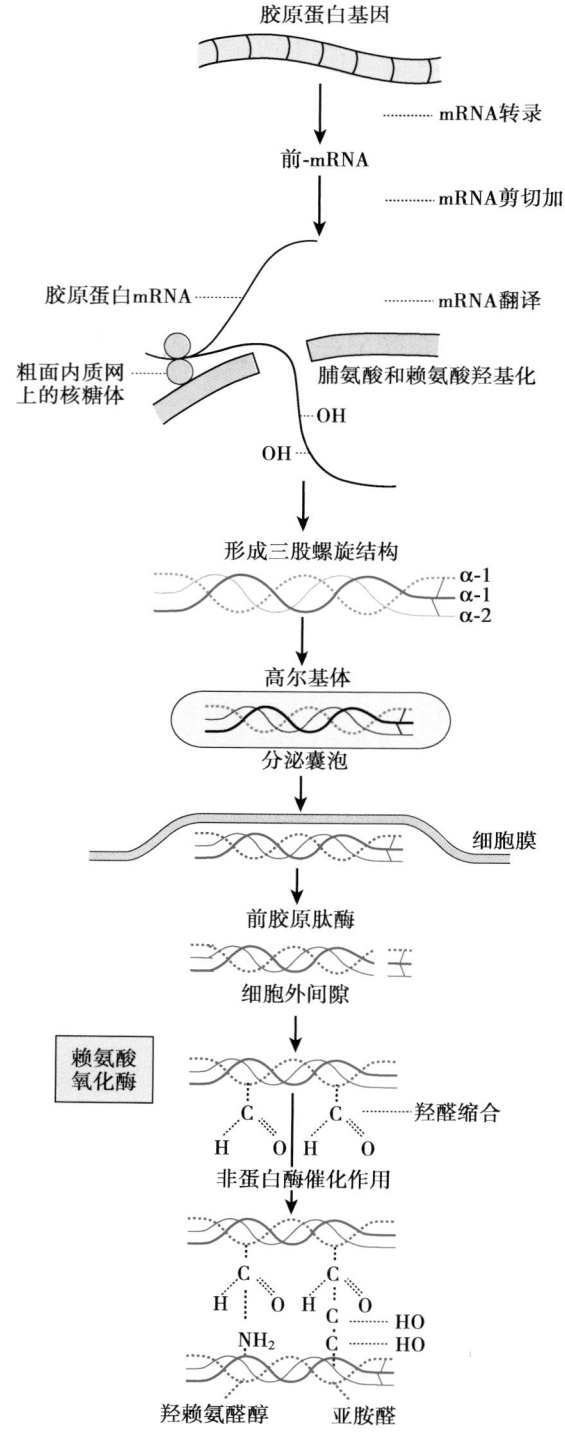

图 9-3   胶原蛋白的合成步骤。mRNA＝信使 RNA

原胶原分子间以松散的离子键结合，但通过赖氨酸残基间共价键，整个原胶原蛋白分子间的结合变得更加紧密。

在细胞外，原胶原两端未发生 α-螺旋的结合肽段被前胶原肽酶剪切，原胶原肽链间进一步发生交联和聚合，致使胶原蛋白分子单体内形成分子内和分子间共价键结合而进一步发生交联和聚合。胶原蛋白的合成及翻译后修饰，很大程度上依赖于充足的氧供、足够的营养（氨基酸和碳水化合物）、辅助因子（维生素和微量元素）和伤口的局部环境（血供和无菌环境）。优化这些因素可促进胶原蛋白的合成和沉积。

蛋白多糖的合成

糖胺多糖（也称黏多糖或氨基多糖）是肉芽组织基质的主要成分，他们几乎不能游离存在，而是与蛋白质结合形成蛋白多糖。糖胺多糖是由多个重复二糖亚单位构成的糖链。其二糖亚单位主要由硫酸化的氨基己糖和葡萄糖醛酸或艾杜糖醛酸组成。不同糖胺多糖包含的重复二糖亚单位数目有很大差异，如硫酸乙酰肝素由约 10 个二糖亚单位组成，而透明质酸则由 2000 个二糖亚单位组成。

伤口愈合中主要的糖胺多糖为硫酸皮肤素和硫酸软骨素。在伤口愈合的前 3 周，由成纤维细胞大量合成这些物质。研究发现胶原蛋白亚单位组合形成原纤维和纤维组织的过程是在硫酸蛋白多糖形成的网格中进行的，而且糖基的硫酸化程度对于胶原蛋白纤维结构等有决定作用。在瘢痕胶原蛋白形成时，蛋白多糖整合入胶原蛋白网格中，随着瘢痕的成熟和胶原蛋白的重建，蛋白多糖的成分逐渐变少。

成熟和改建

瘢痕的成熟和改建开始于纤维合成期，是将已合成的胶原蛋白重新组合的过程。胶原蛋白可被基质金属蛋白酶降解，最终伤口愈合组织中的胶原蛋白成分是胶原蛋白合成和降解达到平衡的产物。在瘢痕形成过程中，最终是以胶原蛋白合成大于降解告终，形成以非细胞胶原蛋白成分为主的瘢痕组织。

新鲜伤口愈合后的机械强度和组织完整性由合成胶原蛋白的质量和数量共同决定。伤口局部基质的合成有其特殊模式：纤维连接蛋白和Ⅲ型胶原蛋白构成伤口愈合早期基质的主要骨架，之后则以糖胺多糖和蛋白多糖为主，最终Ⅰ型胶原蛋白成为基质的主要成分。在创伤后数周，创伤局部胶原蛋白的含量达到平台期，但组织张力会持续增加数月[20]。

随着胶原纤维的形成和纤维间交联的增多，瘢痕中的胶原蛋白溶解性降低，瘢痕强度增加，对抗胶原酶降解的能力也增加。瘢痕的改建一直持续至创伤后 6～12 个月，最终形成成熟的、无血管结构和无细胞成分的瘢痕组织，然而瘢痕组织的抗机械强度将永远恢复不到未损伤前的水平。

不管是在伤口愈合过程中，还是在正常组织基质中都不断有胶原蛋白的合成。胶原蛋白的降解是基质金属蛋白酶等胶原酶活化后作用的结果。胶原蛋白的合成和降解都严格受细胞因子和生长因子所调控，某些因子会对胶原蛋白的合成和降解均有调节作用。如 TGF-β 既可增加新胶原蛋白的合成，还可通过促进金属蛋白酶抑制因子的合成而减少胶原蛋白的降解[21]。总之，胶原蛋白的合成和降解之间的平衡是伤口愈合组织强度和完整性的决定性因素。

上皮化

当创伤组织完整性和强度建立后,还需重建伤口的对外屏障功能,包括伤口周围上皮细胞的增殖和向伤口中央的迁移(图9-4)。这一过程始于创伤发生后 1 天内,可见伤口边缘表皮的增生和变厚。伤口边缘基底细胞与下层的真皮层脱离,胞体变大并在伤口内未成熟的基质表面迁移生长,靠近创缘的固定基底细胞则通过有丝分裂向伤口中央重叠蛙跃式生长,直至完整覆盖伤口缺损[22]。一旦伤口缺损表面覆盖完全,这些迁移的上皮细胞则失去扁平外形而成柱状,有丝分裂增强。伤口上皮形成后将继续发生表皮角质化[23]。

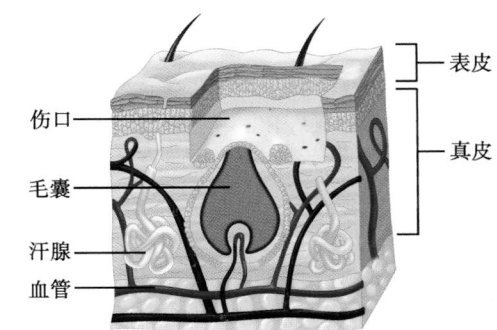

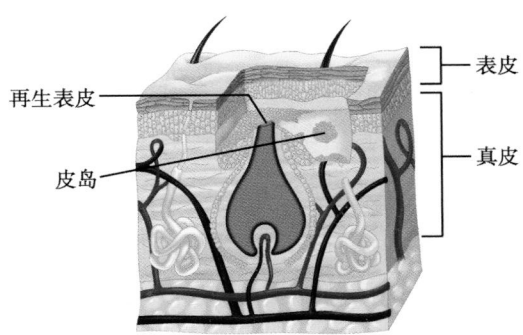

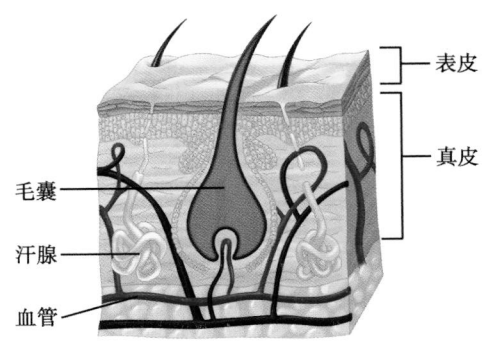

图9-4　浅表皮肤损伤愈合过程中的表皮化

这种伤口重新上皮化的过程对切割伤而言可在 48 小时内完成,但对于上皮/真皮缺损较大的创伤则需较长时间。对于上皮和浅层真皮的损伤,如薄层皮片移植的供皮区或浅Ⅱ度皮肤烧伤区,创伤的愈合主要为重新上皮化,只有较少的纤维和肉芽组织形成。

关于刺激上皮重新形成的因素目前尚未明确。这一过程可能与接触抑制的缺失、细胞外基质尤其是纤维连接蛋白的暴露以及由免疫单核细胞产生的细胞因子等有关(尤其是 EGF、TGF-β、碱性成纤维细胞生长因子、PDGF 和胰岛素样生长因子Ⅰ等,可促进伤口上皮化的发生和发展)[24,25]。

生长因子在正常伤口愈合中的作用

生长因子和细胞因子是正常或创伤组织产生的多肽类物质,有刺激细胞迁移、增殖和发挥特定功能的作用。它们通常以所来源的组织(如 PDGF)或最初发现的功能(如成纤维细胞生长因子)命名,这种命名法并不准确,因为生长因子往往具有多种功能。细胞因子功能强大,往往只需纳摩尔浓度就可产生显著的功效。

生长因子可通过自分泌方式(作用于自身细胞)、旁分泌方式(作用于相邻细胞)和内分泌方式(通过血液循环作用于远隔组织细胞)发挥作用。生长因子作用的发挥与其释放的时机和浓度均有关。生长因子效应细胞表面受体的表达与生长因子的释放必须同步,才可保证效应细胞的激活和生长因子作用的正常发挥。表 9-2 总结和列出了与伤口愈合相关的主要生长因子及其效应。生长因子作用于不同细胞可产生不同的效应,可对一种细胞产生化学趋化作用,而对另一种细胞产生促进分裂增殖的作用。目前对生长因子发挥效应时各生长因子间的浓度比例知之甚少,但显而易见,这一浓度比例与各生长因子的绝对浓度对其效应的发挥同样重要。生长因子通过与细胞表面的受体结合发挥效应。现已发现多种受体类型,如离子通道受体、G 蛋白偶联受体和酶连接受体等。生长因子作用于细胞表面受体后通常引起细胞内第二信使蛋白的磷酸化或去磷酸化,继而导致效应细胞的细胞质内或细胞核内蛋白的激活或失活而产生效应。核蛋白的磷酸化可引起目标基因的转录[26]。通过内化受体连接复合体可终止该信号通路的激活。

伤口的收缩

所有伤口愈合都会发生不同程度的收缩。对未经外科手术处理、创缘分离的较大伤口,也可通过收缩作用而变小(二期愈合),最终形成瘢痕挛缩。肌成纤维细胞的存在被认为是伤口收缩的主要原因,它不同于成纤维细胞之处是拥有细胞骨架结构。

肌成纤维细胞含有特征性的 α-平滑肌肌动蛋白,这种蛋白若成束存在则称为应力纤维,是细胞具有收缩特性的主要结构[27]。α-平滑肌肌动蛋白直到创伤后 6 天才出现,在之后的 15 天大量表达[28],4 周后表达降低,细胞也随之出现凋亡[29]。奇怪的是肌成纤维细胞的出现与伤口收缩作用并不相一致,因创伤发生后即刻伤口就有收缩变小的现象。

在体外将成纤维细胞置于胶原蛋白网上,成纤维细胞可向胶原蛋白网格内移动并有收缩作用,但并不表达应力纤维,据认为这种收缩现象与成纤维细胞伴有细胞骨架重组的细胞移动有关[30]。

表 9-2	参与伤口愈合的生长因子	
生长因子	细胞来源	细胞及生物活性
血小板衍生生长因子（PDGF）	血小板、巨噬细胞、单核细胞、平滑肌细胞、内皮细胞	化学趋化作用：成纤维细胞、平滑肌细胞、单核细胞、中性粒细胞； 促有丝分裂作用：成纤维细胞、平滑肌细胞 刺激血管生成作用： 刺激胶原蛋白合成作用
成纤维细胞生长因子（FGF）	成纤维细胞、内皮细胞、平滑肌细胞、软骨细胞	刺激血管生成（通过刺激血管内皮细胞增殖和游走） 促有丝分裂作用：中胚层和神经外胚层 刺激成纤维细胞、角质细胞、软骨细胞、成肌细胞
角质细胞生长因子	角质细胞、成纤维细胞	与 FGF 高度同源；刺激角质细胞
表皮细胞生长因子（EGF）	血小板、巨噬细胞、单核细胞（也见于唾液腺、十二指肠腺体、肾脏和泪腺）	刺激所有表皮细胞增殖和迁移
转化生长因子 α（TGFα）	角质细胞、血小板、巨噬细胞	与 EGF 同源；与 EGF 受体结合对表皮和内皮细胞有促有丝分裂和化学趋化作用
TGF-β（三个异构体：$β_1$、$β_2$、$β_3$）	血小板、T 淋巴细胞、巨噬细胞、单核细胞、中性粒细胞	刺激血管生成 TGF-$β_1$ 刺激伤口基质合成（纤连蛋白、胶原蛋白粘多糖）；调节炎症反应 TGF-$β_3$ 抑制瘢痕形成
胰岛素样生长因子（IGF-Ⅰ，IGF-Ⅱ）	血小板（IGF-Ⅰ 在肝脏中含量较高；IGF-Ⅱ 在胎儿生长过程中浓度较高）；作用类似生长激素	促进蛋白/细胞外基质合成；增加膜葡萄糖转运
血管内皮生长因子（VEGF）	巨噬细胞、成纤维细胞、角质细胞	类似 PDGF 内皮细胞促有丝分裂原（非成纤维细胞） 刺激血管生成
粒细胞-巨噬细胞集落刺激因子	巨噬细胞/单核细胞、内皮细胞、成纤维细胞	刺激巨噬细胞分化/增殖

EGF＝表皮生长因子；FGF＝成纤维细胞生长因子；PDGF＝血小板衍生生长因子；TGF＝转化生长因子

结缔组织遗传病

结缔组织遗传病（heritable diseases of connective tissue）是一组常见的基因缺陷性疾病，主要涉及一种结缔组织，如胶原蛋白、弹性蛋白或糖胺多糖。这里我们讨论五种主要的类型：埃勒斯-当洛综合征（Ehlers-Danlos syndrome，EDS）、马方综合征、成骨不全症（osteogenesis imperfecta）、大疱性表皮松解症（epidermolysis bullosa）、肠病性肢端皮炎（acrodermatitis enteropathica），其中每种疾病的治疗对外科医师来说都是一种挑战。

埃勒斯-当洛综合征

埃勒斯-当洛综合征是一种胶原蛋白形成缺陷性遗传病，表现为由 10 种病变组成的综合征。临床表现有以下特征：皮肤薄脆、血管明显，皮肤易出现血肿、青紫，伤口愈合差，异常瘢痕形成，易出现复发性疝，关节松弛，过度伸展，消化道易出血，腹腔容易出现裂孔疝、小肠憩室以及直肠脱垂。病人小血管脆弱、易撕裂，术中缝合止血困难，大血管易形成动脉瘤、静脉曲张、动静脉瘘和自发破裂[31~33]。如发现儿童有复发性疝和凝血障碍性疾病，尤其是合并有血小板异常和凝血因子水平减低，应考虑到患此病的可能。此病儿童腹股沟斜疝表现与成人相似，但要时刻注意防止撕扯皮肤和筋膜。由于腹横筋膜薄弱，所以腹股沟斜疝内环一般较大。此类斜疝的治疗同成人疝修补术，使用网片或粘片行无张力修补术后有较低的疝复发率[34]。表 9-3 描述了 EDS 各亚型的表现。

马方综合征

马方综合征（Marfan syndrome）是一种由于结缔组织中与弹性蛋白相关的细胞外原纤维蛋白缺陷性遗传病。病人往往表现为：体型瘦高，蜘蛛指（趾），韧带松弛，屈光不正，脊柱侧弯，漏斗胸和升主动脉瘤，易出现腹股沟斜疝。因组织松软易撕裂，对主动脉瘤破裂进行外科修补时较为困难。病人皮肤虽然松弛但并不影响创伤的愈合[35,36]。

成骨不全症

成骨不全症（osteogenesis imperfecta，OI）是 Ⅰ 型胶原蛋白变异所致。特征性表现为：骨质疏松，骨质变脆，肌肉松软，质

表 9-3	埃勒斯-当洛综合征各亚型的临床、遗传学和生化特性		
类型	临 床 特 征	遗传学特征	生化缺陷
Ⅰ	皮肤:松软,易于青肿,脆弱,瘢痕萎缩;关节活动度大、不稳;静脉曲张;早产	AD	未知
Ⅱ	除严重程度轻于Ⅰ型外,其他与之类似	AD	未知
Ⅲ	皮肤:软,伸展性良好,瘢痕正常;关节轻至中度活动性增大、不稳	AD	未知
Ⅳ	皮肤:薄而透明,可见皮下静脉影,瘢痕正常,皮肤松弛性良好;关节活动度正常;动脉瘤,肠道和子宫局部膨出破裂	AD	Ⅲ型胶原蛋白缺陷
Ⅴ	与Ⅱ型类似	XLR	未知
Ⅵ	皮肤:极度松弛,脆弱,易于出现青肿;关节活动度增大、不稳;肌张力减退;脊柱后凸畸形	AR	赖氨酸羟化酶缺陷
Ⅶ	皮肤:软,中度松弛,较坚强;关节极度松弛伴脱位	AD	Ⅰ型胶原蛋白基因缺陷
Ⅷ	皮肤:软,极度松弛,易于出现青肿,紫色异常瘢痕;关节活动度增大;弥漫性牙周炎	AD	未知
Ⅸ	皮肤:松软,松弛,膀胱憩室,局部膨出易于破裂;旋前和旋后动作受限;锁骨突出;枕骨隆突	XLR	赖氨酸氧化酶缺陷伴铜利用障碍
Ⅹ	凝血异常,其他类似Ⅱ型	AR	纤维连接蛋白缺陷

AD=常染色体显性遗传;XLR=X染色体隐性遗传;AR=常染色体隐性遗传

量减少,疝,韧带关节松弛。OI 有四种亚型。临床表现可轻微,也可为致命性。病人皮肤变薄,易发生血肿青紫。创伤后瘢痕形成正常,皮肤无过度松弛。此病手术困难,因病人骨质松脆,在很小应力作用下也会发生骨折[31,33]。表 9-4 列出了 OI 各亚型的特征性改变。

表 9-4	成骨不全症各亚型的临床及遗传学特征	
类型	临 床 特 征	遗传学特征
Ⅰ	骨骼脆性轻度增强,巩膜发蓝	显性遗传
Ⅱ	产前死亡,长骨弯曲,肋骨细,巩膜深蓝	显性遗传
Ⅲ	进行性出现畸形,多发骨折,易出现行走障碍,瘫痪	显性/隐性遗传
Ⅳ	轻到中度骨骼脆性增强;巩膜正常或色灰,身材较矮小	显性遗传

大疱性表皮松解症

大疱性表皮松解症(epidermolysis bullosa,EB)是一种表现为皮肤表皮与基底膜或真皮间组织黏附相关蛋白异常的基因缺陷性遗传病。轻微的创伤即可造成皮肤内组织分离,水疱形成。EB 分为三种主要类型:单纯型、接合型及营养不良型。其特征性改变为:上皮易于出现水疱和溃疡。因易于形成口腔糜烂和食管阻塞,此类病人营养状况较差,未愈伤口的处理较为棘手。外科处理包括行食管扩张术和胃造瘘术。手术切开皮肤时要小心,防止副损伤[34,37]。伤口表面需覆盖非黏附性棉垫并在其外再加厚层敷料以免水疱形成。

肠病性肢端皮炎

肠病性肢端皮炎(acrodermatitis enteropathica,AE)是一种与肠道摄取锌元素障碍有关的儿童常染色体隐性遗传病。因锌元素是 DNA 合成酶和反转录酶必需的辅助因子,锌元素缺乏会导致细胞增殖障碍,影响创伤过程中肉芽组织生成。AE 的典型表现为:创伤愈合障碍和四肢及体腔孔道的红斑脓疱病,结合血锌水平显著降低(<100μg/dl),AE 的诊断基本可以确立。每天口服硫酸锌 100~400mg,对伤口愈合障碍有积极的治疗作用[38,39]。

不同组织和部位的伤口愈合

胃肠道

胃肠道全层伤口的愈合在临床上仍存在很多问题,其愈合过程始于外科手术或其他方法将两断端吻合,这也是组织开始修复的第一步。尽管多种方式已用于胃肠道伤口吻合,如通过纽扣、塑料管和包裹等方法,但传统的丝线缝合和现代的吻合器吻合仍是关闭胃肠道伤口的主要方法。胃肠道伤口愈合失败将导致伤口裂开、漏液和胃肠道瘘的形成,后者有着较高的发生率和病死率。相反,所谓的过度愈合也会造成胃肠道管腔狭窄和梗阻。胃肠道伤口的修复对于恢复胃肠道管腔结构的完整性,恢复消化道正常的运动、吸收和屏障功能有极其重要的意义。

胃肠道全段有着共同的解剖学特点。管腔内上皮细胞以下为黏膜固有层和黏膜肌层,向外呈放射状和环形排列,主要由胶原蛋白和弹性纤维组成的黏膜下层,其内有大量血管和神经穿行,再向外为环形和纵向排列的平滑肌层,最外层结构为腹膜的延续-浆膜层。在胃肠道管壁各层结构中,黏膜下层的抗张力强度最大,也是伤口缝合主要的持力结构,了解这点对外科医师非常重要。另外,浆膜层的愈合为防止消化道管腔内液体外漏所必需。由于食管和直肠为腹膜外器官,大部分无浆膜覆盖,行消化道吻合术后有较高的消化道瘘发生率,可见浆膜层的愈合对于防止胃肠道吻合术后瘘的重要性。

胃肠道伤口经历与皮肤伤口类似的愈合过程,然而两者也有某些不同之处(表9-5)。胃肠道黏膜和浆膜层愈合后可不留有瘢痕。胃肠道吻合早期管腔的连续性,一方面依靠浆膜表面纤维蛋白形成防止管腔内液体外渗,另一方面依靠管壁结构,尤其是黏膜下层对缝线的持力作用,防止吻合部位的开裂。在胃肠道吻合术后1周内,由于吻合口处中性粒细胞、巨噬细胞和管腔内细菌等的存在,产生的胶原酶对吻合口胶原蛋白有降解作用,吻合口处管壁的抗张力强度可显著降低。在愈合早期,胶原酶有较强的活性,尤其在第3~5天,胶原蛋白的降解将大于合成作用。胃肠道吻合管壁的连续性依赖于吻合早期胶原蛋白的降解和数天后胶原蛋白的合成两者之间的平衡(图9-5)。整个胃肠道创伤后均有胶原酶的表

表9-5		胃肠道和皮肤伤口愈合的比较	
		胃 肠 道	**皮 肤**
伤口环境	pH	根据消化道不同部位外分泌腺体不同而变化	通常较恒定,除非伴有脓毒症和局部感染
	微生物	存在需氧及厌氧菌,尤其是在结、直肠,当腹腔污染时可引起感染	皮肤共生菌一般不引起感染,感染多来自外来污染或经血行传播
	剪切力	肠腔内批量传输及肠蠕动会对吻合口造成牵拉分散力	骨骼肌运动会增加缝合伤口的张力,但疼痛往往作为一种保护机制,避免局部剧烈运动
	组织氧供	根据局部血供和新生毛细血管形成而定	依靠循环氧供及氧的弥散
胶原蛋白合成	细胞类型	成纤维细胞和平滑肌细胞	成纤维细胞
	中毒因子	D-青霉胺对胶原蛋白交联无影响	严重影响胶原蛋白交联,降低伤口的抗张强度
	糖皮质激素	可增加消化道吻合口脓肿形成,不利于吻合口的愈合,应用存在异议	显著降低伤口胶原蛋白的生成聚集
胶原酶活性	—	管腔横断和吻合后胶原酶生成及活性增加;脓毒症时可降低缝线对吻合口的拉拢作用并可导致吻合口裂开	对皮肤伤口的影响不大
伤口抗张力强度	—	可迅速恢复到术前程度	比胃肠道组织恢复慢
瘢痕形成	年龄	胎儿伤口可见瘢痕形成	胎儿伤口愈合通常无瘢痕形成

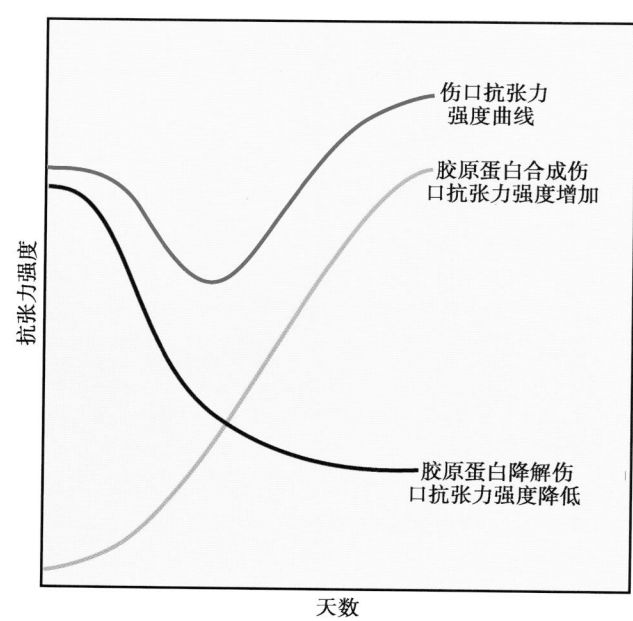

图9-5　胃肠道伤口愈合过程中胶原蛋白合成和降解之间的平衡示意图。当这种平衡破坏,胶原蛋白降解大于合成时,伤口抗张力强度将降低,持续时间将延长

达,但与小肠相比,结肠胶原酶的表达更为显著。在胃肠道愈合过程中,胶原蛋白主要由成纤维细胞和平滑肌细胞产生。结肠成纤维细胞有比皮肤成纤维细胞更强的胶原蛋白合成能力,这也反映了这两种组织中成纤维细胞表型和对细胞因子、生长因子反应性的差异。胃肠道吻合口最终的强度与胶原蛋白合成的数量无关,胶原蛋白基质的排列和结构可能更为重要[40]。

技术因素

传统观念认为胃肠道吻合口无张力,局部充足的血供和营养及避免感染是吻合口成功愈合的必要条件。尽管伤口愈合有共同的规律可循,但胃肠道吻合口的愈合有其特殊性。从技术来看,目前尚无最理想的肠道断端缝合技术。尽管关于胃肠道吻合方法的讨论一直未停止过,但目前尚无充足的证据表明某种吻合技术明显优于另外一种吻合方法(即手工吻合与吻合器吻合,连续缝合与间断缝合,可吸收线缝合与不可吸收线缝合,单层缝合与双层缝合)。最近的一项 meta 分析表明,应用吻合器行回结肠吻合比手工吻合有较低的吻合口瘘发生率,但尚无资料比较结肠间或小肠间两种吻合方法的差异[41]。然而,我们知道手工外翻缝合胃肠道有较高的消化道瘘和腹腔粘连发生率,但吻合口狭窄发生率却较低。既然没有较为理想的吻合方法,外科医师则应熟悉掌握几种吻合技术,根据具体情况灵活运用。

骨骼

骨创伤后局部发生多种变化,以恢复骨结构和功能的完整性。骨愈合过程与皮肤愈合有相似的病理过程,但又有其特殊性。骨折后骨折断端间血肿形成,其中还有部分失活的软组织、死骨和坏死的骨髓组织。其后血肿和坏死组织发生降解液化,骨折断端的正常骨质发生血管再生,有新生血管长入骨折断端间,类似软组织创伤修复形成的肉芽组织。此期的特征性临床表现为局部炎症反应性红肿。

创伤后 3～4 天,软组织桥接骨折断端(软骨痂期)。软组织沉积处有新生血管形成,这一过程还有内固定作用,防止对新生血管的破坏,并形成纤维软骨。骨折两端沿骨干外侧和内侧髓腔有软骨痂形成。此期的临床表现主要为局部炎症与疼痛症状的缓解。

接下来骨折愈合进入硬骨痂期,即软骨痂骨化成骨阶段,此期需经历 2～3 个月。新生骨承受应力的能力逐渐增大,并在影像学上表现为骨折愈合。新骨形成后还需经历改造塑形期,在此期多余的新生骨会逐渐被吸收,骨髓腔也会再通,最终恢复骨骼的正常形状和应力传导。

与皮肤愈合相同,骨折的愈合也需多种可溶性生长因子和细胞因子参与。其中研究最为广泛深入的是骨形态形成蛋白(bone morphogenic proteins,BMP)。BMP 属 TGF-β 超家族成员,可刺激间充质细胞向成骨细胞和成软骨细胞分化,从而直接影响骨和软骨的修复。其他生长因子如 PDGF、TGF-β、TNF-α、碱性成纤维细胞生长因子(basic fibroblast growth factor,BFGF)也通过介导骨愈合过程中的炎症反应和细胞增殖参与骨的修复。

软骨

软骨由软骨细胞与其周围的细胞外基质(由多种蛋白多糖、胶原纤维和水组成)构成。不同于骨,软骨本身缺乏血管,但软骨周围血管丰富,软骨的营养需通过基质弥散作用从外周摄取,所以软骨损伤后往往由于血供障碍,愈合困难。

软骨的愈合与损伤的深度密切相关。表浅的损伤会造成蛋白多糖基质和软骨细胞的破坏,通常无明显炎症反应,修复过程中蛋白多糖和胶原蛋白的合成完全依赖于软骨细胞,然而软骨的愈合能力有限,难以完全再生、修复。因此,软骨的表浅损伤往往愈合缓慢且不完全。

与表浅损伤不同,软骨的深层损伤往往会牵涉骨骼和软组织,导致这些组织中血管的破裂和肉芽组织的形成。出血会引起炎症反应并伴随细胞修复功能的激活。成纤维细胞迁移进入损伤区合成纤维组织发生软骨化,逐渐形成透明软骨,恢复软骨损伤区组织结构和功能的完整性。

肌腱

肌腱和韧带是肌肉和骨、骨与骨之间的连接结构,它们均由平行排列的成束胶原纤维和其间分散的梭形细胞构成。肌腱和韧带常发生撕裂伤、断裂伤和挫伤等多种损伤。由于与骨和肌肉相互运动,二者连接处一旦损伤往往出现分离。肌腱和韧带创伤愈合过程与身体其他组织部位相类似(即经历血肿形成、机化、再生和瘢痕形成)。修复过程中,组织基质内会有大量 I 型和 III 型胶原蛋白产生,水分、DNA、糖胺多糖含量也明显增加。当胶原纤维沿力线方向排列组合后,损伤区就可承受一定的张力,但损伤修复后的肌腱和韧带很难达到正常肌腱和韧带的机械强度。

肌腱的血管直接影响肌腱损伤的修复。血管稀少的肌腱较血供丰富的肌腱损伤修复过程中会有更多的瘢痕组织形成,且活动性差。肌腱中特有的腱细胞代谢活跃,即使在血供不良的情况下也有较强的再生能力。肌腱表面的细胞与腱鞘内层细胞对肌腱损伤的修复同样重要。

神经

神经损伤较为常见,美国每年估计有 20 万例神经损伤修复手术。外周神经由神经轴突、非神经细胞和细胞外基质组成。神经损伤可分为三种:神经麻痹(局部脱髓鞘),轴突断裂(神经轴突失去连续性,但轴突基底层施万(Schwann)细胞完整),神经断裂(神经横断)。以上三种损伤发生后,神经断端修复经历三个关键步骤:①受损轴突所在细胞体的存活;②轴突生长延伸穿越断端间隙达远端轴突;③再生神经末端向神经末端或靶器官迁移并与之连接。

吞噬细胞清除断端远侧退变的轴突及髓鞘(wallerian degeneration,沃勒变性)。近端再生的轴突向断端远侧轴突和周围组织长入,施万细胞包绕再生的轴突重新成鞘,当再生的轴突与远端神经或靶器官连接后,神经功能单位就建立起来了。多种因子如生长因子、细胞黏附分子和非神经细胞及受体等参与了神经损伤的修复。生长因子包括神经生长因子、脑源性神经生长因子、酸性和碱性成纤维细胞生长因子和神经介素。细胞黏附分子也参与了神经损伤的修复,包括神经黏附分子、神经元-胶质细胞黏附分子、髓磷脂黏附糖蛋白和 N-钙黏蛋白。生长因子和黏附分子间复杂的相互作用促进了神经的再生。

胎儿伤口的愈合

胎儿伤口的愈合与成人显著不同之处在于组织修复后很少有瘢痕形成。深入理解胎儿伤口愈合这一特点的机制，有助于治疗成人伤口过度纤维化和瘢痕的形成。尽管胎儿早期伤口的愈合类似正常组织再生，没有瘢痕形成，但在妊娠后3个月，胎儿伤口愈合的模式则逐渐开始向成人过渡，此期称之为"过渡性伤口愈合期"（transition wound）。此期伤口愈合虽仍无瘢痕形成，但是皮肤附属结构已无再生能力[42]。最终胎儿伤口愈合模式逐渐过渡到与成人相同，伤口愈合留有瘢痕，但愈合速度仍明显快于成人。

成人和胎儿伤口愈合模式的不同与多种因素有关，包括创伤所处的环境、炎症反应、不同生长因子的类型和创伤局部基质成分等。

伤口愈合的环境

胎儿处于无菌、恒温的羊水环境内，但仅此并不能解释其伤口愈合与成人的不同。实验表明在羊膜腔以外的无菌环境中也会发生伤口的无瘢痕愈合，但子宫损伤愈合后却仍有瘢痕形成[43,44]。

炎症

伤口愈合中瘢痕的形成与创伤后炎症反应的范围和强度直接相关。胎儿免疫系统尚未成熟，不但白细胞计数少，而且伤口局部 PMNs 和巨噬细胞数量也少[45]，创伤炎症反应轻微，所以伤口愈合无明显瘢痕形成。

生长因子

胎儿伤口局部缺乏 TGF-β，而 TGF-β 对于伤口愈合瘢痕的形成有重要作用。以抗体中和 TGF-β_1 或 TGF-β_2 可显著减少成人伤口愈合瘢痕的形成。外源性给予 TGF-β_3 可降低伤口局部的 TGF-β_1 和 TGF-β_2 水平，从而减少瘢痕的形成[46]。可见，TGF-β 各亚型的浓度与活性对伤口愈合瘢痕的形成有重要的调节作用。

伤口局部基质成分

胎儿伤口愈合一个显著的特点是伤口局部由成纤维细胞产生大量大分子黏多糖-透明质酸。尽管成人伤口愈合也有透明质酸的产生，但只在胎儿伤口愈合过程才可持续合成。羊水中成分，尤其是胎尿，有刺激透明质酸合成的作用[47]。胎儿成纤维细胞合成胶原蛋白的能力强于成人，大量透明质酸的产生有助于这些胶原纤维的排列与整合。也正因这一发现，透明质酸被用于促进伤口愈合，抑制术后粘连[48]。

伤口的分类

伤口有急性和慢性之分。急性伤口愈合有一定的规律和时程，并发症少，愈合效果好。外科伤口有多种愈合方式，清洁的切割伤口缝合后可一期愈合。对于伤口有污染或组织有缺损的伤口则需敞开伤口，最终肉芽组织形成，伤口收缩，二期愈合。延迟一期愈合或三期愈合是在以上两种愈合方式基础上，敞开伤口数天后再缝合关闭伤口，实现愈合（图9-6）。

急性伤口愈合时间不等，差异较大（图9-7）。急性伤口正常愈合后，机械强度和完整性逐渐增加并达到平台期，而延迟愈合尽管最终也能达到正常愈合的组织机械强度和完整性，但速度明显慢于正常。

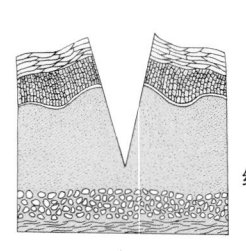
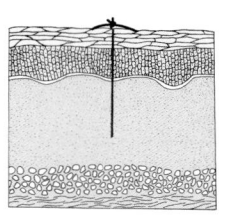

一期愈合

上皮/表皮形成（上皮化）

结缔组织修复

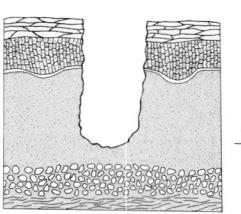
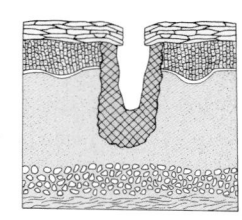

二期愈合

伤口收缩
上皮/表皮形成（上皮化）

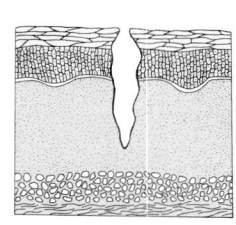
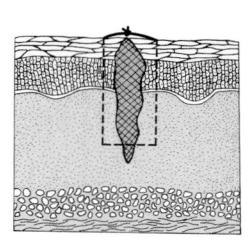

三期愈合

伤口收缩

结缔组织修复

图9-6　关闭愈合急性伤口的不同方法

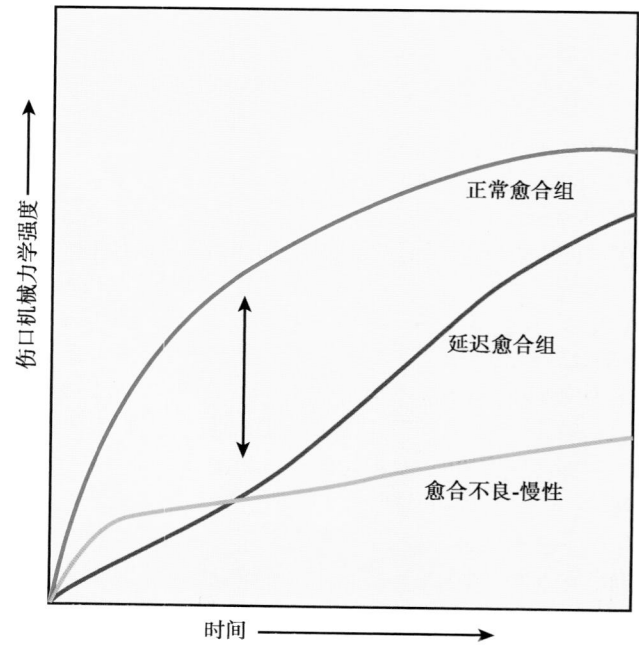

图9-7　正常、延迟和愈合不良伤口在愈合过程中伤口机械力学强度的变化

某些情况下,如营养不良、感染或严重创伤常导致伤口延迟愈合,在这些病理生理因素纠正后方可正常愈合。伤口愈合不良的一个显著特点是:伤口无法达到正常愈合伤口的机械力学强度。免疫系统受损病人,如糖尿病、长期服用类固醇激素或有组织放射性损伤,易于出现伤口愈合不良。外科医师必须熟悉这些情况,精心选择手术切口和缝合方法,加强术后护理及辅助治疗,最大限度地促进伤口愈合,减少并发症。

伤口的正常愈合也会受到多种全身及局部因子的影响(表9-6)。临床医师必须熟悉这些影响因素,消除和对抗不利因素。多种不利因素将导致伤口愈合过程中产生并发症,造成组织愈合不良或慢性不愈。

表 9-6	影响伤口愈合的因素
全身因素	**局部因素**
年龄	机械损伤
营养	感染
创伤	水肿
代谢性疾病	组织缺血/坏死
免疫抑制	局部因素
结缔组织病	离子射线
吸烟	缺氧
	异物

影响伤口愈合的因素

高龄

多数外科医师认为,高龄病人正常的生理机能减退会影响和延迟伤口的愈合。临床实践似乎也证明了这一观点。研究表明,外科手术病人中高龄与伤口愈合不良,如伤口裂开、切口疝等直接相关[49,50]。然而这些研究并未将高龄病人自身可能影响伤口愈合的基础疾病因素考虑进去。高龄病人中,心血管疾病、代谢性疾病(糖尿病、营养不良、维生素缺乏)、肿瘤等发病率较高,都会影响伤口的正常愈合。另外,普遍服用的某些药物也会对伤口愈合造成不良影响。然而,近来的临床实践告诉我们,老年人大都可耐受手术,伤口也可正常愈合。

关于年龄对伤口愈合影响的试验结果却有所不同。年龄 >70 岁的健康受试者,表皮伤口上皮化较年轻健康受试者晚1.9 天[51]。而在另一伤口纤维化微模型试验中,年老和年轻受试者伤口内 DNA 和羟脯氨酸含量则无显著性差异。不过,年轻受试者伤口内反映总蛋白含量的 α 氨基氮水平却显著高于年老受试者。所以,尽管年老病人伤口内胶原蛋白合成能力未减退,但非胶原蛋白含量却较年轻病人显著减少,从而影响伤口瘢痕的机械强度。

缺氧、贫血和低灌注

伤口局部缺氧对伤口愈合的各个方面均有极其不利的影响。尽管创伤局部的低氧状态开始时可刺激和引发伤口愈合过程中的成纤维作用,但同时也会显著抑制这一反应。胶原蛋白合成过程中需要氧作为辅助因子,尤其是羟基化反应。

术中及术后提高吸氧浓度(FiO_2)可增加皮下组织氧张力,从而有利于伤口局部胶原蛋白合成量的增加,降低局部感染率[52~54]。

由于全身(低血容量或心力衰竭)或局部(血管稀少,血管收缩或组织张力大)因素造成的伤口局部低灌注也是影响氧供的主要因素。皮下毛细血管床的收缩作用对全身血容量变化情况、体温和术后疼痛引起的交感神经张力增高等因素较为敏感。及时纠正这些不利因素可显著改善伤口愈合的结果,尤其是降低伤口的感染率[53-55]。血容量正常的轻、中度贫血对伤口局部氧张力和胶原蛋白合成无不良影响,除非血细胞比容低于 15%[55]。

糖皮质激素和化疗药物

大剂量或长期服用糖皮质激素可减缓伤口胶原蛋白的合成[56]。糖皮质激素主要影响伤口愈合过程中的炎症反应期(血管生成、中性粒和巨噬细胞的迁移、成纤维细胞的增生)和溶酶体酶的释放。糖皮质激素的抗炎作用越大,其对伤口愈合的抑制作用也就越强。创伤后 3~4 天使用糖皮质激素对伤口愈合的影响与术后立即使用糖皮质激素几无差别。因此,如有可能,在伤口愈合早期应尽量延缓糖皮质激素的使用或改用抗炎作用较小的其他药物。

除了影响胶原蛋白的合成,糖皮质激素还抑制伤口的收缩和上皮形成,并增加伤口感染的发生率[56]。局部使用维生素 A 可逆转皮肤损伤时糖皮质激素的这种抑制作用,刺激伤口上皮的形成,促进伤口愈合过程中胶原蛋白的合成[56,57]。

所有抑制代谢作用的肿瘤化疗药物均可通过抑制伤口愈合过程中早期细胞的增生和 DNA、蛋白的合成而对伤口的愈合产生不利影响。损伤 2 周后再使用这些药物可减少这种不良影响[58]。大多数化疗药物如渗漏到血管外还会造成组织局部坏死、溃疡和伤口延迟愈合[59]。

代谢障碍

糖尿病作为一种代谢性疾病可增加伤口的感染率,出现伤口愈合问题[60]。如糖尿病病人血糖控制不佳,可降低伤口局部的炎症反应、血管生成和胶原蛋白的合成。另外,糖尿病引起的血管并发症还会造成局部组织缺氧。糖尿病病人存在粒细胞功能缺陷,组织毛细血管生成障碍,成纤维细胞增殖受抑。肥胖、胰岛素抵抗、血糖过高、糖尿病肾病均会严重影响伤口的愈合[61]。糖尿病动物损伤模型研究显示,早期给予胰岛素治疗可恢复伤口局部胶原蛋白合成和肉芽组织生成至正常水平[62]。清洁无污染、组织灌注良好的 I 型糖尿病受试者,无论血糖控制如何,伤口内胶原蛋白含量均减少;而对于 II 型糖尿病受试者,伤口内胶原蛋白的合成与同龄健康人群相比无显著差异[63]。此外,糖尿病病人伤口内愈合所必需的生长因子水平低下。糖尿病病人伤口内胶原蛋白含量的减少,究竟是由于其合成减少,还是异常分解代谢增强所致,目前尚不清楚。

术前积极纠正糖尿病病人的血糖水平有利于术后伤口的愈合。增加伤口局部氧张力,适当使用抗菌药物,积极纠正其他并存的代谢异常,均会促进伤口的愈合。

尿毒症也会造成伤口愈合不良。在尿毒症动物模型中,可见伤口内胶原蛋白合成减少,伤口抗张强度减低。但排除其他与尿毒症相关的营养不良因素,就其本身对伤口愈合的影响尚难以评估[61]。临床上通过透析纠正尿毒症代谢异常和改善营养状况均会促进此类病人伤口的愈合。

营养

营养对创伤和手术后的恢复作用早在希波克拉底时代已被人们认识到。营养摄入不足或个别元素的缺乏可显著影响伤口愈合的各个方面。临床医师应充分重视创伤病人的营养状况,伤口愈合不良及伤口的感染往往正是病人营养不良的反映。尽管营养和伤口愈合之间的关系尚未充分阐明,人们一直在努力探索伤口的营养疗法,开发促进伤口愈合的营养药物治疗手段。

给予啮齿类动物无蛋白或4%蛋白饮食将减少伤口愈合中皮肤与筋膜胶原蛋白的沉积,从而降低伤口的抗张力强度和增加伤口的感染率。仅给予50%的正常所需热量饮食可造成大鼠伤口内肉芽组织和基质蛋白合成减少。禁食则会显著降低伤口内前胶原蛋白 mRNA 的合成,从而抑制胶原蛋白的生成[64]。

临床上很少能见到单纯热量或蛋白缺乏的营养不良,大多数为二者的混合性营养不良。测定受试者皮下种植的聚四氟乙烯管内生长组织的羟脯氨酸含量(胶原蛋白生成的指标),可见营养不良病人该指标显著低于营养正常的病人(图9-8)。营养不良还会增加术后伤口愈合的并发症,导致伤口

愈合不良。此类病人伤口内细胞免疫功能低下,巨噬细胞、中性粒细胞吞噬和杀伤胞内细菌的能力降低[64]。

与营养相关的另外两个问题值得注意。首先,与实验动物不同,人类营养的缺乏不会持续很长时间。受伤前或术前病人短暂的营养摄入不足会引起伤口成纤维作用降低[65,66]。其次,对营养不良和术后饥饿病人,通过肠外或肠内营养支持治疗可逆转或防止伤口内胶原蛋白合成的减少[67]。

在过去的数十年内,有关单一氨基酸在伤口愈合中作用的研究表明,精氨酸对促进伤口愈合过程中的成纤维作用有重要意义。乏精氨酸喂养导致大鼠伤口内胶原蛋白含量减少,伤口抗张力强度减低。在补充1%的盐酸精氨酸后,伤口内胶原蛋白合成显著增加,伤口的抗张力强度亦随之增强[68]。年轻健康志愿受试者(25~35岁)每天口服补充30g门冬氨酸精氨酸(含17g精氨酸)或30g盐酸精氨酸(含24.8g精氨酸),14天后伤口内胶原蛋白合成量显著增加[69]。老年健康志愿受试者(67~82岁)每天补充30g门冬氨酸精氨酸,2周后与补充安慰剂组相比,伤口内胶原蛋白的合成和总蛋白含量也显著增加。进一步研究发现,补充精氨酸后,伤口内DNA的合成并未增加。这表明精氨酸促胶原蛋白合成的作用并不是通过促进炎症反应而介导[70]。研究还发现,补充精氨酸对表皮损伤后的上皮化作用并无影响。可见精氨酸对伤口愈合的作用主要是增加胶原蛋白的合成而实现。最近另一项研究表明,饮食补充精氨酸、β-羟基-β-甲基丁酸和谷氨酰胺,与饮食补充等热量等氮饮食组比较,可显著增加老年健康志愿受试者伤口内胶原蛋白的合成量(图9-9)[71]。在伤口愈合前几周,伤口的抗张力强度与伤口愈合过程中胶原蛋白合成量直接相关。所以,补充精氨酸后增加伤口内胶原蛋白的合成,势必会增加愈合伤口的

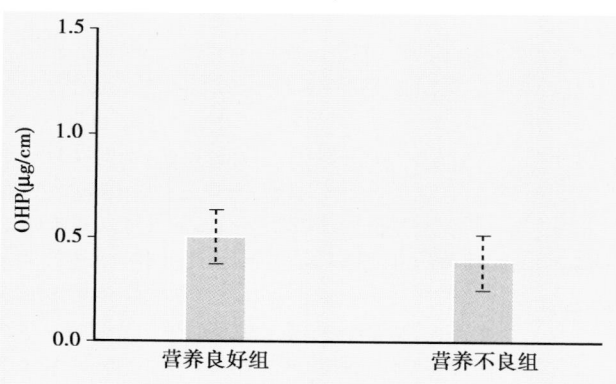

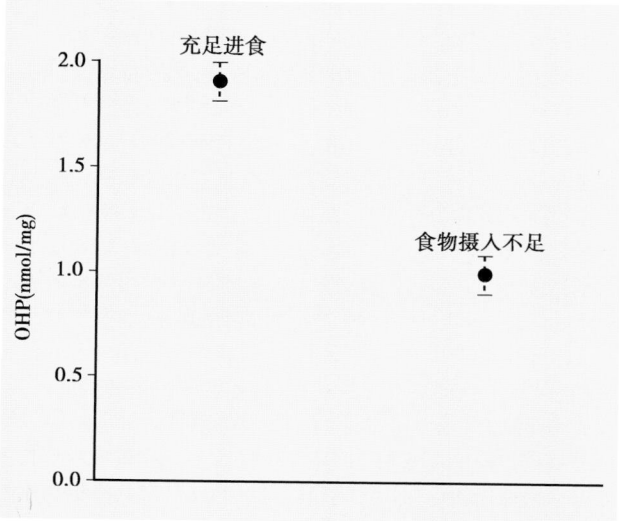

图9-8　营养不良对伤口愈合过程中胶原蛋白合成的影响。OHP=羟脯氨酸

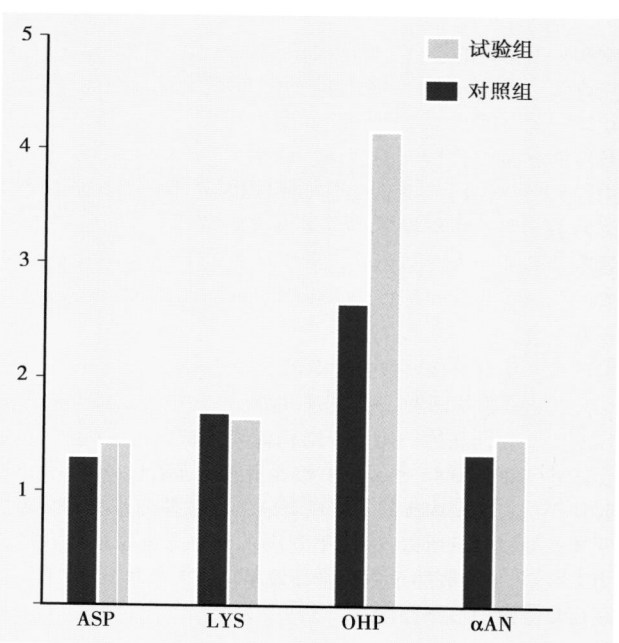

图9-9　志愿者饮食补充精氨酸、β-羟基-β-甲基丁酸乙酯和谷氨酰胺后,第14天和第7天伤口内门冬氨酸(ASP)、羟脯氨酸(OHP)、赖氨酸(LYS)和α-氨基氮(αAN)的比值。* P<0.05(来源:Williams JZ, etal[71],经同意)

机械强度。

与伤口愈合密切相关的还有维生素 C 和维生素 A。坏血病，即维生素 C 缺乏症，伤口愈合不良主要是因为伤口内胶原蛋白合成和交联障碍所致。在胶原蛋白合成生化反应中，脯氨酸和赖氨酸羟基化转变为羟脯氨酸和羟赖氨酸需要维生素 C 的参与。维生素 C 缺乏还会导致伤口感染率增加，伤口一旦发生感染，将会严重影响其愈合。这主要是由于维生素 C 缺乏会造成中性粒细胞功能降低、补体活性减低、胶原蛋白合成障碍继发的阻隔细菌的机械屏障受损所致。对于大多数非吸烟病人，维生素 C 的推荐量为每天 60mg，但对于严重创伤和大面积烧伤病人，维生素 C 的每天需要量需增加到 2g。尚无证据表明大剂量补充维生素 C 有毒副作用，然而也无资料证明其超量服用的益处[72]。

维生素 A 缺乏也会影响伤口的愈合，补充维生素 A 则会促进伤口的愈合。维生素 A 可能通过降低溶酶体膜的稳定性，增加伤口愈合过程中的炎症反应，使伤口局部巨噬细胞数量和活性增强，促进胶原蛋白的合成。在体外成纤维细胞培养基中补充维生素 A 可促进成纤维细胞胶原蛋白的合成和表皮生长因子受体的含量。在糖皮质激素和化疗药物章节中已提及维生素 A 有逆转糖皮质激素对伤口愈合的抑制作用。同样，维生素 A 也可逆转糖尿病、肿瘤、环磷酰胺和放射性损害等对伤口愈合的不良作用。严重创伤病人，建议每天补充 25 000～100 000IU 的维生素 A 以利于伤口的愈合。

特定矿物质和微量元素的缺乏与伤口愈合之间的关系较为复杂。临床上更为常见的是多种微量元素及常见营养素的缺乏。正如上述维生素的作用，微量元素也常作为伤口愈合过程所需酶类的辅助因子发挥作用。临床工作中预防微量元素的缺乏要比诊断其缺乏容易得多。

锌是伤口愈合过程中被人们了解最多的微量元素。几个世纪以前，锌就被用于皮肤病的治疗。锌为伤口愈合所必需，是愈合过程中 150 多种已知酶类的组成部分或辅酶[73]。锌的缺乏可降低成纤维细胞的增殖和胶原蛋白的合成，减弱伤口的机械强度，延缓伤口的上皮化。当然补锌可逆转这些不良作用。至今尚无研究表明给不存在锌元素缺乏的病人补充锌元素可促进伤口的愈合[74]。

感染

伤口感染是一个严重影响手术效果（手术部位感染）、住院时间和医疗费用的问题[75]。很多成功的手术都因伤口感染而以失败告终。例如假体植入手术发生感染，则需再次手术取出内置物，这将大大地增加病人手术并发症和死亡的风险。感染也会削弱腹部伤口缝合后及疝修补术后腹壁的强度，甚至会造成腹壁伤口裂开和疝的复发。从美容的角度来看，伤口感染还会造成局部变形，影响美观和伤口的延迟愈合。

大量深入的研究旨在找到一种防止术后伤口感染的预防措施。皮肤的表皮层可有效地防止细菌的入侵，手术破坏了表皮的完整性，给了细菌入侵可乘之机。预防性使用抗菌药物，确保手术时切口组织有足够的抗菌药物浓度，可有效地防止伤口的感染。所以，选择合适剂量的抗菌药物和给药时间，确保手术切口有效的抗菌药物浓度，是防止手术伤口感染的重要举措[76]。显然，待手术发生细菌污染后再给予抗菌药物则难以达到预防感染的目的。

一项对照研究表明，Ⅱ、Ⅲ 和 Ⅳ 类手术（见下）术前预防性使用抗菌药物，伤口感染发生率是未使用抗菌药物组的 1/3[77]。最近的研究表明，对于手术时间较长，超过抗菌药物半衰期（$t_{1/2}$）的手术，或术中失血较多需大量补液者，追加或重复给予抗菌药物为降低术后伤口感染所必需[78,79]；另外，有人造物植入或伤口可能有污染的手术，术后 24 小时内应追加使用抗菌药物。

抗菌药物的选择应个体化。应根据手术的种类、术中可能被污染的细菌、所在医院的耐药细菌谱等，选择抗菌药物预防伤口感染。耐甲氧西林金黄色葡萄球菌和耐万古霉素肠球菌的广泛出现大大地限制了常规抗菌药物的选用。具体可参照表 9-7[78]。

表 9-7	外科抗菌药物预防性应用		
手术类别	常见致病菌	推荐抗菌药物	成人术前用量[a]
心脏	金黄色葡萄球菌、表皮葡萄球菌	头孢唑林	1～2g IV[c]
		或头孢呋辛	1.5g IV[c]
		或万古霉素[b]	1g IV
胃肠道、食管、胃十二指肠	肠道 G⁻ 杆菌、G⁺ 球菌	仅用于高风险时[d]：头孢唑林	1～2g IV
胆道	肠道 G⁻ 杆菌、肠球菌、梭状芽孢杆菌	仅用于高风险时[e]：头孢唑林	1～2g IV
结直肠	肠道 G⁻ 杆菌、厌氧菌、肠球菌	口服：新霉素+红霉素[f] 或甲硝唑[f]	—
阑尾切除、未穿孔[h]	—	肠外用药：头孢西丁[g]	1～2g IV
		或头孢唑林+	1～2g IV
		甲硝唑[g]	0.5g IV
		或氨苄西林/舒巴坦	3g IV
泌尿生殖系[i]	—	仅用于高风险时：环丙沙星	500mg PO 或 400mg IV

表9-7　外科抗菌药物预防性应用（续）			
手术类别	**常见致病菌**	**推荐抗菌药物**	**成人术前用量**
妇产科 　经阴道、经腹、腹腔镜子 　　宫切除术 　剖宫产 　流产	肠道 G⁻ 杆 厌氧菌、乙型链球菌、肠球菌 同子宫切除 同子宫切除	头孢西丁ᵍ或头孢唑林ᵍ 或氨苄西林/舒巴坦ᵍ 头孢唑林ᵍ 妊娠早期、高风险ʲ：水溶性青霉素 　G 或 多西环素 中期妊娠：头孢唑林ᵍ	1～2g IV 3g IV 1～2g IV 脐带切断后 200 万 U IV 300mg POᵏ 1～2g IV
头颈外科 　经口或咽黏膜切口	厌氧菌、肠道 G⁻ 杆菌、金黄色 葡萄球菌	克林霉素+ 庆大霉素 或头孢唑林	600～900mg IV 1.5mg/kg IV 1～2g IV
神经外科	金黄色葡萄球菌、表皮葡萄球 菌	头孢唑林 或万古霉素ᵇ	1～2g IV 1g IV
眼科	表皮葡萄球菌、金黄色葡萄球 菌、链球菌、肠道 G⁻ 杆菌、假 单胞菌属	庆大霉素、妥布霉素、环丙沙星，加 　替沙星、左氧氟沙星、莫西沙星， 　氧氟沙星或新霉素，短杆菌肽， 　多黏菌素 B 或头孢唑林	局部滴眼>2～24h 100mg 结膜下给药
骨科	金黄色葡萄球菌、表皮葡萄球 菌	头孢唑林ˡ 或头孢呋辛ˡ 或万古霉素ᵇ,ˡ	1～2g IV 1.5g IV 1g IV
胸外科	金黄色葡萄球菌、表皮葡萄球 菌、链球菌、肠道 G⁻ 杆菌	头孢唑林或 头孢呋辛或 万古霉素ᵇ	1～2g IV 1.5g IV 1g IV
血管 　动脉手术、包括放置支 　　架、人造血管、腹主动 　　脉或腹股沟切开 　下肢缺血性疾病截肢	金黄色葡萄球菌、表皮葡萄球 菌、肠道 G⁻ 杆菌 金黄色葡萄球菌、表皮葡萄球 菌、肠道 G⁻ 杆 梭状芽孢杆菌	头孢唑林 或万古霉素ᵇ 头孢唑林 或万古霉素ᵇ	1～2g IV 1g IV 1～2g IV 1g IV

　　a. 术前 60 分钟内单次静脉给予抗菌药物预防感染。对于手术时间较长（>4 小时）或术中失血量大者，如肾功正常，根据所用抗菌药物的半衰期，追加给药 1～2 次。如所用抗菌药物为万古霉素或喹诺酮类药物，应于切皮开始前 60～120 分钟静脉给药，尽量减少药物对麻醉诱导可能产生的影响，并保证手术时组织内足够的药物浓度。

　　b. 万古霉素用于某些医院内，耐甲氧西林金黄色葡萄球菌（MRSA）和表皮葡萄球菌为常见术后感染致病菌及病人先前感染过 MRSA 或对青霉素、头孢菌素过敏的情况。快速 1C 给药可能会导致血压增高，这在麻醉诱导时非常危险。即使给药时间大于 60 分钟，也可能会发生高血压。给予苯海拉明（和其他）并减慢输液速度可起到预防和治疗作用。

　　某些专家对体重大于 75kg 的病人给予万古霉素的剂量为 15mg/kg，最大量 1.5g，缓慢静脉输注（1.5g 输注 90 分钟）。为了将抗菌谱涵盖 G⁻菌，大多数用药参考还对头孢菌素过敏者同时给予头孢唑林或头孢呋辛预防感染。而对头孢菌素过敏者在给予万古霉素同时另加环丙沙星、左氧氟沙星、庆大霉素或氨曲南中任意一种防治感染。

　　c. 某些医疗顾问还建议对行心脏开放性手术中病人脱离体外循环后追加一次给药剂量。

　　d. 病理性肥胖，食管阻塞，胃酸或胃肠运动功能减低。

　　e. 年龄>70 岁，急性胆囊炎，无功能胆囊，梗阻性黄疸或胆总管结石。

　　f. 适当饮食及导泻后，于次日上午 8 点手术前的一天，分别于下午 1 点、2 点和 11 点给予 1g 新霉素+红霉素，或者分别于下午 7 点和 11 点给予 2g 新霉素+2g 甲硝唑。

　　g. 对青霉素和头孢菌素、克林霉素过敏者，可在给予克林霉素的同时选用庆大霉素、环丙沙星、左氧氟沙星或氨曲南。

　　h. 对阑尾破裂、穿孔，治疗通常需 5 天左右，对术后伤口裂开抗菌谱需涵盖院内感染致病菌。

　　i. 尿液细菌培养阳性或未行尿培养，术前留置导尿，经直肠前列腺活检，放置假体。

　　j. 之前有盆腔炎性疾病，淋病或有多个性伙伴的病人。

　　k. 分成流产前 1 小时 100mg 和流产后 1.5 小时 200mg。

　　l. 如需使用止血带，使用前必需全量给予抗菌药物。

　　人工心脏瓣膜置换或植入人造血管、骨科假体的手术,术中、术后出现菌血症的可能性很大,术前应预防性使用抗菌药物。牙科手术,要求预防性使用广谱青霉素或阿莫西林。泌尿外科手术,则需预防性给予第二代头孢菌素。行胃肠道修复手术的病人,应给予抗厌氧菌药物联合头孢菌素预防术后感染。

　　伤口感染的发生率为 5% ~ 10%,这在过去几十年内无明显变化。如果伤口内细菌个数>10⁵,则伤口发生感染的几率会显著增加,但在有异体材料存在时,这一阈值将会更低。伤口感染的病原菌来源通常为病人皮肤、黏膜或空腔脏器的固有菌群,常见的致病菌依次为金黄色葡萄球菌、溶血性链球菌、肠球菌和大肠埃希菌。手术伤口感染的发生率与手术的污染程度直接相关(清洁-Ⅰ类、清洁污染-Ⅱ类、污染-Ⅲ类、感染-Ⅳ类)。多种因素与术后伤口感染有关。大多数外科伤口感染出现在术后 7 ~ 10 天,还有少数感染在术后数年后才明显表现出来。由于住院时间越来越短,许多术后感染发生于病人出院后,所以术后伤口感染发生率比实际报道的要高。对伤口感染的确切定义一直存在争议。狭义是指:伤口内有脓液引出,并且细菌培养可见到致病菌。广义包括:伤口化脓,不管细菌学培养是否为阳性;外科手术后的伤口;外科医师认为发生感染的伤口[80]。

　　从解剖层次来说,伤口感染可划分为浅表性和深部感染。约 3/4 的伤口感染为浅表性感染,感染深度仅涉及皮肤和皮下组织,而深部感染则深达筋膜、肌肉或腹腔。如术后伤口出现红肿、压痛,则伤口感染的诊断很容易确定。但临床上伤口感染的表现往往并不十分典型,术后低热、不明原因的轻度白细胞升高和伤口疼痛,均提示伤口可能发生感染。检查手术伤口发现缝线周围皮肤轻度水肿,呈蜡样改变,是伤口早期感染的表现。如怀疑伤口已发生感染,则应将可能感染部位的缝线拆除几针,暴露至皮下,并塞入无菌纱布条引流观察。如见伤口内有脓液流出或引出,则应进一步扩大局部伤口,显露皮下甚至更深层,充分暴露脓腔,并将脓液行厌氧及需氧细菌学培养检查,通常并不需要使用抗菌药物。但对于存在免疫抑制(糖尿病、使用糖皮质激素和化疗药物)或全身感染中毒症状和有人造物植入(血管、心脏瓣膜移植、人工关节置换及补片植入等)的病人,则应全身应用抗菌药物防治感染[80]。

　　深部伤口感染发生于深筋膜深部或浅层,往往有腹腔内感染病灶。大多数腹腔内感染灶与伤口不相通。深部感染主要表现为发热和外周血白细胞计数升高。腹腔内或深筋膜以下深部脓肿可延伸至皮下,出现伤口自发溢脓,在引流浅表脓液时被发现,有时还会发生伤口裂开。深部感染最危险的类型是坏死性筋膜炎,尤其在高龄病人中有很高的死亡率,感染可侵及深筋膜并导致继发性皮肤坏死。坏死性筋膜炎的病理改变为皮肤和深层组织间血管内脓性血栓形成,皮肤出现出血脓疱和明显的坏死,周围皮肤炎性水肿。通常,深筋膜坏死的范围要大于皮肤发生改变和医师估计的范围。病人表现为全身感染中毒症状,出现高热、心率增快、明显的低血容量表现,如不及时纠正,可能会发展为循环衰竭。细菌学分析,坏死性筋膜炎为混合性感染,脓液样本应做涂片革兰染色和细菌培养,以指导诊断和用药。在行细菌学检查后,应立即开始大剂量青霉素行抗感染治疗(2000 万 ~ 4000 万 U/d,Ⅳ)。在手术麻醉前,应尽快补充电解质溶液、全血和(或)血浆,稳定循环系统。外科治疗的目的在于彻底清除所有坏死的皮肤及深筋膜。如坏死深筋膜表面皮肤尚未坏死,可在该处皮肤上多处纵向切口以利于切除其下方的坏死深筋膜。尽管清除全部坏死组织是最初手术的目的,但区别坏死或单纯水肿组织有一定困难。每 12 ~ 24 小时仔细检查将会发现有新的坏死区出现,再进行坏死组织清理。当所有坏死组织彻底清除,感染得以控制后,伤口表面可覆盖自体或异体组织,等待进一步重建和自体移植手术。

　　不管是急性还是慢性伤口,只要伤口敞开,伤口内细菌的存在一般不至于造成感染。另外,即使伤口内细菌增殖也未必会引起伤口的感染。为了明确什么是真正的伤口感染,必需区分以下三个概念:伤口的污染(contamination)、细菌的定殖(colonization)和伤口的感染(infection)。伤口的污染指伤口沾染有细菌,但细菌尚无繁殖。细菌的定殖是指伤口内细菌大量繁殖但尚无机体的炎症反应。伤口的感染则是指机体对伤口内定殖细菌产生抗菌及炎症反应。机体的反应有助于区分慢性伤口中的感染和细菌定殖。在诊断伤口感染时机体的炎症反应包括蜂窝织炎、伤口的异常分泌物、伤口延迟愈合、疼痛变化、肉芽组织生长异常、伤口颜色和气味异常等。

　　正如前面止血和炎症章节所述,中性粒细胞在防止伤口感染方面起主要作用。慢性肉芽肿性疾病(CGD)是一组 X-连锁/常染色体隐性遗传病,该病缺乏还原性烟酰胺腺嘌呤二核苷酸磷酸(NADP)依赖性氧化酶,导致中性粒细胞对致病微生物的杀伤障碍。病人易于反复感染细菌和真菌而形成局部肉芽肿,阻塞消化道和泌尿生殖道,伤口愈合不良。当病人患有伤口感染或阻塞性并发症时,外科医师处理起来也较为棘手。

　　四唑氮蓝还原试验可用于诊断 CGD,正常中性粒细胞可还原四唑氮蓝,而患有 CGD 的病人却不能,通过光比色法有助于该病的诊断。临床上的一些反复感染性疾病,如肺炎、淋巴结炎、肝脓肿和骨髓炎,常见的致病菌为金黄色葡萄球菌、曲霉菌、克雷伯杆菌、沙雷菌和念珠菌。当 CGD 病人需要手术治疗时,术前需行肺功能检查,因为此病病人易于患阻塞性和限制性肺病。感染是此类病人伤口的主要和常见并发症。因伤口愈合一般较慢,所以伤口拆线应尽可能晚些。脓肿引流应持续到感染完全消退为止[81]。

慢性伤口

　　慢性伤口是指那些未经正常愈合过程恢复解剖和功能完整性的伤口,或虽经修复但解剖和功能恢复不良的伤口。伤口超过 3 个月未愈者被视为慢性伤口。软组织创伤或血管病变引起的皮肤溃疡通常被认为是慢性伤口,而且所占比例最大。除了前面章节所述引起伤口延迟愈合的因素外,其他原因如反复性损伤、组织低灌注和缺氧、过强的炎症反应,均可造成慢性伤口。

　　对正常伤口愈合过程中的调节信号无反应也是造成慢性伤口的因素之一。伤口局部正常生长因子合成障碍[82],蛋白酶过度表达或蛋白酶抑制剂异常引起的生长因子过度降解,均是伤口愈合中调节信号无反应的原因[83]。慢性伤口局部分离出的成纤维细胞,可能由于衰老[84]或生长因子受体表达下降,增殖能力显著降低[85]。慢性伤口由多种病因造成,以下将对其最常见的几种病因展开讨论。

任何长期未愈伤口（马乔林溃疡）都有发生慢性溃疡恶变的可能，任何长期未愈的伤口都有向恶性转变的倾向。发生恶变的伤口与良性病变伤口的区别在于前者的创缘组织层次和结构完全改变。对怀疑有伤口恶变的病例，必需行创缘组织活检以排除恶变。来源于慢性伤口的癌变常常是鳞状细胞癌和基底细胞癌。

动脉缺血性溃疡

动脉缺血性溃疡是由于组织缺血所致。伤口局部的剧痛是其主要临床表现，通常还有其他周围血管疾病的症状，如间歇性跛行、静息痛、夜间痛和局部皮肤色泽改变。病变通常发生于四肢末端，如指/趾间隙，当然也有发生在肢体近端的溃疡。查体时，可见相应肢体动脉搏动减弱或消失，踝-肱血压指数降低，溃疡肉芽组织不健康。另外，还有其他外周动脉缺血表现，如皮肤干燥、毛发稀少、脱屑和皮肤苍白。溃疡本身表浅，边缘光滑，溃疡底部和周围皮肤苍白。对这种溃疡的治疗包括两方面：一方面需重建血供，另一方面需加强伤口护理[86]。在重建血供后这种溃疡多可成功愈合。

对于四肢缺血病变病人，预防出现缺血坏死性病变很重要意义。长期卧床的病人，尤其是那些在 ICU 病房内给予镇静治疗、精神异常、周围神经病变及截瘫病人，很容易发生压疮。去除约束袜套（重度缺血性疾病病人），勤翻身和变换体位，对于预防这种溃疡非常重要[87]。

静脉淤滞性溃疡

尽管大家都认为静脉性溃疡是由于静脉淤滞和静脉内压力增高所致，但静脉性溃疡发生和难以愈合的确切病理生理机制尚未完全阐明。在微血管内，可见局部皮肤毛细血管扩张改变并有纤维蛋白原渗入组织间隙，在血管周围聚合成纤维蛋白套，阻碍氧气的交换，利于溃疡形成。血管周围纤维蛋白套和渗漏出的高分子蛋白，如纤维蛋白原和 α_2-巨球蛋白可限制生长因子的移动，从而妨碍伤口的愈合。另一假设认为，中性粒细胞黏附于毛细血管内皮，阻塞血管，降低局部皮肤血流。静脉高压和毛细血管损害可导致血红蛋白溢出，其降解产物可刺激并引起皮肤瘙痒和损害，并有皮肤棕黄色色素沉着，皮下脂肪减少，成为静脉淤滞性疾病的典型改变，称之为脂性皮肤硬化症（lipodermatosclerosis）。无论发病机制如何，临床特征表现为虽有足够的肉芽组织形成但溃疡难以上皮化。

静脉淤滞是由于浅静脉或深静脉功能不全所致。慢性静脉性溃疡多由深静脉功能不全引起，通常无明显疼痛。静脉淤滞性溃疡易发生于功能不全的穿静脉处，最常见的部位为内踝上方、Cockett 穿静脉表面。典型的好发部位，结合静脉功能不全病史和特征性皮肤改变，基本可以确定诊断。这种溃疡一般表浅，边缘不整齐，周围皮肤多有色素沉着。

静脉性溃疡的基本治疗是压迫疗法，当然更好的治疗方法仍在探索中。压迫分硬性压迫和软性压迫。最常使用的方法是氧化锌填充非弹性绷带压迫，也有人提出四层绷带法，具有渐进压迫的效果[88]。伤口护理主要是保持溃疡面的湿润，这可通过使用水凝胶实现。还有一些更新的方法，如局部使用血管活性物质、生长因子或皮肤替代物。大多数静脉性溃疡在坚持治疗并设法降低静脉压后均可痊愈[88]。然而遗憾的是，尽管使用了多种方法，溃疡的复发率还是很高，这主要是由于病人依从性差，不能坚持治疗[89,90]。

糖尿病伤口

有 10% ~15% 的糖尿病病人可能罹患皮肤溃疡。美国每年有 50 000 ~60 000 糖尿病病人行截肢术。引起糖尿病皮肤溃疡形成的主要因素有糖尿病神经病变、足部畸形和缺血。其中，60% ~70% 由糖尿病神经病变造成，15% ~20% 是由于局部缺血，另 15% ~20% 则由两者共同所致。糖尿病神经病变涉及感觉和运动神经，继发于持续的高血糖。由于感觉功能丧失，病人无法感知和察觉外来物体，甚至不合适鞋子造成的损伤。运动神经病或称 Charcot 足，可造成病人指/趾间关节脱位、局部保护作用减弱而应力增高。另外，糖尿病病人还可发生微血管及大血管的损害。

糖尿病溃疡一旦形成，愈合的可能性比较小。治疗糖尿病溃疡包括全身和局部治疗[91]。控制血糖非常重要。多数糖尿病溃疡伴有感染，去除感染灶对于保证溃疡的成功愈合极其重要。治疗上应防治可能存在的骨髓炎，给予抗菌药物保证骨和软组织中有效的血药浓度。广泛清除所有坏死和感染的组织是治疗的另一基本原则。可通过穿制的矫正鞋或模具以保证适当的活动，同时保护伤口来减少对损伤的刺激。局部使用 PDGF 和粒细胞-巨噬细胞集落刺激因子，可在一定程度上促进溃疡面的愈合[92]。使用异体皮肤替代物，虽然昂贵但有显著效果[93]。预防尤其是足部护理，在治疗糖尿病溃疡中有重要作用[94]。

褥疮或压疮

压疮是骨性突起表面软组织受压所致的局部皮肤及皮下组织坏死和溃疡。在急性病治疗护理过程中，压疮的发生率为 2.7% ~9%；而在慢性病治疗护理中，压疮的发生率为 2.4% ~23%。持续存在的压力，可造成局部皮肤和皮下软组织的毛细血管破坏、血液和营养供应障碍，在局部受到摩擦、剪切力和潮湿情况下，则易发生压疮。另外一些因素也会导致压疮的发生，包括局部制动、活动受限、精神异常、慢性疾病和营养状况。压疮形成的四个阶段为：①皮肤红斑；②表皮、真皮或二者的部分皮层坏死缺失；③全层皮肤坏死缺失但未及深筋膜；④全层皮肤坏死深及肌肉和骨骼。

通过多学科协作（包括内科、护理、膳食、理疗和营养学）来治疗压疮效果较好。压疮本身的治疗包括：清除全部坏死组织；保持局部环境湿润；解除局部受压，改善组织的营养、代谢和循环状况。清创可以通过手术，也可以通过酶蛋白消化及水疗法实现。局部应用敷料，既可吸收渗出又可防止伤口干燥，以保证伤口的湿润状态，利于压疮的愈合[95]。手术修复通常需转移皮瓣来关闭伤口。遗憾的是，由于罹患人群较多及无法完全去除各种病因，所以压疮的复发率极高[96,97]。

伤口过度愈合

伤口过度愈合和愈合失败在临床上同样重要。但过度愈合再次手术治疗的可能性要比愈合失败大得多。过度愈合的临床表现多样，在身体各组织和部位大不相同。如在皮肤表现为形成大片无功能瘢痕、烧伤后挛缩的瘢痕;在肌腱则为肌腱粘连、冻结、活动受限;在胃肠道为局部狭窄和梗阻;在实质器官表现为硬化和纤维化;而在腹腔则为腹腔内形成粘连。

增生性瘢痕(hypertrophic scars,HTSs)和瘢痕疙瘩均为皮肤伤口愈合过程中纤维组织过度增生的结果。HTSs 隆起于皮面但仍在创口范围内,并随时间推移有缩小趋势。瘢痕疙瘩也隆起于皮面,但超出创口范围,随时间推移不会自发缩小(图 9-10)。HTSs 和瘢痕疙瘩均发生于皮肤损伤后的愈合过程中,可能有压痛、瘙痒和烧灼感。瘢痕疙瘩在有色人种中更易形成,在非洲、西班牙和亚洲人群中其发病率是白人的 15 倍,男女罹患率相当。从遗传学角度来看,瘢痕疙瘩有常染色体显性遗传倾向[98,99]。

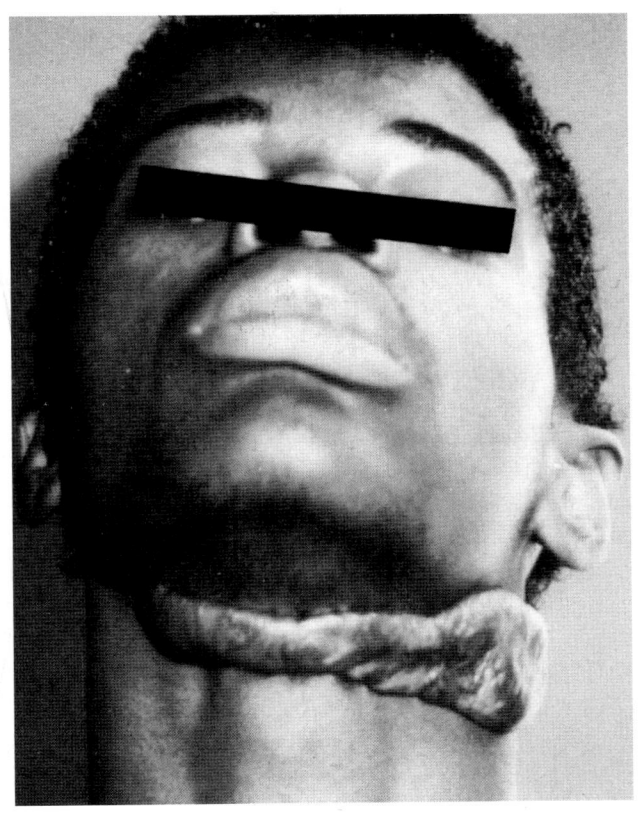

图 9-10 一名 17 岁的病人颈部的瘢痕疙瘩,在经过多次手术后瘢痕疙瘩反复形成

HTSs 通常在创伤发生后 4 周内形成,与伤者的年龄、种族和受伤部位无关。伤口发生上皮化超过 3 周则出现 HTSs 的可能性明显增加。HTSs 一般不会超过原伤口范围,且很少高出皮面 4mm 以上,通常发生于关节的张力面和屈曲面皮肤,与关节活动面或皮纹相垂直。病变起初发红且隆起,以后逐渐变得灰白和扁平。

瘢痕疙瘩可发生于手术后、烧伤、皮肤炎症性疾病、痤疮、水痘、带状疱疹、毛囊炎、皮肤撕裂伤、擦伤、文身(tattoos)、疫苗接种、注射、蚊虫叮咬、穿耳孔后,有时会自发出现。瘢痕疙瘩常在损伤后 3 个月至数年内形成,有时即使很小的伤口也会产生较大的瘢痕疙瘩。瘢痕疙瘩小的只有数毫米,大的呈条索状隆起,质地可柔软或坚硬。尽管瘢痕疙瘩可明显突出于周围皮面,但并不向皮下浸润生长。身体的某些部位是瘢痕疙瘩的好发部位,包括耳垂、三角肌区、胸骨前及上背部。

眼睑、生殖器、手掌、脚掌和关节表面很少会形成瘢痕疙瘩。瘢痕疙瘩几乎不会自发消退,手术切除后还会复发且会更加严重。

组织学上,HTSs 和瘢痕疙瘩表现为表皮增厚但缺乏表皮突结构。组织内有大量胶原蛋白和糖蛋白形成。正常皮肤内胶原蛋白成束且与表皮面平行排列,胶原蛋白纤维束间为纤细的胶原蛋白丝连接。HTSs 胶原蛋白扁平成束、杂乱、纤维呈波浪状。瘢痕疙瘩则几乎不存在胶原蛋白束,胶原蛋白纤维杂乱连接成片与上皮层相连。胶原纤维粗大,而组织中缺少肌成纤维细胞[100]。

瘢痕疙瘩中成纤维细胞增殖正常,但合成胶原蛋白纤维能力是正常皮肤成纤维细胞的 20 倍,是 HTSs 成纤维细胞的 3 倍。瘢痕疙瘩组织中还存在大量异常细胞外基质,如纤维连接蛋白、弹性蛋白、蛋白多糖等。纤维连接蛋白可促进血液凝固、肉芽组织形成和重新上皮化,在正常组织愈合中是减少的,而在 HTSs 和瘢痕疙瘩组织中却大量产生达数月至数年。这种异常胶原蛋白和细胞外基质现象为异常表达的生长因子所介导。在 HTSs 中 TGF-β 呈高表达。HTSs 和瘢痕疙瘩中成纤维细胞较正常皮肤中成纤维细胞对 TGF-β 敏感性增强,对较低浓度的 TGF-β 就会产生反应。HTSs 胰岛素样生长因子 I 也表达增强,胰岛素样生长因子 I 可降低胶原酶 mRNA 的表达,并增强 I 型和 II 型原胶原蛋白 mRNA 的表达。

产生 HTSs 和瘢痕疙瘩的根本机制尚不清楚。免疫系统可能参与二者的形成,因 HTSs 和瘢痕疙瘩组织中可见多种免疫细胞的存在。例如,在 HTSs 和瘢痕疙瘩组织中,间质细胞表达人白细胞抗原 2(HLA-2)和细胞间黏附分子 1 受体;而正常瘢痕组织中角质细胞并不表达这些受体。瘢痕疙瘩中免疫球蛋白 G(IgG)、IgA 和 IgM 含量也明显增多,并与血清中 IgE 水平成正相关。瘢痕疙瘩中可见抗成纤维细胞、上皮细胞和内皮细胞的抗核抗体,这在 HTSs 中并未见到。HTSs 中可见大量的 T 淋巴细胞和朗格汉斯细胞。相比正常瘢痕组织,HTSs 和瘢痕疙瘩中均可见到大量肥大细胞。其他可能引起异常瘢痕形成的机制包括:机械张力(瘢痕疙瘩多见于张力较小的部位);长期刺激和(或)炎症反应,因炎症反应可引起局部产生大量促成纤维细胞因子。

治疗过度愈合的目的在于恢复局部的功能,缓解症状,预防复发。许多病人出于美观考虑而寻求治疗。已如前述,因 HTSs 和瘢痕疙瘩形成的机制尚不清楚,所以目前已有的多种治疗方法均无肯定的疗效。

瘢痕疙瘩在切除后有较高的复发率,达 35% ~ 100%。当手术切除与其他治疗方法结合使用时,如病灶内注射皮质激素,局部应用硅胶片,或应用放射和物理加压等方法,可降低其复发率。手术用以切除较大的瘢痕或作为其他方法失败后的二线治疗方法。硅胶片使用相对无痛,但需全天持续使用 3 个月左右以防瘢痕反弹,并需加压固定于伤口表面。这一方法的治疗机制尚不清楚,可能通过增加伤口局部皮肤的水分,从而降低毛细血管的通透性、局部炎症反应、充血和胶原蛋白合成,而达到治疗的目的。对儿童和其他不能耐受疼痛治疗方法的病人来说,硅胶较其他敷料治疗更加有效[101]。

瘢痕内注射糖皮质激素可减低成纤维细胞的增殖,胶原蛋白、糖胺多糖的合成,抑制炎症反应,降低 TGF-β 水平。然而单独使用的治疗效果和复发率不一,所以局部注射糖皮质激素被推荐作为瘢痕疙瘩的一线治疗和 HTSs 的二线治疗方法。这种方法对新生瘢痕非常有效,可软化、缩小瘢痕疙瘩并缓解其症状,但并不能完全消除病变本身,也不能缩小较为宽大的HTSs。当该法与手术切除联合应用时,治疗效果明显增加。使用方法为每 2～3 周病灶内连续注射糖皮质激素。治疗的并发症包括皮肤变薄萎缩,色素减退,毛细血管扩张,坏死和溃疡形成。

尽管射线可损伤成纤维细胞,但治疗瘢痕过度形成效果不肯定,且单独应用复发率达 10%～100%。放射治疗与手术联合应用可大大地提高治疗效果。放射治疗的时机、照射时间、剂量等目前仍有争议,但临床治疗中 1500～2000rads 的剂量较为有效。由于放射治疗存在色素沉着、局部瘙痒、红斑、感觉异常、疼痛等并发症,甚至有癌变的可能,所以仅用于成人病人在其他方法无效的情况下。

加压有助于胶原蛋白成熟,使瘢痕变平、变薄、变轻。另外,可引起局部缺血,减少成纤维细胞数量,进而降低局部组织代谢,增加胶原蛋白酶活性。外部加压可用于治疗 HTSs,尤其是烧伤病人。该方法应尽早开始,压力必须在 24～30mmHg,以保证大于毛细血管压力而不影响外周血液循环。外用加压服装需每天使用 23～24 小时,连续超过 1 年,以防病变反弹。此法对超过 6～12 个月的陈旧性瘢痕效果差。局部使用维生素 A 也被用于治疗 HTSs 和瘢痕疙瘩,报道有效率为 50%～100%。瘢痕局部注射 INF-γ(一种 T 淋巴细胞释放的细胞因子),可通过抑制 Ⅰ、Ⅱ 和 Ⅲ 型胶原蛋白 mRNA 的表达和降低 TGF-β 水平,而减少病灶内上述三种胶原蛋白的合成。这一方法尚处于试验阶段,并发症常见且与剂量有关。瘢痕内注射其他化疗药物如氟尿嘧啶,已被单独或联合皮质激素使用。据报道博来霉素已成功地治疗对皮质激素无效的陈旧性瘢痕。

腹膜瘢痕形成

腹膜粘连是指腹腔内器官间和(或)器官与腹壁内侧之间形成纤维粘连带。大多数腹腔内粘连是由于先前手术或腹腔内感染引起的腹膜损伤所致。尸检发现腹腔内粘连病人中 67% 有腹部手术史,28% 曾患过腹腔内感染性疾病。腹腔内粘连,是小肠梗阻尤其是回肠梗阻的最常见原因(65%～75%)。下腹部手术后,病人小肠梗阻的机会更大。直肠、左半结肠或全结肠切除术后,1 年内发生小肠梗阻的几率为 11%,10 年内则增加至 30%。腹腔内粘连也是妇女继发不孕的主要原因,并可造成腹痛和盆腔痛。腹膜粘连占全部外科住院病人的 2%,占全部外科剖腹手术的 3%[102]。

手术、高温或缺血、炎症及异物反应等造成腹膜损伤后可出现腹腔内粘连。损伤破坏了腹膜表面间皮细胞层及其下的结缔组织,引起腹膜充血、渗出,激活白细胞、血小板,炎性介质释放,产生凝血和补体级联反应等炎症反应。损伤的腹膜面和内脏浆膜面之间出现纤维蛋白沉积。这种膜性粘连通常是短暂的,可被纤溶系统的蛋白酶所降解而恢复正常的腹膜面;但如果纤维蛋白溶解活性不足,损伤后 1 周内胶原蛋白沉积将导致腹膜的永久性纤维粘连(图 9-11)。

目前关于外科手术和腹膜炎时纤维蛋白溶解和炎症级联反应的作用已有广泛而深入的研究。在正常的组织修复过程中,纤维蛋白主要由纤溶酶降解,而纤溶酶则由纤溶酶原经组织特异性纤溶酶原激活物和尿激酶特异性纤溶酶原激活物而激活。手术后早期组织特异性纤溶酶原激活物水平下降,而后期由各种包括 TNF-α、IL-1 和 IL-6 等细胞因子所诱导产生

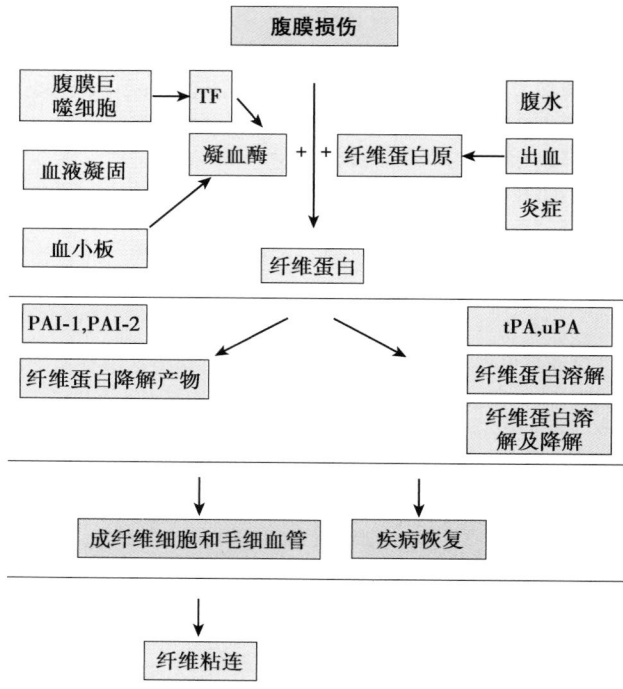

图 9-11　腹膜损伤后,在组织修复及粘连形成过程中纤维蛋白的形成和降解。PAI-1,-2 = 1 型和 2 型纤溶酶原激活抑制物;TF = 组织因子;tPA = 组织型纤溶酶原激活物;uPA = 尿激酶型纤溶酶原激活物

的纤溶酶原激活物抑制剂 1 活性增强,导致术后腹水中纤溶酶活性降低[103]。

预防和降低腹膜粘连主要有两种方法。一是尽量减少手术对腹膜的损伤和破坏,包括术中轻柔地触摸组织器官,避免干燥和缺血,减少电凝、激光的使用和对组织的牵拉。腹腔镜手术由于对腹腔内组织脏器创伤小,所以术后粘连发生率较小。第二种减少腹膜粘连的方法是使用防护膜和凝胶以隔离损伤的腹膜面。改良氧化再生纤维素和透明质酸膜及其溶液已证明可降低妇产科术后腹腔内的粘连,并进一步尝试是否可减少肠道术后腹腔的粘连[104,105]。然而因有增加术后吻合口瘘的风险,禁忌在肠吻合口表面或附近应用这种防护粘连膜或凝胶[106]。

伤口的治疗

局部治疗和护理

见图 9-12。对急性伤口的处理始于对病史的获取,详细了解受伤时的情况。在了解病史后需仔细检查伤口的情况,包括伤口的深度和形状,失活组织的范围,伤口内是否存在异物和污物。检查有时需在局部麻醉下冲洗和清理伤口,并使用抗菌药物预防感染,给予破伤风抗毒素预防破伤风,同时制订进一步手术的时机和方案。

用 0.5%～1% 的利多卡因或 0.25%～0.5% 的布比卡因加入 1:100 000～1:200 000 稀释度的肾上腺素可起到很好的麻醉和止血效果。但肾上腺素忌用于手指、足趾、耳、鼻、阴茎等易于引起血管痉挛和坏死的组织和部位。开始注射麻药时可引起病人的不适,缓慢注射并使麻药在局部皮下散开,或将

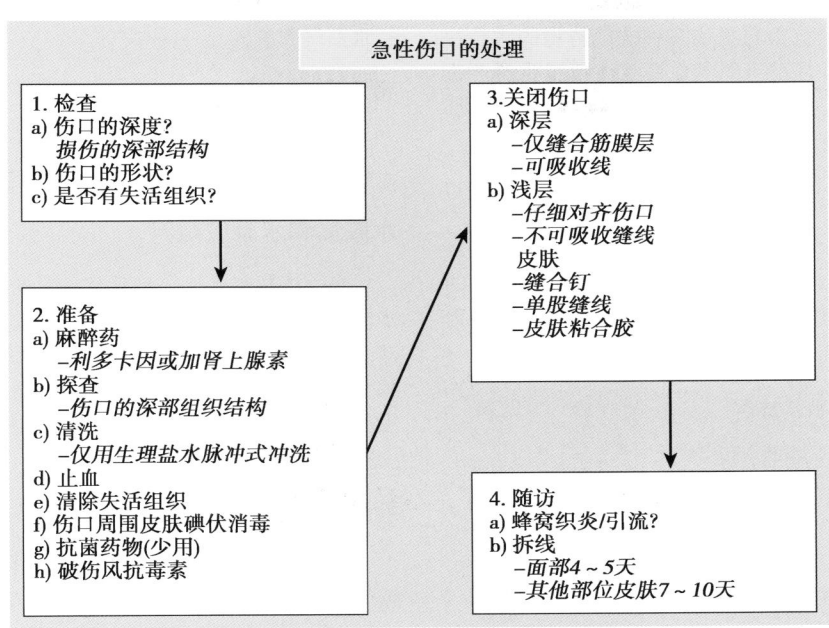

急性伤口的处理

1. 检查
a) 伤口的深度？
损伤的深部结构
b) 伤口的形状？
c) 是否有失活组织？

2. 准备
a) 麻醉药
–利多卡因或加肾上腺素
b) 探查
–伤口的深部组织结构
c) 清洗
–仅用生理盐水脉冲式冲洗
d) 止血
e) 清除失活组织
f) 伤口周围皮肤碘伏消毒
g) 抗菌药物(少用)
h) 破伤风抗毒素

3. 关闭伤口
a) 深层
–仅缝合筋膜层
–可吸收线
b) 浅层
–仔细对齐伤口
–不可吸收缝线
皮肤
–缝合钉
–单股缝线
–皮肤粘合胶

4. 随访
a) 蜂窝织炎/引流？
b) 拆线
–面部4～5天
–其他部位皮肤7～10天

图9-12 急性创伤的处理流程图

麻药以碳酸氢钠稀释可减轻病人的不适感。务必注意利多卡因和布比卡因的使用最大剂量,以防其毒性作用及其他相关副作用。

用生理盐水冲洗伤口,暴露伤口的每个角落,去除伤口内异物。高压冲洗可有效地将伤口内异物和坏死脱落组织完全清除。碘酒、聚乙烯吡咯酮碘、过氧化氢和有机抗菌制剂因对伤口内中性粒细胞和巨噬细胞有杀伤作用,不利伤口愈合,故不应使用。应小心地将伤口内血肿清除干净,对伤口内活动性出血予以结扎或电凝止血。如损伤造成伤口边缘留有较小的存活皮片或组织,应在进一步修复、关闭伤口前将其切除或恢复其血供。

在伤口麻醉、探查、冲洗和清创后,应清洗、检查伤口周围区域,并剔除其毛发。伤口周围区域应以聚乙烯吡咯酮碘(聚维酮碘)或类似溶液消毒,然后铺无菌巾。在确切止血、清除坏死组织和伤口内异物后,应修整不规则、浸软和歪斜的伤口边缘,利于伤口边缘靠近、整齐对合。尽管在急性伤口 W 或 Z 字成形术较少推荐应用,但需仔细设法将伤口边缘整齐对合,这在唇线、眉毛或发迹等处尤为重要。伤口清创后早期边缘对合完好,对伤口愈合后的美观性来说非常重要。

一般来说,为了减少缝线相关的炎症反应,缝合伤口时应选用最细的缝线。不可吸收或吸收较慢的单股缝线最适于缝合关闭深筋膜层,尤其是腹壁深筋膜层。皮下层应用可吸收编织缝合线,但应避免缝合脂肪层。尽管传统缝合伤口的方法强调多层缝合,但缝合的层数越多,伤口感染的可能性也越大,尤其是将脂肪层也予以缝合情况下。另外,在有可能形成积液的地方需放置引流。

在创伤组织缺损较大时,需要旋转邻近肌皮瓣覆盖关闭伤口。这种肌皮瓣需有良好的血供,或作为游离皮瓣从远处移植到缺损伤口并重新建立血供。在皮肤缺损较大情况下,则需要行层厚皮瓣移植(延迟移植以保证有足够的皮肤移植床),加速表皮屏障的形成以防液体丢失和感染。层厚皮瓣很容易通过徒手或机械取皮刀获得,为了增加受体局部皮片的

覆盖面积,可行网状植皮。很重要的一点是要确保移植的层厚皮瓣下组织无出血,因出血形成的血肿会妨碍皮瓣的附着和生长,最终导致皮瓣坏死脱落。在急性、有污染的伤口中,较明智的做法是使用小猪异种皮瓣或尸体异体皮瓣移植,以度过感染危险期。

在关闭较深的组织损伤和填充较大的组织缺损后,为了加快伤口愈合,改善美容效果,应尽快用不锈钢缝钉或不吸收单股缝线将皮缘靠拢缝合。但需注意在不锈钢钉和缝线穿出处的皮肤孔道发生上皮化前,应将不锈钢钉和缝线拆除。如超过 7～10 天仍未去除缝钉和缝线,将会影响伤口愈合的美容效果。当美容效果要求较高时,可用可吸收编织缝线皮内缝合皮缘以减少上述不足。这种缝合技术可达到皮缘的精确对合,且无需拆除缝线,并可在伤口表面配合使用伤口拉拢胶带增强治疗效果。单用胶带拉拢闭合伤口仅推荐应用于较小的浅表伤口,对于较大的伤口因有较大的侧向张力,皮缘要么无法靠拢而裂开,要么被翻转卷曲到胶带下方,导致上皮附着生长不良,影响伤口愈合后美观。

新开发的氰基丙烯酸辛酯组织胶对单纯直线伤口的闭合显示出良好的应用前景。这种胶不易变脆、碎裂,有较好的抗裂特性。研究表明,这种胶适用于不易出现感染的污染伤口。当被用于以上各型伤口,这种胶有比缝线闭合伤口更好的美容治疗效果,且创伤小,尤其适用于儿童病人。

抗菌药物

只有当伤口有明显感染时才应考虑使用抗菌药物。大多数伤口都有细菌的污染和定殖。机体对伤口内细菌的炎症反应表现为感染,是使用抗菌药物的指征。感染的表现有:伤口局部发红,蜂窝织炎,肿胀和溢脓。不加选择地使用抗菌药物,会导致多种耐药菌株的出现。

抗菌药物治疗必须根据感染伤口内致病菌的种类和病人的免疫状况而定。如伤口为某一特种细菌感染,则只需针对性使用单种抗菌药物。而当怀疑伤口由多种细菌感染,如为

肠道菌污染,或病人因糖尿病、其他慢性病、长期服药等免疫功能受损,则应使用广谱抗菌药物或多种抗菌药物的联合使用。当然,伤口的位置和局部组织的血液灌注情况也会严重影响到伤口的愈合。抗菌药物也可结合伤口冲洗和敷料局部应用,不过效果并不肯定。

敷料和伤口包扎

伤口包扎的目的在于给伤口愈合提供一个适宜的环境。包扎应有利于伤口愈合过程各阶段的变化,从而促进伤口的愈合。尽管目前尚无最优的伤口包扎方法,但技术的发展为其提供了美好的前景(表9-8)。

表9-8　理想的伤口敷料特性
可促进伤口愈合(保持局部湿润环境)
符合所用部位的形状、外观和质地等
可止痛
可控制气味
不会引起过敏,无刺激性
可透气
使用安全
易于去除不引起损伤
经济
使用方便

敷料覆盖伤口可起到类似于表皮的屏障和防止进一步损伤的作用。另外,加压包扎还有止血和限制水肿的作用。以敷料覆盖伤口还可通过控制伤口内的水分和氧张力促进伤口的愈合,另外还有透气作用,将伤口表面的水蒸气等转运到周围空气中。伤口的包扎可影响到皮肤的真皮和表皮,有结果显示暴露伤口比包扎伤口的炎症反应和组织坏死更加明显。伤口包扎也有助于皮肤胶原蛋白的合成和表皮细胞的迁移,防止组织的干燥。由于伤口敷料包扎后细菌易于生长,所以不适于有感染和大量渗出的伤口。

用以伤口包扎的敷料可分为基本敷料和辅助敷料。基本敷料直接用于伤口表面,可吸收渗液,防止伤口干燥和感染,并可黏附辅助敷料。辅助敷料用于基本敷料外起到进一步保护伤口、吸收渗液和伤口加压作用。目前已有多种用途的敷料供临床应用。

吸收性敷料

伤口内积液会将创面浸软并利于细菌生长。理想的辅料应是可吸收创面渗液而不易被浸透,这样才能既起到吸收创面渗液又能防止外来细菌透过敷料进入伤口的作用。可根据渗液的性质选用棉花、木材和海绵等制成具有良好吸收特性的敷料。

不粘敷料

不粘敷料是浸有石蜡、凡士林或水凝胶的敷料,其外面需覆盖辅助敷料并盖住其边缘以防伤口干燥和细菌感染。

封闭及半封闭性敷料

封闭及半封闭性敷料可为渗出较少而清洁的伤口提供良好的愈合环境,敷料呈膜状,防水,防微生物进入伤口,但可透过水蒸气和氧气。

亲水和防水敷料

亲水敷料有吸收水和渗出液的作用,而防水敷料则与亲水敷料不同,对水和渗出液有排斥作用,不吸收。

水胶体和水凝胶敷料

水胶体和水凝胶敷料兼有封闭和吸收的优点,两者有含水的复杂结构,吸水后颗粒膨大,有助于在去除敷料时不会对愈合的组织造成损伤。水胶体敷料吸收水分和分泌物后呈黄棕色胶体。水凝胶为含水量较高的交联聚合物,有较强的蒸发作用,但并不影响伤口的含水量,这一特性使其在烧伤治疗中被广泛应用。

藻酸盐敷料

藻酸盐来源于棕色海藻,含有较长的甘露糖醛酸和葡萄糖醛酸多糖链。藻酸盐中各种多糖链的比率因不同来源的藻类而不同,并与海藻采集的时间有关。经处理得到的藻酸钙敷料在伤口渗出物作用下,通过离子交换藻酸钙转变为可溶性藻酸钠。这种聚合物凝胶可吸收大量水分和明显膨胀。藻酸盐可用于有皮肤缺损、中度渗出的开放伤口和累及皮肤全层的慢性损伤。

可吸收材料

可吸收材料在伤口内主要被作为止血剂而得以应用,包括胶原蛋白、明胶、氧化纤维素和氧化再生纤维素。

药物性敷料

药物性敷料长久以来一直被当做药物载体使用。敷料所用的药物包括过氧化苯甲酰、氧化锌、新霉素和杆菌肽锌盐。这些药物可增加上皮化程度达28%。

伤口所用的敷料类型根据伤口引流液的性质和量而定。非引流伤口只需覆盖半封闭性敷料。引流量不足1~2ml/d者需用半封闭或吸收性不粘敷料。中等引流量伤口(3~5ml/d),可用非黏附敷料外加吸收性敷料包扎伤口,并用封闭敷料保护正常组织。引流量较大伤口(>5ml/d),所用敷料与中等引流量伤口类似,只是加用高吸收性辅助性敷料层包扎伤口。

物理治疗

物理治疗可扩大和改善某些敷料的功能,尤其对于吸收伤口内分泌物和控制伤口内气味方面作用更为明显。真空辅助闭合系统,通过负压作用于创面及周围皮肤,利于伤口的闭合。负压治疗是将负压持续作用于伤口外包扎的特殊泡沫敷料,促进伤口内渗出物的引流,利于伤口植皮的成功和伤口的愈合。这一疗法对慢性开放性伤口(糖尿病溃疡和3、4期压疮)、急性创伤性伤口[107]、植皮术后和亚急性伤口(伤口裂开)等效果显著,但还需将来随机对照研究加以验证。

皮肤替换

为了避免水分蒸发和感染,并为伤口提供一个良好的愈合环境,所有伤口表面都需要加以覆盖。急性和慢性伤口都需要皮肤替换治疗,皮肤替换有以下几种选择可应用。

传统植皮术

植皮很早以前就被用于治疗急性和慢性伤口。层厚或部分全厚移植皮瓣含有表皮和部分真皮层,而全厚皮瓣则保留全层表皮和真皮。自体皮瓣移植是将自己身体某一部位的皮肤移植到另一部位。异体皮瓣移植则是将他人(捐献者)或尸体的皮肤移植给受体。异种皮瓣移植是将另一种属(如小猪)的皮瓣移植给受体。层厚皮瓣对血供的要求不高就可恢复皮肤的功能。全厚皮瓣保留了皮肤的成分和功能,最大程度保留了其机械强度和抗收缩力,愈合后有较好的美观性。异体及异种皮瓣移植则有一定的排斥反应,并有携带致病因子的危险。

植皮或伤口覆盖生物工程化皮肤替代物及其他一些较新的疗法(如局部应用生长因子、系统用药和基因治疗),只有在伤口局部条件良好的情况下才会有显著效果。伤口局部的处理包括:彻底清创以去除坏死和纤维化组织;治疗水肿及恢复创面组织的血供;降低伤口内的细菌负荷;减少和去除伤口内渗出。可暂时以异体及异种皮瓣移植覆盖创面为进一步治疗做好准备。

皮肤替代物

皮肤替代物最初被用于创面较大、自体皮肤移植不够的情况下,现在已作为一种天然敷料而被广泛接受和使用。皮肤替代物是组织工程的产物,是将新型材料和活体细胞结合而成,具有一定的皮肤功能,是连接敷料和植皮之间的桥梁。

理论上皮肤替代物具有易于获取、无需供体、使用方便和可被手术缝合等优点。另外,通过刺激受体细胞因子的产生或提供产生生长因子的细胞而促进伤口的愈合。其缺点是无活性或有部分活性,费用高,需联合其他方法使用(表 9-9)。异体皮肤移植,尽管移植物薄而稀疏,有时为了完全覆盖较大创面也被使用。

表 9-9	理想的组织工程化皮肤特性
可迅速重建皮肤功能(表皮/真皮)	
与自身皮肤相容(如可迅速整合相容)	
移植过程简单可行	
可用于急性和慢性创伤伤口的移植	
移植后无需特殊临床干预(使用免疫抑制剂)	

目前有多种皮肤替代物可供使用,各有优缺点,因此尚无十分理想的产品(表 9-10)。新型开发合成的皮肤替代品可提供表皮和真皮成分,努力达到皮肤永久替换的目的。皮肤替代品的非细胞成分(例如天然胶原蛋白或合成材料)作为细胞迁移生长的支架,并可激活组织的再生和塑形;其细胞成分则可重建宿主皮肤组织和相关功能,合成细胞外基质成分,产生组织愈合所必需的细胞因子和生长因子等介质,促进细胞的增殖及迁移。

以扩增的自体或异体角质细胞为代表的体外培养自体表皮移植物(CEAs),来源于自体皮肤活检,无组织排斥性,并可刺激伤口再上皮化及其下结缔组织的生长。活检时取邮票大小皮肤,分离角质细胞并与成纤维细胞和生长因子共同培养,

表 9-10	各类生物工程化皮肤的优缺点	
皮肤类型	优　点	缺　点
异体角质细胞培养工程化皮肤	无需活检取皮 商品化生产,随时可获得 可覆盖伤口表面 促进伤口愈合	不稳定 不能防止伤口收缩 美容效果有限 有传播疾病的可能 组织纤细脆弱
生物工程化皮肤替代物	防止伤口收缩 为进一步植皮做准备	有限的促表皮再生作用 主要用以临时覆盖伤口
培养的双层皮肤类似物	接近正常的皮肤解剖结构 无需进一步治疗措施 容易手术操作 可缝合,可制成网状	费用高 存放时间短 实际植入问题

直至其长到受皮区大小、具有正常皮肤外形的皮片。在植皮前,创面必须覆盖包扎封闭性敷料或暂时异体或异种植皮。在皮肤全层损毁情况下,由于真皮再生缓慢,而培养皮片较为脆弱、易于感染、抗张力差,所以培养皮片在移植伤口愈合后,其美观性较差。

CEAs 可从尸体、成人供体或新生儿的包皮获取。与异体皮瓣移植不同,由新鲜或冷冻保存异体角质细胞培养成的 CEAs,移植后因不含有表皮层朗格汉斯细胞,不表达主要组织相容性复合物抗原,角质细胞可逐渐被增殖的内源性皮肤细胞所取代。冷冻保存的 CEAs 随时可获得,并可产生生长因子,促进伤口愈合。然而,如同自体角质细胞培养皮片,CEAs 缺乏张力,移植也有传播疾病的危险。

也可将活体成纤维细胞种植于生物可吸收和不可吸收网片上,以产生有活性的皮肤组织。生长因子可刺激成纤维细胞产生 I 型胶原蛋白和黏多糖(如硫酸软骨素),附着于创面以利于表皮细胞的迁移;另外,还可刺激成纤维细胞产生细胞间黏附分子(如基质蛋白纤维结合素),促进细胞间黏附。这种方法较培养角质细胞皮片省时而经济。目前市面上有多种用于治疗烧伤和其他创伤的生物工程化皮肤替代物已被批准使用。

生物工程化皮肤替代物已从单层角质细胞培养物发展到真皮替代物,再到薄层假性表皮和最近出现的含有真皮和表皮层、具有正常皮肤三维结构和功能的皮肤替代物(表 9-10)。这种双层皮肤替代物可用于在标准加压疗法情况下的静脉性溃疡和糖尿病足,也可广泛用于各种伤口的辅助护理治疗。

生长因子治疗

正如在慢性伤口章节中讨论,伤口不愈合被认为是伤口内生长因子不足或不当所致。简单的做法是给伤口内补充单个或多种生长因子,快速启动伤口的愈合及上皮化。尽管大量的动物实验表明生长因子有促进伤口愈合的作用,但在临床实践中其作用却有限。临床中所用的为重组或自体的生长因子,由病人自身血小板提取的自体生长因子,其中的生

长因子种类、浓度等不一,但这种自体生长因子提取物有病人特异性,其中的生长因子符合生理需要的浓度和比例。重组人生长因子是生物工程化合成的某一特定生长因子,有较高的纯度和浓度。目前 FDA 批准使用的浓度约为生理浓度的 10^3 倍。

目前,FDA 仅批准血小板衍生生长因子 BB(PDGF-BB)用于糖尿病足溃疡的治疗[92]。将重组人 PDGF-BB 的凝胶悬液用于这种溃疡伤口可增加伤口的总体愈合率,降低愈合所需的时间。还有其他一些生长因子也经临床试验证实有效,但尚未被批准使用。在将生长因子常规应用于伤口愈合之前,还需投入大量的工作去研究其在伤口愈合过程中的最适宜浓度,释放的时机和受体细胞的种类。

(李宗芳 张健 译)

参考文献

亮蓝色标记的是主要参考文献。

1. Winter GD: Formation of the scab and the rate of epithelialisation of superficial wounds in the skin of the young domestic pig. *Nature* 193:293, 1962.
2. Gulliver G (ed): *The Works of John Hunter*. London: Longman, 1837.
3. Feiken E, Romer J, Eriksen J, et al: Neutrophils express tumor necrosis factor-alpha during mouse skin wound healing. *J Invest Dermatol* 105:120, 1995.
4. Dovi JV, He L-K, DiPietro LA: Accelerated wound closure in neutrophil-depleted mice. *J Leukoc Biol* 73:448, 2003.
5. Leibovich SJ, Ross R: The role of the macrophage in wound repair. A study with hydrocortisone and antimacrophage serum. *Am J Pathol* 78:71, 1975.
6. DiPietro LA: Wound healing: The role of the macrophage and other immune cells. *Shock* 4:233, 1995.
7. Zabel DD, Feng JJ, Scheuenstuhl H, et al: Lactate stimulation of macrophage-derived angiogenic activity is associated with inhibition of Poly(ADP-ribose) synthesis. *Lab Invest* 74:644, 1996.
8. Schäffer MR, Barbul A: Lymphocyte function in wound healing and following injury. *Br J Surg* 85:444, 1998.
9. Efron JE, Frankel HL, Lazarou SA, et al: Wound healing and T-lymphocytes. *J Surg Res* 48:460, 1990.
10. Barbul A, Breslin RJ, Woodyard JP, et al: The effect of in vivo T helper and T suppressor lymphocyte depletion on wound healing. *Ann Surg* 209:479, 1989.
11. Rezzonico R, Burger D, Dayer JM: Direct contact between T lymphocytes and human dermal fibroblasts or synoviocytes down-regulates types I and III collagen production via cell-associated cytokines. *J Biol Chem* 273:18720, 1998.
12. Grotendorst GR: Chemoattractants and growth factors, in Cohen K, Diegelmann RF, Lindblad WJ (eds): *Wound Healing, Biochemical and Clinical Aspects*. Philadelphia: WB Saunders, 1992, p 237.
13. Bonner JC, Osornio-Vargas AR, et al: Differential proliferation of rat lung fibroblasts induced by the platelet-derived growth factor-AA, -AB, and -BB isoforms secreted by rat alveolar macrophages. *Am J Respir Cell Mol Biol* 5:539, 1991.
14. Pricolo VE, Caldwell MD, Mastrofrancesco B, et al: Modulatory activities of wound fluid on fibroblast proliferation and collagen synthesis. *J Surg Res* 48:534, 1990.
15. Regan MC, Kirk SJ, Wasserkrug HL, et al: The wound environment as a regulator of fibroblast phenotype. *J Surg Res* 50:442, 1991.
16. Gimbel ML, Hunt TK, Hussain MZ: Lactate controls collagen gene promoter activity through poly-ADP-ribosylation. *Surg Forum* 51:26, 2000.
17. Ghani QP, Hussain MZ, Hunt TK: Control of procollagen gene transcription and prolyl hydroxylase activity by poly(ADP-ribose), in Poirier G, Moreaer A (eds): *ADP-Ribosylation Reactions*. New York: Springer-Verlag, 1992, p 111.
18. Xiong M, Elson G, Legarda D, et al: Production of vascular endothelial growth factor by murine macrophages: Regulation by hypoxia, lactate, and the inducible nitric oxide synthase pathway. *Am J Pathol* 153:587, 1998.
19. Ferrara N, Davis-Smith T: The biology of vascular endothelial growth factor. *Endocrine Rev* 18:4, 1997.
20. Levenson SM, Geever EF, Crowley LV, et al: The healing of rat skin wounds. *Ann Surg* 161:293, 1965.
21. Zhou LJ, Ono I, Kaneko F: Role of transforming growth factor-beta 1 in fibroblasts derived from normal and hypertrophic scarred skin. *Arch Dermatol Res* 289:645, 1997.
22. Stenn KS, Depalma L: Re-epithelialization, in Clark RAF, Hensen PM (eds): *The Molecular and Cellular Biology of Wound Repair*. New York: Plenum, 1988, p 321.
23. Johnson FR, McMinn RMH: The cytology of wound healing of the body surface in mammals. *Biol Rev* 35:364, 1960.
24. Woodley DT, Bachman PM, O'Keefe EJ: The role of matrix components in human keratinocyte re-epithelialization, in Barbul A, Caldwell MD, Eaglstein WH, et al (eds): *Clinical and Experimental Approaches to Dermal and Epidermal Repair. Normal and Chronic Wounds*. New York: Wiley-Liss, 1991, p 129.
25. Lynch SE: Interaction of growth factors in tissue repair, in Barbul A, Caldwell MD, Eaglstein WH, et al (eds): *Clinical and Experimental Approaches to Dermal and Epidermal Repair. Normal and Chronic Wounds*. New York: Wiley-Liss, 1991, p 341.
26. Jans DA, Hassan G: Nuclear targeting by growth factors, cytokines, and their receptors: A role in signaling? *Bioassays* 20:400, 1998.
27. Schmitt-Graff A, Desmouliere A, Gabbiani G: Heterogeneity of myofibroblast phenotypic features: An example of fibroblastic cell plasticity. *Virchows Arch* 425:3, 1994.
28. Darby I, Skalli O, Gabbiani G: Alpha-smooth muscle actin is transiently expressed by myofibroblasts during experimental wound healing. *Lab Invest* 63:21, 1990.
29. Desmouliere A, Redard M, Darby I, et al: Apoptosis mediates the decrease in cellularity during the transition between granulation tissue and scar. *Am J Pathol* 146:56, 1995.
30. Ehrlich HP: Wound closure: Evidence of cooperation between fibroblasts and collagen matrix. *Eye* 2:149, 1988.
31. Phillips C, Wenstrup RJ: Biosynthetic and genetic disorders of collagen, in Cohen IK, Diegelmann RF, Linblad WJ (eds): *Wound Healing: Biochemical and Clinical Aspects*. Philadelphia: WB Saunders, 1992, p 152.
32. Sidhu-Malik NK, Wenstrup RJ: The Ehlers-Danlos syndromes and Marfan syndrome: Inherited diseases of connective tissue with overlapping clinical features. *Semin Dermatol* 14:40, 1995.
33. Woolley MM, Morgan S, Hays DM: Heritable disorders of connective tissue. Surgical and anesthetic problems. *J Pediatr Surg* 2:325, 1967.
34. McEntyre RL, Raffensperger JG: Surgical complications of Ehlers-Danlos syndrome in children. *J Pediatr Surg* 13:531, 1977.
35. Hunt TK: Disorders of wound healing. *World J Surg* 4:271, 1980.
36. Anonymous: Heritable disorders of connective tissue. *JAMA* 224(5 Suppl):774, 1973.
37. Carter DM, Lin AN: Wound healing and epidermolysis bullosa. *Arch Dermatol* 124:732, 1988.
38. Kruse-Jarres JD: Pathogenesis and symptoms of zinc deficiency. *Am Clin Lab* 20:17, 2001.
39. Okada A, Takagi Y, Nezu R, et al: Zinc in clinical surgery—a research review. *Jpn J Surg* 20:635, 1990.
40. Thornton FJ, Barbul A: Healing in the gastrointestinal tract. *Surg Clin North Am* 77:549, 1997.
41. Choy PYG, Bissett IP, Docherty JG, et al: Stapled versus handsewn methods for ileocolic anastomoses. Cochrane Database of Systematic Reviews 2007, Issue 3. Art. No.: CD004320. DOI: 10.1002/14651858. CD004320.pub2.
42. Lorenz PH, Whitby DJ, Longaker MT, et al: Fetal wound healing. The ontogeny of scar formation in the non-human primate. *Ann Surg* 217:391, 1993.
43. Longaker MT, Whitby DJ, Ferguson MWJ, et al: Adult skin wounds in the fetal environment heal with scar formation. *Ann Surg* 219:65, 1994.
44. Lorenz HP, Longaker MT, Perkocha LA, et al: Scarless wound repair: A human fetal skin model. *Development* 114:253, 1992.
45. Adzick NS, Harrison MR, Glick PL, et al: Comparison of fetal, newborn and adult rabbit wound healing by histologic, enzyme-histochemical and hydroxyproline determinations. *J Pediatr Surg* 20:315, 1991.
46. Shah M, Foreman DM, Ferguson MWJ: Neutralizing antibody to TGF-β1,2 reduces cutaneous scarring in adult rodents. *J Cell Sci* 107:1137, 1994.
47. Longaker MT, Adzick NS: The biology of fetal wound healing: A review. *Plast Reconstr Surg* 87:788, 1990.

48. Seeger JM, Kaelin LD, Staples EM, et al: Prevention of postoperative pericardial adhesions using tissue-protective solutions. *J Surg Res* 68:63, 1997.

49. Halasz NA: Dehiscence of laparotomy wounds. *Am J Surg* 116:210, 1968.

50. Mendoza CB, Postlethwait RW, Johnson WD: Incidence of wound disruption following operation. *Arch Surg* 101:396, 1970.

51. Holt D, Kirk SJ, Regan MC, et al: Effect of age on wound healing in healthy humans. *Surgery* 112:293, 1992.

52. Jonson K, Jensen JA, Goodson WH III, et al: Tissue oxygenation, anemia and perfusion in relation to wound healing in surgical patients. *Ann Surg* 214:605, 1991.

53. Hopf HW, Hunt TK, West JM, et al: Wound tissue oxygen tension predicts the risk of wound infection in surgical patients. *Arch Surg* 132:997, 1997.

54. Greif R, Akca O, Horn EP, et al: Supplemental perioperative oxygen to reduce the incidence of surgical-wound infection. Outcomes Research Group. *N Engl J Med* 342:161, 2000.

55. Kurz A, Sessler D, Leonhardt R: Perioperative normothermia to reduce the incidence of surgical-wound infection and shorten hospitalization. *N Engl J Med* 334:1209, 1996.

56. Ehrlich HP, Hunt TK: Effects of cortisone and vitamin A on wound healing. *Ann Surg* 167:324, 1968.

57. Anstead GM: Steroids, retinoids, and wound healing. *Adv Wound Care* 11:277, 1998.

58. Ferguson MK: The effect of antineoplastic agents on wound healing. *Surg Gynecol Obstet* 154:421, 1982.

59. Larson DL: Alterations in wound healing secondary to infusion injury. *Clin Plast Surg* 17:509, 1990.

60. Cruse PJE, Foord RA: A prospective study of 23,649 surgical wounds. *Arch Surg* 107:206, 1973.

61. Yue DK, McLennan S, Marsh M, et al: Effects of experimental diabetes, uremia, and malnutrition on wound healing. *Diabetes* 36:295, 1987.

62. Goodson WH III, Hunt TK: Studies of wound healing in experimental diabetes mellitus. *J Surg Res* 22:221, 1977.

63. Black E, Vibe-Petersen J, Jorgensen LN, et al: Decrease in collagen deposition in wound repair in type I diabetes independent of glycemic control. *Arch Surg* 138:34, 2003.

64. Williams JZ, Barbul A: Nutrition and wound healing. *Surg Clin North Am* 83:571, 2003.

65. Goodson WH, Jensen JA, Gramja-Mena L, et al: The influence of a brief preoperative illness on postoperative healing. *Ann Surg* 205:250, 1987.

66. Windsor JA, Knight GS, Hill GL: Wound healing in surgical patients: Recent food intake is more important than nutritional status. *Br J Surg* 75:135, 1988.

67. Haydock DA, Hill GL: Improved wound healing response in surgical patients receiving intravenous nutrition. *Br J Surg* 74:320, 1987.

68. Seifter E, Rettura G, Barbul A, et al: Arginine: An essential amino acid for injured rats. *Surgery* 84:224, 1978.

69. Barbul A, Lazarou S, Efron DT, et al: Arginine enhances wound healing in humans. *Surgery* 108:331, 1990.

70. Kirk SJ, Regan MC, Holt D, et al: Arginine stimulates wound healing and immune function in aged humans. *Surgery* 114:155, 1993.

71. Williams JZ, Abumrad NN, Barbul A: Effect of a specialized amino acid mixture on human collagen deposition. *Ann Surg* 236:369, 2002.

72. Levenson SM, Seifter E, VanWinkle W: Nutrition, in Hunt TK, Dunphy JE (eds): *Fundamentals of Wound Management in Surgery.* New York: Appleton-Century-Crofts, 1979, p 286.

73. Jeejeebhoy KN, Cheong WK: Essential trace metals: Deficiencies and requirements, in Fischer JE (ed): *Nutrition and Metabolism in the Surgical Patient.* Boston: Little, Brown and Company, 1996, p 295.

74. Wilkinson EAJ, Hawke CI: Oral zinc for arterial and venous ulcers (Cochrane Review), in *The Cochrane Library,* 1:2002. Oxford: Update Software.

75. Robson MC: Wound infection: A failure of wound healing caused by an imbalance of bacteria. *Surg Clin North Am* 77:637, 1997.

76. Birkmeyer NJO, Birkmeyer JD: Strategies for improving surgical quality—should payers reward excellence or effort? *N Engl J Med* 354:864, 2006.

77. Classen DC, Evans RS, Pestotnik SL, et al: The timing of prophylactic administration of antibiotics and the risk of surgical-wound infection. *N Engl J Med* 326:281, 1992.

78. Anonymous: Antimicrobial prophylaxis in surgery. *The Medical Letter* 4:83, 2006.

79. Gupta N, Kaul-Gupta R, Carstens MM, et al: Analyzing prophylactic antibiotic administration in procedures lasting more than four hours: Are published guidelines being followed? *Am Surg* 69:669, 2003.

80. Arnold MA, Barbul A: Surgical site infections, in Cameron JL (ed): *Current Surgical Therapy,* 9th ed. St. Louis: Mosby-Elsevier, 2008, p 1152.

81. Liese JG, Jenrossek V, Jannson A, et al: Chronic granulomatous disease in adults. *Lancet* 347:220, 1996.

82. Falanga V, Eaglstein WH: The "trap" hypothesis of venous ulceration. *Lancet* 341:1006, 1993.

83. Lobmann R, Ambrosch A, Schultz G, et al: Expression of matrix-metalloproteinases and their inhibitors in the wounds of diabetic and non-diabetic patients. *Diabetologia* 45:1011, 2002.

84. Stanley A, Osler T: Senescence and the healing rates of venous ulcers. *J Vasc Surg* 33:1206, 2001.

85. Kim BC, Kim HT, Park SH, et al: Fibroblasts from chronic wounds show altered TGF-β-signaling and decreased TGF-β type II receptor expression. *J Cell Physiol* 195:331, 2003.

86. Hopf HW, Ueno C, Aslam R, et al: Guidelines for the treatment of arterial insufficiency ulcers. *Wound Repair Regen* 14:693, 2006.

87. Hopf HW, Ueno C, Aslam R, et al: Guidelines for the prevention of lower extremity arterial ulcers. *Wound Repair Regen* 16:175, 2008.

88. Robson MC, Cooper DM, Aslam R, et al: Guidelines for the treatment of venous ulcers. *Wound Repair Regen* 14:649, 2006.

89. Flour M: Venous ulcer management: Has research led to improved healing for the patient? in Cherry G (ed): *The Oxford European Wound Healing Course Handbook.* Oxford: Positif Press, 2002, p 33.

90. Robson MC, Cooper DM, Aslam R, et al: Guidelines for the prevention of venous ulcers. *Wound Repair Regen* 16:147, 2008.

91. Steed DL, Attinger C, Colaizzi T, et al: Guidelines for treatment of diabetic ulcers. *Wound Repair Regen* 14:680, 2006.

92. Smiell JM, Wieman TJ, Steed DL, et al: Efficacy and safety of becaplermin (recombinant human platelet-derived growth factor BB) in patients with non-healing, lower extremity diabetic ulcers: A combined analysis of four randomized trials. *Wound Repair Regen* 7:335, 1999.

93. Jeffcoate WJ, Harding KG: Diabetic foot ulcers. *Lancet* 361:1545, 2003.

94. Steed DL, Attinger C, Brem H, et al: Guidelines for the prevention of diabetic ulcers. *Wound Repair Regen* 16:169, 2008.

95. Whitney J, Phillips L, Aslam R, et al: Guidelines for the treatment of pressure ulcers. *Wound Repair Regen* 14:663, 2006.

96. Eaglstein WH, Falanga V: Chronic wounds. *Surg Clin North Am* 77:689, 1997.

97. Stechmiller JK, Cowan L, Whitney J, et al: Guidelines for the prevention of pressure ulcers. *Wound Repair Regen* 16:151, 2008.

98. Niessen FB, Spauwen PH, Schalkwijk J, et al: On the nature of hypertrophic scars and keloids: A review. *Plast Reconstr Surg* 104:1435, 1999.

99. Marneros AG, Norris JE, Olsen BR, et al: Clinical genetics of familial keloids. *Arch Dermatol* 137:1429, 2001.

100. Tredget EE, Nedelec B, Scott PG, et al: Hypertrophic scars, keloids, and contractures. *Surg Clin North Am* 77:701, 1997.

101. Mustoe TA: Evolution of silicone therapy and mechanism of action in scar management. *Aesthetic Plast Surg* 32:82, 2008.

102. Dijkstra FR, Nieuwenhuijzen M, Reijnen MM, et al: Recent clinical developments in pathophysiology, epidemiology, diagnosis and treatment of intra-abdominal adhesions. *Scand J Gastroenterol Suppl* 232:52, 2000.

103. Cheong YC, Laird SM, Shellton JB, et al: The correlation of adhesions and peritoneal fluid cytokine concentrations: A pilot study. *Hum Reprod* 17:1039, 2002.

104. Beck DE, Cohen Z, Fleshman JW, et al: A prospective, randomized multicenter, controlled study of the safety of Seprafilm adhesion barrier in abdominopelvic surgery of the intestine. *Dis Colon Rectum* 46:1310, 2003.

105. Fazio VW, Cohen Z, Fleshman JW, et al: Reduction in adhesive small-bowel obstruction by Seprafilm adhesion barrier after intestinal resection. *Dis Colon Rectum* 49:1, 2006.

106. Zeng Q, Yu Z, You J, et al: Efficacy and safety of Seprafilm for preventing postoperative abdominal adhesion: Systematic review and meta-analysis. *World J Surg* 31:2125, 2007.

107. Armstrong DG, Lavery L: Negative pressure wound therapy after partial diabetic foot amputation: A multicentre, ramdomised controlled trial. *Lancet* 366:1704, 2005.

第10章

肿瘤

Funda Meric-Bernstam and Raphael E. Pollock

214

关键点

1. 肿瘤的恶性生长需要细胞发生下列关键变化：促生长信号的自给自足、对抑制生长信号不敏感、凋亡逃逸、无限增殖的潜能、促血管生成能力、侵袭和转移。
2. 掌握肿瘤生物学的知识对于成功实施肿瘤的个体化治疗十分重要。
3. 现代医学中肿瘤的治疗模式是多学科综合的模式，需要外科医师、肿瘤内科医师、放疗科医师、整形外科医师、病理科医师、影像科医师和初级保健医师的合作。

肿瘤学与外科学

由于人口的老龄化问题，肿瘤学已经成为外科学中一个很重要的组成部分。外科医师经常需要对实体瘤做出初诊，并进行治疗。因此，为了准确地评估病人及并制定合适的外科治疗方案，有必要掌握肿瘤的流行病学、病因学、分级及分期、自然病程等相关知识。

现代医学中肿瘤的治疗模式是多学科综合的模式，需要外科医师、肿瘤内科医师、放疗科医师、整形外科医师、病理医师、影像科医师和初级保健医师的合作。基本并明确的外科治疗是指将肿瘤完整的切除，并保证足够的切缘，必要时还需行区域淋巴结的清扫。辅助治疗是指放疗及全身系统治疗，包括化疗、免疫治疗、激素治疗和近来发展迅速的生物治疗。外科治疗和放疗的首要目的是控制局部病灶的发展；而全身系统治疗主要着眼于消除临床上尚无法发现的转移病灶，防止远处转移或复发。因此，外科医师必须熟知各种辅助治疗的方法，如此才能有效地开展多学科合作，为病人实施最有效的综合、序贯治疗。

分子生物学的进展正在改变着医学的发展进程，其对肿瘤学的影响尤为深远。许多新的发现都迅速融入临床应用中，从而促进了新的预后分子标志物、新的生物治疗方法不断涌现。因此，外科医师掌握分子肿瘤学的基本原理将有助于他们更好地了解肿瘤学方面的新进展，从而将其更好地应用于临床实践中。

肿瘤流行病学

基本原理

发病率是指新发的病例数，常表示为每年、每 10 万人中的新发病例。死亡率是指死亡的病例数，常表示为每年、每 10 万人中的死亡病例。发病率和死亡率的数据可从肿瘤登记处获得。在很多国家，因为死亡事件及相关原因都作为重要的统计项目，所以死亡率可从这些公共记录中获知。在没有肿瘤登记处的地区，发病率则常由死亡率推断而来。然而这不如登记处的资料准确，原因在于发病率和病因相关的死亡人数之间的关联因不同国家医疗水平的差异变动较大。

肿瘤的发病率多存在地域上的差异，部分是由于基因的差别、环境和饮食的不同所造成。流行病学研究可对肿瘤发病率和死亡率的变化进行分析，从而大大地扩展了我们对于肿瘤病因的认识；更进一步而言，还有助于我们明确不同预防和筛查手段的效果，了解特定肿瘤治疗方法的进展。

流行病学研究中最常见的两种方法是：队列研究和病例对照研究，它们常用于分析肿瘤发病原因和评价预防手段的效果。队列研究的对象是加入研究时未患所研究疾病的一群人，然后在一定期间内随访观察该人群中疾病的发病率。这种研究常将人群按是否暴露于某种环境因素或者是否接受某种干预措施分为两组（如吸烟和不吸烟），比较两组的结局。病例对照研究是以确诊患有某特定疾病的病人作为病例，以不患有该病但具有可比性的个体作为对照，比较两组间危险因素的暴露程度。结果常表示为比值比或相对危险度。相对危险度<1 提示该因素是保护因素，反之则表示暴露于该因素增加患病风险。

肿瘤的发病率和死亡率（美国）

2008 年，全美估计新增肿瘤病人 1 440 000 名[1]。另外预计还存在约 1 000 000 例皮肤的基底细胞癌和鳞癌、54 020 例原位黑色素瘤、67 770 例乳腺原位癌[1]。同年，约有565 650例病人死于肿瘤[1]。各类肿瘤的新发病例数和死亡人数见表10-1。男性肿瘤相关死亡的常见病因为肺及支气管癌、前列腺癌和大肠癌；而在女性中则为肺及支气管癌、乳腺癌和大

表 10-1　美国 2007 年预测肿瘤新发病例数和死亡例数

	预测新发病例数	预测新死亡例数		预测新发病例数	预测新死亡例数
所有肿瘤	1 444 920	559 650	**生殖系统**	306 380	55 740
口腔与咽部	34 360	7550	子宫颈	11 150	3670
消化系统	271 250	134 710	子宫体	39 080	7400
食管	15 560	13 940	卵巢	22 430	15 280
胃	21 260	11 210	外阴	3490	880
小肠	5640	1090	阴道与其他女性生殖器官	2140	790
大肠	112 340	52 180	前列腺	218 890	27 050
肛门、肛管、肛门直肠	4650	690	睾丸	7920	380
肝与肝内胆管	19 160	16 780	阴茎与其他男性生殖器官	1280	290
胆囊与胆道其余部位	9250	3250	**泌尿系统**	120 400	27 340
胰腺	37 170	33 370	膀胱	67 160	13 750
其他消化系统器官	4800	2200	肾脏与肾盂	51 190	12 890
呼吸系统	229 400	164 840	输尿管与其他泌尿系统器官	2050	700
喉	11 300	3660	**眼与眼眶**	2340	220
肺与支气管	213 380	160390	**脑与其他神经系统**	20 500	12 740
其他呼吸系统器官	4720	790	**内分泌系统**	35 520	2320
骨与结缔组织	2370	1330	甲状腺	33 550	1530
软组织（包括心脏）	9220	3560	其他内分泌系统器官	1970	790
皮肤（除去基底细胞和鳞状细胞癌）[a]	65 050	10850	**淋巴瘤**	71 380	19 730
黑色素瘤	59 940	8110	**多发性骨髓瘤**	19 900	10 790
其他非上皮肿瘤	5110	2740	**白血病**	44 240	21 790
乳腺	180 510	40 910	**其他肿瘤或来源不明肿瘤[b]**	32 100	45 230

[a] 除去基底细胞核鳞状细胞皮肤癌以及原位癌，但不包括来源膀胱上皮细胞的这类肿瘤
[b] 死亡数大于新发病数，说明在死亡证书上未特别注明死亡原因

肠癌（图 10-1）。

肿瘤发病率和死亡率的变化（美国）

2005 年，肿瘤相关死亡例数占全美总死亡例数的 23%，仅次于心血管疾病所导致的死亡例数[1]。因为感染和心血管疾病致死率的下降，人类的预期寿命得以延长，因此肿瘤逐渐成为首要的致死原因，这在 40～79 岁的女性和 60～79 岁的男性中表现得尤为突出[1]。

1995—2003 年，男性肿瘤的发病率基本维持不变；而在女性中，1987—2003 年，肿瘤的发病率每年递增约 0.3%[1]。不同性别间部分肿瘤的年龄校准发病率见图 10-2。前列腺癌的发病率在 1995 年迅速增长，而到 1998 年时又快速回落。这种变化有可能归因于将前列腺特异性抗原（prostate-specific antigen，PSA）用于前列腺癌的筛查[1]。乳腺癌的年龄校准发病率从 2001—2004 年逐步下降[2]。在此时间段内，妇女健康倡议组织发表了首篇激素替代疗法会增加罹患冠心病和乳腺癌风险的文献，这直接导致此后在美国使用激素替代疗法的绝经后女性大大地减少[2]。因此，乳腺癌发病率的下降和该文献的发表在时间上是相关的。

从 1993—2003 年，综合所有类型肿瘤的情况，肿瘤相关死亡率逐年下降。男性中该数据为 1.6%，女性为 0.8%。部分肿瘤的 5 年生存率见表 10-2[1]。四类主要肿瘤的死亡率都在逐步下降，除了女性的肺癌相关死亡率在 1995—2003 年以每年 0.3% 的速度缓慢增加。男性中肺癌死亡率的下降归因于吸烟人数的减少，而乳腺癌、大肠癌和前列腺癌死亡率的下降主要得益于早期诊断、早期治疗水平的提高。

肿瘤的发病率（全球）

2002 年，全球约新增 10 900 000 名肿瘤病例[3]。肺癌发病率位列第一，平均每年新增病例 1 350 000 名，死亡病例 1 150 000 名[3]；第二为乳腺癌，新发病例为 150 000/年，为第 5 位肿瘤死亡原因；其次分别为胃癌（新发病例：934 000/年，死亡病例：700 000/年）、大肠癌（新发病例：1 030 000/年，死亡病例：529 000/年）和肝癌（新发病例：626 000/年，死亡病例：598 000/年）[3]。

预计新发病例

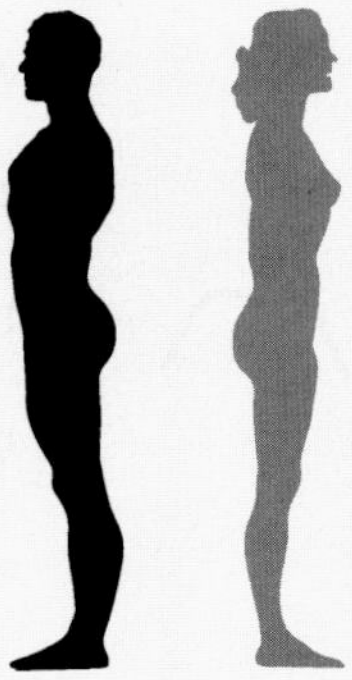

			男性	女性			
前列腺	186 320	25%			乳腺	182 460	26%
肺及支气管	114 690	15%			肺及支气管	100 330	14%
结肠及直肠	77 250	10%			结肠及直肠	71 560	10%
膀胱	51 230	7%			子宫体	40 100	6%
非霍奇金淋巴瘤	35 450	5%			非霍奇金淋巴瘤	30 670	4%
皮肤黑色素瘤	34 950	5%			甲状腺	28 410	4%
肾及肾盂	33 130	4%			皮肤黑色素瘤	27 530	4%
口腔及咽	25 310	3%			卵巢	21 650	3%
白血病	25 180	3%			肾及肾盂	21 260	3%
胰腺	18 770	3%			白血病	19 090	3%
所有部位	745 180	100%			所有部位	692 000	100%

预计死亡病例

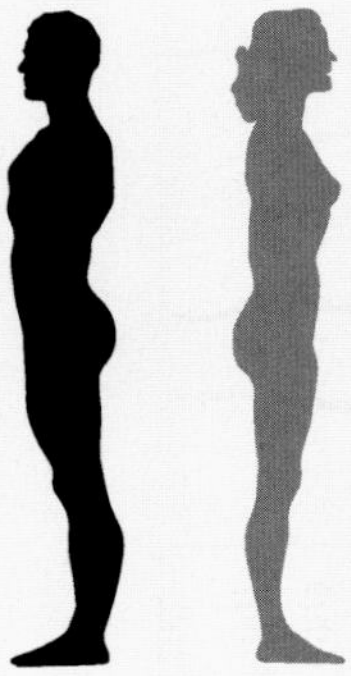

			男性	女性			
肺及支气管	90 810	31%			肺及支气管	71 030	31%
前列腺	28 660	10%			乳腺	40 480	15%
结肠及直肠	24 260	8%			结肠及直肠	25 700	9%
胰腺	17 500	6%			胰腺	16 790	6%
肝及肝内胆管	12 570	4%			卵巢	15 520	6%
白血病	12 460	4%			非霍奇金淋巴瘤	9 370	3%
食管	11 250	4%			白血病	9 250	3%
膀胱	9 950	3%			子宫体	7 470	3%
非霍奇金淋巴瘤	9 790	3%			肝及肝内胆管	5 840	2%
肾及肾盂	8 100	3%			脑及其他神经系统	5 650	2%
所有部位	294 120	100%			所有部位	271 530	100%

图 10-1　美国 2007 年不同性别中 10 种最常见肿瘤的预测新发病例数及新死亡病例数。＊排除基底和鳞状细胞皮肤癌及原位癌，但来源于膀胱的上述肿瘤除外。数据经四舍五入到 10 位

表 10-2　在不同的诊断时间段内，根据正常人预期寿命调整的不同肿瘤 5 年相对生存率（美国，1975—2002 年）

肿瘤类型	相对 5 年生存率（%）			肿瘤类型	相对 5 年生存率（%）		
	1975—1977	1984—1986	1996—2002		1975—1977	1984—1986	1996—2002
所有肿瘤	50	53	66	皮肤的黑色素瘤	82	86	92
脑	24	29	34	多发骨髓瘤	26	29	33
乳腺（女性）	75	79	89	非霍奇金淋巴瘤	48	53	63
宫颈	70	68	73	口腔	53	55	60
结肠	51	59	65	卵巢	37	40	45
宫体	87	83	84	胰腺	2	3	5
食管	5	10	16	前列腺	69	76	100
霍奇金病	73	79	86	直肠	49	57	66
肾脏	51	56	66	胃	16	18	24
喉	66	66	65	睾丸	83	93	96
白血病	35	42	49	甲状腺	93	94	87
肝脏	4	6	10	膀胱	73	78	82
肺与支气管	13	13	16				

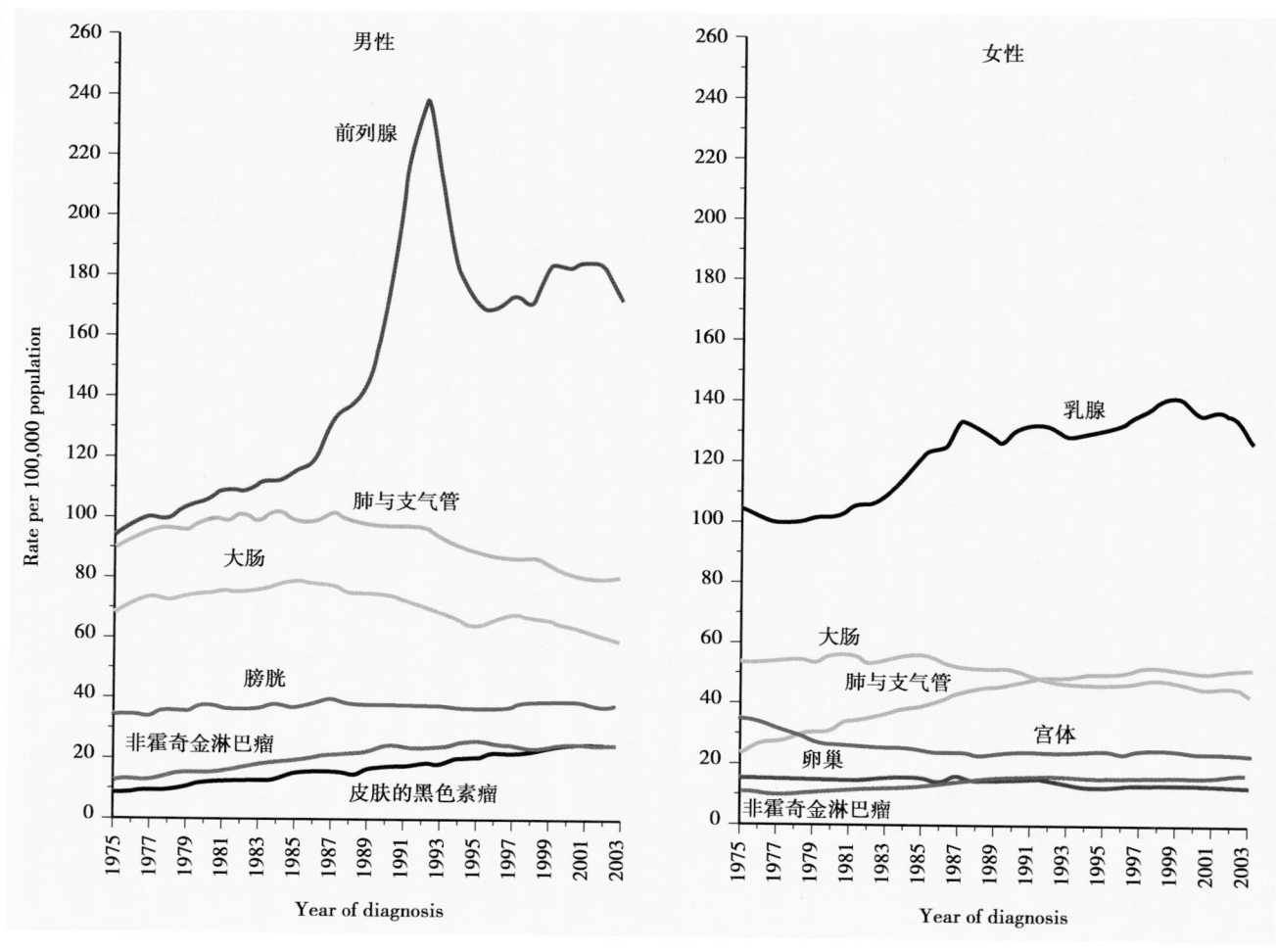

图 10-2   不同性别间经年龄校准的肿瘤年发病率的变化（1975—2003 年，美国）

胃癌

全世界不同地区的胃癌发病率差异很大。经年龄校准后发病率最高的是日本（男性：62.1/100 000、女性：26.1/100 000），而在北美（男性：7.4/100 000、女性：3.4/100 000）和北、西非（男性：4.4/100 000 ~ 3.4/100 000，女性：2.5/100 000 ~ 3.6/100 000）[3] 相应的比例则低得多。不同国家间该肿瘤患病风险的差别主要系饮食因素所致。胃癌高发地区的人群喜好食用腌制食品，如腌肉、泡菜等。幽门螺杆菌已被证实是胃癌的重要致病因素，而全球感染该菌的比例存在较大的地区差异[3]。值得庆幸的是，随着食品保存方法的改进和幽门螺杆菌感染率的下降，全球胃癌的发病率和死亡率开始呈现出稳步下降的趋势[3]。

乳腺癌

所有发达国家（除日本外）中乳腺癌的发病率均比较高。在美国、加拿大、澳大利亚、北欧和西欧等国家和地区，女性中该疾病的发病率为每年 82.5/100 000 ~ 99.4/100 000[3]。

相比较而言，非洲大部（除南非外）和亚洲的女性罹患乳腺癌的机会就比较低，低于 30/100 000，其中中非最低，仅为 16.5/100 000。虽然有研究认为某些敏感基因与乳腺癌的发病有关，然而仅有 5% ~ 10% 的乳腺癌是因这些基因的

突变所致。因此，不是敏感基因突变水平的差异，而是诸如生育、饮食、饮酒、肥胖、体力活动、环境因素的不同导致了乳腺癌发病率的地区差异。事实上，当女性由亚洲移居至美洲后，其发生乳腺癌的危险性明显增加[3]，这也间接支持了上述观点。总体而言，全球大多数国家的乳腺癌发病率均呈上升态势。

大肠癌

全球不同地区结肠癌发病率的差异高达 25 倍之多[3]，其中发达国家总体高于发展中国家。发病率最高的地区主要为北美、澳大利亚、新西兰、西欧、日本，尤以日本的男性为甚。发病率较低的地区则分布于北非、南美、东亚、南亚、西亚。这种地区差异的原因主要为膳食结构中动物脂肪、肉类和纤维比例的不同，另外一些环境危险因素暴露水平的不同也有一定作用。

肝癌

肝癌的高发地区主要分布在发展中国家，这与结肠癌的情况迥异。中国的肝癌发病率最高（男性：37.9/100 000），而北美、南美和欧洲的发病率相对低（男性：2.6/100 000 ~ 6.2/100 000）[2]。就全球而言，肝癌的致病因素主要为感染乙肝和丙肝病毒，以及食用含黄曲霉素的食物。近来的数据表明，

在儿童中接种乙肝疫苗已降低了肝癌的发病率[3]。

前列腺癌

北美的前列腺癌发病率(男性:119.9/100 000)远远高于中国、日本和其他亚洲国家的发病率(1.6/100 000 ~ 12.6/100 000)[3]。这种地区差异部分可能是由于诊断水平的不同所致。如前所述,利用 PSA 进行筛查的方法显著提高了美国前列腺癌的诊断水平(图 10-2)[1]。

肿瘤的死亡率(全球)

不同国家间同一肿瘤的死亡率也存在较大差异。除了发病率的不同,确诊后病人生存率的不同亦是造成这种现象的原因。生存率往往受到治疗模式、筛查手段的影响,后者又影响了肿瘤确诊时的分期。例如,日本国内胃癌的 5 年生存率比较高,而该国胃癌的发病率也较高,因此对于此病会进行大规模的筛查,从而促进了早诊水平的提高,并延长了病人的生存时间。但是对于前列腺癌而言,与其发病率相比较,不同国家间死亡率的差异要小得多[3]。北美地区前列腺癌的生存率比发展中国家高很多,主要还是归结于美国对于该病进行了普查,虽然使得肿瘤发现得更早,更容易治愈;同时也有助于发现一些更为隐匿、侵袭性更低的肿瘤,这些肿瘤即使未被及时确诊,也不会导致病人短期内的死亡。

总之,许多常见恶性肿瘤的发病率都存在地域上的差异。原因包括:一是基因的差异,包括种族和民族的不同;二是环境和饮食的差异,而这方面的因素可发生潜在的变化。因此,同时建立区域性和全球性的恶性肿瘤数据库十分必要,它不仅能促进我们对肿瘤病因的认识,最终还可协助我们开展针对性的预防。更进一步而言,监测肿瘤的发病率和 5 年肿瘤特异性生存率还有助于我们对区域间医疗保健水平不均衡的情况有所认识,从而对落后地区的医疗保健提供帮助,并指导治疗。

肿瘤生物学

肿瘤的特征

尽管目前已发现了 100 余种恶性肿瘤,但是仅有 6 种最基本的细胞生理学变化决定了这些肿瘤的恶性表型:促进生长信号的自给自足、对抑制生长信号的不敏感、凋亡(程序性细胞死亡)逃逸、无限增殖的潜能、促血管生成能力、侵袭和转移(图 10-3)[4]。

细胞的增殖和转化

正常细胞的生长和增殖都受到严格的调控,而肿瘤细胞对于这些控制失去了反应,从而导致生长和增殖失控。细胞发生恶性转化时通常需要在基因层面发生改变。因存在异常的扩增能力,恶性转化的细胞在体外的培养皿中较正常细胞生长得快,而且常表现出一些异常的特征,例如失去接触抑制(即融合为单细胞层后,仍能扩增);形态发生变化,与周围细胞或者培养基质的黏附力降低;附着依赖性生长丧失;永生化;获得成瘤能力(即注入合适的宿

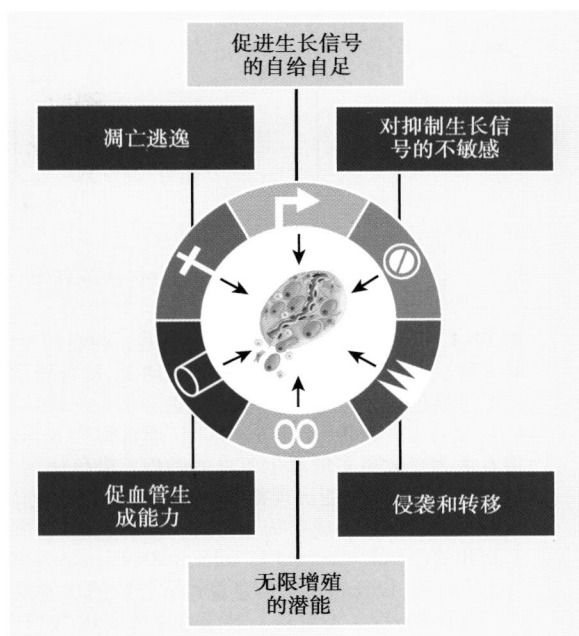

图 10-3　肿瘤在发生过程中所获得的特性

主体内后可以成瘤)。

肿瘤的启动

通常认为肿瘤的形成需要经过以下三个步骤:启动、促进、发展。启动阶段包括癌基因的激活和抑癌基因的失活等,可以使得单个细胞获得与其他正常细胞明显不同的生长优势。尽管单个细胞或者单个细胞克隆的改变可以导致肿瘤的发生,但是有时候靶器官中大量正常细胞均发生了上述启动阶段的改变,从而造成它们恶性潜能增强,即所谓的场效应(field effect)。在启动阶段,细胞往往是基因层面发生了变化,表现为抑癌基因的缺失和癌基因的扩增,然后导致细胞克隆中累积更多有害的基因突变。

肿瘤是一种细胞克隆过程异常的疾病,即肿瘤来源于单个细胞,随着其分化过程中基因突变的逐步累积,从而使得肿瘤的侵袭性渐增。大多数肿瘤的发生均经过了良性病变、原位癌、浸润性生长的过程。如乳腺癌的发病就遵循这个规律,其首先表现为导管内上皮不典型增生,然后发展为导管内原位癌,最后直至浸润性导管癌。Fearon 和 Vogelstein 提出了一种大肠癌发病的模型(图 10-4)[6]。在该模型中,癌基因的激活和抑癌基因的失活是导致肿瘤产生的起始事件,而后者所起的作用更大。一般而言,至少需要 4 ~ 5 种基因的突变才有可能导致恶性肿瘤形成,而发生良性肿瘤所需的突变基因相对要少。尽管基因的突变通常存在一定的先后顺序,但是肿瘤的生物学特点还是由其发展过程中所有的基因变化来决定的。

细胞周期的失调

肿瘤细胞的增生优势在于它们可以绕过静止状态。这些细胞在信号转导通路上出现了变化,从而可以对外部信号产生过度反应,并无限扩增。细胞周期相关蛋白、生长因子、生长因子受体、细胞内信号通路蛋白、核转录因子等的突变或表

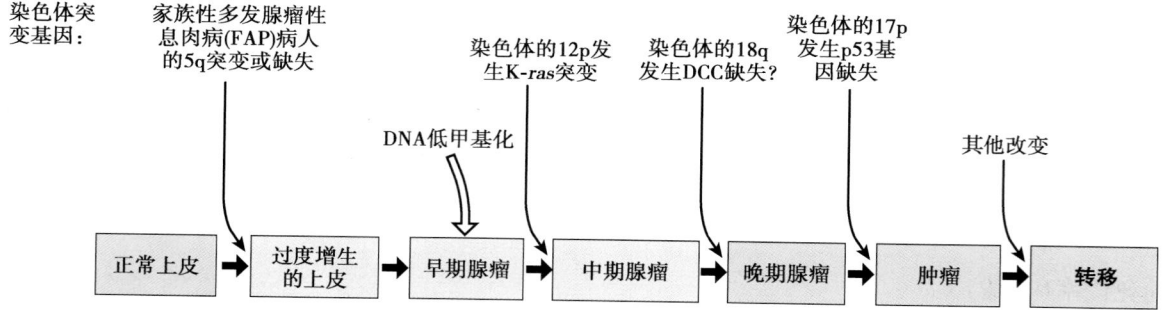

图 10-4　直肠癌肿瘤基因的基因模型。肿瘤的发生和发展是通过一系列原癌基因和抑癌基因改变实现的。总的来说，腺瘤的三个阶段包括：体积增大、发育异常和绒毛内溶物。患有家族性多发腺瘤性息肉病（FAP）的病人 5 号染色体长臂上存在基因突变。非 FAP 的病人发生直肠癌时，在相对较早的时候，该染色体相同区域的肿瘤基因会消失或者突变。ras 基因（通常称为 K-ras）的突变发生于小腺瘤的单个细胞内，通过克隆扩增，该细胞将发展为更大更多的增生不良的肿瘤。染色体的 5q、17p、18q 常发生缺失。17p 和 18q 的等位缺失通常较 5q 缺失或 ras 基因突变出现得晚。上述基因和染色体变化的顺序是可变换的，这意味着这些变化的累加，而非序贯对于直肠癌的形成更为重要。一旦肿块形成，肿瘤将持续进展。染色体的变化与癌症的转移性及致死能力密切相关。DCC＝deleted in colorectal cancer gene 基因表达的步骤很多，主要包括基因的信息转录至信使 RNA（mRNA）中，以及将这些信息翻译成相应的功能蛋白质序列的两个层面，每个层面均会受到调控。基因组水平的变化（如基因扩增过程），转录水平的变化（如 DNA 的甲基化导致转录沉默），mRNA 的加工、mRNA 稳定性、mRNA 的翻译等方面的变化，甚至蛋白质稳定性的改变都会影响重要的蛋白质分子的水平；另外，基因序列的改变还有可能产生突变的产物，从而使得该基因的功能出现变化，上述这些事件均会促使肿瘤的发生

达水平的变化均会导致控制细胞周期的基本调节机制发生紊乱，从而使得细胞的生长和扩增不受控制。

细胞周期主要分为四期（图 10-5）[7]。在 S 期（合成期），细胞将其基因进行复制，然后在 M 期（分裂期）细胞成分被一分为二给两个子细胞。G_1 和 G_2 期分别代表细胞将准备进入 S 期和 M 期。当细胞停止扩增，它们就会脱离细胞周期，并处于静止状态，即所谓的 G_0 期。在人类肿瘤细胞中，细胞周期调节分子 INK4A、INK4B 和 KIP1 常发生突变或者表达水平出现变化。这些分子的改变说明调节肿瘤细胞的周期，在肿瘤的防治中处于重要地位。

癌基因

癌基因是指出现异常的正常基因，其可导致或者促进肿瘤的发生。而这些正常的基因则被称为原癌基因。癌基因的名称通常用三个字母的缩写形式表示，如 myc 和 ras。同时还可根据首次发现的来源，在癌基因的名称前加上相应的前缀，如"v-"提示为病毒（virus）、"c-"提示为细胞或者染色体（cell, chromosome）。通过基因移位（如 abl 基因）、启动子插入（如 c-myc 基因）、突变（如 ras 基因）和扩增（如 HER-2/neu 基因）等方式，原癌基因可被激活（即活性增加）或者过表达（表达

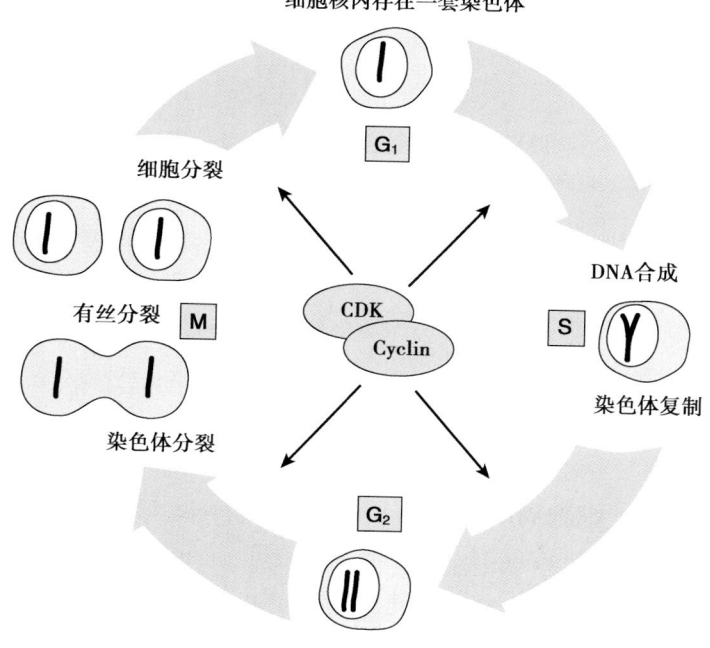

图 10-5　细胞周期各个阶段的示意图。促有丝分裂的因子可以促使静止的细胞进入细胞周期内。一旦细胞周期越过了限制点，就不需要促有丝分裂原的作用了，细胞可以直接进入及通过 S 期。DNA 在 S 期复制，染色体发生聚积，然后向两级移动。在 G_1 早期，某些信号可以促使细胞离开细胞周期，而进入静止阶段。细胞周期检查点被定为 G_1、S、G_2、M 四期。CDK＝cyclin-dependent kinase，细胞周期依赖性蛋白激酶

水平增加)。目前已有 100 种以上的癌基因被确定。

癌基因的来源包括生长因子(如血小板衍生因子)、生长因子受体(如 HER2)、细胞内信号转导分子(如 ras)、核转录因子(如 c-myc),及其他参与调节细胞生长和扩增的分子。生长因子是一类广泛存在的蛋白质分子,由细胞局部产生和分泌,并通过与细胞表面特定的受体结合后促进细胞扩增,包括自分泌(与同一细胞的受体结合)和旁分泌(与邻近细胞的受体结合)两种模式。生长因子的持续过表达将使得细胞发生失控的自身激活,并出现恶性转化。其次,生长因子受体可因突变或过表达而发生异常活化(开启,turn on),从而在缺少生长因子的情况下,也会向细胞不断地传递促生长信号,促进细胞出现如生长因子水平发生变化的反应。生长因子和某些有丝分裂原的促细胞生长效应由受体下游的信号转导分子介导,从细胞外传至细胞内,直至细胞核,最后启动细胞周期及 DNA 的转录过程。因此,细胞信号分子、细胞周期相关分子以及转录因子激活或者表达水平的紊乱在细胞恶性转化中起着十分重要的作用。下文将着重讨论两种得以充分研究的癌基因,HER2 和 ras。

HER2

癌基因中有很多分子都具有蛋白酪氨酸激酶活性。HER2,也可以称为 neu 或者 c-erbB-2,属于表皮生长因子受体(epidermal growth factor receptor,EGFR)家族成员,同时也是非典型的酪氨酸激酶类分子。虽然 HER2 与其他酪氨酸激酶类受体不同,它没有可溶性的配体,但依然在促细胞生长信号转导中发挥很重要的作用。造成这种现象的原因是 HER2 可以与其他所有 EGFR 家族成员(EGFR/c-erbB-1,HER3/c-erbB-1,HER4/c-erbB-4)形成异二聚体,从而可以与至少 30 种配体结合。这些配体主要包括表皮生长因子(EGF)、转化生长因子 α(TGFα)、肝素结合性 EGF 样生长因子、双调节素、调节蛋白等[8]。当受体与 HER2 形成异二聚体后,其可以反复循环再利用而不被降解,这样就会增加配体与受体的亲和力,提高受体的酶活性,从而使下游信号的强度和时程得以加强和延长[8]。HER2 能与 HER 家族的不同成员相互作用,激活促有丝分裂和抗凋亡的信号通路(图 10-6)。细胞内信号的特征和效能受到配体的种类、受体的组成成分、与 erbB 分子相关的磷酸酪氨酸结合蛋白的影响。Ras 和 Shc 激活的促分裂素原活化蛋白激酶(mitogen-activated protein kinase,MAPK)通路是所有 erbB 受体的靶点。该通路的活化可增加一些早期反应基因(c-myc、c-fos、c-jun)的转录水平[10]。尽管激活的效能和动力学有所差异,但如三磷酸肌醇激酶信号通路(phosphoinositide-3 kinase,PI3K)之类非 MAPK 依赖的通路也由 erbB 二聚体激活。HER2 激活 PI3K 通路会导致 Akt 分子的活化,从而通过多种机制抑制细胞凋亡。

大鼠的突变 neu 基因最初从经致癌物处理后的大鼠神经母细胞瘤中发现,并被认为是一种癌基因。HER2 基因经常会扩增,所对应的蛋白质分子在多种肿瘤中都会过表达,如乳腺癌、卵巢癌、肺癌、胃癌和口腔癌等。HER2 的过表达会造

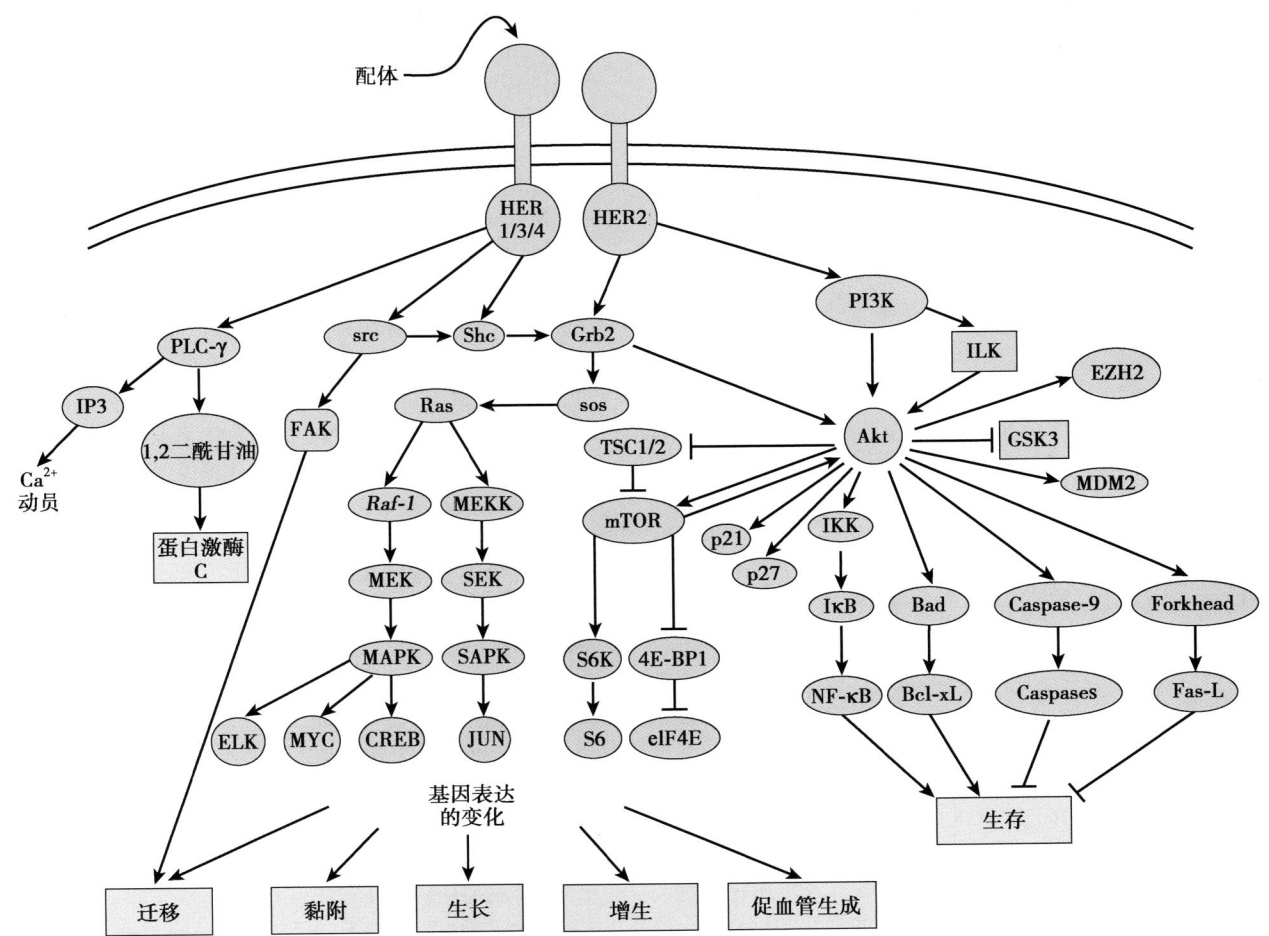

图 10-6 HER2 信号通路的部分示意图。HER2 可以作用于不同的 HER 家族成员,并能激活促有丝分裂和抗凋亡途径

成 HER2 激酶不依赖于配体而激活,这将导致下游促有丝分裂信号的活化。HER2 的过表达还与细胞扩增能力、不依赖于年龄的生长能力和对凋亡信号的抵抗力增强密切相关。此外,HER2 的激活可增加细胞的迁移力,并上调基质金属蛋白酶(matrix metalloproteinase,MMPs)的活性,从而提高细胞在体外培养中的侵袭力。在动物模型中,HER2 还可以增加肿瘤细胞的致瘤性、促肿瘤血管生成能力及转移的潜能。以上结果均说明 HER2 基因在肿瘤的生物学行为中扮演着十分关键的角色。

ras

ras 基因家族编码有一种被称为三磷酸鸟苷(GTP)结合蛋白的小分子蛋白质,能够调节细胞过程。H-ras 与 K-ras 基因分别首先作为 Harvey 鼠肉瘤病毒和 Kirsten 鼠肉瘤病毒基因的人类同源基因被发现,而 N-ras 基因则在神经母细胞瘤中被发现[12]。H-ras、K-ras、N-ras 基因分别定位于 1、11、12 号染色体上,均编码相对分子质量约为 21kDa 的蛋白质分子。三种基因编码的蛋白质分子在氨基酸序列上基本相似,但功能各不同[12]。

ras 可在有活性的 ras-GTP 和无活性的 ras-GDP 之间循环。许多细胞外的刺激信号均可促进 ras 的活化,例如各种受体和非受体酪氨酸激酶、G 蛋白偶联受体和整合素等[13]。在鸟苷酸置换因子的作用下,ras 可与 GTP 结合。ras 有内在水解 GTP 的能力,但是这个过程比较缓慢。GTP 活化蛋白(GTP-activating proteins,GAPs)可水解 ras-GTP,使得 ras 返回到非激活的形式。氨基酸序列中 12、13 和 61 位点的突变可导致 ras 对 GAPs 不敏感,从而使得 ras 一直处于激活状态。大约 20% 的肿瘤中存在至少一种突变的 ras 基因[14]。ras 基因发生突变的概率随肿瘤类型而有所不同(如 90% 的胰腺癌,小于 5% 的乳腺癌中存在突变的 ras 基因)[12,14]。不存在突变 ras 基因的肿瘤亦可通过其他机制激活 ras 信号通路,例如生长因子受体活化、GAP 缺失和 ras 通路下游效应分子的活化等[14]。

ras 蛋白在表达过程中还需经过脂肪酸转移酶的转录后活化。通过与细胞内膜上的法尼基基团(farnesyl group)作用后,ras-GTP 可结合并激活一些下游的信号通路,其中研究得最多的是丝-苏氨酸激酶 Raf 及其后续通路。Raf 激活后再磷酸化及活化 MAPK1 和 MAPK2(MEK1 和 MEK2)[14]。MEK1 和 MEK2 继续磷酸化及活化 MAPKs 胞外段信号调节激酶 1 和 2(MAPKs extracellular signal regulated kinase,ERK 1 和 ERK 2)。ERK 随后磷酸化转录因子 ETS 家族分子,从而诱导细胞周期蛋白,如 cyclin D 的表达,加速细胞由 G_1 期进入细胞周期中。Raf 在非小细胞肺癌、肾细胞癌和肝细胞癌中常处于持续激活状态[15]。另外,在黑色素瘤、散发性结直肠癌和乳头状甲状腺癌中,B-raf 还会发生突变,突变后 raf 基因被激活[15]。激活 Ras 的第二条通路是通过重要的促生长信号介导分子 PI3K,第三条通路是通过 Ras 相关蛋白 Ral(Ras related protein)起作用。Ral 和 PI3K/Akt 通路一起抑制叉形转录因子(forkhead transcription factors)的作用,而该因子可通过诱导 p27 基因的表达来加速细胞周期阻滞。另外,Ras 也能与磷脂酶 Cε 结合,从而参与蛋白激酶 C 的激活和钙动员。通过这些机制,Ras 信号通路通过诱导细胞周期调节蛋白 cyclin D1,抑制 p27 基因的功能,加速细胞分裂;同时还可通过 PI3K/Akt 通路扩大促生长信号的量和强度,从而导致细胞过度增生,发生恶性转化。

肿瘤细胞凋亡的变化

凋亡是机体处理细胞的一种过程,并且受到基因的调控。肿瘤细胞必须通过凋亡逃逸来实现肿瘤的发展。肿瘤的增长除了依赖于细胞的增生,还需细胞的凋亡水平下降。凋亡与坏死不同,它需要细胞出现几个特征性的变化。在凋亡早期,细胞膜的成分发生改变,磷脂酰丝氨酸残基暴露于细胞外膜,此时在实验室中可以通过与其有高亲和力的 Annexin 来检测发生了凋亡的细胞。凋亡晚期,主要是细胞核的形态出现了变化,如染色质凝聚、核断裂、DNA 片段化及核膜空泡化。凋亡细胞最后被噬细胞吞噬并分解。介导凋亡的效应分子是一类被称为 caspase(cystein-dependent and aspartate-directed protease,含半胱氨酸的天冬氨酸蛋白水解酶)的蛋白酶家族分子。Caspase 8、caspase 9、caspase 10 是上游的启动分子,它们切割下游的执行分子,如 caspase 3、caspase 6、caspase 7,从而造成细胞凋亡。

激活启动 caspase 分子的信号通路有两条,即线粒体通路和死亡受体通路,二者间存在一定的交叉性。在线粒体通路(intrinsic pathway,内源性通路)中,线粒体释放细胞色素酶 c,然后和 procaspase 9、凋亡蛋白酶激活因子 1(apoptotic protease activating factor 1,Apaf-1)共同形成一种称为凋亡体(apoptosome)的酶复合体,激活下游的执行 caspase 分子。除了这些蛋白质分子,在线粒体通路中还存在其他一些促凋亡分子,如 SMAC/DIABLO。许多因素都可以导致线粒体通路的激活,如 DNA 的损伤、氧自由基的活化、促生长因子的减少等。线粒体膜的渗透性决定了通过线粒体通路导致的凋亡是否持续存在。在凋亡调节因子 Bcl-2 家族中既有促凋亡分子(如 Bax、Bad 和 Bak),也有抑凋亡的分子(如 Bcl-2 和 Bcl-xL)。Bcl-2 家族分子主要在线粒体中发挥作用,并调节线粒体膜的渗透性。生长因子可以通过 PI3K/Akt 通路激活促生长信号,从而造成促凋亡分子 Bad 的磷酸化和失活。反之,生长因子的减少可以使 Bad 去磷酸化和激活。热休克蛋白分子,如 Hsp70 和 Hsp27,可以阻止线粒体中细胞色素酶 c 的释放及凋亡体的形成,从而抑制下游的凋亡信号。

死亡受体通路,有时也被称为外源性通路(extrinsic pathway)。细胞表面的死亡受体有很多,如 Fas/APO1/CD95、肿瘤坏死因子受体(tumor necrosis factor receptor,TNFR)1 和 KILL-ER/DR5,它们与相应的配体结合,分别是 Fas-L、TNF 和 TNF 相关的凋亡诱导配体(TNF-related apoptosis-inducing ligand,TRAIL),形成死亡诱导信号复合物(death-inducing signaling complex,DISC)。DISC 将裂解 procaspase 8、procaspase 10,从而使其激活并启动 caspase 分子[17]。细胞膜表面诱饵受体(decoy receptor)的表达可调控死亡受体通路,其中 Fas 的诱饵受体是 DcR3,而 TRAIL 对应的则是 TRID 和 TRUNDD。诱饵受体与死亡受体十分相似,但其缺少功能性的死亡结构域,因此它们与死亡配体结合后不能将死亡信号转导至细胞内。死亡受体通路的调控还存在另外一类分子,即 FADD 样的白细胞介素 1 蛋白酶抑制蛋白(FADD-like interleukin-1 protease-inhibitory proteins,FLIPs)。FLIPs 与 caspase8 同源,其可以与

DISC 结合,阻断 caspase8 的激活。最后凋亡蛋白抑制因子(inhibitors of apoptosis proteins, IAPs)可以阻断 caspase3 的激活,同时调控线粒体和死亡受体两条通路来源的凋亡信号。

在人类肿瘤中,凋亡过程的异常表现于多个方面,如 Fas 和 TRAIL 的诱饵受体、抗凋亡因子 Bcl-2、IAP 相关蛋白 survivin、c-FLIP 水平的升高,促凋亡因子 Bax、caspase8、TRAIL-R1 和 TRAIL-R2 的突变及下调,p53 通路的变化,生长因子和生长因子受体的过表达,PI3K/Akt 通路的激活等。

肿瘤细胞的自噬现象

自噬(autophagy,即自我吞噬)是细胞实现蛋白质和细胞器转覆的一条主要通路。该过程在正常细胞生长发育过程中可以起到稳定合成与分解代谢的平衡的作用。在营养缺乏条件下不能激活自噬,或者应激条件下自噬的持续性激活,均可导致细胞死亡,因此此时自噬会被认为是另一种形式的细胞程序性死亡。自噬在细胞的饥饿、分化、死亡和衰老过程中均起到重要作用。自噬也可通过触发非凋亡性细胞死亡程序来消除肿瘤细胞,这说明其在肿瘤发展过程中起到负调节作用。Beclin 1 基因,是与自噬有关的重要基因之一,该基因的杂合子小鼠模型表现出自噬反应的改变并有自发肿瘤的高发病率,证实了自噬可抑制肿瘤的发生[18]。这也证明了细胞自噬信号通路中的其他基因如发生突变,亦可导致自噬水平的下调从而促进肿瘤发生。但是,自噬也作为对应激反应的保护机制,可使得肿瘤细胞免受缺乏营养或者治疗所致的损伤。目前针对自噬信号通路的相关分子的研究正在进行中,这将决定是否可通过调节细胞的自噬达到治疗肿瘤的目的。

肿瘤的侵袭

侵入周围正常组织是恶性细胞的特征之一。恶性细胞未突破基底膜的肿瘤称为原位癌(in situ cancer),而突破了基底膜、已侵入周围组织中的肿瘤,则被归类为侵袭性肿瘤。肿瘤细胞的侵袭包括黏附力的改变、迁移能力的提升和细胞外基质(extracellular matrix, ECM)的降解。

正常细胞间的黏附作用包括细胞表面蛋白质分子的相互作用。钙黏素家族里的钙黏附分子(E-cadherin、P-cadherin 以及 N-cadherin)被认为可增强细胞间的结合能力,从而抑制侵袭。当肿瘤细胞发生迁移时,它需要穿过并结合于受侵袭组织的基底部基质层;而这种结合也使得肿瘤细胞能在被侵袭的组织中向前移动。癌细胞的整合素受体(integrin receptors)可介导其与细胞外基质糖蛋白如纤连蛋白(fibronectin)、层粘连蛋白(laminin)和胶原蛋白(collagen)等的结合。整合素是一类糖蛋白超家族分子,其可形成异二聚体形式的受体,并与细胞外基质中的分子结合。根据不同的 α 和 β 亚基配对,整合素有多达 25 种,每种均可特异性识别一种特定的配体。除了调节细胞对外基质的黏附外,整合素还负责向细胞内传递外界的信号,从而影响细胞形态、生存、增生、基因转录和转移等。

影响肿瘤细胞转移的因素有很多,包括自分泌活动因子(autocrine motility factor)、自身毒素(autotaxin)、分散因子(scatter factor,也称为肝细胞生长因子 hepatocyte growth factor)、TGF-α、EGF 和胰岛素样生长因子。

丝氨酸、半胱氨酸和天门冬氨酸蛋白酶及基质金属蛋白酶(MMPs)等均和肿瘤侵袭相关。尿激酶和纤溶酶原激活物(uPA 和 tPA)属于丝氨酸类蛋白酶,可将纤溶酶原转化为纤溶酶。而纤溶酶反过来可以降解细胞外基质中的成分。纤溶酶也可以激活 MMPs。与 tPA 相比,uPA 与肿瘤细胞的转移和组织侵袭性关系更密切一些。组织中产生的纤溶酶原激活物抑制物 1 和纤溶酶原激活物抑制物 2(PAI-1 和 PAI-2)可抵消纤溶酶原活化因子的作用。

MMPs 是一类金属依赖性的内肽酶类家族。经过激活,MMPs 可以下调一系列细胞外基质组分。以前根据被作用的 ECM 组分来命名 MMPs 类分子,而现在是通过连续编号来对 MMPs 分子进行标准化的命名,如 MMP-1 即胶原酶 1(collagenase-1)。MMPs 也可进一步根据其是分泌型分子,还是膜蛋白分子进行再分类。大部分的 MMPs 在合成时是无活性的酶原(pro-MMP),在细胞外经其他激活的 MMPs 或者丝氨酸蛋白酶水解掉前肽区域,即变成具有活性的分子。

在大多数肿瘤中,MMPs 的表达是上调的。癌细胞和肿瘤间质细胞均可表达 MMPs。相关实验模型已经证实 MMPs 可分解细胞外基质相关组分以及生长因子结合蛋白、生长因子前体、细胞黏附分子和其他蛋白酶 MMPs 等,从而促进细胞的生长、迁移、浸润、血管生成、转移,最终参与肿瘤的发展。MMPs 的活性由其内源性和组织源性的抑制分子来调节,如 TIMP-1、TIMP-2、TIMP-3 和 TIMP-4 等。

血管生成

在原有血管床上新发生的小血管即为新生血管生成(angiogenesis)。新生血管生成是肿瘤得以生长和转移的必备条件。累加的基因改变致使肿瘤分化出促血管生成的表型,另外如缺氧等也会产生相同的作用。一些常见的癌基因和抑癌基因也有诱导新生血管生成的作用,例如 ras、HER2 和 p53 的突变型。

当接收到促血管生成的信号后,血管外周细胞收缩,内皮细胞分泌多种生长因子,例如基底纤维细胞生长因子、血小板衍生生长因子(platelet-derived growth factor, PDGF)和胰岛素样生长因子等。毛细血管基底膜和管周间质在 uPA 的作用下发生降解。然后内皮细胞迁移进入降解的基质中,先呈条索样,随后形成管腔。最后,萌芽的前端相互融合,在基底膜的包裹下形成新生血管网。

多种细胞可以分泌与血管生成相关的因子,包括肿瘤细胞、内皮细胞、间质细胞和炎性细胞等。Folkman 及其同事在 1971 年首次报道了促血管生成因子[19]。随后,人们陆续又找到多种促血管生成或抗血管生成因子。在促血管生成因子中,血管内皮生长因子(vascular endothelial growth factors, VEGFs)被研究得最为充分。VEGF 家族中包括 6 种生长因子(VEGF-A、VEGF-B、VEGF-C、VEGF-D、VEGF-E 和胎盘生长因子)和 3 种受体(VEGFR1 也称 Flt-1、VEGFR2 也称 KDR/FLK-1、VEGFR3 也称 Flt-4)[20]。神经纤毛蛋白 1 和 2 也被认为是 VEGF 的受体[21]。VEGF 可由缺氧及多种生长因子或细胞因子,如 EGF、PDGF、TNF-α、TGFβ 和白细胞介素-1β 等诱导产生。VEGF 有多种功效,包括增加血管通透性、诱导血管内皮增生和管腔形成以及诱导内皮细胞分泌蛋白水解酶,例如 uPA、PAI-1、尿激酶原激活受体和 MMP-1 等。而且,VEGF 可与血管扩张剂—NO 分子发生作用,产生类似内皮存活因子的活性,调节血流量,维护脉管系统的完整性。VEGF 家族分子对新生淋巴管的生成以及淋巴管的发生亦具有调控能力。其中,淋巴管细胞中的信号转导受到 VEGFR3 调控[22]。有研究证实 VEGF-C 和 VEGF-D 具有介导肿瘤淋巴管生成和肿瘤通过淋巴管及淋巴结转移的能力[22,23]。

PDGFsA、PDGFsB、PDGFsC 和 PDGFsD 在血管生成中也起到重要作用。PDGFs 可直接促进内皮细胞增生,或者可以上调血管平滑肌细胞中 VEGF 的表达水平,通过旁分泌作用增加了内皮细胞的存活能力[20]。血管生成素家族中的血管生成素 1 和血管生成素 2(Ang-1 和 Ang-2)有调节血管生成的作用。Ang-1 和 Ang-2 均可与血管生成素 1 受体,也称为酪氨酸蛋白激酶受体(tyrosineprotein kinase receptor, TIE-2)结合,但只有 Ang-1 可激活下游的信号转导;这亦说明即 Ang-2 是 Ang-1 的拮抗剂。Ang-1 作用于 TIE-2 受体,可以诱导血管重塑和保持血管稳定。通过缺氧诱导 VEGF 升高可上调 Ang-2 的表达,从而抑制 Ang-1/Tie-2 途径的信号传递,导致血管内皮的不稳定性和对血管生成信号的高反应性,在 VEGF 的存在条件下最终促进新生血管生成。因此,这些因素之间的平衡状态决定了肿瘤的促血管生成能力。

肿瘤血管的形成同时受到多因素的共同调节。除了促血管因子的上调外,肿瘤血管的形成也可归因于抑血管生成因素的下调,包括血小板反应蛋白 1(thrombospondin 1)和血管抑素(angiostatin)。血管生成不仅是原发肿瘤生长的前提,也是肿瘤转移的必备条件。在很多肿瘤中用微血管密度测定原发瘤的血管发生情况已经成为预测远处转移和生存率的重要指标。很多研究表明,促血管生长的因子(如 VEGFs)的表达情况具有重要的预测价值。这些发现更加突出了血管生成在肿瘤生物学中的重要性。

转移

转移是指肿瘤细胞从初始位置扩散到远处形成新的肿瘤。肿瘤的转移由一系列不可或缺的步骤组成(图 10-7)[24]。首先,原发肿瘤细胞必须通过血液系统或淋巴系统进入全身循环并且存活。其次,循环的肿瘤细胞必须定位到新的器官并侵入至新的组织。再次,细胞必须在新的组织内开始生长并建立血管系统支持新的肿瘤。因此,尽管起始步骤(肿瘤细胞定居至器官并成功外溢)的成功率很高,但肿瘤的转移仍是一个低效的过程。只有小部分肿瘤细胞能形成微小的转移,而更小比例的肿瘤细胞能发展为巨大的转移灶。

转移有时候会在原发肿瘤被清除数年之后才出现。例如,尽管大部分乳腺癌一般在原发病灶清除后 10 年内复发,而 20 年后复发的病例较少,但是数十年后才发生转移的病例也有报道。这种现象被称为肿瘤休眠(dormancy),也是当今肿瘤生物学中所面临的巨大挑战之一。肝脏或骨髓等继发器官中存在单个肿瘤细胞是导致休眠的主要因素之一[25]。休眠的另一个原因是癌细胞在静止状态下依然是有活力的,并且可以通过某一生理突发事件而被激活。有趣的是,原发瘤的手术切除也可作为一个激活性因素[26]。另一种新的学说称,肿瘤细胞形成促血管生成的转移灶后其扩增速度和凋亡速度相平衡。而当微转移灶获得新生血管的供给后,肿瘤

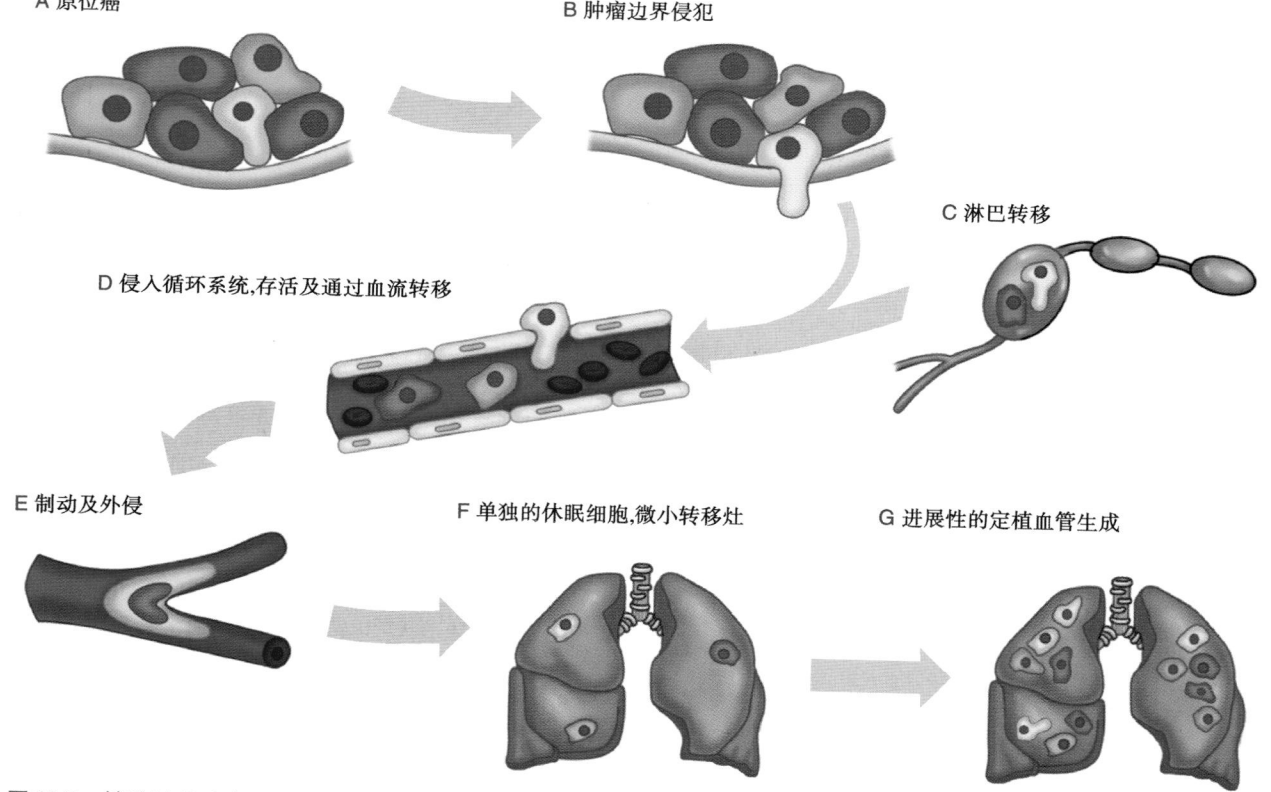

图 10-7 转移过程示意图。**A.** 转移过程开始于一个完整的基底膜包裹的原位癌。**B.** 入侵需要在细胞间和细胞与细胞外基质间黏附性的改变,基质和间质蛋白的破坏,和癌细胞的运动性。**C.** 转移癌细胞可通过淋巴管进入循环系统。**D.** 它们也直接侵入循环系统。**E.** 癌细胞在循环系统存活并可外渗出血管。**F.** 单个转移细胞可定植在新组织中并作为隐匿性微转移灶蛰伏多年。**G.** 后续进展和新生血管形成,产生临床上可检测到的转移灶和渐进性生长以及血源性转移

即可稳步生长,并最终在临床检测中被发现。

　　某些肿瘤的转移存在器官的特异性。对此现象的一种解释是机械性的,即不同肿瘤通过不同的循环引流系统发生转移。将肿瘤的类型与易发的转移途径进行对比可知,66% 的器官特异性可单独通过血流动力学来解释。而另一种学说认为,转移的器官特异性可解释为"种子和土壤"理论("seed and soil"theory),主要取决于种子(肿瘤细胞)和土壤(继发器官)两个因素。其主要内容为,当肿瘤细胞到达继发器官后,在该器官中的生长效率主要取决于其生物学活性与其生长微环境的兼容性。例如,由于微环境中相关分子间的相互作用,乳腺癌细胞在骨骼系统中的生长比在其他组织更为快速。肿瘤细胞在特异器官中生长的能力取决于细胞与器官、微环境之间的黏附特性[27]。

　　目前发现的许多癌基因,如 HER2 和 ras,不仅参与肿瘤的恶性转化,也在肿瘤转移的单个或多个步骤中发挥重要作用。通过实验模型的验证,还有一些分子,如 RhoC、骨桥蛋白(osteopontin)、白细胞介素-11(interleukin-11,IL-11)以及 Twist 等亦被证实参与了肿瘤的转移。肿瘤的转移还可归因于相关抑制基因的缺失。实验室中的研究还表明对于高转移潜能的肿瘤细胞系具有与低转移潜能细胞系不同的基因表达谱。这使得研究者相信可以通过基因表达谱的特征来预测原发肿瘤的转移。事实上,确实有一些研究正致力于寻找与转移相关的基因表达谱或分子标志,通过它们可以预测病人不发生远处转移的可能性[28]。这些研究结果说明早期所发生的基因改变就已决定了该肿瘤日后的转移潜能。但是值得注意的是,这一假说和肿瘤产生的多步骤理论不同,因为其主张转移能力是肿瘤从一开始就具有的潜质。许多研究者认为肿瘤的转移不是由原发肿瘤中一小部分获得转移能力的细胞发展来的,而是由所有具有转移相关分子标志的细胞共同产生的后果。上述论述表明,发生于早期的整体的基因变化使得肿瘤易于转移,然后其中一些肿瘤细胞克隆还会出现其他的基因改变,两者结合就使得这些细胞克隆最后得以转移成功。

肿瘤干细胞

　　干细胞(stem cell)是一类具有无限制的自我复制能力,并且能够分化成特定组织的成熟细胞[29]。近期有报道称干细胞本身就是转化的靶点。研究者首先在白血病和多发性骨髓瘤中发现了一小部分能够广泛扩增的细胞[29]。随后经多个体内和体外的实验证明,实体瘤中仅有一小部分细胞是克隆源性的。如果肿瘤的生长和转移确实是由一小部分肿瘤干细胞驱使,那么现在的肿瘤治疗方案或许得做出改变。现有的药物可以控制转移瘤的生长,但是不能使之完全消除。造成治疗失败的原因通常被归因于肿瘤细胞获得了药物抗性,而肿瘤干细胞假说则认为原因在于现有的治疗方法不能有效地杀伤肿瘤干细胞。特异性靶向肿瘤干细胞的治疗手段正在探索之中。

肿瘤病因学

肿瘤遗传学

　　肿瘤是由于基因突变的积累,最终导致一部分细胞获得了不断增强的侵袭能力,这个观点目前已被广泛认同。这些突变可能导致癌基因的激活或抑癌基因的失活。肿瘤中大多数突变是体细胞突变,且只在肿瘤细胞中发生。关于人类肿瘤的大多数信息来源于对遗传性肿瘤的研究。在遗传性肿瘤病例中,病人的细胞均携带特殊种系的突变。过去的十年中,30% 参与常染色体显性遗传的肿瘤致病的基因已被确认(表 10-3)[30]。这些基因中一些是癌基因,但大多数是抑癌基因。尽管遗传性肿瘤综合征较少见,但是在这些综合征中发生改变的细胞信号通路同样也可见于散发肿瘤的体细胞突变中,表明这些通路对于正常细胞的生长、细胞周期和增殖是非常重要。

表 10-3	与遗传性肿瘤相关的基因		
基　因	定　位	综合征	癌症部位及相关性状
APC	17q21	家族性腺瘤性息肉病	结直肠腺瘤和癌、胃十二指肠肿瘤、硬纤维瘤、髓母细胞瘤、骨瘤
BMPRIA	10q21-q22	幼年结肠息肉病	幼年性胃肠道息肉、胃肠道恶性肿瘤
BRCA1	17q21	乳腺癌-卵巢癌综合征	乳腺癌、卵巢癌、结肠癌、前列腺癌
BRCA2	13q12.3	乳腺癌-卵巢癌综合征	乳腺癌、卵巢癌、结肠癌、前列腺癌、胆囊及胆管癌、胰腺癌、胃癌、黑色素瘤
P16;CDK4	9p21;12q14	家族性黑色素瘤	黑色素瘤、胰腺癌、发育异常痣、非典型痣
CDH1	16q22	遗传性弥漫性胃癌	胃癌
hCHK2	22q12.1	Li-Faumeni 综合征和遗传性乳腺癌	乳腺癌、软组织肉瘤、脑肿瘤
hMLH1;hMLH2;hMSH6;PMS1;hPMS2	3q21;2p22-21;2p16;2q31-33;7p22	遗传性非息肉性结直肠癌	大肠癌、子宫内膜癌、输尿管及肾盂移行细胞癌、胃癌、小肠癌、卵巢癌、胰脏癌
MEN1	11q13	1 型多发性内分泌肿瘤	胰岛细胞癌、甲状旁腺增生、垂体腺瘤
MET	7q31	遗传性乳头状肾细胞癌	肾癌

表 10-3   与遗传性肿瘤相关的基因(续)

基　　因	定　　位	综合征	癌症部位及相关性状
NF1	17q11	1 型神经纤维瘤病	神经纤维瘤、神经纤维肉瘤、急性髓系白血病、脑肿瘤
NF2	22q12	2 型神经纤维瘤病	听神经瘤、脑膜瘤、胶质瘤、室管膜瘤
PTC	9q22.3	痣样基底细胞癌	基底细胞癌
PTEN	10q23.3	Cowden 病	乳腺癌、甲状腺癌、子宫内膜癌
rb	13q14	视网膜母细胞瘤	视网膜母细胞瘤、肉瘤、黑色素瘤、脑和脑膜恶性肿瘤
RET	10q11.2	2 型多发性内分泌肿瘤	甲状腺髓样癌、嗜铬细胞瘤、甲状旁腺增生
SDHB;SDHC;SDHD	1p363.1-p35； 11q23；1q21	遗传性副神经节瘤和嗜铬细胞瘤	副神经节瘤、嗜铬细胞瘤
SMAD4/DPC4	18q21.1	幼年结肠息肉病	幼年性胃肠道息肉、胃肠道恶性肿瘤
STK11	19p13.3	亚格斯综合征	消化道癌、乳腺癌、睾丸癌、胰腺癌、皮肤和黏膜的良性色素沉着
p53	17p13	Li-Faumeni 综合征	乳腺癌、软组织肉瘤、骨肉瘤、脑肿瘤、肾上腺皮质癌、肾母细胞瘤、Wilms 瘤、乳腺叶状肿瘤、胰腺癌、白血病、神经母细胞瘤
TSC1;TSC2	9q34;16p13	结节性硬化症	多发错构瘤、肾细胞瘤、星形细胞瘤
VHL	3p25	脑视网膜血管瘤病	肾细胞癌、视网膜和中枢神经系统血管母细胞瘤、嗜铬细胞瘤
WT	11p13	Wilms 瘤	Wilms 瘤、肾母细胞瘤、无虹膜、泌尿生殖系统畸形、智力低下

下列因素表明遗传性肿瘤的存在[31]：

1. 发生肿瘤时,病人年龄偏小。
2. 双侧受累。
3. 存在多处原发恶性肿瘤。
4. 肿瘤的发生与性别关系不密切(如男性乳腺癌)。
5. 亲属中相同的肿瘤病例聚集发生。
6. 肿瘤发生与其他情况有关,如智力低下或特殊的皮肤缺损。

了解与病人相关的遗传性肿瘤综合征,对于外科医师治疗肿瘤十分必要。因为病人的遗传背景对于问诊、治疗方案规划、肿瘤筛查和预防有重要提示作用。本章将讲述一些常见的遗传性肿瘤综合征。

rb1 基因和遗传性视网膜母细胞瘤

视网膜母细胞瘤基因 rb1 是第一个被克隆的抑癌基因。rb 蛋白是 rb1 基因的产物,其在细胞正常生长过程中对细胞周期、分化、凋亡进行转录调控[32]。视网膜母细胞瘤具有遗传性和非遗传性两种形式。有趣的是,虽然大多数罹患该肿瘤的儿童会出现双眼受累,但亦有单眼发病者。另外,一些儿童本人正常,但其父母或者其子女患病,这说明他们是 rb1 基因突变子的携带者。这些发现说明基因的单次突变并不足以

导致肿瘤发生。Alfred Knudson 博士认为遗传性视网膜母细胞瘤涉及两次突变,一次是生殖细胞的突变,而另一次是体细胞的突变。而非遗传性视网膜母细胞瘤则源于两次体细胞的突变(图 10-8)[33]。据此,Knudson 的"二次打击"假说("two-hit"hypothesis)认为这两种形式的视网膜瘤均涉及相同次数的突变。一次打击代表一个点突变,指等位基因或杂合子缺失,或某种既定基因表达沉默。视网膜母细胞瘤是一种发生于儿童视网膜的肿瘤,多发生于 7 岁以内。而累及双眼的肿瘤则发病更早,平均发病时间在出生后 12 个月左右。在生殖性突变的病人中,眼睛之外继发肿瘤的发生率也较高,尤其是脑和脑膜内的肉瘤、恶性黑色素瘤等。除遗传性视网膜母细胞瘤外,Rb 蛋白在很多儿科肿瘤中也可被直接突变灭活[34]。然而,Rb 通路的一些其他分子(如 p16、CDK4、CDK6)也在很多儿科肿瘤中被鉴别,表明 Rb 通路在恶性转化中的重要作用。

p53 基因和李-佛美尼(Li-Fraumeni)综合征

李-佛美尼综合征(Li-Fraumeni Syndrome, LFS)最初定义为一类家族性发生各种不同肿瘤的综合征,包括早期乳腺癌、软组织肉瘤、脑瘤、肾上腺皮质瘤和白血病等[35]。诊断发生于个体(先证者)的经典 LFS 包括以下要点：①发生于 45 岁

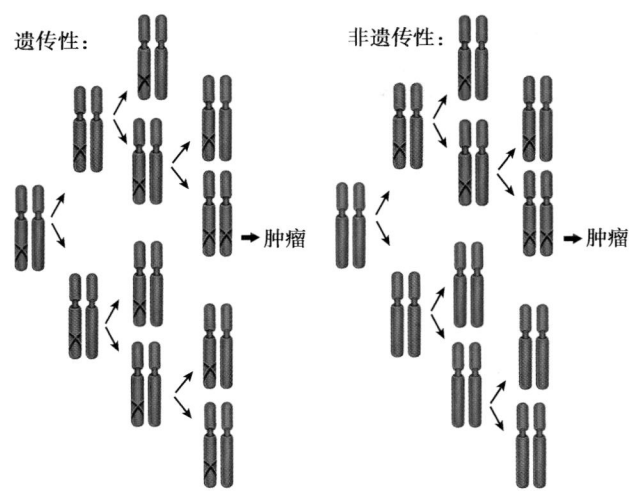

图 10-8　"二次打击"促使遗传性和非遗传性癌症形成。"一次打击"克隆株是非遗传性肿瘤发生的前提,而遗传肿瘤的所有细胞均是一次打击后的克隆

以内的骨或软组织肉瘤;②一级亲属在 45 岁之前罹患肿瘤;③其他一级或二级亲属在任何年龄被确诊肉瘤或在 45 岁之前患有任何肿瘤[36]。大约 70% 患有 LFS 的家族具有种系性的抑癌基因 p53 的突变[37]。与 p53 突变关系最密切的是乳腺癌、软组织肉瘤、骨肉瘤、脑瘤、肾上腺皮质瘤、Wilm 瘤和乳腺叶状肿瘤,胰腺癌次之,白血病和神经母细胞瘤最弱[38]。另外,大约 30% 患者的 LFS 家族中虽不能检测到 p53 的突变,但是一些与 p53 作用关系密切的蛋白分子发生了基因突变。

在已知的人类肿瘤相关基因中,p53 最常发生突变。当细胞暴露于电离辐射、紫外线、化疗、酸中毒、生长因子缺乏或缺氧等条件下,p53 可调节细胞周期进程和导致细胞凋亡。当细胞暴露于应激原时,p53 作为转录因子诱发细胞周期阻滞和凋亡。p53 的突变主要发生于中央 DNA 识别序列,可扰乱 p53 与 DNA 之间的结合[39]。当一个家族个体中 p53 的 DNA 结合域发生胚系错义突变,那么该家族与发生其他类型 p53 突变的家族比较而言,将具有更高的通透性表型。而且,该家族的先证肿瘤更容易发生于年轻者[39]。

hCHK2、李-佛美尼综合征、遗传性乳腺癌

发生胚系突变的 hCHK2 基因是最近被确定的 LFS 的另一个易感基因。hCHK2 基因编码的蛋白与酵母菌 Cds1 和 RAD53 中细胞周期 G2 检控蛋白同源,当 DNA 损伤时就能激活该蛋白,从而阻止细胞发生有丝分裂。CHK2 可直接磷酸化 p53,这表明 CHK2 可能参与 DNA 损伤后 p53 基因的调节。CHK2 也可在 DNA 损伤后调节 BRCA1 基因的功能。在 LFS和乳腺癌病人中,CHK2 在第 10 号外显子可发生截断突变——1100delC,从而导致该激酶分子功能丧失。另一种发生于 hCHK2 的基因突变是错义突变(R145W),可使编码的蛋白质分子不稳定,缩短其半衰期[40]。

虽然一些研究者发现在患有经典家族性 LFS 的个体中有 hCHK2 的突变,但也有报道称,家族性 CHK2 基因突变者的表型并不符合典型的 LFS,他们不会罹患肉瘤或不会在儿童时

发生肿瘤。首先发现于 LPS 的 CHK2 基因截断突变(1100delC),在对照人群中的发生水平为 1.4%,但在有肿瘤家族史的乳腺癌病人中的发生率则增高,约为 3.1%[41]。其中该突变在双侧乳腺癌病人中的概率比单侧乳腺癌病人的要高 6 倍。因此,hCHK2 突变可能与家族性遗传性乳腺癌和家族性 LFS 相关,但具体程度仍不清楚。散发性乳腺癌肿瘤病人的 hCHK2 突变比较少见。

BRCA1、BRCA2、遗传性乳腺癌、卵巢癌综合征

据估计,5% ~ 10% 的乳腺癌是遗传性的。在早发性乳腺癌(发病年龄在 40 岁或以下)的女性中,近 10% 有乳腺癌基因的种系突变[42]。如有一级或者二级亲属在绝经前发生了乳腺癌或者卵巢癌,那么这些女性携带 BRCA1 或 BRCA2 基因突变的几率就会相对高一些。在已有基础性突变的人群中,BRCA 基因的突变似乎更高些,如德系犹太人。在女性的 BRCA1 突变基因携带者中,据估计在其 70 岁时,罹患乳腺癌和卵巢癌的累积风险将分别达到 87% 和 44%[43]。虽然男性乳腺癌伴可有 BRCA1 或者 BRCA2 的突变,但在大多数同时有男性和女性乳腺癌病人的家族(76%)中,基因突变集中于 BRCA2[44]。除乳腺癌和卵巢癌外,BRCA1 和 BRCA2 基因突变亦被认为与其他一些肿瘤发病风险增加有关。BRCA1基因突变可使患结肠癌和前列腺癌的风险分别增加 4 倍和 3倍[43]。如存在 BRCA2 基因的突变,发生前列腺癌的风险总体增加 5 倍,在小于 65 岁男性该风险则为 7 倍[45]。此外,BRCA2 基因突变也使得罹患胆囊和胆管癌、胰腺癌、胃癌及恶性黑色素瘤的风险分别增加了 5 倍、4 倍和 3 倍[45]。

BRCA1 基因是第一个被确认的乳腺癌易感基因,定位于染色体 17q21。随后不久又发现了 BRCA2 基因,定位于染色体 13q12.3。BRCA1 和 BRCA2 基因分别编码 208kDa 的和384kDa 的大型核蛋白质,这些蛋白涉及参与所有细胞的基本生命活动,包括 DNA 修复和重组、细胞周期检查点的控制以及转录等[46]。虽然早期的研究表明,这两种蛋白作为一个复合物发挥作用,但随后的报道表明,它们各自有不同的功能[47,48]。事实上,由 BRCA1 或 BRCA2 基因突变导致的乳腺癌,在分子水平及基因表达谱上均有明显不同[49]。与 BRCA1相关的肿瘤病人更倾向于雌激素受体阴性,而 BRCA2 相关的肿瘤则更可能是雌激素受体阳性。目前,有研究正在探索是否可以依据 BRCA1 和 BRCA2 的表达水平来选择乳腺癌全身治疗的方案。

APC 基因和家族性腺瘤性息肉病

家族性腺瘤性息肉病(familial adenomatous polyposis,FAP)病人的特点为结肠和直肠中有成百上千的息肉。息肉通常在青春期即出现,如不及时治疗,最终可发展成为大肠癌。FAP 通常有良性的结肠外表现,包括先天性视网膜色素上皮肥大、表皮样囊肿和骨瘤等,这些表现有助于医师寻找新的病例。除罹患大肠癌外,FAP 病人也有患上消化道肿瘤(胃、十二指肠息肉,十二指肠及壶腹周围癌)、肝胆肿瘤(肝母细胞瘤、胰腺癌和胆管癌)、甲状腺癌、硬纤维瘤、髓母细胞瘤等的风险。

腺瘤性结肠息肉病的抑癌基因(APC)广泛表达于多种组织中,在细胞间的相互作用、细胞黏附、调节 β 连环蛋白(β-catenin)和维持细胞骨架微管等方面起着重要作用。APC 基因的改变将导致一系列支配结肠上皮细胞生理稳态过程的失调,包括细胞周期、迁移、分化和凋亡等。在 FAP 和 80% 的散发性大肠癌中均发现有 APC 基因的突变[50]。此外,APC 的突变是已知最早的大肠癌疾病进程中的基因突变,这也代表了其在肿瘤发生中有重要作用。APC 基因可发生点突变、插入或缺失突变,从而导致终止密码子过早出现,产生一个截短的、无活性的蛋白质。FAP 疾病进程的具体表现形式与 FAP 基因突变的位置相关,即为基因型-表型相关现象。例如,硬纤维瘤通常与 1403 和 1578 碱基的突变有关[51,52]。5′ 及 3′ 末端发生突变的 APC,或选择性外显子 9 剪接区域的突变,均可造成 FAP 活性减弱。更好地掌握基因型-表型的相关性,对于病人的咨询和治疗方法的制订具有指导意义。

错配修复基因和遗传性非息肉病性结直肠癌

遗传性非息肉病性大肠癌(hereditary nonpolyposis colorectal cancer,HNPCC),也称为林奇综合征(Lynch syndrome),是一种常染色体显性遗传肿瘤综合征,其病人易于发生包括无息肉性大肠癌在内的一系列肿瘤。有研究者提出,HNPCC 至少包括两类症候群:林奇综合征 1,特征为发病年龄较早的(约年龄 44 岁)有遗传因素的大肠癌,并伴有过多的同时或异时发生的结肠肿瘤;Lynch 综合征 2,其结肠癌表型与 Lynch 综合征 1 类似,同时发生子宫内膜癌、输尿管和肾盂移行细胞癌,以及胃、小肠、卵巢和胰腺癌的风险增加[53]。HNPCC 的诊断标准被称为阿姆斯特丹标准(Amsterdam criteria),或 3-2-1-0 规则。经典阿姆斯特丹标准已进行了修订,加入了其他 HNPCC 相关的肿瘤(表 10-4)[54]。满足以下条件时即可确诊为 HNPCC:当家族中有三个或更多的成员经组织学检查证实为 HNPCC 相关癌症(其中 1 人是另两人的一级直系亲属)、两代或两代以上的成员发病、至少有 1 个人在 50 岁之前确诊,且没有任何人被诊断为 FAP[54]。

表 10-4	遗传性非息肉性结肠癌(HNPCC)修订标准(阿姆斯特丹标准 Ⅱ)

3 名或 3 名以上的亲属患有 HNPCC 相关癌症(如大肠癌、子宫内膜癌、小肠癌、输尿管癌和肾盂癌等),其中一人是另两人的一级亲属
至少连续两代人受累
至少有一例在 50 岁前确诊
家族性腺瘤性息肉病除外
病理确诊

在 DNA 复制时,DNA 聚合酶可能会造成单核苷酸错配、小段插入或者缺失。这些错误可通过错配修复(mismatch repair)得以纠正。当负责错配修复的基因失活后,对细胞生长和增殖过程中起关键作用的基因中就会迅速积累,导致大量 DNA 突变。在 HNPCC 中,一些负责 DNA 核苷酸错配修复的关键基因会发生胚系突变:hMLH1(human mutL homologue 1)、hMSH2(human mutS homologue 2)、hMSH6、hPMS1 和 hPMS2(human postmeiotic segregation 1 and 2),其中 hMLH1 和 hMSH2 的突变最常见[55-60]。HNPCC 的特征是微卫星灶不稳定性,多发生于 DNA 存在未修复的错配、小插入或序列缺失

的基础上。通过比较病人肿瘤细胞与邻近正常上皮细胞的 DNA,就可以检测微卫星灶不稳定性的状态。用一套标准的标记物通过聚合酶链反应(polymerase chain reaction,PCR)技术扩增 DNA,比较扩增后基因组 DNA 的序列,可将微卫星灶不稳定性的状态分成高、低或者稳定等情况。这种微卫星灶不稳定性的检测有助于筛选易于发生胚系突变的病人。

PTEN 和考登病(Cowden disease)

在一些胶质瘤和乳腺癌、前列腺癌、肾细胞癌的体外培养细胞系和部分原发肿瘤的手术切除标本中,可检测到抑癌基因 PTEN(phosphatase and tensin homologue deleted on chromosome 10)的体细胞性缺失或突变[61]。该基因也被称为多种晚期癌症突变基因 1(gene mutated in multiple advanced cancers 1,MMAC1丨丨)。PTEN 基因被确定为是常染色体显性遗传综合征,即考登病(Cowden disease,CD)或多发错构瘤综合征的易感基因[62]。毛根鞘瘤,一种毛囊漏斗部的良性肿瘤,和皮肤黏膜乳头状瘤均是 CD 的特殊病症表现。其他常见的特征包括甲状腺腺瘤和多结节性甲状腺肿、乳腺纤维腺瘤和错构瘤性胃肠道息肉等。当个人或家系成员中存在主要和(或)次要指标(表 10-5)时,即可诊断为 CD[63]。CD 病人罹患乳腺癌和甲状腺癌的风险也较高。有 25% ～ 50% 的受累女性会发生乳腺癌[63]。

表 10-5	考登病的诊断标准

特有标准
　皮肤黏膜病变
　　面部毛根鞘瘤
　　肢端角化病
　　乳头状瘤病变
　　黏膜病变
主要标准
　乳腺癌
　甲状腺癌,尤其是滤泡性甲状腺癌
　大头畸形(≥97 百分位数)
　Lhermitte-Duclos 病
　子宫内膜癌
次要标准
　其他类型甲状腺病变(如甲状腺肿)
　智力低下(智商≤75)
　胃肠道错构瘤
　乳腺纤维囊性病
　脂肪瘤
　纤维瘤
　泌尿生殖系统肿瘤(例如子宫肌瘤)或畸形
根据病人的个体表现而进行的具体诊断
　皮肤黏膜损伤单独存在,并伴有六处及以上的面部丘疹,至少其中三处为毛根鞘瘤,或者面部皮肤
　丘疹和口腔黏膜乳头状瘤,或者口腔黏膜乳头状瘤和肢端角化病,或者六处及以上的掌跖角化病
　符合两项主要标准,但其中一项必须是大头畸形或者 Lhermitte-Duclos 病
　符合一项主要标准及三项次要标准
　符合四项次要标准

PTEN 基因编码一种有 403 个氨基酸的蛋白质,即酪氨酸磷酸酶。PTEN 通过去磷酸化 3,4,5-三磷酸肌醇来负调控 PI3K 信号通路,从而调节细胞的生存和生长。因此,PTEN 基因的突变将导致 PI3K/Akt 信号通路的活化。其突变的"热点"定位于第 5 外显子,该外显子编码酪氨酸磷酸酶的核心区域,约 43% 的 CD 突变已确定在该位点。这表明 PTEN 的酶活性对于其行使生物学功能十分关键。

p16 基因和遗传性恶性黑色素瘤

p16 基因,又称 INK4A、CDKN1、CDKN2A 或 MTS1,是一种抑癌基因,通过结合 CDK4 和 CDK6,抑制 CDK4-CDK6/细胞周期蛋白 D 复合物的活性,从而抑制 Rb 的磷酸化和后续的细胞周期的进程而发挥抑癌作用。研究表明,黑色素瘤高发的家族中,约 20% 存在 p16 基因的胚系突变[64]。p16 基因突变后将丧失抑制 CDK4-CDK6/细胞周期蛋白 D 复合物酶活性的能力,从而使得个体黑色素瘤和胰腺癌的发病风险分别增加 75 倍和 22 倍[65]。有趣的是,p16 基因如果发生不改变其功能的突变,也可使黑色素瘤的发病风险增加 38 倍,但对胰腺癌的风险却无影响[65]。对原发瘤的遗传学分析表明,在很多散发肿瘤病人中,p16 通过点突变、缺失或启动子甲基化而失活,发生这种变化的肿瘤包括胰腺癌、食管癌、头颈部癌、胃癌、乳腺癌、结肠癌和黑色素瘤等。

钙黏蛋白 E(E-Cadherin) 和遗传性弥漫性胃癌

钙黏蛋白 E(E-cadherin)是一种细胞黏附分子,对于维持上皮细胞的正常结构和功能十分重要。钙黏蛋白 E 的黏附功能依赖于其细胞质区与连环蛋白 β 和 γ(β-and γ-catenins)间的相互作用,受到连环蛋白 β 磷酸化的调节。

遗传性弥漫性胃癌是一种常染色体显性肿瘤综合征,主要由编码钙黏蛋白 E 的基因,即 CDH1 的胚系突变导致。CDH1 突变的携带者罹患胃癌的几率为 70% ~ 80%[66]。此外,在一些散发的卵巢癌、子宫内膜癌、乳腺癌和甲状腺癌病人中,也有 CDH1 基因突变的报道。但是目前只有两种特殊的肿瘤通常都会发生该基因的突变,即弥漫性胃癌和小叶乳腺癌。浸润性小叶乳腺癌中常存在致功能失活的突变,同时还伴有野生型 CDH1 等位基因的杂合子[67]。有趣的是,CDH1 基因在不同肿瘤中所发生的突变并不相同,在胃癌的主要突变为外显子跳跃造成的编码框内表达缺失,而小叶乳腺癌中大多数突变则为密码子的过早终止,这也阐释了基因型-表型的相关性。

RET 原癌基因和 2 型多发性内分泌腺瘤

RET 基因(rearranged during transfection,RET)编码一种酪氨酸激酶跨膜受体,在神经嵴源性细胞中起着调控增殖、迁移和分化等作用。单发或 2 型多发性内分泌腺瘤病(multiple endocrine neoplasia type 2,MEN2)综合征中的甲状腺髓样癌与 RET 基因的功能获得性突变相关。MEN2A 表现为甲状腺髓样癌、嗜铬细胞瘤(50%)或甲状旁腺腺瘤(20%),而 MEN2B 则表现为甲状腺髓样癌、马方综合征体型、黏膜神经瘤及节细胞性神经瘤病相关[68]。RET 基因突变可导致甲状腺 C 细胞无节制地生长。在家族性髓样癌中,C 细胞的增生将导致双侧甲状腺多中心的髓样癌。在散发性甲状腺髓样癌中,有一半病例也可检测出 RET 基因的突变。在未来,RET 基因突变时被激活的位点有可能成为甲状腺髓样癌的治疗靶点。

遗传性肿瘤的组织特异性

尽管我们对遗传性癌症的相关基因有了越来越多的了解,但是对于其组织特异性方面仍然知之甚少。例如,虽然在各种组织中的散发性癌症中,经常可以遇到 Rb 和 p53 基因的突变,但是为什么这些基因的胚系突变往往更倾向于导致一些特定组织中的肿瘤,原因仍未知。而且,仅仅抑癌基因的突变尚不足以产生肿瘤,多种基因变化的积累才会导致肿瘤的发生。当抑癌基因失活后,不同组织内积累的基因变化不同或可解释为什么遗传性肿瘤存在组织分布的差异。

肿瘤风险修饰基因

不同个体携带某种基因的同种胚系突变时,肿瘤的外显水平(肿瘤是否发生,以及是否进展)和肿瘤的表型(受累的组织)并不一定相同。这种不同通常会被认为是受环境影响造成的,也有可能是肿瘤风险修饰基因所致。同样,当个体接触致癌物时,肿瘤风险修饰基因对于决定该个体是否会发生肿瘤也起了一定作用。

化学致癌物

John Hill 在 1761 年报道了过多吸入鼻烟与鼻咽癌的发病存在关系,这是环境因素可以导致肿瘤的首次报道[69]。目前,60% ~ 90% 的肿瘤都是由环境因素引起的。致癌物就是可导致肿瘤形成的物质,可来源于化学、物理或者病毒因素。根据致癌的机制,化学致癌物被分为三大类:一是基因毒素,可以通过诱发基因突变致癌;二是辅助致癌源,这类物质本身不能致癌,但它们可以增加基因毒素的作用;三是促癌剂,机体暴露于基因毒素后,这类物质将促进肿瘤的形成。国际癌症研究署(International Agency for Research on Cancer,IARC)记录了已知的导致人类肿瘤的化学致癌物,可以通过其官方网页查询。化合物的致癌性根据流行病学研究的分析、动物模型的验证及短期的致突变实验的结果可以分为五类:第一级为对人类确定致癌物;第二级 A 类为对人类可能致癌物,对动物则为确定之致癌物;第二级 B 类对人类为有可能致癌物,对动物为很可能也是致癌物;第三级为尚无足够的动物或人体的资料,以供分类该物质是否为人类致癌物;第四级为根据已有的资料,足以认为该物质并非致癌物。被 IRAC 划定为第一级致癌物的物质见表 10-6[70]。

物理致癌物

时间较长的炎症和细胞增生,导致 DNA 损伤的物理因素都是物理致癌物。异物可以导致机体处于慢性刺激状态,当有其他环境因素作用时,细胞就会出现癌变。在动物模型的皮下种植异物后,局部就会出现慢性炎症状态,最终发生肿瘤。在临床上,一些慢性刺激和炎症过程都会增加病人罹患肿瘤的风险,如长期未愈合的伤口、烧伤和炎性肠病等。幽门螺杆菌(H. pylori)感染可以导致胃炎和胃癌,因此它被认为是一种物理致癌物。相类似,感染肝姜片吸虫也能导致炎症,从而诱发胆管细胞癌。

表 10-6 部分 IARC 认定的第一级化学致癌物[a]

化学致癌物	主要肿瘤类型[b]
黄曲霉素类	肝癌
砒霜	皮肤癌
苯	白血病
联苯胺	膀胱癌
铍	肺癌
镉	肺癌
中式咸鱼	鼻咽癌
苯丁酸氮芥	白血病
六价铬化合物	肺癌
煤焦油	皮肤癌、阴囊癌
环磷酰胺	膀胱癌、白血病
己烯雌酚	阴道和宫颈透明细胞腺癌
环氧乙烷	白血病、淋巴瘤
雌激素替代疗法	子宫内膜癌、乳腺癌
镍	肺癌、鼻癌
他莫昔芬[c]	子宫内膜癌
氯乙烯	肝血管肉瘤、肝细胞癌、脑肿瘤、肺癌、淋巴和造血系统恶性肿瘤
TCDD（2,3,7,8-四氯二苯并-对-二噁英）	软组织肉瘤
烟草制品、无烟型香烟	肺癌、口腔癌、咽癌、喉癌、食管癌（鳞癌）、胰腺癌、膀胱癌、肝癌、肾细胞癌、宫颈癌、白血病

[a] 依据相关论文[70]
[b] 只有确定因果关系的肿瘤类型才被列出。其他类型的癌症与致癌因子关联频率较低，或者没有充分数据证明其因果关系未列出
[c] 他莫昔芬可预防对侧乳腺癌
IARC=国际癌症研究机构

石棉纤维或矽尘所造成的肺和间皮癌是异物致癌的另一个例子。动物实验表明颗粒的大小及暴露的时间是决定石棉纤维或矽尘致癌性的关键因素[72]。短纤维石棉可被吞噬细胞灭活，而长纤维石棉（>10μm）就不那么容易被清除了，它们将被内皮细胞包裹，刺激细胞增生并导致肿瘤产生。其次活性氧和氮族分子也介导了长纤维石棉的致癌。另外，通过香烟吸入的化合物与石棉纤维或矽尘可发生相互作用。吸入的多环芳烃类化合物（PAHs）由内皮细胞代谢后，与DNA结合。如果PAH附着在石棉纤维上，机体对其摄取将加速[71]。PAH与石棉纤维共同损伤肺清除异物的能力，导致异物颗粒的摄入量增加。这表明化学致癌物和物理致癌物可以协同作用。

辐射是被了解最多的物理致癌物，它分为离子辐射（如X射线、γ射线、α和β粒子）和非离子辐射（紫外线）。在威尔姆·康拉德·伦琴于1895年发现X射线后，离子辐射的潜在致癌性就已为人们所认识。在随后的20多年内，大量射线相关的皮肤癌被报道。对日本广岛和长崎原子弹爆炸后的幸存者进行了长期随访，结果提示所有曾暴露于辐射的人都存在发生肿瘤的危险。辐射会导致一系列的DNA损伤，如核苷酸碱基受到破坏并发生交联，DNA单链或双链断裂（double-strand breaks，DSBs）等。DSB的错误修复是DNA损伤的主要形式，是导致染色体异常和基因突变的重要原因。受到辐射的细胞发生DSB后，将通过非同源性的末端连接进行修复，这样有可能产生导致染色体重排或者染色体片段缺失等错误出现。另外，辐射还会导致抑癌基因失活，而癌基因的活化在辐射的致癌过程中作用有限。

尽管经过辐射后，基因发生的最初变化就是产生突变，从而导致细胞癌变，但是其他一些间接作用也不可忽视。例如辐射可以使得细胞基因组不稳定，并且能维持30代以上。因此，细胞在辐射当时没有出现基因突变，在随后的分裂传代中，却仍有出现新的突变的危险。即使没有受到辐射的细胞也会发生基因突变，即所谓的旁观者效应。

紫外线可损伤DNA，在动物模型中能诱发皮肤癌。除黑色素瘤外，绝大多数人类皮肤肿瘤均是由反复日晒引起的。日晒会导致细胞发生各种各样的基因突变，从而不受正常生长信号的控制。遗传性着色干皮病的病人缺少DNA修复的能力，他们极易发生紫外线诱导的肿瘤，在日照充分的地区更是如此。毛细血管扩张性共济失调综合征病人也是辐射敏感的人群。

致癌性病毒

在1910年，Peyton Rous第一次证实一种可传播的物质可以导致肿瘤。他将从鸡肉瘤中获得的无细胞提取物注射入其他动物体内，这些动物就会发生肉瘤[73]。后来证实这些无细胞提取物中存在Rous肉瘤病毒。目前，不少人类病毒被证明具有致癌性，其中一些可直接诱发人类的肿瘤（表10-7）[74]。据估计，全球大约15%的人类肿瘤是由病毒引起的[75]。

表 10-7 部分致癌病毒[a]

病毒	主要肿瘤类型[b]
EB病毒	Burkitt淋巴瘤、霍奇金淋巴瘤、免疫抑制相关性淋巴瘤、鼻窦血管中心性T细胞淋巴瘤、鼻咽癌
乙肝病毒	肝细胞性肝癌
丙肝病毒	肝细胞性肝癌
I型艾滋病病毒	卡波西肉瘤、非霍奇金淋巴瘤
人类乳头瘤病毒16、18	宫颈癌、肛门癌
人类嗜T淋巴细胞病毒	成人T淋巴细胞白血病/淋巴瘤

[a] 依据国际癌症研究署资料
[b] 只有确定因果关系的肿瘤类型才被列出。其他类型的癌症与致癌因子关联频率较低，或者没有充分数据证明其因果关系未列出

病毒通过多种机制诱发宿主发生肿瘤或增加其患癌风险,如直接转化、病毒中的致癌基因干扰宿主细胞 DNA 复制周期中的检查点或引起 DNA 损伤、表达细胞因子或其他生长因子、改变免疫系统等。致癌性病毒可能是 RNA 或 DNA 病毒。致癌性 RNA 病毒为反转录病毒,其含有反转录酶。当致癌性 RNA 病毒进入细胞后,首先通过反转录,将其单链的 RNA 基因组变成双链 DNA,然后整合入细胞的染色体 DNA 中。当被感染的细胞永生化后,这些整合至宿主染色体中的双链 DNA 就得以保留下来了。这些发生转化的 RNA 病毒往往携带有宿主细胞中的癌基因,一般是一些与有丝分裂和生长有关的基因,包括蛋白激酶、G 蛋白、生长因子、转录因子等(表 10-8)[75],而细胞中原有的这些基因并未被激活,即所谓的原癌基因。

表 10-8	反转录病毒基因序列中的癌基因成分		
癌基因	病 毒	种属来源	编码的蛋白质产物
abl	小鼠白血病病毒	小鼠	酪氨酸激酶
fes	猫肉瘤病毒	猫	酪氨酸激酶
fps	Fujinami 肉瘤病毒	鸡	酪氨酸激酶
src	Rous 肉瘤病毒	鸡	酪氨酸激酶
erbB	禽类成红细胞增多症病毒	鸡	表皮生长因子受体
fms	Mcdonough 肉瘤病毒	猫	集落刺激因子受体
kit	Hz 肉瘤病毒	猫	干细胞因子受体
mil	禽髓细胞瘤病毒	鸡	丝氨酸-苏氨酸激酶
mos	Moloney 小鼠肉瘤病毒	小鼠	丝氨酸-苏氨酸激酶
raf	小鼠肉瘤病毒 3611	小鼠	丝氨酸-苏氨酸激酶
sis	猴肉瘤病毒	猴	血小板原性生长因子
H-ras	豚鼠肉瘤病毒	大鼠	GDP-GTP 交联
K-ras	Kirsten 小鼠肉瘤病毒	大鼠	GDP-GTP 交联
erbA	禽成红细胞增多症病毒	鸡	转录因子(甲状腺激素受体)
ets	禽原粒细胞增多症瘤病毒 E26	鸡	转录因子
fos	FBJ 骨肉瘤病毒	小鼠	转录因子(AP1 成分)
jun	禽肉瘤病毒 17	鸡	转录因子(AP1 成分)
myb	禽原粒细胞增多症瘤病毒	鸡	转录因子
myc	MC29 骨髓细胞瘤病毒	鸡	转录因子(NF-κB 家族)

AP1 = (激活蛋白 1) activator protein 1;FBJ = Finkel-Biskis-Jinkins;GDP = 二磷酸鸟苷;GTP = 三磷酸鸟苷;NF-κB = 核因子 κB

当前病毒基因整合入原癌基因上游后,就能产生病毒-细胞转录子的嵌合体。在随后的复制中,两者发生重组,然后宿主细胞的某些基因也可能嵌入病毒的基因组中[75]。此外,一些并不具有癌基因的病毒,不论感染什么动物都能致癌。是因为它们整合入宿主细胞染色体后是在原癌基因附近,然后

病毒基因中的一些较强的启动子或者增强子序列会导致细胞中原癌基因的激活和表达。

与 RNA 病毒中的癌基因来源于宿主细胞不同,DNA 病毒中的癌基因是产自病毒自身。致癌性 DNA 病毒需要宿主细胞的元件来完成自身的复制。在许可的宿主体内,DNA 病毒的复制可以导致细胞的溶解,从而造成细胞死亡和新包装病毒的释放。在非许可的宿主细胞中,病毒的 DNA 可整合入染色体中,使一些早期病毒基因持续合成,使得细胞进入癌变状态。大部分 DNA 病毒致癌表达的蛋白与抑癌基因 p53 或 Rb 的产物结合,从而导致癌变,当然还有一些是与其他蛋白质分子结合产生致癌作用。

如其他致癌物一样,病毒致癌也是一个多步骤的过程。一些包括两种癌基因的反转录病毒,与只含有一种癌基因的病毒相比,更易致癌,因为这两种基因具有协同作用。还有一些病毒基因编码的蛋白能抑制或推迟细胞的凋亡。

尽管免疫功能低下的病人感染致癌病毒后罹患肿瘤的风险更高,但大部分感染这些病毒的病人并不会发生肿瘤。即便发生,通常也是在感染后数年。例如,感染丙肝病毒的病人 30 年后发展为肝细胞癌的概率为 1% ~ 3%[76]。环境因素可与致癌病毒发生协同作用。

随着对致癌性病毒的进一步认识,人们开始寻求将疫苗接种作为一种防癌措施。在儿童中接种乙肝疫苗已有效地降低了东亚地区肝癌的发病率。最近,人乳头状瘤病毒疫苗已被证实能明确预防宫颈上皮瘤样病变发生癌变,现被推荐用于宫颈癌的一级预防[77]。

肿瘤风险评估

肿瘤风险评估是病人初始评价中的一项重要内容。病人发生肿瘤的风险不仅决定其是否要接受筛查,而且预示着对于一些不确定的征象是否要进行更为准确的诊断。例如,乳腺 X 线平片提示的"疑似"良性病变,其实际为恶性肿瘤的可能性仅为 2%。因此,对于这样的病人,如果其发生乳腺癌的风险处于总体的基线水平,那么就只需要行每 6 个月一次的乳腺 X 线平片随访;但如果其为高危人群,那就有必要进行组织病理活检。

进行肿瘤风险评估,首先要完整地获取被检者对潜在致癌因素的环境暴露史,并详细了解其家族史。以乳腺癌为例,我们通过家族史应该获知如下信息:家族中是否有其他成员携带乳腺癌易感基因,家族中是否有乳腺癌、卵巢癌、甲状腺癌、肉瘤、肾上腺皮质癌、子宫内膜癌、脑癌、皮肤疾病、白血病及淋巴瘤等多种肿瘤或疾病病人,病人是否来自高危人群,如德系犹太人的后裔。病人如存在一些乳腺癌高危综合征的家族史,例如遗传性乳腺-卵巢综合征、LFS、CD 等,从遗传咨询和基因检测中就能了解其罹患乳腺癌的风险,并因此使其获益。

如果病人并不具备上述一些危险性较大的遗传疾病家族史,那么就需从其年龄、种族、个人生活习性、暴露史等多个方面对其进行肿瘤风险评估。目前应用最为广泛的乳腺癌风险评估模型是 Gail 模型[79]。Gail 与其同事通过乳腺癌检测及宣传规划(Breast Caner Detection and Demonstration Project,这个规划开始于 20 世纪 70 年代,其目的是通过乳腺 X 线平片

筛查乳腺癌病人)分析了 2852 名乳腺病人和 3146 名正常对照的数据,建立了一个预测乳腺癌发病率的模型。这个模型以病人实际年龄、月经初潮的年龄、初次生育的年龄、直系亲属中患乳腺癌的人数、曾经行乳腺组织活检的次数、活检是否提示为乳腺导管不典型增生等危险因素为依据而建立。以该模型为基础,研究者发明了一种新的乳腺癌风险评估工具,它整合了 Gail 模型中的要素,也包含了诸如民族和种族等因素(表 10-9)。该工具可以从互联网获取,它使卫生保健工作

表 10-9　罹患侵袭性乳腺癌风险的评估

危 险 因 素	相对风险 (%)
初潮年龄(岁)	
>14	1.00
12~13	1.10
<12	1.21
初次生育年龄(岁)	
一级亲属中无癌症病人	
<20	1.00
20~24	1.24
25~29 或者未生育	1.55
≥30	1.93
一级亲属中有一名癌症病人	
<20	1.00
20~24	2.64
25~29 或者未生育	2.76
≥30	2.83
一级亲属中有两名以上癌症病人	
<20	6.80
20~24	5.78
25~29 或者未生育	4.91
≥30	4.17
乳腺组织活检(次数)	
活检时年龄 50 岁以下	
0	1.00
1	1.70
≥2	2.88
活检时年龄大于 50 岁	
0	1.00
1	1.27
≥2	1.62
无症状的乳腺增生	
未行活检	.00
至少行一次活检,未发现无症状的乳腺增生	0.93
至少行一次活检,未发现无症状的乳腺增生或不明确增生的状态	1.00
至少在一次活检中发现无症状的乳腺增生	1.82

者能预计一位妇女短至 5 年内、长至终生(至 90 岁)发生浸润性乳腺癌的风险。当然使用这个工具的前提是妇女是要接受常规的临床乳腺查体和 X 线平片筛查。但是这个工具也低估了那些已确诊患有浸润或非浸润性乳腺癌妇女的危险度,同时它没有将一些特殊的遗传倾向性考虑在内,如 BRCA1 和 BRCA2 基因的突变。尽管如此,这些风险评估工具已得到了验证,并已在临床上广泛采用。另外,相类似的一些模型正在研究之中,并在其他肿瘤中验证。例如,据报道有一种将年龄、性别、石棉暴露史、吸烟史等因素综合起来的肺癌风险评估模型可预测个体发生肺癌的危险度。

肿瘤的筛查

早期发现是成功治疗肿瘤的关键。通过相对非侵入性的手段对于常见肿瘤进行筛查可使肿瘤被早期诊断,从而降低发病率,并能进行更保守的外科治疗,间接地提高外科治愈率和病人的总体生存率。影响筛查的主要因素在于人群中特定肿瘤的流行程度如何、筛查手段可能导致何种危险、早期诊断是否确实能影响疾病的总体结局。随着某一人群中特定肿瘤的流行,普查的价值也会相应提高。在普查中,不仅要确定所需筛查的年龄截点,还需解释为何对常见肿瘤进行筛查的原因。对筛查手段的危险性要有所考虑,对于一些如结肠镜之类的有创检查的方法更是如此。另外,还要注意到筛查中可能出现假阳性的结果。例如,在 1000 名行乳腺 X 线造影筛查的妇女中,一般可确诊 2~4 名新发乳腺癌病例。在初始筛查中,这个数字往往会高一点,达到 6~10 名[82]。但是事实上往往会有约 10% 的女性被认为其乳腺造影不正常,因此需要更进一步的影像学检查来确诊(即召回率为 10%)。在这些所谓乳腺造影不正常的妇女中,最终仅有 5%~10% 的人被确诊患有乳腺癌。而在那些被推荐行组织活检的妇女中,最终有 25%~40% 的人被确诊患有乳腺癌。假阳性的筛查结果会使得当事人情绪低落,导致不必要的组织活检,同时也会造成卫生保健部门所支出的成本提高。

美国癌症学会有关肿瘤筛查的指南(2009 版)见表 10-10[83]。这些指南会定期更新,将一些新技术和新数据涵盖进来,以便提高肿瘤筛查手段的效率。除了美国癌症学会以外,其他专业学术团体也推荐了一些筛查的规范。尽管它们有所不同,而且绝大多数组织并不强调某种筛查策略优于另一种,但大家均认同依据年龄进行适合的筛查这一点十分重要。

筛查指南往往根据具备基线风险的人群的情况而制定,因此对高危人群进行筛查时,指南就需要做出相应的调整。例如对一些风险明显增加的人群,结肠镜检的密度要更大一点。这些人群包括有结直肠腺瘤病史、大肠癌病史、家族中有小于 60 岁的直系亲属患大肠癌或结直肠腺瘤、长病程炎性肠病史、FAP 或 HNPCC 家族史或者基因检查提示为该病的病人。还有一些肿瘤,对于其高危者的筛查方法和筛查强度都要有所变化。例如对突变 BRCA 基因的携带者、携带者的直系亲属、终生患乳腺癌风险为 20%~25% 或更高的病人进行乳腺癌筛查时,除了行乳腺 X 线造影,必要时还可行乳腺 MRI 检查[84]。

表 10-10　美国癌症协会推荐的对一般风险、无症状个体进行肿瘤早期筛查的方法

肿　瘤	人　群	检查或方法	频　次
乳腺癌	20 岁以上的女性	乳腺自查	20 岁开始,每月一次
		临床肿瘤检查	20～39 岁,每 3 年一次;40 岁开始,每年一次
		乳腺造影	40 岁开始,每年一次
大肠癌	50 岁以上的男性和女性	大便隐血检测(FOBT)或大便生化检查(FIT)	50 岁开始,每年一次
		纤维乙状结肠镜检查	50 岁开始,每 5 年一次
		FOBT 和纤维乙状结肠镜检查	50 岁开始,每 5 年一次
		气钡双重造影	50 岁开始,每 5 年一次
		结肠镜检查	50 岁开始,每 5 年一次
前列腺癌	50 岁以上的男性	直肠指诊(DRE)和前列腺特异抗原(PSA)检查	50 岁开始,且预期寿命在 10 年以上的男性,每年一次
宫颈癌	18 岁以上的女性	巴氏试验	在首次经阴道性交后 3 年,即需开始宫颈癌的筛查,但最迟不能超过 21 岁;每年需进行一次常规的巴氏试验,或者每 2 年进行一次液基的巴氏试验;若年龄在 30 岁以上,且连续三次巴氏试验结果均正常,每 2～3 年需行宫颈细胞涂片分析,或者每 3 年行人类乳头状瘤病毒 DNA 检测及宫颈细胞涂片分析
子宫内膜癌	绝经后的女性	—	从绝经开始,对于风险一般的妇女应告知其存在罹患子宫内膜癌的危险及患该病的症状。并建议其如内裤上出现任何意外的出血及污渍,均需向其医师报告
肿瘤相关的检查	20 岁以上的男性和女性	在定期健康体检的时候,应该进行如下肿瘤相关的检查:甲状腺、睾丸、卵巢、淋巴结、口腔和皮肤。同时还需就吸烟、日晒、饮食和营养、危险因素、性行为以及环境和职业相关因素进行健康咨询	

肿瘤的诊断

通常需行病理活检后才能对实体瘤做出确诊。活检的结果可以决定肿瘤的组织来源、分级及协助确定治疗计划。如病理检查是在外单位完成的,那就需要对切片进行会诊以便对外单位的诊断进行确认。

黏膜病灶的活检标本往往通过内镜获得(如结肠镜、支气管镜、膀胱镜)。对于易于触摸到的病灶,如皮肤的病灶,可以将其切除或者通过穿刺取样。对于位于深部的病灶,可在计算机断层扫描(CT)和 B 超的引导下获取活检标本。

标本可以通过用针穿刺、从开放的切口切取或切除病灶来获得。细针抽吸活检是一种简单易行、相对安全的方法,但是也存在无法获知组织结构的缺点。例如乳腺肿块的细针抽吸活检可以明确病灶是否为恶性,但是无法区分是浸润性还是非浸润性肿瘤。在这方面,核芯针活检具有更大的优势,其检测结果可以协助后续治疗方案的制订。核芯针活检和细针穿刺活检一样,都比较安全,可以在直接触摸下实施(如乳腺癌或软组织瘤),也可由影像学手段引导来进行(如乳腺立体定位核芯针活检)。当然这种方法也有着如细针抽吸活检一

样的缺点,即取样误差。利用核芯针活检所诊断的乳腺导管不典型增生的病人中,有 19%～44% 的人病灶切除后的病理检查提示为乳腺癌[85]。因此,为了提高穿刺活检的准确率,十分有必要确定组织学检查结果与临床表现是否一致,并且对每一项组织学检查结果进行更为恰当的判读。如果穿刺活检的结果与临床表现不相符,那么就要进行复检或开放性的活检。

开放性活检可以获得更多的样品以供组织学分析。当然其缺点也显而易见,就是需进行手术操作。切取活检通常应用于病灶较大、穿刺活检难以确诊的病例中。切除活检则用于核芯针活检无法实施或者结果没有诊断价值的病例中。切除活检要尽可能按照根治的模式实施,即要切除病灶周围足够的正常组织,以保证切缘阴性。外科医师用缝线或夹子、病理医师用墨水共同标记切面,有助于确定切缘的状态,并能根据一个或多个切面中是否有肿瘤细胞残存或临近病灶确定是否需要再次手术。活检的切口要进行定位,以便再次手术时可以切除切口的瘢痕。另外活检时,应将标本从切面上直接取出,而不要作隧道从另一处移除,否则可能造成更大区域的污染。最后,活检过程中要仔细止血,因为血肿有可能导致其接触面的污染,同时也会为今后随访过程中的体检带来更多

的麻烦。

肿瘤的分期

肿瘤的分期是描述病人体内肿瘤的解剖学范围的一种系统。分期系统往往综合了一些相关的临床预后因子,如肿瘤的大小、位置、范围、有无淋巴结或远处器官的播散。精确的分期对于制订合适的治疗方案是十分必要的。区域淋巴结的分级是绝大多数针对原发肿瘤外科治疗方案中的标准部分,我们将在随后进行讨论。肿瘤病人易于发生远处转移,因此在手术前通常要进行分期相关的检查。这主要包括对某特定肿瘤的常见转移部位实施一系列的影像学检查。例如对乳腺癌病人,术前分期的检查就有胸片、骨扫描、肝脏超声或腹部CT,以便分别了解有无肺、骨及肝脏的转移。术前分期的检查通常在那些原发瘤的表现提示可能发生远处转移的病人中进行。而对于有些病人进行分期检查就没有必要,如乳腺的原位导管癌或者小的非浸润性乳腺癌病人。

最近,临床工作者开始利用正电子发射成像扫描(positron emission tomography,PET)或PET/CT等分子成像技术来进行肿瘤的分期。最常见的PET扫描是利用18氟脱氧葡萄糖(18F-FDG)来示踪的,在这种检查中,病灶的性质依据其糖代谢水平来判断。绝大多数恶性肿瘤摄取FDG的水平都增高,但在一些良性的病理状态,如炎症、外伤、感染、肉芽肿性病变中,代谢水平也会增高。PET对于淋巴瘤、肺癌、大肠癌的分期和处理十分有用,在其他肿瘤中的诊断价值正在评价之中。另外一些新的示踪分子,如3-脱氧-3-18氟-氟尿嘧啶已被用于分析组织增生水平,其在肿瘤诊断中的作用也在积极的研究之中。

为了比较世界各地不同研究的结果,必须对肿瘤的分期系统进行标准化。由美国肿瘤联合委员会(American Joint Committee on Cancer,AJCC)和国际抗癌联合会(International Union Against Cancer 或 UICC)提出的肿瘤分期系统是被全球研究者广泛接受分期的系统。他们采用肿瘤、淋巴结、转移分期系统(TNM分期),这个系统根据肿瘤所波及的解剖学范围来定义分期,主要基于三个要素:原发肿瘤的大小(T)、是否有淋巴结转移以及转移的程度(N)、是否有远处器官转移以及转移的程度(M)。

TNM分期仅适用于已确诊为恶性病变的肿瘤。标准的TNM分期(临床的和病理的)需要在首次诊断的时候即完成。在开始确定性治疗之前,要根据所获得的信息做出临床分期(cTNM或者TNM)。病理分期(pTNM)则在综合病人临床信息、获得所切除原发肿瘤和区域淋巴结的病理分析结果后才能确定。其他一些分期,诸如再次治疗分期(rTNM)或者活检分期(aTNM),在使用时必需定义清楚。

根据查体和影像学检查所得到的肿瘤大小的临床测量值是TNM分期中最为准确的指标。例如,通过查体、乳腺X线造影和超声可以获知乳腺肿瘤的大小。测量时,不能忽略肿瘤浸润的范围。

如果已有淋巴结转移,那么N的级别至少就要被定为N_1。对于许多实体瘤而言,淋巴结转移的情况仅被记录为有或无,即N_1或N_0。对于某些肿瘤而言,被侵犯的淋巴结的数目、大小及所位于的区域都有预后判断的价值,因此可以用N_1、N_2、N_3、N_4的方式从大小、特点、部位三个方面表示淋巴结转移的程度,数字越大,情况越差。N_X表示无法准确地评估淋巴结转移的情况。

如果没有远处器官转移,就记录为M_0;如有一处或多处远处转移,就记录为M_1。M_X表示无法准确地评估远处转移的情况。在实际临床工作中,病史的询问及相关的检查如没有发现任何转移证据,那么该病例就可以被认为是M_0。但是在临床试验中,常规随访时会进行肿瘤分期的检查,以便对远处转移的检测标准化。

范围较局限的肿瘤与范围已超出所起源的器官的肿瘤相比较而言,生存率相对高,基于这个现象,研究者将肿瘤病人依据分期归类。因此,分期系统有助于治疗方法的选择、预后的预测、疗效的评估、治疗中心间信息的交流。值得注意的是,AJCC会定期更新其分期系统,以便更好地整合预后分析方面的进展,从而提高TNM分期系统的准确性。因此,在评价研究结果的时候,要表明所使用的TNM分期系统的版本。

肿瘤的标志物

预后和预测组织标志物

肿瘤标志物是一类在肿瘤病人体内含量远远高于正常水平的物质,它存在于血清、尿液或组织中,由肿瘤细胞自身或由机体对肿瘤的反应而产生。

在过去的十年内,研究者热衷于寻找可用于肿瘤预后或预测评估的组织标志物。尽管预后标志物(prognostic marker)和预测标志物(predictive marker)常交换使用,但预后标志物是指可以判断病人无病生存率、疾病转化生存率、总体生存率的一些分子指标,而预测标志物则常用于预判病人对于某种治疗的反应。

寻找预后标志物的目的是为了不依赖病人的其他临床特点就能获知其预后,同时也能为那些基于临床表现而建立的诊疗规范提供一些补充。通过预后标志物,研究者不仅能将一些临床亚组内病人进一步细分为高或低危者,还能决定哪些病人能从辅助治疗中得到最大获益。例如,对于没有淋巴结转移的乳腺癌病人,理想的预后标志物能够帮助医师区分这类病人中哪些复发的机会更大,然后仅对这些病人进行系统的辅助治疗。虽然有许多研究发现了很多具有潜在价值的新的标志物,但是绝大多数并没有经过严格的验证以证明其临床实用性。2007年美国临床肿瘤学会(ASCO)的指南指出,通过酶联免疫吸附法检测uPA/PAI-1的水平,可以判断新确诊的无淋巴结转移乳癌病人的预后[86]。而许多其他标志物的数据,如DNA含量、S期肿瘤细胞的比例、Ki-67、cyclin E、p27、p21、胸苷合成酶、拓扑异构酶Ⅱ、HER2、p53、组织蛋白酶,都不足以支持其应用于乳腺癌预后的判断[86]。与之相类似,2006年ASCO所出版的胃肠道肿瘤指南中,推荐常规应用p53、胸苷合成酶、二氢嘧啶脱氢酶、胸苷磷酸化酶、微卫星不稳定性、18q缺失杂合子、结肠癌缺失蛋白(detected-in-colon-cancer protein)判断结直肠病人预后的证据也不是很充分。

预测标志物是指可以用来前瞻性预判病人是否能从某种治疗中获益的分子。例如,在乳腺癌病人中,通过对雌激素受体(ER)和HER2水平的分析,可以确定病人是否通过抗雌激素治疗（如他莫昔芬）或者抗 HER2 的靶向治疗（如曲妥珠单抗）中获益。在 2007 年 ASCO 的指南中，上述两个标志物的水平被推荐为常规进行评估[86]。通过基因芯片等高通量检测技术，研究者已可以对特定肿瘤中成千上万种基因的转录概况进行分析，利用这种方法，我们就可能找到确定不同肿瘤预后的基因表达谱。在乳腺癌中，虽然这类多参数的检测方法层出不穷，但是鲜有经过大规模验证者（表 10-11）[88]。2007 年 ASCO 的指南建议 Oncotype DX 法可以用来预测行他莫昔芬治疗的无淋巴结转移、雌激素受体阳性乳癌病人的预后[86]。Oncotype DX 法是一种使用石蜡包埋组织进行定量RT-PCR 的方法。该法对 16 种肿瘤基因和 5 种参考基因的表达进行分析，运用前瞻性的数学计算公式，建立了相应的复发评分（recurrence score，RS），范围从 0 ~ 100。这种新的定量方法通过分析乳腺癌中一些众所周知的分子，已获得了令人印象深刻的结果。美国乳腺与肠道外科辅助治疗研究组的乳腺癌临床试验 B-14（National Surgical Adjuvant Breast and Bowel Project，NSABP B-14 trial）对这种方法预测复发的能力进行了验证。在 2617 名接受他莫昔芬治疗的乳癌病人中，获取了675 名病人肿瘤标本的石蜡包埋组织样本，并对其中 668 例成功实施了 RT-PCR 的检测[89]。在多因素的 Cox 回归分析中，RS 被认为是复发的独立危险因素，危险比为 3.21（95%可信区间为 2.23 ~ 4.65，P<0.001）。通过 RS 系统也确实可以区分哪些病人不易发生远处转移（图 10-9，图 10-10）[89]。针对乳腺癌的个体化治疗评估的试验（Trial Assessing Individualized Options for Treatment，TAILORx）还在进行中，该试验正在评价 Oncotype DX 法在无淋巴结转移、雌激素受体阳性乳癌病人预后预测中的实用价值，且对于 RS 评分居中的病人尤为关注，因为化疗在这类病人中的作用尚不明确。其他针对乳腺癌预后的多基因预测方法也处于研发中，如 Mamma-Print 就是其中之一，它是一个可以同时分析 70 种基因转录特征的基因表达检测平台[90]。MammaPrint 检测法于 2007 年获美国食品药品管理局（Food and Drug Administration，FDA）批准，现正通过一项大型的前瞻性研究——MINDACT（Microarray in Node-Negative Disease May Avoid Chemotherapy）试验验证这种方法是否可用于指导乳腺癌的治疗决策。

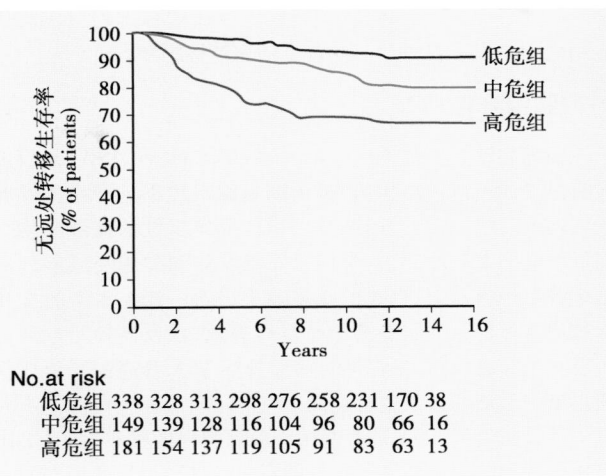

图 10-9 根据复发评分分类，判断肿瘤远处转移的可能性。通过 21 种基因的表达情况，制定肿瘤复发的评分体系，依据评分将病人分为不同的组，各组间无远处转移生存率的比较

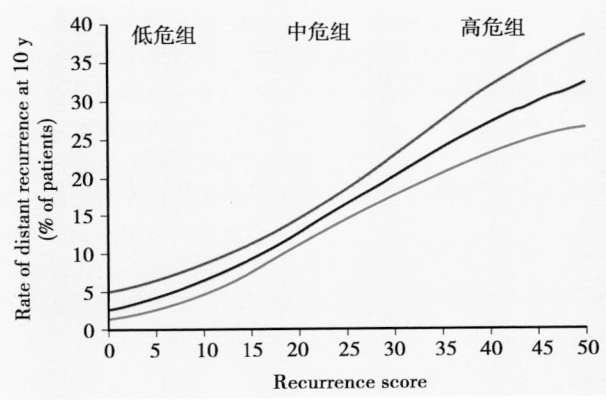

图 10-10 通过 21 种基因的表达情况，制定肿瘤复发的评分体系，依据评分将病人分为不同的组，然后将远处转移率用连续函数表示，比较各组间转移水平的差异

段。另外，有研究也正在分析基因标记或者序列的变化是否可用于预测特定化疗和靶向治疗方法的疗效。可以预计，未来多个多基因标签将会进入临床应用。

血清标志物

因为血清标志物有助于新发肿瘤的早期诊断，并可用于跟踪肿瘤对治疗的反应及监控复发的情况，所以针对其的研究十分积极。尽管如此，寻找到有临床实用价值的血清标志物仍然是一项有挑战意义的工作。迄今许多已发现的标志物的灵敏性和特异性均较低（表 10-11）[88]。即使一种血清标志物对于诊断某种肿瘤十分有用，那么其表达水平也不会在所有患该肿瘤的病人，尤其是早期病人中均升高。因此，如果需要利用标志物的水平来监控复发的情况，那么就需明确其在初次治疗前是否升高。另外，在一些良性疾病中，血清标志物的水平也会升高。很多标志物并不具有肿瘤的特异性，其水平可在多种肿瘤中均升高。标志物的检测往往存在显著的实验室差异，因此需要进行一系列的检测，确定标志物水平的正

表 10-11 常见肿瘤标志物的灵敏度和特异度

标志物	肿瘤类型	灵敏度（%）	特异度（%）
前列腺特异性抗原（4μg/L）	前列腺癌	57 ~ 93	55 ~ 68
癌胚抗原	大肠癌	40 ~ 47	90
	乳腺癌	45	81
	复发病例	84	100
甲胎蛋白	肝细胞癌	98	65
肿瘤抗原 19-9	胰腺癌	78 ~ 90	95
肿瘤抗原 27-29	乳腺癌	62	83
肿瘤抗原 15-3	乳腺癌	57	87

针对其他实体肿瘤，如肺癌、卵巢癌、胰腺癌、大肠癌和黑色素瘤，用于预后预测的多基因表达谱正处于研发和验证阶

常区间。尽管有如上诸多局限性，不少血清标志物已在临床应用之中。以下将介绍一些常见的血清标志物。

前列腺特异性抗原

前列腺特异性抗原(prostate specific antigen,PSA)是目前最有意义的血清标志物,它是由前列腺上皮细胞产生的丝氨酸蛋白酶,并受雄激素的调控。所有成年男性的血液中均存在低浓度的 PSA,当发生前列腺癌以及如前列腺炎或前列腺增生等良性疾病时,PSA 的水平就会升高。PSA 水平的变化常被用来评价前列腺癌的治疗是否有效,以及监控治疗后是否复发。在监控复发的时候,动态观察 PSA 升高的趋势比仅获得单一升高的数值更有意义。

尽管在美国,PSA 被普遍用于前列腺癌的筛查,而且美国泌尿协会和肿瘤协会均推荐年龄在 50 岁以上,且期望寿命在 10 年以上的男性每年都要进行 PSA 的检测,但是针对 PSA 达到哪个水平就要开始临床检查、检测 PSA 的时间周期是多久、进行 PSA 筛查有无实用性等问题的解答仍存在争议[91]。因此,在进行大规模的 PSA 筛查前,有必要针对可能获益的病人、筛查的局限性和可能的危害等这些议题展开讨论。虽然大样本的多中心研究表明当血清中 PSA 的浓度达到 4ng/ml,就要进行前列腺的活检,但临床上有 20%~50% 的前列腺癌病人的 PSA 水平低于 4ng/ml[92]。有研究表明每两年进行一次 PSA 的筛查,足以在可治愈的阶段就发现所有的新发前列腺癌病人。另外,这些研究还认为筛查的频率应该根据个体 PSA 的基础水平进行调整。最后虽然 PSA 的筛查有助于前列腺癌的早期发现,但是这是否能使病人得到相应的生存获益仍需论证。目前,多个临床随机对照试验正在评价将 PSA 作为筛查工具的有效性,希望它们的结果能回答这个问题。

癌胚抗原

癌胚抗原(carcinoembryonic antigen,CEA)是由胚胎内皮细胞产生的糖蛋白。在结肠癌、乳腺癌、肺癌、卵巢癌、前列腺癌、肝癌、胰腺癌病人中,CEA 的水平都会升高。另外,在某些良性疾病中,CEA 的水平也有可能上升,例如憩室炎、消化道溃疡、气管炎、肝脓肿以及酒精性肝硬化等,这种情况在老年或吸烟病人尤为突出。

CEA 的检测多用于大肠癌的诊疗中,但如何恰当地使用仍在争论中。CEA 不被推荐用于大肠癌的筛查。获取大肠癌病人术前和术后的 CEA 水平对诊疗有所帮助。术前 CEA 水平升高预示病人预后较差。然而 ASCO2007 年的临床指南中认为目前已知的数据还不足以支持将 CEA 作为术后辅助治疗的依据;该指南更倾向于通过 CEA 来监控复发的情况[86]。约 64% 的大肠癌复发病例是通过 CEA 水平的升高首先发现的,因此检测 CEA 是监控复发的措施中价效比最好的一种方法。Ⅱ~Ⅲ期的大肠癌病人术后相对易于复发,ASCO2006 年的临床指南指出对于这些病人需每 3 个月检测一次 CEA 水平,能够监控复发情况,以便对复发病灶进行再次手术切除或者全身系统治疗。在大肠癌的全身系统治疗中,CEA 的水平也可作为监测现有病灶是否发生转移的标志[87]。

CEA 可否作为乳腺癌的血清标志物也令人关注。AS-CO2007 版的指南认为现有证据不足,因此不推荐将 CEA 常规用于乳腺癌的筛查、诊断、分期和监测[86]。如果乳腺癌病人正在接受积极的治疗,CEA 与影像学检查、病史和查体结果结合起来,可以作为判断病情的依据[86]。此时,如病灶不能找到,但 CEA 的水平升高,提示治疗失败。然而在治疗过程的前 4~6 周内,对于是否做出这样的结论要比较慎重[86]。

甲胎蛋白

甲胎蛋白(alpha fetoprotein,AFP)由正常生长的胎儿产生,在出生后,其水平迅速下降。AFP 水平升高,提示存在原发性肝癌(HCC)或者来源于卵巢、睾丸的生殖细胞肿瘤。其他肿瘤,如胃癌,偶尔也会出现 AFP 水平的上升。一些良性疾病也有可能致 AFP 水平升高,如肝硬化、肝细胞坏死、急性肝炎、慢性活动性肝炎、路-巴综合征(ataxia-telangiectasia)、Wiskott-Aldrich 综合征及怀孕等[93]。

利用 AFP 升高诊断 HCC 的灵敏度约为 60%。在高危人群中,通过 AFP 筛查 HCC 的灵敏度和特异度是比较高的。最新的专家共识推荐对于健康的 HBV 携带者需每年或每半年进行一次 AFP 的检测,对于已有肝硬化的携带者、慢性肝炎病人,或者任何病因致肝硬化的病人需每年进行两次 AFP 的检测和肝脏的超声检查[94]。尽管 AFP 的检测已得到长时间的广泛应用,但其在早期肝癌诊断中的价值仍有限。随着影像学技术的进步,越来越多被诊断为肝癌的病人其血清 AFP 水平都为阴性。

肿瘤抗原 19-9

肿瘤抗原 19-9(cancer antigen 19-9,CA19-9)是一种通过单克隆抗体(由人类大肠癌细胞系和小鼠脾脏细胞融合而成的杂交瘤细胞产生)的肿瘤相关抗原[87]。现有数据还不足以支持将 CA19-9 用于结肠癌的筛查、诊断、监测和疗效的追踪。另外,基于 ASCO2006 版的指南,CA19-9 也不推荐用于胰腺癌的筛查、诊断及手术可行性的掌握[87]。局部晚期肿瘤或者有转移瘤的病人如正在接受积极治疗,那么在治疗初始及随后每隔 1~3 个月都要检测 CA19-9 的水平,当 CA19-9 的水平持续上升,则提示病情有恶化[87]。当然事实是否确实如此,仍需要通过其他研究来证实。

肿瘤抗原 15-3

肿瘤抗原 15-3(cancer antigen 15-3,CA15-3)是由 MUC1 基因编码的一种大分子膜糖蛋白的一个表位,并能被肿瘤细胞分泌到血液循环中。CA15-3 在三明治放射免疫检测中可被两个单克隆抗体所识别。在对晚期乳腺癌妇女的治疗过程进行追踪观察时,检测 CA15-3 的水平最有帮助。早期乳腺癌病人 CA15-3 水平升高的情况并不常见。在一些良性疾病中,如慢性肝炎、结核病、肉状瘤病、盆腔炎、子宫内膜异位症、系统性红斑狼疮、妊娠、哺乳期以及其他器官的肿瘤(肺癌、卵巢癌、子宫内膜癌和胃肠道癌),CA15-3 的水平也会上升。

利用检测 CA15-3 的水平诊断转移性乳腺癌的灵敏度比较高,一些个案研究报道在 54%~87% 之间,而特异度则高达 96%。不少研究都在关注通过 CA15-3 来监测晚期乳腺癌的复发情况。有报道称 54% 的病人在复发前 4.2 个月内,CA15-3 的水平会升高。因此在随访过程中如果发现 CA15-

3 的水平上升,那么就有必要评估病人是否存在复发病灶。但是约有 6% ~ 8% 的病人即使没有复发,其 CA15-3 的水平也会升高,评估时需要注意这种情况。另外,对 CA15-3 的监测并不能提高病人的生存率。因此,在 ASCO2007 版的指南中,因现有数据尚不充分,CA15-3 不推荐常规用于乳腺癌的筛查、诊断、分期和监测。如果乳腺癌病人正在接受积极的治疗,CA15-3 与影像学检查、病史和查体结果结合起来,可以作为判断病情的依据[86]。此时,如病灶不能找到,但 CA15-3 的水平升高,提示治疗失败。然而在治疗过程的前 4 ~ 6 周内,对于是否做出这样的结论要比较慎重[86]。

肿瘤抗原 27-29

肿瘤抗原 27-29(cancer antigen 27-29,CA27-29)是 MUC-1 基因的产物,其在血清中的水平可通过采用单克隆抗体的三明治放射免疫法来测定。在乳腺癌、结肠癌、胃癌、肾癌、肺癌、卵巢癌、胰腺癌、子宫癌和肝癌中,CA27-29 的水平均升高。孕期前 3 个月、子宫内膜异位症、良性乳腺疾病、慢性肾病和肝病等良性疾病也会伴随 CA27-29 的上升。

利用 CA27-29 判断乳腺癌是否复发的灵敏度为 57%、特异度为 98%、阳性预测值为 83%、阴性预测值为 93%[95]。尽管在症状出现或者发现其他异常检查结果之前平均 5.3 个月,如 CA27-29 水平升高即可预测复发,但这并没有改善乳腺癌病人的无病和总体生存率[95,96]。因此,,在 ASCO2007 版的指南中,同样因为证据尚不充分,CA15-3 不推荐常规用于乳腺癌的筛查、诊断、分期和监测[86]。如果乳腺癌病人正在接受积极的治疗,CA27-29 与影像学检查、病史和查体结果结合起来,可以作为判断病情的依据[86]。此时,如病灶不能找到,但 CA27-29 的水平升高,提示治疗失败。然而在治疗过程的前 4 ~ 6 周内,对于是否做出这样的结论要比较慎重[86]。

循环肿瘤细胞

循环肿瘤细胞(circulating tumor cells,CTCs)是存在于血液循环中,具有特定肿瘤的抗原或基因特征的一类细胞[86]。CTC 的检测方法之一是通过被覆针对细胞表面、上皮或肿瘤抗原的单克隆抗体的免疫磁珠来捕获 CTC,并对其进行定量检测。另一种方法就是 RT-PCR。目前认为检测 CTC 对于选择复发的高危病人以及监测疗效而言,是一个有效的工具。

有关 CTC 的研究在乳腺癌中开展得最为广泛,迄今共有超过 400 篇相关文献[86],其中 CTC 检测在转移性乳腺癌病人中的应用最为有前途。在一项前瞻性的多中心试验中,治疗前 CTCs 的数量(以每 7.5ml 全血中 ≥5CTCs vs <5CTCs 分组依据)是转移性乳腺癌无进展生存率和总体生存率的独立危险因素[97]。在首个疗程后,如 CTCs>5,则提示肿瘤对治疗无反应。这项技术被称为 CellSerach,已被 FDA 批准使用于临床。但是,现在还没有证据表明检测 CTC 可以改善病人的生存水平及提高生活质量。在 ASCO2007 版的指南中,CTC 的检测还未被推荐用于任何临床活动中[86]。目前多中心的临床试验正在前瞻性地评价乳腺癌首次治疗后检测 CTCs 的数量,来分析肿瘤对治疗的反应这样一种方法是否具有临床实用性。另外,检测 CTCs 的水平是否可用于其他肿瘤的治疗也在积极的探索之中,遗憾的是尚无 I 类证据说明这种方法具有临床实用价值。

在黑色素瘤中,利用 RT-PCR 的方法检测 CTCs 的水平是否具有预后判断意义已得到了仔细地研究。在最近的多中心 Sunblet 黑色素瘤临床试验中,通过一系列 RT-PCR 法检测了外周血中酪氨酸激酶、黑色素瘤 T 细胞反应抗原(melanoma antigen reacting to T cell,MART-1)、黑色素瘤相关抗原 3(MAGE3)及 gp100 四种标志物的表达,以期找到血液循环中隐匿的黑色素瘤细胞[98]。比较至少一种标志物阳性的病人与未发现标志物阳性的病人的生存率,结果并无差异。但在随访过程中,多种标志物阳性的病人的无病生存率和远期无病生存率均较差[98]。由于尚未直接用于指导黑色素瘤和其他类型肿瘤的治疗,因此利用 RT-PCR 的方法检测隐匿肿瘤细胞的方法仍值得进一步探索。

骨髓内微转移病灶

骨髓内微转移病灶(bone marrow micrometastases,BMM)也可被称为骨髓内微小残留病灶,是目前正在被研究的一种潜在的预后标志物。利用针对细胞角蛋白的单克隆抗体对骨髓穿刺物进行标记,可以发现骨髓内微转移病灶。另外,采用如流式细胞仪或 RT-PCR 之类方法检测这些病灶的方法也在探索中。存在骨髓内微转移病灶的乳腺癌病人通常肿瘤的体积更大、病理分级更差、淋巴结转移更多、雌激素受体阴性的肿瘤所占比例更大。在 4700 名 I ~ Ⅲ级乳腺癌病人中,骨髓内微转移病灶是有意义的预后影响因素,在 10 年观察期内,它的出现提示病人总体生存率、乳腺癌转化生存率、无病生存率、远期无病生存率均不佳[99]。现阶段尚不推荐常规进行骨髓内微转移病灶的检测[86],目前正在通过临床试验评估在早期和晚期乳腺癌病人治疗过程中,常规进行骨髓内微转移病灶检测的作用。在胃癌、食管癌、大肠癌、肺癌、宫颈癌及卵巢癌病人中,检测骨髓内微转移病灶的临床实用性也在评价之中[100]。

外科治疗

肿瘤的多学科综合治疗方法

尽管外科手术是治疗绝大多数实体瘤最有效的方法,但肿瘤病人仍多死于转移和复发。因此,为了提高病人的生存率,开展全身系统治疗、放射治疗在内的多学科综合治疗十分必要。从事肿瘤外科的医师不仅要掌握切除肿瘤的方法,还要了解除外科手术外其他的治疗方法,同时还需精通重建技术。外科医师熟悉术前和术后化疗、放疗的适应证及并发症也非常必要。虽然外科医师并不亲自为病人进行放、化疗等其他治疗,但是作为肿瘤病人的初诊医师,他(她)将负责为病人提出合理的建议。基于此,外科医师经常要为某位病人选择最为合理的辅助治疗手段,并安排这些方法实施的顺序。一般而言,在病人首次就诊时即进行综合治疗,往往会获得最好的疗效。

原发肿瘤的外科处理

外科治疗的最终目的是治愈肿瘤。肿瘤的根治性切除是以肿瘤局限在原发器官及附近的区域淋巴结内为前提的。如果原发瘤不能被切除,即使能保证切缘阴性,那么该病人的肿瘤就无法行外科治疗。术前要通过恰当的影像学检查了解疾病的范围,从而评价原发瘤被切除的可能性。例如在术前通过薄层 CT 扫描确定无胰腺外的转移,肿瘤没有侵犯肠系膜上动脉、腹主动脉、肠系膜上静脉和门静脉的汇合处后,从而决定胰腺癌被切除的可能性[101]。出现多发远处转移的肿瘤是不能行外科手术治疗的,因为即使切除原发瘤,疾病也不可能被治愈。因此,容易发生远处转移的高危病人,在实施针对原发瘤的外科治疗前,有必要进行肿瘤分期的检查。有时候为了减轻疼痛、消除感染或者止血,也可行原发瘤的姑息性切除。最典型的例子就是为巨大的溃疡性乳腺癌行乳房切除术。在个别情况下,如果转移病灶比较局限,也可行原发瘤的手术切除,当然只有当保留孤立转移灶仍有较好的预后,或者不处理原发肿瘤极有可能带来相应的并发症时才能实施这类手术。

既往认为手术切除得越彻底,肿瘤治疗的疗效就越好。但在过去的 20 年间,这个观点被证实并不完全正确。例如,以大范围局部切除为主的保守手术方式正在代替肉瘤的分区切除;以保乳为主的治疗模式已开始逐步替代部分乳房切除术、保留皮肤的乳房切除术。所有成功的肿瘤外科治疗方案都需保证切缘阴性,即在切缘的大体和镜下病理中均无肿瘤细胞残留。在肉瘤、乳腺癌、胰腺癌及直肠癌等多种肿瘤中,切缘阴性对于局部肿瘤的控制和病人生存时间的延长均有重要作用。因此,外科医师需尽最大努力达到切缘在镜下观为阴性。用墨水标记大体切缘,外科医师标定切除的方向,然后病理科医师通过冰冻切片的方法迅速评估切缘的大体情况,如此确保在首次手术中能获得切缘阴性的结果。总而言之,尽管切缘阳性时,采用放疗和全身系统治疗有助于降低局部复发几率,但是辅助治疗无法替代将病灶尽量完整切除。

虽然切缘阴性是外科治疗肿瘤的金标准,但是在许多肿瘤中,对于究竟什么样的切缘才能获得理想的局部控制这个问题仍存在争议。通过对临床随机试验的系统性回顾,黑色素瘤行手术切除时切缘的最佳宽度已经得到确定[102,103]。虽然无法对所有类型的肿瘤进行这样的临床试验,但是确定每类肿瘤手术切除的最佳切缘仍很重要,因为这样就能明确局部治疗发生失败可能性较大的病人,从而对其进行辅助性的放疗或全身系统治疗。

区域淋巴结的外科处理

大多数肿瘤都可经淋巴系统转移,因此多数肿瘤的外科治疗中都包括将原发瘤和所有引流淋巴结整体切除的方式。这种手术方式常应用于引流淋巴结邻近原发瘤的癌,如大肠癌、胃癌。如果区域淋巴结与原发瘤并不邻近,淋巴结的清扫可以与原发瘤的切除分开进行。软组织肉瘤与大多数癌症不同,其很少转移至淋巴结(<5%),因此在这类肿瘤的外科治疗中没有必要行淋巴结清扫。

通常认为正规的淋巴结清扫术可以减少局部复发的机会。例如全直肠系膜切除术的出现大大地降低了直肠癌术后局部复发的水平,因此这种术式已成为直肠癌外科治疗的新标准[104]。但是关于淋巴结清扫是否能提高肿瘤病人的生存率这个问题存在两种相反的观点。传统的 Halsted 观点认为淋巴结清扫对于肿瘤的分析和病人预后的改善十分重要;而另一种观点则提出肿瘤是全身性的疾病,淋巴结清扫可以协助分期,但对生存并无影响。对大多数肿瘤而言,淋巴结受侵犯都是一个最有意义的预后影响因素。在乳腺癌、结肠癌和肺癌等许多肿瘤的治疗中,切除数目越多的淋巴结,病人的生存率就越高。这个现象看起来支持了 Halsted 的理论,即淋巴结清扫的范围越大,局部复发的几率就越低。但造成这种现象也可能另有原因,如外科医师在做大范围的淋巴结清扫的时候,同时也会扩大切缘的范围;或者淋巴结切除的越多,对于该病人肿瘤的分级就越准确,其所接受的辅助治疗就越充分。另外,病理医师对这类标本检查得更彻底,从而发现更多受侵犯的淋巴结,对肿瘤作出更准确的分级。准确的分级通过两方面改善病人的生存。其一,有淋巴结转移的病人将接受辅助治疗,从而提高其生存几率;其二,准确的分级会通过"Will Roger 效应"提高生存率:发现先前处于静止状态或者漏诊的转移病灶将造成分期迁移(stage migration),使得这些病人的分期从早变晚,然后各期的生存率看起来都升高了。因为上述原因,淋巴结清扫对于生存的影响难以简单解释。尽量减少局部复发水平是肿瘤外科治疗的目的,因此多数肿瘤的治疗标准中仍保留了淋巴结清扫。

针对传统临床检查提示区域淋巴结为阴性的肿瘤,现已研究出淋巴系统示踪这样一种相对较新的外科技术(图 10-11)[105]。该技术和前哨淋巴结活检术由 Cabanas 于 1977 年

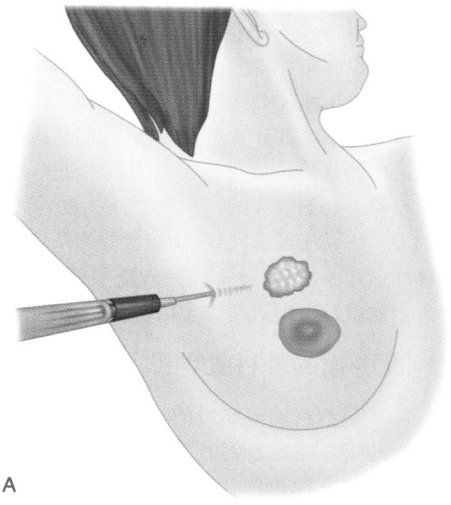
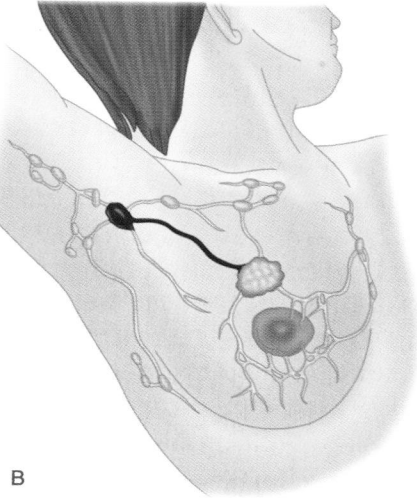

A   B

图 10-11   乳腺癌的淋巴系统造影及前哨淋巴结的活检。**A.** 瘤周注射蓝色染料。**B.** 蓝色染料引流至前哨淋巴结

在阴茎癌病人中首次被使用[106]。目前在黑色素瘤和乳腺癌病人的诊疗中,前哨淋巴结活检术已成为一种标准方法。而且该方法在其他类型肿瘤中的应用正在开发之中。

前哨淋巴结是肿瘤淋巴引流中的第一组淋巴结。如果肿瘤已发生区域淋巴结转移,那么前哨淋巴结中一定存在转移的肿瘤细胞。淋巴系统示踪和前哨淋巴结活检术的目的就是希望通过用创伤最小的方法确定是否切除最有可能被转移的淋巴结。对于前哨淋巴结阳性的病人进行区域淋巴结清扫术,反之就不行该手术,这样可以避免造成无淋巴结转移的病人出现相应的并发症。该方法还有另外一个优点:前哨淋巴结活检多针对单个淋巴结,这样能获得更多阳性结果,有助于提高分期的准确性。评价前哨淋巴结活检术效果的标准有两条:一是前哨淋巴结的检出率,二是假阴性率。前哨淋巴结的检出率是指在所有进行了活检术的病人中,发现并切除了前哨淋巴结的病人的比例。假阴性率是指活检结果示阴性,但实际上前哨淋巴结已发生转移的病人的比例。产生假阴性的原因主要有两点:其一,来自于外科操作方面,即切除了错误的淋巴结;其二,来自于肿瘤生物学行为的变异,即肿瘤细胞越过前哨淋巴结转移至第二级淋巴结。另外,因为淋巴结较大,病理分析不充分也会造成假阴性。在不同研究中,前哨淋巴结活检的假阴性发生率在 $0 \sim 11\%$。一般随着外科医师操作经验的增长,检出率会升高,假阴性率会相应下降。

淋巴系统示踪技术可通过染料——异硫蓝和放射性物质,如锝标记的硫化胶或硫化白蛋白,以及两种物质结合的方法来检测前哨淋巴结。有报道称两种物质结合的方法能提高前哨淋巴结的检出率。淋巴结引流的方式多用术前的淋巴闪烁图表示,在 γ 射线检测仪上显现为"热"点,在区域淋巴结探查则表现为蓝色的结节。对淋巴结进行仔细的触诊是减少假阴性结果的一种关键方法。

所找到的前哨淋巴结将被切成一系列的切片,然后通过苏木精-伊红(HE)染色和免疫组化染色(黑色素瘤主要标记为 S-100 蛋白和溴甲烷后马托品,乳腺癌主要标记为细胞角蛋白)来进行分析。目前还有研究正在评价术中通过 RT-PCR 之类的分子生物学技术快速分析前哨淋巴结的可能性。例如,在最近的一项前瞻性研究中,利用 RT-PCR 检测淋巴结中乳腺珠蛋白和细胞角蛋白 19 的 mRNA 表达情况,这种方法诊断大于 2mm 的转移性乳腺癌的灵敏度为 98.1%,诊断大于 0.2mm 的转移性乳腺癌的灵敏度为 77.8%[107]。该法已经 FDA 批准通过应用于乳腺癌的诊断。未来的研究着眼于如何在临床实践中更好地联合应用这种方法及其他类似的技术。

区域淋巴结转移的另一个热门研究领域是最小受累淋巴结的预后价值。例如在乳腺癌中,根据第六版的 AJCC 分期系统,小于 0.2mm 的孤立性淋巴结转移(极微小转移)归属于 N_0 期。然而,一些回顾性研究结果显示,即使是这样的淋巴结转移也会对预后带来负面影响[108]。一项多中心的前瞻性研究结果显示,利用 RT-PCR 的方法对恶性黑色素瘤、且无淋巴结转移的病人进行分子超分期(molecular ultrastaging)表明与预后无明显相关性[98]。但是,最近一项包括了 22 个研究、4019 个病人的 meta 分析表明,PCR 检测提示淋巴结转移为阳性的病人,其总体生存率和无瘤生存率均相对较低[109]。关于淋巴结超分期在乳腺癌、黑色素瘤以及一些其他肿瘤的应

用正在进一步的研究之中。

远处转移的外科处理

对远处转移病人的处理与其转移灶的数量和位置、原发肿瘤的类型、生长速度、既往治疗及疗效、病人的年龄、身体状况及病人的期望值有关。尽管一旦发生远处转移,通常情况下无法行外科根治,但对于出现在肝、肺、脑的孤立性转移,仍可获得外科治愈。

对远处转移的外科治疗是否能获得成功的关键在于认真选择病例。肿瘤的类型亦是一个需要考虑的重要因素。结肠癌肝转移大多为单发转移灶,而胰腺癌肝转移常为多发,因此前者更适于外科治疗。肿瘤生长速度的作用同样不可忽视,某种程度上其可通过病人的无瘤生存期,或者原发肿瘤治疗后至出现远处复发的时间间隔进行判断。无瘤生存期较长的病人行外科手术切除转移瘤后的生存率相对较高。与此相似,异时性转移病人(转移灶发现于无瘤生存期之后)的预后较同时性转移病人(即转移灶与原发灶同时被诊断)的好。一些肿瘤(如胰腺癌)发生转移后自然生存期很短,因此无法进行外科治疗。另外,一些预后较好的肿瘤,外科医师可以密切监测数周或数月,以监测肿瘤的转移情况,在此期间亦可予以系统性治疗,降低远处转移的可能。

与原发瘤的外科治疗相同,对于远处转移外科处理的目标是完整切除转移病灶,且保证切缘为阴性。对于不能完整切除的肝转移病人,如肿瘤靠近肝内重要血管、多发性肿瘤或肝功能不佳,可以选择肿瘤冷冻疗法或射频消融术[110,111]。根治性切除或消融治疗的实施均应以病人的耐受性和操作的安全性为前提。

化学治疗(化疗)

化疗的临床应用

对于发生远处转移的肿瘤病人,化疗通常是首选的治疗方式。化疗的目的是为了减少肿瘤负荷,延长病人生命。对于绝大多数已发生转移的实体性肿瘤病人,很少能通过化疗治愈。化疗亦用于具有高复发风险的病人,但尚无证据证实这种化疗模式即为辅助性化疗。

辅助性化疗的目的是消除微小转移灶,减少肿瘤复发率,从而提高生存率。辅助性化疗可以在术后(术后化疗)或术前(术前化疗、新辅助化疗、介入治疗)实施。辅助性化疗的部分乃至全部疗程都可在术前进行。术前化疗主要有三大潜在的优势:①术前化疗可使最初不能手术的病人获得手术机会,或使最初可行手术的病人实际切除的方式更为保守。例如在 NSABP B-18 研究中,妇女随机予以术前或术后多柔比星和环磷酰胺联合化疗,结果显示术前化疗的保乳手术率显著高于术后(68% vs 60%)[112]。②术前化疗可以在不延缓病人术后康复时间的基础上,对其体内可能的微小转移灶予以治疗。③进行多个疗程的术前化疗后,可以在临床上或针对术后病理评价肿瘤对化疗的敏感性。当肿瘤对于初始化疗方案反应不充分,但还有其他化疗措施可供选择的病人来说,第三点尤为重要。残存肿瘤中的分子标志物的水平有助于深入研究化疗耐受的机制及其可能的治疗靶点。

术前化疗亦存在许多缺陷。尽管在如乳腺癌之类对化疗较敏感的肿瘤中,进行术前化疗时病人病情发生进展的现象较少见,但在如肉瘤等对化疗相对不敏感的肿瘤中,这种现象还是经常出现的[113]。因此,对于病人进行仔细选择,确保其接受术前化疗后不会丧失手术切除的机会。通常不论是否接受术前化疗,病人在术后切口感染率、皮瓣坏死和术后辅助性治疗的时间推迟等方面均无明显差异。但是值得重视的是,术前化疗将在随后肿瘤定位、手术切缘分析、淋巴系统示踪、病理分期等方面给外科医师带来特别的挑战。

肿瘤对化疗的反应可通过影像学检查和查体来判断,通常分为完全反应、部分反应、病情稳定和病情进展四个等级。反应水平一般通过实体肿瘤反应评价标准(RECIST)进行评估[114]。对肿瘤的反应进行客观地评估十分重要,因为肿瘤的反应被认为是临床前瞻性研究的终点,另外,其也为临床医师是否继续现有治疗方案提供指导。

化疗的原则

化疗以一级清除方式破坏细胞。这意味着细胞会以等比例而非等数量的形式被杀灭。例如,拥有 10^{12} 个肿瘤细胞的病人,化疗会杀其 99.9% 的细胞,肿瘤负荷从 10^{12} 降到 10^9($1kg \sim 1g$)。如果该病人继续予以相同治疗,理论上会杀灭剩余细胞的 99.9%,即肿瘤细胞数目从 10^9 降到 10^6,而并非全部被清除。

化疗药物可依据其作用于细胞周期的不同时段来分类。非细胞特异性药物(如烷化剂)的剂量-效应之间为线性关系,即随着药物剂量的加大,细胞被杀灭的比例增加[115]。相反,对于细胞周期特异性的药物而言,其杀灭细胞的能力会随剂量的增加而呈现平台期,此时细胞死亡的数量不再随剂量的加大而增长。

抗肿瘤药物

烷化剂

烷化剂是非细胞周期特异性的药物,即可以杀灭处于任何时期的细胞。它们通过使细胞的 DNA 双链交联或直接损伤 DNA 而发挥作用。DNA 损伤可以阻止细胞分裂,甚至引发细胞凋亡。烷化剂主要包括三种亚类:传统烷化剂、亚硝基脲类以及杂链 DNA 结合药物(表 10-12)。

抗肿瘤抗生素

抗肿瘤抗生素是微生物有机发酵的产物。如同烷化剂一样,这些药物也是非细胞周期特异性的药物。尽管抗肿瘤抗生素中各种药物具体的作用机制有所不同,但总体而言是均需通过干扰 DNA 或 RNA 的合成来破坏细胞。

抗代谢药物

抗代谢药物一般均为细胞周期特异性的药物,且其主要针对处于 S 期的细胞,而对于 G_0 期细胞效果甚微。这些药物对增长迅速的肿瘤效果明显。抗代谢药物的结构类似于 DNA 和 RNA 合成过程中的产物。因此,它们通过取代代谢通路中的嘌呤和嘧啶,抑制核酸合成过程中重要酶的活性,从而干扰核酸的正常合成。抗代谢药物包括叶酸拮抗剂、嘌呤

表 10-12	化疗药物的分类
烷化剂	嘌呤类似物
经典烷化剂	硫唑嘌呤
白消安	巯嘌呤
苯丁酸氮芥	硫鸟嘌呤
环磷酰胺	克拉屈滨
异环磷酰胺	氟达拉滨
氮芥	喷司他丁
美法仑	嘧啶类似物
丝裂霉素 C	卡培他滨
三亚乙基硫代磷酰胺	阿糖胞苷
(噻替派)	氟尿苷
亚硝基脲类	吉西他滨
卡莫司汀(BCNU)	核糖核苷酸还原酶抑制剂
洛莫司汀(CCNU)	羟基脲
司莫司汀(MECCNU)	
链脲菌素	**植物生物碱**
杂链 DNA 结合药物	长春生物碱类
卡铂	长春碱
顺铂	长春新碱
达卡巴嗪(DTIC)	长春地辛
六甲蜜胺	长春瑞滨
丙卡巴肼	表鬼臼毒素类
抗肿瘤抗生素	依托泊苷
博来霉素	替尼泊苷
放线菌素 D	紫杉烷类
柔红霉素	紫杉酚
多柔比星	多西紫杉醇
伊达比星	**其他药物**
普利霉素	天冬酰胺酶
抗代谢药物	雌氮芥雌莫司汀
叶酸类似物	米托坦
甲氨蝶呤	

拮抗剂和嘧啶拮抗剂(表 10-12)。

植物生物碱

植物生物碱来源于多种植物,例如长春花(长春新碱)、美国曼陀罗花根、鬼臼(鬼臼毒素)等。长春新碱通过结合细胞微管蛋白来影响 S 期细胞。它会阻止微管蛋白聚合,最终导致 M 期有丝分裂纺锤体的形成受损。与此不同,紫杉烷类(如紫杉醇)会引起微管蛋白的过聚合,阻止细胞有丝分裂的进行。表鬼臼毒素通过形成拓扑异构酶复合物抑制 DNA 酶,影响 DNA 的合成,使细胞分裂停滞于 G_1 期。

联合化疗

联合化疗比单药化疗更为有效,其机制为:①在病人可耐受各种单药毒性的情况下,联合化疗将对癌细胞起到最大的杀伤作用;②联合化疗可更为广阔地覆盖异源人群中各种耐药的细胞系;③联合化疗可预防或延迟细胞耐药情况的出现。设计联合化疗方案时,通常会选择单独应用有效的药物。不同作用机制的药物联合可起到叠加或协同效应。细胞周期特

异性与非细胞周期特异性药物的联合应用的疗效尤为显著。毒性剂量不同的药物联合应用,可使每种药物都尽可能达到治疗剂量。不同耐药机制的药物联合可尽可能地减少交叉耐药的发生。联合化疗可使治疗间隔时间尽量缩短,但仍足以保证对治疗最敏感的正常组织功能的恢复。

药物耐受

一些肿瘤相关因素影响肿瘤细胞的灭活。如肿瘤的异质性,根据 Goldies-Coldman 的假说,肿瘤细胞是不稳定的,其倾向于发生突变从而形成不同的细胞克隆。因此,这个假说已成为反对尽快进行化疗,从而减少耐药细胞克隆出现的一个依据。肿瘤大小是另一个重要因素。肿瘤越大,肿瘤异质性越强,而且,根据 Gompertzian 模型,癌细胞最初增长迅速(指数生长期),之后由于缺氧和营养供应的减少而逐渐减慢。由于处于分裂期的细胞比例更大,体积小的肿瘤较大肿瘤而言对于化疗更为敏感。

化疗耐药由多种机制引起(表 10-13)[116]。细胞处于各分裂时相比例的变化可使细胞对化疗的敏感性降低。例如 G_0 期的细胞对于只针对 S 期作用的药物耐受,这种"动力耐受"的现象通常较为短暂。如果药物浓度持续,所有细胞都会经历对该药敏感的分裂时相[115]。同时,肿瘤细胞可表现为"药物耐受",即由于药物浓度不够而不能充分杀灭肿瘤细胞。这种情况见于肿瘤位于药物有效浓度难以达到的部位(如中枢神经系统);或者由于药物代谢水平的提高,使得药物被转化为活性形式的能力下降;另外,多重耐药基因 1 的蛋白产物——P-糖蛋白的高表达会导致药物迁移,最终使得细胞内药物水平不足。其他化疗药耐药机制还包括药物与靶点

表 10-13 药物耐受的一般机制
细胞和生物化学机制
药物积累效应的降低
药物摄取降低
药物排出增加
细胞内药物的交互反应
药物活性降低
药物的失活及毒性介导增加
药物介导损伤修复增加:
DNA
蛋白
细胞膜
药物靶点的转变(质量和数量)
辅助因子和代谢物水平的变化
基因表达的变化
DNA 突变,扩增,缺失
转录,转录后以及翻译过程中的变化
大分子物质稳定性的变化
体内的相关机制
药理的或解剖学上的药物屏障作用(肿瘤庇护作用)
宿主-药物的相互作用
正常组织药物失活的增加
正常组织药物活性的降低
正常组织药物敏感性相对增加
宿主肿瘤相互作用

酶的黏附性降低、靶点酶含量的改变,以及药物介导的损伤过修复。

对化疗敏感的肿瘤,另一个影响选择性杀伤作用的原因是不恰当的药物剂量。因为要避免药物毒性反应,减少 20% 的药物剂量,将导致疗效下降 50%[115]。反之,药物的剂量增加 1 倍,其肿瘤杀伤作用将会增加 10 倍。

药物毒性

相比正常组织而言,肿瘤组织对化疗药物更为敏感,其中一部分是由于肿瘤中处于分裂期的细胞比例更高所致。生长较旺盛的正常组织对化疗亦相当敏感,如骨髓、口腔或肠上皮以及毛囊细胞。因此,化疗可产生相关的毒副作用如骨髓抑制、口角炎、应激性溃疡以及脱发。根据世界卫生组织(World Health Orgnization, WHO)的标准,药物毒性反应可分 0 ~ 4 级[117]。如出现明显的毒性反应,就必须减少药物剂量。通过改变药物剂量或剂量强度而发生的毒性反应被称为剂量限制性毒性反应。由于持续的剂量强度对于最大限度地杀灭肿瘤细胞十分重要,所以针对化疗药物毒性反应的一些相关的对症支持治疗方式得到了发展,例如利用集落刺激因子和促红细胞生成素治疗骨髓抑制,利用美思那司钠、阿米斯汀等细胞保护剂来预防肾衰竭。

化疗途径

化疗药物常通过系统的方式给予(IV、IM、SC 或 PO)。系统性化疗可有效作用于肿瘤微小转移灶,并预防全身各脏器的转移和复发,但同时也增加了被药物毒性累及的器官。局部化疗可以减少全身的毒性反应,并提高靶器官的化疗药物的浓度。许多局部化疗方案都需要外科操作的协助而实现,例如针对肝癌或肠癌肝转移的肝内局部化疗,需置入经肝动脉的微化疗泵;另外还有针对恶性黑色素瘤和肉瘤的肢体动脉灌注和腹膜假性黏液瘤的腹膜腔内热灌注。

激素治疗

某些肿瘤,尤其是乳腺癌和前列腺癌,起源于生长受激素调控的组织。激素治疗的第一步是通过外科手术切除产生激素的肿瘤,例如乳腺癌病人行卵巢切除术。目前,激素相关的抗癌药物有:雄激素类、抗雄激素类、抗雌激素类、雌激素类、糖皮质激素类、促性腺激素类似物、孕酮类、芳香酶抑制剂以及生长抑素抑制剂类。激素或类激素药物,例如雌激素拮抗剂——他莫西芬,通过阻断或中和体内固有的物质来达到抑制肿瘤生长的目的。其他阻碍自身激素合成的药物亦可是激素治疗的一种方式。例如芳香酶抑制剂,它可以阻止绝经后妇女内源性雄激素转化为雌激素。

激素治疗针对敏感的组织,提供了一种高度肿瘤特异性的治疗方法。在乳腺癌的治疗中,病人雌激素和雌激素受体的水平可用来预测激素治疗的效果。最近又发现一些生物学指标可能影响激素治疗的效果,预计在不久的将来这些指标很可能用于临床实践中。

靶向治疗

既往十年中,肿瘤生物学研究方面的进步已促使了肿瘤

分子治疗这种方法的诞生。分子治疗的基本原则是分析正常细胞与癌细胞间的分子差异,从而进行靶向治疗。因此,靶向治疗直接针对肿瘤的生长过程而非肿瘤细胞本身。理想的靶向分子应具备的条件是,特异性在癌细胞中表达,可促进癌细胞增殖,并与癌细胞存活密切相关。目前,一大批靶向治疗药物已进入了临床或前临床试验,主要包括生长因子受体抑制剂、细胞内信号转导抑制剂、细胞周期抑制剂、促凋亡以及抗血管生成化合物。

蛋白激酶是被广泛重视的一类治疗靶点,其中针对 bcr-abl 及 c-kit 的伊马替尼(格列卫)已成功应用于慢性粒细胞白血病和胃肠道间质瘤的治疗,而针对 HER2 的赫赛汀在乳腺癌的治疗中亦被证实有效。人类基因组编码近 500 种蛋白激酶,一些酪氨酸激酶表现出致基因的特点(表 10-8),而许多其他蛋白激酶在癌细胞中表现为异常激活。因此,这些异常激活信号通路中的蛋白激酶分子是目前被研究得最多的治疗靶点。可以通过多种策略针对靶点进行治疗。如靶向的 HER2 方法包括转录下调、RNA 抑制剂、反义技术、直接抑制蛋白活性以及免疫介导失活等。大多数靶向药物都是单克隆抗体或小分子激酶抑制剂,如赫赛汀或伊马替尼,部分蛋白激酶靶点可见于表 10-14。另外,如舒尼替尼是一种多靶点的激酶抑制剂。已通过 FDA 批准的部分靶向治疗药物详列于表 10-14。

表 10-14   FDA 已批准的部分靶向治疗方法

通用名	商品名	公司	靶点	FDA 批准时间	最初适应证
曲妥珠单抗	赫赛汀	基因技术公司	HER2	1998/9	乳腺癌
伊马替尼	格列卫	诺华	c-kit、bcr-abl、PDGFR	2001/5,2002/12	CML、GIST
西妥昔单抗	爱必妥	免疫克隆系统公司	EGFR	2004/2	大肠癌
贝伐珠单抗	安维汀	基因技术	VEGF	2004/2	大肠癌、肺癌
厄洛替尼	特罗凯	基因技术、OSI 制药公司	EGFR	2004/11	非小细胞肺癌
索拉非尼	多吉美	拜耳	Raf、PDGF、VEGFR、c-kit	2005/12	RCC
舒尼替尼	索坦	辉瑞	VEGFR、PDGFR、c-kit、Fit-3、RET	2006/1	GIST、RCC
达沙替尼	扑瑞赛	百时美施贵宝	bcr-abl、src family、c-kit、EPHA2、PDGFR-β	2006/6	CML
拉帕替尼	泰克泊	葛兰素史克	EGFR、HER2	2007/3	乳腺癌
西罗莫司脂化物(Temsirolimus)	驼瑞赛尔	惠氏	mTOR	2007/5	RCC

CML=慢性髓性白血病;EGFR=内皮生长因子受体;FDA=美国食品药品监管局;FLT3=fms 相关酪氨酸激酶 3;GIST=胃肠道间质瘤;HER2=人表皮生长因子 2;MTOR=动物雷帕霉素靶点;PDGF=血小板衍生生长因子;PDGFR=血小板源性生长因子受体;RCC=肾细胞癌;RET=转染再分布;VEGF=血管内皮生长因子;VEGFR=血管内皮生长因子受体

在发展可用于临床治疗的靶向药物的过程中,存在以下一些独特的挑战。一旦一种化合物在临床前试验中被证明有效,预测疗效的标志物也必须得以确认。单一靶点的表达水平并不足以预测疗效,因为该靶点所在信号通路可能处于失活状态,或者靶基因的表达与肿瘤细胞的存活与否无明显相关性。尽管传统的 I 期临床试验的目的是确定药物的最大耐受剂量,但获得最大生物学效应并不一定需要达到最大药物剂量。因此,有必要研究确认靶点调节水平的检测方法,这样才能获得达到最佳生物学效应所需的剂量。当临床 II、III 期试验开始时,要将针对生物标记调节水平的研究整合进来,从而明确靶点的调节水平是否与临床反应相关,同时也能获得一些影响药物反应性的其他指标。选择合理的剂量,同时根据预测标志物的水平将研究人群限定在那些对分子靶向治疗敏感的病人中,这将有助于该方法成功转化至临床实际应用中。最后,大多数靶向药物都是抑制细胞生长的而非细胞毒性药物。因此,靶向药物与化疗药物联合或者靶向药物与其他生物治疗方法联合,可起到协同作用并最终治愈肿瘤。

免疫治疗

免疫治疗的目的是诱导或激活机体先天的抗肿瘤免疫反应以消灭肿瘤细胞。抗肿瘤免疫反应的主要过程是免疫系统识别人类肿瘤细胞表达的肿瘤相关抗原,并通过 T 细胞或体液途径介导的免疫反应引发细胞毒效应。在这两种途径中,由 T 细胞介导的免疫反应消灭肿瘤细胞的能力更强。T 细胞通过由 MHC I 类和 II 类分子呈递小片段肽类分子来识别靶细胞表面的抗原。

目前一些抗肿瘤免疫治疗策略正在研究中。其一是非特异性免疫治疗,通过细菌或它们的产物来刺激整个免疫系统,例如用卡尔梅特介朗菌激活抗肿瘤反应的效应器,如自然杀伤细胞(NK)、巨噬细胞和多克隆淋巴细胞[118]。另一种非特异性免疫治疗的方法是系统应用细胞因子,如 IL-2、IFN-α、IFN-γ。IL-2 刺激细胞毒性 T 淋巴细胞的增殖和免疫细胞的成熟(如 NK 细胞变为淋巴因子活化的杀伤细胞);IFN 通过抑制肿瘤细胞增殖直接产生抗肿瘤效应,同时还可间接激活免疫细胞,包括巨噬细胞、树突细胞、NK 细胞,并提高人类白细胞 I 类抗原(HLA-I)分子在肿瘤细胞上的表达[118]。

抗原特异性免疫治疗有主动和被动两种形式。主动形式是通过给予抗肿瘤疫苗实现的。在被动形式中,可以先用杂交瘤细胞技术产生针对肿瘤相关抗原的抗体,然后再将这些抗体输注给存在相关抗原的病人,从而在体内产生抗体依赖的细胞毒性作用。

早期的肿瘤疫苗主要来源于同种异体的体外培养肿瘤细胞,包括被辐射的细胞、细胞裂解成分和从组织培养上清液中分离出的脱落抗原。另一种方法是运用自体肿瘤疫苗,其潜在优势是包含病人个体特有的抗原,缺点是需要获得大量的肿瘤组织,限制了可进行该种治疗病人的规模。提高肿瘤细胞的免疫原性的方法包括将编码细胞因子或趋化因子的基因导入细胞内,将肿瘤细胞和携带 MHC II 类分子的同种异体移植细胞进行融合[119]。另外,还可将肿瘤产生的热休克蛋白作为提高免疫原性的介导物质,因为热休克蛋白肽复合物容易被树突状细胞吸收从而递呈给 T 细胞[119]。

肿瘤抗原的发现使得特异性抗肿瘤免疫成为可能。例如在黑色素瘤病人中,几种抗原已被证实,它们均能被 CD8+ 的细胞毒 T 细胞和 CD4+ 的辅助 T 细胞识别,其中包括 MART1、gp100、MAGE1、酪氨酸酶、TRP-1、TRP-2 和 NY-ESO-1[120]。在肿瘤细胞中,肿瘤抗原通常发生过表达或者突变。选择合适的肿瘤抗原时,组织特异性和免疫原性是主要的决定因素。肿瘤疫苗作用于特定的肿瘤抗原,其目的是为了通过恰当的途径向免疫系统递呈这些抗原,从而使得免疫系统产生良好的抗肿瘤能力[121]。现在人们正在研究几种不同的肿瘤疫苗,包括肿瘤细胞疫苗、肽类疫苗、重组病毒疫苗、DNA 疫苗和树突状细胞疫苗。

在过继治疗中,抗原特异性效应细胞(如细胞毒性 T 淋巴细胞)和非特异性效应细胞(如 NK 细胞)可输注给相应的受体。这些效应细胞可从肿瘤(肿瘤浸润淋巴细胞)或者外周血中获取。

在针对发生转移病人的临床治疗中,人们发现肿瘤细胞对多种免疫治疗方法均有积极的反应。但在这种情况下,机体的免疫系统无法承担较重的肿瘤负荷,此时需要通过辅助疗法联合免疫治疗减少肿瘤的复发。迄今的研究表明免疫治疗可能是一种有效的肿瘤辅助治疗方法,但是在大多数肿瘤中,如何选择合适的病人,如何将免疫治疗与其他治疗方法联

合应用尚未得到很好的研究。

免疫系统对肿瘤细胞表达的自身抗原的耐受是限制机体产生抗肿瘤免疫反应的一个原因[122]。近来一些调控免疫耐受的通路以及针对这些通路的调节方法已被证实,如激活专职抗原呈递细胞(ATCC)的通路,包括 Toll 样受体,生长因子以及 CD40;增强免疫激活的细胞因子;阻断调节性 T 细胞(Treg)的通路等[122]。

当前正在探索一种新的免疫治疗策略。该策略以细胞毒 T 淋巴细胞抗原 4(cytotoxic T-lymphocyte antigen 4,CTLA-4)为主要对象。CTLA-4 存在于 T 细胞表面,具有稳定的免疫抑制作用,可下调 T 细胞对刺激因素的反应[123]。目前两种抗 CTLA-4 人单克隆抗体,伊匹单抗(ipilimumab)及曲美木单抗(tremeltmumab),正处于临床研究阶段。在黑素瘤以及其他类型肿瘤中,抗 CTLA-4 单抗作为单一治疗方法,或者与 IL-2、化疗以及肽类疫苗联合应用的研究还在进行中[123]。

基因治疗

基因治疗被认为是一种能改变肿瘤细胞基因表达过程,同时也可治疗代谢疾病的方法。肿瘤细胞的基因治疗方法繁多,包括从替代细胞内突变或缺失的肿瘤抑制因子到增加机体对肿瘤细胞的免疫反应等等(图 10-12)[124]。事实上,在临床前实验中,诸如替代细胞内突变或缺失的肿瘤抑制因子的方法会导致细胞生长阻滞或凋亡。然而,如何将这些方法真正用于临床实践还面临着巨大的挑战。

缺少完美的递送系统是基因疗法从实验室进入临床的主要困难之一。理想的递送载体是通过非侵袭性的途径将基因传递给所有的肿瘤细胞而不波及正常细胞。此外,理想的载体还需要有较高的活性,即能够产生一定数量的目的基因,杀伤靶细胞。在遗传性疾病中,目的基因只需传递给一部分细胞就足以产生充分的临床疗效;然而在肿瘤的治疗中,基因需传递给所有肿瘤细胞,或者通过旁观者效应,治疗效果由被转化细胞达到未转化细胞中。另外,代谢疾病的治疗需要外源基因长期、稳定的表达,而对于肿瘤的治疗,短暂的基因表达可能已经足够。

用于基因治疗的几种载体系统正在研究之中,但还没有找到一个理想的载体。增加肿瘤细胞转化数量的一种有效方法是采用能复制的病毒,如细小病毒、人呼肠孤病毒以及水泡

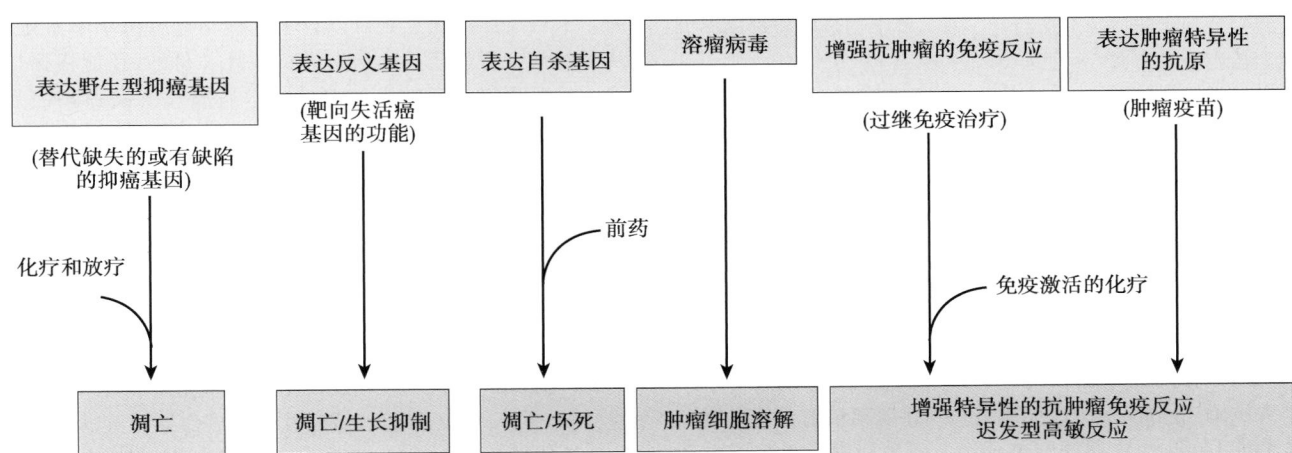

图 10-12 基因治疗的策略

性口炎病毒,使其选择性地在肿瘤细胞中复制,从而更有效地将其溶解。另一种方法就是将自杀基因置于肿瘤特异性表达产物基因启动子的后方,如 MUC-1、PSA、CEA、VEGF,然后在特定组织或肿瘤细胞中表达目的基因,杀死肿瘤细胞。

癌症治疗的最终目的是根除疾病。转化方案的优化是基因疗法成功的关键。如能联合标准治疗,基因疗法将是最成功的肿瘤治疗方法,同时也能根据不同肿瘤的分子标签情况,进行个体化的治疗。

放射治疗(放疗)

放疗的物理学基础

电离辐射有强大的能量,可以使电子逃离原子。这种辐射可以是电磁波,例如高能光子或微粒子,如电子、质子、中子、α粒子。放射治疗主要通过高能光子(γ射线和X射线)和承载的粒子(电子)而实现。γ射线和光子从放射性元素的原子核中释放出来。X射线是通过诸如线性加速器之类的电子设备产生的光子。目前,临床上主要利用线性加速器将高能射线发射至肿瘤组织中。X射线可横贯组织,使得组织表面下方的射线累积量最大,而皮肤不会受损。电子用于治疗表皮病灶、皮肤肿瘤,或者可对深度为5cm的术区进行照射。典型的γ射线是由放射源产生的,主要用于短距离放射治疗。

辐射的吸收剂量与射线的能量相关,其基本单位代表单位体积肿瘤(J/kg)吸收的总能量,称为一格瑞(gray,Gy)。过去用于测量辐射的单位为拉德,1Gy 相当于 100 拉德。

放疗的生物学基础

辐射的积累可以导致 DNA 的损伤,主要表现为 DNA 单链或双链磷酸戊糖主干结构的破坏[125]。另外,也可能出现 DNA 双链与染色体蛋白的交联。DNA 损伤的机制与射线的种类相关。电磁辐射主要通过离子化细胞内的 H_2O_2 分子,从而产生一些短效的氢氧自由基而间接发挥杀伤细胞的作用[125]。质子或其他的重粒子则通过电离作用直接损伤DNA。

放射性损伤主要表现为细胞复制能力的丧失。大多数经历放射性损伤的细胞在分裂前不会表现受损的迹象,因此生长缓慢的肿瘤能持续存活数月。有一些类型的肿瘤细胞受到辐照后则会发生凋亡。

暴露于辐射后 DNA 的损伤程度受多种因素影响,其中最主要的因素是胞内的氧含量。缺氧的细胞对辐射的敏感性远远低于含氧丰富的细胞。因为氧分子的存在可以延长自由基的半衰期,这些自由基是有细胞内的过氧化氢和 X 射线相互作用后产生,间接电离辐射对于处于缺氧区域的肿瘤无明显效果[125]。反之,直接电离辐射产生的放射性损伤与细胞内氧含量无关。

间接电离辐射造成的 DNA 损伤程度与细胞所处的细胞周期时相有关。G_2 期和 M 期对辐射最敏感,G_1 期和 S 末期不太敏感。因此,对肿瘤细胞进行间接电离辐射会使得更多比例的 G_2 期和 M 期细胞被杀伤。如果利用将一次照射剂量分次给予,这样就会有更多的 G_1 和 S 期的细胞进入到对

射线敏感的周期中(细胞周期再分配,reassortment),如此被杀死的肿瘤细胞会更多,这种方法被称为分段放射治疗法(fractionation)。与间接电离辐射所产生的 DNA 损伤不同的是,暴露于直接电离辐射产生的 DNA 损伤对细胞周期的依赖较少[126]。

一些化学物质可以改变电离辐射的效果。这些物质可使得缺氧细胞对射线更为敏感,如甲硝唑、米索硝唑,能模拟氧分子的作用,增强辐射对缺氧细胞的杀伤[125]。第二类辐射增敏剂是腺嘧啶脱氧核苷的类似物,如碘脱氧尿苷和溴脱氧尿苷。这些分子代替腺嘧啶脱氧核苷掺入 DNA 分子,使得细胞对放射性损伤更敏感,但是它们有剧毒。一些化疗药物通过不同机制提高细胞对辐射的敏感性,包括氟尿嘧啶(5-Fu)、放线菌素 D、吉西他滨、紫杉醇、托泊替康、多柔比星和长春瑞滨等[125]。

放疗方案的设计

放射治疗对肿瘤和(或)肿瘤周边存在亚临床病变风险的区域予以同等剂量辐照。第一步是确定放疗的靶组织和周边器官的最大耐受剂量。治疗方案规划包括评估各种不同方案的有效性和正常组织的损伤,这个过程通过模拟来实现。一旦明确射线在靶组织中的分布水平比较平均,且对于正常组织影响最小,就可固定设备并在病人皮肤上予以标记,以此保证之后每天的治疗从相同路径进行。传统的分次治疗方案为2Gy/d,每周5天,持续3~7周。

对于转移性肿瘤或已发生骨转移的病人来说,放射治疗是首选的对症治疗方式。在这些病人中,放疗只适用于有症状的病人。然而,对于承重骨,如股骨、胫骨、肱骨的溶解性转移也提倡予以积极的放射治疗。对于椎体转移引起脊髓压迫的情况也应给予治疗。

辅助性放疗的目的是降低局部-区域性的复发率。辅助性放疗可以在术前、术后,在一些特殊情况下甚至可以在术中进行。术前放疗有许多优点,首先可降低术中肿瘤细胞的播散,而且接受放疗后,手术切除的范围可更小而不必承担术区被肿瘤细胞污染的风险。另外,数千放疗可以使无法手术的病人获得手术机会。术前放疗的缺点是术后切口难以愈合,并增加了手术切缘阳性病人下一步放疗方案制订的难度。术后放疗常规开始于伤口愈合后4周。术后放疗的优点是可以对手术标本进行组织学鉴定,从而对最有可能获益的病人进行放疗。另外,还能根据切缘的状况调整术后放疗的方案。术后放疗的缺点是因为术区的污染,接受辐射的正常组织体积更大,可能残存的肿瘤由于缺氧对放疗不敏感。开腹手术后的粘连可能降低小肠的蠕动性,增加腹部或盆腔的放射损伤机会。正因为各有利弊,针对不同肿瘤,对术前、术后放疗的疗效和副作用正在给予积极的评估和对比。

另一种形式的术后放疗是短程放疗。不同于外部照射,在短程放疗中放射源与被照射组织直接接触。放射源可以是铯、金、铱或镭。短程放疗可以通过暂时或永久性植入物来实现,例如针管、粒子、导管。暂时性短程放疗导管可以通过开放性的外科手术置入,也可以通过术后经皮穿刺置入。植入物常置于间隙中,这种治疗通常为术后短期疗程,如1~3天。

由于短程放疗拥有相对较短的疗程,给病人带来了极大便利,然而,它仍有许多缺陷,如导管插入处会留有瘢痕、需要特殊的仪器设备等。另一种短程放疗方法是术中放疗(introperative radiotherapy,IORT),通常与外部放疗联合使用。短程放疗与术中放疗的治疗剂量、疗程与治疗效果仍不十分明确。在一个临床 Ⅲ 期试验中(NSABP B-39/肿瘤放射治疗组 0413),研究者正在研究对比利用间隙短程放疗、腔内短程放疗、术中放疗以及三维适形外部放疗进行乳房局部照射与传统全乳放疗的效果。另外,还有一些关于辅助性术中放疗的研究也正在进行之中。

化疗可以在放疗前或与放疗同时进行。放疗前化疗可以有效地减小肿瘤负荷,这有利于放疗的进行。另一方面,当放、化疗同时进行时,一些化疗药物可以使细胞对放疗更加敏感。

放疗的副作用

肿瘤和正常组织的放疗剂量效应曲线均为 S 形曲线(图 10-13)[127]。在细胞产生反应前,必须给予最小的放疗剂量。放疗效应会随着剂量的增加而逐渐增强,当达到一定剂量时肿瘤的杀伤效应和对正常组织的毒性均成指数形式增长。放疗的副作用可以为急性反应,通常发生在治疗后 2 ~ 3 周;也可以为慢性反应,通常发生在治疗后数周或数年。副作用由受照射组织的体积决定。一些主要的急性或慢性放疗副作用见表 10-15。此外,放疗还可能导致病人发生继发肿瘤的危险性略有增加。

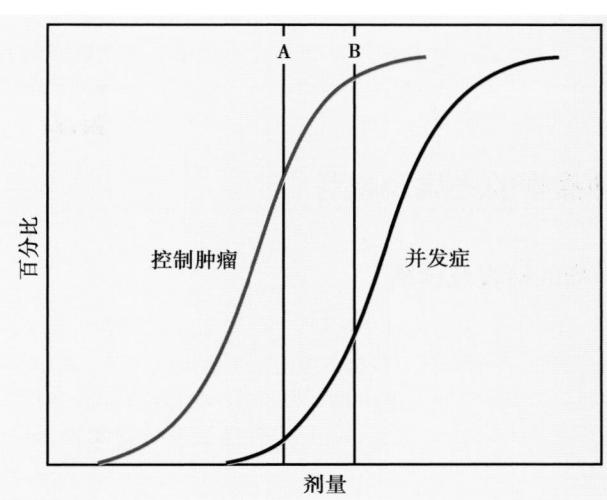

图 10-13　不同射线剂量下肿瘤被控制和并发症发生的情况。**A.** 在低剂量下,并发症发生率低,肿瘤被控制的程度处于中等。**B.** 增加射线剂量,可能获得较高的肿瘤控制率,但相应的也大大地增加了发生并发症的风险

器官	急性改变	慢性改变
皮肤	红斑,干性和湿性脱皮,脱毛	毛细血管扩张,皮下纤维化,溃疡
胃肠道	恶心,消化不良,水肿,溃疡,肝炎	肠道狭窄,溃疡,穿孔,便血
肾脏	—	肾病,肾功能不全
膀胱	排尿困难	尿道出血,溃疡,穿孔
性腺	不孕	阳痿,卵巢衰竭
造血组织	淋巴细胞减少,中性粒细胞减少,血小板减少	全血细胞减少
骨	骨骺生长障碍	骨坏死
肺	肺炎	肺纤维化
心脏	—	心包炎,血管损伤
上消化道	黏膜炎,口干燥症,嗅觉丧失	口干燥症,龋齿
眼	结膜炎	白内障,角膜炎,视神经萎缩
神经系统	颅内水肿	坏死,脊髓炎

表 10-15　放疗的局部效应

肿瘤的预防

在肿瘤学的研究中,人们越来越认识到"治病不如防病"这句格言的真谛所在。肿瘤的预防可分为三级:①一级预防(预防肿瘤的发生);②二级预防(预防癌前病变的进一步发展);③三级预防(预防继发性肿瘤的产生)。

局部或全身用药预防癌症进展的方式称为化学预防(chemoprevention)。化学预防正处于积极探索阶段。在乳腺癌中,NSABP 乳腺癌预防试验的结果表明,在乳腺癌高危人群中,使用他莫昔芬可使乳腺癌的发病风险降低一半,而这个比例在雌激素受体阳性者可达到 69%[129]。因此,FDA 已批准将他莫昔芬用于乳腺癌的化学预防。随后 NSABP-2 试验的结果表明,雷洛昔芬在降低侵袭性乳腺癌的发病风险方面与他莫昔芬具有同等效果,基于这些研究,FDA 通过了该药应用于乳腺癌的化学预防。一些其他药物也正在研究之中[130]。塞来昔布可以减少家族性腺瘤样息肉病(familial adenomatous polyosis,FAP)病人的息肉数目,并已获 FDA 的批准。在头颈部肿瘤中,13-顺式维 A 酸可治疗口腔白斑并预防继发肿瘤的发生[131,132]。因此,现已完成的肿瘤化学预防试验表明可对肿瘤进行成功的一级、二级、三级预防。尽管肿瘤化学预防试验的结果令人鼓舞,但在如何更好地选择病人,以及降低治疗的毒副作用方面仍有许多工作要做。外科医师需要了解肿瘤的预防手段,因为这与癌前病变及肿瘤的诊断有关,并可据此建议病人使用适当的化学预防方法。

在某些特殊情况下,癌症发病风险极高以至于需要使用一些外科手段来进行干预。这些高风险情况包括某些遗传性肿瘤综合征,例如遗传性乳腺-卵巢癌症综合征、遗传性弥漫性胃癌、多发性内分泌腺瘤 2 型、FAP、遗传性非息肉样结肠癌以及一些非遗传性疾病,如慢性溃疡性结肠炎。大部分预防性外科手段为扩大切除的方式(如双侧乳房切除术、全直肠结肠切除术)。因此,医师需向病人说明手术的潜在并发症以

及术后生活方式的改变，这一点尤为重要；同时，医师需考虑密切监测或者化学预防等保守方式的作用和可能造成的后果；另外，病人罹患肿瘤的风险和生存的情况均需得到准确的评估；最后，外科预防应遵循个体化的原则，谨慎实施。

肿瘤学的进展及趋势

肿瘤的筛查及诊断

由于人们对肿瘤分子机制的进一步研究以及现有技术的飞速进步，肿瘤的治疗在接下来几十年会快速发展。其中，一个极其重要的进步是癌症的早期诊断。随着影像学设备的改善以及检测方法的更新，许多肿瘤将会被早期发现、早期治疗。

另一个飞速发展领域为肿瘤的血清标志物。高通量技术，例如基质辅助激光解吸电离飞行时间质谱仪和液相色谱法离子喷雾串联质谱仪正在使蛋白组学领域的研究发生革命性的改变，这两项技术现已用于肿瘤病人与非肿瘤病人人群血清蛋白表达谱的比较。许多研究者正在积极探索特异性的蛋白质分子或独特的蛋白组表达谱，如果成功的话，癌症的早期检测率将大大地提高。

外科治疗

外科治疗的趋势是进行更保守的手术。肿瘤发现得越早，越可能行保守的外科手术治疗。然而，外科治疗的目标仍是完全切除肿瘤组织，并保证足够距离的阴性切缘。另一个有趣的研究领域是射频消融术、冷冻消融术，以及通过激光、微波、积聚超声波的热消融术。试验性的研究结果表明射频消融术能够有效地损毁小的原发性乳腺癌。尽管这些技术尚处于试验阶段，并且其应用可能由于需要专门的乳腺影像专家而受限。但是随着影像技术的发展，病灶的范围将被准确定位，这些微创的治疗手段将可能进入临床应用。这些消融的治疗方法不能应用于发生于空腔脏器的肿瘤。

对于如何处理某些类型肿瘤的区域淋巴结仍然存在争议。随着对转移过程认识的逐步加深，外科医师将能够通过原发瘤的基因表达谱而了解其是否易于发生转移，从而对病人进行区分，并据此给予相应的区域性治疗。

全身治疗

当前全身治疗的趋势是个体化治疗。目前认为，特定的肿瘤其细胞来源都是相同的，因此给予这些病人的全身治疗方案也是相同的。然而，并非所有病人对所给予的治疗都有反应，这表明肿瘤间存在生物学上的差异。因此，应根据肿瘤的生物学差异，给予合适的治疗。目前，转录和蛋白组学表达谱的分析方法常被用来鉴定肿瘤所具有的分子标签，这些标签表明肿瘤是否对某一药物的治疗有反应。在不久的将来，人们将能够对肿瘤的特征进行具体分析，从而进行个体化治疗。例如，对于传统治疗有效的病人即可采用这些方案进行治疗，而对传统治疗不敏感的病人，就没有必要将治疗措施强加给他们，这样也能减少传统治疗的毒性作用。实际上，后者可应用一些新的手段治疗。另外，随着生物治疗的发展，给予针对病人体内肿瘤所具有的特殊靶点进行联合生物治疗将有

可能实现。此外，根据影响药物代谢的关键等位基因的状况，可将病人进行基因分型，如此就能了解药物在不同分型病人中的疗效以及副作用的情况。最后，通过分析基因表达谱，有助于了解哪些病人复发的风险高，从而对于恶性程度相对较低的肿瘤病人减少外科后续治疗的频次。

（沈锋　李俊　译）

参考文献

亮蓝色标记的是主要参考文献。

1. Jemal A, Siegel R, Ward E, et al: Cancer statistics, 2008. *CA Cancer J Clin* 58:71, 2008.
2. Ravdin PM, Cronin KA, Howlader N, et al: The decrease in breast-cancer incidence in 2003 in the United States. *N Engl J Med* 356:1670, 2007.
3. Parkin DM, Bray F, Ferlay J, et al: Global cancer statistics, 2002. *CA Cancer J Clin* 55:74, 2005.
4. Hanahan D, Weinberg RA: The hallmarks of cancer. *Cell* 100:57, 2000.
5. Pelengaris S, Khan M, Evan G: c-MYC: More than just a matter of life and death. *Nat Rev Cancer* 2:764, 2002.
6. Fearon ER, Vogelstein B: A genetic model for colorectal tumorigenesis. *Cell* 61:759, 1990.
7. Kastan M, Skapek S: Molecular biology of cancer: The cell cycle, in DeVita V, Hellman S, Rosenberg S (eds): *Cancer: Principles and Practice of Oncology,* 7th ed. Philadelphia: Lippincott Williams & Wilkins, 2005.
8. Eccles SA: The role of c-erbB-2/HER2/neu in breast cancer progression and metastasis. *J Mammary Gland Biol Neoplasia* 6:393, 2001.
9. Meric-Bernstam F, Hung MC: Advances in targeting human epidermal growth factor receptor-2 signaling for cancer therapy. *Clin Cancer Res* 12:6326, 2006.
10. Wang SC, Hung MC: HER2 overexpression and cancer targeting. *Semin Oncol* 28(5 Suppl 16):115, 2001.
11. Schechter AL, Stern DF, Vaidyanathan L, et al: The neu oncogene: An erb-B–related gene encoding a 185,000-Mr tumour antigen. *Nature* 312:513, 1984.
12. Malaney S, Daly RJ: The ras signaling pathway in mammary tumorigenesis and metastasis. *J Mammary Gland Biol Neoplasia* 6:101, 2001.
13. Shields JM, Pruitt K, McFall A, et al: Understanding Ras: "It ain't over 'til it's over." *Trends Cell Biol* 10:147, 2000.
14. Downward J: Targeting RAS signalling pathways in cancer therapy. *Nat Rev Cancer* 3:11, 2003.
15. Gollob JA, Wilhelm S, Carter C, et al: Role of Raf kinase in cancer: Therapeutic potential of targeting the Raf/MEK/ERK signal transduction pathway. *Semin Oncol* 33:392, 2006.
16. Kim R, Tanabe K, Uchida Y, et al: Current status of the molecular mechanisms of anticancer drug-induced apoptosis. The contribution of molecular-level analysis to cancer chemotherapy. *Cancer Chemother Pharmacol* 50:343, 2002.
17. Igney FH, Krammer PH: Death and anti-death: Tumour resistance to apoptosis. *Nat Rev Cancer* 2:277, 2002.
18. Yu EW, Koshland DE Jr.: Propagating conformational changes over long (and short) distances in proteins. *Proc Natl Acad Sci U S A* 98:9517, 2001.
19. Folkman J, Merler E, Abernathy C, et al: Isolation of a tumor factor responsible for angiogenesis. *J Exp Med* 133:275, 1971.
20. McCarty MF, Liu W, Fan F, et al: Promises and pitfalls of anti-angiogenic therapy in clinical trials. *Trends Mol Med* 9:53, 2003.
21. Soker S, Takashima S, Miao HQ, et al: Neuropilin-1 is expressed by endothelial and tumor cells as an isoform-specific receptor for vascular endothelial growth factor. *Cell* 92:735, 1998.
22. Stacker SA, Achen MG, Jussila L, et al: Lymphangiogenesis and cancer metastasis. *Nat Rev Cancer* 2:573, 2002.
23. He Y, Kozaki K, Karpanen T, et al: Suppression of tumor lymphangiogenesis and lymph node metastasis by blocking vascular endothelial growth factor receptor 3 signaling. *J Natl Cancer Inst* 94:819, 2002.
24. Steeg PS: Metastasis suppressors alter the signal transduction of cancer cells. *Nat Rev Cancer* 3:55, 2003.
25. Naumov GN, MacDonald IC, Weinmeister PM, et al: Persistence of solitary mammary carcinoma cells in a secondary site: A possible contributor to dormancy. *Cancer Res* 62:2162, 2002.

26. Demicheli R: Tumour dormancy: Findings and hypotheses from clinical research on breast cancer. *Semin Cancer Biol* 11:297, 2001.

27. Chambers AF, Groom AC, MacDonald IC: Dissemination and growth of cancer cells in metastatic sites. *Nat Rev Cancer* 2:563, 2002.

28. van de Vijver MJ, He YD, van't Veer LJ, et al: A gene-expression signature as a predictor of survival in breast cancer. *N Engl J Med* 347:1999, 2002.

29. Reya T, Morrison SJ, Clarke MF, et al: Stem cells, cancer, and cancer stem cells. *Nature* 414:105, 2001.

30. Marsh DJ, Zori RT: Genetic insights into familial cancers – update and recent discoveries. *Cancer Lett* 181:125, 2002.

31. Vahteristo P, Tamminen A, Karvinen P, et al: P53, CHK2, and CHK1 genes in Finnish families with Li-Fraumeni syndrome: Further evidence of CHK2 in inherited cancer predisposition. *Cancer Res* 61:5718, 2001.

32. DiCiommo D, Gallie BL, Bremner R: Retinoblastoma: The disease, gene and protein provide critical leads to understand cancer. *Semin Cancer Biol* 10:255, 2000.

33. Knudson AG: Two genetic hits (more or less) to cancer. *Nat Rev Cancer* 1:157, 2001.

34. Harbour JW, Lai SL, Whang-Peng J, et al: Abnormalities in structure and expression of the human retinoblastoma gene in SCLC. *Science* 241:353, 1988.

35. Li FP, Fraumeni JF Jr.: Soft-tissue sarcomas, breast cancer, and other neoplasms. A familial syndrome? *Ann Intern Med* 71:747, 1969.

36. Li FP, Fraumeni JF Jr., Mulvihill JJ, et al: A cancer family syndrome in twenty-four kindreds. *Cancer Res* 48:5358, 1988.

37. Birch JM, Hartley AL, Tricker KJ, et al: Prevalence and diversity of constitutional mutations in the P53 gene among 21 Li-Fraumeni families. *Cancer Res* 54:1298, 1994.

38. Birch JM, Alston RD, McNally RJ, et al: Relative frequency and morphology of cancers in carriers of germline TP53 mutations. *Oncogene* 20:4621, 2001.

39. Birch JM, Blair V, Kelsey AM, et al: Cancer phenotype correlates with constitutional TP53 genotype in families with the Li-Fraumeni syndrome. *Oncogene* 17:1061, 1998.

40. Lee SB, Kim SH, Bell DW, et al: Destabilization of CHK2 by a missense mutation associated with Li-Fraumeni Syndrome. *Cancer Res* 61:8062, 2001.

41. Vahteristo P, Bartkova J, Eerola H, et al: A CHEK2 genetic variant contributing to a substantial fraction of familial breast cancer. *Am J Hum Genet* 71:432, 2002.

42. Loman N, Johannsson O, Kristoffersson U, et al: Family history of breast and ovarian cancers and BRCA1 and BRCA2 mutations in a population-based series of early-onset breast cancer. *J Natl Cancer Inst* 93:1215, 2001.

43. Ford D, Easton DF, Bishop DT, et al: Risks of cancer in BRCA1-mutation carriers. Breast Cancer Linkage Consortium. *Lancet* 343:692, 1994.

44. Ford D, Easton DF, Stratton M, et al: Genetic heterogeneity and penetrance analysis of the BRCA1 and BRCA2 genes in breast cancer families. The Breast Cancer Linkage Consortium. *Am J Hum Genet* 62:676, 1998.

45. Cancer risks in BRCA2 mutation carriers. The Breast Cancer Linkage Consortium. *J Natl Cancer Inst* 91:1310, 1999.

46. Venkitaraman AR: Cancer susceptibility and the functions of BRCA1 and BRCA2. *Cell* 108:171, 2002.

47. Liu Y, West SC: Distinct functions of BRCA1 and BRCA2 in double-strand break repair. *Breast Cancer Res* 4:9, 2002.

48. Venkitaraman AR: Functions of BRCA1 and BRCA2 in the biological response to DNA damage. *J Cell Sci* 114(Pt 20):3591, 2001.

49. Hedenfalk I, Duggan D, Chen Y, et al: Gene-expression profiles in hereditary breast cancer. *N Engl J Med* 344:539, 2001.

50. Sieber OM, Tomlinson IP, Lamlum H: The adenomatous polyposis coli (APC) tumour suppressor—genetics, function and disease. *Mol Med Today* 6:462, 2000.

51. Caspari R, Olschwang S, Friedl W, et al: Familial adenomatous polyposis: Desmoid tumours and lack of ophthalmic lesions (CHRPE) associated with APC mutations beyond codon 1444. *Hum Mol Genet* 4:337, 1995.

52. Davies DR, Armstrong JG, Thakker N, et al: Severe Gardner syndrome in families with mutations restricted to a specific region of the APC gene. *Am J Hum Genet* 57:1151, 1995.

53. Lynch HT, Smyrk TC, Watson P, et al: Genetics, natural history, tumor spectrum, and pathology of hereditary nonpolyposis colorectal cancer: An updated review. *Gastroenterology* 104:1535, 1993.

54. Vasen HF, Watson P, Mecklin JP, et al: New clinical criteria for hereditary nonpolyposis colorectal cancer (HNPCC, Lynch syndrome) proposed by the International Collaborative group on HNPCC. *Gastroenterology* 116:1453, 1999.

55. Leach FS, Nicolaides NC, Papadopoulos N, et al: Mutations of a mutS homolog in hereditary nonpolyposis colorectal cancer. *Cell* 75:1215, 1993.

56. Fishel R, Lescoe MK, Rao MR, et al: The human mutator gene homolog MSH2 and its association with hereditary nonpolyposis colon cancer. *Cell* 75:1027, 1993.

57. Miyaki M, Konishi M, Tanaka K, et al: Germline mutation of MSH6 as the cause of hereditary nonpolyposis colorectal cancer. *Nat Genet* 17:271, 1997.

58. Bronner CE, Baker SM, Morrison PT, et al: Mutation in the DNA mismatch repair gene homologue hMLH1 is associated with hereditary non-polyposis colon cancer. *Nature* 368:258, 1994.

59. Papadopoulos N, Nicolaides NC, Wei YF, et al: Mutation of a mutL homolog in hereditary colon cancer. *Science* 263:1625, 1994.

60. Nicolaides NC, Papadopoulos N, Liu B, et al: Mutations of two PMS homologues in hereditary nonpolyposis colon cancer. *Nature* 371:75, 1994.

61. Steck PA, Pershouse MA, Jasser SA, et al: Identification of a candidate tumour suppressor gene, MMAC1, at chromosome 10q23.3 that is mutated in multiple advanced cancers. *Nat Genet* 15:356, 1997.

62. Liaw D, Marsh DJ, Li J, et al: Germline mutations of the PTEN gene in Cowden disease, an inherited breast and thyroid cancer syndrome. *Nat Genet* 16:64, 1997.

63. Eng C: Will the real Cowden syndrome please stand up: Revised diagnostic criteria. *J Med Genet* 37:828, 2000.

64. Greene MH: The genetics of hereditary melanoma and nevi. 1998 update. *Cancer* 86(11 Suppl):2464, 1999.

65. Goldstein AM, Fraser MC, Struewing JP, et al: Increased risk of pancreatic cancer in melanoma-prone kindreds with p16INK4 mutations. *N Engl J Med* 333:970, 1995.

66. Fitzgerald RC, Caldas C: E-cadherin mutations and hereditary gastric cancer: Prevention by resection? *Dig Dis* 20:23, 2002.

67. Berx G, Van Roy F: The E-cadherin/catenin complex: An important gatekeeper in breast cancer tumorigenesis and malignant progression. *Breast Cancer Res* 3:289, 2001.

68. Alsanea O, Clark OH: Familial thyroid cancer. *Curr Opin Oncol* 13:44, 2001.

69. Redmond DE Jr.: Tobacco and cancer: The first clinical report, 1761. *N Engl J Med* 282:18, 1970.

70. *http://monographs.iarc.fr/ENG/Classification/index.php*: IARC Monographs on the Evaluation of Carcinogenic Risks to Humans, Complete List of Agents Evaluated and Their Classification, International Agency for Research on Cancer (IARC) [accessed January 16, 2008].

71. Timblin C, Jannsen-Heininger Y, Mossman B: Physical agents in human carcinogenesis, in Coleman W, Tsongalis G (eds): *The Molecular Basis of Human Cancer.* Totowa, NJ: Humana Press, 2002, p 223.

72. Stanton MF, Layard M, Tegeris A, et al: Relation of particle dimension to carcinogenicity in amphibole asbestoses and other fibrous minerals. *J Natl Cancer Inst* 67:965, 1981.

73. Rous P: A transmissible avian neoplasm. (Sarcoma of the common fowl) by Peyton Rous, M.D., *Experimental Medicine* for Sept. 1, 1910, vol. 12, pp. 696-705. *J Exp Med* 150:738, 1979.

74. *http://monographs.iarc.fr/ENG/Classification/crthgr01.php*: IARC Monographs on the Evaluation of Carcinogenic Risks to Humans, Overall Evaluations of Carcinogenicity to Humans: Group 1: Carcinogenic to Humans, International Agency for Research on Cancer (IARC) [accessed January 16, 2008].

75. Butel JS: Viral carcinogenesis: Revelation of molecular mechanisms and etiology of human disease. *Carcinogenesis* 21:405, 2000.

76. El-Serag HB: Hepatocellular carcinoma and hepatitis C in the United States. *Hepatology* 36(5 Suppl 1):S74, 2002.

77. Koutsky LA, Ault KA, Wheeler CM, et al: A controlled trial of a human papillomavirus type 16 vaccine. *N Engl J Med* 347:1645, 2002.

78. Whitman G, Stelling C: Stereotactic core needle biopsy of breast lesions: Experience at the University of Texas M. D. Anderson Cancer Center, in Singletary S (ed): *Breast Cancer.* New York: Springer-Verlag, 1999, p 4.

79. Gail MH, Brinton LA, Byar DP, et al: Projecting individualized probabilities of developing breast cancer for white females who are being examined annually. *J Natl Cancer Inst* 81:1879, 1989.

80. *http://www.cancer.gov/bcrisktool:* Breast Cancer Risk Assessment Tool, National Cancer Institute [accessed December 26, 2008].

81. Bach PB, Kattan MW, Thornquist MD, et al: Variations in lung cancer risk among smokers. *J Natl Cancer Inst* 95:470, 2003.

82. Bassett L, Hendrick R, Bassford T: Quality Determinants of Mammography. Clinical Practice Guideline No. 13, Agency for Health Care Policy and Research Publication No. 95-0632. Rockville, MD: U.S. Department of Health and Human Services, 1994.

83. Smith RA, Cokkinides V, Brawley OW. Cancer screening in the United States, 2009: a review of current American Cancer Society guidelines and issues in cancer screening. *CA Cancer J Clin* 59:27, 2009. Review.

84. Saslow D, Boetes C, Burke W, et al: American Cancer Society guidelines for breast screening with MRI as an adjunct to mammography. *CA Cancer J Clin* 57:75, 2007.

85. Jacobs TW, Connolly JL, Schnitt SJ: Nonmalignant lesions in breast core needle biopsies: To excise or not to excise? *Am J Surg Pathol* 26:1095, 2002.

86. Harris L, Fritsche H, Mennel R, et al: American Society of Clinical Oncology 2007 update of recommendations for the use of tumor markers in breast cancer. *J Clin Oncol* 25:5287, 2007.

87. Locker GY, Hamilton S, Harris J, et al: ASCO 2006 update of recommendations for the use of tumor markers in gastrointestinal cancer. *J Clin Oncol* 24:5313, 2006.

88. Way BA, Kessler G: Tumor marker overview. *Lab Med Newsl* 4:1, 1996.

89. Paik S, Shak S, Tang G, et al: A multigene assay to predict recurrence of tamoxifen-treated, node-negative breast cancer. *N Engl J Med* 351:2817, 2004.

90. van 't Veer LJ, Dai H, van de Vijver MJ, et al: Gene expression profiling predicts clinical outcome of breast cancer. *Nature* 415:530, 2002.

91. Sirovich BE, Schwartz LM, Woloshin S: Screening men for prostate and colorectal cancer in the United States: Does practice reflect the evidence? *JAMA* 289:1414, 2003.

92. Catalona WJ, Richie JP, deKernion JB, et al: Comparison of prostate specific antigen concentration versus prostate specific antigen density in the early detection of prostate cancer: Receiver operating characteristic curves. *J Urol* 152(6 Pt 1):2031, 1994.

93. *http://www.labcorp.com/datasets/labcorp/html/chapter/mono/ri000600.htm:* Alpha-Fetoprotein (AFP), Serum, Tumor Marker (Serial Monitor), Laboratory Corporation of America [accessed December 26, 2008].

94. Nguyen MH, Keeffe EB: Screening for hepatocellular carcinoma. *J Clin Gastroenterol* 35(5 Suppl 2):S86, 2002.

95. Chan DW, Beveridge RA, Muss H, et al: Use of Truquant BR radioimmunoassay for early detection of breast cancer recurrence in patients with stage II and stage III disease. *J Clin Oncol* 15:2322, 1997.

96. Outcomes of cancer treatment for technology assessment and cancer treatment guidelines. American Society of Clinical Oncology. *J Clin Oncol* 14:671, 1996.

97. Cristofanilli M, Budd GT, Ellis MJ, et al: Circulating tumor cells, disease progression, and survival in metastatic breast cancer. *N Engl J Med* 351:781, 2004.

98. Scoggins CR, Ross MI, Reintgen DS, et al: Prospective multi-institutional study of reverse transcriptase polymerase chain reaction for molecular staging of melanoma. *J Clin Oncol* 24:2849, 2006.

99. Braun S, Vogl FD, Naume B, et al: A pooled analysis of bone marrow micrometastasis in breast cancer. *N Engl J Med* 353:793, 2005.

100. Janni W, Rack B, Lindemann K, et al: Detection of micrometastatic disease in bone marrow: Is it ready for prime time? *Oncologist* 10:480, 2005.

101. Grau A, Spitz F, Bouvet M: Pancreatic adenocarcinoma, in Feig B, Berger D, Fuhrman G (eds): *The M. D. Anderson Surgical Oncology Handbook.* Philadelphia: Lippincott Williams & Wilkins, 2003, p 303.

102. Balch CM, Soong SJ, Smith T, et al: Long-term results of a prospective surgical trial comparing 2 cm vs. 4 cm excision margins for 740 patients with 1-4 mm melanomas. *Ann Surg Oncol* 8:101, 2001.

103. Moore HG, Riedel E, Minsky BD, et al: Adequacy of 1-cm distal margin after restorative rectal cancer resection with sharp mesorectal excision and preoperative combined-modality therapy. *Ann Surg Oncol* 10:80, 2003.

104. Kapiteijn E, van de Velde CJ: The role of total mesorectal excision in the management of rectal cancer. *Surg Clin North Am* 82:995, 2002.

105. Meric F, Hunt KK: Surgical options for breast cancer, in Hunt KK, Robb GL, Strom EA, et al (eds): *Breast Cancer.* New York: Springer-Verlag, 2001, p 187. MD Anderson Cancer Care Series.

106. Cabanas RM: An approach for the treatment of penile carcinoma. *Cancer* 39:456, 1977.

107. Viale G, Dell'orto P, Biasi MO, et al: Comparative evaluation of an extensive histopathologic examination and a real-time reverse-transcription-polymerase chain reaction assay for mammaglobin and cytokeratin 19 on axillary sentinel lymph nodes of breast carcinoma patients. *Ann Surg* 247:136, 2008.

108. Querzoli P, Pedriali M, Rinaldi R, et al: Axillary lymph node nanometastases are prognostic factors for disease-free survival and metastatic relapse in breast cancer patients. *Clin Cancer Res* 12:6696, 2006.

109. Mocellin S, Pilati P, Lise M, et al: Meta-analysis of hepatic arterial infusion for unresectable liver metastases from colorectal cancer: The end of an era? *J Clin Oncol* 25:5649, 2007.

110. Pearson AS, Izzo F, Fleming RY, et al: Intraoperative radiofrequency ablation or cryoablation for hepatic malignancies. *Am J Surg* 178:592, 1999.

111. Curley SA, Izzo F: Radiofrequency ablation of primary and metastatic hepatic malignancies. *Int J Clin Oncol* 7:72, 2002.

112. Fisher B, Bryant J, Wolmark N, et al: Effect of preoperative chemotherapy on the outcome of women with operable breast cancer. *J Clin Oncol* 16:2672, 1998.

113. Meric F, Hess KR, Varma DG, et al: Radiographic response to neoadjuvant chemotherapy is a predictor of local control and survival in soft tissue sarcomas. *Cancer* 95:1120, 2002.

114. Therasse P, Arbuck SG, Eisenhauer EA, et al: New guidelines to evaluate the response to treatment in solid tumors. European Organization for Research and Treatment of Cancer, National Cancer Institute of the United States, National Cancer Institute of Canada. *J Natl Cancer Inst* 92:205, 2000.

115. Page R: Principles of chemotherapy, in Pazdur R, Hoskins W, Coia L (eds): *Cancer Management: A Multidisciplinary Approach.* Melville, NY: PRR, 2001, p 21.

116. Morrow C, Cowan K: Drug resistance and its clinical circumvention, in Bast R, Kufe D, Pollock R (eds): *Cancer Medicine.* Hamilton, Ontario: BC Decker, 2000, p 539.

117. Miller AB, Hoogstraten B, Staquet M, et al: Reporting results of cancer treatment. *Cancer* 47:207, 1981.

118. Mocellin S, Rossi CR, Lise M, et al: Adjuvant immunotherapy for solid tumors: From promise to clinical application. *Cancer Immunol Immunother* 51:583, 2002.

119. Perales MA, Wolchok JD: Melanoma vaccines. *Cancer Invest* 20:1012, 2002.

120. Lizee G, Cantu MA, Hwu P: Less yin, more yang: Confronting the barriers to cancer immunotherapy. *Clin Cancer Res* 13(18 Pt 1):5250, 2007.

121. Dermime S, Armstrong A, Hawkins RE, et al: Cancer vaccines and immunotherapy. *Br Med Bull* 62:149, 2002.

122. Berinstein NL: Enhancing cancer vaccines with immunomodulators. *Vaccine* 25(Suppl 2):B72, 2007.

123. Cranmer LD, Hersh E: The role of the CTLA4 blockade in the treatment of malignant melanoma. *Cancer Invest* 25:613, 2007.

124. Cusack JC Jr., Tanabe KK: Introduction to cancer gene therapy. *Surg Oncol Clin North Am* 11:497, 2002.

125. Mundt A, Roeske J, Weichelbaum R: Principles of radiation oncology, in Bast R, Kuff D, Pollock R (eds): *Cancer Medicine.* Hamilton, Ontario: BC Decker, 2000, p 465.

126. Raju MR, Carpenter SG: A heavy particle comparative study. Part IV: Acute and late reactions. *Br J Radiol* 51:720, 1978.

127. Eisbruch A, Lichter AS: What a surgeon needs to know about radiation. *Ann Surg Oncol* 4:516, 1997.

128. Daly J, Bertagnolli M, JJ D: Oncology, in Schwartz S, Spencer F, Galloway A (eds): *Principles of Surgery.* New York: McGraw-Hill, 1999, p 297.

129. Fisher B, Costantino JP, Wickerham DL, et al: Tamoxifen for prevention of breast cancer: Report of the National Surgical Adjuvant Breast and Bowel Project P-1 Study. *J Natl Cancer Inst* 90:1371, 1998.

130. Vogel VG, Costantino JP, Wickerham DL, et al: Effects of tamoxifen vs raloxifene on the risk of developing invasive breast cancer and other disease outcomes: The NSABP Study of Tamoxifen and Raloxifene (STAR) P-2 trial. *JAMA* 295:2727, 2006.

131. Lippman SM, Batsakis JG, Toth BB, et al: Comparison of low-dose isotretinoin with beta carotene to prevent oral carcinogenesis. *N Engl J Med* 328:15, 1993.

132. Hong WK, Lippman SM, Itri LM, et al: Prevention of second primary tumors with isotretinoin in squamous-cell carcinoma of the head and neck. *N Engl J Med* 323:795, 1990.

133. Sidransky D: Emerging molecular markers of cancer. *Nat Rev Cancer* 2:210, 2002.

第11章

器官移植

Abhinav Humar and David L. Dunn

关键点

1. 过去 30 年移植领域取得了巨大的进步,主要归功于外科技术的改良以及高效免疫抑制药物的更新应用。
2. 免疫抑制药物对器官移植至关重要,但也与术后短期和长期病死率显著相关。
3. 肾脏移植目前已经成为治疗终末期肾病(ESRD)病人的手段之一。
4. 目前肝脏移植已成为治疗终末期肝脏衰竭的手段之一。
5. 胰腺移植和未来的胰岛细胞移植是血糖水平难以控制的晚期糖尿病病人获得血糖正常的最有希望的方式。
6. 通过适当的预防用药可以有效地降低机会性感染的发生。

背景

有关器官移植的科学记载早已存在几个世纪,但现代移植学只在 20 世纪后期才初见端倪。器官移植井喷式的发展速度使其在短时间内取得了令人瞩目的进展,已从 50 年前的探索实验阶段,迅速发展成目前一种针对各种原因所致器官功能衰竭的有效治疗手段之一。目前肾、肝、胰腺、小肠、心脏以及肺移植手术已在全世界范围内应用于临床。

事实上,器官移植技术已成功推广,并被广泛的接受,但困扰其进一步发展的主要症结已不是诸如外科技术、排异或各种并发症的处理等问题,而是器官短缺问题。不断扩大的潜在的移植适应证和不断增加的受者群体,以及不断消减的

移植禁忌证,使目前列入等候器官移植名单的病人数目不断增加。过去十年等待名单上的病人数每年稳步增长的速度已远远超过每年实际的器官移植手术例数增长的速度,等待名单上的病人数目与移植数目的差距是前所未有的(图 11-1)。

在美国,由全美器官移植分配网(UNOS)来负责移植器官的随访和统计工作。根据其统计结果,2007 年全年有大约 98 000 个等待器官的病人,而同期实施的器官移植手术只有大约 28 000 例。

定义

器官移植是指将一种器官、组织或细胞从一个部位移植到另一个部位的过程。从大的方面分类,按照供体和受体的

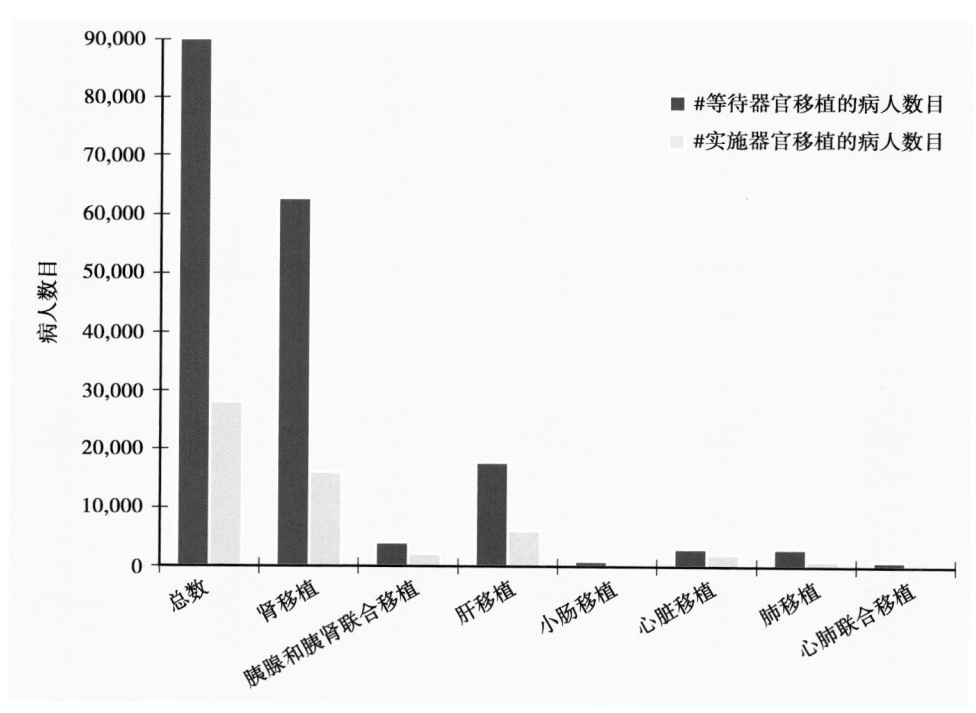

图 11-1　2005 年等待器官移植以及实施器官移植的病人数目

关系可简单分为三类：自体移植、同种异体移植和异种移植。自体移植将自身器官或组织从一个部位移植于另一个部位，是一种最常见简单的转移过程，包括皮肤移植、血管搭桥、骨和软管的移植以及神经再植。由于供受体均为同一个体，因此无免疫差异，无需免疫抑制。同种异体移植指同一物种不同个体间器官的移植，目前多数实体器官移植属于此类，移植需要使用免疫抑制剂来预防排异反应。异种移植指跨物种间的器官移植，目前总体尚处于实验阶段，需要克服复杂的、强力的免疫屏障才能成功。

本章主要论述同种异体器官移植。第一部分主要涉及免疫生物学、排异反应发生机制以及各种免疫抑制剂的使用。第二部分涉及具体的各个器官的移植，包括肾、胰腺、胰岛细胞、肝脏、小肠、心脏和肺。内容涵盖临床适应证、外科处理以及术后随访情况。

历史

古代已经有器官移植尝试的记录，但是很大程度上只是历史上的尝试，这些尝试对现代移植产生了深远影响。20 世纪前半叶，器官移植发生的重要事件包括：Alexis Carrel 发展血管吻合技术；Yu Yu Voronoy 在 30 年代开展的首例人对人肾移植术（由于免疫屏障的作用，移植失败）；Peter Medawar 在 40 年代进行的皮肤移植动物模型[1-3]；Medawar 的工作具有决定性的意义：他拿出了科学的证据证明，在移植物最终丧失功能的过程中，免疫系统扮演了重要角色，后来这一过程定义为"排异"。他的研究以及观察结果开启了现代移植免疫生物学。而直到 20 世纪后半叶，现代移植才开始萌芽。

世界上首例长期成功存活的肾移植是 1954 年由 Joseph Murray 在波士顿完成[4]。因为这例肾移植是在同卵双生的兄弟之间进行的活体肾移植，因此受体不需要服用免疫抑制剂，受者存活了 20 年多年，最终死于冠心病。随后，其他中心开展了类似的移植手术，尝试在非同卵双生的双胞胎间进行肾移植，在全身放射的情况下服用 6-巯基嘌呤进行免疫抑制。在 50 年代末期到 60 年代早期，硫唑嘌呤和皮质激素的联合应用使肾移植的发展脱离了探索阶段[5,6]。

硫唑嘌呤和皮质激素应用的同时，抗淋巴细胞血清（含抗人类淋巴组织的抗体）的发展，更增强了临床医师的信心，充分的免疫抑制，使得肾脏以外的器官移植开始出现[7]。1963 年，Thomas Starzl 在丹佛实施了世界上第一例肝脏移植手术。1966 年 William Kelly 和 Richard Lillehei 在明尼阿波利斯的实施了世界上第一例胰腺移植手术。1967 年 Christiaan Barnard 在南非开普敦实施了世界上第一例心脏移植手术。70 年代，先后实施了首例小肠、肺和胰岛细胞移植手术。

肾脏移植在 70 年代得到迅猛发展，但是其他器官的移植大多仍处于临床试验阶段。一个主要的原因是排异反应仍然是阻挠这些器官移植成功的主要障碍。然而，80 年代早期，由于环孢素的引入，情况发生了巨大改变。那时，环孢素成为可使用的最特殊的免疫抑制剂。它使移植肾存活率提高了30%，并且使其他的器官移植能够成为一种临床治疗手段。此后，尤其进入 90 年代，又研发出多种新的免疫抑制剂，也都在临床移植工作中证明有效；还有更多的制剂正在接受临床试验。这些免疫抑制剂通过选择排异反应众多免疫路径中的

更特异性靶点进行强力抑制，使各种器官移植的排异反应发生率都得到大幅度下降，移植物存活率得以提高。

大部分近期获得成功的器官移植归功于临床上免疫抑制剂的进步，但其他方面的进步也功不可没。越来越强力的免疫抑制剂意味着发生机会性病毒、真菌和细菌感染的风险增大。研发强力有效的抗微生物、抗真菌和抗病毒药物（跟上免疫抑制剂的发展）对于顺利开展实体器官移植至关重要。

自从成功地第一次尝试了各种器官移植后，外科技术的改良一直在进行。在 20 世纪 80 年代后期和 90 年代初期，劈离式尸体肝移植以及活体肝移植技术的发展，扩展了供体来源，显著缓解了供体的短缺。腹腔镜供肾切除术使活体供肾者恢复的更快，促使捐献者数目增加。90 年代，在心、肺、胰腺以及细胞移植方面出现了许多突破性进展。

移植免疫生物学

一百年前的技术就足以完成移植手术，但只有在对移植免疫生物学有了一个基本的理解之后，人们才跨越了排异反应的障碍，使器官移植在临床上获得成功。今天移植的成功在很大程度上取决于对排异反应的成功控制，归功于对移植后所启动的一系列免疫过程的不断深入的理解[8]。免疫系统不仅在移植物排异中起重要作用，而且在机体对病毒、细菌、真菌以及其他病原菌的防御中起重要作用。它还协助机体抑制肿瘤生长，帮助机体应对休克和创伤反应。和免疫系统识别机体感染原的过程类似，排异反应在受者的特种免疫细胞（称为 T 和 B 淋巴细胞）辨别出移植物抗原时触发。

移植物抗原

能够触发排异反应的主要抗原是由一组被称为主要组织相容性复合体（major histocompatibility complex，MHC）的基因所编码。这些抗原基因定义来自同一物种中不同个体之间的"外表"属性。人类的 MHC 被称为人类白细胞抗原系统（human leukocyte antigen，HLA）系统。它包含了一系列位于 6 号染色体上的基因。根据结构以及定位的细胞不同，HLA 抗原分成两类：Ⅰ类分子和Ⅱ类分子。Ⅰ类分子（包含 HLA-A，HLA-B，HLA-C）位于所有有核细胞的细胞膜上，Ⅱ类分子（包含 HLA-DR，HLA-DP，HLA-DQ）主要在抗原递呈细胞（antigen-presenting cells，APCs）表达，例如 B 淋巴细胞、单核细胞、树突状细胞。

在未进行移植的情况下，HLA 基因表达产物将外来抗原以蛋白片段的形式递呈，以便 T 淋巴细胞识别。在移植情况下，HLA 分子可以通过体液免疫或者细胞免疫启动排异反应过程，导致移植物损害。体液免疫诱导的排异反应发生时，受者血液中事先存在针对供者 HLA 的特异抗体，这些抗体可能来自源于先前的暴露事件（例如：输血，以前做过移植或妊娠）。移植后受者的这些特异性抗体与供者 HLA 抗原特异性识别结合后，激活补体级联反应导致细胞溶解。ABO 血型抗原虽然不属于 HLA 抗原系统，也可触发这种形式的体液反应。

细胞免疫是器官移植术后引起排异反应的最常见过程，其过程由 T 淋巴细胞介导，排异反应是该细胞暴露于供体

MHC 分子后激活并大量增殖所引起的。

同种异体识别以及造成的损害

T 淋巴细胞识别外来 HLA 抗原的过程被称为同种异体识别[9]。这一识别过程可以通过直接和间接两条路径实现。直接路径是受者的 T 淋巴细胞直接作用于供者的 HLA 分子，激活细胞毒性 T 细胞并使其增殖。间接路径是受者自身的 APC 首先处理供者的抗原（这些抗原隐藏在移植物实质细胞内，进入受者血液循环，或者在移植物内被受者的 APC 细胞识别），然后受者的 APC 将供者的抗原递呈给受者 T 淋巴细胞，激活 T 细胞。

上述两条路径除了以上外源性 MHC 递呈方式不同外，随后的过程是类似的。位于 T 淋巴细胞表面的 T 细胞受体 CD3 复合物（TCR-CD3）与外源性分子结合，这种 T 细胞与外源抗原的结合启动了细胞信号的转导，此信号称为信号 1。单独凭此信号不足以激活 T 细胞。完全的激活需要第二信号，该信号不依赖抗原，称为信号 2。信号 2 是由 T 细胞的附属分子与 APC 上的相对应分子（配体）结合而产生的，例如 T 淋巴细胞的 CD 25 与 APC 表面的配体 B7 结合。信号 1 和信号 2 转导到细胞核引起重要细胞因子白细胞介素 2（IL-2）的基因表达及分泌。IL-2 随后又引起促使 T 细胞激活并增殖的完整级联反应，导致一系列细胞增殖和分化为有攻击破坏移植物能力的细胞。

T 细胞的活化是排异反应过程的关键，而 B 细胞的激活以及抗体的分泌也扮演着重要角色。外来抗原被 B 细胞表面的免疫球蛋白（Ig）受体捕获，随后这些抗原以与 APC 细胞处理抗原类似的方式被加工。这些标记有供者抗原的 B 细胞与辅助性 T 细胞相互作用，使 B 细胞增殖分化为浆细胞而分泌抗体。

临床排异反应

移植物排异反应是一个复杂的过程，由若干部分组成，包括：T 淋巴细胞、B 淋巴细胞、巨噬细胞以及各种细胞因子，其结果是局部炎性损伤和移植物损害[10-12]。排异反应可以按发生时间和发病机制分为四类：超急性排异、加速排异、急性排异以及慢性排异。

超急性排异反应

这一类型的排异发生在移植器官再灌注后的几分钟内，通常受体中预存针对供体的特异性抗体。这些抗体可能是直接针对供体 HLA 抗原的，也可能是针对 ABO 的血型抗体。无论哪种抗体，都结合于移植物血管内皮上，激活补体级联反应，血小板活化以及广泛的血管内凝血。最终结果是移植物肿胀、变黑，缺血坏死。通常这类排异反应是不可逆的，预防是关键。

预防的最佳手段包括确保移植供受体 ABO 血型相容，以及移植前的交叉配对试验。交叉配对试验是将供者的细胞与受者的血清进行混合，观察供者的细胞有无被受者抗体破坏证据。阳性结果是受者体内预存的抗体是针对供者的特异性抗体，产生反应，如果进行移植，则超急性排异反应的发生率很高。

加速性排异反应

这一类型的排异通常发生在移植术后的头几天，涵盖细胞及抗体介导的损伤，在受者暴露在曾接触的供体抗原情形下，此类排异更可能发生，且会产生免疫记忆。

急性排异反应

这是传统意义上最常见的排异反应类型，而由于现代免疫抑制剂的应用，其发生率呈明显降低趋势。急性排异反应通常发生在移植术后几天到几个月，它是一个细胞免疫主导的免疫过程，多数为淋巴细胞。移植物活检提示受累器官炎性细胞浸润，合并移植物细胞的细胞膜破坏和凋亡。临床的常见全身症状包括发热、寒战、乏力、关节疼痛等。然而，当前的免疫抑制剂的运用，使多数急性排异反应的发生无症状。通常表现为实验室检查的异常（例如肾移植受者肌酐升高、肝移植受者转氨酶升高）。

急性排异反应也可以由体液免疫介导。B 细胞可以产生针对供体的抗体，从而破坏移植物。明确的诊断可能非常困难，此种免疫反应活检可能无法得到特征性的炎性细胞浸润，可能需要更加特殊的免疫学染色来确诊。

慢性排异反应

这一类型的排异反应发生在移植术后几个月到几年。由于现在移植的长期生存率已经明显提高，慢性排异反应显得比以前常见。慢性排异在组织学上以萎缩、纤维化、动脉硬化为特征，与免疫以及非免疫因素可能都有关。在临床上表现为移植物功能在移植术后几个月到几年逐渐减退。

临床免疫抑制治疗

现代器官移植的成功很大一部分归功于特效免疫抑制剂的应用。没有这些免疫抑制剂，只有基因相似的同卵双生个体间的移植才能成功。20 世纪 60 年代只有两种免疫抑制剂是可用的，而现在美国有超过 15 种免疫抑制剂通过了 FDA 认证而在临床使用，并且还有一系列的免疫抑制剂处于各种临床试验阶段（表 11-1）。因此，现在针对移植病人的治疗措施有了显著增加，且有各种各样的药物组合和治疗规范。表 11-2 中列出了一些常见的免疫抑制剂的特点。

通常情况下，临床上免疫抑制多选择联合用药，而不是单药应用。免疫抑制诱导剂是指在术后立即应用的用来诱导免疫抑制的药物。免疫抑制的维持治疗是指一旦受者从手术中恢复，所使用的维持免疫抑制状态的免疫抑制剂。

免疫抑制药物可以分成生物型和非生物型。生物型指包含的抗体直接作用于参与排异反应过程的各种细胞和受体；通常这些药物用于免疫诱导而不是维持方案。非生物型制剂则构成了免疫抑制维持方案的主要用药。

非生物型免疫抑制剂

皮质激素类

皮质激素类药物历史上是最早应用于临床的一类免疫抑制剂。在今天仍然是临床上多数免疫抑制方案中不可或缺的

表 11-1　免疫抑制剂分类表

亲免疫因子结合剂类 　钙调神经磷酸酶抑制剂 　　环孢素 　　他克莫司 　非钙调神经磷酸酶抑制剂 　　西罗莫司 抗代谢类 　嘌呤合成抑制剂 　　硫唑嘌呤	麦考霉酚酸酯 　嘧啶合成抑制剂 　　来氟米特 生物免疫抑制剂类 　多克隆抗体 　　抗胸腺细胞球蛋白 　　抗胸腺细胞免疫球蛋白 　单克隆抗体类 　　莫罗单抗-CD3	IL-2R（人源化） 　贝拉西普 　阿仑单抗 　利妥昔单抗 其他 　皮质激素 　蛋白酪氨酸激酶-3 抑制剂 　蛋白激酶 C 抑制剂（如，AEB）

ATGAM＝抗胸腺细胞球蛋白；IL-2R＝白细胞介素 2 受体

表 11-2　主要免疫抑制剂信息一览表

药　　物	作用机制	不良反应	临床应用	剂　　量
环孢素（CSA）	和 cyclophilin 结合，抑制钙调神经磷酸酶和白细胞介素 2 的合成	肾毒性，震颤，高血压，多毛症	微乳剂型提高生物利用度	口服剂量是 8 ～ 10mg/kg/d（分两次剂量服用）
他克莫司（FK506）	与 FKBP 结合，抑制钙调神经磷酸酶和白细胞介素 2 的合成	肾毒性，高血压，神经毒性，胃肠道反应（恶心、腹泻）	作为免疫抑制维持治疗方案的主要用药	静脉给药 0.05 ～ 0.1mg/（kg·d） 口服 0.15 ～ 0.3mg/（kg·d）（q12h）
麦考霉酚酸酯	抗代谢药，抑制嘌呤从头合成途径的关键酶	白细胞减少，胃肠毒性	应用于（肝）移植早期和应急治疗，能改善病人和移植物的存活率	1g，2 次/天，口服。（黑种人受体，可能需要 1.5g）
西罗莫司	通过阻断白细胞介素 2 受体来抑制淋巴细胞效应	血清胆固醇或低密度脂蛋白增加，血小板减少，血管炎（动物实验）	基本免疫治疗和应急治疗（肾脏移植） 可以替代硫唑嘌呤，用于早期撤除激素和减少钙调磷酸酶抑制剂用量后的替代治疗	2 ～ 4mg/d，通过血液浓度调整药量
皮质激素	多种作用，抗炎作用，抑制淋巴因子的产生	类库欣综合征面容，葡萄糖耐受性下降骨质疏松症	免疫抑制诱导、维持和急性排斥反应的治疗	不同时期的剂量不同，从 g/d 到 mg/d 维持剂量 5 ～ 10mg/d
硫唑嘌呤	抗代谢药，干扰 DNA 和 RNA 的合成	血小板减少中性粒细胞减少症肝功能异常	应用于免疫抑制的维持治疗	1 ～ 3mg/（kg·d），维持剂量

FKBP＝FK506 结合蛋白；IL＝白细胞介素；LDL＝低密度脂蛋白

组成部分，并且是治疗急性排异反应的一线药物。尽管皮质激素类的作用显而易见，但是它们的副作用尤其在长期使用时非常显著。因此，近来临床上更多倾向于减少激素的用量来进行长期免疫抑制维持。新一代的免疫抑制剂的出现或可以达到上述目的。

激素具有抗炎和免疫抑制两种紧密相关的药效，对免疫系统的影响很复杂。尽管激素已在临床上应用很多年，但其确切机制仍未完全清楚。最初，激素的作用是用来抑制 T 细胞所释放的淋巴因子，这些因子是放大巨噬细胞和淋巴细胞效应所必需的成分。激素还有其他诸多非特异性免疫抑制作用。例如，通过促使淋巴细胞从血管腔再分配到淋巴组织来抑制单核细胞的迁移，通过阻断渗透性扩张剂和血管扩张剂的作用来达到类似抗炎药物的作用。

大剂量使用激素是临床治疗急性细胞性排异反应的起始一线用药。同时也是多数免疫抑制维持方案中不可缺少的组成药物。移植后即刻以及短期内静脉注射大剂量的激素是移植早期常规的免疫诱导方案，随后改为相对高剂量的口服激素（如，成人服泼尼松 30mg/d），3 ～ 6 个月逐步减少至 5 ～ 15mg/d 的维持剂量。

使用激素的副作用较多，移植病人发生率尤为突出[13]。

个体表现不尽相同,但多呈剂量依赖性。常见副作用有轻度"库欣脸"、性情改变、粉刺、食欲增加、情绪改变、血压高、远端肢体肌肉萎缩、糖耐受性差和伤口愈合能力下降等。少见的副作用有后囊下白内障、青光眼和股骨头无菌坏死。大剂量使用激素,例如治疗急性排异反应时,增加了发生机会性感染、骨质疏松症以及儿童生长发育迟缓的几率。这些严重的副作用引起了目前针对关于移植后病人在术后几个月内就停用激素或者完全不用方案的关注。在几种类型的器官移植中,已有早期撤除激素或者停用激素方案的报道[14,15],结果令人鼓舞。

最近的研究集中于完全停用激素或者快速撤除激素(通常术后1周内),而不是按惯例于术后3~6个月内撤除。按照急性排异的发生率来衡量,停用或快速撤除激素结果更优。另外,有些激素相关的副作用发生很早,因此有些完全不用激素所带来的益处在逐步撤除激素方案中无法体现。快速撤除激素或者完全不用激素的方案与使用激素维持治疗方案比较,急性排异发生率不会增高(甚至或降低),但是激素相关的并发症以及感染并发症的发生率明显减少。

硫唑嘌呤

硫唑嘌呤是6-硫基嘌呤的衍生物,具有生物活性,属于抗代谢物质。它是1962年首次应用于临床的免疫抑制剂。在随后的20年里,与皮质类固醇激素联用抗排异,成为世界范围内的标准用药。环孢素出现之前,它是应用最广泛的免疫抑制剂,但现在它已成为免疫抑制方案中的辅助用药。随着更新的免疫抑制剂的出现,例如麦考霉酚酸酯(MMF),硫唑嘌呤已很少使用,可能在不远的将来完全停用。

硫唑嘌呤在免疫抑制过程中起效很晚,它通过阻断细胞循环中的DNA合成来抑制激活的T、B淋巴细胞的增殖。硫唑嘌呤可预防急性排异反应的发生,但无治疗急性排异反应的作用。

硫唑嘌呤最主要的副作用是骨髓抑制。所有的三系造血细胞都受影响,导致白细胞减少症、血小板减少症以及贫血。抑制作用多与剂量相关;通常减药或者暂时停药可以逆转。其他的副作用包括肝毒性、消化道症状(恶心和呕吐)、胰腺炎以及脱发。

环孢素

在20世纪80年代早期引入的环孢素对移植领域造成了深刻影响[16-18]。它极大地改善了肾移植的预后,但其影响远远超出肾移植。环孢素引入临床时,是可用的最特异性免疫抑制剂,与皮质类固醇激素或者硫唑嘌呤相比,它更多是作为备选的免疫抑制剂。当前,环孢素则是许多器官移植后维持免疫抑制的方案中的核心用药。

环孢素与细胞质中的被称作cyclophilin的受体蛋白结合,抑制钙调神经磷酸酶的活性,从而影响几种激活T细胞所需的关键基因的表达,其中最主要的是影响到白细胞介素2的表达,故T细胞的活化受到抑制。环孢素是通过细胞色素P450系统代谢,因此与多种药物可相互作用,P450诱导者例如苯妥英钠可以降低其血药浓度,红霉素、西咪替丁、酮康唑以及氟康唑可以提高血药浓度。

环孢素的副作用可以分类为肾性和非肾性。肾毒性是最主要和最棘手的副作用。环孢素有收缩肾血管的作用,这一作用(具有短暂、可逆和剂量依赖性)可能导致肾移植术后早期移植物失功,或者加重移植物功能恢复延迟。长期应用环孢霉素可能导致肾实质的间质纤维化以及肾小动脉的病变,其具体的发病机制尚不清楚,但是最终有肾衰竭的可能。

应用环孢素还可能会有其他一些非肾性副作用。外表方面,常见的是多毛和齿龈增生,可引起严重焦虑,可能导致情绪化行为。神经方面,包括头痛、震颤和抽搐都有报道。其他的非肾性的副作用包括高脂血症、肝毒性以及高尿酸血症。

他克莫司

他克莫司是在日本发现的土壤中链霉菌属的代谢产物。1994年4月在美国上市应用于肝移植,它的使用与环孢素类似。他克莫司与环孢素一样也是一种钙调神经磷酸酶抑制剂并且与环孢素有相类似的作用机制。环孢素通过结合cyclophilin产生作用,他克莫司通过结合FK506结合蛋白(FKBPs)产生作用。FK506结合蛋白复合物抑制钙调神经磷酸酶,该酶是激活转录因子所必须,转录因子与细胞内兴奋TCR所需的钙密切相关,转录因子激活减少导致TCR兴奋性降低。他克莫司所引起的网络效应包括通过阻止IL-2以及其他重要的细胞因子的合成来抑制T细胞功能。他克莫司与环孢素的主要不同之处除了与它们结合的亲免疫因子蛋白不同外,就是两者的相对效能不同:相同的分子量,他克莫司的效能是环孢素的100倍。与环孢素类似的是,他克莫司也主要通过肝脏的P450酶系统代谢,因此会有药物间的相互作用。

他克莫司与环孢素的副作用类似。最主要的副作用包括肾毒性、神经毒性、糖代谢异常、高血压、感染以及胃肠道反应。肾毒性是剂量相关并且可以通过减药逆转。他克莫司的神经毒性从一些较轻的症状(手抖、失眠、头痛)到一些比较严重的症状(癫痫发作、昏迷等),它通常由于药物浓度过高引起,减药后症状减轻。这些是移植术后早期最常见的副作用,之后发生率会逐步降低。

血糖升高效应似乎与他克莫司的用药剂量无关,其原因不清。然而,在大多数的研究中,服用他克莫司的血糖升高比率显著高于服用环孢素。其他常见副作用包括消化道症状,从较轻的痉挛到较重的腹泻都有。血压升高、高胆固醇血症、低镁血症的发生频率与环孢素相当。与其他的免疫抑制剂类似,发生感染、肿瘤仍然是长期应用他克莫司最严重的副作用。

西罗莫司

西罗莫司(先前称雷帕霉素)是在复活节岛发现的一种来源于土壤放线菌的大环内酯类抗生素,在结构上与他克莫司类似并且结合于相同的亲免疫因子蛋白(FKBP)。与他克莫司不同的是,它不影响钙调磷蛋白磷酸酶的活性,因此不阻断钙依赖的细胞因子基因的活性。反而,激活的FKBP与被称为雷帕霉素靶向蛋白的结合(图11-2),抑制P7056激酶的活性(一种与细胞分裂有关的酶),结果是阻止细胞从G_1到S期的细胞分裂过程。

目前,西罗莫司已经被广泛运用于各种免疫抑制方案的

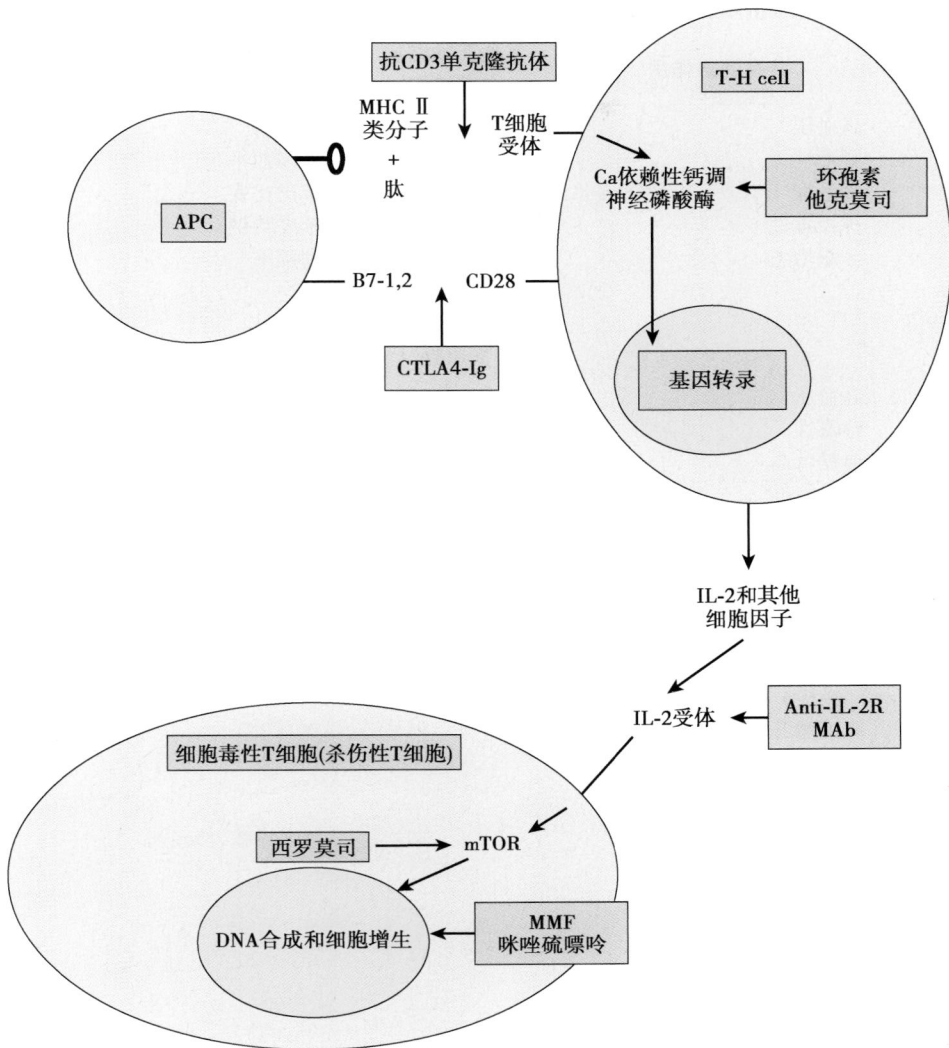

图 11-2 各种免疫抑制剂作用位点。APC = 抗原递呈细胞；CTLA4-Ig = T 淋巴细胞毒性细胞
相关蛋白 4 免疫球蛋白；IL = 白细胞介素；MMF = 吗替麦考霉酚酸酯；MAb = 单克隆抗体；
mTOR = 哺乳动物的雷帕霉素靶点；TH Cell = 辅助性 T 淋巴细胞

组合及各种临床特殊情况中。它可以与一种钙调蛋白磷酸酶抑制剂联合使用，往往是在撤除激素或完全不使用激素的情况下辅助达到维持免疫抑制的目的。它也可以在减少钙调蛋白磷酸酶抑制剂的方案中作为他克莫司和环孢素的替代品[19]。这种方案的优点是减少由于长期使用钙调蛋白磷酸酶抑制剂所带来的肾毒性，因此西罗莫司在移植术后长期肾脏保护方面证实有明显作用。

西罗莫司的主要副作用包括中性粒细胞减少症、血小板减少症以及升高血甘油三酯和血胆固醇水平。此外，西罗莫司还可以影响切口愈合，切口相关并发症发生率较高。

麦考霉酚酸酯

麦考霉酚酸酯（MMF）于 1995 年 5 月被 FDA 批准用于预防肾移植术后急性排异反应。很快许多中心就将其整合于临床维持免疫抑制的常规用药方案中[20]。MMF 是一种从珍珠狼尾草中分离出来的被称为麦考酚酯的半合成衍生物。它通过抑制腺苷单磷酸脱氢酶活性来发挥作用，该酶至关重要，是

嘌呤从头合成途径中起决定性作用的限速酶。特别的是该酶还能催化腺苷合成鸟嘌呤核酸。许多细胞有补救合成途径，因此可以绕过从头合成途径而无需鸟嘌呤核苷酸。而激活的淋巴细胞不具有补救合成途径，需要从头合成途径来克隆增殖。这种网状相互作用产生的效果是有选择的、可逆性的对 T、B 淋巴细胞增殖的抑制。

MMF 与环孢素、他克莫司和西罗莫司的区别在于 MMF 不影响细胞因子的分泌或者是不影响抗原识别后随即产生的分子活动。而且，MMF 在整个激活的 T 细胞的增殖过程中，作用环节位于远端。与 AZA 类似，MMF 也是抗代谢药物；不同是后者为选择性，只影响淋巴细胞，而不影响中性粒细胞或血小板。多项临床试验证实 MMF 疗效好于 AZA，并且已经被广泛接受。

MMF 的副作用情况与 AZA 类似。常见的胃肠道症状包括腹泻、胃炎和呕吐。临床上，低白细胞血症最常见，有 1/3 的病人发生。减量或暂时停用即可治疗白细胞减少症（表 11-3）。

| 表 11-3 | 主要的免疫抑制药物间的相互作用及副作用 |

	共有的副作用	其他药物增加 血药浓度	其他药物降低 血药浓度	其他药物可能增加 毒性作用
环孢素 A	高血压 肾毒性 多毛症 神经毒性 牙龈增生	维拉帕米 克拉霉素 多西环素 阿奇霉素 红霉素 氟康唑 依曲康唑 酮康唑	异烟肼 卡马西平 苯巴比妥 苯妥英钠 利福平	肾毒性 阿昔洛韦 更昔洛韦 氨基糖苷类 非甾体抗炎药
他克莫司（FK506）	高血压 肾毒性 血糖升高 神经毒性	维拉帕米 克拉霉素 多西环素 阿奇霉素 红霉素 氟康唑 依曲康唑 酮康唑	异烟肼 卡马西平 苯巴比妥 苯妥英 利福平	肾毒性 阿昔洛韦 更昔洛韦 氨基糖苷类 非甾体抗炎药
西罗莫司	血小板减少和（中性粒细胞 减少） 胆固醇升高 肢体末端水肿 伤口愈合不良			骨髓抑制： 别嘌呤醇 磺胺类药物
麦考霉酚酸酯	白细胞减少血小板减少 胃肠功能紊乱		考来烯胺,抑酸剂	
皮质激素	高血糖 骨质疏松症 白内障 肌病 体重增加			
硫唑嘌呤	白细胞减少 贫血 血小板减少 胃肠功能紊乱			

生物型免疫抑制剂

　　直接抗淋巴细胞的多克隆抗体从 20 世纪 60 年代就已经运用于临床器官移植。单克隆抗体（mAb）随后发展起来,并因此带动了生物型免疫抑制剂的发展,例如 OKT3,它是针对细胞的特殊亚群的抗体。目前多种类型的 mAb 正处于研发或已进入移植临床试验阶段。与先前针对一簇免疫细胞不同,这些 mAb 是直接选择性地针对免疫系统功能性分子或受体产生的抗体。

多克隆抗体

　　多克隆抗体的制备是将人淋巴组织免疫动物如马或兔,获取动物的免疫活性血清,纯化血清去除不需要的抗体的过程。这些去除了淋巴细胞的抗体是 T 淋巴细胞介导的免疫反应的强力抑制剂,并且选择性地通过一系列信号预防 B 细胞激活。作为诱导剂,多克隆抗体已经成功的预防排异反应,并

且用于治疗急性排异反应。

　　抗胸腺细胞球蛋白　抗胸腺细胞球蛋白（Antithymocyte globulin, ATG）是人胸腺细胞免疫马后获得的纯化的 γ 球蛋白溶液。它包含了针对人 T 细胞广泛表面抗原的抗体组,其中就有针对 MHC 抗原的抗体。由于 ATG 经周围静脉注射经常会发生血栓性静脉炎,因此常规采用中心静脉静脉滴注。为了避免发生过敏反应,病人应该在使用 ATG 前使用甲泼尼龙和盐酸苯海拉明。即使这样,输入大量的外源性蛋白仍会产生显著不良反应,引起细胞因子释放综合征,表现为发热、寒战、关节痛、血小板减少症、白细胞减少症以及类似于血清疾病的症状。

　　即复宁（兔抗人胸腺细胞免疫球蛋白）　即复宁是用人胸腺细胞免疫兔获得的多克隆抗体,是经 FDA 批准用于预防和治疗实体器官移植受者排异的药物。一项多中心随机研究对比了即复宁和 ATG 作为免疫抑制诱导剂的治疗效果,结果显示即复宁组术后 1 年排异反应的发生率和严重程度都好于

ATG 组[21]。5 年长期随访的研究显示了同样的结果。从安全性方面比较,使用即复宁后发生白细胞减少症的发生率较高,而 CMV 病毒感染的发生率似乎较低。一些数据提示使用即复宁后,术后发生淋巴增生性疾病(lymphoproliferative disorder,PTLD)风险会增高,但有待进一步研究来确认[22]。与 muromonab-CD3 比较的研究显示,肾移植术后使用 muromonab-CD3 逆转排异反应的比率比使用即复宁稍高,但两者均是有效逆转;首选即复宁是因为与 muromonab-CD3 相比,即复宁副作用较少。

单克隆抗体

　　单克隆抗体(mAb)是新一代免疫抑制剂,在治疗和预防肾移植急性排异反应方面均显示其有效性和良好耐受性[23]。mAb 是由鼠分泌抗体 B 淋巴细胞与非分泌的骨髓瘤细胞株杂交产生的。由于该种制剂的特异性特点,使其能够摆脱各种口服的维持免疫抑制的药物,如皮质激素和钙调神经磷酸酶所造成的毒副作用。Muromonab-CD3 仍是目前临床常见的 mAb,但许多处于 III 期临床试验的 mAb(主要是抗 CD25 抗体,巴利昔单抗和达克珠单抗),已被证实有效,并且成为成熟的免疫抑制方案的有效组成部分。其他最近开发的 mAb 还有人源化的抗 CD52 单抗阿仑单抗(Campath-1H)、抗 CD20 (利妥昔单抗)、抗淋巴细胞功能相关的抗原 1 单抗(anti-LFA-1)、抗细胞间黏附分子 1 单抗(anti-ICAM-1)和抗肿瘤坏死因子 α(TNF-α)(英夫利昔单抗)等,这些单克隆抗体均处于临床试验阶段,有良好的应用前景。

　　Muromonab-CD3　是一种直接针对 CD3 的单克隆抗体,CD3 抗原复合物存在于所有人成熟 T 淋巴细胞。CD3 复合物是 TCR-CD3 整体的一部分,被 Muromonab-CD3 阻断失活,从而导致 T 细胞表面的 TCR 功能丧失,T 细胞失效,很快被清除出循环,沉淀于网状内皮系统。Muromonab-CD3 标准剂量为 5mg/d,静脉注射。通过检测血中的 CD3+ 细胞的水平高低来衡量药效。如果起效,CD3+ 细胞的含量应该下降并保持低于 5%。未降低到此水平说明剂量不足或者体内存在直接针对 muromonab-CD3 的抗体。muromonab-CD3 高效且多用途,通常情况下,用于治疗严重的急性排异反应(如对激素治疗不敏感)。muromonab-CD3 还可用作诱导剂预防排异反应,以及用作初始排异的治疗。

　　首次使用 muromonab-CD3 发生威胁生命的药物副作用的病例不在少数。原因在于 muromonab-CD3 是一种促 T 细胞分裂素,与 CD3 结合后引起 T 细胞释放各种细胞因子,多数药物副作用的临床表现是这些细胞因子介导的。最常见的症状是发热、寒战和头痛。最严重的副作用是发展迅速的非心源性肺水肿。如果病人在使用该单抗前处于过量灌注状态会显著增加发生此水肿副作用的风险。该单抗还会发生其他严重的副作用包括脑病、脑(脊)膜炎和肾毒性。使用 muromonab-CD3 尤其是多疗程治疗后会显著增加感染(如 CMV 感染)和新生肿瘤(PTLD)的发生率。为了减少这些副作用以及减弱鼠源性 muromonab-CD3 的抗原性,一种非分裂素性的"人源性"muromonab-CD3 变异体在体内及体外试验研究中被证实不会激活人 T 细胞,同时保持充分的免疫抑制活性,而且机体能够耐受该变异体单抗的最低初始剂量所产生的不良反应(包括 IL-2 的释放缺失反应)。临床未发现针对 muromonab-

CD3 变异体的抗体,因为其缺乏免疫源性,并且其半衰期比传统 muromonab-CD3 长。

　　抗 CD25 单克隆抗体(巴利昔单抗和达珠单抗)　IL-2 受体的 α 亚基,被称为 Tac 或者 CD25,是激活的 T 细胞的标志。通过单抗选择性的阻断该复合物可以预防 IL-2 诱导的 T 细胞激活。这种抗 CD25 的单克隆抗体的选择性使其成为强力对抗排异反应的制剂,而发生感染、恶性肿瘤或者其他主要副作用的危险性明显降低。有两种类型的抗 CD25 单抗:嵌合体(大约 75% 的人源蛋白和 25% 的鼠源蛋白)和人源体(大约 90% 人源蛋白和 10% 鼠源蛋白)。巴利昔单抗(舒莱)和达珠单抗(噻尼哌)是临床较常使用的两种单抗,用于肾移植的免疫抑制诱导治疗,与钙调神经磷酸酶抑制剂、皮质类固醇类激素和 MMF 组成免疫抑制剂方案。一项随机、双盲、安慰剂对照的三期临床研究,对比了肾移植接受噻尼哌和不接受噻尼哌诱导抑制的效果,纳入研究的病人均为首次接受肾移植,免疫抑制方案中包括环孢素、AZA 和甲泼尼龙三联用药[24]。在噻尼哌组,移植术后 6 个月后几乎没有发生排异反应,发生排异反应的时间比不接受噻尼哌组推迟,而且发生比率更低。接受噻尼哌组无任何与注射抗体相关的副反应。此外,在感染、肿瘤发生率方面两组也无差异。一项针对肾移植中使用巴利昔单抗的比较性研究也已发表[25]。

　　抗 CD52 单克隆抗体　阿仑单抗(Campath-1H)　阿仑单抗(Campath-1H)是一种直接针对 CD52 抗原的人源化鼠单抗(鼠 Ig G2b),是一种强力细胞溶解剂,并已用于骨髓移植、几种自身免疫疾病和几种器官移植的治疗[26]。CD52 抗原表达于 T 淋巴细胞、B 淋巴细胞、单核细胞、巨噬细胞、嗜酸性粒细胞以及男性生殖道表面。该抗原是淋巴细胞表面最富集的抗原之一,大约占总抗原量的 5%,因此,在使用该抗体一或两剂后会产生明显而且持久的淋巴细胞减少症;减少的淋巴细胞可能需要几个月到几年的时间恢复正常。例如,肾移植病人 2 天内使用两个剂量,40mg 的阿仑单抗就会造成明显的淋巴细胞减少症。尽管 B 淋巴细胞计数在 3 ~ 12 个月内会恢复到正常水平,但 CD4+ 和 CD8+ 淋巴细胞计数始终保持明显的低水平至少 3 年。在结合至目标靶位后,通过几种程序,阿仑抗体会引起细胞死亡。这些程序包括补体介导的细胞溶解、抗体介导的细胞毒性反应和细胞凋亡。

　　在所有实体器官移植中,肾移植是积累的关于阿仑抗体使用经验最丰富的移植器官类型。该抗体被用来诱导、维持免疫抑制,还可以治疗急性排异反应。一项随机对照试验对比了阿仑抗体和抗胸腺细胞免疫球蛋白,发现两者在病人或移植物生存率、排异发生率或移植肾功能方面没有明显差异;在感染或糖尿病发生率或高脂血症方面亦无明显差别。而使用阿仑抗体早期会出现一些反应,这与使用其他抗体类药物相似。这些不良反应程度相对不重,在使用抗体前静脉快速注射 1g 甲强龙可以抑制此类反应。但由于长期持续 T 细胞缺失,仍有发生感染风险的担忧。有趣的是,观察到极少数使用阿仑抗体的病人发生了自身免疫系统紊乱,表现为自身免疫性的甲状腺功能减退和自身免疫性溶血性贫血。因此,关于阿仑抗体的价值定位还需要开展大量、前瞻及随机化的对照试验和长期随访来定论,尤其把重点放在使用安全性方面。

　　抗 CD20 抗体(利妥昔单抗)　CD20(人 B 淋巴细胞限制分化抗原,Bp35)是位于成熟前和成熟 B 淋巴细胞表面的一种蛋白。该抗原在多数 B 细胞型非霍奇金淋巴瘤表达,但在干细胞、原始 B 细胞、正常浆细胞或其他正常组织中未表达。该蛋白在细胞周期循环的起始和分化的早期激活过程中起调节作用,而且可能起到钙离子通道的作用。利妥昔单抗是一种鼠/人嵌合型的与 CD20 抗原反应的单抗,在美国批准上市只用于治疗难治型或复发的 B 细胞型淋巴瘤[27]。对于移植病人,用于治疗术后淋巴细胞增生性疾病,用于减少预存的抗 HLA 和抗 ABO 抗体(无对照),还用于预防和治疗急性体液性排异反应。目前,需要设计出对照的临床试验来确定该抗体临床使用的最佳适应证。

针对黏附分子的单克隆抗体　黏附分子在移植术后移植物损伤方面起很重要作用。最初的缺血再灌注损伤以移植物炎性细胞浸润为主。炎性细胞迁移入移植物是内皮组织细胞参与的结果,它通过表面表达的黏附分子来黏附细胞浸润。一些黏附分子,如 LFA-1/ICAM-1 受体配体对还参与随后的抗原依赖的 T 细胞激活过程。TCR 与靶抗原接触的同时,LFA-1 与 ICAM-1 在抗原提呈细胞(APC)表面配对,这种配对通过稳定 TCR 与靶抗原的结合以及传导放大的信号进入细胞质,这两条途径来带动 T 细胞的激活过程。因此,mAb 直接作用于黏附分子可以同时起到减轻缺陷损伤和减弱同种异体反应的作用。目前,关于这两重效应的研究正处于实验和临床评估中。

一项研究比较了直接较针对 LFA-1α 链单抗(奥度莫单抗)和抗淋巴细胞免疫球蛋白作为免疫抑制诱导的效果,结果显示术后 3~12 个月,两者的排异比率和严重程度以及感染发生率相似。而针对 LFA-1 的另一种单抗(efalizumab)被发现能够抑制淋巴细胞黏附、循环和激活。观察到人和动物抗 LFA-1 的单抗另一优势是可以减轻可能导致移植物功能延迟恢复的缺血再灌注损伤。在一些实验性研究中,抗 CD4 单抗(普立昔单抗)已显示具有强力免疫抑制作用。然而,另一项研究显示,尽管机体能够耐受该抗体,但其急性排异反应发生率较高(3 年内 50% 的病人发生急性排异反应),原因可能为该药生物利用率低或者针对鼠源性抗原的抗体形成所致。鉴于此种相悖的结论,目前临床上不推荐使用抗 CD4 抗体。抗 CD4 单体与抗 CD154 单抗共同使用可以延长灵长类移植物生存期;但临床移植排异反应发生率过高,并且发生严重副作用,尤其是血栓栓塞形成,多是由于血小板活化导致高凝所致。

贝拉西普(belatacept)注射液:一类与 T 细胞形成共刺激关系的最经典的路径,包括 CD28 和它的同系物细胞毒性 T 淋巴细胞相关蛋白 4(cytotoxic T-lymphocyte-associated protein 4,CTLA4)以及它们的配体 CD80 和 CD86。CTLA4-Ig(abatacept)是一种融合蛋白,包含突出于细胞外的片段即 CTLA4 和 Fc 片段即 IgG。替换两个氨基酸后,该蛋白衍变为 LEA29Y 或称贝拉西普,成为一种具备高亲和力和低分离率的蛋白[28,29]。一项关于肾移植中使用贝拉西普阻断 T 细胞共刺激路径的随机多中心研究正处于 II 期。肾移植受者被随机分为接受加强剂量和非加强剂量的贝拉西普或环孢素交叉的多组。所有受者均采用巴利昔单抗、MMF 和皮质类固醇激素诱导免疫抑制。结果显示各组间急性排异反应发生率相近:贝拉西普加强组为 6%,非加强组为 6%,环孢素组为 8%。非加强组受者术后 6 个月常规肾穿活检提示亚临床排异发生率在贝拉西普非加强组为 20%,高于加强组的 9% 和环孢素组的 11%。术后 12 个月,贝拉西普加强组和非加强组的肾小球滤过率均明显高于环孢素组[三组的数据分别为 66.3、62.1 和 53.5ml/($min \cdot 1.73m^2$)],并且活检发现使用贝拉西普的两组发生慢性移植肾病的比率低于环孢素组(三组的比率分别为 29%、20% 和 44%)。术后血脂和血压相似,在贝拉西普两组还略低些。三组感染率相当,75% 左右。贝拉西普加强组有两例发生癌症(一例乳腺癌,一例 PTLD),环孢素组有两例癌症(一例皮肤癌,一例甲状腺癌)。然而,在贝拉西普加强组两例附加的病人在使用传统免疫抑制剂替代贝拉西普后 2 个月和 13 个月后发生 PTLD。贝拉西普竞争结合 CD28 阻断其正常的功能通路,这一过程无血栓形成的并发症,另一条通路 CD40 和 CD154 结合来干预正常免疫过程同样无发生此并发症的报道。贝拉西普似乎不会对 T 调节细胞的数目和活性造成影响,并且临床淋巴细胞监测显示无任何淋巴细胞缺失效应。这暗示贝拉西普并非通过选择性导致 T 细胞缺失或补体介导的 T 细胞溶解来起效,而更像是导致初始 T 细胞激活失效起效。尽管该结果令人鼓舞,但仍处于初始研究阶段,需要更深入的研究和更长的观察期,来确定其机制。

新型药物

1. AEB:一种新型的口服药物,通过选择性抑制蛋白激酶 C 来有效阻断早期 T 细胞的激活。因其与钙神经蛋白抑制剂的作用机制不同,早期研究提示不存在钙神经蛋白抑制剂类似的肾毒性。该类药物目前尚在临床 II 期试验当中。

2. ISA247:是一种新型的半合成环孢素类似物,其结构与环孢素类似,仅对其功能基团做了修改。目前尚未发现该类药物存在环孢素的肾毒性,仍在临床 II 期试验当中。

3. 酪氨酸激酶-3(JAK-3)抑制物:酪氨酸激酶存在于细胞胞浆中,广泛参与细胞表面受体信号传导,尤其是在细胞因子受体家族成员中。JAK-3 起初是在造血细胞中发现的,阻断其信号传导可发挥很好的选择性免疫抑制作用。目前该类药物仍在 II 期临床试验当中。

器官获取和保存

器官移植中心目前所面临的最大困惑是器官短缺问题。能够增加可使用器官数目的途径包括:①扩充目前器官使用池(如增加供体捐献器官数目或使用边缘供体);②增加活体器官移植数目(如使用非亲属捐献者的器官);③扩充非传统和有争议供体来源(如使用心脏死亡或脑死亡的尸体器官);④开展辅助移植。增加可用器官数目的最大途径是增加适合的尸体供体的捐献率。近期的数据显示,在美国每年有超过 10 000 名脑死亡的潜在供体,而目前实际上只使用了 50%。造成尸体供体器官缺失的一个最主要原因是无法获得亲属的知情同意。全民普及捐献观念很有必要,开展有效的宣传教育活动来提高大众对器官移植的认知度。

尸体供体

如今,大约 50% 的肾移植和大部分其他器官的移植来自尸体供体。这些供体是符合脑死亡标准的个体,器官在外界生命维持措施下仍能处于灌注状态,有充足的时间转到一所器官获取医院。这些医院能够确定该器官能否捐献,一旦确定,继续与可能的供者家属联系,尽可能签署知情同意来获取合适的器官。

脑死亡捐献:获取尸体供体的核心是脑死亡的概念。脑死亡是指全脑和脑干功能出现不可逆性损伤,而循环和呼吸功能暂时维持的死亡状态。临床诊断脑死亡有三条标准:①不可逆性神经损伤;②大脑功能丧失的临床依据(最重要);③脑干功能丧失的临床依据。当诊断为脑死亡时,需排除体温过低、药物副作用、药物过量和中毒。脑死亡可以通过常规的神经方面检查(包括在两段间隔至少 6 小时的独立时间段内出现低代谢和呼吸暂停测试阳性),结合原发病来诊断。确认试验包括颅内血流学监测证实颅脑内缺血或脑电图出现等电位图像。

一旦确诊脑死亡,可以启动器官获取[30,31]。治疗重点从控制升高的颅内压力(ICP)转移至保护器官功能和改善末梢微循环供氧[32]。始终明确积极维护尸体器官供者的状态非常重要,并且需要密切检测和给予必要的干预,以保证所需器官的有效灌注。为保护所有器官,必须常规动态监测深部体温、系统动脉压、动脉氧饱和度和尿量。常规化验动脉血气、电解质、血尿素氮、肌酐、肝脏酶学和血色素及凝血功能。脑死亡后记录供者血流动力学波动,绘制最高及最低血压变化曲线图。低血容量通常导致低血压,而脑死亡后所致的血管收缩功能瘫痪以及为降低 ICP 所进行的各种药物治疗的副反应相结合的结果导致了血容量不足。脑死亡也会出现高血压,升高的 ICP 会引起高血压,应使用短效的血管扩张药物或快速起效的 β 受体阻断剂治疗。

其他供者维护的关键点包括呼吸系统的管理、良好的肾脏灌注保证尿量以及避免低体温。

外科手术:关于多器官获取的技术(包括肾、肝、胰腺和小肠)首先由 Starzl 及其同事于 1984 年报道[33]。现在许多中心增加了自己对这项先进技术的改良。但各中心基本上从体内游离切除范围开始就有所不同。一些中心倾向于在对器官进行保存液灌注前,对脏器进行广泛的解剖游离。另一些中心倾向于早灌注脏器,整块(en-bloc)切除腹部脏器,再在台下修整过程中逐一分离切除单个器官[34]。这两种技术各有优缺点,但无论是从技术上还是个人习惯上选择,都要把握至关重要的一点就是移植外科医师要形成一套系统、规范、安全地获取供者肝脏、胰腺和肾脏的方法,即使供体处于不稳定状态。

获取器官首先选取腹部十字长切口,充分暴露胸腔和腹部的所有器官(图 11-3)。完全游离远端小肠、右侧结肠和十二指肠,以便定位确定远端腹主动脉、髂血管分叉和远端的下腔静脉(IVC)。选取肾以下的腹主动脉段插管灌注冷保存液,来冲洗器官(图 11-4)。阻断腹主动脉上方,随后适当游离肝门和胰腺,在肠系膜上静脉插管至门静脉系统,保存液冲洗灌注,局部冰屑降温,逐个切取胸部器官、肝脏、胰腺和双肾。

心脏死亡捐献:无心跳供体(NHBD)是指心脏停搏后进行捐献的供体,是属于扩宽供体获取标准的一种类型。许多移植中心在逐步扩宽供体获取标准,成功地增加了尸体供体的数量,以缓解器官短缺所造成的矛盾。NHBD 是以不可逆性循环停止为特征,而维持心脏跳动的死亡是以全脑功能不可逆性丧失为特征。脑死亡供体典型的获取过程是循环停止

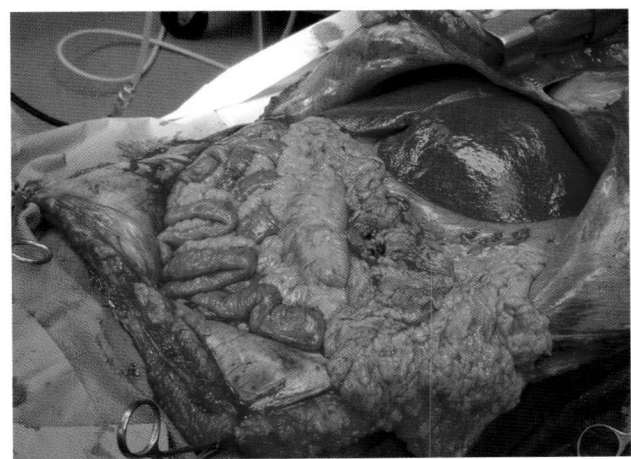

图 11-3　腹部多器官联合切取选择腹部十字切口,充分暴露腹部的所有器官

与保存液灌注器官同时进行,迅速使其降温,这样缩短了器官缺血过程。NHBD 供体获取无上述理想过程,因为在心脏停搏、循环停止到随后器官灌注和降温这两个过程间隔时间延长,器官遭遇缺血损伤。更糟糕的是,获取 NHBD 供体器官的外科操作需要一个过程,并且是一个仓促忙乱的过程。

把可控制的 NHBD 一类从不可控制的 NHBD 一类中区分出来很重要。不可控一类持续循环停止,并且对心肺复苏无反应,或者在运往医院的途中宣告死亡。此类死亡无准备,器官在重新恢复灌注前遭受严重的缺血损伤。除了肾脏能够耐受较短时间的热缺血损伤外,其他类型的器官如果来源于此类型的 NHBD 供体,移植后会带来巨大风险。可控制类 NHBD 供体相比起来多是在手术室由专业供体外科医师获取,在循环停止,逐步撤除生命支持的过程中进行。可控制 HNBD 供体多患有终末期疾病,通常合并严重的神经损伤而无恢复的希望或生命垂危。此类供体的器官遭受的缺血损伤明显轻于不可控制类 NHBD 供体,术后总体上功能恢复也优于非可控类。

活体供体

活体移植是指外科医师在健康而无任何医学上疾病并且无需接受手术的个体(存活)能开展的唯一手术类型。活体供体的使用是目前移植领域不可缺少的重要组成部分。最早的移植供体就来源于活体。如今,除了心脏移植,其他类型器官的活体移植手术已成为常规,而且每年完成的手术例数在不断增长。然而,移植团体必须面对活体供体移植所带来的一系列独有的医疗、伦理、经济和社会心理问题。

使用活体供体可带来许多好处,最直接就是提供了高利用率的救命供体。很大一部分受者在等待尸体供体期间死于疾病的终末期或该疾病直接引起的某种并发症。活体移植对于此类受者如救命稻草。世界上某些地区,如远东,尸体移植无法被社会认同,活体移植的优势和需求量尤为明显。即使在认同尸体供体的国家,活体移植仍能有效地缩短受者的等待时间。受者等待时间缩短意味着终末期疾病损害其身体的时间缩短,受者接受移植时状态更好。而且活体移植为有计划的择期手术(非急诊),受者术前可以进行充分的准备工

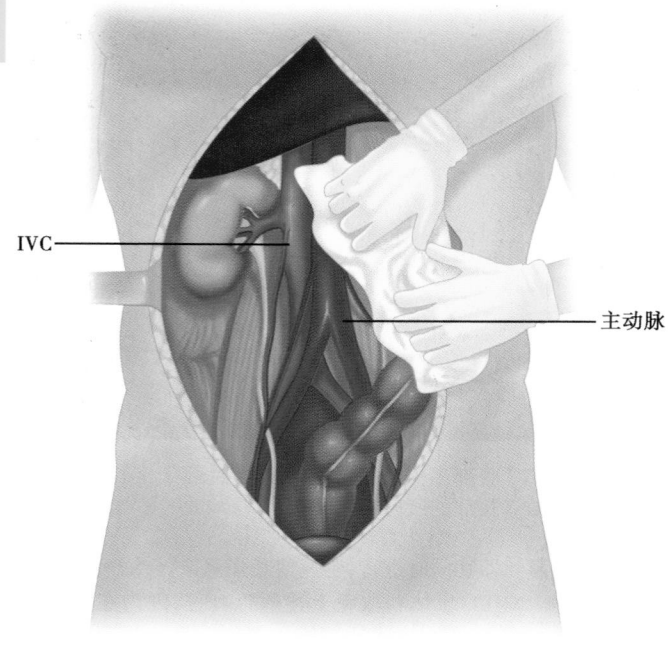

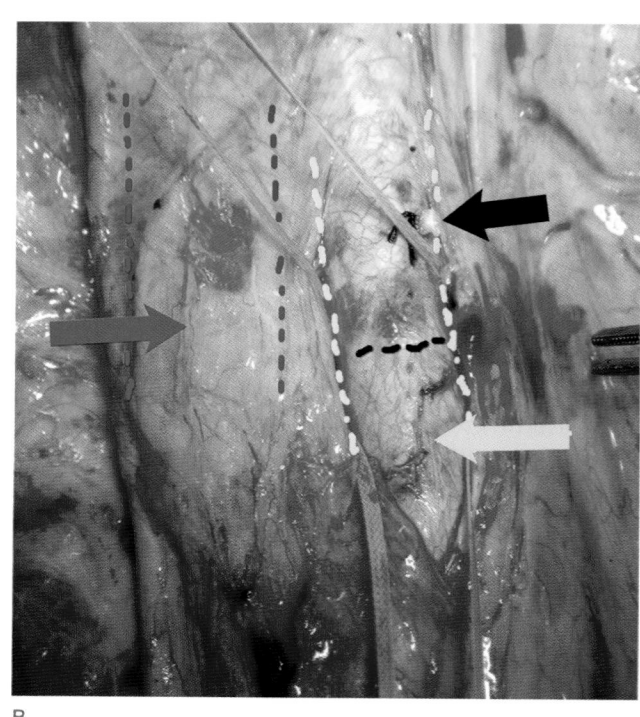

图 11-4 A 和 B:完全移除小肠和右结肠,充分显露肾以下腹主动脉段,进行插管,灌注冷保存液,冲洗器官。黑色箭头=腹主动脉;蓝色箭头=下腔静脉;黄色箭头=插管位点

作。受者接受血缘亲近的亲属的器官有免疫特惠效应,活体供体移植的远期效果因此更优越,这在肾移植方面已有明确例证。

活体移植手术对受者的不良影响有限。在某些器官的移植(如亲体肝、肺移植),手术难度增加,术后发生外科并发症的比率增加,但这些相比上述优点可以忽略。

然而,活体移植手术的主要不良影响是针对供者,从医学角度对供者无任何好处,只有潜在损害。供者死亡的风险与所捐献的器官类型有关。对于肾切除,估计死亡率小于0.05%,而对于部分肝切除,大约0.5%。发生外科和内科的相关并发症的风险与具体哪种供体切除有关。除此之外,供者远期可能发生的并发症或其他不良事件与捐献器官功能部分丧失后的状态有关。所有活体供体切取的指导原则是最大可能地降低供者的风险。供者应该详细了解捐献所来的风险,并且签署知情同意书。

肾脏移植是最早开展活体移植手术的器官,目前肾脏也是活体手术开展最多的器官。活体肝脏移植并非如活体肾移植普及,但也有将近15年的历史,起初为成人捐献给儿童,如今成人捐献给成人也很常见。除肝、肾外其他类型器官的活体移植开展的相当少,散在各个移植中心。活体胰腺移植切取供胰远端,供胰包括胰体和胰尾,选取脾动脉为入胰血管,脾静脉为出胰血管。活体小肠移植通常切取供者 200cm 长的回肠,入肠及出肠血管为回结肠动静脉。活体肺移植分别切除两名供者一侧肺的一个叶段,将两个肺段移入同一受者体内。

器官保存

器官保存方法在尸体移植中扮演非常重要的角色,对于

提高移植后短时间的移植物功能,降低移植物原发无功能的发生率至关重要。器官保存通过延长冷缺血保存时间,保证了器官能够更好地分配和安全地运输[36,37]。

器官保存方法是通过对离体的移植物立即低温保存,并通过药物降低其代谢两条途径来保存器官。低温会有效地降低酶化学反应及其代谢活性,使细胞有限能量储存更持久。温度由 37℃下降至 4℃(98.6℉降至 39.2℉),代谢率下降 12 倍。然而,无任何能量流入细胞的情况下,细胞开始依赖分解代谢作为能量来源,其结果为重要细胞组件被分解,最终细胞结构破坏,器官受损。于是,尽管低温大大地降低了酶化学反应,但仍然有持续的潜在的有害代谢产物堆积在细胞内。低温还会降低细胞膜表面离子泵的功能,增加细胞肿胀的程度。

冷保存液的使用进一步减少了单独低温处理无法去除的有害效应,改善了器官保存的效果。这些保存液实质上是减轻了低温所致的细胞肿胀,减少细胞钾的丢失。保存液成分不会渗透细胞膜,其电解质组成类似于细胞内液(低钠、高钾),故可阻止细胞内钾的丢失。

世界范围内最广泛使用的保存液是 UW 液[38]。其成分包含乳酸盐、木棉糖和羟乙基淀粉。乳酸盐为非通透性物质,阻止细胞内水肿,而且降低细胞内钙调磷酸酶和游离铁的浓度,这有利于减轻再灌注损伤。羟乙基淀粉是一种人工合成的胶体,有助于减轻低温所致的内皮细胞肿胀和间质水肿。目前其他经常使用的保存液还有组氨酸-色氨酸-酮戊二酸(HTK)保存液。

尽管冷保存可以保护尸体器官移植的移植物,但器官保存安全时长也是有限的。超过时限,器官无功的发生率会增加。移植肾保存超过该保存时限将导致移植肾功能延迟恢复,需要透析来维持直到其恢复。对于移植肝则会出现原发

无功能,需要紧急再移植。冷保存多长时间内安全,取决于移植的器官类型和供体的情况。移植肾的冷缺血时间应该控制在 36～40 小时内,超出后移植肾功能延迟恢复发生率明显增加。移植胰腺冷缺血时间超过 24 小时会增加胰腺炎和十二指肠瘘的发生率。移植肝冷缺血时间超过 16 小时会增加发生原发无功能和胆管并发症的风险。心脏和肺对冷缺血的耐受力较弱,理想状态下需要控制在 6 小时以内。对于边缘供体,各种器官的冷缺血时间需要进一步缩短。

肾脏移植

肾脏移植目前已经成为治疗终末期肾病(ESRD)病人的手段之一。这些病人大多数因为肾移植手术而获得了恢复健康正常生活的机会。与进行透析治疗比较,肾移植手术能够提高病人的生存率,改善病人的生活质量,但费用较昂贵[40,41]。目前,在美国有大约 70 000 病人在等待肾移植。由于该手术的成功,自从 20 世纪 90 年代以来,等待手术的病人急剧增加,不幸的是,供肾数目的增加无法与其同步,导致病人等待的时间不断延长。

历史

肾移植历史就是移植的发展史。人类最早成功开展的器官移植就是肾移植,也是目前全世界最常见的器官移植。临床第一例尸体肾移植是由名为 Voronoy 的乌克兰外科医师在 1933 年实施的,结果是由于排斥反应而失败。20 世纪 50 年代,开展的同卵双生供受者间的肾移植由于绕开了免疫屏障而获得成功。现代肾移植是由于免疫抑制剂 AZA 的引入才得以启航。在使用糖皮质激素来协同进行免疫抑制治疗获得认可后,肾移植成为治疗终末期肾病的有效手段。多克隆抗淋巴细胞制剂如抗淋巴细胞球蛋白抗体的进一步发展,有力地推动了急性排斥反应的治疗。80 年代环孢素的引入,有效地提高了移植物和受者的存活率,也激励了更多的受者进入等待名单。

术前评估

肾移植几乎没有绝对手术禁忌证,终末期肾病多数应该成为潜在的移植候选者。但肾移植手术操作和全身麻醉过程会影响病人的心血管系统,而且终身服用免疫抑制剂也带来许多风险。术前评估的目的就是鉴别任何使手术受阻的危险因素或任何在术前可能减弱的危险因素[42]。

术前评估可被分为四部分:医疗、外科、免疫学和心理学。医疗部分评估是否有影响外科手术的危险因素。通常手术后的死亡率与潜在的心血管疾病有关,因此必须详细进行心血管系统评估。有充血性心力衰竭、心绞痛、心肌梗死或者卒中病史的病例需单列出。有心血管疾病临床症状的病人或者具备高危因素的病人(例如,糖尿病、年龄超过 50 岁,有心肌梗死病史)需进一步行负荷试验或者血管造影来评估心脏功能。发现可以进行内科或者外科干预的问题应该在移植术前进行适当处理。

由于需要终身服用免疫抑制剂,未治愈的恶性肿瘤和任何活动性感染成为移植的绝对禁忌证。恶性肿瘤根治后 2～5 年可以考虑移植手术。间隔期由肿瘤的恶性程度决定,黑色素瘤或乳腺癌之类需较长的间隔期观察,而原位癌或者恶性程度低的肿瘤例如皮肤基底细胞癌则可缩短间隔期。慢性感染诸如骨髓炎或心内膜炎需在移植术前治愈,并且观察足够长的时间确保无复发。

消化系统疾病也应该列入术前评估范围,例如消化性溃疡、有症状的胆石症和胰炎。单纯血清学乙型肝炎或丙型肝炎病毒阳性而无活动性肝炎或肝硬化的病人可成为移植候选者。肝脏穿刺活检有利于确定肝脏病变的潜在程度。这些病人潜在的肝脏疾病在接受免疫抑制治疗后有加重的风险,但相比进行慢性透析而言,移植后可以获得长期的高质量的生存。

术前外科评估需排除血管疾病或泌尿系统的解剖变异,变异可能成为移植禁忌证或使移植手术复杂化。有间歇性跛行或静止痛病史以及体格检查发现脉搏减弱或消失或血管杂音等,均提示存在血管疾病,应该采取多普勒超声检查或者血管造影。严重的髂动脉性血管疾病会增加手术困难;可以改变血管重建部位,如选择股动脉。对于动脉,从预备吻合重建端到近端,术前出现任何明显的动脉狭窄段,均需要进行球囊扩张血管成形术。泌尿系统评估需排除原有肾脏的慢性感染,如果存在感染,术前需行肾切除手术。肾切除适应证还包括巨大多囊肾、明显的膀胱输尿管反流以及难治性肾血管性高血压。儿童受者尤其需对泌尿系统进行彻底检查来评估有无尿路反流或膀胱排泄梗阻。

免疫学评估包括化验血型、组织配型(HLA-A、HLA-B 或 HLA-DR 抗原)以及检测任何针对 HLA 抗原的细胞毒抗体的存在(抗体产生于首次移植后、输血后或者妊娠)。如果进行的是活体移植,术前评估应该包括交叉配型。

心理评估是确保移植候选者能够充分理解移植的实际过程及其附属风险,这是非常必要的。他们术后必须有意志力严格遵循医嘱。曾有过医疗依从性不良记录的病人,移植前必须强烈表明能够做到严格遵从医嘱。

活体肾脏移植:寻找并且评估潜在供者是活体移植术前重要的工作之一。活体肾移植受者有较好的远期生存,避免较长的等待,能够事先规划手术的具体时间,而且,术后发生急性肾小管坏死的几率较低,HLA 配型更加匹配。因此,活体肾移植总体上无论短期还是长期预后都较尸体肾移植好,当然,供体手术所带来的风险要降到可接受的水平。供者必须对手术的风险完全知情并且绝对自愿签署捐献书。供者的选择并非必须限制在直系亲属范围内,因为亲属供者(非 HLA 特异性)与非亲属供者活体移植效果相当[43]。

亲体肾移植供者术前行两侧肾功能评估,保证两侧肾功能对等正常。评估受者无任何发生肾脏损害疾病(如高血压或糖尿病)的风险。可对供者进行各种影像学检查,包括肾盂静脉造影、动脉成像或者 CT 成像来评估肾脏及其血管的情况。根据解剖情况来决定切除哪边的肾脏。选择切除有轻度变异的一侧肾脏,保留正常一侧。同等情况下,选择肾静脉较长的左边肾脏作为供肾。供肾切取可选择肋斜侧切口经后腹膜的前侧路径进入,或者使用腹腔镜切除。后者是经腹腔入路。具体步骤包括:游离结肠,分离出输尿管和肾脏血管,游离肾脏,切断肾脏血管移除肾脏(图 11-5)。

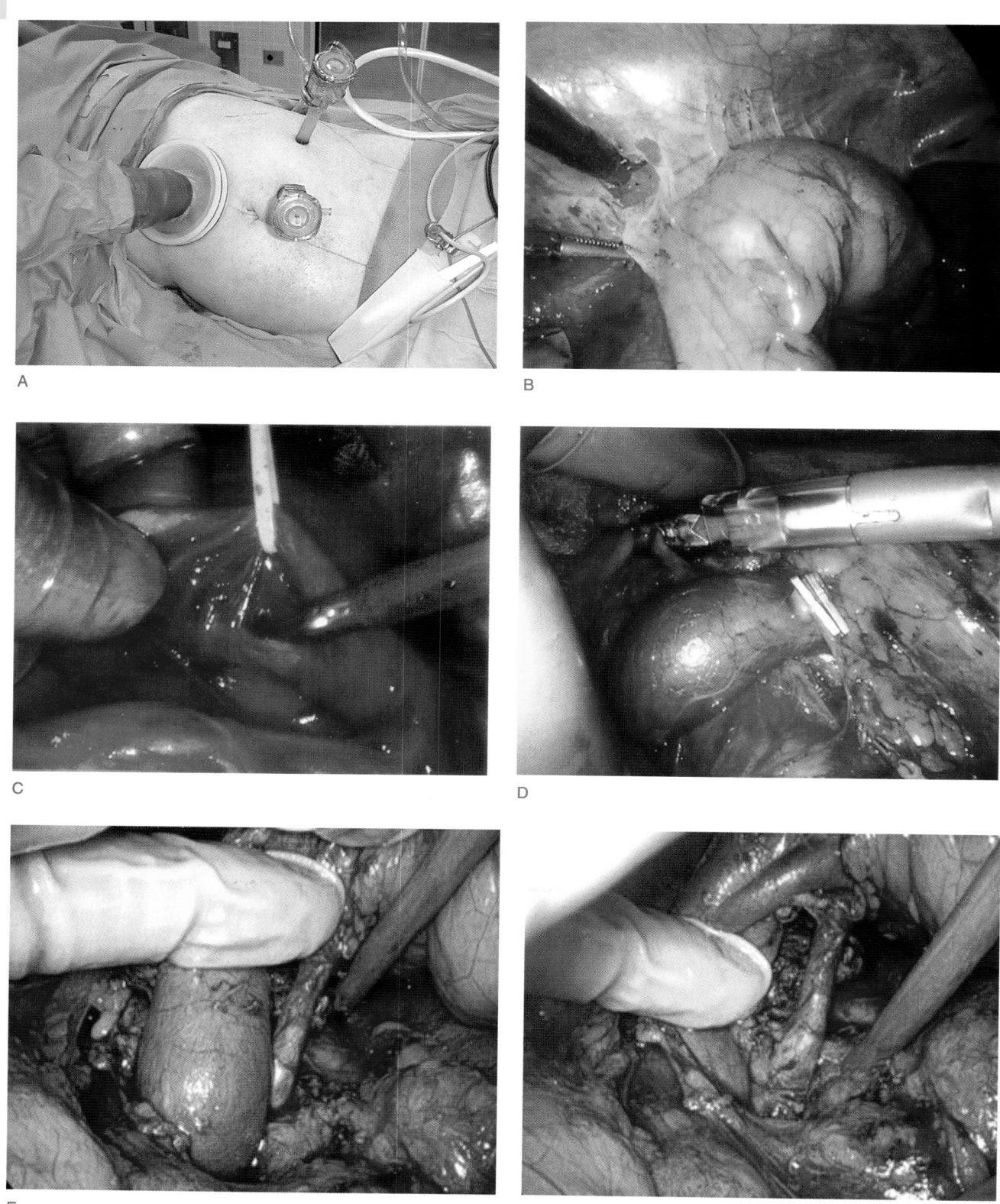

图 11-5 A ~ F. 手辅助腹腔镜切取供者的肾移植用于活体移植

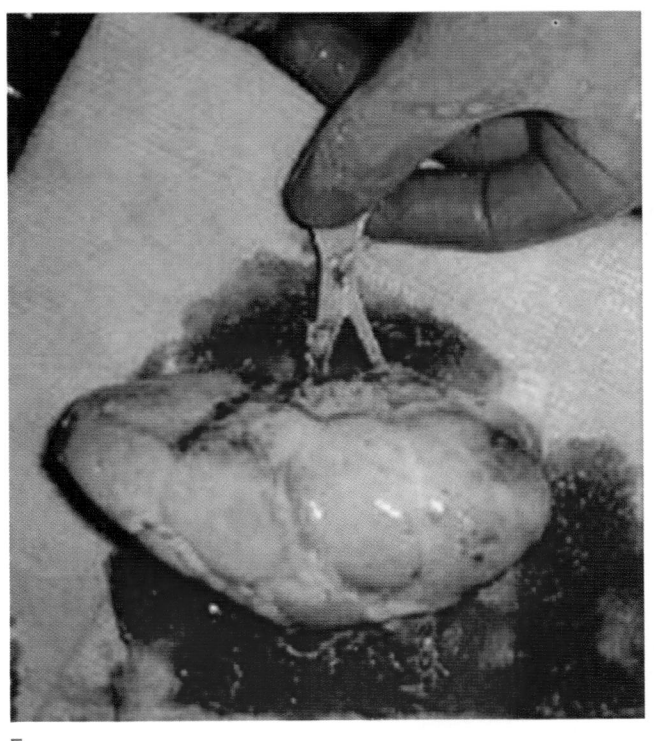

F

图 11-5（续）

受体手术过程

　　肾移植自 20 世纪 50 年代植入盆腔术式后未有太大变化。供肾异位植入，原有肾脏无需切除（除了特殊情况）。多使用经腹膜外植入路径，这样便于经皮肾脏穿刺活检。通常选择右侧髂窝，此位置髂静脉较表浅（图 11-6、图 11-7）。然而，如果受者预备将来行胰腺移植，宜选择左侧髂窝。此外，右侧血管有异常也可选择左侧髂血管。

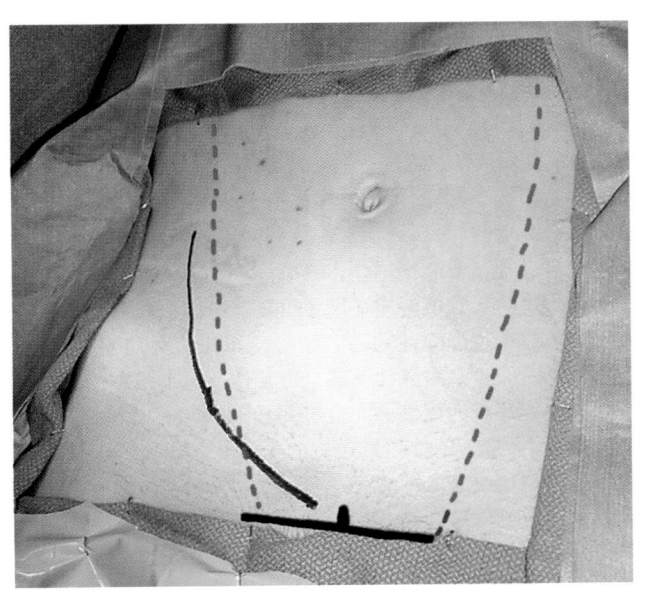

图 11-6　显示在右髂窝安放异位移植肾的切口选择。切口从耻骨中点上方，然后曲线走行，越过腹直肌并沿着腹直肌外侧缘走行

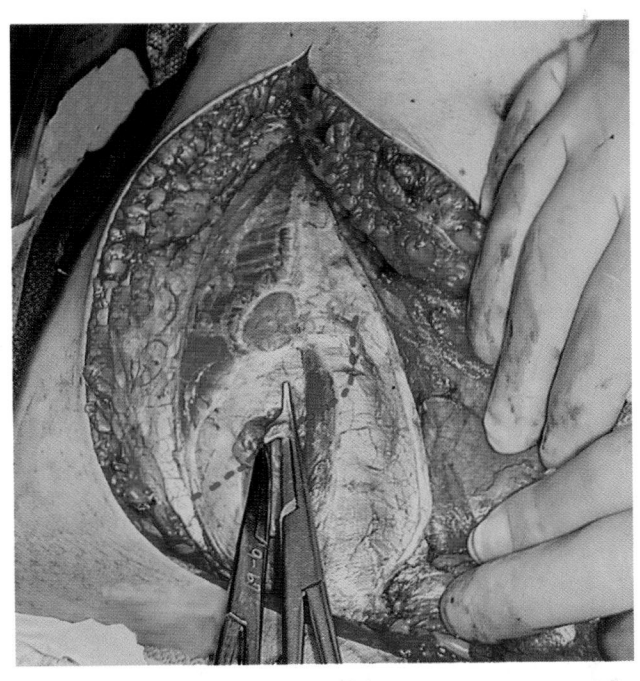

图 11-7　沿着腹直肌外侧边缘逐层切开，注意避开上腹部血管

　　标准肾移植手术采取腹膜外入路。分离出髂血管，判断能否用来吻合。选取髂内动脉采取端-端吻合为供肾供血，或者选取髂外动脉采取端-侧吻合。为了减少术后发生淋巴囊肿的风险，只游离适当长度的动脉段，并且结扎动脉周围的淋巴管（图 11-8、图 11-9）。肾静脉以端-侧的方式吻合于髂外静脉，动脉以相同方式吻合于髂动脉（图 11-10）。

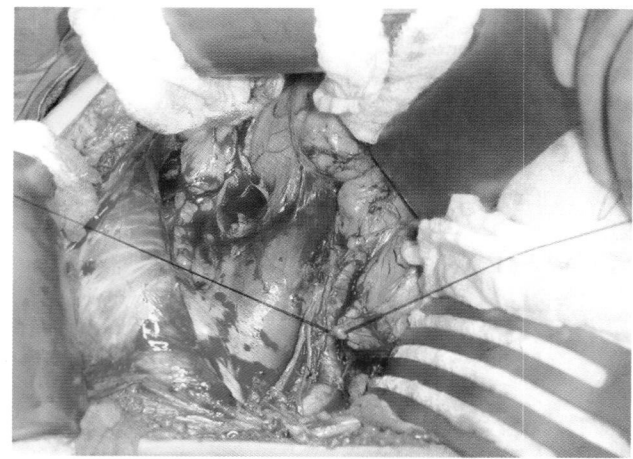

图 11-8   将腹膜向中间推移显露腹膜后间隙

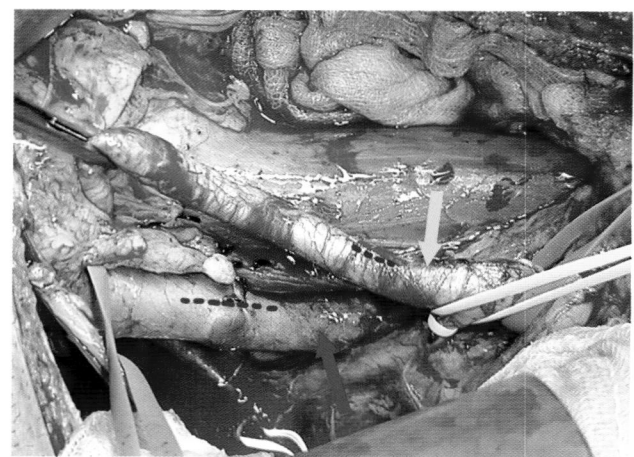

图 11-9   游离髂外血管,备与肾脏的血管吻合。黄色的箭头 = 髂外动脉;蓝色箭头 = 髂外静脉;虚线 = 动脉和静脉的预切开位线

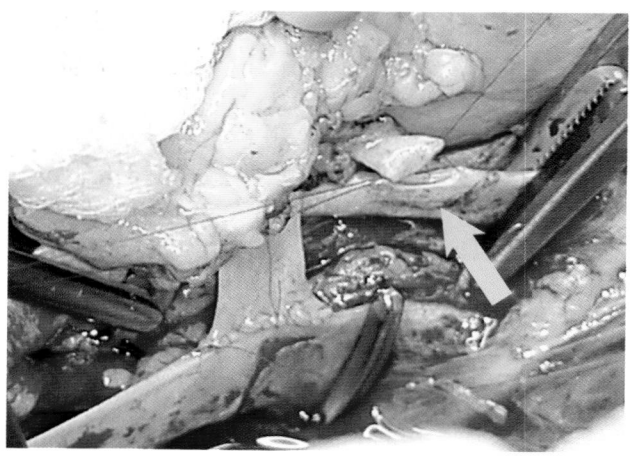

图 11-10   移植肾动脉与髂外动脉行端侧吻合。黄色箭头 = 髂外动脉

血管吻合完毕,恢复肾脏血流(图 11-11)。尿道重建可有多种成熟方法。最重要的原则是将输尿管与膀胱黏膜无张力缝合并且输尿管要被膀胱黏膜下隧道向远端覆盖 1cm,以避免尿液排泄形成反流(图 11-11、图 11-12)。

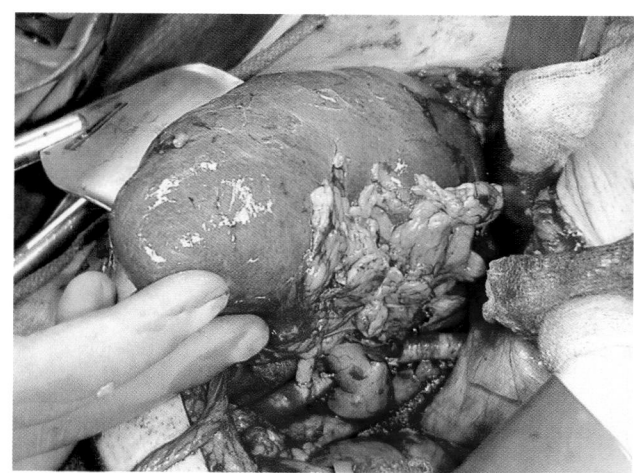

图 11-11   松开血管阻断钳,移植肾开放灌注

10% ~ 15% 的供肾存在多支动脉。可有多种选择进行重建选择,包括将多支动脉分别单独吻合植入(图 11-13A)或修肾时将多支修整到主要肾动脉后再植入(图 11-13B)。

肾移植术中监护与普通大手术有所不同。为了降低术后 ATN 的发生率,术中使用大量灌注策略。移植肾的充分灌注对于保证术后利尿很重要。中心静脉压(CVP)应该维持在 10mmHg 左右,收缩压应该大于 120mmHg。保证足够的中心静脉压对于低龄儿童受者尤其重要,因为移植的成人供肾相对儿童自身循环供血来说灌注不足。再灌注前使用甘露醇和呋塞米有助于增加移植肾脏的灌注量。

早期术后管理

术后即刻采取的监护措施包括:①维持各主要脏器稳定(如心血管、肺脏和肾脏);②评估移植肾功能;③获得足够的免疫抑制;④监测可能发生的直接或间接由移植带来的并发症,并及时处理。首先,监测基础血流动力学稳定的指标(包括血压、心率以及尿量),这与普通手术相同。在评估液体出入量时可监测 CVP 变化。循环稳定对于受者整体恢复非常重要,同样是移植肾的功能运行良好所必需的;受者循环不稳定必然导致移植肾灌注不良。

仔细维持水和电解质平衡很重要。总体上受者要保持灌注平衡或轻微过度灌注状态。如果开始移植肾功能正常,可根据每小时尿量来对灌注循环量进行调节。半张力的生理盐水等同于同等量的尿液。充分补足电解质包括钙、镁和钾是非常重要的,对于经过频繁透析的受者尤其重要。出现 ATN 或液体超负荷或高血钾的受者应该限制入量甚至进行血液滤过。血镁应该保持在 2mEq/L 以上预防抽搐,血磷应控制在 2 ~ 5mEq/L 水平,有利于维持消化道和呼吸道的正常功能。使用激素引起的高血糖应该使用胰岛素控制。

肾移植术后早期常出现低血压,通常与低血容量有关。治疗上主要改善前负荷和后负荷,如果必要使用正性肌力药物,如多巴胺。系统性高血压在肾移植术后早期更常见,如果

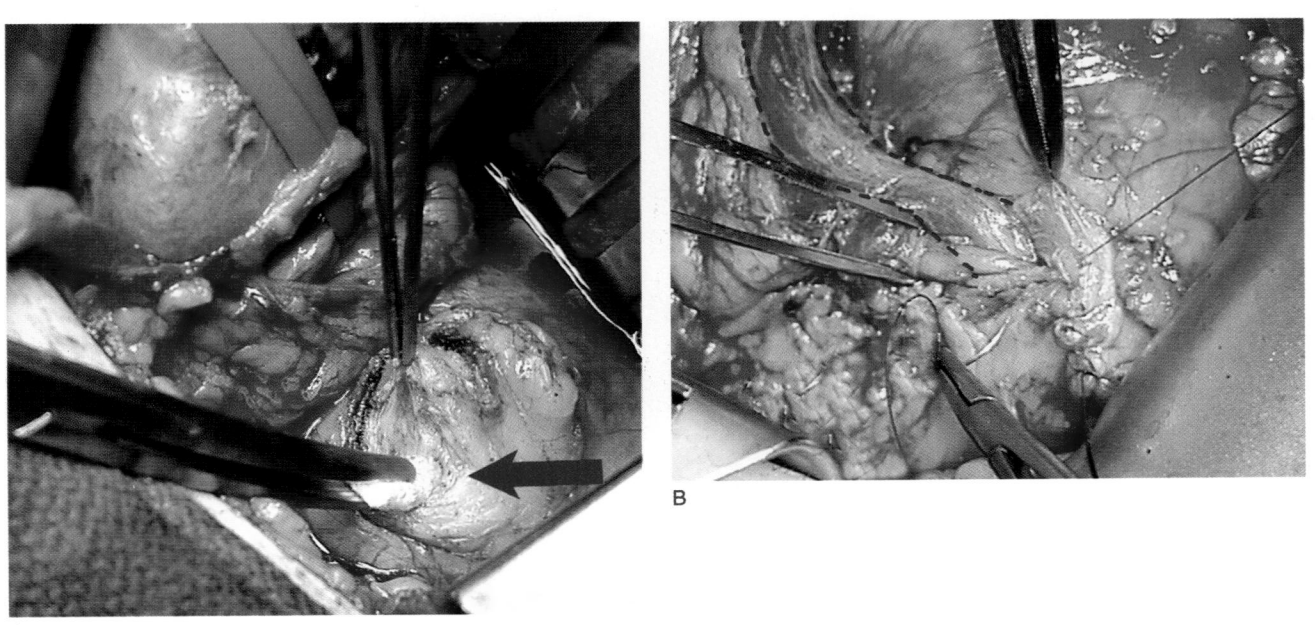

A

图 11-12　**A.** 切开膀胱逼尿肌（箭头所示），为膀胱和输尿管的吻合做准备；**B.** 将逼尿肌缝合，覆盖输尿管（虚线所示）和膀胱吻合口表面，一直延续到输尿管远端，形成防反流隧道

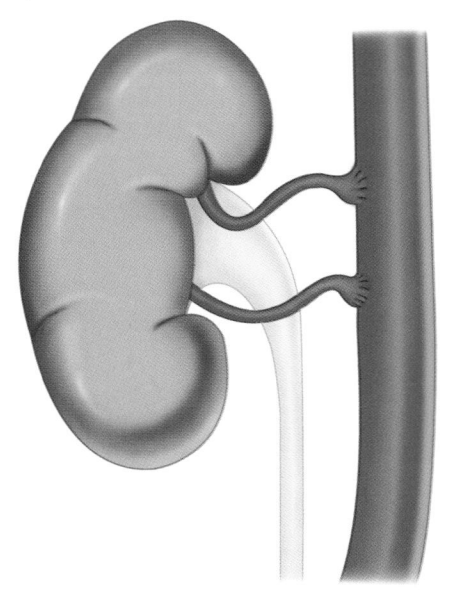

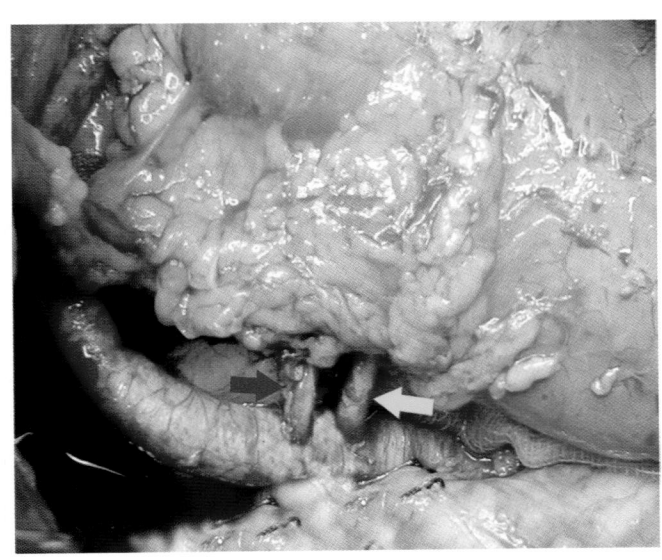

A

图 11-13　多支肾动脉的吻合方式。**A.** 移植物的两个动脉分别和受体的髂外动脉吻合（蓝色箭头和黄色箭头）

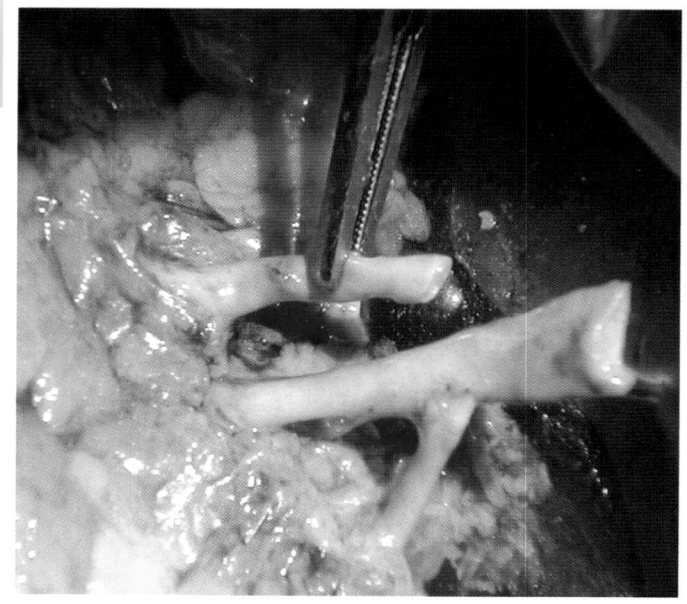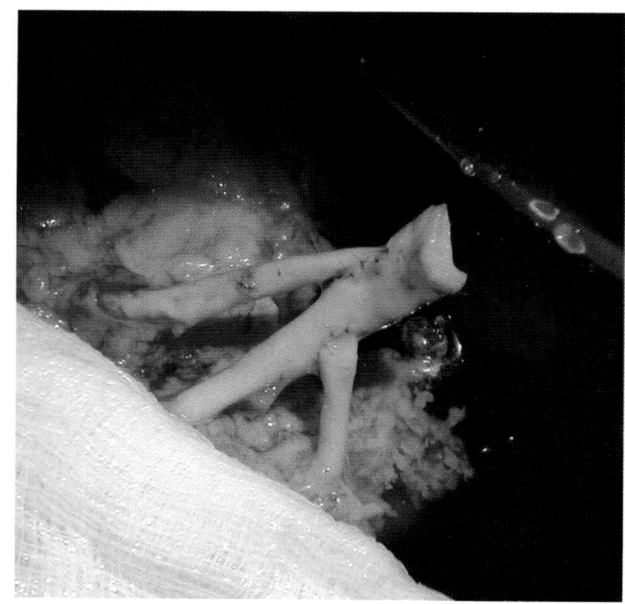

B

图 11-13(续) B. 在修肾时,将分支血管以端-侧方式吻合到供肾动脉主干

是儿茶酚胺介导或免疫抑制剂的副作用,通常使用钙离子拮抗剂治疗效果较好。然而,如果是继发于容量过度,常合并肾功能恢复不良,需要透析治疗。

事实上对于术后反复监测移植肾的功能变化,在术中肾脏再灌注后就已开始,这是术后一项非常重要的监测项目。肾功能良好表现为肾色泽、质地正常,且有尿,尿量是术后最易观察和测量的反映移植肾功能的指标。移植尿尿量变化可以从无尿到多尿,术后监测的尿量需要对比术前受者的尿量情况。如果术前无尿,移植术后尿量正常,则移植肾功能良好。如果术前尿量很多,而术后尿量正常并不一定意味着移植肾功能正常,可能产生的尿主要来自于原有肾脏。实验室化验评估移植肾功能主要指标包括血尿素氮和肌酐水平。

术后受者根据早期移植肾功能可被分为三类(按尿量和血肌酐水平):①移植肾功能良好,指术后尿量丰富,肌酐迅速下降;②移植肾功能不良,指术后中等程度的功能不全、尿量中等量、肌酐缓慢下降,但无需透析治疗;③移植肾功能延迟恢复,指术后功能完全丧失,需要透析治疗[44]。

尿量减少或少尿是肾移植术后的主要担忧,主要因为尿量易波动起伏,其他原因包括导尿管的梗阻问题、血管栓塞问题、尿瘘或尿道梗阻问题、早期急性排斥反应、药物毒性或移植肾功能延迟恢复问题(表 11-4)。上述问题的早期诊断很重要,是基于对受者即时尿量来判断,结合检查导尿管是否被血块或碎片堵塞,以及根据推断采取辅助检查协助诊断,包括多普勒超声、核素扫描或肾活检。

表 11-4 肾移植术后早期血肌酐水平升高原因

	特 性	诊 断	治 疗
血容量减少	• 中心静脉压降低 • 尿量减少 • 低血压 • 出血引起的低蛋白血症	检查血红蛋白和中心静脉压	适当的液体补液
血管血栓形成	• 尿量突然减少 • 暗色血尿 • 移植物肿胀	• 多普勒超声	• 再次手术探查行血栓摘除术或者肾切除术
膀胱出口堵塞	• 导尿管内有血凝块 • 尿量突然减少	• 体格检查或者超声检查膀胱膨胀	• 冲洗或者更换导尿管
输尿管堵塞		• 超声显示输尿管积水	• 做经皮肾盂造影 • 淋巴囊肿引流(如果是输尿管阻塞)
药物毒性急性排斥反应	• 环孢素或者 FK506 药物浓度偏高 • 有低血药浓度或者组反应性同种抗体等危险因素	• 检查血药浓度 • 肾组织活检	• 减少药物剂量 • 管理甾族化合物或者抗淋巴细胞治疗 • 血浆置换(如果是体液免疫,静脉注射免疫球蛋白)

并发症

及时判断潜在的外科和内科并发症很重要,早期做出诊断,给予适当的处理可以减少对移植肾和受者的不利影响。早期可能发生的并发症包括出血、血管并发症、泌尿系统并发症、淋巴瘘以及其他一些类型。

出血

肾移植后出血不常见;通常来自移植肾门组织的未结扎血管或来自受者的后腹膜组织。血细胞比容减少、低血压或心率增快提示有出血的可能。由于局部形成压迫填塞,很少采取外科探查止血。但出现需要持续不断输血、血液循环不稳定或移植肾被血肿压迫时,完全具备再次手术指征。

血管并发症

牵涉到的血管并发症包括供体血管(肾动脉栓塞或狭窄,肾静脉血栓)和受者血管(髂动脉栓塞、假性动脉瘤和深静脉血栓 DVT),或两者兼有。肾动脉血栓通常发生于移植术后早期,不常见,发生率不到 1%,但后果严重,通常导致移植肾丧失。技术问题如动脉内膜剥脱或动脉扭转是动脉栓塞的典型原因。其他危险因素包括低血压、有多支肾动脉、动脉内膜未知损伤、超急性排异反应、反复急性排异和高凝状态。有上述前提时突然出现尿量减少,彩色多普勒超声检查动脉血流可明确诊断动脉栓塞。可急诊切除血栓,此种情况多数无法挽回,需切除移植肾。肾动脉狭窄多发生于术后远期,表现为移植肾功能不全或高血压。首选治疗是动脉放射介入治疗,如无效考虑手术。

肾静脉血栓并不像其伴行动脉形成血栓那样容易,但也可以最终导致移植肾丧失,原因包括肾静脉成角或扭转、血肿或淋巴瘘压迫、吻合口狭窄以及潜在的 DVT 血栓压迫,多普勒超声即能确诊。治疗上急诊切除血栓很少挽回移植肾,通常需要切除肾脏。而由吻合静脉处栓塞使受者自身血管栓塞(包括 DVT 和肺动脉栓塞 PE)并非少见,DVT 发生率接近5%;PE 发生率为 1%,高危因素包括受者年龄超过 40 岁、高凝状态、糖尿病和有 DVT 病史。治疗上对于高危受者,建议术后使用低分子量肝素预防性抗凝。

泌尿系统并发症

泌尿系统并发症,以尿瘘或尿道梗阻常见,肾移植术后总体发生率在 2% ~10%,原因多与移植肾输尿管的血供差及缺血损伤有关。尿瘘多发生于吻合口部位。除了输尿管缺血外,其他原因还包括输尿管短造成张力过大以及直接的外科损伤。临床上该并发症通常发生于早期(移植术后 5 周内);表现为发热、疼痛、移植肾区肿胀、肌酐水平升高、尿量减少及引流管尿液。尽管经皮肾造口造影是最确切的诊断方法,但早期给予马尿酸肾脏扫描成像即能确诊。治疗上尽管经皮肾造瘘术放置支架可以较好地处理小量尿瘘,但早期外科探查重新包埋输尿管通常也是有手术指征的。

输尿管梗阻可发生于早期或晚期。早期梗阻可继发于水肿、血块堵塞、血肿或输尿管有张力。晚期梗阻一般是由于慢性缺血引起的瘢痕和纤维化所致。病人表现为血肌酐水平不断升高,彩色多普勒超声发现早期肾积水对梗阻有较好的提示

作用。经皮穿刺间隙扩张,放置腔内或腔外支架是早期较好的治疗方法。如果需要反复扩张并放置支架,可以考虑外科干预(如输尿管重新包埋或使用原有输尿管行肾盂输尿管吻合术)。

淋巴囊肿

淋巴囊肿一般是由于受者手术中淋巴管切断后瘘出的淋巴液汇集而成,报道的发生率为 0.6% ~18%,一般至少术后2 周后才会发生。症状通常与淋巴瘘占据范围和对周围组织的压迫有关(如压迫输尿管、髂静脉、移植肾动脉),病人表现为高血压、移植肾侧水肿以及肌酐升高。彩色多普勒超声可定位积液,必要的穿刺抽吸排除积液来源于尿瘘囊肿、血肿或脓肿。标准的外科治疗是建立腹腔通路引流至腹腔吸收,可以采取腹腔镜,也可开腹。还可经皮穿刺置管引流,并可选择注入硬化剂治疗;但有复发几率,或增加感染的风险。

其他并发症

肾移植术后的内科并发症很多。感染可能是最常见的,但由于近年来预防性用药的升级,发生率也显著降低。常见的感染部位包括泌尿系统、肺和切口。其他非感染的内科并发症包括心血管、消化道以及神经系统方面,已经在术后部分详细讨论过,多数与免疫抑制药物的副作用有关。

术后远期维护

肾移植术后远期维护的目标是优化免疫抑制方案、仔细监测移植肾功能、密切关注有无并发症发生,主要是直接或间接与免疫抑制剂有关的并发症。优化免疫抑制方案是根据受者个体化需求调药。发生排异反应风险低的受者可以将免疫抑制剂的剂量下调,以减少副作用所引起的并发症,同时还要密切关注药物浓度变化的顺应性;移植术后的病人在术后远期容易放松对药物浓度的调整。监测移植肾功能变化可以发现药物浓度顺应性的变化,但更重要的是有助于监测到晚期排异反应、原发病的复发或晚期的外科问题(如移植肾动脉狭窄或尿道狭窄)。受体其他潜在的晚期并发症包括高胆固醇血症、高甘油三酯血症和高血压,这些或许与免疫抑制剂有关或无关。监测预防恶性肿瘤的发生(尤其是皮肤、结直肠、乳腺、宫颈和前列腺等部位)是非常重要的,即使这些恶性肿瘤的发病率与一般人群比较无差异。理想的是,移植术前病人应该接种流感杆菌、肺炎链球菌和脑膜炎双球菌疫苗,以便预防术后这些微生物引起的感染并发症。

预后

近 30 年来,由于免疫抑制剂的改进、器官保存恢复技术的改良、围术期监护和术后感染治疗的加强,肾移植预后稳步提高[46~48]。自从 20 世纪 80 年代后期,现代免疫抑制剂的改进就成为推动因素,尤其在面对先前被认为高风险的受者如糖尿病病人、儿童和老年病人时推动作用明显。

目前多数移植中心报道的肾移植术后 1 年存活率超过95%(表 11-5)。活体肾移植仍然比尸体肾移植有优势,但也因为现代免疫抑制剂的发展而不那么突出。以病人移植后的生存情况来评估,有糖尿病的肾病病人选择移植比选择透析获益最多,不移植而透析,5 年生存率为 26%,移植则生存率升至 80%。肾移植所有受者的主要死亡原因来源于心血管

方面(心肌梗死或卒中);感染并发症占不到3%,而发生恶性肿瘤占2%。

表 11-5	不同类型器官移植术后病人生存率一览表				
移植术后时间	3 个月	1 年	3 年	5 年	10 年
1. 肾脏					
死亡供体	97.9	94.7	88.1	80.7	60.7
活体供体	99.2	98.0	94.5	90.4	76.4
2. 胰肾联合移植 　（SPK）	97.7	95.1	90.8	85.8	69.2
3. 肾移植后胰腺 　移植（PAK）	98.3	95.5	89.9	83.6	60.7
4. 单纯胰腺移植 　（PTA）	97.9	94.9	91.6	90.2	66.9
5. 肝脏					
尸体供者	93.2	86.9	79.0	73.4	59.4
活体供者	95.8	91.2	82.9	76.8	76.2
6. 肠道	93.2	87.5	62.6	50.2	40.6
7. 心脏	92.9	88.1	80.2	73.7	53.4
8. 肺脏	93.2	84.9	66.4	51.6	25.6
9. 心肺联合移植	77.8	66.7	53.8	43.4	27.3

PAK=肾移植后胰腺移植;PTA=单独胰腺移植;SPK=胰腺肾脏联合移植

自从20世纪90年代早期,急性排异反应的发生率就稳步下降,目前多数中心报道1年急性排异反应发生率已下降至10%～20%,这种下降是肾移植生存率得到明显改善的主要原因,目前所有中心的5年生存率能达到75%～80%,10年生存率能达到60%～65%[49](表11-6)。目前,导致移植

表 11-6	不同类型器官移植术后存活率一览表				
移植术后时间	3 个月	1 年	3 年	5 年	10 年
1. 肾脏					
死亡供体	94.3	89.5	78.6	67.1	40.8
活体供体	97.2	95.1	88.4	80.3	56.5
2. 胰肾联合移植 　（SPK）	89.2	85.2	79.3	71.1	54.5
3. 肾移植后胰腺 　移植（PAK）	86.7	78.7	67.3	56.4	27.6
4. 单纯胰腺移植 　（PTA）	87.5	72.8	58.4	53.4	25.9
5. 肝脏					
尸体供者	89.6	82.4	73.6	67.4	53.0
活体供者	90.0	84.0	76.0	68.8	66.5
6. 肠道	88.2	78.5	50.6	40.1	27.9
7. 心脏	92.0	87.5	79.4	72.6	51.5
8. 肺脏	92.5	83.3	64.4	48.9	23.4
9. 心肺联合移植	75.2	64.1	53.1	41.5	26.5

PAK=肾移植后胰腺移植;PTA=单独胰腺移植;SPK=胰腺肾脏联合移植

肾丧失的最主要的原因是受者死亡(通常死于心血管方面的疾病),而移植肾功能正常。第二位的死亡原因是移植物肾病,该病造成移植肾慢性、持续性的功能损害,病因可能为免疫性或非免疫性[50,51]。外科技术造成的移植物丧失仅占2%左右。

胰腺移植

糖尿病是临床非常常见的疾病,会造成巨大的医疗、社会和经济负担。在北美,糖尿病是肾衰竭、失明、非创伤性截肢和性无能的首要原因。1922年Banting发明胰岛素成功地使糖尿病由致命性疾病转为慢性疾病。然而,即使用外源性胰岛素可以阻止高血糖引起的急性代谢性并发症,降低继发于糖尿病并发症的发生率,但也无法恢复成胰腺功能正常的人一样,能够保证自身稳定的血糖水平,只有拥有一个功能正常的胰腺才能在血糖变化时即时调整体内胰岛素分泌量。

成功的胰腺移植可以使糖尿病病人摆脱胰岛素,恢复正常血糖水平,拥有像正常人一样具有调控血糖功能的胰腺。移植胰腺还具有阻断糖尿病并发症进展的潜在功能。目前要达到维持血糖正常而不使用胰岛素的状态,只能通过成功的胰腺移植技术实现,目前无任何外源性胰岛素可以达到上述效果。除了能达到较好地控制胰岛素代谢,减轻糖尿病继发损害的目的外,与注射外源性胰岛素相比,胰腺移植根本上提高了病人的生活质量。实际上,使用外源性胰岛素,每天要测量4次血糖,并随后要注射4次胰岛素,并且随时要准备好注射针头,就如肾衰竭后透析一样,使病人负担过重。而胰腺成功移植后可以完全解除这些负担,避免如此频繁的侵入性血糖监测。

目前,胰腺移植后需要使用免疫抑制剂已成为其主要短板。临床上倾向于选择糖尿病合并肾衰竭也需要进行肾移植的病人作为胰腺移植的主要候选者,肾移植术后也需要服用免疫抑制剂来预防排异,这样对胰腺也有免疫保护作用。然而,如果无合并尿毒症的糖尿病病人(PTA),不满意日复一日的糟糕生活质量[如不稳定血糖伴酮症酸中毒或低血糖发作,糖尿病造成的严重的视网膜病变、肾病、神经病变和(或)肠病],选择胰腺移植,服用免疫抑制剂而停用胰岛素[52]。随着免疫抑制剂越来越安全,PTA病人选择胰腺移植的会趋于增多。

历史

人类首例胰腺移植是1966年开展的,但随后多年内未再开展。20世纪70年代,少数机构开展了为数不多的胰腺移植,多数因为排异问题而罕有成功的报道。20世纪80年代情况发生了很大的改观,原因是外科技术的改进和环孢素作为免疫抑制剂应用于临床。而美国1987年UNOS的介入,促进了器官的全国范围的获取和分配。胰腺移植也因此出现稳定的发展。到20世纪90年代中期,美国每年有超过1000例胰腺移植,同时预后也随着更新一代的免疫抑制剂如他克莫司和MMF的应用而得到改善。

预后随着外科技术的改进也得以改善。直到20世纪70年代中期,以下三种技术才得以运用:肠道内引流(ED)、泌尿系统引流(起先是引入输尿管,后来改良为直接埋入膀胱)以

及导管注射。20 世纪 80 年代,膀胱引流(BD)被证明安全,而且通过对尿液成分的检测分析可以方便监测胰腺功能的变化,因此 BD 成为所有胰腺移植受者的主流术式。20 世纪 90 年代,引流方式又回到了 ED 方式,尤其在同时进行了肾移植的病人,这些病人的血肌酐水平可以被用来作为胰腺排异的标志物,前提是胰腺和肾脏来自于同一供体。

术前评估

胰腺移植病人的术前评估与糖尿病肾移植病人的术前评估实质上无本质不同。最重要的是评估心血管系统,因为冠心病可能不合并心绞痛[53]。非侵入性检查并不能确诊冠心病,故还需要常规进行冠状动脉造影。术前还要进行神经、眼科、代谢和肾脏等方面的功能测评,评估糖尿病对上述器官损害的程度。排除任何可能存在的移植禁忌证,如恶性肿瘤或活动性感染。糖尿病病人周围血管疾病发病率较高,彻底评估周围血管系统情况是必要的。还需要评估髂血管,因为手术选取髂血管作为入胰的供血血管。

一旦候选者经过评估,确定无手术禁忌证,适合进行胰腺移植,决定选择何种胰腺移植术式最佳也很重要。首先,需确定肾功能的受损程度,决定是否同步进行肾移植。有稳定肾功能的受者(血肌酐小于 2mg/dl,尿蛋白不高)适合行 PTA 手术。然而,肾功能中等程度受损很可能还是需要肾移植,因为在胰腺移植术后使用钙调磷酸酶抑制剂,肾功能还会进一步受损。

对于胰腺和肾脏联合移植的病人,可有多种选择。两个脏器可以同时或分时移植,可选择活体或尸体供体,也可两种同时用。选择何种最佳取决于该病人移植肾的功能、供体的质量和个人倾向性。以下是目前可能的选择:

- 尸体供体,同时行胰肾移植(simultaneous pancreas-kidney transplant,SPK):世界范围内最常见,尸体 SPK 的技术成熟,肾脏和胰腺远期生存效果好,同时移植可以同时取得摆脱透析和胰岛素注射的良好效果。免疫方面,急性排异反应发生率比 PTA 受者明显降低。
- 先行活体肾移植,数周到数月后行尸体胰腺移植(肾移植后胰腺移植 pancreas after kidney,PAK):当前如果有合适的活体供肾者,处于尿毒症期的病人先行活体肾移植,尽可能地摆脱透析治疗。而且活体肾移植比尸肾的远期预后好。随后再行胰腺移植,这种序贯移植的结果是整体并发症发生率下降。或许是由于在进行胰腺移植时,受者尿毒症已好转,处于较好的代谢和营养状况下[54]。不利的是 PAK 受者胰腺的长期存活情况较 SPK 受者仍然有些差距。
- 同时进行尸体胰腺移植和活体肾移植:对于肾脏功能尚未进展到需要透析程度而有适合活体供者的候选者,可列入等待胰腺移植的名单中。有合适的尸体供胰时,同时安排活体肾供者手术,两个器官的移植一次性手术完成,活体供肾缩短了受者的等待时间[55]。不利处是技术上要求高,需要组织两个手术团队,同时在两个手术间手术。且活体供者和受者可能不在一个城市,需要供者克服地域困难来医院接受急诊供肾切取术。
- 活体供胰供肾,SPK 移植:有合适的活体供胰联合供肾者,捐献一支肾脏和半个胰腺。此种选择对于体内预存高水

平抗体的受者或很难获得尸体器官的受者尤其合适。此种完全依赖活体供者方式的主要缺点是外科手术操作上供者存在巨大的风险和潜在的死亡率。

外科手术

胰腺移植成功的一个关键环节是供者胰腺的初始修整准备工作。直接对胰腺进行直观的检查是确保供体胰腺适合移植的最佳或唯一的方法(图 11-14)。供体胰腺出现硬化、钙化或明显的颜色异常等情况,放弃使用。植入供体胰腺前的外科修整包括切除脾脏和多余的十二指肠,从根部结扎肠系膜血管的分支(图 11-15A ~ C)。入胰血管是脾动脉和肠系膜上动脉,出胰血管是门静脉。在将供体胰腺植入受体前进行动脉重建。通常将供体的肠系膜上动脉与脾动脉通过连接,中间使用倒转 Y 形的髂血管搭桥(图 11-15D 和图 11-16);这样受体侧只需缝合一个吻合口。

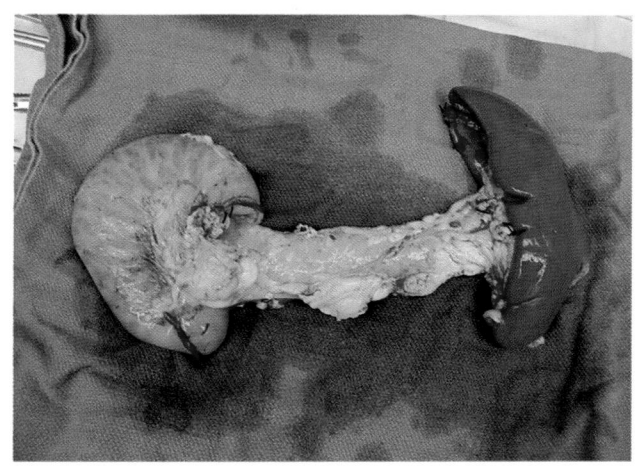

图 11-14　移植胰腺修整前与脾脏一起

胰腺植入后的血管重建为:将 Y 形搭桥动脉的另一端与受体髂总动脉或腹主动脉远端吻合;通过搭桥血管可以将胰腺的门静脉端与受体髂静脉吻合(体静脉回流,图 11-17),或与受体肠系膜上静脉吻合(门静脉引流)[56]。如果同时移植肾脏和胰腺,均放置腹腔内,肾脏在左侧髂窝,胰腺在右侧髂窝(图 11-18)。如果胰腺通过门静脉系统回流,通常放置于较高的中腹部(图 11-19)。

一旦胰腺血流恢复,必须尽快对胰腺的内分泌液引流。引流方式包括(供体十二指肠与受者膀胱吻合(图 11-20)或与小肠吻合,与小肠吻合可选择保持肠道的完整或选择 Roux-en-Y 的肠段。一些中心习惯 ED,一些习惯 BD,还有一些根据受者情况选择。目前无论是 ED 还是 BD 外科风险都相对较小。BD 的优势是通过检测受者尿液中淀粉酶含量可以分析移植胰腺的内分泌所产生的酶学变化,尿中淀粉酶分泌量下降是排异的敏感指标,但不是绝对特异性指标。在出现高血糖前,尿液中淀粉酶的量已下降。血中淀粉酶的上升早于尿中淀粉酶的下降,但只靠血淀粉酶的值判断缺乏敏感性(因血淀粉酶不一定上升,但尿淀粉酶总是会下降),不足以作为诊断排异的特异指标。两种引流方式发生吻合口瘘的比例相似,但小肠瘘的后果远比膀胱瘘严重得多。BD 的缺点是导致并发症如脱水、酸中毒(尿液丢失碱性的胰腺分泌液)和膀胱

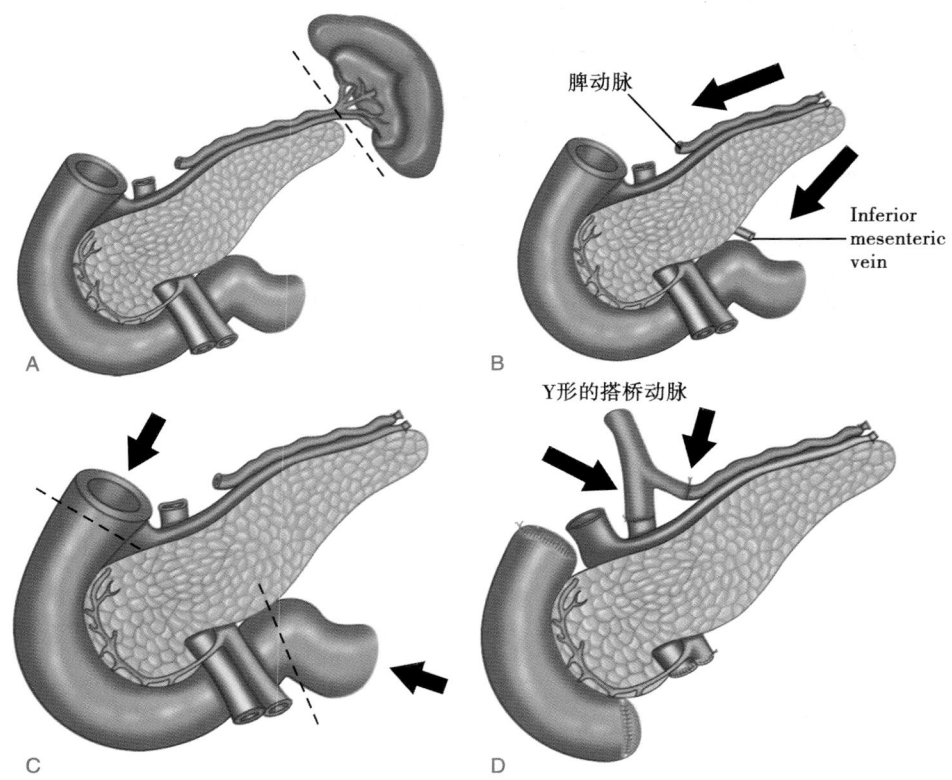

图 11-15 移植胰腺的修整。步骤包括:**A.** 摘除脾脏;**B.** 去除胰尾上下缘的组织;**C.** 切除多余的十二指肠;**D.** 结扎肠系膜血管根部的分支,重建 Y 形的搭桥动脉

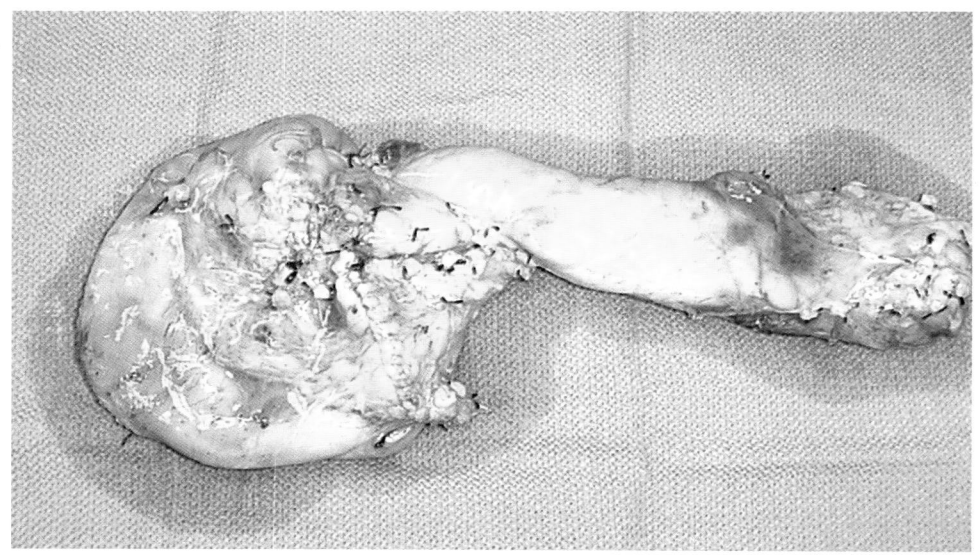

图 11-16 修整完成后拟植入受者体内的完整胰腺

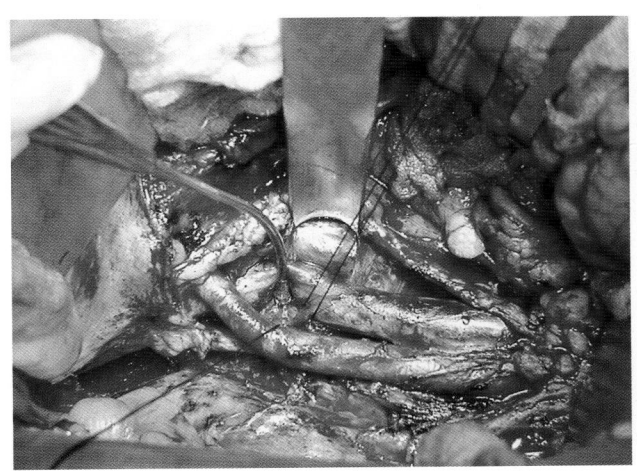

图 11-17　游离的髂血管,备胰腺植入时血管吻合用,已切断髂内静脉并结扎残端

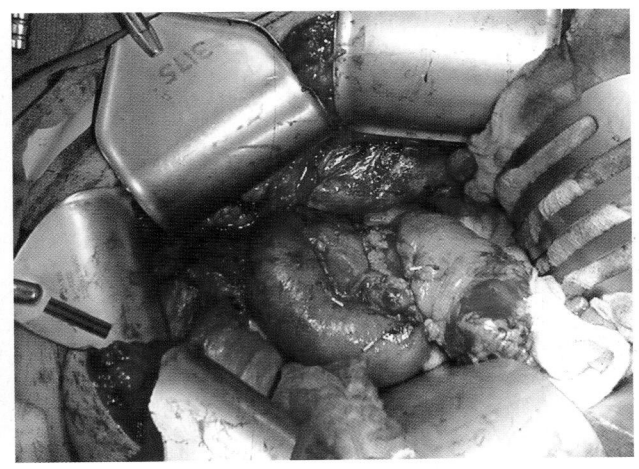

图 11-18　胰腺血管重建完成后恢复血流灌注

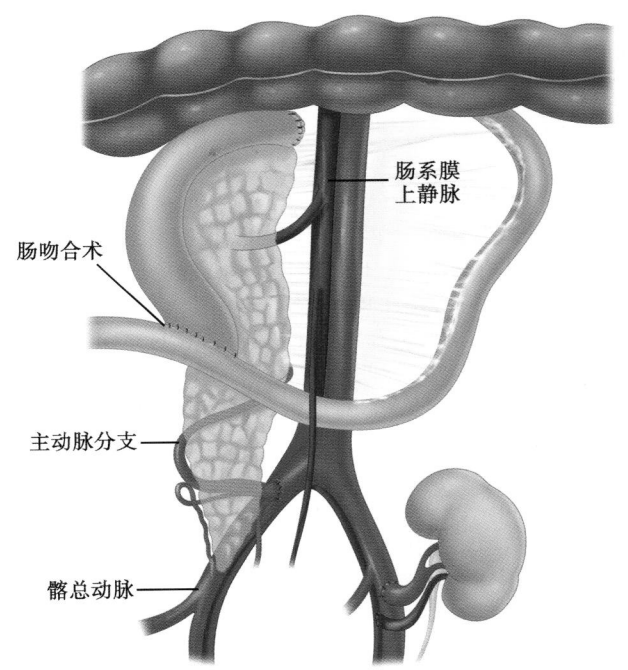

肠系膜上静脉

肠吻合术

主动脉分支

髂总动脉

图 11-19　胰腺肾脏联合移植,使用门静脉回流和肠道引流术式。胰腺固定于腹部较高位置,胰头指向头部

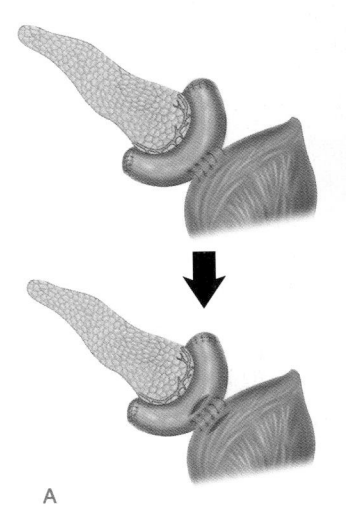

图 11-20　将受体膀胱与供体十二指肠缝合两层吻合,引流胰腺的外分泌液

A

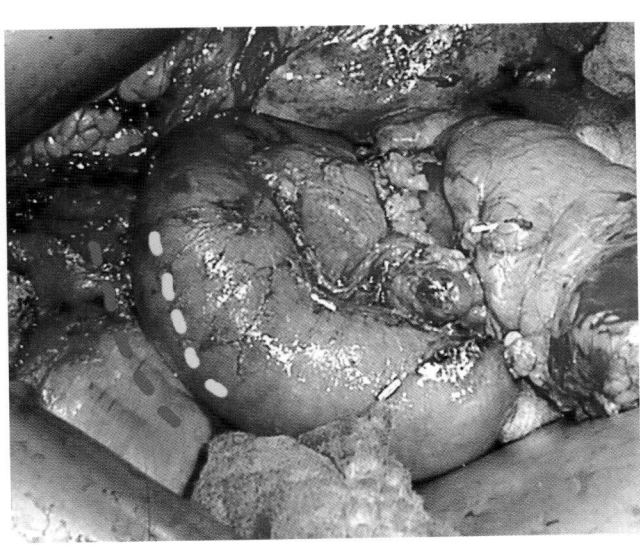

B

局部问题如感染、血尿和膀胱炎。上述慢性并发症导致10% ~ 20%的受者最终由 BD 改为 ED。

ED 符合生理,且远期并发症较少。但由于缺少尿淀粉酶,对排异反应的监测不足。SPK 病人的排斥反应几乎总是同时影响胰腺和肾脏,血肌酐水平可以作为胰腺是否排异的监测指标。因此,多数中心对于 SPK 病人使用 ED 引流术式。如果肾脏和胰腺来源于不同供体,或实施单纯的 PTA,则倾向于 BD 术式,以便早期监测胰腺的排异反应。

术后监护

一般来说,胰腺移植病人术后不需要进入重症监护。每天查血糖、血色素、电解质和淀粉酶。如果血糖无法短时间内正常,每天还要增加血糖监测频率。胃肠功能恢复前给予鼻饲营养和静脉补液支持。围术期早期,使用胰岛素控制血糖不超过 150mg/dl,减少高血糖对 β 细胞的损害。使用 BD 术式的病人,Foley 尿管放置 10 ~ 14 天。多数中心预防性使用抗细菌、真菌和病毒感染药物。此外,许多中心常规采取措施预防移植胰腺血栓形成,包括小剂量肝素、低分子肝素或术后第一周口服抗血小板制剂。

并发症

术后监护的重要内容是监测排异和各种并发症(外科的和内科的)。血清肌酐升高(SPK 受者)、尿淀粉酶下降(受体采用 BD 术式)、血淀粉酶升高或血糖升高可以用于鉴别胰腺排异反应的发生。不幸的是,胰腺移植后的并发症很常见,移植胰腺由于具有内分泌功能以及血供差易于发生特有的一系列并发症。自 20 世纪 90 年代以来由于器官保存技术、外科技术、预防性药物和免疫抑制剂的改善,移植胰腺相关的并发症发生率显著下降[57]。分别就潜在的并发症逐一论述。

血栓栓塞

UNOS 登记的关于胰腺移植血栓栓塞的发生率为 6% 左右。尽管像小剂量肝素、右旋糖酐或抗血小板的抗凝药物有增加术后出血风险的可能性,许多中心还是会在围术期早期使用这些药物。动脉或静脉血栓栓塞在术后头几天内最常见,临床上的预兆有血糖升高、胰岛素用量增加、尿淀粉酶降低。静脉血栓栓塞的临床特征为血尿、移植物触痛合并肿胀和同侧下肢水肿。治疗上要摘除移植物。

出血

术中仔细地处理出血点会降低术后出血的比率。使用抗凝和抗血小板药物会加重出血,使用这些药物的益处大于风险。根据 UNOS 的登记数据,出血引起移植物丧失的比率不到 1%,远小于血栓栓塞所致的移植物丧失率。明确的出血应立即再次手术探查。

胰腺炎

多数移植胰腺的炎症发生在早期,倾向于自限性,很可能与胰腺的保存缺血损伤有关。临床上表现除了高淀粉酶血症外,还包括胰腺压痛和发热。治疗上包括禁食水、补液。移植胰腺晚期胰腺炎可由膀胱尿液反流至胰管(BD 术式受者)或巨细胞病毒感染所致。反流可以通过放置支架管引流治疗,

偶尔需转为 ED 引流。巨细胞病毒感染可以使用合适的抗病毒药物治疗。

泌尿系外科并发症

泌尿系外科并发症几乎全部来源于采用 BD 方式的受者。胰腺移植术后头几个月血尿并不少见,但通常是短暂和自限性。膀胱内易形成结石,是以膀胱内缝线或与十二指肠吻合的钉子为中心形成的结石,通常合并反复发作的泌尿系统感染。治疗上,采取膀胱镜下去除缝线和钉子。外科瘘常见于十二指肠近端肠袢或十二指肠膀胱吻合口处,典型的发生时间是移植术后头几周内。少量瘘通过泌尿外科支架管引流至少 2 周成功处理好,更大的瘘需要外科手术处理。

其他泌尿外科并发症包括慢性、难治性、代谢性酸中毒,其成因为碳酸氢盐丢失、持续反复的尿路感染和尿道炎。与反复发作的血尿一样,这些并发症是受者由 BD 转为 ED 的主要适应证。大于 10% ~ 20% 的 BD 术式受者需要转为 ED 术式,而目前的趋势是在胰腺移植时即采用 ED 术式,因为泌尿系外科低感染率和低并发症率与采取 ED 术式有显著相关性,但这样也失去了通过尿淀粉酶进行观察的窗口。

感染

感染是胰腺移植术后一直存在的重要问题[58]。最常见的是表浅的伤口感染和腹腔内感染,通常与移植胰腺的并发症如瘘有关。治疗上,选择围术期适当的抗生素制剂(预防性应用针对革兰阳性和阴性及酵母菌的抗生素),感染率显著降低。即便如此,仍有 10% 的感染率,且与并发症发病率和死亡率明显相关。因此,如果发生严重的腹腔内感染(无论是否与上述并发症有关),都应强烈推荐手术探查并摘除胰腺,同时减少免疫抑制剂用量。

预后

美国胰腺移植登记(The International Pancreas Transplant Registry,IPTR)记录所有胰腺移植病人的数据。自从 20 世纪 80 年代中期,IPTR 的数据每年发布一次,显示胰腺移植的预后持续在改善(尤其以长期不使用胰岛素作为衡量标准)。移植后受者的生存率在三种主要类型的受者间比较无明显差别,3 年生存率均大于 90%。受者主要的死亡原因是术前即存在的心血管疾病;胰腺移植死亡风险很低(例如,PTA 病人 1 年的生存率大于 95%)。IPTR 公布的数据显示:移植胰腺 1 年存活率保持在高位,SPK 有 90%,PAK 有 85%,PTA 有 80%。三者之间的差别与肠道引流和单独胰腺移植这两种受者监测排异反应发生的能力下降有关。自从 20 世纪 90 年代末期,随着免疫抑制剂的发展和排异发生率的降低,这种差别在逐步减少[59,60]。

胰岛细胞移植

胰腺组织具有两种独立的功能系统(内分泌和外分泌功能),但胰腺移植只利用其内分泌功能。而许多整个实体胰腺移植术后的并发症与外分泌功能有关。因此,理论上只需要移植负责产生胰岛素的胰腺细胞即可满足要求,此想法非常有吸引力。

胰岛细胞移植即是将从供者胰腺提取的朗格汉斯胰岛细胞注射入糖尿病受者。注入体内的胰岛细胞分泌胰岛素,产生对血糖的即时调控,与整体胰腺移植达到相同效果,与体外注射胰岛素比较,胰岛细胞移植也能起到整体胰腺移植降血糖的作用。成功的胰岛细胞移植能够保证体内稳定的血糖水平,使糖尿病病人摆脱频繁的血糖监测和胰岛素注射带来的负担。血糖降低的同时减少各脏器的继发损害,显著提高了生活质量。

与胰腺整体移植相比,胰岛细胞移植并不属于外科操作范畴。由于受者只需短暂的恢复时间,一般是在门诊完成操作程序,故避免了外科相关的并发症和病死率,鉴于这种低风险操作,胰岛细胞移植理论上应该比胰腺移植应用前景更好。

一般选择合适的尸体供体获取胰腺,分离出胰岛细胞是一个复杂过程,大体是使用胶原蛋白酶溶液消化胰腺分离出胰岛细胞,并经纯化处理(如,从腺泡细胞分离出来)。纯化的胰腺细胞注入受者体内,最常见的是注入门静脉。胰岛细胞随即植入肝脏实质,分泌胰岛素进入血液循环。潜在的注射相关的并发症有门静脉高压、肝脓肿和菌血症。

胰岛细胞的主要缺陷(与整体胰腺移植相似)之一是需要长期服用免疫抑制剂。这使得胰岛细胞移植只限于合并肾衰竭的糖尿病病人,其肾移植术后常规需要服用免疫抑制剂。

胰岛细胞移植后所面临的一个免疫难题是对排异反应的监测和诊断很困难。一种可能避免使用免疫抑制剂的方法是在胰岛细胞外环包一层半透析膜,该技术称为微胶囊化。该胶囊可以允许小分子如氧气和葡萄糖到达胰岛细胞,还可使胰岛素透入体内血液循环。而同时,免疫分子和大分子如抗体被阻止到达胰岛细胞。胰岛细胞可以在膜内存活并发挥功能而免于免疫损伤。

胰岛细胞移植已开展多年,但总体效果不佳。1995 年,一项来自国际胰岛细胞移植注册系统的报道显示:270 例胰岛细胞移植的受者,只有 5% 的在 1 年后不依赖胰岛素。然而,近来有报道使用无激素的免疫抑制方案及多供体来源的胰岛细胞,对预后改善显著。这直接刺激了世界范围内许多胰岛细胞移植中心的极速发展,如果进一步持续推进改良预后,胰岛细胞移植很有可能将会代替整体的胰腺移植。

肝移植

过去 20 年里,肝移植领域取得了巨大的进展。在 20 世纪 80 年代初,肝移植还主要处于基础实验阶段,时至今日已成为急慢性肝功能衰竭的临床治疗选择之一。基于外科技术及器官保存技术的巨大进步、更高效的免疫抑制方案的诞生、抗感染治疗及关键围术期管理的逐步改善,肝移植受者的 1 年存活率已由 20 世纪 80 年代初的 30% 提高到现在的 85% 以上。尽管如此,肝移植的实施仍旧不能掉以轻心,因为它潜在的并发症会危及机体的各个主要器官和系统。

历史

20 世纪 50 年代晚期,人们对狗进行了肝移植的实验研究,以此揭开了肝移植的序幕。Thomas Starzl 于 1963 年尝试了人类首例肝移植。受者是一名患有胆管闭锁的三岁男孩,

但移植后不幸死于出血并发症。首例成功的人类肝移植出现在 1967 年,同样也是由 Starzl 所实施。然而,在接下来的十年中,肝移植仍处于实验阶段,存活率低于 50%。在这段时期,尽管存活率不高,外科技术及麻醉管理技术却在不断进步及完善。

直到 20 世纪 80 年代初,随着免疫抑制剂环孢素的问世及临床应用,肝移植取得了里程碑式的重大突破。由于病人存活率显著提高,肝移植很快成为临床有效的治疗选择之一。由于免疫抑制治疗、重症监护、外科技术及保存液等各方面的不断改善,肝移植效果在 20 世纪 80 年代的 10 年内有了持续的提高。在 80 年代末期至 90 年代肝移植数量显著增加,而等待肝移植的病人数量增加得更为迅猛。这种供肝相对短缺的情况造成了病人等待移植的时间延长以及在等待过程中的死亡率增加。

由于尸体供肝的等待时间越来越长以及在此期间的病人死亡率明显增高,促使人们开发新的肝移植外科术式,如劈离式肝移植及活体供肝移植等。这些新术式最开始应用于儿童病人,因为很难找到与之大小匹配的器官。然而,随着等待肝移植的成人病人逐渐增多,这些技术也被应用于成人。活体肝移植在诸如日本这样的国家发展尤其迅速,因为在那里尸体供者器官捐献的理念还没有被广泛接受。

术前评估

总体而言,肝移植适用于治疗各种急慢性肝功能衰竭。肝功能衰竭以一系列临床症状为特征(如腹水、静脉曲张破裂出血、肝性脑病和营养不良等),同时伴有提示肝脏合成功能损害的血生化指标的异常(如低白蛋白血症、高胆红素血症和凝血功能障碍)。肝功能衰竭的临床表现特点还往往与其发生原因相关,例如,急性肝功能衰竭的病人常常发生肝性脑病和凝血功能障碍,而患有慢性肝脏疾病的病人常常伴有腹水,胃肠道出血及营养不良。

肝移植适应证

许多肝脏疾病都可能通过肝移植治疗(表 11-7)。总体说来,这些疾病可以分为急性和慢性疾病,并可按肝脏疾病的病因进一步细分。慢性肝脏疾病是当今肝移植的主要适应证。在北美最常见的原因是慢性肝炎,其中丙型肝炎多于乙

表 11-7 肝移植的适应证	
胆汁淤积性疾病	α_1 抗胰蛋白酶缺乏症
原发性淤胆性肝硬化	酪胺酸血症
原发性硬化性胆管炎	囊性纤维化
胆管闭锁	恶性肝脏疾病
Alagille 综合征	肝细胞癌
慢性肝炎	神经内分泌肿瘤肝转移
乙型肝炎	暴发性肝功能衰竭
丙型肝炎	其他
自身免疫性肝炎	隐匿性肝硬化
酒精性肝病	多囊肝
代谢性肝病	Budd-Chiari 综合征
血色素沉积症	淀粉样变性
Wilson 病	

型肝炎。慢性酗酒可以加速肝炎的病情进展,尤其是丙型肝炎病人。慢性肝炎病毒感染发展到肝硬化通常比较缓慢,常常需要 10~20 年的时间。慢性肝炎也可以由自身免疫性原因所造成,常见于女性,此病可以在数月内急性进展或者迁延加重数年。酒精可加重由丙型肝炎引发的终末期肝病,但也可直接导致肝功能衰竭。事实上,酗酒在北美是导致终末期肝病的最常见原因,如果这些病人可以戒酒足够长的时间,他们就可能成为肝移植的合适候选者。

胆汁淤积性疾病也是等待肝移植的慢性肝脏疾病病人的主要病因之一。成人中,最常见的原因是原发性胆汁性肝硬化(primary biliary cirrhosis,PBC)及原发性硬化性胆管炎(primary sclerosing cholangitis,PSC)。原发性胆汁性肝硬化多见于中年女性,以小叶间胆管结构性损伤为特征,可以在数十年内进展为肝硬化乃至肝功能衰竭。原发性硬化性胆管炎以胆管的炎性损伤为特征,常见于年轻男性,而这些病人中大约有70% 伴有肠道炎性疾病。胆管闭锁是儿童最常见的胆管淤积性疾病,如果不经治疗,患儿往往在 1~2 岁时死亡。

许多代谢性疾病都可以导致慢性进展性肝脏损伤及肝硬化,例如遗传性血色素沉积症(一种以铁在体内慢性蓄积为特点的常染色体隐性遗传疾病,可导致肝硬化、心肌疾病及包括糖尿病在内的内分泌疾病)、α_1 抗胰蛋白酶缺乏症(在任何年龄段均可引发肝硬化,常在 10~12 岁之前)及肝豆状核变性(一种以铜排泄障碍为特征的常染色体隐性疾病,可表现为暴发性肝功能衰竭或慢性肝炎及肝硬化)。

肝细胞癌(HCC)常常发生在各种原因导致的肝硬化基础之上,常见原因包括乙型肝炎、丙型肝炎、血色素沉积症和酪氨酸血症等。肝细胞癌病人可能肝脏疾病较为稳定,但是往往因为已发生肝硬化而不适宜做肝叶切除治疗。因此,临床医师寄望于原位肝移植来去除肝脏恶性病灶并替换剩余的病人肝实质,既提高了肝功能,同时也去除了可能进一步癌变的残余病肝。最初,应用原位肝移植治疗肝细胞癌的病人长期存活率只有 30%~40%,直到采用一定的病人筛选标准之后,原位肝移植才成为真正有效的治疗方法。1996 年,Mazzaferro 等在米兰大学进行了一项具有里程碑意义的研究,具体阐述了适宜行原位肝移植治疗的肝癌病人的特征。人们现在把这些特征称为“米兰标准”,包括:①单发癌肿直径小于5cm,或 1~3 个肿瘤,直径均小于 3cm;②无血管侵犯或淋巴结转移。符合这些标准的病人 4 年存活率可以高达 85%,而超出“米兰标准”的病人 4 年存活率只有 50%。病肝切除后,检测有无肝癌血管侵犯非常重要,是目前肝癌病人接受原位肝移植治疗后最重要的死亡率预测指标。人们还发现,肝纤维板层癌(FIC)这个亚型的肝移植预后并不比非纤维板层癌更好。肝移植作为肝细胞癌病人的有效治疗方法之一,目前已得到广泛认可。现在人们关心的热点集中于大小及类型超出“米兰标准”的肝癌能否通过肝移植获益。很多其他导致肝功能衰竭的疾病也可通过肝移植治疗,例如 Budd-Chiari 综合征(继发于血栓形成后的肝静脉梗阻,引起肝淤血、腹水并最终导致肝脏损伤)和多囊肝(肝脏内很大数量的囊肿,根据其大小不同,可以导致程度不同的肝功能受损甚至衰竭)。

急性肝脏疾病通常也被称为暴发性肝功能衰竭(fulmi-nant hepatic failure,FHF),常发生于既往无肝脏疾病史的病人中,其特征为临床症状(如黄疸)一旦出现,肝性脑病及严重凝血机制障碍很快就表现出来。最常见的原因包括对乙酰氨基酚过量、急性乙肝病毒感染、多种药物和肝毒性物质及 Wilson 病等,但通常病因很难确定。治疗方法包括重症监护及支持,给病人以足够的时间自行恢复。能否自行恢复取决于以下几方面:①病人年龄(小于 10 岁及大于 40 岁的病人预后较差);②潜在病因;③肝损伤的严重程度(取决于肝性脑病、凝血功能障碍的严重程度及有无肾功能障碍;表 11-8)。部分病人在临床症状出现 8 周至 6 个月之后才出现延迟的肝功能失代偿情况,通常被称为亚急性肝功能衰竭,这些病人如果不接受肝移植治疗则几乎很难恢复。

表 11-8	急性肝功能衰竭病人肝移植指征
对乙酰氨基酚中毒	
pH<7. 30	
凝血酶原时间>100s(INR>6. 5)	
血肌酐>300μmol/L(>3. 4mg/dl)	
非对乙酰氨基酚中毒	
凝血酶原时间>100s(INR>6. 5)	
年龄<10 岁或>40 岁	
非甲非乙型肝炎	
肝性脑病出现前黄疸持续时间>7 天	
血肌酐>300μmol/L(>3. 4mg/dl)	

肝移植指征

慢性肝脏疾病出现单纯肝硬化并不是肝移植的指征。部分病人虽然有肝硬化,但是肝功能代偿能力良好,预期死亡率也较低。而处于失代偿期的肝硬化病人如不接受肝移植则预后很差。失代偿期肝硬化病人的症状和体征有:

- 肝性脑病(HE):早期可表现为轻微的睡眠障碍、抑郁及情绪不稳定。随着肝性脑病的进一步进展,可以表现为嗜睡、言语不清、严重的情况下可以出现昏迷。体检可出现典型的扑翼样震颤。血液检查可发现血氨水平增高。肝性脑病可以自发出现,但更多情况下有一定诱因,如自发性细菌性腹膜炎、胃肠道出血、镇静药的使用、便秘或过量蛋白质摄入等。

- 腹水:腹水通常伴随门脉高压出现。早期腹水的治疗主要以限钠摄入和使用利尿剂为主。如果治疗无效,病人需要进行反复腹腔穿刺大量放腹水(每次 4~6L)。经颈静脉门体分流术(TIPS)更适用于对利尿剂无效而需要频繁放腹水的病人,但 TIPS 可能加重肝功能衰竭并诱发肝性脑病。具有晚期肝脏病征象的病人,如发生高胆红素血症、肝性脑病、肾功能障碍等都不适宜采用经颈静脉门体分流术。

- 自发性细菌性腹膜炎(SBP):当慢性肝功能衰竭并发自发性细菌性腹膜炎时常提示病情进展。此病容易复发,细菌培养有 60% 是革兰阴性厌氧菌,其余主要是革兰阳性球菌。腹腔穿刺腹水标本中中性粒细胞计数大于 250 细胞/ml 可利于确诊。通常第三代头孢菌素对治疗 SBP 有效。

- 门脉高压出血：肝硬化病人发生静脉曲张的可能性有35%~80%。这些静脉曲张的病人中大约 1/3 会发生出血。初次出血后两年内再次出血的概率为 70%。每次出血的死亡率大约为 30%。因此，出血时的紧急治疗和预防再次出血是非常必要的。出血时可以使用内镜进行诊断并行套扎或硬化疗法来止血。其他治疗方法包括使用血管活性药物（如奥曲肽和垂体后叶加压素）、气囊填塞、经颈静脉门体分流术及紧急外科处理（如门体分流术和包括食管横断的断流术）。通常情况下内镜治疗失败的病人应尽可能接受急诊经颈静脉门体分流术来止血。β 受体阻滞剂可用于预防食管静脉曲张病人的初次及再次出血。

- 肝肾综合征（hepatorenal syndrome, HRS）：晚期肝脏疾病伴有腹水的病人出现少尿（每天尿量<500ml）和尿钠降低（<10mEq/L）即可诊断。这是一种肾脏功能障碍，通常没有结构异常，尿沉渣也是正常的。鉴别诊断包括急性肾小管坏死、药物肾毒性、慢性内源性肾疾病等。肝肾综合征的诱发因素包括大量利尿所致血容量减少、自发性细菌性腹膜炎或非甾体类抗炎药等。病人可能需要透析支持治疗，但唯一有效的治疗是肝脏移植。

- 其他：失代偿期肝硬化的其他症状及体征包括极度衰弱和乏力，有时可能是首发症状。衰弱和乏力可导致病人体力不济，不能满足工作需要甚至生活无法自理。此外，还常伴有营养不良和肌肉消耗，有时甚至非常严重。生化异常、严重肝脏疾病和合成功能障碍可导致血清白蛋白降低、胆红素升高以及血清国际标准化比值增高。

与慢性肝功能衰竭病人相比，暴发性肝功能衰竭病人通常病情急剧变差，需要更密切的移植术前护理。暴发性肝功能衰竭病人肝实质功能障碍更严重，常表现为凝血功能障碍、低血糖、乳酸酸中毒。并发感染也更为常见。此外，肾衰竭和神经系统并发症如脑水肿等发生的几率也明显增加。

凝血功能障碍通常继发于肝脏凝血因子合成功能障碍。暴发性肝功能衰竭可以因发生弥散性血管内凝血（DIC）而继发坏死。因暴发性肝功能衰竭病人常常伴发低血糖，应该对病人的血糖进行密切监测。可以静脉输注足量葡萄糖以维持正常的血糖水平。

暴发性肝功能衰竭病人细菌感染的发生率非常高，从另一方面也反映肝脏免疫功能障碍。感染常来自于呼吸及泌尿系统。此外，约 1/3 的暴发性肝功能衰竭病人可发生不同形式的真菌感染，常继发于念珠菌感染。败血症是肝移植的禁忌证，如果在移植前没有被发现，移植预后也较差。

多器官功能衰竭综合征以呼吸窘迫、肾衰竭、心输出量增加、体循环血管阻力降低为特征，也是暴发性肝功能衰竭的并发症之一。这可能是由于肝脏清除血管活性物质的功能障碍造成的。对这些病人，移植前行机械通气和透析治疗可能是必需的。血流动力学障碍可以表现为低血压和组织供氧障碍。

脑水肿在暴发性肝功能衰竭病人中也很常见。死于暴发性肝功能衰竭的病人中有 80% 有脑水肿的迹象。该病的发病机制尚不甚明确，但有可能是因为正常情况下应该被肝脏清除的神经毒性物质增多所造成的。脑水肿的诊断通常有一定困难，因为病人通常使用了镇静剂并处于机械通气状态中，从而使得临床检查较为困难。放射影像学检查的敏感性和特异性都较低。有些中心尝试采用颅内压（ICP）监测，并可针对性采用一定的治疗（如通气增强、给予甘露醇及硫喷妥钠等）以维持足够的脑灌注压（>50mmHg）。颅内压监测同时也可预测移植后神经系统恢复情况。持续脑灌注压小于40mmHg 与移植后神经源性死亡密切相关。颅内压监测用于有严重凝血功能障碍的病人有较高风险，同时也可能造成感染并且诱发颅内出血。

肝移植的适应证很广并在不断增加，绝对禁忌证不多且随着时代的变化还在逐步减少。受者并无明确年龄限制，他们的平均年龄还在稳定增长。适于肝移植的病人应该有良好的心肺功能。在等待肝移植的病人中，冠状动脉疾病并不常见，但伴有严重肝硬化的病人可能发生严重低氧血症及肺动脉高压。严重低氧血症或右房压>60mmHg 的病人肝移植术后存活率极低。其他的禁忌证与其他类型的移植相似，包括未得到良好控制的全身感染及恶性肿瘤。原发性肝癌伴转移，明显血管侵犯或肿瘤负荷过重等也不适宜接受肝移植。伴发其他类型肝外肿瘤的病人应在根治术后至少两年未复发才考虑肝移植。

目前，肝移植最常见的禁忌证之一是药物或某些物质的成瘾性。许多中心在考虑一个病人是否适合接受移植时，需要书面的正式文件记载以明确证明病人已戒瘾一段时间，证明其具有良好的依从性及未来长期服用化学药物治疗的意愿。

一旦确定病人具有移植的适应证并排除了禁忌证，应进一步仔细排除心血管、呼吸系统、神经系统、泌尿生殖系统及胃肠系统的疾病。血清学检查以排除病毒感染是非常必要的。对患有慢性肝脏疾病的病人，还应特别注意术前评估是否有肝肺综合征、肺动脉高压和肝肾综合征的征象。

肝肺综合征以肝内动静脉瘘造成的气体交换障碍为特征。这样的动静脉分流可以导致严重的低氧血症，尤其是病人处于直立位时（直立低氧血症）。肺内动静脉分流严重时，给予高浓度氧气吸入也只能部分改善低氧血症，这也是肝移植的禁忌证之一。

肺动脉高压只出现于小部分肝硬化病人中，确切病因还未知。在肝移植前排除肺动脉高压是至关重要的，因为在伴有不可逆性肺动脉高压的情况下外科手术死亡率非常高。

肝肾综合征的发生预示着肝脏疾病急剧恶化，是肝移植的明确适应证。与没有肾功能不良的病人相比，患有肝肾综合征或伴有其他原因造成的肾衰竭病人接受肝移植治疗的预后较差。因此，肝移植前应尽量避免或逆转肾功能不全。一旦明确肾功能不全的原因，就应立即开始治疗，包括采用有创性血容量监测以维持适宜的血容量、腹腔穿刺放大量腹水、停用肾毒性药物、使用非升压剂量的多巴胺、正确使用利尿剂等。如果以上治疗不奏效，则应进行透析直到移植。

慢性肝功能衰竭病人在肝移植等待过程中的死亡率可以

很准确地通过终末期肝病评分(model for end-stage liver disease,MELD)进行预测。MELD 的计算公式如下:

$$MELD \text{ 评分} = 3.8 \times \log(e)(\text{胆红素 mg/dl}) + 11.2 \times \log(e)(\text{INR, 国际标准化比值}) + 9.6\log(e)(\text{血肌酐 mg/dl})$$

MELD 评分越高,预示病人病情愈重,死亡率也就越高。在美国已证实这套评分系统是一项非常有效地分配肝源的指标,病情越重的病人享有优先权。这项评分系统并没有将肝细胞癌等特殊情况考虑在内,而这些特殊情况必然也会增加等待期间的死亡率。对于这些特殊情况,美国还有评分以外的条例以保证他们得到及时的肝移植。

手术过程

手术过程可以分为三个时期:无肝前期、无肝期和无肝后期。无肝前期需要游离受者病肝以备切除(图 11-21),其基本步骤包括游离肝上下腔静脉、肝下下腔静脉、门静脉、肝动脉以及分离胆总管(图 11-22)。由于存在凝血功能障碍和门脉高压,受者病肝切除可能是整个移植手术中最困难的部分。麻醉师必须要有应对大量失血的准备。

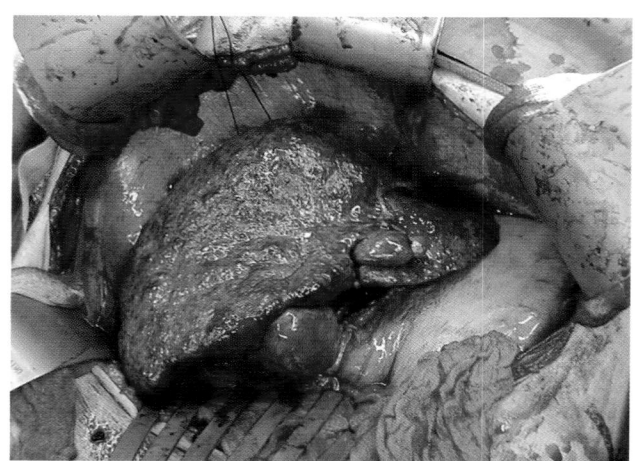

图 11-21 已游离的、准备完全切除的硬化肝脏

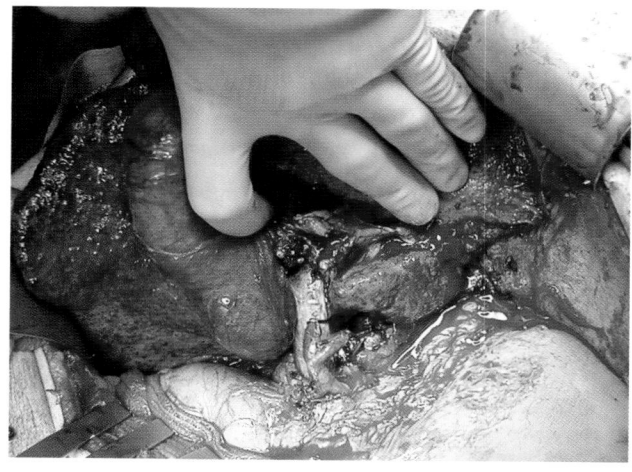

图 11-22 已游离的病肝肝动脉、门静脉及胆总管

上述管道游离完毕就要开始使用血管夹。受者肝脏切除

后即开始了无肝期,该期的特点是由于肝下下腔静脉和门静脉阻断造成的静脉回心血量减少。有些中心在无肝期常规使用静脉转流系统(VVB),采用股静脉和门静脉插管将下肢及肠道的静脉血通过中央静脉插管回流到心脏。转流可能的好处包括:①维持血流动力学的稳定性;②减少过度充盈的门脉系统出血;③避免肾静脉压力过高。但是,许多中心并不常规使用静脉转流。静脉转流可能造成空气栓塞、血栓栓塞、体温过低以及血管损伤等并发症。有些中心通过夹闭腔静脉检验血流动力学的稳定性,仅对不稳定的病人选择性使用静脉转流。然而,目前还很少有随机临床试验比较使用静脉转流与否对移植效果的影响。

在受者肝脏切取后,供者的肝脏也很快置于原位并进行相应管道的吻合。首先进行肝上下腔静脉的吻合,接下来是肝下下腔静脉和门静脉。门静脉和腔静脉吻合完毕可以先开放,供肝即开始再灌注。肝动脉吻合在开放前后进行均可。

吻合血管开放和供肝再灌注标志着无肝期结束以及无肝后期的开始。此期受者状态可能出现很大变化,血流动力学指标通常在肝脏再灌注后发生非常显著的改变,包括低血压及可能出现的严重心律失常。由于缺血肝脏释放大量天然抗凝物质入血或者由于激活的纤溶系统,可能造成受者严重的凝血功能障碍。预防性使用 ε 氨基己酸和胰蛋白酶抑制剂可以预防纤溶并减少输血用量。肝脏再灌注后常见的电解质紊乱主要表现为高钾血症和高钙血症,但它们的发生通常是一过性的,采用氯化钙和碳酸氢钠治疗的效果良好。肝脏再灌注之后,最后进行胆管重建。可采用受者残留的胆总管行胆管吻合术,或采用受者小肠祥行胆总管空肠吻合术。

经典术式的改良

经典术式有几种改良方法。"背驮式肝移植"使受者的下腔静脉得以保留,供肝的肝下下腔静脉缝闭,肝上下腔静脉与受者肝静脉的共干处吻合。也可以选择将供肝腔静脉后壁和受者腔静脉前壁侧-侧吻合(图 11-23)。因为这些技术,受者腔静脉在血管吻合时不用完全夹闭,因此下肢血液可以不需要静脉转流而直接回流至心脏。"背驮式肝移植"有诸多优点,包括血流动力学更稳定、改善肾脏灌注以及避免了静脉转流可能导致的各种并发症等,但是目前还没有相关的临床随机研究证实这种术式比其他术式效果更好。

经典术式的另一种改良是部分肝移植,包括活体供肝移植和尸体供肝劈离式肝移植。这两种术式因供肝来源短缺而逐渐受到大家认可。通常情况下,给儿童受者进行活体肝移植时,常使用左外叶或左半肝,而成年病人常使用右半肝。尸体供肝劈离式肝移植将供肝分为两部分,分别移植给不同的受者(见图 11-10)。

活体肝移植

活体肝移植已经开展近 15 年。最初,活体肝移植主要应用于儿童受者,由成人供者提供部分肝脏,主要切取的是肝脏的左外叶(图 11-24)。血流通过供肝的肝左动脉和门静脉左支灌注移植肝,通过供肝的肝左静脉回流。对于成人受者,需要更大体积的部分供肝作移植,所以通常选择切取肝右叶(图

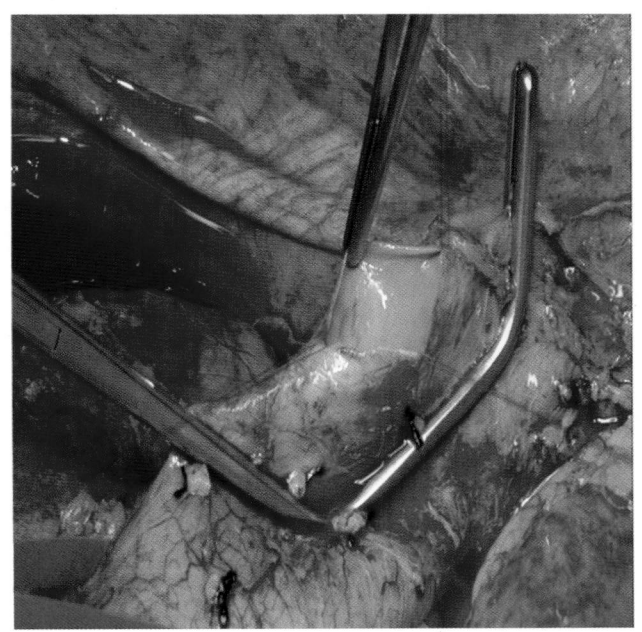

A

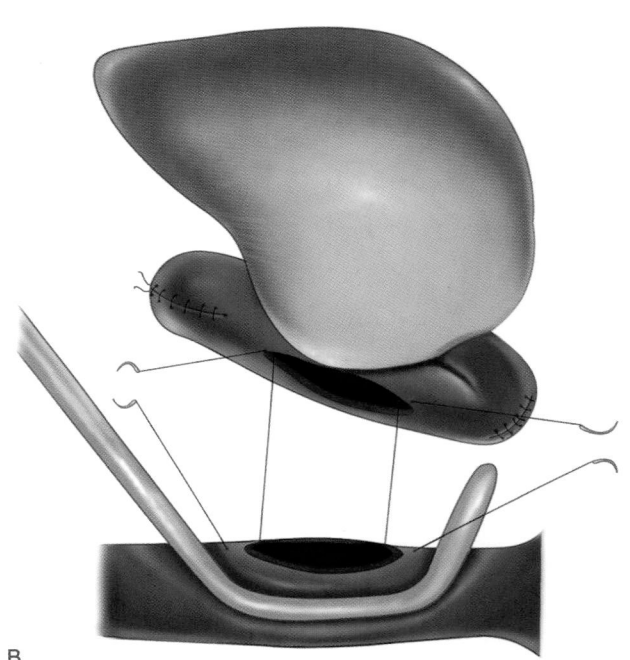

B

图 11-23　受者病肝切除后保留受者的下腔静脉,供肝行"背驮式肝移植",供肝下腔静脉与受者下腔静脉侧-侧吻合

供者

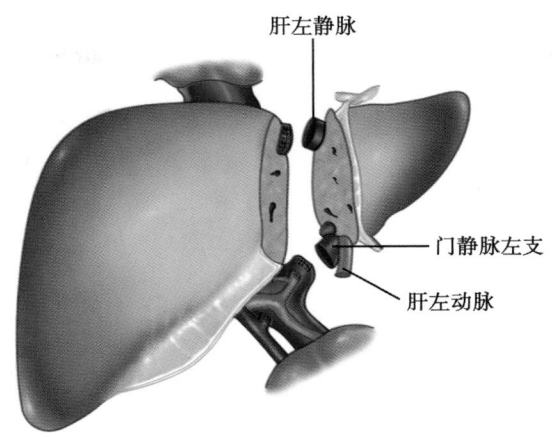

肝左静脉

门静脉左支

肝左动脉

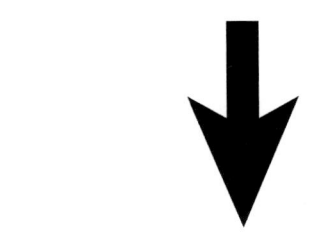

受者

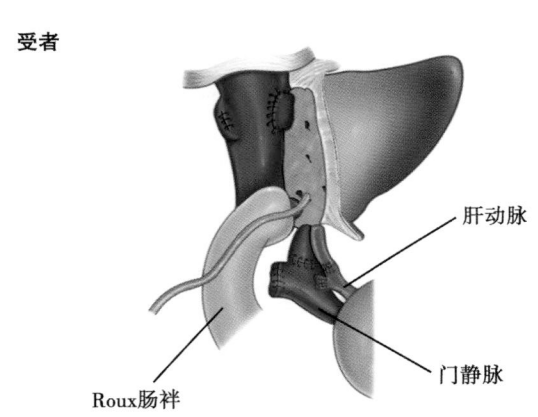

肝动脉

门静脉

Roux肠袢

图 11-24　儿童受者行活体肝移植的供受者手术示意图

11-25)。由于肝组织具有很强的再生能力,供者术后残留的肝脏可以在 4~6 周内恢复到接近原有肝脏的体积。然而,活体肝移植供者所面临的风险远远大于活体肾移植供者,而且,切取右半肝的供者通常较切取左外叶的供者具有更高的风险。

相比尸体肝移植,活体肝移植最大的优点就是可以避免漫长的等待时间。目前在美国超过 17 000 人等待肝移植,但每年只能完成 5500 例。有 15%~25% 的病人在等待中因原有肝脏疾病而死亡。即便等到了尸体肝移植,漫长的等待时间也会造成病人全身情况恶化。而活体肝移植可以避免等待时间过长,可以在受者健康状况进一步恶化之前实施肝移植手术。

对于一个原本健康的供者切取部分肝脏是一次不可忽视的创伤,因此必须对所有供者做仔细严格的评估。术前必须进行详细的身体检查以确保供者符合医学健康标准,放射学评估确保供肝解剖结构合适,社会心理学评估确保供者精神智力正常并没有任何的强迫因素。在充分告知手术风险和潜在的并发症后完全由供者做出是否捐献的决定。

如果受者是儿童,切取供者肝脏左外叶(约占全肝的 25%)作移植。如果受者是成人,则需要切取更大体积的肝脏部分作移植。通常采用肝右叶(占全肝的近 60%)。手术操作过程包括分离需切取部分肝脏的血管,横断肝实质,然后切

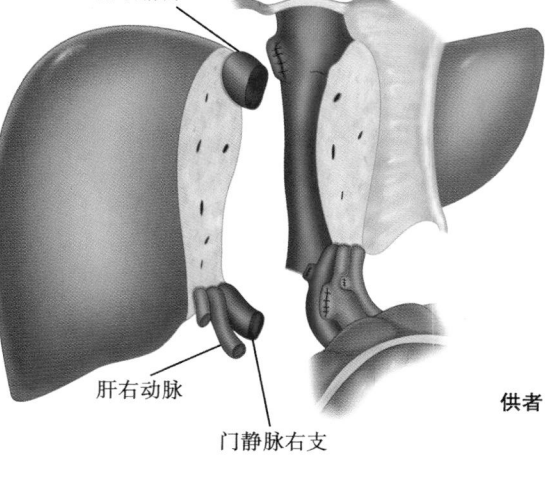

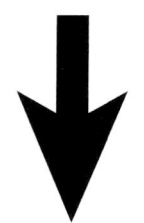

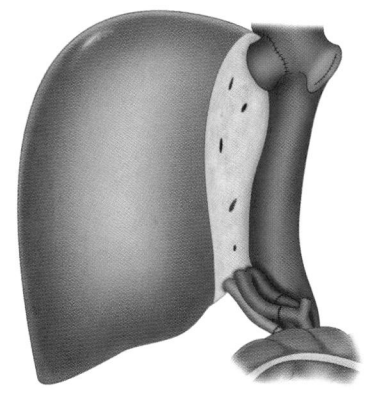

图 11-25   成人受者行活体肝移植的供受者手术示意图

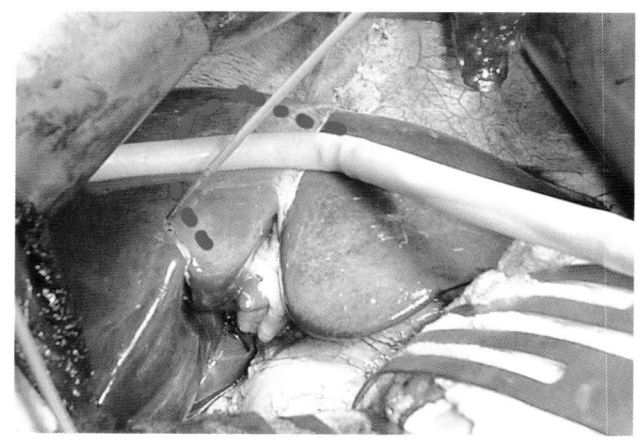

图 11-26   术中可用超声检查了解肝中静脉的位置及确定肝脏的切除线,靠近肝右静脉或者肝左静脉。蓝色虚线代表肝左及肝中静脉

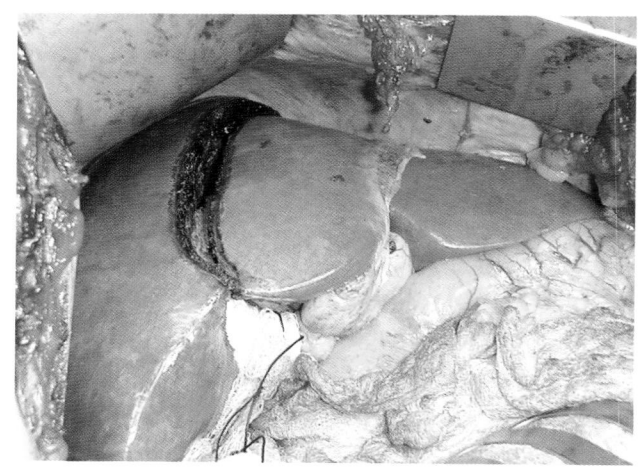

图 11-27   肝实质横行离断后的供肝(血管尚未分离)

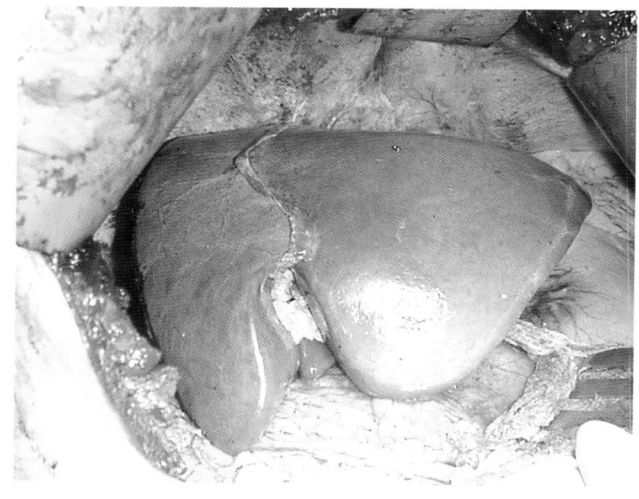

图 11-28   供者切取右半肝后残留的左半肝

取这部分肝脏进行移植(图 11-26 至图 11-28)。

活体肝移植供者术后并发症的总体发生率为 20% ~ 30%,也存在一个较低的死亡风险(<0.5%)[65]。胆管并发症是供者术后最令人担忧的并发症。肝脏断面或从胆管分离的部位都可能出现胆瘘。胆瘘的部位以后可能会形成胆管狭窄。一般情况下,胆瘘可通过单纯的引流而自行恢复。狭窄和某些情况下的胆瘘可能需要内镜逆行胰胆管造影和放置支架解决。如果上述措施失败,则可能需要重新手术。供者腹腔内感染的发生通常与胆管并发症有关。供者术后并发症还包括切口问题,例如感染和疝形成。深静脉血栓(DVT)和肺栓塞(PE)的风险与其他腹部大型手术相同。

活体肝移植受者手术与尸体供肝的全肝移植没有太大差别。病肝切除的手术方式类似,但腔静脉均应保留,因为供肝

一般仅有一个肝静脉作为流出道,后者将直接吻合至受者保留的腔静脉(图 11-29)。相比全肝移植,静脉回流问题在部分肝移植中更为常见,特别是右半肝移植。有很多改善部分肝移植回流问题的方法报道,例如将肝中静脉留给供肝部分、

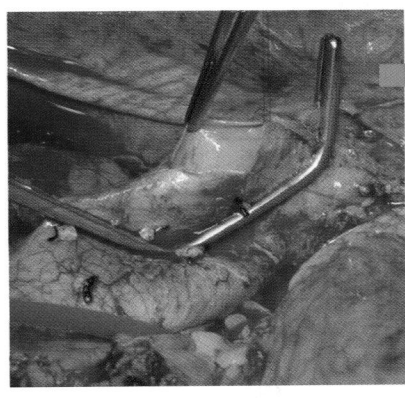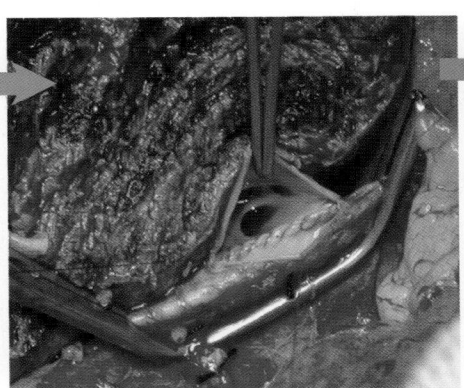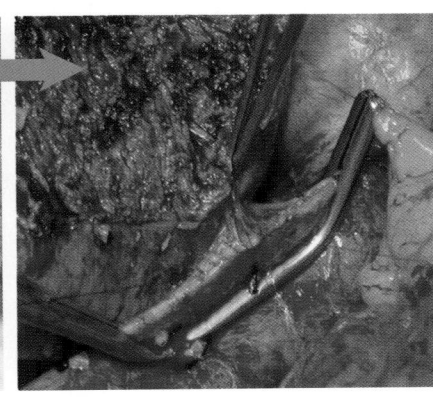

图 11-29　受者手术先进行肝右静脉与下腔静脉吻合

再植附加的肝静脉以及再植大的分支以引流肝右叶血流至肝中静脉等。供肝的流入道重建可以通过吻合供肝肝动脉和门静脉分支到受者相应的血管结构来完成（图 11-30）。

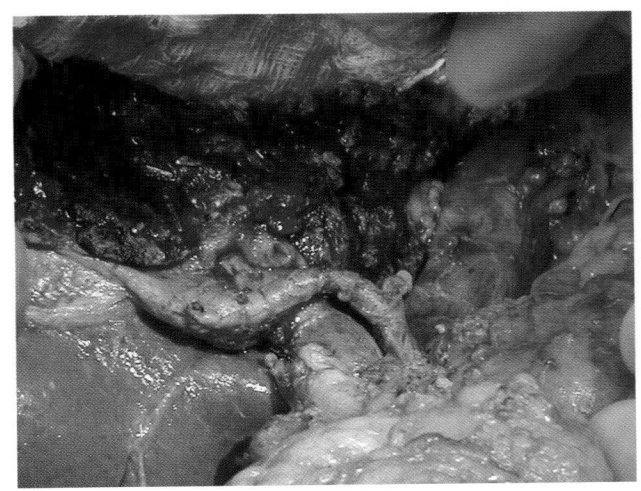

图 11-30　供移植的右半肝流入道重建：将供肝的肝右动脉和门静脉右支分别吻合到受者的相应血管分支。最后再重建胆管系统

劈离式肝移植

　　另一种增加肝移植数量的方法是将尸体供肝分割成两部分，然后分别移植给两个受者。因此，一个来自尸体的成人全肝可以分割成两个有功能的移植肝。劈离式肝移植主要应用于移植给一个成人受者和一个儿童受者。通常，肝脏分成一小部分（左外叶，移植至一名儿童受者）和一大部分（扩大的肝右叶，移植至一名正常体型的成年受者）（图 11-31）。这非常有利于儿童受者，包括扩大了供者来源，并显著减少了等待移植时间和在此期间的死亡率。

　　上文所说的劈离式肝移植对成人等待移植名单没有任何负面影响，然而，也没有改善作用。等待肝移植的病人主要是成人，因而也是等待移植过程中死亡病人的绝大多数。因此，如果要使劈离式肝移植显著缩短等待肝移植时间和死亡率，那么就必须将劈离的两个供肝移植给两个成人受者。然而，人们担心的主要问题是两部分较小的供肝可能不足以维持两个正常体型成人的生命所需。尽管如此，根据适当的供受者选择标准，一小部分尸体供肝还是可以劈离后移植给两个成人受者（图 11-32）。

移植术后监护

　　肝移植受者术后的早期监护主要包括：①维持主要器官系统的稳定（例如心血管、肺和肾脏）；②评估移植物功能并采取足够的免疫抑制治疗；③监测并治疗与移植手术直接或间接相关的并发症。早期的监护一般需在重症监护病房（ICU）中进行，因为受者在术后 12 或 24 小时内往往需要机械辅助通气，主要目标是维持足够的血氧饱和度、酸碱平衡和稳定的血流动力学。持续的血流动力学监测对于保证移植物和重要脏器获得足够血流灌注非常重要。移植后早期出现血流动力学不稳定通常是由于液体的出入量不平衡引起的，但必须首先排除活动性出血的可能性。其次，血流动力学不稳定也可能是由于心肌功能障碍所造成，多见于移植物再灌注的早期阶段，但也可能持续到移植后的早期阶段。这种功能障碍主要表现为心肌顺应性和收缩能力下降。通常采用的治疗措施是调节前负荷和后负荷的平衡，必要时使用血管收缩药物例如多巴胺或多巴酚丁胺。

　　24 小时出入量、电解质水平及肾功能需要经常性监测。大多数肝移植受者会出现血管外容量增加而血管内容量减少的情况，同时还需要注意钾、钙、镁、磷和血糖水平。肾功能不良、灌注后效应和药物等因素都可使血钾水平升高。有时可能需要使用利尿剂来排出术中输入的过量液体，但可能导致低钾血症。镁离子水平需要维持在 2mEq/L 以上防止癫痫发作，磷酸盐的水平保持在 2～5mEq/L 有助于呼吸道和消化道支持。血糖显著升高可能是继发于类固醇药物的使用，需使用胰岛素治疗，而低血糖通常提示肝功能不良。

　　术后监护的关键内容之一是反复地评估移植肝功能。事实上，评估移植肝功能早在术中移植肝再灌注后就开始了。能提示肝脏功能的征象包括移植肝良好的质地和颜色、胆汁产生迹象和血流动力学恢复稳定。术后，可以通过临床表现和实验室检查来评估肝功能。病人麻醉后迅速苏醒，精神状态持续性改善可能提示移植肝功能良好。移植肝功能良好的实验室指标包括凝血机制恢复正常、低血糖状态和高胆红素血症的消除、血清乳酸的清除等。足够多的尿量及从胆管引流管引流出良好的胆汁也是移植物功能良好的指征。继发于移植肝保存损伤，血清转氨酶水平通常在移植后最初的 48～

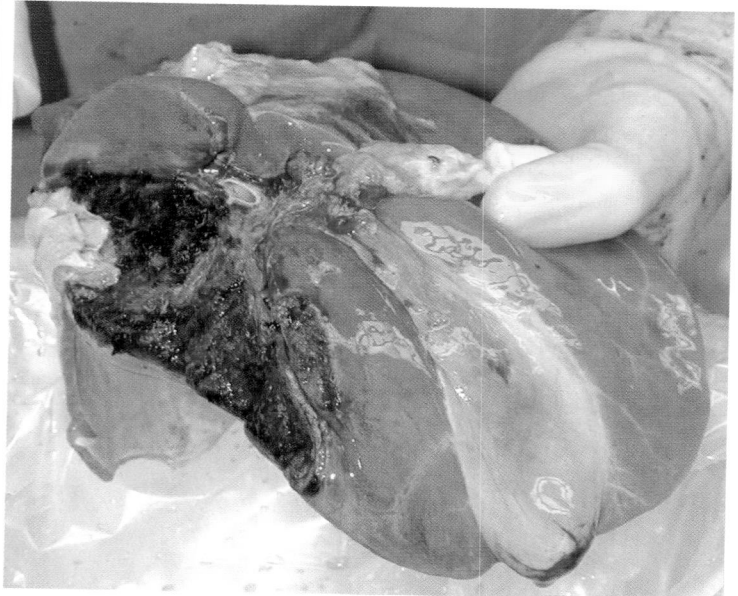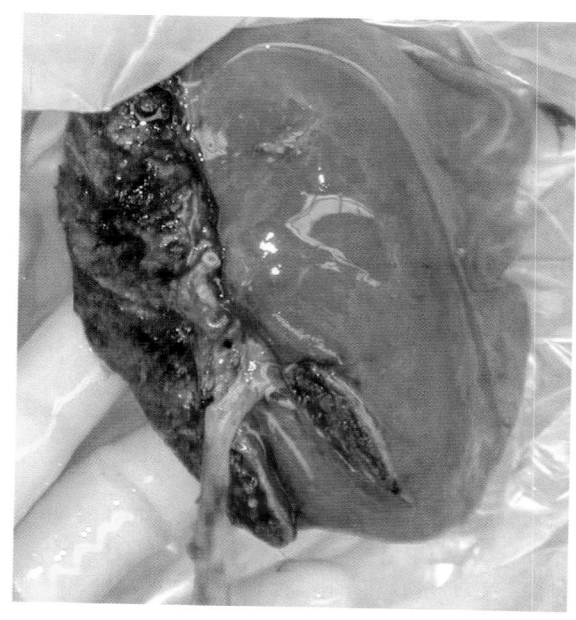

图 11-31　来源于尸体供者的劈离式肝移植,移植给一个成人受者和一个儿童受者

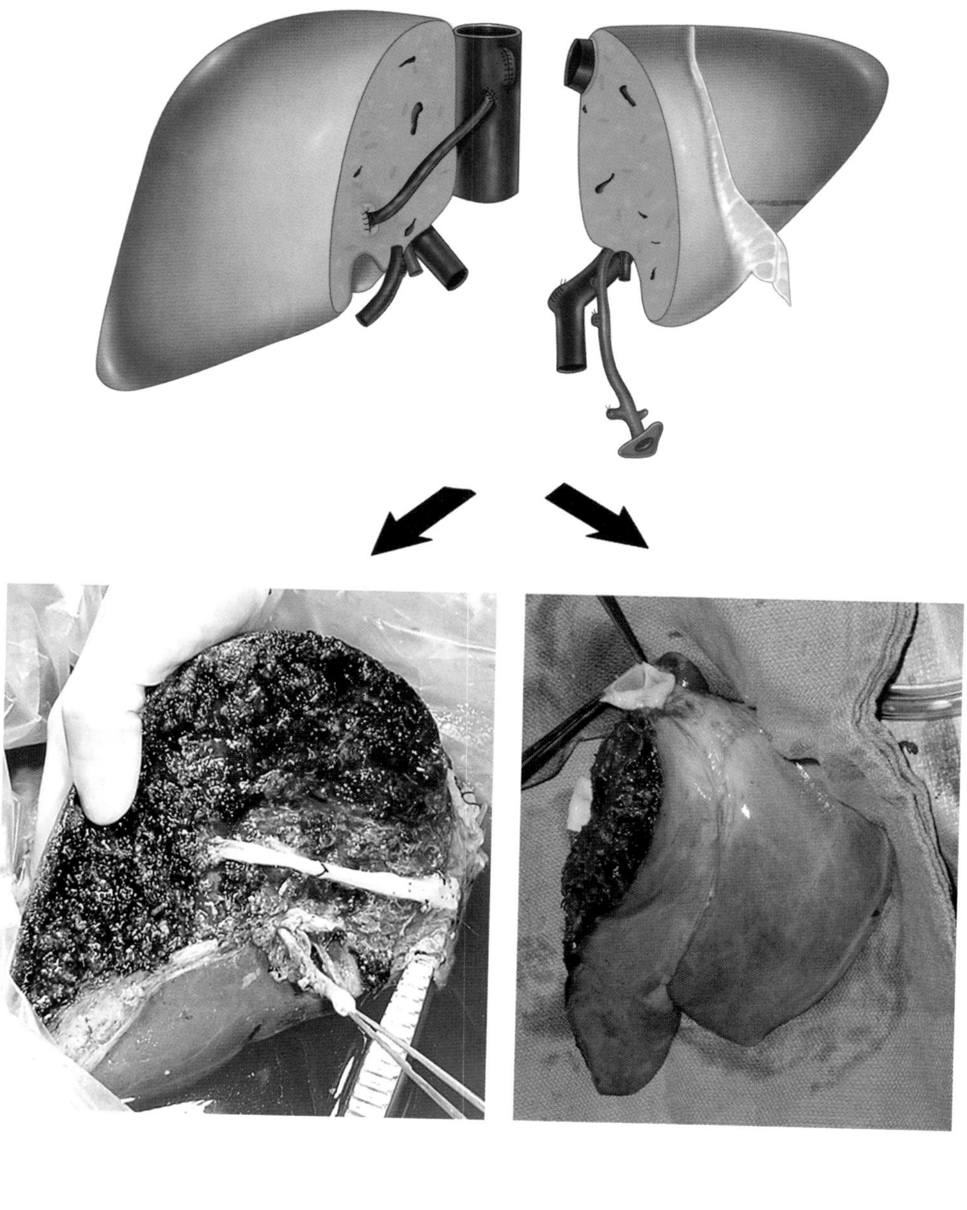

图 11-32　来源于尸体供者的劈离式肝移植,左右半肝分别移植给两个成人受者

72 小时内升高,然后在接下来的 24 ~ 48 小时后迅速下降。

术后监护另一重要方面是监测外科和内科相关的并发症。肝移植后的并发症发生率常常很高,特别是移植前身体状况严重不佳的病人。外科并发症直接与手术相关,包括术后出血和吻合问题。

术后出血较为常见,通常是多因素的,可能伴有因凝血功能障碍、纤维蛋白溶解和血小板功能障碍等造成的潜在凝血紊乱。通过腹腔引流管监测失血量,并连续监测血红蛋白水平和中心静脉压(CVP)。如果凝血功能障得到纠正后依旧持续出血,则必须剖腹探查。

肝移植后血管并发症的发生率为 8% ~ 12%。早期最常见的血管并发症是血栓形成,之后可能发生血管狭窄和假性动脉瘤形成。据报道,成人肝移植后肝动脉血栓形成(HAT)的发生率为 3% ~ 5%,儿童为 5% ~ 10%,部分肝移植受者的血栓形成发生率更高。肝动脉血栓形成后,病人可能无任何症状或出现广泛坏死而继发严重的肝功能衰竭。多普勒超声为首选的检查手段,敏感度和特异度超过 90%。如果放射影像学显示肝动脉血栓形成,则需立即重新手术探查,切除血栓和重新吻合。如果肝坏死广泛,需再次肝移植。然而,肝动脉血栓形成也可能发生很隐蔽,不容易被发现。血栓形成可能造成胆总管缺血,进而导致胆管吻合口局部或弥散性胆瘘,或缓慢形成广泛的胆管狭窄。

门静脉血栓形成并不常见。临床征象包括肝功能不良、加重的腹水和静脉曲张破裂出血。多普勒超声检查可帮助确诊。尽早诊断门静脉血栓形成,有利于手术切除血栓和重建吻合成功。如果血栓形成较晚,由于侧支循环的建立,肝功能通常得以维持,可无需再次移植,但需注意减轻左侧门脉高压。

胆管并发症依旧是肝移植术后主要问题之一,发生率占所有受者的 10% ~ 35%。部分肝移植一般发生率较高,胆道吻合口或肝断面均可能发生胆瘘。胆管并发症表现为胆瘘或梗阻。胆瘘一般发生在术后早期,常需要外科手术修复;而梗阻通常发生较晚,可以通过放射学或内镜技术处理。胆瘘的临床表现主要有发热、腹痛和腹膜刺激征。超声检查可能发现积液;尽管如此,确诊还需要胆管造影检查。部分胆瘘可以成功通过内镜放置胆管支架来解决。如果放置胆管支架对胆瘘不起效或肝移植受者一般情况太差,则有剖腹探查的手术指征。术后胆管梗阻发生较晚,表现为胆管炎或胆汁淤积,或两者均有。早期治疗包括球囊扩张术或狭窄部位放置支架,或者两者并用。如果早期治疗失败,则需要手术治疗。

原发性移植肝无功能是肝移植术后严重的并发症,如不再次移植死亡率将超过 80%。从定义上说,原发性无功能是指从移植过程开始移植肝的功能即很差或完全无功能。在大多数移植中心其发生率为 3% ~ 5%。造成移植肝原发性无功能的相关因素包括供者年龄偏大、供肝脂肪变性严重、肝脏获取前供者住院时间长、缺血时间过长以及部分肝移植等。Ⅳ型前列腺素 E1 可以应用于移植肝原发性无功能可疑病人,可能具有一定的治疗作用。然而,这些病人终究将列为需紧急再次移植的行列。

内科并发症(包括感染性和非感染性)在肝移植后也很常见,特别是移植前一般情况较差的病人。几乎所有的器官系统都可能受累,其中以神经系统、呼吸系统和泌尿系统最为常见。神经系统并发症一般表现为意识状态降低、癫痫发作或局部神经功能障碍。意识状态降低最常见原因是镇静药物经过一段时间的使用在体内蓄积,另一个原因是移植肝功能很差或无功能所导致的肝衰竭和肝性脑病(HE)。由于血清钠水平和渗透压波动显著而诱发的脑桥中央髓鞘溶解症,是引起病人移植后意识不能恢复较少见的原因。发展成为暴发性肝衰的病人(FHF),特别是术前伴有严重的肝性脑病和脑水肿征象的病人,移植术后常常会出现一个意识减低期。癫痫发作通常是术后新发并往往是全身强直阵挛型,其病因包括电解质紊乱、药物副作用(例如环孢素和他克莫司)、器质性病变(例如颅内出血和脑梗死)、感染(例如脑炎或脑脓肿)。

肺是肝移植后最易发生并发症的部位之一。多至 75% 的肝移植受者可以发生感染性和非感染性肺部并发症。非感染性并发症,例如肺水肿、胸腔积液、肺不张和急性呼吸窘迫综合征等,主要发生于术后第 1 周,一般表现为呼吸窘迫和低氧血症。肺也是肝移植术后感染最常发的部位,移植后 1 周多见。可能的病原体包括细菌、真菌或病毒,不同的病原体在移植术后不同时期分别占主导作用。移植后早期感染一般为革兰阴性菌或真菌感染。机械通气、肺不张和误吸均是发生肺部感染的危险因素。

一定程度的肾功能不全在肝移植后非常常见,几乎所有的肝移植受者都受其影响。大约 10% 发展成为肾衰竭以至于需要透析治疗。引起移植后肾脏问题最常见的原因是肝肾综合征(HRS)和急性肾小管坏死(ATH),其可能在移植前已经存在。通常,这些移植前已存在的肾脏问题在肝移植后将会有所改善,但如果病人移植前伴有严重肾功能不全,在肝移植后肾功能难以恢复的可能性更大,有些病人将需要接受肾移植。引起术后肾功能障碍的其他原因还包括全身血容量不足、药物的肾毒性和之前已存在的肾脏疾病。

感染是肝移植后常见的并发症,并且可能是致命性的。早期感染(移植后 1 个月内)通常与外科手术并发症、早期移植物功能或感染预先存在相关。其危险因素包括手术时间长、大量输血、移植物原发性无功能需再次移植、因出血或胆瘘再次手术等。最常见的早期感染是腹腔内感染和切口感染。如果是腹腔内感染,外科医师务必要考虑病人是否胆瘘。如果怀疑腹腔内感染,需进行 CT 扫描检查及腹腔穿刺培养来进一步确诊。此外,胆管系统检查以排除胆瘘情况。伴有暴发性肝衰竭的病人发生真菌感染的风险很高,通常为念珠菌或曲霉菌,常见发病部位是腹腔、肺和中枢神经系统。

术后后期感染(一般发生在移植 1 个月以后)通常反映受者全身免疫抑制状态。免疫抑制剂降低了细胞介导的免疫反应,导致病毒、真菌和寄生虫等病原体的机会性感染。长时间、高强度免疫抑制剂的使用会增加感染风险,特别是在急性排斥反应时应用大剂量激素冲击治疗或使用抗淋巴细胞制剂。病毒感染一般在移植 1 个月后才出现。CMV 是最常见的病原体,临床表现为从无症状感染到组织侵袭性疾病。EB 病毒(EBV)是另一种疱疹病毒属成员,肝移植后也可发生。病毒感染的临床表现差异较大,包括无症状伴抗体滴度升高、单核细胞增多症、肝炎和移植后淋巴组织增生性疾病(PTLD等)。PTLD 是最严重的感染形式,可表现为淋巴结或胃肠道局部肿瘤样改变,在罕见情况下可以呈现急进性、弥漫性进展,通常表现为致命性的淋巴瘤浸润。

术后监护的其他方面,尤其是移植后期,包括仔细监测受者任何移植物排斥相关征象、免疫抑制剂相关的并发症以及肝脏原发病的复发。病人出院后,包括肝功能在内的常规血液化验对急性排斥反应监测非常重要。目前急性排斥反应发病率为20%～30%,大部分无临床症状并多发生于移植后相对早期阶段,血清胆红素或转氨酶水平升高最常见,最终确诊需借助经皮肝穿活组织检查。急性排斥通常采用大剂量激素冲击治疗,如果没有明显治疗效果,则必须开始抗淋巴细胞球蛋白治疗。轻度的急性排斥反应通常可以通过暂时增加免疫抑制剂基础用量来治疗,这比较适用于丙型肝炎病人,因为大剂量激素冲击治疗是导致肝炎复发的一个危险因素。

免疫抑制剂在预防肝移植排斥反应方面至关重要,但是也伴随诸多并发症,需定期加以检测评估。这些并发症包括肾毒性(特别是使用钙调神经蛋白抑制剂为主)、心血管和代谢性并发症(例如高血压、高脂血症、糖尿病、骨质疏松症和肥胖)、恶性肿瘤(通常与长期免疫系统抑制相关)。

原发病复发问题在肝移植后较其他实质器官移植显得更为重要。丙型肝炎病人肝移植后几乎普遍会复发,好在只有少数病人会因复发而导致肝硬化和肝衰竭。如果有明显丙型肝炎复发的依据(如肝活检证实),应考虑应用利巴韦林和α-干扰素治疗。由于采用乙肝免疫球蛋白和拉米夫定的常规治疗,肝移植术后乙型肝炎复发已经大大地降低,然而有时仍可能发生耐药病毒株的乙型肝炎复发。其他可见于肝移植后复发的疾病还包括原发硬化性胆管炎(PSC)、原发性肝癌和自身免疫性肝炎等。

儿童肝脏移植

肝移植治疗儿童肝功能衰竭已经成为一种成熟的治疗方法。由于外科手术技术的进步,新型免疫抑制剂的出现及重症护理水平的提高,儿童肝移植病人的1年存活率已从20世纪70年代的20%提高至现在的90%。尽管在某些方面与成人肝移植非常相似,儿童肝移植仍有其独特之处。

儿童肝移植的手术指征与成人相似,即有门静脉高压症征象(曲张静脉出血和腹水)、明显黄疸、顽固性瘙痒症、肝性脑病、肝脏合成功能下降(低蛋白血症、凝血功能障碍)、生活质量较差、生长发育障碍(体重和身高增加迟缓)等表现。

儿童肝移植最常见的手术适应证是胆管闭锁,其发生率约为新生婴儿的万分之一。此病一旦诊断,需行肝门空肠吻合术或称 Kasai 手术,将肝门细小胆管的胆汁引流到肠道。早期行此手术,有40%～60%病人胆汁可成功引流。然而,即使行肝门肠吻合术,仍有75%胆管闭锁患儿因逐渐加重的胆汁淤积进而发展为肝硬化,最终需行肝移植治疗。除胆管闭锁外,其他胆汁淤积性疾病,如硬化性胆管炎、家族性胆汁淤积综合征、肝内胆管缺如(Alagille 综合征)等,最终也可能需要行肝移植术。

代谢性疾病是儿童可能需要行肝移植治疗的另一个主要适应证,其可直接导致肝功能衰竭或主要表现为肝外症状。α_1-抗胰蛋白酶缺陷是最常见的可能需要肝移植的代谢性疾病。这类病人在新生儿期就可出现黄疸,但通常可消退。随后,在儿童后期或青春期早期可出现肝硬化和门脉高压症。另一个可导致肝功能衰竭的代谢性疾病为酪氨酸血症,该病

为遗传性疾病,病人缺乏降解酪氨酸代谢产物的酶,其可致肝硬化并明显增加肝细胞癌发生的风险。Wilson 病也是一种代谢性疾病,即肝豆状核变性,为常染色体隐性遗传病,以肝脏、中枢神经系统、肾脏、眼睛及其他器官的铜沉积为特征,可出现暴发性、亚急性或慢性肝功能衰竭。不影响肝功能但也需要肝移植治疗的代谢性疾病包括鸟氨酸循环障碍,最常见的病因为鸟氨酸氨甲酰基转移酶缺乏,如不及早纠正,可导致广泛的神经系统损伤。原发性草酸盐沉积病可因高草酸尿症最终导致肾衰竭,需行肾移植治疗,同时还需要行肝移植来纠正相应酶的缺陷,从而避免再次发生肾衰竭。

儿童也可以因与成人相似的病因而发生暴发性肝功能衰竭。值得注意的是,患急性重型肝炎且年龄偏小的儿童(<10岁),如果不做肝移植,其肝功能自行恢复的预后较差。其他病因如慢性肝炎(常为自身免疫性或病毒性)、恶性肿瘤(肝母细胞瘤最常见)也需要行肝移植治疗。

儿童肝移植的手术过程与成人无明显差别。儿童受者的体重是一个不可忽视的因素,将对供、受者手术都造成一定影响。对于儿童受者(特别是婴幼儿),找到与之大小匹配的尸体供肝的几率是非常小的,因为大多数供者都是成人。对于成人来源供肝,可以选择:①减体积肝移植,将供肝的右半肝或者扩大的右半肝切除后再行移植;②劈离式肝移植(将供肝分割为两个有功能的部分分别移植给不同受者);③活体肝移植(切取活体肝脏的一部分,通常是左外叶进行移植)。考虑到血管较细并较脆弱,儿童肝移植手术要求更高,且静脉转流在技术上几乎不可能。由于这个原因以及部分肝移植应用的增多,儿童肝移植时通常不完全阻断受者的下腔静脉。

外科并发症尤其血管吻合相关的并发症在儿童肝移植中较为常见。肝动脉栓塞在儿童受者出现的几率为成人的3～4倍。受者低体重(<10kg),仅肝左外叶移植以及复杂的动脉血管重建术都可能增加肝动脉栓塞的发生风险。

从20世纪90年代早期开始,儿童肝移植受者的生存率大幅提高。大多数移植中心当前报道的儿童肝移植后1年生存率近90%。即使是幼儿受者,其1年生存率也达到了80%～85%。并且,儿童受者移植后的生长发育接近正常,通常生长速度在肝移植后即可显著改善。

预后

肝移植受者和移植物的存活率从20世纪90年代中期就得到明显提高,多数中心当前报道的移植物1年存活率为85%～90%。影响近期(移植后1年内)病人和移植物存活的主要因素是病人在移植时的身体状况和移植后早期外科并发症。重度虚弱且伴随问题较多(如肾功能不全、凝血障碍、营养不良)的病人手术后早期死亡率较高。此类病人极有可能出现不能耐受的外科和内科并发症(尤其是感染)。2006年的美国统计显示尸体肝移植受者1年存活率为87%,移植物1年存活率为82%。

肝移植长期存活率(移植1年后)更多地取决于原有的肝脏疾病以及病人是否存在导致其他医学问题的危险因素(尤其是心血管病)。一般来说,从移植后1～10年,生存曲线缓慢下降。粗略地说,在此期间50%死亡病人的死因并非与基础的肝脏疾病相关,而死于心肌梗死、脑血管意外及外伤等;另50%死亡原因与基础肝脏疾病(如原有肝病复发)和应

用免疫抑制剂相关的并发症(如感染和肿瘤)有关。

引起肝功能衰竭的原始病因对肝移植后病人和移植物的长期存活率亦有影响。成人的原发性胆汁性肝硬化和幼儿的胆管闭锁行肝移植后的长期预后较好,因其在移植肝复发的几率很小,而肝细胞癌和丙型肝炎病人行肝移植后的长期预后就较差,因其很容易复发。

小肠移植

小肠移植的动物实验已开展多年。首例临床小肠移植于1966 年实施,但是本质上说,小肠移植在之后很长时间仍处于实验阶段,直至 20 世纪 80 年代移植的效果一直不理想。至 20 世纪 90 年代中期,新型免疫抑制剂的临床应用使小肠移植的效果得到显著改善。尽管如此,小肠移植仍在所有器官移植种类中例数最少,排斥发生率最高,移植物存活率也最低。

小肠移植例数没有显著增加有主要以下几个原因。与肾衰竭病人一样,小肠功能衰竭病人亦可采用内科治疗,即完全肠外营养。然而,与肾衰竭病人不同的是,小肠功能衰竭病人行移植治疗与内科治疗相比并未有病人存活方面的优势。在免疫学上讲,小肠是最难移植的器官。因小肠移植物存在大量免疫活性细胞,可能是小肠移植的排斥反应率高及所需免疫抑制剂剂量过大的主要原因之一。此外,由于没有有效的血液及尿液化验指标来提示,小肠移植的排斥反应监测比较困难。最后,由于小肠腔内富含潜在的感染病原体,如果小肠黏膜屏障遭到破坏(可在急性排斥反应时发生),这些病原体可进入受者血液循环中而导致感染。

术前评估

目前,小肠移植的手术指征为不可逆的小肠功能衰竭,即完全肠外营养(TPN)不能良好维持(如发生营养不良和发育不良),或出现威胁生命的并发症(如肝功能不良、与中心静脉通路相关的反复发作的败血症,中心静脉通路难以建立)。若病人完全肠外营养维持治疗时无以上并发症且病情稳定,通常不考虑行小肠移植,因为完全肠外营养维持治疗时病人年存活率甚至高于小肠移植。

成人和儿童小肠功能衰竭有着不同的病因。不过,相同的是潜在的疾病使小肠广泛切除而致短肠综合征。短肠综合征的出现不仅取决于小肠切除的长度,还与小肠切除的部位有关,与回盲瓣是否保留、结肠是否保留也均相关。大致而言,绝大多数病人能耐受 50% 的小肠切除并随后适应,能避免长期肠外营养支持。然而,切除超过 75% 的小肠,就需要一些类型的肠外营养支持。儿童小肠功能衰竭最常见的原因为坏死性小肠结肠炎、腹裂和肠扭转。成人则主要为克罗恩病、肠系膜血管血栓形成(广泛切除缺血的小肠)和外伤。

小肠移植前评估与其他移植并无很大差别。恶性肿瘤和活动性感染也是绝对禁忌证。术前需仔细评估肝功能,如有明显的肝功能不全和肝硬化的证据,可行肝小肠联合移植。受者移植前的血清学状况也需要仔细评估,尤其是巨细胞病毒(CMV)的状态。CMV 血清学阴性的受者不应该接受 CMV血清学阳性供者的器官,因为此种情况下受者移植后 CMV 感染发生率很高,且有可能出现严重的、致死性侵袭性 CMV 病。

手术过程

小肠移植手术过程的差异取决于是否与肝一起联合移植。单纯小肠移植的移植物可来源于活体或尸体供者。如采用活体供者,可取约 2m 长的末端小肠,通过回结肠动脉供血,回结肠静脉回流;如为尸体供者,移植物可通过肠系膜上动脉供血,肠系膜上静脉回流。如果行肝小肠联合移植,移植物切取时通常需要保留包含腹腔动脉和肠系膜上动脉的腹主动脉段。位于肝十二指肠韧带内的胆总管可保持完好(图 11-33),这样就避免了胆管重建手术。

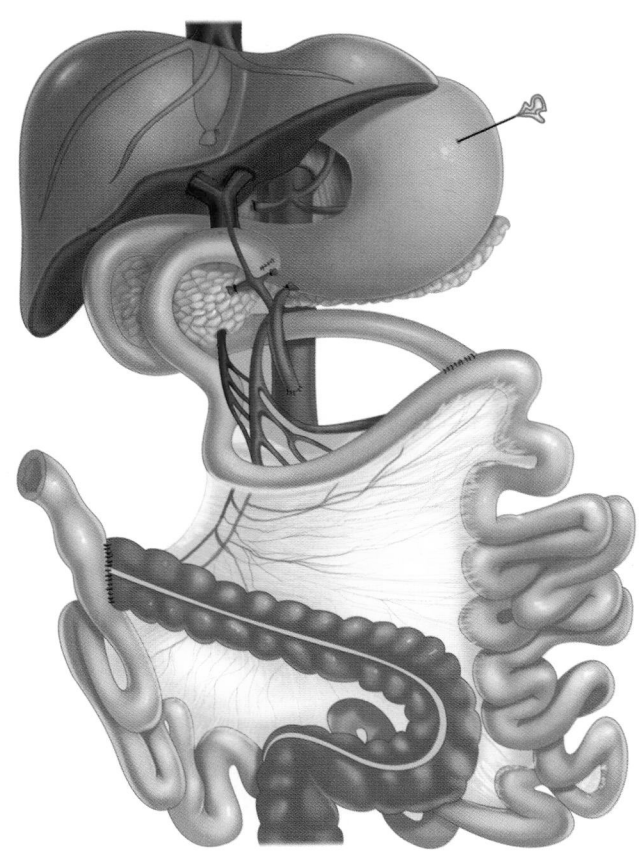

图 11-33　肝、胰、小肠联合移植

受者手术方法的差异与置入的移植物有关。通常来说,移植物的动脉与肾水平以下的腹主动脉端-侧吻合,静脉回流可以通过体循环或门脉循环。通过体循环回流会导致受者某些代谢异常,但并没有确凿的证据表明这些代谢异常可致明显的损害。肠道的重建可以通过不同的方法进行。肠造口可为内镜提供通路以便对移植后的小肠进行活检,亦为目前诊断小肠移植急性排斥反应的唯一可靠方法。

移植术后护理

小肠移植受者术后早期的护理与其他类型的移植在很多方面类似。术后初期病人应在 ICU 进行监护,只有这样,液体、电解质和血液制品治疗才能得到全面细致的监测。由于感染并发症的风险高,广谱抗生素需要常规应用。

虽然存在一些不同的免疫抑制方案,但大多数都包含一定的诱导治疗以及以他克莫司为基础的免疫抑制维持治疗。

无论采用何种免疫抑制方案,小肠移植都有排斥的高风险。所以,必须仔细检测排斥反应,通常需要进行小肠黏膜活检。急性排斥反应的发生通常合并感染。排斥反应可以导致小肠黏膜损伤,致使屏障功能受损和细菌入侵。因此,晚期排斥反应可因合并侵袭性感染而非常难治。

由于外科技术的进步和新型免疫抑制剂的出现,小肠移植术后的近期效果已经得到很大提高。尽管如此,小肠移植的并发症发生几率仍然较高。可能的并发症包括肠瘘导致的广泛腹膜炎或局限性腹腔内脓肿、移植物血栓形成、呼吸系统感染、危及生命的出血等。长期的效果也有所提高,但仍不如其他类型的腹部器官移植。

心脏及肺移植

心脏移植是目前治疗终末期心功能衰竭的有效手段,在从新生儿到老年人的各年龄层病人中均可开展。目前全球每年开展约 3500 例心脏移植,其中大约 10% 的受者是小儿。和其他类型器官的移植一样,目前制约心脏移植开展的主要障碍就是适宜的供体器官来源短缺问题。

肺移植相对心脏移植而言,是一个更新的领域,全球每年只开展约 1000 例的肺移植。随着免疫抑制药物研究的发展和以气管吻合术为代表的手术技术的改进,从 20 世纪 90 年代早期开始,肺移植的存活情况有了很大改善。目前肺动脉高压合并严重右心功能衰竭的病人,还可以通过心肺联合移植来治疗。

术前评估

总的来说,终末期心脏功能衰竭是心脏移植的主要适应证。最常见的病因一般是缺血性心肌病或者扩张型心肌病,其次还包括顽固性心绞痛、心瓣膜病、先天性心脏病、严重反复发作性室性心律失常和单纯的心内肿瘤。

心脏移植和其他器官的移植一样,共同的禁忌证包括活动期的肿瘤或感染,多种晚期的合并症情况,以及明显的医疗顺应性差。此外,心脏移植还要求排除严重的不可逆的肺动脉高压的情况,否则在移植后会发生急性右心功能衰竭。

单纯肺移植的适应证包括:慢性阻塞性肺疾病、特发性肺纤维化、肺囊性纤维化以及未合并右侧心力衰竭的肺动脉高压。对于慢性阻塞性肺疾病和特发性肺纤维化病人一般可进行单肺移植,对于囊性纤维化和未合并右侧心力衰竭的肺动脉高压病人一般可进行双侧单肺移植,对于合并严重右侧心力衰竭的肺动脉高压或者艾森门格综合征病人,一般需要进行心肺联合移植。

手术过程

供者选择

和其他器官的移植一样,严格的供者选择是确保移植成功的前提。目前肺移植绝大部分的器官来源于尸体供者,少部分来源于活体供者。对于活体肺移植,一般是两位供者分别提供一个肺叶,然后一起移植于受者适宜的一侧胸腔。

对于尸体供者,需要进行一系列的检查来评估其心、肺是否适合作为移植物,其中,获取器官时的物理检查最为重要。

供者的血型、体重、身高也必须与潜在的受者相匹配。心脏供者的超声心动图检查必须正常,并且不能是需要使用大剂量正性肌力药才能维持正常血压。必要时也需要进行冠状动脉造影来排除严重的冠状动脉疾病。

肺移植供者的选择标准比心脏移植更为严格,但是近几年来标准已略为放宽。移植肺供者的术前检查包括动脉血气分析、胸部 X 线片、支气管镜检查、获取器官时的物理检查等。支气管镜检查尤为重要,若发现明显的分泌物或者任何细菌和真菌感染的迹象,可能都会导致移植后肺功能恢复困难。

受体手术

心脏移植为原位移植,因此进行心脏移植或心肺联合移植的第一步便是摘除受者胸廓内相应的自身器官。受者的主动脉和腔静脉插管后,将主动脉横行阻断,将自体的患病心脏沿房室沟切除,期间受者通过心肺转流术维持生命。病心切除后,立即将移植心脏置入心脏原位,按如下顺序依次进行吻合:左心房、右心房、肺动脉及主动脉。也有在该术式基础上进行改良的报道,例如先吻合主动脉再吻合肺动脉,使得心脏能提前再灌注以缩短缺血时间。另外,还有选择吻合上下腔静脉而非吻合右心房的术式,这样使得右心房的形状和位置能更符合生理状态,以期减少移植后房性心律失常的发生率。

在心肺联合移植时,心肺移植物作为一个整体进行移植。受者仅在隆突上游离气管,行双侧肺切除。然后吻合受者与移植物的气管、右心房及主动脉。

单肺移植术采用一种标准的后外侧胸廓切开术。将受者上下支气管静脉、肺动脉、支气管主干离断,钳夹肺动脉评估受者的血流动力学状态,虽然大部分病人可不需要心肺转流术支持,但必要时可以使用。钳夹阻断支气管和必要的血管结构后,即完成肺切除术。然后行肺移植,首先吻合支气管,其次是肺动脉和左心房。使用套入法吻合支气管可减少并发症的发生,最常见的即为支气管瘘。也可采用血管丰富的网膜包绕在支气管吻合口周围,起一定的加固作用,防止支气管瘘。两侧的单肺移植使用近似的术式,完成一侧移植后再进行另一侧移植。

术后监护

术后即刻的监护内容与其他重大的心脏和肺手术术后无异,但是和非移植病人相比,心脏或肺移植受者发生术后感染的可能性明显加大,故需要非常警惕,也需要适当的预防治疗。和其他器官移植的受者一样,术后都需要立即使用免疫抑制药物。

心脏移植或心肺联合移植术后,为了保证心输出量,一般会使用临时心外起搏器或者低剂量异丙肾上腺素,将心率保持在 90～100 次/分。针对可能发生暂时性右心功能障碍的病人,维持足够的前负荷是很重要的。通过使用 Swan-Ganz 导管可监测肺动脉压及测量心输出量。另外,需仔细监测尿量及动脉血气。低血压和低心输出量通常可通过快速补液或者调整收缩血管药物的用量来改善。

心脏移植病人可能会发生急性心包填塞。如果病人低血压伴随 CVP 增高,或者纵隔胸导管输出量突然减少,则需要考虑急性心包填塞发生的可能性。心脏移植术后严重的心室衰竭可能是因为供心选择不佳、移植物保存不良、缺血时间过长或者少见的超急性排斥反应等原因所导致。如若发生,则需使用血管收缩药物和肺血管扩张药物,如果判断移植物还有恢复功能的可能性,则可加用主动脉内气囊泵或心室辅助装置。如果发生了非常严重的排斥反应,那么病人将只能等待再次移植。

肺或心脏移植的受者最早期需在 ICU 内护理和治疗,原则之一是要尽早撤下呼吸机。移植肺的急性功能衰竭在肺移植早期较为常见,原因包括肺移植物固有的保存困难、供者肺原因不明的损伤或创伤、再灌注导致的肺水肿等。移植肺功能衰竭可表现为低氧血症、X 线片显示浸润表现或再灌注水肿时导致的大量分泌物等。在治疗上,需使用有效利尿治疗以及高压呼气末正压通气,以维持小气道通畅。这些病人需要气管插管,当急性损伤恢复后才拔管。对移植肺功能衰竭的诊断需使用支气管镜活检以排除排斥反应的可能性,并采用支气管肺泡灌洗检查以除外早期感染。当诊断成立后,使用其他适宜治疗措施的同时,体外膜式人工氧合法是维持生命的最后一道防线。

移植后并发症可以是外科并发症或者内科并发症,移植后的早期和后期都可能发生。许多并发症,尤其是后期并发症,在本质上属于内科并发症,与其他类型器官移植术后所见类似。这些并发症总的来说与术后治疗及免疫抑制状态相关,例如高血压、高血糖、骨质疏松、恶性肿瘤等。而另外一些例如气道问题的并发症,则是心脏或肺移植所独有的;心或肺移植的急性或慢性排斥反应在临床表现方面与腹部器官移植差异巨大。

最初的肺移植尝试遇到的最大障碍就是气道并发症,由于血供较差,气道的吻合会面临很大的失败风险。不过经验的积累以及手术技术的提高,显著减少了气道并发症,但仍有 10% ~ 15% 的肺移植受者将发生某些气道并发症,严重者可导致死亡。无论是心肺联合移植还是肺移植,气道并发症都有可能发生,但是心肺联合移植术后的发生率明显较低,这是因为气管吻合后的血供较好。无论是单侧还是双侧肺移植,支气管吻合后都有可能发生吻合口部分开裂或者气管狭窄的问题,甚至两者同时发生。低血压、移植物保存不佳、排斥及感染都会影响气管吻合口血流,导致缺血性坏死或者气管愈合不佳,最终导致气管部分或完全开裂或者支气管慢性狭窄。

针对支气管吻合的术后监测至关重要,在手术室内就需进行支气管镜检以明确术后支气管吻合的基础状态。频繁的常规支气管镜检对于发现气管吻合口开裂、排斥、感染的早期征象均有重要价值。气管吻合口开裂最常发生在术后 3 ~ 6 周,支气管镜检的早期表现包括缝合部位黏膜异常、缝线较疏松、气管内结节、包绕吻合口的网膜进入气管内等。如果受者的一般情况稳定,气管吻合口开裂部位较小,则可采用保守疗法,使用抗生素以及反复经支气管镜检评估其状态的变化。如果发生了支气管胸膜瘘或者支气管血管瘘,则需再次手术治疗。

慢性气管狭窄可发生在气管吻合初期愈合后,它的治疗包括以下一些方法:硬式支气管镜反复扩张气管、金属支架的使用、激光治疗松解肉芽组织等。

肺和心脏移植的受者很容易并发细菌、真菌、病毒的感染,尤其是肺移植受者,有高达 15% ~ 20% 的病例会发生明显的感染性疾病。如果发生了念珠菌或曲霉菌等真菌感染,将比发生细菌感染更为棘手。大部分曲霉菌感染的病人都是因为从雾化器中吸入了曲霉菌的芽孢,主要发生在移植后 3 个月内。患囊性肺纤维化的移植受者,术后较常见铜绿假单胞菌的感染。移植后最常见的病毒感染则是巨细胞病毒感染。

排斥反应可分为急性和慢性,急性排斥反应主要以移植物实质内的炎性细胞浸润(淋巴细胞为主)为特征,通常发生在移植后早期;慢性排斥反应主要表现为小血管的管腔闭塞以及纤维化,一般多发生于移植后较晚的阶段。无论是肺还是心脏移植受者,排斥反应通常在发展到较严重程度之后才出现明显的临床症状。因此,肺移植行常规支气管镜活检,心脏移植行常规心内膜心肌活检,对于排斥反应的早期诊断都是必不可少的。对于心肺联合移植的病人,肺移植物排斥反应发生时可能不发生移植心的排斥,因此两者的活检都可能是必要的。

大部分的急性排斥反应都是可以成功逆转的,而慢性排斥反应的治疗则非常棘手,严重影响了移植的远期疗效。对于心脏移植受者,慢性排斥反应主要表现为移植物动脉硬化,移植后 3 年内有 30% ~ 40% 的病例会发生这种改变,而移植后 5 年的发生率高达 40% ~ 60%。对于肺移植受者,慢性排斥的主要表现为梗阻性细支气管炎,其临床特征主要为一秒用力呼气量的减少以及小气道炎症和纤维化的病理表现。

感染和恶性肿瘤

免疫抑制剂的应用是临床器官移植成功的关键,但它同时也是一把双刃剑,抑制受者的免疫系统一方面可以避免或减低排斥反应的发生,但同时也使受者发生包括感染和恶性肿瘤在内的多种并发症的风险增加。导致移植受者发生感染的病原体可能是条件致病的微生物,在宿主免疫系统正常时没有危害,而当宿主免疫功能被抑制时,则可引起感染,称为机会性感染。

感染

由于多种风险因素的存在,移植受者在术后面临着较高的感染风险。这些风险因素包括:长期的终末期器官功能衰竭(可导致免疫抑制剂使用前免疫功能的受损)、组织修复能力欠佳、其他并发症(例如糖尿病)导致的血流灌注不佳等。移植手术过程中,也可能因为对开放性有菌内脏(膀胱和肠道)的操作增加术后感染风险,并且术后较强的免疫抑制治疗,也使得感染风险增加。

移植术后的感染种类很多,并且在移植后的各个阶段都可能发生,这与手术操作、术后并发症和病人的免疫抑制状态等有关。根据病原体不同,感染分为细菌感染、病毒感染和真菌感染,例如移植后肺炎有病毒性、细菌性和真菌性肺炎,但有一些感染性疾病是由多种病原体同时合并导致的,例如腹腔脓肿可由多种不同的细菌和真菌合并而引起。

感染也可根据治疗方式的不同分为外科感染和内科感染。外科感染在治疗过程中常需要外科手术治疗。通常发生在移植后的早期,发生主要与手术直接相关,也可能与手术的其他并发症相关,而与移植术后的免疫抑制状态相关性较小。

几种典型的外科感染包括弥漫性腹膜炎、腹腔脓肿和切口感染。相对而言,内科感染一般不需要侵入性有创治疗的参与,主要是通过抗病毒、抗生素和抗真菌等药物治疗,感染通常发生在移植后远期,一般与病人的免疫抑制状态直接相关,例如巨细胞病毒、多瘤病毒导致的肾炎、肺炎,以及 EB 病毒相关的感染性疾病。

移植后感染的危险因素包括受者的移植前因素、供者的相关因素、术中因素和移植术后因素。移植前受者体内的潜伏性感染在术后早期就可能因为初始大剂量的免疫抑制剂治疗而复发或者恶化。如果移植前受者对某些病毒没有发生过免疫反应,即缺乏保护性抗体(例如对 CMV 和 EBV 血清反应阴性),那么在术后发生这些病毒感染的几率将加大,尤其是当供者的病毒血清反应阳性时。此外,移植前受者的全身状态也与移植后感染相关:营养不良、外周血管性疾病、频繁住院治疗和肥胖等都可能导致感染性并发症,例如切口感染。供者的相关因素在感染发生中也扮演重要的角色,虽然供者传播细菌感染较少见,但是供者携带性病毒感染(如 CMV、EBV、HBV、HCV)对没有接受过初始免疫的受者而言,传染的风险是较高的。

术中因素包括手术时间过长合并大量失血、移植物冷缺血和热缺血时间过长、特殊脏器移植(与肾移植相比,胰腺移植和小肠移植术后感染风险较大)。术后因素通常与术后其他并发症和免疫抑制状态相关。如吻合口瘘导致的有菌体液(胆汁、尿液、肠内容物)外瘘会导致局限性或系统性感染。免疫抑制方案越强,机会性感染的风险也越大。较长时间、较强的抗淋巴细胞抗体诱导治疗或者激素冲击治疗,尤其是多种方案的序贯治疗,将明显增加感染风险。

最常见的外科感染是腹腔内感染,尤其对于肝移植和胰腺移植的病人,这种感染可能是致命的,它的程度从弥漫性腹膜炎到局限性脓肿不等。腹腔内感染的表现、治疗方法、病程变化,取决于感染的潜在病因、部位、病人的整体情况等。

随着医疗水平的提高,目前移植后腹腔内感染的发病率在逐渐减少,但仍然是移植术后的主要并发症之一。特别在胰腺移植中,腹腔感染是导致移植物失功的第二位病因(第一位是血管内血栓形成)。吻合口瘘导致的有菌体液外瘘到腹腔,是导致腹腔内感染的最主要原因。其他危险因素包括供者年龄较大(尤其在胰腺移植中)、受者肥胖、供者肥胖、移植前透析时间较长(尤其是腹膜透析)等。

腹腔内感染的临床表现取决于它的严重程度和部位。弥漫性腹膜炎通常与一些突发事件相关,例如胆管破裂,移植物十二指肠瘘导致的肠内容物外瘘、腹腔内尿瘘等,也可能与非移植脏器穿孔相关(例如胃溃疡穿孔和阑尾炎穿孔)。弥漫性腹膜炎的诊断主要依靠临床表现和体格检查。病人的体征一般表现为急性病容、心动过速、发热、血压下降、全腹压痛合并腹肌抵抗等,但是免疫抑制剂的使用可能使某些表现和体征变得不典型。腹部平片和 CT 不是必需的检查,但是可能发现游离气体。治疗上首先进行急诊手术行剖腹探查以确定腹膜炎病因,其次根据污染的程度决定下一步处理。

一般来说,大多数的腹腔内感染都不会发展到弥漫性腹膜炎的严重程度,只是表现为移植物内或移植物周边的局限性包裹性积液。病人通常表现为发热、恶心、呕吐、腹部症状(积液局部的腹部压痛和腹肌抵抗)。此时,腹部增强 CT 是最有价值的诊断工具。在胰腺移植病人中,大约 50% 的局限性脓肿是由单一菌种导致的感染,常见的病原体包括肠道球菌、大肠杆菌、克雷伯菌属和假单胞菌属。另 50% 的局限性脓肿由多种致病菌合并引起,可能是多种细菌或者细菌合并真菌感染。最常见的致病真菌有白色念珠菌,但目前克柔念珠菌和光滑假丝酵母菌的发病率也有所增加。对于局限性腹腔感染的治疗,包括充分的引流和抗细菌、抗真菌药物的合理使用。这些局限性感染通常可在影像学定位下穿刺引流。然而,如果感染性积液引流不佳或者病人的临床表现未能好转,则需要及时进行剖腹手术来排尽脓肿积液。

相对于外科感染,内科感染的种类更为复杂,同样根据致病源的不同可分为细菌感染、病毒感染或真菌感染。细菌性感染一般发生在移植术后早期。感染的部位通常为手术切口、呼吸道、尿道和血液循环。术后合理使用抗生素能降低感染的风险和发病率。移植术后的病毒感染通常为疱疹病毒属,CMV 的感染最为常见和重要。CMV 一般潜伏在宿主体内持续终生,它的感染通常与宿主的全身免疫抑制状态相关。CMV 感染通常发生在移植术后(或抗排斥治疗后)4~12 周,但如果使用预防性抗病毒治疗,那么感染发病的高峰可能被推迟到移植术后 3~6 个月。CMV 感染可导致一系列疾病,感染可能无明显的临床表现,或表现为轻微的类流感综合征,或表现为较常见的白细胞降低、肌痛和全身不适等。CMV 感染也可表现为组织侵袭性 CMV 病,包括间质性肺炎、肝炎、消化道溃疡。CMV 血清反应阴性的受者,如果接受来自血清反应阳性供者的器官移植,将面临很大的 CMV 感染风险。术后预防性应用更昔洛韦抗病毒治疗 12 周将有效地降低 CMV 感染的发病率。如果出现了 CMV 感染,在治疗上需要静脉使用或口服更昔洛韦抗病毒治疗,并尽可能将免疫抑制剂减量。

真菌感染的常见病原体有念珠菌、曲霉菌、隐球菌、芽生菌、毛霉菌和酒曲菌,其他菌属的感染较少见,但一旦发生则病情较重。发生念珠菌和曲霉菌感染的病人,死亡率通常达到 20%。对术后严重的真菌感染的标准治疗一般采用两性霉素 B,同时需要将免疫抑制剂减量。但目前已有一些新型的、副作用较低的抗真菌药物已经投入临床使用。

恶性肿瘤

移植受者在术后将面临发生新发肿瘤的危险,包括非黑色素瘤皮肤癌(3~7 倍的发病风险)、淋巴组织增生性疾病(2~3 倍的发病风险)、妇科肿瘤、泌尿系肿瘤和卡波西肉瘤等。对于肾移植病人,肿瘤发病率一般为 1%,而小肠移植或腹部多器官联合移植的病人,肿瘤发病率达到了 5%~6%。

皮肤癌

皮肤癌是移植受者术后最常见的新发肿瘤,多发生于日晒暴露的部位,一般为鳞癌或者基底细胞癌,通常为多发并且转移倾向大。有研究在肿瘤组织中发现了人乳头瘤病毒的DNA,提示可能是免疫抑制剂的使用导致病毒复制增强。皮肤癌的诊断和治疗与一般病人无异。为预防皮肤癌,移植受者应积极涂抹防晒霜和减少不必要的日晒。

移植术后淋巴增生性疾病

淋巴瘤是移植术后除皮肤癌外发病率最高的肿瘤性疾病,

淋巴瘤中绝大部分(>95%)是 EB 病毒相关的 B 细胞增生性疾病,统称为移植后淋巴增生性疾病(PTLD)。其风险因素包括免疫抑制剂的大量使用、抗 T 细胞治疗、移植前 EB 病毒感染等。临床上可见一系列的症状表现,包括发热、乏力、体重减轻、进行性脑病等。淋巴结病可为局限性、弥漫性或者两者均无。胸腔内 PTLD 可为局限性肺内肿瘤,伴或不伴纵隔内病变。疾病侵袭到腹部时可表现为腹痛、直肠出血、小肠穿孔等。侵袭到移植物可导致移植器官功能障碍。与非移植的淋巴瘤病人相比,移植后淋巴瘤的病人更容易出现中枢神经系统受累。

诊断上通常需要组织活检病理学检查,包括通过 DNA 原位杂交等手段来诊断是否有 EB 病毒基因。治疗上包括免疫抑制剂的减量、外科手术切除治疗、化疗等,对于肿瘤组织表达 CD20 表面标志的病人还需使用新型抗 B 细胞单克隆抗体治疗(抗 CD20 抗体),通常需要多种治疗手段的联合治疗。侵袭性高的肿瘤类型的致死率达到 50%。

其他恶性肿瘤

一系列其他的恶性肿瘤性疾病的发病率在移植病人中也是增高的。对大部分的移植后肿瘤病人来说,常规的肿瘤治疗方案都是合适的。免疫抑制剂通常要求减量,尤其是对于给予了骨髓抑制化疗的病人。对于心、肝、肺这些生命依赖性器官移植的病人,移植物的功能也需要密切监控。其他有替代措施的器官移植病人,在必要时可使用替代措施辅助治疗,例如肾移植的血液透析、胰腺移植的外源性胰岛素和胰岛移植治疗、小肠移植的全肠外营养等。免疫抑制的风险需要通过评估器官功能相较于替代措施的利弊来权衡。

关于移植未来的展望

从 20 世纪 70 年代晚期开始,移植领域取得了显著的进展,但还存在着许多问题。其中最主要的一个问题就是移植后病人还需要终身服用免疫抑制剂,伴随而来的就是感染和恶性肿瘤疾病的发生风险增高,同时还可能出现其他与免疫抑制无关的潜在副作用。因此,诱导移植耐受或移植后不需要长期使用免疫抑制剂就可以维持正常的移植物功能,是所有移植受者的共同愿望。免疫耐受是指在不使用免疫抑制剂的情况下,受者免疫系统针对供者抗原的特异性低反应(受者对供者器官不发生免疫攻击,但对另一供者的器官依然保持正常的免疫攻击能力)。迄今人们已尝试过多种诱导移植免疫耐受的治疗方案,但还没有任何一个方案有非常确切的效果。

供体器官来源短缺的问题也许比长期免疫抑制更为棘手。移植数量增加的速度远远比不上等待移植病人数量增加的速度。往往在有机会接受移植手术的时候,病人已经等待了很长时间并且全身状态较差。人们也采取了一些方法来增加移植的数量,例如活体供者的器官移植。但是活体器官移植的广泛开展必将增加高手术风险和高危供者的比例,如果影响到供者的健康甚至生命,那么活体器官移植也将受到极大限制。通过使用边缘供者的器官,尤其是心脏死亡供者的器官,也在一定程度上增加了移植的数量。在未来,异种移植可能是解决移植物来源短缺问题的有效策略,但是也面临着更为复杂的免疫学障碍。人造器官或装置也可能是器官来源

不足的解决方案之一,而且不需要使用免疫抑制剂。但是完全植入长效的生物工程装置也存在其自身的问题和障碍,甚至可能比长期服用免疫抑制剂的问题更为糟糕。

异种移植

临床异种移植被视为是未来解决供体器官来源短缺的重要希望,但是不同种属之间的天然免疫学屏障使得异种移植面临着巨大的难题。其他的问题还包括动物性传染病传染给人的潜在危险,以及动物器官移植给人类所带来的伦理学问题。

目前人们将猪视为最有希望的异种移植供者,相比于灵长类动物供者也更易于被大众接受。而且猪也更易于大规模养殖,并且成本要远远低于灵长类动物。

猪器官移植给人的异种移植的免疫学障碍非常复杂,总的说来有三个主要障碍。首先是超急性排斥反应(HAR),它主要由人体内所存在的天然抗体介导,这些抗体与猪器官血管内皮细胞表面表达的抗原结合,从而激活补体,导致血管内凝血及移植后移植物迅速的缺血。第二个障碍是延迟性异种移植物排斥反应,它发生在 HAR 之后,也是由异种反应性抗体、血小板聚集以及凝血系统的活化所导致。第三个障碍类似于经典的 T 细胞介导的同种移植物急性排斥反应。人们正在尝试许多方法来解决这些障碍,例如通过基因工程的手段使猪的器官表达人的基因,使用药物来抑制血小板凝集和补体活化,以及采用强效的免疫抑制方案等。

除了免疫学的障碍,潜在感染的危险也需要被研究和阐明。能感染猪组织的病毒可能会传染给人类受者,也可能传播到所有的正常人群,这些危险因素必须加以重视。

其他方法

异种移植并不是目前唯一在进行研究的人体器官替代方法,其他一些可能的方法包括:细胞移植、器官再生、人工器官、生物人工装置等。

细胞移植主要是输注细胞后让这些细胞取代器官内原有的因疾病受损的细胞,从而恢复器官受损的功能。例如将干细胞或者游离肝细胞输注入失去功能的肝脏。这种方法对于肝酶或者基因缺陷病人最为有效。而对于合并肝硬化的慢性肝脏疾病而言,其治疗意义较为有限,因为门脉高压的潜在问题无法根本解决。细胞移植的另一个应用是将干细胞或者初始肌细胞输入受损的心脏中,这些细胞在输注后能替代原有心肌细胞来加强心脏功能。目前在这些领域内已有大量的研究工作在开展。细胞移植带来了临床治疗新的希望,但是也有一定局限性。如对象肾脏这类结构复杂、由多种细胞构成的器官,细胞输注治疗很难发挥理想的治疗作用。

器官再生是另一个试图解决这一难题的措施,它是通过诱导原始细胞或干细胞来重新分化出器官的方法。但是这一设想目前只处于理论阶段,并且在短期内没有临床应用的可能。

在未来可能会用于临床的其他措施还包括生物人造机械装置。目前已有研究工作,试图通过人造机械和肝细胞结合成生物人工肝装置,作为肝功能衰竭病人等待移植前的过渡治疗,但目前临床还没有取得确切的成效。心脏人工装置是最有希望能常规用于临床的装置,目前已有许多植入性辅助

装置用于临床,这些装置大多是作为等待移植前的过渡治疗。一些不同的人造心脏装置也已经在进行研发并已尝试用于临床。这些装置应用的最主要并发症包括血栓形成和感染。

移植科学未来的发展前景是令人期待的,目前的主要研究方向包括新型免疫抑制药物的研制、免疫耐受、异种移植、细胞移植和人工替代装置。相信在不远的将来,这些新的措施可能会在多数的移植中心应用于移植受者。

(臧运金   陈刚   译)

参考文献

亮蓝色标记的是主要参考文献。

1. Carrel A: The transplantation of organs. *NY Med J* 99:839, 1914.
2. Guthrie CC: *Blood Vessel Surgery and Its Applications.* New York: Longmans Green, 1912.
3. Hamilton DNH, Reid WA: Yu Yu Voronoy and the first human kidney allograft. *Surg Gynecol Obstet* 159:289, 1984.
4. Merrill JP, Murray JE, Harrison JH: Successful homotransplantation of the human kidney between identical twins. *JAMA* 160:277, 1956.
5. Calne RY, Alexondre GP, Murray JE: A study of the effects of drugs in prolonged survival of homologous renal transplants in dogs. *Ann NY Acad Sci* 99:743, 1962.
6. Murray JE, Merrill JP, Harrison JH, et al: Prolonged survival of human-kidney homografts by immunosuppressive drug therapy. *N Engl J Med* 268:1315, 1963.
7. Starzl TE, Marchioro TL, Waddell WR: The reversal of rejection in human renal homografts with subsequent development of homograft tolerance. *Surg Gynecol Obstet* 117:385, 1963.
8. Valente JF, Alexander JW: Immunobiology of renal transplantation. *Surg Clin North Am* 78:1, 1998.
9. Krensky AM: Molecular basis of transplant rejection and acceptance. *Pediatr Nephrol* 5:422, 1991.
10. Ball ST, Dallman MJ: Transplantation immunology. *Curr Opin Nephrol Hypertens* 4:465, 1995.
11. Hancock WW: Current trends in transplant immunology. *Curr Opin Nephrol Hypertens* 8:317, 1999.
12. Cuturi MC, Blancho G, Josien R, et al: The biology of allograft rejection. *Curr Opin Nephrol Hypertens* 3:578, 1994.
13. Fryer JP, Granger DK, Leventhal JR, et al: Steroid-related complications in the cyclosporine era. *Clin Transplantation* 8:224, 1994.
14. Humar A, Crotteau S, Gruessner A, et al: Steroid minimization in liver transplant recipients: Impact on hepatitis C recurrence and posttransplant diabetes. *Clin Transplant* 21:526, 2007.
15. Matas AJ, Kandaswamy R, Gillingham K, et al: Prednisone free maintenance immunosuppression—a 5 year experience. *Am J Transplant* 5:2473, 2005.
16. Burke JF, Pirsch JD, Ramos EL, et al: Long-term efficacy and safety of cyclosporine in renal transplant recipients. *N Engl J Med* 331:358, 1994.
17. Calne RY, Rolles K, White DJG, et al: Cyclosporin A initially as the only immunosuppressant in 34 recipients of cadaveric organs. *Lancet* 2:1033, 1979.
18. Sweny P, Farrington K, Younis F, et al: Sixteen months experience with cyclosporin A in human kidney transplantation. *Transplant Proc* 13:365, 1981.
19. Larson TS, Dean PG, Stegall MD, et al: Complete avoidance of calcineurin inhibitors in renal transplantation: A randomized trial comparing sirolimus and tacrolimus. *Am J Transplant* 6:514, 2006.
20. Remuzzi G, Lesti M, Gotti E, et al: Mycophenolate mofetil versus azathioprine for prevention of acute rejection in renal transplantation (MYSS): A randomized trial. *Lancet* 364:503, 2004.
21. Gaber AO, First MR, Tesi RJ, et al: Results of the double-blind, randomized, multicenter, phase III clinical trial of Thymoglobulin versus ATGAM in the treatment of acute graft rejection episodes after renal transplantation. *Transplantation* 66:29, 1998.
22. Bustami RT, Ojo AO, Wolfe RA, et al: Immunosuppression and the risk of post-transplant malignancy among cadaveric first kidney transplant recipients. *Am J Transplant* 4:87, 2004.
23. Buhaescu I, Segall L, Goldsmith D, et al: New immunosuppressive therapies in renal transplantation: Monoclonal antibodies. *J Nephrol* 18:529, 2005.
24. Vincenti F, Kirkman R, Light S, et al: IL-2 receptor blockade with daclizumab to prevent acute rejection in renal transplantation. *N Engl J Med* 338:161, 1998.
25. Nashan B, Moore R, Amlot P, et al: Randomized trial of basiliximab versus placebo for control of acute cellular rejection in renal allograft recipients. *Lancet* 350:1193, 1997.
26. Morris PJ, Russell NK: Alemtuzumab (Campath-1H): A systematic review in organ transplantation. *Transplantation* 81:1361, 2006.
27. Pescovitz MD: Rituximab, an anti-CD20 MAb: History and mechanism of action. *Am J Transplant* 6:859, 2006.
28. Larsen CP, Pearson TC, Adams AB, et al: Rational development of LEA29Y (belatacept), a high-affinity variant of CTLA4-Ig with potent immunosuppressive properties. *Am J Transplant* 5:443, 2005.
29. Vincenti F, Larsen C, Durrbach A, et al: Costimulation blockade with belatacept in renal transplantation. *N Engl J Med* 353:770, 2005.
30. Van Buren CT, Barakat O: Organ donation and retrieval. *Surg Clin North Am* 74:1055, 1994.
31. Kootstra G, Kievit J, Nederstigt A: Organ donors: Heartbeating and non-heartbeating. *World J Surg* 26:181, 2002.
32. Delgado DH, Rao V, Ross HJ: Donor management in cardiac transplantation. *Can J Cardiol* 18:1217, 2002.
33. Starzl TE, Miller C, Broznick B, et al: An improved technique for multiple organ harvesting. *Surg Gynecol Obstet* 165:343, 1987.
34. Boggi U, Vistoli F, Del Chiaro M, et al: A simplified technique for the en bloc procurement of abdominal organs that is suitable for pancreas and small-bowel transplantation. *Surgery* 135:629, 2004.
35. Edwards JM, Hasz RD, Robertson VM: Non-heart-beating organ donation: Process and review. *AACN Clinical Issues* 10:293, 1999.
36. St Peter SD, Imber CJ, Friend PJ: Liver and kidney preservation by perfusion. *Lancet* 359:604, 2002.
37. Van der Werf WJ, D'Alessandro AM, Hoffmann RM, et al: Procurement, preservation, and transport of cadaver kidneys. *Surg Clin North Am* 78:41, 1998.
38. D'Alessandro AM, Southard JH, Love RB, et al: Organ preservation. *Surg Clin North Am* 74:1083, 1994.
39. Feng L, Zhao N, Yao X, et al: Histidine-tryptophan-ketoglutarate solution vs. University of Wisconsin solution for liver transplantation: A systematic review. *Liver Transpl* 13:1125, 2007.
40. Schaubel D, Desmeules M, Mao Y, et al: Survival experience among elderly end-stage renal disease patients. A controlled comparison of transplantation and dialysis. *Transplantation* 60:1389, 1995.
41. Wolfe RA, Ashby VB, Milford EL, et al: Comparison of mortality in all patients on dialysis, patients on dialysis awaiting transplantation, and recipients of a first cadaveric transplant. *N Engl J Med* 341:1725, 1990.
42. Kasiske BL, Ramos EL, Gaston RS, et al: The evaluation of renal transplant candidates: Clinical practice guidelines. *J Am Soc Nephrol* 6:1, 1995.
43. Terasaki PI, Cecka JM, Gjertson DW, et al: High survival rates of kidney transplants from spousal and living unrelated donors. *N Engl J Med* 333:333, 1995.
44. Humar A, Ramcharan T, Kandaswamy R, et al: Risk factors for slow graft function after kidney transplant: A multivariate analysis. *Clin Transplant* 16:425, 2002.
45. Sells RA: Cardiovascular complications following renal transplantation. *Transplantation Rev* 11:111, 1997.
46. Cosio F, Alamir A, Yim S, et al: Patient survival after renal transplantation: I. The impact of dialysis pretransplant. *Kidney Int* 53:767, 1998.
47. Asderakis A, Augustine T, Dyer P, et al: Pre-emptive kidney transplantation: The attractive alternative. *Nephrol Dial Transplant* 13:1799, 1998.
48. Friedman A: Strategies to improve outcomes after renal transplantation. *N Engl J Med* 346:2089, 2002.
49. Matas AJ, Humar A, Payne WD, et al: Decreased acute rejection in kidney transplant recipients is associated with decreased chronic rejection. *Ann Surg* 230:493; discussion 498, 1999.
50. Massy ZA, Guijarro C, Wiederkehr MR, et al: Chronic renal allograft rejection: Immunologic and nonimmunologic risk factors. *Kidney Int* 49:518, 1996.
51. Schweitzer EJ, Matas AJ, Gillingham K, et al: Causes of renal allograft loss: Progress in the '80s, challenges for the '90s. *Ann Surg* 214:679, 1991.
52. Sutherland DE, Gruessner RW, Najarian JS, et al: Solitary pancreas transplants: A new era. *Transplant Proc* 30:280, 1998.
53. Manske CL, Wang Y, Rector T, et al: Coronary revascularisation in insulin-dependent diabetic patients with chronic renal failure. *Lancet* 340:998, 1992.

54. Humar A, Ramcharan T, Kandaswamy R, et al: Pancreas after kidney transplant. *Am J Surg* 182:155, 2001.

55. Farney AC, Cho E, Schweitzer E, et al: Simultaneous cadaver pancreas living-donor kidney transplantation: A new approach for the type 1 diabetic uremic patient. *Ann Surg* 232:696, 2000.

56. Krishnamurthi V, Philosophe B, Bartlett ST: Pancreas transplantation: Contemporary surgical techniques. *Urol Clin North Am* 28:833, 2001.

57. Humar A, Kandaswamy R, Granger D, et al: Decreased surgical risks of pancreas transplantation in the modern era. *Ann Surg* 231:269, 2000.

58. Lumbreras C, Fernandez I, Velosa J, et al: Infectious complications following pancreatic transplantation: Incidence, microbiological and clinical characteristics, and outcome. *Clin Infect Dis* 20:514, 1995.

59. Sutherland DE, Gruessner RW, Dunn DL, et al: Lessons learned from more than 1000 pancreas transplants at a single institution. *Am Surg* 233:463, 2001.

60. McChesney LP: Advances in pancreas transplantation for the treatment of diabetes. *Dis Mon* 45:88, 1999.

61. Mazzaferro V, Regalia E, Doci R, et al: Liver transplantation for the treatment of small hepatocellular carcinomas in patients with cirrhosis. *N Engl J Med* 334:693, 1996.

62. Freeman RB Jr., Wiesner RH, Roberts JP, et al: Improving liver allocation: MELD and PELD. *Am J Transplant* 4 Suppl 9:114, 2004.

63. Pomfret EA, Fryer JP, Sima CS, et al: Liver and intestine transplantation in the United States, 1996–2005. *Am J Transplant* 7:1376, 2007.

64. Strong RW, Lynch SV, Ong TN, et al: Successful liver transplantation from a living donor to her son. *N Engl J Med* 322:1505, 1990.

65. Trotter JF, Wachs M, Everson GT, et al: Adult-to-adult transplantation of the right hepatic lobe from a living donor. *N Engl J Med* 346:1074, 2002.

66. Wachs ME, Bak TE, Karrer FM, et al: Adult living donor liver transplantation using a right hepatic lobe. *Transplantation* 66:1313, 1998.

67. Kiuchi T, Inomata Y, Uemoto S, et al: Living-donor liver transplantation in Kyoto, 1997. *Clin Transpl* 191, 1997.

68. Marcos A, Fisher RA, Ham JM, et al: Right lobe living donor liver transplantation. *Transplantation* 68:798, 1999.

69. Fan ST, Lo CM, Liu CL: Technical refinement in adult-to-adult living donor liver transplantation using right lobe graft. *Ann Surg* 231:126, 2000.

70. Rogiers X, Malago M, Gawad K, et al: In situ splitting of cadaveric livers. The ultimate expansion of a limited donor pool. *Ann Surg* 224:331, 1996.

71. Humar A, Ramcharan T, Sielaff T, et al: Split liver transplantation for 2 adult recipients: An initial experience. *Am J Transplant* 1:366, 2001.

72. Everson GT, Kam I: Immediate postoperative care, in Maddrey WC, Schiff ER, Sorrell MF (eds): *Transplantation of the Liver*. Baltimore: Lippincott Williams & Wilkins, 2001, p 131.

73. Humar A, Gruessner R: Critical care of the liver transplant recipient, in Rippe I, Fink C (eds): *Intensive Care Medicine*, 4th ed. Philadelphia: Lippincott-Raven, 1998, p 2219.

74. Brown A, Williams R: Long-term postoperative care, in Maddrey WC, Schiff ER, Sorrell MF (eds): *Transplantation of the Liver*. Baltimore: Lippincott Williams & Wilkins, 2001, p 163.

75. Buchman AL, Scolapio J, Fryer J: AGA technical review on short bowel syndrome and intestinal transplantation. *Gastroenterology* 124:1111, 2003.

76. Westergaard H: Short bowel syndrome. *Semin Gastrointest Dis* 13:210, 2002.

77. Sokal EM, Cleghorn G, Goulet O, et al: Liver and intestinal transplantation in children: Working Group Report of the First World Congress of Pediatric Gastroenterology, Hepatology, and Nutrition. *J Pediatr Gastroenterol Nutr* 35(Suppl 2):S159, 2002.

78. Kato T, Ruiz P, Thompson JF, et al: Intestinal and multivisceral transplantation. *World J Surg* 26:226, 2002.

79. Abu-Elmagd K, Bond G, Reyes J, et al: Intestinal transplantation: A coming of age. *Adv Surg* 36:65, 2002.

80. Reyes J, Mazariegos GV, Bond GM, et al: Pediatric intestinal transplantation: Historical notes, principles and controversies. *Pediatr Transplant* 6:193, 2002.

81. Miniati DN, Robbins RC: Heart transplantation: A thirty-year perspective. *Annu Rev Med* 53:189, 2002.

82. Kesten S: Advances in lung transplantation. *Dis Mon* 45:101, 1999.

83. Reichart B, Gulbins H, Meiser BM, et al: Improved results after heart-lung transplantation: A 17-year experience. *Transplantation* 75:127, 2003.

84. Cassivi SD, Meyers BF, Battafarano RJ, et al: Thirteen-year experience in lung transplantation for emphysema. *Ann Thorac Surg* 74:1663, 2002.

85. Egan TM, Detterbeck FC, Mill MR, et al: Long-term results of lung transplantation for cystic fibrosis. *Eur J Cardiothorac Surg* 22:602, 2002.

86. Egan TM, Detterbeck FC: The ABCs of LTX for BAC. *J Thorac Cardiovasc Surg* 125:20, 2003.

87. Goudarzi BM, Bonvino S: Critical care issues in lung and heart transplantation. *Crit Care Clin* 19:209, 2003.

88. Kubak BM: Fungal infection in lung transplantation. *Transpl Infect Dis* 4(Suppl 3):24, 2002.

89. Boucek RJ Jr., Boucek MM: Pediatric heart transplantation. *Curr Opin Pediatr* 14:611, 2002.

90. Marelli D, Laks H, Kobashigawa JA, et al: Seventeen-year experience with 1083 heart transplants at a single institution. *Ann Thorac Surg* 74:1558, 2002.

91. Penn I: The effect of immunosuppression on pre-existing cancers. *Transplantation* 55:742, 1993.

92. Hibberd PL, Snydman DR: Cytomegalovirus infection in organ transplant recipients. *Infect Dis Clin North Am* 9:863, 1995.

93. Kaufman DB, Leventhal JR, Gallon LG, et al: Risk factors and impact of cytomegalovirus disease in simultaneous pancreas-kidney transplantation. *Transplantation* 72:1940, 2001.

94. Dunn DL, Mayoral JL, Gillingham KJ, et al: Treatment of invasive CMV disease in solid organ transplant patients with ganciclovir. *Transplantation* 51:98, 1991.

95. Patel R, Paya CV: Infections in solid-organ transplant recipients. *Clin Microbiol Rev* 10:86, 1997.

96. Lutz J, Heemann U: Tumours after kidney transplantation. *Curr Opin Urol* 13:105, 2003.

97. Euvrard S, Kanitakis J, Claudy A: Skin cancers after organ transplantation. *N Engl J Med* 348:1681, 2003.

98. Green M: Management of Epstein-Barr virus induced post-transplant lymphoproliferative disease in recipients of solid organ transplantation. *Am J Transplant* 1:103, 2001.

99. Cockfield SM: Identifying the patient at risk for post-transplant lymphoproliferative disorder. *Transpl Infect Dis* 3:70, 2001.

100. Preiksaitis JK, Keay S: Diagnosis and management of post-transplant lymphoproliferative disorder in solid-organ transplant recipients. *Clin Infect Dis* 33(Suppl 1):S38, 2001.

101. Boehmer JP: Device therapy for heart failure. *Am J Cardiol* 91:53D, 2003.

102. Deng MC, Naka Y: Mechanical circulatory support devices—state of the art. *Heart Fail Monit* 2:120, 2002.

103. Dooldeniya MD, Warrens AN: Xenotransplantation: Where are we today? *J R Soc Med* 96:111, 2003.

104. Dorling A: Clinical xenotransplantation: Pigs might fly? *Am J Transplant* 2:695, 2002.

105. Einsiedel EF, Ross H: Animal spare parts? A Canadian public consultation on xenotransplantation. *Sci Eng Ethics* 8:579, 2002.

106. Valdes Gonzalez R: Xenotransplantation's benefits outweigh risks. *Nature* 420:268, 2002.

107. Elliott RB, Garkavenko O, Escobar L, et al: Concerns expressed about the virological risks of xenotransplantation. *Xenotransplantation* 9:422, 2002.

108. O'Connell P: Pancreatic islet xenotransplantation. *Xenotransplantation* 9:367, 2002.

第12章

病人安全性

Catherine L. Chen, Mark L. Shapiro,
Peter B. Angood, and Martin A. Makary

背景

医疗过失导致对病人的伤害可以是灾难性的,并且有时不仅对病人也对外科医生及医疗机构均造成严重的后果。一次过失甚至可以毁掉外科医生的事业。医疗过失对每一位医生都是共通的,过失本身会被无可避免地与人的本性相关联。只是直到近年来才有相关学科清楚地认识到除个人因素外,易受责难的医院系统也在造成过失中起到一定作用。

病人安全是一门促进使用循证医学、增进常识以图将常规提供服务中人为过失的巨大影响减到最小的科学。错误的手术部位或错误的术式、遗留纱布、未经配型的输血、配型不合的器官移植以及忽略了的过敏反应等都是潜在的灾难性事例。这些又都是可以被那些更加安全的履行职责的医院系统所防范的。本章通过回顾安全性与质量的关键措施、文化因素、介入与工具及手术中的危险处理策略,来提供对现代病人安全这一领域的概述。

病人的安全性

医学被认为是一种有高失误率的高风险系统。但这两种特征并不总是互相关联的。其他的高危工业已能做到保持无可挑剔的低失误率。例如当代现有的最多风险体系之一的美国海军核潜艇计划项目,就已经拥有无与伦比的安全记录。尽管有大量的核设施运行,反应堆又处于机动状态而不是固定一地,军事行动又要隐秘,还有来自要求很高的与友方、敌方水面舰只、水下潜艇及空中飞机协同演练中的危险,这些都增加其复杂性,但是核舰队还是已经达到了这一安全记录。

这其中应归功于核潜艇计划项目的文化:即坚持拥有个人权限、责任感、注重细节、专业素质、道德诚信及相互尊重。正是这些特征造就了在高危险、高应激状态下的高质量沟通所必需的文化氛围。每一个核反应堆操作者都会意识到正在或将要发生的事情,明确任何行动的影响及后果并为之负责。艇员与官员之间自由、流畅地沟通使得关于任何事故发生的信息都可以迅速地传播开来,一直到全部系统。以便其他工作人员可以学到将来如何能防范类似的错误。

高度可靠的组织机构

核潜艇计划项目就是一个获得了被认为“高度可靠性组织机构”荣誉的极好例论。高可靠性组织机构理论是由加利福尼亚大学伯克莱分校的一群社会科学家创立发展起来的。他们意识到有某些高风险工业和组织机构,如果考虑到它们每日运作中都涉及的内在危险,则它们已经达到了有随时发生事故及错误的可能(图 12-1)。其他一些被认为已经达到了高可靠状态的工业或组织机构包括:航空母舰飞行甲板、核电站、及联邦交通管理局的空中交通管制系统。事实上为什么核电站有如此优异的可靠性记录,一个原因可能就是他们的操作人员往往是前海军潜艇人员,有过在一所高度可靠机构的受训经验的,所以很容易将此经验传至其他机构[1]。

高可靠性组织机构科学所根据的假定之一是通过 Weick 在 1987 年所作出的下述观察:那些操作并管理复杂系统的人本身不足够复杂到能感觉防御系统产生的问题。这就引出了另一个支持病人安全科学的重要理念:“正常事故理论”概念。

这一理论声称事故是大工作量本身固有的。甚至在某些情景下是不可避免的。就是说它们是正常的,应预期会发生的,而不必归处于个人的错误。事故不应被用来仅是确认并处罚犯罪错误的个人。正如 Reason 所说作为某些潜在条件下的结果,即使是最好的人,也会犯最坏的错误。

Perrow 在 1984 年将医疗保健、海军潜艇、航空公司和其他一些工业都被归类为的“高风险系统”[1]。高风险系统:

- 具有造就灾难的潜在可能,其大致可界定为是一种可导致人或动物去生命、环境破坏或是一些其他可引发恐惧感的状况;
- 是复杂的系统,其内部有大量高度互相依存且具有多种非线性的子系统;
- 是紧密结合的系统。以至于系统中的任何小变异都会迅速地、不减弱地在分系统间传递。

无论如何,高度可靠性组织机构理论建议恰如其分地监督雇员、流程和技术设备就可以管理复杂、有危险性的活动并保持可被接受的低错误率。对多个高度可靠性组织机构的研究显示,它们都具有下列共同特征[2]:

- 人人相互支持;

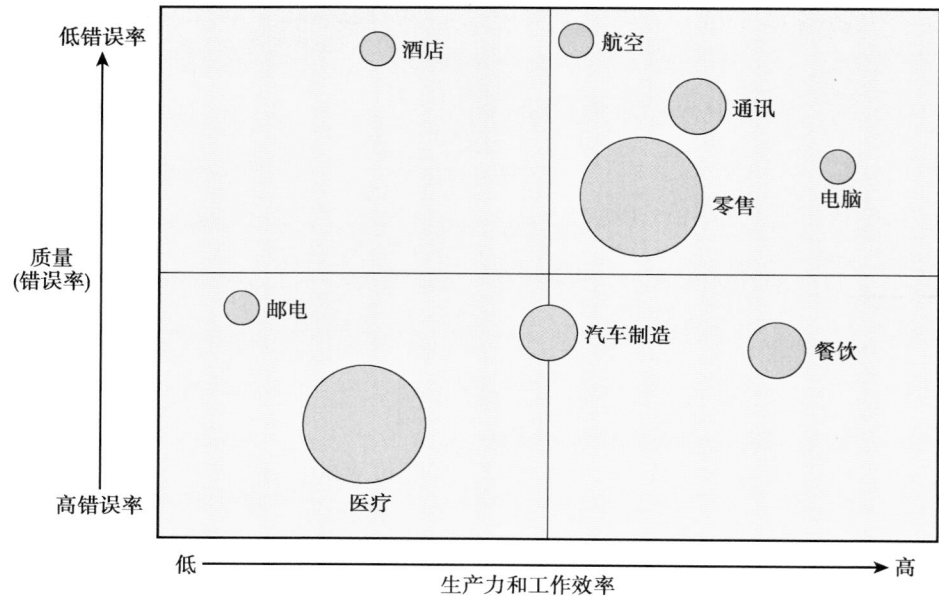

图 12-1   不同产业间规模大小、生产力和工作效率的横向比较

- 人人相互信任；
- 人与人有友好的、公开的相互关系，注重人的可靠和认真；
- 工作环境的顺应性强，注重人的创造性和达成目标，提供可明显感觉到的可依靠性和人际信任。

在任何系统中树立起这些特征就是向达到低错误率迈出的重要一步。

医学研究所报告

虽然医疗保健总体上被认为是一高风险系统，但这一行业远不够加入到核潜艇、联邦航空管理局那样具有高度可靠性的行列之中。这一事实是由医学研究所发表于2000年的一份题为"错误人所难免，应建立更安全的医疗保健系统"的报告中披露出来的[3]。这一里程碑式的文章提出了对医学错误这一问题重要性的认识。这一报告亦成为近年来医学文章中最经常被引用的文献资料[4]。医学研究所（IOM）报告中描述：全美国医院每年由于医疗过失会出现44 000～98 000人死亡，超过一百万人损伤，震惊了医疗保健界。确切地说，因医疗事故死亡的人数相当于每天有一架大型喷气客机坠毁。随着这一报告的传播，人们对于医疗过失的认知提高了。并且医生们和其他医务工作者也开始公开有关他们工作方面的错误及他们在处理时所面临的困难。

IOM的报告引起了对病人安全领域的许多必要的关注。此外，他将用于表述医疗过失的词语标准化，定义了对于以后研究和提高质量所使用的专门术语（表12-1）。医学研究所的报告发表后，对病人安全性研究和有关各种方案的兴趣成指数倍增长。为努力改进病人安全，医疗保障服务研究者们开始和其他学科的科学家，例如：人类遗传基因工程、心理学、信息科学等方面的专家合作以对存在已久的安全问题开发出创新的解决方法。围绕着病人安全话题的讨论也由于不断地突出因医疗事故死亡病人的事例而越来越个性化。最重要的是，该报告使得关于病人安全的话题从责备个人错误改变为去改进令错误发生的系统（病例12-1）[5]。

概念模式

Donabedian测定质量模式确认了对三类主要问题的改进，即对结构、过程及效果的改变（图12-2）。结构指的是有形的和组织机构的工具、设备及改善安全性的条例。结构测定旨在提出"恰当的工具、设备及条例是否具备"。过程是指这些工具、设备、条例、程序对病人的应用（即良好的医疗、循证的医学）。过程测定旨在提出"恰当的工具、条例、设备是否使用了"。效果是指体现在病人身上的结果。效果测定旨在提出"病人是否经常受到伤害"。在这种模式中，结构（医疗护理如何安排的）加上过程（我们做什么）影响对病人的医疗效果（获得的结果）[7]。

表 12-1	医疗差错种类

不良事件
- 由医疗处理引起而非病人现有情况引起的损伤
- 延长住院日，造成出院时残疾，或两者均有
- 分为可预防与不可预防两类

疏忽
- 医疗低于公认的标准
- 医疗标准是指一位有同等知识水平、专业培训及经验的医生在类似情况下会使用的医疗服务

近似差错事件
- 未致病人伤害的医疗差错
- 分析近似差错事件可在伤害发生之前加以鉴别以及补偿系统自身的不足

哨兵事件
- 一件涉及死亡或严重身心损伤的意外事件
- 引起肢体或肢体功能丧失的损伤
- 此种事件需要立即调查并作出回应
- 其他事例
  - 输血反应涉及输入异型血或血液制品者
  - 错误部位、错误术式或错误病人的手术
  - 药物或其他与治疗相关的错误导致死亡
  - 术后无意地将异物遗留患者体内

　　Libby Zion,女性,18 岁,于 1984 年 10 月 4 日傍晚因发热及焦虑不安住入纽约医院后死亡。她的父亲 Sidney Zion,一位律师且是纽约每日新闻报的专栏作家,相信其女儿的死亡是由于医院内工作人员不足及医生超量工作,他决定改善这种情况,以预防其他病人遭受这种教学医院系统所带来的结果。由于他努力公开关于女儿死亡的情况,曼哈顿区地方检察官 Robert Morgenthau 同意让一个大陪审团考虑谋杀指控。虽然该医院未被起诉,但在 1986 年 5 月,大陪审团发出一报告,强烈批判纽约县一家医院对实习医生和低年住院医师的监督。结果纽约州卫生署长 David Axeirod 召集以 Bertrand M. Bell 为首的专家小组讨论会。Bell 是 Albert Einstein 医学院的初级保健医生,长期以来,他批评医院缺乏对受训医生的监督指导,以及纽约州对医师的培训及管理系统的评价。Bell 向委员会建议住院医师每周工作不能超过 80 小时,每班工作不超过连续 24 小时,并且一位高年资医师必须留院。这些建议于 1989 年被纽约州采用。2003 年医学研究生教育评审委员会授权所有住院医师培训计划部必须遵守减少工作时间的工作计划。

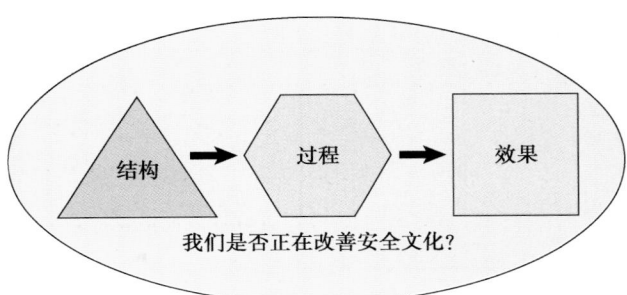

图 12-2　医疗质量评估与监测模式

　　测定质量的结构、过程、效果三要素全部都体现在一个组织机构的整体文化氛围中。地方文化对实施医疗保健的各个方面都有冲击。因为它影响到第一线工作人员如何领会并施行对病人的安全医疗保健。实际上文化(医疗保健业的各种信仰、总体的心态)正越来越多地被认为是结构、过程、效果模式中的第四个可度量成分。这一近来的认识是基于有不断增长的证据证实的。这一事实表明,地方文化是与各种重要的临床结果相关联的。存在于组织结构文化氛围中的结构-过程-效果模式有助于阐明蕴藏在组织机构中的危险、危害是如何能潜在地导致错误发生,损害、危害病人的。对任何被视为成功的新的有关病人安全的动议,其对结构、过程的任何改变,一定是能导致出相应病人疗效变化的[8]。

创造安全文化

　　组织机构的文化就如每个人的个性一样是内在的,并无统一定式的,但总能显示出其目标、方向及动员力[2]。那些具有安全性文化的组织机构都具有一贯的视安全为顶级重要的承诺。这一承诺是深入到整个组织机构中的。这些组织常具备以下特征[9]:

- 对于本组织机构活动的高风险、容易出错特性的认知;
- 无处罚性环境使个人能够报告错误或侥幸避免一场灾难性事故而不必担心受惩罚或报复;
- 由不同等级间合作解决那些薄弱环节是可以实现的;
- 组织机构方愿意动用一切资源来解决安全忧患。

　　传统的外科学文化持有的立场与具有有效的安全性文化的组织机构价值观几乎直接对立,有如下几个原因:外科医师都有不愿意承认错误或将错误委过于人的倾向[10];外科医师倾向于将影响其做出决断能力的精神压力轻描淡写,而且常常声称其做出的决定在急症和正常情况下具有同等的正确率[11]。手术文化,特别是在手术室(OR)有等级制度盛行的传统。外科医师对手术室其他人员的指责历来被认为是正常的。这会阻止护士和其他的手术室工作人员指出外科医师潜在的差错和失误。在重症监护病房(ICU),相对于医生们,护士更难有机会发表意见。不同的意见不能被恰当地化解,做出的决定也是在没有充足的交流基础上的。此外,医学界注重职业自治,这也促进了个人主义而非合作。这往往不利于病人的医疗护理。最后,病人的安全性尽管常被认为是重要的,但鲜有组织机构将其由优先要务提升到核心价值。一些组织机构认为他们现有的流程是完整的,常常不认为有必要把资源用于改造病人安全体系中。往往是借由一个被高度关注的前哨性事件的发生,激发了领导层保证用必要的时间和资源来改进组织机构内病人的安全性。正如在 Betsy Lehmen 死亡之后由 Dana-Farber 研究所提供的例证(病例 12-2)。

　　1994 年 12 月 3 日一位 Boston Globe 刊物的健康专栏作家 Betsy Lehman 因乳腺癌接受 4 倍原计划剂量的化疗后死亡。值得注意的是,两天之后另一位老师 Maureen Baterman 也因治疗癌症,接受超剂量化疗,遭受不可逆的心脏损害。经调查该用药差错后,处方医师,三位药师和 15 位护士被州监管机构处罚。这两位妇女的家属和其中一位受罚的医师向医院提出诉讼。

　　由于该事件影响,Dana Farber 癌症研究所投资一千一百多万美元去完善其安全项目,包括对其雇员提供新的培训,并使医师有更多时间与病人见面交谈。该医院采取安全公开的政策使病人得以随时得知有影响医疗结果的差错。该研究所也开始组建病人委员会,在改进医院医疗护理的方法方面提供建议及反馈。

评估组织机构的安全文化

　　在组织机构内促进有关病人安全文化改变的努力受到了因不能衡量任何特定的干扰的限制。然而以往的研究显示,雇员对安全文化的看法与航空业的降低错误行为相关联,医生对安全文化的看法也与重症监护病房内病人的结果相关联。安全态度问卷(SAQ)是用以衡量医疗机构内部安全文化确实可行的调查手段[6]。飞行管理态度问卷及其前身飞机驾驶舱管理问卷衍化成的 SAQ 是应用于航空业的两种安全测评工具,包含一系列问题,衡量以下六个范畴内容:团队合作的氛围、安全的氛围、工作满意度、对事物处理的接受程度、压力的反应能力和工作条件。

调查问卷中衡量安全氛围的部分包含了以下七项：

- 我的同事们支持我报告我可能遇到的任何有关病人安全方面的问题；
- 这一临床科室的文化使得医务人员易于从他人的错误中吸取教训；
- 该科室对医疗过失能处理得当；
- 我知道在这一科室如何应用恰当的方式去表达与病人安全相关问题；
- 我能收到对我的行为恰如其分的反馈；
- 我能感觉作为一个病人在这里接受治疗是安全的；
- 在这个科室谈论失误是不容易的。

就如每一个人在手术室中的角色各有不同一样，尽管对团队合作环境的感知可以不同，但是对安全氛围的感知却相对一致地贯穿在某一医院的各手术室中。通过对 500 余家医院不同医护工作人员 SAQ 问卷调查，建立了安全文化的基准分数。这样医院就可以将之用于本身机构来比较科室之间，同一科室中不同医护工作人员之间，乃至整个医疗机构的局部文化。所得分数也可以用来与全国乃至全球所有其他参加了 SAQ 医疗中心的分数相比。此外，还通过对改进后的得分与基线评分的比较来评估安全措施介入的效果。

强大有力的团队合作是任何有效率的组织机构的核心，也是保证病人手术室中安全的关键因素。团队合作依赖于一些其他因素，如：一个组织机构的潜在文化及沟通方式。团队中年轻成员及其他非外科医师专业人员包括麻醉医师有能力对病人安全方面问题明确表态是建立病人安全文化的最重要因素之一。

团队协作与交流

据联合委员会称沟通出现障碍是发生诸如手术部位错误这类重大责任事故的最常见根本原因（图 12-3）。沟通不良几乎占了 2006 年间医疗保健机构资格认证委员会报告的重大责任事故的 40%[14]。良好沟通是团队合作的基本要素，而且应在任何有意打造病人安全文化的医疗机构受到重视。这在手术室这样一个最复杂的医疗工作环境中尤为重要。

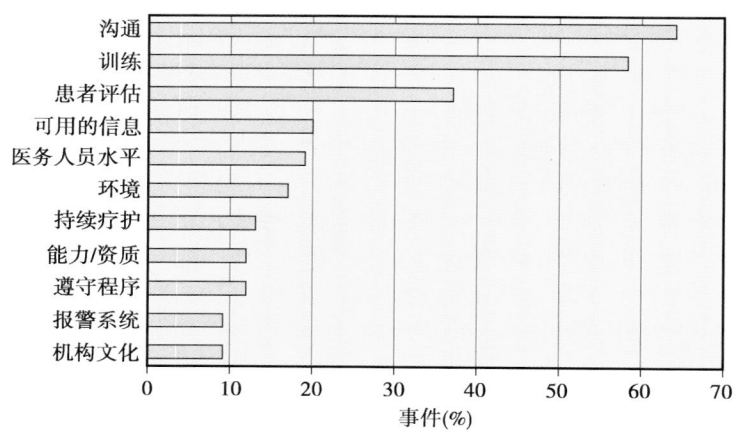

图 12-3   1995—2002 年间发生"哨兵事件"的根本原因

迄今为止有关沟通不良方面的最好的书面报告之一是"9·11"委员会的报告。该报告引用了 Roberta Wohlsetter 对珍珠港事件的看法。她认为在事件发生后从不相关信息中整理出相关信息，要变得容易得多，事件发生后与之相关的不良信息总是显而易见的。因为灾难已经发生，我们现在就能看出先兆信号是在表达什么样的灾难。但是在事件发生之前这就很难理解，而且充满着互相矛盾的含意。导致"9·11"的客观环境加剧了从事处理复杂情况，大量且又成分繁重的数据资料机构面临的困难。报告中提出的批评之一是"没有把一线情报人员收集的情报与国家大事联系起来的能力"。不过在同一报告中，作者同情那些运作层面的情报官员，他们淹没在大量情报中，还要在没有要求他们采取任何特殊行动的时候，自行设法决定什么是重要的，或什么是需要完成的。从本质上说，如果在各种情报机构与相关情报官员之间有沟通，优先处理发自基地组织的威胁，许多导致"9·11"的情报可以用来阻止对美国的攻击。换句话说，情报机构搜集到了实际上含有阻止攻击所必需的重要情报，但是并没有被有效地处理，也就是使情报受理当局意识到它的重要性。以致事件发生，一切为时已晚。

类似情况也出现在病人医疗保健场所，每日都有庞大医疗信息在医疗保健机构间交换。许多信息如果优先得到处理，就可以防止无意的医疗过失及对病人的严重伤害。良好的沟通对防止医疗过失的重要性不可否认，不过这是难于做到的。传统的外科等级制度及其并存的令人生畏的气氛可以阻碍手术室人员分享病人的资料及表达对病人安全的关注。团队的成员如果认为不便说出口就会犹豫是否需要提出对病人安全关注的意见。此外，有些护士感觉自己得不到对自己关注问题表达意见的权利，因此也增加了对工作的不满意——这也是造成全国护士短缺的根本问题。一项围术期研究显示，在手术室内有 30% 的沟通失败率。其中的 36% 会对病人的安全造成严重的影响。

除了克服手术室的文化屏障以达更好的团队合作和沟通外，Christian 和他的同事们的对关于手术室中病人安全的前瞻性研究证实，一个典型手术室本身的标准工作流程可能显露出很多能丢失、损坏关键信息的机会。将病人的医疗护理从手术室交接到另一场所或医疗部门特别容易造成病人信息的遗失这一事实是早已被其他临床单位所证实了的。交接及辅助性事务和手术中的点数常常是在手术的关键阶段发生的,而且对医护方的注意力提出了非常苛刻的要求。外科医师与病理医师之间的沟通也是容易出现问题的。由于沟通往往是通过护士或技术员进行的,因此可能导致信息上的丢失,进而导致信息延误和过度使用人力和资源,临床决策和计划的不确定性,以及对病人准备工作的疏忽。

衡量团队协作

对商业航空世界的研究证明,好的团队合作与改善安全业绩之间有密切的关系。机舱驾驶组成员不愿意质疑机长的判断已被确认为引发航空灾难的根本原因。团队合作的态度与航空业减少失误行为相关联,而医务人员团队合作的态度与 ICU 中病人的结果以及手术室中护士的周转相关联。良好的团队合作与较高的工作满意度、较少的占用工作的请假时间相关联。

SAQ 可被用来衡量团队合作,确认各科之间或科室内部是否存在脱节,为外科或那些想要衡量他们的团队合作氛围、评价他们为改善病人安全的介入手段的医院提供了一个基准。安全调查问卷中团队合作的得分积极反映了那些为改善手术小组的团队合作的介入举措。如重症监护病房的检查列表清单,上级医师查房,手术前报告会小组讨论。安全调查问卷中沟通与合作部分反映了手术室护理人员的观点,还可用来从那些不实际且无效的程式中区别出那些有意义的举措来。

在一项涉及对 60 家医院手术室工作人员的调查中,安全调查问卷证实,个人在手术室中的角色不同对团队合作的感知不同。医生往往对某人评价良好时,而一同工作的护士则认为不好(图 12-4)。医生与护士间对待合作的态度上的差异亦见之于重症监护室中。这些差异可以归因为沟通技巧不同。对此,外科医师与护士各有所看重。例如:护士认为好的合作是由于他们的言行、投入受到尊重。而医师认为好的合作是由于护士能预先为他们准备所需并遵从医嘱。为改善医生与护士之间沟通所做的努力可以直接改善手术室队伍对团队合作及互相配合的认知(表 12-2)。授权于德高望重的外科医师来提升团队合作与沟通的行为准则,使得在医生同道们及手术队伍其他成员的行为发生改变,这可能有一段长路要走。外科医生越来越多地鼓励那些来自手术室人员的与病人安全相关的值得尊重并且及时的建言。

表 12-2	手术室工作人员报告的与手术室团队其他人员高水平或极高水平合作的百分率			
职位	参比的人员职位			
	外科医师	麻醉师	护士	注册合格麻醉护士
外科医师	85	84	88	87
麻醉师	70	**96**	89	92
护士	**48**	63	81	68
注册合格麻醉护士	58	75	76	93

记录的最佳团队配合记分的是麻醉师,与其他麻醉师合作时(工作时间的 96% 为"高度"或"很高")。最低团队配合等级的记录为护士当她们与外科医师配合时(工作时间的 48% 为"高"或"很高")

交流方式

其他高度可靠的机构如民航经常使用以下交流方式,例如有提示符、条例、标准操作规程以及协调、沟通的团队情况简报会及工作汇报会。这些交流方式有助于鉴定并减轻危险,使得机构更有效地完成任务。这些交流方式还可以形成一种当团队成员感觉到有安全隐患时能公开沟通,畅所欲言的文化。这也是丰田汽车生产系统在其里程碑式商业实践中掌握的原则。安全条例,标准化的团队讨论,起到了提示性的作用,这有助于精心排除人为的错误,提供质量保证和改善信息流通。这些交流方式还可以防止与删繁就简有关联的错误。这些错误在下列情况下更容易发生:信息超负荷、一个流程有多重步骤、重复步骤、脱离常规流程,以及当流程在实行中有阻断及转移精力的情况发生时。与以上这些相同的介入方法已经显示出了对手术室、重症监护室中病人安全的改善。

手术室介绍

术前的通报会和检查列表清单应用得当时可有助于促进信息在团队成员间的传递(表 12-3)。通报会或检查列表清单是任何手术的必备过程,需要对和手术相关特殊问题进行术前讨论。通报会常常因地制宜变通以适合专科的特殊需要(矫形外科、移植外科等)。它们已与一种改善了的安全文化相关联,这种安全文化包括增强对错误部位、错误术式之类错误的认识,提前报告器械、仪器的问题及降低手术成本。手术室通报会被越来越多地被作为一种安全保障措施,例如术前给予适当的抗生素治疗及对深静脉血栓的预防。当手术室团队所有成员关注要给予病人最佳的医疗护理时,对重大医疗事件及潜在危害的团队讨论可改善手术安全。这一观点已被广泛认同。通报会的采用也与减少不必要的延误相关。在一项研究中,有 30.9% 的手术室工作人员在设置通报前报告有延误发生,而通报后则只有 23.3% 延误报告。通报会能让大家在那些潜在问题造成实际伤害的之前就进行讨论,通过它建立起一种公开的气氛,授权予所有团队成员无论是巡回护士,医学生还是高年住院医师,令人人都感到有权在主治医师面前表达自己的想法。

世界卫生组织(WHO)最近建立了一整套的围术期检查列表清单作为"安全手术挽救生命"计划——旨在减少全球手术死亡率的尝试的主要介入手段(图 12-5)。世界

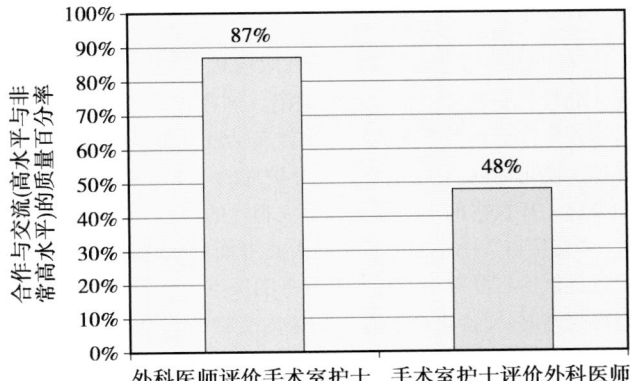

图 12-4　外科医师与手术室护士间团队配合观念的差别

卫生组织的检查列表清单包括诸多内容以保证术中能够遵循预防感染,排除潜在的呼吸道并发症(例如:对一位呼吸困难的病人麻醉要有必要的设备和协助),建立一些基本工作以保障手术团队的工作效率(例如:对全体手术室工作人员恰如其分的介绍)。联合委员会的术前"通用方案"(或为"暂行方案")中的一些方面也包括在检查列表清单中(例如:多次检查以保证手术施行在正确的病人与正确的部位)。

表 12-3	手术室 5 个关键点

该医疗团队成员的姓名与职位?
是否已证实正确病人或正确术式[联合委员会全球方案(暂行)]?
是否给予过抗生素?(若合适的话)?
该术式的关键步骤是什么?
本病例的潜在问题是什么?

麻醉前 ▶　　　　　　　　　　手术前 ▶　　　　　　　　病人离开手术室前

签到	结束	签出
□ 病人已证实 •身份证明 •部位 •术式 •同意书	□ 证实全队成员已自报姓名及职务	护士向全队成员口头证实:
□ 手术部位标志/不能标志 □ 麻醉安全性已核查 □ 病人已配戴血氧饱和度监测仪,且工作正常	□ 手术医师、职业麻醉师与护士口头确认 •病人 •部位 •术式	□ 记录的术式 □ 手术器械,纱垫及缝针数目正确(或无法计算) □ 标本如何标记(包括病人姓名)
病人既往有无过敏史 □ 否 □ 是	预料关键事件 □ 手术医师回顾:关键或不希望的步骤是什么,手术时间,预计失血量?	□ 有无任何设备问题要提出的 □ 手术医师、职业麻醉师和护士回顾病人恢复及处理的关键问题
气道困难/吸入性危险? □ 否 □ 是,仪器/辅助器备用	□ 麻醉医师回顾:病人有无任何特殊情况?	
失血超过500ml的危险(小儿7ml/kg) □ 否 □ 是,开通静脉通道,做输液准备	□ 护士回顾:无菌操作(包括指示器结果)是否已证实?有无设备问题? 在最近60分钟内有无给过抗生素预防 □ 是 □ 否 主要影像资料是否放映 □ 是 □ 否	

本核查表内容有待完善,鼓励根据自身实践加以增添及修改

图 12-5　世界卫生组织外科手术安全性核查表

术后汇报会

术后汇报会能够改善病人的安全,它是通过讨论反映术中出现的错误及重大事件产生的原因。汇报会的应用能够促进一种从经验中学习的文化,任何错误或重大事件应被视为学习的机会而不是用于惩罚的原因。在汇报会的讨论中,也可以讨论术中什么工作做得好,并指定专人去随访任何一项经讨论得出的建议。此外,几乎所有的汇报会都包括核实手术纱布、手术针、手术器械的点数以及确认手术标本被正确的标识。手术标本错误地标识并没有像清点纱布或手术器械错误那样,作为手术室沟通质量的指标得到足够的重视。但是,在手术标本移交过程中,发生在口头沟通和抄写上的错误增加了标本送达病理实验室前被标识错误的危险,并可成为团队合作与沟通不良的后果。在一项研究中,这种标识错误在每1000例标本中出现4.3次。表明错误标识标本的年发生率是每年182例(图 12-6)。涉及标本标识的错误可以造成医疗护理的延误,需要额外的组织活检或治疗、没有施用恰当的治疗或治疗实施在错误部位、错误身体一侧

或错误的病人。这可导致对病人的重大伤害、医疗成本大大增加和患者对医疗机构的不信任。鉴于发生的频率以及改进的可行性和有效性,标识手术标本可以用作对外科病人安全性的一个有用的指征,并应当包括在任何术后汇报会的检查列表清单中。

交接班

"9·11"委员会报告中指出在政府机关间的沟通中缺少优先处理机制是关键性的致命缺陷。同样,医疗护理机构也时常发生信息在医务人员间频繁传递又没有对潜在隐患优先处理。换句话说,交接班也是医疗护理的一个主要薄弱环节。如果这一环执行的不完善可导致灾难性的事故。

"交接班"一词指的是以口头或书面的沟通方式把病人信息提供给将要对其进行医疗服务的医生们熟悉了解。当执行得很好时,交接班有助于在病区内交接病人时对病人信息的转交。例如将病人从手术室送到监护室时,或是当换班时病人从一位医生被移交到另一位医生时。不过,以前的研究已经证明,这种交接过程变数很大,过程混乱,易于出错。最

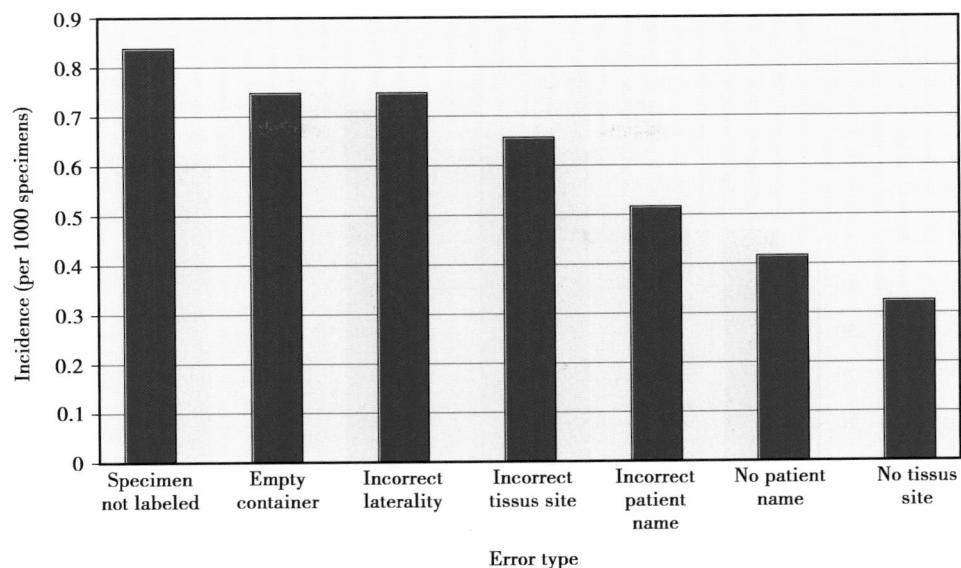

图 12-6　每 1000 份样本观察出的鉴定医疗差错发生率（共核查 21 351 份标本）

常见的交接班出错类型包括：重要内容被忽略，例如没有提到现有的医疗问题或目前使用的药物与治疗。还包括实际沟通过程失败：例如缺乏面对面的沟通或留下字迹无法辨认的或意思不清楚的记录（病例 12-3）。这些失败导致主治医师在医疗决策中的混乱和不确定性，造成给予了病人疗效低下的医疗。

病例 12-3　不当签出导致的医疗差错

Josie King 是 18 个月的女婴，于 2001 年 1 月因 I 度、II 度烧伤于 Johns Hopkins 入院治疗。她在儿科 ICU 病房住了十天，伤情恢复顺利。她被转入普通护理病房，不日即可出院回家。

第 2 周，撤除了 Josie King 中心静脉输液管，但护士仍不准她经口饮水。第 2 天下午 1 时，护士来给 Josie 注射美沙酮镇痛药，虽然孩子的母亲告诉护士说没有医嘱要给麻醉药，该护士坚持说医嘱已变更，并将药注入。后 Josie 心跳停止，双侧瞳孔散大固定，转至儿科 ICU 病房抢救，给予生命支持。两日后，即 2001 年 2 月 22 日，她因严重脱水死亡。

女婴死亡后，她的父母亲，Sorrel King 和 Jay King 因无法忍受孩子因医疗差错而死亡，来与 Johns Hopkins 医院领导理论。他们后来还捐款给以女儿名字命名的 Josie King 病人安全性项目及患者安全性领域的学术奖学金。

使用更高效而有条理的沟通，例如情况汇报模式，或者是已知的用于美国海军的 SBAR（情况、背景、评价和推荐）等模式可以被应用于医疗，以其及时的、有序的方式改善重大信息的沟通。此外，所有的签出交接班都应以这样的表达方式开始："对此病人我最关注的是有关……"，以向承担医疗责任方传递出一种对此特定病人的最重要的临床信息。

实施

检查列表清单、交接班、术前通报会和术后汇报会等方式改善各医疗机构或医务工作者之间的沟通并为病人建立更安全的环境（图 12-7）。尽管它们在医疗中的运用还有很大的提升空间，但许多专科如监护病房和麻醉科也已采纳了这些使用方式，并在病人安全上做出令人赞叹的进步。还有通过许多著名外科医师的努力工作也使得这些沟通工具在全国范围内迅速扩展开来。当前，每日面临沟通故障，信息遗失，病人移交以及高负荷工作量等问题的医生、护士认为它们在围术期是"令人心烦但还能接受的。"医生对错误，压力及医护团队的态度有重大改变，医务人员的共同目标倾向于减少错误、改善团队合作与沟通，这样使得医学将会在安全问题上达到许多的里程碑，正如像民用航空已经达成的高度可靠性。

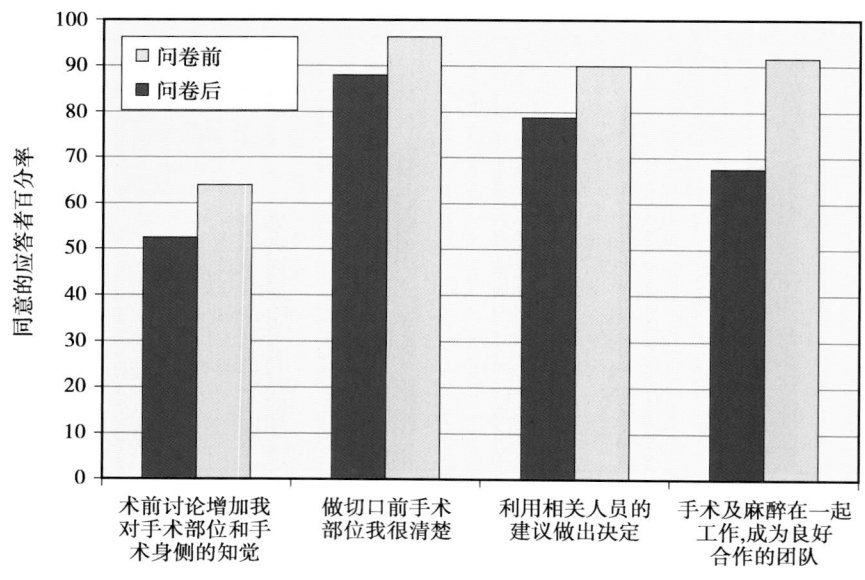

图 12-7　手术室指南团队配合及交流的影响

评价手术质量

尽管新近的看法聚焦在外科病人的安全问题,也有许多机构承担着新方案旨在改善他们的安全文化。但很少有措施真正衡量这些努力是否确实有效地减少了错误的数量。有数家机关和私人团体已开发出在医院内部评估质量和安全的准则。

医疗研究机构与病人安全的指标

美国卫生保健研究和质量署(AHRQ)创立于1989年,是美国卫生及公共服务部下设的公共卫生服务机构。它的宗旨是为全美国人民改善医疗质量、安全、效率和有效性。将近80%的AHRQ的财政预算是作为科研经费或科研合同颁发给大学或其他研究所的科研人员的。

AHRQ赞助和组织医学研究,这些研究提供对医疗结果、质量以及它的费用,用法和使用办法方面的信息。这些信息有助于医疗决定制定者,如病人与临床医师、卫生系统领导者,购买者以及政策决定制定者——做出更有根据的决定,改善医疗保健的服务质量。

AHRQ倡议使用质量指标,利用容易得到的医院住院病人管理资料来衡量医疗质量。于2003年3月发布的病人安全指标(PSIS)是一个帮助医疗系统领导者确认病人在住院期间可能发生的潜在的有害事件的措施。

在对所有有关文献进行回顾,使用国际疾病分类第九版临床修订版代码进行分析,临床医师组的审核、修正或分析之后,开发出一种共包含27项指标的措施,它提供了关于病人在经过手术、检查、治疗等程序和分娩之后住院期间的并发症和危险事件的信息(表12-4)。

医疗机构及医疗服务者提供一个举措,对那些接受过他们初期治疗以及发生并发症的病人提供了一个对潜在的可预防的并发症的衡量标准。但这只包括那些次诊断代码标志出潜在的可预防的并发症的病例。地方一级的指标采集了所有发生在某一特定区域(如都市或县)的住院期间或造成随后入院的潜在的可预防的并发症。

表 12-4	美国卫生保健研究和质量署的病人安全性指标

广义病人安全性指标
- 麻醉并发症
- 低病死率组患者的死亡数
- 褥疮
- 抢救失败
- 术中遗留异物
- 医源性气胸
- 医源选择性感染
- 术后髋骨骨折
- 术后出血或血肿
- 术后生理及代谢紊乱
- 术后呼吸衰竭
- 术后肺栓塞或深静脉血栓形成
- 术后败血症
- 腹部手术患者术后切口裂开
- 输血反应
- 产伤——对新生儿损伤
- 产伤——器械辅助经阴道分娩
- 产伤——非器械辅助经阴道分娩
- 产伤——剖宫产

狭义病人安全性指标
- 术中遗留异物
- 医源性气胸
- 医源选择性感染
- 腹部手术患者术后切口裂开
- 意外穿刺伤及撕裂伤
- 输血反应
- 术后出血或血肿

病人管理资料方便得到,不昂贵,电脑可读取。通常是连续而且还是涵盖大量人口的。它们在病人安全研究方面的潜能越来越得到认同。目前,病人安全被看作是一种关注病人安全的标志,而不是最终的措施。它们可以确认那些潜在的值得进一步调查的安全隐患。它们还可以被用来更好地优先处理和评价地方与全国的新方案,甚至可以作为基准指标来追踪随访病人安全工作的进度。将来,由于电子医疗资料的进一步普及会使得以管理资料为基础的工具如病人安全指标更加有用。

手术治疗改进方案措施

手术治疗改进方案(SCIP)是 2003 年建立的一个全国合作的组织机构,致力于减少外科手术并发症的发生,改善外科治疗效果。委员会由数个团体组成,包括医疗保健与医疗补助服务中心、美国医院协会、疾病防控中心(CDC)、医疗改善研究所、医疗机构资格认证联合委员会及其他一些组织机构。该机构规定的目标是:到 2010 年为止,将可预防的手术并发症在全国范围内降低 25%。

术后并发症发生率的区间范围为 6%(非心脏手术病人)~36%(高危险手术病人可超过 36%)。常见的手术后并发症包括手术部位感染(SSIS)和术后脓毒症。心血管系统术后并发症包括心肌梗死,呼吸系统术后并发症包括术后气胸和不能自主呼吸以及血栓栓塞性并发症。术后并发症延长了患者住院天数(比无并发症者延长了 3~11 天),增加了医院成本(从感染并发症所需的 1398 美元到血栓栓塞事件所需的 18 310 美元),同时还增加了患者死亡率(病人存活中位数减少 69%)。

尽管有充分证据显示这些不良事件是可预防的,无法实施已知的可预防并发症的医疗标准是造成对众多病人不必要伤害的原因。SCIP 明确了手术潜在发生率高、费用高,而又有明显可预防的三大并发症,即手术部位感染,静脉血栓栓塞及心脏意外。SCIP 实施目的在于通过参与医院及医疗提供方倡议使用并已被证实有效的办法和指标来降低围术期这些事件的发生率。具体办法和指标详见表 12-5。

表 12-5 手术治疗改进方案措施

外科手术改进措施的施行过程

感染
- 术前 1 小时预防性应用抗生素
- 选择性使用预防性抗生素
- 术后 24 小时内停用预防性抗生素(心脏手术病人可在 48 小时内)
- 心脏手术病人在术后第 1 天凌晨 6 点监测血糖
- 手术病人适当剪发
- 结直肠手术患者术后常规保温治疗

静脉血栓栓塞
- 术后预防静脉血栓栓塞
- 术前 24 小时至术后 24 小时适当接受预防静脉血栓栓塞治疗

心血管事件
- 既往使用 β-受体阻滞剂手术患者在围术期继续服用 β-受体阻滞剂

推荐的结果措施

感染
- 住院期间诊断的术后切口感染

静脉血栓栓塞
- 住院期间术中、术后或术后 30 天内诊断的肺栓塞
- 住院期间术中、术后或术后 30 天内诊断的深静脉血栓

心血管事件
- 住院期间术中、术后或术后 30 天内诊断的急性心肌梗死

总体事件
- 术后 30 天的病死率
- 术后 30 天内再次住院率

手术部位感染占全部住院期间感染的 14%~16%,是医疗常见并发症。清洁的非腹部手术病人发生率为 2%~5%,而腹部手术病人可高达 20%。通过采取相关措施来减少手术部位感染机会,医院可意识到,对每位发生感染病人而言,相当于节省 3152 美元,缩短 7 天住院时间。

重大心脏意外事件在非心脏手术病人中发生率约为 2%~5%,而在心脏手术病人中可高达 34%。围术期心脏意外事件,如心肌梗死,死亡率约为 40%~70%,延长了住院天数,增加了医疗成本。当前研究表明,恰当的服用 β-受体阻断剂可降低围术期心肌缺血的发生率,尤其是针对那些存在危险因素的病人。已经发现几乎近半数致死性心脏事件是可以通过使用 β-受体阻断剂来预防的。

深静脉血栓形成在无预防措施前提下而实行的大型手术中,发生率约为 25%。肺栓塞(PE)约为 7%。如果没有实行预防性治疗,超过 50% 的大型整形外科手术可发生深部静脉血栓形成(DVT),多达 30% 可发生肺栓塞。尽管存在安全有效的预防措施,研究表明,深静脉血栓形成预防措施还是没有充分利用或使用不当。低剂量普通肝素或低分子肝素两者对预防深静脉血栓形成和肺栓塞的发生功效类似。有研究表明,使用低剂量普通肝素可降低 50% 致死性肺栓塞的发生。

SCIP 旨在为全国范围内数据收集、改善医疗质量活动提供基础设施和指导方针。随着医疗实践逐渐证实 SCIP 在减少手术部位感染,静脉血栓栓塞事件和围术期心脏并发症方面的显著效果,仅在医疗保障人群中每年挽救的生命,潜在数目可超过 13 000 人。尽管 SCIP 预期结果衡量指标在地方一级地区仍面临挑战,已显示出其在减少围术期并发症方面的作用,并且将继续影响全国范围内的、旨在改善美国外科手术治疗效果的努力。

美国手术质量改进计划

全国手术质量改进计划(NSQIP)是一种度量项目,让医院以术后并发症发生率为样本与类似的医院做比较。NSQIP由退伍军人卫生管理局(VA)创立于 1991 年,在 VA 系统内衡量及改进术后并发症发生率、死亡率方面获得好评。在前十年当中,将大型手术术后 30 天死亡率降低了 31%,并发症发生率降低了 45%。2001 年至 2004 年在 18 所非 VA 系统医院中进行的二期试验进一步验证了该计划在私人医院中的可行性和实用性。即 2004 年美国外科医师学会批准并鼓励医院参与大范围医疗结果的衡量与评估后,这项计划随即扩展到私人医院中。当前有超过 200 家美国医院参加了这项计划。

NSQIP 使用观察与预期结果(主要集中在术后 30 天发病率与死亡率)的危险修正比作为观察指标,与参加计划的同行医院比较。该计划收集的资料可用于进行观察性研究,预期可收集超过 150 万病人和手术的资料。NSQIP 在私人医院中的推广,促使焦点从仅仅预防医学研究院“人非圣贤,孰能无过”报道的医疗服务者的差错和事件,转换到预防所有可能的术后不良结果,提高病人安全这样更大的目标上来。

NSQIP 计划提出有关病人安全性方面的几点理解:第一,病人安全不能与手术治疗的总体质量区分开来,而且不应认为是与手术质量无关的。就以使病人免于不良结果来定义质量而言,使用 NSQIP 计划的相关数据来评价与提高医疗质量

是可行的。换言之,防止错误与减少不良结果是等同的,也是可以作为可靠的质量尺度。第二,在手术治疗期间,有害的结果,也就是病人安全性,主要取决于该系统的医疗质量。那些具有高于预期观察与得到结果的医疗过失更像是源于系统的错误而非医疗工作者的无能。这就突现出充分的沟通、协调及团队合作对达到高质量手术治疗效果的重要性。第三,可靠的比较数据对确认系统中的问题,确保病人安全,免于不良结果是很有必要的。有害结果的危险修正比一定要与同类医疗机构中类似的危险修正比进行比较,以鉴别那些更不易察觉的导致有害结果的系统错误,促使改变医疗机构的流程和体系。

Leapfrog 工作组

Leapfrog 工作组,作为庞大的公共及私人的医疗保健服务联盟,主导将循证医学标准化。它代表全美超过 37 000 000 的人口。该联盟成立于 2000 年。旨在通过他们的影响力来改善全国范围内的医疗保健服务质量及病人治疗效果,最终降低医疗保健成本。为达到此目的,Leapfrog 工作组的策略是提供病人转诊,财政刺激及公众对实施、执行循证医疗保健标准医院的认识,具体包括:医院使用电子化的医嘱登记系统,遵守重症监护病房 24 小时医师值班制,使用包括 30 项的复合 Leapfrog 安全医疗评分系统,以及对 5 种高风险手术的循证医院转诊(EBHR)标准。

Leapfrog 通过施行持续、无偿的网络医院质量与安全调查,来鼓励实施循证医疗保健标准。这项调查在 33 个地区推行,覆盖 1/2 的美国人口及全国 58% 的病床数。当前已有超过 1300 家医院参加了此项调查。工作组要求了解有关 8 种高危手术的相关资料,包括以下手术:冠状动脉搭桥术、经皮冠状动脉介入术、腹主动脉瘤修补术、胰腺切除术、食管切除术。选择这些手术是因为,已有证据表明遵循一定的处理措施能极大地改善这些手术效果。此外,100 多项研究也证实更好的手术效果是在高手术质量医院施行的心血管手术,重大的肿瘤切除术及其他高危手术。符合循证医院转诊安全标准的医院,要达到医院和外科医师手术数量的标准如表 12-6 所示。那些不符合标准,但尚能遵守工作组建议的流程措施来做冠状动脉血管搭桥术,经皮冠状动脉介入手术,腹主动脉瘤修补手术及对护理高危新生儿的医院,可以部分符合循证医院转诊安全标准。Leapfrog 工作旨在确定和奖励那些为参保人提供医疗保健并且符合循证医院转诊标准的医院。

表 12-6	推荐的年度手术量:医院及外科医师
1. 冠状动脉旁路搭桥术	≥450/100
2. 经皮冠状动脉介入术	≥400/75
3. 腹主动脉瘤修补术	≥50/22
4. 主动脉瓣置换术	≥120/22
5. 胰腺切除术	≥11/2
6. 食管切除术	≥13/2
7. 减肥手术	≥100/20

在最近的一项研究中,Brooke 和他的同事分析了腹主动脉瘤修补术是否达到 Leapfrog 工作组的循证标准,包括手术量和围术期应用 β-受体阻滞剂等指标,与经过一段时间后改善病人疗效存在关联。在控制医及病人本身间差异之后,那些执行了围术期使用 β-受体阻滞剂规定的医院与对照组医院相比,经腹的腹主动脉瘤修补术死亡率降低 51%。在实施经血管内腹主动脉瘤修补术的 110 家加州医院中研究发现,符合工作组手术质量标准的医院与对照组医院相比,住院期间死亡率减少 61%,尽管这一结果并无统计学意义。这些结果表明,医院择期行腹主动脉瘤修补术,遵从工作组制定的标准是一种能改善患者住院死亡率的有效方法,并通过遵守外科手术的循证医学标准,来进一步将患者转诊制度标准化。

世界卫生组织关于"安全手术、挽救生命"的倡议

2004 年 10 月,世界卫生组织发布了一个关于通过建立病人安全世界联盟来加强医疗卫生安全和监督体系的倡议。作为改善病人安全活动的一部分,该组织实施一系列活动,包括通过全球病人安全行个人挑战项目将各领域的专家们聚集。第二次全球病人安全挑战集中改善手术医疗安全。该活动的主要目标是"安全手术、挽救生命",即通过实施世界范围内的手术室在围术期手术的安全检查列表来减少术后死亡和并发症的发生。此外,世界卫生组织还制定了统一方案(表 12-7)[22]。人数层次评估内容包括:人均外科医师、麻醉师及护士数、人均手术室数以及全部手术病例总数和死亡率。医院层次评估内容包括:安全改善体系及手术"阿普加评分"(Apgar Score),后者是一种根据手术中出现的问题(如低血压、心动过速、失血)来确认、预测病人预后的方法[33]。

表 12-7	世界卫生组织手术相关统计数据
• 人均手术室数	
• 人均外科医师和麻醉医师数	
• 在人均手术室内施行的手术数	
• 手术当天的病人死亡数	
• 术后在院内的病人死亡数	

美国国家医疗质量论坛

美国国家医疗质量论坛(NQF)是一个医疗保健机构联盟,旨在建立并实行一项关于医疗保健质量测定及报告方面的国家方略。该论坛的目的主要是通过设置全国医疗服务的优先项目和目标、支持业绩评定和公开的国家标准以及教育和外展服务项目来提高美国医疗质量服务。

美国国家医疗质量论坛的主要贡献之一是建立了一个报导严重事件,即被称为"绝不应发生的事件"的名单[34]。根据美国国家医疗质量论坛,"绝不应发生的事件"是指能清晰识别但可预防,对病人造成严重伤害的医疗过失。"绝不应发生的事件"包括:手术部位错误;术后有异物遗留在病人体内;血型不合的输血;严重的用药错误;住院中发生的严重"褥疮";以及可以预防的术后死亡(表 12-8)。

表 12-8	术中"绝不应发生的事件"

- 手术部位错误
- 手术患者错误
- 术式不当
- 术后或其他操作中将异物遗留病人体内
- 美国麻醉学者学会（ASA）认定的一级病人术中或术后死亡

"绝不应发生的事件"纳入标准如下：①事件不是模棱两可的（例如：该事件必须是可清晰识别和测定的，使其能被报导系统纳入成为可能）；②通常是可以预防的，但亦考虑到医疗事件的复杂性，并不总是可避免的；③严重的，造成死亡或残障的；④包含以下任何中的一项：①严重的；②能显示医疗设施、系统安全问题的；③对大众的可信度或责任感来说重要的。

这些事件均不是病人外科手术时必须承担的合理医学危险。医疗过失是绝不应该发生的（病例 12-4）。任何这类事件的发生都表明一个医疗机构的病人安全文化或流程存在缺陷，需要重新评估和修改以防止该类事件的再次发生（表 12-9）。

表 12-9	现代医疗领域涉及患者安全性的四个病例				
病人	机构	年	事件	根本原因	结果
Libby Zlan	纽约市医院	1984	忽略对派替啶过敏	医生疲劳	缩短住院医师工作时间
Betsy Lehman	波士顿市 Dana-Farber 癌症研究所	1994	化疗超剂量	缺乏药物核查警告系统	开除医生、3 位药剂师、15 位护士，大力修改安全计划
Josie King	巴尔的摩市约翰霍普金斯医院	2001	严重脱水	沟通不良	增加安全研究基金
Mike Hurewitz	纽约西奈山医院	2002	术后护理不足	监护不充分	停止移植计划直至完善病人安全性保护设施为止

病例 12-4	"绝不应发生的手术事件"

2002 年，阿尔巴尼泰晤士联合报的记者 Mike Hurewitz 将自己的肝脏一部分捐献给其兄弟，术后住在医院的恢复病房内，而此处有 34 位病人只由一位第一年住院医师照顾。在术后第三天他突发呕血，误吸导致死亡，当时没有其他医生在场协助这位过度劳累的第一年住院医师。

因西奈山医院在肝移植领域的进展，比当时美国任何其他医院都施行更多的成人向成人肝移植捐献者手术。但自出现此事件后此项目就流产了。西奈山医院被指控医疗护理不当，并被明令禁止一年内施行任何肝捐献者成人肝移植术。在该州调查的 92 份投诉中，有 75 份控诉肝移植病房，共涉及 62 位病人死亡。州政府得出结论，在 33 份医院严重违规案例中，大多数是在肝移植病房发生的。

作为调研的结果，西奈山医院修订其移植中心的许多规程。其中就涉及有第一年住院医师不再在移植病房工作，两位医疗保健医师随时监护移植病房，对来自移植病房的任何意见必须在 5 分钟内答复。此外，护士术后监测病人的生命体征也更加密切，手术医师们也需在术后巡视供者与受者；每一位注册护士负责 4 位病人，不再是 6 ~ 7 位。该事件也促使纽约州成为制定肝脏捐献者治疗方针的第一州。最后，死者 Mike Hurewitz 的妻子成为病人安全性的倡导者，敦促更加严格的控制肝脏捐献。

外科手术中"绝不应发生的事件"

遗落手术物品

遗落手术物品是指在病人离开手术室后在其体内发现的，需要二次手术取出的任何手术物品。据估算，外科术中遗落手术物品的概率约为 1/18 000 ~ 1/8 000，相当于一个大型医院每年至少发生一例，或是美国每年大约发生 1500 例。该数据是基于医疗失误索赔的分析，很可能低于真实的发生率。急症手术中出现了计划以外的手术改变（由于术中发现新的情况）以及肥胖患者均会增加遗落手术器械的风险（表 12-10）。

最常遗落的手术物品是手术纱布，但其他物品如手术器械和手术针等也可以被遗留于病人体内。遗落的手术纱布通常是在术后常规行 X 线平片检查时发现的，但也可因病人出现局部团块或腹痛等症状时才被发现。被遗留有手术纱布在体内的病人（在胸腔或腹腔）可表现出一些并发症，如皮肤窦道、瘘管形成、肠梗阻、血尿或者发展成一个新的肿瘤样病灶。

遗留手术针通常也是被偶然发现的，而且鲜有相关报道。目前尚无遗落手术针引起相关伤害的报道，而有非手术针（如缝衣针、皮内针）破入肠管或血管并游走的报道。但有遗落手术针导致盆腔慢性疼痛和眼部刺激症状的报道。一项对猪行腹平片检查的实验研究表明，很容易发现中号/大号的手术缝针。是否手术取出这些遗落的缝针取决于它们引起的症状及病人本身的选择。有研究发现 X 线腹平片检查不能发现 <13mm 的手术针，但无引起血管或内脏损伤的报道，故可以不作处理。

表 12-10 可能发生手术遗留物的危险因素

- 紧急手术
- 手术方式的非计划更改
- 肥胖病人
- 同一手术涉及多位手术医师
- 同一病人接受多种操作
- 涉及多个手术室护士/工作人员
- 一台手术期间多次护士交接班

尽管目前仍不清楚遗落手术器械的真实发生率，但远比遗落手术纱布小。但因发生的病例大多数被非专业的媒体所耸动，引起普通民众的极大关注。最初报道的一例遗落手术器械是患者感觉术后手术部位的疼痛或团块感，在行 X 线检查后发现了一件金属物品。通常遗落的手术器械包括关腹时使用的金属拉钩和"FISH 肠板"。

任何病人术后表现出疼痛、感染、可触及的肿物或经 X 线检查时有不透 X 线的结构，在鉴别诊断时均应考虑到可能为遗落的手术异物。这一诊断通常可经 CT 检查加以确认。如果遗落手术物品后患者表现为急性症状，通常采取手术方式取出。但是，如果手术取出遗落物的潜在风险比遗留物本身高，如手术针或者手术器械时，有时候不建议手术取出，而手术纱布通常建议手术取出。

联合委员会、美国外科医师学会、围术期注册护士协会均公布了避免遗落手术物品发生的指导方针。其建议包括：使用标准的清点程序，关闭手术部位前彻底的伤口检查，以及 X 线检查是否存在物品遗落。还建议完成术后汇报会。若手术组任何一人存在发生异物遗落的担心，基于清点的不确定或者是有危险因素存在的考虑，建议手术结束时常规行 X 线检查。

清点手术器械

手术器械清点对防止发生手术器械遗留的意见不一。急症手术增加了遗留手术器械的危险。Gawande 及其同事研究表明，许多发生手术器械遗留的病例都与未清点手术器械有关。因此严格执行手术器械清点制度可能对减少该类事件的发生是有帮助的[36]。但也存在"错误的正确手术器械清点"。此时，手术器械清点完成，并且宣称数量正确，其实并非正确。20%～100% 的遗留手术器械病例中存在此类情况[35]。此类情况最常见，表明执行手术器械清点制度本质上不能防止这类错误的发生。这也增加了对护士人员的要求，使他们无法集中精力于其他以病人为中心的工作中[17]。

当已知手术器械数目不对时，仍可发生遗留手术器械事件。这往往与缺乏沟通有关。在此类情况下，手术医师忽略手术器械数目不对的问题及在病人离开手术室前未行 X 线检查确认。如遇到手术器械数目不对时（当病人仍在手术室时可行 X 线检查），需要医院的强制性规定来避免医疗工作者的沟通问题，并降低在已知手术器械数目不对情况下发生手术器械遗留的可能性。

无法使用单一方法来防止所有的错误，需要建立多道程序去防止遗留手术器械，手术室安全条例的标准化，以及手术

团队所有成员共同遵守手术室安全条例有助于减少这类不应该发生的事件的发生[37]。外科医师应率先遵守防范手术械遗留条例，尽量避免在较大的体腔内使用小的或 X 线无法检测的纱布，在缝合手术切口前彻底检查伤口，并注重护士人员清点手术器械程序，以便继续追查纱布、手术针、器械等任何可能遗留的手术物品。在急症手术，或当施行涉及多个手术团队和多种重大手术时，常规 X 线平片检查对防止发生手术器械遗留的作用明显。

法律认为：误将异物遗留病人体内，仅仅是该事件本身就足以说明病人没有得到正确的手术治疗。这种病例是不需要失职证据的，依据事实推定原则，这叫做"事实自证"。在日常医疗活动中，手术医师的人品、行为方式、言谈举止、诚信度及自信度都决定了该类事件需要较长时间来避免一场诉讼或者减轻对患者的伤害。

手术部位错误

手术部位错误是指手术实施在错误的病人、错误的身体部位、错误的体侧或者是一定解剖部位的错误解剖层次上。确定手术部位错误的真实发生率是很困难的，有以下几方面原因：第一，在各种健康保健机构，没有对什么是手术部位错误的标准定义。第二，手术部位错误医疗机构提供的报告的并不多。第三，不清楚造成每一类型手术部位错误的潜在机会总数。但有多项研究表明，其发生率范围在 1/112 994～1/15 500 之间[38]。华盛顿大学医学院报道的发生率是 1/12 000，提示每年全美国累计约有 4000 例手术部位发生错误。如果这一数字正确，手术部位错误成为美国第三位最常发生的危胁生命的医疗过失[39]。

尽管确定手术部位错误的总发生率存在困难，有些州已要求对所有手术部位错误的强制性报告，包括那些接近发生的。这对实际的手术部位错误数目与有潜在手术部位错误的数目提供了一些资料。在 2004 年 6 月至 2006 年 12 月提交给宾夕法尼亚病人安全报告系统的 427 份手术部位错误报告中，超过 40% 的实际上已触及到病人，将近 20% 涉及已完成的错误部位手术[38]。

当多位外科医师涉及同一手术，或是数种手术被实施在身体的不同部位时，手术部位发生错误的风险就会增加[39]。时间压力、急症手术，异常的解剖结构，及肥胖都是危险因素。在给联合委员会手术部位错误的报告中，超过 70% 的根本原因为沟通错误。其他危险因素包括不完整的术前评估（由于没有文件，或者是文件没有审查造成的），确认手术部位程序不够，或者医疗机构缺乏团队合作或批判意识，认为外科医师的判断不容置疑[38]。

外科医师的工作对象是具有对称解剖结构的人体，在其一生中有 1/4 的概率会涉及手术部位发生错误[39]。没有哪个外科专业能够避免。根据联合委员会错误手术部位的报告，最常被涉及的专业包括：整形/足部外科（41%），普通外科（20%），神经外科（14%）[38]，泌尿外科（11%）和颌面部外科，心血管外科，耳鼻喉及眼科（14%）。大多数错误涉及的解剖结构是：下肢（30%），头颈（24%）和生殖/泌尿/骨盆/腹股沟部（21%）[38]。整形外科最经常被牵涉到，可能是由于更

与其手术量较大有关,另外该专业偏重于一侧的固有特性也增加了错误的机会。此外,美国整形外科医师学会曾是旨在减少手术部位错误发生的一个专业组织,所以整形外科医师们可能更愿意报告该类错误[39]。

签订联合委员会议定书,以确保手术部位正确

呼吁避免手术部位错误始于九十年代中期的骨科医师协会。当时加拿大骨科学会与美国骨外科医师学会联合发表声明,开展教育活动,以防止在专业领域内手术部位错误的发生[39]。其他发表避免手术部位错误声明的组织包括北美脊柱协会、美国眼科学会、围术期注册护士学会及美国外科医学会。在回顾研究 1998 年手术部位错误事件之后,联合委员会将避免手术部位错误作为他们 2003 年全国病人安全的首要目标。另外,2004 年改写了一项关于避免错误手术部位,错误式,错误病人的方案。该方案得到了 50 多个专业学会和组织的支持。

联合委员会推荐"术前暂停"或"导致暂停"方案,以术前确认病人、式及手术部位。该方案现已是美国所有手术室的法定程序,包括以下要素:①确认病人身份;②标志手术部位;③使用术前确认手术部位的办法如手术核查单;④确认术前有明确的相关文件及化验检查;⑤监督是否遵照方案。

只注重方案中的个别环节,如标记手术部位或是"暂停"均不足以避免手术部位错误。宾夕法尼亚等地尽管合理利用了该暂停程序,在三十多个月时间里仍有 21 例手术部位错误事件发生。其中 12 例手术部位完全错误。同期内正确的手术部位标记并没有防止另外 16 例手术部位错误的发生,其中 6 例直到全部手术完成才被意识到[39]。

手术部位的确认从手术医师见到病人开始,直至经过术前确认流程及手术关键部位确认完成。该过程要求手术队伍全部人员的积极参与,尤其是手术医师及麻醉师。最近一项对医疗渎职索赔的回顾分析表明,1/3 手术部位错误其实是可以用部位确认方案来避免的[40]。

在过去十年间,有关避免手术部位错误的方案不断增多,但手术部位确定效果难于测定。正如本节中先前讨论的,手术部位错误的发生太少,以致不能以"率"来测定。有意思的是,自 2004 年普遍地实行"共同方案"以来,报告给联合委员会的手术部位错误事件并无明显改变。这可能是由于报道的增加而不是实际上手术错误的增加。报告事件的数量并不能真实地反映手术部位确认方案的效用。

法律上,对手术部位错误的处理与对手术器械遗留在病人体内相似;只要发生手术部位错误,就表明病人没有得到恰当的手术治疗。在这些病例中,无需失职的证据,根据事实推定原则,属于明显过失,或者叫做"事实自证"。渎职索赔可以达成和解或被裁定赔偿,金额约为 2005 年的 10 万 ~ 100 万美元[39]。

根本上说,遗留手术器械或手术部位错误反映了给予医疗服务工作者间沟通质量及手术队伍成员中团队合作程度。除了像手术那样将流程标准化,在已知有错误发生时,术后行相关放射学检查,重新确认病人身份及手术部位,尽量将错误部位手术危险降到最小。医疗机构还应努力建立安全文化。对关键流程建立独立、重复的检查体系,以便医疗服务者从中吸取经验教训(表 12-11)[41]。

表 12-11	手术室安全性措施

- 执行联合委员会统一方案(最新)以防止错误部位手术
- 施行手术室简短谈话(核查单)以早期鉴定并缓解安全隐患
- 鼓励提出安全性问题
- 对高风险病例使用 X 线透视以查出异物
- 对最有可能发生安全隐患的环节,采用病人离开手术室时的签字制度

危险管控

1/2 ~ 2/3 的医院不良事件可归因于外科治疗。大多数外科错误发生在术中,并且具有技术性特点,包括操作错误(如子宫切除术中切断输尿管)以及判断、理解错误手术时机、采取术式不当(如对侵袭性胆囊腺癌实施单纯的胆囊切除术,或是主动脉瘤破裂出血患者未能及时行介入治疗)。以往将手术并发症及不良反应归咎于手术医师缺乏专业技能、医院患者诊治量低、沟通故障、疲劳、外科住院医师和实习医师以及其他众多因素[42]。

但是,手术结果不佳并不一定与外科医师手术经验水平相关。有研究表明,3/4 手术技术性错误涉及的都是经过完整训练的、有经验的外科医师在他们特长领域的手术;84% 发生在常规手术当中,而这些常规手术并不需要标准的外科培训之外的强化训练。这些错误可能涉及病人疾病、解剖结构的复杂性,多次手术病史,或是设备的问题,而不是外科医师的专业技能问题(表 12-12)。因为这些差错多发生在常规性手术,通过选择性转院、区域化手术或限制手术权限等方式来限制高难度、复杂性手术的实施,可能对减少外科中技术性错误的发生无效[42]。

表 12-12	关于手术诉讼的常见原因

- 位置神经损伤
- 胆总管损伤
- 不能诊断或延误诊断
- 不能治疗,延迟治疗或错误治疗
- 必备文件准备不充分
- 手术适应证选择不当
- 未请专家会诊
- 造成截肢

在任何事件中,尽管反复强调减少手术技术性错误在提升外科医疗水平的重要性,但术中发生的技术性错误可能并不是外科医生会被病人起诉的最主要因素。最近的研究证实外科医师的沟通技巧在避免渎职诉讼中的重要性。美国外科医师学会对结案案例回顾研究表明,尽管术中器官损伤发生率约为 40%,但审查人员发现手术技术的意外事故是医疗中最有缺陷的部分的情况只占 12% 左右。实际上,缺乏沟通和违反医疗常规是最常见的医疗差错,如在该结案索赔案例研究中,1/3 患者实施了预期的标准手术治疗。

处理危险时医患沟通的重要性

就对避免渎职诉讼而言,医师沟通时使用的方式、语气比

实际对话内容更为重要。例如,一位医师以一种消极的方式与病人沟通(如使用一种刺耳或不耐烦的语调),当出现不好结果时可能会激发人的可诉讼感觉。但是若以一种积极方式沟通,结果可能就会不一样。声调总是低沉、响亮的,语速中等快,无口音,口齿清楚。这种盛气凌人的表达方式缺乏对病人的同情和理解。然而外科医师声调中的担心和焦虑可表达出担心与同情。普通外科和整形外科医师的声调被认为是更盛气凌人,因而更容易被起诉[44]。

当确实发生了明显的医疗过失时,基于在道德和专业上的责任,应该马上将其告诉给病人。没有将过失公开给病人,会动摇、削弱了患者对医疗的信心,并且可能造成与欺骗有关的法律责任。医师害怕被起诉是妨碍公开错误的主要屏障。但若能把握得当,及时公开错误往往会提高病人的友善程度与满意度,进而减少渎职索赔[45]。实际上,友善是决定是否对医师提起诉讼的最重要因素。

1987年,肯塔基州列克星敦市的退伍军人事务部医院实施了全国第一个正式道歉和公开全部医疗过失的方案,该医院及其医生们与病人及其家属一起努力解决案件。结果,之前该医院拥有退伍军人医疗系统中最高渎职索赔总额,如今诉讼费用仅位于同类医院最低的1/4之列,时间逾7年之久。2005年每例和解平均赔偿额为16 000元美元,而全国同类医院为98 000美元。十年间该医院只有两例诉讼经过了法庭审查程序。作为一个成功方案,这一模式也被密西根大学医疗系统效仿并取得类似的成果。错误公开方案将待决的法律诉讼数量削减了一半,并且每个案例的诉讼费用由65 000美元减少到35 000美元。如此,医院每年的辩护诉讼费可节省约200万美元。密西根大学的医生、病人及律师们对这一系统也更加满意。诚实、公开的文化氛围也完善了体系和流程,以减少医学差错,尤其是重复发生的医疗过失。就危险管理而言,外科医生与其他医疗服务者的良好沟通很重要。能否使医疗团队其他成员认识到病人的需求、公开讨论病人及家属可能的担心、公开造成医疗过失的原因、与所有涉及的各方公开地沟通都可以减少对该医疗系统的愤怒与不信任,减少可预防的不良事件发生的频度、发病率和死亡率以及可能的诉讼。

并发症

尽管人们增加了对提高病人安全性及降低医疗差错的关注,但完全避免人为错误是不可能的。术中或术后的个人错误可造成或大或小的并发症。尽管此类错误可能不会像手术部位错误、遗留手术器械那样被宣扬,但它们仍可导致并发症发生,延长患者患病时间及住院天数,增加患者发病率与死亡率。

小型手术的并发症

中心静脉置管

中心静脉置管并发症较常见。减少并发症的发生包括以下注意事项:
- 确保中心静脉置管的适应证;
- 应该让有经验(有资格)者负责置管或指导置管;

- 使用合适的定位及消毒灭菌技术,是否置病人于头低脚高位以利置管操作仍存有争议;
- 中心静脉导管只能在有明确的适应证时才可更换(不是在常规状况下),并且应尽早拔除。

常见的中心静脉置管并发症如下:

气胸　以锁骨下静脉和颈内静脉为中心静脉置管入路时,气胸的发生率约为1%～6%。中心静脉置管经验缺乏者操作发生气胸几率会高些,但也可发生于经验丰富者。如果病人情况稳定,并且气胸量较小(小于15%),密切观察即可。如果病人存在症状应放置胸腔引流管。偶尔气胸可发生于中心静脉置管成功后的48～72小时。这种情况通常安置胸腔引流管即可。预防气胸的发生,需要病人适当的体位及正确的技术操作。无论是否怀疑有气胸,术后常规检查胸部X线平片,以确定有无气胸。

心律失常　置入心脏导丝后可诱发心律失常。通常当导管或导丝从右心退出后可恢复。建议放置心脏导管时,心动监护以预防心律失常的发生。

刺破动脉　穿刺或划破邻近的动脉引起出血时有发生,但大多会可直接压迫损伤血管部位或周围组织而达到止血。很少有需要血管造影、放置支架或手术修补穿刺部位。但是建议密切观察以及行胸部X线平片检查。穿刺时应小心操作,预防损伤动脉导致出血。

导丝脱落　导丝或导管完全脱落于血管内时可用介入性血管造影技术取回,并行胸部X线平片并密切监视病人情况直到取回。

气体栓塞　发生率约为0.2%～1%,但气体栓塞可以是骤变和致死性的。如果气体栓子大于50ml则治疗无效。心前区听诊可闻及有轧轧声,需要床旁X线检查提供诊断依据。如果怀疑有气体栓塞,应马上将立刻病人置于右侧卧位的头低脚高位,以利于栓塞的气体稳定于右心室内。通过中心静脉导管到达右心室,抽吸右心室的气体,并尽量将肺循环中的气体减少到最小。随后通过手术或血管造影技术的回收心室内、肺循环内的气体。操作时应注意预防气体栓塞的发生。

肺动脉破裂　血流导向的肺动脉导管("Swan-Ganz")当被过度地推进到肺循环中时可引致肺动脉破裂。当肺动脉导管气囊充气时,可出现前哨性出血,病人开始咯血不止。重新将导管气囊充气,随即气管插管及机械通气,急查X线平片,必要时紧急开胸手术。如果气囊充气后并没有进一步出血情况,X线检查显示在持续出血情况下肺野并无明显实变并且病人呼吸改善,就可以采用保守治疗。如果病人没有活动性出血或血流动力学稳定,可以先单纯观察。但多数情况下需要血管造影检查,行血管栓塞或血管支架治疗。血流动力学不稳定的病人,因为开胸及确认出血的肺动脉分支往往需要一定时间,存活率较低。

中心静脉导管感染　疾病防控中心(CDC)报道,当中心静脉导管感染演变成全身感染时的死亡率是12%～25%。而且每例花费约为250 000美元[47～50]。疾病防控中心不建议常规更换中心静脉导管,但当临床高度怀疑感染与中心静脉导管相关时,静脉通路必须要更换。此外,约为15%的住院病人会发生中心静脉导管性脓毒症。通常情况下,一旦认感染为中心静脉导管性脓毒症,拔除导管是正确的。针对金黄色葡萄球菌感染的治疗,因其感染的易扩散性,应使用特异性较强的抗生素治疗,疗程为 4～6 周。

动脉置管

动脉置管可便于取得动脉血气分析标本及血流动力学的监测。导管常常是留置的,以便于更容易常规抽取血样,但存在较高的并发症发病率。

建立动脉导管通路要求无菌操作,可以选取不同的动脉入路,如桡动脉、股动脉、肱动脉或颞浅动脉。尽管发生并发症的几率小于 1%,但结果可能是致命的。并发症包括:血栓形成、出血、血肿、动脉痉挛(非血栓性无脉)及感染。远端动脉导管的血栓形成或栓塞,可导致患者失去指/趾、手或足。对于股动脉和桡动脉置管来说,风险是几乎相同的。血栓形成,伴有远端组织缺血,可予以抗凝治疗。但偶尔需要介入治疗以重新建立血液循环。假性动脉瘤及动静脉瘘也时有发生。

内窥镜与气管镜检查术

胃肠道内镜检查的主要风险是穿孔。单纯的内镜检查,穿孔发生率约为 1/10 000,但当进行组织活检时,发生率可增高(最高可达 10%),这与胃肠道憩室,或者肠壁存在薄弱或炎症组织(如憩室炎,使用糖皮质激素或者有炎性肠病)有关。

病人通常会在术后不久即主诉有弥漫性腹痛,然后很快进展到在检查时更严重的腹部不适感。在反应迟钝或老年病人身上,临床状况的改变可能需要几个小时,偶尔甚则长达 24～48 小时。影像学检查可发现腹腔内游离气体、腹膜后气体或气胸。延误诊断会造成持续的腹腔内感染及脓毒症。

常规开腹或腹腔镜手术探查确定穿孔部位,以便修补和局部清除。保守治疗仅限于择期的、经过肠道准备的内镜检查术中产生的穿孔,并且病人未诉明显疼痛或无明显感染征象。密切监护患者病情变化,严格限制饮食及使用广谱抗生素抗感染治疗。

气管镜检查的并发症包括气管堵塞、低氧血症、气胸、肺叶塌陷和出血。当诊断及时,很少有生命危险。出血通常可控制,需要手术止血者很少,但有可能需要再次经内镜热凝或使用纤维蛋白胶止血。气胸者出现显著氧合不足,或呼吸受限时应放置胸腔引流管。支气管镜吸痰操作不当可导致肺叶萎陷和黏液堵塞,偶尔也需再次行气管镜检查。

气管切开术

气管切开有助于成功脱离呼吸机,减少重症监护室住院天数及住院总天数,改善患者肺部清理功能。经皮开放式气管切开,无论有无支气管镜或超声引导,均存在一定的并发症。

近期相关研究并不支持经皮开放式气管切开术后行常规胸部 X 线检查[51,52]。但由于大量的气管分泌物的存在或机械性阻塞,可发生明显的肺叶萎陷。

最少见的气管切开术并发症是气管-无名动脉瘘(TIAF)(图 12-8)[53,54]。它极少发生(0%～0.3%),但死亡率高达 50%～80%。气管-无名动脉瘘可发生于气管切开术后 2 天～2 个月时间内,多见于体型较瘦且脖子细长的女性患者。大约 50% 病人可先有预警性出血,随后即出现大出血。如果临床怀疑是气管-无名动脉瘘的病人应马上送手术室行纤维支气管镜检查及评估。必要时拔除气管造口管,将手指通过造口部位直接向无名动脉前壁压迫进行止血。

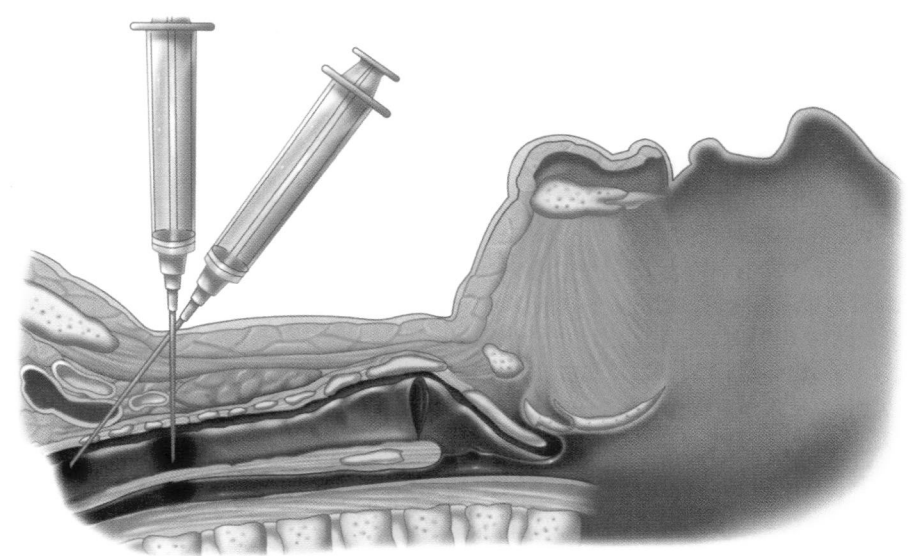

图 12-8 本图描绘经皮穿刺针的错误定位,可能会使穿刺针经气管误入无名动脉,进而导致气管-无名动脉瘘形成

经皮内镜下胃造口术

定位错误的经皮内镜下胃造口术(PEG)可引起腹内脓毒症、腹膜炎、腹壁脓肿伴坏死性筋膜炎。像其他小手术一样,

必须准确定位以避免并发症。在透视辅助下操作可减少出错误的风险。误将结肠切开,管饲营养的腹腔内溢出伴腹膜炎及腹壁脓肿均需手术来处理,并且需要另行造口以取代原经皮内镜胃造口,通常采用空肠造口。因为造口部位闭合很快,

强行拔除或过早拔除的 PEG 管均必须在拔出后 8 小时内重新放置。在管饲之前必须要行造影检查以确认营养管在胃内的位置。

胸腔穿刺引流术

胸腔穿刺引流适宜治疗气胸、血胸、胸腔积液或积脓。可在局部麻醉联合轻度镇静的清醒状态下,放置胸导管引流。常见的并发症有:镇痛、镇静不充分,不完全穿透胸壁致使胸导管穿入皮下通道,肺或横膈的撕裂伤,经横膈将胸管误入腹腔,以及与各种撕裂伤或胸膜粘连损伤有关的出血。其他问题包括胸导管滑出,或是与引流管有关的机械问题。所有并发症均可通过正确的置管技术、每日观察引流管情况以及放射检查追踪来避免。如果病人在拔除胸管、换药期间应口鼻配合深呼气(即 Valsalva 动作),保持胸腔正压力,否则拔管可造成残余气胸。

诊断性腹腔灌洗

诊断性腹腔灌洗多实施于病人急性外伤情况下血流动力学不稳定,伴有神经系统损伤,失血原因不确定,无法实施腹部创伤的超声检查或结果不可信时。在诊断性腹腔灌洗前,放置鼻胃管及膀胱导尿管减压,以预防术中损伤(图 12-9)。小肠或大肠或是腹膜后大血管也可发生意外损伤,这类损伤多需要手术探查及修补。

血管造影术并发症

插管动脉的壁层剥离可引起并发症,如颈动脉壁层剥离或闭塞引起的缺血性中风,肠系膜上动脉壁层剥离引起的肠系膜缺血,肢体动脉壁层剥离引起的"蓝趾综合征"轻微表现。有创或无创的影像学检查可确定可疑问题。是否适合抗凝治疗或急症手术探查取决于缺血的严重程度及血管壁层分离程度。

血管穿刺部位发生出血往往比较明显,但股动脉穿刺后出血,流入腹膜后组织,容易被忽视。病人可表现为失血性休克。腹盆腔的 CT 扫描可将腹膜后出血程度显示清楚。最初处理是直接压迫穿刺部位,并临床观察,如有必要则行抢救治疗,也可能需要紧急手术探查以控制出血部位。

血管造影术的肾脏并发症发生率约为 1% ~ 2% 。发生于放射学检查如 CT、血管造影或静脉造影的造影剂肾病多表现为一过性,并是可以预防的。有研究证明乙酰半胱氨酸对这种情况预防造影剂肾病有效。对存在肾功能损害或造影检查前有脱水表现病人,建议在放射学造影检查前 24 小时及当天给予一天两次的剂量。非离子造影剂对高危病人也可能是有益的。造影前后静脉补充水分也是预防造影剂肾病的有效方法。

活检术并发症

淋巴结活检术的直接和间接并发症有:出血、感染、淋巴漏及血清肿。防止直接并发症的措施包括:彻底的手术止血,正确的皮肤消毒以及术前 30 ~ 60 分钟预防应用覆盖皮肤菌群的抗生素。活检部位出血通常直接加压即可控制。活检部位感染多发生于术后 5 ~ 10 天,可能需要打开伤口,以引流感染。血清肿和淋巴漏可通过抽吸血清肿及敷用加压敷料而消

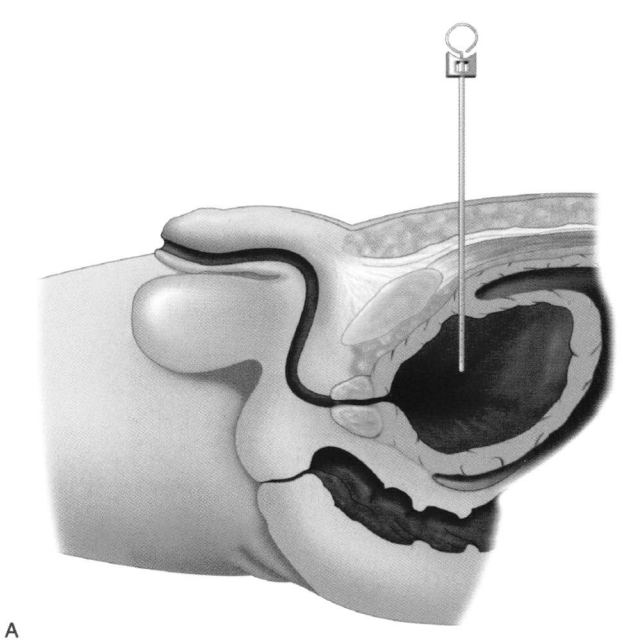

A

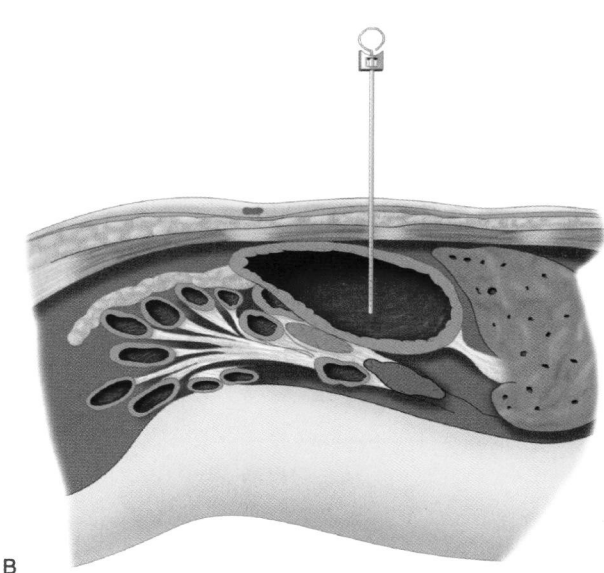

B

图 12-9　本图描绘诊断性腹腔灌洗导管放置位置不当所致膀胱过度扩张(A)与胃过度扩张(B)。这种错误操作证实行诊断性腹腔灌洗之前将脏器排空的重要性

散,但可能需要重复治疗。

各个器官系统的并发症

神经系统

术后发生的神经系统并发症包括运动、感觉缺陷及精神状态改变。外周神经的运动感觉障碍常常继发于术中体位不当和(或)护垫所致功能性神经麻痹。治疗在很大程度上仅限于临床观察,大多数在术后 1 ~ 3 个月期间症状会自然消失。

针对几个有代表性的手术而言,术中对神经的直接损伤

是众所周知的并发症,如浅表腮腺切除术(面神经)、颈动脉内膜剥脱术(舌下神经受损)、前列腺切除术(生殖神经)、腹股沟疝修补术(髂腹股沟神经)。神经损伤可以是单纯的牵拉伤或无意地切断神经。除神经动能丧失外,切断的神经可造成痛性神经瘤,今后可能需要手术治疗。

术后病人的精神状态改变可有诸多原因(表 12-13)。精

神状态改变一定要仔细记录并持续性评估。CT 扫描应尽早进行,以发现颅内原因。

动脉粥样硬化可增加术中、术后中风(脑血管意外)的风险。术后低血压和低血氧症是脑血管意外最可能的原因。处理上大多是支持疗法,包括充分补充血容量和吸氧,并应请神经病学科会诊,以便及时血栓溶解或抗凝治疗。

表 12-13　精神状态改变的常见原因

电解质异常	毒素	创伤	代谢	药物
钠	乙醇	闭合性头部损伤	甲状腺功能亢进	阿司匹林
镁	甲醇	疼痛	肾上腺功能不足	β-受体拮抗剂
钙	毒液与毒药	休克	低氧血症	麻醉药
炎症	乙二醇	精神伤害	酸中毒	抗呕吐药
败血症	一氧化碳	精神错乱	严重贫血	单胺氧化酶抑制药
艾滋病		抑郁	高胺血症	三环抗抑制剂
脑脓肿		ICU 病房精神病	血糖控制不良	苯丙胺
脑膜炎		精神分裂症	低体温	抗心律不齐药
高热			高体温	皮质类甾醇,合成代谢类固醇

眼、耳、鼻

角膜擦伤不常见,但常见于麻醉中对眼保护利。对外伤病人忽略隐性眼镜可引起结膜炎。

持续性鼻出血可在放置鼻胃管以后或拔除时出现。如果长时间直接压迫前鼻孔无效,鼻腔填塞法是治疗的最好选择。前鼻腔与后鼻腔纱布填充及气囊填塞,血管栓塞以及应用纤维蛋白胶对难治性病例是有必要的。对后鼻腔填塞病人使用抗生素存在争议,数据显示中毒性休克综合征发生率大约为17/100 000。

外耳道炎和中耳炎偶可在术后发生。病人主诉耳痛或听力下降,治疗方法可局部使用抗生素和减轻鼻塞以改善症状。

氨基糖苷类药物所致耳毒性发生率高达 10%,并且常常是不可逆的。最近资料显示铁螯合剂和 α-生育酚可预防氨基糖苷类药物的耳毒性。单独使用万古霉素,耳毒性发生率约 3%,当与其他耳毒性药物合用时则可高达 6%,但多为可逆的。

颈部血管问题

颈动脉内膜剥脱术后并发症有:中枢性或区域性神经缺陷、出血伴颈部的扩张性血肿。突发的神智改变或出现局部的神经功能缺陷需马上手术,以纠正医源性血管闭塞。扩张性血肿需紧急气管插管并随即手术控制出血。颈动脉术中应用肝素抗凝,术后存在出血的风险。其他可能产生的并发症包括动静脉瘘,假性动脉瘤及感染,所有均需要手术处理。

手术处理颈动脉分叉部时可发生术中低血压,与压力感受器张力增加,反射性地引起心动过缓有关。当处理颈动脉分叉部发生低血压时,局部注射 1% 利多卡因可减弱这一反射性反应。

颈动脉内膜剥脱术后的晚期并发症最常见心肌梗死。高危病人出现血压不稳,心律不齐,应考虑术后心肌梗死的可能。

甲状腺与甲状旁腺

甲状腺和甲状旁腺术后可出现低钙血症。表现有:心电图改变(P-R 间期缩短)、肌肉痉挛(手足搐搦、Chvostek 征、Trousseau 征)、感觉异常和喉痉挛。治疗包括静脉注射葡萄糖酸钙。如果手足抽搐持续发生,给予药物麻痹后气管插管。维持治疗除需补充甲状腺素之外(甲状腺切除术后),还需补充碳酸钙与维生素 D。

病人喉返神经(RLN)损伤发生率少于 5%。其中 10% 病人损伤是永久性的。由于甲状腺切除是由一侧向中间解剖游离,游离到甲状腺下动脉附近是喉返神经损伤的常见部位。在手术结束后用喉镜确定声带处于正常位置,若单侧喉返神经损伤,该侧声带会处于正中旁位。如果发生双侧喉返神经损伤,术后很难拔除气管插管,声带处于中线位。呼吸窘迫的早期征象是喘鸣伴呼吸困难。如果声带麻痹不是永久性的,则术后 1～2 个月功能可能恢复。永久性喉返神经损伤后,可以多种技术支撑声带在功能位。

病人喉上神经损伤后果较轻,常见症状是声音嘶哑,喉镜下可见声门开口不对称。处理上给予临床观察即可。

呼吸系统

手术相关的呼吸系统并发症存在一定风险,并不限于技术失误。营养不良、止痛不充分、机械通气不足、排痰不佳及误吸均可引起严重的肺部问题。

气胸可发生在麻醉中心静脉插管时,或是腹部手术中的膈肌损伤。可表现为低血压、低氧血症以及气管偏向健侧。张力性气胸可引起全面心、血管功能衰竭。治疗先是针刺胸腔引流继之插管引流。将一大孔穿刺针置于患者锁骨中线第 2 肋间或腋前线第 5 肋间(以备将来插管引流)。

由外伤或胸腔内疾病所致血胸,应该完全地排空。延迟排空血胸可引起脓胸及肺嵌顿。如果胸腔插管引流排空不完全,可能需要胸腔镜操作或开胸清除及胸膜固定术。

肺不张造成肺的功能性残气量(FRC)下降可引起肺炎。

术后止痛不充分,影响患者正常吸气,特别容易出现下部肺叶的塌陷。可使患者半坐位,角度大于45°,增加肺功能性残气量达700ml以上。对于机械通气的病人,将床头抬高30°~45°就可以改善患者预后。为有利于预防肺不张,给予足够的潮气量(8~10ml/kg),防止腹腔对胸腔的影响,并使病人尽可能采取坐位(如果可能的话,患者可离开病床坐在椅子上)。

吸入性并发症包括局限性肺感染及肺炎。局限性肺感染的治疗与急性肺损伤(ALT)的相似(参见本节下文),包括吸氧和总体支持疗法。不常规使用抗生素,除非细菌学检测发现细菌感染。住院病人发生吸入性肺炎的死亡率高达70%~80%。早期积极、反复用支气管镜将气管、支气管中吸入物抽出,有助于降低局限性肺炎的炎性反应,以便于肺部清理。

肺部清理不充分可增加病人支气管堵塞、肺叶萎陷的危险。有大量黏稠分泌物的病人最常发生,但是支气管异物也是引起肺萎陷的原因。支气管堵塞的诊断依据包括胸部X线检查、呼吸困难和低氧血症。纤维支气管镜对清除呼吸道黏膜分泌物和堵塞物是非常有效的。

肺炎是第二常见的院内感染,也是机械通气患者最常见的感染。在ICU病房中,15%~40%使用呼吸机患者发生机械通气相关性肺炎(VAP),并以每日5%可能发生率逐渐增加,在第30天时达到70%。医源性肺炎的30天死亡率高达40%,并与感染的菌种以及是否及时治疗相关。

一旦发现肺炎的诊断依据(X线胸片异常,发热,咳痰,排除其他发热来源),开始用广谱抗生素治疗,直到细菌培养与药敏结果回报[菌落计数≥100000菌落形成单位(CFU)][57]。药敏结果确定后,应尽早选用抗菌谱较窄的抗生素。在特殊的、致病力强的细菌流行地区,选用覆盖铜绿假单胞菌胞和不动杆菌两种菌属的抗生素可能更适宜。治疗肺炎及其他感染的最有帮助的方法是每6~12个月追查一次该医学中心的抗生素图谱[58]。

硬膜外麻醉可降低围手术期肺炎的风险,有助于肺部清理及肠道功能早期复原,两者都对潜在性的误吸及获得性肺炎有显著影响。常规使用硬膜外止痛比病人自控式给药止痛的肺炎发病率低[59]。

急性肺损伤是适用于与急性呼吸窘迫综合征临床表现类似病人的一种诊断,被认为同一疾病过程的不同范畴,只是病人氧合程度存在差别。急性肺损伤的病理、病理生理及肺损伤的机制均与急性呼吸窘迫综合征相同,只是动脉血氧分压与吸入氧分压之比(动脉血氧分压:吸入氧分压)在急性肺损伤是>200,而急性呼吸窘迫综合征是<200。这两类病人都要求某种形式的正压通气辅助以改善氧合缺陷,而且要同时纠正原发病的重要病因。

急性呼吸窘迫综合征的诊断有五项标准(表12-14)。近年来多中心急性呼吸窘迫综合征研究网(ARDS net)的研究证明,急性呼吸窘迫综合征病人在潮气量为5~7ml/kg通气时的临床疗效有所改善[60]。必须注意,这些建议的通气量设定仅为呼吸窘迫综合征病人设定,而不是为许多因其他原因要求通气支持的病人的。呼气终末正压通气基于下列情况而定:血气分析,肺的功能,以及给氧的要求。随着急性呼吸窘迫综合征的缓解,气体交换改善,减少通气支持的第一步就是

减少给氧水平。然后再将呼气终末正压通气逐渐缩小至最低水平[61]。这样可将潜在复发肺泡塌陷与不良气体交换的可能性减到最小。

表12-14	急性呼吸窘迫综合征诊断标准
急性发病	
诱因	
$PaO_2:FiO_2<200$(不论呼气末正压如何)	
双侧胸腔积液	
肺动脉楔压<18mmHg	
无右心衰竭的临床证据	

并非所有病人都能很容易脱离机械通气。当呼吸肌肉能量供应不足,或存在肺以外活动性病变时,这类病人可能需要延长机械通气支持。按照一定原则逐步脱离呼吸机的策略是正确的,并已成为标准治疗的一部分。机械通气超过48小时的病人遵循脱机方案与没有遵循脱机方案的患者相比,前者有较低的通气机相关性肺炎的发病率与较短的总机械通气时间。至今还尚无可靠方法预测病人在完成脱离方案后能拔除插管。拔管的决定是根据临床参数与测定的肺功能而定[62]。Tobin指数(通气频率与潮气量之比率)称为快速浅呼吸指数,可能是最佳负向预测参数[63]。若Tobin指数小于105,则病人有近70%的机会可耐受拔管;若大于105,则病人约有80%的机会不能拔管。其他参数如最大吸气负压,分钟通气量,和呼吸速率均在临床有所应用,但就单项来说,快速浅呼吸指数有更好的预测价值[64]。

营养不良与营养支持欠佳均可对呼吸系统产生不利影响。呼吸比(RQ)或呼吸交换率是CO_2产生率与氧吸收率的比值($RQ=VCO_2/VO_2$)。脂肪、碳水化合物及蛋白质对CO_2生成作用不一。病人进食以碳水化合物为主的,其呼吸比为1或以上,以脂肪为主者接近0.7,以蛋白质为主者接近0.8。理想的呼吸比在0.75~0.85间,提示摄入物有合理的组成。摄入过多碳水化合物可影响脱离呼吸机,因为由于产生更多CO_2,改变肺气体交换,引起呼吸比异常。

气管切开术虽存在一定风险,但能减小肺的无效腔,并能改善肺部清理。在通气支持第十天之前施行气管切开可降低呼吸机相关性肺炎的发病率,使用通气机的总时间和重症监护病房的住院天数减少。

对肺栓塞(PE)的发生很可能是存在误诊的。其病因起源于深静脉血栓形成。当临床高度怀疑肺栓塞,进行影像学相关检查如通气:灌注率核素扫描或CT肺血管造影可确诊。临床表现包括中心静脉压升高、低氧血症、呼吸短促或继发于呼吸急促的低碳酸血症及心电图上提示右心衰竭。对X线平片有异常的病人行通气:灌注率核素扫描常不能确定诊断。肺血管造影仍是诊断肺栓塞的金标准,但因螺旋CT血管造影使用方便且准确率较高,已成为肺血管造影的替代方法。如果高度怀疑肺栓塞又无抗凝治疗禁忌者,应根据经验,完成影像学检查之即开始肝素抗凝治疗。

下肢循序加压装置及肝素皮下注射常规用以预防深静脉血栓形成,由此降低肺栓塞的风险。和肥胖及长期卧床患者一样,神经外科和整形外科病人有较高的肺栓塞发病率。

当存在抗凝治疗禁忌,或者已知下腔静脉(IVC)内存在血栓时,则肺栓塞的治疗应包括放置下腔静脉滤网。Greenfield 滤网已被广泛地研究,失败率小于 4%。新一代的使用镍钛合金丝材料制备而成的滤网装置可随体温扩张,并可回收。脊髓损伤及多发长骨骨折或骨盆骨折的病人常应放置下腔静脉滤网,其长期并发症发生率较低。

心血管系统

心律不齐多见于老年人术后,但仍可发生于任何年龄段。心房纤颤是最常见的心律不齐,在高危病人中多发生于术后 3~5 天,而这通常正是病人调动组织间液补充血容量之时。同期数据显示对于房颤患者来说,控制心率比控制心律更为重要。一线治疗包括 β-受体阻滞剂及/或钙通道阻断剂。β-受体阻滞剂的使用必须审慎,因为可能发生低血压及高血压反弹。如果病人不能耐受,则可选用钙通道阻断剂,但对有充血性心衰病史者需慎用。虽然地高辛仍是可信赖的备用药,但其作用需要达到最佳剂量,临床使用受到限制。若病人血流动力学不稳定且心律不能控制,就可能需要电击转复心律治疗。

室性心律失常及其他心动过速性心律失常也可在手术病人发生。与房性心律失常相似,宜用 β-受体阻滞剂来控制。但如果病人血流动力学不稳定则可能需要用其他抗心律不齐药或电复律。可能需要正规的心脏电生理相关检查,寻找患者心律不齐的病因,进而有针对性的用药或手术治疗。

心肌缺血是导致患者术后死亡的一个原因。急性心肌梗死(AMI)可以无明显症状,也可有呼吸短促、严重的心绞痛及突发的心源性休克等典型表现。要逐步排除心肌梗死需要心电图和心肌酶检测。一旦有床位应将病人尽快转至监护病房。对于正在进行心肌梗死相关检测病人的初期治疗,包括给予吗啡,吸氧、硝酸甘油和阿司匹林。

术后突发的高血压可能与止痛不充分有关。但也可能是其他原因,包括低氧血症,过量输液和停用 β-受体阻滞剂和/或可乐定后反弹性高血压。围术期高血压有较高的发病率,必须积极控制。慢性动脉粥样硬化病人中有 20%~50% 表现为高血压。围术期高血压的病因包括脑血管病、肾动脉狭窄、主动脉闭塞性疾病和较少见的嗜铬细胞瘤。对有心血管病史的病人,在围术期常规应用 β-受体阻滞剂保护心脏是治疗标准。

胃肠系统

食管手术因其解剖位置和血供的原因是存在其潜在复杂性的。食管切除主要有两种术式:经食管裂孔切除和经胸切除。经裂孔切除术的优点是避免常规胸腔切开的切口。然而对食管的解剖游离量比较盲目,故吻合口漏发生率比其他术式高。一旦发生吻合口漏,通常只需简单地打开颈部切口引流。

经胸的食管切除术在胸腔内接近奇静脉水平处进行食管吻合。这种切除术吻合口漏发生率较低,但是一旦发生则难以控制。文献报告经胸食管切除吻合口漏的死亡率约为 50%,而经裂孔食管切除术总死亡率约为 5%。食管切除患者必须考虑营养支持的策略,以使患者术后存活率最大化。

Nissen 胃底折叠缝合术比较复杂,出血风险高。故解剖游离胃短血管时必须小心操作。腹腔镜套管口切口出血、主动脉损伤和肝撕裂伤均可造成大量失血。胃底折叠缝合可包绕过紧或术后脱落。局部水肿与病人的不适应会造成患者术后咽喉疼痛与吞咽困难。

术后肠梗阻是与肠道的神经反射轴功能不良有关。麻醉药使用过多可能延迟肠道功能的恢复。硬膜外麻醉止痛效果更好,而且肠功能恢复较早,住院时间短。尽量避免胃肠减压及术后尽早进食与肠道功能早日恢复相关联。

研究表明经腹腔镜施行的肠道手术,可缩短住院天数缩短,改善患者止痛效果。然而也有研究显示开腹结肠切除术与腹腔镜切除患者在术后相同时间内开始进食,并且两者住院天数无差异。

通常刺激肠道功能恢复的药物包括胃复安和红霉素。胃复安的作用仅限于胃,主要有助于轻度胃瘫。红霉素是一种胃动素激动剂,作用遍及全胃肠道。有研究表明,肠麻痹患者服用红霉素疗效显著。

小肠梗阻术后早期发生率不足 1%。多因肠粘连引起,内外疝,操作错误,感染或脓肿也是常见原因。透明质酸酶是一种能降解结缔组织的溶解酶,临床使用甲基醋肽纤维素形式的透明质酸酶——防粘连生物膜显示能在一些病人中减少 50% 的粘连形成,进一步降低术后肠梗阻的发生率,但尚有待证实。

瘘管是某一结构与邻近结构或腔隙之间的不正常交通,有较高的发病率和死亡率。瘘管形成的原因可概括为 FRIENDS(Foreign body 异物,Radiation 放射,Ischemia 缺血/Inflammation 炎症/Infection 感染,Epithelialization of a tract 肠道上皮化生,Neoplasia 肿瘤,Distal obstruction 远端梗阻,Steroid use 糖皮质激素)。必须及早识别瘘管形成的可能原因。瘘管的治疗包括非手术治疗(观察和营养支持)和延期手术治疗(营养支持和伤口换药)。

胃肠道出血可于围术期发生(表 12-15)。操作错误和结扎不紧,吻合口止血不充分或遗漏的损伤均可导致术后肠道出血[73,74]。出血来源于上消化道者约占发生的 85%,通常可由内镜查出并加以治疗。约达 40% 的病人需要手术来控制消化道出血[75]。

表 12-15	上消化道与下消化道出血的常见原因
上消化道出血	**下消化道出血**
糜烂性食管炎	血管发育异常
胃静脉曲张	放射性直肠炎
食管静脉曲张	血管瘤
胃血管异常致出血(Dieulafoy 病变)	憩室病
主动脉十二指肠瘘	肿瘤性疾病
贲门黏膜撕裂(Mallory-Weiss 裂)	创伤
消化性溃疡病	血管炎
创伤	痔
肿瘤	主动脉肠瘘
	肠套叠
	缺血性结肠炎
	炎性肠病
	术后出血

重症监护病房的病人若发生应激性胃炎伴大出血时,死亡率有高达 50%。为降低应激性胃炎的总体风险,保持胃液酸碱度 PH>4 很重要,尤其是针对机械通气超过 48 小时及存在凝血功能障碍患者而言[76]。质子泵抑制剂、H2受体拮抗剂及胃内抗酸药滴注都是有效的措施。

肝胆胰系统

涉及肝胆胰系统的并发症通常是由于技术错误的原因。腹腔镜胆囊切除术已成为胆囊切除的标准治疗方法,胆总管损伤是其无法彻底避免的。术中胆道造影尚未能减少胆总管损伤的发生,因为胆管损伤常发生于胆道造影之前。及早辨别出损伤很重要,因为延误了的胆漏常常需要更复杂的修补。

因胆总管的血供阻断所致缺血性损伤常于术后数天至数周才表现出来。经内镜逆行性胆胰管造影(ERCP)提示胆总管狭窄光滑,肝功能指标升高。建议以 Roux-en-Y 肝管空肠吻合术治疗。

术中未意识到对胆管损伤而造成的胆汁漏可在胆囊切除术后表现为胆汁性腹腔积液。患者可表现为腹痛和高胆红素血症,可经 CT、ERCP 或者反射性核素扫描加以证实诊断。确诊胆漏后,逆行胆管支架术及外引流为首选治疗。

手术病人出现高胆红素血症可能是一个复杂的问题。胆汁郁积是引发高胆红素血症的主要原因。高胆红素血症的其他发病机制包括:血液重吸收(如创伤性血肿),胆汁排出减少(如脓毒症),由于溶血所致血非结合胆红素增加,甲状腺功能亢进症及先天性异常或后天获得性疾病所致的胆汁排泄障碍。造成高胆红素血症的手术错误大部分涉及遗漏的或医源性损伤。

肝硬化易发生术后并发症。肝硬化患者行腹部或肝胆手术时也容易产生问题。任何腹部手术后发生的腹水漏出就可能是个问题。在术后短期内维持血管内适当的胶体渗透压是比较困难的,液体复苏应以晶体液维持。预防肾衰和处理肝肾综合征也可能是困难的,因为复苏液体的需要与肾小球滤过率的下降相矛盾,螺内脂及其他利尿剂可能对术后治疗有所帮助。肝硬化病人手术死亡率在肝功能 Child 分类的 A 类病人中为 10%,B 类为 30%,C 为 82%。

肝脓肿的发生率在成人住院病人中低于 0.5%。可由保留坏死肝组织、隐匿的肠穿孔、良性或恶性肝肿瘤、胆道阻塞和肝动脉闭塞引起。治疗包括长期应用抗生素治疗和经皮穿刺引流较大的脓肿。

在胆道造影和 ERCP 中注入造影剂后可诱发胰腺炎。可表现为血淀粉酶、脂肪酶轻度升高,也可表现为暴发性胰腺炎伴胰腺坏死以致需手术清创。肾脏、胃肠道或脾脏手术是最常见的胰腺损伤病因。治疗可多次在 CT 引导下穿刺引流感染的积液、积脓。用生长抑素、奥曲肽抑制胰液的分泌可能对胰瘘的治疗有效。对这类瘘管的处理包括 ERCP 检查或胰管内支架术、经皮引流瘘管积液、全胃肠道外营养支持和动态 CT 扫描观察。大多数胰瘘最终可自然愈合。

肾脏系统

肾衰竭可分为肾前性衰竭,肾性衰竭,和肾后性衰竭。当出现少尿或无尿时应考虑到肾后性衰竭或阻塞性肾衰竭,最常见的原因是导尿管放置不当或阻塞;其次要考虑的少见原

因是在困难的手术解剖分离(如憩室病做结肠切除)或腹膜后大血肿(如主动脉瘤破裂)手术中无意间结扎或切断了输尿管。

判断患者少尿前应先在无菌条件下冲洗 Foley 导尿管,以保证尿管通畅,必要时可考虑一次性静脉输注晶体液 500~1000ml。无论如何,病人在术后短期内必须要监测生命体征、出入量以及尿电解质(表 12-16)。术后立即复查患者血红蛋白及血细胞比容。因急性失血或代偿性休克病人可能会表现为少尿,提示贫血或器官灌注不足。

表 12-16	急性肾功能衰竭尿电解质变化情况及其可能的原因			
	钠的排泄分数 (FF_Na)	体积渗摩尔浓度	钠的尿排泄率 (UR_Na)	病因
肾前性	<1	>500	<20	充血性心衰,肝硬化
肾内衰	>1	<350	>40	败血症,休克

许多并发症可以引起或源自急性肾小管坏死(ATN),死亡率高达 25%~50%。当急性肾小管坏死是由于肾供血不足(肾前性衰竭)引起的,药物治疗以静脉输注类胶体或胶体液为主;如果是心功能不全的问题,则应首先维持合适的血容量,必要时予以强心药。肾性衰竭以及随后发生的急性肾小管坏死多由肾毒性药物引起。常用药物氨基糖苷、万古霉素和速尿可直接导致肾毒性。造影剂造成的肾损害常导致轻度或一过性肾酐升高,但对于血容量明显减少或有心功能不全的病人可造成永久性肾功能损害[80-83]。

针对严重创伤病人肌红蛋白导致的肾衰竭的处理,已从使用碳酸氢钠碱化尿液转变为静脉输注晶体液,保证患者每小时 100ml 尿量。只要静脉输液能保证患者的尿量,则不推荐使用甘露醇和速尿。

肌肉骨骼系统

体内任何部位腔隙都可发展成筋膜室综合征。肢体的筋膜室综合征一般在闭合性骨折后发生。损伤本身可诱发筋膜室综合征,但过度补液复苏,可使问题加重。被动运动痛是腔隙综合征的特征表现。小腿前腔隙常是第一个累及的腔隙。对每个腔隙直接测压可确定诊断。任何腔隙的压力如果大于 20~25mmHg,就应考虑施行四肢腔隙筋膜切开术。在缺血 4~6 小时之后,因缺血再灌注液损伤也可以引起筋膜室综合征。肾衰竭(由于肌红蛋白尿引起)、足下垂、截肢及功能永久丧失是未经治疗的筋膜室综合征的可能结果。

由于创伤性麻痹、痴呆、化学麻醉或昏迷而长期卧床病人的褥疮性溃疡是可以预防的并发症。皮肤在持续变压 2 小时后,可以有明显的微循环缺血性改变。常规皮肤护理和经常改变病人体位有助于减轻皮肤溃疡。这是一种体力型特别护理,使用特制的床垫和床会有助于解决此问题。对无凝血疾病患者褥疮性溃疡的治疗是手术清创。一旦创口基底出现肉芽床而无太多的纤维蛋白碎屑,即可使用负压吸引敷料治疗。频繁跟换敷料以保证敷料微湿,这需要消耗较多的劳动

力。也可应用酶制剂,但价格较昂贵。如果这些措施效果欠佳,则应考虑植皮。

肌肉废用的结果是挛缩。无论是由于创伤、截肢还是血管功能不全导致的肌肉废用,物理疗法及夹板固定法可预防肌肉挛缩。若不早期处理,挛缩会延长康复时间并可导致进一步创口出现及创口愈合问题。根据病人的肌肉功能状态的不同,肌肉挛缩的恢复可能需要较长时间的护理。

血液系统

对所有病人维持血细胞比容水平大于 30% 的输血原则不再有效。只有那些有症状的贫血病人,或有显著心脏病者,或对于需要增加携氧能力以充分灌注终末器官者,要求高浓度血红蛋白的危重患者。除此以外,输血原则是血红蛋白水平低到 7mg/dl 或血细胞比容低至 21% 。

输血反应是输血的常见并发症。用白细胞过滤器可以减轻这些反应,但不能完全避免。输血反应的表现包括发热、瘙痒、寒战、肌肉僵硬和继发于溶血性肌红蛋白尿而引起的肾衰竭。立刻停止输血并回收血液制品是重要的第一步,必要时可给予抗组织胺药或类固醇激素以控制输血反应的症状。严重输血反应比较少见但致命。

输血的感染并发症包括巨细胞病毒传染(这在非器官移植病人为良性)、人免疫缺陷病毒(HIV)感染及肝炎病毒的传播(可导致继发的肝细胞癌)。虽然对筛查血液制品中感染物的效率已经改进,对所有病人通用的预防感染措施仍应严格遵守(表 12-17)。服用华法林抗凝的病人需要手术时,可给予新鲜冷冻血浆。每单位新鲜冰冻血浆含 200 ～ 250ml 血浆,每毫升血浆含一单位凝血因子。

表 12-17 输注血液制品的病毒传播率[a]

人免疫缺陷病毒(HIV)	1:1.9 百万
乙型肝炎病毒(HBV)[b]	1:37 000
丙型肝炎病毒(HCV)	1:1百万

注:[a] 核酸放大后技术(1999)。早年报告的传播率较高是错的,因为缺乏同年代的技术

[b] 乙型肝炎病毒是用核酸放大前技术报告的。在该文章中关于核酸放大后技术没有相关统计学资料

注意每次输血细菌传播比病毒传播高 50 ～ 250 倍

血小板减少患者当血小板计数低于 20 000/ml 而又要进行有创性手术;或者血小板计数低,又有新鲜创面持续进行性出血时,可能需要输血小板。在成年人,一个单位血小板会增加血小板计数 5000 ～ 7500/ml。找出患者血小板减少的原因很重要。通常有一种自限性或可逆性的情况如脓毒症。偶尔可因肝素诱导Ⅰ型和Ⅱ型血小板减少症。肝素诱导Ⅱ型血小板减少症可出现严重的并发症,存在弥漫性血栓形成的风险。预防这种高凝状态的发生包括使用生理盐水而非肝素冲洗导管并尽量避免使用有肝素膜的导管。治疗是应用合成抗凝药如阿加曲班。

对于因发生弥散性血管内凝血而出现不可控制的出血病人,凝血因子Ⅶa疗效显著,但价格昂贵。此药大多用于肝外伤或产科急症。在一些情况下该药可能意味着生或死的区别。有时候可用去氨加压素治疗进行性非手术出血合并肾衰。

除典型的血友病之外,其他的遗传性凝血因子缺乏症在手术中很难处理,必要时可适当补充血液制品。外科医师能见到的其他血液恶病质患者包括高凝血症病人。先天异常患者,例如最常见的 V 因子 Leiden 缺乏症和蛋白质 C 与 S 缺乏症,如果未经充分抗凝很容易形成血栓。

腹腔间隔室综合征

腹腔间隔室综合征(ACS)和腹腔内高压代表同一问题。多系统创伤、热烧伤、腹膜后损伤及与腹膜后手术是导致腹膜腔间隔室综合征的主要原因。腹主动脉瘤破裂、严重的胰腺损伤及胰腺切除、或多发性肠损伤均需要大量输液抢救,患者容易出现腹腔内高压。腹腔间隔室综合征的表现包括进行性腹膨胀继之出现呼吸困难、少尿后无尿,以及颅内高压。这些临床表现是与膈肌抬高以及继发的下腔静脉或肾静脉血液回流不足有关。

腹腔压力测定是通过导尿管向膀胱内滴注 100ml 无菌盐水,测量膀胱内压。压力超过 20mmHg 者认为是腹腔内高压。但腹腔间隔室综合征的诊断要求腹腔内压高于 25 ～ 30mmHg,并至少伴有一项下列情况:呼吸衰竭和机械通气,少尿或无尿,或颅内压升高。

腹腔间隔室综合征的治疗是打开任一近期腹部手术切口以降低腹部腹膜压力。若无腹部切口则直接打开筋膜,这样常可以看到机械通气压、颅内压和肾排出量都立即改善。当术中考虑到可能发生腹腔间隔室综合征时,应将腹部筋膜保留开放并在无菌条件下覆盖,二次手术延期关闭筋膜。对腹腔内高压病人应密切监护、反复检查及测定膀胱压力,发现任何恶化迹象及时行手术处理。未经治疗的腹腔间隔室综合征可以导致多器官功能不全或衰竭,死亡率高。

每隔 48 ～ 72 小时尝试关闭腹壁直至筋膜能重新对合为止。如果腹部筋膜打开后 5 ～ 7 天腹部仍不能关闭,则可形成一巨大切口疝。

伤口、引流及感染

伤口(手术部位)感染

目前尚无前瞻性随机双盲对照试验证明在围术期使用抗生素超过 24 小时能预防感染,普遍倾向于术前给予单一剂量,因为预防性抗生素超过首次剂量无任何益处。用生理盐水冲洗术野及手术伤口已证明有助于抑制伤口细菌种植,而尚未证明用抗生素冲洗对控制术后切口感染有明显益处。

尚未能证明,术中将含抗生素的聚乙烯塑料膜贴于手术切口周围皮肤上可降低伤口感染率。虽然用 70% 异丙醇作术前皮肤消毒准备有最佳杀菌作用,但此物易燃,在使用电刀时可能有危险。联合使用氯己定与异丙酮,或是碘附与乙醇更为有利。

伤口细菌种植和伤口感染间存在区别。对细菌定植的治疗过度与对感染的治疗不足同样有害(表 12-18)。伤口(软组织)感染的严格定义是每克组织含十万菌落形成单位(CFU),需要迅速而有效的、正确的使用抗生素/抗真菌治疗[58,101]。当依据患者临床表现充分怀疑伤口感染时,在病人细菌培养结果出来之前往往已接受抗生素治疗。伤口感染的临床表现包括:红、肿、热、痛。创口感染的诊断一经确认,最

确切的治疗仍是伤口的开放引流以便换药治疗。创口感染时应予限制使用抗生素[102-105]。

表 12-18	白细胞增多的常见原因
感染	
全身炎性反应综合征	
应用糖皮质激素	
脾切除术	
白血病	
药物	
生理性应激反应	
IF-1 和肿瘤坏死因子增加	

一种渐受欢迎的伤口换药/引流装置是负压吸引敷料。该装置的原理是减轻伤口局部水肿,并应用无菌敷料覆盖伤口,实施可调控的负压吸引,每次治疗持续 2 ~ 4 天,以促进伤口愈合。虽然费用较高,但疗效显著,并可降低护理费用、每次换药和手术清创的费用。

引流管理

施行手术引流的四种适应证包括:①使手术部位(如颈部或腋部)死腔塌陷;②引流脓肿或严重感染的手术部位;③为了早期发现手术漏(无论是肠内容物、分泌物、尿液、气体或血),即所谓前哨引流;④控制已经形成的漏。

开放式引流常用于较大的污染伤口如直肠周围瘘或肛门周围瘘和皮下脓肿腔。引流管可防止在污染创口内的脓腔过早闭合,但并不能使细菌沿引流通道方向排出。更常见的手术部位引流是负压吸引,但数据并不支持手中放置负压吸引来"保护吻合口"或"控制手术漏的发生"。负压吸引装置在引流时压力为 70 ~ 170mmHg,这种过度吸引的存在会引发疑问,究竟吻合口是自身破裂还是引流造成的吸引损伤促进了漏的发生(图 12-10)[106]。

另一方面,CT 或超声导向下经皮穿刺引流现已成为脓肿、存在分隔的感染灶及其他孤立性积液如胰漏的标准治疗方式。手术引流的风险远远大于影像导向下的引流,而且短期应用抗生素可减轻其风险。

放置引流后抗生素的使用应该综合考虑费用与疗效。若伤口能充分引流,则很少需用抗生素。在放置引流管后 24 ~ 48 小时内可预防性使用抗生素。超过该时间段只应对细菌培养阳性者给予特殊治疗,以避免耐药性和二重感染的发生。

导尿管

留置 Foley 导尿管可引起一些并发症,进而导致住院天数的延长及尿路感染发病率的升高。插入导尿管时需将其插入直到膨大的尾部,这样在气囊充气之前就可以导出尿液。若导尿管被误置尿道内而又提前将气囊充气时,可导致尿道的撕裂伤甚至断裂伤。

前列腺增生患者置入标准 Foley 尿管可能有困难,需要应用硬尿管,必要时可请泌尿外科会诊,在内镜下置入导尿管以防对尿道造成损伤。对尿道狭窄的病人,可用连接有丝状探头的导尿管,但有引起膀胱损伤的潜在可能性。如果内镜处理仍不成功,病人可能需要膀胱造瘘术,以对膀胱进行减压。建议对这些病人随访,以便及时处理发生的尿道异常表现。

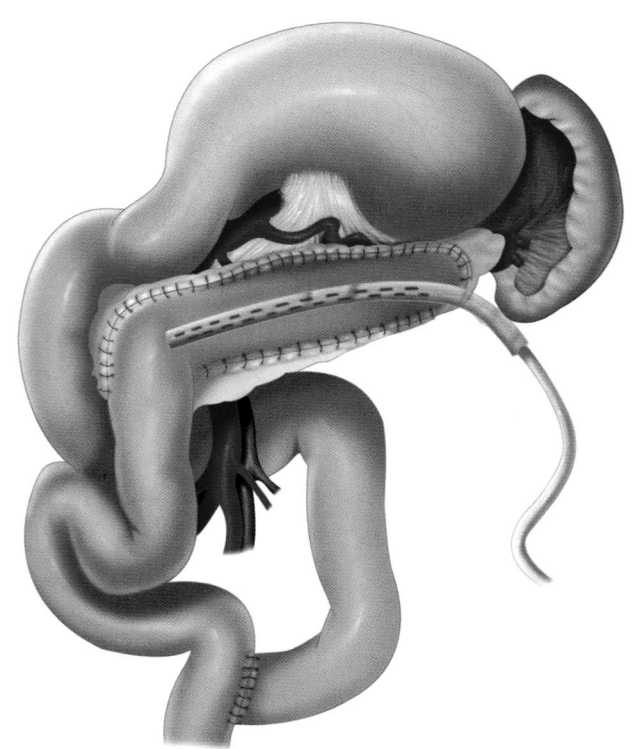

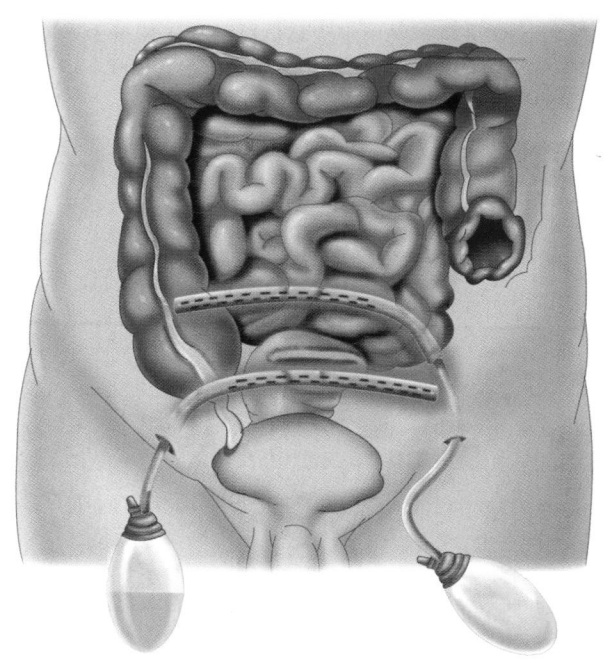

图 12-10 本图显示在胰腺或小肠手术时典型的在术中放置负压吸引器,此处可能有吻合口。当负压在 70 ~ 170mmHg 时引流管可能促进吻合口漏形成而不是防止吻合口漏,或被其堵塞

最常见的院内感染是尿路感染(UIT),这些感染可分为复杂性与单纯性两种形式。单纯性尿路感染可用甲氧苄啶-磺胺甲噁唑治疗,连用 3 天。留置导尿管的住院病人常发生复杂性尿路感染,患者多因检查发热原因而诊断出存在尿路感染。当尿培养结果细菌数<100 000CFU/ml 时诊断尿路感

染是有争议的。治疗这类病人之前,应事先更换导尿管,重新做尿培养,以观察导尿管是否被微生物污染。另一方面,有观点认为在拔除患者导尿管之前,膀胱是一感染病灶,应该开始抗生素治疗。当尿培养结果细菌数>100 000CFU/ml 时,应选用合适抗生素治疗,并尽早拔除导尿管。尿路感染治疗不当或误诊可导致尿脓毒症与感染性休克。

关于治疗白色念珠菌膀胱感染的恰当方法,观点不一。有人建议用抗真菌溶液持续冲洗膀胱 72 小时,但并非总是有效。更换导尿管并给予一疗程氟康唑治疗是合适的。但有些感染疾病专家认为,尿中白色念珠菌可能提示患者体内其他地方也存在真菌感染。若真是如此,当发现真菌性尿路感染时,应行细菌培养检查,筛查真菌感染的其他来源。

脓胸

最容易使人衰弱的感染之一就是脓胸或者说胸腔感染。重症性肺炎是脓胸的常见原因,但残留性血胸、全身性败血症、任何原因的食管穿孔及较重的肺部感染(例如肺结核)也是脓胸的潜在病因。可经 X 线胸片或 CT 扫描来证实。随后抽取胸水做细菌学分析。另外,还需做细菌革兰氏染色及胸水中乳酸脱氢酶、蛋白、pH 与细胞计数分析。在进行实验室检查期间,可开始使用广谱抗生素。一旦确定特定的微生物中即可针对性选用特异的抗感染药物。放置胸腔引流管来引流感染的胸腔积液也是必要的。视频辅助胸腔镜检查术也有助于感染病灶的冲洗与引流,但应视感染病灶而言。

腹腔脓肿

术后出现的腹腔内脓肿,可表现为间隙性腹痛、发热、白细胞增多和排便习惯改变。根据术式及手术时间来分析患者的这些主诉有时会有些困难,常需做 CT 扫描。当 CT 发现腹腔积液时,抗生素加经皮引流作为首选治疗。但仍应查明感染是何原因引起,这样才能开始特异的抗生素治疗。开始抗生素治疗常选用广谱抗生素如哌拉西林——他巴唑坦钠或亚胺培南。若病人存在腹膜炎体征和(或)X 线、CT 扫描发现有游离气体。就应考虑再次腹腔探查。

对那些存在临床及影像学表现的脓肿(如不是术后发生的)而言,临床情况稳定的病人必须查明脓肿的病因。需要权衡引流脓肿、决定进一步诊断性检查及最佳手术时机。这可能是一整套复杂的决定,一切取决于病因。(例如是阑尾炎或是憩室炎)。但若病人表现为腹膜炎的症状,则应进行急诊手术探查。

坏死性筋膜炎

术后感染发展或爆发后的软组织感染称为坏死性筋膜炎,但并不常见。A 组链球菌(M 类 1、3、12 与 28)软组织感染以及产气荚膜梭菌和败血梭状芽胞杆菌感染的死亡率为30% ~70%。病人可发生感染性休克,而且病人可在感染后6 小时以内发生低血压表现。化脓性链球菌感染的最严重表现形式包括低血压、肾功能不全、凝血障碍、肝功能不全、急性呼吸窘迫综合征、组织坏死与红斑皮疹。

这些临床表现被认为是外科急诊。治疗仍主要依靠广泛清创,去除坏死组织直到有出血能存活的组织层面为止。往往在坏死组织平面可见到灰色血清液,当感染扩展时,沿着感染累及的组织平面可见栓塞的血管。通常病人需要在手术室连续多次清创直至感染被控制。抗生素是对手术清创的重要辅助。应当使用广谱抗生素,因为这些感染可能涉及多种微生物的(即所谓“混合协同感染”)。化脓性链球菌可被青霉菌杀灭,故青霉素仍可作为首选药物来应用。

全身炎性反应综合征、脓毒症和多器官功能障碍综合征

全身炎性反应综合征(SIRS)、脓毒症和多器官功能障碍综合征(MODS)有显著的死亡危险(表 12-19)。

诊断全身炎性反应综合征的指标已经建立(表 12-20),但有两项标准不作为此综合征的诊断要求,即血压降低和血培养阳性。全身炎症反应综合征是与组织灌注不良或损伤相关的促炎因子作用的结果。涉及这一过程的主要细胞因子包括 IL-1、IL-6 和组织坏死因子。其他介质包括一氧化碳、可诱导的巨噬细胞型一氧化氮合酶和前列腺素 I_2。

表 12-19	表现符合全身炎性反应综合征诊断指标两项以上患者的病死率	
预后		病死率(%)
2 项全身炎性反应综合征指标		5
3 项全身炎性反应综合征指标		10
4 项全身炎性反应综合征指标		10 ~ 15

表 12-20	全身炎性反应综合征诊断标准
体温>38℃ 或<36℃	
心率>90 次/分钟	
呼吸率>20 次/分钟或动脉二氧化碳分压<32mmHg	
白细胞计数<4000 或>12 000 细胞/mm^3 或>10% 未成熟型	

脓毒症可分为:脓毒症、严重脓毒症和脓毒症休克。脓毒症简述的定义就是全身性炎症反应综合征加感染。严重脓毒症的定义是脓毒症加上细胞灌注不良或终末器官功能不全,脓毒症休克的定义是脓毒症伴有充分液体复苏后低血压。

多器官功能障碍综合征是脓毒症休克和多个终末器官衰竭的最终结果,往往存在一诱因(如乙状结肠憩室炎穿孔)。当病人在抢救时,他/她发展为心力衰竭以及少尿或无尿性肾衰竭,继之发展为急性呼吸窘迫综合征,终致脓毒症休克包括死亡。

对全身性炎性反应综合征/多器官功能障碍综合征的处理包括积极、全面的复苏和对终末器官灌注的支持,纠正诱因,控制感染性并发症及处理医源性并发症[108-110]。

Drotrecogin α,或者称重组活化蛋白 C,似能对抗全身性炎性反映综合征/多器官功能障碍综合征的细胞因子级联反应,但其使用仍然有限。其他辅助的支持疗法包括严格控制血糖水平。对急性呼吸窘迫症使用低潮量通气,脓毒症休克中使用血管加压素以及类固醇激素替代疗法。

营养与代谢相关的并发症

与营养相关的并发症

基本原则尽早使用经肠内营养,但可能会有并发症,例如

误吸、肠梗阻,其次是鼻窦炎。将一根小口径的营养管经幽门插入十二指肠内,或放在胃内,在发生误吸的几率方面是没有差别的。经鼻胃管营养的病人存在吸入性肺炎的危险,因为这些较大口径营养管子撑开食道造成了胃反流的可能。使用经肠道或胃的营养管排除了全肠外营养的并发症,如气胸、导管相关性脓毒症,上肢深静脉血栓形成以及相关的费用。越来越多证据支持术后早期在肠道动能恢复之前开始肠道营养,病人常常可以耐受。

任何形式的经鼻插管病人若有不能解释的高热,必须准备考虑鼻窦炎的诊断。必要时行鼻窦的 CT 扫描检查,取鼻腔内容物做微生物学检查以便恰当的治疗。

由于多次手术后长期未经肠道营养的病人,或是因任何原因曾间断地经肠道营养患者,或肠道不通患者都存在再营养综合征的风险。此综合征的特征表现是严重低磷血症和呼吸衰竭。针对该类患者,循序渐进地给予经肠道营养可避免此并发症。

全胃肠道外营养的常见问题大多与可能发生的电解质异常有关。电解质异常包括钠、钾、钙、镁和磷酸盐缺乏或过多。醋酸盐或碳酸氢盐溶液使用不当也会导致酸碱平衡失调。

住院病人出现高钠血症,最常见原因是血容量不足。相反地,低钠血症大都由于血容量过多。低钠血症的治疗,对轻或中度患者而言是限制液体量,而对重度病例则是静脉给以高渗盐水。过度、过快纠正血钠异常均可造成脑桥中央髓鞘溶解症,进而造成严重的神经系统功能障碍。对低钠血症病人的治疗包括限制液体量,以期在第一个 24 小时内纠正自由水缺失量的一半。对低钠血症的过度纠正同样可造成严重脑水肿、神经功能障碍或是癫痫发作。

血糖控制

2001 年 Van de Berghe 及其同事证明胰岛素静脉给药,严格控制患者血糖可使 ICU 患者的死亡率下降 50%。这项前瞻性随机对照试验纳入 1500 位病人,分为两个试验组,一组为严格控制组,静脉输注胰岛素,血糖水平维持在 80 ~ 100mg/dl;另一组为对照组,只在血糖高于 215mg/dl 时病人才静脉给药胰岛素,血糖水平维持在 180 ~ 200mg/dl。

严格控制组的平均血糖水平是 103mg/dl,对照组为 153mg/dl。严格控制组中发生低血糖(血糖<40mg/dl)的有 39 位病人,而对照组有 6 位病人。患者总死亡率从 8% 降到 4.6%,但在 ICU 病房超过 5 天患者的死亡率从 20% 降到 10%。其他的发现包括总并发症发病率的改善,机械通气天数的降低,较少发生肾功能障碍以及较低的感染发生率。这些发现也经以后类似的研究所证实。主要的益处还是医院感染和脓毒症发病率的大幅度降低。究竟这些益处是由于严格控制的正常血糖浓度,或是由于胰岛素的合成代谢作用还是二者兼而有之,目前尚不清楚。但严格维持患者血糖浓度在正常范围显然是很有效的治疗策略[113-115]。

与代谢相关的并发症

对接受糖皮质激素治疗的病人,在围术期曾一直提倡使用"应激剂量的类固醇激素",但近年的研究不提倡使用超生理剂量的类固醇激素,建议只使用低剂量或维持剂量泼尼松(例如每日 5 ~ 15mg)。在围术期,只有当需要激素替代疗法

时才可静脉给予糖皮质激素治疗。当病人需要使用替代剂量的类固醇激素(每日相当于或者超过 20mg 泼尼松)时,加用的糖皮质激素剂量以不超过围术期两天剂量为宜[116-118]。

患者基础血清皮质醇水平低于 20mg/dl 时提示可能存在肾上腺皮质功能不全。用合成促肾上腺皮质激素的快速激发试验可证实这一诊断。在取得患者基线血清皮质醇水平之后,应用二十四肽促皮质素 250μg,于第 30 分钟和 60 分钟分别采血以测得血清皮质醇水平。患者血清皮质醇水平每半小时增加 7 ~ 10μg/dl 左右。如果患者低于此水平,则可作出肾上腺皮质功能不全的诊断,给予糖皮质类固醇与盐皮质类固醇激素是必要的。但患者结果往往表现不一。肾上腺功能不全病人的主要手术并发症是突发或严重的低血压[108]。

甲状腺激素水平异常往往提示以前存在未诊断出的甲状腺功能异常。甲状腺功能减低和所谓"病态"甲状腺综合征常见于重症监护病房。在围术期,患者手术治疗效果就表现欠佳时,应对其进行甲状腺功能异常的筛查。若结果提示轻至中度甲状腺功能不全,应立即开始甲状腺激素的替代疗法,并密切监测甲状腺功能。所有病人在治疗甲状腺急性病后,均应重新评估是否需要长期的甲状腺激素替代治疗。

体温调节相关问题

低体温

低体温是指患者核心体温低于 35℃,又可分为三个等级:轻度低体温(35 ~ 32℃)、中度低体温(32 ~ 28℃)和重度低体温(<28℃)。寒战是机体对低体温的一种反应,当机体体温在 37 ~ 31℃之间时发生,而当体温低于 31℃时停止。故中度低体温患者要比更深程度的低体温病人有更高的并发症风险。

低体温可导致血小板及凝血酶功能不全,进而引起凝血功能障碍。代谢性酸中毒、凝血功能障碍和低体温三联征常在手术时间过长及恶病质患者中见到。凝血酶和血小板在正常体温时活性最高。因此,术中应尽可能的注意患者的保温。

当体温降至 35℃以下时最常见的心脏并发症是心律失常,当体温低于 30℃时可发生心动过缓。众所周知,低体温可引起 CO_2 潴留,进而造成呼吸性酸中毒。低体温引起的肾功能不全可表现为反常性多尿,其与外周血管收缩,血液向大血管分流,引起肾小球滤过率增加有关。这对于因血流动力学不稳定而正接受复苏的患者颇为困惑,因为多尿提示患者血容量充足的错觉。

低体温导致的患者神经功能障碍表现不一。患者推理和决策能力是随着体温下降不断恶化的,当体温降至 30℃以下时就会发生深度昏迷(在脑电图上表现为脑电波平坦)。低体温的诊断非常重要,所以要求有准确测定患者真实核心体温的技术。

用以患者保温的方法包括病人周围的温热空气循环、加温的静脉输液,以及更积极的措施如双侧胸管的温溶液灌洗、腹腔复温灌洗和体外循环膜氧合等。体温以每小时升高 2 ~ 4℃为宜,但体外循环复温的最常见并发症是室性停搏的心律失常。

高热

高热是指患者核心体温超过 38.6℃,且有许多的病因

（见表 12-21）。高热可由环境（如夏季酷热但无法正常散热或过度暴露）、医源性（如加热灯和一些药物）、内分泌（如甲状腺功能亢进）或神经系统（如下丘脑）等多方面原因引起。

恶性高热是指患者接触某些药品（如琥珀酰胆碱和一些以氟烷为主要成分的吸入性麻醉剂）后发生。其表现为体温迅速升高，继之出现寒战，并有与肌肉坏死有关的肌红蛋白尿。必须立刻停用各种药品，同时给予丹曲林（2.5mg/kg，每 5 分钟给药一次）直至症状消退为止。另外，还应积极地实施物理降温，如使用酒精浴或用冰袋全身冷敷。严重恶性高热的死亡率接近 30%。

未诊断的 Grave 病（毒性弥漫性甲状腺肿）在术后可发生甲状腺危象。高热（>40℃）、焦虑、大量发汗、充血性心衰（约占发病患者中的 1/4）、心动过速（最常见是心房纤颤）及低血钾（高达半数病人）都是本病特征。甲状腺危象的治疗包括糖皮质激素类固醇、丙硫氧嘧啶、β-受体阻滞剂和碘化物（卢戈氏溶液）。正如病名所提及的，此类病人常呈中毒表现，故也要求有支持疗法。对乙酰氨基酚，上文提及的冷却疗法以及血管活性药物的使用也常常是有必要的。

表 12-21	外科病人体温升高的常见原因
体温升高	**高热**
环境因素	脓毒症
恶性高热	感染
神经阻滞剂恶性综合征	药物反应
甲状腺功能亢进	输液反应
嗜铬细胞瘤	胶原蛋白病变
类癌综合征	假性综合征
医源性	肿瘤疾病
中枢/下丘脑反应	
肺栓塞	
肾上腺功能不全	

肥胖及高、低龄患者的医疗问题

肥胖患者进行手术有多重危险，因而在术前使这些病人身体达到最优状况以将危险降至最低是很重要的，方法包括术前教育病人调节膳食、锻炼和肺部排痰等。肥胖患者常伴有严重的左心室肥厚、右心室肥厚和充血性心衰。患者睡眠情况的研究和既往病史也提示明显的睡眠呼吸暂停和胃食管反流的表现。患者血糖也往往控制欠佳，进而提高患者感染和糖尿病的患病风险。肥胖病人凝血酶原Ⅲ水平往往偏低，进而有更高的深静脉血栓形成和肺栓塞的风险。提高肥胖病人术后生理机能的措施包括持续抬高患者床头，这可提高患者肺功能性残气量（提高幅度达 1L 左右），从而减少患者术后与肺膨胀不全和肺炎相关的并发症。另外，建议参照患者血糖水平的变化来改变胰岛素用量，以使血糖控制在较合适的水平。最后，建议患者术后立即预防使用低分子量肝素和早期下床活动，以降低术后深静脉血栓形成的风险。

针对年幼患者和高龄病人的手术而言，在潜在手术并发症方面有很多相似之处，可能最明显的相似之处就是都缺乏生理功能的储备。老年人往往存在终末器官功能不全，而年幼儿器官功能往往尚未成熟或是存在异常。同样的，两者的免疫反应均欠佳，这样就会增加感染诊断的困难。老年人可能无法产生发热反应，而年幼儿则常会在经过一夜后退烧，病因还尚未诊断出来。

高龄与低龄患者在其他方面也存在差异，包括全身水分和脂肪量及分布的差异。这是很值得考虑的，因为有些药物主要分布到脂肪组织中，这种沉积可导致药物清除率的改变。同样，全身水分的减少可能使血药浓度高于预期值。两者体重均偏低，这可能会增加一些麻醉药物的不良反应。止痛药和麻醉药物的代谢时间延长，进而导致一些术后问题，如延长气管插管时间和需要使用拮抗药物。

能导致决断困难的其他一些问题是与患者沟通能力有关的。无论是由于神经功能受损、焦虑、意识障碍还是没有语言理解能力导致的，均与患者年龄两极化有关，都会增加医疗过失的潜在可能性。坦诚、直接地与家属沟通，对这两组病人获得最佳治疗效果是至关重要的。

（陈鲲 崔志刚 译）

参考文献

亮蓝色标记的是主要参考文献。

1. Bierly PE III, Spender JC: Culture and high reliability organizations: The case of the nuclear submarine. *Journal of Management* 21:639, 1995.
2. Ruchlin HS, Dubbs NL, Callahan MA: The role of leadership in instilling a culture of safety: Lessons from the literature. *J Healthcare Mgmt* 49:47, 2004.
3. Kohn KT, Corrigan JM, Donaldson MS: *To Err Is Human: Building a Safer Health System.* Washington, DC: National Academy Press, 1999.
4. Hindle D, Braithwaite J, Iedema R. *Patient Safety Research: A Review of the Technical Literature.* Sydney: Centre for Clinical Governance Research, University of South Wales, 2005: 8.
5. Stelfox HT, Palmisani S, Scurlock C, et al: The "To Err is Human" report and the patient safety literature. *Qual Saf Health Care* 15:174, 2006.
6. Makary MA, Sexton JB, Freischlag JA, et al: Patient safety in surgery. *Ann Surg* 243:628, 2006.
7. Berenholtz SM, Pronovost PJ: Monitoring patient safety. *Crit Care Clin* 23:659, 2007.
8. http://www.ahrq.gov/qual/medteam/medteam4.htm: Medical team training, in Baker DP, Gustafson S, Beaubien J, et al: *Medical Teamwork and Patient Safety: The Evidence-Based Relation. Literature Review.* AHRQ Publication No. 05-0053, Rockville, MD: Agency for Healthcare Research and Quality, April 2005 [accessed February 29, 2008].
9. http://www.ahrq.gov/clinic/ptsafety/chap40.htm: Pizzi LT, Goldfarb NI, Nash DB: Promoting a culture of safety, in *Making Health Care Safer: A Critical Analysis of Patient Safety Practices. Evidence Report/Technology Assessment: Number 43.* AHRQ Publication No. 01-E058, July 2001. Rockville, MD: Agency for Healthcare Research and Quality [accessed December 20, 2007].
10. Chan DK, Gallagher TH, Reznick R, et al: How surgeons disclose medical errors to patients: A study using standardized patients. *Surgery* 138:851, 2005.
11. Sexton JB, Thomas EJ, Helmreich RL: Error, stress, and teamwork in medicine and aviation: Cross sectional surveys. *BMJ* 320:745, 2000.
12. Thomas EJ, Sexton JB, Helmreich RL: Discrepant attitudes about teamwork among critical care nurses and physicians. *Crit Care Med* 31:956, 2003.
13. Amalberti R, Auroy Y, Berwick D, et al: Five system barriers to achieving ultrasafe health care. *Ann Intern Med* 142:756, 2005.
14. http://www.jointcommission.org/SentinelEvents/Statistics: Sentinel Event Statistics. Joint Commission website [accessed February 6, 2008].
15. http://govinfo.library.unt.edu/911/report/index.htm: Foresight and hindsight, in *9-11 Commission Report* [accessed February 6, 2008].
16. Lingard L, Espin S, Whyte S, et al: Communication failures in the

operating room: An observational classification of recurrent types and effects. *Qual Saf Health Care* 13:330, 2004.

17. Christian CK, Gustafson ML, Roth EM, et al: A prospective study of patient safety in the operating room. *Surgery* 139:159, 2006.

18. Makary MA, Sexton JB, Freischlag JA, et al: Operating room teamwork among physicians and nurses: Teamwork in the eye of the beholder. *J Am Coll Surg* 202:746, 2006.

19. Pronovost PJ, Berenholtz SM, Goeschel CA, et al: Creating high reliability in health care organizations. *Health Services Research* 41:1599, 2006.

20. Makary MA, Mukherjee A, Sexton JB, et al: Operating room briefings and wrong-site surgery. *J Am Coll Surg* 204:236, 2007.

21. Nundy S, Mukherjee A, Sexton JB, et al: Impact of preoperative briefings on operating room delays. *Arch Surg* 143:1068, 2008.

22. World Health Organization. World Alliance for Patient Safety. *Guidelines for safe surgery* (draft). Second International Consultation. Geneva, Switzerland: January 2008.

23. Makary MA, Epstein J, Pronovost PJ, et al: Surgical specimen identification errors: A new measure of quality in surgical care. *Surgery* 141:450, 2007.

24. Arora V, Johnson J, Lovinger D, et al: Communication failures in patient sign-out and suggestions for improvement: A critical incident analysis. *Qual Saf Health Care* 14:401, 2005.

25. http://www.ahrq.gov/about/profile.htm *AHRQ Profile: Quality Research for Quality Healthcare.* AHRQ Publication No. 00-P005, March 2001. Rockville, MD: Agency for Healthcare Research and Quality [accessed February 11, 2008].

26. http://www.qualityindicators.ahrq.gov/psi_overview.htm: *Patient Safety Indicators Overview.* AHRQ Quality Indicators. February 2006. Rockville, MD: Agency for Healthcare Research and Quality [accessed February 11, 2008].

27. Zhan C, Miller MR: Administrative data based patient safety research: A critical review. *Qual Saf Health Care* 12:58, 2003.

28. Bratzler DW: The Surgical Infection Prevention and Surgical Care Improvement Projects: Promises and pitfalls. *Am Surg* 72:110, 2006.

29. http://www.medqic.org/dcs/ContentServer?cid=1136495755695&pagename=Medqic%2FOtherResource%2FOtherResourcesTemplate&c=Other Resource: SCIP Target Areas. Surgical Care Improvement Project website, January 2008 [accessed February 19, 2008].

30. Khuri SF: Safety, quality, and the National Surgical Quality Improvement Program. *Am Surg* 72:994, 2006.

31. Brooke BS, Perler BA, Dominici F, et al: California hospitals meeting Leapfrog quality standards for abdominal aortic aneurysm repair. *J Vasc Surg* 47:1155, 2008.

32. http://www.leapfroggroup.org/media/file/Leapfrog-Evidence-Based_Hospital_Referral_Fact_Sheet.pdf: *Evidence-Based Hospital Referral Fact Sheet.* The Leapfrog Group website [accessed March 5, 2008].

33. Gawande AA, Kwaan MR, Regenbogen SE, et al: An Apgar score for surgery. *J Am Coll Surg* 204:201, 2007.

34. Serious Reportable Events in Healthcare 2006 Update: A Consensus Report. Washington, DC: National Quality Forum; 2007.

35. Gibbs VC, Coakley FD, Reines HD: Preventable errors in the operating room: Retained foreign bodies after surgery—Part 1. *Curr Probl Surg* 44:281, 2007.

36. Gawande AA, Studdert DM, Orav EJ, et al: Risk factors for retained instruments and sponges after surgery. *N Engl J Med* 34:229, 2003.

37. Lincourt AE, Harrell A, Cristiano J, et al: Retained foreign bodies after surgery. *J Surg Res* 138:170, 2007.

38. Doing the "right" things to correct wrong-site surgery. *Pennsylvania Patient Safety Reporting System (PA-PSRS) Patient Safety Advisory* 4:1, 2007.

39. Clarke JR, Johnston J, Finley ED: Getting surgery right. *Ann Surg* 246:395, 2007.

40. Kwaan MR, Studdert DM, Zinner MJ, et al: Incidence, patterns, and prevention of wrong-site surgery. *Arch Surg* 141:353, 2006.

41. Michaels RK, Makary MA, Dahab Y, et al: Achieving the National Quality Forum's "Never Events": Prevention of wrong site, wrong procedure, and wrong patient operations. *Ann Surg* 245:526, 2007.

42. Regenbogen SE, Greenberg CC, Studdert DM, et al: Patterns of technical error among surgical malpractice claims: An analysis of strategies to prevent injury to surgical patients. *Ann Surg* 246:705, 2007.

43. Griffen FD, Stephens LS, Alexander JB, et al: The American College of Surgeons' closed claims study: New insights for improving care. *J Am Coll Surg* 204:561, 2007.

44. Ambady N, LaPlante D, Nguyen T, et al: Surgeons' tone of voice: A clue to malpractice history. *Surgery* 132:5, 2002.

45. Woreta TA, Makary MA: Patient safety, in Makary M (ed): *General Surgery Review.* Washington, DC: Ladner-Drysdale, 2008, p 553.

46. Wojcieszak D, Banja J, Houk C: The Sorry Works! Coalition: Making the case for full disclosure. *Jt Comm J Qual Patient Saf* 32:344, 2006.

47. Kohn LT, Corrigan JM, Donaldson MS (eds): *To Err Is Human: Building a Safer Health System.* Committee on Quality of Health Care in America, Institute of Medicine, Washington, DC: National Academy Press, 2000.

48. Veenstra DL, Saint S, Sullivan SD: Cost-effectiveness of antiseptic-impregnated central venous catheters for the prevention of catheter-related bloodstream infection. *JAMA* 282:554, 1999.

49. O'Grady NP, Alexander M, Dellinger EP, et al: Guidelines for the prevention of intravascular catheter-related infections. *Am J Infect Control* 30:476, 2002.

50. Stoiser B, Kofler J, Staudinger T, et al: Contamination of central venous catheters in immunocompromised patients: A comparison between two different types of central venous catheters. *J Hosp Infect* 50:202, 2002.

51. Tyroch AH, Kaups K, Lorenzo M, et al: Routine chest radiograph is not indicated after open tracheostomy: A multicenter perspective. *Am Surg* 68:80, 2002.

52. Datta D, Onyirimba F, McNamee MJ: The utility of chest radiographs following percutaneous dilatational tracheostomy. *Chest* 123:1603, 2003.

53. Gelman JJ, Aro M, Weiss SM: Tracheo-innominate artery fistula. *J Am Coll Surg* 179:626, 1994.

54. Keceligil HT, Erk MK, Kolbakir F, et al: Tracheoinnominate artery fistula following tracheostomy. *Cardiovasc Surg* 3:509, 1995.

55. Rybak MJ, Abate BJ, Kang SL, et al: Prospective evaluation of the effect of an aminoglycoside doing regimen on rates of observed nephrotoxicity and ototoxicity. *Animicrob Agents Cheother* 43:1549, 1999.

56. Sandur S, Stoller JK: Pulmonary complications of mechanical ventilation. *Clin Chest Med* 20:223, 1999.

57. Salem M, Tainsh RE, Bromberg J, et al: Perioperative glucocorticoid coverage: A reassessment 42 years after emergence of a problem. *Ann Surg* 219:416, 1994.

58. Hughes MG, Evans HL, Chong TW, et al: Effect of an intensive care unit rotating empiric antibiotic schedule on the development of hospital-acquired infections on the non-intensive care unit ward. *Crit Care Med* 32:53, 2004.

59. Horn SD, Wright HL, Couperus JJ, et al: Association between patient-controlled analgesia pump use and postoperative surgical site infection in intestinal surgery patients. *Surg Infect (Larchmt)* 3:109, 2002.

60. The Acute Respiratory Distress Syndrome Network. Ventilation with lower tidal volumes as compared with traditional tidal volumes for acute lung injury and the acute respiratory distress syndrome. *The Acute Respiratory Distress Syndrome Network* 342:1301, 2000.

61. Valente Barbas CS: Lung recruitment maneuvers in acute respiratory distress syndrome and facilitating resolution. *Crit Care Med* 31:S265, 2003.

62. Singh JM, Stewart TE: High-frequency mechanical ventilation principles and practices in the era of lung-protective ventilation strategies. *Respir Care Clin North Am* 8:247, 2002.

63. Yang KL, Tobin MJ: A prospective study of indexes predicting the outcome of trials of weaning from mechanical ventilation. *N Engl J Med* 324:1445, 1991.

64. Epstein SK: Etiology of extubation failure and the predictive value of the rapid shallow breathing index. *Am J Respir Crit Care Med* 152:545, 1995.

65. Falk RH: Atrial fibrillation. *N Engl J Med* 344:1067, 2001.

66. Van Gelder IC, Hagens VE, Bosker HA, et al: A comparison of rate control and rhythm control in patients with recurrent persistent atrial fibrillation. *N Engl J Med* 347:1834, 2002.

67. Wyse DG, Waldo AL, DiMarco JP, et al: A comparison of rate control and rhythm control in patients with atrial fibrillation. *N Engl J Med* 347:1825, 2002.

68. Franklin RH: Ivor Lewis Lecture, 1975. The advancing frontiers of oesophageal surgery. *Ann R Coll Surg Engl* 59:284, 1977.

69. Stewart BT, Woods RJ, Collopy BT, et al: Early feeding after elective open colorectal resections: A prospective randomized trial. *Aust N Z J Surg* 68:125, 1998.

70. Asao T, Kuwano H, Nakamura J, et al: Gum chewing enhances early recovery from postoperative ileus after laparoscopic colectomy. *J Am Coll Surg* 195:30, 2002.

71. Tang CL, Seow-Choen F, Fook-Chong S, et al: Bioresorbable adhesion barrier facilitates early closure of the defunctioning ileostomy after rectal excision: A prospective, randomized trial. *Dis Colon Rectum* 46:1200, 2003.

72. Beck DE, Cohen Z, Fleshman JW, et al: A prospective, randomized, multicenter, controlled study of the safety of Seprafilm adhesion barrier in abdominopelvic surgery of the intestine. *Dis Colon Rectum* 46:1310, 2003.

73. Smoot RL, Gostout CJ, Rajan E, et al: Is early colonoscopy after admission for acute diverticular bleeding needed? *Am J Gastroenterol* 98:1996, 2003.

74. Sorbi D, Gostout CJ, Peura D, et al: An assessment of the management of acute bleeding varices: A multicenter prospective member-based study. *Am J Gastroenterol* 98:2424, 2003.

75. Domschke W, Lederer P, Lux G: The value of emergency endoscopy in upper gastrointestinal bleeding: Review and analysis of 2014 cases. *Endoscopy* 15:126, 1983.

76. Cash BD: Evidence-based medicine as it applies to acid suppression in the hospitalized patient. *Crit Care Med* 30:S373, 2002.

77. Lidwig K, Bernhardt J, Steffen H, et al: Contribution of intraoperative cholangiography to incidence and outcome of common bile duct injuries during laparoscopic cholecystectomy. *Surg Endosc* 16:1098, 2002. Epub 2002 Apr 9.

78. Flum DR, Dellinger EP, Cheadle A, et al: Intraoperative cholangiography and risk of common bile duct injury during cholecystectomy. *JAMA* 289:1639, 2003.

79. Yoon, YH, Yi Hsiao-ye, Grant BF, et al: Liver cirrhosis mortality in the United States, 1970-98. *National Institute on Alcohol Abuse and Alcoholism*. Surveillance Report No. 57, December 2001.

80. Solomon R, Werner C, Mann D, et al: Effects of saline, mannitol, and furosemide to prevent acute decreases in renal function induced by radiocontrast agents. *N Engl J Med* 331:1416, 1994.

81. Stevens MA, McCullough PA, Tobin KJ, et al: A prospective randomized trial of prevention measures in patients at high risk for contrast nephropathy: Results of the P.R.I.N.C.E. study. Prevention of radiocontrast induced nephropathy clinical evaluation. *J Am Coll Cardiol* 33:403, 1999.

82. Birck R, Krzossok S, Markowetz F, et al: Acetylcysteine for prevention of contrast nephropathy: Meta-analysis. *Lancet* 362:598, 2003.

83. Baker CS, Wragg A, Kumar S, et al: A rapid protocol for the prevention of contrast-induced renal dysfunction: The RAPPID study. *J Am Coll Cardiol* 41:2114, 2003.

84. Laffan M, O'Connell NM, Perry DJ, et al: Analysis and results of the recombinant factor VIIa extended-use registry. *Blood Coagul Fibrinolysis* 14:S35, 2003.

85. Hedner U: Dosing with recombinant factor viia based on current evidence. *Semin Hematol* 41:35, 2004.

86. Midathada MV, Mehta P, Waner M, et al: Recombinant factor VIIa in the treatment of bleeding. *Am J Clin Pathol* 121:124, 2004.

87. Bloomfield GL, Dalton JM, Sugerman HJ, et al: Treatment of increasing intracranial pressure secondary to the acute abdominal compartment syndrome in a patient with combined abdominal and head trauma. *J Trauma* 39:1168, 1995.

88. Kron I, Harman PK, Nolan SP: The measurement of intra-abdominal pressure as a criterion for abdominal re-exploration. *Ann Surg* 199:28, 1984.

89. Ivatury RR, Porter JM, Simon RJ, et al: Intra-abdominal hypertension after life-threatening penetrating abdominal trauma: Prophylaxis, incidence, and clinical relevance to gastric mucosal pH and abdominal compartment syndrome. *J Trauma* 44:1016, 1998.

90. Ivatury RR, Sugerman HJ, Peitzman AB: Abdominal compartment syndrome: Recognition and management. *Adv Surg* 35:251, 2001.

91. Saggi BH, Sugerman HJ, Ivatury RR, et al: Abdominal compartment syndrome. *J Trauma* 45:597, 1998.

92. Anglen J, Apostoles PS, Christensen G, et al: Removal of surface bacteria by irrigation. *J Orthop Res* 14:251, 1966.

93. Lewis DA, Leaper DJ, Speller DC: Prevention of bacterial colonization of wounds at operation: Comparison of iodine-impregnated ("Ioban") drapes with conventional methods. *J Hosp Infect* 5:431, 1984.

94. O'Rourke E, Runyan D, O'Leary J, et al: Contaminated iodophor in the operating room. *Am J Infect Control* 31:255, 2003.

95. Ostrander RV, Brage ME, Botte MJ: Bacterial skin contamination after surgical preparation in foot and ankle surgery. *Clin Orthop* 406:246, 2003.

96. Ghogawala Z, Furtado D: In vitro and in vivo bactericidal activities of 10%, 2.5%, and 1% povidone-iodine solution. *Am J Hosp Pharm* 47:1562, 1990.

97. Anderson RL, Vess RW, Carr JH: Investigations of intrinsic Pseudomonas cepacia contamination in commercially manufactured povidone-iodine. *Infect Control Hosp Epidemiol* 12:297, 1991.

98. Birnbach DJ, Meadows W, Stein DJ, et al: Comparison of povidone iodine and DuraPrep, an iodophor-in-isopropyl alcohol solution, for skin disinfection prior to epidural catheter insertion in parturients. *Anesthesiology* 98:164, 2003.

99. Moen MD, Noone MG, Kirson I: Povidone-iodine spray technique versus traditional scrub-paint technique for preoperative abdominal wall preparation. *Am J Obstet Gynecol* 187:1434, 2002; discussion 1436.

100. Strand CL, Wajsbort RR, Sturmann K: Effect of iodophor vs iodine tincture skin preparation on blood culture contamination rate. *JAMA* 269:1004, 1993.

101. Paterson DL, Ko WC, Von Gottberg A, et al: International prospective study of Klebsiella pneumoniae bacteremia: Implications of extended-spectrum beta-lactamase production in nosocomial infections. *Ann Intern Med* 140:26, 2004.

102. Wittmann DH, Schein M: Let us shorten antibiotic prophylaxis and therapy in surgery. *Am J Surg* 172:26S, 1966.

103. Dellinger EP: Duration of antibiotic treatment in surgical infections of the abdomen. Undesired effects of antibiotics and future studies. *Eur J Surg Suppl* 576:29, 1996; discussion 31.

104. Fry DE: Basic aspects of and general problems in surgical infections. *Surg Infect (Larchmt)* 2(Suppl 1):S3, 2001.

105. Barie PS: Modern surgical antibiotic prophylaxis and therapy—less is more. *Surg Infect (Larchmt)* 1:23, 2000.

106. Grobmyer SR, Graham D, Brennan MF, et al: High-pressure gradients generated by closed-suction surgical drainage systems. *Surg Infect (Larchmt)* 3:245, 2002.

107. Power DA, Duggan J, Brady HR: Renal-dose (low-dose) dopamine for the treatment of sepsis-related and other forms of acute renal failure: Ineffective and probably dangerous. *Clin Exp Pharmacol Physiol Suppl* 26:S23, 1999.

108. Vincent JL, Abraham, E, Annane D, et al: Reducing mortality in sepsis: New directions. *Crit Care* 6(Suppl 3):S1, 2002.

109. Malay MB, Ashton RC Jr., Landry DW, et al: Low-dose vasopressin in the treatment of vasodilatory septic shock. *J Trauma* 47:699, 1999; discussion 703.

110. Annane D, Sebille V, Charpentier C, et al: Effect of treatment with low doses of hydrocortisone and fludrocortisone on mortality in patients with septic shock. *JAMA* 288:862, 2002.

111. Dhainaut JF, Laterre PF, LaRosa SP, et al: The clinical evaluation committee in a large multicenter phase 3 trial of drotrecogin alfa (activated) in patients with severe sepsis (PROWESS): Role, methodology, and results. *Crit Care Med* 31:2291, 2003; comment, 2405.

112. Betancourt M, McKinnon PS, Massanari RM, et al: An evaluation of the cost effectiveness of drotrecogin alfa (activated) relative to the number of organ system failures. *Pharmacoeconomics* 21:1331, 2003.

113. Van den Berghe G, Wouters P, Weekers F, et al: Intensive insulin therapy in the critically ill patients. *N Engl J Med* 345:1359, 2001.

114. Finney SJ, Zekveld C, Elia A, et al: Glucose control and mortality in critically ill patients. *JAMA* 290:2041, 2003.

115. Furnary AP, Gao G, Grunkemeier GL, et al: Continuous insulin infusion reduces mortality in patients with diabetes undergoing coronary artery bypass grafting. *J Thorac Cardiovasc Surg* 125:1007, 2003.

116. La Rochelle GE Jr., La Rochelle AG, Ratner RE, et al: Recovery of the hypothalamic-pituitary-adrenal axis in patients with rheumatic diseases receiving low-dose prednisone. *Am J Med* 95:258, 1993.

117. Bromberg JS, Alfrey EJ, Barker CF, et al: Adrenal suppression and steroid supplementation in renal transplant recipients. *Transplantation* 51:385, 1991.

118. Freidman RJ, Schiff CF, Bromberg JS: Use of supplemental steroids in patients having orthopaedic operations. *J Bone Joint Surgery* 77:1801, 1995.

119. Kempainen RR, Brunette DD: The evaluation and management of accidental hypothermia. *Respir Care* 49:192, 2004.

120. O'Donnell J, Axelrod P, Fisher C, et al: Use and effectiveness of hypothermia blankets for febrile patients in the intensive care unit. *Clin Infect Dis* 24:1208, 1977.

外科病人的生理学监测

Louis H. Alarcon

关键点

1. 现代重症监护是以监测大量生理学指标为基础,进而制定调整这些指标的循证治疗策略。
2. 监测技术的进步至少在理论上存在一定风险,这些衍生资料的临床意义可能超出我们的理解能力,由此可能导致根据监测数据做出不适当的临床决策。因此,使用任何新的监测技术必须考虑所得数据的关联性和准确性、对病人的风险,以及可纠正检测异常的任何有证据支持的干预措施。
3. 有创监测设备的常规使用应该受到质疑,特别是肺动脉导管,现有证据未能证实其在危重症病人中的广泛使用存在明显优势。
4. 指导循证治疗的无创且高度准确的设备在未来生理学监测中占据主导地位。

背景

英文"monitor"出自拉丁语动词"monere"，意思是"警告或建议"。在当代医疗活动中，对病人进行监测以发现其生理学参数的变化，可对即将出现的一个或多个器官系统状态的恶化起到预警作用。此项工作的预期目标是，临床医师通过利用这些知识，可及时采取适当的措施，以预防或改善病人的生理功能紊乱。此外，生理学监测不仅可以起到预警作用，而且还可用于治疗干预的评估，如液体复苏或输注血管活性药物以及正性肌力药物。监测工具也可用于验证诊断以及评估预后。重症监护室(ICU)和手术室是将最先进的监测措施用于危重症病人监护的两个常规科室。

从广义上讲，生理学监测涉及多种工作，包括从日常间断测定生命体征(如体温、脉搏、血压和呼吸频率)到连续性记录细胞色素氧化酶的氧化状态，以及线粒体电子传递链的终末产物。临床上，评估组织器官状态的相关参数用以改善病人预后，代表着危重症医学领域的最高境界。然而，通常缺乏公认的能达到这一境界的最为恰当的监测参数。此外，可能因不准确的生理指标或对于准确指标的误解而做出不恰当的治疗决策，其不良后果比没有这些指标更差。因此，最重要的是，将监测得到的生理学数据整合为一个相互印证的循证治疗计划。本章主要对现有可辅助临床医师的技术进行总结，并对新出现的即将进入临床实践的技术进行简要介绍。

从本质上讲，血流动力学监测的目的是确保通过微循环的含氧血流量满足细胞有氧代谢的需求。哺乳动物虽然可以将相对少量的氧以氧化肌红蛋白的形式储存在肌肉组织中，但其细胞不能储存用于有氧代谢的氧(O_2)。因此，细胞的能源的"货币"即有氧合成腺苷三磷酸(ATP)，需要 O_2 不断由红细胞血红蛋白(Hgb)向线粒体内氧化装置进行扩散。以下几种原因可能导致扩散至线粒体的 O_2 不足。

例如，导致心输出量、血红蛋白或动脉氧含量中某一项的不足，即可成为 O_2 不足的独立原因。另外，即使心输出量充足，但也可能因为小动脉张力失调、微血管血栓形成或黏附的白细胞或血小板阻塞营养血管，而导致毛细血管网的灌注受损。血流动力学监测若不考虑这些因素，都将不完整甚至错误地理解细胞的生理学。

在正常情况下，当氧气(O_2)供应充足时，有氧代谢取决于 O_2 利用率以外的其他因素。这些因素包括激素水平和可收缩组织的机械负荷。然而，在病理情况下，当 O_2 供应不足时，氧的利用($\dot{V}O_2$)依赖于氧输送(O_2 delivery，$\dot{D}O_2$)。$\dot{V}O_2$ 与 $\dot{D}O_2$ 的关系在较大的 $\dot{D}O_2$ 范围内可用两条交叉的直线表示。当 $\dot{D}O_2$ 较高时，直线的斜率约等于零，提示 $\dot{V}O_2$ 极不依赖于 $\dot{D}O_2$。与此相反的，当 $\dot{D}O_2$ 较低时，直线的斜率是非零的正值，表明了 $\dot{V}O_2$ 是依赖于 $\dot{D}O_2$ 的。两线相交的区域就是所谓的氧输送临界点(critical O_2 delivery，$\dot{D}O_2$ crit)，表示氧摄取从非供应依赖区向供应依赖区过渡。低于氧输送的临界值时[约 4.5ml/(kg·min)]，增加氧解离度将不能代偿输送的不足，因此迫使氧耗开始减少[1]。该供应依赖区域的斜率反映所评估血管床最大的氧解离能力。

现已证实采用双线法描述 $\dot{D}O_2$-$\dot{V}O_2$ 的关系有意义且信息量大。然而，其他描述 $\dot{D}O_2$-$\dot{V}O_2$ 关系的方法同样有效甚至

更为相关。例如，一些研究者认为，从经典的米氏(Michaelis-Menten)关系来看，实验得出的 $\dot{D}O_2$-$\dot{V}O_2$ 资料在描述酶促反应动力学方面是最具特征的，而这一观点是在认识到由酶(细胞色素氧化酶)催化线粒体的耗氧反应的基础上提出的[2]。

动脉血压

血液在全身动脉系统内表现的压力，通常被称为血压。血压是血流动力学监测的一种重要参数。血压极度异常除对机体有害，还提示着正常生理功能的剧烈波动。在过去，血压曾作为心输出量的代名词；休克有时被用作为低血压的代名词。虽然现在已经明确，动脉血压的形成依赖于心输出量与血管灌注阻力的复杂的相互作用，但是临床医师，尤其是没有经验的医师，趋向于将血压正常认为是心输出量与组织灌注充足的表现。这种观念通常是不正确的，也正因如此，一些危重症病人才可能通过除测量动脉血压之外的其他形式的血流动力学监测中受益。

血压既可通过直接测量动脉管腔内的压力，也可通过围绕肢体的袖带间接测量。当设备已经准确设置和校准后，直接动脉内血压监测可提供准确而连续的数据。此外，动脉导管还可为抽取动脉血气或其他实验室检查标本提供一种便捷的途径。尽管有这些优势，动脉内导管仍是一种有创操作，偶可引起严重的并发症。因此，在很多情况下，无创血压监测是更为可取的。

无创动脉血压测量

手动和自动无创血压测定方法均使用充气气囊增加肢体周围压力。如果袖带太窄(相对于肢体周长)，测得的压力将被人为地增高。因此，袖口的宽度应约等于肢体周长的 40%。

除用袖带加压造成血管压迫，进而引起的血流停止外，采用无创性方法测量血压还需要使用某种方法检测动脉搏动。目前有几种方法是为此目的而设计的。然而听诊科罗特科夫音(Korotkoff 音)是经过时间考验的，它可在袖带从高于收缩压向低于舒张压放气过程中，于袖带远端的动脉上听到。当第一次听到搏动音时的袖带压力为收缩压，而搏动音消失时的袖带压力为舒张压。

在进行无创血压测量时，检测动脉搏动的另一个方法依赖于袖带气囊内压力的变化。这种方法简单，且与听诊不同，即使在嘈杂的环境(如忙碌的急诊室)也可以进行。但是，这种方法是既不准确，也不可靠。然而其他通过检测袖带远端脉搏的再现，估计收缩压的方法是可靠的。多普勒听诊器(脉搏再现时产生一个可听到的放大信号)与脉搏血氧仪(脉搏再现时表现为一个发光二极管的闪烁)是两种极佳并广泛使用的脉搏检测方法。

许多自动化设备可重复无创血压测量。当袖带内压力从高于收缩压向低于舒张压逐渐下降的过程中，其中一些设备通过探测围绕肢体的充气气囊内的压力变化测量血压。另一些无创自动化设备则使用置于肱动脉上的电晶体压作为脉搏探测器。一项关于这些方法的临床研究发现，最准确的是结合血压计袖带逐渐放气的示波测量法。使用这种方法，并将

其结果与有创动脉压监测所得的结果进行比较,平均动脉压测量结果误差大于 10 和 20mmHg 的发生率分别只有 0 和 8.5%。

另一种无创血压测量方法依赖于光电容积技术。这种方法可提供连续性资料,因为收缩压和舒张压是按照心脏搏动进行记录的。该技术通过使用红外线透射,测量位于反馈控制袖带远端手指的 Hgb 含量(直接反映血容量)。由微处理器控制的反馈环路不断调整袖带的压力,以保持恒定的手指血容量。在这种条件下,袖带的压力反映了手指动脉的压力。虽然用光电容积描记术测得的结果与有创血压监测获得的结果有较强的一致性,但是对于部分病人来说,这两种方法之间的差异有时可能很大(20~40mmHg)。该问题限制了光电容积技术作为独立监测动脉血压方法的应用,特别是在风险较高的情况下。但如果开始时光电容积描记术的读数通过与振荡式无创性测量装置获得的结果进行了对比校准,在大多数情况下应用光电容积技术进行连续监测是足够准确的。

有创动脉血压监测

危重症病人的直接动脉血压监测可使用充满液体的管路,将动脉内导管与外部的传感器进行连接。传感器产生的电子信号经放大,作为一个连续波在示波器显示。同时也可显示收缩压和舒张压的数值,以及通过压力波形的平均幅度经电子计算获得平均动脉压数值。

该导管-管路-传感器系统的精确度受多种因素影响,包括管路的顺应性、传感器横膈膜的表面积及其顺应性等。在欠阻尼系统中,由管路中液体和横膈膜质量所产生的系统惯性会导致心脏收缩和舒张过程中横膈膜的最大正向和负向位移发生过冲,收缩压将被高估,而舒张压会被低估。在过阻尼系统中,横膈膜位移未能赶上压力波形的快速变化,收缩压将被低估,而舒张压会被高估。重要的是要注意到,如果系统已经正确校准,即使在欠阻尼和过阻尼的系统中,记录的平均压力仍然是准确的。基于这些原因,当使用动脉血压直接测量法监护病人时,医师应在所测平均动脉压的基础上做出临床判定。

在阻尼最小的系统中,振动的幅度(即过冲和下冲)取决于它的共振频率。理想情况下,系统的共振频率应至少大于压力波形频率的 5 倍。如果连接管路的顺应性太高或者动脉压力源和传感器膜片之间的液柱内存在气泡,则共振频率可能太低而达不到最佳。对于动脉压监测来说,最佳的共振频率是现实中难以达到的。因此,为了防止过度的振动,一定程度的阻尼是至关重要的。为了判断其振频率和阻尼的组合是否合适,我们可以按下控制监测系统和含流动液体高压袋之间阀门的按钮,将系统加压至大约 300mmHg。当按钮回到正常位置时,阀门突然关闭,一个短暂的高压作用于该系统。由此产生的压力描记图可以记录在一长条记录纸上。如果观察到至少有两种振荡波,说明该阻尼是最佳的,并且连续振荡的波幅至少衰减了 3 倍。

腕部桡动脉是监测动脉内压力最常用的部位。但是重要的是,不可否认测量动脉血压部分取决于压力监测的部位。因动脉的阻抗和感应系数不同,导致中心动脉(即主动脉)及外周动脉(如桡动脉)压力显著不同。通常外周的收缩压较高,舒张压较低,而主动脉和更远部位的平均压大致相同。

远端缺血是动脉内置管的一个罕见并发症。当导管管径较粗或者留置时间较长时,血栓形成的发生率增加。在桡动脉应使用 20 号(或更细)的导管并尽早撤除,以减少血栓形成的发病率。在导管置入前,确保存在足够的侧支循环,这样可降低远端缺血性损伤的风险。在腕部可以通过改良的艾伦试验证实侧支循环的存在与否,方法为压迫将要置管的动脉,并使用多普勒超声探测掌弓血管的灌注。

动脉内压力监测的另一个潜在并发症,是气体或血栓进入颅内循环发生逆行性栓塞。为了尽量降低这种罕见的潜在并发症的风险,当系统中出现空气时,应非常谨慎,避免冲洗动脉置管,如必须冲管时,也只能使用少量液体(<5ml)。任何血管内监测设备均可发生导管相关性感染,然而,这是监测用动脉内置管的一个相对少见的并发症,发生率在 0.4%~0.7%。动脉置管时间较长时感染的发生率增加。

心电图监测

心电图(ECG)是通过探测人体表面的电压,记录与心肌收缩相关的电活动。将电极置于左臂(left arm, LA)、右臂(right arm, RA)以及左腿(left leg, LL),即可得到标准的 3 导联心电图。心电图波形可连续地显示在监护仪上;可对仪器进行设定,当检测到频率或节律的异常时发出警报。连续性心电图监测使用范围广泛,可用于危重症及围术期病人。对于急性冠脉综合征或者心肌钝性损伤的病人,ECG 波形监测是极为重要的,因为心律失常是最常见而且是致命的并发症。对于休克或脓毒症病人,由于心肌氧输送不足可导致心律失常,同时心律失常也是使用血管活性或正性肌力药物维持血压或心输出量的并发症之一。通过持续监测心电图可以检测到心律失常的发生,并可及时进行干预以预防严重的并发症。通过适当的计算软件,连续 ST 段分析还可以发现心肌缺血或心肌梗死。已证明这种方法对于发现机械通气后脱机病人的无症状性心肌缺血是有意义的。

12 导联心电图可获得额外的资料,这对于可能存在心肌缺血的病人,或排除其他急症病人的心脏并发症是极为重要的。目前已可以进行 12 导联心电图的连续监测,并且已证明对于特定病人是有益的。在一项研究中,纳入了 185 例血管外科手术病人,连续 12 导联心电图监测发现,20.5% 的病人存在短暂的心肌缺血发作。这项研究表明,标准的 3 导联心电图并未常规监测的心前区 V_4 导联,对于发现围术期心肌缺血和心肌梗死是最为敏感的。为了发现 95% 的缺血发作,必须对两个或两个以上胸前导联进行监测。因此,对于围术期心肌缺血的检测,与 3 导联心电图相比,连续 12 导联心电图监测的敏感性更高,并有可能成为监测高危手术病人的标准。

心输出量及相关参数

20 世纪 70 年代,床旁肺动脉导管置入进入临床实践。虽然最初肺动脉导管(pulmonary artery catheter, PAC)的使用主要用于心源性休克和其他急性冠心病病人的管理,但这种有创血流动力学监测的适用范围在逐渐扩大,包括多种临床情况。显而易见,许多医师认为,对于危重症病人,为获得有价值的资料而放置 PAC 是值得的。然而支持这一观点的明确数据较少。一些研究表明,床旁肺动脉导管的置入并不能使多数危重症病人受益,而在实际临床应用中正如下文"肺动脉导管置入对预后的影响"中讨论的一样,导致了一些严重并发症。

心功能的决定因素

前负荷

心脏的 Starling 定律表明,心肌收缩力取决于心肌纤维的初始长度。目前使用的术语是从离体心肌标本实验中得来的,前负荷是指心室肌在下一次收缩前的拉伸程度。前负荷取决于舒张末容积(end diastolic volume,EDV)。对于右心室而言,中心静脉压(central venous pressure,CVP)最接近右心室(right ventricular,RV)的舒张末压(end-diastolic pressure,EDP)。对于左心室而言,通过位于肺动脉小分支的测压导管末端球囊短暂充气测得的肺动脉楔压(pulmonary artery occlusion pressure,PAOP),最接近左心室 EDP。当存在房室瓣膜狭窄时,这种关系将会发生改变。

临床医师经常将 EDP 作为 EDV 的代名词,但 EDP 不仅是由容量决定,还取决于心室腔舒张的顺应性。许多病理情况和药物均会导致心室顺应性的改变。此外,EDP 与真正的前负荷的关系也与实验结果不同,并非线性相关的。

后负荷

后负荷是从游离的离体心肌标本的体外实验中获得的另一术语,是一种心肌收缩开始后对抗心肌纤维收缩的阻力。在体内有几个因素与心室后负荷相关,包括心室腔内压力、室壁厚度、腔的半径及几何形状等。由于临床上难以评估这些因素,所以后负荷往往通过计算全身血管阻力进行估计,即平均动脉压(MAP)除以心输出量。

收缩力

收缩力是指心肌的变力状态。当前后负荷不变,心室收缩的力量增强时,收缩力增加。临床上,收缩力是难以量化的,因为几乎所有可用的测量参数均在一定程度上取决于前后负荷。如果在每个心动周期描记压力-容积环,可发现前后负荷微小的变化会导致舒张末位点的变化。在压力-容积图上,这些舒张末位点构成一条直线,称为等容压力线。较大的斜率表示收缩力更强。

肺动脉导管置入

最简单的肺动脉导管(PAC)有四个管腔。一个管腔止于导管尖端的气囊。该腔的近端连接有一个可给气囊充气的注射器。在导管置入前,需要给气囊充气,确保其完整性。为了尽量降低相对缺乏弹性的导管置入时有导致血管或心室穿孔的风险,确保充气的球囊超过导管尖端是极为重要的。导管的第二管腔中含有与导管尖端热敏电阻丝相连的导线。在PAC 的近端,导线终止于可连接适当的硬件通过热稀释法(见下面的热稀释法心输出量测定)计算心输出量的一个配件。最后两个管腔分别用于压力监测和注射测定心输出量的热指示剂。前者终止于导管的尖端,而后者终止于距导管尖端20cm 处。

放置 PAC 需要建立中心静脉通路。可在多个部位选择建立,包括肘前静脉、股静脉、颈内静脉和锁骨下静脉。通常经皮颈内静脉或锁骨下静脉置管为首选。右颈内静脉置管出现并发症的风险最低,而且从穿刺部位进入右心房的导管路径是直的。当不慎穿刺到动脉时,颈动脉局部加压止血的效果好于锁骨下动脉。然而与锁骨下窝相比,颈部的封闭辅料容易脱落。此外,在锁骨下部位的解剖标志相对稳定,即使病人存在全身水肿或极度肥胖,锁骨下静脉总是附着在锁骨的深侧(凹)面。相反,对于肥胖或高度水肿的病人,进行颈内静脉置管有时很难辨别适当的解剖标志。然而,超声引导可对床旁颈内静脉穿刺起辅助作用。

通常采用 Seldinger 技术进行经皮静脉置管。使用小口径穿刺针经皮肤及皮下组织穿入静脉。见静脉回血后,通过穿刺针将尖端可弯曲的导丝穿入静脉,退出穿刺针。通过导丝插入扩张器/外套管,然后移除导丝与扩皮器。外套管连接一个可用于输液的侧向阀门。外套管还需安装隔膜,在插入 PAC 时可防止静脉血回流。PAC 末端口的近端通过低顺应性的管路与压力传感器相连,管路-导管系统用液体冲洗。同时连续观察示波器上的压力波形,逐步放入 PAC,在观察到肺呼吸动作全程之前,气囊处于放气状态。在通往肺动脉过程中,当观察到连续的右心房或右心室压力波时,将气囊充气,进一步放入导管。右心房、右心室和肺动脉的压力波形各具特征,很容易辨认。当出现"楔形"位置的阻尼波形时,提示导管已经通过了肺动脉。然后将气囊放气,同时注意确保监护仪上再次出现肺动脉压力波形;保持气囊长时间充气会增加肺梗死或肺动脉穿孔的风险。测量 PAOP 有导致肺动脉破裂的可能性,所以建议在不必要时不进行测量。

血流动力学监测

即使在其最直接的测量数据表达中,PAC 仍然可为临床医师提供相当大量的与病人血流动力状态有关的资料。标准的 PAC 经过不同程度的调整还可获得附加信息。将通过PAC 获得的数据与其他方法获得的结果(即血液中 Hgb 浓度、血氧饱和度)结合,可以计算出估计的全身氧的输送和利用。床旁肺动脉置管可获得的直接与衍生参数总结,见表 13-1。用于计算衍生参数的方程,见表 13-2。血流动力学参数(成人)近似正常范围,见表 13-3。

表 13-1	床旁肺动脉置管可获得的直接与衍生的血流动力学参数	
标准 PAC	带附件的 PAC	衍生参数
CVP	$S\bar{v}O_2$(持续)	SV(或 SVI)
PAP	Q_T 或 Q_{T*}(持续)	SVR(或 SVRI)
PAOP	RVEF	PVR(或 PVRI)
$S\bar{v}O_2$(间断)		RVEDV
Q_T 或 Q_{T*}(间断)		$\dot{D}O_2$
		$\dot{V}O_2$
		ER
		Q_S/Q_T

注:CVP=中心静脉压;$\dot{D}O_2$=全身氧输送;ER=全身氧摄取率;PAC=肺动脉导管;PAOP=肺动脉阻塞(楔)压;PAP=肺动脉压;PVR=肺血管阻力;PVRI=肺血管阻力指数;Q_S/Q_T=肺静脉血分流(分流分数);Q_T=心输出量;Q_{T*}=单位体表面积下的心输出量(心脏指数);RVEDV=右室舒张末容积;RVEF=右心室射血分数;SV=每搏输出量;SVI=每搏指数;$S\bar{v}O_2$=混合静脉(肺动脉)血氧饱和度;SVR=全身血管阻力;SVRI=全身血管阻力指数;$\dot{V}O_2$=全身氧利用率

表 13-2 肺动脉导管插入术所得数据衍生的血流动力学参数计算方程

$Q_{T^*}(L\cdot min^{-1}\cdot m^{-2})=QT/BSA$，其中 BSA 为体表面积($m^2$)

$SV(ml)=Q_T/HR$，其中 HR 为心率(min^{-1})

$SVR(dyne\cdot sec\cdot cm^{-5})=[(MAP-CVP)\times 80]/Q_T$，其中 MAP 为平均动脉压

$SVRI(dyne\cdot sec\cdot cm^{-5}\cdot m^{-2})=[(MAP-CVP)\times 80]/Q_{T^*}$

$PVR(dyne\cdot sec\cdot cm^{-5})=[(PAP-PAOP)\times 80]/Q_T$，其中 PPA 为平均肺动脉压

$PVRI(dyne\cdot sec\cdot cm^{-5}\cdot m^{-2})=[(PAP-PAOP)\times 80]/Q_{T^*}$

$RVEDV(ml)=SV/RVEF$

$\dot{D}O_2(ml\cdot min^{-1}\cdot m^{-2})=Q_{T^*}\times CaO_2\times 10$，其中 CaO_2 为动脉血氧含量(ml/dl)

$\dot{V}O_2(ml\cdot min^{-1}\cdot m^{-2})=Q_{T^*}\times(CaO_2-C\bar{V}O_2)\times 10$，其中 $C\bar{V}O_2$ 为混合静脉血氧含量(ml/dl)

$CaO_2=(1.36\times Hgb\times SaO_2)+(0.003\times PaO_2)$，其中 Hgb 为血红蛋白浓度($g/dl$)，$SaO_2$ 为动脉血氧饱和度，PaO_2 为动脉血氧分压

$C\bar{V}O_2=(1.36\times Hgb\times S\bar{V}O_2)+(0.003\times P\bar{V}O_2)$，其中 $P\bar{V}O_2$ 为肺动脉（混合静脉）血氧分压

$Q_S/Q_T=(CcO_2-CaO_2)/(CcO_2-C\bar{V}O_2)$，其中 CcO_2(ml/dl) 为肺终末毛细血管血氧含量

$CcO_2=(1.36\times Hgb)+(0.003\times PAO_2)$，其中 PAO_2 为肺泡分压

$PAO_2=[FiO_2\times(P_B-P_{H2O})]-PaCO_2/RQ$，其中 FiO_2 为吸入氧浓度，P_B 为大气压($mmHg$)，P_{H2O} 为水蒸气的压力（通常为 47mmHg），$PaCO_2$ 是动脉血二氧化碳分压($mmHg$)，RQ 为呼吸商（通常设为 0.8）

注：$C\bar{V}O_2$=中心静脉氧分压；CVP=平均中心静脉压；$\dot{D}O_2$=全身氧输送；PAOP=肺动脉阻塞（楔）压；PVR=肺血管阻力；PVRI=肺血管阻力指数；Q_S/Q_T=肺血管分流（分流分数）；QT=心输出量；Q_{T^*}=单位体表面积的心输出量（心脏指数）；RVEDV=右心室舒张末期容积；RVEF=右心室射血分数；SV=搏出量；SVI=每搏输出量指数；$S\bar{V}O_2$=混合静脉（肺动脉）血氧饱和度；SVR=全身血管阻力；SVRI=全身血管阻力指数；$\dot{V}O_2$=全身氧利用率

表 13-3 部分成人血流动力学参数近似正常值范围

参数	正常范围
CVP	$0\sim 6mmHg$
右心室收缩压	$0\sim 30mmHg$
右心室舒张压	$0\sim 6mmHg$
PAOP	$6\sim 12mmHg$
动脉收缩压	$100\sim 130mmHg$
动脉舒张压	$60\sim 90mmHg$
MAP	$75\sim 100mmHg$
Q_T	$4\sim 6L/min$
Q_{T^*}	$2.5\sim 3.5L\cdot min^{-1}\cdot m^{-2}$
SV	$40\sim 80ml$
SVR	$800\sim 1400dyne\cdot sec\cdot cm^{-5}$
SVRI	$1500\sim 2400dyne\cdot sec\cdot cm^{-5}\cdot m^{-2}$
PVR	$100\sim 150dyne\cdot sec\cdot cm^{-5}$
PVRI	$200\sim 400dyne\cdot sec\cdot cm^{-5}\cdot m^{-2}$
CaO_2	$16\sim 22ml/dl$
$C\bar{V}O_2$	$\sim 15ml/dl$
$\dot{D}O_2$	$400\sim 660ml\cdot min^{-1}\cdot m^{-2}$
$\dot{V}O_2$	$115\sim 165ml\cdot min^{-1}\cdot m^{-2}$

注：CaO_2=动脉血氧含量；$C\bar{V}O_2$=中心静脉氧气分压；CVP=平均中心静脉压；$\dot{D}O_2$=全身氧输送；MAP=平均动脉压；PAOP=肺动脉阻塞（楔）压；PVR=肺血管阻力；PVRI=肺血管阻力指数；Q_T=心输出量；Q_{T^*}=单位体表面积的心输出量（心脏指数）；SV=搏出量；SVI=每搏输出量指数；SVR=全身血管阻力；SVRI=全身血管阻力指数；$\dot{V}O_2$=全身氧利用率

热稀释法测定心输出量

在 PAC 出现之前，床旁心输出量的测定需仔细检测氧气消耗量（Fick 法）或采用分光光度法测定靛青绿染剂稀释曲线。而采用热稀释技术测定 Q_T 的原理既简单又相对准确，并可反复进行测量。如果从探测器上游注射一种指示剂，并快速而完全与流动液体混合，则探测器周围的指示剂浓度会急剧升高，然后呈指数样下降到零点。所产生的时间浓度曲线下面积与所注射的指示剂的量以及液体的流速有关。如果增加注射指示剂的量，则曲线下面积会增大；液体流动的速度增快，则曲线下面积会减小。当采用热稀释法测定 Q_T 时，指示剂为热，而探测器是在 PAC 远端的热敏电阻。计算 Q_T 所使用的公式称为 Stewart-Hamilton 方程：

$$Q_T=[V\times(T_B-T_I)\times K_1\times K_2]\div\int T_B(t)dt$$

其中 V 是注射指示剂的量，T_B 是血液的温度（即机体的核心温度），T_I 是指示剂的温度，K_1 是一个常数，与血和指示剂的比热容有关，K_2 是一个与以下几种因素有关的经验性常数，包括导管的死腔量，指示剂通过导管时的热量丢失，以及指示剂的注射速度等。$\int T_B(t)dt$ 为曲线下面积。在临床实践中，Stewart-Hamilton 方程由微处理器求解。

虽然由热稀释法测定心输出量通常是非常准确的，但它往往整体轻度高估 Q_T 水平。血液温度及呼吸周期中 Q_T 的变化均可影响测量结果。所以，结果一般应为记录呼吸周期中任意 2 或 3 个时间点的测量结果的平均值。使用冷注射剂可扩大 T_B 与 T_I 之间的差异，进而提高了信号-噪声比。所以，大多数权威专家建议使用室温注射剂（生理盐水或 5% 的葡萄糖），以减少液体从其容器到注射器过程中加温所导致的误差。

技术上的创新已允许使用热稀释法进行 Q_T 的连续性监测。使用这种方法时，热量的瞬变并非通过快速注射冷指示剂所产生，而是由位于 PAC 热敏电阻上游的一个微小电阻丝使血液加热产生的。通过供给加热元件电流的大小与下游血液温度的关系，可估计通过电阻丝的平均血流量，进而计算 Q_T。在几项研究的基础上，采用该种方法进行的连续性 Q_T 监测与采用注射冷指示剂的传统测量方法所得数据有较强的一致性。但目前关于 Q_T 连续性监测临床价值的资料仍较为缺乏。

混合静脉血氧饱和度

该 Fick 方程可写为 $Q_T=\dot{V}O_2/(CaO_2-C\bar{V}O_2)$，其中 CaO_2 是动脉血氧含量，而 $C\bar{V}O_2$ 是混合静脉血氧含量。该 Fick 方程可重排为：$C\bar{V}O_2=CaO_2-\dot{V}O_2/Q_T$。如果 $C\bar{V}O_2$ 及 CaO_2 中物理溶解的氧较少，即可忽略不计，重排后的方程式可改写为：$S\bar{V}O_2=SaO_2-\dot{V}O_2/(Q_T\times Hgb\times 1.36)$，其中 $S\bar{V}O_2$ 是混合静脉血氧饱和度，SaO_2 是动脉血氧饱和度，Hgb 是血液中的血红蛋白浓度。因此，可以看出 $S\bar{V}O_2$ 可表达为 $\dot{V}O_2$（即代谢率）、Q_T、SaO_2 以及 Hgb 组成的函数。相应地，心脏衰竭或低血容量等所致的 Q_T 减少、内源性肺部疾病等所致的 SaO_2 下降、Hgb 水平降低（即贫血）或代谢率增加（因癫痫发作或发热等所致）等均可导致 $S\bar{V}O_2$ 低于正常值。传统 PAC 测定 $S\bar{V}O_2$ 需要从导管远端（即肺动脉）开口抽取血液标本，并将其注入血气分

析仪中。因此,实际上 $S\bar{V}O_2$ 只能间断测定。

将 PAC 加上一个第五腔,即可对 $S\bar{V}O_2$ 进行连续性监测。第五腔包含两个纤维光束,可用于发送和接收适当波长的光,通过反射分光光度法测量 Hgb 饱和度。一项关于 Abbott 血氧定量 PAC 的临床研究证实,该设备提供的 $S\bar{V}O_2$ 测量结果与常规的肺动脉取血分析结果存在较强的一致性。尽管连续监测 $S\bar{V}O_2$ 的理论价值较高,但目前仍缺乏该设备能够改善病人预后的资料。事实上,在几项研究中,监测 $S\bar{V}O_2$ 并未影响危重症病人的治疗。此外,在另一项大规模的研究中,使危重症病人复苏时 $S\bar{V}O_2$ 维持在 69% 以上(即在正常范围内),未能降低死亡率或减少 ICU 住院天数。在最近的一项前瞻性观察性研究中,3265 例心脏手术病人分别接受了标准的 PAC 与连续 $S\bar{V}O_2$ 监测的 PAC,采用血氧测定导管和较少的动脉血气分析与热稀释法心输出量测定有关,但在病人预后方面无显著性差异。由于附带 $S\bar{V}O_2$ 连续监测的 PAC 远比传统的 PAC 昂贵,因此不建议常规使用。

虽然最近 $ScvO_2$ 和 $S\bar{V}O_2$ 之间的相关性受到了质疑,但在许多情况下,右心房或上腔静脉血氧饱和度($ScvO_2$)与 $S\bar{V}O_2$ 密切相关。因为测量 $ScvO_2$ 仅需要中心静脉导管(CVC),而不需要 PAC,它在某定程度上具有创伤小、容易操作的优点。通过装备 CVC 光导纤维可进行 $ScvO_2$ 的监测,能够以比 PAC 创伤小的方式对休克病人实施滴定式复苏治疗。

右心室射血分数

射血分数(ejection fraction, EF)的计算方法为(EDV – ESV)/EDV,其中 ESV 为收缩末期容积。EF 测定的是射血期心肌收缩力。将 PAC 安装一个热敏电阻,设定很短时间的常数,则热稀释法可用于估计 RVEF。虽然通常热稀释法测得的 RVEF 比放射性核素心动描记法测得的值要低,但仍与其他方法测得的值有相当的一致性。心搏量(SV)的计算方法为 EDV – ESV。左心室搏出量(LVSV)也等于 Q_T/HR,其中 HR 为心率。由于 LVSV 等于 RVSV,因此可通过测量 RVEF、Q_T 及 HR 估计右心室舒张末期容积。

一些研究试图评估利用这些导管测量 RVEF 的临床价值。在一项研究中,93% 的败血症、失血性休克或急性呼吸窘迫综合征(ARDS)病人使用 RVEF 导管未能改变治疗效果,但无论前负荷低与否,对于存在高 PAOP 的腹腔间隔室综合征(ACS)病例均是有价值的。在第一个 24 小时需要 10L 以上液体复苏的 46 例创伤病人中,右心室容积与 Q_T 的相关性强于与 PAOP 的相关性。但是除传统 PAC 测量的 Q_T 与其他参数之外,通过测定 RVEF 改善预后的证据尚不充分。

肺动脉导管置入对预后的影响

在 1996 年的一项观察研究中,Connors 和同事主要评估了肺动脉导管对危重症病人的价值,并报道了出人意料的研究成果。他们利用了由美国主要的五家教学医院因其他原因已经收集和将要收集的大量数据。研究人员将进入 ICU 后第一个 24 小时内放置和未放置 PAC 的两组病人进行了比较。研究人员发现,在他们预期的分析结果中,PAC 的价值是完全依赖于他们的病例分组方法。由于病情严重的病

人(即因病情严重而死亡风险更大的病人)接受肺动脉导管的可能性更大,因此此作者采用了较为复杂的统计方法,对 PAC 病人进行了队列研究,每一位病人均有一个在病情严重程度上严格配对的对照。对其发表结果进行了评估,证实病例组与对照组确实在大量有关临床参数上进行了很好的配对。Connors 和同事提出,即使采用统计方法排除病情严重程度的影响,在入住 ICU 第一个 24 小时内放置 PAC 与死亡率显著增加有关。

虽然 Connors 和同事的报道引起了医学界的争论,事实上,报道的结果证实了之前两个类似观察研究的结果。第一项研究使用了于 1975 年、1978 年、1981 年及 1984 年在马萨诸塞州中心进行治疗的 3263 例急性心肌梗死病人的数据库,是 Worcester 心脏病发作研究病例的一部分。所有病人采用 PAC 治疗后,即使使用多变量统计方法控制关键的潜在混杂因素,如年龄、循环肌酸激酶峰值浓度、心电图上新的 Q 波存在与否等,住院死亡率均显著提高。第二项关于急性心肌梗死病人的大型观察研究也发现,即使在统计分析上考虑到"泵衰竭"与否,使用 PAC 后住院病死率显著提高。但这两项研究的作者均未提出,放置 PAC 是病人心肌梗死后生存率降低的真正原因。

表 13-4 对 PAC 的前瞻性随机对照试验研究进行了总结。由 Pearson 和同事的研究只纳入了 226 例病人,说服力不足。此外,麻醉科主治医师基于自己的考虑酌情排除了 CVP 组的部分病人,因此随机受到影响。Tuman 与同事进行的研究规模足够大(纳入了 1094 名病人),但不同的麻醉医师被分到不同的组。此外,中心静脉压组的 39 例病人因合并血流动力学并发症放置了 PAC。所有关于血管外科手术病人的个人或单中心研究均相对缺乏说服力,并且所有的研究至少排除某种病人(如有近期心肌梗死病史的病人)。

在 PAC 最大的随机对照试验中,Sandham 和同事随机将 1994 例接受胸部、腹部或骨科大手术的美国麻醉医师学会Ⅲ级和Ⅳ级病人放置了 PAC 或 CVP 导管。指定接受 PAC 的病人,其生理性目标导向治疗按照治疗方案实施。2 组病人的 30 天、6 个月或 12 个月死亡率无差异,并且 ICU 住院天数相近。PAC 组肺动脉栓塞的发生率显著升高(0.9% 与 0%)。但这项研究因纳入的绝大多数病人并非高危人群而有所争议。

在"PAC-Man"试验中,英国 65 家医院进行的多中心随机试验纳入超过 1000 例有或无 PAC 的 ICU 病人。随后的临床管理细节由治疗医师自主决定。两组之间住院病死率无显著差异(有 PAC 的为 68%,而无 PAC 的为 66%,$P = 0.39$)。然而,9.5% 的并发症发生率虽与 PAC 置管或使用有关,但无致命性并发症。显然,如果是危重症病人,住院死亡率就会升高。PAC 的支持者可能会指出该研究的方法学问题,如宽松的纳入标准以及缺乏一个明确的治疗方案。

最近发表的一项 meta 分析纳入了 13 项随机研究,包括 5000 多例病人[30]。这些非对称的临床研究纳入了多种危重症病人,且血流动力学目标和治疗策略不同。虽然 PAC 的使用与强心药物和血管扩张剂的使用增加有关,但使用与未使用 PAC 的病人死亡率与住院天数无差异。

表 13-4　有关比较中心静脉压力监测与肺动脉导管的随机前瞻性临床试验研究总结

作者	研究对象	分组	研究结果
Pearson 等	接受心脏或血管手术的低风险病人	CVP 导管（组 1）；PAC（组 2）；带持续 $S\overline{V}O_2$ 监测的 PAC（组 3）	3 组病人病死率或 ICU 住院天数无差异；住院费用有显著性差异（组 1<组 2<组 3）
Tuman 等	心脏手术病人	PAC；CVP	2 组病人病死率，ICU 住院天数，或严重非心脏并发症无差异
Bender 等	血管手术病人	PAC；CVP	2 组病人病死率，ICU 住院天数，或住院天数无差异
Valentine 等	主动脉手术病人	PAC+术前 ICU 夜间血流动力学改善；CVP	2 组病人病死率或 ICU 住院天数无差异；PAC 组术后并发症的发生率显著增加
Sandham 等	"高危"大手术	PAC；CVP	组间病死率与 ICU 住院天数无差异；PAC 组肺栓塞的发生率显著增加
Harvey 等	内科与外科 ICU 病人	PAC 与非 PAC，非 PAC 组有其他测量心输出量的设备	2 组病人住院病死率无差异；PAC 组并发症的发生率显著增加
Binanay 等	CHF 病人	PAC 与非 PAC	2 组病人间住院病死率无差异；PAC 组不良事件的发生率显著增加
Wheeler 等	ALI 病人	PAC 与 CVC，后者有液体与血管活性药物治疗方案	2 组病人间住院病死率，或器官衰竭的发生率无差异；PAC 组不良事件的发生率显著增加

注：ALI=急性肺损伤；CHF=充血性心力衰竭；CO=心输出量；CVC=中心静脉导管；CVP=中心静脉压；ICU=重症监护病房；PAC=肺动脉导管；$S\overline{V}O_2$=混合静脉（肺动脉）血氧饱和度

接下来，ESCAPE 试验（这是之前 meta 分析中包括的一项研究）评估了 433 例入住 ICU 的严重或复发性充血性心力衰竭病人。病人随机分配到有或无 PAC 临床评估治疗组。两组的目标均为充血性心力衰竭的缓解，并满足附加的 PAC 标准，即肺毛细血管楔压为 15mmHg，以及右心房压力为 8mmHg。该研究没有具体的治疗方案，但不主张使用强心剂。在两组病人中，症状、颈内静脉压力与水肿大幅度缓解十分显著。在 6 个月内最终存活并出院的比例或住院病死率均没有显著性差异（PAC 组为 10%；无 PAC 组为 9%）。PAC 组不良事件更常见（21.9% vs 11.5%，$P=0.04$）。

最近发表了由急性呼吸窘迫综合征（acute respiratory distress syndrome，ARDS）临床试验网进行的流体和导管治疗试验（the Fluids and Catheters Treatment Trial，FACTT）。该研究将 1000 例急性肺损伤病人 PAC 的风险和利益与 CVC 进行了比较。通过明确的方案，使病人随机接受了 PAC 或 CVC，并指导 7 天内的治疗。在一个 2×2 析因分析中，病人也被随机分为保守或大量液体治疗组（基于液体治疗策略的结果已经单独发表）。PAC 组和 CVC 组的 60 天病死率是相似的（27% vs 26%，$P=0.69$）。使用机械通气时间及 ICU 住院天数并不受使用导管类型的影响。此外，导管类型不影响休克、呼吸或肾衰竭、呼吸机调整或需要使用血液透析或升压药的发生率。CVC 指导的治疗与 PAC 指导的治疗有 1% 的交叉率。导管的使用对液体或利尿剂的使用没有影响，且两组液体平衡都是相近的。PAC 组导管相关不良事件多了近 2 倍（主要是心律失常）。

在危重症医学这一领域中，几乎没有比使用 PAC 更能使该领域专家兴奋的课题了。一些专家提出对于特定病人或许可通过使用 PAC 滴入血管活性药物和静脉液体输注，以改善

病人的预后。但是，这些研究表明，当通过对大量病人进行评估后，仍无法验证使用 PAC 能挽救病人的生命。当然，由于当前认知状态的限制，还不能证明常规使用 PAC 是合理的。然而在少数相对少见的临床情况中，有选择性地使用该设备是否恰当或有价值仍然是一个有争议的问题。因此，PAC 的使用显著减少。在内科住院病人中，从 1993 年的 5.66/1000 下降到 2004 年的 1.99/1000。对于许多种病人来说，PAC 的使用出现了显著性减少，包括入院的心肌梗死、外科病人以及败血症病人。在这些前瞻性随机试验研究的结果与排除标准的基础上，围术期不使用 PAC 监测的合理标准列于表 13-5。

表 13-5　接受心脏或大血管外科手术病人围术期监测不使用肺动脉导管的建议标准

无预期的肾上或腹腔上主动脉交叉钳夹

术前 3 个月内无心肌梗死史

无失代偿的充血性心力衰竭史

术前 6 周内无冠状动脉旁路移植手术史

无症状持续的二尖瓣或主动脉瓣心脏病史

无持续的不稳定心绞痛史

使用 PAC 监测危重症病人的目的之一就是改善心输出量和全身氧输送。但已经证实，界定最佳的心输出量是很困难的。在大量的观察数据以及对存活者与死亡者血流动力学和氧输送进行比较的基础上，Bland 和他的同事提出，"目标导向"的血流动力学复苏的目标应使 $Q_T>4.5L/(min \cdot m^2)$ 且 $DO_2>600ml/(min \cdot m^2)$。在这些观察结果的提示下，许多研究人员进行了随机试验研究，以评估目标导向性血流动力学复苏与传统血流动力学复苏对预后的影响。一些研究支持使

$\dot{D}O_2$、$\dot{V}O_2$ 与 Q_T 达到生理学标准的干预措施可改善病人预后的观点。不过其他已发表的研究不支持这一观点,并且一项 meta 分析指出,旨在实现氧输送超过生理学标准的干预措施未能显著降低危重症病人的死亡率。因此,目前我们还不能认可休克病人的超生理学复苏的观点。

对于肺动脉导管明显缺乏有效性的问题还没有简单的解释。Connors 已提出若干建议。首先,即使床旁肺动脉导管置入术是相当安全的,但是该过程与罕见严重并发症的发生率有关,包括室性心律失常、导管相关的脓毒症、中心静脉血栓形成、肺动脉穿孔以及上文提到的肺栓塞。这些并发症对预后的不利影响可能等同于甚至超过与使用 PAC 指导治疗相关的任何益处。其次,PAC 所得的数据可能不准确,导致不适当的治疗措施。第三,即使测量准确,但在实践中也往往被误解。Iberti 及其同事的研究表明,在 496 名医师中,47% 不能准确解释 PAC 获得的简单记录,且 44% 不能正确鉴别全身氧输送的决定因素。更近的一项研究证实,即使训练有素的重症护理人员也可能误解 PAC 提供的结果。此外,当提到某些血流动力学紊乱的最佳管理措施,尤其是与脓毒症或脓毒症休克有关的情况时,目前的理解水平还处于初级阶段。考虑到上述情况,基于 PAC 测量结果的干预措施,确实对病人是有害的。因此,放置 PAC 的实际效益可能相当小。同时,目前也为临床提供有用的血流动力学信息的微创方法。

事实上,通过各种监测手段指导的积极血流动力学复苏只在某些关键时期是很有价值的,如脓毒性休克症状出现的前几个小时内或在手术期间。例如,Rivers 和他的同事报道,在急诊室时,脓毒症休克病人的复苏以保持 $ScvO_2 > 70\%$ 的方案为指导,则其生存率明显提高。同样,利用超声波设备(见下文多普勒超声检查)评估心脏充盈和 SV 的研究显示,术中使 SV 最大化可明显减少术后并发症,并可缩短住院时间。

可替代肺动脉导管的微创技术

由于床旁 PAC 相关的成本、风险和效益等问题,多年来,一直着力于发展实用的微创血流动力学参数监测方法。目前已有几种方法得到了发展,且已取得了不同程度的成功。虽然这些方法均不能使用之前 PAC 的标准热稀释法技术,但这些方法可能有助于提高危重症病人的血流动力学监测水平。

多普勒超声检查

当超声波被血液中移动的红细胞反射时,反射信号频率的增减取决于细胞是朝向或背离超声源移动。这种频率变化称为多普勒频移,它的大小是由红细胞的运动速度决定的。因此,测量多普勒频移可以用来计算红细胞的运动速度。如果知道血管的横截面积以及血液流过时红细胞的平均速度,即可以计算出血流速度。如果该血管是主动脉,则 Q_T 的计算公式为:

$$Q_T = HR \times A \times \int V(t) dt$$

其中 A 是主动脉的截面积,$\int V(t) dt$ 是整个心动周期红细胞的速度。

目前,已经有两种使用多普勒超声估计 Q_T 的方法。第一种方法使用了超声波传感器,用手将其放置于胸骨上切迹,对准主动脉根部。主动脉横断面面积可通过一个公式进行估算,涉及的因素包括年龄、身高及体重,或由单独测定的 Q_T 反向

计算,或采用经食管或经胸的二维超声。虽然这种方法是完全无创的,但是它需要高度熟练的操作者才能获得有意义的结果,且较为费力。此外,除非采用热稀释测量 Q_T 来反向计算主动脉直径,否则采用胸骨上切迹法的准确性是不能接受的。因此,当只为获得完全间断 Q_T 估计结果时,这种方法才是有意义的,但尚未被临床医师广泛接受。

目前,已经引入了一种更有前景,但创伤较大的方法。在此方法中,将连续波多普勒换能器置入静脉或麻醉病人的食管内,持续监测降主动脉的血流速度。探头放入食管,约距成人门齿 35cm 处,并与监视器相连,则可连续显示降主动脉的血流速度变化,并可计算 Q_T。为了最大限度地提高设备的精确度,必须调整探头的位置,以获得主动脉峰值流速。要将降主动脉内的血流量转换为 Q_T,应使用一个校正系数,此校正系数是基于一个假说,即主动脉根部的血流量只有 70% 会出现在胸降主动脉内。主动脉的横截面面积是采用以病人年龄、体重和身高为基础的线形图进行估计的。对于多种疾病的病人来说,采用这种方法获得的结果似乎是相当准确的。一项多中心研究发现食管超声与热稀释法具有良好的相关性($r = 0.95$),使用食管超声会产生小的系统性低估(偏差 0.24L/min)。超声波装置还可以计算衍生参数,称为校正流动时间(flow time corrected,FTc),是指降主动脉内经 HR 校准后的心脏收缩期流动时间。FTc 受前负荷,收缩力以及血管灌注阻抗共同作用的影响。虽然它不是一种真正的前负荷测量措施,但通过多普勒超声估测的 SV 和 FTc 已可成功指导接受大手术的高危外科病人的容量复苏。

阻抗法心动描记术

机体局部交变电流的流动阻抗通常被称为生物阻抗。在胸部,胸主动脉内血液体积和流速的变化即可引起可检测到的生物阻抗变化。胸段生物阻抗振荡成分的第一个衍生参数(dz/dt)即与胸主动脉血流量成线性相关。在这种关系的基础上,已发展到使用经验推导的公式无创地估测 SV 以及 Q_T。这种方法被称为阻抗法心动描记术,因其无创性而极具吸引力,并可提供连续的 Q_T 数值,且不需要大量的培训。尽管有这些优势,但研究表明,阻抗法心动描记术测量的 Q_T 结果在制定临床决策时并不十分可靠,并且与诸如热稀释、心室造影等标准方法的相关性较差。阻抗心动描记术也可作为一种估计左心室射血分数的方法,但其与放射性核素心室显像术测得结果的一致性较差。根据这些数据,目前尚不能建议使用阻抗心动描记术对危重症病人进行血流动力学监测。

脉搏轮廓分析

心输出量测定的另一个方法是脉搏轮廓分析,可在每次心搏的基础上估计 SV。动脉树和 SV 的机械特性决定了动脉搏动波形。估计 Q_T 的脉搏轮廓分析将动脉压力波形作为全身循环模型一种输入信号,以确定每次心脏搏动通过循环系统的血流量。阻力、顺应性和阻抗等参数均是根据病人的年龄和性别初步估计的,随后可使用参考标准测量的 Q_T 进行修正。该参考标准估计的 Q_T 可通过指示剂稀释法定期测量,即由 CVC 注射指示剂,可通过动脉导管检测到血液中指示剂浓度短暂升高。

根据脉搏轮廓分析测定 Q_T 的精确度可与标准的 PAC-热

稀释法相媲美,但它使用创伤小的动脉和中央静脉置管方法,且不需要置入经心脏的导管。通过联机的压力波形分析,计算机可以计算 SV、Q_T 与全身血管阻力,并可估计心肌收缩力和动脉收缩压(dP/dT)的上升速率。脉搏轮廓分析的使用已被应用于动脉压的无创光电容积技术测量。然而,这一技术的准确性已受到质疑,其临床应用仍有待决定。

部分二氧化碳重复吸入

部分二氧化碳(CO_2)重复吸入根据 Fick 原理以无创性方式估计病人的 Q_T。通过再呼吸阀间歇性地改变呼吸机回路内的死腔量,根据改良 Fick 方程($Q_T = \Delta VCO_2/\Delta ETCO_2$),由二氧化碳产生量($VCO_2$)和潮气末二氧化碳量($ETCO_2$)的变化计算心输出量。通过可移除的呼吸环路进行间断的 CO_2 重复吸入,并根据 Fick 原理来计算 Q_T 的设备已经上市。这些设备包括 1 个基于红外线光吸收的 CO_2 传感器、1 个空气流量传感器和 1 个脉搏血氧饱和度仪。肺内分流和血流动力学不稳定的变化均可影响通过 CO_2 复吸估计 Q_T 的准确性。可通过连续脉搏血氧测定和吸入气中的氧浓度(FiO_2)估计分流分数,以校正 Q_T。

关于部分 CO_2 复吸的一些研究表明,这项技术不如热稀释法精确,后者为测量 Q_T 的金标准[52,53]。然而其他研究表明,对于危重症病人,部分 CO_2 复吸测定 Q_T 比使用 PAC 更为有利[53]。

经食管超声心动图

经食管超声心动图(TEE)已从手术室过渡到 ICU。TEE 要求病人镇静和呼吸道保护性置管。使用这项强大的技术可全面评估 LV 和 RV 的功能,包括测定心室容积、EF 和 Q_T。TEE 可容易鉴别节段性室壁运动异常、心包积液和填塞。多普勒技术还可估计心房的充盈压,但该技术有点复杂,需要大量的培训和相当的技巧才能获得可靠的结果。

评估前负荷反应性

虽然脉搏轮廓分析或部分 CO_2 复吸可提供估计的 SV 和 Q_T,但单独使用这些方法,很少或根本不能提供前负荷充足与否的信息。因此,如 Q_T 不足的话,需要使用一些其他方法估计前负荷。多数临床医师通过测定 CVP 压或 PAOP,以评估心脏前负荷充足与否。然而,无论是 CVP 还是 PAOP 与其真正参数,即左室舒张末期容积(LVEDV)的相关性不强。特别高或低的 CVP 或 PAOP 结果是有意义的,但读数在一个大的中间区域(即 5~20mmHg)时则不是很有意义。此外,CVP 或 PAOP 的变化与 SV 的变化不相关。超声心动图可用于估计 LVEDV,但这种方法依赖于操作者的技巧与训练,且单独测量 LVEDV 也无法预测前负荷改变时血流动力学的反应性。

当机械通气病人使用正压通气时,胸腔内压力升高,静脉回流减少,致使 LVSV 也减少。因此,在正压阶段,可用脉压变化率(pulse pressure variation,PPV)预测输心脏前负荷变化时 Q_T 的反应性。PPV 的定义为最大脉压减去最小脉压,除以脉压的平均值。在一项危重症病人的队列研究中,通过对 PPV、CVP、PAOP 及收缩压变异率等预测前负荷反应性的参数进行比较,证实了这种方法的准确性。如果病人快速输注一定标准容量的液体后,心脏指数至少增加 15%,则此类病

人属于"前负荷反应性"。接受者操作特征曲线表明,PPV 是前负荷反应性最佳的预测因素。虽然房性心律失常可能会干扰这一技术的有效性,但由于 PPV 的简单可靠,因此对于大多数病人来说,它仍然是预测前负荷反应性的有效方法。

组织二氧化碳分压测定

QT、$\dot{D}O_2$,或 $\dot{V}O_2$ 等整体指标尚不能提供关于细胞氧合和线粒体功能的有用资料。在理论上,测定组织 pH 以评估灌注充分与否是一个极具吸引力的概念。在腺苷二磷酸底物水平磷酸化形成 ATP 的化学反应中,无氧呼吸可导致质子净积累。因此,如果组织的 pH 值不在酸中毒的范围内,即使不确定组织血流量与氧输送的实际数值,即可足以说明全身灌注以及动脉氧含量可满足细胞的代谢需求。检测到组织酸中毒则提示临床医师,病人存在灌注不足的可能性。因此,胃或乙状结肠组织 CO_2 分压张力测定可用以估计黏膜的 pH 值(PHi),从而监测危重症病人内脏的灌注。

不幸的是,使用张力测量估计胃肠黏膜 pH,以监测组织灌注,只是基于一些假设基础上的概念,其中一些可能是部分或完全不能实现的。此外,目前临床测量胃黏膜 CO_2 分压所使用的方法仍相当繁琐和昂贵。或许正是由于这些原因,使用胃张力测量法监测危重症病人主要作为一种研究工具。

黏膜 CO_2 张力测定,即 PCO_2 muc,可通过使用 Henderson-Hasselbalch 公式计算:

$$pHi:pHi = log([HCO_3^-]muc/0.03 \times PCO_2 muc)$$

其中 $[HCO_3^-]$ muc 是黏膜碳酸氢根离子的浓度。然而 PCO_2 muc 可以通过张力测量法精确测量,但 $[HCO_3^-]$ muc 不能直接测量,必须通过假设动脉血碳酸氢根离子浓度($[HCO_3^-]$ art)约等于 $[HCO_3^-]$ muc 进行估计。在正常情况下,$[HCO_3^-]$ art $\cong$ $[HCO_3^-]$ muc 的假设很可能是有效的。但是在病理情况下,$[HCO_3^-]$ art $\cong$ $[HCO_3^-]$ muc 的假设几乎可以肯定是无效的。例如,当回肠黏膜的血流量很少,组织中的 HCO_3^- 被无氧代谢产生的 H^+ 中和,且灌注减少阻碍 HCO_3^- 从动脉血向组织中扩散。因此,在这种情况下,$[HCO_3^-]$ muc < $[HCO_3^-]$ art,基于 Henderson-Hasselbalch 方程张力测量估计的 pHi 可低估了目前组织酸中毒的程度。

使用 pHi 作为灌注指标还有另一个根本问题。如上所述,使用 Henderson-Hasselbalch 方程计算 pHi 是受 PCO_2 muc 和 $[HCO_3^-]$ art 两者共同影响的。在稳定状态下,PCO_2 muc 反映了组织间隙 CO_2 流入与流出之间的平衡。CO_2 可以通过三种机制进入组织间隙:动脉血中 CO_2 的弥散,含碳燃料的有氧代谢产生或者无氧代谢释放的 H^+ 中和 HCO_3^- 产生。CO_2 通过离开组织间隙扩散进入静脉血中。如果黏膜血流量减少,则因为 CO_2 向静脉血中扩散减少,导致 PCO_2 muc 增加。如果黏膜灌注显著下降,亦即低于组织无氧阈值,由于中和 HCO_3^- 导致 CO_2 生成增多,也会使 PCO_2 muc 升高,因此显而易见,PCO_2 muc 升高可以反映黏膜灌注减少。然而如 Salzman 和同事实验证实的一样,动脉高碳酸血症也可导致 PCO_2 muc 升高,从而致使动脉血 CO_2 向组织间隙的扩散增加。同样,$[HCO_3^-]$ art 的变化在各种与组织灌注或有氧代谢无关的情况下也可能发生(如糖尿病酮症酸中毒,输注 $NaHCO_3$ 溶液导致的医源性碱化)。由于这些原因,基于张力测量估计的 pHi 并不是评

估黏膜灌注的可靠方法。

虽然所有组织灌注的变化均可影响 PCO_2 和 pH 值,但是由于实践和理论原因,采用张力测量法监测病人这些参数却集中在病人的胃肠道黏膜上,特别是胃。从实用角度看,在临床实践中,为达到减压引流或喂养的目的,应用胃管也是很普遍的。但是监测胃肠黏膜灌注比监测其他部位灌注更可取,也有理论上的原因。首先,当全身灌注受损时,内脏血流量减少的程度大于全身灌注减少的程度。因此,发现内脏器官灌注减少可能预示着即将发生的其他器官血流量的不利变化。其次,肠道已被认为是多器官功能障碍综合征(MODS)的启动器官,并在实验模型中,无论是由于灌注不足或其他原因导致的肠道黏膜酸中毒,与亲水溶质的通透性升高有关。因此,确保足够的内脏灌注,可减轻肠道屏障功能紊乱,并在此基础上改善病人的预后。

然而,胃可能不是监测组织 CO_2 分压的理想部位。首先,黏液层中胃壁细胞分泌的 H^+ 中和管腔内的 HCO_3^- 可形成 CO_2,HCO_3^- 既可来源于十二指肠黏膜分泌物的反流,也可由胃黏膜细胞分泌。胃 PCO_2 和 pH 值的测定受胃酸分泌的影响,因此其准确性依赖于组胺受体拮抗剂阻断或质子泵抑制剂等药物阻滞肾腔内质子的分泌。需要药物干预增加了监测的成本和复杂性。其次,肠内营养可干扰胃黏膜 CO_2 分压的监测,迫使暂停营养支持或放置超越幽门的导管。

尽管存在上述诸多问题,现已证实测量胃 pHi 和(或)黏膜 $PaCO_2$ 分压差对于预测多种危重症病人的预后是相当可靠的,其中包括一般内科 ICU 病人、多发性创伤病人、脓毒症病人和接受重大手术的病人。在一项研究中,采用激光多普勒血流测量仪在内镜下测定了胃黏膜血流量,结果显示胃黏膜酸中毒的加重与黏膜灌注不足有关。此外,在一项里程碑式的前瞻随机多中心临床试验中,比较了内科 ICU 监测的病人,发现与常规血流动力学指标相比,采用胃 pHi 终点复苏滴定可获得高达 30 天的病人生存率。在另一项研究中,将外伤病人随机分为滴定复苏使胃 pHi>7.30,或达到全身 $\dot{D}O_2$ 或 $\dot{V}O_2$ 的目标。虽然这项研究的两组病人的存活率没有显著性差异,但是 24 小时内胃 pHi 未能达到正常与高的死亡率(54%)相关,而且胃 pHi 的正常化与显著降低的死亡率(7%)相关。

在创伤较小的部位测量组织 CO_2 水平的技术也吸引了人们的兴趣。一些初步的临床研究结果证实,监测舌下黏膜的组织 CO_2 分压($PslCO_2$)可以提供有价值的临床资料。$PslCO_2$ 升高与出血或脓毒症休克病人动脉血压及 QT 的下降有关。在脓毒症或心源性休克的危重症病人的研究中,$PslCO_2-PaCO_2$ 差被认为是一个很好的预后指标,存活者为(9.2±5.0)mmHg,非存活者为(17.8±11.5)mmHg。这项研究还表明,$PslCO_2$ 监测在预测病人生存率方面优于胃黏膜张力测量法。该 $PslCO_2-PaCO_2$ 差与混合静脉-动脉 CO_2 分压差相关,但与血乳酸水平、混合静脉血氧饱和度(SvO_2)或全身 $\dot{D}O_2$ 不相关。近期研究结果表明,$PslCO_2-PaCO_2$ 差能比其他参数更好地反映组织缺氧。

近红外光谱法测定组织血氧饱和度

近红外光谱吸收法(NIRS)可以通过使用近红外光的波长(700~1000nm),连续无创测定组织血氧饱和度(StO_2)。

这种技术基于 Beer 定律,即当光穿过含有可溶性溶质的溶液时,其强度可根据溶质的浓度呈指数性减弱。在哺乳动物组织中,三种成分在含氧状态下其光吸收模式会发生改变:细胞色素 a、细胞色素 a_3、肌红蛋白与 Hgb。由于氧合血红蛋白和脱氧血红蛋白吸收光谱明显不同,可根据 Beer 定律检测其在组织内的相对浓度。因此,可通过测量光在穿过组织时强度的变化检测不同类型 Hgb 的相对浓度。由于大约只有 20% 的血容量在动脉内,且 StO_2 测定不考虑收缩期或舒张期,因此光谱测量主要是指静脉血氧合 Hgb 的浓度。

现已使用近红外光谱(NIRS)评估了动物模型和创伤病人创伤性休克的严重程度。研究表明,在猪的失血性休克模型中,采用 NIRS 测定的周围肌肉 StO_2,与其他复苏终点一样精确,如碱不足(BD)、SvO_2 等。作为闭合性创伤病人多器官功能障碍综合征(MODS)或病死率发生、发展的预测因素,已经对连续测定 StO_2 进行了评估。在 7 个一级创伤中心,对 383 名病人进行了前瞻性研究。入院后 24 小时,对 StO_2、生命体征及其他复苏终点指标,如 BD,进行了监测。低的 StO_2(使用 $StO_2 \leq 75\%$ 作为分界线)在预测 MODS 发展方面与 BD ≥ 6mEq/L 有相似的敏感性和特异性。在预测死亡率方面也对 StO_2 和 BD 进行了比较。因此,NIRS 源性肌肉 StO_2 测量在鉴别躯干创伤后低灌注,以及预测 MODS 或死亡的发生、发展方面与 BD 的表现类似,但有持续和无创的优点。正在进行的前瞻性研究将有助于确定 StO_2 连续监测在如创伤、失血性休克、脓毒症等临床疾病中的应用情况。

呼吸监测

对于危重症病人,能够监测呼吸功能的各种参数至关重要。这些病人大多需要机械通气。必须对其呼吸生理进行监测,以评估氧合与通气充分与否,指导脱离机械通气,并发现与呼吸衰竭和机械通气相关的不良事件。这些参数包括气体交换、神经肌肉活动、呼吸力学以及病人的肌力。

动脉血气分析

进行间歇性的动脉血气分析已成为呼吸监测的标准。当监护呼吸衰竭病人时,血气分析可提供有用的资料。然而,即使在不存在呼吸衰竭或需要机械通气的情况下,血气分析对于发现由于低 $\dot{Q}_T$、脓毒症、肾衰竭、严重创伤、药物、吸毒过量或精神状态改变导致的酸碱平衡紊乱也是十分有价值的。可以分析动脉血的 pH、氧分压、二氧化碳分压、HCO_3^- 浓度,并计算 BD。在临床应用中,也可测定碳氧血红蛋白与高铁血红蛋白的水平。近年来,已努力减少血气分析的不必要使用。对于大多数术后病人,常规脱机时连续测定血气分析是没有必要的。

虽然大多数床旁血气分析还需要从病人身上抽取一定量的血液,但是在不需要采样的情况下,通过留置的含有生物传感器的动脉导管也可进行连续床旁血气分析。在一项研究中,比较了传统的实验室血气分析与连续血气和 pH 监测的精确度,结果证实两者之间存在较高的一致性[75]。连续监测可减少因抽血导致的失血,并大大地减少因等待血气分析结果所需的时间。但是连续监测价格高,并且未得到广泛使用。

氧输送的决定因素

心血管系统和呼吸系统的主要作用是供给组织氧合血。$\dot{D}O_2$ 依赖于动脉血氧饱和度的程度要大于动脉血氧分压。$\dot{D}O_2$ 同样依赖于 Q_T 和 Hgb。血液中溶解的氧，即 PaO_2 的一部分，仅构成了 $\dot{D}O_2$ 的一小部分，这点在公式中很明显：

$$\dot{D}O_2 = Q_T \times [(Hgb \times SaO_2 \times 1.36) + (PaO_2 \times 0.0031)]$$

机械通气病人的血氧饱和度依赖于平均气道压、吸氧浓度（FiO_2）和 $S\overline{V}O_2$。因此，当血氧饱和度低时，临床医师只有有限的方法来改善这个参数，可通过增加呼气末正压（positive end-expiratory pressure, PEEP）或呼气时间以提高平均气道压力。通过减少与供应呼吸机氧气混合的室内空气的量，FiO_2 最大可提高到 100%。通过提高 Hgb、Q_T 或减少氧利用，可增加 $S\overline{V}O_2$（例如，使用肌肉松弛和镇静药）。

气道峰压和平台压

机械通气病人应常规监测气道压力。在吸气末测量气道峰压（Ppeak），受潮气量、气道阻力、肺/胸壁顺应性以及吸气峰流量等因素影响。在吸气末，暂时关闭呼气阀，保持肺内容量测得的压力称为气道平台压（plateau airway pressure, Pplateau）。作为一个静态参数，Pplateau 不受气道阻力与吸气峰流速的影响，与肺/胸壁顺应性和潮气量有关。机械通气监测每一次呼吸时的 Ppeak，如果超过预定阈值时，可以设置触发报警。Pplateau 是无法常规在每次通气时进行测量的，而是通过设置呼吸机在吸气末短暂关闭呼气环路，进行间断测量并记录的气体流速为零时的压力。

如果 Ppeak 和 Pplateau 同时均有所升高（而潮气量不过大），提示肺/胸壁的顺应性下降。此时常见原因包括气胸、血胸、肺叶不张、肺水肿、肺炎、急性呼吸窘迫综合征（acute respiratory distress syndrome, ARDS）、胸壁或膈肌主动收缩、腹胀以及内源性 PEEP（如病人发生支气管痉挛呼气不充分时）。如 Ppeak 升高，但 Pplateau 相对正常，主要问题是气道阻力增加，如支气管痉挛、气管置管直径过小或扭曲，甚至气管置管阻塞。低 Ppeak 也应该触发报警，因为它提示连接病人与呼吸机的气道管路漏气。

呼吸机所致肺损伤已成为与危重症病人密切相关的临床事实。过高的气道压力和潮气量可能对危重症病人的肺甚至全身反应产生不利影响。肺实质遭受过高的压力，称为气压伤，可导致肺实质损伤，与 ARDS 相似的弥漫性肺泡损伤以及气胸，并能减少静脉回流，进而降低 Q_T。现已经制定了肺保护性通气策略，以防止呼吸机相关性肺损伤的发展，改善病人的预后。在一个大型多中心随机试验中，研究了各种病因导致的 ARDS 病人，使其 Pplateau < 30 cmH$_2$O，潮气量 < 6 ml/kg（理想体重），与使用 12 ml/kg 潮气量的机械通气策略相比，28 天死亡率减少 22%[76]。基于这个原因，监测平台压和使用低潮气量策略现已成为 ARDS 病人的监护标准。

脉搏血氧饱和度测定

脉搏血氧饱和度测定仪是一种基于微处理器的设备，整合了血氧定量法和体积描记法，可持续无创监测动脉血氧饱和度（O$_2$ saturation of arterial blood, SaO$_2$）被认为是在病人监护方面最重要和有用的技术进步之一。连续无创 SaO$_2$ 监测可采用发光二极管和放置在皮肤上的传感器。脉搏血氧饱和度测定使用两种波长的光（即 660 nm 和 940 nm），分析光源和传感器之间血流的搏动成分。由于氧合血红蛋白和脱氧血红蛋白有不同的吸收光谱，可利用光在这两种波长上吸收的差异计算血氧饱和度分数。在正常情况下，碳氧血红蛋白和高铁血红蛋白是微乎其微的。但是，如果碳氧血红蛋白水平升高，脉搏血氧饱和度测定将会错误地将碳氧血红蛋白认为是氧合血红蛋白，因此显示的值也被假性提高。当高铁血红蛋白浓度明显增加时，无论真正的 SaO$_2$ 是多少，实际 SaO$_2$ 将显示为 85%[77]。当 SaO$_2$ 值低于 92% 时，脉搏血氧饱和度测定的精确度开始下降，当 SaO$_2$ 低于 85% 时即已不可靠[78]。

一些研究评估了住院病人动脉血氧去饱和出现的频率及其对预后的影响。例如，在一项普通内科病人的研究中，Bowton 和同事发现，入院 24 小时内有低氧血症（血氧饱和度 < 90% 持续 5 分钟）发作的病人比未发作动脉血氧去饱和病人的死亡率高 3 倍[79]。由于其临床相关性、易用性、无创性以及成本效益，脉搏血氧饱和度已经成为呼吸系统疾病，气管置管病人，以及接受镇静或全身麻醉手术病人的常规监测措施。脉搏血氧饱和度对于机械通气病人的 FiO$_2$ 和 PEEP 是非常有用的。脉搏血氧饱和度测定的广泛使用已减少了危重症病人对动脉血气测定的需要。

二氧化碳分压测定技术

二氧化碳分压测定技术是测量整个呼吸回路气道内 CO$_2$ 的技术，通常是通过红外线吸收测量的。CO$_2$ 吸收的红外线峰值波长约在 4.27 μm。CO$_2$ 测定技术的工作原理是使红外线穿过样品小室到达对面的探测器。与对比的红外线相比，通过样品小室的红外线较多（即较少的 CO$_2$），探测器接收到的信号也更强。机械通气时，CO$_2$ 测定技术测定的呼气末二氧化碳分压（partial pressure of CO$_2$ in end-tidal exhaled gas, PETCO$_2$）可替代动脉血二氧化碳分压（PaCO$_2$）。在正常人，PETCO$_2$ 比 PaCO$_2$ 低 1~5 mmHg[80]。因此，可用 PETCO$_2$ 估计 PaCO$_2$，而不需要测定血气。然而，在许多情况下，PETCO$_2$ 与 PaCO$_2$ 的变化无关（见下文）。

二氧化碳分析仪可用于气管置管、机械通气的持续评估、气道完整性、呼吸机操作和心肺功能的确认。二氧化碳监测仪即可配置内置传感器，也可配置附带的传感器。该附带系统重量轻，易于使用，但管路较细，来自呼吸机管路的气体标本可被分泌物或冷凝水阻塞，阻碍精确测量。内置设备体积大且重，但不易堵塞。在全身麻醉手术过程中和一些重症监护病人，使用 CO$_2$ 描记术进行连续监测已成为常规。连续 CO$_2$ 描记可及时发现多种情况。PETCO$_2$ 的突然下降，提示水或分泌物阻塞样品管、气道缺失、气道断开或阻塞、呼吸机故障或 Q_T 显著下降等突发事件。如果气道是连接的，且呼吸机功能正常，PETCO$_2$ 突然下降则应立即排除心脏骤停、肺栓塞或心源性休克。在过度通气或如肺栓塞时，死腔量增加，即使 Q_T 未发生改变，PETCO$_2$ 也可持续偏低。PETCO$_2$ 升高的原因包括：分钟通气量降低或代谢率增加。

肾功能监测

尿量

经膀胱导尿留置导尿管可监测尿量,通常由护理人员按小时记录。使用未闭的弗利式(Foley)尿管收集的尿量是肾灌注的总体指标。正常尿量为成人每小时 0.5ml/kg,新生儿和婴儿每小时 1~2ml/kg。少尿可提示由低血压、低血容量或低 Q_T 导致的肾动脉灌注不足。尿量减少也可以是肾脏功能不全的表现。重要的是,尿量正常并不能排除即将发生的肾衰竭的可能性。

膀胱压

少尿、气道峰压升高以及腹内压升高三联征称作腹腔间隔室综合征(abdominal compartment syndrome, ACS)。此症候群首先见于腹主动脉瘤破裂修补术后的病人,与腹部器官间质水肿造成腹内压升高有关。当腹腔内压力超过静脉或毛细血管的压力,肾脏和其他腹腔内脏器的灌注受损。少尿是一个重要症状。尽管 ACS 是一个临床诊断,但是测量腹内压对于确诊是非常有用的。理想的情况下,通过插入腹腔的导管可以测量腹内压,以验证诊断。在实践中,经尿道的膀胱压力测定可以反映腹内压,最常用来确认 ACS 的存在与否。通过 Foley 尿管向膀胱内注入 50~100ml 无菌生理盐水,将导管连接换能器,以测定膀胱内压力。大多数学者建议膀胱内压大于 20~25mmHg 可证实 ACS 的诊断。虽然不常用,但也可使用适当导管监测胃或下腔静脉压力,以发现升高的腹内压。

神经系统监测

颅内压

因为大脑被局限在颅腔内,脑水肿或肿块可增加颅内压(intracranial pressure, ICP)。目前建议严重创伤性颅脑损伤(traumatic brain injury, TBI)病人应监测 ICP,定义的标准为格拉斯哥昏迷评分(Glasgow coma scale, GCS)≤8 且伴有 CT 扫描异常;或病人存在严重 TBI,CT 扫描正常,但伴有以下两项以上者:年龄>40 岁、单侧或双侧运动异常或收缩压低于 90mmHg。ICP 监测也可用于伴有昏迷或神经系统症状恶化的急性蛛网膜下腔出血、侧脑室积血的颅内出血、大脑中动脉缺血性卒中、昏迷和 CT 扫描出现脑水肿的暴发性肝衰竭病人,以及伴有 CT 扫描出现脑水肿的全脑缺血缺氧病人。ICP 监测的目的是确保脑灌注压(cerebral perfusion pressure, CPP),维持脑血流灌注。CPP 等于 MAP 与 ICP 的差值:CPP=MAP-ICP。

脑室导管是一种 ICP 测量装置,由一根插入脑室并连接外部压力传感器的充满液体的导管组成。该装置可测量 ICP,同时也可引流脑脊液(cerebrospinal fluid, CSF),作为降低 ICP 或抽取 CSF 进行实验室检查的方法。而其他将压力传感器置于中枢神经系统的设备只能用于监测 ICP。这些设备可以放置在脑室内、脑实质、硬膜下或硬膜外隙。由于其准确性高,可引流 CSF 以及降低并发症发生率,脑室导管用于监测 TBI 病人 ICP 已成为公认的标准。相关的并发症包括感染

(5%)、出血(1.4%)、导管故障或阻塞(6.3%~10.5%)以及错位损伤颅脑组织。

ICP 监测的目的是发现和治疗可引起脑灌注和功能受损的异常升高的颅内压。在 TBI 病人中,ICP>20mmHg 与不良预后有关。然而很少有研究证实,治疗升高的 ICP 可改善创伤病人的临床预后。在一项随机对照的双盲试验中,Eisenberg 和他的同事证实,维持非开颅病人 ICP<25mmHg,开颅病人<15mmHg,与改善预后有关。在低 CPP 的病人中,纠正 CPP 的治疗策略既可提高 MAP,又可降低 ICP。虽然普遍建议维持 CPP>70mmHg,但支持该建议的证据并不十分具有说服力。此外,一项关于严重 TBI 病人的回顾性队列研究发现,ICP/CPP-靶向神经外科重症监护与机械通气时间延长以及治疗措施的增加有关,且未能证实可改善存活超过 24 小时病人的预后。

脑电图和诱发电位

脑电图可以监测全部神经系统的电活动,而诱发电位的监测可以评估传统脑电图(EEG)未能发现的评价途径。ICU 连续脑电图(continuous EEG, CEEG)监测可对脑皮质活动进行评估,这在反应迟钝和昏睡病人中十分有用。CEEG 对于监测癫痫持续状态病人的治疗和发现脑缺血相关的早期变化也是有意义的。CEEG 可用于调整镇静深度,特别是在使用大剂量巴比妥类药物治疗升高的 ICP 病人时。与 EEG 相比,体感及脑干诱发电位较少受到镇静剂的影响。诱发电位对于脑干损伤的定位,或在代谢或中毒昏迷病人中证实不存在结构性损伤时有意义。还可以为创伤后昏迷病人提供预后资料。

一项 EEG 监测的最新进展就是采用双频指数(bispectral index, BIS)测定镇静药物的水平。虽然镇静药物通常是根据临床神经系统检查测定的,但是手术室已使用 BIS 设备进行麻醉深度的持续监测。BIS 是在含有 5000 多个脑电图的数据库的基础上,进行统计得出的经验性测量结果。BIS 来自双额脑电图记录,分析暴发性抑制比例、α:β 比值和双相关性。采用多元回归模型,计算线性数字指数(BIS),从 0(等电 EEG)到 100(完全清醒)。BIS 的使用可减少手术期间的麻醉药物的用量,促进麻醉的早期复苏与快速恢复。采用修订的镇静-躁动评分作为金标准,证实了 BIS 是监测 ICU 病人镇静水平的有用方法。

经颅多普勒超声检查

这种方式为评估脑血流动力学提供了一种无创方法。经颅多普勒超声(TCD)检查大脑中动脉和前动脉血流速度对于诊断蛛网膜下腔出血后的脑血管痉挛是有价值的。在一项关于蛛网膜下腔出血病人的研究中证实,TCD 确定大脑中动脉平均血流速度的增加是症状性血管痉挛的一个独立预测因素。此外,虽然一些人提出用 TCD 估测 ICP,但研究表明,TCD 不是估计 ICP 和 CPP 的可靠方法,目前用于此目的还不能得到认可。对于伴有混杂因素的病人,如使用中枢神经系统抑制剂或代谢性脑病,TCD 也有用以验证脑死亡的临床检查。

颈静脉血氧饱和度测定

当动脉血氧含量、Hgb 浓度和血氧解离曲线恒定时,颈静

脉血氧饱和度（SjO_2）的变化反映了脑氧输送和需求之间的差异。一般来说，SjO_2减少反映脑灌注不足，而SjO_2增加提示存在脑充血。如果总体灌注正常或高于正常，则SjO_2监测不能发现局部脑血流减少。这种技术通常需要经颈内静脉在颈静脉球部放置一根导管，可经导管间断抽取颈静脉血进行分析，或可使用连续血氧测定导管。

低SjO_2与TBI后不良预后有关。然而监测SjO_2的价值尚未得到证实。如果使用SjO_2，则它不应是唯一的监测手段，而应该与ICP和CPP监测合用。通过监测ICP、CPP与SjO_2，证实早期使用扩容、血管升压药物和增加通气量等干预措施，可防止TBI病人缺血性事件的发生。

经颅近红外光谱吸收法

经颅近红外光谱吸收法（NIRS）是一种测定大脑氧合状态的无创连续监测方法。它使用的技术与脉搏血氧测定法相似，利用颅骨对光谱的近红外区域相对的透过性，使用近红外线和传感器测定氧合与脱氧时血红蛋白的浓度。McCormick和同事证实，脑稀释在任何临床神经系统状态恶化出现之前2小时以上即可发生。然而，目前这种监测措施在很大程度上仍然仅是一种研究工具。

脑组织氧分压

虽然严重TBI病人的标准监护包括ICP和CPP监测，但这种策略并不能预防所有继发性脑损伤。越来越多的证据证实，监测局部脑组织氧分压（$PbtO_2$）可能是此类病人ICP监测一个有用的辅助措施。$PbtO_2$正常值为20～40mmHg，临界水平为8～10mmHg。最近的一项临床研究试图证实，严重TBI时加用$PbtO_2$监测指导治疗是否能改善病人的预后。一家一级创伤中心的观察性研究纳入了28例严重TBI病人（GCS评分≤8）。这些病人接受了有创的ICP和$PbtO_2$监测，并与只接受ICP监测，并按照年龄、损伤程度和入院GCS评分进行配对的25例病例进行了对照比较。两组治疗的目标包括维持ICP<20mmHg以及CPP>60mmHg。在$PbtO_2$监测的病人中，治疗也努力维持$PbtO_2$>25mmHg。两组的日均ICP和CPP水平相似。根据标准的ICP和CPP监测进行治疗的病例对照组病死率为44%。在ICP与CPP基础上加用$PbtO$监测指导治疗的病人病死率显著降低（25%；$P<0.05$）。$PbtO_2$监测的优势在于可早期发现脑组织缺血，尽管ICP和CPP尚在正常范围。此外，$PbtO_2$指导的治疗可减少与维持ICP和CPP相关治疗措施的潜在不良影响。

结论

现代重症监护依赖于连续监测各种生理参数的需求和能力。这种能力已大大地提高了危重症病人的监护水平，并促进了危重症医学专业的发展。在某些情况下，能够测量这些参数的技术能力已超过了我们对改善这些病理生理变化的适当干预措施的意义或对知识的理解。此外，对有创监测设备相关并发症的认识促进了微创监测方法的发展。预示着将来无创监测设备在指导合理治疗的循证策略中应用和不断发展。

（傅强　译）

参考文献

亮蓝色标记的是主要参考文献。

1. Ronco JJ, Fenwick JC, Tweeddale MG, et al: Identification of the critical oxygen delivery for anaerobic metabolism in critically ill septic and nonseptic humans. *JAMA* 270:1724, 1993.
2. Lubarsky DA, Smith LR, Sladen RN, et al: Defining the relationship of oxygen delivery and consumption: Use of biologic system models. *J Surg Res* 58:503, 1995.
3. Lehmann KG, Gelman JA, Weber MA, et al: Comparative accuracy of three automated techniques in the noninvasive estimation of central blood pressure in men. *Am J Cardiol* 81:1004, 1998.
4. Epstein RH, Bartkowski RR, Huffnagle S: Continuous noninvasive finger blood pressure during controlled hypotension. A comparison with intraarterial pressure. *Anesthesiology* 75:796, 1991.
5. Traore O, Liotier J, Souweine B: Prospective study of arterial and central venous catheter colonization and of arterial- and central venous catheter-related bacteremia in intensive care units. *Crit Care Med* 33:1276, 2005.
6. Chatila W, Ani S, Guaglianone D, et al: Cardiac ischemia during weaning from mechanical ventilation. *Chest* 109:1577, 1996.
7. Landesberg G, Mosseri M, Wolf Y, et al: Perioperative myocardial ischemia and infarction: Identification by continuous 12-lead electrocardiogram with online ST-segment monitoring. *Anesthesiology* 96:264, 2002.
8. Hayashi H, Amano M: Does ultrasound imaging before puncture facilitate internal jugular vein cannulation? Prospective randomized comparison with landmark-guided puncture in ventilated patients. *J Cardiothorac Vasc Anesth* 16:572, 2002.
9. Mihm FG, Gettinger A, Hanson CW III, et al: A multicenter evaluation of a new continuous cardiac output pulmonary artery catheter system. *Crit Care Med* 26:1346, 1998.
10. Rouby JJ, Poete P, Bodin L, et al: Three mixed venous saturation catheters in patients with circulatory shock and respiratory failure. *Chest* 98:954, 1990.
11. Jastremski MS, Chelluri L, Beney KM, et al: Analysis of the effects of continuous on-line monitoring of mixed venous oxygen saturation on patient outcome and cost-effectiveness. *Crit Care Med* 17:148, 1989.
12 Kyff JV, Vaughn S, Yang SC, et al: Continuous monitoring of mixed venous oxygen saturation in patients with acute myocardial infarction. *Chest* 95:607, 1989.
13. Gattinoni L, Brazzi L, Pelosi P, et al: A trial of goal-oriented hemodynamic therapy in critically ill patients. SVo2 Collaborative Group. *N Engl J Med* 333:1025, 1995.
14. London MJ, Moritz TE, Henderson WG, et al: Standard versus fiberoptic pulmonary artery catheterization for cardiac surgery in the Department of Veterans Affairs: A prospective, observational, multicenter analysis. *Anesthesiology* 96:860, 2002.
15. Rivers EP, Ander DS, Powell D: Central venous oxygen saturation monitoring in the critically ill patient. *Curr Opin Crit Care* 7:204, 2001.
16. Varpula M, Karlsson S, Ruokonen E, et al: Mixed venous oxygen saturation cannot be estimated by central venous oxygen saturation in septic shock. *Intensive Care Med* 32:1336, 2006.
17. Rivers E, Nguyen B, Havstad S, et al: Early goal-directed therapy in the treatment of severe sepsis and septic shock. *N Engl J Med* 345:1368, 2001.
18. Dhainaut JF, Brunet F, Monsallier JF, et al: Bedside evaluation of right ventricular performance using a rapid computerized thermodilution method. *Crit Care Med* 15:148, 1987.
19. Yu M, Takiguchi S, Takanishi D, et al: Evaluation of the clinical usefulness of thermodilution volumetric catheters. *Crit Care Med* 23:681, 1995.
20. Chang MC, Blinman TA, Rutherford EJ, et al: Preload assessment in trauma patients during large-volume shock resuscitation. *Arch Surg* 131:728, 1996.
21. Connors AF Jr., Speroff T, Dawson NV, et al: The effectiveness of right heart catheterization in the initial care of critically ill patients. SUPPORT Investigators. *JAMA* 276:889, 1996.
22. Gore JM, Goldberg RJ, Spodick DH, et al: A community-wide assessment of the use of pulmonary artery catheters in patients with acute myocardial infarction. *Chest* 92:721, 1987.
23. Zion MM, Balkin J, Rosenmann D, et al: Use of pulmonary artery catheters in patients with acute myocardial infarction. Analysis of experience in 5,841 patients in the SPRINT Registry. SPRINT Study Group. *Chest* 98:1331, 1990.

24. Pearson KS, Gomez MN, Moyers JR, et al: A cost/benefit analysis of randomized invasive monitoring for patients undergoing cardiac surgery. *Anesth Analg* 69:336, 1989.

25. Tuman KJ, McCarthy RJ, Spiess BD, et al: Effect of pulmonary artery catheterization on outcome in patients undergoing coronary artery surgery. *Anesthesiology* 70:199, 1989.

26. Bender JS, Smith-Meek MA, Jones CE: Routine pulmonary artery catheterization does not reduce morbidity and mortality of elective vascular surgery: Results of a prospective, randomized trial. *Ann Surg* 226:229, 1997.

27. Valentine RJ, Duke ML, Inman MH, et al: Effectiveness of pulmonary artery catheters in aortic surgery: A randomized trial. *J Vasc Surg* 27:203, 1998.

28. Sandham JD, Hull RD, Brant RF, et al: A randomized, controlled trial of the use of pulmonary-artery catheters in high-risk surgical patients. *N Engl J Med* 348:5, 2003.

29. Harvey S, Harrison DA, Singer M, et al: Assessment of the clinical effectiveness of pulmonary artery catheters in management of patients in intensive care (PAC-Man): A randomised controlled trial. *Lancet* 366:472, 2005.

30. Shah MR, Hasselblad V, Stevenson LW, et al: Impact of the pulmonary artery catheter in critically ill patients: Meta-analysis of randomized clinical trials. *JAMA* 294:1664, 2005.

31. Binanay C, Califf RM, Hasselblad V, et al: Evaluation study of congestive heart failure and pulmonary artery catheterization effectiveness: The ESCAPE trial. *JAMA* 294:1625, 2005.

32. Wheeler AP, Bernard GR, Thompson BT, et al: Pulmonary-artery versus central venous catheter to guide treatment of acute lung injury. *N Engl J Med* 354:2213, 2006.

33. Wiener RS, Welch HG: Trends in the use of the pulmonary artery catheter in the United States, 1993–2004. *JAMA* 298:423, 2007.

34. Bland RD, Shoemaker WC, Abraham E, et al: Hemodynamic and oxygen transport patterns in surviving and nonsurviving postoperative patients. *Crit Care Med* 13:85, 1985.

35. Shoemaker WC, Appel PL, Kram HB, et al: Prospective trial of supranormal values of survivors as therapeutic goals in high-risk surgical patients. *Chest* 94:1176, 1988.

36. Bishop MH, Shoemaker WC, Appel PL, et al: Prospective, randomized trial of survivor values of cardiac index, oxygen delivery, and oxygen consumption as resuscitation endpoints in severe trauma. *J Trauma* 38:780, 1995.

37. Yu M, Burchell S, Hasaniya NW, et al: Relationship of mortality to increasing oxygen delivery in patients > or = 50 years of age: A prospective, randomized trial. *Crit Care Med* 26:1011, 1998.

38. Heyland DK, Cook DJ, King D, et al: Maximizing oxygen delivery in critically ill patients: A methodologic appraisal of the evidence. *Crit Care Med* 24:517, 1996.

39. Alia I, Esteban A, Gordo F, et al: A randomized and controlled trial of the effect of treatment aimed at maximizing oxygen delivery in patients with severe sepsis or septic shock. *Chest* 115:453, 1999.

40. Connors AF Jr.: Right heart catheterization: Is it effective? *New Horiz* 5:195, 1997.

41. Iberti TJ, Fischer EP, Leibowitz AB, et al: A multicenter study of physicians' knowledge of the pulmonary artery catheter. Pulmonary Artery Catheter Study Group. *JAMA* 264:2928, 1990.

42. Gnaegi A, Feihl F, Perret C: Intensive care physicians' insufficient knowledge of right-heart catheterization at the bedside: Time to act? *Crit Care Med* 25:213, 1997.

43. Gan TJ, Soppitt A, Maroof M, et al: Goal-directed intraoperative fluid administration reduces length of hospital stay after major surgery. *Anesthesiology* 97:820, 2002.

44. Cerny JC, Ketslakh M, Poulos CL, et al: Evaluation of the Velcom-100 pulse Doppler cardiac output computer. *Chest* 100:143, 1991.

45. Valtier B, Cholley BP, Belot JP, et al: Noninvasive monitoring of cardiac output in critically ill patients using transesophageal Doppler. *Am J Respir Crit Care Med* 158:77, 1998.

46. Genoni M, Pelosi P, Romand JA, et al: Determination of cardiac output during mechanical ventilation by electrical bioimpedance or thermodilution in patients with acute lung injury: Effects of positive end-expiratory pressure. *Crit Care Med* 26:1441, 1998.

47. Imhoff M, Lehner JH, Lohlein D: Noninvasive whole-body electrical bioimpedance cardiac output and invasive thermodilution cardiac output in high-risk surgical patients. *Crit Care Med* 28:2812, 2000.

48. Marik PE, Pendelton JE, Smith R: A comparison of hemodynamic parameters derived from transthoracic electrical bioimpedance with those parameters obtained by thermodilution and ventricular angiography. *Crit Care Med* 25:1545, 1997.

49. Miles DS, Gotshall RW, Quinones JD, et al: Impedance cardiography fails to measure accurately left ventricular ejection fraction. *Crit Care Med* 18:221, 1990.

50. Mielck F, Buhre W, Hanekop G, et al: Comparison of continuous cardiac output measurements in patients after cardiac surgery. *J Cardiothorac Vasc Anesth* 17:211, 2003.

51. Remmen JJ, Aengevaeren WR, Verheugt FW, et al: Finapres arterial pulse wave analysis with Modelflow is not a reliable non-invasive method for assessment of cardiac output. *Clin Sci (Lond)* 103:143, 2002.

52. van Heerden PV, Baker S, Lim SI, et al: Clinical evaluation of the non-invasive cardiac output (NICO) monitor in the intensive care unit. *Anaesth Intensive Care* 28:427, 2000.

53. Odenstedt H, Stenqvist O, Lundin S: Clinical evaluation of a partial CO2 rebreathing technique for cardiac output monitoring in critically ill patients. *Acta Anaesthesiol Scand* 46:152, 2002.

54. Godje O, Peyerl M, Seebauer T, et al: Central venous pressure, pulmonary capillary wedge pressure and intrathoracic blood volumes as preload indicators in cardiac surgery patients. *Eur J Cardiothorac Surg* 13:533, 1998.

55. Lichtwarck-Aschoff M, Zeravik J, Pfeiffer UJ: Intrathoracic blood volume accurately reflects circulatory volume status in critically ill patients with mechanical ventilation. *Intensive Care Med* 18:142, 1992.

56. Gunn SR, Pinsky MR. Implications of arterial pressure variation in patients in the intensive care unit. *Curr Opin Crit Care* 7:212, 2001.

57. Michard F, Chemla D, Richard C, et al: Clinical use of respiratory changes in arterial pulse pressure to monitor the hemodynamic effects of PEEP. *Am J Respir Crit Care Med* 159:935, 1999.

58. Michard F, Boussat S, Chemla D, et al: Relation between respiratory changes in arterial pulse pressure and fluid responsiveness in septic patients with acute circulatory failure. *Am J Respir Crit Care Med* 162:134, 2000.

59. Antonsson JB, Boyle CC III, Kruithoff KL, et al: Validation of tonometric measurement of gut intramural pH during endotoxemia and mesenteric occlusion in pigs. *Am J Physiol* 259:G519, 1990.

60. Salzman AL, Strong KE, Wang H, et al: Intraluminal "balloonless" air tonometry: A new method for determination of gastrointestinal mucosal carbon dioxide tension. *Crit Care Med* 22:126, 1994.

61. Reilly PM, Wilkins KB, Fuh KC, et al: The mesenteric hemodynamic response to circulatory shock: An overview. *Shock* 15:329, 2001.

62. Fink MP: Intestinal epithelial hyperpermeability: Update on the pathogenesis of gut mucosal barrier dysfunction in critical illness. *Curr Opin Crit Care* 9:143, 2003.

63. Kolkman JJ, Groeneveld AB, Meuwissen SG: Gastric PCO2 tonometry is independent of carbonic anhydrase inhibition. *Dig Dis Sci* 42:99, 1997.

64. Levy B, Perrigault PF, Gawalkiewicz P, et al: Gastric versus duodenal feeding and gastric tonometric measurements. *Crit Care Med* 26:1991, 1998.

65. Bjorck M, Hedberg B: Early detection of major complications after abdominal aortic surgery: Predictive value of sigmoid colon and gastric intramucosal pH monitoring. *Br J Surg* 81:25, 1994.

66. Roumen RM, Vreugde JP, Goris RJ: Gastric tonometry in multiple trauma patients. *J Trauma* 36:313, 1994.

67. Miller PR, Kincaid EH, Meredith JW, et al: Threshold values of intramucosal pH and mucosal-arterial CO2 gap during shock resuscitation. *J Trauma* 45:868, 1998.

68. Elizalde JI, Hernandez C, Llach J, et al: Gastric intramucosal acidosis in mechanically ventilated patients: Role of mucosal blood flow. *Crit Care Med* 26:827, 1998.

69. Gutierrez G, Palizas F, Doglio G, et al: Gastric intramucosal pH as a therapeutic index of tissue oxygenation in critically ill patients. *Lancet* 339:195, 1992.

70. Ivatury RR, Simon RJ, Islam S, et al: A prospective randomized study of end points of resuscitation after major trauma: Global oxygen transport indices versus organ-specific gastric mucosal pH. *J Am Coll Surg* 183:145, 1996.

71. Weil MH, Nakagawa Y, Tang W, et al: Sublingual capnometry: A new noninvasive measurement for diagnosis and quantitation of severity of circulatory shock. *Crit Care Med* 27:1225, 1999.

72. Marik PE: Sublingual capnography: A clinical validation study. *Chest*

120:923, 2001.

73. Crookes BA, Cohn SM, Burton EA, et al: Noninvasive muscle oxygenation to guide fluid resuscitation after traumatic shock. *Surgery* 135:662, 2004.

74. Cohn SM, Nathens AB, Moore FA, et al: Tissue oxygen saturation predicts the development of organ dysfunction during traumatic shock resuscitation. *J Trauma* 62:44, 2007.

75. Haller M, Kilger E, Briegel J, et al: Continuous intra-arterial blood gas and pH monitoring in critically ill patients with severe respiratory failure: A prospective, criterion standard study. *Crit Care Med* 22:580, 1994.

76. Ventilation with lower tidal volumes as compared with traditional tidal volumes for acute lung injury and the acute respiratory distress syndrome. The Acute Respiratory Distress Syndrome Network. *N Engl J Med* 342:1301, 2000.

77. Tremper KK: Pulse oximetry. *Chest* 95:713, 1989.

78. Shoemaker WC, Belzberg H, Wo CC, et al: Multicenter study of noninvasive monitoring systems as alternatives to invasive monitoring of acutely ill emergency patients. *Chest* 114:1643, 1998.

79. Bowton DL, Scuderi PE, Haponik EF: The incidence and effect on outcome of hypoxemia in hospitalized medical patients. *Am J Med* 97:38, 1994.

80. Jubran A, Tobin MJ: Monitoring during mechanical ventilation. *Clin Chest Med* 17:453, 1996.

81. Ivatury RR, Porter JM, Simon RJ, et al: Intra-abdominal hypertension after life-threatening penetrating abdominal trauma: Prophylaxis, incidence, and clinical relevance to gastric mucosal pH and abdominal compartment syndrome. *J Trauma* 44:1016, 1998.

82. The Brain Trauma Foundation. The American Association of Neurological Surgeons. The Joint Section on Neurotrauma and Critical Care: Indications for intracranial pressure monitoring. *J Neurotrauma* 17:479, 2000.

83. The Brain Trauma Foundation. The American Association of Neurological Surgeons. The Joint Section on Neurotrauma and Critical Care: Recommendations for intracranial pressure monitoring technology. *J Neurotrauma* 17:497, 2000.

84. Juul N, Morris GF, Marshall SB, et al: Intracranial hypertension and cerebral perfusion pressure: Influence on neurological deterioration and outcome in severe head injury. The Executive Committee of the International Selfotel Trial. *J Neurosurg* 92:1, 2000.

85. Eisenberg HM, Frankowski RF, Contant CF, et al: High-dose barbiturate control of elevated intracranial pressure in patients with severe head injury. *J Neurosurg* 69:15, 1988.

86. The Brain Trauma Foundation. The American Association of Neurological Surgeons. The Joint Section on Neurotrauma and Critical Care: Guidelines for cerebral perfusion pressure. *J Neurotrauma* 17:507, 2000.

87. Cremer OL, van Dijk GW, van Wensen E, et al: Effect of intracranial pressure monitoring and targeted intensive care on functional outcome after severe head injury. *Crit Care Med* 33:2207, 2005.

88. Sigl JC, Chamoun NG: An introduction to bispectral analysis for the electroencephalogram. *J Clin Monit* 10:392, 1994.

89. Gan TJ, Glass PS, Windsor A, et al: Bispectral index monitoring allows faster emergence and improved recovery from propofol, alfentanil, and nitrous oxide anesthesia. BIS Utility Study Group. *Anesthesiology* 87:808, 1997.

90. Simmons LE, Riker RR, Prato BS, et al: Assessing sedation during intensive care unit mechanical ventilation with the Bispectral Index and the Sedation-Agitation Scale. *Crit Care Med* 27:1499, 1999.

91. Qureshi AI, Sung GY, Razumovsky AY, et al: Early identification of patients at risk for symptomatic vasospasm after aneurysmal subarachnoid hemorrhage. *Crit Care Med* 28:984, 2000.

92. Czosnyka M, Matta BF, Smielewski P, et al: Cerebral perfusion pressure in head-injured patients: A noninvasive assessment using transcranial Doppler ultrasonography. *J Neurosurg* 88:802, 1998.

93. Feldman Z, Robertson CS: Monitoring of cerebral hemodynamics with jugular bulb catheters. *Crit Care Clin* 13:51, 1997.

94. Vigue B, Ract C, Benayed M, et al: Early SjVo2 monitoring in patients with severe brain trauma. *Intensive Care Med* 25:445, 1999.

95. McCormick PW, Stewart M, Goetting MG, et al: Noninvasive cerebral optical spectroscopy for monitoring cerebral oxygen delivery and hemodynamics. *Crit Care Med* 19:89, 1991.

96. Stiefel MF, Spiotta A, Gracias VH, et al: Reduced mortality rate in patients with severe traumatic brain injury treated with brain tissue oxygen monitoring. *J Neurosurg* 103:805, 2005.

第 14 章

微创外科、机器人手术与经自然腔道的内镜手术

John G. Hunter and Blair A. Jobe

关键点

1. 微创外科表述的是一种对于在外科手术中手术入路造成的创伤减到最小而又不会降低手术质量的理性的处理方法。
2. 微创外科是一种有赖于电视影像、超声影像、X 线影像以及磁共振影像的方法。
3. 腹腔镜手术的 CO_2 气腹可以引起某些特异性病理、生理改变的后果。
4. 培训腹腔镜手术医师要在手术室外的模拟实验室中,和(或)使用动物模型来进行。
5. 孕期的腹腔镜手术最好在妊娠第 4~6 个月进行,如辅以恰当的监视系统,则手术是安全的。
6. 对于癌症的腹腔镜手术,只要是切除的肿瘤组织能得到妥善处理,手术也是适宜的。
7. 机器人手术已成为对于盆腔手术包括前列腺切除、一些妇科手术及生殖外科手术的最有价值的手术方式。
8. 经自然腔道的内镜手术开创了真正无瘢痕手术的未来。

概论

微创外科是外科的一个领域,它涉及从普通外科到神经外科等所有传统的外科分支,因其本身指的仅是一种外科理念和思路,而并非自成一科。微创外科就是一种经小切口行大手术的方法。通常是使用小型化的高科技影像系统以最大地减小外科手术创伤。有人认为"最小入路外科手术"更能确切地表达这种经小切口就能取得必要手术通路到达手术野的高科技手术。但是 John Wickham 的"微创外科"(MIS)一词被广泛地应用正是因为它表明了后现代化高科技外科的悖论——小洞形切口做大手术——以及最小化入口和无创性手术的概念全部融汇于此词语中。

当前的机器人手术是在一种统一形式的操作平台

（Intuitive Inc. Sunny vale，CA）上施行的。因为机械（自动）一词有自主动作之嫌，而这又并非是 da Vinci robotic（达·芬奇系统）的特性，最好还是被称为"计算机强化的手术"（Computer enhanced Surgery）。换言之，达·芬奇机器人是把具有立体视频影像、符合人体工程学的操作台（术者一侧）与装备有量身定做的比单纯腹腔镜具有更多活动自由度的腔镜器械的一组机械臂（病人一侧）结合了起来。而连接于术者与病人之间的计算机系统则可以消除任何操作中手的震颤并可以按比例放大手术操作，以利于施行精确的显微外科手术。这对进行显微解剖和有难度的吻合大有益处。

经自然腔道的内镜手术（natural orifice transluminal endoscopic surgery，NOTES）是近年来研发的内镜手术器械所延伸的成果。利用口腔、肛门、阴道和尿道（自然孔道）作为入口，使用一种软式可弯曲的内镜穿透食管、胃、结肠、膀胱或阴道进入纵隔、胸膜腔或腹腔进行手术。这种最小化手术通路方法的优点就在于它从理论上说，避免了腹腔镜或胸腔镜手术遗留下的外科伤疤。其他的优点包括减轻疼痛、减小对住院的需求及减少医疗费用等均已有阐明。

历史背景

尽管微创外科这个词本身相对地浅近，但它其中的一些元素已有近百年历史。微创手术中哪一种被认为是最新又最常施行的呢，无疑是当属腹腔镜手术。但实际上它也是最古老的。原始的腹腔镜手术是由 Kelling 于 1901 年施行的。他将一个膀胱镜放入了被充气的病人腹腔中。当时腹内照明使用的是安装在窥镜尖端的光热原件，存在一定的危险性。到了 20 世纪 50 年代后期，Hopkins 描述了使用一种柱镜通过实心柱晶体传导光线，不产生热量也使极少光线衰减[1]。约在同一时期，一种细的晶体纤维出现了。它既能把光线封存在内部也能将光线照射到各个角落。它开辟了光纤维领域，从而使可弯曲（软式）内镜有了飞速的发展[2,3]。到了 20 世纪 70 年代，软式内镜的应用在除了妇产科、骨科等少数领域外有了长足的进展[4]。在 20 世纪 70 年代中期硬式内镜完成了由诊断到治疗的迅速转型。在过去 20 年中，视频影像辅助的外科蓬勃发展，是源于一种便携式的既可安装于软式窥镜内端又可装于 Hopkins 镜头（硬式）外端的高解析度光电荷耦合器件（CCDS）成像传感器研制成功的结果。把冷光源、光纤电缆和高解析度视频影像监视器（电视）结合在一起的电子内镜改变了我们对外科解剖的认知，同时也使外科临床大为改观。

软式内镜的影像始于 20 世纪 60 年代，当时第一次能把许多光纤维集约成束，其中一部分作为光源，一部分可以成像。最初的上消化道内镜彻底改革了对胃底食管反流、消化性溃疡的诊断和治疗，并使早期检测出仍在可治愈阶段的上、下消化道的恶性肿瘤成为可能。首例治疗性的内镜手术是由来自纽约的 Shinya 和 Wolfe 两位外科医师施行的结肠镜下肠息肉切除术。而于 1981 年报道的经皮下内镜行胃造口术（PEG）是由 Gauderer 和 Ponsky 研发完成的[5]，这也许可被看做是第一例 NOTES 手术。其后的内镜下胰腺囊肿引流术则可以认为是第二例 NOTES 手术，尽管在当时还仅有少量精力和资金用于研发，这一状况直到有一些胃肠外科医师宣称他

们证实了使用软式内镜经胃腔行胆囊切除术是可行时始为改观。随着这一报道，外科学界受到启示，并抓住这一契机展开了 NOTES 手术的研究与开发。

尽管光纤维影像产生了绝大多数的微创手术，但其他的影像技术，例如传统的 X 射线使得在 20 世纪 70 年代中就有了手术方式的改革与发展。X 射线影像使经皮穿刺的血管内手术得以采用。其中最具革命性的是气囊导管血管成形术。继而各类导管手术扩展到了所有医学领域，用最小的切口入路以开通堵塞的腔道。之后，支架应运而生，被许多学科用来以维持刚被气囊扩大的那段开通管腔。而经静脉的肝内门体静脉分流术和血管内主动脉支架移植术则证明了可以把 X 射线影像下的气囊、支架技术发挥到极致与近乎完美。如今，后者已几乎取代了择期的经腹主动脉瘤修补术。

超声影像下的微创手术，由于其相对的低分辨率影像，一直局限于应用在一些相当初始的手术中，如肾结石的碎石术、肝肿瘤冷冻术等。新一代的使用高频晶体产生的高分辨率的超声影像的方法已可用以指导微创手术对小肠肠壁做单层组织切除。

轴向影像，如电子计算机体层扫描（CT），已使得微创手术领域得到发展，因其只需一台 CT 扫描仪机和一根长针，常常不被认识。CT 引导下的腹水穿刺引流、经皮穿刺腹腔内组织活检术等都是以前需要剖腹而现在用微创方式即可完成的手术。CT 引导下的经皮穿刺射频消融技术已渐成一种非常有效的对肝脏原发性或转移性肿瘤的治疗方法。该手术也可以在超声指导下经腹腔镜完成[6]。

磁共振成像（MRI）是一种功能强大又无损伤的成像方法，它将会促使最小创伤甚至可能是无创伤的手术得以研发。

MRI 是一种极有价值的诊断工具，而它在治疗上的重要性只能慢慢地显现。MRI 在微创手术中的应用障碍就是图像的形成与更新，对于一个操作程序来说比较缓慢。另一个原因是当在一个有强大磁力（场）的磁共振扫描仪环境下操作时，它要求所有使用的手术器械都必须是非金属的。再者就是磁共振的磁体庞大，限制了外科医师接近。开放性磁场的磁共振仪已被开发出来，医师可以站在位于两个巨大的磁共振电磁线圈之间的位置，从而具有了接近病人被扫描部位的条件。MRI 除了能提供极好的影像外，另一个优点就是对病人、医师的无放射性。当前，一些神经外科医师正在积累使用 MRI 施行无框架（支架）的立体定位手术的经验。

机器人手术一直是外科医师长期以来所梦寐以求的。在过去若干年中有许多"Rube Goldberg"设备问世，给外科医师提供了机械上的协助。第一台电子计算机辅助的机器人"Robo Doc"（机械医师）就是设计出来用以在病人股骨干上准确无颤动的钻孔以完成人工髋关节置换手术的。尽管它在名称上很有吸引力，但它并不能比一个有经验的骨科医师做得更好，并且还相当费时。此后，第一批仅有的两个可供商业化的机器人在加利福尼亚州被研发出来了。"Computer-Motion"，一个由 Yulun Wang 在 Santa Barbara 创办的公司利用国家科学基金研制出了机械臂，叫做"Aesop robot"（伊索机器人），可以掌控和操作腹腔镜，服从于声音指令以及脚（踏开关）或手的操控。在北加州，一个主从互动系统是由 Philip Green 为国际空间站手术需要研发的机器人，被 Fred Moll 和 Lonnie Smith 购得后，以他们外科医师的思考角度重新设计、

制造出了一款异常直观、电子计算机强化的外科手术操作平台。这家公司的名字名副其实——Intuitive Surgical（直观外科），其主要产品，达·芬奇机器人是目前市场上唯一的专业机器人外科设备。尽管仍有许多有经验的内镜医师避而不用，达·芬奇系统仍在众多已能熟练掌握使用的外科医师中取得了立足点。他们已体会到以往那些用普通的腹腔镜难以完成的微创手术，使用机器人则可以使手术变得便利起来。

微创外科的生理与病理

尽管微创手术已把创伤减小到最小，但一些生理改变仍会出现。许多微创手术仅需要很少甚至无需镇静药物，这会对心血管系统、内分泌系统或免疫系统带来一些负面的后果。这些最小创伤性的手术包括：立体定位乳腺病变组织活检术和软式胃肠道内镜检查术。那些需要全身麻醉的微创手术则因麻醉剂的使用、手术的切口（尽管很小）以及制造气腹可以对人体产生的生理上的冲击。

腹腔镜手术

腹腔镜手术的独特之处就是它需要将腹壁抬升与腹腔内脏分开。现已设计出两种方法以满足此要求[7]。首先，被大多数外科医师采用的方法是气腹。20 世纪早期，腹腔内的视觉化是用血压计气球来向腹腔内注入空气使腹部膨胀的[8]。空气充气膜带来的问题是，氮气难溶于血而会被腹膜缓慢吸收。空气造成的气腹一般认为比 N_2O 气腹更痛苦一些，但是比 CO_2 气腹痛苦得小。随后，CO_2 和 N_2O 都被用来鼓膜。N_2O 的优点是它的生理惰性和能很快地被吸收，还可以比使用 CO_2 或空气对局部麻醉下的腹腔镜手术提供更好的镇痛效果[9]。尽管当初对 N_2O 不能阻止燃烧有所顾虑，对照的临床试验已确定了它在腹腔内的安全性[10]。此外，N_2O 已显示出比 CO_2 气腹能减少术中需要用以维持内环境稳定的 CO_2 终末潮气量及每分通气量[10]。N_2O 对于肿瘤的生物学特征以及对套管针切口处转移瘤的产生、发展方面的影响尚不清楚。正因为如此，对使用 N_2O 的腹腔镜肿瘤手术应保持谨慎。最后，N_2O 气腹对孕妇的安全性尚未被阐明。

CO_2 气腹的生理效应可以划分为两方面：①气体特有效应；②气压特有效应（图 14-1）。CO_2 能被腹膜迅速吸收进入血液，在循环血液中可产生碳酸而导致呼吸性酸中毒。在一

些短时的腹腔镜手术中，机体缓冲系统位于骨骼的最大储备吸收 CO_2（最多可达到 120L），最大限度地减小碳酸血症或呼吸性酸中毒[11]。一旦机体中的缓冲系统饱和时，呼吸性酸中毒会迅速表现，呼吸系统则承担起维持吸收 CO_2 和使它们从缓冲系统中释放出的责任。

这对于那些呼吸功能正常的病人来说并不困难，麻醉师只需要增加通气频率或呼吸机的肺活量即可。如果呼吸频率要增加超过 20 次/分，就可能降低气体交换频率并加高碳酸血症[12]。相反，如果肺活量大幅度增加，就会大大地提高压力，造成气压伤和大幅度呼吸运动造成对上腹部手术区带来不便的机会。在一些情况下，排空气腹或降低腹内压力以便麻醉师有时间纠正高碳酸血症是可取的[13]。尽管轻度呼吸性酸中毒可能是无关紧要的问题，然而较严重的呼吸性酸中毒所导致的心律不齐已有报道[14]。高碳酸血症还可引起心动过速，全身血管阻力增加，结果又使血压升高，心肌需氧量增加[11,14]。

气腹压力对心血管生理学效应也已有所研究。对一个低血容量的病人来说，下腔静脉承受的过大压力以及反式 Trendelenburg 体位所致的下肢肌张力缺失可引起血液回流及心排出量减少[11,15]。这种情况并不见于血容量正常的病人。常见的腹腔镜手术导致的心律失常是心动过缓。对于腹膜的快速牵张会引起迷走-迷走神经反射所致的心动过缓，偶尔会有低血压[16]。对于此种情况的适当处理是解除气腹，给予迷走神经阻滞剂（阿托品）及补充足够的血容量[17]。

由于腹膜腔内压力的增加，下腔静脉受到压迫使得从下肢回流的静脉血流量减少，这已在那些被置于反式 Trendelenburg 体位施行上腹部手术的病人中充分证实。静脉充血加之回流缓慢促进了静脉血栓形成[18,19]。在多组高级腹腔镜手术中也显示了那些对深静脉栓塞没有采取预防措施者，肺栓塞经常发生。通常，这一并发症通过使用连续加压弹力袜，皮内注射肝素或小分子量肝素是可以避免的。在短时间的腹腔镜手术中，如阑尾切除术、疝修补术或胆囊切除术，深静脉栓塞的危险性也许不足以成为实行全方位预防深静脉栓塞的理由。

气腹时升高的腹内压可以通过麻痹的膈肌直接传递到胸腔，造成中心静脉压和左右心充盈压升高。如果腹内压维持在低于 20mmHg，心排出量通常能很好地维持[19,20]。气腹对胸内压增加的直接作用导致吸气峰压增加，全胸壁所受压力增加以及很可能产生气压伤。除了上述影响，肺大泡破裂及随之产生的气胸在并不复杂的腹腔镜手术后也鲜有发生[21]。内镜食管手术时导致的气胸可能是非常值得注意的，其病理生理学改变及临床处理在本章结束前有所讨论。腹腔内压的增加会减少肾脏血流量、肾小球滤过率以及尿排量。这种作用可以是压力直接传递到肾脏和肾静脉的结果[22,23]。肾血流量减少的第二个作用就是会增加血浆肾素的释放从而增加钠潴留。在气腹手术中还可测到循环血液中抗利尿激素水平的升高及远端肾小管对游离水的再吸收增加[24]。气腹对肾血流量减少的影响会随气腹有无及时改变，但激素引起的变化，如抗利尿激素水平升高导致的尿排量减少可持续到手术后一个小时。所以腹腔镜手术中的少尿是常见的，但并不反映血管内容量的状态。对于一个并不复杂的腹腔镜手术并不需要把静脉补液与尿量联系起来。因为开腹手术中的隐性失

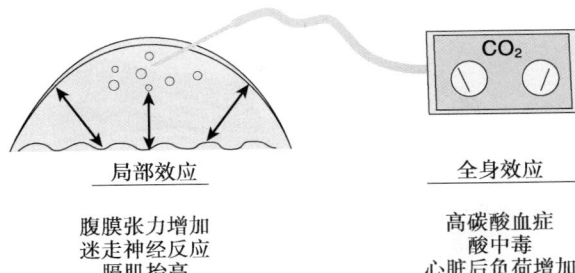

图 14-1 CO_2 气体经充气注入腹膜腔，具有局部和全身的两方面效应，引起一系列复杂的血流动力学及代谢上的改变

局部效应
腹膜张力增加
迷走神经反应
膈肌抬高
静脉回流变缓
疼痛

全身效应
高碳酸血症
酸中毒
心脏后负荷增加
儿茶酚胺分泌增加
心肌应力增加

液在腹腔镜手术中不存在,所以对于腹腔镜手术中补液的需要应该仅限于针对下肢血液淤滞、第三间隙液体向肠道内转移和失血的状况。通常这些情况的发生都要少于相应的开腹手术。

气腹引起的血流动力学及代谢方面的改变对于一个健康个体来说都能很好地长时间耐受,对大多数人来说至少也可短时间耐受。而对于一个心脏功能受损的病人来说,长时间的腹腔镜手术就会出现困难。在进行此类手术时,应考虑到转改术式的可能或者减小气腹压力。有建议提出一些其他可供选择的气体,包括氩气、氖气、氩气这些惰性气体用于腹腔镜手术。这些气体因其不对代谢造成影响而有一定诱惑力。但它们又是难溶于血液(不像 CO_2 和 N_2O),并且一旦这些气体直接进入静脉系统则易于产生气体栓塞[19]。气栓是罕见但却是严重的腹腔镜手术并发症[20,25]。鼓腹时如出现低血压则应疑有这种可能。如能用听诊器闻及特征性的磨轮样杂音立即可得出诊断。对气栓的治疗可置病人于左侧卧的头低脚高位,以使气体聚集在右心室的心尖部[20]。然后立即置入中心静脉导管以便从右心室中抽出气体。

在一些场合,微创腹部外科手术应在无鼓腹状态下进行。这就导致研发出一种可经位于脐部的 10~12mm 直径的套管针置入的提拉腹壁的器械[26]。这种器械虽有几乎不产生生理学干扰的优点,但它体积大,对操作产生干扰。这种腹壁提拉法所提供的手术野显露及操作空间要差于气腹所能达到的效果。对前腹壁的提拉还造成了对两侧腹壁向内挤压,使得肠管向中、前腹部手术区域移动。而压力均匀分布的气腹往往提供较好的手术野显露。腹壁提拉器械还可造成术后的疼痛。但是它们确实可以在使用外科器械(非腹腔镜)的微创手术中应用。

内分泌变化对腹腔镜手术的反应往往是不能直接察觉的。血清皮质醇激素水平在腹腔镜手术后往往是高于与其相当的开腹手术后的[27]。内分泌变化对开腹手术和腹腔镜手术的反应两者间最大的不同就是,腹腔镜手术后大多数应激介导的激素水平能更迅速地达到平衡。而免疫抑制在腹腔镜手术后要低于开腹手术之后。血清细胞因子水平,在与开腹式手术相当的腹腔镜手术后也能显示出更快的正常化的趋势[28]。

作为许多上腹部的腹腔镜手术中的一部分,常常要经食管裂孔来游离食管下端。一旦纵隔胸膜受到损伤则会引起 CO_2 气胸。这时应扩大胸膜的破损以防张力性气胸的发生。尽管采取了这样的对策,当吸气时纵隔组织封闭了洞口,而呼气时则使气体注入胸腔,张力性气胸仍可以发生。所以除了扩大胸膜的破损外,应将胸膜腔造口术导管(即胸管)穿过缺口放入腹内并将气腹压力降至 8mmHg 以下,或者可常规放置胸管减压。在腹腔镜的胃底折叠术或贲门括约肌切开术中出现了气胸时,最好应将一根尖端有多个侧孔的 18 号红色橡胶导管去掉尾部后放入并使尖端通过缺口处。在手术结束时将导管尾端从一个 10mm 直径的套管针切口处引出(在拔除套管时),将气体排空到一个简单的盛有无菌水或生理盐水的水封瓶中。在腹腔镜的切口处最好留置一个常规胸管引流。因为如果在手术结束时即拔除导管则腹内残留液体往往会在手术后经胸膜缺损处被回吸到胸腔中。

胸腔镜手术

因为骨性的胸廓,胸腔镜微创手术的生理学问题不同于

腹腔镜。胸腔内的操作是不需要使用正压气胸。正压气胸的缺点包括:减少静脉回流心脏、纵隔移动和在所有套管针的部位都得保持确实的气密性。因无正压气胸则有必要使用双腔气管插管以保持手术时该侧肺不张,就能保证手术操作空间。又因为胸腔镜手术时不需要术侧鼓肺,则有利于以普通的手术器械经过延长的套管针切口与胸腔镜器械共同使用。这种方式尤其对那些高级手术,如胸腔镜袖状肺叶切除术,非常有应用价值。

腔外微创手术

许多微创手术在胸、腹腔外延的活动空间施行。腹腔镜腹股沟疝修补术通常就是在前腹膜外的 Ritzius 间隙进行的[30,31]。腹腔镜的肾切除术常常是由腹膜后腹腔镜手术完成的。内镜经腹膜后间隙的胰腺坏死组织清除术已见于一些有限的应用[32]。下肢的血管手术和整形外科的内镜手术则要求在一个非常规的平面上开辟一个可供(手术)操作的空间。这常常是在筋膜层,有时在筋膜下层,偶尔也会在非解剖间隙[33]。上述方法中一些需要通过鼓气而多数则使用气囊来开辟出一个空间,继而使用低压气体或用牵拉器械以维持此空间(图 14-2)。这些方法比气腹很少产生或仅产生不甚严重的不良生理学后果。但是,以 CO_2 在腹膜腔外充气可令其广泛扩散而造成皮下气肿和代谢性酸中毒。

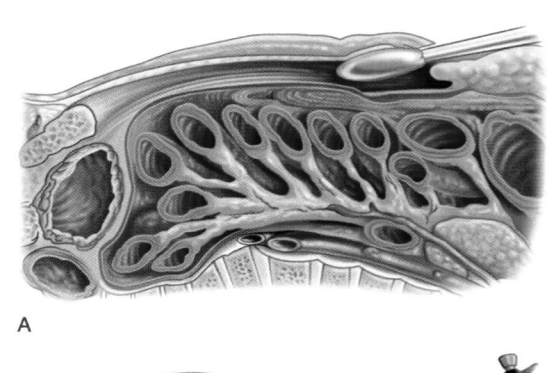

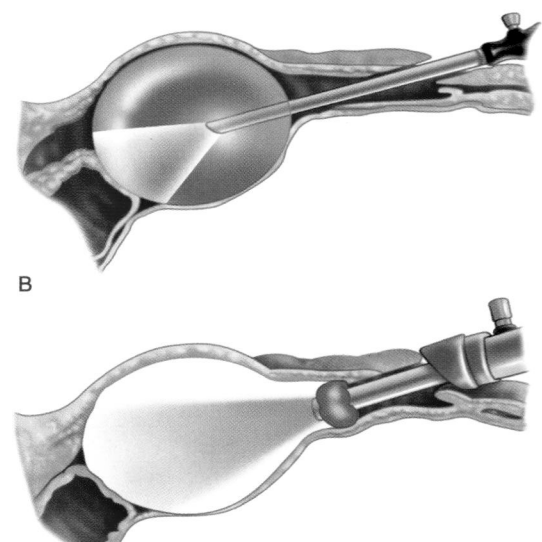

图 14-2 用气囊来建立解剖外间隙手术空间依此图例从 A 到 C 所示:气囊被放置到腹直肌后鞘与腹直肌之间将气囊充气,在此腹膜前间隙建立一个腹膜外内镜疝修补术的手术空间

麻醉

腹腔镜手术中的恰当麻醉管理需要对 CO_2 气腹有全面的病理生理学知识。腹腔镜手术医师可通过减轻或解除气腹而影响心血管方面的表现。由于隐性失水是可以忽略不计的,因此静脉液体补充不应超过维持正常循环必要的血容量。许多微创手术是门诊手术,因此短时效的麻醉剂是更为合适的。针对腹腔镜手术后那些需要就医的因素,如恶心、疼痛、尿潴留,麻醉师应当尽量减少可激发这些状况的药剂的使用而充分利用能预防这些问题产生的药剂。对于此类病人麻醉管理的关键是在止血状况允许情况下使用非成瘾性镇痛剂如酮咯酸(ketorolac)以及适当使用止吐剂如恩凯西罗(ondansetron)、类固醇(steroids)。

微创团队

从一开始微创外科的巨大成功就是建立在其必须是一个团队合作方式的认知上。每天都有许多各种类型腹腔镜手术施行,从基本的术式到高级、复杂的手术。这就需要手术团队都要透彻了解手术的实施步骤(表 14-1)。微创手术要求使用结构复杂而又易损坏的手术器械,需要经常不断地进行器械保养、维修。此外,还要在术中对器械、摄像机、气腹机、各监控器以及病人/术者的体位/站位等都要进行反复的调整。正因如此,一个协调合作的团队就被赋予了保证病人安全和取得优良效果的责任。越来越多的软式内镜被用以指导或提供对腹腔镜手术的质量监控。随着经自然腔道的内镜手术(NOTES)的进展,混合式手术(腹腔镜手术和内镜术)和复杂的经自然腔道的内镜手术技术,就要求有一位既能保养软式内镜又能了解这种复杂内镜技术的护士成员。

表 14-1 腹腔镜外科手术

基本手术	复杂手术	
阑尾切除术	食管胃底折叠术	淋巴结剥离术
胆囊切除术	食管贲门肌切开术	机器人手术
疝修补术	胃切除术	三维影像
	食管切除术	远程医学
	肠内置管术	腹腔镜协助的手术
	胆管探查术	肝切除术
	结肠切除术	胰腺切除术
	脾切除术	前列腺切除术
	肾上腺切除术	子宫切除术
	肾切除术	

一个典型的微创团队应包括一位腹腔镜外科医师、一位对腹腔镜和内镜手术有兴趣的手术室护士。加盟一些专心致志的助手和通透理解器械知识的巡回护士则可增强、提升这一团队的核心实力。研究表明,一个目标明确的腹腔镜团队可提高腹腔镜手术的效率和安全性,这又转化成对病人和医院的效益[34]。

手术室设置与微创手术单元

几乎所有的微创手术无论是使用放射线、超声或者光纤影像,都要配合电视显示屏作为指导。有时需要采用两个影像才足以指导施行的手术,如经内镜肝内胆管逆行性胆胰管造影、腹腔镜胆总管探查术和腹腔镜超声扫描术。当需要同时使用两个影像时,影像应显示在毗邻的两个电视显示屏上或者显示在一个有"画中画"的屏幕上。电视显示屏应安置在术者相对的手术台侧,病人应被安置在术者与电视显示屏之间。按理想状态,全部手术野区也应处于术者与显示屏之间。对于盆腔的内镜手术,显示屏最好置于病人足侧。腹腔镜胆囊切除术时显示屏要置于相对于病人的 10 点钟左右的方位,而术者则应位于病人左侧的 4 点钟的方位。气腹机及病人的监控设备最好同样是置于术者相对的手术台侧,以利于对气腹压、病人的生命体征、呼气末 CO_2 压力等的监控。

微创手术单元的发展为腹腔镜手术领域做出了极大贡献,已经使得高级手术和技术施行起来更为方便(图 14-3)。由于核心设备(显示屏、气腹机及监控设备)包括安装在天花板的移动操控台都安置在可移动范围内,能够适用于手术团队,可在手术全程中做一些快速、连续不断的小调整。微创手术单元的特殊设计减少了设备与电缆的无序状效果,方便了手术人员在手术室内的行动,提高了功效,更便于适用先进的镜像设备如腹腔镜超声[35]。尽管微创手术单元非常有用,但对成功地施行腹腔镜手术也不是必不可少的。

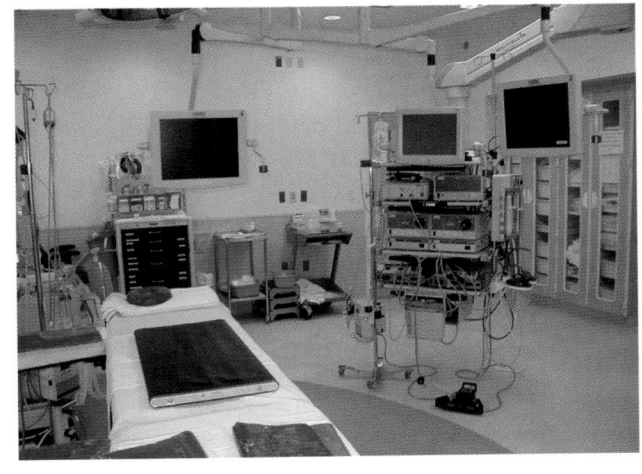

图 14-3 一例典型的微创手术单元所有核心设备均安装在易于移动的操纵台上

病人的体位

通常病人是以仰卧位接受腹腔镜手术。但当施行食管、胃底部手术或是左肝部手术时,最好是站在病人两腿之间施行。病人的双腿可以用 Allen 马蹬支架抬高或外展于支撑板上,摆放成这一体位。在施行盆腔手术时,通常需要借助 Allen 马蹬支架来达到进入盆部腹膜腔的径路。病人侧卧,手术台腰桥升高可以为肾切除术、肾上腺切除术提供最佳的腹膜后径路。对于腹腔镜脾切除术,病人采取前倾 45° 体位能提供最直接的达到小网膜囊及脾膈韧带的径路。而对于胸腔镜手术,病人取侧卧位,手术台腰桥升高使肋间隙及髂脊肋缘间距得以展开(图 14-4)。

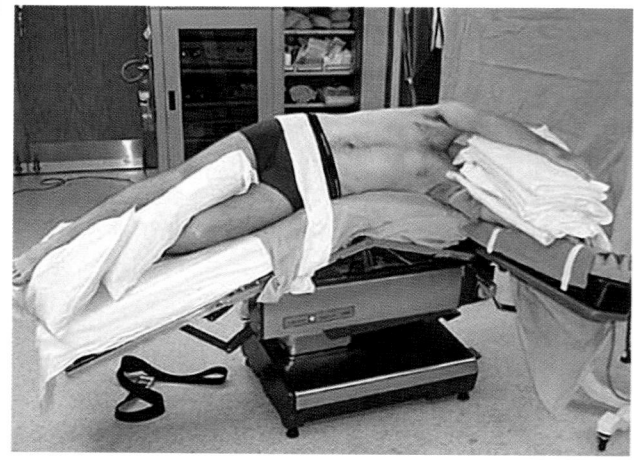

图 14-4　对身体受力点恰当的衬垫和保护是腹腔镜、胸腔镜手术必不可少的考虑因素。图示一例为胸腔镜手术做准备中的病人,取左侧卧位,手术台腰桥升高以利于展开肋间隙及增加髂脊与肋缘下的距离

当病人上膝部被弯曲一段时间或病人采取头高脚低位(即反式 Trendelenburg 体位)时,预防深静脉血栓的保护措施尤应采用。在长时间(大于 90 分钟)的腹腔镜手术中,序贯下肢加压可以增加静脉血液回流,并能抑制促凝血酶原激酶活化。

手术入路的一般原则

对于微创手术和经自然腔道的内镜手术来说,最自然的手术入路部位是那些解剖学上进出(体腔的)门户。鼻孔、口腔、尿道、肛门就被用来作为对呼吸、胃肠及泌尿系统的通路。以这些部位为入路的优点是不需要切口,缺点在于入口与想要达到的部位距离远。对于经自然腔道的内镜手术来说,阴道也可以作为另一个入路部位,通过骨盆后穹窿进入腹腔。同样的,通过胃壁、结肠壁也可以达到腹腔。

进入血管系统的入路通常可以在腹股沟部位经局部麻醉做小切口暴露靶血管来完成。越来越多的采用经皮小切口,使用针,导丝的方法来取得血管的入路,再通过导丝导入各种不同型号大小的进入器械。这种方法又称作 Seldinger 技术(经皮血管穿刺导丝引置管),最常被普通外科医师用来放置 Hickman 导管(中心静脉插管),也被用来作为对动、静脉的入路施行微创手术。这种导丝辅助的 Seldinger 式方法对取得进入胃肠道的入路的手术如经皮穿刺胃造瘘术,经肝脏取得进入胆管系统的入路,和对取得进入上泌尿道的入路都有很大的帮助。

胸腔镜手术的手术入路与放置胸(腔引流)管的技术类似。在这些手术中全身麻醉和人工呼吸机单肺通气是必不可少的。做一个小肋缘上切口,在直视下逐层切开进入胸膜腔。该侧肺是萎陷的,通过胸壁放置套管作为内镜的通路。当肺完全萎陷,随后的各套管可在视频内镜逐一观察下经直接穿刺放入。由于无须气体"鼓胸",简单的套管保持小切口畅通以能重复进出胸腔就能满足全部要求。

腹腔镜手术入路

对于腹腔镜手术来说,将更多涉及一些必要条件。因为制造气腹要求作为通路的器械(套管针)都带有瓣膜以能维持气腹状态。

有两种方法被用来在腹腔镜手术中适应腹部路径[36,37]。第一种是直接穿刺的腹腔镜手术,以两把巾钳或适当地用手提起松弛的腹壁,在脐部做一小皮肤切口,将一根特别安装有弹簧的气膜针(Veress 针)刺入腹腔(图 14-5)。使用 Veress 气腹针时,穿过腹壁筋膜层及穿透腹膜时术者可以感受到两种不同程度的突破感。通常选择脐部作为入路是因为这个部位的腹壁相当薄弱,甚至对肥胖病人亦如此。腹部由一个可以限定压力的气腹机实行气腹。通常使用 CO_2,最大压力介于 14～15mmHg。在鼓腹期间,术者要随时注意观察显示屏上表明的气体流量及气腹压以确认气腹针尖端的正确位置(图 14-6)。腹腔镜手术也可以在局部麻醉下完成,但最好还是在全身麻醉下施行。在局部麻醉中,用 N_2O 作为鼓腹的气体,当注入了 2L 气体或腹内压达到 10mmHg 时停止注气。

当完成气腹后,就可用 5mm 或 10mm 套管针建立直接入腹通路。对于一个安全的直接穿刺的腹腔镜关键技术,其要点在于:要使用带有排气针芯的套管针或者是带有安全罩或钝圆锥头端的穿刺套管。套管针一定要避开指向骶骨峭及大血管的部位[38]。在放置穿刺管套前对病人的体位应当详细审视,以保证恰当的穿刺路径。对于腹腔镜胆囊切除术,套管针角度要朝向右上象限置入。

偶尔用直视下腹膜切开入路的方法(Hasson 法)也是可取的[39]。采用这种方法时,术者要在脐下做一个小皮肤切口,直视下认清腹壁筋膜,以两把有齿血管钳(Kocher 钳)夹起筋膜,使用弯组织剪刀剪开筋膜及其下的腹膜,用手指探入腹腔以确保没有粘连的肠管。在切口两侧的筋膜层牢固地将缝线固定在特别套管针的侧翼上,然后将其送入腹腔(图 14-7)。

快速鼓腹可以弥补一些早前分离切割时花费的时间。这种(技术对那些以前接受过腹部手术有可能伤口下有肠管粘连的病人更适用。既往腹部手术造成的肠管与前腹膜的紧密粘连就不能排除对肠管损伤的可能性,但是绝对应避免对大血管的损伤。如因从最初的套管针部位观察毗邻的腹腔区域有困难,则适宜由第二个套管针来放入窥镜以检视原有的套管针部位[37]。第二孔的穿刺是用 5mm 和 10mm 的套管针完成的。为保证从安全通路进入腹腔,确切地看清楚所有套管针进腹的部位是至关重要的[38,39]。手术完成时,也要在直视下去除套管针并检视该部位有无出血情况。如果有出血,则由另一套管针处放入器械直接加压该出血部位,或是由该部位直接放入气囊导管充气填压,一般在 3～5 分钟后会使出血停止。如果还不成功,则腹壁全层缝合往往能满意止血。

已有共识,使用 5mm 套管针不需要缝合伤口。10mm 套管针在位于腹中线外及横结肠系膜以上部位的切口亦不需要缝合。反之,如果筋膜层是被扩张了,以便于切除的胆囊或其他脏器取出,则应在筋膜层以间断缝合线关闭。也有可能需要用类似钩针状的预置缝线器械,以便对此腹壁切口的密集缝合。这在那些肥胖病人中尤为适用,因为对小切口做筋膜层缝合更具挑战。如果不能缝合下腹部的 10mm 或更大的套管针切口,则会有导致切口嵌顿疝的可能。

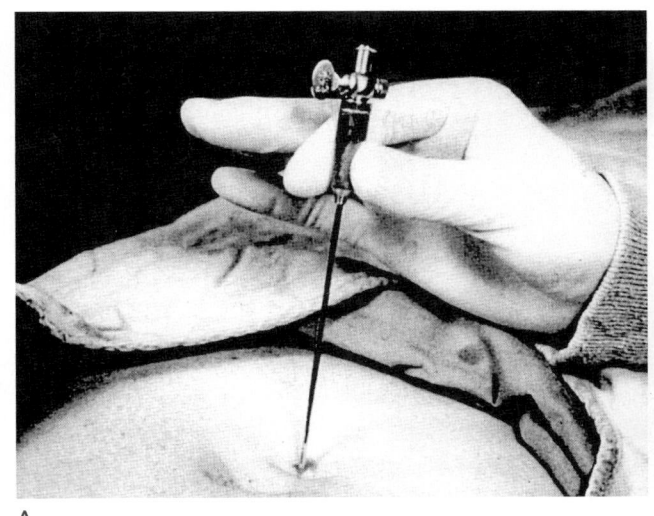
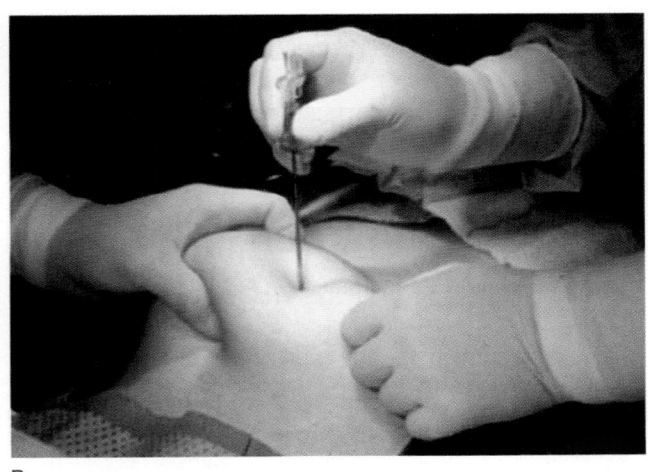

图 14-5　**A.** 鼓腹通过气腹针注气完成。图示以拇指、示指捏持气腹针齿状圈部。**B.** 因腹白线结合于脐部,以手指或巾钳握持,提起腹壁使其与下面的组织、器官分离开来

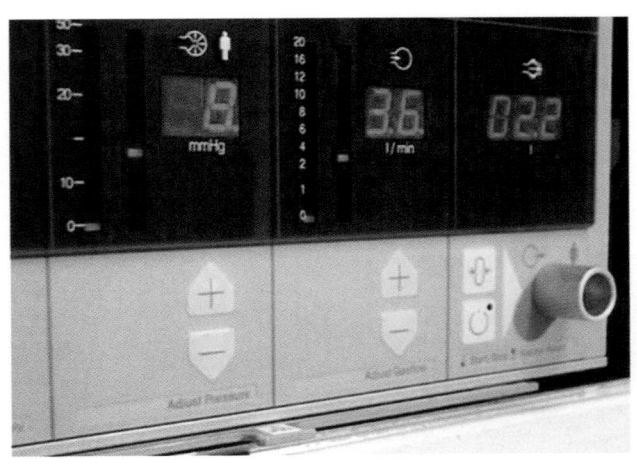

图 14-6　能够解读鼓腹机的气体压力和流量是极其重要的。这些数据提示气腹针被恰当放置入腹膜腔内

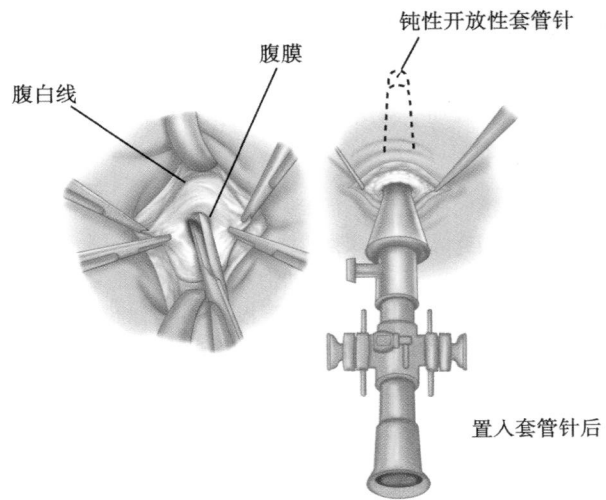

图 14-7　切开式安放腹腔镜法包括确认腹膜并切开,随后放入特制的有锥状鞘的气密套管针。套管针特制的两侧亦被一筋膜层缝线固定以防失去气密状态

经皮下和腹膜外的手术入路

　　进入非解剖间隙的径路有两种方式。对腹膜后间隙的组织分离使用气囊是有效的。这种径路方法可适用于腹膜外腹股沟疝修补术,腹膜后的手术,如肾上腺切除术、肾切除术、腰部软组织切除术、胰腺坏死组织清除术或是主动脉旁淋巴结剥离术[40,41]。最初腹膜外间隙径路是采用与直接穿刺法腹腔镜检查术类似的方法,只是穿过的最后一层组织不是腹膜。一旦腹横筋膜被穿透就插入一个末端有特殊设计的气囊的套管针,给气囊充气即可在腹膜后建立一个(手术)操作腔隙。随即给气囊放气,改用一个 Hasson 套管针(是一种有钝头穿刺针及透明套管可气密的用于开放式方法置入的套管穿刺针),通常使用 10mmHg 注气压就是以维持腹膜外间隙展开以利于组织分离操作,并可局限皮下气肿的范围。高注气压可迫使 CO_2 进入软组织导致高碳酸血症。腹膜外间隙内镜手术供利用的操作空间小于腹膜镜手术,但可排除可能发生的肠管损伤、肠管粘连、戳孔疝及肠梗阻。这一点对腹腔镜疝修补术是很重要的,因为腹膜外径路可以防止肠管与人工补片的粘连[31]。

　　皮下间隙路径已被广泛用于心脏、血管和整形外科。在心脏外科中,皮下间隙路径用于对大隐静脉的采集,在血管外科中用于结扎筋膜下大隐静脉交通支的手术即深筋膜下大隐静脉交通支离断术(Lipton 手术)。使用微创技术,膝以上全部大隐静脉就可以经单一的切口采集[42,43](图 14-8)。一旦找到大隐静脉的准确位置,一个长柄配有 5mm 腹腔镜的内镜静脉采集系统就可用来沿静脉做同轴向分离,电灼止血或钉夹每个静脉分支。膝关节上方做小切口也可用于对下肢静脉的交通支结扎。

　　皮下间隙路径还被用于整形外科手术[43]。这种微创方法特别适用于美容手术。此种手术可努力使瘢痕隐去,几个 5mm 的手术瘢痕要比长的瘢痕易于被隐去。对于大范围的皮下(微创)手术,结合使用照明拉钩和带有载分离器内镜在筋膜层做钝性分离的方法最为成功。一些术者仍愿意用充气法进行软组织分离,其主要缺点就是可以产生皮下气肿。

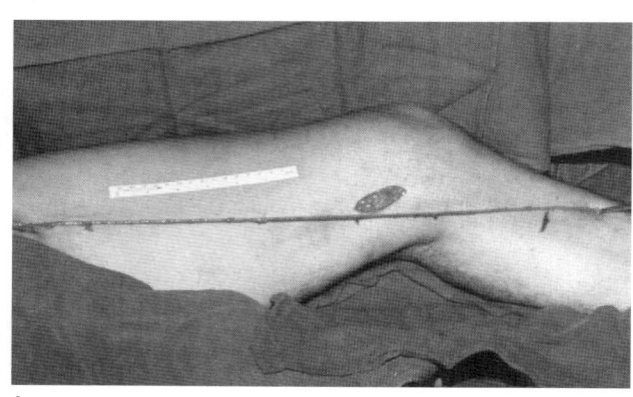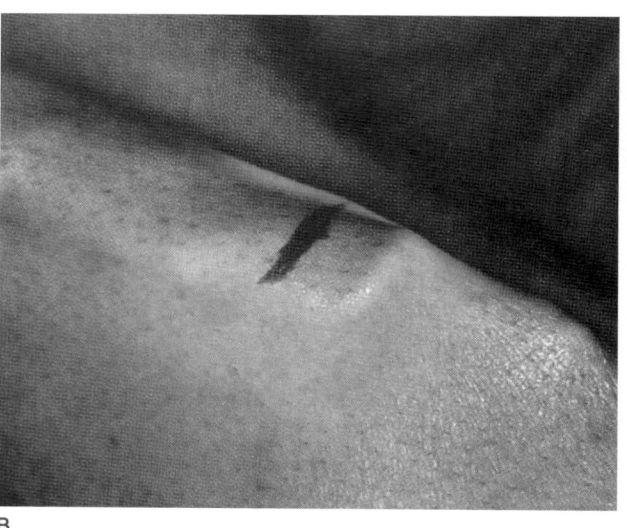

图 14-8 **A.** 通过两个小皮肤切口几乎全部大隐静脉都能采集用于冠状动脉搭桥。**B.** 可见皮下间隙内的光照内镜静脉采集器在采集大隐静脉时照亮了皮肤

手助式腹腔镜手术的入路

手助式腹腔镜手术可以看做是一种把开放式手术有触感的优点与腹腔镜、胸腔镜手术小切口入路的结合。这种方法常用于帮助完成一些尚无必要开腹的较难操作的手术。另外,手助式腹腔镜手术也可用来帮助外科医师越过与高级微创手术相关的学习曲线的瓶颈[44]。这种方法使用一个"手助入口"的气密套环(手助器),可维持气腹状态以便能够在内镜观察下与微创手术器械联合使用(图14-9)。对于这一手术方式的正规研究还主要局限在病例报告及小宗病例,而且也主要集中在对实体器官及结肠的手术中。

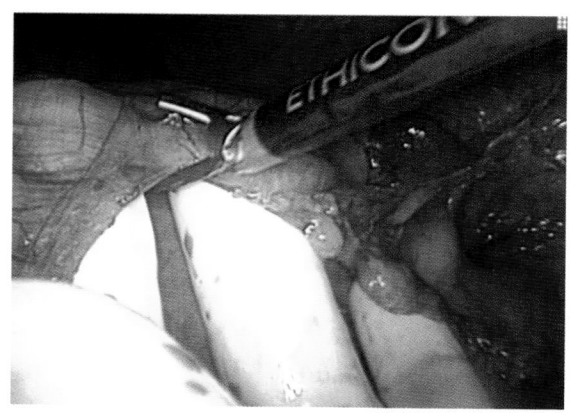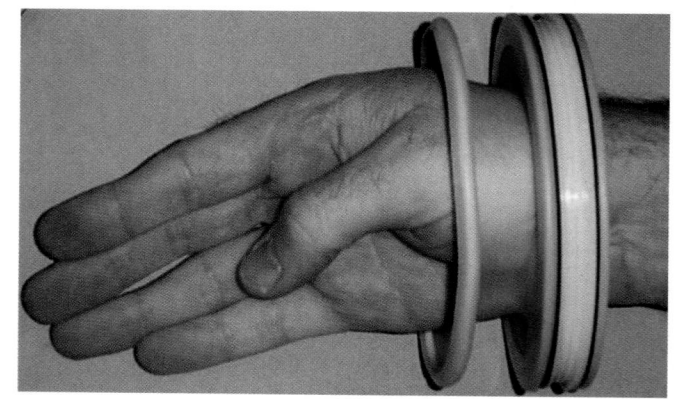

图 14-9 此为手助腹腔镜的左半结肠切除术,外科医师以手牵拉,对抗张力以助于将结肠从腹腔后附着处松解出来并切断结肠系膜,这种方法在横结肠的手术中尤为实用

在腹腔内,胸腔内及腹膜后间隙径路的机器人手术仍遵循腹腔镜、胸腔镜的入路原则。不同的是,主观测孔使用12mm穿刺套管以便于三维腹腔镜的导入。

打孔器的安放

为术者左、右手安放的套管针位置应至少间隔10cm。内镜的位置对大多数手术来说,定在左、右手稍后的位置即可。一组理想的套管针的定位就像做出一个以术者左、右手及内镜为三个顶点、每边长 10～15cm 的正三角形。如果能假设手术靶器官(如胆囊、食管胃底结合部)是位于原等边三角形之上的第二个等边三角形的顶点,则这四个参照点构成了一个钻石菱形(图 14-10)。术者站位于内镜之后,提供一个符合视觉人体力学的体位,但常需要扶镜手(或是持镜机械臂)在术者两臂之间操纵、调整观察镜。

手术台的位置应满足术者两肘可在手术台面侧边工作,也可以屈肘90°操作[45]。这往往要根据手术野的需要变动手术台成向左或向右倾斜的头低脚高或头高脚低位[46,47]。

影像系统

广泛应用的视频内镜影像成像方法有两种。两种方法均使用有电荷耦合器件(CCD)的照相机,该器件由大量阵列的光敏传感器(像素)将输入的光强度转化成电荷,进一步再被转换成黑白影像[48]。

在视频内镜,CCD 晶片是安装在长长的弹性软镜内的终

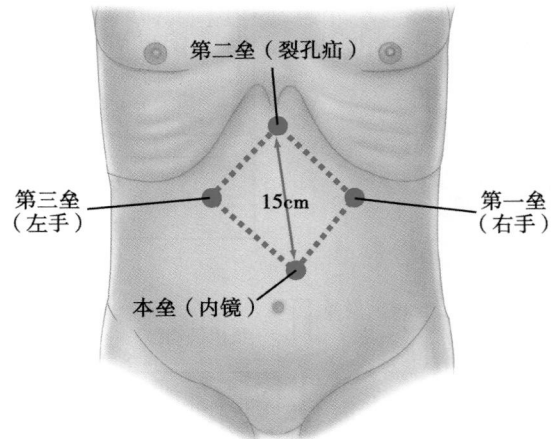

成功菱形

图 14-10　该菱形布局是由将内镜安置于左、右手之间距手术靶器官退后 15cm 而形成的,左、右手间距也最好为 10~15cm。在这种如"棒球场"式布局中,手术靶器官居于第二垒位置

端。一些较陈旧的可屈曲软镜,由许多纤细的石英纤维集约成束,CCD 相机则是安装在内镜的外终端。大多数标准型的胃肠内镜将 CCD 晶片安装在远终端,但是小而精细的胆管镜和肾镜则仍装备的是光导纤维束[49]。现也已有研发出来的远终端安装有 CCD 晶片的腹腔镜,但尚未普及。

摄像机有两种基本设计。几乎所有的腹腔镜摄像机都含有红、绿、蓝色调输入,与用于电视机生产的彩色摄像机完全相同[48]。但是许多由摄像机的附加特征就是数字优化。数字优化可以检测到出现在影像边缘或一区域两侧毗邻像素间强烈或轻度色彩变化[50]。经过优化这些变异后,影像就会显得更清晰,手术的分辨力得到提高。新的腹腔镜含有高解析度(HD)晶片能使分辨率行数从 480 行增加到 1080 行,而要得到高清视频影像还需要有高解析度的显示器。尽管这一技术将不可避免地取代更多普遍的视频影像,但是腹腔镜手术的安全性、有效性是否能够获益,尚不清楚。

对于微创外科手术的视频影像系统,重点依次是:照度第一,分辨率第二,色彩第三。没有前两者属性视频手术是不安全的,照度与分辨率取决于所用的内镜,光源和光缆就如同取决于使用的电视摄像机一样。腹腔镜、胸腔镜和皮下间隙手术时使用的是一种硬式金属内镜,通常长为 30cm。更长一些的内镜适用于肥胖病人和从脐部入路行纵隔和盆腔深部的手术。普通的内镜含有一系列光学石英棒和聚焦镜头[51]。内镜的口径不一,直径有 2~12mm 不等。因为光传导取决于石英棒的截面积,当石英棒/透镜系统直径增加 2 倍,照明度则增加 4 倍。在一个可高度反光的小的空间(如膝关节手术时)仅需要少量的照明度,一个很小的内镜即足够使用。但是当在腹腔内手术,尤其是如果有血液存在时,通常就必须使用在 10mm 直径区域能全部照明的内镜。

硬式内镜有平角端和斜角端两种。平角端内镜得到的是直视野(零角度),斜角端内镜得到的是有倾斜角的视野(30° 或 45°)[48]。斜角端内镜能从一个穿刺套管以极大的灵活性

来观察更宽阔的手术野(图 14-11),仅转动斜角端内镜本身就可以变换不同的视野。使用斜角端内镜对大多数视频内镜手术都有明显的优越性,特别是在腹腔镜胆囊切除术时对胆总管的辨认或者是在腹腔镜胃底折叠术中对食管后壁、脾尖部的判定。

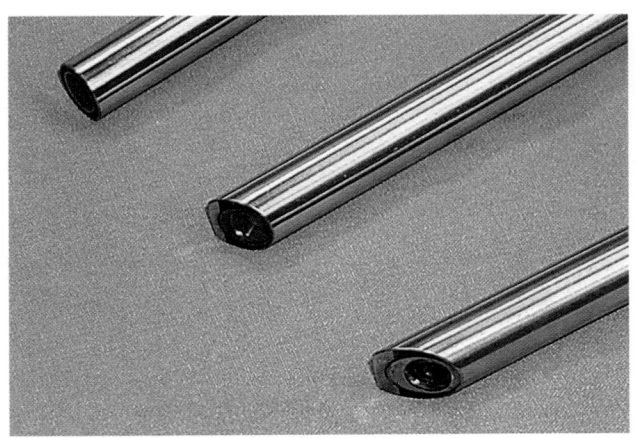

图 14-11　腹腔镜头端有各种不同角度的,所有腹腔镜都有 70° 范围的视野。一个头端 30° 角的腹腔镜能使外科医师从与腹腔镜长轴成 30° 角位置来观察这一视野

光是通过光导纤维光缆传送到内镜中。光缆传输效率极低,会损失光源发出的 90% 以上的光线。必须使用极光的光源(300W)才能对腹腔镜手术提供足够的照明。

视频内镜的影像质量好坏只和成像链中最薄弱的元件相一致(图 14-12)。因此,使用一个解析度相同或优于所用照相机的显示器就很重要[51]。分辨率是表示光学系统在一对像素行列间的辨别能力,在每毫米中所能辨别的对像素行列数越多,则显示出的影像越鲜明,越清晰。大多数的高分辨率显示器都可达到能够水平扫描 700 行,高清电视可达到 8 倍于普通显示器的分辨率,与数字优化组合时就可得到非常鲜明、清晰的影像。平视显示器是一种可以安装在外科医师护目镜上的高分辨率液晶监视器[52]。这种技术能使外科医师同时观看内镜影像和手术野。平视显示器提供的优点包括一个高解析度的平面(单目)影像,又能供外科医师灵活移动并减少眩晕及视觉疲劳。尽管如此,这种技术仍尚未被广泛使用。

对三维影像(3-D)腹腔镜的热衷经历了由盛到衰的过程。三维腹腔镜补充了在二维腹腔镜手术中缺少的深度,可以改善腹腔镜初学者在完成一些复杂的灵活动作时的操作,包括缝合、打结[53]。三维系统的优点对有经验的腹腔镜医师来说并不明显。此外,由于三维系统需要使用特制的接目镜将两个相像的影像重合起来,会使影像的边界变模糊失去分辨率。作为需要纠正这些轻度变异影像的视觉调节,当连续使用这一系统相当长时间就会变得疲劳,并可能产生头痛。达·芬奇机器人使用的是一个特制的有两束光导纤维分列于相对应两侧的内镜。由一个特制的双孔接目镜接收由两个 CCD 传来的输入信号,即捕捉每个由两组石英棒透镜系统之一获得的影像,从而产生出真正的三维影像,而不再需要使用那种假 3-D 腹腔镜。

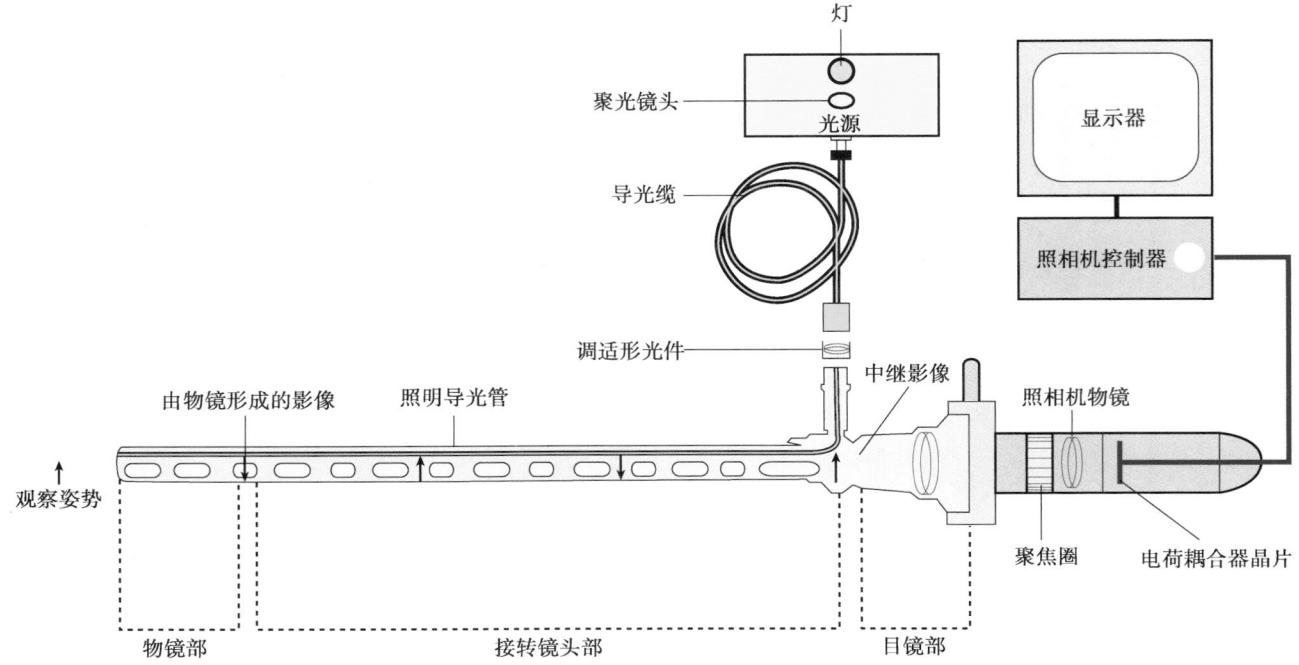

图 14-12 Hopkins 柱镜窥镜内有一系列光学圆柱,可以有效地将光线传导至目镜,电视摄像机位于此以提供影像操作。影像的清晰度只与该影像链中最薄弱的环节一致

内镜和管腔内手术的能源系统

许多微创外科手术使用的是常规能源,然而都是受益于无血外科手术保持了最佳的视觉影像,引出了一条应用能源的新途径。最常用的能源是用于射频电刀手术的一种频率为500 000 周/秒(赫兹)的交流电。在其对组织加热过程中,在电灼各阶段可达到电凝(60℃,140°F),汽化,干燥(100℃,212°F),碳化(大于200℃,392°F)[54]。

两种最常见的射频电刀手术的方法是使用单极电极和双极电极。使用单电极的电刀手术时,远在病人腿部或背部的接地电极会接受从点电源的手术电极发送成束的电子流,这样一个尖头的电极可对作用的部位造成高密度的电流使组织快速地被加热。单电极电刀并不昂贵,且易于调节以达到不同程度的组织效应[55]。短时间内发出的高压电流(电凝电流)可使组织极速地被加热。较低电压,较高电功率电流(切割电流)对组织的干燥、汽化更适合。当手术医师想要以最小量的热损伤和最小的电凝坏死来离断组织时,就要使用切割电流。

使用双电极电刀手术时,电子是在两个相邻的电极间流动,两电极间的组织被加热、干燥。双电极电流很少有机会用于组织切割,倒是它跨越血管两侧的电极相接合的能力提供了一种使小血管凝结而又不造成毗邻组织损伤的最好方法[56](图 14-13)。

为避免对毗邻的组织结构造成热损伤,腹腔镜的视野一定要能涵盖所有无绝缘部分的电手术刀的电极。此外,对绝缘部的完整性一定要维护并得到保证。电容耦合会在使用塑胶套管针时将腹壁与电流隔绝时产生,反之电流会从金属管鞘或腹腔镜流出进入内脏[54](图 14-14A)。这可能造成组织热性坏死和迟发的粪瘘。另一种潜在的可能是造成不易识别的内脏损伤机制,产生了直接耦合电流进入腹腔镜,再进入毗

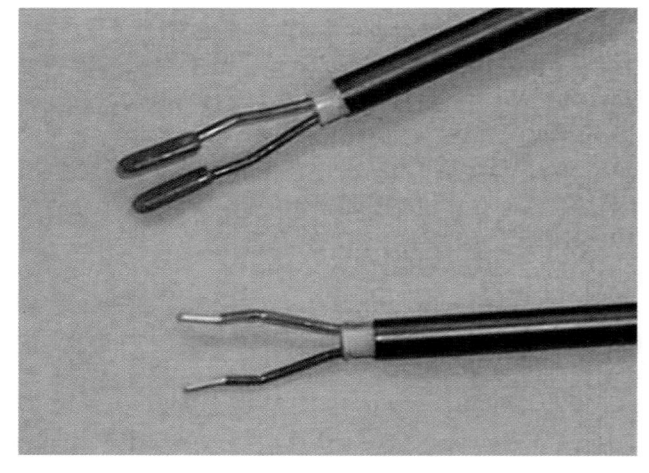

图 14-13 图为双电极电凝器。电子流从一侧电极流向另一侧电极,介于中间的组织即被加热、干燥

邻的肠管[54](图 14-14B)。

另一种能提供射频手术刀的方法是氩气电凝。这是一种单电极形式的电手术刀,使用氩气喷射流散布的均匀电场遍布组织表面。氩气弧比喷射电凝更能均匀地将电子散布,遍及组织表面。这种方法极适用于对那些有弥散性出血的表面,如肝、脾切面的电凝止血。但又由于氩气喷射流膜内压增高会令导致气栓的机会增加,使其在腹腔镜手术中的价值不大。当在有腹腔镜的环境中使用这种能源时,用套管针排气并密切监测气腹压力是至关重要的。

对于使用内镜的管腔内手术,以单电极电路形式使用交流电的射频电刀手术代表了一些手术的主体,例如息肉圈套切除术、括约肌切开术、食管下端括约肌消融手术和"热"活检术[57,58]。一个接地电极在这种形式的能源使用中是必要

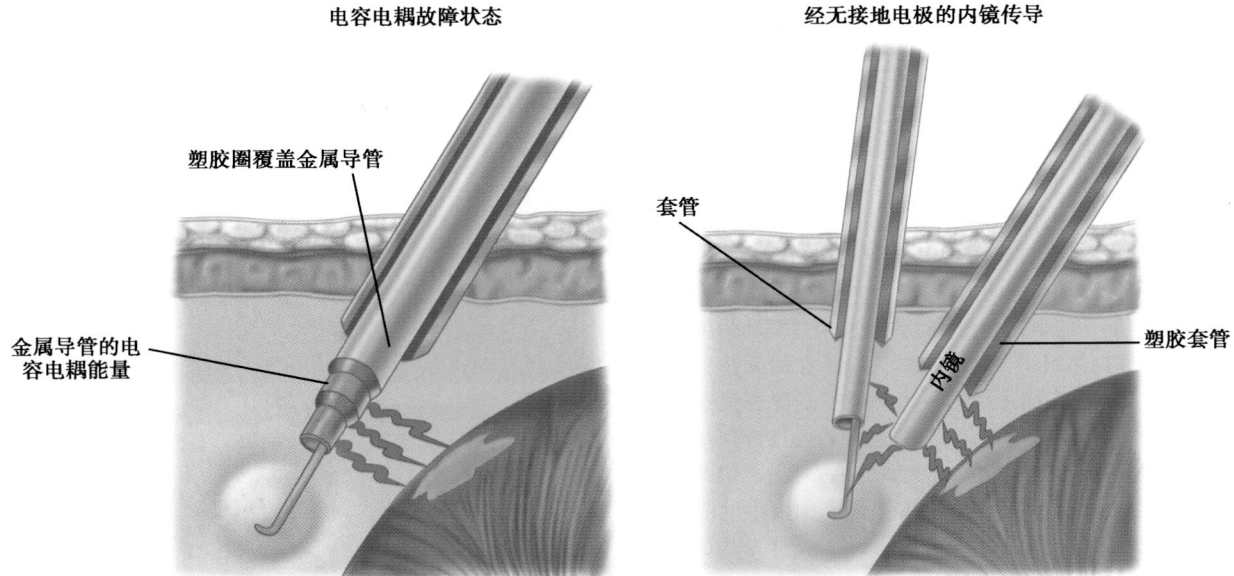

电容电耦故障状态

塑胶圈覆盖金属导管

金属导管的电容电耦能量

经无接地电极的内镜传导

套管

内镜

塑胶套管

图 14-14　A. 电容电耦出现的结果是高密度电流由套管鞘或腹腔镜溢出,进入毗邻的肠管。B. 直接耦合出现时电流从手术电极传导至金属器械或腹腔镜,再进入毗邻的肠管

的。双电极高频电凝主要用于热凝止血。高频电刀电子发生器由脚踏开关启闭,内镜操作者的双手就可在内镜手术中保持不受约束。

气体、液体及固体的激光自 20 世纪 60 年代中期就已有了医学应用[59]。CO_2 激光(波长 10.6μm)就最适用于组织切割、表层消融方面。在手术刀达不到的部位(如声带肉芽肿切除术中)使用激光最有帮助。CO_2 激光束一定要通过一系列的镜面束传输,因此使用起来略显笨重。接下来最普遍使用的一个激光就是钕钇铝石榴石激光(ND:YAG)。该激光波长 1.064μm(1064nm),在近红外线光谱中,亦如 CO_2 激光一样是肉眼不可见光。ND:YAG 激光的一个突出特征是其波长 1064nm 的光波难于被大多数组织色素吸收,因此可以达到组织深处[60]。能穿透深部组织就能使深部组织被加热(图 14-15)。正因此,ND:YAG 激光就能在单次应用中造成最大量的组织破坏[59]。具有如此能力就使其成为一种能破坏生长在直肠,乙状结肠,气管、支气管树或食管部位的大型霉菌样生长的肿瘤的理想激光。它的缺点就是对深部组织的加热有导致空腔脏器穿孔的可能。

当想要电凝一个在盲肠部位的扁平状病损时,就应选用一种不同的激光。一个倍频的 ND:YAG 激光,又被称作 KTP 激光(钛氧磷酸钾,被用来倍频 ND:YAG 激光),就能提供波长 532nm 的光。这是一种在绿色光谱中的光,这个光最适合被组织表面中的红色元素(如血管瘤和动静脉畸形)有选择性地吸收。对组织加热的深度介于 CO_2 激光和 ND:YAG 激光两者之间,可用以对表层血管性病损的电凝(无汽化)治疗,不致造成小肠穿孔[60]。

在使用软式消化道内镜时,CO_2 激光与 ND:YAG 激光已大多被热探针和管腔内支架所取代。热探针是一个有被加热到一定温度[60～100℃(140～212°F)]的金属球端,用以电凝出血病变部位而又不致造成穿孔。

光动力治疗是一种对阻塞性消化道肿瘤的减压疗法[61]。

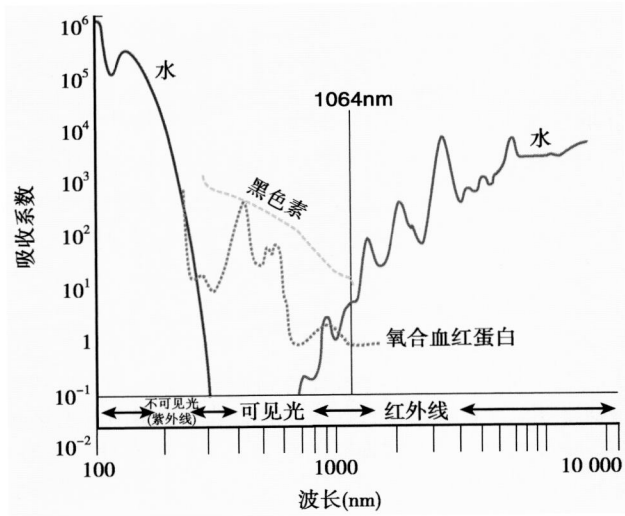

图 14-15　图示几种不同组织成分(水、黑色素和氧合血红蛋白)对光线的吸收和对于光线波长的作用。氧合血红蛋白与黑色素曲线的低谷接近于 1064nm,是钕钇铝石榴石激光的波长

病人被给予静脉剂量的卟吩姆钠(porfimer sodium),这是一种能被恶性细胞摄取的光敏剂,两天后再通过激光内镜激活。被激活的卟吩姆钠产生的大量氧自由基可杀灭肿瘤细胞,然后再通过内镜来清创。用这种方法作为对早期癌症的最佳治疗仍然处于实验阶段,尚未获确认。

激光技术能在极短时间内(小于 10^{-6} 秒)快速放电,并应用独特的激光技术提供大量能量(大于 10^3 W)。在这些高能量激光中的脉冲染色激光已被最常用于临床,即以冲击波形式出现自由电能轴变成的机械波破坏能。这种能量可通过石英纤维传输,随着快速、反复的放电提供有效的冲击波能量粉碎肾结石、胆囊结石[62]。冲击波也可由微型电火花塞放电系统,又称电动液压碎石机产生。这种器械也可被放入细探针内供内镜使用。激光有色素选择性的优点,而电动液压碎石机应用更普遍是因为它不昂贵并且更小型化。

以超声波能束产生冲击波或热量也同样引人关注。体外冲击波碎石机产生的聚焦冲击波在达到放电的焦点时增强。当这一焦点是在体内时,大量的能量是有能力碎石的。在构型上略有不同的这种能量还能用来提供组织内部聚焦加热。这种技术的潜在应用包括其能非侵入性地产生有效内部热量以破坏组织又无需切口的能力。

应用超声能量的第三种方式是产生能快速震动的手术器械,以能经摩擦加热组织。这种技术代表了在能源技术上前进的一大步[63]。它在应用上的一个例子就是腹腔镜凝结剪切器械(超声刀)。它能够凝结、离断血管是通过首先封闭血管,然后释出有效的热量以使血管壁黏合在一起,再切断该血管。这一非电力凝结、切断组织的方法只产生极小量的附带损伤,已经使得无数内镜手术变得更便利[64]。这尤其是对那些用电极电凝显得不易控制还需要在切点用双电极电刀燥化的中型血管出血非常有帮助。

手术器械

微创外科中的手术操作器械通常是仿制常规器械而成的一种更长、更细,尖端更小的款式。因此须牢记重要一点:当使用这些腹腔镜器械去抓持组织时,一种更大的作用力施加在一个较小的面积上就增加了造成穿破或损伤组织的可能[65]。

有些常规手术器械像剪刀就容易被复制成直径 3 ~ 5mm,长度 20 ~ 40cm 的款式。但另一些如手术镊、手术钳则不能提供对远部位径路的手术使用。不同形制的抓钳就被研发出来取代了各种形式的外科手术镊、手术钳。普通的手用器械是直径 5mm,长度 30cm。但是更小、更短的手用器械现在已出现,被用于小儿科手术、显微腹腔镜手术和关节镜手术[65]。一种独特的腹腔镜手术器械是单极电钩。这种器械通常要配置吸引器和灌洗器以消除手术视野中的烟雾和血。单极电钩也能以其裸露的金属钩挑起组织继而电凝、分离。

用于经自然腔道内镜手术的器械仍在逐步发展中,但是已有许多长的显微抓钳、显微手术剪、缝合器械、施夹器及脏器缝合器正在设计和在应用中改进。

机器人手术

机器人一词的定义是指一种能按设计程序执行指定的原本应由人来完成的工作的一种设备。这种被冠以"外科机器人"的设备,因其完全由外科医师掌控达到改善操作的目的,其实更应恰如其分地命名为"电脑强化的手术设备"。第一部电脑强化的手术设备是摄像腹腔镜的挟持臂(Aesop,Computer motion,golete,加州)。它使外科医师能通过手控、脚控或者声控来随意移动腹腔镜(图 14-16)。一项对于使用这种摄像内镜扶持臂的随机研究表明,它可以缩短手术时间,图像更稳定,还可减少需要清洁摄像内镜的次数[66]。这个设备还显示了另一个优点,即可免除对一位助手扶镜的需要以解放宝贵的手术室人力资源转而执行其他工作。这项技术现在已

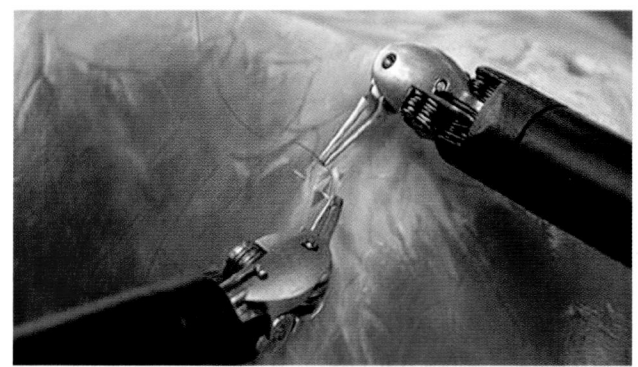

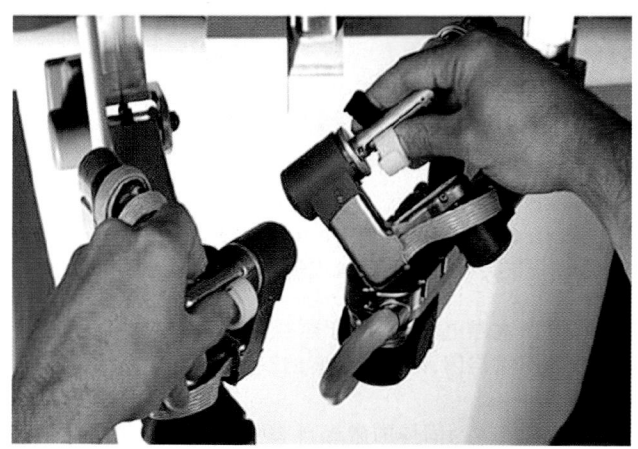

图 14-16　机器人手术器械和手拉操作平台。外科医师取坐姿,臂与腕部呈人体力学的放松状态

被另一款简单的可被动定位的机器臂所替代。但是它的稳定图像和可减少手术室人员的益处依旧。

机器人外科"大爆炸"发生在一种主-仆互动的手术平台被研发出来之时。这种设备使技巧手腕又回归到腹腔镜手术中,伴随着开发出符合人体力学舒适度的工作平台改善了手术操作的灵活性,还有立体的影像,消除了手震颤,按比例改变手术操作(如:一个大的全手动作可以按比例地缩小到能像显微外科那样精细地缝合)(图 14-16)。外科医师本身与手术台完全分离,设备的工作臂分布于病人周围(图 14-17)。助手站在手术台旁,在需要时更换或撤出手术器械,以利于手术进行。这种"机器人"平台(达·芬奇系统,Intuitive Surgical 公司,Sunyvale,加州)在一开始曾受到腹腔镜外科专家们的怀疑,由于它也难以证明达·芬奇机器人手术带来的附加价值,不仅仅是手术时间长、设备贵,还不能证明它的附加的质量。两项随机研究的临床试验对比了机器人与常规方法的食管胃底折叠术[67,68]。在两组试验中,机器人时间长于常规手术,而最终效果并无差别。同样结果也出现在腹腔镜胆囊切除术对比手术中[69]。尽管如此,达·芬奇机器人能提高手术灵巧程度使许多外科医师乃至医院管理者有理由相信即使无其他原因,仅从医疗市场角度考虑机器人手术设备是一项值得的投资。

达·芬奇电子计算机强化手术成功的领域由心脏外科手术开始又转移到盆腔手术。经由右侧胸腔镜径路的二尖瓣手术成为了这位"机器医师"最流行的手术之一[70]。

这一波机器人手术热在当大多数微创泌尿外科医师宣称

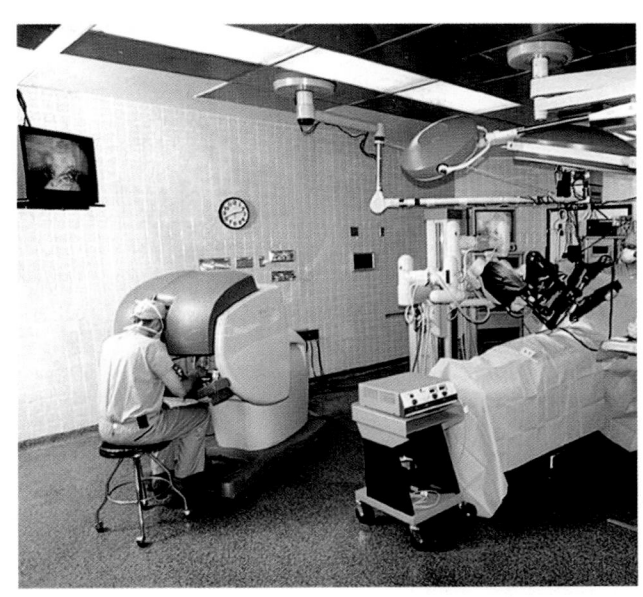

图 14-17　手术室的布局和外科医师及助手在机器人手术过程中的位置

机器人前列腺切除术优于腹腔镜和开放式手术时达到了高潮[71]。机器人前列腺切除术最大的也是必定会显现出的优点，就是能识别并保留支配阴茎勃起的盆腔神经。此外，继前列腺切除术后进行的膀胱尿道吻合术由于使用带有腕关节活动的持针钳和抓钳，已变得极为方便。使用"机器人"的女性盆腔手术也是因为受益于这点。由于有放大的图像，使得这种方法最适合于一些显微外科术的手术，如输卵管再通吻合术。

电子计算机强化的外科手术的最尖端领域就是大有前途的远程手术，在这种手术中，手术医师遥控远距离病人（如在战场上或太空中）。由于不能以牺牲手术台旁医师提供的安全保证来验证这一想法，这种方法几乎很难得到应用。尽管如此，一台远程腹腔镜胆囊切除术已经完成了，是由一组美国纽约的外科医师为一名远在法国的病人施行的胆囊切除术[72]。

管腔内和血管内的手术

在血管外科、介入性放射医学、神经放射医学、消化外科、普通外科、胸外科、泌尿外科学诸领域，都会在临床上遇到继续重建一个通畅的"生物腔道"的情况。基于此种需要，一些基本的技术已被开发、使用，它们适用于所有学科，实际上是所有的器官。因此，所有微创外科手术从冠状动脉血管成形术到胰腺恶性病变姑息手术，都涉及使用建立（手术）入路的器械：导管、导丝、气囊扩张器、支架和其他一些能开通闭塞的"生物腔道"的器械（如激光、粥样硬化斑块切除导管）[73]（表14-2）。管腔内气囊扩张器可通过内镜放入或在 X 射线透视引导下放入。气囊扩张器都有低顺应性，也就是说当气囊内压增加时，气囊不会被拉长。当气囊承受到高压时就只能对狭窄的血管或开口部位呈辐射状扩张，有时会造成粥样硬化斑块、纤维性狭窄或是肌性束带的破裂（如食管失弛缓症）[74]。

表 14-2	重建管腔通畅性的方式和技术
方式	**技术**
中心性清除	光动力治疗
	激光
	凝固
	内镜活检钳
	化学
	超声
分裂	超声
	内镜活检
	气囊
扩张	气囊
	扩张探头
	血管成形术
	内镜
搭桥	经静脉肝内门体分流术（TIPSS）
	外科手术（人造或自体血管通路）
支架	自膨金属支架
	塑料支架

一旦扩张成功，使用支架常常会有益于保持管腔通畅。安放支架对治疗恶性病灶、动脉粥样硬化性闭塞或血管瘤样疾病特别有价值（图 14-18）。支架治疗也对封闭渗漏的管道，包括主动脉剥离、创伤性血管损伤、胃肠吻合口瘘和瘘管极有价值。支架治疗通常不适用于需长期治疗的良性胃肠狭窄病人，对那些生存期有限的病人例外[75~77]（图 14-19）。

市售的各种各样的支架可被分为六大基本类别：塑料支架、金属支架、药物洗脱支架（以减少血管纤维性增生）、附膜支架、固定锚支架血管移植物和可取出的附膜支架[76]（图 14-20）。塑料支架首先问世并被广泛用作内镜置管术以后对闭塞的胆管、尿道临时搭桥。金属支架一般是穿越气囊安放，再被气囊扩张到预定的大小。这些金属支架通常是由镍钛合金制造，现在仍用于冠状动脉支架放置术。几年前一种附加化学治疗药物的冠状动脉支架被用于减少动脉内膜的增生。这些药物洗脱支架提供了更好的远期畅通率，但需要（病人）长期接受抗血小板药物的抗凝治疗以防止血栓形成[78]。附膜金属支架用来防止组织向内生长。这种内生对防止支架游走来说可能是个优点，但是这种组织向内生长可以闭塞管腔导致重新阻塞。这对那些因胃肠道恶性病变的生长使用支架行姑息治疗的病人来说尤其是个问题，对长期使用支架的血管疾病可能也是个问题。硅橡胶或其他材料填充的支架上的小间隙，可能会防止肿瘤向内生长，但也似乎易导致支架的游走。为努力减小支架的游走，一种在近端带有钩、刺的支架可能用来将其固定在血管壁上。对主动脉瘤的纯血管内放置支架治疗已几乎取代了此病的开腹性手术。最后，自膨塑料支架已被开发作为一种临时设施用于消化道来关闭内瘘或用于吻合口瘘搭桥。

经自然腔道的内镜手术

微创外科的"最新时尚"是经自然孔腔的内镜手术

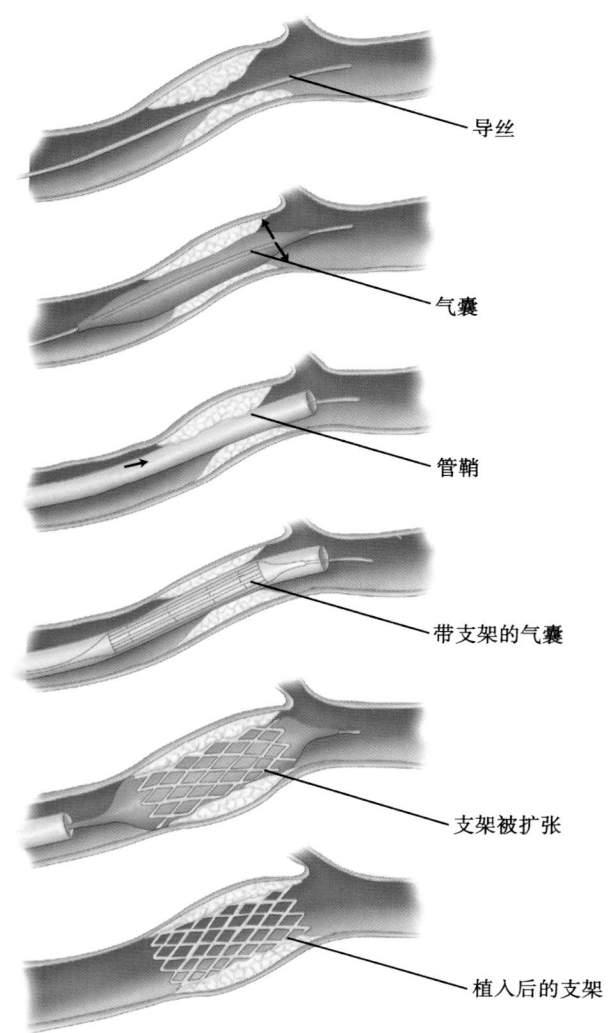

图 14-18 图示金属支架在被植入一处孤立狭窄的血管时贯穿的全过程

（NOTES）。使用可弯曲软式内镜进入胃肠、尿道或生殖道，再穿破腔道进入腹膜腔、纵隔或者胸腔。事实上，胃的空腔手术已经开展多年，无论是由内向外（如经皮内镜胃造瘘术和经胃行腹腔假性囊肿内引流术），或是由外向内（如腹腔镜协助下的入胃内肿瘤切除）。促进 NOTES 发展的大事件，一是当证实了猪胆囊切除术可由可弯曲软式内镜穿过胃壁完成或并经口取出胆囊，另一件是通过对一组 10 例印度病人的手术证实了经胃行胆囊切除术的可行性。自那时起，一些从事内镜微创外科的公司投入了大笔的金钱来帮助外科医师、消化外科医师探索这一新领域。至今，最新的手术是：经阴道、经胃腔的胆囊切除术[79~81]（图 14-21）。

为保证安全，迄今所有的手术病例都由腹腔镜辅助，以有助于牵拉并保证胃部伤口的充分缝合。正如此，经自然孔腔的内镜胆囊切除术优越性至今不能得到令人信服的证明。但是当所有腹腔镜的辅助可以去除时，这一手术将肯定会引起许多人的兴趣。另外，一些经自然孔腔的内镜手术还可包括：对于恶性病变分期、结肠部分切除术、胃空肠吻合术以及许多其他能够引起兴趣的手术。此外，由经自然孔腔的内镜手术

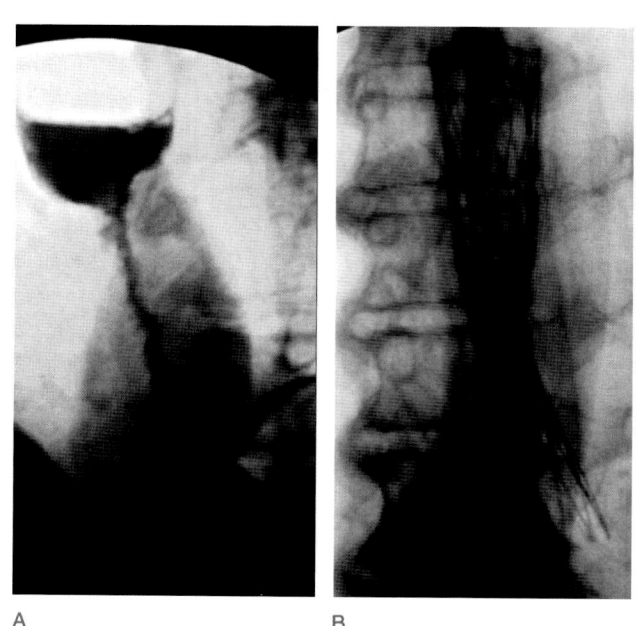

图 14-19 这是一例患有晚期食管癌继发极度吞咽困难的病人在植入涂膜自膨金属支架前（A）和后（B）的食管 X 线造影

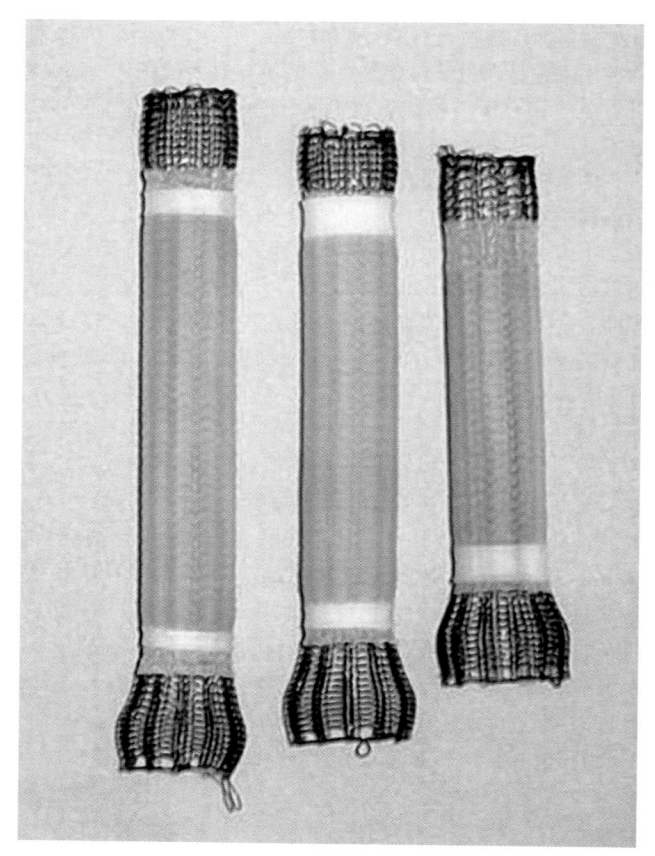

图 14-20 图为涂膜自膨金属支架，此类装置可经 X 线透视或内镜放置

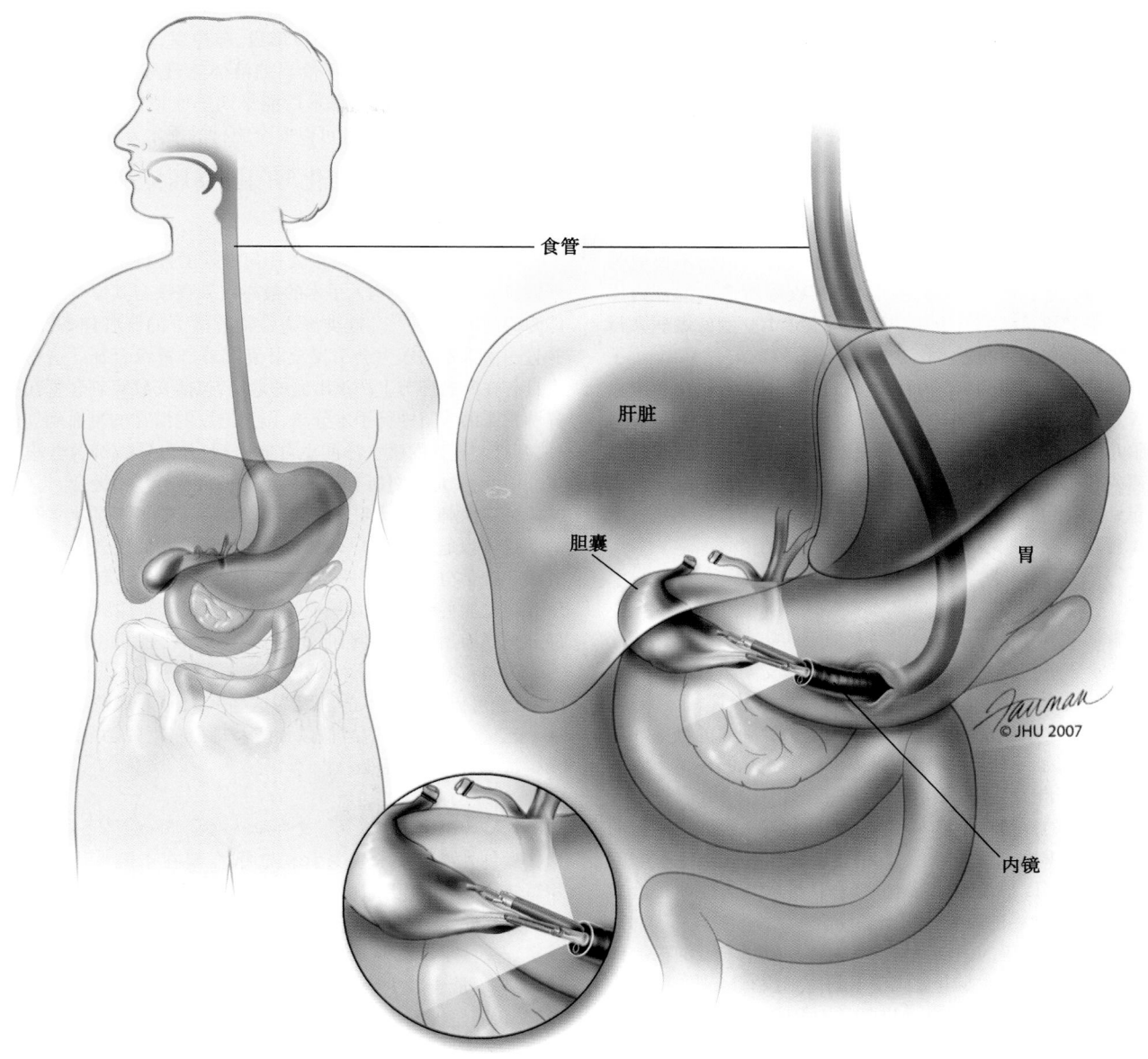

图 14-21　一例经自然孔腔内镜手术的经胃胆囊切除术。这种手术应用经自然腔道内镜技术和 1 ~ 3 个腹腔镜戳孔已在世界上某些地方偶有施行

引发的内镜技术的快速成长已经涌现出一些新技术,能够施行种类繁多的内镜外科手术;从内镜黏膜切除术到食管下端消化性溃疡(Barrett's esophagus)消融术,再到为那些患有胃食管反流症病人重建一个有能力阻止反流的瓣膜的手术。尽管这其中一些临床运用仍归于实验范畴,也无可怀疑当同一种手术能以少痛、少瘢痕、少残的方式完成时,病人当会趋之若鹜。外科医师只有当已能完成符合职业要求的安全、有效的手术时,才能从事此类手术。

微创外科在其他一些特殊情况下的应用

小儿腹腔镜手术

　　微创外科手术的优点对儿童病人来说恐怕比对成人病人更有意义。对青少年的微创外科手术与成年人稍有不同,普

通的手术器械、穿刺套管针的定位通常可同样适用。然而,新生儿和小儿的腹腔镜手术就要求特制的手术器械。这些器械较短(15 ~ 20cm),许多直径只有 3mm 而不是 5mm。因为儿童的腹部远较成人为小,一个 5mm 直径的内镜就能够对大多数手术提供有效的照明。5mm 手术剪和双电极设备的开发避免了 10mm 套管针在儿科的腹腔镜手术中的需要[82]。因为婴儿的腹壁相对较薄,8mmHg 的气腹压就可以提供足够的手术视野。深静脉血栓在儿童中罕有发生,故预防性抗血栓治疗恐无必要。众多种类不同的小儿外科手术常常以微创外科手术径路的方式完成,从能使结肠性副交感神经节细胞缺乏症(先天性巨结肠病)康复的手术到先天性膈疝修补术[83]。

孕期腹腔镜手术

　　对于为妊娠病人行腹腔镜胆囊切除术或阑尾切除术的安全性的担忧已经过缜密的研究并得到及时相应的处理。妊娠

病人腹部的手术径路应将子宫底部的高度一并考虑,妊娠第20周时子宫底部高度可达脐部。为了不损伤子宫或其血液供应,大多数外科医师认为应运用开放式(Hasson法)来施行直接穿刺导入腹腔镜手术。病人应被置于轻度左侧卧位,以避免子宫对下腔静脉的压迫。因为妊娠造成有血栓栓塞的危险,(下肢)循环加压治疗仪对所有手术是必不可少的。母亲的碳酸血症可引起的胎儿酸中毒。胎儿的动脉血pH值改变成线性变化关系,因此胎儿酸中毒可以通过防止母亲的呼吸性酸中毒而避免[84]。腹腔镜造气腹的气腹压也已不再成为安全问题。现已证实,妊娠中期时子宫收缩所造成的宫内压要远大于15mmHg的气腹压。一项对大于100例妊娠病人行腹腔镜胆囊切除术的病例综述报告了一致的好结果[85]。手术应尽可能在妊娠的第二个3个月进行,防止胎儿在术中接触X射线是绝对必要的。有人相信使用经阴道超声探头追踪胎儿心率是可取的,然而在妊娠的第二个3个月时的胎心过速或胎心过缓的临床意义仍有些不清楚。尽管如此,为慎重起见,当胎心率可逆性的伴随造气腹而减缓时,可能是一个需要转改开腹的胆囊切除术或阑尾切除术的信号。

微创外科与肿瘤治疗

微创手术技术用于对肿瘤引起梗阻的病人做姑息性治疗已有几十年了。激光治疗、腔内放射疗法、支架植入和扩张术作为门诊技术手段可用于重新建立被阻塞的食管、胆管或气管的连贯性。微创技术也还被用来界定恶性肿瘤的分期。纵隔镜仍偶被用于开胸手术前对纵隔淋巴结状况的评估。腹腔镜同样也用于对病人肝脏状况的判定——作为对胰腺、胃或肝脏切除手术的评估。新技术和大量的外科技术已能为微创的肿瘤分期提供准确界定[86]。当在行诊断性腹腔镜检查中的发现排除了可以根治性切除术时,采取姑息性的处理是恰当的(如避开胰腺癌的腹腔镜胃空肠吻合术)。

最初一直争议的微创外科手术对癌症提供安全的根治性治疗的作用已被证明与开放式手术的原则没有区别。所有大体与显微镜下的肿瘤均应予以切除(无镜下残余癌的全切除),充分的淋巴结切除术亦应施行,以利于准确的肿瘤分期。一般地说数目还是10~15个淋巴结,尽管对更广泛的淋巴结切除术的价值还一直存有争议。所有主要的腹部癌症手术都已能用腹腔镜完成。在三种主要消化道癌症的肿瘤切除术中(肝叶、胰头和食管),只有食管切除术在相当数量的治疗中心常规实行[87,88]。腹腔镜肝切除术已吸引了众多外科医师,而远端胰腺切除术则常由腹腔镜径路施行。在日本腹腔镜辅助的胃部分切除术治疗早期胃癌已非常普通,该病在日本的流行病学发病率远远超过了结肠癌在北美和北欧的发病率。最普遍实行的腹腔镜癌症手术是结肠部分切除术,已由多中心随机对照试验证明其自身的安全性及有效性[89]。

微创外科应用于老、弱病人时需考虑的问题

腹腔镜胆囊切除术使以前认为对那些年龄太大、病情太重不能承受开腹手术的病人手术切除有症状的胆囊成为可能。高龄病人由于疾病的长期性似乎更有转改剖腹术的需要[89]。

给这些病人施行手术需要更密切监测麻醉情况。对这些病人的术中管理而言,腹腔镜径路手术更难于开腹手术。微创手术的优越性在于病人术后的情况如何。对于老年人来说

大多数的术后并发症是活动障碍的结果。此外,肺部并发症、尿路感染、(下肢)深静脉血栓形成、肺栓塞、充血性心力衰竭和心肌梗死往往是由于不恰当的液体管理和活动减少的结果。由于病人在腹腔镜手术后能早期迅速地恢复活动,使其作为对老、弱病人的一种可以安全施行的手术方式成为可能。

微创外科应用于肝硬化与门脉高压症病人时需考虑的问题

肝功能不全的病人对接受任何形式的外科干预都是一种严峻挑战[90]。这类病人手术的最终效果直接与其原本的肝功能障碍程度有关[91]。这类病人常常有低下的肝脏储备能力,并且一次手术的压力会引发全肝衰竭或肝肾综合征。这些病人具有在所有环节上严重出血的危险,包括安放穿刺套管在有静脉扩张的术野中行手术分离,以及继发的潜在的凝血病。此外,套管刺孔处的腹水渗漏也可能出现,并可导致细菌性腹膜炎。因此,一定要对所有病人穿刺孔伤口进行严密缝合。

外科医师对病人肝硬化严重程度的清楚了解是非常必要的。这可以通过MELD评分(终末期肝病评估模式)或Child肝硬化评估分级这两种分类方法来判定。此外,有门静脉高压表现是腹腔镜手术的一项相对禁忌证,除非门脉压经过门静脉减压有所降低。例如,对一位有嵌顿性脐疝和腹水的病人,术前行穿刺引流或经颈静脉肝内门体分流术与强化利尿配合,是可以考虑手术的。因为这些病人通常都是血管内液体缺乏,气腹压应相应减低以预防心排出量下降,并应静脉补充少量低钠/无钠溶液。

微创外科的经济因素

微创外科的手术减少手术费用,主要在于病人住院日被缩短,重返工作更加快。举例来说,住院天数缩短可被腹腔镜胆囊切除术、食管胃底折叠术、脾切除术和肾上腺切除术所证实。一些手术如腹股沟疝修补术已经作为门诊手术在实行,似乎不能再减少手术花费了。那些仍需住院4~7天的手术,如腹腔镜辅助的结肠切除术就不太可能实现同样类型的开腹手术更低的费用底线。无论如何,凭借尽职尽责地使用一次性手术器械和对最有效率地使用医院里的资源的承诺,大多数腹腔镜手术可以做到比与它们对等的常规手术花费少些。

微创外科技能的培训

之前很长一段时间,接受训练的外科医师总是通过从一系列等级和复杂程度不一的手术经验中来获得微创外科技术的手术技巧。这种训练是在病人身上进行的,尽管这种示范并不危及病人的安全。手术室中的教学成本是昂贵的。此外,近来在世界范围内对住院医师工作时间的限制,也使得手术室外的腹腔镜技术教学有一定吸引力。

几乎每一个外科训练中心的手术技巧训练室从20世纪90年代开始都使用一种“箱式训练器材”,是一种基本但复杂的模拟腹腔环境的器材,配合摄像机、影像显示器、穿刺套管、腹腔镜手术器械,还有各种标靶模型,从简单的钉板、橡胶圈到硅胶引流管都被用来练习缝合、打结操作。虚拟、真实的训练设备为所有外科医师提供改善和强化内镜、腹腔镜实验室训练的难得机会。这种技术具有能够客观衡量精神运动性技

术的优点,它可以用来判定技巧掌握的进度,乃至最终掌握的技术能力[92]。几种这类设备已被确认可作为衡量手术技巧表现的熟练程度的方法。更重要的是,用虚拟现实训练平台能够改善手术操作技能,并已被随机对照试验所证实[93,94]。目前已有一些医疗机构运用仿生设备对熟练水平的外科医师进行手术室内训练,在不久的将来,这会成为施行腹腔镜手术的先决条件。美国外科医师学会已经在其认可的教学机构中取得对这些技巧训练实验室的批准、认证的主导地位。

远程辅导

为响应医学会发展独特的技术性手段对农村和缺医少药地区提供医疗服务的号召,外科医师们开始探索远程辅导的可行性。远程会诊或远程辅导是在地域不同的两个服务机构间建立的双向的、语音和影像两方面的互相联系。这种联系可以是在办公室里,也可以是在手术中遇到复杂状况时直接在手术室进行。尽管当地的通讯频道可能会制约在农业地区的操作,这种技术已属可行并且当前已在使用,尤其是在那些地处偏远、人口众多的国家、省份[94](图 14-22)。

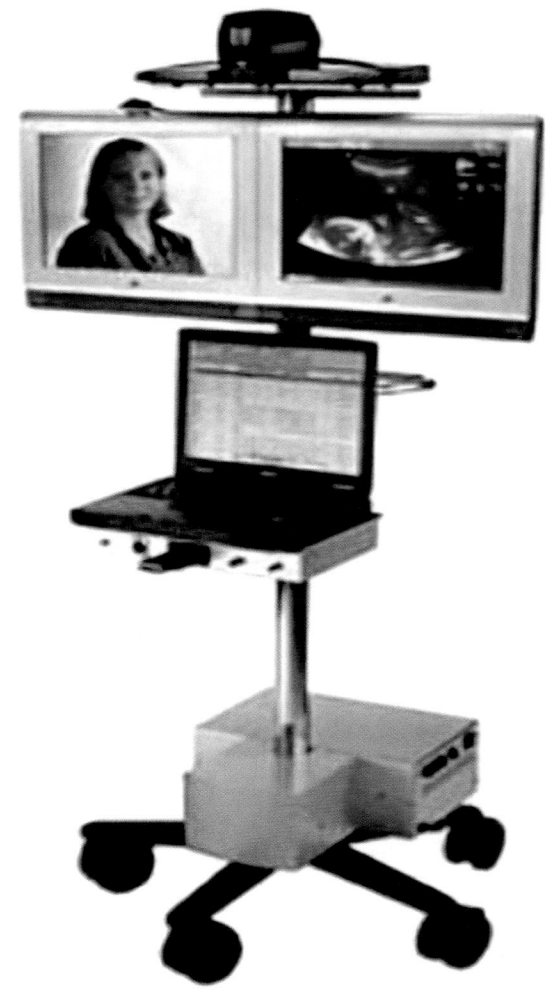

图 14-22　远程会诊和远程辅导是在两个地域的不同医疗机构之间进行的。配有电视摄像机、话筒、平板电视显示屏的仪器台可被置于手术室内的手术台附近或门诊室中

新术式的研发和推广

发生在 1990 年的微创普通外科革命引发了对专业道德的挑战。问题就是:如果能力是由经验而来,外科医师如何去攀登这个能力曲线(亦称为学习曲线)而又不伤害病人。如果在获得能力过程中没有失误实际上是不可能的,那又该如何去与病人有效地沟通这个问题,使他们了解自己决定的分量。甚至更重要的是在为新手术方式接受第一位病人之前,确定一条此后亦应遵循的径路。

尽管手术方式的研发是与药物研发根本不同(例如施行手术的人员个体可以完全不同,但这一台手术与下一台手术本身没有区别),遵循一种与曾研发新药相似的程序对手术革新者来说是明智的途径。从一开始,外科医师一定要确定这是一个还没被目前的外科手术所解决的问题。例如:尽管通过右肋缘下切口(Kocher 切口)的胆囊切除术确实有效,但它造成许多缺陷、切口疼痛及明显瘢痕。作为这些问题的后果,许多有明显胆绞痛的病人推迟到危及生命的并发症出现才接受手术。很显然,确实是有需要开展损伤小的手术方法(图 14-23)。

一旦时机确定下来,下一步要做的是其他知识领域针对可能涉及的技术做一番探索。再者,类似于制药工业,有时药物次要的适应证反倒显示出比药物研发的主要适应证更具治疗上的重要性。第三步是在最适当的动物模型进行体内实验。因为对动物实验的抵制,这种形式的实验是有争议的。然而没有这样的实验许多人就会在医疗药物、设备、技术的研发阶段中受到伤害或导致死亡。这些步骤往往被称作手术方式研发中的临床前阶段。关于决定这种手术何时可以走出实验室阶段是件难事。简单说,该手术可以重复,能达到预期效果并且没有严重的副作用。一旦这三种标准达到了,应用于人体的时刻也就来临了。外科医师在与病人讨论这一新手术之前获得机构的支持是重要的。院务委员会、院长、制度审查委员会的参与在研发新手术之前是必不可少的。这些群体对在其医疗机构中使用安全、高质量的医学实践负有责任,他们会在程序启动前要求特别谨慎,所有安全措施要安排就绪。

与成为首例病人的谈话一定要是全面、彻底、毫无保留而又完备记录了的。病人做出决定成为首例的心理状态是非常有意义的。也许在某些情况下还需要心理医师的评估。当然,如果对于一个濒死的癌症病人有了使用新药的机会,这是可以理解的。同样的,如果常规的外科手术具有高发的随之而来的并发症,而新技术能提供更好的效果,决定成为第一例病人就可以理解了。另一方面,当新术式的益处小而危险在很大程度上是个未知数时,在程序启动前,一个更全面的、完整的病人心理学资料可以说是必要的。

对于新手术,组成最好的手术团队通常是明智的。这包括:一个对原来的技术有经验的外科医师,以及一个曾经参加过早期动物实验的助手。这个由有经验的医师、护士组成的原始团队,应保持在一起直到获得对该手术的全部能力,这可能需要通过 10 次甚至 50 次的手术。当大多数的手术时间达到相同的时长时,会确认该团队已经获得了应有的技能,对手术的流程是确定而确信有把握的。这便是完成了手术研发的第一期。

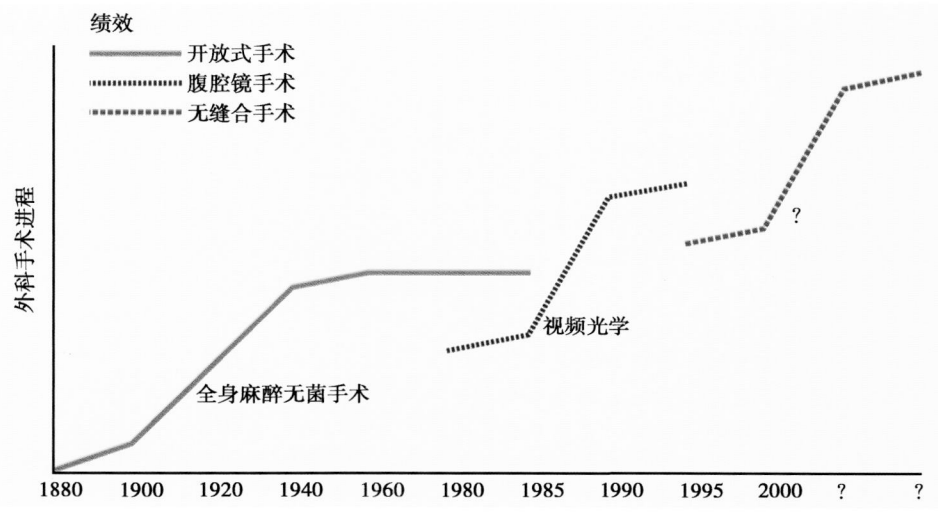

图 14-23　普通外科手术的进程可通过一系列绩效曲线来反映。全身麻醉和无菌技术使得大创伤性的开放式手术在过去的 125 年中得到了发展，视频光学手术使微创手术在过去的 25 年中得到发展。未来某种革命事件使手术出现无切口，也可能无麻醉时，无创（无缝合）手术就会产生

　　在第二期，该手术的效果是以非随机方式来检验的。按理想来说，新手术的效果应与将要取代的手术同样好或者更好。这一阶段应在几个医疗中心内进行，以便证明好的手术效果。同样可以从开展它的医疗机构以外的地方得到。这些同样的必要条件对于将一项新技术引进入手术室可能是实用的。价值方程要求的是附加的可度量的手术质量要超过对于病人或是医保的附加的可度量的成本。在第三期，则是随机试验的一场新手术方式相对旧手术方式的较量。

　　一旦能力曲线被"攀越"，这一团队就适合从事去训练其他的团队。在能力曲线的上升阶段，同一医疗机构的其他初学者（如外科住院医师）可能无缘参加首例病例的手术。尽管这样难以取悦于他们，但是病人的最大利益一定要优先于对住院医师的培养。

　　学习的第二阶段，出现在当这一新手术已能证明其价值，并已有了少数专家而大多数外科医师还没有被训练做这一新手术时。在这种背景下，要求外科医师们能对这一人体新手术掌握神速，仿佛他们已在密集学习中花费了与第一批团队同样的时间。相对来说是不道德的。事实上，一个或几个外科团队能够施行一种手术，并不能保证所有其他具有同样医学学位的人能以相同技术完成这一手术。一个新成立中心的初学者理应主动联系有关专家寻求他们的帮助，以保证最佳手术效果。尽管初学者联系专家是重要的，专家们乐于与他们的专业同事们共同分享自己的经验也是同等重要的。另外，专家们应对学习者们是否已能胜任独立的顺利进行手术提出他们的反馈意见。如果不能，进一步的观摩和专家的协助是必需的。尽管这种方法听起来很易理解，实际上困难重重。在许多场合中，出于自我价值观、竞争和金钱的考虑，使这一程序走了捷径，导致对病人造成不良的结果。在很大程度上微创手术已经从早期发展中因缺少足够训练的外科医师，造成了大量严重并发症而遭受到毫无情面的抨击中复苏了。

　　如果创新的手术和技术被开发和应用了，而没有经历过错误，外科医师必须要诚实地回答以下问题：这个手术是否安全？如果我有了手术适应证，我会考虑接受这一手术吗？这个手术是与被取代的手术效果一样好或是更好吗？我是否具备了手术技巧，能安全的施行这一手术并能取得与那些经验丰富的外科医师同等的手术结果吗？如果对其中任何一个问题的回答是"否"或是"我不知道"，出于专业职责应在使病人接受新手术之前，寻求其他手术方式或院外的协助。

（孙酉甦　王西墨　译）

参考文献

亮蓝色标记的是主要参考文献。

1. Hopkins HH: Optical principles of the endoscope, in Berci G (ed): *Endoscopy*. New York: Appleton-Century-Crofts. 1976, p 3.
2. Katzir A: Optical fibers in medicine. *Sci Am* 260:120, 1989.
3. Hirschowitz BI: A personal history of the fiberscope. *Gastroenterology* 76:864, 1979.
4. Veritas TF: Coelioscopy: A synthesis of Georg Kelling's work with insufflation, endoscopy, and luft tamponade, in Litynski GS (ed): *Highlights in the History of Laparoscopy*. Frankfurt/Main: Barbara Bernert Verlag, 1996, p 3.
5. Ponsky JL, Gauderer MW: Percutaneous endoscopic gastrostomy: A nonoperative technique for feeding gastrostomy. *Gastrointest Endosc* 27:9, 1981.
6. Wood BJ, Ramkaransingh JR, Fogo T, et al: Percutaneous tumor ablation with radiofrequency. *Cancer* 94:443, 2002.
7. Smith RS, Fry WR, Tsoi EK, et al: Gasless laparoscopy and conventional instruments: The next phase of minimally invasive surgery. *Arch Surg* 128:1102, 1993.
8. Litynski GS: *Highlights in the History of Laparoscopy*. Frankfurt/Main: Barbara Bernert Verlag, 1996, p 78.
9. Hunter JG, Staheli J, et al.: Nitrous oxide pneumoperitoneum revisited: Is there a risk of combustion? *Surg Endosc* 9:501, 1995.
10. Tsereteli Z, Terry ML, et al: Prospective randomized clinical trial comparing nitrous oxide and carbon dioxide pneumoperitoneum for laparoscopic surgery. *J Am Coll Surg* 195:173, 2002.
11. Callery MP, Soper NJ: Physiology of the pneumoperitoneum, in Hunter (ed): *Baillière's Clinical Gastroenterology: Laparoscopic Surgery*. London/Philadelphia: Baillière Tindall, 1993, p 757.
12. Ho HS, Gunther RA, et al: Intraperitoneal carbon dioxide insufflation and cardiopulmonary functions. *Arch Surg* 127:928, 1992.
13. Wittgen CM, Andrus CH, et al: Analysis of the hemodynamic and ventilatory effects of laparoscopic cholecystectomy. *Arch Surg* 126:997,

1991.

14. Cullen DJ, Eger EI: Cardiovascular effects of carbon dioxide in man. *Anesthesiol* 41:345, 1974.

15. Cunningham AJ, Turner J, et al: Transoesophageal echocardiographic assessment of haemodynamic function during laparoscopic cholecystectomy. *Br J Anaesth* 70:621, 1993.

16. Harris MNE, Plantevin OM, Crowther A, et al: Cardiac arrhythmias during anaesthesia for laparoscopy. *Br J Anaesth* 56:1213, 1984.

17. Borten M, Friedman EA: Choice of anaesthesia, in: *Laparoscopic Complications: Prevention and Management*. Toronto: BC Decker, 1986, p 173.

18. Jorgenson JO, Hanel K, Lalak NJ, et al: Thromboembolic complications of laparoscopic cholecystectomy (Letter). *Br Med J* 306:518, 1993.

19. Ho HS, Wolfe BM: The physiology and immunology of endosurgery, in Toouli JG, Gossot D, Hunter JG (eds): *Endosurgery*. New York/London: Churchill-Livingstone, 1996, p 163.

20. Sackier JM, Nibhanupudy B: The pneumoperitoneum-physiology and complications, in Toouli JG, Gossot D, Hunter JG (eds): *Endosurgery*. New York/London: Churchill-Livingstone, 1996, p 155.

21. Kashtan J, Green JF, Parsons EQ, et al: Hemodynamic effects of increased abdominal pressure. *J Surg Res* 30:249, 1981.

22. McDougall EM, Monk TG, Wolf JS Jr, et al: The effect of prolonged pneumoperitoneum on renal function in an animal model. *J Am Coll Surg* 182:317, 1996.

23. Lindberg F, Bergqvist D, Bjorck M, et al: Renal hemodynamics during carbon dioxide pneumoperitoneum: An experimental study in pigs. *Surg Endosc* 17:480, 2003.

24. Hazebroek EJ, de Vos tot Nederveen Cappel R, Gommers D, et al: Antidiuretic hormone release during laparoscopic donor nephrectomy. *Arch Surg* 137:600; discussion 605, 2002.

25. Ostman PL, Pantle-Fisher FH, Fanre EA, et al: Circulatory collapse during laparoscopy. *J Clin Anesth* 2:129, 1990.

26. Alijani A, Cuschieri A: Abdominal wall lift systems in laparoscopic surgery: Gasless and low-pressure systems. *Semin Laparosc Surg* 8:53, 2001.

27. Ozawa A, Konishi F, Nagai H, et al: Cytokine and hormonal responses in laparoscopic-assisted colectomy and conventional open colectomy. *Surg Today* 30:107, 2000.

28. Burpee SE, Kurian M, Murakame Y, et al: The metabolic and immune response to laparoscopic versus open liver resection. *Surg Endosc* 16:899, 2002.

29. Gossot D: Access modalities for thoracoscopic surgery, in Toouli JG, Gossot D, Hunter JG (eds): *Endosurgery*. New York/London: Churchill-Livingstone, 1996, p 743.

30. Memon MA, Cooper NJ, Memon B, et al: Meta-analysis of randomized clinical trials comparing open and laparoscopic inguinal hernia repair. *Br J Surg* 90:1479, 2003.

31. Himpens J: Laparoscopic preperitoneal approach to the inguinal hernia, in Toouli JG, Gossot D, Hunter JG (eds): *Endosurgery*. New York/London: Churchill-Livingstone, 1996, p 949.

32. Horvath KD, Kao LS, Wherry KL, et al: A technique for laparoscopic-assisted percutaneous drainage of infected pancreatic necrosis and pancreatic abscess. *Surg Endosc* 15:1221, 2001.

33. Eaves FF: Basics of endoscopic plastic surgery, in Bostwick J, Eaves FF, Nahai F (eds): *Endoscopic Plastic Surgery*. St Louis: Quality Medical Publishing, 1995, p 59.

34. Kenyon TA, Lenker MP, Bax TW, et al: Cost and benefit of the trained laparoscopic team. A comparative study of a designated nursing team vs a nontrained team. *Surg Endosc* 11:812, 1997.

35. Herron DM, Gagner M, Kenyon TL, et al: The minimally invasive surgical suite enters the 21st century. A discussion of critical design elements. *Surg Endosc* 15:415, 2001.

36. Byron JW, Markenson G, et al: A randomised comparison of Veress needle and direct insertion for laparoscopy. *Surg Gynecol Obstet* 177:259, 1993.

37. Fletcher DR: Laparoscopic access, in Toouli JG, Gossot D, Hunter JG (eds): *Endosurgery*. New York/London: Churchill-Livingstone, 1996, p 189.

38. Hanney RM, Alle KM, Cregan PC: Major vascular injury and laparoscopy. *Aust N Z J Surg* 65:533, 1995.

39. Catarci M, Carlini M, Gentileschi P, et al: Major and minor injuries during the creation of pneumoperitoneum. A multicenter study on 12,919 cases. *Surg Endosc* 15:566, 2001.

40. Siperstein AE, Berber E, Engle KL, et al: Laparoscopic posterior adrenalectomy: Technical considerations. *Arch Surg* 135:967, 2000.

41. Vasilev SA, McGonigle KF: Extraperitoneal laparoscopic para-aortic lymph node dissection. *Gynecol Oncol* 61:315, 1996.

42. Schurr UP, Lachat ML, Reuthebuch O, et al: Endoscopic saphenous vein harvesting for CABG—a randomized prospective trial. *Thorac Cardiovasc Surg* 50:160, 2002.

43. Lumsden AB, Eaves FF: Vein harvest, in Bostwick J, Eaves FF, Nahai F (eds): *Endoscopic Plastic Surgery*. St. Louis: Quality Medical Publishing, 1995, p 535.

44. Targarona EM, Gracia E, Rodriguez M, et al: Hand-assisted laparoscopic surgery. *Arch Surg* 138:138, 2003.

45. Berquer R, Smith WD, Davis S: An ergonomic study of the optimum operating table height for laparoscopic surgery. *Surg Endosc* 16:416, 2002.

46. Berguer R, Smith WD, Chung YH: Performing laparoscopic surgery is significantly more stressful for the surgeon than open surgery. *Surg Endosc* 15:1204, 2001.

47. Emam TA, Hanna G, Cuschieri A: Ergonomic principles of task alignment, visual display, and direction of execution of laparoscopic bowel suturing. *Surg Endosc* 16:267, 2002.

48. Prescher T: Video imaging, in Toouli JG, Gossot D, Hunter JG (eds): *Endosurgery*. New York/London: Churchill-Livingstone, 1996, p 41.

49. Margulies DR, Shabot MM: Fiberoptic imaging and measurement, in Hunter JG, Sackier JM (eds): *Minimally Invasive Surgery*. New York: McGraw-Hill, 1993, p 7.

50. Wenzl R, Lehner R, Holzer A, et al: Improved laparoscopic operating techniques using a digital enhancement video system. *J Am Assoc Gynecol Laparosc* 5:175, 1998.

51. Berci G, Paz-Partlow M: Videoendoscopic technology, in Toouli JG, Gossot D, Hunter JG (eds): *Endosurgery*. New York/London: Churchill-Livingstone, 1996, p 33.

52. Levy ML, Day JD, Albuquerque F, et al: Heads-up intraoperative endoscopic imaging: A prospective evaluation of techniques and limitations. *Neurosurgery* 40:526, 1997.

53. Taffinder N, Smith SG, Huber J, et al: The effect of a second-generation 3D endoscope on the laparoscopic precision of novices and experienced surgeons. *Surg Endosc* 13:1087, 1999.

54. Odell RC: Laparoscopic electrosurgery, in Hunter JG, Sackier JM (eds): *Minimally Invasive Surgery*. New York: McGraw-Hill, 1993, p 33.

55. Voyels CR, et al: Education and engineering solutions for potential problems with laparoscopic monopolar electrosurgery. *Am J Surg* 164:57, 1992.

56. Blanc B, d'Ercole C, Gaiato ML, et al: Cause and prevention of electrosurgical injuries in laparoscopy. *J Am Coll Surg* 179:161, 1994.

57. Tucker RD: Principles of electrosurgery, in Sivak MV (ed): *Gastroenterologic Endoscopy*, 2nd ed. Philadelphia: WB Saunders, 2000, p 125.

58. Barlow DE: Endoscopic application of electrosurgery: A review of basic principles. *Gastrointest Endosc* 28:73, 1982.

59. Trus TL, Hunter JG: Principles of laser physics and tissue interaction, in Toouli JG, Gossot D, Hunter JG (eds): *Endosurgery*. New York/London: Churchill-Livingstone, 1996, p 103.

60. Bass LS, Oz MC, Trokel SL, et al: Alternative lasers for endoscopic surgery: Comparison of pulsed thulium-holmium-chromium:YAG with continuous-wave neodymium:YAG laser for ablation of colonic mucosa. *Lasers Surg Med* 11:545, 1991.

61. Greenwald BD: Photodynamic therapy for esophageal cancer. *Chest Surg Clin North Am* 10:625, 2000.

62. Hunter JG, Bruhn E, Godman G, et al: Reflectance spectroscopy predicts safer wavelengths for pulsed laser lithotripsy of gallstones (abstract). *Gastrointest Endosc* 37:273, 1991.

63. Amaral JF, Chrostek C: Comparison of the ultrasonically activated scalpel to electrosurgery and laser for laparoscopic surgery. *Surg Endosc* 7:141, 1993.

64. Huscher CG, Liriei MM, Di Paola M, et al: Laparoscopic cholecystectomy by ultrasonic dissection without cystic duct and artery ligature. *Surg Endosc* 17:442, 2003.

65. Jobe BA, Kenyon T, Hansen PD, et al: Mini-laparoscopy: Current status, technology and future applications. *Minim Invasive Ther Allied Technol* 7:201, 1998.

66. Aiono S, Gilbert JM, Soin B, et al: Controlled trial of the introduction of a robotic camera assistant (EndoAssist) for laparoscopic cholecystectomy. *Surg Endosc* 16:1267, 2002.

67. Melvin WS, Needleman BJ, Krause KR, et al: Computer-enhanced vs. standard laparoscopic anti-reflux surgery. *J Gastrointest Surg* 6:11, 2002.

68. Costi R, Himpens J, Bruyns J, et al: Robotic fundoplication: From

theoretic advantages to real problems. *J Am Coll Surg* 197:500, 2003.

69. Ruurda JP, Broeders IA, Simmermacher RP, et al: Feasibility of robot-assisted laparoscopic surgery: An evaluation of 35 robot-assisted laparoscopic cholecystectomies. *Surg Laparosc Endosc Percutan Tech* 12:41, 2002.

70. Rodriguez E, Nifong LW, Chu MW, et al: Robotic mitral valve repair for anterior leaflet and bileaflet prolapsed. *Ann Thorac Surg* 85:438; discussion 444, 2008.

71. Menon M, Tewari A, Baize B, et al: Prospective comparison of radical retropubic prostatectomy and robot-assisted anatomic prostatectomy: The Vattikuti Urology Institute experience. *Urology* 60:864, 2002.

72. Marescaux J, Leroy J, Gagner M, et al: Transatlantic robot-assisted telesurgery. *Nature* 413:379, 2001.

73. Fleischer DE: Stents, cloggology, and esophageal cancer. *Gastrointest Endosc* 43:258, 1996.

74. Foutch P, Sivak M: Therapeutic endoscopic balloon dilatation of the extrahepatic biliary ducts. *Am J Gastroenterol* 80:575, 1985.

75. Hoepffner N, Foerster EC, et al: Long-term experience in wall stent therapy for malignant choledochostenosis. *Endoscopy* 26:597, 1994.

76. Kozarek RA, Ball TJ, et al: Metallic self-expanding stent application in the upper gastrointestinal tract: Caveats and concerns. *Gastrointest Endosc* 38:1, 1992.

77. Anderson JR, Sorenson SM, Kruse A, et al: Randomized trial of endoscopic endoprosthesis versus operative bypass in malignant obstructive jaundice. *Gut* 30:1132, 1989.

78. Ruygrok PN, Sim KH, Chan C, et al: Coronary intervention with a heparin-coated stent and aspirin only. *J Invasive Cardiol* 15:439, 2003.

79. Bessler M, Stevens PD, Milone L, et al: Transvaginal laparoscopic cholecystectomy: Laparoscopically assisted. *Surg Endosc* 22:1715, 2008.

80. Marescaux J, Dallemagne B, Perretta S, et al: Surgery without scars: Report of transluminal cholecystectomy in a human being. *Arch Surg* 142:823; discussion 826, 2007.

81. Bessler M, Stevens PD, Milone L, et al: Transvaginal laparoscopic cholecystectomy: Laparoscopically assisted. *Surg Endosc* 22:1715, 2008.

82. Georgeson KE: Pediatric laparoscopy, in Toouli JG, Gossot D, Hunter JG (eds): *Endosurgery.* New York/London: Churchill-Livingstone, 1996, p 929.

83. Holcomb GW: Diagnostic laparoscopy: Equipment, technique, and special concerns in children, in Holcomb GW (ed): *Pediatric Endoscopic Surgery.* Norwalk, CT: Appleton & Lange, 1993, p 9.

84. Hunter JG, Swanstrom LL, et al: Carbon dioxide pneumoperitoneum induces fetal acidosis in a pregnant ewe model. *Surg Endosc* 9:272, 1995.

85. Morrell DG, Mullins JR, et al: Laparoscopic cholecystectomy during pregnancy in symptomatic patients. *Surgery* 112:856, 1992.

86. Callery MP, Strasberg SM, Doherty GM, et al: Staging laparoscopy with laparoscopic ultrasonography: Optimizing resectability in hepatobiliary and pancreatic malignancy. *J Am Coll Surg* 185:33, 1997.

87. Luketich JD, Alvelo-Rivera M, Buenaventura PO, et al: Minimally invasive esophagectomy: Outcomes in 222 patients. *Ann Surg* 238:486; discussion 494, 2003.

88. Fleshman J, Sargent DJ, Green E, for The Clinical Outcomes of Surgical Therapy Study Group: Laparoscopic colectomy for cancer is not inferior to open surgery based on 5-year data from the COST Study Group trial. *Ann Surg* 246:655; discussion 662, 2007.

89. Fried GM, Clas D, Meakins JL: Minimally invasive surgery in the elderly patient. *Surg Clin North Am* 74:375, 1994.

90. Borman PC, Terblanche J: Subtotal cholecystectomy: For the difficult gallbladder in portal hypertension and cholecystitis. *Surgery* 98:1, 1985.

91. Litwin DWM, Pham Q: Laparoscopic surgery in the complicated patient, in Eubanks WS, Swanstrom LJ, Soper NJ (eds): *Mastery of Endoscopic and Laparoscopic Surgery.* Philadelphia: Lippincott, Williams & Wilkins, 2000, p 57.

92. Gallagher AG, Smith CD, Bowers SP, et al: Psychomotor skills assessment in practicing surgeons experienced in performing advanced laparoscopic procedures. *J Am Coll Surg* 197:479, 2003.

93. Seymour NE, Gallagher AG, Roman SA, et al: Virtual reality training improves operating room performance: Results of a randomized, double-blinded study. *Ann Surg* 236:458; discussion 463, 2002.

94. Anvari M: Telesurgery: Remote knowledge translation in clinical surgery. *World J Surg* 31:1545, 2007.

关键点

1. 重组 DNA 技术、DNA 聚合酶链反应技术以及人体基因组工程的完成彻底更新了我们对疾病发生、发展的认识，也彻底改变了内、外科临床工作模式。
2. 许多基因调控和维系着细胞的多样性，而人体的健康则源于这一调控。细胞的多样性受基因组调控，基因表达对细胞多样性进行着精密的调控，且此调控因时间和细胞种类而异。
3. 人类疾病常常源于基因组的不良改变。不断增进对基因组功能的认识是个体化治疗的前决条件。个体化基因组医学则是通过病人自身基因谱来制订治疗方案，指导对疾病的治疗。个体化基因组医学将彻底改变医学实践的现状。
4. 了解分子信号机制在疾病治疗前后的变化将大大地提高我们对人类疾病的认知水平。

分子细胞生物学概述

现代生物学的目标之一是分析分子结构，更全面地了解在正常和病理状态下，生物体在细胞、组织、器官水平上是如何运行的。分子研究在人类的代谢途径、基因表达、细胞信号和器官发育中已取得重大进展。重组 DNA 技术、聚合酶链反应（PCR）技术和人类基因组计划的完成，对人类社会带来积极影响，不仅拓宽我们的知识和对疾病发展的了解，也给疾病的治疗带来了必然的变化。

今天的外科医师越来越意识到，许多现代外科技术操作都是基于分子研究获得的成果。基因组信息，如 BRCA

和 *RET* 原癌基因,也常被用来帮助指导预防程序,以消除潜在的有害组织。分子工程引领的肿瘤特异性基因治疗,可能在不久的将来成为一个比放疗或化疗更有效的肿瘤外科减瘤治疗的辅助手段。因此,了解基础的生物化学和生物学原理与分子生物学的发展领域相关联将使外科医师受益良多。

本章回顾了外科现代分子生物学的最新进展,以达到以下两个目的:①向读者介绍或更新有关分子细胞生物学的一般概念,了解这些才能理解现代分子技术所具备的能力和潜质;②让读者知道现代分子生物学技术已经被普遍用于外科研究,并对这些技术的开发和应用的背景知识提供一个基本介绍。

分子研究的基本概念

当代分子生物学主要关注的是基因如何调控细胞活性,这始于 1953 年 James D. Watson 和 Francis H. C. Crick 推断出脱氧核糖核酸即 DNA 的双螺旋结构这一伟大科学发现[1,2]。2003 年是这个伟大发现的 50 周年纪念。1953 年之前,生物学最神秘的一面是遗传物质如何一代代地精确复制。尽管 DNA 已被确认为遗传物质,但只有当 DNA 碱基配对这种结构被发现,才合理解释了双螺旋结构如何"解压缩"并自我复制。这种 DNA 合成,即复制,立即带给人们一个崭新概念,几代人之间的信息在传递中存在一个模板,这就肯定了 DNA 携带整个机体遗传信息的这一猜想。

在细胞内 DNA 被组装成染色体。DNA 作为遗传物质的一个重要特征是能够编码涵盖一个细胞所有功能的重要信息(图 15-1)。基于碱基互补的原则,科学家们还发现了 DNA 信息是如何精确地传递到蛋白结构。DNA 是 RNA 合成(又称转录)的模板,而 RNA 则包括信使 RNA(mRNA 或蛋白质编码 RNA)、核糖体 RNA(rRNA)和转运 RNA(tRNA)。mRNA 携带 DNA 包含的遗传信息,在 rRNA 和 tRNA 的协助下,合成蛋白质,称为翻译。上述每一步都在精确的调控之下,才使得

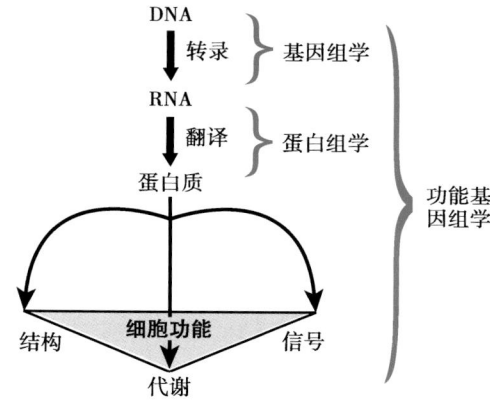

图 15-1　遗传信息从 DNA 到蛋白质到细胞功能。遗传信息从 DNA 到 RNA 的传递过程称为转录,从 RNA 到蛋白质的传递过程称为翻译。蛋白质是细胞结构、细胞信号和新陈代谢的主要控制元件。基因组学和蛋白质组学分别研究一个活的有机体在 DNA 和蛋白质水平的基因组成。研究基因和其下游细胞功能之间的关系的学科称为功能基因组学

基因以时空特异性的方式在每个细胞中正确表达。近年,发现了一类新的非编码 RNAs,如小分子 RNA(或称 miRNA)和 Piwiinteracting RNA(或称 piRNA),通过降解 mRNA 来调节基因表达。因此,在细胞中不同的基因表型的差异决定了这些细胞各自的行为、属性和功能。

分子方法在外科研究中的应用

在过去的半个世纪,由于分子和细胞生物学的迅速发展,已经彻底改变了医师对疾病的认识,并会从根本上改变外科实践。在将来分子技术将越来越多地应用于外科疾病的治疗,为手术治疗的选择和实施带来新策略。外科医师应熟悉分子和细胞生物学的基本原理,使新兴科学可以改进现有的治疗方法。

分子生物学中最伟大的进步在 DNA 分析和操控领域[1]。自 Watson 和 Crick 发现 DNA 结构以来,科学家集中精力试图解开 DNA 的奥秘。在纷至沓来的先进技术中,有一个发现彻底改变了分子生物学的世界:促使重组 DNA 产生的酶和微生物技术的发现。重组 DNA 技术涉及 DNA 的酶操控和随后的 DNA 克隆。DNA 分子克隆有多种用途,包括 DNA 样本的保存、便捷的测序方法、探针制备和在一个或多个宿主体内表达重组蛋白。DNA 的产生方法有多种,包括已有载体的限制性消化、PCR 和 cDNA 合成。经过上个世纪的发展,研究人员已经将 DNA 克隆技术的运用从研究 DNA 拓展到研究蛋白质的功能,从细胞和动物模型拓展到人类疾病的分子治疗。重组蛋白的表达为分析基因调控、结构和功能提供了一个方法。近年来,重组蛋白的应用已扩展到基因治疗和生物制药领域。现代外科研究应用的基本分子技术包括 DNA 克隆、细胞操作、动物疾病模型和人体临床试验。

分子细胞生物学基础

DNA 与遗传

DNA 的右手双螺旋结构由两个反向平行、不含分枝的多聚脱氧核糖核苷酸单链组成,脱氧核糖核苷酸之间以 3′,5′-磷酸二酯键相连形成长链,链中的脱氧核糖和磷酸都是相同的,所以碱基顺序也就代表了核苷酸的顺序(图 15-2)。组成 DNA 的碱基有四种:腺嘌呤(A)、胞嘧啶(C)、鸟嘌呤(G)和胸腺嘧啶(T)。在 Watson 和 Crick 推导的双螺旋结构中,DNA 的两条单链是互补的,由于大小、形状和化学成分不同,A 总是和 T 配对,C 和 G 配对,通过互补碱基之间的氢键形成稳定的双螺旋结构。

奥地利修道士 Gregor Mendel 在遗传信息传递的辨认和识别上做出了贡献。他开创性的工作是发现了分离和自由组合定律,这一研究结果直到 1900 年才被重新认识和出版。这两个定律发现了成对遗传因子的存在,并定义了它们遵循的统计概率[3]。1869 年 DNA 被分离出来,20 世纪早期对某些遗传病的遗传基础做了大量重要观察。尽管现在很容易理解 DNA 是如何复制的,但在 20 世纪 50 年代以前,DNA 作为遗传物质的观点起初并不被认可。现代分子生物学始于 1944 年 DNA 被确定为携带遗传信息的物质之后。在 20 世

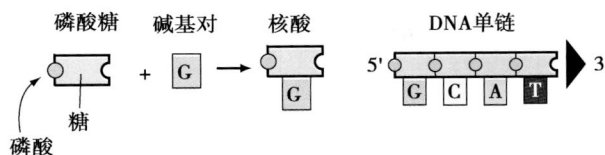

DNA的构成

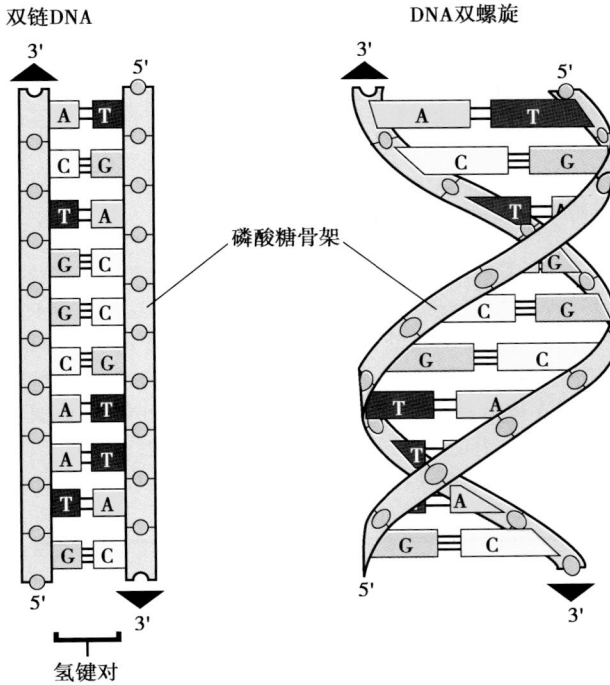

双链DNA

DNA双螺旋

磷酸糖骨架

氢键对

图 15-2　示意图代表一个形成双螺旋结构的 DNA 分子。DNA 由四种核苷酸组成,核苷酸以共价键相连形成一条 DNA 单链。一个 DNA 分子由两个 DNA 单链通过碱基对之间的氢键相连而成。在 DNA 链两端的箭头指示两条单链的极性,在 DNA 分子中反向相互平行。底部左边的图示意被拉直的 DNA 分子。在现实中,DNA 分子扭曲成双螺旋结构,其中 DNA 的每一个折返均由 10.4 个核苷酸对组成,如右图所示

纪 40 年代使用肺炎链球菌进行的简单转化实验,是第一个证明 DNA 是遗传物质的实验。通过与另一株的 DNA 一起孵化,一株细菌可以转换成另一株,就如同用脱氧核糖核酸处理 DNA 能灭活 DNA 的转化活性一样。同样,在 20 世纪 50 年代早期发现 DNA 双螺旋结构之前,人们已发现病毒的 DNA 而不是蛋白质进入宿主菌这一过程才是病毒或细菌噬菌体感染宿主菌所必需的。有关遗传学的关键历史事件列于表 15-1。

对于细胞而言,将遗传物质(DNA)传递到每个后代时,DNA 的量必须增加 1 倍。Watson 和 Crick 认识到碱基互补的 DNA 结构暗示着存在一个复制遗传物质的模板机制。DNA 从母细胞转移到子细胞这一过程发生在体细胞分裂期(也称有丝分裂)。在细胞分裂前,DNA 必须被精确复制。在复制过程中,两条单链 DNA 分离,每一条单链都以自己为模板以精确碱基配对方式合成一条新的互补链(图 15-3)。两条新的双链 DNA 携带相同的遗传信息,传递给两个子细

胞。校对机制确保复制过程的高度精确性。DNA 复制的保真度对于维持基因组代代相传的完整性绝对是至关重要的。但在这个过程中错误仍然不可避免,造成基因突变,这可能导致 DNA 编码的蛋白质改变,因此改变细胞行为。可以相信基因组的细微变化导致机体许多性状改变与孟德尔定律有关,后者还推动了达尔文进化论的发展。此外,巨大的改变,也称遗传不稳定性,可以发生在体细胞的基因组如肿瘤细胞。

表 15-1	遗传学与分子生物学中的历史事件	
年份	发现者	事件
1865	Mendel	建立遗传法则
1869	Miescher	DNA 分离
1905	Garrod	人类先天性代谢疾病
1913	Sturtevant	基因线性图
1927	Muller	X 射线引起可遗传的 DNA 损伤
1928	Griffith	转化现象的发现
1941	Beadle and Tatum	"一个基因,一个酶"的概念
1944	Avery, MacLeod, McCarty	DNA 是遗传物质
1950	McKlintock	证实转座子的存在
1953	Watson and Crick	DNA 双螺旋结构
1957	Benzer and Kornberg	重组和 DNA 聚合酶
1966	Nirenberg, Khorana, Holley	遗传密码的确定
1970	Temin and Baltimore	反转录酶
1972	Cohen, Boyer, Berg	重组 DNA 技术
1975	Southern	DNA 片段从凝胶转移到硝酸纤维素膜(Southern 印迹)
1977	Sanger, Maxim, Gilbert	DNA 测序方法
1982	—	建立 GenBank 数据库
1985	Mullis	多聚合酶链反应
1986	—	自动化 DNA 测序
1989	Gollins	通过定位克隆和连锁分析鉴定囊性纤维化基因
1990	—	人类基因组计划启动
1997	Roslin Institute	哺乳动物克隆(Dolly)
2001	IHGSC and Celera Genomics	人类基因序列草图版公布
2003	—	人类基因组计划完成

DNA是自身复制的模板

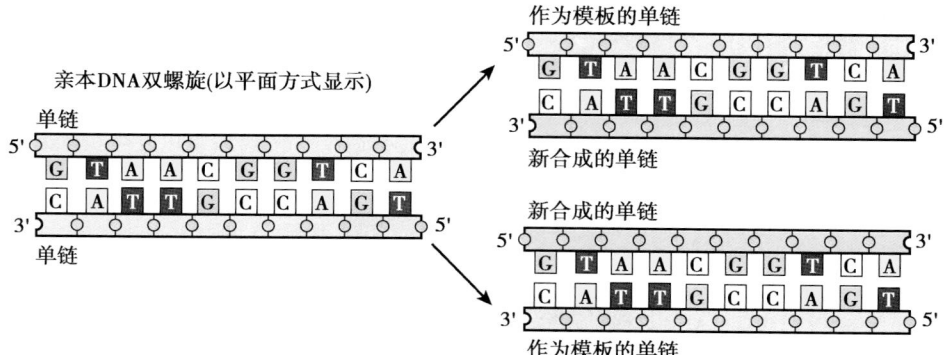

图 15-3 DNA 的复制。由于核苷酸 A 只与 T 配对,G 只与 C 配对,每一条 DNA 单链可决定与其互补链的核苷酸序列。这样,双螺旋 DNA 可以精确地复制

基因调控

活细胞有催化 DNA 转录成 RNA 及 mRNA 翻译成蛋白的必需结构。这些结构完成所有生物体基因表达的两个主要步骤:转录和翻译(图 15-4)。然而,基因的调控则复杂得多,尤其是在真核生物。例如,许多基因的转录产物,必须经拼接以消除转录序列之间的序列。这些被剪接掉的序列称为内含子,内含子看起来似乎是无用的,但实际上可能携带一些调控信息。转录序列连接起来,最终翻译成蛋白质,这些被转录的序列称为外显子。另外,基因表达调控还包括 mRNA 修饰、mRNA 的稳定性调控,以及出细胞核到细胞质的过程(在细胞质 mRNA 被组装到核糖体,等待翻译)。在 mRNA 翻译成蛋白质之后,其表达水平和功能可以被翻译后调控。然而,以下部分介绍的基因调控将主要集中在转录和翻译水平。

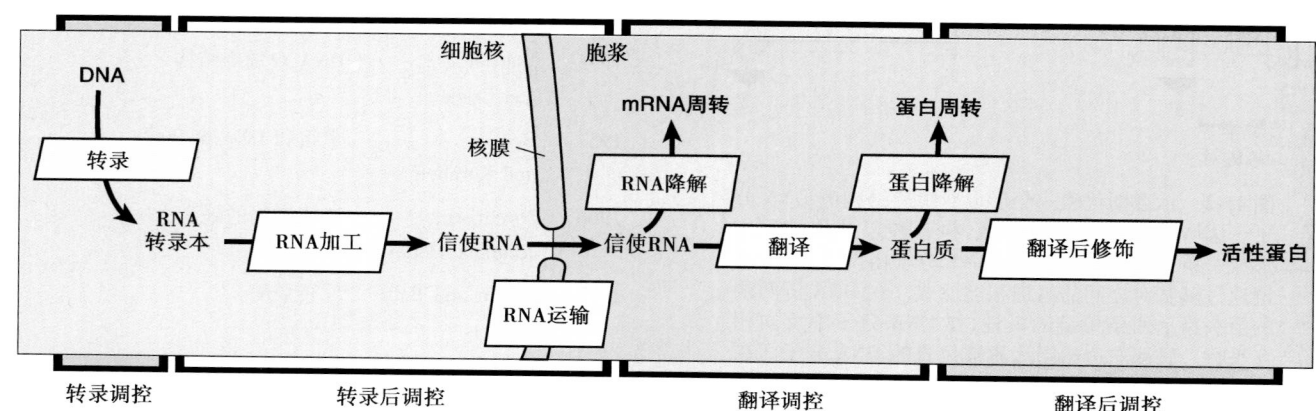

图 15-4 真核基因表达调控的四个主要步骤。转录和转录后调控决定可合成蛋白质的信使核糖核酸(mRNA)水平,而翻译和翻译后调控确定最终功能蛋白质的水平。需要注意的是转录后和翻译后调控包括几个步骤

转录

转录是从 DNA 合成 RNA 的酶促过程[4]。在细菌中,一个 RNA 聚合酶催化所有 RNA 的合成,包括 mRNA、rRNA 和 tRNA。转录同时往往伴有翻译:当一个 mRNA 分子完全被组装到核糖体时,即使这个 mRNA 分子仍在合成过程中,细菌蛋白质的合成仍然进行。因此,在介绍更为复杂的真核基因的转录和转录后调控之前我们先简单讨论一下原核系统的基因调控。

细菌的基因转录 原核生物的转录起始于 RNA 聚合酶识别 DNA 序列。首先,细菌 RNA 聚合酶松散地结合到双链 DNA 的非特异结合区域,然后在辅助蛋白 σ 因子(Sigma 因子)的帮助下特异性结合到启动子区域启动 RNA 合成。启动子区域位于转录起始位点的上游,RNA 聚合酶紧密地结合在启动子区域,导致双链 DNA 结构的解螺旋。接下来,一些核苷酸以 DNA 为模板、以碱基配对的方式开始转录。一旦转录开始,σ 因子就被释放。不断增长的 RNA 链随着链的延长可能开始从 DNA 上剥离。以这样一种方式转录,正在合成的 RNA 链上总有 10~12 个核苷酸与 DNA 模板的碱基配对。

细菌启动子是一个包含约 40 个碱基的区域,包括两个所谓的保守序列,称为-35 区和-10 区。该编号系统开始于转录起始点,被定义为+1 位置,向启动子方向以负数表示,向转录区域方向以正数表示。

尽管不同的启动子序列不同,但这两个区域相当保守,非常相似。这两段保守序列使大多数细菌基因能准确而快速地转录。在细菌,经常见到一个启动子启动一系列、成簇的基因,称为操纵子。单个转录的 mRNA 包含了一系列编码区,每个编码区在后来都独立地被翻译,蛋白质产物即通过这样协

调的方式合成出来。大多数情况下这些蛋白质参与相同的代谢途径，从而表明单个操纵子的调控很有效率。转录开始后，转录聚合酶沿着 DNA 移动，使 RNA 链延长，而在某一点，它就会停止。RNA 合成的每一步包括起始、延长和终止，将需要依赖 RNA 聚合酶的功能，也需要依赖该聚合酶与调控蛋白之间的相互作用。

真核细胞的基因转录 真核细胞的转录机制不同于原核生物。真核细胞转录的特征如下：①真核生物有三个独立的 RNA 聚合酶：RNA 聚合酶 I 转录 5.8S、18S 和 28S 前体 rRNAs；RNA 聚合酶 II 合成前体 mRNA 和 microRNA；RNA 聚合酶 III 合成 tRNA 和 5S rRNAs。②在真核生物中，最初的转录往往是成熟 mRNA、tRNA 和 rRNA 的前体。RNA 前体经过修饰和（或）加工成为有功能的 RNA 形式。RNA 剪接是加工除去 mRNA 中非编码的内含子（即外显子之间的区域）的过程。③相对于细菌 DNA，真核 DNA 往往与组蛋白和非组蛋白结合组装成染色质。转录仅在染色质结构改变、DNA 接触到聚合酶时才会发生。④RNA 在细胞核内合成，然后运送到细胞质进行翻译。因此，与细菌不同，真核生物的转录和翻译是不同步的。

真核生物基因的转录还包括 RNA 聚合酶识别和结合到 DNA 的启动子的过程。然而，在真核生物聚合酶和 DNA 之间的相互作用要比原核生物复杂得多。由于大多数研究一直专注于蛋白质的调控和功能，所以本章主要介绍 RNA 聚合酶 II 如何合成编码蛋白质的 mRNA。

翻译

DNA 指导 RNA 合成；RNA 进而指导蛋白质合成。蛋白质是由 20 种不同的氨基酸组成的、长度可变的多肽聚合物，是细胞的工作分子。解读 mRNA 包含的信息并指导蛋白质合成的过程称为翻译（见图 15-1）。翻译发生在核糖体，后者由 rRNA 和核糖体蛋白质构成。在 20 世纪 50 年代大量的发现使 DNA 复制和转录，以及所涉及的 DNA 与 DNA 之间或 DNA 和 RNA 之间的碱基配对更易于理解。然而，在当时仍然无法了解 mRNA 传递信息并指导蛋白合成的机制。mRNA 携带的遗传信息由四个碱基依次排列组成，代表蛋白质中 20 个氨基酸的线性排列顺序。氨基酸的特征是一个中央碳原子与周边四个键：一个氨基（—NH₂），一个羧基（—COOH），一个氢原子和一个可变基团（—R）。肽键将一个氨基酸的氨基和下一个氨基酸的羧基相连，氨基酸链随之形成。由于这种编码，mRNA 携带的信息依赖于 tRNA。翻译过程涉及三种 RNA。遗传信息从 mRNA 精确地转移到蛋白质由遗传密码掌管（表 15-2）。一个密码子由三个碱基组成，代表一个氨基酸。以这种方式四种碱基随机组合有 4×4×4，即 64 种形式。由于 64 密码子远远多于 20 种氨基酸，所以大多数氨基酸是由一个以上的密码子编码的。AUG 是起始密码子，也代表蛋氨酸，因此几乎所有的蛋白质是从这种氨基酸开始的。起始密码子之后的三联核苷酸信息成为阅读框。mRNA 上的密码子由 tRNA 接头蛋白（adaptor proteins）按顺序识别；特定的氨基酸在氨酰-tRNA 合成酶（aminoacyl-tRNA synthetases）作用下与特定的 tRNA 相连。mRNA 到蛋白质的翻译需要核糖体沿着 mRNA 逐步移动，直到识别出起始密码子蛋氨酸。在各种起始因子（initiator factors）的协助下，甲酰蛋氨酰-tRNA 与 mRNA 结合，蛋白质的合成开始；新的氨基酸在延长因子（elongation factors）的作用下由相应的 tRNA 依次添加。蛋白质合成方向是从氨基到羧基末端。

表 15-2　基因编码密码

		密码子中的第 2 个碱基										
		U			**C**			**A**			**G**		
密码子中的第 1 个碱基	**U**	UUU	Phe	[F]	UCU	Ser	[S]	UAU	Tyr	[Y]	UGU	Cys	[C]	U
		UUC	Phe	[F]	UCC	Ser	[S]	UAC	Tyr	[Y]	UGC	Cys	[C]	C
		UUA	Leu	[L]	UCA	Ser	[S]	UAA	STOP	—	UGA	STOP	—	A
		UUG	Leu	[L]	UCG	Ser	[S]	UAG	STOP	—	UGG	Trp	[W]	G
	C	CUU	Leu	[L]	CCU	Pro	[P]	CAU	His	[H]	CGU	Arg	[R]	U
		CUC	Leu	[L]	CCC	Pro	[P]	CAC	His	[H]	CGC	Arg	[R]	C
		CUA	Leu	[L]	CCA	Pro	[P]	CAA	Gln	[Q]	CGA	Arg	[R]	A
		CUG	Leu	[L]	CCG	Pro	[P]	CAG	Gln	[Q]	CGG	Arg	[R]	G
	A	AUU	Ile	[I]	ACU	Thr	[T]	AAU	Asn	[N]	AGU	Ser	[S]	U
		AUC	Ile	[I]	ACC	Thr	[T]	AAC	Asn	[N]	AGC	Ser	[S]	C
		AUA	Ile	[I]	ACA	Thr	[T]	AAA	Lys	[K]	AGA	Arg	[R]	A
		AUG	Met	[M]	ACG	Thr	[T]	AAG	Lys	[K]	AGG	Arg	[R]	G
	G	GUU	Val	[V]	GCU	Ala	[A]	GAU	Asp	[D]	GGU	Gly	[G]	U
		GUC	Val	[V]	GCC	Ala	[A]	GAC	Asp	[D]	GGC	Gly	[G]	C
		GUA	Val	[V]	GCA	Ala	[A]	GAA	Glu	[E]	GGA	Gly	[G]	A
		GUG	Val	[V]	GCG	Ala	[A]	GAG	Glu	[E]	GGG	Gly	[G]	G

A = adenine；C = cytosine；G = guanine；U = uracil；Ala = alanine；Arg = arginine；Asn = asparagine；Asp = aspartic acid；Cys = cysteine；Glu = glutamic acid；Gln = glutamine；Gly = glycine；His = histidine；Ile = isoleucine；Leu = leucine；Lys = lysine；Met = methionine；Phe = phenylalanine；Pro = proline；Ser = serine；Thr = threonine；Trp = tryptophan；Tyr = tyrosine；Val = valine. Letter in [ ] indicates single letter code for amino acid.

蛋白质的生物多样性令人惊异,具有众多的功能。蛋白质作为酶催化关键生化反应,携带信息出入细胞外环境,介导信号转导以及调节细胞内环境。它们还负责运输离子和各种跨膜小分子。蛋白质构成细胞的关键结构和细胞外基质,参与细胞移动。蛋白质独特的功能特性主要取决于它们的结构(图 15-5)。

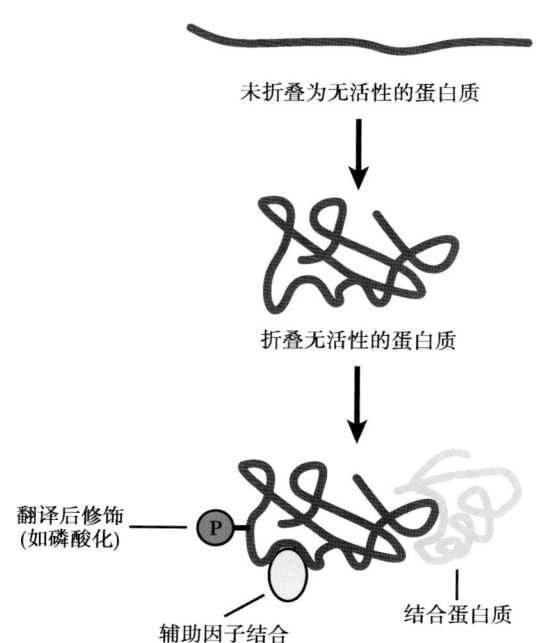

图 15-5 功能蛋白的成熟。尽管通常显示的是一个蛋白质的线性氨基酸序列,但一个蛋白质的功能也受制其正确折叠的三维结构的控制。此外,许多蛋白质还有翻译后的共价修饰如磷酸化或非共价键结合一个小分子或蛋白质

基因表达的调控

人类机体是由无数不同类型的细胞构成,尽管它们各有特点,但都含有相同的遗传物质。这种细胞多样性由基因组决定,通过基因表达调控完成。这导致在不同的细胞类型中 RNA 和蛋白的合成和贮备不同。例如,肌肉和骨骼表达不同基因或在不同的时间表达相同的基因。而且,特定的细胞在特定的时间选择表达哪种基因依赖于接收到的外界信号。从 DNA 到 RNA 再到蛋白质,基因表达受多层次调控(图 15-4)。转录调控是指一个基因转录时间和频率的调控机制。初级 RNA 转录的剪切(RNA 加工调控)和选择成熟 mRNA 运出细胞核(RNA 运输控制)是潜在调控步骤。细胞质中的 mRNA 可以有选择地被核糖体翻译(翻译调控),有选择地被保留或降解(mRNA 的降解调控)。最后,所产生的蛋白质可以进行选择性的激活、失活或隔离(蛋白活性调控)。

由于大量的基因在转录水平被调控,所以基因转录调控(即 mRNA)往往被称为狭义的基因调控。在真核细胞转录过程中的每一步都被精确无误地调控着。

由于基因的调控彼此不同,一个基因可在不同的细胞类型或在不同的发育阶段受到不同的调控。因此,基因在转录水平的调控很大程度上取决于外界环境。然而,在分子水平

上有转录的通用模式(图 15-6)。每个基因的启动子都具有独特的序列称为 TATA 盒,TATA 盒能够被包括 RNA 聚合酶 II 在内的聚合体所识别和结合,形成基本转录装置。通常在 TATA 盒的上游(但有时是更长的距离)有一系列调控序列称为增强子,能够被称为转录因子的调节蛋白所识别。这些转录因子接受外界或生长信号,特异性地与增强子结合,相互作用,作为基本转录因子启动转录。负性调控转录起始的序列也位于启动子区域。与激活转录的激活子相反,该转录因子结合的位置被称为抑制子。转录因子和启动子 DNA 之间相互作用,与转录因子之间的相互作用一样,受严格的调控并与环境相关。具体来说,将转录因子募集至启动子 DNA 是对生理信号发出的反应。在 DNA 结合的转录因子中有一系列结构模序促进其识别和相互作用。这些结构模序包括螺旋-转角-螺旋、同源主题模序、锌指结构、亮氨酸拉链和螺旋-环-螺旋模序。

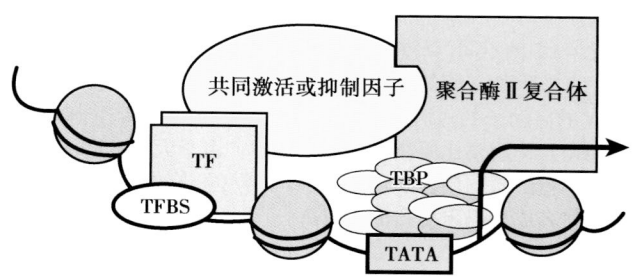

图 15-6 由 RNA 聚合酶调控的转录。DNA 被包装到染色质结构。TATA = TBP 和聚合酶 II 全酶所识别的启动子区域的共同序列;TBP = TATA 结合蛋白及相关因子;TF = 假设的转录因子;TFBS = 转录因子结合位点;球形结构 = 核小体。共同激活因子或共同抑制子是将 TF 与聚合酶 II 复合体相连的因子

人类基因组

基因组是一个生物体所有基因的总和。人类基因组是包含 30 亿碱基对的 DNA 序列,有 23 对染色体。人类基因组有 25 000 ~ 30 000 个基因,总的来说在所有的人有 99.9% 基因是相同的[5,6]。已鉴定出大约 30 000 个基因的 DNA 存在单碱基差异,称为单核苷酸序列多态性。单核苷酸多态性可能是人类疾病易感性和对环境因素反应的关键因素。

2003 年人类基因组测序的完成是现代科学中的另一个伟大里程碑。人类基因组计划开创了详细研究遗传物质的基因组学领域(见图 15-1)。医疗领域是建立在从人类基因组到进一步认识基因和基因突变与人类健康和疾病的关系所产生的知识、资源和技术基础之上的。这就把基因组学扩大到人类健康应用所产生的基因组医学领域。

基因组学作为一门学科的出现将改变 21 世纪的医学和外科实践。这一突破使科学家可能对人类生命获得更加深入的了解。最终目标是利用这些信息开发新的方法来治疗、治愈、甚至预防数以千计的困扰人类的疾病。

21 世纪将开始把人类基因组序列工作融入外科实践。这样,基因组信息可用于诊断、预测疾病和疾病的易感性。诊断方法被设计为检测疑似患有特定疾病或存在发生特定疾病风险的人群中的异常基因。此外,现在可以探索每

个人类基因的功能，这将阐明缺陷基因如何在疾病中发挥作用。这方面的知识也使发展基于基因治疗的新一代疗法成为可能。由于研究人员合理地使用基因信息和蛋白质结构功能，而不是用传统的试验-错误-试验的方法来创建一类新药，药物设计将被彻底改变。针对体内作用靶点的药物的副作用有望比现在大多药物更少。基因组学的其他应用将涉及转基因替代缺陷基因，或者使用基因疗法提高正常免疫功能。

蛋白组学是指研究蛋白质的结构和表达以及由人类基因组编码的蛋白质之间的相互作用(见图 15-1)[7]。有一些基于互联网的蛋白序列库，包括 Swiss-Prot（http://www.expasy.ch）。这些数据库便于将新发现的蛋白与已被描述过的蛋白质序列进行对比，以便预测相似之处，鉴定剪接变异体，预测膜的拓扑结构和翻译后修饰。蛋白组学的分析方法包括二维凝胶电泳、飞行时间质谱、基质辅助激光解吸/电离、蛋白质芯片。结构蛋白质组学旨在描述蛋白质的三维结构，这对于认识蛋白功能是至关重要的。功能基因组学力求明确每个待测基因的生化、生理、细胞生物学和(或)发育功能。不断增加的研究手段包括转基因动物、RNA 干扰(RNAi)，以及各种系统突变方法，将有可能阐明新发现基因的功能。尽管这一领域的潜在研究前景广阔，但现在仍处于早期阶段。

可以预见，将人类基因组学和蛋白组学的方法运用于人类疾病研究，会对发病机制产生新认识，这将有助于发展早期诊断和治疗的有效方法[8]。例如，在器官、细胞、亚细胞结构或蛋白复合体水平发现蛋白表达的异常有可能促进疾病检测的新的生物标志物的发展。而且，更好地了解蛋白质的结构是如何决定其功能将使治疗靶点的合理鉴定变得可能，这不仅加快药物开发，也为评估疗效和潜在毒性提供新方法[7]。

细胞周期和凋亡

每一个生物体都有许多不同类型的细胞。有的细胞有增殖能力，有的细胞如神经细胞和横纹肌细胞不能分裂增殖。所有增殖的细胞都有复制其基因组 DNA 并把完全相同的遗传信息副本传递给子细胞的能力。因此，细胞周期是保持组织动态平衡的基本机制。细胞周期分为四个阶段：G_1 期(DNA 合成前的第一个间期)、S 期(合成期，DNA 复制发生)、G_2 期(有丝分裂之前的间期)和 M 期(有丝分裂，产生两个具有相同 DNA 的子细胞)(图 15-7)。一个完整的周期后，子细胞再次进入 G_1 期，当它们得到适当的信号，就进行另一周期，依此类推。驱动细胞周期的是一组被称为细胞周期蛋白依赖性激酶(CDK)的酶。细胞周期蛋白(cyclin)的表达在细胞周期中上下波动，在 CDK 发挥活性和形成 CDK 复合物中是必不可少的。Cyclin A/CDK1 和 Cyclin B/CDK1 驱动细胞进入 M 期，而 Cyclin A/CDK2 是 S 期的主要复合物。Cyclin D/CDK4/6(G_1 早期)或 Cyclin E/CDK2(G_1 后期)控制细胞周期的 G_1-S 期的过渡。也有一些负面的 CDK 调节蛋白称为 CDK 抑制物(CKI)，抑制 Cyclin-CDK 复合体的聚集或激活。Cyclin 和 CKI 的表达往往受生长和环境因素调节。

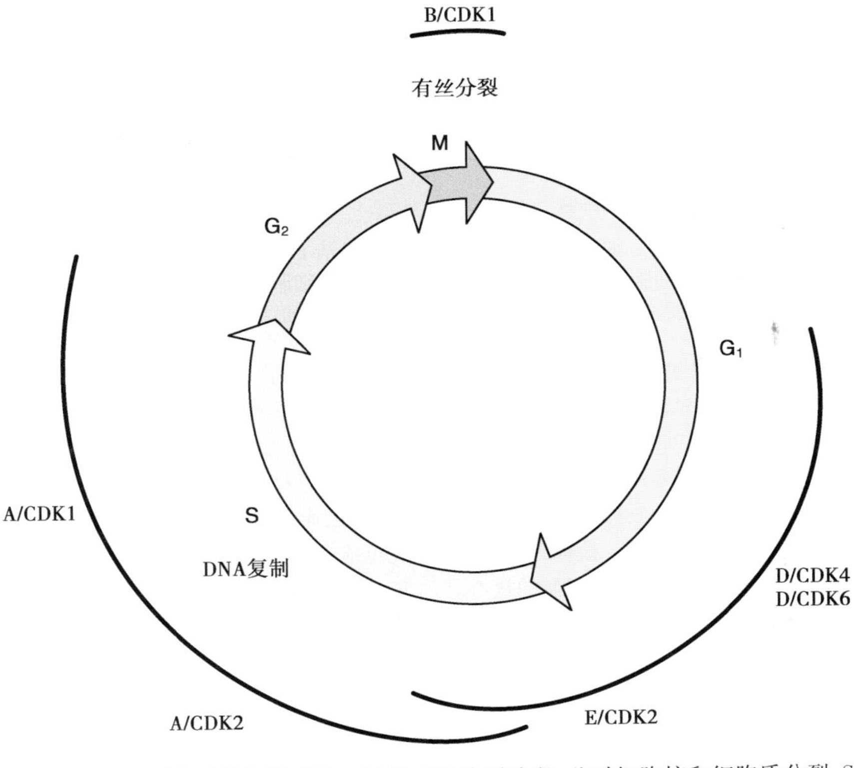

图 15-7 细胞周期及其调控系统。M 是有丝分裂阶段，此时细胞核和细胞质分裂；S 是 DNA 复制期；G_1 是 M 和 S 的间期；G_2 是介于 S 和 M 的间期。每一期都包括一些由细胞周期蛋白和细胞周期蛋白依赖性激酶(CDK)调控的事件。没有细胞周期蛋白，CDK 就没有活性。不同的 Cyclin/CDK 复合物出现在不同的细胞周期。A、B、D 和 E 分别代表 Cyclin A、Cyclin B、Cyclin D 和 Cyclin E

细胞周期与信号转导通路和基因表达有关。S 期和 M 期很少受到细胞外信号变化的影响,G₁ 和 G₂ 期是决定细胞是否进入下一个周期的主要期间。在 G₁ 期,细胞收到绿色或红色信号,分别进入 S 期或阻滞在 G₁ 期。只有当提供适当的有丝分裂生长因子时,生长期细胞才增殖。细胞进入细胞周期最终只能停止在 G₁ 期。有丝分裂信号激活 G₁ 早期 CDKs(如 Cyclin D/CDK4),抑制 pRb 蛋白活性,并激活转录因子 E2F 来诱导一组 G₁-S 进展必需基因的表达。与此同时,细胞也接收来自肿瘤抑制因子的增殖抑制信号。这些增殖抑制信号也作用在 G₁ 期,通过诱导细胞周期蛋白抑制物(CKI)阻止细胞进入 S 期。例如,DNA 受损时,细胞会在进入 S 期前修复损伤。因此,G₁ 包含细胞周期进程中最重要的一个关卡。例如 CDK 之于细胞就像发动机之于汽车,那么细胞周期蛋白和 CKI 就分别是油门踏板和制动。对带有 DNA 损伤的细胞而言,加速增殖或细胞周期的演进均是灾难性的。癌基因的基因功能获得性突变(经常提高细胞周期蛋白/CDK 复合物的表达或活性)或肿瘤抑制因子的功能丢失性突变(刺激 CKI 产生)是恶变的偶然因素。

除了细胞周期调控,细胞还使用基因编程机制杀死细胞。这一细胞过程称为细胞凋亡或程序性细胞死亡,对于维持组织的动态平衡是至关重要的(图 15-8)。

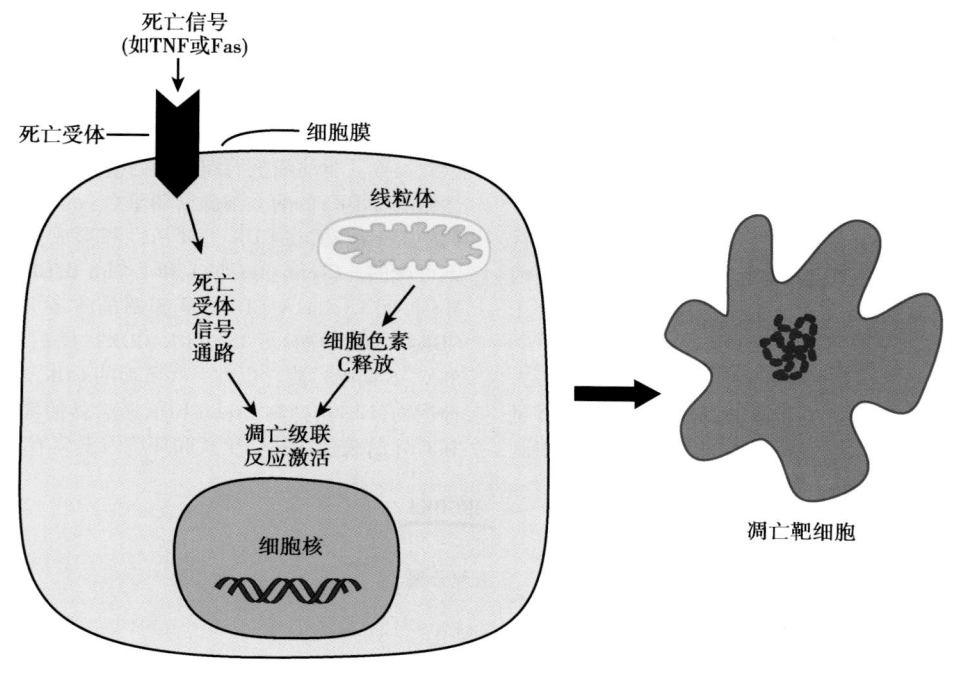

图 15-8　凋亡途径简图。细胞外死亡受体途径包括激活 Fas 和肿瘤坏死因子(TNF)受体,随后激活凋亡通路。细胞内死亡通路是指从线粒体释放细胞色素 C,触发激活凋亡级联反应。在细胞凋亡中,细胞经过 DNA 断裂,核和细胞膜破裂,最终由其他细胞消化

正常组织进行适当的细胞凋亡以去除不受欢迎的细胞、已经完成工作且已损坏或不应再增殖的细胞。细胞凋亡可以被许多生理刺激如死亡受体信号(如 Fas 或肿瘤坏死因子)、生长因子匮乏、DNA 损伤和应激信号所激活。两个主要途径控制细胞凋亡的机制:死亡受体和线粒体。然而,对细胞凋亡的最新研究提示两条途径是相互联系的。被称为凋亡蛋白酶(caspases)的一组级联蛋白酶的激活是凋亡机制的核心。与 CDK 在细胞周期中类似,caspase 的表达被正向和负向调节因子严格控制。细胞凋亡的复杂机制必须严格控制,这个过程的扰动可能会导致恶性转化或其他疾病。

信号转导通路

在基因组中基因表达在时间和空间上受到调控,至少在信号转导通路部分是这样[9]。信号通路一般开始于细胞表面,经细胞内的效应分子级联中转,结束于细胞核内(图 15-9)。所有细胞都有感知其外部环境变化的能力。细胞能够对许多生物活性物质做出反应,包括蛋白质、短肽、氨基酸、核苷酸/核苷、类固醇激素、维 A 酸、脂肪酸和可溶性气体。这些物质中有些是亲脂性的,可通过与细胞膜上特定的靶蛋白(细胞内受体)结合,穿过细胞膜;另一些物质直接与跨膜蛋白(细胞表面受体)结合。配体与受体结合启动了一系列的生化反应(信号转导)通常涉及蛋白质—蛋白质相互作用和高能磷酸基团转移,最终导致各种细胞反应。简单的蛋白质-蛋白质相互作用的特异性控制,简称为黏合性相互作用,是细胞信号转导通路的一个共同特点[10]。信号还涉及信号分子的催化活性,如蛋白激酶/磷酸酶,能修饰关键信号蛋白的结构。通过与上游信号分子结合和(或)修饰作用,下游效应分子构象发生改变(变构),随之引起功能改变。信号起源于细胞表面,经胞质蛋白质转导,最终到达细胞核的转录系统,改变 DNA 结合转录因子活性,直接开启或关闭基因转录。另一方面,正常细胞信号活动的异常改变,可导致癌症等疾病。

过去二十年生物学的进展已戏剧性地拓展了细胞怎样以

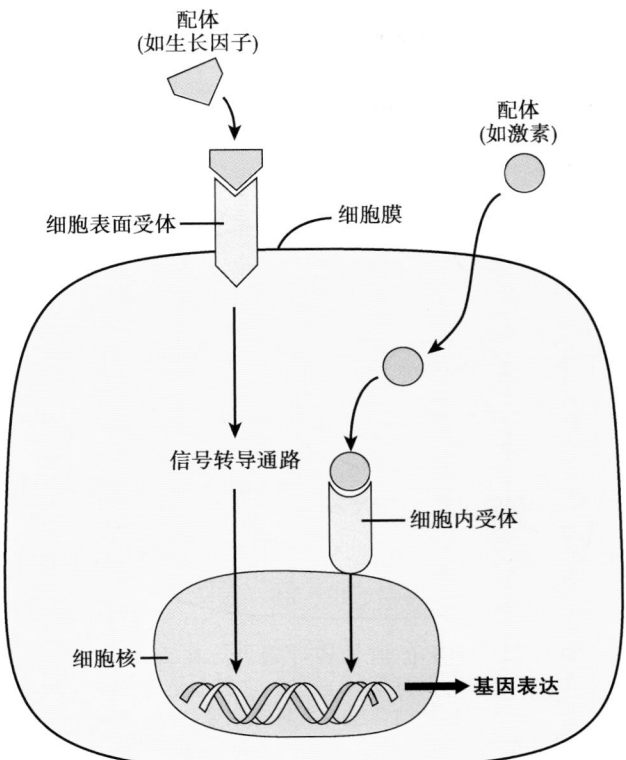

图 15-9　细胞表面和细胞内受体途径。细胞外信号转导通路:大多数生长因子和亲水性信号分子无法跨越质膜,而是直接激活细胞表面受体如 G 蛋白偶联体和酶联受体。受体充当接收器,并依次激活细胞中的下游信号。细胞内信号转导通路:激素或其他可扩散分子进入在细胞质或细胞核与细胞内受体细胞结合。无论细胞外还是细胞内信号通常到达细胞核控制基因表达

信号通路进行联系的观点。在一个指定的细胞中,许多信号通路同时进行并相互影响。一个细胞对激素信号的反应可能存在多种方式:①通过改变其代谢或蛋白质;②通过产生电流;③通过收缩。细胞不断接受多个输入信号,同时和依次激活多个受体和非受体介导的信号转导通路,形成一个信号网络。尽管基因组学和蛋白组学技术使调控细胞行为的调节因子得以被迅速鉴定,但它们如何组装、如何调控细胞行为仍不清楚。随着对细胞调控通路了解的增多(例如在疾病发生时调控如何被打乱),将有可能基于蛋白质与其他多肽、磷脂、核酸和其他调节分子的结合区域而发现这些通路的共性。更好地认识信号网络需要将传统的"线性"方法运用到医疗信息和计算机生物学中。这种网络的扑朔迷离的生物复杂性,需要多学科和跨学科的研究合作。基因组学和蛋白组学的数据包含的大量信息需要在医学数学和物理这类新兴学科上开发新的建模方法。

信号转导通路通常根据受体属性进行分组。许多疏水性的信号分子能扩散过细胞膜,直接到达胞质内的靶点。类固醇激素、甲状腺激素、维 A 酸和维生素 D 就是这样的例子,在与核激素受体超家族中的结构相关受体蛋白结合后发挥活性。配体结合诱导构象变化,增强这些受体的转录活性。大多数细胞外信号分子与跨膜蛋白配体相互作用,再结合细胞

内的信号分子,导致生物学作用。

有三大类细胞表面受体:递质调控离子通道、7-跨膜 G 蛋白偶联受体(GPCRs)和酶联受体。GPCRs 超家族是蛋白质最大的家族之一,代表人类基因组超过 800 个基因。这个超家族中的成员以 7 次跨膜结构为共同特点。这些受体的配体多种多样,包括激素、趋化因子、神经递质、蛋白酶、炎症介质,甚至感觉如气味和光子信号。大多数 GPCRs 信号通过异三聚体 G 蛋白传递,后者是鸟嘌呤核苷酸调控复合物。因此,受体作为接收器,G 蛋白作为传感器,酶作为效应手臂。酶联受体具有一个胞外配体识别域和一个有内在酶活性或直接与酶结合的胞质域。从结构上看,这些受体通常都只有一个跨膜域。依据它们结合的酶的活性来分类目前至少有五类酶联受体,生长因子受体如酪氨酸激酶受体或丝氨酸/苏氨酸激酶受体介导不同的细胞活动,包括细胞生长、分化、代谢、生存/凋亡。这些受体的失调控(特别是突变)被认为是癌症背景下的异常细胞增殖的基础。以下各节将进一步讨论生长因子信号通路与人类疾病关系的两个例子。

胰岛素信号通路和糖尿病[11]

20 世纪 20 年代初发现胰岛素是人类疾病治疗的最引人注目的事件之一。胰岛素是一种由胰腺 β 细胞分泌的肽类激素。胰岛素是大多数表达胰岛素受体(InsR)的哺乳动物细胞生长和代谢所必需的。结合 InsR 的胰岛素可活化 InsR 的激酶活性。InsR 发生磷酸化,随后激活细胞内瞬时效应物胰岛素受体底物(IRS)。在协调胰岛素信号中 IRS 通过激活不同的信号转导通路起核心作用,PI3K-Akt 信号通路和 MAPK 通路都具有能控制转录、蛋白质合成和糖酵解的多种蛋白质激酶(图 15-10)。

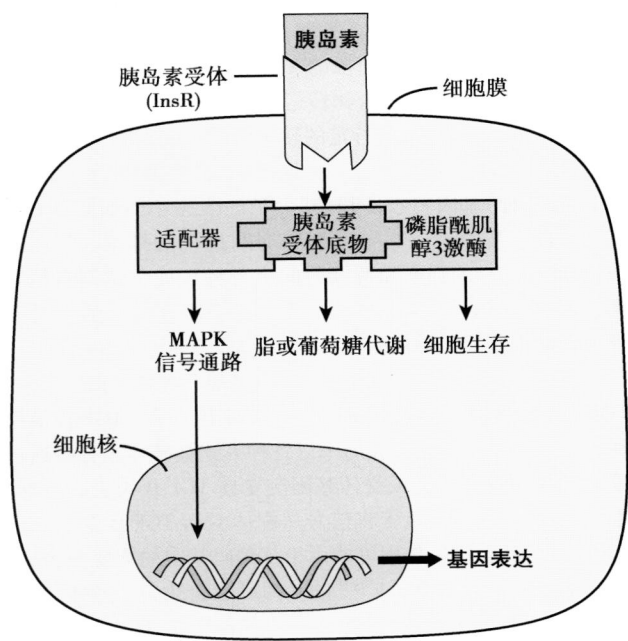

图 15-10　胰岛素信号转导通路。胰岛素是一种肽类生长因子,结合并激活胰岛素受体(InsR)。InsR 具有酪氨酸蛋白激酶活性,能够磷酸化下游的胰岛素受体底物(IRS)。磷酸化的 IRS 作为一个支架,控制多个下游通路的基因表达、细胞存活和糖代谢。胰岛素途径失活可导致 2 型糖尿病

胰岛素的主要生理作用是参与糖代谢,刺激脂肪和骨骼肌等胰岛素敏感组织摄取葡萄糖。胰岛素合成/分泌不足和(或)反应低下是糖尿病的主要原因,在美国糖尿病是死亡和残疾的首要原因之一,估计影响到 1600 万美国人。2 型糖尿病约占所有糖尿病病例的 90%。2 型糖尿病在某些家庭和种族的聚集现象提示该病有很强的遗传背景。90% 以上的受累个体有胰岛素抵抗,当机体不能对血液循环中的胰岛素做出正确反应时则会发展成糖尿病。虽然对这种代谢紊乱征的生化基础相对知之甚少,但本病存在胰岛素信号转导通路障碍是确定无疑的。2 型糖尿病患者存在 InsR 或 IRS 基因突变,但还不明确是其中的哪一个基因。大多数 2 型糖尿病患者可能由胰岛素信号转导通路中下游信号组成部分缺陷所致。2 型糖尿病还与 β 细胞功能下降导致胰岛素分泌减少有关,这些途径还在进一步研究中。充分了解胰岛素抵抗的基础对于开发 2 型糖尿病新疗法是至关重要的。此外,除了 2 型糖尿病,胰岛素抵抗还是其他几种常见疾病如动脉粥样硬化、冠心病、高血压和肥胖等的核心特征。

转化生长因子 β(TGF-β) 通路和癌症[12]

生长因子信号控制细胞生长、分化和凋亡。虽然胰岛素和许多促有丝分裂的生长因子促进细胞增殖,但还有一些生长因子和激素则抑制细胞增殖。转化生长因子 β(TGF-β)就是其中一员。有丝分裂原和 TGF-β 之间的平衡在控制细胞周期进程中起重要作用。TGF-β 信号的生长抑制功能在维持上皮细胞的组织稳态中起主要作用。

TGF-β 超家族包括细胞表面大量的结构类似、与生长和分化相关、并通过受体复合物起作用的因子(图 15-11)。复合物包括跨膜丝氨酸/苏氨酸激酶。受体信号通过异三聚体复合物激活细胞内的效应子即 SMAD(这个缩写源于线虫 Sma 和果蝇 Mad 这两个同源的 TGF-β 信号下游保守基因)。受体磷酸化后,SMAD 复合物转到细胞核内,在那里它们结合到靶基因的启动子,与特定的转录因子一起,调节基因的表达,控制细胞增殖和分化。例如,TGF-β 强烈诱导 p15INK4B(CKI 的一种)基因转录,同时减少了许多癌基因如 c-Myc 的表达。改变基因表达会导致细胞周期进程的抑制。与此同时,TGF-β 信号的强度和持续时间由各种正或负调制器精密调控,包括蛋白磷酸酶。因此,可控的 TGF-β 信号活性是确保可控的细胞增殖的内生性机制。

抵抗 TGF-β 的抗癌作用,是人类癌细胞的标志之一。TGF-β 受体和 SMAD 已被确定为肿瘤抑制因子。TGF-β 信号通路在不同类型的人类肿瘤中以各种方式被破坏。有些通过下调 TGF-β 受体表达或受体基因突变使 TGF-β 失去效应器。细胞质 SMAD4 蛋白负责将信号从配体激活 TGF-β 受体传递到下游靶基因,这一作用可能由于其编码基因的突变而丧失。编码细胞周期抑制物 p15INK4B 的基因可能会缺失。另外,它作用的直接下游目标细胞周期蛋白依赖性激酶 4(CDK4)可能会由于 p15INK4B 基因突变阻止其结合而变得对 p15INK4B 的抑制作用反应迟钝。由此产生的 Cyclin D/CDK4 细胞周期蛋白复合物通过过度磷酸化灭活肿瘤抑制因子磷酸化 Rb(pRb)。最后,这一途径的最终靶标即有功能的 pRb 可能由于基因突变而丢失。例如,来自胰腺癌和结直肠癌的细胞 100% 携带 TGF-β 信号转导通路的遗传性缺陷。因此,在大多数癌细胞

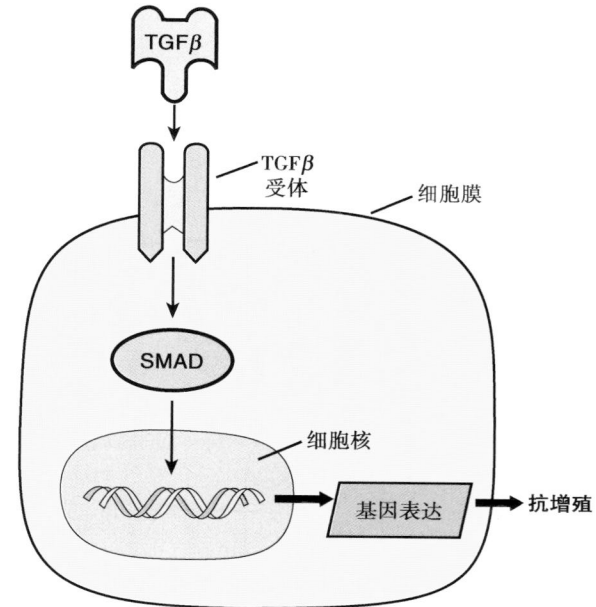

图 15-11　TGF-β 信号转导通路。在人类基因组 TGF-β 家族至少有 29 个成员。它们也是肽类生长因子。每个成员都结合成一个异源四聚体,后者含有 I 型、II 型受体直接结合位点。TGF-β 受体是丝氨酸/苏氨酸蛋白激酶,能使 SMAD 蛋白的下游底物磷酸化。磷酸化 SMAD 直接转运到细胞核,在那里它们结合到 DNA,调节负责抑制细胞增殖的基因的表达。由 TGF-β 受体或 SMAD 基因突变导致的 TGF-β 途径失活常见于人类癌症,导致癌细胞不受控制地增殖

中,与 pRb 和细胞周期相关的抗增殖通路常会以某种方式被阻断。除了癌症,TGF-β 信号失调也与其他人类疾病如马方综合征和胸主动脉瘤有关。

基因治疗和分子药物在癌症中的应用

分子生物学操纵基因组这一先进技术的应用极大地促进了对细胞生存、死亡或分化的分子基础的认识。鉴于人类疾病常产生于基因组突变这一事实,不断地了解基因组功能将使量身定制个体化医疗成为可能。尽管障碍重重,但分子生物学治疗应用的路线已被许多文献从原则上规划出来。在本节中,癌症作为一个例子用来阐述分子生物学在一些治疗中的应用。现代分子医学包括基因治疗和以人类细胞的基因或基因产物为靶点的分子药物。

癌症是一种复杂疾病,涉及不受控制生长和扩散的肿瘤细胞(图 15-12)。癌症的发展取决于获得和选择与正常体细胞截然不同的肿瘤细胞的特征。癌细胞在调控正常细胞增殖和动态平衡方面有缺陷。许多证据表明,人类肿瘤的发生是一个多步骤的过程,这些步骤反映了使正常人体细胞向高度恶性细胞转化的遗传变异。肿瘤细胞的基因组通过小到点突变,大到染色体组在多处发生不可逆的改变。一系列遗传异变导致增殖优势,使正常人体细胞逐步转化成癌细胞。

在过去的 20 年对癌症的研究已形成了丰富综合的知识体系,揭示了癌症是一种涉及基因组动态变化的疾病。癌症的成因包括遗传倾向、环境因素影响、传染性病原体和老化。

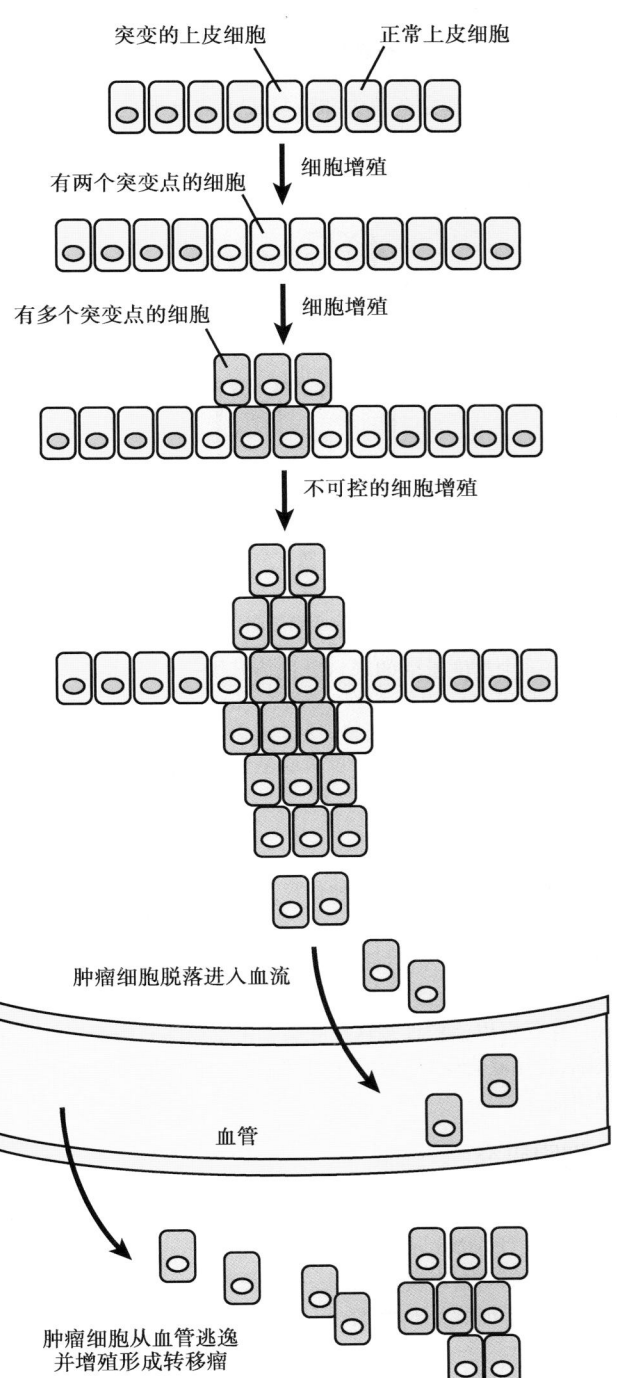

突变的上皮细胞　　正常上皮细胞

细胞增殖

有两个突变点的细胞

细胞增殖

有多个突变点的细胞

不可控的细胞增殖

肿瘤细胞脱落进入血流

血管

肿瘤细胞从血管逃逸
并增殖形成转移瘤

图 15-12　肿瘤克隆演变和转移。一个肿瘤由多个基因突变的细胞发展而来。通过基因组中的不断改建，突变的上皮细胞能够发展成一个细胞集落（称为肿瘤克隆），以不可控的方式增殖。肿瘤细胞的进一步变化使其得以进入血管并在新的部位生长

通过摧毁广泛的调节途径包括信号转导通路、细胞周期装置或凋亡途径，正常细胞转化为癌细胞[13]。在早期的概念中，癌症是由控制细胞生长的关键基因突变引起的，提示基因组稳定性对防止癌变是十分重要的。在人类和动物的肿瘤细胞，有两类改变的癌基因已得到证实：显性的功能获得性突变的癌基因和隐性的功能丢失性突变的抑癌基因。在正常细胞，癌基因通过激活细胞周期进程促进细胞生长，而抑癌基因抑制原癌基因功能。因此，癌基因和抑癌基因之间的平衡保持细胞生长的良好受控状态。

在大多数类型的人类癌症的进展中，癌细胞脱离原发肿块，侵入邻近组织，转移到远处组织，形成新的克隆。肿瘤细胞的扩散过程称为转移，是导致 90% 癌症死亡的原因。转移的癌细胞进入血液可以到达几乎所有的身体组织。骨骼是这些细胞着床和再生长的最常见组织。骨转移是引起癌症患者疼痛的最常见原因，还能引起骨折和其他症状。

近几年肿瘤生物学知识的进展已经加速。这些科学知识使癌症的治疗和预防成为可能。爆炸性新发现促成了一些现代治疗方法的出现。2002 年美国的癌症发生率下降这一事实进一步证实了这些新疗法和传统的治疗方法如外科手术联合应用的成功。目前治疗癌症的方法包括化疗药物杀伤癌细胞、放射治疗或手术治疗。另外，一些新的生物和基因疗法的目的是提高人体对癌症入侵的自然防御能力。对癌细胞生物学的了解引领了癌症治疗和预防方法的发展。基因治疗、免疫系统调节、基因工程抗体和分子化学药物都有望加入抗癌症战争的前线。

免疫治疗

许多自然存在于体内的信号通过复杂的信号转导通路来控制机体的生长。有些自然调节物已用于癌症治疗，并已被临床试验证明对于多种癌症有效。自然存在于体内的调节物包括如干扰素、白细胞介素和其他细胞因子，现在可以在实验室产生。这些药物和合成药物一样，模拟天然信号，通过直接改变肿瘤细胞生长或间接地帮助健康细胞控制癌细胞，对患者自然免疫反应产生影响。最令人兴奋的免疫治疗来自某些称为抗原的肿瘤靶点和针对这些抗原的特异性抗体的发现。它首先是作为诊断体内原位癌的一种手段，最近更多地用于攻击癌细胞。曲妥珠单抗（赫赛汀）就是一个例子[14]。曲妥珠单抗是一种单克隆抗体，能中和细胞表面生长因子受体 HER-2 的促有丝分裂活性。大约 25% 的乳腺癌高表达 HER-2。这些肿瘤往往长得很快，比不高表达 HER-2 的肿瘤更容易复发。曲妥珠单抗用来攻击 HER-2 过度表达的癌细胞。曲妥珠单抗能减缓或停止这些细胞的增殖，提高 HER-2 表达阳性的乳腺癌患者的生存率。另一个显著的例子是白细胞介素 2（IL-2）在转移性黑色素瘤或肾癌患者的应用，这已被证明能介导转移性癌的消退。IL-2 是人类辅助性 T 淋巴细胞产生的一种细胞因子，由一个特定抗原激活后，具有广泛的免疫调节作用，包括增强淋巴细胞作用。IL-2 对癌细胞没有直接作用。IL-2 在体内对癌症的影响源于其增强淋巴细胞抗肿瘤活性的能力。扩增的淋巴细胞以某种方式识别癌细胞抗原。因此，肿瘤抗原的分子鉴定为癌症患者提供了发展新的有效的免疫治疗的可能性。临床研究表明，使用肿瘤抗原衍生肽免疫接种可以在癌症患者体内诱导产生有高水平抗肿瘤的活性淋巴细胞。从被免疫的患者体内可分离出高效价抗肿瘤淋巴细胞，并在体外培养应用于细胞转移疗法。

化学治疗

抗癌化学药物的主要功能是阻断不同阶段的细胞生长和复制。这些化学药物常常阻断信号转导通路或 DNA 复制或

基因表达中的关键化学反应。例如,STI571 也称为格列卫,是第一批基于细胞癌变的分子靶向药物之一[15]。STI571 有望治疗慢性粒细胞白血病(CML),并可能会很快取代干扰素-γ作为标准的治疗药物。在 CML,STI571 的靶点是能激活原癌基因的 Bcr-Abl 激酶(图 15-13)。Bcr-Abl 是在 CML 患者的细胞中发现的由染色体易位导致特定异常基因所产生的过度激活的蛋白激酶。STI571 介导的 Bcr-Abl 激酶活性抑制不仅阻止 Bcr-Abl 转染的白血病细胞的生长,还能诱导细胞凋亡。在临床上,这一药物迅速纠正大多数白血病患者的血细胞异常,使白血病血细胞完全消失和恢复成正常血细胞。此外,这药物似乎对其他癌症也有一些疗效,这些肿瘤包括某些脑肿瘤和非常罕见的一种胃部癌症——胃肠间质瘤。

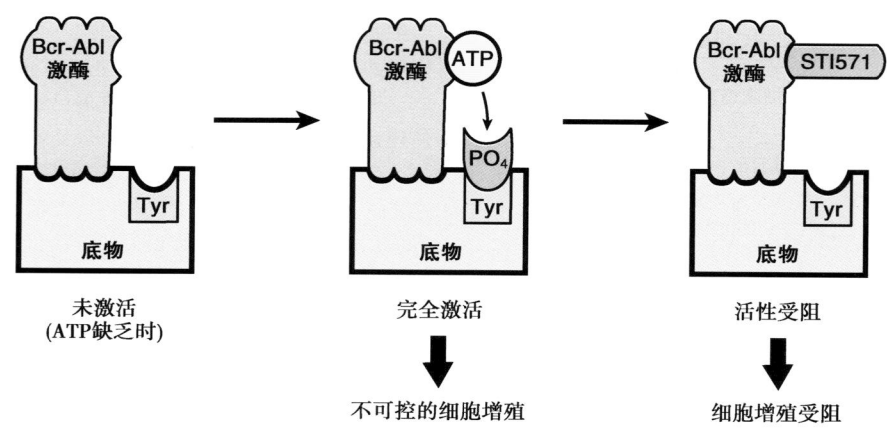

图 15-13　STI571 作为分子药物的机制。Bcr-Abl 是一个过度激活的来自染色体基因易位的特异性基因异常的癌基因产物,在慢性粒细胞白血病患者细胞中发现。Bcr-Abl 是一个活化的蛋白激酶,因此需要腺苷三磷酸(ATP)去磷酸化底物,反过来再促进细胞增殖。STI571 的是一个与 ATP 结合位点竞争的小分子,从而阻止磷酰基转移到底物。PO₄=磷酸盐;Tyr=酪氨酸

基因治疗

基因治疗是一种实验性治疗,包括在基因水平改造患者自身肿瘤细胞或淋巴细胞(免疫系统细胞,其中一些可以攻击癌细胞)。多年来,基因治疗有望作为一种攻击癌细胞的新的潜在有力的武器。在过去十年中,尽管目睹了在认识基因治疗的分子和临床方面的迅速进展,但基因治疗尚未被证明优越于标准治疗。

要使基因治疗转化为临床相关治疗方式必须解决几个问题。限制转化到临床的主要问题是增强肿瘤靶向的选择性、提高向肿瘤的给药量和增加靶细胞的转染率。在许多恶性疾病的基因治疗实验中,肿瘤可被接近和直接注射(原位基因治疗)。原位基因治疗还可使载体病毒在整个肿瘤更好地分布。最后,基因治疗策略的组合将比使用单一的基因治疗系统更加有效。有效基因治疗的一个重要方面包括选择适当的基因操作。促进产生信使化学物质或其他免疫活性物质的基因可被转入患者细胞。这些基因包括抑制细胞周期进程,诱导细胞凋亡,提高宿主对癌细胞的免疫能力,阻止癌细胞转移能力和导致肿瘤细胞自杀的基因。RNAi 运用丧失功能的方法来阻止基因功能,近期该技术的发展给新一波的基因疗法赋予了希望。尽管如此,基因疗法仍处于试验阶段,正在进行多种类型癌症的临床试验。人类癌症基因图谱的测绘可能为将来基因治疗提供新的目标。基因治疗癌症的初步结果令人鼓舞,并在认识人类癌症的分子生物学方面取得进步,这个快速发展的领域将拥有治疗癌症的巨大潜力。

值得注意的是,使用多种治疗方法证明比单一方法更有效。术后使用化疗摧毁机体残存癌细胞被称为辅助治疗。辅助治疗在乳腺癌中被第一次证实有效,后来运用于其他癌症。化疗中一个重大发现是多种化疗药物联合比单一药物更有优势(称为联合应用或鸡尾酒化疗)。一些快速增长的白血病类型和淋巴瘤(包括骨髓瘤细胞和淋巴结细胞)对联合化疗的反应非常好,而且临床试验也使药物组合逐步合理。现在联合化疗可以治愈许多这些肿瘤。由于癌细胞携带多种遗传缺陷,使用联合化疗、免疫疗法和基因疗法可能会更有效地治疗癌症。

干细胞研究

干细胞生物学代表尖端科研领域,具有潜在的临床应用价值[16]。干细胞可能对人类健康产生巨大的影响,提供治疗人类疾病如帕金森病、糖尿病、神经系统病变和先天性心脏病的希望。干细胞是具有两个显著特点(图 15-14)。首先,干

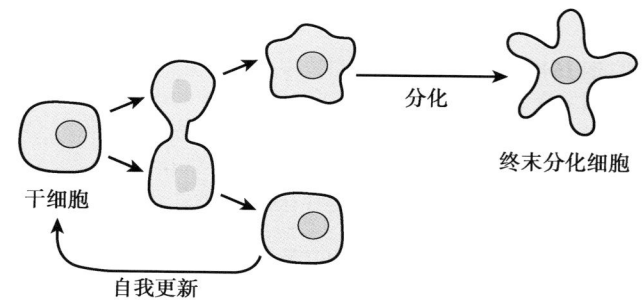

图 15-14　干细胞的更新和分化。干细胞能自我更新(无限细胞周期)和分化(成为专职的非分化细胞)。通常干细胞在成为完全成熟细胞、行使具体组织功能之前经过多次细胞分裂

细胞可以无差别、多能状态增殖，因此可自我更新。其次，它们有能力分化成多种特殊细胞类型。干细胞分为两类：胚胎干细胞（ES）和成体干细胞。人类胚胎干细胞来源于早期植入前胚胎即囊胚（受精后 5 天），能够生成机体所有已分化的细胞类型。成人干细胞存在于成熟组织，并可以分离。它们常有组织特异性，只能产生机体特定组织的细胞类型，但在某些情况下，它们可以转化成其他组织的细胞类型。造血干细胞是成体干细胞。它们存在于骨髓，能够产生血液和免疫系统的所有类型细胞。

干细胞可以在体外或体内被培养，并被诱导分化成特定的细胞类型。随着近年来干细胞培养技术的不断提高，科学家们开始认识到干细胞自我更新和分化取决于环境的分子机制。研究认为，发现控制自我更新与分化的信号，对于利用干细胞治疗疾病将是极其重要的。研究干细胞信号转导通路改变的成功将会引领治疗的发展，使干细胞特异性分化成特定的细胞类型，以替代机体疾病或损坏的细胞。

最近，干细胞研究取得突破进展，Shinya Yamanaka 和 James Thomsen 两个研究小组发现，通过一个简单的遗传处理可重新编程成体细胞使之分化成多能干细胞[17]。这个令人振奋的发现，不仅绕过使用早期胚胎产生胚胎干细胞的伦理问题，也确保了组织工程和移植医学中患者特异性干细胞潜在的无限资源。

个体化基因组医学

基因决定了我们对疾病的易感性和机体对药物的反应。一个个体的基因不同于他人，所以每一个个体基因组的确定对于提高疾病的预测、预防和治疗大有潜力。个人基因组测序是实现所谓个体化基因组这场医学革命的关键。新一代测序系统如 454 生命科学技术有希望减少基因组测序时间和成本以使卫生保健系统可以承受。个体基因组医学的目标是识别每一个个体的基因变异，根据个体基因组资料选择个性化

方案治疗疾病。个体化基因组医学无疑是现代医学革命性的实践。

分子和细胞生物学技术

DNA 克隆

自三十年前重组 DNA 技术问世，数以十万计的基因已被鉴定。重组 DNA 技术采用先进的酶和微生物技术操控 DNA[18]。任何纯 DNA 片段都可插入噬菌体 DNA 或其他载体 DNA 如质粒，在细菌中产生重组 DNA。这样，DNA 可被重建、扩增，并用于操控单个细胞甚至有机体的功能。这项技术，通常称为 DNA 克隆，是所有 DNA 分析方法的基础。只有具备了重组 DNA 技术这一强有力武器，才有了完成人类基因组计划的可能。这也引领所有生物体如病毒、细菌、蠕虫、果蝇和植物基因组的鉴定。

分子克隆是指克隆一个感兴趣的 DNA 片段到 DNA 载体，并传递到细菌、哺乳动物细胞或组织的过程[19,20]（图 15-15）。这是一种很基本的技术，被广泛应用于几乎所有的生物医学研究领域。DNA 载体往往被称为质粒，是染色体外的大小不等的 DNA 分子，可以复制并从细菌细胞传递至另一细胞。无论是在细胞质中，还是 DNA 插入之后，作为大肠杆菌中细菌染色体的一部分，质粒都可以传代。分子克隆过程中涉及几个步骤。首先，载体质粒 DNA 在限制性内切酶的作用下裂解，产生与外源性 DNA 被克隆片段互补的黏性末端。然后在 DNA 连接酶作用下，在体外将载体和 DNA 片段连接。另外，DNA 克隆可通过所谓的网关技术（gateway technology）变得简单化，网关技术允许 DNA 片段在不同的克隆载体之间快速、高效传输，同时保持阅读框和方向，而不使用限制性内切酶和 DNA 连接酶。这一技术基于噬菌体 1 的位点特异性重组系统，简单、快速、强大和自动化，因此适用于高通量 DNA 克隆。

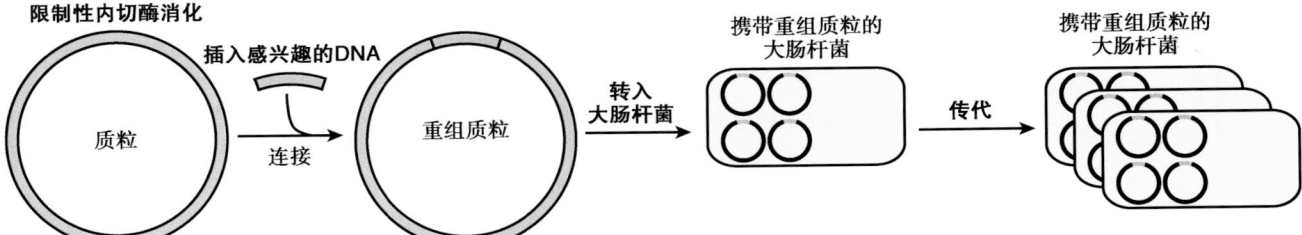

图 15-15　重组 DNA 的产生。质粒是一种环状 DNA 分子，能够在大肠杆菌中复制。插入 DNA（通常是您感兴趣的基因）两端经限制性内切酶处理后连接至载体。连接的 DNA（即重组质粒 DNA）转化大肠杆菌细胞，复制后产生重组后代。细胞携带重组质粒的大肠杆菌能繁殖产生大量的质粒 DNA

最后，连接产物或网关技术的反应产物被引入宿主菌，这一过程称为转化（transformation），可通过钙/热休克或电穿孔完成。从克隆到生成所需的 DNA 结构的每一步都必须小心谨慎。载体必须正确准备并最大限度地产生重组体，例如载体必须酶处理，以防自我连接。宿主菌必须是感受态细胞，允许重组质粒进入细胞。筛选所需的包含转染重组质粒的大肠杆菌一般是通过质粒载体所赋予的耐药性能来获得。质粒标志物提供耐抗生素特异性（在抗生素存在条件下生长），如氨苄西林、卡那霉素和四环素。质粒载体的外部组件可以是一个哺乳动物表达盒子，它可以指导外源基因在哺乳动物细胞的表达。质粒载体可以在大肠杆菌扩增成大量 DNA，以备其后的应用如转染、基因治疗、转基因和基因敲除小鼠。

核酸和蛋白的检测

Southern 印迹杂交

Southern 印迹杂交是指将 DNA 片段从电泳凝胶转移到膜,并通过与放射性标记探针杂交分析 DNA 片段的技术(图 15-16)[21]。Southern 印迹杂交命名来自 E. M. Southern,他在 1975 年首次描述了该 DNA 技术分析。它能在一个固相膜上可靠、有效地分析不同大小的 DNA 片段。Southern 印迹杂交由几个步骤组成,通常开始于用适当的限制性内切酶消化的 DNA 样本。DNA 样本和适当大小的 DNA 标记一同在琼脂糖凝胶中分离。DNA 凝胶经溴化乙啶染色后,与位于凝胶一侧的标记一起拍照,以便确认膜上对应条带的位置。然后处理 DNA 凝胶,使 DNA 片段变性(即双链打开)。然后通过毛细管扩散或电力转移 DNA 到硝酸纤维素膜上。经固定后,DNA 可进行杂交分析,用放射性标记的探针使序列相近的带得以区分。

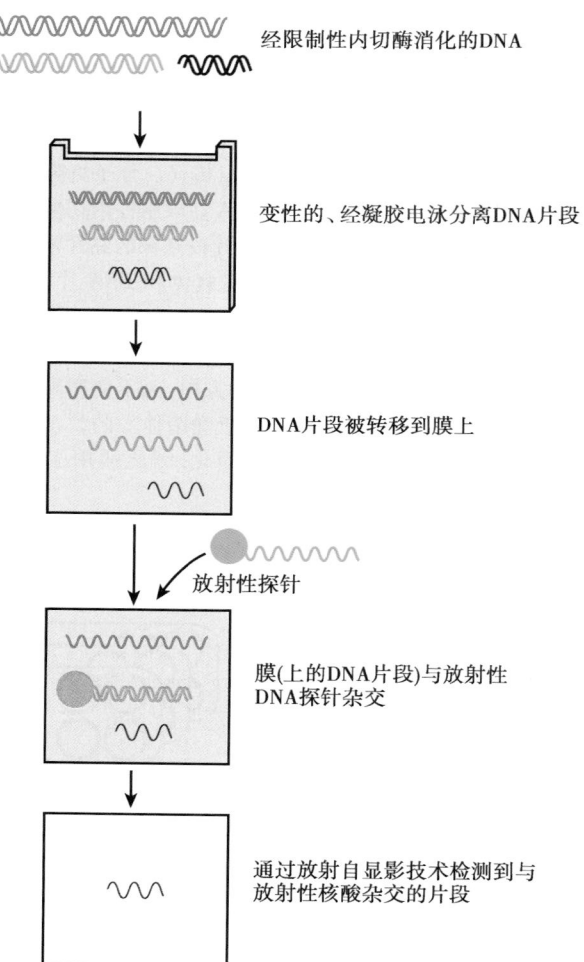

经限制性内切酶消化的DNA

变性的、经凝胶电泳分离DNA片段

DNA片段被转移到膜上

放射性探针

膜(上的DNA片段)与放射性 DNA探针杂交

通过放射自显影技术检测到与放射性核酸杂交的片段

图 15-16 Southern 印迹杂交。通过琼脂糖凝胶电泳分离限制性酶切的 DNA 片段,转移到过滤膜,然后与放射性探针杂交

Southern 转膜和相关杂交技术的发展使首次在实体组织获得复杂基因组单一和多拷贝序列信息成为可能。之后

Southern 印迹杂交用于限制性片段长度多态性的研究,开拓了基因指纹和遗传性疾病产前诊断的可能性。

Northern 印迹杂交

Northern 印迹杂交是指将凝胶上片段大小不等的 RNA 样品转移至固体支持(膜),以这样的方式保持 RNA 分子的相对位置。然后在膜上与感兴趣 mRNA 的互补探针杂交。检测膜上产生的信号可以确定靶 RNA 的大小和丰度。Northern 印迹杂交的原理与 Southern 印迹杂交类似(并因此得名),两者不同点在于膜上是 RNA,而不是 DNA。虽然反转录-聚合酶链反应(聚合酶链反应在下面描述)应用广泛,但 Northern 分析是提供有关 mRNA 大小信息的唯一方法,仍是定量检测 mRNA 的标准方法。Northern 印迹杂交过程包括以下几个步骤,与 Southern 印迹杂交一样,包括 RNA 样品的甲醛琼脂糖凝胶电泳,转移到支持膜上,与放射性标记 DNA 探针杂交。从杂交得到的数据定量分析稳态 mRNA 的表达水平,同时提供表达、大小和 mRNA 种类完整性的相关信息。因此,Northern 印迹杂交分析也被称为 RNA 凝胶印迹分析,通常用于分子生物学基因表达的研究。

多聚合酶链反应(PCR)

PCR 是利用两条寡核苷酸引物杂交到感兴趣的对应单链目标 DNA 的两侧,在聚合酶作用下体外扩增特定 DNA 序列的方法(图 15-17)[22]。PCR 反应的一个循环周期包括模板变性,引物退火和在 DNA 聚合酶作用下退火引物的延伸。由于在一个循环内引物延伸合成的产品可作为下一个循环的模板,所以接下来,目标 DNA 拷贝数几乎在每一个循环都增加 1 倍。因此,重复系列循环的结果是一个特定片段的指数积累。耐高温 DNA 聚合酶(如 Taq DNA 聚合酶)的引进将 PCR 转变成简单、强大的反应。反应组分(如模板、引物、Taq DNA 聚合酶、2′-脱氧核苷 5′-三磷酸和缓冲液)都可以通过反应管中简单的温度循环来进行组装和扩增。通过 PCR 反应扩增某一特定 DNA 片段的特异性和产量受反应参数(如酶、引物、Mg^{2+} 浓度以及循环温度)影响。修改各 PCR 参数,以优化特异性和扩增产量,可从含量极微的模板获得同源性产物。

PCR 技术的出现极大地改变了研究基础和应用生物学问题的方法。从一个基因或整个基因组扩增特定 DNA 片段的能力极大地推动了基因及其功能的研究。它简单、强大、迅速,最重要的是灵活。作为 DNA 重组工具,它是几乎所有分子生物学的基础。这一革命性的技术使分离基因、构建一个 DNA 载体、改变 DNA 和基因表达定量等现代方法成为可能,使之成为遗传和分子分析的基石。

免疫印迹和免疫沉淀

蛋白质的分析主要依靠直接抗体免疫学技术。例如 Western 印迹,也被称为免疫印迹,用于检测细胞或组织蛋白表达水平,而免疫沉淀则用于富集蛋白质。使用特异性抗体的显微镜分析即所谓的免疫荧光和免疫组织化学,分别检测细胞或组织的亚细胞定位和蛋白表达。

免疫印迹是指从蛋白质混合物中鉴定一个蛋白质的过程(图 15-18)。它包括五个步骤:①样品制备;②电泳(通过十二烷基硫酸钠聚丙烯酰胺凝胶电泳分离蛋白质混合物);

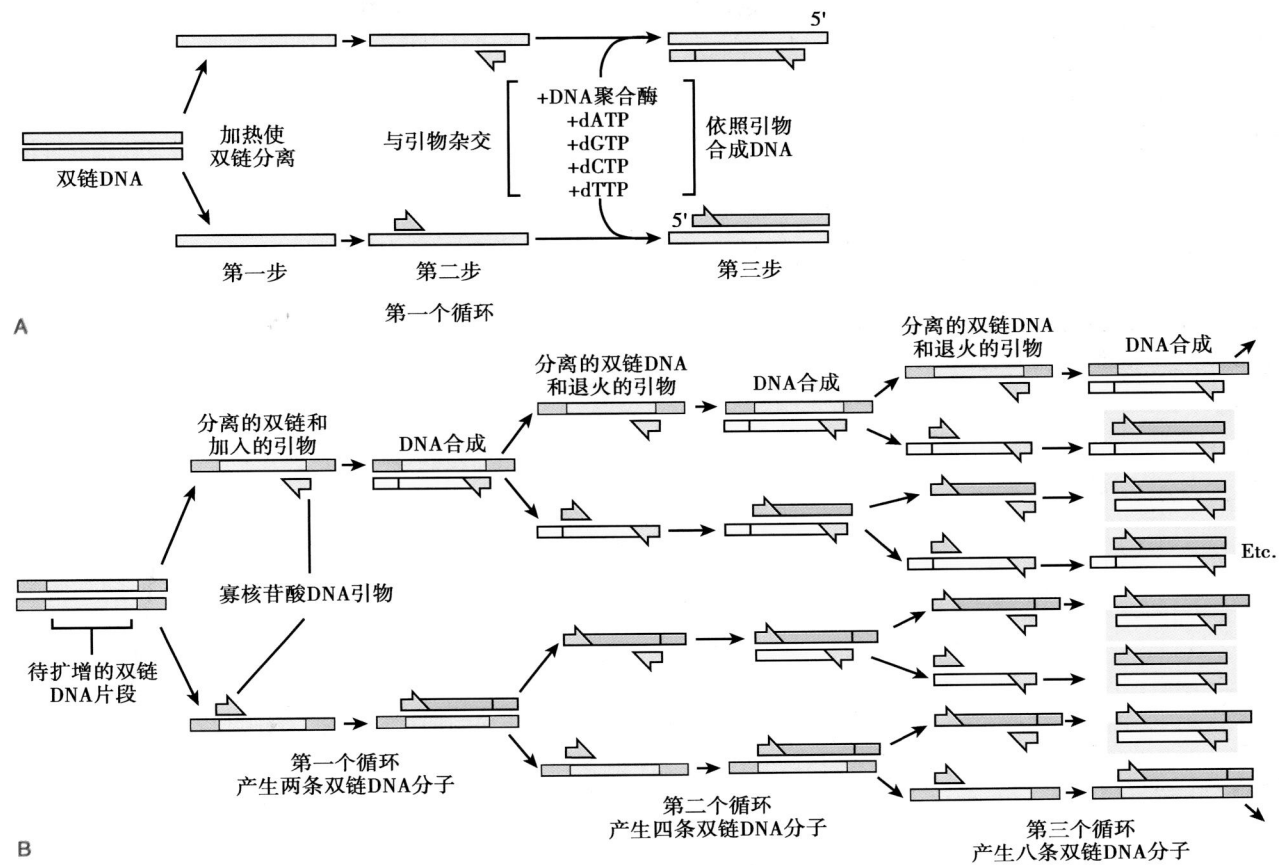

图 15-17 使用聚合酶链反应技术扩增 DNA。设计并合成两条 DNA 寡核苷酸单链,每一条与 DNA 双螺旋的一条单链序列互补,在两端引物中间的区域被扩增。这些寡核苷酸作为体外 DNA 聚合酶催化合成 DNA 反应的引物,它们决定扩增的 DNA 片段。A. PCR 开始于一个双链 DNA,每个反应周期从一个简短的热处理分开两条链开始(步骤1)。两条链分离后,在超量的 DNA 寡核苷酸引物的存在下 DNA 退火,使这些引物杂交到两条 DNA 链的互补序列(步骤2)。接下来这种混合物与 DNA 聚合酶和四种脱氧核糖核苷共孵育,从两个引物开始合成 DNA(步骤3)。然后整个周期再次开始于热处理使新合成的 DNA 链分开。B. 作为程序循环执行,新合成的片段依次作为模板,在前几个周期,初始模版上引物之间包括引物在内的区域被扩增。投入起始反应被放大的 DNA,只是两个引物所囊括的目的序列,因为其他任何地方没有引物附着。在 B 所示的例子中,3 个周期反应产生 16 个 DNA 链,其中 8 个(棕色盒子)长度相同,完全对应于最左边所示起始目的序列中的一条链;其他链包含原序列的额外的下游 DNA。经过 3 个周期,256 个 DNA 链中有 240 个完全与起始目的序列对应,再经过几个周期,基本上所有的 DNA 链都长度相同

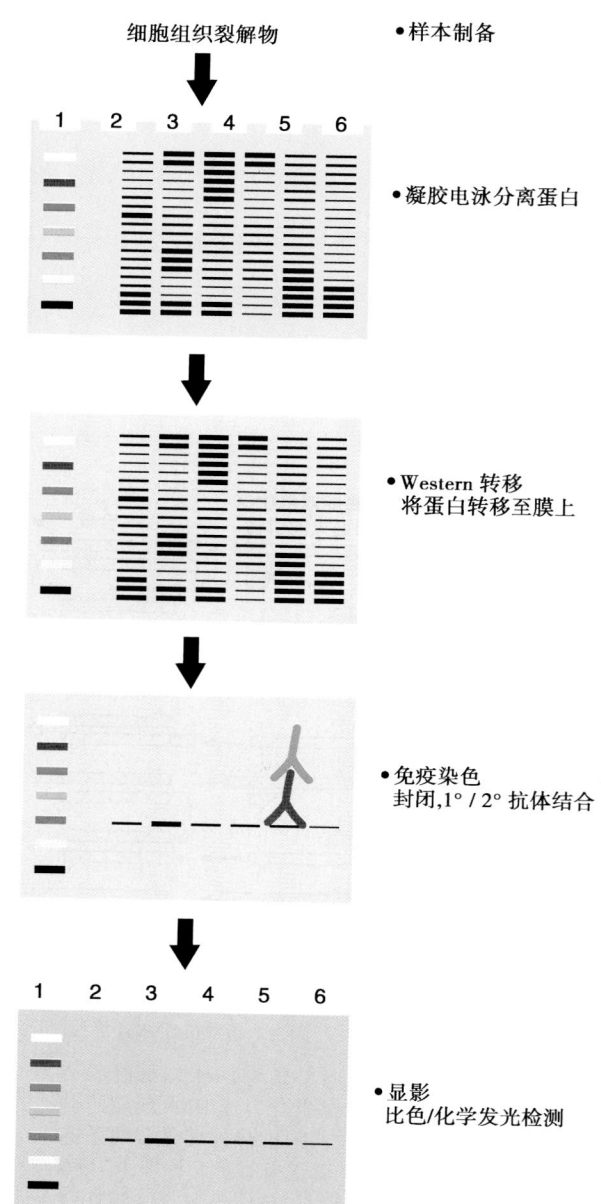

图 15-18　免疫印迹。蛋白质从细胞组织准备,根据大小不同在十二烷基硫酸钠聚丙烯酰胺凝胶电泳分开,并转移到膜上。通过一抗与蛋白结合、酶标二抗识别一抗的依次孵育,然后使用比色法或荧光底物发光法使蛋白质条带显现出来,检测感兴趣蛋白质

③转移(蛋白从凝胶电转移到支持膜,如硝酸纤维素膜、尼龙膜或聚偏二氟乙烯膜);④染色(用特异性抗体检测靶蛋白);⑤发光(抗体识别蛋白的比色或化学发光,使之可视化)。因此,免疫印迹将凝胶电泳与特异性免疫组织化学结合起来。免疫印迹是一种用于确定大量蛋白质重要特征的强大工具。例如,免疫印迹分析会确定在特定条件下细胞中一个蛋白质的存在和数量及其相对分子质量。免疫印迹也可以被用于确定一种蛋白质是否发生翻译后修饰如磷酸化。更重要的是,通过免疫印迹分析可以比较正常和疾病组织的蛋白和修饰水平。

免疫沉淀,另一种广泛使用的免疫组织化学技术,是一种利用抗体富集兴趣蛋白质和任何其他相关蛋白质的方法(图 15-19)。其技术原理基于抗体和抗原之间具有强大而特异性亲和力的特性,能定位并拉下溶液中的靶蛋白。一旦溶液中抗体抗原(靶蛋白)复合物形成,它们就能被以共价键形式结合蛋白 A 或蛋白 G 的小琼脂糖珠收集和纯化。蛋白 A 和蛋白 G 都能特异性与抗体相互作用,从而形成一个大的、固定的抗体抗原复合珠。接下来,纯化的蛋白质可用于很多生化方法。当免疫印迹与免疫沉淀结合,可用于难以检测的低浓度蛋白质的灵敏检测。而且,免疫沉淀和免疫印迹分析相结合可以非常高效地分析蛋白质-蛋白质相互作用或确定蛋白质翻译后修饰。此外,免疫沉淀蛋白质可用于分析内在或相关酶活性检测的准备步骤。免疫沉淀成功与否主要受两个因素影响:①样本中的蛋白质丰度;②抗体对这种蛋白的亲和力和特异性。

DNA 芯片

现在,人类基因组测序已完成,生物学家的重点迅速转向对基因功能的了解。一个有趣发现是人类基因组只有 25 000～30 000 个蛋白质编码基因。但是,已知基因及其功能以一种复杂但精密的方式工作,基因组序列数量少得令人吃惊的基因足以制作出一个人。然而,随着基因组中数以万计的基因出现,传统的基于一个基因一个实验基础之上的分子生物学方法不可能展现基因组功能的全貌。在过去几年中,一项称为 DNA 芯片的新技术已引起生物学家和临床医师的浓厚兴趣。这项技术能在单一芯片上检测全部基因组,以便研究人员可以同时了解数以千计的基因之间的相互作用。

DNA 微阵列也被称作基因芯片、DNA 芯片、基因阵列,是指将大量已知探针序列有序地排列到一个小芯片,使许多杂交反应能在一个小装置上并联进行(图 15-20)[23]。像 Southern 和 Northern 印迹杂交一样,这项技术的基本原理是核酸碱基互补配对结合。DNA 芯片可以利用碱基配对原则匹配已知和未知的 DNA 样品,还可以自动识别未知样品。微阵列需要专门的机器人和成像设备,在玻璃或尼龙板上点样、杂交,并分析产生的数据。DNA 微阵列包含来自各种生物体的不同基因组,目前有商品化产品,这使生物学家只需购买芯片进行杂交和收集数据。基因芯片大规模检测需要计算机的辅助。后者被用来捕捉杂交目标的图像,再转换成可表示杂交程度的量度,是一个将杂交程度转化成一个目标互补序列的数量指标。一些数据分析软件包可以购买到或在某些机构中找到。

DNA 芯片技术已经在不同的应用领域产生了许多重大成果。这一技术主要有两种应用形式:序列鉴定(基因/基因突变)和判断基因的表达水平(丰度)。例如,分析基因组 DNA 发现在人类肿瘤 DNA 序列的扩增和缺失。差异性基因表达分析中也已发现在肿瘤基因网络中存在目前还不能用常规手段区分的差异。值得注意的是,最新发展的新一代测序设备(如 Solexa 和 454 技术)在分析任何基因组的基因表达方面表现出卓越的精度和速度。

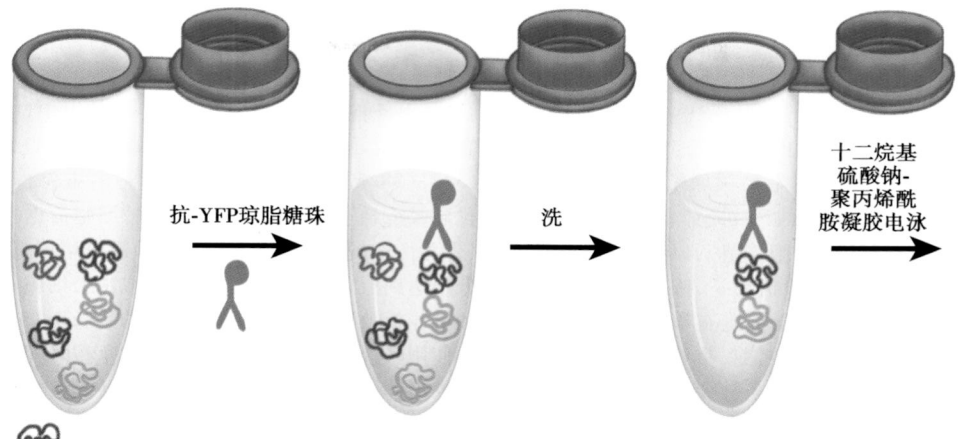

感兴趣的蛋白(YFP)

YFP-结合的蛋白(YBPs)

垃圾蛋白

抗-YFP结合到琼脂糖珠

抗-YFP琼脂糖珠

洗

十二烷基硫酸钠-聚丙烯酰胺凝胶电泳

富集YFP和YBPs

图 15-19　免疫沉淀。从细胞或组织制备蛋白质,可使用抗体富集蛋白。抗体首先结合琼脂糖珠,然后与蛋白质混合物共育。由于抗体、抗原(蛋白质)的特定的高亲和力,琼脂糖珠上的抗原-抗体复合物经离心收集。免疫沉淀后的蛋白质可用于免疫印迹分析。另外,如果细胞或组织中的蛋白质有放射性,可经简单的十二烷基硫酸钠聚丙烯酰胺凝胶电泳,然后放射自显影实现免疫沉淀蛋白质的检测

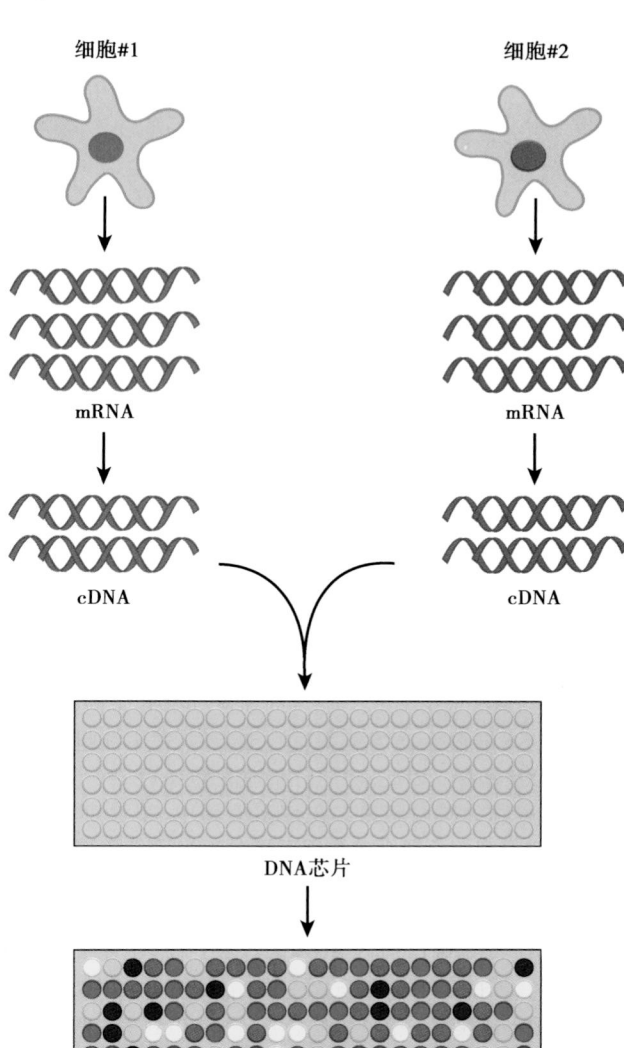

细胞#1

细胞#2

mRNA

mRNA

cDNA

cDNA

DNA芯片

DNA芯片数据

图 15-20　DNA 微阵列。DNA 芯片也被称为基因芯片,是指在基质材料上排列几十或几百个不同基因的相应寡核苷酸或互补 DNA(cDNA)。DNA 芯片用于比较分析不同细胞或组织的基因表达。从不同的来源提取信使 RNA(mRNA),合成 cDNA,然后用不同的荧光染料标记。这两条荧光标记的 cDNA 探针被混合,并与相同的 DNA 芯片杂交。芯片上每一点暗棕色荧光与亮棕色荧光的比例代表两个不同细胞基因的相对表达水平。在图中显示的例子中#1 细胞的 cDNA 标记为暗棕色荧光,#2 细胞的标记为亮棕色荧光。在芯片中,暗棕色斑点表明细胞样本#1 的基因表达水平比细胞样本#2 相应的基因高。亮棕色斑点也表明细胞样本#1 的基因表达水平比细胞样本#2 相应的基因高。米色斑点代表所有细胞样本中基因表达水平相等

细胞操作

细胞培养

细胞培养已成为最强大的技术之一,培养的细胞被广泛用于从生物化学到分子和细胞生物学的不同生物领域[24]。细胞有能力在体外生存,所以它们可以被操控,如引进感兴趣的基因(细胞转染)和被转入生物受体体内(细胞移植),以研究感兴趣基因的生物效应(图15-21)。在一般情况下,细胞培养过程简单明了。在实验室,细胞单层培养(细胞在培养皿中单层生长)或悬浮生长。在尝试培养过程之前,重要的是要了解有关细胞培养的丰富信息。例如,培养条件要取决于要培养细胞的类型(如起源于上皮细胞或成纤维细胞,或

原代、永生/转化的细胞)。使用特殊的培养液建立起细胞株(如果它是一个细胞系)也是必要的,包括用于维持细胞在体外生长的血清种类和浓度。如果是来源于患者或动物的原代细胞,可以尝试一下各种商品化的培养基。一般情况下,细胞在无菌橱操作,工作台面用80%酒精溶液消毒。培养的细胞在饱和湿度、37℃(98.6 °F)的二氧化碳培养箱内维持,并需要每天在倒置显微镜观察可能的污染和融合(细胞占据培养皿的面积)。作为一般规则,每2~3天应更换新鲜培养基,直至细胞生长分裂达到汇合。从一个细胞分裂成两个细胞所需的实际时间和培养板数量取决于不同细胞系的生长率。单层细胞传代需要使用胰蛋白酶使细胞脱壁,其浓度和时间取决于细胞系。如果培养的悬浮细胞不断生长,可以分瓶或稀释传代。

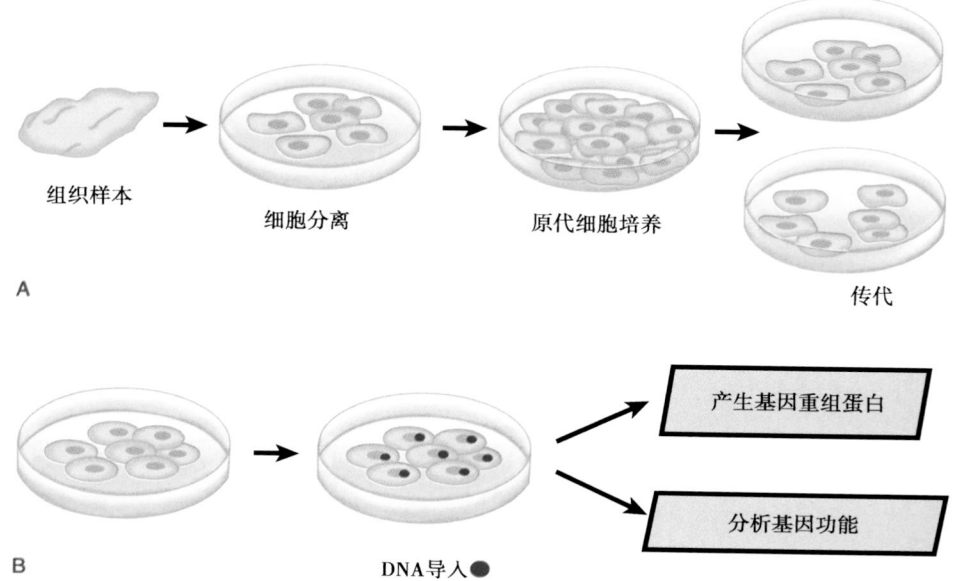

图 15-21 细胞培养和转染。**A.** 原代细胞可以从组织分离,并在培养液中培养有限的时间。经过遗传操作消除细胞老化过程,原代细胞可永生,成细胞系进入长期培养。**B.** DNA 可被导入细胞产生基因重组产品或分析基因的生物学功能

细胞株培养时可能会改变其性状,所以不可能无限期地培养。因此,保存不同代的细胞以供将来使用是必需的。通常使用冷冻保存。冻存的方法是含 10% 二甲亚砜或甘油的小牛血清,保存在液氮中[−196℃(−320.8 °F)]。用这种方法细胞可存放多年。

细胞转染

细胞培养的原因有两个:保持细胞和操作细胞(图15-21)。外源性大分子如核酸转移到活细胞提供了一个在分子水平研究各种细胞过程和功能的有效方法。DNA 转染已成为研究基因调节和功能的重要工具。要表达的 cDNA 应在装入质粒载体中并位于一个能在哺乳动物细胞中工作的启动子下游(如组成性活性巨细胞病毒启动子或诱导启动子)。根据细胞类型,许多将 DNA 引入哺乳动物细胞的方法被开发出来。常用的方法有磷酸钙法、电穿孔法、脂质体介导转染、非脂质体法和使用病毒载体法。这些方法可成功转染多种细胞。转染可以在有或无血清条件下进行。建议比较几种不同

的转染方法来检测感兴趣细胞株的转染效率。对于一个详细的转染方案,最好遵循特定试剂商的操作说明。一次成功的转染通常取决于几个参数,如 DNA 的质量和数量以及培养细胞的类型和生长状态。为了最大限度地减少这些转染实验中的变异,最好选用健康、增殖好的细胞,并以恒定的密度种植。DNA 进入细胞后,通常被保留在细胞内,宿主细胞进行细胞分裂会被稀释。因此,功能分析应在转染后 24~72 小时进行,也被称为瞬时转染。在许多应用中,用稳定转染研究 DNA 对细胞的长期影响是很重要的。当质粒携带抗生素耐药性标记时,可以选择那些 DNA 整合到宿主细胞基因组的稳定细胞克隆。在抗生素存在下,只有那些持续携带抗生素耐药性标记的细胞(经过几代细胞分裂)才能生存下去。稳定转染的应用之一是将基因整合至小鼠基因组产生转基因或基因敲除小鼠模型。稳定细胞也可以被移植到宿主器官。

基因操作

了解哺乳生物体基因如何控制生长和分化是现代研究中

最具挑战性的课题。对我们而言,很有必要了解基因突变和化学品如何导致人类机体发生病理改变。改变遗传程序的知识和能力可以对社会产生重大影响,对我们如何看待自身也具有深远的影响。

小鼠已成为研究基因如何控制哺乳动物发育的主要实验模型。遗传变异小鼠是研究基因功能和调控的强有力模型系统[25]。通过同源重组建立突变小鼠(基因敲除)可用来研究基因功能。一个感兴趣的基因也可被引入小鼠(转基因小鼠),以研究其对发育或疾病的影响。由于小鼠模型不能精确代表人类生物学,人类体细胞或胚胎干细胞的遗传操作提供了一个研究人类细胞分子网络的强大手段。在所有情况下,被操控的基因首先必须进行克隆。

利用重组 DNA 技术和人类、小鼠基因组(见人类基因组一节)使基因克隆变得容易。以下部分简要介绍一些技术和原则。

转基因小鼠

在过去的 20 年,DNA 克隆和其他技术的发展使新的遗传物质能够被导入小鼠的生殖细胞。早在 1980 年,利用 DNA 原核显微注射技术,第一次将遗传物质成功导入小鼠生殖细胞(图 15-22)。这些动物称为转基因动物,它们的基因组内包含外源性 DNA。简单来说,转基因小鼠是通过将 DNA 显微注射到小鼠单细胞胚胎,有效地将克隆基因导入发育小鼠的体组织和生殖细胞。

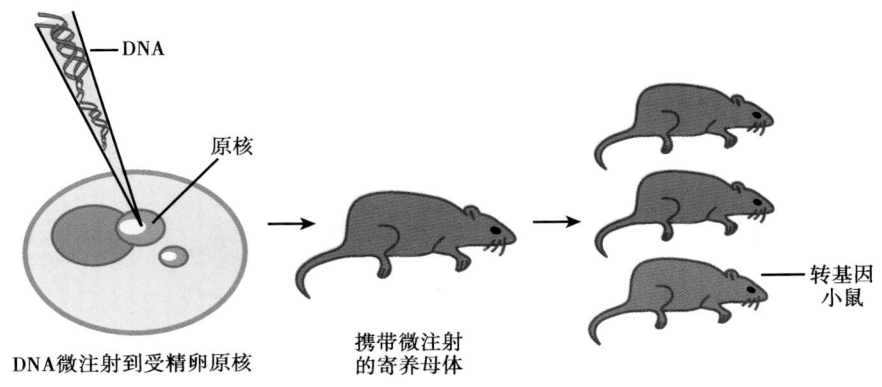

图 15-22　转基因小鼠技术。DNA 被显微注射到一个受精卵的原核,然后移植到母体中。显微注射的受精卵发育成子代小鼠。不同的毛色指示注入 DNA 整合入子代小鼠

转基因的设计　转基因技术已被证明对研究基因调控、建立人类疾病动物模型和禽畜基因工程是极其重要的。设计一个转基因结构是一项简单的任务。像用于细胞转染的结构一样,一个简单的转基因结构由一个蛋白质编码基因和它前面的启动子组成。转基因小鼠最常见的应用类似细胞培养体系:①研究转基因编码的蛋白质功能;②分析组织特异性和一个基因启动子的发育特定阶段的活性。第一个应用的例子包括癌基因、生长因子、激素和其他关键调控基因,以及病毒起源基因等的过度表达。转基因的过度表达通常代表功能获得性突变。转基因的组织分布或表达主要取决于基因本身内或紧邻的顺式作用元件增强子。因此,可通过诱导或组织特异性启动子控制转基因的表达。此外,携带一个调控基因显性失活突变的转基因小鼠也已产生。例如,在小鼠中表达一个截短的生长因子受体,它可以与配体结合,但已失去催化活性,可以阻断生长因子结合内源性蛋白质。这样,转基因小鼠表现出丧失功能的表型,可能类似于内源性基因敲除。转基因表达的第二个应用是分析感兴趣基因的启动子。感兴趣基因的启动子通常与编码 β-半乳糖苷酶(也称为 LacZ)、荧光素酶或绿色荧光蛋白等的报告基因融合。LacZ 活性的化学染色或化学发光/荧光检测很容易使报告基因的表达可视化。报告基因活性的量代表启动子的活性,因此报告基因的活性与用启动子驱动报告基因的基因表达紧密相关。

转基因小鼠的产生　转基因小鼠的成功产生在很大程度上取决于显微注射 DNA 的适宜质量和浓度。被显微注射到小鼠胚胎的 DNA 应该通过限制消化使之成线性,以增加转基因整合的机会。DNA 浓度应准确确定。从注射卵子发育而成的小鼠通常被称为创始小鼠。

转基因小鼠的基因分型　通过检测注入基因是否整合到基因组来筛选创始小鼠和创始小鼠来源的转基因株系。通常是从鼠尾提取少量 DNA 行 PCR 或 Southern 印迹杂交。一旦一个指定的原始小鼠被确定为转基因小鼠,它将开始交配建立一个转基因系。

转基因小鼠表型的分析　转基因小鼠的表型由转基因的表达模式和生物功能所决定。根据启动子和转基因,表型可被预测或不可被预测。阐明转基因编码的蛋白质在体外的功能往往能对推测蛋白质在体内的功能提供一些线索。当用组成型活性启动子用来启动转基因表达时,小鼠的所有组织均表达该基因;但这种小鼠模型可能不能用来鉴别和研究疾病的发病机制。理想情况下,使用组织特异性或诱导启动子可以确定致病蛋白质是否会导致一个可逆的或不可逆的疾病过程。例如,大鼠胰岛素启动子可以使基因在胰岛 β-细胞特异性靶向表达。胰岛素启动子介导的转基因小鼠的表型可预测对人类 β-细胞功能的影响。

基因敲除小鼠

胚胎干细胞的分离和基因操纵是现代基因技术最重要的里程碑之一。胚胎干细胞的几个独特性能如在胚胎全能性地分化成不同组织,使其成为导入遗传变异的有效载体。因此,这种技术提供了一个重要突破,可以在培养皿中对胚胎干细胞进行基因操作,将种系突变导入生殖细胞(图 15-23)。这不仅使小鼠遗传学成为研究重要基因功能的强有力的工具,使小鼠成为研究人类疾病模型的理想系统。

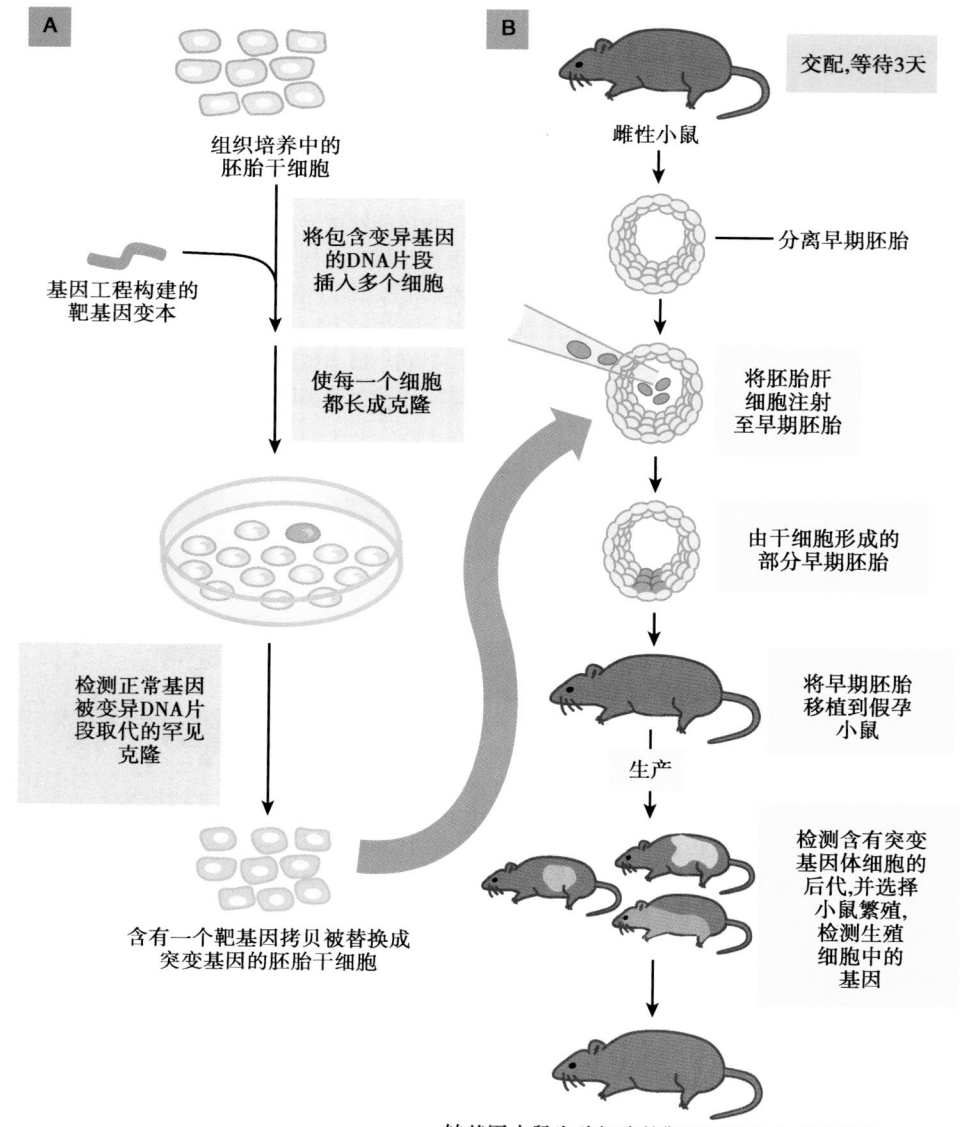

图 15-23　基因敲除小鼠技术。小鼠基因替换程序概述。在第一个步骤（A）突变基因被引入培养的胚胎干细胞。通过同源重组事件，只有少数胚胎干细胞的正常基因被突变基因取代。尽管过程繁琐，但这些很少量的细胞可被识别和培养，产生许多后代，其中每一个都携带变异基因，取代两个相应正常基因中的一个。程序的下一步（B），这些转基因胚胎干细胞被注入一个小鼠极早期胚胎；细胞植入增殖中的胚胎，并产生了一个部分携带突变基因的体细胞的胚胎。这些小鼠也将包含基因突变的生殖细胞。当与正常小鼠交配繁殖后代时，有的小鼠的所有细胞将包含突变基因。如果两个这样的小鼠再繁殖（未显示），有的后代的所有细胞将包含两个变异基因（在每一条染色体包含一个变异基因）。如果原来的基因完全变异丧失功能，这些小鼠被称为基因敲除小鼠。当这些小鼠是缺失具有发育功能的基因，它们通常由于特殊缺陷，在达到成年之前死亡。仔细分析这些缺陷都有助于破译缺失基因的正常功能

靶向载体　建立一个靶向载体乃至敲除一个基因的基本理念是使用两个与感兴趣基因同源、且位于基因功能至关重要部分（如编码区）两边的序列片段。在靶向载体，阳性选择性标记（如新霉素抗性基因）被放置在两条同源性片段（形象地称之为臂）之间。同源重组载体两臂之间的序列和胚胎干细胞中靶基因相应序列之间发生同源重组，阳性选择性标记将取代靶基因的重要部分，从而创造一个无效等位基因。此外，阴性选择性标记也可单独使用或与阳性选择性标记组合

使用，但必须放在同源性两臂以外的区域，以富集同源重组。创建一个条件基因敲除（即以时空方式的基因敲除），需要使用位点特异性的重组酶如常规的 cre-loxP 系统。如果将能被 cre 重组酶识别的 LoxP 共同序列正确设计插入靶位点，与转基因技术相似的可控的重组酶的表达可以使位点特异性同源重组发生在特定的时间和地点（例如特定的细胞和组织）。这种方法对于防止发育代偿和将致命性无效突变导入成年小鼠是很有用的。总的来说，cre-loxP 系统可以在时间和空间上

调控转基因表达,并在最小多效性诱导上有很大优势。

目的载体导入胚胎干细胞　胚胎干细胞系可从其他研究人员、商业渠道或从囊胚阶段的胚胎建立。为了使胚胎干细胞维持充分的发育潜力,应在培养时提供最佳生长条件。如果培养条件不合适,胚胎干细胞可能使获得遗传病变或基因表达模式发生改变,其全能性就会减弱。最佳实验方案可在公共机构或在大多数机构的小鼠饲养部门获得。

为了改变胚胎干细胞基因组,将靶载体 DNA 转入胚胎干细胞。电穿孔是使用最广泛、最有效的胚胎干细胞转染方法。用类似稳定转染细胞的方法筛选携带靶载体的胚胎干细胞。高品质、无化学污染的靶向载体 DNA 先被线性化,然后电穿孔导入胚胎干细胞。挑选表现出对筛选性抗生素耐药的稳定胚胎干细胞。经过一定的时间(取决于抗生素的类型)所有对抗生素敏感的细胞死亡,而耐药细胞形成能被收集的亚克隆集落。尽量减少筛选克隆和注入囊胚之间的培养时间是非常重要的。在胚胎干细胞用于注射之前,要从胚胎干细胞克隆提取 DNA,筛选出正确整合或同源重组靶基因的阳性克隆。阳性胚胎干细胞克隆扩增并用于创造嵌合体。

创建嵌合体　嵌合体是指一个有机体的细胞来源于一个以上的胚胎。在这里,嵌合体小鼠是指那些包含来自含有变异基因的胚胎干细胞的组织的个体。当这些胚胎干细胞产生子代,携带变异基因的胚层细胞就可以传给后代,从而从干细胞创建种系。将胚胎干细胞导入植入前阶段胚胎有两种方法:注射和聚合。将胚胎干细胞直接注射入囊胚腔是一个产生嵌合体的基本方法,但聚合嵌合体也已成为将胚胎干细胞基因传递到小鼠的重要方法。利用供体特异性可识别的标记(如毛色)再结合胚胎干细胞来鉴定嵌合体小鼠。然而,在一些机构大多数实验者可使用已建立的现有小鼠的核心设施,或委托商业供应商创造嵌合体。

基因敲除动物的基因型和表型　下一步去分析靶基因突变是否可以遗传。从嵌合体后代的少量组织中提取 DNA,然后做基因组 PCR 或 Southern 印迹杂交。阳性小鼠(即那些将靶基因载体正确整合到基因组的小鼠)将被用于为繁殖更多的基因敲除小鼠以做表型分析。当敲除的基因是早期胚胎发育的关键基因,小鼠往往在子宫内死亡,发生所谓的胚胎杀伤。当这种情况发生时,只有纯合子表型(两个等位基因被敲除)的基因敲除小鼠胚胎和杂合子表型(只有一个等位基因被敲除)的成年小鼠能用来研究。由于大多学者对成年小鼠的表型感兴趣,尤其是使用小鼠作为疾病模型时,推荐使用 cre-loxP 系统创建条件敲除模型以敲除感兴趣基因。

至目前为止,已有超过 5000 个的基因通过同源性重组和生殖细胞导入被干扰。这些小鼠表型的研究为这些基因在机体生长分化和在人类疾病发展过程中的功能提供了充足的资料。

RNA 干扰

虽然基因敲除动物模型提供了了解感兴趣基因体内功能的重要手段,但动物模型不足以代表人类生物学。另外,基因打靶可用于人类细胞的基因敲除,包括人类胚胎干细胞。一些最新研究使在体细胞基因打靶变得和在小鼠胚胎干细胞一样容易[25]。然而,基因打靶(敲除两个等位基因)在体细胞是一个耗时的过程。

在过去的几年,RNAi 技术的发展为理解人类细胞基因的生物功能提供了一个更有前途的方法[26]。RNAi 是一个古老的自然机制,双链小 RNA(dsRNA)作为一个酶复合体的向导,破坏互补 RNA 并以序列特异性方式下调基因表达。虽然实验数据提供很多重要信息,但是对于 dsRNA 抑制基因表达的机制不完全明了。在非哺乳动物系如果蝇,较长的 dsRNA 被一种含有 RNase Ⅲ 基序、称为 Dicer 的酶加工成 21～23nt 的 dsRNA(称为小干扰 RNA 或 siRNA)。显然,随后 siRNA 作为一个多组分核酸复合体的向导序列,靶向降解互补 mRNA。由于长的 dsRNA 在哺乳动物细胞中会诱发很强的抗病毒反应,因此哺乳动物细胞中主要由短的 siRNA 执行基因沉默功能(图 15-24)。

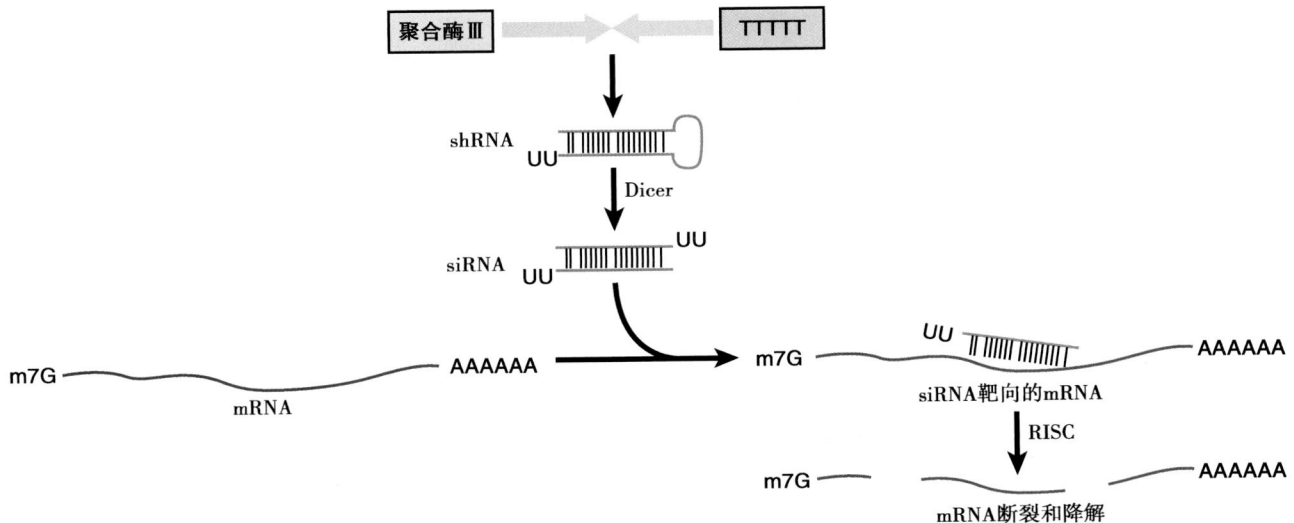

图 15-24　哺乳动物细胞的 RNA 干扰。小干扰 RNA(siRNA)可从聚合酶Ⅲ驱动的表达载体产生。该载体先合成一个 19～29nt 的双链 RNA 茎环(图中标记为 shRNA),然后被称为 Dicer 酶的 RNase 复合体加工成一个小的双链 RNA(图中标记为 siRNA)。siRNA 可化学合成,之后直接引入靶细胞。在细胞内,通过 RNA 诱导的沉默复合体(RISC),siRNA 识别和降解信使 RNA(mRNAs)

为了研究哺乳动物细胞的 siRNA,研究人员曾使用两条含有 19 个互补核苷酸和 3′末端不互补的胸腺嘧啶或尿嘧啶二聚体的 21-mer RNAs。siRNA 反义链与 mRNA 靶序列完全互补。一个 siRNA 的靶序列由人工或软件确定。

19 个靶核苷酸应该与适合的基因组数据库比较,以消除任何与其他基因有明显同源性的序列。这些序列特异性针对目的基因,是潜在的 siRNA 靶位点。选择其中几个靶点设计 siRNA。siRNA 反义链与靶序列反向互补。siRNA 的正义链与靶 mRNA 序列相同。在 siRNA 正义链的 3′末端常规添加胸腺嘧啶二聚体,但尚不知道这一非互补双核苷酸是否对 siRNA 活性很重要。

在人类细胞导入 siRNA 敲掉目的基因的方法有两种:

1. RNA 转染　可使用化学合成或体外转录方法获得 siRNA。像 DNA 寡核苷酸一样,化学合成的 siRNA 寡核苷酸有商品化产品。然而,合成 siRNA 费用高,在一个特定基因被成功沉默之前不得不尝试多个 siRNAs。体外转录提供了更经济的方法。短和长 RNA 都可以用噬菌体 RNA 聚合酶 T7、T3 或 SP6 合成。RNase 如重组 Dicers 将长 dsRNAs 加工成 21～23nt siRNA 的混合物。siRNA 的寡核苷酸或混合物可以被转染到一些特征性细胞系如 HeLa 细胞(人宫颈癌细胞)和 293T 细胞(人体肾脏癌)。siRNA 直接转染原代细胞可能有困难。

2. DNA 转染　已使用 RNA 聚合酶启动子如 U6 和 H1 制备成 siRNA 的表达载体。这些启动子精确转录 dsRNA 的发夹结构,后者将在细胞内被加工成 siRNA(图 15-24)。因此,在 U6 或 H1 启动子的下游插入与目的 siRNA 相对应的 DNA 寡核苷酸。与 siRNA 寡核苷酸相比,siRNA 表达载体有两个优点。首先,与 RNA 相比,将 DNA 转染到细胞中更容易。第二可以得到稳定表达的细胞系以保持靶基因的长期沉默。此外,siRNA 表达元件可被构建到反转录病毒或腺病毒载体中,为基因治疗提供了一个可以广泛应用的条件。

在哺乳动物体外和体内使用 RNAi 工具的研究一直在快速而富成果性地发展。这些新的方法,连同未来的发展,对于把 RNA 干扰技术应用于疾病的有效治疗或发挥其在哺乳动物遗传学的作用将是至关重要的。因此,将 RNAi 应用于人类健康是一壮举。siRNA 可以作为一种新的工具用于功能基因组基因表达的序列特异性调控和生物医学研究。随着人类基因组序列的应用,RNAi 方法有希望激发出已测序基因组中的应用潜力。

RNAi 的实际应用可能促使新的治疗干预措施的出现。2002 年,使用 siRNA 对抗传染性疾病和癌症的观念被证明是有效的。在体外培养的细胞中使用靶向沉默病毒基因组或编码病毒受体的人类基因的 siRNA 可以有效地阻断包括艾滋病病毒、乙型肝炎病毒和丙型肝炎病毒在内的病毒复制。RNAi 技术已被证明在小鼠模型有抗丙型肝炎病毒作用。在癌症的治疗方面,沉默原癌基因如 c-Myc 或 Ras 可减缓癌细胞的增殖率。最后,siRNA 还有潜力应用于一些显性遗传性疾病。

21 世纪已经被誉为"基因世纪",她为减轻疾病痛苦和改善人类健康带来了巨大希望。从总体上看,人类基因组蓝图的完成、基因治疗的光明前景以及干细胞的出现已有充分的理由抓住公众和生物医学界的想象力。除了它们治愈人类疾病的潜力,这些新兴技术也引起了许多政治、经济、宗教、伦理

方面的探讨。随着对新技术越来越多的认识,还必须对其固有的风险和社会影响给予更多的关注。外科医师必须借此机会与基础科学家合作,开拓 21 世纪个性化基因组外科学的研究领域。

(王丰　张淑坤　译)

参考文献

亮蓝色标记的是主要参考文献。

1. Alberts B, Johnson A, Lewis J, et al: *Molecular Biology of the Cell*, 4th ed. New York: Garland Science, 2002.
2. Watson JD, Crick FH: Molecular structure of nucleic acids; a structure for deoxyribose nucleic acid. *Nature* 171:737, 1953.
3. Mendel G: Versuche über Planzen-Hybriden. *Verhandlungen des naturforschenden Vereines, Abhandlungen.* Brünn: 4, 3, 1866.
4. Carey M, Smale ST: *Transcriptional Regulation in Eukaryotes.* New York: Cold Spring Harbor Laboratory Press, 2000.
5. Wolfsberg TG, Wetterstrand KA, Guyer MS, et al: A user's guide to the human genome. *Nature Genetics* Supplement, 2002. (Also see the Nature website: *http://www.nature.com/nature/supplements/collections/humangenome/.*)
6. U.S. Department of Energy: Genomics and its impact on science and society: The human genome project and beyond. Published online by Human Genome Management Information System (HGMIS): *http://www.ornl.gov/hgmis/publicat/primer*, March 2003.
7. Simpson RJ: *Protein and Proteomics.* New York: Cold Spring Harbor Laboratory Press, 2003.
8. Hanash S: Disease proteomics. *Nature* 422:226, 2003.
9. Ptashne M, Gann A: *Genes & Signals.* New York: Cold Spring Harbor Laboratory Press, 2002.
10. Pawson T, Nash P: Assembly of cell regulatory systems through protein interaction domains. *Science* 300:445, 2003.
11. Lizcano JM, Alessi DR: The insulin signalling pathway. *Curr Biol* 12:R236, 2002.
12. Feng XH, Derynck R: Specificity and versatility in TGF-beta signaling through Smads. *Annu Rev Cell Dev Biol* 21:659, 2005.
13. Hanahan D, Weinberg RA: The hallmarks of cancer. *Cell* 100:57, 2000.
14. McNeil C: Heceptin raises its sights beyond advanced breast cancer. *J Natl Cancer Inst* 90:882, 1998.
15. Druker BJ, Tamura S, Buchdunger E, et al: Effects of a selective inhibitor of the Abl tyrosine kinase on the growth of Bcr-Abl positive cells. *Nat Med* 2:561, 1996.
16. Kiessling AA, Anderson SC: *Human Embryonic Stem Cells: An Introduction to the Science and Therapeutic Potential.* Boston: Jones & Bartlett Pub, 2003.
17. Vogel G: Breakthrough of the year: Reprogramming cells. *Science* 322:1766, 2008.
18. Cohen SN, Chang AC, Boyer HW, et al: Construction of biologically functional bacterial plasmids in vitro. *Proc Natl Acad Sci U S A* 70:3240, 1973.
19. Sambrook J: *Molecular Cloning, A Laboratory Manual*, 3rd ed. New York: Cold Spring Harbor Laboratory Press, 2001.
20. Ausubel FM, Brent R, Kingston RE, et al: *Current Protocols in Molecular Biology.* New York: John Wiley & Sons, 2003.
21. Southern EM: Detection of specific sequences among DNA fragments separated by gel electrophoresis. *J Mol Biol* 98:503, 1975.
22. Mullis K, Faloona F, Scharf S, et al: Specific enzymatic amplification of DNA in vitro: The polymerase chain reaction. *Cold Spring Harb Symp Quant Biol* 51:263, 1986.
23. Bowtell D, Sambrook J: *DNA Microarrays, A Molecular Cloning Manual.* New York: Cold Spring Harbor Laboratory Press, 2003.
24. Bonifacino JS, Dasso M, Harford JB, et al: *Current Protocols in Cell Biology.* New York: John Wiley & Sons, 2003.
25. Nagy A, Gertsenstein M, Vintersten K, et al: *Manipulating The Mouse Embryo, A Laboratory Manual*, 3rd ed. New York: Cold Spring Harbor Laboratory Press, 2003.
26. Hannon GJ: *RNAi, A Guide To Gene Silencing.* New York: Cold Spring Harbor Laboratory Press, 2003.

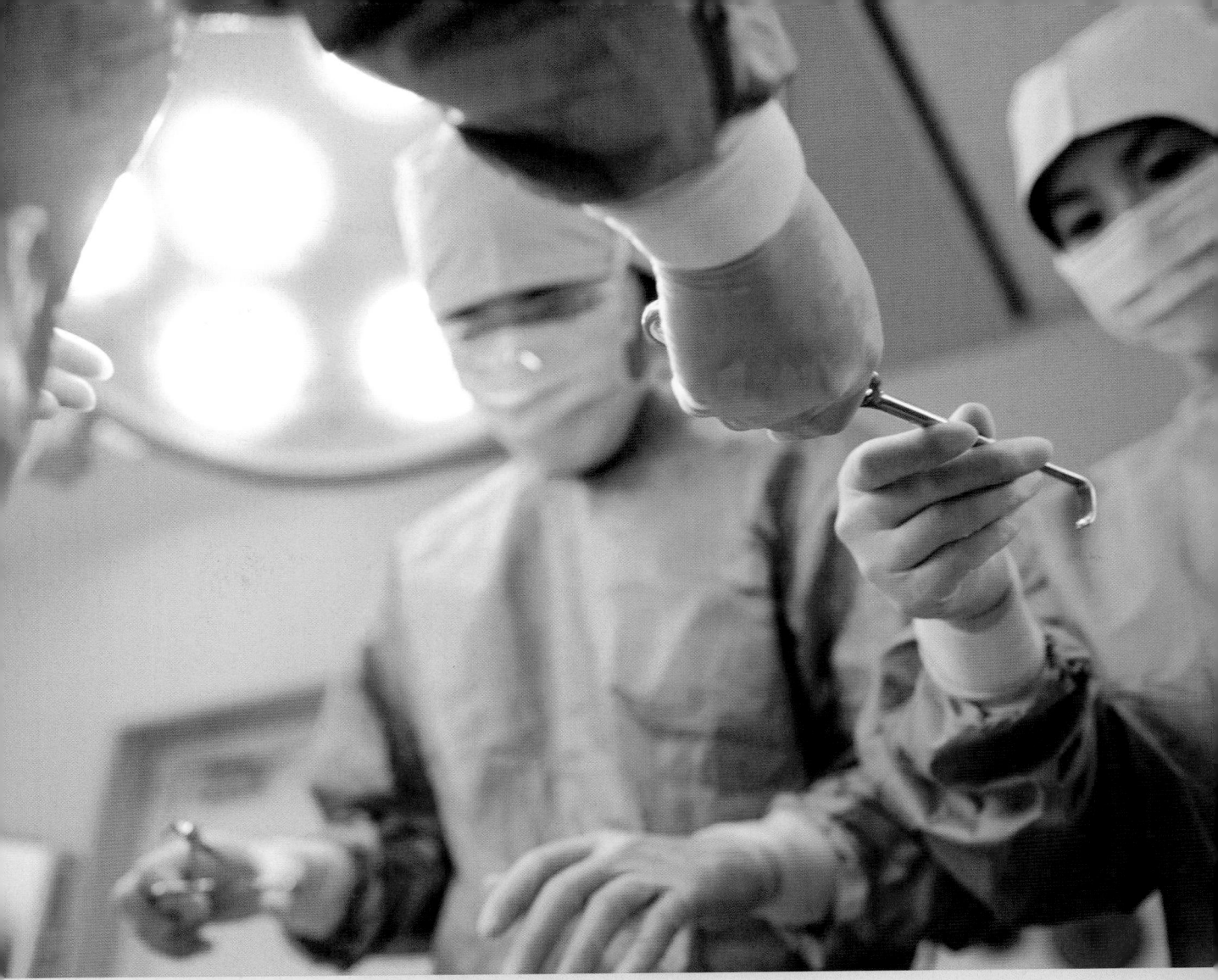

第二篇

各　论

第 16 章

皮肤和皮下组织

Patrick Cole, Lior Heller, Jamal Bullocks,
Larry H. Hollier, and Samuel Stal

关键点

1. 表皮由五层组成,最表面的两层(复层角化层和透明层)包含失活的角质化细胞。
2. Ⅲ型胶原维持真皮和表皮的抗张力。
3. 成熟真皮Ⅰ型和Ⅲ型胶原的比例为 4∶1。
4. 在先天性皮肤疾病中,只有弹性假黄色瘤和皮肤松弛适用外科修复。

5. 血管瘤是婴幼儿最常见的皮肤疾病,大部分病人一年后可自行消退。
6. 基底细胞癌是最常见的皮肤癌,结节性基底细胞癌是这类肿瘤最常见的类型。
7. Breslow 厚度是预测黑色素瘤病人预后和存活率的最重要的指标。

背景

作为人体最大的器官,皮肤是最复杂、也是生理学上未被充分认识的部分之一。在一致的外表下,通过将多种细胞和皮肤附件的组织高度结构化而显示出皮肤的区域性差异。尽管皮肤最重要的功能是作为与外界相沟通的防御屏障,皮肤结构和生理是复杂而且具有吸引力的。作为防御屏障,皮肤可以防护许多种破坏力。完整的表皮结构对化学物质来说是具有半透膜性质的屏障,可以防止水分丢失,防止光辐射,避免感染性微生物的侵袭,而且皮肤的韧性还可以抵抗机械力量。此外,皮肤的散热功能使其成为机体最主要的温度控制器官。皮肤也是相对容易获取和最好的人体研究样本之一。皮肤不仅是整形外科和皮肤科的主要研究目标,其在免疫学、移植学和伤口愈合方面也是重要的研究目标。

皮肤的解剖和生理

从解剖角度,皮肤可以分为三层:表皮、基底膜、真皮[1~3]。除了极少量的细胞外基质(ECM),表皮主要由具特定功能的细胞构成。基底膜位于表皮和真皮之间,将两者连接在一起[1~3]。基底膜的主要生理功能包括组织构建,储存生长因子,在皮肤发育过程中作为单细胞层的支持结构,半选择-半透膜性质的防御屏障。真皮主要由致密的 ECM 构成,维持软组织的耐久性,并为神经、血管和皮肤附件结构组成的复杂网状结构提供支持[3,4]。ECM 由纤维蛋白和糖蛋白聚集而成,并嵌于糖胺聚糖和蛋白聚糖构成的含水基质中。这些特定分子由特定的细胞产生,并组成高度有序的网状结构。除了提供空间结构,维持组织的机械支持力和弹性以外,ECM 还能够调节邻近的细胞,包括迁徙、增殖和在损伤中存活的能力[2,4,5]。

表皮

表皮主要由角质化细胞构成,是成熟细胞构成的多层动态结构。表皮从内向外分别为生发层、棘层、颗粒层、透明层和角质层。基底细胞是具有有丝分裂活性的最低分化的单层角质化细胞,位于表皮结构的基底部[2,6]。基底细胞通过增殖离开基底层,开始分化和向上迁徙。在棘层,角质化细胞通过张力原纤维连接在一起,并产生角蛋白。随着这些细胞向上迁徙,它们逐渐失去有丝分裂能力。进入颗粒层以后,细胞开始聚集透明角质蛋白颗粒[1,4,6]。在角质层,角质化细胞开始衰老并失去细胞间连接,然后脱落。角质化细胞从基底层到脱落需要 40~56 天[2,3]。

黑色素细胞和其他皮肤内成分能够阻挡有害的辐射。黑色素细胞最初是从神经嵴的前体细胞分化而来,从基底细胞层以下向表皮组织内伸出树枝状突起[5,7]。黑色素细胞的数量大约为角质化细胞的 1/35,能够利用酪氨酸和半胱氨酸合成黑色素。黑色素在黑色素细胞内被包裹为黑色素体,通过树枝状突起运送到表皮组织[6,7]。当从树枝状突起脱离后,黑色素通过吞噬作用转移到角质化细胞内。尽管肤色有不同,不同个体黑色素的密度是相同的。决定皮肤色素沉着水平的是黑色素的产生、向角质化细胞转运以及黑色素体

降解的速率[5,6]。北欧人种的黑色素细胞产生黑色素相对较少,而非洲人种具有相同的黑色素细胞数量,但是其产生的黑色素多得多。遗传因素、紫外辐射和激素(如雌激素、促肾上腺皮质激素、黑色素细胞刺激素等),能够增加黑色素的产生[6,7]。

表皮的黑色素细胞对于中和阳光中有害射线有重要作用。紫外线损害能够影响抑癌基因的功能,直接导致细胞死亡,促进恶性转化[2~5]。到达地球表面的日光辐射主要是紫外线 A(315~400nm),而大多数皮肤损害是紫外线 B(240~315nm)造成的。紫外线 B 是阳光损害的主要原因,并被认为是引起黑色素瘤的危险因素。尽管紫外线 B 引起皮肤大量的 DNA 损伤,但是近年来认识到紫外线 A 也可造成 DNA、蛋白质和脂类的损伤[8~11]。而且,紫外线损伤能够和其他有害因素,如离子辐射、病毒、化学致癌物的损伤作用相互累积[3~6]。

皮肤是抵御外力的屏障,这一作用依赖于纤维网状结构和细胞完整性的维持。角蛋白是一种中间张力纤维,位于皮肤棘层,能够提供柔韧的支架,使角质化细胞能够抵抗外界压力[4,6]。角质化细胞在不同成熟期表达不同的角蛋白,具有有丝分裂活性的角质化细胞主要表达角蛋白 5 和 14[6,7]。相应基因的点突变可能导致发疱性疾病,如大疱性表皮松解症,与特发性表皮真皮连接松解有关[4,7]。

除了在抵御辐射、吸收毒素和抵抗外力方面的作用以外,皮肤还是重要的免疫屏障[4,6]。朗格汉斯细胞从骨髓迁徙至表皮之后,成为皮肤的巨噬细胞。这类特殊的细胞表达 MHC-Ⅱ类抗原,并具有抗原递呈能力[4,7]。除了启动对外源性物质的排斥反应,朗格汉斯细胞还在对于病毒感染和皮肤肿瘤的免疫监视方面有重要作用[2,7]。

真皮

真皮主要由结构蛋白质和少量细胞成分构成[2,4~6]。胶原是真皮的主要功能蛋白,占真皮干质量的 70%,并具有很强的抗张力[4,5]。原胶原是胶原的前体,由 3 条多肽链(羟脯氨酸、羟赖氨酸、甘氨酸)构成,并折叠成螺旋结构[2,6]。这些长链分子相互交联形成胶原纤维。在 7 种不同结构的胶原纤维中,皮肤包含的主要是Ⅰ型胶原纤维。胎儿的真皮主要含有Ⅲ型胶原纤维(网硬蛋白纤维),但是这只在出生后发育期存在于基底膜区和血管周围区[6,7]。弹力纤维是呈高分枝状的蛋白,能够拉伸至其静息状态 2 倍的长度。除了承受牵拉力之外,弹力纤维能够使皮肤在受力变形后回复至原状态[4,6]。由各种多糖-多肽复合物构成的基质形成一种无定形的物质占据了真皮的其余空间。成纤维细胞分泌氨基葡聚糖,在水中能够维持为原来体积的 1000 倍,构成了真皮体积的大部分[6,7]。

复杂的血管网络是真皮血供的基础,血管网为浅表结构提供血供,同时调节体温[3~7]。该功能是通过连接乳头状真皮层和真皮-皮下连接层之间的垂直血管通道来实现的[4,6]。血管球体是迂曲的动静脉分流通道,当受刺激而开放时,能够增加浅表的血流量[3,5]。

皮肤的感觉功能是通过复杂的真皮自主神经纤维丛的活性而实现的,该神经纤维丛与汗腺、立毛肌和脉管系统控制点之间形成突触连接[6,7]。这些纤维还与能够将信息从皮肤传回中枢神经系统的受体相连接。如 Meissner 小体、Ruffini 小

体、Pacini 小体能够在局部压力、震动和接触刺激时传递信息[4,6]。而且，非特异性的自由神经末梢能够传递温度、接触、疼痛和瘙痒感觉[4,6]。

皮肤附件结构

皮肤有三种主要的附件结构：外分泌腺（小汗腺）、皮脂腺单元和顶质分泌腺（大汗腺）[4~7]。这些分泌汗液的外分泌腺遍布全身，但是主要集中在手掌、足底、腋窝和前额[3,4]。分泌外激素的顶质分泌腺在低等哺乳动物中有特定的作用，而这些结构在人体中没有活性[5,7]。但是，在人体的腋窝和会阴区发现有大量的顶质分泌腺，可能是这些区域发生化脓性腺体炎的原因[4,6]。毛囊是由角化的上皮细胞包绕成的致密柱形结构，是具有有丝分裂活性的生发中心。它们和皮脂腺一起，构成毛囊皮脂腺单元[3,4,7]。除了产生毛发以外，毛囊还具有一些重要功能。毛囊内包含多能干细胞储存库，对于上皮再生具有重要意义[2,7]。这些细胞具有几乎无限的增殖能力，从而取代死亡或受损细胞，并能在创伤后修复上皮的连续性。例如，采集皮肤移植薄片时，残存的毛囊能提供新生的角质化细胞，从而使表皮再生和恢复皮肤完整性[3,5]。

皮肤和皮下组织损伤

皮肤和皮下组织每天都不断面临着可能被各种刺激破坏组织完整性的威胁。完整性的破坏为微生物的侵入提供了条件，并可能损伤深层组织和导致局部组织炎症反应。除了穿透性损伤以外，还有许多可能导致损伤的因素，如腐蚀性物质、极端的温度、持续或过度的压力和辐射等。

机械性损伤

穿透伤、钝器伤、剪切伤、咬伤和撕脱伤均可导致皮肤的机械性损伤。虽然微污染的撕裂伤经清洗、清创和仔细评估后能够行一期闭合，但是污染和感染的创面应该行二期闭合或延迟一期闭合[8~10]。对失活组织进行清创和彻底清洗创面是处理复杂伤的原则。切面擦伤应该按照Ⅱ°烧伤处理，而撕脱伤应该按照Ⅲ°烧伤或全层烧伤处理[8~10]。撕脱的皮肤像皮肤移植一样种植于损伤处可能会部分存活。而且，将清洁的撕脱组织复位，能够为创面提供有效的生物敷料[8~10]。在创伤后，坏死的组织碎片逐渐被清除，受损组织逐渐恢复活力。未覆盖的创面行延迟一期闭合，通过肉芽组织增生完成最终的组织重建[8~10]。

每年咬伤的病例有 450 万，约占急诊就诊病人的 2%[8~10]。这些细小的穿刺伤看似损伤不大，但是口腔细菌可能渗入深层组织，如果没有及时发现可能导致较高的死亡率（图 16-1）。人咬伤感染最常见的病原菌为草绿色链球菌、金黄色葡萄球菌、啮蚀艾肯菌、流感嗜血杆菌、产 β-内酰胺酶菌等[8~10]。犬咬伤是最常见的动物性损伤。因为犬齿的咬力能达到每平方英寸 450 磅（1 英寸 = 2.54cm，1 磅 = 0.45kg）以上[9,10]，所以犬咬伤通常在穿刺伤基础上合并有挤压伤和撕脱伤。犬咬伤可能导致组织受到需氧菌和厌氧菌污染，而最常见的细菌是出血败血性巴斯德杆菌、葡萄球菌属、α-溶血性链球菌、埃希菌属、放线菌属和梭形杆菌属[8~10]。无论是人咬伤还是动物咬伤，均属于污染性损伤，不能够行一期闭

合。选择适当的颜面部损伤病例，经过彻底的清洁创面和抗生素的使用，能够行一期闭合。尽管这样仍存在严重感染的潜在风险，但是通过长期观察一期闭合创面后的各种表现，可将这种风险降到足够低。绝大多数的咬伤应该给予引流、充分冲洗、清除坏死组织、抗生素治疗、患肢制动和抬高[8-10]。

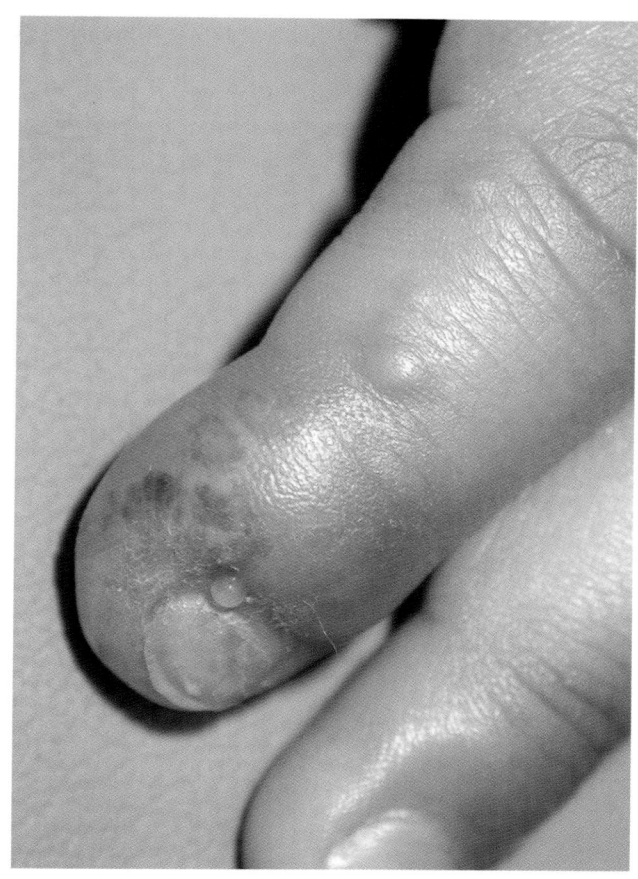

图 16-1 刺伤或咬伤后的指端感染经常含有多种细菌，如不进行抗生素治疗将迅速进展

化学性腐蚀

接触腐蚀性物质引起的损伤可以归因于酸碱溶液的作用。酸液对皮肤的作用决定于其浓度、接触时间、接触总量和渗透性[11~13]。深部组织的凝固性损伤可能损伤神经、血管、肌腱和骨骼[12~15]。初步的处理应包括用大量水或盐水冲洗至少 30 分钟[11~15]，有助于稀释酸液并使皮肤 pH 恢复正常。氢氟酸损伤处理难度更大。氟离子持续损伤深面组织直到其被钙离子中和，从而耗竭体内钙源，并可能导致心律失常[12,14,15]。季铵化合物常用于局部给药，碳酸钙凝胶也能够有效地去除氟离子的毒性[14,15]。

在美国，每年因使用碱液作为房屋清洁剂而导致皮肤烧伤的超过 15 000 人[12,13]。渗入皮肤后，碱性物质能造成脂肪皂化，从而进一步促进组织渗透和加重组织损伤。而且，碱液烧伤造成的液化性损伤能够导致长时间持久的损害[12,13]。伤后应立即用水持续冲洗伤处至少 2 小时，或直到症状缓解。

静脉内液渗漏，即注射用液体漏出到组织间隙，也被认为是一种化学损伤（图 16-2）。和其他许多表皮损伤相比，这类

损伤发生于皮肤表面以下,实际上是一种深层的损伤。外渗物通过化学毒性作用、高渗透压作用或局部密闭环境中的压力效果造成组织损伤[12,13]。这种渗出作用可能是导管穿刺操作或血管通透性增加的结果。最常见的造成此类损伤的物质有阳离子溶质(如 K⁺、Ca²⁺、碳酸氢盐)、高渗透压物质(如全肠外营养、高渗糖溶液)、抗生素或细胞毒性药物[12,13]。成人最常见的渗漏部位是手背,严重者局部皮肤坏死致伸肌腱裸露。

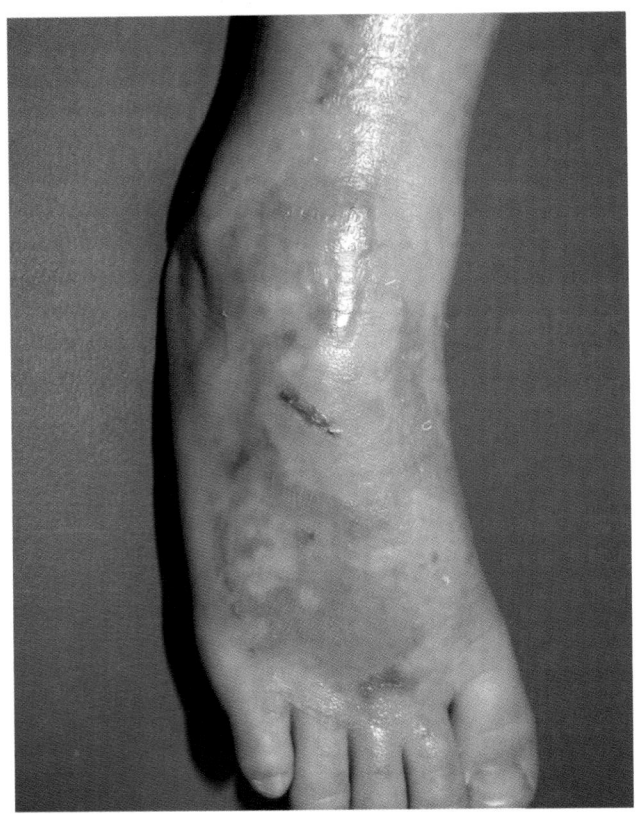

图 16-2 静脉内液渗漏可能引起严重的软组织损伤。然而大多数此类损伤对于保守治疗都有很好的疗效,包括勤换衣物和创伤护理

接受化疗的病人有 4.7% 出现渗漏性损伤的风险,而在儿童该风险为 58%[16,17]。在新生儿该风险尤为突出,这是由于其静脉脆弱、口径较小,不能用语言表达疼痛,而且经常使用压力输液泵。在婴儿,最常引起组织坏死的渗漏药物有高渗糖、钙剂、碳酸氢盐和肠外营养[16,17]。在成人,常引起渗漏的药物主要是化疗药物,如阿霉素和紫杉醇[18]。阿霉素的直接毒性作用能够导致细胞死亡,死亡细胞释放阿霉素-DNA 复合物进而导致持续的损害。这种细胞死亡能够阻碍细胞因子和生长因子的释放,进而导致创伤修复失败[18]。渗漏损害之后常出现水肿、红斑和硬结。神经、肌肉、肌腱和血管的损害也必须考虑。大多数此类损伤能够通过保守方法成功处理,同时也有很多其他治疗方法可供选择[16~18]。在严重的渗漏性损伤病人中,可以在损伤部位插管进行冲洗吸脂治疗。冲洗液通过吸脂的小创口流出[16~18]。尽管冲洗疗法在病人渗漏损伤发生 24 小时以后没有明显疗效,但是这种技术被证明对于急症处理是有效的。外科手术应该仅限于有组织坏死、

疼痛或组织结构破坏的病人[16~18]。

高温及低温损伤

皮肤暴露于极端温度下时,有明显存在高温及低温损伤的危险。根据温度、暴露时间及暴露方式的不同,热高温能够在皮肤的不同深度水平造成各种程度的组织损伤[19]。损伤中心的凝固区,是最直接暴露于热传导的部位,典型表现为组织坏死[20,21]。围绕凝固区的是淤滞区,仅有极少量的组织灌注,不能确定组织是否有活力。最外围是充血区,与未受损伤的组织相近,但是由于机体对损伤的反应,其血流量增加[20,21]。本书第 8 章将对烧伤做详细论述。低温损伤(冻伤)是组织受到快速冷冻引发,并取决于皮肤表面的温度梯度和持续时间[22,23]。严重的冻伤是通过直接造成血管壁的细胞损伤和形成微血管血栓导致其损伤效应的。而且,在低温环境下 [12° C,(53.6° F)],皮肤的抗张强度降低 20%[22,23]。冻伤的治疗方案包括快速复温,严密观察,抬高伤处及夹板固定,每天水疗和连续清创[22,23]。

压力损伤

持续过高的压力常导致压迫性溃疡的形成。当压力作用于表层组织时,表皮血流减少,表现为局部组织的功能性缺血[23~25]。每小时 60mmHg 的压强作用即可导致组织学可辨的静脉血栓形成、肌肉变性和组织坏死[23~25]。通常情况下,小动脉、毛细血管和小静脉的压强分别为 32、20 和 12mmHg,而坐位时坐骨结节处可形成 300mmHg 的压强[23~25]。健康的人体会经常移动其身体的重心,即便在睡眠中也如此。然而,卧于医院的标准床垫上时,骶骨处的压强能达到 150mmHg[24,25]。无法感知疼痛或移动身体重心的病人,如截瘫或长期卧床的病人,可能会形成组织的持续受压,导致局部组织坏死。由于肌肉对于缺血比皮肤更为敏感,组织坏死通常会延及比外观表现更深的部位[24,25]。压疮的治疗原则包括减低压强、创面护理、全身支持如优质营养支持治疗。充气床垫和凝胶坐垫能够均匀分配压强,降低压迫性溃疡的发生率,在高危病人的护理中经济实用[24,25]。而且,目前很多机构提供营养支持服务,以促进合理的饮食摄入。外科处理包括清除全部坏死组织及彻底清洗。浅表的溃疡可以通过二期愈合自行修复,但是延及骨骼的深层损伤需要外科清创和植皮[24,25]。

放射暴露

放射性损伤常由多种环境因素引起,如日光(紫外线)暴露、医源性暴露、工业/职业性暴露[26,27]。日光和紫外线辐射是最常见的辐射形式。紫外线光谱分为长波紫外线(400~315nm)、中波紫外线(215~290nm)、短波紫外线(290~200nm)[27~29]。能够造成皮肤损害和引起皮肤癌的辐射波长属于紫外线范围。臭氧层能够吸收 290nm 以下的短波紫外线,仅允许长波紫外线和中波紫外线到达地表[50,52]。尽管其在到达地表的日光紫外辐射中所占比例不足 5%,但是中波紫外线却是造成急性晒伤和导致能够引起恶变的慢性损伤的主要原因[27~29]。

电离辐射能够有效地阻断快速分裂类型细胞的有丝分裂[26,28,29],是治疗恶性肿瘤的重要手段。细胞损伤的范围决

定于放射剂量、照射时间和细胞类型[27~29]。急性放射性改变包括红斑和直接照射区域基底上皮细胞的坏死。随着细胞修复,愈合区域可出现永久性的色素沉着。放射治疗后 4~6 个月,会出现慢性放射性改变,其特征为血栓形成和血管壁纤维素样坏死导致的毛细血管减少[27,29]。随着皮肤老化、血管床的减少和组织灌注不足,进行性纤维化和血管减少最终会导致溃疡形成[27~29]。

皮肤和皮下组织细菌感染

以红、肿、热、痛为特征性表现的蜂窝织炎是皮肤和皮下组织的浅表性播散性感染。蜂窝织炎最常见的病原体是 A 组溶血性链球菌和化脓性葡萄球菌[30]。只要不出现高死亡率的并发症,单纯的蜂窝织炎通常能够通过门诊治疗和口服抗生素治愈。

毛囊炎、疖和痈

毛囊炎是毛囊的感染。其病原体通常是葡萄球菌,但是 G⁻ 菌也可以造成毛囊炎症。疖由毛囊炎开始,但最终会进展形成波动性结节[30,31]。在保持足够清洁的条件下,毛囊炎通常可自行消退,热水浸泡疖能够促进其液化和破裂。范围更深更广并形成多发皮肤窦道的感染称为痈。疖、痈等疾病通常需要切开排脓才能够愈合[30,31]。

坏死性软组织感染

虽然许多软组织感染属于局限性,但是有一些感染能够引起迅速的坏死性播散和感染性休克。其中最常见的部位是外生殖器、会阴和腹壁(Fournier 坏疽)[30~32]。近年来,此类感染的分类主要是基于:①感染的组织层面和侵袭范围;②解剖部位;③致病的病原体[30~32]。深部软组织感染可分为坏死性筋膜炎和坏死性肌炎。坏死性筋膜炎表现为深及脂肪组织的筋膜层的大范围迅速进展性感染。坏死性肌炎原发于肌肉,但通常累及邻近的软组织[30~32]。从坏死性软组织感染病人体内分离出的最常见病原体是 G⁺ 菌,包括 A 型链球菌、肠球菌、凝固酶阴性的葡萄球菌、化脓性葡萄球菌、表皮葡萄球菌和梭状芽孢杆菌[30~32]。常引起坏死性感染的 G⁻ 菌包括大肠埃希菌、肠杆菌、假单胞菌、变形杆菌、灵杆菌、拟杆菌[30-32]。通常多重致病菌感染较单一致病菌感染更为常见[31,32]。

坏死性软组织感染的临床危险因素包括糖尿病、营养不良、肥胖、慢性酒精中毒、外周血管疾病、慢性淋巴细胞性白血病、类固醇的使用、肾衰竭、肝硬化、免疫缺陷病等[30~32]。恰当的治疗包括迅速辨别病情、使用广谱第四代抗生素、彻底的外科清创和 ICU 支持治疗[30~32]。清创范围必须足够,包括全部皮肤、皮下组织、肌肉,直到剩余组织无任何感染征象。初次清创之后,通常会需要再次进手术室行进一步清创[31,32]。并且,充分补液对于减轻进展性脓毒症引起的肾衰竭具有重要意义[31,32]。

化脓性汗腺炎

化脓性汗腺炎是末端毛囊上皮的病变[33,34]。由于毛囊缺陷可导致大汗腺阻塞,阻塞性感染可导致脓肿形成,常累及腋窝、腹股沟区和肛周区。这些局部脓肿自发破裂后,会形成带有恶臭的窦道和导致继发感染,并造成大片组织发炎、疼痛[33,34]。此类急性感染的治疗包括热敷、使用抗生素和开放引流。在慢性汗腺炎病人需行广泛切除,创面通过皮肤移植或皮瓣转移愈合[33,34]。

放线菌病

放线菌病是一种由放线菌引起的肉芽肿性化脓性细菌性疾病。除奴卡菌属、马杜拉菌属和链霉菌属以外,放线菌感染可造成深部皮肤感染,其以结节形成和在周围软组织内进展并形成窦道为特征[35,36]。40%~60% 的放线菌感染发生在头面部[35,36]。放线菌感染通常会导致牙齿拔除、牙周感染和面部创伤[35,36]。放线菌病的准确诊断需要依靠仔细的组织学分析,以发现脓液样本中的特征性硫黄颗粒[35]。青霉素和磺胺类药物对此类感染有良好的疗效。但是深部感染、脓肿和慢性瘢痕需要外科治疗[35,36]。

皮肤和皮下组织病毒感染

人乳头瘤病毒(HPV)

疣是 HPV 感染引起的表皮新生物。发生于身体不同部位的疣通常具有不同的形态学特征。寻常疣生长于手足指(趾),呈粗糙球状(图 16-3)。足底疣生长于足底,和寻常的胼胝相似。扁平疣呈微隆起扁平状,此种特殊的亚型常长于面部、腿部和手部[37~39]。尖锐湿疣生长于外阴、肛门、阴囊周围的潮湿部位。可通过组织学检查诊断过度角化症(角质层肥大)、棘皮病(棘层肥大)和乳头瘤病[37~39]。大量不同的疗法被用于消除乳头瘤生长。乳头瘤可被福尔马林(甲醛)、鬼臼毒碱、石碳酸(苯酚)等化学试剂去除[37~39]。电灼法可用于去除散在的病变。皮肤广泛区域病变的治疗需要在全身麻醉下行手术切除[37~39]。由于病原体具有传染性,复发十分常见,常需要反复治疗。一些疣(尤其是 5、8、10 型 HPV)与鳞状细胞癌的发生有关,因此对于生长迅速、带有异型性或形成溃疡的病变需行活组织检查[38,39]。

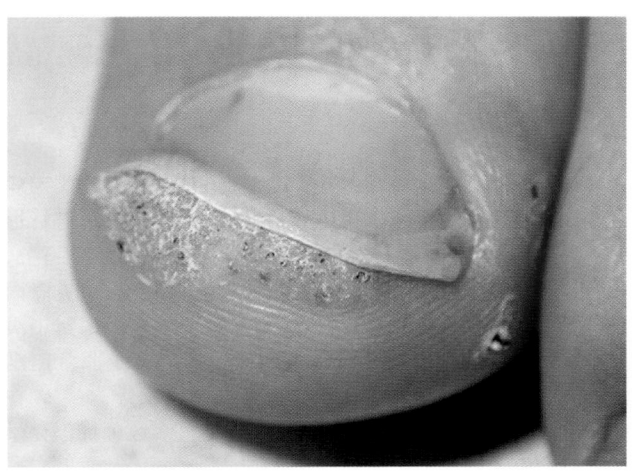

图 16-3　寻常疣由皮肤感染 HPV 引起,可累及覆盖上皮组织的所有部位

尖锐湿疣是最常见的性传播疾病之一,通常由 6、11 型

HPV 引起(图 16-4)[37~39]。如合并 HIV 感染,可广泛生长形成多发病变,并可形成巨大尖锐湿疣(布-勒氏瘤)。除了局部破坏或切除以外,干扰素、异维 A 酸、自体肿瘤疫苗等辅助疗法也可降低复发率[38,39]。免疫应答调节剂,如咪喹莫特,也有助于长期根除 HPV 引起的会阴部病变[37~39]。由于巨大的病变有较大的恶性转化的风险,应该密切观察病变的复发和不典型增生表现。

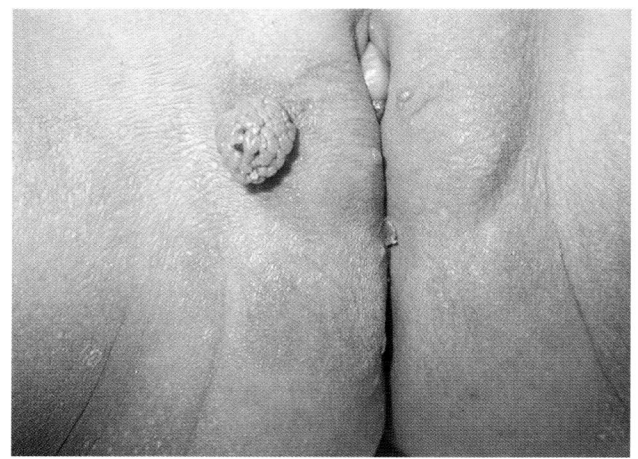

图 16-4   累及指端和泌尿生殖部位的 HPV 感染通常对病人影响最大

人类免疫缺陷病毒(HIV)

感染 HIV 的病人常呈现多种皮肤表现。由于内在愈合能力的缺乏和恢复能力的降低,此类病人常表现为慢性病变[40~42]。并且随着病程进展,手术后软组织的并发症也显著增加。病变呈慢性愈合的原因尚不明确,但是目前认为其继发于以下因素:①CD4$^+$T 细胞数量减少;②机会性感染;③低蛋白血症;④营养不良[40~42]。总之,这些因素被认为可降低胶原的交联和沉积作用,后者在损伤的愈合过程中有重要作用[40~42]。

皮肤及皮下组织炎症性疾病

坏疽性脓皮病

坏疽性脓皮病是相对少见的破坏性皮肤疾病。这类疾病的临床特征表现为迅速扩大的坏疽性病变,其边缘呈潜行性并有红斑围绕[43~45]。50% 的病例与潜在的全身性疾病有关,通常伴有炎性肠病、类风湿关节炎、血液恶性肿瘤、单克隆丙种球蛋白病[43~45]。识别潜在疾病至关重要。在尚未纠正潜在全身性疾病的情况下治疗坏疽性脓皮病溃疡是非常困难的。大多数病人接受全身性类固醇或环孢素治疗[43~45]。在单一方法治疗时,组织损害愈合很慢,因此许多医师提倡化学治疗联合有效的创面护理和皮肤移植[43~45]。

葡萄球菌性烫伤样皮肤综合征和中毒性表皮坏死松解症

葡萄球菌性烫伤样皮肤综合征(SSSS)和中毒性表皮坏

死松解症(TEN)的临床表现相似,包括红斑、大疱形成和广泛的组织缺失(图 16-5)[46,47]。SSSS 是由鼻咽部或中耳感染的葡萄球菌产生的一种外毒素引起的[46,47]。TEN 是磺胺、苯妥英、苯巴比妥、四环素等特定药物所引起的免疫反应,皮肤活组织检查具有诊断意义[46,47]。组织学分析发现 SSSS 的皮肤棘层存在裂层。而 TEN 导致真皮表皮连接处的组织破坏,与Ⅱ°烧伤类似[46,47]。治疗包括补充液体和电解质,以及和烧伤治疗类似的创面护理。全身 30% 以上面积受累的病人属于 TEN,而不足 10% 的皮肤受累的属于 Stevens-Johnson 综合征[46,47]。Stevens-Johnson 综合征病人的呼吸道和消化道上皮细胞塌陷,可导致吸收不良和呼吸衰竭。有大量软组织缺失的病人应该在配有专门人员和设备的烧伤病房救治[46,47]。类皮质甾酮疗法的效果不佳,使用尸体皮、猪皮或半合成生物敷料(临时性皮肤替代品),有利于其下的皮肤自然再生[46,47]。

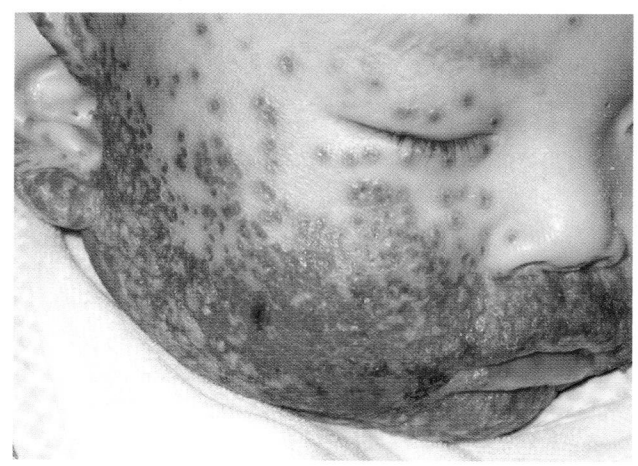

图 16-5   葡萄球菌性烫伤样皮肤综合征与有毒素分泌型葡萄球菌生长的异物存留有关

皮肤和皮下组织良性肿瘤

皮肤囊肿(表皮囊肿、皮样囊肿和毛根鞘囊肿)

皮肤囊肿可分为表皮囊肿、皮样囊肿和毛根鞘囊肿[48,49]。外科医师常将皮肤囊肿称为皮脂腺囊肿,因为其似乎含有皮脂。而这其实是用词不当的,因为这些物质其实是角蛋白[48,49]。表皮囊肿是最常见的皮肤囊肿类型,可表现为身体任何部位的单发、硬质小结。表皮囊肿是胎儿中线闭合时上皮组织被包裹而形成的先天性病变[48,49]。表皮囊肿最常发生于眉毛处,也可出现在从鼻尖到额面部的任何部位[48,49]。毛根鞘囊肿(皮拉尔囊肿)是第二常见的皮肤囊肿,常发生于女性的头皮[48,49]。当囊肿破裂时,有强烈的特征性气味。

临床检查很难区别不同类型的囊肿。每个囊肿都表现为包含有白色奶油样物质的皮下薄壁小结[48,49]。组织学检查显示了其主要特征:构成囊壁的表皮层由表面的基底层和深面的成熟层组成(即表皮向囊肿中心生长)[48,49]。细胞碎屑(角蛋白)在中心聚集构成囊肿。表皮囊肿具有成熟的、有完整颗粒层的表皮层[48,49]。皮样囊肿含有鳞状上皮、外分泌腺和毛囊皮脂腺单位。而且,这些特殊的囊肿有时可分化出骨骼、牙齿或神经组织[48,49]。毛根鞘囊肿壁不含颗粒层,但是这类囊肿含有类似毛囊根鞘的特殊外层(毛根鞘瘤)[48~50]。除非破裂、引起局部炎症或继发感染,这类囊肿一般没有症状且不易被发现。一旦感染,这些囊肿就和脓肿一样,建议行切开引流。炎症消退后,囊肿壁必须全部去除,否则囊肿会复发[48~50]。

脂溢性角化病、日光性角化病

脂溢性角化病发生在身体暴露于阳光的部位,如面部、前臂、手背等[51-53]。尤其在老年人,这类病变常为棕色或黄色,表面呈柔软、油腻状。脂溢性角化病被认为是癌前病变,可能逐渐发展为鳞状细胞癌[52,53]。值得注意的是,多发病变的突然出现可能与体内恶性肿瘤有关[50,52]。但是脂溢性角化病通常不会被误诊为其他疾病,故通常不需行活组织检查[50,52]。在组织学上,这类病变含有不典型的角质细胞和皮肤阳光损害表现[50,52]。虽然恶性病变很少发生转移,但在治疗上也应选择去除病灶。治疗方法包括局部使用氟尿嘧啶、手术切除、电灼烧、皮肤削磨术等[50,52]。

痣(获得性、先天性)

根据痣细胞的位置,获得性黑色素细胞痣可分为交界痣、混合痣和皮内痣[54~57]。这种分类方法并非表示痣的不同类型,而是表示痣在成熟过程中的不同时期。最初,痣细胞在表皮内(交界痣)聚集[55~57],随着逐渐成熟,痣细胞部分迁入真皮层(混合痣),最终全部位于真皮层(皮内痣)。所有的病变最终会发生退化。先天性痣比较少见,在新生儿的发病率低于1%[54,56,57]。这类病变通常较大并含有毛发。先天性痣和获得性痣的组织学特征相似。巨大先天性痣(巨大毛痣)常呈泳衣状分布及位于胸、背部(图16-6)[54~57]。这类病变不但影响美观,而且1%~5%的病例可能发展为恶性黑色素瘤[54~57]。完整切除病变是最恰当的治疗方法。但是这类病变通常过于巨大,以至于缺乏充足的组织用于创面愈合而影响切除的完整性。因此,通常需要在若干年内序贯行局部组织的连续性切除[54~57]。

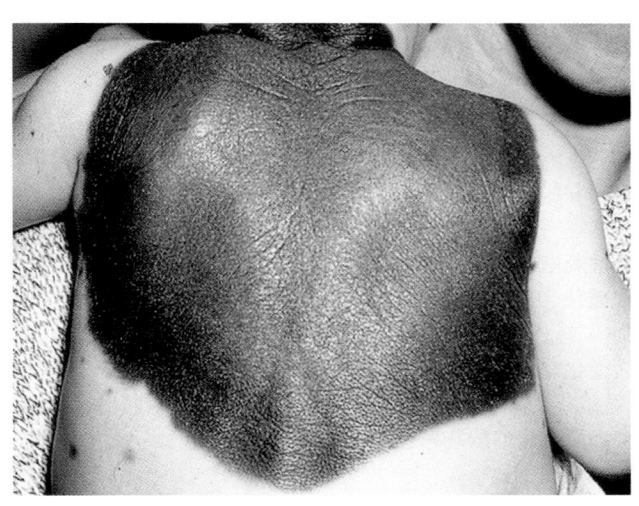

图16-6　巨大痣可能会影响美观,但是这类病变约5%会发生恶变

皮肤和皮下组织血管瘤

血管瘤是出生后不久出现的良性血管新生物(图16-7)。血管瘤在出现的第一年呈快速的细胞增殖,之后在病人童年期内缓慢退化。在组织学上,血管瘤由分裂活跃的上皮细胞围绕形成的一些相互融合且充满血液的腔隙构成。虽然血管瘤在第一年内可显著增大,但是大约90%的病变可逐渐消退[58~60]。需紧急处理的血管瘤仅限于影响功能,如影响呼吸、视觉及喂养等。引起全身性疾病如血小板减少症或高输出型心力衰竭的血管瘤需要立即切除。全身使用泼尼松或INF-α-2a能阻止迅速增大的血管瘤的生长[58~60]。如果没有紧急外科手术的适应证或病人及家属的强烈要求,许多血管瘤可以等待其自行消退。但是,残留到青春期或消退后遗留影响美观的毛细血管扩张的血管瘤,通常行手术切除以彻底消除病变[58~60]。

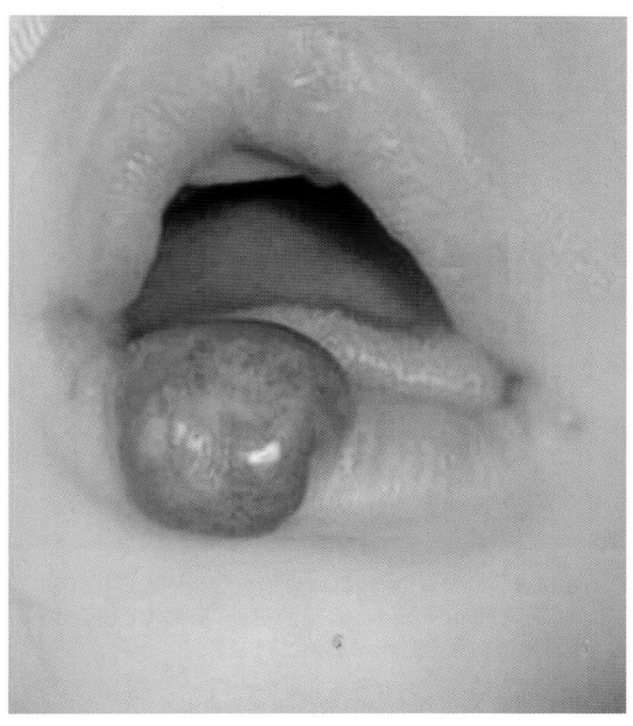

图16-7　血管瘤最常出现于生后2~4周,并在婴儿期迅速增生,到达平台期,然后在若干年内退化。除非血管瘤肿块阻塞呼吸道、视轴或对学龄前儿童造成心理伤害,否则通常可以等待其自行消退

与新生物不同,血管畸形是胚胎发育期结构异常而形成的[61,62]。与血管瘤不同的是,血管畸形在体内呈比例性生长,并且不会消退。组织学上,血管畸形由非增殖性上皮细胞围绕成的血管腔隙构成[61,62]。动静脉畸形是高流量性病变,常表现为皮下包块,并伴有局部温度升高、色素沉着、震颤及杂音,而且可能发生表面缺血性溃疡、邻近骨质破坏或局部肥大[61,62]。非常巨大的血管畸形可造成心脏扩大和充血性心力衰竭。对于动-静脉畸形的并发症如疼痛、出血、溃疡、心脏病变或局部组织破坏,应该尽快去除病变[61,62]。治疗方法主要是手术切除。当病变无法完整切除时,减瘤手术也可显著缓解症状。另外,术前血管造影行选择性栓塞能够显著提高

手术切除率[61,62]。

　　毛细血管畸形，或称为焰色痣，是一种扁平状暗红色病变，常沿三叉神经（第 V 对脑神经）分布于面部、躯干或骨端（图 16-8）[61,62]。分布于 V1 或 V2 面区的病变应该考虑全身性综合征如斯特奇-韦伯（Sturge-Weber）综合征（软脑膜血管瘤、癫痫和青光眼）[61,62]。组织学上，这类病变由成熟内皮细胞构成的扩张毛细血管所形成。影响美观的病变可以通过脉冲染料激光、美容剂覆盖、手术切除等方法治疗[61,62]。

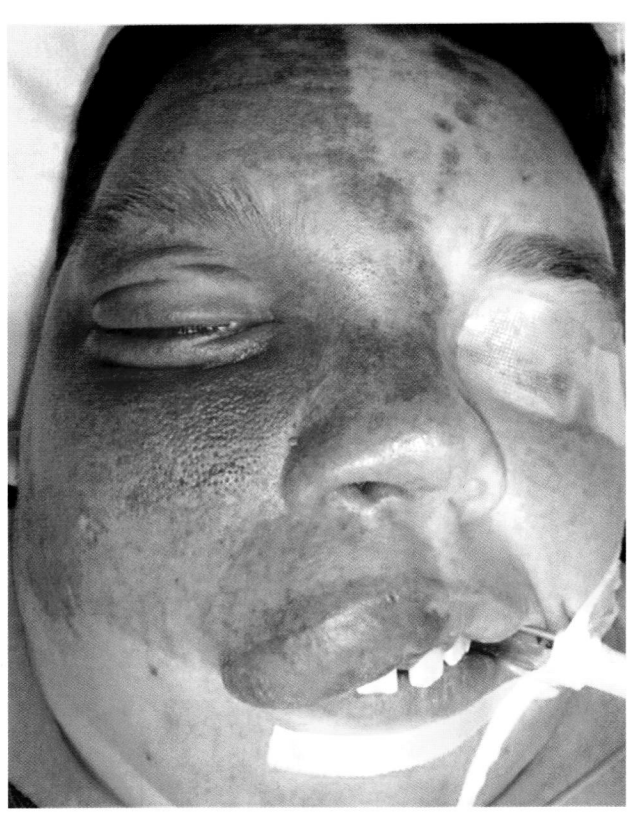

图 16-8　毛细血管瘤（也称为焰色痣）出现于中面部则提示 Churg-Strauss 综合征的可能，脑部 CT 适合用于排除颅内浆液性小动脉瘤

　　血管球瘤是一种少见的肢体末端良性新生物。血管球瘤起源于皮肤的神经动脉肌层结构（球腺），在所有肢体末端良性软组织肿瘤中所占比例低于 1.5%[63,64]。血管球瘤最常见于手部，足趾甲下区域的病变少见。这类疾病的诊断通常较晚，尤其是足部和足趾的不典型病变的诊断更为困难。除了剧烈疼痛以外，局部触痛、冷敏感都是由该病变引起，甲下血管球瘤通常表现为 1~2mm 的甲下蓝色斑点。治疗方法可以选择手术切除[63,64]。

软组织肿瘤（软垂疣、纤维瘤、脂肪瘤）

　　脂肪瘤是最常见的皮下新生物[64]。这类病变最常见于躯干，但也可发生于身体任何部位。脂肪瘤通常呈柔软、肉质状，可生长成体积巨大的包块并引起外观改变。组织学检查发现脂肪瘤呈分叶状，由正常脂肪细胞组成[64]。过去由于担心恶性转变而主张早期切除，但是尚无这类恶性肿瘤的报道被证实。迄今为止，脂肪瘤被普遍认为是良性肿瘤，并无恶变的风险[64]。虽然可以选择观察，但是手术切除肿瘤还是必要

的。软垂疣（皮赘）是肉状带蒂肿物，常位于耳前、腋窝、躯干及眼睑，是由增生的表皮被覆于纤维结缔组织蒂而形成的[65~67]。这类病变通常较小，临床上经常通过结扎和切除来治疗[65~67]。皮肤纤维瘤是单发的软组织结节，直径通常 1~2cm，主要发生于腿部或侧面。组织学上，这类病变由裸露的包含成纤维细胞的结缔组织螺环构成[65~67]。虽然大多数皮肤纤维瘤能够被临床诊断，但是不典型的病例需行切除活检以排除恶性肿瘤。这类肿瘤可以行保守治疗，也可以选择手术切除[66~68]。

神经肿瘤（神经纤维瘤、神经鞘瘤、颗粒细胞瘤）

　　良性的皮肤神经肿瘤如神经纤维瘤、神经鞘瘤和颗粒细胞瘤原发于神经鞘[65,68]。神经纤维瘤可单发、散发。但是，大多数病变与咖啡牛奶色素斑、Lisch 小结和一种常染色体显性遗传病（von Recklinghausen's 病）有关[65,66]。这类病变表现为坚硬的、散在的与神经相连的结节。组织学观察可发现，增生的神经鞘膜和神经内膜成纤维细胞与施万细胞被包裹于胶原之中。与神经纤维瘤直接和神经相连不同，神经鞘瘤是外周神经鞘来源的单发肿瘤[65,66]。这类病变是散发的结节，可引起沿神经分布的局部疼痛或放射性疼痛。显微镜观察发现，这类肿瘤包含有细胞核被栅栏状纤维包绕的施万细胞。手术切除是可选择的治疗方法。颗粒细胞瘤是通常见于皮肤，更常见于舌头上的单发病变[65,66]。它们由从施万细胞分化而来的颗粒细胞渗入周围的横纹肌而形成。由于症状明显，手术切除是最常选择的治疗方法[65~68]。

皮肤恶性肿瘤

　　真皮或附件结构细胞来源的恶性肿瘤相对少见，但是表皮皮肤常会出现肿瘤，如基底细胞癌（BCC）、鳞状细胞癌（SCC）和黑色素瘤[69~72]。对这些肿瘤都已经进行了详尽的研究，一些与其发展相关的关键因素已被证实。其中最可能的是过量的紫外线辐射与所有皮肤癌的发生有关[69~72]。临床研究证实，户外职业的人群、浅肤色人群和生活在人均阳光照射量较高地区的人群患病风险更高。另外，深肤色人种的白化病病人更容易患非白化病病人较少罹患的皮肤肿瘤。这一现象提示，黑色素及其降低紫外线辐射的组织穿透力的能力对于防止癌变有重要作用[69~72]。

　　皮肤癌的发生与化学致癌物，如焦油、砷、氮芥等也有密切联系。直接针对皮肤病变的放射治疗能够增加局部基底细胞癌和鳞状细胞癌的发生率[69~72]。HPV 的某些亚型与鳞状细胞癌有关，并成为目前研究的热点领域[69~72]。另外，受到慢性刺激或损伤迁延不愈的部位，如烧伤瘢痕、反复的皮肤大疱破溃、压疮溃疡等均可导致患鳞状细胞癌的风险增加[69-72]。全身免疫缺陷也可增加皮肤恶性肿瘤的发生率。接受化疗的免疫抑制病人、进展期的 HIV 感染者或 AIDS 病人、或接受移植的免疫抑制病人，发生基底细胞癌、鳞状细胞癌和黑色素瘤的几率也会增加[69~72]。

基底细胞癌

　　基底细胞癌起源于皮肤表皮基底层，是最常见的皮肤癌。根据大体和组织学形态，基底细胞癌可分为以下几种亚型：结

节型、浅表型、小结型、浸润型、色素型和硬化型[69~72]。

结节囊肿型或结节蜡样型占基底细胞癌的 70%。这类病变通常呈蜡样或油样颜色，由串珠样边缘包绕中心溃疡形成。浅表型基底细胞癌通常表现为位于躯干的红色鳞状病变，色素型基底细胞癌通常呈棕黑色。硬化型基底细胞癌通常呈平板状[69~72]，这种特殊类型的肿瘤被认为相对更具有侵袭性，应该早期切除。基底细胞癌相对少见的类型是基底鳞状细胞癌，它同时含有基底细胞和鳞状细胞癌的成分。这类肿瘤和鳞状细胞癌一样可能转移，应该积极治疗[69~72]。

基底细胞癌生长缓慢，极少发生转移[69~72]。因为进展缓慢，病人通常会常年忽视病变的存在，因此肿瘤常呈现为广泛的局部组织破坏。较小的（小于 2mm）结节型肿瘤可以通过刮除法、电灼法或激光气化法来治疗[69~72]。

虽然这些方法是有效的，但是它影响了标本的病理学确诊和肿瘤边缘检查。手术切除可用于完整切除肿瘤，并且标本可进行实验室检查确诊。生长于影响美观部位的基底细胞癌，如面颊、鼻、唇等部位，最好行 Mohs' 手术[69~72]。Mohs 手术通常由经过专业培训的皮肤外科医师实施，可实现最小限度的组织切除和快速显微分析以确认合适的切除范围。针对巨大的肿瘤、侵犯周围结构的肿瘤或具有侵袭性的病理类型（硬化型、浸润型和基底鳞状细胞型），手术切除范围应达到距肿瘤边缘 0.5～1cm[69~72]。

鳞状细胞癌

鳞状细胞癌起源于皮肤角质细胞（图 16-9）。虽然通常较基底细胞癌少见，但鳞状细胞癌由于具有更高的侵袭力和

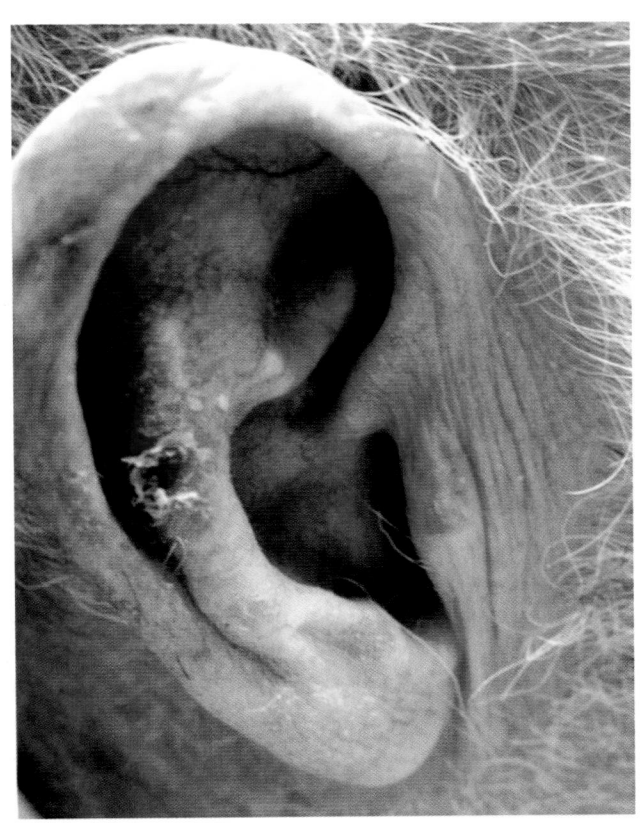

图 16-9　虽然基底细胞癌是头颈部最常见的肿瘤，但是鳞状细胞癌（如图）却高发于鼻、耳和下唇

转移倾向，而更具破坏性[69~72]。局部浸润之前，原位鳞状细胞癌被称为 Bowen 病。阴茎的原位鳞状细胞癌被称为 Queyrat 增生性红斑[67,68]。随着组织侵犯，肿瘤的厚度与其恶性行为密切相关。当鳞状细胞癌厚度超过 4mm 时肿瘤的复发率会增加，通常肿瘤直径超过 10mm 时会发生转移[69~72]。肿瘤的位置也有很大的预测价值。位于持续受阳光损害部位的肿瘤侵袭性较低，局部切除效果较好，而位于烧伤瘢痕（Marjolin 溃疡）、慢性骨髓炎和陈旧性损伤部位的肿瘤较早发生转移[69~72]。

虽然小的病变可以使用刮除法或电灼法治疗，但大多数外科医师还是建议手术切除。手术切除范围必须距肿瘤边缘 1cm，并且必须通过组织学证实切缘无肿瘤组织[69~72]。生长于影响美观部位的基底细胞癌，如面颊、鼻、唇等部位，最好行 Mohs 手术。这种精确的专业手术技术通过最低限度的组织切除和快速显微镜分析来证实合适的切除范围，从而将手术切除限于最有价值的解剖范围。鳞状细胞癌手术中淋巴结切除的必要性目前仍存在争议。局部淋巴结切除仅限于临床可触及的淋巴结[69~72]。但是，发生于慢性损伤部位的鳞状细胞癌通常更具侵袭性，局部淋巴结转移更为常见。这种情况下，可以切除尚未肿大的淋巴结（预防性淋巴结切除术）。发生转移提示预后不良，10 年生存率仅有 13%[69~72]。

基底细胞癌和鳞状上皮细胞癌的 Mohs 手术

基底细胞癌和鳞状细胞癌通常位于身体的阳光暴露部位，如头面部。不幸的是，这些部位具有重要的美学功能，过多的组织缺失可显著改变面部的对称性、外形和连续性。Mohs 手术开始于 1936 年，通过连续、小量递增式切除联合快速显微镜分析，以确定切除范围，能够保留具有最大美学价值的组织[70~72]。Mohs 技术的一个显著优点是所有切缘组织均经过鉴别。不同的是，传统的组织学检查只选择性检查手术切缘的部分位置。Mohs 技术的主要优势在于能够在牺牲最少未受侵犯组织的基础上切除肿瘤[70~72]。虽然这一过程对于处理眼睑、鼻、面颊等部位的肿瘤有独特的意义，但是其主要缺点在于过程的时长。全部肿瘤的切除可能需要分多次切除，很多手术可能需要进行数天。而复发率和转移率与那些行广泛局部切除的病例相当[70~72]。

黑色素瘤

黑色素瘤的增长率在美国所有癌症中是最高的。1973—1998 年，美国侵袭性黑色素瘤的年龄修正发病率从大约每 100 000 名白人男性中 4 人增长至 18 人。基于如此增长的发病率，医师对于此类疾病的早期诊断和恰当治疗就至关重要。

黑色素瘤的发病机制非常复杂，至今仍知之甚少。黑色素瘤可能起源于在正常胚胎发育过程中迁徙至各处的变形的黑色素细胞（图 16-10）[73~76]。虽然痣（雀斑）是许多人可能罹患的黑色素细胞良性新生物，但是混合痣含有组织学可辨认的不典型的黑色素细胞聚集。这类病变被认为是一种介于良性痣和真正恶性黑色素瘤之间的一种交界状态[73~76]。研究表明发育不良痣的数量的增加可导致黑色素瘤发生的相对危险度增加。目前一种明确的遗传组分已有报道[73~76]。14% 以上的恶性黑色素瘤呈家族性发病，那些患有发育不良痣或黑色素瘤的家庭成员罹患肿瘤的风险会增加[73~76]。

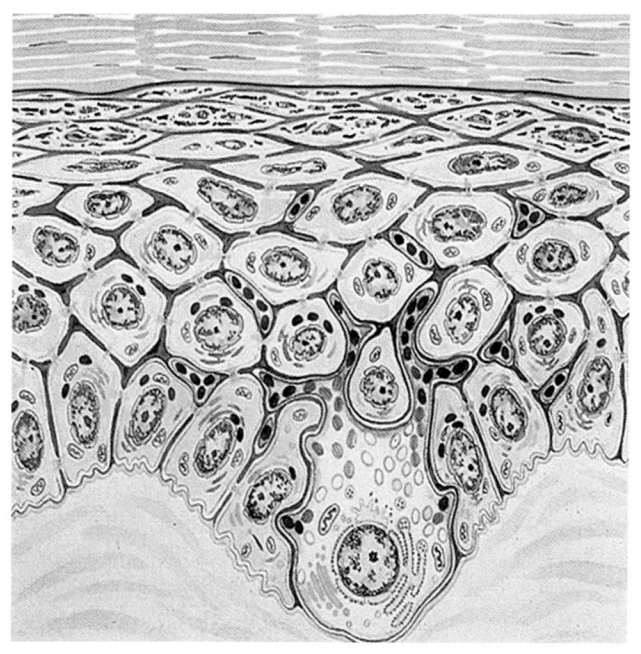

图 16-10   恶性转化之后,侵袭性黑色素瘤细胞复制,穿透周围表皮层,并迁徙至更远的组织

一旦黑色素细胞转变为恶性表型,肿瘤就在表皮层内呈放射性生长[73~76]。尽管真皮可能发生肿瘤的微侵袭,但是直到这些黑色素细胞形成真皮癌巢才会发生转移。在后来的垂直生长期,细胞分化出不同的细胞表面抗原,其恶性行为也变得更具侵袭性[73~76]。对培养基中细胞群的研究表明,虽然缺乏营养,但是细胞生存期显著延长,恶性生长明显增加[73~76]。

虽然眼睛和肛门是值得注意的部位,但是90%以上的黑色素瘤发生于皮肤(图 16-11)[73~76],而且4%的病人表现为未发现原发灶的转移瘤。应怀疑为黑色素瘤的表现包括任何边缘不规则的色素沉着,变黑的色素沉着,溃疡和隆起性病变[73~76]。虽然许多良性病变可能符合上述描述,但是留意痣的近期变化,可能提示恶性转变的变化至关重要。另外,5%~10%的黑色素瘤没有色素沉着[73~76]。

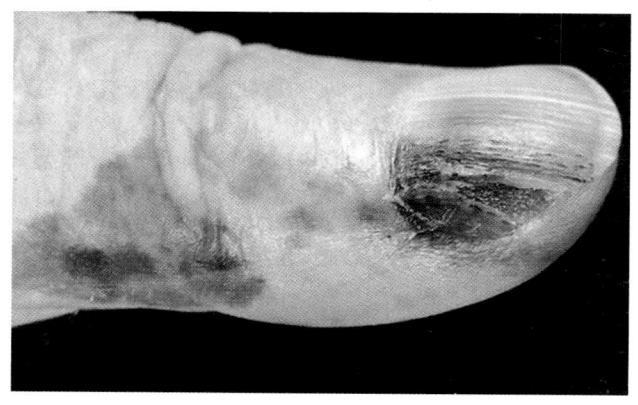

图 16-11   邻近指端的甲下黑色素瘤侧面观

黑色素瘤有四种类型:浅表散布型、结节型、雀斑型和肢端型,其发病率依次降低[73~76]。浅表播散型是黑色素瘤最常见的类型,约占70%以上。此类病变可发生于除了手足以外的任何部位的皮肤。诊断学上,其呈扁平状,直径1~2cm[73~76]。在垂直蔓延之前,这类病变呈持续的特征性放射状生长。结节型常表现为隆起的深色色素沉着,占黑色素瘤的15%~30%[73~76]。这类病变通常不呈放射状生长,所有结节型黑色素瘤在诊断学上呈垂直生长。虽然被认为是一种更具侵袭性的病变,结节型黑色素瘤病人的预后与那些具有相同深度的浅表播散型黑色素瘤相似。雀斑型占黑色素瘤的4%~15%,最常发生于老年病人的颈部、面部和手部[73~76]。诊断学上这类病灶通常十分巨大,但是因为其浸润性生长发生较晚而具有最好的预后。低于5%的恶性雀斑可能进展为黑色素瘤[74,75]。肢端型黑色素瘤是最少见的亚型,在白人中仅占黑色素瘤的2%~8%。虽然肢端黑色素瘤在深色皮肤种族中相对少见,但是这种类型在深色皮肤种族(非裔美国人、亚裔、西班牙裔)的所有黑色素瘤中占29%~72%[74,75]。肢端黑色素瘤最常见于手掌、足底和甲下区域。最常见于大拇指(趾)的甲下病变常表现为甲褶后的蓝黑色变。甲褶附近或侧面的异常色素沉着改变(Hutchinsons征)对于甲下黑色素瘤有诊断意义[73~76]。

黑色素瘤的一些临床特征是有价值的预后指标。通常肢端的黑色素瘤较头部、面部和躯干的黑色素瘤预后更好(肢端局限性病变的10年生存率为82%,面部病变为78%),而不依赖于组织学类型和侵犯深度[73~76]。形成溃疡的病变预后更差。无溃疡的局限性病变(Ⅰ期)病人和溃疡性黑色素瘤病人的10年生存率分别为78%和50%[73~76]。之前的研究表明,黑色素瘤小于0.75mm的溃疡发生率为12.5%,而大于4mm黑溃疡发生率为72.5%,提示溃疡的发生率随着厚度的增加而增加[74,76]。最近的研究证据表明,肿瘤溃疡是血管生成增加的结果[73~76]。性别也是重要的预后因素。大量的研究表明,女性比男性的预后更好[74,75]。女性的黑色素瘤更易发生于较好的解剖部位,不易形成溃疡。消除了厚度、年龄、部位等因素的差异,女性病人比男性病人的生存率更高(Ⅰ期病变女性10年生存率80%,男性61%)[74~76]。总体来说,具有相同肿瘤厚度、性别、年龄等因素的不同组织学类型的肿瘤预后没有显著差异。具有相同浸润深度的结节型黑色素瘤和浅表播散型黑色素瘤的预后相同。但是,消除了厚度差异后,雀斑型黑色素瘤预后较好,而肢端型黑色素瘤预后较差。尽管控制了其他预后因素后,各种类型的黑色素瘤预后情况相似,但是肢端型黑色素瘤的复发间隔较短[74~76]。

来自美国癌症分期划分联合委员会(AJCC)的目前最流行的分期系统,包含解读此类疾病关于预后的临床信息的最好方法(图 16-12)[74~76]。组织学上,原发病灶的垂直厚度(Breslow厚度)和解剖学侵犯深度(Clark水平)代表了T分期的主要因素。T分期来自Clark最初观察发现黑色素瘤的预后与皮肤侵犯深度直接相关。Clark利用组织学水平进行分级(Ⅰ级:基底膜表层(原位癌);Ⅱ级:乳头层;Ⅲ级:乳头层/网状层连接部;Ⅳ:级网状层;Ⅴ级:皮下脂肪),而Breslow利用目镜测微尺改进了该方法,以获得一种更具重复性的判断侵犯深度的方法。病变的测量从表皮的颗粒层或溃疡的基底部至肿瘤最深的部位（Ⅰ级小于0.75mm，Ⅱ级0.76～1.5mm，Ⅲ级1.51～4mm，Ⅳ级大于4mm）[74~76]。之后AJCC将这些侵犯程度的标准进行了调整和合并。新的分期系统在

分析AJCC黑色素瘤委员会获得的大量数据的基础上，通过另一种组织学和溃疡特征很大程度上替代了Clark标准[75,76]。

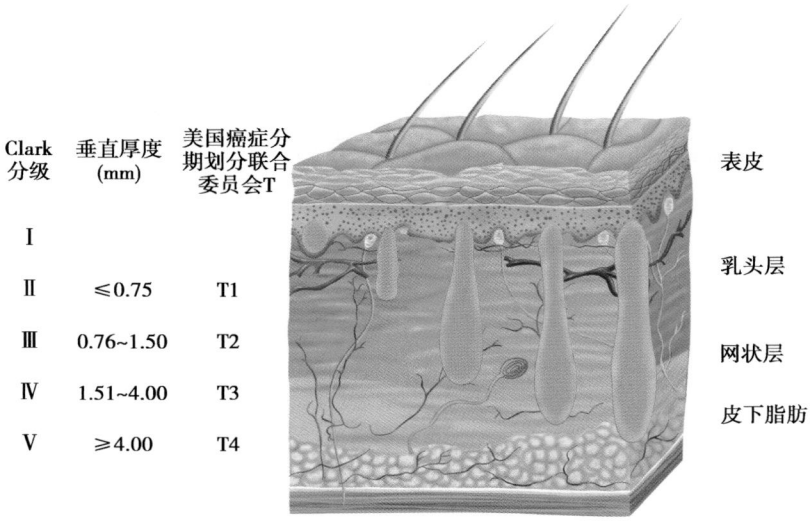

Clark 分级	垂直厚度 (mm)	美国癌症分期划分联合委员会T
Ⅰ		
Ⅱ	≤0.75	T1
Ⅲ	0.76~1.50	T2
Ⅳ	1.51~4.00	T3
Ⅴ	≥4.00	T4

表皮
乳头层
网状层
皮下脂肪

图 16-12　传统根据黑色素瘤的侵袭深度和用Breslow厚度来预测临床预后，但是由AJCC制定的更新的分期方法是目前的标准

区域淋巴结发生肿瘤转移是预后不良的信号，同时15年的随访也提示生存率明显下降[77~81]。这也使TNM分期从Ⅰ或Ⅱ期升至Ⅲ期。发现远处转移是最为不良的预后提示，被归为Ⅴ期疾病。虽然偶见存活数年的报道，但是根据转移灶的数量和位置不同，中位生存期一般为2～7个月[77~81]。

诊断黑色素瘤后通常需要行切除活检（图16-13）。只要创面能一期缝合，正常皮肤切缘应距肿瘤1mm[73~76]。如果完整切除病变会造成过大的组织缺损，则建议在有代表性的部位行切开活检。活检切口应该为后续可能在活检部位行广泛切除做准备。

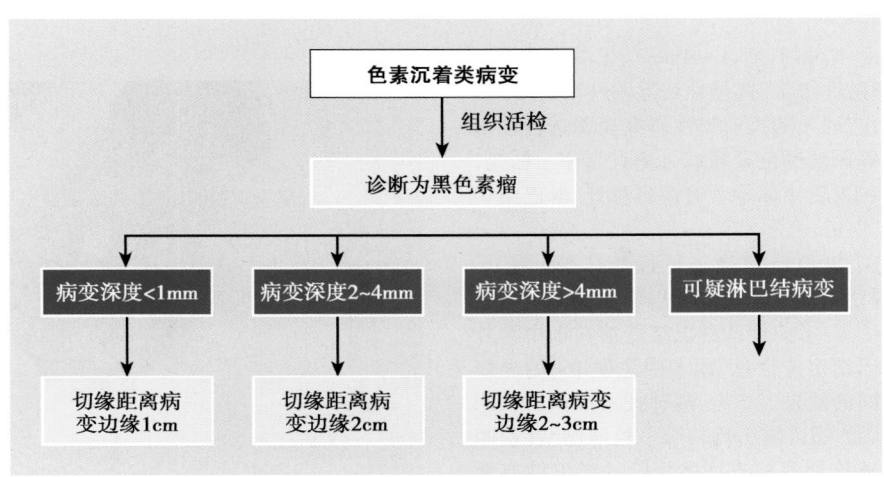

图 16-13　黑色素瘤的诊断应该通过切除活检后得出，并根据肿瘤的深度设计合适的切缘。淋巴结评估的指征随着我们对于肿瘤行为的认识以及预后资料的获得而不断发展。LAD=淋巴结病

一旦诊断成立，黑色素瘤的治疗包括单纯切除以及更复杂的淋巴结切除或免疫治疗。无论肿瘤的深度和范围，手术切除都是治疗的首选。厚度在1mm及以下病变的切缘应距肿瘤1cm，厚度为1～4mm病变的切缘应距肿瘤2cm，4mm以上病变的切缘应达到3cm[73~76]。周围组织切除范围应该深至筋膜以去除所有淋巴通道。如果深筋

膜未受肿瘤侵犯，切除后不会影响复发及存活率，则应完整保留深筋膜[73~76]。

对于没有明确转移证据的病人，是否需清扫无明显肿瘤转移的局部淋巴结仍存在争议。对于小病变（小于1mm）的病人，肿瘤细胞仍局限于周围组织，完整切除原发灶的治愈率很高，因此对于区域淋巴结的处理是没有益处的（图16-

14)[73~76]。对于深度超过 4mm 的病人,肿瘤细胞已经蔓延至局部淋巴结及远处部位的可能性很大。切除黑色素瘤性淋巴结对于存活率没有影响[73~76]。大多数此类病人在局部淋巴结出现问题之前常死于转移性疾病。

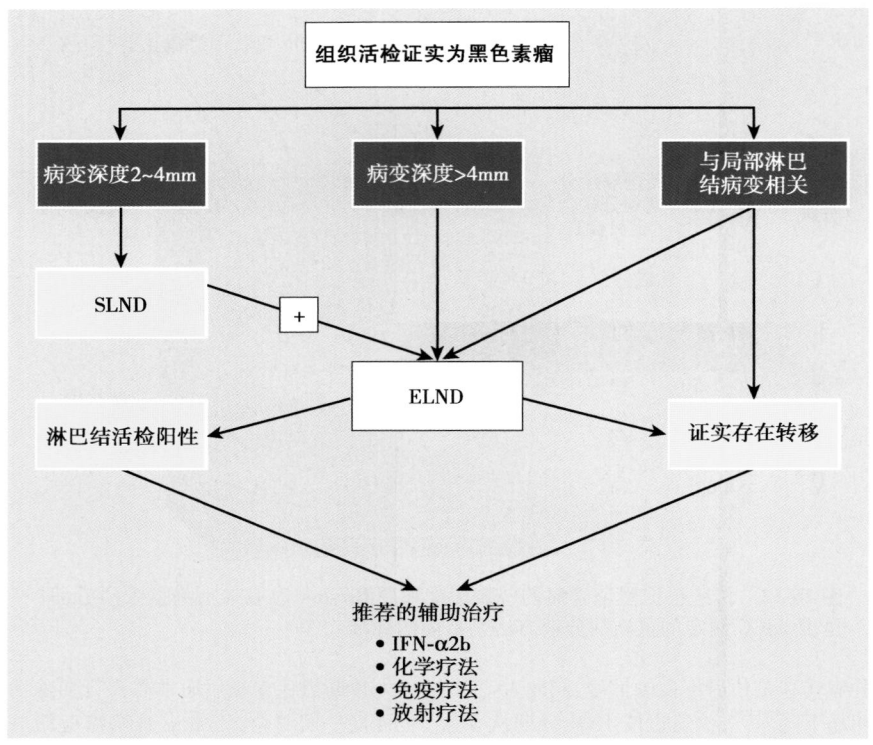

图 16-14　黑色素瘤治疗规范。在过去的数十年间曾有多种黑色素瘤的治疗规范。目前的治疗规范融合了诊断技术、治疗方法和评估预后的能力的进展。ELND = 选择性淋巴结切除;IFN-α2b = 干扰素 α-2b;SLND = 前哨淋巴结切除

对于中等肿瘤厚度(T_2 和 T_3 期,1~4mm)、无淋巴结或远处转移表现的病人,预防性切除(选择性切除阴性淋巴结)仍存在争议。至目前为止,尚无随机前瞻性研究表明选择性淋巴结切除能够提高中等厚度黑色素瘤病人的存活率。但是,此类病人 25%~50% 的淋巴结标本含有微转移灶,淋巴结切除可能降低复发率[77~81]。

恶性黑色素瘤前哨淋巴结切除正被逐渐接受(图 16-15)。前哨淋巴结可通过术前在原发灶注射放射性同位素并用 γ 相机予以定位[77~81]。术前辨认淋巴结能够在术中为外科医师提供可靠的淋巴结定位信息,而术中注射 1% 的异舒泛蓝染料显像也有相同的效果[77~81]。两种技术都可辨认原发灶的淋巴回流和确认肿瘤区域引流的第一枚淋巴结(前哨淋巴结)[77~81]。如果冰冻切片检查证实切除的淋巴结有微转移灶,则应施行完整的淋巴结切除术[77~81]。这种方法可用于确定那些能够从淋巴结切除中获益的病人,而减少不必要的手术。

所有显微镜下或临床发现的阳性淋巴结均应该通过行局部淋巴结切除术而去除[77~81]。当腹股沟淋巴结切除时,深部(髂骨旁)淋巴结也必须和浅表(腹股沟)淋巴结一并切除,否则病变可能在该部位复发。在腋窝病变切除时,胸小肌旁的淋巴结也必须切除[77~81]。对于面部、前额、耳部的病变,建议行浅表腮腺切除术以切除腮腺淋巴结,并且行改良颈淋巴结清扫术[77~81]。

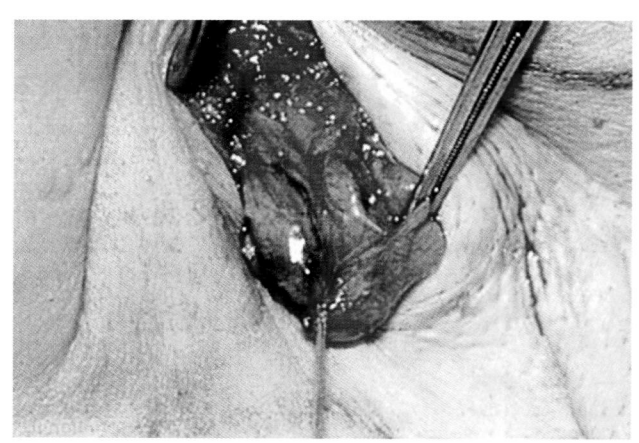

图 16-15　远端黑色素瘤切除术时前哨淋巴结辨认的术中图像

黑色素瘤发生远处转移时,中位生存期是 7~8 个月,5 年生存率低于 5%[77~81]。对于脑部、胃肠道或皮肤的有症状、单发的原发病灶,如有可能应予以切除。虽然治愈的可能性很小,但是缓解程度很高,可延长无症状生存期[77~81]。对于转移性病灶的手术决定必须在病人与肿瘤科医师仔细商讨后做出。

局部复发、淋巴结侵犯和肿瘤无法手术切除是治疗所面临的重大挑战。转移途中病变(局部淋巴系统中的病变)可发生于 5% ~8% 的高危性原发肿瘤(>1.5mm)的黑色素瘤病人[77~81]。高温区域性灌注化疗药物(如美法伦)是目前可以选择的治疗方法。区域性灌注治疗的目的在于增加化疗药物的剂量至疗效的最大程度,而降低全身毒性反应[77~81]。美法伦通常加热至较高温度(41.5℃或 106.7 ℉以上),持续灌注 60 ~90 分钟。虽然实施困难,并可出现并发症(中性粒细胞减少、截肢、死亡),但其有效率很高(>50%)[74,77~79]。TNF-α 或 INF-γ 与美法伦联用可使 90% 的皮肤转移瘤退化[75~77]。

尽管最初被认为对黑色素瘤的治疗无效,放射治疗、区域性或全身化疗和免疫治疗等也仍在研究中。局部高剂量放疗比大范围低剂量放疗有更好的应答率[79~81]。对于有症状的多发脑转移瘤病人的治疗,放射治疗可使 70% 的病人在肿瘤大小、症状、生活状态等方面有明显改善[79~81]。

另一个有前景的非手术治疗黑色素瘤的方法是免疫疗法的使用。干扰素 α-2b 是 FDA 唯一批准用于ⅡB/Ⅲ期黑色素瘤辅助治疗的药物[80,81]。对于这类病人,使用干扰素 α 能够改善无复发间隔期和总存活率[80,81],但是副反应也很常见,而且通常较严重。大多数病人需要调整初始计量,而 24% 的病人会终止治疗[80,81]。免疫疗法仍然是一个很有希望的领域。疫苗已经被研制用来刺激机体自身的免疫系统以对抗肿瘤。黑色素瘤细胞含有许多不同的细胞表面抗原,单克隆抗体即针对这些抗原[80,81]。这些抗体已经被单独应用或与放射性同位素及细胞毒性药物联用,以选择性杀伤肿瘤细胞。所有这类疗法目前都在研究中。一种特定抗原疫苗,神经节苷脂 GM2 已进入临床试验。即神经节苷脂是发现于黑色素瘤和很多其他肿瘤表面的糖抗原[80,81]。

皮肤其他恶性肿瘤

Merkel 细胞癌(皮肤原发神经内分泌肿瘤)

Merkel 细胞癌以前被认为是鳞状细胞癌的一种变异,而其实际上是由神经上皮分化而来[82,83]。约 25% 的病例可伴发鳞状细胞癌。由于其侵袭性的本质,建议局部手术保留 3cm 切缘[82,83]。局部的复发率较高,并且 1/3 病人发生远处转移。推荐行预防性的局部淋巴结清扫并辅以放疗。总的说来,其预后比恶性黑色素瘤差[82,83]。

卡波西肉瘤

卡波西肉瘤(Kaposi's sarcoma,KS)表现为蓝色橡胶样的结节,主要发生于骨端,但也可以出现在皮肤和内脏的任何部位。这些病变通常是多发病灶的而不是转移性的[84~88]。组织学上,这些病变由毛细血管及与其相连的非典型的内皮细胞构成。早期病变可与血管瘤相似,而后期的病变包含更多梭形细胞而与肉瘤相似[84~86]。通常卡波西肉瘤见于东欧和非洲撒哈拉以南地区的人群。这些病变具有局部侵袭性,但是会有周期性的缓解。不同种类的卡波西肉瘤可见于艾滋病病人及接受化疗的免疫抑制病人[84~86]。由于一些尚不明确的原因,艾滋病相关的卡波西肉瘤主要发生在男同性恋病人,而非药物滥用或血友病病人。在这种类型的病人中,病变会迅速蔓延至淋巴结,胃肠道和呼吸道常常受累[84~86]。艾滋病相关卡波西肉瘤的进展与合并疱疹病毒感染有关[84~86]。卡波西肉瘤的治疗包括针对病变的放疗。联合化疗对于控制疾病进展很有效,尽管大多数病人在治疗过程中或治疗后短期内会发生机会感染。外科治疗只限于危及生命功能的病变,如肠梗阻和呼吸道受累等[84~86]。

乳房外佩吉特病

该肿瘤在组织学上与乳房型相似。它是一种表现为瘙痒性红疹且不会消退的皮肤病变[85]。活检证实其为典型的佩吉特细胞。佩吉特病被认为是腺癌沿皮下的蔓延,尽管相关肿瘤无法证实[85]。

血管肉瘤

血管肉瘤可能自发产生,大部分位于头皮、面部和颈部。其通常表现为类似非外伤导致的自发出血或增大的擦伤[87,88]。这种肿瘤也可发生于曾行放疗的部位或者有慢性淋巴水肿的上肢,如乳房切除术后(Stewart-Treves 综合征)[87,88]。这些慢性病变部位发生的血管肉瘤常在数十年后出现。肿瘤由围绕血管沟的低分化的上皮细胞构成。虽然完整切除早期病变偶尔能够使肿瘤治愈,但是肿瘤通常预后不良,5 年生存率低于 20%。化疗和放疗能使疾病缓解[87,88]。

隆凸性皮肤纤维肉瘤

隆凸性皮肤纤维肉瘤(DFSP)占所有软组织肉瘤的1% ~2%,最常发生于 20 ~50 岁的人群,且较常见于男性[88,89]。最常见的部位是躯干(50% ~60%),其次是肢体近端(20% ~30%),头颈部也常发生(10% ~15%)[88,89]。DFSP 常表现为一种粉红色结节状病变,可能发生溃疡并继发感染。组织学上,该肿瘤包含不典型的梭形细胞,可能源于成纤维细胞,并包绕胶原组织核心。尽管病变似乎能够完整切除,但是局部复发仍时有发生,转移导致的死亡率相对较高[88,89]。目前为止,控制局部肿瘤所需的最小手术切缘仍不确定。据报道单纯切除术后局部复发率高达 50%,而保留 3cm 切缘的广泛局部切除的复发率为 20%。大部分专家建议保留三维方向的 2 ~3cm 切缘的切除皮肤、皮下组织及其下的筋膜[88,89]。骨膜和一部分骨可能也要切除以确保深部手术切缘阴性。此外,为了确保广泛的大体切除,镜下阴性切缘非常关键。DFSP 被认为是对放疗敏感的肿瘤,广泛手术切除后给予放疗使得 10 年局部控制率达到 95%[88,89]。针对化疗对 DFSP 疗效的持续研究也取得了乐观的结果。伊马替尼,一种选择性的血小板衍生生长因子(PDGF)β 链 α 和 PDGF 受体 β 蛋白酪氨酸激酶活性的抑制剂,改变了失调 PDGF 受体信号的生物效应。临床试验也已经证实了其针对原发性及转移性包含 t(17:22)易位的 DFSP 的活性,提示 PDFG 受体能成为 DFSP 治疗的靶向目标。Ⅱ期临床试验正在进行中[88,89]。

纤维肉瘤

纤维肉瘤是皮下脂肪组织中的硬质、不规则肿块[88,89]。成纤维细胞表现出明显的低分化及紊乱性生长。如果它们没有完整切除,很容易发生转移。切除后的 5 年生存率约为 60%[88,89]。

脂肪肉瘤

脂肪肉瘤起源于深部肌肉层,很少来自于皮下组织[88,89],最常发生于大腿。进行性增大的脂肪瘤应该被切除,并送检以排除脂肪肉瘤。广泛手术切除是可选择的治疗方法,放疗仅限于治疗转移性病变[88,89]。

综合征性皮肤恶性肿瘤

一些遗传性综合征常伴有皮肤恶性肿瘤发生率的增加。虽然许多病例是由特定的病变发展而来,但是其他病例似乎有形成肿瘤的种属流行倾向。根据各自的遗传缺陷,与基底细胞癌、鳞状细胞癌和黑色素瘤相关的综合征已被鉴定及描述。与基底细胞癌相关的疾病包括基底细胞痣(Gorlin 综合征)和 Jadassohn 脂腺痣[90~92]。基底细胞痣综合征是一种常染色体显性疾病,表现为成年早期出现的数百个基底细胞癌的生长。掌跖点凹是一项常见的体征,提示新生物病灶集中点[90~92]。治疗方法仅限于切除侵袭性和有症状的病变。Jadassohn 脂腺痣是发生于儿童期的含有一些皮肤组织成分的病变[90~92]。此种病变与多种皮肤肿瘤有关,但最常见的是基底细胞癌。与鳞状细胞癌相关的疾病可能是导致皮肤癌发生的原因。能造成慢性损伤的皮肤病,如表皮松解性大疱和全身性红斑狼疮,与鳞状细胞癌的高发生率有关[90~92]。表皮发育不良性疣是一种少见的常染色体隐性疾病,与 HPV 感染有关。巨大的疣状病变在年轻时发生,并常在中年时发展为侵袭性鳞状细胞癌[90~92]。着色性干皮病是一种与细胞修复 DNA 损害功能缺失有关的常染色体隐性疾病。皮肤无法修复紫外线辐射造成的 DNA 损害,从而使这些病人容易罹患皮肤恶性肿瘤[90~92]。其中鳞状细胞癌是最常见的,但是也可见基底细胞癌、黑色素瘤,甚至急性白血病。发育不良痣被认为是黑色素瘤的前期病变。家族性发育不良痣综合征是一种常染色体显性疾病[90~92],病人可出现多发痣,纵向调查研究表明黑色素瘤发病率几乎达到 100%。在家族性发育不良痣综合征中发现的基因缺陷定位已经辨认出一些可能的"黑色素瘤基因"[90~94]。而那些散发的黑色素瘤病例中是否存在这种种系变异仍在研究中。和其他家族性恶性肿瘤综合征非常相似,对遗传缺陷的基因分析也许能够揭示恶性转化的分子机制。和家族性结肠息肉病及其与结肠癌的相关性非常相似,家族性发育不良痣综合征也需要进行严密监视,并经常对可疑的病变进行活组织检查。类似地,结肠癌的发生可通过行全结直肠切除术来避免,但不幸的是,类似的解决方法不可能用于家族性发育不良痣的病人[90~94]。

皮肤外科未来发展

过去十多年,我们对皮肤和皮肤病理学的理解以及保护和替代皮肤的能力取得了空前的发展。自体皮肤移植仍是覆盖皮肤缺损的最佳方法。但是供体部位和自体皮肤有限的来源问题仍亟待解决[95~98]。在皮下植入球囊行组织扩张可获得新的皮肤,而扩张所获得的活动性对于创面的覆盖也非常有效[95~98]。但是,最佳的创面覆盖在于组织工程皮肤替代物的发展。现阶段的研究主要针对鉴别能够用于替代表皮和真

皮层的不同材料和细胞。

一些源于合成材料或尸体的皮肤替代物正在用于临床(图 16-16)。牛胶原和鲨鱼蛋白多糖皮肤(Integra)主要被用于烧伤病人的皮肤已经有十多年的历史[95~98]。这些备用的假体皮肤能覆盖较大的面积。这些皮肤的血管化需要 2~3 周,并且覆盖最终的创面皮肤需要很薄的皮肤移植物。最终的结果在功能上和美学上都不错,但是昂贵的花费仍然是个问题。尸体皮由于移除了所有的细胞元素,没有抗原性而不会被受者排斥[95~98]。这种人源性皮肤基质可以用于商业(AlloDerm),在功能上与 Integra 非常相似,其局限性与移植物植入类似,且花费较高。各种形式的皮肤替代物更多的用于烧伤病人的皮肤延迟重建而并非紧急处理[95~98]。

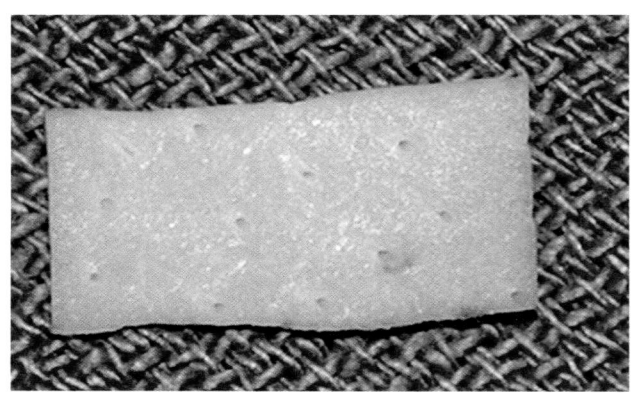

图 16-16　最新一代的皮肤间质替代组织,包括尸体和移植材料。AlloDerm(如图)可以置于各种深部组织之上,作为皮肤支架以供自体皮在其上移植

另外一个困扰外科医师的问题是缺乏快速、大量用于永久性皮肤替代的自体皮肤细胞的方法。通过角质细胞的体外培养和成熟来扩增皮肤是易于实现的[95~98]。一个小的皮肤活检标本能产生足以覆盖整个身体表面的自体上皮组织。然而,身体上的培植表皮常由于基底膜的缓慢修复而出现水疱和脱落。这些细胞的耐用性的改善可能最终将会终结自体皮肤移植技术和对尸体软组织的需求。另外,随着对调控创伤修复和组织生长的蛋白因子的更多了解,受损皮肤的替代物最终会完全来源于组织构建[95~98]。目前对这些生长因子在结构和功能水平的鉴定发展迅速。那些能够引起特定间质细胞增生、迁徙并形成毛细血管甚至未发育器官组织结构的因子已被分离出来[95~98]。

结论

从解剖学上,表皮、基底膜和真皮层在维持皮肤的完整性方面各自发挥了重要作用。这些软组织内的多种复杂机制保护我们免受损伤,同时也通过巨大的神经网络传递外界信息。除了穿透伤,环境里还有许多潜在的有害因素,例如腐蚀性的物质、极端的温度、持续或过大的压力以及辐射。从单一细菌感染到坏死性感染,威胁生命的疾病有可能累及皮肤和皮下组织。可能人们关注最多的是,许多良性和恶性肿瘤有可能破坏、损毁,甚至侵入正常的皮肤结构。尽管这些疾病的危害很大,但是也有许多可选择的内科和外科治疗方法。虽然对

于皮肤所面临的每一种威胁,目前的医学还不能提供完美的解决方案,但是针对这一领域的持续的研究、认识的发展和技术的进步,将来一定能够增强我们替代和保护皮肤的能力。

（金炜东 译）

参考文献

亮蓝色标记的是主要参考文献。

1. Byrne C, Hardman M, Nield K: Covering the limb—Formation of the integument. *J Anat* 202:113, 2003.
2. Ballantyne D, Converse J: *Experimental Skin Grafts and Transplantation Immunity*. New York: Springer-Verlag, 1979.
3. Nemes Z, Steinert PM: Bricks and mortar of the epidermal barrier. *Exp Mol Med* 31:5, 1999.
4. Flaxman BA, Sosio AC, Van Scott EJ: Changes in melanosome distribution in Caucasoid skin following topical application of N-mustard. *J Invest Dermatol* 60:321, 1973.
5. Halaban R: The regulation of normal melanocyte proliferation. *Pigment Cell Res* 13:4, 2000.
6. Fuchs E, Cleveland DW: A structural scaffolding of intermediate filaments in health and disease. *Science* 279:514, 1998.
7. Meigel WN, Gay S, Weber L: Dermal architecture and collagen type distribution. *Arch Dermatol Res* 259:1, 1977.
8. Madoff LC: Infectious complications of bites and burns, in Braunwald E, Fauci AS, Kasper DL, et al (eds): *Harrison's Principles of Internal Medicine*, 15th ed. New York: McGraw Hill, 2001, p 817.
9. Presutti RJ: Bite wounds: Early treatment and prophylaxis against infectious complications. *Postgrad Med* 101:243, 1997.
10. Halikis MN, Taleisnik J: Soft-tissue injuries of the wrist. *Clin Sports Med* 15:235, 1996.
11. Leonard LG, Scheulen JJ, Munster AM: Chemical burns: Effect of prompt first aid. *J Trauma* 22:420, 1982.
12. Herbert K, Lawrence JC: Chemical burns. *Burns* 15:381, 1989.
13. Andrews K, Mowlavi A, Milner SM: The treatment of alkaline burns of the skin by neutralization. *Plast Reconstr Surg* 111:1618, 2003.
14. Matsuno K: The treatment of hydrofluoric acid burns. *Occup Med* 46:313, 1996.
15. Anderson WJ, Anderson JR: Hydrofluoric acid burns of the hand: Mechanism of injury and treatment. *J Hand Surg* 13:52, 1988.
16. Khan MS, Holmes JD: Reducing the morbidity from extravasation injuries. *Ann Plast Surg* 48:628, 2002.
17. Kumar RJ, Pegg SP, Kimble RM: Management of extravasation injuries. *ANZ J Surg* 71:285, 2001.
18. Goolsby TV, Lombardo FA: Extravasation of chemotherapeutic agents: prevention and treatment. *Semin Oncol* 33:139, 2006.
19. Sakallioglu AE, Haberal M: Current approach to burn critical care. *Minerva Med* 98:569, 2007.
20. Pereira C, Gold W, Herndon D: Review paper: Burn coverage technologies: Current concepts and future directions. *J Biomater Appl* 22:101, 2007.
21. Biem J, Koehncke N, Classen D, et al: Out of the cold: Management of hypothermia and frostbite. *CMAJ* 168:305, 2003.
22. Murphy JV, Banwell PE, Roberts AHN, et al: Frostbite: Pathogenesis and treatment. *J Trauma* 48:171, 2000.
23. Nola GT, Vistnes LM: Differential response of skin and muscle in the experimental production of pressure sores. *Plast Reconstr Surg* 66:728, 1980.
24. Thomas DR: Pressure ulcers, in Cassel CK, Cohen HJ, Larson EB, et al (eds): *Geriatric Medicine*, 3rd ed. New York: Springer, 1997, p 767.
25. Goode PS, Allman RM: Pressure ulcers, in Duthie EH Jr., Katz PR (eds): *Practice of Geriatrics*, 3rd ed. Philadelphia: WB Saunders, 1998, p 228.
26. Gottlober P, Steinert M, Weiss M, et al: The outcome of local radiation injuries: 14 years of follow-up after the Chernobyl accident. *Radiat Res* 155:409, 2001.
27. Poh-Fitzpatrick MB: The biologic actions of solar radiation on skin, with a note on sunscreens. *J Dermatol Surg* 3:169, 1977.
28. Mao J, Fatunase OA, Marks LB: Cytoprotection for radiation-associated normal tissue injury. *Cancer Treat Res* 139:307, 2008.
29. Smart RC: Radiation protection in Australia: A thirty year perspective. *Australas Phys Eng Sci Med* 30:155, 2007.
30. Cunningham JD, Silver L, Rudikoff D: Necrotizing fasciitis: A plea for early diagnosis and treatment. *Mt Sinai J Med* 68:253, 2001.
31. Yuen KY, Ma L, Wong SSY, et al: Fatal necrotizing fasciitis due to *Vibrio damsela. Scand J Infect Dis* 25:659, 1993.
32. Cainzos M, Gonzalez-Rodriguez FJ: Necrotizing soft tissue infections. *Curr Opin Crit Care* 13:433, 2007.
33. Brown TJ, Rosen T, Orengo IF: Hidradenitis suppurativa. *South Med J* 91:1107, 1998.
34. Slade DE, Powell BW, Mortimer PS: Hidradenitis suppurativa: Pathogenesis and management. *Br J Plast Surg* 56:451, 2003.
35. Miller M, Haddad AJ: Cervicofacial actinomycosis. *Oral Surg Oral Med Oral Pathol Oral Radiol Endod* 83:496, 1998.
36. Nielsen PM, Novak A: Acute cervicofacial actinomycosis. *Int J Oral Maxillofac Surg* 16:440, 1987.
37. Brentjens MH, Yeung-Yue KA, Lee PC, et al: Human papillomavirus: A review. *Dermatol Clin* 20:315, 2002.
38. Welch JL, Edison KE: Treatment options for the common wart. *Mo Med* 104:502, 2007.
39. Davis PA, Corless DJ, Gazzard BG, et al: Increased risk of wound complications and poor wound healing following laparotomy in HIV-seropositive and AIDS patients. *Dis Surg* 16:60, 1999.
40. Eriguchi M, Takeda Y, Yoshizaki I, et al: Surgery in patients with HIV infection: Indications and outcome. *Biomed Pharmacother* 51:474, 1997.
41. Luck JV Jr.: Orthopaedic surgery on the HIV-positive patient: Complications and outcome. *Instr Course Lect* 43:543, 1994.
42. Davis PA, Wastell C: A comparison of biomechanical properties of excised mature scars from HIV patients and non-HIV controls. *Am J Surg* 180:217, 2000.
43. Brunsting LA, Goeckerman WH, O'Leary PA: Pyoderma (ecthyma) gangrenosum—clinical and experimental observations in five cases occurring in adults. *Arch Dermatol* 22:655, 1930.
44. Von Den Driesch P: Pyoderma gangrenosum: A report of 44 cases with follow-up. *Br J Dermatol* 137:1000, 1997.
45. Wollina U: Clinical management of pyoderma gangrenosum. *Am J Clin Dermatol* 3:149, 2002.
46. Patel GK, Finlay AY: Staphylococcal scalded skin syndrome: Diagnosis and management. *Am J Clin Dermatol* 4:165, 2003.
47. Atiyeh BS, Dham R, Yassin MF, et al: Treatment of toxic epidermal necrolysis with moisture-retentive ointment: A case report and review of the literature. *Dermatol Surg* 29:185, 2003.
48. Mackie RM: Epidermoid cyst, in Champion RH, Burton JL, Burns DA, et al (eds): *Rook/Wilkinson/Ebling Textbook of Dermatology*, vol. 2, 6th ed. Oxford: Blackwell Science, 1998, p 1666.
49. Szeremeta W, Parikh TD, Widelitz JS: Congenital nasal malformations. *Otolaryngol Clin North Am.* 40:97, 2007.
50. Satyaprakash AK, Sheehan DJ, Sangüeza OP: Proliferating trichilemmal tumors: A review of the literature. *Dermatol Surg* 33:1102, 2007.
51. Braun RP, Rabinovitz H, Oliviero M, et al: Dermoscopic diagnosis of seborrheic keratosis. *Clin Dermatol* 20:270, 2002.
52. Fu W, Cockerell CJ: The actinic (solar) keratosis. *Arch Dermatol* 139:66, 2003.
53. Robins P, Gupta AK: The use of topical fluorouracil to treat actinic keratosis. *Cutis* 70:4, 2002.
54. Castilla EE, DaGraca-Dutra M, Orioli-Parreiras IM: Epidemiology of congenital pigmented nevi: I. Incidence rates and relative frequencies. *Br J Dermatol* 104:307, 1981.
55. Rhodes AR, Melsk JW: Small congenital nevocellular nevi and the risk of cutaneous melanoma. *J Pediatr* 100:216, 1982.
56. Schaffer JV. Pigmented lesions in children: When to worry. *Curr Opin Pediatr* 16:430, 2007.
57. Krengel S, Hauschild A, Schäfer T: Melanoma risk in congenital melanocytic naevi: A systematic review. *Br J Dermatol* 155:1, 2006.
58. Fishman SJ, Mulliken JB: Hemangiomas and vascular malformations of infancy and childhood. *Pediatr Clin North Am* 40:1177, 1993.
59. Sadan N, Wolach B: Treatment of hemangiomas of infants with high doses of prednisone. *J Pediatr* 128:141, 1996.
60. Marler JJ, Mulliken JB: Vascular anomalies: Classification, diagnosis, and natural history. *Facial Plast Surg Clin North Am* 9:495, 2001.
61. Garzon MC, Huang JT, Enjolras O, et al: Vascular malformations: Part

I. *J Am Acad Dermatol* 56:353, 2007.

62. Legiehn GM, Heran MK: Classification, diagnosis, and interventional radiologic management of vascular malformations. *Orthop Clin North Am* 37:435, 2006.

63. McDermott EM, Weiss AP: Glomus tumors. *J Hand Surg [Am]* 31:1397, 2006.

64. Mentzel T: Cutaneous lipomatous neoplasms. *Semin Diagn Pathol* 18:250, 2001.

65. Marks R, Kopf AW: Cancer of the skin in the next century. *Int J Dermatol* 34:445, 1995.

66. Luce EA: Oncologic considerations in nonmelanotic skin cancer. *Clin Plast Surg* 22:39, 1995.

67. Epstein JH: Photocarcinogenesis, skin cancer, and aging. *J Am Acad Dermatol* 9:487, 1983.

68. Sober AJ, Burstein JM: Precursors to skin cancer. *Cancer* 75:645, 1995.

69. Gallagher RP, Hill GB, Bajdik CD, et al: Sunlight exposure, pigmentation factors, and risk of nonmelanocytic skin cancer: II. Squamous cell carcinoma. *Arch Dermatol* 131:164, 1995.

70. Fleming ID, Amonette R, Monaghan T, et al: Principles of management of basal and squamous cell carcinoma of the skin. *Cancer* 75(Suppl 2):699, 1995.

71. Friedman HI, Cooper PH, Wanebo HJ: Prognostic and therapeutic use of microstaging of cutaneous squamous cell carcinomas of the trunk and extremities. *Cancer* 56:109, 1985.

72. Mohs FE: *Chemosurgery, Microscopically Controlled Surgery for Skin Cancer.* Springfield: Charles C Thomas, 1978.

73. Desmond RA, Soong S-J: Epidemiology of malignant melanoma. *Surg Clin North Am* 83:1, 2003.

74. Balch CM, Buzaid AC, Soong SJ, et al: Final version of the American Joint Committee on Cancer staging system for cutaneous melanoma. *J Clin Oncol* 16:3635, 2001.

75. Balch CM, Soong SJ, Gershenwald JE, et al: Prognostic factors analysis of 17,600 melanoma patients: Validation of the American Joint Committee on Cancer melanoma staging system. *J Clin Oncol* 16:3622, 2001.

76. Essner R: Surgical treatment of malignant melanoma. *Surg Clin North Am* 83:109, 2003.

77. Leong SPL: Selective lymphadenectomy for malignant melanoma. *Surg Clin North Am* 83:157, 2003.

78. Lee ML, Tomsu K, Von Eschen KB: Duration of survival for disseminated malignant melanoma: Results of a meta-analysis. *Melanoma Res* 10:81, 2000.

79. Karakousis CP, Velez A, Driscoll DL, et al: Metastasectomy in malig-nant melanoma. *Surgery* 115:295, 1994.

80. Kirkwood JM, Strawderman MH, Ernstoff MS, et al: Interferon alfa-2b adjuvant therapy of high-risk resected cutaneous melanoma: The Eastern Cooperative Oncology Group trial EST 1684. *J Clin Oncol* 14:7, 1996.

81. Kadison AS, Morton DL: Immunotherapy of malignant melanoma. *Surg Clin North Am* 83:343, 2003.

82. O'Connor WJ, Brodland DG: Merkel cell carcinoma. *Dermatol Surg* 22:262, 1996.

83. Chanda JJ: Extramammary Paget's disease: Prognosis and relationship to internal malignancy. *J Am Acad Dermatol* 13:1009, 1985.

84. Noel JC, Hermans P: Herpes virus-like DNA sequence and Kaposi's sarcoma: Relationship with epidemiology, clinical spectrum, and histologic features. *Cancer* 77:2132, 1996.

85. Szajerka T, Jablecki JL: Kaposi's sarcoma revisited. *AIDS Rev* 9:230, 2007.

86. Angeletti PC, Zhang L, Wood C: The viral etiology of AIDS-associated malignancies. *Adv Pharmacol* 56:509, 2008.

87. Skubitz KM, D'Adamo DR: Sarcoma. *Mayo Clin Proc* 82:1409, 2007.

88. McArthur G: Dermatofibrosarcoma protuberans: Recent clinical progress. *Ann Surg Oncol* 14:2876, 2007.

89. Korkolis DP, Liapakis IE, Vassilopoulos PP: Dermatofibrosarcoma protuberans: Clinicopathological aspects of an unusual cutaneous tumor. *Anticancer Res* 27:1631, 2007.

90. Miettinen M: From morphological to molecular diagnosis of soft tissue tumors. *Adv Exp Med Biol* 587:99, 2006.

91. Wolf K, Friedl P: Molecular mechanisms of cancer cell invasion and plasticity. *Br J Dermatol* 154(Suppl 1):11, 2006.

92. Barbagallo JS, Kolodzieh MS, Silverberg NB, et al: Neurocutaneous disorders. *Dermatol Clin* 20:547, 2002.

93. Goyal JL, Rao VA, Srinivasan R, et al: Oculocutaneous manifestations in xeroderma pigmentosa. *Br J Ophthalmol* 78:295, 1994.

94. Somoano B, Tsao H: Genodermatoses with cutaneous tumors and internal malignancies. *Dermatol Clin.* 26:69, 2008.

95. Ryan CM, Schoenfeld DA, Malloy M, et al: Use of Integra artificial skin is associated with decreased length of stay for severely injured adult burn survivors. *J Burn Care Rehabil* 23:311, 2002.

96. Terino EO: AlloDerm acellular dermal graft: Applications in aesthetic soft-tissue augmentation. *Clin Plast Surg* 28:83, 2001.

97. Klein MB, Chang J, Young DM: Update on skin replacements, in Habal M (ed): *Advances in Plastic and Reconstructive Surgery.* New York: Mosby, 1998, p 223.

98. Nunez-Gutierrez H, Castro-Munozledo F, Kuri-Harcuch W: Combined use of allograft and autograft epidermal cultures in therapy of burns. *Plast Reconstr Surg* 98:929, 1996.

关键点

1. 乳内动脉的分支、肋间后动脉的外侧支和腋动脉分支(包括胸肩峰动脉的胸最上动脉、胸外侧分支、胸肌支)作为乳腺的主要供血动脉。
2. 乳腺>75% 的淋巴液引流通常是通过腋窝淋巴结,其余引流的淋巴管都是通过伴随乳内动脉的淋巴管分支引流至胸骨旁组的淋巴结。
3. 乳腺的发育和功能产生都是源于许多激素的刺激,受主要的营养影响,受雌激素、孕激素和催乳素的调节。
4. 乳腺的良性功能紊乱和疾病与育龄的正常过程和退化有关,在健康状态和功能紊乱、疾病之间存在许多不同的功能状态(偏离正常发育过程和退化的分类)。
5. 使用 Gall 模型去计算乳腺癌风险,通过计算许多不同的个人相对风险得到女性的总体罹患乳腺癌的风险。风险数值与调整后乳腺癌总体人群的风险相比,得到女性的

个人罹患乳腺癌的风险。这个模型不适用于已有 BRCA1 或者 BRCA1 突变的女性和患有导管原位癌或者小叶原位癌的女性。
6. 在年龄≥50 岁的女性中常规使用筛查性乳房 X 线检查可以减少30% 的乳腺癌病人死亡率。
7. 对于触诊不明确的乳腺异常,粗针穿刺活检是一种理想的诊断方法。
8. 乳腺癌的诊断一旦成立,在开始局部治疗前,手术医师应判定肿瘤的临床分期、组织学特点和肿瘤标志物水平。
9. 浸润性乳腺癌在临床上考虑没有淋巴结转移情况下,使用前哨淋巴结活检对于区域性淋巴结分期是一种理想的方法。
10. 乳腺癌病人的个体化局部治疗和系统治疗的决策,应使用多学科协作的方法。

乳腺癌治疗简史

乳腺癌由于其不确定的病因,多年来已经吸引了大量外科医师的关注。尽管经过几个世纪的理论探索和科学研究,乳腺癌仍然是人类最可怕的疾病之一[1-12]。人类研究乳腺癌的过程是复杂的,但是目前对乳腺癌的成因及治疗仍没有明确的结论。当然,乳腺癌的研究也取得了很大的进展,大大地减轻了以前疾病对身体与心灵的巨大破坏。目前,50% 的美国妇女会针对乳腺疾病咨询相应的外科医师,25% 将进行乳房活检,而 12% 将会发展为不同类型的乳腺癌。

Smith Surgical Papyrus(公元前 3000—公元前 2500 年)是已知最早的记录乳腺癌的文章。该疾病位于一名男性体内,但对疾病的描述涵盖了乳腺癌最常见的临床特征。作者对该

疾病的总结就是"无药可医"[1]。此外,直到 1 世纪之前,有关乳腺癌的其他历史文献颇为少见。在 De Medicina 一书中,Celsus 评论了手术治疗早期乳腺癌的价值:"除了 cacoethes(早期癌)以外,其他部分都不应该被切除,任何一种治疗方法都会导致剩余部分被激惹。手术范围越大,残余肿瘤生长越快"[2]。在 2 世纪,Galan 对疾病的临床特征做出了经典描述:"我们经常观察到乳腺肿瘤的生长类似动物中的螃蟹。正如螃蟹的蟹腿向四周生长一样,乳腺肿瘤的静脉也不规则地向四周生长。我们经常能够治愈早期肿瘤,但如果肿瘤的体积已经很大,则无法再被治愈。在所有的手术中,我们切除肿瘤的范围都应该达到它与健康组织的交界处"[3]。

Galen 医学理论把癌症归因为体内过多的"黑胆汁",并且认为肿瘤的局部切除不能根治全身性的不平衡。直到文艺复兴时期之前,Galen 提出的药物治疗理论始终占据主导地位。

当时大多数外科医师都认为外科手术干预徒劳无功,是不明智的选择。然而,从 Morgagni 开始,手术治疗更加频繁,甚至包括一些全乳切除术和腋窝淋巴结清扫术的早期尝试。到了 18 世纪,Le Dran 否定了 Galen 的体液致病理论,他认为乳腺癌是一种局部疾病,通过淋巴管扩散到腋窝淋巴结。在对乳腺癌病人手术时,他都会常规切除所有肿大的腋窝淋巴结[5]。

在 19 世纪,伦敦 Middlesex 医院的 Moore 强调乳腺癌应行全乳切除,而且可触及的腋窝肿大淋巴结也应一并切除[11]。1877 年,英国医学会的代表 Banks 表达了对 Moore 观点的支持,他认识到腋窝淋巴结隐性转移也经常存在,因此建议即使腋窝没有明显可触及的肿大淋巴结也应该对腋窝淋巴结进行清扫。1894 年,Halsted 和 Meyer 报告了他们的手术方式即乳癌根治术[4]。由于根治术后有较好的局部控制率,因此根治术被认为是那个时代最先进的治疗方法。Halsted 和 Meyer 都主张对腋窝淋巴结进行 Ⅰ ~ Ⅲ 水平的清扫。同时将胸长神经和胸背神经血管束一并切除。

1943 年,Haagensen 和 Stout 描述了乳腺癌的严重临床征象,包括:①乳房皮肤水肿;②皮肤溃疡;③胸壁固定;④腋窝淋巴结直径>2.5cm;⑤腋窝淋巴结固定。拥有两个或更多个严重临床征象的病人有 42% 的局部复发率以及仅有 2% 的 5 年无病生存率[6]。基于这些发现,他们认为具有严重临床征象的病人无法通过手术治愈。基于上述标准,大约 25% 的女性被排除在手术治疗之外。如今,随着乳房摄影筛查的普及,只有 10% 的妇女在发现疾病时具有上述晚期乳腺癌的特征。1948 年,伦敦 Middlesex 医院的 Patey 和 Dyson 建议对局部晚期乳腺癌进行改良根治术,他们认为:"在有效的治疗药物发现之前,有很高比例的乳腺癌病人最终会发生死亡"[12]。他们的手术技术包括全乳房切除及腋窝淋巴结清扫,但胸大肌得以保留。他们指出,胸小肌的去除有利于腋窝淋巴结 Ⅰ ~ Ⅲ 水平的清扫。此后,Madden 提出了另外一种改良根治术,建议将胸大肌和胸小肌全部保留,尽管这种方法妨碍了完整切除腋尖(Ⅲ水平)淋巴结[7]。

在 20 世纪 70 年代,美国的外科医师治疗乳腺癌有一个从 Halsted 根治术到改良根治术的过渡。他们认为:①切除胸大肌对于改善临床Ⅰ期与Ⅱ期乳腺癌的局部控制率并不是必需的;②不论是改良根治术还是 Halsted 根治术都不能改善临床Ⅲ期乳腺癌的局部控制率。Fisher 和同事们进行了一项美国国家乳腺与大肠癌外科协作组计划(NSABP)B-04 试验,对乳腺癌的治疗方法进行了比较。该研究入组了 1665 例妇女,平均随访时间为 120 个月,对其进行生存分析(图 17-1)。本研究将临床腋窝淋巴结阴性的乳腺癌妇女随机分为 3 个治疗组:①Halsted 根治术;②全乳房切除术加放射治疗;③单纯全乳房切除术。临床腋窝淋巴结阳性的乳腺癌妇女将接受 Halsted 根治术或者全乳切除术加放射治疗。该实验入组时间在 1971—1974 年,在那个时期,有效的乳腺癌系统性治疗方法还没有广泛开展。因此,该试验的结果只反映了局部治疗对乳腺癌生存的影响。在腋窝淋巴结阴性的三组妇女以及腋窝淋巴结阳性的两组妇女之间,生存期无明显差异(图 17-1A)。相应地,在第一个和第二个 5 年的随访时间中,各组病人之间的生存无明显差异(图 17-1B、C)。这种相同的生存模式一直延续到 25 年的随访时间[13]。

其他一些对改良根治术和 Halsted 根治术进行比较的前瞻性研究还包括由 Turner 和他的同事进行的曼彻斯特试验以及

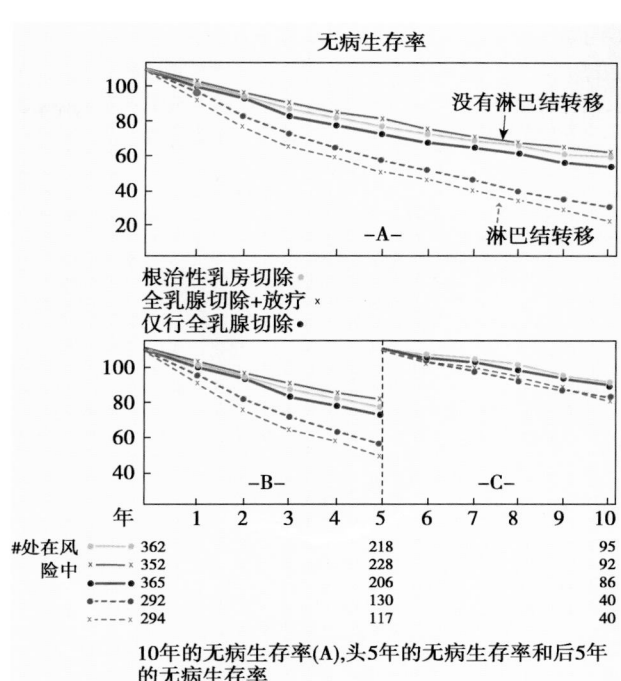

图 17-1 美国国家乳腺与大肠癌外科协作组计划(NSABP)B-04 试验结果。接受乳癌根治术(黄色圆圈)、全乳房切除术加放射治疗(十字叉)以及接受单纯全乳房切除术(蓝色圆圈)的病人之间无病生存期的比较

由 Maddox 和他的同事进行的亚拉巴马大学试验[8,9]。这两项研究都表明,手术方式并不能影响临床Ⅰ期和Ⅱ期乳腺癌病人的局部复发率。阿拉巴马乳腺癌研究计划(1975—1978 年)选取的入组病人是 T_1 ~ T_3 且没有明显远处转移的乳腺癌病人。病人接受根治术或改良根治术。淋巴结阳性的病人接受了环磷酰胺,甲氨蝶呤和氟尿嘧啶辅助化疗或美法仑辅助治疗。在平均随访 15 年以后,人们发现无论是不同的手术类型还是不同的化疗类型都不能影响病人的局部复发率,无病生存率以及总生存率。因此,自 20 世纪 70 年代以来,人们将手术、放疗和化疗综合应用,用以控制局部疾病,提高生存率,增加保乳手术的可能性,并且已经取得了相当大的进展。将近 80% 的晚期乳腺癌的妇女局部疾病都可以得到控制。

乳腺胚胎学与功能解剖学

胚胎学

在胎儿发育的第 5 周或 6 周,在腹部两侧可以清晰地看到增厚的外胚层(乳腺脊、乳线)[14]。大多数哺乳动物都会沿着这条线发展出成对的乳房,范围从前肢(腋窝)一直延伸到后肢(腹股沟区)。这条线在人类的胚胎中将在短时间内消失,只是在胸部区域会残留一小部分。当正常退化失败的时候,副乳腺和副乳头有可能会沿着乳线出现(图 17-2)。每个乳房的发育都是通过外胚层向内生长并在间质组织中形成一个初始组织芽。每个初始组织芽又会形成 15 ~ 20 个二代芽。二代芽逐渐发育出上皮组织并延伸到周边的间质组织之中。主要乳管开始发育并与一个乳腺浅坑相通。在婴儿期,乳腺浅坑中的间质开始增殖并最终形成乳头。如果乳腺浅坑未能提升至皮肤层水平以上，则会导致乳头内陷的结果。这种先天性畸形在婴儿的发病率约为 4%。在出生时，男性和女性的乳腺结构是相同的，只含有主要导管。有时可以见到乳房增大或乳头分泌物，这些一过性的表现可能是由于母体激素透过胎盘产生的刺激所致。

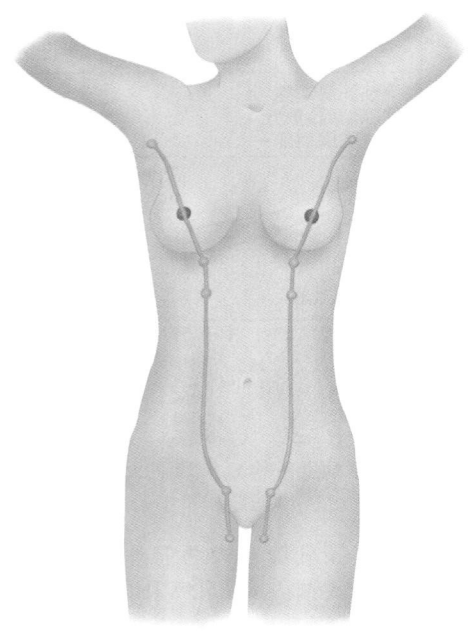

图 17-2　乳线

女性的乳房直到青春期才开始发育，在卵巢雌激素和孕激素的刺激下，乳腺内的上皮组织和结缔组织不断增殖从而导致乳房体积增大。当然，只有到了妊娠期乳房才算完全发育成熟。先天性乳房缺如（amastia）比较罕见，其病因是由于在胎儿生长至第 6 周的时候乳腺脊发育停滞所导致。Poland 综合征的症状包括乳腺发育不良或完全缺如，肋软骨和肋骨缺损，胸壁皮下组织发育不全以及短轴并指畸形。乳房发育不良也可能为医源性，通常由青春期之前的外伤、感染或放射治疗所引起。Symmastia 是一种罕见的异常，它的特点是两个乳房之间有横跨人体正中线的条索相连。多发副乳头（polythelia）在婴儿的发生率<1%，而且可能会伴有泌尿系统异常（肾发育不全和肾癌），心血管系统异常（传导障碍、高血压、先天性心脏病），以及其他一些疾病（幽门狭窄、癫痫、耳畸形、关节挛缩）。多乳症可能会出现在沿乳腺脊的任何位置，但最常见的部位多位于正常乳头与耻骨联合之间。Turner 综合征（卵巢不发育或发育不全）和 Fleischer 综合征（乳头异位和双肾发育不全）通常都伴有多副乳症。

功能解剖学

乳房是由 15～20 个腺叶组成（图 17-3），每个腺叶又含有若干个小叶[15]。结缔组织形成纤维束（Cooper 悬韧带）穿过乳腺，垂直连接真皮层，为乳腺提供结构支撑。成熟女性的乳房位于第 2 或 3 肋骨水平至第 6 或 7 肋骨水平之间，横向位于胸骨外侧缘至腋前线之间。乳房的深面位于胸大肌、前锯肌、腹外斜肌以及腹直肌鞘的筋膜之上。乳腺后部筋膜与胸大肌筋膜之间的腔隙可以被用来作为识别乳腺范围的标记。Spence 腋尾可以横向延伸直达腋窝皱襞处。外上象限的乳房包含了比其他象限更多的乳腺组织。乳房通常呈圆锥形突起型。该锥形的底部接近圆形，直径为 10～12cm。乳房的大小，轮廓以及密度在不同人之间有很大的个体差异。未产妇的乳房呈半球形，乳头平坦。随着妊娠和哺乳时期荷尔蒙的刺激，乳房的容量与密度都会增加，但此后随着年龄的衰老，乳房将变得扁平、松弛、体积减小并下垂。

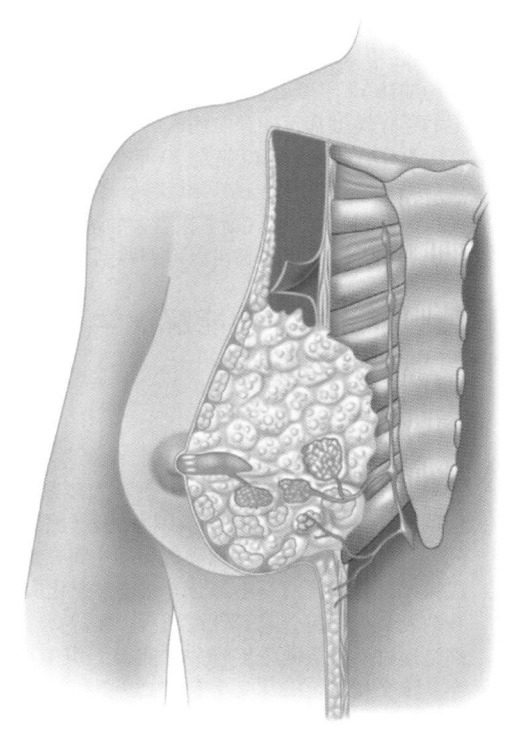
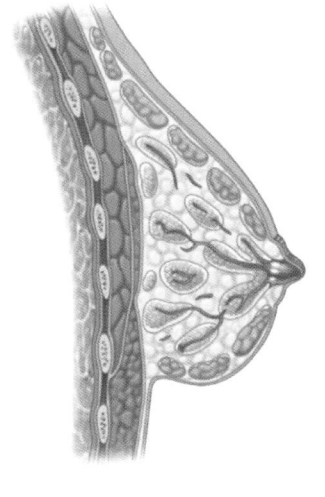

图 17-3　乳腺的解剖。乳房与胸壁的切线面与矢状面示意图

乳头-乳晕

乳头乳晕的表皮有色素沉着且可以呈波纹状变化。在青春期,乳头颜色逐渐加深,乳头逐渐隆起。在妊娠期间,乳晕逐渐增大,颜色亦加深。乳晕含有皮脂腺和汗腺,还有一些突出乳晕表面的副腺体(蒙哥马利结节)。致密结缔组织中的平滑肌纤维束沿着主要导管走行环形围绕,它可以使乳头在受到敏感刺激时发生勃起。在乳头顶部的表面含有大量的感觉神经末梢和触觉小体。这种丰富的感觉神经功能非常重要,因为它可以在婴儿吸吮乳头的时候发生一系列神经体液反应,从而导致乳汁分泌。

非活跃期与活跃期乳腺

每个乳腺叶都连接一根主导管(直径 2 ~ 4mm),它通过一个收缩孔(直径 0.4 ~ 0.7mm)进入乳头壶腹部(图 17-3)。紧邻乳头乳晕下方,每个主导管在鳞状上皮层都有一个扩张的部分(乳窦)。主导管拥有两层立方细胞,而小导管则只有一层柱状或立方细胞。含有肌原纤维的外胚层来源的肌上皮细胞混杂在基底膜的上皮细胞中间。在非活跃期的乳腺中,上皮层排列稀疏且主要由乳腺导管上皮细胞构成(图 17-4)。在月经周期的早期阶段,小导管呈线样结构。在排卵期雌激素的刺激作用下,腺泡上皮细胞的高度增加,导管管腔变得更加突出,且伴有一些分泌物潴留。当雌激素的刺激减少后,腺泡上皮细胞也随之萎缩。

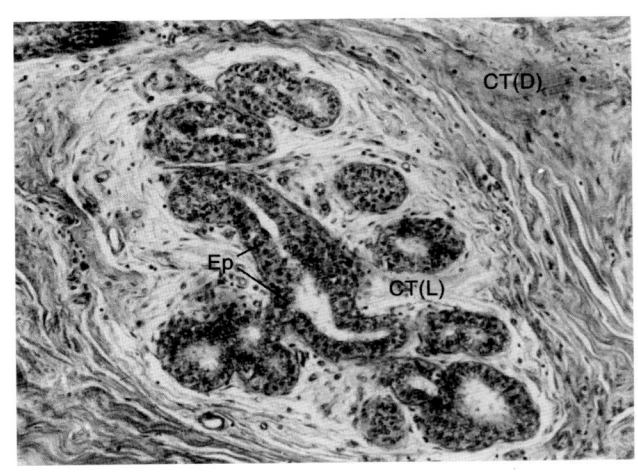

图 17-4 非活跃期乳腺(×160)。导管内的上皮细胞(Ep)混在疏松结缔组织[CT(L)]之间。致密结缔组织[CT(D)]包绕在小叶周围

随着妊娠的到来,乳房开始增生并且发育成熟。乳房在荷尔蒙的刺激下体积增大,淋巴细胞、浆细胞和嗜酸性粒细胞在结缔组织内开始聚集。小导管分支以及腺泡也开始生长。腺泡的生长是不对称的,在一个小叶中我们可以见到不同发育程度的腺泡(图 17-5)。分娩时,乳房体积继续增大,这是由于腺泡上皮细胞肥大和导管内分泌物潴留所致。腺泡上皮细胞内含有大量的内质网、线粒体、高尔基体以及溶酶体。有两种重要的物质是由腺泡上皮细胞产生的:①奶中的蛋白质成分,它是在内质网中合成的;②奶中的脂质成分,它是由细胞质中散在脂滴形成的。分娩后最初几天内分泌的乳汁称为

初乳,它的脂肪含量较少但含有大量的抗体。在结缔组织中聚集的淋巴细胞和浆细胞是这些抗体成分的来源。接下来,随着这些细胞数量的减少,初乳的产量逐渐下降,脂质丰富的乳汁则开始分泌出来。

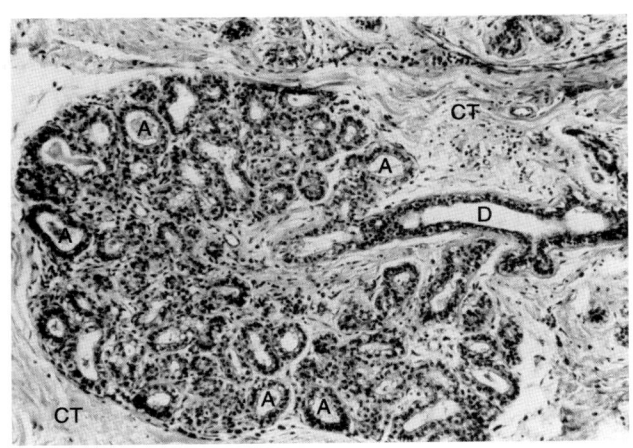

图 17-5 活跃期乳腺。妊娠期及哺乳期(×160)。腺泡上皮细胞在增殖早期变得更加突出。图中可见单个腺泡(A)与单个导管(D)。腺泡被细胞结缔组织所包绕(CT)

血液供应、神经支配和淋巴回流

乳房的血液供应主要来自于:①内乳动脉的穿支;②肋间动脉的侧支;③腋动脉的分支,包括胸外侧动脉和胸肩峰动脉的胸支(图 17-6)。第 2 ~ 4 肋间动脉的穿支和内乳动脉提供乳腺内侧的血液供应。胸外侧动脉的分支提供前锯肌、胸大肌、胸小肌和肩胛下肌的血液供应。它也提供乳腺外侧的血液供应。乳腺静脉的分布伴随着其相应的动脉,最终都向腋窝部回流。三条主要的静脉包括:①胸内静脉的穿支;②肋间静脉的穿支;③腋静脉的分支。Batson 椎静脉丛分布于从头骨到骶骨的椎骨之中,乳腺癌可能通过这条途径发生脊椎、头骨、盆骨以及中枢神经系统的转移。淋巴管一般伴随相应的血管平行分布。

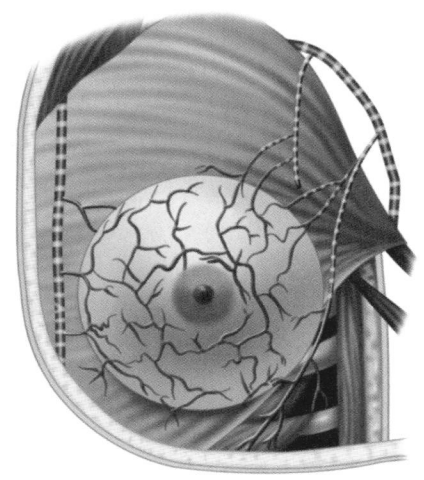

图 17-6 乳腺、腋窝和胸壁的动脉血液供应

第3~6肋间神经的外侧皮支提供了乳房和前外侧胸壁的感觉神经支配。这些分支从前锯肌的肋间隙中穿出。乳腺上部很小范围的皮肤感觉神经支配是由颈丛神经特别是锁骨上神经的前支提供的。第2肋间神经的外侧皮支称为肋间臂神经,在手术清扫腋窝时可以看到。肋间臂神经的切除会导致上臂的内侧失去感觉。

腋窝的淋巴回流没有明确的边界,而且许多淋巴结各自位于不同的位置。临床所划分的六组腋窝淋巴结包括(图17-7、图17-8):①腋静脉组,含有4~6个淋巴结,位于腋静脉的内侧或后方,收集大部分来自于上肢的淋巴回流液;②乳腺外侧组,含有5~6个淋巴结,位于胸小肌的下缘,沿胸外侧血管分布,收集大部分来自乳腺外侧的淋巴回流;③肩胛组,含有5~7个淋巴结,位于肩胛骨外侧缘的腋窝后壁,沿肩胛下血管分布,收集来自后颈部、后胸部和后肩部的淋巴回流;④中央组,含有3~4个淋巴结,位于胸小肌后方,收集来自腋静脉,肩胛组淋巴结以及直接来自乳房的淋巴回流;⑤锁骨下组,含有6~12个淋巴结,位于胸小肌上缘的后方或上方,收集来自其他所有腋窝淋巴结组的淋巴回流;⑥胸肌间组,含有1~4个淋巴结,位于胸小肌与胸大肌之间,收集直接来自乳腺的淋巴回流。经过胸肌间组淋巴结收集的淋巴液直接回流入中央组和锁骨下组。

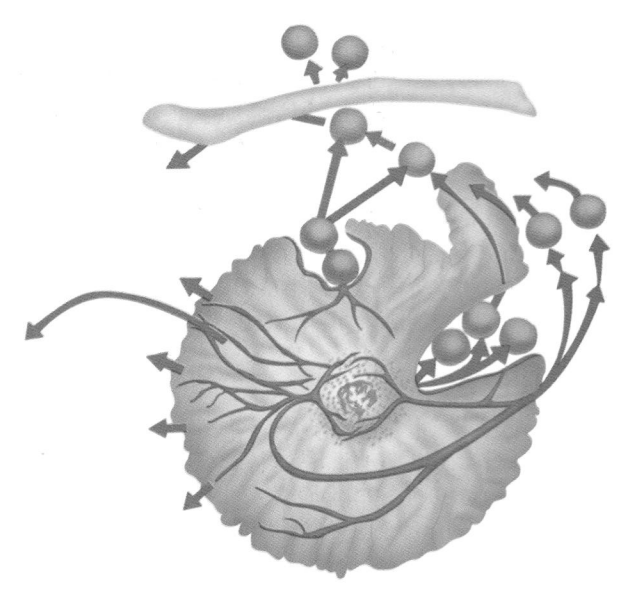

图17-7   乳腺的淋巴引流途径。箭头提示着淋巴引流的方向

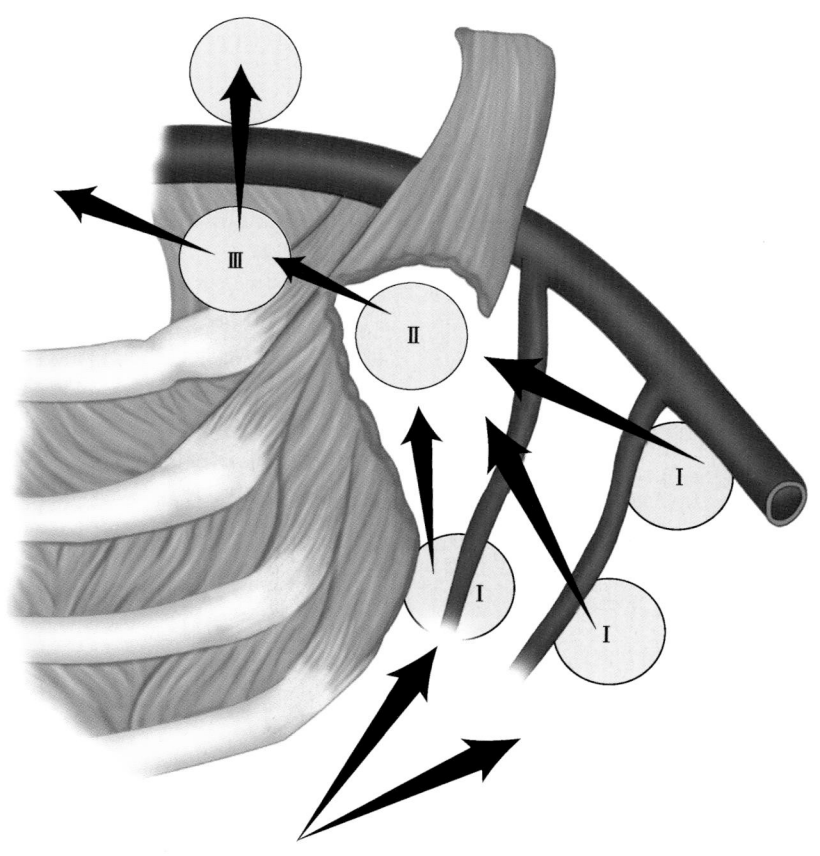

图17-8   腋窝淋巴结分组。第一水平淋巴结位于胸小肌(PM)外侧;第二水平淋巴结位于胸小肌(PM)深部;第三水平淋巴结位于胸小肌(PM)内侧。箭头提示淋巴引流的方向。图中还可见腋静脉及其主要分支以及锁骨上淋巴结

如图17-8所示,淋巴结被按照它们与胸小肌的解剖关系而分为不同的水平。位于胸小肌外缘的外侧或下方的淋巴结被称为第一水平淋巴结,包括腋静脉组、乳腺外侧组和肩胛组。位于胸小肌表面或深部的淋巴结被称为第二水平淋巴结,包括中央组和胸肌间组。位于胸小肌上缘的内侧或上方的淋巴结被称为第三水平淋巴结,包括锁骨下组。乳腺内的

淋巴管丛起于小叶间结缔组织和乳管壁,并与乳晕下淋巴管丛相互交通。从乳腺内发出的淋巴管经胸大肌外侧缘穿入胸锁筋膜,进入乳腺外侧组淋巴结。有些淋巴管可直接进入肩胛组淋巴结。少数来自乳腺上部的淋巴管可直接进入锁骨下组淋巴结。腋窝淋巴结通常收集了>75%的乳腺淋巴回流。其余一些来源于乳房内侧的淋巴液流入与内乳动脉穿支伴行的淋巴管,并最终进入胸骨旁组淋巴结。

乳腺生理学

乳腺的发育及功能

乳腺的发育和功能受到不同种类激素的调控,包括雌激素、孕激素、催乳素、催产素、甲状腺激素、皮质醇、生长激素[16,17]。雌激素、孕激素和催乳素对正常乳房发育和功能的影响最为重要。雌激素促进导管发育,孕激素促进上皮细胞分化和小叶发育。催乳素主要是在妊娠后期和产后刺激乳腺泌乳。它可以上调激素受体水平,刺激上皮细胞发育。图17-9描述了下丘脑分泌的神经营养激素,它可以对影响乳腺组织的激素的分泌进行调节。促黄体激素(LH)和卵泡刺激激素(FSH)可以调节卵巢释放雌激素和孕激素。反过来,从腺垂体嗜碱性细胞释放的LH和FSH受到由下丘脑分泌的促性腺激素释放激素(GnRH)调节。循环中的雌激素和孕激素通过正负反馈效应调节着LH、FSH和GnRH的分泌。这些激素对于乳腺组织的发育、功能以及维护起着重要作用(图17-10)。在女性新生儿,循环中的雌激素和孕激素水平自出生后开始下降,并在儿童期始终保持低水平,这是由于下丘脑-垂体系统对激素的负反馈作用所致。随着青春期的到来,下丘脑-垂体系统对雌激素的负反馈作用敏感度下降,而正反馈作用敏感度上升。这种生理调节表现为GnRH、FSH和LH的分泌增加,从而使卵巢增加雌激素和孕激素的分泌,并最终导致月经周期的出现。在月经周期的初期,乳房的体积与密度都有所增加,这是由于乳腺上皮细胞增殖所致。随着月经的开始,乳腺上皮细胞的增殖也逐渐消退。

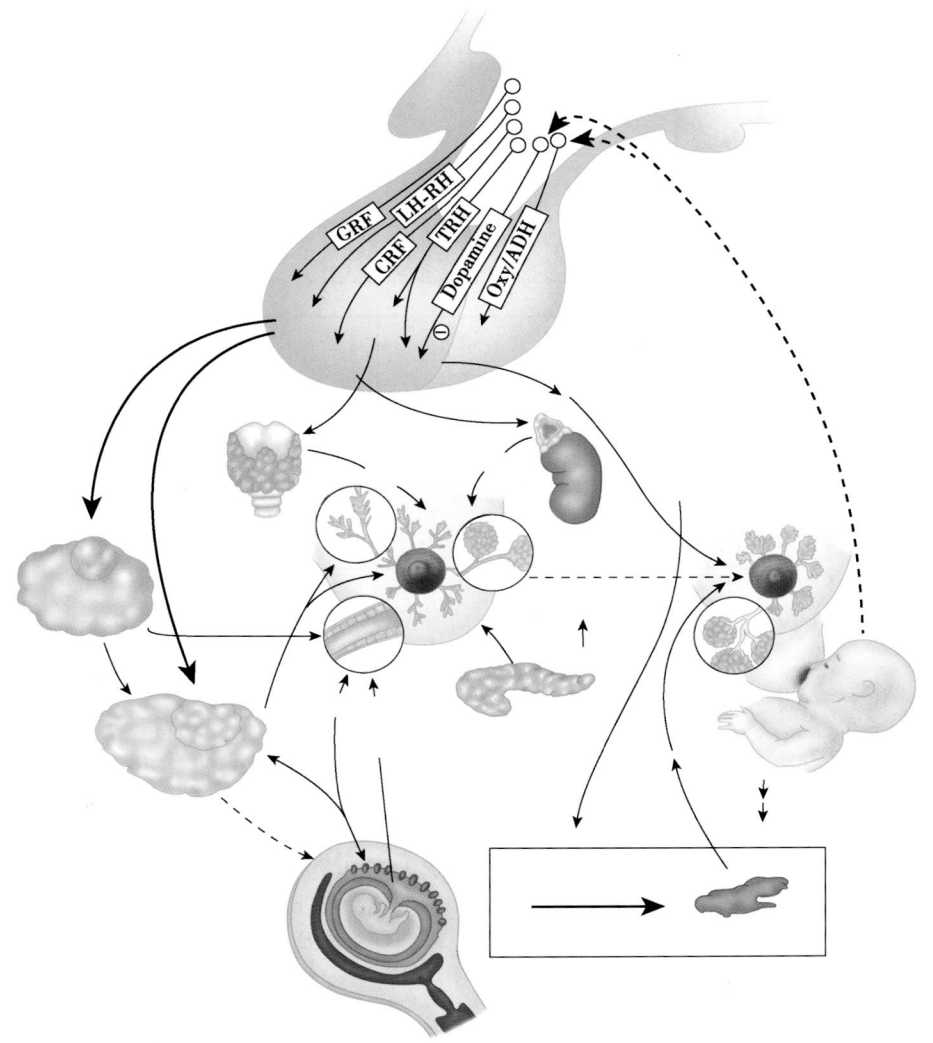

图 17-9　概述了神经内分泌对乳房的发育和功能的控制。ADH=抗利尿激素;CRF=促肾上腺皮质激素释放因子;GRF=生长激素释放因子;LH-RH=促黄体激素释放激素;Oxy=催产素;TRH=促甲状腺激素释放激素

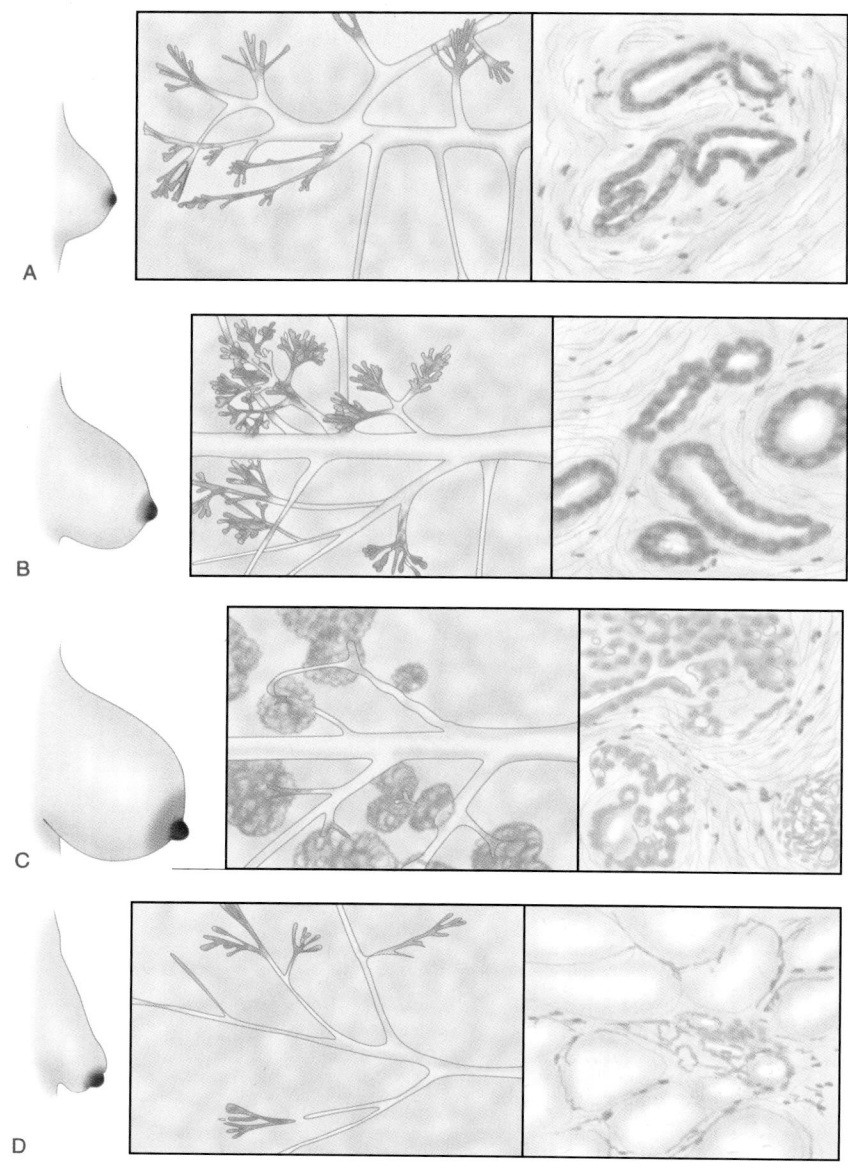

图 17-10　不同生理阶段的乳腺。**A.** 青春期；**B.** 妊娠期；**C.** 哺乳期；**D.** 老年期

妊娠期、哺乳期和老年期

在妊娠期间，卵巢和胎盘的雌孕激素循环急剧增加，从而引起了乳房外形和本质的显著变化（图 17-10B）[16-18]。乳房由于乳腺导管和小叶上皮增生而增大，乳晕皮肤颜色加深，附属乳晕腺（蒙氏腺）凸起。在第一和第二孕期，小导管形成分支并延伸。在第三孕期，脂肪颗粒积聚在小泡上皮细胞内，初乳就在小泡和导管内充盈。在妊娠后期，催乳素刺激乳脂和蛋白质合成。

经过胎盘运输后，孕酮和雌激素循环水平下降，充分体现了催乳素的催乳功能。乳汁的产生和释放受到神经反射弧的控制，这源于乳头-乳晕复合体处的神经末梢。哺乳的维持需要持续刺激这些神经反射，从而引起催乳素

的释放和乳汁分泌。与哺乳相关的听觉、视觉和嗅觉刺激引起催产素释放。催产素引起肌上皮细胞收缩，挤压小泡使得乳汁进入输乳管窦中。幼儿断奶后，催乳素和催产素分泌下降。积聚的乳汁使导管和囊泡的压力增高，从而引起上皮细胞萎缩（图 17-10C）。在围绝经期，卵巢的雌激素和孕激素分泌下降，乳房的导管和囊泡闭合。周围的纤维结缔组织密度增加，乳腺组织被脂肪组织所取代（图 17-10D）。

男性乳腺发育

男性乳腺发育指的是男性乳房增大。生理性的男性乳腺发育在一生中通常有三个阶段：新生儿期、青春期和老年期。这三个阶段共有特点是循环中的睾酮过量转化

为雌激素。新生儿期男性乳腺发育是由于胎盘中的雌激素作用于新生儿的乳腺组织,在青春期睾酮转化为过量的雌二醇,而在老年期,雄激素水平下降导致了雌激素水平相对增多。在男性乳腺发育中男性乳房导管结构增大、延长,而且伴行的分支上皮细胞增加。在青春期 12～15 岁,这种情况常为单向发育且比较典型。相反,老年男性乳腺发育常为双向性。在不肥胖的男性中,乳腺组织厚度至少 2cm 才能诊断男性乳腺发育。钼靶和超声用于区分乳腺组织。乳腺有硬实的团块或区域,以及腺体不规则或不均匀提示可能患有乳腺癌,特别是在老年男性中更应注意。男性乳腺发育大部分不易恶变为乳腺癌。然而在 Klinefelter 综合征中雄激素水平低下,男性乳腺发育常比较明显,患乳腺癌的风险也比较高。表 17-1 是男性乳腺发育的临床分型。

表 17-1	男子乳腺发育的临床分级

1 级:轻度乳腺增大不伴有皮肤松弛

2a 级:中度乳腺增大不伴有皮肤松弛

2b 级:中度乳腺增大伴有皮肤松弛

3 级:显著乳腺增大伴有皮肤松弛及下垂,与女性乳腺
　　　相仿

　　表 17-2 列举了可能引起男性乳腺发育的病理生理学机制。包括睾丸或非睾丸肿瘤分泌雌二醇增加所导致的雌激素过量,营养改变例如蛋白质和脂肪摄入减少,内分泌紊乱(甲状腺功能亢进或甲状腺功能减退),以及肝病(非酒精性和酒精性肝硬化)。营养性男性乳腺发育是与垂体促性腺激素的再分泌有关。雄激素缺乏有可能导致男性乳房发育。同时,循环的睾酮水平降低会引起睾酮球蛋白水平的升高,后者能使游离睾酮减少。这种老年男性乳腺发育常出现在 50～70 岁的男性病人。Klinefelter 综合征(XXY)特征是男性乳腺发育、促性腺激素分泌过多引起的性功能减退症和无精子症。原发性睾丸衰竭也可能是由于促肾上腺皮质激素缺乏、遗传性雄激素合成障碍、先天性无睾所导致的。继发性睾丸衰竭可能是由于外伤、睾丸炎或隐睾症引起的。无论什么原因所引起的肾衰竭都可能导致男性乳房发育。有雌激素活性的药物(洋地黄、雌激素、合成代谢甾类、大麻)或促进雌激素合成的药物(人绒毛膜促性腺激素)可引起男性乳腺发育。抑制睾酮活性或合成的药物(西咪替丁、酮康唑、苯妥英钠、螺内酯、抗肿瘤药、地西泮)也可引起该病。有些药物通过特定机制引起男性乳腺发育,例如利血平、茶碱、维拉帕米、三环抗抑郁剂和呋塞米。如果男性乳腺发育是由于雄激素缺乏引起的,增加睾酮水平可使病情逆转。若该病是由于药物所导致的,则在可能的情况下停止用药。若该病与内分泌缺陷有关,则需接受特殊治疗。如果男性乳腺发育病情进展且对其他治疗效果都不显著的话,则考虑手术。尝试用达那唑逆转男性乳腺发育已经获得成功,但是应用雄激素所带来的副作用也不可小视。

表 17-2	男子乳腺发育的病理生理机制

雌激素过量

A. 性腺来源

1. 真性两性畸形

2. 睾丸性腺间质瘤(非双生)

　　a. Leydig 细胞(间质)

　　b. Sertoli 细胞

　　c. 颗粒-卵泡膜细胞

3. 生殖细胞肿瘤

　　a. 绒毛膜癌

　　b. 精原细胞瘤、畸胎瘤

　　c. 胚胎性癌

B. 非睾丸肿瘤

1. 肾上腺皮质肿瘤

2. 肺癌

3. 肝细胞癌

C. 内分泌紊乱

D. 肝脏疾病—非酒精性和酒精性肝硬化

E. 营养变质状态

雄激素缺乏

A. 衰老

B. 性腺机能减退

1. 原发性睾丸衰竭

　　a. Klinefelter 综合征

　　b. Reifenstein 综合征

　　c. Rosewater-Gwinup-Hamwi 家族男子乳腺发育综合征

　　d. Kallmann 综合征

　　e. Kennedy 综合征伴随男子乳腺发育

　　f. 先天性无睾丸

　　g. 雄激素生物合成遗传性缺陷

　　h. 促肾上腺皮质激素缺乏

2. 继发性睾丸衰竭

　　a. 外伤

　　b. 睾丸炎

　　c. 隐睾

　　d. 放射史

C. 肾衰竭

药物作用

特发性系统性疾病

乳腺感染及乳腺炎

乳腺感染在产后哺乳期以外是很少见的,可以分为内源性(继发于乳腺畸形)或者外源性(继发于邻近器官感染,例如皮肤、胸腔)。

细菌感染

感染的乳腺乳头溢液通常分泌金黄色葡萄球菌及链球菌。乳腺脓肿主要为金黄色葡萄球菌感染,表现为点压痛,红斑以及皮温升高。这种脓肿通常与泌乳相关,哺乳的前几周内发生。图17-11描述了金黄色葡萄球菌的感染过程,导致皮下、乳晕下、小叶间(导管周围)以及乳房后脓肿(单中心及多中心),使波动区域需要手术引流。术前超声检查可以有效地描述引流操作的程度,通常应用环乳晕切口及放射状切口引流。虽然金黄色葡萄球菌感染多为局限性,位于乳腺深处,链球菌感染多为表面的弥漫性感染。它们多为局部外伤治疗,包括热敷以及第四代抗生素(青霉素或头孢类抗生素)。乳腺感染一般为慢性,易形成脓肿。这种情况下,培养菌群来鉴别抗酸杆菌、厌氧菌及需氧菌以及真菌。不常见的菌群也能碰到,必须长期抗生素治疗。脓腔壁穿刺活检在切开引流前推荐使用,用以除外潜在或者合并坏死性乳腺癌。

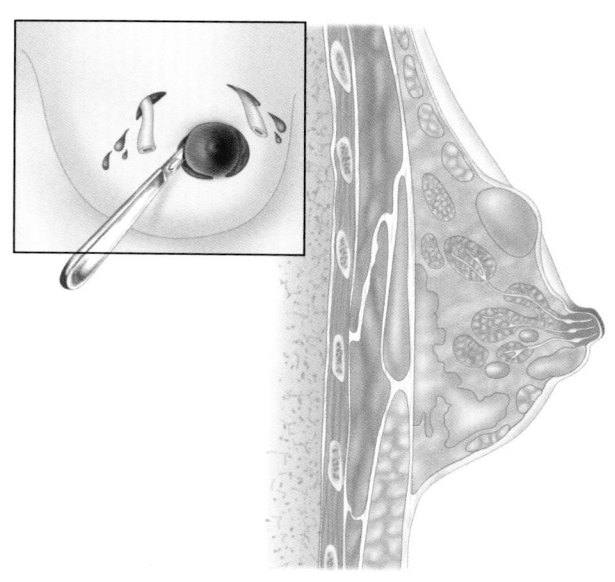

图17-11　乳腺脓肿。矢状面观察脓肿可能形成的部位。深部脓肿可能为多房,能够与乳晕下区域和皮下区域相交通。插入图片是描述乳腺多房脓肿的引流,采用乳晕周围弧形切口和一些大的平行切口放置引流管

院内获得性产褥期乳腺感染目前已经很少了,但是女性在哺乳时乳汁淤滞或者非传染性感染仍然有可能出现这种问题。流行性产褥期乳腺炎起始于耐甲氧西林金黄色葡萄球菌的感染,通过吮吸乳汁传播,导致较高发病率及偶然的病死率。脓液从乳头中渗出。在这种情况下,需要停止哺乳,开始抗生素治疗以及外科治疗。非流行性产褥期乳腺炎一般感染过程中累及乳腺小叶间结缔组织。病人表现为乳头裂和乳汁

淤滞,引起细菌逆行性感染。在发病时,应用乳汁吸引器将乳汁排空,减少复发几率。再应用抗生素治疗,>95%病例其疗效满意。

Zuska病,又称反复发作导管周围乳腺炎,是一种反复发作乳头后感染和脓肿。这种综合征需要抗感染联合切开引流。想获得持久的效果应用将慢性感染灶清除或联合终末导管切除以减少术后感染。吸烟被认为是此病的危险因素。

真菌感染

乳腺真菌感染是很罕见的,通常为酵母菌或者孢子丝菌病。吮吸乳汁的婴儿将口腔内感染的此类细菌感染乳腺组织,表现为接近乳头-乳晕复合体的乳腺脓肿。脓与血混合物会从窦管中流出。抗真菌治疗应用于全身感染(非皮肤性)。这种治疗大多数情况下替代了手术治疗,但是有时脓肿引流或者部分腺体切除能够消灭持久的真菌感染。乳腺皮肤念珠菌感染表现为红斑、乳房后方或者腋下鳞状病变。掉下的皮屑包含真菌成分(细胞壁及菌丝)。治疗方法包括消除致病因素,例如浸泡和局部涂抹抗真菌药。

化脓性汗腺炎

乳头-乳晕复合体或者腋窝的化脓性汗腺炎是一种慢性炎症,起源于蒙氏腺体或者腋窝皮下脂肪腺体。患有慢性痤疮的女性容易患有汗腺炎。当这类炎症位于或者接近乳头-乳晕复合体时,这种炎症过程与慢性炎症、乳头佩吉特病或者浸润性乳腺癌相似。累及腋窝皮肤通常是多病灶及相连的。对于波动区域切开引流的抗感染治疗是一种有效方法。对病变区域切除有时也是必需的。皮肤大范围的丢失需要移植皮瓣或者中厚皮片移植。

蒙氏病

蒙氏病是前胸壁和乳腺浅静脉变异性血栓性静脉炎。1939年,Mondor描述了一串静脉炎血管表现为触痛、索条样结构。最常受累的静脉包括双侧胸壁静脉、胸腹壁静脉,很少累及上腹浅静脉。典型症状为一侧乳腺或前胸壁急性疼痛。触痛及质硬的条索状结构顺着主要浅静脉的分支走形。很少累及双侧,大多数女性在其他部位没有血栓性静脉炎的病史。这种良性、自限性疾病不会恶变。如果诊断不明,或者触痛索条状结构旁可触及肿块,则需要活检。蒙氏病的治疗包括大量使用抗感染药物以及在病变血管处热敷。限制同侧肩膀活动以及佩戴胸罩支撑是很重要的方法。这个过程持续4~6周。当症状持续或者治疗抗拒的话,手术切除局部病变静脉是必要的。

乳腺常见良性病变

乳腺良性病变包括一大类临床及病理病变。外科治疗需要全面深入了解良性病变以便对病人进行解释,制订适合的治疗方法,避免不必要的长期随访。

正常发育及退化畸形

乳腺良性病变中正常发育及退化畸形(ANDI)的基本原则分为:①良性病变涉及发育或退化正常过程;②是从正常到

疾病的一大类疾病；③ANDI 包括乳腺病变所有方面：发病机制及异型程度。表 17-3 水平一栏中定义了 ANDI 从正常到中度异常，到重度异常的过程。垂直一栏中表示疾病发展的过程。

表 17-3 乳腺良性疾病 ANDI 分类

	正常	异常	疾病
生育早期（15～25 岁）	小叶发育	纤维腺瘤	巨大纤维腺瘤
	间质发育	青春期肥大	巨乳
	乳头外翻	乳头倒置	乳晕下脓肿
			乳腺导管瘘
生育晚期（25～40 岁）	月经周期变化	周期性乳腺痛	无法缓解乳腺痛
		结节性增生	
	妊娠上皮增生	乳头溢血	
退化（35～55 岁）	小叶退化	大囊泡	
		硬化性疾病	
	导管退化		
	扩张	导管扩张	腺管周围乳腺炎
	硬化	乳头回缩	
	上皮细胞更新	上皮细胞增生	上皮不典型增生

生育早期

乳腺纤维腺瘤主要发生在 15～25 岁年轻女性（图 17-12）。乳腺纤维腺瘤通常直径在 1～2cm，然后趋于稳定，但可以长到较大尺寸。较小的纤维腺瘤（直径≤1cm）被看做是正常现象，而较大者（≥3cm）属于异常，巨大纤维腺瘤（>3cm）则视为疾病。同样，多发纤维腺瘤（单侧乳腺多于 5 个）是异常的，应看做疾病。青春期乳腺增生的准确病因是不得而知的。我们可以明确乳腺的局限性至大范围的间质性增生（巨乳）。乳头倒置是大导管发育异常所致，防止乳头正常前凸。当乳头倒置导致大导管阻塞，从而出现乳晕下脓肿及乳腺导管瘘。

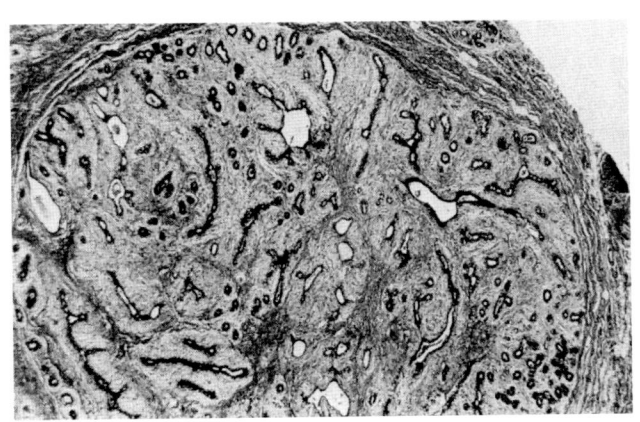

图 17-12 纤维腺瘤（×10）

生育后期

乳腺周期痛及小结节通常发生在经期前乳腺胀大，而被视为正常。显著的乳腺周期痛及严重的乳腺结节增生被视为病理不适及肿块形成。结节状乳腺痛月经周期持续>1 周被

视为疾病。孕期乳腺上皮增生，乳头状突起有时出现双侧乳头溢血。

复旧

小叶上皮细胞复旧取决于周围的特异性间质。然而，乳腺间质及上皮的完整复旧通常不易察觉，这个过程的异常发展也是常见的。当间质退化太快时，腺泡残留而形成小囊，而后融合呈大囊。大囊肿是常见的，亚临床状态，无需特殊治疗。硬化性腺病被看做乳腺形成不同阶段增生及复旧的异常表现。

导管扩张和导管周围炎症是 ANDI 分类的另一重要组成部分。导管周围纤维化是导管周围炎症的后果而导致乳头回缩。60% 的 70 岁以上女性表现为不同程度的上皮增生（图 17-13）。不典型增生包括导管及小叶增生，表现为导管原位癌的一些特征。导管及小叶不典型增生的女性乳腺癌发生几率是正常人的 4 倍（表 17-4）。

表 17-4 乳腺良性疾病及原位癌恶变危险性

异　常	相对危险度
非增生性乳腺疾病	无
硬化性腺病	无
导管内乳头状瘤	无
Florid 增生	1.5～2 倍
小叶非典型增生	4 倍
导管非典型增生	4 倍
导管非典型增生累及导管	7 倍
小叶原位癌	10 倍
导管原位癌	10 倍

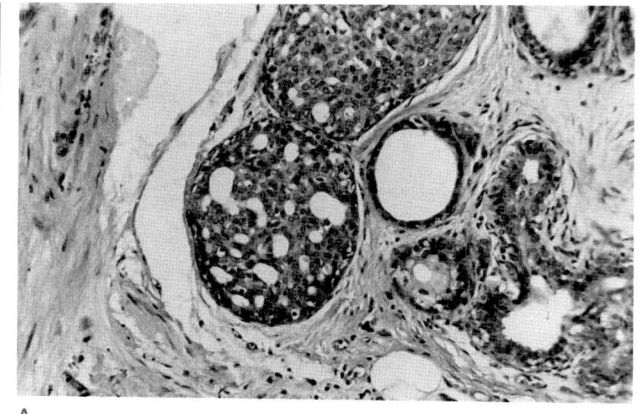

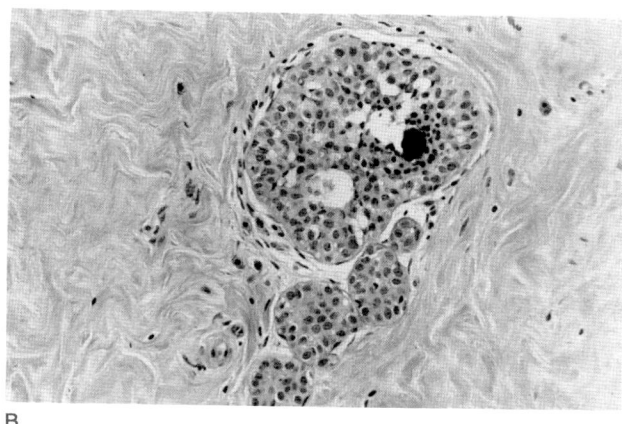

图 17-13　**A.** 导管上皮增生。与原位癌鉴别依据不规则细胞间隙及异常细胞核现象。**B.** 小叶增生。腺泡腔存在及不完全膨胀使其与小叶原位癌相鉴别

非增生性疾病的病理表现

鉴别乳腺良性疾病的最主要的方式是病理上区分良性、不典型及恶性疾病。决定这些改变的临床症状是一个问题，包括不一致的命名法则。分类体系发展开始于 Page 将良性乳腺疾病分为三种相关的类型：非增生疾病、增生疾病不伴有异性和非典型增生（表 17-5）。乳腺非增生疾病占乳腺良性疾病的 70%，不会发展成为乳腺癌。这一类包括囊肿、导管扩张、导管周围乳腺炎、单纯钙化、腺纤维瘤及相关疾病。

表 17-5	乳腺良性疾病钙化
乳腺非增生性疾病	
囊肿和大汗腺化生	
导管扩张	
轻度导管上皮增生	
纤维腺瘤及相关疾病	
乳腺增生性疾病不伴非典型增生	
硬化性腺病	
放射性及复杂硬化性疾病	
导管上皮增生	
导管内乳头状瘤	
非典型增生性疾病	
小叶不典型增生	
导管不典型增生	

乳腺大囊肿是一种退行性疾病，有很高的发生几率，通常为多发。导管扩张是一种临床症状，表现为乳晕下可触及管病变，伴有乳头溢液。Haagensen 将导管扩张视为一种原发性疾病，导致分泌物阻滞，上皮溃疡，及导管分泌至导管周围组织瘘形成（包括化学性脂肪酸分泌）。这种结果被认为产生局部乳腺炎的过程，伴有导管周围纤维化及并发乳头萎缩。另一理论视导管周围炎症是一种原发性过程，导致导管减少和继发性扩张。两个过程发生可以解释很多问题，包括乳头溢液、乳头回缩、炎性肿块及脓肿形成。

乳腺内钙质沉着是经常发生的。大多数是良性的，可以由细胞分泌及碎片或者外伤及炎症导致。乳腺癌的钙化包括微小钙化，这种钙化大小不等，密集，直径<0.5cm，细小、线性分枝样钙化。腺纤维瘤包含大量间质伴有正常细胞成分，表现为激素依赖，与正常乳腺小叶在孕期及绝经后退化泌乳过程相似。乳腺腺瘤边界清晰、包含良性上皮组织伴有散在间质成分，以此特征在组织学上来区分腺纤维瘤。腺瘤分为管状腺瘤和泌乳性腺瘤。管状腺瘤发生在年轻未孕女性，而泌乳性腺瘤则发生在孕期及产后时期。错构瘤是一种独立乳腺肿瘤，直径 2~4cm，质硬，边界清晰。腺脂肪瘤包括界限清晰的脂肪结节性组织，包括正常小叶及导管。

乳腺纤维囊性病

乳腺纤维囊性病这个术语是非特异的。通常，这个诊断术语用来描述症状，合理解释乳腺活检及解释乳腺活检结果。其同义词包括纤维囊性变、囊性乳腺病及慢性囊性病、慢性囊性乳腺炎、Schimmelbusch 病、乳腺组织增生、库珀氏病、Reclus 病和纤维瘤病。纤维囊性病涉及病理组织学变化的一大类疾病，较易诊断并且治疗特异。

增生性疾病病理

乳腺非不典型增生性疾病包括硬化性腺病、放射性瘢痕、复杂性硬化病、导管上皮增生，和导管内乳头状瘤。硬化性腺病在分娩及围绝经期很常见，没有恶变倾向。病理变化包括增生（导管增生）及退化（间质纤维化和上皮退化）。硬化性腺病以乳腺小叶扭曲为特征，通常在多发微小囊肿的背景下，但是有时也表现为可触及肿块。良性钙化一般伴有硬化性腺病、中心型硬化病和上皮不同程度增生、大汗腺化生，放射性瘢痕乳头状瘤形成以及乳腺复杂性腺病。大于 1cm 病变称为放射性瘢痕，而较大者称为复杂性腺病。放射性瘢痕来源于终末导管分支，典型病理改变从纤维化中央区发出。放射性瘢痕的所有病理特征在较大的复杂性病中均可出现，但它是伴有乳头形成、大汗腺化生和某些硬化性腺病的较明显结构扭曲。

轻度导管增生表现为在基膜以上有 3~4 层细胞。中度导管增生以基膜以上有 5 层或者更多层细胞为特征。多形性乳腺导管上皮增生占据微小导管管腔至少 70%。在 >20% 乳腺组织标本中可以找到，表现为实性或者乳头状，伴有乳腺癌风险增加（表 17-4）。导管内乳头状瘤来自大导管，通常在绝经前女性中多见。其直径大多数 <0.5cm，但也有可能达到 5cm。

主要症状为乳头溢液,血性或者浆液性。总的来说,导管内乳头状瘤为粉红色黄褐色、易脆,其蒂黏附于累及血管壁。这种瘤很少恶变,不会增加女性患乳癌的几率(除非伴有非典型增生)。然而,发生在年轻女性,很少伴有乳头溢液的多发导管内乳头状瘤则容易发生恶变。

非典型增生疾病

非典型增生具有导管原位癌的部分特征,但是缺乏其主要特征或者没有完全发展呈导管原位癌[30]。1978 年,Haagensen 和他的同事们将其描述为处于小叶原位癌及不典型小叶增生之间的一类疾病[31]。

部分乳腺良性疾病治疗

囊肿

由于针吸活检肿块会产生伪像使得钼靶评价困难,许多影像医师更倾向于在针吸活检前对乳腺肿块进行检查[32-33]。然而,实际上,在可触及肿块检查后经常会进行针吸活检,这样能够对囊肿进行早期诊断。用一只手将 10ml 注射器附上的 21G 细针放置到肿块内,另一只手辅助固定。典型囊肿内有 5~10ml 液体,也可能比 75ml 多。如果针吸出来的囊液没有血,那就将囊液吸干,针拔出后挤出囊液,因为囊液的细胞学检查价值不大。针吸后,再次触摸乳腺排除残余肿块,如果肿块仍然存在,超声检查排除顽固性囊肿,即反复抽吸后仍然存在。如果肿块是固体,则需要取得组织标本。当囊液中混有血液,留出 2ml 囊液用作细胞学检查。然后应用超声确定肿块内囊壁上是否有固体成分,对固体成分进行组织取材。出血很明显,但是囊肿内混有黑色液体,隐血试验或者显微镜下检查来排除怀疑成分。安全的进行囊肿抽吸两个主要规则为:①囊肿抽吸后肿块完全消失;②囊液中不能混有血迹。如果两条都不具备,那么需要超声下引导针吸活检或者囊内充气造影术。单纯囊肿不需要如此,但是复杂囊肿可能导致潜在的恶变。囊内充气造影术需要囊内注入气体,然后进行钼靶摄影。当这种技术应用后,囊腔囊壁任何不规则形状成分将被重新评估。

纤维腺瘤

不论病人年龄或者其他因素,所有纤维腺瘤都要被切除,年轻女性单发腺瘤通常被切掉,以缓解病人的顾虑。然而大多数纤维腺瘤是自限性,长时间内未被发现,所以保守治疗也是合理的。超声引导下粗针活检诊断准确率高。超声可以显示纤维腺瘤的特征利于病理诊断。这时粗针活检则非必须。而后病人则要求进行超声检查及活检得到病理结果,切除纤维腺瘤则可以避免。冷冻消融术是另一种治疗乳腺纤维腺瘤的技术。对其治疗后短期随访,纤维腺瘤将会明显缩小,而不会被触及[34]。然而,许多仍然可以摸到,特别是 >2cm 的纤维腺瘤。所以治疗纤维腺瘤可以选择的治疗方法包括手术切除,冷冻消融术,或者观察随访。

硬化性腺病

硬化性腺病在临床上如此重要在于它与乳癌有相似之

处。体格检查、钼靶或者大体病理检查可能会与乳癌相混淆。切除活检及病理检查需要排除乳腺癌。对于放射性瘢痕及复杂硬化腺病的诊断涉及立体定位活检。在钼靶摄片上,这两种病变通常无法分辨,所以推荐活检诊断。放射性瘢痕或者硬化性瘢痕在钼靶摄片上(实性密度影伴有边界呈针状)通常使得影像诊断良性病变与粗针活检结果不一致。乳腺放射医师最终对怀疑放射瘢痕的病变进行针吸活检或者进行导丝定位后切除病变供活检。

导管周围炎症

应用 10ml 注射器带有 21G 针头对乳头乳晕复合体后方触痛肿块进行针吸活检。所得到的液体进行细胞学检查,然后用转移培养基来培养发现厌氧菌。如果没有脓,在得到培养结果之前,可以先联合应用甲硝唑及双氯西林来治疗。如果抗生素需要继续应用,需要结合药敏试验结果。这样大多数病人会取得好的效果,但是如果大量流脓,手术治疗是必需的。不同于产褥期脓肿,乳晕下脓肿通常为单房,累及单个导管系统。术前超声能够准确地描述其发展程度。进行简单的手术引流容易复发或者进行彻底手术治疗。如果病人正处于分娩期,简单引流则最常用,但是如果合并厌氧菌感染,感染复发则容易发生。反复脓肿形成瘘是个棘手问题,需要瘘管切除或者大范围导管切除,取决于具体情况(表 17-6)。在原来位置的乳晕周围脓肿复发,瘘管形成,则瘘管切除术是常用术式,因为其有很高的成功率及较少的并发症。然而,乳晕下脓肿扩散,而不是局限于一个部分或者形成多个瘘管,整体导管切除是最快捷的方法。前者多发生于年轻女性单个导管鳞状上皮化生,而后者表现为老年女性多支导管扩张。然而,瘘管切除是对于局限性败血症的主要手段,而不依赖于年龄。抗生素治疗主要应用于瘘管切除复发感染,而总体导管切除后需应用抗生素 2~4 周。

表 17-6　复发性乳晕下脓肿的治疗

瘘管切除术	全导管切除术
小脓肿局限于一段	大脓肿感染乳晕 >1/2 周
在同一部位复发	在不同部位复发
轻度或无乳头倒置	显著乳头倒置
病人不在意乳头倒置	病人要求矫正乳头倒置
年轻病人	年老病人
其他导管无溢液	其他导管溢脓
以前无瘘管切除史	瘘管切除后复发

乳头倒置

先天性乳头倒置矫正的女性比导管扩张继发乳头倒置要多。虽然结果令人满意,但是女性追求美容效果而进行矫正通常会出现一些并发症,乳头感觉的改变,乳头坏死或者乳头术后纤维化伴有乳头回缩。因为乳头倒置是乳晕下导管缩短的结果,完全去除这些导管是进行永久矫正的前提。

乳腺癌危险因素

激素和非激素危险因素

　　不断暴露在雌激素刺激下是乳腺癌发生的危险因素,而暴露减少则具有保护性。相应地,月经期延长、较早的来潮、未孕及较晚绝经都是相关的危险因素。适量的运动、长时间的哺乳、月经期缩短都是保护因素。乳腺上皮细胞终末分化伴有长时间孕期也是保护因素,所以第一胎生育年龄大是乳腺癌危险因素。最后,肥胖也与乳腺癌具有相关性。因为绝经后女性雌激素的主要来源为脂肪组织中雄烯二酮转变成的雌酮,所以肥胖与长时间雌激素暴露有关。

　　非激素危险因素包括放射性暴露。年轻女性接受霍奇金病斗篷式放射治疗时,其乳腺癌危险率高于年龄匹配的对照组75倍。第二次世界大战时期,日本原子弹爆炸幸存者具有乳腺癌高发生率。在这种情况下,成年人放射性暴露,特别是在乳腺发育时期,可能会放大这种有害作用。

　　研究还表明,患乳腺癌的风险随女性酒精消耗量增加而增加。饮酒能增加血清雌二醇水平。最后,有证据表明,长期食用具有高脂肪含量食品导致乳腺癌的风险增加,通过增加病人血清雌激素水平。

风险评估模型

　　患乳腺癌的美国本土女性平均寿命风险为12%[42,43]。女性没有患癌症的时间越长,她患乳腺癌的风险越低。因此,50岁妇女患乳腺癌的寿命风险为11%,70岁的女人有7%的患乳腺癌的寿命风险。因为乳腺癌的风险因素相互作用,所赋予风险因素组合的风险评估是困难的。两个风险评估模型目前用于预测乳腺癌的风险。从检测乳腺癌示范项目,即在20世纪70年代乳房X线检查计划,是盖尔(Gail)和他的同事开发的最经常使用的模型,它包括月经初潮年龄,乳房活检数量,首次生育的年龄,与一级亲属患乳癌数量。它预测患乳腺癌每10年累积危险性。要使用盖尔模型计算患乳腺癌的风险,一个女人的风险因素转化为一个整体风险评分乘以(表17-7)相对应的风险系数。通过计算所得风险评分可判断该女性的的个人患病风险。一个软件程序纳入Gail模式风险评分软件程序可从美国国家癌症研究中心在 http://bcra.nci.nih.gov/brc 查到。这一模式最近修改可更准确地评估美国非裔女性[45,46]。

　　克劳斯和他的同事,应用癌症和类固醇激素研究中数据,建立乳腺癌病例对照研究,开发经常使用的其他风险评估模型,该模型是基于对高外显率的乳腺癌敏感性基因的假设[47]。与Gail模式相比,克劳斯模型包含较多的家庭的历史,但排除其他风险因素。克劳斯模型根据每10年第一和第二级亲属患有乳腺癌的存在和诊断时的年龄提供个人患乳腺癌的危险估计。那些较少一贯与乳腺癌相关因素(饮食、口服避孕药、哺乳情况)或在一般人群(辐射)罕见的危险因素无论是在盖尔或克劳斯风险评估模型中均未包括。其他模型提出的乳房X线腺体密度在评估乳腺癌风险中的作用[48,49]。这些模型没有包括易感基因 *BRCA1* 和 *BRCA1* 突变风险评估。

表17-7　Gail 模型相关风险因素评估	
变量	相关风险
初潮年龄(岁)	
≥14	1.00
12～13	1.10
<12	1.21
活检次数/良性乳腺疾病史,<50岁	
0	1.00
1	1.70
≥2	2.88
活检次数/良性乳腺疾病史,≥50岁	
0	1.02
1	1.27
≥2	1.62
首次生育年龄(岁)	
<20y	
患乳癌一级亲属数量	
0	1.00
1	2.61
≥2	6.80
20～24y	
患乳癌一级亲属数量	
0	1.24
1	2.68
≥2	5.78
25～29y	
患乳癌一级亲属数量	
0	1.55
1	2.76
≥2	4.91
≥30y	
患乳癌一级亲属数量	
0	1.93
1	2.83
≥2	4.17

风险管理

　　几个重要的医疗决定可能会影响女性发生乳腺癌的风险[50-58]。潜在的风险,这些决定包括何时使用绝经后激素替代治疗,在什么年龄开始乳房摄影筛检,什么时候用他莫昔芬来预防乳腺癌,以及何时进行预防性乳房切除术预防乳腺癌的发生。绝经后激素替代疗法普遍开展于20世纪80年代和90年代,因为其有效地控制雌激素缺乏的症状;即血管舒缩症状,如热潮红、盗汗和其相关的睡眠障碍,骨质疏松症和认知功能的变化。此外,这些激素补充剂被认为也可以减少冠状动脉疾病。对没有接受子宫切除术的,雌激素和孕激素联合应用成为标准治疗,因为毋庸置疑雌激素会增加罹患子宫癌的风险。涉及延长一个女人的一生摄取雌激素,再加上这些激素对心血管健康的影响,积极实施大规模的第三期临床试验,以最终评估绝经后激素替代疗法的风险与收益。妇女的健康是由美国国立卫生研究院倡议并进行一系列的临床试验,包括研究饮食、营养补充剂的影响,荷尔蒙对癌症的风险,心血管疾病,绝经后妇女的骨骼健康。2002 年绝经后激素替代疗法初步研究结果得出结论,应用此治疗超过 4 年患乳腺癌的风险是 3~4 倍,4 年的使用并没有显著减少冠状动脉或脑血管的风险。

≥50 岁的妇女常规使用乳房摄影筛检的乳腺癌死亡率降低 33%。这种减少的同时,并没有伴随相当大的风险,经济成本也可接受。然而,在小于 50 岁的妇女,应用乳房摄影筛检较具争议性的几个原因如下:①乳房密度较大,乳房 X 线筛查不太可能早期发现乳腺癌;②乳房 X 线检查有更多假阳性测试结果,导致不必要的活组织切片检查;③年轻妇女发生乳腺癌几率低,所以少有年轻妇女将受益于筛选。然而,以人口为基础,妇女乳房摄影筛检的好处在 40 和 49 岁的年龄段似乎仍然大于风险。较高危患乳腺癌风险女性的乳腺定位可能也提高了风险和利益的平衡。在一项对 40~49 岁女性进行的研究中,具有乳腺癌家族史的女性乳房 X 线检查发现异常的概率是没有乳腺癌家族史的女性 3 倍。此外,前面一节提到的风险评估模型,相关数据表明乳房摄影密度是乳腺癌风险的独立因素。乳腺癌的风险评估模型加入乳房密度测量似乎可增加战略准确性的工具。不幸的是,不一致的 X 线密度报告阻碍了广泛应用这些修改模型。目前的建议是,妇女在 35 岁进行基础乳房 X 线检查,然后在 40 岁开始每年进行乳房 X 线筛查。

他莫昔芬是一种选择性雌激素受体调节剂,是第一能降低健康女性的乳腺癌发病率的药物。乳腺癌预防试验(综合 NSABP P-01)随机分配大于 13 000 名妇女,其 5 年盖尔相对乳癌危险度为 1.70 或更高者接受他莫昔芬或安慰剂治疗。后平均随访 4 年期间,在他莫昔芬治疗组乳腺癌的发病率减少 49%[50]。目前,仅建议盖尔相对危险度为 1.70 或更高的女性服用他莫昔芬。此外,妇女经常服用他莫昔芬造成深静脉血栓形成较平常发生的 1.6 倍,肺栓塞为 3.0 倍,子宫内膜癌的 2.5 倍。绝经后的早期乳癌病人子宫内膜癌的风险增加。服用他莫昔芬病人接受白内障手术是常人的 2 倍。盖尔和同事随后开发出一种模式,应用潜在乳腺癌的风险以及合并症,以确定他莫昔芬用于化学预防治疗的净风险效益比[59]。最近,综合 NSABP 完成了第二次化学预防试验,设计比较他莫昔芬和雷洛昔芬减少高风险的绝经后妇女的乳腺癌风险。雷洛昔芬,另一选择性雌激素受体调节剂,被选定应用在这项后续预防试验,它能够有效的缓解绝经后妇女的骨质疏松,同时能有效地降低患乳腺癌的风险,但没有他莫昔芬对子宫的不利影响。该 P-2 试验中,研究他莫昔芬和雷洛昔芬(已知的 STAR 试验),有高危患乳腺癌风险的 19 000 名绝经后妇女随机接受他莫昔芬或雷洛昔芬。在 5 年中位随访中,发现两种药物在减少患乳腺癌的风险方面具有几乎相同的能力,但雷洛昔芬较少发生不良事件[60]。两种药物降低了约 50% 患乳腺癌的风险。

虽然他莫昔芬已被证实可以降低导管原位癌和小叶原位癌的发病率,雷洛昔芬没有这方面的试验数据。乳腺癌高危

风险女性回顾性研究发现,预防性乳腺切除术减少了 90% 的风险[52]。然而,预防性乳腺切除术影响长期生活质量。一项研究涉及携带突变乳腺癌易感基因(BRCA 基因)的妇女实施预防性乳腺切除术随患乳腺癌的寿命风险不同而获益不同。对于估计寿命风险为 40% 的女性,乳房切除术可增加近 3 年的寿命,而估计寿命风险为 85% 者,预防性乳房切除术可增加 5 年寿命[56]。

BRCA 突变

BRCA1 基因

5%~10% 的乳腺癌是继承 BRCA1 和 BRCA2 基因突变,这在继承常染色体显性遗传方式具有显著的不同(表 17-8)[61-67]。BRCA1 基因位于染色体臂 17q,跨越了基因组区域约 100 个碱基对的 DNA(知识库),以及包含 22 个编码蛋白质的 1863 个氨基酸。BRCA1 和 BRCA2 均为肿瘤抑制基因,并为每个基因的两个等位基因损失引发症。BRCA1 基因在转录、细胞周期控制和 DNA 损伤修复途径起作用。超过 500 种的 BRCA1 基因的变化序列也已确定。现在已知在 BRCA1 基因胚系突变在多达 45% 的遗传性乳腺癌和至少有 80% 的遗传性卵巢癌中。女性突变携带者有多达 90% 风险患乳腺癌和高达 40% 风险患卵巢癌。乳腺癌易感在这些家庭中表现为一种常染色体高显性。大约 50% 的儿童载体呈显性表达。在一般情况下,BRCA1 基因相关乳腺癌的浸润性导管癌,是低分化,并且激素受体阴性。BRCA1 基因相关乳腺癌有独特的临床特点,如发病年龄较早,双侧乳腺癌的发病率较高,以及在一些受影响的个人相关癌症发生,特别是卵巢癌和结肠癌和前列腺癌的可能。

表 17-8　散发性、家族性和遗传性乳腺癌的发病率

散发性乳腺癌	65%~75%
家族性乳腺癌	20%~30%
遗传性乳腺癌	5%~10%
BRCA1	45%
BRCA2	35%
p53(Li-Fraumeni 综合征)	1%
STK11/LKB1(Peutz-Jeghers 综合征)	<1%
PTEN(Cowden 病)	<1%
MSH2/MLH1(Muir-Torre 综合征)	<1%
ATM(共济失调毛细血管扩张症)	<1%
未知	20%

几个原始的突变已经确定了突变 BRCA1 基因。两个常见的基因突变是 185delAG 和 5382insC,这占 BRCA1 基因突变的 10%。这两个突变发生在德系犹太人 10 倍于非犹太人白人。几乎所有的德系犹太人 185delAG 突变频率为 1% 并且还伴随着 5382insC 突变。对犹太人和非犹太人妇女进行早发性乳腺癌胚系突变分析表明,20% 患乳腺癌的犹太人妇女 40 岁时携带 185delAG 突变。

BRCA2 基因

BRCA2 基因位于染色体臂 13q 和跨度约 70kb 的 DNA 序列。

在 11.2kb 的编码区包含 26 个编码 exons[61-67]。其编码蛋白质的氨基酸 3418。该 BRCA2 基因与任何以前描述的基因无同源性,蛋白质不包含先前定义功能域。BRCA2 基因生物的功能没有得到很好的定义,但像 BRCA1 基因,它也被假设在 DNA 损伤反应途径发挥作用。BRCA2 基因的信使 RNA 也在细胞周期的 G_1 和 S 期后期高水平表达。BRCA2 基因与 BRCA1 基因蛋白在细胞周期调控蛋白的动力学上非常相似,这表明这些基因是协同调节。BRCA2 基因突变谱并没有像 BRCA1 基因那样确立。迄今为止,超过 250 种突变已被发现。BRCA2 突变携带者患乳腺癌的风险接近 85%,而患卵巢癌的寿命风险低于 BRCA1 基因,仍然接近 20%。BRCA2 基因在乳腺癌易感家庭是一种常染色体显性性状,具有高外显率。大约 50% 的孩子继承特质。不像男性携带者 BRCA1 基因突变,男子在 BRCA2 基因胚系突变,估计患乳腺癌的风险为 6%,为一般男性的 100 倍。BRCA2 基因相关是浸润性导管癌,这是更可能是分化良好比 BRCA1 基因相关激素受体表达高的乳腺癌。BRCA2 基因相关乳腺癌有其独特临床特点,如发病年龄比较早零星发病的情况下,双侧乳房发病率较高癌症,以及相关的癌症在一些受影响的存在个人,特别是卵巢癌、结肠癌、前列腺癌、胰腺癌、胆囊癌、胆管癌和胃癌,以及黑色素瘤。突变的数目已在 BRCA2 基因确定。该 6174delT 突变被发现在德系犹太人的发生率为 1.2%。另一种 BRCA2 基因突变,999del5,在冰岛和芬兰人群中发现。

BRCA 基因突变携带者的鉴定

确定遗传性乳腺癌的风险是四个步骤的过程,包括:①取得一个完整的、多代家族病史;②评估特定病人的基因检测是否恰当;③辅导病人;④解释结果[68]。基因检测不应孤立提供,但只有结合病人教育和咨询服务,包括转介给遗传辅导员。初步确定,要对适当的人群进行基因检测并记录入个人资料可提供临床决策信息。在这一进程中,彻底和精确的家族病史是必要的,包括父系和母系的家族史,因为 50% 的妇女的 BRCA 基因突变继承了父亲的突变。为了帮助外科医师关于测试的妇女提供咨询,统计确定模型中的个人携带 BRCA 突变概率。如果一个家庭包含两个或更多的妇女在 50 岁前患卵巢癌和乳腺癌则可被认定有遗传性乳腺癌的风险。任何一个女人 50 岁前确诊患有乳腺癌,或在任何年龄卵巢癌将被问及第一、第二、第三级亲属在家庭任何一方是否有这些诊断。同一个体患乳腺癌和卵巢癌,或在任何年龄的男性乳腺癌,也提示遗传性乳腺癌和卵巢癌的可能性。基因检测的门槛在突变率增加的种族中较低。例如,患早发性乳腺癌犹太女子可能被认为患遗传性癌症。

BRCA 基因突变检测

适当的个别辅导在被测试的 BRCA 基因突变个体是被强烈推荐的,知情同意文件是必需的[68-69]。在临床上,可用于分析 BRCA 基因突变的测试是基因序列分析。对于一个历史可疑遗传性乳腺癌家庭但没家庭成员进行过基因检测,最确实的策略是先来测试受影响的家庭成员。此人经历的完整序列分析两者的 BRCA1 和 BRCA2 基因。如果一个突变被确认,亲属通常只测试该特定突变。一个犹太人的祖先个人测试最初为三个遗传性乳腺癌和卵巢癌特定基因突变在其人群中。如果这些测试结果是否定的,可以对 BRCA1 和 BRCA2 基因进行适当的分析。测试阳性的结果是一个揭示了 BRCA 突变具

有翻译或干扰的 BRCA 基因功能蛋白质的存在。一个女人其携带有害突变乳腺癌的风险高达 85%,其发生卵巢癌风险大大增加。如果测试结果呈阴性,可以结合个人的和家庭病史,特别是家庭成员是否存在特定基因突变,在这种情况下女人一般测试只能用于特定突变。如果目前没有突变,妇女的乳腺癌或卵巢癌的风险可能没有大于普通人群的。此外,没有 BRCA 基因突变可以传递到女性的孩子。在缺乏原先确定的突变,在受影响的测试结果呈阴性通常表明个人的 BRCA 基因突变家在族癌症是不负责的。然而,这种可能性仍然存在即在这些不寻常的异常中,可能还有一个未通过临床试验定的基因。它也有可能确实是造成可识别 BRCA 突变家族性癌症但该个人测试了零星的癌症型模拟已知的情况。特别是如果这个人的测试发生乳腺癌接近总人口的发病年龄(年龄 60 岁或以上),而不是 50 岁之前,因为是有 BRCA 突变携带者特征。整体而言,BRCA 变异测试假阴性率为 5%。一些测试结果,特别是当它一个单一碱基对的变化(突变)是确定的,可能很难解释。这是因为单一碱基对的变化并不总是导致无功能的蛋白质。因此,没有位于重要功能区的错义突变,或者是那些仅使蛋白质结构中最小的改动,不发生疾病与通常被报告为不确定的结果。在通报妇女不确定的结果时,必须采取解释不确定的风险与此相关的癌症的基因突变类型,并强调,正在进行的研究可能澄清其含义。此外,测试乳腺癌其他家庭成员,以确定是否由于他们的乳癌基因变异并就其意义可提供澄清。目前不确定的遗传变异占 12% 的测试结果。有人关切地说,遗传鉴定乳腺癌的风险可能干预获得负担得起的保健保险。这种关切针对个人或家庭的仅存在一个不确定的不同于正常人的遗传基因型。健康保险与责任法案 1996 年(the Health Insurance Portability and Accountability Act of 1996,HIPAA 1996)使对于团体健康美国计划考虑遗传信息作为一个预先存在的条件或用它来拒绝或限制范围是违法的。大多数州也通过了法律,防止基因歧视在健康保险的规定。此外,个人申请健康保险不要求报告是否有亲属经过基因测试癌症的风险,只有那些亲属是否实际上已被确诊患有癌症。目前很少有文件证据现有的基因测试造成基因歧视的结果。

预防癌症的 BRCA 基因突变携带者

BRCA1 和 BRCA2 基因突变携带者的风险管理策略包括以下内容:

1. 预防性乳房切除术和重建。
2. 预防性卵巢切除术和激素替代疗法。
3. 严密监测乳腺癌和卵巢癌。
4. 化学预防。

虽然切除乳房组织降低了 BRCA1 和 BRCA2 基因突变携带者患乳腺癌的可能性,乳房切除术不会去除所有的乳房组织和妇女继续在种系变的风险,发生在剩下的任何乳房组织的癌症。对没有过乳房切除术绝经后 BRCA1 和 BRCA2 突变携带者,最好避免激素替代疗法,因为没有数据方面支持该治疗对乳腺癌的易感性基因显率相关。因为在乳腺癌的 BRCA 基因突变者与非携带者具有相同乳腺癌 X 线的表现,乳房 X 线检查很可能是在 BRCA 基因突变者有效,只要它是由经验丰富的具有高度的警觉的放射科医师执行。目前筛查的建议不接受预防性乳房切除术的 BRCA 基因突变者 25 岁开始,包括临床乳房检查每 6 个月一次和乳房 X 线检查每 12 个月一次,因为 BRCA 突变携带者在 30 岁后患乳癌的风险增

加。近期注意力都集中在利用磁共振成像(MRI)对乳腺癌高风险的个人和已知的 *BRCA* 基因突变者的检查。磁共振成像似乎对高密度腺体年轻妇女乳腺癌检测更敏感[70]。然而,磁共振成像同时会导致良性乳腺病变被错误认为是恶性的,而这些假阳性事件可导致更多的干预,包括活组织切片检查。目前的建议美国癌症协会的指出应用为 MRI 妇女患乳腺癌的 20 至 25% 或以上的寿命风险者,有很强的乳癌或卵巢癌家族史和在其青少年或 20 岁前治疗过霍奇金病的妇女[71]。尽管乳腺癌的高危妇女服用他莫昔芬癌症减少 49% 发生率,但建议 *BRCA* 突变携带者使用他莫昔芬为时尚早。*BRCA1* 基因突变携带者癌症的产生通常是高核分级,并大多激素受体阴性。约 66% 的 *BRCA1* 基因相关 DCIS 的病变是雌激素受体阴性。他莫昔芬表现在乳腺癌雌激素受体阳性更有效。

在 *BRCA1* 和 *BRCA1* 基因突变者的卵巢癌风险为 20% ~ 40%,10 倍于一般的正常人群。对于突变携带者,预防性卵巢切除术是一种合理的预防措施。美国妇产科学院建议,*BRCA1* 和 *BRCA1* 基因突变者考虑在生育完成或在停经时预防性卵巢切除术。激素替代治疗可在讨论病人卵巢切除术时进行。目前,癌症遗传学研究协会建议针对谁已选择推迟预防性卵巢切除术的 *BRCA* 基因突变携带者每年阴道超声定时避免排卵和年度测量血清 CA-125 的水平,在 25 岁后开始为最佳。

与乳腺癌风险增加有关的其他遗传性综合征包括:考登(PTEN 基因突变,其中对甲状腺、胃肠道癌,良性皮肤和皮下结节有关),锂 Fraumeni 综合征(*p53* 基因突变,也与肉瘤、淋巴瘤和肾上腺肿瘤有关),乳腺癌和黑色素瘤。

流行病学与自然病程

流行病学

乳腺癌是女性最常见特殊部位癌症,它引起的职业妇女死亡年龄为 20 ~ 59 岁[72-73]。它占新诊断癌症的 26% 和女性癌症相关死亡的 15%[73]。据预测,在 2008 年大约有 182 460 例美国妇女将被诊断为浸润性乳腺癌而 40 480 例将死于乳腺癌[74]。到 1987 年,乳腺癌已经超过肺癌,成为癌症相关的妇女死亡的第一位原因(图 17-14)。在 20 世纪 70 年代,美国女性乳腺癌发病率估计在 1/13,1980 年为 1/11,2004 年为 1/8。康涅狄格州和纽约州上癌症登记文件指出,自 19 世纪 40 年代中期,新的经年龄调整的乳腺癌发病率稳步增加。根据美国 9 个监测点,基于流行病学与最终结果(SEER)的登记,自 2000 年以来,发病率已经下降了 23%。1973—1980 年,发病率每年增长大约 1%,1980—1987 年,并额外使发病率增加 4%。这是由小原发癌被频繁检测造成的。大于等于 55 岁妇女乳癌发病率增加与老年女性行乳房 X 线摄影筛查是相关联的。与此同时,局部转移率和乳腺癌死亡率下降。从 1960—1963 年,美国白人和黑人妇女 5 年的乳腺癌生存率分别为 63% 和 46%,而 1981—1983 年分别为 78% 和 64%。对于 1987—1989 年分别为 85% 和 71%。

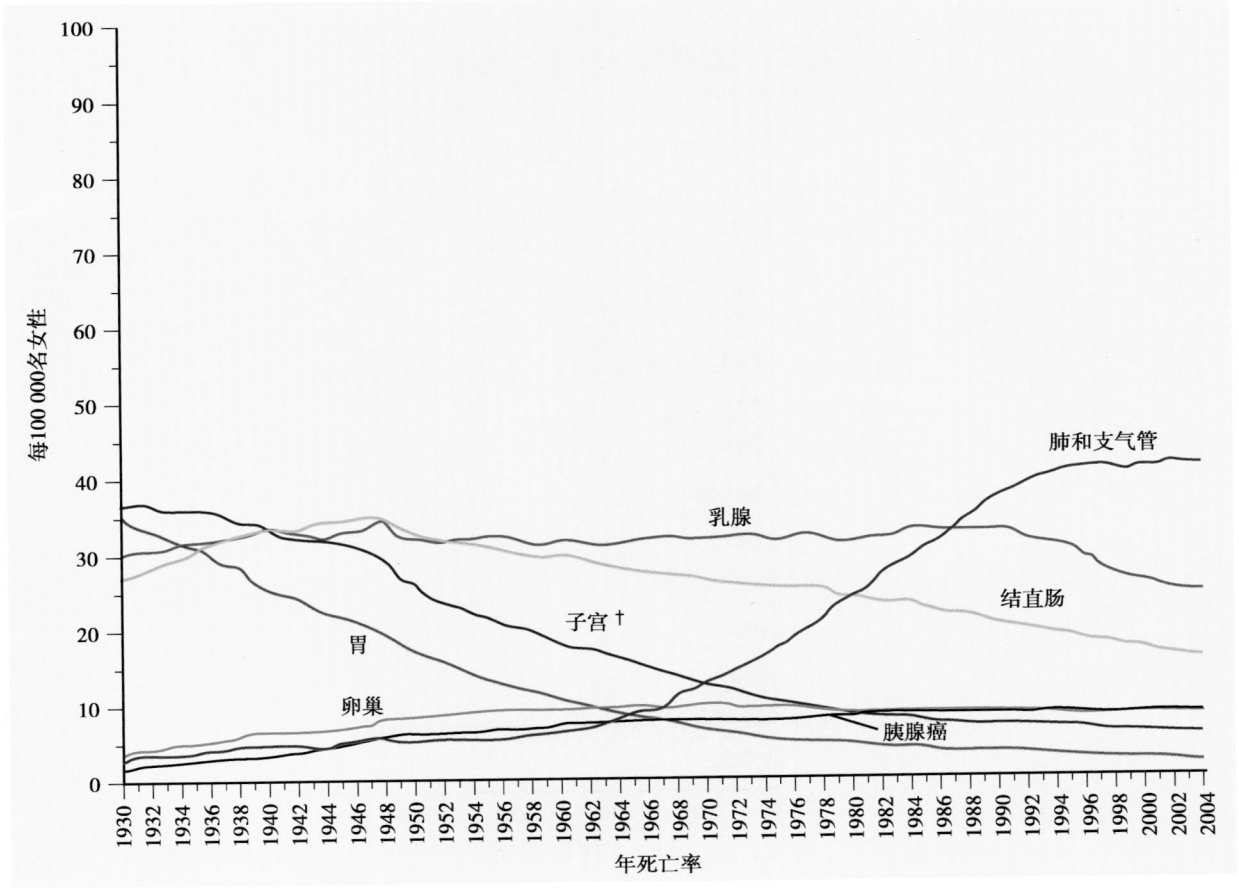

图 17-14 美国女性选择性器官中乳腺癌死亡率。这是经年龄调整后的每十万人口死亡率。子宫癌死亡率来源于宫颈癌和宫体癌的总和。自 1960 年肺癌的死亡率陡然增高

在全世界不同的国家乳腺癌的发病率可相差10倍。塞浦路斯和马耳他乳腺癌死亡率最高（29.6/10万人），而海地是最低的（2.0/10万人）。美国这一数据为19.0/10万。生活在工业不发达国家的妇女往往较生活在工业化国家的妇女有较低的乳腺癌发病率，虽然日本是一个例外。在美国，摩门教，安息日会，美国印第安人，阿拉斯加土著，西班牙/拉丁裔美国人，日本和生活在夏威夷、菲律宾的妇女，其乳腺癌的发病率低于平均水平，而修女（由于未生育过）和德系犹太人的妇女则高于平均发病率。

大多数国家在20世纪90年代后乳腺癌发病率增加。自1990年的估计，发病率整体每年增加约0.5%。到2010年，预计将有大约140万新病例。根据中国的癌症登记发病率每年增加高达3%~4%，而在亚洲东部，升幅是相似的。

根据SEER最近的数据显示，乳腺癌的发病在过去十年中下降，人们普遍认为这是妇女健康倡议减少使用激素替代疗法的结果[75]。

乳腺癌定义根据地理、区域的生活方式，在种族或民族具有多样性（图17-15）[76]。一般而言，亚洲和非洲的女性人群乳腺癌发病率和死亡率较低，由于相对欠发达的国家没有采用西方国家的生殖和饮食模式。与此相反，欧洲和北美的妇女和高度工业化国家妇女有相当高的乳腺癌的负担。这些国际模式反映在乳腺癌发病率和死亡率可在种族、民族和多元文化的美国观察到（图17-16）[77]。

乳腺癌发病影响因素与死亡影响因素是相关的，但可能也存在差异。生育年龄较早的体重较重的女性乳癌发病率均较低，其次是足月生育后延长哺乳期的女性。以上是许多不发达国家，也是很多东方国家的特点。乳腺癌死亡率较低应发生在一个发病率较低的人群，但缺乏有效X线早期筛查方案和癌症多学科治疗方案将累积乳癌死亡风险。这些特征可能造成不相称的死亡风险在不发达的国家。类似的因素在美国的种族和族裔群体中是存在比较明显差异的。有趣的是，乳腺癌发病率和死亡率在第二代和第三代亚裔美国人上升，这是因为他们采用西方的生活方式。美国亚群人口之间的乳腺癌生存差距被公布，是与其密切相关的社会经济状况相关。贫困率和缺乏卫生保健保险人口比例在少数种族和如非洲和

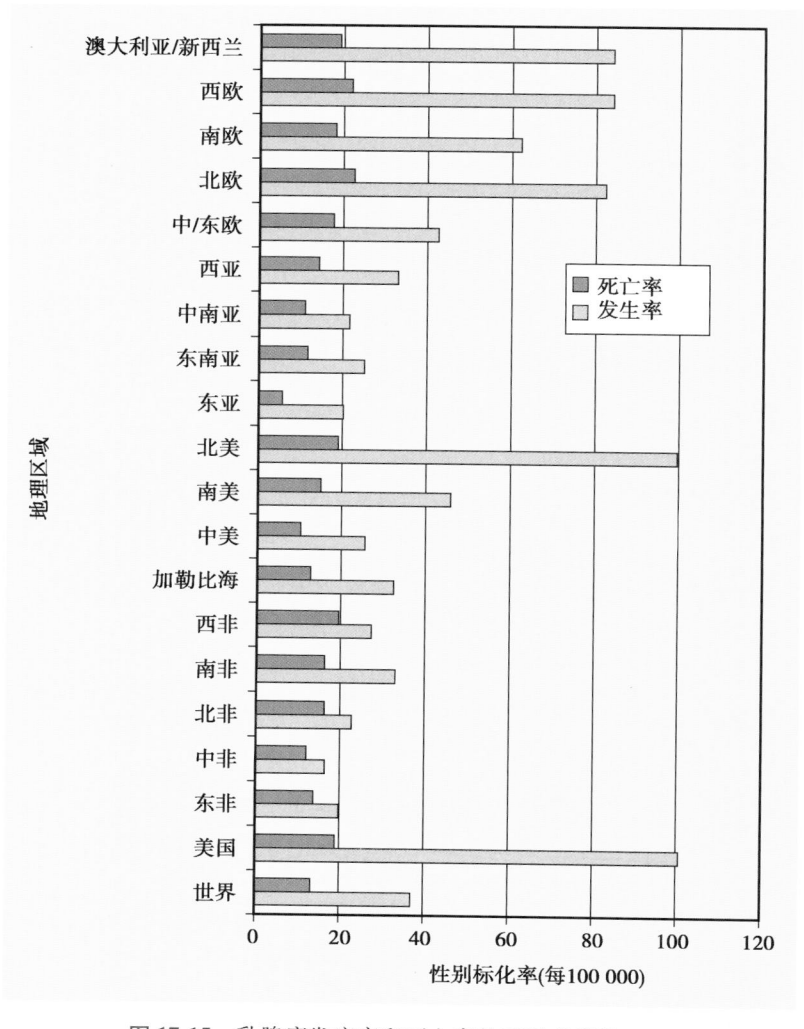

图17-15   乳腺癌发病率和死亡率的国际多样性

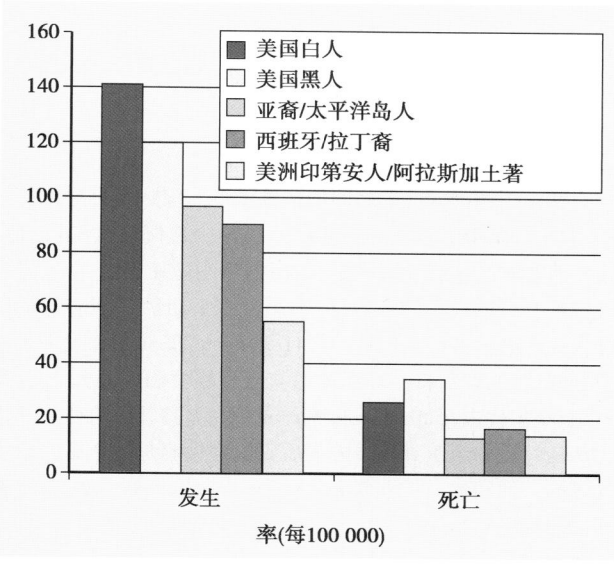

图 17-16　1998—2002 年,美国不同种族乳腺癌的发病率和死亡率

别为 18.0% 和 3.6%。只有 0.8% 的病人存活 15 年或更长的时间。尸检资料证实这些妇女中有 95% 死于乳腺癌,而其余 5% 死于其他原因。几乎 75% 的妇女在乳癌疾病的过程中发展为溃疡。最长幸存的病人死于诊断后 19 年。

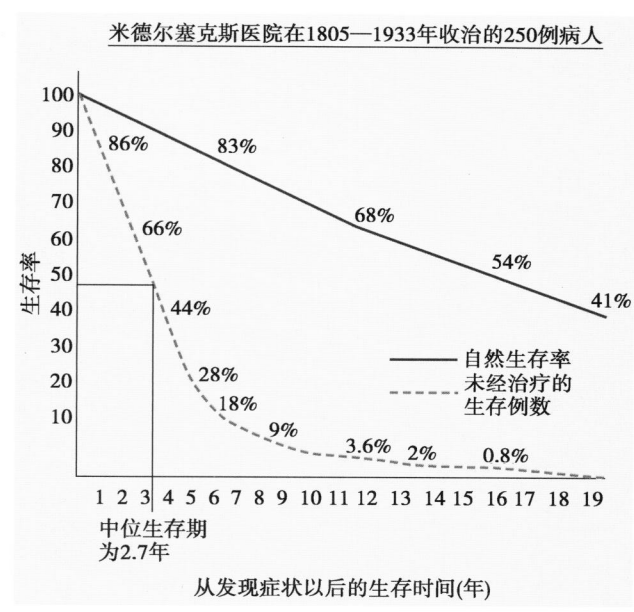

图 17-17　未经治疗女性乳腺癌生存与自然生存的比较

拉美裔美国人/拉丁裔美国人的民族中高达 2 ~ 3 倍。这些社会经济劣势造成乳腺癌筛查不力和延迟的乳腺癌诊断的不平等结果,高分期分布,综合治疗的不足,并最终增加死亡率。此外,西班牙裔人口快速增长伴随着健康教育中的问题增加,因为医师与非英语为母语病人沟通的语言障碍。最近的研究中也有记载的对少数乳腺癌病人存在不公平待遇,如未能提供全身治疗和乳房重建。一些治疗控制不佳与合并症(如高血压和糖尿病)有关,这是在少数民族人群较为普遍。然而,有研究认为,调整这些因素和原因不明的持续不平衡的报告治疗建议。很显然,乳腺癌的差距与种族或族裔背景有多种因素相关,在结果的改善将需要许多同时在病人和各级公共健康提供者的改善。乳腺癌亚型特征和疾病的遗传学已引发争议其可能影响乳腺癌风险并有关种族或族裔[78]。这些问题尤其引人注目即非洲裔美国人与白人之间患乳腺癌的风险差异。非裔美国人患乳癌生命风险较低,但其乳癌死亡风险增加。非裔美国人也有年轻的乳癌年龄分布;女性<45 岁,在其他美国的人口亚族中乳腺癌发病率最高。最后,所有年龄的非裔美国妇女对雌激素受体阴性的乳癌具有明显高发病率。这些相同的疾病模式在西方女性群体可以看到,撒哈拉以南非洲妇女如同非裔美国人妇女作为一个殖民地时代的奴隶贸易的后裔。有趣的是,男性乳腺癌也在非裔美国人和非洲人中频繁出现。

自然病程

　　布鲁姆和他的同事基于对 250 名 1805—1933 年伦敦米德尔塞克斯医院慈善病房照顾女性乳癌病人的资料描述乳癌的自然病程。这些病人的中位生存为初步诊断后 2.7 年(图 17-17)[79]。这些妇女的 5 年和 10 年生存率分

原发性乳腺癌

　　超过 80% 的乳腺癌表现为涉及上皮和间质组织的纤维生成。随着癌细胞生长和对周围乳腺组织的侵袭,伴随促纤维增生性反应和缩短 Cooper 悬韧带产生皮肤回缩的一个特点。当皮肤淋巴引流被阻塞,局部水肿(橘皮样改变)发生。随着持续增长,癌细胞侵入皮肤,最终发生溃疡。由于皮肤的新领域入侵,原发灶附近出现卫星结节。原发性乳腺癌与无病生存和总生存相关,但有肿瘤大小和腋窝淋巴结转移关系密切(图 17-18)。一般情况下,高达 20% 的乳腺癌是在局域复发,大于 60% 是远处播散,20% 是二者均有。

腋窝淋巴结转移

　　随着原发灶大小的增加,某些癌细胞通过细胞间隙进入乳房区域淋巴结,特别是腋窝淋巴结。淋巴结转移癌起初不明确和质软,但随着转移癌的生长变得致密和坚硬。最终,淋巴结相互融合成团。癌细胞生长可能通过淋巴结皮质连接腋窝结缔组织,包括胸壁。通常情况下,腋窝淋巴结顺序从低(Ⅰ级)到中央(第二级)以及及顶(第三阶段)淋巴结组转移。虽然 95% 妇女死于乳腺癌远处转移,但无病生存率和总生存率的最重要预后指标是腋窝淋巴结状态(见图 17-18A)。淋巴结阴性妇女复发风险低于 30%,而淋巴结阳性者为 75%。

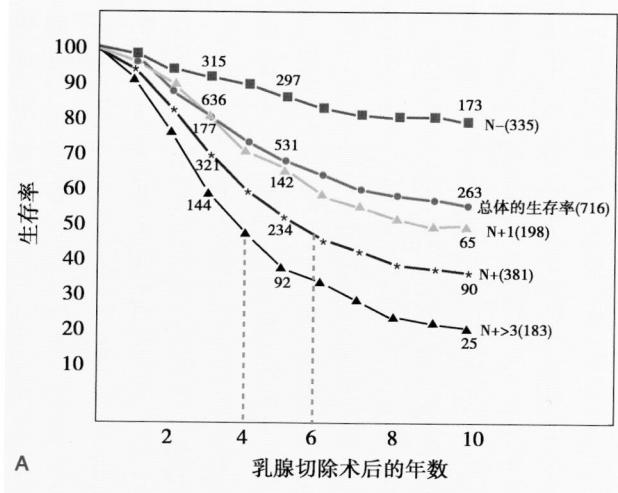

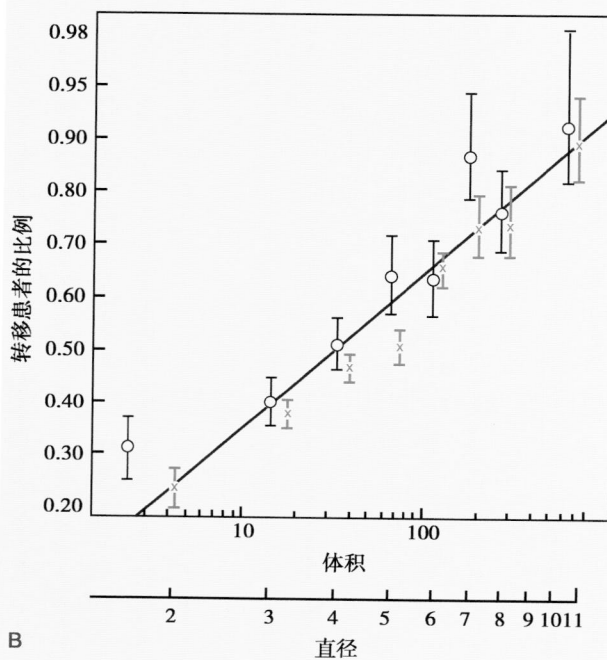

图 17-18　A. 根据不同淋巴结状态女性乳腺癌的总生存率。时间间隔为积极进行乳房切除术的年数。B. 根据乳腺癌体积和直径得出的转移风险

远处转移

大约在 20 细胞倍增,乳腺癌需要自己的血液供应量(血管生成)。此后,癌细胞可脱落进入体静脉血液直接播种通过肺循环和肋间腋静脉或脊柱通过静脉 Batson 的神经丛进入脊柱。这些细胞可由淋巴细胞和巨噬细胞清除。成功植入乳腺癌转移灶后,会出现可预见的主要肿瘤直径超过 0.5cm,对应于 27 细胞倍增。初步治疗后 10 年,在乳腺癌病人远处转移是最常见的死亡原因。出于这个原因,乳腺癌的临床试验,至少有 5 ~ 10 年才能得出结论性结果。虽然 60% 的妇女在治疗的 24 个月内发生远处转移,但在治疗后 20 ~ 30 年仍有可能发生转移。转移部位发生频率依次是骨、肺、胸膜、软组织

和肝脏。

乳腺癌的组织病理学

原位癌

原位癌和浸润性癌之间的区别就是癌细胞是否穿出基底膜[80,81]。Broders 对原位癌的原始描述中强调癌细胞没有穿出自然存在的导管、小叶到达周围的组织间质[80]。由于浸润性癌灶有可能很小,所以对癌组织做多个切片并细心分析以确保原位癌诊断的正确性。1941 年 Foote 和 Stewart 发表了一篇划时代的文章,将小叶原位癌与导管原位癌区分开[81]。20 世纪 60 年代末,Gallagher 和 Martin 研究完整乳腺的切片并描述从良性乳腺组织到原位癌最后到浸润性癌是一个循序渐进的过程。他们建立了乳腺癌微模型(小叶原位癌、导管原位癌和浸润性癌均小于 0.5cm)并强调早发现的重要性[85]。现在一致认为各个乳腺癌微模型有着独特的临床和生物学行为。在钼靶普及之前,乳腺癌诊断主要依靠体格检查。在那时,原位癌占乳腺癌比例不足 6%,并且约 67% 诊断为小叶原位癌,而导管原位癌仅为 33%。然而随着钼靶的普及,诊断为原位癌的几率提高了 14 倍(45%),并且诊断导管原位癌是小叶原位癌的 2 倍。表 17-9 列出导管原位癌与小叶原位癌的临床和病理学特性。多中心乳腺癌是指第二个原发灶和第一个原发灶不在一个象限(之间至少距离 4cm),而多发灶乳腺癌是指两个癌灶在一个象限(之间距离在 4cm 之内)。60% ~ 90% 的多中心灶乳腺癌是小叶原位癌,而导管原位癌的发生率为 40% ~ 80%。小叶原位癌双侧发病率为 50% ~ 70%,而导管原位癌的双侧发病率为 10% ~ 20%。

表 17-9	乳腺导管原位癌(DCIS)和小叶原位癌(LCIS)的临床病理特点	
	LCIS	**DCIS**
年龄(岁)	44 ~ 47	54 ~ 58
发病率[a]	2% ~ 5%	5% ~ 10%
临床症状	无	肿块、疼痛、乳头溢液
乳腺钼靶片特点	无	微小钙化
绝经前	2/3	1/3
浸润性癌同时发病率	5%	2% ~ 46%
多中心性	60% ~ 90%	40% ~ 80%
双侧性	50% ~ 70%	10% ~ 20%
腋窝转移	1%	1% ~ 2%
后续癌:		
发病率	25% ~ 35%	25% ~ 70%
侧别偏重	双侧	同侧
确诊时间间隔	15 ~ 20 年	5 ~ 10 年
病理类型	导管癌	导管癌

[a] 在乳腺钼靶片查出的乳腺病变的活检标本中

小叶原位癌

小叶原位癌起源于终末小叶单位,仅仅在女性病人发病。体积大但细胞核浆比例正常的癌细胞导致终末小叶单位膨胀、变形是小叶原位癌特点之一。细胞质黏液小球是小叶原位癌细胞的又一个特征。在发生小叶原位癌的乳腺组织中可以观察到微钙化灶,这些与小叶原位癌有关的钙化灶一般发生在癌灶的邻近组织。在邻近组织发现钙化灶是小叶原位癌的是另一特征,对其诊断有重大意义。由于小叶原位癌的发生被看做是一偶然事件,所以不能可靠估算其在人群中的发病率。小叶原位癌的平均发病年龄是 44 ~ 47 岁,比诊断为浸润性乳腺癌的平均年龄将近小 15 ~ 25 岁。小叶原位癌有种族特异性,白色人种是美国黑色人种发病率的 12 倍。25% ~ 35% 的小叶原位癌可以发展为浸润癌。无论小叶原位癌是否被发现,它都有可能发展为浸润性癌,并且 5% 的小叶原位癌与浸润性癌是同时检出的。有 65% 的病人起始发病是小叶原位癌,但发展为浸润性癌后却变为导管浸润性癌。由此,小叶原位癌被认为是发展为浸润性癌的危险驿站而非是最终的组织类型。

导管原位癌

尽管导管原位癌主要发生在女性病人,但是也有 5% 的导管原位癌是男性病人。在尸检的标本中男生病人占 7%。一般我们所说的导管内癌和导管原位癌的意思相同,它发展为浸润性癌风险很高。从组织学上讲,导管原位癌是沿导管生长的上皮细胞的增殖,导致在导管腔里乳头状突起。在导管内癌的早期很难和良性组织区分,因为癌细胞不表现出多形性、分裂相、异形性。导管腔里的乳头状突起生长(乳头状瘤的生长方式)、合并,导致不典型癌细胞团生长空间很小,使细胞表现出染色质深染,极性消失(筛状生长方式)。最终具有多形性且具有高分裂相的癌细胞充满管腔,导致管腔扩张(实体瘤的增长方式)。当血供不足以满足生长很快的肿瘤细胞时将发生坏死(粉刺癌的生长方式)。随之钙沉积在这些坏死灶,这是钼靶显像所能观察到的一个普遍特征。现在经常把细胞核的分级和坏死灶作为导管原位癌的分类依据(表 17-10)。根据多次会议的讨论,大家一致同意对导管内癌进行分级。虽然到现在对导管内癌分级没有统一的意见,但是多数还是将细胞核的分级和坏死灶作为导管原位癌的分类依据[82]。

导管内癌发展为浸润性癌的风险是小叶原位癌的 5 倍[83]。浸润性癌与最初发现的导管内癌往往发生在同侧乳腺,并经常在同一象限,这一现象表明浸润性导管癌是从导管内癌发展而来的(图 17-19)。

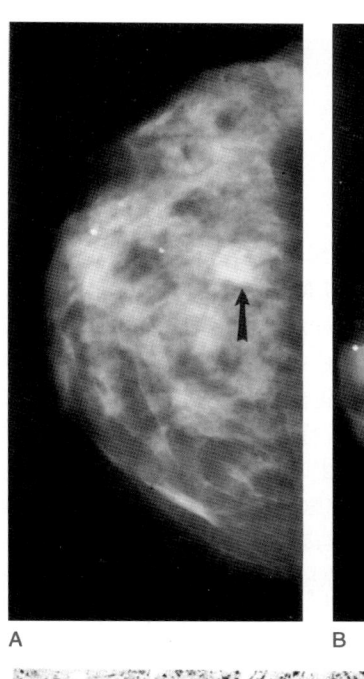
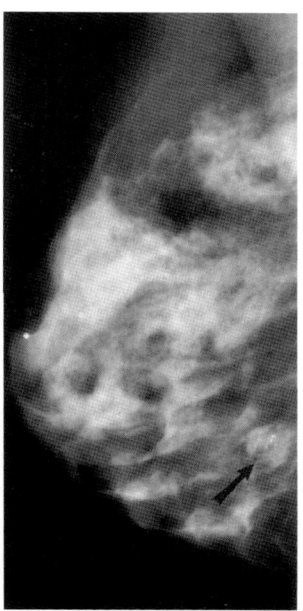
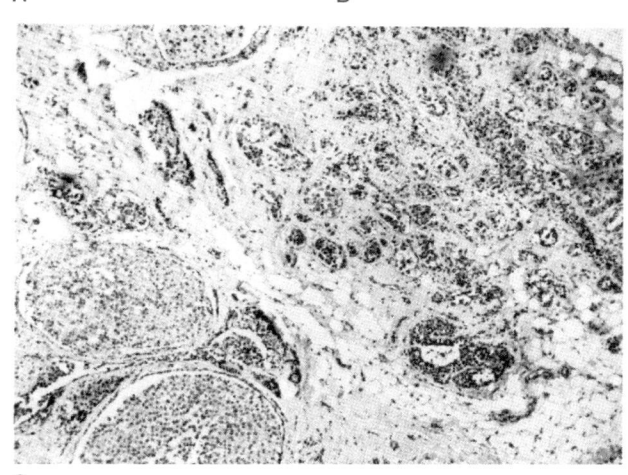

图 17-19　乳腺导管原位癌(DCIS)。头尾(**A**)和正中侧斜位(**B**)乳房钼靶造影显示了不良的边界,大小约 1.2cm 的肿块(箭头),其中包含微钙化。外科标本的病理组织学切片(**C**)证实 DCIS 伴有部分浸润(HE 染色,×32)

浸润性乳腺癌

浸润性乳腺癌起源于乳腺小叶或导管[84-87]。在早期的浸润性癌分类中,用小叶一词来描述与小叶原位癌相关的浸润性癌,其余的是指与导管原位癌相关的。在现在的组织分类中,有 10% 的浸润性癌是特殊类型的,并且有特殊的组织特征。为了对应这些特殊类型的浸润性癌,必须界定其余至少 90% 的组织特征。80% 的浸润性癌是非特殊类型的浸润性导管癌,这些组织类型的癌的预后要比其

表 17-10	乳腺导管原位癌(DCIS 的)分级		
确定的特征			
组织学	细胞核分级	坏死	DCIS 的等级亚型
粉刺	高	广泛	高
中间物[a]	中级	局灶或缺失	中级
非粉刺[b]	低	缺失	低

[a]通常是一个非粉刺样物的混合模式
[b]实性、筛状、乳头状或灶性微乳头

他特殊类型的癌差。起初 Foote 和 Stewart 对浸润性癌做了以下分类[81]：

1. 乳头佩吉特病。

2. 浸润性导管癌。

3. 伴有大量纤维的腺癌（硬癌、单纯癌，非特殊类型的浸润性导管癌）：80%。

4. 髓样癌：4%。

5. 黏液癌（胶样癌）：2%。

6. 乳头状癌：2%。

7. 小管癌：2%。

8. 浸润性小叶癌：10%。

9. 罕见癌（腺样囊性癌，鳞状细胞癌，大汗腺癌）。

早在 1874 年，人们对乳头佩吉特病有所认识。乳头佩吉特病表现为慢性的乳头湿疹样病变，这一现象容易被忽略但会发展为溃疡。乳头佩吉特病往往与导管内癌相关，也可以发展为浸润性癌。它可以伴随有肿块，也可以仅有乳头改变。乳头标本活检显示，乳头佩吉特病的很多细胞与导管内癌细胞有潜在的一致性（变形性骨炎样特征或改变）。它的病理学表现：大而苍白的空泡细胞（佩吉特细胞）锚定在上皮细胞膜上。乳头佩吉特病容易与表皮黑色素瘤相混淆。根据 S-100 抗原免疫染色和癌胚抗原免疫染色的结果来区分乳头佩吉特病和表皮黑色素瘤中的变形性骨炎样物质。根据其浸润程度和表现，外科对其采取不同的方法治疗，有肿物切除术、全乳切除术、乳腺癌的改良根治术。

伴有大量纤维的腺癌（硬癌、单纯癌，非特殊类型的浸润性导管癌）占乳腺癌的 80%，且 60% 伴有宏观或微观的腋窝淋巴结转移。它的易患人群是处于 55～60 岁的围绝经期或绝经后的女性。这类癌的边界不清，切面表现为中心呈放射状，周围为白色或黄色的条纹延续到周围乳腺组织。癌细胞往往呈小簇状排列，并且有一含有变异细胞和细胞核的组织带（图 17-20）。

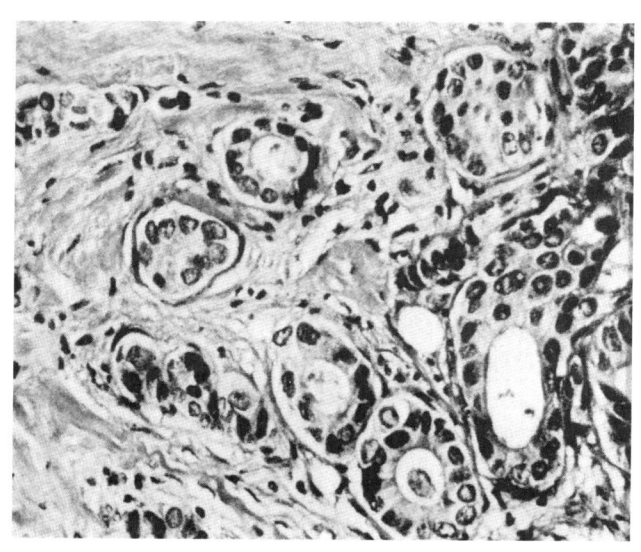

图 17-20　伴有纤维化的浸润性导管癌（硬癌，单纯癌，非特殊型）（×62.5）

髓样癌是一特殊类型乳腺癌，占浸润性乳腺癌的 4%，往往具有 BRCA1 遗传表型。它的组织是软的且易出血，随着肿

物体积的增大也可能发生第二次出血坏死。体格检查，肿物体积很大，位置往往很深。有文献报道，有 20% 病人是双侧发病。髓样癌在显微镜下的特点：①浸润性为主的淋巴细胞和浆细胞呈密集的淋巴网状分布；②低分化和高分裂相的大而多形性的细胞核；③缺乏导管或腺泡分化的增长方式（图 17-21）。将近 50% 的髓样癌与导管内癌有关联，往往导管内癌成分在其周边，并且这些癌的激素受体表达<10%。在极少数情况下，也可以见到间质上皮化生或退行性病变。由此，髓样癌有大量的反应性淋巴细胞，腋下良性或增生性肿大的淋巴结可能会导致错误的临床分期。它比非特殊类型的浸润性导管癌和浸润性小叶癌的 5 年生存率高。

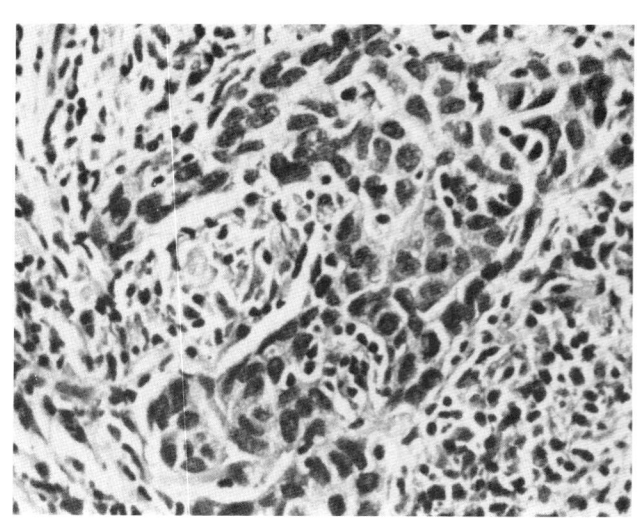

图 17-21　乳腺髓样癌（×250）

黏液癌（胶样癌）是另一特殊类型的癌，占浸润性癌的 2%，肿块体积很大，往往在老年人群发病。它是以池外黏蛋白环绕低分级的癌细胞而著称，其切面外观是白亮而呈胶状。黏液癌含中的纤维成分是可变的，大量的纤维使肿块变得质硬而边界清。将近 66% 的黏液癌表达激素受体。33% 的黏液癌发生淋巴结转移，5 年生存率和 10 年生存率分别为 73% 和 59%。由于黏液成分使得镜下癌细胞不明显，所以多个部分观察对黏液癌的正确诊断是至关重要的。

乳头状癌是另一特殊类型的癌，占浸润性癌的 2%，在 70 岁的人群中发病，并且在非白色人种的女性发病人数不成比例。典型的乳头状癌体积小，直径很少超过 3cm。这类癌是以含有纤维血管茎和多层上皮的乳头而命名。McDivitt 和他的同事们指出，乳头状癌的腋窝淋巴结的转移率很低，其 5 年生存率和 10 生存率与黏液癌和小管癌相似[88]。

小管癌是另一特殊类型的癌，占浸润性癌的 2%。有报道，多达 20% 的小管癌是通过钼靶诊断的，而且此类病人多是处于围绝经期或更年期早期的女性。在低倍镜下可以看到排列的小而凌乱的小管成分。将近 10% 小管癌或浸润性筛状癌（一种与小管癌很相近的特殊癌）将会发生低水平的腋窝淋巴结转移（第一水平）。然而，1～2 个转移腋窝淋巴结对生存率的影响很小。小管癌和筛状癌的远处转移很少，长期生存率接近 100%。

浸润性小叶癌占浸润性乳腺癌的 10%，它的病理特征：细胞核小而圆，核仁不明显，细胞质少（图 17-22）。特殊染色可以看到细胞质内黏蛋白将细胞核挤向一侧（印戒细胞癌）。在各种对小叶浸润性癌肿块大小的描述中，从临床上的隐性乳癌到占据整个乳腺很难界定的肿块大小不一。它往往是多灶的、多中心的和双侧发病的。正是由于浸润性小叶癌隐匿的生长方式和影像特征的缺乏导致对其发现困难。

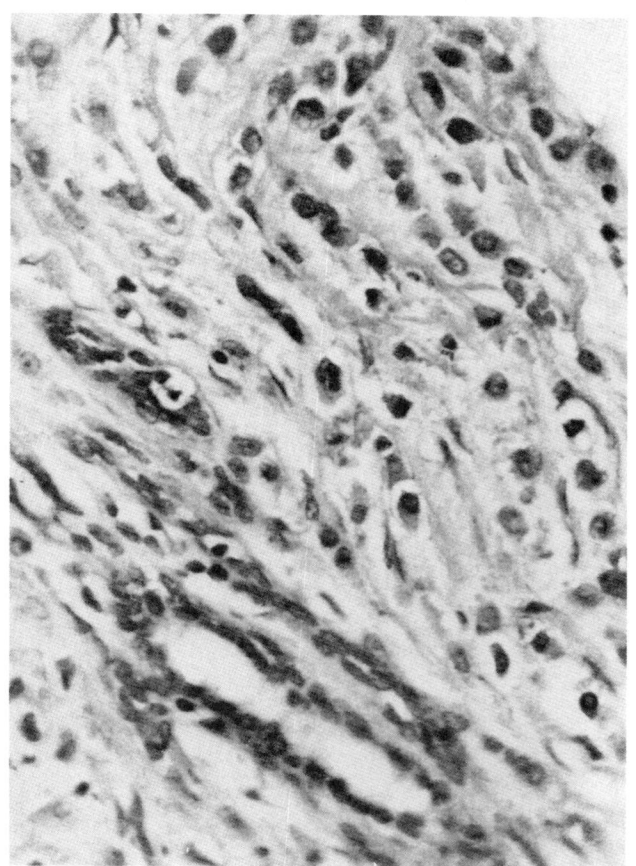

图 17-22 乳腺小叶癌(×250)单一的相对较小的小叶癌细胞朝向一个方向("印度文件")

乳腺癌的诊断

在33%的乳腺癌病例中,女性因发现乳腺中的肿块而就诊。其他较常见乳腺癌的症状和体征包括:①乳腺变大或变得不对称;②乳头的变化、乳头回缩或乳头溢液;③乳腺皮肤出现溃疡或红肿;④一个腋下肿物;⑤肌肉或骨骼的不适。然而,近50%出现乳腺不适的女性没有特征性的乳腺的病理变化。乳房痛通常认为是良性疾病。要求索赔的医疗事故中乳腺癌的误诊所占数量最多,诉讼通常包括年轻妇女,其体格检查和钼靶片照相可能会导致误诊。如果一个年轻女子(≤45岁)出现可触及的乳腺肿块,乳腺钼靶片的发现也模棱两可,可以进行超声波检查和活检来避免延误诊断。

查体

视诊

外科医师检查女性的乳腺时,病人双臂应置于身体两侧(图17-23A),上举双上臂(图17-23B),手放在她的臀部(有或没有胸肌收缩)[89,90]。记录乳腺的大小、外形和对称性,还要记录任何能证明水肿的证据(橘皮征),乳头内陷或皮肤红肿。双臂前上举,并取坐姿,女性前倾姿势可显现任何皮肤凹陷。

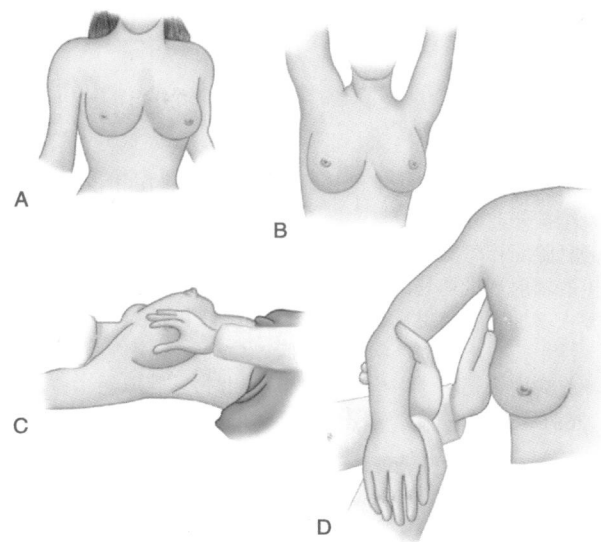

图 17-23 乳腺的检查。**A.** 检查乳时双手置于两侧。**B.** 检查乳腺时双臂上举。**C.** 病人取仰卧位时乳腺的触诊。**D.** 腋下的触诊

触诊

作为体格检查的一部分,乳房需要仔细触诊。该病人取仰卧位检查(图17-23C)时最好用一个枕头垫起同侧上半身。

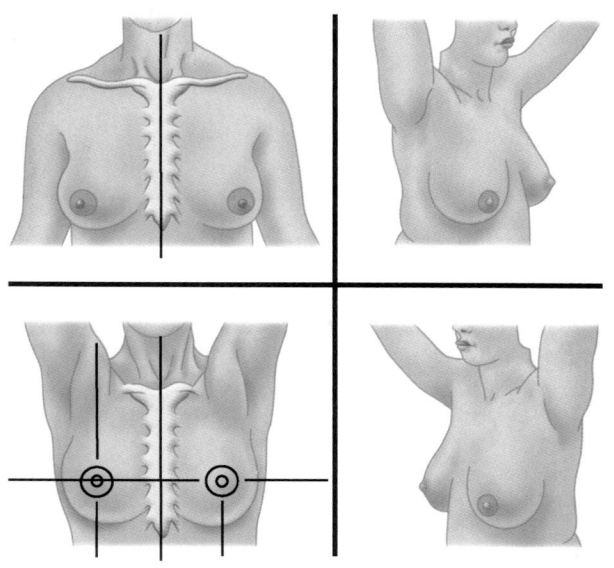

图 17-24 乳房检查记录

外科医师站在病人检查侧轻轻地触诊乳房,要确保检查到乳房的所有象限,从胸骨旁到背阔肌,从锁骨下方到上腹直肌鞘。外科医师检查乳房时要用手指的掌侧,不要抓捏引起病人疼痛。乳房在外科医师手中或抬起或按压来显示是否存在凹陷。然后仔细地检查淋巴结。图17-23D显示了检查淋巴结时病人的位置。外科医师通过支撑起上臂和肘部来固定住肩关节。通过仔细的触诊,外科医师来评价腋窝三个水平可能存在的淋巴结病变。还要仔细地触诊锁骨上和胸骨旁淋巴结。可以用一个胸部和相邻淋巴结位置的图解来记录可触及

的乳腺肿物或淋巴结病变的位置、大小、一致性、形状、活动度、固定以及其他任何明显的特点(图17-24)。

成像技术

乳腺钼靶照相

北美自20世纪60年代开始应用乳腺钼靶照相技术,该技术继续被修改并改进以提高图像质量(见17-25A,C)[91-94]。传统的乳腺照相每次产生0.1 cGy的辐射剂量。相比之下,胸片产生的辐射剂量是其25%。然而,普查时的钼靶照相产生的辐射并未增加乳腺癌患病风险。普查乳腺照相是为在没有症状的女性中筛查出亚临床状态的乳腺癌病人。在这方面,这个可以补充病史采集和体格检查。普查照相时,乳腺取两个位置照相,分别是头尾位(CC)(图17-25D)和中外内下斜位(MLO)

(图17-25E)。MLO位可以使最大体积的乳腺组织成像,包括外上象限和腋窝尾部淋巴结。与MLO位相比较,CC位可以使乳腺中内部腺体更好地成像,能使更大面积的乳腺腺体受压。诊断性的乳腺照相用于评价乳腺有异常发现如肿物或乳头溢液的女性。除了CC和MLO位照相外,还可以用其他诊断性检查手段来更好地成像乳腺病变,如90°侧立位和点加压。90°侧位图连同CC的位像一起可以精确地立体定位乳腺病变。点状加压可以在任何照相位使用一个小的加压装置进行,这个装置可以直接放置在钼靶片上显示的被重叠腺体组织覆盖的乳腺病变表面(图17-25F)。压缩装置可以最小化运动伪影,提高清晰度,分开表面覆盖的腺体组织,并减少需要穿透的乳腺辐射剂量。放大技术(×1.5)通常结合加压照相来更好地解决钙化和肿物的边界成像问题。钼靶照相也可用于指导介入治疗,包括钢针定位和钢针定位活检。

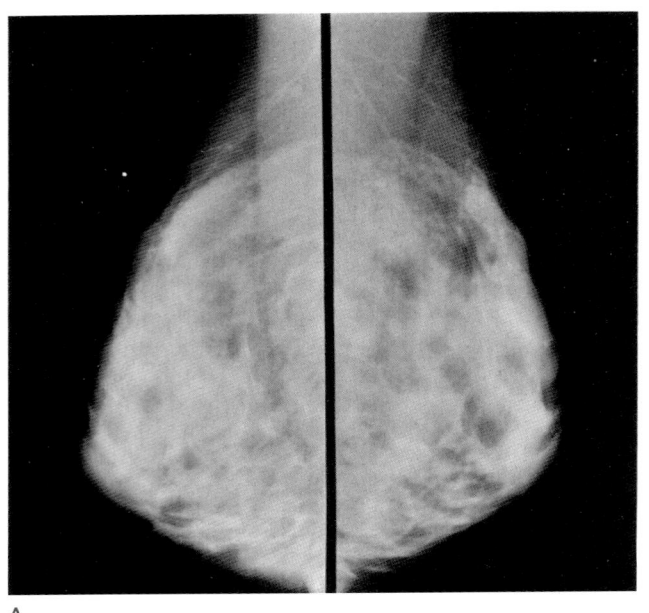

A

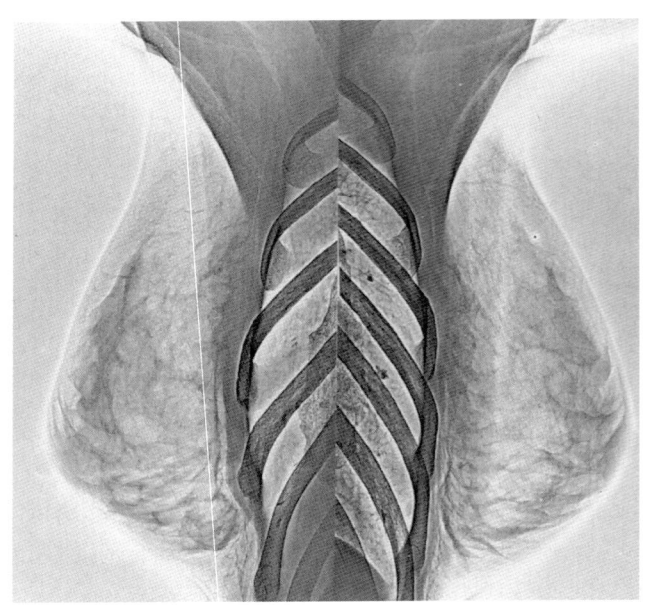

B

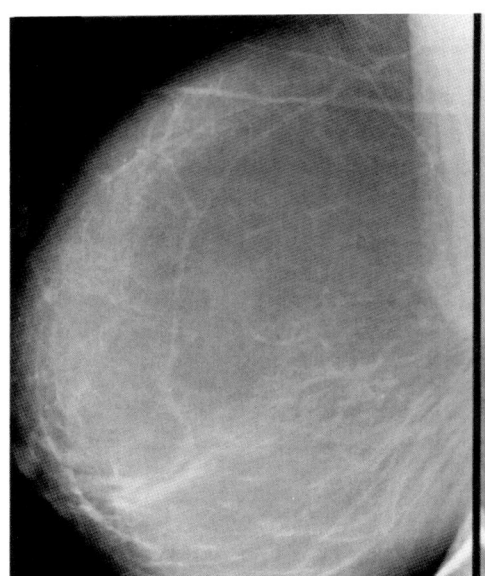

C

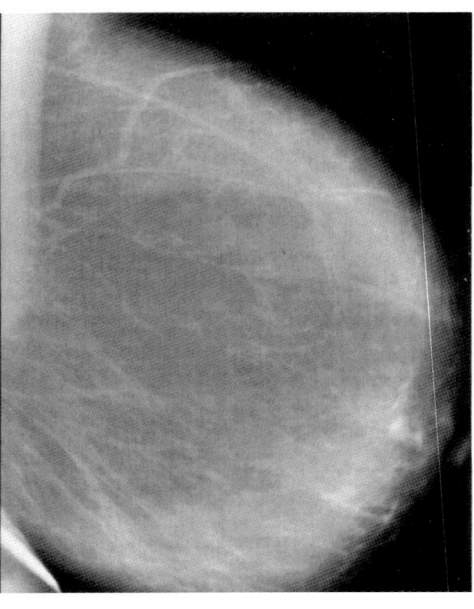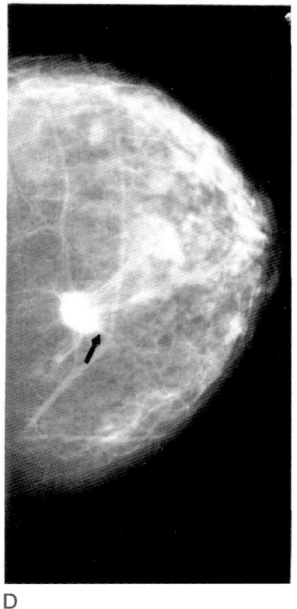

D

图17-25　乳腺钼靶片和干板乳腺摄影。**A.** 绝经前女性的乳腺钼靶片呈现出高密度的乳腺腺体影。**B.** A图中的乳腺的干板乳腺摄影成像。乳腺干板摄影可以从乳头到肋骨显影,而钼靶能更好地显示腋尾部淋巴结。**C.** 绝经后女性的乳腺钼靶片呈现出稀疏的乳腺腺体影。**D.** 乳腺浸润性癌(箭头处)在乳腺钼靶片头尾位的成像。

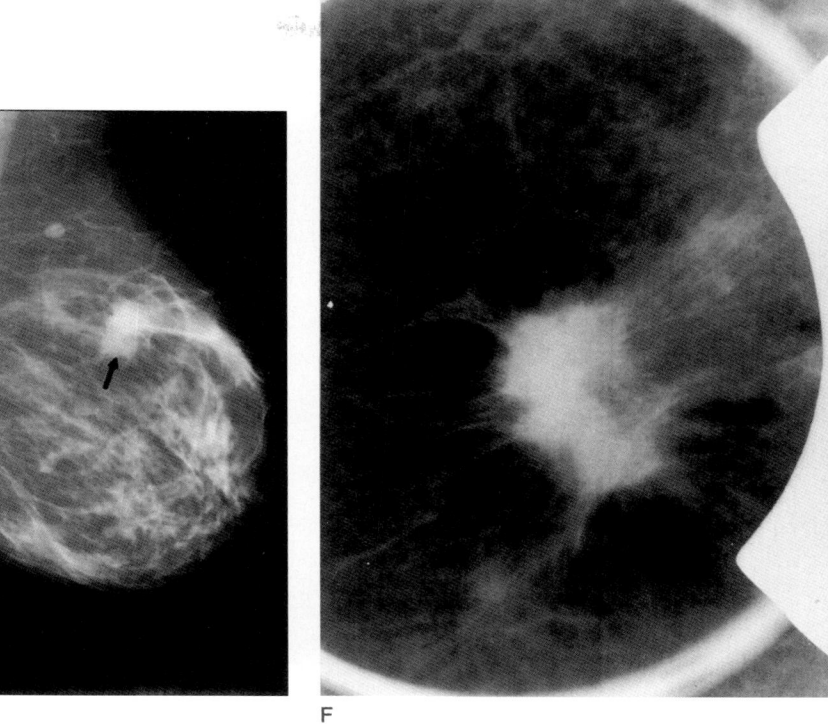

E   F

图 17-25(续)　**E.** 乳腺浸润性癌(箭头处)在乳腺钼靶片正中侧斜位的成像。**F.** 图 D、E 中显示的乳腺癌经加压照相的成像。提示:原来模糊的边界通过加压成像而被明显呈现出来

　　一个有经验的放射科医师诊断乳腺癌的假阳性率为 10% ,而假阴性率为 7% 。具体钼靶片乳腺癌成像特征包括一个实性肿物有或无放射状特征,不对称增厚的乳腺腺体组织,成簇的微小钙化灶。在可疑病变内或周围存在细小的点状钙化提示该病变为乳腺癌,在多达 50% 的不可触及的乳腺癌中会出现。在比较年轻的女性中,这类钙化是比较特征性的重要标志,这也可能是唯一的钼靶片显示的异常。乳腺普查钼靶照相的临床动力来自医疗保险计划的研究与乳腺癌诊断示范项目,其说明自从开展普查后女性乳腺癌死亡率降低了 33% 。对于诊断早期乳腺癌来说,乳腺钼靶照相比临床体格检查更精确,能达到 90% 的真阳性率。不可触及的乳腺癌病人中大约有 20% 出现腋下淋巴结转移,而可触及乳腺癌病人中则高达 50%[95]。目前国家癌症综合治疗的指导方针建议患癌一般风险的 ≥20 岁的妇女应该至少每 3 年做一次乳腺检查。从 40 岁开始,应该每年做一次乳腺检查并且每年照乳腺钼靶片检查。关于乳腺钼靶照相普查的前瞻性随机研究表明参加普查的人群中 Ⅱ、Ⅲ、Ⅳ 期乳腺癌比例下降 40% ,总生存率提高了 30% 。干板乳腺摄影成像技术与钼靶照相完全一样,除了其图像是记录在一个静电复印板上之外,它提供了一个阳性的而不是阴性的影像(见图 17-25B)。整个乳房和胸壁的软组织可以在一次曝光中记录下来。胶片钼靶照相技术取代干板乳腺摄影成像技术,因为它需要一个更低剂量的辐射,并提供类似的图像质量。乳腺数字成

像技术的发展使得阅片者可以在图像上控制对比程度。这对于致密乳腺以及小于 50 岁的女性非常有用。最近研究者们在一项涉及 42 000 名女性的前瞻性试验中直接比较了数字钼靶成像技术与胶片钼靶技术[96]。他们发现,数字和胶片钼靶技术具有相似的准确性;然而,数字乳腺成像对于小于 50 岁的女性,致密型乳腺,绝经前或绝经期女性更精确。

导管造影成像

　　导管造影的基本适应证是乳头溢液,特别是血性溢液时。将造影剂注射入一个或多个的主要导管,然后照钼靶片。在无菌条件下先用一个扩张器轻轻地将乳导管打开,然后将一个小钝头导针插进乳头壶腹部。病人取仰卧位,将 0.1 ~ 0.2ml 的稀释造影剂注入,然后取乳腺 CC 位和 MLO 位不经加压照相。导管内乳头状瘤成像为造影剂包绕的充盈缺损(图 17-26)。乳腺癌可能表现为不规则的肿物或多发性导管内的充盈缺损。

B 超成像

　　乳腺成像中 B 超的使用频率仅次于乳腺钼靶照相。对于乳腺钼靶片发现的似是而非的病变,明确囊性肿物,显示出实性肿物的异常回声,B 超是一种重要的手段。在 B 超成像中,囊肿表现为边界清楚,边缘光滑,中心无回声(图 17-27),乳腺良性病变通常显示出光滑的边界,圆

形或椭圆形,内部低回声区,前后边界清楚,乳腺癌特点是边界欠规则(图 17-28),但是在强回声时也可能边界清楚。可以在 B 超引导下进行细针吸、粗针吸活检术,或乳腺肿物钢针定位。其结果具备高度可重复性,病人的接受度比较高,但是对于直径≤1cm 的肿物,检测结果不是很可靠。

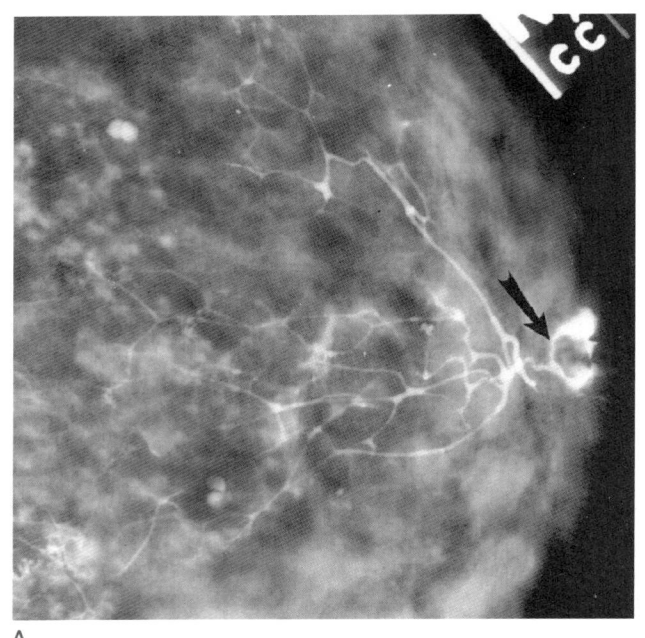

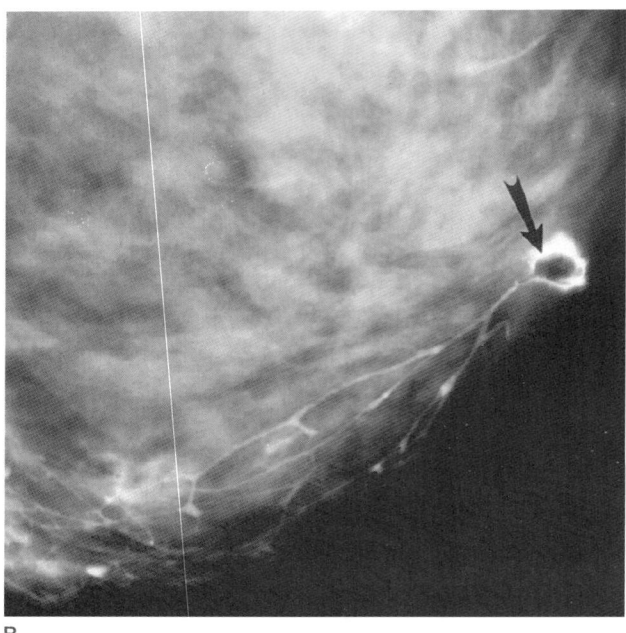

图 17-26　乳腺导管造影成像。头尾(A)和正中斜位(B)乳腺钼靶片上显示肿物(箭头处)位于乳头后方,通过对比可见,其位于主导管内

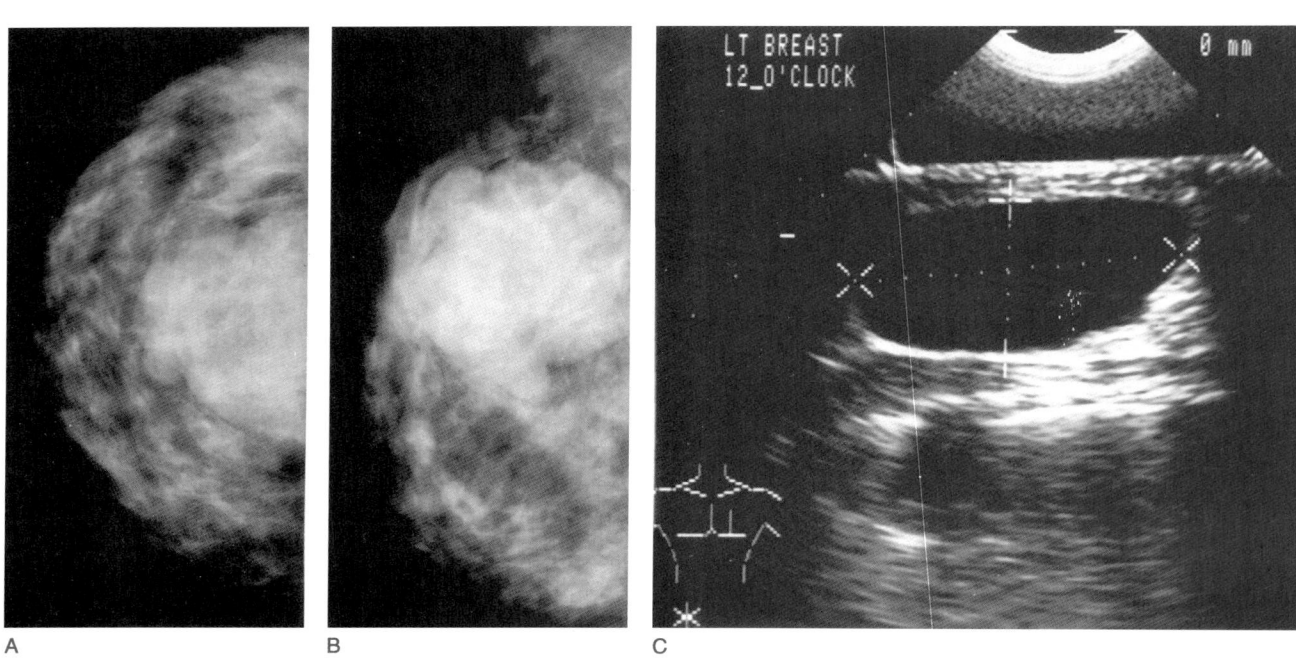

图 17-27　乳腺囊肿。头尾(A)和正中斜位(B)乳腺钼靶片上显示出一个巨大的分叶状肿物,该肿物的 B 超成像(C)显示它是一个回声良好、典型的囊肿

况,有乳腺癌阳性家族史或携带已知突变基因的女性,需要早年普查乳腺,因为越年轻的女性,乳腺密度越高,这点使得乳腺钼靶片的使用受限。第二种情况,一项已知的乳腺癌女性对侧乳房 MRI 的研究显示出这些妇女有 5.7% 对侧乳腺癌的风险。

乳腺病变的活检

不可触及的病变

对于不可触及的乳腺病变经常使用影像学定位活检用以诊断。B 超引导下的定位技术用于存在的肿物,而立体定位技术常用于没有明显肿物的情况(仅有微小钙化时)。钼靶片、B 超或立体定位技术与细针吸活检术结合对于乳腺癌的诊断几乎可以达到 100%。然而尽管细针吸活检术可以用于细胞学评价,粗针吸活检术及开放性活检术还可以用于乳腺组织学结构的分析,这样病理医师就可以判断病人是否存在乳腺浸润性癌。这样外科医师和病人在治疗开始之前就可以讨论乳腺癌的特殊治疗了。对于不可触及的乳腺病变,粗针吸活检术优于开放活检术,因为可以根据粗针吸活检术的结果来制订一个初步的手术方案。粗针吸活检术的优点包括比较低的并发症发生率,避免瘢痕的形成以及比较低的费用。

可触及的病变

接诊门诊病人时对于可触及的乳腺肿物进行细针吸活检很简单易行,使用的是带有一个 1.5 英寸(1 英寸 = 2.54cm)、22 号针头的注射器[98]。外科医师使用注射器做细针吸活检时使用一只手掌控注射器及针头而另一只手用来固定乳腺肿物。针头进入肿物后,一边在肿物中前后移动针头,一边回抽注射器。一旦看到针芯中取得肿瘤组织,就停止回抽注射器并撤出针头。然后将肿瘤组织置于显微玻片上,经过风干及 95% 乙醇处理后进行显微镜下分析。对于临床和乳腺钼靶片可疑的乳腺肿块,细针穿刺活检的敏感度和特异度接近 100%。乳腺肿块的粗针活检使用的是 14 号针头,如超铀切割针,也可用自动装置。

组织标本被放置在福尔马林溶液中,然后加工成蜡块。虽然粗针活检标本假阴性率非常低,但因为可能存在取材的误差,所以组织标本中没有乳腺癌组织也不能断然地排除癌的可能。临床、影像学和病理结果应该保持一致性。如果活检结果和临床和影像学表现不一致,临床医师应进行影像学定位或切开活检以明确该病变已充分被取材用于诊断。

乳腺癌分期和生物学标记

乳腺癌分期

乳腺癌的临床分期主要取决于皮肤的体格检查、乳腺组织和局部淋巴结(腋窝、锁骨上、颈部)。然而腋窝淋巴结转移的临床确诊仅有 33% 的准确性。乳腺钼靶、胸片、术中探查(原发性肿瘤大小、胸壁浸润)也提供了必要的分期信息。病理的分期结合了于从切除的原发的乳腺肿瘤和腋窝淋巴或其他区域淋巴结的病理学检查的结果。Fisher 和他的同事发现,对于切除和病理分析了 10 或者更多的 I 和 II 水平淋巴结

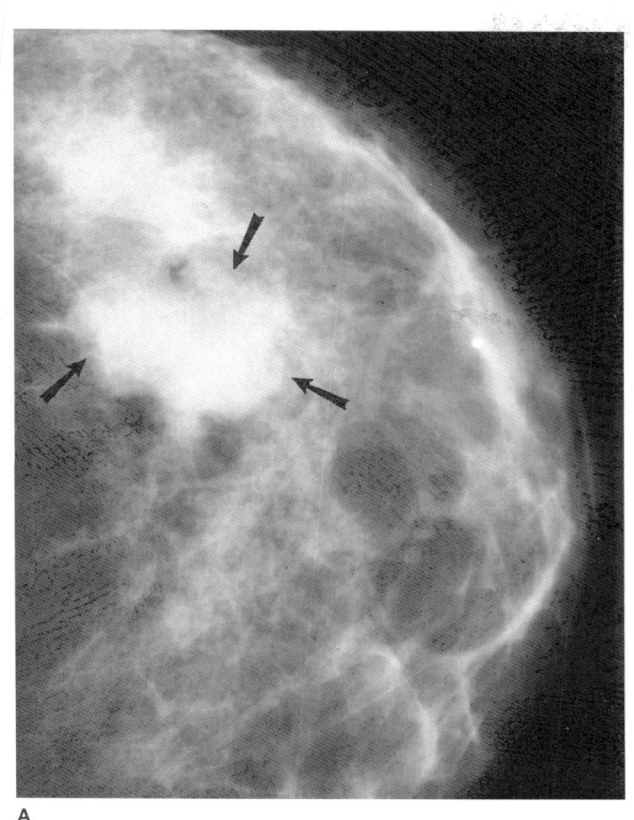
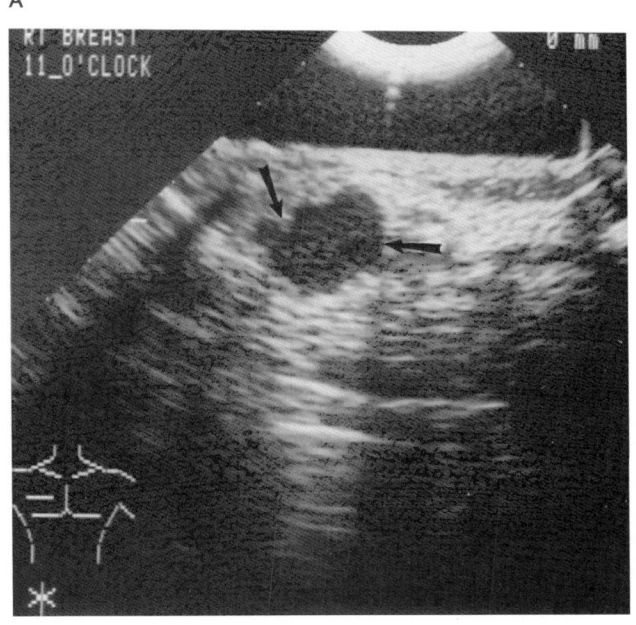

图 17-28　乳腺癌。A. 头尾位钼靶片上可见一可触及的肿物(箭头处)。B. 乳腺 B 超成像显示一个边界欠清的实性肿物(箭头处)

磁共振成像(MRI)

当乳腺钼靶片发现异常时进行 MRI 检查,可以发现更多的乳腺病变。然而当乳腺钼靶片及体格检查均未见异常时,MRI 对于乳腺癌的诊断率是很低的。目前 MRI 主要用于乳腺癌高危女性以及新近查出乳腺癌的女性的普查。第一种情

后才能对转移做出准确的预测。经常用的分期为 TNM 分期（肿瘤，淋巴结和转移）系统[100]。美国癌症联合委员会（AJCC）已修改了乳腺癌 TNM 系统（表 17-11，表 17-12）。Koscielny 和同事证明肿瘤的大小与腋窝淋巴结相关（见图 17-18B）。其他人发现了肿瘤大小，腋窝淋巴结转移及无病生存期的相关性。最重要的独立的预测乳腺癌 10 年和 20 年生存率是转移性腋窝淋巴结数目。内乳淋巴结的常规活检一般不

常规进行；但是随着前哨淋巴结清扫术和术前淋巴显像确定前哨淋巴结，外科医师已开始在某些病例中实施内乳淋巴结活检。第六版 AJCC 分期系统中已经包括了根据内乳前哨淋巴结结果的分期[99]。内乳淋巴结的转移经常和中央区和内侧象限的乳腺癌相关。临床或病理学证实的锁骨上淋巴结的转移不再被认为是全身或Ⅳ期的疾病，但常规的斜角肌或锁骨上淋巴结活检没有进行说明。

表 17-11　TNM 分期系统

原发肿瘤（T） 对原发肿瘤（T）的定义在临床和病理分期是相同的。如果测量通过体检得出的，检查者会使用主要标题（T_1、T_2 或 T_3），如果其他测量方式，如乳房钼靶或病理测量，则可使用 T_1 的亚型。肿瘤的测量应精确到 0.1cm。

Tx 原发性肿瘤无法评估

T_0 原发肿瘤未查出

Tis 原位癌

Tis（DCIS）导管原位癌

Tis（LCIS）小叶原位癌

Tis（Paget）不伴肿瘤的乳头佩吉特病

注：伴有肿块的佩吉特病根据肿块大小进行分期

T_1 肿瘤最大直径≤2cm

T_1 mic 微小浸润性癌，最大直径≤0.1cm

T_{1a} 最大直径>0.1cm，≤0.5cm

T_{1b} 最大直径>0.5cm，≤1.0cm

T_{1c} 最大直径>1.0cm，≤2.0cm

T_2 最大直径>2.0cm，≤5.0cm

T_3 最大直径>5.0cm

T_4 肿瘤不论大小，直接侵犯胸壁或皮肤，如下

T_{4a} 侵犯胸壁不包括胸肌

T_{4b} 患侧乳房皮肤水肿（包括橘皮样变），溃疡或卫星状结节

T_{4c} T_{4a} 和 T_{4b} 并存

T_{4d} 炎性乳腺癌

区域淋巴结（N）

N_x 局部淋巴结不能评估（例如，以前的转移）

N_0 区域淋巴结无转移

N_1 同侧腋淋巴结转移，可活动

N_2 同侧腋淋巴结相互融合，或与其他组织固定；或临床无证据显示腋淋巴结转移的情况下，存在临床明显的内乳淋巴结转移

N_{2a} 同侧腋淋巴结相互融合，或与其他组织固定

N_3 同侧锁骨下淋巴结转移；或有临床证据显示腋淋巴结转移的情况下，存在临床明显的内乳淋巴结转移；或同侧锁骨上淋巴结转移，伴或不伴腋淋巴结或内乳淋巴结转移

N_{3a} 同侧锁骨下淋巴结转移

N_{3b} 同侧内乳淋巴结及腋淋巴结转移

N_{3c} 同侧锁骨上淋巴结转移

区域淋巴结-病理（pN）

pNx 区域淋巴结无法分析（过去已切除或该部分未做病理检查）

pN_0 组织学无区域淋巴结转移，未对孤立肿瘤细胞另行检查［注：孤立肿瘤细胞（ITC）独立细胞或不超过 0.2mm 的小灶瘤细胞，一般仅通过免疫组织化学（IHC）或分子方法检测到，但可能由 HE 染色证实，ITCs 通常不具有增殖或间质反应等恶性特征］

表 17-11	TNM 分期系统(续)

pN₀(i-)组织学无区域淋巴结转移,免疫组织化学阴性

pN₀(i+)组织学无区域淋巴结转移,免疫组织化学阳性,肿瘤灶≤0.2mm

pN₀(mol-)组织学无区域淋巴结转移,分子检测(RT-PCR)阴性

pN₀(mol+)组织学无区域淋巴结转移,分子检测(RT-PCR)阳性

pN₁:1~3 个腋窝淋巴结转移,和(或)通过前哨淋巴结活检,显微镜下发现内乳淋巴结转移,但无临床证据[c]

pN₁mi:微小转移(>0.2mm,<2.0mm)

pN₁ₐ:1~3 个腋窝淋巴结转移

pN₁ᵦ:通过前哨淋巴结活检,发现内乳淋巴结微小转移,但无临床证据[c]

pN₁ᵪ:1~3 个腋窝淋巴结转移以及通过前哨淋巴结活检发现内乳淋巴结微小转移,但无临床证据[c]。(如果阳性腋窝淋巴结>3 个,内乳淋巴结转移被归为 pN3b 以反映肿瘤负荷增加)

pN₂:4~9 个腋窝淋巴结转移;或临床证据[b]内乳淋巴结,但腋窝淋巴结无转移

pN₂ₐ:4~9 个腋窝淋巴结转移(至少一个转移病灶>2.0mm)

pN₂ᵦ:临床证据[a]显示内乳淋巴结转移,但腋窝淋巴结无转移

pN₃:≥10 个腋窝淋巴结转移,或锁骨下淋巴结转移,或临床证据* 显示同侧内乳淋巴结转移,同时有 1 个或更多腋窝淋巴结阳性;或多于 3 个腋窝淋巴结转移伴内乳淋巴结临床阴性但有镜下转移;或同侧锁骨上淋巴结转移

pN₃ₐ:≥10 个腋窝淋巴结转移(至少一个直径>2.0mm),或锁骨下淋巴结转移

pN₃ᵦ:临床证据[a]显示同侧内乳淋巴结转移,同时有 1 个或更多腋窝淋巴结阳性;或多于 3 个腋窝淋巴结转移,同时前哨淋巴结活检发现内乳淋巴结有镜下转移,但无临床证据[c]

pN₃ᵪ:同侧锁骨上淋巴结转移

远处转移(M)

Mₓ:远处转移无法评估

M₀:无远处转移

M₁:有远处转移

[a]"临床证据"的定义为:影像学检查(除外淋巴显像)或临床体格检查异常或显著的病理改变

[b]分类以腋窝淋巴结切除或合并前哨淋巴结活检为基础的。如果仅施行前哨淋巴结活检,未行腋窝淋巴结切除,则应特别标示(sn)代表前哨淋巴结,如 pN-(i+)(sn)

[c]"无临床证据"的定义为:影像学检查(除外淋巴显像)或临床体格检查未发现异常

表 17-12	TNM 分期分组表		
0 期	Tis	N₀	M₀
I 期	T₁	N₀	M₀
II A 期	T₀	N₁	M₀
	T₁[a]	N₁	M₀
	T₂	N₀	M₀
II B 期	T₂	N₁	M₀
	T₃	N0	M₀
III A 期	T₀	N₂	M₀
	T₁[a]	N₂	M₀
	T₂	N₂	M₀
	T₃	N₁	M₀
	T₃	N₂	M₀
III B 期	T₄	N₀	M₀
	T₄	N₁	M₀
	T₄	N₂	M₀
III C 期	任何 T	N₃	M₀
IV期	任何 T	任何 N	M₁

[a]T₁包括 T₁mic

生物标志物

乳腺癌生物标志物有几种类型。危险因素的生物标志物是那些增加癌症危险的因素[101-105]相关的,其中包括家族聚集的和遗传的基因异常,非典型的乳腺增生和乳腺 X 线的密度。暴露生物标志物是一组包括致癌暴露物质如 DNA 加合物。替代终点标志物在出现癌症发生和发展的组织中的生物学变化。这些生物标志物作为短期药物干预实验,其中包括组织学变化,增殖指数和致癌基因。预后标志物提供关于与治疗无关的癌症转归信息,而预测标志物提供与治疗反应有关的信息。候选的预后和预测生物标志物和乳腺癌生物靶点包括:①增殖指标例如增殖细胞核抗原(PCNA)和 Ki-67 的;②凋亡指标和凋亡调节剂例如 bcl-2 和 bax/bcl-2 比例;③血管生成指标如血管内皮生长因子(VEGF)和血管生成指数;④生长因子和生长因子受体,如人表皮生长因子受体 2(HER-2)/neu,表皮生长因子受体(EGFR),转化生长因子,血小板衍生生长因子和胰岛素样生长因子家族;⑤固醇激素受体途径;⑥细胞周期、细胞周期蛋白和细胞周期依赖激酶;⑦蛋白酶;⑧COX-2 酶;⑨过氧化物酶体增殖物激活受体(PPARs);⑩肿瘤抑制基因如 p53 基因;⑪哺乳动物雷帕霉素靶蛋白(mTOR)的信号通路。

增殖指标

PCNA 是一种核蛋白与 DNA 聚合酶的结合物,DNA 聚合酶增加细胞周期 G_1 期,PCNA 在 G_1/S 转化期达到最大值,然后在 G_2 期下降[106-109]。PCNA 的免疫组织化学染色涵盖了乳腺组织的增殖部分。PCNA 的表达和以 DNA 含量为基础的流式细胞仪观测到的细胞周期分布及摄取溴脱氧尿苷和增殖相关的 Ki-67 抗原有关。独立的增殖标记和不同的细胞周期有关并且是不等价的。PCNA 和 Ki-67 表达与 p53 表达、高 S 相分裂、非整倍体数目、高有丝分裂指数、人类乳腺癌标本的高组织学分级成正相关,与雌激素受体含量成负相关。

凋亡指标

程序性细胞死亡的改变(凋亡),这可能是由于 p53 依赖或 p53 无关的因素所触发,其可能是重要的乳腺癌预后和预测生物标志物[110-112]。bcl-2 家族蛋白似乎调节凋亡的保守途径中调节一个步骤,如有些成员的作用是抑制细胞凋亡而其他是细胞凋亡的启动子。bcl-2 基因是唯一的通过抑制细胞凋亡,而不是直接增加细胞的增殖的致癌基因。死亡信号蛋白 Bax 是基因毒性应激和存在野生型(正常)p53 和(或)AP-1/fos 时的生长因子衍生物诱导的。bax:bcl-2 和无论是促进细胞凋亡的 bax-bax 同源二聚体或抑制细胞凋亡的 bax-bcl-2 的异源二聚体的最终产物,均代表了具有预后和预测价值的细胞内调节机制。在乳腺癌,过表达的 bcl-2 和 bax:bcl-2 的减少和高组织学分级,腋窝淋巴结转移的存在和无病生存率和总生存率的降低有关。同样,减少 bax 表达与腋窝淋巴结转移、化疗反应差和总存活率的减少是相关的。

血管生成指标

血管生成是乳腺癌生长和侵袭的必要步骤,而且会通过几种不同机制促进癌症的发展,包括提供氧气和养分及通过内皮细胞分泌生长促进因子[113,114]。血管内皮生长因子通过结合于跨膜酪氨酸激酶受体发挥诱导效应。在侵袭性乳腺癌中血管内皮生长因子过表达和淋巴结阴性乳腺癌中微血管密度的增加及复发是相关的。一种血管生成指标已经被制定,其中微血管密度(CD31 表达)是和血小板反应蛋白(一种血管生成的负调节器)和 p53 的表达是相关的。血管内皮生长因子的表达和血管生成指标在乳腺癌中可能有预后和预测意义。抗血管生成治疗乳腺癌目前正在进行人体试验的研究。贝伐单抗的使用(单克隆血管内皮生长因子抗体)最近获得美国食品和药物管理局(FDA)的认证,并且联合紫杉醇化疗应用于治疗转移性乳腺癌。其批准是基于一个由美国东部肿瘤协作组进行的三期试验得到的。该协作组的 E2100 试验表明,当贝伐单抗加入紫杉醇化疗后,中位无进展生存期从单用紫杉醇的 5.8 个月增加至 11.3 个月[115]。

生长因子受体和生长因子

表皮生长因子受体在乳腺癌中过表达与雌激素受体阴性和 p53 过表达相关[116-118]。同样,HER-2 的免疫组织化学染色的表达增加与突变的 p53 Ki-67 基因的过表达和雌激素受体阴性是有关的。HER-2 是生长因子受体的表皮生长因子受体家族中的成员,其配体结合通过受体中酪氨酸激酶导致受

体均二聚和酪氨酸磷酸化。酪氨酸磷酸化是在信号转导后发生的,并导致细胞行为的改变。这个受体家族的一个重要属性是配体结合到一个受体类型也可能会导致在两种不同的受体共表达,这导致复合物中两种受体的磷酸转移和反式激活(转位调节)。在这方面,HER-2/neu 基因受体的特异性配体缺乏表明,其可能仅发挥辅助受体的功能,通过 EGFR 家族的其他成员调节信号。HER-2/neu 基因既是一个重要的预后因素,也是预测因素[119]。当其在乳腺癌中过表达时,HER-2/neu 的促进增长和增强增殖并且增加侵袭和转移能力。临床研究表明,HER-2/neu 过表达的乳腺癌病人,其肿瘤具有高增殖率且分化低,阳性淋巴结,激素受体低表达,高复发和死亡的特点[119-123]。在所有浸润性乳腺癌中 HER-2/neu 表达应该作为常规检测。这可以在蛋白水平通过免疫组织化学分析细胞表面受体的过度表达或利用荧光原位杂交以评估基因扩增。HER-2/neu 基因过度表达的肿瘤病人是可以接受抗 HER-2/neu 治疗的。曲妥珠单抗(赫赛汀)是一种针对 HER-2/neu 基因重组人单克隆抗体。随机临床试验表明,单药赫赛汀治疗用于 HER-2/neu 过度转移乳腺癌病人的一线治疗有良好的耐受性。最近,辅助试验表明,曲妥珠单抗在早期乳腺癌病人的联合化疗中应用也是很有效的。接受化疗联合赫赛汀的病人相比单独化疗的病人,其复发率减少 52%[124]。

类固醇激素受体途径

激素在乳腺癌的发展和预后中发挥重要作用。雌激素、雌激素代谢产物及其他类固醇激素(例如孕激素)已被证明是有作用的。患乳腺癌的风险和雌激素过暴露相关的。在绝经后的妇女,由雌激素和孕激素组成的激素替代疗法相对安慰剂组会增加 26% 的患乳腺癌的风险[125]。激素受体阳性的转移性乳腺癌病人相比激素受体阴性的肿瘤病人,其生存延长 2~3 倍。病人的肿瘤雌激素受体和孕激素受体均阴性的话是不考虑激素治疗的。肿瘤雌激素或孕激素受体阳性者相对阴性者其内分泌治疗效果好很多。两受体均阳性的肿瘤有 >50% 的反应率,肿瘤受体均为阴性有 <10% 的反应率,单受体阳性的肿瘤有 33% 的反应率。雌激素和孕激素受体的测定要求采用新鲜肿瘤组织进行生物化学评价。然而今天雌激素和孕激素受体状态可以用存档标本采用免疫组织化学技术进行检测。激素受体也可以通过粗针吸或细针吸的活检标本进行,其可以指导临床治疗。雌激素和孕激素受体检测应该在所有原发性浸润性乳腺癌标本中进行。在所有的绝经前和绝经后病人均应该进行受体检测,以便找出哪些最有可能从内分泌治疗中获益。

其余的以前列出的生物标志物和生物靶点仍在临床前和临床试验中为乳腺癌预后和预测发挥重要作用。

共表达的生物标志物

乳腺癌的最佳治疗选择既需要准确地评估预后,也需要准确地预测对治疗的反应。决定治疗最重要的乳腺癌标志物是雌激素受体、孕激素受体、HER-2/neu 基因。临床医师在原发肿瘤中评估临床和病理分期和雌激素受体、孕激素受体及 HER-2/neu 以评价预后和确定治疗。佐剂在线(http://www.adjuvantonline.com)是一个程序,它能提供给医师针对单个病人的临床和病理因素,并计算乳腺癌的复发和死亡危

险,然后提供了一个减少复发风险的方法,将联合使用化疗、内分泌治疗。佐剂在线是基于 SEER 数据库以发展有价值信息,该数据库的资料来源于早期乳癌研究试验协作组的概述和分析及其他个人公布的实验结果[126]。网站更新并修改使新的信息变得容易获取。临床病理因素是用来分隔乳腺癌病人成不同的预后组,治疗决策是在此基础上发展的(表 17-13)。当使用这种方式,多达 70% 的早期乳腺癌病人接受辅助化疗或者是不必要的或者是无效的。如前所述,各种各样的生物标志物已被证明独立预测预后和治疗反应,但它们未改善预后评估的准确性或对治疗反应的预测。

表 17-13 浸润性乳腺癌的传统预后和预测因素

肿瘤因素	宿主因素
淋巴结状况	年龄
肿瘤大小	月经状况
组学/细胞核分级	家族史
淋巴管/血管浸润	既往乳腺疾病
病理分期	免疫抑制
激素受体状况	营养
DNA 含量(倍体,S 期分裂数)	既往化疗
导管内成分的数量	既往放疗
HER-2/neu 基因表达	

由于细胞、生物化学和分子乳腺癌标志物的增加,预后指

标结合了几个单独的有预测能力的生物标志物和相关临床病理因素得到了进一步发展。

最近,技术的进步导致了能在肿瘤样本同时进行多个基因的表达的测定。该基因表达分析可以提供关于肿瘤行为的信息,其可用于确定预后和治疗[127]。这些高通量生物信息学分析需要可以归类和分析大量数据的生物信息技术支持。这样就可以详细地对乳腺癌进行分层以评估预后和预测治疗反应。该 Oncotype DX 是一个 21 基因检测并得到淋巴结阴性和雌激素受体阳性乳腺癌初诊病人的验证[128]。由此可以计算一个复发分数,研究发现高复发分数的病人能从化疗中获益最多,而低者多受益于他莫昔芬而不能从化疗中获益。目前有一项正在进行的临床试验中,一项评估乳腺癌个性化治疗的最佳方法(TAILORx),即随机选择中间复发分数的病人,以单独激素疗法或化疗续贯激素疗法。最近的 MammaPrint 已经由美国食品和药物管理局核准用于新诊断的淋巴结阴性乳腺癌病人使用。MammaPrint 是基于一个 70 基因谱,而且必须是新鲜组织才行。OncotypeDX 法是使用石蜡包埋肿瘤组织,因此可以进行封存样品的检测。

乳腺癌治疗概述

外科医师在活检诊断前必须与病人进行沟通,可疑的肿块或乳房 X 线造影的检查结果可能是乳腺癌。一旦确诊为乳腺癌,就应该根据疾病的分期提供治疗方法。实验室检查和影像学研究在初始阶段进行,如表 17-14 介绍。病人和医师在治疗前必须对治疗计划有明确的认识。

表 17-14 乳腺癌病人的诊断方法

	癌症分期				
	0	**I**	**II**	**III**	**IV**
既往史或体格检查	X	X	X	X	X
全血计数和血小板计数		X	X	X	X
肝功能检查和碱性磷酸酶水平		X	X	X	X
胸片		X	X	X	X
双侧乳腺的钼靶和超声检查	X	X	X	X	X
激素受体状态		X	X	X	X
HER-2/neu 基因表达		X	X	X	X
骨扫描[a]			X	X	X
腹部(包括或不包括盆腔)CT,MRI 或超声			X	X	X

[a] 骨扫描仅在 II 期病人或血浆碱性磷酸酶增高时进行
腹部检查和骨扫描在所有期别病人中评估症状和异常的实验室检查都是有效的

原位乳癌(0 期)

小叶原位癌和导管原位癌是很难从非典型性增生和早期浸润性乳腺癌区分开来的[50,129-134]。需要对所有的病例进行详细的病理检查。双侧乳房摄影为了确定原位癌的程度,以及排除第二个癌灶。由于小叶原位癌被认为是一个风险增加

的标志,而不是必然导致浸润性疾病的发生,其目前的治疗方法包括观察、应用他莫昔芬以及行双侧全切除术。治疗目标是防止或早期发现其中将会发生的 25% ~35% 的浸润癌。

切除小叶原位癌并没有获益,因为这种疾病在许多情况下弥漫涉及两个乳房并且发生浸润癌的几率是相等的。诊断为小叶原位癌的病人接受他莫昔芬有助于减少风险。

导管原位癌的妇女并且病变范围广（>4cm 或一个象限以上）通常需要乳房切除术。对于这些局限疾病的妇女，推荐其进行乳房肿瘤切除术和放射治疗。实体肿瘤，筛状或乳头状亚型的低级别导管原位癌，如果直径<0.5cm，可单独行肿块切除术，如果切缘阴性的话可以不用放疗。对于不可触及的乳腺管原位癌，针定位技术用于指导外科手术切除。标本进行 X 线检查是确保所有可见癌灶的切除。三苯氧胺辅助治疗被用于导管原位癌的病人。与认为保乳手术是治疗导管原位癌的金标准相反的观点是进行乳房切除术。乳房切除术治疗的局部复发率和死亡率<2%。妇女接受乳房肿瘤切除术和辅助放疗也有类似的死亡率，但局部复发率提高到9%。如果不进行放疗的话，45%复发为浸润性癌。

放射治疗显著降低乳腺复发风险并显著降低复发为浸润性疾病。Lagios 和 Gump 指出当肿块>2.5cm，组织学的边缘确认标准不严格执行，以及对粉刺型导管原位癌的不了解是导致复发风险增高的。他们指出复发部位经常在原来的手术部位，这也说明是由于切除的不彻底而并非肿瘤的生物学行为导致复发[135]。

早期浸润性乳腺癌（Ⅰ期、ⅡA 期或ⅡB 期）

NSABP 的 B-06 比较了Ⅰ期和Ⅱ期乳腺癌病人进行全乳房切除和肿块切除进行或不进行放疗[136-143]。经过 5～8 年的随访后，发现单纯肿块切除并且放疗或不放疗的病人其无病生存、无复发生存和总生存率和进行全乳房切除的病人是相似的。然而，在肿块切除组发生同侧乳腺癌复发（在乳腺复发）比在未进行化疗组的要高。这些调查结果支持在Ⅰ期和Ⅱ期的乳腺癌病人进行乳房肿瘤切除术和放射治疗的。再分析研究结果是 20 年后进行的。再分析确认无病生存率在全乳房切除或有或无放疗的肿块切除组是无区别的。在单纯行肿块切除组其乳房内复发（39.2%）相比附加放疗组（14.3%）要高。这些调查结果如图 17-29 详细说明。

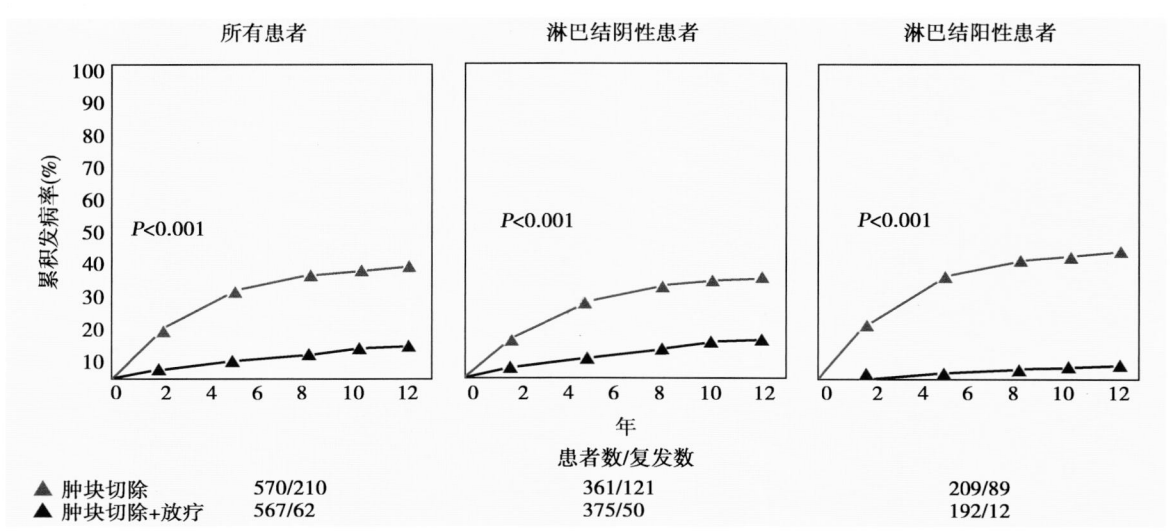

图 17-29　美国乳腺与肠道癌病外科辅助治疗研究所 B-06 试验。生命图表分析了肿块切除组或附加放疗组的 1137 例阴性切缘的病人其同侧乳腺癌的复发率

目前，在Ⅰ期和Ⅱ期乳腺癌病人行乳房切除术和腋窝淋巴结的评估与乳房保留手术和腋窝淋巴结状态评估加放射治疗被认为是等效的。腋窝淋巴结肿大证实为转移性疾病或转移性前哨淋巴结（见后）就必须行腋窝淋巴结清扫术。保乳因其外形的优势使所有病人均考虑。保乳的禁忌证包括：①乳房或胸壁之前进行过放射治疗；②切缘阳性或未知的切缘状态；③多中心癌；④硬皮病或系统性红斑狼疮。

传统上，一级和二级腋窝淋巴结清扫在早期浸润性乳腺癌中开展。哨兵淋巴结切除术目前被认为是评价临床腋窝淋巴结阴性妇女腋窝淋巴结状态的金标准。候选者多为腋窝淋巴结未浸润的 T_1 或 T_2 期原发乳腺癌病人。争论仍针对对原发肿瘤较大（T_3）和那些新辅助化疗病人中进行前哨淋巴结的适用性[144]。如果前哨淋巴结不能识别或发现隐藏转移的疾病，那么应该进行腋窝淋巴结清扫。腋窝淋巴结阳性、肿块>1cm 和腋窝淋巴结阴性肿块>0.5cm 但有不良预后因素存在的所有早期浸润性乳腺癌病人均应进行化疗。不良预后因素包括血管或淋巴管入侵、核高分化、高组织学分级、HER-2/neu 的过表达和激素受体阴性。他莫昔芬治疗对激素受体呈阳性的大于1cm 肿瘤的妇女是适用的。HER-2/neu 基因的表达的检测应在所有新诊断乳腺癌病人中进行，在淋巴结阴性的乳腺癌病人中可以用来提供预后信息并且预测各种化疗方案的相对有效性。曲妥珠单抗是 HER-2/neu 的唯一靶向治剂，目前批准在转移和辅助治疗中使用。2006 年 11 月 FDA 批准曲妥珠单抗针对 HER-2/neu 阳性、淋巴结阳性乳腺癌，可以与含有阿霉素、环磷酰胺、紫杉醇等化疗方案联用。

局部进展期乳腺癌（ⅢA 或ⅢB 期）

ⅢA 期和ⅢB 期的乳腺癌妇女拥有局部进展的乳腺癌，但临床检测没有远处转移[145]。为了给这些妇女提供最佳的局部无病生存以及远处无病的生存，手术和放化疗综合应用（图 17-30）。所有局部晚期Ⅲ期乳腺癌病人均应该在最初开始新辅助化疗。Ⅲ期乳腺癌病人的手术治疗通常是改良根治术，随后放疗。化疗是用来最大限度地提高远处无病生存，而放射治疗是用来最大限度地提高局部无病生存。在选定的ⅢA 期乳腺癌，新辅助（术前）化疗可减少原发肿瘤的大小，使保乳手术成为可能。MD 安德森癌症中心的研究者报告指出,低局部区域失败率可以在选定的Ⅲ期病人接受新辅助化疗随后手术治疗与放疗的方法得到改善[146]。在该研究中精确计算同侧乳房肿瘤5年无复发生存率为95%。他们指出,当病人有临床的 N_2 或 N_3,手术时有大于2cm的残留癌灶,多病灶残留和原发瘤存在淋巴血管浸润这些情况时,同侧乳房肿瘤复发率增加。这个研究和其他的研究也证明了在对于新辅助化疗反应良好的局部进展期乳腺癌病人中是可以进行保乳手术的。对于化疗效果轻微的ⅢA期乳腺癌病人和ⅢB期病人,新辅助化疗可降低局部癌症负荷,足以使后续改良根治术成为可能,并完成局部区域的控制。ⅢA和ⅢB期病人均应在手术后进行辅助性放射治疗。

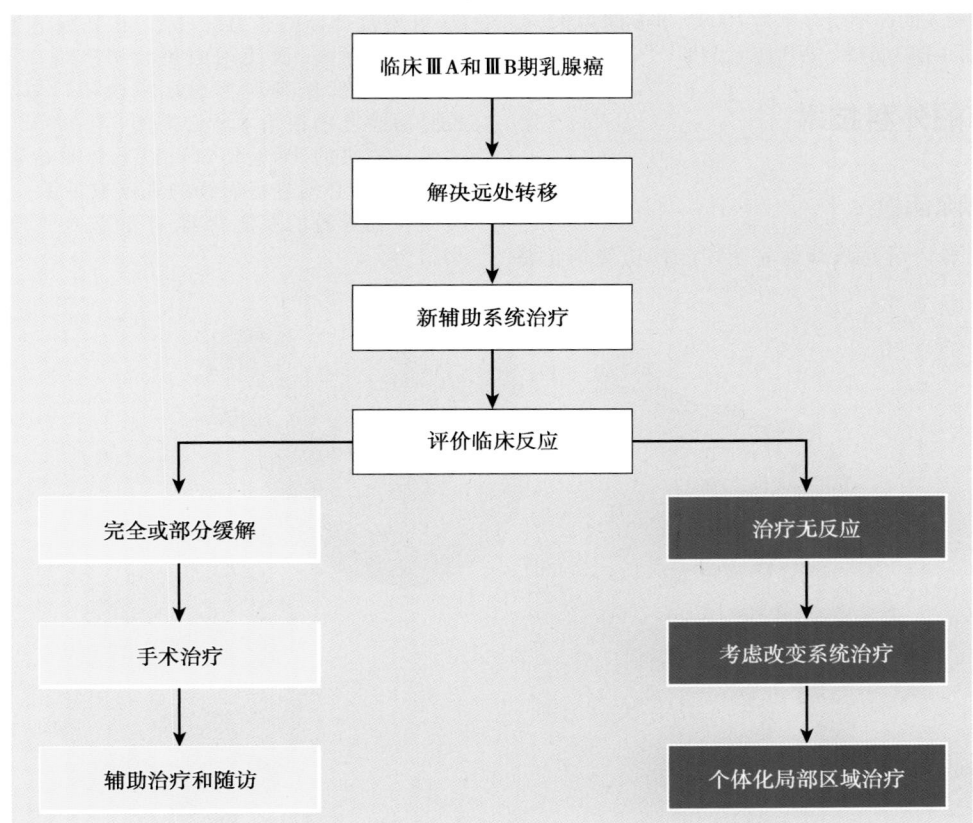

图 17-30　ⅢA 期和ⅢB 期乳腺癌的治疗路径

内乳淋巴结

转移性内乳淋巴结有隐匿性,可在胸部X线或CT扫描时发现,或可能表现为一种无痛胸骨旁或无皮肤浸润的肿块。当病人存在隐性浸润风险增加(癌症浸润乳房中间,腋窝淋巴结转移)但没有明显的内乳淋巴结转移时进行内乳淋巴结的放疗尚未达到共识。全身化和放射治疗在显著内乳淋巴结受累时是应该进行的。

远处转移(Ⅳ期)

Ⅳ期乳腺癌是不能治愈的,但可延长病人的生存期和提高生活质量[147]。激素疗法即以最少的毒性优先于细胞毒性化疗而进行。适当进行初步激素治疗的病人包括激素受体阳性的乳腺癌,仅骨或软组织转移的病人和局限无症状的内脏转移病人。全身化疗的适应证是女性激素受体阴性,有症状的内脏转移,激素难治性转移。Ⅳ期乳腺癌的妇女有可能在解剖局部存在问题,例如脑转移、胸腔积液、心包积液、胆管梗阻、输尿管梗阻,即将或现有的长骨病理性骨折、脊髓压缩性骨折、骨痛或软组织转移将受益于个性化手术治疗。二膦酸盐作为化疗或激素治疗的辅助治疗,应考虑在骨转移的妇女

中使用。Ⅳ期的乳腺癌病人是否进行局部病变的手术切除在最近一些报道中进行了讨论,研究表明进行手术切除的病人的生存率相对于未进行手术者有所提高。Khan 和同事使用国家癌症资料库以确定转移性乳腺癌妇女的治疗模式,并且发现那些有阴性切缘的手术后乳腺癌病人相比未手术者有更好的预后[148]。Gnerlich 和同事报告了利用 SEER 数据库得到了类似的调查结果,并经过同一研究机构随后的几次研究报告证实了这些结果[149]。一些人认为这些提高生存的结果是由于选择偏倚,并认为局部治疗的目的是减轻症状。一个提案最近正在进行中,目的是通过北美乳腺癌国际组织随机进行研究。在此期间,Ⅳ期乳腺癌病人的手术治疗可以通过多学科的协作和病人的个体化治疗来帮助医生制定治疗策略。

局部区域复发

局部复发的乳腺癌病人可能分为两类:乳腺癌根治术病人和肿物切除病人。以前接受过乳房切除术的病人应该进行局部复发病灶的外科切除和适当的重建。化疗和激素治疗是应当进行的,如果胸壁以前没有接受过放疗也应该进行放疗。以前接受保乳治疗的病人应该进行乳癌根治术和适当的重建。化疗和雌激素治疗也是应该考虑的。

乳腺癌预后

1983—1987 年确诊为乳腺癌的妇女的生存率经过 SEER 数据库进行计算。Ⅰ期病人的 5 年生存率为 94%，ⅡA 期为 85%，ⅡB 期为 70%，ⅢA 期为 52%，ⅢB 期为 48%，Ⅳ期为 18%。在过去的 20 年，由于先进的筛选和局部及全身治疗，乳腺癌的生存率显著增加。来自美国国家癌症外科学院资料库的数据表Ⅰ期病人的 5 年生存率为 100%，ⅡA 期为 92%，ⅡB 期为 81%，ⅢA 期为 67%，ⅢB 期为 54%[150]。

乳腺癌治疗的外科技术

细针定位的切除活检

切除活检意味着乳房病灶的完全切除而边缘为正常乳腺组织。在过去,外科医师如果在病人确诊为癌症时应先取得病人的同意后进行乳癌根治术。今天局部治疗的选择是很重要的(肿块切除 vs. 乳癌根治术有或无重建),前哨淋巴结清扫的淋巴结评估是很必要的。图 17-31 显示了美观上可接受的乳房瘢痕的方法。一般从乳晕或中央局部乳腺病变进行环形切口可以获得小的瘢痕。切口平行于 Langer 线(皮纹线),是皮肤表面靠近乳头-乳晕复合体的张力线,除了在乳腺下半部分一般可以获得小的瘢痕,而使用的径向切口可以有最好的结果。只要有可能,医师应考虑让活检切口顺着皮肤界限,这也是后续乳癌根治术所必需的(图 17-32)。当肿瘤是远离乳房中央的,活检切口可以是和原始乳癌根治术切口分离的,而必须进行后续的乳癌根治术。因为同侧乳头-乳晕位移导致的瘢痕挛缩,不建议在上半乳房行放射状切口。

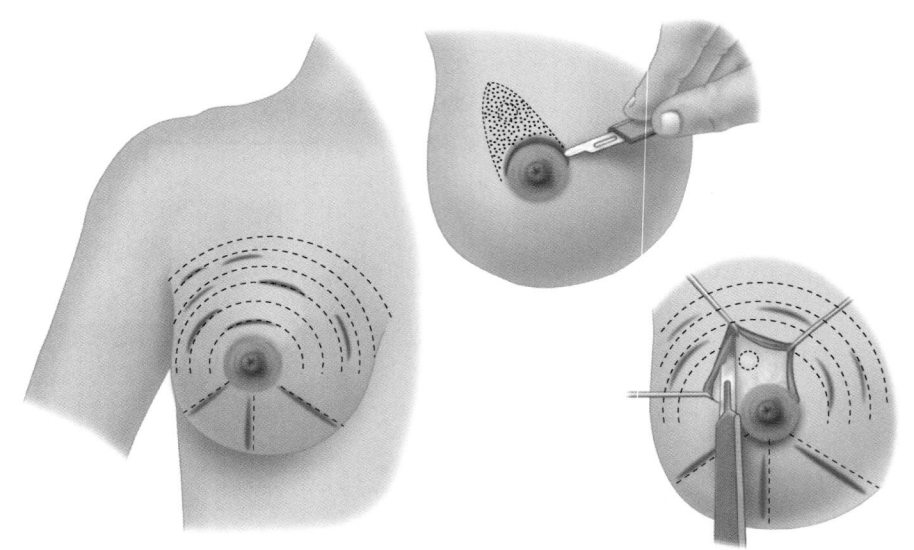

图 17-31   乳房活检切口。推荐行环形切口或平行于 Langer 线切口,避免薄皮瓣以确保乳晕组织和良好的外形。在乳腺下半区推荐行放射性切口

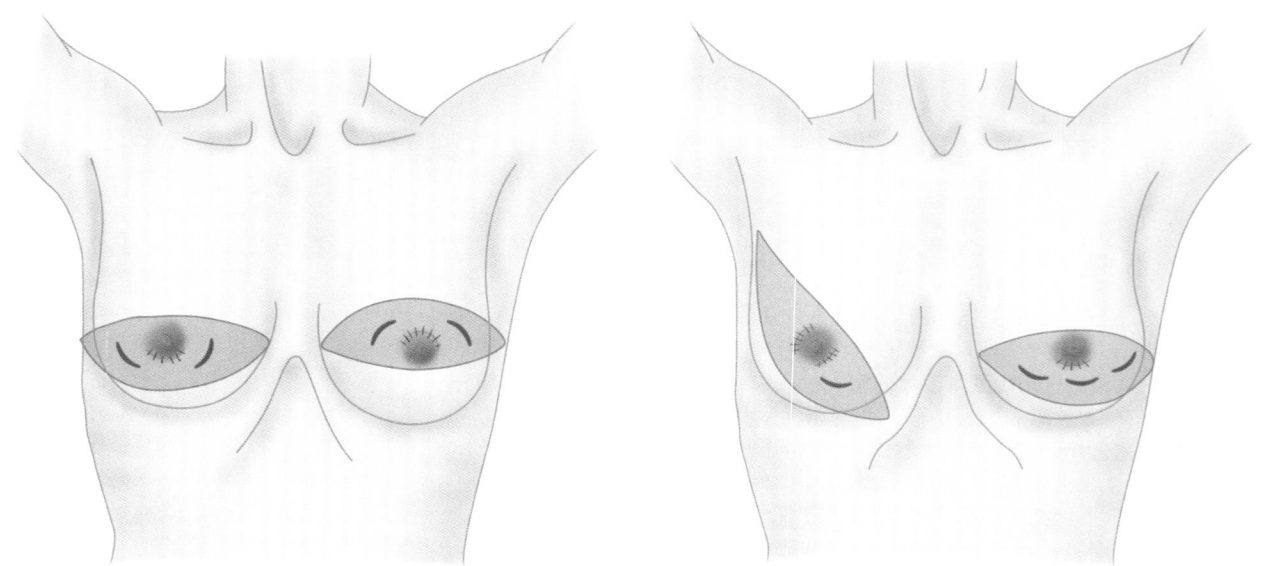

图 17-32   乳腺活检切口位置。乳腺活检切口应处于随后乳腺切除术切口的范围内,而且活检瘢痕周围允许≥1cm 的距离

在可疑乳腺病变切除后,活检的组织标本需用手术缝合线、夹子或染料标记。应从手术床上取得一定的边缘(上方、下方、内侧、外侧、表面及深面),以确认可疑病灶完全切除。电灼或可吸收缝线可实现伤口止血。尽管在对合切除床处通常没有必要,但使用 3-0 可吸收缝线对合术区可能为美容术偶尔提供便利。用粘性皮肤缝合带(Steri-Strips)对合皮肤边缘之后,可使用 4-0 或 5-0 单丝可吸收缝线进行皮下缝合。可避免术后伤口引流。

导丝定位活检技术需要在术前于乳腺 X 线检查下放置一定位导丝。病变也可用影像科或手术室的超声设备定位。预切除的病变在乳腺 X 线片下准确定位,而且导丝细钩端的位置紧挨病灶(图 17-33)。在导丝的引导下,外科医师可切除可疑的乳腺病灶,同时切除一部分正常乳腺组织的切缘。在病人离开手术室之前,进行标本照相以确认可疑病灶完全切除(图 17-34)。

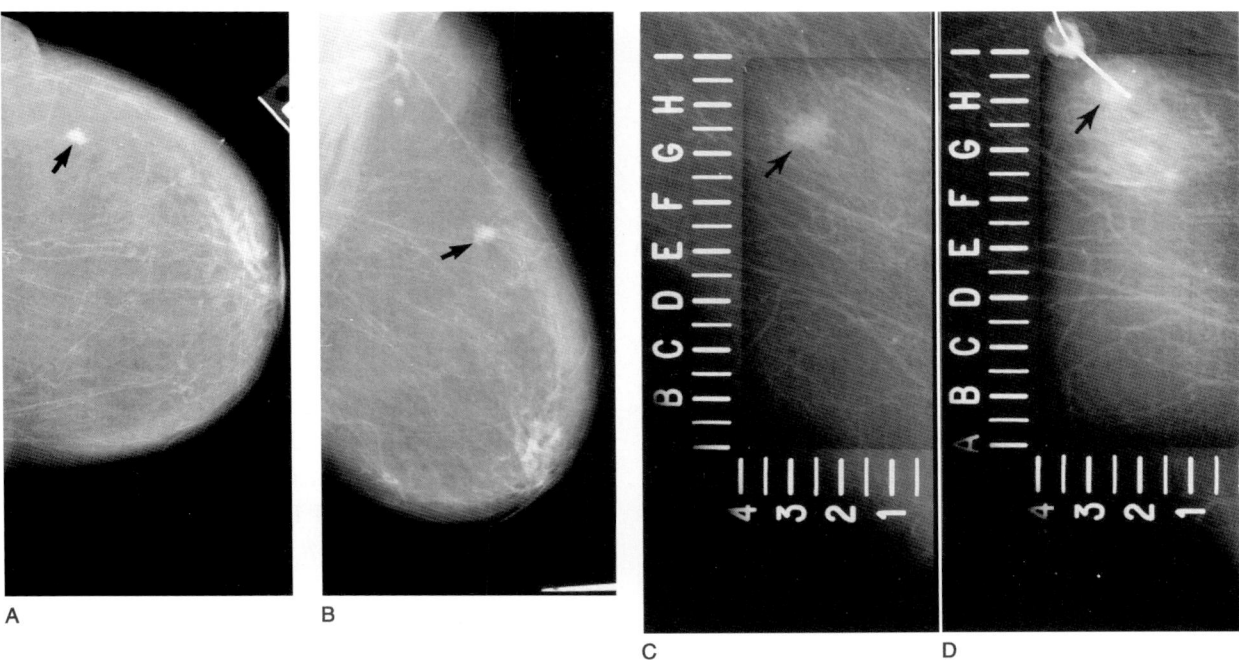

图 17-33　触诊隐性乳腺癌。**A** 和 **B**. 头尾位(**A**)和正侧位(**B**)乳腺 X 片摄影可识别 8mm 肿物(箭头)活检证明为乳腺癌。**C** 和 **D**. 导丝定位方法;这些定位平片允许双平面的导丝定位(箭头处)

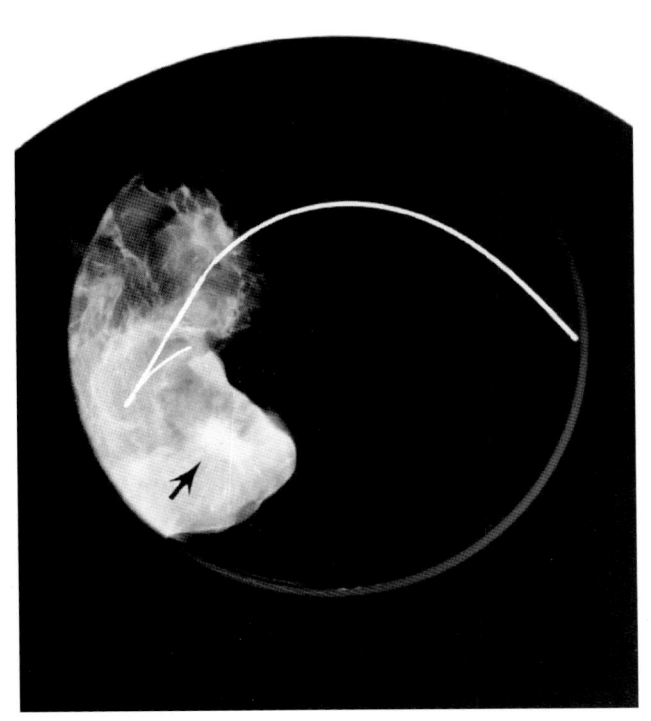

图 17-34　标本照相。标本像中可见可疑的肿物像(箭头处)术前影像中也可见该肿物

前哨淋巴结活检

前哨淋巴结活检主要用于评估临床触诊及影像学检查均为阴性的早期乳腺癌病人的区域淋巴结转移情况[151-159]。在较大肿物($T_3 N_0$)的乳腺癌病人中,前哨淋巴结活检技术同样精准无误,但是近 75% 的该类型病人的组织学检查证实有腋窝淋巴结转移。近期,美国临床肿瘤学会推荐在早期的乳腺癌病人中进行前哨淋巴结活检[144]。为了发展临床执业医师指南,分析学家使用了一项对比前哨淋巴结活检与腋窝淋巴结清扫术的前瞻性随机性试验、四元分析、69 个中心和多中心评估前哨淋巴结试验的数据。美国临床肿瘤学会临床指南中,由于目前证据水平不足,对于 T_3、T_4 或炎性乳癌的病人不建议行前哨淋巴结活检。在该指南中,不建议行前哨淋巴结活检的临床情况还包括:腋窝淋巴结明显肿大、妊娠、无全乳切除术的导管内癌(DCIS)、腋窝手术史或者非肿瘤的乳腺手术史以及术前化疗。尽管可用数据有限,但是前哨淋巴结活检可于以下情况中应用:多发肿瘤,行乳房切除术的导管内癌,高龄,肥胖,男性乳腺癌,须进行内乳淋巴结评估,行切除活检或病理诊断明确,术前全身化疗之前。

大型前瞻性研究表明,术中伽马探测器及放射性示踪剂与术中可视化异硫蓝染料(Lymphazurin)联合使用在前

哨淋巴结鉴定中的准确性高于单独示踪药物组。有些手术医师使用术前淋巴系闪烁造影,尽管该技术在前哨淋巴结鉴定中并非必须。在手术前一天或手术当天,可在原发肿瘤或原乳腺活检部位周围,也可在乳晕区域或邻近原发肿瘤的皮下区域,注射放射性示踪剂。用 25 号针头,手术当天注射 0.5mCi 的 0.2μm 锝 99m 硫化示踪剂,手术前一天提高剂量到 2.5mCi 锝 99m 硫化示踪剂。皮下注射应接近肿瘤侧或乳晕下区域。随后在手术室,3~5ml 的异硫蓝染料注射于乳房实质或乳晕位置。由于该染料为皮肤极难清洗,故皮下注射不建议使用该染料。对于不可触及的肿物,可于术中超声,或术前超声或钼靶立体定位技术的导丝引导下,进行锝 99m 硫化示踪剂的注射。放射科医师在进行导丝定位的同时进行肿物上方皮肤的标记是很有帮助的。在已接受病变切除活检的病人中,示踪剂的注射应在活检区域周围的实质中,而非活检区域本身。术前,应告知病人:注射异硫蓝染料将导致其尿液颜色的改变,同时还有极少的病人会对该燃料产生过敏反应(1/10 000)。放射性示踪剂的使用很安全,而且其辐射极低。

手持伽马计数器可经皮识别前哨淋巴结位置,可帮助手术切口的选择。于腋窝淋巴结清扫术切口线上取 3~4cm 的切口,为低腋窝的弧形切口。解剖皮下组织后,外科医师解剖腋筋膜,同时注意确定蓝色淋巴管。沿着这些淋巴管可直接找到前哨淋巴结,且减少了腋窝组织的剥离量。伽马计数器便于解剖,同时可指出前哨淋巴结的位置。随着解剖的进行,探头的信号强度增强时,即接近了前哨淋巴结。前哨淋巴结也可由传入淋巴管和淋巴结本身的异硫蓝染料显像而确定。前哨淋巴结被切除前,需进行 10 秒的体内放射性计数。前哨淋巴结被切除之后,进行 10 秒的离体放射性计数,切除的淋巴结送至病理科进行常规或冰冻病理检查。当切除所有蓝染的淋巴结以及所用放射性计数>10 秒离体前哨淋巴结技术的 10% 前哨淋巴结(10% 规则),可达到前哨淋巴结最低的假阴性率。基于此,在关闭腋窝切口前应用伽马计数器,以测量手术床上的残余放射性。进一步搜索额外的前哨淋巴结。这个过程一直在重复直至手术床上的残余放射性低于 10 秒离体前哨淋巴结技术的 10% 前哨淋巴结以及所用蓝染淋巴结被切除。

有关前哨淋巴结手术技术方面研究的随机试验 NSABP B-32 的最新结果公布[160]:本试验比较了早期乳腺癌单用前哨淋巴结活检、与前哨淋巴结活检联合即时腋窝清扫术的结果。前哨淋巴结活检总体成功率为 97.2%,假阴性率为 9.8%,可能受肿物位置、活检方式、术中切除前哨淋巴结数目的影响。研究者称位于侧乳房的肿物更易出现假阴性前哨淋巴结。这可能是由于在放射性同位素注入乳房肿物周围时,腋窝寻找影像学热点较为困难。之前接受切除活检的病人出现假阴性的概率显著提高。该研究进一步证实,外科医师如果可能应使用针吸活检以明确诊断,如果针吸组织不足以进行诊断应预约活体组织活检,最后,在术中切除更多数量的前哨淋巴结可降低前哨

淋巴结活检的假阴性率。在 NSABP B-32 试验中,两个前哨淋巴结检测可将 17.7% 的假阴性率降低至 10%,当检测数达到三个后假阴性率将至 6.9%。Yi 等最新的研究表明,用以精确分期的前哨淋巴结切除数目受病人个体因素和原发瘤等因素影响[161]。

NSABP B-32 试验结果表明,第Ⅰ、Ⅱ站淋巴结以外发现前哨淋巴结的概率是 1.4%。该结果受放射性同位素注射部位的显著影响。当进行乳晕上方或下方注射,没有非Ⅰ、Ⅱ站淋巴结的前哨淋巴结出现,而在癌组织周围注射放射剂时,该现象出现的概率为 20%。该结果支持前哨淋巴结是原发瘤淋巴管引流的第Ⅰ站这一整体概念。尽管从原发瘤和乳晕丛进行注射,许多病人都有近似的淋巴回流系统,而有些病人仅有腋窝以外的淋巴回流系统,有些同时具有腋窝及腋窝外淋巴回流系统,因此最佳的注射方式为癌旁放射性同位素注射。

美国外科学院肿瘤学组 Z0010 和 Z0011 试验研究了单独前哨淋巴结活检和前哨淋巴结活检联合完全腋窝淋巴结清扫术的发病率[162,163]。在 Z0010 试验中,仅行前哨淋巴结活检的直接影响包括 1% 的伤口感染、7.1% 的腋窝积液以及 1.4% 的腋窝血肿[162]。手术 6 个月后,副作用包括 8.6% 的病人腋窝异常感觉、6.9% 的病人发现患侧上臂围增长>2cm 即淋巴水肿。年轻病人更易出现感觉异常,而随着年龄和体重指数的增长,淋巴水肿更易出现。在 Z0011 试验中评价了不良的手术效果:与仅行前哨淋巴结清扫术后比较,前哨淋巴结活检联合腋窝淋巴结清扫术后病人更易出现切口感染、血肿和感觉异常。术后 1 年,仅行前哨淋巴结活检术有 2% 的病人出现淋巴水肿,联合腋窝淋巴结清扫术后有 13% 出现淋巴水肿。联合腋窝淋巴结清扫术组的病人上臂围较 1 年前有所增加,但是两组病人比较差异无统计学意义[163]。

NSABP 和美国外科学院肿瘤学组的多中心试验结果为临床医师提供了关于早期乳腺癌病人选择前哨淋巴结清扫术的重要信息。复发情况、生存差异以及前哨淋巴结微转移等有关预后的信息仍需要数据进一步完善。这些有关前哨淋巴结活检的试验并未针对一些病人,如导管原位癌病人、接受术前化疗病人以及有乳房或腋窝手术史的病人。

前哨淋巴结活检技术重要的一个方面就是前哨淋巴结病理加工过程的标准化。相对于腋窝淋巴结清扫术后第Ⅰ、Ⅱ站淋巴结检查,大多数病理科对前哨淋巴结进行更为详细的分析。这些分析包括石蜡连续切片技术、前哨淋巴结的细胞角蛋白免疫组织化学染色或联合两种检测技术。对于不同的临床医师和病理医师,前哨淋巴结也有多种术中评估技术。有些临床中心倾向于使用前哨淋巴结接触印记细胞学检查,另一些临床中心使用冰冻切片分析,这些分析结果的敏感性和特异性具有较大的差异。GeneSearch 乳腺淋巴结检测试剂盒是即时荧光定量反转录聚合酶链反应检测 SLN 中 CK19 和乳腺球蛋白表达的 Ct 值。这些标志物在乳腺组织中高表达,而在淋巴结中不表达(特定细胞类型的 mRNA)。GeneSearch 试剂盒可

检测目标基因的表达数据,该数据经过非预测性的标准评估得到一个定性(阳性/阴性)的结果。并可确定和衡量用苏木精和伊红染色标准检测的转移相关的大于0.2mm病灶。一项前瞻性研究对冰冻切片技术或永久切片技术与 GeneSearch 试剂盒检测结果进行了分析,美国食品和药物管理局最近批准了该种检测方法应用于术中前哨淋巴结的评估[164]。当术中通过接触印记细胞学检查、冰冻切片或 GeneSearch 试剂盒检测出阳性淋巴结,外科医师可继续完成即时的腋窝淋巴结清扫术。尽管存在多种诺模图和预测模型以确定前哨淋巴结阳性病人,可能存在更多非前哨淋巴结阳性,但是仍应完成腋窝淋巴结清扫术[165]。

保乳治疗

保乳治疗涉及切缘阴性的原发乳腺癌切除术、辅助放射治疗以及区域淋巴结情况的评估[166,167]。原发乳腺癌切除术也称乳腺区段切除术、乳腺肿物切除术、部分乳房切除术、广泛局部切除术或肿瘤切除术。对于 I 或 II 期乳腺癌病人,保乳治疗(BCT)更优于全乳切除术,因为保乳治疗在获得了与全乳房切除术后相当的存活率的同时保留了乳房[168]。六项前瞻性随机试验表明,保乳治疗与全乳切除术具有相当的无病生存率和总生存率。有三项实验证明,接受保乳治疗的病人具有更高的局部复发率,虽然其中的两项试验对于病理切缘阴性没有明确的诊断标准[166-169]。早期乳腺癌研究试验协作组的研究数据表明,降低局部复发率可转化为生存优势[169]。综合分析所用数据,乳腺保乳治疗等同于全乳切除术。

除了在肿瘤安全性方面具有与全乳切除术同样的效果,乳腺保乳治疗提供了更好的生活质量和审美效果。保乳治疗允许对乳房外形和皮肤的保留,而且可使病人获得保留乳腺后的整体心理优势。

现今乳腺保乳手术是 0 期、I 期或 II 期浸润性乳腺癌病人的常规治疗方式。导管内癌病人仅用接受原发癌切除术、辅助放射治疗,无需进行区域淋巴结的评估。当肿瘤位于乳房上半区,肿瘤切除术应选取与乳头-乳晕复合体平行的同心圆切口。肿物位于乳房下半区时应选择放射状切口。先前活检部位皮肤应切除,但是若非原发肿瘤上覆有直接连接的皮肤时也可不切除皮肤。至少 2mm 的阴性边缘足以保证乳腺癌切除后组织周围均为正常的乳腺组织。外科医师须进行组织标本定位。进一步扩大切除的边缘可提供组织学上阴性边缘。同时向病理医师提出申请进行受体水平和 HER-2/neu 表达检测。

前哨淋巴结活检技术是临床触诊腋窝淋巴结阴性病人进行分期的首选方法。在手术室,前哨淋巴结检测应先于原发乳腺肿物切除。术中进行前哨淋巴结评估时,可同时进行乳腺区段切除术。当前哨淋巴结不存在转移时,就可避免腋窝淋巴结清扫术。确保乳腺中癌组织的彻底切除是外科医师的

职责所在。确保阴性的乳腺癌边缘可使局部复发的概率降至最低并提高治愈率。保乳手术后的局部复发情况取决于充足的手术切缘,而不受肿物大小和切除皮肤程度的影响。当组织病理检查证实 2mm 的手术切缘内有残余癌,许多北美和欧洲的外科医师选择进行再次切除。如果再次切除仍未能达到阴性切缘,就应选择全乳切除术。

可于乳房区段切除术同时或延期进行肿瘤成形手术,以改善整体美观效果。肿瘤成形技术范围包括单独乳房重塑、带蒂皮瓣的局部组织重建以及乳房缩减技术。最终目标是要达到最佳的审美效果。肿瘤成形术的病人应考虑以下因素:确保阴性切缘的乳腺组织切除范围、原发肿物位置、病人乳腺大小以及体型。以下情况应首要考虑肿瘤成形术:①为保证阴性切缘必须切除重要区域的乳房皮肤时;②可导致明显变形的大量乳腺实质切除时;③肿物位于乳头和乳房下之间的区域,该区域易出现不良的美容效果;④可能导致乳头变形的肿物切除和乳腺切口闭合时。

乳房切除术和腋窝淋巴结清扫术

保留皮肤的乳房切除术切除了全部乳腺组织、乳头-乳晕复合体以及先前的活检瘢痕[170,171]。当保留皮肤的乳房切除术应用于 $T_1 \sim T_3$ 期病人时,可达到少于 6% ~ 8% 的局部复发率,这与标准乳房切除术局部复发率相当。不保留皮肤的全部(单纯)乳房切除术切除了全部乳腺组织、乳头-乳晕复合体、皮肤以及第 I 站淋巴结。改良根治术切除了全部乳腺组织、乳头-乳晕复合体、皮肤以及第 I ~ III 站腋窝淋巴结。乳腺癌系统的辅助化疗、内分泌治疗以及辅助放射治疗几乎可排除根治手术的必要。

因为多种生理、经济和社会心理因素,有些女性更倾向于选择乳房切除术,而非乳腺保乳手术。对美容效果要求不高的女性病人可能认为乳腺切除术是最迅速和最理想的治疗选择,因为它减少了放射治疗的费用及不便。不能达到理想美容效果或是广泛钙化的乳腺癌病人应选择乳房切除术。同时位于乳晕和乳房中央的大肿物和多中心乳腺癌病人也应接受乳房切除术。

改良根治术

改良根治术保留胸大肌及胸小肌,并进行第 I 和 II 站腋窝淋巴结清扫,不包括第 III 站(腋尖)淋巴结(图 17-35、图 17-36)[170]。Patey 改良根治术切除胸小肌并清扫全部三站淋巴结(图 17-37、图 17-38)。改良根治术允许保留内侧(胸前)胸肌神经,其汇入腋下外侧神经血管束而且通常穿过胸小肌支配胸大肌外侧缘。改良根治术的解剖边界:外侧为背阔肌前缘,内侧为胸骨中线,上缘为锁骨下肌肉,下缘为乳房下延伸 2 ~ 3cm 的区域(见图 17-35)。皮瓣的厚度因体型的不同而各异,但是理想的皮瓣厚度应包括皮肤及皮下组织共 7 ~ 8mm。一旦皮瓣完全分离,就能暴露出胸大肌筋膜和其上附着的乳腺组织,使整个乳腺能完成切除。

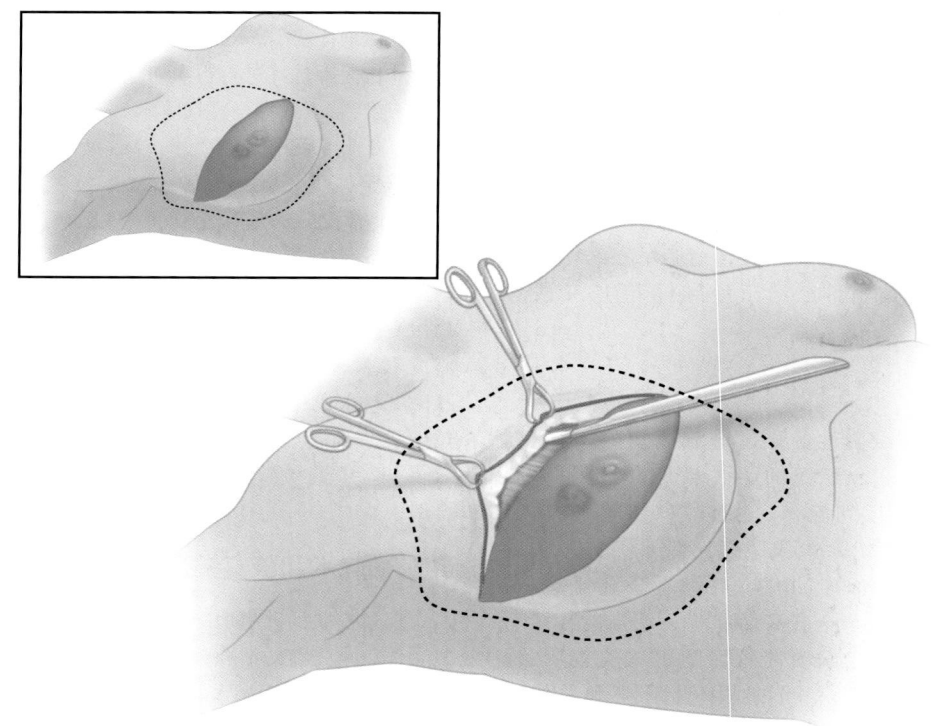

图17-35　改良根治术。拉起皮瓣,包括皮肤和皮下组织的皮瓣厚度为7～8mm。插图显示了改良根治术的局限性

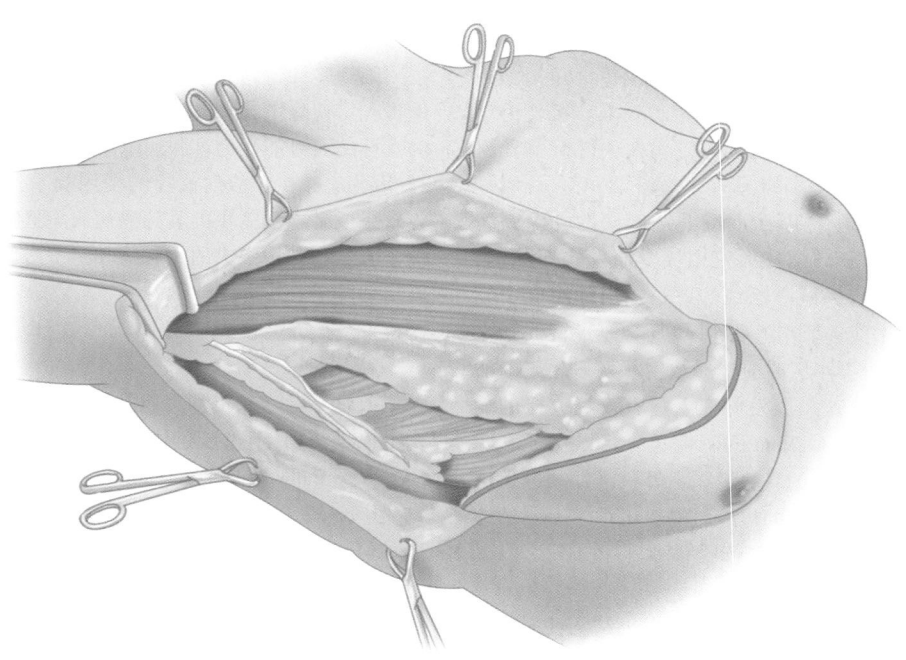

图17-36　改良根治术:乳腺癌组织切除。掀起乳腺,清除胸大肌筋膜。切除术切除的外缘为背阔肌

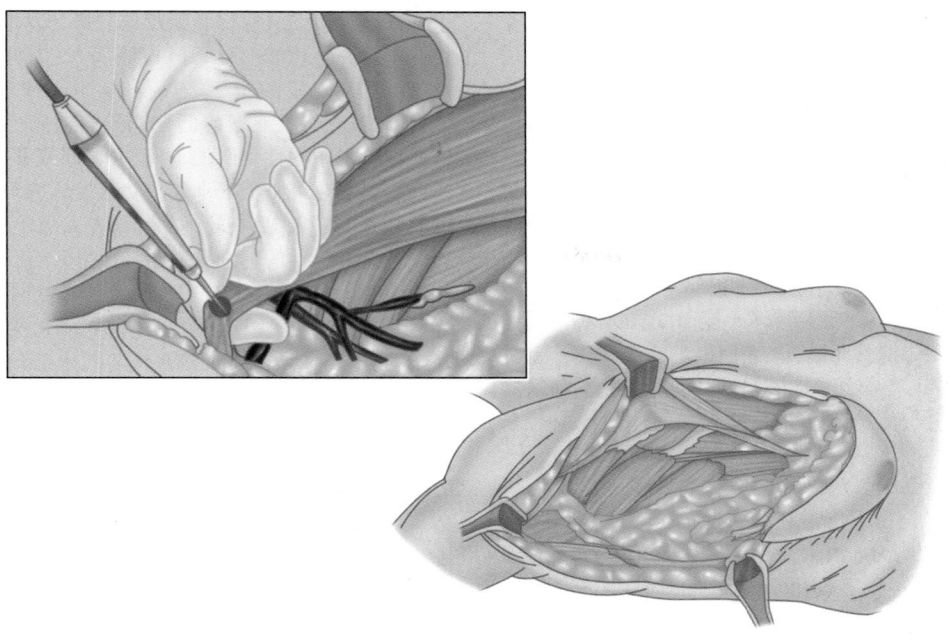

图 17-37   Patey 改良根治术:腋窝淋巴结清扫术。在腋静脉前壁和下壁完全可见的情况下,横向向内进行切除。清扫位于腋静脉和背阔肌前缘交接处的疏松结缔组织,其中包括外侧腋窝淋巴结组(第 I 站)。注意保留在腋窝深部的胸背动脉和静脉及胸背神经。外侧淋巴结组同肩胛下淋巴结组(第 I 站)和乳腺外侧淋巴结组(第 I 站)一并切除。腋静脉前缘的解剖可切除中央淋巴结组(第 II 站)和腋尖(锁骨下)淋巴结组(第 III 站)。该清扫术的内侧上侧终点为胸锁筋膜(Halsted 韧带)。此插图描绘了胸小肌在插入喙突过程中分离的情况。术者的手指遮住了底层走行的臂丛神经

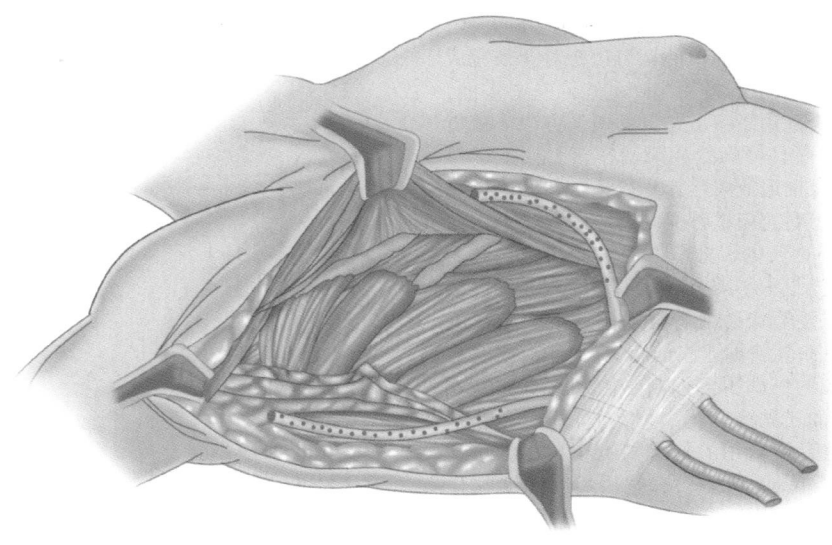

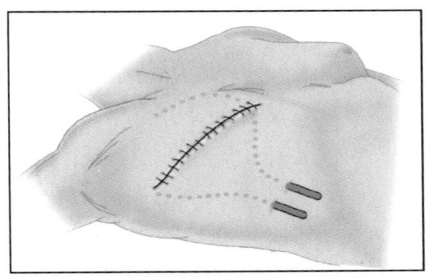

图 17-38   Patey 改良根治术:完整的切除术。完整的切除术包括:切除从起点至第 2~5 肋为终点的胸小肌。Rotter 淋巴结(第 I 站)同胸小肌一并移除。为保证对胸大肌内、外缘的神经支配,胸神经的内外支均应保存。插图中显示了从皮瓣穿出的封闭式引流管放置位置。外侧引流管位于腋静脉下 2cm。内侧引流管放置于胸大肌前

随之进行腋窝淋巴结清扫。确定腋静脉最外侧边缘,清除该静脉前缘和下缘以提升外侧腋窝空间。沿内下方向切除位于腋静脉交界处和背阔肌前缘的结缔组织,其中包括肩胛下和外侧组淋巴结群(即第Ⅰ站)。继续沿内侧进行腋窝中央淋巴结组(第Ⅱ站)清扫。识别入前锯肌筋膜走行的胸长神经并进行保留。应尽力保留胸长神经,因为损伤该神经会造成肩胛骨及肩关节永久性损伤。如果腋尖有明显肿大淋巴结,则从胸小肌喙突端切断胸小肌腱,解剖腋静脉内侧至肋锁韧带(Halsted 韧带),最后,将手术切除的乳腺组织和腋窝淋巴结标本送至病理科。Patey 改良术最早应用了胸小肌切除术。然而,现在有些外科医师仅分离胸小肌喙突端肌腱而保留剩余肌肉。

皮瓣下方血肿或腋下血肿是最常见的乳房切除术和腋淋巴结清扫术的并发症,有 30% 的发生率。封闭负压引流系统的应用可降低此项并发症的发生。直到每天负压引流量<30ml 前应一直保持负压引流。乳房切除术后很少出现伤口感染,即使出现也多是由于皮瓣坏死引起的。感染伤口处进行需氧菌和厌氧菌的培养,清创并给予抗生素治疗均是对感染伤口的有效管理。术后中、重度出血极少出现,但一旦出现应尽早进行出血伤口探查并重新建立封闭负压引流系统。改良根治术后功能性淋巴水肿出现的概率为 10% ~ 20% 。广泛腋窝淋巴结清扫术、放射治疗、病理性淋巴结的存在以及肥胖均是淋巴水肿的易感因素。独立负压引流瓶和间歇加压装置也可应用。

乳房及胸壁的重建

乳腺癌乳房切除术后乳房重建手术的目的是伤口闭合和乳房重建,该手术可立即或延迟执行[172]。对于大多数女性,乳房切除术后的切口闭合是通过简单的切口边缘对合来完成的。然而,如果更为彻底的皮肤及皮下组织的切除是必需的,那么带蒂的背阔肌肌皮瓣是用于覆盖伤口的最佳方法。植皮可达到覆盖伤口的功能,而且可耐受放射治疗,但是,由于移植皮肤不良的愈合情况将推迟放射治疗。行预防性乳房切除术或者早期浸润性乳腺癌病人应推荐行即时乳房重建术。在这种情况下,行保留皮肤的乳房切除术将提供最佳的整体美容效果。乳腺重建可选择组织扩张器或假体植入重建,也可选择自体组织,如带蒂肌皮瓣或微血管技术操作下的游离皮瓣。在晚期乳腺癌病人中,乳腺重建应推迟,直到辅助放射治疗完成,以确保局部区域的疾病得到控制。如果胸壁需要覆盖物以移植一个大面积的皮肤或软组织损伤,可选择多种不同类型的肌皮瓣进行再造,最常用的是背阔肌和腹直肌的肌皮瓣。背阔肌肌皮瓣即背阔肌上的皮瓣,它由后肋间动脉分支胸背动脉提供营养。横行腹直肌肌皮瓣(TRAM)即腹直肌的皮瓣,其有腹壁下深动脉的分支供应营养。游离的横行腹直肌肌皮瓣应用微血管吻合术建立对皮瓣的血液供应。当癌症浸润骨性胸壁,应行部分骨性胸壁的切除。如果仅仅切除 1 或 2 个肋骨而软组织可提供胸壁的覆盖,没必要行针对骨性损伤的重建,因为瘢痕组织将导致胸壁固定。如果切除超过 2 个肋骨,须应用修复材料固定胸壁,再覆以横行腹直肌肌皮瓣或横行腹直肌肌皮瓣等软组织。

乳腺癌的非手术治疗

放射治疗

放射治疗可应用于全部分期乳腺癌,接受治疗与否取决于病人是否接受乳腺保乳治疗或乳房切除术。对于乳腺区段切除术中阴性切缘的导管原位癌病人(0 期),辅助放射治疗可降低局部复发的概率。直径<0.5cm 和较宽阴性切缘,实体、筛状或乳头状亚型的低分期导管内癌可仅行手术。对于区段切除术中阴性切缘的Ⅰ期、ⅡA 期或ⅡB 期乳腺癌病人,辅助放射治疗可降低局部复发。接受乳腺切除术时有阳性切缘的乳腺癌病人,具有较高的局部复发风险,应确保应用胸壁和锁骨上淋巴结的辅助放射治疗。4 个或以上腋窝淋巴结转移女性和 1 ~ 3 个淋巴结阳性的绝经前女性具有较高的局部复发风险,应进行胸壁和胸骨上淋巴结放射治疗。对于局部晚期的乳腺癌病人(ⅢA 或ⅢB 期),术后治疗复发高风险的女性应进行辅助放射治疗以降低复发风险(图 17-39)。ⅢA 和ⅢB 期乳腺癌病人推荐治疗:①在新辅助化疗和区段切除术,伴有或不伴有前哨淋巴结活检之后,应进行乳房、锁骨上淋巴结的辅助放射治疗;②接受新辅助化疗和乳房切除术,伴有或不伴有前哨淋巴结活检的病人,应进行胸壁和锁骨上淋巴结放射治疗;③接受区段乳房切除术或者乳房切除术同时伴有腋窝淋巴结活检和新辅助化疗的病人应进行胸壁和锁骨上区放射治疗。

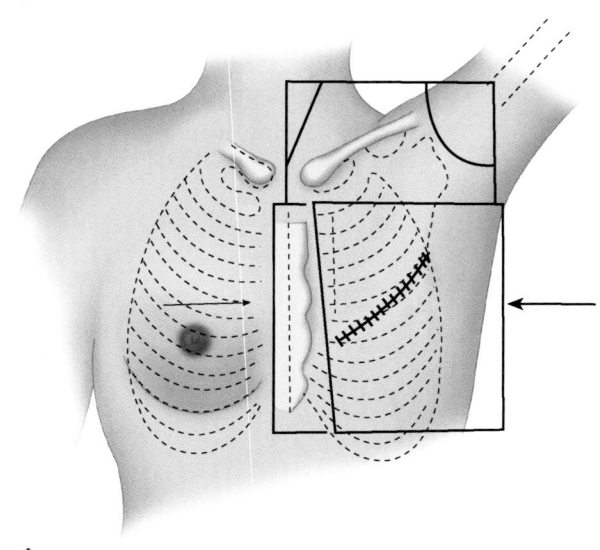

A

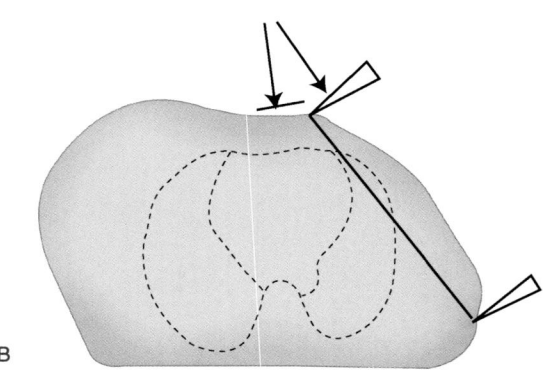

B

图 17-39 ⅢA 期和ⅢB 期乳腺癌病人的放射治疗。**A.** 全胸壁和区域淋巴结放射治疗。**B.** 横断面显示的切线放疗野

一项Ⅲ期的临床试验比较了乳腺保乳术后部分乳腺照射（PBI）与全乳腺照射的效果。PBI 可通过近距离放射治疗，三维适形体外放射治疗或强化放射治疗实现。虽然初步结果仅在高度选择的低风险人群中有意义，但是 PBI 应作为一项前瞻性试验的一部分而应用于临床。

化疗

辅助化疗

早期乳腺癌研究试验协作组对于辅助化疗的分析结果显示[180-185]，对于≤70 岁临床分期处于Ⅰ期、ⅡA 期和ⅡB 期的乳腺癌病人，辅助化疗能够降低其复发和死亡率。对于那些年龄≥70 岁的乳腺癌病人，是否能从辅助化疗中获益缺乏明确的临床试验数据支持。不建议对淋巴结阴性和肿瘤直径≤0.5cm 的乳腺癌病人进行辅助化疗，由于其获益很小。对于淋巴结阴性肿瘤直径 0.6～1.0cm 的妇女是否应该进行辅助化疗，需要将这部分病人分为低复发风险和有明确预后不利因素的高复发风险的两组，对于有明确预后不利因素的高复发风险的病人推荐进行辅助化疗。预后不利因素包括血管或淋巴管浸润，高核级，高组织学分级，HER-2/neu 基因的过表达，激素受体阴性。表 17-15 列出了常用的乳腺癌化疗方案。

表 17-15　乳腺癌的辅助化疗方案

HER-2/neu 阴性（不含有曲妥珠单抗的治疗方案）	HER-2/neu 阳性（含有曲妥珠单抗的治疗方案）
FAC/CAF	AC→T+全程曲妥珠单抗（T=紫杉醇）
FEC/CEF	多西紫杉醇＋曲妥珠单抗→FEC
AC 或 EC	TCH（多西紫杉醇，卡铂，曲妥珠单抗）
TAC（T=多西紫杉醇）	化疗后序贯曲妥珠单抗
A-CMF	AC→多西紫杉醇＋曲妥珠单抗
E-CMF	
CMF	
AC×4	
A→T→C（T=紫杉醇）	
FEC→T（T=多西紫杉醇）	
TC（T=多西紫杉醇）	

A＝阿霉素（蒽环类）；C＝环磷酰胺；E＝表柔比星；F＝氟尿嘧啶；M＝甲氨蝶呤；T＝紫杉烷（多西紫杉醇或者紫杉醇）；→＝序贯

对于激素受体阴性的肿瘤直径>1cm 患病妇女，辅助化疗是适当的。淋巴结阳性激素受体阳性肿瘤直径处在 T_1 期的病人，无论其是否接受了化疗，都应该接受抗雌激素治疗。对于特殊类型的癌（管状癌、黏液癌、髓样癌等）肿瘤直径<3cm

的病人是否应该接受辅助化疗或抗雌激素治疗，目前还存在争议。对于淋巴结阳性的肿瘤直径>3cm 的特殊类型癌病人，需要对其进行化疗。激素受体阳性病人同样应该接受抗雌激素治疗，目前对于Ⅲa 期乳腺癌病人的治疗建议是：首先，采用含有阿霉素方案的术前化疗，然后，进行改良根治术或者乳腺局部切除联合腋窝淋巴结清扫术，而后再进行辅助放疗。这些建议是源于 NSABP B-15 临床试验的结果。在这项临床研究中，淋巴结阳性且他莫昔芬无效的年龄≤59 岁病人，随机分为三组，一组接受 2 个月的阿霉素和环磷酰胺联合化疗，一组接受 6 个月的环磷酰胺和甲氨蝶呤的联合化疗，一组接受环磷酰胺、甲氨蝶呤和氟尿嘧啶的联合化疗。结果显示这三组病人的无病生存率和总生存率没有明显差异，那么就应该优先考虑使用治疗周期短的治疗方案[186]。

新辅助（术前）化疗

在 20 世纪 70 年代初，国家癌症研究所（the National Cancer Institute）在意大利米兰启动了一个综合前瞻性随机临床试验[187]，该试验是针对 T_3 或 T_4 期妇女病人进行的。该试验最振奋人心的结果就是在化疗过程中进行手术治疗，病人的局部复发率为 18%，5 年无病生存率为 25%。NSABP B-18 临床试验评价了新辅助化疗对可手术的Ⅱ期和Ⅲ期乳腺癌病人的作用[188]。在这个临床试验中病人被随机分为两组，一组先进行手术，术后进行化疗；另一组先进行新辅助化疗，而后进行手术。这两组病人的 5 年无病生存率没有明显差异，但是新辅助化疗有助于病灶的完全切除，并且能够减少阳性淋巴结的数量。据此建议肿物较大的乳腺癌病人为了能够完全切除肿瘤病灶，应该首先进行新辅助化疗，而后再行手术治疗。

基于原发瘤的大小和淋巴分期的情况，对病人制订系统的化疗方案。新辅助化疗的应用范围目前已经扩大到肿物较大和局部晚期的乳腺癌病人。应用新辅助化疗能够为我们观察原发瘤和区域转移性淋巴结对某种化疗方案的反应情况提供了机会[189]。对于那些新辅助化疗后肿瘤大小没有明显变化或者继续变大的病人，我们可以采用其他的化疗方案继续进行治疗。

新辅助化疗后，可以通过临床和病理评估该化疗方案对病人化疗反应的情况。病理完全缓解的病人在生存上远远优于那些部分缓解或者保持稳定的病人。新辅助化疗期间肿瘤还继续进展的病人的生存是最差的[190]。

对于可手术的局部晚期乳腺癌病人目前建议先进行包括紫衫联合蒽环的新辅助化疗，而后进行全乳切除或者病灶局部切除，并全部进行腋窝淋巴结清扫术。如果有必要再进行辅助放疗。对于不可手术的Ⅲ A 和ⅢB 期乳腺癌病人，使用新辅助化疗可以降低局部肿瘤负荷，为医师提供进行根治术或者改良根治术的机会，术后再进行辅助放疗。

接受新辅助化疗病人的最终评价　对于新辅助化疗后腋窝淋巴结如何处理，随机临床试验并未给出明确的建议。标准的做法是新辅助化疗后进行腋窝淋巴结的清扫或在新辅助化疗前进行一次前哨淋巴结的活检以明确淋巴结分期情况。一项小样本的单中心研究，一项多中心研究和最近的一项 meta 分析都对前哨淋巴结活检在新辅助化疗后的使用进行了探索行研究。这些研究结果的公布表明了对新辅助化疗后病人进行前哨淋巴结活检的可行性,并建议在这部分病人中此流程能够准确地进行淋巴结的分期[191,192]。尽管在已经公布的临床试验中,这个问题没有给出明确的答案。但是一般来说,在首诊时就怀疑或已经明确有淋巴结转移的病人,在新辅助化疗后进行前哨淋巴结活检是相对禁忌的。而这部分病人应该在新辅助化疗后进行淋巴结清扫术。

新辅助内分泌治疗

对于高龄的不能耐受手术和化疗毒性的乳腺癌病人,新辅助内分泌治疗的应用已经非常普遍。临床医师已经获得了一些关于新辅助治疗策略的经验。目前显示,通过新辅助化疗的病理反应来看,雌激素受体阳性的肿瘤不像雌激素受体阴性的肿瘤这么容易缩小[193]。Fisher 和他的同事综合 NSABP B-14 和 B-20 两个试验发现,随着妇女年龄的增加,化疗获益逐渐减少。他们建议在选择应用化疗和内分泌治疗前应该考虑到一些因素,这些因素包括:雌激素受体浓度、核级、组织学分级、病理类型和增殖标志物。事实上,如果病人的雌激素受体浓度很高,那么她接受新辅助内分泌治疗会比接受标准方案的新辅助化疗获益更多。激素受体阳性的病人可以通过新辅助内分泌治疗来缩小肿瘤,以达到进行保乳手术的目的,而免于行全乳切除术。

随着新辅助化疗和新辅助内分泌治疗的开展,观察肿瘤和转移淋巴结对某个治疗方案的反应情况,可能最终帮助我们确定能使病人受益的辅助治疗方案。辅助治疗试验研究的首要终点是总生存,而新辅助治疗试验的研究终点通常是临床或者病理缓解率。现在有很多比较新辅助化疗或新辅助内分泌治疗方案的临床试验,这些试验是对治疗前和治疗后的原发肿瘤进行活检,然后对活检标本进行对比。对这些活检标本进行大量的基因和蛋白质分析,将来可以帮助我们确定一个个体化的乳腺癌治疗方案。

对于Ⅳ期乳腺癌病人,抗雌激素治疗(绝经前使用他莫昔芬,绝经后使用芳香化酶抑制)是首选的治疗方式。然而激素受体阴性或者激素抵抗型的乳腺癌病人,如果发生全身转移,则只能进行全身化疗。对于骨转移的病人除了内分泌治疗和化疗以外还可以给予双磷酸盐治疗[195]。转移性乳腺癌病人也可以入组临床试验,进行单纯生物治疗或者化疗联合生物治疗。

抗雌激素治疗

乳腺癌细胞内的细胞质溶胶是一种特定的蛋白质(受体),受体再与类固醇甾体结合和转运到细胞核内发挥着特定的激素作用[184,196-200]。目前研究最广泛的激素受体是雌激素受体和孕激素受体。在高分化的浸润性导管癌和小叶癌中 90% 能够检测出激素受体。研究显示同一个病人的原发瘤和转移灶的激素受体情况是一致的。

他莫昔芬与雌激素受体结合后,阻断了雌激素与雌激素受体的结合。抗雌激素治疗对于超过 60% 的激素受体阳性的病人都是有效的,而对于激素受体阴性的病人有效率低于 10%。早期乳癌研究试验协作组的一个试验表明,使用他莫昔芬进行辅助治疗能够降低 15% 的复发风险,降低 7% 的死亡率[201]。另外,结果还显示使用他莫昔芬能够降低对侧乳腺癌发病率 39%。抗雌激素治疗的副作用包括骨疼痛、潮

热、恶心、呕吐和水肿。血管栓塞发生率<3%,增加了患白内障的机会。长期服用他莫昔芬有患子宫内膜癌的风险,虽然很少发生。他莫昔芬辅助治疗通常建议连续服用 5 年后终止。对于绝经后的病人,芳香化酶抑制剂目前被认为可以作为一线治疗药物进行辅助治疗或者也可以在服用 1 ~ 2 年的他莫昔芬后改用芳香化酶抑制剂。芳香化酶抑制剂一般不会导致子宫内膜癌,但是其会导致骨密度的变化,从而增加乳腺癌病人发生骨质疏松或者骨折的几率。

NSABP P-1 试验是第一个大规模的乳腺癌预防试验,结果显示具有高危因素的妇女服用他莫昔芬能够使浸润性乳腺癌的发生几率降低 49%[50]。入组的人群包括所有年龄组,所有危险因素以及曾有小叶原位癌或导管不典型增生病史的妇女。这是第一年的随访结果,这个试验继续每年一次的随访持续 6 年。这使得他莫昔芬被批准用于预防盖尔评分≥1.70 分的妇女。他莫昔芬预防乳腺癌的口服方案为(20mg/d)连续服用 5 年。NSABP P-2 预防试验进行了雷洛昔芬对比他莫昔芬对乳腺癌预防的研究(雷洛昔芬和他莫昔芬的研究,或称 STAR 试验),雷洛昔芬是一种选择性的雌激素调节剂,能够降低绝经后妇女的骨质疏松的发生。在 STAR 试验中共 19 747 名妇女随机分组分别口服他莫昔芬(20mg/d)和雷洛昔芬(60mg/d)持续 5 年。初步结果显示他莫昔芬组有 163 例发生浸润性乳腺癌,而雷洛昔芬组有 168 例[60],他莫昔芬组没有非浸润性癌被检出。一个重要的结果是雷洛昔芬组的子宫内膜癌发生率降低了 36%。总的来说,在导致其他浸润性癌、心血管事件、脑血管事件和骨质疏松、骨折方面,他莫昔芬和雷洛昔芬没有差别。雷洛昔芬组血栓和白内障的发生率更低。总的来说,雷洛昔芬和他莫昔芬一样能够预防高危妇女发生浸润性乳腺癌。他莫昔芬组的非浸润性癌的发生率与雷洛昔芬组存在一定的差异,但是差异并不明显。雷洛昔芬可能比他莫昔芬更加适合作为乳腺癌的预防方案,因为其具有更低的血栓和白内障发生风险。

免疫组织化学结果雌激素受体阳性的导管原位癌病人也可以使用他莫昔芬治疗。对导管原位癌病人来说,在治疗后使用他莫昔芬能够降低同侧乳腺癌的复发风险,降低发生浸润性癌的风险以及降低对侧乳腺癌的风险。

淋巴结阴性,肿瘤直径为 1 ~ 3cm 的乳腺癌病人,如果雌激素受体阳性,不管其是否接受了化疗,都应该使用他莫昔芬进行辅助内分泌治疗。淋巴结阳性和肿瘤直径>3cm 的乳腺癌病人应该接受辅助内分泌治疗外加辅助化疗。对于雌激素受体阳性的病人进行辅助内分泌治疗能够明显降低复发和死亡风险。对于Ⅳ期乳腺癌病人,抗雌激素治疗应该作为首选的治疗方式。对于首次抗激素治疗失败的病人,建议使用二线激素治疗,包括绝经后妇女使用芳香化酶抑制剂,绝经前妇女使用孕激素、雄激素、高剂量雌激素或者卵巢切除术(药物、手术或者放疗)。对于激素治疗有反应的乳腺癌病人,包括能使肿瘤缩小或者长期保持稳定的,在疾病进展的时候应该接受其他的激素治疗。全身内脏转移的激素受体阴性的或者伴有激素难治性疾病的乳腺癌病人,给予全身化疗要好于激素治疗。

去势内分泌治疗

在过去对于转移性乳腺癌病人,卵巢切除术、肾上腺切除术和垂体切除术都是首选内分泌治疗方式,但是现在已经很

少使用了。卵巢切除术用于无病生存期超过 18 个月的皮肤和骨转移的绝经前病人。相反,对于同侧复发的绝经后妇女给予治疗剂量的外源性雌激素治疗。这两种治疗方式有效率接近 30%。对于以前采用卵巢切除术或外源性雌激素治疗和其他内分泌治疗有效的病人,进行肾上腺切除和垂体切除也是有效率接近 30%。内脏(肺、肝)转移通常对激素治疗不敏感。氨鲁米特能够阻断周边组织中的胆固醇转换成 r-5-孕烯醇酮,并且能抑制肾上腺素转换为雌激素。氨鲁米特的剂量依赖和一过性的副反应包括:共济失调、头晕和嗜睡。在使用这种药物治疗(药物肾上腺切除术)后,产生的肾上腺抑制需要糖皮质激素治疗。永久的肾上腺不足和急性危象都被发现过。因为肾上腺是绝经后病人内源性雌激素的主要分泌器官,前瞻性研究显示绝经前病人服用氨鲁米特与外科手术切除肾上腺和垂体具有同样的效果。

抗 HER-2/neu 抗体治疗

新发乳腺癌病人推荐进行 HER-2/neu 表达的测定[201-204]。HER-2/neu 指导淋巴结阴性病人的治疗并影响其预后。对于 HER-2/neu 过表达的乳腺癌病人采用蒽环为主的辅助化疗效果更好,病人发生疾病进展能够从接受抗 HER-2/neu 抗体治疗(曲妥珠单抗)中获益。HER-2/neu 过表达的病人能够从曲妥珠单抗联合紫杉醇化疗中获益。以蒽环为主的化疗和曲妥珠单抗联用会增加其心脏毒性。

发生转移的 HER-2/neu 阳性的乳腺癌病人,曲妥珠单抗推荐在最初使用。其治疗转移性乳腺癌的效果在被认定之后,NSABP 和 North Central Cancer Treatment Group 进行了针对早期乳腺癌病人应用曲妥珠单抗辅助治疗的 III 期临床试验。在经 FDA 批准后,这些组织修订曲妥珠单抗的辅助治疗试验方案(分别为 B-31 和 N9831),并对其疗效进行综合性分析。第一次试验数据公布显示了曲妥珠单抗组在 3 年无病生存上的改善,具体结果 3 年无病生存率为曲妥珠单抗组为 87%,对照组为 75%($HR = 0.48, P < 0.0001$),曲妥珠单抗组的死亡率降低了 33%($HR = 0.67, P < 0.015$)。降低风险从而延长无病生存时间达到了预期的效果,数据监测委员会继续随机入组病人直到试验结束,试验结果会在随后公布。

M. D. Anderson 癌症中心的 Buzdar 和他的同事进行了一项 II 期随机临床试验。入组 42 名早期乳腺癌可手术病人,试验分为两组,一组进行 FEC-75(氟尿嘧啶、表柔比星、环磷酰胺)序贯紫杉醇+曲妥珠单抗治疗,另一组为同样的化疗方案不联合曲妥珠单抗。试验中联合曲妥珠单抗组病理完全缓解率为 66.7%,较对照组高 22%。曲妥珠单抗联合 FEC 治疗没有病人发生心力衰竭。但是由于样本量较小,95% 的置信区间发生心力衰竭的几率是 0 ~ 14.8%[205]。在随后的报道中,其他病人使用化疗联合曲妥珠单抗也取得了良好的病理完全缓解率,并且持续的观察显示心功能并未受损。American College of Surgeons Oncology Group 进行的一项多中心 III 期临床试验采用该治疗方案也得到了相似的结果。

特殊的临床情况

乳头溢液

单侧乳头溢液

乳头溢液在临床中是比较常见的一种情况,如果病人发生乳头溢液,是自发的、单侧乳房的、单导管的,病人年龄≥40岁,血性溢液或者伴有肿物,则不应该除外其患有乳腺癌。有可能在乳晕周围会存在一个触发点,按压这块区域会诱发单导管溢液。这种情况,可以采用乳腺钼靶和超声进行进一步的检查。乳管造影也可以作为检查的手段来使用,乳管造影在溢液的导管内插入尼龙导管或者针头往导管内注入 10ml 的水溶性造影剂进行照相。乳腺癌的乳头溢液性状可以是透明的、血性的或者浆液性的。检测血红蛋白对于诊断也有一定的帮助,但是在导管内乳头状瘤和导管扩张的情况下也有可能检测到血红蛋白。最终诊断需要依赖于溢液导管或者相关肿物的标本切除才能确定。需要切除的导管需要一个 3.0 泪道探头来识别,还有在导管造影后向病变导管内注射亚甲蓝。乳头必须使用火棉胶或者其他的东西进行封闭,以免导管内的亚甲蓝溢出,方便手术中寻找溢液导管。当肿物距离乳头 2.0 ~ 3.0cm 以上的时候,可已进行针吸活检明确病理诊断。

双侧乳头溢液

双侧乳房、多导管、年龄≤39 岁、溢乳或者溢液呈蓝绿色的乳头溢液一般认为属于良性病变。有不到 2% 的双乳头溢液病人是催乳素分泌型垂体腺瘤导致的。如果催乳素水平反复升高,需要进行蝶鞍 X 线检查或者薄层 CT 扫描。垂体腺瘤还可以导致视神经压迫、视野缺损和不孕不育。

未找到原发灶的腋淋巴结转移癌

单纯腋窝淋巴结转移癌有 90% 的可能来自于乳腺癌,这种情况被称为隐匿性乳腺癌[207]。以腋窝淋巴结转移为首发症状的乳腺癌病人只有不到 1%。确定腋窝肿大淋巴结是否为转移癌可以采用细针吸活检、粗针吸活检或者切除活检的方式。当转移癌组织被取出,可以使用免疫组织化学分析转移癌是来源于上皮细胞、黑色素瘤或者淋巴瘤。激素受体(雌激素和孕激素受体)的表达能够提示我们转移自乳腺癌,但是不能最终确诊。原发灶的寻找包括对甲状腺、乳腺、盆腔和直肠的仔细检查,对于乳腺应该采用钼靶、超声和 MRI 来寻找隐匿的原发灶。影像学和实验室检查应该包括胸片和肝功能。胸部、腹部、盆腔 CT 以及全身骨扫描需要用来除外远处转移。乳腺钼靶、超声和 MRI 发现的可疑病灶必须进行活检。一旦发现乳腺上原发灶,则应该对病人进行治疗,治疗方案可以选择腋窝淋巴结清扫+全乳切除或者腋窝淋巴结清扫+保乳+全乳放疗。也应该给予化疗和内分泌治疗。

妊娠期乳腺癌

妊娠期妇女乳腺癌的发生率为 1/3000,妊娠期乳腺癌病人>75% 都伴有腋窝淋巴结转移[208]。妊娠期乳腺癌病人的平均年龄为 34 岁。少于 25% 的乳腺结节会在妊娠期或者哺乳期变为恶性。超声和针吸活检能够诊断这些乳腺结节。必要的时候进行切除活检。乳腺钼靶一般不被推荐使用,因为在妊娠或者哺乳期其敏感性降低。如果必须进行钼靶检察,那么胎儿应该受到保护,避免被 X 线照射。大约有 30% 的良性病变在哺乳期和妊娠期是比较独特的,这些病变包括(囊肿、小叶增生、哺乳期腺纤维瘤、乳腺炎或脓肿)。一旦乳腺癌被确诊,则应该让病人进行全血细胞计数,胸片(做好胎儿防护)和肝功能检查。由于放疗对胎儿存在潜在的伤害,所以在胎儿出生前不推荐进行放疗。虽然在妊娠的前3个月实行麻醉会增加病人自然流产的风险,但是推荐在妊娠的前6个月进行乳腺癌的改良根治术。在妊娠的6~9个月可以进行肿块切除+腋淋巴结清扫术,如果需要辅助放疗则可等到胎儿分娩后进行。不要进行哺乳。在妊娠的前3个月进行化疗有增加自然流产的风险,另外有12%的几率导致胎儿畸形。目前没有证据表明在妊娠3个月后进行化疗对胎儿有致畸作用。因此,很多临床医师认为在妊娠3个月后进行化疗是最佳时机,可以当做是新辅助化疗。可以把局部治疗放在胎儿分娩后进行。由于妊娠期乳腺的变化,早期癌隐匿于高水平雌激素环境中,妊娠期乳腺癌病人的病史都比较长。然而妊娠期乳腺癌病人的疾病发展和预后和非妊娠期乳腺癌病人很相似。

男性乳腺癌

在全部乳腺癌病人中,男性乳腺癌的比例不足1%[209,210]。发生比例最高的地区是北美和英国,男性乳腺癌占1.5%左右。犹太和非洲裔美国男人的发病率最高。有20%的男乳腺癌病人之前伴有男性乳腺发育,这与辐射、雌激素治疗、睾丸女性化综合征和Klinefelter综合征(XXY)有关。年轻人很少发生男性乳腺癌,发病的高峰在60岁左右。男性乳房发现无痛性肿物需要进行检查,尤其是皮肤和胸壁粘连是非常重要的表现。

男性乳腺癌85%都是浸润性导管癌,只有少于15%的病人为导管原位癌。包括浸润性小叶癌的特殊类型癌偶尔也有报道。男性乳腺癌的分期、疾病进展、生存与女性乳腺癌是一样的。总体而言,男性乳腺癌的预后比较差,是因为往往诊断明确的时候已经处于晚期(Ⅲ期或者Ⅳ期)。男性乳腺癌的手术治疗也是标准的乳腺癌改良根治术。前哨淋巴结清扫术已经证明是可行的,可以准确地评估男性乳腺癌病人的腋窝淋巴结转移情况。对于局部区域复发高危的病人推荐进行辅助放疗。80%的男性乳腺癌病人的激素受体是阳性的,可以使用他莫昔芬辅助内分泌治疗。对于激素受体阴性,较大原发瘤,淋巴结转移比较多和局部晚期的男性乳腺癌病人,应该进行辅助化疗。

叶状肿瘤

叶状肿瘤(包括叶状囊肉瘤)的命名、描述和诊断都给外科医师制造了很多麻烦。[211]这些肿瘤被分类为良性、交界性和恶性。交界性肿瘤比较容易复发。乳腺钼靶显示的钙化和坏死的形态不能鉴别良性、交界性和恶性的叶状肿瘤,因此很难鉴别良性叶状肿瘤、恶性叶状肿瘤和腺纤维瘤。叶状肿瘤与周围的大量乳房组织有着明显的边界,并且使周围的乳房组织受到挤压和变形。叶状肿瘤大部分是结缔组织,由胶质、固体和囊性区域混合而成。囊性区域是梗死和坏死的组织。这些重要的改变使得肿瘤表面呈现了突起类似于分叶样(叶状)。叶状肿瘤间质通常要比腺纤维瘤具有更高的细胞活性。对腺纤维瘤和叶状肿瘤进行显微切割得到的间质细胞,进行分子生物学技术处理显示腺纤维瘤的间质细胞是单克隆细胞(分化自单个的祖细胞)或者多克隆细胞,而叶状肿瘤的间质细胞都是单克隆细胞。

大多数的恶性叶状肿瘤(图17-40)包含脂肪肉瘤和横纹

肌肉瘤成分要多于纤维肉瘤成分。评估有丝分裂数量和肿瘤边缘浸润灶的存在或缺失有助于恶性叶状肿瘤的确诊。小叶状肿瘤与正常乳腺组织有明确的边界可以被切除。当怀疑是恶性肿瘤时,应该反复切除活检,以确保肿瘤完全切除,使其切除边缘距正常组织1cm以上,较大的叶状肿瘤可能需要进行全乳切除术。由于不会发生腋窝淋巴结转移,所以不推荐行腋窝淋巴结切除。

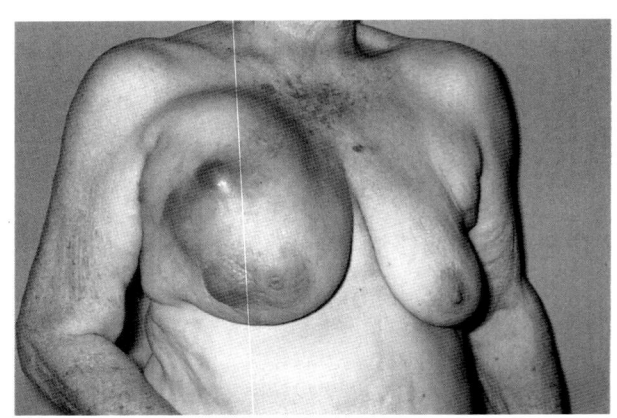

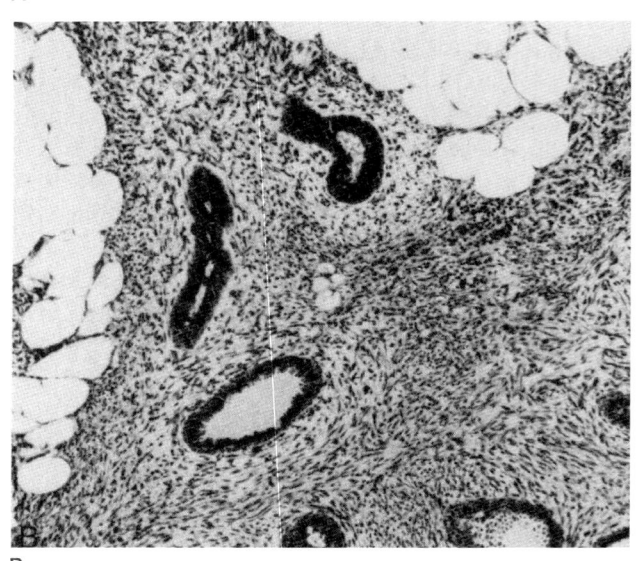

图 17-40 A. 恶性叶状肿瘤(叶状囊肉瘤)。B. 叶状肿瘤的组织学特征(苏木精和伊红染色,×100)

炎性乳腺癌

炎性乳腺癌(ⅢB期)在全部乳腺癌中不到3%。这种乳腺癌的特点是皮肤改变,包括坚硬的结节、边缘凸起的红斑和水肿(橘皮征)[212]。皮肤活检可见癌细胞侵入真皮淋巴管。可能伴有乳腺肿物(图17-41)。临床上鉴别炎性乳腺癌非常困难,特别是局部晚期硬癌侵入皮肤真皮淋巴管产生橘皮征和淋巴管炎时(表17-16)。炎性乳腺癌有时会被误诊为乳腺的细菌性炎症。75%以上的炎性乳腺癌病人伴有腋窝淋巴结转移,远处转移也经常发生。SEER小组报道:25%的白种人妇女,在诊断为炎性乳腺癌时已经伴有了远处转移。

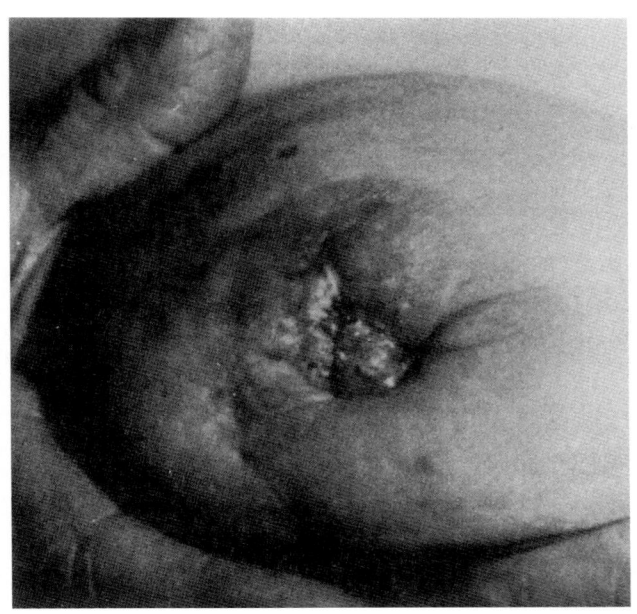

图 17-41　炎性乳腺癌。ⅢB 期炎性乳癌的乳房伴有红疹、皮肤水肿（橘皮征），乳头回缩，卫星皮肤结节

表 17-16　炎性乳腺癌与非炎性乳腺癌的对比	
炎性乳腺癌	**非炎性乳腺癌**
伴有皮肤淋巴管侵入的炎症性或非炎症性改变	不伴有皮肤淋巴管侵入的炎症性改变
病灶没有明显的边界	有比较明显的边界
红斑和水肿的范围超过乳房皮肤的 33%	红斑一般局限于病灶，水肿范围不大
超过 75% 的病人淋巴结受累	50% 左右淋巴结受累
25% 的病人伴有远处转移	很少伴有远处转移
初诊即有远处转移的病人比较常见	

　　对于炎性乳腺癌单纯手术和手术联合辅助放疗的治疗效果都非常令人不满意。但是以蒽环为主的新辅助化疗使 75% 的病人取得了令人瞩目的效果。在此背景下，乳腺癌改良根治术主要是切除腋窝和胸壁的残余肿瘤。最后对胸壁、锁骨上、腋窝和内乳区淋巴结进行辅助放疗。这种模式的综合治疗使炎性乳腺癌的 5 年生存率达到了 30%。

罕见的乳腺癌

鳞状细胞（表皮）癌

　　鳞状细胞（表皮）癌是一种十分罕见的乳腺癌，来源于导管系统的上皮化生，通常缺少特异性的临床和影像学特征[213]。25% 的病人伴有区域转移，很少发生远处转移。

腺样囊腺癌

　　腺样囊腺癌十分罕见，在全部乳腺癌中不到 0.1%。通常很难和涎腺组织的腺样囊腺癌区分。这种癌一般直径在 1~3cm，不会生长过大。很少发生腋窝淋巴结转移，但是有报道发生肺转移导致死亡的病例。

大汗腺癌

　　大汗腺癌具有圆形的细胞核和核仁，分化良好，有丝分裂率很低并且细胞功能变化不大。然而，大汗腺癌却有可能会迅速生长。

肉瘤

　　乳腺肉瘤和其他部位的软组织肉瘤病理表现很相似，包括纤维肉瘤、恶性纤维组织细胞瘤、脂肪肉瘤、平滑肌肉瘤、恶性神经鞘瘤、横纹肌肉瘤、骨肉瘤和软骨肉瘤。其临床表现通常是一个生长迅速的无痛性的乳房大肿块。诊断需要进行粗针吸活检或者切除活检。肉瘤的分级基于细胞结构、分化程度、细胞核异型性和有丝分裂活性。首选的治疗方式是局部广泛切除术，必要的时候进行全乳切除术。除非有明显的淋巴结肿大，否则腋窝淋巴结切除不是必需的。血管肉瘤存在于全乳切除或者放疗后产生的淋巴水肿中，因而被重新分类。1948 年 Stewart 和 Treves 描述了乳腺癌根治术后同侧上肢淋巴水肿中的淋巴管肉瘤[214]。血管肉瘤是其目前公认的名称。改良根治术或者根治术发生血管肉瘤的平均时间是 10.5 年。60% 发生这种癌症的妇女曾经接受过放疗。为了缓解溃疡性并发症或者难治性淋巴水肿必要时需要进行上臂前半肢截肢。

淋巴瘤

　　乳腺的原发淋巴瘤是非常罕见的，淋巴瘤存在两种不同的病理类型。一类是发生于 ≤39 岁的妇女，通常为双侧，具有 Burkitt 淋巴瘤的病理特征。另一类发生于 ≥40 岁的妇女，通常表现为 B 细胞淋巴瘤。乳腺发生霍奇金淋巴瘤曾经被报道过。乳腺的隐匿性淋巴瘤有可能在扪及腋窝淋巴结肿大后才能被诊断。治疗方案的制订取决于疾病的分期。可能需要进行肿块切除甚至全乳切除。可以通过腋窝淋巴结清扫来切除肿大的淋巴结并进行疾病的分期。化疗和放疗对于局部区域复发或者疾病进展都是非常有效的治疗方式。预后良好，5 年和 10 年的生存率分别为 74% 和 51%。

（张瑾　译）

参考文献

　　亮蓝色标记的参考文献是主要参考文献。

1. Breasted JH: *The Edwin Smith Surgical Papyrus*. Chicago: University of Chicago Press, 1930, p 405. Classics of Medicine Library, vol. III.
2. Celsus AC: De Medicina, Vol II. *Loeb Classical Library Ed*, Book V. Cambridge: Harvard University Press, 1935, p. 131.
3. Beenken SW, et al: History of the therapy of breast cancer, in Bland and Copeland (eds): *The Breast: Comprehensive Management of Benign and Malignant Disorders*. Philadelphia: Saunders, 2004, p 5.
4. Halsted WS: I. The results of operations for the cure of cancer of the breast performed at the Johns Hopkins Hospital from June, 1889, to January, 1894. *Ann Surg* 20:497, 1894.
5. Le Dran F: Mémoire avec une précis de plusieurs observations sur le cancer. *Mem Acad Roy Chir Paris* 3:1, 1757.
6. Haagensen CD, Stout AP: Carcinoma of the breast (II. Criteria of Operability). *Ann Surg* 118:859, 1943.
7. Madden JL: Modified radical mastectomy. *Surg Gynecol Obstet* 121:1221, 1965.

8. Maddox WA, et al: A randomized prospective trial of radical (Halsted) mastectomy versus modified radical mastectomy in 311 breast cancer patients. *Ann Surg* 198:207, 1983.

9. Turner L, et al: Radical versus modified radical mastectomy for breast cancer. *Ann R Col Surg Engl* 63:239, 1981.

10. Meyer W: An improved method of the radical operation for carcinoma of the breast. *Med Rec* 46:746, 1894.

11. Moore C: On the influence of inadequate operations on the theory of cancer. *R Med Chir Soc* 1:244, 1867.

12. Patey DH, Dyson WH: The prognosis of carcinoma of the breast in relation to the type of operation performed. *Br J Cancer* 2:7, 1948.

13. Fisher B, et al: Twenty-five-year follow-up of a randomized trial comparing radical mastectomy, total mastectomy, and total mastectomy followed by irradiation. *N Engl J Med* 347:567, 2002.

14. Bland KI, Romrell LJ: Congenital and acquired disturbances of breast development and growth, in Bland KI, Copeland EM III (eds): *The Breast: Comprehensive Management of Benign and Malignant Diseases.* Philadelphia: WB Saunders, 1998, p 214.

15. Romrell LJ, Bland KI: Anatomy of the breast, axilla, chest wall, and related metastatic sites, in Bland KI, Copeland EM III (eds): *The Breast: Comprehensive Management of Benign and Malignant Diseases.* Philadelphia: WB Saunders, 1998, p 19.

16. Lonnerdal B: Nutritional and physiologic significance of human milk proteins. *Am J Clin Nutr* 77:1537S, 2003.

17. Rosenbloom AL: Breast physiology: Normal and abnormal development and function, in Bland KI, Copeland EM III (eds): *The Breast: Comprehensive Management of Benign and Malignant Diseases.* Philadelphia: WB Saunders, 1998, p 38.

18. Van de Perre P: Transfer of antibody via mother's milk. *Vaccine* 21:3374, 2003.

19. Bland KI, Graves TA: Gynecomastia, in Bland KI, Copeland EM III (eds): *The Breast: Comprehensive Management of Benign and Malignant Diseases.* Philadelphia: WB Saunders, 1998, p 153.

20. Bland KI: Inflammatory, infectious, and metabolic disorders of the breast, in Bland KI, Copeland EM III (eds): *The Breast: Comprehensive Management of Benign and Malignant Diseases.* Philadelphia: WB Saunders, 1998, p 75.

21. Furlong AJ, et al: Periductal inflammation and cigarette smoke. *J Am Coll Surg* 179:417, 1994.

22. Zuska J, Crile G Jr., Ayres WW: Fistulas of lactiferous ducts. *Am J Surg* 81:312, 1951.

23. Camiel MR: Mondor's disease in the breast. *Am J Obstet Gynecol* 152(7 Pt 1):879, 1985.

24. Mondor H: Tronculite sous-cutanée subaiguë de la paroi thoracique antero-latérale. *Mem Acad Chir Paris* 65:1271, 1939.

25. Hughes LE, Mansel RE, Webster DJ: Aberrations of normal development and involution (ANDI): A new perspective on pathogenesis and nomenclature of benign breast disorders. *Lancet* 2:1316, 1987.

26. Archer F, Omar M: The fine structure of fibro-adenoma of the human breast. *J Pathol* 99:113, 1969.

27. Page DL, Anderson TJ: *Diagnostic Histopathology of the Breast.* Edinburgh: Churchill Livingstone, 1987.

28. Page DL, Simpson JF: Benign, high-risk, and premalignant lesions of the breast, in Bland KI, Copeland EM III (eds): *The Breast: Comprehensive Management of Benign and Malignant Diseases.* Philadelphia: WB Saunders, 1998, p 191.

29. Consensus Meeting: Is "fibrocystic disease" of the breast precancerous? *Arch Pathol Lab Med* 110:171, 1986.

30. Haagensen CD: *Diseases of the Breast,* 3rd ed. Philadelphia: WB Saunders, 1986.

31. Haagensen CD, et al: Lobular neoplasia (so-called lobular carcinoma in situ) of the breast. *Cancer* 42:737, 1978.

32. Gadd MA, Souba WW: Evaluation and treatment of benign breast disorders, in Bland KI, Copeland EM III (eds): *The Breast: Comprehensive Management of Benign and Malignant Diseases.* Philadelphia: WB Saunders, 1998, p 233.

33. Marchant DJ: Benign breast disease. *Obstet Gynecol Clin North Am* 29:1, 2002.

34. Nurko J, et al: Interim results from the FibroAdenoma Cryoablation Treatment Registry. *Am J Surg* 190:647; discussion 651, 2005.

35. Bernstein L, et al: Physical exercise and reduced risk of breast cancer in young women. *J Natl Cancer Inst* 86:1403, 1994.

36. Blackburn GL, et al: Diet and breast cancer. *J Womens Health (Larchmt)* 12:183, 2003.

37. Goss PE, Sierra S: Current perspectives on radiation-induced breast cancer. *J Clin Oncol* 16:338, 1998.

38. Hulka BS: Epidemiologic analysis of breast and gynecologic cancers. *Prog Clin Biol Res* 396:17, 1997.

39. Pujol P, Galtier-Dereure F, Bringer J: Obesity and breast cancer risk. *Hum Reprod* 12 Suppl 1:116, 1997.

40. Singletary SE: Rating the risk factors for breast cancer. *Ann Surg* 237:474, 2003.

41. Wynder EL, et al: Breast cancer: Weighing the evidence for a promoting role of dietary fat. *J Natl Cancer Inst* 89:766, 1997.

42. Claus EB, Risch N, Thompson WD: Autosomal dominant inheritance of early-onset breast cancer. Implications for risk prediction. *Cancer* 73:643, 1994.

43. Domchek SM, et al: Application of breast cancer risk prediction models in clinical practice. *J Clin Oncol* 21:593, 2003.

44. Gail MH, et al: Projecting individualized probabilities of developing breast cancer for white females who are being examined annually. *J Natl Cancer Inst* 81:1879, 1989.

45. Gail MH, et al: Projecting individualized absolute invasive breast cancer risk in African American women. *J Natl Cancer Inst* 99:1782, 2007.

46. Edwards BK, et al: Annual report to the nation on the status of cancer, 1975–2002, featuring population-based trends in cancer treatment. *J Natl Cancer Inst* 97:1407, 2005.

47. Claus EB, et al: The calculation of breast cancer risk for women with a first degree family history of ovarian cancer. *Breast Cancer Res Treat* 28:115, 1993.

48. Chen J, et al: Projecting absolute invasive breast cancer risk in white women with a model that includes mammographic density. *J Natl Cancer Inst* 98:1215, 2006.

49. Kerlikowske K, et al: Longitudinal measurement of clinical mammographic breast density to improve estimation of breast cancer risk. *J Natl Cancer Inst* 99:386, 2007.

50. Fisher B, et al: Tamoxifen for prevention of breast cancer: Report of the National Surgical Adjuvant Breast and Bowel Project P-1 Study. *J Natl Cancer Inst* 90:1371, 1998.

51. Grodstein F, et al: Postmenopausal hormone therapy and mortality. *N Engl J Med* 336:1769, 1997.

52. Hartmann LC, et al: Efficacy of bilateral prophylactic mastectomy in women with a family history of breast cancer. *N Engl J Med* 340:77, 1999.

53. Kerlikowske K, et al: Efficacy of screening mammography. A meta-analysis. *JAMA* 273:149, 1995.

54. Rowe TC, et al: DNA damage by antitumor acridines mediated by mammalian DNA topoisomerase II. *Cancer Res* 46:2021, 1986.

55. Sakorafas GH: The management of women at high risk for the development of breast cancer: Risk estimation and preventative strategies. *Cancer Treat Rev* 29:79, 2003.

56. Schrag D, et al: Decision analysis—effects of prophylactic mastectomy and oophorectomy on life expectancy among women with BRCA1 or BRCA2 mutations. *N Engl J Med* 336:1465, 1997.

57. Vogel VG: Management of the high-risk patient. *Surg Clin North Am* 83:733, 2003.

58. Wu K, Brown P: Is low-dose tamoxifen useful for the treatment and prevention of breast cancer? *J Natl Cancer Inst* 95:766, 2003.

59. Gail MH, et al: Weighing the risks and benefits of tamoxifen treatment for preventing breast cancer. *J Natl Cancer Inst* 91:1829, 1999.

60. Vogel VG, et al: Effects of tamoxifen vs raloxifene on the risk of developing invasive breast cancer and other disease outcomes: The NSABP Study of Tamoxifen and Raloxifene (STAR) P-2 trial. *JAMA* 295:2727, 2006.

61. Ford D, et al: Genetic heterogeneity and penetrance analysis of the BRCA1 and BRCA2 genes in breast cancer families. The Breast Cancer Linkage Consortium. *Am J Hum Genet* 62:676, 1998.

62. Gowen LC, et al: BRCA1 required for transcription-coupled repair of oxidative DNA damage. *Science* 281:1009, 1998.

63. Martin AM, Weber BL: Genetic and hormonal risk factors in breast cancer. *J Natl Cancer Inst* 92:1126, 2000.

64. Oddoux C, et al: The carrier frequency of the BRCA2 6174delT mutation among Ashkenazi Jewish individuals is approximately 1%. *Nat Genet* 14:188, 1996.

65. Roa BB, et al: Ashkenazi Jewish population frequencies for common mutations in BRCA1 and BRCA2. *Nat Genet* 14:185, 1996.

66. Rosen EM, et al: BRCA1 gene in breast cancer. *J Cell Physiol* 196:19, 2003.

67. Wooster R, Weber BL: Breast and ovarian cancer. *N Engl J Med* 348:2339, 2003.

68. Warner E, et al: Prevalence and penetrance of BRCA1 and BRCA2 gene mutations in unselected Ashkenazi Jewish women with breast cancer. *J Natl Cancer Inst* 91:1241, 1999.

69. Schneider KA: Genetic counseling for BRCA1/BRCA2 testing. *Genet Test* 1:91, 1997.

70. Kriege M, et al: Efficacy of MRI and mammography for breast-cancer screening in women with a familial or genetic predisposition. *N Engl J Med* 351:427, 2004.

71. Saslow D, et al: American Cancer Society guidelines for breast screening with MRI as an adjunct to mammography. *CA Cancer J Clin* 57:75, 2007.

72. Guinee VF: Epidemiology of breast cancer, in Bland KI, Copeland EM III (eds): *The Breast: Comprehensive Management of Benign and Malignant Diseases.* Philadelphia: WB Saunders, 1998, p 339.

73. Jemal A, et al: Cancer statistics 2008. *CA Cancer J Clin* 58:71, 2008.

74. American Cancer Society: *Cancer Facts and Figures 2008.* Atlanta: American Cancer Society, 2008. *Available at http://www.cancer.org/downloads/STT/2008CAFFfinalsecured.pdf* [accessed January 29, 2009].

75. Clarke CA, et al: Recent declines in hormone therapy utilization and breast cancer incidence: Clinical and population-based evidence. *J Clin Oncol* 24:e49, 2006.

76. Ferlay J, et al: *Globocan 2002: Cancer Incidence, Mortality and Prevalence Worldwide.* Lyon, France: IARC Press, 2004. IARC Cancer Base No. 5, Version 2.0.

77. Ries LAG, et al: SEER Cancer Statistics Review, 1975-2002, National Cancer Institute. Bethesda, MD, *http://seer.cancer.gov/csr/1975_2002/* [accessed January 29, 2009].

78. Fregene A, Newman LA: Breast cancer in sub-Saharan Africa: How does it relate to breast cancer in African-American women? *Cancer* 103:1540, 2005.

79. Bloom HJ, Richardson WW, Harries EJ: Natural history of untreated breast cancer (1805–1933). Comparison of untreated and treated cases according to histological grade of malignancy. *Br Med J* 2:213, 1962.

80. Broders AC: Carcinoma in situ contrasted with benign penetrating epithelium. *JAMA* 99:1670, 1932.

81. Foote FWJ, Stewart FW: Lobular carcinoma in situ: A rare form of mammary carcinoma. *Am J Pathol* 17:491, 1941.

82. Consensus conference on the classification of ductal carcinoma in situ. *Hum Pathol* 28:1221, 1997.

83. Recht A, et al: The fourth EORTC DCIS Consensus meeting (Chateau Marquette, Heemskerk, The Netherlands, 23–24 January 1998)—conference report. *Eur J Cancer* 34:1664, 1998.

84. Devitt JE, Barr JR: The clinical recognition of cystic carcinoma of the breast. *Surg Gynecol Obstet* 159:130, 1984.

85. Gallager HS, Martin JE: The study of mammary carcinoma by mammography and whole organ sectioning. Early observations. *Cancer* 23:855, 1969.

86. Seth A, et al: Gene expression profiling of ductal carcinomas in situ and invasive breast tumors. *Anticancer Res* 23:2043, 2003.

87. Simpson JF, Wilkinson EJ: Malignant neoplasia of the breast: Infiltrating carcinomas, in Bland KI, Copeland EM III (eds): *The Breast: Comprehensive Management of Benign and Malignant Diseases.* Philadelphia: WB Saunders, 1998, p 285.

88. McDivitt RW, et al.: Tubular carcinoma of the breast: Clinical and pathological observations concerning 135 cases. *Am J Surg Pathol* 6:401, 1982.

89. Jatoi I: Screening clinical breast examination. *Surg Clin North Am* 83:789, 2003.

90. Rosato FE, Rosato EL: Examination techniques: Roles of the physician and patient in evaluating breast diseases, in Bland KI, Copeland EM III (eds): *The Breast: Comprehensive Management of Benign and Malignant Diseases.* Philadelphia: WB Saunders, 1998, p 615.

91. Bassett LW: Breast imaging, in Bland KI, Copeland EM III (eds): *The Breast: Comprehensive Management of Benign and Malignant Diseases.* Philadelphia: WB Saunders, 1998, p 648.

92. Fletcher SW, Elmore JG: Clinical practice. Mammographic screening for breast cancer. *N Engl J Med* 348:1672, 2003.

93. Miller AB: Screening and detection, in Bland KI, Copeland EM III (eds): *The Breast: Comprehensive Management of Benign and Malignant Diseases.* Philadelphia: WB Saunders, 1998, p 625.

94. Schnall MD: Breast MR imaging. *Radiol Clin North Am* 41:43, 2003.

95. Seidman H, et al.: Survival experience in the Breast Cancer Detection Demonstration Project. *CA Cancer J Clin* 37:258, 1987.

96. Pisano ED, et al: Diagnostic performance of digital versus film mammography for breast-cancer screening. *N Engl J Med* 353:1773, 2005.

97. Robinson DS, Sundaram M: Stereotactic imaging and breast biopsy, in Bland KI, Copeland EM III (eds): *The Breast: Comprehensive Management of Benign and Malignant Diseases.* Philadelphia: WB Saunders, 1998, p 698.

98. Wilkinson EJ, Masood S: Cytologic needle samplings of the breast: Techniques and end results, in Bland KI, Copeland EM III (eds): *The Breast: Comprehensive Management of Benign and Malignant Diseases.* Philadelphia: WB Saunders, 1998, p 705.

99. Breast, in Greene FL, et al (eds): *AJCC Cancer Staging Manual,* 6th ed. New York: Springer-Verlag, 2002, p 223.

100. Fisher B, Slack NH: Number of lymph nodes examined and the prognosis of breast carcinoma. *Surg Gynecol Obstet* 131:79, 1970.

101. Dillon DA: Molecular markers in the diagnosis and staging of breast cancer. *Semin Radiat Oncol* 12:305, 2002.

102. Esteva FJ, et al: Molecular prognostic factors for breast cancer metastasis and survival. *Semin Radiat Oncol* 12:319, 2002.

103. Haffty BG: Molecular and genetic markers in the local-regional management of breast cancer. *Semin Radiat Oncol* 12:329, 2002.

104. Morabito A, et al: Prognostic and predictive indicators in operable breast cancer. *Clin Breast Cancer* 3:381, 2003.

105. Rogers CE, et al: Molecular prognostic indicators in breast cancer. *Eur J Surg Oncol* 28:467, 2002.

106. Monaghan P, et al: Growth factor stimulation of proliferating cell nuclear antigen (PCNA) in human breast epithelium in organ culture. *Cell Biol Int Rep* 15:561, 1991.

107. Siitonen SM, et al: Intratumor variation in cell proliferation in breast carcinoma as determined by antiproliferating cell nuclear antigen monoclonal antibody and automated image analysis. *Am J Clin Pathol* 99:226, 1993.

108. Tuccari G, et al: PCNA/cyclin expression in breast carcinomas: Its relationships with Ki-67, ER, PgR immunostainings and clinico-pathologic aspects. *Pathologica* 85:47, 1993.

109. van Dierendonck JH, et al: Cell-cycle–related staining patterns of antiproliferating cell nuclear antigen monoclonal antibodies. Comparison with BrdUrd labeling and Ki-67 staining. *Am J Pathol* 138:1165, 1991.

110. Allan DJ, et al: Reduction in apoptosis relative to mitosis in histologically normal epithelium accompanies fibrocystic change and carcinoma of the premenopausal human breast. *J Pathol* 167:25, 1992.

111. Bargou RC, et al: Expression of the bcl-2 gene family in normal and malignant breast tissue: Low bax-alpha expression in tumor cells correlates with resistance towards apoptosis. *Int J Cancer* 60:854, 1995.

112. Binder C, et al: Expression of Bax in relation to Bcl-2 and other predictive parameters in breast cancer. *Ann Oncol* 7:129, 1996.

113. Brown LF, et al: Expression of vascular permeability factor (vascular endothelial growth factor) and its receptors in breast cancer. *Hum Pathol* 26:86, 1995.

114. Gasparini G, et al: Prognostic significance of vascular endothelial growth factor protein in node-negative breast carcinoma. *J Natl Cancer Inst* 89:139, 1997.

115. Miller K, et al: Paclitaxel plus bevacizumab versus paclitaxel alone for metastatic breast cancer. *N Engl J Med* 357:2666, 2007.

116. Athanassiadou PP, et al: Presence of epidermal growth factor receptor in breast smears of cyst fluids: Relationship to electrolyte ratios and pH concentration. *Cancer Detect Prev* 16:113, 1992.

117. Tsutsumi Y, et al: neu oncogene protein and epidermal growth factor receptor are independently expressed in benign and malignant breast tissues. *Hum Pathol* 21:750, 1990.

118. van de Vijver MJ, et al: Neu-protein overexpression in breast cancer. Association with comedo-type ductal carcinoma in situ and limited prognostic value in stage II breast cancer. *N Engl J Med* 319:1239, 1989.

119. Slamon DJ, et al: Human breast cancer: Correlation of relapse and survival with amplification of the HER-2/neu oncogene. *Science* 235:177, 1987.

120. Gusterson BA, et al: Prognostic importance of c-erbB-2 expression in breast cancer. International (Ludwig) Breast Cancer Study Group. *J Clin Oncol* 10:1049, 1992.

121. McCann AH, et al: Prognostic significance of c-erbB-2 and estrogen receptor status in human breast cancer. *Cancer Res* 51:3296, 1991.

122. Slamon DJ, et al: Studies of the HER-2/neu proto-oncogene in human breast and ovarian cancer. *Science* 244:707, 1989.

123. Wright C, et al: Expression of c-erbB-2 oncoprotein: A prognostic indicator in human breast cancer. *Cancer Res* 49:2087, 1989.

124. Romond EH, et al: Trastuzumab plus adjuvant chemotherapy for operable HER2-positive breast cancer. *N Engl J Med* 353:1673, 2005.

125. Chlebowski RT, et al: Influence of estrogen plus progestin on breast cancer and mammography in healthy postmenopausal women: The Women's Health Initiative Randomized Trial. *JAMA* 289:3243, 2003.

126. Ravdin PM, et al: Computer program to assist in making decisions about adjuvant therapy for women with early breast cancer. *J Clin Oncol* 19:980, 2001.

127. Perou CM, et al: Distinctive gene expression patterns in human mammary epithelial cells and breast cancers. *Proc Natl Acad Sci U S A* 96:9212, 1999.

128. Paik S, et al: A multigene assay to predict recurrence of tamoxifen-treated, node-negative breast cancer. *N Engl J Med* 351:2817, 2004.

129. Julien JP, et al: Radiotherapy in breast-conserving treatment for ductal carcinoma in situ: First results of the EORTC randomised phase III trial 10853. EORTC Breast Cancer Cooperative Group and EORTC Radiotherapy Group. *Lancet* 355:528, 2000.

130. Lagios MD: Mammographically detected duct carcinoma in situ. Frequency of local recurrence following tylectomy and prognostic effect of nuclear grade on local recurrence. *Cancer* 63:618, 1989.

131. Rosai J: Borderline epithelial lesions of the breast. *Am J Surg Pathol* 15:209, 1991.

132. Schnitt SJ, et al: Interobserver reproducibility in the diagnosis of ductal proliferative breast lesions using standardized criteria. *Am J Surg Pathol* 16:1133, 1992.

133. Silverstein MJ, et al: The influence of margin width on local control of ductal carcinoma in situ of the breast. *N Engl J Med* 340:1455, 1999.

134. Tan-Chiu E, et al: The effect of tamoxifen on benign breast disease: Findings from the National Surgical Adjuvant Breast and Bowel Project (NSABP) breast cancer prevention trial (BCPT) [abstract 7]. *Breast Cancer Res Treat* 69:210, 2001.

135. Lagios MD: Duct carcinoma in situ: Biological implications for clinical practice. *Semin Oncol* 23:6, 1996.

136. Effects of radiotherapy and surgery in early breast cancer. An overview of the randomized trials. Early Breast Cancer Trialists' Collaborative Group. *N Engl J Med* 333:1444, 1995.

137. Arriagada R, et al: Conservative treatment versus mastectomy in early breast cancer: Patterns of failure with 15 years of follow-up data. Institut Gustave-Roussy Breast Cancer Group. *J Clin Oncol* 14:1558, 1996.

138. Cooke T, et al: HER2 as a prognostic and predictive marker for breast cancer. *Ann Oncol* 12 Suppl 1:S23, 2001.

139. Fisher B, et al: Twenty-year follow-up of a randomized trial comparing total mastectomy, lumpectomy, and lumpectomy plus irradiation for the treatment of invasive breast cancer. *N Engl J Med* 347:1233, 2002.

140. Fisher B, et al: Reanalysis and results after 12 years of follow-up in a randomized clinical trial comparing total mastectomy with lumpectomy with or without irradiation in the treatment of breast cancer. *N Engl J Med* 333:1456, 1995.

141. Gump FE, Jicha DL, Ozello L: Ductal carcinoma in situ (DCIS): A revised concept. *Surgery* 102:790, 1987.

142. Paik S, et al: HER2 and choice of adjuvant chemotherapy for invasive breast cancer: National Surgical Adjuvant Breast and Bowel Project Protocol B-15. *J Natl Cancer Inst* 92:1991, 2000.

143. Veronesi U, et al: Twenty-year follow-up of a randomized study comparing breast-conserving surgery with radical mastectomy for early breast cancer. *N Engl J Med* 347:1227, 2002.

144. Lyman GH, et al: American Society of Clinical Oncology guideline recommendations for sentinel lymph node biopsy in early-stage breast cancer. *J Clin Oncol* 23:7703, 2005.

145. Hortobagyi GN, Singletary SE, et al: Treatment of locally advanced and inflammatory breast cancer, in Harris JR, et al (eds): *Diseases of the Breast.* Philadelphia: Lippincott Williams & Wilkins, 2000, p 645.

146. Chen AM, et al: Breast conservation after neoadjuvant chemotherapy: The MD Anderson Cancer Center experience. *J Clin Oncol* 22:2303, 2004.

147. Favret AM, et al: Locally advanced breast cancer: Is surgery necessary? *Breast J* 7:131, 2001.

148. Khan SA, Stewart AK, Morrow M: Does aggressive local therapy improve survival in metastatic breast cancer? *Surgery* 132:620; discussion 626, 2002.

149. Gnerlich J, et al: Surgical removal of the primary tumor increases overall survival in patients with metastatic breast cancer: Analysis of the 1988–2003 SEER data. *Ann Surg Oncol* 14:2187, 2007.

150. http://www.facs.org/cancer/ncdb: National Cancer Data Base (NCDB), 2002–2008, American College of Surgeons, Commission on Cancer [accessed January 29, 2009].

151. Bass SS, et al: Lymphatic mapping and sentinel lymph node biopsy. *Breast J* 5:288, 1999.

152. Cox CE, et al: Importance of lymphatic mapping in ductal carcinoma in situ (DCIS): Why map DCIS? *Am Surg* 67:513; discussion 519, 2001.

153. Dupont E, et al: Learning curves and breast cancer lymphatic mapping: Institutional volume index. *J Surg Res* 97:92, 2001.

154. Krag D, et al: The sentinel node in breast cancer—a multicenter validation study. *N Engl J Med* 339:941, 1998.

155. McMasters KM, et al: Sentinel-lymph-node biopsy for breast cancer—not yet the standard of care. *N Engl J Med* 339:990, 1998.

156. O'Hea BJ, et al: Sentinel lymph node biopsy in breast cancer: Initial experience at Memorial Sloan-Kettering Cancer Center. *J Am Coll Surg* 186:423, 1998.

157. Souba WW, Bland KI: Indications and techniques for biopsy, in Bland KI, Copeland EM III (eds): *The Breast: Comprehensive Management of Benign and Malignant Diseases.* Philadelphia: WB Saunders, 1998, p 802.

158. Veronesi U, et al: Sentinel-node biopsy to avoid axillary dissection in breast cancer with clinically negative lymph-nodes. *Lancet* 349:1864, 1997.

159. Wilke LG, Giuliano A: Sentinel lymph node biopsy in patients with early-stage breast cancer: Status of the National Clinical Trials. *Surg Clin North Am* 83:901, 2003.

160. Krag DN, et al: Technical outcomes of sentinel-lymph-node resection and conventional axillary-lymph-node dissection in patients with clinically node-negative breast cancer: Results from the NSABP B-32 randomised phase III trial. *Lancet Oncol* 8:881, 2007.

161. Yi M, et al: How many sentinel lymph nodes are enough during sentinel lymph node dissection for breast cancer? *Cancer* 113:30, 2008.

162. Wilke LG, et al: Surgical complications associated with sentinel lymph node biopsy: Results from a prospective international cooperative group trial. *Ann Surg Oncol* 13:491, 2006.

163. Lucci A, et al: Surgical complications associated with sentinel lymph node dissection (SLND) plus axillary lymph node dissection compared with SLND alone in the American College of Surgeons Oncology Group Trial Z0011. *J Clin Oncol* 25:3657, 2007.

164. Julian TB, et al: Novel intraoperative molecular test for sentinel lymph node metastases in patients with early-stage breast cancer. *J Clin Oncol* 26:3338, 2008.

165. Van Zee KJ, et al: A nomogram for predicting the likelihood of additional nodal metastases in breast cancer patients with a positive sentinel node biopsy. *Ann Surg Oncol* 10:1140, 2003.

166. Fisher B: Lumpectomy (segmental mastectomy and axillary dissection), in Bland KI, Copeland EM III (eds): *The Breast: Comprehensive Management of Benign and Malignant Diseases.* Philadelphia: WB Saunders, 1998, p 917.

167. Newman LA, Washington TA: New trends in breast conservation therapy. *Surg Clin North Am* 83:841, 2003.

168. NIH consensus conference. Treatment of early-stage breast cancer. *JAMA* 265:391, 1991.

169. Clarke M, et al: Effects of radiotherapy and of differences in the extent of surgery for early breast cancer on local recurrence and 15-year survival: An overview of the randomised trials. *Lancet* 366:2087, 2005.

170. Bland KI, Chang HR, et al: Modified radical mastectomy and total (simple) mastectomy, in Bland KI, Copeland EM III (eds): *The Breast: Comprehensive Management of Benign and Malignant Diseases.* Philadelphia: WB Saunders, 1998, p 881.

171. Simmons RM, Adamovich TL: Skin-sparing mastectomy. *Surg Clin North Am* 83:885, 2003.

172. McCraw JB, Papp C, et al: Breast reconstruction following mastectomy, in Bland KI, Copeland EM III (eds): *The Breast: Comprehensive Management of Benign and Malignant Diseases.* Philadelphia: WB Saunders, 1998, p 962.

173. Fortin A, et al: Impact of locoregional radiotherapy in node-positive patients treated by breast-conservative treatment. *Int J Radiat Oncol Biol Phys* 56:1013, 2003.

174. Hellman S: Stopping metastases at their source. *N Engl J Med* 337:996, 1997.

175. Overgaard M, et al: Postoperative radiotherapy in high risk premenopausal women with breast cancer who receive adjuvant chemotherapy. *N Engl J Med* 337:949, 1997.

176. Overgaard M, et al: Postoperative radiotherapy in high-risk postmenopausal breast-cancer patients given adjuvant tamoxifen: Danish Breast Cancer Cooperative Group DBCG 82c randomised trial. *Lancet* 353:1641, 1999.

177. Ragaz J, et al: Adjuvant radiotherapy and chemotherapy in node-positive premenopausal women with breast cancer. *N Engl J Med* 337:956, 1997.

178. Recht A, Edge SB: Evidence-based indications for postmastectomy irradiation. *Surg Clin North Am* 83:995, 2003.

179. Recht A, et al: Postmastectomy radiotherapy: Clinical practice guidelines of the American Society of Clinical Oncology. *J Clin Oncol* 19:1539, 2001.

180. Tamoxifen for early breast cancer: An overview of the randomised trials. Early Breast Cancer Trialists' Collaborative Group. *Lancet* 351:1451, 1998.

181. Polychemotherapy for early breast cancer: An overview of the randomised trials. Early Breast Cancer Trialists' Collaborative Group. *Lancet* 352:930, 1998.

182. Fisher B, et al: Two months of doxorubicin-cyclophosphamide with and without interval reinduction therapy compared with 6 months of cyclophosphamide, methotrexate, and fluorouracil in positive-node breast cancer patients with tamoxifen-nonresponsive tumors: Results from the National Surgical Adjuvant Breast and Bowel Project B-15. *J Clin Oncol* 8:1483, 1990.

183. Kelleher M, Miles D: 21. The adjuvant treatment of breast cancer. *Int J Clin Pract* 57:195, 2003.

184. Loprinzi CL, Thome SD: Understanding the utility of adjuvant systemic therapy for primary breast cancer. *J Clin Oncol* 19:972, 2001.

185. Wood WC, et al: Dose and dose intensity of adjuvant chemotherapy for stage II, node-positive breast carcinoma. *N Engl J Med* 330:1253, 1994.

186. Fisher B, et al.: Two months of doxorubicin-cyclophosphamide with and without interval reinduction therapy compared with 6 months of cyclophosphamide, methotrexate, and fluorouracil in positive-node breast cancer patients with tamoxifen-nonresponsive tumors: Results from the National Surgical Adjuvant Breast and Bowel Project B-15. *J Clin Oncol* 8:1483, 1990.

187. Bonadonna G, et al: New adjuvant trials for resectable breast cancer at the Istituto Nazionale Tumori of Milan. *Recent Results Cancer Res* 91:210, 1984.

188. Fisher B, et al: Effect of preoperative chemotherapy on the outcome of women with operable breast cancer. *J Clin Oncol* 16:2672, 1998.

189. Buchholz TA, et al: Neoadjuvant chemotherapy for breast carcinoma: Multidisciplinary considerations of benefits and risks. *Cancer* 98:1150, 2003.

190. Kuerer HM, et al: Clinical course of breast cancer patients with complete pathologic primary tumor and axillary lymph node response to doxorubicin-based neoadjuvant chemotherapy. *J Clin Oncol* 17:460, 1999.

191. Mamounas EP, et al: Sentinel node biopsy after neoadjuvant chemotherapy in breast cancer: Results from National Surgical Adjuvant Breast and Bowel Project Protocol B-27. *J Clin Oncol* 23:2694, 2005.

192. Xing Y, et al: Meta-analysis of sentinel lymph node biopsy after preoperative chemotherapy in patients with breast cancer. *Br J Surg* 93:539, 2006.

193. Guarneri V, et al: Prognostic value of pathologic complete response after primary chemotherapy in relation to hormone receptor status and other factors. *J Clin Oncol* 24:1037, 2006.

194. Fisher B, et al: Treatment of lymph-node-negative, oestrogen-receptor-positive breast cancer: Long-term findings from National Surgical Adjuvant Breast and Bowel Project randomised clinical trials. *Lancet* 364:858, 2004.

195. Conte PF, et al: Delay in progression of bone metastases in breast cancer patients treated with intravenous pamidronate: Results from a multinational randomized controlled trial. The Aredia Multinational Cooperative Group. *J Clin Oncol* 14:2552, 1996.

196. Baum M, Buzdar A: The current status of aromatase inhibitors in the management of breast cancer. *Surg Clin North Am* 83:973, 2003.

197. Bonneterre J, et al: Anastrozole versus tamoxifen as first-line therapy for advanced breast cancer in 668 postmenopausal women: Results of the Tamoxifen or Arimidex Randomized Group Efficacy and Tolerability study. *J Clin Oncol* 18:3748, 2000.

198. Buzdar A, et al: Phase III, multicenter, double-blind, randomized study of letrozole, an aromatase inhibitor, for advanced breast cancer versus megestrol acetate. *J Clin Oncol* 19:3357, 2001.

199. Buzdar AU, et al: Anastrozole versus megestrol acetate in the treatment of postmenopausal women with advanced breast carcinoma: Results of a survival update based on a combined analysis of data from two mature phase III trials. Arimidex Study Group. *Cancer* 83:1142, 1998.

200. Campos SM, Winer EP: Hormonal therapy in postmenopausal women with breast cancer. *Oncology* 64:289, 2003.

201. Effects of chemotherapy and hormonal therapy for early breast cancer on recurrence and 15-year survival: An overview of the randomised trials. *Lancet* 365:1687, 2005.

202. Paik S, et al: Real-world performance of HER2 testing—National Surgical Adjuvant Breast and Bowel Project experience. *J Natl Cancer Inst* 94:852, 2002.

203. Press MF, et al: Evaluation of HER-2/neu gene amplification and overexpression: Comparison of frequently used assay methods in a molecularly characterized cohort of breast cancer specimens. *J Clin Oncol* 20:3095, 2002.

204. Volpi A, et al: Prognostic significance of biologic markers in node-negative breast cancer patients: A prospective study. *Breast Cancer Res Treat* 63:181, 2000.

205. Buzdar AU, et al: Significantly higher pathologic complete remission rate after neoadjuvant therapy with trastuzumab, paclitaxel, and epirubicin chemotherapy: Results of a randomized trial in human epidermal growth factor receptor 2–positive operable breast cancer. *J Clin Oncol* 23:3676, 2005.

206. Buzdar AU, et al: Neoadjuvant therapy with paclitaxel followed by 5-fluorouracil, epirubicin, and cyclophosphamide chemotherapy and concurrent trastuzumab in human epidermal growth factor receptor 2–positive operable breast cancer: An update of the initial randomized study population and data of additional patients treated with the same regimen. *Clin Cancer Res* 13:228, 2007.

207. Tench DW, Page DL: The unknown primary presenting with axillary lymphadenopathy, in Bland KI, Copeland EM III (eds): *The Breast: Comprehensive Management of Benign and Malignant Diseases*. Philadelphia: WB Saunders, 1998, p 1447.

208. Robinson DS, Sundaram M, et al: Carcinoma of the breast in pregnancy and lactation, in Bland KI, Copeland EM III (eds): *The Breast: Comprehensive Management of Benign and Malignant Diseases*. Philadelphia: WB Saunders, 1998, p 1433.

209. Giordano SH, Buzdar AU, Hortobagyi GN: Breast cancer in men. *Ann Intern Med* 137:678, 2002.

210. Wilhelm MC, Langenburg SE, et al: Cancer of the male breast, in Bland KI, Copeland EM III (eds): *The Breast: Comprehensive Management of Benign and Malignant Diseases*. Philadelphia: WB Saunders, 1998, p 1416.

211. Khan SA, Badve S: Phyllodes tumors of the breast. *Curr Treat Options Oncol* 2:139, 2001.

212. Chittoor SR, Swain SM: Locally advanced breast cancer: Role of medical oncology, in Bland KI, Copeland EM III (eds): *The Breast: Comprehensive Management of Benign and Malignant Diseases*. Philadelphia: WB Saunders, 1998, p 1403.

213. Mies C: Mammary sarcoma and lymphoma, in Bland KI, Copeland EM III (eds): *The Breast: Comprehensive Management of Benign and Malignant Diseases*. Philadelphia: WB Saunders, 1998, p 307.

214. Stewart FW, Treves N: Lymphangiosarcoma in postmastectomy lymphedema: A report of six cases in elephantiasis chirurgica. *Cancer* 1:64, 1948.

第18章

头颈部

Richard O. Wein, Rakesh K. Chandra,
and Randal S. Weber

关键点

1. 头颈部疾病可导致严重的外观和功能损害。医师必须对由这些疾病带来的生活质量影响怀有同情心。
2. 头颈部炎症可出现危及生命的后遗症,如气道闭塞、颅内侵犯。
3. 阻塞性睡眠呼吸暂停的病人需要评估以确定异常的解剖部位。对于这些病人要特别注意长期的心血管异常。
4. 软组织损伤的修复需要精确的解剖标志重建,如灰线和唇红缘。
5. 面部骨折手术修复的重要原则是固定,这可能需要平板、螺钉、金属丝和(或)颌间固定。
6. 同时嗜烟和酗酒会协同增加头颈部肿瘤的患病风险。
7. 超过两周的声嘶、口腔溃疡未愈和颈部淋巴结异常需要检查评估。
8. 单一方式治疗(手术或放疗)可用于早期头颈部肿瘤(Ⅰ/Ⅱ),而进展期(Ⅲ/Ⅳ)恶性肿瘤需要联合手术和放化疗。
9. 头颈部恶性肿瘤治疗近期最重要的进展是运用以表皮生长因子受体为基础的化学治疗。

一个复杂的区域

头颈部是一个解剖复杂的区域,该区域不同的病变可以影响个体的视觉、嗅觉、听觉、言语、摄取营养和水分的功能,或者呼吸功能。因此,针对这一区域的许多疾病,有必要运用多学科知识来达到功能上的最佳治疗效果。本章回顾了耳鼻咽喉头颈外科领域内常见疾病的诊断和治疗,旨在提供一个概览,作为临床医师理解该区域的基础。同外科学的每一个领域一样,头颈部疾病的治疗总是随着生活质量问题和卫生经济学的不断变化而变化。

头颈部良性疾病

耳部感染

感染可累及外耳、中耳或内耳,任何一部位的感染均可表现为一个急性或慢性过程,并可伴有耳部和颅内并发症。典型的外耳道炎是指外耳道皮肤的感染[1]。急性外耳道炎最常见的是所谓"游泳者耳",游泳后外耳道内持续存在的水分常常使皮肤浸胀泡软,出现瘙痒,病人因而搔抓而损伤外耳道皮肤(如通过棉签或指甲),从而破坏正常情况下具有保护作用的皮肤/耵聍屏障。由于外耳道内的环境黑暗、温暖和潮湿,所以很容易出现细菌的快速繁殖和蜂窝织炎。最常见的致病菌是铜绿假单胞菌,也可见其他细菌或真菌。表 18-1 介绍了耳鼻咽喉常见疾病的微生物学。外耳道炎的症状和体征包括初始阶段的瘙痒和感染进展后出现的外耳道软组织肿胀以及由此带来的疼痛。

表 18-1	耳鼻咽喉常见感染性疾病的微生物学
疾病	**微生物学**
外耳道炎和恶性外耳道炎	铜绿假单胞菌,真菌(曲霉菌最常见)
急性中耳炎	肺炎链球菌、流感嗜血杆菌、卡他莫拉菌
慢性中耳炎	以上细菌,葡萄球菌,其他链球菌;可能多种细菌合并感染;细菌的确切作用尚不清楚
急性鼻窦炎	上呼吸道病毒感染、肺炎链球菌、流感嗜血杆菌、卡他莫拉菌
慢性鼻窦炎	以上细菌,葡萄球菌,其他链球菌;可能多种细菌合并感染;细菌的确切作用尚不清楚;可表现出对真菌的免疫反应
咽炎	病毒、链球菌属(通常是化脓菌)

感染、脱落的皮屑会积聚于外耳道内。在感染的慢性炎症阶段,疼痛减轻,但明显的瘙痒会持续迁延,同时外耳道皮肤逐渐变厚。规范治疗需要在显微耳镜下去除脱落皮屑并应用恰当的局部抗微生物药物,如新霉素、多黏菌素或喹诺酮类滴耳液,后者常含有局部类固醇激素如氢化可的松或地塞米松以非特异性地减轻疼痛和肿胀。近期研究表明,喹诺酮制剂能获得更快速的临床缓解。非抗生素类抗微生物制剂如 2% 乙酸亦能起效,尤其是针对细菌/真菌混合感染。同时应教导病人保持耳内干燥。全身性抗生素只在有严重感染、糖尿病和免疫抑制病人中使用。

糖尿病、年老和免疫缺陷病人易患恶性外耳道炎,这是一种暴发性、坏死性耳部软组织感染并伴有颞骨骨髓炎。此外,尚可见颅神经病。典型体征是肉芽组织沿外耳道底壁生长。症状包括:超过 1 个月的持续性耳痛和数周的耳内脓性溢液。这些病人需要强化治疗包括静脉滴注能控制假单胞菌属的抗生素[2]。有时也有其他革兰阴性菌和真菌感染,对这些病例,必须进行微生物培养以指导治疗。对保守治疗无效的病人需要外科清创术。这种疾病可能进展累及邻近颅底和软组织,导致脑膜炎、脑脓肿甚至死亡。

在急性期,中耳炎通常意味着中耳的细菌感染。这一诊断占儿科抗生素处方的 25%,而且也是孩童时期最常见的细菌感染。许多病例发生在 2 岁以前,继发于咽鼓管发育的不成熟。诱因还包括上呼吸道病毒感染、入托儿所及影响咽鼓管功能的颅面部疾病,如腭裂。社会因素如入托和抗生素处方过多可能导致抗生素耐药。

急性炎症的划分是基于病程少于 3 周。在急性期,最常见的症状是耳痛和发热,体格检查见鼓膜肿胀不透明(图 18-1)。最常见的病原体是肺炎链球菌、流感嗜血杆菌和卡他莫拉菌。如果病程持续 3~8 周,即定义为亚急性。慢性中耳炎持续超过 8 周,常由迁延未愈的急性中耳炎发展而来。20% 病人急性期消退 8 周后出现持续性中耳渗出。然而,与单纯感染过程不同,慢性中耳炎代表着由于咽鼓管功能不良、病毒感染、变态反应、纤毛功能不良和其他因素导致的中耳黏膜慢性炎症和分泌亢进。慢性中耳炎致病细菌谱变化较大,但通常包含急性中耳炎中发现的致病菌,也可能是多种微生物同时感染。病理生理学中细菌的确切作用是有争议的。症状包括有耳痛、耳胀满感和传导性耳聋。体格检查发现鼓膜内陷,可表现为鼓膜不透明或有液平,有时可见气泡征。

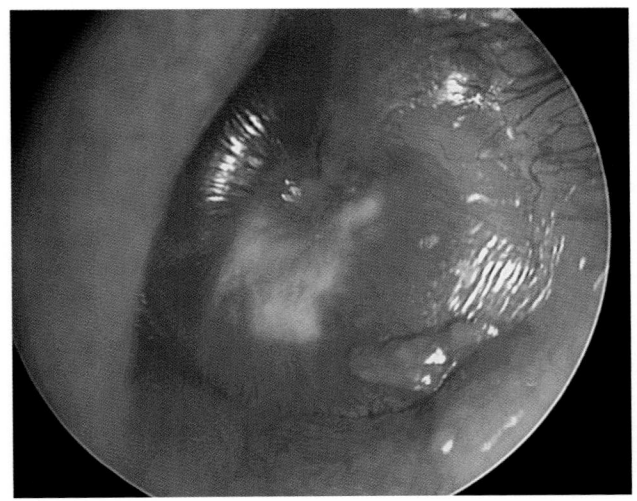

图 18-1 急性中耳炎

无并发症的中耳炎采用口服抗生素治疗。然而,常见致病菌的青霉素抗药性在提高,例如卡他莫拉菌近乎 100% 对青霉素类耐药,这一比例在流感嗜血杆菌为 50%~70%,在肺炎球菌属为 40%[3]。因此,虽然阿莫西林和磺胺仍旧被认为是一线用药,常常需要用到 β-内酰胺酶抑制剂、头孢菌素和大环内酯类抗生素。治疗慢性中耳炎常需进行鼓膜切开术和鼓膜置管术(图 18-2)。这是适用于反复急性发作、慢性渗出超过 3 个月和那些合并有显著传导性聋者。该手术旨在清除中耳渗液和为中耳通气提供路径。急性中耳炎时出现的鼓膜穿孔常能缓解严重疼痛、引流脓液和中耳通气。这些穿孔大部分在感染痊愈后自行愈合。然而，慢性中耳炎可能出现经久不愈的鼓膜穿孔。病人可有持续耳溢，这可通过局部滴耳液治疗。应避免使用氨基糖苷类滴耳液，因为该类药物对内耳有毒性。含有酒精或乙酸制剂可对中耳造成刺激性或腐蚀性，同样在有鼓膜穿孔时应避免使用。

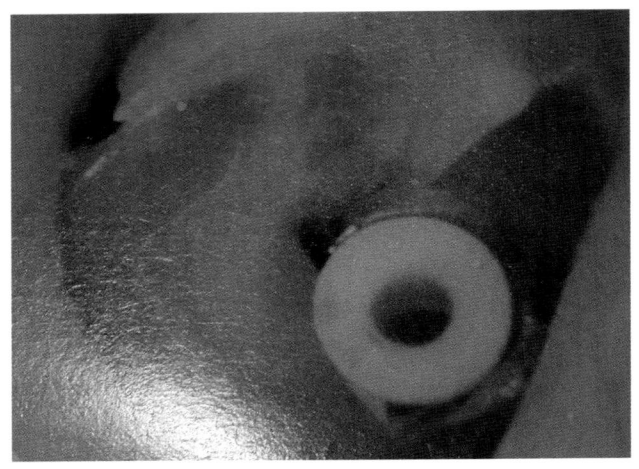

图 18-2 鼓膜切开置管术

未愈的穿孔应在经药物治疗彻底清除残存的急性炎症后进行手术修补（鼓室成形术）。慢性中耳炎可同时合并听骨链的破坏，后者可通过使用赝复体或自体听小骨置换技术得到重建。胆脂瘤是一种发生于中耳和（或）乳突的表皮样囊肿，它的膨胀生长的特性和酶解作用可导致骨质破坏。胆脂瘤是由于咽鼓管功能不良和慢性中耳炎引起鼓膜鳞状上皮层内陷入中耳腔所致。鳞状上皮亦可通过鼓膜穿孔处移行进入中耳。保守治疗无效或并发胆脂瘤的慢性乳突炎需行乳突开放术。

中耳炎的并发症可分为两类：颞骨内（耳科）并发症和颅内并发症[4]。幸运的是，在抗生素时代并发症很少见，但与日俱增的抗生素耐药性使得对这些疾病的认识依然是必需的。颞骨内并发症包括急性融合性乳突炎、岩锥炎、面神经瘫痪（面瘫）和迷路炎。在急性融合性乳突炎中，由于急性化脓导致薄层骨板破坏，会引起严重疼痛、发热和耳后肿胀。乳突气房融合成一个充满脓液的大腔隙。乳突炎症也可向岩尖扩展，导致眶后痛和第Ⅵ对颅神经麻痹。这些诊断由 CT 扫描证实。

面瘫也可继发于中耳或乳突急性炎症[5]。颞骨内并发症通过鼓膜切开置管术协同恰当的抗生素静脉滴注治疗。在急性融合性乳突炎和岩锥炎，乳突开放术对于引流脓液是必需的。迷路炎指的是内耳炎症。很多情况下是特发的，或继发于内淋巴囊的病毒感染。病人有感音神经性聋伴眩晕，症状可能潜隐存在数周。与中耳炎症相关的迷路炎可为浆液性或化脓性。在浆液性迷路炎，细菌产物和（或）炎症介质通过圆窗膜渗入内耳，启动内耳的炎性过程。在中耳炎症充分治疗后可能获得最终的完全康复。而化脓性迷路炎毒性严重得多，急性化脓性细菌感染向内耳扩散并导致感觉毛细胞和前庭蜗神经节神经元的严重破坏。该疾病可能标志着脑膜炎即将发生，必须迅速采取治疗措施。继发于中耳炎的内耳炎症的处理目标是运用抗生素对中耳腔进行"灭菌"和鼓膜切开置管。

脑膜炎是最常见的颅内并发症。引起儿童耳源性脑膜炎最常见的病原菌是 B 型流感嗜血杆菌。其他颅内并发症包括硬膜外脓肿、硬脑膜下脓肿、脑脓肿、耳源性脑积水和乙状窦血栓性静脉炎。在这些病例中，耳部原发疾病必须紧急行抗生素和鼓膜切开置管术，亦应行乳突开放术和神经外科会诊。

由于面神经途径颞骨，因此贝尔面瘫或特发性面瘫，可认为是耳科疾病。该疾病是导致面瘫的最常见病因，其耳科检查正常，因此临床上可与那些因中耳炎并发症导致的面瘫相区分。历史上，贝尔面瘫与特发性面瘫是同义词。而现在已认识到这些病例中的大部分是由单纯疱疹病毒感染所致的病毒性神经病。治疗包括口服皮质激素和抗病毒药（阿昔洛韦）。治疗多能达到完全康复，但也并非全部如此。某些病例可能从面神经减压术中获益。电生理测试可用来确认哪些病人具备手术指征[6]。手术过程涉及经中颅窝暴露面神经进行减压。面神经内的水痘带状疱疹病毒从潜伏状态活化后也可引起面瘫。这种被称为"Ramsay Hunt 综合征"的疾病，特点为严重耳痛及随之而来的外耳道疱疹。治疗与贝尔面瘫相似，但完全康复仅见于约 2/3 的病人。

外伤性面神经损伤可继发于意外伤或手术损伤。前者将在鼻窦炎性疾病中详细阐述。最常见的医源性面神经损伤发生于乳突开放术[7]。一旦面神经在术中损伤，需行探查。如损伤超过面神经直径的 50%，将通过使用神经移植物进行初步再吻合术或重建术。在这些病例神经功能的完全康复是很罕见的。

鼻窦炎症性疾病

鼻窦炎是一种基于病人症状和体征而做出的临床诊断[8]。鼻-鼻窦炎工作小组（由美国耳鼻咽喉-头颈外科学会资助）确立了根据病史诊断鼻窦炎的标准（表 18-2）。要确立诊断，病人必须具有两个主要因素或一个主要因素和两个次要因素。急性、亚急性或慢性鼻窦炎的分类主要基于上述病史病程的长短。如症状、体征持续多于 7～10 天，但小于 4 周，定义为急性鼻窦炎；亚急性鼻窦炎病程介于 4～12 周；而慢性鼻窦炎的诊断需要一些客观依据确定存在黏膜炎症，如行鼻内镜检查或放射检查（如 CT 扫描）。

表 18-2 与鼻-鼻窦炎病史相关的因素

主要因素	次要因素
面部充血/胀满感	头痛
面部疼痛/压迫感	上颌骨牙痛
鼻分泌物	咳嗽
鼻后滴漏	口臭
鼻塞	疲劳
嗅觉减退或失嗅	耳痛、耳内压迫感或胀满感
发热	
鼻内镜检示有脓性分泌物	

典型的急性鼻窦炎继发于病毒性上呼吸道感染（上感），上感导致的鼻窦黏膜膜炎症引起窦口闭塞，从而分泌物滞留、组织缺氧和纤毛功能不良，进而导致细菌增生和急性炎症。核心治疗是经验性运用能直接针对三种常见致病菌（肺炎链球菌、流感嗜血杆菌、卡他莫拉菌）的抗生素。与中耳炎一样，抗生素耐药性成为一个日益严重的问题。院内感染所致急性鼻窦炎常由假单胞菌属或金黄色葡萄球菌引起。这两者均表现出显著的抗生素耐药。其他治疗包括局部和全身性减充血

剂、鼻部盐水喷雾剂、鼻腔局部激素,在某些病例还可使用口服激素。在急性病人,手术只针对伴有并发症或即将出现并发症的情况,如眶内并发症(眶内蜂窝织炎或脓肿)或颅内并发症(脑膜炎、颅内脓肿)。必须注意到,严格来讲,上感(即普通感冒)是急性鼻窦炎的一种类型。然而,上述定义标准试图将上感排除在外,因为定义要求症状持续至少7~10天,而上感在此期间应已消退。该定义标准的运用是为了力争避免不必要的抗生素处方以及耐药性的进一步提高。

必须具备两项主要因素或者一项主要因素和两项次要因素。鼻内镜检示有脓性分泌物具有诊断价值。发热只有在诊断急性鼻窦炎时才为主要因素。

慢性鼻窦炎代表着一群由多种不同病因导致窦口阻塞、纤毛功能不良和炎症的病人。在不同个体,遗传倾向、变态反应、解剖阻塞因素、细菌、真菌和环境因素各起着不同的作用。到目前为止,其发病并没有确定的免疫学上的"最终共同径路",但其临床表现已被充分阐述。根据表 18-2 的标准,临床症状、体征持续 12 周以上即应疑为慢性鼻窦炎。慢性鼻窦炎亦可与鼻息肉有关。伴或不伴鼻息肉的慢性鼻窦炎被认为反映了免疫学上不同的疾病过程[8]。在不伴鼻息肉的慢性鼻窦炎,黏膜炎症主要由中性粒细胞所介导,这与细菌感染过程中的免疫应答是一致的。对比来说,在伴鼻息肉的慢性鼻窦炎中发现的典型炎性浸润是嗜酸性粒细胞。针对后一种情况有多种理论被提出,最近的研究表明伴鼻息肉的慢性鼻窦炎会对寄居在鼻窦内的真菌或葡萄球菌肠毒素产生异常免疫反应[8]。无论其病理生理学如何,息肉自身即可进一步阻塞鼻窦引流,进一步导致分泌物滞留和细菌繁殖。

鼻内镜检查对于慢性鼻窦炎的诊断非常关键。可发现诸如鼻中隔偏曲的解剖异常、鼻息肉和脓性分泌物(图 18-3、图 18-4)。如症状持续超过 12 周,鼻内镜检查发现脓性分泌物或息肉样改变则支持慢性鼻窦炎诊断。在这种情况下,流脓可能代表慢性鼻窦炎急性加重。内镜下发现的脓液可行培养,据此可行针对性的抗生素治疗。慢性鼻窦炎的细菌谱高度变化,包括较高发病率的多重感染和耐药菌感染。总体上,除急性鼻窦炎的典型致病菌外,还分离出金黄色葡萄球菌、凝固酶阴性葡萄球菌、革兰阴性杆菌和链球菌。社区获得性耐甲氧西林金黄色葡萄球菌的高发生率成为日益让人忧心的问题[9]。

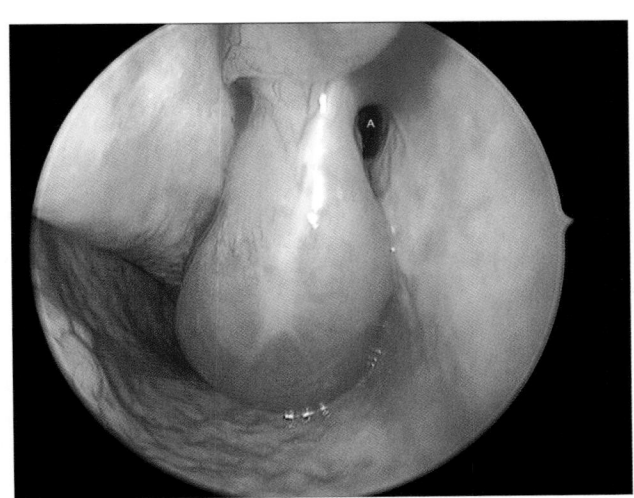

图 18-3　鼻内镜下见鼻息肉阻塞总鼻道后段。A 处所指为息肉和鼻中隔之间狭小残留气道

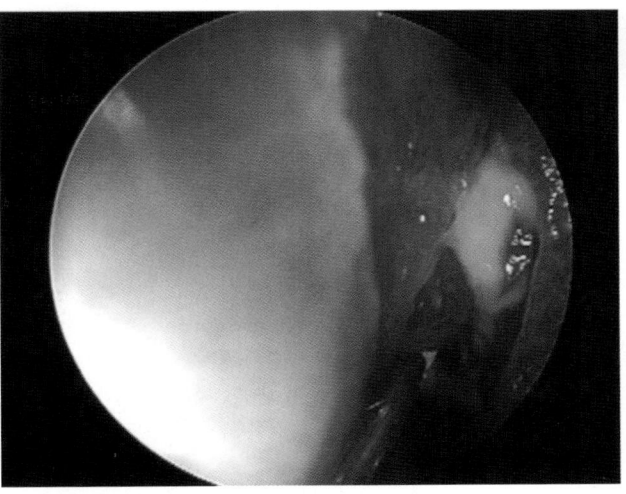

图 18-4　鼻内镜下见中鼻道内脓液合并息肉样变。如图所示,可在门诊鼻内镜引导下拭取脓液培养

慢性鼻窦炎的诊断可由 CT 扫描得到确认,在 CT 上可显示黏膜增厚和(或)鼻窦浑浊。但是,应该强调的是,CT 扫描可能不是诊断的金标准,因为很多无症状者在 CT 扫描中有阳性发现。而鼻内镜有阳性表现的病人却可能出现正常 CT 结果。总的来说,决定如何治疗应基于病人病史和鼻内镜检查,而非 CT 扫描的结果。此外,大于 75% 的鼻内镜检查阴性的病人 CT 结果显示正常,印证了治疗决策过程中内镜检查的重要性。尽管急性鼻窦炎总是由初级保健医师给予经验性治疗,但一旦疾病符合慢性鼻窦炎诊断标准,则应转诊至耳鼻喉科行鼻内镜检查和积极的内科治疗,以及可能的手术治疗。当决定手术,由适当方法获得的 CT 扫描图像同样可用于术中立体定向导航以确定鼻窦腔与眶内壁、颅底的关系(图 18-5)。

慢性鼻窦炎的药物治疗包括长期口服抗生素(3~6 周)、鼻内和(或)口服激素,以及用盐水或抗生素溶液鼻腔冲洗[8]。基础的变应性疾病可进行抗组胺药或有可能行变应原免疫治疗。尽管这些治疗对于缓解慢性鼻窦炎仍存有争议,但它们可应用于同时伴有变应性鼻炎的病人或作为手术之前经验治疗的一部分。口服激素的使用多是经验性选择,尤其是对于同时患有慢性气道炎性疾病如鼻息肉、鼻窦炎或哮喘的病人[10]。决定是否使用口服激素必须个体化对待以充分考虑风险和副作用。迄今为止,关于慢性鼻窦炎手术前究竟可以尝试什么样的最大化药物治疗仍未取得统一。图 18-6 列出一个治疗方案。应注意到的是,除非怀疑有新生物或发生并发症,手术的决定必须高度个体化。这是因为对于无并发症的慢性鼻窦炎,手术是选择性的,那些保守治疗无效的病人会在症状、体征和 CT 表现上呈现巨大差异。对于合并有其他慢性气道炎性疾病如变应性鼻炎、鼻息肉和哮喘的慢性鼻窦炎病人则可能需采取更积极的药物和手术治疗。手术主要是在内镜下进行,以清除息肉,扩大鼻窦自然开口(图 18-5、图 18-7),清除慢性感染的骨质以促进鼻窦腔通气和引流,引流出鼻腔鼻窦内稠稠的黏蛋白或脓性分泌物并进行培养。尽管病人必须明白手术不能改变根本的免疫病理生理状况,但慢性炎症过程的最终消退必须依赖精细的手术协同针对性药物治疗。

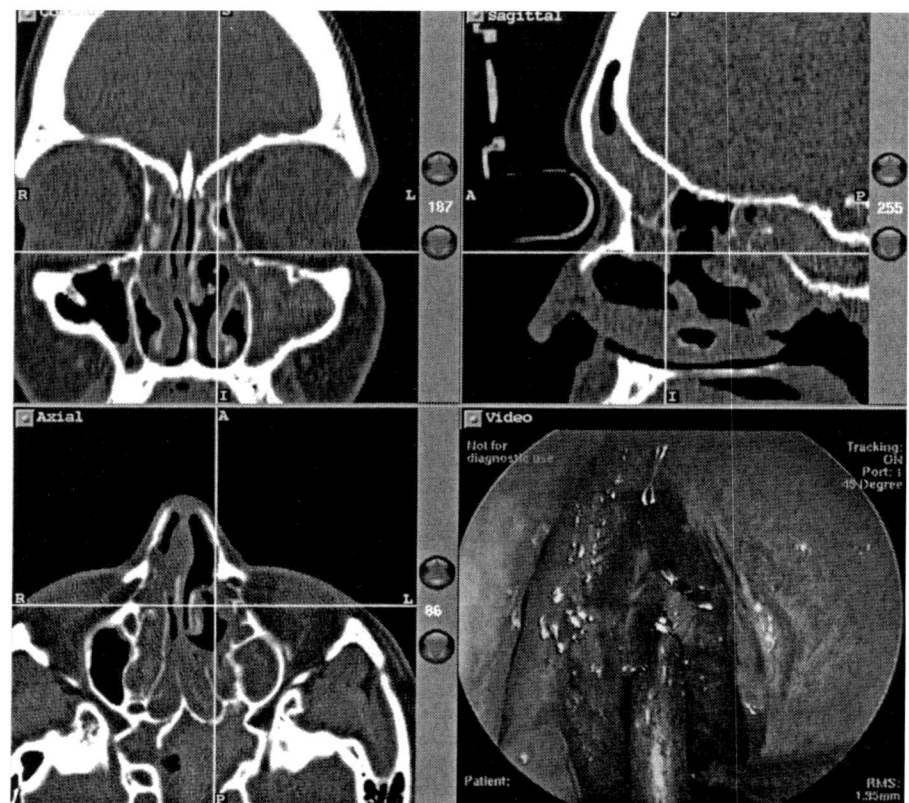

图 18-5 CT 三维重建用于术中立体定向导航。冠状位(左上)、轴位(左下)、矢状位(右上)影像如图所示,用十字准线定位内镜下所见的解剖位置(左下)。该病人患有典型的变应性真菌性鼻窦炎,此病具有放射学标志:即鼻窦浑浊的阴影区域中出现白色高密度病灶,如冠状位扫描的上颌窦和矢状位扫描的蝶窦中所见

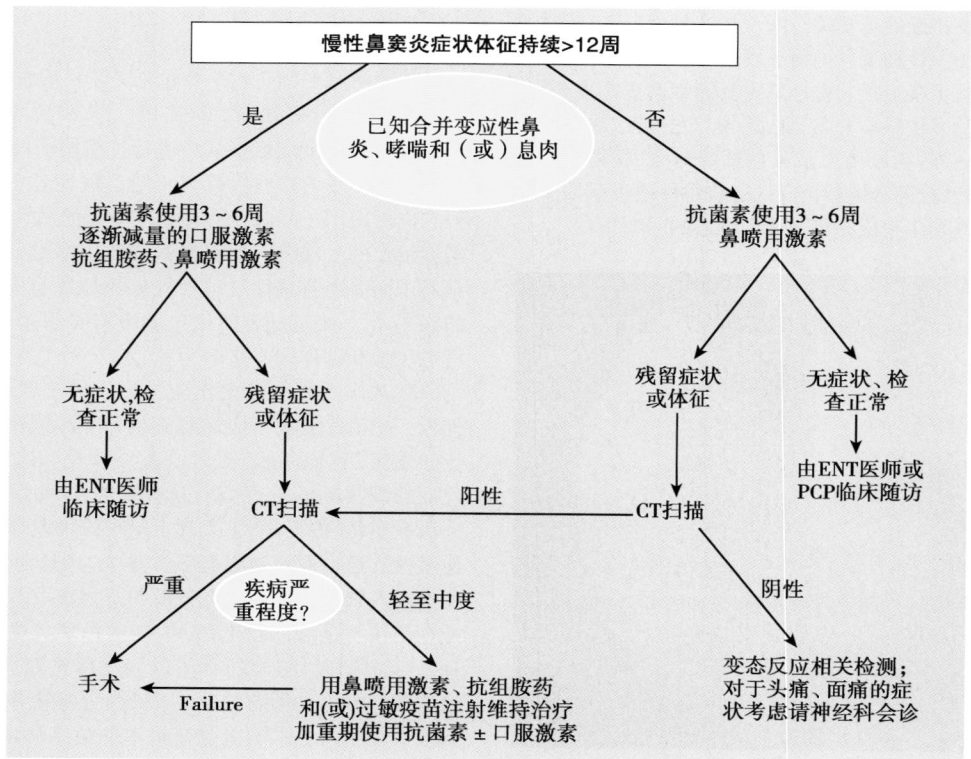

图 18-6 症状、体征持续 12 周的慢性鼻窦炎的治疗流程。CT = 计算机断层扫描;ENT = 耳、鼻和喉;PCP = 初级保健医师

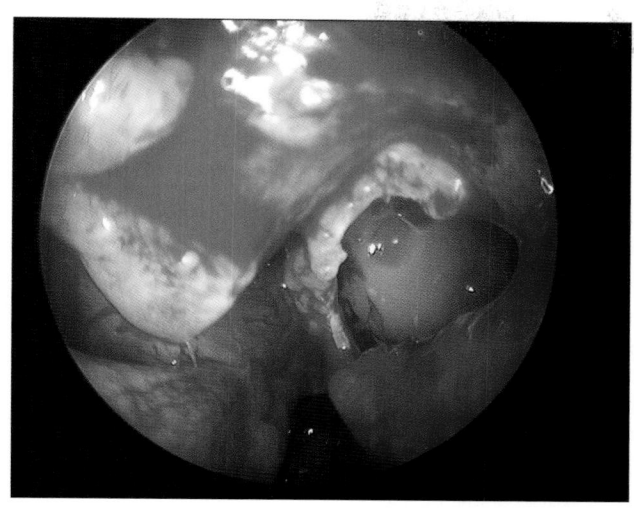

图 18-7　内镜下手术扩大左上颌窦，可见窦腔内有脓液

真菌在鼻窦炎中的作用现在是一个研究热点。真菌性鼻窦炎可分为侵袭性和非侵袭性两种。非侵袭性真菌性鼻窦炎包括真菌球和变应性真菌性鼻窦炎，这两者均发生于免疫功能正常的病人。

典型的真菌球出现在那些慢性症状不严重且局限于单窦者。病人可能诉其可闻及恶臭味，且有时擤鼻时排出真菌碎片。包含烟曲霉菌的真菌球常常出现于上颌窦，伴少许炎性细胞浸润。以清除真菌球、重建鼻窦通气为目的的手术几乎可以治愈该病。该手术可在鼻内镜下完成。

典型的变应性真菌性鼻窦炎被认为与由真菌抗原所激活的 Th2 细胞直接刺激嗜酸粒细胞有关。这会导致严重的炎症、息肉生长。有学者认为其他形式的慢性鼻窦炎可能代表着该种病理生理学改变更隐匿的表现[11]。病人常呈现为顽固的慢性鼻窦炎，保守治疗无效。CT 影像有特征性表现，鼻内镜检查示鲜红色息肉样改变和包含有真菌碎片及嗜酸性粒细胞分解产物的黏稠黏蛋白。致病微生物通常是暗色孢科，曲霉菌属也有。治疗包括全身性使用类固醇激素、手术和鼻腔冲洗。有时也需要口服抗真菌药。

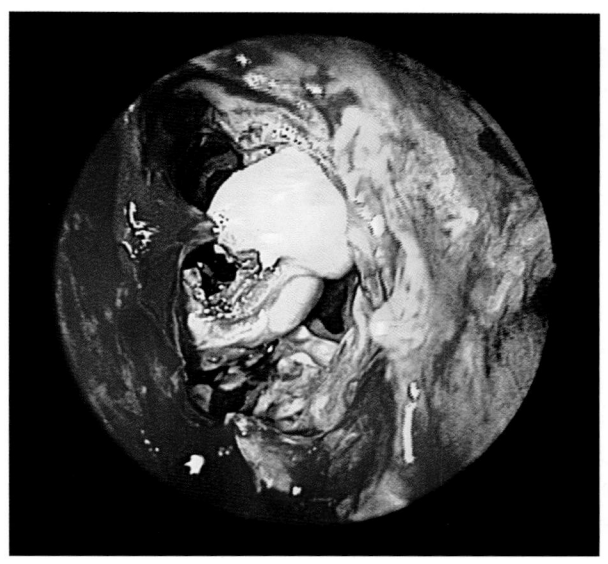

图 18-8　真菌球

偶尔侵袭性真菌性鼻窦炎可发生于免疫功能正常的病人，且临床表现轻微，但更多见的是发生于免疫缺陷、糖尿病病人或老年人[11]。真菌侵蚀微血管导致缺血性坏死和鼻窦黏膜黑焦痂。曲霉菌和毛霉菌属是常见病原体，而后者更多见于糖尿病病人。治疗需要扩大范围的外科清创术和静脉滴注抗真菌药物，但预后不良。

咽部和腺样体-扁桃体疾病

咽部黏膜下有丰富的淋巴组织，使该区域易患反应性炎症。咽部多处淋巴组织组成所谓"Waldeyer 扁桃体环"，包含腭扁桃体（即俗称的"扁桃体"），舌扁桃体（舌根部聚积的淋巴组织）和腺样体。咽后壁和侧壁黏膜亦富含淋巴细胞。感染、免疫介导的炎性反应或局部应激（如辐射或反流）可激活淋巴组织和引起相关症状。慢性或复发性腺样体-扁桃体炎和腺样体-扁桃体增生是影响这些结构的最常见疾病。

在绝大多数病例中，感染性咽炎是病毒源性的而不是细菌源性的。大多数病例在支持治疗和可能的抗生素治疗后可无并发症地痊愈。扁桃体炎病人常表现为典型咽痛、吞咽困难、发热和黏膜红肿。如病因为细菌感染则可见扁桃体渗出和颈部淋巴结炎。如出现腺样体炎，症状可与鼻窦炎类似，但至少在儿童，需要通过内镜和（或）影像学检查（颈侧软组织 X 线片）评估腺样体。扁桃体炎和腺样体炎有急性、复发性急性和慢性模式。

然而需注意到，临床诊断在确定是否由细菌感染所致时通常是不准确的。当病人同时有声嘶、流涕、咳嗽，且无渗出性或腺样体炎证据，可推测为病毒性上感。一旦疑为细菌源性[12]，需使用抗生素以覆盖常见细菌：A 组乙型溶血性链球菌（化脓性链球菌）、肺炎链球菌和 C 组、G 组链球菌。流感嗜血杆菌和厌氧菌亦可见。由于有风湿热的风险，在儿童病人确定 A 组乙型溶血性链球菌感染尤其重要，以便及时开始抗生素治疗。风湿热可发生在 3% 未经抗生素治疗的患儿。过去，若儿童病人被疑为细菌性咽炎，需行口咽部咽拭子培养以确定有无 A 组乙型溶血性链球菌感染。如今，快速抗原测定有 85% 的敏感性和 90% 的特异性。一些学者建议仅在快速抗原测定阴性时行细菌培养。由于日益严重的耐药性问题，应避免对那些不太像细菌感染的病人行不必要的抗生素治疗。如高度怀疑细菌感染，或细菌培养/快速抗原测定呈阳性，则应给予青霉素、头孢菌素或对青霉素过敏病人使用大环内酯类药物。

化脓性链球菌性咽炎的并发症可能是全身性的，包括风湿热、链球菌感染后肾小球肾炎和猩红热。肾小球肾炎的发病率与抗生素治疗无关。猩红热则由链球菌产生的红斑毒素产物所致，会引起斑疹，初起见于躯干部，而后向远侧扩展，少许出现于手掌和足底，还可见所谓的"草莓舌"。局部并发症包括扁桃体周脓肿和罕见的颈深间隙脓肿。扁桃体周脓肿通常在局部麻醉下经口切开引流，就像笔者的经验一样，但有些学者认为不切开仅穿刺抽脓即可达到效果[13]。颈深间隙脓肿常是牙源性的，一般需行颈部径路切开引流。

非典型咽炎可由白喉杆菌、百日咳杆菌、梅毒、淋球菌和真菌引起。白喉是有可能致死的疾病，能引起毒素介导的组织坏死和黏膜表面灰白假膜。毒素进入体循环会引起心肺功能衰竭。治疗包括抗毒素的应用。幸运的是，由于儿童疫苗的使用，在发达国家白喉已经很罕见。同样的原因，百日咳也几乎在发达国家绝迹。该疾病有一个迁延但通常自限的过程。在梅毒二期，可于咽部、扁桃体黏膜上发现边缘红肿隆起的溃疡（形似硬下疳病损）。确定这些相对少见的病原菌需要一些值得怀疑的指证和正确运用病原微生物培养技术和（或）血清学检查。白色念珠菌是最常见的引起咽炎的真菌。它是口腔正常菌群的组成部分，但可在免疫抑制、广谱抗菌治疗、口腔卫生不良或维生素缺乏时致病。可观察到白色干酪样或奶油状黏膜斑，其下有红斑。通过革兰染色显示孢子和假菌丝即可确诊。口服和局部抗真菌药常常是有效的，而免疫抑制的病人需要预防性治疗。除了上感病毒、单纯疱疹病毒、EB病毒（Epstein-Barr virus），巨细胞病毒和HIV病毒都可引起咽炎。尽管梅毒、巨细胞病毒和HIV病毒都可导致单核细胞增多症样综合征，但只有全身性EB病毒感染为临床所指的单核细胞增多症。这些疾病尤其是EB病毒感染，可能表现为渗出性咽-扁桃体炎，这一点易与细菌感染相混淆。随着病情进展，淋巴结病、脾大、肝炎随之而来。确诊依赖于外周血中查见嗜异性抗体或非典型淋巴细胞。偶尔也需要咽部活检术或颈淋巴结活检。

咽炎的非感染性病因亦应考虑。这包括放化疗后的黏膜炎症，后者也可与真菌的双重感染有关。咽炎也可以与免疫介导的疾病有关如多形性红斑、大疱性类天疱疮、寻常型天疱疮。另外，胃食管反流性疾病越来越被认为是导致咽炎和喉炎的一个病因，尤其当症状为慢性时。一种24小时pH探针是诊断试验中的金标准。虽然临床上经常处方质子泵抑制剂[14]，但通过调整生活方式往往会取得好的治疗效果。

阻塞性腺样体-扁桃体增生可根据受累及淋巴组织的具体部位而出现鼻塞、流涕、声音改变、吞咽困难和睡眠异常呼吸或阻塞性睡眠呼吸暂停。

慢性或反复急性感染和增生肥大造成阻塞是扁桃体和腺样体切除术的指征[15]。美国耳鼻咽喉-头颈外科学会临床指征摘要中建议：尽管经过充分药物治疗仍然一年发作3次以上的扁桃体炎需扁桃体切除术。也有学者认为如果患儿因扁桃体炎每年缺课多于2周以上，亦可行扁桃体切除术。术式有多种，包括电灼术、剥离术、激光切除和射频消融术。没有哪一种方式被一致认为是最佳术式。在慢性或复发性扁桃体炎，只有保守治疗无效才考虑手术。复发性扁桃体周围炎需在急性炎症消退后切除扁桃体。然而，为处理严重炎症、全身性毒性反应或迫在眉睫的气道威胁，某些病人也可在急性期行扁桃体切除术。对于患有慢性或复发性中耳炎的儿童，腺样体联合鼓膜切开置管术会有帮助[16]。这是因为腺样体被认为是细菌贮藏器，能通过咽鼓管播散入中耳。腺样体切除术也是慢性鼻窦炎患儿的首选手术治疗方式。另外，作为细菌贮藏器，造成阻塞的腺样体肥大会损害黏膜纤毛清除功能，影响鼻窦分泌物引流至咽部。

扁桃体切除术的主要并发症[17]包括出血、气道阻塞、死亡和术后继发于吞咽困难的脱水。腺样体切除术的并发症也包括出血，同时还有鼻咽狭窄、腭咽关闭不全。在后一种情况，病人会出现鼻咽反流和鼻音。继发于腺样体-扁桃体肥大的严重气道阻塞病人在腺样体-扁桃体切除术后，阻塞一旦解除，也有出现梗阻后肺水肿的风险。总体来说，出血是最严重的风险，可能需要返回手术室止血。出血出现在3%～5%的病人，除此之外，大部分并发症很罕见或可自限。值得特别注意的是，为唐氏综合征的患儿行腺样体-扁桃体切除术时切勿损伤颈椎。唐氏综合征病人可出现寰枢椎不稳定，如果手术过程中颈部过伸可能导致颈椎损伤。术前需要行X线摄片，并请矫形外科或神经外科会诊。扁桃体腺样体增生肥大导致睡眠异常呼吸时可行手术治疗。

睡眠障碍是指从单纯打鼾到上气道阻力综合征到阻塞性睡眠呼吸暂停（obstrcutive sleep apnea，OSA）的一系列疾病[18]。上气道阻力综合征和阻塞性睡眠呼吸暂停都可表现为打鼾、过度日间嗜睡、疲劳和频繁的睡眠时憋醒。在阻塞性睡眠呼吸暂停，多导睡眠检测显示平均每小时睡眠中有5次呼吸暂停或低通气发作。每小时呼吸暂停和低通气的平均次数可用来计算呼吸障碍指数，后者与氧饱和度一起可被用于对阻塞性睡眠呼吸暂停的严重程度分级。这些症状的发作是由于睡眠中咽部软组织塌陷。在成人，应注意除了扁桃体大小之外，舌体大小、人体质量指数（尤其是 $>35kg/m^2$）也是OSA的重要预测指标。其他与OSA有关的解剖异常包括颈部肥大、下颌后缩、舌骨偏低和软腭肥厚。一些较为保守的治疗，如减体重、戒酒、睡眠时使用能打开气道的装置和持续气道正压通气等无效时，应考虑手术治疗。选择术式应根据每个病人阻塞模式的不同而个体化定制。对儿童来说，手术治疗主要是扁桃体和（或）腺样体切除术，因为儿童鼾症通常是（至少部分）由这些结构的肥大或塌陷所引起。在任何病人都需要仔细评估解剖结构以确定究竟气道塌陷是在软腭后区域、舌根后区域还是两者均是。图18-9所示为基于病情严重程度和阻塞部位的成年人睡眠呼吸障碍的推荐治疗方案。对于成年人常常使用腭垂软腭成形术来减轻软腭水平的塌陷，这也是最常用的针对睡眠呼吸障碍的手术。该手术旨在去除腭垂、软腭的多余组织以及造成阻塞的扁桃体，可使用钢制手术器具、激光和（或）电灼。罹患有严重鼻塞的病人可能会从鼻中隔矫正术、下鼻甲缩减术及可能的外鼻手术中获得改善。有明显舌后阻塞的病人可考虑行舌根缩窄术、舌根前移术或舌骨悬吊术。另外，多种上、下颌骨前移术也被用来扩大舌后气道前后径的宽度。中度至重度睡眠呼吸暂停的病人常常存在舌根的异常。然而，这类病人的治疗是很困难的，因为舌后气道手术康复困难，可合并严重并发症且成功者有限。这些病人通常在多层面手术治疗后仍需要持续气道正压通气治疗。严重OSA病人（呼吸障碍指数>40，最低夜间氧饱和度<70%）和解剖结构不利于OSA治疗的病人或合并心肺疾病的病人可能需气管切开术[19]，这也是OSA唯一"治愈性"手术。有证据显示右侧心力衰竭（肺源性心脏病）时需行气管切开术，右侧心力衰竭是严重OSA或未经治疗的中度OSA的潜在后果。

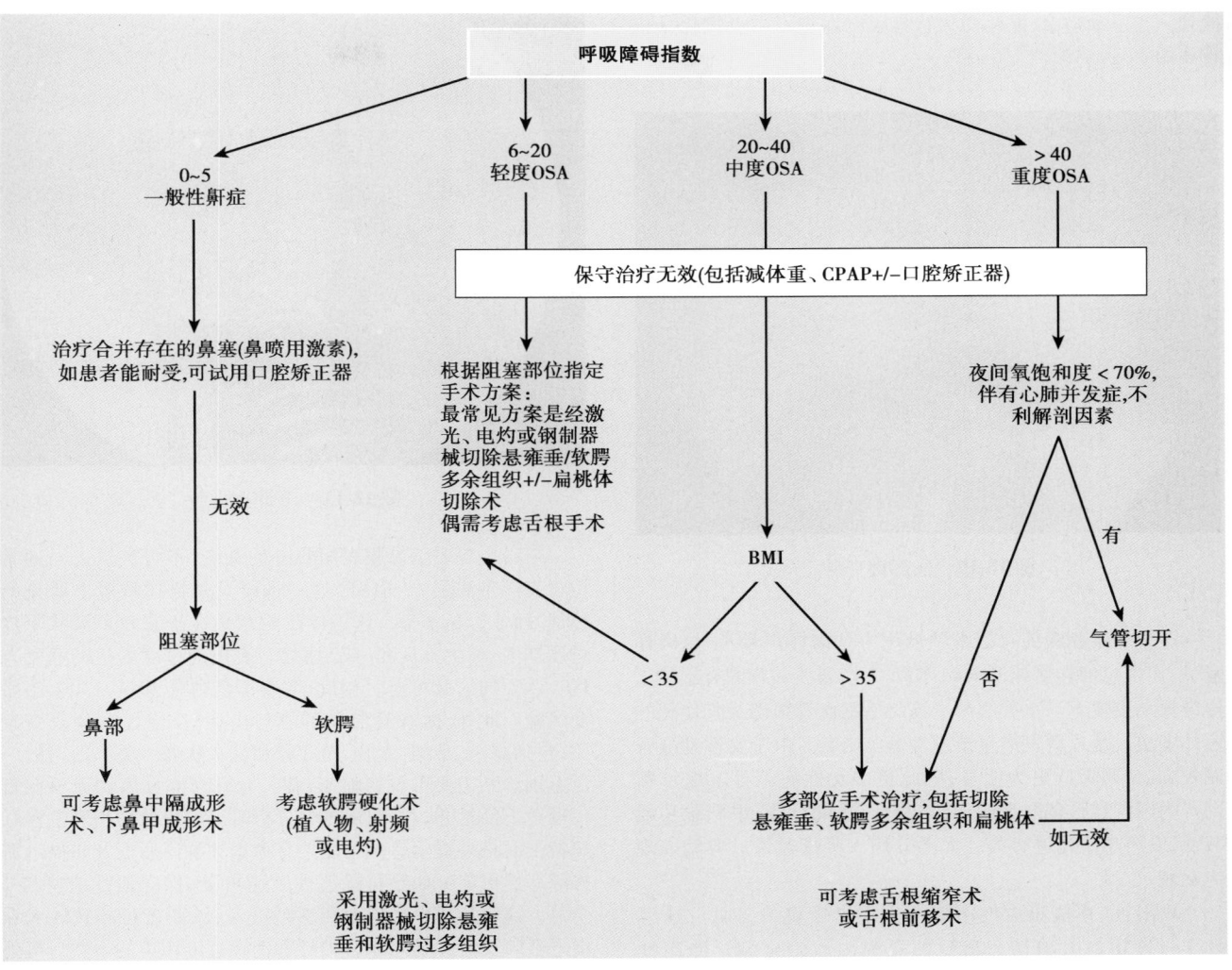

图 18-9　依据呼吸障碍指数的治疗流程。CPAP＝持续性正压通气；OSA＝阻塞性睡眠呼吸暂停

另一方面，根据多导睡眠监测的标准，很多病人打鼾但并无 OSA。这些"社会性打鼾者"可给予硬化腭垂和软腭的治疗。这可通过射频或电灼造成黏膜下瘢痕或植入软腭植入物而得到实现。选择性腭垂软腭成形术也可考虑。

喉部良性疾病

发音障碍可广泛影响不同年龄、性别和社会经济状态的病人。这些疾病的主要症状（至少在出现肿块性病变时）是声嘶。其他发音障碍包括发音过弱、失音、气声、破音。良性喉部疾病亦可出现气道阻塞、吞咽困难和反流[20]。吸烟也是喉部良性疾病的危险因素，但有相关病史者必须提高恶性疾病的疑诊指数。

复发性呼吸道乳头状瘤（recurrent respiratory papillomatosis，RRP）与上呼吸消化道黏膜上皮存在的人乳头状瘤病毒（human papillomavirus，HPV）感染有关。喉部是最常受累的部位，亚型 6 和 11 是最常见的病原体。该疾病通常发生于幼儿时期，继发于顺产时的病毒感染。很多病例在青春期后症状消退，但也可进展至成年期。成人型 RRP 主要发生于 30～40 岁时，通常病情较轻，更可能累及喉部以外的上呼吸消化道。喉部受累时，尽管也可观察到气道损害的表现，但 RRP 最有可能

出现的是声嘶症状。确诊可通过内镜检查。目前，RRP 无法治愈，治疗包括显微喉镜下手术切除或激光消融，但最终仍可能复发。因此，手术在缓解疾病中有着持续性的作用。在病人的一生中可能需要用到多种术式。一些内科治疗，如病灶内注射西多福韦、口服吲哚-3-甲醇等被证实有延缓复发的作用。另外，HPV 疫苗的出现显现出对 RRP 的预防作用[21]。

典型喉部肉芽肿性疾病发生于喉后部杓肌黏膜层（图18-10）。这些病变继发于多种因素[22]，包括反流性疾病、过度用声、习惯性清嗓、气管插管和声带麻痹。有效的治疗必须有赖于病因的确定。病人更多提到疼痛（常常是吞咽痛）而非声嘶。除了纤维喉镜检查，诊断还应包括声音分析、喉肌电图（laryngeal electromyography，EMG）和 pH 探针检测[23]。依据确定的诱发因素的不同，进行个体化治疗。一线方案包括声休、发声训练和抗反流治疗。声带麻痹的治疗将在本章稍后讨论。值得注意的是，大部分病例表现出胃食管反流的情况，若内科最大化治疗仍无效，可考虑胃底折叠术。手术切除的作用存在一定争议，因为手术并未解决根本病因且术后常常复发。然而，当怀疑癌症时或病人出现气道阻塞时应行手术治疗。在部分病例也可考虑手术治疗，如肉芽肿已成熟为纤维上皮息肉或当病人（例如表演艺术家）要求立刻切除以

恢复嗓音时。手术切除最好在喷射通气下进行以避免气管内插管。在手术当中,保存杓状软骨膜以促进术后上皮化是很重要的。

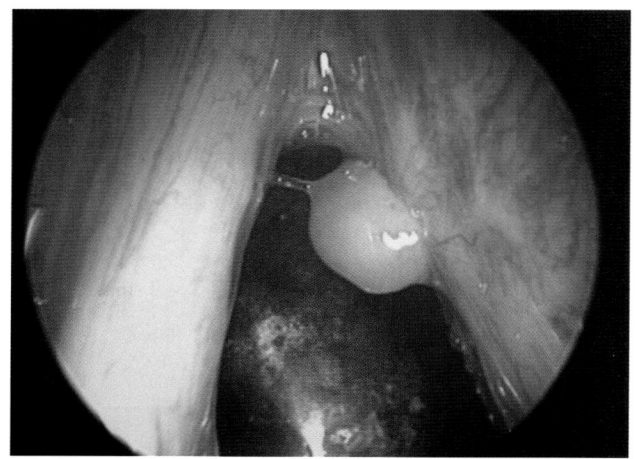

图 18-10   喉部肉芽肿

声带表浅黏膜固有层水肿被称为息肉样声带炎、息肉样喉炎、声带息肉样变或 Reinke 水肿[24]。表浅黏膜固有层位于声带振动上皮下。水肿起源于该层毛细血管损伤及其伴随的液体渗出。病人诉发声呈渐进性低沉喑哑。由于女性基准音调较高,音调降低更为明显,因此更多女性病人寻求医疗帮助。病因同样是多因素的,可与吸烟、咽喉反流、甲状腺功能减低、发声功能亢进有关。大部分病人吸烟过量。典型表现为双侧。

局限性、单侧出血性声带息肉在男性更为多见。这继发于过度用声时剪切力所致的黏膜内血管破裂。使用抗凝药或抗血小板药是危险因素之一。与喉部肉芽肿一样,息肉样声带炎和声带息肉需要解决根本病因。保守治疗包括绝对禁烟、治疗反流性疾病和发声训练。值得注意的是,局限性和全身性类固醇激素对这些疾病无效。对于息肉样声带炎,选择性手术需在显微喉镜下进行,以排出浅表固有层的凝胶状基质和修整多余黏膜。局限性息肉可在显微喉镜下行表浅切除。手术对于那些继续吸烟者(尤其是息肉样声带炎病人)效果较差,尽管如此,需要注意的是,由于他们的过度吸烟史使得必须通过手术来排除潜藏恶性肿瘤的可能性。对于息肉性声带炎和出血性息肉,可通过不锈钢器械或 CO_2 激光行手术治疗。术后通常要求进行发声训练。

声带囊肿可发生于喉部黏膜,尤其是含有黏液分泌腺的区域,如声门上区。偶尔也起源于小涎腺。先天性囊肿可能是腮弓的残体。囊肿由于大小、起源部位的不同,表现大相径庭(图 18-11)。声带囊肿可能与声带息肉不易区分,可通过视频动态喉镜确诊。儿童喉囊肿可相当巨大,威胁气道。真声带的病变通常表现为声嘶。治疗仍与囊肿的大小、部位有关。声门上区大囊肿通过钢制器械或 CO_2 激光行造袋术。声带本身的囊肿需要精细的显微外科技术以完整切除囊肿的同时保留其上黏膜。

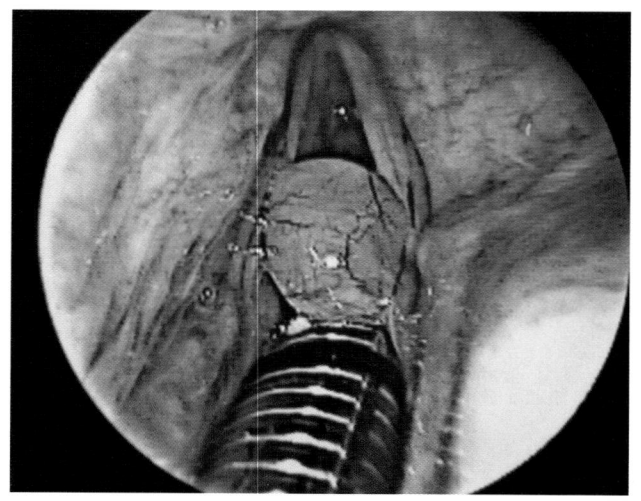

图 18-11   声带大囊肿

声带白斑表示黏膜表面的白色斑块(不可被拭去),通常位于真声带浅层。“白斑”这一术语只是描述喉镜下所见的体征,而非诊断本身。这一体征的意义在于它表示鳞状上皮过度增生、增生不良和(或)癌症。表现为过度增生的病变有 1% ~ 3% 的恶变可能。相反,增生不良则有 10% ~ 30% 的恶变风险。此外,据观察白斑可能与炎症、反应性病理改变有关,包括息肉、小结、囊肿、肉芽肿和乳头状瘤。关于白斑的广泛鉴别诊断需要可靠的临床判断,尤其当部分病例需要在直接喉镜下活检并行组织病理学分析时。呈现溃疡和增生性红斑特征时格外提示恶性可能。有嗜烟和酗酒病史者亦提示需排除恶性可能。如已排除恶性肿瘤可能,保守治疗应坚持 1 个月。这包括减少咖啡因和酒精摄入(该两者可导致脱水和促进喉咽反流)、适当水合治疗和消除过度用声的习惯。可处方抗反流药物,如质子泵抑制剂。也可尝试试探性治疗,包括维 A 酸。任何病变持续存在、进展或复发都应考虑手术切除送病检。

声带麻痹最常见的是医源性损伤[25],如发生于甲状腺、甲状旁腺、颈动脉或心胸部手术后。声带麻痹也可继发于肺部、胸腔、颅底或颈部恶性肿瘤。在儿科,有 1/4 的病例为神经源性,其中 Arnold-Chiari 畸形最为常见。总体来说,由于左侧喉返神经(recurrent laryngeal nerve,RLN)走行较长延展入胸腔,左声带相对受累更多。但是,当施行颈椎前径路手术时,右侧喉返神经受累风险更大,因为它走行更侧向气管食管复合体。神经毒性药物、创伤、插管损伤和非典型感染是声带麻痹相对少见的原因。声带麻痹的病人中有 20% 的成人和 35% 的儿童,病因是特发性的。这些病例需要通过影像学检查迷走神经/喉返神经走行径路中是否有问题:左侧自颅底至主动脉弓,右侧自颅底至锁骨下动脉。

特发性左声带麻痹可能是肺部、甲状腺或食管恶性肿瘤的信号。成年病人单侧声带麻痹而对侧声带未能代偿关闭声门时,典型表现为声嘶、气声。如果近端迷走神经或喉上神经受累,病人可因声门上感觉缺失而出现误吸。儿童病人可出现喉喘鸣、哭声微弱和呼吸窘迫,而成人一般不出现气道受阻现象,除非是双侧声带麻痹。纤维喉镜常可证实诊断,但喉部 EMG 对于分辨声带麻痹和继发于瘢痕组织的机械性固定或环杓关节固定是必要的。声带麻痹的部位取决于残余的神经支配、神经再支配模式和萎缩的程度和喉部肌肉组织的纤维化。双侧喉返神经麻痹时,双声带往往固定于旁正中位,导致呼吸困难,必须行气管切开术。一旦确定气道安全,可施行声带外侧移位术或杓状软骨切除术以提供充足的气道。单侧声带麻痹的治疗包括言语治疗以帮助声门关闭、优化语音和防止误吸。有些病人单用这种方式即可获得良好的改善。

对患侧声带行增厚或内移术,以增加与对侧正常声带相接触的表面积使之有可能接触。注射喉成形术可在门诊或手术喉镜下植入各种自体(脂肪、胶原蛋白)或异质性(羟基磷灰石、有机硅、聚四氟乙烯)复合物,自体材料是首选。聚四氟乙烯(Teflon)注射虽具有历史意义,但可继发严重异物炎症反应。注射声带增加其体积以便能与对侧声带一起关闭声门,这项技术也可用于与衰老有关的声带萎缩。最近进展包括使用人体胶原蛋白微粉,已显示可喜成果。喉成形术可通过喉外径路在甲状软骨板上开窗,将软骨,羟基磷灰石,GORE-TEX,或硅胶等植入肌膜下(图 18-12)[26]。该术式可联合杓状软骨声带突内收术共同进行。喉部神经移植术(自颈袢至喉返神经分出前)也已尝试,取得不同程度的成功。

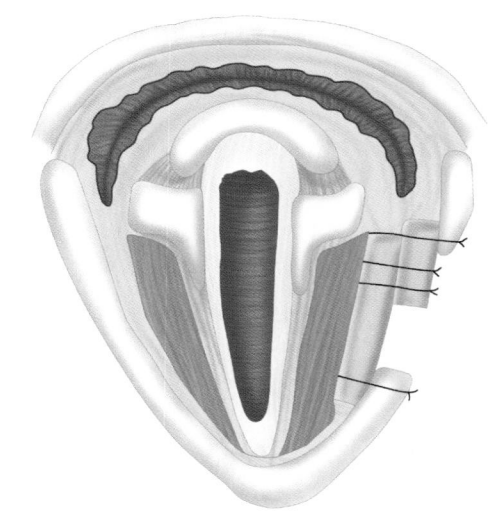

图 18-12 喉部横截面显示内移式喉成形术。植入物用来将瘫痪的声带推向中线

血管病变

血管病变可大致分为两类:血管瘤和血管畸形[27]。血管瘤是目前在婴儿期和儿童期最常见的血管病变。这些病变在出生时发病率可高达 30%,但通常在生命的最初几周明显。病变大小在第一年有所增大,随后在接下来的 2～12 岁开始回缩。40% 的情况下将完全消退,其余的则需要干预。一旦增生期已经结束,每 3 个月应观察病变的回缩情况。对于那些 3～4 岁仍无明显消退迹象的患儿应考虑手术。对于增殖中的血管瘤不应手术治疗,因病变涉及重要功能和外观问题,如涉及的鼻尖或眶周区。治疗主要是采用闪光灯泵浦脉冲染料激光(flashlamp-pumped pulsed-dye laser,FPDL)、钛氧磷酸

钾(potassium titanyl phosphate, KTP)激光,钕钇铝石榴石(neodymiumyttrium-aluminum garnet, Nd:YAG 激光)激光,每 4～6 周重复一次,直至病灶消失。全身性类固醇可用于抑制迅速增生的病变,使用至儿童年满 12～18 个月后,此时增长应该稳定或回缩开始。皮下注射干扰素 α-2a 可能也被用于抑制增生。然而,这种治疗方法因其神经系统副作用,应谨慎使用[27,28]。相反,血管畸形几乎都是出生时即出现,缓慢增大但不增生扩大[29]。这些畸形可能发生于毛细血管、微静脉、静脉、动静脉通道和(或)淋巴管。毛细管畸形通常出现于颈部中线区域或额头,并可能随着年龄的增长而褪色。小静脉畸形也被称为葡萄酒样痣。这些病变往往随着面部皮节和年龄而增长。静脉畸形是由唇、舌、颊区扩张的静脉所构成。这些可表现为紫色团块或皮下/黏膜下血管瘤。动静脉畸形是连接动静脉的通道所出现的罕见畸形,是指动静脉通道在发育过程中没有退化。

淋巴管畸形或头颈部淋巴管瘤常发生于颈部区域,更多表现为巨大囊块而易于区分。那些来源于舌骨上者往往为微小囊性,并有浸润特性。淋巴管可能继发感染,也可能迅速增大,压迫呼吸道。这些病变也可能与喂养困难和生长迟缓有关。

FPDL 可有效地治疗毛细血管瘤和表浅的葡萄酒样痣。KTP 或 Nd:YAG 激光用于更深在的葡萄酒样痣。静脉畸形可通过激光、硬化剂和(或)手术切除,这取决于畸形的深度,大小和位置。浅表性病变用 Nd:YAG 激光,它比 FPDL 或 KTP 激光有更好的穿透性。深层静脉畸形的浅表病变部分可通过 ND:YAG 激光治疗,深层病变可通过细致的手术来切除。硬化剂用于头颈部时应非常谨慎,因为该区域静脉无瓣膜,有引发海绵窦血栓形成的重大风险。动静脉畸形需要常规手术切除。术前常行血管栓塞以便于手术进行,是否重建微血管取决于需要切除的程度。淋巴管畸形也需要手术切除,虽然表浅病变有时可以通过 CO_2 激光治愈,但这对于有浸润性质的微小囊性病变就相当困难。硬化剂 OK-432 对巨大囊性淋巴管瘤有效,而其他多种硬化剂(包括博莱霉素)也已被证实有效[30]。

头颈部外伤

头颈部软组织创伤的治疗有几个显著特点。皮肤损伤可分为擦伤、挫伤或撕裂伤。擦伤代表浅层表皮损害,治疗是清洗、生理盐水冲洗、清除灰尘或其他异物。后者非常重要,因为存留的异物会导致感染或异物反应以及伤愈后的明显瘢痕。局部应用抗生素换药直至上皮完全再生。需告知病人避免阳光直射,因为这会导致愈合过程(6～12 个月)中色素异常沉着。挫伤可能包括瘀斑和(或)血肿。治疗包括头高脚低位以减轻组织水肿、冰敷及血肿引流。撕裂伤也必须清洗和盐水冲洗及清除灰尘或异物。大多数没有明显组织缺损的撕裂伤以缝合为主,可能的话一期缝合是首选。活瓣样撕裂伤需要去除部分周围组织使皮下组织能在表皮缝合前相对合。同时还应加压包扎。这些措施都是用来避免枕垫样畸形(图 18-13)。

须仔细对齐。这些部位的损伤必须修复以覆盖软骨。耳廓修复需注意软骨没有自有血液供应,易在损伤后出现缺血性坏死。缝合应穿过软骨膜但应避免穿透软骨。

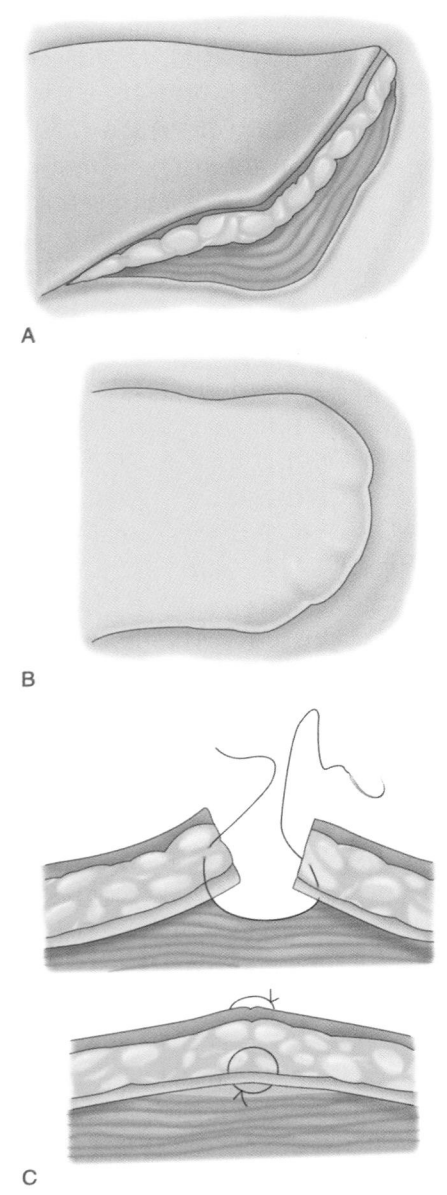

A

B

C

图 18-13　活瓣样撕裂伤。A. 呈枕垫样畸形愈合;B. 软组织层必须小心对合;C. 以避免前述畸形

　　通常情况下,真皮层用可吸收性 3-0 或 4-0 缝线(如薇乔或多聚二氧环己酮),皮肤用 5-0 或 6-0 尼龙丝线或普理灵。缝线 4~5 天后拆除,但在皮薄区应更早拆除。伤口用抗生素药膏处理。全身应用抗生素是针对于穿通伤、污染伤口、咬伤和延迟闭合的伤口(>72 小时)。应选择抗菌谱覆盖金黄色葡萄球菌的抗生素。许多这类伤口,二期愈合是可取的。

　　伤口缝合必须保证头颈部外观和功能的解剖标志不受影响。眼睑伤的治疗需要确认眼轮匝肌,这需作为单独一层来缝合。灰线(结膜边缘,图 18-14)必须认真对合以避免眼睑凹陷或高度不匹配。唇外伤的治疗遵循同样的原则。口轮匝肌必须缝合,并认真对合唇红线(图 18-15)。累及 1/4 的眼睑宽度或 1/3 的唇部宽度可直接缝合即可,否则,可能需要皮瓣转移或移植术。对于耳廓撕裂伤,关键部位如耳轮、对耳轮必

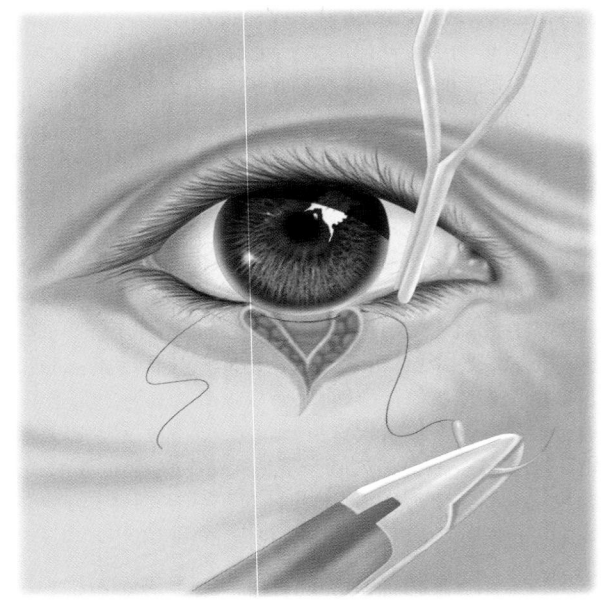

图 18-14　对齐灰线是修复眼睑撕裂伤的关键步骤

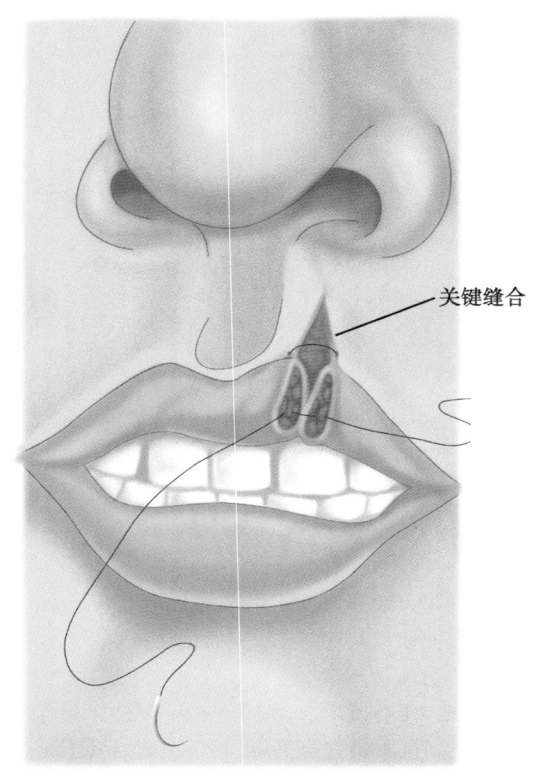

关键缝合

图 18-15　对齐唇红缘是修复唇撕裂伤的关键步骤

　　耳廓血肿应及时抽吸引流,并放置软垫加压包扎。通常建议在耳廓撕裂伤缝合后行加压包扎。同时也需要注意的

是,外科医师必须避免在病人眼睑或耳廓创伤后对其过度清创。由于面、颈部血供丰富,许多看似失活的软组织确有可能存活。

大多数创伤性面神经损伤继发于颞骨创伤,这将在本章下文讨论。软组织损伤错位可能累及面神经分支远端。自外眦做一垂直线,受损面神经如位于该垂直线前方是不需要修复的;如位于其后方,应修复。如果有可能,尽量用 8-0 到 10-0 单丝线缝合,在显微镜下对齐神经外膜。如神经束有缺失,则应使用耳大神经(提供 7~8cm)或腓肠神经(可达 30cm)作为神经移植物。面神经颊支受损提示检查医师有腮腺导管损伤的可能,该结构走向与自耳屏和上唇中线间假想线一致,与颊支伴随走行。腮腺导管应使用 22 号支架修复或经口腔行造袋术。

面骨骨折最常出现于下颌骨,最常累及下颌角、下颌体和髁突。在大多数情况下,几乎总是累及两个或两个以上的部位(图 18-16)。骨折的后果可相对有利或不利,这取决于是否咀嚼肌肉趋向于将骨折复位还是分离。垂直有利骨折由咬肌带动复位,而水平有利骨折则由翼肌带动复位。骨折通常是由曲面体层 X 线片评估,但也有专门平片视图,偶尔在特定情况下需要 CT 扫描。下颌骨骨折的标准治疗是闭合式复位和长达 6 周的利用环牙金属线形成弓形连接的颌间固定法(intermaxillary fixation, IMF)。粉碎性、移位性或不利骨折除行颌间固定外,还须行开放性复位和钢丝固定。目前来说,弓形连接和 IMF 是建立咬合的方式。如开放式固定,则尽可能经口径路。

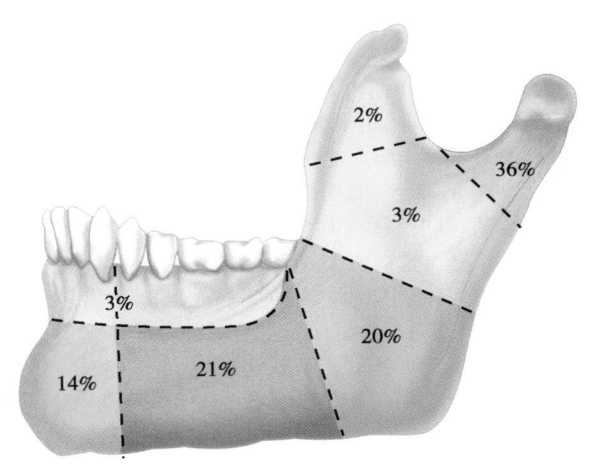

图 18-16　常见下颌骨骨折部位

经颈径路是用于解决下颌骨体后部或分支的骨折,同时需仔细保护面神经下颌缘支。刚性内固定由钢板和螺钉来完成。部分特定骨折如下颌骨体部骨折需采用加压钢板固定术以对骨折线加压。在刚性内固定术中必须通过 IMF 来建立咬合关系,但不要求必须用足 6 周。这是因为 IMF 在固定术期间常引起齿龈和牙疾病以及显著体重减轻和营养不良。新的技术包括 4 点固定技术,即在进行咬合的上颌骨和下颌骨处由口腔内的骨皮质螺钉和位于咬合线前部上、下方的两个螺钉钉住。在无牙病人,确定基准咬合关系就不那么重要,因为一旦完全愈合,义齿可以重新设计制作。如果该类病人骨折需要 IMF 来帮助固定,那么骨间布线和(或)定制夹板的制作都是必需的。

面中部骨折被经典地描述为三种模式:LeFort Ⅰ型、Ⅱ型和Ⅲ型。首先充分理解面中部结构是必要的(图 18-17)。三个纵行结构支持面中部:鼻额-上颌骨、额-颧-上颌骨、翼突-上颌骨[31]。五个较弱的水平支持结构包括额骨、鼻骨、上牙槽、颧弓、眶下区。典型面中部骨折的表现包括球结膜下出血,咬合不正,面中部麻木或感觉减退(三叉神经上颌分支),面部瘀斑/血肿,眼部体征/症状和上颌骨复合体不稳。

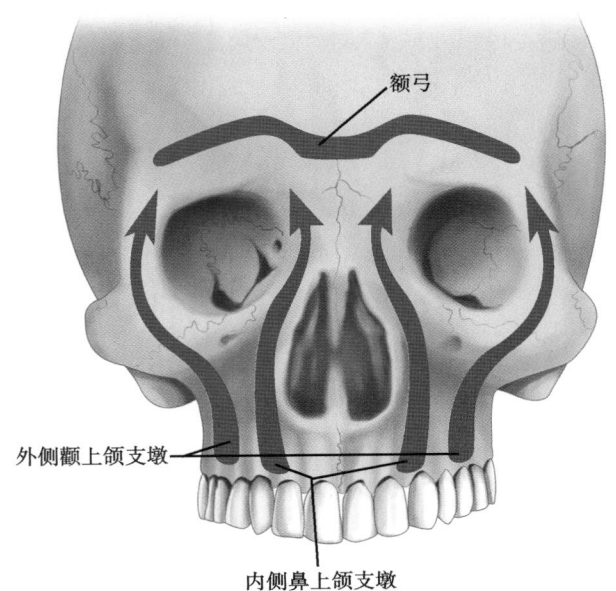

图 18-17　面中部的主要支持结构

LeFort Ⅰ型骨折横行穿过牙槽,高于牙齿根尖水平。在单纯 LeFort Ⅰ型骨折,腭穹隆是移动的,而鼻部结构和眶缘是稳定的。LeFort Ⅱ型骨折延伸到鼻额支持结构、眶内壁、眶下缘和颧骨上颌骨衔接处。鼻背,上腭及眶下缘内侧部分出现移位。LeFort Ⅲ型骨折也被称为颅面分离。额-颧-上颌骨、额-上颌骨和鼻额缝这些结构均被破坏。整个面部从头盖骨分离。将复杂的面中部骨折依据上述模式进行分类是很方便的(图 18-18)。然而,在现实中,骨折反映的是这三种类型混合存在。此外,骨折的模式可能根据面中部左、右两侧不同而有所不同。颊部侧击伤可出现孤立性颧骨骨折。在颞、额、上颌骨和颧骨之间的沟缝断裂后,颧骨主要出现向下和向内移位。上颌骨和颧骨之间的衔接部断裂可突入上颌窦伴有窦腔内出血。面中部和(或)颧骨骨折可伴有眼眶击出性骨折,眶底破裂,随后眶内软组织疝入上颌窦(图 18-19)。眼眶击出性骨折的机制可能涉及相邻骨折线传播,或可能是受伤期间眶内压突然增加的结果。这可能与眼球内陷或下斜肌下陷有关,后者导致向上凝视时出现复视,下陷可是由被动眼转向试验证实。在该试验中,局部或全身麻醉下,下斜肌附着处由镊子提拉操纵以确定被动情况下眼的转向性。面中部、颧骨、眶底骨折用 CT 扫描评估最好。修复需要经口和外部径路相结合,以为每个骨折片段获得至少两个固定点[32]。骨质缺失明显的区域,可通过市售羟基磷灰石骨水泥(一种骨传导性磷酸钙基质)重建。出现严重内陷或下陷的击出性骨折可通过眶内探查和用筛网或骨片修复加强眶底来治疗。

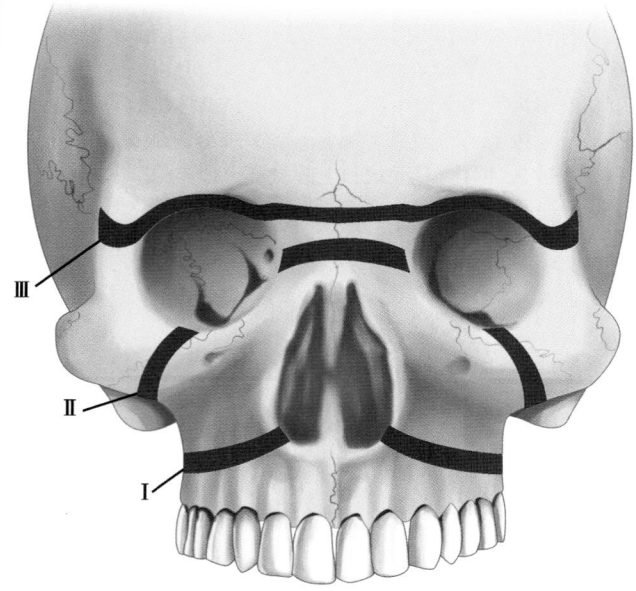

图 18-18   经典 LeFort 骨折分类

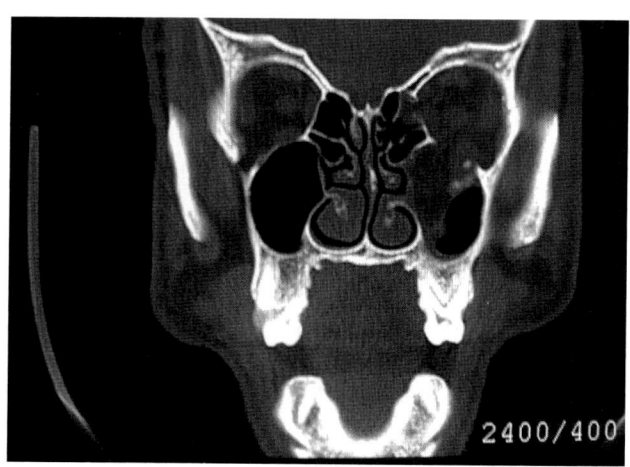

图 18-19   冠状位 CT 扫描显示眶内击出性骨折,眶内容物疝入上颌窦

大约 1/5 的颅骨骨折是颞骨骨折。与下颌骨和面中部骨折一样,通常是钝伤(机动车祸或殴打)所致。不幸的是,枪伤造成的颞骨骨折发生率呈上升趋势。骨折可分为两种类型(图 18-20):根据临床表现和 CT 扫描可分为纵向和横向。实际上,大多数骨折是斜行的。根据经典描述,纵形骨折占 80%,并与侧颅底外伤有关。症状和体征包括传导性聋、听骨链损伤、血性耳漏、迷路震荡。面神经损伤出现于约 20% 的病例。相比之下,横行骨折只占颞骨骨折的 20%,继发于额枕部外伤。横行骨折中有 50% 发生面神经损伤。这些损伤往往涉及中耳腔,造成感音神经性听力损失和前庭功能丧失。可能观察到鼓室积血。

在颞骨外伤中,必须考虑到脑脊液漏的可能性。大部分病例可通过保守治疗痊愈。颞骨外伤的处理,最重要的考虑因素是面神经情况。延迟或部分性面瘫,几乎总是可以经保

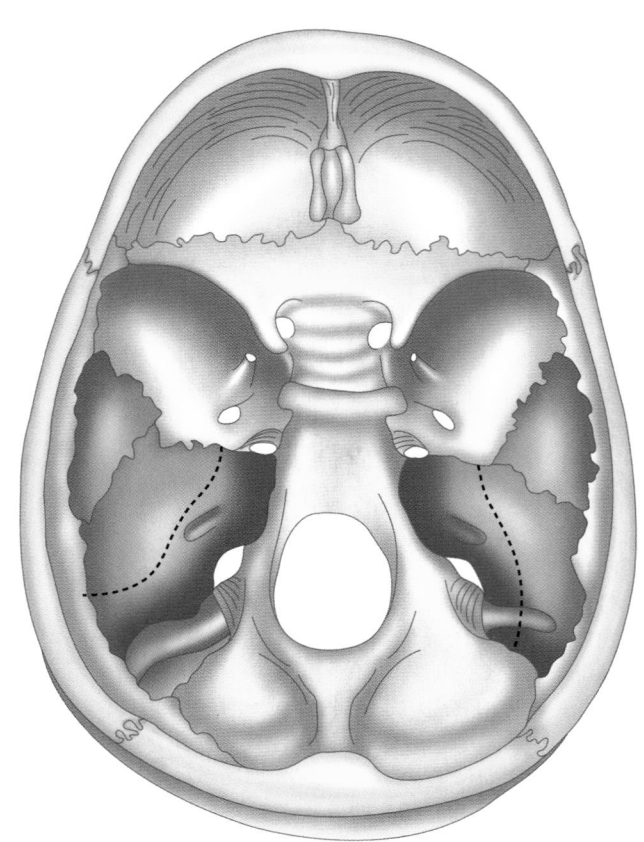

图 18-20   颅底下面观。纵行(左)和横行(右)颞骨骨折

守治疗好转。然而,1 周内无法恢复的急性瘫痪,应考虑采用面神经减压术。面神经电图和面肌电图可用来确定哪些迟发型完全性面神经瘫痪病人能受益于减压术。完全面瘫 72 小时后大于 90% 的神经变性可以作为手术指征[33]。面神经减压有多种术式,其中一些牺牲了听力。这些病人可能有严重的颅内损伤或者血管损伤,因此手术的决定必须考虑病人整体状况。不论何种原因所致,为面瘫病人保护好眼睛是极为重要的,因为缺乏完整的眨眼反射会致使角膜干涩和受损。这就需要日间整天使用人工泪液、润滑剂、眼部按摩,和(或)夜间还需要一定湿度的房间[34,35]。

头颈部肿瘤

谈到头颈部肿瘤,通常会侧重于鳞状细胞癌。这是因为这一区域的大多数恶性肿瘤属于这种病理类型。对于嘴唇、口腔、喉直至下咽等部位的病灶通常采取类似的诊断和治疗方法。

上呼吸消化道内不同部位病灶的治疗方案选择有所不同。多学科交叉的重要性不可低估。对于肿瘤病例的讨论要求结合病人的病史、体征、影像以及既往的病理标本以便确认病人的全身情况。此外,还应该鼓励对最合适几种可选治疗方案从多个角度进行讨论。放射肿瘤科、肿瘤、肿瘤外科、口腔颌面外科/牙科学科的代表以及从事上呼吸消化道疾病的放射科专家和病理专家的交流和讨论,不仅对病人有益,而且对各学科也是很好的相互学习的机会。

过去的 20 年,有关器官保存概念的演变和游离组织重建技术的发展是上呼吸消化道领域中最重要的进步。头颈部癌症的治疗的未来在分子生物学领域。随着对癌症基因学越来越深入的了解,对肿瘤突变的各种剔除方法拥有在实现最大限度的生存机会的同时保留最高生存质量的能力。

病因学和流行病学

显然,吸烟和酒精滥用是与头颈部癌症形成相关的最常见的可预防危险因素。这种关系是协同效应而不是累加效应。相对于非吸烟者,吸烟男性和吸烟女性患头颈部癌症的风险分别增加了 1.9 倍和 3 倍。随着吸烟年数和每天吸烟数量的增加,风险递增。相对于不饮酒者,每天饮酒一到两杯的男性患头颈部癌症的风险增加了 1.7 倍。对于重度饮酒者,这一风险可以达到大于 3 倍。相比对照组,兼有吸烟(每天两包)和饮酒(每天 40ml 酒精)者患癌症的比值比(OR 值)为 35[36]。使用无烟香烟相对于非使用者而言,患口腔癌的风险增加了 4 倍。

在美国,吸烟是最主要的可预防的致死原因,每 5 个死亡者中有 1 个是因吸烟所致[37]。约有 1/4 的美国成年人习惯性地使用烟草制品。最近的趋势表明女性的烟草制品使用正在增加。有关头颈部肿瘤病人在治疗后需要戒烟的证据引人注目。在 Moore 的一项研究中表明,40% 的经过彻底治疗、继续吸烟的口腔恶性肿瘤病人出现了复发或产生了另外的头颈部恶性肿瘤[38];而那些治疗后停止吸烟的病人,复发率只有 6%。有吸烟和饮酒史的上呼吸消化道肿瘤病人,可以检测到肿瘤中特定的 p53 基因突变[39,40]。

吸烟与非吸烟的头颈部鳞状细胞癌病人也存在差异。Koch 及其同事观察到,头颈部鳞状细胞癌在非吸烟者中更多的发生于女性,并更常见于极端的年龄(<30 或>85 岁)[41]。非吸烟者的肿瘤更多地发生在口腔,特别是在舌、颊黏膜和牙槽嵴。吸烟者的肿瘤更常见于喉、下咽和口底。那些已经戒烟 10 年以上的既往吸烟者,疾病谱表现与不吸烟者更一致。

在印度和东南亚,人们习惯于咀嚼槟榔,槟榔被作为类似咖啡的兴奋剂。将槟榔、石灰和处理过的烟草作为混合物咀嚼称为嚼食。长期使用的槟榔嚼食可以破坏口腔黏膜和牙列,具有高度致癌性[42]。另一个与口腔恶性肿瘤相关的习惯是反向吸烟,即将燃着的烟草产品部分放在口内吸。相比非吸烟者,反向吸烟者硬腭癌的风险要高 47 倍。

人乳头状瘤病毒(HPV)是一种嗜上皮性病毒,已被检测在口腔鳞状细胞癌的样本中有不同程度的存在。单纯感染不足以引起恶性转化。然而,多项研究结果显示,HPV 在一些头颈部鳞状细胞癌中起作用。约 40% 扁桃体癌病人检测到 HPV-16 和 HPV-18。

环境中紫外线的照射被认为与唇癌的发展有关。下唇突出,易受到太阳照射,这已被用来解释为什么大多数鳞状细胞癌出现在下唇的唇红部。此外,烟斗也被认为与唇癌的发展相关,可能与烟斗的机械刺激、热损伤和化学暴露相关。

其他与口腔恶性肿瘤相关的因素包括 Plummer-Vinson 综合征(胃酸缺乏,缺铁性贫血和口腔、咽和食管黏膜萎缩),慢性梅毒感染,免疫功能低下的状态(肾移植病人风险增加 30 倍)。

尽管缺乏 HIV 感染与头颈部鳞状细胞癌相关的证据,几个 AIDS 相关的恶性肿瘤,包括卡波西肉瘤,非霍奇金淋巴瘤可能需要耳鼻喉科医师的处理。

解剖学和组织病理学

上呼吸消化道分为几个不同的部位,包括口腔、咽、喉、鼻腔和鼻窦。在这些部位中有一些亚解剖部位与诊断、肿瘤发展和治疗方案的选择相关。肿瘤从一个部位发展到另一个部位是由神经血管走行、淋巴引流通路和筋膜层等因素决定的。筋膜层可作为阻碍肿瘤直接浸润的屏障并促进区域淋巴结转移。

口腔从唇-唇红开始,上达硬腭软腭结合部,下达的轮廓乳头,两侧至扁桃体前柱(图 18-21)。它分为七个亚解剖部位:嘴唇、牙槽嵴、舌、磨牙后三角区、口底、颊黏膜和硬腭。进展期的口腔病变,可能会侵及下颌骨和(或)上颌骨,因此需要对切除和重建做特殊的考虑。口腔病变的区域性淋巴结转移是到下颌下腺和上颈区淋巴结(Ⅰ、Ⅱ、Ⅲ区)。

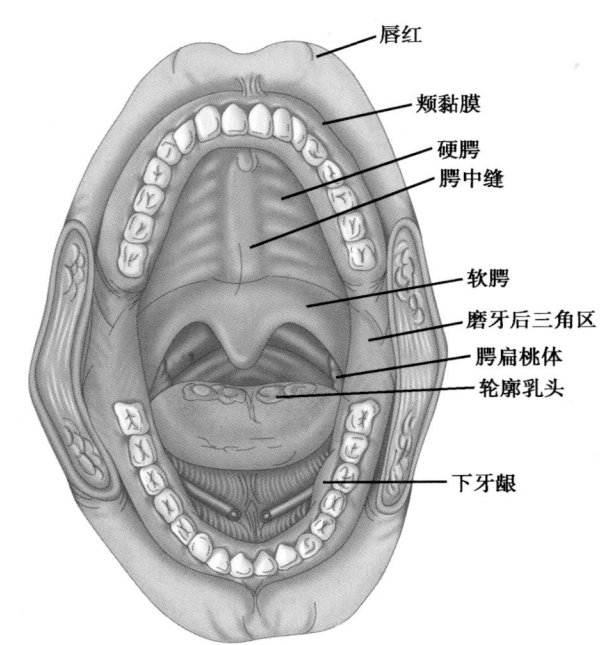

图 18-21 口腔解剖标志

唇红
颊黏膜
硬腭
腭中缝
软腭
磨牙后三角区
腭扁桃体
轮廓乳头
下牙龈

咽分为三个区域:鼻咽、口咽和下咽。鼻咽从鼻中隔后缘和后鼻孔到颅底,包括 Rosenmüller 窝和两侧的咽鼓管圆枕。鼻咽的下界是软腭的上表面。腺样体位于鼻咽后壁,通常在成人消失。鉴于鼻咽部位于中线位置,因此双侧区域性转移很常见。颈后三角的淋巴结肿大(Ⅴ区)应主要考虑鼻咽部来源的。

口咽内的主要结构是扁桃体、舌根、软腭和后外侧的咽壁。口咽部病变的区域淋巴引流通常是引流至上颈部和下颈部淋巴管(Ⅱ、Ⅲ、Ⅳ区)。口咽病变可见咽后淋巴结转移扩散。

下咽从会厌谷至环状软骨后的下缘,位于喉的两侧。此部位包括梨状窝、环状软骨后间隙和咽后壁。区域性的淋巴扩散通常是双侧性的,引流至颈中及颈下淋巴结(Ⅲ、Ⅳ区)。

喉分为三个区域:声门上、声门和声门下。声门上区包括会厌、假声带、杓状会厌襞内侧面和喉室顶。声门包括声带、前联合、后联合和喉室底。声门下从声带下缘到呼吸道内的环状软骨头侧。声门上区有丰富的淋巴管网,经常发生双侧颈淋巴结转移。声门区很少发生双侧转移。声门及声门下病变,除了潜在转移至颈淋巴结外,也可能转移至喉旁和气管旁淋巴管,需要注意防止下颈部中央区复发。

癌变

肿瘤的形成意味着细胞生长调节机制的信号缺失。伴随着恶性转化,复制过程(有丝分裂)、程序性细胞死亡(凋亡)过程以及细胞与周围的环境的相互作用发生了改变。分子生物学的进步已可鉴定许多与恶性转化相关的细胞突变。

突变型 p53 的过度表达与体内的多个部位癌变相关。据报道,高达 45% 头颈部癌与 p53 基因点突变有关。Koch 及其同事指出,在超过 50% 的有吸烟史的头颈部鳞状细胞癌病人的癌变过程中,p53 基因突变是一个关键因素[41]。

癌变长期以来被认为是一个二次打击过程,涉及 DNA 损伤和突变细胞通过调控细胞周期而发展。这两个事件也被称为启动和促进。有人曾提出,癌变需要累计 6~10 次独立的基因突变。丝裂原受体的过度表达,肿瘤抑制蛋白的缺失,抑制细胞凋亡的癌基因相关蛋白的表达,启动细胞周期的蛋白表达均可造成细胞生长的失控。

基因突变是环境暴露(例如辐射或致癌物质的暴露),病毒感染,自发突变(缺失、易位、移码突变)的结果。常见的遗传改变,如 3p、4q 和 11q13 杂合子丢失和染色体微卫星灶的总数改变,在有吸烟史的肿瘤病人比没有吸烟史的肿瘤病人更加常见。

头颈部第二原发肿瘤

患有头颈部癌症的病人易患呼吸消化道内的第二个肿瘤。第二原发肿瘤的总比率约为 14%。原发灶确诊的 6 个月内发现的第二个原发肿瘤被定义为同期肿瘤。同期肿瘤的患病率为 3%~4%。初步诊断后超过 6 个月发现的第二个原发肿瘤被称为异期肿瘤。80% 的第二原发灶是异期的,超过一半的第二原发灶是在初始病灶诊断的 2 年内发展而来的。第二原发肿瘤的发病率和部位有所不同,取决于初始病灶的部位和相关的始动因素。向这些病人中提倡戒烟,并强调酗酒的危害及其重要。

原发性口腔或咽部的恶性肿瘤病人最可能在颈段食管出现第二个病灶,而喉癌病人则有发生肺肿瘤的危险。因此,当出现新的吞咽困难,不明原因的体重减轻,慢性咳嗽或咯血时,应结合病人头颈部癌症治疗前的病史做仔细的评估。

建议对所有的上呼吸消化道原发癌症病人的初步评价中采用分期检查。这可能涉及直接喉镜、硬性或软性食管镜以及硬性或软性支气管镜,也被称为"内镜检查"。一些外科医师不主张行支气管镜检查,因为对于一个无症状、胸部 X 线检查正常的病人,该检查阳性率低。此外,一些外科医师倾向于使用食管吞钡作为术前评估,而不是食管镜。尽管对于无症状病人的治疗前评价有不同的做法。应该指出的是,当出现与疾病转移相关的症状时,应采用比普通筛查更仔细的系统检查。

分期

上呼吸消化道恶性肿瘤的分期是由美国肿瘤联合委员会

根据 TNM 分期(原发肿瘤,区域淋巴结转移,远处转移)而制定[43]。不同部位依据相关的解剖结构采用不同的 T 分期标准。表 18-3 显示口腔的病变 TNM 分期。除了鼻咽部以外,所有的头颈部肿瘤的 N 分级标准是一致的。

表 18-3　口腔癌 TNM 临床分类

原发肿瘤	
Tx	原发肿瘤不能估计
T0	无原发肿瘤证据
Tis 原位癌	
T1	肿瘤最大直径<2cm
T2	肿瘤最大直径>2cm 且<4cm
T3	肿瘤最大直径>4cm
T4(唇)	原发肿瘤侵犯密质骨、下牙槽神经、口底或面部皮肤(例如:鼻、颊部)
T4a(口)	肿瘤侵及相邻结构(例如:密质骨、深部舌肌、上颌窦)或面部皮肤
T4b(口)	肿瘤侵犯咬肌间隙、翼板、颅底和(或)包绕颈内动脉

颈部淋巴结转移	
Nx	颈部淋巴结不能确定
N0	无颈部淋巴结转移
N1	同侧单个淋巴结转移,最大直径等于或小于 3cm
N2a	同侧单个淋巴结转移,最大直径>3cm,<6cm
N2b	同侧多个淋巴结转移,最大直径均<6cm
N2c	双侧或对侧多个淋巴结转移,最大直径均<6cm
N3	淋巴结转移,最大直径>6cm

远处转移	
Mx	远处转移的存在不能确定
M0	无远处转移
M1	有远处转移

TNM 临床分期			
0 期	Tis	N0	M0
Ⅰ期	T1	N0	M0
Ⅱ期	T2	N0	M0
Ⅲ期	T3	N0	M0
	T1~3	N1	M0
Ⅳa期	T4a	N0,N1	M0
	T1~4a	N2	M0
Ⅳb期	任何 T	N3	M0
	T4b	任何 N	M0
Ⅳc期	任何 T	任何 N	M1

注:使用获得美国癌症联合委员会(AJCC)许可

上呼吸消化道

唇

嘴唇是指位于唇红部由外部的皮肤到内部的黏膜的过渡区。口轮匝肌底层肌肉围绕嘴形成一个圆环，并具有类似括约肌的功能。唇癌在白种人男性最常见于 50~70 岁，也可见于年轻病人，尤其皮肤白皙者。危险因素包括：长时间暴露在阳光下、皮肤白皙、免疫抑制和吸烟。

大多数唇恶性肿瘤发生在下唇（88%~98%），其次是上唇（2%~7%）和口角（1%）。唇癌的主要组织学类型是鳞状细胞癌。其他肿瘤如棘皮瘤、疣状癌、基底细胞癌、恶性黑色素瘤、小涎腺恶性肿瘤、间充质来源的肿瘤（如恶性纤维组织细胞瘤、平滑肌肉瘤、横纹肌肉瘤）也可能出现在这个位置。基底细胞癌则更多见于上唇，而非下唇。

唇癌的临床表现包括唇红部或皮肤表面溃烂性病灶。仔细触诊在确定病灶的实际大小和范围是很重要的。该区域毗邻部位感觉异常，提示可能有神经受累。

影响唇部的原发病灶预后的负面因素包括：神经侵袭、侵及上颌骨或下颌骨、原发于上唇或口角、区域淋巴结转移和发病时年龄超过 40 岁。每年唇癌致死人数少于 200，且与分期相关。早期诊断加上适当的治疗有利于控制疾病。

唇癌的治疗取决于病人的整体健康状况、原发病灶的大小和有无区域转移。小原发病灶可以手术切除，放疗具有相同的效果并具有可以接受的容貌效果。但是，手术切除并组织学证实切缘阴性是首选治疗方式。少于 10% 唇癌病人有淋巴结转移（图 18-22）。最先受累的淋巴结是在颌下和颏下。颈淋巴清扫术适用于在临床上有颈淋巴结转移证据的病人。唇癌的 5 年治愈率接近 90%，在有颈部转移病人治愈率则下降至 50%[44]。对于手术切缘阳性、淋巴结转移或神经侵犯的病人，术后可放疗原发灶和颈部。

肿瘤切除后唇缺损的重建需要创意以提供言语能力，保持动态功能和可以接受的面容效果。典型的唇长度为 6~7cm。这个简单的数据是非常重要的，因为头颈科医师的重建算法建立在切除唇的比例的基础上。为了达到可接受的面容效果，在重建过程中对合唇缘以及保留口角（如果可能）是重要的原则。

对于手术切除后缺损多达 1/3 唇部进行一期缝合是可行的（图 18-23）。当切除了 1/3~1/2 的唇，长方形切口可以使用 Burow 三角结合前徙瓣，将切口隐蔽在颏褶痕。从上唇移用组织可以修复其他中等大小的缺陷。对于高达 75% 的较大缺损，可以使用 Karapandzic 皮瓣，用一个包括口轮匝肌保留感觉的神经肌肉皮瓣，并保留其唇动脉分支的血液供应（图 18-24）。交叉唇瓣（Abbe-Estlander 瓣）或梯状前徙技术可用于修复缺陷的上唇或下唇。小口畸形是这些类型的唇重建潜在的并发症。对于非常大的缺陷，Webster 或 Bernard 式修补也被介绍过，即使用外侧鼻唇沟皮瓣结合颊前徙[46]。本章不涉及有关重建的具体技术细节[45]。

口腔

正如先前在解剖学和病理学提到的，口腔是由不同部位以不同的解剖关系相联系而成的。口腔大部分肿瘤为鳞状细胞癌（>90%）。每个部位将以解剖、诊断和治疗方案为重点简要阐述。

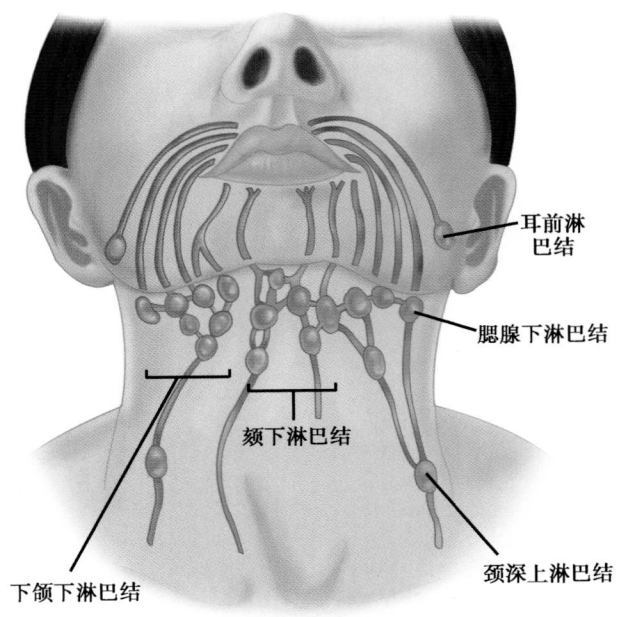

图 18-22　唇部淋巴引流

耳前淋巴结
腮腺下淋巴结
颏下淋巴结
下颌下淋巴结
颈深上淋巴结

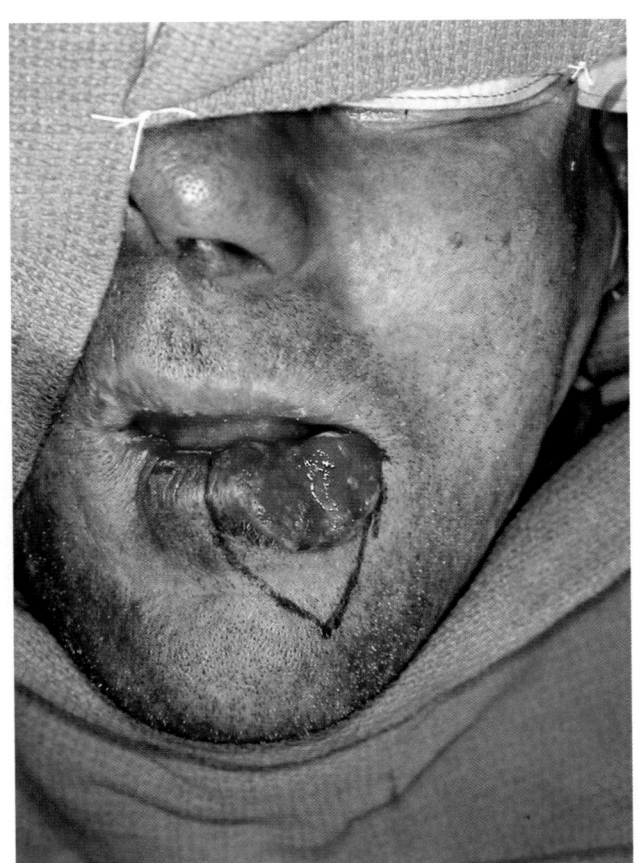

图 18-23　下唇鳞状细胞癌的楔形切口

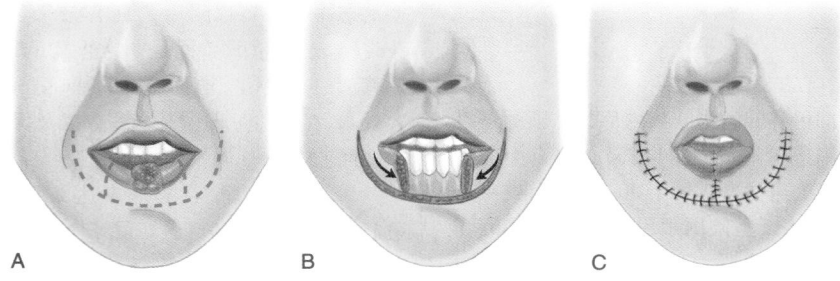

图 18-24 下唇癌的 Karapandzic 唇成形术

舌

舌是表面富有非角化鳞状上皮的肌性结构。后界为舌轮廓乳头,而其腹侧部分与口底相连续。舌是由中线纤维间隔分开的四个舌内肌和四个舌外肌组成。舌肿瘤开始生长在复层上皮的表面,并最终侵入到更深层次的肌肉结构。肿瘤可表现为溃疡或外生性肿块(图 18-25)[47]。口腔区域淋巴引流至下颌下间隙和上颈部淋巴结(图 18-26)。局部侵袭性肿瘤可直接侵犯舌神经和舌下神经(图 18-27),并导致患侧感觉异常、伸舌歪斜和自发性肌痉挛,最终引起舌萎缩。舌肿瘤可能发生在任一面上,最常见于上表面和腹侧面[48]。舌间质来源的原发肿瘤包括平滑肌瘤、平滑肌肉瘤、横纹肌肉瘤和神经纤维瘤。

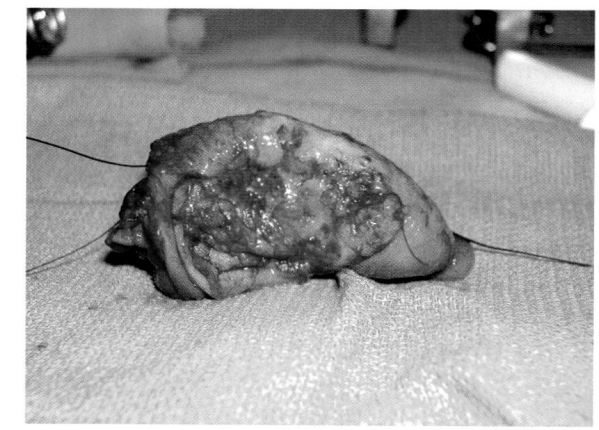

图 18-25 舌鳞状细胞癌

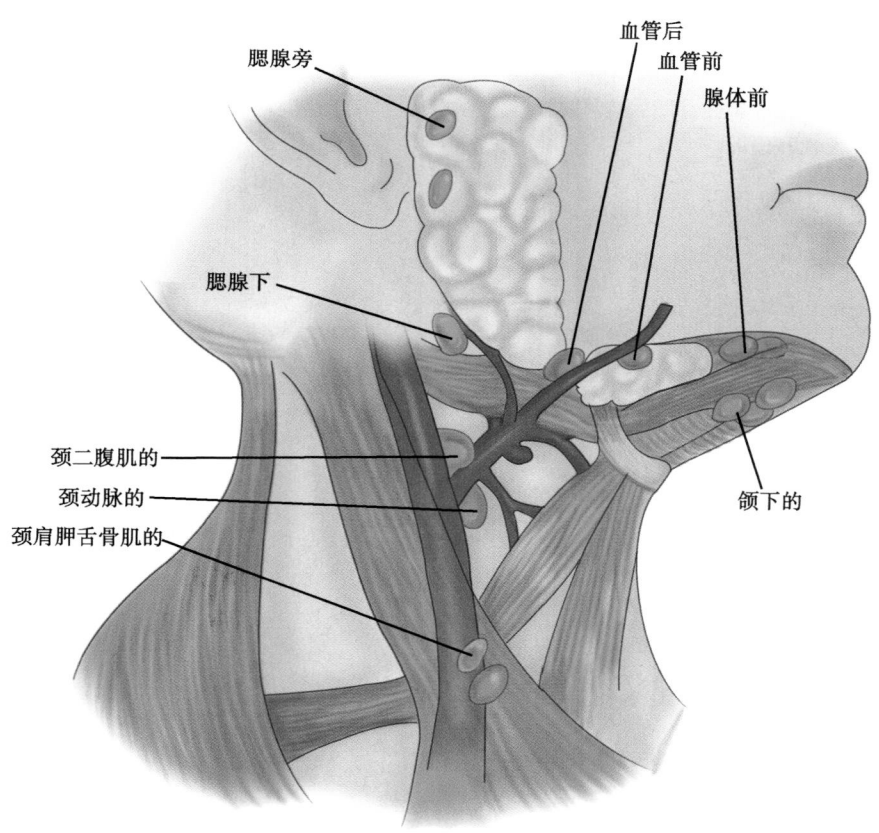

图 18-26 口腔病变的主要淋巴管

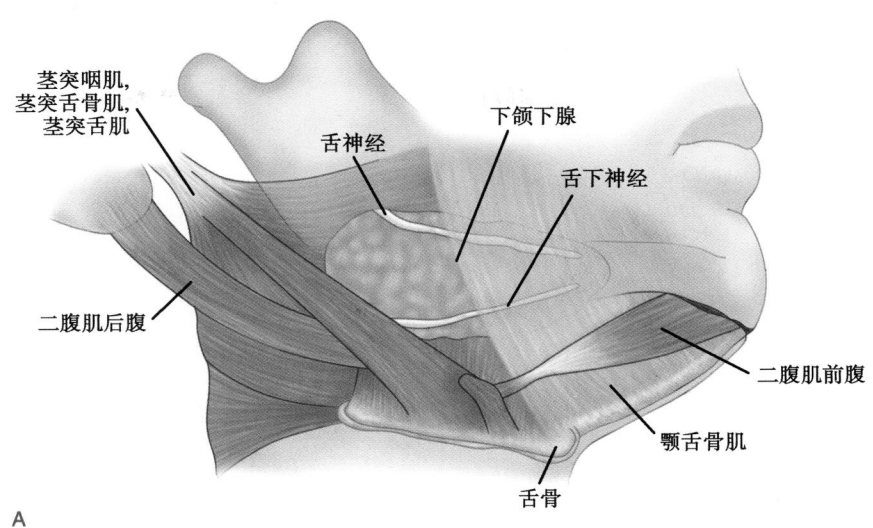

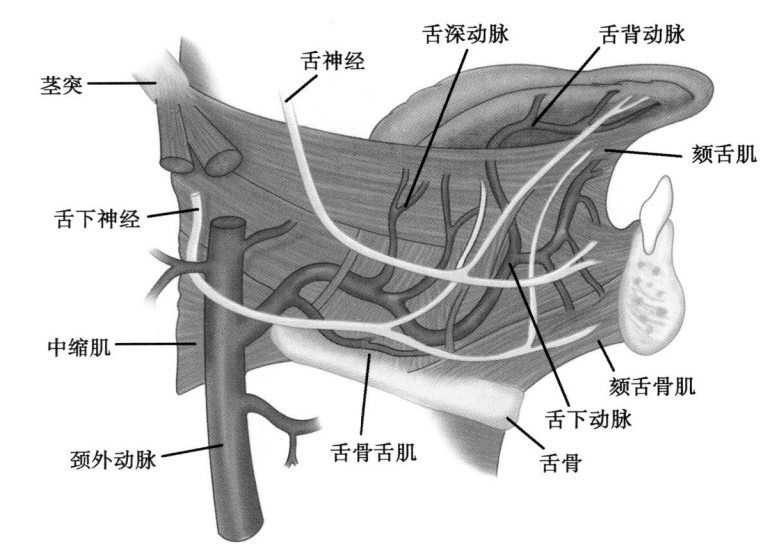

图 18-27　口底和下颌下间隙的解剖

小原发肿瘤（T$_{1-2}$）的手术治疗是广泛局部切除加以一期缝合或愈合后二期处理。CO$_2$ 激光可用于早期舌癌切除或用于切除癌前病变。部分舌切除术切除相当部分的舌侧部，仍然保留适当的术后功能。侵入深层的较大舌肿瘤切除后可导致显著的功能障碍。如果舌与上腭、唇和牙齿接触减少，它会导致发音清晰度受损。使用柔软、坚韧的筋膜游离皮瓣可减少口内容积，并保留舌体的活动性。使用假体可以让剩余舌组织和上腭之间相联系，从而改善病人的说话和吞咽的能力。对于局部淋巴结处理通常采用与处理原发灶相同程序处理。原发灶手术同期行改良根治性颈淋巴清扫术（MRND）或选择性颈淋巴清扫术（SND）。早期病变时，原发肿瘤侵犯的深度决定了需要选择清扫的淋巴结范围[49]。

口底

口底是由黏膜覆盖的半月形区域，向后至扁桃体前柱，向前至舌系带，并从下颌骨内表面到舌腹面。下颌下腺和舌下腺的开口位于口底的前部。口底的肌肉层是由带状的颏舌肌、下颌舌骨肌以及舌骨舌肌组成。这些肌肉可作为阻止疾病传播的屏障。如果这些肌肉受侵，则会导致舌的活动障碍及关节的咬合受限。肿瘤扩散的另一个途径是沿涎腺导管，从而直接侵犯到舌下区域。

病变是否向前或侧方侵犯到下颌骨骨膜下是术前评估的关键之处。下颌骨的影像学检查包括 CT 扫描，磁共振成像（MRI）和全下颌骨拍片，这些有助于确定是否有骨受侵。另外包括双手触诊的细致的临床评估也是至关重要的，借此以判断病变是否黏附或固定在周围骨上等（图 18-28）。如果病变并非固定在下颌骨皮质时，就可以实施保留下颌骨的手术[50]。如果病变深入到舌的内部肌群导致固定，则需要部分舌切除术连同切除口底。口底前侧的病变可侵犯舌下腺或下颌下腺导管，这就要求手术在切除原发病灶同时切除这些受累区域。若肿瘤直接扩展进入或通过舌下间隙而到达颌下区域，则需要切除原发肿瘤同期实施颈淋巴清扫术。对于大的口底肿瘤，则可能需要唇裂切口（图 18-29）和即时的重建术，以保证一个防水紧密空间来避免涎瘘和最大限度地保留舌的

活动度。对于小的黏膜病变,可采用广泛的局部切除,并在肌肉创面上行裂厚皮片植皮术。涉及边缘下颌骨切除术或部分

下颌骨切除术的较大的损伤则需要复杂的筋膜皮瓣或带血管的骨游离皮瓣重建。

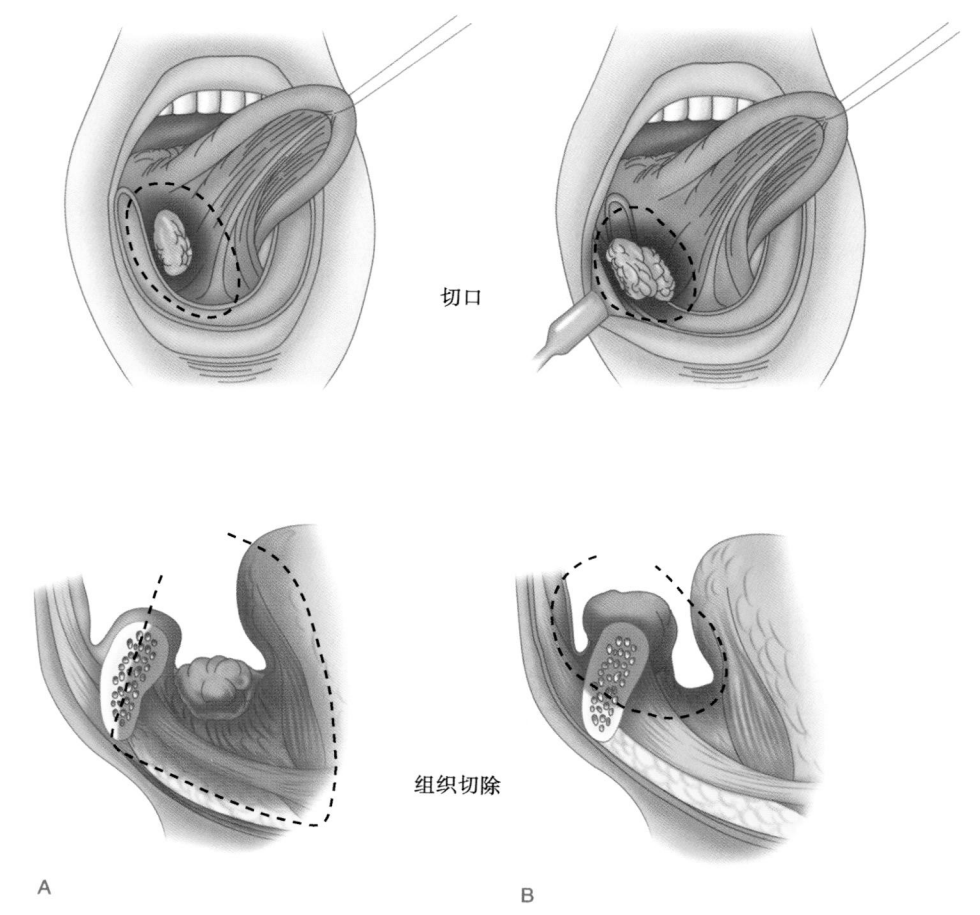

切口

组织切除

A   B

图 18-28   口底病变和牙槽嵴病变经口切除的区别

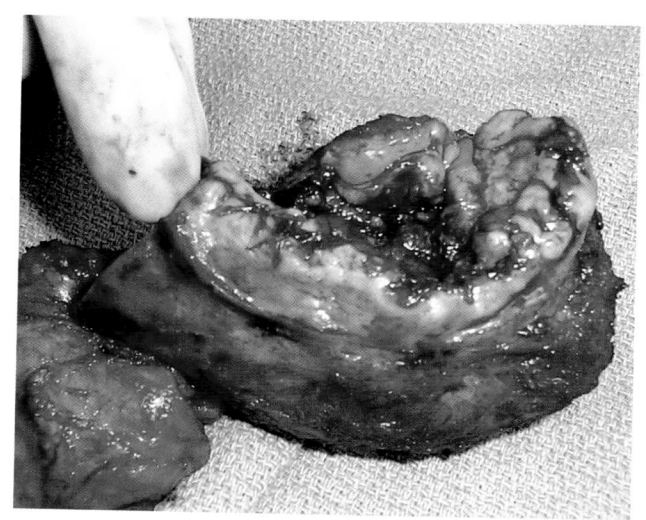

图 18-29   一个联合切除的 T_4 期口鳞状细胞癌标本

牙槽/牙龈

牙槽黏膜覆在下颌骨和上颌骨之上,从龈颊沟延伸到口

底和硬腭的黏膜面。其后界是翼腭弓和下颌骨升支。由于牙槽黏膜与下颌骨和上颌骨骨膜紧密相连,故对牙槽黏膜的病变处理经常需要切除其附着骨。

边缘性下颌骨切除术可用于牙槽表面肿瘤合并小的骨浸润。尽管可以通过经前下颌骨切开实施这一操作(图 18-30),但对于实施了冠状或矢状颌骨切开者,则使用经口或者全开放的入路则更好。对于肿瘤侵入髓腔者,部分的下颌骨切除则是必要的。术前下颌骨的影像学评价在确定所需的骨切除术中起着重要的作用,全下颌骨拍片可以显示皮质侵犯的大体范围。MRI 则是显示下颌骨髓腔是否受侵的最佳方式。断层 CT 扫描则是评价微小皮质受侵的最好的方式。下颌联合处的骨质侵犯会对局部控制产生负面的影响[51]。

磨牙后三角区

磨牙后三角区是位于下后牙槽嵴之后的组织,并沿下颌骨升支向上。因为它与下颌骨之间缺乏软组织,所以早期病变就可以出现下颌骨侵犯,这一点与牙槽病变相似。如果累及咀嚼肌表现为牙关紧闭,并提示可能会延到颅底。该区肿瘤可向后侵犯至口咽部或横向侵犯至下颌骨。由此,磨牙后三角区肿瘤切除术通常需要边缘或部分的下颌骨切除术并软

能与恶性肿瘤相似,可通过活检鉴别。腭部的坏死性涎腺化生可表现为一个蝴蝶状的溃疡,临床上与肿瘤相似。治疗是对症性,同时需活检证实其为良性。腭弓隆突是骨性的,如不引起症状无需手术处理。

鳞状细胞癌及小涎腺肿瘤是最常见的腭部恶性肿瘤,后者包括黏液表皮样癌、腺样囊性癌、腺癌、多形性低级别性腺癌[54]。黏膜黑色素瘤可能会发生于腭部并表现为非溃疡性色素沉着性斑块。卡波西肉瘤在口内最常见于腭部。肿瘤可表现为一个溃疡性、外生性或黏膜下包块。小涎腺肿瘤往往出现在硬软腭交界处。对骨的直接浸润可扩展到鼻腔底和(或)上颌窦。硬腭鳞状细胞癌应手术治疗。对于晚期肿瘤可采取辅助放疗。由于上腭骨膜可以作为肿瘤扩散的屏障,对于表浅病变,黏膜切除可能就足够了。当侵犯骨膜时,需要切除部分腭骨骨板。更大的涉及上腭或上颌窦病变,可能需要实施支架上颌骨部分切除的腭切除。恶性肿瘤可能延长沿腭大神经扩散,活检对于确定是否存在神经蔓延很重要。穿透性腭缺陷需要义齿帮助吞咽及言语康复。

口咽

口咽自软腭延伸到舌骨上表面(或会厌谷底),包括舌根、软腭和腭垂下表面、腭舌弓和腭咽弓、舌扁桃体沟、扁桃体、咽后壁和咽侧壁。外侧与咽缩肌和下颌骨的内侧相邻。肿瘤自口咽部向外侧组织的直接浸润可延及咽旁间隙。当肿瘤侵入翼内肌,下颌骨升支可受累。

口腔部的大多数肿瘤组织学表现为鳞状细胞癌。虽然不太常见,小涎腺肿瘤也可表现为出现在舌根和软腭黏膜下的肿块。此外,扁桃体和舌根的不对称的增大有可能为淋巴瘤所致。

口咽癌可表现为溃疡性病变或外生性肿块。肿瘤坏死后恶臭很常见的。言语含糊或"口中含物"的声音见于较大舌根肿瘤。常见体征是吞咽困难和体重下降。由第Ⅸ和Ⅹ脑神经鼓室支介导的牵涉性耳痛是常见的主诉。牙关紧闭提示可能为晚期的疾病或侵及翼状肌。口咽癌的局部淋巴结转移率是很高的。因此,同侧或双侧无痛性颈部淋巴结肿大是常见体征。

影像学检查对于充分的分期是很重要的,评估应包括喉、咽旁间隙、翼状肌、下颌骨和鼻咽。口咽癌的淋巴结转移最常发生Ⅱ区的二腹肌下区。除了咽后及咽旁淋巴结外,转移也可至Ⅲ、Ⅳ和Ⅴ区。检查时,大约有50%的病人显示转移。先发于舌根和软腭的肿瘤常见双侧转移。

口咽癌病人的治疗目标包括尽可能地延长生存期和保留功能。该区鳞状细胞癌处理方案包括单纯手术、单纯放疗、手术辅以术后放疗、联合化疗和放疗[56]。口咽部的肿瘤往往是放疗敏感性的[57]。早期病变的病人可选择单纯物理放射治疗。因为局部转移率高,对口咽部鳞状细胞癌病人颈部进行足够的处理是很重要的。同期放化疗适用于晚期的口咽癌病人(Ⅲ、Ⅳ)[58]。这种方法已经被证实能有效地保存功能,并具有与手术辅以术后放疗相似的存活率。

软腭和扁桃体的肿瘤延伸到舌根提示预后不良。广泛的口咽癌,可能需要手术切除和术后放疗[59]。涉及下颌骨的病

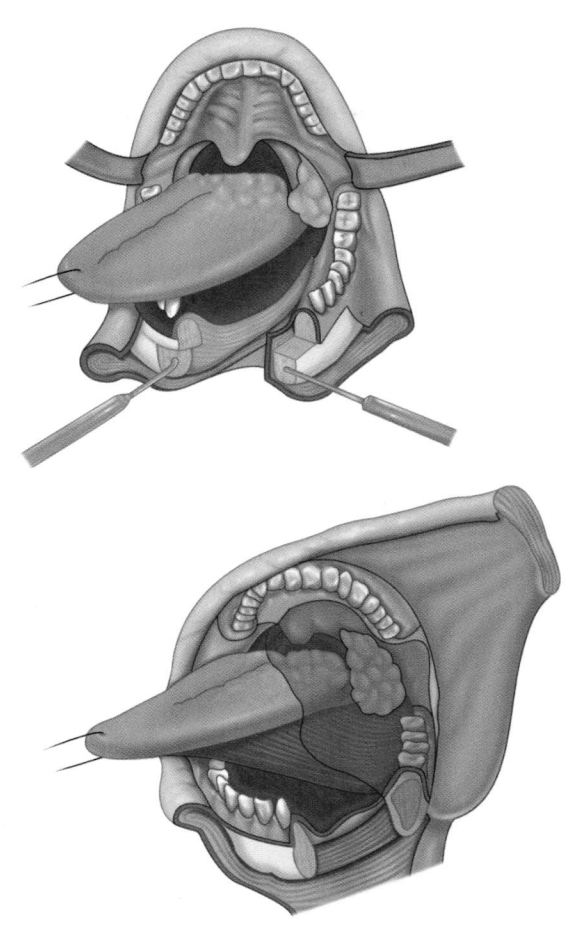

图 18-30　下颌骨前侧切开后通过下颌骨旋转暴露后部

组织和(或)骨重建,以最大限度地提高病人的术后言语和吞咽功能。区域淋巴结有可能转移,因此需行患侧颈淋巴清扫术。Huang 及其助手们证实病人的 5 年无疾病生存率在 T_1 病变为 76%,T_4 则下降到 54%。N_0 病人的 5 年生存率为 69%[52]。

颊黏膜

颊黏膜包括的黏膜从唇内表面一直延伸到牙槽崎和翼突下颌缝处。颊区恶性肿瘤的病因包括扁平苔藓、慢性牙咬伤、习惯性吸烟和酗酒。此区域的肿瘤也有局部侵犯和区域淋巴结转移的倾向。局部口腔浸润可能需要切除下颌骨或颌骨牙槽崎。淋巴引流通往面部和下颌下淋巴结(Ⅰ区)。小病灶可直接手术切除,但更晚期的肿瘤则需要联合手术和术后放疗[53]。肿瘤侵犯到颊部者,则需要彻底地切除。为了提供覆盖内侧和外侧创面的重建技术,可以通过折叠的筋膜游离皮瓣或带蒂游离组织来完成。

腭

硬腭是上牙槽崎与上颌骨颚骨腭突被覆黏膜之间的半圆形区域。它从牙槽崎的内表面延伸至腭骨后缘。大多数硬腭鳞状细胞癌是由习惯性的吸烟和饮酒造成。不合体的义齿的慢性刺激,也可能起到一定致癌作用。上腭部炎症性病变可

变需要联合切除,如经典的颌颈联合切除。对于超过解剖中线的病变,舌根的手术处理涉及广泛舌切除术。在舌根切除同期潜在的全喉切除术的风险应该向病人解释。保留喉的全舌切除术往往在面临着很大的术后吞咽困难和误吸的风险[60]。

口咽癌病人术后的吞咽功能训练是术后护理的一个重要方面。对于软腭缺损的病人,腭封闭器可协助隔离鼻咽与咽后壁[61]。它可以减少空气和液体向鼻腔反流。头颈科医师和颌面牙科医师之间的密切合作是必不可少的,有利于为病人提供最佳的假体康复。术前计划有助于使手术缺陷较好地得到处理。对于舌切除术后缺损的病人,腭充填假体在腭部并向下提供充填。假体减少口腔容积,并允许其余舌或软组织衔接腭部。它还有助于食团在吞咽的口相和咽相向后突出。

下咽和颈段食管

下咽从会厌谷延伸到环状软骨下缘,包括梨状窝、咽外侧壁和咽后壁,环状软骨后区(图 18-31)。下咽鳞状细胞癌通常以晚期形式发现。临床表现与口咽下部病变相似,包括颈部肿块、声音低沉或嘶哑,牵涉性耳痛,吞咽困难和体重减轻。一个常见症状是吞咽困难,开始表现为进食固体食物时吞咽困难,继而为液体,病人发现时多有营养不良。可直接侵犯喉引起声带麻痹,并可能引起气道受阻。

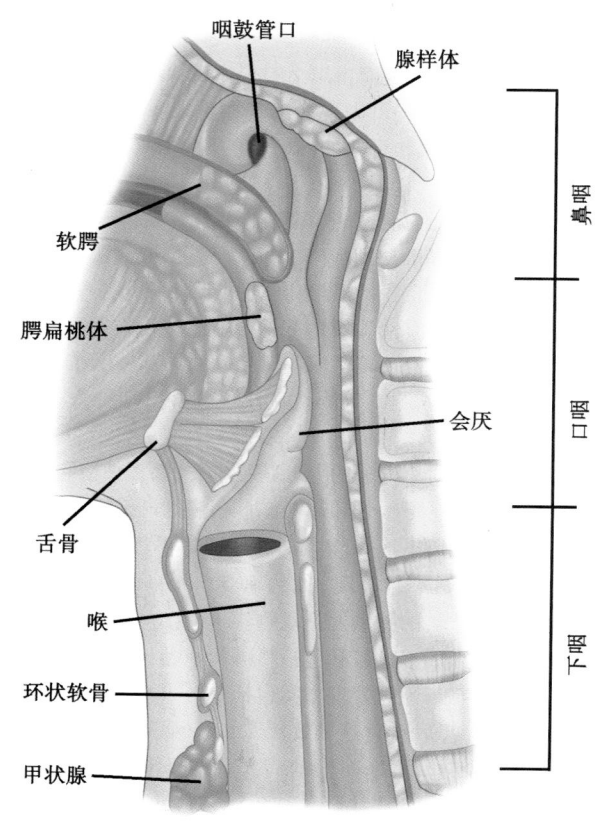

图 18-31　鼻咽、口咽、下咽的解剖学关系

常规检查应包括软性光导纤维喉镜以正确评估肿瘤范围。检查过程中让病人做瓦尔萨尔瓦动作以使梨状窝和环后区被动张开,从而使视野更清晰。喉活动下降或喉固定提示

椎前筋膜浸润,病变不可切除。吞钡实验可以发现环状软骨后区及食管上段浸润、食管的多灶性病变或存在误吸。行颈部和上胸部的 CT/MRI 影像学检查以评估喉部浸润程度、局部转移情况,尤其要注意气管旁淋巴结和上纵隔淋巴结的转移情况(图 18-32)。双侧气管周围淋巴结转移性肿大很常见,大部分病人确诊时就已经伴有淋巴结转移。

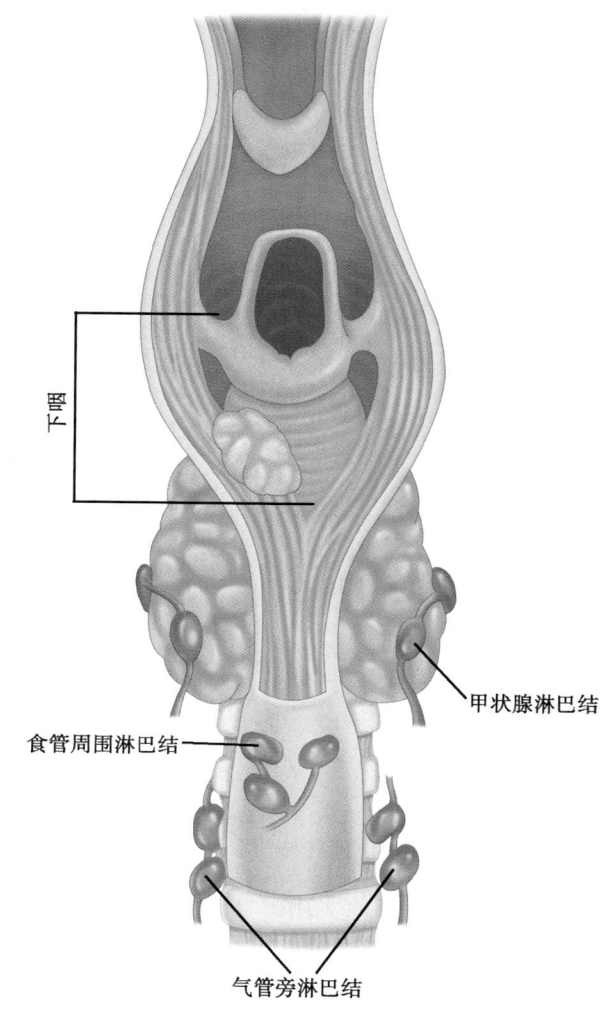

图 18-32　下咽肿瘤局部淋巴结转移相关解剖

下咽和颈段食管肿瘤生存率低于其他头颈部肿瘤,这与它们发现时即为晚期、有淋巴结转移有关。对于晚期肿瘤,手术+术后放疗较单纯手术/放疗的局部控制率更佳[62]。单纯放射治疗适用于 T_1 期病人,而同步放化疗则适用于 T_2、T_3 期病人[63]。放疗失败后的补救性手术成功率低于 50%,而且可能引起严重的术后愈合并发症。

下咽肿瘤的保喉手术只适用于少数部位的病灶。梨状窝内侧壁肿瘤和咽会厌襞肿瘤可采用部分喉咽切除术切除。同时,肿瘤应满足未累及梨状窝顶端、声带活动未受累、病人有足够肺储备功能。考虑到各种部分喉切除术增加了术后误吸的风险,严重的肺疾病史是该手术的禁忌证。由于大部分的病灶较大病人伴有黏膜下的广泛浸润,常需采用全喉切除术以获得阴性手术切缘。将原发灶和周围的咽组织整块切除。

由于该类病人常伴有颈部淋巴结转移,因此建议同时进行双侧颈部淋巴结清扫术。

下咽肿瘤病人接受喉咽切除术后,尽可能一期缝合手术切口。通常,一期缝合需要 4cm 或以上咽黏膜,以提供吞咽所需腔隙的同时尽量减少喉咽部狭窄形成的风险。大的手术切口的闭合需要借助带蒂肌皮瓣或前臂、空肠游离皮瓣行微血管重建。行喉咽食管全切术时,需要将胃上提。

颈部食管癌可行手术治疗或同步放化疗。如果环咽肌较少受累,可以保留喉部。然而多数病人都伴有环咽肌浸润需行喉切除术。因食管癌有多个原发灶、跳跃性病灶的倾向,应行全食管切除术。

尽管采取积极治疗,颈部食管癌的 5 年生存仍低于 20%。考虑到该病易发生气管周围淋巴结扩散,需同时行下颈部和气管周围淋巴结清扫术。

喉

有明显吸烟史的病人出现音质改变时应考虑喉癌的诊断(图 18-33)。喉上达会厌,下至环状软骨,外侧界为杓状会厌襞。喉由三部分组成:声门上区、声门和声门下区(图 18-34)。

声门上区包括会厌、杓状会厌襞、杓肌和室带(假声带)。声门上区的下边界横穿喉室外侧缘的水平。声门区包括声带(上表面及下表面)、前联合和后联合。声门下区由声门区下表面至环状软骨下缘。喉部软组织由纤维弹力膜分开,这有利于阻止肿瘤的扩散。这些弹力膜内侧缘增厚形成假声带,声韧带(声带)。

声门上区喉部以假复层纤毛呼吸道上皮涵盖于假声带。会厌及声带被覆复层、非角化鳞状上皮。声门下黏膜为假复层纤毛呼吸道上皮。声门上区和声门下区也有一些小涎腺。喉肿瘤病理类型主要是鳞状细胞癌,也有部分神经内分泌肿瘤、鳞状细胞乳头状瘤、颗粒细胞肿瘤以及涎腺来源的肿瘤。

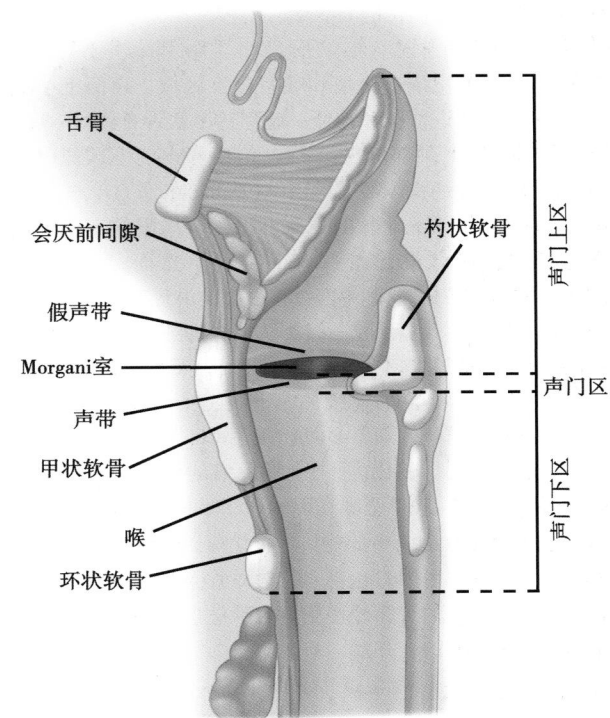

图 18-34　喉部分区:声门上区、声门区、声门下区矢状位示意图

喉鳞癌组织学类型多样化,包括疣状鳞癌、基底细胞样鳞癌、腺鳞癌、梭形细胞癌等。喉骨架肿瘤包括滑膜肉瘤、软骨瘤、软骨肉瘤等。

喉的正常功能包括气道开放、吞咽时保护气管支气管以及发声功能。声门上喉癌病人常表现为以下症状:慢性喉咙疼痛,发音障碍(如口中含物),吞咽困难和局部转移引起的颈部继发性肿块。声门上喉癌向下浸润声门旁间隙或直接浸润环杓关节时会引起声带固定。会厌部肿瘤向前浸润至会厌前间隙会引起音质变低沉。晚期声门上癌可出现牵涉性耳痛、吞咽疼痛。声门上型喉癌体积较大时可压迫气道。不同于大部分声门上肿瘤,声门肿瘤的早期症状是声嘶[64]。气道阻塞是声门肿瘤的晚期症状,通常因体积较大或声带活动受损导致。声带活动下降可能是直接肌肉浸润或是喉返神经受累。声带固定提示肿瘤侵犯声带肌、声门旁间隙或环杓关节。浅表大肿块因为质量效应亦可引起声带固定。声门下癌相对少见,通常表现为声带麻痹(单侧常见)或伴气道受压症状。

喉鳞状细胞癌分期取决于声带的活动性和肿瘤范围。喉部肿瘤准确的临床分期需依靠软性光导纤维内镜检查和全身麻醉下行直接显微喉镜检查。通常联合直接喉镜(往往用来评估局部肿瘤浸润程度)、食管内镜及气管镜检查以充分评估肿瘤原发灶分期并排除其他同期病灶的存在。声门上肿瘤侵犯的主要部位包括:会厌谷、舌根、喉室、杓状软骨和前联合。声门癌应注意肿瘤是否侵犯假声带、喉前联合、杓状软骨、声门下区。

CT/MRI 等放射影像学检查能对分期其重要作用,可以判断有无软骨、会厌前间隙、声门旁间隙受侵。

对于喉肿瘤病人应行喉部的高分辨率、薄层扫描,并应用

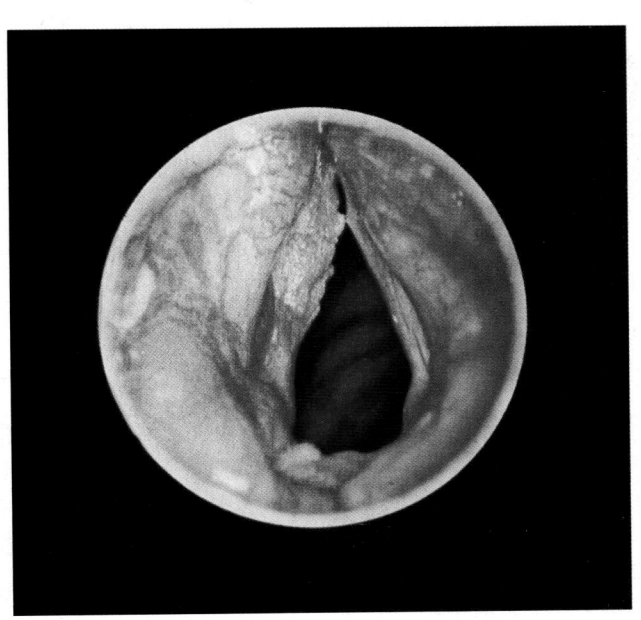

图 18-33　喉部鳞状细胞癌内镜观

于临床评估以获得最终的治疗前疾病分期。使用影像学技术了解淋巴结转移更为容易。

喉各个部分的淋巴引流有所区别。存在两个主要的喉癌淋巴引流途径:喉室以上区域和喉室以下区域。声门上引流通路是同喉上动脉、静脉和神经一起穿过甲状舌骨膜,主要引流至二腹肌下和上颈部淋巴结[64]。声门和声门下区域引流通过环甲韧带,并终止于喉前淋巴结(Delphian 节点)、气管旁淋巴结、伴随甲状腺下动脉的颈深淋巴结。局限的声门癌通常不会蔓延到区域淋巴管(1% ~ 4%)。然而,声门上型(30% ~ 50%)及声门下癌(40%)有很高的淋巴转移率。

提及喉肿瘤的治疗,将之归类为从早期肿瘤(那些小面积受累引起轻度的功能障碍)到晚期肿瘤(那些具有明显的气道受阻和局部浸润)的连续体是非常有意义的。例如,重度不典型增生和原位癌通常是可以采用 CO_2 激光切除或保守性手术方法治疗的。相比之下,晚期肿瘤的可能需要部分喉切除[65](图 18-35),甚至全喉切除术(图 18-36)。进一步使治疗范式复杂化的是:放疗的作用、是否化疗以及喉保留[66]。

影响喉癌的预后因素包括:肿瘤大小、淋巴结转移、神经浸润和颈部淋巴结的被膜外侵犯。对喉癌病人制订治疗计划时要重点考虑病人的合并症。

对于重度不典型增生或声带原位癌,显微喉镜下受累黏膜的完整切除是一种有效的治疗方法。这一方法适用于杓状软骨或前联合侵犯有限的病人,并能保留较好的发音效果。为了控制疾病,防止发展到浸润性癌,多个步骤是必要的。治疗后需强制性要求密切随访检查和戒烟。对于早期的声门和声门上癌,放射治疗和手术具有同样控制疾病的效果。

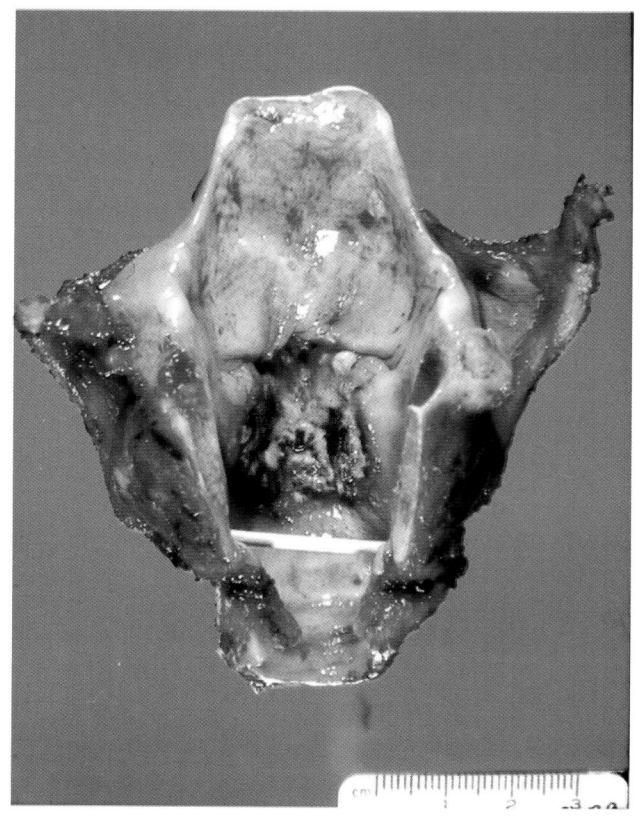

图 18-36   声门鳞状细胞癌的全喉切除标本

在确定适当的治疗方式时要考虑的关键因素是合并症(慢性阻塞性肺疾病,心血管疾病和肾脏疾病)和肿瘤的扩散。发音保留和生活质量的维护是关键问题,并显著影响治疗方案的制订。对于早期的声门和声门上喉癌病人使用放疗在良好控制疾病的同时提供了适当的(如果不能算是良好的话)音质保留。对小的声门癌行喉部分切除术可极好地控制肿瘤,但音质有所改变[67]。对于没有杓状软骨或声带侵犯的声门上型喉癌,标准声门上喉切除术可以获得良好的疾病控制,并保留良好的语音功能。对于晚期喉癌超过喉内或伴有软骨破坏,全喉切除术辅以术后放疗仍然被认为是标准方案。此时如果还伴有咽部侵犯,则需要通过了胸大肌皮瓣(图 18-37)或游离皮瓣来修复。

声门下癌只占喉肿瘤的 1%,通常采用全喉切除术治疗。由于这类肿瘤约有 40% 的病人伴淋巴结肿大,应特别注意处理气管旁淋巴结[68]。

喉保留技术

局限于声带的浅表癌,可以采用多种手术方案治疗。这些措施包括内镜下声带撕皮术,显微瓣切除术,部分声带切除术和 CO_2 激光切除。尽管使用 CO_2 激光能良好的止血并对组织损害最小,但它所致的瘢痕与比传统的"冷"技术更为明显。使用肾上腺素盐水皮下注射到 Reinke 间隙的显微瓣切除术,可以评价浸润的深度,并可将病变作为整体进行切除。术中使用显微镜有助于精准地切除。喉裂开术和声带切除术可用于侵袭性更强的肿瘤。

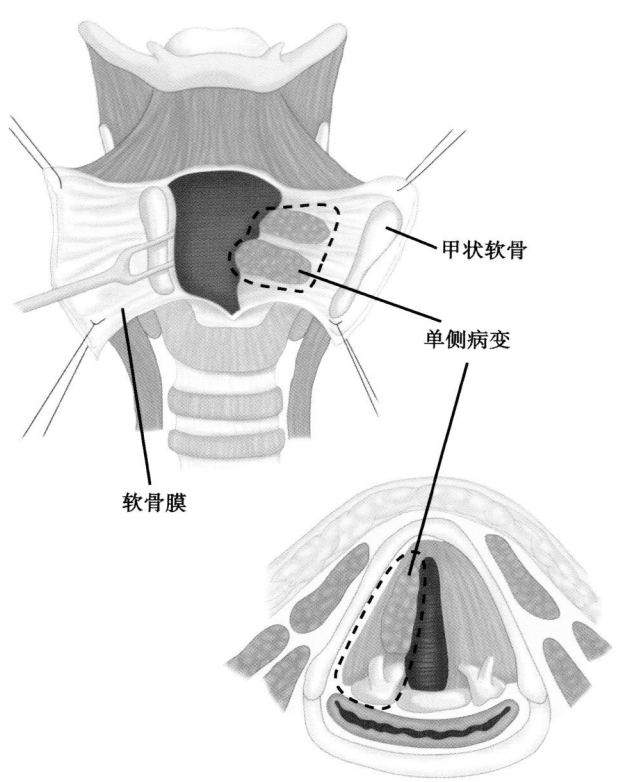

甲状软骨

单侧病变

软骨膜

图 18-35   一个关于早期声门型喉癌的垂直部分喉切除的例子

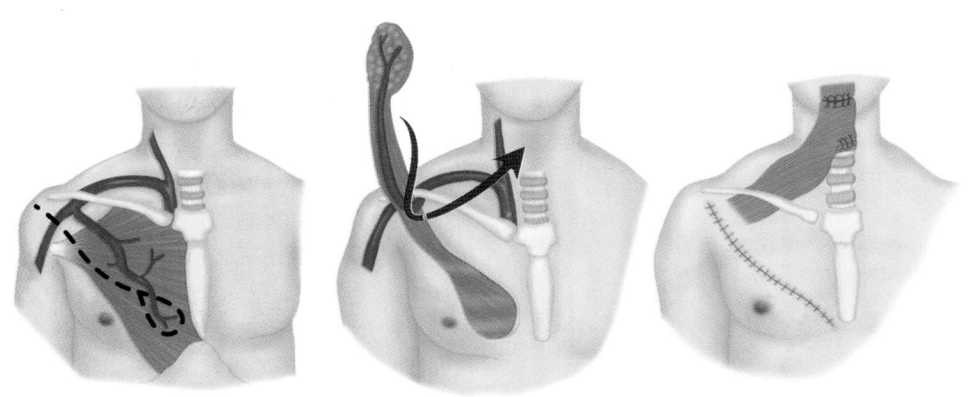

图 18-37　喉切除病人为了使用软组织关闭咽腔采用的胸大肌皮瓣重建

对于声带活动性受损的更大的肿瘤,各种部分切除术可以保留适当的发音功能。对于病变累及前联合和有限的声门下区域者,可以采用额侧部分喉切除术。对于不伴软骨破坏的单侧 T_2 或 T_3 声门肿瘤,垂直部分喉切除术是可行的。在这种情况下,重建是通过使用一个假声带"叠瓦"来模拟患侧声带的功能。

对于不累及会厌前间隙或环杓关节的 T_3 期声门型病变,可利用环状软骨-舌骨固定术或环状软骨-舌骨-会厌固定术(CHEP)的环状软骨上喉切除[65]。环状软骨上喉切除术的利用残存的杓状软骨作为发声结构,在 CHEP 是与会厌残余吻合,而在环状软骨-舌骨固定术是与舌根吻合。这个程序的肿瘤学优点包括声门旁间隙和甲状软骨的彻底清除。CHEP 的环状软骨上喉切除术能获得良好的疾病控制和很高的气管切开后拔管率。术后可见较好的吞咽和音质。对于侵犯环杓关节和(或)扩展到环状软骨水平的病变则需要实施全喉切除术。

对于某些部分喉切除的病人而言,术后误吸的风险很高。因此,要取得这类手术的成功,对病人的选择尤其重要。术前对肺进行评估可能是必要的。一个简单的测量病人储备功能的方法就是爬两层楼梯量。那些能够做到中途不停止的病人,更适合行喉保留手术。对于那些不能实施部分喉切除的病人,全喉切除术被认为是局部控制的最佳手术选择控制。考虑到术后随诊和复发监测的重要性,全喉切除术也适用于那些依从性不好的病人。

对于的晚期喉癌及下咽癌病人的治疗方法已经演变了很长时间。放化疗已被证明拥有同开放手术相似的疾病局部控制能力和总生存率。放射治疗肿瘤学组 91-11 条例表明,同期放化疗的病人相对于单纯放疗和放疗后再化疗的病人而言,具有更高的喉保留率[69]。一个新辅助化疗继以放射治疗的随机喉保留试验取得了同喉切除手术相似的生存率,并使 65% 病人的喉部得以保留[66]。手术切除使用挽救治疗失败或复发性病例。

言语和吞咽功能康复

言语和吞咽功能治疗师的参与对于喉癌病人的术前辅导和术后康复是很关键的。全喉切除术后语言康复方案包括:食管发音、气管食管造孔和使用电子喉。食管发音是通过自主吞咽和释放食管内的气体导致食管壁和咽壁的振动产生

的。产生的声音表达成语言。食管发音的能力,取决于病人的意志及其控制食管上段括约肌的能力,要求对空气注入和排出采取控制的方式。不幸的是,仅有不到 20% 喉切除术后病人能自如地食管发音。

食管气管造孔技术产生了上段气管和食管之间的瘘口,可以安置一个单向阀,让空气从气管进入上段食管。该阀防止食物或唾液反流至气管。经食管气管造孔并放置阀的病人,80% 以上能获得功能性言语。

对于无法食管发音的病人,当将电子喉放置颈部或面颊时可产生振动的声波。病人可将振动产生的声波表达成语言。电子喉的缺点是产生的声音为机器样。此设备在术后食管发音之前的训练最有用。

术后吞咽康复是言语和吞咽康复组进行的另一项重要任务。指导病人采用各种吞咽技术和适当的连续进食,有利于病人在经口摄入营养饮食的同时最大限度地减少误吸。软性纤维喉镜可经鼻操作,并在评价吞咽困难时提供有价值的信息。经口进食各种稠度的液体和固体,可以适用内镜下观察评估喉的误吸。通过改良的食管钡餐可通过分析吞咽各相提供类似评估。

原发灶不明的肿瘤

当病人有颈部淋巴转移,但在临床和放射学方面无法找到上呼吸消化道原发灶时,称为原发灶不明。由于对扁桃体窝、舌根、梨状窝及鼻咽等部位的详细检查存在一定难度,因此提倡在麻醉条件下进行检查和组织活检。患侧扁桃体摘除术、直接喉镜舌根或梨状窝活检、鼻咽部检查及双手合诊检查适用于原发灶不明病人上述部位的检查。对原发灶不能确认的病人,按上呼吸消化道黏膜源性肿瘤(从鼻咽到下咽)给予经验性治疗是存在风险的,但是提倡对颈部淋巴给予放化疗。对于颈部病变处于晚期(N_{2a} 或范围更大)或放疗后持续淋巴结肿大的病人,有必要行放疗后颈淋巴结清扫。如果原发灶已确定,则可进行更为局限的放疗。

鼻和鼻窦

鼻和鼻窦是易于发生感染和炎症反应的部位。对这一区域肿瘤的诊断往往是在病人以复发性鼻窦炎治疗无效的情况下,影像学检查之后做出。鼻腔鼻窦肿瘤的相关症状轻微,一旦忽略,可能引发较为严重的后果。早期症状包括慢性鼻塞、

面部疼痛、头痛、鼻出血及面部麻木。因此，鼻窦肿瘤往往到晚期才被发现。眼眶的入侵可能会导致眼球突出、复视、溢泪、视力减退。面神经分布区感觉异常提示肿瘤侵犯翼腭窝和颅底，是预后不良的指标。上颌窦肿瘤可导致牙列松动，提示牙槽和（或）腭骨受侵。起自 Ohngren 线后上部位的肿瘤较之起自较为靠前部位肿瘤的预后更差（图 18-38）[70]。

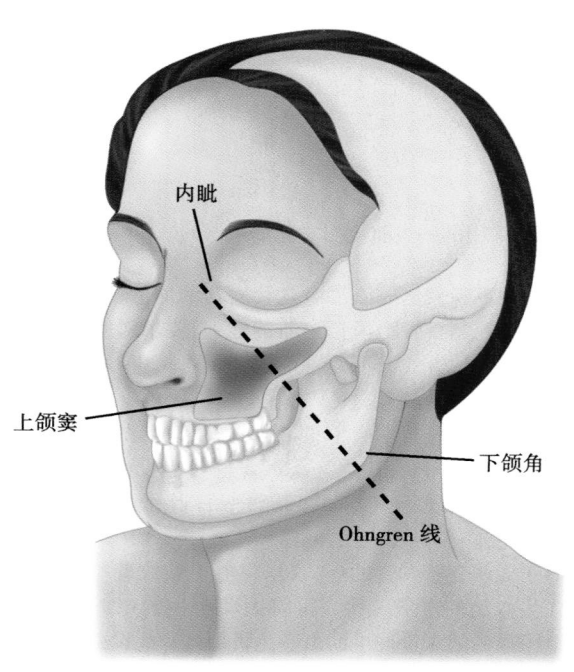

图 18-38　Ohngren 及其与上颌窦解剖关系的示意图

多种良性肿瘤发生于鼻腔和鼻窦，包括内翻性乳头状瘤、血管瘤、血管外皮细胞瘤、纤维血管瘤、小涎腺肿瘤、良性纤维组织细胞瘤。纤维-骨和骨性病变，如纤维发育不良、骨化纤维瘤、骨瘤和黏液瘤，也可以起自鼻腔和鼻窦。此外，前颅底有骨质破坏时，颅内病变致颅内容物疝入鼻腔，临床检查时相应可见鼻腔鼻窦内肿块。

鼻窦的恶性肿瘤主要是鳞状细胞癌。其余还有鼻腔鼻窦未分化癌[71]、腺癌、黏膜黑色素瘤、淋巴瘤、嗅神经母细胞瘤、横纹肌肉瘤和肉瘤。来自肾、乳腺、肺和甲状腺的转移癌也可表现为鼻内肿块。鼻窦肿瘤的局部转移较少见（14%～16%），发生于颈静脉淋巴链的咽旁、咽后及二腹肌下淋巴结。

鼻内肿块的诊断需要头灯和鼻镜或鼻内镜的辅助。需要评估肿块的原发部位、涉及的骨和血管。对于鼻窦肿瘤而言，CT 和 MRI 是常用的确认眼眶和颅内侵袭情况的辅助检查方法[72]。良性肿瘤一般表现为缓慢的生长扩张和有限的周围骨质破坏，而恶性肿瘤表现为典型的溶骨性破坏。颅底孔隙扩大提示神经周围受侵犯，应仔细检查。必须了解海绵窦侵犯、筛板破坏情况以及硬脑膜增强的情况以确认能否手术切除肿瘤以及可能的手术径路。脑膜脑膨出表现为单侧的搏动性包块。对于鼻部单侧包块的活检需谨慎，获得影像学资料后方可进行，急于活检可能导致脑脊液鼻漏。如疑包块血供丰富，则活检需在准备充分的手术室内进行。

鼻窦恶性肿瘤的标准治疗是手术切除辅以术后放疗。起

自上颌窦内侧壁的肿瘤可行上颌窦内侧壁切除术。鼻窦晚期肿瘤的治疗经常涉及多个医学学科，需要头颈外科、神经外科、口腔科、眼科和整形外科团队协作。为了安全、完整地切除肿瘤，每个团队成员都是必需的。对于血管性肿瘤，术前24 小时进行血管栓塞有助于减少术中出血。

预后取决于肿瘤发生的部位和对周围解剖结构的侵犯。对于上颌窦下部的肿瘤需行上颌窦下部结构切除术，切除范围包括硬腭和上颌窦下部。对于上颌窦上部的肿瘤需行上颌窦全切除（包括眶底壁）。如眶脂肪受侵犯，需行眶内容物切除。若眶骨膜完整而未受侵犯，则切除骨性眶底而保留眼球是可行的，但这样需要重建眶底壁以给予眶内容物稳固的支撑。当肿瘤侵犯了被覆的皮下脂肪和真皮时，需切除前脸颊肌肉和皮肤。

筛窦肿瘤术前应行影像学检查以明确筛板是否完整。如果肿瘤局限于鼻腔外侧壁，则蝶筛全切除或上颌窦内侧壁切除即可。术中影像导航内镜切除术更适用于一些低度恶性肿瘤，例如内翻性乳头状瘤的治疗。

如有筛板侵犯，则标准的手术径路是前颅面切除。头颈外科和神经外科医师需分工协作，神经外科医师行前额开颅手术以暴露前颅窝病变，头颈外科医师行经面或内镜切除下部受损骨质及肿块。如鼻窦肿瘤严重侵犯双侧视神经、颅内或包裹颈动脉，则不可手术切除[73]。眶内容物摘除术后康复包括软组织重建和颌面部假体的安装。鼻窦鳞状细胞癌病人手术治疗联合术后放疗的术后生存率高于单纯放疗或手术的病人。化疗作用有限，仅适用于特定病例。横纹肌肉瘤主要是放疗和化疗，对于放化疗后病情迁延的病人方可采取手术治疗。鼻腔鼻窦未分化癌具有高度侵袭性，标准治疗手段很难有效控制，化疗有助于减小肿瘤体积和保留眼球。

鼻咽部

鼻咽位于硬腭平面以上，前自鼻后孔，后至咽后壁。其中有咽隐窝，咽鼓管圆枕和腺样体。鼻咽部起源的肿瘤多为鳞状细胞来源，可表现为淋巴上皮细胞瘤到高分化癌。然而，鼻咽部肿瘤的鉴别诊断范围很广，包括淋巴瘤、脊索瘤、骨瘤、鼻咽囊肿（Tornwaldt 囊肿）、血管纤维瘤、小涎腺肿瘤、副神经节瘤、横纹肌肉瘤、髓外浆细胞瘤和肉瘤。

鼻咽癌的危险因素包括居住地、种族和吸烟。中国、南部非洲、阿拉斯加和格陵兰岛的因纽特人是鼻咽癌的高发区。鼻咽癌与 EB 病毒感染有很强的相关性，EB 病毒抗体滴度可用作评估鼻咽癌病人治疗效果的指标。

与鼻咽癌相关的症状包括鼻塞、颈后肿块（颈部第五区淋巴结群）、鼻出血、头痛、分泌性中耳炎、听力损失和耳痛。晚期病人伴颅底破坏时可出现颅神经症状。淋巴转移多发生于颈后、颈上和咽后淋巴结。常可见双侧淋巴结转移。5%的就诊病人有远处转移。

纤维或硬性内镜有助于鼻咽部的检查。影像学检查对于鼻咽癌的分期以及治疗策略的选择非常重要。CT 用来明确骨质破坏情况，而 MRI 更利于软组织和颅内受侵犯情况的评估。神经孔的破坏、扩大（CT 影像）或颅神经增强（MRI 影像）提示肿瘤侵犯周围神经和预后不良。海绵窦和视交叉部

位也应仔细检查。鼻咽癌的标准治疗是放化疗,这样联合治疗的病人生存率高于单纯接受放疗的病人[74]。通过肿瘤植入体行腔内增强放疗可以作为外照射的辅助,以改善晚期病人肿瘤局部控制情况。鼻咽癌一般不适于手术治疗,但可以考虑作为特定病例,如局部复发病人的补充治疗。

小涎腺瘤和低度恶性鼻咽肿瘤的手术切除可以采用多种手术方式。鼻侧切开或面正中掀开径路适用于切除自鼻腔后部突入鼻咽部的肿瘤。某些病例也可行鼻内镜手术切除。很多手术方式适用于切除位置更靠后部,侵及蝶窦和斜坡的肿瘤。硬腭径路联合上颌窦径路和颈部径路可以提供良好的手术视野并且有利于颈动脉的管控。内镜技术的出现为上述部位病变的手术治疗带来了显著的进步。

耳部和颞骨

耳和颞骨的恶性肿瘤发生率很低,在所有头颈部肿瘤中约占不到 1%。发生部位包括外耳(耳廓)、外耳道、中耳、乳突和颞骨岩部。最常见的组织学类型是鳞状细胞癌。小涎腺肿瘤,包括腺样囊性癌和腺癌也可发生于这一部位。耳廓暴露于紫外线,因此是基底细胞癌和鳞状细胞癌的好发部位。腮腺肿瘤和耳周肿瘤的直接蔓延也可导致耳廓病变。远处转移癌多发生于颞骨岩部,来自于乳腺、肾、肺和前列腺等器官。儿童病人中最常见的颞骨肿瘤是软组织肉瘤。对于广泛破坏颞骨的晚期肿瘤而言,由于颞骨解剖的复杂性,使得彻底切除肿瘤同时保留功能的手术具有相当难度。

由于颞骨肿瘤的早期表现易被认为是良性感染性疾病,因此其诊断常被延误。当病人经保守治疗无效,症状发展出现面神经麻痹或听力损失加重时,则需行影像学检查和活检。若病人具有非典型的或持续的慢性耳病,则其外耳道或中耳的肉芽组织需要活检[75]。颞骨解剖的复杂性使得影像学检查对于颞骨肿瘤的分期和治疗显得尤为重要。

耳廓部位较小的皮肤癌可以很容易地用简单的切除和缝合处理。莫氏显微外科技术联合冰冻切片确认边缘是否安全也可用于外耳癌的治疗。复发性病变或病变已侵犯下方的软骨膜和软骨,则可能向周围组织迅速蔓延。肿瘤可能通过外耳道软骨段蔓延至外耳道骨段,进而侵犯腮腺、颞下颌关节及颅底。侵袭广泛的耳廓病变可行全耳廓切除,癌症晚期、切缘阳性、神经周围或多个淋巴结受累的皮肤癌病人需要给予术后放疗。

外耳道和中耳的肿瘤可能会出现持续性耳漏、耳痛、外耳或耳周包块、听力下降、面神经麻痹或瘫痪。或有外耳道炎或中耳炎症状,经规范的药物治疗无效。外耳道软骨段的表浅小肿瘤可行保守的袖状切除。侵及岩尖或颅内组织的肿瘤,可能会出现头痛和第 V 和第 VI 颅神经麻痹症状。外耳道骨段和中耳肿瘤的最佳治疗方法是肿瘤整块切除辅以术后放疗。区域淋巴结的处理取决于肿瘤的部位和分期。颞骨切除术分为部分切除术和全切术(图 18-39)。颞骨部分切除术切除范围包括外耳道骨段和软骨段、鼓膜和听小骨。颞骨全切除术切除范围包括外耳道、中耳、内耳及面神经,适用于恶性肿瘤侵及中耳的病人。

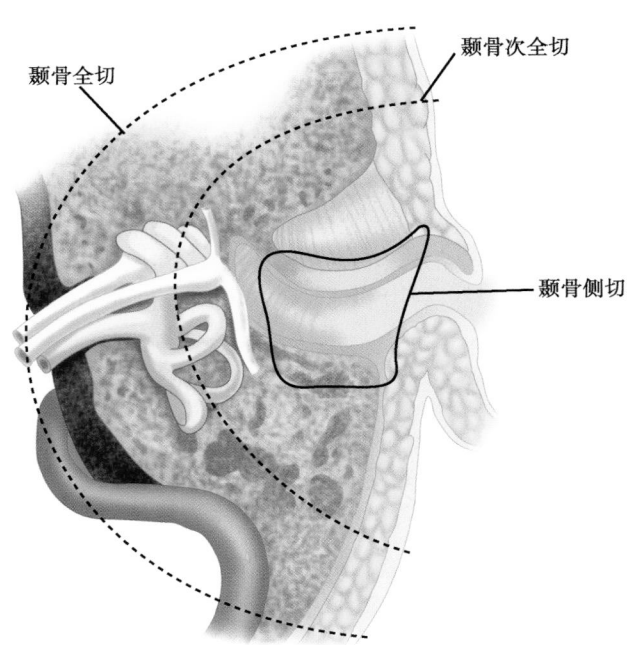

图 18-39　颞骨侧切、颞骨次全切和颞骨全切示意图

颞骨恶性肿瘤术后一般需要进行放疗,治疗效果优于单纯手术。肿瘤局限于外耳道的病人 5 年生存率约为 50%,肿瘤向内侧侵犯者 5 年生存率降低。肿瘤侵及岩尖的病人预后较差[76]。

颞骨切除术后重建的目的是提供带血管的组织填充手术切除部位。水密性硬脑膜封闭预防脑脊液漏和脑膜炎是修复的重要目标。此外,重建为需要术后放疗病人的血管结构和周围骨质提供了保护。常用的重建方式是局部带蒂肌皮瓣(例如胸大肌)及游离肌皮瓣(腹直肌、桡肌或背阔肌)。耳廓切除后出现明显的外部畸形,可以安装假体耳廓。面神经切除后的康复是必要的,包括进行神经移植,将舌下神经移植与面神经吻合,静态或动态悬挂技术。在有闭眼障碍的病人,按摩眼睑和润滑剂的使用可避免暴露性角膜炎。此外,睑缘缝合术、眼睑紧缩术和使用黄金植入物可以使上眼睑闭合从而保护角膜。

颈部

颈部肿块的诊断需要按照计划进行,以免影响下一步治疗方式的选择和治疗效果。对于颈部肿块的诊断而言,一个 50 岁有烟酒史且伴口腔溃疡的颈部肿块病人肯定有别于一个 18 岁因上呼吸道感染而增大的颈部囊性肿块病人。详细询问病史和全面的头颈部检查,包括纤维喉镜检查,对于头颈部肿块的诊断是至关重要的。鉴别诊断的重点在于肿块的部位和病人的年龄。儿童颈部肿块多为炎症性和先天性的,而成年人的直径大于 2cm 的颈部肿块为恶性的概率大于 80%。医师在鉴别诊断时去伪存真需要动用一系列手段。有或无超声或 CT 引导的细针穿刺细胞学检查可为早期诊疗计划的制订提供极有价值的信息。影像学检查[CT 和(或)MRI]的使用与否取决于病人的临床表现。影像学检查提示医师肿块与

颈部解剖结构的毗邻关系。一个囊性病变可能提示鳃裂囊肿
等良性病变,但也有可能是扁桃体、舌根鳞状细胞癌或甲状腺
乳头状癌的局部转移。在这种情况下,对这些潜在的原发灶
的细致评估也许会改变原定的手术干预方式。

若细针细胞学穿刺和影像学检查仍不能确诊,则需行开
放活检。对于可能是淋巴瘤的病人,破坏正常组织结构的活
检是不可取的。要确保活检组织的正确处理,保存于盐水或
福尔马林(甲醛)溶液,以避免重复活检增加组织创伤。活检
切口应适当选择,以利于可能需要的进一步颈部清扫或复合
手术。

淋巴结转移方式

颈的局部淋巴结依据其回流规律分为七个区。分区为放
射科医师、外科医师、病理学家和放射肿瘤学家提供了描述颈
部特定部位的标准模式(图 18-40)。具体分区如下:

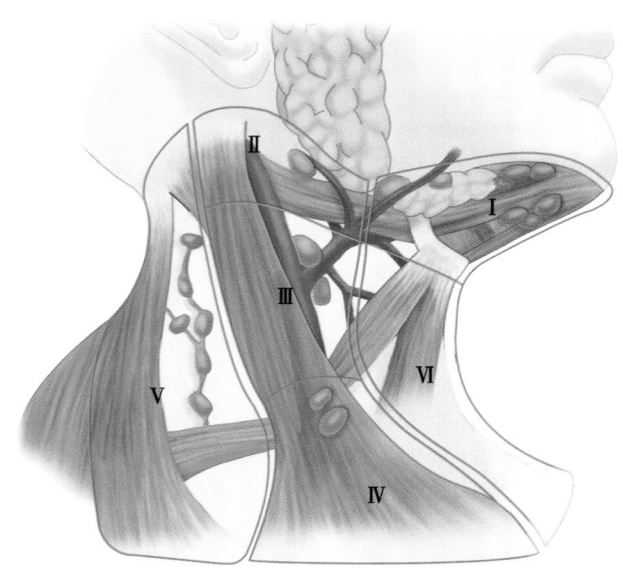

图 18-40　颈部淋巴结分区

Ⅰ区:颏下及下颌下淋巴结。

Ⅰa区:颏下淋巴结;双侧二腹肌前腹内侧,上方为下颌
骨,下方为舌骨。

Ⅰb区:下颌下淋巴结和腺体;位于二腹肌前腹的后方,
二腹肌后腹的前方,下颌骨的下方。

Ⅱ区:颈内静脉淋巴结上组。

Ⅱa区:颈内静脉二腹肌区淋巴结;位于胸锁乳突肌(ster-
nocleidomastoid,SCM)深面,SCM 后缘的前方,二腹肌后腹
缘的后方,舌骨水平的上方,副神经的下方。

Ⅱb区:肌肉下隐窝;位于副神经上方至颅底。

Ⅲ区:颈内静脉淋巴结中组;位于胸锁乳突肌深面,
舌骨下方,环状软骨上方,SCM 后缘至颈中线的带状肌
之间。

Ⅳ区:颈内静脉淋巴结下组;位于胸锁乳突肌深面,环状
软骨水平下方,锁骨上方,SCM 后缘至颈中线的带状肌之间。

Ⅴ区:颈后三角淋巴结。

Ⅴa区:位于胸锁乳突肌后缘的外侧,头夹肌和斜方肌的
内下方,副神经上方。

Ⅴb区:位于胸锁乳突肌后缘的外侧,斜方肌以内,副神
经下方,锁骨上方。

Ⅵ区:颈前隙淋巴结;位于舌骨下方,胸骨上窝上方,双侧
带状肌外侧缘以内。

Ⅶ区:气管旁淋巴结;位于上纵隔内,胸骨上窝下方。

头颈部肿瘤自原发灶向颈部淋巴结转移的途径和方式已
经充分阐明[77]。原发灶部位不同,其淋巴结转移的部位和发
生概率有明显差异。原发灶位于口腔和唇的肿瘤引流至Ⅰ、
Ⅱ、Ⅲ区淋巴结。口腔部的舌癌可能发生跳跃式转移,即直接
转移至Ⅲ或Ⅳ区淋巴结而不侵犯Ⅰ区和Ⅱ的淋巴结。口
咽、下咽和喉的肿瘤常转移至颈侧的Ⅱ、Ⅲ、Ⅳ区淋巴结。口
腔、咽及喉部的肿瘤很少发生孤立性的Ⅴ区淋巴结肿大。鼻
咽部和甲状腺的恶性肿瘤除转移至颈内静脉淋巴结链外,还
可能侵及Ⅴ区淋巴结。咽后淋巴结是鼻咽、软腭及口咽和下
咽后外侧壁肿瘤的转移灶。下咽、颈段食管及甲状腺的肿瘤
常转移至气管旁淋巴结,进而扩展至上纵隔淋巴结(Ⅶ区)。
伴有声门下扩展的晚期声门癌可能侵犯气管前淋巴结(Del-
phian 淋巴结)。

20 世纪 70 年代中期以来,头颈部肿瘤颈淋巴结的治疗
策略发生了显著的变化。上呼吸消化道肿瘤如发生颈淋巴
结转移,5 年生存率下降近 50%。因此,对伴和不伴转移的
颈部淋巴结的充分治疗被认为是提高病人无病生存率的重
要环节。传统的控制颈淋巴结转移的金标准是最早由 Crile
提出的根治性颈清扫术(radical neck dissection,RND)。根治
性颈清扫术要求切除Ⅰ~Ⅴ区的淋巴结和胸锁乳突肌、颈内
静脉和副神经。一些保留非淋巴结构(胸锁乳突肌、颈内静
脉和副神经)的术式被称为改良颈清扫术。保留正常的颈
淋巴结(这些成分在 RND 术式中需要被切除)成分的术式
被称为选择性颈清扫术。Bocca[78]和他的团队研究发现改
良颈清扫术,或功能性颈清扫术与根治性颈清扫术相比,具
有同等的控制局部淋巴结转移的效果,同时在术后病人功能
保留方面具有明显优势。由于相关研究数据的支持,改良颈
清扫术和选择性颈清扫术已经成为治疗颈淋巴结转移的首
选术式[79,80]。

与改良颈清扫术相比,选择性颈清扫术因其肩关节功能
和颈部轮廓保留方面的优势而广受欢迎。术中淋巴结保留的
原则基于不同原发灶的肿瘤颈淋巴结转移有其特定的途径和
模式。选择性颈清扫术的类型包括肩胛舌骨肌颈淋巴结清
扫、颈侧淋巴结清扫及颈部后外侧淋巴结清扫[81]。肩胛舌骨
肌颈淋巴结清扫主要用于口腔恶性肿瘤,清除Ⅰ、Ⅱ、Ⅲ区淋巴
结(图 18-41)。颈侧淋巴结清扫主要用于喉癌,清除Ⅱ、
Ⅲ、Ⅳ区淋巴结(图 18-42)。颈部后外侧淋巴结清扫主要用
于甲状腺癌,清除Ⅱ、Ⅲ、Ⅳ、Ⅴ区淋巴结(图 18-43)。对于临
床判定无转移的淋巴结,如果隐匿性转移的风险大于 20%,
提倡处理高风险区淋巴结,可以行选择性颈部放疗或选择性
颈清扫术。选择性颈清扫术还可作为确定术后是否需要放疗
的分期标准。选择性颈清扫术对于 N₀ 病人颈部病变的控制
方面与改良颈清扫术疗效相当。考虑到可能发生的跳跃式转

移,特别是发生于口腔舌外侧的病变,可能需要额外切除特定区域的淋巴结[82]。原发灶治疗方案的选择是决定局部淋巴结治疗方法的重要因素。

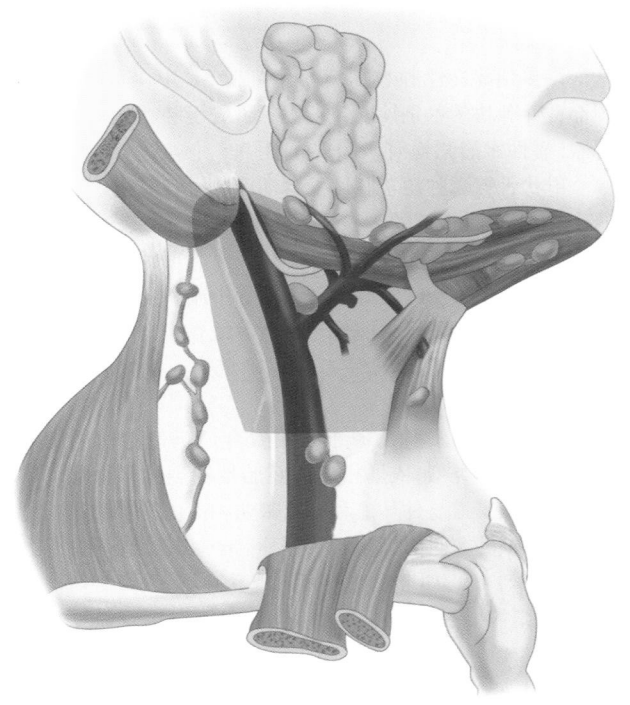

图 18-41 阴影区表示肩胛舌骨肌颈淋巴结清扫包括的范围

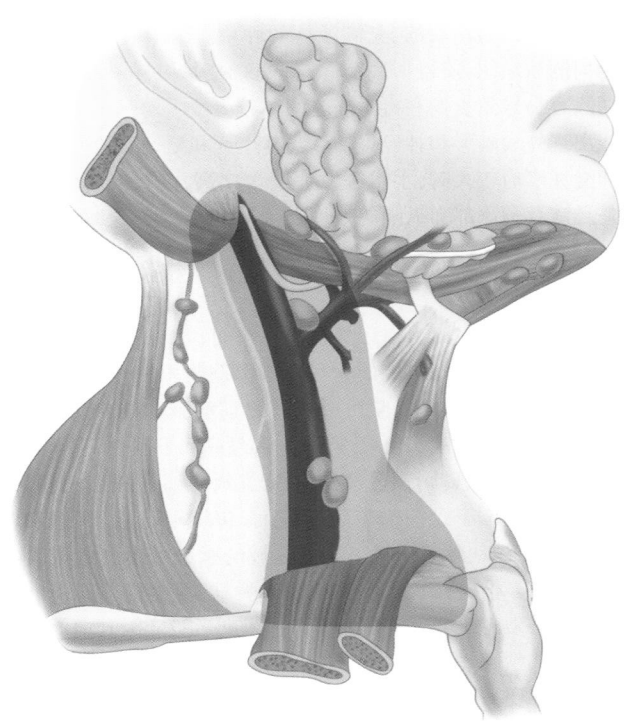

图 18-42 阴影区表示颈侧淋巴结清扫包括的范围

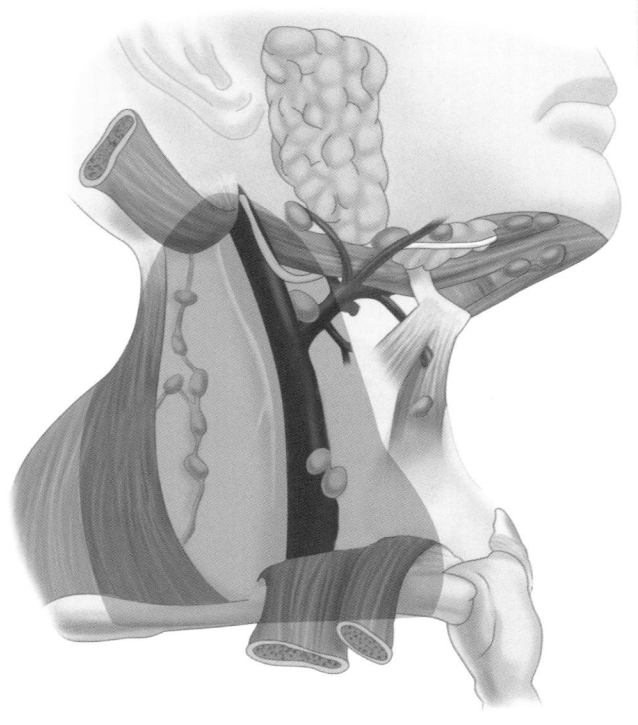

图 18-43 阴影区表示颈部后外侧淋巴结清扫包括的范围

对于临床判定 N_+ 的病人,常选择改良颈清扫术或根治性颈清扫术。有些学者提倡选择性颈清扫术用于 N_1 病人的治疗,但不适用于更为晚期的淋巴结转移。当出现淋巴结外扩散、神经浸润、血管侵犯和多个淋巴结转移时,单纯手术治疗是不够的[83]。需要辅以放疗或者化疗。

颈清扫术还适用于首选放疗病人的放疗后颈淋巴结治疗。有晚期淋巴结转移(N_{2a} 以上)或颈部有明显放疗反应的病人,可在放疗完成后 6~8 周行颈清扫术。

局部淋巴结转移包裹颈动脉或淋巴结与周围组织黏连固定病人的 5 年生存率可降至 15%~22%。颈动脉切除术的并发症(脑血管意外和死亡)发生率高,术前需谨慎衡量。转移灶手术减瘤不能提高生存率,因此并不提倡。彻底的颈清扫术或放疗后颈淋巴结转移复发病人生存率低。

咽旁间隙肿块

咽旁间隙是一个潜在的空间,形状像一个倒立的金字塔,上自颅底,下至舌骨水平。由茎突及其附丽的肌肉和筋膜分隔为茎突前隙和茎突后隙[84]。茎突前隙中有腮腺、脂肪和淋巴结。茎突后隙中有第Ⅸ~Ⅻ对脑神经、颈动脉、颈交感神经链、脂肪和淋巴结。这个部位的肿瘤可压迫咽侧壁使其位移而突入口腔(图 18-44)。可出现吞咽困难、颅神经功能障碍、Horner 综合征或血管压迫症状。

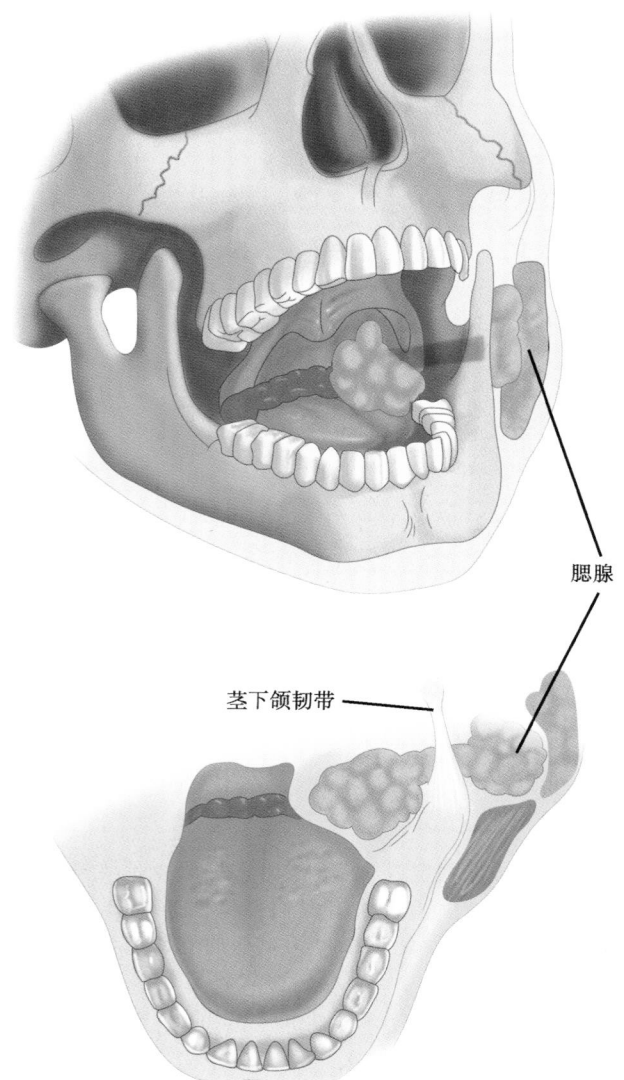

腮腺

茎下颌韧带

图 18-44　咽旁肿块——典型的茎突前隙突入口腔的哑铃状肿块

咽旁间隙肿瘤中 40% ~ 50% 来源于涎腺。神经源性肿瘤如副神经节瘤(颈静脉球体瘤、颈动脉体瘤)、神经鞘膜瘤和神经纤维瘤约占咽旁间隙肿瘤的 20% ~ 25%。淋巴结转移和原发性恶性淋巴瘤约占 15%。因此,在术前分析影像学资料时应考虑到位于茎突前隙的肿瘤多为涎腺来源,而位于茎突后隙的肿瘤多为血管或神经性来源。这有助于我们认识到血管造影技术适用于茎突后隙肿瘤,而没必要用于茎突前隙肿瘤。如果怀疑是副神经节瘤,应检测 24 小时尿儿茶酚胺含量,以便为功能性肿瘤病人提供最佳的术前用药方案。血管瘤可考虑行术前血管栓塞以减少术中出血。

这些肿瘤的手术切除可能需要经下颌骨径路和(或)颈外径路。没有必需的视野暴露和相关径路血管的控制而经口

腔径路切除肿块是不明智的。有些咽旁间隙肿瘤(例如,起源于腮腺深面的哑铃状肿瘤)的手术应采取经腮腺径路和颈外径路联合的途径,同时需行面神经解剖和移位以便于肿瘤切除。

颈部良性肿块

许多颈部良性肿块需行手术切除,其中多数见于儿童。颈部良性肿块的鉴别诊断包括甲状舌管囊肿、腮裂囊肿、淋巴管瘤(囊性水瘤)、血管瘤和皮样囊肿。

甲状舌管囊肿源于胚胎发育期甲状舌管退化过程中遗留的残迹,上自舌根部的舌盲孔,下至颈前正中,表现为颈前正中或旁正中与舌骨相连的囊性肿块。囊肿可因上呼吸道感染而增大。手术需切除囊肿、盲管、舌骨中段和舌盲孔处的一部分舌根组织。囊肿手术前需行超声等检查确定甲状腺是否位于颈下部正常位置,实验室检查以确定病人甲状腺功能是否正常。

先天性腮裂囊肿来源于胚胎发育后仍然存留的腮裂残余。分为几种类型,依据相应的胚胎期腮裂编号命名。第一腮裂囊肿和窦道与外耳道和腮腺密切相关。第二和第三腮裂囊肿沿胸锁乳突肌前缘生长,并且可能生成窦道开口于颈部皮肤(图 18-45),如继发感染而出现囊肿增大、蜂窝织炎和颈部脓肿,则需要手术引流。去除腮裂囊肿和瘘管需要切除窦道的起点,以减少复发的危险。第二腮裂的残余管道穿行于颈内和颈外动脉之间到达扁桃体窝。第三腮裂的残余管道经颈动脉之前到达梨状窝。无症状的腮裂囊肿易与源自扁桃体癌或舌癌的颈部淋巴结囊性转移灶相混淆。皮样囊肿往往表现为位于中线的肿块,来源于胚胎时期中线封闭过程中内陷的上皮细胞。

淋巴管畸形,如淋巴管瘤和囊性水瘤往往难以处理。他们通常表现为活动的、充满液体的肿块。由于它们广泛浸润至周围软组织,使得彻底清除这些病变颇具挑战性。不完全切除容易导致复发和再生。当瘤体较大致手术范围广泛时可能出现外表畸形和神经损伤。当新生儿和婴幼儿的淋巴管瘤和囊性水瘤较大时,手术并发症发生率高,需行气管切开术,并且涉及颈深部和纵隔的处理。

颈深筋膜平面

颈部筋膜平面为临床提供了一个可以应用的界限,因为它们可以确定感染扩展的途径。颈深筋膜由三个层面构成,包括颈前筋膜(颈深筋膜浅层)、气管前筋膜和椎前筋膜。颈深筋膜浅层呈圆锥状围绕颈部,上自颅底和下颌骨,下至锁骨和胸骨柄,它包裹胸锁乳突肌并覆盖颈前部和颈后三角区。气管前筋膜位于颈前部带状肌深面,包绕甲状腺、气管和食管,两侧与颈动脉鞘连接。这一区域的感染可沿气管或食管进入纵隔。椎前筋膜从颅底延续至胸椎,覆盖椎前肌肉和颈椎。如感染向前穿破椎前筋膜可进入咽后隙。因其前方的颊咽筋膜从颅底一直延伸至纵隔,所以这一间隙的感染病情往往复杂多变。

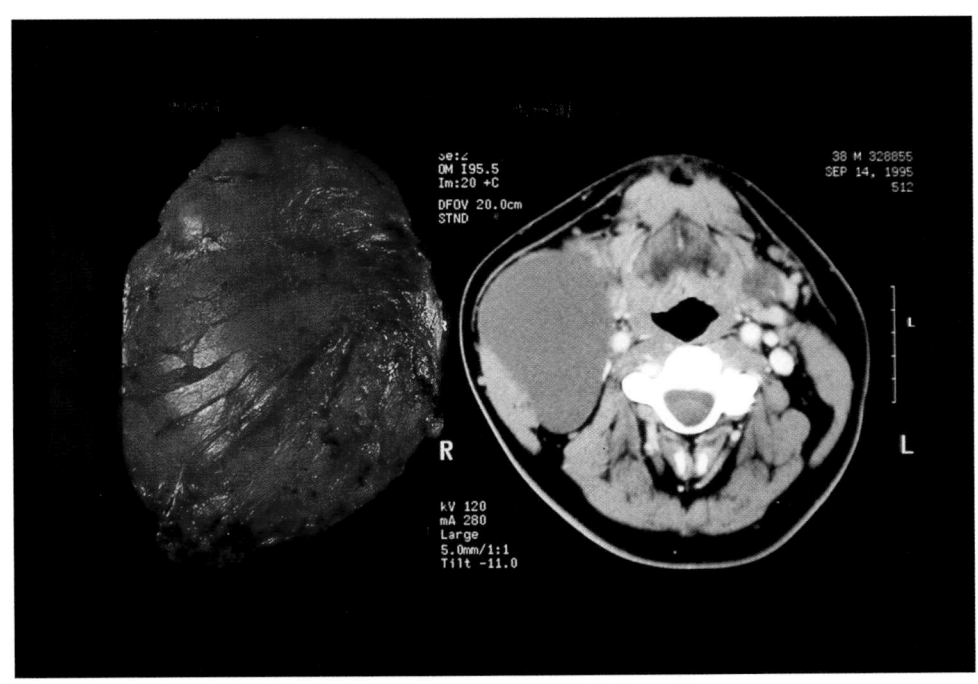

图 18-45 CT 显示腮裂囊肿和相应的手术标本

涎腺肿瘤

　　涎腺肿瘤发病率相对较低,约占所有头颈部肿瘤的 2%,主要来源于腮腺、颌下腺和舌下腺。小涎腺肿瘤可见于整个上呼吸消化道黏膜下,其中腭部发生率最高。约 85% 的涎腺肿瘤发生于腮腺(图 18-46),大部分是良性的,最常见的组织学类型是多形性腺瘤(良性混合瘤)。与之相反,约 50% 的颌下腺和舌下腺肿瘤是恶性的。小涎腺肿瘤为恶性肿瘤的风险更高(75%)。

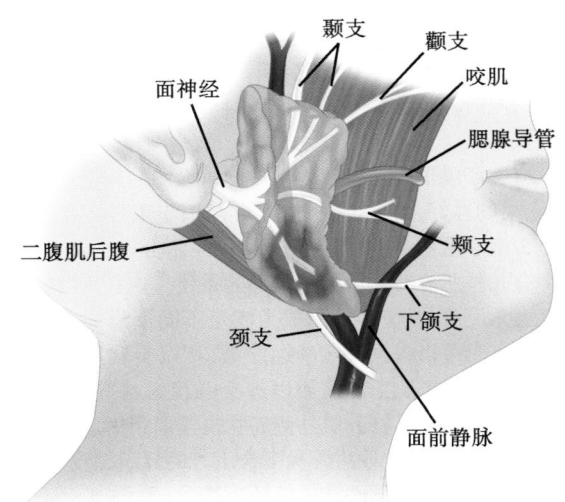

图 18-46 一个腮腺肿瘤及面神经分支和相关解剖结构的示意图

　　涎腺肿瘤一般生长缓慢且界限清楚。如果出现肿块迅速生长、疼痛、感觉异常或面神经麻痹等症状,提示肿块暗藏恶

性病变的可能性增加。面神经穿行于腮腺浅叶与深叶之间,10% ~ 15% 的病人都有面神经受侵。乳突尖皮肤侵犯和固定也提示恶性病变可能。牙关紧闭提示咬肌和翼内肌受侵[85]。

　　颌下腺和舌下腺肿瘤分别表现为颈部肿块或口底肿胀。颌下腺和舌下腺恶性肿瘤可侵犯舌或舌下神经,引起感觉异常或神经瘫痪[86]。双合诊检查对于确定肿瘤大小、是否有下颌骨固定或舌部受侵是非常重要的。

　　小涎腺肿瘤无痛性黏膜下肿块,好发于软腭和硬腭的交界处。茎突前隙的小涎腺肿瘤可能出现口咽侧壁和扁桃体向内侧移位。

　　颈淋巴结转移的发生率取决于肿瘤的组织学特点、原发部位及分期。腮腺恶性肿瘤可转移至腺体内或腺体旁淋巴结,下一级淋巴结是颈内静脉淋巴结上组。尽管大多数涎腺恶性肿瘤淋巴转移的发生率不高,但那些高侵犯性或神经周围受累的病变有较高的局部扩散的倾向性。高龄的肿瘤病人往往更具侵袭性。颌下腺的初级淋巴结回流至 I a、I b 区和颏下淋巴结,下一级是颈内静脉淋巴结上组和中组。颌下腺肿瘤出现腺体外侵犯和淋巴转移提示预后不良。

　　影像学评估是涎腺肿瘤的诊断标准之一。MRI 对于确定软组织扩张和毗邻结构受累情况最为有效,但缺乏辨别良、恶性的能力。因此,涎腺肿瘤的诊断往往依赖细针穿刺细胞学检查。由经验丰富的细胞学家执行的细针穿刺活检,其术前诊断的准确率达到 70% ~ 80%,这可协助手术医师制订手术计划,进行术前谈话。但必须告知病人最终可能需要更为复杂的手术过程。手术切除组织病检确定最终的组织病理学诊断。

　　良性和恶性涎腺肿瘤分为上皮细胞性、非上皮细胞性和转移性肿瘤。良性上皮细胞性肿瘤包括多形性腺瘤(80%)、单行性腺瘤、Warthin 瘤、嗜酸细胞瘤和皮脂腺囊肿。良性非上皮细胞性肿瘤包括血管瘤、神经鞘膜瘤和脂肪瘤。良性肿瘤的治疗是手术切除受累的腺体,如为腮腺肿瘤,需切除浅叶,行面神经解剖并保留面神经。腮腺肿瘤范围最小的处理方式是腮腺浅叶切除并保留面神经。仅切除肿块是不够的,容易引起切除不全或肿瘤扩散,多形性腺瘤术中肿瘤扩散易导致复发。

恶性上皮细胞肿瘤依据侵袭性由低至高分级。其侵袭性取决于肿瘤的病理类型、侵袭程度和局部转移情况。最常见的是黏液表皮样癌。低侵袭性黏液表皮样癌主要由黏液分泌细胞构成,而高侵袭性黏液表皮样癌主要由上皮细胞构成。高侵袭性黏液表皮样癌的组织学特点和临床特性与非角化鳞状细胞癌类似。腺样囊性癌有神经侵袭倾向,是成年人第二大常见的恶性上皮细胞肿瘤。其沿神经跳跃式转移多见,常因难以全程清除病变而往往导致治疗失败。其远处转移发生率很高,但往往生长缓慢。所以尽管其扩散和转移率高,但病人多可生存较长时间。在儿科人群中最常见的恶性肿瘤是黏液表皮样癌和腺泡细胞癌。小涎腺最常见的恶性肿瘤是腺样囊性癌、黏液表皮样癌和低侵袭性的多形性腺瘤。癌前多形性腺瘤来源于已存在的良性混合瘤,具有恶性侵袭性。

涎腺恶性肿瘤首选手术治疗。手术原则是切除受累腺体并保留所有神经,除非肿瘤直接侵犯神经。对于起源于腮腺外侧面的肿瘤,行腮腺浅叶切除并保留面神经。如果肿瘤侵犯腮腺深叶,则行全腮腺切除并保留面神经。尽管恶性肿瘤可能与面神经毗邻,但若手术可以彻底地切除肿瘤,最好仍保留面神经。如果肿瘤包裹神经(或术前已出现神经功能丧失),保留可能导致瘤体残留,则可考虑切除神经。

颌下腺恶性肿瘤的切除包括腺体和颌下及颌下淋巴结的整块切除。如肿瘤侵犯下颌骨、舌和口底,则需行根治性切除术。治疗性切除引流区域淋巴结适用于临床发现淋巴结肿大或隐匿性淋巴结转移的风险超过20%时。例如高侵袭性黏液表皮样癌区域淋巴结转移风险大,应选择性切除区域淋巴结。若发现有神经侵犯(舌神经或舌下神经),则在逆行性冰冻切片活检确认侵犯范围后行神经切除。若神经受侵部位在颅底孔水平,需在外科手术过程中放置标志物,以便将其纳入术后放疗部位。腺样囊性癌这一病例类型可能出现神经跳跃式转移,所以容易复发。

术后放疗在涎腺恶性肿瘤的治疗中有非常重要的作用。适用于有腺体外扩散、周围神经侵袭、局部组织侵犯、区域淋巴结转移和高等级组织学类型的恶性肿瘤。

头颈外科中的重建技术

头颈部肿瘤切除术后可能出现软组织和骨性解剖结构的缺陷。肿瘤手术经常必须切除执行发声和吞咽功能的结构。感觉和运动功能的丧失影响食团的形成、操控和推进,从而产生吞咽困难。喉、舌根和下咽部的肿瘤切除可能破坏呼吸道保护性反射功能而影响呼吸。手术导致的外表畸形也严重影响病人的生活质量。目前头颈部肿瘤的手术需要借助于当代的重建技术恢复外形及功能。

重建的基本原则是利用与所切除组织有相似特性的成分(骨、皮肤、软组织)代替原有组织。然而,恢复病人的功能并不需要严格遵守这一原则。头颈整形外科医师构建护理计划时,必须考虑病人的术前合并症和解剖学特点。

阶梯被用来形容选择头颈部缺损修复重建方案时不断升级的复杂性。重要的是要记住,最复杂的不一定是最合适的。整合结构有多种选择,包括Ⅱ期或Ⅰ期缝合、植皮、局部皮瓣、区域性皮瓣和游离组织转移皮瓣(游离皮瓣)。最适整形技术的选择取决于病人的医疗条件、缺损的位置和大小以及与缺损组织相关的功能障碍。

内眦、头皮和鼻部小的皮肤缺损Ⅱ期愈合可获得良好的外观和功能。当考虑Ⅰ期缝合时,切口应置于皮肤张力小的部位,尽量不要影响发际线、眼睑和嘴唇周围的解剖。

植皮

薄层皮片和全层皮片可用于多种头颈部缺损的修补。薄层皮片用于口腔手术后,只要具备支持皮片存活的血管床,就可以很好地修复黏膜缺损,5天左右皮片即可长入创面,它不能修复软组织缺损留下的体积缺损,但这一技术可以覆盖缺损的黏膜面,并发症少,并可监测有无局部复发。全层皮片可用于面部,因为面部不易获取局部旋转皮瓣。相对薄层皮片而言,全层皮片不易随时间延长而挛缩。全层皮片可从耳后或锁骨上区获取,这样可最大限度地与面部皮肤特性相匹配。皮肤移植已被广泛用于颈部创面的覆盖、黏膜缺损的重建和协助提供一定体积的软组织。

局部皮瓣

局部皮瓣主要是随机模式皮瓣,被用于重建邻近部位的缺损。局部皮瓣的具体形式不胜枚举,但原则是依据面部皮肤的松紧度和颈部皮肤张力线取材。这些面部固有的张力线一定程度上是由于面部表情肌的运动而形成的。平行于皮肤张力线植入皮瓣可以使创面低张力愈合并获得更美观的效果。不经设计随意植入会导致瘢痕过大并影响美观。

区域性皮瓣

区域性皮瓣是指转移缺损附近区域带蒂的皮肤及软组织瓣以修补缺损。皮瓣带有轴向的血液供应,纵向分布于近端至远端的筋膜和皮下组织之间。Ⅰ期重建是可行的,在切除病变的同时获取区域皮瓣用于修补缺损可以减少整体手术时间。

肩胸筋膜皮瓣是依赖内乳动脉供血的前胸壁内侧带蒂皮瓣,它柔韧性好,可以折叠,使其可以用于重建咽部缺损。缺点是Ⅰ期手术后3~4周需要行Ⅱ期手术分离皮瓣近胸端。

有几种肌皮瓣适用于头颈部的重建。这些皮瓣的血管蒂可以大角度旋转,使得它们成为满足不同重建需求的理想选择。斜方肌可以提供许多软组织瓣,可以旋转用于头颈部缺损的重建。斜方肌上部皮瓣以棘突旁孔为基点,是修补颈侧缺损的理想选择。斜方肌外侧岛状皮瓣以颈横血管和肩胛背血管为基础,可以获取肩胛骨下缘下方的软组织皮瓣,这个皮瓣是修复头皮和侧颅底缺损的理想选择。

胸大肌肌皮瓣基于胸肩峰动脉(内侧)和胸外侧动脉(横向)胸支,可能需要放弃后者血管以增加旋转度。这个大皮瓣包括单独的胸大肌或包含表面的胸部皮肤。胸大肌肌皮瓣得到广泛的认同,因为它易于获取,且可以修剪厚度以适应缺损区所需而且植入后并发症少,可用于口咽、口腔和下咽部的重建,在某些时候还可以制成管状修补颈段食管的缺损。但这个皮瓣的体积较大可能会减少其在某些方面的应用,特别对于肥胖病人。胸大肌肌皮瓣的旋转度限制了其向上到达颧弓外侧和扁桃体上级内侧。

背阔肌皮瓣基于胸背血管,具有广泛的软组织来源并有较大范围的可旋转角度,可以用作区域的旋转皮瓣或游离皮瓣。侧卧位压疮治疗通常使用该皮瓣,较少用于癌症切除后的组织重建。

游离组织移植

游离组织与微血管吻合技术提供给整形外科医师无与伦比的能力,以运用相似性质的组织取代缺失组织。有许多供皮区可提供不同类型的皮瓣,包括骨肌皮皮瓣、肌皮瓣、皮肌膜瓣、筋膜瓣、肌骨瓣。头颈部重建术中最常见的皮瓣有两种,一种是从病人术中体位角度来看易于获得的皮瓣;另一种是能允许两队人马在进行肿瘤切除的同时获取的皮瓣[87]。

桡骨前臂筋膜皮瓣(图 18-47)很坚韧,有恒定的血管解剖和很长的血管蒂,便于在受皮区嵌入和吻合血管。它相当柔韧,可被神经再支配成为有感知功能的皮瓣,是口腔和口咽部缺损修复的理想选择。它可以形成管状修复下咽和食管上段缺损[88,89]。

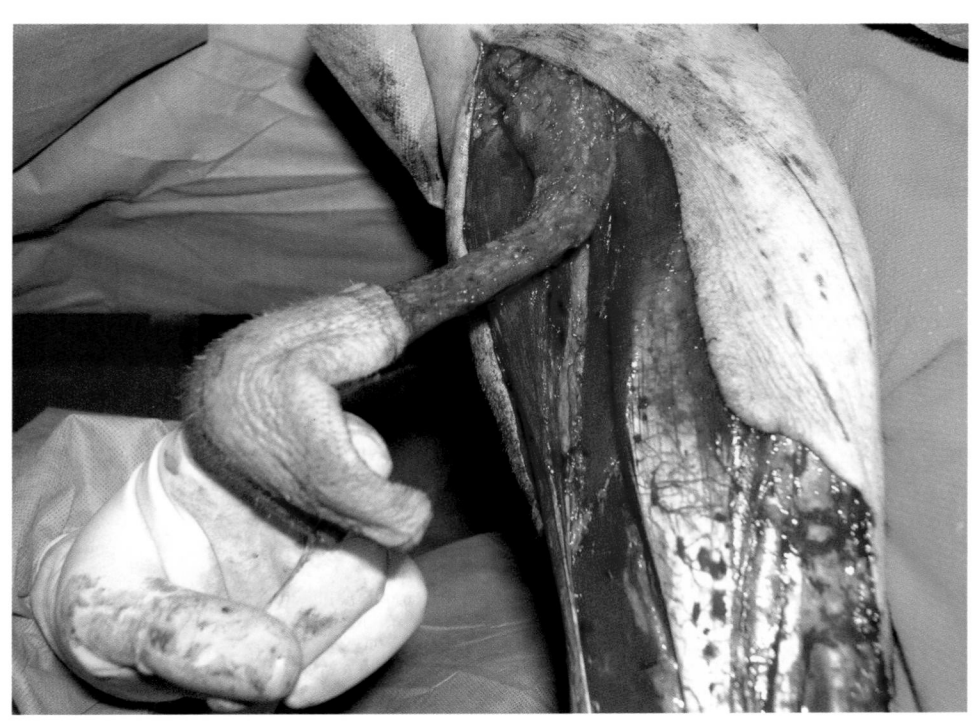

图 18-47　游离前的前臂桡侧游离皮瓣

基于旋股外侧动脉降支的股前外侧皮瓣,可提供带有肌肉的巨大柔韧的皮垫,能够像前臂皮瓣一样修复类似的缺损并可提供更多组织。

腓侧骨皮瓣或股骨皮皮瓣可用于下颌骨切除后的一期重建。在成人,可获得长达 20cm 的带有比目鱼肌和拇长屈肌和额外软组织的带骨皮瓣。供区缺损只要膝部和踝部近端、远端有约 7cm 的骨保留以保持两个关节的稳定性即可良好耐受[90]。

髂嵴带骨皮瓣也可用于下颌骨缺失的重建。该供区的自然形态与下颌角处相似。髂嵴较厚的骨质可使下颌骨节段性缺损垂直重建得以更好地进行。然而,过长的下颌骨缺损(长于 10cm),通常会选择腓侧游离瓣。另外,对于较短的下颌骨缺损,可使用其他游离瓣,包括骨皮瓣如肩胛骨和桡骨前臂皮瓣。肩胛骨皮瓣能提供约 12cm 血供来自旋肩胛动脉的肩胛骨。该骨皮瓣尚可包含肩胛周和肩胛区皮肤及背阔肌和前锯肌。桡骨前臂骨皮瓣能提供有限的带有软组织的骨质,但会导致供区骨折的风险增加。

大范围软组织缺损可由外伤、颅底肿瘤切除和累及大片皮肤的肿瘤所导致。而且,颅底肿瘤在前颅底和侧颅底的扩大切除术后,需将口咽部和鼻腔鼻窦和硬脑膜分隔开,这需要将软组织填充到硬脑膜与污染的呼吸消化道之间。血供来源于深腹壁下血管的腹直肌皮瓣能提供大量软组织,是封闭侧颅底和硬脑膜创口的理想材料。

对于下咽和颈段食管缺损的重建,游离瓣和区域带蒂皮瓣均可。可使用血供来源于肠系膜上动脉的节段空肠游离瓣转移。其他在该区域游离瓣包括皮肌膜瓣,如管状前臂桡侧皮瓣。管状胃也是可用于颈段食管缺损重建术的区域带蒂皮瓣。胃被游离出来,蒂位于胃右侧和胃网膜血管,经取道胸腔重建缺损。

气管切开术

气管切开术用在需要长时间的插管,需要频繁的肺部吸痰和那些有神经损伤而削弱了保护性气道反射的病人。该手术在头颈部手术时使用,往往是用于手术期气道的临时处理。在口腔及口咽癌的手术切除后,常出现上呼吸消化道水肿,因此需要在手术期施行气管切开术,以防止呼吸道阻塞。

气管切开术通过避免长期经口和经鼻气管插管可降低喉部及声门下的损害以及潜在的狭窄风险,利于口部和肺部吸痰,并减少病人的不适感。当不再需要气管切开术时可移除套管,一般经过 2 周之后,开口自然封闭。气管切开术并发症包括气胸,喉返神经损伤,气管狭窄,伤口感染与大血管的侵蚀及拔管后造瘘口不愈合。环甲膜切开术可作为那些需要长期插管的病人另一个替代办法,但引发声带功能障碍及声门下狭窄的风险更大。若环甲膜切开术是为了建立紧急气道,且预计在 5~7 天内不能拔管者,应考虑转为常规的气管切开术。

气管切开术并不是必然会使病人损失说话能力。当放置了带气囊的大的气管套管时,期望病人还能够正常发声是不切实际的。然而,病人用较小尺寸的不带气囊的气管套管后,间歇性用手指闭塞或放置 Passy-Muir 阀门,使得病人在行气管切开术建立上呼吸道旁路后仍可进行交流。当病人不再有气管切开术的原始指征,并能耐受大于 24 小时的堵管,则拔管被认为是安全的。如果上呼吸道肿瘤或组织重建是气管切开的指征时,建议拔管前采用纤维喉镜来检查呼吸道[91]。

长期治疗和康复

姑息治疗

对于不能手术切除的病变和远处转移的病人,可行姑息治疗和护理。姑息治疗的目的是改善病人的症状,可能包括放疗、化疗或与疼痛专家协商减轻疼痛。对于恶性进展期出现呼吸困难和吞咽困难的病人,头颈外科医师可以分别选择行气管切开术和胃造口置管。临终关怀是前景无望病人的一个选择,善终使病人在艰难的逆境中可以最大限度地保留尊严。

随访治疗

病人诊断为头颈肿瘤并接受治疗后需要随访观察,目的在于监测是否复发以及治疗的副作用。对于恶性上呼吸消化道肿瘤,美国头颈协会制定了专门的随访时间表(表 18-4)[92]。

表 18-4	美国头颈协会随访时间表
治疗后	**随访时间**
第 1 年	每 1~3 个月
第 2 年	每 2~4 个月
第 3 年	每 3~6 个月
第 4 年	每 4~6 个月
第 5 年及以后	每 12 个月

除常规头颈部检查外,需要询问病人一切与原发肿瘤相关的新发症状。新出现的疼痛、耳痛、声嘶和吞咽困难可能表明需要进一步评估复发的问题。进行性吞咽困难也可能是咽部狭窄病人的表现,这样的病人可能需要行食管扩张和(或)胃造口置管补充营养。此外,一些接受头颈部放疗的病人几年后出现甲状腺功能减退。术后出现肩部功能障碍的病人需进行物理治疗方面的咨询,以减少手术产生的长期影响。有慢性疼痛问题的病人应咨询疼痛专家,构建一个长期和有效的控制疼痛的治疗方案。有放射治疗史的病人如果要预防放射性骨坏死,有必要与牙医建立长期的随访联系。

(崔永华　刘争　译)

参考文献

亮蓝色标记的是主要参考文献。

1. Senturia BA, Marcus MD, Lucente FE: *Diseases of the External Ear*, 2nd ed. New York: Grune and Stratton, 1980.
2. Kimmelman CP, Lucente FE: Use of ceftazidime for malignant external otitis. *Ann Otol Rhinol Laryngol* 98:721, 1989.
3. Sutton D, Derkay CS, Darrow DH, et al: Resistant bacteria in the middle ear fluid at the time of tympanostomy tube surgery. *Ann Otol Rhinol Laryngol* 109:24, 2000.
4. Nissen AJ, Bui H: Complications of chronic otitis media. *Ear Nose Throat J* 75:284, 1996.
5. Antonelli PJ, Garside JA, Mancuso AA, et al: Computed tomography and the diagnosis of coalescent mastoiditis. *Otolaryngol Head Neck Surg* 120:350, 1999.
6. Gantz BJ, Rubinstein JT, Gidley P, et al: Surgical management of Bell's palsy. *Laryngoscope* 109:1177, 1999.
7. Green JD, Shelton C, Brackman DE: Surgical management of iatrogenic facial nerve injuries. *Otolaryngol Head Neck Surg* 111:606, 1994.
8. Lanza DC, Kennedy DW: Adult rhinosinusitis defined. *Otolaryngol Head Neck Surg* 117:S1, 1997.
9. Brook I: Microbiology and management of sinusitis. *J Otolaryngol* 25:249, 1996.
10. Benninger MS, Anon J, Mabry RL: The medical management of rhinosinusitis. *Otolaryngol Head Neck Surg* 117:S41, 1997.
11. Cody DT, Neel HB, Ferrerio JA, et al: Allergic fungal sinusitis: The Mayo Clinic experience. *Laryngoscope* 104:1074, 1994.
12. deShazo RD, O'Brien M, Chapin K, et al: A new classification and diagnostic criteria for invasive fungal sinusitis. *Arch Otolaryngol Head Neck Surg* 123:1181, 1997.
13. Bisno AL, Gerber MA, Gwaltney JM, et al: Diagnosis and management of group A streptococcal pharyngitis: A practice guideline. *Clin Infect Dis* 25:574, 1997.
14. Thompson LDR, Wenig BM, Kornblut BM: Pharyngitis, in Bailey BJ, Calhoun KH, Derkay CS, et al (eds): *Head and Neck Surgery—Otolaryngology*, 3rd ed. Philadelphia: Lippincott Williams and Wilkins, 2001, p 543.
15. Paradise J, Bluestone C, Bachman R, et al: Efficacy of tonsillectomy in recurrent throat infections in severely affected children. *N Engl J Med* 310:674, 1984.
16. Gates G, Cooper J, Avery C, et al: Chronic secretory otitis media: Effects of surgical management. *Ann Otol Rhinol Laryngol Suppl* 98:2, 1989.
17. Gerber ME, O'Connor DM, Adler E, et al: Selected risk factors in pediatric adenotonsillectomy. *Arch Otolaryngol Head Neck Surg* 122:811, 1996.
18. Friedman M, Tanyeri H, La Rossa M, et al: Clinical predictors of obstructive sleep apnea. *Laryngoscope* 109:1901, 1999.
19. Standards of Practice Committee of the American Sleep Disorders Association: Practice parameters for the use of laser assisted uvuloplasty. *Sleep* 17:744, 1994.
20. Zeitels SM, Casiano RR, Gardner GM, et al: Management of common voice problems: Committee report. *Otolaryngol Head Neck Surg* 126:333, 2002.
21. Rosen CA, Woodson GE, Thompson JW, et al: Preliminary results of the use of indole 3-carbinol for recurrent respiratory papillomatosis. *Otolaryngol Head Neck Surg* 118:810, 1998.
22. Gray S, Hammond E, Hanson DF: Benign pathologic responses of the larynx. *Ann Otol Rhinol Laryngol* 104:13, 1995.
23. Koufman JA: The otolaryngologic manifestations of gastroesophageal reflux disease (GERD). *Laryngoscope* 53(Suppl):1, 1991.
24. Nasri S, Sercarz JA, McAlpin T, et al: Treatment of vocal fold granuloma using botulism toxin type A. *Laryngoscope* 105:585, 1995.
25. Benninger MS, Crumley RL, Ford CN, et al: Evaluation and treatment of the unilateral paralyzed vocal fold. *Otolaryngol Head Neck Surg* 111:497, 1994.
26. Ishiki N: Vocal mechanics and the basis for phonosurgery. *Laryngoscope* 108:1761, 1998.
27. Hochman M, Vural E, Suen J, et al: Contemporary management of vascular lesions of the head and neck. *Curr Opin Otolaryngol Head Neck Surg* 7:161, 1999.
28. Waner M: The treatment of vascular lesions. *Facial Plast Surg Clin North Am* 4:275, 1996.

29. Kohut MP, Hansen M, Pribaz JJ, et al: Arteriovenous malformations of the head and neck: Natural history and management. *Plast Reconstr Surg* 102:643, 1998.

30. Giguere CM, Bauman NM, Smith RJH: New treatment options for lymphangioma in infants and children. *Ann Otol Rhinol Laryngol* 111:1066, 2002.

31. Gruss JS, Macinnon SE: Complex midface fractures: Role of buttress reconstruction and immediate bone grafts. *Plast Reconstr Surg* 78:9, 1988.

32. Shumrick K, Kersten R, Kulwin D, et al: Extended access/internal approaches for the management of facial trauma. *Arch Otolaryngol Head Neck Surg* 118:1105, 1992.

33. Coker NJ: Facial electroneurography: Analysis of techniques and correlation with degenerating motor neurons. *Laryngoscope* 102:747, 1992.

34. Brodie HA, Thompson TC: Management of complications from 820 temporal bone fractures. *Am J Otol* 18:188, 1997.

35. Darrouzet V, Duclos J, Liguoro D: Management of facial paralysis resulting from temporal bone fractures: Our experience in 115 cases. *Otolaryngol Head Neck Surg* 125:787, 2001.

36. Blot WJ, McLaughlin JK, Winn DM, et al: Smoking and drinking in relation to oral and pharyngeal cancer. *Cancer Res* 48:3282, 1988.

37. Rigotti NA: Treatment of tobacco use and dependence. *N Engl J Med* 346:506, 2002.

38. Moore C: Cigarette smoking and cancer of the mouth, pharynx and larynx. *JAMA* 218:553, 1971.

39. Brennan JA, Boyle JO, Koch WM, et al: Association between cigarette smoking and mutation of the p53 gene in squamous cell carcinoma of the head and neck. *N Engl J Med* 332:712, 1995.

40. Boyle JO, Koch W, Hrubin PA, et al: The incidence of P53 mutations increase with progression of head and neck cancer. *Cancer Res* 53:4477, 1993.

41. Koch WM, Lango M, Sewell D, et al: Head and neck cancer in nonsmokers: A distinct clinical and molecular entity. *Laryngoscope* 109:1544, 1999.

42. Jusawalla DJ, Despandi VA: Evaluation of cancer risk in tobacco chewers and smokers. An epidemiologic assessment. *Cancer* 28:244, 1971.

43. Joint Committee on Cancer: *American Joint Committee on Cancer Staging Manual*, 6th ed. Chicago: American, 2002.

44. Zitsch RP, Park CW, Renner FJ, et al: Outcome analysis for lip carcinoma. *Otolaryngol Head Neck Surg* 113:589, 1995.

45. Calhoun K: Reconstruction of small- and medium-sized defects of the lower lip. *Am J Otolaryngol* 13:16, 1992.

46. Conley J, Donovan DT: A new technique for total reconstruction of the lower lip in a patient with malignant melanoma. *Otolaryngol Head Neck Surg* 94:393, 1986.

47. Franceschi D, Gupta R, Spiro RH, et al: Improved survival in the treatment of squamous carcinoma of the oral tongue. *Am J Surg* 166:360, 1993.

48. Lydiatt DD, Robbins KT, Byers RM, et al: Treatment of stage I and II oral cancer. *Head Neck* 15:308, 1993.

49. Spiro RH, Huvos AG, Wong GY, et al: Predictive value of tumor thickness in squamous carcinoma confined to the tongue and floor of mouth. *Am J Surg* 152:345, 1986.

50. Rodgers LW Jr., Stringer SP, Mendenhall WM, et al: Management of squamous cell carcinoma of the floor of mouth. *Head Neck* 15:16, 1993.

51. Overholt SM, Eicher SA, Wolf P, et al: Prognostic factors affecting outcome in lower gingival carcinoma. *Laryngoscope* 106:1335, 1996.

52. Huang CJ, Chao KSC, Tsai J, et al: Cancer of retromolar trigone: Long-term radiation therapy outcome. *Head Neck* 23:758, 2001.

53. Bloom ND, Spiro RH: Carcinoma of the cheek mucosa: A retrospective analysis. *Am J Surg* 154:411, 1987.

54. Beckhardt RN, Weber RS, Zane R, et al: Minor salivary gland tumors of the palate: Clinical and pathologic correlates of outcome. *Laryngoscope* 11:1155, 1995.

55. Bradford CR, Futran N, Peters G: Management of tonsil cancer. *Head Neck* 21:657, 1999.

56. Lee, HJ, Zelefsky MJ, Kraus DH, et al: Long-term regional control after radiation therapy and neck dissection for base of tongue carcinoma. *Int J Rad Oncology Biol Phys* 38:995, 1997.

57. Peters LJ, Weber RS, Morrison WH, et al: Neck surgery in patients with primary oropharyngeal cancer treated by radiotherapy. *Head Neck* 18:552, 1996.

58. Ang KK, Peters LJ, Weber RS, et al: Concomitant boost radiotherapy schedules in the treatment of carcinoma of the oropharynx and

nasopharynx. *Int J Radiat Oncol Biol Phys* 19:1339, 1990.

59. Weber RS, Gidley P, Morrison WH, et al: Treatment selection for carcinoma of the base of tongue. *Am J Surg* 160:415, 1990.

60. Weber RS, Ohlms L, Bowman J, et al: Functional results after total or near total glossectomy with laryngeal preservation. *Arch Otolaryngol Head Neck Surg* 117:512, 1991.

61. Weber RS, Peters LJ, Wolf P, et al: Squamous cell carcinoma of the soft palate, uvula, and anterior faucial pillar. *Otolaryngol Head Neck Surg* 99:16, 1988.

62. Frank J, Garb J, Kay S, et al: Postoperative radiotherapy improves survival in squamous cell carcinoma of the hypopharynx. *Am J Surg* 168:476, 1994.

63. Lefebve JL, Chevalier D, Luboinski B, et al: Larynx preservation in piriform sinus cancer: Preliminary results of a European organization for research and treatment of cancer phase III trial. *J Natl Cancer Inst* 88:890, 1996.

64. Hartig G, Truelson J, Weinstein GS. Supraglottic cancer. *Head Neck* 22:426, 2000.

65. Laccourreye H, Laccourreye O, Weinstein GS, et al: Supracricoid laryngectomy with cricohyoidoepiglottopexy: A partial laryngeal procedure for selected glottic carcinomas. *Ann Otol Rhinol Laryngol* 99:421, 1990.

66. Wolf GT, Hong WK, Fischer SG, et al: Induction chemotherapy plus radiation compared with surgery plus radiation in patients with advanced laryngeal cancer. *N Engl J Med* 324:1685, 1991.

67. Medina JE, Khafif A: Early oral feeding following total laryngectomy. *Laryngoscope* 111:368, 2001.

68. Weber RS, Marvel J, Smith P, et al: Paratracheal lymph node dissection for carcinoma of the larynx, hypopharynx, and cervical esophagus. *Otolaryngol Head Neck Surg* 108:11, 1993.

69. Weber RS, Berket BA, Forastiere A, et al: Outcome of salvage total laryngectomy following organ preservation therapy: The Radiation Therapy Oncology Group trial 91-11. *Arch Otolaryngol Head Neck Surg* 129:44, 2003.

70. Osguthorpe JD: Sinus neoplasia. *Arch Otolaryngol Head Neck Surg* 120:19, 1994.

71. Levine PA, Frierson HF, Mills SE, et al: Sinonasal undifferentiated carcinoma: A distinctive and highly aggressive neoplasm. *Laryngoscope* 97:905, 1987.

72. Senior BA, Lanza DC, Kennedy DW, et al: Computer-assisted resection of benign sinonasal tumors with skull base and orbital extension. *Arch Otolaryngol Head Neck Surg* 123:706, 1997.

73. Isaacs RS, Donald PJ: Sphenoid and sellar tumors. *Otolaryngol Clin North Am* 28:1191, 1995.

74. Al-Sarraf M, LeBlanc M, Giri PG, et al: Chemoradiotherapy versus radiotherapy in patients with advanced nasopharyngeal cancer: Phase III randomized intergroup 0099. *J Clin Oncol* 16:1310, 1998.

75. Kuhel W, Hume CR, Selesnick SH: Cancer of the external auditory canal and temporal bone. *Otolaryngol Clin North Am* 29:827, 1996.

76. Prasad S, Janecka IP: Efficacy of surgical treatments for squamous cell carcinoma of the temporal bone: A literature review. *Otolaryngol Head Neck Surg* 110:270, 1994.

77. Shah JP: Patterns of cervical lymph node metastasis from squamous carcinomas of the upper aerodigestive tract. *Am J Surg* 160:405, 1990.

78. Bocca E, Pignataro O, Oldino C: Functional neck dissection: An evaluation and review of 843 cases. *Laryngoscope* 94:942, 1984.

79. Medina JE, Byers RM: Supraomohyoid neck dissection: Rationale, indications and surgical technique. *Head Neck* 11:111, 1989.

80. Eicher SA, Weber RS: Surgical management of cervical lymph node metastases. *Curr Opin Oncol* 8:215, 1996.

81. Robbins KT, Atkinson JLD, Byers RM, et al: The use and misuse of neck dissection for head and neck cancer. *J Am Coll Surg* 193:91, 2001.

82. Byers RM, Weber RS, Andrews T, et al: Frequency and therapeutic implications of "skip metastases" in the neck from squamous carcinoma of the oral tongue. *Head Neck* 19:14, 1997.

83. Myers EN, Fagan JJ: Treatment of the N+ neck in squamous cell carcinoma of the upper aerodigestive tract. *Otolaryngol Clin North Am* 31:671, 1998.

84. Eisele DE, Netterville J, Hoffman H, et al: Parapharyngeal space masses. *Head Neck* 21:154, 1999.

85. Frankenthaler RA, Luna MA, Lee S, et al: Prognostic variables in parotid gland cancer. *Arch Otol Head Neck Surg* 117:1251, 1991.

86. Weber RS, Byers RM, Petit B, et al: Submandibular gland tumors:

Adverse histologic factors and therapeutic implications. *Arch Otolaryngol Head Neck Surg* 116:1055, 1990.

87. Blackwell KE, Buchbinder D, Biller HF: Reconstruction of massive defects in the head and neck: The role of simultaneous distant and regional flaps. *Head Neck* 19:620, 1997.

88. Anthony JP, Neligan PC, Rotstein LE, et al: Reconstruction of partial laryngopharyngectomy defects. *Head Neck* 19:541, 1997.

89. Schusterman M, Shestak K, de Vries EL, et al: Reconstruction of the cervical esophagus: Free jejunal transfer versus gastric pull-up. *Plast Reconstr Surg* 85:16, 1990.

90. Urken ML, Buchbinder D, Costantino PD, et al: Oromandibular reconstruction using microvascular composite flaps: Report of 210 cases. *Arch Otolaryngol Head Neck Surg* 124:46, 1998.

91. Wenig BL, Applebaum EL: Indications for and technique for tracheostomy. *Clin Chest Med* 1293:545, 1991.

92. The American Society for Head and Neck Surgery and the Society of Head and Neck Surgeons: *Clinical Practice Guidelines for the Diagnosis and Management of Cancer of the Head and Neck.* 1996. Also see *http://www.headandneckcancer.org/clinicalresources/docs/oralcavity.php.*

第19章

胸壁、肺、纵隔和胸膜

Katie S. Nason, Michael A. Maddaus,
and James D. Luketich

关键点

1. 肺癌仍然是致命和很常见的肿瘤,5 年生存率为 15%。肺癌发病率在男性仅次于前列腺癌,在女性仅次于乳腺癌。肺鳞状细胞癌和腺癌是最常见的亚型,少见于无吸烟史的病人。非吸烟者和吸烟者一起生活者,与不和吸烟者一起生活者比较,患肺癌的风险高 24%。

2. 支气管超声内镜是一种有价值的新工具,可提高对原发肿瘤(邻近中央气道者)和纵隔淋巴结经气管活检的准确性和安全性,应成为外科医师对肺癌诊断和治疗装备的一部分。

3. 胸部手术前对病人进行危险性评估是基于临床判断和数据的。

4. CO 交换能力受损和术后肺部并发症风险明显增加相关,与病人吸烟史无关。行肺切除的病人,CO 弥散能力百分比(% D_{LCO})每下降 10%,发生肺部并发症的风险增加 42%,该指标可作为手术病人风险评估分级的有用参数。

5. 对于 D_{LCO} 和 1 秒钟用力呼气量严重受损的病人,最大氧耗(VO_2max)值可提供重要信息。该值每分钟 <10ml/kg,通常禁止行任何大的肺切除,因为该水平时病人的死亡率为 26%;该值每分钟 ≥10ml/kg,死亡率为 8.3%。该值 >15ml/kg 提示病人可耐受一侧全肺切除。

6. 肺癌的肿瘤、淋巴结和转移(TNM)分期系统,已建议做较大修改。肿瘤分期将进一步细分为 T_1a 和 T_1b,T_2a 和 T_2b,T_3 和 T_4 期。同一肺叶的卫星结节将被认为是 T_3 期,恶性胸腔和心包积液将认为是转移病变而不是 T_4 期。

7. 越来越多的证据提示,胃食管反流性疾病在慢性肺病如支气管扩张症和特发性肺纤维化的发病机制中起重要作用,而且在肺移植病人可能引起闭塞性细支气管炎综合征。

8. 新发结核病病人约 10% 为多重耐药结核病(MDRTB)的结核菌感染,复发结核病病人为 40%。另一种少见的疾病变异已被确认,称为广泛耐药结核病。致病菌不但对异烟肼和利福平耐药,如同 MDRTB 结核菌一样,至少对一种注射用的二线药物耐药,如卷曲霉素(capreomycin)、阿米卡星(amikacin)和卡那霉素(kanamycin)。

9. 肺曲霉菌瘤的治疗要个体化。无症状的病人可观察,不用其他治疗。同样,无威胁生命的轻度咯血可内科治疗,包括使用抗真菌药和咳嗽抑制剂。可选择两性霉素 B(amphotericin B)治疗,然而最近使用伏立康唑(voriconazole)治疗曲霉病,副作用少,疗效相当。传统上,大咯血是急诊手术的适应证,然而随着血管内介入技术的发展,在一些有选择的、对该技术有经验的治疗中心,支气管动脉栓塞也是有效的方法。

10. 对念珠菌感染的治疗,和其他真菌感染一样,在过去的 10 年有很大变化。因为多种治疗方法有效,可调整治疗方法,包括药物组合,依据病人耐受相关毒性能力、特殊念珠菌种微生物学信息和用药途径而定。虽然三唑类(triazoles)和棘白菌素类(echinocandins)与其他抗真菌药疗效相似,但副作用少、耐受性好。

11. 恶性胸腔积液、肺膨胀差(因肿瘤或粘连引起)者,常提示胸膜固定效果差,是留置胸管的基本适应证。这些管道可显著改变终末期肺癌病人的处理方法,因为可减少病人生命最后几周的住院时间。

气管

解剖

了解气管的相关解剖对各专业外科医师而言都是非常重要的(图 19-1)[1]。气管由软骨部和膜部组成,起自气道第一个具有完整软骨环的环状软骨。环状软骨由前方的软骨弓和后方与杓状软骨形成关节的宽基底软骨板组成。声带起自杓状软骨,附着在甲状软骨。声门下间隙内径约 2cm,是气管最狭窄的部分,起自声带下缘,延伸至第一气管环。气管远端其余部分长 10.0~13.0cm,包括 18~22 个软骨环,内径 2.3cm。

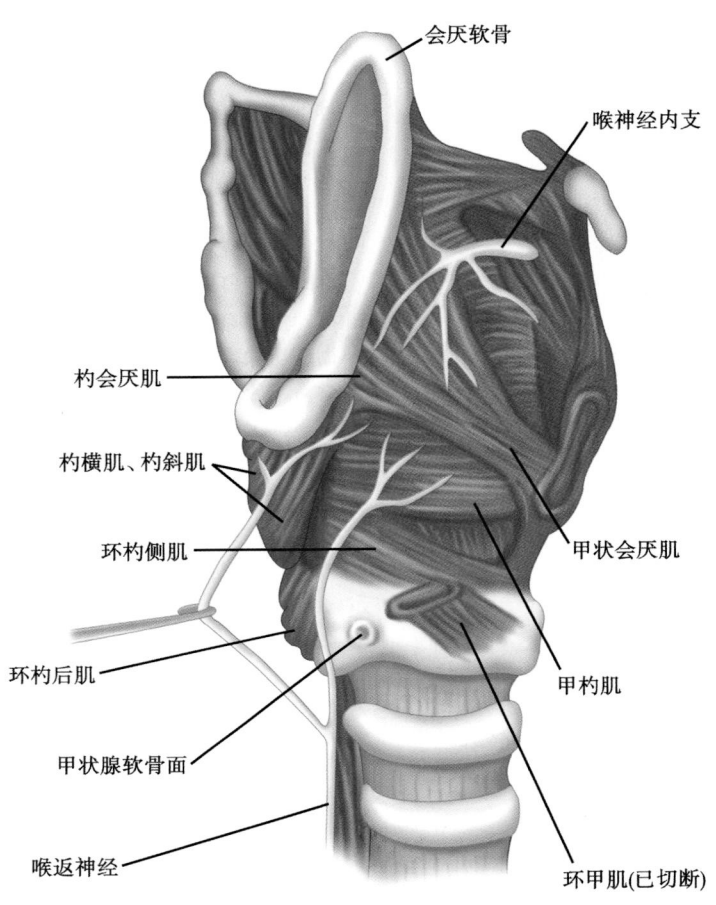

图 19-1　喉部和上段支气管的解剖

气管血供从膜部和软骨部交界附近进入气管(图 19-2),呈节段性,每一进入气管的小血管分支仅供应 1.0~2.0cm 的节段,这就限制了对气管周围组织的游离只能到此距离。气管供血动脉包括甲状腺下动脉、锁骨下动脉、最上肋间动脉、胸廓内动脉、无名动脉和上、中支气管动脉。纵向血管形成重要连接,在气管侧面互相沟通,向通往软骨间软组织的横向血管供血。

气管损伤

继发于气管内插管的损伤多为套囊过度充气的结果。虽然现在普遍使用高容/低压套囊,但易被过度充气,产生足以导致周围气管壁缺血的压力。在一些病人,短短 4 个小时缺血就可导致明显瘢痕和狭窄的缺血性事件发生。延长过度充气时间,会继发气管全层损伤,导致无名动脉和食管之间形成瘘。鉴于这些原因,气管插管时间无论多么短暂,气管套囊充气至可阻止套囊周围漏气即可。在长时间通气支持和高气道压的情况下,建议使用套囊压力监测(维持压力低于 20mmHg)。

气管狭窄往往是医源性所致,继发于气管内插管或气管切开,总之,这类气管损伤称为插管后损伤。临床上,气管切开后所引起的瘢痕形成和局部损伤可导致严重的气管狭窄,占病人的 3%~12%[2]。增加气管狭窄风险的因素包括错误地从气管最狭窄处的第一气管环或环甲膜行气管切开、使用大号气管切开插管和气管横切口等。然而,因瘢痕形成和局部损伤,即使正确的气管切开操作仍可导致气管狭窄,而且气管切开去除插管后也常见轻度溃疡形成和狭窄。使用尽可能小的气管造瘘管、一旦病人可耐受即缩小瘘口、采用纵行气管切口不去除软骨,这些措施可减少气管造瘘口狭窄的发生率。

劳力性喘鸣和呼吸困难是气管狭窄早期的临床症状。拔除气管插管或去除气管造瘘管后,出现气管狭窄症状的时间间隔变化较大,通常为 2~12 周,但也有立即出现或 1~2 年后才出现症状者。此类病人常被误诊为哮喘或支气管炎,并按此治疗一段时间才被确诊。总之,症状的严重性与气管狭窄的程度和肺部潜在疾病有关。

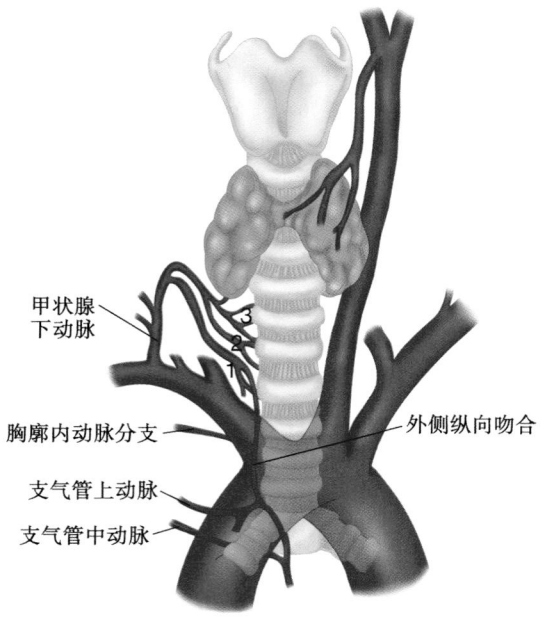

图 19-2　喉部和上段气管的血供

甲状腺
下动脉

胸廓内动脉分支

支气管上动脉

支气管中动脉

外侧纵向吻合

急性处理

气管狭窄的治疗为切除狭窄段和行一期端端吻合,几乎所有的气管插管后损伤都是透壁性,软骨部结构支持被破坏(图 19-3)。激光消融等方法都是暂时性的。病人在早期阶段,硬质支气管镜扩张可迅速缓解呼吸困难症状、充分评估病变情况。仔细记录狭窄的长度和位置以及与声带的关系很重要,很少有病人需行气管造瘘。内支架置入,典型的硅胶 T 管,对因有其他相关疾病而不适合做手术的病人很有用。丝网支架因侵蚀气管壁而不适合使用;也有人报道球囊扩张和气管成形的方法,但其效果有限。将来,组织工程的研究可能会为气管的长段置换提供合适的材料。

大部分气管插管损伤位于上段 1/3 气管,所以可采用颈部领状切口切除。在良性病变病人,一般切除气管 2 ~ 4cm,但即使切除气管全长的 1/2,一期端端吻合也应保持无张力。彻底切除炎症和瘢痕组织对气管插管后损伤行气管切除很关键。术后不需要行气管造瘘和支架置入,在手术室或稍后即可拔除气管插管。

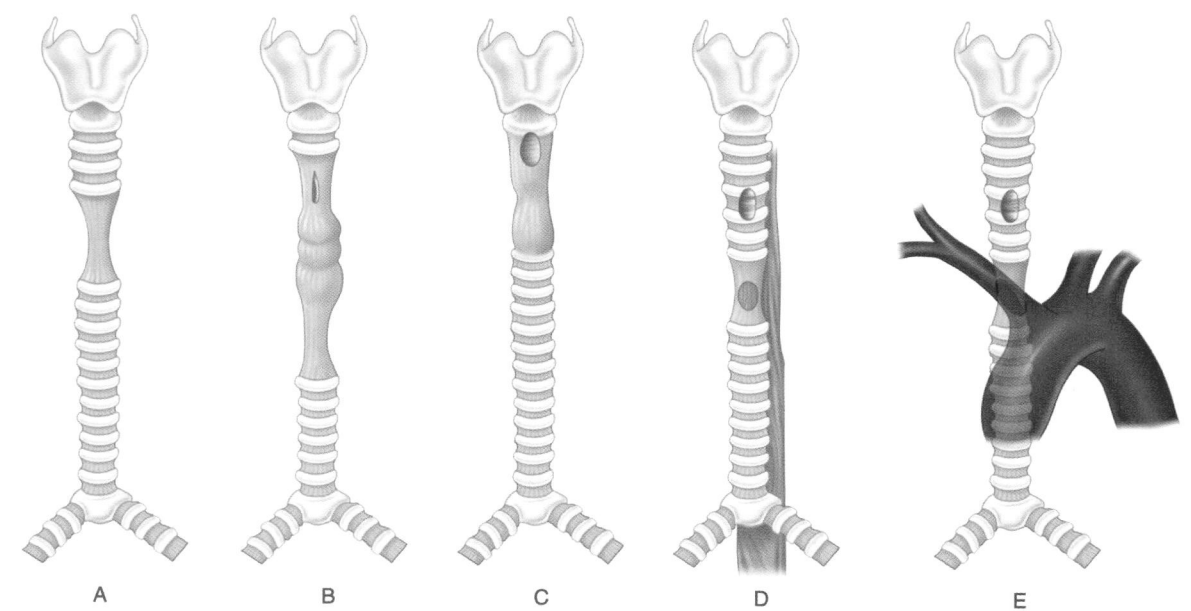

A　　B　　C　　D　　E

图 19-3　气管插管后主要病变图解。**A.** 使用气管内插管后套囊部位发生环形损害。**B.** 气管切开后潜在的损害。在造瘘口水平可看到前外侧狭窄,套囊水平(比气管内插管位置低)环形狭窄,两者之间有红肿和软化。**C.** 声门下喉部损伤。**D.** 发生于气管切开套囊水平的气管食管瘘,该水平常见环形损伤。**E.** 气管无名动脉瘘

气管瘘

气管无名动脉瘘

发生气管无名动脉瘘的原因有二:气管造瘘位置过低和气管套囊过度充气。行气管造瘘手术时,外科医师一定要仔细、正确地辨别气管环。造瘘口应位于第 2 ~ 4 气管环,不到胸骨切迹。低于第 4 气管环时,气管造瘘插管的内缘将压迫无名动脉上缘致动脉侵蚀。同样,气管套囊过度充气会导致

气管缺血性损伤,继发侵蚀和瘘形成。大多数气管套囊导致的瘘发生在气管造瘘后 2 周内。

气管无名动脉瘘的临床表现为出血,前兆出血经常发生,虽然量通常不大,但一定不能忽视或简单认为是常见的气管刺激或损伤出血。如出血明显,可短暂过度充气气管造瘘管套囊以阻断动脉损伤处,若此方法不成功,需立即扩大气管造瘘切口,伸入一手指向胸骨柄压迫动脉(图 19-4)。病人再经鼻插管,吸出气道内出血,急诊切除受累段动脉,通常不用重建。

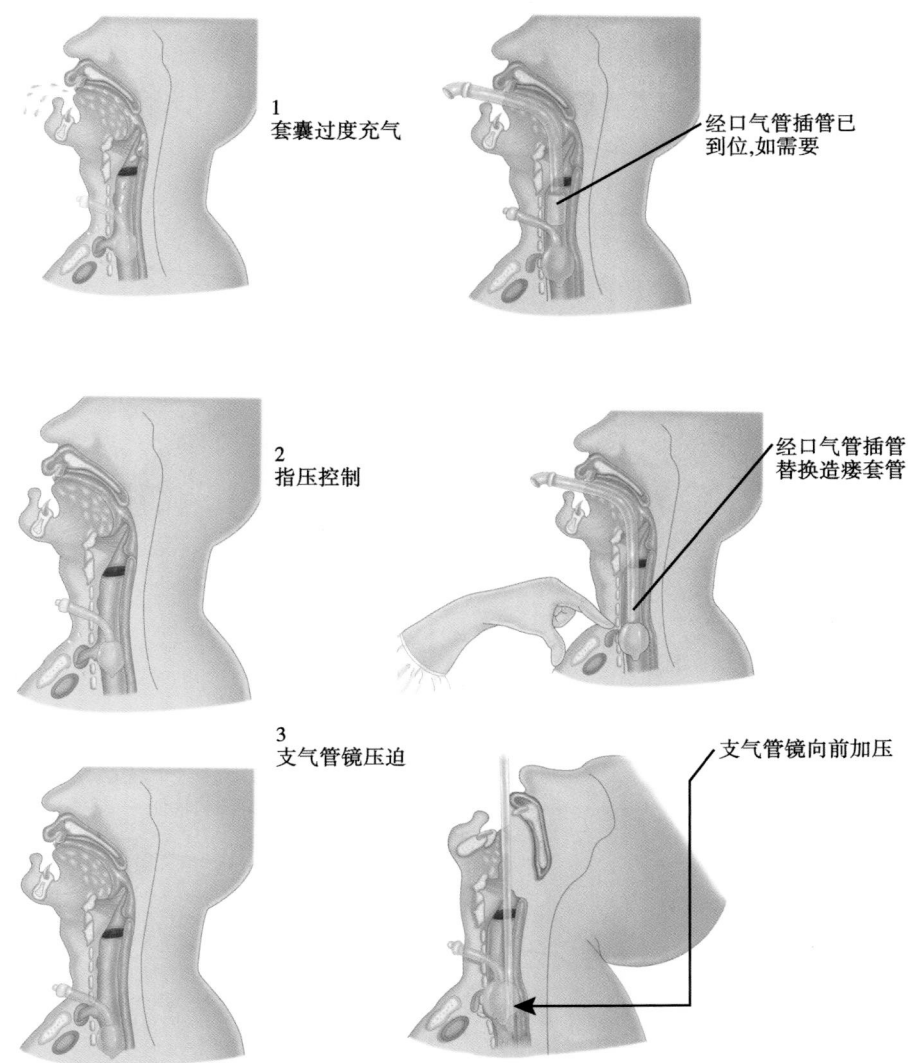

1
套囊过度充气

经口气管插管已
到位,如需要

2
指压控制

经口气管插管
替换造瘘套管

3
支气管镜压迫

支气管镜向前加压

图 19-4　气管无名动脉瘘的急诊处理步骤

气管食管瘘

气管食管瘘(tracheoesophageal fistulas,TEFs)主要发生于留置鼻胃管并长期机械通气的病人[3]。套囊气管将膜部向鼻胃管压迫,导致气管、食管损伤和瘘管形成。临床上,唾液、胃内容物和管饲物从气道吸出,气道正压通气致胃膨胀。可疑气管食管瘘可通过支气管镜诊断,撤出气管内插管同时插入支气管镜,可在套囊位置看到瘘口;或者通过食管镜检查可在食管内看到气管内插管的套囊。

治疗 TEFs 首要的是尽快使病人脱离呼吸机并拔除气管插管。在撤离期间,拔出鼻胃管。注意确保气管内插管的套囊置于瘘口之下且没有过度充气。留置胃造瘘管吸引(防止反流),留置十二指肠管营养支持。如吸引无效,上述步骤不能解决问题,则需行食管造瘘以便分流。一旦病人能撤离呼吸机,应行一期手术,包括气管切除和一期吻合、修补食管缺损、气管和食管间间置肌瓣(图 19-5)[4]。

气管肿瘤

原发性气管肿瘤极其罕见,诊断常被延误。常见的原发性气管肿瘤是鳞状细胞癌(和吸烟有关)和腺样囊性癌。临床上,气管肿瘤表现为咳嗽、呼吸困难、咯血、喘鸣,或周围结构受侵的症状(如喉返神经和食管)。气管恶性肿瘤最常见的放射学所见是气管狭窄,但仅见于 50% 的病人。非鳞状细胞癌病人,因肿瘤生长缓慢,症状可持续数月。有临床表现者属于进展期,约 50% 的病人为Ⅳ期。气管癌病人总的 5 年生存率为 40%,但Ⅳ期病人下降到 15%[5]。

气管鳞状细胞癌常出现区域淋巴结转移,而且在这种情况时往往不能完全切除,其生物学行为与肺鳞状细胞癌相似。腺样囊性癌是唾液腺肿瘤的一种类型,通常生长缓慢,沿黏膜下扩散,倾向于沿着神经鞘在气管壁内浸润,可扩散到区域淋巴结。腺样囊性癌虽然不活跃,但为恶性肿瘤,可扩散到肺和骨。鳞状细胞癌和腺样囊性癌约占所有气管肿瘤的 65%,其余 35% 包括小细胞癌、黏液表皮样癌、腺癌、淋巴瘤等[6]。

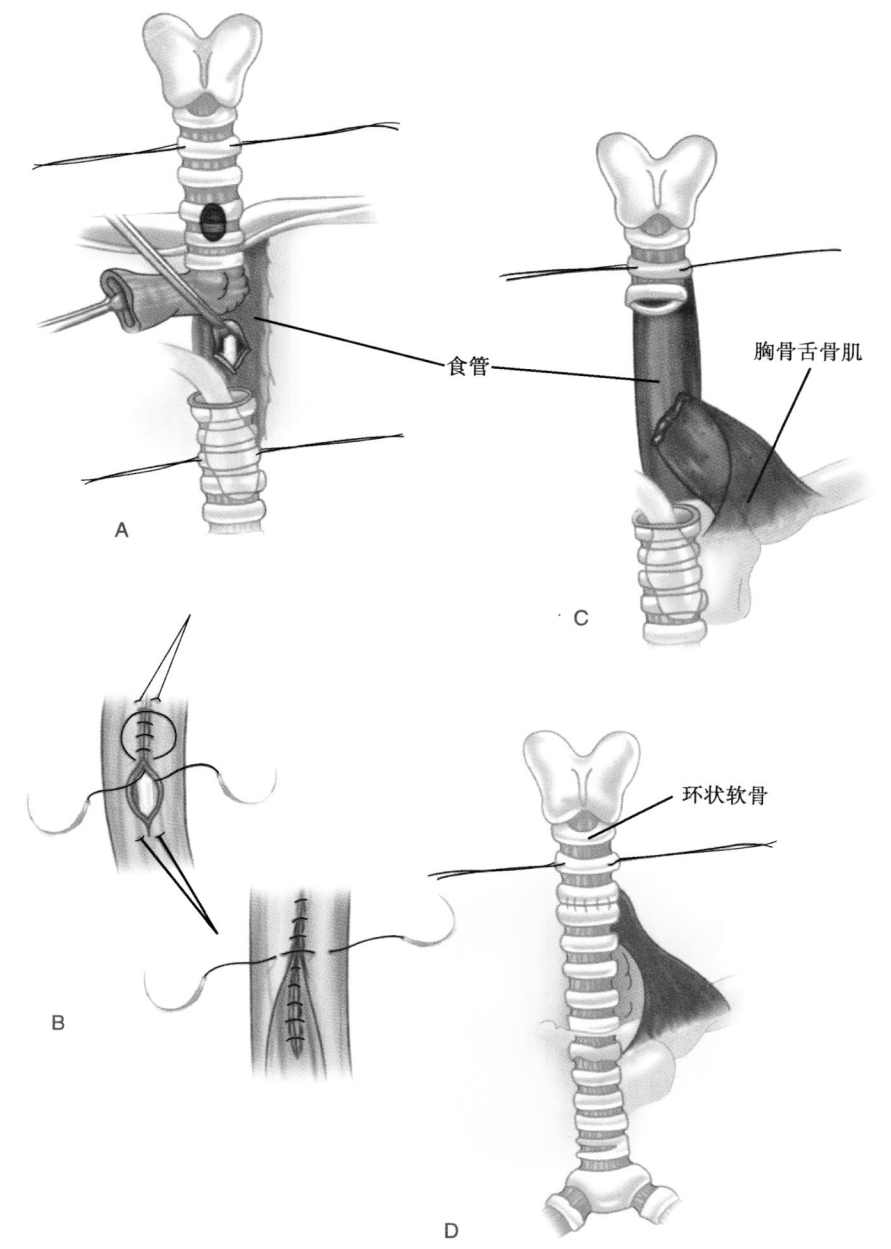

食管

胸骨舌骨肌

A

C

B

环状软骨

D

图 19-5　一期手术闭合气管食管瘘并切除气管。**A.** 分离瘘管，在损伤水平下方横断气管。**B.** 闭合瘘管，在气管侧单层缝合，在食管侧双层缝合。**C.** 损伤段支气管已切除。**D.** 气管吻合完成后所见

治疗

　　气管肿瘤的治疗流程图(图 19-6)。气管肿瘤病人的评估和治疗应包括颈、胸部的 CT 扫描和硬质支气管镜检查。硬质支气管镜检查既可对气道和肿瘤进行全面评估，又可清除或激光消融肿瘤以缓解呼吸困难。如判断肿瘤能彻底切除，可选择一期切除和吻合[7]。

　　气管切除的限度约为气管长度的 50%。为避免术后吻合口张力，需采用一些专门的措施，如气管前外侧的松解，将

下颌缝于胸前使头部前倾 7 天，喉松解和右肺门松解。对于大部分气管切除病人(不超过气管 50%)，常规松解气管前外侧和将下颌缝于胸前 7 天。外科医师根据术中对张力的判断，决定是否行喉和肺门松解。

　　腺样囊性癌和鳞状细胞癌对放疗敏感，所以术后常予以放疗[8]。通常剂量为 50Gy 或以上。对不能切除肿瘤的病人，放疗可作为主要的治疗方法以期望能暂时局部控制，但很少是根治性的。对病变复发、气道受损的病人，支架或激光治疗可考虑作为治疗程序的一部分。

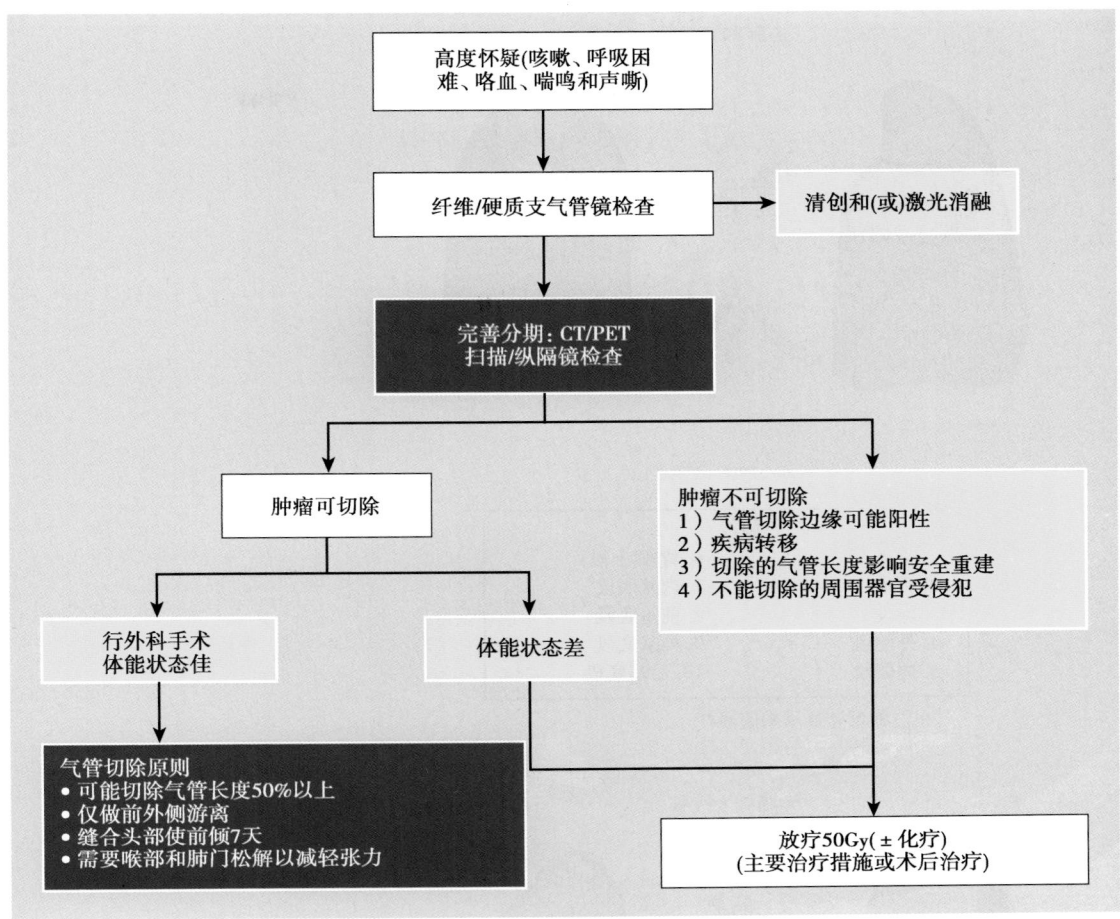

图 19-6　气管肿瘤的评估和治疗流程图。PET=positron emission tomography（正电子发射体层扫描）

肺

解剖

肺段解剖

　　肺段和支气管段解剖如图 19-7 所示[9]。肺实质在每一肺叶的相邻肺段具有连续性,如临床情况需要或肺组织可以保留,分离支气管和血管支可行肺亚段和段切除。

淋巴引流

　　许多淋巴管位于肺脏层胸膜下、叶间分隔、支气管黏膜下及血管和支气管周围的结缔组织内。根据肺癌的 TNM 分期系统,引流肺的淋巴结分为两组:肺淋巴结,N_1;纵隔淋巴结,N_2(图 19-8)。

　　N_1 淋巴结包括:①位于段支气管或肺动脉分叉处的肺内或肺段淋巴结;②沿上、中、下叶支气管分布的叶淋巴结;③位于主支气管分出叶支气管夹角的叶间淋巴结;④沿主支气管分布的肺门淋巴结。每侧肺的叶间淋巴结位于叶间裂的深处,组成淋巴池,称为 Borrie 淋巴池;相应肺的所有肺叶都引流到此组淋巴结(图 19-9)。右侧淋巴池的淋巴结位于中央支气管周围(右上支气管构成上界,中叶和下叶背段支气管构成下界)。左侧淋巴池限于叶间裂,淋巴结位于舌叶和下叶支气管夹角处,与肺动脉分支并列。

　　N_2 淋巴结由四个主要部分组成:①前纵隔;②后纵隔;③气管支气管;④气管周围。前纵隔淋巴结和心包上表面、膈神经、动脉韧带、左无名静脉相连。每侧下肺韧带内是食管旁淋巴结,为后纵隔淋巴结的一部分。此外,食管旁淋巴结也可位于较高位置,在奇静脉弓旁的食管和气管之间。气管支气管淋巴结由位于气管分叉处的三个亚组构成:隆突下淋巴结,位于气管和每侧主支气管钝角夹角的淋巴结和位于气管下端前方的淋巴结;气管旁淋巴结位于上纵隔气管近端;右侧淋巴结形成一条长链,下方由气管支气管淋巴结组成,上方由颈深部淋巴结组成(斜方肌淋巴结)。右肺淋巴经同侧引流,偶有双侧引流到上纵隔。左肺经同侧和对侧向上纵隔引流的频率是一样的,尤其是下叶。

计算机断层扫描(CT)

　　病人在扫描轨道上移动,螺旋 CT 连续扫描,X 线依据病人的位置而形成一螺旋性曲线。一次屏气就可使整个胸部成像,消除运动假象,和常规 CT 相比可提高图像质量,尤其是在检查肺淋巴结和中央气道异常时[10]。螺旋 CT 可在较短时间内获取图像,大血管造影剂充盈前后一致,可明显提高血管结构周围组织病理状况和解剖异常的成像效果。此外,提高成像效果后,空间解剖关系还可通过三维螺旋 CT 进行重建[11]。

右肺和支气管

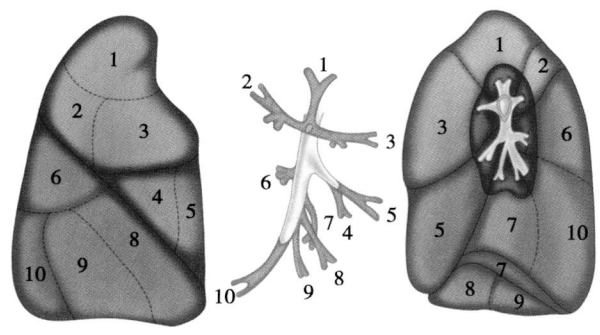

肺段

1. 尖段   6. 背段(上段)
2. 后段   7. 内基底段*
3. 前段   8. 前基底段
4. 外侧段   9. 外基底段
5. 内侧段   10. 后基底段

*在左肺没有显示基底段(7)

左肺和支气管

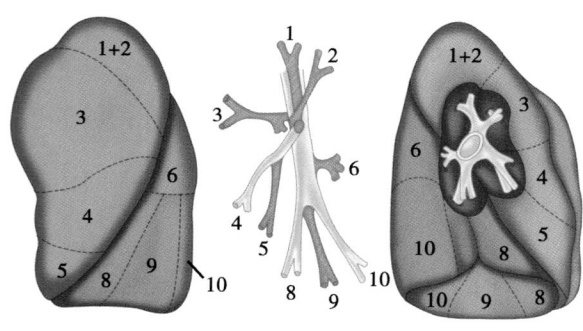

图 19-7   肺和支气管的段解剖

图 19-8   肺癌区域淋巴结位置。分组,描述:1,最高纵隔淋巴结;2,上气管旁淋巴结;3,血管前、隆突前和气管后淋巴结;4,下气管旁淋巴结;5,主-肺动脉淋巴结;6,主动脉前淋巴结;7,隆突下淋巴结;8,食管旁淋巴结;9,肺韧带淋巴结;10,气管、支气管淋巴结;11,叶间淋巴结;12,叶支气管淋巴结;13,段淋巴结;14,亚段淋巴结。注:12、13 和 14 组淋巴结没有完全显示出来

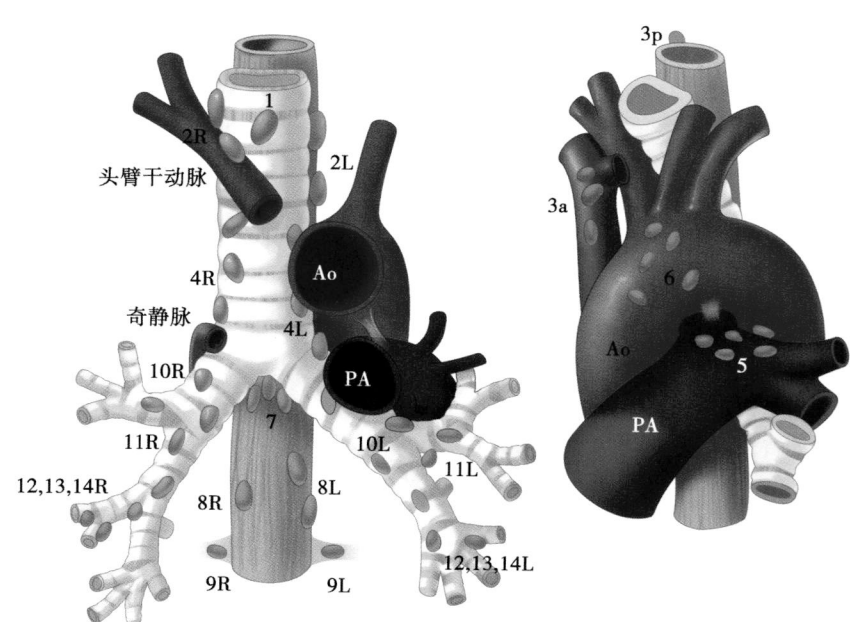

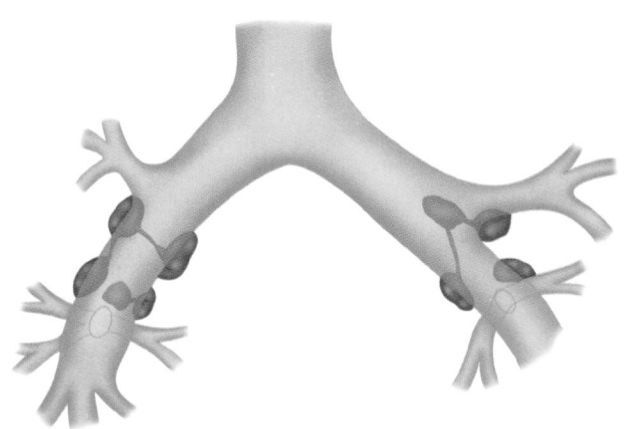

图 19-9　Borrie 淋巴池，包含接受相应肺的所有肺叶淋巴引流的淋巴结

通常扫描厚度和图像分辨率成比例，增加扫描厚度，平均容积增加，分辨率下降。需要成像的结构和检查的目标决定扫描厚度，间隔 1cm 的薄层(1 ~ 2mm)适用于肺实质和外周支气管的检查。如需发现肺转移，建议使用间隔 5 ~ 7mm 的薄层扫描。如检查气管和中央支气管，建议使用 3 ~ 5mm 的薄层扫描。实际上，所有的机构都有螺旋 CT 扫描方案。在一定条件下，确切的临床病史和数据对获取精确的图像很重要。此外，训练有素的医师一定要熟悉正常胸部解剖以鉴别病理变化和制定处理策略(图 19-10)。

胸外科手术路径

近年来，随着微创技术的发展，胸外科手术方法也有所变化。现在，经过先进微创技术培训的外科医师仅通过多个胸腔镜入口和小切口途径，不需要较大切口和撑开肋骨，即可行淋巴结、肺段、肺叶和纵隔切除。使用该方法虽然没有报道死亡率有什么改变，但胸腔镜手术后生活质量的主观衡量，如疼

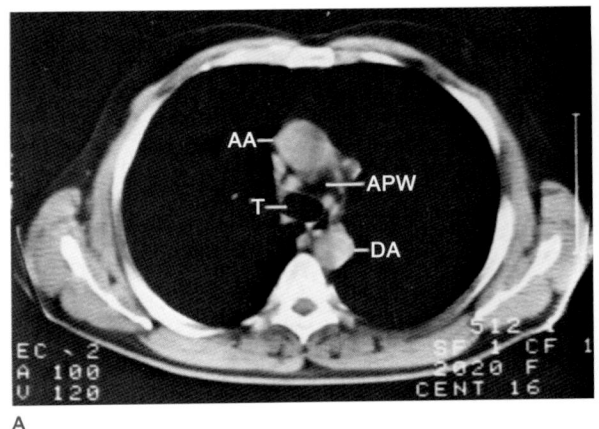

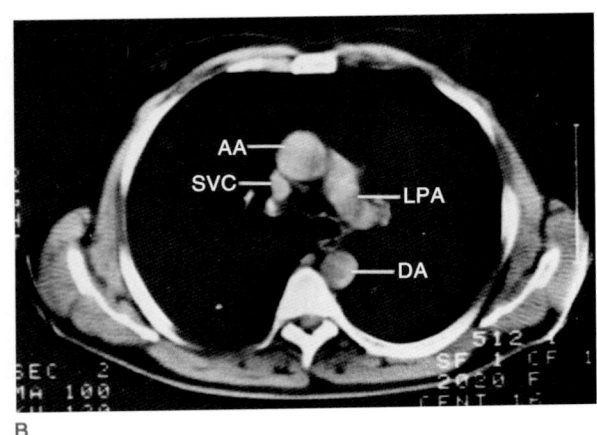

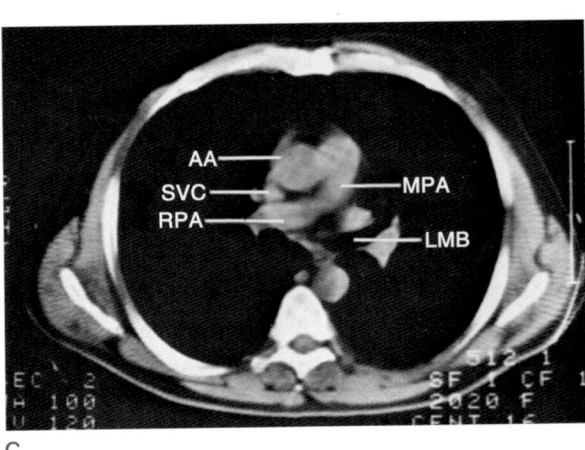

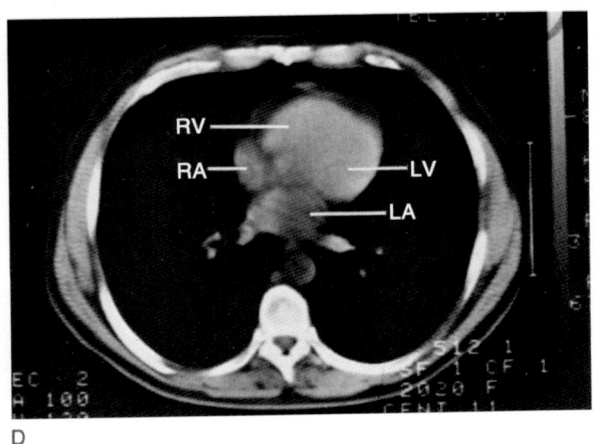

图 19-10　螺旋 CT 扫描在四个平面显示正常胸部的横断面解剖。**A.** 气管分叉水平，可看到主肺动脉窗(the aorticopulmonary window，APW)。**B.** 在 A 图下 1cm 平面可看到左肺动脉(the left pulmonary artery，LPA)起始部。**C.** 在下一个更靠近头部水平可看到右肺动脉(the right pulmonary artery，RPA)起始部及其走行。可看到左上叶支气管从左主支气管(the left main bronchus，LMB)发出。**D.** 在下胸部水平可看到心脏房室腔和肺静脉。AA = ascending aorta 升主动脉；DA = descending aorta，降主动脉；LA = left atrium，左心房；LV = left ventricle，左心室；MPA = main pulmonary artery，主肺动脉；RA = right atrium，右心房；RV = right ventricle，右心室；SVC = superior vena cava，上腔静脉；T = trachea，气管

痛程度(图 19-11)、觉察到的功能恢复等,始终如一并反复证实胸腔镜手术优于开胸手术。6 分钟步行、返回工作岗位、能否承受化疗等功能状态的主观检查,均证实胸腔镜手术优于开胸手术,最重要的是,胸腔镜手术病人呼吸功能恢复较早。在慢性阻塞性肺疾病(COPD)和老年病人,生活质量易被呼吸症状和功能、胸痛和身体活动能力严重影响的病人,这些优点则更为明显[12]。表 19-1 总结了可从胸腔镜获益的人群。

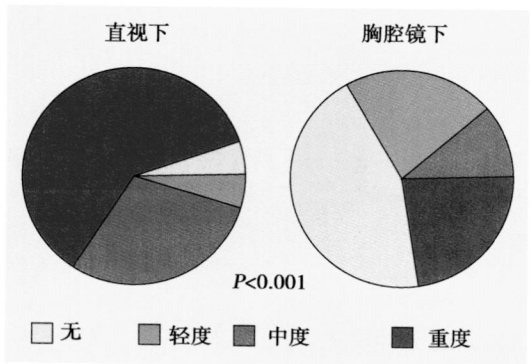

图 19-11　标准开胸或胸腔镜下行肺叶切除,术后 3 周疼痛控制的饼形图对照。饼形图显示,根据对强效止痛剂的需要评判,行胸腔镜手术疼痛明显较轻(P<0.01):重度—使用 II 类麻醉剂;中度—使用 III 类或更低级的麻醉剂;轻度—使用 NSAIDs 或对乙酰氨基酚

表 19-1　更适合行电视胸腔镜下肺叶切除的特殊情况

条件	举例
肺功能受损	FEV_1/D_{LCO} 差,大量吸烟,睡眠呼吸暂停,近期患肺炎
心功能障碍	充血性心力衰竭,严重冠状动脉疾病,近期患心肌梗死、瓣膜病
胸部外恶性肿瘤	来自肺的脑孤立转移灶,深部肺转移需行肺叶切除
身体体能状态差	体能状态相当于 Zubrod 评分 2 或 3 分,病态肥胖
患风湿性或整形性疾病	脊柱疾病,严重的风湿性关节炎,严重的脊柱后凸,红斑狼疮,骨髓炎
高龄	年龄>70 岁
血管疾病	动脉瘤,严重周围血管疾病
近期已做或将要做大的手术	急症腹部手术,关节置换需要使用拐杖,对侧需行开胸手术
精神性或神经性疾病	滥用药物,听从指令能力差,疼痛综合征
免疫抑制/创口愈合能力受损	近期接受移植手术,糖尿病

D_{LCO} = carbon monoxide diffusion capacity,CO 弥散能力;
FEV_1 = forced expiratory volume in 1 s,1 秒钟用力呼气量

纵隔镜通常用于纵隔淋巴结病和肺癌分期的诊断评估,在胸骨上切迹上方约 1cm,经 2~3cm 横切口操作。切口通过颈阔肌,辨别带状肌中线并向两侧解剖,仔细操作避开可能位于肌肉上方、大小和位置变异很大的静脉结构。切开气管前筋膜,沿气管前钝性分离至隆突水平,注意无名动脉位置。无名动脉可靠近胸骨上切迹,尤其是女性,所以要避免非直视下使用电凝。插入纵隔镜后,用长吸管钝性解剖气管、隆突和双侧近端支气管,插入活检钳取样。肺癌的标准分期手术包括活检气管旁(4R 和 4L 组)和隆突下(第 7 组)淋巴结。

在广泛应用胸腔镜和 CT 引导下活检以前,采用改良 Chamberlain 手术检查主肺动脉窗淋巴结。该手术是在左侧第 2 肋软骨上做 4~5cm 切口,有时切除该肋软骨;结扎或保留胸廓内动脉,继续分离沿主动脉弓进入纵隔,在第 2、第 3 肋软骨下活检主肺动脉窗和前纵隔淋巴结。CT 引导下穿刺活检、PET 和胸腔镜等技术提高后,该手术操作明显减少。

胸外科常用的开胸手术切口是后外侧开胸。后外侧开胸手术切口可用于大部分肺切除手术、食管手术以及后纵隔、脊柱手术(图 19-12)。病人置于侧卧位,该体位开胸潜在的危险是肩关节移动易致臂丛和腋血管结构损伤,所以麻醉诱导后将病人置于手术台时一定要特别小心。典型的皮肤切口起自乳头下水平的腋前线,向后经肩胛下角继续沿肩胛脊柱缘和脊柱棘突间向头侧延伸,切开背阔肌,牵开前锯肌。进入胸腔前,外科医师要确认麻醉师已夹闭双腔气管插管相应的管腔,停止术侧肺通气。在第 6 肋用电凝切开肋间肌,经第 5 肋间进入胸腔。肋骨牵开器置入胸腔切口,先轻度张开,继续在胸腔内开胸,用电凝向前(到胸廓内动脉水平)、向后(到棘旁韧带水平)切开肋间肌。内部开胸可防止随后张开牵开器时肋骨断裂,必要时可切除一部分后肋以提高清晰度、防止肋骨损伤,该损伤可增加术后疼痛、延长胸廓活动受限时间。如发生肋骨骨折,建议切除骨折边缘以减轻术后疼痛。

前外侧切口传统上用于外伤病人,该术式可在病人坐时快速进入胸腔。当病人血流动力学不稳定时,侧卧位严重危及心肺系统和复苏,而坐位允许麻醉师很好地接近、观察病人。切口在乳房下,起自第 4 肋间胸骨缘,延伸至腋中线。经前锯肌切开胸大肌和部分胸小肌。用电刀在下肋上缘切开肋间肌,如需暴露更充分,可横断胸骨,切口延伸到对侧胸腔("蚌壳"开胸)。双侧前开胸和横断胸骨切口(蚌壳开胸)是一定情况下心脏和纵隔手术的标准操作方法,是双肺移植的首选切口。前侧切口联合部分胸骨正中劈开("活动天窗"或"半蛤蜊"开胸)也可用于纵隔手术。乳头感觉减退是此类手术常见的并发症。

胸骨正中劈开切口用于暴露前纵隔结构,主要用于心脏手术。外科医师在双侧胸腔操作,必要时可不切开胸膜腔。皮肤切口自胸骨上切迹至剑突(图 19-13),用胸骨锯锯开胸骨。和外侧开胸相比,该方法的优点包括可减轻术后疼痛,减少肺功能受损;缺点是如需同时或在胸骨劈开切口完全愈合前做气管造瘘,可增加感染的风险。

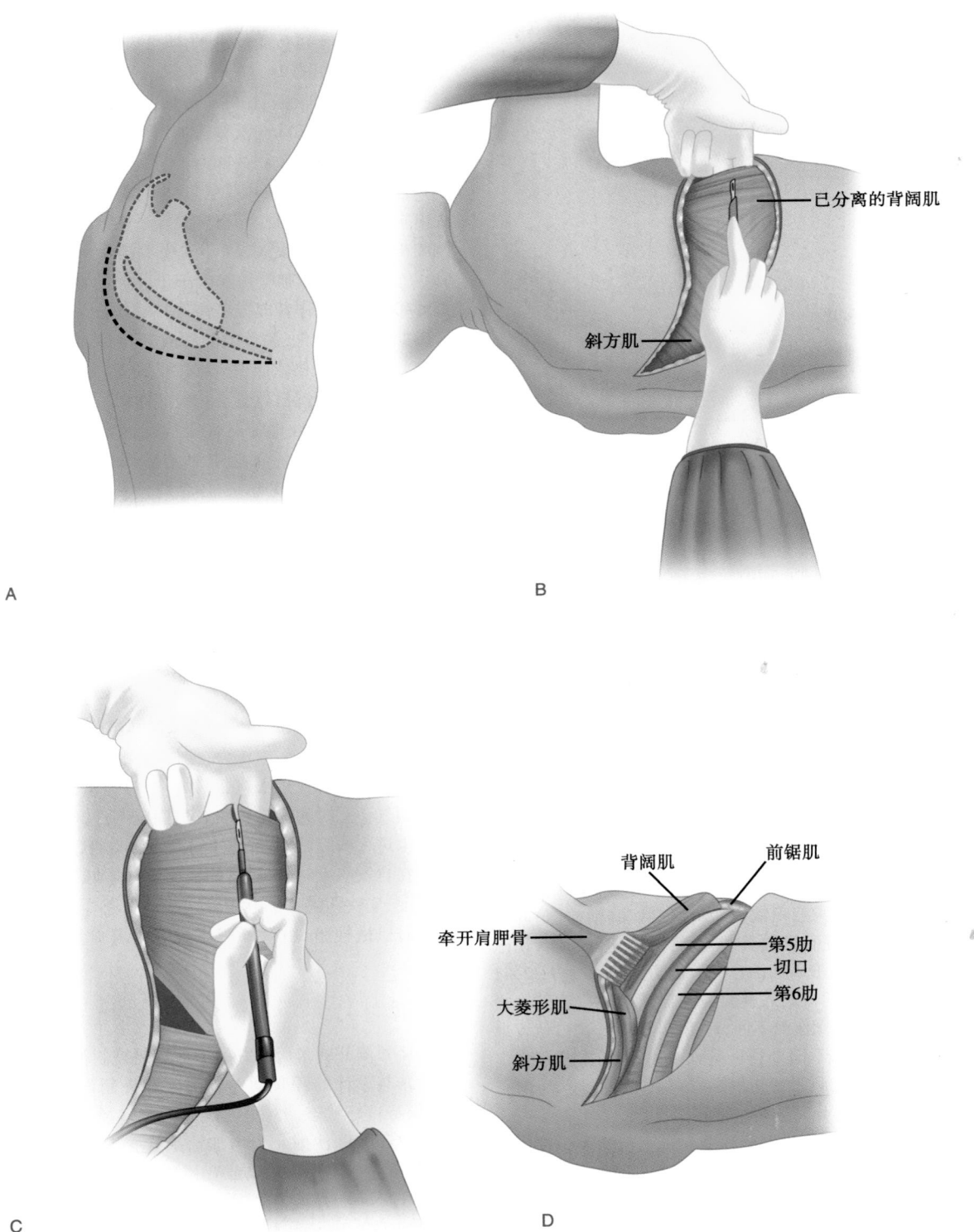

图 19-12　后外侧开胸切口。**A.** 皮肤切口从腋前线延伸到肩胛下角下方。**B** 和 **C.** 分离背阔肌和肩带肌结构。**D.** 沿肋间隙下缘切开肋间肌后进入胸腔，小心不要损伤位于肋骨下的神经血管束

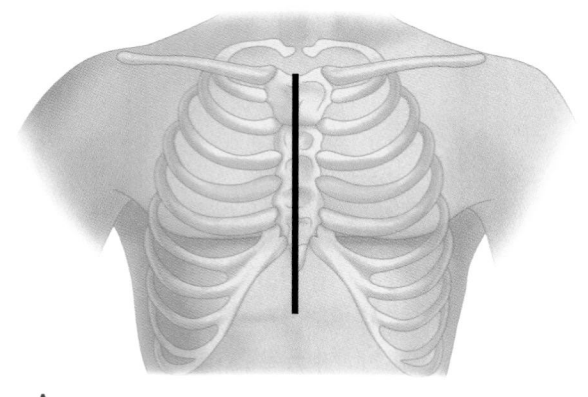

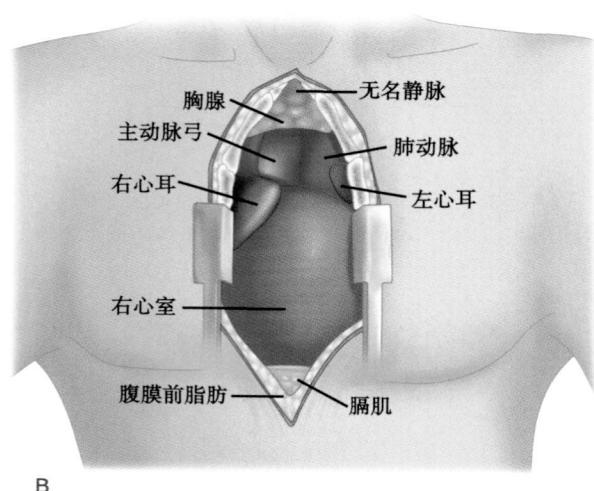

胸腺　　　　无名静脉
主动脉弓
右心耳　　　　肺动脉
　　　　　　左心耳

右心室

腹膜前脂肪　　　膈肌

B

图 19-13　正中开胸切口。**A.** 皮肤切口从胸骨上切迹到剑突。**B.** 暴露胸腔

电视辅助胸腔镜外科手术

胸腔镜手术已是胸腔积液、复发性气胸、肺活检、肺叶或肺段切除、支气管源性和纵隔囊肿、食管肌层切开、食管切除时行胸内食管分离等诊断和治疗有效的方法[13]。通过 2 ~ 4 个长 0.5 ~ 1.2cm 的切口送入胸腔镜和器械来进行胸腔镜操作。切口位置依手术操作而不同,对于肺叶切除,切口位置也因所要切除的肺叶和不同外科医师而变[14]。基本原则是定位切口在胸廓上最有利于接近肺门结构的位置(图 19-14)。使用内镜切割缝合器分离主要血管和支气管。

胸部操作结束后,需 1 个至多个胸管引流胸腔。在胸壁上另做一个低于开胸水平的切口,或通过一个胸腔镜切口放置胸管。如脏层胸膜没受影响,不担心气胸或血胸(如胸腔镜下行交感神经切断术),可不必留置胸管。肺通气后给予正压通气以辅助不张的肺段复张。胸部切口需多层关闭:3 ~ 4 针间断缝合肋间,肌肉筋膜层两次连续缝合,皮下连续缝合一次或用钉子闭合皮肤切口。

术后护理

胸管处理

在所有肺组织切除或操作后都应常规放置胸管。放置胸

管的原因有:①如有漏气,胸管可排出气体;②引流血和胸腔积液,防止在胸腔内积聚,危害病人呼吸状态。停止漏气、24 小时引流量低于可接受的水平,即可拔出胸管,但可预测的安全拔出胸管理想的 24 小时引流量是不确定的。胸膜淋巴管吸收液体的能力很强,在健康个体高达每小时 0.40ml/kg,24 小时吸收可高达 500ml 液体。如胸膜和淋巴管健康,胸腔具有很强的处理和吸收积液能力。

过去,很多外科医师要求 24 小时引流量小于 150ml 时才拔出胸管,但是近来证实,在胸腔镜下或开胸行肺叶切除后如胸腔积液没有继续发展,24 小时引流高达 400ml 也可拔出胸管[15]。目前,对于肺叶切除或小于此类的肺手术,24 小时引流≤400ml,这些作者即拔出胸管。

如胸腔有变化(恶性胸腔积液、胸腔感染或炎症,或胸膜固定),则需要严格依照引流量拔出胸管(通常 24 小时 100 ~ 150ml)。这些情况已致正常胸腔液体动力学变化。

使用吸引来处理肺漏气依情况而定,过去肺手术后常规用 -20cmH₂O 水平的吸引来消除残留气体、控制术后肺实质漏气。但是,现已证实常规使用水封(不给病人吸引),实际上可促进肺实质漏气更快愈合[16]。使用水封的主要因素取决于肺漏气和残肺膨胀的程度。如使用水封(无吸引)肺仍漏气明显,并导致肺不张或肺塌陷,则需使用吸引使肺复张。

综合评估漏气和(或)气胸引流不彻底伴肺塌陷很重要。检查胸管及附属连接装置以确保胸管通畅,附属连接装置无绞缠或机械阻塞,如病人躺在胸管上等。一旦外科医师确认胸管通畅,就可让病人自发咳嗽或做瓦尔萨尔瓦(Valsalva)动作。该动作可增加胸内压力,促使半侧胸内积聚的气体经胸管排出。咳嗽时观察水封瓶,如有气体经水封瓶冒出即可认为有漏气。有时胸管在皮肤表面固定不严,呼吸时气体经管子周围进入胸腔,虽然气体不是来自肺自身,也会表现为肺漏气。在自发咳嗽时,水封瓶的液面会随着咳嗽和深呼吸而上下移动,反映胸膜腔压力随着这些动作而变化。静止的液面意味着机械梗阻,由管外积压或管内凝血块或残留物阻塞所致。

疼痛控制

后外侧开胸术后良好的术后疼痛控制很关键,可使病人主动参与设计的呼吸动作以清除和控制渗出,促进肺部活动,保持良好状态。常用的疼痛治疗途径是硬脊膜外、脊柱旁麻醉和静脉注射。为增加治疗效果,硬膜外导管应插入 T₆ 水平,约平肩胛下角。放置位置过低可致镇痛效果欠佳,位置过高会引起手、上肢麻木。典型组合是芬太尼(fentanyl)0.3μg/ml 和丁哌卡因(bupivacaine)0.125% 或罗哌卡因(ropivacaine)0.1%。罗哌卡因的心脏毒性比丁哌卡因小,所以如不小心静脉注射该药物,在丁哌卡因可见到的顽固性完全性心脏阻滞,在罗哌卡因很少见到。可用相同的硬脊膜外导管行脊柱旁麻醉,放置在 T₄ ~ T₆ 水平棘突外侧 2.5cm,向硬脊膜外导管内联合输入麻醉药和局部镇痛药。

正确放置导管后,即使不用大量全身镇静,良好的硬脊膜外麻醉也可提供很好的镇痛效果[17]。尿潴留是常见的副作

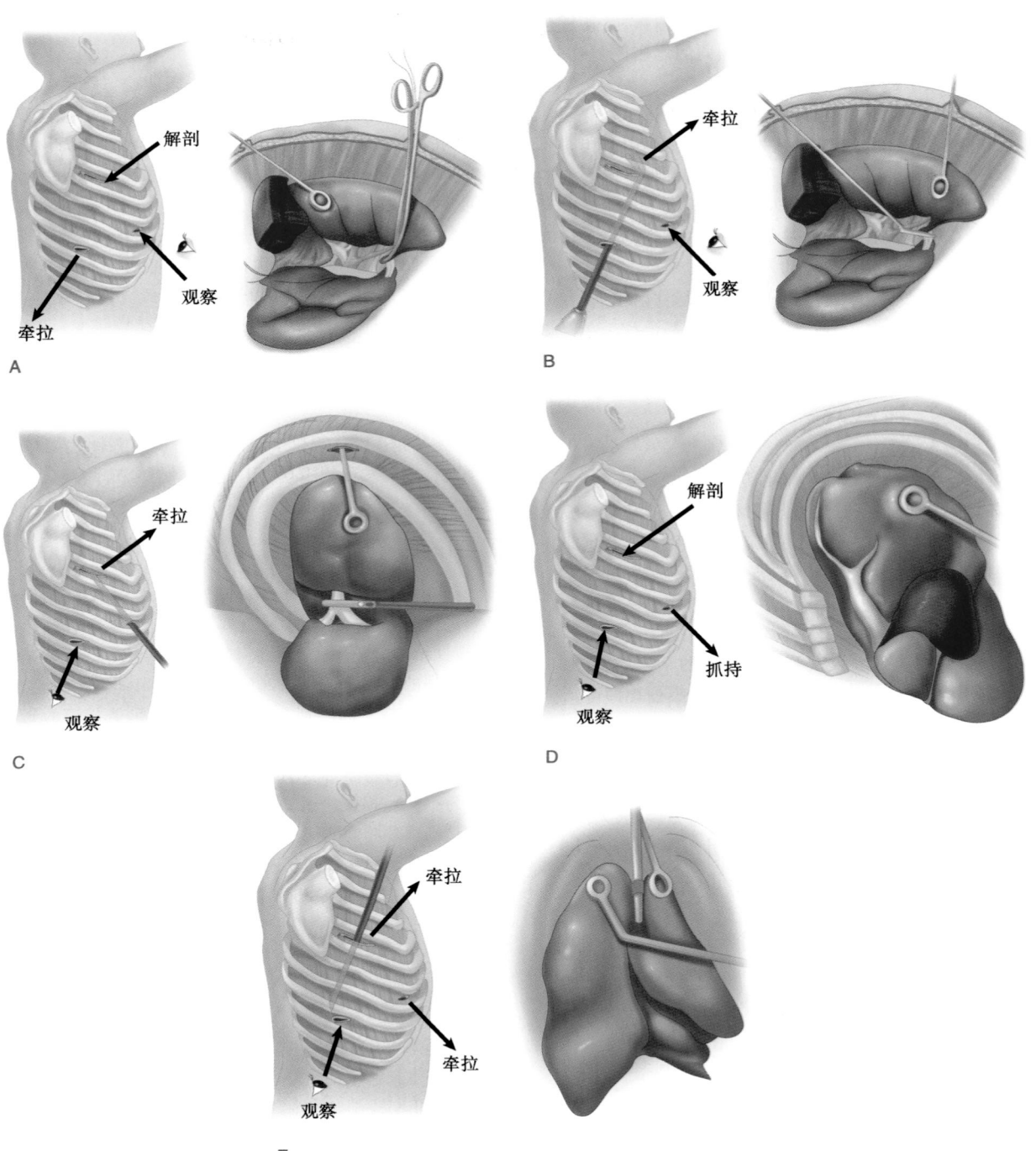

图 19-14　选择性电视辅助胸部手术（胸腔镜）行肺叶切除的操作方法。所有图示的方法病人均置于左侧卧位，而左侧相同的操作为镜像手术。**A.** 中间观察，将肺向下牵拉，经切口分离。图例为分离上肺门。**B.** 中间观察，从切口牵拉肺组织，从下方缝合、切割肺门组织。图例为分离到右上肺叶的上肺动脉主干（已分离、显露出上叶静脉分支）。**C.** 从标准孔观察，从操作孔解剖、分离组织结构，从切口牵拉肺组织。图例示使用切割缝合器分离、切断到右下叶的肺动脉。**D.** 从标准孔观察，操作孔牵拉肺组织，切口解剖组织结构。该方法常用于在大叶间裂内解剖肺动脉。图例示采用此方法分离肺韧带后可看到下肺静脉。**E.** 标准孔观察，从切口伸入切割缝合器分离叶间裂。图例示分离右下叶和上叶之间的后裂

用,尤其是男性,需留置导尿管。此外,局部麻醉药可造成交感神经阻滞,导致血管扩张和低血压,经常需要静脉注射缩血管剂(α激动剂,如去氧肾上腺素)和(或)滴注。在这种情况下,对肺手术病人,输液纠正低血压并非理想选择,尤其是全肺切除后的病人。脊柱旁麻醉可提供相同的疼痛控制效果,并且对血流动力学影响较小[18]。

另外,还可选择使用病人自控镇痛装置静脉注射麻醉药,经常和酮咯酸合用,滴定基本量并间歇给药,抵消引起相同的疼痛缓解效果所用的镇静药。病人过度镇静和处于麻醉状态并非理想选择,可致疼痛控制失败,因为会出现分泌物潴留风险和肺不张或肺炎。通过静脉注射麻醉剂进行适当镇痛,可平衡缓解疼痛和镇静的关系。

无论是通过硬脊膜外、脊柱旁麻醉或静脉注射镇痛治疗,病人通常在术后第3或4天要过渡到口服镇痛治疗。在胃肠外和口服疼痛治疗阶段,都建议使用大便软化剂和缓泻剂组合以防止严重便秘。

呼吸医护

良好的呼吸医护是外科医师和其他健康专家共同努力的结果,该团队要接受良好呼吸处理技术培训。最好的呼吸处理结果是使病人能有效咳出分泌物。该过程应在术前即开始,明确指导病人将枕头(或其他支持装置)放在伤口上加压。术后不要过度镇静(如前所述)、适当镇痛是必要的。多项研究表明,许多呼吸处理技术(如间歇正压通气、刺激性肺活量法)并无益处。这些发现和一些作者的结果一致,即通过专业团队处理和良好培训的病人,常规呼吸处理即可达到良好的效果。

如病人肺功能在术前已明显受损,术后基本上不能有效咳嗽。在这种情况下,需常规经鼻气管吸引,但病人很不舒服。最好的选择是术中放置经皮气管吸引导管,对病人而言,该导管比较舒适,并可有规律、方便地吸引。

术后并发症

有1%~5%的全肺切除病人会出现全肺切除后肺水肿,在右侧全肺切除病人的发生率更高。临床上,术后数小时到数天出现呼吸窘迫症状,放射显像可见弥漫性肺间质渗出或肺泡显性水肿。确切的病理生理原因不明,但和滤过性与渗透压增加、受累侧肺淋巴引流作用下降等因素有关。据报道,即使使用侵入性治疗,该并发症的死亡率接近100%。治疗包括通气支持、限制液体输入和利尿。

其他术后并发症包括漏气和支气管胸膜瘘,虽然两者机制完全不同,但辨别还是比较困难。肺切除术后漏气比较常见,尤其有肺气肿改变的病人,因为肺纤维化改变和血供破坏影响创伤表面愈合。持续超过5天的迁延漏气,可通过减少或间断吸引(如已采用吸引)、持续胸腔引流,或逐渐注入胸膜固定剂(通常为滑石粉)进行治疗。

中到大量漏气要高度怀疑在切除支气管残端发生了支气管胸膜瘘,尤其是有免疫机制受损的病人,或接受过诱导化疗和(或)放疗的病人。如怀疑发生支气管胸膜瘘,则需行纤维支气管镜检查。处理选择包括继续延长胸管引流时间,再次手术闭合支气管(用肋间肌或前锯肌带蒂皮瓣加固残端),或者对于<4mm的瘘在支气管镜下用纤维蛋白胶封堵。病人常伴发脓胸,必要时行开放引流。

孤立性肺结节

孤立性肺结节常描述为单个、界限明确、球形病变,直径≤3cm,完全由正常充气的肺实质包绕[19],无肺不张、肺门增大或胸腔积液等改变。美国胸科医师学会(The American College of Chest Physicians)不主张使用"硬币病变(coin lesion)"一词,因为该病变是球形的。大部分病人因其他原因行胸部X线平片或CT扫描时偶然发现。最初是通过胸部X线平片所见定义的,早在1950年,大量研究发现,在所有胸部X线平片的人群中,有0.09%~0.2%发现有孤立性肺结节[20,21]。使用低剂量扫描CT可最大限度地发现此类病变,许多此类病变最终发现为多发(1~6个),通常小于1cm,为多个小结节。在"早期肺癌行动"(Early Lung Cancer Action)项目研究中,扫描CT见23%(233/1000)的健康志愿者发现有1~6个结节,尤其是12%(27/233)有结节相关的恶性病变[22]。每年偶然检查能发现约150 000个孤立肺结节,此类病变的临床意义取决于是否为恶性。

鉴别诊断

孤立性肺结节的鉴别诊断为恶性病变和多种良性疾病。理想的诊断方法应能明确区分两者,恶性结节行外科手术切除,良性结节避免手术。在所有非选择性人群,胸部X线影像新发现的孤立肺结节有20%~40%的可能性为恶性,吸烟者接近50%或更高。判断孤立性肺结节可能是癌的影响因素包括生长时间、病变在CT扫描上的密度(部分性实体结节40%~50%为癌性,而<1cm的实体结节和非实体结节只有15%为癌性)、相关症状、病人年龄、性别、吸烟史、职业史,以及流行性肉芽肿病的流行情况等。

对各种各样生物体反应所产生的感染性肉芽肿占此类良性孤立结节的70%~80%;错构瘤是其次常见的疾病,将占10%。孤立性肺结节的鉴别诊断包括先天性、肿瘤性、炎性血管性和创伤性等多种疾病。

影像学检查

胸部薄层CT扫描对描述结节的位置、大小、边缘形态、钙化特点和生长速率很重要[23]。因为CT增加了检测小结节的灵敏性(和X线平片相比),CT经常发现超过1个肺结节。50%以上的病人根据X线平片考虑有1个结节,但经CT检查证实有多个结节。多发结节超过一定数量时,更倾向于转移性疾病或肉芽肿病,应引起警惕,需进一步检查。病变>3cm被当做肿块处理,更倾向于恶性。不规则、分叶状、边缘毛刺,强烈提示恶性肿瘤。花冠辐射征(由细线样条带向外伸出4~5mm组成,X线平片呈毛刺状)具有癌的高度特异性(图19-15)。

结节内钙化提示良性病变。良性钙化有四种形态比较常见:弥漫型、实体型、中央型和分层型或"爆米花型"。肉芽肿性感染如结核,常表现为前三种形态,而错构瘤常见爆米花型。

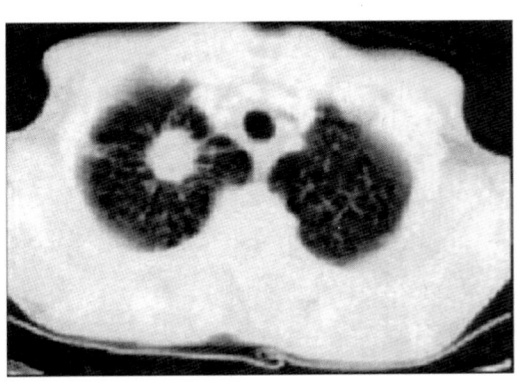

A

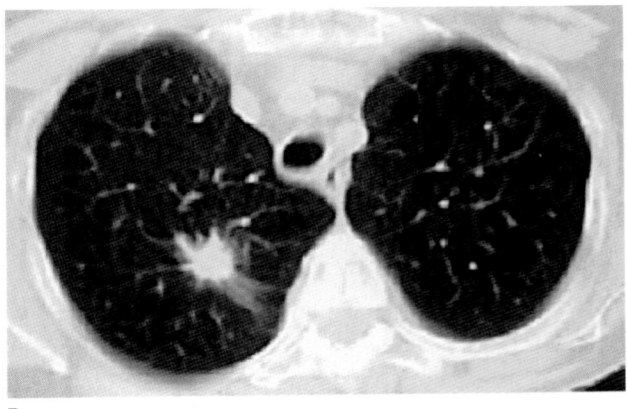

B

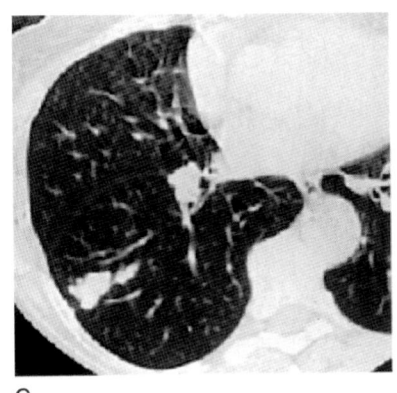

C

图 19-15　孤立性肺结节 CT 扫描图像。**A.** 孤立性结节所表现的花冠辐射征，多条细条带像车轮辐条一样从结节表面向外垂直伸展。**B.** 活检已证实表现为毛刺征的腺癌。**C.** 边缘呈锯齿状的不确定性病变，提示具有一定可能性为恶性

点状、不规则或偏心性钙化常和癌相关。多项研究证实，典型肺癌肿瘤生长的体积倍增时间是 20～400 天[24]。倍增时间较短的病变倾向于感染，倍增时间较长的病变提示良性病变，但也可能为生长较慢的肺癌。传统认为，胸部 X 线平片示病变大小稳定 2 年以上者为良性肿瘤，但近期研究对这一传统概念提出挑战，证实胸部 X 线平片的阳性预测价值只有 65%[25]。胸片上示肺肿块大小一致，对确定是否为良性病变是相对不可靠的指标，必须谨慎对待。

PET 扫描是利用肿瘤的另一个生物学特性：葡萄糖的摄入量增加与代谢活动增加一致。利用[18]F-氟脱氧葡萄糖（FDG）检测细胞内糖代谢，进行 PET 成像。和健康组织相比，大部分肺癌组织的葡萄糖摄入量增加。PET 越来越广泛地应用于鉴别良性和恶性结节[26]。一项 Meta 分析估算其鉴定肿瘤的敏感度是 97%，特异度是 78%[27]。假阴性［特别是病人患支气管肺泡癌（bronchoalveolar carcinomas，BACs）、类癌和直径<1cm 的肿瘤]和假阳性（因为和其他感染或炎性病变混淆）结果都会发生。

活检与切除的比较

外科医师对肺结节的诊断和治疗一定要有一个循证的流程。根据系统性文献综述和该领域临床专家的共识，制定了该指导方针[19]（图 19-16）。肺结节只有通过活检才能明确诊断。对于孤立性肺结节，支气管镜检测肿瘤的敏感度为 20%～80%，依据肿瘤大小、在支气管树近侧的位置以及取样人群肺癌的流行性等而定。经胸细针穿刺（fine-needle aspiration，FNA）活检在 95% 以上的病人可精确识别周围肺病变，假阴性率为 3%～29%[28]。并发症的发生率相对较高（例如，气胸发生率为 30%）。胸腔镜常用于切除、诊断难以明确的肺结节，最适合做胸腔镜的病变是位于肺外侧 1/3 和直径<3cm 者。通过胸腔镜切除可能是恶性的病变时，必须遵循以下原则，一定不能对结节直接用器械进行操作，一定不能侵犯结节表面的脏层胸膜，切除的结节一定要放在袋子里从胸部取出以避免胸部种植。许多团体主张孤立性肺结节要直接在具有一定临床条件的地方做胸腔镜手术，这样诊断精确度高，手术风险低[29]。

肺肿瘤

肺癌是美国主要的肿瘤杀手，每年占肿瘤死亡的 30%，远高于乳腺癌、前列腺癌和卵巢癌的总和，也是美国癌症诊断的第二常见疾病，仅次于男性的前列腺癌和女性的乳腺癌（图 19-17）。2007 年癌症状态国家年度报告显示，男性肺癌的发病率开始下降，而女性维持平衡状态。男性年度死亡率也已下降；和以前的报告相比，虽然速率明显减慢，但女性年度死亡率继续上升[30]。大部分病人在疾病的进展期才被诊断出来，所以治疗很少是根治性的。所有肺癌病人 5 年总生存率为 15%，使肺癌在前四类主要癌症中是最致命的（图 19-18）。

根据人口统计和社会因素的不同，肺癌病人的生存情况有所不同。正性生存因素是女性（5 年生存率女性为 18.3%，男性为 13.8%）、年轻（5 年生存率在<45 岁为 22.8%，>65 岁为 13.7%）和白人（5 年生存率在白人为 16.1%，非裔美国人为 12.2%）。如考虑先进医疗条件不受限制的机会和军事人群，生存的种族差别就消失了，这就可解释生存的差异在一定程度上与非裔美国人较少享受先进的医疗措施和较晚诊断有关[31]。

流行病学

吸烟是肺癌的主要致病原因，2007 年全球吸烟相关肺癌占所有肺癌的近 75%。鳞状细胞癌和小细胞癌这两种类型在非吸烟病人很少见。发生肺癌的危险因素随着吸烟数量和

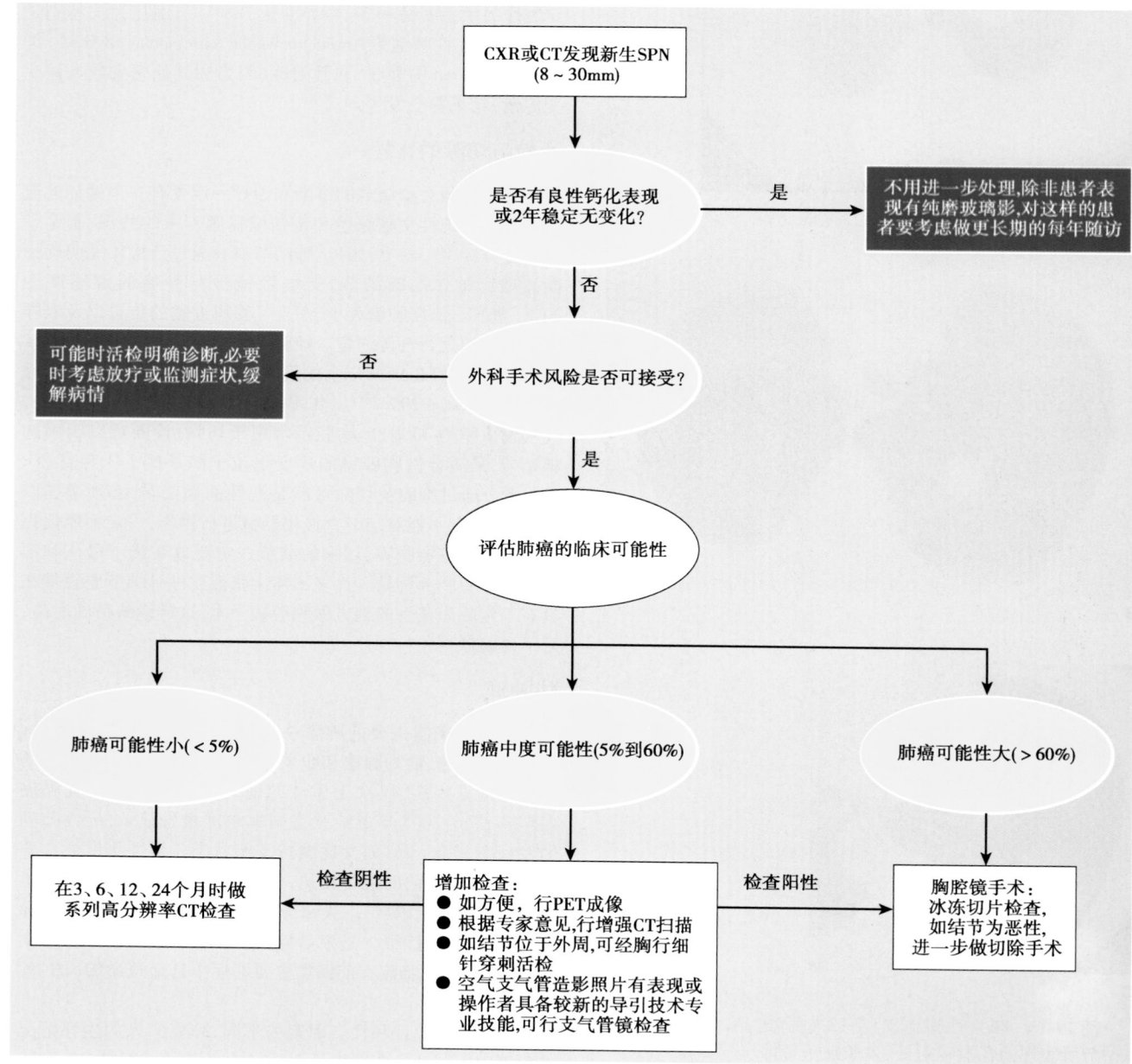

图 19-16 直径 8～30mm 的孤立性肺结节（SPNs）病人的建议处理流程图。CT = computed tomography，计算机体层成像；CXR = chest radiograph，胸部放射显像；PET = positron emission tomography，正电子发射体层成像；XRT；radiotherapy，放疗

估计新发病例*						
男性			**女性**			
前列腺	186 320	25%		乳腺	182 460	26%
肺和支气管	114 690	15%		肺和支气管	100 330	14%
结肠和直肠	77 250	10%		结肠和直肠	71 560	10%
膀胱	51 230	7%		子宫	40 100	6%
非霍奇金淋巴瘤	35 450	5%		非霍奇金淋巴瘤	30 670	4%
皮肤黑色素瘤	34 950	5%		甲状腺	28 410	4%
肾和肾盂	33 130	4%		皮肤黑色素瘤	27 530	4%
口腔和咽部	25 310	3%		卵巢	21 650	3%
白血病	25 180	3%		肾和肾盂	21 260	3%
胰腺	18 770	3%		白血病	19 090	3%
所有部位	745 180	100%		所有部位	692 000	100%

估计死亡病例						
男性			**女性**			
肺和支气管	90 810	31%		肺和支气管	71 030	26%
前列腺	28 660	10%		乳腺	40 480	15%
结肠和直肠	24 260	8%		结肠和直肠	25 700	9%
胰腺	17 500	6%		胰腺	16 790	6%
肝和肝内胆管	12 570	4%		卵巢	15 520	6%
白血病	12 460	4%		非霍奇金淋巴瘤	9 370	3%
食管	11 250	4%		白血病	9 250	3%
膀胱	9 950	3%		子宫	7 470	3%
非霍奇金淋巴瘤	9 790	3%		肝和肝内胆管	5 840	2%
肾和肾盂	8 100	3%		脑和其他神经系统	5 650	2%
所有部位	294 120	100%		所有部位	271 530	100%

图 19-17　2008 年在美国按性别分类,在估计新发癌症病例和癌症相关死亡中,主要的前 10 种癌症类型。*不包括基底和鳞状细胞皮肤癌以及原位癌,膀胱癌除外

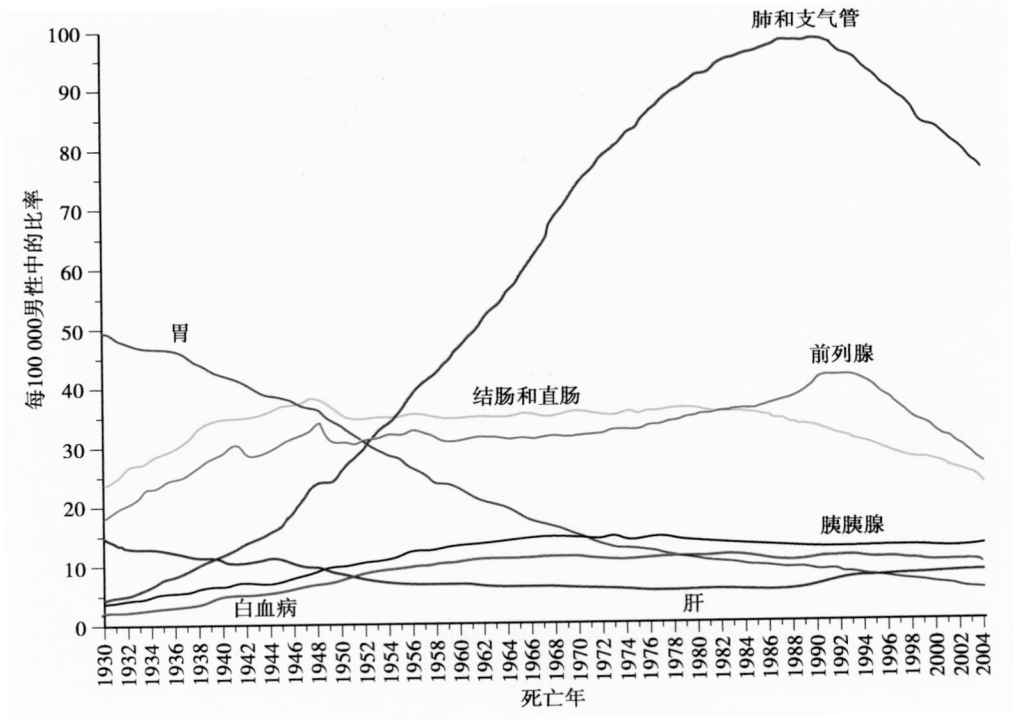

图 19-18　从 1930 至 2004 年,美国男性在一些选择性的癌症中,年龄校正癌症相关死亡率。死亡率根据年龄校正到 2000 年美国标准人口水平

年限的增加而快速攀升,而且使用无过滤嘴烟的更高。相反,停止吸烟后肺癌的危险因素即下降(表19-2)[32]。即使停止吸烟,无论戒烟时间长短,危险因素永远不可能下降到从不吸烟者的水平。全球将近25%的肺癌和女性53%的肺癌病人和吸烟无关,这类大部分(62%)是腺癌。表19-3总结了目前非吸烟病人的病因学数据[33]。

非吸烟者和吸烟者生活在一起时,暴露于二手烟(或被动吸烟)发生肺癌的危险因素增加24%[34]。从来不吸烟的病人,若以前已存在肺部疾病,则肺癌的危险因素增加13%。这些增加因素考虑与吸入致癌剂清除困难和(或)慢性感染有关。

表 19-2　肺癌在吸烟者中的相对危险

吸烟类别	相对危险
从不吸烟	1.0
目前吸烟	15.8 ~ 16.3
以前吸烟	
禁烟年限(年)	
1 ~ 9	5.9 ~ 19.5
10 ~ 19	2.0 ~ 6.1
>20	1.9 ~ 3.7

表 19-3　从不吸烟者患肺癌危险因素的选择性研究总结

危险因素	危险估计(95%CI)	评注	参考文献
环境周围吸烟	1.19(90%CI:1.04 ~ 1.35)	Meta 分析美国 11 项关于配偶暴露的研究(仅女性)	225
	1.21(1.13 ~ 1.30)	Meta 分析世界范围内 44 项关于配偶暴露的研究	226
	1.22(1.13 ~ 1.33)	Meta 分析世界范围内 25 项关于工作场所暴露的研究	226
	1.24(1.18 ~ 1.29)	Meta 分析世界范围内 22 项关于工作场所暴露的研究	227
住宅氡气暴露	可测到的氡气每增加 100Bq m³ 为 8.4%(3.0% ~ 15.8%)	Meta 分析欧洲 13 项研究	228
	每 100Bq m³ 为 11%(0 ~ 28%)	Meta 分析 72 项北美的研究	229
烹饪油蒸气	2.12(1.81 ~ 2.47)	Meta 分析 7 项中国大陆和台湾的研究(从不吸烟的女性)	230
室内煤和木柴燃烧	2.66(1.39 ~ 5.07)	Meta 分析 7 项中国大陆和台湾的研究(包括男性和女性)	230
	1.22(1.04 ~ 1.44)	东欧和中欧的一项大样本病例对照研究(2861 位病人和 3118 位对照,包括男性和女性)	231
	2.5(1.5 ~ 3.6)	加拿大的一项大样本病例对照研究(1205 位病人和 1541 位对照,仅为有效的女性)	232
遗传因素:家族史, CYP1A1 Ile462Val 多态性,XRCC1 变异型	1.51(1.11 ~ 2.06)	Meta 分析 28 项病例对照研究、17 项群组研究和 7 项双生研究	233
	2.99(1.51 ~ 5.91)	Meta 分析 14 项病例对照研究,为从不吸烟的白人	234
	2.04(1.17 ~ 3.54)	Meta 分析 21 项病例对照研究,为从不吸烟的白人和亚洲人(仅为有意义的白人)	235
	无关联	Meta 分析 13 项病例对照研究	236
	总体无关联;重度吸烟者 Arg194Trp 多态性者风险降低到 0.65(0.46 ~ 0.83),Arg280His 者为 0.56(0.36 ~ 0.86)	欧洲的一项大样本病例对照研究(2188 位病人和 2198 位对照,仅为有效的女性)	237
	Arg299Gln 者,从不吸烟者风险增加到 1.3(1.0 ~ 1.8),重度吸烟者风险降低到 0.5(0.3 ~	美国的一项大样本病例对照研究(1091 位病人和 1240 位对照)	238
病毒因素:HPV16 和 HPV 18	>60 岁的从不吸烟的女性为 10.12(3.88 ~ 26.4)	中国台湾的病例对照研究(141 位病人,60 位对照),为从不吸烟的女性	239

　　Bq = becquerels 贝克勒尔;CI = confidence interval 置信区间;CYP1A1 = cytochrome P-450 enzyme 1A1 细胞色素 P-450 酶 1A1;HPV = human papilloma virus 人乳头状瘤病毒

肺癌的其他病因包括暴露于一定数量的工业化合物,包括石棉、砷和铬化合物。特别注意的是石棉和吸烟的不良组合,共同危险因素会产生倍增效应,如同并列的累加效应。COPD病人发生肺癌的危险因素高于单纯根据吸烟所预测的,既往有结核病史并继发瘢痕形成者患原发性肺癌的危险也较高。

烟草烟雾中已鉴定出超过 3000 种化学物质,但主要的化学致癌物是多聚芳香族碳水化合物。一旦被吸入和吸收,这些化合物就会通过特殊酶的激活而成突变原,结合在 DNA 等大分子并诱导突变。

治疗有吸烟史的病人时,牢记病人的整个呼吸、消化道都有癌变的可能。病人口腔、咽、喉、气管-支气管树和肺、食管发生癌变的危险因素都有所增加,检查这类病人时,对这些器官、系统一定要详细询问病史和做体格检查。

正常肺组织学

肺可方便地看作由两个相连部分组成:气管-支气管树(或传导气道部分)和肺泡(或气体交换部分)。气管-支气管

树到肺泡水平由约 23 级分支组成,包括主支气管、叶支气管、段支气管(被称为支气管肺段)和终末细支气管(最细的气道,无肺泡,内衬支气管上皮)。正常的气管-支气管树内衬假复层纤毛柱状细胞和黏液(或 Goblet)细胞,两者都来自基底细胞(图 19-19),纤毛细胞占主导地位。在急性支气管损伤,如暴露在烟雾中,Goblet 细胞在数量上明显增加。正常支气管上皮还包括支气管黏膜下腺体(含有黏液细胞的混合性唾液型腺体)、浆细胞和 Kulchitsky 细胞。Kulchitsky 细胞是神经内分泌细胞,在表皮上皮也发现有该细胞(见图 19-19)。支气管黏膜下腺体可发生唾液腺型肿瘤(以前称为支气管腺肿瘤),包括黏膜表皮样癌和腺样囊性癌。

肺泡腔或肺泡有两种主要细胞类型,称为 Ⅰ 和 Ⅱ 型肺泡上皮细胞。Ⅰ 型肺泡上皮细胞占据肺泡壁表面积的 95%,但总数量只占肺泡上皮细胞的 40%,这类细胞没有有丝分裂的潜能,所以无再生能力。Ⅱ 型肺泡上皮细胞只占肺泡表面积的 3%,但占肺泡上皮细胞的 60%。此外,在肺泡腔内还可见到神经内分泌细胞簇。

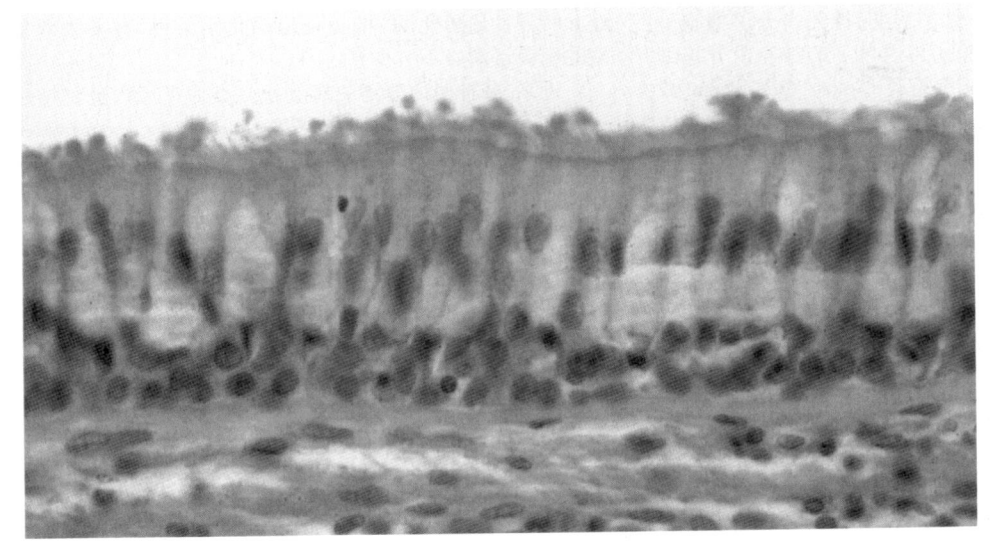

A

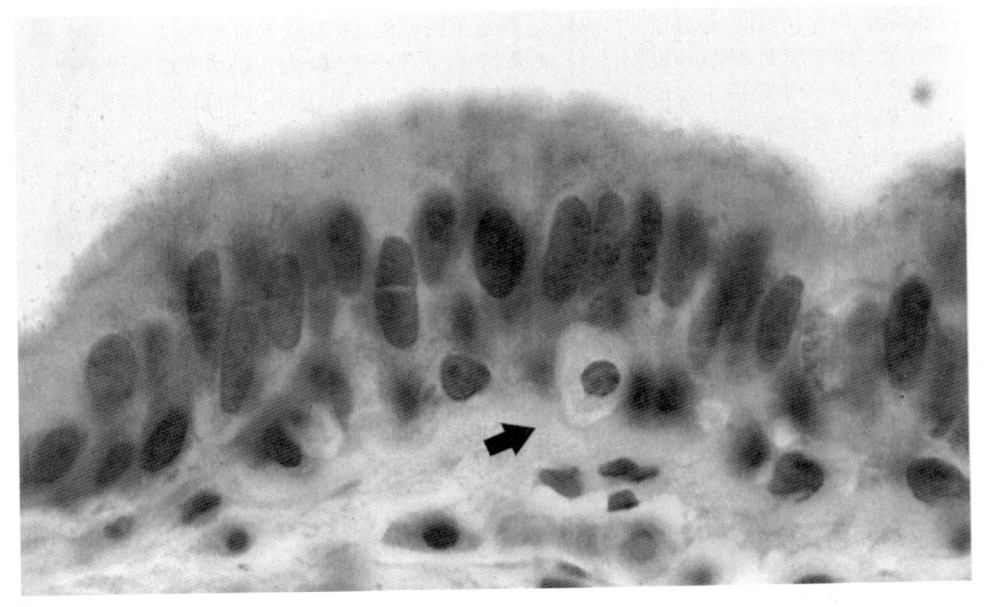

B

图 19-19　正常肺组织学。A. 正常情况下气管-支气管树内衬假复层纤毛柱状上皮细胞和黏液细胞;B. 图示一个 Kulchitsky 细胞(箭头)

癌前病变

和其他器官的上皮肿瘤一样,呼吸道也可见到癌前变化。常见有三种癌前病变:鳞状细胞异生和原位癌,不典型腺样增生,以及弥漫性特发性肺神经内分泌细胞增生。"癌前"一词并不意味着不可避免地要发展到侵袭性癌,但一些病变,尤其是高度异生的[35,36],是将来可能发展为侵袭性癌的明显标志。

鳞状细胞异生和原位癌　香烟的烟雾可诱导气管支气管假复层上皮向鳞状黏膜化生,这是对损伤的正常反应。鳞状细胞化生后细胞出现异常,就会出现鳞状细胞异生,包括细胞大小、层数、核浆比、有丝分裂增加,极性改变,分级为轻、中、重度。原位癌代表瘤仍局限于基底膜,一旦原位肿瘤突破基底膜,则成为侵袭性鳞状细胞癌。

不典型腺样增生　不典型腺样增生定义为病变<5.0mm,肺泡内衬和Ⅱ型肺细胞相似的上皮细胞。组织学上,不典型腺样增生和细支气管肺泡癌相似,是向细支气管肺泡癌和腺癌发展的初始阶段。

弥漫性特发性肺神经内分泌细胞增生　弥漫性特发性肺神经内分泌细胞增生是比较少见的病变,神经内分泌细胞呈弥漫性增生,但没有侵袭基底膜。可以单一的神经内分泌细胞弥漫性增生的形式存在,或病变直径<5mm。病变>5mm或破坏基底膜则为癌样肿瘤。

侵袭性或恶性病变

"支气管癌"一词通常和肺癌同义,两者均指发生于支气管肺泡树上的任何上皮细胞肿瘤。目前,肺癌的诊断是依据光学显微镜的标准,广义上分为两个主要类别:非小细胞肺癌和神经内分泌肿瘤(典型类癌、不典型类癌、大细胞神经内分泌癌和小细胞癌)[37]。免疫组织化学染色和电子显微镜是诊断的辅助方法,尤其是诊断神经内分泌肿瘤。

非小细胞肺癌　非小细胞肺癌(NSCLC)包括很多种癌细胞类型,如大细胞癌、鳞状细胞癌、腺癌和细支气管肺泡癌,用于把这些肿瘤和小细胞肺癌区分开。它们虽然在组织学上表现各异,但临床行为和治疗选择相似,常被认为是一个相同的组群。但是,每一个类别都有其独特的特性并影响其临床表现和所见。

鳞状细胞癌　鳞状细胞癌占肺癌的30%~40%,是男性病人中常见的一种癌,与吸烟高度相关。组织学上,形成一组有细胞内桥和角化珠的细胞。重要的是,鳞状细胞癌主要位于中央,起自主支气管,经常引起中央型肿瘤典型的症状,如咳血、支气管梗阻伴不张、呼吸困难和肺炎。偶尔结核瘢痕和支气管扩张腔壁可形成外周型鳞状细胞癌。中央坏死比较常见,X线平片可见空洞形成(可能伴气液平面)。这些空洞可能继发感染、脓肿形成。

腺癌　腺癌的发病率在过去几十年有所增加,现在占所有肺癌的25%~40%,是女性最常见的一种组织类型,发病情况女性高于男性。和鳞状细胞癌不同,腺癌多见于外周,所以多在常规胸部X线平片时偶然发现。症状以胸壁侵袭和恶性胸腔积液为主,组织学上腺癌由腺体组成,有或无黏蛋白产生,伴有周围结构破坏。

细支气管肺泡癌　细支气管肺泡癌是腺癌中相对少见的亚型(占所有肺癌的5%)。和腺癌不同,细支气管肺泡癌具有独特的生长模式,肿瘤细胞倍增,充满肺泡腔,而不是侵犯和破坏周围肺实质。如一个肿瘤被归类为完全的细支气管肺泡癌,将不会发现周围肺实质破坏。如在典型的细支气管肺泡癌位置发现周围肺结构有腺体破坏,则被归类为具有细支气管肺泡癌特点的腺癌。

因为生长在肺泡内,细支气管肺泡癌的肿瘤细胞可从一个部位气源性种植到同一肺叶、同侧肺或对侧肺。这种生长模式和种植的倾向可产生三种X线表现:单个结节、多个结节(在一个或多个肺叶)或似大叶性肺炎的弥漫性改变。因为肿瘤细胞充满肺泡腔并包绕而不是破坏小气道,可看到支气管含气征,这与其他癌不同。

大细胞癌　大细胞癌占肺癌的10%~20%,可为中央型和外周型。如其名所提示,细胞很大,直径30~50μm,经常混杂其他细胞类型,如鳞状细胞癌和腺癌。大细胞肺癌容易和神经内分泌癌的大细胞变异型混淆,通常免疫组织化学染色可诊断区分两者。

神经内分泌肿瘤　因为不同分类相混淆,肺神经内分泌肿瘤曾让人很困扰。过去十年免疫组织化学和电子显微镜技术的进步明显提高了对该肿瘤的认识和分类水平[39],尤其是神经内分泌标志物(包括嗜铬颗粒蛋白、突触体素、CD57和神经元特异性烯醇化酶)的免疫组织化学染色,对于大部分肿瘤的精确诊断必不可少。

近来,肺神经内分泌肿瘤重新分类为神经内分泌增生和三种不同级别的神经内分泌癌(neuroendocrine carcinoma,NEC)[39]。下表列出了现在应用于NEC的分级系统(左列)和以前常用的名字(右列):

Ⅰ级 NEC	经典或典型类癌
Ⅱ级 NEC	非典型类癌
Ⅲ级 NEC	大细胞型 小细胞型

Ⅰ级NEC(经典或典型类癌)是低级别NEC,是一种上皮肿瘤,虽然有20%发生在外周,主要还是位于中央气道,主要发生于年轻病人。因为位于中央气道常表现为咯血,伴有或不伴有气道梗阻和肺炎。组织学上,肿瘤细胞排列成条索或团状,血管基质丰富。由于这种血管分布,使简单的支气管镜活检就有可能出现致命的出血。局部淋巴结转移见于15%的病人,但很少发生全身扩散或导致死亡。

Ⅱ级NEC(非典型类癌)由一组具有临床侵袭行为的肿瘤组成。和Ⅰ级NEC不同,该组肿瘤病因学与吸烟相关,常位于外周。组织学所见包括坏死区、核多形性、高分裂率。该类肿瘤恶性度高,30%~50%的病人发现有淋巴转移,在诊断时25%的病人已有远处转移。

Ⅲ级NEC大细胞型肿瘤主要发生于大量吸烟的病人,这些肿瘤趋向于发生在中间到外周肺野,体积常比较大,伴中央坏死和有丝分裂率高。至少有一种神经内分泌标志物免疫组织化学染色阳性,提示其具有神经内分泌的本质。

Ⅲ级NEC小细胞型(小细胞肺癌,SCLC)是NEC中恶性度最高的,占所有肺癌的25%。该肿瘤是中央型,由直径10~20μm比较小的细胞组成,细胞质少,核深染。此类肿瘤有丝分裂率高,坏死区广泛,易见多个分裂相。重要的是,很小的支气管镜活检标本检查就可将非小细胞肺癌同小细胞肺癌区分开,但挤压假象可能会使NSCLC表现得像SCLC。如不能确定,则有必要做特殊的免疫组织化学染色或再次活检(或两者都做)。这些肿瘤是产生副瘤综合征的主要原因。

唾液腺型肿瘤　气管-支气管树到处夹杂有唾液型黏膜下支气管腺,组织学所见与发生于唾液腺的肿瘤相同,两个最常见的类型为腺样囊性癌和黏膜表皮样癌。因为起始位置的关系,两者均为中央型。腺样囊性癌生长缓慢,可局部和全身侵犯,倾向于向黏膜下生长并沿神经鞘周围浸润。黏膜表皮样癌由鳞状上皮细胞和黏液细胞组成,依据有丝分裂率和坏死程度分为低级或高级。

临床表现

肺癌是人类疾病中表现多样性最多的疾病之一(表 19-4)。症状和体征分布范围广与以下有关:①组织特点,有助于确定肺内原发病变的解剖位置;②肺内肿瘤的特殊位置和与周围结构的关系;③生物学特点以及所产生的多种多样的副瘤综合征;④肿瘤转移。

表 19-4	肺癌的临床表现	
分类	症状	原因
肺部症状	咳嗽	支气管刺激或受压
	呼吸困难	气道梗阻或受压
	哮鸣	气道梗阻>50%
	咯血	肿瘤侵蚀或刺激
	肺炎	气道梗阻
非肺部胸部症状	胸膜疼痛	壁层胸膜受刺激或侵犯
	局部胸壁疼痛	肋骨和(或)肌肉受累
	根性胸痛	肋间神经受累
	Pancoast 综合征	星状神经节、胸壁、臂丛受累
	声嘶	喉返神经受累
	头、臂水肿	纵隔受累,淋巴结肿大靠中间的右上肺叶肿瘤

肿瘤组织学

鳞状细胞癌常起自主、叶或第一个肺段支气管,这些总称为中央气道。气道刺激或梗阻的症状比较常见,包括咳嗽、咯血、喘鸣(因大气道受阻),呼吸困难(因支气管梗阻伴或不伴有梗阻后肺不张)和肺炎(因气道梗阻、分泌物潴留和肺不张)。

相对而言,腺癌常位于外周,因此,作为无症状的外周性病变常在胸部 X 线平片时偶然发现。因胸膜或胸壁受侵犯而出现症状(胸膜或胸壁疼痛),或胸膜转移伴恶性胸腔积液。

BAC(腺癌的一种变异型)可表现为孤立结节、多灶性结节,或类似感染性肺炎的弥漫性浸润(肺炎型)。在肺炎型病人,可发生严重的呼吸困难和低氧血症,有时会咳出大量浅褐色液体(超过 1L/d),继发脱水和电解质失衡。因为 BAC 生长时倾向于充满肺泡腔(和其他细胞类型典型的侵犯、破坏、肺结构受压相反),X 线平片在肿瘤内可见含气征。

肿瘤位置

原发肿瘤造成局部胸内受影响所致的症状,可简单分为两组:肺部和非肺部胸部症状。

肺部症状　肺部症状是因肿瘤对支气管或肺组织直接作用导致的。症状(根据发生频率)包括咳嗽(继发于支气管刺激或受压),呼吸困难(通常因中央气道梗阻或受压,伴或不伴有肺不张),喘鸣(中央气道狭窄>50%),咯血(常为血在黏液上形成条纹,很少为大量出血,提示病变位于中央气道),肺炎(通常因肿瘤阻塞气道引起)和肺脓肿(因坏死和空腔形成,继发感染引起)。

非肺部胸部症状　非肺部的胸部症状来自原发肿瘤直接侵犯周围结构(如胸壁、膈肌、心包、膈神经、喉返神经、上腔静脉和食管),或被肿大的荷瘤淋巴结机械压迫(如食管或上腔静脉)所致。

位于外周的肿瘤(常为腺癌)生长扩散经脏层胸膜时引起刺激,或长入壁层胸膜并可能继续向胸壁生长。根据胸壁受累的程度可能会有三种类型的症状:①胸膜炎性胸痛,来自壁层胸膜非侵入性接触的炎性刺激和壁层胸膜直接受侵;②局限性胸壁疼痛,侵犯较深影响、肋骨和(或)肋间肌;③根性疼痛,来自肋间神经受累。下叶肿瘤侵犯后胸壁所致的根性疼痛可能会误认为是肾绞痛。

来源于后部肺尖部的肿瘤(通常为腺癌)称为上沟瘤,可能产生 Pancoast 综合征。根据肿瘤的确切位置,症状包括顶部胸壁和(或)肩部疼痛(第 1 肋骨和胸壁受累),Horner 综合征(因星状交感神经节受累致单侧眼球内陷、眼睑下垂、瞳孔缩小、面部无汗),上肢根性疼痛(因 T_1、偶有 C_8、臂丛神经根受侵)。

原发肿瘤侵犯纵隔会导致膈神经或喉返神经受累。膈神经沿着上腔弓静脉在肺门前穿过胸腔,肺中间表面的肿瘤或肺门前肿瘤可直接侵犯该神经。症状包括肩痛(牵涉痛)、呃逆和膈肌麻痹所致的劳力性呼吸困难。X 线检查,胸片上单侧膈肌升高提示该诊断。在透视下用呼吸和鼻吸气的方法(鼻吸气试验)检查膈肌可确诊。

喉返神经受累常发生在左侧,与左侧喉返神经在肺门的位置有关,它在弓下穿过。基底位于中间的左上叶肿瘤在主动脉弓上侵犯迷走神经会致麻痹,肺门肿瘤可直接侵犯喉返神经,或由肿瘤转移的肺门或主动脉淋巴结侵犯而致麻痹。症状包括声音改变,常表现为声嘶,但更典型的是和呼吸音质相关的音调丧失以及咳嗽,尤其在饮液体时。

上腔静脉综合征常发生于小细胞癌,受累纵隔淋巴结肿大明显而压迫上腔静脉。有时基底位于中间的右上叶肿瘤可直接侵犯上腔静脉而引起该综合征。症状包括不同程度的头、颈和上肢肿胀,头痛和眼睑水肿。心包受侵会导致心包积液(良性或恶性),呼吸困难和心律失常持续加重,并有可能发展到心包压塞。诊断上,基底位于中间的肿瘤伴有呼吸困难症状就要高度怀疑,CT 扫描和心脏超声可确诊。

直接侵犯椎体可产生背痛症状,常为局限性并且程度严重。如神经孔受累,则会表现为根性疼痛。食管受累常继发于肿瘤转移肿大的淋巴结从外挤压,肿瘤通常来自下叶。另外,下叶基底部肿瘤侵犯膈肌会产生呼吸困难、胸腔积液,或肩部牵涉性疼痛。

肿瘤生物学

非小细胞肺癌和小细胞肺癌都能产生各种各样的副瘤综合征,常由肿瘤产生并向全身释放生物活性物质而产生(表 19-5)。这类综合征大多数是由小细胞癌产生,包括很多内分泌疾病。副瘤综合征产生的症状甚至早于原发肿瘤产生的症状,因此可早期诊断。出现副瘤综合征并不影响肿瘤切除或成功治疗,但该综合征的症状常影响病人的成功治疗。副瘤综合征复发预示肿瘤复发。该综合征引起的很多症状酷似疾病转移引起的全身衰弱表现。

表 19-5	肺癌病人的副瘤综合征

内分泌系统

高钙血症(异位甲状旁腺激素)

库欣综合征

抗利尿激素异常分泌综合征

类癌综合征

男性乳腺发育

高降钙素血症

生长激素水平增高

促乳泌素、促卵泡生长激素、促黄体激素水平增高

低糖血症

甲状腺功能亢进

神经系统

脑病

亚急性小脑变性

进行性多灶性白质脑病

周围神经病变

多发性肌炎

自主神经病

Eaton-Lambert 综合征

视神经炎

骨骼系统

杵状指(趾)

肺性肥大性骨关节病

血液系统

贫血

类白血病反应

血小板增多症

血小板减少症

嗜酸粒细胞增多症

纯红细胞再生障碍

骨髓病性贫血

弥散性血管内凝血

皮肤

皮肤角化病

皮肌炎

黑棘皮病

色素沉着

匐行性回状红斑

获得性胎毛增多症

其他

肾病综合征

低尿酸血症

血管活性肠肽分泌伴腹泻

高淀粉酶血症

厌食症或恶病质

SCLC 病人最常见的一种副瘤综合征是肥大性肺骨关节病(hypertrophic pulmonary osteoarthropathy,HPO),临床上,该综合征的特点为踝、脚、前臂、手的僵硬和水肿,由腓骨、胫骨、桡骨、掌骨和跖骨的骨膜炎引起。症状重,全身虚弱。高达30%的 SCLC 病人有杵状指,伴有或不伴有 HPO(图 19-20)。HPO 的症状可能会早于癌的诊断数月。放射学上,受影响区域在平片上可见骨膜炎和增生。骨扫描显示密度增高,但长骨放射性示踪摄取呈对称性。予以阿司匹林或 NSAIDs 治疗,外科或内科方法成功去除肿瘤即可缓解。

高钙血症发生在高达 10% 的肺癌病人,主要与疾病转移有关。但是,15% 的病人是由异位甲状旁腺激素相关肽分泌引起的,多为鳞状细胞癌。通过检测到血浆水平的甲状旁腺激素增加可诊断异位甲状旁腺激素分泌,但临床医师一定要通过骨扫描排除并发的骨转移。高钙血症的症状包括嗜睡、意识消沉、恶心、呕吐和脱水。大部分病人肿瘤可切除,完全切除后血钙水平将正常。不幸的是,肿瘤复发很常见,表现为复发性高钙血症。

内分泌疾病是激素或激素的类似物分泌到全身循环引起,多见于 SCLC。抗利尿激素异常分泌综合征发生在 10% ~ 45% 的 SCLC 病人,其特点为混乱、嗜睡和可能突然癫痫发作,可通过低钠血症、低血浆渗透压、尿钠和渗透压增高来诊断。另一个导致低钠血症的原因为心房利钠肽异位分泌。

库欣综合征是由一种促肾上腺皮质激素(ACTH)样分子产生所引起,主要发生在 SCLC 的病人。ACTH 的产生是自发的,不能被地塞米松抑制,基本上在所有 SCLC 病人的提取物中都含有免疫反应性的 ACTH。有百分比很高的 SCLC 病人,放射免疫测定示 ACTH 水平增高,但只有<5% 的病人有库欣综合征的症状。因为血清 ACTH 的升高很快,库欣综合征的体征(如躯体肥胖、水牛背和条纹)并不多见,症状主要与严重低钾血症、代谢性碱中毒、高糖血症有关。诊断包括低钾血症(钾<3.0mmol/L),血浆皮质醇不可抑制性增高且无正常的昼夜变化,血 ACTH 水平增高,或尿 17-羟皮质类固醇水平增高,这些都不能被外源性地塞米松抑制。

周围性和中央性神经疾病在肺癌副瘤综合征中比较常见,尤其是在 SCLC 和鳞癌病人。和其他通常由活性物质异位分泌所致的副瘤综合征不同,这些综合征是由免疫介导。正常情况下,只有神经系统表达的抗原在肿瘤细胞异常表达,产生的抗体既导致神经功能干扰,又导致免疫神经破坏。高达 16% 的肺癌病人有神经肌肉无力的表现,这些病人中 50% 是小细胞肺癌,25% 是鳞状细胞癌。有神经或肌肉症状的病人,一定要通过头部 CT 或 MRI 排除中央神经系统(CNS)转移,也一定要排除其他疾病转移引起的无力表现。

Lambert-Eaton 综合征是 SCLC 病人常见的一种肌无力样综合征,由神经肌肉传导缺陷引起。步态异常是由近端肌肉虚弱和疲劳引起,尤其影响大腿。该症状可出现在原发肿瘤症状表现之前,甚至早于影像学检查。症状的产生是因为免疫球蛋白 G 抗体作用于电压门控钙通道,而该通道在乙酰胆碱从运动终板突触前释放过程中起作用。治疗主要是针对原发肿瘤的切除、放疗和(或)化疗。切除或内科成功治疗后,许多病人明显好转。如病人症状顽固,治疗要应用氢氯化物、免疫抑制剂如泼尼松和咪唑嘌呤,有时需血浆置换。和重症肌无力病人不同,新斯的明通常无效。

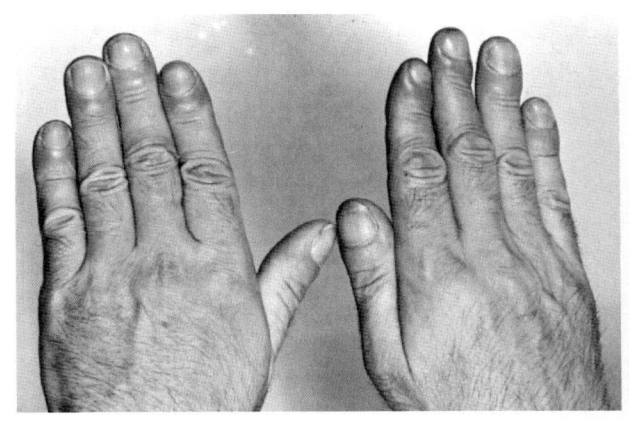

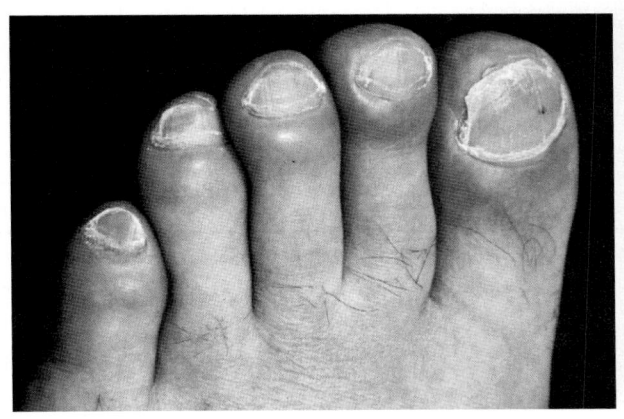

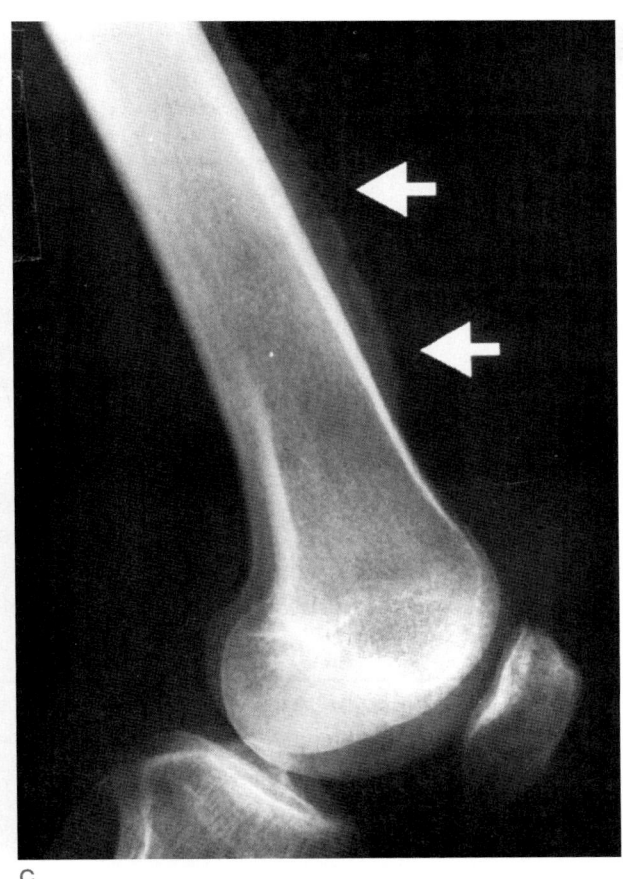

图 19-20　小细胞肺癌伴肺性肥大性骨关节病。**A.** 手指的疼痛性杵状指。**B.** 脚趾的疼痛性杵状趾(近摄)。**C.** 箭头所指为股骨新骨形成

转移性症状

　　肺癌转移常见于中央神经系统、椎体、骨、肝、肾上腺、肺、皮肤和软组织。病人就诊时,10% 的原发肺癌病人已有中央神经系统转移,诊断后另有 10%～15% 的病人将发生中央神经系统转移。局灶性症状很常见,包括头痛、恶心、呕吐、癫痫发作、偏瘫和说话困难。肺癌是脊髓压迫常见的原因,通过椎体周围的原发肿瘤侵犯椎间孔或直接由脊柱转移引起。肺癌病人有 25% 发现有骨转移,如椎体或肋骨转移,主要为溶骨性,产生局部疼痛;所以新出现、局部的骨骼症状的病人一定要做放射学检查。肝转移多在 CT 扫描时偶然发现。肾上腺转移常无症状,通常由常规 CT 检查发现,可导致肾上腺功能低下。肺癌临终病人中 8% 有皮肤和软组织转移,通常表现为无痛的皮下或肌肉内肿块。偶尔肿瘤侵蚀表面皮肤,形成坏死和迁移不愈的伤口。必要时可予以切除以缓解精神和肉体的不适。

非特异性症状

　　肺癌经常产生各种各样的非特异性症状,如厌食、体重减轻、疲劳和不适等。这些症状的原因不明,但其出现后要高度关注疾病转移的可能。

诊断、评估和分期

　　病人肺部病变无论是组织学确诊,还是可疑为肺癌,评估都要包括三部分:原发肿瘤、疾病转移表现和功能状态(病人耐受肺切除的能力)。这三个不同部分可使外科医师能整体评估病人、准确进行临床分期,并评估在功能上是否适合行肺切除(表 19-6)。

　　原发肿瘤的评估　原发肿瘤的评估要从病史及与肺部、非肺部、胸部和副瘤综合征的症状直接相关的问题开始。病人就诊时往往已有胸部 X 线平片或 CT 扫描提示病变存在,肿瘤的位置可指导医师采集病史和体格检查。

　　对于新病人,如还没有胸部 CT 扫描,下一步应马上做 CT 以进行评估。常规胸部 CT 应包括静脉使用造影剂以观察纵隔淋巴结和正常纵隔结构的关系。胸部 CT 可评估原发肿瘤及和周围结构的关系,提示是否已侵犯周围结构。需要对 CT 所见进行完整评估,才可建议病人如何治疗及选择获取组织学诊断的方法。

　　常通过病史和原发肿瘤位置确定有无侵犯,例如,靠近胸壁的肿瘤其下方肋骨破坏则明确提示局部侵犯。常见原发肿瘤靠近胸壁但没有肋骨破坏的表现,在这种情况下,病史中有无该区域疼痛表现可准确提示壁层胸膜、肋骨或肋间神经受侵的可能性。肿瘤邻近的喉返神经、膈神经、膈肌、椎体和肺尖部可用相同的方法观察。没有直接依据证实有胸壁、椎体或纵隔结构受侵就可进行开胸手术;有时可能需要胸腔镜,甚至开胸手术来获取转移的证据。

表 19-6   肺癌病人的评估

	原发肿瘤	转移性疾病	功能评估
病史	肺 非肺部的胸部症状 副瘤	体重减轻 不适 新出现骨痛 神经系统体征或症状 皮肤病变	有能力走上两级台阶 有能力在平地行走不受限制
体格检查	声音	锁骨上淋巴结触诊 皮肤检查 神经病学检查	辅助肌肉使用情况 听诊气流情况 用力咳嗽
放射学检查 组织分析	胸部 CT 支气管镜检查 经胸针刺活检	胸部 CT,PET 骨扫描、头部 MRI、腹部 CT 支气管镜下淋巴结 FNA 超声内镜 纵隔镜检查 可疑转移病变活检	胸部 CT:肿瘤解剖、肺不张 定量灌注扫描
其他	胸腔镜检查	–	肺功能检查(FEV$_1$,D$_{LCO}$,O$_2$消耗)

CT = computed tomography 计算机断层成像;D$_{LCO}$ = carbon monoxide diffusion capacity CO 弥散能力;FEV$_1$ = forced expiratory volume in 1s 1 秒钟用力呼气量;FNA = fine-needle aspiration 细针穿刺;MRI = magnetic resonance imaging 磁共振成像;PET = positron emission tomography 正电子发射断层成像

肺部病变和纵隔淋巴结的 MRI 效果令人失望,总体而言,与 CT 扫描相比无明显优势。然而 MRI 在确定肿瘤和大血管关系方面很重要,因为对血管结构成像效果很好。如果病人对禁忌使用造影剂,该检查就很重要。所以对造影剂过敏或可疑纵隔、血管或椎体受侵的肺癌病人,可常规行 MRI 检查。

原发肿瘤可通过支气管镜或针刺活检的方法获取标本行组织学检查。支气管镜还可提供肿瘤在气道内位置的相关信息,指导手术计划,尤其是对位于中央气道内的肿瘤容易看到,支气管活检钳可到达。此外,支气管镜可观察整个气管-支气管树,这样外科医师就可辨认其他支气管内的可疑病变。

诊断的组织可通过支气管镜的四种方法获取:①镜下刷洗做细胞学分析;②可视病变直接钳夹;③外压病变在支气管内无法看到,用 Wang 针行细针穿刺(FNA);④通过荧光支气管引导活检钳到达病变组织行支气管活检。对于外周病变(约肺的外半部分),可先行经支气管透视活检,再做刷洗,其目的是活检钳可破碎病变组织,从而可获得更多的细胞,提高活检检出率。对于中央型病变,可直接在支气管镜下钳夹活检,再收集刷洗细胞。对于气道外受压但支气管内看不到的病变,可经支气管镜行 Wang 针细针活检。支气管超声内镜是一种很有价值的新工具,可提高原发肿瘤(靠近中央气道)和纵隔淋巴结经支气管镜活检的精确性和安全性[40],应成为外科医师肺癌诊断和治疗的装备之一。

经胸针刺活检适于支气管镜不易到达的病变,在影像学引导下(透视或 CT),用细针或芯针穿刺。主要并发症是气胸(发生率高达 50%),通常很轻微,不用处理。活检结果有三种可能:恶性、明确的良性或不能确定。总的假阴性率为20% ~30%,所以除非明确诊断为良性(肉芽肿感染或错构瘤),就不能排除恶性,需进一步努力明确诊断。

区分原发肿瘤是否侵犯周围结构(如胸壁或纵隔)往往很困难,胸腔镜就是评估原发肿瘤与胸内结构关系很有价值的分期工具。在影像学引导下不能到达或活检不能明确的肿瘤,胸腔镜对获取组织学诊断也很有价值。周围病变可在胸腔镜下做楔形切除,如病人肺功能储备充分,冰冻切片诊断后外科医师还可继续行肺叶切除(胸腔镜或开胸)。

有时开胸术对于诊断原发肿瘤和对其进行分期是必要的,虽然这只发生在<5% 的病人,但下述两种情况可能需要该方法:①病变位置较深,针刺活检不能明确诊断,或因技术原因不能活检;②因为不能触诊,任何方法都不能明确有无纵隔结构转移。如病人病变位置较深,并且没有明确诊断,需要用细针或芯针穿刺活检,或切除活检,行冰冻切片分析。如活检结果不能明确诊断,可能有必要做肺叶切除,如需做全肺切除,一定要先有明确的癌症组织学诊断。

转移评估　约 40% 新诊断为肺癌的病人发现有远处转移。淋巴结或全身转移可能意味着不能手术,所以外科医师一定要谨慎考虑病人是否有病变转移。

评估原发肿瘤要从采集病史和体格检查开始对疾病转移进行评估,集中于有无新发骨痛、神经症状和新发皮肤病变。此外,全身症状(如厌食、不适和不明原因的体重减轻>5%)提示肿瘤负荷过大或转移。体格检查应集中于病人的整体表现,体重减轻的任何证据,如皮肤或肌肉过度消耗,都应注意。因为口咽部原发肿瘤和肺癌关系密切,所以要对头颈部做全面检查,包括颈部和锁骨上淋巴结、口咽部检查等,尤其是对有明确吸烟史者。对于皮肤也要做全面检查。常规实验室检查包括血清肝酶(血清谷氨酸草酰乙酸转氨酶和碱性磷酸酶)和血清钙(检查骨转移和异位甲状旁腺综合征)水平。肝酶和血清钙水平增高通常发生于广泛转移的病人。

纵隔淋巴结　胸部 CT 扫描评估纵隔淋巴结转移,一直是评估纵隔和肺门淋巴结肿大最有效的非侵入性措施。然而，阳性 CT 所见(淋巴结直径>1.0cm)只能预测 70% 的肺癌病人确实有转移。所以，即使 CT 扫描示纵隔淋巴结肿大，仍有高达 30% 的肿大淋巴结是由非癌性反应引起，如继发于肿瘤的肺不张或肺炎所致的炎症反应。所以，不能仅根据 CT 见纵隔淋巴结肿大就对病人放弃根治性切除。所有 CT 发现的淋巴结转移都要经组织学确诊。CT 对正常淋巴结(淋巴结<1.0cm)的阴性预测价值比对可疑淋巴结阳性预测价值高，尤其是在鳞状细胞癌。在正常大小淋巴结和 T_1 期肿瘤，假阴性率<10%，这导致很多外科医师忽视纵隔镜检查，但中央型 T_3 期肿瘤，假阴性率提高到 30%。在这种情况下，建议常规行纵隔镜检查，因为已证实，T_3 期腺癌或大细胞癌早期微转移率很高，因此，所有这些病人都要做纵隔镜检查。

PET 扫描检查疾病转移，是建立在检测 FDG 所发射的正电子，FDG 是用正电子发射氟标记的 D 糖类似物。FDG 在细胞摄入和磷酸化后，不能进一步代谢，可在细胞内积聚。肿瘤细胞本身对葡萄糖代谢率高，这种积聚就可被检测到。PET 扫描最明显的优点是，一次 FDG 注射后全身成像，可同时评估原发肺病变、纵隔淋巴结和远处器官。

PET 扫描对纵隔淋巴结分期比 CT 扫描更精确。有两项 Meta 分析评价了 PET 对纵隔淋巴结的分期情况，PET 检测纵隔淋巴结转移总敏感度为 0.79[95% 置信区间(CI) = 0.76 ~ 0.82]，特异度为 0.91(95% CI = 0.89 ~ 0.93)，准确度为 0.92 (95% CI = 0.90 ~ 0.94)[41,42]。

病人 PET 和 CT 扫描与淋巴结活检比较，PET 的敏感度为 88%，特异度为 91%，而 CT 扫描的敏感度为 63%，特异度为 76%。CT 和 PET 扫描联合应用会增加精确度[43]。在一项研究中，对 68 例可操作的非小细胞肺癌病人进行了 CT、PET 和纵隔镜检查，CT 在 40 例病人中(59%)能正确判断淋巴结分期，降低分期 12 例，过度分期 16 例。PET 在 59 例病人中(87%)能正确判断淋巴结分期，降低分期 5 例，过度分期 4 例。对判断 N_2 和 N_3 病变，PET 和 CT 联合应用，其敏感度、特异度和准确度分别为 93%、95% 和 94%，单独 CT 扫描分别是 75%、63% 和 68%。近来发展的整合的 PET-CT 扫描仪，预测可继续提高精确度。但是，对于纵隔淋巴结，经 PET 确认的癌性淋巴结还建议行纵隔镜检查以组织学确认。

食管内超声(endoesophageal ultrasound, EUS)是近来出现的一种用于非小细胞肺癌分期的方法，可准确地看到纵隔气管旁淋巴结(4R、7 和 4L)和其他组淋巴结(8、9)，也可观察靠近食管的肺原发病变(图 19-8)。用细针穿刺或近来常用的芯针穿刺活检，可获取淋巴结或原发病变标本。术中细胞学检查能提高诊断结果，可由细胞病理学家在手术室完成。食管内超声的局限性是不能看到前(气管前)纵隔，所以就不能取代纵隔镜行完全的纵隔淋巴结分期。然而，如食管内超声发现 N_2 淋巴结阳性，则就没有必要做纵隔镜检查，尤其是发现超过 1 组淋巴结有转移。

气管旁淋巴结(主要是 4R、7 和 4L 组)可在支气管镜下行细针穿刺活检，但其明显的缺点是穿刺相对盲目。第 7 组比较可靠，但其他位置的气管旁淋巴结要靠估计来试穿，这就限制了支气管镜细针穿刺的应用。食管内超声和支气管镜细针穿刺活检都不能同纵隔镜一样彻底分期，纵隔镜可对所有上纵隔的淋巴结取样，而且还可以根据需要决定淋巴结取样

的程度(从纵隔镜下能看到淋巴结完整切除)。现在许多机构正在研究增加 EBUS 引导下淋巴结细针穿刺活检，因为活检是在图像的引导下并且通过一定角度获取的，就可克服支气管镜下活检的局限性。通过该技术，就可获得第 4、7、10 和 11 组淋巴结的细针穿刺活检细胞学标本。与纵隔镜检查这一金标准相比，该技术的准确度正在进一步研究。和纵隔镜一样，该方法并不能评估第 3、5 或 6 组淋巴结。对于这些方法，或许可考虑应用 EUS 联合 EBUS 确定临床分期，保留纵隔镜作为化疗和(或)放疗诱导后再分期检查的方法。在该技术取代纵隔镜前，尚需进一步的研究，包括对该技术进行培训和获取资质等。因此，在未来，能预测纵隔镜仍保留为纵隔组织分期的标准方法。

与其他纵隔淋巴结分期技术相比，颈部纵隔镜有多个优点(图 19-21)，可提供组织诊断，能对所有的气管旁和隆突下淋巴结取样，并可看到淋巴结转移向包膜外扩散。对于复杂的肺门或右侧气管旁的原发肿瘤，它可直接活检并评估纵隔转移。

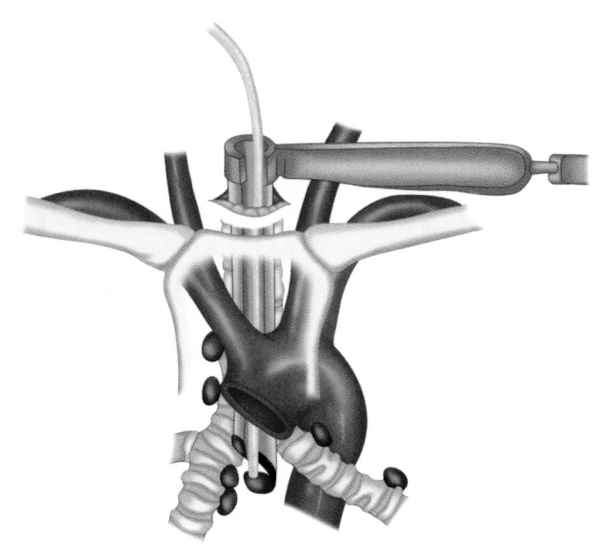

图 19-21　颈部纵隔镜检查。经胸骨上皮肤切口，纵隔镜可对气管旁和隆突下淋巴结组织(在气管前间隙内)取样

CT 扫描示淋巴结>1.0cm 是纵隔组织学诊断的绝对适应证。如前述，EUS、EBUS 或经支气管活检都可应用于该诊断。如这些侵入性小的方法所得到的结果为阴性，则需要做纵隔镜检查，因为这些方法活检的假阴性率高，转移的可能性仍较大。如纵隔淋巴结大小正常，通常对中央型肿瘤、T_2 和 T_3 期的原发性肿瘤，有时对 T_1 期腺癌或大细胞癌(因为转移扩散的几率高)，建议行纵隔镜检查。有一些外科医师对所有的病人都做纵隔镜检查，因为 N_2 的病人外科切除后生存率差。

左上肺肿瘤的病人可能会局部扩散到第 5、6 组淋巴结，纵隔气管旁淋巴结不受累(图 19-8)。该类病人传统上要接受左前纵隔切开术(Chamberlain 手术)，在纵隔胸膜反折外侧做胸骨旁横切口，进入前纵隔，可取第 5、6 组淋巴结和左肺门肿瘤活检。近来，这些淋巴结经左侧胸腔镜活检，尤其是在行胸腔镜下肺叶切除时活检位于中心的淋巴结。如果淋巴结受侵可疑指数低，可安排病人在一次麻醉下先行淋巴结活检，如

淋巴结为阴性,则直接行肺叶切除。如可疑指数高,则胸腔镜活检要单独进行。即使病人气管旁淋巴结正常,也要在前纵隔切开和胸腔镜活检前行颈部纵隔镜检查。如通过颈部纵隔镜活检证实颈部淋巴结为良性,而且术前 CT 扫描提示肿瘤和可能受累的淋巴结可完整切除,则没有必要进行额外活检操作去诊断,评估第 5、6 组淋巴结。然而,仍有一些开胸前活检第 5、6 组淋巴结的适应证,如表 19-7 所示。受累淋巴结的病理结果对确定病人能否行病变切除非常重要。

表 19-7	开胸前活检第 5 和 6 组淋巴结的适应证
1	诱导治疗方案的登记标准需要对 N$_2$ 病理学确诊
2	CT 扫描见淋巴结有大块转移或突破包膜,影响完整切除
3	需要对引起喉返神经麻痹的肺门肿块或淋巴结进行组织学诊断

　　胸腔积液　CT 扫描(或胸片)发现胸腔积液并不能直接认为是恶性积液,只有经显微镜检查胸液标本发现了恶性细胞,才能诊断。胸腔积液常继发于中央型肿瘤所致的肺不张或实变,或反应性,或继发于心功能不全。然而,和外周肿瘤相关的胸腔积液,尤其是肿瘤紧靠脏层或纵隔胸膜表面,则为恶性的可能性大。无论如何不能把胸腔积液都想当然地认为是恶性,需要细胞学证据。胸腔镜适用于对所选择的病人排除胸膜转移,可作为分期手术的一部分,常和纵隔镜一起操作,或直接在开胸前操作。

　　远处转移　直到最近才采用联合胸部 CT 扫描和多器官扫描(如脑 CT 或 MRI、腹部 CT、骨扫描)来检查胸部以外的远处转移。胸部 CT 扫描应包括上腹部,要能看到肝脏和肾上腺。肝脏异常,如不是明确的单纯囊肿或血管瘤,就需要进一步检查,典型的如 MRI 扫描。肾上腺增大、结节或肿块都应进一步通过 MRI 检查,有时需要针刺活检。一定要牢记,肾上腺腺瘤易被误诊为转移,在正常人群有 2% 发现患有该病,在高血压病人中高达 8%。肾上腺腺瘤的脂肪含量高(继发于类固醇产生),但转移或原发肾上腺恶性肿瘤的脂肪含量较低,MRI 通常可区分两者。

　　如无神经系统症状或体征,头部 CT 扫描阴性结果的可能性是 95%。骨扫描作用有限,因为其敏感度高但特异度低,众所周知,其总的假阳性率为 40%。任何器官的假阳性结果常需进一步的非侵入性或侵入性检查,甚至会导致放弃手术,因此,对于临床评估为阴性和临床 I 期的病人并不建议行常规术前多器官扫描,但对局部进展期(临床 II 期、III A 和 III B 期)病人,建议作为常规检查。任何病人临床评估提示有转移,无论临床分期如何,都要对转移病变做放射学检查、评估。

　　PET 扫描已取代多器官扫描检查向肝脏、肾上腺和骨的转移,目前胸部 CT 和 PET 是肺癌病人的常规检查。怀疑有脑转移或转移的风险高时,需要行脑 MRI 检查。一些报道显示,对于常规胸部或腹部 CT 和骨扫描没有发现有远处转移的病人,PET 扫描可意外发现 10% ~ 15% 有远处转移[44-46]。PET 提示远处有 FDG 摄入,一定要证实是否为转移,所以常常需要同时做 MRI 和(或)活检。

　　最近,可使用整合的 PET-CT 扫描仪。早期报道显示,对

淋巴结和远处转移的检测和定位,与独立的 PET 和 CT 扫描相比,其准确度更高(图 19-22)。这项技术可克服 PET 扫描局部病变定位不精确的问题,可能会成为肺癌标准的影像学检查方法。

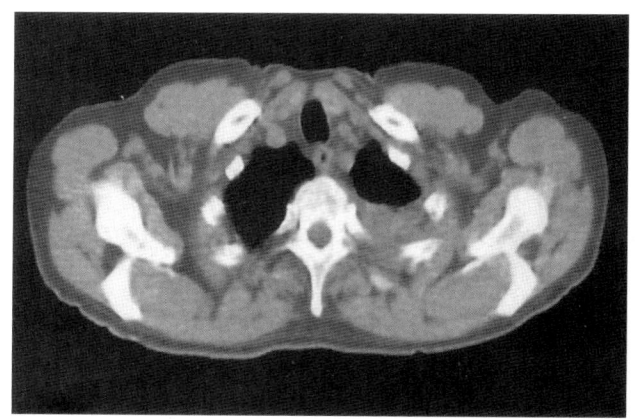

A

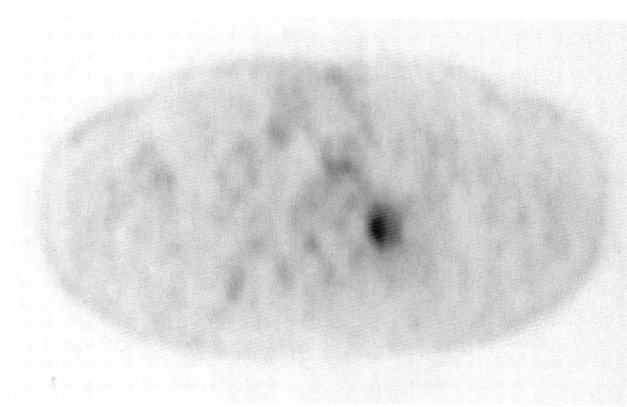

B

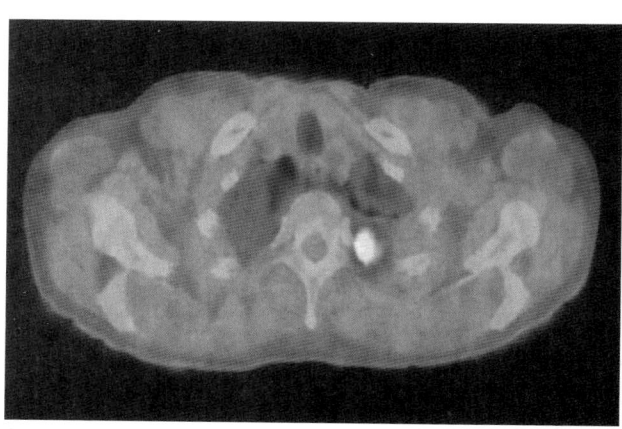

C

图 19-22　采用整合的 PET 和 CT(PET-CT)扫描的非小细胞肺癌成像。**A.** 胸部 CT 扫描显示左上肺叶肿瘤。**B.** 在相同横断面水平的胸部 PET 扫描。**C.** 共同成像的 PET-CT 扫描清楚显示肿瘤侵犯(术中已确认)

　　对癌症的任何放射学检查,外科医师面临的常见问题是,该结果是真阳性或假阳性。因为假阳性对病人的治疗过程影响较大,所以对已知的扫描结果一定要确认其准确度。对扫

描准确度提出疑问可使病人获益,结果一定要证实,常采用活检的方法获得真阳性的结果。

功能状态评估　如病人的原发肿瘤可切除,一定要仔细评估病人的功能状态和能耐受肺叶或全肺切除的能力。根据 CT 扫描结果(见"治疗"的外科切除讨论部分),外科医师要首先评估全肺切除、肺叶切除或可能行袖式切除的可能性,然后再相继做其他检查。

病人病史是评估风险最重要的工具,一定要强调单纯数字(如 FEV_1 和 D_{LCO})并不能取代医师的判断。临床医师需要观察病人的整体活力和态度。已故的 Robert Ginsberg 博士很好地总结了病人活力和态度的影响。

预测外科治疗预后不良的因素很难归类,我直觉认为,病人对疾病的态度、获得好的预后的愿望及对医师的信心是成功的预兆。肺癌研究小组(Lung Cancer Study Group)对肺癌治疗后病人的生活质量做了一项前瞻性分析,证实病人对疾病的态度是长期生存最好的指标。决不能哄骗或强迫病人接受手术,这在很多情况下会导致灾难性的后果。有时病人持明确否定态度,尤其是还有其他治疗选择时(如肿瘤放疗),最好推迟外科手术。

采集病史时要常规询问一些特殊的问题以协助确定病人可能耐受的肺切除量。病人在平地行走不受限,不用吸氧或不因呼吸困难而需停下来休息,则可能耐受开胸和肺叶切除。病人可走上两级台阶(两层楼),不会因呼吸困难而需停下来休息,则可能耐受全肺切除。最后,除非动脉血气分析提示 CO_2 潴留,几乎所有病人都可以耐受一段时间单肺通气和楔形切除。

病史中其他相关因素是目前吸烟状态和咳痰的情况。现吸烟者术后的危险因素明显增加,包括呼吸衰竭而需要重症监护或再插管,肺不张需支气管镜处理,肺栓塞及出院后需增加吸氧等(图 19-23)[38]。吸烟史>60 盒/年与≤60 盒/年的病人相比,出现肺部并发症的可能性是 2.5 倍,出现肺炎的可能性是 3 倍(优势比 $OR = 2.54$;$95\% CI = 1.28 \sim 5.05$;$P = 0.0008$)[38]。此外,CO_2 交换能力受损独立于吸烟史之外,预示风险增加。D_{LCO} 每下降 10%,所有肺部并发症(通过优势比估计)的风险增加 42%(优势比 $OR = 1.42$;$95\% CI = 1.16 \sim 1.75$;$P = 0.008$)。术前至少戒烟 8 周才能明显降低这些风险,但对于肺癌病人这往往不可行。然而,最好在术前 2 周要鼓励戒烟。手术当日才戒烟会引起术后痰增多,潜在分泌物

潴留。很多作者还报道,这样的病人术后肺部并发症的几率增加[47]。

每天慢性咳痰的病人术后出现更多和潴留、肺不张相关的问题,发生肺炎的风险会更高。术前行痰培养和使用抗生素、支气管扩张剂或许可保证术后恢复顺利。

体检要集中在下列慢性阻塞性肺疾病(COPD)或气流受限的体征:发绀、右侧心力衰竭致周围性水肿、轻度咳嗽后气短、使用辅助肌辅助呼吸、吸入空气减少、干啰音或湿啰音及"湿"性咳嗽。结合病人回答前面所述的运动耐受问题和咳嗽检查结果,有经验的胸外科医师就可以很好地评估手术风险。

大于肺楔形切除的手术都应该常规检查肺功能,在所有检查结果中,最重要的两项是 FEV_1 和 D_{LCO}。

FEV_1 评估病人耐受肺切除的一般指导方针如下:病人 $FEV_1 > 2.0L$ 可耐受全肺切除,$FEV_1 > 1.5L$ 可耐受肺叶切除。一定要强调这只是指导方针,也需要强调指出的是原始数值常不精确,因为正常数值是根据年龄、身高和性别校正后的"百分比预测值"。如在一位 62 岁、75 英寸(190.5cm)高的男性,原始 FEV_1 的数值 1.3L,其百分比预测值为 30%(因为正常期望值是 3.31L);而在一位 62 岁、63 英寸(160cm)的女性,其百分比预测值是 59%(正常期望值是 2.21L)。该男性病人属于肺叶切除的高风险组,而该女性病人可能耐受全肺切除。

FEV_1 和 D_{LCO} 的百分比预测值和术后出现并发症的风险相关,尤其是肺部并发症。百分比预测值<50% 时,病人并发症的发生率明显增高,每降低 10%,出现并发症的风险逐渐上升。图 19-24 显示了预测的术后 D_{LCO} 和估计手术死亡率的关系。

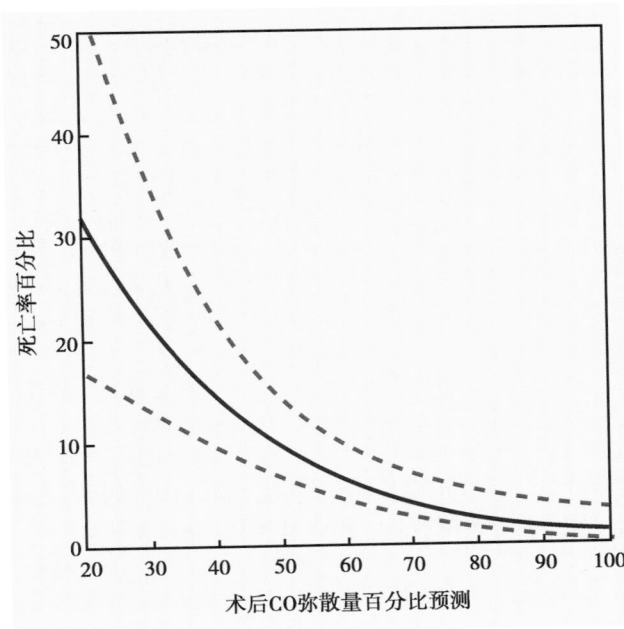

图 19-24　非小细胞肺癌(334 位病人)肺大范围切除后,手术死亡率和术后 CO 弥散量百分比预测(percent predicted postoperative carbon monoxide diffusion capacity, ppo D_{LCO}%)的函数关系。实线是逻辑回归模型;虚线代表 95% 的置信区间

FEV_1 或 D_{LCO} 的百分比预测值乘以术后剩余肺的分数值,

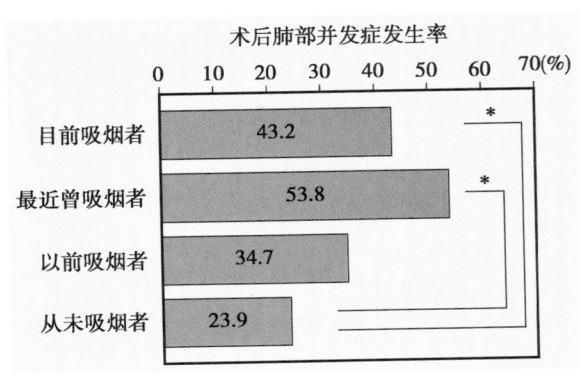

图 19-23　行肺部手术病人,不同时间停止吸烟者和从未吸烟者术后肺部并发症(postoperative pulmonary complications, PPCs)对比。* $P<0.05$

就可以计算出 FEV_1 或 D_{LCO} 的术后预测值。例如，在一位计划做右上叶切除的病人，总共有 3 个肺段将被切除，所以总共 20 个肺段中切除 3 个，病人所剩余的原始肺容量为 (20-3)/20×100% = 85%。前面所提到的两位病人，男性病人的 FEV_1 术后百分比预测值为 30%×0.85 = 25%，而该女性病人的术后百分比预测值为 50%。

一定要考虑原发肿瘤对肺功能的影响。图 19-25 示肿瘤明显阻塞右主支气管，右肺出现肺不张和容量减少。病人步

行即表现为呼吸困难，FEV_1 为 1.38L。转诊医师告诉病人已不适合手术，因为病人不能耐受需要做的全肺切除。该病例显示了医师常犯的一个错误：肿瘤发展前错误地判断了病人的功能状态。6 个月前，该病人可以步行上两级台阶而不会出现呼吸困难。相似的，如一位病人因为一个肺叶塌陷（如右上叶）而致肺功能受限，肺功能状态只有轻度下降，外科医师预测该病人可耐受肺叶切除，因为该肺叶已没有功能，或许已形成分流。

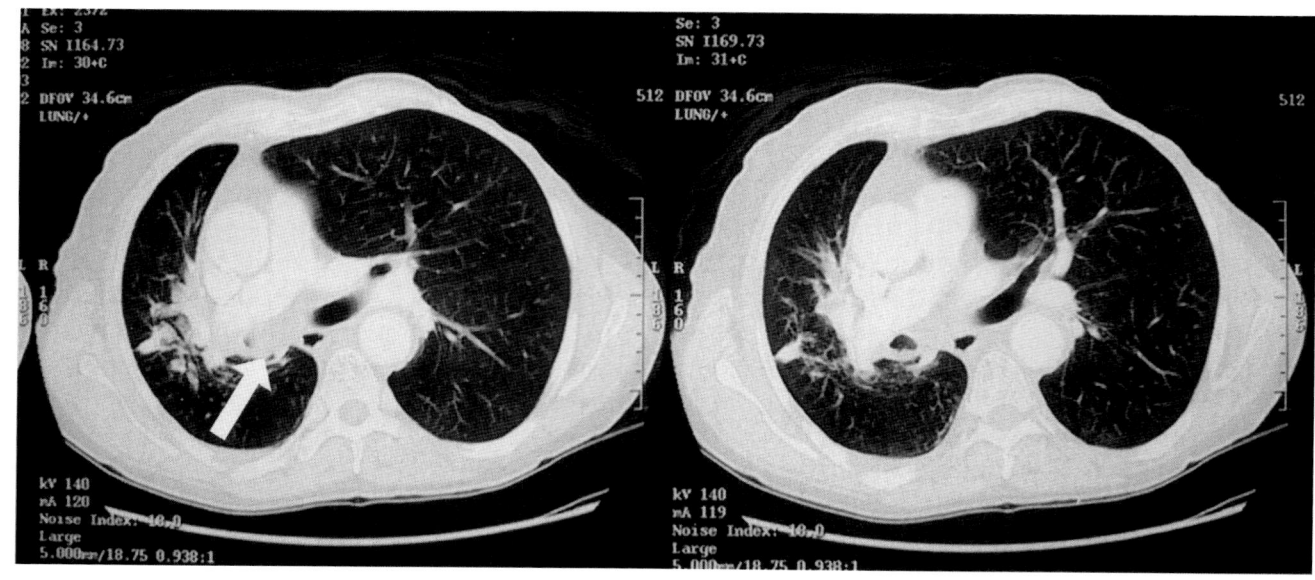

图 19-25   肺部肿瘤阻塞右支气管主干的胸部 CT 扫描。箭头提示右主支气管位置，右肺容积明显小于左肺

定量灌注扫描用于估计一个肺叶或全肺在肺功能中的作用，当很难判断肿瘤对肺生理的影响时，这种灌注扫描就很有效。一个肺叶或全肺完全塌陷，影响很明显，就没有必要做灌注扫描。但是当中央型肿瘤致叶支气管或主支气管部分梗阻，或肺动脉部分梗阻，灌注扫描对预测切除术后结果就很有价值。例如，右肺定量灌注检查结果为 21%（正常为 55%），病人的 FEV_1 百分比预测值是 60%，则右全肺切除术后 FEV_1 术后预测值为 60%×(1-21%) = 47%，提示病人可耐受全肺切除。如灌注值为 55%，则术后预测值为 27%，全肺切除的风险就很高。

产生最大氧消耗（$\dot{V}O_2max$）的运动试验已成为一种有价值的诊断技术，用于判断 FEV_1 和 D_{LCO} 正常的病人。表 19-8 总结了 $\dot{V}O_2max$ 和术后死亡率风险关系的数据。常遇到病人的 FEV_1 和 D_{LCO} 百分比预测值明显下降，但病史提示功能状态和肺功能检查结果不一致，在这种及其他很难做出决定的情况下，就应该检测 $\dot{V}O_2max$。该值 <10ml/(kg·min) 通常禁止做任何较大范围的肺切除，因为与此水平相关的死亡率为 26%，而 $\dot{V}O_2max$ 水平 ≥10ml/(kg·min)，死亡率仅为 8.3%；$\dot{V}O_2max$ 水平 >15ml/(kg·min) 通常提示病人可耐受全肺切除术。

对病人的危险性评估是基于临床判断和数据。通常有一个灰色区域，在此区域内的数据，如前所述，能更精确地判断危险性，但这种危险性判断一定要结合有经验的临床医师对病人的判断以及病人对疾病和生活的态度。图 19-26 提供了一个有助于判断是否适合肺切除的流程图[48]。

表 19-8	术前运动试验最大氧耗量（$\dot{V}O_2max$）和围术期死亡率的关系
研究	死亡/总数
$\dot{V}O_2max$ 10~15ml/(kg·min)	
Smith 等[196]	1/6(33%)
Bechard 和 Wetstein[197]	0/15(0%)
Olsen 等[198]	1/14(7.1%)
Walsh 等[199]	1/5(20%)
Bolliger 等[200]	2/17(11.7%)
Markos 等[201]	1/11(9.1%)
Wang 等[202]	0/12(0%)
Win 等[203]	2/16(12.5%)
总数	8/96(8.3%)
$\dot{V}O_2max$ <10ml/(kg·min)	
Bechard 和 Wetstein[197]	2/7(29%)
Olsen 等[198]	3/11(27%)
Holden 等[204]	2/4(50%)
Markos 等[201]	0/5(0%)
总数	7/27(26%)

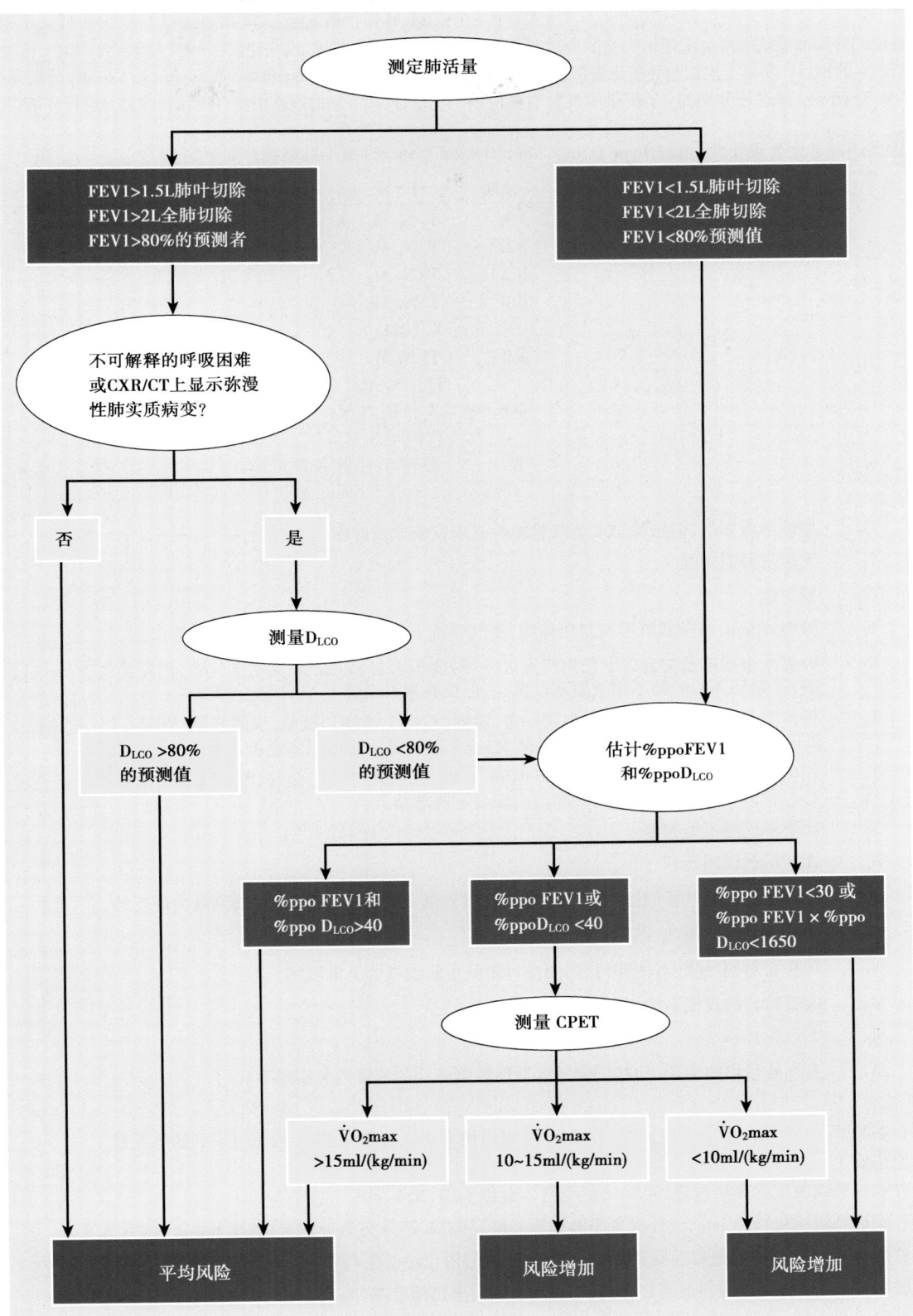

图 19-26　肺切除术前用于评估肺功能和储备情况的流程图。CPET = cardiopulmonary exercise test，心肺运动试验；CT = computed tomographic scan，计算机体层成像；CXR = chest radiograph，胸部 X 线片；D_{LCO} = carbon monoxide diffusion capacity，CO 弥散能力；FEV_1 = forced expiratory volume in 1 second，1 秒钟用力呼气量；% ppo = percent predicted postoperative lung function，术后肺功能百分比预测；$\dot{V}O_2\,max$ = maximum oxygen consumption，最大氧耗量

肺癌分期系统

　　任何肿瘤的分期都是试图测量或评估病变的程度并用此信息帮助判断病人的预后。实体上皮细胞肿瘤是根据肿瘤、淋巴结和转移(TNM)分期系统来进行分期的。T 提供原发肿瘤本身的信息,如肿瘤大小,与周围结构的关系;N 提供区域淋巴结的信息;M 提供有无疾病转移的信息。表 19-9 列出了对 NSCLC 的 TNM 分期描述,这些建议在 1997 年就开始使用,下一版的国际抗癌联盟(Union Internationale Contre le Cancer)分期系统正在重新修订,接下来的段落中将对建议修改部分进行详细讨论[49~54]。

表 19-9	美国癌症联合委员会(American Joint Committee on Cancer)关于肺癌的分期系统	
	分期	TNM
	I A	$T_1 N_0 M_0$
	I B	$T_2 N_0 M_0$
	II A	$T_1 N_1 M_0$
	II B	$T_2 N_1 M_0$
		$T_3 N_0 M_0$
	III A	$T_3 N_1 M_0$
		$T_{1\sim3} N_2 M_0$
	III B	T_4 任何 N M_0
		任何 T $N_3 M_0$
	IV	任何 T 任何 N M_1

TNM 定义

T	Tx	恶性细胞阳性,但影像学或支气管镜检查未发现原发肿瘤
	T_0	无原发肿瘤证据
	Tis	原位癌
	T_1	肿瘤≤3cm,被肺或脏层胸膜所包绕,支气管镜下没有发现肿瘤侵犯叶支气管以上
	T_2	肿瘤大小或范围符合以下任何特点之一:肿瘤最大径>3cm;累及主支气管,但距隆突≥2cm;侵犯脏层胸膜;扩展到肺门的肺不张或阻塞性肺炎,但没有累及全肺
	T_3	任何大小的肿瘤直接侵犯下列之一者:胸壁(包括上沟癌)、膈肌、纵隔胸膜、壁层心包;或肿瘤位于距隆突 2cm 以内的主支气管,但尚未累及隆突;或全肺的肺不张或阻塞性肺炎
	T_4	任何大小的肿瘤侵犯下列之一者:纵隔、心脏、大血管、气管、食管、椎体、隆突;或肿瘤伴恶性胸腔积液或心包积液,或在原发肿瘤同一叶内出现卫星肿瘤结节
N	Nx	区域淋巴结不能判断
	N_0	无区域淋巴结转移
	N_1	转移至同侧支气管周围和(或)同侧肺门淋巴结,和原发肿瘤直接扩展到肺内淋巴结
	N_2	转移至同侧纵隔和(或)隆突下淋巴结
	N_3	转移至对侧纵隔、对侧肺门、同侧或对侧斜角肌或锁骨上淋巴结
M	Mx	远处转移的表现不能判断
	M_0	无远处转移
	M_1	有远处转移的表现(包括同侧肺非原发肿瘤肺叶的转移性肿瘤结节)

分期定义总结

隐匿期　在多种情况(或每天多次收集)的肺分泌物中,显微镜下确认有癌细胞;肺内无可识别的原发癌

0 期　　原位癌

I A 期　肿瘤被肺或脏层胸膜所包绕,≤3cm,距隆突 2cm 以上($T_1 N_0$)

I B 期　肿瘤被肺组织包绕,>3cm,或任何大小肿瘤累及脏层胸膜,距隆突 2cm 以上($T_2 N_0$)

II A 期　肿瘤≤3cm,没有扩展到邻近器官,同侧气管周或肺门淋巴结受累($T_1 N_1$)

II B 期　肿瘤>3cm,没有扩展到邻近器官,同侧气管周或肺门淋巴结受累($T_2 N_1$)
　　　　肿瘤侵犯胸壁、胸膜或心包,但没有累及隆突,淋巴结阴性($T_3 N_0$)

III A 期　肿瘤侵犯胸壁、胸膜或心包,以及肺门或同侧纵隔淋巴结(T_3,$N_{1\sim2}$)或任何大小的肿瘤侵犯同侧纵隔或隆突下淋巴结($T_{1\sim3}$,N_2)

III B 期　直接扩展到邻近器官(食管、主动脉、心脏、腔静脉、膈肌或脊柱)同肺叶内有卫星结节,或任何肿瘤引起对侧纵隔或隆突下淋巴结受累(T_4 或 N_3)

IV 期　　不同肺叶内有独立结节或有远处转移的任何肿瘤(M_1)

指定淋巴结为 N_1、N_2 或 N_3 需要熟悉淋巴结图,该图是1978 年由 Naruke 等[55]设计,先后在 1983 年由美国胸科学会(American Thoracic Society)和 1997 年由 Mountain 和 Dresler修订[56,57](图 19-8)。因为该淋巴结图系统是根据淋巴结的确切解剖位置绘制的,使胸部淋巴结定位明确、具有重现性成为可能,可对每一位病人进行详细的淋巴结分期,便于外科医师对淋巴结评估进行标准化。

病人肿瘤通常分为临床分期和病理分期。临床分期(cT-NM)没有原发肿瘤和淋巴结切除的数据资料,其信息包括病史、体格检查、放射学检查结果和活检诊断。根据临床分期制订治疗计划,肿瘤和淋巴结行外科切除后,再确定术后病理分期(pTNM),提供进一步预后判断信息。

在 1986 年,Mountain 制定了肺癌的国际分期系统并应用于得克萨斯州休斯敦的 M. D. Anderson 医院和肺癌研究组(Lung Cancer Study Group)的病人数据库,该数据库中超过3000 位病人[58]。1997 年,Mountain 回顾了原始数据库外的其他 1524 位病人的生存数据,综合共 5319 位病人的资料,修订了分期系统[59]。这些修订后来被美国癌症联合委员会(A-merican Joint Committee on Cancer)接受,1997 年版的国际分期系统现在还在应用,如表 19-9 所示。

在分期归类中可看到明显的生存率变化(表 19-10),对预后差的远期生存率,这些变量可提供关键性评估。例如,直径≤1.0cm 的肿瘤,其预后明显比直径 2.0 ~ 3.0cm 的肿瘤好。N_2 淋巴结受累的病人术后 5 年生存率变化范围大(5% ~ 25%),表明与受累淋巴结的数量、位置、是否突破包膜外有关。

表 19-10	肺癌治疗后按照分期生存累积百分比	
病理分期	治疗后生存时间	
	24 个月(%)	60 个月(%)
$pT_1 N_0 M_0$(n = 511)	86	67
$pT_2 N_0 M_0$(n = 549)	76	57
$pT_1 N_1 M_0$(n = 76)	70	55
$pT_2 N_1 M_0$(n = 288)	56	39
$pT_3 N_0 M_0$(n = 87)	55	38

为处理分期内生存率变化的多样性,1999 年成立了肺癌分期研究委员会国际协会(International Association for the Study of Lung Cancer Staging Committee)。在全球范围内已创建了一个拥有超过 10 万病人的数据库,重点研究肿瘤、淋巴结和转移等影响生存的主要决定因素[51~54]。对多个国家的数据进行有说服力的分析后,最近已出版了这些分析结果和TNM 分期系统中建议修改的部分[50~53]。这些修改部分在23 583位病人中证实有效,比现在的分期系统预测生存率更精确[31,54]。表 19-11、19-12 列出了 TNM 分期中建议修改的部分。

治疗

早期病变 早期病变通常指 Ⅰ 期和 Ⅱ 期,在这组病人中肿瘤为 T_1、T_2(有或无区域 N_1 淋巴结受累)和 T_3 期(无 N_1 淋巴结受累)。在每年诊断肺癌的病人总数中,该组所占比例较小但正逐渐增加(1983—2003 年,101 844 位病人中约占 20%)[49]。

表 19-11	建议的肺癌分期修订版总结
目前的 TNM 分期	建议的(IASLC)TNM 分期
肿瘤分期	
T_1(≤3cm) —————→	T_1a ≤2cm T_1b >2cm ~ ≤3cm
T_2(> 3cm) —————→	T_2a >3cm ~ ≤5cm T_2b >5cm ~ ≤7cm T_3 >7cm
T ——→ 纵隔侵犯 —————→	仍为 T_4
卫星结节 —————→	分期下调到 T_3
恶性胸腔或心包积液 —————→	恶性胸腔积液 M_1a 恶性心包积液 M_1b*
转移分期	
M_1a(同侧肺内结节) —————→	分期下调到 T_4

* Goldstraw 等[51]经进一步确认的其他提议,尚没在 TNM 分期系统修改的建议中

IASLC = International Association for the Study of Lung Cancer 国际肺癌研究协会;TNM = tumor 肿瘤;nodes = 淋巴结;and metastasis = 和转移

表 19-12 国际肺癌研究协会对 2009 版肿瘤、淋巴结、转移（TNM）分期系统修改建议

第 6 版 T/M	描述项建议的 T/M	N_0	N_1	N_2	N_3
T_1（≤2cm）	T_1a	ⅠA	ⅡA	ⅢA	ⅢB
T_1（>2~3cm）	T_1b	ⅠA	ⅡA	ⅢA	ⅢB
T_2（≤5cm）	T_2a	ⅠB	ⅡA	ⅢA	ⅢB
T_2（>5~7cm）	T_2b	ⅡA	ⅡB	ⅢA	ⅢB
T_2（>7cm）	T_3	ⅡB	ⅢA	ⅢA	ⅢB
T_3 侵犯	—	ⅡB	ⅢA	ⅢA	ⅢB
T_4（同一肺叶结节）	—	ⅡB	ⅢA	ⅢA	ⅢB
T_4（扩展）	T_4	ⅢA	ⅢA	ⅢB	ⅢB
M_1（同侧肺）	—	ⅢA	ⅢA	ⅢB	ⅢB
T_4（胸腔积液）	M_1a	Ⅳ	Ⅳ	Ⅳ	Ⅳ
M_1（对侧肺）	—	Ⅳ	Ⅳ	Ⅳ	Ⅳ
M_1（远处）	M_1b	Ⅳ	Ⅳ	Ⅳ	Ⅳ

粗体字方格代表和第 6 版不同、修改到不同的 TNM 分期中

目前的治疗标准是外科切除，根据肿瘤位置行肺叶或全肺切除。虽然使用"早期"一词，但 5 年生存率并不令人满意，外科手术作为单一的治疗模式，其结果令人沮丧。最近报道，ⅠA 期非小细胞肺癌病人行外科切除后不采用任何其他治疗，包括化疗和放疗，其中位生存时间为 14 个月，5 年生存率为 22%[60]。1997 年 Mountain 报道[59]，术后病理诊断为ⅠA 期的病人，手术切除后不再进行治疗，5 年生存率虽较好，但只有 67%。分期高的病人该数据有所下降。多变量分析显示，在诊断时，高龄、男性、社会经济地位低、不行外科治疗、组织学分级差者，死亡风险增加[49]。5 年总生存率，Ⅰ期病人约 65%，Ⅱ期约 41%。

早期病人进行适当的外科手术包括肺叶切除、袖式切除、全肺切除，并同时行纵隔淋巴结切除或活检。肿瘤位于气道分叉处，标准肺叶切除不能获取足够的支气管边缘时，则需行袖式切除。很少做全肺切除，早期肺癌行全肺切除的重要适应证包括巨大中央型肿瘤侵及远端主支气管，和不能完整切除受累的 N_1 淋巴结者。后一种情况多发生于体积大的腺癌或伴有淋巴结包膜外侵犯。1932 年，Henry Pancoast 首先描述了发生于肺尖部的肿瘤，引起相应上肢、肩部疼痛，手部肌肉萎缩，Horner 综合征[61]。任何上沟部的肿瘤，包括没有神经血管束受累的，现统称为 Pancoast 肿瘤，该命名也包括第 1 肋骨以上的壁层胸膜和深部结构的肿瘤。位于或低于第 2 肋骨的胸壁肿瘤就不属于 Pancoast 肿瘤[62]。治疗包括多学科合作，手术治疗的目的包括根治性切除，但是因为肿瘤的位置和支配同侧上肢的神经血管束受累，保留上肢术后功能同样也很重要。根据纵隔淋巴结分析结果决定是否行 Pancoast 肿瘤（肺尖部肿瘤）切除。该类病人 N_2 淋巴结有扩散者生存率很

差，外科切除的并发症发病率和死亡率风险高，所以基本没有效果。因此，在手术前应行纵隔镜检查明确诊断。

历史上，Pancoast 肿瘤治疗困难，放疗和（或）外科切除术后局部复发率高、5 年生存率差。肿瘤易侵犯周围结构，促使大家探索新的治疗模式，如术前（诱导）放疗，最近又采取同期放疗和化疗的模式，以提高完整切除率。西南肿瘤组（The Southwest Oncology Group）研究了正规诱导化、放疗后再手术的方法，现在已取得远期结果。该联合治疗耐受性好，95% 的病人完成诱导治疗，76% 的病人可完整切除，总体 5 年生存率为 44%，完整切除者为 54%。应用该联合方案治疗的病人，疾病的进展主要是在远处部位，最常见于脑[63]。图 19-27 列出了 Pancoast 肿瘤治疗流程图。

开胸行胸壁、血管结构和肺大块切除，还通常要切除一部分低位臂丛干和星状神经节。若胸壁受累，大块切除胸壁和肺叶，做或不做胸壁重建。小范围的或位于肩胛骨后的肋骨切除后，通常没有必要做胸壁重建。大的缺损（两根肋骨或更多），通常需要应用聚四氟乙烯（Gore-Tex）材料重建，提供胸壁轮廓结构和稳定性。

其他局部进展期肿瘤（T_3）直接侵犯邻近的胸壁、膈肌或心包也可行大块切除。如果切除了大部分心包，则需要应用薄 Gore-Tex 膜重建以防止产生心脏疝和静脉梗阻。

如判断病人因为肺储备能力或其他医疗条件不充分，不适合做大范围肺切除，则可选择局限性切除和放疗。局限性切除的定义为肺段切除或楔形切除，只能应用于外周型的 T_1 和 T_2 期肿瘤病人。由肺癌研究组（Lung Cancer Study group）完成的一项针对Ⅰ期非小细胞肺癌病人的肺叶切除和局限性切除比较的随机试验证实，局限性切除局部复发风险高、总体

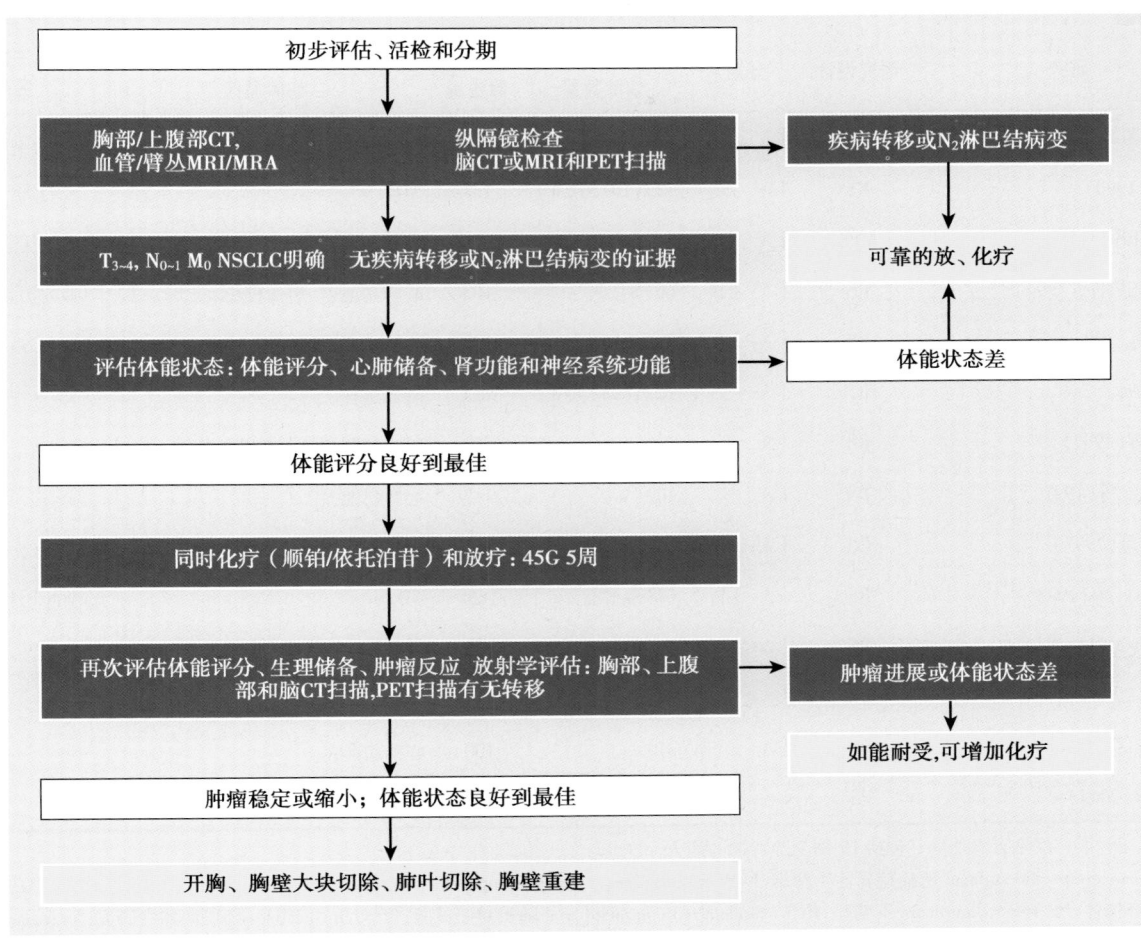

图 19-27　Pancoast 肿瘤的治疗流程图。CT = computed tomography，计算机体层成像；MRA = magnetic resonance angiography，磁共振血管成像；MRI = magnetic resonance imaging，磁共振成像；NSCLC = non-small cell lung cancer，非小细胞肺癌；PET = positron emission tomography，正电子发射体层成像

生存率稍有下降，其结论为，即使小的、局部肿瘤，局限性切除也不是合适的治疗方法[64,65]。其他研究提示，直径>3 cm 的肿瘤，而非较小的肿瘤，其远期生存率下降，可能与肺内隐匿转移的淋巴结切除不彻底有关[66]。表 19-13 为 Nakamura 等比较肺段切除和肺叶切除术后死亡率和发病率的 Meta 分析结果。随着 CT 扫描在高危人群的应用越来越普及，该话题再受重视。评估高危手术病人局限性切除效果的相关研究正在进行，包括局限性切除是否联合应用近距离治疗。此外，癌症和白血病组 B（Cancer and Leukemia Group B）已着手一项关于肺叶切除与亚叶切除比较的随机试验研究（CALGB140503），将回答对于肿瘤≤2cm、无淋巴结受累表现的病人，亚叶切除的效果是否等同于叶切除。然而，目前对于能耐受肺叶切除的病人，完整切除依然是治疗标准。

对于不适合手术的病人，其他局部治疗的选择毫无疑问是放疗。传统的外照射放疗可给予 60～65G 的剂量，I 期病人 5 年生存率约 30%。聚焦放疗治疗方面已有明显进步，对早期肺癌病人可给予确切治疗，包括断层放疗和机器人放射外科治疗（CyberKnife，射波刀）。这些治疗措施可在几个时间段内直接对肿瘤给予高剂量的放射照射，而不是对肿瘤和周围正常肺组织一起照射，这样可减少对周围肺实质的毒性损害。对于肺储备受限的病人，保护正常肺组织至关重要。据

报道，该治疗措施 5 年生存率高，局部复发率低。此外，该治疗耐受性好，副作用小。

化疗在早期非小细胞肺癌中的作用正不断发展。以前多中心前瞻性随机试验发现术后辅助化疗并无益处，然而最近发现，虽然目前试验的最终结果待定，但许多更有效的药物可使病人获益。同样，前瞻性 II 期研究表明，术前（或诱导）化疗，有潜在益处[67,68]。有人担心诱导化疗会导致围术期并发症的发病率或死亡率增高。然而，除非病人诱导化疗后行右侧全肺切除，两组病人围术期并发症的发病率和死亡率并无差异[69]。

局部进展期病变　外科切除作为单一的治疗方法对治疗III 期病变的作用有限[70]。T_3N_1 期肿瘤单独手术治疗，5 年生存率约 25%。N_2 病变的病人多种多样，临床提示 N_2 病变的病人（如 CT 扫描或纵隔镜检查示淋巴结肿大，淋巴结常被肿瘤替代），单纯手术后 5 年生存率为 5%～10%。相反，外科切除后偶然在显微镜下才发现一组淋巴结为 N_2 病变，其 5 年生存率可高达 30%。外科手术偶尔只适合于 T_4N_0 或 N_1M_0 期的原发肿瘤病人（如肿瘤侵犯上腔静脉、隆突或椎体，或同一肺叶内有卫星结节）；对任何肿瘤大小和 N_3 病变的病人，或 T_4N_2 期病变的病人，外科手术通常无效，这类病人生存率依然很低。

表 19-13　局限性切除和肺叶切除的对比研究总结

研究	研究设计	分期	局限性切除数量	肺叶切除数量	局限性切除原因	生存差异
Hoffman 和 Ransdell(1980)[205]	RS	ⅠA	33(W)	40[a]	心肺功能差和病变较小	NS
Read 等(1990)[206]	RS	ⅠA	113(107S+6W)	131	ND	NS(CSS)
Date 等(1994)[207]	MPS	ⅠA	16(6S+10W)	16	肺功能差	肺叶切除更好
Warren 和 Faber(1994)[66]	RS	ⅠA+ⅠB	66(S)	103	心肺功能差、病变较小	肺叶切除更好
Harpole 等(1995)[208]	RS	ⅠA+ⅠB	75(W)	193	心肺功能差、病变较小	NS(CSS)
LCSG(1996)[64,209]	RCT	ⅠA	122(82S+40W)	125	随机选择	NS
Kodama 等(1997)[210]	RS	ⅠA	46[b](W)	77	对小的病变有意做这种切除	NS
Landreneau 等(1997)[211]	RS	ⅠA	102(W)	117	心肺功能差	NS
Pastorino 等(1997)[212]	RS	ⅠA+ⅠB	53(S+W)	367	ND	NS
Kwiatkowski 等(1998)[213]	RS	ⅠA+ⅠB	58(S+W)	186[c]	ND	肺叶切除更好
Okada 等(2001)[214]	RS	ⅠA≤2cm	70(S)	139	对≤2cm的小病变有意做这种切除	NS
Koike 等(2003)[215]	RS	ⅠA≤2cm	74(60S+14W)	159	对≤2cm的小病变有意做这种切除	NS
Campione 等(2004)[216]	RS	ⅠA	21(S)	100	心肺功能差	NS
Keenan 等(2004)[217]	RS	ⅠA+ⅠB	54(S)	147	心肺功能差	NS

[a]周围型肿瘤;[b]仅是有意切除;[c]包括 13 例全肺切除的病人

CSS=cancer-specific survival 癌症特异性生存率;LCSG=Lung Cancer Study Group 肺癌研究组;MPS=matched-pair study 配对研究;ND=not described 没有描述;NS = not significant 不明显;RCT=randomized controlled trial 随机对照试验;RS=retrospective study 回顾性研究;S=segmentectomy 肺段切除;W=wedge resection 楔形切除

对于体能状态差的病人,放疗主要用于缓解症状,因为对于 N2 或 N3 病变的病人,放疗作为单一治疗模式,其治愈率只有 7%。近来,随着三维适形放疗和改良内照射的应用,治愈率有所提高。ⅢA 期肺癌病人治疗结果差,反映在治疗疾病过程中局部治疗的不足之处,病人会因全身转移而死亡。

Ⅲ期病变(当外科手术在任何时候都不可行时)最佳的治疗措施通常是化疗和放疗相结合。有两种治疗策略可行,首先行序贯化放疗,包括全剂量系统性化疗(顺铂和另一种药剂合用),然后再行标准放疗(约 60Gy)。化疗后联合放疗可提高 5 年生存率到 17%,相比单纯放疗只有 6%[71]。

其替代方案,被称为同期化放疗,是指同时给予化疗和放疗。放疗的同时,给予一定的化疗药,可使肿瘤细胞对放疗更敏感。该方法的优点是可提高对原发肿瘤和相关淋巴结病变的局部控制作用,避免延误放疗;然而,其缺点是必须减少化疗剂量以减少叠加毒性,这有可能导致对全身微转移治疗不足。随机试验结果已证实,和单独化疗相比,5 年生存率有轻度增加。

非小细胞肺癌术前(诱导)化疗　在可能外科切除前应用化疗有很多潜在优点:

1. 肿瘤血供仍完整,可更好地运输化疗药,避免肿瘤细胞缺氧(术后任何残留的微小肿瘤存在),缺氧会增加放疗抵抗力。

2. 原发肿瘤分期下降,增加肿瘤可切除性。

3. 手术前病人能更好地耐受化疗,与手术后给予化疗相比,病人更有可能完成化疗方案。

4. 术前化疗可作为原发肿瘤对化疗敏感性的在体试验。

5. 可检测化疗反应情况,用作指导其他治疗策略。

6. 可治疗全身微转移。

7. 识别进展性疾病的病人(无反应者),避免肺切除。

潜在的缺点包括以下所述:

1. 理论上围术期并发症发生率会增加(尤其是诱导化疗后需要行右侧全肺切除的病人)。

2. 病人接受化疗时,可能延误根治性切除的时机;如病人无反应,该延误可能会导致肿瘤扩散。

在ⅢA 期 N2 病变的病人,对这种化疗的反应率高,最高可达 70%。该治疗方法通常比较安全,因为它不会导致围术期发病率明显增高。现有两项随机试验比较研究了 N2 病人单纯手术和化疗后再手术的治疗效果[68,70]。两项试验均在完全结束前即停止,因为化疗组生存率明显增加,初步观察到的生存率差异可高达 3 年或更高(表 19-14)。鉴于这些结果,采用以顺铂为基础的化疗组合(2~3 个周期),已成为 N2 病人的标准治疗方法。

外科手术对于ⅢA 期非小细胞肺癌的作用仍是热烈争议的话题。许多外科医师和肿瘤学家在 N2 淋巴结微小和大块转移病变、N2 淋巴结受累组数,与是否在诱导化疗后继续手术切除的认识上存在差异。虽然还没有针对单组淋巴结微小转

表 19-14		Ⅲ 期非小细胞肺癌新辅助化疗选择性随机试验						
试验 (参考文献)	病人数量 (Ⅲ期)	化疗	反应率 (%)	pCR (%)	完整切除	PFS	OS	5 年生存率
Rosell 等[71]	60(60)	丝裂霉素 异环磷酰胺 顺铂	60	4	85%	12 vs 5mo(DFS; P=0.006)	22 vs 10mo(P= 0.005)	16% vs 0%
Roth 等[73]	60(60)	环磷酰胺 依托泊苷 顺铂	35	NR	39% vs. 31%	未达到 vs 9mo (P=0.006)	64 vs 11mo(P= 0.008)	56% vs 15%[a]
Pass 等[218]	27(27)	依托泊苷 顺铂	62	8	85% vs. 86%	12.7 vs 5.8mo (P=0.083)	28.7 vs 15.6mo (P=0.095)	NR
Nagai 等[219]	62(62)	顺铂 去乙酰长春酰胺	28	0	65% vs. 77%	NR	17 vs 16mo(P= 0.5274)	10% vs 22%
Gilligan 等[220]	519(80)	铂类为基础[b]	49	4	82% vs. 80%	NR	54 vs 55mo(P= 0.86)	44% vs 45%
Depierre 等[221]	355(167)	丝裂霉素 异环磷酰胺 顺铂	64	11	92% vs. 86%	26.7 vs 12.9mo (P=0.033)	37 vs 26mo(P= 0.15)	43.9% vs 35.3%[c]
Pisters 等[222]	354(113)[d]	卡铂 紫杉醇	41	NR	94% vs. 89%	33 vs 21mo(P= 0.07)	75 vs 46mo(P= 0.19)	50% vs 43%
Sorensen 等[223]	90(NR)	紫杉醇 卡铂	46	0	79% vs. 70%	NR	34.4 vs 22.5mo (NS)	36% vs 24% (NS)
Mattson 等[224]	274(274)	多西他赛	28	NR	77% vs. 76%[e]	9 vs. 7.6mo (NS)	14.8 vs 12.6mo (NS)	NR

[a] 3 年生存率

[b] 选择包括 MVP(mitomycin C 丝裂霉素 C、vindesine 去乙酰长春酰胺和 platinum 铂)，MIC(mitomycin 丝裂霉素、ifosfamide 异环磷酰胺和 cisplatin 顺铂)，NP(cisplatin 顺铂和 vinorelbine 长春瑞滨)，PacCarbo(paclitaxel 紫杉醇和 carboplatin 卡铂)，GemCis(gemcitabine 吉西他滨和 cisplatin 顺铂)以及 DocCarbo(docetaxel 多西他赛和 carboplatin 卡铂)

[c] 4 年生存率

[d] 报道 113 例(32%)ⅡB 或ⅢA 期病人

[e] 可切除病变的病人，化疗组 22 例，对照组 29 例

DFS=disease-free survival 无病生存；NR=not recorded 无记录；NS=not significant 不明显；OS=overall survival 总生存率；pCR=pathologic complete response 病理完全缓解；PFS=progression-free survival 无进展生存

移病变的病人在诱导化疗后手术的具体研究，但许多外科医师都认为继续手术是合适的。此外，组织学确认 N₂ 组淋巴结转移是必要的，PET 扫描假阳性率高得难以接受，早期肿瘤病人依靠该方法将会导致明显的治疗不足，尤其是在肉芽肿病高发的部位。除非已证实为 N₂ 病变，诱导化疗后的病人都不应拒绝手术，因为早期非小细胞肺癌病人手术后生存率明显优于单纯化疗。

诱导化疗在Ⅰ期和Ⅱ期病人中的应用正在研究。根据报道的诱导化疗后接受手术病人与分期特异相关的 5 年生存获益情况，表 19-15 总结了系统性回顾和 Meta 分析的结果。如表 19-15 所示，对所有分期的肺癌病人，诱导化疗可实现 4%~7% 的绝对生存获益。

Ⅳ期病变的外科手术　Ⅳ期病变病人的治疗为化疗，然而在一些情况下，病人只有单处转移，尤其是腺癌病人伴脑内单发转移。在这个高度选择的群体中，假如是在早期，外科切除脑内转移和原发肿瘤的 5 年生存率可达 10%~15%。

表 19-15	诱导化疗后手术病人的 5 年分期特异生存率		
分期	5 年生存率 (%)	绝对获益 (%)	新 5 年生存率(%)
ⅠA	75	4	79
ⅠB	55	6	61
ⅡA	50	7	57
ⅡB	40	7	47
ⅢA	15~35	6~7	21~42
ⅢB	5~10	3~5	8~15

小细胞肺癌　小细胞肺癌约占原发肺癌的 20%，通常不用手术治疗。这种侵犯性肿瘤易早期、广泛转移。组织学上，很难与淋巴结增生性病变和非典型类癌相鉴别，所以需要足够的组织标本做明确诊断。已确认三种类型的小细胞肺癌：

单纯小细胞癌(有时称为燕麦细胞癌)、小细胞癌含大细胞成分和混合型肿瘤。

和非小细胞肺癌不同,小细胞肺癌的临床分期大体定义为局限型或远处播散型。如小细胞肺癌只是表现为局部巨大肿块但没有远处转移的证据,仍称为局限型小细胞肺癌。常见的情况是大的原发肿瘤伴巨型的淋巴结转移,引起上腔静脉梗阻。小细胞肺癌发展到其他临床阶段称为播散型,通常表现为全身转移。无论表现为哪一期,主要治疗方法为化疗和放疗。外科手术只适合于很少的、偶然发现为外周结节的小细胞癌病人。如切除后确诊为Ⅰ期,术后通常仍需化疗。

肺的转移病变　原来有恶性肿瘤的病人,肺上出现一个或多个新结节时很难分辨其原因[72]。提示转移性病变的特点有多样性、CT扫描见边缘呈圆形光滑、多邻近原发病变。新出现的单发病变要考虑原发肺癌的可能性。表现为孤立病灶的病人,其可能性为新出现的原发癌或转移性病变,与最初所患肿瘤的类型有关。在既往患子宫癌(74%)、膀胱癌(89%)、肺癌(92%)和头颈部癌(94%)的病人中,为新出现原发肺癌的可能性高[73]。

在适当选择的病人,外科手术切除肺转移病变有一定作用[74]。对严格选择的病人,切除转移病变可使病人适度获益。表19-16列出了选择病人行转移病变切除的一般原则。

表 19-16	适当选择病人行肺转移病变切除的一般原则
1. 原发病变一定要已被控制	
2. 病人能耐受全身麻醉、可能的单肺通气和计划的肺切除	
3. 根据CT成像,转移性病变可完全切除	
4. 无肺外肿瘤负荷的证据	
5. 没有更好的替代治疗	

肺转移病变切除的技术目标是完整切除所有肉眼可见的病变。此外,受累的邻近病变应做大块切除(如胸壁、横膈和心包切除)。多发病变和(或)肺门病变需做肺叶切除,很少行全肺切除。

可通过开胸和胸腔镜技术行肺转移病变切除。McCormack报道了在Memorial Sloan-Kettering治疗18例病人经验的前瞻性研究,该组病人均不超过2个肺转移灶,行胸腔镜切除[75]。如触诊发现其他病变,则术中行开胸手术,同时将病变切除。研究结论认为,胸腔镜手术遗漏转移病变的可能性有56%。当然,因为当时螺旋CT尚未使用,该组病人都是用标准胸部CT扫描检查的。采用开胸术还是胸腔镜行转移病变切除,目前尚存争议。开胸术的拥护者提到的就是如前所述的研究;胸腔镜技术的拥护者提出的理由是,螺旋CT的分辨率远优于常规CT,老的常规CT所得到的数据已不适用,他们还指出使用胸腔镜手术可明显减轻疼痛,恢复较快。目前,尚没有使用螺旋CT扫描的前瞻性研究来解决这一临床困境。

有关肺转移病变切除后最好的数据结果来自肺转移国际注册处(the International Registry of Lung Metastases)。该注册处于1991年由欧洲、美国和加拿大的18个胸外科成立,包括5206个病人的数据,约88%的病人完整切除。表19-17列出了5、10、15年的生存率分析(包括所有原发肿瘤分组类型)。多变量分析显示生殖细胞肿瘤、骨肉瘤、无病间期>36个月和单发转移的病人预后较好[76]。

表 19-17	肺转移国际注册处的生存率数据	
生存率	完整切除(%)	非完整切除(%)
5 年	36	13
10 年	26	7
15 年	22	–

肺部感染

肺脓肿

肺脓肿是因感染性生物致局部区域肺实质坏死,组织破坏形成直径至少2cm的孤立或明显空腔。多发的、较小的空腔(<2cm)比较少见,这种情况通常称为坏死性肺炎。脓肿病程>6周称为慢性脓肿。

根据病因学(表19-18),肺脓肿进一步分为原发性和继发性。原发性肺脓肿发生于下列病人,如免疫受损病人(恶性肿瘤、化疗、器官移植等),高致病性生物引起坏死性肺部感染的病人,和有口咽或胃肠分泌物吸入诱因的病人。继发性肺脓肿发生于有基础病变的病人,如支气管部分梗阻、肺梗死,或邻近化脓性感染(膈下或肝脓肿)[77]。

表 19-18	肺脓肿的原因
Ⅰ. 原发性	
A. 坏死性肺炎	
1. 金黄色葡萄球菌、克雷伯菌、假单胞杆菌、分枝杆菌	
2. 类杆菌、梭杆菌、放线菌	
3. 内阿米巴、棘球蚴	
B. 吸入性肺炎	
1. 麻醉	
2. 卒中	
3. 药物或酒精	
C. 食管疾病	
1. 失弛缓症、Zenker憩室、胃食管反流	
D. 免疫缺陷	
1. 癌症(和化疗)	
2. 糖尿病	
3. 器官移植	
4. 类固醇治疗	
5. 营养障碍	
Ⅱ. 继发性	
A. 支气管梗阻	
1. 肿瘤	
2. 异物	
B. 全身性感染	
1. 脓性肺栓塞	
2. 种植性肺梗死	
C. 肺创伤并发症	
1. 血肿或挫伤感染	
2. 污染的异物或穿透伤	
D. 从实质外感染直接扩散	
1. 脓胸	
2. 纵隔、肝脏、膈下脓肿	

过去50年,美国细菌性肺脓肿的发病率明显下降,同时

死亡率从 30% ~ 40% 下降到 5% ~ 10%，这归功于杀菌性抗生素的发展。预后较差的相关因素包括高龄病人、症状迁延、伴发疾病、医院感染，或许还有空腔较大。最近，肺脓肿较大比例与肺恶性肿瘤或免疫抑制有关，导致罕见或机会病原体引起肺脓肿的数量增加。

发病机制 肺脓肿是生物体感染下呼吸道并致坏死的结果，通过气雾颗粒吸入、口咽分泌物吸入或远处血行播散，微生物进入呼吸道，从周围组织直接扩散比较少见。大部分原发肺脓肿是因吸入化脓性细菌感染所致。吸入的高危因素包括意识受损、咳嗽反射受抑制、食管活动异常、咽喉部反流性疾病和中枢运动性神经疾病（如卒中）。吸入时，口咽部生物群的构成决定致病微生物，数量大或生长快的微生物就表现为单一或起决定性作用的病原体。为抑制胃酸分泌，随着质子泵抑制剂使用增加，口咽生物群已发生改变，吸入相关细菌感染的危险性增加[78]。继发性肺脓肿常发生于梗阻性支气管癌的远端，感染性囊肿或大泡不认为是真正的脓肿。

吸入性肺炎的病理特征包括肺泡水肿和炎性细胞渗出。因为重力作用，感染部位倾向于发生在下叶背段胸膜下区域和上叶后段，右肺更易受累，可能与右主支气管的锐角相对较小有关。所以，右肺上叶和下叶常受累，其次是左下叶和右中叶。

微生物学 社区获得性肺炎的致病细菌主要是革兰阳性菌；医院获得性肺炎中 60% ~ 70% 的生物体是革兰阴性菌。革兰阴性菌与医源性肺炎相关，包括肺炎克雷伯菌、流感嗜血杆菌、变形杆菌、铜绿假单胞菌、大肠埃希菌、阴沟肠杆菌和啮蚀艾肯菌。常见病原体、致病力低以及机会性病原体，都会使免疫抑制病人形成脓肿，如沙门菌、军团菌、耶氏肺孢子菌、非典型分枝杆菌和真菌。

和需氧菌相比（约 $1×10^7$/ml），正常口咽分泌物含有更多的溶血性链球菌和厌氧菌（约 $1×10^8$/ml），所以吸入后所致的肺炎，无论有无脓肿形成，通常都是由多种微生物感染所致。经皮肺脓肿取样，大量标本培养结果显示，平均可分离 2 ~ 4 种细菌。总之，这类感染至少 50% 是由单纯的厌氧菌引起，25% 是由厌氧菌和需氧菌混合感染，25% 或更少是由需氧菌引起的。

临床特点和诊断 典型表现包括咳痰、发热[> 38.9°C (102°F)]、寒战、白细胞增高（ > 15000/mm³）、体重减轻、乏力、不适、胸膜性胸痛和呼吸困难。慢性肺脓肿表现更顽固，数周至数月的咳嗽、不适、体重减轻、低热、夜间出汗、白细胞减少和贫血。发生吸入性肺炎后，通常 1 ~ 2 周后形成空腔；40% ~ 75% 的病人伴有腐烂、恶臭痰。在当前使用抗生素时代，严重并发症如大量咯血、支气管内扩散到肺的其他部分、破溃到胸腔形成脓胸，或感染性休克和呼吸衰竭等比较少见。免疫抑制病人的死亡率是 9% ~ 28%，其他病人是 5% ~ 10%。

胸片是诊断肺脓肿的主要工具（图 19-28），显著特点为一高密度影或团块伴相对薄壁的空洞，常在脓肿内看到气液平面，提示和气管-支气管树相通。当胸片有疑问、需确定支气管内梗阻和（或）相关肿块，需评估其他病理异常时，则需要 CT 扫描。空洞型肺癌常被误诊为肺脓肿，其他可能的鉴别诊断包括分隔性或叶间积脓、感染性肺囊肿或大泡、结核、支气管扩张症、真菌感染和非感染性炎性病变（如 Wegener 肉芽肿）。

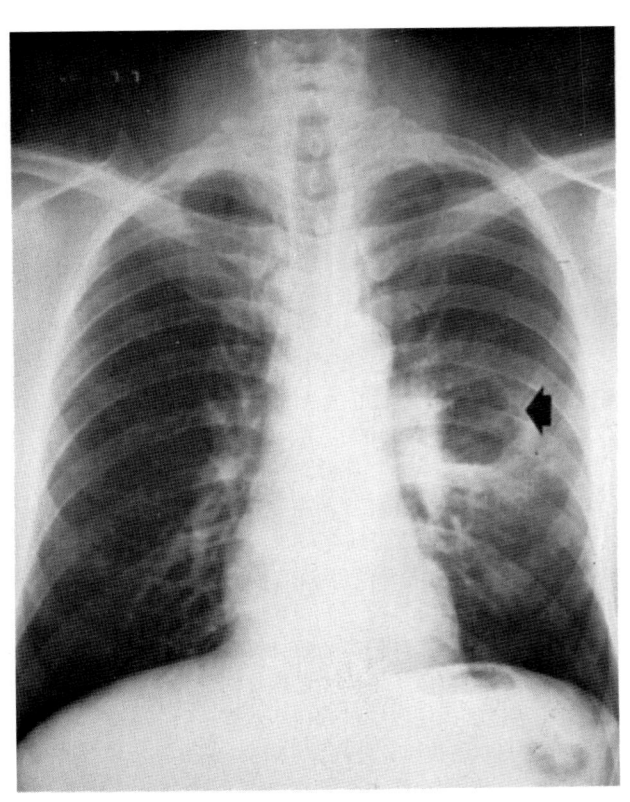

A

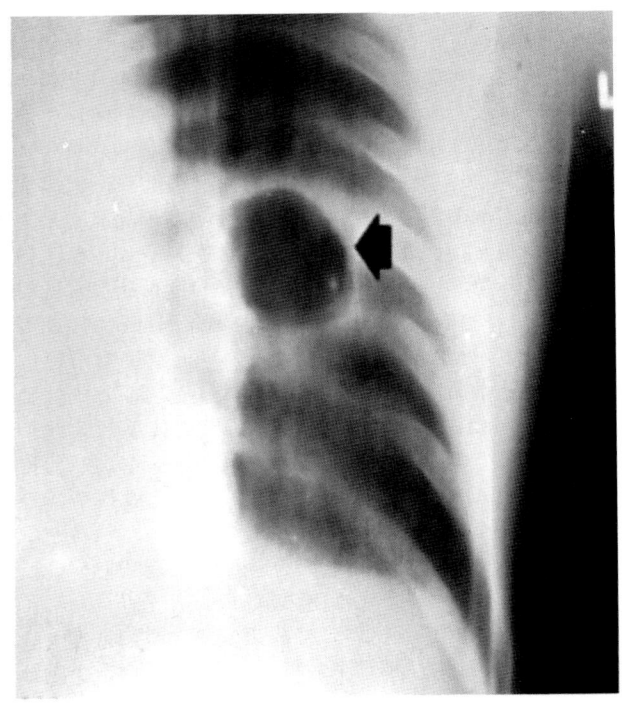

B

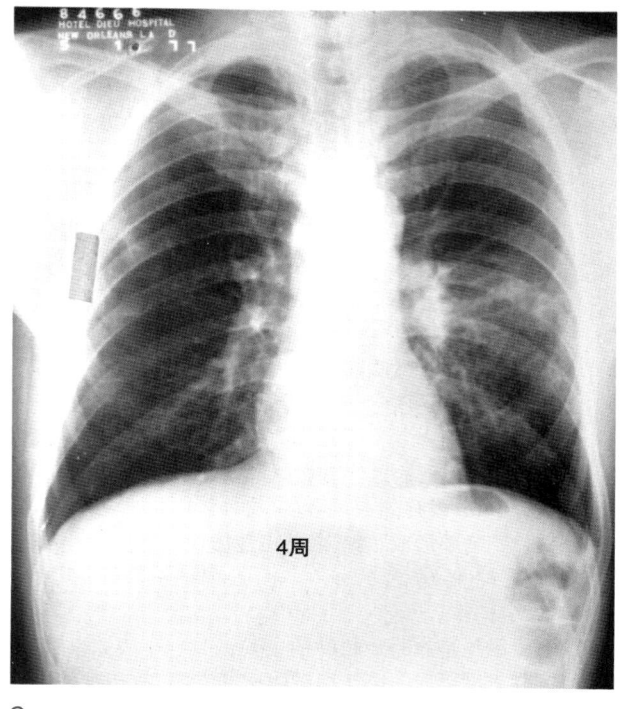

4周

C

图 19-28　大量饮酒后呕吐、吸入导致的肺脓肿。A. 胸片示左上肺叶脓性空腔（箭头）。B. 冠状断层成像突出脓肿的薄壁（箭头）。C. 行抗生素治疗联系体位引流 4 周后脓腔愈合

鉴别特定的病原微生物感染，理想的是在使用抗生素前进行，尽量获取足够的标本做培养分析，正确地指导抗生素治疗，减少形成耐药细菌的风险。不幸的是，因上呼吸道菌群污染，常规痰培养作用有限。支气管镜检查对排除肿瘤或异物引起的支气管内梗阻是必要的，也是通过支气管肺泡灌洗获得非污染培养物的理想方法。在超声或 CT 引导下行经皮、经胸细针穿刺也可获得培养标本。

处理　主要治疗方法是直接对抗致病微生物全身使用抗生素。对于因吸入所致的社区获得性感染，可能的致病菌是口咽溶血性链球菌和厌氧菌，青霉素 G、氨苄西林和阿莫西林是主要治疗药物，但要加入 β 内酰胺酶抑制剂和甲硝唑，因为产生 β 内酰胺酶的革兰阴性菌越来越盛行。克林霉素也是主要的治疗药物。对于医院获得性感染，常遇到的致病菌包括金黄色葡萄球菌和需氧革兰阴性杆菌，是口咽部菌群常见的微生物。哌拉西林、α-替卡西林和 β 内酰胺酶抑制剂（或等效替代药）可较好地覆盖可能的致病菌。抗微生物治疗的持续时间依病情而定：单纯的吸入性肺炎 1 ~ 2 周，坏死性肺炎和肺脓肿 3 ~ 12 周。最好治疗到空腔消失或系列 X 线平片示明显好转。常给予肠外营养支持直到病人无发热，能持续地经肠内摄入，然后再口服营养支持直到完成整个治疗过程。

肺脓肿外科引流并不常用，因为通常可自发性地经气管、支气管树引流。表 19-19 列出了需要处理的适应证。

外引流可经管状胸腔造瘘、经皮引流或肺空洞造瘘。选择是开胸还是在放射学引导下放置引流管，要根据治疗医师的优先考虑和介入放射学的可行性。<10% 的肺脓肿病人需要外科手术。对肺脓肿出血或脓气胸的病人，首选肺叶切除。术中要注意的是，采用双腔管、支气管阻断器或对侧主支气管插管以保护对侧肺。外科治疗成功率是 90%，相关死亡率是 1% ~ 13%。

表 19-19	肺脓肿外科引流适应证
1. 内科治疗失败	
2. 张力性脓肿	
3. 正确治疗期间脓肿大小仍在增加	
4. 对侧肺感染	
5. 脓肿直径>4 ~ 6cm	
6. 坏死性感染致多发脓肿、咯血、脓肿破裂，或脓气胸	
7. 无法排除空洞性肺癌	

支气管扩张症

支气管扩张症的定义为支气管呈病理性、永久性扩张伴支气管壁增厚。可能位于某些段的支气管或弥漫扩展到整个支气管树，常影响中型气道。总体上来讲，这种情况在美国比较少见，发病情况<1/10 000。

病理机制　支气管扩张症发生的原因可归因于先天性和后天性。引起支气管扩张症的主要先天性疾病包括囊性纤维化、原发性纤毛运动障碍和免疫球蛋白缺陷（如选择性免疫球蛋白 A 缺陷）。先天性原因倾向于产生支气管弥漫性类型。

后天性原因可大体归类为感染性和炎症性。腺病毒和感冒病毒是产生支气管扩张症主要感染病毒。结核引起的慢性感染是世界范围内支气管扩张症的重要原因。

在美国，非结核性分枝杆菌（NTM）感染导致支气管扩张症更多见，尤其由鸟-胞内分枝杆菌复合体（MAC）感染引起的。最近，几项研究都提出慢性胃食管反流性疾病、胃酸抑制、NTM 感染与支气管扩张症相关[79,80]。这种相互作用与在

胃酸抑制的情况下,胃分泌物的慢性吸入有关。虽然影响关系尚未证实,该发现提示胃食管反流性疾病在该病发病过程中起一定作用。

支气管扩张症的非感染性原因包括毒性气体吸入,如氨气,可导致严重的、破坏性的气道炎症反应。过敏性支气管肺曲霉菌病、Sjögren 综合征和 α1-抗胰蛋白酶缺乏症是其他一些推测与免疫紊乱有关的例子,可能伴发支气管扩张症。

所有这些原因形成支气管扩张症的共同途径是导致气道防御能力受损或免疫机制缺陷、细菌生长、形成慢性感染。常见的致病微生物包括嗜血杆菌(55%)、假单胞菌(26%)和肺炎链球菌(12%)[81]。细菌和动员来阻止细菌合成的蛋白溶解和氧化分子进一步破坏气道壁的肌性和弹力成分,进而被纤维组织替代。这样,慢性气道炎症是支气管扩张症重要的病理特点。扩张的气道常充满黏稠的脓性物质,更远端的气道常被分泌物阻塞或纤维组织取代。受累支气管壁血管分布增加,支气管动脉扩张,支气管动脉和肺动脉循环之间形成异常吻合。

根据病理形态,共有三种主要支气管扩张类型:圆柱状——均匀扩张的支气管;静脉曲张状——呈不规则或串珠状扩张的支气管;囊状——外周气球型支气管扩张(图 19-29)。囊状支气管扩张是支气管梗阻或感染后最常见的类型。

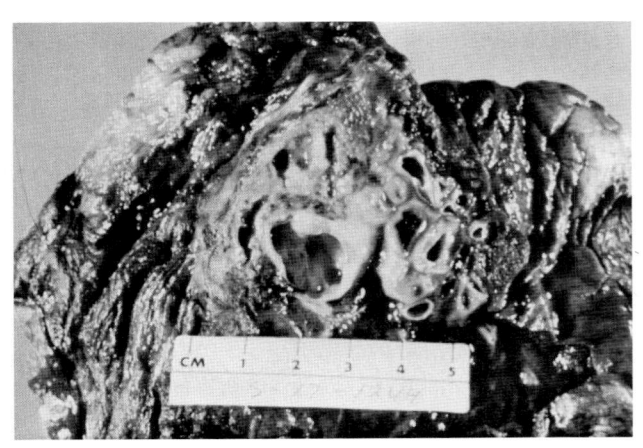

图 19-29　在右下肺叶切面可见多发囊状支气管扩张性空腔

临床表现和诊断　每天持续咳嗽、咳脓痰是支气管扩张症的典型症状。每天咳痰量(10~150ml)倾向于与疾病的程度和严重性有关。支气管扩张的病人可能表现为无症状或干性、无痰咳嗽(干性支气管扩张症),这些病人可能与上叶受累有关。临床过程以症状和呼吸损坏进行性发展为特点。休息和劳力性呼吸困难进行性加重是气道梗阻逐渐加重的后果,病毒或细菌病原体会引发急性加重。随着疾病发展,咯血更加频繁,出血与慢性炎症、气道黏膜易破裂有关。在后期阶段,大量出血可能与扩张的支气管动脉受侵蚀有关。

目前诊断的金标准是胸部 CT 扫描,可提供高度详细的支气管结构断层图像,支气管扩张的轻度和重度类型在该成像模式都容易显示出来。胸片虽然不够敏感,但可显示支气管扩张症的特征性征象,如肺过度充气、支气管扩张性囊肿和由扩张、厚壁支气管形成的、从肺门放射的火车轨道样形态。痰培养可鉴别特征性致病菌,包括流感嗜血杆菌、肺炎链球菌

和铜绿假单胞菌。做痰抗酸杆菌涂片和培养以鉴别 NTM,这种情况该菌比较常见。气道梗阻的严重程度可由肺活量测定来判断,该方法还可评估病程。

处理　标准治疗包括从支气管树充分清除分泌物,用支气管扩张剂逆转气流限制,无论何时,只要可能就要纠正可逆的基础病因[82]。虽然,随机试验表明效果欠佳,但基于振动、叩诊和体位引流的物理治疗作为治疗的基础被广泛接受。急性加重应使用广谱抗生素治疗,根据培养和药敏结果调整用药。通常静脉使用抗生素 2~3 周,再继续口服治疗,可获得较长时间、持续的缓解。高渗剂如 7% 盐水和甘露醇,虽然还没有做充分、权威的随机试验,但建议作为合理的辅助剂,通过减少痰量、提高黏膜纤毛的清除能力、减慢肺功能衰退,以达到维持生活质量,减少恶化的目标。

在过去 10 年,对吸入抗生素,如妥布霉素及多黏菌素的研究表明,对支气管扩张症病人可以提高细菌感染清除能力,减慢肺功能衰竭,但显示总体临床获益、大型、随机的试验结果尚未见发表[83,84]。大环内酯类抗生素可产生明显的效果,因为它们既有抗细菌,又有抗非细菌类微生物的特性。大环内酯类抗生素已证实可减少痰产生、抑制细胞激酶释放、抑制中性粒细胞黏附和活性氧形成。它们还抑制假单胞菌迁移、破碎生物膜、阻止毒性因子释放[85]。虽然大环内酯类药物的确显示有效,但要牢记大环内酯类药物有明显的抗 NTM 作用,对支气管扩张症病人广泛地预防性应用会引起多重耐药的 NTM 菌群出现。

对于接受大量内科治疗后症状仍顽固者,外科切除局部扩张支气管的肺段或肺叶可使病人获益。外科手术前一定要排除多灶性病变和任何不能切除的诱因(如纤毛运动功能障碍)。手术的重要宗旨是保存尽可能多的正常肺实质。支气管扩张症致终末期肺疾病的病人也是双肺移植的潜在候选人。手术切除也适合于因支气管动脉扩张而大咯血的病人。因为外科切除在临床上不是经常实践可行,所以支气管动脉栓塞也可以作为一种选择。

分枝杆菌感染

流行病学　结核病是一个世界性的问题,几乎影响世界人口的1/3。现在世界范围内每年报道有新发病例约900万,和结核相关的死亡人数约 200 万,比任何一个其他的感染性疾病都高。在 2007 年,它是 HIV 感染者的首要杀手[86]。在美国,分枝杆菌感染也是一个值得关注的问题。在感染后的第 1 年,有 3%~4% 的感染病人发展为活动性疾病,之后为 5%~15%。在 20 世纪 80 年代,结核复发主要与 AIDS 出现有关。在美国,每年报道有超过 2000 例的结核新发病例,然而自 1993 年后在美国出生的公民中新病例发生率明显下降(2.1/10 万人,表示在 1993 年后下降了 71%),这要部分归功于公众和联邦政府对美国消灭结核重新关注有关[87]。

老人、未成年人和新移民是最常见有该感染临床表现的人群,然而没有哪个年龄人群、性别和种族能免除该感染。在大部分大的城镇中心,报道的结核病例更常见于无家可归者、因犯和药品成瘾的人群。免疫受损者患结核对发病率升高起促进作用,而且这类病人除肺部外,还常发展为少见的全身性表现[88]。和过去的数十年相比,对内科治疗无反应的多重耐药结核病(MDRTB)和一些有选择的 NTM 感染病人,更多的

需要外科治疗。

微生物学　分枝杆菌种是专性需氧微生物,主要在细胞内寄生,生长缓慢。它们明确的特性是具有抗酸的特点,染色后可耐得住酸和乙醇混合物脱色。

结核分枝杆菌是该菌种中高致病性的杆状菌,在人体发生侵袭性感染,主要是肺结核。因为使用抗分枝杆菌药物不当和多因素相互反应,出现了 MDRTB,该微生物定义为至少对两种一线抗分枝杆菌药物(异烟肼和利福平)耐药。约10% 的新发结核病例和 40% 的复发病例是由 MDRTB 引起的。此外,还有一种罕见的变异型,称为广泛耐药结核病(extensively drug-resistant tuberculosis),由对异烟肼、利福平、所有的氟奎诺酮类和至少一种注射用二线药物(卷曲霉素、丁胺卡那、卡那霉素)耐药的结核菌引起[89]。

更为重要的 NTM 菌包括堪萨斯分枝杆菌、鸟型分枝杆菌、鸟-胞内分枝杆菌复合体(MAC)和偶然分枝杆菌。堪萨斯分枝杆菌感染在美国中西部城市中社会经济条件较好的中年男性中高发。MAC 是引起老年和免疫受损病人感染的重要微生物。偶然分枝杆菌感染是具有潜在的严重身体虚弱疾病病人的严重并发症。所有这些微生物都没有结核杆菌的传染性强。

发病机制和病理学　主要的传播途径是从空气吸入活的分枝杆菌。原发感染分为三个阶段。第一个阶段,吸入杆菌后引起肺泡巨噬细胞感染,感染的巨噬细胞释放趋化因子招募其他巨噬细胞。第二个阶段,第 7～21 天,病人常无症状,细菌在感染的巨噬细胞内增殖。第三个阶段,以出现细胞介导的免疫反应(CD⁺辅助 T 细胞)和迟发型超敏反应为特点。激活的巨噬细胞杀菌能力增加,巨噬细胞死亡增加,形成肉芽肿,为病理检查特征性的病变。

结核性肉芽肿是由来自血液的巨噬细胞、退化的巨噬细胞或上皮样细胞,和多核巨型细胞(核围绕在外周的融合巨噬细胞,也称为朗格汉斯细胞)组成。T 淋巴细胞位于肉芽肿的周围。这种环境含氧量低,抑制巨噬细胞功能和杆菌生长,继发巨噬细胞坏死,出现中央干酪样变。Ghon 复合体是一个单一的、小的肺病变,常是原发感染唯一残留的痕迹。原发感染常位于肺中部区域的外周,水解酶水化干酪病灶可再次激活结核感染。上叶尖段、后段和下叶背段常受累,表现为水肿、出血和单核细胞浸润。结核空洞可能继发其他细菌、真菌或酵母菌感染,这些都可加重组织破坏。

NTM 菌所引起的病理变化和结核分枝杆菌相似。MAC 感染不但常见于免疫受损病人,也常见于肺已受损的病人。干酪样坏死不常见,感染以充满分枝杆菌的巨噬细胞群集为特点。肉芽肿性反应差,免疫细胞浸润只局限于间质和肺泡壁。虽然结节明显,但空洞病变不常见。

临床表现和诊断　感染的临床过程和症状表现受很多因素影响,包括原发感染位置、疾病阶段和细胞介导的免疫程度。80%～90% 的结核病人临床表现在肺部,这些病人中85%～90% 会好转和痊愈,但潜伏阶段可能会持续终身。结核感染的唯一证据可能是皮肤对结核菌素的阳性反应或胸片观察到 Ghon 复合体。在原发感染的最初 2 年,高达 10%～15% 的感染病人会复发。病变复发 80% 发生在肺部,其他复发部位包括淋巴结、胸膜和肌肉骨骼系统。

肺结核在原发感染后常无症状。低热、不适和体重减轻等全身症状常很轻微,可能注意不到。结核空洞形成后可能出现咳痰。在此阶段可能会发现很多放射学改变,包括局部渗出性病变、局部纤维化性病变、空洞形成、支气管壁受累、急性结核性肺炎、支气管扩张、支气管狭窄和结核性肉芽肿。咯血常来自疾病并发症,如支气管扩张或空洞形成后异常血管受侵蚀。肺部病变引起的血行或淋巴播散可致肺外受累。实际上,任何器官都可能被感染,导致结核表现多种多样。胸外科医师要注意的是,胸膜、胸壁和纵隔器官都有可能受累。超过 1/3 的免疫受损病人可发生播散型疾病,出现肝大、腹泻、脾大和腹痛。

结核的明确诊断需要在病人体液或受累组织中找到分枝杆菌。用纯化蛋白衍生物做皮肤试验对流行病学检查很重要,可帮助排除无并发症的感染病人。对肺结核病人,痰培养检查廉价、诊断率高。支气管镜肺灌洗是一项有用的辅助诊断方法,诊断准确度高。胸部 CT 扫描可描述肺实质病变的范围。

处理　内科治疗是肺结核的主要治疗措施,常在明确发现分枝杆菌性致病菌前就开始使用。常规联合使用 2～3 种药以减少耐药性,仅单药治疗不可避免地会出现耐药性。图 19-30 列出了目前的治疗流程图。一线药物包括异烟酸酰肼(异烟肼)、乙胺丁醇、利福平和吡嗪酰胺。二线药物包括环丝氨酸、乙硫异烟胺、卡那霉素、环丙沙星和阿米卡星等。对于 MDRT 感染的病例,常用 4 种或更多抗分枝杆菌药物,共治疗 18～24 个月。对治疗 NTM 感染,常用利福平和异烟肼,加用 1 种或多种二线药物,通常治疗持续 18 个月。70%～80% 感染堪萨斯分枝杆菌病人的总反应性令人满意,其他 20%～30% 对内科治疗无反应的病人也很少需要外科处理。相反,肺 MAC 感染反应差,即使联合使用 4 种或更多药物,大部分病人最终仍需要外科治疗。

在美国,MDRB 的病人常需要外科治疗,这些病人肺已破坏,有永久厚壁空洞形成[90]。表 19-20 列出了肺部分枝杆菌感染病人需要手术治疗的适应证。

分枝杆菌手术的重要原则是切除所有的病变组织,保留所有未受累组织。播散性结节如分枝杆菌负荷轻可保留。术前(约 3 个月)应给予抗分枝杆菌药物治疗,并持续到术后 12～24 个月。总体上说,给予适当的内科和外科治疗后,在适合手术治疗的病人中,有 >90% 的病人可治愈。

放线菌感染

放线菌病　该家族成员中放线菌属和诺卡菌属曾一度被认为是真菌,但现在归为细菌。放线菌病通常是由放线菌引起的慢性疾病,以长期化脓、窦道形成和排出含有黄褐色硫黄颗粒的脓性物质为特点[90]。15% 的感染涉及胸部,病原微生物通过口腔(是其正常生活的地方)进入肺。因为该病不常见,所以不易做出正确诊断[92]。临床医师要先怀疑该病,然后在厌氧条件下做适当的培养、分析。肺受累可表现为周围进展性纤维化,胸膜和胸壁受累(肋骨骨膜炎)是相关联的所见。治疗包括延长使用大剂量青霉素,非常有效。因为受累肺实质周围纤维化反应强烈,所以很少手术治疗。

诺卡菌病　诺卡放线菌属是需氧菌、抗酸、革兰染色阳性的微生物,常引起诺卡菌病,该病和放线菌病相似,伴发中枢神经系统受累。此外,从肺部病变引起的血行播散可导致全

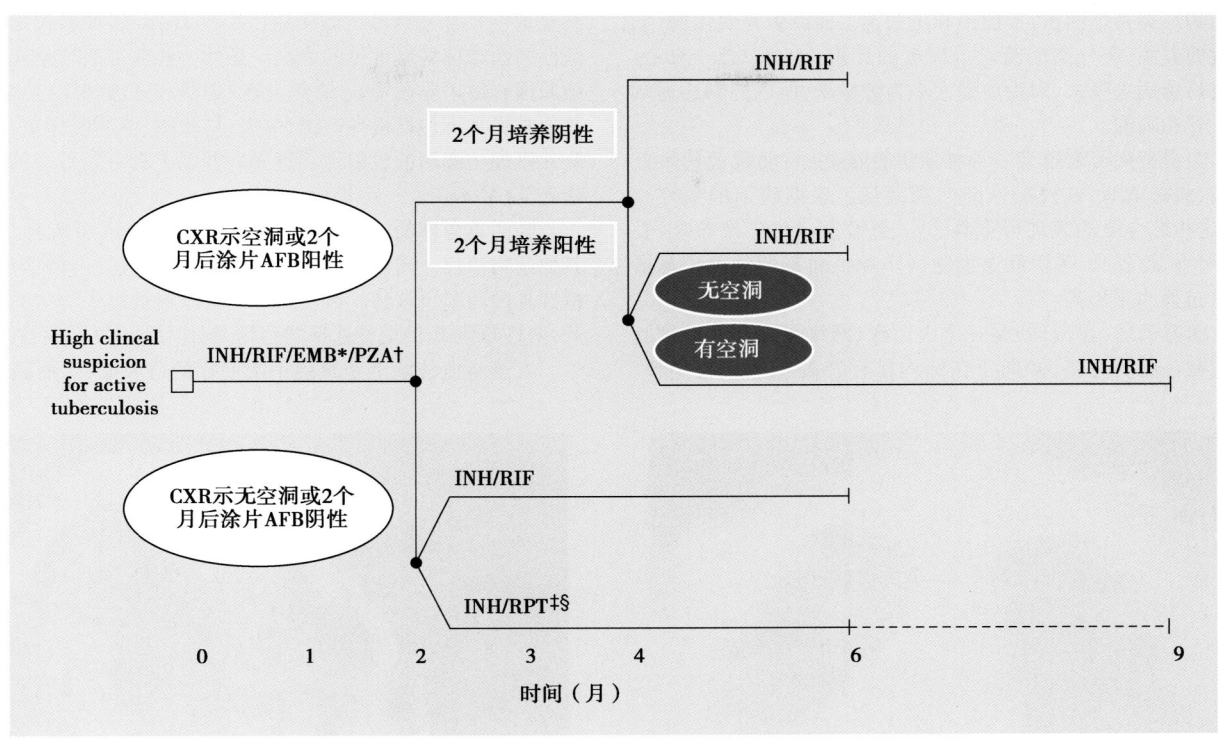

图 19-30　结核病的治疗流程图。异烟肼（RIF）、吡嗪酰胺（PZA）和乙胺丁醇（EMB）治疗。治疗 2 个月结束后需重复做涂片和培养。如在最初的胸片发现有空洞，或 2 周治疗完成后抗酸杆菌（acid-fast bacillus, AFB）涂片结果阳性，要继续治疗 4 个月，包括每天 1 次或每天 2 次给予 INH 和 RIF 治疗，总治疗时间为 6 个月。如在最初胸片发现有空洞，而且 2 周治疗结束后培养结果阳性，继续治疗时间要延长到 7 个月（总治疗时间为 9 个月）。如患者 HIV 感染，CD4+细胞计数<100/μL，继续治疗还应包括每天 1 次或每周 3 次的 INH 和 RIF。无 HIV 感染、胸片无空洞、治疗 2 个月后 AFB 涂片阴性的患者，继续治疗包括每周一次的 INH 和 RPH，或者每天 1 次或每周 2 次的 INH 和 RIF，总治疗时间为 6 个月（底部）。对于接受 INH 和 RPT 治疗的患者，2 个月的培养结果为阳性，则治疗时间需要再延长 3 个月（总时间为 9 个月）。* 如药物敏感性试验显示无耐药，可停 EMB。† PZA 使用后 2 个月（56 次剂量）后可停用。‡ 在结核伴 HIV 感染患者或患肺外结核患者，可不用 RPT。§ 如治疗 2 个月后培养结果阳性，治疗可延长到 9 个月

表 19-20	分枝杆菌肺部感染病人的手术治疗适应证

1. 既往胸部手术治疗结核病所导致的并发症

2. 最佳化的内科治疗措施失败（例如疾病进展、肺坏疽，或腔内曲霉菌二重感染）

3. 需要获取组织明确诊断

4. 肺瘢痕并发症（例如大量咯血、海绵状血管瘤、支气管扩张症或支气管狭窄）

5. 肺外胸部受累

6. 胸膜结核

7. 非结核性分枝杆菌感染

身系统性感染。疾病进程范围广，从皮肤和皮下组织的良性、自限性化脓到肺部（严重肺实质坏死和脓肿）和全身性表现（如中枢神经系统病变）。在免疫受抑制病人，会加快肺空洞形成和血行播散的发生。常需采用磺胺嘧啶、米诺环素或甲氧苄啶磺胺、甲基异恶唑等药物延长治疗时间。脓肿和脓胸是外科引流的适应证。

肺真菌病

通常考虑胸部疾病的一项重要鉴别诊断是真菌性肺感染，该病与支气管癌或结核病相似。大部分真菌是继发性或机会性致病菌，只有当自然宿主抵抗力降低时才引起肺部和全身感染，临床上明显的例子包括曲霉菌、隐球菌、念珠菌和毛霉菌等种类。然而，一些真菌是原发的或真正的致病菌，可导致健康者感染。在美国，组织胞浆菌、球孢子菌和芽生菌等类型是一些流行性发作的例子[93]。

随着许多新的机会性真菌出现，真菌感染的发病率明显增高，与免疫受损病人人口增加有关（如器官移植受体、正接受化疗的癌症病人、HIV 感染病人及年幼和老年病人），这些病人更易被真菌感染[94]。其他处于危险中的病人人群包括营养不良、严重衰弱，或糖尿病、血液系统疾病病人。正在接受大剂量、密集抗生素治疗的病人也易感。明确诊断真菌感染需要在身体分泌物或组织中直接获得致病菌，首选培养生长。血清学试验找到真菌特异性抗体也是一种有用的诊断工具。虽然这些感染在以前很难治疗，但是现在有一些抗真菌药的新种类，可有效地对抗许多威胁生命的真菌，比之前的药物毒性小。此外，对肺真菌病的病人，胸部手术可以作为一种有效的辅助治疗手段。

曲霉病　曲霉菌属包括 350 多个种类,引起临床疾病最常见的三类是烟曲菌、黄曲菌和黑曲菌。曲霉菌是腐生的、细丝状的真菌,有分离的菌丝。释放的芽孢(直径 2.5~3μm)易被易感病人吸入;因为芽孢大小为数微米,所以能到达远端支气管和肺泡。

曲霉菌病可表现为三种临床综合征之一:曲霉菌超敏性肺病、曲霉菌球,或浸润性肺曲霉菌病。根据病人的免疫状态,这些综合征的表现可重叠[95]。超敏反应可导致咳痰、发热、喘鸣、肺浸润、嗜伊红血细胞增多和抗曲霉菌的免疫球蛋白 E 抗体水平增高。

曲霉菌球(真菌球)是一个由菌丝、纤维蛋白和炎性细胞缠绕在一起的球体,倾向于在肺内已存在的空洞聚集生长。

大体上表现为圆形或椭圆形、易破裂、灰色(或红色、褐色或甚至黄色)、坏死样外观的团块(图 19-31)。这种形式是非浸润性肺曲霉菌病最常见的表现。虽然一些曲霉球是在因其他原因行放射学检查时偶然发现,但最常见的表现是咯血。其他常见主诉包括慢性咳嗽、咳痰、杵状指、不适或体重减轻。胸片发现一圆形的放射性不透光病变之上有一新月型的放射透光征(Monad 征),可提示该诊断。

肺曲霉菌球的治疗要个体化。无症状病人可观察,不用其他药物治疗。同样,无致命性的轻度咯血可行内科治疗,包括抗真菌药和镇咳药。虽然最近伏立康唑被用于治疗曲霉病,两性霉素 B 仍是可选择的药物,副作用小,效果相当。

大量咯血传统上是紧急手术治疗的适应证,然而随着血

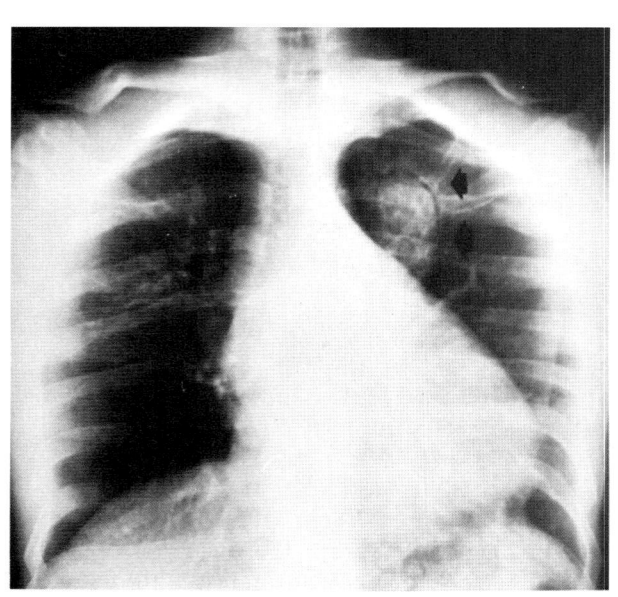

A

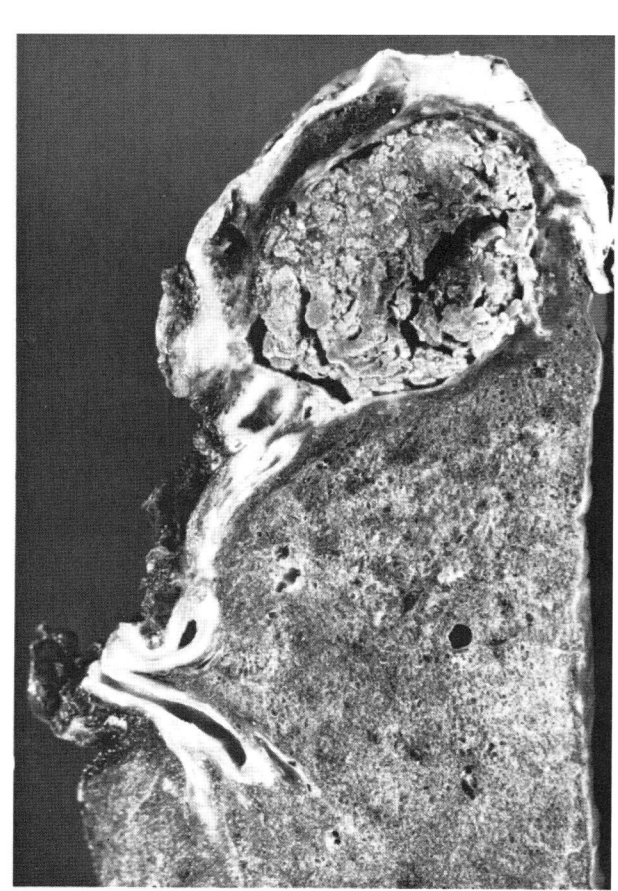

B

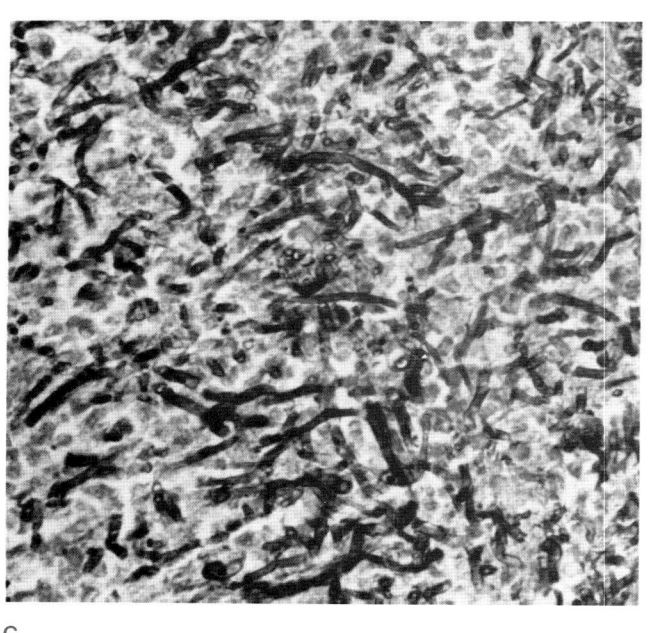

C

图 19-31　肺曲霉菌球。**A.** 胸片示腔内有实体团块,在团块和腔壁之间有环形气体包绕(Monad 征,箭头)。**B.** 切面显示真菌球占据原有的纤维性空腔。**C.** 组织学染色示特征性的曲霉菌丝侵入腔壁

管内技术的发展，在一些经选择的、有该技术经验的中心，支气管动脉栓塞已成为一种有效的方法。现在通过血管内栓塞技术可成功地控制病情，大多数病人不需要进一步的处理。对肺功能严重受损、没有足够的肺功能储备、不能耐受甚至很小的肺切除病人，这种方法尤其重要。外科处理的其他适应证包括反复略血，尤其在支气管动脉栓塞后[96]；慢性咳嗽伴全身症状；分枝菌病周围进行性浸润；肺肿块原因不明。

适合外科治疗时，外科医师一定要明白手术的目的。因该病常发生于肺功能明显受损的病人，既要努力切除所有病变组织，又要尽可能地限制切除范围。一旦切除后，患侧胸腔内切除后残留的空腔要用胸膜篷、气腹、肺剥脱、胸内翻转肌肉，或网膜片、胸部成形术来填充。长期随访很有必要，因术后复发率约 7%。

侵袭性肺曲霉菌病常影响免疫受损的病人，该类病人细胞免疫功能异常，即存在有缺陷性多形核白细胞。坏死性支气管肺炎侵袭肺实质和血管，可能并发血栓形成、出血，发生播散。病人表现为发热，对抗生素治疗无反应，与中性粒细胞减少症有关。病人可能还有胸膜性胸痛、咳嗽、呼吸困难或略血。除常规胸片外，胸部 CT 扫描能更详细地显示感染进程和特征性征象（如光环征和空腔性改变）。侵袭性肺曲霉菌病的治疗在过去 10 年已明显革新，一项随机试验显示，伏立康唑的生存获益明显比两性霉素 B 高[97]。该病死亡率高，在骨髓移植受体者为 93% ~ 100%，肾移植受体者约 38%。然而，经伏立康唑治疗 12 周后，约 60% 病人的病情可改善。诊断和治疗上的进步，包括对高危人群进行 CT 扫描、三唑类和棘白菌素（triazoles and echinocandins）药物发展，提高了对此类病人的早期诊断和治疗反应效果。血清学试验已有所改进，但目前其准确性仍受限。其他治疗措施包括使用造血生长因子缩短嗜中性粒细胞减少期，有助于治疗顽固性疾病。因为内科治疗效果欠佳，许多治疗组建议外科切除感染源。

隐球菌病　隐球菌病是由隐球菌引起的一种亚急性或慢性感染，该菌是一种圆形的芽殖酵母菌（直径 5 ~ 20μm），有时被特征性的、宽大的胶冻样包膜包绕。隐球菌常存在于被鸽粪便污染的土壤和灰尘中，吸入这些粪便后就会导致一种非致命性疾病，主要影响肺和中枢神经系统。目前，隐球菌病是 HIV 感染病人第 4 种常见的机会性感染疾病，影响该人群的 6% ~ 10%。感染病人可见到 4 种基本病理形式：肉芽肿、肉芽肿性肺炎、弥漫性肺泡或间质病变和真菌在肺泡和肺血管系统内增生。症状和放射学所见无特异性。隐球菌可通过痰、支气管刷洗物，从肺或脑脊液经皮穿刺取样分离。多种抗真菌药对新生隐球菌有效，包括两性霉素 B 和唑类。

念珠菌病　念珠菌为卵圆形、芽殖细胞（有或无菌丝成分），常存在于许多健康人的口咽部。这类真菌是常见的医院和实验室污染物。白色念珠菌常在口腔或支气管黏膜等解剖部位引起疾病。其他潜在的致病性念珠菌种包括热带念珠菌、光滑念珠菌（C. glabrata）和克柔念珠菌。历史上，白色念珠菌是常引起侵袭性念珠菌感染的致病菌。然而，最近报道显示，其他念珠菌种，尤其是光滑念珠菌和克柔念珠菌，正变得越来越流行。这些菌种相对氟康唑耐药，这种转变可能与广泛应用抗真菌药有关[98]。

念珠菌感染的发病率已增高，而且并不再限于免疫受损的病人。具有任何一项下列危险因素的病人，感染率都在增加：重病久治不愈；长时间使用抗生素，尤其是使用多种药物；留置导尿管或血管插管；胃肠穿孔或烧伤[99]。对胸外科而言，这类病人常发生念珠菌肺炎、肺脓肿、食管炎和纵隔炎。肺念珠菌感染常导致急性或慢性肉芽肿性反应。因念珠菌可侵入血管壁和多种组织，会发生全身性或播散性感染，但不常见。

念珠菌治疗和其他真菌感染一样，在过去 10 年里有很大变化。两性霉素 B 常和氟胞嘧啶（5-fluorocytosine）合用，经证实可治疗念珠菌组织感染。已发明了许多新的抗真菌药物，杀真菌药物包括多烯类化合物（两性霉素 B 脱氧胆酸和各种脂质相关的两性霉素 B 制剂）和棘白菌素（卡泊芬净、米卡芬净和阿尼芬净）。抑真菌药物包括三唑类（氟康唑、伊曲康唑、伏立康唑和泊沙康唑）[98]。因多种治疗方法有效，可适当调整治疗方案，包括联合用药，根据病人能耐受药物相关毒性的能力、特殊念珠菌种微生物学信息和用药途径等。虽然治疗效果相似，但三唑类和棘白菌素与其他抗真菌药物相比，副作用小，耐受性好。如病人患念珠菌纵隔炎（死亡率超过 50%），需要外科手术清除所有感染的组织。此外，还要延长使用抗真菌药物的时间。

毛霉菌病　毛霉菌是接合菌纲中罕见的成员，在免疫受损病人可引起急性和致命性疾病。接合菌纲中其他致病菌种包括犁头霉菌、根霉菌和被孢霉菌[100]。这类真菌以无分隔、有分叉的菌丝为特点，培养困难。吸入芽孢致感染。中性粒细胞减少症、酸中毒、糖尿病和血液恶性病变病人都是临床易感者。在肺部，病变包括血管侵袭、血栓形成和感染器官梗阻。组织破坏明显，伴空腔和脓肿形成。虽然合适的用药时间和总剂量尚不被所知，但最初治疗还是纠正基础危险因素和抗真菌治疗。对于任何局限性病变，初步内科治疗失败后可手术治疗。

主要真菌致病菌　荚膜组织胞浆菌是一种双相性真菌，在被家禽或蝙蝠排泄物污染的土壤中为菌丝形式，在人体宿主中为酵母菌形式。芽孢吸入后，组织胞浆菌病主要影响呼吸系统，是所有真菌感染中最常见的。在美国，该病流行于中西部和密西西比河流域，每年有约 50 万例新发病例出现。活跃的、有症状的病变不常见，急性形式表现为原发或播散性肺组织胞浆菌病；慢性形式表现为肺肉芽肿（结节型组织胞浆菌病）、慢性空洞性组织胞浆菌病、纵隔肉芽肿、纤维性纵隔炎或支气管结石。在免疫受损病人，该感染为全身性和极毒性；因为细胞介导免疫受损，真菌在肺巨噬细胞内增生不受制约并随后扩散。明确诊断组织胞浆菌病靠真菌涂片、培养、感染组织直接活检或血清学试验。

临床表现取决于感染病变大小和宿主因素，急性肺组织胞浆菌病的病人常表现为发热、寒战、头痛、胸痛、肌肉骨骼痛和干咳。胸部放射学检查可能正常或显示纵隔淋巴结病和肺实质片状浸润。大部分病人几周后好转，不需要抗真菌治疗。如中毒症状持续 2 ~ 4 周；病情严重，包括呼吸困难和低氧血症；病人为免疫受损者，可选用两性霉素 B 治疗[101]。

急性组织胞浆菌病在肺部浸润性病变愈合后，形成孤立性结节，或结节型组织胞浆菌病。这种情况无症状，常在放射学检查时偶然发现硬币形病变。可能会发生中央钙化，如是这样，就不需要进一步治疗。非钙化病变需要进一步的诊断检查，包括胸部 CT 扫描、针刺活检或外科切除以排除恶性病变。图 19-32 示正常和免疫受损宿主感染的病理所见差异[102]。

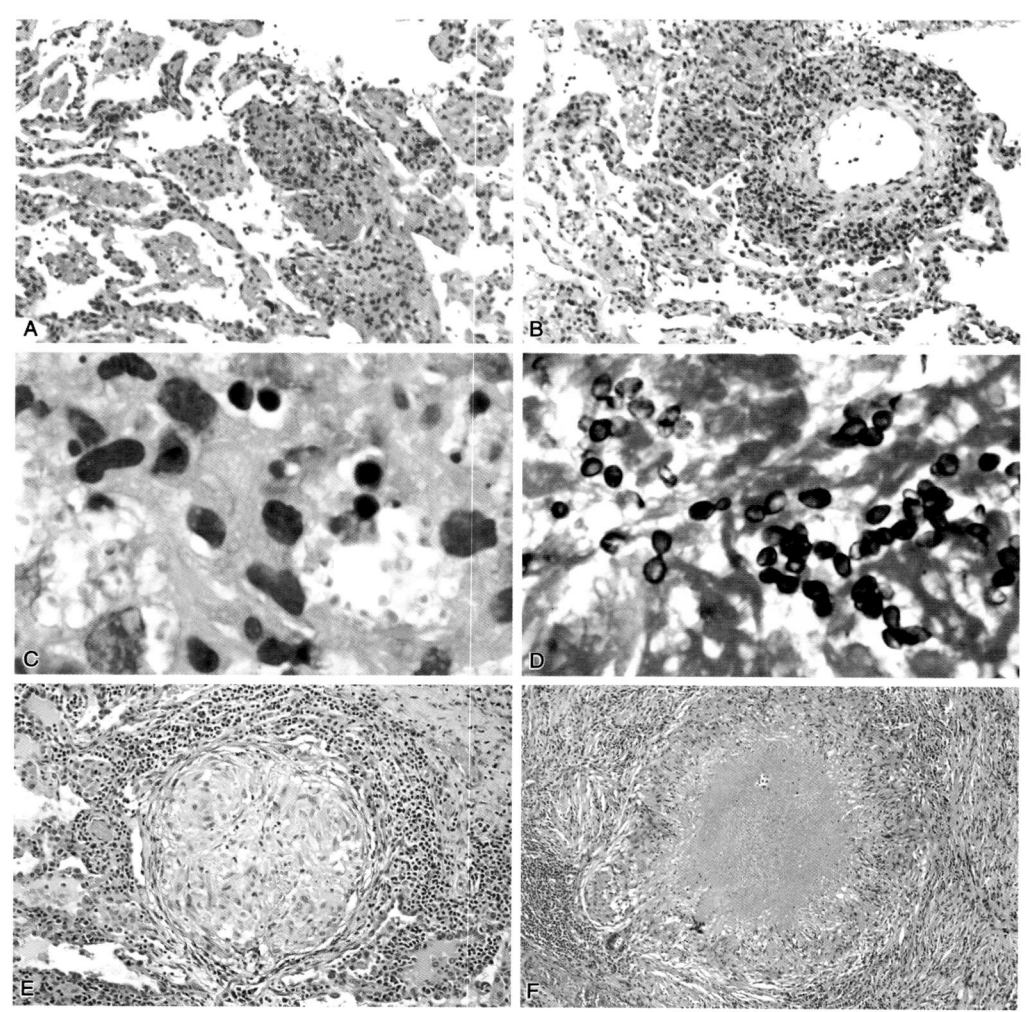

图 19-32　正常和免疫受损宿主感染的病理所见。组织病理学比较正常患者肺段可能的原发感染在肺部的急性弥漫性改变(**A** 到 **D**)和免疫受损患者荚膜组织胞浆菌机会性再感染的肺部肉芽肿形成 **E**、**F**)。**A.** 成人(正常宿主)近期严重环境暴露,继发进展性肺病的弥漫性间质性肺炎。炎性细胞主要浸润肺泡间质,但表现在许多肺泡腔内。渗出物主要包括单核巨噬细胞、淋巴细胞,偶有浆细胞。许多肺泡壁明显增厚[苏木精和伊红染色(H&E),×50]。**B.** 和 **A** 同一肺叶的另一区域,示局灶性血管炎伴淋巴细胞和巨噬细胞浸润(H&E,×25)。**C.** 相对较大肺泡巨噬细胞塞满直径 2～4 μm,独立和芽殖的酵母菌(同 **A** 和 **B** 一个肺叶)。这种酵母菌的嗜碱性胞浆从薄的细胞外壁回缩,形成光环样的透亮区域,会误认为是多发囊体(H&E,×500)。**D.** 胞内和胞外的酵母菌,直径 2～4 μm,多为独立,有出芽,或为短链(哥氏亚甲胺银染色,×500)。**E.** 非坏死性(有时称为上皮样细胞或非干酪性)肉芽肿,来自近期接受化疗的生殖细胞肿瘤患者(和 **A** 到 **D** 不同的患者)。该病变由巨噬细胞(有时称为组织细胞或上皮样细胞)和淋巴细胞,偶有浆细胞灶性聚集形成。可见到少量多核巨噬细胞。病变外包绕一薄层纤维母细胞。早期该病变巨噬细胞内可能有荚膜组织胞浆菌酵母,在标本中,该酵母菌在此类肉芽肿和其他非坏死性肉芽肿中不能辨别出来。这类病变常坏死形成坏死性肉芽肿(H&E,×50)。**F.** 坏死性(有时称为干酪性)肉芽肿,和 **E** 为同一肺。这类病变由巨噬细胞包裹一个坏死的核心,周围再包绕纤维母细胞、纤维结缔组织和散在的淋巴细胞。在肉芽肿的左下方可见到一个明显的巨细胞(约 8 点钟的位置)。此类病变内微生物体较少,常在此类肉芽肿最中央的坏死物质中才可检测到(H&E,×25)

随着时间的流逝,淋巴结和肺肉芽肿钙化,支气管壁压力下降,肉芽肿性团块腐蚀,迁移入气管,形成支气管结石,典型症状包括咳嗽、咯血和呼吸困难。威胁生命的并发症包括大量咯血或支气管食管瘘。除放射学检查外,还应做支气管镜检查以协助诊断。确切的治疗方法是手术切除支气管团块,修复相关并发症。不建议进行支气管内清除,因为这可能导致大量的、致命的出血。

慢性空洞性组织胞浆菌病发生在约 10% 的病人,感染后

病人会出现症状。大部分这样的病人已存在有肺部病理学改变,如 COPD 或肺气肿。病变从病态的肺组织开始,逐渐发展为局限性肺炎和坏死、空洞扩大、新空洞形成,最终扩散到肺部其他区域。非特异性症状,如咳嗽、咳痰、发热、体重减轻、体弱和咯血等常见。胸部放射学检查可能发现肺内空洞和瘢痕形成,偶尔能看到炎症变化部分消退。三唑类(如伊曲康唑或酮康唑)治疗有效。偶尔对更为严重的感染,采用联合治疗或使用多烯类(如脂质相关的两性霉素 B),或使用棘白菌素

治疗。在肺储备充分、病灶局限、厚壁空洞的病人，对抗真菌治疗无反应者，应考虑手术切除。

播散性组织胞浆菌病常发生在严重免疫受损的病人，如移植后、HIV 感染和使用免疫抑制剂治疗的病人。疾病表现范围广，从无特异性体征的发热、体重减轻、不适，到休克、呼吸窘迫和多器官衰竭。结合组织胞浆尿抗原测试、血清学检查和真菌培养可得出诊断，在任何流行性地区有上述症状的病人，尤其是免疫抑制者，就要怀疑此病。所有的抗真菌治疗都可用于治疗播散型组织胞浆菌病[103]。对这种严重感染类型，使用两性霉素 B 已使死亡率降低到 25%。

粗球孢子菌是美国西南部流行的一种真菌，可在土壤和灰尘中发现。有症状感染的主要危险因素与职业、宿主因素和在流行性区域真菌暴露有关。明显暴露于与土壤有关的职业，如农业工作者和军事人员，尤其是在流行地区，具有高危险性。因为治疗或疾病（如 AIDS）引起免疫抑制的病人也是高危人群[104]。吸入芽孢（节分生孢子）引起感染，每个芽孢增大成球状，继而再分裂为内生孢子。在痰、其他体液或组织中培养出阳性结果对明确诊断是必要的。有症状的病人，95%肺部受累，根据相关体征和症状可分为 3 个主要类别：原发型、复杂型和残余型肺球孢子菌病。吸入芽孢者有 40%患原发型肺球孢子菌病，其他 60%无症状并发展为终生免疫。球孢子菌病的症状，称为裂谷热（valley fever），包括发热、寒战、头痛、多形红斑、结节性红斑、多关节痛、干咳和胸痛。胸片发现肺门和气管旁淋巴结肿大，病人出现上述症状，提示肺球孢子菌病存在。当症状和放射学所见持续超过 6～8 周，称为持续性球孢子菌肺炎，发生于约 1% 的病人。进展到干酪样性结节、空洞和病变钙化、纤维化或骨化，提示病情复杂或疾病为残余型肺球孢子菌病阶段。

肺球孢子菌病有一些相对手术适应证。快速扩展的空洞（>4cm），靠近脏层胸膜，破裂到胸腔并形成脓胸的风险大者；威胁生命的咯血或咯血持续时间长，对内科治疗无效；有症状的真菌球和支气管胸膜瘘也是手术治疗的适应证。空洞长期存在伴痰真菌检查持续阳性，随着时间的发展而退化的肺结节，也应切除。最后，任何怀疑为恶性的结节，都必须行活检和（或）切除以明确原因。

球孢子菌病的诊断要靠组织病理学、真菌学和血清学检查确定。在感染病人的一小部分人群（0.5%）可能发生肺外病变，包括脑膜、骨、关节、皮肤或软组织。免疫受损病人尤其易患播散性球孢子菌病，其死亡率>40%。该病的治疗选择取决于疾病的严重程度和分期，两性霉素 B、脱氧胆酸或三唑类仍是主要的抗真菌治疗主要药物。对原发性肺球孢子菌病的治疗仍存争议，因为大部分病人不用进一步治疗也可消失。轻到中度病变有空洞形成或有进行性慢性肺病变表现者，伊曲康唑和氟康唑治疗有效。对严重肺或弥散性病变病人和免疫受损病人，两性霉素 B 治疗效果佳。

皮炎芽生菌是一种圆形、单芽殖的酵母菌，具有特征性的、有折光性的细胞壁。以静止的形式生活在土壤中，称为分生孢子。翻动受污染的土壤就会使分生孢子暴露并形成气雾状。芽孢吸入后就会在体温条件下转变为酵母菌阶段[105]。大部分暴露者发展为自限性感染，只有一小部分发展为慢性肺部感染或弥散性疾病，包括皮肤、骨关节或生殖泌尿系统受累。

皮炎芽生菌在全球分布。在美国，它在中部数个州流行[106]。在慢性感染病人，该病原微生物引起肉芽肿性和化脓性反应，形成微脓肿和巨细胞，可发生干酪性坏死、空洞形成和纤维化。症状无特异性，60%～90% 的病人表现和慢性肺炎一致，包括咳嗽、产生类黏蛋白白痰、胸痛、发热、不适、体重减轻和少见的咯血。在疾病急性期，放射学检查或者完全为阴性，或无特异性所见；慢性期可见到和结核相似的纤维结节性病变（有或无空洞形成），上叶可见到肺实质异常。大块病变常和肺癌相似，常需要活检证实。超过 50% 的慢性芽生菌病病人有肺外表现，但只有 < 10% 的病人有严重临床表现[105]。

一旦病人症状表现为慢性芽生菌病，就需要用抗真菌药物以促进病变消退，如疾病不治疗，死亡率接近 60%[105]。但有争议的是，对大部分病情轻到中度病人，许多人支持用三唑类行 6 个月的短疗程治疗（口服伊曲康唑 200mg/d）。伊曲康唑对中枢神经系统渗透能力差，所以在治疗明显成功后，常见复发部位是中枢神经系统。治疗后要确保密切随访，以发现疾病向慢性或肺外进展的证据。两性霉素 B 适用于重症或疾病威胁生命者、中枢神经系统疾病者、播散性疾病者，或重度肺受累者和免疫受损病人。经足量药物治疗后，对发现的空洞性病变可考虑手术切除，因为活的微生物在这种病变中会持续存在。

抗真菌药物　治疗真菌性肺炎仍存在有局限性。现在主要的抗真菌治疗药物种类包括多烯类（两性霉素和脂质相关两性霉素），三唑类（氟康唑、伏立康唑和伊曲康唑）和棘白菌素（卡泊芬净、米卡芬净和阿尼芬净）。这些药物在副作用、抗各种真菌效能、杀菌和抑菌特点等方面有所不同。前面已谈到这些药物治疗疾病的重要特异性特点。两性霉素 B 是放线菌类结节链霉菌的副产品，主要用于深部、全身性真菌感染。两性霉素 B 为一合成的亲脂性有机复合物或多烯，可结合在真菌细胞膜上的麦角固醇，导致破裂和离子漏出。然而，肾毒性限制了它的使用和适用性。现在有 3 种基于磷脂的两性霉素 B 制剂，肾毒性低、药物剂量运输率高。但是这 3 种药物因为费用高、高疗效的相关数据少，使其不能被广泛接受为一线抗真菌治疗药物。敏感真菌将氟胞嘧啶转化为氟尿嘧啶，从而抑制 DNA 和 RNA 合成。氟胞嘧啶常和两性霉素 B 联合用于隐球菌和念珠菌感染的病人，以减少两性霉素 B 的必需用量。唑类复合物包括咪康唑、酮康唑、氟康唑、伊曲康唑和伏立康唑[107]。这类药物抑制细胞色素酶 P-450，因此干扰细胞膜合成；在这些药物作用下，羊毛甾醇不能转变为真菌构成必需的麦角固醇。

棘白菌素是一种新型的抗真菌药，可通过干扰葡聚糖合成而抑制细胞壁的合成。卡泊芬净是第一个被美国食品药品管理局批准的、治疗对一线药物耐药的侵袭性曲霉菌病的棘白菌素药。常见的相关副作用是头痛、一过性转氨酶水平增高和输液相关的静脉反应[108]。这类抗真菌药已成为治疗念珠菌病不可分割的一部分。

大咯血

大咯血通常定义为 24 小时咯血量>600ml。它是一种医学急症，死亡率为 30%～50%。大部分医师认为在 1 天内经气道损失 1L 血即很严重，但确切的体积标准很难掌握。首先,病人和医务人员很难定量丢失血量;其次,因必要失血量引起的呼吸功能受损取决于个体原来的呼吸功能状态。例如,在一位肺功能正常的 40 岁男性,24 小时丢失 100ml 血所产生的直接后果很小,因为正常咳嗽就可以确保清除血和分泌物。相反,在一位有严重 COPD、慢性肺炎和 FEV_1 为 1.1L 的 69 岁男性,相同的出血量可能就是致命的。

解剖

肺有两个血供来源:肺动脉系统和支气管动脉系统。肺动脉系统是高容、低压系统,肺动脉壁薄且脆。支气管动脉是体循环的一部分,为体循环的压力,管壁厚;大部分分支自近端胸主动脉。大部分大咯血病人出血来自支气管动脉循环或有病理性暴露于支气管动脉循环高压的肺循环。在许多咯血病例,尤其是由炎性病变引起者,支气管动脉树增生、扭曲。这些动脉为体循环压力,气道内病变侵蚀血管,就会引起出血。

病因

严重咯血有很多原因,大体归类为肺、肺外和医源性。表19-21 总结了常见的咯血原因[109],大部分是因炎性病变引起。急性坏死性肺感染可引起血管结构破坏、侵蚀和出血。慢性感染性病变(如支气管扩张、囊性纤维化、结核)可导致局部支气管动脉增生,这些多血管的区域就会出现侵蚀和出血。

表 19-21	大咯血的肺部和肺外原因		
肺部		**肺外**	**医源性**
肺实质疾病		充血性心力衰竭	肺内导管
支气管炎		凝血性疾病	
支气管扩张症		二尖瓣狭窄	
结核		药物治疗	
肺脓肿			
肺炎			
空洞性真菌感染(例如,曲霉菌球)			
肺寄生虫感染(蛔虫病、血吸虫病、肺吸虫病)			
肺肿瘤			
肺梗死或栓塞			
创伤			
动静脉畸形			
肺血管炎			
肺子宫内膜异位症			
Wegener 肉芽肿病			
囊性纤维化			
肺含铁血黄素沉着症			

结核病可通过支气管结石(钙化的结核性淋巴结)侵蚀血管,或有结核空洞者在空洞内侵蚀血管,引起咯血。在这些空洞内会形成肺动脉瘤(称为 Rasmussen 动脉瘤),继而侵蚀、

引起大出血。

肺癌引起的咯血常比较轻微,出现血性条纹痰。肺癌病人大咯血常由大的中央型肿瘤恶性侵犯肺动脉所致,虽然少见,但常难以挽救。

处理

治疗致命性大咯血病人需要多学科合作,包括重症监护医师、介入放射医师和胸外科医师。表 19-22 提供了大咯血病人的处理流程。

表 19-22	大咯血治疗的优先次序
1.	使呼吸平稳,预防窒息
2.	使出血部位局限化
3.	控制出血
4.	确定原因
5.	预防复发

实际上,大咯血的临床定义是威胁呼吸稳定的出血程度,因此,临床判断呼吸受损的风险是评估病人的第一步[110,111]。有两种可能情况:①出血明显而持续,需要马上处理,但允许下一步有序的诊断和治疗;②出血非常快,需要急诊行气道控制和治疗。

情况 1:明显、持续但非大量出血　在情况 1 中,病人虽然有活动性出血,病人能通过自身呼吸反射清理出血和分泌物。快速处理措施是将病人收入重症监护病房,严格卧床休息、体位头低脚高、患侧(如已知)低位、湿化氧气吸入、检测氧饱和度和动脉血气水平,置入大口径静脉输液管。镇静、严格卧床休息可使出血减少或停止,谨慎使用静脉麻醉剂或其他放松剂,使病人轻度镇静,减少反射性气管活动。也建议雾化吸入肾上腺素、静脉注射抗生素和纠正凝血异常。最后,除非禁忌,可使用垂体后叶素(先 15 分钟用 20U,再以 0.2U/min 输入)。

胸片是第一项检查,常能提示病变部位,能看到局部病变,但血液对其他部分的污染可能比较严重,遮蔽病变区域。胸部 CT 扫描可提供更详细的情况,如病人稳定,几乎都需要行 CT 检查,但病变区域也可能被出血污染遮蔽。

纤维支气管镜可作为评估病人的第二步,很多临床医师认为应永远使用硬质支气管镜。然而,如病人临床状态稳定,继续出血并不是即将威胁生命,纤维支气管镜是合适的,可诊断气道异常,定位出血部位到肺叶,甚至到肺段。行支气管镜检查者一定要准备好通畅的吸引并能用肾上腺素稀释液灌洗。

大部分病人大咯血来自支气管动脉树,所以下一项治疗应该是选择性支气管动脉造影和栓塞。动脉造影前的支气管镜检查很有用,可指导造影者工作。但是,如支气管镜不能定位出血部位,则需要做双侧支气管动脉造影检查。通常不用造影染色剂溢出就可以看到异常血管分布。栓塞可使80% ~90%的病人快速止血,但 30% ~60% 的病人将复发,所以栓塞应视为一种快速但临时的控制出血方法,进一步确切治疗基础病变才是恰当的。如出血后仍持续出血,就应怀疑肺动脉来源,行肺动脉造影。

如出现呼吸受损,就要经口气管插管。插管后,用纤维支

气管镜清除血和分泌物,尝试定位出血部位。根据可能的出血原因,考虑支气管动脉栓塞或手术(如合适)。

情况2:严重、持续、大量出血 出血威胁生命,需要急诊行气道控制、准备可能的手术治疗。对这样的病人,最好安排在有硬质支气管镜装备的手术室。必要时快速经口气管插管以控制通气和吸引。不管用什么方法,要快速转运到手术室并行硬质支气管镜检查。硬质支气管镜可充分吸引出血、观察出血部位;在硬质支气管镜的视野里,向无出血一侧插管使病人通气。稳定后,用冰盐水灌洗出血部位(1L分成每份50ml),高达90%的病人出血会停止。

或者,使用双腔气管插管、支气管阻断器,或用标准气管内插管向健侧插管,以阻断、隔开患侧主支气管。因为出血和分泌物,在这种情况下插入双腔气管插管很富有挑战性。正常放置插管和吸引很困难,多次尝试可能危及病人通气。最好的选择是在患侧放置支气管阻断器并充气,阻断器放置24小时后复查支气管镜。24小时后,就可行支气管动脉栓塞。

外科干预 大部分病人出血可止住、康复,要制订继续治疗基础病因的计划。在情况1(明显、持续但非大量出血),病人可在门诊或住院进一步检查,术前完成胸部CT扫描和肺功能检查。情况2(严重、持续、大量出血),在同一次住院期间行硬质支气管镜检查或放置主支气管阻断器,如适合手术,也要在此住院期间完成。<10%的病人需要急诊手术,延缓手术只为尝试硬质支气管镜定位出血部位。

根据出血来源、病人的医疗状况、预后和肺功能储备情况,外科手术要个体化治疗。表19-23列出了急诊手术的一般适应证。病人有明显空洞性疾病或真菌球,空洞壁受侵蚀或坏死,可能会发生再出血。此外,空洞性病变因肺动脉侵蚀引起出血,需要外科治疗。

表19-23 大咯血急诊手术的一般适应证

1. 真菌球
2. 肺脓肿
3. 明显空腔性疾病
4. 控制出血失败

终末期肺病

肺减容手术

肺减容手术(lung volume reduction surgery,LVRS)最初是由Brantigan在20世纪50年代后期描述,Cooper等在20世纪90年代早期复兴、改良了该手术[113~115]。正如Cooper所述,理想的LVRS病人应具有不均质的肺气肿,以肺尖部为重;即最严重的肺气肿性变化在双肺尖部(从胸部CT扫描看到)。定量灌注扫描示该区域无生理功能,灌注很少或无灌注。外科切除无功能区域,肺容积减少,理论上可恢复呼吸功能。膈肌位置升高、功能改善,可能会改善剩余肺塌陷小气道的动力学功能。在Barnes-Jewish医院对LVRS进行了研究,还有一些其他多方面较小的试验,这些令人欣喜的结果报道后,LVRS的应用迅速扩大。

在20世纪90年代中期,美国医疗保险机构(Medicare)声称LVRS手术死亡率为16.9%,术后1年死亡率为23%。1997年,国家肺气肿治疗试验(National Emphysema Treatment Trial)项目对1218例病人进行了随机研究,经过10周的肺康复预处理后,采用非交换设计比较内科和外科治疗结果。亚组分析显示,在如Cooper等所描述的解剖异常的病人,和内科治疗相比,LVRS可明显改善运动能力、肺功能、生活质量和呼吸困难,2年后,功能性改善开始降到基线水平。内科治疗的病人,相似的参数指标稳定下降的基线水平以下。和内科治疗相比,LVRS近期发病率和死亡率增高,没有生存获益[116]。

肺移植

1983年,Cooper和其同事等在多伦多大学成功实行了第1例单肺移植[117];1990年,Pasque和其同事介绍了现代双侧序贯肺(bilateral sequential lung,BSL)移植技术[118]。

目前,肺移植常见的适应证是COPD和特发性肺纤维化(idiopathic pulmonary fibrosis,IPF)。大部分IPF病人和年龄较大的COPD病人采用单肺移植;年轻COPD病人、α_1-抗胰岛素酶缺陷病人和严重肺过度充气病人采用BSL移植。大部分肺动脉高压病人和几乎所有的囊性纤维化病人也采用BSL移植。心肺联合移植主要适用于不可逆的心室衰竭或不可矫正的先天性心脏病病人。

当COPD病人的FEV_1降低到预测值的25%以下时,就要列入移植等待名单中;有明显肺动脉高压者要及早安排。IPF病人,当用力肺活量降低到预测值60%以下,或CO弥散能力(D_{LCO})小于预测值50%时,就考虑肺移植。

在过去,原发性肺动脉高压病人有心功能Ⅲ或Ⅳ级(NYHA分级)症状者就要列入肺移植名单,然而,这些病人静脉使用前列腺环素和其他肺动脉扩张剂已明显改变了上述策略。现在几乎所有的原发性肺动脉高压病人都在静脉使用依前列醇治疗,许多病人肺动脉压下降,运动能力提高,相关症状改善。这些已列入名册的病人就要延缓移植,直到出现心功能Ⅲ或Ⅳ级(NYHA分级)症状,或者平均肺动脉压升高到75mmHg以上。图19-33、图19-34[119]显示了最近5年在明尼苏达大学(the University of Minnesota)无闭塞性细支气管炎综合征的肺移植病人中期生存率。等待移植病人死亡率约为10%。为努力扩大肺供体数量,许多移植组已放宽供体选择标准,但在吸入100%氧气时,动脉氧分压仍应>300mmHg。在特殊情况下,供体有吸烟史、年龄>50岁、革兰染色阳性或胸片有浸润性改变,其肺也可使用[120~123]。利用两个活体捐献者,每人捐献一个下叶,是另一增加供体数量的策略,受体移植后结果与经过仔细挑选的尸体供体相似。

肺移植后早期死亡的病人大部分与肺严重缺血再灌注损伤致移植物衰竭有关(图19-35)。缺血再灌注损伤在放射学上以间质和肺泡水肿为特点,临床上以低氧血症和通气灌注不足为特点。供体中性粒细胞和受体淋巴细胞可能在缺血再灌注损伤的发病机制中起重要作用。肺移植后影响长期生存的主要障碍是发生闭塞性细支气管炎综合征,为慢性排斥反应的一种表现,而急性排斥反应是闭塞性细支气管炎综合征主要危险因素。其他肺损伤(包括早期再灌注损伤和慢性胃食管反流性疾病引起的肺损伤)也可能对病人的长期结果起不良影响[119,124]。

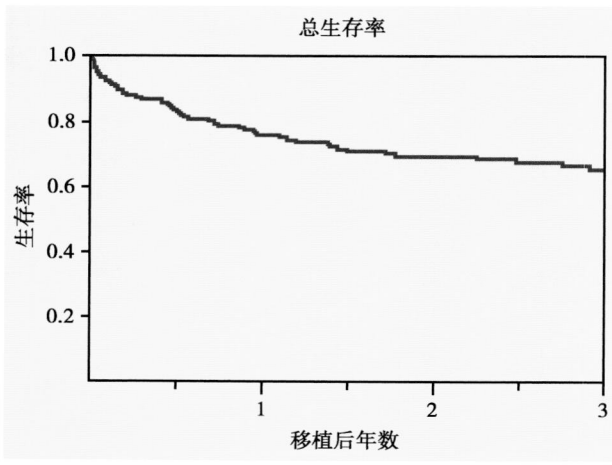

图 19-33　明尼苏达大学肺移植后总体生存率

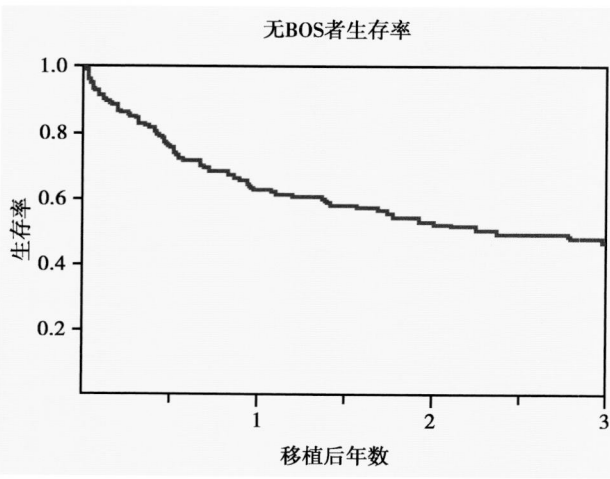

图 19-34　明尼苏达大学无闭塞性细支气管炎综合征（BOS）的病人肺移植后生存率

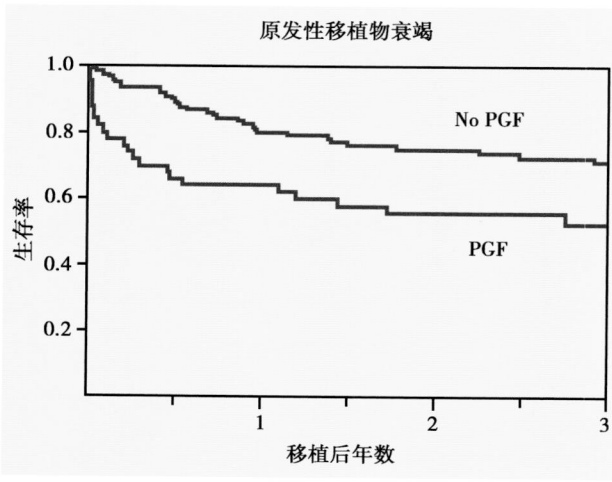

图 19-35　明尼苏达大学伴或不伴有原发性抑制物衰竭病人（primary graft failure，PGF）肺移植后生存率

自发性气胸

　　自发性气胸继发于肺内部异常，最常见的原因是顶部胸膜下大泡破裂。形成这些大泡的原因不明，但常发生于吸烟者和男性，主要在青春期后的年轻男性，体形瘦、高者。治疗通常为置入有水封的胸管。如漏气持续存在超过 3 天，就需要行胸腔镜处理（切除大泡并用滑石粉或刮擦的方法行胸膜固定）。复发或第一次发作就出现全肺塌陷者，通常也是胸腔镜处理的适应证[125]。在第一次发作时，需要外科处理的其他适应证包括职业危险暴露，如空中旅行、深海潜水，或到偏僻的地方旅行。CT 发现多发、小的肺大泡或单个、大的肺大泡存在，都是气胸复发的高危因素[126]。对第一次发作的自发性气胸病人，现在许多外科医师通过 CT 筛查，建议病人是否行胸腔镜下肺大泡切除和胸膜固定。

　　其他引起自发性气胸的原因有肺气肿（肺泡或肺大泡破裂）、囊性纤维化、AIDS、转移肿瘤（尤其是肉瘤）、哮喘、肺脓肿，偶有肺癌。月经性气胸，是一种发生在在 20～30 岁的女性，罕见、但令人关注的自发性气胸类型，发生在月经 72 小时之内，可能和子宫内膜异位症有关。在这些特殊情况下，气胸的治疗常需要与上述具体疾病联系在一起，包括肿瘤切除、胸腔镜下行胸膜切除或用滑石粉行胸膜固定。

胸壁

胸壁肿块

临床方法

　　面对胸壁肿瘤的病人，外科医师一定要意识到其诊断和治疗方法对病人的长期生存有很大的影响。所有胸壁肿瘤在证实以前，都应按恶性考虑。时刻注意该宗旨、熟悉胸壁恶性肿瘤诊断和治疗原则，对外科医师非常重要。这些宗旨从最初活检就开始应用，因为切口位置对成功地行肿瘤完整切除和胸壁重建有很大影响。如病人有希望治愈和（或）可以长期生存，完整切除很重要。图 19-36、图 19-37 概述了一般方法。

　　无论良性或恶性胸壁肿瘤，病人常见主诉是可以触及、缓慢增大的肿块（50%～70%），胸壁疼痛（25%～50%），或两者都有。从病人第一次注意到肿块直至病人就医的时间常为数月。值得关注的是，常常是直到病变部位出现创伤时，病人才注意到肿块。

　　胸壁肿块所致疼痛常定位于肿瘤所在位置，疼痛常见于（常常比较强烈）恶性肿瘤，但也见于超过 1/3 的良性肿瘤。Ewing 肉瘤还可能表现为发热和不适。年龄对考虑恶性肿瘤可提供指导，良性胸壁肿瘤病人平均年龄 26 岁，恶性胸壁肿瘤病人平均年龄 40 岁。总体而言，胸壁肿瘤恶性的可能性是 50%～80%。

评估和处理

　　实验室检查对于评估胸壁肿瘤的作用不大。在浆细胞增多症病人，可能有一种免疫球蛋白呈单克隆性增生而其他免疫球蛋白水平正常。另一种例外情况是骨肉瘤，碱性磷酸酶

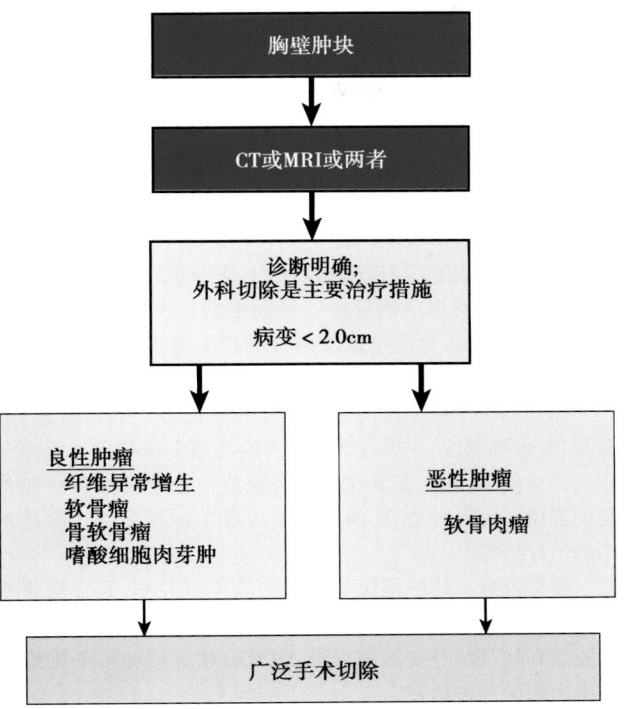

图 19-36　临床情况简单、初步影像学诊断明确的胸壁肿块系统性评估方法。CT = 计算机断层成像；MRI = 磁共振成像

水平可能会升高，还有另外一种例外情况是 Ewing 肉瘤，红细胞沉降率可能增快。

　　放射学　放射学检查从胸片着手，可能显示病变部位肋骨破坏和钙化的证据，如有以前的胸片，可提供生长速度的线索。所有的病人都应做胸部 CT 扫描，评估原发病变的性质，确定和周围结构的关系（如纵隔、肺、软组织和其他骨性成分），寻求可能的肺转移。重要的是，胸壁下方的肺或其他软组织，或有肺转移表现等周围软组织受累，并不妨碍成功的手术。CT 还有助于检查骨外骨形成和骨破坏，两者常见于骨肉瘤。

　　MRI 在胸壁肿瘤放射学检查上有很多优点，尤其是恶性肿瘤，可多平面成像（冠状、矢状和斜面）。MRI 也能很好地确认肿瘤和肌肉的关系。如肿瘤邻近或接近神经血管结构或脊柱，多平面成像的 MRI 和磁共振血管造影可提供与肿瘤相关的宝贵信息，有助于术前制订计划，进一步了解组织异常情况，提高辨别良性和恶性肿瘤的能力。

　　活检　所有胸壁肿瘤处理的第一步是获取组织学诊断。随意切开活检，不恰当地或错误地进行组织学诊断，有（如病变是肉瘤）将肿瘤细胞种植在周围组织或邻近的体腔内（如胸腔）的可能性，这样可能失去对局部肿瘤的控制，影响病人生存。胸壁肉瘤的精确分类对其治疗有深刻影响。

　　组织诊断可通过下列三种方法之一获得：针刺活检（常为 CT 引导，细针或芯针活检）、切开活检或切除活检。直到目前为止，胸外科文献还坚持建议采用切除活检[127]。坚持该

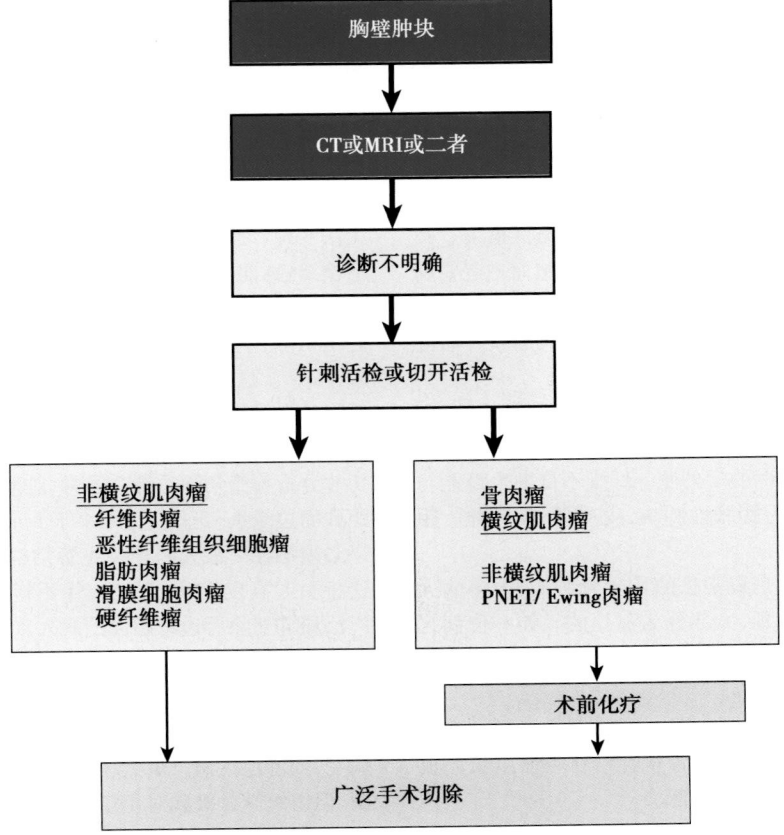

图 19-37　诊断不明确的胸壁肿块系统性评估方法。组织学诊断对有效处理胸壁肿块很重要。CT = 计算机断层成像；MRI = 磁共振成像；PNET = 原始神经外胚层肿瘤

活检方法的理由如下：①肿块完整切除，可做到100%的精确取样和诊断；②与切开活检不同，不会存在肿瘤细胞种植在周围软组织的可能；③可给予辅助化疗。

然而，在过去10年中，四肢肉瘤的治疗方法已有很大变化，新辅助治疗是现在一些肉瘤的标准治疗方法。因为胸壁肉瘤和四肢肉瘤相同，无论何时只要技术和用药方法可行，两者的处理原则应是一致的。

初步诊断（根据放射学检查）提示病变为良性，或病变有典型的软骨肉瘤外观（此类病人能可靠切除），病人仍需要切除活检。任何小于2.0cm的病变，只要切口足够小、可完全闭合，也可切除。

如果放射学检查不能做出诊断，就应做针刺活检（细针或芯针穿刺）。通过细针穿刺技术，有肉瘤诊断经验的病理学家可对90%的病人做出准确诊断。针刺活检（细针或芯针）有避免伤口和体腔污染（切开活检潜在的并发症）的优点。

如针刺活检仍不能明确诊断，则需切开活检，遵循下列要求。做切开活检时，皮肤切口一定要直接在肿块上方，并允许下一步切除该创口。避免使用皮瓣，尽量不放置引流。如有可能形成血肿，则可放置引流，这样可限制肿瘤细胞污染软组织。接下来，如最后需要做外科切除，则活检的整个区域（包括皮肤和引流通道）必须和肿瘤一起做大块切除。

胸壁肿瘤

良性肿瘤

软骨瘤 软骨瘤是胸壁最常见的良性肿瘤之一，主要见于儿童和青壮年，常发生在前方肋骨、肋软骨接合处。因为其特定的位置和大部分为年轻病人，软骨瘤很容易和肋软骨炎混淆。临床上，软骨瘤病人表现为肿块（常无疼痛）。放射学上，病变有分叶、不透X线；呈弥漫性或局灶钙化；可能取代骨性皮质而无穿透。如不治疗，软骨瘤可能会长得很大。其治疗为切除距周围组织边缘2cm以内的部分。然而一定要确信，该病变不是分化良好的软骨肉瘤。在这类病人，需要切除距周围组织边缘4cm，以防止局部复发。因此，大的软骨瘤应按照低度恶性的软骨肉瘤标准进行切除[128]。

纤维不良增生 肋骨是发生纤维不良增生常见的地方。如同软骨瘤，纤维不良增生常发生于青壮年。疼痛是一种罕见的主诉。病变常位于胸廓的后外侧。纤维不良增生可能与创伤有关，放射学上表现为膨胀性肿块，皮质薄，无钙化。距边缘2cm局部切除可治愈。

骨软骨瘤 骨软骨瘤是最常见的良性骨肿瘤，很多病人是在放射学检查时偶然发现，大部分为孤立的。如一位病人为多发骨软骨瘤，外科医师就应高度怀疑恶性肿瘤，因为软骨肉瘤的发病率在此类人群很高。

骨软骨瘤发生在20岁以前，起自或接近骨生长板。在年轻或青少年病人，该病变为良性。骨软骨瘤在骨骼生长完成后增大，就有发展为软骨肉瘤的可能。

胸壁骨软骨瘤起自肋骨皮质，是被称为遗传性多发性外生性骨疣的常染色体显性遗传综合征的几个组成部分之一。骨软骨瘤作为该综合征的一部分，恶化为软骨肉瘤的发生率很高。任何遗传性多发性外生性骨疣的病人，骨软骨瘤部位

新出现疼痛，或病人发现肿块随时间逐渐生长，就要仔细鉴定是否为骨肉瘤。局部切除就可充分治疗良性的骨软骨瘤。如确定为恶性，就要扩大切除，距边缘4cm。

嗜伊红肉芽肿 嗜伊红肉芽肿是一种良性的溶骨性病变，最初考虑为破坏性病变伴大量嗜伊红细胞。肋骨的嗜伊红肉芽肿可为孤立性病变，也可为淋巴网状系统中一种更为广义的疾病进程一部分，称为朗格汉斯细胞组织细胞增多症（Langerhans cell histiocytosis，LCH）。在LCH病人中，受累组织被大量组织细胞（与皮肤和其他上皮中所见的朗格汉斯细胞相似）浸润，常形成肉芽肿。病因不明。在所有的LCH骨病变中，79%是孤立性嗜伊红肉芽肿，7%为多发嗜伊红肉芽肿，14%为更系统性LCH的其他形式。

孤立的单个嗜伊红肉芽肿可发生在肋骨、颅骨、骨盆、下颌骨、肱骨等部位，主要在5～15岁的儿童中诊断出。因为有相关的疼痛和压痛，常和Ewing肉瘤或一些感染性疾病如骨髓炎混淆。可自行愈合，但距肿瘤边缘2cm行局部切除是常用的治疗措施。

硬纤维瘤 硬纤维瘤是罕见的软组织肿瘤，起自筋膜或肌肉腱膜结构。组织学上，由良性表现的纤维母细胞增生、大量胶原和较少的分裂细胞组成，因此有些专家称硬纤维瘤为纤维肉瘤的一种形式。

最近证实，硬纤维瘤有腺瘤性结肠息肉病/β连环蛋白通路改变，认为细胞周期蛋白D1失调在其发病机制中起重要作用[129]。和其他疾病的联系有据可查，尤其是与腺瘤性结肠息肉病通路有相似改变的疾病，如家族性腺瘤状息肉病（Gardner综合征）。其他形成硬纤维瘤高风险情况包括雌激素水平（妊娠）和创伤。外科切口（腹部和胸部），无论在瘢痕内或瘢痕周围，都是硬化瘤的发生部位。

临床上，病人通常在30～40岁，有疼痛、胸壁肿块，或两者都有。肿瘤通常固定在胸壁，但不在皮肤上。放射学检查常不典型，但MRI可显示肌肉或软组织浸润。针刺活检可能无法明确诊断，因为细胞少。超过3～4cm的病变，常需切开活检，注意前面列出的活检要求（见"活检"部分）。

硬纤维瘤不发生转移，但局部复发倾向很强，有时尽管已完全切除，组织学边缘阴性，但局部复发率仍高达5%～50%[130]。这种局部侵犯行为是继发于肿瘤对肌肉和周围软组织的微浸润。

外科手术包括距边缘2～4cm的广泛局部切除，术中冰冻切片分析检查切除边缘。通常，肿瘤上下要各切除一根肋骨，距肿瘤边缘4～5cm。边缘小于1cm则局部复发率高[131]。如果必须牺牲一根大的神经血管结构才能满足切除的需要，但这将引起高发病率，那么边缘不得不小于1cm以满足需要。广泛局部切除后边缘阴性的病人，10年生存率为90%。

原发性恶性胸壁肿瘤

胸壁的恶性肿瘤，或者是来自其他原发恶性肿瘤的转移病变，或者是肉瘤。虽然在肉瘤中能看到许多不同的细胞类型，但组织学分级和对化疗的反应是影响预后的主要因素。

根据对化疗反应，肉瘤可大体上分为两类（表19-24）。术前（新辅助）化疗提供下述作用：①通过肿瘤减小程度和微小坏死，评估肿瘤化疗敏感性；②确定肿瘤对哪种药品敏感；③通过减小肿瘤大小而缩小切除范围。肿瘤对术前化疗有反

表 19-24	肉瘤根据治疗反应分类
肿瘤类型	**化疗敏感性**
骨肉瘤	+
横纹肌肉瘤	+
原始神经外胚层肿瘤	+
Ewing 肉瘤	+
恶性纤维组织细胞瘤	±
纤维肉瘤	±
脂肪肉瘤	±
滑膜细胞肉瘤	±

导治疗。根据已知肿瘤对化疗的反应情况或已有肿瘤转移，初步治疗可选择下列之一：①术前化疗[对骨肉瘤、横纹肌肉瘤、原始神经外胚层肿瘤（primitive neuroectodermal tumor，PNET）或 Ewing 肉瘤病人]，然后行手术和手术后化疗；②主要为手术切除和重建（对非转移性恶性纤维组织细胞瘤、纤维肉瘤、脂肪肉瘤或滑液肉瘤病人）；③如果提示病人为转移性软组织肉瘤，可先行新辅助化疗后再手术。在一些特殊的中心，该指导方针的应用可能会有一些例外，在此正在研究新辅助化疗对软组织肉瘤的影响。典型的例外情况是对儿童和成年病人，患有位置深、分化级别高、直径大于 10cm 的非转移性肿瘤的治疗。

应的病人（通过原发肿瘤的减小和（或）切除后组织学上见到的坏死程度来判断），比肿瘤反应差的病人预后明显好。

肿瘤对化疗反应性、病人的生理状态和接受治疗的能力、有无疾病转移表现，这些相关信息可用于制订最佳治疗方案。根据肿瘤类型和假定治疗的适合性，下列指导方针可用于指

恶性胸壁骨肿瘤

软骨肉瘤　软骨肉瘤是最常见的原发性胸壁恶性肿瘤，和软骨瘤一样，常发生于前方的肋骨软骨弓。这些缓慢生长的前胸壁肿瘤常为无痛性，体积可长到很大[128]。CT 扫描显示为放射性透光病变，常有斑点状钙化，为软骨肉瘤的特征性表现（图 19-38）。受累骨结构破坏，CT 和骨扫描要排除肺和骨转移。

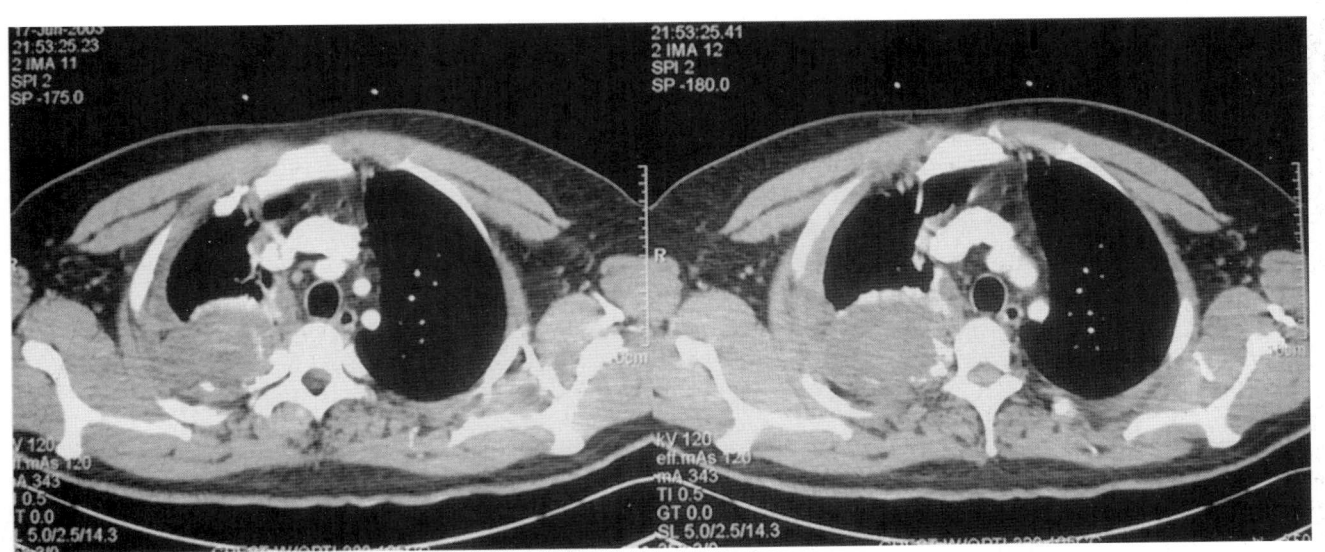

图 19-38　胸部 CT 扫描示右后方肺部肿瘤。在一定的临床上条件下，斑点状钙化影（右肺肿块上有白色条纹）高度提示软骨肉瘤

大部分软骨肉瘤生长缓慢，分化级别低。因此，前胸壁可疑为低分化软骨肉瘤的任何病变，都应做大范围（距边缘 4cm）切除。软骨肉瘤对化疗或放疗不敏感，预后取决于肿瘤级别和切除范围。对于分化级别低的肿瘤行大范围切除，病人 5~10 年的生存率可高达 60%~80%。

骨肉瘤　骨肉瘤是最常见的骨恶性肿瘤，但不是胸壁常见的恶性肿瘤，占胸壁所有恶性肿瘤的 10%[132]。表现为快速增长，有痛性肿块。主要发生在青壮年病人，在 40 岁以前都可发病，有时与既往的放疗、Paget 病和化疗有关。

放射学上，典型表现为新骨膜成骨形成，产生旭日形外观。和软骨肉瘤一样，对肺实质转移有必要仔细做 CT 检查。骨肉瘤有向肺扩散的倾向，超过 1/3 的病人有疾病转移表现。

骨肉瘤对化疗敏感，目前常在手术切除前予以化疗。化疗后，行大范围切除（边缘 4cm）并予以胸壁重建。如病人

有肺转移但可能适合手术，要先诱导化疗，然后再手术切除原发病变和肺转移病变。手术切除病变后，还建议继续维持化疗。

其他肿瘤　原发性神经外胚层肿瘤（Primitive Neuroectodermal Tumors，PNETs）　PNETs 来源于从发育中的脊髓皮质迁移而来的原始神经嵴细胞。此组肿瘤包括神经母细胞瘤、神经节母细胞瘤和神经节细胞瘤。Ewing 肉瘤和 Askin 肿瘤与 PNETs 密切相关。在 1979 年，Askin 最早描述 Askin 肿瘤为"胸肺部恶性小细胞肿瘤"，现在知道为 Ewing 肉瘤/PNET 家族成员之一[132,133]。组织学上，Ewing 肉瘤和 PNETs，为小而圆的细胞肉瘤；在遗传特性上，两者都有在 11 和 12 号染色体长臂间的易位。它们还有共同的原癌基因表达形式，表达 MIC2 基因产物。

Ewing 肉瘤　Ewing 肉瘤发生在青春期和青壮年病人，表

现为进行性的胸壁疼痛，但无肿块。全身症状常表现为不适和发热。实验室检查红细胞沉降率增快、白细胞计数轻度增加。

放射学上，特征性的洋葱皮外观是由成骨过程中形成的多层骨膜产生的。骨破坏常见，经皮针刺活检和切开活检可做出诊断。

这类肿瘤具有很强的向肺和骨骼扩散倾向，因此临床侵犯行为明显，病人3年生存率≤50%。肿瘤体积增加与生存率下降相关。治疗措施有明显改善，现在有多药化疗、放疗和手术治疗等方法。病人术前先化疗，然后经放射学影像再评估，确认残余病变后，再行手术切除和重建，术后再维持化疗。

浆细胞瘤 胸壁孤立的浆细胞瘤很少见，在美国每年只能见到25～30例病人。典型表现是有疼痛但无可触及的肿块，放射学可见到溶骨性病变。和其他胸壁肿瘤一样，CT引导下针刺活检可用于诊断。组织学上，该病变和多发骨髓瘤一样，有大量浆细胞存在。患病年龄平均为55岁。通过骨髓穿刺、钙水平测定和尿Bence-Jones蛋白水平测定检查，排除全身骨髓瘤。如上述结果都是阴性，就可诊断为孤立的浆细胞瘤。外科手术通常只限于活检，可切除肿瘤。治疗包括用4000～5000cGy的剂量放疗，75%的病人将继续发展为全身多发骨髓瘤。病人10年生存率约20%。

恶性胸壁软组织肉瘤

胸壁软组织肉瘤少见(图19-39)，包括纤维肉瘤、脂肪肉瘤、恶性纤维组织细胞瘤、横纹肌肉瘤、血管肉瘤和其他罕见病变。平滑肌肉瘤和GI基质肉瘤最常见，占总数的约65%。55%～60%的病人表现为局部病变，其余约40%的病人表现为局部和远处转移[134]。虽然局部病变比较常见，但与位于四肢和头颈部相似的肿瘤相比较，胸壁软组织肉瘤的预后明显差。表19-25列出了影响软组织肉瘤病人死亡的危险因素。

接受外科治疗的病人总体生存率明显提高，手术切除的中位生存时间是25个月，而相比非手术只有8个月。其他对长期生存很重要的预后变量包括肿瘤大小、分级、分期和切除边缘是否为阴性[134]。除横纹肌肉瘤外，该类肿瘤的主要治疗方法是距边缘4cm的广泛切除和重建[135]。横纹肌肉瘤对化疗敏感，所以常在术前进行化疗。对于所有的肉瘤而言，胸壁软组织肉瘤有向肺扩散的倾向。

恶性纤维组织细胞瘤 因为在培养细胞的显微镜下观察，恶性纤维组织细胞瘤最早认为来自组织细胞，后来认为可能来自纤维母细胞。恶性纤维组织细胞瘤通常是老年病人最常见的软组织肉瘤，然而很少发生在胸壁。发病的通常年龄是50～70岁，很少见于20岁以前。病人表现为疼痛，有或无可触及的肿块。放射学上，肿块通常很明显，周围组织或骨有破坏。治疗为距边缘≥4cm的广泛切除和重建。超过2/3的病人会发展到远处转移或局部复发。

脂肪肉瘤 脂肪肉瘤占胸壁肉瘤的15%，大部分脂肪肉瘤分化程度低，有局部复发的倾向，与浸润生长的特性有关。临床上，常表现为无痛肿块。治疗为广泛切除与重建。术中要检查切除边缘(所有肉瘤都应这样)，如有可能要继续切除，直到切缘阴性。局部复发可再手术切除，偶尔采用放疗。

纤维肉瘤 纤维肉瘤常表现为大的无痛肿块。放射学上，可看到有周围组织破坏。治疗为局部广泛切除，术中冰冻切片分析边缘，然后重建。局部和全身复发常见，病人5年生存率约为50%～60%。

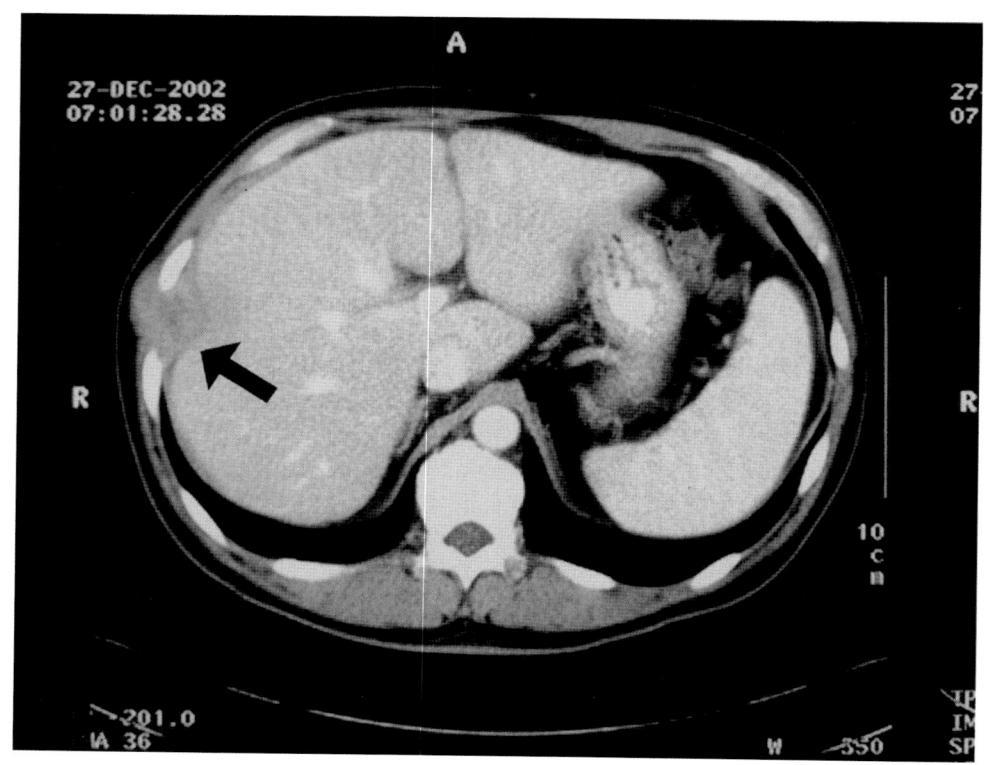

图19-39 胸部CT扫描示右胸壁肿瘤(箭头)。组织学诊断显示该肿块为平滑肌肉瘤

表 19-25	软组织肉瘤病人死亡风险的 Cox 比例风险模型			
	N	风险比	95% CI	P 值
性别				
男	3937	参照组	参照组	参照组
女	4113	0.897	0.843 ~ 0.955	0.001
年龄				
50 岁	1837	参照组	参照组	参照组
51 ~ 70 岁	3099	1.131	1.026 ~ 1.247	0.013
>70 岁	3114	1.538	1.395 ~ 1.697	<0.001
种族				
白人	7152	参照组	参照组	参照组
非白人	898	1.212	1.093 ~ 1.344	<0.001
组织学类型				
纤维肉瘤	489	参照组	参照组	参照组
MFH	2529	1.281	1.097 ~ 1.495	0.002
脂肪肉瘤	1534	0.894	0.759 ~ 1.054	0.182
LMS/GIST	3498	1.204	1.033 ~ 1.403	0.018
位置				
头颈部	576	参照组	参照组	参照组
躯干	4054	1.255	1.096 ~ 1.438	0.001
四肢	2474	1.003	0.875 ~ 1.151	0.960
腹膜后	946	1.276	1.093 ~ 1.489	0.002
分期				
局限性	5006	参照组	参照组	参照组
局部转移	1724	1.575	1.458 ~ 1.702	<0.001
远处转移	1320	2.897	2.660 ~ 3.155	<0.001
手术治疗				
是	6754	参照组	参照组	参照组
否	1296	1.562	1.443 ~ 1.691	<0.001
放射治疗				
是	2175	参照组	参照组	参照组
否	5875	1.151	1.070 ~ 1.239	<0.001
化疗				
是	1062	参照组	参照组	参照组
否	6988	0.909	0.829 ~ 0.996	0.041

CI = confidence interval 置信区间；GIST = gastrointestinal stromal tumor 胃肠间质瘤；LMS = leiomyosarcoma 平滑肌肉瘤；MFH = malignant fibrous histiocytoma 恶性纤维组织细胞瘤

横纹肌肉瘤　横纹肌肉瘤是罕见的胸壁肿瘤。显微镜下为纺锤形细胞肿瘤。诊断常依据肌肉标志物的免疫组织化学染色。横纹肌肉瘤对化疗敏感，治疗包括术前化疗，继而手术切除。

胸壁重建

胸壁肿瘤切除后的边缘情况是长期生存有无复发和总体生存率的主要决定因素，因此，在大块切除时一定要在边缘留有足够的正常组织。大块切除应包括受累的肋骨、胸骨、上沟，或者必要时的脊柱。对于适当病人，这些结构侵犯不能认为是手术的禁忌证。恶性胸壁肿瘤手术的原则就是要有策略地计划要切除的解剖结构，仔细评估什么结构将要牺牲掉，从而能获得 4cm 的边缘，在同一手术中用合成材料和肌皮瓣做胸壁重建[136]。即使缺损很大，也要创造性地使用肌皮瓣，达到令人满意的表面成形效果。

因为胸壁肿瘤为恶性的比率很高,所以任何可能为原发肿瘤表现的肿块都要按恶性肿瘤积极处理。对于可疑的恶性肿瘤,一定要制订胸壁重建计划,切除肿瘤到周围正常组织,边缘要足够宽。切除范围应包括至少肿瘤上下各一根肋骨、中间的肋间肌和胸膜。此外,常有必要对胸壁上的肌肉,如胸小肌或胸大肌、前锯肌或背阔肌一起做大块切除。当肿瘤累及周围肺组织,也要继续切除相应的肺叶(图19-40)。如恶性肿瘤累及胸骨,也要彻底切除胸骨和毗邻的软骨。现在术后呼吸支持技术水平已很高,所以不能因为担心病人术后早期是否有充分的通气能力而缩小切除范围。

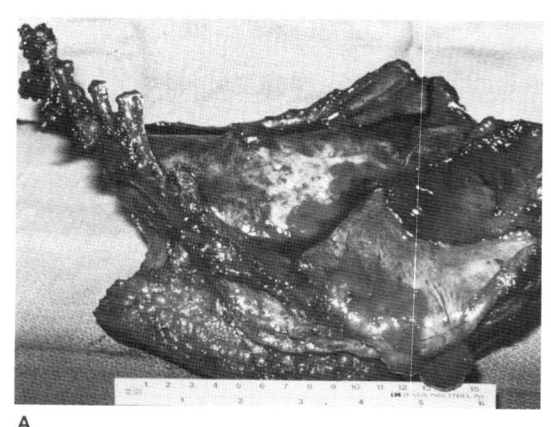
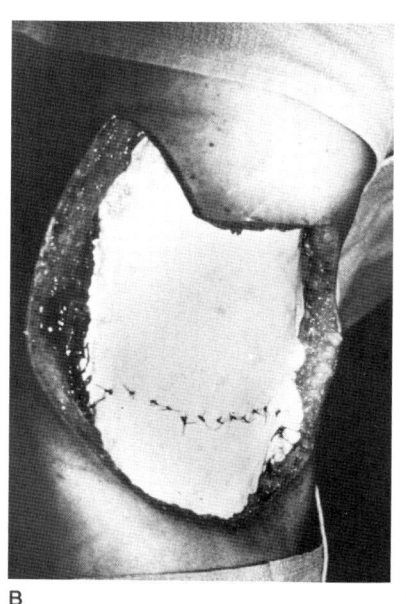

图19-40　图示为胸壁肿瘤(骨源性肉瘤)切除后行胸壁重建的原理。**A.** 受累胸壁必须大块切除,包括肿瘤上、下正常肋骨和肺实质。**B.** 一块人工补片已缝合到位。在人工补片的下1/3可见到膈肌缝合线。皮肤缺损用同侧腹直肌的皮肌瓣闭合

切除范围取决于肿瘤的位置和周围受累结构。外侧病变常需单纯的扩大切除,切除周围任何受累的肺、胸膜、肌肉或皮肤。前方胸骨周围的病变需要部分切除胸骨,胸骨的原发肿瘤可能需要完全切除胸骨。后侧病变在关节处累及肋骨头和椎体,根据肋骨受累程度,需要椎体部分切除。

需要使用多种类型的材料行胸壁大面积缺损重建,以防止肺疝出、提供胸壁稳定性(见图19-40)。如胸壁的不稳定性区域相对较小,则轻度的反常运动常可接受。一些作者,如来自Mayo Clinic著名的Pariolero和Arnold报道了大量切除大面积骨性胸廓行胸壁重建的经验[137]。历史上,很多各种各样的材料被用于重建胸壁的稳定性,包括肋骨自体移植、钢支撑、丙烯酸板和大量人工合成网。目前首选的是2mm的聚四氟乙烯(Gore-Tex)片,或者双层聚丙烯(Marlex),中间夹以甲基丙烯酸甲酯。Gore-Tex的许多特性使其成为一种卓越的胸壁重建材料,如液体不能渗透,可防止胸腔积液进入胸壁;有减少血肿形成的特性,而血肿会降低皮肌瓣的成活率,提供感染发源地。此外,牢固绷紧在周围的骨性结构上后,为皮肌瓣重建提供了一个坚固的平台。

除小的病变外,组织覆盖需要使用皮肌瓣(背阔肌、前锯肌、腹直肌或胸大肌)[138~140]。较大肿瘤最理想的处理方法包括术前仔细计划、胸外科医师完成手术、有经验的整形外科医师能确保最理想的生理功能和成形后的美容效果。

纵隔

一般概念

解剖和病理本质

纵隔是胸腔的中间部分,根据解剖构成或疾病过程可划

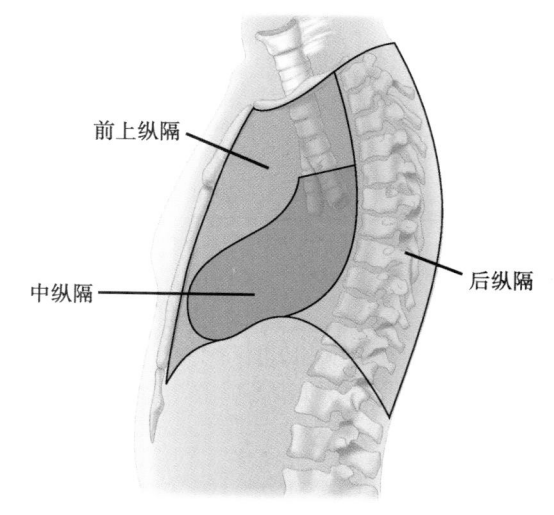

图19-41　纵隔的解剖分区

分为几个区域。虽然有部分重叠,分区还是有助于对外科相关基本概念的理解。分区有几种不同的方式,本章根据需要采用三区法(图 19-41)。三区法将纵隔分为前区(一般指前上纵隔)、内脏区(中纵隔)和双侧脊柱旁沟(后纵隔)。前区位于胸骨后、心脏大血管的前表面前。内脏/中纵隔位于大血管和气管之间。两区之后为两侧的脊柱旁沟和食管旁区域。

前纵隔的正常结构包括胸腺及其残余组织、乳内动静脉、淋巴结和脂肪。在儿童期,胸腺较大,占据整个前纵隔(图 19-

42)。青春期之后,胸腺的厚度和长度均减小,脂肪成分增加,胸腺退化为含胸腺细胞成分的残岛(图 19-43)。中纵隔含心包及心包内结构、主动脉升部和横部、上下腔静脉、头臂动静脉、膈神经、迷走神经上干、气管、主支气管和所属淋巴结和肺动静脉的中央部分。后纵隔含降主动脉、食管、胸导管、奇静脉和半奇静脉以及淋巴结。在不同的区域内可能发生多种疾病,某些会有交叉。表 19-26 根据纵隔分区列出了最常见的疾病类型[141,142]。

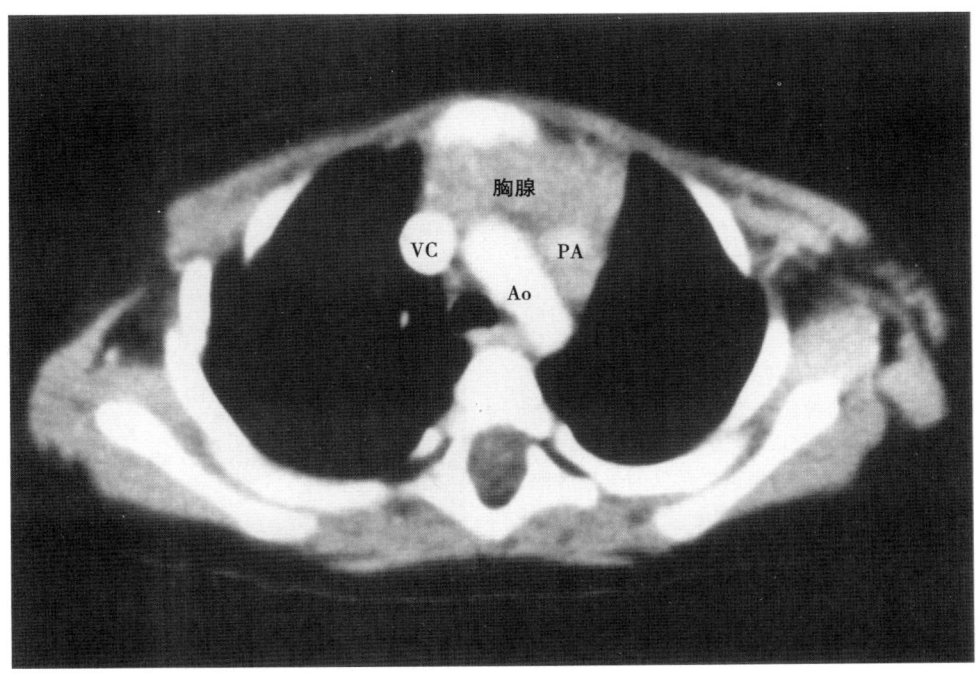

图 19-42 正常儿童期胸腺。Ao=主动脉;PA=肺动脉;VC=腔静脉

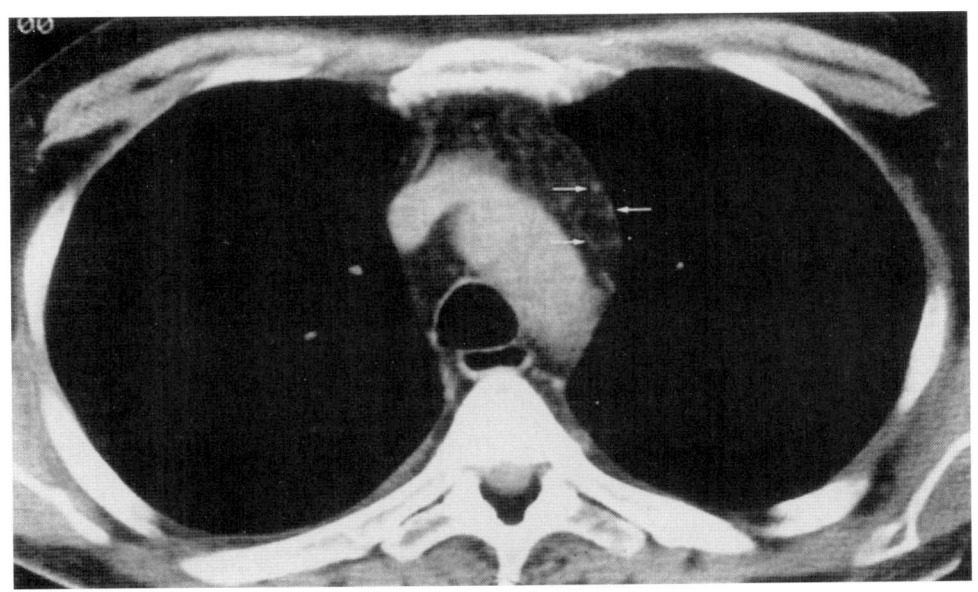

图 19-43 CT 扫描显示正常成人退化的胸腺。注意腺体内几乎完全为脂肪密度,仅有散在的软组织小岛(小箭头)

表 19-26　纵隔常见原发肿瘤和囊肿的常见部位

前纵隔	内脏纵隔	脊柱旁沟
胸腺瘤	肠源性囊肿	神经鞘瘤-Schwann 细胞瘤
精原细胞肿瘤	淋巴瘤	神经纤维瘤
淋巴瘤	心包囊肿	恶性 Schwann 细胞瘤
淋巴肉瘤	纵隔肉芽肿	神经节瘤
血管瘤	淋巴错构瘤	成神经节细胞瘤
脂肪瘤	间皮性囊肿	神经母细胞瘤
纤维瘤	神经源性囊肿	副神经节瘤
纤维肉瘤	副神经节瘤	嗜铬细胞瘤
胸腺囊肿	嗜铬细胞瘤	纤维肉瘤
甲状旁腺腺瘤	胸导管囊肿	淋巴瘤

病史和体格检查

纵隔疾病的类型随病人的年龄不同而有很大区别。成人常见的纵隔病变包括后纵隔的神经源性肿瘤、各纵隔的良性囊肿和前纵隔的胸腺瘤（表 19-27）。在儿童中，后纵隔的神经源性肿瘤也常见。除此之外，淋巴瘤也是常见的纵隔肿瘤，通常位于前纵隔或中纵隔，而胸腺瘤罕见（表 19-28）。包括成人和儿童在内，约 25% 的纵隔肿瘤为恶性。儿童纵隔肿瘤在第 39 章中讨论。

表 19-27　成人纵隔肿瘤

肿瘤类型	百分比（%）	部位
神经源性肿瘤	21	后纵隔
囊肿	20	全部
胸腺瘤	19	前纵隔
淋巴瘤	13	前/中纵隔
生殖细胞肿瘤	11	前纵隔
间叶细胞肿瘤	7	全部
内分泌肿瘤	6	前/中纵隔

表 19-28　儿童纵隔肿瘤

肿瘤类型	百分比（%）	部位
神经源性肿瘤	40	后纵隔
淋巴瘤	18	前/中纵隔
囊肿	18	全部
生殖细胞肿瘤	11	前纵隔
间叶细胞肿瘤	9	全部
胸腺瘤	罕见	前纵隔

最新的资料显示，2/3 以上的成人纵隔肿瘤是在因其他

情况行影像学检查时偶然发现的，并无相关症状。有症状的纵隔肿瘤很有可能是恶性肿瘤。病变的某些特性，如大小、部位、生长速度和伴随的炎症是与症状相关的重要因素。体积大、呈团块样的肿瘤，膨胀的囊肿和畸胎瘤可以压迫纵隔结构，尤其是气管，造成咳嗽、活动后呼吸困难和喘鸣。胸痛或呼吸困难可能继发于胸腔积液、心包压塞或膈神经受累。偶尔，邻近主肺动脉窗的纵隔肿物因累及喉返神经出现声音嘶哑而得到诊断（图 19-44）。图 19-44 为一位声音嘶哑病人的 CT 扫描图像，该病人经检查发现为原发性肺癌伴主肺动脉窗区域的第 5、第 6 组淋巴结转移。声音嘶哑的原因是淋巴结压迫了左侧喉返神经。随着 CT 的广泛应用，发现了较多偶然发现、无症状的纵隔恶性肿瘤。

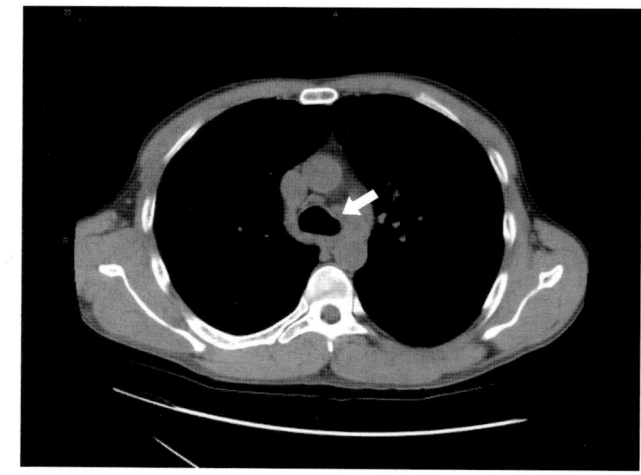

图 19-44　原发性肺癌的主-肺动脉窗区域（箭头所指）淋巴结转移压迫左侧喉返神经而出现声音嘶哑病人的 CT 扫描图像

病史和体格检查结合影像学所见可能会提示某特异性诊断（表 19-29）。在最近的一组报道中，50% 的纵隔肿物和淋巴增生性疾病的病人有全身症状，与之相对，其他纵隔肿瘤（如胸腺或神经源性病变）只有 29% 的病人出现全身症状。实验室检查可能发现炎症的迹象：红细胞沉降率和 C 反应蛋白水平以及白细胞水平在 86% 的淋巴增生性疾病病人中升高，而在其他类型的纵隔肿物中为 58%。

表 19-29　不同部位的纵隔肿物的体征和症状提示的诊断

诊断	病史和体格检查发现	肿物的部位
淋巴瘤	盗汗、体重下降、乏力、胸外淋巴结肿大、红细胞沉降率增快或 C 反应蛋白升高、白细胞升高	任何部位
伴有重症肌无力的胸腺瘤	波动性的虚弱、易疲劳、上睑下垂、复视	前纵隔
纵隔肉芽肿	呼吸困难、气喘、咯血	中纵隔
生殖细胞肿瘤	男性、青年、睾丸肿物、HCG 和（或）AFP 升高	前纵隔

诊断评估

影像学和血清标志物

胸片发现了很多无症状的纵隔肿物，但通常难以诊断。CT 已成为诊断纵隔肿物最为常用的影像方法[143]。特别是增强 CT，因为可以清楚地显示解剖边界，所以更有价值。MRI 也用于纵隔肿物的诊断，尤其是拟行外科治疗者。值得一提的是，在有血管或脊髓侵犯的时候，MRI 比 CT 更为准确。

还有其他一些影像方法可用于诊断疑为内分泌源性的纵隔肿物（表 19-30）。单光子发射计算机扫描（SPECT）可用于提高图像的对比度，并提供某些内分泌源性肿瘤的三维定位信息。SPECT 已在很大程度上取代传统的二维核素成像。如疑为甲状腺源性，131I 或 123I 甲状腺扫描可以鉴别绝大多数的胸内甲状腺肿并确定功能性甲状腺组织的范围。如拟行甲状腺扫描，应先于其他需要碘造影剂的检查，以避免造影剂对甲状腺组织摄取碘示踪剂和扫描检查的干扰。如疑为嗜铬细胞瘤或神经母细胞瘤，碘苯胍123I（Octreotide）或间碘苯胍（Miodobenzylguanidine）扫描有助于诊断和定位。甲氧基异丁基异腈（Sestamibi）扫描有助于纵隔甲状旁腺的诊断和定位。

表 19-30	与纵隔相关的核素显像	
放射性药物、放射性核素或放射性化学物质	标记	目标疾病
碘	131I, 123I	胸骨后甲状腺肿、甲状腺癌
单克隆抗体	111In, 99mTc	非小细胞肺癌、结肠和乳腺癌、前列腺转移癌
Octreotide（奥曲肽）	111In	胺前体摄取脱羧肿瘤：类癌、胃泌素瘤、胰岛素瘤、小细胞肺癌、嗜铬细胞瘤、胰高血糖素瘤、甲状腺髓样癌、副神经节瘤
镓-Sestamibi	67Ga 99mTc	淋巴瘤、非小细胞肺癌、黑色素瘤、甲状腺髓样癌、非功能性乳头状或卵泡状甲状腺癌、Hürthle 细胞甲状腺癌、甲状旁腺腺瘤或癌
铊-MIBG	201TI	见 Sestamibi
氟脱氧葡萄糖	18F	一般的肿瘤成像、乳腺癌和结肠癌、黑色素瘤

MIGB = m-iodobenzylguanidine，间碘苯甲胍

PET 扫描提高了肺癌和食管癌的无创分期水平。应用 PET 进行非小细胞肺癌纵隔分期已在本章较前的"纵隔淋巴结"中加以论述。PET 在其他纵隔肿瘤诊断的价值尚不明确。可能有助于区别肿瘤的良恶性。如食管癌，在传统影像学检查（包括 CT 扫描）未发现转移的病人中，高达 10% 的病人行 PET 检查发现远处转移[144]。对可手术切除的纵隔病变常规进行 PET 检查的意义尚不明确。

血清标志物对某些纵隔肿物病人的诊断是非常重要的。例如，AFP 和 HCG 水平常可诊断精原细胞和非精原细胞性生殖细胞肿瘤，并且可以对两者进行鉴别。超过 90% 的非精原细胞肿瘤，AFP 或 HCG 会有升高。如果 AFP 或 HCG 水平超过 500ng/ml，特异度接近 100%。一些中心基于此检查结果给予化疗，而不再行活检。与之相比，在纵隔精原细胞肿瘤中 AFP 水平常正常；仅 10% 有 HCG 升高，通常也低于 100ng/ml。其他血清标志物，如异位甲状旁腺腺瘤的甲状旁腺激素水平有助于诊断并可用于术中确定切除的彻底性。在成功切除甲状旁腺腺瘤之后，激素水平会迅速降至正常。

纵隔诊断性非手术活检

对纵隔肿物进行诊断性活检的指征和决策步骤仍有争议。某些病人，根据非侵入性的影像学检查结果和病史，手术切除可能是显而易见的选择；术前活检可能并无必要，甚至是徒增风险的。而对于那些首选非手术治疗的病人，活检是重要的。而即使在活检看起来是一个合理的目标的时候，也必须考虑到对纵隔肿物进行针吸可能是冒险的或者诊断作用不大的。

由于骨性胸廓的遮挡，而且邻近肺、心脏和大血管，经皮活检在技术上是存在困难的。细针穿刺活检（FNA）可以减少此类潜在的危险，而且在诊断以下纵隔疾病时是有效的：纵隔甲状腺组织、恶性肿瘤、精原细胞瘤、炎症和囊肿[145]。其他非上皮性恶性肿瘤如淋巴增生症、胸腺瘤和良性肿瘤的诊断可能需要较大的组织，需进行针芯活检（因肿物部位的不同有时并不安全）或手术活检。不同的中心之间进行纵隔肿物活检的途径不尽相同。有关此类问题的文献相互之间存在显著的矛盾。由于 60% 以上的前纵隔肿物最终是进行非手术治疗，因此理解各种可获得足够的组织来确定诊断的创伤最小的途径是非常重要的。在一项最近的研究中，作者结合病史、体格检查、实验室检查（红细胞沉降率、C 反应蛋白和白细胞计数）和 CT 扫描结果将病人分为淋巴增生性诊断可能和非淋巴增生性诊断可能两组。前者因诊断需要较大的组织而行手术活检，后者因经 FNA 获得准确诊断的可能性较大而推荐在手术切除前先行 FNA[146]。

1989 年，美国胸科协会出版了一份声明宣布"切割针禁用于弥漫浸润性肺疾病以及位于或靠近纵隔或肺门区域的病变"[147]。然而，从发布之日起就有介入经验丰富的研究机构挑战此声明。在一项研究中，142 例纵隔肿物病人行 CT 引导下经胸针芯（14 ~ 22 号）活检。敏感度为 98.9%，特异度为 100%。仅 0.7% 的病人未获得足够的组织，无气胸或出血的并发症[147]。在淋巴增生性疾病病例较多的研究中，诊断率较低。其他的报道中并发症较多，气胸 8% ~ 23%，出血高于 10%。在另外一组关于前纵隔肿物的研究中，Herman 及其同事报道，对于癌性肿物，针吸活检的特异度高于 90%，但对于淋巴瘤的准确率不到 50%[148]。

类似的矛盾也存在于针吸活检诊断纵隔生殖细胞性肿瘤。Knapp 描述了 56 例恶性纵隔生殖细胞性肿瘤。在 34% 的肿瘤中存在不同的生殖细胞成分，提示开放性活检多点取材是合理的方法。在另外一项 79 例疑为恶性纵隔肿物的研究中，Larsen 报道超声内镜引导下 FNA 的敏感度为 92%，特

异度为 100%[145,149]。

根据作者们的经验,对于显然无法切除的肿瘤或者疑为癌性的肿瘤,CT 引导下针吸活检已被证实为最有效的方法。对于疑为淋巴瘤的纵隔肿物,首选经纵隔镜气管旁淋巴结采样获得较大的组织标本。对于其他的部位,胸腔镜活检为首选。对于局限的、与胸腺延续的前纵隔肿物,应行手术切除。对于绝大多数局限的、考虑为神经源性的后纵隔肿瘤,作者们也倾向于不行活检而直接手术切除。经超声内镜和支气管超声内镜引导下的 FNA,甚至组织活检(超声内镜引导下)更多地应用于纵隔肿物和淋巴结病变的细胞学和组织学诊断。在微创诊断纵隔淋巴结病变和食管旁肿物方面,证实 Tru-Cut 带芯穿刺活检(TCB)的安全性是一个非常大的进步,显著提高了诊断率和准确性。FNA 和 TCB 的各自诊断准确率为 79%,两者相结合诊断准确率可达到 98%。另外,TCB 的结果改变了 9 例 FNA 检查因标本不充分而漏诊的病例诊断。可达到的淋巴结包括隆突下(第 7 组)、主肺动脉(第 5 组)、食管旁(第 8 组)、下肺韧带(第 9 组)和气管旁(第 4 组)[150]。胸外科和普外科医师应掌握此类专业技术。

纵隔肿物的外科活检和切除

不适于内镜或 CT 引导下针吸活检或无法获得可供诊断的足够组织者,有手术活检的指征。前纵隔手术活检的入路是胸正中切口。胸骨切开后,如果病变易于切除,应行完整切除。考虑到手术的创伤以及某些病人经冰冻切片无法获得确定性的诊断,如果病变较大或 CT 扫描或病史提示手术不是最好的治疗方法,应选择创伤较小的手术方法。气管周围区域的肿物宜于经纵隔镜活检。前纵隔或后纵隔的肿瘤,经左胸或经右胸的电视胸腔镜手术(VATS)通常可以进行安全、足够的外科活检。某些病人,前纵隔切开术(例如 Chamberlain 手术)对于前部的肿瘤或明显超过胸骨旁的肿瘤,或许是理想的选择。在行手术活检之前,应与病理专家进行讨论,考虑常规组织学检查、特殊染色和标志物,以及淋巴瘤诊断的需求。

多数纵隔肿物切除的标准方式是经胸正中切口或侧开胸。某些病例,侧开胸加胸骨切断(半壳式切口)可为凸向一侧的纵隔巨大肿瘤提供良好的显露。此标准在某些前纵隔病变中已被成功突变。例如,有报道经颈部切口加胸骨撑开切除胸腺取得良好的效果。向上牵拉胸骨允许外科医师进入前纵隔,并且在某些中心中已经被充分证实可以行重症肌无力胸腺切除[151]。与之类似,一系列大型的研究已经表明经右胸或左胸 VATS 可以成功地切除胸腺,也可以切除小的(1～2cm)有包膜的胸腺瘤[152,153]。一般认为,如果是较大的前纵隔肿瘤或怀疑为恶性肿瘤,应经前正中切口行更为根治性的切除。

肿瘤

胸腺

胸腺增生 弥漫性胸腺增生首先是用来描述儿童淋巴瘤化疗有效后。现也用于描述成人,称为反弹性胸腺增生[154]。常见于淋巴瘤或生殖细胞肿瘤病人化疗后。最初,可见胸腺腺体萎缩;之后,随访发现病人胸腺腺体增大,这种增大可能

会非常显著。胸腺增生通常发生在化疗停止后大约 9 个月,但有报道可发生于化疗后 2 周至 12 个月的任何时间。良性增生必须与淋巴瘤或精原细胞肿瘤复发加以明确区分。这可能较为困难,因为在某些病人中胸腺增生非常显著,至少需要一系列的 CT 扫描进行仔细的随访。PET 扫描可能有所帮助,低摄取提示良性肿瘤,但对于胸腺增生 PET 扫描的报道很少。如果临床高度怀疑为复发,可能需进行活检。

胸腺肿瘤 **胸腺瘤** 胸腺瘤是成人(最常见于 40～60 岁)最常见的前纵隔新生物。儿童中罕见。多数胸腺瘤病人无症状,因应用的标准不同,报道中有 10%～50% 的病人存在提示重症肌无力的症状或外周血中有抗胆碱酯酶受体抗体。然而,仅有不到 10% 的重症肌无力病人可以在 CT 上发现胸腺瘤。胸腺切除仅可以改善或彻底消除约 25% 的胸腺瘤病人的重症肌无力症状。与之相比,不伴胸腺瘤的重症肌无力病人胸腺切除的效果要好得多:近 50% 的病人症状完全消失,90% 的病人症状有改善。约 5% 的胸腺瘤病人可表现副瘤综合征,包括红细胞再生障碍性贫血、低丙种球蛋白血症、系统性红斑狼疮、库欣综合征或抗利尿激素综合征。体积大的胸腺瘤可能表现为与肿瘤占位相关的症状,包括咳嗽、胸痛、呼吸困难或上腔静脉综合征。

CT 扫描和病史可提示诊断,但单靠影像学不能确定诊断。在多数中心,由于进行针吸活检相对困难而且最终可能还是要手术切除,所以在手术切除之后才明确诊断。无论如何,据报道在专业的中心,CT 引导下 FNA 穿刺活检的诊断敏感度达 87%,特异度达 95%。鉴别胸腺瘤和淋巴瘤最好的标志物是细胞角蛋白。多数病人,CT 扫描可以鉴别淋巴瘤和胸腺瘤,淋巴瘤常有明显的淋巴结肿大,而胸腺瘤通常表现为孤立的有包膜的肿物。胸腺癌常有 FDG 高摄取,所以 PET 对鉴别胸腺癌和胸腺瘤有意义[155]。

普遍接受的分期系统是 Masaoka 分期[156]。此分期基于有无肉眼或镜下可见的包膜及周围结构的侵犯,以及有无远处转移(表 19-31)。

表 19-31	胸腺瘤 Masaoko 分期系统
Ⅰ 期	包膜完整,无肉眼或镜下可见的包膜侵犯
Ⅱ 期	肉眼可见包膜侵犯,或侵犯纵隔脂肪或胸膜,或镜下可见包膜侵犯
Ⅲ 期	肉眼可见心包、大血管或肺侵犯
ⅣA 期	胸膜或心包播散
ⅣB 期	淋巴或血行转移

组织学上,胸腺瘤的特征通常是上皮细胞和成熟淋巴细胞的混合体。大体上,很多胸腺瘤包膜完整。即使是包膜受侵的胸腺瘤通常在组织学上也缺乏恶性特征;在细胞学上表现为良性和早期肿瘤的特点。由于缺乏典型的恶性细胞特征的特点,多数病理学家使用胸腺瘤或侵袭性胸腺瘤的术语,而不使用恶性胸腺瘤。具有恶性细胞特征的胸腺瘤单独分为一类,称为胸腺癌。

胸腺瘤的规范治疗是手术彻底切除全部可切除的肿瘤。局部复发率和生存率依分期不同而不同(图 19-45)。通常经胸正中切口完成手术,进展期的肿瘤可能需要扩大切口至半

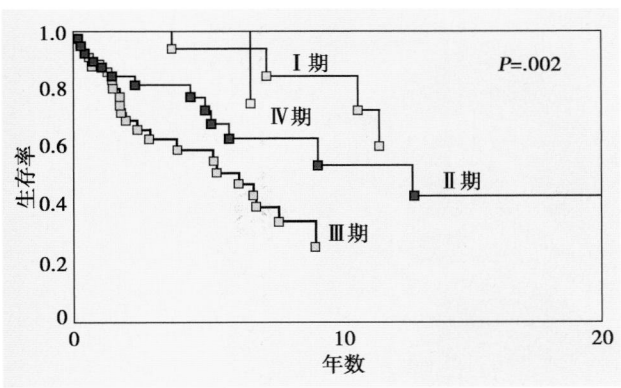

图 19-45　胸腺瘤的分期特异性生存率

壳式切口。在 VATS 经验丰富的中心，胸腺瘤并不是 VATS 的禁忌证，可遵循同样切除的原则，如保持包膜完整的完全切除。即使进展期肿瘤局部侵犯到可切除的结构，如心包、上腔静脉、或无名血管，仍应考虑手术切除和重建。对于进展期肿瘤，辅助化疗和新辅助化疗的作用仍不明确。传统上，Ⅱ期胸腺瘤行胸腺全部切除和术后纵隔放疗，但因为病例较少，所以无随机试验研究。一项最近的Ⅱ期胸腺瘤单中心回顾性研究

表明，完整切除术后是否放疗在生存和局部复发方面无差异[157]。已证实含铂方案的化疗和皮质醇激素治疗对进展期肿瘤有效[158]。一项对化疗研究的总结分析表明，总体反应率为 70% 左右[159]。一些小规模的研究表明，联合放化疗局部控制是成功的；尽管多数进展期、不能切除的胸腺瘤将复发，联合治疗似乎延长了生存期[160]。因此，对所有的胸腺瘤病人的可切除性进行术前周密的评价是非常重要的。

胸腺癌　与有包膜的或侵袭性胸腺瘤不同，胸腺癌在显微镜水平明显是恶性的。Suster 和 Rosai 将胸腺癌分为低度恶性和高度恶性[161]。低度恶性肿瘤表现分化良好的鳞状细胞、黏液上皮细胞或基底细胞特征。高度恶性胸腺癌表现淋巴上皮、小细胞内分泌、肉瘤样、透明细胞和未分化或间变特征。与胸腺瘤相比，胸腺癌为更具异质性的恶性肿瘤，易于早期局部侵犯和广泛的远处转移。完全切除偶有治愈，多数的胸腺癌终将复发而且化疗效果不佳[158]，预后差。

胸腺脂肪瘤　胸腺脂肪瘤为良性肿瘤，在明确诊断之前可能已经长得很大。在 CT 扫描上的表现可能非常引人注目，表现为脂肪密度背景上点状分布的孤立的软组织密度（胸腺组织残岛）（图 19-46）。胸腺脂肪瘤有完整包膜、质软、边界光滑、不侵犯周围结构。对体积大者推荐手术切除。

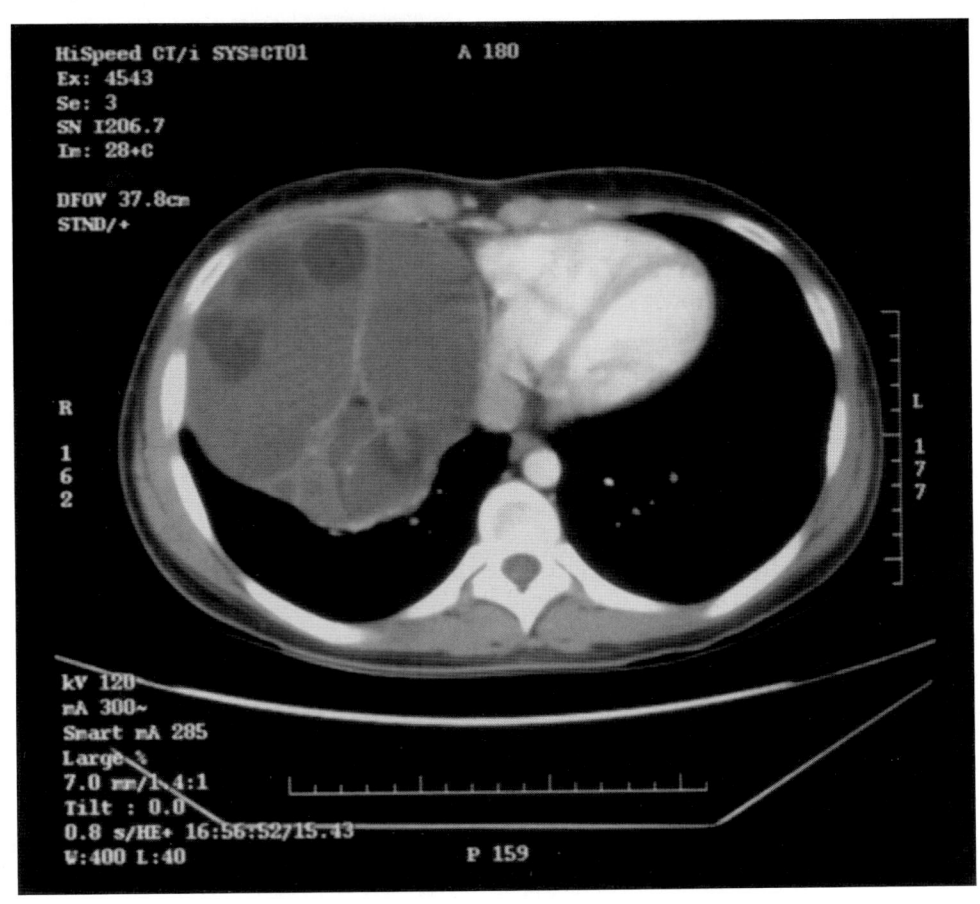

图 19-46　18 岁女性，巨大胸腺脂肪瘤，无症状

神经源性肿瘤

多数纵隔神经源性肿瘤源于神经鞘细胞、神经节细胞或

副神经节细胞（表 19-32）。发病率、细胞类型和恶性的风险与病人的年龄密切相关。神经鞘起源的肿瘤主要见于成人。多表现为无症状、意外发现，且多为良性。儿童和青年人中，

表 19-32　纵隔神经源性肿瘤分类

肿瘤起源	良性	恶性
神经鞘	神经鞘瘤,神经纤维瘤,黑色素性神经鞘瘤,颗粒状细胞瘤	神经纤维肉瘤
神经节细胞	神经节细胞瘤	神经节母细胞瘤,神经母细胞瘤
副神经节细胞	化学感受器瘤,嗜铬细胞瘤	恶性化学感受器瘤,恶性嗜铬细胞瘤

自主神经节肿瘤占多数,约 2/3 为恶性[162]。

神经鞘肿瘤　神经鞘肿瘤占全部纵隔肿瘤的 20%。95% 以上的神经鞘肿瘤为良性神经鞘瘤或神经纤维瘤。恶性神经肉瘤相当少见。

神经鞘瘤　神经鞘瘤,亦称 Schwann 细胞瘤,源于肋间神经的 Schwann 细胞。质硬,包膜完整,常为良性。良性神经鞘瘤有两种特征性的组织成分,分别称为是 Antoni A 型区和 Antoni B 型区。Antoni A 型区为排列紧密的纺锤形细胞,有核扭曲。Antoni B 型区域包含疏松的有黏液的结缔组织,细胞分布散乱。这些特征使之可以与恶性神经鞘瘤和纤维肉瘤相鉴别,后两者缺乏包膜而且没有 Antoni 特征。如常规 CT 扫描提示肿瘤延伸至椎间孔内,应行 MRI 检查以评估此哑铃状肿瘤的范围(图 19-47)。哑铃状肿瘤可能会造成脊髓的压迫和瘫痪,手术也更为复杂。绝大多数的神经鞘瘤推荐手术切除。传统上经开胸手术,但明确 VATS 进行简单的手术已成为一种安全有效的方法,而在经验丰富的中心已可以进行更为复杂的 VATS 手术[163]。对于高龄或手术风险较大的病人,对小的、无症状的椎旁肿瘤可进行随访。儿童所有的神经源性肿瘤均应行完整切除,因神经节母细胞瘤或神经母细胞瘤更为常见。

神经纤维瘤　神经纤维瘤含神经鞘和神经细胞两种成分,占神经鞘肿瘤的 25%。高达 70% 的纵隔纤维瘤有广义的神经纤维瘤病(von Recklinghausen 病)。约 70% 的神经纤维瘤为良性。恶变率为 25% ~ 30%[164]。高龄、von Recklinghausen 病和有放射线暴露的病人的恶变率高。神经纤维瘤病肿瘤生长快,且沿神经束侵袭性生长,预后差。辅助放疗或化疗效果不显著,如果手术不能彻底切除肿瘤,仍可作为辅助的手段[165]。神经纤维瘤病人的 5 年生存率为 53%,但神经纤维瘤病和肿瘤较大(大于 5cm)的病人仅为 16%。

神经节细胞肿瘤　神经节细胞肿瘤起源于交感神经链或肾上腺髓质。组织细胞类型包括神经节瘤、神经节母细胞瘤和神经母细胞瘤。

神经节瘤　神经节瘤是分化良好的良性肿瘤,组织学特征是分化良好的 Schwann 细胞背景下的神经节细胞。好发于青年,虽报道有与血管活性肠肽分泌有关的腹泻,但通常无症状。尽管有完整的包膜,但倾向于椎管内生长。完整切除可治愈,局部复发率低。

神经节母细胞瘤　神经节母细胞瘤含良性神经节细胞和恶性神经母细胞。肿瘤中两种细胞的比例可预测临床过程。结节型转移率高;弥漫型罕有转移。大体观,肿瘤常有包膜;组织学上,神经母细胞周围常有点状钙化。神经节母细胞瘤

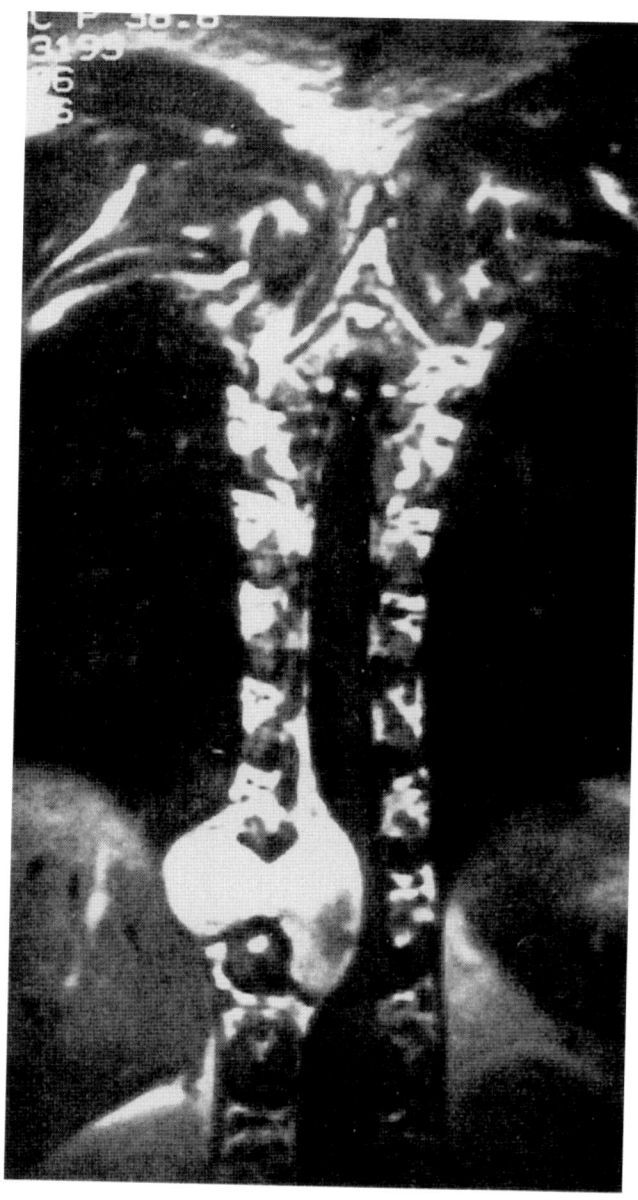

图 19-47　MRI 提示神经源性肿瘤通过椎间孔延伸至椎管内,呈典型的哑铃状

常发生于婴儿和小于 3 岁的儿童。主要治疗手段是切除,5 年生存率为 80%。

神经母细胞瘤　神经母细胞瘤恶性程度高,是患儿最为常见的颅外孤立性恶性肿瘤,也是儿童期最为常见的胸内恶性肿瘤。肾上腺是最为常见的原发部位,胸内起源在神经母细胞瘤中占 14%,常长入椎管内并有骨侵犯。此类肿瘤不像其他胸部恶性肿瘤那样化疗和手术效果不佳,较少侵犯周围器官,较易手术切除。50% 以上发生于不满 2 岁的儿童;90% 发生于 10 岁以内。在第 39 章"小儿外科"中将有更为详细的讨论。

副神经节瘤　源于胸腔的副神经节瘤包括化学受体瘤和嗜铬细胞瘤。嗜铬细胞瘤仅 10% 发生于肾上腺外。胸内嗜铬细胞瘤是其中一种罕见肿瘤。与发生于肾上腺者相似,胸内嗜铬细胞瘤中约 10% 为恶性。胸内最常见的部位为肋椎沟,也可见于纵隔的内脏区。肿瘤产生的儿茶酚胺可造成危

及生命的血流动力学障碍,所以需完整切除。通常可通过尿儿茶酚胺及其代谢产物的升高来证实诊断。CT 辅以 MIBG 闪烁扫描可以定位。术前准备包括应用 α 和 β 受体阻滞剂预防术中恶性高血压和心律失常。术中需注意此类肿瘤通常血供丰富。化学受体瘤为罕见肿瘤,可位于主动脉弓、迷走神经或主动脉交感神经周围。很少分泌儿茶酚胺,恶性率近 30%。

淋巴瘤

　　总体而言,淋巴瘤是最常见的纵隔恶性肿瘤。约 50% 的霍奇金和非霍奇金病原发于纵隔。最常累及前纵隔,偶可累及中纵隔和肺门。后纵隔很少受累。化疗和(或)放疗对早期霍奇金病有 90% 的治愈率,对进展期治愈率为 60%。

纵隔生殖细胞性肿瘤

　　生殖细胞性肿瘤并不常见,每年仅诊断 7000 例。但是 15~35 岁的青年男性最常见的恶性肿瘤。多数的生殖细胞性肿瘤起源于性腺。原发于纵隔者罕见,仅占全部生殖细胞肿瘤的不足 5%,占全部纵隔肿瘤的不到 1%(通常发生于前纵隔)。如发现生殖细胞性肿瘤,需排除性腺原发瘤。原发纵隔生殖细胞性肿瘤(包括畸胎瘤、精源和非精源恶性生殖细胞性肿瘤)是被认为源于在胚胎发育的过程中"异位"于纵隔的原始多能干细胞的良性和恶性新生物的异质体。早先,多数的纵隔生殖细胞性肿瘤肿瘤被认为是转移性的。然而,两类证据提示多数的纵隔生殖细胞性肿瘤为原发性的,起源于纵隔内的多能生殖细胞:①一系列的解剖证据表明,性腺外生殖细胞性肿瘤之前被推测为源于性腺,在经过仔细的寻找之后,仍然没有在性腺上发现隐匿的或瘢痕残留的证据;②纵隔生殖细胞性肿瘤经手术或放疗后长期生存的病人没有睾丸肿瘤复发[166]。

　　原发性生殖细胞肿瘤约 1/3 为精源性,2/3 为非精源性或畸胎瘤。两类肿瘤的治疗和预后差别很大。成熟畸胎瘤为良性,通常经 CT 检查而诊断,表现为前纵隔的有包膜的多囊的肿瘤,含液体、软组织、钙化和(或)脂肪密度。精源性肿瘤经 FNA 活检可能获得诊断,血清标志物,包括 HCG 和 AFP 一般正常。HCG 在 10% 的精源性肿瘤病人中有轻度升高。FNA 活检结合 HCG 和 AFP 水平升高,可以准确地诊断非精源细胞肿瘤。如果在 FNA 检查之后仍不能确诊,可能需针芯活检或外科手术活检。前纵隔切口(Chamberlain 手术)或胸腔镜手术是最为常用的外科诊断手术。

　　畸胎瘤　畸胎瘤是最为常见的纵隔生殖细胞性肿瘤,占 60%~70%,包含 2~3 个胚层,如牙齿、皮肤、毛发(外胚层),软骨和骨(中胚层),支气管、肠道、胰腺组织(内胚层)。成熟的良性畸胎瘤的治疗为外科切除,预后良好。

　　畸胎瘤中需注意罕见的癌性病变。恶性畸胎瘤(或畸胎癌)局部呈侵袭性生长。诊断时常已无法切除,化疗效果差,放疗也不敏感;无一例外的预后不佳。

　　精原细胞瘤　精原细胞瘤病人在明确诊断和出现局部压迫症状时多数已处于进展期,压迫症状包括上腔静脉综合征、呼吸困难或胸部不适。进展期病变,首选治疗为含顺铂及博来霉素和依托泊苷或长春花碱的联合化疗。据报道化疗完全缓解率超过 75%。外科手术可治愈 CT 筛查时偶然发现的小的无症状的精原细胞瘤。化疗后的残余病灶也是外科切除的指征。

　　非精源细胞肿瘤　非精源细胞肿瘤包括胚胎细胞癌、绒毛膜癌、内胚层窦肿瘤和混合型。CT 扫描上常表现为前纵隔团块状、不规则肿瘤,伴因坏死、出血或囊性变形成的低密度区。邻近结构常受侵,伴区域淋巴结、胸膜和肺转移。LDH、AFP 和 HCG 水平常升高。首选治疗是含顺铂、博来霉素和依托泊苷的联合化疗。化疗 2 年生存率为 67%,5 年生存率为 60%。残余肿物行手术切除,可指导进一步的治疗。残余肿物中 40% 为成熟畸胎瘤;近 20% 为其他肿瘤;其他 40% 为纤维化的组织。

纵隔囊肿

原发性纵隔囊肿

　　良性囊肿占纵隔肿物的 25%。多数位于中纵隔,是中纵隔肿物最常见的类型。CT 扫描所见以位于典型部位近水样密度为特征的肿物,实际上皆可获得诊断[167]。

心包囊肿

　　心包囊肿是纵隔囊肿中最常见的类型,通常并无症状,偶然发现。典型的心包囊肿内含清亮液体,位于右侧肋膈角。囊壁为单层间皮细胞。简单、无症状的心包囊肿,推荐单纯观察。复杂的或较大的有症状的囊肿,有外科手术切除或穿刺抽吸的指征。

支气管源性囊肿

　　支气管囊肿是发生在胚胎期的发育异常,已被证实为前肠或气管支气管树的异常胚芽。通常发生于中纵隔,约 15% 发生于肺实质内。在纵隔内最常见的部位是紧靠隆凸或支气管后方。薄壁,覆盖呼吸道上皮,内含富含蛋白的黏液样物质和不等量的浆液黏液腺、平滑肌和软骨。可与支气管树相通。

　　对支气管囊肿的处理存在争议。儿童时期,这些囊肿多数有症状。由于囊肿增大或感染可能造成严重的并发症,所以通常推荐切除。并发症包括气道梗阻、感染、破溃和罕见的恶变[168,169]。成人后,50% 以上的支气管囊肿是在因其他问题进行检查或筛查时发现的。偶然诊断的、无症状的支气管囊肿的自然病史并不清楚,但有一点是明确的,这些囊肿并不导致临床问题。在一项对青年军人的研究中,常规胸部影像学检查时发现的支气管囊肿中 78% 无症状[170]。然而,在另一项更为广泛的随访报告中,高达 67% 的偶然发现的成年支气管囊肿最终会出现症状[171]。症状包括胸痛、咳嗽、呼吸困难和发热。严重并发症相对少见,包括血液动力系统压迫、气道梗阻、肺动脉阻塞、咯血和恶变。有症状的支气管囊肿应切除。传统手术方式是经后外侧开胸切口。由于严重粘连,感染囊肿的切除可能非常困难。小的、粘连轻的囊肿可经胸腔镜探查和切除。微创或开胸手术的目标均为完整切除囊壁。

肠源性囊肿

　　与支气管囊肿不同,多数临床医师认为食管囊肿无论有无症状,均应当切除。食管囊肿因增大而易于发生严重的并发症,导致出血、感染或穿孔。因此,对于成人和儿童均选择手术切除。

胸腺囊肿

胸腺囊肿通常无症状,在因其他问题进行影像学检查时发现。简单的囊肿无影响,但是必须除外偶见的囊性新生物。胸腺瘤和霍奇金病的病人,偶见有囊肿的成分。

内分泌腺体异位

约5%的纵隔肿物诊断为甲状腺起源。然而,这些肿物通常只是由甲状腺肿物简单的延伸至纵隔。通常为非毒性的,95%以上可通过颈部切口完全切除。真正的纵隔异位甲状腺是非常罕见的。10%~20%异常甲状旁腺发现于纵隔中;经颈部切口探查,多数可以切除。如为真正的纵隔甲状旁腺,可行胸腔镜或开胸手术。结合 CT 和锝-99m 扫描通常可以定位。

纵隔炎

急性纵隔炎

急性纵隔炎是一种沿着纵隔的筋膜间隔蔓延的爆发性感染性疾病。感染通常源自食管穿孔、胸骨感染和口咽部或颈部的感染,但也有一些并不常见的病因会导致这一致命疾病(表19-33)。来自上述任何来源的感染一旦进入纵隔,可沿连接颈部和纵隔分隔的连续的筋膜迅速蔓延。临床体征和症状包括发热、胸痛、呼吸困难、呼吸功能衰竭及颈部和上胸部的皮下捻发音。严重的病例,临床过程可迅速恶化为脓毒症,血流动力学不稳定,导致死亡。因此,任何进入纵隔的感染的情况,必须保持高度的警惕。

胸部 CT 扫描对确定炎症扩散的范围和最好的外科引流途径有特别的帮助。急性纵隔炎是一种真正的外科急症,治疗必须即刻开始而且必须针对纠正原发病因,如食管穿孔或口咽部脓肿。其他方面主要包括清创和引流纵隔、颈部、胸腔和其他组织间扩散的感染。应用抗生素、补液及其他支持治疗措施也很重要,但是外科纠正问题及其源头、感染区域开放清创是关键措施。根据病人的临床状况,可能需要重复外科清创并需要探查其他间隙和体腔。也可能需要进行血细胞计数检查和连续 CT 扫描。持续的脓毒症或 CT 扫描显示的积液可能需要进一步彻底的外科清创。

慢性纵隔炎

硬化性或纤维性纵隔炎是纵隔慢性炎症的结果,多数是肉芽肿性炎如组织胞浆菌病或结核。病程自淋巴结开始,迁延成为慢性炎症,最终导致纤维化和瘢痕形成。很多病人临床表现隐匿。然而,如果纤维化进展并加重,可能导致包裹纵隔结构造成对低压的静脉(包括上腔静脉、无名静脉和奇静脉)的包绕和压迫。这些纤维化病变可以压迫其他结构,如食管和肺动脉。此病没有确定的治疗。外科手术仅适用于诊断或对于特殊的病人减轻气道或食管梗阻或进行血管重建。报道中成功缓解症状的创伤较小的方法(如气道、食管或上腔静脉扩张和支架)是有希望的。在一组22例病人研究中,酮康唑在控制病情进展方面有效[172]。另一项包括71例病人的研究,长期随访中30%的病人死亡。慢性纵隔炎与其他部位的纤维化改变相似,包括腹膜后纤维变性、硬化性胆管炎和 Riedel 甲状腺炎。

表 19-33	急性纵隔炎的病因
食管穿孔	
医源性	
球囊扩张术(治疗失弛缓性狭窄)	
探条扩张器(治疗消化性狭窄)	
食管镜	
硬化治疗(治疗食管静脉曲张)	
自发性	
自发(Boerhaave 综合征)	
张力	
排泄	
举重	
发作	
怀孕	
分娩	
误食异物	
创伤	
钝性	
穿透性	
术后	
感染	
吻合口漏	
癌肿侵蚀	
胸骨切口深部感染	
口咽和颈部感染	
Ludwig 咽喉炎	
扁桃体炎	
咽后脓肿	
颈部蜂窝织炎、化脓性淋巴结炎	
肺部和胸膜感染	
膈下脓肿	
肋骨或椎骨骨髓炎	
血源性的或迁徙性脓肿	

胸膜和胸膜腔

解剖

壁层胸膜是两侧胸腔的一层间皮内衬,在肺门处胸膜向内反折,延续包绕肺脏部分称为脏层胸膜。在壁层和脏层胸膜之间潜在的腔隙为胸膜腔,正常情况下仅有薄层的润滑液体。两种生理机制维持胸膜表面的脏层胸膜与胸壁表面的壁层胸膜间紧密相邻:持续不断地清除胸腔积液和防止游离气体在胸膜腔内的蓄积。壁层胸膜受体神经、交感神经及副交感神经支配。炎症、肿瘤侵犯、创伤及其他因素对壁层胸膜表面的刺激可引起胸壁疼痛。脏层胸膜不受体神经支配[173,174]。

胸腔积液

胸腔积液是指任何液体在胸膜腔内的明显积聚。正常情况下,胸膜腔内的润滑液体进入胸膜腔和其持续不断地被吸收之间处于动态的平衡。正常情况下,每天 5~10L 的液体经供应壁层胸膜的微血管(主要是位于胸腔的较低区域)滤入胸膜腔。这些毛细血管与胸膜腔间的净压力差使液体由壁层胸膜流入胸膜腔,胸膜腔与肺循环间的净压力差使液体通过脏层胸膜重吸收。通常,胸膜腔内总有 15~20ml 液体。任何干扰压力梯度的因素均可导致失衡和胸膜腔液体积聚。在北美地区,导致胸腔积液的常见病因包括:充血性心力衰竭、细菌性肺炎、恶性肿瘤及肺栓塞(表 19-34)[175]。

表 19-34	美国胸腔积液的主要原因(基于接受胸腔穿刺术病人的数据)		
原因	年发例数	漏出液	渗出液
充血性心力衰竭	500 000	是	否
肺炎	300 000	否	是
肿瘤	200 000	否	是
肺栓塞	200 000	有时	有时
病毒性疾病	150 000	否	是
冠状动脉搭桥手术	60 000	否	是
伴有腹水的肝硬化	50 000	是	否

诊断检查

对于胸腔积液病人,首先应详细追问病史并进行详细的体格检查。80% 以上的双侧胸腔积液是由充血性心力衰竭引起。如果病人的临床病史提示此诊断,可给予实验性利尿(而不是胸腔穿刺)。源于充血性心力衰竭的胸腔积液中,近75% 仅通过利尿便可在 48 小时内消退。

如病人表现为咳嗽、发热、血白细胞升高,同时有单侧的肺部浸润性病变及胸腔积液,可能是类似肺炎病程。如果积液量较少而且抗生素治疗有效,可能不需要行诊断性胸腔穿刺。如病人有明显的肺炎,伴大量脓性、恶臭胸腔积液,则为脓胸。需行胸腔置管进行有效的引流,可能需外科干预。除充血性心力衰竭引发的胸腔积液及伴随逐步改善的肺炎的少量胸腔积液之外,多数病因不明的胸腔积液病人需行诊断性胸腔穿刺术。

一般将胸腔积液分为漏出液和渗出液,此分类有助于理解不同的病因(表 19-35)。漏出液为低蛋白质含量的血浆超滤液,是由体循环静水压或胶体渗透压的改变而产生的(如充血性心力衰竭或肝硬化)。大体肉眼观,漏出液通常澄清呈或淡黄色。渗出液为富含蛋白质的胸腔积液,通常由感染或肿瘤侵袭胸膜引起。大体观,常为浑浊、血性或脓性液体。无创伤因素的血性胸腔积液多由恶性肿瘤引起,亦见于肺栓塞或肺炎。若干标准被用来区分漏出液和渗出液。如果胸腔积液/血清蛋白质比>0.5 而且胸腔积液/血清 LDH 比值>0.6,或胸腔积液 LDH 绝对值超过血清中正常上限的 2/3,多认为是渗出液。如果上述指标提示为漏出液,需仔细检查病人是否

表 19-35	胸腔积液的鉴别诊断

Ⅰ. 漏出性胸腔积液
　A. 充血性心力衰竭
　B. 肝硬化
　C. 肾病综合征
　D. 上腔静脉阻塞综合征
　E. Fontan 手术
　F. 尿胸
　G. 腹膜透析
　H. 肾小球性肾炎
　I. 黏液性水肿
　J. 脑脊液胸膜漏
　K. 低白蛋白血症
　L. 肺栓塞
　M. 结节病
Ⅱ. 渗出性胸腔积液
　A. 肿瘤性疾病
　　1. 转移性疾病
　　2. 间皮瘤
　　3. 体腔淋巴瘤
　　4. 脓胸相关性淋巴瘤(pyothorax-associated lymphoma)
　B. 感染性疾病
　　1. 结核病
　　2. 其他细菌感染
　　3. 真菌感染
　　4. 寄生虫感染
　　5. 病毒感染
　C. 肺栓塞
　D. 胃肠道疾病
　　1. 胰腺疾病

　　2. 膈下脓肿
　　3. 肝脓肿
　　4. 脾脓肿
　　5. 食管穿孔
　　6. 腹部手术后
　　7. 膈疝
　　8. 静脉曲张经内镜下硬化剂治疗后
　　9. 肝移植后
　E. 心脏疾病
　　1. 冠脉搭桥术后
　　2. 后心肌损伤(Dressler 综合征)
　　3. 心包疾病
　F. 妇产科疾病
　　1. 卵巢过度刺激综合征
　　2. 胎儿胸腔积液
　　3. 产后胸腔积液
　　4. Megis 综合征
　　5. 子宫内膜异位症
　G. 胶原血管病
　　1. 类风湿性胸膜炎
　　2. 系统性红斑狼疮
　　3. 药物性狼疮
　　4. 免疫母细胞淋巴结病
　　5. 干燥综合征(Sjögren 综合征)
　　6. 家族性地中海热
　　7. 变应性肉芽肿性血管炎(Churg-Strauss 综合征)
　　8. 韦格纳肉芽肿病(Wegeners granulomatosis)
　H. 药源性胸膜疾病

　　1. 呋喃妥因
　　2. 丹曲林
　　3. 美西麦角
　　4. 麦角碱
　　5. 胺碘酮
　　6. 白细胞介素-2
　　7. 丙卡巴肼
　　8. 甲氨蝶呤
　　9. 氯胺平
Ⅰ. 其他情况
　　1. 石棉暴露
　　2. 肺移植术后
　　3. 骨髓移植术后
　　4. 黄甲综合征
　　5. 结节病
　　6. 尿毒症
　　7. 肺萎陷
　　8. 治疗性放射线暴露
　　9. 溺水
　　10. 淀粉样变性
　　11. 钙乳性胸腔积液
　　12. 电烧伤
　　13. 髓外造血
　　14. 纵隔囊肿破裂
　　15. 急性呼吸窘迫综合征
　　16. Whipple 病
　　17. 医源性胸腔积液
　J. 血胸
　K. 乳糜胸

患有充血性心力衰竭、肺栓塞以及其他与漏出液相关的疾病。

如果提示为渗出液，更进一步的诊断检查有所帮助。如细胞计数和分类显示中性粒细胞显著增高（>细胞总数的50%），积液可能与急性感染性疾病有关（如肺炎积液或脓胸、肺栓塞或胰腺炎）。如为单核细胞显著增高，则提示慢性炎症性疾病（如癌症或结核）。需行常规革兰染色及培养，如有可能，应在床边取液体标本直接进行接种培养。复杂的类肺炎性胸腔积液或恶性胸腔积液中葡萄糖含量往往降低（<60mg/dl）。渗出性胸腔积液应行细胞学检查以除外相关的恶性疾病。在恶性胸腔积液的诊断中，细胞学检查可以准确诊断>70%以上的腺癌，但对其他疾病敏感度较低，如胸膜间皮瘤（<10%）、鳞癌（20%）、淋巴瘤（25%~50%）。如果经胸腔引流及积液分析后仍不能确定诊断，有指征行胸腔镜并直接进行活检。现在可以通过检测胸腔积液中腺苷脱氢酶水平（>40U/L）准确诊断结核行胸腔积液[176,177]。如果胸腔积液同时伴有胸膜炎性疼痛、咳血或与胸腔积液的量不相符的呼吸困难，应怀疑肺栓塞。此类胸腔积液可能为漏出性，但如果肺梗死发生在近胸膜表面，则可能为渗出性。如术后病人疑为肺栓塞，多数临床医师会选择行螺旋CT扫描。另外一个可以选择的方法是下肢超声检查，可能做出下肢深静脉血栓的诊断，进而行抗凝治疗，且不再需要肺栓塞的特异性诊断。在一些病人中，检测血中D-二聚体（D-dimer）水平有帮助；如灵敏的血D-二聚体检查结果为阴性，可排除肺栓塞。

恶性胸腔积液

胸腔积液可发生于多种恶性肿瘤，最常见的为肺癌、乳腺癌和淋巴瘤，取决于病人的年龄和性别（表19-36、表19-37）[178]。恶性胸腔积液为渗出性且常为淡血性。恶性疾病情况下出现胸腔积液意味着更为晚期的病变，通常标志着无法切除的肿瘤。此类病人的平均生存期为3~11个月。偶尔，良性胸腔积液可发生于支气管源性的非小细胞肺癌（NSCLC），如果积液细胞学检查未检出恶性肿瘤细胞，仍有外科手术切除的指征。胸腔积液的量及其造成的呼吸困难的程度是一个重要的因素。从对症处理的角度，中等到大量胸腔积液需经胸腔引流管、猪尾导管，或行电视胸腔镜手术（VATS）

表 19-36	男性恶性胸腔积液病人的原发脏器部位或新生物类型	
原发部位或肿瘤类型	男性病人数量	所占男性病人百分比（%）
肺	140	49.1
淋巴瘤/白血病	60	21.1
胃肠道	20	7.0
泌尿生殖系统	17	6.0
黑色素瘤	4	1.4
其他少见肿瘤	10	3.5
原发位置未知	31	10.9
总计	285	100

表 19-37	女性恶性胸腔积液病人的原发脏器部位或新生物类型	
原发部位或肿瘤类型	女性病人数量	所占女性病人百分比（%）
乳腺	70	37.4
女性生殖系统	38	20.3
肺	28	15.0
淋巴瘤	14	8.0
胃肠道	8	4.3
黑色素瘤	6	3.2
泌尿系统	2	1.1
其他少见肿瘤	3	1.6
原发位置未知	17	9.1
总计	187	100

进行引流，随之行硬化剂胸腔注射。在行胸腔硬化治疗前，无论是行胸腔引流管引流或VATS，均应保证肺的基本复张。肺膨胀不全（由于肿瘤的包绕或粘连）通常预示胸膜固定术的效果不佳，这也是留置胸腔导管的主要指征。由于明显缩短了病人在生命的最后几周中的住院时间，这种导管显著改变了终末期癌症的治疗[179]。可供选择的硬化剂包括滑石粉、博来霉素和多西环素。对胸腔积液的控制率在60%~90%，主要取决于临床研究的精确范围、胸腔积液引流后肺复张的程度，以及所报道的结果的关注点。图19-48提供了恶性胸腔积液的治疗策略。

脓胸

脓胸的定义为脓性胸腔积液。最常见的病因为肺炎，但外科术后或创伤后脓胸者亦常见（表19-38）。发现大体观呈脓性、有恶臭味的胸腔积液，通过床旁视觉观察，脓胸的诊断即很明显。在肺炎病程存在的情况下，早期、少量到中等量的浑浊的胸腔积液可能需要更进一步的胸腔积液分析。同时必须严密观察病情，以判断是否有脓胸形成。如临床表现恶化，或胸腔积液pH<7.20且葡萄糖<40mg/dl，需行引流。

任何年龄的病人均可发生脓胸，但老年人和体质虚弱者的发生率增加。在肺部感染的病程中发生脓胸的病人常常伴有以下疾病：肺部异常和新生物、心血管疾病、糖尿病、毒品或酒精依赖、神经功能缺失、开胸术后和免疫功能缺陷。脓胸的死亡率取决于伴发疾病的严重程度，在免疫功能缺陷病人中，可低至1%，也可高于40%。

病理生理学

在肺部感染致脓胸的致病菌谱不断变化。肺炎链球菌和葡萄球菌仍为最常见致病菌，但革兰阴性需氧和厌氧菌在临床中较前逐渐多见。分枝杆菌和真菌较少见。超过50%的病人中可分离出多种微生物，但如果病人在标本收集前已经开始应用抗生素治疗或者培养的过程不恰当，培养可能无菌生长。因此，应以临床分析指导抗生素的选择而不是仅根据培

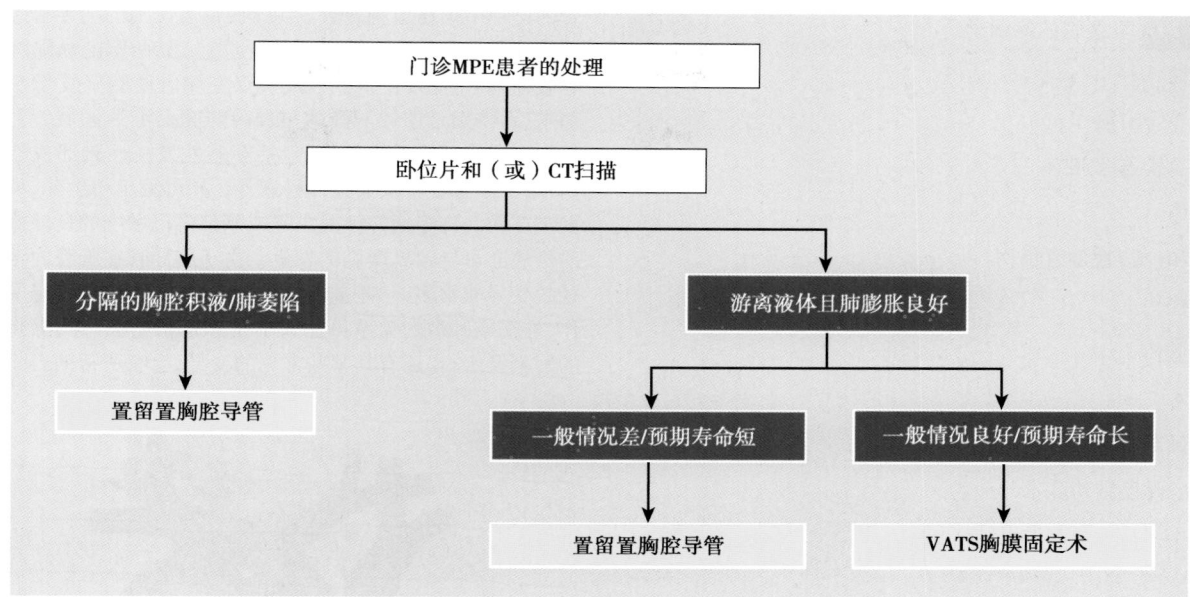

图 19-48　恶性胸腔积液(MPE)的治疗策略。CT=计算机扫描;VATS=电视胸腔镜手术

表 19-38	脓胸的病因学

来自毗邻胸膜腔的污染(50%～60%)

　肺

　纵隔

　颈根部

　胸壁和脊椎

　膈下

胸膜腔的直接感染(30%～40%)

　较小的胸腔有创操作

　术后感染

　穿透性外伤

胸膜腔远隔部位的血行感染(<1%)

养发现的致病菌。即使培养无菌生长或仅培养出单一致病菌,但临床表现符合多重致病菌感染,仍需应用广谱抗生素。常见的革兰阴性致病菌包括大肠杆菌、克雷白杆菌、假单胞菌属和肠杆菌。厌氧菌生长条件可能较苛刻,不易通过普通培养确诊,伴发于以下感染:牙周疾病、吸入综合征、酗酒或毒品依赖或胃食管反流病以及接受全身麻醉的病人。

　　致病微生物侵入胸腔的途径包括肺炎、肺脓肿、肝脓肿直接扩散,或其他与胸腔相邻的感染性疾病,也可由于胸腔穿刺、胸部外科手术、食管损伤或创伤直接造成的胸腔污染。

　　随致病微生物侵入胸腔,分叶核细胞数量增加,并释放炎性介质及毒性氧自由基。为控制入侵的致病菌,上述机制导致程度不同的内皮损伤和毛细血管壁不稳定性。随之进入胸膜腔的液体增加,超过胸膜淋巴网正常存在的回流途径的负荷。早期的胸腔积液渗出为水样,在胸膜腔内自由流动。此阶段胸腔穿刺获得的胸腔积液 pH>7.3、葡萄糖>60mg/dl,且 LDH 水平较低(<500U/L)。此期,可根据胸腔积液的量、稠厚度、病人的临床状况、引流后肺膨胀的程度以及是否存在分隔的胸腔积液(相对于可自由流动的脓性液体)来决定治疗

方案,如单纯应用抗生素,反复行胸腔穿刺术、胸腔导管引流、胸腔镜或开胸探查。如在肺部感染病程的早期发现较稀薄的脓性胸腔积液,通过简单的胸腔穿刺常可将其完全引流。如肺部可完全复张,且抗生素治疗对肺部原发感染有效,无需行进一步的引流。如引流液化验分析提示低 pH、低葡萄糖含量,则需寻找更积极的引流措施。

　　随着病程的进展,数小时或数日后,胸腔积液逐渐稠厚并分隔,并可能形成纤维性粘连(纤维脓性期)。此期,可能需要进行胸腔闭式引流术或行胸腔镜手术以清除积液和纤维粘连以利于肺的充分复张[180]。炎症进一步进展,可形成胸膜纤维板,早期较薄易被剥除。然而,随病程进展,可能形成较厚的硬壳,使肺萎陷。此时需行开胸手术,在某些病人可经胸腔镜手术,行彻底的肺纤维板剥脱术。

处理

　　如果有残留的死腔,则可能发生难治的胸腔感染。顽固的死腔可继发于完整但萎缩的肺;或继发于外科肺切除术。如死腔较小,而且可通过胸引管进行良好的引流,可采取保守治疗。需要在合理位置留置胸引管,并连接闭式引流装置,使壁、脏层胸膜间形成粘连。此时,可拔除胸引管。如果残腔持续存在,可切断引流管并将其远端留置于胸腔外维持数周的时间。如果病人病情稳定,根据引流的程度和螺旋 CT 显示的残腔的大小,通常可在门诊拔除引流管。较大的残腔可能需开胸手术并行纤维板剥除,使肺复张填充死腔。如肺复张失败或手术风险过大,可能需要开放引流、肋骨切除并持续包扎,延期行肌瓣填充或胸廓成形术[181]。早期专业的胸外科会诊和充分的脓液引流,使肺完全复张从而消灭残腔,可以避免大多数的慢性胸膜炎的问题出现。

乳糜胸

　　乳糜胸多因手术损伤胸导管或其较大分支所致,但也可能与其他一些因素有关(表 19-39)[182]。通常为单侧,例如,食管切除术后可发生于右侧,此种情况通常是在切除远端食

表 19-39	乳糜胸的病因学

先天性

　胸导管闭锁

　胸导管-胸膜腔瘘

　产伤

创伤和(或)医源性损伤

　钝挫伤

　穿透伤

　手术

　　颈部

　　　淋巴结切除术

　　　根治性颈部淋巴结清扫术

　　胸部

　　　动脉导管未闭矫正术

　　　主动脉狭窄矫正术

　　　涉及左锁骨下动脉起始部的血管手术

　　　食管切除术

　　　交感神经切除术

　　　胸主动脉瘤切除术

　　　纵隔肿瘤切除术

　　　左侧肺切除术

　　腹部

　　　交感神经切除术

　　　根治性淋巴结清扫术

　诊断性操作

　　经腰动脉造影术

　　锁骨下静脉导管置入术

　　左心导管置入术

肿瘤

感染

　结核性淋巴结炎

　非特异性纵隔炎

　上行性淋巴结炎

　丝虫病

其他

　静脉血栓形成

　　左锁骨下-颈部静脉

　　上腔静脉

　肺先天性淋巴管瘤病

管的过程中损伤了胸导管。源于腹部乳糜池的胸导管进入胸腔的部位与食管非常接近(图 19-49)。如两侧的纵隔胸膜均有破损,则可能发生双侧乳糜胸。左侧乳糜胸好发于左侧颈部术后,特别是锁骨下静脉与颈内静脉交汇的区域。乳糜也可发生于胸部非手术创伤,包括穿透性或钝性胸部或颈部外伤,中心静脉置管及其他外科意外。亦可见于新生儿,可能继发于产伤。许多通常涉及纵隔或颈部淋巴系统的良性或恶性的疾病亦可导致乳糜胸的发生。由于胸导管在胸腔内走行途径的变异非常多,一些损伤无法完全避免。乳糜胸与手术操作、外伤或肿瘤的关系可能并不是总是很明确。熟悉胸导管的解剖及走行,还有其某些常见的变异,会有所帮助。

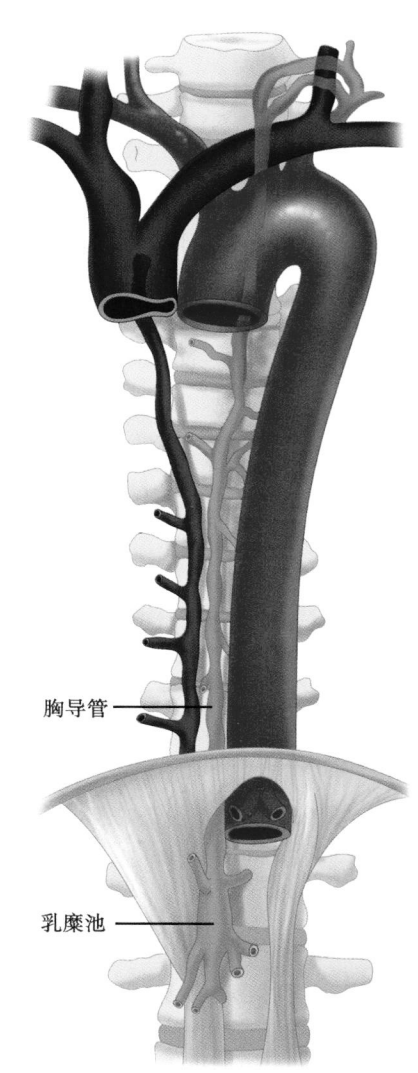

图 19-49　正常胸导管的解剖。胸导管起自腹部乳糜池,进入胸腔的部位与食管关系密切

病理生理学

最常见的情况是,胸导管发自位于腹部 L_2 水平的正中线的乳糜池,自乳糜池发出后,胸导管于主动脉右侧,上行在 T_{10}~T_{12} 水平经主动脉裂孔进入胸腔(图 19-49)。胸导管行至膈肌头侧以后,多数情况下位于右侧胸腔内,紧贴在食管后方,主动脉与奇静脉之间,在脊柱右侧继续上行。大约在 T_5

或 T_6 水平,穿过主动脉及主动脉弓后方进入左侧后纵隔。之后,其在食管和纵隔胸膜附近达胸廓入口处。胸导管在穿出胸腔后转向左侧,穿行左颈动脉鞘后方、甲状腺下极及椎体前方,在左侧前斜角肌前向下方注入左颈内静脉和锁骨下静脉交界处。由于胸导管主干及其分支的位置存在非常多的变异,乳糜性胸腔积液或乳糜自穿透性伤口中溢出可能见于各种各样的创伤及医源性损伤[183]。

胸导管的主要功能是输送消化系统吸收的脂肪。乳糜的组成包括脂肪及数量不等的蛋白质和淋巴(表 19-40)。因为胸导管传输乳糜的量很大,若发生明显的损伤,可导致漏出多达 2L/d。如漏出不予处理,将造成蛋白质、体液及淋巴细胞的流失,并导致严重代谢异常甚至死亡。诊断通常需要进行胸腔穿刺,其结果可能做出大体上的判断;胸腔积液通常是乳样非脓性的。然而,如病人禁食水(NPO),胸腔积液可能大体上并无异常。实验室检查可见胸腔积液中淋巴细胞计数及甘油三酯高于正常。如胸腔积液甘油三酯水平>110mg/100ml,则可基本确诊(准确率 99%)为乳糜胸。如甘油三酯水平<50mg/100ml,乳糜胸的可能性仅有 5%。很多情况下,因为严重的创伤或大手术后病人的胃肠道中仅有少量的消化的脂肪,所以乳糜液的聚集可能是一个缓慢的过程,使得确定乳糜胸的诊断可能较为困难。

表 19-40	乳糜的组成
组成	数量(每 100ml)
总脂肪	0.4 ~ 5g
总胆固醇	65 ~ 220mg
总蛋白质	2.21 ~ 5.9g
白蛋白	1.1 ~ 4.1g
球蛋白	1.1 ~ 3.1g
纤维蛋白原	16 ~ 24g
糖	48 ~ 200g
电解质	同血浆类似
细胞成分	
淋巴细胞	400 ~ 6800/mm³
红细胞	50 ~ 600/mm³
抗凝血酶球蛋白	>25% 血浆浓度
凝血酶原	>25% 血浆浓度
纤维蛋白原	>25% 血浆浓度

处理

乳糜胸的治疗计划取决于其病因、引流量及病人的临床状况(图 19-50)。总体来讲,对于大多数病人的治疗方案为短期的胸腔闭式引流、禁饮食、完全肠外营养(TPN)及观察。胸腔引流必须充分,从而使肺能够完全膨胀。有的学者提出使用生长抑素,对此有不同的结论[184]。在 TPN 支持以及肺膨胀良好的情况下,如果引流出的乳糜液量大(成人>500ml/

d,儿童>100ml/d),持续不减少,推荐早期行手术结扎胸导管。胸导管结扎术最好经右侧开胸完成,在一些有经验的医疗中心通过 VATS 经右胸完成。因恶性肿瘤导致的乳糜胸通常对放疗和(或)化疗有效,较少需要手术结扎。未经过治疗的乳糜胸病人多有严重的营养及免疫功能缺失,死亡率高。在开展手术结扎胸导管之前,乳糜胸的死亡率高于 50%,由于对持续乳糜漏的病人可以进行 TPN 支持以及手术结扎,乳糜胸的死亡率现降至 10% 以下。

胸腔积液的引流和入路

入路及方法

一旦决定经侵入性的方法达到胸腔积液的部位,接下来须判断是否需获得胸腔积液标本或是否需要对胸膜腔进行充分引流。这取决于病人的病史、液体的量及种类、积液的自然属性(如游离或分隔)、病因及复发的可能性。量少、游离的胸腔积液,可在门诊以较细的针及引流管(14 ~ 16 号)行胸腔穿刺术(图 19-51)。此方法可用于获取标本或充分引流游离的胸腔积液。需对引流的胸腔积液进行观察。清亮的草黄色的液体通常为漏出性,浑浊或者血性胸腔积液则通常为渗出性。

如果胸腔积液证实为可自由流动的,对胸腔积液或气胸进行引流的入路可能仅通过胸片便可确定。大量、游离的胸腔积液,第 8 或第 9 肋间的低位后外侧入路可提供良好的入路。如胸腔积液因分隔而变得复杂,可能需在 CT 或 B 超引导下确定入路。如以充分引流为目的并且积液为非血性、不黏稠,可用小号的猪尾导管(14 ~ 16 号)置入并连接闭式引流装置,接负压吸引(通常压力为-20cm 水柱)或水封。如引流液为血性或者浑浊,可能需要较大直径的引流管(例如 28F 胸引管)。通常,应选择可有效地引流胸膜腔的最小号的引流管。较细的引流管可显著减少置管引起的疼痛[185,186]。在临床上,需要行活检或可能行侵入性治疗如粘连松解术或胸膜剥脱术时,有 VATS 微创外科手术的指征。

胸腔引流的并发症

进入胸膜腔的侵入式操作最常见的并发症是不慎进入其他体腔或脏器。如伤及肺,造成漏气及气胸;进入膈下,损伤肝、脾等其他腹腔内脏器;因伤及肋间血管,或常见伤及较大的血管,造成继发性出血;甚至发生心脏穿刺伤。有时出血可能是由于潜在的凝血功能异常或抗凝治疗所致。其他的技术性并发症包括引流管、导丝脱落或折断在胸腔内以及感染。偶尔,大量胸腔积液的快速引流可造成病人气短和生命体征不稳定,以及复张性肺水肿的表现。因此,推荐初次引流量不超过 1L。请胸腔引流经验丰富的医师会诊,可以避免多数的并发症。

胸膜肿瘤

恶性间皮瘤

恶性间皮瘤是最为常见的胸膜肿瘤。在美国每年有近 3000 例。其他胸膜肿瘤少见,包括良性肿瘤以及恶性胸膜纤维瘤、脂肪瘤和囊肿。20% 的恶性间皮瘤起源于腹膜。石棉

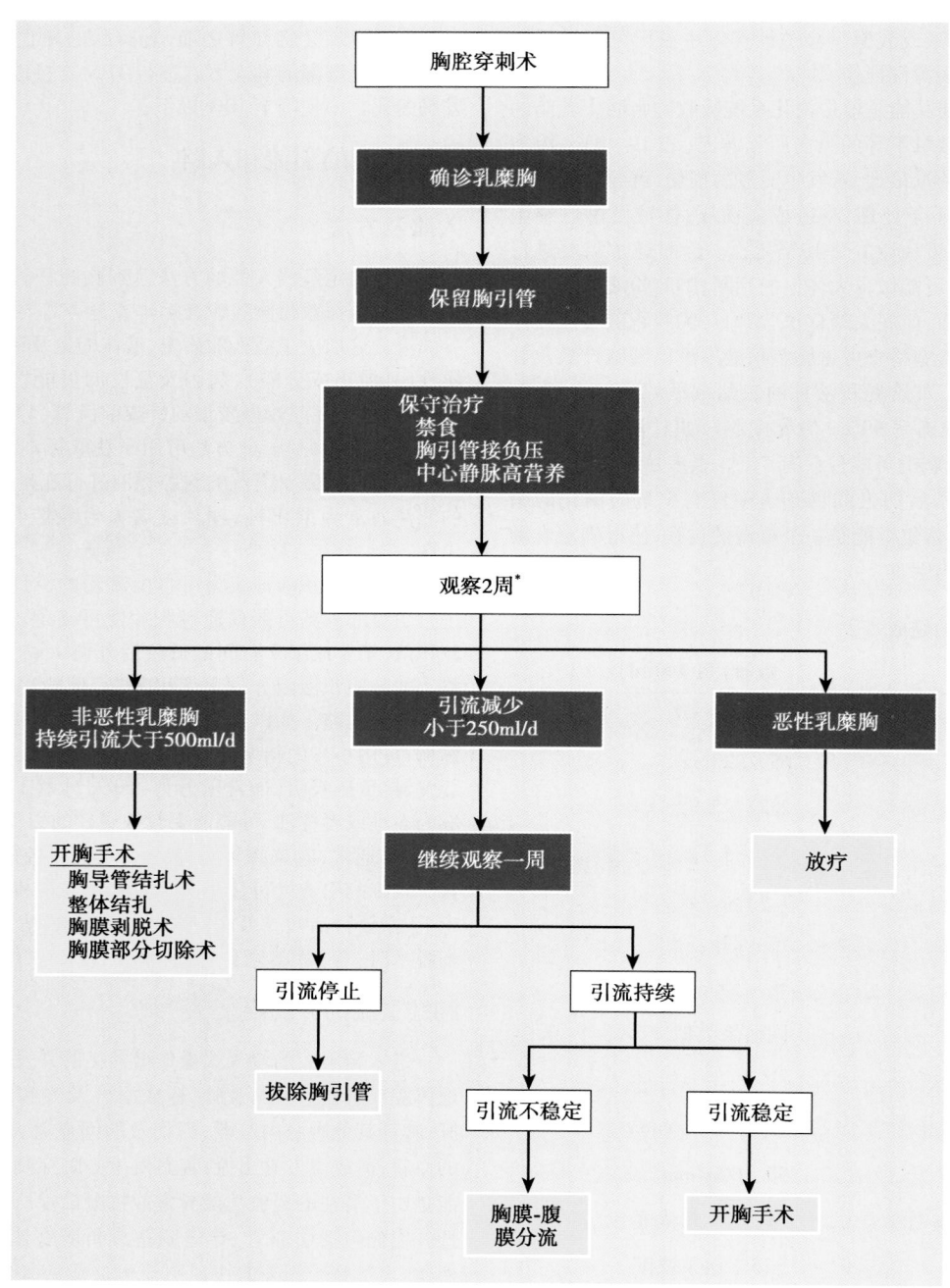

图 **19-50**   乳糜胸的处置流程。*若引流量持续偏多(大于 500ml/d),则应早期行胸导管结扎术

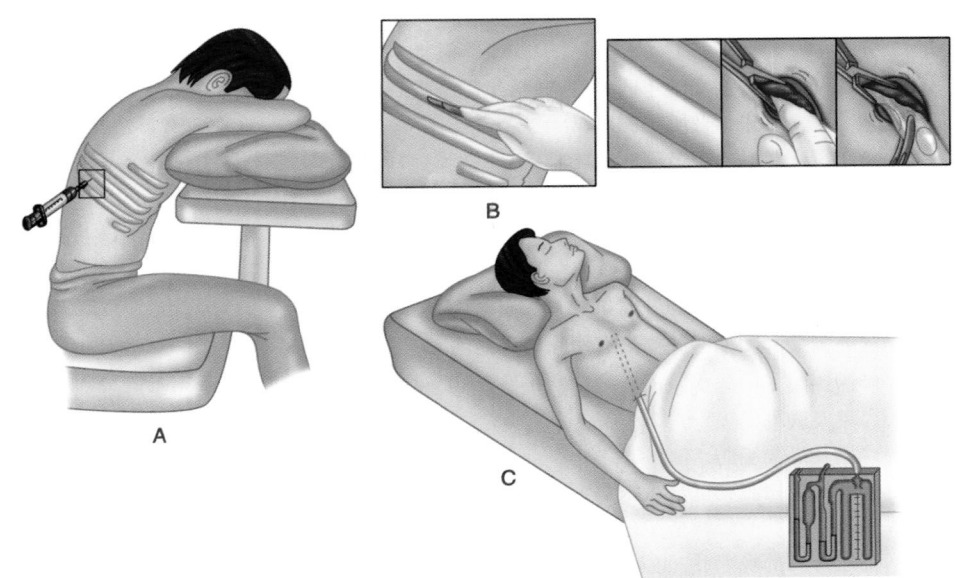

图 19-51　胸腔积液的引流方法。**A.** 针吸抽除法。通过影像学检查对胸腔积液做出初步评估,选定最佳穿刺部位,以注射器及针头抽除积液。积液量较多时可通过大号针头进行抽除。**B.** 胸腔引流管置入法。局部皮肤消毒、铺巾、局部麻醉后,在肋间隙处行一小切口,沿切口向下分离肋间肌,直至胸膜(通常以血管钳伸入胸腔)。若胸膜腔破口处不确切,可将胸膜破口扩大至可容纳一指,这时便可充分暴露出胸膜腔并且不受周围粘连组织的影响。将引流管置入胸腔,根据之前的胸片情况使得引流管口朝向最有利于充分引流的位置。总体上讲,引流管位置较高、偏前时有利于气体的排出(气胸),而较低、偏后位置则适用于液体引流,大多数情况下,28F 或 32F 的引流管就已足够,36F 的胸引管通常用于血胸或者包裹性脓胸病人。许多外科医师常用小号的胸引管(16~20F)作为气胸的引流管。**C.** 胸引管连接于水密封的系统,必要时,为促进肺膨胀可连接负压吸引。负压吸引装置通常用于那些发生实质性漏气(支气管胸膜瘘)的病人

暴露为已知的主要危险因素,超过 50% 的病人可确定与此有关。发病率高的地区通常为生产过程中使用石棉的工业场所,如造船。除了直接暴露于石棉的工人之外,暴露于来自衣服或工作环境的灰尘的工人家属也受到危害。已经确定的其他危险因素包括暴露于物理性质与石棉相似的闪石纤维以及辐射。尽管石棉暴露和吸烟可协同增加肺癌的风险,但吸烟似乎不会增加恶性间皮细胞瘤的风险。在恶性间皮细胞瘤的病人中以男性多见,男女患病比为 2∶1,且 40 岁以上常见。

病理生理学　石棉纤维的确切病原学角色并未完全阐明,但是已经发现特殊纤维(蛇纹石或闪石)的物理学特性很重要。蛇纹石纤维大而卷曲,通常不能通过大气道。然而,细而直的闪石纤维,尤其是钠闪石纤维,可以到达远端进入肺实质,与间皮瘤的发生有明确的关系。石棉暴露至间皮瘤发生的潜伏期至少要 20 年。肿瘤通常为多中心,多处以胸膜为基础的结节相互融合形成大片的肿瘤。这个过程最初累及壁层胸膜,通常早期扩散至脏层胸膜并有不同程度的侵犯周围结构。尸检结果显示大部分病人有远处转移,但未经治疗病人的自然病程通常是死于局部进展。

临床表现　多数病人表现为呼吸困难及胸痛。90% 以上有胸腔积液。经胸腔穿刺获得诊断者 <10%。通常,需行胸腔镜检查或开胸胸膜活检,对肿瘤标本进行特殊染色来鉴别间皮瘤和腺癌(表 19-41)。一旦确诊,其细胞学类型也可得到确认(如上皮型、肉瘤样或混合型)。上皮型预后较好,一些未经治疗的病人亦可能长期生存,而肉瘤样及混合型则进展迅速。

表 19-41	胸膜间皮瘤及腺癌的区别	
	胸膜间皮瘤	**腺癌**
免疫组织化学结果		
癌胚抗原	−	+
波形蛋白	+	−
低分子量细胞角蛋白	+	−
电镜特征	绒毛长且迂曲	绒毛短直,有多糖-蛋白质复合物

治疗　对于恶性间皮瘤的治疗仍有争议。最近许多临床试验以此为研究目的,大部分显示效果有限[187]。已经设计了新的分期系统在预后的判定方面价值明确(表 19-42)[188]。然而,尽管预后取决于其分期,问题在于许多病人为局部或者远处晚期转移而无治愈可能。治疗选择包括支持治疗、外科手术切除以及综合治疗(结合手术、化疗和放疗)。

手术方式包括姑息性治疗,如胸膜部分切除术或滑石粉胸膜固定术。姑息性手术治疗可获得局部控制并轻度改善短期生存。更为彻底的外科治疗(如胸膜外肺叶切除,术后辅助放化疗)并发症增加;而且,除最富有经验的中心之外,死亡率高于 10%。日本的一项综述显示,同肿瘤大块切除相比,胸膜外肺叶切除未改善生存,而且辅助治疗不能获益;各组总的 5 年生存率均 <10%[189]。然而,某些研究报道,根治性切除结

表 19-42 弥漫性恶性胸膜间皮瘤的分期系统

T 肿瘤

T_1	T_1a	肿瘤局限于同侧壁胸膜±纵隔胸膜±膈胸膜 未累及脏层胸膜
	T_1b	肿瘤累及同侧壁胸膜±纵隔胸膜±膈胸膜 同时累及脏层胸膜
T_2		肿瘤累及同侧胸膜表面(壁胸膜,纵隔胸膜,膈胸膜),至少有下列任一表现: 　累及肋间肌肉 　来源于脏层胸膜的肿瘤累及肺实质
T_3		描述为局部晚期但肿瘤仍有切除的可能性 肿瘤局限于同侧胸膜面(壁胸膜,纵隔胸膜,膈胸膜以及脏层胸膜),至少有下列任一表现: 　累及胸内筋膜 　累及纵隔脂肪 　局灶性侵犯胸壁软组织 　非穿透性心包转移
T_4		描述为局部晚期,肿瘤无法切除 肿瘤局限于同侧胸膜面(壁胸膜,纵隔胸膜,膈胸膜以及脏层胸膜),至少有下列任一表现: 　肿瘤在胸壁软组织呈弥漫性播散或多灶性肿块,伴或不伴肋骨破坏 　直接经横隔侵犯腹膜 　直接侵犯对侧胸膜 　直接侵犯纵隔器官 　直接侵犯脊柱 　肿瘤穿透心包,伴或不伴心包积液;或累及心肌

N 淋巴结分期

N_x	区域淋巴结无法评估
N_0	区域淋巴结无转移
N_1	转移至同侧支气管肺或肺门淋巴结
N_2	转移至同侧隆突下淋巴结或同侧内乳或纵隔淋巴结
N_3	转移至对侧纵隔、内乳淋巴结,或同侧/对侧锁骨上淋巴结

M 远处转移

M_x	远处转移无法评估
M_0	无远处转移
M_1	远处转移

分期

Ⅰ期			
ⅠA	T_1a	N_0	M_0
ⅠB	T_1b	N_0	M_0
Ⅱ期	T_2	N_0	M_0
Ⅲ期	任何 T_3	任何 N_1	M_0
		任何 N_2	
Ⅳ期	任何 T_4	任何 N_3	任何 M_1

合综合性的辅助治疗显示对于早期病人的生存率有一定改善(与历史对照比较)。一组 183 例胸膜外肺叶切除联合辅助化疗和放疗的病例中,31 例预后较好,此亚组有较好预后的因素(如上皮细胞型肿瘤,切缘阴性,以及无胸膜外结节转移)。此亚组该组病人 5 年生存率为 46%,与之相对应,全组的 5 年生存率为 15%[190]。

另一项研究中,对 88 例胸膜间皮瘤病人进行前瞻性研究。54 例在胸膜外肺切除术后行辅助放疗,其中位生存期为 17 个月。然而,Ⅰ期及Ⅱ期的病人,中位生存期明显延长,为 33.0 个月[191]。

作者目前对胸膜间皮瘤的处理依肿瘤的分期及肺功能状态而定。对于早期间皮瘤且肺功能良好的病人，推荐行胸膜外肺切除术，尤其是上皮型间皮瘤。进展期病例，或肺功能不理想或一般状态差，推荐行滑石粉胸膜固定术或支持治疗。

胸膜内治疗已被证明可以提高恶性间皮瘤的局部控制率。在一项 II 期临床研究中，37 例胸膜切除和胸膜剥脱术的病人，术后行顺铂+丝裂霉素 C 的全身和胸膜腔内化疗。其中位生存期为 17 个月，局部复发率为 80%[192]。根据另外一项研究，加用胸膜腔内高温灌注治疗似乎有药物代谢动力学方面的益处，7 例病人中有 3 例在胸膜切除剥脱术后接受了顺铂高温灌注。胸膜剥脱术后病人的全身药物浓度要高于行胸膜全肺切除术的病人。高温灌注的局部组织铂类药物浓度比率高于常温灌注[193]。

为增加恶性间皮瘤化疗局部药效，另外一个有希望的选择是 L-NDDP(cisbis-neodecanoato-trans-R, R-1, 2-diaminocyclo-hexane platinum)，此药是由位于德克萨斯休斯敦大学 M. D. Anderson 癌症中心生产的一种新型的亲脂的顺铂类似物。一项有关 L-NDDP 的 II 期临床试验纳入了 38 位病人，在治疗前后均行胸腔镜活检和细胞学检查。在 33 例接受治疗的病人中，14 例(42%)获得病理性完全缓解；在细胞学结果阳性的病人中，18 例(78%)获得细胞性完全缓解[194]。

胸膜纤维性肿瘤

胸膜纤维性肿瘤的发生与石棉暴露或恶性间皮细胞瘤无关。通常为源于脏层胸膜的单个带蒂肿物。经常是在例行胸片检查中偶然发现，不伴相关的胸膜积液。胸膜纤维性肿瘤可以为良性，亦可为恶性。咳嗽、胸痛和呼吸困难等症状见于 30%~40% 的病人中。其他较少见的症状有发热、肥大性肺性骨关节病、咯血、低血糖。低血糖症的发生率仅约 4%，手术切除可解决，其他症状也是一样。局限型、带蒂的肿物，无论是良恶性，多可通过完整的手术切除而治愈。若恶性肿瘤未能完全切除，则可能局部复发或者转移；通常在 2~5 年内致死[195]。

（杜振宗　王天佑　崔永 译）

参考文献

亮蓝色标记的是主要参考文献。

1. Cusimano RJ, Pearson FG: Anatomy, physiology, and embryology of the upper airway, in Pearson FG, et al (ed): *Thoracic Surgery*, 2nd ed. New York: Churchill Livingstone, 2002, p 215.
2. Grillo HC: Surgical treatment of postintubation tracheal injuries. *J Thorac Cardiovasc Surg* 8:860, 1979.
3. Couraud L, Ballester MJ, Delaisement C: Acquired tracheoesophageal fistula and its management. *Semin Thorac Cardiovasc Surg* 8:392, 1996.
4. Mathisen DJ, Grillo HC, Wain JC, et al: Management of acquired nonmalignant tracheoesophageal fistula. *Ann Thorac Surg* 52:759, 1991.
5. Bhattacharyya N: Contemporary staging and prognosis for primary tracheal malignancies: A population-based analysis. *Otolaryngol Head Neck Surg* 131:639, 2004.
6. Gaissert HA, Grillo HC, Shadmehr MB, et al: Uncommon primary tracheal tumors. *Ann Thorac Surg* 82:268, 2006.
7. Regnard JF, Fourquier P, Levasseur P: Results and prognostic factors in resections of primary tracheal tumors: A multicenter retrospective study. The French Society of Cardiovascular Surgery. *J Thorac Cardiovasc Surg* 111:808; discussion 813, 1996.
8. Chow DC, Komaki R, Libshitz HI, et al: Treatment of primary neoplasms of the trachea. The role of radiation therapy. *Cancer* 71:2946, 1993.
9. Rice TW: Anatomy of the lung, in Pearson FG, et al (ed): *Thoracic Surgery,* 2nd ed. New York: Churchill Livingstone, 2002, p 427.
10. Remy-Jardin M, Remy J, Giraud F, et al: Pulmonary nodules: Detection with thick-section spiral CT versus conventional CT. *Radiology* 187:513, 1993.
11. Naidich DP: Helical computed tomography of the thorax: Clinical applications. *Radiol Clin North Am* 32:759, 1994.
12. Kent MS, Schuchert M, Fernando H, et al: Minimally invasive esophagectomy: State of the art. *Dis Esophagus* 19:137, 2006.
13. Swanson SJ, Herndon JE 2nd, D'Amico TA, et al: Video-assisted thoracic surgery lobectomy: Report of CALGB 39802—a prospective, multi-institution feasibility study. *J Clin Oncol* 25:4993, 2007.
14. Demmy TL, James TA, Swanson SJ, et al: Troubleshooting video-assisted thoracic surgery lobectomy. *Ann Thorac Surg* 79:1744; discussion 1753, 2005.
15. Cerfolio RJ, Bryant AS: Results of a prospective algorithm to remove chest tubes after pulmonary resection with high output. *J Thorac Cardiovasc Surg* 135:269, 2008.
16. Cerfolio RJ, Bass C, Katholi CR: Prospective randomized trial compares suction versus water seal for air leaks. *Ann Thorac Surg* 71:1613, 2001.
17. Bauer C, Hentz JG, Ducrocq X, et al: Lung function after lobectomy: A randomized, double-blinded trial comparing thoracic epidural ropivacaine/sufentanil and intravenous morphine for patient-controlled analgesia. *Anesth Analg* 105:238, 2007.
18. Casati A, Alessandrini P, Nuzzi M, et al: A prospective, randomized, blinded comparison between continuous thoracic paravertebral and epidural infusion of 0.2% ropivacaine after lung resection surgery. *Eur J Anaesthesiol* 23:999, 2006.
19. Gould MK, Fletcher J, Iannettoni MD, et al: Evaluation of patients with pulmonary nodules: When is it lung cancer? ACCP evidence-based clinical practice guidelines (2nd edition). *Chest* 132(3 Suppl):108S, 2007.
20. Comstock GW, Vaughan RH, Montgomery G: Outcome of solitary pulmonary nodules discovered in an x-ray screening program. *N Engl J Med* 254:1018, 1956.
21. Good CA, Wilson TW: The solitary circumscribed pulmonary nodule; study of seven hundred five cases encountered roentgenologically in a period of three and one-half years. *J Am Med Assoc* 166:210, 1958.
22. Henschke CI, McCauley DI, Yankelevitz DF, et al: Early Lung Cancer Action Project: Overall design and findings from baseline screening. *Lancet* 354:99, 1999.
23. Marten K, Grabbe E: The challenge of the solitary pulmonary nodule: Diagnostic assessment with multislice spiral CT. *Clin Imaging* 27:156, 2003.
24. Detterbeck FC, Gibson CJ: Turning gray: The natural history of lung cancer over time. *J Thorac Oncol* 3:781, 2008.
25. Yankelevitz DF, Henschke CI: Does 2-year stability imply that pulmonary nodules are benign? *AJR Am J Roentgenol* 168:325, 1997.
26. Stroobants S, Verschakelen J, Vansteenkiste J: Value of FDG-PET in the management of non-small cell lung cancer. *Eur J Radiol* 45:49, 2003.
27. Gould MK, Maclean CC, Kuschner WG, et al: Accuracy of positron emission tomography for diagnosis of pulmonary nodules and mass lesions: A meta-analysis. *JAMA* 285:914, 2001.
28. Ost D, Fein AM, Feinsilver SH: Clinical practice. The solitary pulmonary nodule. *N Engl J Med* 348:2535, 2003.
29. Cardillo G, Regal M, Sera F, et al: Videothoracoscopic management of the solitary pulmonary nodule: a single-institution study on 429 cases. *Ann Thorac Surg* 75:1607, 2003.
30. Espey DK, Wu XC, Swan J, et al: Annual report to the nation on the status of cancer, 1975–2004, featuring cancer in American Indians and Alaska Natives. *Cancer* 110:2119, 2007.
31. Mulligan CR, Meram AD, Proctor CD, et al: Unlimited access to care: Effect on racial disparity and prognostic factors in lung cancer. *Cancer Epidemiol Biomarkers Prev* 15:25, 2006.
32. Samet JM: Health benefits of smoking cessation. *Clin Chest Med* 12:669, 1991.
33. Sun S, Schiller JH, Gazdar AF: Lung cancer in never smokers—a different disease. *Nat Rev Cancer* 7:778, 2007.
34. Hackshaw AK, Law MR, Wald NJ: The accumulated evidence on lung cancer and environmental tobacco smoke. *BMJ* 315:980, 1997.
35. Jeremy George P, Banerjee AK, et al: Surveillance for the detection of early lung cancer in patients with bronchial dysplasia. *Thorax* 62:43, 2007.
36. Wang GF, Lai MD, Yang RR, et al: Histological types and significance

of bronchial epithelial dysplasia. *Mod Pathol* 19:429, 2006.

37. Gould VE, Warren WH: Epithelial tumors of the lung. *Chest Surg Clin N Am* 10:709, 2000.

38. Barrera R, Shi W, Amar D, et al: Smoking and timing of cessation: Impact on pulmonary complications after thoracotomy. *Chest* 127:1977, 2005.

39. Cerilli LA, Ritter JH, Mills SE, et al: Neuroendocrine neoplasms of the lung. *Am J Clin Pathol* 116 Suppl:S65, 2001.

40. Rivera MP, Mehta AC: Initial diagnosis of lung cancer: ACCP evidence-based clinical practice guidelines (2nd edition). *Chest* 132(3 Suppl):131S, 2007.

41. Dwamena BA, Sonnad SS, Angobaldo JO, et al: Metastases from non-small cell lung cancer: Mediastinal staging in the 1990s—meta-analytic comparison of PET and CT. *Radiology* 213:530, 1999.

42. Toloza EM, Harpole L, McCrory DC: Noninvasive staging of non-small cell lung cancer: A review of the current evidence. *Chest* 123(1Suppl):137S, 2003.

43. Goldberg M, Unger M: Lung cancer. Diagnostic tools. *Chest Surg Clin N Am* 10:763, 2000.

44. Saunders CA, Dussek JE, O'Doherty MJ, et al: Evaluation of fluorine-18-fluorodeoxyglucose whole body positron emission tomography imaging in the staging of lung cancer. *Ann Thorac Surg* 67:790, 1999.

45. Weder W, Schmid RA, Bruchhaus H, et al: Detection of extrathoracic metastases by positron emission tomography in lung cancer. *Ann Thorac Surg* 66:886, 1998.

46. Rao J, Abella-Columna E, Pounds TR, et al: Prevalence of metastatic disease and impact of PET on management in staging lung cancer: a clinical series of 400 patients. *J Nucl Med* 41 Suppl:75P, 2000.

47. Nakagawa M, Tanaka H, Tsukuma H, et al: Relationship between the duration of the preoperative smoke-free period and the incidence of postoperative pulmonary complications after pulmonary surgery. *Chest* 120:705, 2001.

48. Colice GL, Shafazand S, Griffin JP, et al: Physiologic evaluation of the patient with lung cancer being considered for resectional surgery: ACCP evidenced-based clinical practice guidelines (2nd edition). *Chest* 132(3 Suppl):161S, 2007.

49. Ou SH, Zell JA, Ziogas A, et al: Prognostic factors for survival of stage I nonsmall cell lung cancer patients: A population-based analysis of 19,702 stage I patients in the California Cancer Registry from 1989 to 2003. *Cancer* 110:1532, 2007.

50. Ou SH, Zell JA, Ziogas A, et al: Prognostic significance of the non-size-based AJCC T2 descriptors: Visceral pleura invasion, hilar atelectasis, or obstructive pneumonitis in stage IB non-small cell lung cancer is dependent on tumor size. *Chest* 133:662, 2008.

51. Goldstraw P, Crowley J, Chansky K, et al: The IASLC Lung Cancer Staging Project: Proposals for the revision of the TNM stage groupings in the forthcoming (seventh) edition of the TNM classification of malignant tumours. *J Thorac Oncol* 2:706, 2007.

52. Groome PA, Bolejack V, Crowley JJ, et al: The IASLC Lung Cancer Staging Project: Validation of the proposals for revision of the T, N, and M descriptors and consequent stage groupings in the forthcoming (seventh) edition of the TNM classification of malignant tumours. *J Thorac Oncol* 2:694, 2007.

53. Shepherd FA, Crowley J, Van Houtte P, et al: The International Association for the Study of Lung Cancer lung cancer staging project: Proposals regarding the clinical staging of small cell lung cancer in the forthcoming (seventh) edition of the tumor, node, metastasis classification for lung cancer. *J Thorac Oncol* 2:1067, 2007.

54. Zell JA, Ignatius Ou SH, Ziogas A, et al: Validation of the proposed International Association for the Study of Lung Cancer non-small cell lung cancer staging system revisions for advanced bronchioloalveolar carcinoma using data from the California Cancer Registry. *J Thorac Oncol* 2:1078, 2007.

55. Naruke T, Suemasu K, Ishikawa S: Lymph node mapping and curability at various levels of metastasis in resected lung cancer. *J Thorac Cardiovasc Surg* 76:832, 1978.

56. Mountain CF, Dresler CM: Regional lymph node classification for lung cancer staging. *Chest* 111:1718, 1997.

57. American Thoracic Society. Medical section of the American Lung Association. Clinical staging of primary lung cancer. *Am Rev Respir Dis* 127:659, 1983.

58. Mountain CF: A new international staging system for lung cancer. *Chest* 89(4 Suppl):225S, 1986.

59. Mountain CF: Revisions in the International System for Staging Lung Cancer. *Chest* 111:1710, 1997.

60. Raz DJ, Zell JA, Ou SH, et al: Natural history of stage I non-small cell lung cancer: Implications for early detection. *Chest* 132:193, 2007.

61. Pancoast HK: Superior pulmonary sulcus tumor: Tumor characterized by pain, Horner's syndrome, destruction of bone and atrophy of hand muscles. *JAMA* 99:1391, 1932.

62. Rusch VW: Management of Pancoast tumours. *Lancet Oncol* 7:997, 2006.

63. Rusch VW, Giroux DJ, Kraut MJ, et al: Induction chemoradiation and surgical resection for superior sulcus non-small-cell lung carcinomas: Long-term results of Southwest Oncology Group Trial 9416 (Intergroup Trial 0160). *J Clin Oncol* 25:313, 2007.

64. Ginsberg RJ, Rubinstein LV: Randomized trial of lobectomy versus limited resection for T1 N0 non-small cell lung cancer. Lung Cancer Study Group. *Ann Thorac Surg* 60:615, 1995.

65. Nakamura H, Kazuyuki S, Kawasaki N, et al: History of limited resection for non-small cell lung cancer. *Ann Thorac Cardiovasc Surg* 11:356, 2005.

66. Warren WH, Faber LP: Segmentectomy versus lobectomy in patients with stage I pulmonary carcinoma. Five-year survival and patterns of intrathoracic recurrence. *J Thorac Cardiovasc Surg* 107:1087; discussion 1093, 1994.

67. Pisters KM, Ginsberg RJ, Giroux DJ, et al: Induction chemotherapy before surgery for early-stage lung cancer: A novel approach. Bimodality Lung Oncology Team. *J Thorac Cardiovasc Surg* 119:429, 2000.

68. Rosell R, Gomez-Codina J, Camps C, et al: A randomized trial comparing preoperative chemotherapy plus surgery with surgery alone in patients with non-small-cell lung cancer. *N Engl J Med* 330:153, 1994.

69. Brouchet L, Bauvin E, Marcheix B, et al: Impact of induction treatment on postoperative complications in the treatment of non-small cell lung cancer. *J Thorac Oncol* 2:626, 2007.

70. Roth JA, Atkinson EN, Fossella F, et al: Long-term follow-up of patients enrolled in a randomized trial comparing perioperative chemotherapy and surgery with surgery alone in resectable stage IIIA non-small-cell lung cancer. *Lung Cancer* 21:1, 1998.

71. Dillman RO, Herndon J, Seagren SL, et al: Improved survival in stage III non-small-cell lung cancer: Seven-year follow-up of cancer and leukemia group B (CALGB) 8433 trial. *J Natl Cancer Inst* 88:1210, 1996.

72. Cahan WG, Shah JP, Castro EB: Benign solitary lung lesions in patients with cancer. *Ann Surg* 187:241, 1978.

73. Pastorino U, Pezzella F: Lung metastases and second lung cancer: role of surgery. In: Brambilla C, Brambilla E (eds): *Lung Tumors: Fundamental Biology and Clinical Management*. New York: M. Dekker, 1999, p 679.

74. Davidson RS, Nwogu CE, Brentjens MJ, et al: The surgical management of pulmonary metastasis: Current concepts. *Surg Oncol* 10:35, 2001.

75. McCormack PM, Bains MS, Begg CB, et al: Role of video-assisted thoracic surgery in the treatment of pulmonary metastases: Results of a prospective trial. *Ann Thorac Surg* 62:213; discussion 216, 1996.

76. Pastorino U, Buyse M, Friedel G, et al: Long-term results of lung metastasectomy: Prognostic analyses based on 5206 cases. *J Thorac Cardiovasc Surg* 113:37, 1997.

77. Mansharamani N, Balachandran D, Delaney D, et al: Lung abscess in adults: Clinical comparison of immunocompromised to non-immuno-compromised patients. *Respir Med* 96:178, 2002.

78. Laheij RJ, Sturkenboom MC, Hassing RJ, et al: Risk of community-acquired pneumonia and use of gastric acid-suppressive drugs. *JAMA* 292:1955, 2004.

79. Thomson RM, Armstrong JG, Looke DF: Gastroesophageal reflux disease, acid suppression, and *Mycobacterium avium* complex pulmonary disease. *Chest* 131:1166, 2007.

80. Koh WJ, Lee JH, Kwon YS, et al: Prevalence of gastroesophageal reflux disease in patients with nontuberculous mycobacterial lung disease. *Chest* 131:1825, 2007.

81. Angrill J, Agusti C, de Celis R, et al: Bacterial colonisation in patients with bronchiectasis: Microbiological pattern and risk factors. *Thorax* 57:15, 2002.

82. Barker AF: Bronchiectasis. *N Engl J Med* 346:1383, 2002.

83. Bilton D, Henig N, Morrissey B, et al: Addition of inhaled tobramycin to ciprofloxacin for acute exacerbations of *Pseudomonas aeruginosa* infection in adult bronchiectasis. *Chest* 130:1503, 2006.

84. Steinfort DP, Steinfort C: Effect of long-term nebulized colistin on lung function and quality of life in patients with chronic bronchial sepsis. *Intern Med J* 37:495, 2007.

85. Ilowite J, Spiegler P, Chawla S: Bronchiectasis: New findings in the pathogenesis and treatment of this disease. *Curr Opin Infect Dis* 21:163, 2008.

86. *http://www.cdc.gov/tb/WorldTBDay/resources_global.htm*: Fact Sheets: A Global Perspective on Tuberculosis, 2008, Centers for Disease Control and Prevention [accessed April 1, 2008].

87. Taylor Z, Nolan CM, Blumberg HM: Controlling tuberculosis in the United States. Recommendations from the American Thoracic Society, CDC, and the Infectious Diseases Society of America. *MMWR Recomm Rep* 54(RR-12):1, 2005.

88. Frieden TR, Sterling TR, Munsiff SS, et al: Tuberculosis. *Lancet* 362:887, 2003.

89. *http://www.cdc.gov/tb/pubs/tbfactsheets/mdrtb.htm*: Fact Sheet: Multidrug-Resistant Tuberculosis (MDR TB), 2008, Centers for Disease Control and Prevention [accessed April 1, 2008].

90. Iseman MD: Treatment of multidrug-resistant tuberculosis. *N Engl J Med* 329:784, 1993.

91. Conant EF, Wechsler RJ: Actinomycosis and nocardiosis of the lung. *J Thorac Imaging* 7:75, 1992.

92. Mabeza GF, Macfarlane J: Pulmonary actinomycosis. *Eur Respir J* 21:545, 2003.

93. Wheat LJ, Goldman M, Sarosi G: State-of-the-art review of pulmonary fungal infections. *Semin Respir Infect* 17:158, 2002.

94. Kubak BM: Fungal infection in lung transplantation. *Transpl Infect Dis* 4(Suppl 3):24, 2002.

95. Marr KA, Patterson T, Denning D: Aspergillosis. Pathogenesis, clinical manifestations, and therapy. *Infect Dis Clin North Am* 16:875, 2002.

96. Corr P: Management of severe hemoptysis from pulmonary aspergilloma using endovascular embolization. *Cardiovasc Intervent Radiol* 9:807, 2006.

97. Herbrecht R, Denning DW, Patterson TF, et al: Voriconazole versus amphotericin B for primary therapy of invasive aspergillosis. *N Engl J Med* 347:408, 2002.

98. Playford EG, Sorrell TC: Optimizing therapy for *Candida* infections. *Semin Respir Crit Care Med* 28:678, 2007.

99. Ostrosky-Zeichner L, Rex JH, Bennett J, et al: Deeply invasive candidiasis. *Infect Dis Clin North Am* 16:821, 2002.

100. Gonzalez CE, Rinaldi MG, Sugar AM: Zygomycosis. *Infect Dis Clin North Am* 16:895, 2002.

101. Wheat LJ, Kauffman CA: Histoplasmosis. *Infect Dis Clin North Am* 17:1, 2003.

102. Hage CA, Wheat LJ, Loyd J, et al: Pulmonary histoplasmosis. *Semin Respir Crit Care Med* 29:151, 2008.

103. Assi MA, Sandid MS, Baddour LM, et al: Systemic histoplasmosis: A 15-year retrospective institutional review of 111 patients. *Medicine (Baltimore)* 86:162, 2007.

104. Spinello IM, Munoz A, Johnson RH: Pulmonary coccidioidomycosis. *Semin Respir Crit Care Med* 29:166, 2008.

105. Pappas PG: Blastomycosis. *Semin Respir Crit Care Med* 25:113, 2004.

106. Bradsher RW, Chapman SW, Pappas PG: Blastomycosis. *Infect Dis Clin North Am* 17:21, 2003.

107. Pound MW, Drew RH, Perfect JR: Recent advances in the epidemiology, prevention, diagnosis, and treatment of fungal pneumonia. *Curr Opin Infect Dis* 15:183, 2002.

108. Playford EG, Sorrell TC: Optimizing therapy for *Candida* infections. *Semin Respir Crit Care Med* 28:678, 2007.

109. Corder R: Hemoptysis. *Emerg Med Clin North Am* 21:421, 2003.

110. Conlan AA: Massive hemoptysis—diagnostic and therapeutic implications. *Surg Annu* 17:337, 1985.

111. Cahill BC, Ingbar DH: Massive hemoptysis. Assessment and management. *Clin Chest Med* 15:147, 1994.

112. Conlan AA, Hurwitz SS: Management of massive haemoptysis with the rigid bronchoscope and cold saline lavage. *Thorax* 35:901, 1980.

113. Brantigan OC, Mueller E, Kress MB: A surgical approach to pulmonary emphysema. *Am Rev Respir Dis* 80:194, 1959.

114. Cooper JD, Patterson GA: Lung-volume reduction surgery for severe emphysema. *Chest Surg Clin N Am* 5:815, 1995.

115. Cooper JD, Trulock EP, Triantafillou AN, et al: Bilateral pneumectomy (volume reduction) for chronic obstructive pulmonary disease. *J Thorac Cardiovasc Surg* 109:106, 1995

116. Russi EW, Bloch KE, Weder W: Lung volume reduction surgery: What can we learn from the National Emphysema Treatment Trial? *Eur Respir J* 22:571, 2003.

117. Cooper JD, Pearson FG, Patterson GA, et al: Technique of successful lung transplantation in humans. *J Thorac Cardiovasc Surg* 93:173, 1987.

118. Pasque MK, Cooper JD, Kaiser LR, et al: Improved technique for bilateral lung transplantation: Rationale and initial clinical experience. *Ann Thorac Surg* 49:785, 1990.

119. Dahlberg PS, Prekker ME, Hertz M, et al: Recent trends in lung transplantation: the University of Minnesota experience. *Clin Transpl*, p 243, 2002.

120. Bhorade SM, Vigneswaran W, McCabe MA, et al: Liberalization of donor criteria may expand the donor pool without adverse consequence in lung transplantation. *J Heart Lung Transplant* 19:1199, 2000.

121. Kron IL, Tribble CG, Kern JA, et al: Successful transplantation of marginally acceptable thoracic organs. *Ann Surg* 217:518; discussion 522, 1993.

122. Pierre AF, Sekine Y, Hutcheon MA, et al: Marginal donor lungs: A reassessment. *J Thorac Cardiovasc Surg* 123:421; discussion 427, 2002.

123. Sundaresan S, Semenkovich J, Ochoa L, et al: Successful outcome of lung transplantation is not compromised by the use of marginal donor lungs. *J Thorac Cardiovasc Surg* 109:1075; discussion 1079, 1995.

124. Palmer SM, Miralles AP, Howell DN, et al: Gastroesophageal reflux as a reversible cause of allograft dysfunction after lung transplantation. *Chest* 118:1214, 2000.

125. Inderbitzi RG, Leiser A, Furrer M, et al: Three years' experience in video-assisted thoracic surgery (VATS) for spontaneous pneumothorax. *J Thorac Cardiovasc Surg* 107:1410, 1994.

126. Warner BW, Bailey WW, Shipley RT: Value of computed tomography of the lung in the management of primary spontaneous pneumothorax. *Am J Surg* 162:39, 1991.

127. Cavanaugh DG, Cabellon S Jr., Peake JB: A logical approach to chest wall neoplasms. *Ann Thorac Surg* 41:436, 1986.

128. Somers J, Faber LP: Chondroma and chondrosarcoma. *Semin Thorac Cardiovasc Surg* 11:270, 1999.

129. Andino L, Cagle PT, Murer B, et al: Pleuropulmonary desmoid tumors: Immunohistochemical comparison with solitary fibrous tumors and assessment of beta-catenin and cyclin D1 expression. *Arch Pathol Lab Med* 130:1503, 2006.

130. Baliski CR, Temple WJ, Arthur K, et al: Desmoid tumors: A novel approach for local control. *J Surg Oncol* 80:96, 2002.

131. Abbas AE, Deschamps C, Cassivi SD, et al: Chest-wall desmoid tumors: Results of surgical intervention. *Ann Thorac Surg* 78:1219; discussion 1219, 2004.

132. Liptay MJ, Fry WA: Malignant bone tumors of the chest wall. *Semin Thorac Cardiovasc Surg* 11:278, 1999.

133. Askin FB, Rosai J, Sibley RK, Dehner LP, et al: Malignant small cell tumor of the thoracopulmonary region in childhood: A distinctive clinicopathologic entity of uncertain histogenesis. *Cancer* 43:2438, 1979.

134. Gutierrez JC, Perez EA, Franceschi D, et al: Outcomes for soft-tissue sarcoma in 8249 cases from a large state cancer registry. *J Surg Res* 141:105, 2007.

135. Walsh GL, Davis BM, Swisher SG, et al: A single-institutional, multidisciplinary approach to primary sarcomas involving the chest wall requiring full-thickness resections. *J Thorac Cardiovasc Surg* 121:48, 2001.

136. Incarbone M, Pastorino U: Surgical treatment of chest wall tumors. *World J Surg* 25:218, 2001.

137. Arnold PG, Pairolero PC: Chest-wall reconstruction: an account of 500 consecutive patients. *Plast Reconstr Surg* 98:804, 1996.

138. Mansour KA, Thourani VH, Losken A, et al: Chest wall resections and reconstruction: A 25-year experience. *Ann Thorac Surg* 73:1720; discussion 1725, 2002.

139. Deschamps C, Tirnaksiz BM, Darbandi R, et al: Early and long-term results of prosthetic chest wall reconstruction. *J Thorac Cardiovasc Surg* 117:588; discussion 591, 1999.

140. Graeber GM: Chest wall resection and reconstruction. *Semin Thorac Cardiovasc Surg* 11:251, 1999.

141. Kirschner PA: Anatomy and surgical access of the mediastinum, in Pearson FG, et al (ed): *Thoracic Surgery*, 2nd ed. New York: Churchill Livingstone, 2002, p 1563.

142. Strollo DC, Rosado-de-Christenson ML, Jett JR: Primary mediastinal tumors. Part II: Tumors of the middle and posterior mediastinum. *Chest* 112:1344, 1997.

143. Baron RL, Levitt RG, Sagel SS, et al: Computed tomography in the evaluation of mediastinal widening. *Radiology* 138:107, 1981.

144. Luketich JD, Friedman DM, Weigel TL, et al: Evaluation of distant metasta-

ses in esophageal cancer: 100 consecutive positron emission tomography scans. *Ann Thorac Surg* 68:1133; discussion 1136, 1999.

145. Larsen SS, Krasnik M, Vilmann P, et al: Endoscopic ultrasound guided biopsy of mediastinal lesions has a major impact on patient management. *Thorax* 57:98, 2002.

146. Hoerbelt R, Keunecke L, Grimm H, et al: The value of a noninvasive diagnostic approach to mediastinal masses. *Ann Thorac Surg* 75:1086, 2003.

147. Sokolowski JW, Jr., Burgher LW, Jones FL, Jr., Patterson JR, et al: Guidelines for percutaneous transthoracic needle biopsy. This position paper of the American Thoracic Society was adopted by the ATS Board of Directors, June 1988. *Am Rev Respir Dis* 140:255, 1989.

148. Herman SJ, Holub RV, Weisbrod GL, et al: Anterior mediastinal masses: Utility of transthoracic needle biopsy. *Radiology* 180:167, 1991.

149. Knapp RH, Hurt RD, Payne WS, et al: Malignant germ cell tumors of the mediastinum. *J Thorac Cardiovasc Surg* 89:82, 1985.

150. Storch I, Shah M, Thurer R, et al: Endoscopic ultrasound-guided fine-needle aspiration and Tru-Cut biopsy in thoracic lesions: When tissue is the issue. *Surg Endosc* 22:86, 2008.

151. Meyers BF, Cooper JD: Transcervical thymectomy for myasthenia gravis. *Chest Surg Clin N Am* 11:363, 2001.

152. Yim AP, Kay RL, Izzat MB, et al: Video-assisted thoracoscopic thymectomy for myasthenia gravis. *Semin Thorac Cardiovasc Surg* 11:65, 1999.

153. Yim AP: Video-assisted thoracoscopic resection of anterior mediastinal masses. *Int Surg* 81:350, 1996.

154. Small EJ, Venook AP, Damon LE: Gallium-avid thymic hyperplasia in an adult after chemotherapy for Hodgkin disease. *Cancer* 72:905, 1993.

155. Quint LE: PET: Other thoracic malignancies. *Cancer Imaging* 6:S82, 2006.

156. Masaoka A, Monden Y, Nakahara K, et al: Follow-up study of thymomas with special reference to their clinical stages. *Cancer* 48:2485, 1981.

157. Mangi AA, Wright CD, Allan JS, et al: Adjuvant radiation therapy for stage II thymoma. *Ann Thorac Surg* 74:1033, 2002.

158. Chahinian AP: Chemotherapy of thymomas and thymic carcinomas. *Chest Surg Clin N Am* 11:447, 2001.

159. Loehrer PJ, Sr., Perez CA, Roth LM, et al: Chemotherapy for advanced thymoma. Preliminary results of an intergroup study. *Ann Intern Med* 113(7):520, 1990.

160. Blumberg D, Port JL, Weksler B, et al: Thymoma: A multivariate analysis of factors predicting survival. *Ann Thorac Surg* 60:908; discussion 914, 1995.

161. Suster S, Rosai J: Thymic carcinoma. A clinicopathologic study of 60 cases. *Cancer* 67:1025, 1991.

162. Bousamra M: Neurogenic tumors of the mediastinum, in Pearson FG, et al (ed): *Thoracic Surgery,* 2nd ed. New York: Churchill Livingstone, 2002, p 1732.

163. Venissac N, Leo F, Hofman P, et al: Mediastinal neurogenic tumors and video-assisted thoracoscopy: Always the right choice? *Surg Laparosc Endosc Percutan Tech* 14:20, 2004.

164. Coleman BG, Arger PH, Dalinka MK, et al: CT of sarcomatous degeneration in neurofibromatosis. *AJR Am J Roentgenol* 140:383, 1983.

165. Ducatman BS, Scheithauer BW, Piepgras DG, et al: Malignant peripheral nerve sheath tumors. A clinicopathologic study of 120 cases. *Cancer* 57:2006, 1986.

166. Nichols CR, Saxman S, Williams SD, et al: Primary mediastinal nonseminomatous germ cell tumors. A modern single institution experience. *Cancer* 65:1641, 1990.

167. Rice TW: Benign neoplasms and cysts of the mediastinum. *Semin Thorac Cardiovasc Surg* 4:25, 1992.

168. Di Lorenzo M, Collin PP, Vaillancourt R, et al: Bronchogenic cysts. *J Pediatr Surg* 24:988, 1989.

169. Ribet ME, Copin MC, Gosselin B: Bronchogenic cysts of the mediastinum. *J Thorac Cardiovasc Surg* 109:1003, 1995.

170. Fontenelle LJ, Armstrong RG, Stanford W, et al: The asymptomatic mediastinal mass. *Arch Surg* 102:98, 1971.

171. St-Georges R, Deslauriers J, Duranceau A, et al: Clinical spectrum of bronchogenic cysts of the mediastinum and lung in the adult. *Ann Thorac Surg* 52:6, 1991.

172. Urschel HC, Jr., Razzuk MA, Netto GJ, et al: Sclerosing mediastinitis: improved management with histoplasmosis titer and ketoconazole. *Ann Thorac Surg* 50:215, 1990.

173. Agostoni E: Mechanics of the pleural space, in Fisherman AP, Macklem PT, Mead J et al (eds): Mechanics of breathing, in *Handbook of Physiology*, vol 3. Bethesda, Md: American Physiological Society, 1986.

174. Lawrence GH: Considerations of the anatomy and physiology of the pleural space, in Lawrence GH (ed): *Problems of the Pleural Space.* Philadelphia: WB Saunders, 1983.

175. Rusch VW: Pleural effusion: Benign and malignant, in Pearson FG, et al (ed): *Thoracic Surgery,* 2nd ed. New York: Churchill Livingstone, 2002, p 1157.

176. Ocana I, Martinez-Vazquez JM, Segura RM, et al: Adenosine deaminase in pleural fluids. Test for diagnosis of tuberculous pleural effusion. *Chest* 84:51, 1983.

177. Lee YC, Rogers JT, Rodriguez RM, et al: Adenosine deaminase levels in nontuberculous lymphocytic pleural effusions. *Chest* 120:356, 2001.

178. Johnston WW: The malignant pleural effusion. A review of cytopathologic diagnoses of 584 specimens from 472 consecutive patients. *Cancer* 56:905, 1985.

179. Tremblay A, Michaud G: Single-center experience with 250 tunnelled pleural catheter insertions for malignant pleural effusion. *Chest* 129:362, 2006.

180. Light RW: Parapneumonic effusions and empyema. *Clin Chest Med* 6:55, 1985.

181. Miller JI Jr.: The history of surgery of empyema, thoracoplasty, Eloesser flap, and muscle flap transposition. *Chest Surg Clin N Am* 10:45, 2000.

182. Miller JI Jr.: Diagnosis and management of chylothorax. *Chest Surg Clin N Am* 6:139, 1996.

183. Malthaner RA, Inculet RI: The thoracic duct and chylothorax, in Pearson FG, et al (ed): *Thoracic Surgery,* 2nd ed. New York: Churchill Livingstone, 2002, p 1228.

184. Roehr CC, Jung A, Proquitte H, et al: Somatostatin or octreotide as treatment options for chylothorax in young children: a systematic review. *Intensive Care Med* 32:650, 2006.

185. Gammie JS, Banks MC, Fuhrman CR, et al: The pigtail catheter for pleural drainage: A less invasive alternative to tube thoracostomy. *JSLS* 3:57, 1999.

186. Luketich JD, Kiss M, Hershey J, et al: Chest tube insertion: A prospective evaluation of pain management. *Clin J Pain* 14:152, 1998.

187. Khalil MY, Mapa M, Shin HJ, et al: Advances in the management of malignant mesothelioma. *Curr Oncol Rep* 5:334, 2003.

188. Rusch VW: A proposed new international TNM staging system for malignant pleural mesothelioma. From the International Mesothelioma Interest Group. *Chest* 108:1122, 1995.

189. Takagi K, Tsuchiya R, Watanabe Y: Surgical approach to pleural diffuse mesothelioma in Japan. *Lung Cancer* 31:57, 2001.

190. Sugarbaker DJ, Flores RM, Jaklitsch MT, et al: Resection margins, extrapleural nodal status, and cell type determine postoperative long-term survival in trimodality therapy of malignant pleural mesothelioma: Results in 183 patients. *J Thorac Cardiovasc Surg* 117:54; discussion 63, 1999.

191. Rusch VW, Rosenzweig K, Venkatraman E, et al: A phase II trial of surgical resection and adjuvant high-dose hemithoracic radiation for malignant pleural mesothelioma. *J Thorac Cardiovasc Surg* 122:788, 2001.

192. Rusch V, Saltz L, Venkatraman E, et al: A phase II trial of pleurectomy/decortication followed by intrapleural and systemic chemotherapy for malignant pleural mesothelioma. *J Clin Oncol* 12:1156, 1994.

193. Ratto GB, Civalleri D, Esposito M, et al: Pleural space perfusion with cisplatin in the multimodality treatment of malignant mesothelioma: A feasibility and pharmacokinetic study. *J Thorac Cardiovasc Surg* 117:759, 1999.

194. Lu C, Perez-Soler R, Piperdi B, et al: Phase II study of a liposome-entrapped cisplatin analog (L-NDDP) administered intrapleurally and pathologic response rates in patients with malignant pleural mesothelioma. *J Clin Oncol* 23:3495, 2005.

195. England DM, Hochholzer L, McCarthy MJ: Localized benign and malignant fibrous tumors of the pleura. A clinicopathologic review of 223 cases. *Am J Surg Pathol* 13:640, 1989.

196. Smith TP, Kinasewitz GT, Tucker WY, et al: Exercise capacity as a predictor of post-thoracotomy morbidity. *Am Rev Respir Dis* 129:730, 1984.

197. Bechard D, Wetstein L: Assessment of exercise oxygen consumption as preoperative criterion for lung resection. *Ann Thorac Surg* 44:344, 1987.

198. Olsen GN, Weiman DS, Bolton JW, et al: Submaximal invasive exercise testing and quantitative lung scanning in the evaluation for tolerance of lung resection. *Chest* 95:267, 1989.

199. Walsh GL, Morice RC, Putnam JB, Jr., et al: Resection of lung cancer is

justified in high-risk patients selected by exercise oxygen consumption. *Ann Thorac Surg* 58:704, 1994.

200. Bolliger CT, Jordan P, Soler M, et al: Exercise capacity as a predictor of postoperative complications in lung resection candidates. *Am J Respir Crit Care Med* 151:1472, 1995.

201. Markos J, Mullan BP, Hillman DR, et al: Preoperative assessment as a predictor of mortality and morbidity after lung resection. *Am Rev Respir Dis* 139:902, 1989.

202. Wang J, Olak J, Ultmann RE, et al: Assessment of pulmonary complications after lung resection. *Ann Thorac Surg* 67:1444, 1999.

203. Win T, Jackson A, Sharples L, et al: Cardiopulmonary exercise tests and lung cancer surgical outcome. *Chest* 127:1159, 2005.

204. Holden DA, Rice TW, Stelmach K, et al: Exercise testing, 6-min walk, and stair climb in the evaluation of patients at high risk for pulmonary resection. *Chest* 102:1774, 1992.

205. Hoffmann TH, Ransdell HT: Comparison of lobectomy and wedge resection for carcinoma of the lung. *J Thorac Cardiovasc Surg* 79:211, 1980.

206. Read RC, Yoder G, Schaeffer RC: Survival after conservative resection for T1 N0 M0 non-small cell lung cancer. *Ann Thorac Surg* 49:391, 1990.

207. Date H, Andou A, Shimizu N: The value of limited resection for "clinical" stage I peripheral non-small cell lung cancer in poor-risk patients: comparison of limited resection and lobectomy by a computer-assisted matched study. *Tumori* 80:422, 1994.

208. Harpole DH, Jr., Herndon JE, 2nd, Young WG, Jr., et al: Stage I nonsmall cell lung cancer. A multivariate analysis of treatment methods and patterns of recurrence. *Cancer* 76:787, 1995.

209. Lederle FA: Lobectomy versus limited resection in T1 N0 lung cancer. *Ann Thorac Surg* 62:1249, 1996.

210. Kodama K, Doi O, Higashiyama M, et al: Intentional limited resection for selected patients with T1 N0 M0 non-small-cell lung cancer: A single-institution study. *J Thorac Cardiovasc Surg* 114:347, 1997.

211. Landreneau RJ, Sugarbaker DJ, Mack MJ, et al: Wedge resection versus lobectomy for stage I (T1 N0 M0) non-small-cell lung cancer. *J Thorac Cardiovasc Surg* 113:691, 1997.

212. Pastorino U, Andreola S, Tagliabue E, et al: Immunocytochemical markers in stage I lung cancer: relevance to prognosis. *J Clin Oncol* 15:2858, 1997.

213. Kwiatkowski DJ, Harpole DH, Jr., Godleski J, et al: Molecular pathologic substaging in 244 stage I non-small-cell lung cancer patients: Clinical implications. *J Clin Oncol* 16:2468,1998.

214. Okada M, Yoshikawa K, Hatta T, et al: Is segmentectomy with lymph node assessment an alternative to lobectomy for non-small cell lung cancer of 2 cm or smaller? *Ann Thorac Surg* 71:956, 2001.

215. Koike T, Yamato Y, Yoshiya K, et al: Intentional limited pulmonary resection for peripheral T1 N0 M0 small-sized lung cancer. *J Thorac Cardiovasc Surg* 125:924, 2003.

216. Campione A, Ligabue T, Luzzi L, et al: Comparison between segmentectomy and larger resection of stage IA non-small cell lung carcinoma. *J Cardiovasc Surg (Torino)* 45:67, 2004.

217. Keenan RJ, Landreneau RJ, Maley RH, Jr., et al: Segmental resection spares pulmonary function in patients with stage I lung cancer. *Ann Thorac Surg* 78:228. 2004.

218. Pass HI, Pogrebniak HW, Steinberg SM, et al: Randomized trial of neoadjuvant therapy for lung cancer: interim analysis. *Ann Thorac Surg* 53:992, 1992.

219. Nagai K, Tsuchiya R, Mori T, et al: A randomized trial comparing induction chemotherapy followed by surgery with surgery alone for patients with stage IIIA N2 non-small cell lung cancer (JCOG 9209). *J Thorac Cardiovasc Surg* 125:254, 2003.

220. Gilligan D, Nicolson M, Smith I, et al: Preoperative chemotherapy in patients with resectable non-small cell lung cancer: results of the MRC LU22/NVALT 2/EORTC 08012 multicentre randomised trial and update of systematic review. *Lancet* 369:1929, 2007.

221. Depierre A, Milleron B, Moro-Sibilot D, et al: Preoperative chemotherapy followed by surgery compared with primary surgery in resectable stage I (except T1N0), II, and IIIa non-small-cell lung cancer. *J Clin Oncol* 20:247, 2002.

222. Pisters K, Vallieres E, Bunn PA, Jr., et al: S9900: Surgery alone or surgery plus induction (ind) paclitaxel/carboplatin (PC) chemotherapy in early stage non-small cell lung cancer (NSCLC): Follow-up on a phase III trial. *J Clin Oncol* 25:7520, 2007.

223. Sorensen JB, Riska H, Ravn J, et al: Scandinavian phase III trial of neoadjuvant chemotherapy in NSCLC stages IB-IIIA/T3. *ASCO Meeting Abstracts* 23:7146, 2005.

224. Mattson KV, Abratt RP, ten Velde G, et al: Docetaxel as neoadjuvant therapy for radically treatable stage III non-small-cell lung cancer: A multinational randomised phase III study. *Ann Oncol* 14:116, 2003.

225. Population Risk of Lung Cancer from Passive Smoking, in: *Respiratory health effects of passive smoking: lung cancer and other disorders.* Washington, D.C.: Office of Health and Environmental Assessment, Office of Research and Development, U.S. Environmental Protection Agency, 1992.

226. Public Health Service. Office of the Surgeon General, United States. Office on Smoking and Health. *The health consequences of involuntary exposure to tobacco smoke: a report of the Surgeon General.* Rockville, MD; Washington, DC: U.S. Dept. of Health and Human Services, Public Health Service for sale by the Supt. of Documents, U.S. G.P.O.; 2006.

227. Stayner L, Bena J, Sasco AJ, et al: Lung cancer risk and workplace exposure to environmental tobacco smoke. *Am J Public Health* 97:545, 2007.

228. Darby S, Hill D, Auvinen A, et al: Radon in homes and risk of lung cancer: collaborative analysis of individual data from 13 European case-control studies. *BMJ* 330:223, 2005.

229. Krewski D, Lubin JH, Zielinski JM, et al: A combined analysis of North American case-control studies of residential radon and lung cancer. *J Toxicol Environ Health A* 69:533, 2006.

230. Zhao Y, Wang S, Aunan K, et al: Air pollution and lung cancer risks in China—a meta-analysis. *Sci Total Environ* 366:500, 2006.

231. Lissowska J, Bardin-Mikolajczak A, Fletcher T, et al: Lung cancer and indoor pollution from heating and cooking with solid fuels: the IARC international multicentre case-control study in Eastern/Central Europe and the United Kingdom. *Am J Epidemiol* 162:326, 2005.

232. Ramanakumar AV, Parent ME, Siemiatycki J: Risk of lung cancer from residential heating and cooking fuels in Montreal, Canada. *Am J Epidemiol* 165:634, 2007.

233. Matakidou A, Eisen T, Houlston RS: Systematic review of the relationship between family history and lung cancer risk. *Br J Cancer* 93:825, 2005.

234. Hung RJ, Boffetta P, Brockmoller J, et al: CYP1A1 and GSTM1 genetic polymorphisms and lung cancer risk in Caucasian non-smokers: a pooled analysis. *Carcinogenesis* 24:875, 2003.

235. Raimondi S, Boffetta P, Anttila S, et al: Metabolic gene polymorphisms and lung cancer risk in non-smokers. An update of the GSEC study. *Mutat Res* 592:45, 2005.

236. Hung RJ, Hall J, Brennan P, et al: Genetic polymorphisms in the base excision repair pathway and cancer risk: a HuGE review. *Am J Epidemiol* 162:925, 2005.

237. Hung RJ, Brennan P, Canzian F, et al: Large-scale investigation of base excision repair genetic polymorphisms and lung cancer risk in a multicenter study. *J Natl Cancer Inst* 97:567, 2005.

238. Zhou W, Liu G, Miller DP, et al. Polymorphisms in the DNA repair genes XRCC1 and ERCC2, smoking, and lung cancer risk. *Cancer Epidemiol Biomarkers Prev* 12:359, 2003.

239. Cheng YW, Chiou HL, Sheu GT, et al. The association of human papillomavirus 16/18 infection with lung cancer among nonsmoking Taiwanese women. *Cancer Res* 61:2799, 2001.

第20章

先天性心脏病

Tara B. Karamlou, Karl F. Welke,
and Ross M. Ungerleider

关键点

1. 先天性心脏病包括一个广泛的形态学范畴。通常部分病损可以被完全修复,一部分应该可以被改善,而其他的可以根据患者情况及疾病特点得以修复或者改善。

2. 先天性心脏病的介入治疗方式即将成为重要的备选方案,而且在一些病例中已替代了标准的外科治疗方式。特别是在房间隔缺损和室间隔缺损的介入治疗、左心发育不全综合征、肺动脉瓣高频穿孔、经皮肺动脉瓣的放置的混合治疗。进一步的研究为先天性心脏病新的治疗方式的安全性制定了必要的现行标准。

3. 随着时间的推移,先天性心脏病的手术治疗效果已经得到实质性的改善,并且最复杂的病损在幼儿期也可以被手术治疗。然而在新生儿的体外循环和深低温停循环的治疗中,神经保护仍然是关键问题。近期,新的监控设备及围术期的治疗策略仍在研究中。因为大多数疾病的病死率已下降至 10% 以下,近期对该领域的关注重点从对围术期病死率的评估转至长期预后的关注,如生活质量改善及神经功能修复。

模式转变

先天性心脏病外科是一个在不断进步的领域。在过去的 20 年里,随着科学技术的快速发展以及对解剖和病理生理更加深入的理解,使得外科医师对于具有挑战性的先心病(CHD)的治疗水平不断提高[1,2]。

这些新的发展和进步在儿童心脏外科领域产生了一种模式的转变。从前流行的先期姑息治疗而后解剖根治的传统治疗策略,开始演变为一期矫治策略,即使在非常小年龄的病人也是这样[2]。另外,之前被普遍认为几乎是必死的疾病(例如左心发育不良综合征),现在也能利用多种外科方法在体外循环下进行姑息治疗并且取得了非常好的效果。

因为目前大多数的先心病的治疗目标为早期治疗,所以把病变分为发绀和非发绀已经不再合适了。更合理的分类方法是把疾病根据能否取得最终目标分为三类:①没有姑息治疗的理由,根治是唯一治疗选择的病变;②没有可能根治,姑息治疗是唯一治疗选择的病变;③在幼儿期间,可以进行姑息或者根治的病变[3]。值得注意的是,所有第二类病变应是不存在正常解剖结构或无法通过外科矫治获得正常解剖结构。

根治是唯一或最好治疗选择的畸形

房间隔缺损

房间隔缺损(atrial septal defect, ASD)的定义是导致体静脉和肺静脉血流相通的位于心房间隔上的缺损。

胚胎学

心房和心室间隔形成于胚胎发育的第 3~4 周。在成对心管融合成单心管并发生折叠后,心管的远端产生一个切迹,形成共同心房的顶。在靠近顶的部分生出原发隔,并向房室交界方向延伸成新月状结构,原发隔与房室交界之间遗留的缺口称为原发孔。在原发隔与心内膜垫完全融合之前,在原发隔上逐渐形成许多孔隙,这些孔隙相互融合形成继发孔。在此过程中,继发隔平行于原发隔并向其右侧从心房顶部向下生发,与原发隔并不发生融合,而是在房间隔上形成一个斜的通道,称为卵圆孔。通常状况下,出生后左心房压力升高会关闭该孔隙,阻断了心房间的交通[4]。

解剖

ASD 可分为三类:①静脉窦型缺损,占所有 ASD 的 5%~

10%;②原发孔型缺损,归为部分型房室间隔缺损可能更为确切;③继发孔型缺损,是最常见的类型,占所有 ASD 的 80%(图 20-1)[5]。

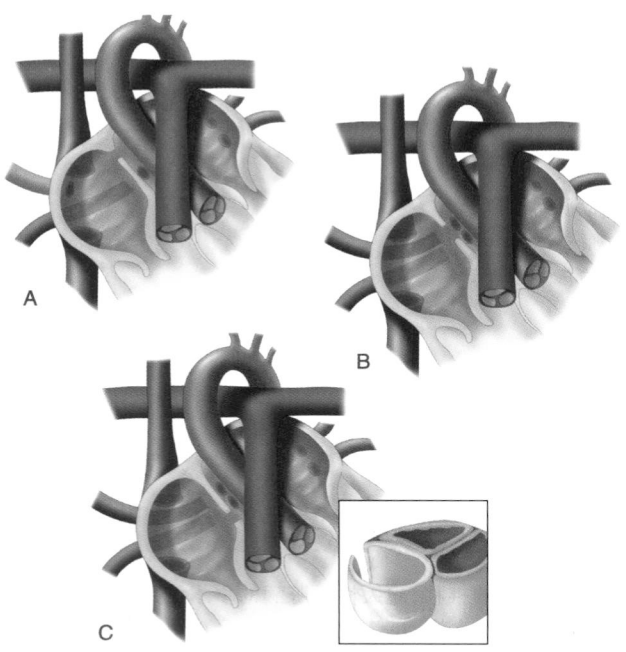

图 20-1 房间隔缺损的解剖类型。A. 右上静脉和中肺静脉经常引流至上腔静脉或右心房。B. 继发孔型缺损一般表现为单发性缺陷。C. 原发孔型缺损是一种相对较为复杂的缺损,最好称为部分型房室间隔缺损

病理生理

ASD 由于存在左向右分流可引起肺血流量增加。心内分流的方向主要取决于两心室的顺应性。在母体内,左、右心室的延展性及顺应性是相似的,但出生后左心室的顺应性就低于右心室,这主要是由于出生后远端血管床的阻力发生了改变。随着婴儿出生后的第一次呼吸,肺血管阻力下降,右心室压力下降,而体循环阻力却明显上升,左心室压力也升高。升高的左心室压使心肌变厚,从而左心室的舒张期充盈阻力高于右心室,因此,ASD 的主要分流是自左向右。大量回流至右心房的血液增加了右心室的容量负荷,但其肌层较薄,且为低阻力射血,因此较容易适应增加的负荷[5,6]。

长期右心室容量超负荷的结果包括伴随着右心室舒张末压升高的心肌肥厚,以及右心室血流量增加所致的相对性肺动脉瓣狭窄。肺动脉瓣水平的阻力进一步增加了右心室的压力负荷,从而加快右心室肥厚。当右心室压力接近体循环压力时,顺应性逐渐下降,而自左向右分流量渐减。处于该阶段的病人可建立一种循环平衡,因此表现出症状缓解的假象。

少数 ASD 病人由于慢性循环超负荷可形成进展性的肺血管病变。肺血管阻力升高导致左右心室压力相当,肺循环血流量(Qp)和体循环血流量(Qs)的比值接近 1[5,7]。但此时并不意味着心内无分流,只不过左向右与右向左的分流量相近罢了。

如果房间隔缺损在 10 岁前关闭的话,其右心室功能恢复至正常的可能性较大,右心室的可复性与其所承受慢性超负荷的时间长短有关[3]。

静脉窦型 ASD 的病理生理学与上述讨论的普通 ASD 相似,只不过由于经常伴发部分性肺静脉异位引流,从而导致严重的血流动力学紊乱会加速病情进展。

除此之外,原发孔型 ASD 的症状也比较明显,因为该类病人已经存在的二尖瓣"裂隙"的反流,导致心房容量负荷过重,加剧了心房水平的分流。

诊断

ASD 病人通常体征较少,听诊可以发现第一心音亢进合并第二心音分裂,这是由于在整个心动周期中相对恒定的自左向右分流造成的。有时可以闻及由于三尖瓣血流量增加所产生的舒张期杂音,经过肺动脉瓣的射血杂音经常也可以闻及。右心室的抬举和肺动脉瓣第二音亢进可以提示存在肺动脉高压,有可能错过修补手术及介入治疗的时机。

ASD 病人的胸片可见肺血量增加,肺动脉段突出和心脏增大。心电图(ECG)提示电轴右偏合并不完全性右束支传导阻滞。当右束支传导阻滞合并电轴左偏(或上偏)时,高度提示房室间隔缺损的可能[8]。

二维超声心动图可以明确诊断,彩色血流图有助于对缺损所致血流紊乱的理解[9]。年长儿或成人可以由于反常栓塞产生卒中或体循环血栓,亦可由于右心房扩张产生房性心律失常。

超声心动图也可以用来评估心内分流量,显示原发孔缺损的二尖瓣反流的程度,辅以微泡声学造影,则有助于静脉窦型缺损的检出[5]。

二维超声心动图和彩色多普勒超声的出现在很大程度上免除了心导管检查的必要性,因为单用超声已经可以准确地诊断 ASD。然而,对于年龄大于 40 岁的病人,导管检查可以定量评价肺动脉高压的程度,因为肺血管阻力大于 12U/ml 的病人一般不建议手术[10]。心导管检查还可以提供肺循环血流量(Qp)和体循环血流量(Qs)的数据,用于定量评估心内分流。对于有争议的病例,可以通过 Qp/Qs 来决定是否关闭缺损,一般普遍被认为,Qp/Qs>1.5 可以接受外科干预。对于年龄>40 岁的病人,心导管检查用于排除冠脉病变也很有必要。

通常情况下,选择在 4~5 岁关闭房间隔缺损,处于该年龄段的患儿在手术时可以不输血,并且效果良好。如果病人有症状,即使在婴儿期也需要尽早手术。然而一些外科医师认为,由于较小的缺损也存在反常栓塞的风险,在妊娠期风险尤甚,因此建议在婴儿和儿童期就关闭缺损。在 Reddy 及其同事所做的一项综述中显示,在体外循环下行简单或复杂心脏缺损修补的 116 名体重低于 2500g 的新生儿中,并没有患儿出现颅内出血,无神经系统后遗症,手术死亡率较低(10%)。术后结果与体外循环时间和修补手术的复杂性有关[11]。研究者还发现,术后 1 年的实际生存率是 80%,尤其重要的是,术后患儿的生长发育与无心脏缺陷的体重相匹配的新生儿基本相同[11]。

治疗

ASD 可通过胸骨正中切口在标准体外循环下容易地进行修补手术[7]。其细节无需赘述,取斜行的心房切口,先探查清楚冠状静脉窦和体肺静脉的位置以及缺损的边缘。继发孔缺损可以选择直接缝合,也可以选择补片缝合,主要根据缺损的大小以及边缘的牢固程度来决定是否需要使用补片。

合并部分型肺静脉异位引流的静脉窦型 ASD 的修补策略主要取决于异常肺静脉开口的部位。如果异常的肺静脉开口于心房或上腔静脉与右肺动脉交叉部的足侧,这种 ASD 可以用补片将肺静脉开口隔至补片后的左心房侧,虽然上腔静脉通常会扩张从而提供充足的空间放置补片,但仍要注意避免肺静脉或上腔静脉梗阻的发生。如果异常肺静脉引流至上腔静脉的部分位于右肺动脉的头侧,则需要选择另外一种术式——Warden 术。方法是将上腔静脉与异常静脉(通常是右上肺静脉)连接处的头侧横断,断端的尾侧端缝闭,头侧端与右心耳吻合,在心房内用补片将来自异常肺静脉的血流分隔至左心房。与异常肺静脉引流至右心房和上腔静脉与右心房交界处的情况处理方式相反的是,补片需要缝在上腔静脉与右心房的开口处,以便将异常肺静脉的血液通过上腔静脉导入左心房,而身体上半部分的回流血液通过上腔静脉与右心房的吻合口引入右心房。

该病的手术策略已经比较成熟,并发症发生率较低,手术死亡率接近 0。因此,人们更多关注的是如何提高手术的美容效果、缩短住院时间以及术后恢复时间。为此产生了许多新的技术,包括右乳腺下切口经前路进胸、限制性双乳腺下小切口部分劈开胸骨入路、经剑突下入路、部分胸骨劈开的限制性正中切口[4,12-14]。一些中心应用电视胸腔镜辅助技术,协助经乳腺下和剑突入路进行局限手术野下的修补手术,这些方法的并发症和死亡率与经典正中切开胸骨相当,其要点是要在局限的术野下保证手术的精准度。Luo 及其同事的前瞻性随机研究比较了胸骨小切口(主动脉和肺动脉病变病人劈开上段胸骨,间隔病变病人则劈开下段胸骨)和 100 例连续的胸骨完全劈开进行间隔修补的病人[14]。胸骨小切口组的病人手术时间较长(15~20 分钟)、出血少和住院时间缩短。来自波士顿的研究者也取得了相似的结果,他们采用胸骨部分劈开保证了切口的美容效果,同时也保证了可以进行主动脉插管,充分显露纵隔的重要结构[12]。同时,当手术操作遇到困难或合并畸形时,这种径路可以轻而易举地延长为胸骨完全切口[13]。

用不同类型的封堵器经皮关闭 ASD 始于 1976 年,目前已被广泛接受[15]。只要能达到特定的解剖学要求(如缺损有足够的上、下边缘用于封堵器的固定,且距离主动脉瓣足够远),包括卵圆孔未闭、继发孔缺损和穿孔的继发孔缺损均可用封堵器进行关闭。自从经皮封堵技术出现以来,其应用量快速飙升,并且取代外科修补成为继发孔型 ASD 的治疗的主要方式[16]。本研究小组晚近的研究表明,如果按人口计算,ASD 和卵圆孔未闭的关闭例数由 1988 年的 1.08/10 万人显著上升至 2005 年的 2.59/10 万人,增加了 139%。如果按治疗方式来分析的话,外科关闭只增加了 24%(从 1988 年的 0.86/10 万人增加至 2005 年的 1.07/10 万人),而经皮介入则增加了 3475%(从 1988 年的 0.04/10 万人增加至 2005 年的 1.43/10 万人)。重要的是,研究发现,造成这种对经皮介入的倾向性的转变主要是由于其中 40 岁以上成人病人的增加,而不是婴儿或儿童病人增加。见于报道的关于经导管封堵 ASD 的并发症包括:空气栓塞(1%~3%);封堵器来源的血栓栓塞(1%~2%);房室瓣功能障碍(1%~2%);体静脉/肺静脉梗阻(1%);心房或主动脉穿孔造成心包填塞(1%~2%);房性心律失常(1%~3%);需要干预的封堵器移位/血栓形成(2%~15%)[4,17]。可见,虽然经皮治疗的方式可以达到美容效果并且恢复较快,但其伴发风险并不容忽视,主要是因为封堵器有时并不能完全地关闭间隔缺损。

结果

ASD 的外科修补手术死亡率可以接近于 0[4,5,7,8,11]。越来越多的报告表明,体重低于 1000g 的新生儿的早期修补可取得良好的效果[11]。有时术后早期可出现房性心律失常和显著的左心房肥厚,后者是由于小左心房顺应性差所引起的,通常很快就可以缓解。

主动脉瓣狭窄

解剖和分类

主动脉瓣发育异常所指的心脏病是常见的先天性心脏畸形,大多数病人生存到中年仍无任何不适症状。左心室流出道梗阻可发生在主动脉瓣下、瓣膜和瓣上等部位(图 20-2)。重症主动脉瓣狭窄新生儿或婴幼儿的病理特征通常是主动脉瓣仅存在一个交界或两交界、瓣叶增厚、形态异常、瓣膜组织黏液样变性、瓣膜对合面积减少,且常常伴有左心房、室结构发育不良。回顾性分析波士顿儿童医院 32 例主动脉狭窄患儿,结果发现约 59% 的患儿主动脉瓣叶仅为一个交界,40% 为两个交界[18]。88% 的患儿并发其他心脏畸形,常见的有动脉导管未闭、二尖瓣反流和左心室发育不良等。在重症主动脉瓣狭窄的婴幼儿还常见心内膜弹力纤维增生症[19],患儿左心室功能显著降低,已不能支持体循环供血,不适合行球囊主动脉瓣成形术、主动脉瓣置换或成形术。主动脉狭窄患儿的左心室壁显著肥厚,左心室腔缩小,个别患儿因严重的心功能衰竭可出现左心室扩大[20]。

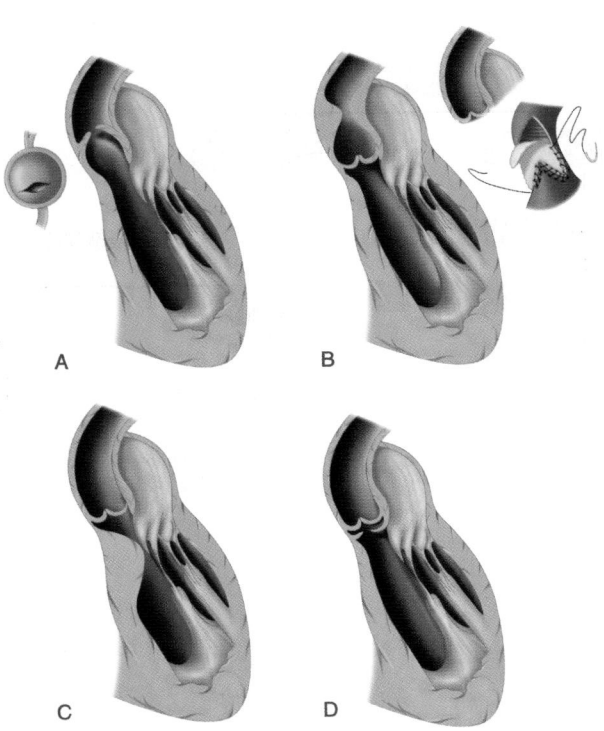

图 20-2　先天性主动脉狭窄解剖类型。左心室流出道梗阻可发生在主动脉瓣下、瓣膜和瓣上等部位。**A.** 主动脉瓣狭窄。**B.** 主动脉瓣上狭窄。**C.** 主动脉瓣下通道型狭窄。**D.** 主动脉瓣下纤维隔膜型狭窄

病理生理

在胎儿期独特的心内和心外血液循环,甚至重症主动脉瓣狭窄的新生儿可以存活。在母体子宫内,左心室肥厚和心肌组织缺血导致左心房高压,卵圆孔水平自右向左分流减少,重症患儿甚至出现自左向右分流,右心容量负荷增加。右心室通过动脉导管支持整个体循环供血(动脉导管依赖的体循环),虽然心排出量可以基本维持,但心室腔内压下降,冠状动脉灌注不足,导致左心室心肌梗死和心内膜弹力纤维增生症,左心功能进行性下降。重症主动脉瓣狭窄新生儿的临床表现由左心室和其他左心系统解剖结构、左心室功能障碍的程度、患儿出生后血流由并行循环向串联循环转变(如卵圆孔和动脉导管的闭合)等因素决定。伴有轻-中度主动脉狭窄的婴幼儿,左心室功能基本正常,患儿出生后一般无显著症状,心脏听诊可闻及收缩期的喷射性杂音,心电图检查提示左心室肥厚。但伴有重度主动脉瓣狭窄和左心室功能严重受损的新生儿,出生后常常不能维持正常的心排出量,一旦动脉导管闭合将导致循环衰竭,患儿出现呼吸困难、气促、烦躁不安、脉压减少、尿少和严重代谢性酸中毒[7,21]。如果动脉导管保持开放,右心室经动脉导管可维持体循环灌注,患儿可能仅表现为不同程度的发绀。

诊断

伴有重度主动脉瓣狭窄的新生儿和婴幼儿病史不典型,患儿常常表现为烦躁不安和发育不良。有些患儿有短暂性心绞痛,常常在喂食时出现剧烈哭闹。如前所述,由于外周组织血流灌注不足,周围组织缺血,肤色极度苍白,可能提示重度左心室流出道狭窄。当左心室射血仅可支持上半身供血,而右心室的非氧合血经未闭的动脉导管支持腹部和下肢供血,少数病人可出现差异性发绀。

患儿心脏听诊可闻及收缩期喷射性杂音,但杂音性质和病变程度常常不一致,重症主动脉瓣狭窄和心功能显著降低患儿的心脏杂音反而较轻。收缩期喀喇音常常提示瓣膜水平狭窄。随着左心功能的进行性下降,患儿出现心功能衰竭的症状。

胸部 X 线表现是多样的,多提示主动脉根部扩大。心电图表现为典型的左心室肥厚。多普勒超声心动图检查可明确诊断及评价跨瓣压差[22]。此外,对于重度主动脉瓣狭窄的新生儿,超声心动图可以评价并发的其他心脏畸形,如二尖瓣狭窄、左心室发育不良、左心室心内膜弹力纤维增生症、主动脉瓣下狭窄、室间隔缺损或主动脉弓缩窄,依据不同类型的心脏畸形,选择相应的治疗方案。心导管检查并不常规应用,但在介入球囊瓣膜成形术中有着重要价值。

治疗

对于重症左心室流出道狭窄的新生儿,首要的是明确患儿应行双心室矫治还是单心室矫治术,主要决定因素是评价左心室或其他左心结构发育不良的程度。Alsoufi 教授等最近报道了治疗重症左心室流出道狭窄新生儿的治疗方案[23](图20-3)。重度主动脉瓣狭窄的婴幼儿需要紧急手术,保持患儿术前稳定的循环状态,可显著改善患儿的临床治疗过程和效果[19,21]。对于重症患儿术前进行应给予气管插管呼吸机辅助呼吸、正性肌力药物、前列腺素保持动脉导管开放等治疗,及术前认真的病例讨论。

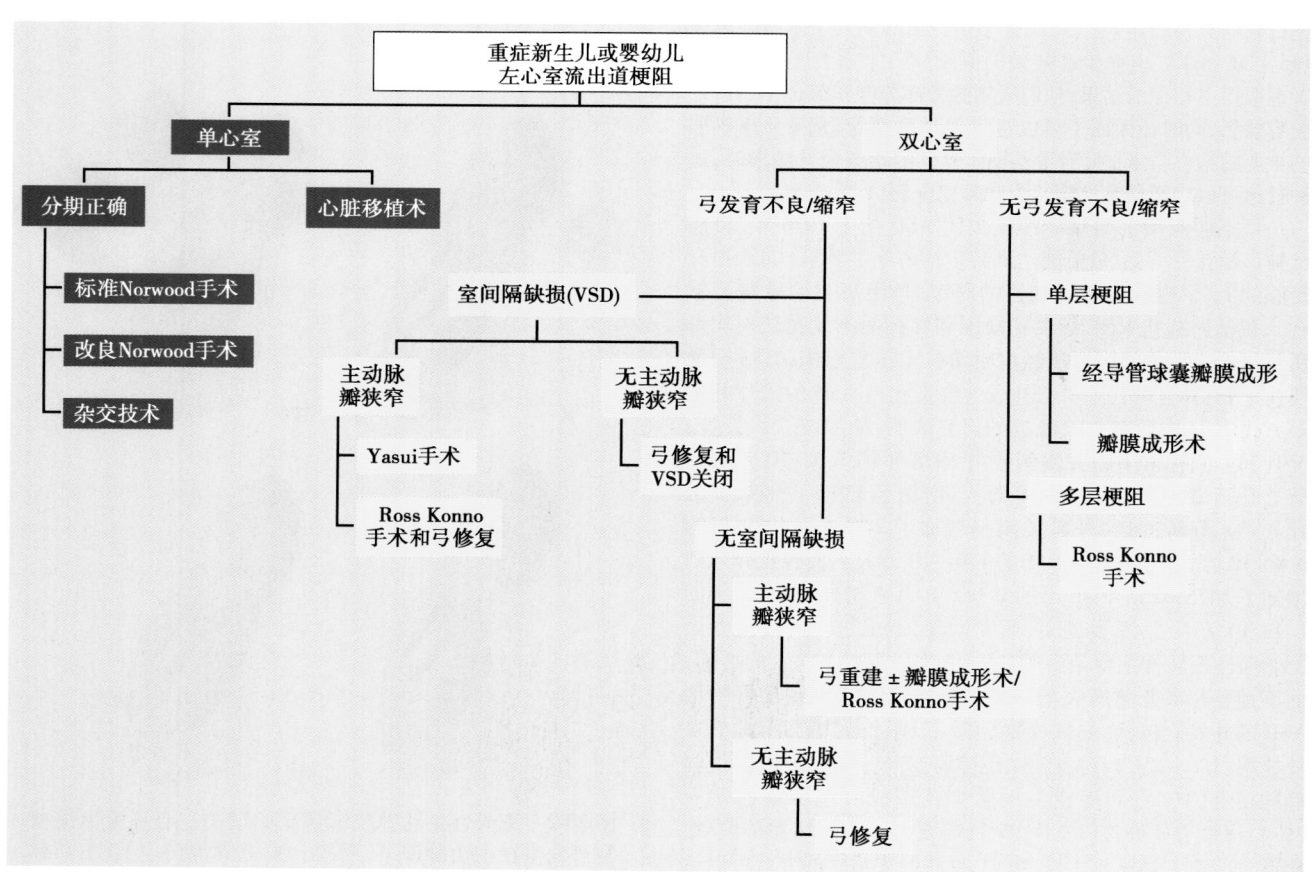

图 20-3　重症左心室流出道梗阻新生儿和婴幼儿的治疗策略。按照解剖结构、人口及机构等因素将患儿归入单心室或双心室矫治组

手术适应证包括:患儿跨瓣压差 50mmHg,伴晕厥、心功能衰竭或心绞痛等症状;或跨瓣压差 50~70mmHg,伴心电图表现为左心室高压或心肌缺血。在危重症新生儿,左心室功能显著降低,跨瓣压差的改变可能并不明显,这些患儿依赖于右心室经未闭的动脉导管向体循环供血,所有动脉导管依赖的重症主动脉瓣狭窄患儿应该尽早治疗。应全面评价心脏的并发畸形以确定治疗方案,如患儿伴左心室发育不良(左心室舒张末容积<20ml/m²)或显著的二尖瓣畸形,一般不主张行主动脉瓣膜成形术,有文献报道术后死亡率明显增高[24]。

如患儿左心室可支持整个体循环供血,可考虑介入手术治疗主动脉狭窄,通常应用球囊扩张主动脉成形术,但在少数情况下,球囊介入治疗可能不合适。对婴幼儿和儿童病人可应用在体外循环直视下主动脉瓣成形术,采用 Valsalva 窦上方升主动脉横行切口,向无冠窦延伸但不切开无冠窦,牵开器拉开右冠窦,显露并探查瓣膜病变,切开病变的瓣交界至距离主动脉壁 1~2mm(图 20-4)。

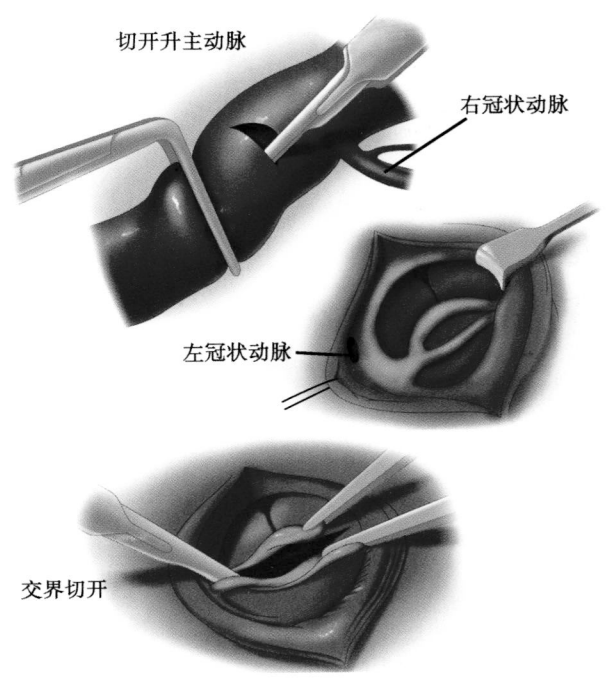

切开升主动脉

右冠状动脉

左冠状动脉

交界切开

图 20-4　体外循环直视下的主动脉瓣膜成形术。采用 Valsalva 窦上升主动脉横行切口,向无冠窦延伸但不切开无冠窦,牵开器拉开右冠窦显露并探查瓣膜病变,切开病变的瓣交界至距离主动脉壁 1~2mm

对有症状的婴幼儿和儿童,在介入导管室行球囊主动脉瓣成形术是理想的治疗方法,可有效地降低跨瓣压差,因为这些患儿往往术前病情危重,如行体外循环直视下主动脉瓣成形术,死亡率高。此外,球囊主动脉瓣成形术不仅有效降低跨瓣压差,且利于远期再次手术,不需二次开胸过程(对于大多数病人,当主动脉瓣位可置入较大人工心脏瓣膜时需要再次手术)。经导管或直视下行主动脉瓣膜成形术后最主要的问题是可能出现主动脉瓣严重关闭不全,对于重度主动脉瓣狭窄的婴幼儿如成形术后出现中度以上的主动脉瓣关闭不全,患儿一般很难耐受,需紧急行再次主动脉瓣成形术或主动脉瓣置换术。

总的来说,基于导管技术的球囊主动脉瓣成形术已经取代了直视下主动脉瓣成形术,手术方式的选择取决于:现有的医疗技术和条件、病人的病情状态和血流动力学、需要矫治的并发心脏畸形[25]。然而对于病情相对较轻的病人,经导管介入治疗或直视下行瓣膜成形术,均可有效缓解主动脉瓣狭窄。手术的目的是有效解除左心室流出道狭窄,而不产生有显著临床意义的主动脉瓣反流,保留瓣环生长性以最终行主动脉瓣膜置换术。大多数行主动脉瓣成形术的婴幼儿,在术后 10 年内需要再次行主动脉瓣手术[26]。

主动脉瓣膜成形术后可出现主动脉瓣关闭不全,虽然在婴幼儿时期可能不需要行再次手术,但伴主动脉瓣关闭不全或主动脉瓣关闭不全合并狭窄患儿的远期随访可能需要行主动脉瓣置换。合并重度左心室发育不良或左心室心内膜弹力纤维增生症的新生儿可能不适合行双心室矫治,治疗原则同左心发育不良综合征(参见左心发育不良综合征章节)。

对于低龄主动脉瓣狭窄的患儿,外科医生很少应用主动脉瓣置换术,因为其术中通常使用人工机械瓣膜,但机械瓣不能随患儿生长,远期需再次行主动脉瓣置换术;术后需抗凝治疗及抗凝治疗并发症;且术后可能出现感染性心内膜炎或瓣周漏,需要再次手术治疗。

同种异体移植物或 ROSS 手术的临床应用在很大程度上避免了上述问题,可应用于治疗伴重度主动脉瓣狭窄的低龄患儿[19,27,28]。ROSS 教授在 1967 年首次描述了将病人自体肺动脉瓣移植于主动脉瓣位置,同时应用同种异体带瓣管道重建右心室流出道[27]。手术结果是病人自体正常的肺动脉三瓣叶移植于主动脉瓣位,替换了病变的主动脉瓣叶,且有生长潜能,随着病人生长至成人大小(图 20-5)。ROSS 手术提高了瓣膜耐久性,术后并发症发生率和死亡率低,是患儿行主动脉瓣置换可选择的治疗方法。置入肺动脉瓣位的同种异体带瓣管道却不能生长,随时间延长易钙化和狭窄,需行再次置换手术。Karamlou 教授等回顾分析了多伦多儿童医院 160 例患儿行主动脉瓣置换术的手术结果和危险因素,指出低龄、低体重、同期行主动脉根部置换或重建、未使用自体肺动脉瓣膜而使用其他人工瓣膜替代物是术后死亡危险因素,而使用生物人工心脏瓣膜或同种异体瓣膜、早年手术是再次行主动脉瓣置换的危险因素[29]。自体瓣膜移植术后跨瓣压差缓慢进展,左心室舒张期末内径显著下降(图 20-6)。Lupinetti 教授和 Jone 教授等对比分析了应用同种异体瓣膜置换和 ROSS 手术的临床疗效,也得出一致的结论,ROSS 术后跨瓣压差显著下降,左心室肥厚减轻[30]。而有些病人因肺动脉瓣畸形或先天缺如,肺动脉瓣不能使用,这些患儿不能行 ROSS 手术,目前大多应用深低温保存的同种异体心脏瓣膜(人尸体的主动脉瓣)。术中经常会发现有些患儿右心室流出道和左心室流出道大小不匹配,尤其对于重度主动脉狭窄的新生儿,可采用扩大主动脉瓣环的方法以置入自体肺动脉瓣膜(Ross/Konno 手术)(图 20-7)。

主动脉瓣下狭窄位于主动脉瓣下,可分为局限性或通道样(弥漫性)狭窄。局限性主动脉瓣狭窄大多是紧邻于主动脉瓣下的薄的纤维肌性隔膜,这类隔膜大多呈新月形或环形,从二尖瓣延伸 180° 至室间隔[21]。在这种情况下,虽然主动脉瓣下狭窄可能会影响主动脉瓣叶的形态和功能,但主动脉瓣叶结构大致正常。

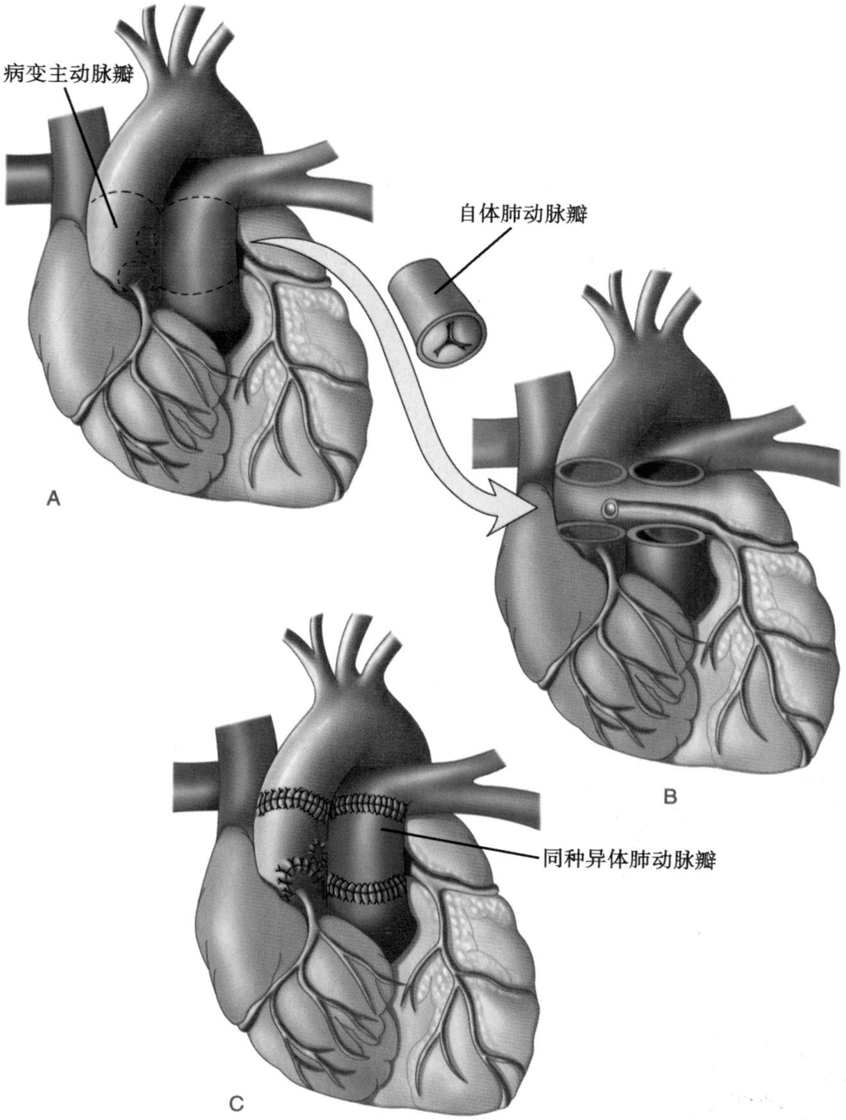

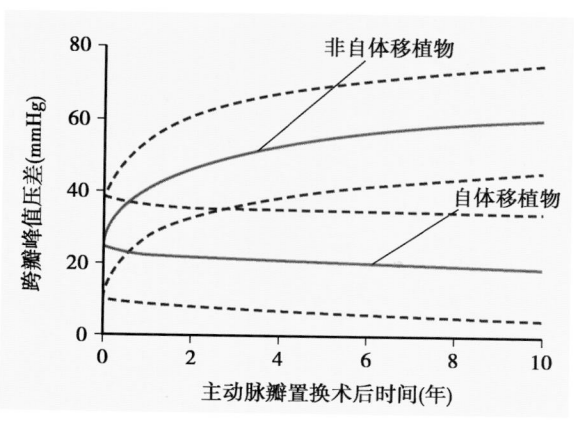

病变主动脉瓣

自体肺动脉瓣

A

B

同种异体肺动脉瓣

C

图 20-5　A～C. 应用自体肺动脉瓣行主动脉瓣置换。切除主动脉瓣及其瓣窦,纽扣样保留冠状动脉口及其部分管壁组织,取自体肺动脉瓣及其主-肺动脉移植于主动脉瓣位,将纽扣样冠状动脉移植于新的主动脉根部,应用同种异体肺动脉带瓣管道重建右心室流出道

非自体移植物

自体移植物

图 20-6　假定一名 3 岁的患儿在 1990 年行主动脉瓣置换,预测应用自体肺动脉瓣和其他人工心脏瓣膜置换术后跨瓣峰值压差的变化,实线表示混合线性回归曲线(虚线表示其 90% 的置信区间)

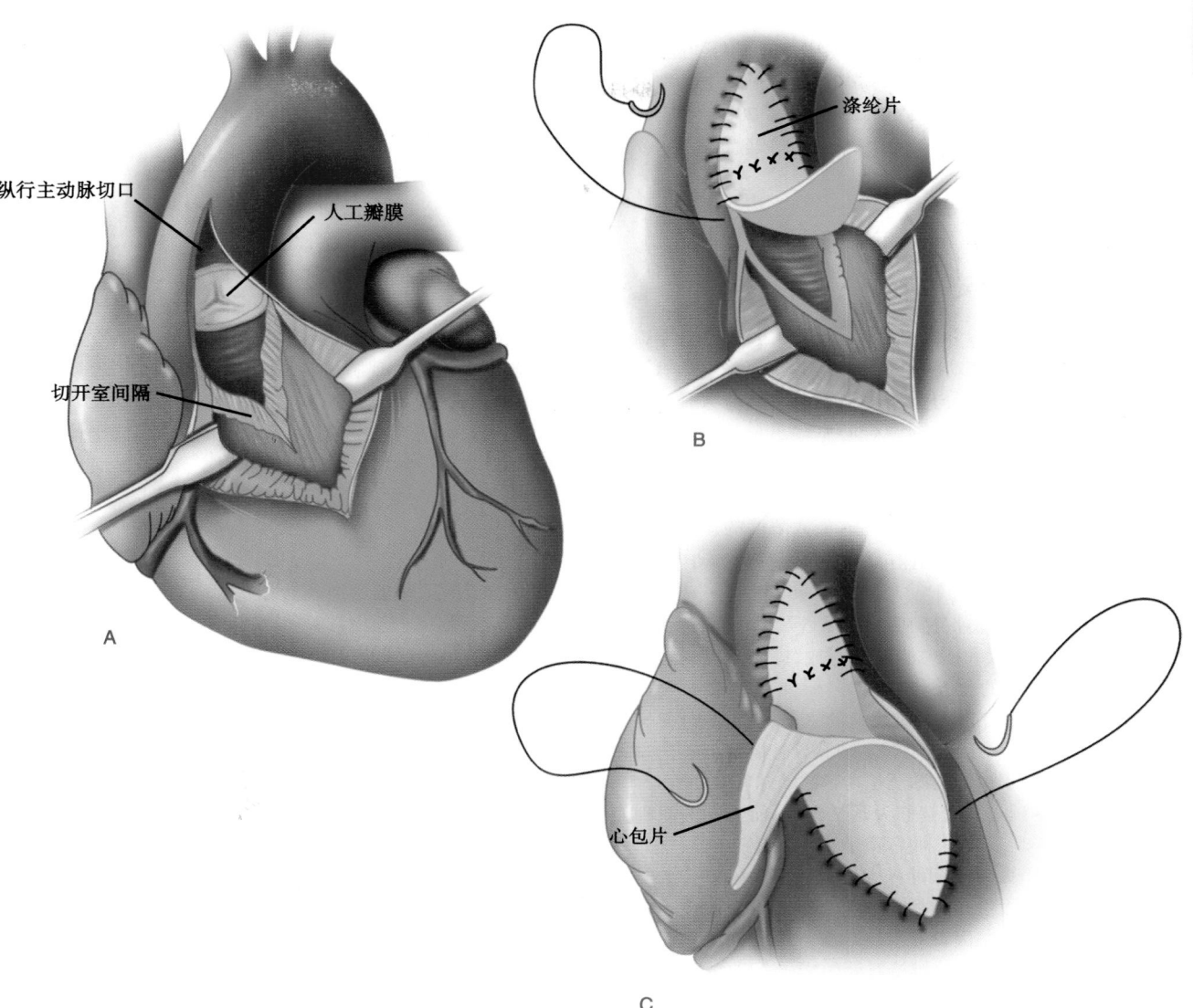

图 20-7　Konno-Rastan 主动脉心室成形术，充分扩大了主动脉瓣环及主动脉瓣下区域。**A.** 行主动脉纵向切口并沿右冠状动脉左侧延伸至右心室流出道，切除主动脉瓣，切开室间隔，扩大主动脉瓣环，行主动脉瓣置换。**B.** 将涤纶补片缝至人工心脏瓣膜的缝合缘，同时缝闭室间隔和主动脉切口。**C.** 用心包片关闭右心室流出道切口

弥漫性主动脉瓣下狭窄常常导致主动脉瓣下发生长的、通道样梗阻，甚至延伸到心尖部。有些病人可能很难诊断为肥厚性心肌病或弥漫性主动脉瓣下狭窄。主动脉瓣下狭窄的手术指征是左心室流出道压差>30mmHg、出现主动脉瓣关闭不全或出现左心室流出道梗阻的症状[30]。虽然最新资料显示，左心室流出道压差<30mmHg 的患儿常常无任何症状，建议局限性主动脉瓣下狭窄患儿如压差>30mmHg 再行手术治疗[31]，但有些学者认为，孤立或局限性主动脉瓣下狭窄患儿的术后并发症发生率和死亡率低，且可避免狭窄程度和主动脉瓣反流的进行性加重，而采取积极的手术治疗。弥漫性主动脉瓣下狭窄是一类复杂的畸形，需要行主动脉心室成形术（已在前面章节阐述），手术效果满意，手术死亡率低于 5%[32]。

主动脉瓣上狭窄发生率低，同样可分为局限性瓣上狭窄（主动脉呈葫芦样改变）和累及主动脉弓及头臂动脉的弥漫性瓣上狭窄。主动脉瓣叶结构基本正常，但有些病人的主动脉瓣叶可能粘附于瓣上狭窄部位，导致舒张期 Valsalva 窦变窄，限制了冠状动脉灌注，且冠状动脉近段灌注压异常增高，导致冠状动脉内膜增生加速。

主动脉瓣上狭窄患儿的症状和体征与其他类型左心室流出道狭窄相似，约 50% 病人无任何症状，仅可闻及收缩期杂音。晕厥、活动耐量下降和心绞痛等症状的发生率相似。主动脉瓣上狭窄常伴 Williams 综合征，表现为小精灵面容、智力低下和高钙血症[33]。除了常规检查，心导管检查常用来评价冠状动脉解剖结构和梗阻程度。如跨狭窄处压差>50mmHg，应该行手术治疗，术前还应综合分析其他并发畸形，合并肺动脉狭窄较多见，手术的难度将明显增加。

治疗局限性主动脉瓣上狭窄通常采用超越狭窄部位、骑跨右冠状动脉的 Y 形主动脉切口，切开狭窄部位，同时应用"裤衩型"补片缝闭主动脉切口[21]。

弥漫性主动脉瓣上狭窄的解剖结构变化多样,必须按照每位病人的具体解剖特点制订手术方案,一般采用主动脉内膜切除结合补片加宽术,或者如狭窄累及主动脉弓,在升主动脉和降主动脉间置入人工管道。局限性主动脉瓣上狭窄的手术效果满意,住院死亡率不到1%,术后20年生存率>90%[34]。而弥漫性主动脉瓣上狭窄的手术风险大,手术死亡率约15%[34,35]。

动脉导管未闭

解剖

动脉导管是从第6主动脉弓发育而来,通常位于左锁骨下动脉的远端,从主-肺动脉或左肺动脉发出至降主动脉。在正常胎儿心血管系统中,导管中的血流由左肺动脉流至主动脉,且流量较大(约占60%的联合心室输出量)[36]。在婴儿期,导管的长度为2~8mm,直径为4~12mm。由局部产生和循环中(胎儿产生的和母体产生的)的前列腺素(PGE$_2$)和前列环素(PGI$_2$)能诱导导管肌肉扩张,最大限度的在胎儿期维持导管的通畅[37]。在婴儿出生时,使这些前列腺素产物被增加的肺血流代谢,并且由于前列腺素的重要来源——胎盘的消失,这些能够扩张动脉导管的物质显著减少。此外,由于儿茶酚胺、组胺、缓激肽和乙酰胆碱的释放,进一步促进导管收缩。除了这些复杂的相互作用以外,胎儿血液中的氧含量(氧分压)的增加是引起平滑肌收缩的主要原因,并且使导管在出生后10~15小时内关闭[38]。动脉导管的解剖关闭过程为纤维化,并形成了由肺动脉至主动脉的动脉韧带。

动脉导管的延迟关闭被称为延长开放,而未能关闭则使导管持续开放。导管的这种持续开放可以是一个孤立的病变,也可以存在于更为复杂的先天性心脏病中。许多患有复杂先心病的患儿,无论是肺循环或全身循环可能取决于导管血流量,并且这些患儿因没有应用外源性的前列腺素而无法保持导管的开放,从而无法维持有效的肺或全身的循环血量。

自然病史

大约每2000名新生儿中就有一人患动脉导管未闭;然而在早产儿中动脉导管未闭的发病率则大大地增加[39]。在一些研究中,动脉导管未闭在孕28~30周的早产儿中发病率高达75%。动脉导管未闭更常见于女性患儿,男女比例为2:1[39]。

尽管有动脉导管未闭生存期延长的报道,但其不是一个良性的疾病。据统计,孤立的动脉导管未闭婴儿,未经任何治疗者的死亡率大约为30%[40]。死亡的主要原因是慢性心功能衰竭,呼吸道感染是第二位的致死原因。小动脉导管未闭患儿更容易并发心内膜炎,如果早期行积极的抗生素治疗,动脉导管未闭合并心内膜炎很少是致命的。

临床表现及诊断

婴儿出生后,在一个正常的心血管系统,动脉导管为自左向右分流,分流量大小取决于导管管腔的大小和其总长度。出生16~18周后,肺血管阻力下降,这时导管分流将增加,其流量将最终取决于肺循环和体循环的阻力。

非限制性导管分流的血流动力学将导致左心室容量负荷增加,相应导致左心房和肺动脉的压力增加,而右心室后负荷也随着这些改变而增加。这些变化的结果是交感神经兴奋、心动过速、呼吸急促和心室肥大。舒张期分流的结果是主动脉舒张压降低,增加了潜在的心肌缺血和全身其他器官的低血流灌注的风险,而肺血流量的增加将导致呼吸次数的增加和气体交换的减少。

非限制性导管分流可在生后第一年即导致肺动脉高压。如果导管(的分流)很温和,这些变化将明显减弱,如果导管很细小,甚至可以没有上述改变。

当患儿接受身体检查时,会很明显的发现患儿的脉压增大且心前区搏动幅度增大。听诊时会闻及收缩期或连续杂音,被称为机械杂音。而单纯的动脉导管患儿没有发绀。

胸部X线会发现肺血管增多(肺血流量增多)或心影增大,心电图则显示左心室高电压,左心室增大以及右心室肥厚。超声心动图与彩色绘图(多普勒超声)可清楚地看到开放的动脉导管并能估计导管的分流程度。只有当怀疑并发肺动脉高压时,心导管检查才是必要的。

治疗

因患儿死亡率的增加及易合并心内膜炎,持续开放的动脉导管应行临床干预使其关闭[2,4]。年龄大且合并肺动脉高压的患儿,动脉导管的关闭可能不能改善患儿的症状,相反,会增加患儿的死亡率。

在早产儿中,积极地应用吲哚美辛(消炎痛)或布洛芬予以干预使动脉导管尽早关闭是有益的,除非有如坏死性肠炎或肾功能不全等禁忌证存在[41]。但是吲哚美辛等药物在足月儿中效果一般,所以动脉导管未闭诊断一旦确立,必须进行机械关闭。通过外科手术(结扎)或导管(封堵)都可以完成这样的治疗[12,42,43]。目前,腔内放置各种封堵装置,如Rashkind双伞装置或Gianturco线圈栓塞已被广泛应用[42]。然而,使用经皮器械有一些固有并发症,如血栓栓塞、心内膜炎、封堵不全、血管损伤和因穿孔而引起的继发出血[43]。此外,年龄较小的患儿外周血管条件无法为这些(输送)器械提供足够的空间,所以这些技术可能并不适用于他们。

外科手术可以通过开放手术或胸腔镜等方法实现。开放手术的方法通常采用后外侧切口,即主动脉侧(通常为左侧)的第4或第5肋间,这时肺是收缩于前方的。在新生儿,动脉导管可通过单线结扎或缝合闭合。年龄较大的患儿需要三线结扎动脉导管。手术操作时必须注意避免损伤动脉导管周围的喉返神经。动脉导管也可以通过正中开胸来结扎;然而,这种方法通常是在患儿伴有其他心脏畸形或大血管病变需要治疗时才应用。当遇到宽度接近于长度的粗大动脉导管时,应用血管钳夹,并在血管夹之间加以缝合是明智的(图20-8)。在一些特殊病例中,手术时应用体外循环来降低巨大的导管压力是一个不错的选择,尽管相对于标准开胸手术来说没有太多优点,通过可视胸腔镜,应用金属夹夹闭动脉导管也已被报道[12]。早产的新生儿和儿童可以通过胸腔镜技术获得较好的治疗,而年龄较大(>5岁)和管径细小的患儿(管径<3mm)通过线圈封堵可取得良好的治疗效果。事实上,Moore和同事们通过一系列研究得出结论,管径<4mm的患儿适合线圈封堵[44]。经导管的线圈封堵术技术的完全封闭率不断提高。然而,对比开放手术与导管封堵两种方法的成本和预

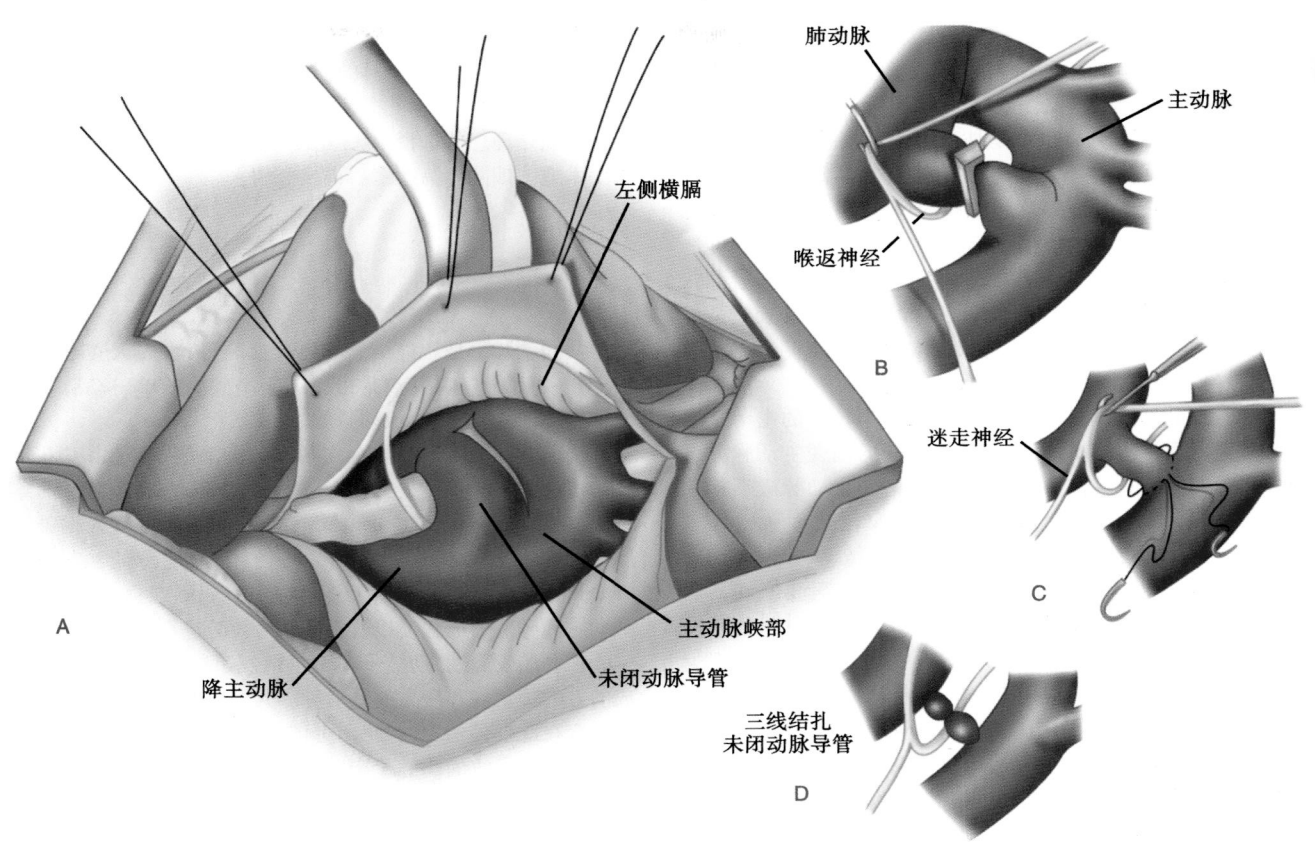

图 20-8　**A.** 动脉导管未闭经左侧开胸的外科手术视野。**B.** 经主动脉峡部切开胸膜,牵引线悬吊暴露未闭动脉导管。**C、D.** 三线结扎方法

后,没有明显的不同[12]。Burke 在迈阿密儿童医院的前瞻性研究中证实了线圈封堵以及胸腔镜辅助手术比传统手术有效,且并发症少。

结果

尽管早产儿因为其他并发症而造成住院死亡率高,但早产儿手术死亡率非常低。年龄较大患儿的死亡率<1%。术后出血、乳糜胸、声带麻痹等并发症较少,且很少需要再次手术。随着保留肌肉开胸手术的出现,术后手臂功能不良和乳腺异常的发生率几乎消除[45]。

主动脉缩窄

解剖

主动脉缩窄(coarctation of aorta,COA)是指因主动脉管腔的狭窄而致主动脉血流梗阻。狭窄部位最常位于左锁骨下动脉以远。COA 的胚胎学起源仍有争议。一种理论认为,梗阻内嵴是动脉导管组织的延伸,因为梗阻内嵴主要由动脉导管内发现的组织组成[46],另一种理论认为,婴儿期主动脉血流的减少和通过动脉导管血流的增加造成主动脉峡部的缩小。

主动脉血流梗阻直接导致广泛的侧支循环形成,侧支主要包括肋间动脉和乳内动脉。侧支形成的表现为大家熟知的胸部平片上的"肋骨切迹"和肋骨下明显的搏动。

COA 可能合并的其他畸形包括室间隔缺损、动脉导管未闭和房间隔缺损,但最常见的是主动脉二瓣化,占所有 COA 患儿的 25% ~ 42%[47]。

病理生理

婴儿期 COA 症状和左心室流出道梗阻相同,包括肺循环超负荷和随后的双心室衰竭。再者,心室射血的机械性梗阻导致近端体循环高压和远端低灌注将激活肾素-血管紧张素-醛固酮系统。有趣的是,尽管完全解除了机械性梗阻和压力阶差,术后高血压常一直存在[48]。有资料表明,尽早外科矫治 COA 可能会防止长期高血压形成。毫无疑问,COA 病人长期的高血压将导致许多不利后果,包括导致 Willis 环动脉瘤、主动脉夹层、破裂和冠状动脉病变所致的心肌梗死发生率增加[49]。

诊断

COA 可能因合并其他畸形在新生儿期出现症状,也可能在青春后期出现左心室衰竭表现。物理检查可发现心前区搏动和左侧胸部、后背粗糙杂音,相对于上肢动脉搏动,股动脉搏动明显减弱。当动脉导管闭合后,将出现差异性发绀。

超声心动图检查可确诊主动脉狭窄段,也能测出缩窄段前后压差,同时也能发现其他合并畸形的具体信息。如超声心动图诊断不明确,应行主动脉造影及 CTA 检查。

治疗

有血流动力学意义的所有年龄组 COA 患儿的常规治疗

一般选择外科手术,经导管介入治疗越来越多地用于年龄较大或术后再缩窄患儿。球囊扩张治疗新生儿先天性主动脉缩窄效果较差。目前最常用的外科技术是切除狭窄段后端端吻合或延长端端吻合,但要注意将动脉导管残留组织完全切除[50,51]。延长端端吻合也可是外科医生处理婴儿期 COA 常遇到的主动脉弓发育不良[52,53]。由于有晚期动脉瘤的形成和可能的左侧肢体发育不良和缺血的风险,目前锁骨下动脉翻转片主动脉成形术的应用逐渐减少,但它仍是另一种可选的治疗方法[51]。在这个方法中,将左锁骨下动脉横断后翻转向下作为血管补片横盖缩窄段。这种方法最大的好处就是不使用人工材料。有证据表明,延长端端吻合可能促进主动脉弓发育,特别是在主动脉弓内径低限的小婴儿[52]。

尽管如此,延长端端吻合可能不适用于长段的主动脉缩窄和外科术后再次缩窄,因为游离足够长的病变主动脉上下端是不可能的。在这种情况下,应使用诸如主动脉成形补片等人工材料,以补片扩大狭窄段或在狭窄段之间置入人工管道。

COA 术后最常见的并发症是吻合处晚期再狭窄和动脉瘤形成[54-56]。动脉瘤形成最常见于应用 Dacron 材料补片动脉成形病人。在一组 891 例 COA 病人中,动脉瘤总发生率为5.4%,其中 89% 发生于应用 Dacron 材料补片动脉成形组,只有 8% 发生于一期切除缩窄段端端吻合病人[54]。截瘫尽管少见且发生率越来越低,但它是一个更复杂的并发症,主要是由术中脊髓缺血损伤引起。这种可怕的并发症占所有外科病人的 0.5%。但是通过常用的股动脉或缩窄远端胸主动脉作为动脉血流、股静脉或左心房作为静脉回流的左心转流[50]等远端灌注方法,可以降低截瘫的发生率。这种方法常用于年龄较大合并复杂 COA 患儿,由于常合并大的侧支血管或先前已行外科手术,这类患儿手术需要较长的主动脉阻断时间。

COA 术后会出现高血压是公认的,Bouchart 及同事报道了一组 35 例成人(平均年龄 28 岁)COA 术后高血压,尽管外科解剖矫治满意,但在平均 165 个月的随访中,只有 23 例病人血压正常[55]。同样,Bhat 及同事在一组 84 例病人(手术平均年龄 29 岁)的报道中,在平均 5 年的随访中,31 例病人仍存在高血压[56]。

尽管 COA 的外科治疗是金标准,但导管介入治疗变得越来越普遍,一期球囊扩张和支架置入已成功应用。最大组的球囊血管成形结果报道包括 970 例手术,其中先天性 COA 422 例,复发性 COA 548 例,术后两者平均压差下降分别为74%±24% 和 70%±31%[57]。这表明导管介入治疗在先天性和复发性 COA 病人能达到相同的有效治疗效果,这个发现对多学科治疗先天性心脏病的新模式产生深远的影响。在瓣膜成形和血管成形治疗先天性畸形的报道中,较高的术前压差、较早的手术、病人年龄较大和复发性 COA 是不良手术结果的独立危险因素[57]。

球囊扩张术后压差在大多数病例中是可接受的。但是,术后压差>20mmHg 的手术效果不良好病人占少数(0~26%),他们可能是术中一期支架置入的理想候选者。儿童复发性狭窄不多见,这可能反映了小年龄组病人血管壁瘢痕和生长发育对再狭窄的影响。

COA 术后死亡率很低(少于 1%),主要的并发症是主动脉瘤形成,约占所有患儿的 7%[50]。多数专家证实,同期支架置入较单纯球囊扩张效果更好。由于只有大量的中期随访资料,所以大多数远期血管壁相关并发症仍不得而知。

总之,年龄小于 6 个月的先天性 COA 患儿应选用外科治疗,而大于 6 个月的患儿采用介入技术球囊扩张或同期支架置入可能是理想的选择[50]。此外,导管介入治疗可应用于外科手术或一期腔内治疗术后再狭窄病人。

共同动脉干

解剖

共同动脉干是一种罕见的先天性畸形,占先天性心脏病的 1%~4%[58]。其特点是由骑跨于室间隔的单一动脉干供应体循环、肺循环和冠状动脉。

当前共同动脉干主要存在两大分类系统:一是由 Collett-Edwards 在 1949 年所提出,另一由 Van Praagh 夫妇在 1965 年提出(图 20-9)[59,60]。Collett-Edwards 分类系统主要根据肺动脉在动脉干上的起源不同对共同动脉干进行分类,但 Van Praagh 分类系统则主要基于是否存在室间隔缺损、主动脉和肺动脉间隔的形成程度以及主动脉弓位置进行分类。

在胚胎发育期,动脉干在正常情况下会以螺旋状分隔形成前方的肺动脉和后方的主动脉。共同动脉干的存在说明胚胎发育在此期停滞[61]。此期可能同时发生的其他畸形包括由于心室襻导致的动脉干分割扭曲、漏斗下部闭锁以及半月瓣位置异常[62]。

神经嵴也在正常大血管的形成中发挥重要作用,在鸡胚实验研究中发现切除神经嵴会导致共同动脉干的发生[63]。神经嵴也发育形成咽囊,进而形成胸腺和甲状旁腺,这或许可以解释为什么共同动脉干和 DiGeorge 综合征普遍存在的关联性[64]。

动脉干瓣环通常较均衡的位于室间隔之上。但是,瓣大部分位于右心室之上也较为常见,这增加了外科矫正术后发生左心室流出道梗阻的风险。在绝大多数病例中,瓣叶增厚变形引起瓣膜失功。通常有 3 个瓣叶(60%),也有的是 2 个瓣叶(50%),或者是 4 个瓣叶(25%)[65]。

在大部分共同动脉干病人中,肺动脉干起源于动脉干的左侧,然后分叉形成左、右肺动脉。肺动脉分支的口径通常是正常的,在极少数情况下会出现狭窄或弥漫性发育不良。

冠状动脉可能正常,但异常并非罕见,发生率占50%[65,66]。冠脉异常的两种变异需特别注意,因为对手术修复具有重要的指导意义。一是左冠脉开口远离主动脉窦,或是甚至开口远离动脉干而接近肺动脉边缘处。这种冠状动脉容易在手术修复过程中由于肺动脉从动脉干切除或动脉干断端关闭时发生损伤。二是前降支起源于右冠状动脉,其通常横跨右心室,其位置恰好是通常的右心室切口处[65,66]。

病理生理与诊断

共同动脉干的主要病理生理是:①体循环和肺循环的血液在室间隔缺损和动脉干瓣膜水平发生必然的混合,这将导致动脉氧饱和度接近 85%;②无论是收缩期和舒张期,都会出现非限制性的自左向右分流,而分流量的大小则取决于肺循环和体循环的相对阻力[65]。另外,动脉干瓣膜狭窄或反流、左心室流出道梗阻、肺动脉分支狭窄能进一步增加心室的

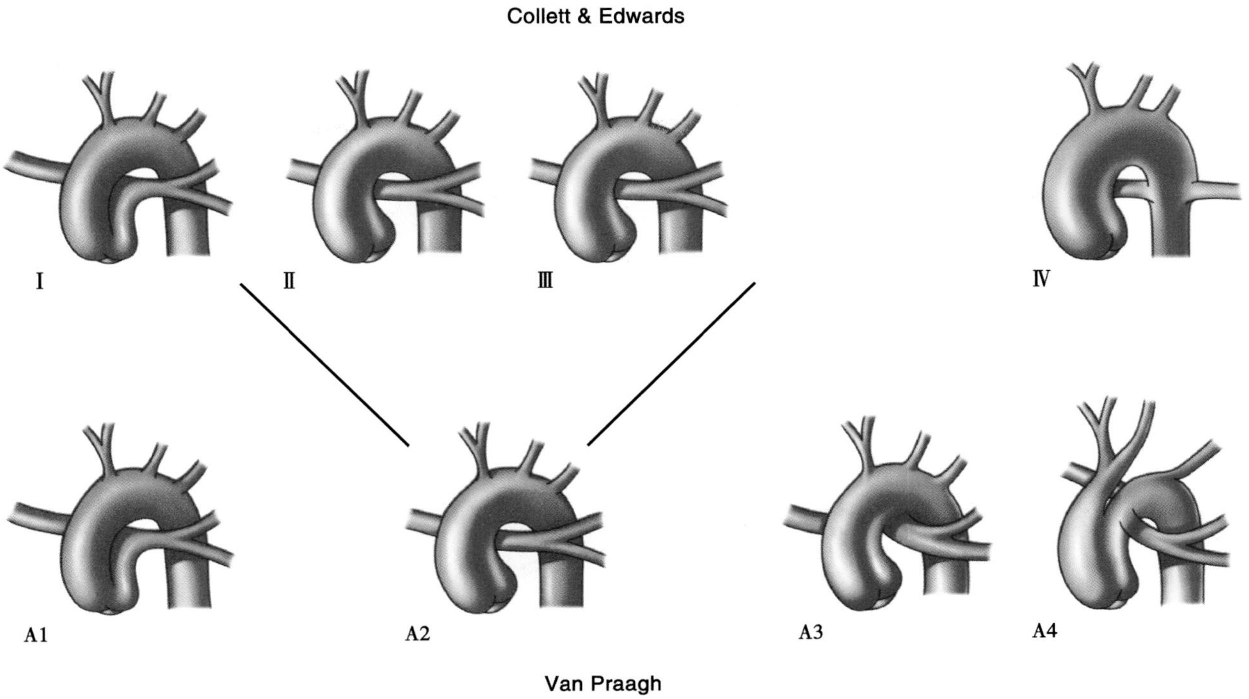

Collett & Edwards

Van Praagh

图 20-9　共同动脉干的 Collett-Edwards 分类系统与 Van Praagh 分类系统具有相似之处。I 型与 A1 型相同。由于在胚胎学和治疗上无明显差别,II 和 III 型归为一个单一的 A2 型。A3 型指单侧肺动脉侧支供应对侧肺(半动脉干)。A4 型是共同动脉干伴有主动脉弓中断(占全部共同动脉干病例的 13%)

压力和容量负荷。这些畸形的存在通常在出生后早期即引起严重的心力衰竭和心血管功能不稳定。肺血管阻力的升高进展迅速,早在 6 个月时即发生,导致晚期手术矫正的效果不佳。

共同动脉干患儿通常在新生儿期就有心力衰竭的症状和体征,以及轻到中度的发绀。胸骨左缘可闻及全收缩期杂音,偶尔也可闻及动脉干反流的舒张期杂音。

胸部 X 线检查证实肺血流量增多,此时在 35% 的病人可识别出存在右位主动脉弓。心电图通常是非特异性的,表现为正常窦性心律,同时伴有双心室肥厚。

超声心动图具有诊断价值,通常可以识别共同动脉干的类型、冠脉起源及其邻近的肺动脉干、动脉干瓣膜的特征及其功能不全的程度[65]。心导管检查在怀疑存在肺高压的患儿很有帮助,或者用于在术前进一步明确冠状动脉的异常。

共同动脉干的诊断本身就是外科手术的适应证。外科修复应在新生儿期进行,或是在明确诊断后尽快进行。Eisenmenger 综合征主要出现在年长的儿童,是外科手术矫治的唯一绝对禁忌证。

治疗

1961 年,Armer 和他的同事首次通过肺动脉环扎术来治疗共同动脉干[67]。但是,由于心室衰竭不可避免,此种手术对 1 年生存率仅是轻度改善。1967 年,在 Rastelli 的实验工作基础上,McGoon 及其同事使用带瓣血管来修复共同动脉干获得成功[68]。在过去的 20 年里,改善的生存率使临床医学家对早期即行修复术取得一致意见,而即便在年龄和体重较小的新生儿也提倡行早期修复术[58,65,69]。

手术矫治需在体外循环下进行。先将肺动脉从动脉干处切离,关闭动脉干的肺动脉断端(偶尔可使用补片)并使冠脉并发症的风险最小化,用冷冻保存的同种带瓣异体移植物血管或牛颈静脉带瓣血管(Contegra)重建右心室流出道,然后关闭室间隔缺损。重要肺动脉分支的狭窄需作同期修复,通常可以使用同种异体移植物补片材料进行动脉成形术。严重的动脉干瓣膜功能不全偶尔需要行动脉干瓣膜替换术,此时可以采用冷冻保存的同种带瓣异体移植物进行瓣膜替换[70]。

结果

完全修复共同动脉干的手术结果已有稳步改善。Ebert 报道了 77 例小于 6 个月的婴儿病人手术存活率为 91%;后续其他人的报道证实了 Ebert 的报道结果,并显示即使在更小的伴有其他复杂畸形的婴儿,也有极好的手术效果[61,69]。

新的心外血管也已开发并获得成功应用,这使先心病外科医生具有更广泛的材料选择空间,从而改善临床结果[71]。围术期死亡和不良结果的危险因素有:严重的动脉干反流、主动脉弓中断、并存的冠脉畸形、染色体或遗传异常以及年龄不足 100 天。

完全性肺静脉异位引流

完全性肺静脉异位连接(total anomalous pulmonary venous connection,TAPVC)占全部心脏畸形的 1% ~2%,其特征为肺静脉通过连接至右心房或其支流异常引流至右心,导致氧合血只能通过几乎总是与 TAPVC 同在的房间隔缺损(ASD)回流至左心。

TAPVC 的特点是无有效的缓解方法,所以,在全部先天性心脏病外科中,伴有梗阻的 TAPVC 唯一真正需要的治疗是外科急诊手术。

解剖和胚胎学

肺发育自前肠的外翻部,其静脉丛发源于内脏静脉丛部

分,当从左心房后面的肺静脉外翻部分未能与环绕肺芽的肺静脉丛融合时导致 TAPVC,代替通常的与左心房连接,至少一个肺丛与内脏丛持续连接,所以,肺静脉通过体静脉引流到心脏(图 20-10)。

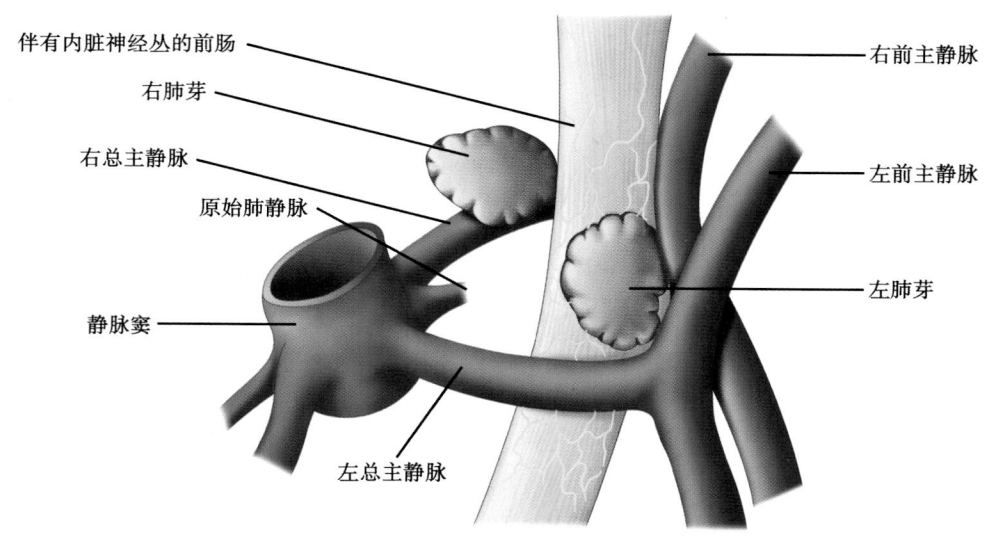

图 20-10　当原始肺静脉不能与环绕肺芽的静脉丛连接和发自内脏静脉丛,包括主静脉和脐卵黄囊静脉,导致完全性肺静脉异位连接

Darling 及其同事根据肺静脉与体静脉连接的水平和位置将 TAPVC 分为[73]:Ⅰ型(45%),异常连接在心上水平;Ⅱ型(25%),异常连接在心脏水平;Ⅲ型(25%),异常连接在心下水平;Ⅳ型(5%),异常连接在多水平[74]。各型根据有无肺静脉梗阻(PVO)可以进一步再分类,肺静脉梗阻强烈预示自然预后不良,多发生于心下水平,特别是心下连接型阻碍通过肝脏的静脉导管时。

病理生理及诊断

因为各型 TAPVC 的肺静脉和体静脉血流都回流到右心房,必须存在自左向右分流,患儿才能生存,这总是通过非限制性的卵圆孔未闭(PFO)实现的。因为这种必然的血液混合,通常有发绀,其程度取决于肺动脉进入体循环血流的比率。肺血流量减少是肺静脉梗阻的结果,如果右心室压低于体循环压的 85% 则不可能存在 PVO。

如果肺静脉梗阻严重,TAPVC 的患儿可以有明显的发绀和呼吸困难,需要急诊手术。然而,无梗阻者的通常临床表现为肺血流量过多、肝大、心动过速、进食时呼吸急促。梗阻严重的患儿,血气分析显示严重低氧($PO_2 < 20mmHg$),伴有酸中毒。

胸部 X 线示心脏大小正常和肺水肿,二维超声心动图可确定诊断,可以评估室间隔的位置,室间隔可以因左心室小而左移,根据三尖瓣反流的速度可估测肺动脉压力,超声心动图可以确定 TAPVC Ⅰ~Ⅳ型,很少需要进行其他诊断检查。

因为Ⅳ型对比剂渗透性负荷可以加重肺水肿,不推荐做心导管检查[78]。由于回流至右心房的混合血分布到左右心腔,当进行心导管检查时,全部四个心腔的氧饱和度相同是该病的特征性表现。CTA 的检查有助于解剖结构的进一步明确。

治疗

TAPVC 的手术矫治需吻合共同肺静脉到左心房,消除异

常肺静脉连接,闭合房间隔缺损[77,79]。

各型 TAPVC 均需通过正中胸骨切口,多数外科医生应用深低温停循环技术以便取得精确和通畅的吻合口。心上型 TAPVC 的矫治技术包括早期分开垂直静脉,向侧面拉开主动脉和上腔静脉显露左心房后面和肺静脉总干,在双房行长的横切口,肺静脉总干行纵切口,将两切口缘对缘吻合,用自体心包或人造补片闭合房间隔缺损。

TAPVC 引流至冠状静脉窦无梗阻的病人,通过右心房切口行简单切除冠状静脉窦顶壁,同时闭合房间隔缺损,对有梗阻的病人应充分切除冠状静脉窦顶[77]。

心下型 TAPVC 的修补需在膈肌部位结扎垂直静脉,然后构建近端扩张的纵向切开的静脉。通常向左转动心脏,以便显露下降的垂直静脉及位于其上的左心房(图 20-11)。因为术后 48 小时内可发生肺动脉高压,这可显著增加术后的死亡率[6,78,79],所以,婴儿的围术期处理非常重要,此期需应用肌肉松弛剂和镇静剂保持持续麻醉状态。通过容量控制呼吸机使动脉二氧化碳分压维持在 30mmHg,并增加吸入氧浓度,以保持肺动脉压低于体动脉压的 2/3。

结果

婴儿 TAPVC 的手术效果已明显改善,手术死亡率为 5% 或少于 5%[77-80]。这种改善可能是多因素的,主要是早期非侵入性的诊断和积极的围术期处理。超声心动图的常规应用;特别注意右心室的心肌保护的改善;最大限度地利用静脉共干和心房组织以建立大的无张力的吻合口;肺静脉窦和左心房体仔细的几何匹配,避免肺静脉张力和扭曲;预防肺动脉高压事件在降低死亡率方面可能起到了重要作用。针对早期死亡危险因素的重要性仍具争议,如术前肺静脉梗阻、急诊手术和膈下型 TAPVC。

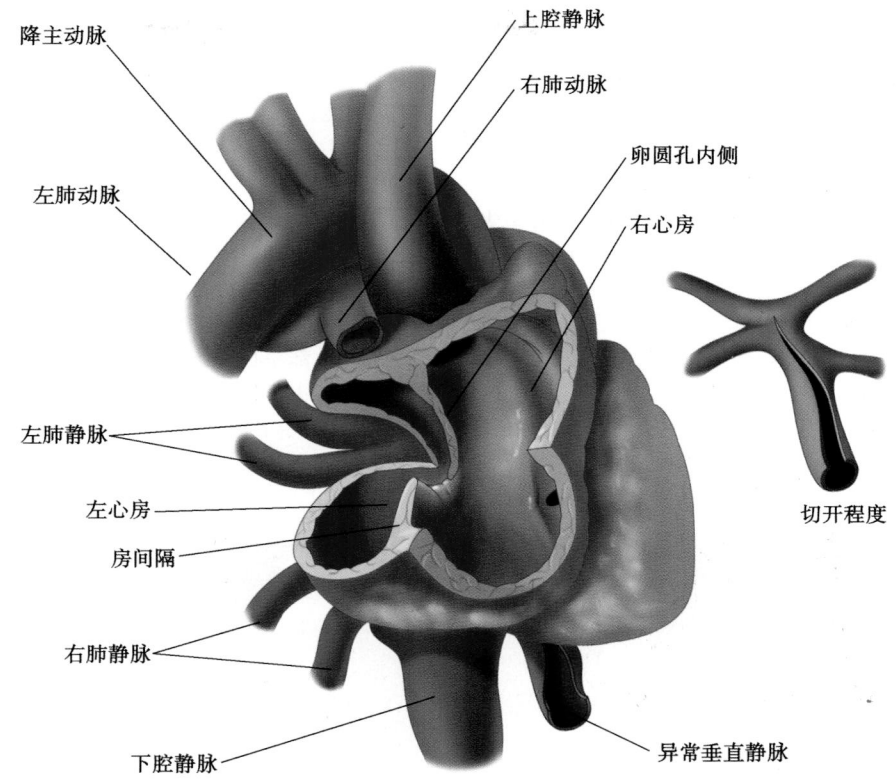

图 20-11　经右侧入路的膈下完全性肺静脉异位连接的手术显露

Bando 等[82]作了颇具争议的陈述,术前肺静脉梗阻和 TAPVC 的解剖类型作为潜在的危险因素在 1991 年后已消除。Hyde 等[80]同样报告了 TAPVC 的连接类型与疗效无关。无论如何,作者报告多伦多儿童医院近期大组单中心 377 例儿童[83],发现尽管疗效随着时代而改善,病人解剖类型仍然是生存和需再手术的重要决定因素。术后死亡的危险因素是早年手术、手术时年龄小、解剖类型和术后肺静脉梗阻。在 2006 年具有解剖不良的患儿生后手术一年估计调整危险生存率为 37%(95% 置信区间为 8% ~ 80%),而具有良好解剖的患儿 1 岁时手术者为 96%(95% 置信区间为 91% ~ 99%),混合连接和术后静脉梗阻者为增加的危险因素,术后 11 年免除再手术率为 82% ±6%(图 20-12)。

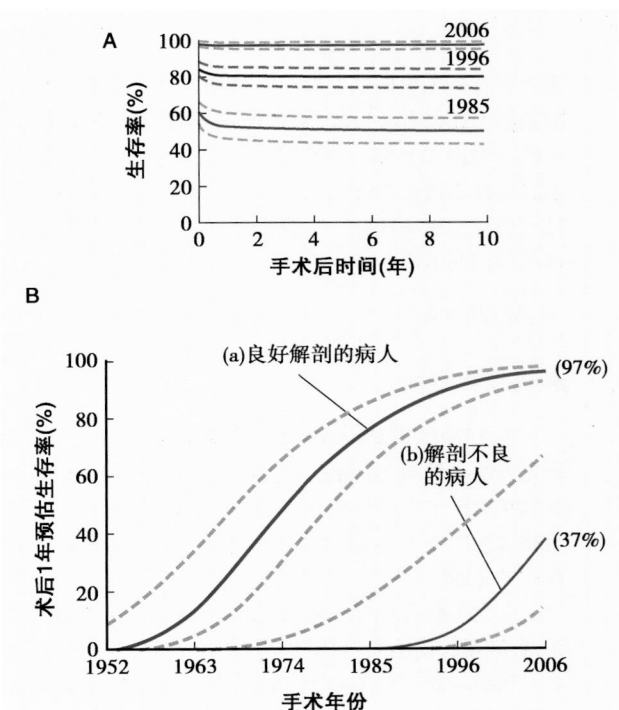

图 20-12　A. 术后调整危险生存率随手术年代增加明显改善,标志显著的时代影响。实线是连续点估计值,两边的虚线是 95% 置信区间,表示三个不同时代的术后死亡结果,全部预测为平均值,说明近年术后生存率的改善。B. 调整危险图解表明随着年代增加两组不同病人手术的术后一年生存率。上线(a)表明良好解剖的病人(无肺静脉梗阻的非心脏连接)在 1 岁进行手术的结果,下线(b)表示解剖不良的病人(具有肺静脉梗阻的心脏连接)生后即手术,图解表明近年全部手术病人的生存有所改善,特别是近十年。尽管围术期处理改善,不良解剖特征是尚未解决的影响术后生存的重要因素,括号中的数字代表 2005 年一年估计生存中位数

TAPVC 最严重的术后并发症是肺静脉梗阻,尽管外科技术的改进,当前发生率为 9% ~ 11%,死亡率为 30% ~ 45%,导管介入治疗也不能根本解决这个问题。肺静脉梗阻复发可以位于肺静脉吻合口(外在的),通过补片加宽或球囊扩张可以治愈,也可以继发于肺静脉口内膜增厚,常导致肺静脉弥漫性硬化(本质的),因几乎无有效的疗法,死亡率达 66%[75]。由于左心室需处理肺静脉突然回流的血液,常发生左心室失功,表现为肺动脉压增加,但是是区别于肺动脉高压(TAPVC 术后另一个可能的并发症),超声心动图表现为左心室收缩无力,左心房压力升高。肺高压表现为 LA 压低,左心室未充盈,右心室可以扩大。这两种情况术后 ECMO 辅助几天可以救命,TAPVC 应该在有能力的中心手术。

一些研究者推测术前 PVO 与肺血管中层增厚有关,尽管适当的肺静脉减压仍导致婴儿固有肺静脉狭窄[80]。多数研究证明,术前 PVO 是需再次手术纠正复发 PVO 的预测因素。另一个并发症是房性心律失常,继发于心房几何形态的改变和左心房扩大,这种心律失常可以无症状,某些外科医生主张常规长期应用 24 小时心电图监测随访以便于检出和治疗[81]。

三房心

解剖

三房心是少见的先天性心脏病,其特征是左心房内有一纤维肌性隔膜将左心房分为两个腔:上部左心房腔和下部左心房腔。上部左心房腔接受肺静脉回流的血液,下部左心房腔则通过二尖瓣和左心室相通(图 20-13)。常伴有房间隔缺损,其通常位于上部左心房腔和右心房之间,偶尔位于下部左心房腔和右心房之间[84]。

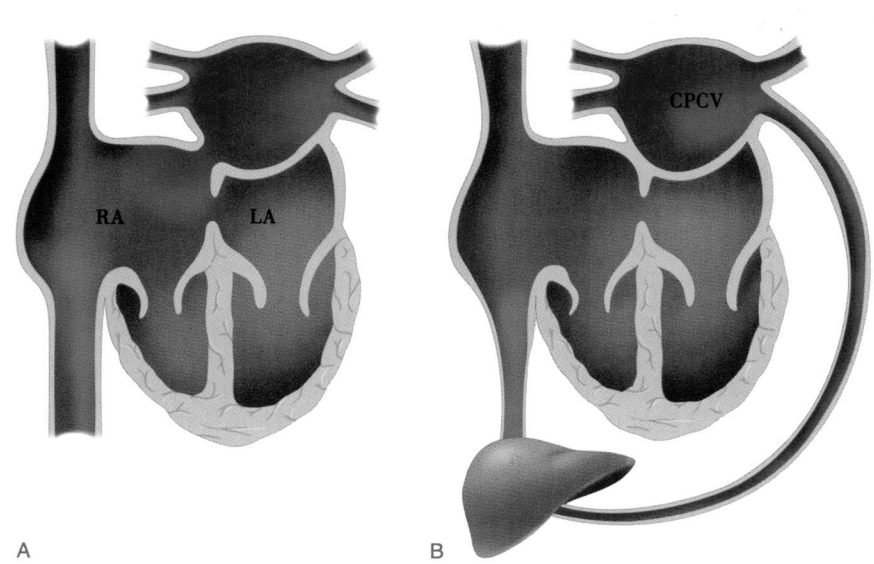

图 20-13　共同肺静脉腔和真性左心房不相通的三房心解剖分型。A. 共同肺静脉腔引流至右心房。B. 共同肺静脉腔通过异常静脉返回至体循环

病理生理及诊断

三房心可造成肺静脉回流入左心房受阻。阻塞程度取决于左心房内隔膜上孔径的大小、房间隔缺损的大小以及合并的其他畸形的情况。如果上部左心房腔和下部左心房腔的交通口直径小于 3mm,病人通常在出生后第 1 年内就会出现症状。重症患儿可出现低心排出量、肺静脉高压以及慢性心功能衰竭和喂养困难。

体格检查可有肺动脉瓣第二心音增强、右心室抬举、颈静脉怒张以及肝脏增大。胸部 X 线片可显示心脏增大,肺动脉段凸出,心电图提示右心室肥厚。大多数病例可通过二维超声心动图检查明确诊断,心导管检查仅在超声心动图结果不明确时使用。

治疗

三房心的手术治疗很简单。手术在体外循环下进行,灌注心肌停跳液。通常经右心房切口,由于与肺静脉交通,房间隔缺损常常较大,因而可通过房间隔缺损显露隔膜。切除隔膜时注意避免损伤二尖瓣和房间隔。然后利用补片修补房间隔缺损。如果右心房较小,也可切开右侧肺静脉前面的左心房壁直接进入上部左心房腔[7,82]。三房心的手术效果很好,术后生存率接近 100%。最近有两篇文章报道了球囊扩张治疗三房心的成功经验。尽管如此,经过介入方法治疗三房心目前仍存在争议。

主-肺动脉窗

胚胎学和解剖

主-肺动脉窗(aortopulmonary window,APW)是一种少见的先天性心脏畸形,约占先天性心脏病病人中的 0.2%。特点是在动脉干螺旋分离期,圆锥干嵴融合和分隔在形成两大动脉过程中发育不完全[85],导致升主动脉与主-肺动脉间存在异常交通。

在大多数病例中,主-肺动脉窗是作为一种单发疾病存在,且缺损长度不大。缺损一般起自主动脉左外侧壁半月瓣上方几毫米处(图 20-14)。有时会合并冠状动脉异常,如右冠状动脉或左冠状动脉异常起源于主-肺动脉。

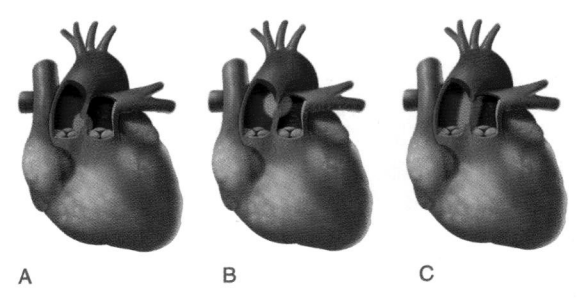

图 20-14　主-肺动脉窗的分型

病理生理及诊断

主-肺动脉窗的主要病理生理学特点就是动脉水平大量的自左向右分流,从而增加肺循环血流和导致较早出现充血性心力衰竭。与其他一些左向右分流疾病一样,分流量大小决定于缺损的尺寸,也取决于病人的肺循环阻力。

患有主-肺动脉窗的婴幼儿易发生呼吸道感染,喂食时呼吸急促,瘦弱。该病病人通常没有发绀,因为在进展到严重肺动脉高压前病人的身体状况就会恶化。病情进展迅速的原因在于此类病人的整个心动周期(收缩期和舒张期)都持续存在分流,从而限制了体循环的血流灌注并加重心室工作负担[86]。

该类病人体格检查时听诊可闻及收缩期心脏杂音,心前区搏动过强,洪脉。胸部 X 线片显示肺循环血流过度和心影增大。心电图通常提示左心室肥厚或双侧心室肥厚。超声心动图可以正确诊断该病,并提供合并畸形的信息。心血管造影检查可以明确诊断,但不是必须检查。

治疗

婴幼儿一旦确诊主-肺动脉窗均有手术矫治的指征。手术矫治常规采取胸骨正中切口,在体外循环辅助下实施。术中建立远端升主动脉插管后,应马上阻断肺动脉,然后经升主动脉切口实施肺动脉壁的人工补片修复。术中必须看清冠状动脉口,并保证补片修复后,冠状动脉口确实留在补片的主动脉一侧。另外,也可以采用双片法进行修补(图 20-15),这种技术的优势是能消除因缝线渗漏带来的复发漏。这种复发漏在单片法修复技术中时有发生[85]。

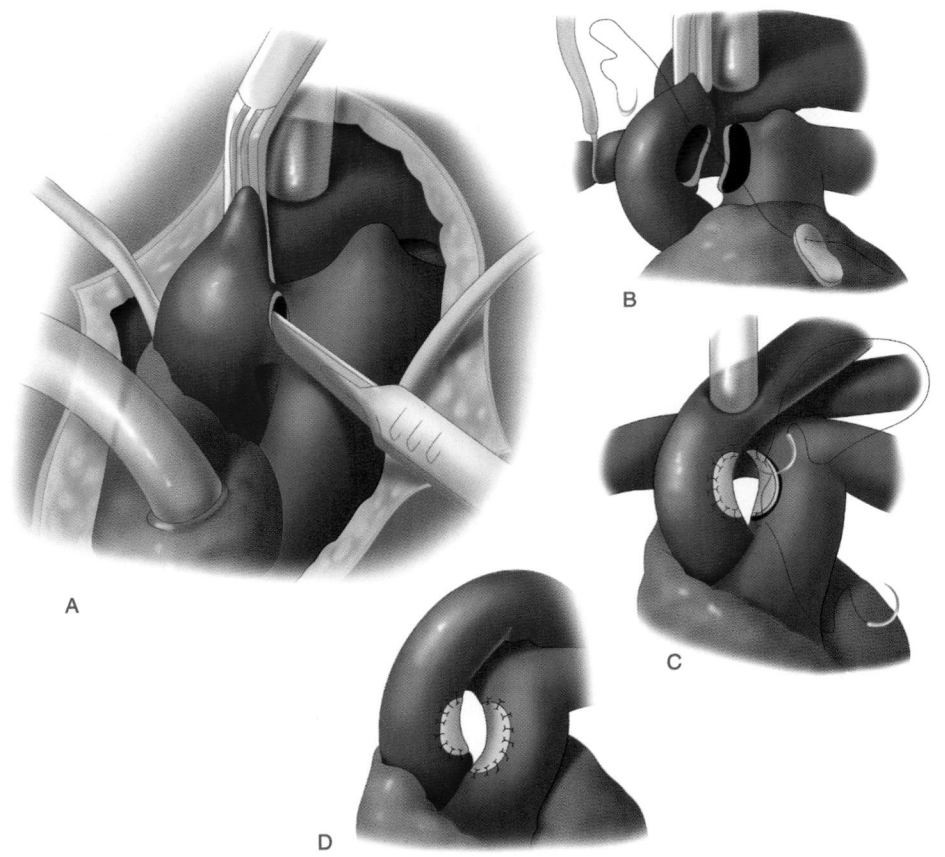

图 20-15　双片法修复主-肺动脉窗。A. 胸骨正中切口,主动脉及右心房插管建立体外循环。开始体外循环后,用套管临时阻断左、右动脉;结扎动脉导管(如果合并存在畸形)。再阻断升主动脉,灌注心肌保护液使心脏停搏。切断主-肺动脉窗,使主、肺动脉分开,操作时注意仔细保护左冠状动脉口。B. 取事先准备好的同种肺动脉作为补片修补主动脉壁的缺损。在稍大的患儿中可使用膨化聚四氟乙烯补片。C. 一旦主动脉壁的缺损修补完全,就可以开放升主动脉阻断钳,恢复心肌血供。在复温的同时用同样的补片材料(同种肺动脉或膨化聚四氟乙烯)修复肺动脉壁的缺损。D. 修补完成后,停止体外循环辅助,撤除插管。这种修复技术能恢复两大动脉正常的解剖形态,并减少远期复发漏的发生

结果

手术治疗效果良好,在多数大组病例报道中手术死亡率均小于 5%[85]。

需要进行姑息手术的畸形

三尖瓣闭锁

在先天性心脏病中三尖瓣闭锁占 2% ~ 3%。三尖瓣闭锁导致右心房与右心室之间失去连接。一般情况下右心室发育不良,左心的血液充盈来源于房间隔缺损。三尖瓣闭锁是功能性单心室最常见的一种表现形式。

解剖

三尖瓣闭锁病人失去右心房与右心室连接,并且大部分病人没有三尖瓣或残留组织[88]。通常右心房扩大、肌组织增多,伴有纤维化脂肪层。通常有非限制性房间隔缺损。因为同时接受体循环和肺循环的血流使得左心室增大,但左侧房室瓣表现正常。

右心室通常严重发育不良,有时存在室间隔缺损位于室间隔小梁部或漏斗部。在一些病例中,两心室的连接交通会阻碍肺动脉血流,这一阻碍也可发生于肺动脉瓣部位或瓣下漏斗部[87]。在大多数情况下,肺动脉血流依赖于动脉导管,也可能是唯一的肺血流来源。

三尖瓣闭锁的分类依据大动脉的相互关系和肺动脉狭窄的程度而定(图 20-16)。由于三尖瓣闭锁合并完全大动脉转位比较少见,本章只讲述三尖瓣闭锁合并正常的大动脉关系。

病理生理

三尖瓣闭锁的主要病生理表现为左心室型单心室,也就

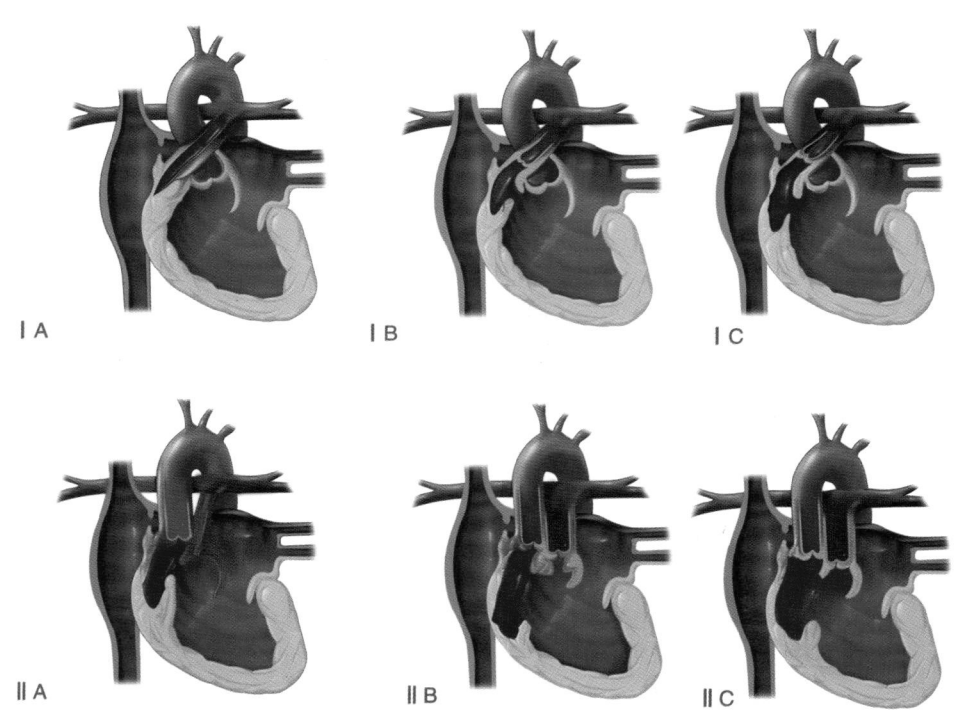

图 20-16　三尖瓣闭锁分型。Ⅰ型:大动脉关系正常。ⅠA:肺动脉闭锁无右心室结构;ⅠB:肺动脉狭窄伴有小的室间隔缺损;ⅠC:正常肺动脉瓣伴有大的室间隔缺损。Ⅱ型:大动脉转位型。ⅡA:肺动脉闭锁;ⅡB:肺动脉或肺动脉瓣下狭窄;ⅡC:正常或扩大的肺动脉及肺动脉瓣不伴有瓣下狭窄

是说左心室必须通过房间交通来获取体循环的血液,并在泵血同时供应体循环和肺循环。除非存在室间隔缺损(在一些病例中),肺动脉血流要依赖于动脉导管。由于出生后动脉导管很快要闭塞,病人在婴儿期就会出现严重的发绀。使用 PGE₁ 可以使动脉导管重新开放,建立肺血流,使患儿在外科干预前达到病情稳定。三尖瓣闭锁同时合并肺动脉高压并不常见,偶尔当大的室间隔缺损位于右心室漏斗部(位于肺动脉瓣下)时才可发生。如果新生儿在室间隔缺损或肺动脉瓣水平没有梗阻,可能会因为过度肺血流导致心力衰竭。这些婴儿无论表现为导管依赖型肺血流或是肺血流来源于室间隔缺损,他们都由于心房水平自右向左分流而出现发绀。左心房内接受体循环和肺循环静脉血回流入左心室成为混合不饱和血进入主动脉。

诊断

三尖瓣闭锁的症状和体征依赖于解剖的不同类型,但大部分婴儿表现有发绀和缺氧。如若肺血流来源于室间隔缺损,可以听到明显的收缩期杂音。若肺血流主要来源于动脉导管可以表现为柔和的连续性杂音。

很少一部分患儿会出现心力衰竭症状,这是由于经室间隔缺损可产生过多的肺血流。在婴儿期肌部室间隔缺损可能会自然闭合,这时心力衰竭的表现将消失而逐渐因肺血流减少而出现发绀。胸片显示肺血减少。由于右心室发育较差,心电图显示无特征性电轴左偏。二维超声心动图可以明确诊

断和确定解剖类型。

治疗

三尖瓣闭锁治疗的早期阶段是施行减状手术矫正肺血流缺陷。如果肺血流过多则采用肺动脉环缩术,如果肺血流不足则采用体肺分流手术。体肺分流或 Blalock-Taussig(B-T)分流手术最早在 20 世纪 40 年代和 50 年代就已应用于三尖瓣闭锁的治疗[89]。1957 年肺动脉环缩术用于三尖瓣闭锁的心力衰竭治疗。然而,使用这些方法尽管缓解了发绀和心力衰竭,长期的死亡率仍然很高。这是由于单心室长期承受容量

和压力的超负荷所致。

认识到先前治疗的不足,1958 年 Glenn 首先提出了腔静脉肺动脉吻合概念,并成功地施行了右肺动脉到上腔静脉的端侧吻合术。随后改良为允许上腔静脉血流向两侧肺动脉分流的双向 Glenn 手术[91]。这也是最终完成 Fontan 手术的一期手术治疗(图 20-17)。Fontan 手术的最大优势在于血流避开右心系统而使体循环和肺循环分开。在 1971 年 Fontan 实施了第一例手术,其中包括经典的 Glenn 吻合、房间隔缺损的修补、使用主动脉同种管道连接右心房和左肺动脉近端[92]。结扎主-肺动脉,将一个同种瓣膜放置于下腔静脉开口。

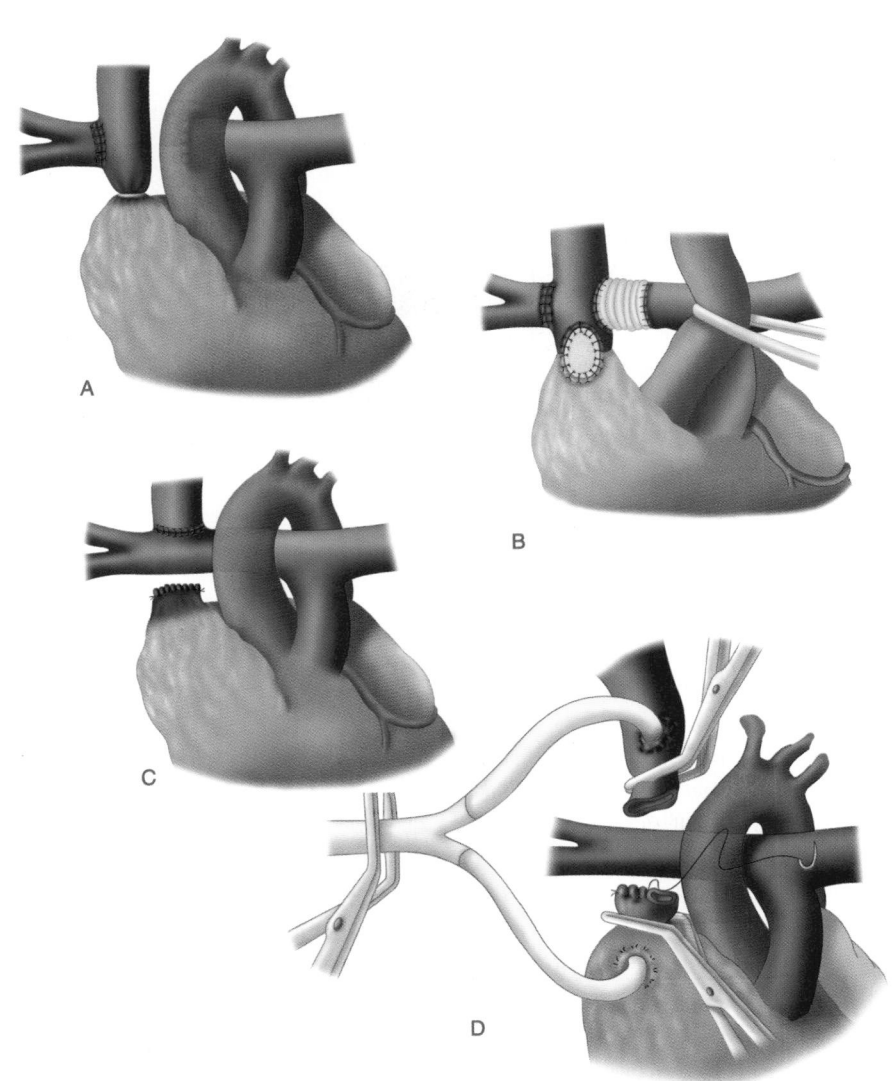

图 20-17　上腔静脉-肺动脉分流术。**A.** 经典 Glenn 分流术。右肺动脉与上腔静脉端侧吻合,结扎上腔静脉到右心房处。**B.** 经典的 Glenn 分流术退回到双向 Glenn 术并行全腔静脉肺动脉吻合术。**C.** 双向 Glenn 分流术(双向上腔静脉-肺动脉分流术),上腔静脉与右肺动脉的端侧吻合。**D.** 行双向 Glenn 的方法,一根静脉插管插至高位上腔静脉或无名静脉,另一根插管插至右心房,通过 Y 形接头建立连接

在随后的 20 年里,将 Fontan 手术进行了多种改良。其中一项最重要是 deLeval 及其同事建立心房内侧通道将下腔静脉血通过血管引流到上腔静脉[93]。完全腔肺连接术是将离断的上腔静脉远心端吻合到右肺动脉上缘,近心端吻合到右肺动脉的下缘。通过中心静脉压将血流被动驱动形成涡流进

入肺循环。这种手术方法称为改良 Fontan 手术。

另一项重要的改良技术是开窗 Fontan 手术。最初应用于 1988 年[94-96]。可以直接打孔或在手术中残余留孔,开窗后将会残余 20%~30% 的血流自右向左分流,当术后肺阻力瞬间升高时有助于维持心排出量(图 20-18)[94]。

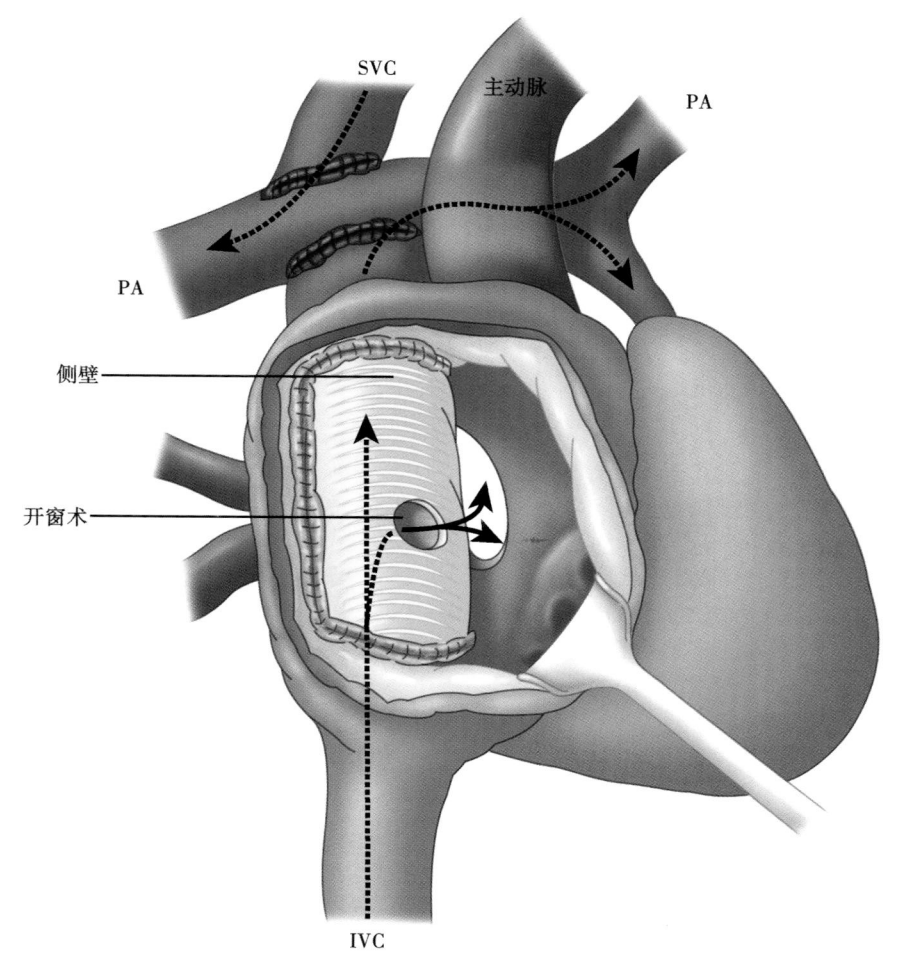

图 20-18　开窗 Fontan 手术。使用聚四氟乙烯补片在右心房侧壁建立一个侧通道连接下腔静脉和上腔静脉,后者与肺动脉相吻合。在板障上开窗 4～5mm 以降低腔静脉压力,促进心排出量,但会损失一小部分体循环动脉饱和度作为代价

最近一项改良 Fontan 手术的方法是使用心外管道直接连接下腔静脉到肺动脉,通常使用 20mm 直径的管道[95]。这一方法的优势在于减少了心房几何形态的改变,避免房内缝线,最大限度地产生层流从而改善腔静脉回流的血流动力学。许多报道指出这种方法可以减少室上性心动过速,同时因降低房内压和减低慢性冠状静脉窦高压而改善心室功能[95,96]。心外管道 Fontan 手术在选择的病人中可以避免使用体外循环,从而改善手术效果[97]。

心外管道 Fontan 手术的一个缺点在于手术时不能置入足够大的外管道。尽管有很多改良方法,但目前的手术治疗策略仍然要遵循减状治疗理念。患儿应以分期治疗方式进行,使患儿尽量接近生理状态,能够存活接受最终的 Fontan 手术。治疗策略应该从新生儿期开始以降低以后 Fontan 手术的高风险因素为目标。对于导管依赖型单心室患儿应先通过胸骨正中切口建立小的体肺分流。等到 6 个月时解除分流并很容易建立双向 Glenn 手术或半 Fontan 手术。在非导管依赖型单心室患儿,可以先用药物处理直到可以行双向 Glenn 手术。这种方法对大多数患儿是可行的,因为在新生儿期生理性肺阻力增高可以保护肺血流过多。

偶尔先前做了 B-T 分流,那么需要行右侧肺动脉成形术

以使肺动脉能有足够的长度并确保血流流向两侧而不发生梗阻[2]。双向 Glenn 手术或半 Fontan 手术可以有效避免体循环和肺循环的静脉血再循环,防止单心室的容量超负荷和随之带来的不良后果[95]。10%～15% 的患儿需要行肺动脉环缩术,会出现显著的肺血流增加和心力衰竭。

等待患儿 2～4 岁时行 Fontan 手术。如果婴儿时期采用恰当的分期手术,保护了单心室功能并有足够的肺动脉大小,二期手术通常都会成功。为了确保 Fontan 手术成功,肺动脉阻力应该在 4Wood 单位以下,心室的 EF 值大于 45%[98]。如果患儿肺动脉压力较高,应行开窗可以有效防止因术后肺阻力增高而导致心排出量不足[92,96]。

结果

三尖瓣闭锁的 Fontan 手术结果令人鼓舞,总体存活率 86%,手术死亡率 2%[8,99]。术后主要并发症包括房性心律失常,尤其是房扑,管道阻塞需要二次手术,肠蛋白丢失症和活动耐量下降。

来源于先心病外科医师协会的一项前瞻性多中心研究报道了 150 例三尖瓣闭锁并正常大动脉位置关系的新生儿的手术结果[99],5 年生存率 86%。患儿 2 岁时 89% 行腔肺吻合术,这些存活患儿 3 岁时 75% 行 Fontan 手术。竞争风险评估

方法应用于此项研究以确定最终完成了 Fontan 手术的分期手术率以及相关的决定因素(图 20-19)。不包括腔肺吻合术的死亡风险因素包括二尖瓣反流和先前非无名动脉起源的体

肺分流术。降低到腔肺吻合术过渡率的影响因素包括患儿因素(更小的年龄就诊和非心脏畸形)和手术因素(更大的体肺分流直径和先前的减状手术)[99]。

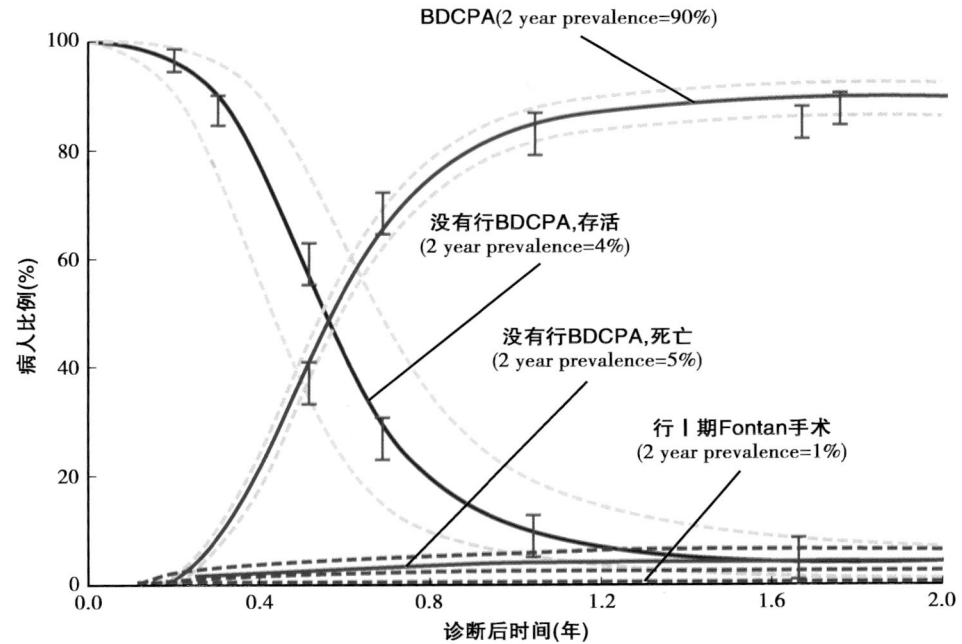

图 20-19　150 例三尖瓣闭锁病人竞争风险事件描述图。所有病人起始时均为存活状态,随后随着时间推移进入四选一相互独立的终始状态[死亡,双向腔静脉-肺动脉吻合术(BDCPA),完成 Ⅰ 期 Fontan 手术,没有行 BDCPA 但仍然存活]。在任意时间点所有病人的百分数的总和均为 100%。例如,诊断后 2 年病人各种状态的百分比为:89% 行 BDCPA;6% 死亡;4% 存活,但没有行 BDCPA;1% 行 Ⅰ 期 Fontan 手术。实线代表参数评价,虚线代表 70% 置信区间,曲线上的错误柱代表非参数评价

左心发育不良综合征

左心发育不良综合征(HLHS)是由一系列心脏畸形构成的,包括主动脉发育不良或闭锁、二尖瓣发育不良或闭锁以及左心室和主动脉弓发育不良[100]。据研究报告指出,其发生率约占存活新生儿的 2/10 000,男女比率为 2:1。如果不予治疗,HLHS 是致命的,无一例外。新生儿早期因心脏死亡原因的 25% 是由 HPLH 所致[101]。然而,外科减状手术的革命性进步显著改善了这一疾病的预后。对这种疾病解剖特点和生理改变认识的提高,促进了宫内诊断、胎儿干预、超声影像和新生儿重症监护等多学科的发展。

解剖

顾名思义,左心发育不良综合征涉及不同程度的左心结构的发育不良,包括左心室、二尖瓣以及主动脉瓣。根据瓣膜形态的不同,左心发育不良综合征(HLHS)可分为四个解剖亚型:①主动脉瓣与二尖瓣狭窄;②主动脉瓣与二尖瓣闭锁;③主动脉瓣闭锁与二尖瓣狭窄;④主动脉瓣狭窄与二尖瓣闭锁。在主动脉瓣闭锁的病例,主动脉弓发育不良的程度要比合并主动脉瓣狭窄者更为严重。

即使在无明显主动脉瓣闭锁表现的 HPLH 病例,也常会合并主动脉弓发育不良,严重者甚至会合并主动脉弓中断。80% 的 HPLH 病例伴有主动脉缩窄,动脉导管通常很粗大,直径与主-肺动脉相仿[7]。由于宫内胎儿肺血流减少,肺动脉分

支血管较为细小,这本身也是左心流出道梗阻的结果。左心房腔一般比正常者减小,由于原始隔左移,左心房腔缩小会进一步加重。通过原发孔的心房间交通几乎存在于所有 HPLH 病例,原发孔型房间隔缺损可能比较大,但限制自右向左分流的限制性缺损更为多见。在很少数 HPLH 病例,由于不存在心房间交通,肺静脉血流不能进入右心室,在这种情况下新生儿将无法存活。

左心发育不良综合征可合并某些心内畸形,这对手术修复有重要意义。例如,伴发心室间隔缺损的病例,即使合并二尖瓣闭锁,左心室在发育过程中仍可保持正常大小,其原因是通过室间隔缺损的自右向左分流,促进了左心室的发育[102]。对于这类病人,应该不存在双心室矫治的可能性。

毫无疑问,HPLH 是心脏形成早期发生的一系列发育不良之间复杂相互作用的结果。然而,很多研究者认为,HPLH 特征性的心脏结构发育不良是血流改变的结果。换言之,如果促使升主动脉从原始主动脉囊正常发育的刺激因素,是通过主动脉瓣的左心室高压体循环血流的话,那么,由于狭窄或闭锁的主动脉瓣阻挡了来自左心室的高压血流,主动脉内仅存的来自动脉导管的逆向舒张期低压血流,改变了正常的发育信号,导致血流下游结构发育不良。正常生长发育的左心室和二尖瓣可能受到继发影响,导致这些结构的发育不良或闭锁。

病理生理及诊断

在左心发育不良综合征病人,肺静脉血回流到左心房,但

后者不能通过收缩活动推动血流通过狭窄或闭锁的二尖瓣进入左心室,而是经卵圆孔分流到右心房,从而增加了右心室的容量负荷。其最终结果是,由于左心房出口水平血流梗阻,导致肺静脉高压、肺循环超负荷以及右心室衰竭。胎儿出生后,肺血管阻力下降,进入体循环的右心室血流减少,导致冠状动脉和其他生命器官的血供严重不足,使病情进一步恶化。在这类新生儿,动脉导管的闭合会是致命的。

患有严重左心发育不良综合征的患儿,右心室接受所有来自肺循环、体循环和冠脉循环的血流。一般而言,HPLH患儿在出生后第一天即会有呼吸窘迫和轻度发绀表现。这类新生儿必须按照治疗类选法迅速送往 3 级医疗中心,并进行超声检查以明确诊断。必须应用 PGE₁ 以维持动脉导管开放,调整呼吸机参数,避免过度氧合,提高二氧化碳张力。这些措施可提高肺血管阻力,促使改善体循环血流灌注。一般情况下,应避免进行心导管检查,因为这项措施帮助并不大,而且可能会损伤动脉导管,造影剂负荷还会使肾脏功能发生继发损害。

治疗

1983 年,Norwood 医生及其同事提出了一种治疗左心发育不良综合征二阶段减状手术[103],后来经过改良成为当今采用的三阶段姑息手术[104]。第一阶段手术也称为改良 Norwood 手术,通过建立单一流出道血管,即起自于右心室的新主动脉,建立左心室旁路[105]。

当今的主动脉弓重建技术涉及肺动脉根部与固有升主动脉的连接,使用同种肺动脉血管片加宽发育细小的自体主动脉。关于肺动脉根部与主动脉的吻合还有几种改良术式,最著名的是 Damus-Kaye-tansel(DKS)吻合,它是在窦管交界部位把主动脉与肺动脉横断,将主动脉近端与肺动脉根部吻合,形成一条发自心脏的双管状流出道,然后再将后者与远端升主动脉吻合,如果合并主动脉缩窄,可用同种血管材料加宽。主动脉弓重建完成之后,在无名动脉与右肺动脉之间用直径为 3.5~4mm 的人工血管建立分流。广泛切除房间隔,扩大心房间交通,以预防肺静脉高压的发生(图 20-20)。

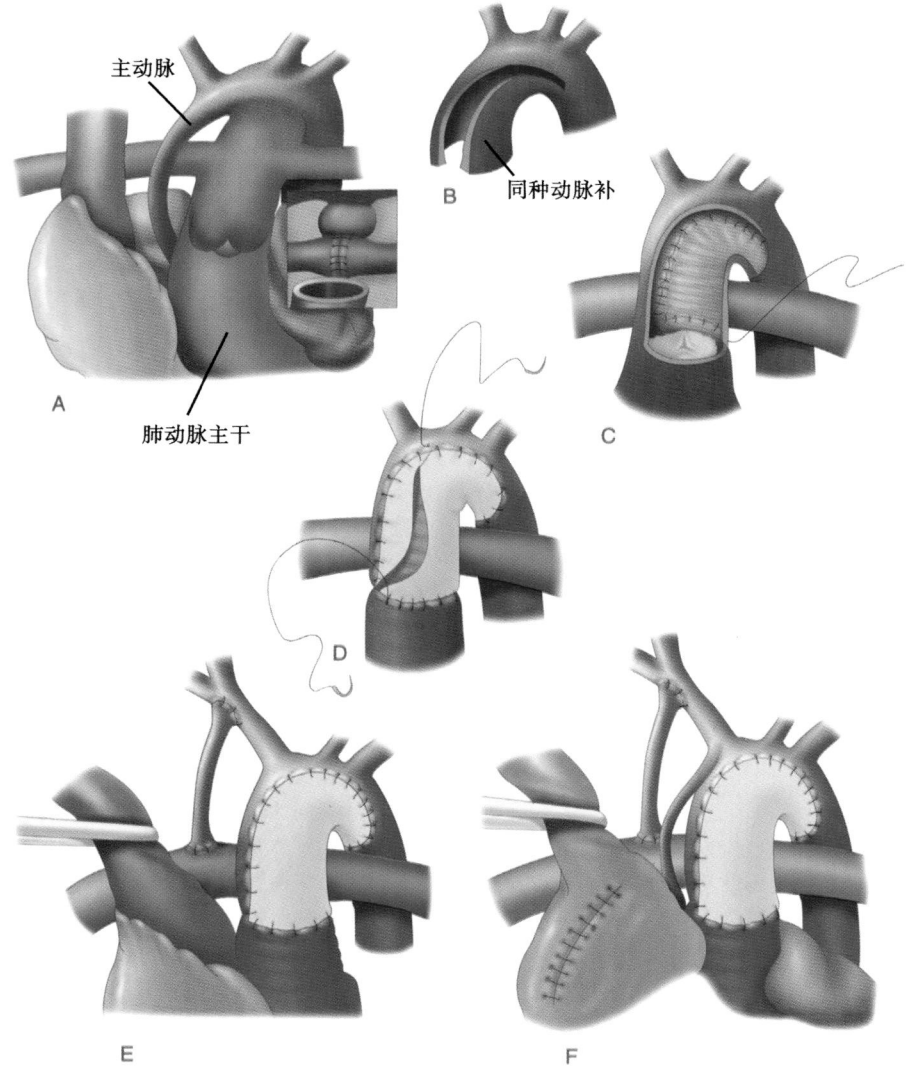

图 20-20 当今治疗左心发育不良综合征的外科技术。A. 用于实施手术的切口,纳入袖状同种动脉补片,肺动脉远端切口可直接闭合,也可用补片修补。B. 袖状主动脉壁同种补片的三维尺寸。C. 同种动脉补片与近端主-肺动脉、升主动脉、主动脉弓及降主动脉近端吻合。D、E. 切除房间隔,在右侧建立 3~5mm 直径的改良 B-T 分流,完成手术。F. 在升主动脉过于纤细的情况下,可用同种动脉连接主-肺动脉与降主动脉近端,将细小的主动脉旷置在原位(如图所示),也可将其置入到新建的主动脉侧壁

如上所述,DKS 吻合可避免术后的新主动脉由三重连接所造成的扭曲,因而降低了冠状动脉灌注不足的风险。它可用于主动脉直径在 4mm 以上的病例[105,106]。不幸的是,在许多 HPLH 患儿,尤其是合并主动脉瓣闭锁者,主动脉发育细小,直径不足 2mm。

Norwood 一期手术术后管理较为复杂,良好的预后取决于在体循环与肺循环之间建立起精妙的血流平衡。有文献建议,手术后要保证足够的心输出量以维持体循环与肺循环血流灌注的需要。应用氧含量监测导管持续监测静脉血氧饱和度,为临床医生选择血管活性药物以及呼吸机通气管理提供依据[106,107]。一种包含主动脉弓重建和在右心室流出道与肺动脉之间建立分流管道(Sano 分流)的改良术式的引入,减轻了传统的主动脉-肺动脉分流所引起的舒张期血流减少现象,可增加冠状动脉血供,使手术后心脏功能能得以改善。目前,由美国卫生部(NIH)发起的"体循环心室重建手术"多中心前瞻性随机临床试验,正在进行有关传统 B-T 分流与 Sano 分流对新生儿 Norwood 手术预后影响的评价[107,108]。

尽管采用 Norwood 手术对左心发育不良综合征患儿进行减状治疗仍然是主流方法,但是,一种结合外科手术与经皮穿刺技术的杂交手术方法已经脱颖而出,它通过对两侧肺动脉分别进行环束并在动脉导管内置入支架,避免了在脆弱的新生儿期实施体外循环手术,显示出令人鼓舞的前景[109,110]。这种杂交手术还可作为因合并严重房室瓣反流或其他不利的单心室解剖的患儿等待心脏移植的过渡治疗措施。

在第一阶段治疗之后,一般为出生后 3～6 个月患儿的肺血管阻力下降至正常水平时,实施第二阶段的上腔静脉与肺动脉吻合(双向 Glenn 手术)或半 Fontan。这是分隔体循环与肺循环的第一步,可减轻单一心室的容量负荷。无名动脉与肺动脉(或右心室与肺动脉)之间的分流手术时需予以解除(图 20-21)。

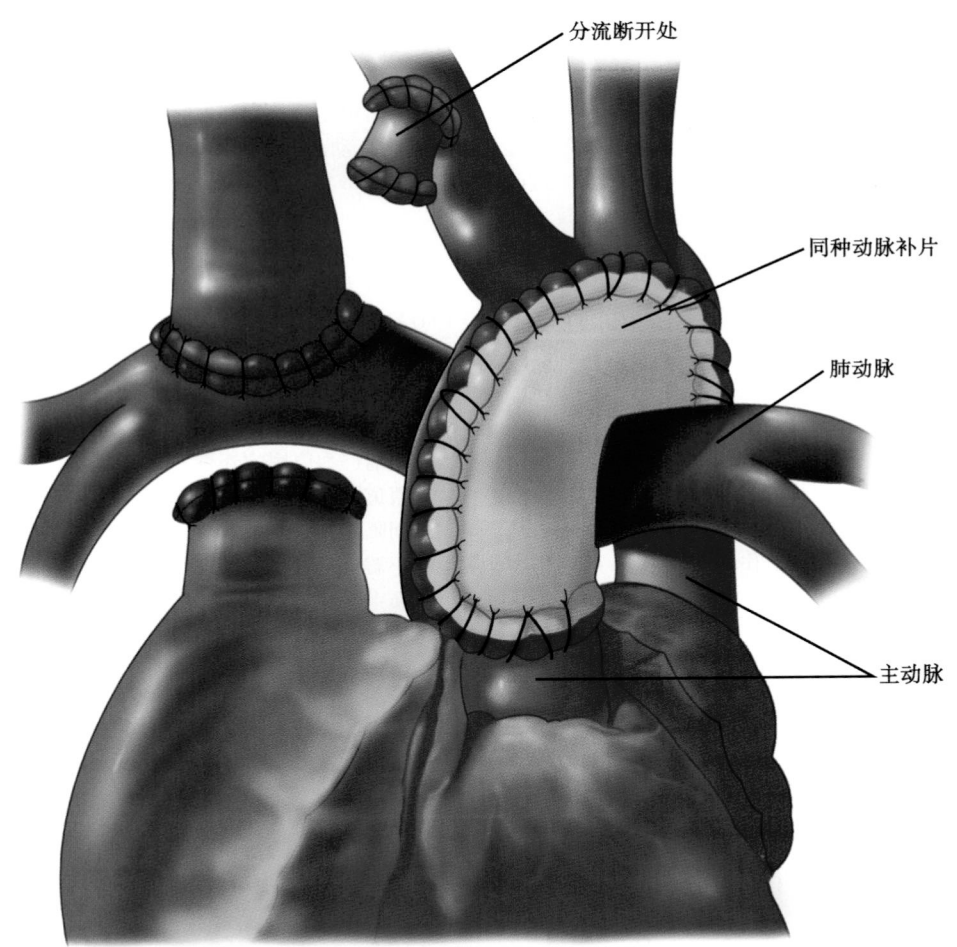

图 20-21　双向 Glenn 手术。横断后的上腔静脉远端已经吻合到右肺动脉原改良 B-T 分流近心端的吻合口上。上腔静脉的近心端也可同右肺动脉吻合,再用 Gore-Tex 片将其心内开口闭合

第三阶段手术又称为改良房坦手术,一般在 18 个月至 3 岁完成体循环与肺循环的分隔,或者当出现运动后发绀症状加重(超出向体循环提供足够的氧合血能力)时进行。通过在右心房内建立侧通道,将下腔静脉血流引入肺动脉,以进一步减轻心室的容量负荷,增加肺血流灌注减轻发绀症状。近来,采用心外管道(直径为 20mm 人工血管)连接下腔静脉与肺动脉的方法更受欢迎。

并非所有 HPLH 患儿都要接受这种三阶段减状手术。在一些轻症 HPLH 患儿,虽然主动脉瓣或二尖瓣发育不良,但瓣膜本身无狭窄,升主动脉内有正向血流,这种情况最近被命名为左心系统发育不良(HPLC)。对这些病例尝试进行双心室矫治可取得良好结果。Tchervenkov 最近报道了一组 12 例

HPLC 患儿于平均出生后 7 天实施双心室矫治的结果[107]。手术采用同种肺动脉血管片加宽升主动脉和主动脉弓,闭合心房间与心室间交通。在 92% 的患儿,左心室能够支持体循环血流灌注,早期死亡率为 15.4% ,4 例患儿在术后 12 ~ 39 个月需进行二次手术,解除左心室流出道梗阻。

虽然 Norwood 手术是最多被采用的治疗 HPLH 的首选手术方法,但在一些合并可能影响姑息治疗结果的不利解剖与生理因素的病例,心脏移植作为一线治疗手段更为适宜。合并严重三尖瓣关闭不全、难治性肺动脉高压、进行性右心功能衰竭的病例,实施心脏移植更为有益。由于 Norwood 手术生存率的改善和围术期处理水平不断提高,以及器官供应紧张等因素的影响,使广泛采用心脏移植作为 HPLH 的一线治疗手段受到限制。在选择施行心脏移植之前,要对获得器官的可能性进行评估。根据目前最大的一组病例报告显示,约 24% 的 HPLH 患儿在等待心脏移植的过程中死亡[111,112]。

结果

与其他复杂心脏畸形相比,HPLH 的治疗结果仍然较差。然而,随着围术期治疗的改善以及外科技术的改良,在一些有经验的中心,Norwood 手术的存活率已经超过 80%[100,106,108,110]。尽管低体重患儿的治疗结果已得到改善,但低体重仍然是影响生存率的主要高危因素,尤其是合并其他心内畸形如体循环流出道梗阻或心脏外畸形者[110]。

可以进行姑息或根治治疗的畸形

Ebstein 畸形

解剖

Ebstein 畸形是一种罕见病变,发病率不到先天性心脏病患儿总数的 1%。即使 Bove 和其他作者强调 Ebstein 畸形主要在于右心室形态异常,而不是单纯三尖瓣畸形,但该病最主要的发育学异常在于三尖瓣下移至右心室[113]。三尖瓣前叶通常在正常位置附着于瓣环,但隔叶和后叶下移至心室。这样实际上将右心室分为两部分:流入道部分(房化右心室)和流出道部分(真正的或小梁右心室)。房化右心室常变薄且扩张。同样,三尖瓣瓣环和右心房严重扩张,三尖瓣通常发生反流,瓣叶呈“帆样”改变。通常合并房间隔缺损,致心房水平自右向左分流。偶尔可见真正的解剖性肺动脉闭锁或轻度右心室流出道梗阻。15% 病人合并有预激旁路出现的 Wolff-Parkinson-White(WPW)综合征[109,110]。

病理生理

Ebstein 畸形病人出现右心室功能障碍有两个基本机制:房化心室水平流入道梗阻导致右心室无效充盈和收缩障碍。进展性的瓣环扩张加重了流入道梗阻和三尖瓣反流,两者产生右心室无效充盈。右心室收缩功能障碍是心室壁心肌纤维数量减少和大的房化右心室部分不协调收缩的结果。

右心室水平前向血流缺失可能导致生理性或功能性肺动脉闭锁,婴幼儿病人依靠动脉导管存活。所有体静脉回流血必须通过房间隔缺损进入左心房,进而由动脉导管分流至肺动脉进行气体交换。然而,由于巨大右心室和房化心室内往返血流阻止了血液在心内充分混合,严重 Ebstein 畸形婴幼儿的左心室功能常常受损。此外,巨大右心室压迫左心室也可使其左心室功能严重受损。

诊断

Ebstein 畸形患儿的临床表现轻重反映了其解剖异常程度。婴儿病变轻者或许表现为轻度发绀,但在儿童期其临床症状逐渐出现,该病诊断年龄平均在十几岁。

然而,合并严重房化右心室及肺动脉狭窄患儿出生时便出现发绀和酸中毒。胸片典型表现为:心影呈球形,类似于心包渗出表现。心电图可显示右束支传导阻滞和电轴右偏。正如上文所提及,WPW 综合征在 Ebstein 畸形病人中较普遍。心脏超声可明确诊断,并能提供一些关键信息,如三尖瓣功能、房化右心室大小、肺动脉狭窄程度以及心房大小[6,113,114]。

奥蒙德大街评分[(右心房面积+房化右心室面积)/剩余心腔舒张期面积]被认为是对 Ebstein 畸形新生儿进行分层的有用诊断性工具[115]。评分大于 1 者死亡率达 100%。下列患儿具有电生理检查和射频消融指征:有 WPW 综合征证据、室上性心动过速史、不确定的宽 QRS 波的心动过速或晕厥史。

治疗

有症状的婴幼儿以及合并心律失常、进展性发绀或 NYHA 心功能Ⅲ ~ Ⅳ级的大龄儿童和成人病人需行外科手术治疗。其手术方式可根据病人年龄差异而不同,因为大龄儿童通常适合行双心室或一个半心室矫治,而对于新生儿,Starnes 等报道单心室矫治可取得合适的存活率[115,116]。

当前广为应用的外科手术方式由 Danielson 等在 1992 年首先报道[6,114,117]。此术式包括切除多余右心房组织、补片关闭房间隔缺损、折叠房化心室消除瘤样心腔、三尖瓣后瓣环成型缩小瓣环、重建三尖瓣(如前叶发育满意)或必要时行三尖瓣置换[117]。如果三尖瓣不适合重建,则应考虑三尖瓣置换。行后瓣环成型或三尖瓣置换时需小心避免损伤传导束,因为完全性房室传导阻滞可使手术复杂化。术前有预激证据的患儿应行电生理标测和消融。

新生儿期 Ebstein 畸形患儿是一个单独群体。其外科矫治结果差,且许多患儿并不适合行上文所提及的外科手术治疗。对于有症状的新生儿可选择行姑息手术、一个半心室矫治或单心室生理矫治[1,7,118]。有争议的是,在有症状的新生儿或稍大龄婴儿中手术效果最为满意者采用了右心室旷置,这项被称之为 Starnes 手术的技术使用有孔补片闭合三尖瓣口并结合体肺分流术。补片必须带孔以利于解剖肺动脉闭锁情况下的右心室减压。即使 Knott-Craig 等曾报道三尖瓣修补可适用于所有新生儿和婴儿,并取得良好的近中期结果,但这并未在其他中心出现[118,119]。Billingsly 等首先报道在右心室发育不全或发育不良病人中采用一个半心室矫治以获得一个更加生理性的“搏动”肺循环[120]。此术式通过双向 Glenn 手术引流上腔静脉血直接进入肺动脉系统,同时由右心室将下腔静脉回血经由右心室流出道直接泵入肺动脉。因此,一个半心室矫治的血流动力学特点是以串联方式隔开体循环和肺循环血。体循环完全由左心室支持,而肺循环则由双向

Glenn 分流及发育不全的右心室承担。支持一个半心室矫治的学者报道该术式可降低右心房压并减少下腔静脉高压的发生,后者理论上与 Fontan 循环众多致命性并发症有关,如肠蛋白丢失、肝充血、房性心律失常以及全身性心室衰竭。此外,与 Fontan 循环中的连续层流不同,搏动性肺动脉血流对肺脏微循环有益,即使至今尚未在任何研究中证实。考虑行一个半心室矫治前,需满足一定标准,最明显的要有足够的三尖瓣 Z 值和不存在严重肺动脉高压或需心内修补的复杂合并畸形[121,122]。不符合上述标准的病人可考虑行双心室矫治结合房间隔开窗或 Fontan 手术。

对于危重 Ebstein 畸形婴幼儿,必须先采用前列腺素维持动脉导管开放、机械通气和纠正发绀以稳定病情。如果由于体循环灌注不足导致代谢性酸中毒,需积极治疗,并减少后负荷。经过 1~2 周,由于肺动脉阻力下降和经由异常右心室和三尖瓣的前向血流增加,许多患儿状态可得到改善。当上述稳定措施和药物治疗无效,外科手术治疗是一项选择,即使其成功与否有赖于众多解剖因素(如三尖瓣、右心室和流出道的发育程度),以及有症状 Ebstein 畸形新生儿手术风险高。Knott-Craig 等报道 3 例新生儿采用双心室矫治结合房间隔缺损不完全闭合、右心房广泛切除和房化心室垂直折叠[117,118]。5 年随访发现所有患儿均无症状、窦性心律且无需药物治疗。

结果

在新生儿期,不管是简单姑息术如 B-T 分流或较复杂手术如右心室旷置以后,术后最常见的问题是低心排出量。室上性心动过速在术后也是个问题。如果采用避免在冠状静脉窦和三尖瓣环间使用缝线的技术,因完全性房室传导阻滞需安置起搏器者少见。

由于 Ebstein 畸形发病率低,目前有关其手术结果报道较少。然而,基于大多数大龄患儿自然病程良好,那些经过房间隔缺损闭合、房化心室折叠和三尖瓣环成形术后存活患儿应该前景良好。

大动脉转位

解剖

完全型大动脉转位是以房室连接正常、心室与大动脉关系连接异常为特征的一种先天性心脏病,其主动脉自心脏前方起于右心室,而肺动脉从主动脉后方起自左心室。Van Praagh 和同事们提出使用 D-TGA 描述此类先天畸形,而 L-TGA 用于对房室连接不协调的矫正型大动脉转位的描述[123,124]。

D-TGA 患儿需要有一定的心内动静脉血液混合,通常存在于心房、心室水平或是未闭的动脉导管水平。D-TGA 病人常伴发明显的冠脉畸形[7]。最常见的冠脉走行是左主干自左侧冠状动脉窦发出,并发出左前降支和回旋支,这一类型占 68%。最常见的变异是回旋支自右冠状动脉分支发出。

病理生理

D-TGA 导致了体、肺两个循环独立并行,因此患儿需要依靠心内的动静脉混合血才能存活。患儿出生后,左、右两个心室并无主次依从性,随着其气道阻力的降低,造成了更多的肺血流量,导致左心房扩大和经卵圆孔的自左向右分流。

患儿出生后,左心室因未承担体循环负荷并未增厚,对于缺少了促其增厚成熟因素的左心室来说,在动脉调转术后必须适作为体循环心室克服体循环阻力,因此,动脉调转术的时机至关重要。如果在出生后早期数周内进行矫治术,左心室因在母体子宫内一直适应较高的肺血管阻力,一般能够轻松适应体循环阻力;患儿出生后随着肺脏通气,肺阻力降低,数周后左心室适应了这一较低的肺阻力,那么在没有术前的心室锻炼或术后辅助支持情况下,左心室很难适应术后体循环较高的阻力。左心室"锻炼"便是针对那些 TGA 根治术被延误的病例,进而使用肺动脉环缩技术。

临床表现和诊断

D-TGA 合并室间隔完整的婴儿一般出生后即出现发绀,其动脉氧分压在 25~40mmHg。如果动脉导管未维持开放,病情将急剧恶化,进而导致代谢性酸中毒,甚至死亡。相比较而言,那些存在室间隔缺损的 TGA 患儿,可能仅出现轻微的低氧血症,甚至在出生 2~3 周后因肺血管阻力的降低导致充血性心力衰竭的症状出现,才发现存在心脏畸形。

心电图表现为右心室肥厚,胸片呈现典型的卵圆形心影。TGA 最终依靠心脏超声进行确诊,能可靠地证实心室-动脉连接不协调和其他合并畸形的存在。一般心导管检查较少应用,除了那些需要在超新生儿期之后进行手术,为了解左心室能否维持术后体循环稳定的病例。然而,对那些没有充分心内动静脉血液混合的新生儿,心脏导管技术却可以实施有效的房间隔扩大术。

治疗

Blalock 和 Hanlon 首次进行了针对 D-TGA 的手术干预,他们应用房间隔切开扩大术以增加心内动静脉血混合[125]。这项技术首先是在体外循环技术运用于临床之前实施的,因此死亡率很高。随后,Rashkind 和 Cuaso 应用经导管使用球囊行房间隔扩大术,这样在很大程度上避免了开胸的房间隔扩大术[42]。

但是,这些姑息操作也只能达到有限的效果,直到 20 世纪 50 年代末,Senning 和 Mustard 应用了第一例"心房调转"术,使得手术结果得到了改善。Senning 手术包括通过切开和重建房间隔使得静脉血流在心房水平改道,和使用右心房游离壁建立肺静脉板障(图 20-22)[126]。尽管 Mustard 手术与其相似,但是此手术需要用自体心包或是人工材料建立心房内板障[118]。这些心房调转手术创造了生理性而非解剖矫治,体循环依然由右心室进行负担。

大多数中心通过行早期球囊房间隔切除术和随后在患儿 3~8 个月时行心房调转术,使总体生存率升至 95%[126,127]。

尽管生存率提高了,但是远期的问题如上腔静脉或肺静脉梗阻、板障漏、心律失常、三尖瓣反流和右侧心力衰竭的发生,促使了 Jatene 于 1975 年进行对动脉调转术的开展[128]。动脉调转手术包括了主动脉和肺动脉的横断、主动脉后移位(Lecompte 操作)、冠状动脉游离、"裤状"心包补片的应用和恰当地将冠脉固定至新主动脉(图 20-23)。

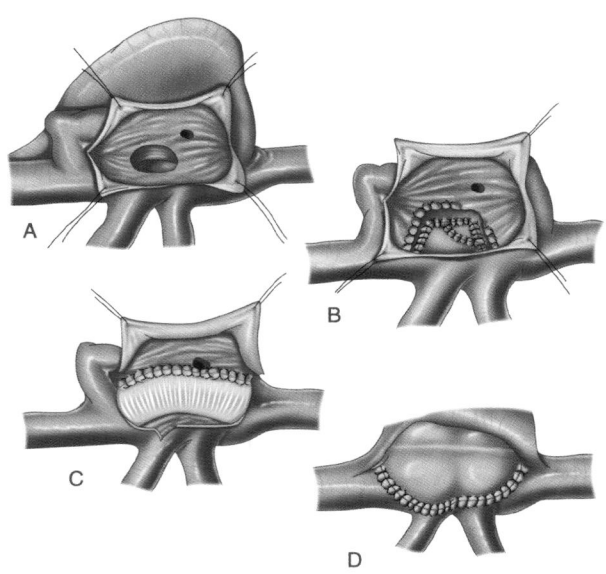

图 20-22　**A.** 房间隔在靠近三尖瓣处切除,建立一个附着于上、下腔静脉后方的带蒂组织片。**B.** 将房间隔缝合至肺静脉于左心房开口前缘,将肺静脉与体静脉分隔开。**C.** 将右心房切口的后缘缝合至残留的房间隔组织,使体循环静脉血汇入二尖瓣。**D.** 将右心房切口前缘(在两个转角处做适当切开延长)绕过腔静脉的上、下方于左心房切口的侧缘相缝合,形成肺静脉通道,使肺静脉血液汇入三尖瓣

最关键的是手术时机的掌握,因为动脉调转需在出生后两周内进行,即在左心室还未失去承担体循环后负荷的泵血功能之前完成[2,4,7]。超过两周之后,病人的左心室可以通过肺动脉环缩术和主-肺动脉分流进行根治手术之前的预备锻炼。另一种情况是,未锻炼的左心室可以在调转术后通过机械性辅助装置给予数天的辅助支撑下,恢复承载体循环压力的能力。在这些情况下,可以用超声心动图评估左心室功能和指导手术策略。

D-TGA 合并左心室流出道狭窄和室间隔缺损的病人,可能不适合动脉调转手术。而最初于 1968 年实施的 Rastelli 手术,使用心内板障将左心室血液直接隔至主动脉,使用心外带瓣管道建立右心室-肺动脉连接,手术为此类复杂畸形病人提供了良好的手术效果[129]。

结果

对于 D-TGA 合并间隔完整或室间隔缺损病人来说,动脉调转手术提供了良好的远期效果,其死亡率低于 5%。冠脉解剖异常存在或需同期行主动脉弓加宽成形,增加了手术的风险。最常见的并发症是肺动脉瓣上狭窄,发生率为 10%,这可能需要再次手术[4,7,130]。

Rastelli 手术效果也同样得到了较好改善,其早期死亡率在一篇综述中报道为 5%[131]。因血管的失功需要再次手术、起搏器置入或是需要解除的左心室流出道梗阻等并发症,使其远期死亡率不尽人意。

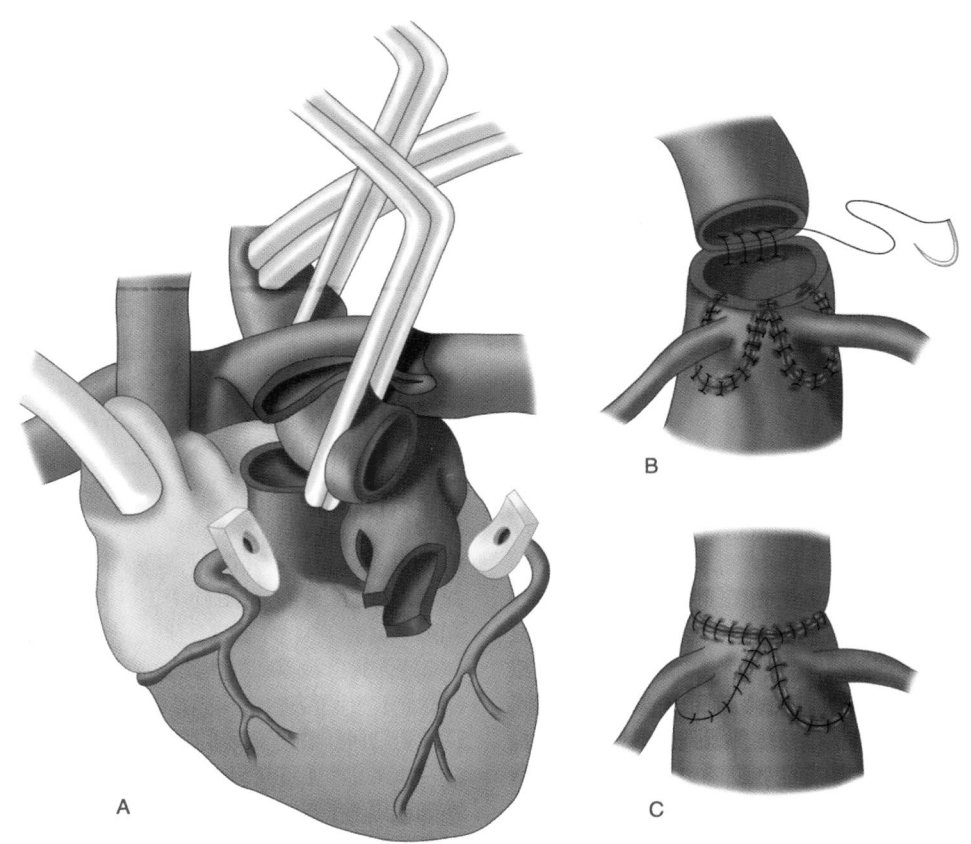

图 20-23　**A.** Lecompte 操作(将主动脉移位至肺动脉后)。**B** 和 **C.** 冠状动脉游离并固定至新主动脉

右心室双出口

解剖

右心室双出口占所有先天性心脏病的 5%。当主动脉和肺动脉全部或大部分起源于右心室时称为右心室双出口。右心室双出口包括一系列不同程度的畸形，这是因为当主动脉向左心室转移不完全时常常伴有心室襻和漏斗圆锥旋转等其他心脏发育畸形[132]。

大多数右心室双出口的心脏都有伴随的室间隔缺损，而室间隔缺损的大小及与大血管位置关系可以不同。室间隔缺损一般为非限制性，而且是左心室的唯一出口；室间隔缺损与大血管的相对位置关系决定了右心室双出口的生理学特点，其可以类似于大的室间隔缺损、法洛四联症或 D-TGA。1972年，Lev[133]建议把右心室双出口看作逐渐从伴有室间隔缺损和主动脉骑跨的法洛四联症到主动脉下室间隔缺损的右心室双出口的一系列病变。据此，Lev 和同事以室间隔缺损与任一或两条大动脉关系为基础将右心室双出口分类[7,133]。室间隔缺损可以是主动脉下、双动脉下、远离两大动脉或肺动脉下。主动脉下室间隔缺损最常见（占 50%），其室间隔缺损直接位于主动脉瓣环之下。双动脉下室间隔缺损（10%）在主动脉和肺动脉之下，两者通常处于并列位置。远离大动脉型是指室间隔缺损远离两大血管（占 10% ~ 20%）。室间隔缺损位于肺动脉瓣下的右心室双出口也称为 Taussig-Bing 畸形[134]。这一类型占伴有室间隔缺损的右心室双出口的30%，此时主动脉更加向前旋转，而肺动脉更加向后旋转（图20-24）。

临床表现及诊断

典型的右心室双出口表现为以下三者之一：①主动脉下或双动脉下室间隔缺损表现为充血性心力衰竭、肺动脉高压倾向，很像大的室间隔缺损的表现；②主动脉下室间隔缺损伴有肺动脉狭窄的病人表现为发绀、低氧，很像法洛四联症；③肺动脉下室间隔缺损 TGA 伴有发绀，很像 D-TGA，因为不饱和的体循环静脉血直接流入主动脉，而氧和的肺静脉血流入肺动脉[132]。因此，影响右心室双出口临床表现和治疗的三个重要因素为室间隔缺损大小和位置、右心室流出道梗阻存在与否、其他合并畸形（特别是当肺动脉瓣下室间隔缺损时伴有的左侧结构发育不良）。

心脏超声是诊断的主要依据，可以提供关于能否进行双心室矫治的有效信息。另外，在决定手术方案时还应考虑一些解剖问题，包括冠状动脉解剖（圆锥支或起源于右冠状动脉前降支横跨右心室流出道）存在另一个远离任一大动脉的室间隔缺损、三尖瓣与肺动脉瓣间距离。新生儿或婴儿很少需要心导管检查，除非用于确定肺动脉高压程度和先前进行的姑息手术对肺动脉解剖的影响。

治疗

矫治手术的目的在于解除肺动脉狭窄，为两心室提供各自的、通畅的、通向正确的大血管的流出通路，达到体循环和肺循环的分离。

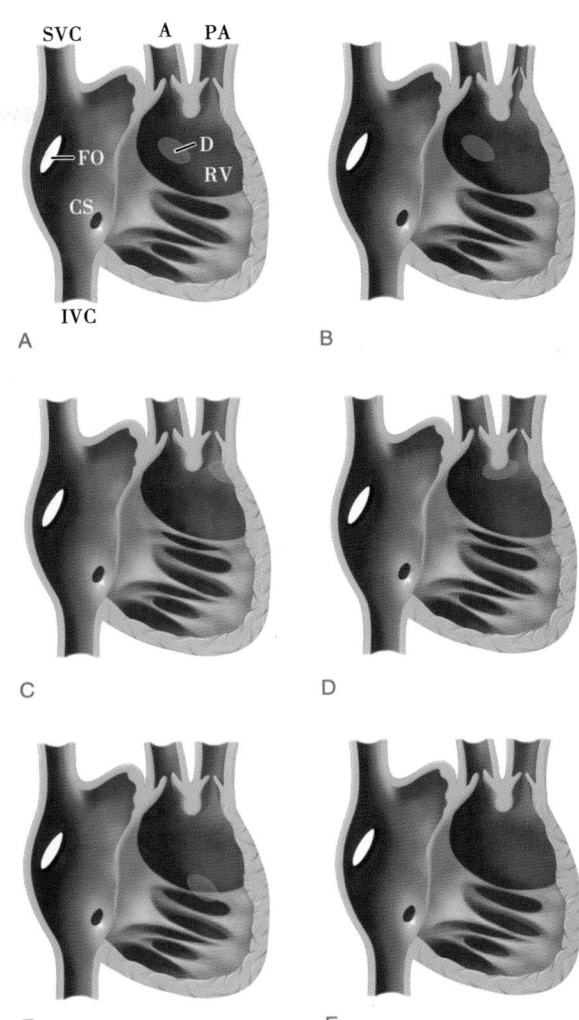

图 20-24　右心室双出口时室间隔缺损与大动脉的关系。**A.** 主动脉下室间隔缺损无肺动脉狭窄。**B.** 主动脉下室间隔缺损伴肺动脉狭窄。**C.** 肺动脉下室间隔缺损（Taussig-Bing 畸形）。**D.** 双动脉下室间隔缺损。**E.** 远离两大动脉室间隔缺损。**F.** 室间隔完整。A = 主动脉；CS = 冠状静脉窦；D = 室间隔缺损；FO = 卵圆孔；IVC = 下腔静脉；PA = 肺动脉；RV = 右心室；SVC = 上腔静脉

右心室双出口伴远离两大动脉室间隔缺损

此类病人的矫治可以通过在心室内构建一个连接室间隔缺损到主动脉的通道、闭合肺动脉瓣、再用一个带瓣外血管连接右心室到肺动脉来完成对于那些没有肺动脉狭窄而有难治性心力衰竭的病人，可以在患儿 6 个月内进行肺动脉环缩以控制过多的肺血流，预防肺动脉高压。对于那些有肺动脉狭窄的病人，可以按照 1999 年 Belli 和同事所描述的那样先进行体肺分流再进行双心室修补，或者进行改良 Fontan 手术[135]。对于矫治时间并没有一致意见，但是文献显示在最初 6 个月内矫治与较好的结果相关。然而对于那些需要心外带瓣血管患儿来说，到 2 ~ 3 岁再行矫治更好些，因为此时能够允许放置较粗的管道，从而减少将来更换管道的次数[7,132]。

右心室双出口伴主动脉下或双动脉下室间隔缺损无肺动脉狭窄

此类病人可以通过构建一个心内屏障将血流从左心室导入到主动脉。可能需要扩大室间隔缺损以便为屏障创造足够的空间,室间隔缺损扩大应沿前上缘进行以避免损伤通常沿着室间隔缺损的后下缘走行的传导系统。除此之外,构造左心室流出通道时还要考虑圆锥隔膜突出、三尖瓣在圆锥间隔的附着、三尖瓣与肺动脉瓣间的距离。有时解剖因素使心室内通道无法完成而只能进行单心室矫治。

右心室双出口伴主动脉瓣下或双动脉下室间隔缺损有肺动脉狭窄

此类病人矫治与上述右心室双出口伴主动脉下或双动脉下室间隔缺损无肺动脉狭窄类似,但同时存在的右心室流出道狭窄需同时处理。右心室流出道加宽可以通过跨肺动脉瓣环补片进行,当异常的前降支存在无法加宽补片时可以用带瓣外管道。

Taussig-Bing 畸形不伴有肺动脉狭窄

此类病人最好在新生儿期进行球囊房间隔开窗以改善氧合,然后进行室间隔缺损修补并将左心室连接至肺动脉,再行动脉调转术。Kawashima 手术[136],也就是将左心室通过心室内通道直接连接到主动脉,当主动脉更靠后或伴有肺动脉狭窄时也可选用。

Taussig-Bing 畸形伴有肺动脉狭窄

此类病人可以采取多种技术治疗,取决于具体的解剖细节和治疗团队的经验。可以采用 Rastelli 手术,其包括构建一个心室内通道将左心室通过已有室间隔缺损连接至两大动脉,再在根部离断肺动脉并将其远端通过带瓣管道与右心室连接[137]。也可采用 Yasui 手术,包括将室间隔缺损与肺动脉隔入同侧,将肺动脉与主动脉做一个 DKS 吻合并加宽补片,再以管道连接右心室和肺动脉[138]。

结果

右心室双出口矫治的效果通常比较好,尤其是伴有主动脉下室间隔缺损的法洛四联症型[139,140]。然而,右心室双出口的复杂类型,包括远离两大动脉室间隔缺损和 Taussig-Bing 畸形,仍然有较高的死亡率和并发症发生率[125,139,140]。此外,反复的右心室流出道再手术、拟定单心室矫治术病人的分期手术都对初次手术存活的病人产生负面影响。最近一个单中心 393 例右心室双出口报告[139]发现,矫治后 15 年 37% 病例需要再次处理。动脉调转手术与 Rastelli 手术相比有较高的术后早期死亡率,但术后晚期死亡率较低。左侧心脏结构发育不良和非主动脉瓣下室间隔缺损的病人可能进行单心室矫治效果更好。

法洛四联症

解剖

最初由 Ettienne Louis Fallot 做的描述,法洛四联症(tetralogy of Fallot,TOF)包括了四种畸形:一个很大临近三尖瓣的膜周室间隔缺损;主动脉骑跨;不同程度的右心室流出道的狭窄,可能合并肺动脉瓣的发育不良以及瓣下和瓣水平的狭窄;右心室肥厚。近年来,Van Praagh 和同事[142]提出 TOF 也许称为法洛一联症更为合适,因为四种畸形均可以用漏斗间隔的错位来解释。当漏斗间隔向前和向左移位,右心室流出道则变得狭窄,其向前的易位更可以直接导致在隔缘肉柱之间的室间隔不能融合(图 20-25)。

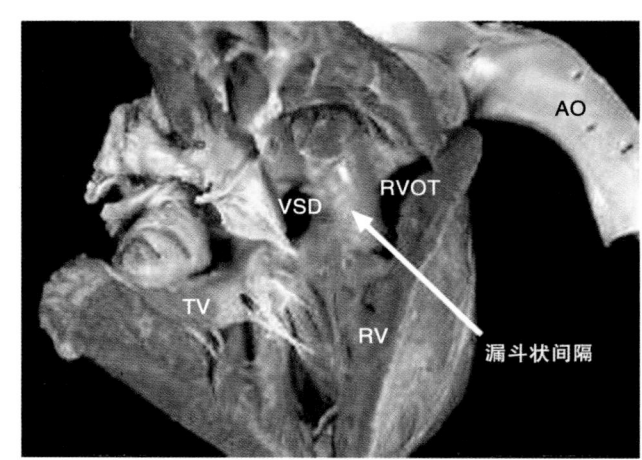

图 20-25 法洛四联症的病理标本。四联症的四个解剖特点可归结为一联症,因为这些畸形都可以用心室间隔的错位来解释。AO = 主动脉;RV = 右心室;RVOT = 右心室流出道;TV = 三尖瓣;VSD = 室间隔缺损

法洛四联症的形态学上包括多种类型,包括合并肺动脉瓣缺如共同房室瓣和肺动脉瓣闭锁合并大的体肺侧支。这里讨论的则集中在经典意义的不合并其他心内畸形的四联症。

冠状动脉异常,无论是起源或是分布上在四联症病例中均曾被描述过[143]。但是最重要的冠状动脉的外科畸形是前降支起源于右冠状动脉。这种畸形占所有四联症的 3% 左右,一旦存在,将会排除跨环补片的可能,因为前降支可能分布在右心室流出道距离肺动脉瓣的不同距离范围内[144]。

病理生理及临床表现

四联症病人最初的临床表现取决于右心室流出道的狭窄程度。那些出生后就有发绀的患儿通常有严重的肺动脉瓣环的发育不良,同时合并周围肺动脉的发育不良。大多数的患儿,出生时往往即有轻度发绀,后来随着右心室流出道的增生肥厚而病情进展,进一步加重了流出道梗阻。发绀往往在生后 6~12 个月变得明显,孩子可能出现"四联症缺氧发作",即一段时间内的严重缺氧。这种缺氧的特点是肺血流的减少和主动脉的血流增加。任何降低体循环血管阻力的刺激,例如发热和剧烈的体力活动均可诱发缺氧发作。缺氧发作的严重程度和频率随着孩子的生长而增加,年长的未经过矫治的病人可能出现蹲踞现象。

四联症中年龄大一些的病人体格检查可能有杵状指,血红蛋白增加和脑部脓肿。胸片通常显示靴形心,心电图会提示右心室扩大。超声心动图能够确诊,并显示出室间隔缺损的位置和性质、右心室流出道的梗阻特点。肺动脉分支情况和近段冠状动脉的情况也通常可以显示出来。心导管检查很少需要做,因为可能诱发留出道肌肉痉挛导致缺氧发作使得检查风险很大。有时候需要做主动脉造影来了解冠状动脉的情况。

治疗

John Deanfield 说过:"……目前有的长期随访结果不可避免仅仅代表着先前手术的随访结果,近来进行的手术,更小年龄矫治,更好的术前、术中和术后的处理,肯定会使长期随访结果得到改善。之前的随访结果使人过度悲观[145]。"这段话尤其适合法洛四联症的外科矫治情况,因为四联症的外科手术经历了之前的分期治疗到目前的生后最初几个月就进行一期根治的历程。

但是,在有些四联症病人中,通常 B-T 分流仍然是体肺分流手术首选的治疗,特别是在以下的情况:不稳定的小于 6 个月的新生儿,由于左冠状动脉起源异常而需要心外管道,肺动脉闭缩,严重的肺动脉分支发育不良,或者其他严重的心外畸形并存的情况。

传统的四联症根治手术是通过右心室切口,优点是能够提供很好的显露来修补室间隔缺损和疏通右心室流出道梗阻,但心室瘢痕会影响右心室的功能或者导致恶性心律失常。所以经心房路径修补被提出和推广。除了弥漫的右心室流出道发育不良需要跨环补片以外,经心房路径目前被越来越多地推荐采用。但目前为止,还没有明确的证据证明其优势性[146]。

手术在体外循环下进行。所有的体肺动脉分流包括未闭的动脉导管要先结扎闭合。然后取右心房切口,通过三尖瓣评价室间隔缺损和右心室流出道情况(图 20-26)。流出道梗阻的疏通通过剪除漏斗间隔肌肉和肥厚的肌束。如有必要,同时做肺动脉瓣交界切开。可以采用主-肺动脉的纵切口以便更好地显露。通过流出道过探子到肺动脉来评估肺动脉瓣环的大小。如果肺动脉/升主动脉的直径<0.5,或者估计右心室/左心室压力比值>0.7,则做跨环补片[21,147]。然后利用补片修补室间隔缺损,注意在后下缘避免传导束的损伤。

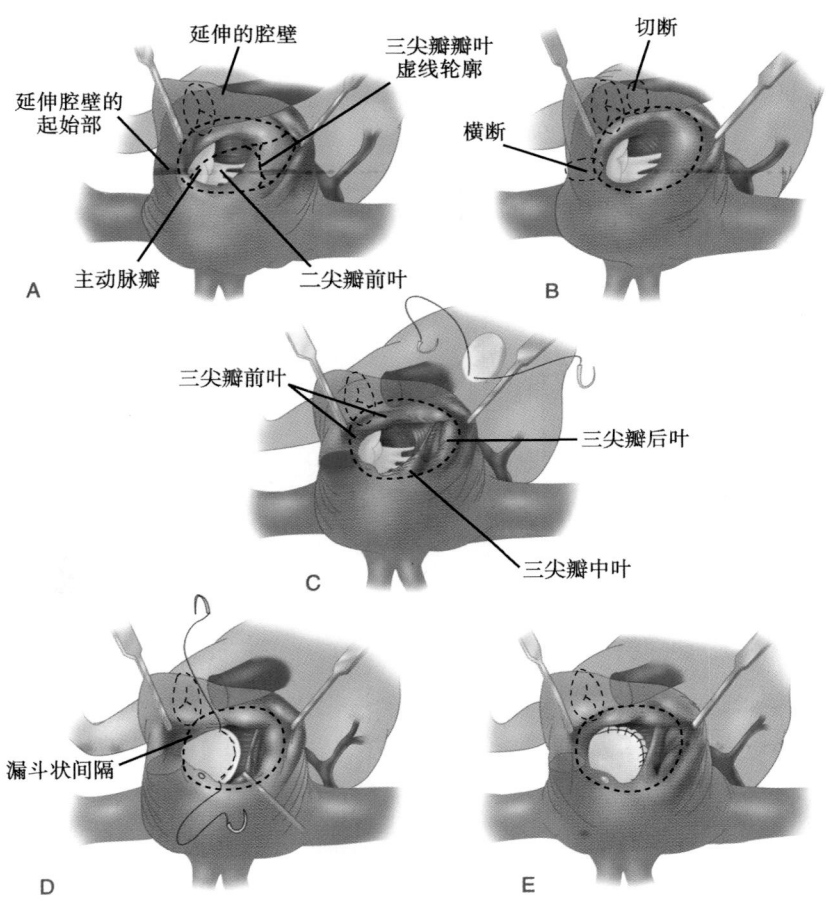

图 20-26　从右心房径路的角度看解剖特点,右心房的游离壁和三尖瓣是透明的,三尖瓣的瓣叶游离缘用虚线表示。**A.** 从右心室面看隔束是在明显的位置,从右心房面看隔束是在流出道的顶部呈拱形延伸。**B.** 去除了三尖瓣瓣叶轮廓的图示,隔束在其从漏斗间隔起始部处横断,向游离壁方向游离并在游离壁处切断。**C.** 带垫片的褥式缝线从右心房侧穿过三尖瓣和室间隔的交界然后穿过补片。**D.** 沿着隔束连续缝合一直到漏斗间隔部,注意靠近主动脉瓣根部,以免残存小的肌间交通,如果从右心房途径修补,更要注意避免造成右心室流出道的梗阻。**E.** 完成了室间隔缺损的修补。注意缝线远离希氏束和分支,除了向前跨越右束支的地方

结果

大多数病例报告法洛四联症一期根治的死亡率低于5%[4,7,146,148]。之前报道的危险因素比如跨环补片或者小年龄手术,由于术中和术后监护水平的提高,现在已经不再被认为是危险因素了。

四联症术后的一个主要的并发症是肺动脉瓣的关闭不全,这会使得右心室处于一个急性或者慢性的容量超负荷状态。如果再合并有室间隔缺损残余分流或者周围肺血管的狭窄,则可能会导致严重问题。肺动脉瓣的关闭不全在术后短期内病人可能会比较好的耐受,部分原因是增厚的右心室能够适应一定的血流动力学负荷[139,149]。慢性肺动脉瓣反流的危害是多方面的,包括进展性的右心室扩张和功能衰竭、三尖瓣反流、活动耐量降低、心律失常和猝死。扩张的右心室通过电机械的相互作用,造成电生理不稳定性,从而产生室性心律失常的趋势。Gatzoulis 和同事[140,150]发现有症状的心律失常发生率在显著右心室扩大和静息心电图 QRS 波时长超过180ms 的病人中要高于其他病人。Karamlou 和同事揭示了相似的结构以及血流动力学异常,包括一个大的右心房容积以及右心室体积,都与法洛四联症术后病人的房性心律失常有关。这些作者发现 QRS 时限的延长超过 160ms[151],增加房性心律失常的发生率。

当病人的右心室功能显著恶化后,则需要置换肺动脉瓣,当然这在幼儿中很少发生。遗憾的是目前还没有一个通用的标准来确定肺动脉瓣置换的时机。右心室的扩大,QRS 时限超过 180ms,严重的房性心律失常或者心室功能受损等标准目前被广泛地采用。

心律失常是四联症术后的最严重的晚期并发症。由 Gatzoulis 和同事[150]做的一个多中心的 793 例病人的研究发现,在四联症术后的最初 5~10 年,房性和室性心律失常的发生率和猝死率呈现持续增加趋势。在术后 35 年,有 12% 的病人发生了临床事件。但是其他研究[140,150]发现房性心律失常的发生率在 1%~11%,并且和术后时间长短密切相关。术后心律失常发生的潜在原因是复杂并且是多因素的。这使得最佳的检查和治疗时间不能确定。有证据显示年龄大些的病人的房性和室性心律失常的发生概率更高,原因可能是在根治术前长时间的发绀导致了心室功能的受损。

室间隔缺损

解剖

室间隔缺损是指在左心室和右心室之间的孔洞。室间隔缺损很常见,占先天性心脏病的 20%~30%,可以单独存在,也可以合并其他畸形[152]。室间隔缺损的直径从 3~4mm 到超过 3cm 不等,依据其在室间隔上的位置将其分为四种类型:膜周型、房室通道型、流出道或嵴上型、肌部型(图 20-27)。

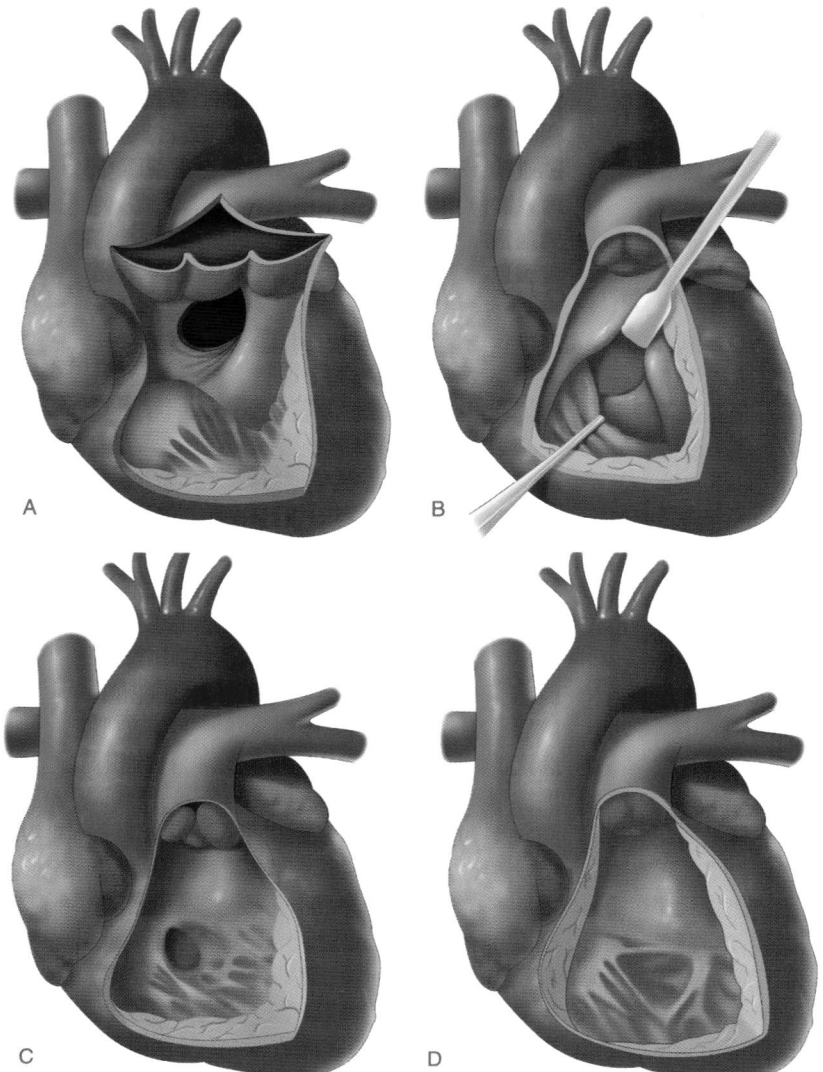

图 20-27　室间隔缺损的传统解剖分型。A. Ⅰ型(圆锥部、漏斗部、嵴上、动脉下)室间隔缺损;B. Ⅱ型或膜周型;C. Ⅲ型室间隔缺损(房室通道型或流入道型);D. Ⅳ型室间隔缺损(单发或多发)

膜周型是最常见的需要外科干预的类型,占室间隔缺损病例的 80%[153]。这一类型的缺损将膜部间隔包含其中,还包括法洛四联症中见到的不规则缺损。在一些不常见的病例中可以见到三尖瓣的前叶和隔叶粘连在缺损边缘,形成左心室右心房通道。这一类型的室间隔缺损造成大量的自左向右分流,这种分流主要是由于两个心室腔之间巨大的压力差造成的。

房室通道型也被称为流入道型,见于部分或者全部房室通道间隔缺失的情况。缺损位于三尖瓣下,向上被三尖瓣瓣环所限制,和三尖瓣瓣环之间没有肌肉。

嵴上型或流出道型室间隔缺损是由圆锥间隔缺损导致。这一类型的缺损向上被肺动脉瓣所限制,其他边缘则由漏斗间隔的心肌构成。

肌部室间隔缺损是最常见的类型,可能位于四个部分:室间隔的前部、中部、后部或心尖。这一类型的缺损周边为心肌,可以发生在沿着室间隔肌小梁的任何部分。罕见的"瑞士干酪"型肌部缺损构成了左、右心室之间多个交通,增加了手术修补的复杂性。

病理生理及临床表现

其最开始的病理生理学特点是由室间隔缺损的直径决定的。大的室间隔缺损被称为非限制性室间隔缺损,直径一般等于或者大于主动脉瓣环的直径。这类缺损能够让血液自由地从左心室流到右心室,导致右心室压力升高,达到体循环压力。因此,肺循环血流和体循环血流之比值(Qp∶Qs)和肺循环阻力和体循环阻力之比值(PVR∶SVR)成反比。非限制性室间隔缺损使得肺循环血流大大地增加,导致婴幼儿表现出心力衰竭的症状。如果不治疗,这一类的缺损能够导致肺动脉高压,同时也会使肺血管阻力上升。这可能会最终导致自右向左分流,也就是艾森门格综合征。

小的限制性室间隔缺损能够明显限制血流通过室间隔,因此,右心室压力保持正常或者仅有轻度升高,Qp∶Qs 很少超过1.5。因为其对生理状态的影响有限,这类缺损通常没有症状。但是有远期感染心内膜炎的风险,因为高速血流通过室间隔的时候能够引起心内膜的损伤,可能成为细菌繁殖的栖息地。

诊断

非限制性室间隔缺损的患儿可以表现为严重的充血性心力衰竭和继发的呼吸道感染。发展到艾森门格综合征的患儿在出现明显的发绀之前,可能都没有症状。

胸片可以表现为心脏增大,肺循环充血,心电图可以表现为左心室或者双心室的肥大。超声心动图能够提供确切的诊断,并且能够估计分流和肺动脉压的程度。除了在一些大龄患儿中,在矫治缺损之前用来评估肺阻力,心导管检查很大程度上已经被超声心动图所替代。

治疗

室间隔缺损会自发闭合或者缩小,自发闭合的可能性和发现室间隔缺损的年龄成反比。因此,1 个月内的婴幼儿有80% 自发闭合的可能,然而,1 岁的患儿只有 25% 的自发闭合的可能。这对手术决策影响很大,因为一个小的或者中等大小的室间隔缺损,在没有症状的前提下,可以观察一段时间。大的室间隔缺损和那些在新生儿期就有严重症状的患儿,在婴儿期就应该修补以减轻症状,因为 1 岁以内就可能发生不可逆的肺血管阻力的升高。

单纯室间隔缺损的修补需要中度低温体外循环和心脏停搏。对于大多数的室间隔缺损,推荐使用右心房途径修补。对于心尖部的肌部缺损,为了获得良好的暴露,常常需要行左心室切开。通过右心室流出道纵切口可以暴露位于肺动脉瓣下的嵴上型室间隔缺损。不管缺损类型,最开始都可以使用右心房切口来探查解剖结构,但在显露不佳的情况下,可以放弃此切口。经过仔细探查心内可能存在的和室间隔缺损相关的畸形后,一般使用补片修补来闭合室间隔缺损,操作时注意避免损伤传导系统(图 20-28)。常规使用术中经食管超声,可以用来评估残余分流。

有文献描述使用 Amplatzer 封堵器成功经皮封堵室间隔缺损[154]。此封堵器闭合了一系列的包含单纯室间隔缺损和室间隔残余漏,可同期治疗了一些复杂畸形中合并的室间隔缺损。封堵器的支持者认为,使用封堵器能够降低手术修补的复杂性,避免因为残余分流再次手术,避免心室切开。

多发或者"瑞士干酪型"室间隔缺损比较特殊。很多在婴儿期都不能修补。对于这些患儿,无法完成确切的室间隔修补,可以使用肺动脉环缩术来暂时限制肺动脉血流。这可以赢得时间来让一些较小的室间隔缺损自发闭合,从而简化手术操作。

但是有的中心提倡对"瑞士干酪型"室间隔缺损进行早期确切修补,使用较大面积的补片、纤维蛋白胶或者术中封堵器,或者其他的经心房途径修补技术[155]。在加利福尼亚州旧金山市,在患有多发室间隔缺损的患儿中有69% 的患儿接受一期矫治,和姑息手术组相比较,一期矫治组的效果更好[154]。

结果

即使在非常小的婴幼儿,室间隔缺损修补术都是非常安全的,院内死亡率接近 0[4,7,155,156]。最主要的危险因素为合并其他畸形,尤其当在有症状、患有大的室间隔缺损新生儿中合并其他畸形时,更加危险。

房室通道缺损

解剖

房室通道缺损是由于心脏中心部分的心内膜垫融合障碍所致,引起包括房、室间隔和二尖瓣前叶、三尖瓣隔叶的功能损害。缺损累及原发孔房间隔缺损被称为部分型房室通道缺损,常合并二尖瓣前叶裂。完全型房室通道缺损包括相连通的房间隔、室间隔缺损和一个伴发的共同房室瓣口,而不是分隔开的二尖瓣和三尖瓣。共同房室瓣通常有 5 个瓣叶:3 个侧瓣(游离壁)和 2 个桥瓣(隔叶)。室间隔上的缺损可在两个桥瓣之间或其下方,室间隔缺损和前桥瓣的关系是完全型

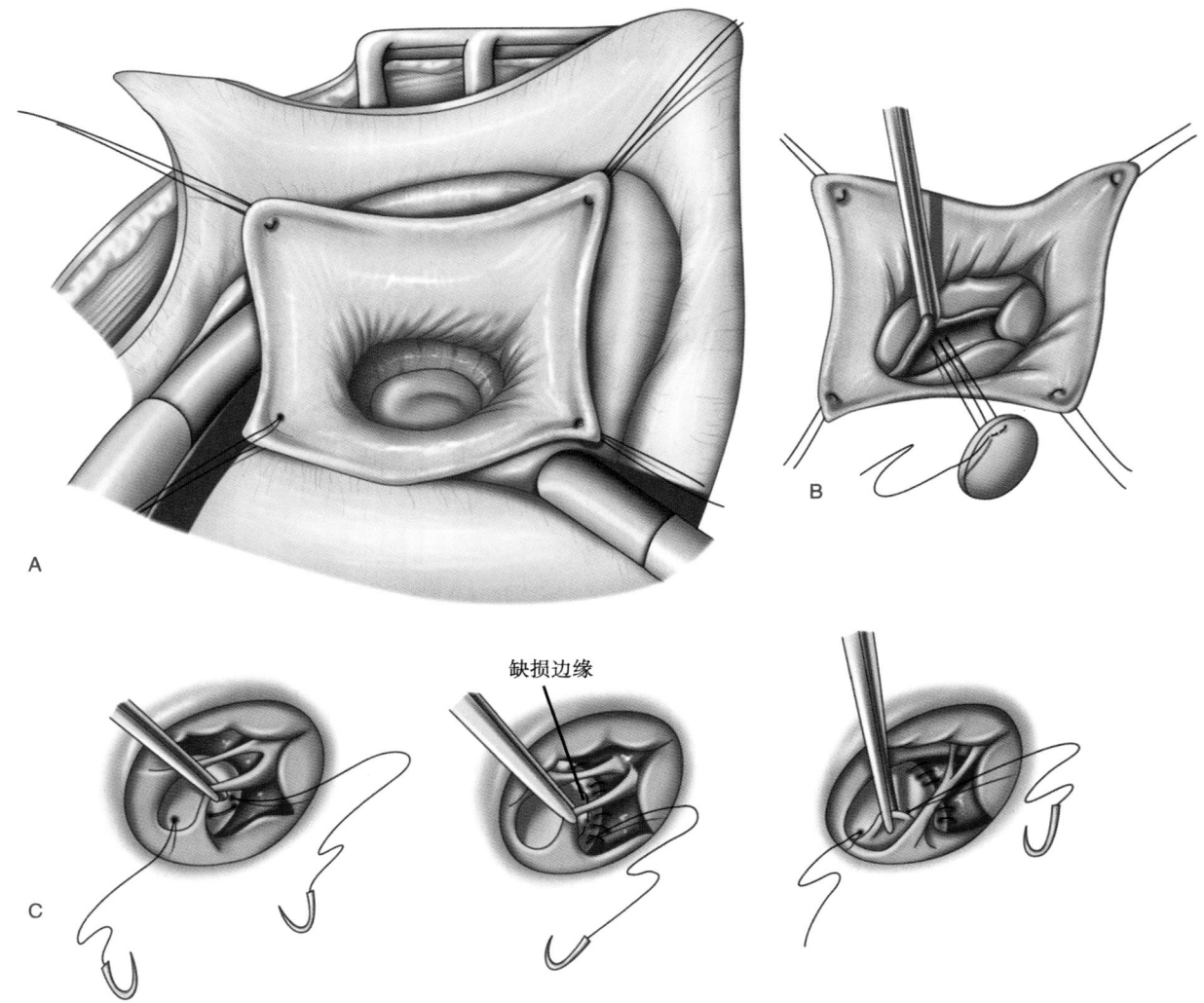

缺损边缘

图 20-28 **A.** 取右心房切口,在三尖瓣前叶和隔叶交界处显露膜周型室间隔缺损。利用牵引线轻轻地翻开房壁。请注意,开始的时候,这种类型的膜周型室间隔缺损的上缘是看不到的。房室结位于房室间隔的肌部,正好在三尖瓣隔叶和前叶交界的心房侧,因此希氏束正好在室间隔缺损的后角穿行,这个区域是容易受到损伤的。**B** 和 **C.** 使用比室间隔缺损稍微大一些的涤纶片完成室间隔缺损的修补,注意缝针需距离室间隔缺损边缘 3~5mm,以避免损伤传导系统

房室通道缺损 Rastelli 分型的基础(图 20-29)[157]。

病理生理及诊断

如无房室瓣反流,部分型房室通道缺损通常类似单纯的房间隔缺损,只要肺血管阻力低,心房水平则以左向右分流为主。但是,40% 的部分型房室通道缺损患儿合并中至重度瓣膜反流,这部分患儿可在早期发生进行性心力衰竭[158]。由于大的心内交通和明显的房室瓣反流导致心室容量超负荷和肺动脉高压,完全型房室通道缺损的患儿具有更严重的病理生理变化,在出生后最初几个月即出现充血性心力衰竭的表现。

体格检查可发现患儿右心室上抬和心脏收缩期杂音。由于心内存在交通,患儿也可能出现心内膜炎和不明原因的栓塞。胸部 X 线片符合充血性心力衰竭表现,心电图显示右心室肥厚和 PR 间期延长。

二维超声心动图和彩色血流多普勒显像可确诊房室通道缺损,心导管检查可用于评估肺血管状态,当肺血管阻力大于12Woods 单位被认为是手术禁忌[158]。

治疗

房室通道缺损的治疗非常具有挑战性。手术时机应个体化。部分型房室通道缺损患儿可择期在 2~5 岁时进行手术。为防止肺循环不可逆性改变,完全型房室通道缺损患儿应在 1 岁以内手术,在婴儿期一期根治是可行的,肺动脉环缩等姑息手术只用于合并其他复杂畸形或不能耐受体外循环的患儿。

手术过程需要持续性低温体外循环或小婴儿需深低温停循环。首先通过右心房斜切口仔细探查心内解剖。在部分型房室通道缺损患儿,间断缝合修补二尖瓣裂,自体心包补片关闭房间隔缺损[157]。完全型房室通道缺损患儿利用补片关闭室间隔缺损,然后分隔共同房室瓣为单独二尖瓣、三尖瓣结构,将新瓣膜悬吊于补片顶端,最后关闭房间隔缺损。

结果

部分型房室通道缺损手术效果良好,大多数报道死亡率

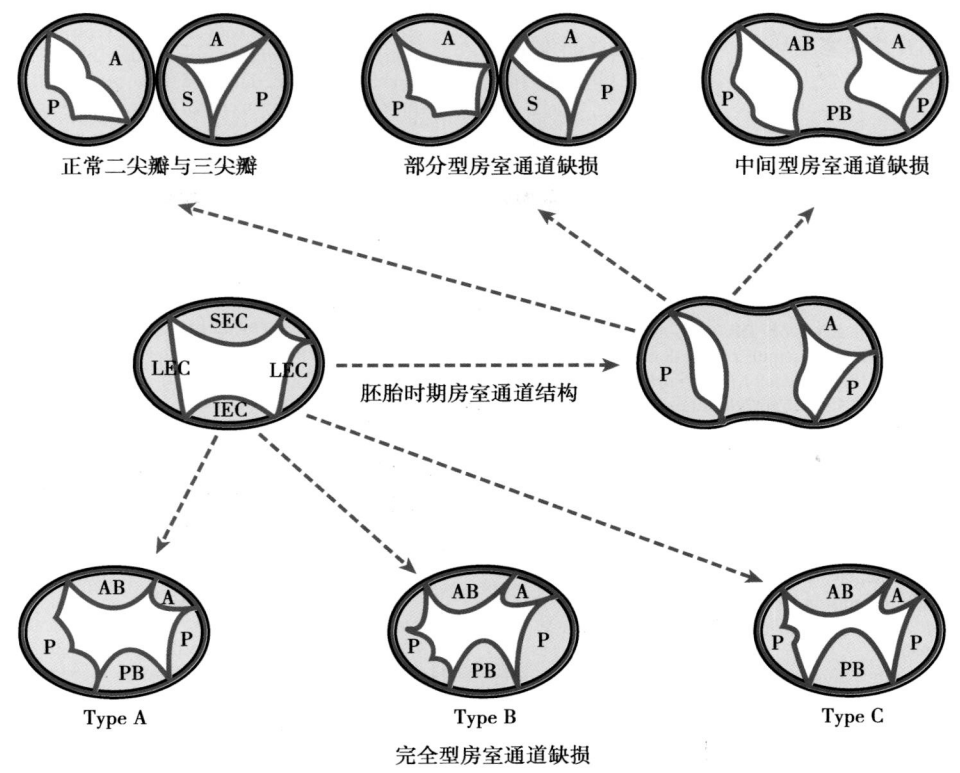

图 20-29　二尖瓣和三尖瓣的形成及部分型、中间型和完全型房室通道缺损可能的胚胎学发育机制。A ＝ 前叶；AB ＝ 前桥瓣；IEC ＝ 下心内膜垫；IEC ＝ 侧心内膜垫；P ＝ 后叶；PB ＝ 后桥瓣；S ＝ 隔叶；SEC ＝ 上心内膜垫

在 0 ~ 2%[157]。完全型房室通道缺损患儿预后相对较差，手术死亡率为 3% ~ 13%。

术后最常见的并发症有：完全性房室传导阻滞（1% ~ 2%），右束支传导阻滞（22%），心律不齐（11%），右心室流出道梗阻（11%）和重度二尖瓣反流（13% ~ 24%）[157]。术中食管超声的普及对手术结果产生了积极的影响，因为在术中可以很好地评估和治疗瓣膜修复情况，避免了随后的再次手术[157,158]。

主动脉弓中断

解剖

主动脉弓中断（IAA）是指升主动脉和降主动脉之间的管腔没有连续，是一种罕见的畸形，占所有先天性心脏病的 1%。在大部分此类病人中，常常合并室间隔缺损或动脉导管未闭。主动脉弓中断按照中断的位置分类，如图 20-30 所示。

临床表现及诊断

患有主动脉弓中断的婴儿，其体循环血流依赖动脉导管，在导管闭合后会出现严重的代谢性酸中毒和循环衰竭。少数动脉导管没有闭合的患儿，如果在婴儿期没有正确诊断，因为持续的自左向右分流，患儿将会出现充血性心力衰竭的表现。

在婴儿期一旦超声诊断为主动脉弓中断，应该持续泵入前列腺素 E（PGE），以保持动脉导管开放并纠正酸中毒，准备进行手术矫治。可以通过机械通气和正性肌力药物支持来改善患儿的血流动力学状态。降低吸入氧浓度并避免过度通气来增加肺血管阻力，从而使更多血流进入体循环。

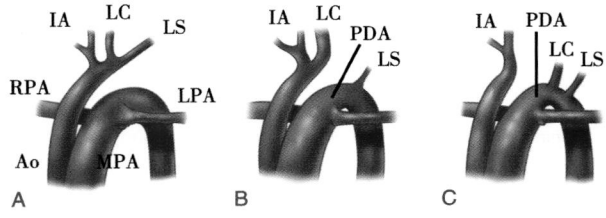

图 20-30　主动脉弓中断的解剖分型。**A.** 中断位于左锁骨下动脉远端。**B.** 中断位于左锁骨下动脉和左颈动脉之间。**C.** 中断位于左颈总动脉和无名动脉之间。AO ＝ 主动脉；IA ＝ 无名动脉；LPA ＝ 左肺动脉；MPA ＝ 主-肺动脉；RPA ＝ 右肺动脉；LC ＝ 左颈总动脉；LS ＝ 左锁骨下动脉；PDA ＝ 动脉导管未闭

治疗

早期治疗主动脉弓中断的策略是经过左侧切口，用一根弓上血管作为管道重新恢复主动脉的连续性。因为这种方法无法修补室间隔缺损或其他心内畸形，同期可以做肺动脉环缩术以限制左向右分流。但是现在更倾向于一期进行彻底的外科矫治。手术技术包括正中开胸建立体外循环、短时间的停循环、通过直接吻合或补片成形的方法来重建主动脉弓，然后再修补室间隔缺损。少部分患儿合并左心发育不良，无法行根治手术，应该行 Norwood 手术。

结果

近十年来，由于围术期治疗措施的改进，主动脉弓中断治

疗的效果明显改善。大多数中心的手术死亡率降至 10% 以下。一些作者提倡用补片加宽主动脉，从而更好地缓解左心室流出道梗阻并减低吻合口张力，就会减少吻合口再狭窄和压迫气管的发生率。

（胡盛寿 王强 译）

参考文献

亮蓝色标记的是主要参考文献。

1. Ohye RG, Edward LB: Advances in congenital heart surgery. *Curr Opin Pediatr* 13:473, 2001.
2. Kouchoukos NT, Blackstone EH, Doty DB, et al: Atrial septal defect and partial anomalous pulmonary venous connection, in Kouchoukos NT, Blackstone EH, Doty DB, et al (eds): *Kirklin/Barrat-Boyes Cardiac Surgery*, 3rd ed. Philadelphia: Churchill Livingstone, 2003, p 716.
3. Liberthson RR, Boucher CA, Strauss HW, et al: Right ventricular function in adult atrial septal defect. *Am J Cardiol* 47:56, 1981.
4. Mosca RS, Hirsch JC, Bove EL: Congenital heart disease and cardiac tumors, in Greenfield LJ, Mulholland MW, Oldham KT, et al (eds): *Surgery: Scientific Principles and Practice*, 3rd ed. Philadelphia: Lippincott Williams and Wilkins, 2001, p 1443.
5. Ungerleider RM: Atrial septal defects, ostium primum defects, and atrioventricular canals, in Sabiston DC, Lyerly HK (eds): *Surgery. The Biological Basis of Modern Surgical Practice*, 15th ed. Philadelphia: W.B. Saunders, 1997, p 1980.
6. Wenn S, Qayyum SR, Anderson RH, et al: Septation and separation within the outflow tract of the developing heart. *J Anat* 202:327, 2003.
7. Castaneda AR, Jonas RA, Mayer JE, et al: *Cardiac Surgery of the Neonate and Infant*. Philadelphia: W.B. Saunders, 1994.
8. Kirklin JW, Pacifico AD, Kirklin JK: The surgical treatment of atrioventricular canal defects, in Arciniegas E (ed): *Pediatric Cardiac Surgery*. Chicago: Yearbook Medical, 1985, p 2398.
9. Peterson GE, Brickner ME, Reimold SC: Transesophageal echocardiography: Clinical indications and applications. *Circulation* 107:2398, 2003.
10. Kouchoukos NT, Blackstone EH, Doty DB, et al: Atrial septal defect and partial anomalous pulmonary venous connection, in Kouchoukos NT, Blackstone EH, Doty DB, et al (eds): *Kirklin/Barrat-Boyes Cardiac Surgery*, 3rd ed. Philadelphia: Churchill Livingstone, 2003, p 740.
11. Reddy VM: Cardiac surgery for premature and low birth weight neonates. *Semin Thorac Cardiovasc Surg Pediatr Card Surg Annu* 4:271, 2001.
12. Burke RP: Reducing the trauma of congenital heart surgery. *Semin Thorac Cardiovasc Surg Pediatr Card Surg Annu* 4:216, 2001.
13. Khan JH, McElhinney DB, Reddy M, et al: Repair of secundum atrial septal defect: Limiting the incision without sacrificing exposure. *Ann Thorac Surg* 66:1433, 1998.
14. Luo W, Chang C, Chen S: Ministernotomy versus full sternotomy in congenital heart defects: A prospective randomized study. *Ann Thorac Surg* 71:473, 2001.
15. King TD, Mills NL: Secundum atrial septal defects: Nonoperative closure during cardiac catheterization. *JAMA* 235:2506, 1976.
16. Karamlou T, Diggs BS, McCrindle BW, et al: The rush to atrial septal defect closure: Is the introduction of percutaneous closure driving utilization? *Ann Thorac Surg* 86:1584, 2008.
17. Rigby ML: The era of transcatheter closure of atrial septal defects [editorial]. *Heart* 81:227, 1999.
18. Zeevi B, Keane JF, Castaneda AR, et al: Neonatal critical valvular aortic stenosis. A comparison of surgical and balloon dilatation therapy. *Circulation* 80:831, 1989.
19. Brown JW, Stevens LS, Holly S, et al: Surgical spectrum of aortic stenosis in children: A thirty-year experience with 257 children. *Ann Thorac Surg* 45:393, 1988.
20. Kouchoukos NT, Blackstone EH, Doty DB, et al: Congenital aortic stenosis, in Kouchoukos NT, Blackstone EH, Doty DB, et al (eds): *Kirklin/Barrat-Boyes Cardiac Surgery*, 3rd ed. Philadelphia: Churchill Livingstone, 2003, p 1269.
21. Lupinetti FM, Bove EL: Left ventricular outflow tract obstruction, in Mavroudis C, Backer CL (eds): *Pediatric Cardiac Surgery*, 2nd ed. St. Louis: Mosby, 1994, p 435.
22. Gupta ML, Lantin-Hermoso MR, Rao PS: What's new in pediatric cardiology. *Indian J Pediatr* 70:41, 2003.
23. Alsoufi B, Karamlou T, McCrindle BW, et al: Management options in neonates and infants with critical left ventricular outflow tract obstruction. *Eur J Cardiothorac Surg* 31:1013, 2007.
24. Hammon JW Jr., Lupinetti FM, Maples MD, et al: Predictors of operative mortality in critical aortic stenosis presenting in infancy. *Ann Thorac Surg* 45:537, 1988.
25. Mosca RS, Iannettoni MD, Schwartz SM, et al: Critical aortic stenosis in the neonate: A comparison of balloon valvuloplasty and transventricular dilatation. *J Thorac Cardiovasc Surg* 109:147, 1995.
26. Moore P, Egito E, Mowrey H, et al: Midterm results of balloon dilatation of congenital aortic stenosis: Predictors of success. *J Am Coll Cardiol* 27:1257, 1996.
27. Ross DN: Replacement of aortic and mitral valves with a pulmonary autograft. *Lancet* 57:956, 1967.
28. Jones TK, Lupinetti FM: Comparison of Ross procedures and aortic valve allografts in children. *Ann Thorac Surg* 66:S170, 1998.
29. Karamlou T, Jang K, Williams WG, et al: Outcomes and associated risk factors for aortic valve replacement in 160 children: A competing risks analysis. *Circulation* 29:3462, 2005.
30. Marasini M, Zannini L, Ussia GP, et al: Discrete subaortic stenosis: Incidence, morphology, and surgical impact of associated subaortic anomalies. *Ann Thorac Surg* 75:1763, 2003.
31. Karamlou T, Gurofsky R, Bojcevski A, et al: Prevalence and associated risk factors for intervention in 313 children with subaortic stenosis. *Ann Thorac Surg* 84:900, 2007.
32. Somerville J, Stone S, Ross D: Fate of patients with fixed subaortic stenosis after surgical removal. *Br Heart J* 43:629, 1980.
33. Williams JC, Barratt-Boyes BG, Lowe JB: Supravalvular aortic stenosis. *Circulation* 24:1311, 1961.
34. van Son JM, Danielson GK, Puga FJ, et al: Supravalvular aortic stenosis: Long-term results of surgical treatment. *J Thorac Cardiovasc Surg* 107:103, 1994.
35. Sharma BK, Fujiwara H, Hallman GL, et al: Supravalvular aortic stenosis: A 29-year review of surgical experience. *Ann Thorac Surg* 51:1031, 1991.
36. McElhinney DB, Petrossian E, Tworetzky W, et al: Issues and outcomes in the management of supravalvular aortic stenosis. *Ann Thorac Surg* 69:562, 2000.
37. Clyman RI, Mauray F, Roman C, et al: Circulating PGE_2 concentration and patent ductus arteriosus in fetal and neonatal lambs. *J Pediatr* 97:455, 1982.
38. McMurphy DM, Heymann MA, Rudolph AM, et al: Developmental change in constriction of the ductus arteriosus: Response to oxygen and vasoactive substances in the isolated ductus arteriosus of the fetal lamb. *Periatr Res* 6:231, 1972.
39. Mitchell SC, Korones SB, Berendes HW: Congenital heart disease in 56,109 births. Incidence and natural history. *Circulation* 43:323, 1971.
40. Campbell M: Natural history of persistent ductus arteriosus. *Br Heart J* 30:4, 1968.
41. Itabashi K, Ohno T, Nishida H: Indomethacin responsiveness of patent ductus arteriosus and renal abnormalities in preterm infants treated with indomethacin. *J Pediatr* 143:203, 2003.
42. Rashkind WJ, Cuaso CC: Transcatheter closure of patent ductus arteriosus. *Pediatr Cardiol* 1:3, 1979.
43. Moore JW, Schneider DJ, Dimeglio D: The duct-occlud device: Design, clinical results, and future directions. *J Interv Cardiol* 14:231, 2001.
44. Moore P, Egito E, Mowrey H, et al: Midterm results of balloon dilation of congenital aortic stenosis: Predictors of success. *J Am Coll Cardiol* 27:1257, 1996.
45. Mavroudis C, Backer CL, Gevitz M: Forty-six years of patent ductus arteriosus division at Children's Memorial Hospital of Chicago. Standards for comparison. *Ann Thorac Surg* 220:402, 1994.
46. Elzenga NJ, Gittenberger-de Groot AC, Oppenheimer-Dekker A: Coarctation and other obstructive arch anomalies: Their relationship to the ductus arteriosus. *Int J Cardiol* 13:289, 1986.
47. Locher JP, Kron IL: Coarctation of the aorta, in Mavroudis C, Backer CL (eds): *Pediatric Cardiac Surgery*. St. Louis: Mosby, 1994, p 167.
48. Presbitero P, Demaie D, Villani M, et al: Long-term results (15–30 years) of surgical repair of coarctation. *Br Heart J* 57:462, 1987.
49. Cohen M, Fuster V, Steele PM, et al: Coarctation of the aorta: Long-term follow-up and prediction of outcome after surgical correction. *Circulation* 80:840, 1989.
50. Hornung TS, Benson LN, McLaughlin PR: Interventions for aortic coarctation. *Cardiol Rev* 10:139, 2002.

51. Waldhausen JA, Nahrwold DL: Repair of coarctation of the aorta with a subclavian flap. *J Thorac Cardiovasc Surg* 51:532, 1966.

52. Karamlou T, Bernasconi A, Jaeggi E, et al: Factors associated with arch reintervention and growth of the aortic arch after coarctation repair in neonates weighing less than 2.5 kg. *J Thorac Cardiovasc Surg*, 2009 (in press).

53. van Heurn LW, Wong CM, Speigelhalter DJ, et al: Surgical treatment of aortic coarctation in infants younger than 3 months: 1985–1990. Success of extended end-to-end arch aortoplasty. *Journal Thorac Cardiovasc Surg* 107:74, 1994.

54. Knyshov GV, Sitar LL, Glagola MD, et al: Aortic aneurysms at the site of the repair of coarctation of the aorta: A review of 48 patients. *Ann Thorac Surg* 61:935, 1996.

55. Bouchart F, Dubar A, Tabley A, et al: Coarctation of the aorta in adults: Surgical results and long-term follow-up. *Ann Thorac Surg* 70:1483, 2000.

56. Bhat MA, Neelakhandran KS, Unnikriahnan M, et al: Fate of hypertension after repair of coarctation of the aorta in adults. *Br J Surg* 88:536, 2001.

57. McCrindle BW, Jones TK, Morrow WR, et al: Acute results of balloon angioplasty of native coarctation versus recurrent aortic obstruction are equivalent. Valvuloplasty and Angioplasty of Congenital Anomalies (VACA) Registry Investigators. *J Am Coll Cardiol* 28:1810, 1996.

58. Hopkins RA, Wallace RB: Truncus arteriosus, in Sabiston DC, Lyerly HK (eds): *Textbook of Surgery: The Biologic Basis of Modern Surgical Practice*, 15th ed. Philadelphia: W.B. Saunders, 1997, p 2052.

59. Collett RW, Edwards JE: Persistent truncus arteriosus: A classification according to anatomic subtypes. *Surg Clin North Am* 29:1245, 1949.

60. Van Praagh R, Van Praagh S: The anatomy of common aorticopulmonary trunk (truncus arteriosus communis) and its embryologic implications: A study of 57 necroscopy cases. *Am J Cardiol* 16:406, 1965.

61. De la Cruz MV, Pio da Rocha J: An ontogenic theory for the explanation of congenital malformations involving the truncus and conus. *Am Heart J* 51:782, 1976.

62. Manner J: Cardiac looping in the chick embryo: A morphologic review with special reference to terminological and biomechanical aspects of the looping process. *Anat Rec* 259:242, 2000.

63. Hutson MR, Kirby ML: Neural crest and cardiovascular development: A 20-year perspective. *Birth Defects Res Part C Embryo Today* 69:2, 2003.

64. Kouchoukos NT, Blackstone EH, Doty DB, et al: Truncus arteriosus, in Kouchoukos NT, Blackstone EH, Doty DB, et al (eds): *Kirklin/Barrat-Boyes Cardiac Surgery*, 3rd ed. Philadelphia: Churchill Livingstone, 2003, p 1201.

65. Mavroudis C, Backer CL: Truncus arteriosus, in Mavroudis C, Backer CL (eds): *Pediatric Cardiac Surgery*, 2nd ed. St. Louis: Mosby, 1994, p 237.

66. Chiu IS, Wu SJ, Chen MR, et al: Anatomic relationship of the coronary orifice and truncal valve in truncus arteriosus and their surgical implication. *J Thorac Cardiovasc Surg* 123:350, 2002.

67. Armer RM, De Oliveira PF, Lurie PR: True truncus arteriosus. Review of 17 cases and report of surgery in 7 patients. *Circulation* 24:878, 1961.

68. McGoon DC, Rastelli GC, Ongley PA: An operation for the correction of truncus arteriosus. *JAMA* 205:69, 1968.

69. Ebert PA: Truncus arteriosus, in Glenn WWL, Baue AE, Geha AS (eds): *Thoracic and Cardiovascular Surgery*, 4th ed. Norwalk: Appleton-Century-Crofts, 1983, p 731.

70. Forbess JM, Shah AS, St Louis JD, et al: Cryopreserved homografts in the pulmonary position: Determinants of durability. *Ann Thorac Surg* 71:54, 2001.

71. Aupecle B, Serraf A, Belli E, et al: Intermediate follow-up of a composite stentless porcine valved conduit of bovine pericardium in the pulmonary circulation. *Ann Thorac Surg* 74:127, 2002.

72. Kouchoukos NT, Blackstone EH, Doty DB, et al: Total anomalous pulmonary venous connection, in Kouchoukos NT, Blackstone EH, Doty DB, et al (eds): *Kirklin/Barrat-Boyes Cardiac Surgery*, 3rd ed. Philadelphia: Churchill Livingstone, 2003, p 758.

73. Darling RC, Rothney WB, Craij JM: Total pulmonary venous drainage into the right side of the heart. *Lab Invest* 6:44, 1957.

74. Delisle G, Ando M, Calder AL, et al: Total anomalous pulmonary venous connection: Report of 93 autopsied cases with emphasis on diagnostic and surgical considerations. *Am Heart J* 91:99, 1976.

75. Michielon G, Di Donato RM, Pasquini L, et al: Total anomalous pulmonary venous connection: Long-term appraisal with evolving technical solutions. *Eur J Cardiothorac Surg* 22:184, 2002.

76. Jonas RA, Smolinsky A, Mayer JE, et al: Obstructed pulmonary venous drainage with total anomalous pulmonary venous connection to the coronary sinus. *Am J Cardiol* 59:431, 1987.

77. Austin EH: Disorders of pulmonary venous return, in Sabiston DC, Lyerly HK (eds): *Textbook of Surgery: The Biological Basis of Modern Surgical Practice*, 15th ed. Philadelphia: W.B. Saunders, 1997, p 2001.

78. Ricci M, Elliott M, Cohen GA, et al: Management of pulmonary venous obstruction after correction of TAPVC: Risk factors for adverse outcome. *Eur J Cardiothoracic Surg* 24:28, 2003.

79. Serraf A, Bruniaux J, Lacour-Gayet F, et al: Obstructed total anomalous pulmonary venous return. Toward neutralization of a major risk factor. *J Thorac Cardiovasc Surg* 101:601, 1991.

80. Hyde JAJ, Stumper O, Barth MJ, et al: Total anomalous pulmonary venous connection: Outcome of surgical correction and management of recurrent venous obstruction. *Eur J Cardiothoracic Surg* 15:735, 1999.

81. Korbmacher B, Buttgen S, Schulte HD, et al: Long-term results after repair of total anomalous pulmonary venous connection. *Thorac Cardiovasc Surg* 49:101, 2001.

82. Bando K, Turrentine MW, Ensing GJ, et al: Surgical management of total anomalous pulmonary venous connection. Thirty-year trends. *Circulation* 94:II12, 1996.

83. Karamlou T, Gurofsky R, Al Sukhni E, et al: Factors associated with mortality and reoperation in 377 children with total anomalous pulmonary venous connection. *Circulation* 115:1591, 2007.

84. Salomone G, Tiraboschi R, Bianchi T, et al: Cor triatriatum: Clinical presentation and operative results. *J Thorac Cardiovasc Surg* 101:1088, 1991.

85. Cooley DA, McNamara DG, Latson JR: Aorticopulmonary septal defect: Diagnosis and surgical treatment. *Surgery* 42:101, 1957.

86. Huang TC, Lee CL, Lin CC, et al: Use of an Inoue balloon dilatation method for treatment of cor triatriatum stenosis in a child. *Catheter Cardiovasc Interv* 57:252, 2002.

87. Gaynor JW, Ungerleider RM: Aortopulmonary window, in Mavroudis C, Backer CL (eds): *Pediatric Cardiac Surgery*, 2nd ed. St. Louis: Mosby, 1994, p 250.

88. Ohtake S, Mault JR, Lilly MK, et al: Effect of a systemic-pulmonary artery shunt on myocardial function and perfusion in a piglet model. *Surg Forum* 42:200, 1991.

89. Scalia D, Russo P, Anderson RH, et al: The surgical anatomy of hearts with no direct communication between the right atrium and the ventricular mass—so-called tricuspid atresia. *J Thorac Cardiovasc Surg* 87:743, 1984.

90. Cheung HC, Lincoln C, Anderson RH, et al: Options for surgical repair in hearts with univentricular atrioventricular connection and subaortic stenosis. *J Thorac Cardiovasc Surg* 100:672, 1990.

91. Trusler GA, Williams WG: Long-term results of shunt procedures for tricuspid atresia. *Ann Thorac Surg* 29:312, 1980.

92. Dick M, Gyler DC, Nadas AS: Tricuspid atresia: Clinical course in 101 patients. *Am J Cardiol* 36:327, 1975.

93. Glenn WWL, Patino JF: Circulatory by-pass of the right heart. Preliminary observations on the direct delivery of vena caval blood into the pulmonary arterial circulation. Azygous vein-pulmonary artery shunt. *Yale J Biol Med* 27:147, 1954.

94. Fontan F, Baudet E: Surgical repair of tricuspid atresia. *Thorax* 26:240, 1971.

95. deLeval MR, Kilner P, Gerwillig M, et al: Total cavopulmonary connection: A logical alternative to atriopulmonary connection for complex Fontan operations. *J Thorac Cardiovasc Surg* 96:682, 1988.

96. Laks H, Haas GS, Pearl JM, et al: The use of an adjustable interatrial communication in patients undergoing the Fontan and definitive heart procedures [abstract]. *Circulation* 78:357, 1988.

97. Haas GS, Hess H, Black M, et al: Extracardiac conduit Fontan procedure: Early and intermediate results. *Eur J Cardiothorac Surg* 17:648, 2000.

98. Tokunaga S, Kado H, Imoto Y, et al: Total cavopulmonary connection with an extracardiac conduit: Experience with 100 patients. *Ann Thorac Surg* 73:76, 2002.

99. Karamlou T, Ashburn DA, Caldarone CA, et al: Matching procedure to morphology improves outcome in neonates with tricuspid atresia. *J Thorac Cardiovasc Surg* 130:1503, 2005.

100. Bardo DME, Frankel DG, Applegate KE, et al: Hypoplastic left heart syndrome. *Radiographics* 21:706, 2001.

101. Norwood WI: Hypoplastic left heart syndrome. *Ann Thorac Surg* 52:688, 1991.

102. Bronshtein M, Zimmer EZ: Early sonographic diagnosis of fetal small

left heart ventricle with a normal proximal outlet tract: A medical dilemma. *Prenat Diagn* 17:249, 1997.

103. Norwood WI, Lang P, Hansen DD: Physiologic repair of aortic atresia-hypoplastic left heart syndrome. *N Engl J Med* 308:23, 1983.

104. Norwood WI: Hypoplastic left heart syndrome. *Ann Thorac Surg* 52:688, 1991.

105. Tweddell JS, Hoffman GM, Mussatto KA, et al: Improved survival of patients undergoing palliation of hypoplastic left heart syndrome: Lessons learned from 115 consecutive patients. *Circulation* 106:I82, 2002.

106. Tweddell JS, Hoffan GM, Ghanayem NS, et al: Ventilatory control of pulmonary vascular resistance is not necessary to achieve a balanced circulation in the postoperative Norwood patient. *Circulation* 100:I671, 1999.

107. Tchervenkov CI: Two-ventricle repair for hypoplastic left heart syndrome. *Semin Thorac Cardiovasc Surg Pediatr Card Surg Annu* 4:89, 2001.

108. *http://www.clinicaltrials.gov*: Single Ventricle Reconstruction Trial NCT00115934. [accessed June 21, 2008].

109. Akintuerk H, Michel-Behnke I, Valeske K, et al: Stenting of the arterial duct and banding of the pulmonary arteries: Basis for combined Norwood stage I and II repair in hypoplastic left heart. *Circulation* 105:1099, 2002.

110. Caldarone CA, Benson L, Holtby H, et al: Initial experience with hybrid palliation for neonates with single ventricle physiology. *Ann Thorac Surg* 84:1294, 2007.

111. Bailey LL, Gundry SR, Razzouk AJ, et al: Bless the babies: 115 late survivors of heart transplantation during the first year of life. The Loma Linda University Pediatric Heart Transplant Group. *J Thorac Cardiovas Surg* 105:805, 1993.

112. Gaynor JW, Mahle WT, Cohen MI, et al: Risk factors for mortality after the Norwood procedure. *Eur J Cardiothorac Surg* 22:88, 2002.

113. Bove EL: How I Manage Neonatal Ebstein's (abstract). 88th Annual Meeting of the American Association of Thoracic Surgery, San Diego, CA, May 10, 2008.

114. Matthew ST, Federico GF, Singh BK: Ebstein's anomaly presenting as Wolff-Parkinson-White syndrome in a postpartum patient. *Cardiol Rev* 11:208, 2003.

115. Celermajer DS, Cullen S, Sullivan ID, et al: Outcome in neonates with Ebstein's anomaly. *J Am Coll Cardiol* 19:1041, 1992.

116. Starnes VA, Pitlick PT, Bernstein D, et al: Ebstein's anomaly appearing in the neonate. *J Thorac Cardiovasc Surg* 101:1082, 1991.

117. Danielson GK, Driscoll DJ, Mair DD, et al: Operative treatment of Ebstein's anomaly. *J Thorac Cardiovasc Surg* 104:1195, 1992.

118. Knott-Craig CJ, Overholt ED, Ward KE, et al: Neonatal repair of Ebstein's anomaly: Indications, surgical technique, and medium-term follow-up. *Ann Thorac Surg* 69:1505, 2000.

119. Yetman AT, Freedom RM, McCrindle BW: Outcome in cyanotic neonates with Ebstein's anomaly. *Am J Cardiol* 81:749, 1998.

120. Billingsly AM, Laks H, Boyce SW, et al: Definitive repair in patients with pulmonary atresia and intact ventricular septum. *J Thorac Cardiovasc Surg* 97:746, 1989.

121. Stellin G, Vida VL, Milanesi O, et al: Surgical treatment of complex cardiac anomalies: The "one and one half ventricle repair." *Eur J Cardiothorac Surg* 22:435, 2002.

122. Chowdhury UK, Airan B, Sharma R, et al: One and a half ventricle repair with pulsatile Glenn: Results and guidelines for patient selection. *Ann Thorac Surg* 71:2000, 2001.

123. Van Praagh R, Van Praagh S, Vlad P: Anatomic subtypes of congenital dextrocardia: Diagnostic and embryologic implications. *Am J Cardiol* 13:510, 1964.

124. Van Praagh R, Van Praagh S: Isolated ventricular inversion: A consideration of the morphogenesis, definition, and diagnosis of nontransposed and transposed great arteries. *Am J Cardiol* 17:395, 1966.

125. Blalock A, Hanlon CR: The surgical treatment of complete transposition of the aorta and the pulmonary artery. *Surg Gynecol Obstet* 90:1, 1950.

126. Senning A: Surgical correction of transposition of the great vessel. *Surgery* 45:966, 1959.

127. Mustard WT, Chute AL, Keith JD: A surgical approach to transposition of the great vessels with extracorporeal circuit. *Surgery* 36:39, 1954.

128. Jatene AD, Fontes VF, Paulista PP, et al: Successful anatomic correction of transposition of the great vessels: A preliminary report. *Arq Bras Cardiol* 28:461, 1975.

129. Rastelli GC: A new approach to the "anatomic" repair of transposition of the great arteries. *Mayo Clin Proc* 44:1, 1969.

130. Culbert EL, Ashburn DA, Cullen-Dean G, et al: Quality of life after repair of transposition of the great arteries. *Circulation* 108:857, 2003.

131. Dearani JA, Danielson GK, Puga FJ, et al: Late results of the Rastelli operation for transposition of the great arteries. *Semin Thorac Cardiovasc Surg Pediatr Card Surg Annu* 4:3, 2001.

132. Freedom RM, Yoo SJ: Double-outlet right ventricle: Pathology and angiocardiography. *Semin Thorac Cardiovasc Surg Pediatr Card Surg Annu* 3:3, 2000.

133. Lev M, Bharati S, Meng CCL, et al: A concept of double outlet right ventricle. *J Thorac Cardiovasc Surg* 64:271, 1972.

134. Taussig HB, Bing RJ: Complete transposition of the aorta and a levoposition of the pulmonary artery. *Am Heart J* 37:551, 1949.

135. Belli E, Serraf A, Lacour-Gayet F, et al: Double-outlet right ventricle with non-committed ventricular septal defect. *Eur J Cardiothorac Surg* 15:747, 1999.

136. Kawashima Y, Matsuda H. Yagihara T, et al: Intraventricular repair for Taussig-Bing anomaly. *J Thorac Cardiovasc Surg* 105:591, 1993.

137. Rastelli GC, McGoon DC, Wallace RB: Anatomic correction of transposition of the great arteries with ventricular septal defect and subpulmonic stenosis. *J Thorac Cardiovasc Surg* 58:545, 1969.

138. Yasui H, Kado H, Nakano E et al: Primary repair of interrupted aortic arch with severe stenosis in neonates. *J Thorac Cardiovasc Surg* 93:539, 1987.

139. Bradley TJ, Karamlou T, Kulik A, et al. Determinants of repair type, reintervention, and mortality in 393 children with double-outlet right ventricle. *J Thorac Cardiovasc Surg* 134:967, 2007.

140. Brown JW, Ruzmetov M, Okada Y, et al: Surgical results in patients with double outlet right ventricle: A 20-year experience. *Ann Thorac Surg* 72:1630, 2001.

141. Fallot A: Contribution a l'anatomie pathologique de la maladie bleue (cyanose cardiaque) [French]. *Marseille Med* 25:77, 1888.

142. Van Praagh R, et al: Tetralogy of Fallot: Underdevelopment of the pulmonary infundibulum and its sequelae. *Am J Cardiol* 26:25, 1970.

143. Need LR, Powell AJ, del Nido P, et al: Coronary echocardiography in tetralogy of Fallot: Diagnostic accuracy, resource utilization, and surgical implications over 13 years. *J Am Coll Cardiol* 36:1371, 2000.

144. Mahle WT, McBride MG, Paridon SM: Exercise performance in tetralogy of Fallot: The impact of primary complete repair in infancy. *Pediatr Cardiol* 23:224, 2002.

145. Deanfield JE: Adult congenital heart disease with special reference to the data on long-term follow-up of patients surviving to adulthood with or without surgical correction. *Eur Heart J* 13:111, 1992.

146. Alexiou C, Chen Q, Galogavrou M, et al: Repair of tetralogy of Fallot in infancy with a transventricular or a transatrial approach. *Eur J Cardiothorac Surg* 22:174, 2002.

147. Walsh EP, Rockenmacher S, Keane JF, et al: Late results in patients with tetralogy of Fallot repaired during infancy. *Circulation* 77:1062, 1988.

148. Karamlou T, McCrindle BW, Williams WG: Surgery insight: Late complications following repair of tetralogy of Fallot and related surgical strategies for management. *Nature Cardiovasc Med* 3:611, 2006.

149. Kouchoukos NT, Blackstone EH, Doty DB, et al: Ventricular septal defect, in Kouchoukos NT, Blackstone EH, Doty DB, et al (eds): *Kirklin/Barrat-Boyes Cardiac Surgery*, 3rd ed. Philadelphia: Churchill Livingstone, 2003, p 851.

150. Gatzoulis MA, et al: Mechanoelectrical interaction in tetralogy of Fallot. QRS prolongation relates to right ventricular size and predicts malignant ventricular arrhythmias and sudden death. *Circulation* 92:231, 1995.

151. Karamlou T, et al: Outcomes after late reoperation in patients with repaired tetralogy of Fallot: The impact of arrhythmia and arrhythmia surgery. *Ann Thorac Surg* 81:1786, 2006.

152. Turner SW, Hornung T, Hunter S: Closure of ventricular septal defects: A study of factors influencing spontaneous and surgical closure. *Cardiol Young* 12:357, 2002.

153. Waight DJ, Bacha EA, Khahana M, et al: Catheter therapy of Swiss cheese ventricular septal defects using the Amplatzer muscular VSD occluder. *Catheter Cardiovasc Interv* 55:360, 2002.

154. Seddio F, Reddy VM, McElhinney DB, et al: Multiple ventricular septal defects: How and when should they be repaired? *J Thorac Cardiovasc Surg* 117:134, 1999.

155. Rastelli G, Kirklin JW, Titus JL: Anatomic observations on complete

form of persistent common atrioventricular canal with special reference to atrioventricular valves. *Mayo Clin Proc* 41:296, 1966.

156. Tsang VT, Hsia TY, Yates RW, et al: Surgical repair of supposedly multiple defects within the apical part of the muscular ventricular septum. *Ann Thorac Surg* 73:58, 2002.

157. Ungerleider RM: Atrial septal defects, ostium primum defects, and atrioventricular canals, in Sabiston DC, Lyerly HK (eds): *Textbook of Surgery: The Biologic Basis of Modern Surgical Practice.* Philadelphia: W.B. Saunders, 1997, p 1993.

158. Kouchoukos NT, Blackstone EH, Doty DB, et al: Coarctation of the aorta and interrupted aortic arch, in Kouchoukos NT, Blackstone EH, Doty DB, et al (eds): *Kirklin/Barrat-Boyes Cardiac Surgery*, 3rd ed. Philadelphia: Churchill Livingstone, 2003, p 1353.

159. Ungerleider RM, Kisslo JA, Greeley WJ, et al: Intraoperative prebypass and postbypass epicardial color flow imaging in the repair of atrioventricular septal defects. *J Thorac Cardiovasc Surg* 98:1146, 1989.

160. Roussin R, Belli E, Lacour-Gayet F, et al: Aortic arch reconstruction with pulmonary autograft patch aortoplasty. *J Thorac Cardiovasc Surg* 123:443, 2002.

后天性心脏病

Charles F. Schwartz, Gregory A. Crooke,
Eugene A. Grossi, and Aubrey C. Galloway

关键点

1. 对于在心脏冠状动脉左主干和多支血管病变的糖尿病病人来说,冠状动脉旁路移植术的远期效果仍旧优于冠状动脉内支架置入。

2. 充血性心力衰竭的病人比例逐渐增加。目前,有从瓣膜成形到心室辅助装置等一系列外科治疗策略。

3. 对于二尖瓣退行性变病人来说,二尖瓣成形比二尖瓣置换远期效果更好。

4. 对于年龄超过 80 岁的病人来说,主动脉瓣置换也是常规和安全的。

心脏状态评估

临床评估

对患有后天性心脏疾病并可能进行手术治疗的病人进行评估时,不能过度强调病史和体格检查的重要性。医师必须明确病人的整体功能状态以及每一个症状、体征和临床表现的相关性,只有对具有病理意义的特殊发现进行正确的评估,才能决定是否进行相关的外科治疗。同样,随着检验项目的不断增加,通过病史采集和体格检查所获得的临床诊断会逐步完善。无论是进行心脏手术还是非心脏手术,都要明确病人存在的相关危险因素及合并症,因为它们会直接影响手术的预后。另外,一些特殊的身体状况和重要的病史会影响医师的手术策略,例如既往的心脏或胸部手术史;外周血管阻塞性疾病或者大隐静脉剥脱史。高水平的医师所制订的手术计划是建立在科学的整合临床资料和诊断信息基础之上的。

临床表现

根据 Braunwald 的描述,典型心脏疾病的症状有:疲劳、心绞痛、呼吸困难、水肿、咳血、心悸和晕厥[1]。当病人有上述任何一种情况发生时,都需要更加详细的深入了解病情,包括症状的剧烈程度、持续时间、诱发因素以及在什么条件下可以缓解症状。首要的目的是要判断这些症状是心源性的还是非心源性的,同时还要明确疾病的严重程度。心脏疾病最重要的

一个特点就是在运动或重体力工作时,心脏功能和冠状动脉的血液供应发生改变,无法满足机体的需要。因此,在劳累时发生的胸痛和呼吸困难往往提示心源性疾病,而在静息状态下发生时,通常预示非心源性疾病。

除了评估病人的临床表现外,病史采集还应当包括家族史,既往病史[既往手术史、是否合并心肌梗死(MI)、高血压、糖尿病和其他相关疾病],个人史(是否吸烟、嗜酒或药物依赖),功能状态和系统回顾。通过仔细评估病人的临床表现,做出正确的临床诊断和鉴别诊断。以下将对一些典型的症状做详细的阐述。

易疲劳是心脏病最常见但非特异性的临床表现,它发生的原因有很多。往往提示有心排血量的下降和心脏功能的衰竭。严重程度也会受主观因素的影响。

心绞痛是冠状动脉疾病导致的心肌缺血的典型症状。有很多的情况都会出现胸痛,所以医师必须明确胸痛是心源性的还是非心源性的。典型的心绞痛是心前区压榨性或者烧灼样疼痛,持续 2~10 分钟。有时候疼痛位于胸骨下,并向左侧肩背部和左侧上肢放射,偶尔疼痛会位于上腹部、下颌部、右侧上肢或肩胛骨中间区域。一般在运动、情绪激动、性生活或者进食时发生,休息或含服硝酸甘油后可缓解。有 75% 的冠心病病人有典型的心绞痛症状,25% 的病人症状不是很典型,而且大多是在女性病人中。有一小部分所谓"静息"心肌缺血,主要发生在合并糖尿病的病人中。当主动脉瓣狭窄合并左心室肥厚、心内压力增高、室壁张力增加(高氧耗)和心排血量下降时,心绞痛也是其典型症状,是心肌氧耗无法得到

满足的结果。

容易与心绞痛混淆的非心源性的胸痛包括：胃食管反流性疾病、食管痉挛、骨骼肌疼痛、消化道溃疡、肺栓塞、肋软骨炎（Tietze 综合征）、胆管疾病、胸膜炎、肺动脉高压、心包炎和主动脉夹层。

合并心力衰竭的病人主要的生理改变是左心室舒张末期压力上升，继而出现心脏扩大。根据 Starling 法则所描述的代偿机制，心脏工作量增加时，舒张期心肌纤维长度增加；而在失代偿时，舒张末期心室压力会进一步增加，继而心肌逐渐损伤，最终导致扩张型心肌病。这些数据都提示，手术需要在发生心源性呼吸困难或充血性心力衰竭之前进行。劳累性呼吸困难只是左心室功能丧失的最先表现，还需进一步评估潜在的心脏疾病。

二尖瓣狭窄限制了血流从左心房流入左心室，呼吸困难是这些病人最早的临床表现。然而，在其他一些心脏病中，直到发生左心室功能衰竭、左心室舒张末期压力显著提高时，呼吸困难才会出现。在二尖瓣关闭不全、主动脉瓣疾病或者冠心病发展到一定程度时也会出现呼吸困难。

其他一些呼吸系统的表现代表了不同程度的肺充血，如端坐呼吸、阵发性夜间呼吸困难、咳嗽、咳血和肺水肿。偶尔在缺血导致的左心室功能衰竭时，呼吸困难与心绞痛意义相当。这种情况在女性病人和糖尿病病人中更为普遍。

左心功能衰竭会导致容量负荷过重和肺循环充血，继而出现肺动脉高压，并发展为右心功能衰竭。劳累性呼吸困难和相关的水肿是心脏功能衰竭的常见症状。相反，如果最初就发生右心功能衰竭，通常是来自右心室的损伤和功能不全或者三尖瓣疾病。右心房的压力一般小于 5~8mmHg，右心衰竭时有可能升高到 15~30mmHg 或者更高。压力如果高于 15mmHg，就会出现显性的下肢水肿，一般是对称性的。另外，严重的右心功能衰竭会出现颈静脉怒张和肝大。严重的慢性心脏功能衰竭的病人，因容量负荷过重，同时伴有腹水和严重的肝水肿。

心悸是快速有力的异位节律和不规则的心跳。在一般情况下，心悸都是不严重的，但有时候也会出现严重或者潜在恶性心律失常而威胁生命。潜在的心律失常包括持续快速的心房或心室收缩、心房颤动或心房扑动、阵发性心房或交界性心动过速和持续的室性心动过速。

最常见的心动过速是心房颤动。在二尖瓣狭窄的病人中，由于左心房扩大和左心房压力持续升高，心房颤动非常普遍。在其他心脏疾病中，心律失常很少见或偶尔出现。一般来说，在老年病人中，心律失常较为常见，主要是由于固有的窦房结疾病（病窦综合征）及完全或不完全的窦房结传导阻滞。

缺血性心脏病病人都有可能发生严重的致命的室性心动过速或者心室颤动。可能发生在心肌缺血过程中或者来自以前的心肌梗死、心肌瘢痕形成。

晕厥或者突发意识丧失是源于暂时的大脑供血不足。鉴别诊断包括：①Ⅲ度房室传导阻滞或心脏停搏；②恶性室性心动过速或者心室颤动；③主动脉瓣狭窄；④肥厚性心肌病；⑤颈动脉疾病；⑥心搏夺获；⑦血管迷走神经反射。只要病人有晕厥发生，就必须进行完全彻底的检查，因为其中很多情况都会导致猝死。

心功能不全和心绞痛

病史采集当中重要的是要考虑病人整体的心脏功能，从而能对病人潜在疾病的严重程度做出比较准确的评估。纽约心脏联合会（NYHA）根据病人的症状和功能丧失的情况制定了一套心脏疾病心功能分级系统（表 21-1）。NYHA 分级系统对于评估病人心力衰竭的严重程度、比较药物疗效以及手术风险评估非常有效。

表 21-1 纽约心脏协会（NYHA）心脏功能分级

Ⅰ级	患有心脏疾病，但活动不受限。日常活动不会导致劳累、心悸、呼吸困难或者心绞痛
Ⅱ级	患有心脏疾病，活动轻微受限，休息后缓解。日常活动会导致劳累、心悸、呼吸困难或者心绞痛
Ⅲ级	患有心脏疾病，活动明显受限，休息后可以缓解。轻微日常活动会导致劳累、心悸、呼吸困难或者心绞痛
Ⅳ级	患有心脏疾病，活动完全受限。休息状态下出现心脏功能不全和心绞痛。任何活动都会导致不适

NYHA 功能分级系统对于绝大多数病人都是适用的。然而，如果需要进一步精确评估心脏功能，就要应用 Goldman 的比度表，它通过分析不同行为的代谢消耗进行估测。加拿大心血管协会（CCS）制定了另外的一套分级系统，主要是对缺血性心肌病患有严重心绞痛的病人进行评估（表 21-2）。

表 21-2 加拿大心血管协会（CCS）制定的心绞痛分级

Ⅰ级	日常活动如步行或者登梯不会诱发心绞痛。强烈、快速或者延长活动时间则会诱发心绞痛
Ⅱ级	日常活动轻微受限。心绞痛有可能发生在快速步行或登梯；爬坡、饭后、寒冷、迎风或者情绪激动条件下步行或者登梯
Ⅲ级	日常活动明显受限。正常条件下步行超过一个街区或者登梯超过一层时会诱发心绞痛
Ⅳ级	任何活动都会感觉不适。休息时也会发生心绞痛

普通外科手术病人心脏风险的评估

对于进行非心脏手术的病人进行术前心脏风险分级是术前评估的重要组成部分。由 Eagle 领导的美国心脏病学会和美国心脏联合会联合特别小组，最近起草了一份指南和推荐规范。建议术前心血管评估应包含临床指征、病人潜在的功能状态和许多特殊的手术风险因素。

非心脏手术中预示增加心脏事件发生的临床指征被划分为三级。重度高危因素包括冠脉综合征，如急性或者近期的心肌梗死和不稳定型心绞痛（CCS Ⅲ 或Ⅳ级）；失代偿的心功能衰竭（NYHA Ⅳ级）；严重的心律失常和瓣膜疾病。中度高危因素包括轻度的心绞痛（CCS Ⅰ级或Ⅱ级）、陈旧心肌梗死、代偿期的心功能衰竭(NYHA Ⅱ级或Ⅲ级)、糖尿病以及肾功能不全。轻度高危因素包括高龄、未得到控制的高血压、心律不齐、既往卒中病史、异常心电图和轻度的心脏功能不全。

不同的外科危险因素和手术过程,其心血管事件发生的风险也不同。高度危险手术包括老年病人紧急的大手术;大血管手术(胸主动脉、腹主动脉或者外周血管)和长时间手术同时需要大量输血或输液(胰腺切除、部分肝切除、腹会阴切除);中度危险手术包括腹膜内或者胸腔内的手术、颈动脉内膜切除术和骨科、前列腺以及头颈部手术。轻度危险手术包括腔镜、乳腺、白内障手术和表浅的手术。

根据临床指征、功能分级和需要进行的手术,按照发生心血管事件风险,对病人进行个体化管理。对于有些病人,还需要更加详细的风险因素分级,例如对于进行高度危险手术且具有中度心血管危险因素的病人,需要在术前进行活动耐量试验和激发试验(双嘧达莫或者多巴酚丁胺耐受试验)。如果根据临床指征和非创伤性检查认为病人具有重度心血管危险因素,那么就需要进行冠状动脉造影检查。如果只是中度或者轻度心血管危险因素的病人,那么一般的检查就可以了。

根据动脉粥样硬化的病因学和临床上冠状动脉造影与外周血管疾病的紧密联系,有必要对进行大血管手术病人的病史和激发试验进行密切的监测。对于有症状支持心肌缺血存在,同时由于既往心肌梗死造成射血分数下降或者激发试验支持心肌缺血存在的病人,在血管手术前有必要进行冠状动脉造影或者心脏 CT 检查。任何潜在的冠脉疾病,根据适应证都需要积极进行干预,无论是术前的管理还是术前再血管化,这样可以降低大血管手术的风险。

诊断方法

心电图和胸部 X 线

心电图和胸部 X 线检查是两个非常经典的诊断方法。心电图主要是用来检查心律异常、传导阻滞、心房或心室肥大、心室张力、心肌缺血和心肌梗死。标准的后前位和侧位胸片可以明确心脏是否扩大、肺循环是否充血以及相关的肺部病理改变。

心脏超声

心脏超声检查已经被广泛地用于心脏疾病的诊断。它利用超声和声波反射波成像,通过对不同方向血流标记不同颜色,并将这些信息叠加在二维图像之上,反映出心内不同血流方向以及瓣膜反流的情况,从视觉角度对病情进行评估。

标准的胸部超声在测量心脏大小、室壁运动和瓣膜病理状态方面,已经成为最好的无创检查手段。只根据超声检查的结果,就可以对一些年轻的病人进行精确的瓣膜疾病手术。

通过将二维传感器和可以变换角度的内镜相结合而产生的食管超声减少了向胸壁的散射,从而提高了图像的质量。虽然这是一项有创的检查,但在评估瓣膜疾病方面非常有效,可以精确地评估瓣叶的病理状态。除此之外,还可以对主动脉弓和降主动脉的粥样硬化进行评测。食管超声可以获得更加准确和清晰的图像,尤其在经胸超声检查结果不能明确诊断的时候,其优势就更加突出。

多巴酚丁胺负荷超声检查是重要的非创伤性的诱发试验检查方法。它用来评估正性肌力药物对室壁运动的影响。如果室壁运动不协调,往往提示有潜在的心肌缺血存在。许多文章提示,多巴酚丁胺负荷试验对于诊断严重心肌缺血非常准确。在多巴酚丁胺试验阳性的病人中,接近 10% 的病人在非心脏手术后发生心肌梗死或死亡;20%～40% 会发生其他一些心血管事件。在阴性的病人中,93%～100% 不会发生任何心血管事件。

放射性核素检查

目前,普遍应用的心肌灌注扫描使用的是核素铊-201。最开始心肌细胞摄取铊-201 主要依赖于心肌灌注,延迟摄取则主要依赖于心肌的活力。因此,在低灌注或者缺血的心肌部位会见到充盈缺损,而在梗死区域则见不到充盈。不充盈的区域提示心肌已经死亡,预后不良。

运动铊扫描检测被广泛地应用于明确可诱导的缺血区域,对多支血管病变的敏感度高达 95%。可以对病人的心肌缺血状况进行全面的检查,但是需要病人进行踏板试验。同时,此检查方法也提供了特殊而有效的心脏功能状态的信息。

双嘧达莫-铊激发试验使用第四代的双嘧达莫,它包括扩张血管作用,使心肌缺血的情况完全表现。该检查被广泛应用于那些无法进行运动试验,但又需要进行危险评估的病人。在进行非心脏手术而双嘧达莫试验阳性的病人中,5%～20% 会发生心肌梗死或者死亡;阴性病人中 99%～100% 不会发生任何心血管事件。因此,对于进行普通外科手术的病人,它是一种对中度至高度危险病人进行术前评估的非常有效的方法。

整体心脏功能评估常常会用到门电路血池扫描(相当于放射性核素心血管造影),使用的放射性核素是锝-99m。它可以检测运动功能减低的区域、测量左心室射血分数、收缩末容积和舒张末容积。运动门电路血池扫描是反映病人整体心脏功能的有效方法。在一般情况下,运动时射血分数提高,但是在严重冠心病或者瓣膜疾病情况下,射血分数可能没有变化,有时候还会下降。静息门电路血池扫描则可以明确已经存在的心脏功能损伤情况,同时评估心脏功能最基本的状态,而运动门电路血池扫描则是用来检测负荷状态下的心脏功能。

正电子成像扫描(PET)

正电子成像扫描(PET)是用来评估低灌注状态下心肌活力的一种放射性核素扫描成像技术。这种技术可能会比铊扫描更加敏感[2]。PET 扫描是建立在心肌糖代谢或者发射正电子的同位素标记的其他成分基础之上的。应用 PET 这种非创伤性的检查,可以对心肌灌注、组织代谢以及体内心脏神经支配的功能进行评估。PET 技术主要用来明确已经梗死区域的心肌组织是否处于冬眠状态,以及再血管化治疗的可行性。另外,也可用来评估已发生充血性心功能衰竭的病人,是否有必要进行再血管化手术治疗。

磁共振成像(MRI)

磁共振成像(MRI)可以用来显示透壁心肌梗死的程度和辨别可逆与不可逆的缺血性心肌损伤[3]。当需要进行左心室成形手术时,它可以用来评价心肌的瘢痕和室壁瘤的情况。

心脏导管检查

心导管检查仍旧是心脏诊断过程中重要的组成部分。全面的心脏导管检查包括心内压力和心排血量的测量,心内分流的定位和定量,通过透视明确心内解剖和室壁运动,通过血管造影明确冠脉解剖。但是,当今多数的心脏导管检查只集中在某一方面(如冠状动脉造影),因为超声和其他无创检查已经可以完全准确地评估瓣膜的病理状态和心脏功能。

在心脏导管检查中,心排血量可以通过FICK定律进行计算,心脏指数(L/min·m²)=氧耗量(ml/min·m²)动静脉氧含量差(ml/min)。为了测量动静脉氧含量差,需要根据公式单独计算循环动脉和静脉血氧含量:

$$氧含量(ml\ 氧/L\ 血)=血红蛋白(g/100ml)\times$$
$$血红蛋白饱和度百分比\times1.36(ml\ 氧/g\ 血红蛋白)\times10$$

计算系统血管阻力(SVR)公式:

$$SVR=(体循环动脉平均压-平均右心房压)\times$$
$$80/体循环血量(心排血量)。$$

一般SVR在1200 dynes·sec·cm^{-5}。

肺循环血管阻力(PVR)的计算公式:

$$PVR=(肺动脉平均压-左心房平均压)\times80/肺循$$
$$环血量(没有分流的情况下等于心排血量)。$$

一般PVR在70~80 dynes·sec·cm^{-5}。

心脏瓣膜的瓣口面积可以利用Gorlin公式通过测量心排血量和心内压力来计算。瓣口面积等于跨瓣流速除以跨瓣压差。由Gorlin公式可以看出,心排血量减低的瓣膜狭窄病人,跨瓣压差越小,实际上狭窄程度越重,也就说明,单纯参考跨瓣压差来决定是否手术是危险的。所以瓣膜狭窄的严重程度是依靠计算瓣口面积来评价的[通常成人二尖瓣(MV)的瓣口面积是4~6cm²,主动脉瓣的瓣口面积是2.5~3.5cm²]。

动脉造影仍旧是诊断冠心病严重程度的首选方法(图21-1)。左侧冠脉系统通过左主干、左前降支、回旋支供应左心室大部分心肌。右冠状动脉供应右心室,后降支供应左心室下壁。80%~85%的病人房室结动脉起源于右冠,就是所谓的右优势型;15%~20%的病例左冠系统的回旋支发出后降支和房室结动脉,成为左优势型;另5%属于均衡型。

计算机断层扫描冠脉成像

计算机断层扫描(CT)冠脉成像是一种微创的冠脉解剖检查方法。新的快速的冠脉造影检查已经被证明对冠脉狭窄的诊断敏感性非常高。它先进行管腔钙化的评测继而推断出管腔的狭窄。CT造影的准确度已被证明可以和传统的冠脉造影相媲美[4]。

体外灌注

发展历史

最初的心内直视手术都是在短暂的深低温停循环条件下或者通过父母进行交叉循环来进行,因而非常有必要发展一种可靠的心肺支持技术。

Gibbon首创了体外循环回路(体外循环或CPB),成为这

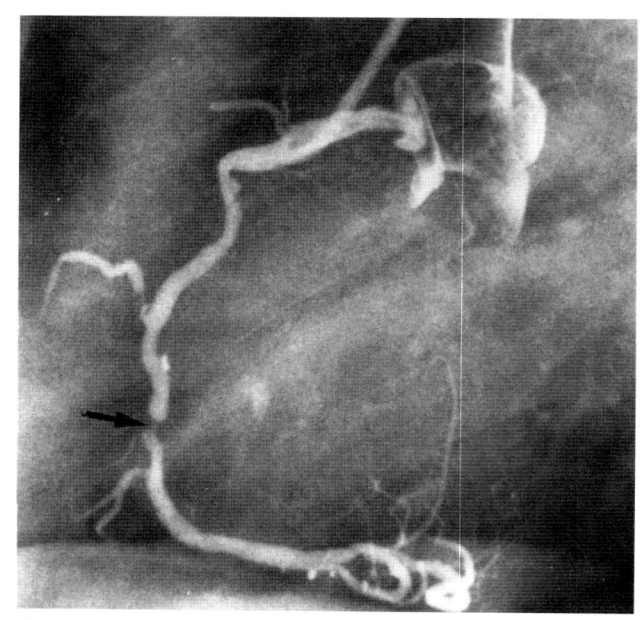

A

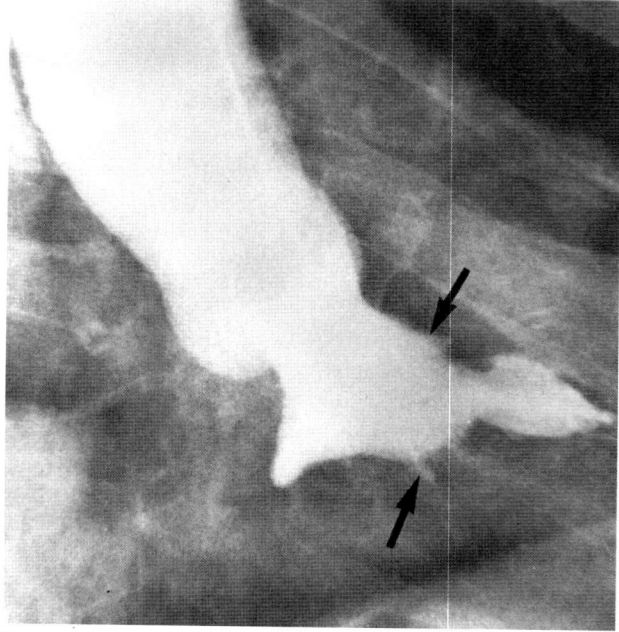

B

图21-1 心脏导管检查。**A.** 冠脉造影提示右冠内严重的粥样硬化斑块。**B.** 射血分数正常的收缩期的左心室造影(箭头提示左心室壁正常的收缩)

一领域的先驱。从1932年开始,Gibbon的实验室就已经开始进行研发,直到1953年,他成功地实施了人类历史上第一例CPB支持的心内直视手术[5]。这种装置最基本的功能就是进行O_2和CO_2的气体交换。

随着技术的不断发展,又出现了鼓泡式以及现在普遍应用的膜式氧合器,它是用一种中空的纤维膜作为血气的交界。

最近几年,灌注技术的发展已经关注在如何减少灌注系统对病人血液的损耗。其中,比较先进的方法就是使用生物相容性好的材料制作循环管道,从而在体外循环灌注时尽可

能地减少激活补体和其他炎症因子。

灌注技术

在使用 CPB 技术的过程中,肝素是最为重要的药物,它使得血液在流经 CPB 管道时不会发生凝固。肝素经典的用法是 3 ~ 4mg/kg,使活化凝血时间(ACT)超过 500 秒。现代经典的循环模式是:首先,静脉血经真空负压辅助从体内引流出来;然后,通过血泵泵入膜式氧合器;最后,再泵回病人体内。而传统方法是静脉血通过大孔的插管,借助重力作用从右心房引流出来。如今真空辅助静脉引流装置使用越来越多,这样就可以使用更小的静脉引流管。体外灌注时的系统流量取决于病人的氧耗量,它和病人的体温相关。常温灌注时的流量大概在 2.5 ~ 3.0L/m² ,和正常的心脏指数相同。因为低温降低了代谢率[每降低 7℃(12.6 ℉)代谢率大约降低 50%],所以当体温下降时,循环血流量也应相应做出调整。安全的流量在 30℃(86 ℉)时为 1.8 ~ 2.3L/(min·m²) ,25℃(77 ℉)时为 1.5 ~ 1.8L/(min·m²) ,20℃(68 ℉)时为 1.2 ~ 1.5L/(min·m²) 。

通过氧合器的气体流量要满足动脉血氧张压在 150mmHg 以上,CO₂ 张压在 35 ~ 45mmHg。系统温度通过在管道内的热交换来控制;虽然有些时候在进行复杂手术时需要更低的温度,但一般控制在 25 ~ 30℃(77 ~ 89.6 ℉)。心包和心腔内的血液通过吸引器引流回储血罐。CPB 肝素化后,应用 cell-saving 进行血液洗涤,再通过血液洗涤提取红细胞并输回病人体内。

回流到心肺机的静脉血氧饱和度应大于 60%。在充足血流量和氧饱和度的条件下,酸性代谢产物不会过多的堆积。由于处于低氧状态,需要对病人进行连续监测。肝素在体内会逐渐代谢,所以为了保持 ACT 在 500 ~ 600 秒,应酌情追加肝素的使用剂量。

系统反应

机体对体外灌注的系统反应主要是血小板的功能丧失和广义上的系统炎性反应综合征。很明显是由于激活了补体和血液与循环管道接触后出现的其他一些急性期炎症成分有关。炎性反应的严重程度与继发的脏器功能不全与转流时间相关,补体和细胞因子的激活会上调白细胞粘附分子和白细胞释放超氧化物的能力。体外循环造成的白细胞上调导致毛细血管的通透性增加,因此在体外循环结束的最初 24 ~ 48 小时,病人处于潜在的易受损伤的状态,会出现继发的多脏器功能衰竭。其他一些影响包括:意识模糊、肾功能不全、氧交换功能下降(肺功能不全)、一过性的肝功能不全和高淀粉酶血症。还可能出现血浆激活后的消耗性凝血功能障碍和纤溶亢进。目前的研究主要集中在如何通过在体外循环管道内包被生物相容性的材料来减轻体外循环期间机体的系统炎性反应或者彻底阻断某些特定炎症介质。抑肽酶和类固醇可以减轻炎性反应,同时抑肽酶和 6-氨基酸可以减轻凝血功能障碍。对于抑肽酶的风险-效益比目前仍存在一些争论,焦点主要是它会引发肾脏和神经系统的不良事件。平衡超滤(Z-BUF)是 CPB 过程中的一种超滤方法[6]。这种技术可以去除体外循环产生的大量炎症介质并在很大程度上维持了病人的循环容量。最近的研究还提示 Z-BUF 可以减轻肺水肿和保护肺免

于损伤。另外,应用 Z-BUF 可以降低 IL-6 和 IL-8 这些系统炎性反应标志物的浓度。

心肌保护

停搏液是用来使心脏停搏并保护心肌免受缺血性损伤的保护液。通过冠状循环注入高钾冷停搏液使心脏在舒张期停跳,同时为代谢提供能量,从而使心脏避免缺血性损伤。这样外科医师就可以在心脏静止且无血的术野下进行精细的手术。现在的停搏液技术可以使心脏安全地停跳 2 ~ 3 小时,为复杂的心脏手术提供充足的时间,且术后心脏功能恢复良好。

晶体和含血的停搏液应用都非常广泛,在不同的中心,停搏液的组成成分会有不同。当停跳时间超过 90 分钟时,含血停搏液相对更安全一些。

冠状动脉疾病

发展历史

在 20 世纪 30 年代,研究者们曾试图将血管粘附在心脏上来提高缺血心脏的血液供应。Beck 作为这一领域的领导者,尝试了各种不同的方法,但最终还是失败了。1946 年,Vineberg 想出了一种非常有创意的方法,将胸廓内动脉(IMA)埋在心肌内。Vineberg 和 Miller 在 1951 年分别将这种方法应用于临床,并使用了很多年。非常有意思的是,90% 的病人动脉都保持通畅,但血流量却非常小,随后,这种方法被逐渐抛弃。1956 年,Longmire 尝试通过动脉内膜剥脱来进行冠状动脉再血管化,在短期内取得了成果,但由于血管再狭窄和阻塞,远期效果非常差。随后不久,CPB 的使用促进了冠状动脉血管化的发展,Senning 在 1961 年报道用静脉补片进行动脉成形。

20 世纪 60 年代发展起来的冠状动脉旁路移植术(CABG)在医学发展史上可以说是里程碑式的进步。美国克里夫兰医学中心的 Favalaro 和 Effler 居功至伟。1967 年,他们进行了第一例 CPB 辅助下大隐静脉搭桥手术,由此拉开了现代冠状动脉疾病外科治疗的序幕。1968 年,冠脉外科治疗又获得了突破,Green 和他的同事首次在体外循环和手术显微镜下,应用 IMA 进行了前降支移植。俄罗斯的 Kolessov 在 1964 年已经独立在跳动的心脏上应用 IMA 进行了左冠状动脉前降支的移植,他的这些工作在很多年都不为人所知。最后,冠状动脉旁路移植术在美国和世界各地被广泛地应用。

病因学和发病机制

冠心病的病因学主要就是动脉粥样硬化。它是多因素的,主要的危险因素有高脂血症、吸烟、糖尿病、高血压、肥胖、不活动和男性。最新明确的危险因素还包括 C 反应蛋白、脂蛋白(a)和同型半胱氨酸。动脉粥样硬化的发展是在主动脉、外周血管和冠状动脉内逐渐形成阻塞。在西方,粥样硬化是死亡率最高的疾病,在美国动脉粥样硬化的病人中,每年有 25% 死于急性心肌梗死。在冠心病长期治疗中最重要的一点就是改变相关的危险因素,包括立即戒烟、控制高血压、减肥、进行体育锻炼和减低血浆脂质含量。如果不能进行饮食的控制,那么就要早期应用药物(如他汀类)以降低心血管事件的风险。

冠状动脉最基本的病变就是斑块的形成。很少涉及小血管的远端，所以小动脉和心肌内的动脉一般不会累及。这种阶段性的定位使 CABG 成为可能。在三支主要的冠状动脉中，前降支的近端很少发生狭窄或阻塞，所以远端的部分可以见到血流。右侧冠状动脉有时会全程狭窄和阻塞，但后降支和左侧的房室间隔支一般可见血流。回旋支动脉常常近端就会受累及，但是一般也都会有 1~2 支的钝缘支有血流。但随着病情的发展，血小板在狭窄的管腔内聚集或者斑块出血或破裂，就会有不稳定的症状或者急性的阻塞和心肌梗死发生。

临床表现

冠心病所形成的心肌缺血会导致心绞痛、心肌梗死、充血性心力衰竭、心律失常和猝死。最常见的症状就是心绞痛，心肌梗死有可能会在没有任何预兆的情况下发生。充血性心力衰竭是心肌梗死常见的后遗症，往往伴随着严重的心肌损伤后导致的缺血性心肌病。心肌损伤和瘢痕形成会造成严重的室性心律失常，发生猝死。

心绞痛是最常见的临床表现，主要表现为胸前区的不适，一般位于胸骨后，尤其是在劳累后。这些症状一般在舌下含服硝酸甘油 3~5 分钟后缓解。其中有 20%~25% 的病人症状不典型，向下颌部、肩部或上腹部放射。有些病人，尤其是女性或糖尿病的病人，没有典型的心绞痛表现，而表现为劳累后的呼吸困难。如果不进行激发试验，那么很难对这类病人做出心肌缺血的诊断。对于症状不典型病人的鉴别诊断还包括：主动脉瓣狭窄、肥厚性心肌病、骨骼肌功能紊乱、肺部疾患、胃炎或消化道溃疡、胃食管反流、食管痉挛和焦虑症。

心肌梗死是冠心病最为严重的并发症，美国每年大约有 110 万人发生心肌梗死。现代治疗方法，如溶栓治疗或紧急冠状动脉成形能够使心肌尽早恢复灌注，使得心肌梗死病人的死亡率小于 5%。心肌梗死可能会造成急性的心功能衰竭和心源性休克，甚至心脏破裂。

有相当一部分心肌梗死的病人由于左心室功能的不断丧失，最后发展为充血性心力衰竭。如果仍有存活的心肌，在心力衰竭的同时就会伴有心绞痛发生。这种情况通过 CABG 治疗，症状可以得到改善。相反，广泛心肌瘢痕形成所造成的慢性充血性心力衰竭终末期预后不良。对于这些病人，已经不存在可逆转的心肌缺血，搭桥手术意义不大。外科心室成形、长期心室辅助装置支持乃至致心脏移植是他们唯一的选择。

术前评估

每一个怀疑有冠心病的病人都需要进行详细的病史采集和体格检查，继而进行心电图、胸部 X 线和基本的心脏超声检查。对于症状不典型的病人，腺苷铊或多巴酚丁胺激发试验有助于明确是否有必要进行心脏导管检查。CT 血管造影现在用来评估管腔内的钙化和既往手术的情况。然而，心脏导管检查仍旧是诊断冠心病发病部位、严重程度以及评估心脏功能的金标准。造影阳性结果一般认为是管腔狭窄超过 50%，意味着血管的横截面积减少 75%。而且，导管检查提示的病变数量、位置以及严重程度，可以用来制定适合的再血管化的方法。

心室功能可以用 LVEF 来表示，正常值在 0.55~0.70，0.40~0.55 属于轻度心功能不全；小于 0.40 属于中度；小于 0.25 属于重度。射血分数小于 0.25 往往伴随严重的心脏衰竭。LVEF 可以用来评估手术的风险和远期预后。局部的室壁运动也可以通过心脏导管检查或超声来评估。

其他检查手段像 PET 扫描、铊扫描、多巴酚丁胺试验或者 MRI 可以用来明确心肌的活力和通过再血管化可以挽救的可逆的心肌缺血区域。如果病人仍旧有大量具有活力但处于休眠状态可逆的缺血性心肌组织，除非左心室功能严重降低，还是可以进行手术治疗的。

冠状动脉旁路移植术

手术适应证

长期心绞痛、不稳定型心绞痛或梗死后心绞痛、症状不典型但有严重的血管近端病变或者症状虽不典型，但负荷试验轻易诱发缺血者，都是 CABG 的手术适应证。

长期心绞痛 对于有长期心绞痛的病人，CABG 与药物治疗相比，可以提高生存率和改善预后。一般情况下，具有严重心绞痛的病人（CCS III 级或 IV 级）更有可能从搭桥手术中获益。对于心绞痛不很严重的病人（CCS I 级或 II 级），其他一些因素，如病变的解剖部位（左主干或多支血管病变）和左心室功能不全的程度，将决定病人是否能从外科再血管化治疗中获益。

有三项著名的随机试验证明了外科再血管化治疗可以提高长期轻度心绞痛病人的生存率。这些研究结果为 CABG 的广泛应用提供了有利的数据。

退伍军人管理局合作研究。从 1972 至 1974 年，668 名轻至中度男性心绞痛病人接受了治疗，结果证明外科治疗可以提高左主干病变病人远期生存率[7]。根据这一试验结果，全部的左主干病变病人被建议接受外科手术治疗。一系列的研究结果表明，接受外科治疗的左主干病变病人生存年限平均为 13.3 年，而接受药物治疗的病人为 6.6 年[8]。

欧洲冠状动脉外科研究组。这一研究在 1973—1976 年，随机将有轻至中度心绞痛的男性病人随机分到药物治疗组和外科治疗组[9]。结果显示，外科治疗可以提高三支血管病变以及前降支和回旋支近端受累及的双支血管病变病人生存率。

冠状动脉外科研究。这项多中心研究在 1975—1979 年，将轻度（I 级或 II 级）心绞痛病人随机分为药物治疗组和外科治疗组。结果表明，外科治疗方法可以提高三支血管病变合并心功能下降的病人生存率。

其他的非随机试验和研究，如对冠状动脉外科研究中所有病例（随机和非随机）的统计结果表明，外科手术治疗可以提高其他三支病变病人的生存率和生活质量。杜克大学的 Jones 和他的同事们对 1984—1990 年 9263 例诊断明确的冠心病病人进行了研究，评估外科和血管成形治疗与药物治疗的远期效果[10]。治疗是非随机性的，其中 2449 例接受药物治疗，3890 例接受了外科手术治疗，2924 例接受了血管成形术。结果表明，外科治疗和血管成形治疗的远期生存率明显高于药物治疗组。同时，外科手术在三支病变和前降支近端受累的双支血管病变病人中效果最佳。

总体而言，虽然药物治疗适合许多长期稳定心绞痛的病人，但对于多支血管病变和 CCS III 级或 IV 级的病人来说，进行冠状动脉旁路移植术更加合适。对于轻度(CCS Ⅰ 级或 Ⅱ 级)心绞痛病人,如果合并有左主干狭窄或三支血管病变合并左心室功能下降或三支病变合并糖尿病,搭桥手术同样可以提高病人的生存率。其他情况,如多支血管病变合并严重的前降支近端狭窄或者负荷试验轻易诱发心肌缺血的病人,也会从外科手术中获益。

不稳定型心绞痛　不稳定型心绞痛是指在最佳药物治疗同时发生持续的或快速恶化的心绞痛。它来源于严重的缺血或不稳定的临床状态,通常会导致心肌梗死。预示着有斑块破裂或出血,局部血栓形成和血管痉挛,局部血流急剧减少。病人需尽快住院进行加强治疗并在短时间内进行心导管检查。大部分病人则需进行紧急的再血管化,包括经皮冠状动脉介入治疗(PCI)或 CABG。

急性心肌梗死　对于单纯的急性心肌梗死病人来说,CABG 并不是首选的治疗方法;PCI 和溶栓治疗是这类病人最佳的紧急再血管化方法。如果是心内膜下的心肌梗死合并有左主干病变或梗死后的心绞痛和多支血管病变的病人,可能也会需要外科治疗。

急性透壁心肌梗死外科治疗的指征是合并有机械性的损伤,例如梗死后室间隔穿孔、乳头肌断裂并二尖瓣反流或者左心室破裂。梗死后的室间隔穿孔通常发生在梗死后的 4 ~ 5 天,发生率在 1% 左右。这些病人常常会发生充血性心力衰竭和肺水肿,以及新出现的收缩期杂音[11]。一旦诊断明确,就需要安装主动脉内球囊反搏同时进行紧急的修补。手术的死亡率在 10% ~ 20%。另外一种机械性并发症就是急性心肌梗死后的乳头肌断裂合并急性二尖瓣关闭不全。同样也发生在梗死后的 4 ~ 5 天并伴有心力衰竭和新出现的杂音。二尖瓣成形或二尖瓣置换是唯一的选择。手术风险在 10% ~ 20%。第三种机械损伤是左心室游离壁破裂。这些病人表现为心源性休克和急性的心包压塞。紧急手术的成功率只有 50%。

冠状动脉介入技术和冠状动脉旁路移植术的比较

冠状动脉介入技术(PCI)或称为血管成形术,是由 Gruentzig 在 1977 年发展起来的,由此极大地改变了冠心病病人的治疗方法[12]。美国每年进行 PCI 大约有 75 万例。自从这一技术引进之后,它的手术适应证就不断扩展。有相当数量的大样本随机研究对 PCI 和 CABG 治疗冠心病的预后进行了比较。这些研究都试图根据冠脉解剖和危险分层明确冠心病治疗的最佳方法。以下概述三个具有代表性的试验研究。

旁路血管成形再血管化研究试验　此项目由美国国家卫生研究所资助,将 1792 例多支血管病变的病人随机分为冠状动脉旁路移植术(CABG)组(n = 914)和 PCI 组(n = 915)[13]。CABG 组和 PCI 组在住院期间的死亡率分别为 1.3% 和 1.1%;心肌梗死发生率分别为 4.6% 和 2.1%;卒中发生率分别为 0.8% 和 0.2%。5 年生存率两者无显著差别,分别为 CABG 组 89.3%,PCI 组 86.3%。然而,PCI 组 5 年内有 54% 的病人需要进行多次再介入治疗,而 CABG 组再次手术率只有 8%。患有糖尿病的多支血管病变病人,CABG 5 年生存率为 80.6%,明显高于 PCI 组的 65.5% (p = 0.003)。

动脉再血管化治疗研究组。此大样本随机对照研究比较了 1205 例病人 CABG 组(n = 605)和 PCI 组(n = 600)的临床疗效[14]。与旁路血管成形再血管化研究试验不同,此研究中的 PCI 病人还接受了支架治疗。术后第 1 年,死亡率、卒中发生率和心肌梗死发生率相似,PCI 病人症状的再发生率较高,为 16.8%,而 CABG 组只有 3.55%。第 1 年 PCI 和 CABG 组无心血管事件生存率分别为 73.8% 和 87.8%。

最近,主要着眼于降低支架内再狭窄发生率的药物涂层支架(如紫杉醇和雷帕霉素)已经开始应用[15],远期效果仍未可知[16]。

纽约州研究组。该研究涵盖了纽约州 59 000 例接受冠脉内支架或 CABG 的病人,进行了为期 3 年的随访。采用倾向性分析修正了许多临床相关因素。结果显示双支或多支冠脉病变病人远期生存率 CABG 要优于冠脉内支架[17]。

概要

对于冠心病的病人,如果掌握好适应证,CABG 和 PCI 都是安全和有效的,两者死亡率的差别并不显著。PCI 短期并发症的发生率低,开支少,住院时间短,但以后可能需要多次的再介入治疗。CABG 相对而言可以更加彻底地缓解心绞痛,很少需要再次干预治疗,而且有效时间长。另外,在糖尿病和多支血管病变的病人中,CABG 的生存率更高。

手术技术和结果

传统的冠状动脉旁路移植术　传统 CABG 手术通过胸骨正中切口(图 21-2)、CPB 体外灌注、术中停搏液保护心肌来完成手术。

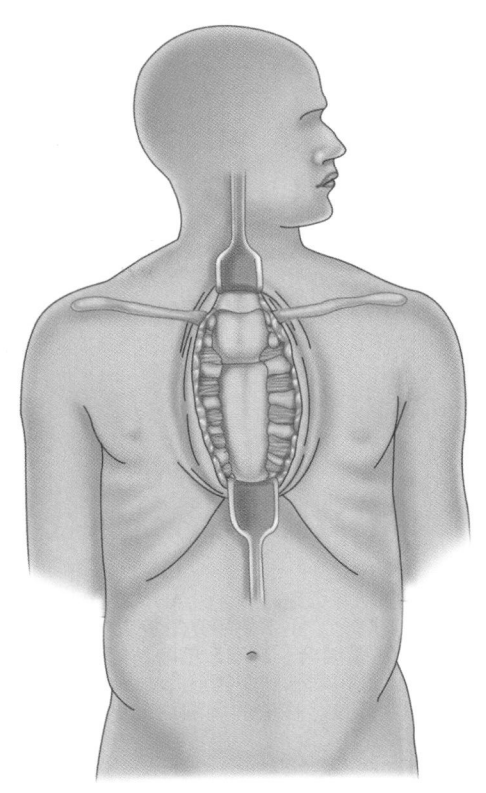

图 21-2　胸骨正中切口

在绝大多数的病人中,首选左侧胸廓内动脉(IMA)作为左前降支(LAD),这一最为重要的心脏血管的桥血管材料(图21-3)。从胸壁上获取的 IMA 进行带蒂原位移植,近端仍旧与自身的左侧锁骨下动脉相连。因此,IMA 仍旧保持正常的新陈代谢活动,并随需要不断增粗。IMA 对粥样硬化有天然的抵抗能力,通畅性很少受管腔狭窄的影响。CPB 开始,心脏停搏后,将 IMA 通过端-侧吻合缝合至 LAD。

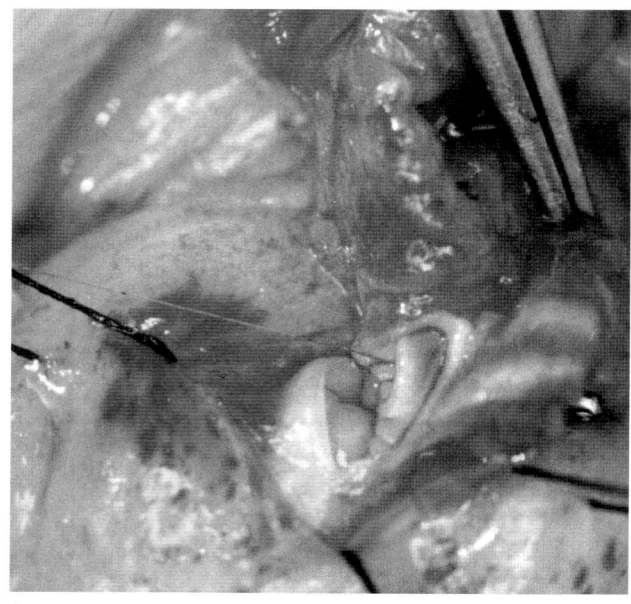

A

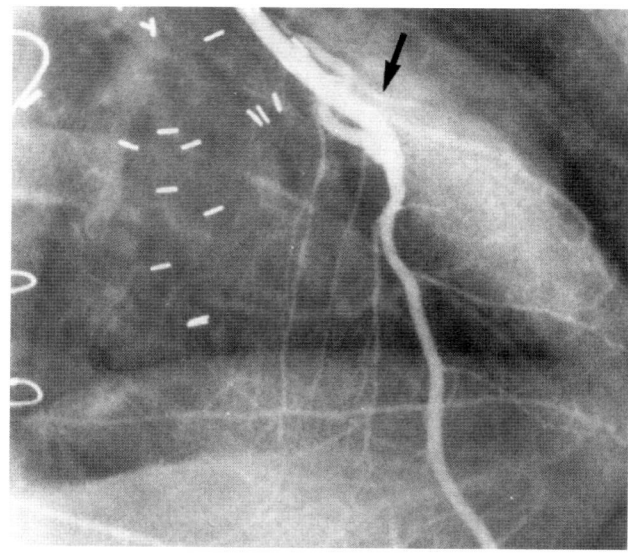

B

图21-3　冠状动脉旁路移植术。A. 左侧胸廓内动脉与左侧前降支吻合。手术使用光学放大镜、微血管技术,8-0 丝线连续缝合。B. 15 年随访时冠状动脉造影显示左侧胸廓内动脉到左侧前降支的桥血管通畅。箭头提示吻合部位。移植的胸廓内动脉很明显没有粥样硬化形成

Loop 报告了一组 2306 例胸廓内动脉移植和 3625 例静脉移植,证明了 IMA 的术后 10 年通畅率明显高于静脉。使用 IMA 的病人,远期并发症的发生率低,心肌梗死和再次手术的

风险也降低。IMA 原位移植到前降支的术后 10 年通畅率约95%。

左侧 IMA 移植所获得的良好结果推动了其他许多中心使用右侧 IMA 进行冠状动脉的再血管化。右侧 IMA,无论是在原位还是作为游离桥血管材料,可以作为第二条动脉移植血管来使用(图 21-4)。Dion 报告了连续 400 例使用双侧 IMA 的病人,发现两侧 IMA 的通畅率相当。Lytle 团队的研究结果也提示在应用双侧 IMA 的 500 多例病人中,远期效果非常理想,且围术期的风险未有增加。即使作为游离桥血管来使用,它的术后 10 年通畅率也在 70% ~ 80%。

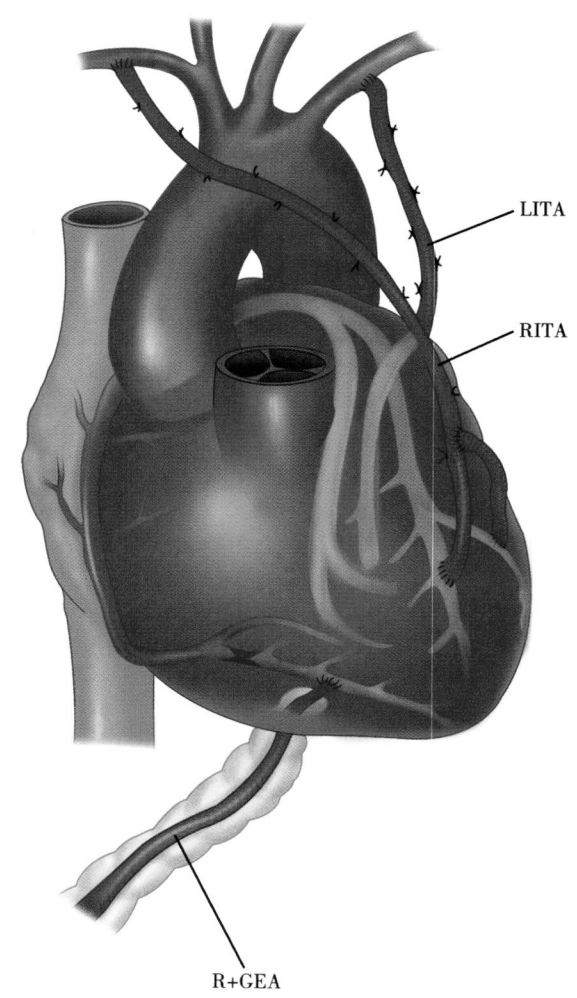

LITA

RITA

R+GEA

图 21-4　全动脉再血管化。该图列举出冠状动脉旁路移植术中用来作为桥血管材料的动脉,左侧胸廓内动脉(LIMA)、右侧胸廓内动脉(RIMA)、桡动脉和胃网膜动脉(R+GEA)。(图例中使用的是骨骼化的胸廓内动脉)

最初在 CABG 手术中作为桥血管材料的大隐静脉,目前仍被广泛应用,通常搭在心脏后壁和侧壁的靶血管上。建立 CPB 且心脏停搏后,在冠脉上切一个小口,将大隐静脉和靶血管做远端端侧吻合。然后再将近端吻合至升主动脉上。大隐静脉的术后 10 年通畅率只有约 65%,通畅率受内膜增生和晚期移植血管内粥样硬化的影响。

受到胸廓内动脉良好的远期通畅率的鼓舞,为尝试获得

比大隐静脉更好的远期通畅率,外科医师们开始尝试使用其他的一些动脉血管材料。已被广泛使用的有桡动脉。Allen试验确保手部有足够的血液供应后,就可以使用桡动脉来作为游离桥血管。研究结果显示桡动脉的早期和中期通畅率较好。其他可用来移植的动脉血管有胃网膜右动脉,常用来作为带蒂血管进行原位移植,腹壁下动脉作为游离血管来使用。然而胃网膜动脉和腹壁下动脉的远期通畅率的研究结果比较混乱。尽管如此,越来越多的动脉血管移植被广泛应用,动脉血管特别是 IMA 的远期通畅率优于静脉移植血管这一点已达成共识。

结果　根据病人危险因素的不同,冠状动脉旁路移植术的死亡率在 1% ~3%。胸外科医师学会(STS)和纽约州已经建立了大量关于危险因子和手术效果的数据库。根据 STS 危险模式,对手术产生影响的危险因素有:女性、年龄、种族、体表面积、NYHA Ⅳ级、低射学分数、高血压、PVD、既往卒中史、糖尿病、肾衰竭、慢性阻塞性肺疾病、免疫抑制治疗、既往心脏手术、近期心肌梗死、突发事件、心源性休克、左主干病变和合并瓣膜疾患。围术期的并发症包括:心肌梗死、出血、休克、心律失常、心包填塞、伤口感染、主动脉夹层、动脉瘤、呼吸衰竭、肾衰竭、消化道并发症和多器官功能衰竭。

远期效果提示,CABG 术后心绞痛可得到缓解。其中,98% 完全或明显缓解,在术后 5 ~7 年,心绞痛再发生情况很少见。5 年内需要再介入治疗的病人少于 10%。在术后的8 ~15 年间,症状会再次频繁出现,主要由于病情发展和远期移植血管的阻塞。严格控制危险因素可以使再发病的危险降低。戒烟和控制高脂血症特别重要,继续吸烟和持续高脂血症的病人远期发生移植血管阻塞的几率要高 5 ~7 倍。如果心绞痛再次出现,需要尽快行冠脉造影,并根据指征进行再次的再血管化治疗。

CABG 后运动耐力显著提高。由于供血状况得到改善,大多数病人的运动量显著提高。这种改善最多可以持续 10年,应用 IMA 的病人持续时间可能会更长。

CABG 的远期生存率同样很高,根据合并症出现的程度,5 年的生存率超过 90% ,10 年的生存率为 75% ~90%。远期生存率受年龄、糖尿病、左心室功能、NYHA 分级、充血性心力衰竭、是否伴随有瓣膜关闭不全、是否完全再血管化和是否应用 IMA 的影响。严格药物控制糖尿病、高脂血症、高血压和戒烟能明显提高远期生存率。

非体外循环冠状动脉旁路移植术　在过去的 15 ~20 年,心脏外科最大的发展就是非体外循环冠状动脉旁路移植术(OPCAB)的应用。这一技术不使用 CPB,直接在跳动的心脏上完成冠状动脉旁路移植术。这一外科方法的主要优点是消除了 CPB 的一系列不良反应。

阿根廷的 Benetti 最开始进行心脏不停搏的试验。手术过程借助固定器,在心脏持续跳动的情况下,进行精确的吻合。在 OPCAB 手术过程中,冠状动脉被短暂的阻断,为吻合创造了相对无血的手术野。由于这一过程造成了局部组织缺血,有可能出现严重的心功能下降或心律失常,因此,多数情况下会使用冠状动脉内的分流器或者进行缺血预处理,使得吻合过程中短时间阻塞冠脉的风险降到最低。

在吻合后壁和下壁的血管时,需要移动心脏。改变了心脏的位置,有可能导致心排血量下降和不稳定的血流动力学。

有很多方法已经用来使这些不良反应减少到最小(图 21-5)。这些方法包括:使病人保持右侧卧位和 Trendelenburg(头低)位,进行液体管理,打开右侧胸膜腔以减少心包对右心的挤压,利用心包牵引线辅助倾斜心脏。另外,也可以使用心尖吸引装置来固定心脏位置。这些装置都是用来减轻左心室的受压,从而保证血流动力学处于稳定的状态。

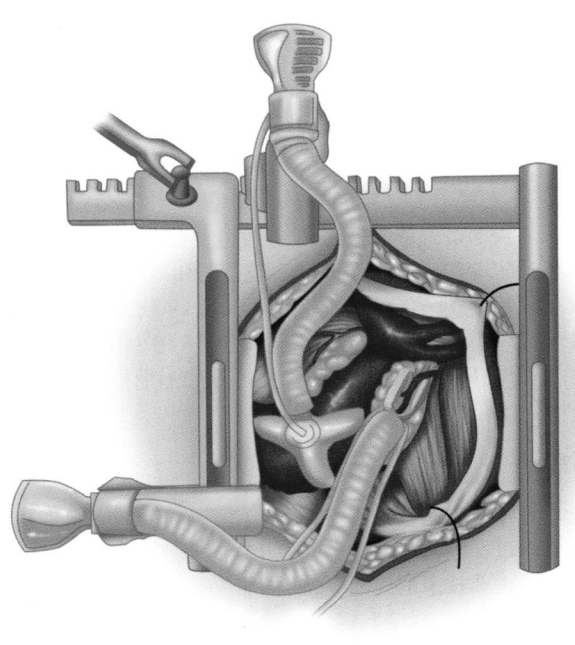

图 21-5　非体外循环冠状动脉旁路移植术。图例显示了非体外循环冠状动脉旁路移植术的建立方法。牵开器、固定器和牵引装置

结果　对 OPCAB 技术已经进行深入的研究,其结果也和传统手术进行了比较。最初的注意力主要集中在评估 OPCAB 方法,即在跳动的心脏上进行手术时的准确性。Puskas 评估了 167 例 421 根血管桥,发现总体的早期通畅率达98.8% ,其中 163 支 IMA 桥通畅率为 100%[20]。这些结果和已经报道过的传统 CABG 结果相当。同样,在评估多根动脉桥血管时,Kim 与他的同事发现,OPCAB 动脉桥血管 1 年通畅率与传统方法比较无差别[21]。

Sabik 和他的团队对 406 例 OPCAB 病人和 406 例传统CABG 病人进行了比较[22]。手术死亡率和休克、心肌梗死、再次手术止血的风险相同,OPCAB 病人脑血管并发症、胸骨感染、输血和肾衰竭的风险降低。Puskas 的一项前瞻性随机对照研究结果证实,OPCAB 和传统 CABG 方法相比,死亡率和卒中发生率相当,而 OPCAB 病人心肌损伤小,输血量少,术后拔管时间早,出院时间也较早。

纽约大学的 Grossi 对一组有严重主动脉弓动脉粥样硬化的高危病人进行了研究,运用倾向性病例匹配研究的方法,比较了 245 例 OPCAB 和 245 例传统方法的手术效果。在这样的高危人群中,OPCAB 的死亡(6.5% vs. 11.4%)、卒中(1.6% vs. 5.7%)和其他全部围术期并发症的风险都较低。其他一些研究结果也同样提示 OPCAB 术后死亡率和神经系统并发症明显降低[23,24]。

微创冠状动脉旁路移植术　属于一项创伤非常小的非体外循环 CABG 技术,被命名为微创冠状动脉旁路移植术或 MIDCAB。该技术利用左前外侧非常小的胸部切口于非体外条件下在跳动的心脏上进行搭桥手术。借助机械的固定器,利用 IMA 进行原位吻合。这一技术在对心脏前壁血管进行搭桥时非常有用,特别适用于前降支和对角支。

结果　MIDCAB 的手术死亡率小于 2%,IMA 血管桥的通畅率接近 98%[25]。因为避免了使用 CPB 和胸骨劈开,MIDCAB 病人疼痛小,失血少,围术期的并发症也少,恢复时间也较短。这一技术一般应用于单支血管病变的病人,手术效果比 PCI 要好。Diegeler 的团队报告了一项前瞻性随机对照研究的结果,比较了 MIDCAB 和 PCI 对 LAD 近端狭窄的治疗效果[26]。发现术前危险因素和心肌梗死相同时,MIDCAB 术后病人心绞痛缓解较明显,很少需要进行再次的干预治疗。Drenth 比较了 MIDCAB 和 PCI 联合支架的 LAD 高位狭窄的病人,6 个月后的冠脉造影结果显示 MIDCAB 吻合口的狭窄率为 4%,而 PCI 后的再狭窄率高达 29%($P<0.001$)[27]。由此可见,MIDCAB 对 LAD 的再血管化治疗的远期效果要明显好于 PCI。

最新进展

全腔镜下冠状动脉旁路移植术　使用最新一代的外科机器人技术可以在腔镜下进行微创冠状动脉旁路移植术。随着机器人仿生关节技术的飞速发展,机器人的手臂活动与人手更加相似,目前已经有全腔镜下停跳或不停跳冠状动脉旁路移植术的报道[28]。作为 MIDCAB 的组成部分,机器人还可以用来获取 IMA。虽然在早期看来前景广阔,但在完成临床试验之前,还需要积累长期和大样本的数据。

心肌激光打孔再血管化　心肌激光打孔再血管化(TMR)是利用高能量的 CO_2 或者钕:钇-铝-石榴石激光贯穿心肌到左心室腔进行打孔(1cm^2)。镭射脉冲由心电图的 R 波激发,在跳动的心脏上进行。主要应用于难以控制的心绞痛、冠脉远端血管条件较差、不适合行 CABG 的病人。TMR 的效果现在还不能确定。有资料已经证明,镭射产生的贯穿心肌的通道很快就闭塞了,并且没有直接从心室到心肌的血流。TMR 最有可能的结果就是刺激局部的血管再生。

Burkhoff 和他的团队报告了一组关于 TMR 的大样本随机对照多中心研究,182 例 CCS Ⅲ级或Ⅳ级、可逆性心肌缺血、对其他治疗反应不佳的病人参加了试验。他们发现 TMR 可以明显提高病人对运动的耐受性,降低心绞痛评分并改善生活质量[29]。对这些指标的评价主观因素较多,对于 TMR 改善心肌灌注的客观结果已证明是不确定的,另外多中心的随机对照研究也无法证明这一过程可以提高生存率。因此,TMR 确切的疗效和它与心肌血管再生之间的关系还有待进一步研究。

分子生物学治疗和组织工程学　组织工程学和分子生物学或基因治疗有可能在不远的将来通过整合包含特殊种群的活细胞来替代丧失功能的组织或改善器官功能。心血管疾病细胞和分子机制方面的研究已经取得了很大的进展,新的分子-基因治疗方法不断涌现。这些革新技术,如基因工程或静脉和动脉的修饰、组织工程学瓣膜、恢复心肌的干细胞或祖细胞治疗以及治疗型的血管再生等,目前正处于试验阶段。大部分工作主要集中在血管分裂素、细胞内的信号通路和控制细胞反应的潜在的基因功能。

在冠心病治疗领域,许多基因治疗方法正在积极地酝酿中。包括:①抵抗粥样硬化或再狭窄的静脉桥血管的基因工程;②防止冠状动脉血管内成形或手术内膜剥脱术后再狭窄的基因治疗;③防止冠状动脉和外周血管系统脂质沉积和动脉粥样硬化的基因学处理方法;④通过分子生物学方法将生长因子或基因材料输送到冠脉系统或心肌内,促进血管再生;⑤由种植细胞的生物可降解基质制作全生物工程学血管。虽然这些革新目前正处于试验阶段,但是分子生物学辅助治疗方法在未来前景广阔。

吻合装置　随着技术水平的不断提高,现在已经发展出一种可以机械性吻合近端或远端血管的装置,不再需要缝合和打结。发明这些装置的目的是提供安全、快速和可再生的吻合;减少手术时间;限制了不同外科医师之间吻合的多样性;改善桥血管的通畅率。如果这种方式可行的话,就可以辅助完成新型微创全腔镜或机器人手术,避免了在狭小空间内缝合和打结的困难。有些近端吻合装置已经进入了早期的临床试验,被设计用来完成静脉和主动脉的吻合而无须钳夹主动脉。特别是主动脉有严重粥样硬化的病人,避免了对病变主动脉的过多操作而造成的栓塞性并发症。远端吻合装置也处于试验应用阶段,有可能会为非体外或者微创 CABG 提供更多的帮助。

瓣膜性心脏疾病

总论

最近几年,瓣膜疾病的外科治疗飞速发展。据 STS 统计,1996 年,瓣膜手术占常规手术的 14%,2002 年,已上升到 20%。随着药物治疗水平的提高和 PCI 的发展,CABG 在 1996—1999 年下降到 15%。而在此期间,主动脉瓣置换则上升到了 12%,二尖瓣手术则上升到了 58%。

瓣膜疾病会导致压力负荷过重(瓣膜狭窄)、容量负荷过重(瓣膜关闭不全)或者两者共存(狭窄合并关闭不全)。主动脉瓣狭窄会增加左心室的后负荷,造成左心室肥厚;主动脉瓣和二尖瓣的关闭不全会造成左心室的容量负荷过重,心脏扩大。虽然有时候,心脏可以有效地代偿这些血流动力学的改变,但随着心脏功能的进一步恶化,会导致瓣膜性心肌病的发生。根据病人的病史、症状、体格检查和其他一些诊断性的检查结果,如超声、心脏导管和放射性核素检查,来决定是否进行外科手术干预。静息状态下射血分数的下降(或者根据心脏超声结果,收缩末期容量增加)或者运动时射血分数下降都表明心脏收缩功能开始恶化,需要尽快进行外科手术治疗。随着外科医师经验的不断积累以及新技术的不断发展,外科手术风险已经很低且远期效果良好。因此,为使在瓣膜术后能长时间保持正常的心脏功能,目前建议越早进行外科手术治疗越好。研究结果已经清楚表明,二尖瓣疾病的病人越早接受干预治疗,远期效果越好[30]。心脏瓣膜置换的术后生存率主要受手术当时心脏功能的影响。例如,Chaliki 团队研究结果指出,主动脉瓣关闭不全且射血分数低的病人行主动脉瓣置换手术的风险为 14%,而在左心室功能正常的病人仅为 3.7%[31]。射血分数降低的病人 10 年生存率为 41% ± 9%，而心室功能正常的病人 10 年生存率为 70% ±3%。如果在左心室功能不全的早期阶段进行手术，那么术后心脏功能通常会恢复正常。即使已经存在左心室功能受损、NYHA Ⅳ级和肺动脉高压，大部分瓣膜疾病的病人还是可以进行手术的。在心室内影响血流动力学的因素通过外科手段解除后，使用强有力的治疗心力衰竭的药物（洋地黄、利尿剂、减轻后负荷的药物和 β 受体阻滞剂）都可以使心脏功能得到明显改善。另外，老年高危病人主动脉瓣置换手术的效果也很满意[32]。除非少数晚期心肌病病人合并其他系统疾病，大多数的老年或高危病人都可以进行手术。瓣膜手术常见的相关并发症有血栓栓塞、与抗凝相关的出血、瓣膜衰败、感染性心内膜炎、瓣周漏和瓣膜成形失败。

外科治疗策略的选择

瓣膜置换可以选择机械瓣膜和生物组织瓣膜。目前的机械瓣膜有斜碟瓣膜和球笼瓣膜。组织瓣膜包括异种移植物（猪瓣膜、牛瓣膜和马心包瓣膜）、同种移植物（人尸体供体）或者自体移植（自体肺动脉瓣膜移植）。瓣膜成形的比例有所增加，与瓣膜置换相反，主要是二尖瓣关闭不全和三尖瓣关闭不全的病人。选择瓣膜成形还是置换、瓣膜的类型以及手术的方法取决于多种因素，例如病人的年龄、生活方式、就医条件、术后的健康保健、未来是否生育以及外科医师的水平。在达成共识以前，对于手术风险、效果和手术方式的选择，外科医师需要和病人进行详细的讨论。对这些条件的总体认识，我们将在以下的内容中进行讨论。

机械瓣膜耐久性很好，但需要终身服用抗凝药物，以降低发生瓣膜栓塞和血栓栓塞并发症的风险。如此长时间的抗凝治疗会带来出血的风险并且可能彻底改变病人的生活方式。在一些病人中，机械瓣关闭时发出的声响会严重影响他们的生活质量。机械瓣膜适用于生命预期时间长，不想进行再次手术且适合进行抗凝治疗的病人[33]。

组织瓣膜很少会形成血栓，通常情况下是不需要抗凝治疗的。因此，组织瓣膜血栓栓塞风险和抗凝相关并发症发生率低，与机械瓣膜相比，全年瓣膜相关并发症发生率低。缺点是异种生物瓣膜由于晚期组织钙化而出现结构的衰败。然而，随着瓣膜保存方法的改善和化学处理方法的提高，有效地减缓了组织钙化进程，目前使用的生物瓣膜耐久性都有所提高，预计 15 ~ 20 年后才会开始出现结构衰败。

对于主动脉瓣膜置换，根据病人的生活方式和是否希望进行抗凝治疗，可以选择机械瓣膜、新一代的组织瓣膜（支架或无支架瓣膜）、同种异体瓣膜或者肺动脉瓣自体移植（Ross 手术）。年龄>65 岁的病人，由于抗凝治疗的风险较高，且组织瓣膜在老年病人体内的耐久性更好，通常推荐使用组织瓣膜。Jamieson 和他的同事证明，年龄>65 岁的老年病人，15 年组织瓣膜结构衰败的发生率<10%[34]。

大多数二尖瓣关闭不全的病人可以进行瓣膜的成形，我们将在这一章节的后面进行讨论。但一些特定的病人，特别是风湿性疾病并伴有二尖瓣狭窄病例，仍旧提示需要进行瓣置换。计划怀孕的女性和年龄>60 ~ 65 岁的老年病人进行瓣膜置换时，组织瓣膜是比较合适的选择。年轻病人建议使用机械瓣膜，特别是如果合并有心房颤动的病人，因为无论如

何，他们都需要进行抗凝治疗。

机械瓣膜

在美国，通常使用 St. Jude 的双叶瓣（图 21-6）。机械瓣膜具有良好的流动特性，较低的远期瓣膜相关并发症发生率以及良好的耐久性。合理使用抗凝药物，主动脉瓣置换病人保持国际标准化比值（INR）在正常值的 2 ~ 3 倍；二尖瓣置换病人保持 2.5 ~ 3.5 倍，每年血栓栓塞的发生率只有 1% ~ 2%，抗凝相关出血的发生率在 0.5% ~ 2%。认真监测 INR 值，可以降低血栓栓塞事件的风险，减少抗凝相关并发症的发生并提高生存率[35]。

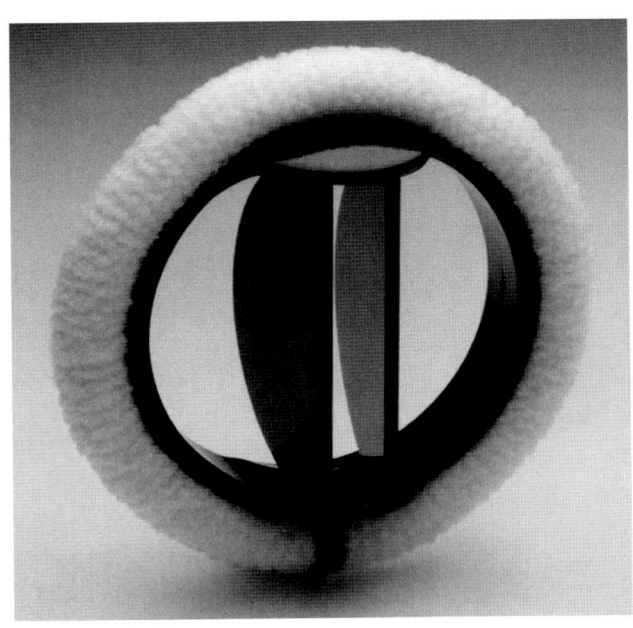

图 21-6 St. Jude 双叶机械瓣

组织瓣膜

目前有许多类型的异种组织瓣膜可供选择并且已经得到广泛应用（图 21-7）。其中，支架瓣膜使用较普遍（猪或牛心包瓣膜），无支架瓣膜的使用也开始增加。再次强调，组织瓣膜最大的优点就是血栓栓塞发生率低且无须进行抗凝治疗。带支架瓣膜的不足是跨瓣压差稍高，特别是小型号瓣膜（瓣膜瓣口面积指数<0.85cm² 每平方米体表面积）。因此，这些病人症状改善不明显，且血流动力学状况对运动条件下的反应也未达最佳状态[36]。尽管如此，大多数病人在进行支架瓣膜置换术后，症状改善明显，运动后的血流动力学反应正常。

由于小型号带支架组织瓣膜流动性能受到限制，通过去除支架而使有效瓣口面积最大化的无支架组织瓣膜得到发展，而且很好地利用了主动脉瓣环的自然条件。自从 1990 年，David 第一次报告使用无支架猪组织瓣开始，许多的无支架主动脉生物瓣膜在临床上得到应用（图 21-8）。虽然置入方法多种多样（冠脉下或小瓣环），但手术效果都非常理想。使用无支架组织瓣膜的病人，在静息和运动状态下，跨瓣压差明显降低。无支架瓣膜的耐久性目前还没有数据支持，但这种类型的瓣膜提供了出色的血流动力学指标，预期使用寿命

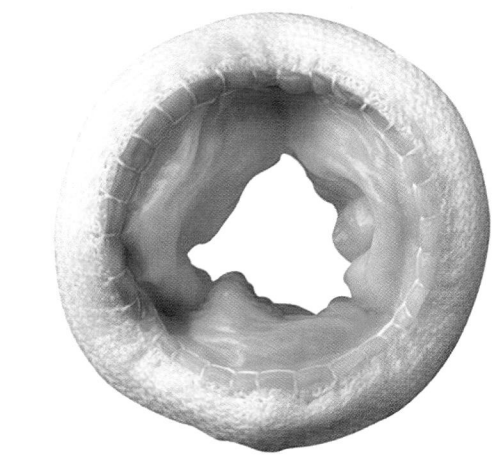

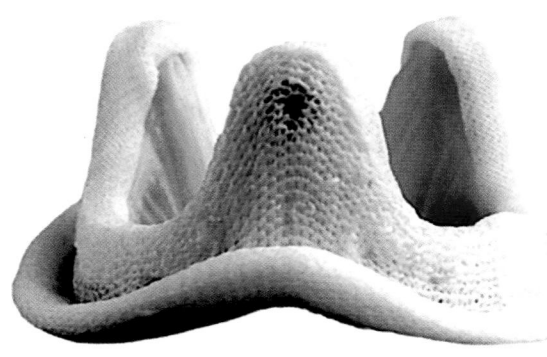

图 21-7　生物瓣膜

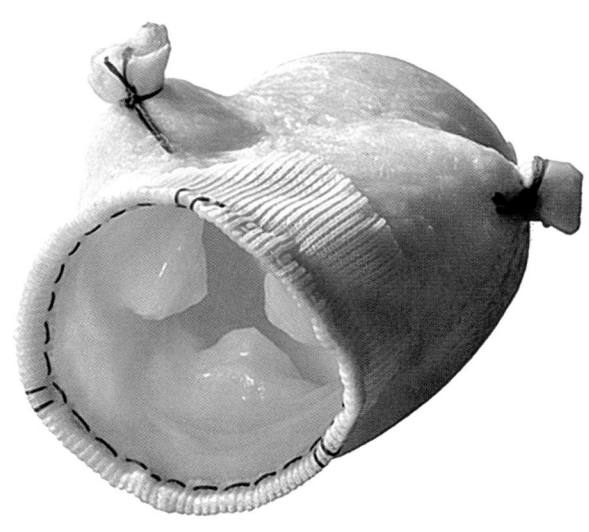

图 21-8　Freestyle 异种无支架瓣膜

与带支架异种瓣膜相似。

同种异体移植物

　　瓣膜置换的外科学治疗方法已经开始尝试应用人体组织并降低瓣膜相关的并发症。在 20 世纪 60 年代,英国的 Ross 和新西兰的 Barrett-Boyes 描述了应用抗生素保存同种异体主动脉瓣并用来进行主动脉瓣膜置换的方法[38,39]。自此,越来越多的同种异体移植物被用来进行主动脉瓣或肺动脉瓣置换。与使用异种瓣膜相同,病人血栓栓塞发生率低且无须长

期服用抗凝药物。此外,与带支架瓣膜相比,跨瓣压差小。虽然对于很多病例,同种异体瓣膜非常有吸引力,但仍存在一些问题限制了它的使用。在移植后的第 1 年,同种瓣膜很快就丧失了它原有的细胞成分和正常的组织结构。最新的低温保存技术最大限度地保留了同种瓣膜的细胞活性,拓宽了同种瓣膜的使用范围并有可能提高远期效果。同种瓣膜最大的缺点就是耐久性不能确定,特别是在年轻的病人中,随着瓣叶组织结构的退行性变,移植物的功能丧失,瓣叶衰败。耐久性接近 15 年,与异种瓣膜相同。

自体移植

　　Ross 创造了一种耐久性可能会较好,但过程复杂的自体主动脉瓣置换术,即使用病人自己的肺动脉瓣移植至主动脉瓣位,同时用同种异体瓣替换肺动脉瓣(图 21-9)。这种术式被称为 Ross 手术,它的优点是用自体瓣膜替换主动脉瓣,在功能上更接近生理状态的同时不需要抗凝治疗。结果显示无跨瓣压差或很小,在静息和运动状态下左心室功能都得到改善。Ross 报告了 339 例病人 20 年的随访结果,85% 的病人自体移植瓣膜无须再次手术,70% 的病人没有发生任何瓣膜相关事件。其他一些研究结果显示,自体移植瓣膜耐久性差,术后 12～15 年内自体移植瓣膜或肺动脉同种异体移植瓣膜衰败率在 30%～40%。Ross 手术对于需要进行主动脉瓣置换且不想服用抗凝药物的年轻病人可能适用。

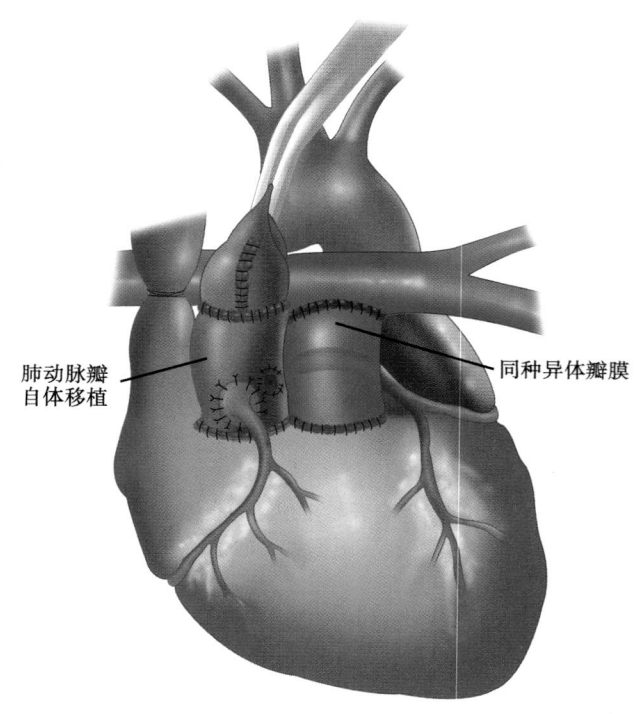

肺动脉瓣
自体移植

同种异体瓣膜

图 21-9　Ross 手术示意图。主动脉瓣已经被病人自己的肺动脉瓣置换(肺动脉瓣自体移植),冠状动脉已经重新吻合。肺动脉瓣用来源于尸体同种异体瓣膜置换(主动脉或肺动脉)

瓣膜成形

　　大多数二尖瓣关闭不全的病人可以选择进行瓣膜成形。而对于主动脉瓣疾病来说,在一些特定的情况下才能进行瓣

膜成形。在 20 世纪 60 年代,Mcgoon、Kay 和 Reed 针对二尖瓣反流,各自使用了自己的二尖瓣成形方法。然而,二尖瓣成形最主要的进步则来自 Carpentier 在 20 世纪 70 年代的工作成果。随后,瓣膜成形被证明可以多次进行以纠正二尖瓣反流,而且成形后的瓣膜耐久性好,无远期瓣膜相关的并发症。二尖瓣退行性变反流接受瓣膜成形的病人超过 90%,术后 15 年内不会出现成形瓣膜的衰败。瓣膜成形比瓣膜置换优势明显,血栓栓塞及抗凝相关并发症的风险低。在特定病人中,瓣膜成形后的生存率提高。

二尖瓣疾病

在 20 世纪 20 年代首次通过封闭的心房,尝试利用外科学方法矫正二尖瓣狭窄,证明了二尖瓣外科治疗的可行性。现在,通过术前良好的病理生理学评估和精确的外科手术技术,二尖瓣手术已经成为心脏外科医师最为成功的手术之一。

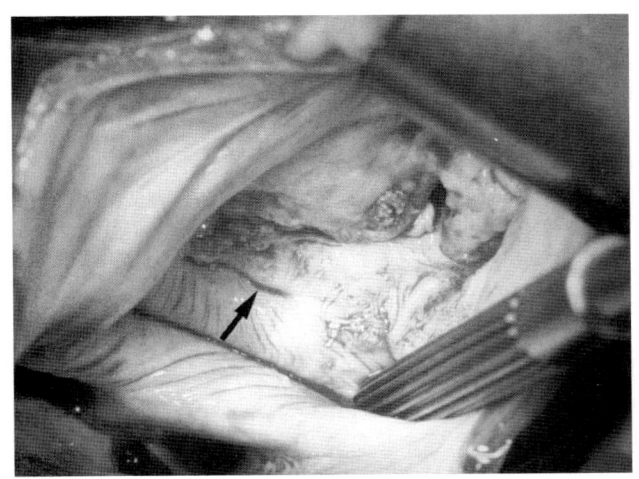

A

二尖瓣狭窄

病因学　二尖瓣狭窄或二尖瓣狭窄合并关闭不全多数情况下是由风湿性疾病造成的,尽管其中只有 50% 的病人是经过临床病史证明的。在成人中,先天性二尖瓣狭窄很少见。偶尔,心内肿瘤如左心房黏液瘤可能会阻塞二尖瓣开口并导致和二尖瓣狭窄相似的症状。

病理学　虽然风湿性炎症反应在某种程度上与包含心内膜、心肌层和心外膜的全心炎症反应相关,但主要的损伤是来自于心内膜炎伴瓣叶纤维化。风湿性瓣膜炎症会相继产生三种不同程度的病理组织改变:交界融合、瓣下腱索缩短以及广泛的瓣叶固定,瓣下装置钙化并伴有两个瓣叶和腱索的瘢痕形成(图 21-10)。术前,瓣叶病理改变的程度必须明确,这样才能决定球囊扩张、交界切开或瓣膜置换中,哪种方法更加合适。

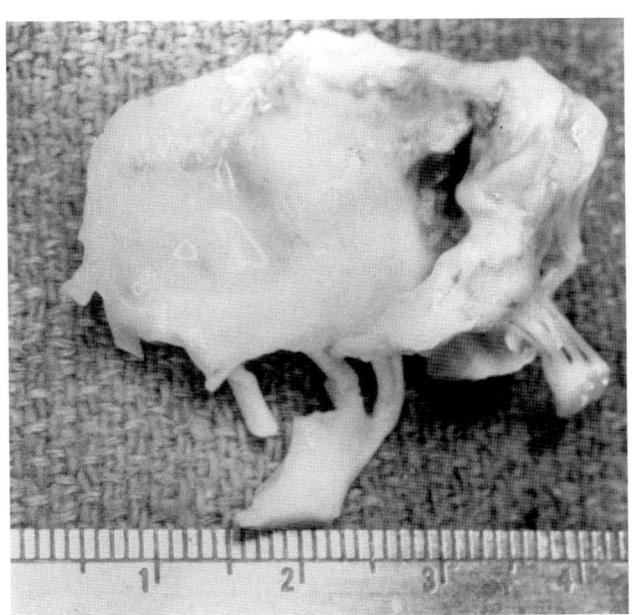

B

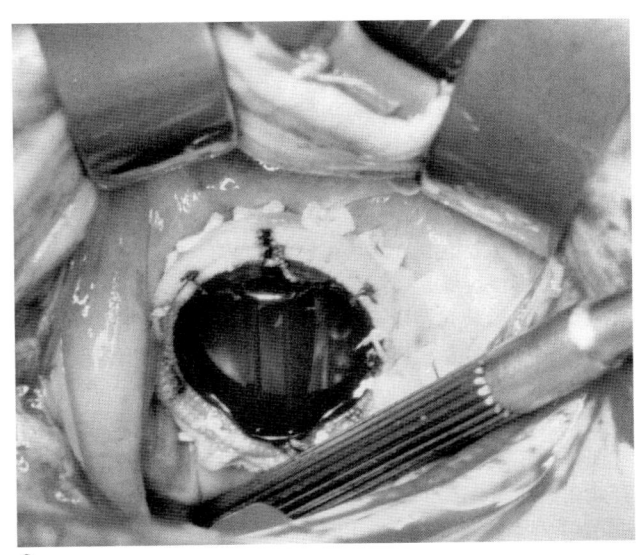

C

图 21-10　二尖瓣置换。**A.** 通过左心房切口在术中可见风湿性二尖瓣改变伴有二尖瓣钙化狭窄。箭头提示了严重钙化的后瓣环。**B.** 已切除的钙化的二尖瓣瓣叶及纤维化缩短的腱索。**C.** 通过左心房可见 St. Jude 二尖瓣机械瓣。使用带垫针将瓣膜缝合在瓣环上

病理生理   最初的风湿感染后常常需要很长的时间才形成二尖瓣狭窄,可能 10～20 年后症状都不会出现。反复的风湿热可能会促进瓣膜纤维化和钙化的进展,炎症反应和心内的湍流可能会造成瘢痕的形成。

二尖瓣狭窄导致二尖瓣瓣口面积减小,舒张期形成跨瓣压力差。正常的二尖瓣瓣口面积为 4～6cm^2。瓣口面积在 1.0～1.5cm^2 为中度二尖瓣狭窄,症状逐渐加重。当瓣口面积 <0.8～1.0cm^2,二尖瓣狭窄的症状就更为严重。

二尖瓣狭窄的病理生理改变主要来自左心房压力升高、反复的肺静脉充血和肺动脉高压。随着左心房的不断扩张会出现心房颤动,加重了病人的症状,血栓形成和血栓栓塞的可能性增加。因为有狭窄的瓣膜保护,左心室的功能一般正常。

临床表现   二尖瓣狭窄最主要的症状是劳累性呼吸困难和活动耐力下降。由于瓣膜狭窄造成左心房压力升高和肺循环充血,进而出现呼吸困难。其他症状还包括阵发性夜间呼吸困难,严重的病例会出现咳血。最严重的情况就是出现肺水肿。如果狭窄时间较长,常伴随肺动脉高压,病人会逐渐发展成为右心衰竭,临床表现有颈静脉怒张、肝大、腹水和下肢水肿。

长期二尖瓣狭窄的病人大部分合并心房颤动,其中一部分持续左心房血栓是最早的临床表现。心房血栓的成因是左心房扩张和血液淤积。左心耳是最容易形成血栓的部位。很少会发生由于冠脉栓塞而导致的心绞痛。

二尖瓣狭窄时心脏听诊有三个特点:增强的第一心音、开瓣音和舒张期隆隆样杂音。响亮的全收缩期杂音并不向腋窝放射,往往提示同时合并有二尖瓣关闭不全。左侧下段胸骨旁收缩期杂音则提示有三尖瓣的关闭不全。

诊断方法   心电图表现为心房颤动、左心房扩大(二尖瓣型 P 波)和电轴右偏或正常心电图。左心房扩大典型的胸片表现是后前位可见右心房影后的双房影。全心的大小也许正常,但是扩大的左心房和肺动脉使正常主动脉和左心室之间的凹陷消失,形成心脏左缘直线型的边界。有时,可见钙化的二尖瓣。肺野典型的表现是肺循环充血。

多普勒心脏超声检查可以明确诊断。食管超声检查可以显示二尖瓣和心脏后部的结构,如左心房和左心耳。心脏超声检查可以准确地测量跨瓣压差和二尖瓣瓣口面积、瓣叶活动度、钙化情况和瓣下融合的情况,对能否进行瓣叶成形意义重大。

根据病史和危险因素,大多数 55 岁以上有可能合并冠心病的病人,都需要进行冠脉造影检查。对于有肺动脉高压的病人来说,虽然肺动脉压可以通过多普勒心脏彩超进行测量,但右心导管检查还是有意义的。

瓣膜成形或交界切开的适应证   虽然经皮二尖瓣球囊扩张可以用于许多不复杂的二尖瓣狭窄病例,但是直视二尖瓣交界切开术后维持时间长,应用更加普遍。交界切开术的优势是允许外科医师处理僵硬或钙化的二尖瓣,游离融合的乳头肌以纠正限制性的瓣下结构,并清理左心房血栓。无论是球囊扩张还是直视下交界切开,指征都是中度(二尖瓣瓣口面积<1.5cm^2)或重度(二尖瓣瓣口面积<1.0cm^2)二尖瓣狭窄。同样,二尖瓣狭窄伴肺动脉压力增高或者有血栓栓塞事件发生也是需要治疗的相对指征。对于不能明确是否需要进行外科手术的病人,需要进行运动心脏超声检查。如果跨瓣

压差和肺动脉压力明显上升,那么也提示需要进行干预。

二尖瓣关闭不全

病因学   在美国,50%～60% 二尖瓣关闭不全需要手术的病人的主要病因是退行性变。其他的病因有风湿热(15%～20%),缺血性疾病(15%～20%),感染性心内膜炎,先天性疾病和心肌病。

病理学   二尖瓣的主要组成部分是瓣环、瓣叶、腱索和乳头肌。Carpentier 认为,这些组成部分中任何一个出现问题,都会造成二尖瓣关闭不全[40]。Carpentier 定义了三种瓣叶功能不全的基本类型。Ⅰ型:瓣环扩张或瓣叶穿孔,但瓣叶的活动度良好;Ⅱ型:瓣叶脱垂或者腱索断裂,瓣叶活动度增加。主要见于退行性改变病人。退行性变包括黏液性变和纤维弹性组织缺失。黏液性变病人瓣叶组织增厚,由于腱索延长或断裂而出现瓣叶脱垂。瓣叶常常表现波浪形(Barlow 征)。相反,纤维弹性组织缺失的病人则表现为瓣叶和腱索变薄,腱索延长或断裂。这两种类型都伴有瓣环扩张。Ⅲ型:风湿性或慢性缺血性关闭不全。

风湿性疾病病人腱索增粗缩短,限制了瓣叶的活动度。通常是后瓣环扩张。缺血性关闭不全心室损伤致瓣叶活动度受限,往往是中心型反流并伴有瓣环扩张。

病理生理学   二尖瓣关闭不全最基本的生理异常就是左心室收缩时部分血液反流至左心房,造成前向血流量减少,左心房压增高,肺循环充血和左心室容量负荷过重。

随着二尖瓣反流逐步加重,左心房越来越大,最后形成心房颤动,同时出现左心室扩张。根据 Starling 法则,左心室输出量在开始阶段有所增加,但到失代偿阶段射血分数则会下降。因为瓣叶关闭不全时左心室的负荷降低,所以左心室收缩功能下降出现相对较晚。一旦出现左心室功能不全或心脏衰竭,通常意味着左心室已经严重受损且出现不可逆的改变。

临床表现   急性二尖瓣关闭不全会突发充血性心力衰竭(CHF)。慢性二尖瓣关闭不全的病人,左心房和左心室已经逐渐适应,心室功能衰竭的症状直到疾病晚期才会出现,表现为劳累性呼吸困难,活动耐量下降和端坐呼吸。随着左心室功能不全进一步加重,肺循环充血的症状表现明显,最终导致肺动脉高压和右心衰竭。

体格检查典型的发现是心尖部全收缩期杂音和心尖抬举样搏动。心尖部杂音一般是粗糙的且向腋窝(前叶病变)或者左侧胸骨旁(后叶病变)放射。杂音的强度与关闭不全的严重程度不相关。

诊断方法   心脏超声可以准确地判定二尖瓣关闭不全的程度,包括瓣叶脱垂和开放受限的部位以及左心室功能水平,各心腔的大小也很重要。左心房的大小反映了病史长短和关闭不全的严重程度。严重的慢性二尖瓣关闭不全 5～6cm 或更大的左心房很常见。这一点很重要,因为当左心房>4.5～5cm 时出现心房颤动的几率非常高。由于容量负荷过重,左心室舒张期直径早期就开始扩大,但是左心室的收缩功能通常在疾病早期保持良好。一旦左心室收缩末期内径增加而射血分数降低则提示左心室收缩功能下降,说明左心室已经开始失代偿。如果二尖瓣关闭不全的生理改变不明显,那么就需要进行运动负荷心脏超声检查。通常射血分数应随运动强度的增加而增加,如果运动时射血分数下降则提示左心室收

缩功能不全。

手术适应证　不及时手术会使病人症状加重,心脏显著扩大,导致心室不可逆的损伤。根据美国心脏病学会/美国心脏联合会的指南,建议即使左心室功能正常(射血分数>60%,收缩末期内径<45mm),任何有症状的二尖瓣关闭不全病人都应进行二尖瓣成形或置换[41]。新近出现的心房颤动、肺动脉高压或运动耐量下降也是接受手术治疗的相对指征。

对于还没有出现严重左心室功能不全且无症状的病人,也强烈建议考虑进行二尖瓣外科治疗。David 团队的一项回顾性研究比较了 289 例有症状和 199 例无症状的二尖瓣退行性变进行成形的病人。无症状病人 15 年的生存率为 76%,与年龄和性别匹配的普通人群相似,已经出现症状的病人 15 年生存率只有 53%。

手术技术

传统的二尖瓣手术方法是正中切口,体外循环支持并用停搏液使心脏停搏。二尖瓣可以通过平行于房间沟或稍微向后的切口暴露。在有些病人,通过左心房后的切口暴露并不理想,特别是左心房小、胸廓比较深的或者主动脉瓣位有人工瓣膜的病人,以及组织粘连固定没有弹性、再次手术的病人。对于难以暴露的二尖瓣,其他可选择的切口有右心房切开房间隔入路、房顶入路和双侧贯穿房间隔入路。

交界切开术　建立体外循环后心脏停搏,切开左心房可见二尖瓣。先要检查左心房腔内是否有血栓,特别是心耳。然后根据瓣叶的活动度,交界融合情况以及瓣下结构纤维化的程度对二尖瓣进行评估。一般用直角钳放在交界下,轻轻向水平方向牵拉评估交界融合情况。

确认交界和腱索的位置后,用直角钳放至融合交界下,撑开交界区的腱索和瓣叶,然后小心地切开融合交界。一次切开大概 2~3mm,术中要不断确认交界边缘仍旧在腱索之上。正常的交界区稍微靠前而不是直接走行于侧面。沿交界切开的切口应止于瓣环上 1~2mm,因为这部分的瓣叶组织较薄,提示已经到达瓣叶交界的正常组织。交界切开完成后,根据需要切开融合的乳头肌,使瓣叶受限最小化以提高瓣叶的活动度。

交界分离并游离腱索和乳头肌后,需要再次评估瓣叶的活动度。用镊子夹住并最大限度地移动前叶,检查瓣下装置限制程度和瓣叶的僵硬度。有些病人,游离二级腱索或选择性去除钙化组织后,瓣叶活动度会大大提高。严重增粗的腱索可以通过三角形切除部分融合组织以增加活动性。如果需要广泛去除钙化和游离腱索,瓣膜置换可能会比较合适。有 30% 的病人进行交界切开术时,除了简单的交界切开外,还要进行其他一些手术过程来获得足够的瓣叶面积和保留瓣叶的活动性。最后通过打水试验评估瓣叶情况。

如果病人合并有心房颤动,用 3-0 聚丙烯线连续缝合关闭左心耳,以降低术后血栓栓塞的风险。最近,二尖瓣手术同时广泛应用左心房射频消融,将心房颤动转复为窦律。

二尖瓣置换　当交界切开术或瓣膜成形术不能解决问题时,就需要进行瓣膜置换。长期风湿性疾病的病人最有可能进行瓣膜置换。瓣膜暴露清楚并决定瓣膜置换后,切开二尖瓣前叶,从 12 点位置开始置线,然后彻底切除前叶。后叶连接至两个瓣叶及瓣环的腱索尽量保留,这已被证明可以改善左心室功能并且降低左心室后壁破裂的风险。然而,对于严重风湿性改变的病人,由于瓣叶增厚和钙化严重,很难保留腱索。

二尖瓣切除后,选择合适型号的瓣膜进行置换。通常瓣膜置换都需要 12~16 针带垫针。采用带垫片的褥式缝合技术可使发生瓣周漏的风险降低到最小。缝合方法可以是从心房面到心室面,外翻瓣环并将瓣膜放入瓣环内;也可以从心室面到心房面,而将瓣膜置于环上。注意缝合时缝线应精确地缝在瓣环上,缝合过深会损伤一些重要的结构,如后侧方的回旋支(从主刀医师角度看在 7~8 点方向)、前内侧的房室结(1~2 点方向)或者前外侧的主动脉瓣叶(10~12 点方向)。缝合完瓣环后再缝合至移植瓣膜的缝合环上。最后,将瓣膜放至瓣环上,打结剪线。关闭心房切口,排气后松开主动脉阻断钳,心脏重新得到灌注。

二尖瓣成形　基本的二尖瓣成形技术包括后叶部分切除、腱索缩短、腱索重置、人工腱索和前叶三角形切除。很多病例还可以进行瓣环切除以纠正扩张的瓣环。

瓣膜成形最重要的一点就是术中对瓣叶的病理改变进行评估。心房面心内膜局部粗糙区域,即所谓的喷射性损伤,由反流性血流冲击而成,为确定反流部位提供了很好的线索。然后检查交界区域,明确是否脱垂、融合或变形。下一步要明确交界区腱索所支持的最近的瓣叶区域,然后检查前叶和后叶,明确脱垂和受限的区域。其他一些异常情况如穿孔、纤维化、钙化或瓣叶裂开也都必须明确。最后,还要评估瓣环的扩张程度。

正确评估瓣叶脱垂的程度至关重要。Barlow 最初描述的所谓"波浪形"二尖瓣虽然有多余的瓣叶组织,但如果没有腱索延长,还是可以正常工作的。在这些病例中,即使瓣叶中点包含有多余的组织,其游离缘粗糙面也能在正常的平面对合。前外侧交界区腱索很少延长,因此可以用神经钩测量交界区瓣叶作为参考,评估其他腱索延长的程度。腱索断裂或完全丧失支持结构会导致瓣叶脱垂和连枷瓣叶形成。

后叶成形方法　矩形切除后瓣叶已经成为二尖瓣成形的主流技术(图 21-11,图 21-12)。矩形切除部分后瓣叶 1~2cm 的病变组织至瓣环上,但不要切穿瓣环。明确切除缘两边的正常腱索后,将切缘对合起来。

矩形切除后,对应部分的瓣环可以通过单纯的皱褶缝合,折叠成形或滑动成形来修复。单纯皱褶缝合方法是从中心开始,每隔 5mm 间断缝合一针,直至超过剩余瓣叶的瓣环处数毫米。当这些缝线收紧后,瓣叶边缘就自动的无张力地对合到一起。如果瓣叶组织存在张力,就很有可能在瓣叶成形后裂开。瓣环的缝线收紧并打结后,瓣叶边缘用 4-0 或 5-0 聚丙烯线间断或 8 字缝合。

折叠成形技术是由纽约大学(NYU)团队创造的,方法是将后瓣叶的垂直切缘缝合至瓣环上,再闭合裂孔[44]。使用这一技术,后瓣叶的中心高度降低,瓣叶的对合缘后移,无须或减少了瓣环的皱褶缝合。如果是左优势型冠状动脉循环的病人,降低了回旋支动脉扭曲和大面积切除后瓣叶的风险。滑动缝合方法由 Carpentier 的团队创造,在降低后瓣叶高度和向后移动瓣叶对合缘方面也取得了成功。

一般情况下,瓣叶在成形后性能良好。打水试验可以明确瓣叶的活动度和对合情况,是很好的检查方法。如果仍有局部关闭不全,则还需要进一步成形。

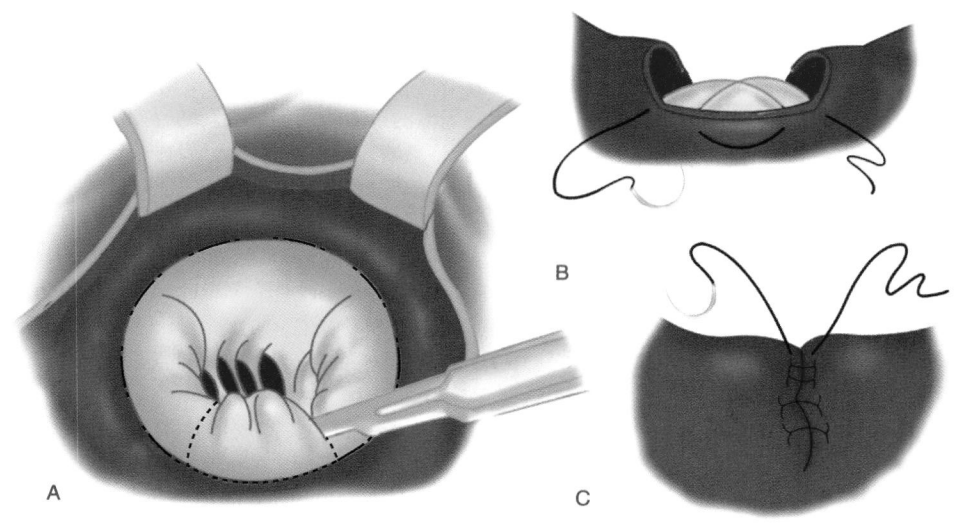

图 21-11 后瓣叶脱垂成形。图示显示矩形切除并成形脱垂的后瓣叶

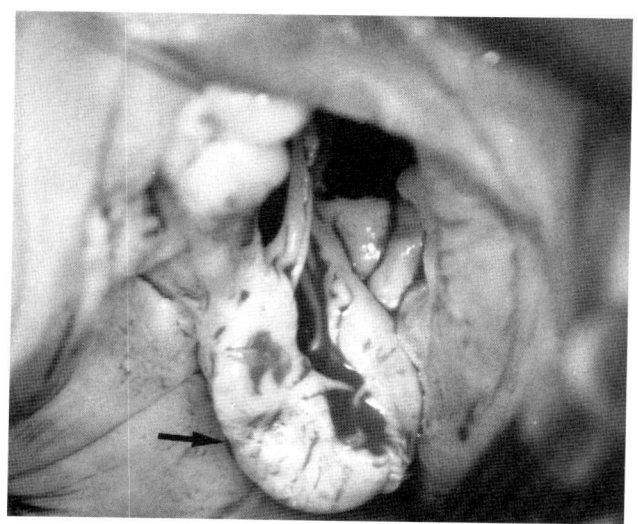

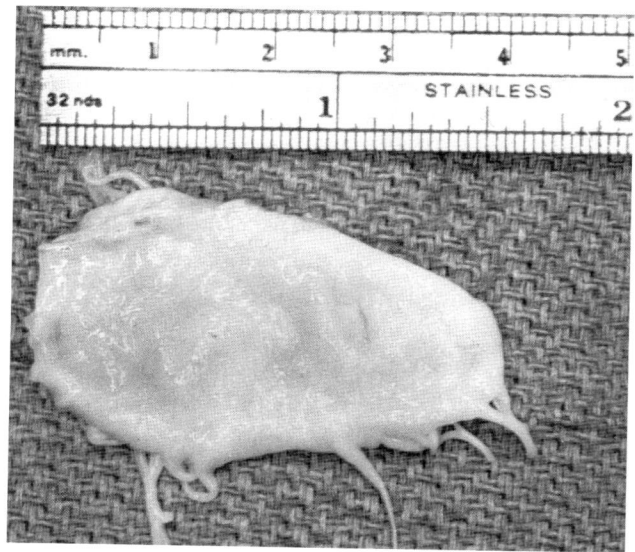

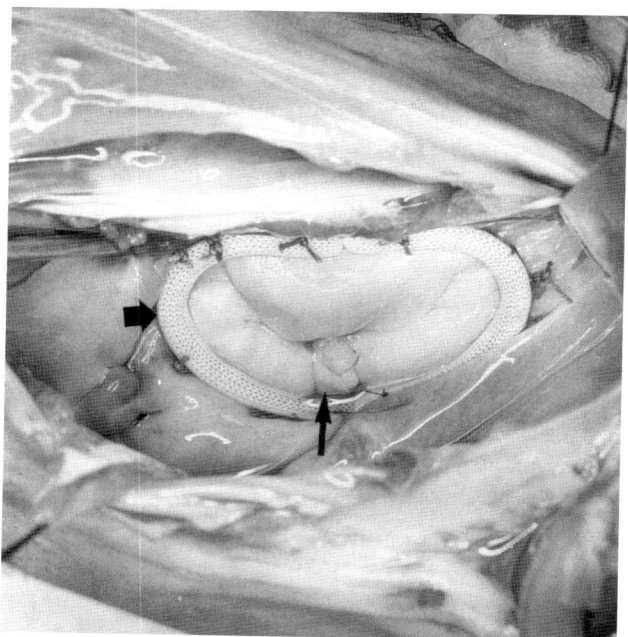

图 21-12 二尖瓣成形手术。**A.** 术中照片显示黏液性变二尖瓣叶严重脱垂和后叶连枷样变（箭头所示）。**B.** 切除的二尖瓣脱垂的后叶标本。**C.** 术中照片显示采用完整的 Carpentier 方法进行二尖瓣成形。窄箭头显示成形的后叶，宽箭头显示瓣环成形。此图为完全的瓣膜成形，纠正了瓣叶脱垂和瓣环扩张

前叶成形方法　有四种主要的方法可以用来完成前叶的成形：腱索缩短、腱索重置、人工腱索和前叶矩形切除。腱索缩短就是将延长的腱索缝合在瓣叶游离缘或者乳头肌上。相反，腱索重置就是用完整的后叶结构直接放置在对面脱垂的前叶上。从后叶上矩形切除一小块瓣叶连同相应的腱索移植至前叶上，使得脱垂的前叶获得瓣下结构支持。后叶缺损的部分用上面介绍的后叶成形方法进行

成形。人工腱索也是一种前叶成形的方法，用聚四氟乙烯缝线缝合乳头肌和脱垂瓣叶的游离缘重建瓣下支持结构。最后就是 NYU 使用较多的矩形切除和成形前叶脱垂的方法（图 21-13）。明确交界区完整的腱索，矩形切除瓣叶脱垂部分和断裂的腱索。这种方法在前叶有很多冗余组织的病例中非常有帮助，尤其是黏液性退行性变和 Barlow 征的病人。

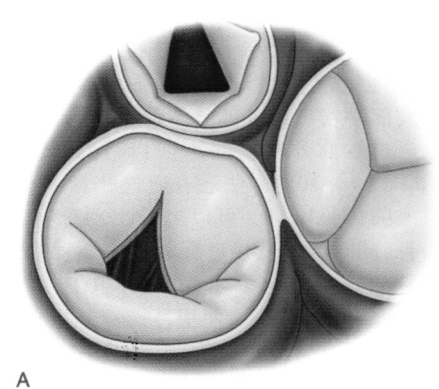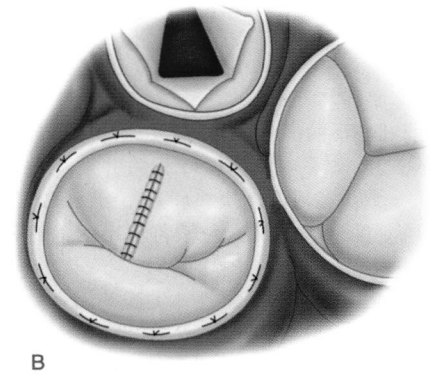

图 21-13　前叶脱垂成形。**A.** 三角形切除二尖瓣前叶。**B.** 缝合缺损

瓣叶穿孔的成形　瓣叶穿孔可以通过简单缝合闭合或利用心包片修补。如果二尖瓣破坏严重，最好还是进行二尖瓣置换。

瓣环成形　在瓣叶成形中使用二尖瓣瓣环成形装置（成形环或半环）纠正扩大的瓣环，降低了瓣叶成形晚期衰败的风险[46]。使用瓣环成形装置的主要目的是纠正在慢性二尖瓣关闭不全发展过程中不可避免的瓣环扩张。无论病因学如何，最终都会由于瓣叶对合不良而产生中心性的严重反流。有许多种瓣环成形装置可供选择，刚性环和半刚性环从几何学角度重塑瓣环；软环或条索虽不能进行几何重塑，但却可以限制瓣环的进一步扩张，保持瓣环生理学括约肌式的运动；半刚性的条索几何塑形的同时还保留了瓣环括约肌式的运动（图 21-14）。不同类型成形装置的优点目前仍在研究，但被普遍接受的一点就是使用瓣环成形装置行瓣环成形可以提高成形后的耐久性。

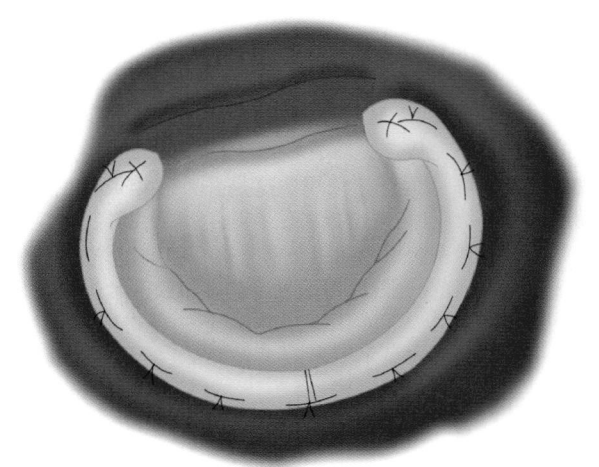

图 21-14　瓣环成形装置。图示显示将 Colvin-Galloway Future Band 瓣环成形装置缝合在二尖瓣瓣环上。瓣环成形装置纠正了瓣环扩张并保留了瓣环的几何形态

手术结果

交界切开术　二尖瓣交界切开术的风险<1%，长期效果好。Choudhary 团队报告了瓣膜交界切开术后 10 年随访结果，平均 87%±3.5% 未见瓣膜衰败。Antunes 团队报告了 100 例二尖瓣交界切开病人术后平均 8.5 年随访结果[48]。98% 病人术后 9 年无须再次手术，93% NYHA 分级为 Ⅰ 级或 Ⅱ 级。二尖瓣交界切开术是一种比较成熟的手术方法，对治疗二尖瓣狭窄效果良好。

球囊瓣膜成形术　经皮二尖瓣球囊成形术近些年已发展成为治疗二尖瓣狭窄的手段之一。许多中心都可以选择外科方法进行交界切开或球囊瓣膜成形术。交界切开术与球囊成形术相比最大的优点就是在手术过程中还可以游离融合的腱索并保持腱索的活动度。

一项前瞻性随机对照研究表明，在适合的二尖瓣狭窄病人中，经皮球囊二尖瓣成形术与外科交界切开术的效果相当[49]。二尖瓣瓣口面积在交界切开的早期有所增加，但是 24 个月后就回到了以前的水平。所以对于进行球囊瓣膜成形术的病人要进行认真的筛选，如果病人二尖瓣瓣叶钙化严重或瓣下结构融合严重，手术效果不理想。

瓣膜置换术　二尖瓣置换手术的死亡率在 2% ~ 6%，根据合并症的不同而有所不同。增加二尖瓣置换术后风险的主要影响因素有：年龄，左心室功能，是否紧急手术，NYHA 分级情况，既往心脏手术情况，是否合并冠心病以及是否合并其他瓣膜疾病。Mohty 团队报告了一组二尖瓣置换术后的远期生存率，术后 5 年、10 年和 15 年生存率分别为 71%±3%、49%±3%、29%±4%[50]。影响长期生存率的主要因素有年龄，是否紧急手术，NYHA 分级情况，二尖瓣反流情况，是否有缺血性疾病，肺动脉高压以及是否需要同时进行冠状动脉旁路移植术或其他瓣膜手术。

工程技术的发展使得机械瓣膜形成血栓的机会更小且耐

久性更长,远期瓣膜相关并发症发生率降低。Khan 和他的同事比较了 513 例接受机械瓣膜和 402 例接受组织瓣膜病人的远期效果[51]。两组在生存率、血栓栓塞和抗凝相关并发症发生率方面无差别。接受机械瓣膜的病人有 98% 在 15 年内无须再进行手术,而接受组织瓣膜的病人只有 79%。因此,虽然机械瓣和组织瓣的远期生存率相似,但接受组织瓣的病人远期再次手术的风险增加。

瓣膜成形　瓣膜成形的手术风险<1%~2%。与瓣膜置换相比,远期生存率高且瓣膜相关并发症少。一组 1195 例瓣膜成形和瓣环成形病人的研究报告显示,5 年和 10 年无并发症发生率分别为:血栓栓塞 92% 和 98%;抗凝相关并发症 98% 和 96%;心内膜炎 97% 和 96%;再次手术 91% 和 84%[52]。需要进行前叶成形的病人(与只需要后叶成形或瓣环成形相比)在生存率、再次手术以及瓣叶相关并发症方面的 5 年随访结果并不一致。与风湿性疾病病人(5 年 86%,10 年 73%)相比较,非风湿性疾病的病人免于再次手术的比例大大地提高(5 年 93%,10 年 88%)(P<0.005)。

Braunberger 团队报告 162 例非风湿性二尖瓣关闭不全病人二尖瓣成形后远期效果(20 年)[53]。术后 20 年 Kaplan-Meier 生存率为 48%,与正常人群相似。术后 10 年和 20 年无心血管死亡生存率分别为 92% 和 81%。前叶成形后确实降

低了瓣膜的耐久性,线性化的再次手术风险率为 0.4%。后叶脱垂成形后的 10 年免于再次手术的比例为 98.5%,而前叶成形后只有 86.2%(p<0.03)。

Mohty 还报告了一组 Mayo Clinic 在 1980—1995 年进行的 678 例二尖瓣成形和 238 例二尖瓣置换术的比较结果[50]。显示瓣膜成形的生存率比瓣膜置换要高(10 年 68%±2% vs. 49%±3%,15 年 37%±5% vs. 29%±4%),瓣膜成形与瓣膜置换的调整优势比为 0.68(p<0.002)。瓣膜成形后 15 年再次手术的风险只有 16%。

微创二尖瓣手术　随着新技术的发展,在过去的十几年间,微创二尖瓣成形和置换手术越来越多。应用最多的就是胸部小切口或者部分胸骨切口。在 NYU,微创二尖瓣手术通过右前外侧胸部小切口,经第 3 或第 4 肋间完成(图 21-15)。其他方法还有通过胸骨上段切口、胸骨下端切口或胸骨旁切口。可以经升主动脉直接插管或经股动脉插管,同时可以直接进行右心房插管或经股静脉插管引流静脉血。与传统手术相同,术中应用中度低温[28~30℃(82.4~86℉)],使用停搏液进行心肌保护。主动脉可以直接用长横窦钳阻断,也可以用带球囊的导管从内部阻断。使用标准的二尖瓣手术技术,利用特殊的长器械来完成手术。

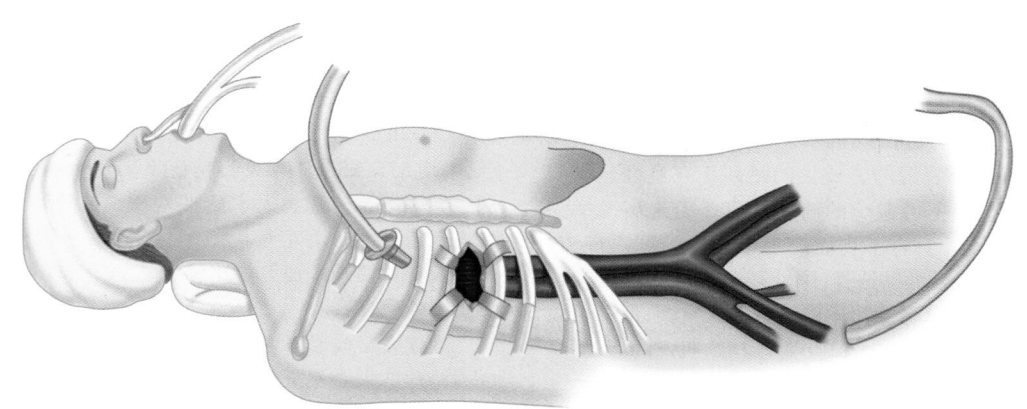

图 21-15　微创瓣膜手术。图中说明了微创二尖瓣手术的方法。取前外侧第 4 肋间胸部小切口,经另外的第 2 肋间切口行主动脉直接插管灌注,经右侧股静脉插管引流

Grossi 团队分析了 1996—2001 年 NYU 的 714 例微创二尖瓣手术的经验。单纯的二尖瓣成形术住院期间的死亡率为 1.1%,单纯二尖瓣置换术为 5.8%。病人输血少、疼痛程度小、感染比例低、住院时间短且恢复快,并发症的发生率与传统手术相似[54,55]。Galloway 报告了一组微创二尖瓣成形术后的远期效果,证明瓣膜的耐久性、并发症发生率以及生存率与传统胸骨切开手术方法相同。由于微创瓣膜手术的效果非常鼓舞人心,在将来有可能被更广泛地应用。

最新进展

缘对缘成形方法　1995 年,Alfieri 创造了"双孔法"或"缘对缘法"成形二尖瓣反流[56]。这一技术将前叶游离缘缝合至相对的后叶游离缘上,将瓣叶变成了双孔的"领结"形。该技术已经应用在前叶病变、缺血性瓣膜关闭不全、心内膜炎和扩张型心肌病的病人。可以作为单独的成形方法使用,也可以在其他矫正方法不完全时作为一种补充。但该技术的远期效果并未得到证实,甚至有些报道指出,这一技术对瓣膜耐

久性会产生负面影响。

机器人二尖瓣手术　最近光学技术和计算机遥控技术已经使机器人辅助下的二尖瓣手术成为可能。Chitwood[58] 和 Mohr[59] 报告了经股动脉灌注,行胸主动脉阻断,在机器人和电视腔镜辅助下完成二尖瓣成形的喜人成果。达·芬奇机器人现在已经在临床上开始使用。这是一种三维成像的遥控-从动(控制台-效应器)系统设备。有报道指出,其铰链式机械手臂和三维成像系统可以对组织器官进行精细操作。但是这套系统还有很多的局限性,对于复杂的多瓣膜手术来说,操控过程不容易掌握[60]。美国国内大样本达·芬奇机器人二尖瓣成形手术试验报告显示手术效果良好,但令人失望的是瓣膜成形早期衰败的比例很高。

主动脉瓣疾病

在 20 世纪 60 年代,Starr 和 Edwards 以及 Harken 团队制造出了满意的人工瓣膜,使外科治疗主动脉瓣疾病成为可能。

主动脉瓣狭窄

病因学 在北美洲的成人中,主动脉瓣狭窄的主要原因包括后天钙化性疾病、二叶主动脉瓣和风湿性疾病。后天钙化性主动脉瓣狭窄主要发生在 70～80 岁的人群中,大概占全部病例的 50%。后天钙化性主动脉瓣狭窄,又称为主动脉瓣退行性狭窄或老年性主动脉瓣狭窄,与年龄相关,随着病情的不断发展导致瓣叶损毁和钙化。脂质代谢在该疾病中的成因作用最近也已被证实。降脂药物可以减缓后天钙化性主动脉瓣狭窄的进程。

成人中主动脉瓣二叶化的病人约占 1/3,通常在 40～50 岁发病,由于湍流血液不断冲击而造成瓣叶的损毁和钙化。

在北美洲,风湿性疾病是主动脉瓣狭窄的第三个主要原因,占 10%～15%,在不发达国家则更加常见。风湿性疾病主动脉瓣狭窄的程度随时间不断进展,常常还伴有二尖瓣受累。

病理生理学 50% 病例主动脉瓣瓣口面积小于正常的 1/3 时才会出现严重的血流动力学改变。正常的主动脉瓣瓣口面积为 2.5～3.5cm^2。中度主动脉瓣狭窄指瓣口面积在 1.0～1.5cm^2,重度狭窄瓣口面积<1.0cm^2[41]。重度的主动脉瓣狭窄平均跨瓣压差>50mmHg,主动脉瓣跨瓣压差取决于瓣口面积和心排血量,所以如果心排血量降低,狭窄程度可能不十分严重。一旦瓣口面积<0.5cm^2,跨瓣压差超过100mmHg或更高,狭窄程度就非常严重了。

主动脉瓣狭窄会导致心肌工作负荷增加和左心室向心性肥厚。左心室增厚又会造成心室的顺应性降低,导致早期的舒张功能不全。严重的舒张功能不全经过深入研究已经被证明是主动脉瓣狭窄病人发生充血性心力衰竭的主要原因。心室的收缩功能通常能维持多年,但由于长期增加的后负荷最终也将出现恶化。

严重主动脉瓣狭窄的病人在运动时会出现心肌缺血的表现。病人左心室的质量和收缩期室壁张力增加导致氧耗增加,而心排血量却不能随运动量的增加而增加。运动时心室舒张末期压力也逐渐增加,造成氧耗量增加,心内膜下血液灌注不足。

临床表现 主动脉瓣狭窄典型的症状包括劳累性呼吸困难,运动耐力下降、心力衰竭、心绞痛和晕厥。病人一旦出现症状,就应该尽快手术。如果出现心力衰竭、心绞痛或晕厥,则需要紧急手术,因为出现这些症状的病人 5 年内的死亡率超过 30%～50%。相当数量的主动脉瓣狭窄病人发生猝死是心律失常造成的,所以一旦病人出现严重的症状,往往提示预后不佳。

最常见的症状是劳累性呼吸困难和活动耐力下降(NYHA Ⅱ 或 Ⅲ 级),提示左心室功能的失代偿。如果有 NYHA Ⅳ 级症状出现,提示有充血性心力衰竭。端坐样呼吸、肺水肿和右心功能丧失病人预后较差。一旦出现充血性心力衰竭,病人 2～3 年的死亡率达 40%。

心绞痛一般在疾病进展期出现,提示左心室质量和心肌张力增加,导致心内膜下心肌缺血。亚临床心肌缺血的发生与静息性心肌坏死相关,病人几乎没有相关病史且很少有症状发生,但却出现明显的左心室功能下降,大量心肌被瘢痕组织代替。

严重主动脉瓣狭窄的病人由于前向血流受狭窄瓣口的限制,神经系统血供减少而出现晕厥。易在运动时发生,但也有可能在任何轻微用力所导致的血管扩张和无先兆症状的情况下发生。有一小部分病人的晕厥是由于心脏传导阻滞造成的。一旦出现心绞痛或晕厥,预期寿命在 3～5 年。

听诊时在心底部(右侧第 2 肋间)可闻及刺耳的菱形的(渐增-渐降)收缩期杂音,向颈动脉放射。第二心音的两个部分可能同步发生,或出现主动脉瓣在肺动脉瓣之后关闭而产生第 2 心音逆分裂。心尖部可闻及第 4 心音奔马律,提示有左心室肥厚或心脏功能衰竭。心尖可见抬举样搏动,外周血管脉压为水冲脉。

诊断方法 胸片 X 线检查心脏外形可能正常,左心室肥厚时可见左心室扩大。老年病人还可见钙化的瓣叶。心电图显示左心室肥厚或正常。传导异常很常见,主要是由于钙化的组织嵌入右冠瓣和无冠瓣交界底部的传导束造成,有些病人会表现为完全性房室传导阻滞。心房颤动通常提示疾病的进一步发展导致心腔内压力增加。

主动脉瓣狭窄的诊断在多数情况下依靠心脏超声检查,它可以准确地评估收缩期跨瓣压差的平均值和最高值,进而估测主动脉瓣的瓣面积。多普勒心脏彩超可以测量流速,瞬间跨瓣压差峰值可能会超过实际的峰值,所以平均跨瓣压差可能会更准确。心脏超声还可以显示瓣叶的钙化情况、瓣叶的活动度、左心房大小、左心室肥厚程度、左心室收缩末径和舒张末径以及左心室功能。最后,最为重要的是心脏超声,可以明确瓣下的狭窄情况,鉴别瓣叶狭窄和先天性主动脉瓣下肥厚(IHSS)。

心导管检查通过测量主动脉瓣跨瓣压差和计算瓣口面积轻易地证实主动脉瓣狭窄的存在。但在当今,心脏超声准确度很高,导管检查并不是必须的。但年龄>55 岁并怀疑有冠心病的病人,仍需要进行冠脉造影检查。在严重充血性心力衰竭、NYHA Ⅳ 级的病人,有必要评估肺动脉高压的程度。

手术适应证 主动脉瓣狭窄的病人对主动脉瓣置换手术的反应良好,增加的后负荷立即缓解。有一部分主动脉瓣重度狭窄并严重左心室收缩功能不全的病人手术风险相对较高,但只要心室尚未发生不可逆的损伤,在瓣膜置换术后情况都会得到改善[61]。即使没有症状的病人也必须要借助心脏超声对左心室功能进行仔细的评估。有资料已经证明病人一旦出现左心室收缩功能不全,在 1～2 年内就会出现症状,并发展成为充血性心力衰竭和左心室进行性损伤。

所有有症状的主动脉瓣狭窄病人都有必要进行主动脉瓣置换。即使病人 NYHA Ⅳ 级且心室功能很差,外科治疗也可以改善心室功能和生存率。无症状的中度或重度狭窄病人,需要定期复查超声评估跨瓣压差、瓣口面积、左心室大小和左心室功能。一旦出现左心室收缩功能不全,超声检查表现为左心室收缩末径增加或左心室射血分数下降,就有指征行外科手术治疗。对于一系列超声检查结果提示跨瓣压差增加、舒张期内径迅速增加、瓣口面积<0.80cm^2、肺动脉高压不断进展或运动试验提示右心室功能不全的无症状主动脉瓣狭窄病人,也建议行外科手术治疗。

主动脉瓣关闭不全

病因学和病理学 有许多疾病可以造成主动脉瓣关闭不全,包括退行性疾病、炎症反应或感染性疾病(心内膜炎、风湿热)、先天性疾病、主动脉瓣环扩张或主动脉根部动脉瘤以及主动脉夹层。无论病因如何,主动脉瓣狭窄合并关闭不全可能会发生在任何主动脉瓣狭窄的病人。

退行性瓣膜疾病是纤维弹性组织缺失或黏液退行性变的表现,造成瓣叶组织变薄和延长。主动脉瓣瓣叶脱垂至心室腔,产生中心型主动脉瓣关闭不全,通常不合并其他组织的改变。大体和组织学检查显示,这种变化比在二尖瓣脱垂病人中更常见。

感染性和炎症反应性主动脉瓣关闭不全包括细菌性心内膜炎和风湿热。常见的致病菌中最多见的是链球菌,其次是葡萄球菌和粪肠球菌。梅毒感染越来越少。风湿热常导致狭窄合并关闭不全,但有时也会单独形成主动脉瓣关闭不全,二尖瓣常常受累。

先天性主动脉瓣二叶化的病人在儿童时期很少有症状。随着时间的延长,湍流的血液会造成主动脉瓣狭窄、狭窄并关闭不全或单纯的关闭不全。先天性主动脉瓣关闭不全占所有成人主动脉瓣关闭不全手术的 10% ~ 15%。先天性主动脉瓣关闭不全也有可能继发于主动脉瓣下室缺,由于 Venturi 效应导致主动脉瓣瓣叶脱垂至缺损的室间隔,导致关闭不全。

主动脉根部瘤样扩张继发于自发性或结缔组织病。随着人口老龄化,自发性扩张越来越多。在不严重的主动脉退行性变疾病中,如自发性囊性中央坏死,可能是升主动脉或主动脉根部的局部动脉瘤所致。是否合并主动脉瓣关闭不全则取决于窦管交界变形的程度。主动脉瓣环扩张合并主动脉根部瘤通常发生于马凡综合征或 Ehlers-Danlos 综合征的特定病人中。这些结缔组织病是由于编码原纤维蛋白交联或胶原生成的基因缺失,主动脉壁过度薄弱造成的,常常还累及主动脉根部。瘤样扩张常涵盖整个主动脉根部且合并有主动脉瓣关闭不全。这些病人主动脉其他部位形成动脉瘤可能性大,二尖瓣脱垂的发生率也较高,并且主动脉夹层的发生率也大大地增加。通常主动脉根部逐渐扩张,从瓦氏窦开始直到整个主动脉根部。扩张的窦管交界和主动脉瓣环造成瓣叶关闭不全。动脉瘤的大小和形状非常有特点,就像一个倒置平头的圆锥体。升主动脉的中远段狭窄,根部扩张。

急性主动脉夹层使主动脉瓣瓣叶交界分离并脱垂,形成主动脉瓣反流。通常累及无冠窦和左右冠瓣的交界。慢性主动脉夹层的病人窦管交界扩张变形,产生瓣叶脱垂和瓣膜关闭不全。主动脉根部和升主动脉瘤样扩张有可能继发于慢性主动脉夹层。

病理生理学　主动脉瓣关闭不全时舒张期血流反流入左心室,造成左心室容量负荷过重(前负荷增加)。心室依据 Starling 机制进行代偿,左心室排血量增加。脉压增加和舒张压下降导致冠状循环灌注不足,此时由于心排血量增加,心脏氧耗量也增加。不断进展的瓣膜关闭不全会导致心室扩张和非向心性左心室肥厚,初始阶段心脏的代偿使得室壁厚度与心室腔大小的比例仍旧保持正常。由于心室的顺应性正常,所以左心室的舒张压最初并不增高。虽然存在严重的舒张期容量负荷过重,但是病人通常在很长一段时间内没有症状出现。随着心脏的进一步扩张,心室肌无法继续进行代偿,室壁厚度和心室腔大小的比值开始下降,收缩期射血所需的室壁张力最终超过心室肌收缩的能力,导致"后负荷不匹配"和进一步的收缩期功能不全。随着疾病的继续发展会出现左心衰竭和肺动脉高压。在疾病的晚期,心肌出现纤维化,更加重了收缩期的功能不全,最终导致病变心室的扩张。

临床表现　主动脉瓣关闭不全病人症状出现的早晚不同,取决于关闭不全的严重程度以及心肌的顺应性和肌力。

通常病人在 10 年或更长时间里逐渐发展成为中度至重度关闭不全却始终没有症状。一旦症状出现,往往提示心室功能严重受损,并在未来的 4 ~ 5 年间病情快速恶化。疾病最终的结果是发展成为心力衰竭和心律失常。

最常见的症状是劳累性呼吸困难和运动耐力下降。这些症状随着心室功能的逐渐恶化而发展。心悸也很常见,明显是由于扩张的左心室过度收缩造成的。随着疾病的逐渐进展或当反流的血流量超过前向血流的 50% 时会出现 NYHA Ⅳ 级的症状、心绞痛和右心功能衰竭。

触诊发现心脏扩大和心跳增强,通常描述为抬举样搏动,搏动的最强点向左和向下移位。主动脉瓣关闭不全的特点是高调递减的舒张期杂音,病人直立且向前倾时左侧第 3 肋间听诊最清楚。杂音持续时间的长短与关闭不全的严重程度相关,但强度与此无关。如果杂音在胸骨右缘最响,则提示主动脉瓣环扩张可能性大。由于通过主动脉瓣叶的血流量增加,有可能伴有轻度的收缩期喷射性杂音。如果存在第 3 心音奔马律,提示有心力衰竭存在。心尖部舒张中期隆隆样杂音由相对二尖瓣狭窄造成,称为奥斯汀·弗林特(Austin Flint)杂音。主动脉瓣关闭不全时,在舒张期阻碍了二尖瓣的开放,形成杂音。

外周动脉循环检查可以发现许多异常。脉压增加主要是收缩压增加,但理论上也有舒张压的下降,范围在 30 ~ 40mmHg。通过动脉穿刺直接测量病人的舒张压从未低于 30 ~ 35mmHg,而在用血压计测量时,有时舒张压为零。外周脉搏通常有力、洪大且快速衰减,称为 Corrigan 或水冲脉。外周动脉听诊有可能闻及"枪击音"。还有其他很多听诊时的阳性发现,都提示外周循环血管扩张和高动力性。

诊断方法　胸部 X 线片常提示心脏扩大明显,心尖向左下移位且心胸比例明显增加。心电图早期正常,但随着心脏增大,出现左心室肥厚的表现。心律在疾病早期常为窦性心律,病程晚期则出现心房颤动。

心脏超声检查是首选的诊断手段,可以用来测量瓣膜反流的程度、左心室舒张末径和收缩末径,左心房大小和左心室功能。它还可以用来评估二尖瓣或三尖瓣反流的程度以及评估肺动脉高压。

心脏导管检查典型的发现是造影剂从主动脉根部反流入左心室,分为 1+ ~ 4+。由于目前心脏超声诊断的准确性,血管造影诊断主动脉瓣反流在很多病例已经不是必需的了。如果怀疑有动脉瘤,则需要进行主动脉根部造影或 MRI。如果准备手术且病人存在冠心病高危因素,则需要进行冠脉造影。有心功能衰竭的病人,左心室舒张末期压力可能会升高至 15 ~ 20mmHg 或更高,同时肺动脉压力也会相应增高。

手术适应证　主动脉瓣关闭不全的病人如果有症状出现则是手术的绝对指征。延误手术直至症状加重是很危险的,此时可能已经出现不可逆的心脏扩大和心功能衰竭。因此,在症状出现和心脏功能严重恶化之前,定期的心脏超声检查可以帮助选择最佳的手术时机。无症状的病人一经超声检查发现左心室收缩功能下降,即心室收缩末径增加或射血分数下降,就需要接受手术治疗。在此阶段进行手术,术后心脏功能可以恢复正常,远期生存率明显增加。

根据作者的经验,即使射血分数很低且 NYHA Ⅳ 级的病人,特别是正性肌力药物可以改善室壁运动的病人,也应施行瓣膜置换手术。大多数Ⅳ级病人术后症状有所改善,虽然改善的程度在前 6～12 个月不能确定。术后需密切监护并使用治疗心力衰竭的药物以利于左心室的重构,如降低后负荷的药物,小剂量 β 受体阻滞剂和利尿剂。左心室功能明显下降的病人室性心律失常是常见的致死原因。许多证据表明,如果可以诱发心律失常的发生,则有必要进行常规的心电生理检测和置入自动心内除颤器(ICD)。

手术技术

主动脉瓣置换 常规的主动脉瓣置换手术是经胸骨正中切口入路,目前仍旧是很多心脏中心所使用的标准手术路径。CPB 中度低温,阻断主动脉,停搏液通过手持的插管由主动脉根部经冠状动脉开口直接正向灌注或通过冠状静脉窦逆行灌注进行心脏保护。通过右上肺静脉置入左心室引流以保持术

中术野清晰,并在心脏恢复血流后排气。

心脏停搏后,斜形或冰球杆形切开主动脉,在右冠状动脉上约 1cm 开始,向肺动脉内侧方向延伸,下方向无冠窦延伸。全部切除主动脉瓣叶(图 21-16),去除所有的瓣叶和瓣环上钙化的组织。在取出瓣叶前,用纱布填充心室,以减小钙化溢出和栓塞的风险。去除瓣叶和钙化组织后反复冲洗心室。

在 NYU 常规使用水平褥式带垫针。这样可以最大程度的减少瓣周漏发生的风险。其他缝合方法包括单针间断缝合、8 字缝合和连续缝合。注意不要损伤冠状动脉开口,右冠瓣和无冠瓣下膜部间隔中的传导束和后面的二尖瓣。有两种方法将瓣叶放置在瓣环上。环上法(图 21-17),缝线由下至上通过瓣环,然后缝合至移植瓣膜的缝合环上。环内法,缝线由上至下通过瓣环,再缝合至移植瓣膜的缝合环上,使瓣膜完全放置在瓣环内。

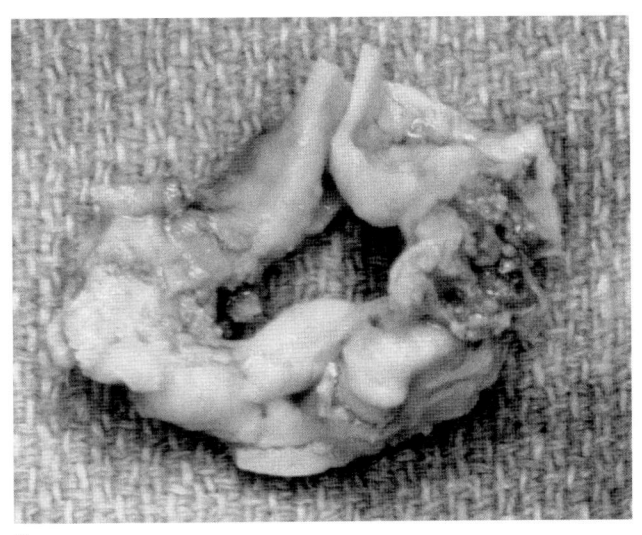

A

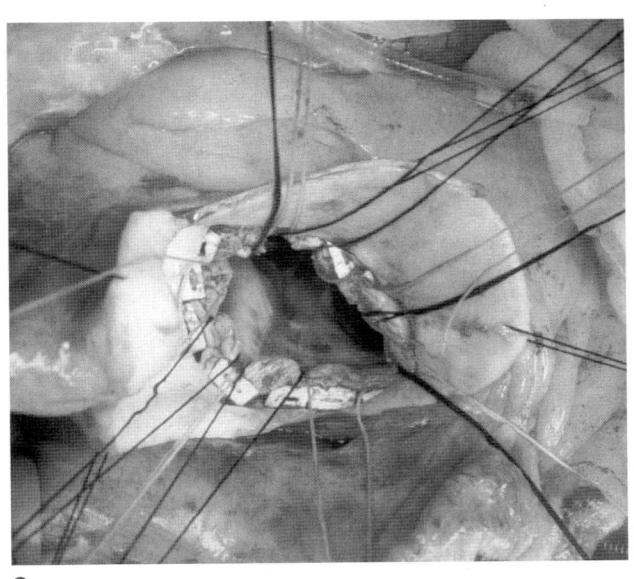

C

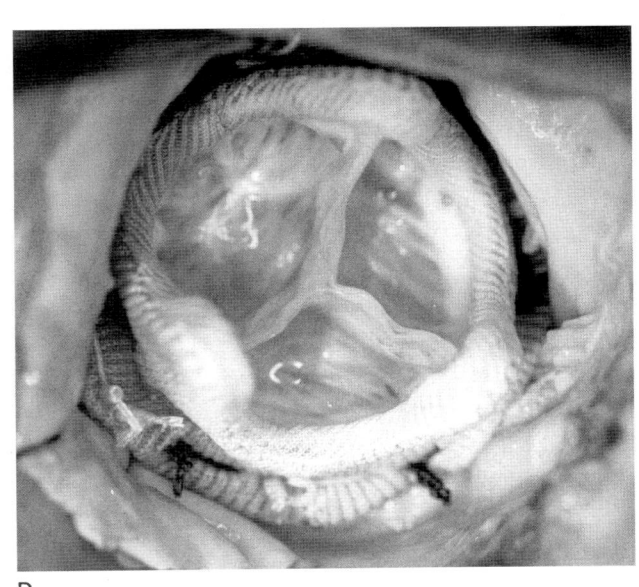

D

图 21-16 钙化的主动脉狭窄手术。**A.** 通过主动脉斜切口可见钙化的主动脉瓣狭窄。**B.** 切除的主动脉瓣。瓣叶完全不能活动,中间部分固定,形成主动脉瓣狭窄和关闭不全。**C.** 切除瓣叶后,带垫褥式缝合于主动脉瓣环。随后缝合至人工瓣膜的缝合环上。**D.** 关闭主动脉切口前可见主动脉瓣位的猪组织瓣膜

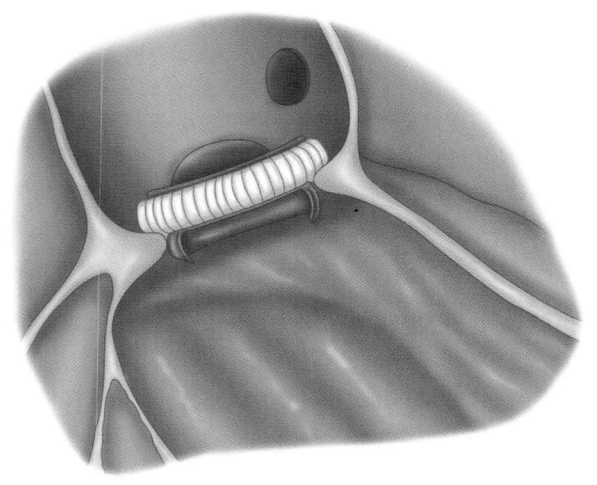

图 21-17　主动脉瓣置换。主动脉瓣位环上放置 St. Jude Hemodynamic Plus 瓣

机械瓣膜在年轻病人中应用较广。有两种类型的瓣膜可供使用,单叶瓣和双叶瓣。目前所有的机械瓣血流效果都非常好,其中一些设计新颖的瓣膜可以放置在环上,进一步增加了瓣口面积,特别适合小瓣环的病人。对于小瓣环的病人来说,血流效果非常重要,可以最大程度的减小术后跨瓣压差。使用机械瓣的病人术后常规终身使用华法林抗凝以减小发生血栓栓塞的风险。

组织瓣膜在老年病人中使用较多。对于那些不愿意进行长期抗凝治疗的年轻病人也可选用。组织瓣膜有带支架和无支架两种,传统的带支架组织瓣膜植入方法简单,无支架瓣膜血流效果则更加优越,特别是小瓣环的病人。目前,组织瓣膜预期使用寿命是 15 年或更长,不需要长期抗凝治疗。

对于小瓣环的病人,植入带支架的组织瓣膜相对困难,其血流效果也不好。如果植入 19mm 或更小的人工瓣,而病人的体表面积>1.7m^2,或者人工瓣的瓣口面积<0.85cm^2/m^2,则会导致潜在的人工瓣膜不匹配。即使避免了瓣膜的不匹配且术后左心室功能明显改善,对于使用小号人工瓣膜病人远期的生存率现在仍旧存在争议。避免人工瓣膜不匹配的外科方法是选择血流效果更好的瓣膜,如环上机械瓣、无支架瓣膜或同种异体瓣膜,也可以通过扩大瓣环植入大号的带支架瓣膜。

结果　大多数主动脉瓣置换的病人手术风险在 1% ~ 5%。老年病人合并有多种并发症或者左心室功能严重减低的病人风险可能略有增加。Chaliki 团队报告[31],主动脉瓣关闭不全左心室功能差(LVEF<35%)的病人与 LVEF>50% 的病人相比手术风险增加,为 14% : 3.7%。左心室功能好的病人 10 年的生存率>于 70%,而左心室射血分数<35% 的病人只有 42%。

STS 国家数据库列举了影响瓣膜手术风险的临床指标。主要危险因素有年龄、体表面积、糖尿病、肾衰竭、高血压、慢性肺疾病、PVD、脑血管事件、感染性心内膜炎、既往心脏手术、心肌梗死、心源性休克、NYHA 分级状态和肺动脉压力情况。围术期卒中的发生率为 2.8% ~ 4.8%。

年龄<65 岁的行主动脉瓣置换术病人 10 年生存率超过 80%。左心室功能严重受损则生存率会明显下降。影响远期

生存率的因素有年龄、NYHA 分级、心室功能、是否合并冠心病、是否合并其他瓣膜疾病和糖尿病、既往心肌梗死、充血性心力衰竭和是否紧急手术。

术后监护　术前左心室功能正常的病人主动脉瓣置换术后情况比较平稳。术前左心室功能严重下降的病人,术后恢复情况比较复杂。心律失常很常见,所以需要进行连续 48 小时的心电监测。机械瓣膜置换术后第一天就需要抗凝治疗,保持 INR 在 2.5 ~ 3。使用组织瓣膜、同种异体瓣膜或自体瓣膜的病人术后要应用阿司匹林进行抗血小板治疗。术后住院时间通常为 5 天,取决于病人的年龄和整体的身体条件。对于老年病人,心脏越早恢复越好。

除严重的心脏功能不全以外,大部分病人术后 1 ~ 2 个月症状消失且体能恢复。任何人工瓣膜都存在一些不足,所以要定期检查。长期监测抗凝治疗的情况(服用华法林的病人需检测 INR 水平),并且通过超声定期检查瓣膜情况。栓塞、抗凝相关出血、感染性心内膜炎和人工瓣膜衰败是主要的远期并发症。尽管严密监测抗凝治疗的情况,机械瓣膜置换术后每年栓塞和抗凝相关出血的发生率仍在 1% ~ 2%。使用组织瓣膜的病人每年血栓栓塞的发生率为 0.5% ~ 1%。由于无须使用华法林,抗凝出血相关的情况很少见。感染性心内膜炎仍旧是瓣膜置换术后罕见但严重的远期并发症。任何有创的检查都建议常规预防性应用抗生素,以防一过性的菌血症。

主动脉瓣成形　主动脉瓣关闭不全的病人很少采用主动脉瓣成形进行治疗,因为瓣膜远期衰败的几率很高。最近,David、Yacoub 和 Casselman 分别报道了不同的主动脉瓣成形方法,并取得了令人鼓舞的效果[62-64]。

David 方法的理论认为,主动脉瓣关闭不全继发于主动脉瓣环扩张和窦管交界的变形。David 方法是切除瘤样扩张的主动脉根部,将主动脉瓣重新置入涤纶管道移植物中,类似于同种异体移植方法,最后重新吻合冠状动脉。最近报道了一组 230 例主动脉关闭不全保留主动脉瓣的病人。8 年生存率为 83%,99% 的病人无须再次手术。

Yacoub 也报道了类似的保留瓣叶的方法。该方法将主动脉壁连同瓦氏窦一并切除至解剖位的主动脉瓣环处,将涤纶移植物缝合至瓣环,重新悬吊瓣叶并移植冠脉。

Casselman 的方法用来成形双叶主动脉瓣造成的关闭不全。三角形切除受累瓣叶的多余组织以使瓣叶结构对称,最后环缩一个或两个交界。其方法报告了 94 例病人,术后 1、5、7 年免于再次手术率分别为 95%、87% 和 84%。

Ross 手术　Ross 手术就是用自体的肺动脉瓣置换主动脉瓣。切除的肺动脉瓣用同种异体瓣进行移植。自体主动脉瓣移植的方法很多,包括 free-hand 移植并重新悬吊瓣膜交界、圆柱状的根部移植并移植冠脉开口(图 21-9)。

圆柱状根部移植方法更简单。在窦管交界上 5mm 处横向切开主动脉。全部去除主动脉瓣叶和瓦氏窦内的主动脉组织,保留左侧和右侧冠状动脉开口部位主动脉组织如纽扣样大小。在肺动脉分叉处横断肺动脉。在肺动脉瓣叶下、右心室流出道上另外再做切口,将肺动脉和瓣叶从右心室流出道床上整体游离下来,注意不要损伤第一间隔支。连续或间断将肺动脉自体移植物缝合至主动脉瓣环上,移植冠脉。肺动脉瓣和右心室流出道用同种异体移植物进行重建。

Ross 手术风险与标准的主动脉瓣置换手术相近,但出血风险可能会稍高。手术最大的优点是病人无须进行长期抗凝且无血栓栓塞之虑。无论自体移植物还是同种异体移植物,术后 7 ~ 10 年的中期耐久性都非常满意。Paparella 团队报告 155 例病人,7 年内有 86% 病人无严重的反流。部分病人会在晚期出现严重的主动脉瓣反流和肺动脉移植物的钙化和狭窄[65]。术后 15 ~ 20 年再手术率为 30% ~ 50%。

微创主动脉瓣手术　除了传统的正中胸骨切开入路外,微创主动脉瓣手术已经被人们接受。胸骨小切口和胸部小切口方法都取得了巨大的成功[66-67]。尽管对手术的效果还存在争议,但和常规手术相比,微创主动脉瓣置换输血量少、住院时间短[68,69]。最近 NYU 的经验性回顾证明过去十几年高危病人微创主动脉瓣置换术术后生存率有所提高。

在 NYU,微创主动脉瓣置换手术是经右前外侧小切口入路,在中心动脉插管和负压吸引辅助静脉引流下完成的。主动脉从外部直接阻断,以传统停搏液进行心脏保护。该方法已经应用超过 1000 例。Grossi 团队的实践证明,微创方法输血少、感染少,与传统手术相比住院时间短[54]。Sharony 报道了一组老年病人微创手术,证明住院时间和恢复时间都较短[67]。因此,微创主动脉瓣置换手术前景广阔,并且值得进一步研究。

特发性肥厚性主动脉瓣瓣下狭窄(IHSS)

肥厚性心肌病或 IHSS 的病人有不同程度的主动脉瓣下左心室流出道梗阻,通常合并有收缩期二尖瓣的前向移动。这是因为高速血流通过狭窄流出道时产生的 Venturi 力拉动二尖瓣的前叶交界区凸入左心室流出道,加重了流出道的梗阻。主动脉瓣下梗阻是动态的,通常由低容量、使用血管扩张剂或正性肌力药物诱发。左心室压力此时急剧升高,心室强力收缩而影响舒张期的松弛。休息状态下出现左心室流出道梗阻的症状强烈预示着疾病进展到非常严重的程度,病人有可能出现心力衰竭和死亡。大多数肥厚性心肌病和主动脉瓣下梗阻对药物治疗的反应良好,只有一小部分病人需要进行外科干预。

手术技术

Morrow 发明的外科间隔心肌切开和心肌切除方法治疗 IHSS 疗效稳定,目前仍是首选的治疗方法[70]。经典的方法是沿室间隔至二尖瓣前叶下切除宽 1cm、深 1cm 的心肌。切除的方向始终朝向右冠脉开口的左侧以免造成完全性心脏传导阻滞,但都会造成右束支阻滞。改良 Morrow 方法称为扩大心肌切除术,包括游离和部分切除乳头肌。这一方法建议将室间隔凸出的部分切除得更深,且要重新引导血流向内侧和前侧流动而远离二尖瓣,从而消除了收缩期的前向运动。然而,支持扩大切除改善远期效果的数据很少。

三尖瓣狭窄和关闭不全

后天性的三尖瓣疾病可以分为器质性和功能性。器质性疾病通常都是来自风湿热和心内膜炎。风湿性疾病的病人三尖瓣狭窄和关闭不全不会单独出现,一般都伴随严重的二尖瓣病变。二尖瓣病变时,三尖瓣同时受累的几率为 10% ~ 15%,也有报道称达 30%。钝性损伤基本不会造成三尖瓣乳头肌和腱索的断裂,以致三尖瓣关闭不全。

功能性的三尖瓣关闭不全比器质性病变多见,常继发于肺动脉高压和右心室衰竭造成的三尖瓣环和右室扩张。这些改变通常由二尖瓣病变或其他原因导致的左心衰竭或肺动脉高压造成。

三尖瓣狭窄和二尖瓣狭窄的病理性改变非常相似,主要是交界融合。由于右心房的正常压力只有 4 ~ 5mmHg,严重三尖瓣狭窄的瓣口面积通常比二尖瓣狭窄要大。风湿性疾病时三尖瓣狭窄合并关闭不全或单纯的三尖瓣狭窄来自于瓣叶的纤维化和挛缩、腱索的缩短和融合,钙化很少见。

三尖瓣环功能性扩张导致三尖瓣关闭不全。即使是严重关闭不全,瓣叶虽然伸长,但是是柔软的,看起来与正常瓣膜相似。扩张和变形的瓣环是不可逆的。二尖瓣病变得到纠正且在肺动脉收缩压下降至正常后,三尖瓣严重的功能性关闭不全和显著的瓣环扩张也不可能再恢复正常。

病理生理学

三尖瓣狭窄或严重的关闭不全,右心房平均压上升至 10 ~ 20mmHg 或更高。三尖瓣瓣口面积 <1.5cm² 且左心房和左心室之间的平均舒张压差在 5 ~ 15mmHg 的病人,或者肺动脉高压伴有严重关闭不全的病人右心房压力更高。当平均右心房压力超过 15mmHg 时,经常会出现肝大、腹水和下肢水肿。

临床表现

三尖瓣病变的临床表现和二尖瓣病变导致的右心衰竭类似。主要是因为右心房压力逐渐升高至 15 ~ 20mmHg 以上。临床表现包括颈静脉怒张、肝大、下肢水肿和腹水。长期三尖瓣关闭不全的病人肝功能和凝血功能会出现异常。

三尖瓣狭窄的杂音特点是胸骨下段可闻及柔和的中等强度的舒张期杂音,往往容易被忽视。吸气时胸腔内负压增加,回心血量增多,杂音强度增加。三尖瓣关闭不全则可在胸骨下段旁闻及持续的收缩期杂音。常伴随有增大的肝脏且可触及波动和颈静脉怒张。窦律时持续的颈静脉怒张是三尖瓣病变最好的提示。还应注意有可能出现肝颈静脉回流征。

诊断方法

胸片提示右心房和右心室扩大。心脏超声可以明确诊断并鉴别三尖瓣狭窄和关闭不全。大多数病例无须进行心脏导管检查。

手术适应证

手术适应证主要基于临床指标、心脏超声检查结果和血流动力学情况相关。心脏超声检查提示反流区域的喷射性血流占据了心房的大部分,有效的反流瓣口面积 >40mm²,或者最小喷流面积(最细血流)>6.5mm²[71]。严重的三尖瓣反流应该进行成形。临床证据表明,成形环的远期疗效满意,并发症少。轻度的三尖瓣反流一般不必干预,特别是没有肺动脉高压的病例。中度三尖瓣反流则需要更多的临床证据支持再进行成形。有效的三尖瓣成形减轻了术后右心衰竭和再次手术的风险。

手术技术

少数病人三尖瓣狭窄继发于单纯的交界融合,交界切开的同时通常也应行瓣环成形。多数情况下的三尖瓣重度狭窄病人整个瓣膜和瓣下装置损毁,需要进行瓣膜置换。植入人工瓣膜时,沿三尖瓣隔瓣缝合时要特别小心,缝线尽量浅,因为传导束就位于此处。

功能性三尖瓣反流的病人瓣环明显扩张,但瓣叶通常完全正常。实际上所有这样的病人都可以行瓣环成形。单纯缝合法瓣环成形技术有 Kay、Boyd、De Vega。瓣环成形技术已经被公认是最可靠的方法,同时也可以选用刚性或非刚性瓣膜成形装置进行瓣环成形。

结果

作者单位超过 300 例病人的研究数据表明,对于功能性三尖瓣关闭不全病人,单纯缝合瓣环成形的方法在三尖瓣瓣叶无器质性改变时操作简单、有效。后瓣环缝合成形技术 7 年有效率为 98%。De Vega 法结果相似[72]。其他中心倾向于用刚性或非刚性的瓣环成形装置纠正三尖瓣反流,特别是在右心压力有可能还会继续增加的时候。

当需要进行三尖瓣置换时,可以选择组织瓣或机械瓣。Carrier 报道了 97 例接受三尖瓣置换的病人,其中组织瓣膜 15 例,机械瓣膜 82 例[73]。92% 使用机械瓣膜的病人 5 年内无须再次手术治疗,组织瓣膜的病人为 97%(P=0.2)。数据显示,三尖瓣位机械瓣膜形成血栓的风险增加,与 Kawano 的研究结果相似,三尖瓣机械瓣膜置换术后 15 年瓣膜血栓的发生率为 30%,线性化的比例为 2.9%[74]。因此,在需要进行三尖瓣置换时应尽量选用生物瓣膜。

多瓣膜疾病

风湿性疾病的病变常累及多个瓣膜。一个瓣膜病变的主要表现有可能掩盖其他瓣膜的病变。主动脉瓣病变时,左心室舒末期压力和容积逐渐增加,可能会出现功能性二尖瓣反流。同样,二尖瓣病变会导致肺动脉高压、右心衰竭和功能性三尖瓣反流。通常,当原发病变及时解除后,这些继发的功能性改变无须治疗就可以缓解。多瓣膜手术的风险要比单一瓣膜手术风险高,因为多瓣膜疾病常提示疾病的晚期且多伴有心脏功能的衰竭。

1992 年 Galloway 团队对 1976—1985 年 513 例多瓣膜病的病人进行了研究,评估影响手术风险和长期生存率的因素[75]。病例主要分为三组:58% 主动脉瓣合并二尖瓣病变,29% 二尖瓣和三尖瓣病变,12% 三个瓣膜病变(主动脉瓣、二尖瓣和三尖瓣)。91% 的病人术前有充血性心力衰竭,41% 的病人 NYHA Ⅲ级,54% 的病人 NYHA Ⅳ级。平均肺动脉收缩压为 60mmHg。不考虑慢性症状和严重疾病,全部手术死亡率为 12.5%,5 年生存率为 67%。影响生存时间的因素有肺动脉压,年龄,三瓣膜联合手术,合并冠状动脉旁路移植术,既往心脏手术和糖尿病。术后,80% 的病人 NYHA 改善至Ⅰ级或Ⅱ级,这说明无论术前症状严重程度如何,术后都可以得到临床缓解。5 年内无心源性死亡和并发症的比例为 82%。

主动脉瓣合并二尖瓣疾病

主动脉瓣和二尖瓣疾病可能产生 9 种不同的组合形式,因为每个瓣膜都可能发生狭窄、关闭不全或两者并存。两个瓣膜都有狭窄时,由于二尖瓣狭窄,使返回左心室的血流受限,主动脉瓣的狭窄可能会被忽略。主动脉关闭不全时会产生 Austin Flint 杂音,二尖瓣狭窄可能会被掩盖。由于严重主动脉瓣病变而造成的功能性二尖瓣关闭不全,在主动脉瓣置换术后,一部分病人会得到缓解,如果合并有严重的二尖瓣关闭不全,可能需要进行修补和置换。鉴于这样或那样的情况,对于主动脉瓣和二尖瓣病变的病人,需要进行仔细的检查。

二尖瓣合并三尖瓣疾病

多瓣膜疾病有可能是二尖瓣合并三尖瓣病变,但多数情况下是二尖瓣病变导致肺动脉高压和右心功能衰竭,造成功能性三尖瓣关闭不全。三尖瓣关闭不全增加了二尖瓣手术的风险。单独的二尖瓣和三尖瓣手术风险大约为 6%。

主动脉瓣合并二尖瓣和三尖瓣疾病

三个瓣膜的手术是非常具有挑战性的,因为这样的病人都是因长期主动脉瓣和二尖瓣病变导致严重的肺动脉高压、全心衰竭和功能性三尖瓣反流。很少是因风湿性疾病累及三个瓣膜。肺动脉高压的程度决定了三瓣膜疾病病人的生存率。NYU 61 例三个瓣膜手术,肺动脉收缩压<60mmHg 时的死亡率为 5.6%,但当肺动脉压>60mmHg 且年龄>70 岁时,手术死亡率高于 25%[75]。由此可见,在发展成为不可逆的心功能衰竭和慢性肺动脉高压前尽早手术效果更好。

心力衰竭的外科治疗

充血性心力衰竭的流行病学

在美国有 520 万人受充血性心力衰竭的影响,每年新增病例超过 50 万。NYHA Ⅳ级的冠心病病人预后极差,1 年和 3 年的生存率分别为 43% 和 18%,猝死的风险更高,是正常人群的 6~9 倍。美国 2005 年充血性心力衰竭的住院人数超过 100 万,门诊就诊 340 万。2008 年相关的医疗开支估计在 34.8 亿美元。

病因学和病理生理学

心力衰竭的病因有很多,可以分为自发性和继发性。高血压、冠心病、瓣膜病和其他各种各样的原因如病毒感染后、产后和肥厚性心肌病都可以引起心力衰竭。

损伤是常见的诱因,可以是局部或全身性的。例如心肌梗死,在心脏遭受打击后,受损的部位运动功能丧失,瘢痕逐渐形成,这一区域不再具有收缩功能。如果梗死区域太大,剩余的心肌组织则需要进行代偿。左心室逐渐增大以保持足够的心排血量,左心室正常的椭圆形几何形态受影响,进一步造成左心房压升高、心室和心房的节律异常、左心室运动不协调和二尖瓣装置的几何变形。这一过程称为重塑。

心肌病和充血性心力衰竭的外科治疗

心脏移植是治疗终末期心脏疾病的最好方法。晚期或终末期的心脏病又称为心肌病,通常伴有心力衰竭的症状。随着心力衰竭发生率的增加,人们不断探索新的手术方式,提高传统手术的安全性。随着人们对心力衰竭自然病程的深刻理解,充血性心力衰竭的外科治疗手术已进入心脏手术的主流行列。越来越多的晚期或终末期病人要求进行外科治疗[76]。

外科治疗的目的包括提高生存率,改善症状或提高生活质量,防止心功能进一步恶化。虽然治疗效果还算理想,但短期和中期的生存率并不是十分满意,当然,在大多数病例,外科治疗对充血性心力衰竭还是有效的。

多巴胺超声心脏检查对于诊断心肌病很有价值。这项检查可以提供心脏局部功能的二维图片。心脏局部收缩功能在予以小剂量多巴胺[5μg/(kg·min)]时有所改善,在大剂量时功能恶化提示心肌尚存活且预示着再血管化后心肌功能会改善。心脏 MRI 已经成为首选的诊断方法,可以为医师提供心脏三维的外形图像和功能状况的信息。室壁变薄和心肌无法增厚往往提示慢性瘢痕的形成。钆加强试验量化了心脏局部的瘢痕组织,钆加强试验阴性提示这部分心肌再血管治疗后恢复的可能性大。最后,心肺运动练习可用来测量心脏功能丧失的程度,因为它提示了心脏满足代谢需求的能力。对于严重心脏功能衰竭的病人,需要对症状进行解释并进行明确的诊断。这样可以判定病人是否适合进行心脏移植。

缺血性心肌病

外科方法进行冠状动脉再血管化是治疗充血性心力衰竭最常用的方法。冠状动脉旁路移植术是治疗缺血性心肌病的首选方法。

靶血管条件良好是再血管化治疗缺血性心肌病的基础。老龄和远端血管条件差的冠脉是最主要的手术危险因素,远端血管条件太差使住院期间死亡率绝对增加,是手术的绝对禁忌证[77]。

心肌活性是评估这些病人最重要的因素。持续的心绞痛是手术的适应证。对于没有急性缺血却出现缺血性心肌病和充血性心力衰竭的病人,非常有必要进行心肌活性的检查以明确外科手术是否会改善病人的预后。有存活心肌的病人与没有存活心肌的病人相比,住院期间生存率和术后 2 年的预后都较好。事实上,尚有存活心肌但未再血管化的病人死亡率是无存活心肌病人的 2 倍,是再血管化病人的 5 倍[78]。这就强调了存活心肌和外科干预两者的重要性。

其他影响短期和中期预后的危险因素包括左心室的大小和左心室的协调性。左心室收缩末径>100ml/m² 表明状况很差。对于术前左心室超过这一范围的病人,CABG 术后短期和长期的生存率都较差,分别为 85% vs.53%(5 年)(P<0.05);无充血性心力衰竭复发比率为 85% vs.31%(5 年)(P<0.01)[79]。在中高危的再血管化病人中,左心室运动不协调者预期的生存率比实际值高很多。住院期间的死亡率为 2.9% vs.27.3%(P<0.001),并且在随后的 2 年内会更加明显。

功能性二尖瓣关闭不全

功能性二尖瓣关闭不全(FMR)是指二尖瓣的关闭不全继发于心室功能不全,但瓣叶和瓣下结构正常。在这些病例中,由于瓣叶对合不良导致反流。左心室的几何形态、大小和功能是二尖瓣功能丧失的主要原因。有很多病理性原因造成左心室的功能异常,最主要的就是左心室运动不协调。室间隔和侧壁运动的不协调在心脏循环中会导致不同程度的二尖瓣反流,有时候会非常严重。经典的 Carpentier 分级系统将功能性反流定义为Ⅰ/Ⅲb 型损伤。瓣环扩张(Ⅰ型)和左心室变形(Ⅲb 型)都起到了重要的作用。FMR 可以进一步分级。缺血性功能性二尖瓣反流(IMR)是心肌梗死和缺血性心肌病的结果。单纯的 FMR 与扩张型心肌病相关。这两种类型的FMR 还有很多的不同点和相似点。

当左心室的几何形态和功能逐渐恶化,二尖瓣瓣环的间隔侧周长扩大,二尖瓣对合缘逐渐减小。更重要的是,当左心室扩大时乳头肌被推向下而远离二尖瓣环。这就阻碍了二尖瓣叶回到瓣环的平面,进一步减小了对合面积。在扩大的(非缺血性)心肌,这种改变往往是对称性的。在缺血性二尖瓣关闭不全病人,左心室功能丧失的区域在大多数情况下与心肌梗死的范围相关,一般位于后壁和下壁,且继发于心室的重构。这与发生于下壁和回旋支末端供血区域的冠脉事件相关。结果常常是不均一的病理改变伴有 P3 区的瓣环扩张和后乳头肌的移位。LVEF 重度减低,左心室重塑导致心室扩大和椭圆形的几何形态消失以及大量的二尖瓣反流。反流量的增加会导致前负荷增加,室壁张力增加,左心室负荷也增加,从而进一步加重左心室功能失调和心力衰竭的进展。

IMR/FMR 对远期生存率的影响很大。二尖瓣关闭不全的出现往往预示着疾病非常严重。心肌梗死后,出现任何情况的二尖瓣关闭不全都会使 5 年的生存率从 61% 下降到38%(P<0.001)。合并中度至重度二尖瓣关闭不全的病人 5 年的生存率只有 29%,而轻度的二尖瓣反流病人 5 年生存率为 47%(P<0.0001)[81]。药物治疗和 PCI 不会对心肌梗死后缺血性二尖瓣反流病人的远期生存率产生影响。

许多缺血性二尖瓣反流的病人由于左心室功能下降都有冠状动脉再血管化的指征。一些病人出现早期的充血性心力衰竭的表现以及需要进行瓣膜手术的指征。对于二尖瓣疾病病人来说,目前建议的手术指征是重度二尖瓣反流或中度二尖瓣反流合并充血性心力衰竭。越来越多的中心建议低危CABG 病人合并中度二尖瓣反流也需进行手术。

二尖瓣成形也是其中一种手术方法。目前,建议使用完整的半刚性或刚性环缩小二尖瓣瓣环,大约两个标准瓣环尺寸。这对二尖瓣成形很有帮助,并且逆转了左心室的重塑或避免了重塑的再发生。当瓣叶僵硬,左心室严重扩张或NYHA 分级Ⅳ级时,提示二尖瓣瓣下装置受累及,则需要进行二尖瓣置换。

病人病情不同,手术效果不一。术中死亡率为 1% ~ 9%,与左心室功能不全的程度、杂音的响度和二尖瓣反流的严重程度、心力衰竭的严重程度以及合并症相关。现在很多中心都认为,对于大多数病人来说,二尖瓣手术对短期死亡率的影响很小。再血管化可以提高缺血性二尖瓣反流病人的生存率。还不清楚二尖瓣手术是否会影响远期的生存率[83]。严格地按照下调二尖瓣成形环尺寸的原则可以明显地消除反流,在有些病例中还会缓解严重的心室重构[84]。

2006 年 FDA 的研究显示,对于非缺血性心肌肥厚的病人,单纯的二尖瓣成形可以大大地降低手术的死亡率,约为1.6%,2 年的生存率为 85%[85]。此外,NYHA 分级和生活质量也大大地提高,心脏超声检查的结果证明心脏功能得到改善。

左心室室壁瘤和左心室成形

缺血性心肌病最终的结果就是梗死后的室壁瘤形成或梗死后部分心肌运动不协调伴随左心室的扩大。与先前讨论的缺血性心肌病的病理改变和功能性二尖瓣反流相同，根据冠心病程度和存活心肌多少，病情呈现多样性。

有 5%～10% 的透壁心肌梗死会导致左心室室壁瘤的形成，一般发生在透壁梗死后 4～8 周心肌坏死并被纤维组织代替后。梗死区域侧支循环的建立和梗死血管的再灌注，可以保存部分有活性的心肌，在很多病人中限制了室壁瘤的形成。

典型的室壁瘤是无活性的瘢痕组织，厚 4～6mm，当左心室心肌收缩时向外突出（矛盾运动）（图 21-18）。超过 80% 的室壁瘤位于左心室的前间隔部和心尖部，通常是由于前降支的阻塞造成。心尖前部的室壁瘤通常还会造成室间隔上部瘤样扩张。后壁的室壁瘤并不常见（15%～20%），侧壁的室壁瘤更少见。50% 病人会在室壁瘤的心室面发现附壁血栓。

随着室壁瘤的扩大，左心室的重塑，左心室功能进一步恶化。同在功能性二尖瓣反流章节描述的那样，重塑造成左心室容量增加，左心室趋于球形改变，更进一步加重他处存活心肌的负担。左心室舒张末期和收缩末期的容量增加，左心室舒张末期压力上升。伴随室内压力和心室内径增加，室壁张力增加。根据 Laplace 法则，心肌氧耗量也增加。增加的室壁张力和氧耗量会造成心绞痛，进一步加重未梗死区域的心肌损伤。室壁瘤边缘的瘢痕组织往往是室性心律失常的起搏点。左心室室壁瘤的症状包括心绞痛、充血性心力衰竭、室性心律失常，栓塞很少见，也几乎不会发生心室破裂。

诊断评估

通常需要对冠心病病人进行诊断评估以明确外科心室重建后的效果。明确的大面积前壁心肌梗死或完全的 LAD 阻塞需要进一步行右前斜位或双平面的心室造影，测量左心室的大小和形状。经胸的心脏超声检查可以提供关于左心室心脏功能、大小、二尖瓣功能的重要信息，另外还可以评估左心室反常运动和血栓的情况。现在普遍认为，心脏 MRI 是最好的诊断方式，通过对变薄和瘢痕组织的定位，可以准确地评估有活性的组织区域。

手术适应证

很多病人是因为需要进行搭桥手术而就医的。其余的病人是因为出现充血性心力衰竭和心律失常。充血性心力衰竭和晚期的 NYHA 功能分级并不是外科手术的先决条件。手术适应证通常是左心室扩大，左心室舒张末期容量指数 >110ml/m² 或左心室收缩末容量指数 >80ml/m²，或者前间壁的心肌梗死伴随有运动不协调或运动障碍的变薄的心肌组织，其范围超过整个心脏周长的 30%，同时还要保存有较好的基础心脏功能，再血管化的心肌靶血管条件良好。相对的禁忌证包括无心肌组织变薄，靶血管远端质量差，基础心脏功能差，右心室功能差，重度肺动脉高压但无严重的二尖瓣反流。

手术方法

与缺血性二尖瓣反流相似，左心室室壁瘤首先要进行外科再血管化。手术原则强调完全的再血管化，如有可能包括

前降支。经典的手术方法是切除室壁瘤再线性缝合心室。其缺点是线性缝合技术并没有涉及变薄且瘤样扩张的室间隔，有可能使剩余的左心室发生不可预料的几何形态的改变。因此，Jatene、Cooley 和 Dor 等使用了许多生理学技术进行左心室成形。这些心室内的成形技术全部采用缩减左心室大小的方法，并将前壁间隔梗死区域排除在外以使心室获得更加接近生理的几何形状和大小。

结果

一组大样本的国际间合作项目对 439 例心肌梗死后缺血性心肌病病人进行外科前壁心室内成形的结果进行了研究，证明了这一方法的可靠性。结果发现全部的住院死亡率为 6.6%，射血分数由 29.7% 上升到 40%，3 年的生存率接近 90%。这些鼓舞人心的结果证明了缺血性心肌病的病人可以从心室成形中获益[89]。

外科心室成形的手术死亡率为 4.9%。严重的二尖瓣反流增加了手术风险，死亡率为 13%[90]。左心室功能得到改善后射血分数从 33% 上升到 40%，左心室舒张末期容量从 211ml 下降到 142ml，左心室收缩末容量从 145ml 下降到 88ml。NYHA 分级术后晚期从 2.7±0.9 下降到 1.6±0.7，10 年生存率为 63%。预后不良的危险因素包括二尖瓣反流 >2+、严重的 NYHA 分级和舒张功能不全。文献报道的其他收益包括远处局部室壁运动，心室运动的协调性提高，心力衰竭病人神经体液方面也得到改善。

心脏约束装置

另外一种尝试减缓心室重塑和逆转重塑的方法是使用外部的约束装置。Acorn CorCap 心脏约束装置是一个外部的网状结构，用于治疗心室的心肌病变，可以在二尖瓣手术中使用，也可以单独使用。在二尖瓣成形时使用该装置，临床操作并不复杂，但却可以明显降低心室的大小，并使心室恢复到类似椭圆的形状。单独使用该装置时，可以降低不利的心血管事件发生率并改善生活质量，降低左心室的容积和球形改变[85]。Myocor Coapsys 是另一种外部约束装置，用来进行心室塑形。这一装置包含一系列左心室外的垫片并通过腔内缝合连接在左心室。拉紧缝线时，既可以塑形左心室，也可以治疗功能性的二尖瓣关闭不全[91]。两种临床装置都还在接受临床试验。

机械循环支持

主动脉内球囊反搏（IABP）

IABP 是临床一线使用最多的机械循环支持技术。在导管室、手术室和床旁很容易开展。球囊通过导管经股动脉置入胸主动脉。在心电同步下，球囊于舒张期充气，于收缩期放气。冠脉血流通过增加舒张期灌注得到改善，后负荷降低。心脏指数在置入球囊后明显改善，前负荷降低。全部的心肌氧耗减少 15%。

最常用的指征就是在心脏导管手术时和手术后、心源性休克、脱离 CPB 以及高危病人术前表现出不稳定型心绞痛时提供血流动力学支持。术前严重的左心室功能不全或不稳定型心绞痛且冠脉血管条件差的病人应用 IABP 预后良好。Kang

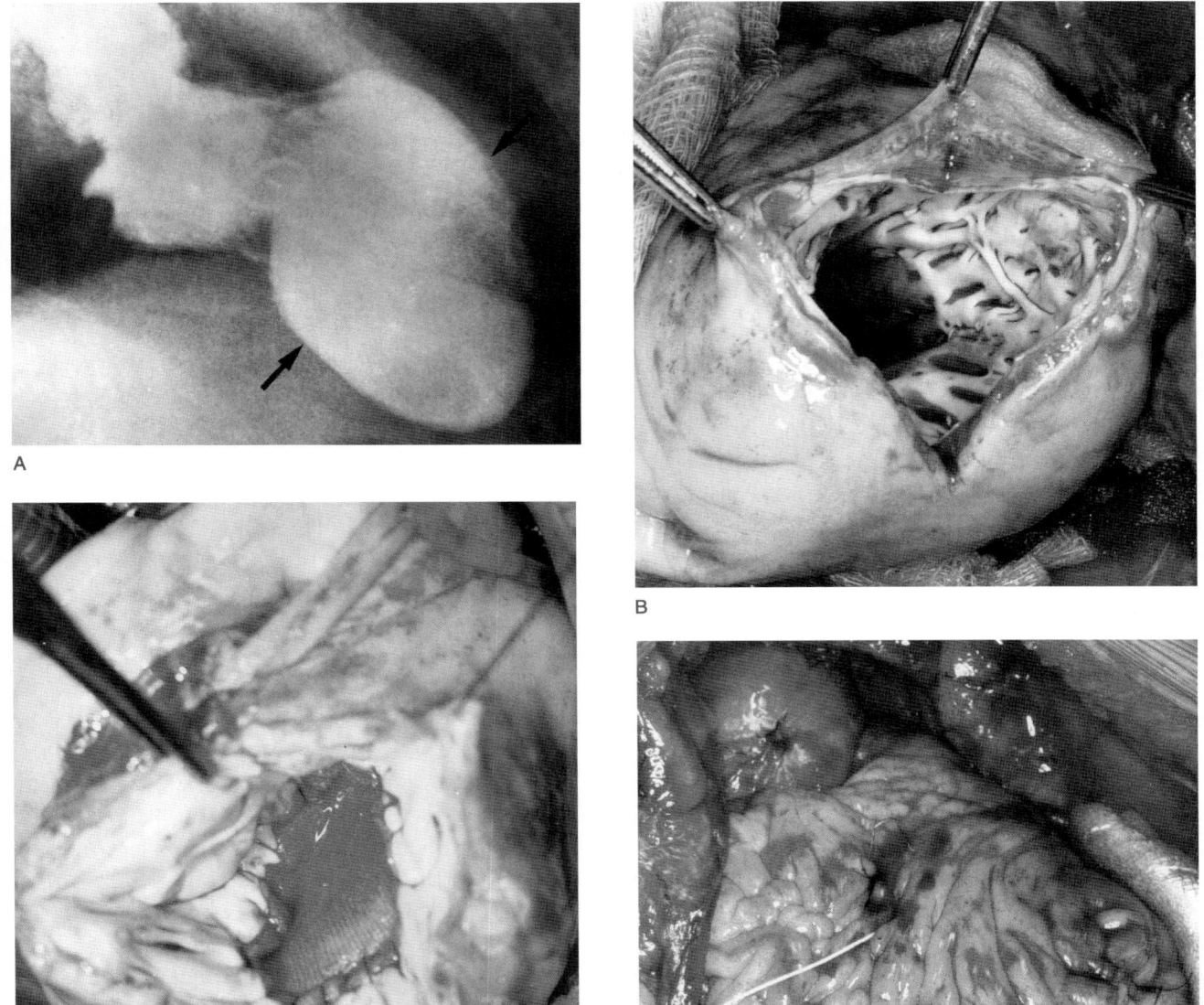

图 21-18　左心室室壁瘤。**A.** 左心室造影证明大的左心室室壁瘤存在。箭头指示了室壁瘤远端与正常心室的交界。注意,与图 21-1B 中正常的左心室造影相比较。**B.** 术中切开左心室室壁瘤的照片。瘤样扩张累及了心室间隔,可见明显的心内膜下瘢痕。**C.** 用涤纶片和瘤内缝合技术修补室壁瘤,将室壁瘤和瘤样扩张的室间隔隔离于正常心腔之外。**D.** 最后,在涤纶片外缝合室壁瘤,完成室壁瘤内缝合修复

报告指出,需要进行 CABG 的高危病人术前应用 IABP,危险因素标准化后的死亡率明显降低。

通常 IABP 可以连续使用一段时间,并发症少。911 例接受 IABP 的冠状动脉旁路移植术病人,IABP 的使用时间从 20 小时至 21 天(平均 3.8 天)。主要并发症发生率为 5.9%,次要并发症发生率为 5.8%。肢体缺血而需要取栓的发生率为 2.7%[93]。置入球囊侧的肢体缺血是严重的并发症,所以要经常检查该侧肢体的一般情况。

心室辅助装置

当心脏无法继续满足机体的氧需求时,就需要心室辅助装置(VAD)的支持。病人可以是既往已有的慢性心功能衰竭或心肌梗死、病毒感染后的急性心肌梗死或者是外科手术或介入治疗失败后。手术适应证包括心脏指数<2L/(min·m²),收缩压<90mmHg,肺毛细血管楔压或中心静脉压>18mmHg,外周血管阻力>2100dyn·seccm⁻⁵·m²,少尿,代谢性酸中毒和精神状态下降。禁忌证是相对的,包括败血症,严重的 PVD,还有终末期的肾病,恶性肿瘤,中枢神经系统损伤和不可逆的功能障碍,严重肝疾病,严重肺疾病。根据禁忌证的类型和支持治疗的目的,需要进行个体化的评估。

治疗的目的是保证远端脏器的灌注和功能,并分为短期和长期支持。在一般情况下,VAD 用于支持心脏的恢复,支持病人等待心脏移植,或在无移植心脏的条件下作为最终的选择支持慢性心力衰竭。病人的选择、禁忌证的确定和心室辅助装置的选择,取决于病因学和治疗的目标。

循环辅助插管策略

左心室辅助就是将血液从左心室引流出来再泵入到主动脉。可以在左心室心尖部或左心房插管,将血液引流入血泵。通过动脉插管或在升主动脉或降主动脉桥接血管回流血液。右心装置就是通过右心房插管引流右心室的血液,再通过导管或桥接在肺动脉或右心室流出道的管路回输到病人体内。

搏动性 VAD 的工作总是与病人的心脏不同步。虽然它们是并行循环,但所有的心排血量均来自 VAD,主动脉瓣通常并不打开。已经得到食品和药物管理委员会(FAD)许可的搏动性装置包括 Abiomed BVS5000 和 AB5000、HeartMate XVE、Novacor(最近已被厂家召回)、Thoratec PVAD 和 IVAD。新的用来辅助自体左心室的非搏动性装置常常会明显地减少系统的搏动性血流。第二代的轴流泵包括即将获得 FDA 的许可,作为心脏移植过渡的 HeartMate Ⅱ,DeBakey MicroMed 和 Jarvik 2000。最近的试验比较了非搏动性的 HeartMate Ⅱ 和 HeartMate XVE,结果显示新一代轴流泵的并发症明显减少[94]。所谓的第三代泵包括有一个小的离心泵和液体膜性或磁悬浮的推进器,进一步减小了对血液的损耗,提高了耐久性。

右心室和双心室辅助装置

大部分慢性心力衰竭的病人需要左心室辅助装置(LVAD)的支持。中度的右心室功能不全可以通过术前应用正性肌力药物或扩张肺动脉的药物如米力农和一氧化氮来治疗。一些 LVAD 的病人需要短暂的右心室辅助。单独的右心室辅助装置并不常见。心肌梗死后急性心源性休克或心内直视手术后的病人常使用双心室支持。一些慢性双心室衰竭的病人在等待心脏移植期间可以置入 Thoratec 或者 CardioWest 双心室辅助装置(BiVAD)。虽然安装 Thoratec BiVAD 的病人可以携带装置出院,但双心室辅助不是最终的治疗方法。

恢复过渡　这类支持最常用的就是在心肌梗死进行心脏手术后,无法脱离 CPB;或者在心脏恢复阶段进行过渡支持。心肌梗死最常见的治疗方法是 PCI 或溶栓治疗。休克和打开病变血管后病情仍未缓解的病人则需要机械支持。IABP 是最基本的手段,同时还要使用正性肌力药物和血管加压剂。那些仍旧出现心源性休克的病人,要尽快进行辅助支持来挽救生命。对于心肌梗死后休克且无法进行冠脉重建或预期无法挽救左心室功能的病人,则需要置入长期的辅助装置等待心脏移植。心脏手术后在应用 IABP 和正性肌力药物支持下仍出现心源性休克的病人死亡率极高。Samuels 回顾了 3400 例心内直视手术病人,发现需要两种和三种大剂量正性肌力药物的病人住院期间死亡率分别为 43% 和 80%,由此提出了心脏辅助支持的经验法则[95]。根据这一经验,严重的无法恢复的术后急性心功能衰竭病于术后早期应用 VAD,62% 可以停止使用,28% 可以摘除。

心脏移植过渡　LVAD 作为心脏移植的过渡于 1984 年首先在斯坦福使用。LVAD 可以作为严重的不可逆心力衰竭病人等待心脏移植时使用。需要心脏移植的病人,由于心脏功能衰竭,包括恶化的其他脏器功能,肺动脉压升高,或正性肌力药物用量持续不断增加但心源性休克无法逆转,恶性心律失常或猝死,估计在等待心脏移植期无法存活者,需要心脏辅助装置的支持。心脏移植同时使用机械循环支持的病人已经增加到 28%。心脏移植术后持续使用正性肌力药物或 LVAD 支持的病人术后生存率相同。心室辅助装置移植的生存率约为 70%。并发症包括驱动装置电缆、口袋和装置本身的感染,装置失灵,败血症,多脏器功能衰竭,右心衰竭,休克,出血和肺动脉的并发症。最常见的死亡原因是多脏器功能衰竭,年龄超过 60 岁且需要右心室辅助支持是最大的手术危险因素。

终点治疗　现在有一种新的理念,就是终身使用心室辅助装置作为终末期心脏病的治疗手段。起初是在那些预期生命非常短又不在心脏移植候选之列的病人中使用[96]。RE-MATCH 试验显示,LVAD 组与药物治疗组相比死亡率降低 48%。LVAD 组的生存率为 52%,药物治疗组的生存率为 23%,LVAD 组 1 年和 2 年的生存率分别为 25% 和 8%。现在的适应证包括:①NYHA Ⅳ 级超过 60 天;②LVEF<25%;③氧耗峰值<12ml/(kg·min)或无法脱离正性肌力药物的支持;④心脏移植的禁忌证。如今在美国,HeartMate XVE 是唯一允许使用的作为重点治疗的装置,其他许多装置还处于临床试验阶段。影响使用的因素包括置入后相关并发症、型号的大小、装置的使用寿命以及活动受限。早期 REMATCH 后的数据显示 1 年生存率轻度改善,为 63%。作为终点治疗时病人的选择非常重要[94]。高危病人的 1 年生存率为 11%~28%;低危病人的 1 年生存率为 62%~81%。最重要的预后因素是 90 天的死亡率。由于心脏移植的数量有限,所以心脏辅助装置的使用迅速增加,有许多装置正在研究和测试阶段。随着辅助装置在未来的发展,我们有理由相信它作为终点治疗的方法和要求将会随着终末期心脏疾病病人数量的增加而

增加。

全人工心脏　全人工心脏（TAH）从理论上讲是心力衰竭病人心脏替代的最终解决办法。这一技术与 VAD 相比已经发展出了多个方向。心室辅助装置与左心室是并行循环，而且变得越来越简单，越来越小且无瓣叶。与此相反，TAH完全替代心脏并保持搏动血流。最原始的 Jarvik TAH 仍旧作为 CardioWest BiVAD 和心脏移植过渡来使用。最近，AbioCor TAH 已经作为 FDA 试验的一部分使用并在 2006 年得到 FDA 人道主义装置豁免的许可。尽管在设计和技术上不断改进，它仍存在一些限制条件和并发症：包括便携性、休克、感染和胸腔内空间受限。目前的适应证有：年龄超过 75 岁严重不可逆双心室衰竭或终末期心脏疾病、不适合进行心脏移植和 LVAD 的病人，无法摆脱多种正性肌力药物支持或机械双心室支持的病人。使用人工心脏进行全心脏替代仍旧处于试验阶段。长期的危险因素包括血栓并发症、感染和血液成分的损耗。

心律失常的外科治疗

发展历史

心律失常的外科治疗始于对 Wolff-Parkinson-White 综合征（心室预激综合征）的外科治疗。随后开展了室上性心动过速的外科治疗。接着，血管内导管技术的有效发展取代了这些有创的外科方法。

心房颤动的外科治疗

从 20 世纪 80 年代开始，出现了一系列外科治疗心房颤动的手术方法。James Cox 最先开创了"心房隔离"术。接着，Guiraudon 创造了"廊式手术"。基于对心房颤动心电生理学的完全理解和完整保留窦房结功能、房室同步及心房传导的目的，Cox 迷宫手术得到了发展[97]。目前，这种手术包括了一系列的外科切口和心房的重建，以保留窦房结的功能并防止形成心房颤动的大折返环路。这种手术的成功率可达 98%，随访显示神经病学的事件发生率低，是治疗药物无效的难治性心房颤动的最好方法[98]。

1998 年，Haissaguerre 证明了阵发性心房颤动由来自肺静脉的异位起搏点诱发[99]。以此为基础，成功地进行了心导管肺静脉开口隔离术并取得了满意的效果。这一成功又将二尖瓣成形和肺静脉隔离很好地结合起来。虽然这一手术的成功率不高，但操作简便且复发率低。同样，现阶段一系列微创外科手术技术已经发展起来，从电传导层面阻断肺静脉并创造了其他一些阻断线来治疗房性心动过速。这些方法使用多样的热能量源（射频、微波、高能超声和冷冻），通过微创的方法，从心房外制造一系列的损伤来进行治疗。对于慢性心房颤动病人，心房组织已经发生改变，出现永久的纤维化，无须诱发就会出现持续心房颤动。即心房颤动本身诱发了心房颤动。目前，对于这种心房颤动的治疗是否有效，以及在心房的哪些部位进行治疗才能取得成功还不是很清楚。

起搏器

起搏器是在 20 世纪 50 年代发展起来的。早先，起搏导线固定在心脏表面（心外膜），起搏器使用交流电，病人受起搏器导线的限制。很快这些装置就变得小型化且用电池供能，但体外部分仍有可能磨损。1960 年，第一例完全植入型的起搏器植入了病人体内，电池的寿命是 12～18 个月。现在我们还清楚地记得，在起搏器使用之前，有症状的完全性房室传导阻止的病人平均预期寿命只有 6 个月。

现在，起搏器的导线通过皮下入路经静脉放置。起搏器系统通常包括经锁骨下静脉置入的导线和一个密闭的驱动"马达"，包括控制电路和电池。一般的使用寿命是 8～10 年，之后将导线断开重新连接新的驱动装置。在一些心脏外科手术后的病人，仍旧应用体外的起搏器进行临时起搏。

起搏器不只用来治疗心动过缓，还可以用来进行心房和心室的同步治疗。心外膜导线系统今天仍旧在小婴儿和导线不能直接进入右心室的病人中使用（Fontan 术后或三尖瓣置换术后）。另外，心外膜起搏也可以用来对心力衰竭病人进行"非同步化起搏"。这些心室功能严重受损的病人，如果室内传导系统丧失，可以从双心室起搏中获益[100]。

除颤器

20 世纪 90 年代，一种新的植入装置面市-除颤器（ICD）。这种装置除了具有基本的起搏功能外，还可以检测并治疗快速室性心律失常。当检测到持续的快速室性节律时，ICD 电池充电几秒，然后通过心室释放超过 30J（约 750W）的能量来治疗室性的快速节律。最初，这些装置需要开胸安放，现在，经静脉安置电极已经成为常规的方法。该装置主要用于猝死（快速室性节律）复苏的病人或者有室速的高危病人。这一治疗方法在 MADIT 和 SCDHFT 试验中取得了巨大的成功[101]。这些试验证明，在缺血性和非缺血性心肌病病人中使用 ICD 可以提高生存率。

心包疾病的外科治疗

急性心包炎

急性心包炎是由于心包腔的急性炎症反应造成的，常有胸骨下的疼痛或心电图的改变。体格检查时可闻及心包摩擦音。疼痛在吸气时明显，仰卧位时加重，前倾时减轻。心电图改变常见窦性心动过速以及整个心前导联 ST 段抬高。心电图改变随后发展为全导联的 T 波倒置。心包炎的原因很多，包括感染、心肌梗死、外伤、肿瘤、辐射、自身免疫性疾病、药物和非特异性原因等。未经治疗的心包炎会发展成为心包积液和随后的心包压塞。感染可能会导致纵隔的并发症。急性期过后则发展为慢性缩窄性心包炎。

诊断方法

诊断主要是要明确形成心包炎的原因。血液检查包括红细胞沉降率、血细胞比容、白细胞计数、细菌培养、病毒滴定、血尿素氮、甲状腺激素、抗核抗体、风湿因子和心肌酶水平。心电图检查特异性不高。胸片检查可能正常或表现为心影扩大或胸膜腔渗出。可以用心脏超声检查评估心包腔渗出的程度。当病因学或诊断不清时，可以行心包穿刺和心包活检。

治疗方法

治疗方法根据病因的不同而不同。化脓性心包炎需要引流和静脉注射抗生素。心包切开综合征、心肌梗死术后综合征、病毒性心包炎和特发性的心包炎通常是自限性的，但需要短期应用 NSAID 进行治疗。如果出现心包积液合并心包压塞或抗炎治疗无效，则需要行心包引流。治疗期间需要应用 5~7 天的类固醇激素。随访时注意了解心包积液是否缓解或评估是否会发生晚期的缩窄性心包炎。

慢性缩窄性心包炎

病因学

大多数慢性缩窄性心包炎的病人原因不明，有可能是未获诊断的病毒性心包炎的终末期改变。结核性慢性缩窄性心包炎很少见。在有些病人，过度的放射线接触是明显的原因，也有可能是在心脏外科手术后形成的。在作者的工作单位，有 39% 慢性缩窄性心包炎接受外科手术治疗的病人既往有心脏外科手术史。

病理和病理生理学

壁层心包和心外膜之间的心包腔被渗出物填充，形成硬的瘢痕组织，围绕并包裹心脏。在慢性病变时，还会形成钙化，加重了缩窄。最终整个心脏的脏层被盔甲样的钙化所包被。

病理生理学的改变就是舒张期受限和心室充盈受限。由于每搏排出量下降，心排血量下降。右心室舒张压上升，右心房和中心静脉压上升至 10~30mmHg。静脉压增高会导致肝大、腹水、外周水肿和血容量的增加。心包炎缓慢进展，可以出现腹水和外周水肿。易疲劳和劳累性呼吸困难很常见，但静息状态下的呼吸困难不多见。腹水通常很严重，很容易与肝硬化腹水相混淆。肝大和腹水是最明显的体征。许多病人的外周水肿为中度，也有十分严重的。这些临床表现也会出现在其他原因造成的充血性心力衰竭病人。对于慢性缩窄性心包炎的病人来说，通常心脏大小正常，无杂音。1/3 的病人有心房颤动，严重的会出现胸腔积液。一小部分病人会出现奇脉。

实验室结果

静脉压升高达 15~20mmHg 或更高。心电图常表现为低电压和 T 波倒置。胸片通常提示心脏大小正常，但在部分病例可见心包钙化，这通常是用于诊断的首要发现。心脏超声、MRI 或 CT 扫描可以证明增厚的心包。

心脏导管检查是高特异性的。右心室舒张压力上升伴有外形的改变，压力曲线表现为早期充盈随后平直，即所谓的"根号征"。不同心腔的压力很平均，因为右心房压、右心室舒张压、肺动脉舒张压、肺动脉楔压和左心房压基本相同。在没有心肌活检的条件下不能排除限制性心肌病的诊断，因为这一疾病常会被误诊为缩窄性心包炎。可以通过心脏超声进行鉴别诊断。

治疗方法

有症状的病人需要尽早行心包切除。可经胸骨正中入路或左前外侧切口经胸进行。要从整个心室表面去除所有缩窄

的心包，游离心脏直到整个心脏都可以自由地放在手中。同时，从心房和腔静脉表面去除心包。一般情况下不用 CPB，但如果出血严重的话也可以使用。从右侧肺静脉前部开始去除心包直到左侧肺静脉。注意辨认、游离并保护双侧的膈神经。仔细去除肺动脉表面的心包，因为此处残存的心包组织会严重影响手术效果。

由于缩窄是心包和心外膜之间的渗出造成的，所以分离的层面应该在心外膜之外，从而降低手术出血的风险。如果心外膜也增厚，就必须去除下面的心肌组织，而这一过程非常耗时且会导致弥漫的出血。

术前和术后需要测量心室内的压力。一般情况下，如果心包切除完全，心腔内的压力会明显下降或改善。如果压力仍旧很高，则需要在术野内继续寻找残存的受限的部位。以往术后恢复缓慢的病人都是心包切开不充分，而非心室萎缩。

结果

彻底行心包切开后，血流动力学异常得到纠正，病人表现为多尿。如果病人没有出现多尿，那就要怀疑原始的诊断是否正确。手术风险随年龄和疾病的严重程度而不同，死亡率通常<5%。95% 的病人预后良好。作者先前报道过完全心包切除术治疗慢性缩窄性心包炎，手术死亡率在 3%。术后血流动力学异常很快得到纠正，腹水和外周水肿消失，病人功能状态改善明显。

心脏肿瘤

概况

原发的心脏肿瘤很少见，尸检发生率在 0.001%~0.3%。原发心脏肿瘤中良性肿瘤占 75%，恶性肿瘤占 25%。最常见的心脏原发肿瘤为黏液瘤，占 30%~50%。其他良性肿瘤由多到少分别为脂肪瘤、乳头肌弹性纤维瘤、横纹肌瘤、纤维瘤、血管瘤、畸胎瘤、淋巴管瘤和其他。大多数原发的心脏恶性肿瘤是肉瘤（血管肉瘤、横纹肌肉瘤、纤维肉瘤、平滑肌肉瘤和脂肪肉瘤），恶性淋巴瘤占 1%~2%。

转移性的心脏肿瘤比原发肿瘤常见，占癌症死亡人数的 4%~12%。症状包括呼吸困难，发热，全身乏力，体重减轻，关节痛和眩晕。临床体征包括二尖瓣狭窄或关闭不全杂音，心力衰竭，肺动脉高压和全身的栓塞性疾病。一般通过二维的心脏彩超很容易确诊。当经胸超声检查模棱两可或混乱不清时，TEE 检查就非常有用了。MRI 已经成为最有价值的诊断，提供了良好的心脏解析度。心脏导管检查在大多数病例中都是不必要的，但如果合并有其他心脏疾病可能或诊断不清楚时，也可以用来辅助诊断。

大多数良性肿瘤的治疗方法是切除肿瘤。切除时注意不要损伤其他的心内结构或使其变形，有时需要重建受累及的心室。完全切除转移性或原发恶性肿瘤几乎是不可能的，虽然如此，也应尽量切除。另外就是可以做局部的诊断性活检。对于大多数原发恶性肿瘤来说，需要采用综合性的治疗，包括切除肿瘤、化疗和放疗。

黏液瘤

60%~75% 的黏液瘤发生在左心房，几乎都起源于接近

卵圆窝的房间隔。其他较多见的黏液瘤发生在右心房;报道发生在左心室或右心室的黏液瘤小于 20 例。黏液瘤好发于左心房卵圆窝边缘的原因已研究了很多年,但始终没有满意的结果。

虽然看起来与心房血栓相似,但黏液瘤是真正意义上的肿瘤,这一点曾引起很大的争论。黏液瘤从不与其他心脏疾病共存,组织化学研究证明黏液瘤包含黏多糖和糖蛋白,从组织学的角度证明了黏液瘤是真正意义上的肿瘤。虽然有可能局部再生,但没有侵袭性,且不转移,所以被认为是良性肿瘤。

病理学

肿瘤通常是息肉状的,从粘附于房间隔上 1 ~ 2cm 的蒂向心房腔突出。大小为 0.5 ~ 10cm。只有房间隔的最外层受累及,一般不会侵犯间隔组织。一些黏液瘤生长缓慢,有一部分病人症状持续多年,并无侵犯心脏其他部位的倾向,很少有远处转移的报道。瘤组织易碎,很多情况下第一时间的表现是发生栓塞。

从组织学角度看,黏液瘤是包被有内皮组织的,由黏液基质混合大的星形细胞和纺锤形细胞或多核细胞组成的,很少见到有丝分裂,常见到淋巴细胞和浆细胞。瘤内出血形成的

血铁黄素也常见。黏液瘤细胞常常表达 IL-6,有些肿瘤细胞含有异常的细胞内 DNA 成分。

十几岁的黏液瘤病人偶见,多数是年轻和老年病人。家族性黏液瘤(常染色体正常)通常在 30 岁以前发病。家族性黏液瘤综合征包括黏液瘤、雀斑、色素痣、肾上腺皮质结节病和乳房纤维瘤。睾丸肿瘤和脑垂体腺瘤同时合并有以上两种或多种情况时可做出诊断。

病理生理学

黏液瘤病人可以完全没有症状直到瘤体增大阻塞了二尖瓣或三尖瓣或瘤体破碎产生栓塞。估计有 40% ~ 50% 的病人发生过栓塞。有蒂的黏液瘤活动性更大,每次心脏收缩都有可能通过心腔。急性的二尖瓣瓣口阻塞会造成晕厥,甚至猝死(图 21-19)。对 49 例病人的研究显示,多数黏液瘤都来自左心房(87.7%),很少来自二尖瓣(6.1%)、右心房(4.1%)和左右前庭(2%)。这些黏液瘤脱垂入左心室的占40.8%,造成二尖瓣狭窄的有 10.2%,阻塞左心室流出道的占2%[102]。有些黏液瘤病人会出现非特异性的症状,类似于自身免疫性疾病,包括发热、体重减轻、肢端肥大、肌痛和关节痛。这些病人可能对肿瘤产生一些免疫反应,表现为 IL-6 和抗肿瘤抗体水平增高。

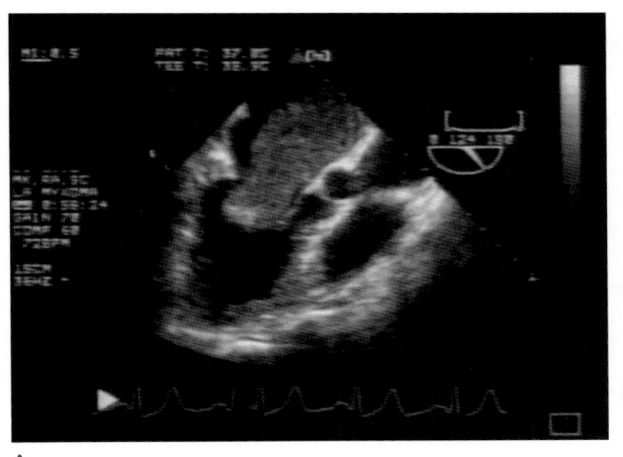
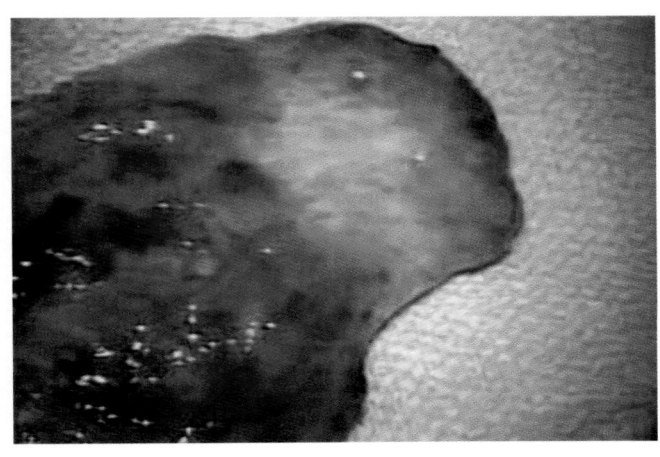

图 21-19　左心房黏液瘤。A. 术中心脏超声提示左心房巨大肿物,术前诊断为左心房黏液瘤。肿瘤可经二尖瓣瓣口脱垂入左心室,导致间断发生二尖瓣狭窄的症状。B. 切除的标本。阻塞二尖瓣瓣口的瘤颈部很明显

临床表现

症状包括二尖瓣的阻塞,类似于二尖瓣狭窄的表现,外周栓塞或非特异性的自身免疫症状。通常在发生栓塞后外科取栓并组织检查后确诊或栓塞后寻找病因时确诊。准确和可靠的二维的心脏超声检查是最简单的方法。怀疑合并有其他疾病时,可以选择进行血管造影。CT 扫描对诊断小的肿瘤很有帮助,但 MRI 的分辨率更高。

治疗方法

由于有可能致残或导致致命的中枢神经系统栓塞,在明确诊断后需尽快进行手术治疗。可以采用胸骨切开入路或微创小切口入路。一旦建立体外循环,即刻阻断主动脉,以防栓子脱落。尽量避免触摸心脏。打开右心房,切开卵圆窝暴露

黏液瘤的根部。沿房间沟切开左心房。切除肿瘤发生处的房间隔组织,然后从左心房取出肿物,直接缝合或用补片关闭房间隔的缺损。这种方法简单,而且可以完成心房和心室的探查。

有一些病例报道有黏液瘤的再发,其中一部分已经成功地再次切除。虽然再发有可能是原发部分切除不彻底,但有些是在心房的远处再发,提示这种肿瘤的潜在多源性。术后要定期行心脏超声检查。

Keeling 团队报告了他们 20 年中 49 例病人的治疗经验。黏液瘤占所有心脏肿瘤的 86%,早期死亡率为 2%,24 年后再次手术率为 2%。

转移瘤

肿瘤性疾病尸检结果发现有 4% ~ 12% 为心脏转移性

瘤。虽然它们有可能来自机体任何一个器官,但最常见的是肺癌或乳腺癌、黑色素瘤和淋巴瘤。只累及心脏的转移瘤很少见。同样,单发的心脏转移瘤也很少见,通常累及多个区域。白血病或淋巴瘤通常会累及心脏,发生率为25% ~ 40%[103]。除了心脏内的瓣叶,其他区域受累的几率相同,可能是因为瓣叶组织缺少淋巴管的原因。

病人有不明原因的血性心包积液,特别是胸部 X 线检查发现合并有心脏异常阴影的病人,高度怀疑心脏原发性恶性肿瘤存在。心脏超声可以用来明确心脏异常肿物。开胸或纵隔切开后可以明确诊断。建议联合应用化疗和放疗,但效果甚微。

混合瘤

心脏的良性肿瘤包括纤维瘤、脂肪瘤、血管瘤、畸胎瘤和囊肿。每一种的报道都少于50例。纤维瘤发生于左心室的机会较大,通常为2~5cm的肌肉内结节。有报道在这些病人中发生可能源于恶性心律失常的猝死。

脂肪瘤是少见的无症状的心脏肿瘤,通常在老年病人中发生,可见向心外膜或心内膜表面突出。血管瘤是局部的小血管异构形成的,虽然有可能伴发心脏疾病,但临床意义不大。心包内的畸胎瘤和支气管囊肿也很少见,症状主要是压迫右心房影响静脉血液回流,大多数发生在儿童,直径可超过10cm。黏液瘤到目前为止是成人中最常见的良性肿瘤;除了部分家族综合征的病人,很少在儿童中发生。

肾细胞癌、Wilm 肿瘤、子宫肿瘤和肾上腺肿瘤会直接向心内生长。治疗上应彻底切除原发灶并去除心脏血管内的血栓;可以在体外循环和深低温停循环去除肿瘤栓子,即使是转移性肿瘤,术后早期和远期的效果都较好。

(郭志刚 译)

参考文献

亮蓝色标记的是主要参考文献。

1. Libby P. *Braunwald's Heart Disease: A Textbook of Cardiovascular Medicine*, 8th ed. Philadelphia: Saunders Elsevier, 2007.
2. Slart RH, Bax JJ, van Veldhuisen DJ, et al: Imaging techniques in nuclear cardiology for the assessment of myocardial viability. *Int J Cardiovasc Imaging* 22:63, 2006.
3. Treede H, Becker C, Reichenspurner H, et al: Multidetector computed tomography (MDCT) in coronary surgery: First experiences with a new tool for diagnosis of coronary artery disease. *Ann Thorac Surg* 74:S1398, 2002.
4. Nieman K, Oudkerk M, Rensing BJ, et al: Coronary angiography with multi-slice computed tomography. *Lancet* 357:599, 2001.
5. Gibbon JH Jr. Application of a mechanical heart and lung apparatus to cardiac surgery. *Minn Med* 37:171, 1954.
6. Liu J, Ji B, Long C, et al: Comparative effectiveness of methylprednisolone and zero-balance ultrafiltration on inflammatory response after pediatric cardiopulmonary bypass. *Artif Organs* 31:571, 2007.
7. Eleven-year survival in the Veterans Administration randomized trial of coronary bypass surgery for stable angina. The Veterans Administration Coronary Artery Bypass Surgery Cooperative Study Group. *N Engl J Med* 311:1333, 1984.
8. Caracciolo EA, Davis KB, Sopko G, et al: Comparison of surgical and medical group survival in patients with left main equivalent coronary artery disease. Long-term CASS experience. *Circulation* 91:2335, 1995.
9. Varnauskas E: Twelve-year follow-up of survival in the randomized European Coronary Surgery Study. *N Engl J Med* 319:332, 1988.
10. Jones RH, Kesler K, Phillips HR 3rd, et al: Long-term survival benefits of coronary artery bypass grafting and percutaneous transluminal angioplasty in patients with coronary artery disease. *J Thorac Cardiovasc Surg* 111:1013, 1996.
11. Chaux A, Blanche C, Matloff JM, et al: Postinfarction ventricular septal defect. *Semin Thorac Cardiovasc Surg* 10:93, 1998.
12. Gruentzig AR: Percutaneous transluminal coronary angioplasty. *Semin Roentgenol* 16:152, 1981.
13. Comparison of coronary bypass surgery with angioplasty in patients with multivessel disease. The Bypass Angioplasty Revascularization Investigation (BARI) Investigators. *N Engl J Med* 335:217, 1996.
14. Abizaid A, Costa MA, Centemero M, et al: Clinical and economic impact of diabetes mellitus on percutaneous and surgical treatment of multivessel coronary disease patients: Insights from the Arterial Revascularization Therapy Study (ARTS) trial. *Circulation* 104:533, 2001.
15. Morice MC, Serruys PW, Sousa JE, et al: A randomized comparison of a sirolimus-eluting stent with a standard stent for coronary revascularization. *N Engl J Med* 346:1773, 2002.
16. Stettler C, Wandel S, Allemann S, et al: Outcomes associated with drug-eluting and bare-metal stents: A collaborative network meta-analysis. *Lancet* 370:937, 2007.
17. Hannan EL, Racz MJ, Walford G, et al: Long-term outcomes of coronary-artery bypass grafting versus stent implantation. *N Engl J Med* 352:2174, 2005.
18. Dion R, Etienne PY, Verhelst R, et al: Bilateral mammary grafting. Clinical, functional and angiographic assessment in 400 consecutive patients. *Eur J Cardiothorac Surg* 7:287; discussion 94, 1993.
19. Lytle BW, Cosgrove DM, Loop FD, et al: Perioperative risk of bilateral internal mammary artery grafting: analysis of 500 cases from 1971 to 1984. *Circulation* 74:III37, 1986.
20. Puskas JD, Thourani VH, Marshall JJ, et al: Clinical outcomes, angiographic patency, and resource utilization in 200 consecutive off-pump coronary bypass patients. *Ann Thorac Surg* 71:1477; discussion 83, 2001.
21. Kim KB, Lim C, Lee C, et al: Off-pump coronary artery bypass may decrease the patency of saphenous vein grafts. *Ann Thorac Surg* 72:S1033, 2001.
22. Sabik JF, Gillinov AM, Blackstone EH, et al: Does off-pump coronary surgery reduce morbidity and mortality? *J Thorac Cardiovasc Surg* 124:698, 2002.
23. Patel NC, Pullan DM, Fabri BM: Does off-pump total arterial revascularization without aortic manipulation influence neurological outcome? A study of 226 consecutive, unselected cases. *Heart Surg Forum* 5:28, 2002.
24. Calafiore AM, Di Mauro M, Canosa C, et al: Early and late outcome of myocardial revascularization with and without cardiopulmonary bypass in high risk patients (EuroSCORE > or = 6). *Eur J Cardiothorac Surg* 23:360, 2003.
25. Oliveira SA, Lisboa LA, Dallan LA, et al: Minimally invasive single-vessel coronary artery bypass with the internal thoracic artery and early postoperative angiography: Midterm results of a prospective study in 120 consecutive patients. *Ann Thorac Surg* 73:505, 2002.
26. Diegeler A, Thiele H, Falk V, et al: Comparison of stenting with minimally invasive bypass surgery for stenosis of the left anterior descending coronary artery. *N Engl J Med* 347:561, 2002.
27. Drenth DJ, Winter JB, Veeger NJ, et al: Minimally invasive coronary artery bypass grafting versus percutaneous transluminal coronary angioplasty with stenting in isolated high-grade stenosis of the proximal left anterior descending coronary artery: Six months' angiographic and clinical follow-up of a prospective randomized study. *J Thorac Cardiovasc Surg* 124:130, 2002.
28. Falk V, Walther T, Autschbach R, et al: Robot-assisted minimally invasive solo mitral valve operation. *J Thorac Cardiovasc Surg* 115:470, 1998.
29. Burkhoff D, Schmidt S, Schulman SP, et al: Transmyocardial laser revascularisation compared with continued medical therapy for treatment of refractory angina pectoris: A prospective randomised trial. ATLANTIC Investigators. Angina Treatments-Lasers and Normal Therapies in Comparison. *Lancet* 354:885, 1999.
30. Enriquez-Sarano M, Avierinos JF, Messika-Zeitoun D, et al: Quantitative determinants of the outcome of asymptomatic mitral regurgitation. *N Engl J Med* 352:875, 2005.
31. Chaliki HP, Mohty D, Avierinos JF, et al: Outcomes after aortic valve replacement in patients with severe aortic regurgitation and markedly reduced left ventricular function. *Circulation* 106:2687, 2002.
32. Grossi EA, Schwartz CF, Yu PJ, et al: High-risk aortic valve replacement: are the outcomes as bad as predicted? *Ann Thorac Surg* 85:102; discussion 7, 2008.
33. Jamieson WR, von Lipinski O, Miyagishima RT, et al: Performance of

bioprostheses and mechanical prostheses assessed by composites of valve-related complications to 15 years after mitral valve replacement. *J Thorac Cardiovasc Surg* 129:1301, 2005.

34. Jamieson WR, David TE, Feindel CM, et al: Performance of the Carpentier-Edwards SAV and Hancock-II porcine bioprostheses in aortic valve replacement. *J Heart Valve Dis* 11:424, 2002.

35. Butchart EG, Payne N, Li HH, et al: Better anticoagulation control improves survival after valve replacement. *J Thorac Cardiovasc Surg* 123:715, 2002.

36. Pibarot P, Dumesnil JG, Jobin J, et al: Hemodynamic and physical performance during maximal exercise in patients with an aortic bio-prosthetic valve: comparison of stentless versus stented bioprostheses. *J Am Coll Cardiol* 34:1609, 1999.

37. David TE, Pollick C, Bos J: Aortic valve replacement with stentless porcine aortic bioprosthesis. *J Thorac Cardiovasc Surg* 99:113, 1990.

38. Ross DN: Homograft replacement of the aortic valve. *Lancet* 2:487, 1962.

39. Barratt-Boyes BG: Homograft aortic valve replacement in aortic incompetence and stenosis. *Thorax* 19:131, 1964.

40. Carpentier A. Cardiac valve surgery—the "French correction." *J Thorac Cardiovasc Surg* 86:323, 1983.

41. Bonow RO, Carabello BA, Kanu C, et al: ACC/AHA 2006 guidelines for the management of patients with valvular heart disease: A report of the American College of Cardiology/American Heart Association Task Force on Practice Guidelines (writing committee to revise the 1998 Guidelines for the Management of Patients With Valvular Heart Disease): Developed in collaboration with the Society of Cardiovascular Anesthesiologists: Endorsed by the Society for Cardiovascular Angiography and Interventions and the Society of Thoracic Surgeons. *Circulation* 114:e84, 2006.

42. Enriquez-Sarano M: Timing of mitral valve surgery. *Heart* 87:79, 2002.

43. David TE, Ivanov J, Armstrong S, et al: Late outcomes of mitral valve repair for floppy valves: Implications for asymptomatic patients. *J Thorac Cardiovasc Surg* 125:1143, 2003.

44. Grossi EA, Galloway AC, Kallenbach K, et al: Early results of posterior leaflet folding plasty for mitral valve reconstruction. *Ann Thorac Surg* 65:1057, 1998.

45. David TE: Artificial chordae. *Semin Thorac Cardiovasc Surg* 16:161, 2004.

46. Gillinov AM, Cosgrove DM: Mitral valve repair for degenerative disease. *J Heart Valve Dis* 11:S15, 2002.

47. Choudhary SK, Dhareshwar J, Govil A, et al: Open mitral commissur-otomy in the current era: Indications, technique, and results. *Ann Thorac Surg* 75:41, 2003.

48. Antunes MJ, Vieira H, Ferrao de Oliveira J: Open mitral commissur-otomy: The 'golden standard.' *J Heart Valve Dis* 9:472, 2000.

49. Cardoso LF, Grinberg M, Rati MA, et al: Comparison between percutaneous balloon valvuloplasty and open commissurotomy for mitral stenosis. A prospective and randomized study. *Cardiology* 98:186, 2002.

50. Mohty D, Orszulak TA, Schaff HV, et al: Very long-term survival and durability of mitral valve repair for mitral valve prolapse. *Circulation* 104:I1, 2001.

51. Khan SS, Trento A, DeRobertis M, et al: Twenty-year comparison of tissue and mechanical valve replacement. *J Thorac Cardiovasc Surg* 122:257, 2001.

52. Galloway AC, Grossi EA, Bizekis CS, et al: Evolving techniques for mitral valve reconstruction. *Ann Surg* 236:288; discussion 93, 2002.

53. Braunberger E, Deloche A, Berrebi A, et al: Very long-term results (more than 20 years) of valve repair with carpentier's techniques in nonrheumatic mitral valve insufficiency. *Circulation* 104:I8, 2001.

54. Grossi EA, Galloway AC, Ribakove GH, et al: Impact of minimally invasive valvular heart surgery: A case-control study. *Ann Thorac Surg* 71:807, 2001.

55. Grossi EA, Zakow PK, Ribakove G, et al: Comparison of post-operative pain, stress response, and quality of life in port access vs. standard sternotomy coronary bypass patients. *Eur J Cardiothorac Surg* 16:S39, 1999.

56. Fucci C, Sandrelli L, Pardini A, et al: Improved results with mitral valve repair using new surgical techniques. *Eur J Cardiothorac Surg* 9:621; discussion 6, 1995.

57. Lorusso R, Fucci C, Pentiricci S, et al: "Double-orifice" technique to repair extensive mitral valve excision following acute endocarditis. *J Cardiac Surg* 13:24, 1998.

58. Chitwood WR Jr., Elbeery JR, Chapman WH, et al: Video-assisted minimally invasive mitral valve surgery: The "micro-mitral" operation. *J Thorac Cardiovasc Surg* 113:413, 1997.

59. Mohr FW, Falk V, Diegeler A, et al: Minimally invasive port-access mitral valve surgery. *J Thorac Cardiovasc Surg* 115:567; discussion 74, 1998.

60. Nifong LW, Chu VF, Bailey BM, et al: Robotic mitral valve repair: Experience with the da Vinci system. *Ann Thorac Surg* 75:438; discussion 43, 2003.

61. Green GR, Miller DC: Continuing dilemmas concerning aortic valve replacement in patients with advanced left ventricular systolic dysfunction. *J Heart Valve Dis* 6:562, 1997.

62. David TE, Feindel CM: An aortic valve-sparing operation for patients with aortic incompetence and aneurysm of the ascending aorta. *J Thorac Cardiovasc Surg* 103:617; discussion 22, 1992.

63. Sarsam MA, Yacoub M: Remodeling of the aortic valve anulus. *J Thorac Cardiovasc Surg* 105:435, 1993.

64. Casselman FP, Gillinov AM, Akhrass R, et al: Intermediate-term durability of bicuspid aortic valve repair for prolapsing leaflet. *Eur J Cardiothorac Surg* 15:302, 1999.

65. Paparella D, David TE, Armstrong S, et al: Mid-term results of the Ross procedure. *J Cardiac Surg* 16:338, 2001.

66. Gundry SR, Shattuck OH, Razzouk AJ, et al: Facile minimally invasive cardiac surgery via ministernotomy. *Ann Thorac Surg* 65:1100, 1998.

67. Sharony R, Grossi EA, Saunders PC, et al: Minimally invasive aortic valve surgery in the elderly: A case-control study. *Circulation* 108:II43, 2003.

68. Cosgrove DM 3rd, Sabik JF, Navia JL: Minimally invasive valve operations. *Ann Thorac Surg* 65:1535; discussion 8, 1998.

69. Byrne JG, Aranki SF, Couper GS, et al: Reoperative aortic valve replacement: partial upper hemisternotomy versus conventional full sternotomy. *J Thorac Cardiovasc Surg* 118:991, 1999.

70. Morrow AG, Fogarty TJ, Hannah H 3rd, et al: Operative treatment in idiopathic hypertrophic subaortic stenosis. Techniques, and the results of preoperative and postoperative clinical and hemodynamic assessments. *Circulation* 37:589, 1968.

71. Tribouilloy CM, Enriquez-Sarano M, Bailey KR, et al: Quantification of tricuspid regurgitation by measuring the width of the vena contracta with Doppler color flow imaging: A clinical study. *J Am Coll Cardiol* 36:472, 2000.

72. De Vega NG. [Selective, adjustable and permanent annuloplasty. An original technic for the treatment of tricuspid insufficiency]. *Rev Esp Cardiol* 25:555, 1972.

73. Carrier M, Hebert Y, Pellerin M, et al: Tricuspid valve replacement: An analysis of 25 years of experience at a single center. *Ann Thorac Surg* 75:47, 2003.

74. Kawano H, Oda T, Fukunaga S, et al: Tricuspid valve replacement with the St. Jude Medical valve: 19 years of experience. *Eur J Cardiothorac Surg* 18:565, 2000.

75. Galloway AC, Grossi EA, Baumann FG, et al: Multiple valve operation for advanced valvular heart disease: Results and risk factors in 513 patients. *J Am Coll Cardiol* 19:725, 1992.

76. Cowie MR, Mosterd A, Wood DA, et al: The epidemiology of heart failure. *Eur Heart J* 18:208, 1997.

77. Langenburg SE, Buchanan SA, Blackbourne LH, et al: Predicting survival after coronary revascularization for ischemic cardiomyopathy. *Ann Thorac Surg* 60:1193; discussion 6, 1995.

78. Chareonthaitawee P, Gersh BJ, Araoz PA, et al: Revascularization in severe left ventricular dysfunction: The role of viability testing. *J Am Coll Cardiol* 46:567, 2005.

79. Yamaguchi A, Ino T, Adachi H, et al: Left ventricular volume predicts postoperative course in patients with ischemic cardiomyopathy. *Ann Thorac Surg* 65:434, 1998.

80. Penicka M, Bartunek J, Lang O, et al: Severe left ventricular dyssyn-chrony is associated with poor prognosis in patients with moderate systolic heart failure undergoing coronary artery bypass grafting. *J Am Coll Cardiol* 50:1315, 2007.

81. Grigioni F, Enriquez-Sarano M, Zehr KJ, et al: Ischemic mitral regurgitation: Long-term outcome and prognostic implications with quantitative Doppler assessment. *Circulation* 103:1759, 2001.

82. Ellis SG, Whitlow PL, Raymond RE, et al: Impact of mitral regurgitation on long-term survival after percutaneous coronary intervention. *Am J Cardiol* 89:315, 2002.

83. Trichon BH, Glower DD, Shaw LK, et al: Survival after coronary revascularization, with and without mitral valve surgery, in patients

with ischemic mitral regurgitation. *Circulation* 108:II103, 2003.

84. Bax JJ, Braun J, Somer ST, et al: Restrictive annuloplasty and coronary revascularization in ischemic mitral regurgitation results in reverse left ventricular remodeling. *Circulation* 110:II103, 2004.

85. Acker MA, Bolling S, Shemin R, et al: Mitral valve surgery in heart failure: Insights from the Acorn Clinical Trial. *J Thorac Cardiovasc Surg* 132:568, 577.e1, 2006.

86. Jatene AD: Left ventricular aneurysmectomy. Resection or reconstruction. *J Thorac Cardiovasc Surg* 89:321, 1985.

87. Cooley DA: Ventricular endoaneurysmorrhaphy: A simplified repair for extensive postinfarction aneurysm. *J Cardiac Surg* 4:200, 1989.

88. Dor V, Saab M, Coste P, et al: Left ventricular aneurysm: A new surgical approach. *Thorac Cardiovasc Surg* 37:11, 1989.

89. Athanasuleas CL, Stanley AW Jr., Buckberg GD, et al: Surgical anterior ventricular endocardial restoration (SAVER) in the dilated remodeled ventricle after anterior myocardial infarction. RESTORE group. Reconstructive Endoventricular Surgery, returning Torsion Original Radius Elliptical Shape to the LV. *J Am Coll Cardiol* 37:1199, 2001.

90. Menicanti L, Castelvecchio S, Ranucci M, et al: Surgical therapy for ischemic heart failure: Single-center experience with surgical anterior ventricular restoration. *J Thorac Cardiovasc Surg* 134:433, 2007.

91. Grossi EA, Woo YJ, Schwartz CF, et al: Comparison of Coapsys annuloplasty and internal reduction mitral annuloplasty in the randomized treatment of functional ischemic mitral regurgitation: Impact on the left ventricle. *J Thorac Cardiovasc Surg* 131:1095, 2006.

92. Kang N, Edwards M, Larbalestier R: Preoperative intraaortic balloon pumps in high-risk patients undergoing open heart surgery. *Ann Thorac Surg* 72:54, 2001.

93. Meharwal ZS, Trehan N: Vascular complications of intra-aortic balloon insertion in patients undergoing coronary reavascularization: Analysis of 911 cases. *Eur J Cardiothorac Surg* 21:741, 2002.

94. Lietz K, Long JW, Kfoury AG, et al: Outcomes of left ventricular assist device implantation as destination therapy in the post-REMATCH era: Implications for patient selection. *Circulation* 116:497, 2007.

95. Samuels LE, Kaufman MS, Thomas MP, et al: Pharmacological criteria for ventricular assist device insertion following postcardiotomy shock: Experience with the Abiomed BVS system. *J Cardiac Surg* 14:288, 1999.

96. Rose EA, Gelijns AC, Moskowitz AJ, et al: Long-term mechanical left ventricular assistance for end-stage heart failure. *N Engl J Med* 345:1435, 2001.

97. Cox JL, Jaquiss RD, Schuessler RB, et al: Modification of the maze procedure for atrial flutter and atrial fibrillation. II. Surgical technique of the maze III procedure. *J Thorac Cardiovasc Surg* 110:485, 1995.

98. Cox JL, Ad N, Palazzo T: Impact of the maze procedure on the stroke rate in patients with atrial fibrillation. *J Thorac Cardiovasc Surg* 118:833, 1999.

99. Haissaguerre M, Jais P, Shah DC, et al: Spontaneous initiation of atrial fibrillation by ectopic beats originating in the pulmonary veins. *N Engl J Med* 339:659, 1998.

100. Pires LA, Abraham WT, Young JB, et al: Clinical predictors and timing of New York Heart Association class improvement with cardiac resynchronization therapy in patients with advanced chronic heart failure: Results from the Multicenter InSync Randomized Clinical Evaluation (MIRACLE) and Multicenter InSync ICD Randomized Clinical Evaluation (MIRACLE-ICD) trials. *Am Heart J* 151:837, 2006.

101. Klein H, Auricchio A, Reek S, et al: New primary prevention trials of sudden cardiac death in patients with left ventricular dysfunction: SCD-HEFT and MADIT-II. *Am J Cardiol* 83:91D, 1999.

102. Keeling IM, Oberwalder P, Anelli-Monti M, et al: Cardiac myxomas: 24 years of experience in 49 patients. *Eur J Cardiothorac Surg* 22:971, 2002.

103. Neragi-Miandoab S, Kim J, Vlahakes GJ: Malignant tumours of the heart: A review of tumour type, diagnosis and therapy. *Clin Oncol (R Coll Radiol)* 19:748, 2007.

胸主动脉瘤及主动脉夹层

Scott A. LeMaire, Kapil Sharma,
and Joseph S. Coselli

关键点

1. 主动脉瘤急诊修复的评价对于选择合适的处理方案是至关重要的。尽管较择期修复而言,急诊修复的手术风险更高,但是不恰当地拖延可能会导致死亡。
2. 主动脉瘤的外科修复是建立在仔细术前评估而制订的个体方案基础上的。如果可能的话,病人并发症的术前调整是非常重要的。
3. 有症状或直径>5.5cm的升主动脉瘤是手术指征。
4. 升主动脉夹层危及生命,应行急诊手术治疗。
5. 主动脉瘤的自然进程是持续性扩大及破裂。因此,规律的非侵入性影像学检查,作为长期观察计划,对于保证病人远期生存情况是必需的。
6. 尽管腔内修复简单胸降主动脉瘤已经得到认可,但是这种修复方式的远期生存情况尚未完全明确。
7. 随着外科辅助措施,例如选择性顺行脑灌注以及脑脊液引流的发展,复杂主动脉修复的并发症率已经明显降低。

主动脉解剖

主动脉由两个主要部分组成:主动脉近端和主动脉远端。而且其解剖特点不仅影响该处疾病的临床表现,也决定了治疗策略的选择(图 22-1)。主动脉近端部分包括升主动脉和主动脉弓。升主动脉起始于主动脉瓣,终止于无名动脉的起始部。升主动脉的第一部分是主动脉根部,包括主动脉瓣环和三个 Valsalva 窦,冠状动脉从其中的两个窦发出。主动脉根部在窦管交界部与升主动脉的管部相连接。头臂干分支发起于主动脉弓。主动脉远端部分包括胸降主动脉和腹主动脉。胸降主动脉从左锁骨下动脉开始,延伸至膈肌裂孔,并在此处与腹主动脉相接。胸降主动脉发出众多分支和食管分支,以及部分肋间动脉分支,以保证脊髓供血。

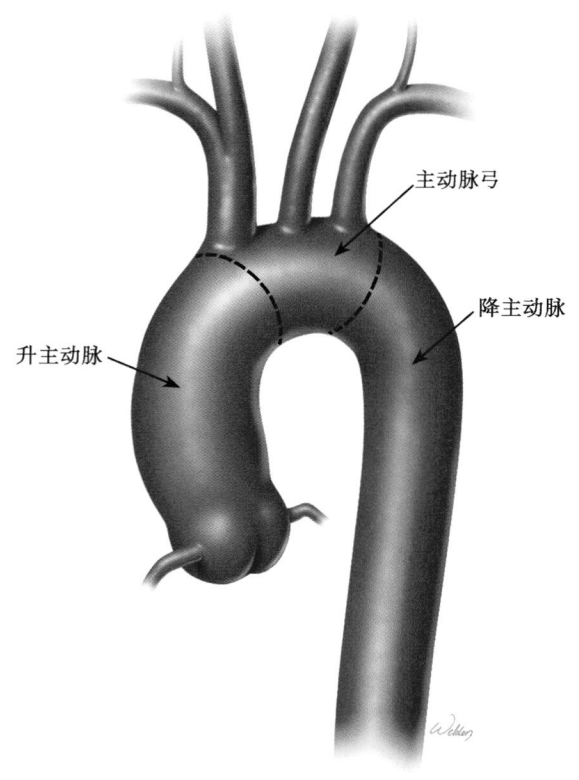

图 22-1　正常胸主动脉解剖图解。三大分支血管发自于主动脉弓,并作为主动脉弓的定位标志。升主动脉位于无名动脉的近端,而降主动脉则在左锁骨下动脉的远端

胸主动脉的血流量比其他任何血管中的压力都要高出许多。因此,任何影响胸主动脉完整性的疾病,例如主动脉夹层、动脉瘤破裂或者外伤性损伤,都可以引起灾难性的后果。

历史上,由于其严重的并发症及死亡率,外科手术修复一直是惊人之举。在修复中实施脑保护和脊髓保护的策略也成为避免出现毁灭性并发症的重点。近几年以来,在某些病人中实施胸主动脉疾病的腔内修复策略成为可被接受的事实,而较传统策略相比有着更少的不良后果。

胸主动脉瘤

胸主动脉瘤被定义为超过正常解剖直径水平 50% 的恒久、固定的动脉扩张[1]。胸主动脉瘤的年发病率估计为 5.9/100 000 人[2]。主动脉瘤病人的临床表现、治疗方法和治疗效果因其发病原因及病变累及部位不同而相异。胸主动脉瘤的病因包括主动脉壁退行性病变、主动脉夹层、主动脉炎、感染和外伤。动脉瘤可以局限于单一的动脉部分,也可以包括多个部分。例如,胸腹主动脉瘤包括胸降主动脉和腹主动脉。在更多的特例中,整个主动脉都发生瘤样病变,这种情况通常称为巨型主动脉。

主动脉瘤可以分为"真性"和"假性"。真性动脉瘤分为两种类型:梭状的以及囊状的动脉瘤。梭状动脉瘤更常见,而且是动脉的系统性扩张;囊状动脉瘤位于动脉外层。假性动脉瘤(pseudoaneurysms)是主动脉外层的瘢痕组织包裹由主动脉壁渗出的血液而形成的。

胸主动脉动脉瘤逐渐扩张,并最终引起严重的并发症,包括足以致命的破裂。因此,除病情极差的患者外均应积极治疗。较小的、无症状的胸主动脉瘤,特别是在高外科风险的病人中,可进行随访,并且若出现症状或并发症的加重,或者出现瘤体进行性扩大时,则应进行外科治疗。对于较小的、无症状的动脉瘤病人,严格控制血压是最基本的医疗措施。

在无症状的但主动脉直径扩张大于正常直径(通常为5~6cm)至少两倍的病人进行选择性切除合并血管置换。在合并心肺疾病而且预期生存极低的高手术风险的病人中,择期修复则成为禁忌,例如恶性肿瘤病人等。对于任何怀疑动脉瘤破裂的病人,均应实施急诊手术治疗。

患有胸主动脉瘤的病人,通常会在动脉的其他部位合并动脉瘤的发生。胸主动脉瘤修复后的常见死亡原因是其他位置动脉瘤的破裂。因此,对于多部位的动脉瘤施行阶段修复是必需的。在任何大型手术中,针对合并疾病和后续的医疗优化进行细心的术前评估,对于外科治疗的成功是至关重要的。

腔内支架术是对降主动脉瘤传统开放修复的一种改革。这种治疗的选择必须满足特定的解剖标准,包括在瘤体的远端和近端必须有至少 2cm 的正常动脉组织以进行附着。尽管对于远期疗效尚缺乏相关数据,但是降主动脉瘤的腔内支架术,已经成为一种可接受的措施,并有着优良的中期疗效。

病因及病理

一般情况

正常的主动脉因其中层而具有弹性和伸展能力,而中层包涵 45~50 种弹性纤维层、胶原层、平滑肌细胞以及基质。弹性纤维在降主动脉中含量最高,其具有顺应性,并且自降主动脉向着腹主动脉而逐渐减少。动脉基质的维持需要在平滑肌细胞、巨噬细胞、蛋白酶和蛋白酶抑制剂之间进行复杂的物质交换,任何改变这种精妙平衡的情况都可以引起主动脉疾病。

胸主动脉瘤有多种的病因(表 22-1)。尽管这些不同的病理过程在生物机制和组织学上都不相同,但是它们都可以导致相同的进行性动脉扩张和最终破裂。

表 22-1	胸主动脉瘤的病因

不典型中层退行性变
主动脉夹层
基因失调
　　马方综合征
　　Ehlers-Danlos 综合征
　　Loeys-Dietz 综合征
　　家族性动脉瘤
　　先天性主动脉瓣二瓣化
狭窄后扩张
感染
动脉炎
　　高安动脉炎
　　巨细胞动脉炎
　　风湿性动脉炎
外伤

　　血流动力学因素对主动脉过程有明确的影响。根据拉普拉斯定律（张力＝压力×半径），直径扩张已经主动脉壁张增加，形成了一种恶性循环。紊乱的血流同样被认为是一种影响因素。例如，主动脉的狭窄后扩张，会在一部分主动脉瓣狭窄或者胸降主动脉缩窄的病人中发生。但是，血流动力学紊乱只是这一复杂机制中的一种因素。

　　动脉粥样硬化通常被认为是胸主动脉瘤的病因。但是尽管动脉粥样硬化性疾病通常可以在主动脉瘤中同时发生，但是动脉粥样硬化作为动脉瘤病因的这一观念已经受到挑战。在胸主动脉瘤中，动脉粥样硬化是一种并行发展的疾病，而非其根本病因。

　　腹主动脉瘤的病理学研究已经延伸至动脉壁退行性变和扩张的分子学机制领域。例如，蛋白水解酶（如金属基质蛋白酶）及其抑制剂之间的失衡，可以导致腹主动脉瘤的形成。在此基础上，目前的研究正在尝试明确是否在胸主动脉疾病中也同样有类似的炎症和蛋白水解机制，以此来试图明确药理学治疗的蛋白分子靶位。

不典型中层退行性变

　　不典型中层退行性变是胸主动脉疾病最常见的病因。在主动脉的逐渐老化进程中，轻微的中层退行性变的组织学发现弹力纤维的断裂和平滑肌细胞的消失。但是，中层退行性变的进行性的加速形式导致主动脉壁的进行性薄弱，动脉瘤形成，最终的夹层，破裂或者两者共存。中层退行性疾病的根本病因目前尚未明确。

主动脉夹层

　　主动脉夹层通常由于主动脉内膜的撕裂而发生，使得中层出现进行性的分离并在主动脉形成两个腔。这种情况严重削弱了外膜。作为影响主动脉的最严重的常见病变，夹层成为胸主动脉瘤主要的、明确的病因，并且将在本章的后半部分进行详细的讨论。

基因失调

　　马方综合征　马方综合征是一种常染色体显性基因失调疾病，因特定连接组织缺失而导致动脉瘤的形成。患有马方综合征的病人有着特殊的表现型，包括高大身材、高腭穹、关节活动过度、晶状体失调、二尖瓣脱垂和主动脉瘤。因为弹力纤维的断裂以及大量黏多糖的沉积（以往称为囊性中层退行性变）而主动脉壁变得薄弱。马方综合征的病人位于 15 号染色体长臂上的纤维蛋白基因发生变异。传统保守的观点认为，细胞外基质的异常纤维化减弱了主动脉壁连接组织的力量，并且产生异常的弹性，使得主动脉在因左室射血产生血管壁张力的影响下产生扩张[3]。最新的证据表明，因异常纤维环产生的转移生长因子 β（TGF-β）激活的增加，造成了主动脉壁基质退行性变[4]。75%～85% 的马方综合征病人患有升主动脉扩张和主动脉环扩张（主动脉窦和瓣环的扩张）[5]。这种主动脉异常改变是在马方综合征病人的死亡原因中是最常见的[6]。马方综合征通常与主动脉夹层的发生相关联。

　　Ehlers-Danlos 综合征　Ehlers-Danlos 综合征包括遗传性的连接组织胶原合成功能失调。不同的亚型表现为不同的胶原合成缺陷水平。血管型 Ehlers-Danlos 综合征是 Ⅲ 型胶原合成常染色体结构的缺失，可以出现威胁生命的心血管表现。自发的动脉破裂，通常在肠系膜血管，在此类病人中是最常见的死亡原因。胸主动脉瘤和夹层在 Ehlers-Danlos 综合征中并不常见，但是一旦其发生，那么在 Ehlers-Danlos 综合征病人中就表现为具有特别挑战的外科难题，因其减弱了主动脉组织的完整性。

　　Loeys-Dietz 综合征　对 Loeys-Dietz 综合征的最新描述是，其与马方综合征的表现型是不同的。它是一种广泛累及其他系统的瘤样综合征。Loeys-Dietz 综合征是一种侵袭性的常染色体疾病，并区别于动脉迂曲和动脉瘤，表现为器官过距（眼距增宽）、腭垂裂或腭裂。它是由于编码 TGF-β 的，而不是原纤蛋白 1 的基因发生了杂合变异[7,8]。

　　家族性动脉瘤　以往描述的家族遗传性的连接组织缺失同样可以影响基因环境而引起胸主动脉瘤。事实上，估计至少 29% 的胸主动脉瘤和夹层的病人有着遗传因素。所涉及的变异包括常染色体遗传的外显率降低和变异表达。迄今，变异所涉及的 TGF-β 受体 2（TGFβ R2），β-肌浆球蛋白重链（MYH11）和 α-平滑肌细胞肌动蛋白（ACTA2）基因，已经被定义为家族性胸主动脉瘤和夹层的病因。另外，在 5 号和 11 号染色体上的两个基因座，同样参与这样的疾病过程，但是相关的基因尚被未明确确定[9]。

　　先天性主动脉瓣二瓣化　主动脉瓣二瓣化是最常见的心脏和大血管先天性畸形改变，在美国人中发病率高达 2%[10]。与普通三瓣化主动脉瓣的病人相比，二瓣化主动脉瓣的病人出现升主动脉瘤的几率增加，而且通常有更快的主动脉扩张速率[11]。50%～70% 的主动脉瓣二瓣化成人，但无严重的瓣膜功能失调，超声检测均有主动脉扩张[12,13]。这样的扩张通常局限于升主动脉和根部[14]。扩张通常在弓部而很少在降主动脉和腹主动脉。另外，主动脉夹层在二瓣化的病人中较普通人群的发病率要高 10 倍之多[15]。近期的发现表明，主动脉瓣二瓣化伴发的动脉瘤病人与三瓣化的病人有着不同的病理原因[16]。

　　对于主动脉瓣二瓣化病人伴发动脉瘤形成的准确机制仍有争议。最主要的两个理论假设扩张是由于主动脉壁基质的先天性缺陷导致进行性退变引起，或是由于通过病变瓣膜的紊乱血流导致进行性血流动力学改变引起。似乎两者所提出的机制都包括：主动脉二瓣化的病人有先天性连接组织异常，有着主动脉瘤形成的倾向,尤其在通过畸形瓣膜的慢性紊乱血流出现时。

作为理论支持,由于血管基质重塑,主动脉壁结构弱化的动脉瘤,证据表明在主动脉瓣二瓣化的病人中,主动脉中层的原纤蛋白 1 量明显降低,而基质金属蛋白酶活性明显增高[16~18]。近些年,越来越多的临床研究支持主动脉壁脆性,而非紊乱血流,是这些病人中动脉扩张的主要机制这一理论。例如,一项研究表明,在置换二瓣化的主动脉瓣后,不消除血流动力学障碍的影响,主动脉出现了进行性扩张[19]。另外,一些研究发现了这种情况的遗传因素的证据[20~22]。

感染

因主动脉壁感染而导致动脉瘤形成的情况是少见的。尽管这些病变被称为真菌性动脉瘤,病原体通常是细菌而不是真菌。主动脉壁的细菌感染可能源于细菌性心内膜炎,主动脉喷射性病变导致的内皮损伤,或者在已存在动脉瘤中感染层流血块的延伸。最常见的病原体是金黄色葡萄球菌、表皮葡萄球菌、沙门菌和链球菌[23,24]。与引起胸主动脉梭形瘤改变的其他病因不同,感染通常引起囊性的动脉瘤改变并且局限于感染过程所破坏的主动脉组织处。

尽管梅毒曾是升主动脉瘤最常见的病因,但是由于有效抗生素治疗的出现使得梅毒性动脉瘤在发达国家几乎绝迹。但是,在另一些国家,梅毒性动脉瘤仍然是主要的发病和死亡原因。梅毒螺旋体引起血管滋养管的闭塞性动脉内膜炎,导致中层缺血以及主动脉壁弹力纤维和肌肉元素的缺失。升主动脉和主动脉弓是最常累及的部位。20 世纪 80 年代,HIV 感染的出现是与 HIV 阳性和阴性病人中感染梅毒的大量增加相关的。因为梅毒性动脉炎通常在初次感染 10~30 年后才表现,相应的动脉瘤的发病率可能在不远的将来有所增加。

主动脉炎

在已患有退行性胸主动脉瘤的病人中,局部的透壁性感染和随后的纤维化可以进一步发展。浓厚的主动脉渗透是由于淋巴细胞、浆细胞和巨细胞的纤维化。引起强烈炎症反应的原因仍未知。尽管严重的炎症是一种累积的问题而不是基本原因,但其在动脉瘤中出现可使主动脉壁更薄弱而且使沉淀物扩张。

系统性自发免疫失调同样可以引起胸主动脉炎。主动脉高安动脉炎通常造成与严重的内膜增厚相关的阻塞性病变,但是相关的中层坏死可以导致动脉瘤的形成。在巨细胞动脉炎(颞动脉炎)的病人中,肉芽肿性炎症可能引起动脉壁全层的增厚,引起内膜增厚和中层的破坏。风湿性动脉炎是不常见的系统性疾病,其与风湿性关节炎和强直性脊柱炎相关。中层炎症和纤维化的结果可以影响主动脉根部,造成瓣环扩张,主动脉瓣反流和升主动脉瘤的形成。

假性动脉瘤

胸主动脉假性动脉瘤通常表现为慢性的渗漏,并被周围组织和纤维组织所包裹。顾名思义,假性动脉瘤并不具有完整的主动脉组织,而其瘤壁是由血栓和相关的纤维组织所构成。假性动脉瘤可由主动脉壁基础缺失发展而来(例如,创伤后或被包裹的动脉瘤破裂)或者由心血管手术后的吻合漏造成。术后假性动脉瘤可以是由技术问题或原始主动脉组织、植入材料或缝线的退化所造成。组织退化通常与进展的退行性变或感染相关。植入材料和外科技术的提高可以减少胸主动脉瘤的发生风险。

自然病程

对胸主动脉瘤的处理决定是以我们目前对其自然史的理解为依据的,经典的观点是进展性的主动脉扩张和最终的夹层,破裂或两者兼备。Elefteriades 基于 1600 例胸主动脉瘤病人的数据分析帮助我们量化了这些常见的危险因素。如预期的那样,主动脉直径是破裂、夹层和死亡率的强烈预测因子。对于直径>6cm 的胸主动脉瘤,灾难性并发症的年发病率分别是破裂 3.6%,夹层 3.7%,以及死亡 10.8%。预期并发症明显增加的临界直径,在升主动脉瘤为 6.0cm,胸降主动脉瘤为 7.0cm;到达这些直径范围,发生破裂的响应风险分别为 31% 和 43%[26]。

特定类型的动脉瘤发生延伸和破裂有着逐渐增加的倾向。例如,马方综合征病人的动脉瘤相比较非马方相关性动脉瘤,在较小直径时的扩张速率更快,而且更易发生破裂。在外科手术处理主动脉瘤的年代以前,这一侵袭性主动脉疾病的预期寿命,对于马方综合征病人是 32 岁;主动脉根部并发症导致大部分的死亡[27]。囊性动脉瘤,通常与主动脉感染相关,并且只累及主动脉上一些小而分散的部分,较梭形动脉瘤生长趋势更快,而后者与广泛的退行性变相关并且影响主动脉上更大的部分。

一种常见的临床现象应引起特别的注意。中度升主动脉扩张(也就是 4~5cm)通常在主动脉瓣置换或冠状动脉旁路手术中遇到。这种升主动脉扩张的自然史已经在一些研究中所定义。Michel 等[28]研究了在行主动脉瓣置换是发现升主动脉直径>4cm 的病人;25% 的病人需要进行再次手术置换升主动脉。Prenger 等[29]报道了在主动脉置换术中,发现主动脉直径>5cm 的病人中 27% 的人发生了主动脉夹层。

临床表现

大多数胸主动脉瘤的病人中,动脉瘤是在与并不相关的疾病的影像学检查时所发现的。因此,病人在做出诊断时通常是无症状的。但是最初并未检测出的胸主动脉瘤,最终将引起与病变累及相应主动脉部位相关的症状和体征。这些动脉瘤在表现上有着广泛的变异,包括对邻近组织的压迫或侵犯,主动脉瓣反流,末端栓塞和破裂。

局部压迫和侵犯

最初,动脉瘤对邻近组织的扩张和侵犯引起轻微的慢性疼痛。升主动脉瘤病人中最常见的症状是前胸部的不适;疼痛通常局限在心前区但是可能放射到颈部和下颌,类似于心绞痛。升主动脉和主动脉弓动脉瘤可以引起与上腔静脉、肺动脉、呼吸道或者胸骨受压迫相关的症状。这些动脉瘤很少侵犯上腔静脉或右心房,引起急性高输出量心力衰竭。主动脉弓远端膨胀可以延伸至喉神经,可以导致左声带麻痹和声嘶。降主动脉和胸腹主动脉瘤通常引起局限于肩胛骨之间的后背疼痛。当动脉瘤占满动脉间隙的范围时,可能引起背后中部以及上腹部的疼痛。胸椎或腰椎体的侵犯特殊表现为严重的慢性后背疼痛;典型的病例可以表现为因脊髓压迫产生的脊髓稳定性和神经性障碍。尽管真菌性动脉瘤有特定的破坏椎体的倾向,脊髓侵犯同样发生在退行性动脉瘤。胸降主动脉瘤可能导致不同程度的气道梗阻,表现为咳嗽、哮喘、喘鸣或肺炎;肺或气道侵犯表现为咯血;食管压迫和侵犯可分别导致吞咽困难和呕血。胸腹主动脉瘤若已侵犯肠壁可以引起消化道梗阻,消化道出血。因肝脏或肝门压迫引起的黄疸并不常见。下腔静脉侵犯或髂静脉的侵犯表现为腹部扩散,脉压增大,水肿和心力衰竭。

主动脉瓣反流

升主动脉瘤可以引起主动脉瓣连接部移位和瓣环的扩张。主动脉瓣受累变形导致进展性的主动脉瓣反流。因为容量过载,心脏重建并逐渐扩大。这种情况下的病人可能表现为进行性心力衰竭、脉压增大和舒张期杂音。

远端栓塞

胸主动脉瘤,特别是累及降主动脉和胸腹主动脉,通常伴有易碎的、粥样硬化斑块和附壁血栓。这些随便可能阻塞远端,引起内脏、肾脏或远端分支的阻塞或血栓。

破裂

胸主动脉瘤破裂的病人,通常表现为前胸部(升主动脉)、上背部或左胸部(胸降主动脉)或左腹部(胸腹主动脉)突发的严重疼痛。当升主动脉瘤破裂时,血液通常流入心包腔内,引起急性的心脏压塞和死亡。胸降主动脉瘤破裂进入胸膜腔,引起联合性的失血性休克和呼吸窘迫。体外破裂较少见,囊性的梅毒性动脉瘤在侵犯胸骨后可出现破在体外。

诊断性评价

尽管特殊的症状和体征表现可以高度支持胸主动脉瘤的诊断,但是对动脉瘤的诊断和描述需要影像学检查。为了明确诊断,影像学检查提供了治疗方案选择的关键信息。对于胸主动脉和胸腹主动脉瘤的最佳影像学技术,因影像设备和经验的不同,而具有机构特殊性和不同。

平片摄影

胸部、腹部或脊柱的平片摄影通常可以提供足够的信息来支持最初的胸主动脉瘤的诊断。升主动脉瘤表现为凸向心影右侧的阴影。在侧位观,由于胸骨后间隙的消失,升主动脉瘤表现为向前的凸出。动脉瘤可能因为延伸和迂曲而不易辨认[30]。意识到在胸主动脉瘤病人胸部 X 线片(CXRs)通常表现为正常,但是并不能排除动脉瘤的诊断是重要的。例如,主动脉根部瘤,通常隐藏在心影里。清晰的 CXRs 可以显示在右上纵隔内的凸起,胸骨后间隙的消失,或者胸降主动脉影的增宽,这些都高度提示动脉瘤壁扩张后的钙化轮廓。在标准的后前位或侧位片上,主动脉钙化同样可以在上腹部看到(图22-2)。一旦在平片上发现胸主动脉瘤,必须进行进一步的检查以明确病变累及的主动脉范围。

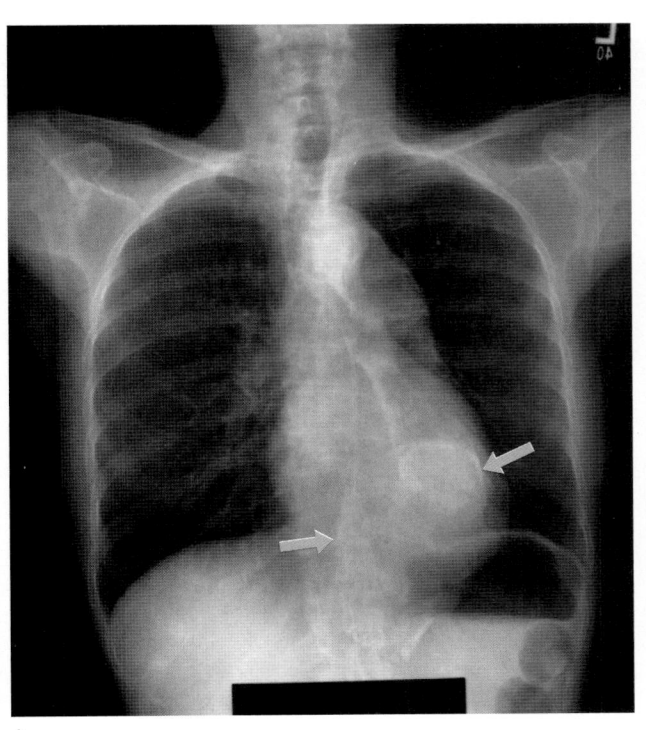

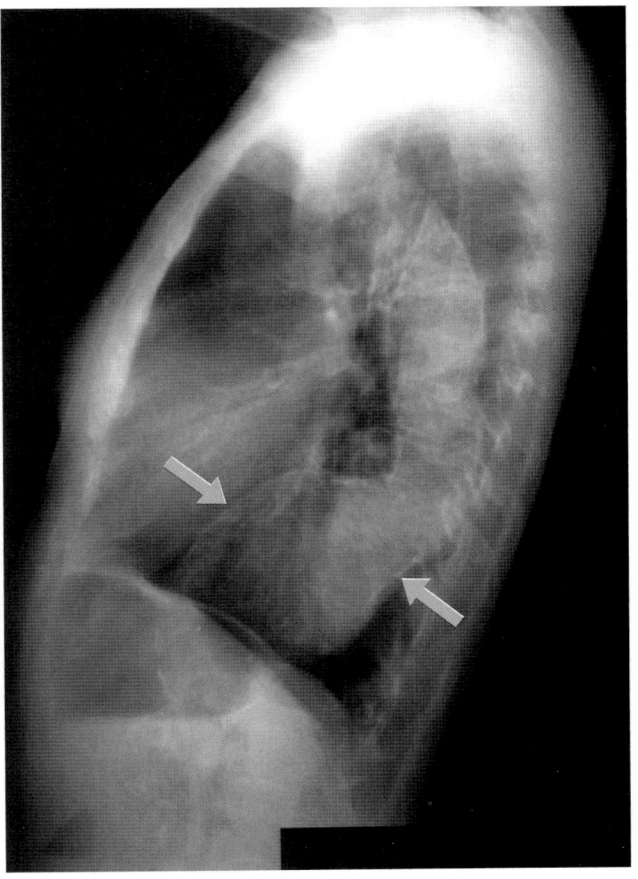

图 22-2　胸部 X 线片显示胸腹主动脉瘤的主动脉壁钙化边缘(箭头处)。**A.** 后前位观。**B.** 侧位观

超声检查

尽管在评价肾下的腹主动脉瘤中很有用,但是标准的腹部超声并不用做胸主动脉的检测。在肾下腹主动脉瘤的超声评价中,假如在肾动脉水平并不能确认有明确的瘤颈,那么可能累及胸腹主动脉的诊断则应怀疑,并需要其他的影像学检查来明确。

超声心动图

升主动脉瘤通常是因病人有主动脉瓣反流的症状或体征而进行超声心动图检查时发现的。经胸和经食管超声心动图都可以提供良好的升主动脉和主动脉根部的成像[31]。经食管超声心动图(TEE)同样可以提供胸降主动脉的成像,但是对主动脉弓的评估并不理想(被气管支气管树内的气体所遮挡)。有效的超声心动图,在获得足够的影像和解释图像方面都要求相当的技术。这样的显像模式在评价心脏功能和显示其他可能出现的畸形上有更多的好处。

计算机断层扫描(CT)

CT 应用广泛,并且提供整个胸腹主动脉的成像。因此,CT 在评价胸主动脉瘤中是最常用的,而且可以说是最有效的图像模式[32]。多维图像的重建和三维主动脉重建已广泛应用。除了做出诊断之外,CT 还提供了瘤体位置、范围、解剖异常和主要分支血管的关系。CT 在测量主动脉绝对直径上非常有用,特别是在有层状血块出现时。对比度增强 CT 提供关于主动脉腔的信息,可以检测附壁血栓,主动脉夹层,感染性主动脉纤维化,以及由于所含动脉破裂而造成的纵隔或腹膜后血肿。对比剂增强 CT 最主要的不足是在高风险的病人(例如病人有已存在的肾脏疾病或糖尿病)中出现造影剂相关的急性肾衰竭[33]。如果可能的话,手术应在造影 1 天以后施行,以监测肾脏功能并利于造影剂经尿液排出。如果肾功能不全出现或者恶化,手术应延期至伸张功能恢复正常或稳定后。

磁共振血管造影(MRA)

MRA 已经广泛地应用并且可以方便地进行整个主动脉的成像。这种模式可以提供类似于对比剂增强 CT 的成像效果,但不必要暴露在电离辐射下。而且,MRA 提供分支血管细节的良好成像,在检测分支血管狭窄上非常有用[34]。目前 MRA 的局限包括高价格和人造磁性物质的磁化系数。并且,一些研究表明,钆—MRA 的对比剂可能与晚期肾功能不全病人出现肾源性的系统纤维化和急性肾衰竭相关[35]。而且,MRA 环境对于大多危重病人并不适合。

主动脉造影及心导管检查

尽管到近期为止,诊断性主动脉造影被认为是评价胸主动脉疾病的金标准,但是 CT 和 MRA 在很大程度上替代着这一检查。技术性的改进使得 CT 和 MRA 可以提供优良的主动脉成像,并且相比于导管相关的检查可引起较少的并发症,所以 CT 和 MRA 目前被视为金标准。因此,目前在胸主动脉疾病的病人中,进行诊断性血管造影的作用有所局限。但是腔内治疗的出现为基于导管的血管成像技术提供了新的作用,因为腔内血管造影是腔内操作的重要组成部分。

在选择性的病例中,当其他类型的检查成为禁忌或者并没有提供满意的结果时,主动脉造影被用来获得重要的信息。例如,在计划进行外科手术时,对于头臂动脉、内脏、肾脏或者髂动脉的阻塞部位是有用的;如果其他影像学检查并没有提供适当的细节,主动脉造影片可以获得病人分支血管的阻塞病变。

与标准的主动脉成像不同,心导管检查在诊断和术前计划方面,特别是在升主动脉受累的病人中起着主要的作用。近端主动脉成像不仅可以显示冠状动脉和左心室功能的情况,而且可以显示主动脉瓣反流的程度,主动脉根部包括的范围,冠状动脉开口位移,以及动脉瘤和主动脉弓分支血管的关系。

基于导管的诊断性研究取得的信息价值应该与这一研究的应用限制和可能的并发症相当。主动脉造影的一个关键的限制是其仅能进行腔内成像,而可能低估了包含层状血栓的巨大动脉瘤的尺寸。腔内导管操作可能导致层状血栓或粥样硬化斑块的栓塞现象。近端主动脉造影有着 0.6% ~ 1.2% 的卒中的风险。其他的风险包括造影剂过敏,医源性主动脉夹层,动脉穿刺部位的出血。而且在巨大动脉瘤中注入大剂量的造影剂以充分显像可能产生严重的肾脏毒性。为了最大程度地降低造影剂肾损害的风险,病人术前静脉滴注液以发挥水合作用,甘露醇利尿,以及乙酰半胱氨酸[36,37]。与对比度增强 CT 相同,手术应在造影检查一天以后施行以保证肾脏功能稳定或恢复至基础水平。

治疗

确定恰当的治疗

当检查发现胸主动脉瘤时,特别是对于无症状的病人,应从病人教育开始进行管理。详细地收集病史,体格检查,并对医疗记录进行系统回顾,以明确地评价病人的阴性及阳性症状和体征,而无论病人是否最初否认相关症状。类似马方综合征这样的基因疾病的体征应进行彻底回顾。假如符合基因疾病的临床表现,那么应进行相应的实验室检查。这一类型的基因疾病最好是在专门的心脏中心进行处理,因其可以进行合适的随诊。对于无症状的病人进行监测 CT 扫描和积极地控制血压在最初管理中是重要的。当病人出现症状,或其动脉瘤生长至特定的大小事,病人则具有手术适应证。

本书最近的版本出版时,胸主动脉瘤的腔内治疗已经成为可接受的处理方式。尽管它在近端主动脉疾病和胸腹主动脉瘤治疗中的作用仍然处于试验阶段,但是腔内支架治疗孤立性胸降主动脉瘤已经通过了食品及药物管理局(Food and Drug Administration,FDA)的认可。对于累及近端主动脉的动脉瘤和胸腹主动脉瘤,开放性手术仍然是治疗的金标准和最佳选择。

确定病变范围及严重程度

在评估胸主动脉瘤、决定治疗策略,并计划必需的进程时,进行连续性 CT 扫描是决定性的。同时,应注意到胸主动脉瘤的病人通常伴有远端的动脉瘤[2]。在这些病例中,应优先处理最危险的病变位置。很多病人需要进行阶段性手术以完整修复广泛累及升主动脉、主动脉弓和胸降主动脉或胸腹主动脉的动脉瘤[38]。当降主动脉部分不成比例地扩大(相比如近端主动脉)且不引起相应症状时,应先进行近端主动脉的修复。这种方法最重要的好处是在初次手术中可以处理瓣膜和冠状动脉闭塞性疾病。

近端主动脉瘤(左锁骨下动脉近端)通常进行正中开胸的方式进行处理。累及胸降主动脉的动脉瘤则行左侧胸部切口,除非病变满足特定的腔内治疗条件。CT 扫描可以显示主动脉钙化和腔内血栓的详细信息。这些信息对于外科操作过程中防止栓塞是重要的。

手术适应证 修复胸主动脉瘤以避免致命的破裂。因此,在早期讨论自然病史的基础上,当升主动脉瘤直径>5.5cm,胸降主动脉瘤直径>6.5cm,或每年扩张率>1cm 时,进行择期手术治疗[25,39]。当病人有连接组织障碍,如马方综合征和 Loeys-Dietz 综合征时,对于动脉瘤大小和生长率的手术要求则降低(升主动脉为 5.0cm,胸降主动脉为 6.0cm)。小的升主动脉瘤(4.0~5.5cm)伴有严重的主动脉瓣反流时,同样需要进行修复。

有无临床表现是确定手术时机的一个主要因素。许多病人在就诊时是无症状的,所以,有充足的时间进行充分的术前评估并改善病人的健康状况,例如戒烟及其他有益的行为。相比而言,有症状而就诊的病人可能需要紧急手术。有症状的病人发生破裂的风险在进行性地增加,并且需要迅速评估。已知的动脉瘤病人出现新发的疼痛症状应特别关注,因为这可能提示严重的扩张、渗漏或者即将发生的破裂。因为急诊手术结果不如择期处理的结果,所以急诊处理仅适用于发生破裂或并发急性夹层的病人[40]。

开放手术修复与腔内修复的比较 如前所述,对部分病人施行胸主动脉瘤的腔内修复已经成为可接受的选择,尤其是对于患有孤立性退行性变的胸降主动脉瘤的病人。腔内修复为了得到最佳的结果,必须满足部分解剖条件。其一,瘤体近端和远端瘤颈的直径必须满足恰当的封闭条件。同样,瘤体近端和远端瘤颈必须有至少 20mm 的长度以恰当地进行封闭的附着。因此,近端和远端的限制性结构分别是头臂干血管和腹腔干。这种治疗方法的另一解剖限制是血管通路:股动脉和髂动脉有足够的直径通过大的导管和展开覆膜支架。偶尔,因为远端通路的不足,"分支血管"需要通过腹膜后切口在髂动脉进行吻合。当这些解剖条件都不能满足时,则应选择开放性手术治疗。腔内治疗已经尝试扩展至主动脉弓及胸腹主动脉瘤。这种类型的纯粹腔内修复的报道仍较少。对于累及主动脉弓分支血管或腹主动脉中内脏血管的动脉瘤腔内及杂交修复方式,仍然在试验阶段。图 22-3 展示了胸降主动脉瘤的处理原则。

对于高龄和严重并发症的病人,采用腔内修复比传统的开放手术修复获益更多。胸降主动脉瘤的开放手术修复可能导致严重的肺部并发症。因此,边缘肺储备的病人可能更适合于应用腔内或杂交修复。相比而言,患有严重血管内动脉粥样硬化的病人最好选择开放性手术,因为施行导管介入会有血栓和卒中的风险。同样,患有连接组织疾病的病人应施行开放手术,而不论是否有腔内修复的适应证。对于连接组织疾病施行腔内修复的局限性,可能主要是因为进行性地扩张,覆膜支架移动和支架周围渗漏。

术前评估及准备

已知围术期并发症对病情的影响,仔细的术前生理储备评估对评价手术风险是重要的。因此,大多数病人应在进行择期手术前进行彻底地评估——重点是心脏、肺以及肾脏功能[41,42]。

心脏功能评估 胸主动脉瘤病人常合并冠状动脉疾病,并且与导致术后早期和晚期的死亡紧密相关。相似地,在计划

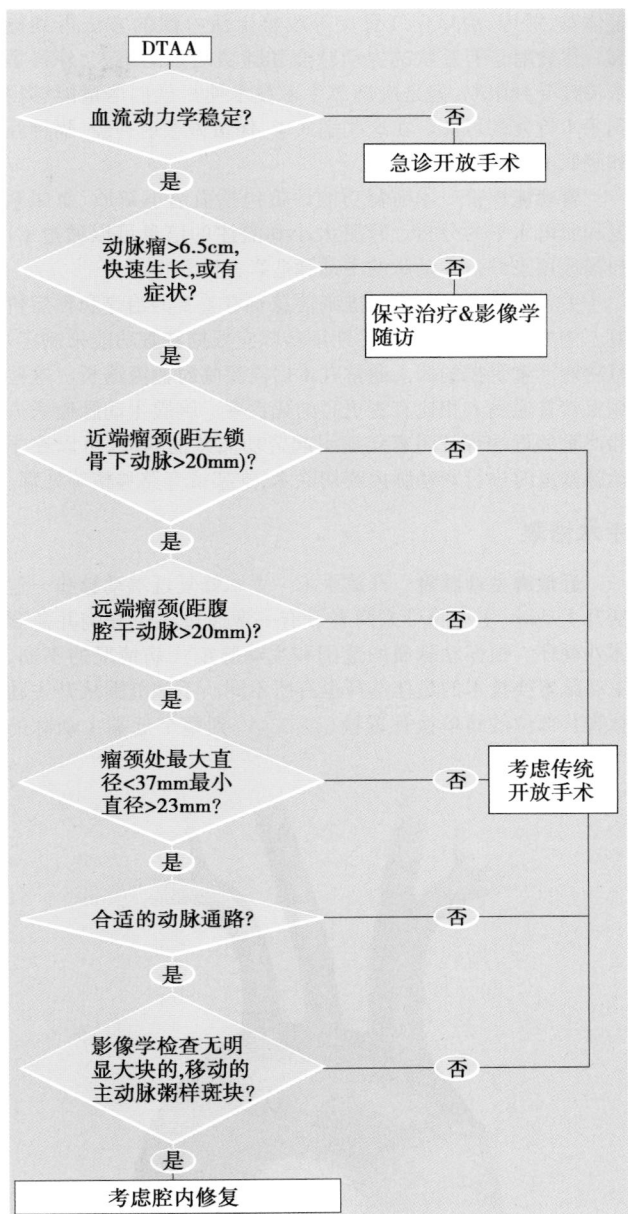

图 22-3 胸降主动脉瘤(DTAA)的处理原则

施行主动脉手术修复和动脉粥样硬化管理时,瓣膜疾病和心肌功能失调是严重的并发症。经胸超声心动图是评价瓣膜和两心室功能的满意的非侵入检查方法。双嘧达莫-铊心肌扫描可以确定可逆性缺血的心肌层范围,而且这一检查在合并外周血管疾病高龄病人中与运动试验相比更加有益。对于有冠状动脉疾病证据——通过病人病史或其他非侵入行检查结果发现——或左心室射血分数≤30%的病人中施行心导管和冠状动脉成像检查。假如在近端主动脉修复术前发现严重的瓣膜或冠状动脉疾病,这些疾病可以在术中一并处理。对于患有无症状的远端主动脉瘤和严重冠状动脉闭塞性疾病的,在置换动脉瘤部分血管之前,应施行经皮腔内血管成形术或外科血管成形术。

肺功能评价 动脉血气分析和肺活量测定肺功能应在胸主动脉术前作为常规检查。1 秒用力呼气量>1L 的病人以及局部二氧化碳分压<45mmHg 的病人被视为手术指征。在适

当的病人中,边缘肺功能可以通过术前 1~3 个月内戒烟、减轻体重、锻炼、治疗支气管炎等改善生活习惯的方法得到提高。尽管对于有症状的主动脉瘤和肺功能差的病人,外科手术治疗受到限制,但是应调节手术技术使得他们尽量能够得到手术修复的可能。在这些病人中,保留做喉返神经、膈神经和膈肌的功能特别重要。

肾功能评价　术前肾功能评价包括血清电解质、血尿素氮和肌酐水平的分析。肾脏大小和灌注的信息可以通过 CT 扫描或用来评价主动脉的主动脉造影方法获得。

关于基线肾脏功能的准确信息有着重要的治疗和预后价值。例如,灌注策略和围术期用药都应根据肾脏功能来制定。肾功能严重受损的病人通常在术后需要临时血液透析。这些病人较普通病人相比有着更高的死亡率。胸腹主动脉瘤病人和严重的近端肾脏闭塞疾病引起肾功能差的病人,可以在主动脉修复时进行肾动脉内膜切除术,支架或旁路移植等处理。

手术修复

近端胸主动脉瘤　开放手术　手术修复近端动脉瘤—包括升主动脉、主动脉弓或两者兼有—常通过正中开胸并需要体外循环。根据动脉瘤的范围和主动脉瓣疾病情况的不同,主动脉置换技术的最佳选择也有所不同。手术范围从升主动脉管状部位的简单血管置换(图 22-4)到整个近端主动脉的

血管置换,包括主动脉根部、冠状动脉附着部和头臂干分支。处理主动脉瓣膜疾病的选择,修复主动脉瘤,修复过程中保持关注,都需要仔细考虑(表 22-2)。

表 22-2　近端主动脉瘤开放手术修复的选择
处理主动脉瓣膜疾病的选择
主动脉瓣瓣环成形(瓣环折叠)
主动脉瓣置换机械瓣或生物瓣
主动脉根部置换
带瓣管道
主动脉同种带瓣管道
猪无支架主动脉根部
肺自体移植(Ross 修复)
保留瓣膜技术
主动脉瘤移植物修复的选择
主动脉补片成形
升主动脉置换
成角半弓置换
全弓置换伴分支动脉重新附着
全弓置换伴分支动脉旁路移植
象鼻支架技术
灌注选择
标准心肺旁路
单纯低温停循环
有条件的低温停循环
逆行脑灌注
选择性顺行囊灌注
球囊灌注导管
右腋动脉插管
顺行及逆行联合脑灌注

主动脉瓣膜疾病和根部瘤　许多接受近端主动脉手术的病人患有需要同时进行外科矫正的主动脉瓣膜疾病。当患有这类疾病,并且窦部是正常的,主动脉瓣膜置换和升主动脉管状部位的血管置换可以进行分别修复。伴有瓣环扩张的轻至中度的瓣膜反流,可以采用在交界部以下褥式缝合进行瓣环折叠来处理。严重的瓣膜反流或瓣膜狭窄的病人,应接受支架生物瓣膜或机械瓣膜置换。马方综合征的病人不应进行分别的主动脉瓣膜置换和升主动脉管状部位血管置换,因为窦部的进行性扩张最终可以引起需要再次手术的并发症。因此,马方综合征或主动脉瓣环扩张的病人应进行其他形式的主动脉根部置换[43]。

在大多数的病例中,主动脉根部采用包括瓣膜和主动脉管道的机械或生物移植物置换方式。目前,三种移植物是可用的选择:复合带瓣管道,它包括聚酯管及附着在上面的机械瓣膜;主动脉根部同种移植物,它是从低温储藏的尸体上获得的;以及无支架的猪主动脉根部移植物[44,45]。

对于部分病人,另一种选择是 Ross 手术,病人肺动脉根部被切下并置入主动脉的位置。右室流出道采用低温储藏的同种肺动脉移植物进行重建。这种方式较少应用,主要是因为它的技术要求,以及考虑到连接组织失调的病人发生自身移植物扩张的可能[46]。另一种选择是保留瓣膜的主动脉根部置换,这一方法在过去的十年中得到了充分的改进[47]。目前流行的保留瓣膜技术被称作主动脉根部再植术,包括主动脉窦切除,在病人瓣环上附着人造血管,并在血管内部重新缝合自身瓣膜。自身瓣膜上的血流动力学以及不必应用抗凝药

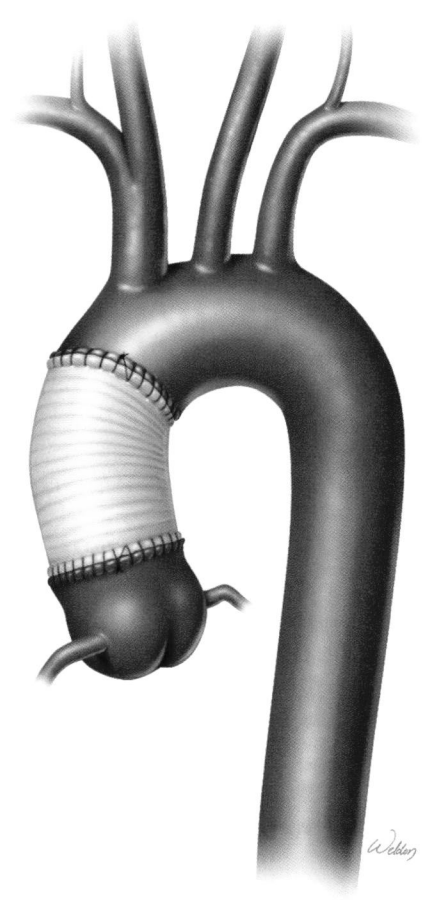

图 22-4　升主动脉修复图解。升主动脉管部已置换人工血管,且主动脉根部和主动脉弓未行处理

物是这一方法的主要优势。选择性病人的远期生存率非常良好[48]。对于马方综合征或主动脉瓣二瓣化的病人采用这一方法的耐久度是争论的焦点。近期,在适当的实践中心,研究表明这一技术在马方综合征病人中,远期耐用度是满意的[49,50]。同样,有证据表明,保留瓣膜的技术对于主动脉瓣二瓣化的病人有着可以接受的结果[51]。

不论应用血管的类型,主动脉根部置换需要将冠状动脉附着在血管的开口处。在 Bentall 和 De Bono[52]的最初报道中描述,这一过程需要将冠状动脉壁周围完全缝合在血管的开口处来完成。然后,主动脉壁包裹血管以止血。但是这一技术通常造成冠状动脉附着处的渗漏,最终导致假性动脉瘤形成。Cabrol 手术方式,将独立的小管腔的血管缝合在冠状动脉开口处以及主动脉血管上,以达到无张力冠状动脉吻合并减少假性动脉瘤形成的风险[53]。Bentall 术中采用 Kouchoukos 纽扣修复也是最近广泛应用的技术[54]。将瘤样的主动脉切除,主动脉壁纽扣被留置于冠状动脉周围,然后将其缝合在主动脉血管上(图 22-5)。冠状动脉缝合可以通过聚四氟乙烯毛毡或心包来加强。当冠状动脉因为巨大动脉瘤或之前手术的瘢痕影响而不能充分游离的话,就采用 Carbol 技术。另外的选择,首先由 Zubiate 和 Kay[55]所描述,是通过采用大隐静脉或人造移植物来进行旁路移植重建。

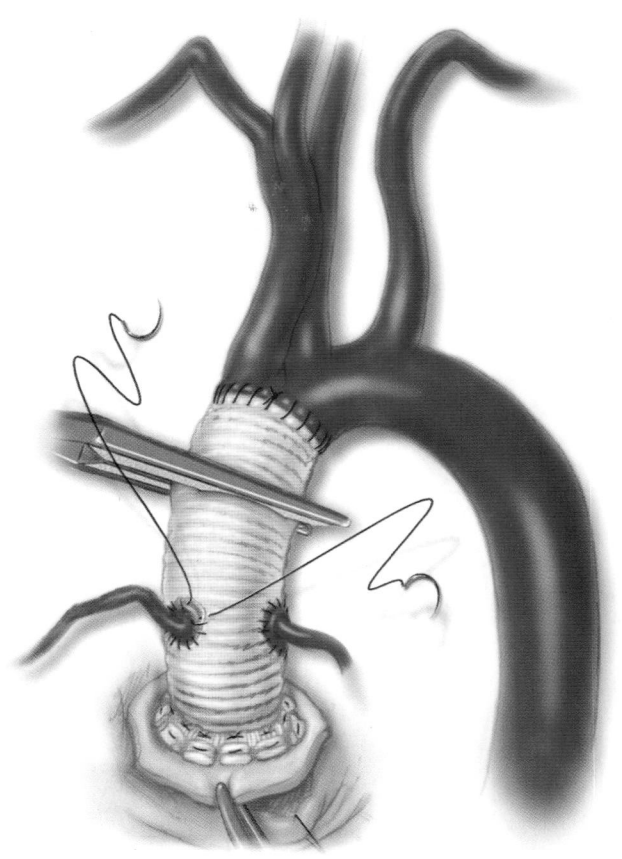

图 22-5　主动脉根部及升主动脉改良 Bentall 术图解。主动脉瓣及全部升主动脉,包括 Valsalva 窦,都行带机械瓣管道置换。带有周围动脉组织的冠状动脉成纽扣式缝合于主动脉管道的开口处

主动脉弓动脉瘤　对于延伸至主动脉弓的动脉瘤有多种处理方法可供选择。手术过程取决于累及部位以及心脏和脑

保护的要求。发自主动脉弓远端小弯侧而且包含主动脉直径<50% 的囊性动脉瘤,采用补片移植物动脉成形术来处理。对于主动脉弓的远端部分大小合适,单发的梭形动脉瘤,采用向小弯侧斜形血管置换(半弓置换)。更广泛的弓部动脉瘤,需要将其近端与远端降主动脉吻合,并行头臂干分支的分别吻合。头臂干血管吻合在人造血管的一个或更多的开口处,或者如果这些血管发生了动脉瘤样变,那么应分别进行较小的血管置换。在极端的病例中,动脉瘤累及整个动脉弓,并且延伸至胸降主动脉。这种类型的动脉瘤可以采用阶段性 Borst 象鼻技术的全弓置换(图 22-6)[57]。将人造血管从远端胸降主动脉内部分放置来进行远端的吻合。在随后的手术中,这个“鼻子”通过胸部切口用来修复胸降主动脉。这一技术在二次手术中不需在主动脉弓远端切口就可以显露人造血管的远端部分;这样,如果在二期处理中需要进行开放手术的话,可以减少损伤左喉返神经、食管和肺动脉的风险。正如在主动脉弓动脉瘤的杂交手术修复中(见后文),象鼻技术在某些特定的环境中,可以采用杂交腔内途径达到完整修复。

心肺旁路灌注策略　类似于手术本身,近端主动脉手术过程中的灌注策略也取决于修复的范围。孤立于升主动脉部分的动脉瘤可以采用标准的心肺旁路以及升主动脉远端阻断。这样在术中可以提供脑及其他重要组织的持续灌注。但是,累及主动脉弓的动脉瘤,在修复过程中则不能在该部位进行阻断,而是需要心肺旁路辅助的暂时撤离;这称作停循环。在停循环期间,为了保护脑及其他重要组织,在泵流停止前必须保持深低温。在低温期间应进行脑电图监测。当脑电静止时——提示大脑活动的停止以及新陈代谢所需最小化——泵流则停止,并开始主动脉弓修复。脑电静止通常在病人鼻温低于 18℃(64.4 ℉)时出现。尽管短暂时间内停循环是可以耐受的,但是这种技术有很大的局限性。脑损伤和死亡等最常见的风险随着停循环的增加而显著增加。小儿病人中采用脑部管理技术,在停循环时获得的益处已经得到证实[58]。而经颅多普勒超声和近红外光谱分析在成年病人中是否有益仍在研究中。

有两种灌注策略在减少停循环带来的风险方面已经得到发展:逆行脑灌注和选择性顺行脑灌注。逆行脑灌注将冷的氧合血从泵中灌注到上腔静脉的插管中(图 22-7A)。据称这种技术有可能将血液逆行灌注到脑中,以保证氧供;但是,累积的经验显示并没有得到这样的效果[59-62]。这一技术的显著益处似乎是因为持续的脑部低温以及排出空气和碎片。

选择性顺行脑灌注,在身体的其他部位持续停循环时,直接将血液注入头臂干动脉[63]。这一技术的最初要求笨重的旁路管道和插管,因此最终不受青睐。但是,最近的技术进步以及新的灌注技术导致这一技术的复兴,被认为是在深低温循环撤离时的标准辅助方法。顺行脑灌注的一种常用方式包括在一个或多个分支动脉中置入小的、柔韧的球囊灌注导管(图 22-7B)。另一种主动脉弓修复顺行脑灌注改良技术是将血管吻合于右腋动脉用来灌注心肺旁路循环中的氧合血,在适当的低温建立后,应用止血带(插图)阻断无名动脉,使血流进入右侧颈总动脉,以保持脑循环(图 22-8)[64]。停循环开始以及无名动脉近端被阻断后,腋动脉插管开始将血液从右侧颈总动脉灌注入脑循环中。由此可见,采用这样的技术时,血流能够顺利地到达大脑左侧需要完整的 Willis 循环。通过右侧腋动脉进行顺行脑灌注已经成为我们在停循环时进行脑保护的标准措施。

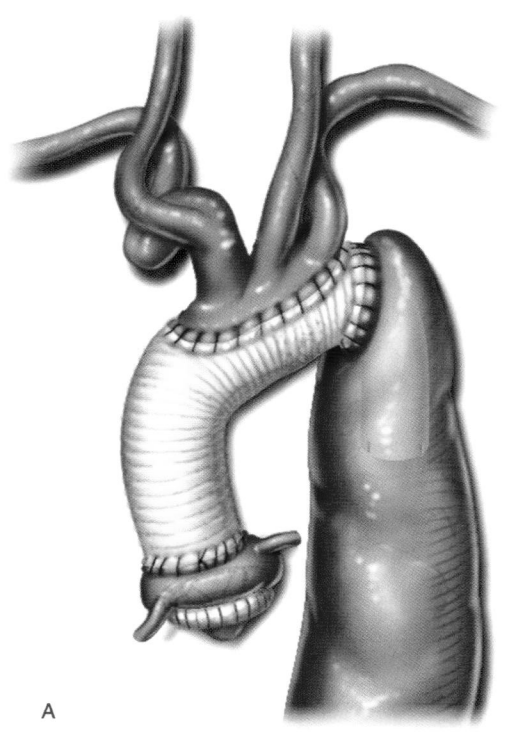

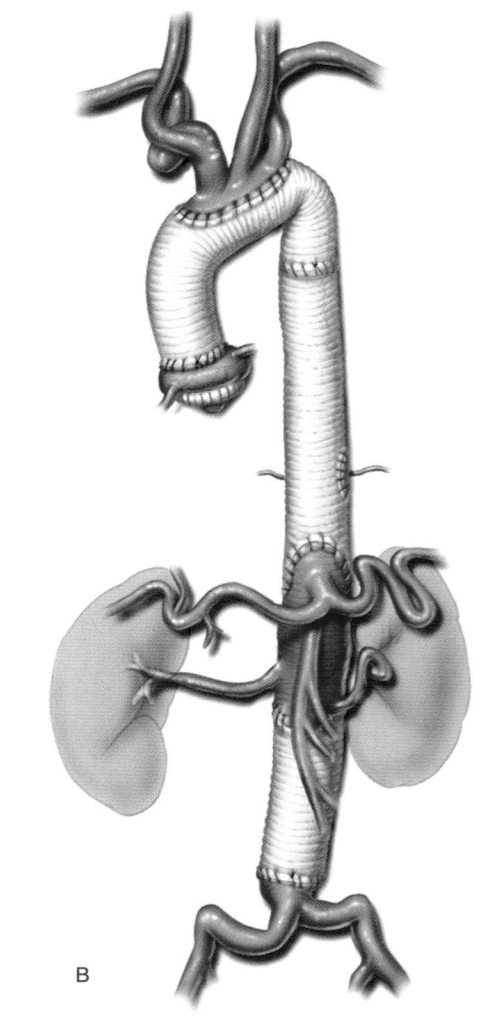

图 22-6　Borst 象鼻支架技术图解。**A.** 步骤 1：近端修复包括升主动脉和全弓置换，并将分支血管像岛样重新固定。远端留置，以便于胸降主动脉的近端进行吻合。**B.** 步骤 2：远端修复采用漂浮象鼻进行近端吻合

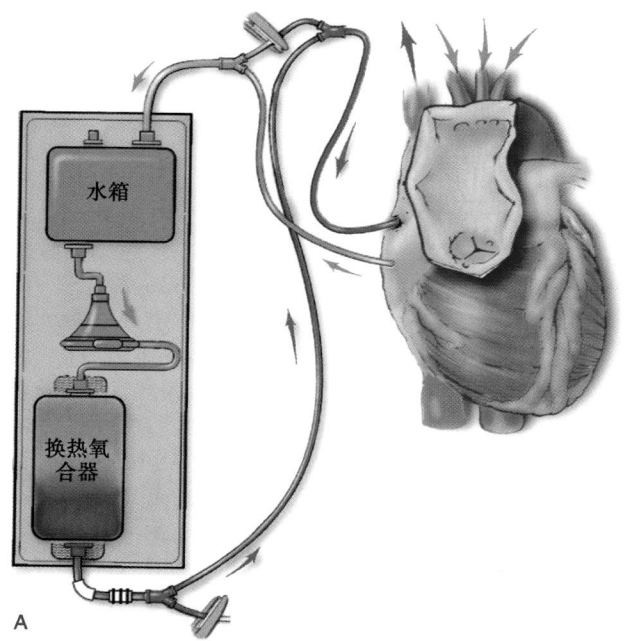

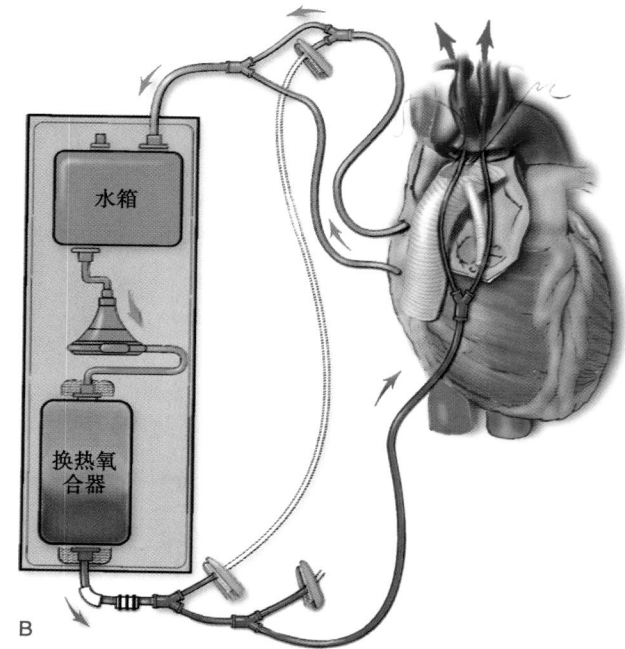

图 22-7　低温停循环修复主动脉弓动脉瘤时灌注策略图解。**A.** 逆行脑灌注。氧合血通过放置于上腔静脉中的插管进行灌注。**B.** 顺行脑灌注。氧合血通过插于无名动脉和左颈总动脉的球囊灌注导管进行灌注

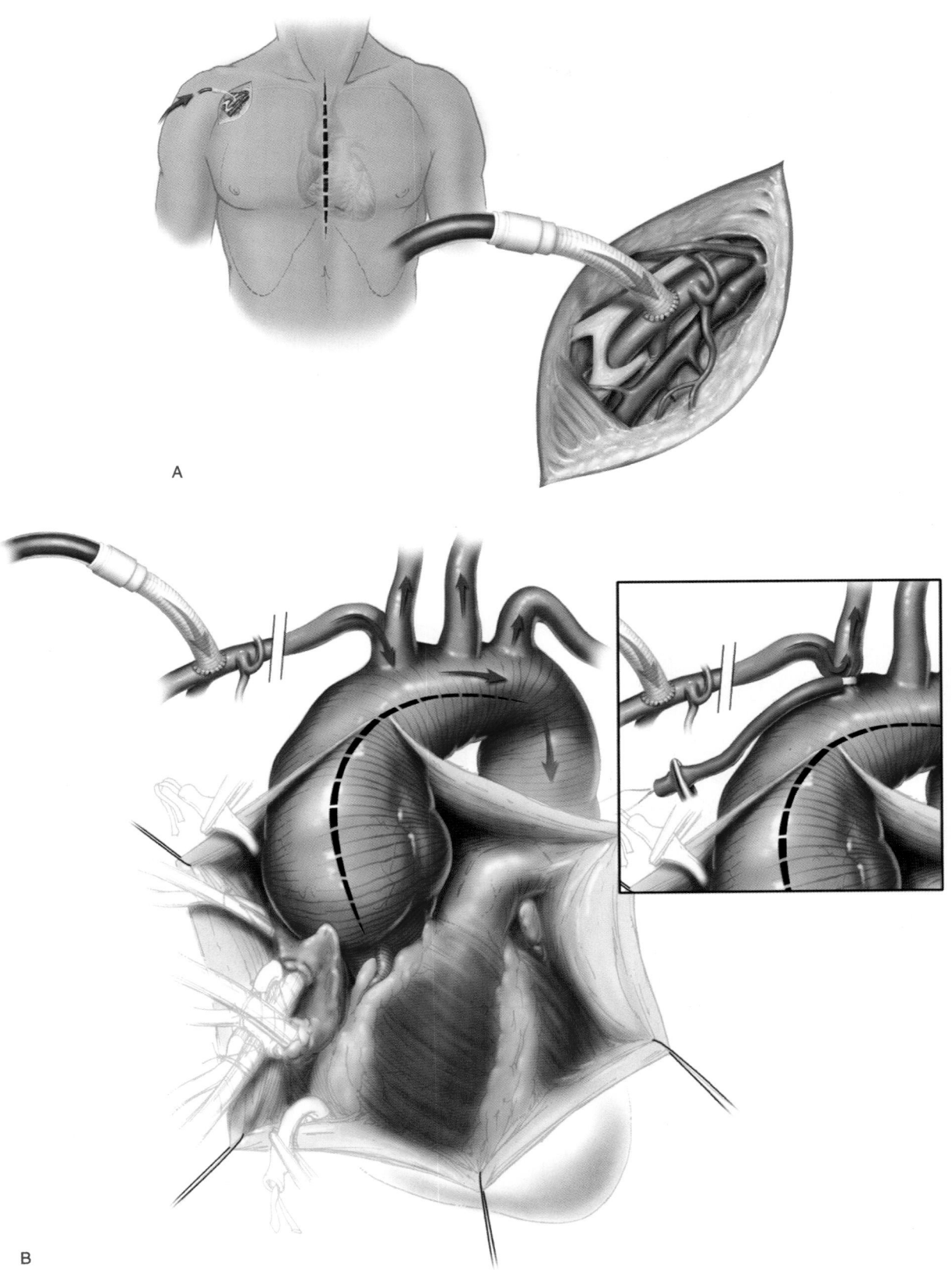

图 22-8　主动脉弓修复顺行脑灌注改良技术图解。**A.** 人造血管吻合于右腋动脉用来灌注心肺旁路循环中的氧合血。
B. 适当的低温建立后,应用止血带(插图)阻断无名动脉,使血流进入右侧颈总动脉,以保持脑循环

部分报道提出在停循环期间,应用顺行脑灌注的安全温度范围是中低温[25～30℃(77～86 ℉)][65,66]。中低温的优点主要是可以避免严重的凝血障碍,而这种凝血障碍的情况在深低温时可能更明显。一些作者关注降低低温的程度可能使深低温所提供的安全范围变得狭窄,因为这样增加了缺血性并发症的风险,包括脊髓、肾脏和其他组织,它们在顺行脑灌注时并未得到保护[67]。为了证明这种观点,一些小组已经设计出在主动脉弓修复时为降主动脉提供血流的灌注策略。

血管腔内修复　近端主动脉疾病的单纯血管腔内治疗方面经验依然匮乏并且仅处于试验阶段。困难在于主动脉弓的独特解剖以及要求头部的不间断灌注。有报道使用"自制的"移植物隔绝主动脉弓部动脉瘤;然而,这些移植物目前仅仅用于实验。例如,在 1999 年,Inoue 和同事报道在一位病人的主动脉弓部动脉瘤内放置一个三分叉的覆膜支架。三个头臂干分支通过经皮导丝从右上肢,左颈总以及左上肢动脉放入。这个病人之后还接受了两个手术:右上肢假性动脉瘤的外科修复术和为控制大量的移植物渗漏而安置的远端扩张性覆膜支架。从那之后,运用血管腔内修复技术治疗近端主动脉疾病由于超过了现有设备的能力而被极大地限制,例如升主动脉假性动脉瘤的隔绝。

杂交修复　不像单纯的血管腔内方法,主动脉弓的杂交修复已经步入临床领域的主流,尽管它们仍备受争议。弓部杂交修复包括对头壁血管某种形式的"去分支化",随后实现对弓部的部分或全部腔内隔绝(图 22-9)。尽管这项技术有很多变种,但它们通常都包含在部分主动脉阻断的近端升主动脉缝制一个分支移植血管。一旦弓部被"去分支化",弓部动脉瘤可被腔内移植物隔绝。运用杂交技术治疗主动脉弓部血管瘤的争议包括不使用心肺转流、停止循环以及心脏缺血。

目前,对于杂交修复是否像传统修复那样耐久仍不清楚。并且存在血栓形成以及由在主动脉弓内的导丝和相关操作造成的卒中风险。目前没有关于杂交和传统修复对比的大样本研究。据最近的专家共识文件,建议主动脉弓部支架植入限制在有较高外科风险的一类病人。因为这些病人通常有严重的伴随疾病例如慢性肺部疾病。

远端胸主动脉瘤开放手术　患胸降主动脉或胸腹主动脉瘤的病人由累及的主动脉病变情况决定其几方面治疗——包括术前危险评估、麻醉管理、切口的选择,以及附属性保护措施的运用。根据定义,胸降主动脉瘤包括左锁骨下动脉至横膈之间的主动脉部分。胸腹主动脉瘤包括整个胸腹主动脉,从左锁骨下动脉起始部到主动脉分叉处。并且根据 Crawford

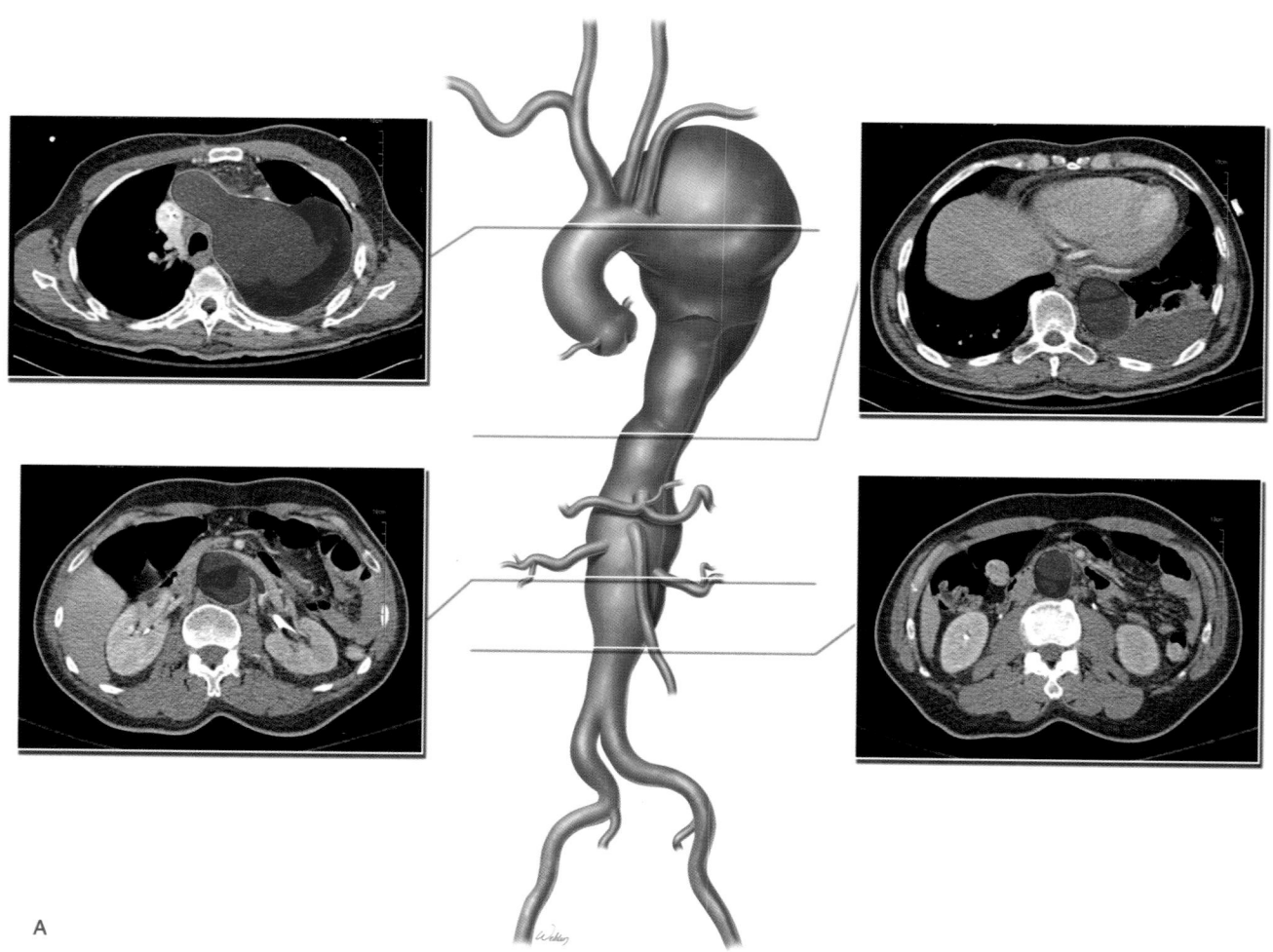

A

图 22-9　杂交方法示例——该方法结合了开放式和血管腔内技术——用于修复巨大的主动脉动脉瘤。**A.** 术前 CT 影像详细显示了巨大动脉瘤包含主动脉弓部和整个胸降主动脉

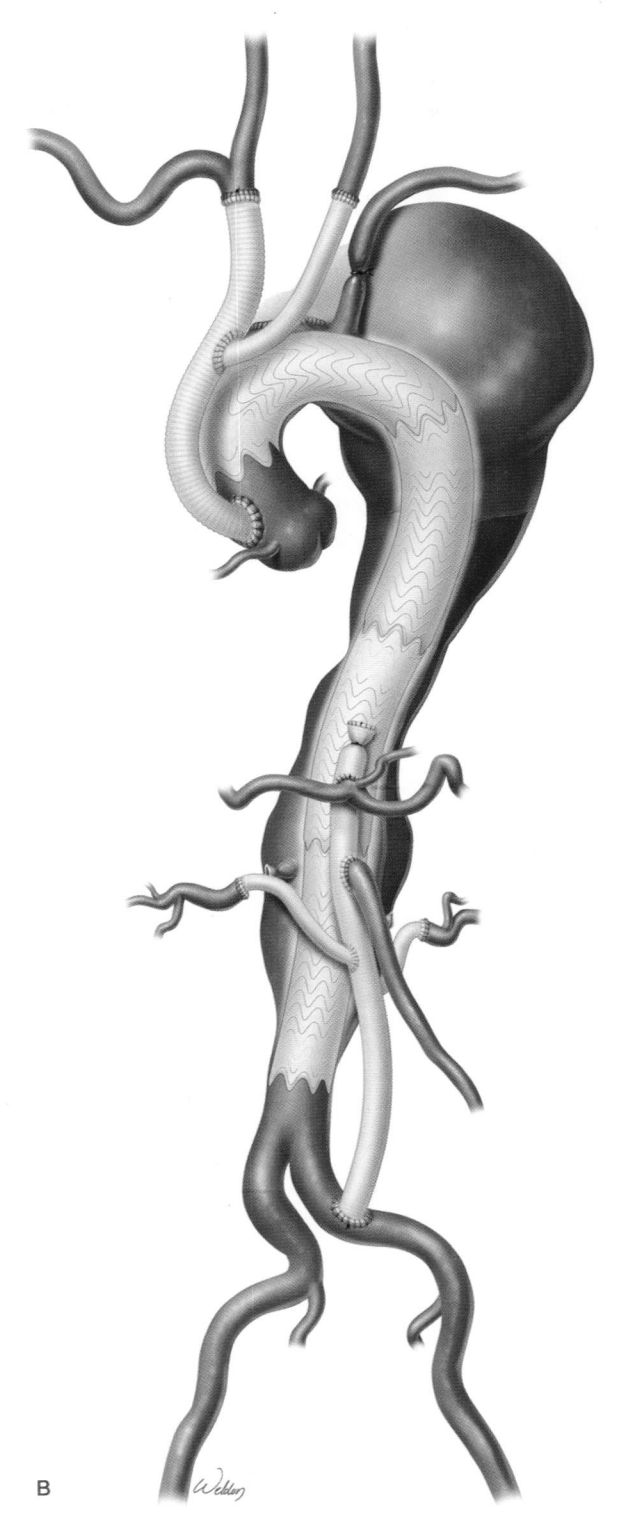

B

图 22-9(续) **B.** 主动脉弓部去分支化合并胸腹主动脉部分使用一系列血管腔内覆膜支架隔绝整个动脉瘤

分型归类(图 22-10)。Ⅰ型胸腹主动脉瘤包含绝大多数的胸降主动脉,通常于左锁骨下动脉附近起始,然后向下延伸至主动脉之腹腔干及肠系膜上动脉起始部,肾动脉也可能包含其中。Ⅱ型动脉瘤同样起始于左锁骨下动脉附近,但是远端延伸至主动脉之肾动脉水平以下,并且通常到达主动脉分叉处。Ⅲ型动脉瘤起始于胸降主动脉下段(第 6 肋以下)并且延伸

至腹部。Ⅳ型动脉瘤起始于膈肌裂孔并且通常包括整个腹主动脉。

　　胸降主动脉瘤的修复通过左胸部切口。在胸腹主动脉瘤病人,胸部切口跨过肋缘延伸至腹部。使用双腔支气管内插管选择性地使右肺通气并且使左肺塌陷。经腹膜腔通过使中间内脏旋转以及环形切开膈肌暴露胸腹主动脉。在主动脉阻

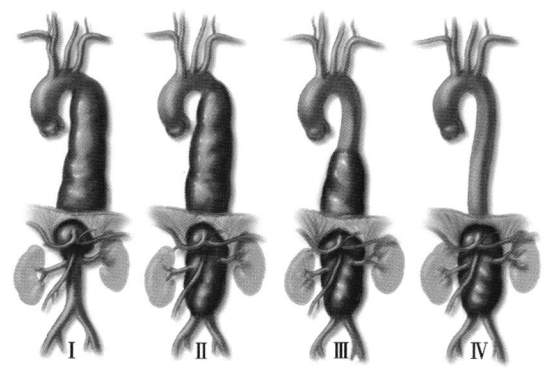

图 22-10 基于主动脉病变范围的胸腹主动脉瘤 Crawford 分型示例

断期间,有病变的部分被聚酯人造血管置换。重要的分支血管——包括肋间动脉和腹腔干动脉,肠系膜上动脉,以及肾动脉——均要在人造血管侧壁开口重建。内脏和肾动脉闭塞性病变在动脉瘤修复过程中经常碰到;可选择动脉内膜剥脱术,直接放置动脉支架以及旁路移植术矫正狭窄的分支血管。

阻断胸降主动脉将造成脊髓以及腹腔内脏的缺血。肝脏、胰腺以及肠的临床严重缺血症状相对少见。然而,急性肾衰竭以及脊髓损伤所致的偏瘫和截瘫仍然是术后致死致残的主要原因。因此,设计了几种类型的手术致力于减轻脊髓及肾脏缺血(表 22-3)。我们多途径的脊髓保护措施包括迅速修复以缩短主动脉阻断时间,适度的全身肝素化(1.0mg/kg)以防治小血栓形成,轻度鼻咽低温(32~34℃),以及重建部分肋间及腰动脉。由于主动脉从近端置换到远端,所以主动脉阻断钳要序贯性地移动到人造血管低位以恢复新重建的分支血管的灌注。大范围的胸腹主动脉修复(例如 Crawford Ⅰ型及Ⅱ型动脉瘤)可使用脑脊液引流。使用这种减轻脑脊液压力以促进脊髓灌注的方法,已被我们团队的前瞻性随机试验所证实。在手术过程中通常用运动诱发电位来监测脊髓。在阻断期间施行左心转流对远端主动脉及其分支提供灌注,也用于大范围的胸腹主动脉修复。由于左心转流降低心脏负荷,所以同样适用于心脏储备功能低下的病人。在重建时连接至左心转流环路的球囊灌注插管直接将血液输送至腹腔干以及肠系膜上动脉。减少肝脏及肠缺血的潜在益处包括分别

表 22-3	当前修复远端胸降主动脉瘤期间脊髓和内脏保护策略

所有类型
- 允许中度低温[32~34℃(89.6~93.2 °F),鼻咽温]
- 适度肝素化(1mg/kg)
- 积极的血管重建,特别是 $T_8 \sim L_1$
- 当可能时,序贯性地阻断主动脉
- 当可能时,往肾动脉灌注4℃(39.2 °F)冷晶体液

Crawford Ⅰ和Ⅱ型胸腹主动脉瘤的修复
- 脑脊液引流
- 近端吻合时左心转流
- 肋间血管和内脏血管吻合时对腹腔干和肠系膜上动脉选择性灌注

降低术后凝血功能障碍和细菌移位症的风险。只要可能,可依靠往肾灌注冷晶体液(4℃)实现对肾脏的保护。一项随机临床试验发现,降低肾脏温度与肾脏保护相关,并且使用冷晶体预计能独立保护肾脏功能。

在一些案例中,胸降主动脉或胸腹主动脉修复要求低温停循环。这种技术适用于有破口,动脉瘤巨大,或远端延伸至主动脉弓横切面的动脉瘤等不能阻断主动脉的情况。

在早些的争论中,包括升主动脉、横行主动脉弓以及胸降主动脉的大范围动脉瘤的完整修复基本上要求分期手术。在这种手术中,当降主动脉或胸腹主动脉部分有症状(例如:导致背痛或有破口)或不成比例地扩大时(与升主动脉对比),则远端部分在一期手术中也要治疗,升主动脉和主动脉弓的修复将作为二期手术。在一期手术中完成反向象鼻修复技术,即在近端管腔中插入主动脉移植物的尾部能便于二期修复升主动脉及主动脉弓病变(图 22-11)[81]。

尽管脊髓缺血和肾衰竭得到了足够的关注,其他几个并发症也值得重视。大范围修复最常见的并发症是肺功能障碍。由于动脉瘤靠近左锁骨下动脉,因此粘连在主动脉壁上的迷走神经和左侧喉返神经通常容易损伤。术后声嘶的病人要怀疑声带麻痹,神经损伤则要通过内镜检查确定。直接声带内侧移位术(甲状软骨成形术)可有效地治疗声带麻痹。在近端吻合时损伤食管将带来灾难性后果,近端吻合前小心地游离出食管旁的胸降主动脉近端将减少继发性主动脉食管瘘的发生。之前使用左胸廓内动脉接受过冠状动脉旁路移植术的病人,阻断左锁骨下动脉近端将导致严重的心肌缺血和心搏骤停。当预计这部分病人该部位需要阻断时,实施左颈总动脉到锁骨下动脉转流可以防止心脏并发症的发生。

血管腔内修复 胸降主动脉瘤 对于适合的病人覆膜支架修复胸降主动脉瘤已经成为一种治疗选择而被接受。在1991年,Parodi 和同事报道使用血管腔内腹膜支架治疗腹主动脉瘤。仅仅在这篇影响深远的报道发表后3年,Dake 和同事就报道在13个病人身上使用"自制"覆膜支架完成胸降主动脉瘤血管腔内修复。

现在,腔内移植物主要来治疗退行性胸降主动脉瘤。然而,许多作者报道在主动脉夹层或创伤性、霉菌性或胸降主动脉瘤破裂等病人身上也运用了这种新的微创的治疗方法。

在年老有严重伴随病的病人和以前接受过复杂胸主动脉手术的病人,血管腔内修复比起标准外科手术更加吸引人。如之前提及的,可通过术前 CT 血管造影的专门检查选择合适的病人。

在血管腔内修复中为了使病人耐受脊髓缺血,许多外科医师使用脑脊液引流。引流以保持脑脊液压力为12~14mmHg。修复手术的第一步是为插入的胸部覆膜支架选择合适的血管通路。如果股动脉不适合放置鞘管,则可通过髂动脉。人造血管可与髂动脉端侧吻合以方便覆膜支架的放置。注入5000~10 000U 的肝素后,导丝和输送鞘管在透视指引下插入动脉入口。覆膜支架之后被送入主动脉并在合适处定位。注意如果使用 C 臂机,观察弓远端以及胸降主动脉的最佳视角通常是左前斜位40°~50°。之后放置支架,使用球囊导管扩张近远端,该导管即能使覆膜支架在着陆区域和主动脉壁之间实现很好的密封。之后行主动脉造影以检查哪里有支架内瘘,并注入鱼精蛋白中和。

为了延长覆膜支架近端的着陆区域而遮盖左锁骨下动

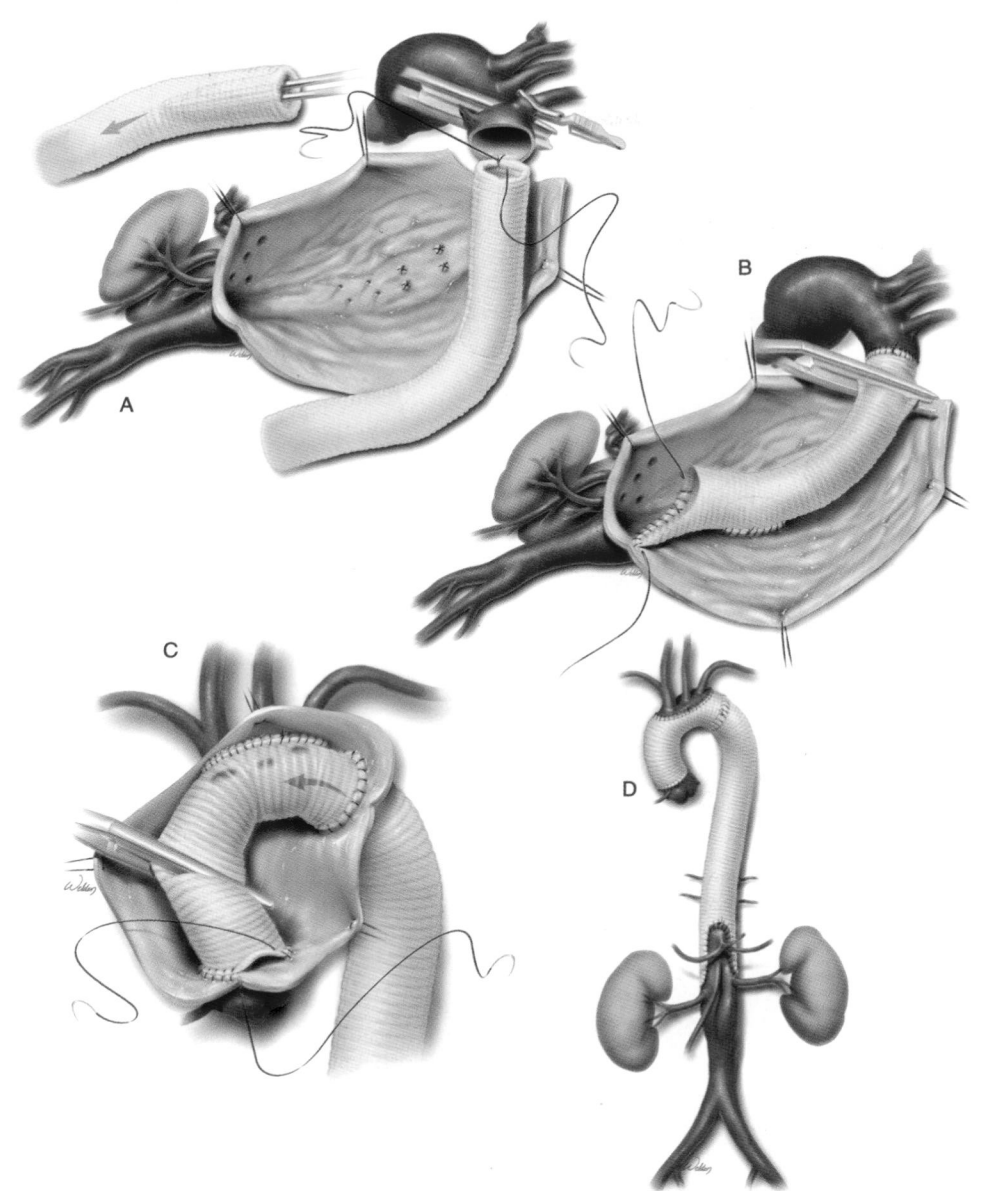

图 22-11 逆向象鼻手术示例。**A.** 步骤一：通过左胸部切口路径修复主动脉远端。在左颈总动脉和阻断的左锁骨下动脉之间阻断主动脉之后剪开主动脉瘤。在近端吻合完成之前，移植物尾端部分的嵌入为之后的修复留下一个"象鼻"。肋间血管近端已经缝好。**B.** 近端缝好之后，移走阻断钳以保证左锁骨下动脉有血供。将肋间血管重建至移植物侧面开窗处并在内脏分支动脉水平将远端修剪成斜面吻合以完成修复。**C.** 步骤二：通过正中胸骨劈开修复近端主动脉。在停循环后剪开主动脉弓。拉出"象鼻"并且置换主动脉弓和升主动脉。这减少了新的远端吻合的需要并且简化了手术。停循环和手术时间，与随之而来的风险都降低了。**D.** 两步骤的全胸主动脉修复完成

是很常见的[84]。但是，近期的研究表明如果左锁骨下动脉被遮盖而没有再血管化则可能增加脊髓的并发症，这可能是失去了脊髓的侧支循环。为了避免这种并发症，可以很容易地建立颈动脉到锁骨下动脉的转流以保证脊髓动脉血供及减少神经损伤（图 22-12）[86,87]。此外，新一代有能放置在左锁骨下动脉内分支的覆膜支架已经设计出来。如果基底部短或病人做过左胸廓内动脉至前降支冠脉搭桥，则这种设计特别有市场。

　　象鼻完成　比起经胸部切口的开放式手术，覆膜支架的出现为外科医师提供了完成血管内象鼻手术的好方法。之前象鼻血管用于当主动脉瘤从弓部远端延伸至胸降主动脉时。覆膜支架能在象鼻支架安放时完成或在分步、序贯式手术期

间完成。一期手术时放置在象鼻血管尾端的放射性标志物可便于支架在二期手术以逆向方式放置。这可通过透视确定远端象鼻的尾端。导丝之后放入象鼻并且在支架放置过程中导入升主动脉固定。注意将导丝从股动脉逆向放入象鼻支架是有风险的。有时导丝必须通过上肢动脉顺向放入。

　　胸腹主动脉瘤　如同血管腔内修复主动脉近端病变，胸腹主动脉瘤的血管腔内修复仍然处于实验阶段。但在少数一些专门中心这种修复看上去是可行的。胸腹主动脉瘤的腔内修复十分复杂，因为必须在修复中至少包含有一根内脏血管的重建。牵扯的需处理的内脏分支血管数量取决于主动脉病变范围。覆膜支架的类型包括开窗型，加强开窗型和分支型，

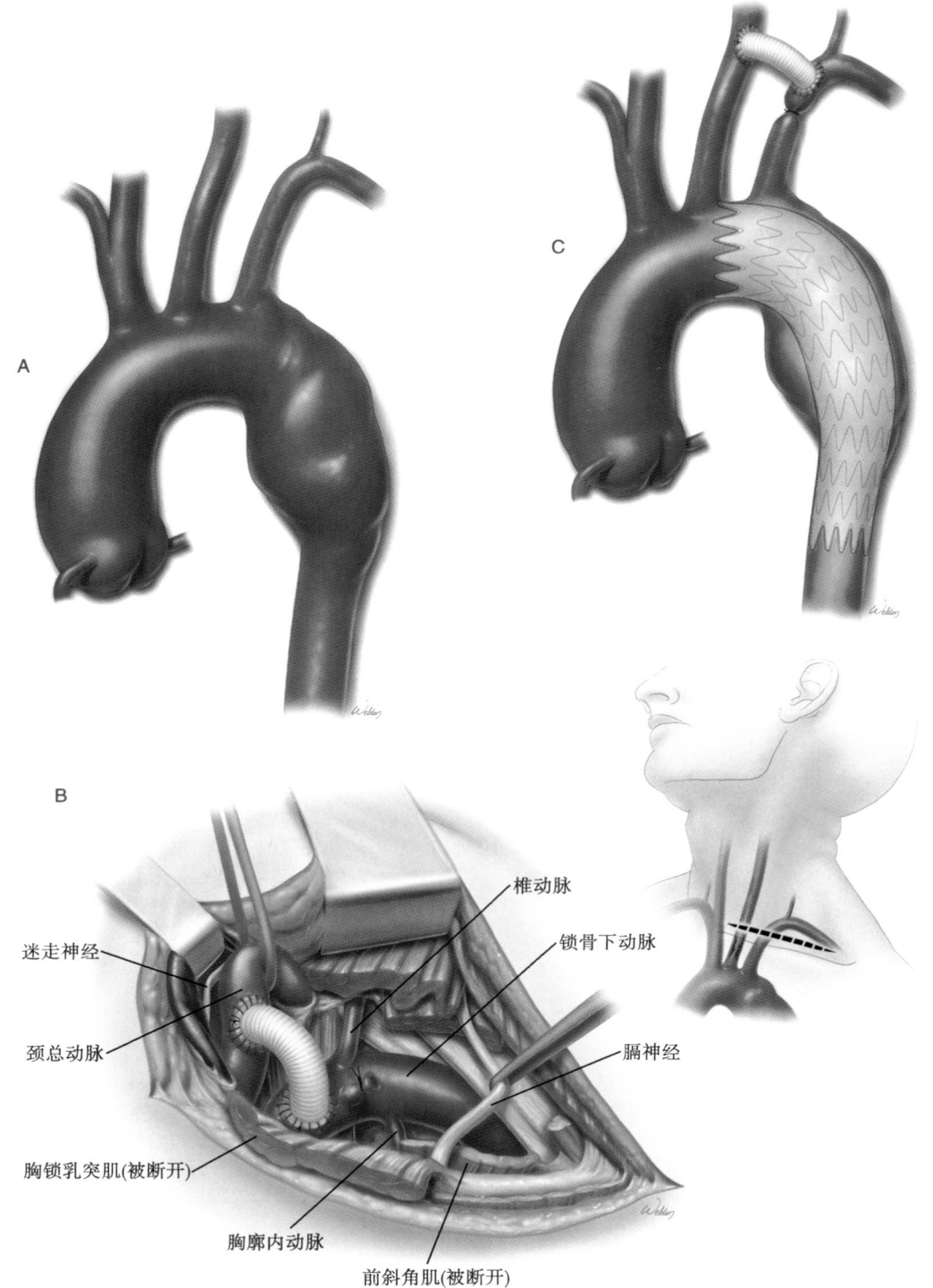

图 22-12 杂交修复胸降主动脉近端示例。**A.** 术前动脉瘤重建显示覆膜支架近端着陆区有 2cm 距离并且要求覆盖左锁骨下动脉开口。**B.** 通过锁骨上径路,建立一个从左颈总动脉到左锁骨下动脉的旁路转流已恢复血流并且为覆膜支架提供着陆区。转流完成之后,左锁骨下动脉靠近移植物近端结扎。**C.** 完成杂交修复后,动脉瘤被覆盖左锁骨下动脉开口的覆膜支架成功隔绝,并且通过转流保留了左椎动脉和左上肢动脉的血供

还有整体模块型。开窗型移植物和分支血管靠运用可充气的球囊血管成形术连在一起。手术时间不是可以忽略的,为设计这些手术所需的非常详细的影像而使用的造影剂的量也不容小觑。此外,用于胸腹主动脉瘤腔内修复的支架是根据客户量身定做的,需要几周才能获得。因此,其运用限于可供修复的少数病例。

应该注意到,尽管有微创手术的显著优点,如同开放式胸腹主动脉瘤修复,腔内修复同样有瘫痪、肾衰竭、卒中和死亡的风险。腔内胸腹主动脉瘤修复必须被当做是纯试验性的,除非前瞻性的研究证实其优越性并得到一致性结果。

杂交修复　如之前讨论的,杂交修复适用于主动脉弓部瘤延伸至胸降主动脉的病人。例如,弓部可通过象鼻技术置换(图 22-6A),之后胸降主动脉腔内隔绝能以象鼻近端作为着陆区。胸降主动脉瘤延伸至弓远端时(图 22-13),可重建升主动脉旁路移植至弓部使其去分支化,之后跨过弓部安置覆膜支架至胸降主动脉[86]。

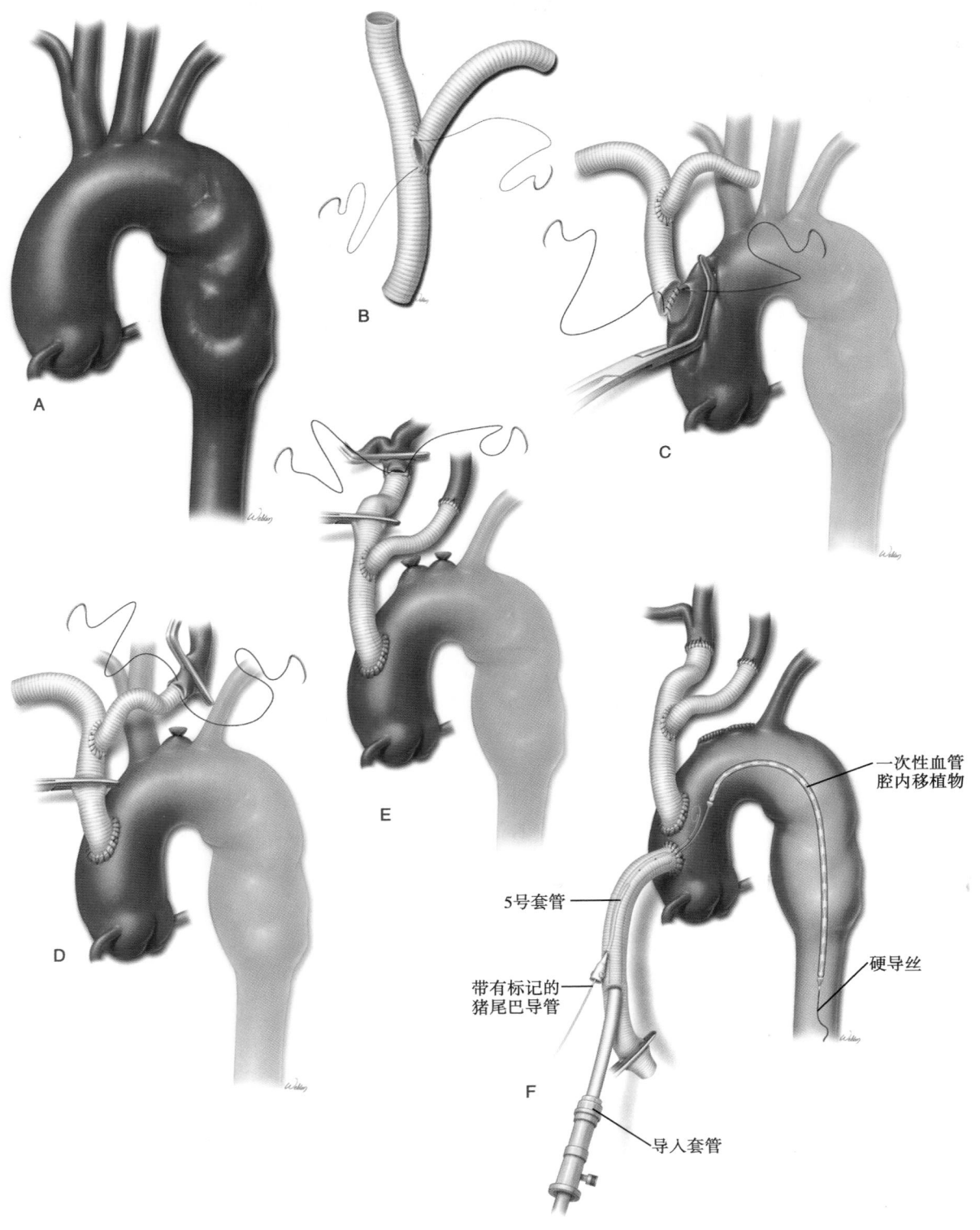

图 22-13　杂交修复主动脉弓远端和胸降主动脉近端。**A.** 术前动脉瘤重建显示主动脉弓远端扩张,使得弓部不适合作为着陆区。**B.** 用一个 8mm 和一个 10mm 人造血管做成一个 Y 形移植物。该移植物使弓部去分支化。**C.** 胸骨劈开后,升主动脉的一小部分被侧壁钳隔离,Y 形移植物的斜面末端则缝至主动脉开口处。**D.** 8mm 人造血管用来旁路转流左颈总动脉。**E.** 10mm 人造血管用来转流无名动脉。**F.** 覆膜支架可通过缝在升主动脉 Y 形人造血管下的管状移植物顺行放置

标注:
一次性血管腔内移植物
5号套管
带有标记的猪尾巴导管
硬导丝
导入套管

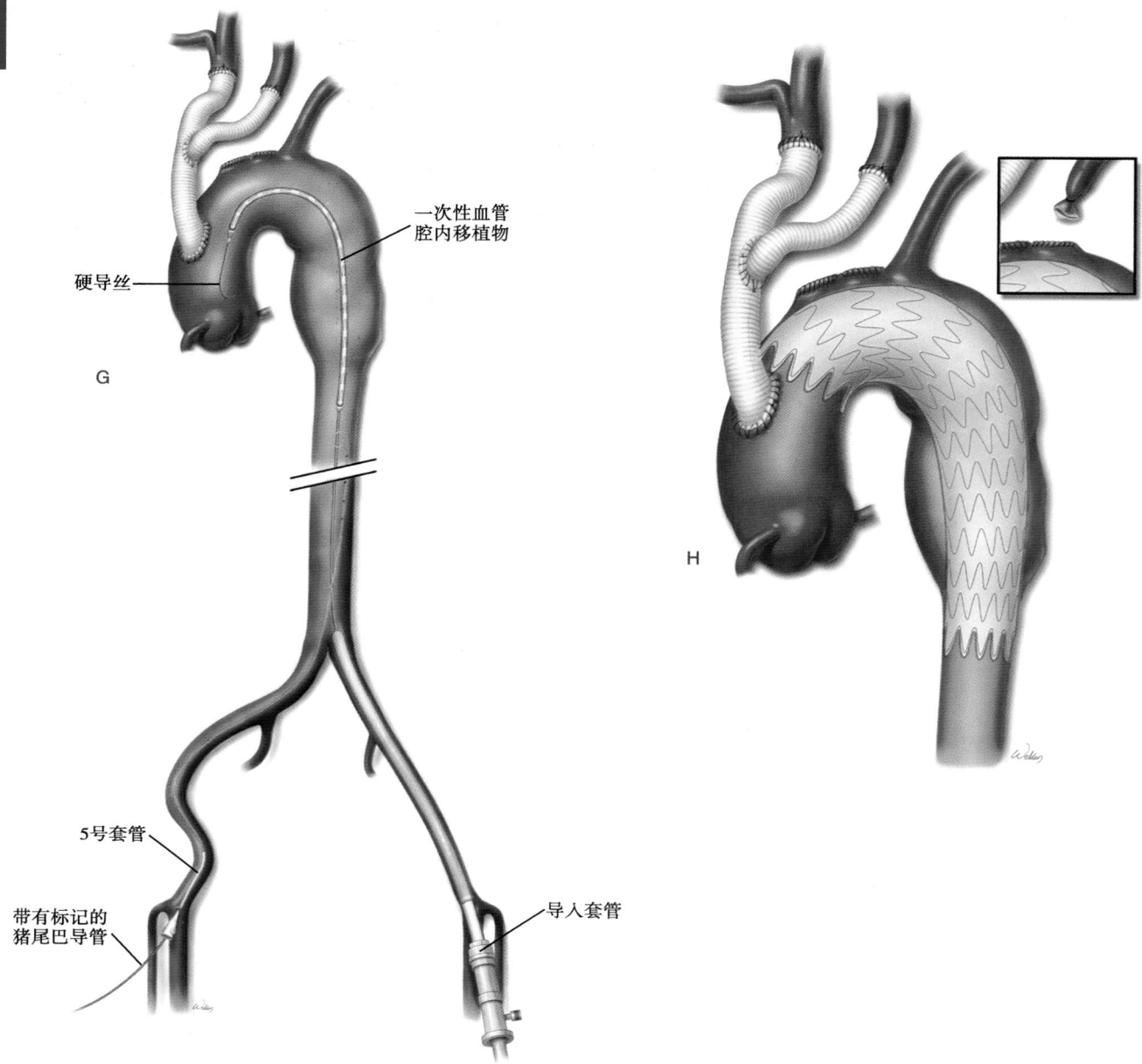

图 22-13（续）　G. 另外可通过股动脉逆向放置覆膜支架。H. 完成杂交修复后,腔内移植物被妥善安放,旁路转流血管则保证无名动脉和左颈总动脉有血流灌注。左锁骨下动脉常常被覆膜支架完全覆盖而不会造成并发症。插图描绘了另外一种结扎左锁骨下动脉以防止逆向出血和Ⅱ型内瘘的可供选择方法

　　有几例关于杂交胸腹主动脉瘤修复的报道[92,93]。这项技术得到了开展,特别是对于有高外科风险的病人可运用介入方法,如那些生理储备能力低下、高龄或严重伴随病的个体。杂交手术运用开放式外科技术重建内脏动脉血流以便它们在主动脉的起源处能被覆膜支架覆盖而不导致内脏缺血(图 22-9)。血管腔内修复方法之后用于(要么作为同期手术的一部分,要么在后期手术中)动脉瘤修复,在严格的血管腔内修复中,通常安放一个简单的管型覆膜支架比安放依客户情况定制的模块型覆膜支架更简易。一些少量样本的报道表明,这些杂交修复技术在一些有高危外科风险的病人中收到了满意的效果。对于低外科风险的病人,除非杂交修复的持久性建立起来,开放式外科修复似乎仍是金标准。

术后处理

　　开放式手术　主动脉吻合口在术后早期非常脆弱。甚至是术后一过性的高血压也能撕裂缝线导致严重出血或假性动脉瘤的形成。因此,在最初的 24~48 小时,必须精确地控制血压以保护吻合口的完整性。总的来说,我们经常使用硝普盐和静脉滴注 β 受体阻滞剂维持平均动脉压在 80~90mmHg。必须要注意脊髓的灌注,又要避免这期间的相对高血压而保持压力较低,并达到相对的平衡。

　　第二个危害吻合口完整性的因素是移植物感染。为降低这种并发症,术后要持续静脉滴注抗生素,直到所有引流管、胸管、中心静脉管道都被撤除。

血管腔内手术　随着胸降主动脉覆膜支架技术经验的积累,有关并发症特别是有关安放材料的报道层出不穷。很多这类并发症直接与髂动脉和主动脉内释放系统的操作相关。病人的髂股动脉细小、钙化/扭曲都提高了髂动脉破裂的致死性风险。在腹主动脉腹膜支架相关文献中潜在主动脉损伤导致急诊手术的报道也鲜有描述;然而,迄今为止覆膜支架手术中胸主动脉破裂还鲜有报道。更常见的致死性并发症是急性医源性逆行撕裂到主动脉弓和升主动脉的夹层。已经有好几起这种并发症的报道,大多包含新一代材料并且要求通过胸骨切开和心肺转流急诊修复升主动脉和主动脉弓。这种夹层将局部胸降主动脉瘤转化成累及整个胸主动脉的急性病变。

胸降主动脉覆膜支架植入的另外一个严重并发症是内瘘。第一代支架内瘘相关发生率达到46%;然而,随着覆膜支架技术的发展这个百分比逐渐下降。当有持续性的血流(在放射影像中可见)灌入动脉瘤囊内时就形成了内瘘。发生这种情况不容乐观,因为它们导致囊内持续性高压,可能导致扩张,甚至破裂。这种并发症依据内瘘的原因分类。Ⅰ型内瘘,右移植物与贴附处之间的密封不完整导致,是最不稳定的一型,并且可导致主动脉破裂。因此,一旦发现这种内瘘,积极地介入治疗是保障。当囊内充满侧支血管如肋间动脉而来的血压时,则形成Ⅱ型内瘘。这种内瘘比Ⅰ型要好些,并且可通过常规影像发现。如果动脉瘤囊扩张或瘘持续存在,可通过经皮介入手段偶尔封闭侧支血管。Ⅲ型内瘘要么是由于移植编织物破裂或两个装置间密封不全。这种类型的内瘘很罕见,需要积极治疗。另外的覆膜支架可用来覆盖和封闭瘘口。Ⅳ型内瘘更加罕见,并且只在早期制造的血液可漏出的多孔性材料常见。Ⅴ型内瘘以腔内高张力为特点,有证据表明动脉瘤扩张却辨认不出内瘘的根源。Ⅳ和Ⅴ型内瘘通过在现有支架上重叠放置另一覆膜支架来治疗。

其他材料相关的问题包括覆膜支架错误安置、支架移位以及覆膜支架缠结。尽管与支架有关的并发症并不都致命,腔内修复应由技术过关的专业队伍完成以应对可能出现的各种问题。同时,由于现在支架相关的并发症很常见,常规配置放射影像监视设备是非常必要的。

主动脉夹层

病理学和分型

主动脉夹层是主动脉最常见的灾难性疾病,是内膜和中层破裂之后发生的主动脉壁层进行性分离。随着中层分离的发展,至少两个隧道形成(图22-14):顺着内膜的真腔又名原始腔,以及在中层内部新形成的假腔。内膜片分割真假腔。内膜片上的继发性破口使两腔交通称为二次入口处。尽管夹层分离主要是沿着主动脉长轴向远端进展,它也能向近端发展;这种情况通常称为近端扩张或逆行性夹层。

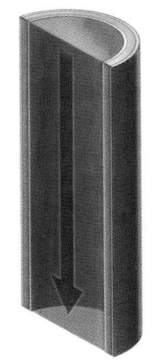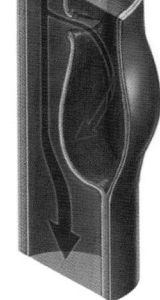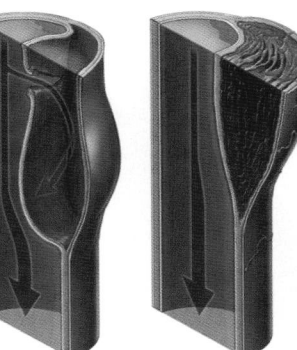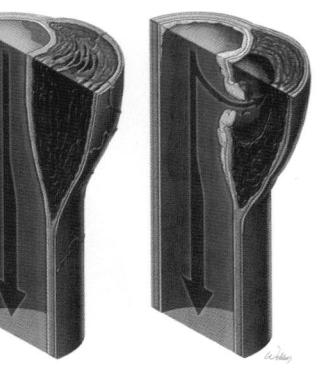

正常主动脉　　　主动脉夹层　　　壁内血肿　　　穿透性主动脉溃疡

图 22-14　主动脉壁和腔的纵切面示意图。在正常主动脉组织中血液顺畅的下流。在典型的主动脉夹层,血液通过一个破口进入中层并形成壁内假腔。当滋养血管出血导致血液在中层聚集则形成壁间血肿,其内膜是完整的。穿通性溃疡是深入主动脉壁并让血压灌入中层的动脉粥样硬化性损伤。以上每一种情况,主动脉壁的外膜均非常薄弱并有破裂倾向

主动脉壁的大范围撕裂带来严重的解剖学后果(图22-15)。首先,假腔的外壁非常菲薄,炎性肿胀和脆弱,有扩张的倾向或面对进行性血流动力学压力而破裂。其次,扩张的假腔会压迫真腔,并且通过阻碍主动脉或任意分支血管的血流造成灌注不足的症状,包括冠状动脉、颈动脉、肋间动脉、内脏、肾脏和髂动脉。最后,如果夹层分离发生在主动脉根部,主动脉瓣交界处会变得松弛而导致急性主动脉瓣反流。这些后遗症的临床后果将在之后的临床表现部分详细叙述。

夹层及动脉瘤比较

夹层和动脉瘤之间的关系要求阐明。夹层和动脉瘤是相互区别的实体,尽管它们常共同存在或有相同的危险因素。在大多数情况,夹层发生在没有动脉瘤的病人。而随后进行性发生的薄弱的主动脉外膜扩张导致动脉瘤的形成。另一方面,在退行性动脉瘤的病人,主动脉壁的进行性损害将导致重叠性夹层。过去使用的夹层动脉瘤应该在这种情况下予以保留。

分型

为便于处理,主动脉夹层根据其定位和时限性进行分类。影像学的进步加快揭示了这一疾病谱内不同形式可能代表的主动脉夹层类别。

部位　夹层依据其解剖学定位来分类并指导治疗的范围。传统的 DeBakey 和 Stanford 分型依然被广泛地应用(图22-16)[99,100]。它们的最新表述形式均描述的是受夹层累及的主动脉范围而不是内膜发生破裂的地方。Stanford 分型系统的主要缺点是没有区别病人是独立的升主动脉夹层还是整个主动脉都有夹层。两种类型的病人都被划分为 A 型夹层,撇开治疗不同不说,随访和预后却截然不同。Borst 及同事制定了另外一种比传统的 DeBakey 和 Stanford 分型更简单并描述更清晰的主动脉夹层的分型系统。在这个系统中,升主动脉和降主动脉被分开考量。这非常实用,因为治疗策略的选

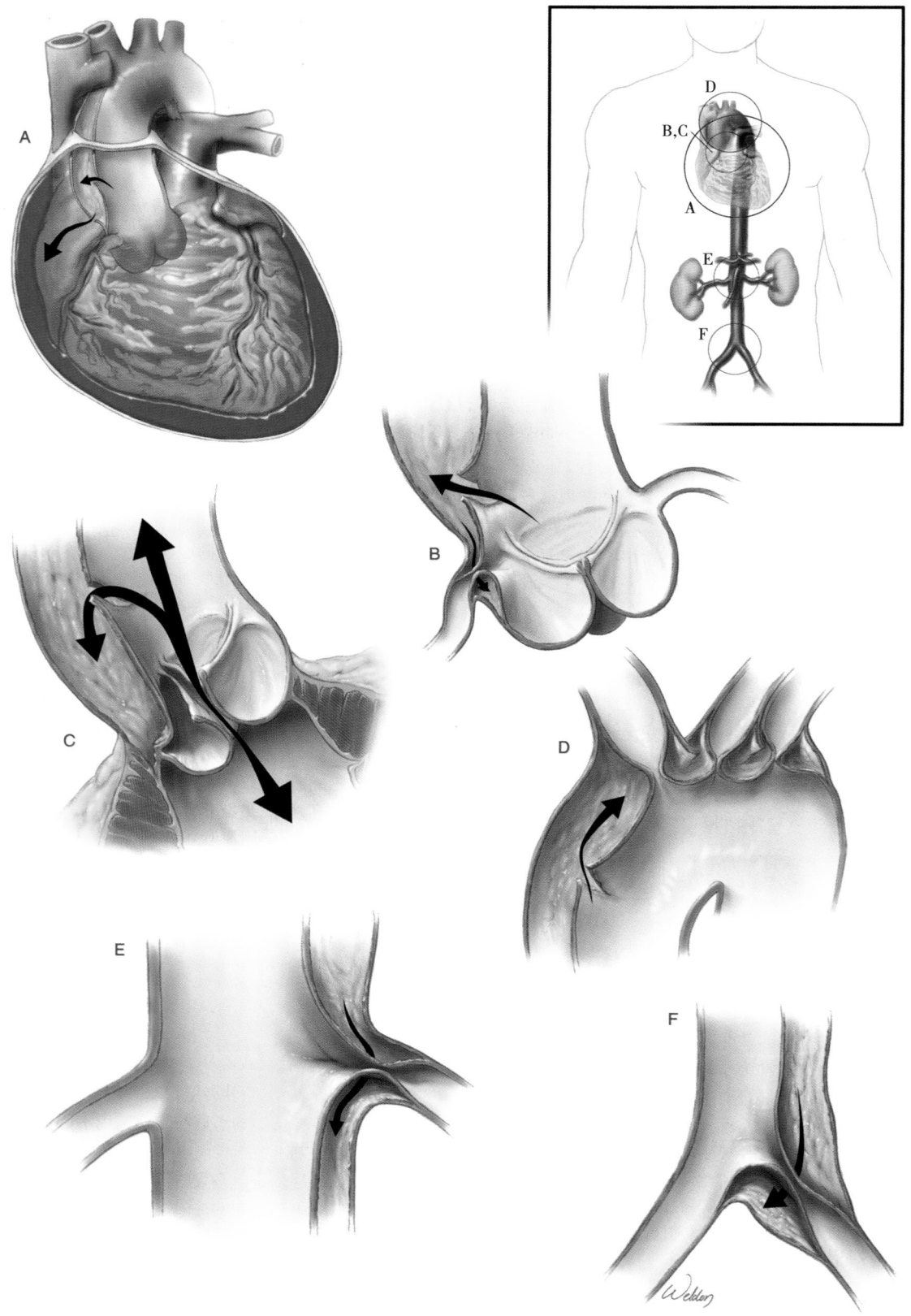

图 22-15   主动脉夹层的可能的解剖学转归,插图所示是可能有影响的地方。**A.** 升主动脉破裂并且心脏压塞。**B.** 冠脉血流中断。**C.** 主动脉瓣损伤造成反流。**D、E** 和 **F.** 血流灌入受累血管,导致缺血性并发症

升主动脉夹层　　　　　　降主动脉夹层　　　　　　　夹层同时累及升主动脉与降主动脉

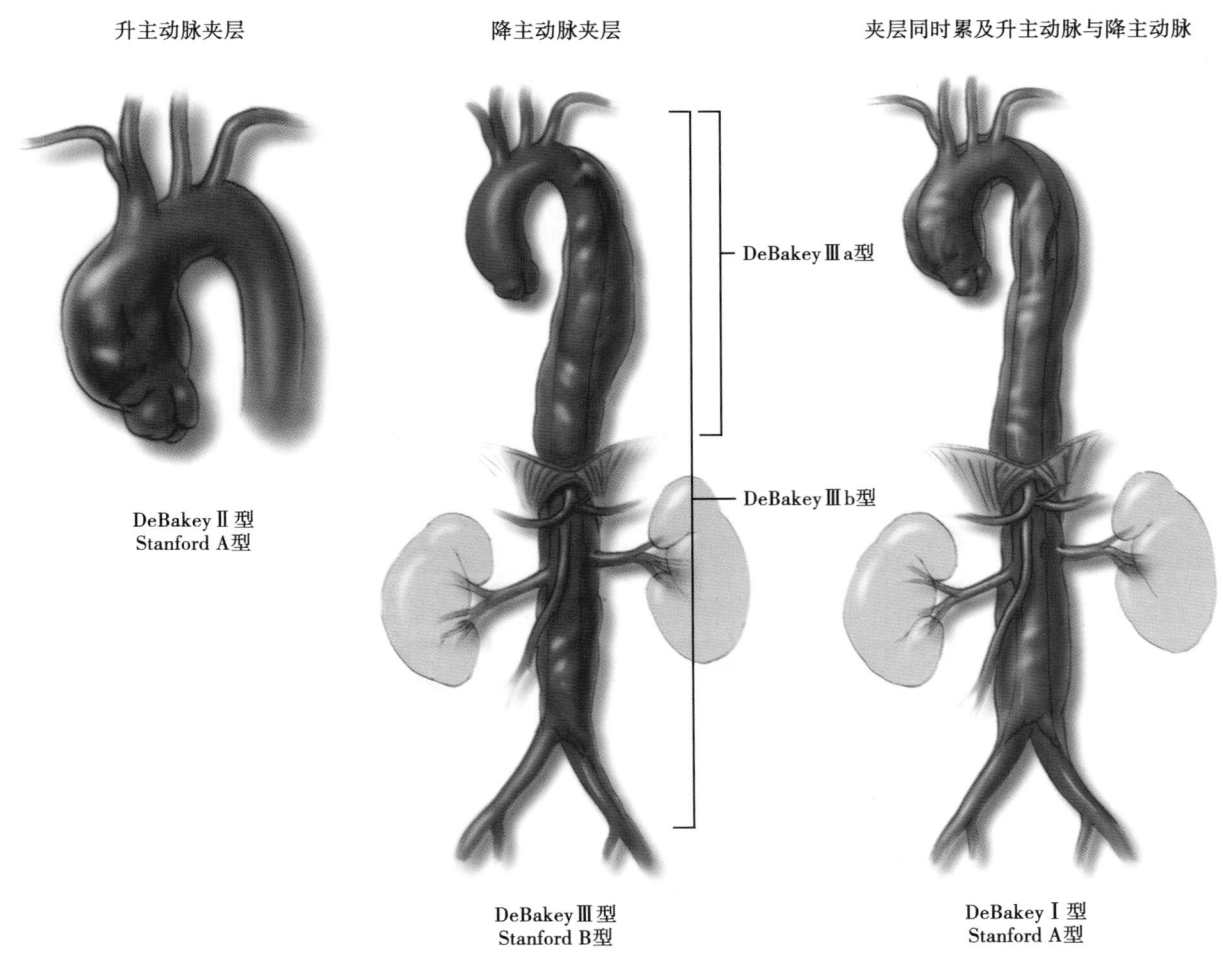

DeBakey Ⅲa型

DeBakey Ⅲb型

DeBakey Ⅱ型
Stanford A型

DeBakey Ⅲ型
Stanford B型

DeBakey Ⅰ型
Stanford A型

图 22-16　基于受累主动脉部分的主动脉夹层分型图示。夹层可限于升主动脉(左)或将主动脉(中),或累及整个主动脉(右)

择就是依据病变范围的不同制定的。例如,单纯升主动脉夹层的病人通常要接受急诊手术。相反,当只有降主动脉和胸腹主动脉部分受累时,一开始通常是内科治疗;有进展性并发症的病人才需要外科治疗。升主动脉和降主动脉均有夹层的病人通常先接受升主动脉夹层的外科修复,随后再积极治疗降主动脉夹层。

时限性　主动脉夹层也依据最初撕裂后跨越的时间来分类。在最初撕裂之后的前 14 天被认为是急性夹层;14 天后,被视作慢性夹层。尽管很主观,但急、慢性夹层的区别不仅对于围术期管理策略的制定,而且对评估外科效果有重要意义。图 22-17 列出了急性主动脉夹层的治疗原则。根据分期的重要性,Borst 及同事提出了第三期——亚急性期——来描述急慢性期之间的转化时期。亚急性期是指最初撕裂后的 15 ~ 60 天。尽管过了传统急性期的 14 天,亚急性期夹层的病人的主动脉组织仍然脆弱,其手术治疗可能更复杂并且有更高的风险。

变异情况　如之前提及的,无创性主动脉成像技术的进步已经能提示主动脉夹层的各种变异情况(图 22-14)。最近介绍的一种说法急性主动脉综合征包括主动脉夹层及其变异情况。其他几种曾经被认为比较罕见的主动脉综合征包括壁间血肿(IMH)和穿通性溃疡(PAU)。尽管这个问题目前仍有争议,但目前达成的共识是,在大多数情况下,这些夹层的变

体在治疗方面应和经典夹层相似。

IMH 是血液在主动脉壁内聚集而没有内膜破口,这是由于中层滋养血管的破裂造成的。血液聚集可导致继发性内膜破裂并最终导致夹层[102]。因为 IMH 和主动脉夹层表现出一定的延续性,所以 IMH 很少见,有可能是因为其快速转化成了真性夹层。急性主动脉症状的病人发生 IMH 的概率大约为 6%,大约 16% 的病人发展为夹层[103]。IMH 可以根据其发生位置进行分类(例如,升主动脉或降主动脉),并且可以根据其分类进行治疗[104]。

PAU 的本质是破裂的粥样硬化斑块浸入主动脉壁,并伴有周围血肿。最后,溃疡可以穿透主动脉壁,导致夹层或破裂。主动脉溃疡疾病的进展率高于单纯 IMH 的进展率[105]。

病因学及自然病程

主动脉夹层是一种可能随时死亡的疾病状态,据报道美国此病的发病率在 3.5/10 万[106]。如果没有进行合适的现代医学的治疗或者手术,绝大多数病人(大约 90%)会在 3 个月内死于夹层,这其中绝大部分是因为主动脉破裂[107,108]。

尽管我们已经认识到几个主动脉夹层的危险因素,但其确切的发病因素尚不清楚。根本上说,任何有损于动脉壁的因素均可增加患主动脉夹层的危险性。一些常见的心血管疾病危险因素,如吸烟、高血压、动脉粥样硬化及高胆固醇血症

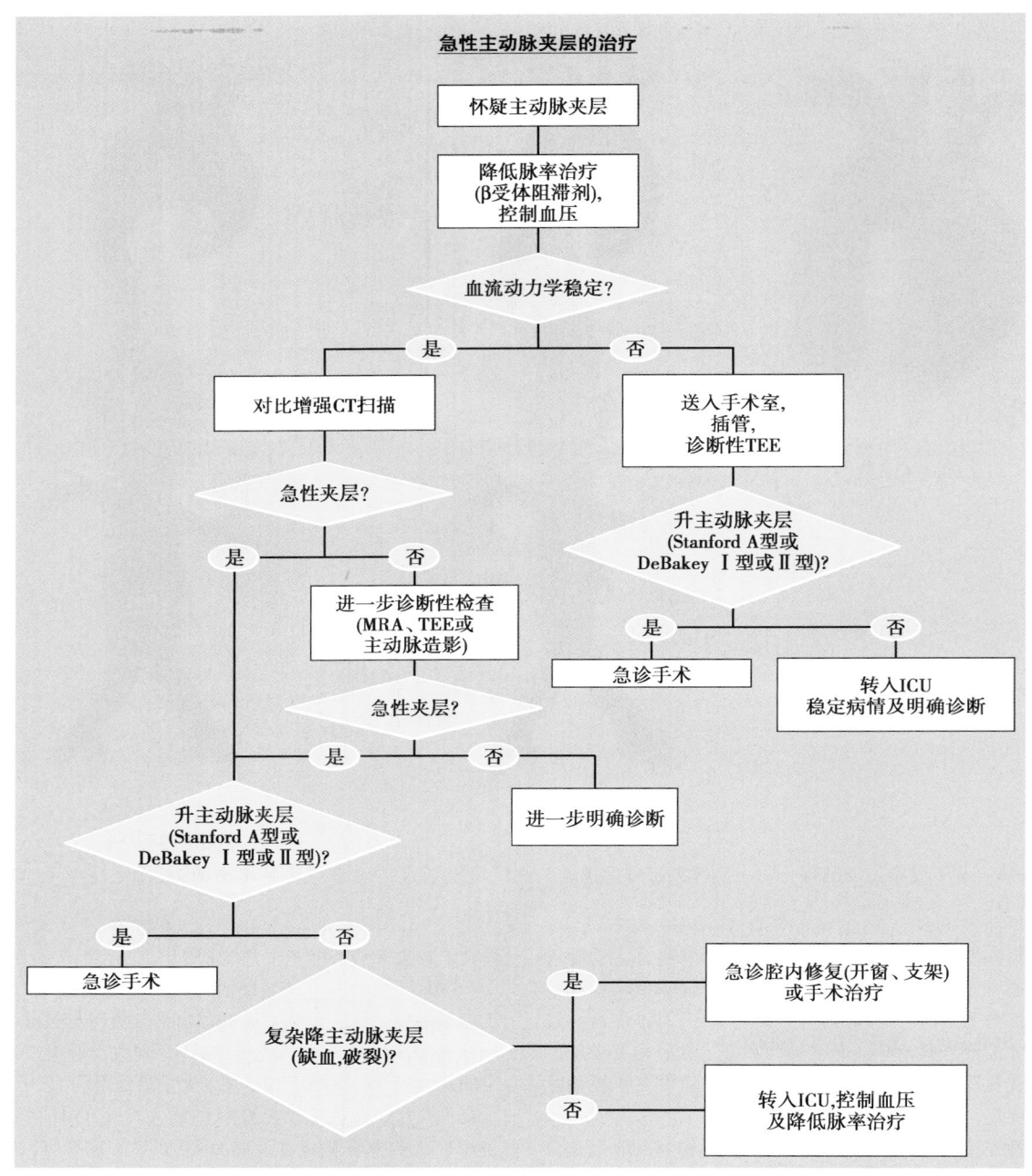

图 22-17   急性主动脉夹层的辅助检查及治疗原则。CT=计算机断层扫描;MRA=磁共振血管成像;TEE=经食管超声心动图

均与主动脉夹层有关。对于患有结缔组织疾病、动脉炎、二尖瓣疾病或者已有中层退行性病变的病人均是主动脉夹层的高发人群,尤其是已患有胸主动脉瘤的病人。在进行心脏插管或者手术的过程中发生的主动脉损伤是主动脉夹层常见的医源性因素。其他与主动脉夹层发生有关的因素包括可卡因和苯丙胺(安非他明)的滥用[109]。关于腹主动脉瘤发生的分子机制的最新研究发现,其与胸主动脉瘤发生有着相似之处[110,111]。

临床表现

夹层的发生常常伴随着剧烈的胸部或背部疼痛,经典的说法是"撕裂样"的疼痛,这种疼痛伴随着主动脉的撕裂进程而发生迁移。疼痛的部位常常可以提示主动脉病变的节段。前胸部的疼痛提示病变在升主动脉,而背部及腹部的疼痛常常提示病变在降主动脉及胸腹主动脉。根据每一水平夹层潜在的解剖学表现还应该想到急性主动脉夹层的可能的临床结局(图 22-15 和表 22-4)。因此,主动脉夹层(包括二级动脉夹层)潜在的并发症也各不相同,其中包括但不仅仅限于心肌缺血(冠状动脉)或者心包压塞、卒中(头臂动脉)、偏瘫或者下肢轻瘫(肋间动脉),肠系膜缺血(肠系膜上动脉),肾衰竭(肾动脉)和肢体缺血及运动功能的丧失(肱动脉或者股动脉)。

升主动脉夹层可以直接损伤主动脉瓣从而导致反流。反流的严重程度根据瓣叶交界处撕裂的程度不同而不同:比如

表 22-4	主动脉夹层与解剖学位置相关的并发症及其症状和体征

解剖学表现	症状和体征
主动脉关闭不全	呼吸困难
	杂音
	肺部啰音
	休克
冠脉缺血	心绞痛似的胸部疼痛
	恶心、呕吐
	休克
	心电图缺血性改变
	心肌酶谱升高
心包压塞	呼吸困难
	颈静脉怒张
	奇脉
	心音低钝
	休克
	心电图低电压
锁骨下动脉或者髂股动脉缺血	肢体发冷,疼痛
	肢体感觉和运动缺陷
	外周脉搏微弱
颈动脉缺血	晕厥
	局灶性神经功能缺陷(暂时性或永久性)
	颈动脉搏动消失
	昏迷
脊髓缺血	偏瘫
	失禁
肠系膜缺血	恶心,呕吐
	腹痛
肾缺血	少尿或无尿
	血尿

单个交界处局部分离仅仅会造成轻度的瓣叶反流,而三个瓣叶交界处完全的分离和瓣叶完全脱垂至左心室可以造成严重的急性心力衰竭。对于有急性主动脉反流的病人可能会有持续加重的呼吸困难。

升主动脉夹层还可以延伸至冠脉或者将冠脉开口撕裂至真腔,从而导致急性的冠脉阻塞,一旦发生常常累及右冠脉。冠脉血流的突然中断可以导致心肌梗死。因为心肌梗死的症状和体征与主动脉夹层表现相似而常常被掩盖,使得其诊断和治疗常被延误。

撕裂的升主动脉外壁常常较薄并伴有炎症浸润,因此常常会有血清及血液向心包渗入并积聚,最终导致心包压塞。具有提示意义的体征包括颈静脉充盈、心音遥远、奇脉及心电图低电压。如果破口进入心包常常导致急性的心包压塞并导致死亡。

伴随着夹层的进展,主动脉的任何分支均可被累及,进而导致血流减少及相关的缺血性并发症(例如缺血)。因此,根据累及动脉的不同,夹层常常可导致急性卒中、偏瘫、肝功能衰竭、肠坏死、肾衰竭或者危险的肢体缺血。

诊断性评估

因为病情的严重程度和潜在临床表现各不相同,因此急性主动脉夹层的诊断常较棘手[112~114]。平均每 10 万病人中仅仅有 3 人在出现急性的胸部、背部及腹部疼痛时会被最终诊断为主动脉夹层。因此诊断的延误就不足为奇了,大概有39% 的病人在住院 24 小时后才被诊断。不幸的是,诊断的延误也会造成治疗的延误而造成灾难性的后果。欧洲心脏病学会特别小组关于主动脉夹层是这样写的:"在主动脉夹层的诊疗中上最主要的挑战是疑诊,因此诊断越早越好"[112]。高度怀疑非常关键,尤其是对于一些患有结缔组织病或者有其他不常见危险因素的年轻的症状不典型的病人。

绝大多数(80% ~90%)急性主动脉夹层的病人都会有胸部、背部或者腹部的剧烈疼痛[112~114]。这种疼痛常突然发生,呈尖锐或者撕裂样,并且伴随主动脉的撕裂而进展。为了疾病分型的需要(急性、亚急性或者慢性),疼痛的发作常被认为是夹层撕裂的开始。其他常见的症状要么特异性不高,要么是夹层的继发性表现。

肢体血压或者脉搏的不对称是主动脉夹层病人最具典型的表现。这常常是因为血流在真假腔中的改变所致,并不表示病变扩展至供养肢体的血管分支。累及主动脉弓的病人常常有左右手臂的不对称,而降主动脉的撕裂常常造成上下肢体的差别。与症状相似的是,体征也与病变的继发性改变有关,因此各不相同(表 22-4)。例如,由于颈动脉和髂股动脉缺血分别所致的卒中或者威胁性的肢体缺血常常会成为病人的主要体征。

不幸的是,实验室检查对诊断急性主动脉夹层几乎没有帮助。最近有人试图用 D-二聚体水平来帮助诊断。有几篇报道发现,D-二聚体对于急性主动脉夹层尤为敏感,大概有97% 的病人伴有 D-二聚体水平增高[115]。用于诊断急性冠脉疾病的检查,包括心电图和心肌损伤的血清标志物的结果需要慎重对待。对于有急性胸痛而心电图和血清标志物正常的病人仍应警惕主动脉夹层的可能。应谨记的是,即使是心电图发生改变并且血清标志物水平升高的心肌梗死仍不能除外主动脉夹层的诊断,因为夹层也可造成冠脉缺血。尽管没有得到很好的解释,心电图对于发现或者除外夹层的诊断几乎没有帮助。类似地,胸部 X 线平片查可能会发现纵隔增宽或者主动脉轮廓异常,但是大概有 16% 的夹层病人胸部 X 线平片表现正常[114]。在诊断主动脉夹层方面,胸部 X 线平片所起的作用有限,其敏感度有 67% ,而特异度有 86%[116]。

一旦考虑诊断主动脉夹层,则应对病人胸部主动脉进行CT、MRA 或者超声检查。对于绝大多数疑似夹层的病人,这些非侵入性的检查准确性已经很高,但并不能除外主动脉造影检查的需要。目前主要使用增强 CT 来确诊。具有确诊意义的经典表现是主动脉双腔(图 22-18)。此外,CT 扫描还可以提供病变主动脉节段的必要信息:撕裂的程度;主动脉扩张的程度,包括业已存在的退行性动脉瘤;威胁性后遗症的发展,包括心包渗出、早期主动脉撕裂及分支血管病变。尽管MRA 也可以获得理想的图像,MR 设备并不是适合于严重的病人。对于不能进行增强 CT 或 MRA 检查的病人可以使用经胸廓超声进行诊断。经食管超声(TEE)对于诊断夹层,动脉瘤和升主动脉壁间血肿(IMH)有较高的诊断价值。

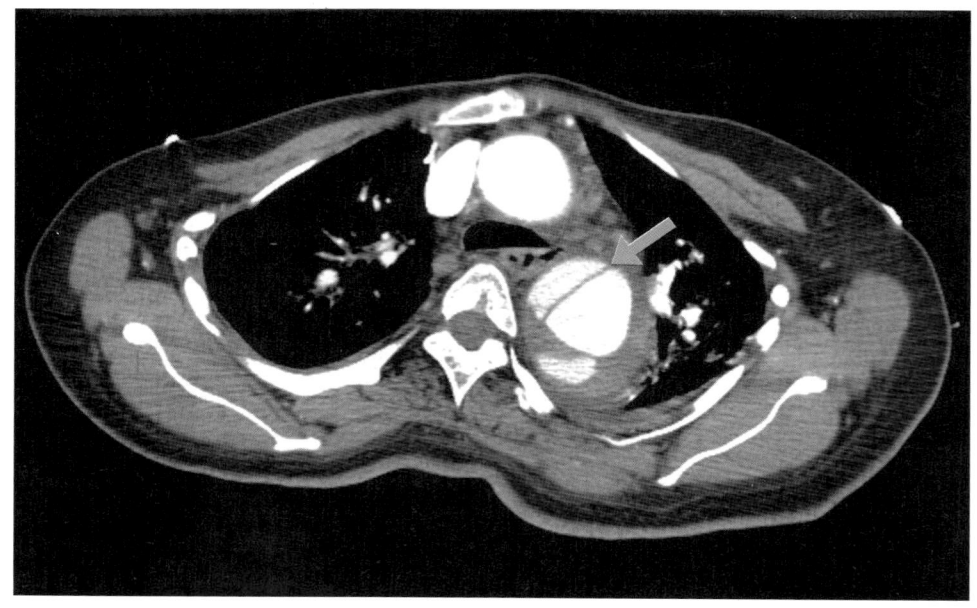

图 22-18　CT 扫描提示远端主动脉慢性主动脉夹层。箭头所指为撕裂的内膜片将主动脉分为真腔和假腔

增强 CT 对于主动脉夹层诊断的敏感度为 98%，特异度为 87%。尽管 MRA 诊断被认为是金标准，其敏感度和特异度均可达到 98%，CT 扫描仍然是急诊科优先选择的影像学诊断方法，主要是因为其获得图像的速度较快[117]。对于 TEE，有经验的超声科医师诊断的敏感度和特异度分别可以达到 98% 和 95%[118]。不仅如此，TEE 检查还可以提供心室功能和主动脉瓣情况的重要信息。最后，TEE 对于疑诊升主动脉夹层而血流动力学不稳定的病人具有确诊意义。理想状态下，这些病人应该送入手术室进行检查，一旦 TEE 确诊则可以立即开始手术。

在部分升主动脉夹层的病人（例如，有证据表明已患有冠心病的病人）应在手术前行冠脉造影。这类病人的特殊指征包括既往有心绞痛或者心肌梗死的病史，最近心肌灌注检查有异常表现，既往行冠脉旁路手术或者血管成形术以及心电图急性缺血性改变。禁忌证包括血流动力学不稳定、主动脉破裂及心包积液[119]。根据我们的经验，急性主动脉夹层的病人极少行冠脉造影术。但是，所有慢性升主动脉夹层行修复手术的病人均做了冠脉造影。

需要指出，当病人出现肾脏、内脏或者下肢供血不足时往往是在造影室或者杂交手术行相关治疗。尽管夹层常常是由 CT 确诊的，但是在行主动脉造影的时候可以同时发现灌注不良的原因甚至可以得到纠正。因此，尽管主动脉造影可能不会用来诊断夹层，但是对于出现灌注不良的病人却是有益的。

治疗

初步的评估和治疗

抛开夹层的位置不管，所有疑诊或者确诊为夹层的病人初步治疗原则都是相同的（图 22-17）。因为在确诊之前夹层有随时破裂的危险，一旦怀疑病人有夹层的可能即应该开始强力的药物治疗，并且应该贯穿于整个诊断评估的过程。药物治疗的目的是稳定夹层并且防治破裂。

病人应该在特护病房给予密切监护。给予病人桡动脉留置导管以监测血压并控制降压药物的滴速。缺血肢体的血压低于中心动脉压力，因此手臂的血压最好是通过脉搏来测量。中心静脉置管可以确保可靠的通路用于给予血管活性药物。肺动脉导管则用于伴有严重的心肺功能紊乱的病人。

除了确定夹层的诊断及其程度和范围，初步的评估主要是确定病人是否有几个致命性的并发症。应该对病人的精神状态、外周脉搏及尿量给予特别关注。一系列的实验室检查——包括动脉血氧饱和度、血常规、凝血酶原时间及活化部分凝血活酶时间及血电解质、肌酐、血尿素氮及肝酶均有助于发现器官缺血并优化治疗方案。

初步的治疗原则通常为抗高血压治疗或者控制血压，均是为了减小动脉壁的压力，减少左心室做功，减慢心率及血压的变化速度（dP/dT）。为了降低 dP/dT 则需要降低心肌收缩力和血压。常用药物包括 β 受体阻滞剂、血管扩张剂、钙通道阻滞剂及血管紧张素转换酶抑制剂。通过这些药物的使用应使心率减慢至 60 ~ 80 次/分，收缩压控制在 100 ~ 110mmHg，平均动脉压应控制在 60 ~ 75mmHg。达到这些血流动力学目标的前提是不危害尿量和神经系统功能。可以使用阿片类药物如吗啡或者芬太尼镇痛，这对控制血压也很重要。

除非有绝对禁忌证如严重心力衰竭、心律不齐、高度房室传导阻滞或者支气管痉挛性疾病，β 受体阻滞剂应该用于所有急性主动脉夹层的病人。艾司洛尔由于选择性地作用于心脏并且为超短效药物，因此可以用于支气管痉挛性疾病的病人。拉贝洛尔由于非选择性阻滞 β-受体及突触后 α₁-受体，因此可以降低全身血管的阻力而不影响心输出量。通过控制 β-受体阻滞剂的低速使心率控制在 60 ~ 80 次/分。不能使用 β-受体阻滞剂的病人可以使用钙通道阻滞剂如地尔硫草代替。硝普钠作为一种血管扩张剂，一旦 β-受体阻滞剂使用足量后即开始使用。而硝普钠单独使用可能造成反射性的心率加快和心肌收缩力增强，dP/dT 升高及夹层进展。依那普利及一些其他的血管紧张素转换酶抑制剂可用于肾缺血的病人。这些药物可以减少肾素释放从而改善肾脏血流。

升主动脉夹层的治疗

急性升主动脉夹层　升主动脉夹层在慢性期修复的结果要好于急性期修复。不幸的是，致死性的并发症如主动脉破裂的危险性在治疗中的权重更大于早期手术的危险性。因此，急性升主动脉夹层被认为是急症手术的绝对指征。但是一些特殊类型的病人选择非手术治疗或者推迟手术或许更好[120]。推迟修复手术适用于：①有急性卒中或者肠系膜缺血；②老年病人或者有其他伴发疾病；③病情稳定并适合转运至专科治疗中心；④在比较遥远的过去有过心脏手术的病史。对于最后一群病人，应该注意最近的一次手术至今的时间间隔不能太短，最近一次心脏手术后 3 周内发生的夹层破裂和心包压塞的危险性较高，因此这类病人应该早期手术[121]。

如果没有上述的情况，绝大多数升主动脉夹层的病人均应行急诊人工血管置换。手术的方式与之前章节所写的主动脉弓动脉瘤类似。在手术开始之前，手术中 TEE 常规用于进一步地评估术前心肌和瓣膜功能，如有必要还可进一步确诊。手术通过胸骨正中入路，使用心肺旁路并且使用低温停循环（图 22-19）。在准备停循环时，对右侧腋动脉（提供动脉血流）和右心房（提供静脉回流通路）进行插管[96,122]。一旦使用深低温停循环术，病人将会一直被降温至脑电图监测提示脑电静止；这通常发生于鼻咽温下降至 <18℃（64.4 ℉）时[123]。或者如果能够建立稳定的顺行性脑部供血，则主动脉弓的修复可以在深低温停循环[23 ~ 25℃（73.4 ~ 77 ℉）]下进行。当温度下降至合适水平后，心肺动脉旁路则被阻断，升主动脉开放。无名动脉被血管钳或套管所阻断，来自于腋动脉插管的血流用于提供大脑的顺行性血供。可以在左侧颈总动脉放置一个分流导管以确保左侧大脑的血供。这个在停循环时行远端吻合的方法被称为"开放远端吻合"，可以避免钳夹脆弱的主动脉而导致损伤。同时，还可以让术者仔细检查主动脉弓是否有内膜撕裂。只有在原发性内膜撕裂发生在弓部或者弓部发生动脉瘤才进行全弓置换；在绝大多数急诊病人中，较小范围的斜面"半弓"修复则已足够[124]。通过将内壁和外壁通过外科技术粘合在一起以消除真假腔并强化组织以准备远端主动脉套管。将聚酯材料的人工血管缝合至远端主动脉套管。人工血管和主动脉之间的吻合将被塑形，这样血流便可流入真腔；这样便可以解决术前出现的远端缺血问题。在远端吻合通过进一步加强后，人工血管排气并夹闭，恢复心肺动脉旁路的供血，开始复温并准备近端的吻合。在没有主动脉环扩张或者马方综合征等需要主动脉根部置换的情况下，主动脉瓣反流可以通过将瓣叶交界处缝合至主动脉外壁上得到纠正[125]。在近端主动脉吻合之前可以通过外科缝合和粘合技术制作主动脉近端主动脉套管。

绝大多数行外科手术修复的主动脉夹层病人，外科修复处的远端的夹层会持续存在。25%的幸存病人降主动脉会广泛扩张，而扩张的远端主动脉的破裂是这些病人晚期死亡最常见的原因。据报道，5 年内有 88% 的病人，10 年内有 76% 的病人不用进行二次手术[126]。因此，行升主动脉修复后绝大多数病人需要对剩余的降主动脉进行有效的治疗，具体将在后文中描述。

慢性升主动脉夹层　偶尔会有升主动脉夹层的病人在慢性期行修复手术。在很多方面，手术与急性夹层相同。最大的区别是，慢性病例中的组织强度越大，缝合越安全。除此之外，远端吻合不会消除假腔；取而代之的是内膜片被打孔以保证真假腔的血流灌注，从而避免术后的缺血性并发症。与急性夹层不同的是，慢性夹层的修复范围常延伸至弓部和主动脉根部，因为组织更加脆弱。

降主动脉夹层的治疗

非手术治疗　相比手术治疗，非手术、药物治疗急性降主动脉夹层有较低的发病率和死亡率[114]。在非手术治疗中最常见的死亡原因是主动脉破裂和终末器官灌注不良。因此，需要不断地重新评估病人是否出现新的并发症。至少两个连续的 CT 扫描结果（往往是在治疗后的第 2 或第 3 天和第 8 或第 9 天）与最初的 CT 扫描相比较以除外明显的主动脉扩张。

一旦病人的病情已经稳定，药物治疗逐渐转变为口服药物。口服药物通常包括 β 受体阻滞剂，要求病人的收缩压维持在 100 ~ 110mmHg，以及神经系统、泌尿系统和心血管系统是稳定的。许多病人可以在口服药物控制血压良好，而且连续 CT 扫描确认无主动脉扩张后办理出院。

对于患有慢性主动脉夹层的病人，长期药物治疗是重要的。β 受体阻滞剂仍是首选药物[127]。在一项随访 20 年研究中，DeBakey 和同事们[128]发现后期动脉瘤形成与控制血压不佳相关。控制血压"良好"的病人中，仅有 17% 发生动脉瘤，而控制血压"不佳"的病人中，则为 45%。

对于慢性主动脉夹层的病人应进行积极的影像学随访[129]。增强 CT 和 MRA 扫描都可以提供良好的主动脉影像，并且便于系列地对比检测主动脉进展性扩张的情况。术后首次检查应在大约 6 周，后续在第一年中至少 3 个月检查一次，第二年时每 6 个月一次，然后每年一次。高风险病人的检查频率应适当增加，例如马方综合征的病人，可以检查到严重的主动脉扩张。接受胸降主动脉支架修复的病人，应每年进行 CT 或 MRA 扫描以检测假性动脉瘤的形成或未修复部位的主动脉扩张。早期检查到的令人烦恼的改变可以接受及时的选择性介入处理，以避免破裂或其他并发症的产生。Glower 及助手[130]研究接受慢性主动脉夹层病人的远期疗效，并报道了仔细随访的重要性。大约 20% 的晚期死亡是由于主动脉破裂，大约 25% 的病人在随访期间需要进行额外的手术修复。

手术指征　特别是对患有并发症的病人应进行手术治疗[131]。一般情况下，对于急性降主动脉夹层的外科介入手段，是为了避免或修复破裂，并减轻缺血症状。

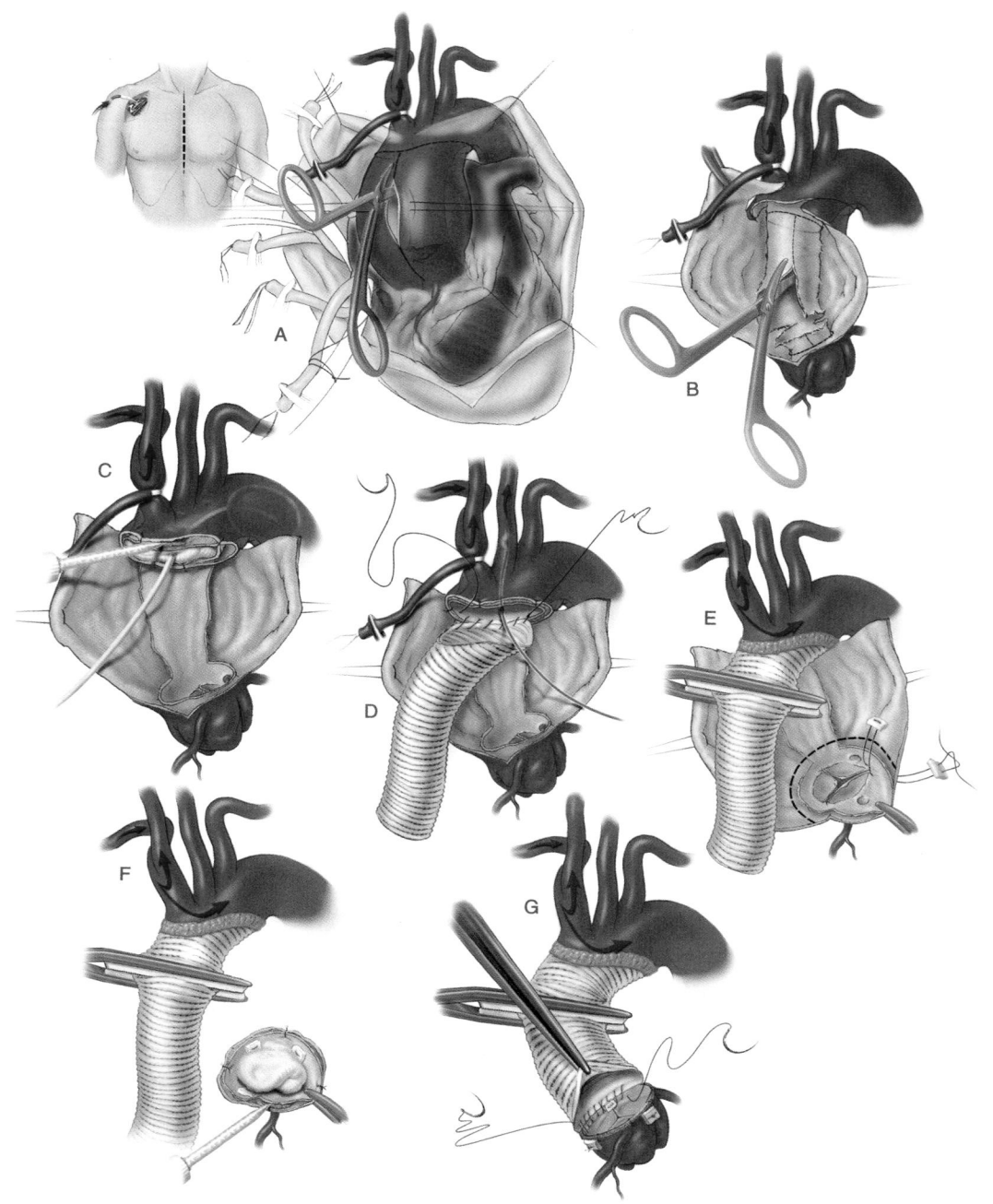

图 22-19　急性升主动脉夹层,主动脉近端修复图解。**A.** 这一修复过程需要正中胸骨切开术以及心肺旁路。在低温停循环时切开升主动脉,腋动脉插管进行顺行囊灌注(图 22-8)。**B.** 切开夹层膜显露真腔。**C.** 采用外科粘合剂闭合假腔,并加强远端主动脉的吻合;放置 30ml 的球囊导管于真腔内以压迫远端假腔,可以最大程度地加强修复并防止再通部位出现缝合远端阻塞。浸湿的纱布海绵放置于真腔内,防止黏合剂流入分支血管中。**D.** 开放远端缝合防止弓部组织的钳夹损伤,并检查弓部管腔。左颈总动脉内的球囊导管可以保证左侧脑循环的顺行灌注。如果夹层的起点(也就是破口)并不累及主动脉弓的曲部,并且没有证据表明已存在的弓部动脉瘤,那么可以施行成角的半弓置换,最大可能地保留弓部。立即在靠近无名动脉起始部大弯处横断主动脉弓,并沿小弯部继续离断至左锁骨下动脉。最后,切除大部分主动脉弓,保留背部的分支血管。选择合适大小、密封的(凝胶密封)涤纶人工血管,并用 3-0 或 4-0 单根线连续缝合远端斜面。**E.** 缝合结束后用粘合剂加强,并撤离体外循环,评价主动脉瓣功能。采用带垫片缝合重新缝合不紧密处,保证瓣膜功能。**F.** 在窦管交界部离断主动脉,在主动脉根部用粘合剂闭合假腔。浸湿的纱布海绵放置于真腔内以放置粘合剂损伤主动脉瓣或进入冠状动脉开口处。**G.** 置入粘合剂后,缝合窦管交界部近端以及远端

在夹层的急性期,手术介入治疗的特殊指征包括主动脉破裂、心包或胸腔积液量增加,主动脉直径迅速扩张,不能控制的高血压,药物治疗不能缓解的持续疼痛,急性夹层合并以存在的动脉瘤被认为是威胁生命的病情,因此是手术指征。最终,假如病人不接受药物治疗,并可因另外的手术指征进行手术而最终获益。

急性缺血症状同样需要处理。以往,内脏和脏器的缺血被视为手术指征。但是,经皮介入治疗在这些方面已经取代了开放手术。当腔内治疗不可用或不成功时,可以选择进行外科治疗。

在慢性期,主动脉夹层的手术指征与退行性胸主动脉瘤相似。指征包括动脉瘤的迅速扩张和可以造成破裂的因素。当病变部位直径达到 6.0~6.5cm 或动脉瘤在一年内扩张>1cm,应施行选择性手术治疗。马方综合征病人的指征应适当放低。

腔内治疗　缺血综合征　腔内治疗常规用于降主动脉夹层合并内脏动脉缺血的情况[132]。腹腔缺血综合征通常是致命的;快速诊断内脏缺血并采取处理,以保证肝脏、消化道和肾脏灌注,是获得良好疗效所必需的。在后面的部分会介绍,一些开放性手术技术可以用来重建受累组织的血液供应。但是在急性期,开放性手术可能疗效欠佳。因此,腔内治疗在这种情况下则成为首选。已知的"血管内开窗"这一腔内技术中,一个球囊被用在内膜片上打洞,使血液可以流入真腔和假腔。这一技术用在内脏分支由不完全灌流的真腔或假腔供血的情况。在主动脉真腔中置入覆膜支架可以解决"动态"缺血。偶尔,一个小的支架需要直接放置在内脏或肾动脉真腔内,因破口已经累及其分支,造成这些组织的"静态"缺血。

髂股动脉缺血引起的腿部肢端缺血可以通过腔内治疗来处理。但是,直接进行手术血管重建—通常是采用股-股动脉旁路移植—是一种更好的选择,尽管腔内修复的过程更加快捷。

急性夹层　对不伴有并发症的急性降主动脉夹层,更倾向于应用腔内覆膜支架来进行治疗。治疗策略的目的是采用覆膜支架来覆盖内膜破口,封闭夹层破口的入口,最终引起加强的血栓化。但是,这一方法较常用的非手术方式是否更加有效尚不能确认。因此,在目前对于经典的夹层病人,采用何种腔内支架仍在研究中[133]。在杂交手术室内采用通过股动脉通路到达真腔,并行主动脉造影,可以确认内膜破口位置。同样,可以在主动脉造影和术前对比增强CT扫描中测量真腔的直径。这种情况下,应选择较真腔直径宽约10%的覆膜支架。与降主动脉瘤中覆膜支架的应用不同,处理降主动脉夹层的覆膜支架不应带有球囊,因为球囊可能导致新发的内膜撕裂,夹层逆行至升主动脉,甚至主动脉破裂。

慢性夹层　对于慢性降主动脉夹层的腔内治疗现在也在研究中[134]。这种夹层特别有挑战意义,因为夹层薄膜的相对硬度以及多个破口的存在使假腔的确认变得困难。而且,

假腔灌注的干扰可能引起缺血性并发症,例如肠梗死或肾衰竭。除非有针对这种情况的安全有效的腔内修复方式,慢性降主动脉夹层病人应采用常规的非手术处理直至有开放性外科手术的指征。

穿透性主动脉溃疡　与经典的降主动脉夹层病人不同,PAU 病人更适合采用腔内修复。采用覆膜支架来覆盖病变的溃疡部位已经证实为有效的治疗方法[135]。

开放修复　急性夹层　急性主动脉夹层病人,外科修复胸降主动脉和胸腹主动脉有着较高的并发症率和死亡率[114]。因此,手术的最初目标是防止致命的破裂和恢复分支血管的灌注[131]。有限的移植物修复危及生命的主动脉部位,可以达到这样的目的并减少风险。因为降主动脉夹层最常发生破裂的部位在胸降主动脉的近1/3处,胸降主动脉的上半段通常需要进行修复。远端部分直径若大于4cm则同样需要进行修复。胸腹主动脉全程血管置换并不采用,除非在放射检查中发现合并有巨大的动脉瘤,即使最初的破口位于此处。因为急性疼痛或者破裂需要进行急诊修复的慢性夹层病人,同样采用对引发症状部位进行血管置换的方式。

因为急性夹层修复患有偏瘫的风险增加,就需要进行脊髓保护,例如脑脊液引流术或左心旁路,在这样的修复过程中应用广泛[136],即使是局限于胸降主动脉上段的修复。近端阻断通常在左颈总动脉和左锁骨下动脉之间;邻近胸降主动脉近端的纵隔血肿应避免切开直到近端控制已经建立。打开主动脉以后,在进行血管置换的部位切除夹层薄膜。近端和远端都进行主动脉壁全层吻合,以缝线来闭合加强并使血流直接进入真腔中。尽管附壁血栓的相对缺乏可以保证多个肋间动脉的开放,但是极度的组织脆性可能妨碍它们的再次吻合。

缺血综合征　外科解剖外旁路血管重建术常用于下肢缺血,如股-股动脉旁路移植。腹腔组织缺血的病人,必须循序重建血流供应。腔内技术不能应用或者失败时,开放性外科手术则成为必须。尽管认为并非首选方法,但多重技术还是可以应用的,包括主动脉移植物置换(使血流渐渐地灌入真腔)、主动脉开窗并行内脏和肾脏动脉旁路术。

慢性夹层　慢性夹层病人在择期主动脉修复时采用更积极的置换。在很多情况下,这类病人的手术过程与胸降主动脉和胸腹主动脉瘤的手术过程相同,在本章的前半部分已经描述(图 22-20)。一个主要的不同点是需要切除尽可能多的夹层内膜片,以确定真腔和假腔,并定位重要的分支血管。当夹层延伸至内脏和肾动脉时,可以进行膜部开窗,或用缝线或者腔内支架封闭假腔。假腔不对称扩张可使肾动脉较宽地分离。这一问题可以通过游离左肾动脉,并将其重新附着在人造血管的独立开口处,或者采用分支血管进行左肾动脉旁路术。夹层内膜的楔形切除同样是从主动脉近端到吻合口的近端和远端,使得血流可以通过真腔和假腔。当阻断近端在技术上不可行时,低温停循环可以应用于近端部分的修复。

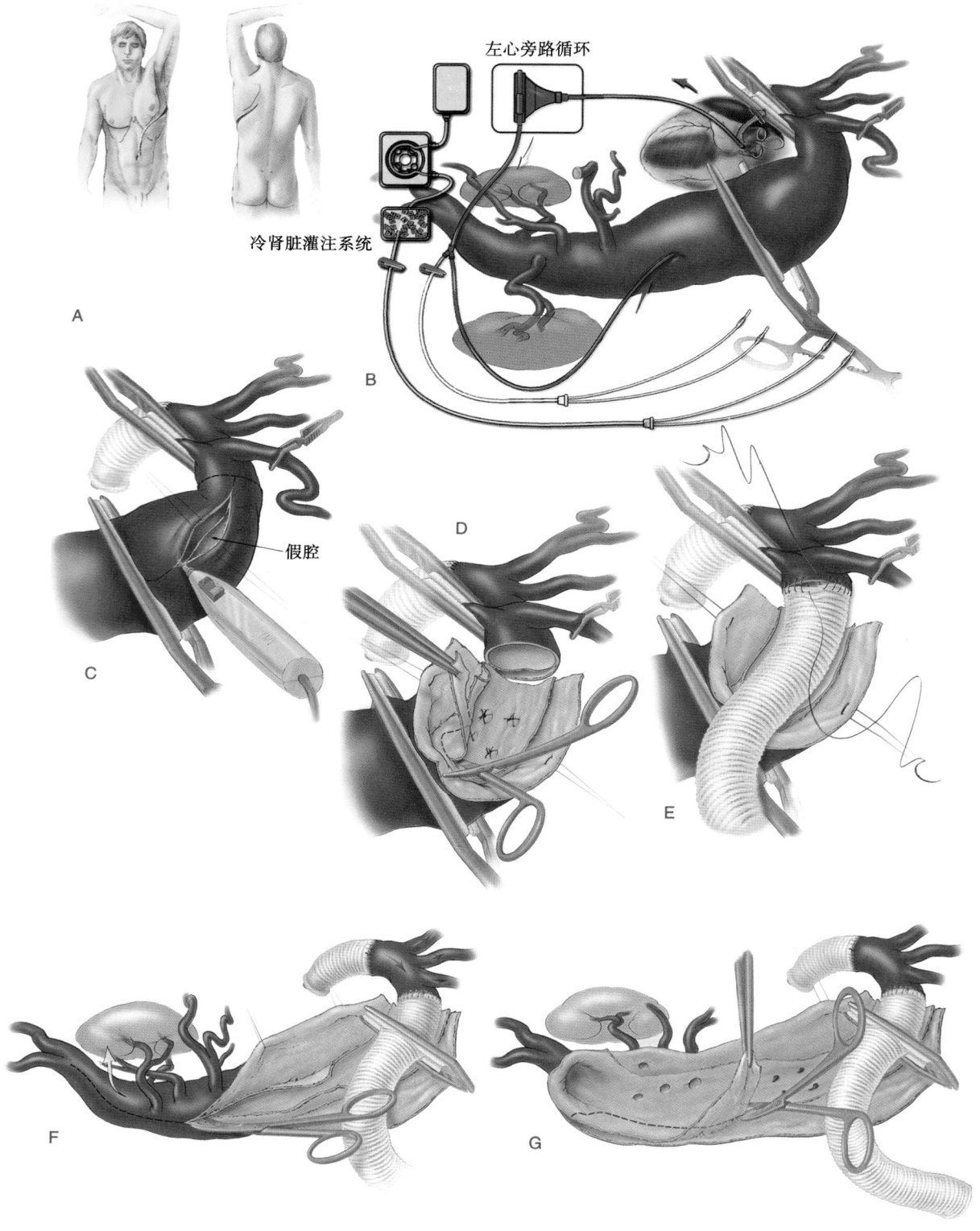

图 22-20　慢性主动脉夹层远端修复图解。**A.** 胸腹部联合切口。**B.** 慢性主动脉夹层导致的范围 Ⅱ 胸腹主动脉瘤。病人之前接受过主动脉根部和升主动脉的带瓣管道置换。左心旁路建立以后,分别阻断左锁骨下动脉,胸降主动脉瘤中段,并在左颈总动脉和左锁骨下动脉之间阻断,并分离动脉瘤近端部分。**C.** 用电刀切开分离出的主动脉部分。**D.** 切开夹层外膜,缝合出血的肋间动脉,在主动脉近端钳夹处的远端离断主动脉,并将此部分与食管分离,准备进行近端吻合(图片未显示)。**E.** 用聚乙烯缝线连续缝合主动脉与合适大小的涤纶人工血管。**F.** 左心旁路停止,撤离主动脉插管后,将阻断钳移至人工血管上,撤离另外两把阻断钳,切开余下的动脉瘤。**G.** 切开余下的夹层外膜,确定腹腔干,肠系膜上动脉以及肾动脉的开口

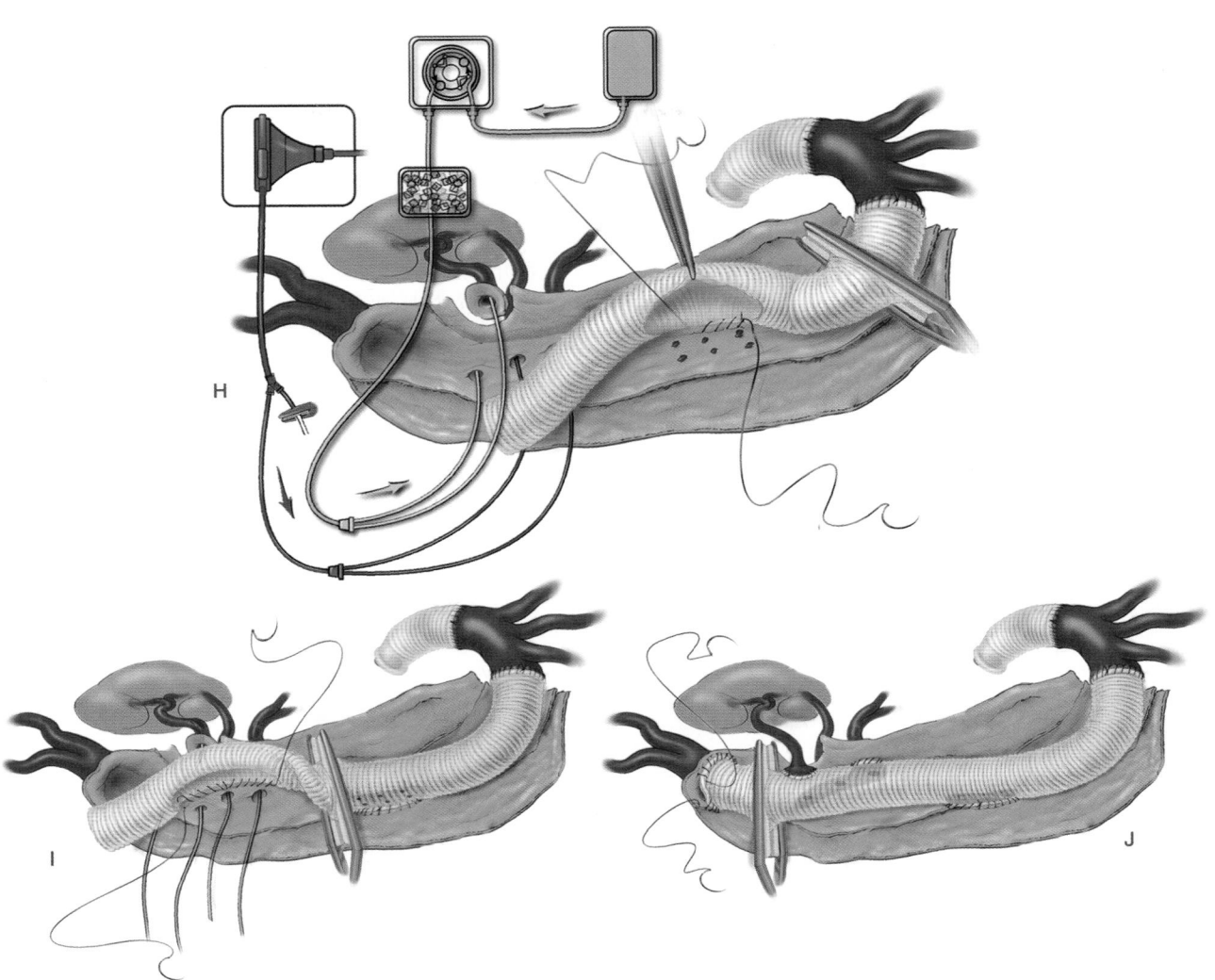

图 22-20（续）　**H.** 通过放置于腹腔干和肠系膜上动脉内的球囊导管，进行氧合血选择性内脏灌注。冷晶体液灌注入肾动脉内。将重要的肋间动脉吻合至人工血管的开口处。**I.** 为了缩短脊髓缺血时间，将阻断钳移至肋间动脉吻合处的远端。在人工血管上切开另一个椭圆形开口，以便吻合内脏血管。选择性内脏动脉灌注移至持续到将它们全部重新吻合后。左肾动脉常采用单独吻合。**J.** 当内脏动脉吻合完毕，并撤除球囊灌注导管后，阻断钳继续移至远端，使管腔内的血流至腹腔干、肾脏及肠系膜上动脉内。最后吻合人工血管和主动脉远端

疗效

　　麻醉、外科技术和术前准备的改进使得胸主动脉瘤修复术后的结果大大地改善。在专业中心进行手术，可以取得极好的生存率以及可接受的并发症率。结果数据的说明是通过特定地域变量来完成的，例如报道的年份和数据是从独立中心还是联合中心、多中心或国家登记处获得，以及病人特定变异，例如疾病分型，修复的紧急程度和范围，伴随过程和已存在的危险因子如高龄、既往心血管修复、其他系统或脏器疾病或连接组织失调。

近端主动脉瘤修复

　　近端主动脉瘤开放性修复的风险因修复范围不同，而与包括主动脉弓置换的修复大为不同。各种类型的主动脉根部置换都有可接受的早期死亡率和较少的并发症。两个中心进

行带瓣管道置换的 20 年和 27 年的研究报道，早期死亡率分别为 5.6% 和 1.9%，并且近期修复的结果更好[ ]137,138。无支架的猪主动脉根部修复的早期死亡率同样很低，为 3.6% ~ 6.0%[139-143]。

　　升主动脉和主动脉弓联合置换的结果是可以接受的，但是随着主动脉弓置换部分的增加，其风险也有所增加[144,145]。所报道的象鼻血管第一阶段修复的早期死亡率为 2.3% ~ 13.9%[56,71,146-148]。

　　在这些修复手术中，死亡和卒中的风险主要是与严重的升主动脉粥样硬化相关，通常采用改进的手术策略来避免钳夹这一部位的主动脉。在 Zingone 和其同事所做的 36 例这类病人的综述中报道，早期死亡率平均为 9.0%（3.7% ~ 25.0%），卒中率平均为 5.3%（0 ~ 17.6%）[149]。他们的改进策略包括对大部分的病人（94%）采用低温停循环，早期死亡 2 例（6%），卒中 1 例（3%），5 例病人（14%）出现神经认知障碍。其他研究表明，在升主动脉修复中采用停循环策略造成

神经认知障碍的风险增加,并不能被较低的早期死亡率所弥补。[150,151]

Kazui 和 Bashar[152] 所报道的连续 20 年内 472 例接受主动脉弓置换并选择性顺行脑灌注的病人,所有修复手术的早期死亡率为 9.3%,最近修复的为 4.1%。不可逆转的卒中发生率为 3.2%,暂时性的为 4.7%。主动脉弓置换的最近改进,例如应用分支血管和中低温,同样有好的效果,早期死亡率为 0~4.7%,持续性卒中率为 0~4.0%,可逆性的神经功能障碍发生率为 0~4.9%[153-155]。

急性升主动脉夹层的治疗

国际急性主动脉夹层登记处(IRAD)可提供急性主动脉夹层病人同期结果的综合性数据。这一部门于 1996 年成立,并汇总了来自 11 个国家 22 个中心大于 1600 例急性主动脉夹层病人的数据资料。IRAD 近期对于接受升主动脉夹层手术修复的 682 例病人的分析数据,显示住院死亡率为 23.9%。调查确定了一部分早期死亡的术前预测因子,包括年龄>70 岁、既往心脏手术史、高血压或者现存的卒中、转移性疼痛、心脏压塞、脉搏短绌,以及心电图证明的心肌缺血或梗死[156]。

远端主动脉瘤修复

胸降主动脉瘤腔内修复

最早期的腔内修复胸降主动脉瘤,死亡率和并发症率都难以统计。大部分的报道都只是小研究而且包括很多患有大量并发症的高危病人。例如,在 Stanford 行第一代支架植入的 103 例降主动脉瘤病人中,手术死亡率为 9%,卒中率为 7%,偏瘫/瘫痪率为 3%,2 年精确生存率为 73%±5%。但是,62 例病人(60%)并未纳入开胸和开放手术治疗组;正如期望的,这一组病人并发症率及死亡率较高[97]。在一组随访病例中,Stanford 组报道,在无外科治疗指征组,并接受支架植入的病人,术后 1 年生存率为 74%,5 年生存率为 31%;相比而言,传统开放手术组的 1 年生存率为 93%,5 年生存率为 78%(P<0.001)[157]。这一研究同样发现,30% 的晚期主动脉并发症严重影响了随访的进行。近期前瞻性、非随机、多中心队列研究,包括 140 例接受腔内修复病人,以及 94 例以往接受开放性手术修复的病人。尽管两组之间在卒中发生率上并无明显差异(分别为 3.6% 和 4.3%),支架修复组较开放手术组,有明显的低并发症率和早期死亡率[158]。5 年内,这两组因动脉瘤相关的死亡率有着明显的差别(腔内修复组病人为 2.8%,开放手术组为 11.7%),但是全因死亡率并无差别(两组分别为 32% 和 31%)[159]。

对于慢性胸主动脉夹层腔内修复治疗的效果尚未完全明确。小系列研究已经描述了这种修复方式的可行性[117,160]。例如,近期研究的关于此种修复方式的 6 例病人,Czerny 及其同事们[160] 发现在术后 4~25 个月,并没有并发症以及动脉瘤扩张的证据。INSTEAD 试验(采用支架治疗的 B 型主动脉夹层病人调查)包括 136 例慢性降主动脉夹层无并发症的病人,用来证明支架治疗并辅助降压药物治疗在 1 年内是否会增加全因死亡[161]。然而,现在采用支架治疗慢性降主动脉夹层仍然是在试验阶段。

降主动脉及胸腹主动脉瘤开放修复

目前胸降主动脉瘤开放修复的结果表明早期死亡率为 4.4%~8.0%,瘫痪率为 2.3%~5.7%;卒中率较低,为 1.8%~2.1%[162-164]。在我们的研究中,尽管随着修复范围的增加,发生瘫痪的概率也有所增加,但是降主动脉近 2/3 端修复的死亡率最高[162]。正如所料,在远端主动脉修复中,当阻断部位靠近左锁骨下动脉时,卒中的发生率最高。

部分研究将胸降主动脉的腔内修复和外科方式进行对比。一些研究发现,两者在早期死亡、卒中和偏瘫发生率上并无明显差异[165-167],而其他则认为外科治疗的病人在早期死亡率(27%)[168] 和偏瘫率(14%)[158] 更高。

同期的开放手术修复胸腹主动脉显示可接受的生存率。所报道的早期死亡率为 5%~12%,偏瘫率为 4%~9.5%,卒中率为 1.7%~5.2%,肾脏并发症为 6%~12%。这一系列的报道汇总了 10~20 年的外科经验[163,169-171]。对于复杂的胸腹主动脉修复,例如分期象鼻血管修复,部分中心报道了可接受的早期死亡率,从 0~10%[56,71,146-148]。较差的结果也同样被报道,在一项对全国范围的 1010 例病人的分析中,早期死亡率为 25%。这些病人中 40% 的人是在那些每年平均仅行 1 例胸腹主动脉瘤修复的中心接受治疗的[172]。Cowan 及其同事[173],研究在胸腹主动脉瘤修复术后并发症和死亡率的精确影响,报道了在病人量少的中心接受治疗的病人预后较差。胸腹主动脉全程置换(例如,采用 II 型范围修复)有最高的死亡、出血、肾衰竭和偏瘫的风险[78,163,169]。

急性降主动脉夹层的治疗

非手术治疗

接受非手术治疗的急性降主动脉夹层病人院内死亡率接近 10%[114,174]。非手术治疗期间,导致死亡的基本原因是破裂、缺血和心脏衰竭。治疗失败的危险因素—定义为死亡或需要进行手术治疗—包括扩大的主动脉、难治性高血压、少尿和周围组织缺血。接受非手术治疗的降主动脉夹层和度过急性期的病人中,1 年内有大约 90%,3 年内大约有 76% 的病人仍然存活。

腔内治疗

对于内脏和肾动脉缺血的情况,腔内修复治疗是理想的方式。Stanford 组报道腔内治疗恢复缺血脏器再灌注的技术成功率为 93%[176]。他们关于应用第一代支架治疗急性复杂降主动脉夹层的经验同样是令人鼓舞的:79% 病人的假腔发生完全血栓化。早期死亡率为 16%,可与开放手术技术相比[177]。近期,包含 248 例急性降主动脉夹层病人的腔内支架观察研究的荟萃分析发现,30 天死亡率为 9.8%,与 IRAD 的数据相比,这一结果明显低于开放性外科手术的死亡率,但是与非手术治疗的死亡率相近[178]。

开放修复

我们最近报道了在 16 年内 76 例急性降主动脉夹层病人的研究。复杂性包括急救(86%)或急诊(14%)修复、破裂(22%)、疼痛(53%)和夹层并发动脉瘤(96)。30 天死亡率为 15% ,院内死亡率为 22%[179]。有 5 例发生偏瘫(7%),5 例卒中(7%)以及 15 例肾衰竭(20%)。最近的一项多中心研究中,IRAD 调查发现 51 例接受外科胸降主动脉置换的急性夹层病人住院死亡率为 22%[180]。另一项研究发现,外科治疗术后存活的急性降主动脉夹层病人,1 年生存率大约为 96% ,3 年大约为 83%[175]。

(魏翔 译)

参考文献

亮蓝色标记的是主要参考文献。

1. Johnston KW, Rutherford RB, Tilson MD, et al: Suggested standards for reporting on arterial aneurysms. Subcommittee on Reporting Standards for Arterial Aneurysms, Ad Hoc Committee on Reporting Standards, Society for Vascular Surgery and North American Chapter, International Society for Cardiovascular Surgery. *J Vasc Surg* 13:452, 1991.

2. Bickerstaff LK, Pairolero PC, Hollier LH, et al: Thoracic aortic aneurysms: A population-based study. *Surgery* 92:1103, 1982.

3. Segura AM, Luna RE, Horiba K, et al: Immunohistochemistry of matrix metalloproteinases and their inhibitors in thoracic aortic aneurysms and aortic valves of patients with Marfan's syndrome. *Circulation* 98(19 Suppl):II331, 1998.

4. Neptune ER, Frischmeyer PA, Arking DE, et al: Dysregulation of TGF-β activation contributes to pathogenesis in Marfan syndrome. *Nat Genet* 33:407, 2003.

5. Marsalese DL, Moodie DS, Vacante M, et al: Marfan's syndrome: Natural history and long-term follow-up of cardiovascular involvement. *J Am Coll Cardiol* 14:422, 1989.

6. Adams JN, Trent RJ: Aortic complications of Marfan's syndrome. *Lancet* 352:1722, 1998.

7. Loeys BL, Schwarze U, Holm T, et al: Aneurysm syndromes caused by mutations in the TGF-β receptor. *N Engl J Med* 355:788, 2006.

8. LeMaire SA, Pannu H, Tran-Fadulu V, et al: Severe aortic and arterial aneurysms associated with a TGFBR2 mutation. *Nat Clin Pract Cardiovasc Med* 4:167, 2007.

9. Pannu H, Avidan N, Tran-Fadulu V, et al: Genetic basis of thoracic aortic aneurysms and dissections: Potential relevance to abdominal aortic aneurysms. *Ann N Y Acad Sci* 1085:242, 2006.

10. Hoffman JI, Kaplan S: The incidence of congenital heart disease. *J Am Coll Cardiol* 39:1890, 2002.

11. Keane MG, Wiegers SE, Plappert T, et al: Bicuspid aortic valves are associated with aortic dilatation out of proportion to coexistent valvular lesions. *Circulation* 102(19 Suppl 3):III35, 2000.

12. Nistri S, Sorbo MD, Marin M, et al: Aortic root dilatation in young men with normally functioning bicuspid aortic valves. *Heart* 82:19, 1999.

13. Cecconi M, Manfrin M, Moraca A, et al: Aortic dimensions in patients with bicuspid aortic valve without significant valve dysfunction. *Am J Cardiol* 95:292, 2005.

14. Sabet HY, Edwards WD, Tazelaar HD, et al: Congenitally bicuspid aortic valves: A surgical pathology study of 542 cases (1991 through 1996) and a literature review of 2,715 additional cases. *Mayo Clin Proc* 74:14, 1999.

15. Larson EW, Edwards WD: Risk factors for aortic dissection: A necropsy study of 161 cases. *Am J Cardiol* 53:849, 1984.

16. LeMaire SA, Wang X, Wilks JA, et al: Matrix metalloproteinases in ascending aortic aneurysms: Bicuspid versus trileaflet aortic valves. *J Surg Res* 123:40, 2005.

17. Fedak PW, de Sa MP, Verma S, et al: Vascular matrix remodeling in patients with bicuspid aortic valve malformations: Implications for aortic dilatation. *J Thorac Cardiovasc Surg* 126:797, 2003.

18. Koullias GJ, Korkolis DP, Ravichandran P, et al: Tissue microarray detection of matrix metalloproteinases, in diseased tricuspid and bicuspid aortic valves with or without pathology of the ascending aorta. *Eur J Cardiothorac Surg* 26:1098, 2004.

19. Yasuda H, Nakatani S, Stugaard M, et al: Failure to prevent progressive dilation of ascending aorta by aortic valve replacement in patients with bicuspid aortic valve: Comparison with tricuspid aortic valve. *Circulation* 108 Suppl 1:II291, 2003.

20. Martin LJ, Ramachandran V, Cripe LH, et al: Evidence in favor of linkage to human chromosomal regions 18q, 5q and 13q for bicuspid aortic valve and associated cardiovascular malformations. *Hum Genet* 121:275, 2007.

21. Wessels MW, Berger RM, Frohn-Mulder IM, et al: Autosomal dominant inheritance of left ventricular outflow tract obstruction. *Am J Med Genet* 134A:171, 2005.

22. McKellar SH, Tester DJ, Yagubyan M, et al: Novel NOTCH1 mutations in patients with bicuspid aortic valve disease and thoracic aortic aneurysms. *J Thorac Cardiovasc Surg* 134:290, 2007.

23. Johnson JR, Ledgerwood AM, Lucas CE: Mycotic aneurysm: New concepts in therapy. *Arch Surg* 118:577, 1983.

24. Brown SL, Busuttil RW, Baker JD, et al: Bacteriologic and surgical determinants of survival in patients with mycotic aneurysms. *J Vasc Surg* 1:541, 1984.

25. Elefteriades JA: Natural history of thoracic aortic aneurysms: Indications for surgery, and surgical versus nonsurgical risks. *Ann Thorac Surg* 74:S1877, 2002.

26. Davies RR, Goldstein LJ, Coady MA, et al: Yearly rupture or dissection rates for thoracic aortic aneurysms: Simple prediction based on size. *Ann Thorac Surg* 73:17, 2002.

27. Murdoch JL, Walker BA, Halpern BL, et al: Life expectancy and causes of death in the Marfan syndrome. *N Engl J Med* 286:804, 1972.

28. Michel PL, Acar J, Chomette G, et al: Degenerative aortic regurgitation. *Eur Heart J* 12:875, 1991.

29. Prenger K, Pieters F, Cheriex E: Aortic dissection after aortic valve replacement: Incidence and consequences for strategy. *J Card Surg* 9:495, 1994.

30. Isselbacher EM: Thoracic and abdominal aortic aneurysms. *Circulation* 111:816, 2005.

31. Wiet SP, Pearce WH, McCarthy WJ, et al: Utility of transesophageal echocardiography in the diagnosis of disease of the thoracic aorta. *J Vasc Surg* 20:613, 1994.

32. Fillinger MF: Imaging of the thoracic and thoracoabdominal aorta. *Semin Vasc Surg* 13:247, 2000.

33. Weisbord SD, Palevsky PM: Radiocontrast-induced acute renal failure. *J Intensive Care Med* 20:63, 2005.

34. Danias P, Eldeman R, Manning W: Magnetic resonance angiography of the great vessels and the coronary arteries, in Pohost GM (ed): *Imaging in Cardiovascular Disease.* Philadelphia: Lippincott Williams & Wilkins, 2000, p 449.

35. Ergun I, Keven K, Uruc I, et al: The safety of gadolinium in patients with stage 3 and 4 renal failure. *Nephrol Dial Transplant* 21:697, 2006.

36. Tepel M, van der Giet M, Schwarzfeld C, et al: Prevention of radiographic-contrast-agent-induced reductions in renal function by acetylcysteine. *N Engl J Med* 343:180, 2000.

37. Merten GJ, Burgess WP, Gray LV, et al: Prevention of contrast-induced nephropathy with sodium bicarbonate: A randomized controlled trial. *JAMA* 291:2328, 2004.

38. Coselli JS, LeMaire SA, Buket S: Marfan syndrome: The variability and outcome of operative management. *J Vasc Surg* 21:432, 1995.

39. Coady MA, Rizzo JA, Elefteriades JA: Developing surgical intervention criteria for thoracic aortic aneurysms. *Cardiol Clin* 17:827, 1999.

40. LeMaire SA, Rice DC, Schmittling ZC, et al: Emergency surgery for thoracoabdominal aortic aneurysms with acute presentation. *J Vasc Surg* 35:1171, 2002.

41. LeMaire SA, Miller CC III, Conklin LD, et al: A new predictive model for adverse outcomes after elective thoracoabdominal aortic aneurysm repair. *Ann Thorac Surg* 71:1233, 2001.

42. LeMaire SA, Miller CC III, Conklin LD, et al: Estimating group mortality and paraplegia rates after thoracoabdominal aortic aneurysm repair. *Ann Thorac Surg* 75:508, 2003.

43. Gott VL, Cameron DE, Alejo DE, et al: Aortic root replacement in 271 Marfan patients: A 24-year experience. *Ann Thorac Surg* 73:438, 2002.

44. Deleuze PH, Fromes Y, Khoury W, et al: Eight-year results of Freestyle stentless bioprosthesis in the aortic position: A single-center study of 500 patients. *J Heart Valve Dis* 15:247, 2006.

45. Carrel TP, Berdat P, Englberger L, et al: Aortic root replacement with a new stentless aortic valve xenograft conduit: Preliminary hemodynamic and clinical results. *J Heart Valve Dis* 12:752, 2003.

46. Oury JH: Clinical aspects of the Ross procedure: Indications and contraindications. *Semin Thorac Cardiovasc Surg* 8:328, 1996.

47. Fazel SS, David TE: Aortic valve-sparing operations for aortic root and ascending aortic aneurysms. *Curr Opin Cardiol* 22:497, 2007.

48. David TE, Ivanov J, Armstrong S, et al: Aortic valve-sparing operations in patients with aneurysms of the aortic root or ascending aorta. *Ann Thorac Surg* 74:S1758, 2002.

49. David TE, Feindel CM, Webb GD, et al: Aortic valve preservation in patients with aortic root aneurysm: Results of the reimplantation technique. *Ann Thorac Surg* 83:S732, 2007.

50. Kallenbach K, Baraki H, Khaladj N, et al: Aortic valve-sparing operation in Marfan syndrome: What do we know after a decade? *Ann Thorac Surg* 83:S764, 2007.

51. El Khoury G, Vanoverschelde JL, Glineur D, et al: Repair of bicuspid aortic valves in patients with aortic regurgitation. *Circulation* 114(1 Suppl):I610, 2006.

52. Bentall H, De Bono A: A technique for complete replacement of the ascending aorta. *Thorax* 23:338, 1968.

53. Cabrol C, Pavie A, Gandjbakhch I, et al: Complete replacement of the ascending aorta with reimplantation of the coronary arteries: New surgical approach. *J Thorac Cardiovasc Surg* 81:309, 1981.

54. Kouchoukos NT, Wareing TH, Murphy SF, et al: Sixteen-year experience with aortic root replacement: Results of 172 operations. *Ann Surg* 214:308, 1991.

55. Zubiate P, Kay JH: Surgical treatment of aneurysm of the ascending aorta with aortic insufficiency and marked displacement of the coronary ostia. *J Thorac Cardiovasc Surg* 71:415, 1976.

56. LeMaire SA, Carter SA, Coselli JS: The elephant trunk technique for staged repair of complex aneurysms of the entire thoracic aorta. *Ann Thorac Surg* 81:1561, 2006.

57. Borst HG, Frank G, Schaps D: Treatment of extensive aortic aneurysms by a new multiple-stage approach. *J Thorac Cardiovasc Surg* 95:11, 1988.

58. Nelson DP, Andropoulos DB, Fraser CD Jr.: Perioperative neuroprotective strategies. *Semin Thorac Cardiovasc Surg Pediatr Card Surg Annu*, p 49, 2008.

59. Wong CH, Bonser RS: Retrograde cerebral perfusion: Clinical and experimental aspects. *Perfusion* 14:247, 1999.

60. Coselli JS, LeMaire SA: Experience with retrograde cerebral perfusion during proximal aortic surgery in 290 patients. *J Card Surg* 12(2 Suppl):322, 1997.

61. Matalanis G, Hata M, Buxton BF: A retrospective comparative study of deep hypothermic circulatory arrest, retrograde, and antegrade cerebral perfusion in aortic arch surgery. *Ann Thorac Cardiovasc Surg* 9:174, 2003.

62. Okita Y, Minatoya K, Tagusari O, et al: Prospective comparative study of brain protection in total aortic arch replacement: Deep hypothermic circulatory arrest with retrograde cerebral perfusion or selective antegrade cerebral perfusion. *Ann Thorac Surg* 72:72, 2001.

63. Kazui T, Inoue N, Yamada O, et al: Selective cerebral perfusion during operation for aneurysms of the aortic arch: A reassessment. *Ann Thorac Surg* 53:109, 1992.

64. Sinclair MC, Singer RL, Manley NJ, et al: Cannulation of the axillary artery for cardiopulmonary bypass: Safeguards and pitfalls. *Ann Thorac Surg* 75:931, 2003.

65. Pacini D, Leone A, Di Marco L, et al: Antegrade selective cerebral perfusion in thoracic aorta surgery: Safety of moderate hypothermia. *Eur J Cardiothorac Surg* 31:618, 2007.

66. Zierer A, Aybek T, Risteski P, et al: Moderate hypothermia (30 °C) for surgery of acute type A aortic dissection. *Thorac Cardiovasc Surg* 53:74, 2005.

67. Svensson LG: Antegrade perfusion during suspended animation? *J Thorac Cardiovasc Surg* 124:1068, 2002.

68. Panos A, Myers PO, Kalangos A: Novel technique for aortic arch surgery under mild hypothermia. *Ann Thorac Surg* 85:347, 2008.

69. Della Corte A, Scardone M, Romano G, et al: Aortic arch surgery: Thoracoabdominal perfusion during antegrade cerebral perfusion may reduce postoperative morbidity. *Ann Thorac Surg* 81:1358, 2006.

70. Inoue K, Hosokawa H, Iwase T, et al: Aortic arch reconstruction by transluminally placed endovascular branched stent graft. *Circulation* 100(19 Suppl):II316, 1999.

71. Svensson LG, Kim KH, Blackstone EH, et al: Elephant trunk procedure: Newer indications and uses. *Ann Thorac Surg* 78:109, 2004.

72. Svensson LG, Kouchoukos NT, Miller DC, et al: Expert consensus document on the treatment of descending thoracic aortic disease using endovascular stent-grafts. *Ann Thorac Surg* 85(1 Suppl):S1, 2008.

73. Coselli JS, LeMaire SA, Köksoy C, et al: Cerebrospinal fluid drainage reduces paraplegia after thoracoabdominal aortic aneurysm repair: Results of a randomized clinical trial. *J Vasc Surg* 35:631, 2002.

74. Jacobs MJ, Mess W, Mochtar B, et al: The value of motor evoked potentials in reducing paraplegia during thoracoabdominal aneurysm repair. *J Vasc Surg* 43:239, 2006.

75. van Dongen EP, Schepens MA, Morshuis WJ, et al: Thoracic and thoracoabdominal aortic aneurysm repair: Use of evoked potential monitoring in 118 patients. *J Vasc Surg* 34:1035, 2001.

76. Coselli JS: The use of left heart bypass in the repair of thoracoabdominal aortic aneurysms: Current techniques and results. *Semin Thorac Cardiovasc Surg* 15:326, 2003.

77. Coselli JS, LeMaire SA: Left heart bypass reduces paraplegia rates after thoracoabdominal aortic aneurysm repair. *Ann Thorac Surg* 67:1931, 1999.

78. Safi HJ, Miller CC III, Huynh TT, et al: Distal aortic perfusion and cerebrospinal fluid drainage for thoracoabdominal and descending thoracic aortic repair: Ten years of organ protection. *Ann Surg* 238:372, 2003.

79. Köksoy C, LeMaire SA, Curling PE, et al: Renal perfusion during thoracoabdominal aortic operations: Cold crystalloid is superior to normothermic blood. *Ann Thorac Surg* 73:730, 2002.

80. Kouchoukos NT, Masetti P, Rokkas CK, et al: Hypothermic cardiopulmonary bypass and circulatory arrest for operations on the descending thoracic and thoracoabdominal aorta. *Ann Thorac Surg* 74:S1885, 2002.

81. Coselli JS, Oberwalder P: Successful repair of mega aorta using reversed elephant trunk procedure. *J Vasc Surg* 27:183, 1998.

82. Parodi JC, Palmaz JC, Barone HD: Transfemoral intraluminal graft implantation for abdominal aortic aneurysms. *Ann Vasc Surg* 5:491, 1991.

83. Dake MD, Miller DC, Semba CP, et al: Transluminal placement of endovascular stent-grafts for the treatment of descending thoracic aortic aneurysms. *N Engl J Med* 331:1729, 1994.

84. Riesenman PJ, Farber MA, Mendes RR, et al: Coverage of the left subclavian artery during thoracic endovascular aortic repair. *J Vasc Surg* 45:90, 2007.

85. Buth J, Harris PL, Hobo R, et al: Neurologic complications associated with endovascular repair of thoracic aortic pathology: Incidence and risk factors. A study from the European Collaborators on Stent/Graft Techniques for Aortic Aneurysm Repair (EUROSTAR) registry. *J Vasc Surg* 46:1103, 2007.

86. Bozinovski J, LeMaire SA, Weldon SA, et al: Hybrid repairs of the distal aortic arch and proximal descending thoracic aorta. *Op Tech Thorac Cardiovasc Surg* 12:167, 2007.

87. Woo EY, Bavaria JE, Pochettino A, et al: Techniques for preserving vertebral artery perfusion during thoracic aortic stent grafting requiring aortic arch landing. *Vasc Endovascular Surg* 40:367, 2006.

88. Fann JI, Dake MD, Semba CP, et al: Endovascular stent-grafting after arch aneurysm repair using the "elephant trunk." *Ann Thorac Surg* 60:1102, 1995.

89. Lin PH, Dardik A, Coselli JS: A simple technique to facilitate antegrade thoracic endograft deployment using a hybrid elephant trunk procedure under hypothermic circulatory arrest. *J Endovasc Ther* 14:669, 2007.

90. Greenberg RK, West K, Pfaff K, et al: Beyond the aortic bifurcation: Branched endovascular grafts for thoracoabdominal and aortoiliac aneurysms. *J Vasc Surg* 43:879, 2006.

91. Anderson JL, Adam DJ, Berce M, et al: Repair of thoracoabdominal aortic aneurysms with fenestrated and branched endovascular stent grafts. *J Vasc Surg* 42:600, 2005.

92. Black SA, Wolfe JH, Clark M, et al: Complex thoracoabdominal aortic aneurysms: Endovascular exclusion with visceral revascularization. *J Vasc Surg* 43:1081, 2006.

93. Zhou W, Reardon M, Peden EK, et al: Hybrid approach to complex thoracic aortic aneurysms in high-risk patients: Surgical challenges and clinical outcomes. *J Vasc Surg* 44:688, 2006.

94. Modine T, Lions C, Destrieux-Garnier L, et al: Iatrogenic iliac artery rupture and type A dissection after endovascular repair of type B aortic dissection. *Ann Thorac Surg* 77:317, 2004.

95. Bethuyne N, Bove T, Van den Brande P, et al: Acute retrograde aortic dissection during endovascular repair of a thoracic aortic aneurysm. *Ann Thorac Surg* 75:1967, 2003.

96. Pasic M, Schubel J, Bauer M, et al: Cannulation of the right axillary artery for surgery of acute type A aortic dissection. *Eur J Cardiothorac Surg* 24:231, 2003.

97. Dake MD, Miller DC, Mitchell RS, et al: The "first generation" of endovascular stent-grafts for patients with aneurysms of the descending thoracic aorta. *J Thorac Cardiovasc Surg* 116:689, 1998.

98. Appoo JJ, Moser WG, Fairman RM, et al: Thoracic aortic stent grafting: Improving results with newer generation investigational devices. *J Thorac Cardiovasc Surg* 131:1087, 2006.

99. DeBakey ME, Henly WS, Cooley DA, et al: Surgical management of

dissecting aneurysms of the aorta. *J Thorac Cardiovasc Surg* 49:130, 1965.

100. Daily PO, Trueblood HW, Stinson EB, et al: Management of acute aortic dissections. *Ann Thorac Surg* 10:237, 1970.

101. Borst HG, Heinemann MK, Stone CD: *Surgical Treatment of Aortic Dissection.* New York: Churchill Livingstone, 1996.

102. Nienaber CA, Sievers HH: Intramural hematoma in acute aortic syndrome: More than one variant of dissection? *Circulation* 106:284, 2002.

103. Evangelista A, Mukherjee D, Mehta RH, et al: Acute intramural hematoma of the aorta: A mystery in evolution. *Circulation* 111:1063, 2005.

104. Maraj R, Rerkpattanapipat P, Jacobs LE, et al: Meta-analysis of 143 reported cases of aortic intramural hematoma. *Am J Cardiol* 86:664, 2000.

105. Ganaha F, Miller DC, Sugimoto K, et al: Prognosis of aortic intramural hematoma with and without penetrating atherosclerotic ulcer: A clinical and radiological analysis. *Circulation* 106:342, 2002.

106. Clouse WD, Hallett JW Jr., Schaff HV, et al: Acute aortic dissection: Population-based incidence compared with degenerative aortic aneurysm rupture. *Mayo Clin Proc* 79:176, 2004.

107. Hirst AE Jr., Johns VJ Jr., Kime SW Jr.: Dissecting aneurysm of the aorta: A review of 505 cases. *Medicine (Baltimore)* 37:217, 1958.

108. Anagnostopoulos CE, Prabhakar MJ, Kittle CF: Aortic dissections and dissecting aneurysms. *Am J Cardiol* 30:263, 1972.

109. Daniel JC, Huynh TT, Zhou W, et al: Acute aortic dissection associated with use of cocaine. *J Vasc Surg* 46:427, 2007.

110. Wang X, LeMaire SA, Chen L, et al: Increased collagen deposition and elevated expression of connective tissue growth factor in human thoracic aortic dissection. *Circulation* 114(1 Suppl):I200, 2006.

111. Wang X, LeMaire SA, Chen L, et al: Decreased expression of fibulin-5 correlates with reduced elastin in thoracic aortic dissection. *Surgery* 138:352, 2005.

112. Erbel R, Alfonso F, Boileau C, et al: Diagnosis and management of aortic dissection. *Eur Heart J* 22:1642, 2001.

113. Klompas M: Does this patient have an acute thoracic aortic dissection? *JAMA* 287:2262, 2002.

114. Hagan PG, Nienaber CA, Isselbacher EM, et al: The International Registry of Acute Aortic Dissection (IRAD): New insights into an old disease. *JAMA* 283:897, 2000.

115. Sodeck G, Domanovits H, Schillinger M, et al: D-dimer in ruling out acute aortic dissection: A systematic review and prospective cohort study. *Eur Heart J* 28:3067, 2007.

116. von Kodolitsch Y, Nienaber CA, Dieckmann C, et al: Chest radiography for the diagnosis of acute aortic syndrome. *Am J Med* 116:73, 2004.

117. Nienaber CA, von Kodolitsch Y, Nicolas V, et al: The diagnosis of thoracic aortic dissection by noninvasive imaging procedures. *N Engl J Med* 328:1, 1993.

118. Keren A, Kim CB, Hu BS, et al: Accuracy of biplane and multiplane transesophageal echocardiography in diagnosis of typical acute aortic dissection and intramural hematoma. *J Am Coll Cardiol* 28:627, 1996.

119. Miller JS, LeMaire SA, Coselli JS: Evaluating aortic dissection: When is coronary angiography indicated? *Heart* 83:615, 2000.

120. Scholl FG, Coady MA, Davies R, et al: Interval or permanent nonoperative management of acute type A aortic dissection. *Arch Surg* 134:402, 1999.

121. Gillinov AM, Lytle BW, Kaplon RJ, et al: Dissection of the ascending aorta after previous cardiac surgery: Differences in presentation and management. *J Thorac Cardiovasc Surg* 117:252, 1999.

122. Yavuz S, Goncu MT, Turk T: Axillary artery cannulation for arterial inflow in patients with acute dissection of the ascending aorta. *Eur J Cardiothorac Surg* 22:313, 2002.

123. Coselli JS, Crawford ES, Beall AC Jr., et al: Determination of brain temperatures for safe circulatory arrest during cardiovascular operation. *Ann Thorac Surg* 45:638, 1988.

124. Kirsch M, Soustelle C, Houel R, et al: Risk factor analysis for proximal and distal reoperations after surgery for acute type A aortic dissection. *J Thorac Cardiovasc Surg* 123:318, 2002.

125. Westaby S, Saito S, Katsumata T: Acute type A dissection: Conservative methods provide consistently low mortality. *Ann Thorac Surg* 73:707, 2002.

126. Geirsson A, Bavaria JE, Swarr D, et al: Fate of the residual distal and proximal aorta after acute type A dissection repair using a contemporary surgical reconstruction algorithm. *Ann Thorac Surg* 84:1955, 2007.

127. Genoni M, Paul M, Jenni R, et al: Chronic beta-blocker therapy improves outcome and reduces treatment costs in chronic type B aortic dissection. *Eur J Cardiothorac Surg* 19:606, 2001.

128. DeBakey ME, McCollum CH, Crawford ES, et al: Dissection and dissecting aneurysms of the aorta: Twenty-year follow-up of five hundred twenty-seven patients treated surgically. *Surgery* 92:1118, 1982.

129. Fann JI, Smith JA, Miller DC, et al: Surgical management of aortic dissection during a 30-year period. *Circulation* 92(9 Suppl):II113, 1995.

130. Glower DD, Speier RH, White WD, et al: Management and long-term outcome of aortic dissection. *Ann Surg* 214:31, 1991.

131. Elefteriades JA, Hartleroad J, Gusberg RJ, et al: Long-term experience with descending aortic dissection: The complication-specific approach. *Ann Thorac Surg* 53:11, 1992.

132. Barnes DM, Williams DM, Dasika NL, et al: A single-center experience treating renal malperfusion after aortic dissection with central aortic fenestration and renal artery stenting. *J Vasc Surg* 47:903, 2008.

133. Kusagawa H, Shimono T, Ishida M, et al: Changes in false lumen after transluminal stent-graft placement in aortic dissections: Six years' experience. *Circulation* 111:2951, 2005.

134. Nienaber CA, Zannetti S, Barbieri B, et al: INvestigation of STEnt grafts in patients with type B Aortic Dissection: Design of the INSTEAD trial—a prospective, multicenter, European randomized trial. *Am Heart J* 149:592, 2005.

135. Demers P, Miller DC, Mitchell RS, et al: Stent-graft repair of penetrating atherosclerotic ulcers in the descending thoracic aorta: Mid-term results. *Ann Thorac Surg* 77:81, 2004.

136. Coselli JS, LeMaire SA, de Figueiredo LP, et al: Paraplegia after thoracoabdominal aortic aneurysm repair: Is dissection a risk factor? *Ann Thorac Surg* 63:28, 1997.

137. Aomi S, Nakajima M, Nonoyama M, et al: Aortic root replacement using composite valve graft in patients with aortic valve disease and aneurysm of the ascending aorta: Twenty years' experience of late results. *Artif Organs* 26:467, 2002.

138. Kindo M, Billaud P, Gerelli S, et al: Twenty-seven-year experience with composite valve graft replacement of the aortic root. *J Heart Valve Dis* 16:370, 2007.

139. Kon ND, Cordell AR, Adair SM, et al: Aortic root replacement with the freestyle stentless porcine aortic root bioprosthesis. *Ann Thorac Surg* 67:1609, 1999.

140. David TE, Mohr FW, Bavaria JE, et al: Initial experience with the Toronto Root bioprosthesis. *J Heart Valve Dis* 13:248, 2004.

141. Melina G, De Robertis F, Gaer JA, et al: Mid-term pattern of survival, hemodynamic performance and rate of complications after Medtronic Freestyle versus homograft full aortic root replacement: Results from a prospective randomized trial. *J Heart Valve Dis* 13:972, 2004.

142. Gleason TG, David TE, Coselli JS, et al: St. Jude Medical Toronto biologic aortic root prosthesis: Early FDA phase II IDE study results. *Ann Thorac Surg* 78:786, 2004.

143. Kincaid EH, Cordell AR, Hammon JW, et al: Coronary insufficiency after stentless aortic root replacement: Risk factors and solutions. *Ann Thorac Surg* 83:964, 2007.

144. Achneck HE, Rizzo JA, Tranquilli M, et al: Safety of thoracic aortic surgery in the present era. *Ann Thorac Surg* 84:1180, 2007.

145. Estrera AL, Miller CC III, Madisetty J, et al: Ascending and transverse aortic arch repair: The impact of glomerular filtration rate on mortality. *Ann Surg* 247:524, 2008.

146. Heinemann MK, Buehner B, Jurmann MJ, et al: Use of the "elephant trunk technique" in aortic surgery. *Ann Thorac Surg* 60:2, 1995.

147. Safi HJ, Miller CC III, Estrera AL, et al: Staged repair of extensive aortic aneurysms: Long-term experience with the elephant trunk technique. *Ann Surg* 240:677, 2004.

148. Sundt TM, Moon MR, DeOliviera N, et al: Contemporary results of total aortic arch replacement. *J Card Surg* 19:235, 2004.

149. Zingone B, Rauber E, Gatti G, et al: Diagnosis and management of severe atherosclerosis of the ascending aorta and aortic arch during cardiac surgery: Focus on aortic replacement. *Eur J Cardiothorac Surg* 31:990, 2007.

150. Immer FF, Barmettler H, Berdat PA, et al: Effects of deep hypothermic circulatory arrest on outcome after resection of ascending aortic aneurysm. *Ann Thorac Surg* 74:422, 2002.

151. Fleck TM, Czerny M, Hutschala D, et al: The incidence of transient neurologic dysfunction after ascending aortic replacement with circulatory arrest. *Ann Thorac Surg* 76:1198, 2003.

152. Kazui T, Bashar AH: Aortic arch replacement using a trifurcated graft. *Ann Thorac Surg* 81:1552, 2006.

153. Suzuki K, Kazui T, Bashar AH, et al: Total aortic arch replacement in patients with arch vessel anomalies. *Ann Thorac Surg* 81:2079, 2006.

154. Spielvogel D, Etz CD, Silovitz D, et al: Aortic arch replacement with a trifurcated graft. *Ann Thorac Surg* 83:S791, 2007.

155. Kamiya H, Hagl C, Kropivnitskaya I, et al: Quick proximal arch replacement with moderate hypothermic circulatory arrest. *Ann Thorac Surg* 83:1055, 2007.

156. Rampoldi V, Trimarchi S, Eagle KA, et al: Simple risk models to predict surgical mortality in acute type A aortic dissection: The International Registry of Acute Aortic Dissection score. *Ann Thorac Surg* 83:55, 2007.

157. Demers P, Miller DC, Mitchell RS, et al: Midterm results of endovascular repair of descending thoracic aortic aneurysms with first-generation stent grafts. *J Thorac Cardiovasc Surg* 127:664, 2004.

158. Bavaria JE, Appoo JJ, Makaroun MS, et al: Endovascular stent grafting versus open surgical repair of descending thoracic aortic aneurysms in low-risk patients: A multicenter comparative trial. *J Thorac Cardiovasc Surg* 133:369, 2007.

159. Makaroun MS, Dillavou ED, Wheatley GH, et al: Five-year results of endovascular treatment with the Gore TAG device compared with open repair of thoracic aortic aneurysms. *J Vasc Surg* 47:912, 2008.

160. Czerny M, Zimpfer D, Rodler S, et al: Endovascular stent-graft placement of aneurysms involving the descending aorta originating from chronic type B dissections. *Ann Thorac Surg* 83:1635, 2007.

161. Nienaber CA: Results from the INSTEAD trial. Paper presented at: Sixth Annual International Symposium on Advances in Understanding Aortic Diseases; September 30–October 1, 2005; Berlin, Germany.

162. Coselli JS, LeMaire SA, Conklin LD, et al: Left heart bypass during descending thoracic aortic aneurysm repair does not reduce the incidence of paraplegia. *Ann Thorac Surg* 77:1298, 2004.

163. Chiesa R, Melissano G, Civilini E, et al: Ten years' experience of thoracic and thoracoabdominal aortic aneurysm surgical repair: Lessons learned. *Ann Vasc Surg* 18:514, 2004.

164. Estrera AL, Miller CC III, Chen EP, et al: Descending thoracic aortic aneurysm repair: 12-year experience using distal aortic perfusion and cerebrospinal fluid drainage. *Ann Thorac Surg* 80:1290, 2005.

165. Stone DH, Brewster DC, Kwolek CJ, et al: Stent-graft versus open-surgical repair of the thoracic aorta: Mid-term results. *J Vasc Surg* 44:1188, 2006.

166. Matsumura JS, Cambria RP, Dake MD, et al: International controlled clinical trial of thoracic endovascular aneurysm repair with the Zenith TX2 endovascular graft: 1-year results. *J Vasc Surg* 47:247, 2008.

167. Dick F, Hinder D, Immer FF, et al: Outcome and quality of life after surgical and endovascular treatment of descending aortic lesions. *Ann Thorac Surg* 85:1605, 2008.

168. Brandt M, Hussel K, Walluscheck KP, et al: Stent-graft repair versus open surgery for the descending aorta: A case-control study. *J Endovasc Ther* 11:535, 2004.

169. Coselli JS, Bozinovski J, LeMaire SA: Open surgical repair of 2286 thoracoabdominal aortic aneurysms. *Ann Thorac Surg* 83:S862, 2007.

170. Schepens MA, Kelder JC, Morshuis WJ, et al: Long-term follow-up after thoracoabdominal aortic aneurysm repair. *Ann Thorac Surg* 83:S851, 2007.

171. Conrad MF, Crawford RS, Davison JK, et al: Thoracoabdominal aneurysm repair: A 20-year perspective. *Ann Thorac Surg* 83:S856, 2007.

172. Rigberg DA, McGory ML, Zingmond DS, et al: Thirty-day mortality statistics underestimate the risk of repair of thoracoabdominal aortic aneurysms: A statewide experience. *J Vasc Surg* 43:217, 2006.

173. Cowan JA Jr., Dimick JB, Henke PK, et al: Surgical treatment of intact thoracoabdominal aortic aneurysms in the United States: Hospital and surgeon volume-related outcomes. *J Vasc Surg* 37:1169, 2003.

174. Suzuki T, Mehta RH, Ince H, et al: Clinical profiles and outcomes of acute type B aortic dissection in the current era: Lessons from the International Registry of Acute Aortic Dissection (IRAD). *Circulation* 108 Suppl 1:II312, 2003.

175. Tsai TT, Fattori R, Trimarchi S, et al: Long-term survival in patients presenting with type B acute aortic dissection: Insights from the International Registry of Acute Aortic Dissection. *Circulation* 114:2226, 2006.

176. Slonim SM, Miller DC, Mitchell RS, et al: Percutaneous balloon fenestration and stenting for life-threatening ischemic complications in patients with acute aortic dissection. *J Thorac Cardiovasc Surg* 117:1118, 1999.

177. Dake MD, Kato N, Mitchell RS, et al: Endovascular stent-graft placement for the treatment of acute aortic dissection. *N Engl J Med* 340:1546, 1999.

178. Eggebrecht H, Nienaber CA, Neuhauser M, et al: Endovascular stent-graft placement in aortic dissection: A meta-analysis. *Eur Heart J* 27:489, 2006.

179. Bozinovski J, Coselli JS: Outcomes and survival in surgical treatment of descending thoracic aorta with acute dissection. *Ann Thorac Surg* 85:965, 2008.

180. Trimarchi S, Nienaber CA, Rampoldi V, et al: Role and results of surgery in acute type B aortic dissection: Insights from the International Registry of Acute Aortic Dissection (IRAD). *Circulation* 114(1 Suppl):I357, 2006.

第23章

动脉疾病

Peter H. Lin, Panagiotis Kougias,
Carlos Bechara, Catherine Cagiannos,
Tam T. Huynh, and Changyi J. Chen

关键点

1. 作为预防性手段的颈动脉外科治疗适用于以下情况：颈内动脉狭窄率≥50%的有症状患者或狭窄率≥80%的无症状患者。对狭窄率为60%～79%的无症状患者是否进行干预仍有争议，一定程度上取决于术者的手术并发症发生率（主要是卒中率）。对于术式的选择（颈动脉内膜剥脱术或颈动脉支架置入）依然有争议。目前的证据表明，颈动脉内膜剥脱术后的卒中率较低，而颈动脉支架更适合于解剖特点不利或高风险的患者。
2. 腹主动脉瘤修复术应在破裂风险（这主要取决于动脉瘤的大小）超过了围术期并发症造成死亡的风险时进行。腔内修复术与开放手术相比，围术期的并发症发生率和死亡率较低，更适合解剖条件合适的高危患者。
3. 有症状的肠系膜动脉缺血患者应予处理，以提高其生活质量和防止肠坏死，导丝和支架技术的改进提高了肠系膜动脉腔内治疗的疗效，但旁路手术的疗效仍优于腔内治疗。
4. 主髂动脉闭塞性疾病应根据患者的风险分级、闭塞病变特征和症状选择腔内治疗或开放血管重建手术。
5. 间歇性跛行是下肢动脉粥样硬化的典型临床表现，主要通过危险因素控制和药物治疗。只有5%的患者会因为严重影响生活的间歇性跛行需要外科干预。间歇性跛行患者的5年死亡率接近30%。静息痛或坏疽患者需要尽快评估并行血管重建以减轻下肢的剧痛和保全肢体。
6. 对于腹股沟以下的动脉闭塞性病变，开放血管重建手术的通畅率比腔内治疗高，但后者的并发症发生率明显低于前者，更适合高危患者并能为局限的坏疽病变提供足够的血供。

动脉疾病的诊断

由于血管系统涉及人体每一个器官，因此血管疾病在各系统中的表现也有多样性。器官缺血的典型表现为疼痛，例如下肢动脉缺血会导致间歇性跛行，肠系膜动脉缺血会引起餐后腹痛，而腋动脉和锁骨下动脉闭塞会导致上肢疼痛。因颈内动脉狭窄引起的大脑中动脉栓塞则会导致卒中和短暂性脑缺血发作（TIA）。临床上，通常将动脉疾病导致的疼痛笼统地分为急性和慢性两种。突然发作的疼痛提示有主干动脉的完全闭塞，进而导致更严重的疼痛和器官缺血，最终可造成下肢坏疽或肠坏死等。慢性疼痛由缓慢进展的动脉粥样硬化性闭塞造成，可全部或部分通过侧支循环来代偿。慢性疼痛的急性加重是疼痛的另一种形式，往往是因为动脉在狭窄的基础上发生突然闭塞，譬如下肢间歇性跛行的患者突发严重的急性肢体缺血。作为临床医师应始终将临床表现与病理过程联系起来。

血管疾病史

收集病史的重点应该集中在与目前症状相关的血管系统上（表23-1）。在既往病史中最重要的是记录既往血管疾病的治疗（开放手术或腔内治疗），以及询问所有患者的既往心血管病史和目前的心血管症状。大约30%的动脉疾病患者同时患有糖尿病。吸烟史也应记录。

表 23-1	血管疾病史的相关要素

卒中或短暂性脑缺血发作史
冠心病史，包括既往心肌梗死和心绞痛
外周动脉疾病史
糖尿病史
高血压病史
吸烟史
高脂血症史

在多数情况下，颈动脉病变的患者可完全无症状，而是在听诊闻及颈部血管杂音或在多普勒超声检查时才被发现。颈动脉系统短暂性脑缺血发作（TIA）的症状包括短暂性单眼失明（黑矇），对侧肢体乏力、麻木和失语，症状持续时间超过24小时者即为卒中。慢性肠系膜动脉缺血可表现为餐后腹痛，患者因畏惧腹痛而减少进食，从而导致体重减轻。伴有腹痛而无体重减轻的慢性肠系膜动脉缺血是很少见的。

下肢动脉缺血的患者会在相应的肌群出现间歇性疼痛，譬如股浅动脉病变会导致小腿肌肉痛，而髂动脉病变会导致臀肌疼痛。在多数情况下，疼痛出现在受累动脉段以下的肌肉群，在运动后发生，休息后缓解，在相同的情况下重复出现。严重的血管闭塞性病变会导致在足部而非肌肉群的持续静息痛，通常位于跖趾关节。为了帮助入眠，患者通常会将患肢垂于床沿以增加血供。

血管系统的体格检查

血管检查应包括腹主动脉、颈动脉和股、腘、胫后和足背动脉的触诊。腹主动脉瘤患者可在脐水平以上触及膨胀性的搏动，同时也能闻及杂音。因为腹主动脉分叉通常位于脐水平，所以腹主动脉瘤往往能于上腹部被触及。体形较瘦患者的正常腹主动脉也可被触及搏动；相反，肥胖患者即使动脉瘤较大也可能无法被发现。临床上，对疑有主动脉扩张的患者应行超声检查以测量主动脉的直径。

检查颈动脉时应行听诊明确有无杂音，虽然与颈动脉狭窄相比，杂音与冠状动脉疾病更有相关性。下颌角处的杂音是重要的提示，需做进一步的多普勒检查。需要鉴别的是由硬化或狭窄的主动脉瓣病变造成的传导性杂音。颈动脉搏动可在胸锁乳突肌的深面被触及，但触诊要轻柔，不过很少能提供有价值的临床信息。

当患者出现活动后上臂疼痛的症状而需要行血管旁路手术时，必须行上肢血管检查。胸廓出口综合征可导致锁骨下动脉闭塞或动脉瘤形成。远端动脉栓塞是胸廓出口综合征的并发症，因此需要检查有无手指缺血和溃疡的表现。腋动脉在锁骨中段的下方进入上肢，较瘦的患者可在此处触及搏动，通常在腋窝和上臂内侧更易触及。肱动脉在肘窝肱二头肌肌腱内侧最易触及搏动。在腕部桡骨的前方可触及桡动脉搏动。

　　检查下肢血管时,股动脉的搏动通常位于髂前上棘和耻骨结节的中点。在检查腘动脉时,应将膝关节屈曲45°,足置于检查床上放松腓肠肌群,在腘窝内可触及搏动。触诊腘动脉时需要双手操作,两个拇指置于胫骨粗隆的前方,其余手指放在腘窝内腓肠肌两头之间,将腘动脉按压于膝关节后方的胫骨上即可触及搏动。胫后动脉的搏动可在内踝后方2cm处触及。足背动脉的搏动可在拇长伸肌腱(背屈第一拇趾)旁1cm处触及,有时在足背清晰可见。动脉搏动可按照传统的四点分级或基本的两点分级(表23-2)。在足部检查时,需要仔细观察有无抬高后苍白和下垂后青紫等慢性缺血的表现。另外,还需检查趾甲的改变和毛发的脱落情况。溃疡和其他相关症状将会在有关章节中介绍。

　　血管重建术后,可根据移植物的种类和走行进行检查。原位移植物走行于皮下脂肪层,几乎可全程触及。检查时应注意搏动性质的变化、血管有无瘤样扩张或血管杂音的变化。腋-股动脉旁路、股-股动脉旁路和动静脉内瘘的移植物通常也较易触及。

表23-2	外周动脉搏动分级		
传统分级		基本分级	
4+	正常	2+	正常
3+	轻微减弱	1+	减弱
2+	明显减弱	0	无
1+	几乎不能触及		
0	无		

无创血管检查

踝肱指数

　　应用踝肱指数(ABI)评估患者罹患心血管事件的风险现已越来越受到关注。ABI<0.9与心肌梗死的风险增加相关,并提示有潜在的(尽管可能是无症状的)外周血管疾病。取踝部的收缩压和上肢的收缩压的比值作为ABI(图23-1)。上肢血压取双侧收缩压的较高值作为标准。测量踝部收缩压

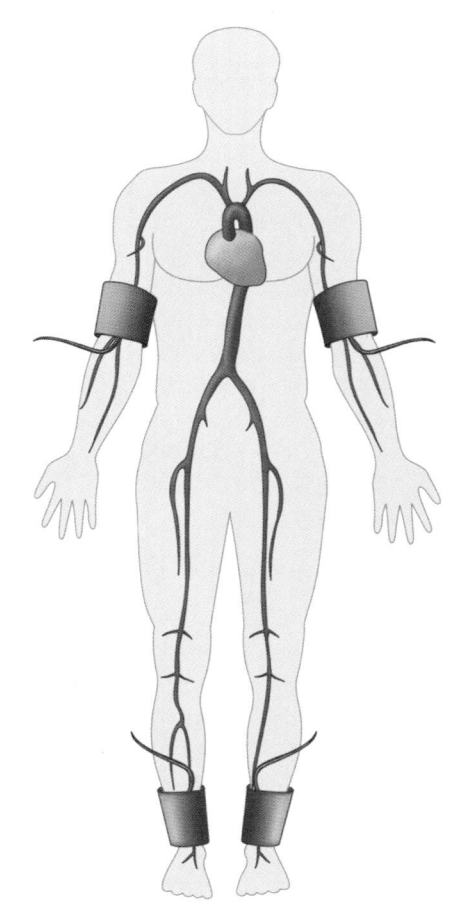

右侧ABI=ratio of

右踝部收缩压的较高值(胫后动脉或足背动脉)

上肢收缩压的较高值(左侧或右侧)

左侧ABI=ratio of

左踝部收缩压的较高值(胫后动脉或足背动脉)

上肢收缩压的较高值(左侧或右侧)

图23-1　ABI的测量

时,先在踝部上方放置血压袖带,然后用笔式多普勒超声探头置于胫后动脉和足背动脉上方记录血流再现时的收缩压,取较高值作为标准。ABI 的正常值>1,在 0.5~0.7 时可出现间歇性跛行,在 0.3~0.5 时出现静息痛,在<0.3 时出现坏疽。这些范围可因血管的弹性不同而发生偏差。当血管发生严重钙化时,此项检查的可靠性降低。

在诸如糖尿病和晚期肾功能不全的患者中,由于血管壁弹性丧失,ABI 可≥1.40 而需要行其他无创检查来评估外周血管疾病。相关检查包括:趾肱指数、血流容积描记、经皮氧分压测定或血管成像检查(多普勒超声)。

节段性肢体血压测量

将血压袖带序贯置于下肢,用多普勒超声探头在袖带下方监测动脉血流声音,可以测得下肢的节段性血压。这些数值可以被用来推测闭塞的平面。以上肢最高的收缩压作为分母,下肢每个平面的收缩压与其作一比值。正常情况下,大腿上段血压通常比肱动脉血压高 20mmHg 以上。大腿下段血压与肱动脉血压相近。以下每个平面的血压下降不应超过 10mmHg。当相邻两个平面的压力梯度达到 20mmHg 时,通常提示这一节段存在闭塞性病变。应用最广泛的是踝肱指数,即 ABI。正常的 ABI>1.0,ABI<0.9 提示有一定程度的动脉阻塞并被证实与冠心病风险增加有关。节段性肢体压力测定的局限性有:①局限的中度狭窄(通常为髂动脉)在静息状态下时仅有很小甚至无压力梯度;②糖尿病或晚期肾功能不全患者的压力虚高;③无法区别狭窄和闭塞性病变。糖尿病和晚期肾功能不全患者的血管壁因钙化而很难被压闭,从而造成压力读数虚高,影响了这种检查方法的准确性。无法被压闭的动脉可在踝部产生 250mmHg 以上的收缩压,ABI>1.40。这种情况下,测定足趾和踝部的绝对压力值可以评估肢体缺血的严重程度。踝部压力<50mmHg 或足趾压力<30mmHg 提示严重的肢体缺血。足趾压力通常比踝部压力低 30mmHg,趾肱指数<0.70 被视为异常。趾肱指数的假阳性结果不常见。这项检查的主要局限性是在第一、第二足趾存在溃疡时可能无法测压。

血流容积记录

在动脉因硬化而无法被压闭的患者中,节段性血流容积描记可用于判断有无动脉闭塞性疾病。在下肢不同平面放置血压袖带可监测下肢容积的变化,当与容积描记记录仪连接后会做出血流容积记录(PVR)(图 23-2)。为了获得准确的 PVR 波形,袖带需要充气至 60~65mmHg 以监测容积的变化而不造成动脉血流阻断。当血流容积曲线中出现上升波形缓慢、波峰圆钝且没有重波切迹时,多提示近端存在病变。

虽然与血管造影相比,单独应用节段性肢体测压和 PVR 发现和定位明显的动脉粥样硬化病变的准确率为 85%,但联合应用的准确率可达 95%[3]。因此,在评估下肢动脉硬化闭塞症时建议将这两种诊断技术联合应用。

血管病变的影像学诊断

超声

超声检查相对费时且要求检查技师经验丰富,有时也可能无法看到所有的动脉节段。当多普勒超声检查的动脉波形是双向、单向或不对称时,则提示有动脉硬化闭塞性疾病。B 超可以提供黑白实时图像,但不能评估血流。由于新鲜血栓和血流具有相同的回声,因此通过 B 超不能加以区别。动脉硬化斑块的钙化部分可产生声影。B 型超声探头不能进行消毒,如需在术中使用,需要有消毒的覆膜和凝胶保持超声界面。医师需要有丰富的采集经验并诠释图像。多普勒彩色超声检查包括 B 型成像、光谱多普勒扫描和彩色血流多普勒扫描。需要指出的是,多普勒超声检查是由有资质的血管超声技师进行的一项精确的检查技术,在检查过程中需控制探头保持 60°的超声波入射角。入射角的改变将明显改变波形,继而影响血流速度的测定。腹腔内肠管可影响腹部血管多普勒超声直接成像的可靠性。这些缺陷使超声在评估主髂血管和膝下血管病变时受到限制。最近的一项研究显示,在测量膝下动脉的狭窄率方面,与传统 DSA 和 CTA 相比,多普勒超声的敏感性较低。很少有外科医师会单纯依靠多普勒超声的结果在术前制订下肢血管重建方案。但是,经验丰富的超声技师可以通过测量病变节段的血流速度准确地评估下肢动脉的狭窄程度。多普勒超声不能检查新近植入的聚四氟乙烯(PTFE)和聚酯(涤纶)人工血管,因为它们所含的空气会干扰超声波的穿透性。

计算机体层摄影血管造影

计算机体层摄影血管造影(CTA)是依靠在静脉内注射的含碘造影剂的无创动脉血管成像技术。患者被推送入一个可提供连续薄层横断面成像的螺旋门内。经造影剂填充的血管可从薄层的横断面影像中采集,并可重组为三维图像(图 23-3)。采集的图像可旋转,也可在后期处理时从不同角度观看。这项技术在主动脉腔内支架的出现后得到进一步发展。CTA 提供的后期处理图像可以显示血栓、钙化、瘤腔和瘤壁等动脉瘤的特征,并有助于人工血管支架的选择(图 23-4)。CTA 也越来越多地被应用于颈动脉分叉部的检查,随着计算机处理能力的提高,图像采集速度和分辨率也将不断增加。多排 CTA 的主要局限性在于造影剂的应用和由钙化及支架造成的伪影。CTA 会高估支架内的狭窄程度;同时,严重钙化产生的"开花征伪影"也会影响诊断的准确性。这些伪影可以通过图像采集技术的改进加以消除。目前尚无随机对照研究表明多排 CTA 优于传统的血管造影,但是已有证据表明多排 CTA 在敏感性、特异性和准确性方面可与有创的血管造影相媲美[5]。

磁共振血管造影

磁共振血管造影(MRA)的优势在于无须含碘造影剂提供血管显像(图 23-5)。钆被用做 MRA 检查的造影剂,因为它通常无肾毒性,可用于肌酐水平升高的患者。有以下体内置入物的患者不能接受 MRA 检查:心脏起搏器、除颤器、脊髓刺激器、颅内转流管、人工耳蜗和颅内银夹。幽闭恐惧症患者可能需要在镇静措施下完成检查。金属支架可造成伪影和信号丢失,不过可以通过图像采集和处理技术的改进来解决。镍钛合金支架产生的伪影最少[6]。与其他诊断技术相比,MRA 相对费时且昂贵。但是,鉴于其具有的无损伤特性和较低的肾毒性,MRA 已经被越来越多地用于各种解剖部位的血管成像。

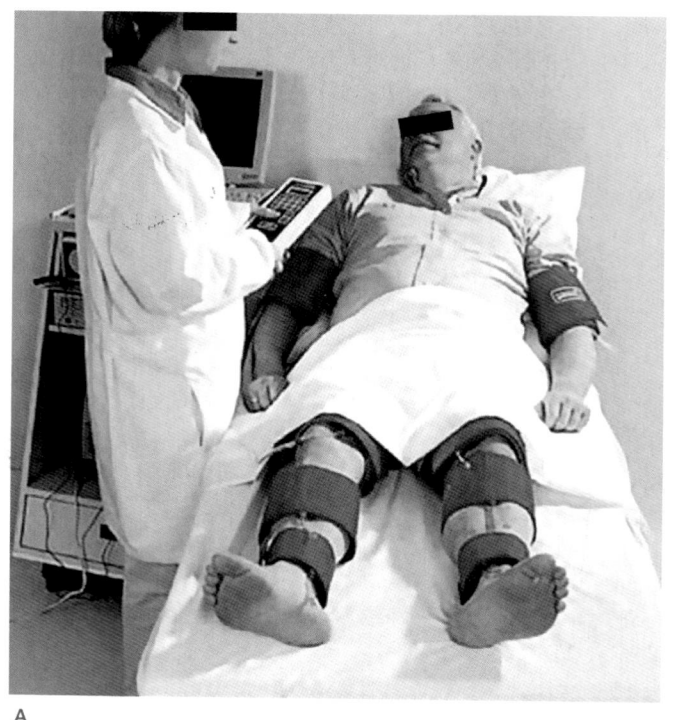

A

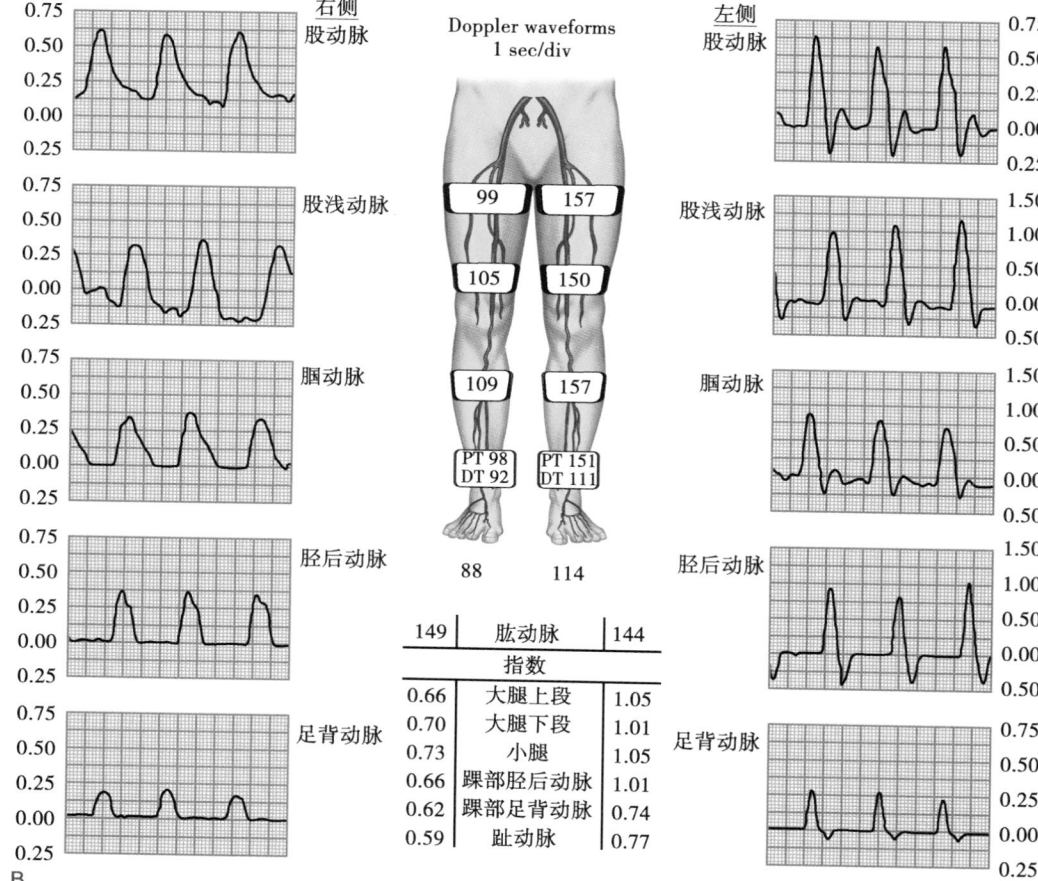

B

图 23-2 **A.** 血流容积记录是将血压袖带与容积描记记录仪在下肢的不同平面连接后做出。**B.** 标准的外周血管检查包括节段性动脉测压和下肢多普勒超声检查

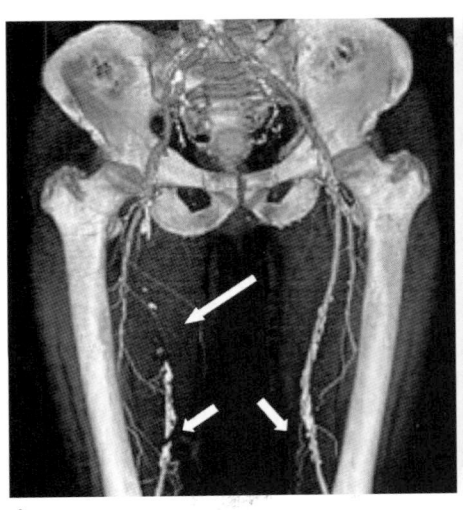
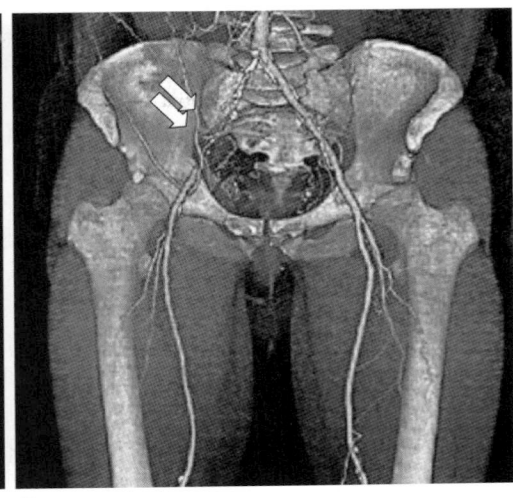

图 23-3　两例下肢间歇性跛行患者的髂股动脉多排 CTA 三维重建图像。A. 男性，50岁，大腿中段的三维重建图像显示右侧股浅动脉闭塞（单长箭头），双侧股浅动脉远端钙化（短箭头）。B. 男性，53 岁，右髂总动脉闭塞（双箭头）

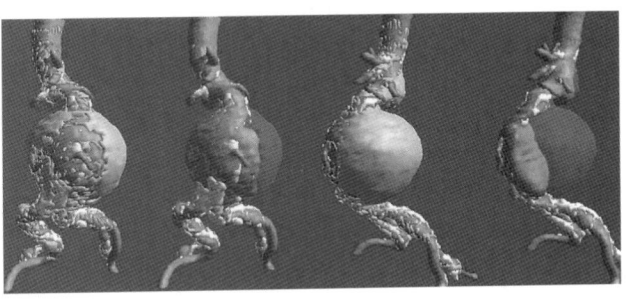

图 23-4　三维计算机断层血管造影显示血栓、钙化、血流和瘤壁等各种动脉瘤的特征

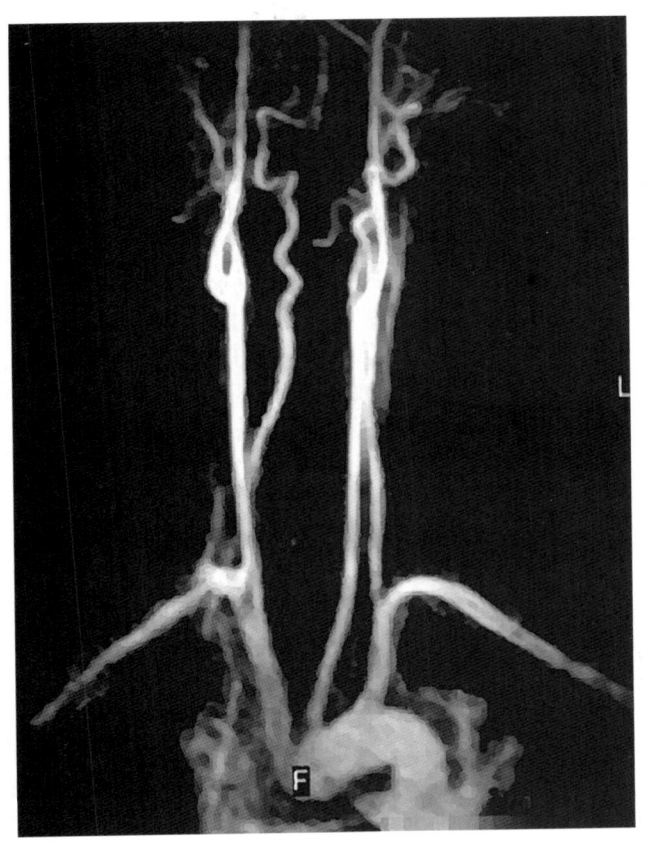

图 23-5　主动脉弓和颈动脉的磁共振血管造影。它可提供如主动脉弓分支、颈动脉和椎动脉等血管结构的三维成像分析

诊断性血管造影

诊断性血管造影是血管成像的金标准。在许多医疗中心，随着各种血管无损伤检查手段如多普勒动脉成像、CTA 和 MRA 的发展，诊断性血管造影的应用急剧减少。但是，血管造影在很多方面的应用仍得到保留。血管造影成像的关键是如何建立血管入路并将导管送入需要检查的血管内，然后借助造影剂和成像系统使血管显影。尽管在以往这项技术大多被介入放射学应用，现在越来越多的外科医师也在应用该技术并依据其提供的诊断性图像立即进行手术或血管腔内治疗。在应用血管造影成像时有以下几个方面需要加以注意。

大约 70% 的动脉粥样硬化斑块在血管内呈偏心性分布。由于血管造影提供的是血管腔的二维成像，因此在评估血管狭窄程度时可能会产生误导。随着血管内支架的不断应用，现已发现血管造影对于判定支架和周围分支的关系可能不尽准确。另外，血管造影使患者处于电离辐射和血管造影剂的双重危害中。尽管如此，血管造影仍是诊断和治疗中最常用的有创检查手段。通常，血管造影可为是否需要进一步进行手术或腔内治疗提供决定性信息。

数字减影血管造影（DSA）较传统的血管造影更具优势，譬如使用较少的造影剂也可得到满意的血管成像，尤其是在多节段的闭塞性病变限制了造影剂到达远端血管时，DSA 可提高分辨率和对血管结构的判别。DSA 依靠一个便携式可轴向旋转的成像装置，可以从不同角度采集图像，同时也可回放实时录像（图 23-6）。采用多次小剂量注射造影剂的方式，通过"脉冲追踪技术"可完成整个下肢的 DSA 连续造影。

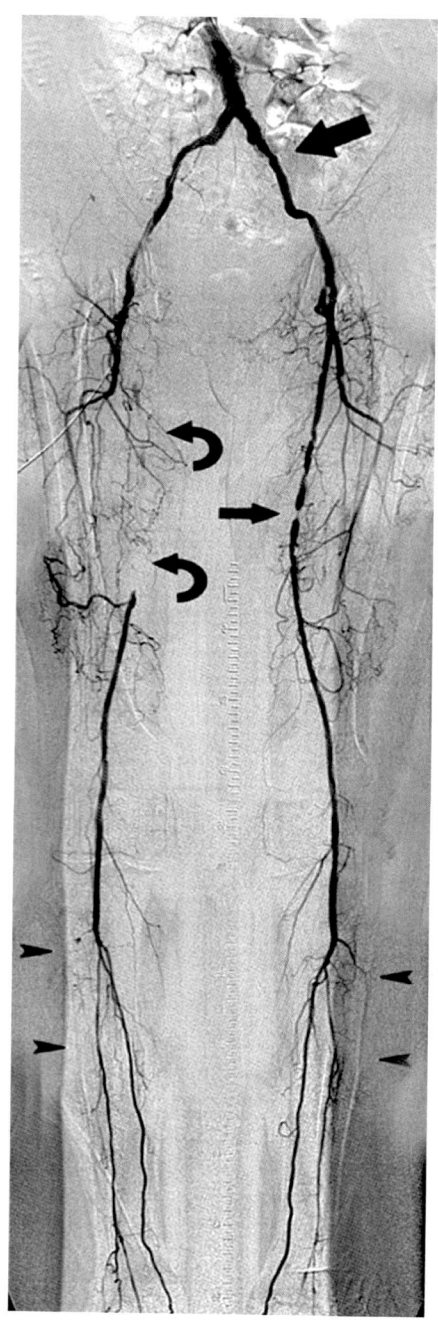

图 23-6　在动脉内注射造影剂后,DSA 可提供良好的血流图像。此例 DSA 造影显示下肢动脉的多节段病变:左髂动脉的局限性狭窄(大箭头)、右股浅动脉闭塞(弯箭头)、左股浅动脉狭窄(小箭头)和膝下动脉多发狭窄(箭簇)

术前心功能评估

对于需要手术干预的动脉硬化疾病患者,术前评估中最重要和最有争议的方面是对伴发的冠心病的诊断和治疗[7]。几项研究表明,在需要行外周血管重建的患者中,40% 甚至 50% 以上存在严重的冠心病,其中 10% ~ 20% 很可能因无法运动而处于相对无症状状态[8]。心肌梗死是术后早期和远期死亡的主要原因。大部分现有的筛选方法在预测术后心脏并

发症方面缺乏敏感性和特异性。关于在术前应用双嘧达莫-铊核素成像或多巴酚丁胺超声心动图,按照围术期心血管并发症发生率和死亡率对血管疾病患者进行分级的报道意见不一。铊扫描成像对将近 50% 的患者并非必要,因为心血管风险评估可以仅通过临床表现来预测。即使冠状动脉造影也很难将解剖因素与心脏功能和手术风险相联系。目前没有数据证实在血管外科手术前行经皮冠脉成形术或搭桥术会降低死亡率或心肌梗死的发生率。事实上,冠状动脉造影有其自身固有的风险,在主髂动脉重建术前接受冠状动脉旁路移植术或经皮冠状动脉腔内成形术的患者,要承受两项手术的风险。

冠脉重建预防试验表明,对有周围血管疾病合并严重冠心病的围术期高危患者,冠脉重建术并不能降低总体死亡率或围术期心肌梗死发生率[9]。此外,接受预防性冠脉重建术的患者与未接受手术的患者相比,血管疾病的治疗将会明显推迟,从而加重了肢体病变的严重程度。研究表明,通过药物调整使患者处于最佳状态可以改善心血管状况和总体预后。因此,推荐血管疾病患者在围术期使用 β 受体阻滞剂、抗血小板药物、他汀类药物和血管紧张素转换酶抑制剂[10,11]。

血管腔内治疗的基本原则

21 世纪以来,心血管疾病仍是发达国家主要的死亡原因。虽然血管重建手术在血管疾病的治疗中发挥了主导作用,但是在过去的 20 年中,腔内治疗在现代医疗模式下得到了迅速发展。这种血管微创治疗方法的发展受到各种因素的推动,如影像技术的快速发展、腔内治疗的低并发症发生率和死亡率,与传统手术相比,腔内治疗的恢复更快。毫无疑问,随着设备的不断发展和影像技术的完善,在血管疾病的治疗方面,腔内治疗将提供更好的临床效果并发挥更大作用。

除了对疾病的诊断和治疗外,经皮穿刺入路技术还使几个学科发生了重大变革,包括介入放射学、心血管介入学和血管外科学。导管和内镜的发展使血管外科医师能通过腔内或腔外的途径进行手术。腔内技术几乎已经涉及血管病变的所有领域,包括多种病因导致的狭窄和闭塞、动脉瘤和外伤性病变。但是许多技术都是最近才发展起来的,因此在一定程度上还没有与传统的开放手术进行更准确的对比,通常也缺乏长期的随访。但是其明显的低死亡率和并发症发生率等优势,无疑使腔内技术成为引领血管外科的发展方向。

穿刺针和入路

穿刺针用来建立经皮血管入路。穿刺针的大小取决于所用导丝的直径。大多数情况下使用的 18G 针头可以通过 0.035″导丝,21G 微穿刺针可以通过 0.018″导丝。最流行的穿刺针是 Seldinger 针,可用于前壁或透壁穿刺。

股动脉是最常用的穿刺部位。常见的股总动脉穿刺点在股骨头内侧 1/3 处,股骨头为透视的参照物。前壁穿刺技术要求针尖锋利、中空、斜面并且没有管心针,针尖斜行穿刺血管前壁,有搏动性回血提示针尖在管腔内。这种方法最常用于支架置入术、凝血异常的患者或准备溶栓治疗时。当出现搏动性回血证实针头在腔内时,导丝便可导入。始终在 X 线透视引导下轻柔地操作,避免内膜撕裂或斑块断裂。透壁穿刺技术需要一个有可移除内芯的钝针,穿刺针穿刺动脉前后

壁,之后回撤直到回血以确认在管腔内,然后导入导丝。这种穿刺方法有可能会出现较难处理的动脉后壁出血,因此首选前壁穿刺技术。

　　逆行股动脉穿刺是最常见的动脉穿刺技术(图 23-7)。这种方法的优势为股总动脉的直径和位置固定及术后容易将其压向股骨头而止血。应注意避免穿刺腹股沟韧带上的髂外动脉,因为这可能会导致穿刺部位继发腹膜后出血而无法进行有效的压迫止血。同样,穿刺低于股总动脉分叉,可导致股浅动脉或股深动脉血栓形成或假性动脉瘤形成。顺行股动脉穿刺较逆行穿刺困难,很有可能穿入股浅动脉,但当主动脉分叉不能翻过或导丝没有足够的长度从对侧股动脉到达病变时,则只能顺行穿刺。少数情况下,当主动脉远端或双侧髂动脉存在广泛动脉粥样硬化病变、瘢痕或有旁路血管存在时,则可通过肱动脉进行诊断和腔内治疗。推荐行左侧肱动脉穿刺,因为这样可避开颈动脉起始部,从而降低导管源性脑栓塞的风险。可使用微穿刺针在前臂近端褶皱处行肱动脉穿刺,但其血栓形成和神经损伤的发生率都较股动脉穿刺高。

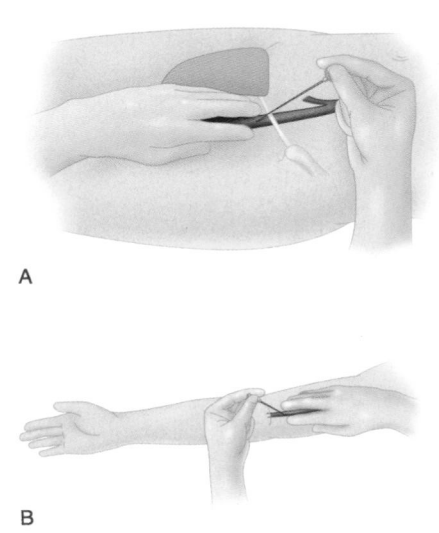

图 23-7　A. 顺行穿刺股动脉。紧贴腹股沟韧带下穿刺股总动脉,将导丝导入同侧股浅动脉。B. 穿刺肱动脉的方法。在肘窝上部逆向穿刺肱动脉,然后将导丝导入肱动脉

导丝

　　导丝用来引导、定位和交换导管。导丝通常一端柔软一端较硬,只有柔软的一端可以进入血管。所有的导丝都是由一个坚硬的内芯,其外紧紧缠绕线圈组成,便于导管在其上推送。导丝有五个基本特征:直径、长度、硬度、涂层以及头端的形态。

　　导丝直径从 0.011" 至 0.038" 不等,绝大多数主髂动脉的手术,最常用 0.03" 导丝,而小直径的 0.018" 导丝,常用于选择性小血管治疗,如膝下或颈动脉病变。除了直径大小不同外,导丝长度亦在 180cm 至 260cm 不等。较长的导丝会增加操作困难,并增加污染的机会。一定要保持导丝始终跨过病变部位直到整个操作完成。

　　硬度也是导丝的一个重要特性。硬导丝能够让主动脉支架通过而导丝本身不会打折。在扭曲动脉处进行导管或鞘的交换时,硬导丝也能提供帮助。Amplatz 导丝就是一个例子。

在导入导丝困难的时候,亲水涂层导丝,如 Glidewire,是非常有用的工具。这种涂层用生理盐水冲洗后,能显著增加它的顺滑性,配合其良好的转矩能力便能容易地通过狭窄管腔。导丝头端也有各种形态。头端成角的导丝如 Glidewire 弯头导丝,能引导导管顺利通过严重狭窄的管腔或送入管腔的一个特定分支。Rosen 导丝头端柔软卷曲,是肾动脉支架置入术的理想选择,其柔软卷曲的头端能防止穿破肾动脉的小分支。

止血鞘

　　止血鞘是保证腔内操作顺利进行的器械。鞘的作用是保护管腔免受导丝和导管的损伤(图 23-8)。它有一个防止出血的单向阀门和一个在操作过程中可注入造影剂或肝素的侧孔。鞘的大小是指其内径的大小。经皮穿刺最常用的鞘内径从 5F 至 9F 不等,但显露股总动脉的开放手术,26F 鞘也可以导入。鞘的长短不一,长鞘可用于远离穿刺部位血管的腔内治疗。

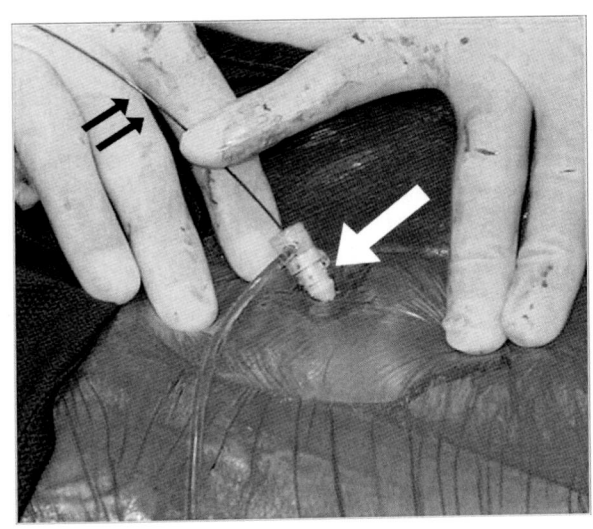

图 23-8　经皮腔内治疗都是通过导引鞘(大箭头)完成,它保持从皮肤到血管内的通道,同时也保护管腔免受导丝(小箭头)和导管的损伤

导管

　　各种不同导管的差异主要在于头端的设计,可根据血管大小和成角的不同选择不同形态的导管。导管可用来做血管造影,为球囊和支架提供通路,也可用于引导导丝通过严重狭窄或扭曲的血管。

扩张球囊

　　各种扩张球囊的主要区别在于它的长度、直径以及工作长度。由于球囊技术的进步,小口径球囊已研制成功。扩张球囊用于血管狭窄的成形,既能扩张狭窄病变,又可协助自膨式支架的后扩(图 23-9)。除了长度和直径外,操作者还需要了解球囊的其他几个特点:非顺应性和低顺应性球囊倾向于扩张到其预设的直径,在狭窄段病变能提供更大的扩张力,故外周血管腔内治疗主要应用低顺应性球囊;小口径球囊通过支架时很少被钩住,更容易从鞘中撤出。在透视引导下,球囊

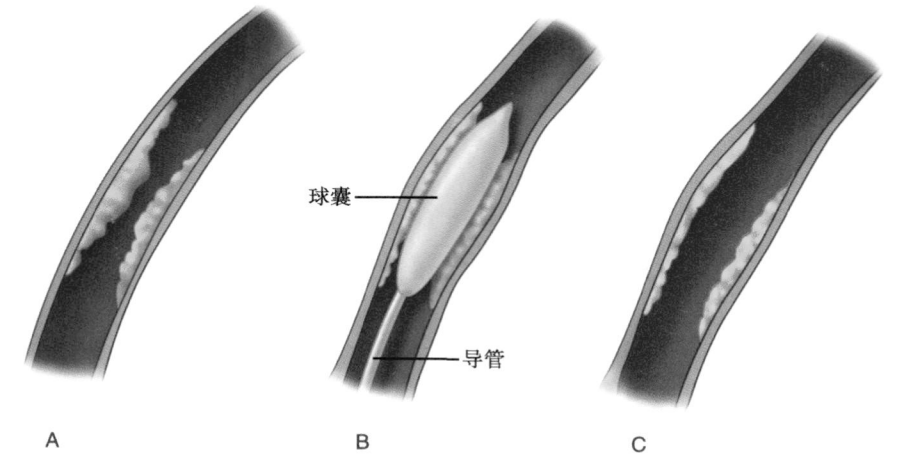

图 23-9 **A.** 斑块造成动脉管腔狭窄。**B.** 球扩导管定位血管病变部位，球囊扩张使管腔增大。**C.** PTA 后斑块被压缩，管腔变宽

要扩张到动脉粥样硬化病变的切迹消失和球囊轮廓完整显示为止，扩张球囊的压力和持续时间取决于术中的具体情况以及治疗病变的位置和特点。通常情况下，需要几次扩张才能显示球囊的完整轮廓，有时需要用小口径球囊预扩，才能使选定的球囊导管穿过病变。通过扩张后，大多数球囊不能恢复到原来的形状，往往呈现出比原来更大的轮廓。所以在选择球囊时，应该考虑其跟进性、推送性和通过性。最后，肩宽也是选择球囊时要考虑的另一个重要的特征，因为 PTA 时它可能导致相邻动脉的损伤。在 PTA 过程中可能会造成血管夹层或破裂的风险，因此操作完成后，导丝应仍旧留在管腔内行血管造影，其优点是可重复操作，必要时可再置入支架或覆膜支架。

支架

血管支架通常用于血管成形术后动脉夹层形成或狭窄动脉段的弹性回缩。它可以持续扩张管腔，并有助于防止动脉粥样硬化再狭窄。是否常规置入支架主要取决于病变的程度和部位。支架的材料有多种，包括不锈钢、钽、钴合金、镍钛合金等，但血管支架的基本类型可分为两种：球扩式支架和自膨式支架。

自膨式支架（图 23-10）被压缩在鞘中。他们通常由 El-giloy 合金（钴、铬、镍合金）或镍钛合金（镍和钛组成的记忆合金）制成，后者根据合金含量的不同，在临界温度以上时将会收缩，呈现出热处理后的形状。自膨式支架最终膨大的直径由支架的几何形状、线圈强度和管腔的大小决定。自膨式支架安装在一个中心轴上，外面有外鞘。它的释放类似机械弹簧式的运动。当确定释放部位后，必须考虑到它有一定程度的回缩效应，因此自膨式支架的精确定位比较困难。当然自膨式支架也有以下优点，自膨式支架比球扩式支架更长，因此更适合用于治疗长段而扭曲的病变；释放后持续不断的膨胀力使其能够适应不同管径的血管，这使它成为颈内动脉支架置入的理想选择。选择支架时应尽量选择超过邻近正常血管最大直径 1～2mm 的支架以防止移动。

球扩式支架通常是由不锈钢组成，安装在球囊上并通过球囊扩张而释放（图 23-11）。它们可以通过人为选定球囊或

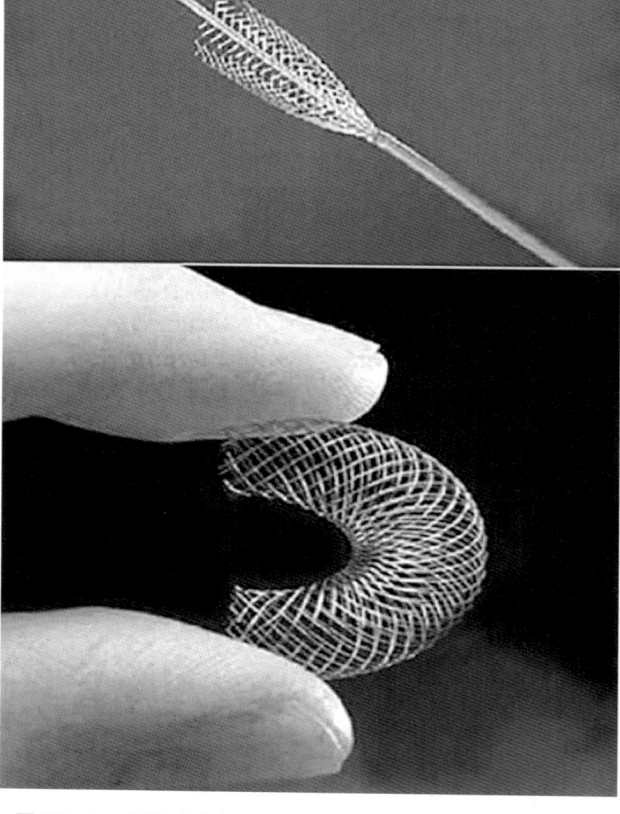

图 23-10 自膨式支架是由不锈钢或镍钛合金制成，并压缩折叠在输送系统内。释放后自膨式支架膨胀的最后直径由支架的几何形状、线圈强度和管腔的大小决定

自带预扩球囊进行释放。在释放过程中，球扩支架长度的短缩取决于支架的几何形状和球囊最终扩张的直径。球扩支架具有强度高和内皮化时间短的优点。与自膨式支架比较，它们往往弹性较差，但抗压能力强，这使它们成为治疗短段病变

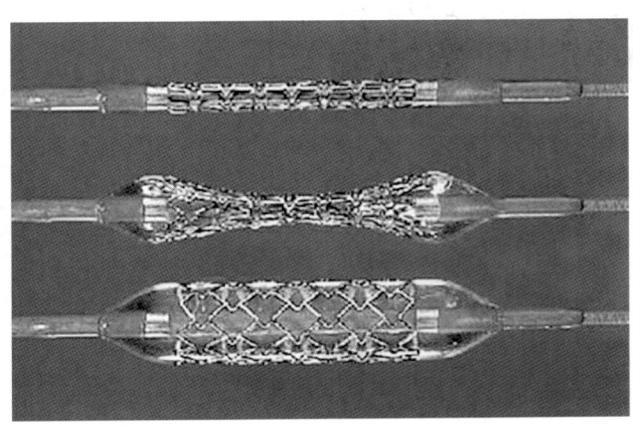

图 23-11　在球扩式支架中,支架是预先安放在球囊导管上的。球囊的扩张力远大于支架的弹性回缩力。当球囊全部扩张后支架释放。与自膨式支架相比,球扩式支架具有较高的抗压程度,这使它们适用于短段、分叉及钙化的病变部位

的理想选择,特别是那些涉及分叉部位的病变,如近端髂总动脉狭窄或肾动脉狭窄。

在支架改进过程中最令人欣喜的是药物洗脱支架(DES)的出现。DES 通常是将各种抗炎药物涂在镍钛合金上。随着时间的推移,支架释放药物到周围的动脉壁内,从而防止再狭窄。许多随机对照试验已证明其在冠状动脉上有效。临床研究表明,在治疗外周血管疾病方面,DES 在早期也发挥了相同的疗效。

覆膜支架

第一个覆膜支架由金属支架外覆编织材料构成。无论是外覆聚四氟乙烯(PTFE),还是涤纶的支架,设计之初主要用于创伤性血管病变,包括动脉破裂和动静脉瘘(图 23-12)的治疗。后来发现它们在治疗髂或股动脉闭塞性疾病及腘动脉瘤中也起到重要作用。

1991 年,Parodi 首先使用覆膜支架行动脉瘤腔内修复。从那时起,通过临床试验,大量的覆膜支架应用于临床,现在

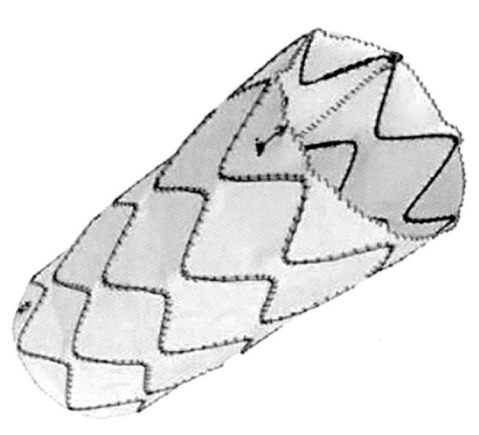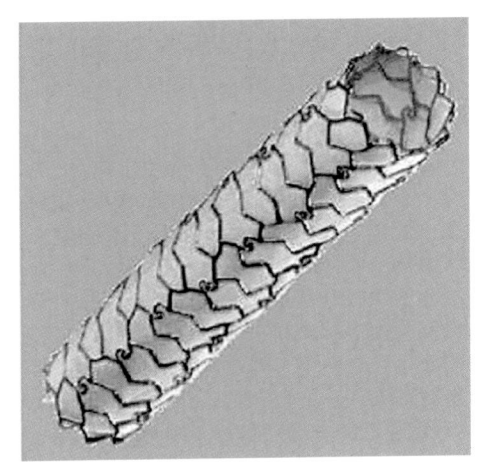

图 23-12　由金属支架和织物组成的覆膜支架通常用于动脉瘤封堵

很多已经被食品和药物管理局(FDA)批准。目前被美国 FDA 批准的支架包括:①AneuRx 支架(Medtronic/AVE, Santa Rosa, Calif);②Gore Excluder 支架(WL Gore & Associates, Flagstaff, Ariz);③Endologix Powerlink device (Endologix Inc., Irvine, Calif);④Zenith 支架(Cook Inc., Bloomington, Ind);⑤Talent支架(Medtronic/AVE, Santa Rosa, Calif)。这些支架都要求患者肾下腹主动脉瘤颈的长度至少有 15mm 且成角小于 60°。对于动脉瘤累及髂总动脉的患者,可首先用弹簧圈栓塞同侧髂内动脉,然后将覆膜支架延伸至髂外动脉。目前正在进行将覆膜支架用于累及内脏动脉的腹主动脉瘤的临床试验。FDA 已经批准了几种用于降主动脉瘤治疗的支架[14~16]。早期研究肯定了治疗外伤性主动脉横断和主动脉夹层的短期疗效,并在欧洲和亚洲有了更多经验,还有几种支架正在美国进行试验。

颈动脉疾病

动脉粥样硬化斑块是目前颈动脉分叉处最常见的病变。30% ~ 60% 的缺血性脑卒中和颈动脉分叉处粥样硬化病变相

关。在本章节的主要部分将集中讨论颈动脉闭塞性病变的临床表现、诊断和治疗(包括药物治疗、颈动脉内膜剥脱和支架置入)。在本章节的第二部分中,将简要回顾其他少见的累及颅外段颈动脉的非动脉粥样硬化性病变,包括颈动脉打折和扭曲、肌纤维发育不良、动脉夹层、动脉瘤、放射性血管炎、大动脉炎和颈动脉体瘤。

颈动脉闭塞性疾病的流行病学和病因

每年大约有 700 000 美国人可发生一次新发或者复发的卒中[17]。其中 85% 为缺血性脑卒中,15% 为出血性脑卒中。出血性脑卒中由头颅外伤或者颅内血管的自发性破裂所致。引起缺血性脑卒中的常见原因是动脉闭塞引起的低灌注,少见的原因如由近端动脉狭窄或者侧支循环差所致的血流量下降。缺血性脑卒中的常见病因包括心源性栓塞(35%)、颈动脉病变(30%)、腔隙性病变(10%)、混合性因素(10%)和特发性因素(15%)[17]。脑血管意外(CVA)在定义上通常等同于缺血性脑卒中。短暂性脑缺血发作(TIA)的定义为短暂性、局灶性并且可在 24 小时之内自行恢复的大脑或者视网膜低灌注状态。绝大多数的 TIA 症状在数分钟内消失,长时间

的神经功能缺失多数意味着发生卒中。最近的新术语大脑发作(brain attack)指的是急性的卒中和TIA,是一种类似心肌梗死的紧急情况,需要立即加以处理。

颈动脉分叉部闭塞性疾病相关的卒中通常由脱落的粥样斑块所致(图23-13)。颈动脉分叉部是一处血流速度和剪切力较低的区域。当血流通过颈动脉分叉部的时候发生分流,部分血液流向阻力较低的颈内动脉,部分流向阻力较高的颈外动脉。典型的情况是粥样硬化斑块在血流分层对面的血管壁形成(图23-14)。粥样硬化斑块形成的过程非常复杂,首先是内膜的损伤,然后是血小板沉积、平滑肌细胞增殖、纤维组织增生,最后导致管腔狭窄。随着颈内动脉狭窄程度的增加,血流变得更为紊乱,发生粥样斑块栓塞的风险随之急剧上升。根据颈动脉管腔直径减少的程度,狭窄程度分成三级:轻度(<50%)、中度(50% ~ 69%)和重度(70% ~ 99%)。严重的颈动脉狭窄是发生卒中的重要预示[18]。同样,既往的大脑缺血性症状(TIA和卒中)是同侧再次发作卒中的重要决定因素。引起颈动脉分叉部病变的危险因素和其他部位动脉粥样硬化病变相似。高龄、男性、高血压、吸烟、糖尿病、高半胱氨酸血症、高脂血症是目前已知导致动脉粥样硬化病变的重要因素。

颅内缺血性病变的临床表现

短暂性脑缺血发作(TIA)是局灶性的神经功能缺失,持续时间<24小时。频发性TIA指的是一种在短时间内反复发作TIA并且在间歇期内能够完全恢复的综合征,该术语用来描述每天发作的TIA或者24小时内多次发作的TIA。血流动力学相关的TIA表现为局灶性的脑缺血性事件,可由运动或者血流动力学应激反应加重,典型的表现是在体力活动后、餐后或者洗热水澡后发生。这些TIA的发生表明颅外血管病变严重而颅内侧支代偿较差。可逆性脑神经功能缺失(RIND)指的是局灶性缺血性脑神经症状持续时间>24小时,

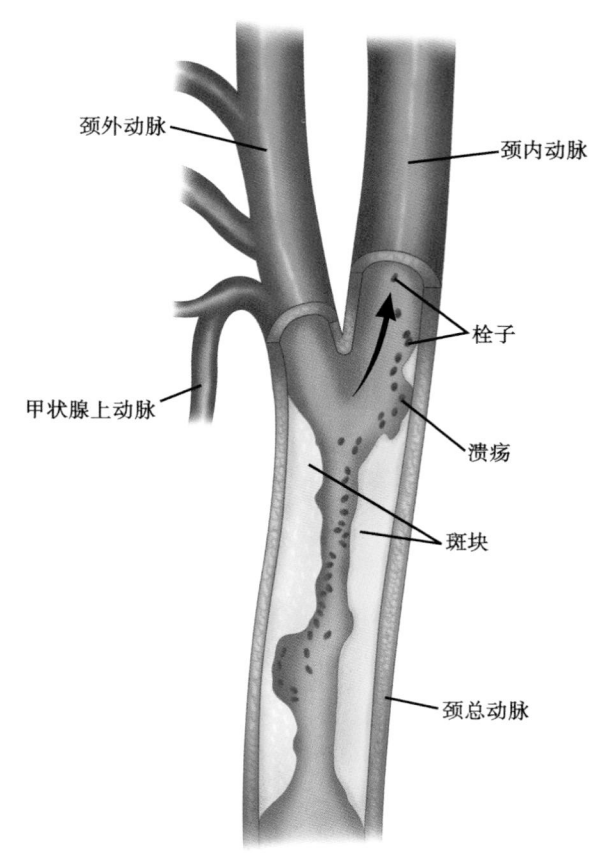

图23-13　颈内动脉是供应大脑半球的主要动脉,颈动脉分叉部闭塞性疾病引起的卒中通常是由于颈内动脉脱落的粥样物质栓塞所致。随着颈内动脉的狭窄程度逐渐加重,血流变得更加紊乱,而粥样物质脱落栓塞的风险随之急剧上升

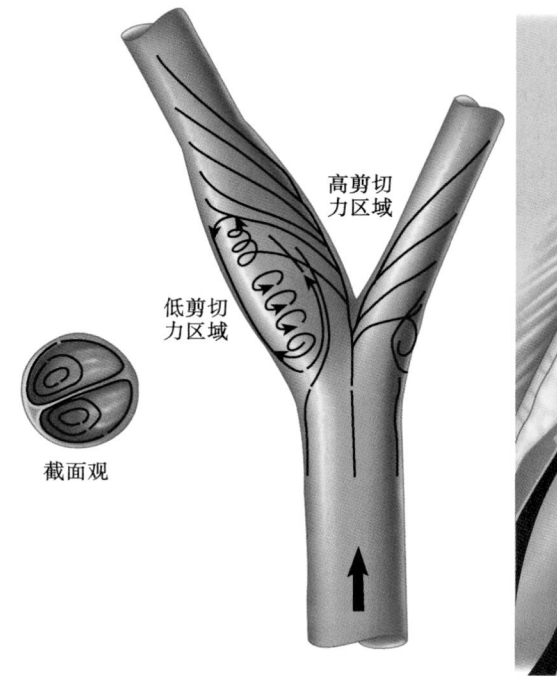

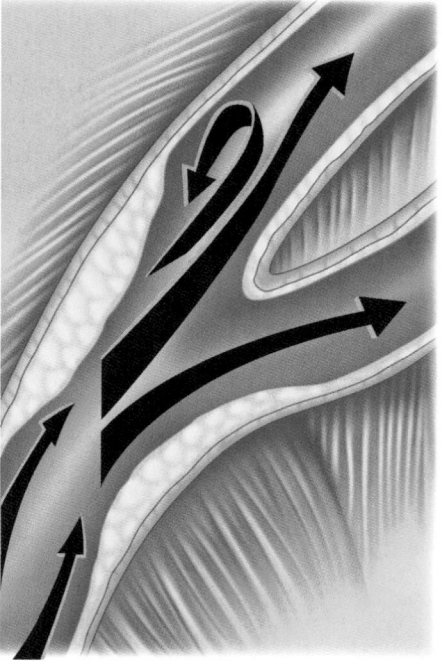

图23-14　**A.** 颈动脉分叉部是一处血流速度和剪切力较低的区域。当血流通过颈动脉分叉部的时候发生分流,部分血液流向阻力较低的颈内动脉,部分流向阻力较高的颈外动脉。**B.** 粥样硬化斑块通常在血流分层对面的血管壁形成,这和此处血流剪切力较低有关,也和心动周期内瞬间的反向血流有关

但可在 3 周内完全缓解。当脑神经功能症状持续时间>3 周，则定义为完全性的卒中。进展性的卒中指的是进行性恶化的脑神经功能缺失，包括超过 24 小时的进行性加重，伴随间歇性的短暂稳定和(或)部分临床恢复。

脑血管意外(CVA)患者的典型症状包括三类:眼部症状、感觉/运动功能缺失和高级皮质功能障碍。和颅外颈动脉闭塞性疾病相关的眼部症状包括黑蒙或者视网膜动脉栓塞。黑蒙通常表现为短暂性的单眼失明，这是一种暂时性的视力丧失，患者的描述为犹如百叶窗关闭或者视野中蒙上了一层灰色阴影，一般持续数分钟后能自行缓解。这种现象绝大部分(>90%)是由于眼动脉的主干或者上下分支栓塞所致。单眼失明的进程超过 20 分钟提示有偏头痛的可能。患者通常在就诊时不能回忆起任何的眼部症状，而眼科医师会发现视网膜血管内有黄色斑块，这就是所谓的 Hollenhorst 斑块，常是由颈动脉分叉部脱落的胆固醇栓子所致。如果有上述现象发生，需要行进一步的颈部血管检查。多种眼部症状可由颅外段颈动脉病变引起，包括视网膜动脉和视神经缺血导致的单眼视力丧失、眼部缺血综合征、视束缺血和大脑皮质梗死引起的视野缺损。CVA 相关的典型运动和(或)感觉症状可位于同侧或者对侧。缺血性事件常突然发生，症状从一开始就很重，但不一定同时会合并癫痫或者感觉异常。相反，可表现为神经功能的减弱或者缺失。运动和感觉功能的损害取决于大脑病变的部位，可为双侧或者单侧，可单独位于上肢和下肢或者同时累及。

同一部位躯体运动和感觉功能同时缺失意味着大脑皮质发生血栓栓塞，而不是继发于穿支动脉病变所致的腔隙性梗死。然而，小部分腔隙性脑梗死的表现可类似于内囊后肢小血管堵塞引起的感觉运动性卒中。单纯的感觉性或者运动性卒中仅累及肢体或者不影响面部的卒中常见于腔隙性梗死而不是皮质梗死。一些高级皮质功能，包括语言功能障碍，可由颈动脉引起的血栓栓塞事件所致。当累及优势侧大脑时，可表现为吞咽困难和失语，而视觉空间障碍是非优势侧大脑受累的特征性表现。

诊断评估

多普勒彩超是最常用的诊断和评估颅外段颈动脉斑块和狭窄程度的辅助检查。同时，彩超也常用于监测病变的进展和干预(颈动脉内膜剥脱或者支架置入)后的随访。颈动脉的多普勒彩超包括 B 型模式的灰度显像和多普勒波形分析。颈动脉斑块的灰度影像特征能够提供显示其结构的有用信息。然而仅仅基于斑块的超声影像目前尚不能得出广泛认可的诊断结果;而另一方面，根据多普勒血流速度分级，颈动脉狭窄程度的标准已经制定并在不断完善中。

颈外动脉(ECA)具有高阻力的血流特征:有一个陡直的收缩期高峰，舒张期的流量较少。相反，颈内动脉(ICA)具有低阻力的血流特征:有一个宽大的收缩期高峰，舒张期的流量较大。颈总动脉(CCA)的血流特征与颈内动脉类似:具有宽大的收缩期高峰和中等流量的舒张期血流。通常情况下，流速测量需要记录颈总、颈外动脉膨大部，颈内动脉近、中和远段的数据。血管狭窄处的峰值血流速度会上升，舒张末期的血流速度在狭窄较严重处会上升。同时，ICA 的狭窄可以导致颜色的迁移和马赛克样变化，提示存在狭窄后的涡流。多

普勒流速波形的下降常见于颈动脉严重狭窄处的远端，因为此处的血流速度出现下降。一侧 ICA 的完全闭塞可导致对侧 ICA 相同位置的代偿性血流速度增加。

研究显示不同单位、患者人群、研究设计和技术之间多普勒的测量存在差异。目前，最广为接受的是西雅图华盛顿医学院制定的标准。收缩期峰值流速>125cm/s 和广泛的频谱增宽提示直径狭窄程度位于 50% ~ 70%;收缩期峰值流速>125cm/s 和舒张期峰值流速>140cm/s 提示直径狭窄程度位于 80% ~ 99%。颈内动脉与颈总动脉峰值流速的比值(ICA/CCA)也是多普勒超声的诊断依据之一。比值>4 是血管造影时狭窄程度位于 70% ~ 99% 的重要预示。一个多学科共识小组制定了一项多普勒彩超对颈动脉狭窄程度进行分级的诊断标准(表 23-3)[19]。

表 23-3	颈内动脉狭窄度分级的超声标准			
狭窄度 (%)	ICA PSV (cm/s)	ICA/CCA PSA 比值	ICA EDV (cm/s)	斑块大小估 计(%)ᵃ
正常	<125	<2.0	<40	无
<50	<125	<2.0	<40	<50
≥70 但未 到完全 闭塞	>230	>4.0	>100	≥50
几近闭塞	高、低或者 不能探 测到	不定	不定	可见
完全闭塞	不能测及	不适用	不能测及	无管腔

ᵃ 采用灰度 B 超和彩色多普勒估计斑块大小(管腔缩小)。ICA =颈内动脉;CCA =颈总动脉;PSV =收缩期峰值流速;EDV =舒张末期流速

磁共振血管造影(MRA)近年来广泛地应用于评估颅内循环和颅外段颈动脉的狭窄程度。MRA 是一种无创性检查，同时不需要使用含碘造影剂。MRA 应用时相增强或者时间飞跃，可提供高精度的二维或者三维图像数据。三维、造影剂增强的 MRA 因为扫描时间缩短可提供更高质量的冠状位和矢状位图像。同时，最新的 MRA 检测方法允许在不同平面获得信息以更好地对狭窄程度进行分级。目前有很多研究比较 MRA、多普勒超声和选择性血管造影的敏感性和特异性[20]。大脑的磁共振检查(MRI)是急性脑卒中后必需的评估手段。弥散加权的 MRI 可以鉴别缺血坏死区和仍旧处于缺血的区域(半影区)以及陈旧性缺血坏死区。但是，CT 扫描目前仍是用于排除脑卒中患者脑出血最常用的检查方法[21]。近来，多层螺旋 CTA 在评估颈动脉狭窄病变中的应用日益广泛，这种影像学检查方法可以提供容积成像，允许血管进行旋转以在多角度获得准确的解剖图像(图 23-15)。CTA 优于 MRA 的方面包括更快的数据获取和更好的空间分辨率。然而，在 CTA 被作为颈动脉狭窄程度的评估方法而被广泛应用之前，还需要更多的临床验证。

历史上，数字减影血管造影(DSA)是评估颅内和颅外颈动脉狭窄的金标准(图 23-16)。它是一种有创的检查方法，一般通过经股动脉穿刺途径，应用含碘造影剂进行颈动脉和

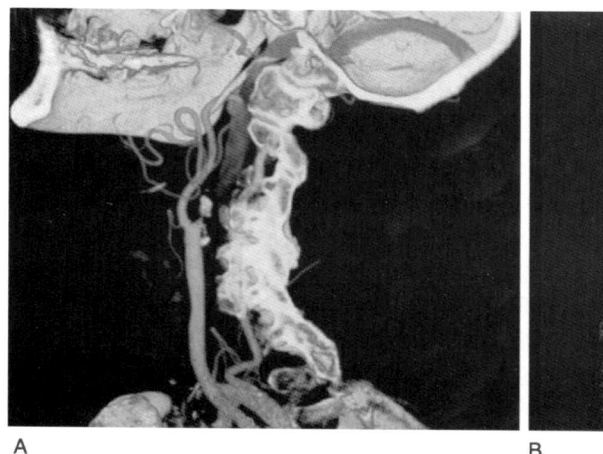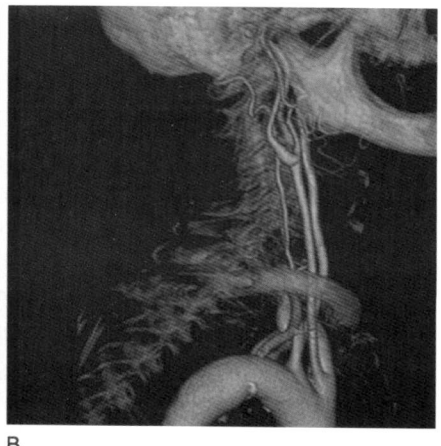

图 23-15　**A.** 颈动脉的 CT 血管成像是一种很有价值的诊断工具,可以提供高分辨率的三维重建图像。从图像上看颈内动脉是闭塞的。**B.** 显示从胸腔到颅底的颅外段颈动脉全貌

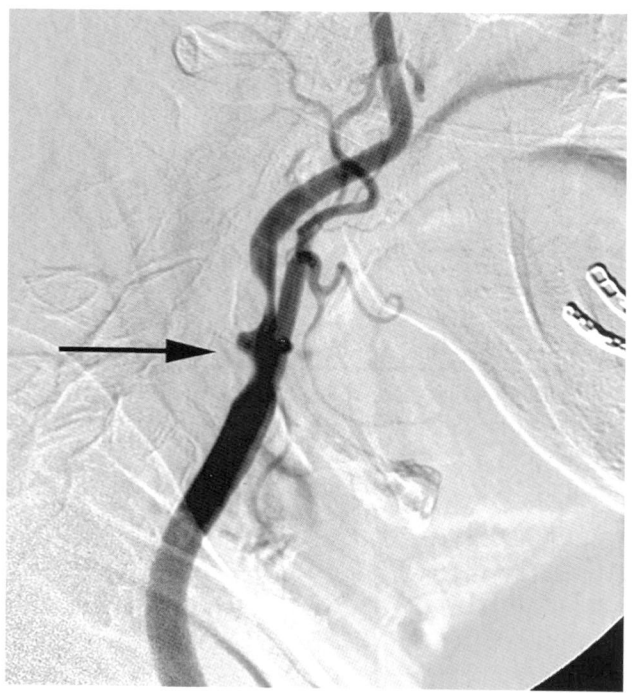

图 23-16　血管造影显示颈内动脉近端有溃疡性的斑块形成(箭头),导致颈内动脉严重狭窄

颅内动脉的选择性造影。脑动脉造影过程中卒中的平均发生率约为 1%,通常是在主动脉弓或者近端分支动脉内导丝导管操作时引起的粥样物质脱落所致。在过去的几十年中,由于导丝导管的不断改进,数字设备分辨率的增加和经验的不断积累,血管造影后的神经系统并发症发生率在不断降低。血管造影后穿刺点局部并发症发生率较低,包括血肿、假性动脉瘤、远端栓塞和急性血栓形成。目前,选择性血管造影主要用于那些考虑有颅内病变或者需要进行腔内血管重建的患者。颈动脉血管成形和支架置入术的操作技巧将在"颈动脉血管成形和支架置入技术"章节中介绍。术前需要常规进行 CTA 或者 MRA 以获得主动脉弓的解剖、伴发的颅内病变和侧支循环等信息,以帮助在颈动脉支架置入术和内膜剥脱术之

间做出选择。

颈动脉闭塞性疾病的治疗

　　一般情况下,颈动脉闭塞性疾病可以分为两大类:①患者既往没有同侧卒中或者 TIA(无症状);②患者既往或者现在有同侧神经系统体征(有症状)。据统计,15% 的卒中发生前可有 TIA 发生。TIA 患者 90 天内发生卒中的几率为 3% ~ 17%[17]。一项以人群为基础的调查冠心病和卒中发生率的心血管疾病健康研究显示,65 ~ 69 岁的男性人群 TIA 发生率为 2.7%,75 ~ 79 岁的发生率为 3.6%;而相同年龄区间女性人群的发生率分别为 1.4% 和 4.1%[22]。目前,已经有很多比较药物和内膜剥脱术治疗症状性中重度颈动脉狭窄以预防卒中的疗效研究。多项研究显示,早期和长期的阿司匹林治疗可有效地降低卒中的发生率[23]。

症状性颈动脉狭窄

　　目前,绝大部分的神经科医师会对已经发生卒中或者 TIA 的患者同时给予阿司匹林和氯吡格雷以预防再次发生卒中[17]。对于有症状的颈动脉狭窄患者,颈动脉狭窄程度是最重要的预测发生同侧卒中的危险因素。严重颈动脉狭窄患者再次发生同侧卒中的几率高达 40%。两个大样本多中心随机临床研究——欧洲颈动脉手术研究(ECST)和北美症状性颈动脉内膜剥脱研究(NACET)同时显示,与口服药物治疗比较,颈动脉内膜剥脱术能有效地降低症状性重度颈动脉狭窄(70% ~ 99%)患者的卒中发生率[24,25]。尽管两个研究在测量颈动脉狭窄程度和计算生命表资料方法方面存在不同之处并有较多争议,但最后还是得出的一致的结论[26]。很多文献对这两项标志性研究进行了重新分析,其结果目前仍得到广泛认可。概而言之,NACET 显示,对于高度狭窄的颈动脉病变,2 年时药物治疗组同侧卒中的累计风险性为 26%,内膜剥脱组为 9%;对于中度颈动脉狭窄病变(55% ~ 69%),颈动脉内膜剥脱术的益处相对降低,不过相比药物治疗而言仍有优势,手术组 5 年内致死性和非致死性卒中的发生率为 16%,药物治疗组为 22%[27]。对于狭窄程度<50% 的颈动脉病变,药物治疗组和手术治疗组发生卒中的危险性相似。ECST 报道

对于重度颈动脉狭窄患者,手术的疗效与 NACET 类似;而对于中度狭窄患者,手术无明显益处[25]。

目前,对急性卒中后进行颈动脉干预的理想时机仍有争议。早期的研究显示,急性卒中后 5~6 周内进行手术可使术后卒中加重和增加单纯卒中转为出血性卒中的发生率。早期研究结果的不理想可能与病例选择不当有关。对于症状性颈动脉狭窄患者,急性卒中后再次发生卒中的几率并不低,通过早期干预可以得到降低。近期的研究显示,急性卒中后 4 周内进行颈动脉内膜剥脱的围术期并发症发生率较低,处于可被接受的范围[27]。最近的回顾性研究显示,急性卒中后早期(<2 周)进行颈动脉支架术的死亡率高于延迟(>2 周)治疗组[28]。

无症状性颈动脉狭窄

目前一致的观点是对于有症状的中、重度颈动脉狭窄进行血管重建(支架或者内膜剥脱)对预防再次卒中发生是有效的,而对于无症状性颈动脉狭窄患者是否需要进行手术仍存在争议。一般来说,无症状性颈动脉狭窄是在闻及颈部杂音或在筛查性的颈动脉超声检查时被发现的。一项早期的观察性研究显示,对 167 例具有颈动脉杂音的无症状患者进行系列性的前瞻性超声检查,每年神经系统症状的发生率为 4%[29]。平均每年颈动脉狭窄程度发展至超过 50% 的发生率为 8%。颈动脉狭窄程度已经或者发展至超过 80% 与发生颈内动脉闭塞或者出现新的症状明显相关。导致病变进展的最主要的危险因素是吸烟、糖尿病和高龄。这项研究支持这样一个观点:即对具有颈动脉杂音的无症状颈动脉狭窄患者进行药物治疗是恰当的。

第一个针对无症状性颈动脉狭窄的随机临床试验是"无症状性颈动脉硬化试验(ACAS)",以其评估采用抗血小板的药物治疗与颈动脉内膜剥脱术的治疗效果[30]。5 年后手术组颈动脉狭窄程度>60% 的患者发生同侧脑卒中的几率是 5.1%,而药物治疗组的几率是 11%。与药物治疗相比,颈动脉内膜剥脱可以降低 53% 的脑卒中发生率。来自欧洲的更大的随机临床试验——"无症状性颈动脉手术试验(ACST)",证实了对于狭窄程度>70% 的患者,相比药物治疗,颈动脉内膜剥脱术在降低同侧卒中发生率的效果与 ACAS 结果相似[31]。从 ACST 中得出的重要论点是:即使采用改进的药物治疗方案,包括应用他汀类药物和氯吡格雷,在预防严重颈动脉狭窄患者首次脑卒中方面,药物治疗仍不如颈动脉内膜剥脱术。目前一致的观点是严重颈动脉狭窄(80%~90%)患者发生脑卒中的风险很高,可以从手术或腔内治疗中获益。然而,是否需要对狭窄程度较轻(60%~70%)的患者进行手术目前仍有争议。

颈动脉内膜剥脱与血管成形和支架术的比较

目前,争论的热点已不再是对于严重颈动脉狭窄患者,药物治疗在预防卒中方面是否不如手术治疗,而是球囊扩张和支架置入术是否和颈动脉内膜剥脱术一样有效。自 2004 年 FDA 批准颈动脉支架置入术应用于临床以来,这项手术已成为颈动脉内膜剥脱术的高危患者的另一选择(表 23-4)。和其他周围血管疾病的腔内治疗不同,颈动脉支架置入难度更

大,需要更为复杂的导管技术,包括采用 0.014″导丝系统和术中应用远端保护装置。同时,与过去在周围血管疾病治疗中采用的 OTW 系统不同,现在的颈动脉支架系统普遍采用快速交换系统,因而对技术的要求更高。手术通常在股动脉穿刺后通过颈动脉长鞘进行球囊扩张和支架置入。手术技巧低劣可能导致灾难性的并发症如卒中发生,部分是因为球囊扩张和支架释放过程中斑块脱落所致。颈动脉支架置入术的操作步骤较多,要求有很高的技术熟练程度。早期的临床研究中,由于一些术者的操作经验不足,导致出现了很差的临床结果。Cochrane 的一篇最近的综述报道提及,在 2006 年前,在 5 个随机临床试验中总共有 1269 例患者参加试验以比较颈动脉支架置入术和颈动脉内膜剥脱术[32]。这些临床试验显示,颈动脉支架置入术和颈动脉内膜剥脱术相比,具有更高的操作步骤相关的并发症如卒中和死亡(比值比 1.33;置性区间为 0.86~2.04)。另外,颈动脉支架置入术组发生再狭窄的几率也高于内膜剥脱术组。然而,随着颈动脉腔内操作器械和技巧的不断改进,以及辅助治疗药物的应用,颈动脉支架置入术的成功率正在逐步提高。目前,已有很多比较颈动脉支架置入术和内膜剥脱术疗效的临床试验文章发表供读者参考[33]。在不久的将来,几个正在进行的临床试验将会毫无疑问地加深我们对颈动脉支架置入术疗效的理解。

表 23-4	鉴定为颈动脉狭窄患者为内膜剥脱术"手术高风险"者的条件	
解剖因素	**生理因素**	
• 颈动脉分叉高超过 C_2 椎体水平	• 年龄≥80 岁	
• 颈总动脉位置低(低于锁骨)	• 左心射血分数≤30%	
• 对侧颈动脉闭塞	• 美国纽约心脏病协会Ⅲ/Ⅳ级	
• 同侧颈内动脉内膜剥脱术后狭窄	• 不稳定型心绞痛:加拿大心血管Ⅲ/Ⅳ充血性心率衰竭	
• 既往颈部放射伤	• 心绞痛	
• 既往颈部淋巴结清扫	• 近期心肌梗死	
• 颈动脉对侧的喉返神经损伤	• 临床显著的心脏疾病(充血性心力衰竭)	
• 气管切开	• 心脏运动试验阳性或者需要接受冠状动脉旁路移植术	
	• 严重的阻塞性肺疾病	
	• 需要透析的终末期肾病	

颈动脉内膜剥脱术的技术要点

尽管颈动脉内膜剥脱术是血管外科最早开展的手术之一,而且在最近 20 年内,它的操作技巧已经得到完善,但是外科医师还在就许多环节不断争论。例如,术中如何选择麻醉方法,如何进行术中脑功能监测,是否常规应用转流管,纵切还是外翻式剥脱,是否应用补片还是一期缝合。这些目前还没有达成一致意见。可供颈动脉内膜剥脱术选择的麻醉方法很多,包括全身麻醉、局部麻醉和区域阻滞麻醉。多数情况下,采用何种麻醉方法取决于外科医师、麻醉医师,甚至患者的喜好。根据具体的麻醉方法,手术医师必须决定术中是否

需要进行大脑功能监测以及是否要使用转流管。通常情况下,如果患者是清醒的,在颈动脉阻断的时候患者是否能够正确应答取决于是否有充分的侧支循环流向术侧大脑。而如果患者在全身麻醉情况情况下,术中会使用脑电图或者经颅多普勒(TCD)监测阻断后的术侧大脑是否有充分的血供。术侧局灶性的脑电图波幅降低或者减慢提示存在脑缺血。同样,术侧大脑中动脉流速低于极限值的50%也表示存在供血不足。对于侧支循环较差而存在脑供血不足的患者,术中松开阻断钳并使用颈动脉转流管可以使之后的手术过程中大脑有充分的血供。颈动脉残端压监测也曾被用来判断是否需要使用颈动脉转流管。部分外科医师则主张对所有的患者应用转流管而不进行术中监测。

术中患者的颈部处于轻度过伸位,头转向对侧,肩胛间垫枕。以颈动脉分叉为中心,在胸锁乳突肌前做斜切口(图23-17),切开颈阔肌一般要切断结扎颈静脉前面的属支。在胸锁乳突肌的内侧进行分离。可能会在颈总动脉的前缘遇到肩胛舌骨肌的上腹,可以加以切断。切开腮腺筋膜显露颈总动脉。向头端颈动脉分叉方向分离颈总动脉。在分离分叉的过程中,对颈动脉体的刺激可能会引起心率减慢,可通过向颈动脉体局部注射1%的利多卡因阻断该反射,或者通过静脉应用阿托品提高心率。面总静脉是辨别颈动脉分叉部的有用标志,此静脉可以加以切断后结扎。通常情况下,第12对颅神经在面总静脉下横跨颈动脉分叉。分离颈外动脉部分以便阻断。通常可以离断颈外动脉向胸锁乳突肌方向一支分支以进一步向头端分离颈内动脉。如颈动脉分叉部较高,切断二腹肌的后腹有助于显露颈内动脉远端部分。

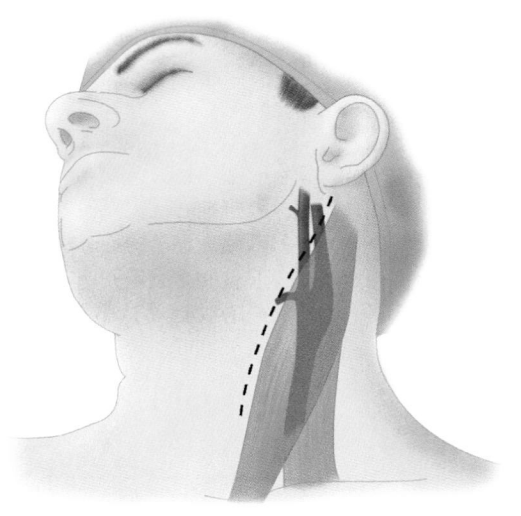

图23-17 术中患者的颈部处于轻度过伸位,头转向对侧,以颈动脉分叉为中心,在胸锁乳突肌前缘做斜行切口

在颈动脉阻断前,常规静脉应用肝素(1mg/kg)。首先,采用软式阻断钳进行阻断颈内动脉以防止远端栓塞,然后阻断颈外和颈总动脉。从颈总动脉远端开始做纵向切口,延伸至颈动脉膨大部,跨越斑块部位直到颈内动脉远端相对正常部位。然后,进行内膜剥脱以取出引起管腔闭塞的斑块(图23-18)。如果需要,可应用临时性颈动脉转流管从颈总动脉放置到颈内动脉以维持正向的颈动脉血流(图23-19)。术中

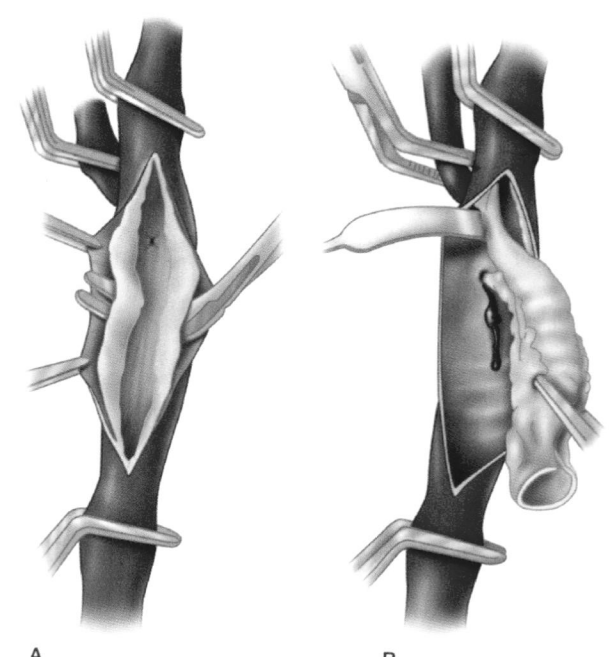

图23-18 **A.** 在颈动脉内膜剥脱术过程中,依次阻断颈总、颈外和颈内动脉,然后从颈动脉腔内分离斑块。**B.** 剥离颈动脉斑块,直接或者采用补片缝合颈动脉切口

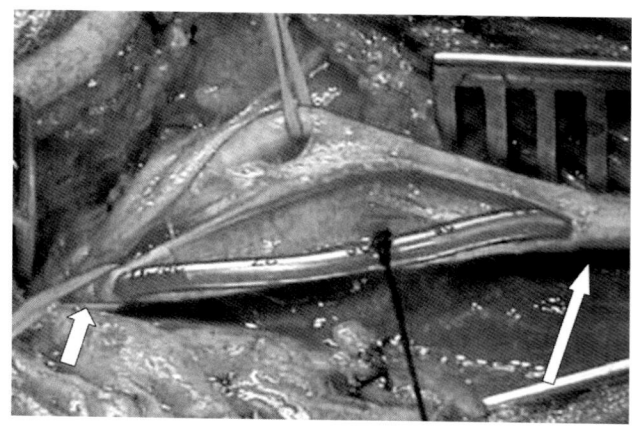

图23-19 在内膜剥脱过程中可采用临时性颈动脉转流管从颈总动脉(长箭头)放置到颈内动脉(短箭头)以维持持续的颈动脉正向血流供应大脑

一般在斑块和颈动脉壁之间找到剥脱的层次,然后分离剥脱斑块。需要认真检查颈内动脉远端斑块切除的移行部是否光滑。如果在移行部还有内膜斑片时需采用固定缝合以免影响血流(图23-20)。颈外动脉起始部的斑块往往采用外翻式的方法加以切除。冲洗颈动脉内膜剥离面以去除残余的斑块。采用补片缝合(聚酯、PTFE或者生物材料)或者直接缝合颈动脉切口(图23-21)。对于是否需要常规应用补片以及补片材料的选择目前仍有争议。然而,大多数的外科医师认为,应用补片的指征是血管直径<7mm。颈内动脉内膜剥脱也可采用外翻方式。采用外翻方式时,在膨大部横断颈内动脉,外翻切断血管的边缘后剥离斑块。外翻式剥脱术的好处是无须采用补片、能够更好地看清颈内动脉移行部。目前的研究没有

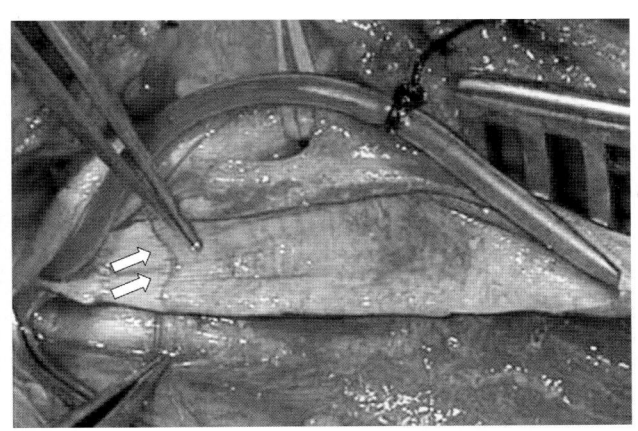

图23-20　颈内动脉远端斑块切除的移行部位（图片左侧）应仔细检查确保光整，当移行处仍有内膜斑片时候需要行固定缝合（箭头）以确保血流通畅

显示何种方法更具优势，外科医师可以根据喜好选择。在颈动脉切口缝合前，应冲洗血管以排出任何可能的碎屑。当缝合完成后，应先恢复颈外动脉血流，然后是颈内动脉。可以采用鱼精蛋白对抗肝素的抗凝作用。最后逐层关闭切口。在送回病房前，应在手术室对患者进行神经功能评估。

颈动脉内膜剥脱术后的并发症

绝大部分的患者可以很好地耐受颈动脉内膜剥脱术，一般可在术后24小时内出院。术后并发症不多见，但可以是非常致命或致残性的。急性同侧脑梗死是颈动脉内膜剥脱术后的严重并发症，可能的原因包括斑块脱落和术中脑缺血时间过长。斑块脱落最为常见。较少见的原因是急性颈内动脉闭塞，也可引起术后急性脑梗死，常由与吻合相关的颈动脉血栓形成所致，可以是内膜斑片引起闭塞或远端夹层形成。患者术后如出现急性脑缺血症状时需要进行紧急干预。可以迅速进行多普勒超声检查以评估颅外段的颈内动脉是否通畅。在

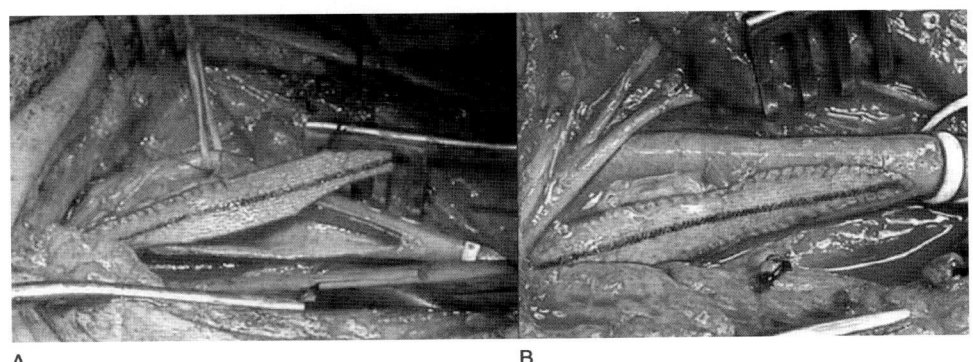

图23-21　A. 可采用自体的或者人工补片关闭颈动脉切开处以维持管腔通畅。B. 采用人工补片关闭颈动脉切口

颈动脉闭塞的情况下必须进行再次手术探查。如果考虑进行颅内血管重建，血管造影可提供帮助。

手术相关的局部并发症包括大出血和颅神经损伤。术后颈部的血肿可以导致致命性的气道压迫。任何不断增大的血肿应该加以清除，并处理活动性出血。确保气道通畅十分重要，但在术后出现大血肿时保持气道通畅非常困难。据报道，术后颅神经损伤的发生率在1%～30%之间[35]。常见损伤包括上颌缘支、迷走神经、舌下神经、喉上神经和喉返神经。大多数情况下属于牵拉性损伤，但也可以是断裂性损伤。

颈动脉血管成形和支架置入术的技术要点

颈动脉支架置入术是颈动脉分叉部病变可被接受的替代治疗方法，明显的优势是颈动脉支架置入术和内膜剥脱术相比手术创伤较小（图23-22）。在血管造影评估时可明确是否存在不适合进行颈动脉支架置入术的解剖形态，以降低操作相关的危险因素（表23-5）。在准备进行颈动脉支架置入术之前，如果术前患者没有长期口服氯吡格雷，可在术前3天给药。手术可在有血管造影设备的手术室中进行，或者在专门的血管手术室。患者取仰卧位，术中严密监测血压和心率。

股动脉的逆向穿刺是最常用的颈动脉手术的入路方法。

表23-5　不适合支架置入的颈动脉造影表现
● 广泛的颈动脉钙化
● 息肉状或者球状的颈动脉病变
● 颈总动脉严重扭曲
● 长段的狭窄病变（>2cm）
● 颈动脉闭塞
● 严重的管腔内血栓形成（充盈缺损）
● 严重的大脑中动脉粥样硬化病变

采用Seldinger技术，在股总动脉穿刺处导入5F或者6F动脉鞘。首先，进行诊断性主动脉弓造影，然后，采用5F导管选择需要治疗侧的颈动脉，接着注射造影剂显示颈动脉的解剖特点。如果术前没有采用无创检查了解颈动脉、椎基底动脉和颅内循环，那么术中评估是非常重要的。如果决定进行支架成形术，在导管还位于颈总动脉的情况下，需要将一根260cm长的硬导丝插入同侧的颈外动脉。术中注射比伐卢定（biva-rudin，0.75mg/kg），然后以2.5mg/（kg·h）的速度静脉滴注。在手术接下来的过程中维持抗凝。退出导管，通过硬导丝导入6F 90cm长的颈动脉长鞘至颈总动脉。注意避免将长鞘过

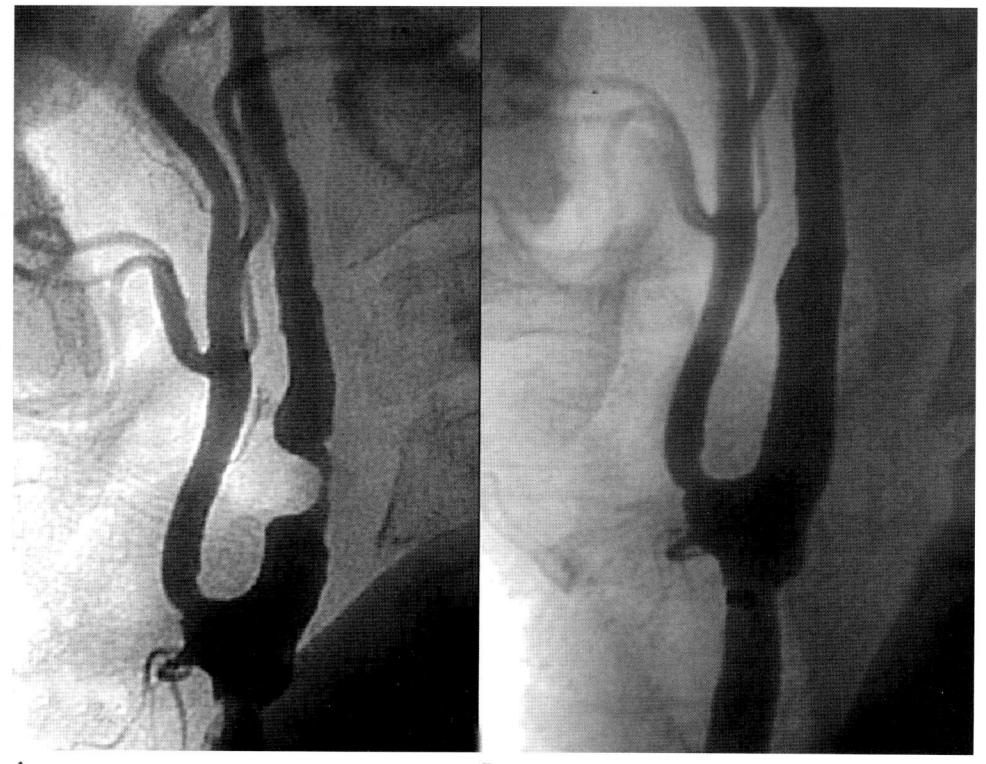

图 23-22　A. 血管造影显示左侧颈内动脉严重狭窄。B. 颈动脉支架置入术后造影显示结果满意

分推送过颈动脉斑块进入膨大部。接着退出硬导丝,准备好远端脑保护装置(EPD)并进行释放。有多种远端脑保护装置可供选择(表23-6)。在病变远端小心地释放EPD。至于颈动脉支架,目前有多种FDA认证的支架可供选择(表23-7)。所有的颈动脉支架采用过0.014″导丝的快速交换系统。为便于通过颈动脉支架,在某些情况下,支架置入前需采用4mm球囊进行预扩。一旦支架通过病变段并释放后,常采用5.5mm或者更小的球囊进行后扩。需要注意的是,采用球囊扩张颈动脉膨大部的时候,因为刺激舌咽神经可导致迅速的心率减慢。随后回收颈动脉脑保护装置,从股动脉退出颈动脉长鞘,完成操作。穿刺点可采用血管缝合器闭合或者采用压迫止血。在整个操作过程中,应严密监测患者的神经功能。手术结束后停用比伐卢定,持续口服氯吡格雷(75mg/d)至少1个月,术后长期口服阿司匹林。

表 23-6　常用的颈动脉保护装置

原理	名称	孔径大小
远端球囊堵塞	PercuSurge Guard Wire, Export catheter(美敦力)	/
远端滤过型	Angioguard(Cordis)	100
	Accunet(Abbott)	150
	Emboshield(Abbott)	140
	FilterWire(Boston Scientific)	110
	SpiderRx(EV3)	<100
血液倒流[a]	Parodi Neuro Protection(Gore)	/

[a] 正在美国进行临床试验(EMPIRE)

表 23-7　目前在美国获得认证的支架

名称	制造商	环设计	锥形支架	输送系统大小(F)
Acculink	Abbott	开环	是	6
Exact	Abbott	闭环	是	6
Nextstent	Boston	闭环	自成锥形	5
Protégé RX	EV3	开环	是	6
Precise RX	Cordis	开环	否	6
Exponent	Medtronic	开环	否	6

颈动脉支架置入术的并发症

虽然目前没有随机临床试验比较采用或者不采用EPD的情况下行颈动脉支架置入术的疗效,但是EPD的使用确实降低了远端栓塞和卒中的风险。已有各种颈动脉成形术相关的临床试验和登记资料发表并进行相互比较。和颈动脉内膜剥脱术相比,即使术中应用EPD装置,TCD检测到颈动脉成形术后发生远端栓塞的风险较高。当然,这些TCD检测到的远端栓塞临床意义并不明确,很多是无症状的。急性支架内血栓形成很少见。支架内再狭窄的具体发生率尚不明确,估计在10%~30%。多普勒超声检查显示,颈动脉支架置入术后可经常发生支架内收缩期最高流速上升。目前,已有多普勒检查的流速标准以判断术后支架内再狭窄的严重程度[36]。如果收缩期最高流速超过300~400cm/s则意味着狭窄程度>70%~80%。约20%的患者在颈动脉支架成形术中可能发生心动过缓和低血压[37]。静脉注射阿托品可以有效地对抗心率过缓。其他技术性的并发症较为少见,包括颈动脉夹层、穿刺点并发症如股动脉血肿、假性动脉瘤、远端栓塞和急性股动脉血栓形成。

非动脉粥样硬化性颈动脉病变

颈动脉扭曲和打折

　　颈动脉的扭曲是由于 ICA 的过度伸长导致血管弯曲所致(图 23-23)。从胚胎起源的角度看,颈动脉起自于第 3 主动脉弓和主动脉背根,当心脏和大血管下降至纵隔的时候被拉直。对于儿童,颈动脉的扭曲常常是由于先天性的因素所致;而对于成年人,多是由于血管弹性的下降和血管突然的成角所致。女性发生血管打折的几率高于男性。颈动脉打折引起的大脑缺血症状和颈动脉粥样硬化病变所致的症状类似,只不过是由于大脑的低灌注而不是栓塞。通常,头部的突然旋转、过伸和过屈会加重颈动脉扭曲而引起缺血症状。绝大部分的颈动脉扭曲是在彩超检查时无意中被发现。由于声波入射角度难以确定,因此对扭曲处血管进行频率和频谱分析较为困难。可进行血管造影,在过伸、过屈和旋转的情况下进行多角度摄片有助于确定扭曲和打折的临床意义。

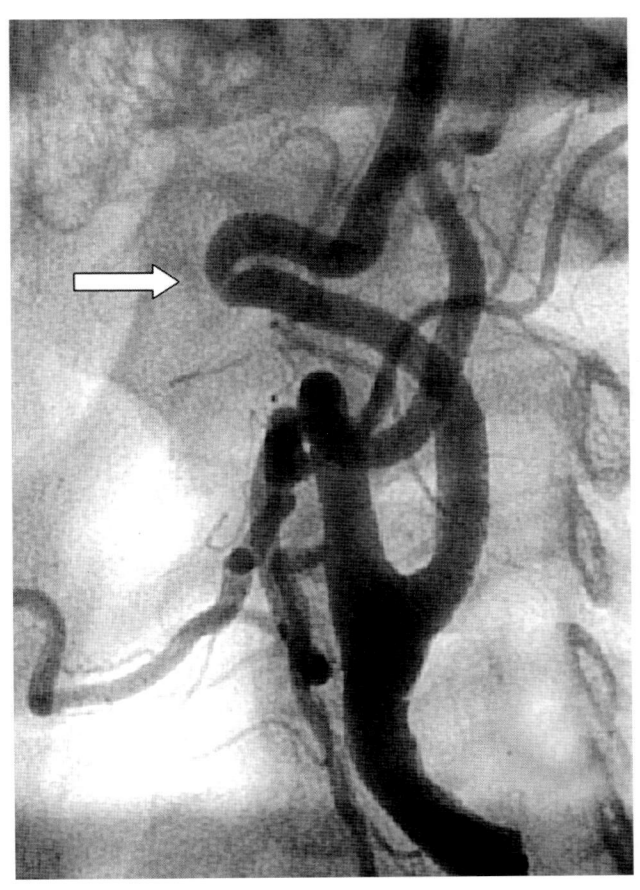

图 23-23　特别长的颈动脉可以导致扭曲和打折(箭头),可引起大脑灌注减少导致缺血

肌纤维发育不良

　　肌纤维发育不良(FMD)经常累及较长的、有分支的中等

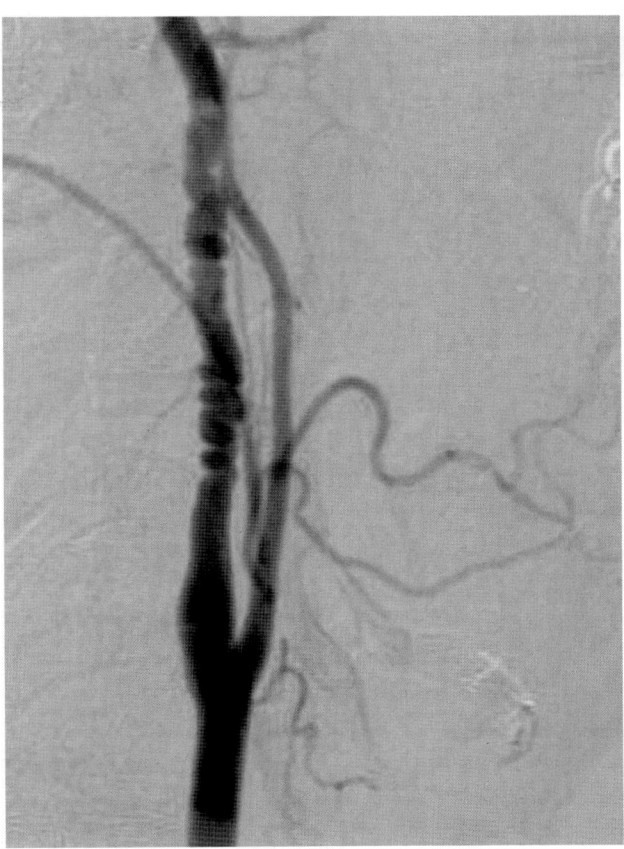

图 23-24　颈动脉肌纤维发育不良的典型图像——多处狭窄间隔囊袋状突出的瘤样扩张。病变累及中膜,平滑肌成分被纤维结缔组织所代替

血管(图 23-24)。40 或者 50 岁左右的妇女发生 FMD 的几率高于男性。荷尔蒙对血管壁的作用在 FMD 的发生中起着重要作用。颈动脉的 FMD 病变通常是双侧性的,而其中 20% 左右的患者可同时累及椎动脉。50% 左右的 FMD 患者可检出颅内颈动脉虹吸部或大脑中动脉的囊状动脉瘤。文献中将 FMD 分成四种病理类型。最常见的类型是中膜的发育不良,可表现为局部的狭窄,或者多处的狭窄中间间隔突出的动脉瘤。病变主要累及中膜,平滑肌成分为纤维结缔组织所代替,在这种病理类型中通常可看到管腔的扩张和小动脉瘤形成。中膜增生型是一种少见的病理类型,表现为中膜平滑肌成分过多。内膜的肌纤维发育不良约占所有患者比例的 5% ,累及男性和女性的比例相似。这种类型的血管中膜和外膜保持正常。在成人,内膜下有间质细胞和疏松的纤维结缔组织沉积导致局部管腔狭窄。最后一种是中外膜的发育不良,表现为弹力组织沉积在血管的中膜和外膜。FMD 可同时累及肾动脉和髂外动脉。据估计,40% 的 FMD 患者因为血小板聚集引起的栓塞可导致 TIA 发生[38]。DSA 检查可表现为"串珠状"征象,代表间隔的管腔狭窄和扩张。这种征象也可以通过无创的 CTA 或者 MRA 检查发现。如果多普勒超声在颈动脉狭窄处检测到流速增加而没有发现动脉粥样硬化的迹象时,需要考虑 FMD 的可能。对于无症状的 FMD 患者,给予抗血小板药物是最主要的治疗方法。对于发生同侧症状的患者建议采用腔内方法进行治疗。一般不推荐采用外科手术进行

纠正。

颈动脉夹层

在年龄<45 岁的患者中,约 20% 的卒中是由颈动脉夹层引起。迄今,自发性颈动脉夹层的病因和病理迄今仍不完全明确。动脉夹层形成主要是由于中膜的出血,可蔓延到外膜下层和内膜下层。当夹层延伸到外膜下层时,发生动脉瘤变的风险就会增加。内膜下的夹层可引起壁间血肿。外伤性夹层通常由于在颈部过伸、扭转或按摩时造成的钝性损伤或者锐器的穿通伤所致。即使是所谓的自发性夹层,发生前常可能有未意识到的颈部微小损伤。结缔组织疾病如 Ehlers-Dan-los 综合征、马方综合征、α-抗胰蛋白酶缺乏或者 FMD 可使患者易发颈动脉夹层。在导管操作和球囊扩张的过程中容易发生医源性夹层。

颈动脉夹层的典型表现包括单侧的颈部疼痛、头痛和同侧的 Horner 综合征,发生率近 50%,继之以颅内或者眼动脉的缺血及颅神经麻痹。神经功能缺失可由于血流动力学的障碍(管腔狭窄)或者血栓栓塞所致。缺血可导致 TIA 或者脑梗死。血管造影是诊断颈动脉夹层的金标准,不过随着多普勒彩超、MRI/MRA 和 CTA 检查的出现,绝大部分的夹层可以通过无创的影像学方法得到诊断(图 23-25)。夹层通常从颈内动脉膨大部的远端开始,少数情况下颈动脉的夹层可从颈总动脉开始。极少数的情况下,病变是来自主动脉夹层的延续。药物治疗是颈动脉夹层的首选治疗方法,虽然目前没有随机临床试验验证其疗效。通常应用抗凝(肝素或者华法林)或者抗血小板治疗。疗效取决于神经功能受损的严重程度,颅外段的夹层都有较好的预后。夹层再发的几率较低。外科治疗主要针对反复发作的 TIA 或卒中以及药物治疗失败

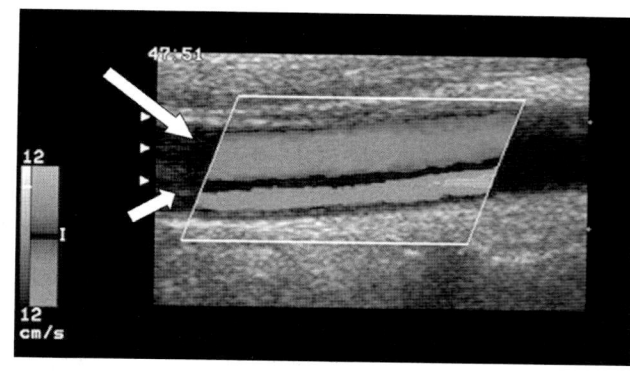

图 23-25   颈动脉彩超显示颈动脉夹层患者颈动脉内血流分别流向真腔(长箭头)和假腔(短箭头)

的患者。腔内治疗的方法包括支架置入和伴发假性动脉瘤的栓塞等,最近还出现了带膜支架置入的方法。

颈动脉瘤

颈动脉瘤很少见,占颈动脉病变手术的不足 1%(图 23-26)。颈动脉真性动脉瘤常由粥样硬化病变或者中膜的退行性变所致。动脉瘤累及颈动脉膨大部,约 12% 的患者为双侧病变。患者可触及搏动性的颈部肿块。现有的临床数据显示,如果不予治疗,这些动脉瘤可导致栓塞引起神经系统症状。动脉瘤血栓形成和破裂的风险较低。感染和外伤可引起颈动脉假性动脉瘤。过去梅毒为感染性动脉瘤的主要病因,现在常和金黄色葡萄球菌感染所致的扁桃体周围脓肿有关。FMD 和自发性夹层可引起真性和假性颈动脉瘤。传统手术在以往是主要的治疗方法,现在更多的是采用腔内修复治疗[39]。

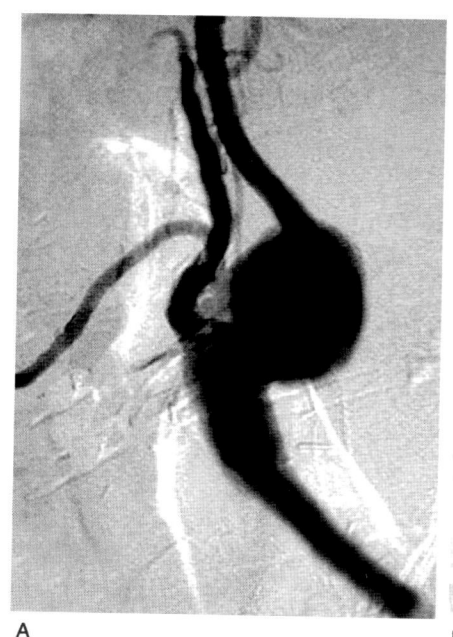
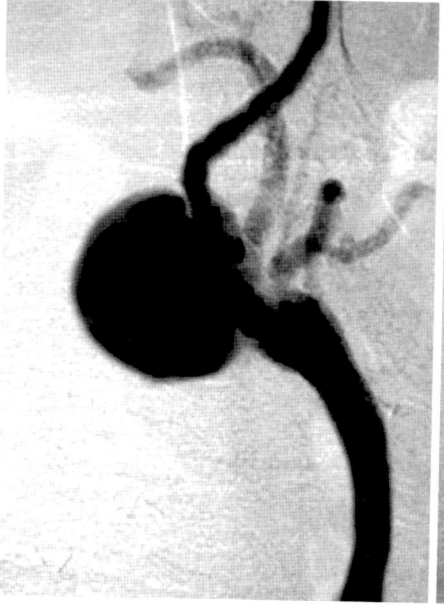
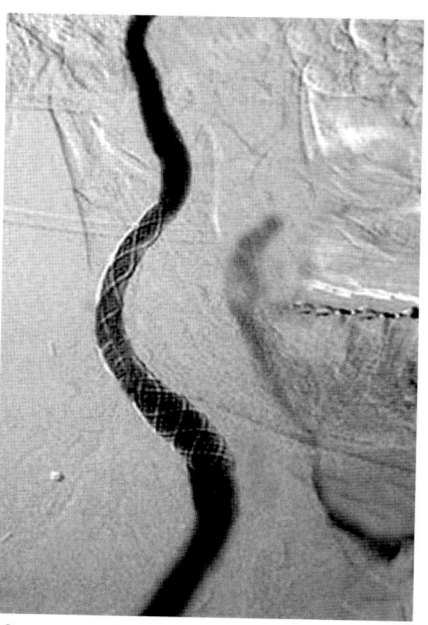

A   B   C

图 23-26   A. 前后位造影显示颈动脉瘤形成。B. 颈动脉侧位造影所见。C. 腔内修复治疗后,颈动脉瘤被成功封堵

颈动脉体瘤

颈动脉体来自于第三腮弓和神经外胚层起源的神经脊

系。正常颈动脉体位于颈动脉分叉部的外膜和外膜周围组织内(图 23-27)。腺体组织受舌咽神经支配,血供主要来自于颈外动脉,但也可能来自于椎动脉。颈动脉体瘤是神经内分

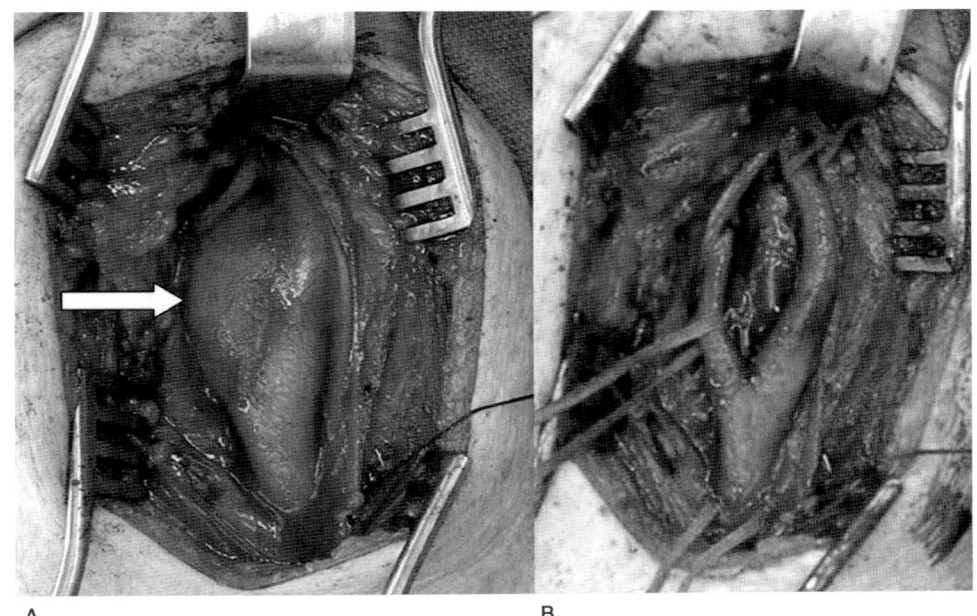

图 23-27　**A.** 颈动脉体瘤（箭头）毗邻于颈动脉膨大部。**B.** 经过血管外膜间隙的分离，完整切除颈动脉体瘤

泌系统少见的病变。神经脊来源的腺体分布于颈部、咽旁组织、纵隔、后腹膜和肾上腺组织髓质。来源于这些组织的肿瘤常被称为副神经节瘤、血管球瘤或者化学感受器瘤。5% ~ 7% 的颈动脉体瘤是恶性的。虽然慢性缺氧是刺激颈动脉体增生的主要因素，但是大约 35% 的颈动脉体瘤是遗传性的。有家族史的年轻患者恶性的可能性最高。

颈动脉体瘤和内分泌产物相关的症状较为少见。患者的年龄常在 50 ~ 70 岁，表现为无症状性的颈部外侧肿块。颈动脉体瘤的诊断需要依靠影像学检查的证实。颈部多普勒彩超可确定瘤体和颈动脉分叉的位置，不过常需要行 CT 或者 MRI 以明确瘤体和周围结构的关系。通常颈动脉体瘤可导致颈动脉分叉角度变大。Shamblin 分型用来描述颈动脉体瘤的累及范围：Ⅰ 型，瘤体<5cm，没有血管包绕；Ⅱ 型，瘤体和血管接触但没有包绕；Ⅲ 型，瘤体生长到血管壁内包绕血管和周围神经[40]。如果有高分辨率的 CT 和 MR 图像，血管造影并不是必需的。不过，血管造影可明确肿瘤对血管的侵犯和颅内循环情况，可以在术前对滋养血管进行栓塞从而减少术中出血。手术切除是颈动脉体瘤的首选治疗方法。

颈动脉损伤

颈部的钝性或穿透伤可导致颈动脉损伤。除了颈动脉大出血外，颈动脉损伤还可导致夹层、血栓形成或假性动脉瘤。多普勒超声检查有助于发现颅外颈动脉的损伤部位。螺旋 CT 已成为颅外颈动脉损伤的首选诊断模式。通过脑血管造影证实颈动脉损伤仍是诊断的金标准。颈总和颈内动脉颅外段的损伤可通过手术修复。无症状的急性颈动脉血栓形成通常采用药物抗凝治疗。对于有进行性脑缺血症状的颈动脉血栓病例需要考虑行血管重建。外伤性颈动脉夹层可因血栓栓塞、血流减少和血栓形成导致脑缺血。夹层通常累及颈内动脉的颈段和颞骨岩段。对于非复杂性的外伤性颈动脉夹层，抗血小板和抗凝治疗通常已足够。对于解剖位置高而无法行手术修复的颈动脉假性动脉瘤，已有通过选择性栓塞或覆膜

支架置入的治疗报道。裸支架已被成功地应用于外伤性颈动脉夹层的治疗中。

腹主动脉瘤

尽管美国每年有超过 5 万名患者接受腹主动脉瘤择期手术，每年仍有约 1.5 万名患者死于腹主动脉瘤破裂，成为美国第 10 位死亡原因。关于发病率的升高，部分原因是影像学诊断的进步，更重要的原因是人口老龄化。早期诊断和及时干预可以在很大程度上避免腹主动脉瘤破裂，甚至死亡。腹主动脉瘤的传统治疗是经腹部大切口用人工血管替代扩张成瘤的主动脉段。40 多年以来，开放手术的技巧经过血管外科医师的不断探讨和改良已日臻完善。虽然在大型的医疗机构中，有案可查的围术期死亡率仅为 2% ~ 3%，但是由于腹部大切口引起的术后疼痛和恢复正常活动前的长期康复过程，仍使许多患者对开放腹主动脉瘤手术产生顾虑。

主动脉瘤的最好发部位在肾下腹主动脉段。运用腔内人工血管支架的微创治疗，开创了肾下腹主动脉瘤治疗的革命性转变。患者仅需住院 1 ~ 2 天，1 周内即可恢复正常活动。Dotter 等最早提出通过腔内途径治疗血管疾病的概念，1964 年他们用腔内血管成形术成功地治疗髂动脉闭塞的患者。近 30 年后，Parodi 等报道了第一例运用人工血管支架的腹主动脉瘤腔内修复术。此后发展出各种治疗腹主动脉瘤的人工血管支架技术。这种新型治疗手段的迅速改进无疑吸引了腹主动脉瘤患者和从事腔内治疗医师的注意力。全科医师应该知晓可供选择的治疗方案，并给患者和家属提供充分的评估和宣教。以下将概述腹主动脉瘤的各种治疗选择，包括传统和腔内修复手术以及这些治疗的优点和潜在并发症。

主动脉瘤自然病程

腹主动脉瘤的自然病程是瘤体逐渐扩张直至破裂。腹主动脉瘤以"间歇性"模式增大，在相对静止期后会转而扩张。

虽然瘤体增大的个体化进程不可预测,但总体上瘤体直径平均以每年 3~4mm 增大。有证据表明较大的动脉瘤比较小的动脉瘤扩张速度更快,但是以不同直径分层的腹主动脉瘤的增长率明显重叠。根据 Laplace 定律,破裂风险与动脉瘤大小直接相关。尽管更复杂的方法(即根据有限元分析动脉壁应力估计破裂风险)尚在积极研究中,但最大横径仍然是动脉瘤破裂风险评估的标准方法。腹主动脉瘤的破裂风险在以前被过高估计了,最近的两项标志性研究更好地描述了腹主动脉瘤的自然病程[43,44]。基于现有的证据,年破裂率见 表 23-8。<5.5cm 的腹主动脉瘤破裂风险相当低,此后开始呈指数式升高。只要手术死亡率低于 5%,这一直径可以作为建议择期修复术的标准。在相同直径下,女性较男性的破裂风险更高。对于身体状况良好的患者,4.5~5.0cm 的较小直径也可作为决定手术的标准。虽然证据并不非常充分,6 个月内大于 0.5cm 的增大速率仍被认为是择期修复术的相对指征。没有达到这些标准的动脉瘤可以每隔 6 个月进行 CT 和超声检查进行随访,远期结果与早期即进行外科干预相仿。在 ADAM 研究中,80% 以此方法随访的腹主动脉瘤患者最终于 5 年内行修复术[44]。

表 23-8	基于直径的腹主动脉瘤(AAA)年破裂风险发生率		
	主动脉直径(cm)	预计年破裂率(%)	预计 5 年破裂率(%)[a]
正常主动脉	2~3	0	0(除非患腹主动脉瘤)
小腹主动脉瘤	4~5	1	5~10
中等腹主动脉瘤	5~6	2~5	30~40
大腹主动脉瘤	6~7	3~10	>50
巨大腹主动脉瘤	>7	>10	接近 100

[a]预计 5 年破裂风险是预计年破裂风险的 5 倍多,因为腹主动脉瘤如不进行治疗会不断增大

除非有症状或破裂,腹主动脉瘤修复是预防性手术。只有在动脉瘤破裂风险超过所有其他原因如心肺疾病和癌症带来的死亡风险的总和时才建议行修复术。另一方面,目前我们在预测死亡时间和原因上仍有很大的局限性。因伴发病被认为不适合行外科修复术的患者中,超过 25% 在 5 年内死于动脉瘤破裂。

临床表现

多数腹主动脉瘤并无症状,通常是在检查慢性背痛或肾结石时偶然被发现。除非患者体形瘦,体格检查常无阳性发现。对于肥胖患者较大的动脉瘤也可能被遗漏,而体形瘦的患者正常的主动脉搏动也可能被误认为动脉瘤。极少情况下,背痛和(或)腹痛的患者可有压痛性的搏动性肿块,这时患者必须被当做破裂动脉瘤处理,除非被证实排除。如果患者循环稳定且 CT 检查动脉瘤未破裂,应使用IV类降血压药物控制血压,通常在 12~24 小时内或者至少在住院期间行修复术。相反,有急性背痛或晕厥病史的患者如循环不稳定,同时有明确的腹主动脉瘤或搏动性腹部肿块,应假定诊断为腹

主动脉瘤破裂并立即送往手术室治疗。腹主动脉瘤破裂的总体死亡率为 71%~77%,包括所有院外及院内死亡,而择期开放修复术的死亡率为 2%~6%[45]。所有破裂腹主动脉瘤患者中有近 50% 在到达医院前死亡,其余患者的手术死亡率为 45%~50%,这在近 30 年来没有显著变化。

相关解剖学

腹主动脉瘤的定义为主动脉病理性局部扩张达 30mm 或比邻近正常动脉直径大 1.5 倍(图 23-28)。男性的主动脉直径一般较女性宽,主动脉直径随着年龄的增长而增大。90% 的腹主动脉瘤位于肾动脉水平下,呈纺锤形。女性与男性相比,肾周及肾上腹主动脉瘤更好发。20%~25% 的患者伴有髂总动脉及髂内动脉瘤。虽然多数主动脉瘤的病因学是动脉硬化,但有临床意义的外周闭塞性病变并不常见,只见于不足 10% 的病例中。

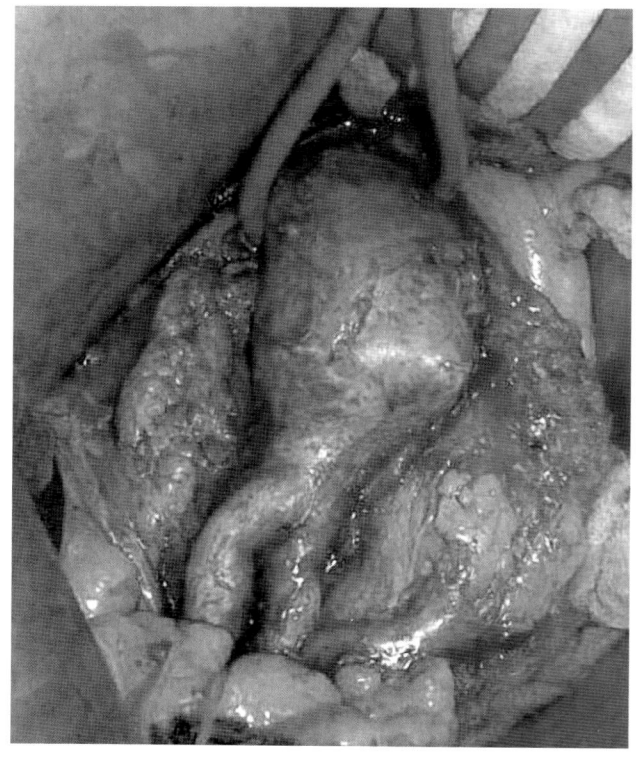

图 23-28   肾下主动脉瘤

血管外解剖学对腹主动脉瘤开放修复术是重要的,而血管内解剖学和主髂动脉的形态学对于腔内修复术也是重要的。相关解剖学特征包括近端正常肾下主动脉瘤颈直径(18~30mm)、髂总动脉直径(8~16mm)和髂外动脉直径(6~10mm)。形态学上,由于主动脉扩张后造成延长及向前外侧移位,主动脉瘤颈在肾动脉上下呈现成角。此外,近端瘤颈形状很少呈管状,而常常呈锥状、倒锥状或桶状。远端髂动脉由于多处弯曲而严重扭曲。尽管从血流动力学角度看并不严重,髂动脉严重钙化及极度扭曲对于腔内修复术而言极具挑战。

诊断评估

术前评估包括常规病史和体格检查,尤其要注意:①任何可归因于动脉瘤并影响治疗时机选择的症状;②盆腔手术或放

疗史(如需要经后腹膜途径显露或结扎髂内动脉);③间歇性跛行提示有严重髂动脉闭塞症;④下肢旁路术或其他股动脉重建术;⑤慢性肾功能不全或造影剂过敏。确切评估腹主动脉瘤需要横断面影像。虽然超声因安全、简便、相对准确以及费用低而成为筛选手段,CT 仍然是决定腔内修复术是否在解剖学上合适的金标准。腹主动脉瘤直径在 CT 和超声上的差异可达1cm。用现代化多排 CT 扫描仪,可在 30 秒内一次屏气完成2.5～3.0mm 层厚的胸部、腹部和盆腔检查。高分辨率图像可以亚毫米空间分辨率获得(图 23-29)。适当窗位和窗宽(亮度和对比度)可区别主动脉壁、钙化斑块、血栓和管腔。CT 的主要缺点是对于糖尿病和肾功能不全患者的造影剂肾病风险。

三维重建可以为腔内治疗提供关键的形态学信息。用软件可以在桌面电脑上观看和操作这些图像,可以测量所谓"中心线"(横断面垂直于主动脉管腔中心)的直径和长度。传统血管造影对于目前的腹主动脉瘤治疗作用很有限。血管造影是有创的,增加了并发症风险,其指征仅限于伴发髂动脉闭塞病变(见于不足 10% 的腹主动脉瘤患者)和肾血管解剖异常的患者。

腹主动脉瘤开放修复术

行腹主动脉瘤传统开放修复术需要全身麻醉。尽管后腹膜切口是被采用的外科入路,正中经腹膜切口仍然是开放主动脉瘤手术最常见的入路。由于腹部切口可以导致严重疼痛和不适,术前可以置硬膜外导管在术后注射镇痛药控制疼痛。打开腹腔后,牵拉小肠和横结肠显露腹主动脉瘤表面的后腹

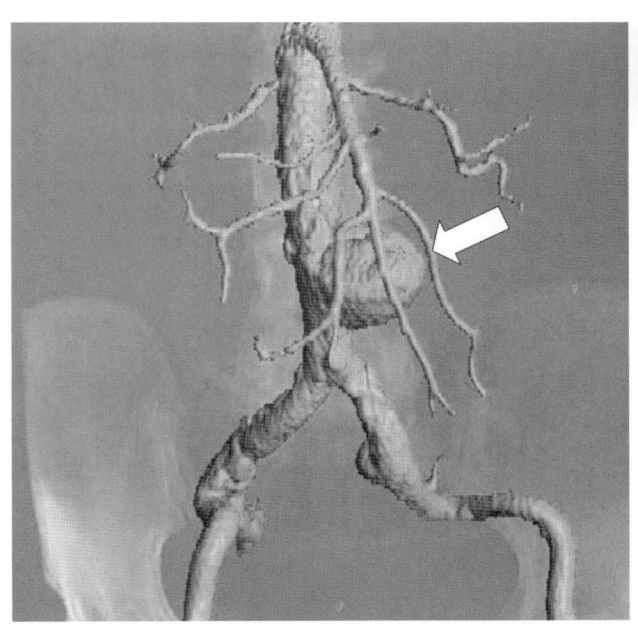

图 23-29 多排 CT 血管造影可以得到高分辨率图像显示主动脉瘤(箭头)

膜。打开后腹膜,游离腹主动脉瘤近远端。经静脉给予肝素(100IU/kg)后阻断腹主动脉瘤近远端。打开动脉瘤腔,用人工血管重建主动脉。如果动脉瘤仅仅累及腹主动脉,可以用管状人工血管替代主动脉(图 23-30)。如果动脉瘤远端累及

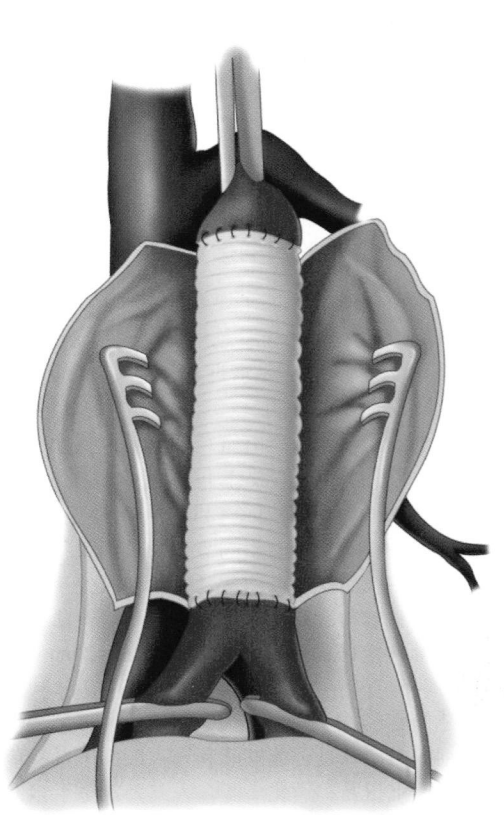

A

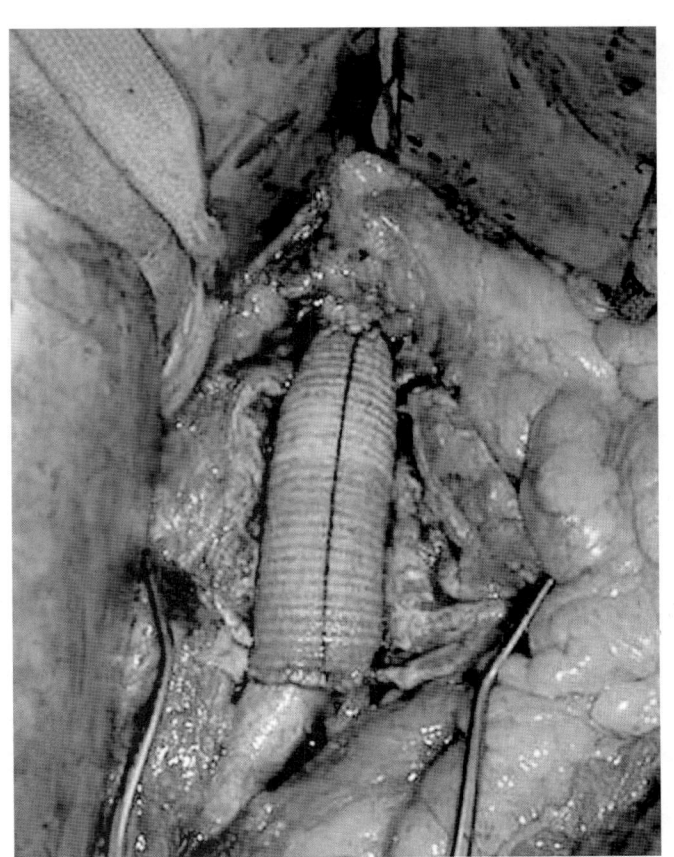

B

图 23-30 **A.** 用管状人工血管修复主动脉瘤的示意图。**B.** 主动脉瘤管状人工血管重建的术中图像

髂动脉,可用分叉形人工血管行主双髂或主双股动脉旁路重建术(图 23-31)。缝合动脉瘤壁和后腹膜以覆盖人工血管,减少其与肠道的接触。小肠和大肠复位后,逐层关腹。

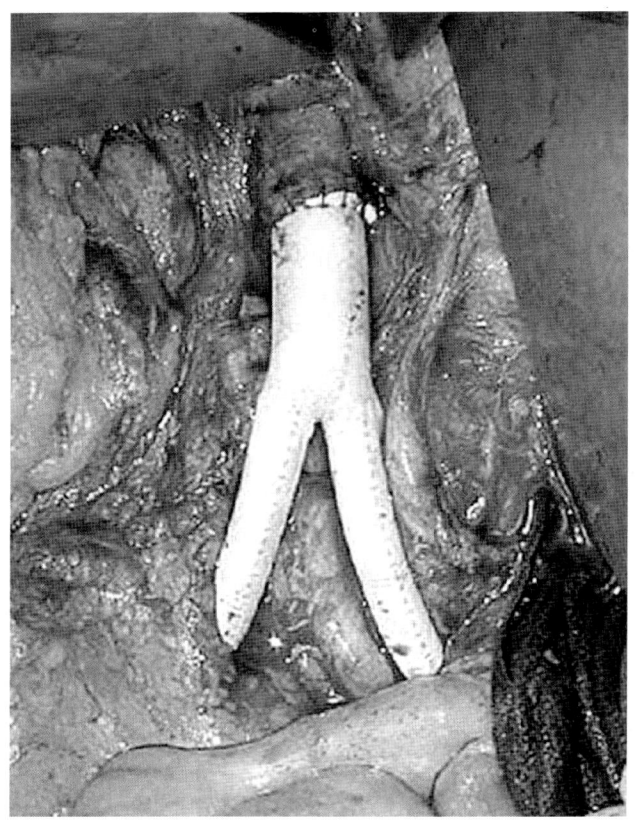

图 23-31　用分叉型人工血管修复主动脉瘤的术中图像

腹主动脉瘤开放修复术的优势和风险

传统开放修复术的主要优势是腹主动脉瘤由于被人工血管完全替代而永久消除。动脉瘤复发或延迟破裂的风险不复存在。这些患者不需要进行长期影像学随访。相反,腔内修复术的远期效果尚不明确。因此,长期影像学随访对于明确人工血管支架是否封闭主动脉瘤腔是至关重要的。开放术的其他潜在优势还包括术中可直接评估结肠循环。如果人工血管重建术后结肠缺血明显,则可同时行肠系膜动脉旁路术恢复结肠血供。此外,开放修复术允许外科医师探查其他腹部病变如胃肠道肿瘤、肝肿瘤或胆石症。

至于开放修复术的风险,以心肌梗死或心律失常为表现的心脏并发症最为常见,发病率在 2% ~ 6%[46]。另一严重并发症为肾衰竭或一过性肾功能不全,可能原因为围术期低血压、硬化斑块栓塞、输尿管损伤、术前造影剂诱发肾病或者肾上主动脉阻断。虽然择期手术的肾衰竭发生率<2%,但在破裂腹主动脉瘤手术时可超过 20%[46]。

缺血性结肠炎是开放修复术后的潜在的严重并发症。此并发症最易发生于先前有结肠切除术史并行破裂腹主动脉瘤修复术的患者,此时直肠和乙状结肠可因侧支循环不足而导致缺血。据估计 5% 行择期动脉瘤修复术的患者会出现非全层性缺血性结肠炎而没有明显临床后果[47]。如果非全层性

缺血性结肠炎发展至全层坏死和腹膜炎,死亡率可高达90%[47]。

开放修复术后人工血管感染率为 1% ~ 4%[47]。这在破裂腹主动脉瘤修复术后更常见。如果人工血管没有用动脉瘤壁或后腹膜完全覆盖,可能会发生肠道粘连进而发生磨损,导致主动脉肠道瘘。这种并发症的主要症状为大量血便,典型的发作是在术后数年。尽管有这些潜在并发症,大多数患者可在择期开放修复术后顺利康复。

腹主动脉瘤腔内修复术

1991 年 Parodi 首次报道运用自制人工血管支架进行腔内修复腹主动脉瘤[3]。数项涵盖不同器材和大型医疗保险管理数据库的前瞻性临床试验和多元分析均表明,腔内修复术在手术时间、失血、住院时间、围术期总发病率和死亡率上与开放外科修复术相比明显降低。对于因年龄或伴发疾病而增加手术风险的患者,腔内修复术是一种更优越的微创治疗方法。腹主动脉瘤腔内修复术的原理是置入主动脉人工血管支架使其固定在动脉瘤远端的正常主髂动脉上,从腔内将动脉瘤与主动脉循环分离(图 23-32)。不同于开放外科修复术,腔内治疗不去除动脉瘤壁,因此在人工血管支架置入后如出现内漏,动脉瘤有扩张甚至破裂的可能。主动脉分支如腰动脉或肠系膜下动脉的反流,可能导致动脉瘤内持续压力和动脉瘤扩张。目前有 5 种适合肾下腹主动脉瘤择期腔内修复术的人工血管支架:①AneuRx 支架(Medtronic/AVE,Santa Rosa,Calif);②Gore Excluder 支架(WL Gore & Associates,Flagstaff,Ariz);③3. Endologix Powerlink 支架(Endologix Inc.,Irvine,Calif);④Zenith 支架(Cook Inc.,Bloomington,Ind;⑤Talent 支架(Medtronic/AVE,Santa Rosa,Calif)。尽管这些支架在外观、机械特性和材料方面有所不同,但本章将统一加以介绍。它们都是模块化设计,包括主体以及 1 ~ 2 件可以插入主体完成修复术的髂支。不同支架的髂支柔顺程度不同,可根据特定的解剖学特征加以选择。

腹主动脉瘤腔内修复术的病例选择

腔内修复术的解剖学适应证主要基于三个区域:近端主动脉瘤颈、髂总动脉、髂外动脉和股总动脉,分别与近远端锚定区和入路血管有关。解剖学要求近端主动脉瘤颈直径为 18 ~ 28mm,长度最短为 15mm(表 23-9)。通常沿瘤颈长度多次测量直径来评估它的形状。所有直径的测量应从血管壁中点到血管壁中点。其他的评估要素包括管壁钙化程度(<50% 周径)、管腔内血栓(<50% 周径)和成角(<45°),任一要素的明显异常合并近端瘤颈可能影响短期及长期人工血管支架的固定和动脉瘤的成功修复。通常远端锚定区位于髂总动脉。当同侧髂总动脉被动脉瘤累及时,可选择髂外动脉作为锚定区。可以作为锚定区的髂总动脉直径为 8 ~ 20mm,并至少有 20mm 长的动脉直径一致。最后,双侧股总动脉和髂外动脉中至少有一侧直径在 7mm 以上以保证主体输送系统的安全导入。略细的髂动脉是否能够顺利导入取决于选择的支架和有无髂动脉严重扭曲和钙化病变。入路困难是手术时间延长和术中发生并发症的主要原因之一。根据这些标准,所有腹主动脉瘤患者中约有 60% 符合腔内修复术的解剖学要求。

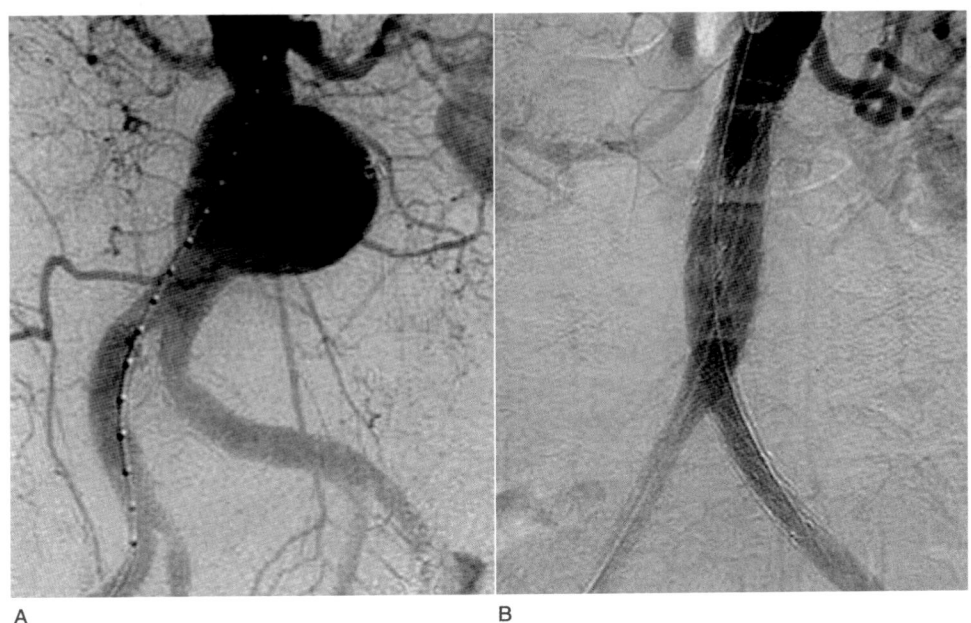

图 23-32　**A.** 主动脉造影显示的肾下腹主动脉瘤。**B.** 腔内人工血管支架置入后,主动脉瘤成功修复

表 23-9	腹主动脉瘤腔内修复术动脉瘤理想特征
瘤颈长度(mm)	>15
瘤颈直径(mm)	>18,<32
主动脉瘤颈角度(°)	<60
瘤颈管壁钙化(% 周径)	<50
瘤颈管腔血栓(% 周径)	<50
髂总动脉直径(mm)	8 ~ 20
髂总动脉长度(mm)	>20
髂外动脉直径(mm)	>7

术前准备的下一步骤是支架选择。支架主体近端直径要超出正常主动脉瘤颈直径的 10% ~ 20%。远端髂支要超出 1 ~ 4mm(具体需参照各种支架的使用说明)。支架选择的最大难点是决定肾动脉至髂内动脉的长度。尽管有先进的三维重建图像,预判支架从近端主动脉瘤颈至远端髂动脉的准确路径仍很困难。这与人工血管支架的特性和主髂动脉管腔的形态学等一系列因素有关。"铅垂线"测量轴向 CT 图像相当不准确,往往大大地低估长度,而中心线测量又常常高估长度。采用标记导管的血管造影测量方法有创伤,且需要造影剂和射线辐射。由于标记导管不能模拟人工血管支架的硬度也使测量不尽准确。支架长度选择不合适的后果包括支架过长覆盖髂内动脉,过短则需要额外置入支架。

腔内修复术的优势和风险

腔内修复术的显著优势是微创。一般情况下术后仅住院 1 ~ 3 天,而传统开放外科修复术需要 5 ~ 10 天。在大多数医疗机构中,腔内修复术后患者常规从麻醉苏醒室转入普通血管外科病房,避免了在重症监护室的医疗费用。由于腔内修复术不需要打开腹腔,此手术对有严重肺部疾病如慢性阻塞

性肺疾病或肺气肿的患者尤为适用。患者术后可保持充分呼吸,因此避免了呼吸并发症或长时间机械通气。由于未打开腹腔,胃肠道并发症如腹部疝或因肠粘连引起的肠梗阻也大大地减少。此外,手术可以采用局部麻醉或硬膜外麻醉,避免了严重心肺功能不全患者的全身麻醉风险。尽管有许多优势,腔内修复术还是存在潜在并发症。由于人工血管支架在腔内附着于腹主动脉,可能发生人工血管支架不完全封堵动脉瘤引起的内漏,人工血管支架腔外与动脉瘤壁之间持续存在血流。1118 例成功腔内修复术的多元分析发现内漏发生率为 24%[48]。虽然少量的内漏通常会自行形成血栓而无临床意义,大量或持续性内漏会引起动脉瘤破裂。腔内修复术后腹主动脉瘤破裂率<0.8%[49]。

腔内修复术后人工血管支架髂支内可发生血栓形成[16,48]。一种可能原因是动脉瘤的再塑形而导致主动脉长度缩短而引起人工血管支架扭曲成角。另一种原因是髂动脉的硬化性病变压迫髂支,最终导致闭塞。治疗选择包括溶栓或人工血管支架内取栓,确定病因后进行相应治疗,包括再置入人工血管支架。肾动脉闭塞的原因可能为人工血管支架定位不当或移位[16,46,48]。人工血管支架主体与髂支的分离或脱位也有报道[16,46,48]。

腹主动脉瘤和伴有髂动脉瘤患者如术前行髂内动脉钢圈栓塞术,20% ~ 45% 有盆腔缺血症状[50]。这些症状包括臀部间歇性跛行、性功能不全、臀部蜕皮以及结肠缺血。其他属于腔内修复术的并发症与入路部位有关,包括腹股沟血肿和伤口感染。人工血管支架偶尔会发生故障,不能释放或者在释放过程中脱落[16,49]。如果支架故障无法以腔内方法解决,可能需要中转行开放手术。

腹主动脉瘤腔内修复术的技术要点

尽管腹主动脉瘤腔内修复术可以在任何有数字血管造影的地点进行,但由于需要有绝对的无菌条件,因此在外科手术室进行最安全。患者的准备和铺巾同腹主动脉瘤开放修复

术。肾功能不全患者在围术期需口服 N-乙酰半胱氨酸和滴注碳酸氢钠以降低诱发造影剂肾病的风险。有多种麻醉方法可以选用,局部麻醉适用于肺部疾病患者。有单独局部麻醉成功的报道,切口通常小于开放腹股沟疝修补术[51]。

在腹股沟韧带下做双侧斜切口以显露 2~3cm 长的股总动脉并控制其近端。应特别注意避开腹股沟皮纹以减少伤口并发症。有人提倡用预置 Perclose 血管闭合器(Abbott Perclose,Redwood City,Calif)技术从而完全经皮完成手术。系列报道总结显示,这项技术在 12F~16F 鞘的技术成功率为 95%,18F~24F 鞘的成功率为 75%。

用标准 Seldinger 技术经股动脉建立入路。导入软头导丝后交换硬导丝置于主动脉弓。经静脉予肝素 80IU/kg,活化凝血时间(ACT)维持在 200~250 秒。硬导丝为后续大口径输送系统的导入提供必要的支撑。除非有特定解剖学问题,支架主体从右侧导入,对侧髂支从左侧导入。应用肝素后,将输送系统或输送鞘推送到通常标志肾动脉水平的 $L_1 \sim L_2$。造影导管从对侧股动脉推送到相同水平。主动脉“路图”造影定位肾动脉。将支架主体旋转至所需位置,在紧邻肾动脉的下方释放支架(图 23-33)。用选择性导管和弯头导丝交换造影导管,置入支架主体上为对侧髂支而设的开口。确定导丝在支架内后,用硬导丝交换弯头导丝。将对侧髂支置入支架主体对接开

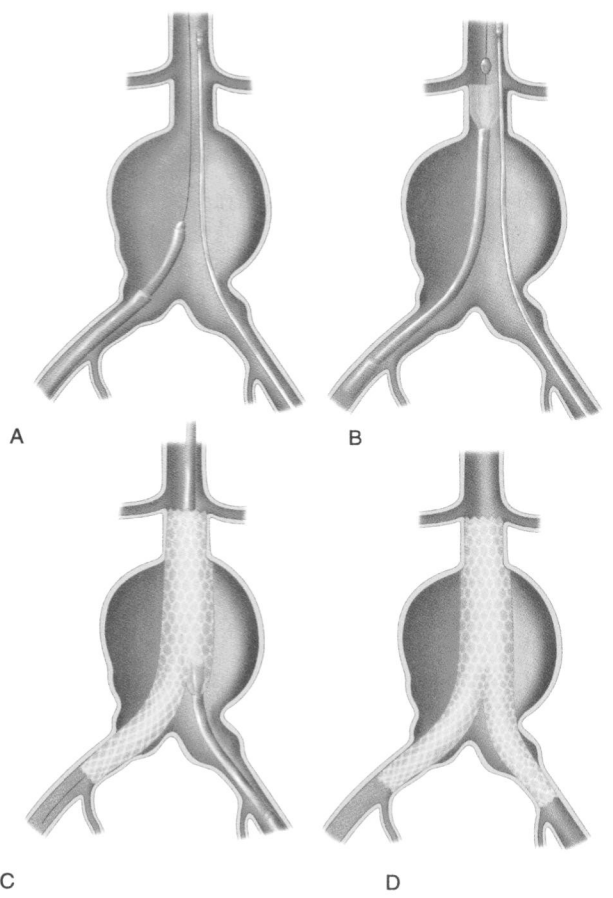

图 23-33 A. 在主动脉瘤腔内修复术中,人工血管支架主体经股动脉入路导入。B. 支架在主动脉内紧邻肾动脉下方释放。C. 人工血管支架对侧髂支经对侧开口导入后释放。D. 人工血管支架释放后应完全封堵主动脉瘤,而肾动脉和髂内动脉血流保持通畅

口并释放。完成后造影检查肾动脉、髂动脉和支架髂支是否通畅,近远端的锚定和有无内漏。常规修复股动脉,关闭腹股沟切口,完成手术。患者在苏醒室复苏 2~4 小时后送回病房。虽然在过去患者会被送入重症监护室,但现在已很少需要。多数患者从傍晚起进普通饮食,次日上午出院。

腹主动脉瘤腔内修复术后随访

终身随访对于主动脉瘤腔内修复术的远期成功是至关重要的。可以这么说,没有适当的随访无异于根本未行修复术。应在第一个月内进行螺旋 CT 的平扫、增强和延迟成像和腹部前后位、侧位及双侧斜位的 X 线摄片。在第 1~2 年内每隔 6 个月做 1 次影像学检查,此后每年 1 次。在术后 6 个月后,旅行不便的患者可在当地检查,并递交结果以做评估。CT 检查可用于发现内漏、近端微小移位和动脉瘤直径变化。腹部 X 线片可以了解人工血管支架的整个形态。髂支结构之间或者与脊椎关系的细微变化是预示支架结构分离或锚定松脱的早期迹象。此外,支架断裂和(或)缝线断裂会影响支架的远期完整性,有时仅在腹部平片而不是 CT 上被发现。

腔内修复术与开放修复术的临床结果对照

腹主动脉瘤腔内修复术的一期成功率高达 95%[16,45]。这一手术的微创特点吸引了很多医师和患者。此外,所有报道明确显示腹主动脉瘤腔内修复术与标准外科手术相比,在失血量、输血量、重症监护室和住院时间上都有所减少[16,45,52]。当将来出现分叉型人工血管支架和输送系统的改进后,唯一的限制将仅仅是费用问题。在评估文献中临床系列研究结果时,应重点进行腔内修复术和开放修复术、各种支架结果和费用分析的比较。早期腔内修复术研究报道的缺点往往是选择偏差。这是由于在开展之初,腔内修复术多用于高危患者。那时,考虑行腔内修复术的仅是解剖条件较好包括较少扭曲和有合适瘤颈的患者。随机选择也很困难,因为如果被选入行开放修复术,多数解剖学条件符合腔内修复术的患者会退出研究。因此,针对危险因素和解剖条件相似、两种修复术都合适的患者的随机对照研究很少。两项这样的欧洲试验已经发表了设计无偏差的短期结果。

DREAM 试验是多中心随机研究,比较 28 家欧洲医疗中心的 345 例开放修复术与腔内修复术,使用的支架包括:Gore、AneuRx 和 Zenith[53]。只有当患者被认为是两种修复术都适合的才能入选。术后 30 天死亡率,开放组为 4.6% 而腔内组为 1.2%。如果结合术后死亡率和严重并发症发生率,开放组为 9.8% 而腔内组为 4.7%。这些差异主要由于开放组的肺部并发症发生率较高。腔内组人工血管支架相关的并发症发生率更高。两组的非血管并发症发生率无差异。

EVAR-1 试验也是比较开放修复术与腔内修复术的多中心随机研究[52]。研究对象包括英国 34 家医疗中心的 1082 例患者,使用各种可用的支架。术后 30 天死亡率,开放组为 4.7% 而腔内组为 1.7%。开放组与腔内组在院内死亡率的比较上也较高(6.2%∶2.1%)。腔内组二期手术率较高(9.8%∶5.8%)则在意料之中。EVAR-1 试验未报道并发症发生率。两项试验都有不足之处,患者必须适合任何一种修复术才能入选研究。因此,这些结果不能适用于无法胜任开放手术和因解剖学条件不适合行腔内修复术的患者。

不同支架的临床结果

Matsmura 等比较了用 Excluder 支架的腔内修复术和开发修复术，术后 30 天死亡率为 1%，1 年和 2 年内漏发生率为 7% 和 20%[54]。2 年内髂支狭窄、髂支移位和主体移位的发生率总共为 1%。没有支架释放失败或早期中转。每年再手术率为 7%。2 年内有 14% 的患者被发现有动脉瘤增大。Greenberg 等研究了 Cook 的 Zenith 支架，把标准外科修复术分别与低危腔内修复术和高危腔内修复术比较[55]。他们报道的术后 30 天死亡率为 3.5%，与开放组相当。1 年和 2 年内漏发生率为 7.4% 和 5.4%。1 年后移位达 5mm 的有 3.3%。腔内组 2 年未破裂者，低危组为 100%，高危组为 98.9%。Zarins 等报道了 AneuRx 支架的治疗经验[56]。在 4 年回顾中，术后 30 天死亡率为 2.8%，4 年内漏发生率为 3.9%，动脉瘤增大的有 11.5%，人工血管支架移位的有 0.5%。4 年未破裂的有 98.4%。Criado 等报道了 Medtronic 的 TalentLPS 支架的 1 年治疗经验[57]。术后 30 天死亡率为 0.8%，内漏发生率为 10%。3 例释放失败，100% 未破裂。宽瘤颈（>26mm）组动脉瘤增大和移位发生率均为 3%。窄瘤颈（<26mm）组动脉瘤增大发生率为 1%，移位发生率为 2%。短瘤颈（<15mm）组没有动脉瘤增大，移位发生率为 2%。

费用分析

在目前健康保健服务费用控制和偿付限制的氛围下，需要对任何医疗新技术对市场的经济影响进行重点分析。腔内修复术和开放修复术的住院费用包括人工血管支架费、手术费、放射、药物、辅助护理、重症监护室收费和普通病房收费。尽管发病率和死亡率有所改善，数项早期研究报道显示腔内修复术并没有费用优势，支架费用高是主要因素[58,59]。虽然腔内修复术已经实现商业化，支架费用仍然在 5000 ~ 6000 美元而没有降低的迹象。最近，Angle 等的报道进一步证实了先前的研究[60]。他们的分析认为，尽管有住院和重症监护室时间、药物和呼吸道护理费用的减少，腔内修复术的费用仍比标准外科手术高 1.74 倍。此外，这些分析仅限于院内费用，还未涉及诸如术后随访的二期费用。

内漏的分类和处理

内漏是造影剂在人工血管支架外和动脉瘤壁内的外渗（图 23-34）。腹主动脉瘤腔内修复术在术后早期可有多达 20% ~ 30% 出现内漏[61]。总体上，在术后 6 个月时有超过 50% 的内漏会自行消失，在第一年时内漏发生率为 10%。用常规血管造影、增强 CT（图 23-35）、MRA（磁共振血管造影）和多普勒彩超可以检测内漏。尽管没有金标准，临床上认为血管造影对发现内漏来源敏感性最弱而特异性最强，而 CT 则是敏感性最强而特异性最弱。简便性和可靠性使 CT 成为术后随访的标准影像学手段。相反，设备和经验的缺乏往往限制了多普勒彩超和 MRA 的常规运用。

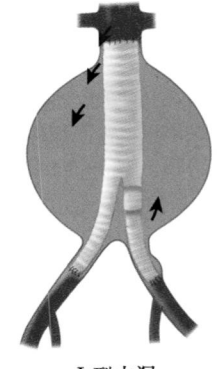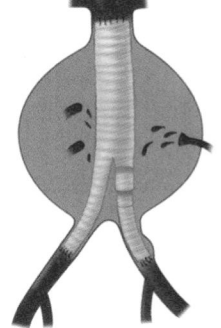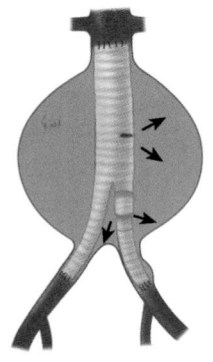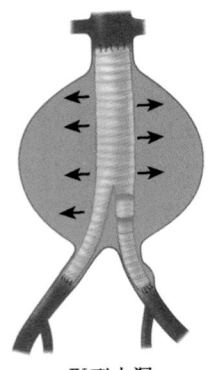

图 23-34　内漏包括四型：Ⅰ 型内漏-锚定区内漏；Ⅱ 型内漏-腰动脉或肠系膜下动脉引起的分支内漏；Ⅲ 型内漏-人工血管支架连接处内漏；Ⅳ 型内漏-人工血管支架织物或小孔内漏

| Ⅰ型内漏 | Ⅱ型内漏 | Ⅲ型内漏 | Ⅳ型内漏 |

表 23-10 共描述了四型内漏。Ⅰ 型内漏是指发生在近远端锚定区的内漏。这在所有内漏中不足 5%，在术后即时血管造影中可见造影剂从支架近远端进入动脉瘤腔内[61,62]。虽然被视为病例选择不当或封堵不彻底的结果，超过 80% 的此型内漏在术后 6 个月内可自行消失，但是持续性的 Ⅰ 型内漏需要及时处理。Ⅱ 型内漏是指源于腰动脉、肠系膜下动脉、副肾动脉或髂内动脉的反流。它们是最常见的内漏类型，在全部病例中占 20% ~ 30%，约 50% 可自行消失。在血管造影时，表现为瘤腔内来自分支血管的延迟显影。Ⅱ 型内漏的自然病程相对良性，除非动脉瘤增大，否则可不予处理。Ⅲ 型内漏是指因支架结构间分离造成的完整性破坏。如发生在术中或围术期，通常是由于人工血管支架间重叠不足，如发生在远期则是由于动脉瘤结构改变而导致的支架结构间分离。无论发生原因和时间，此型内漏都应及时修复。最后，Ⅳ 型内漏是指术后即时血管造影中由于某些以涤纶为基础的支架织物存在小孔或缝线针眼引起的早期弥散性内漏。它没有任何临床

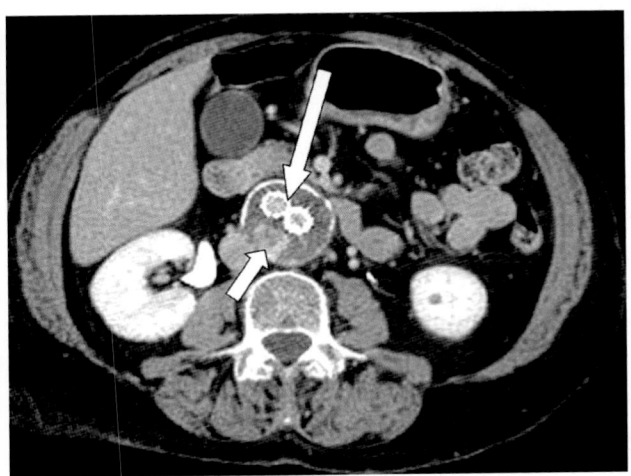

图 23-35　CT 显示内漏（短箭头），被主动脉人工血管支架（长箭头）外造影剂证实

意义,通常在 48 小时后及肝素中和后消失。

表 23-10　内漏分类

分类	描述
Ⅰ 型内漏	锚定区内漏
Ⅱ 型内漏	腰动脉或肠系膜下动脉引起的分支内漏
Ⅲ 型内漏	人工血管支架连接处内漏
Ⅳ 型内漏	人工血管支架织物或小孔内漏

主动脉瘤腔内修复术后内张力

约 5% 成功的腔内修复术后病例,动脉瘤继续增大而无任何可见内漏,此现象称为内张力[63]。尽管原先认为内漏确实存在而只是不能检测出,但已有报道称以手术方式打开动脉瘤后,瘤腔内没有任何血流和外渗。腔内修复成功后动脉瘤持续增大的原因目前尚未明确。一种假设是其可能与某种聚四氟乙烯膨体移植物材料的渗透性有关[64]。更重要的是,这些逐渐增大而无内漏的动脉瘤的自然病程尚未明了,但至今没有证据提示它们的破裂风险会增大。保守地说,除非有远期随访结果,目前对于能进行手术的患者应考虑择期行开放手术。

主动脉瘤腔内修复术后二期手术

腹主动脉瘤腔内修复术后二期手术的每年发生率为 10% ~15%[16,55,65],这对于一期手术的远期成功是至关重要的,可以避免动脉瘤破裂和死亡。二期手术按频率顺序依次为因移位行近远端支架置入术,因 Ⅱ 型内漏行超选或经腰动脉栓塞术、开放或腹腔镜分支血管结扎术,因支架连接处分离行短段支架连接术,以及远期中转开放手术。

多项大型系列试验报道,腔内修复术后每年破裂发生率为 1% ~1.5%。EUROSTAR 试验报道,内漏超过 15 个月的患者破裂发生率为 2.3%。相比之下,无内漏者为 0.3%[66]。虽然持续性内漏导致动脉瘤增大仍然是此项并发症的常见原因,文献也报道了其他多种远期破裂的原因。有报道显示,即使在成功的腔内修复术后仍有可能发生锚定区内漏和支架故障,部分原因是动脉瘤重新塑形后导致的支架移位或扭曲[67]。

腹主动脉瘤破裂可以通过开放手术或腔内修复术治疗。May 等报道开放手术的死亡率为 43%[68]。这些患者应考虑急症行腔内修复术,因为与开放手术相比,腔内修复更快而且创伤小。数项报道表明,在曾接受腔内人工置入物治疗的患者中仍可以成功地进行腔内修复术[69,70]。

肠系膜动脉疾病

肠系膜动脉的闭塞性病变相对不常见,但是后果很严重。它最初于 1936 年被确认为一类独立的疾病,多见于 60 岁以上患者,女性的发病率是男性的 3 倍[71]。肠系膜闭塞性疾病发病率很低,相关的手术也仅占所有因动脉硬化性病变行血管重建术的 2%。肠系膜动脉缺血最常见的病因是动脉硬化,尸检显示在 35% ~70% 的病例中同时存在其他内脏动脉的

硬化[72]。其他的病因包括肌纤维发育不良、结节性多动脉炎、动脉炎以及膈肌中脚韧带引起的腹腔干受压,但是都很罕见,发病率仅是动脉硬化的 1/9。

慢性肠系膜缺血与内脏区域的血供不足有关,可由腹腔干、肠系膜上动脉和肠系膜下动脉的病变引起。当这三支动脉中有两支出现严重狭窄或者闭塞,就会发生肠系膜缺血,但在 9% 的病例中仅一支动脉的病变就会引起缺血症状(其中肠系膜上动脉 5%,腹腔干 4%)[73]。病程可以是慢性过程,即动脉硬化引起的进行性管腔闭塞,但是由血栓栓塞导致的肠系膜缺血可以表现为急性发作。尽管近年来对此病的病理生理有了更好的认识,围术期处理也在不断进展,肠系膜动脉缺血依旧是最灾难性的血管疾病之一,死亡率高达 50% ~75%。诊断和治疗不及时是死亡率高的主要原因。据估计,全国范围内每 1000 例住院病例中就有 1 例是肠系膜动脉缺血,发病率上升与对该病的认识提高、人口老龄化以及老年患者合并症多有关。在发生不可逆肠缺血之前及时诊断和治疗对改善预后非常重要。

解剖和病理生理

肠系膜动脉循环有其丰富的侧支循环。三支主要的肠系膜动脉供应消化系统:腹腔干动脉(CA)、肠系膜上动脉(SMA)和肠系膜下动脉(IMA)。一般情况下,腹腔干动脉供给前肠系统(从远端食管至十二指肠)、肝胆系统和脾;肠系膜上动脉供应中肠(空肠至结肠中部);肠系膜下动脉供应后肠(从结肠中部到直肠)。腹腔干动脉和肠系膜上动脉起自膈下肾上腹主动脉,而肠系膜下动脉起自肾下腹主动脉左外侧部。当需要肠系膜血管造影判断管腔通畅度时,其与主动脉的解剖关系就显得非常重要。有必要通过前后位和侧位主动脉造影来完全显示腹腔干动脉和肠系膜上动脉的根部,因为大多数动脉闭塞性病变发生在近段肠系膜动脉主干。

肠系膜动脉之间存在丰富的侧支循环,一支甚至是两支主要干道血流减少会通过健康的侧支来逐步增加代偿,以提供足够血流。相比之下,一支主干的急性闭塞则会由于缺乏足够的侧支循环而产生严重缺血。腹腔干动脉和肠系膜上动脉的侧支循环主要通过胰十二指肠上、下动脉相交通。肠系膜下动脉可能通过 Drummond 边缘动脉、Riolan 动脉弓以及其他未命名的腹膜后侧支血管(被称为蜿蜒肠系膜动脉)提供侧支血运(图 23-36)。最后,内脏血管侧支可能通过髂内动脉和直肠肛管周围动脉网为肠系膜下动脉和后肠提供重要动脉血供。

肠系膜血运的调节主要是通过激素和神经的共同作用来完成。此外,肠系膜循环对于胃肠内容物的变化亦有反应。激素调节由内脏血管扩张剂如一氧化氮、胰高血糖素和血管活性肠肽介导。某些内源性血管收缩剂如血管紧张素可以减少肠系膜的血流量。另一方面,神经调节由广泛的内脏自主神经来完成。

肠系膜缺血的临床表现主要是餐后腹痛,这意味着肠道消化对氧的需求得不到满足,胃肠侧支循环不能提供充足的氧。餐后疼痛多发生在中腹,提示肠系膜上动脉供应胃的血流削弱了其供给小肠的血流。这会导致一过性的无氧代谢和酸中毒。持续或严重的肠系膜缺血会导致肠黏膜坏死,释放出细胞内介质及无氧代谢产物进入内脏和全身血液循环。损

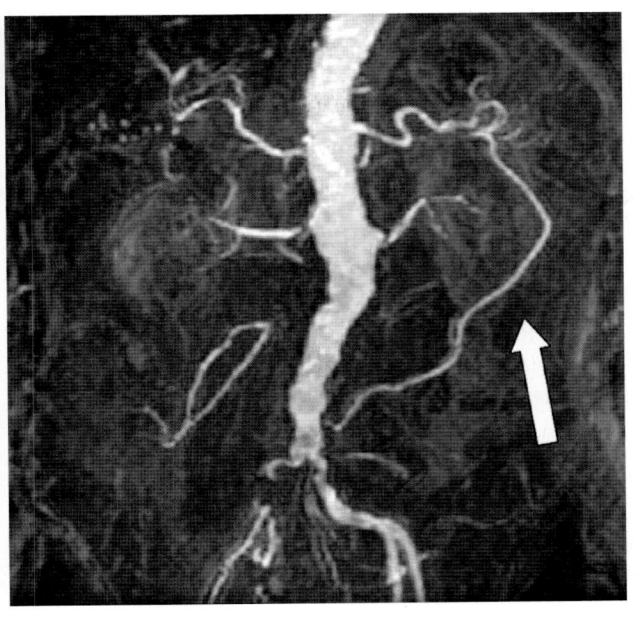

图 23-36　肠系膜下动脉闭塞患者的主动脉造影显示一支粗大的侧支血管即 Riolan 动脉弓（箭头所指）。这种血管网络提供了肠系膜上动脉和下动脉之间的侧支血流

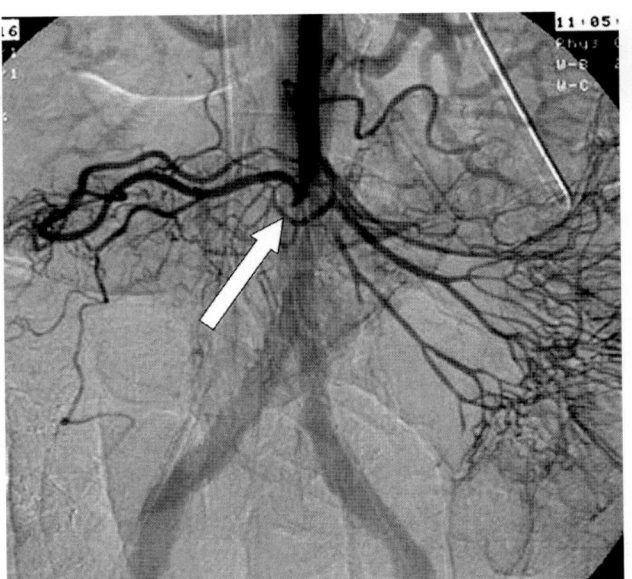

图 23-37　选择性肠系膜上动脉造影前后位显示结肠中动脉突然中断，这是由栓子（箭头所指）引起的，病因是心房颤动

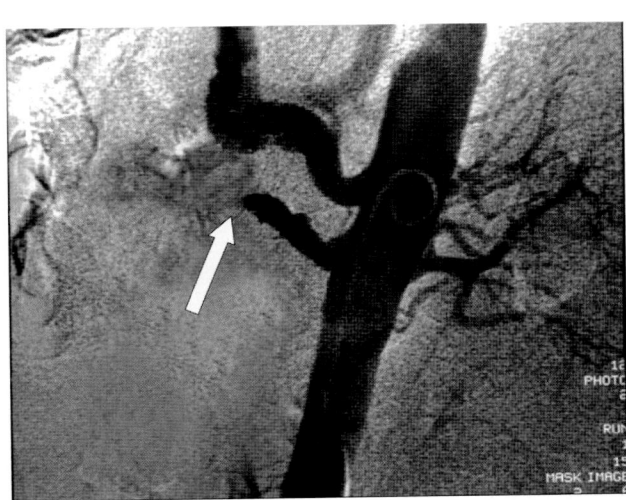

图 23-38　侧位肠系膜血管造影显示近端肠系膜上动脉突然中断，见于肠系膜上动脉栓塞（箭头所指）

伤的肠黏膜使有毒物质通过肠腔进入全身。如果肠壁全层坏死，肠穿孔随之发生，会导致腹膜炎。伴随心脏或全身循环系统的动脉粥样硬化性疾病往往增加了诊断和治疗肠系膜缺血的难度。

肠系膜动脉闭塞性疾病的分类

肠系膜动脉缺血主要有三种机制：①急性肠系膜缺血，可源于栓塞或血栓形成；②慢性肠系膜缺血；③非阻塞性肠系膜缺血。尽管这些症状各异，但遵循一个共同的解剖病理过程。急性肠系膜缺血主要累及肠系膜上动脉。急性血栓形成发生于潜在的肠系膜动脉粥样硬化患者，通常累及肠系膜动脉起始部，同时侧支循环已在粥样硬化的过程中慢慢建立。在急性栓塞性肠系膜缺血中，栓子通常来自心脏，多见于有心房颤动或心肌梗死病史的患者（图 23-37，38）。

非阻塞性肠系膜缺血的特点是血液低灌注，但肠系膜动脉正常。经常发生在有血管收缩障碍的危重患者。慢性肠系膜缺血是一个长期的动脉粥样硬化的功能性结局，通常涉及三支主要肠系膜血管中的至少两支。其逐步闭塞的过程使得侧支血管得以建立，很少会出现急性缺血的表现，但却不能满足餐后肠道对氧的高需求，从而引发典型的餐后腹痛症状以及进食恐惧。

还有一些不太常见的内脏缺血综合征也可能累及肠系膜动脉。慢性肠系膜缺血的症状可能源于正中弓状韧带压迫综合征或称为腹腔干动脉压迫综合征（膈肌对腹腔干动脉的压迫）。急性内脏缺血可能源于主动脉的手术，如结扎了缺乏足够侧支循环的肠系膜下动脉。急性内脏缺血还可发生于累及肠系膜动脉的主动脉夹层或是缩窄修复术后。最后还有肠系膜动脉炎、放射性动脉炎和胆固醇栓子等不常见的病因。

临床表现

与体征不相符合的腹痛是急性肠系膜缺血的典型表现，

可能继发于肠系膜上动脉血栓形成或栓塞。其他症状包括有潜在心脏病或是动脉粥样硬化性的患者，突然发生腹部绞痛。通常还伴血性腹泻，这是黏膜缺血脱落的结果。发热、恶心、呕吐和腹胀等是一些常见的非特异性表现。腹部弥漫性压痛、反跳痛和肌紧张是晚期的标志，通常提示肠管已发生梗死和坏死。

慢性肠系膜缺血因为存在广泛侧支循环而表现隐匿。然而，当血流量无法满足胃肠道的生理需求时，肠系膜功能障碍随之发生。典型症状包括餐后腹痛、"进食恐惧"和体重减轻。还可能有持续的恶心和腹泻。诊断较困难，大多数患者在诊断为血管疾病前往往都经历了额外而又昂贵的消化道检查。

典型的非阻塞性肠系膜缺血往往发生于老年患者。合并症常有充血性心力衰竭、急性心肌梗死伴心源性休克、低血容量或失血性休克、败血症、胰腺炎以及洋地黄或血管收缩剂

（如肾上腺素）等药物应用史。大约只有70%的患者表现出腹痛。一旦发生,疼痛往往剧烈,部位、性质和强度可能各异。无腹痛的情况下,进行性腹胀伴酸中毒可能是缺血和肠梗死的早期征兆。

腹痛也可源于腹腔干动脉起始部受正中弓状韧带的外源性压迫或挤压(图23-39),这种情况被称为腹腔干动脉压迫综合征或正中弓状韧带压迫综合征。血管造影显示腹腔干动脉受压,于深呼气后加重,狭窄部位远侧动脉扩张。腹腔干动脉压迫综合征和某些慢性肠系膜缺血有关。大多数患者是20~40岁的年轻女性。腹部症状无特异性,但疼痛局限于上腹部,可能由进食所引发。

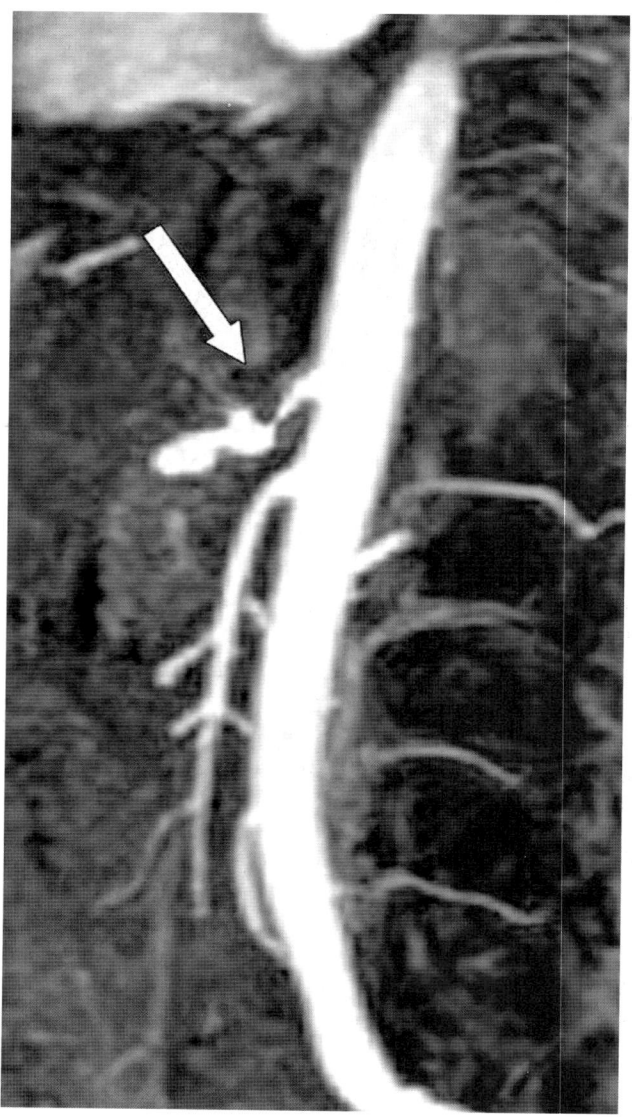

图23-39 侧位主动脉磁共振血管成像显示受正中弓状韧带慢性压迫的腹腔干动脉(箭头所示)

诊断评估

急性肠系膜缺血的鉴别诊断主要有其他可引起急性发作的剧烈腹痛的疾病,如内脏穿孔、肠梗阻、胰腺炎、胆囊炎和肾结石。实验室检查在鉴别诊断时敏感性和特异性都不高。全

血细胞计数可以揭示血液浓缩和白细胞增多。代谢性酸中毒为无氧代谢的结果。血清淀粉酶升高可能提示胰腺炎的诊断,但也常见于肠梗死。高乳酸水平、高钾血症和氮质血症可能发生在肠系膜缺血的晚期。

腹部X线平片对于排除其他原因引起的腹痛(如肠梗阻、穿孔或肠扭转等也可能会出现类似肠缺血的症状)可能有所帮助。气腹、肠壁囊样积气和门静脉积气可能提示肠梗死。相比之下,X线显示无气腹和无动力性肠梗阻则最多见于急性肠系膜缺血患者。

上消化道内镜、结肠镜检查或钡剂造影不能为急性肠系膜缺血提供有价值的诊断依据。如果考虑肠系膜缺血的诊断,钡剂灌肠则是禁忌。肠腔内的钡剂会影响肠系膜血管造影的准确显像。此外,如果发生肠穿孔,钡剂发生腹腔渗漏,还会增加肠系膜血运重建的难度。

慢性肠系膜缺血的诊断更具挑战性。通常在考虑血管疾病前,患者已经做了相当一部分检查来寻找慢性腹痛、体重减轻和食欲减退的原因。血管外科医师很少是第一就诊医师。在这种情况下要记住:肠系膜缺血是一种罕见疾病,全面的辅助诊断应包括腹部CT和消化科专家的评估。肠系膜闭塞性疾病可能并存恶性肿瘤,肠系膜血管狭窄的症状可能是由肿瘤的外在压迫所致。

多普勒超声是一项有价值的无创检查手段,可以评估肠系膜血管的通畅度。Moneta等曾在一项前瞻性的双盲试验中评估了多普勒超声在诊断肠系膜血管闭塞性疾病中的作用。肠系膜上动脉收缩期峰值血流速度>275cm/s用于辅助诊断

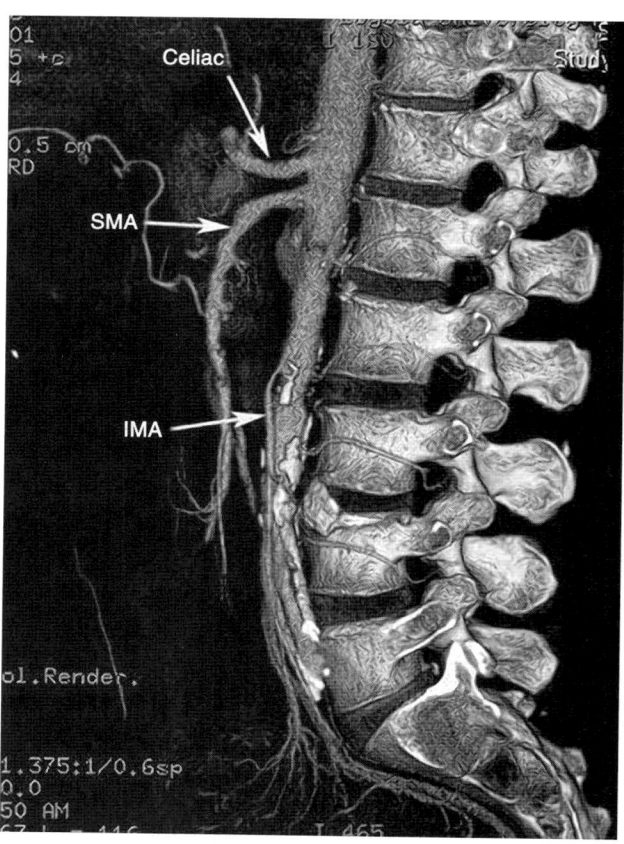

图23-40 腹部CTA三维重建清晰显示的腹腔干动脉、肠系膜上动脉(SMA)和肠系膜下动脉(IMA)

超过 70% 的狭窄。其敏感度为 92%，特异度为 96%，精确度为 96%。同时提出了用于诊断超过 70% 狭窄的腹腔干的方法，其敏感度和特异度分别为 87% 和 82%，精确度为 82%。多普勒超声还被成功地应用于开放性重建手术以及腔内治疗的随访当中，评估疾病的复发。螺旋 CT 三维重建(图 23-40)以及 MRA(图 23-41)也是很可靠的肠系膜血管影像学检查方法。

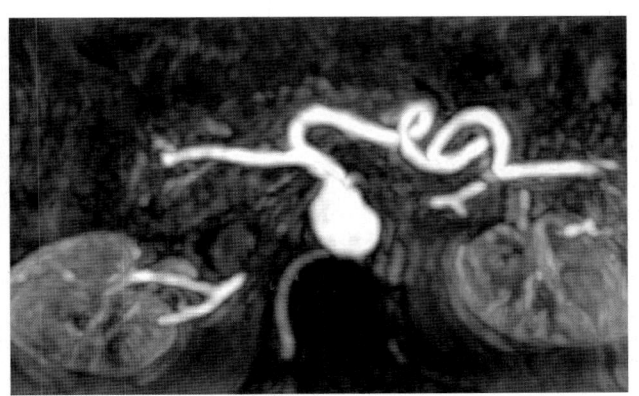

图 23-41　横断面 MRA 清晰显示的肠系膜上动脉管腔通畅情况

　　肠系膜血管疾病的确诊需要双切面肠系膜动脉造影,对于怀疑肠系膜血管闭塞的患者应该及时进行造影。通常会显示,在接近腹腔干动脉和肠系膜上动脉起始部的位置存在闭塞或接近闭塞。在大多数情况下,肠系膜下动脉闭塞继发于弥漫性的肾下腹主动脉粥样硬化。不同类型肠系膜动脉闭塞的鉴别诊断可能需要两个切面的造影图像。肠系膜动脉栓塞的栓子通常位于结肠中动脉起始部,在距肠系膜上动脉起始部几厘米后出现突然中断,之前为正常血管,表现为"新月征"。肠系膜动脉闭塞血栓形成则出现在肠系膜上动脉的根部,表现为根部 1~2cm 的锥形。慢性肠系膜动脉闭塞,其典型表现是侧支循环的存在。非阻塞性肠系膜缺血表现为节段性肠系膜血管痉挛的造影图像,但肠系膜上动脉主干相对正常(图 23-42)。

　　肠系膜动脉造影也能起到治疗作用。一旦非阻塞性肠系膜缺血的诊断经造影证实,可通过在肠系膜上动脉起始部放置导管并给予血管扩张剂如罂粟碱等行腔内治疗。术后可因肠系膜动脉再灌注出现持续性血管痉挛,可继续灌注罂粟碱来治疗。导管溶栓治疗对于血栓性肠系膜动脉闭塞没有很好的效果。溶栓药物可一过性地再通闭塞的血管,但潜在的闭塞性病变还需要彻底的治疗。此外,溶栓治疗通常需要较长时间来恢复灌注,而在这段时间很难去评估肠管的存活能力。

　　要注意的是,对于有典型慢性肠绞痛病史突发急腹症并且有腹膜刺激征的患者,动脉造影是诊断肠系膜动脉闭塞性疾病的金标准,但是缺点是比较耗时。对于这类患者,及时评估肠管的存活能力和实行血运重建是最好的选择。

外科治疗

急性栓塞性肠系膜缺血

　　对肠系膜缺血疾病的初步治疗应包括液体复苏及使用肝素全身抗凝以防止血栓进一步蔓延。若出现液体复苏所不能

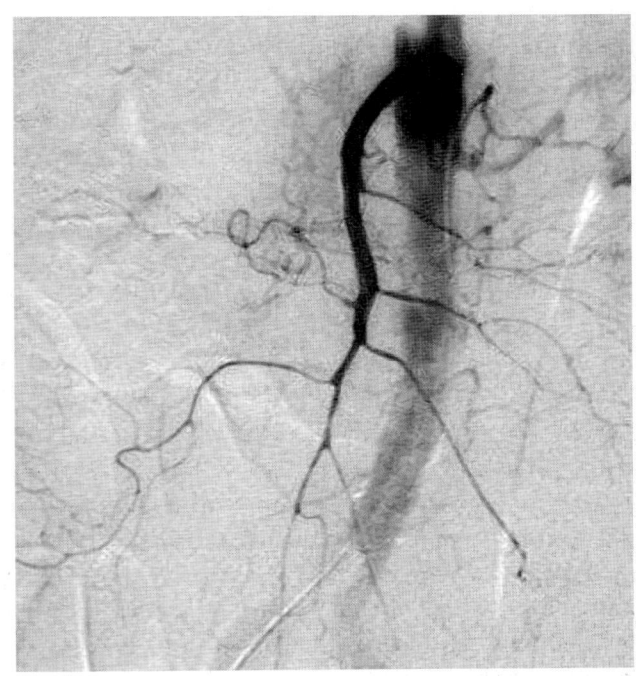

图 23-42　肠系膜动脉造影显示非阻塞性肠系膜缺血:肠动脉弓弥漫性痉挛,肠壁内血管充盈欠佳

纠正的代谢性酸中毒,应使用碳酸氢钠。应开通深静脉通路及外周动脉置管,并留置 Foley 导尿管,以利于血流动力学监测。术前应适当给予抗生素治疗。由于急性肠系膜缺血的手术方式需视其阻塞病因而可能不同,因此术前肠系膜血管造影对诊断及选择适当的治疗方案大有裨益。然而,在临床上对肠系膜缺血的诊断很多情况下需要通过外科手术探查后再确定,因此对于判断为已危及肠管活力及患者生命的急性肠系膜缺血病例,应尽早手术探查,而不应拖延等待血管造影。

　　栓塞性肠系膜缺血的手术目的是去除管腔内栓子及重建动脉灌注。进腹切口宜选择正中切口。术中常可见自空肠中段至升结肠或横结肠的不同程度的肠管缺血。将横结肠向上提拉,并将小肠推拉到右上腹。在肠系膜根部可触及肠系膜上动脉。通常,肠系膜上动脉自胰腺下缘显出,并向前下方跨过十二指肠第三、第四段交接处,也可以在十二指肠第四段外侧打开后腹膜并将十二指肠向内侧翻开即可找到肠系膜上动脉。确认肠系膜上动脉近端后,使用血管阻断带加以控制,横行切开动脉,使用标准的球囊取栓导管取出栓子。若栓塞部位在较远端,可能需要打开小肠系膜游离肠系膜上动脉的空肠支及回肠支,以完成进一步的取栓操作。恢复肠系膜上动脉血流后,必须仔细评估小肠活力,对于失活肠管必须切除。很多方法可以用于判断肠管活力,也可以使用荧光素静脉注射后使用伍德灯照射检查,或使用多普勒超声探查系膜游离部的小肠动脉搏动。很多患者需要二次探查手术来明确肠管活力,通常在取栓后的 24~48 小时进行。二次探查的目的是对取栓后即刻无法准确判断活力的肠管进行再次评估。如果在二次探查中发现失活肠管,应再次给予切除。

急性血栓形成性肠系膜缺血

　　急性血栓形成性肠系膜缺血通常继发于严重的动脉粥样硬化,如腹腔干及肠系膜上动脉近端。因此,这些患者常常需

要进行肠系膜上动脉的旁路手术来绕过近端阻塞病变,恢复足够的肠系膜血流。旁路移植物可选用自体静脉,而在有肠管失活的患者中应避免使用人工血管移植物,因为坏死肠段的切除可能导致细菌的污染。旁路移植物近端可起自主动脉或髂动脉。选用腹腔干上方的膈下主动脉段较肾下段主动脉更加理想,其可以使移植血管流入道走行更加平顺,而避免可能的成角折叠;同时腹腔干上方的主动脉段较少发生粥样硬化病变。除非钙化,否则腹腔干上方的主动脉是理想的流入道,但暴露此段主动脉较暴露髂动脉更具挑战也更加费时。

慢性肠系膜缺血

慢性肠系膜缺血的治疗目的是重建肠系膜血液循环以预防肠管梗死。肠系膜血管阻塞性疾病可通过经主动脉内膜剥脱或肠系膜动脉旁路手术治疗。经主动脉内膜剥脱术可用于腹腔干及肠系膜上动脉起始部病变。在左侧将肠管向内侧翻开,可暴露主动脉和肠系膜血管分支。侧面切开主动脉,同时暴露腹腔干及肠系膜上动脉起始部。内脏动脉必须充分游离,以暴露内膜剥脱范围的远端终点。否则,可能导致内膜片的翻起,而导致血栓形成或远端栓塞。

对于肠系膜血管起始段以远1~2cm处的阻塞性病变,则应行肠系膜动脉旁路手术。慢性肠系膜缺血常累及多支系膜血管,故而应尽可能地同时重建腹腔干及肠系膜上动脉血流。总体上讲,旁路移植物可顺行性起自腹腔干上方腹主动脉,也可以逆行性起自肾下主动脉或髂动脉。自体静脉及人工血管均被成功用于此类手术,并且疗效相当。顺行性旁路手术也可选择小口径分叉型人工血管,自腹腔干上方主动脉同时桥架至腹腔干及肠系膜上动脉,可获得理想的长期疗效[76]。

腹腔干动脉压迫综合征

是否对腹腔干压迫综合征进行干预既应基于患者的临床症状,又应在发现腹腔干受压的同时排除引起此症状的其他病因。治疗目的是松解压迫腹腔干近端的韧带结构并通过旁路手段纠正持续存在的缩窄。应告知患者的是,手术松解腹腔干的受压并不完全能保证缓解症状。在很多肠系膜慢性缺血行腔内治疗的报道中,腹腔干压迫综合征被认为是技术失败或术后复发的主要原因。因此若术前影像学检查怀疑正中弓状韧带压迫腹腔干,则应通过开放手术而不是腔内血管成形或支架手术进行治疗[77,78]。

血管腔内治疗

慢性肠系膜缺血

与开放手术相比,使用球囊扩张或支架置入治疗肠系膜血管狭窄或短段闭塞的血管腔内技术是一种微创手段,特别是对于那些基础生理条件差、行开放手术风险高的患者。血管腔内治疗同时适用于开放手术以后的病变复发及吻合口狭窄的患者。对于无肠系膜缺血症状而因其他原因需行主动脉手术者,很少同时实行预防性肠系膜血管重建[79]。然而,50%的慢性肠系膜缺血患者可以急性肠缺血为首发表现,且其死亡率高达15%~70%[79]。因此,考虑到此病未行治疗后

的自然病程,对于手术风险可以接受的轻度症状或无症状患者,仍可以考虑血管重建,特别是当肠系膜上动脉受累时,则更应积极处理。鉴于腔内治疗的低并发症发生率及低死亡率,肠系膜血管的腔内成形及支架手术特别适用于这类患者。由于在肠系膜血管内使用支架缺少足够的经验报道,故而合适的支架置入指征目前尚不明确。指南中的指征包括对于腔内成形术后尚存起始部钙化性狭窄、高度偏心性狭窄、慢性阻塞及大于30%的明显残余狭窄。同时,PTA术后的再狭窄也是支架置入的指征之一[80]。

急性肠系膜缺血

经导管溶栓治疗可以有效地应用于急性肠系膜缺血,该技术可以在诊断性造影时一期应用并经动脉注射溶栓药物。包括尿激酶或重组组织纤溶酶原激活物在内的很多溶栓药物,已在一些小样本病例报道中有成功应用的经验。如能在症状出现后12小时内开始应用经导管溶栓治疗,则恢复肠系膜血流的成功性较高。成功的肠系膜血栓溶栓治疗有利于进一步明确潜在的肠系膜阻塞性病变的程度,而进一步的开放手术重建血管或腔内球囊成形及支架手术可以纠正肠系膜管的狭窄。肠系膜缺血的溶栓治疗有两个主要弊端:经皮导管溶栓治疗无法对缺血肠管进行探查。此外,这一治疗方式往往需要较长的时间来完成,在一定程度上是由于需要反复的血管造影来监测溶栓疗效。而溶栓不彻底及无效的病例,仍需要行手术重建血流,势必增加肠管不可逆坏死而行肠切除的可能性。因此,对于急性肠系膜缺血病例使用经导管溶栓治疗应严格把握指征并仔细进行临床监测。

非阻塞性肠系膜缺血

非阻塞性肠系膜缺血应首选经导管肠系膜动脉内灌注扩血管药物,如妥拉唑啉或罂粟碱。肠系膜血管造影一旦明确诊断(图23-42),应开始经病变动脉内给予30~60mg/h的罂粟碱治疗,同时应避免使用其他缩血管药物。肝素的静脉应用可以避免插管动脉内的血栓形成。此外,可根据扩血管药物的疗效选择治疗方案。如果腹部症状加重,应复查肠系膜动脉造影以明确动脉痉挛的缓解程度。应用罂粟碱时,灌注导管一旦脱入主动脉内,罂粟碱进入全身循环可引起明显的低血压,故而治疗时应密切检测患者的血流动力学状态。患者出现腹部反跳痛、肌紧张及肌抵抗等肠缺血或肠梗死体征是剖腹探查的指征。在这种情况下,术中及术后应继续使用罂粟碱灌注治疗。术中手术室温度应尽可能地温暖,静脉补液及术中纱布垫也应相对温暖,以避免探查术中进一步的肠血管收缩。

血管腔内治疗技术

股动脉及肱动脉入路常被应用于肠系膜血管的腔内治疗。经股动脉留置导管鞘后,应经猪尾导管做前后位及侧位的主动脉造影,以明确腹腔干及肠系膜上动脉的起始部。一系列不同形态的导管可用于选入肠系膜血管,包括RDC、Cobra-2、Simmons I(Boston Scientific/Meditech,Natick,Mass)、SOS Omni(AngioDynamics,Queensbury,NY)等导管。一旦导管进入肠系膜动脉,应经静脉行全身肝素化(5000IU)。行肠系膜血管造影明确病变段,然后可使用0.035″或损伤更小的

).014″及 0.018″导丝通过狭窄段。导丝通过狭窄段后,沿导丝轻柔地跟进导管通过病变段。若肠系膜动脉从主动脉发出后明显成角,可经导管交换硬导丝(Amplatz or Rosen Guide-wire , Boston Scientific),以利于随后置入 6F 的导引长鞘。

使用斜位造影图像充分暴露肠系膜血管的近段,经导引长鞘沿导丝导入球囊定位于狭窄段进行血管成形术。球囊尺寸的选择应以病变段邻近的正常肠系膜动脉直径为准。一旦球囊血管成形完成,应再次造影明确扩张效果。若影像学上可见影响血流的残余狭窄或肠系膜动脉夹层,应置入肠系膜动脉支架。此外,粥样硬化累及肠系膜动脉近端或血管开口时,应使用球扩式支架。这类支架可以经 0.014″或 0.018″导丝系统进行置入。建议经导引鞘送入球扩支架。导引长鞘应恰好置于肠系膜动脉开口近端,而球扩支架应送入并定位于狭窄段。使用球囊所标识的压力充盈球囊并释放支架。随后,排空球囊并小心地将球囊撤回入导引长鞘。

手术结束前均应经导引长鞘手推少量造影剂做最终的血管造影。在获得满意的最终造影结果之前,应在肠系膜血管内保留导丝作为通路。若造影结果欠理想,如有残余狭窄或夹层形成,可沿此导丝进一步进行经导管腔内治疗。这些治疗措施可包括针对残余狭窄的重复球囊扩张或针对肠系膜动脉夹层的支架置入。在术中,经动脉灌注罂粟碱或硝酸甘油可用于减轻血管痉挛。同时,抗血小板药物推荐使用至少 6 个月,或长期应用于合并其他心血管危险因素的患者。

血管腔内治疗的并发症

腔内治疗的并发症相对少见且很少威胁生命。并发症包括入路部位的血栓形成、血肿以及感染。PTA 可引发动脉夹层,并可以通过支架置入进行治疗。由于较高的径向支撑力及定位精确,球扩式支架较自膨式支架更为理想。远端栓塞曾有报道,但并不引起急性肠系膜缺血,这可能是由于已经形成的侧支循环的存在[81]。

肠系膜缺血腔内治疗的临床结果

第一例成功的经皮肠系膜上动脉血管成形术报道于 1980 年[82]。自 1995 年起,已经有 11 篇论著及诸多病例报道叙述了肠系膜阻塞性疾病的血管腔内治疗结果[76,81]。在一项 meta 分析中,Aburhama 等发现血管腔内治疗的总体技术成功率为 91%,近、远期腹痛缓解率分别为 84% 及 71%,术后 30 天内并发症及死亡率分别为 16.4% 及 4.3%。术后 26 个月随访时平均通畅率为 63%[81]。

在近期的一项纳入 1995 年以后文献的综述中,术后平均随访 24.5 个月时 22% 的患者发生再狭窄。术后未行再次介入治疗的远期临床缓解率为 82%。在所有技术失败的患者中,15 例均最终诊断为正中韧带压迫综合征并成功接受了外科手术治疗。这也进一步强调了严格选择患者的重要性。1998 年后,PTA 中选择性置入支架对总体技术成功率稍有提高,但并未明显提高临床疗效及远期通畅率。

与血管腔内治疗相比,开放的外科手术可于术后即刻获得接近 100% 的临床成功。在不同的报道中,外科手术死亡率为 0～17%,手术相关的并发症发生率为 19%～54%[76,78,79]。AbuRahma 等报道了血管腔内治疗在 22 例有症状的腹腔干或肠系膜上动脉狭窄所致的肠缺血中的临床经验。其获得了非常满意的初期技术及临床成功率,分别为 96%(23/24)及 95%(21/22),并未见围术期严重并发症及死亡病例。在平均随访 26 个月(1～54 个月)后,一期临床成功率为 61%,30% 的病例未发生再狭窄。术后第 1～4 年的无再狭窄比例分别为 65%、47%、39% 及 13%。作者认为,肠系膜动脉支架术可以获得理想的近期结果,但与远期相对较高的再狭窄发生率相关[81]。

很多研究试图对比血管腔内治疗与开放手术治疗[83,84]。外科手术的结果显得更加持久有效,但其并发症发生率、死亡率及住院时间均较高。一项在慢性肠系膜缺血患者中对比开放手术及腔内支架治疗的研究共纳入 28 例接受腔内治疗的患者及 85 例接受外科旁路手术的患者[84]。两组病例具有相似的基础合并症及病程,因此两者在早期住院期间并发症及死亡率方面并无差别。此外,两组具有相似的 3 年累计再狭窄发生率及死亡率。然而,肠系膜动脉支架术后有明显较高的症状复发比例。作者认为,对于外科手术风险小的患者,应采用开放手术重建肠系膜血供[84]。

在上述结果中,肠系膜血管腔内成形及支架术似乎具有稍逊的技术及临床成功率。开放手术后的长期通畅率更高。然而,腔内治疗因具有公认的较低的并发症发生率及死亡率,因此更适合高危患者。同时,也要考虑到如今的标准腔内支架治疗规范在腔内治疗初期并未得到应用。这些规范包括:围术期肝素化及短期的抗血小板治疗,使用高径向支撑力支架,术后常规使用动脉彩超及早期再介入的方式来预防高度再狭窄进展为闭塞,以及使用药物洗脱支架。

肾动脉疾病

肾动脉的闭塞性疾病可导致高血压。肾性高血压是能够通过治疗缓解的最常见的高血压类型,占美国所有高血压患者的 5%～10%[85]。如果降压药物治疗不彻底,肾性高血压患者发生包括永久性肾功能受损在内的终末器官不可逆损伤的风险较高。大多数肾动脉闭塞性疾病的患者存在动脉粥样硬化或肌纤维发育不良而导致的肾动脉病变。肾动脉近端是动脉硬化性病变的最常见部位。通过手术或腔内治疗重建肾动脉以纠正肾性高血压和保护肾功能的方法已得到充分肯定。治疗方案的制订涉及多个方面,包括解剖学、生理学和临床特征,以便做出个体化选择。

病因

约 80% 的肾动脉闭塞性疾病由动脉粥样硬化引起,典型的表现为肾动脉起始部的短段病变,通常是主动脉严重硬化斑块的延续(图 23-43)[86]。2/3 的患者具有双侧病变。本病通常发生于年龄 >60 岁的患者,男女比为 2:1。患者通常伴有包括冠状动脉、肠系膜动脉、脑血管和外周动脉等其他部位的动脉粥样硬化病变。在单侧病变中,发生于左、右侧肾动脉的几率相同[87]。

肾动脉狭窄的第二个常见病因是肌纤维发育不良(FMD),占所有病例的 20%,以年轻的、通常一胎多子的女性最常见[88]。肾动脉的 FMD 病变可导致内膜、中膜和外膜的组织病理改变。最常见的类型是中膜纤维增生,造成中膜交

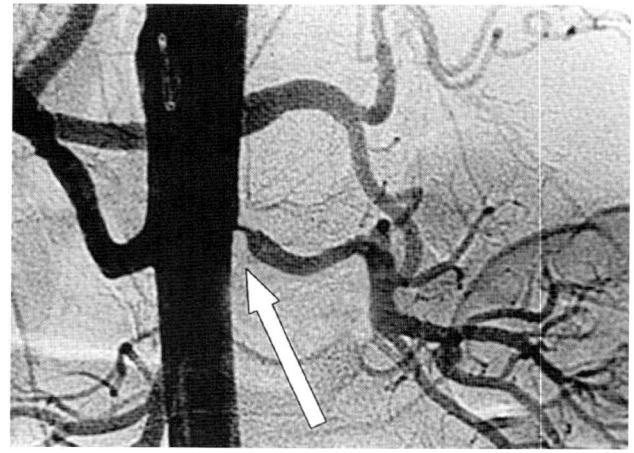

图 23-43 典型的肾动脉闭塞性疾病累及肾动脉起始部（箭头），通常是主动脉硬化斑块的延续

替性增厚和变薄,在血管造影时产生典型的"串珠样"表现（图 23-44,图 23-45）。中膜纤维增生的原因不明。最流行的假说是,在生育期由于雌激素的作用导致动脉平滑肌细胞变性,造成对血管壁的异常牵拉并影响管壁滋养血管的供血。FMD 通常累及肾动脉主干远端 2/3,右肾动脉更易受累。其他较少见的肾动脉狭窄病因包括肾动脉瘤（压迫邻近的正常肾动脉）、动静脉血管畸形、神经纤维瘤病、肾动脉夹层、肾动脉损伤、多发性大动脉炎和肾动静脉瘘。

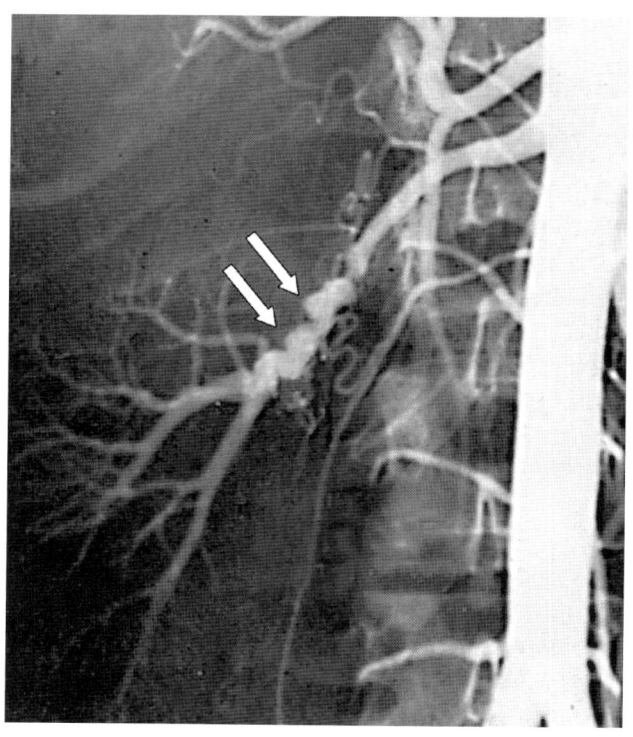

图 23-44 腹主动脉造影显示左肾动脉肌纤维发育不良的"串珠样"表现（箭头）

临床表现

肾性高血压是肾动脉闭塞性疾病最常见的后遗症。

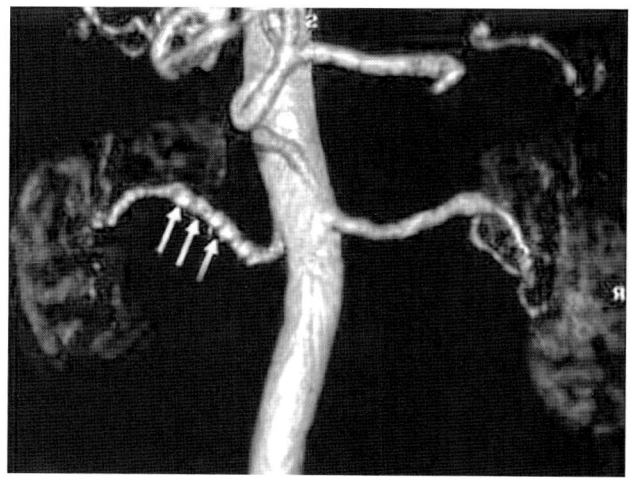

图 23-45 腹主动脉 MRA 显示左肾动脉的肌纤维发育不良（箭头）

患病率从舒张压 >100mmHg 患者中的 2% 到舒张压 >125mmHg 患者中的 30% 不等。提示肾性高血压的临床表现有:①上腹部的收缩期和舒张期杂音;②舒张压 >115mmHg;③50 岁以后快速进展的高血压;④在轻中度原发性高血压基础上的突然加重;⑤使用不少于三种降压药物的难治性高血压;⑥使用血管紧张素抑制剂后发生肾功能不全;⑦小儿高血压。

对所有的严重高血压患者,尤其是舒张压升高的患者,都必须排除肾血管疾病因素。尽早诊断并纠正肾性高血压将使年轻患者终身受益。对前来就诊的原发性高血压患者必须应用合适的诊断方法排除肾性高血压的可能。

诊断评估

肾性高血压的诊断包括高血压和肾动脉狭窄两方面。患者可能同时伴有肾功能受损,虽然在高血压之前出现肾功能不全并不常见。几乎所有的肾性高血压的检查手段都是针对解剖学狭窄和由狭窄导致的皮质功能受损。这里将对评估肾性高血压最常用的诊断方法进行评价。

卡托普利肾脏显影是评估在血管紧张素抑制剂卡托普利使用前、后肾脏灌注的功能性检查。卡托普利通过抑制肾脏分泌血管紧张素 Ⅱ,收缩小动脉并进而降低肾小球滤过率（GFR）。检查包括基础肾脏显影和使用卡托普利后的再次显影。阳性结果表明:①卡托普利延长峰值出现时间至超过 11 分钟;②两侧 GFR 比值与基础值相比,超过 1.5:1。严重的肾皮质病变将影响此检查的可靠性。

肾动脉多普勒超声检查通过对肾动脉直径测定、流速和波形分析来评估肾动脉的狭窄程度。肾动脉严重狭窄的收缩期峰值流速（PSV）>180cm/s,与腹主动脉的流速比（RAR）>3.5（表 23-11）。肾动脉超声检查对操作者的技术要求很高。此外,肠道气体和肥胖等因素会给检查带来更多困难。尽管如此,只要病例选择合适且操作者经验丰富,超声检查仍有很高的检出率,可以作为筛选肾动脉闭塞性疾病的首选方式。

从股静脉入路通过导管选择性检查肾静脉的肾素活性是一种检测肾动脉狭窄引起生理性改变的有创检查。在单侧病

表 23-11	肾动脉狭窄超声诊断标准	
肾动脉直径狭窄率	肾动脉 PSV	RAR
正常	<180cm/s	<3.5
<60%	≥180cm/s	<3.5
≥60%	≥180cm/s	≥3.5
闭塞	无信号	无信号

PSV=收缩期峰值流速;RAR=肾动脉-主动脉流速比值

变时,受累侧肾脏会有较高的肾素分泌水平。当两侧比值>1.5 时,提示有肾性高血压,并预示肾血管重建的有效性。由于此项检查是对比两侧肾脏的差异,因此对双侧病变患者并不适用。

通过计算肾血管紧张素与系统血管紧张素水平的差值,再除以肾血管紧张素水平得到的比值,可得出肾:系统血管紧张素指数(RSRI)。这一指数反映单侧肾脏的肾素分泌水平。在无肾动脉狭窄的情况下,单侧肾静脉的肾素活性比系统水平高 24% 或 0.24 倍。因此,双肾的总体肾素活性通常比系统水平高 48%,这一数值反映了肾脏肾素活性的稳定水平。肾性高血压患者受累侧肾脏的 RSRI>0.24。在单侧肾动脉狭窄而对侧正常的病例,患侧的肾素活性升高会抑制对侧肾脏的肾素活性,使其 RSRI<0.24。在双侧病变的病例中,则无此现象,双侧 RSRI 总和可明显大于 0.48。在肾动脉重建术后疗效明显的患者中,约 10% 并无对侧抑制的现象,可见 RSRI 对于判断预后的价值有限。因此,在诊断肾性高血压时对于 RSRI 的意义必须谨慎对待。

由于能够提供高分辨率的影像,使用肾毒性很小的钆对比剂的 MRA 肾动脉造影已经得到不断应用(图 23-46,图 23-47)。在 MRA 影像中,血流信号缺失可能会被误诊为闭塞或狭窄。因此,除非有先进的 MRA 分析软件,否则在制订手术或腔内治疗方案前对 MRA 显示的肾动脉狭窄或闭塞应结合

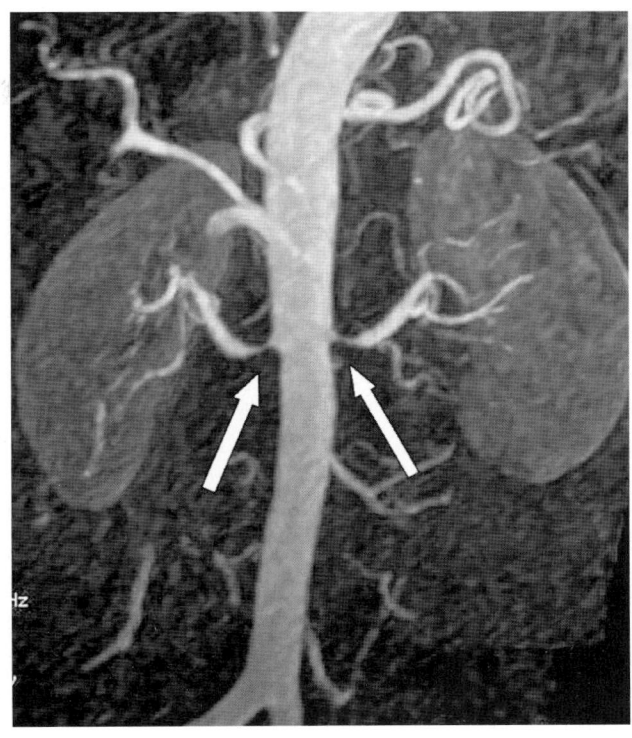

图 23-47　腹主动脉 MRA 显示双侧肾动脉起始部的狭窄病变(箭头)

其他诊断结果综合判断。

DSA 仍是诊断肾动脉闭塞性疾病的金标准。首先要行腹主动脉造影明确肾动脉的开口部位和有无副肾动脉。肾动脉狭窄周围的侧支循环可明确提示狭窄的严重程度。当狭窄部位前后的压力梯度 ≥10mmHg 时,就会有侧支循环形成并会激活肾素-血管紧张素的级联效应。

治疗指征

肾动脉疾病的治疗目标是:①帮助控制高血压,防止脑血管、冠状动脉、肺动脉和周围血管等的终末器官损伤;②保护并尽可能地改善肾功能(表 23-12)。

表 23-12	肾动脉重建的指征

血管造影标准

- 肌纤维发育不良
- 压力梯度>20mmHg
- 患侧/健侧肾脏的肾素比值>1.5:1

临床标准

- 顽固性或快速进展性高血压
- 没有冠状动脉疾病的肺动脉高压导致的肺水肿
- 快速进展的肾功能损害
- 对降压药物治疗不敏感
- 与双侧肾动脉闭塞性疾病或孤立肾的肾动脉狭窄相关的慢性肾功能不全
- 反复充血性心力衰竭或无法用冠状动脉缺血解释的肺水肿

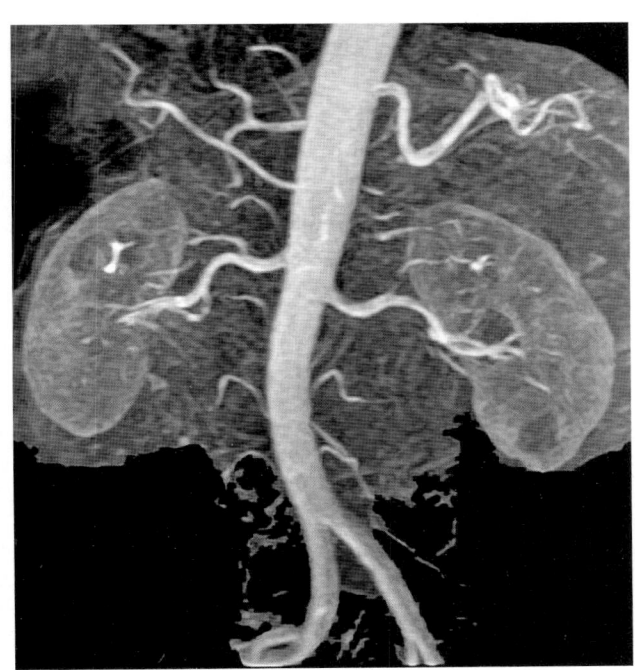

图 23-46　腹主动脉 MRA 显示正常的双侧肾动脉

肾动脉闭塞性疾病腔内治疗的指征包括≥70%的一侧或双侧肾动脉狭窄合并以下临床标准中的至少一项。

1. 在适当的降压治疗下仍无法有效控制的高血压。

2. 与双侧肾动脉闭塞性疾病或孤立肾的肾动脉狭窄相关的慢性肾功能不全。

3. 除肾动脉狭窄外无其他明确原因引起终末肾病的尿毒症患者。

4. 反复充血性心力衰竭或无法用冠状动脉缺血解释的肺水肿。

在1990年前，肾动脉闭塞性疾病最常见的治疗方式是肾动脉旁路或肾动脉内膜剥脱术。近十年来，由于血管腔内治疗的进展，包括肾动脉球囊成形术和支架置入术在内的各种微创治疗得到开展，以控制血压和保护肾功能。

手术治疗

经典的肾动脉血管重建手术需行剑突-耻骨联合的正中切口，打开后腹膜后，在Treitz韧带处将十二指肠推向右侧。沿左侧侧腹膜向上分离至胰腺下缘的无血管区可显露左侧肾门。游离左肾静脉非常重要，此时可切断结扎生殖静脉、髂腰静脉和肾上腺静脉以便操作。在肠系膜根部将左肾静脉向头端牵拉，并将下腔静脉向右侧牵拉后可显露右肾动脉近端。显露右肾动脉远端时，需做Kocher切口将十二指肠向左推移。另一种治疗双侧肾动脉病变的显露方式是，自Treitz韧带起向盲肠方向分离，再沿右结肠旁沟的Todd线分离，将整个小肠和右半结肠推向左侧，同时沿胰腺下缘分离可有助于显露左肾动脉。最后，有时需切断包绕肾上腹主动脉的膈肌脚行肾动脉上方阻断。

血管重建的各种术式

腹主动脉-肾动脉旁路是治疗肾动脉起始部闭塞性疾病最常见的术式。在阻断腹主动脉近、远端后在其上做一椭圆形切口，以端侧吻合方式做近端吻合口。移植物首选自体静脉。如自体静脉不适合，则可选择人工血管。用6-0或7-0聚丙烯缝线以端端吻合方式做远端吻合口。吻合口直径至少应是肾动脉直径的3倍以防止吻合口再狭窄。如果术者打算以端侧吻合方式完成移植物-肾动脉吻合，则应先做远端吻合口。

对于短段的起始部病变或同时存在多支肾动脉的情况，可经肾动脉或腹主动脉行内膜剥脱以替代肾动脉旁路。行经肾动脉内膜剥脱术时，先于腹主动脉上做横向切口并延伸入病变侧肾动脉，斑块剥脱后用人工补片缝合动脉切口。经腹主动脉内膜剥脱术适合短段的起始部病变或同时存在多支肾动脉的患者。腹主动脉纵向切开后，先做腹主动脉袖状内膜剥脱，再行肾动脉翻转式内膜剥脱。充分游离肾动脉对安全而彻底的内膜剥脱至关重要。

当患者无法耐受腹主动脉阻断或腹主动脉严重钙化而无法阻断时，可行肝动脉-肾动脉或脾动脉-肾动脉旁路术。行肝动脉-肾动脉旁路时，应选择右侧肋缘下切口，经小网膜显露肝动脉。做Kocher切口游离右肾静脉并在其下方显露和控制右肾动脉。移植物首选大隐静脉，先与肝总动脉行端侧吻合，然后在下腔静脉前方与肾动脉行端端吻合。行脾动脉-肾动脉旁路时，应选择左侧肋缘下切口，从小网膜囊游离脾动脉，经胰腺后引至左肾动脉处并与之行端端吻合。

对于儿童或有起始部病变的成年患者，肾动脉再置入是一受欢迎的术式。此时，要求肾动脉有足够的长度，游离后横断肾动脉并行翻转式内膜剥脱，然后与腹主动脉行端侧吻合。

手术治疗的临床结果

结果反映了在病源多而经验丰富的医疗中心行肾动脉旁路的需求。一项大型三级医疗中心的调查显示，92%的非动脉粥样硬化性患者术后血压控制理想，但仅有43%的患者可完全停用降压药物[89]。45岁以下的患者效果更好，治愈率为68%，改善率为32%。在动脉粥样硬化性患者中，治愈率为12%，总体有效率为85%。在动脉硬化组和非动脉硬化组中，手术死亡率分别为3.1%和0%。

在约2/3的患者中，术后1周即可有肾功能改善，此后可见GFR的进行性下降，但是下降的幅度小于完全没有手术疗效的患者。在一项大型系列报道中，近3/4的患者可终生停止血液透析[90]。肾动脉重建后肾功能的改善提高了总体生存率。

腔内治疗

肾动脉闭塞性疾病的腔内治疗最早由Grüntzig完成，他用球囊导管技术成功地对狭窄的肾动脉进行扩张。这项技术要求经股动脉入路，在透视下用导丝通过肾动脉的狭窄段，沿导丝导入球囊导管至病变段后扩张，也可选用球囊扩张型支架治疗肾动脉狭窄。通常在术后行血管造影评估即时疗效。肾动脉腔内治疗的技术要点将在以下内容中加以介绍。

肾动脉球囊成形术和支架置入术的技术要点

经股动脉穿刺是肾动脉腔内治疗最常见的血管入路，在有严重主髂动脉闭塞、主髂动脉瘤或肾动脉明显成角的情况下，也可采用肱动脉入路。在股动脉置入导管鞘后，首先用猪尾导管在腹主动脉肾上水平行血管造影。有时需要行多角度斜位造影以观察肾动脉起始部位的狭窄并明确有无副肾动脉。对肾功能不全或有碘过敏史的患者，可使用不含碘的造影剂，如二氧化碳和钆造影剂，进行肾动脉腔内治疗。

在全身肝素化后，可借助一系列选择性导管（如RDC、Cobra-2、Simmons I或SOS Omni导管）进入肾动脉。然后，行选择性肾动脉造影以明确病变部位，并用0.035″或0.018″、0.014″导丝通过病变段。在推送导引鞘时，要使导丝远端在肾动脉分支内保持固定，以免造成肾皮质穿孔或血管痉挛。将导引鞘或导引导管推送至肾动脉起始部，为球囊和支架的导入提供安全通道。

选择与狭窄部位邻近的正常肾动脉直径相同的球囊进行球囊成形术。直径4mm的球囊是合理的首选球囊。肾动脉的管腔直径可通过和完全扩张的球囊做进一步比较来确定，可对决定肾动脉扩张是否需要大尺寸球囊提供参考。

肾动脉球囊成形完成后，需要造影对结果做一评价。残余狭窄或夹层是效果欠佳的影像学表现，需要立即置入支架。此外，非常邻近肾动脉起始部的动脉硬化性病变也需要行支架治疗。通常选用球囊扩张式支架，并使支架的一端突出于主动脉内1~2mm。支架的尺寸根据肾动脉直径而定，一般扩大10%~20%。支架释放后需再次造影，如结果满意，可回撤导管和导丝。需要注意的是，在还没有造影证实结果满意前,必须将导丝留在原位。缓解肾动脉分支的痉挛通常可经导引鞘直接向肾动脉注入硝酸甘油 $100 \sim 200 \mu g$。

与传统的肾动脉旁路术相比,腔内治疗肾动脉闭塞性疾病的创伤明显减小,但仍可能发生相应的并发症。Guzman 等分析了两者的并发症后发现,腔内治疗和手术治疗术后的严重并发症发生率分别为 17% 和 31%。相反,次要并发症发生率方面,腔内治疗为 48%,明显高于手术治疗的 7%[91]。在一项前瞻性的随机临床结果调查中,对于肾动脉起始部的动脉硬化性病变,球囊成形和支架置入术的并发症发生率相近,分别为 39% 和 43%。然而,6 个月后的再狭窄发生率,球囊成形明显高于支架置入术(48% vs. 14%)。这一结果表明,对于肾动脉起始部狭窄,支架置入术的临床效果优于球囊成形[92]。

虽然肾功能受损是一过性的,但其仍是肾动脉腔内治疗术后的常见并发症。这很可能是含碘造影剂和术中导丝导管的操作导致的肾皮质栓塞共同所致。在大多数病例中,肾功能受损只是暂时性的,通过充分补液等支持治疗可以逆转。然而,约 1% 的患者可能需要临时性的透析治疗。其他并发症包括穿刺点并发症(出血、血肿、股神经损伤、动静脉瘘和假性动脉瘤)、肾动脉夹层、肾周血肿、术后早期肾动脉血栓形成和主髂动脉血栓脱落造成的远端栓塞。

腔内治疗的临床结果

经皮腔内球囊成形术

肾动脉 FMD 是球囊成形术的最常见指征。通常,高血压和肾功能不全的症状性患者行球囊成形术的疗效理想。相反,由于再狭窄率高,球囊成形术对肾动脉狭窄或近端闭塞性疾病的总体疗效欠佳,需行支架置入术[93]。Surowiec 等报道了肾动脉 FMD 患者行球囊成形术的长期随访结果,14 例患者的 18 支肾动脉接受 19 次治疗,技术成功率为 95%。术后第 2、4、6 和 8 年的一期通畅率分别为 81%、69%、69% 和 69%,相对应的辅助一期通畅率分别为 87%、87%、87% 和 87%。8 年再狭窄率为 25%。79% 的患者高血压得到改善或治愈,8 年中 2/3 患者维持疗效。作者总结,对于症状性 FMD 患者,球囊成形术疗效明确且持久[93]。

单纯球囊成形对治疗肾性高血压疗效有限。Van Jaarsveld 等进行了一项前瞻性试验[94],106 例肾动脉狭窄 ≥50% 且有高血压或肾功能不全的患者被随机分入药物治疗组和球囊成形组。3 个月时,两组间在血压控制的程度上无差异。然而,球囊成形组在血压和降压药物使用上略有降低。以上这些优势在 12 个月时完全消失,因此作者认为,在治疗肾动脉狭窄导致的高血压方面,经皮球囊成形术与药物降压相比,基本没有优势。

肾动脉支架置入术

对于症状性或重度肾动脉闭塞性病变的患者,支架置入术是首选治疗方式(图 23-48)。这是由于单纯球囊成形术有较高的再狭窄率,尤其对于肾动脉起始部的狭窄病变更是如此。肾动脉支架置入术也适用于球囊成形术或其他导管操作导致的肾动脉夹层患者。对于重度肾动脉狭窄患者,很多文献已明确指出,与球囊成形术相比,肾动脉支架置入术的临床疗效更佳。

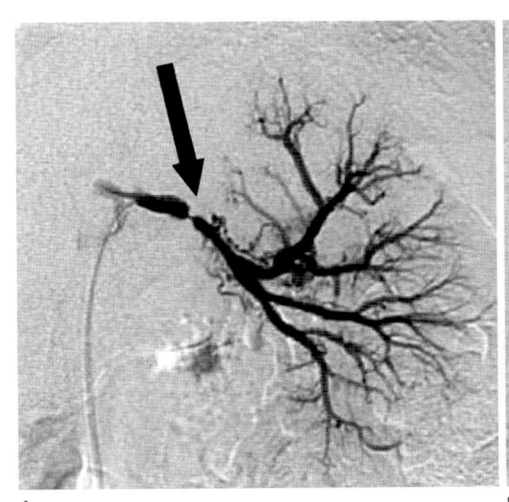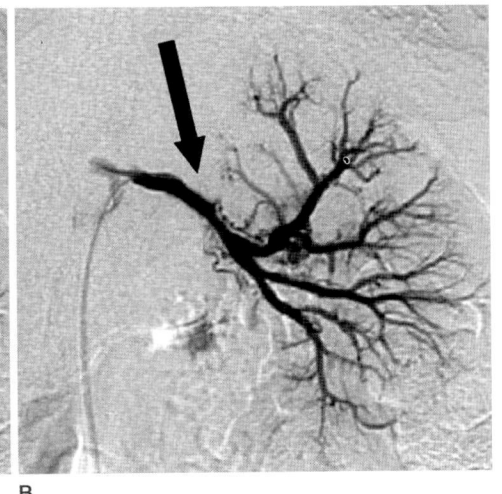

图 23-48 肾动脉支架置入。**A.** 肾动脉局限性病变(箭头)。**B.** 支架置入后造影显示效果满意

White 等进行了一项研究以评价肾动脉支架置入对治疗血压控制不良和球囊成形疗效不佳的肾动脉病变的作用[95]。肾动脉支架置入的技术成功率为 99%。支架置入前平均血压为 (173 ± 25) mmHg/(88 ± 17) mmHg,支架置入 6 月后平均血压为 (146 ± 20) mmHg/(77 ± 12) mmHg($P<0.01$)。67 例患者的血管造影随访(8.7 ± 5) 个月显示,15 例(19%)发 ≥50% 的再狭窄。研究表明,肾动脉支架置入对于治疗肾性高血压明确有效且再狭窄率低。在另一项类似的前瞻性研究中,Blum 等对 68 例(74 处病变)肾动脉起始部狭窄行球囊成形后效果不理想的患者行支架置入[96]。平均随访 27 个月,内容包括血压、血清肌酐水平、多普勒超声和动脉血管造影检查。5 年通畅率为 84.5%,8 例(11%)发生再狭窄,但再次干预后,5 年二期通畅率为 92.4%。78% 的患者高血压得到改善或治愈。作者总结,对于累及起始部的肾动脉狭窄患者,支架置入是有效的治疗方式。

几项研究通过连续测定血清肌酐水平评价肾功能的变化来分析肾动脉支架置入对保护肾功能的作用[97]。Harden 等报道了 32 例肾功能不全患者的 33 例肾动脉支架置入术,发

现22例患者(69%)的肾功能得到改善或稳定[98]。在另一类似研究中,Watson等通过比较血清肌酐/时间回归线的下降幅度来评价肾动脉支架置入对改善肾功能的作用[97]。作者发现,在33例患者61例肾动脉支架置入术后,18例患者的血清肌酐/时间回归线呈阳性表现,7例患者相对阴性。研究表明,肾动脉支架置入能有效地改善或稳定因肾动脉闭塞性疾病导致的慢性肾功能不全。

几项大型临床研究评价肾动脉支架置入治疗肾性高血压或慢性肾功能不全的临床结果见表23-13[95,96,98~104]。所有研究一致表明,肾动脉支架置入术的技术成功率高、再狭窄率和其他相关并发症发生率低。在Leertouwer等的类似meta分析报道中,共有14项研究比较了肾动脉支架置入术和球囊成形术治疗肾动脉狭窄的效果[105]。分析表明,肾动脉支架置入明显有效,初期技术成功率为98%。高血压的总体治愈率为20%,而改善率为49%。30%的患者肾功能改善并有38%的患者保持稳定。在6~29个月的随访期中,再狭窄率为17%。与球囊成形术相比,肾动脉支架置入的技术成功率更高而再狭窄率更低。

表23-13	肾动脉支架置入治疗肾性高血压或慢性肾功能不全的临床结果									
作者	年份	病例数	技术成功率(%)	随访(月)	肾功能不全(%)		肾性高血压(%)		并发症发生率(%)	再狭窄率(%)
					稳定	改善	治愈	改善		
Iannone[102]	1996	63	99	10	45	36	4	35	13	14
Harden[98]	1997	32	100	6	34	34	/	/	3	13
Blum[86]	1997	68	100	27	/	/	16	62	0	11
White[95]	1997	100	99	6	/	20	/	/	2	19
Shannon[104]	1998	21	100	9	29	43	/	/	9	0
Rundback[103]	1998	45	94	17	/	/	/	/	9	25
Dorros[100]	1998	163	100	48	/	/	3	51	11	/
Henry[101]	1999	210	99	25	/	29	19	61	3	9
Bush[99]	2001	73	89	20	21	38	13	61	12	16

主髂动脉闭塞性疾病

腹主动脉远端及髂动脉是动脉粥样硬化好发部位。临床症状及主髂动脉粥样硬化的自然病程取决于病变的分布及长度。动脉粥样的硬化斑块所引起的临床症状源自其导致的管腔狭窄,血流减少,或者血栓或斑块脱落栓塞下肢远端动脉。如果主髂段斑块的大小达到影响管腔的程度,则会堵塞下肢动脉的血供。多种危险因素可以引起主髂动脉闭塞。了解危险因素及疾病本身可使医师制定出合理的治疗策略,以减轻患者的症状以及提高生活质量。

诊断评估

在临床检查时会发现患者的股动脉搏动减弱及踝肱指数降低。确定髂动脉阻塞性病变通常采用多普勒彩超。其表现为狭窄段收缩期最大血流速度比>2.5或者是单相的波形。无创检查手段包括下肢脉搏容积测定(PVR)及股肱指数,都可提示主髂动脉闭塞性疾病。MRA及CTA被广泛应用于评估病变的范围及类型。DSA为医师所提供的优势在于可以使诊断与治疗同期进行。血管造影提供的信息包括远端输出道情况,以及股深动脉是否通畅,盆腔及腹股沟区的侧支循环存在对于肢体的存活至关重要。必须强调的是,只有对于症状明显、需要外科治疗的患者,才采用血管造影。

鉴别诊断

退行性脊柱及脊髓病变、腰椎间盘突出、椎管狭窄、糖尿病神经元性病变以及肌肉神经元性病变所表现的症状容易误诊为血管源性病变所导致的间歇性跛行。肌肉神经元性病变不适可以通过坐着或者躺下缓解,而血管源性的间跛则是通过停止行走来缓解。此外,站立时主诉不适提示了非血管源性跛行,通过以上几点可鉴别。当仍不能确诊时,可通过无创血管检查,如运动平板运动试验来明确诊断。

侧支循环

在严重的主髂动脉闭塞及慢性主动脉闭塞性病变时,主要的侧支循环可以提供闭塞段远端的血供:①肠系膜上动脉-肠

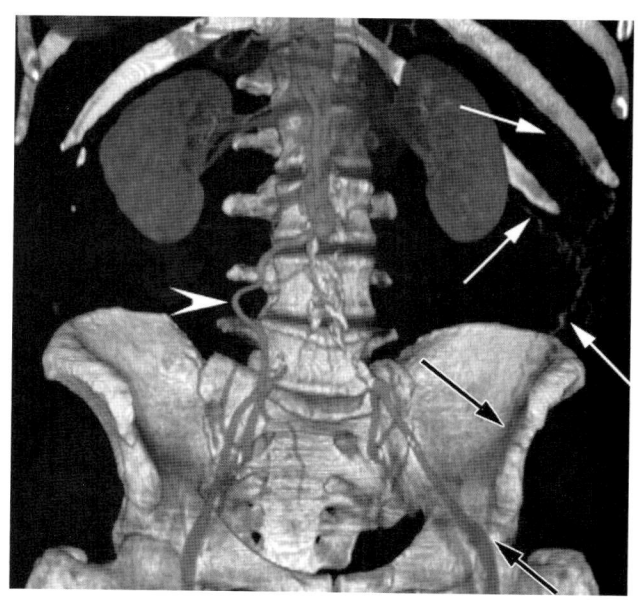

图23-49　慢性主髂动脉闭塞后的侧支循环形成

系膜下动脉-直肠上动脉分支-直肠中、下动脉-髂内动脉（39%）；②腰动脉-直肠上动脉-髂内动脉（37%）；③腰动脉-旋髂浅动脉-股总动脉；④Winslow 旁路：锁骨下动脉-腹壁上动脉-腹壁下动脉-髂外动脉（图 23-49）。通常情况下，主髂动脉闭塞性病变治疗指征包括：严重影响生活的间歇性跛行，缺血性静息痛，难以痊愈的下肢溃疡以及主髂病变导致的下肢动脉微栓塞。

疾病分型

按照动脉粥样硬化分布情况，主髂动脉硬化闭塞性病变可分三种不同类型（图 23-50）。病变局限于腹主动脉远端及髂总动脉为 I 型病变，占 5% ~ 10%（图 23-51）。由于此型病变的局限性及闭塞段的侧支循环生成，所以在远端动脉不存在病变的情况下，此型的病变较少引起危及肢体的症状（图 23-52）。与股腘段病变相比，I 型病变发生于较年轻的患者。此类患者极少合并高血压和糖尿病，但常合并血脂异常特别是Ⅳ型高脂蛋白血症。典型的症状包括双下肢或臀部间歇性跛行及疲劳。男性患者可有勃起障碍，甚至丧失射精功能。上述症状如合并股动脉搏动消失，称为 Leriche 综合征。除非合并远端血管病变，孤立的主髂动脉闭塞性疾病很少引起静息痛。此类患者很可能发展成急性腹主动脉末端闭塞。另外由于远端血管微栓塞可以导致"垃圾足"（图 23-53）。

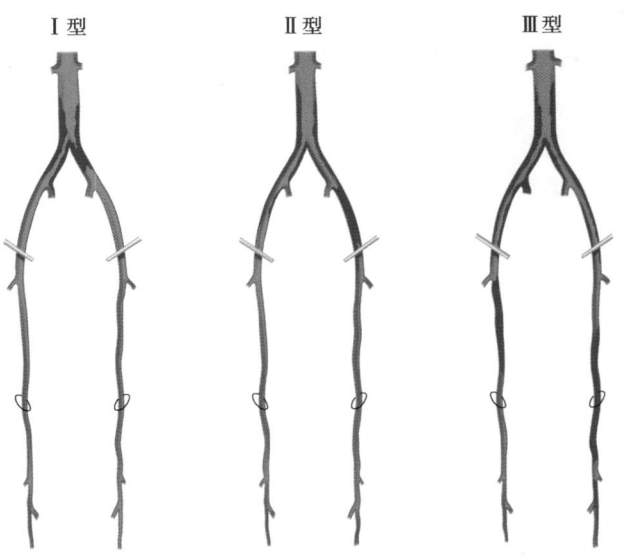

图 23-50 主髂动脉病变分型

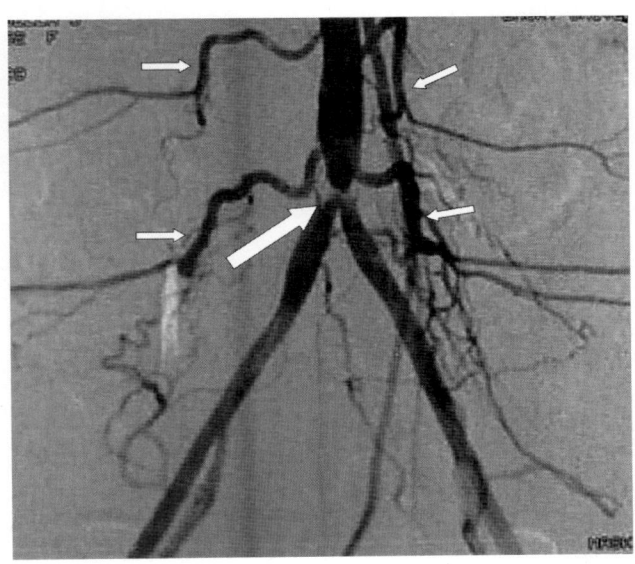

图 23-51 I型主髂动脉病变，局限于腹主动脉末端及髂总动脉近端（大箭头），在闭塞血管周围形成侧支循环（小箭头）

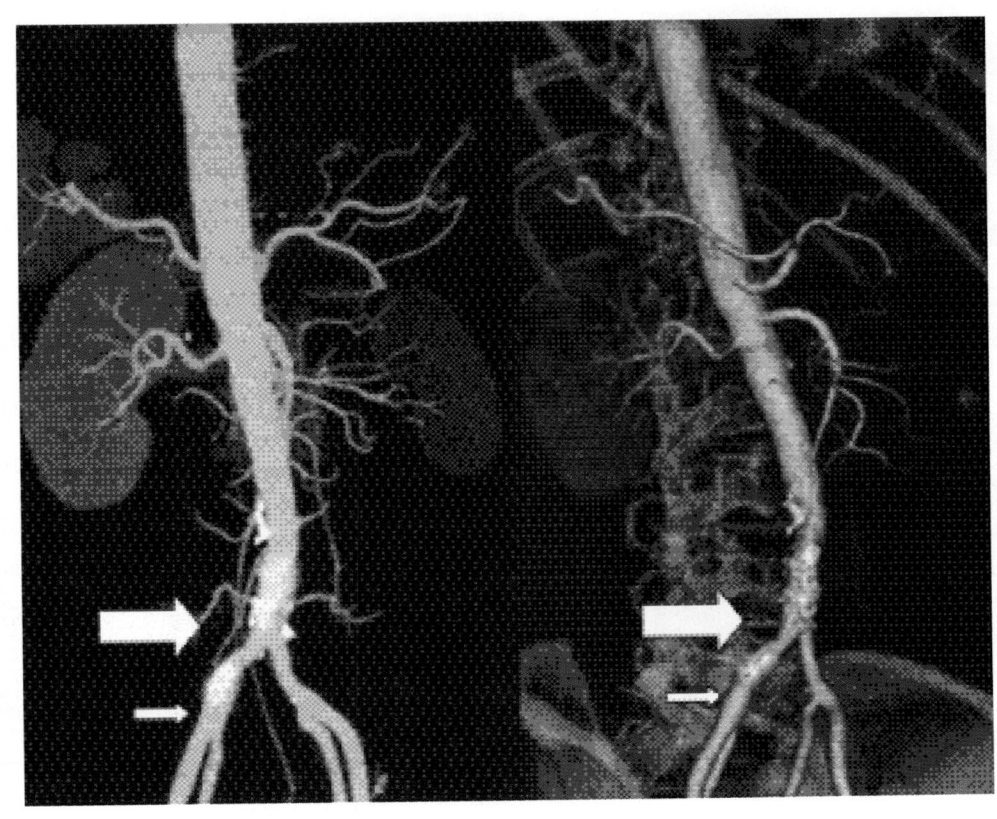

图 23-52 CTA 示一位 63 岁间歇性跛行患者的髂动脉病变。三维重建示腹主动脉（大箭头）及髂动脉内（小箭头）的钙化斑块，属于 I 型主髂动脉闭塞性病变

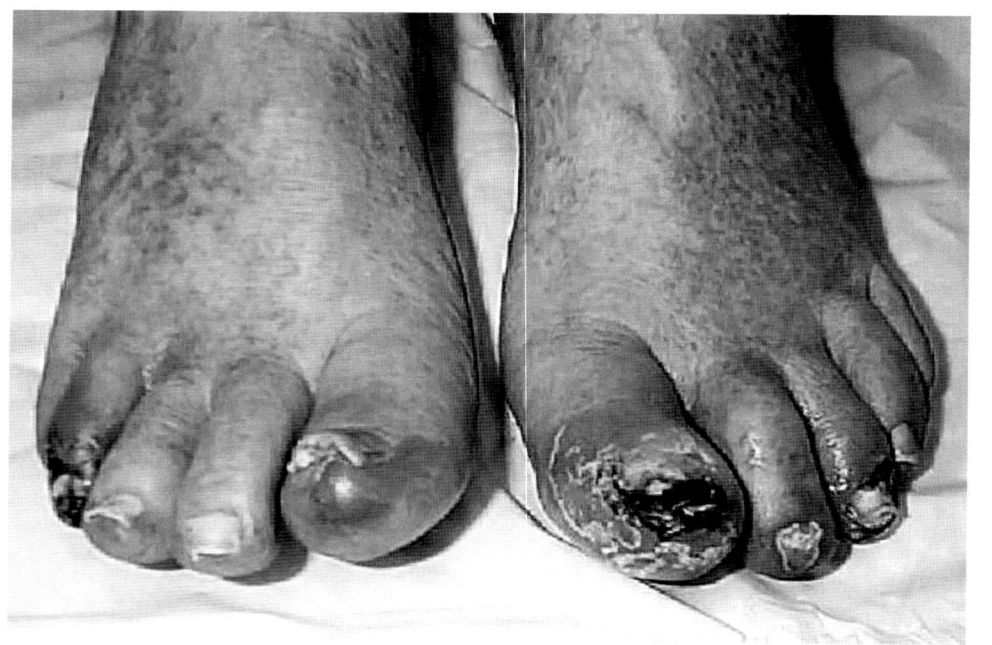

图 23-53　主髂动脉粥样硬化导致下肢动脉微栓塞所造成的"垃圾足"，足趾坏疽

Ⅱ型主髂动脉病变指弥漫性动脉硬化性病变，累及腹主动脉至髂总动脉，此型病变占25%。Ⅲ型病变累及腹股沟韧带上下的动脉，此型病变占65%（图23-54）。多节段性病变的患者通常年纪较大，多为男性（男∶女=6∶1），多伴有糖尿病、高血压及脑血管、冠状动脉、内脏动脉硬化。病变发展比孤立性主髂动脉病变快，基于上述原因，大多数Ⅲ型患者表现为严重缺血。血管重建是为了挽救肢体而非治疗间歇性跛行，与孤立性主髂动脉病变的患者相比，Ⅲ型患者预期寿命少10年。

TASC Ⅱ是最常见的髂动脉粥样硬化病变分型。根据分型的不同TASC Ⅱ分型也提供了建议的治疗手段（表23-14和

图23-55）[2]。根据达成的共识，A型病变适合腔内治疗，D型病变适合于手术治疗，B型病变更适合于腔内治疗。对于低风险的C型病变倾向于手术治疗，与2000年TACS Ⅱ分型相比，新的TASC Ⅱ分型可以考虑治疗更广泛的病变，同时也应把介入技术的不断更新以及介入医师的技术因素考虑进去。在决定B型和C型病变治疗方式时，必须充分考虑患者的合并症、意愿以及医师手术的远期成功率[2,106]。

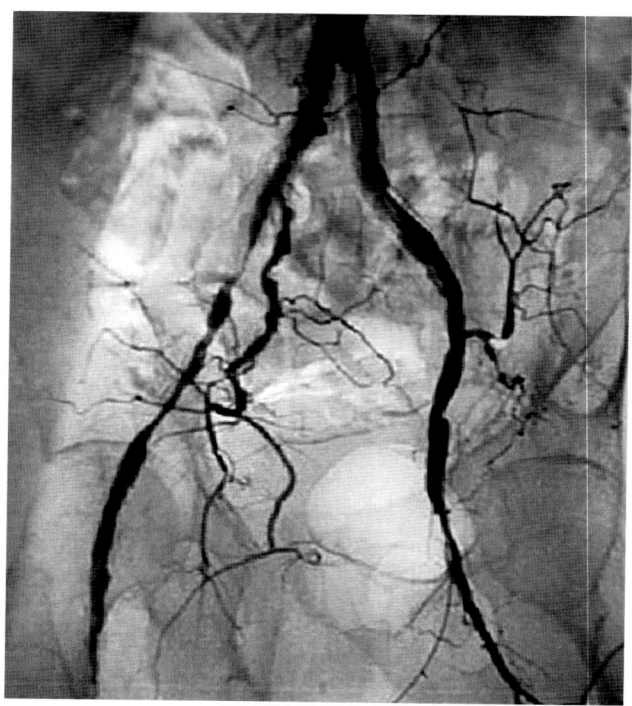

图 23-54　Ⅲ型主髂动脉闭塞累及包括腹股沟韧带下方的股腘动脉多节段病变

表 23-14　TASC Ⅱ 分型
A 型病变
• 单侧或者髂总动脉病变
• 单侧或双侧髂外动脉狭窄（长度<3cm）
B 型病变
• 肾下腹主动脉短段狭窄（长度<3cm）
• 单侧髂总动脉闭塞
• 单个或多个髂动脉狭窄，长度3~10cm，且未累及股总动脉
• 单侧髂外动脉闭塞，且未累及髂内动脉或股总动脉起始段
C 型病变
• 双侧髂总动脉闭塞
• 双侧髂外动脉狭窄，长度3~10cm，且未累及股总动脉
• 单侧髂外动脉狭窄，且累及股总动脉
• 单侧髂外动脉闭塞，且累及髂内动脉和（或）股总动脉起始段
• 单侧髂外动脉严重钙化闭塞，累及或不累及髂内动脉和（或）股总动脉起始段
D 型病变
• 肾下腹主动脉闭塞
• 主动脉及双侧髂动脉弥漫性病变
• 单侧髂总动脉、髂外动脉和股总动脉多发性弥漫性狭窄
• 单侧髂总动脉和髂外动脉闭塞
• 双侧髂外动脉闭塞
• 髂动脉狭窄，伴有不适合行腔内修复的腹主动脉瘤病变，或其他需要行主髂动脉手术治疗的病变

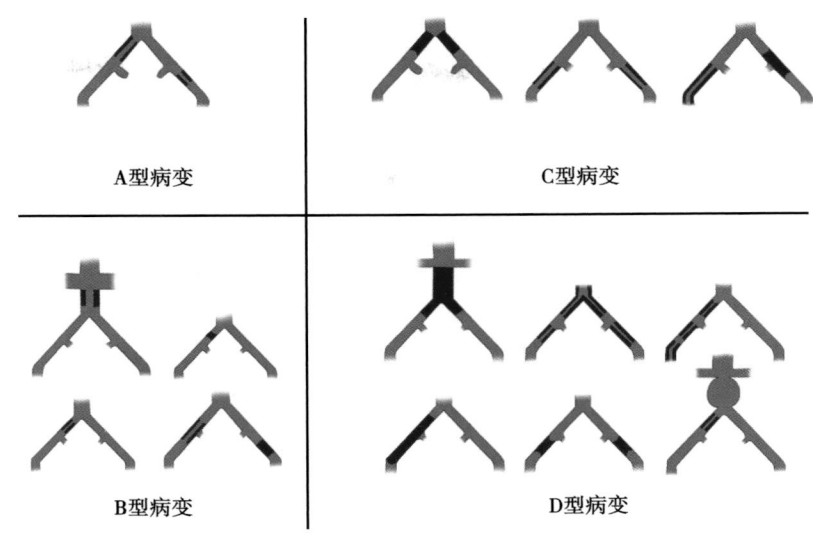

A型病变

C型病变

B型病变

D型病变

图 23-55 TASC Ⅱ 分型

一般治疗

对于主髂动脉闭塞性疾病,并无有效的药物疗法。控制危险因素可以减缓动脉粥样硬化的病程。患者需控制高血压、高脂血症、糖尿病等基础疾病,建议患者严格戒烟。根据经验许多患者使用抗血小板治疗。循序渐进的锻炼计划可增加行走距离、血管内皮功能和骨骼肌对缺血的适应。但是对于主髂动脉闭塞患者来说,以上的措施很少有显著疗效。对于锻炼及药物治疗失败的患者需考虑肢体血管重建。

主髂动脉闭塞性疾病的手术治疗

主髂动脉闭塞性疾病的手术治疗包括各种方式的主双股旁路、各种方式的解剖外旁路和主髂动脉内膜剥脱术。术式选择取决于解剖条件、患者的身体状况以及外科医师个人偏好。

主双股动脉旁路手术

由于大多数患者存在双侧髂动脉病变,需行主双股动脉旁路手术。虽然有时一侧病变较另一侧严重,但是病变会发展且主双股动脉旁路并不增加手术的复杂程度及创伤。主双股动脉旁路可确切缓解症状,远期通畅率高(10年通畅率为70%~75%)。与较理想的手术效果相比,其手术死亡率也是在可接受范围之内(2%~3%)[107]。

主双股动脉旁路的手术要点

首先暴露双侧股动脉用于远端血管吻合,自腹部正中切口进入腹腔后将小肠推至右侧,切开位于主动脉表面的后腹膜。腹膜后入路可以选择应用于特定的病例。此入路需行左侧腹部切口暴露腹膜,并将其内容物推至右侧。由于腹膜后入路手术视野较差,不适合左肾动脉严重狭窄的病例。与腹部正中入路相比,腹膜后入路更适合于既往有多次腹部手术史及严重肺部疾患的患者。另一优势在于较少引起胃肠不适、第三间隙体液丢失少、易于暴露肾下腹主动脉。相关随机试验报道对于该入路优点的评价褒贬不一。采用3-0聚丙烯

缝线将胶原编织的人工血管与主动脉行端端吻合或端侧吻合。近端吻合口需靠近肾动脉,以避免将来动脉粥样硬化病变发展导致的血管再狭窄。

近端主动脉的端端吻合对于存在主动脉瘤及主动脉完全闭塞直至肾动脉的患者来说是必需的(图23-56)。尽管从理论上讲,端端吻合很少引起湍流以及由通畅的自体髂动脉所产生的分流,但是始终无较一致的结果证实端端吻合与端侧吻合在通畅率上存在差异。主动脉近端吻合口采用端侧吻合的适应证包括:异位肾动脉;存在回血差且直径粗的肠系膜下动脉,提示侧支循环建立不充分;双侧髂外动脉闭塞性病变。此时如采用近端的端端吻合,因髂外动脉闭塞将没有顺行及逆行的血流供应髂内动脉。尽管股动脉及远端动脉搏动良

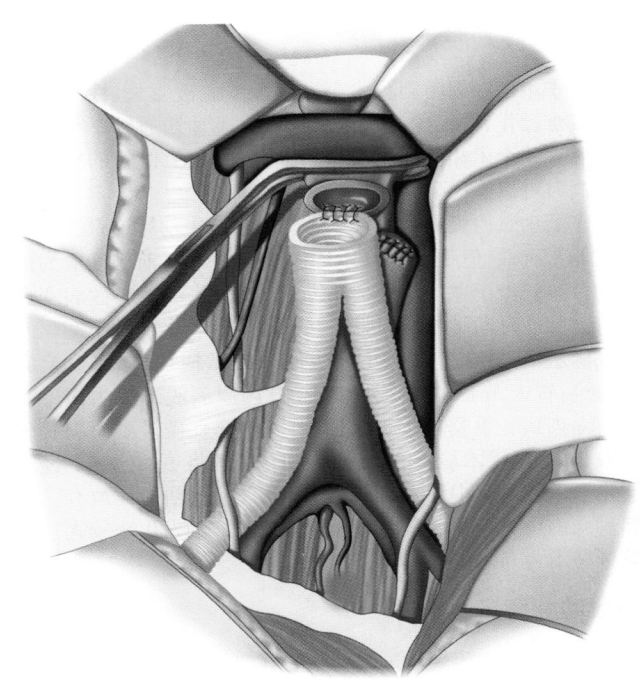

图 23-56 人工血管与主动脉端端吻合

好,但盆腔血供不足,将使得患者术后阳痿、结肠缺血、臀部间歇性跛行以及脊髓缺血带来截瘫的发生率升高。

近端主动脉端侧吻合也会带来相应的不利影响,包括主动脉部分阻断所引起的潜在的远端动脉栓塞风险(图 23-57)。此外,随着病变的发展,吻合口下方的主动脉将完全闭塞。由于近端的端侧吻合较难采用组织及后腹膜覆盖,主动脉-肠瘘的发生率较高。人工血管分叉将通过腹膜后隧道至腹股沟区,然后采用 5-0 聚丙烯缝线与股动脉分叉处行端侧吻合。需同时进行股深动脉内膜剥脱或者补片成形术。完成吻合,充分冲洗人工血管后,术者需慢慢松开阻断钳直至血流完全恢复。在松开阻断钳过程中需监测患者是否发生低血压,松钳性低血压是主动脉血流突然恢复后的并发症。当血流恢复后,将后腹膜完全覆盖人工血管以防止主动脉肠瘘。

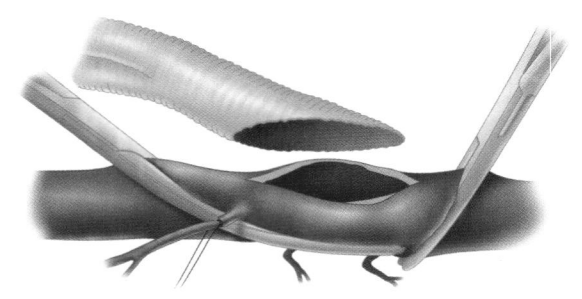

图 23-57 人工血管与主动脉的端侧吻合

尽管多数患者存在多节段病变,主双股动脉旁路术可恢复血供及减轻 70% ~ 80% 间歇性跛行患者的症状。然而仍然存在 10% ~ 15% 的患者需要立即行流出道重建,解决远端缺血以保全肢体。同时行远端血管重建术可避免再次从原腹股沟区瘢痕处切开手术。如果股深动脉可以插入 4mm 探条或者 3F Forgarty 取栓导管 20cm 以上,表明股深动脉已足够下肢供血,此时可不考虑行远端输出道重建。

主动脉内膜剥脱术

由于主动脉内膜剥脱术会导致大量血液丢失、性功能丧失且较难操作,故很少被临床采用。由于远期通畅率与主双股动脉旁路手术相似且无移植物,所以当人工血管的感染风险较高时可以考虑采用。

主髂动脉内膜剥脱术对于病变局限于主动脉或者髂外动脉时非常有效,但是主髂动脉 PTA、支架手术目前已经成为治疗的首选。由于主动脉瘤会不断增大,因此当闭塞性病变合并有动脉瘤时动脉内膜剥脱术并不适用。若主动脉闭塞累及肾动脉水平,可在肾动脉下方数厘米处做横切口,将血栓剥除,然后置入人工血管。这比主动脉内膜剥脱术更为简单和省时。当病变累及髂外动脉时,因为血管直径较小而剥脱长度较长,加之手术显露的问题,内膜剥脱术将更加困难。经常会由于该段血管中膜平滑肌发达,固有组织粘附而放弃。主髂动脉内膜剥脱术后早期和远期血栓形成的发生率较人工血管旁路术为高。

腋股动脉旁路

将腋动脉血流转流至股动脉的解剖外旁路重建称为腋股动脉旁路。这种治疗措施适用于有合并症,不适合经腹血管重建的患者。这种可以挽救肢体的术式可以在局部麻醉下进

行。解剖外旁路与解剖旁路的主股动脉旁路相比通畅率较低,所以很少推荐应用于下肢间跛的患者。术前应对比双上肢的血压及脉搏,以确保腋动脉无病变,而并不一定需要行锁骨下-腋动脉造影。经锁骨下暴露腋动脉,将 6mm 或 8mm 的 PTFE 人工血管经侧胸壁及侧腹部皮下隧道引至腹股沟区,并吻合于股总动脉分叉处。如果必须重建对侧下肢动脉,可选用 6mm 或 8mm 的 PTFE 人工血管行股股动脉旁路。据报道,5 年通畅率为 30% ~ 80%[108]。与主股动脉旁路相比,腋股动脉旁路较为简单,但其死亡率并不低(10%),这也反映了此类手术患者的身体状况不佳[108]。

髂股动脉旁路

对于单侧髂总动脉远端及髂外动脉闭塞的患者可行髂股动脉人工血管旁路术(图 23-58)。远期通畅率与主双股动脉旁路相似。由于经腹膜后途经不需阻断主动脉,术后死亡率较低[108]。

股股动脉旁路

对于单侧髂总动脉、髂外动脉狭窄或闭塞引起的静息痛、坏疽或严重间跛的患者,股股动脉旁路是另一种选择。5 年通畅率为 60% ~ 70%,尽管较主股动脉旁路低,但由于不阻断主动脉,创伤小,尤其适合于合并症多的患者。除非健侧髂动脉或流出道发生病变,否则不必担忧患肢从健侧窃血[109]。依靠介入医师和外科医师的技术,许多 TASC ⅡB、C 或者 D 型病变可以通过腔内技术治疗,从而避免了行股股动脉旁路手术。此外,腔内治疗成功重建一侧髂动脉血流后,可以采用股股动脉旁路作为辅助重建另一侧下肢血流的手段。

闭孔动脉旁路

若存在人工血管移植物感染导致腹股沟区坏死、动脉注射吸毒、腹股沟区肿瘤以及放射损伤时,可考虑行闭孔动脉旁路。近端吻合口可选在髂总动脉、髂外动脉或者未感染的主双股旁路人工血管分支。涤纶、PTFE 或者自体血管经闭孔膜的前内侧至远端的股浅动脉或者腘动脉。应锐性分离闭孔膜,以避免损伤周围组织,仔细辨认经后侧方经过的闭孔动脉和神经。完成闭孔动脉旁路,隔离切口之后,进入感染区域,清除感染血管直至正常组织,用带血管蒂的肌瓣覆盖已结扎的人工血管残端。闭孔动脉旁路的通畅率和保肢率报道不一。一些学者报道,5 年通畅率为 57%,5 年保肢率为 77%。但是其他报道显示,再次感染率高,通畅率低,需再次干预[110,111]。

胸主-股动脉旁路

胸主-股动脉旁路术的适应证:①多次肾下腹主动脉重建失败;②移植物感染。因为需要阻断降主动脉和经左侧开胸,胸主-股动脉旁路比其他解剖外旁路的创伤大。人工血管需沿腋前线从左侧胸腔后部经左肾至股动脉,需在膈肌边缘和左侧腹股沟韧带处各做一切口,由下方进入腹膜外路径。

主髂动脉重建的手术并发症

凭借目前的手术技巧和人工血管,术后早期出血已较少见,发生率为 1% ~ 2%[112]。术后出血与止血不彻底及凝血功能异常有关。主髂动脉重建术后急性肢体缺血可由急性血栓形成或者远端动脉栓塞所致。术者可通过以下方法预防栓

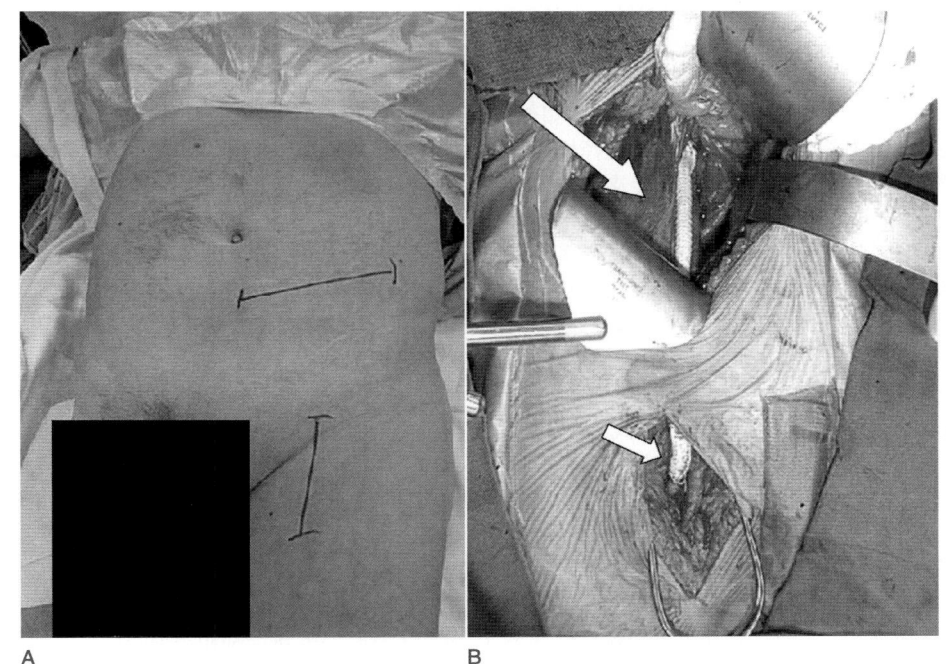

图 23-58　**A.** 髂股旁路切口。**B.** 大箭头示人工血管髂动脉吻合口,小箭头示股动脉端吻合口

塞事件的发生:①避免在主动脉上过度操作;②充分肝素化;③正确放置血管阻断钳;④血流恢复前充分冲洗人工血管。术后人工血管分支内急性血栓形成率为 1% ~ 3%[112]。可经股动脉吻合处横向切开人工血管行人工血管分支内取栓术。通过此法可观察吻合口内部,以及向股浅动脉、股深动脉内插入取栓导管清除血栓。表 23-15 示主髂动脉或主双股动脉重建术后可能发生的并发症。

表 23-15	主双股动脉人工血管旁路术后并发症

临床并发症

- 术前心肌梗死
- 呼吸衰竭
- 缺血导致的肾衰竭
- 肝素化导致出血
- 卒中

手术相关的并发症

早期

- 松钳性低血压
- 移植物血栓形成
- 腹膜后出血
- 腹股沟区血肿
- 肠道缺血
- 外周血管栓塞
- 性功能障碍
- 淋巴漏
- 乳糜腹水
- 截瘫

远期

- 移植物感染
- 吻合口假性动脉瘤
- 主动脉肠瘘
- 主动脉输尿管瘘
- 移植物血栓形成

约 2% 的患者在主动脉重建后发生肠道缺血,通过结肠镜更易观察到肠黏膜的轻度缺血。术者需考虑是否需要同时行髂内动脉或者肠系膜下动脉重建。如果患者肠系膜下动脉粗而通畅,或者既往有结肠切除病史,行肠系膜下动脉重建是有利的。

全面回顾 747 例主髂动脉闭塞患者,22 年中由于远期并发症如再次闭塞、假性动脉瘤或移植物感染而行二次手术的占 21%。最常见的远期并发症是移植物血栓形成。文献检索显示移植物分支 5 年闭塞率为 5% ~ 10%,10 年为 15% ~ 30%[112,113]。主股动脉人工血管股动脉段吻合口假性动脉瘤发生率为 1% ~ 5%[1124]。吻合口假性动脉瘤的好发因素包括自体血管的退行性变、吻合口张力过大以及移植物感染。由于有血栓形成、远端动脉栓塞、感染和破裂的风险,吻合口假性动脉瘤需及时处理。

主髂动脉重建术后移植物感染是严重的并发症,发生率为 1%。主股动脉重建及腋股动脉重建的股动脉端吻合口较易发生感染。预防性使用抗生素及术中轻柔操作对预防移植物感染至关重要。如感染局限在腹股沟区,可以考虑采取伤口清创、抗生素冲洗、肌肉皮瓣翻转覆盖创口等保留人工血管的治疗。这种非切除性治疗方法对于感染局限于股动脉移植物的病例可能有效。然而大多数患者需通过切除原人工血管,越过污染区进行血管重建或者清除感染源后进行原位重建以保全肢体功能。主动脉肠瘘及其引起的消化道出血是较为严重的并发症。由于端侧吻合口且没有后腹膜包裹,人工血管可直接与肠管接触,主动脉肠瘘的发生率较高。处理方法包括移植物切除、缝合肾下腹主动脉瘘口以及经解剖外旁路进行重建。

主动脉病变腔内治疗

尽管主股动脉旁路的通畅率高,死亡率低,但一些患者仍不能耐受全身麻醉下长时间的主动脉阻断、失血多和开腹所带来的创伤。尽管腔内治疗的中远期通畅率相对较低而再次干预率相对较高,但以下患者仍更适合于腔内治疗。

局限的主动脉病变

治疗肾动脉下方主动脉狭窄的腔内技术与髂动脉相似。建立双侧股动脉入路置 10F 鞘,亲水性导丝配合选择性导管通过病变段,交换硬导丝后置入自膨式镍钛合金支架或者球扩式支架,并给予适当的后扩。如果病变位于主动脉末端邻近主动脉分叉处,根据医师的判断可采用对吻支架(kissing stent)技术。腹主动脉瘤腔内修复术的覆膜支架在主动脉狭窄或闭塞性病变中的运用还未经过充分研究。主动脉直径需在造影时通过标记导管测量,或术前通过 CT 测量,避免低估尺寸。在大多数病例中,球囊直径从 12 ~ 18mm 不等。大多数情况下单个支架可以有效地治疗病变。球扩式 Palmaz 支架已经被成功地应用于主动脉病变,需要时可以扩张至 25mm,新型的自膨式支架同样也被应用。向心性的主动脉狭窄可侵犯肠系膜下动脉,常不可避免地将其覆盖。治疗时应小心地低压扩张(5mmHg)以减少主动脉破裂风险。在球囊扩张过程中必须重视患者腰背部疼痛或者腹痛主诉,这些征象常提示主动脉即将破裂。在由于钙化导致主动脉直径过小或者主动脉发育异常(≤12mm,尤其在女性患者中)的情况下,推荐使用小口径支架。远端动脉栓塞是主动脉狭窄腔内治疗的潜在并发症之一,充分肝素化、导丝导管的轻柔操作以及先释放支架再扩张,可减少其发生的概率。由于钙化导致的主动脉狭窄在球囊扩张过程中容易破裂,所以推荐通过术前 CT 明确钙化的程度,在主动脉破裂的病例中只要置入导丝,通过已预置的导丝导入球囊,在破裂的近端阻断止血,然后通过覆膜支架或者开放手术来治疗主动脉破裂。

腹主动脉分叉部的闭塞性病变

腹主动脉分叉部的闭塞性病变需要采用对吻球囊(kissing balloon)技术来处理以避免斑块的脱落。通过逆向途径导入两个相同直径的球囊于髂总动脉开口处进行扩张。即使在单侧病变时也主张进行双侧髂总动脉同时扩张,以避免对侧髂总动脉的夹层形成或斑块脱落造成远端栓塞。典型的腹主动脉分叉部病变往往存在明显的钙化,不适合单纯球囊扩张而需要行对吻支架(kissing stent)治疗。对于支架近端部分延伸入远端腹主动脉可能会导致血栓形成的担忧并没有事实依据。由于此类分叉部病变往往同髂动脉病变一起报道,所以疗效较难评价。腹主动脉分叉部病变行 PTA 治疗的 3 年通畅率为 76% ~ 92%[115]。目前最大宗的病例报道有 79 例患者,4 年累计临床成功率为 93%[116]。近年来,支架技术被用来治疗腹主动脉分叉部病变,对吻支架技术尤其适合开口处病变。据报道,对吻支架的技术成功率为 95% ~ 100%[117],最大宗病例报道的 3 年一期通畅率为 79%[118]。

髂动脉病变的腔内治疗

经皮腔内球囊血管成形术(PTA)

PTA 对于 <4cm 的孤立性髂动脉狭窄是最有效的治疗手段。对于治疗狭窄性(非闭塞性)病变,PTA 可获得 86% 的 2 年通畅率[119]。并发症的发生率大约为 2%,包括远端动脉栓塞、夹层以及急性血栓形成。

髂动脉腔内治疗的技术要点

通过髂动脉高度狭窄或闭塞节段具有挑战性。多角度观察和使用图像增强器通常可以发现难以通过病变节段的解剖因素,所以多角度的观察病变节段至关重要。通常导致困难的原因是由于血管的扭曲,而这些扭曲在初始角度上不能被发现。使用弯头导管配合亲水弯头导丝可以在通过狭窄病变段时获得额外的支撑力。在大多数情况下,耐心、坚持及周期性的反复成像可以简化导丝通过。导丝通过病变段是髂动脉腔内治疗的基础,超过 90% 的髂动脉闭塞型病变可以通过简单的导丝技术来完成。

同侧髂动脉逆行穿刺是髂总动脉腔内治疗的最佳入路。此入路距病变距离短,可以直接到达病变部位。病变段通常可用软头 0.035 导丝(如 Bentson 导丝)或亲水导丝配合 5F 直头或选择性导管通过。此入路的风险之一在于导丝可能位于内膜下始终无法在髂动脉分叉处进入真腔。通过以下几种方法可尝试使导丝重新进入真腔:①使用特殊导管通过穿刺内膜后再次进入真腔;②在透视下使用腔内超声导引;③通过对侧股总动脉入路再次进入真腔。4F Berenstein 导管可用来探测病变段,配合亲水导丝可以通过大部分病变,或者偶尔可以使用导丝末端的硬头尝试通过。一旦导丝成功通过病变段至同侧髂外动脉时,可抓捕导丝并将其部分拖出同侧股总动脉,导入导管至病变近端腹主动脉内,交换 Amplatz 硬导丝以方便髂动脉支架置入。

当股动脉搏动消失时可以通过超声导引或者"路途"技术来建立动脉入路。当导丝成功通过病变段时,选择合适尺寸及长度的球囊行扩张术。大多数的髂总动脉推荐 8 ~ 10mm 的球囊,而髂外动脉则推荐 6 ~ 8mm 的球囊。扩张过程中必须十分小心,尤其在钙化严重的情况下,应注意患者的不适主诉、压力泵压力计数以及球囊外形的变化。

若导丝通过十分顺利,应考虑存在急性血栓形成的可能,导管溶栓可能有效。若导丝通过困难,导管溶栓则效果不佳。调查显示常规溶栓治疗或者先预扩后置入支架将减少远端动脉栓塞的发生率[120]。支架置入后必须给予适当的后扩消除残余狭窄。在血管成形术后残余狭窄 >30%、血流限制性夹层、狭窄近远端压力梯度 >5mmHg 时必须置入支架[121]。支架置入可以使远端栓塞发生率降至 10%。由于无论在疗效还是费用上,常规置入支架并不比选择性置入支架更具优势,所以并不推荐常规支架置入[122]。

在髂动脉病变时常规置入支架与非选择性置入支架的比较

在 TASC Ⅱ C 及 D 型长段髂动脉病变时,必须考虑常规置入支架而非选择性置入支架。在髂动脉长段病变(>5cm)常规置入支架后的 1、2、3 年通畅率分别为 96%、90% 及 72%。而选择性置入支架后的 1、2、3 年通畅率为 46%、46% 及 28%[122]。当遇到慢性髂动脉闭塞性病变在 PTA 术后再发狭窄,偏心性、钙化、溃疡型斑块的复杂性狭窄以及斑块内自发性夹层时,主张常规置入支架。在这些情况下,导丝操作及球囊扩张时易发远端栓塞。单纯球囊扩张简单病变时远端动脉栓塞并不常见,但在处理溃疡性斑块、主髂分叉处病变及髂动脉闭塞时发生率将增高至 24%。先置入支架后再扩张,可以将潜在的栓塞物固定在支架与血管壁之间而明显降低远端栓塞的发生率。尽管单纯 PTA 治疗腹主动脉及髂动脉病变疗效好,但置入支架具有安全、通畅率高以及降低残余狭窄程度的优势,而且操作时间短,射线摄入量少。Dutch 髂动脉支架试验却否定了支架置入优于单纯 PTA[123]。绝大多数学者仍然先行 PTA,在效果不理想时再选择性置入支架。在制订主髂动脉支架术的具体方案时,术者个人的判断与经验至关重要。形态不稳定的病变,例如长节段、溃疡和夹层,更适合常规置入支架。

覆膜支架在主髂动脉介入治疗中的应用

覆膜支架用于主髂动脉复杂病变的目的是为了隔绝栓子的来源。最新研究表明覆膜支架置入对于 TASC Ⅱ C 及 D 型病变有效[124]。Bosiers 等发表了 91 例髂动脉病变中置入 107 枚覆膜支架的系列报道,在支架成功置入过程中并没有发生远端动脉栓塞、血管破裂,1 年通畅率为 91.1%[125]。Bosiers 提出了对于支架释放过程中远端动脉栓塞的预防措施:一旦导丝通过闭塞段后,5mm 球囊轻柔预扩后,从预扩形成的通路中导入覆膜支架。覆膜支架在主髂动脉闭塞病变中的作用尚未完全阐明。

主髂动脉腔内介入治疗的并发症

髂动脉血管成形术的严重并发症发生率为 2%~4%,轻微并发症发生率为 4%~15%。轻微并发症大多与血管穿刺点有关,最常见的并发症与动脉入路有关。最常见出血是穿刺点血肿,较少见的有腹腔内和腹膜后的严重出血。髂动脉 PTA 与支架置入术的远端动脉栓塞发生率为 2%~10%。一旦发生,首先考虑经导管抽吸。假如较大的栓子掉入股深及股总动脉,可以考虑手术取栓,因为这些栓子是钙化的斑块,而非血栓,所以导管抽吸或者导管溶栓是无效的。穿刺点假性动脉瘤的发生率为 0.5%。假性动脉瘤直径>2cm 时,可以在超声导引下注射凝血酶。动脉破裂的发生率为 0.3%,可以在近端放置阻断球囊,然后在动脉破裂处置入覆膜支架。假如上述方法失败,可行手术修复破裂动脉。

主髂动脉病变的传统手术与腔内治疗的临床疗效对比

对于孤立的局限性主髂动脉病变行主双股动脉旁路手术的死亡率较低,然而在合并冠状动脉、颈动脉、内脏动脉粥样硬化的患者中死亡率较高。因此,行主髂动脉重建的患者累计远期生存率比年龄、性别相似的正常人群低 10~15 年。其中 25%~30% 合并其他血管病变的患者在 5 年内死亡,50%~60% 将在 10 年内死亡[114]。

与传统的主双股动脉旁路术相比,髂总动脉血管成形术的总体通畅率要低 10%~20%。值得注意的是,这些研究结果是基于早期的腔内治疗技术。由于不断更新的新一代血管成形球囊的应用,两者的通畅率已经相似。回顾文献,主双股动脉旁路的 5 年和 10 年的通畅率分别为 85%~90%、70%~75%[126]。由于麻醉技术、术中监测和术后重症监护的不断完善,主双股动脉旁路术在如今临床实践中围术期的死亡率已经较低。

尽管远期通畅率较低,髂总动脉血管成形术对于不适合血管重建的局灶性病变以及症状较轻的患者来说是一种有效的治疗手段。髂动脉成形术同样可作为远端血管旁路手术的

辅助疗法。这样可以避免主双股动脉旁路术的风险以及提高远端血管旁路手术的成功率。尽管与旁路手术相比,髂动脉成形术的通畅率较低,但其并发症发生率也较低,所以髂动脉成形术仍然成为髂动脉闭塞性病变常用的治疗方式。髂动脉血管成形术的最佳适应证是短段的髂动脉狭窄性病变,在应用于血管粗、狭窄而不闭塞、远端输出道通畅、影响生活的间歇性跛行而不是严重肢体缺血时,通畅率更高。

Becker 等对于 2697 例髂动脉血管成形术的病例分析显示,5 年的通畅率为 72%,间跛患者的 5 年通畅率为 79%[127]。对于长段病变、髂外动脉病变以及血管呈串珠样改变时髂动脉血管成形术通畅率较低。对于髂动脉狭窄,球囊血管成形术的技术和临床成功率超过 90%,5 年通畅率为 54%~92%[128];对于髂动脉闭塞性病变,球囊血管成形术的技术和临床成功率为 78%~98%,5 年通畅率为 48%~85%[128]。

影响主髂动脉腔内治疗通畅率的因素包括:流出道是否畅通、缺血严重程度和病变长度。血管成形术的通畅率与血管直径及流速相关。尽管有报道显示,髂外动脉病变会影响一期通畅率及二期通畅率,髂总动脉血管成形术后 1~6 年的通畅率为 81%~52%,然而髂外动脉血管成形术后 1~4 年的通畅率为 74%~48%[129],但该结论尚未得到广泛认可。同样有报道显示,无论是否在髂外动脉置入支架,女性患者的髂动脉成形术的通畅率较男性患者低[130]。

髂动脉支架置入术提供了疗效持久的治疗手段。狭窄性病变 3 年通畅率为 41%~92%,闭塞性病变 3 年通畅率为 64%~85%、4 年通畅率为 54%~78%[128]。Bosch 和 Hunnik 对 2116 例患者的 meta 分析显示,主动脉球囊扩张支架置入与单纯球囊扩张相比,虽然并发症发生率和 30 天死亡率无明显差异[131],但是远期通畅率高 39%。Park 等在对所有四型 TASC Ⅱ 患者长期随访中发现 3、5、7、10 年的通畅率分别为 87%、83%、61% 及 49%[132]。Leville 等报道,在髂动脉闭塞支架置入术后的 3 年一期通畅率及二期通畅率分别为 76% 及 90%。由于研究发现 TASC Ⅱ 四型病变的一期通畅率及二期通畅率并无明显区别,一些学者主张将腔内治疗拓展应用于 C 型及 D 型病变。他们认为,对于 C 型及 D 型病变的患者在传统手术治疗髂动脉闭塞性病变之前不应放弃尝试腔内治疗,因为腔内治疗具有较低的围术期并发症发生率及较理想的中期疗效。

由于并不是所有的证据都支持常规置入支架,因此目前并不推荐在所有患者中加以采用。尽管支架置入能够提高 PTA 的疗效,但是对于髂动脉病变是否一定需要置入支架仍未达成共识。然而,对于栓塞风险高的复杂溃疡性慢性髂动脉闭塞是例外。在 Dutch 髂动脉试验中,常规置入支架与球囊扩张后选择性置入支架相比并无优势。这一回顾性、随机性、多中心研究的结论是:选择性支架置入与常规置入支架的 2 年通畅率相似,分别为 77% 和 78%,但是必须强调的是,PTA 治疗组中 43% 的患者由于球扩效果不满意而需置入支架。在两组患者中,5 年通畅率相似。在随访(5.6±1.3)年中,两组中在髂动脉治疗后分别有 82% 及 80% 的患者无须再次行血管重建治疗[123]。

下肢动脉闭塞性疾病

根据下肢动脉闭塞性疾病的症状可将其分为两大类:急

性下肢缺血和慢性下肢缺血。90%的急性缺血是有血栓形成或动脉栓塞所致。通常情况下，突然起病并威胁肢体的缺血可能是在原有动脉硬化病变基础上急性加重的结果。慢性缺血主要是由于下肢动脉粥样硬化病变所致，可表现为无症状或危及肢体的坏疽。随着人口的老龄化，下肢动脉慢性闭塞性疾病的发生率逐渐增加，明显影响了患者的生活方式、生存率和死亡率。此外，多种合并症增加了手术过程中的风险，而腔内技术成为治疗下肢动脉闭塞性疾病的一种重要选择。尽管血管腔内技术有了迅速发展，下肢动脉的腔内治疗一直是最具争议的问题之一。

流行病学

MacDaniel 和 Cronenwett 对文献进行了仔细的回顾分析后发现，在 60 岁以下的人群中，间歇性跛行的发生率为 1.8%，而在 60~70 岁人群中为 3.7%，在 70 岁以上的人群中间跛发生率为 5.2%[134]。Leng 等在 56~77 岁的人群中随机抽样了 784 例（包括男性和女性），通过超声的方法进行检查，结果显示该组人群中 64% 存在动脉硬化斑块[135]。然而，仍有许多动脉硬化闭塞症的患者并无严重的临床症状。Schroll 和 Munck 的研究发现，外周动脉硬化闭塞症的患者中，仅19% 存在临床症状[136]。Stoffers 等选取了 3171 例 45~75 岁的患者，通过踝肱指数（ABI）进行分析，发现 6.9% 的患者踝肱指数低于 0.95，其中仅 22% 存在临床症状[137]。此外，他们的研究发现，与不存在外周血管疾病的患者相比，无症状的外周动脉硬化闭塞症患者合并心血管和脑血管疾病的发生率要高出 3~4 倍。而且他们还发现，对于所有外周动脉硬化闭塞症患者，初诊医师的漏诊率为 68%，这主要反映了动脉硬化性疾病晚期严重病例相对较少。但对于踝肱指数低于 0.75 的患者，初诊医师的漏诊率为 42%。

诊断评估

一般可以通过有目的的病史询问和体格检查明确下肢动脉硬化闭塞症的诊断，并经影像学检查证实。正规的体格检查应包括检查动脉搏动、皮温和皮色等的变化，提示病变所在部位，使用血压袖带的床旁踝肱指数测定也有助于诊断。各种临床症状和体征都有助于鉴别动脉供血不足引起的轻度、重度和不可逆的肢体缺血（表 23-16）。

表 23-16 急性肢体缺血的症状和体征

描述	轻度	重度	不可逆
临床特征	不立即危及肢体	如果及时治疗可挽救肢体	大量组织坏死，截肢不可避免
毛细血管反流	正常	存在，但较缓慢	缺如（大理石样改变）
肌无力	无	局部、轻度	显著、瘫痪（强直）
感觉麻痹	无	轻度、部分感觉丧失	显著、麻痹
多普勒超声检查	有血流信号	有或无血流信号	无血流信号

为客观记录动脉闭塞性疾病的严重程度，无创检查非常重要。在北美和欧洲，多普勒超声被广泛地用于踝肱指数（ABI）和节段性压力测定。ABI 正常值>1.0。对于间歇性跛行的患者，ABI 可降低至 0.5~0.9，而存在静息痛或组织坏死的患者，ABI 更低[138]。节段性压力测定有助于提示动脉血管受累的水平。两个节段间压力值降低提示存在严重病变。多普勒超声检查可通过湍流和流速变化识别血管病变的部位。Koelemay 等进行了一项 meta 分析，纳入了 71 项研究结果，发现对于间歇性跛行或严重肢体缺血的患者，多普勒超声检查可准确地评估动脉闭塞性病变，累计敏感度为 80%，特异度超过 95%[139]。加用超声造影剂可进一步提高超声技术的敏感度和特异度[140]。其他无创影像技术如 MRA 和 CTA 正在迅速发展，并在下肢动脉闭塞性疾病的诊断中得到普及（图 23-59，图 23-60）。

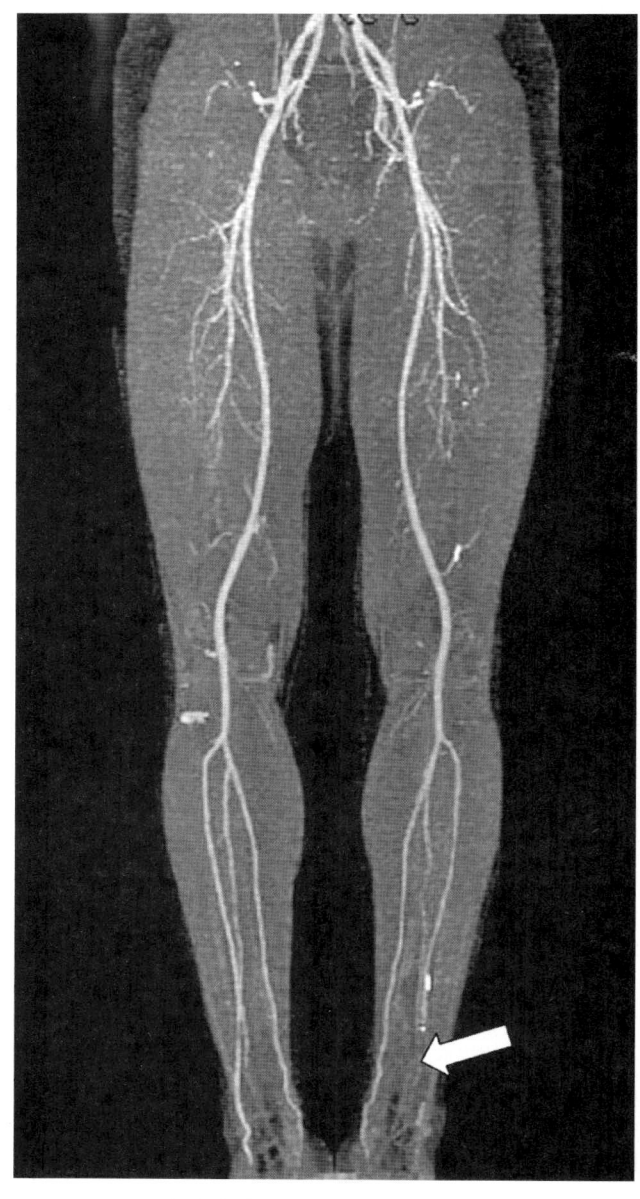

图 23-59 高分辨率的计算机断层扫描血管造影显示，患者右下肢动脉循环正常，左侧胫动脉远端闭塞（箭头）

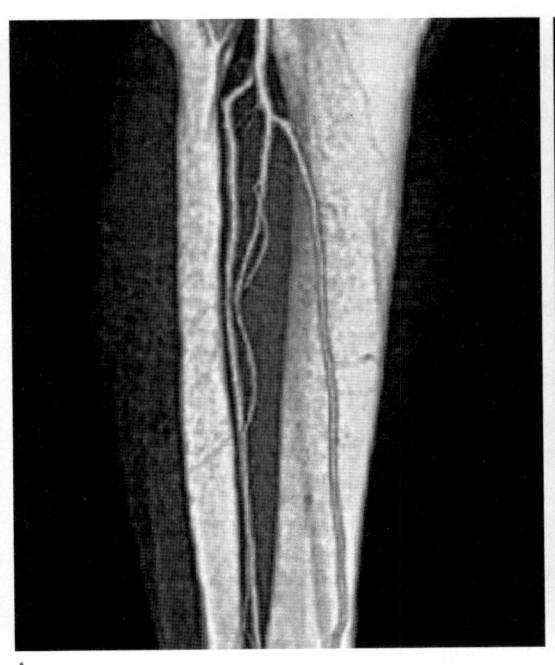
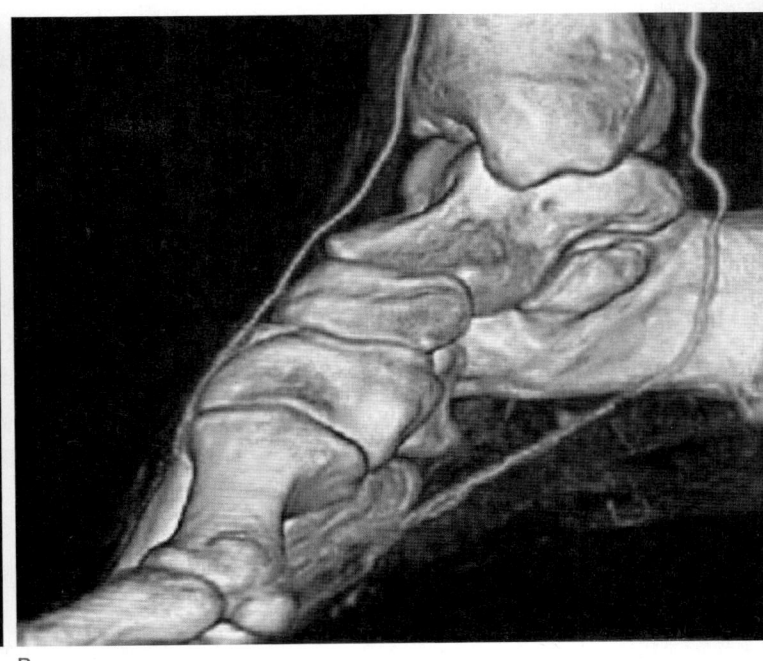

A

B

图 23-60　**A.** 多层螺旋 CT 血管造影显示 1 例患者的膝下动脉循环情况。**B.** 足背动脉循环。这些图像有较高的空间分辨率和成像质量,可见 3 条膝下动脉流出道和足水平的足背动脉均通畅

　　血管造影仍然是影像学检查中的金标准。通过血管造影检查,医师可以定位、测量解剖学上明显的病变,并测定病变近远端的压力梯度,还可制订治疗方案。但是血管造影是一种有创检查方法,应只限于考虑行外科手术或经皮穿刺腔内治疗的患者。如果患者的肾功能处于临界状态,可能需要改变血管造影剂的类型,如替换为钆或二氧化碳,以避免造影剂肾病的发生。

鉴别诊断

　　动脉供血不足往往会导致肌肉缺血性疼痛,可累及下肢肌群,症状在运动过程中尤为明显。间歇性跛行是一种由运动诱发的疼痛感,休息后症状可以缓解,多影响小腿,而大腿和臀肌的症状则相对少见。症状的严重程度从轻度到重度不等。间歇性跛行的发生,是动脉血流闭塞引起运动过程中肌肉缺血所致。多种神经系统、肌肉骨骼和静脉疾病都可能产生小腿疼痛的症状(表 23-17),因此需要对间歇性跛行的病因进行鉴别诊断。此外,许多非动脉粥样硬化性疾病,也可引起与下肢间歇性跛行相似的症状(表 23-18)。夜间小腿肌肉痉挛或夜间抽筋并非动脉性疾病的症状。这些症状较常见,但是很难明确其确切的病因。足部溃疡并不总是因动脉供血不足所致。缺血性溃疡见于脚趾或足外侧,较疼痛。与其相比,另一种常见的溃疡即静脉性溃疡,发生于内踝上方。这种因静脉血流淤滞所引起的溃疡,典型的表现是溃疡周围存在发黑的皮肤色素沉着区域,这也被称为脂质硬皮病(lipodermatosclerosis)。神经性溃疡通常位于承重部位,有较厚的胼胝,但无痛感。溃疡可能是由多种病因引起。静息痛必须与周围神经病变相鉴别,后者常见于糖尿病患者。存在糖尿病周围神经病变的患者,振动觉和位置觉受损,反射减弱。椎管狭窄所引起的疼痛症状,在直立和后伸等体位变化过程中会进一步加重。

表 23-17　间歇性跛行的鉴别诊断

病变	疼痛或不适的部位	不适的性质	症状与运动的关系	休息的影响	体位的影响	其他特点
间歇性跛行(小腿)	小腿肌群	痉挛性疼痛	相同程度的运动后发生	很快缓解	无	重复性
慢性骨筋膜室综合征	小腿肌群	胀痛	一定程度运动后(如慢跑)发生	缓解很慢	抬高肢体可快速缓解症状	常见于肌肉发达的运动员
静脉性间跛	全下肢,但大腿及腹股沟的症状通常更重	胀痛	步行后发生	缓解慢	抬高肢体可快速缓解症状	髂股深静脉血栓形成史,静脉淤血及水肿表现
神经根的压迫(如椎间盘突出)	沿患肢向下的放射性疼痛,常位于后方	尖锐的针刺样痛	立即或很短时间内发生	不能很快缓解(休息过程中也常出现)	调整后背位置可能有助于缓解症状	有背部疾病史

表 23-17　间歇性跛行的鉴别诊断(续)

病变	疼痛或不适的部位	不适的性质	症状与运动的关系	休息的影响	体位的影响	其他特点
症状性腘窝囊肿	膝下部沿小腿向下的疼痛	肿胀、酸痛、压痛	运动时发生	休息过程仍有症状	无	无间歇性跛行
间歇性跛行(髋部、大腿、臀部)	髋部、大腿、臀部	疼痛不适及无力感	相同程度的运动后发生	很快缓解	无	重复性
髋关节炎	髋部、大腿、臀部	疼痛不适	不同程度的运动后发生	不能很快缓解(休息时也常出现)	采用下肢获支撑的坐姿较为舒适	多变,可能与活动量和天气变化有关
脊髓压迫症	髋部、大腿、臀部(相应皮节)	无力感多于疼痛感	行走或站立相同时间后发生	仅体位改变可缓解症状	可通过坐或前屈改变腰椎屈曲压力以缓解症状	频繁发作背部疾病史,腹内压增高可诱发症状
间歇性跛行(足)	足、脚弓	严重的深部疼痛和麻木感	相同程度的运动后发生	很快缓解	无	重复性
关节炎、炎症过程	足、脚弓	酸痛	不同程度的运动后发生	不能很快缓解(休息时也常出现)	可能通过不承重而缓解	多变,可能与活动量有关

表 23-18　可导致间歇性跛行的非动脉粥样硬化性疾病

- 主动脉缩窄
- 动脉肌纤维发育不良
- 髂动脉压迫综合征
- 外周动脉栓塞
- 坐骨神经伴行动脉
- 腘动脉瘤
- 腘窝囊肿
- 腘动脉窘迫综合征
- 原发性血管瘤
- 弹力纤维假黄瘤
- 损伤或放射伤
- 多发性大动脉炎
- 血栓闭塞性脉管炎

下肢动脉闭塞性疾病的分类

　　下肢动脉闭塞性疾病可表现为从无症状到危及患肢的坏疽等各种类型。基于其临床表现,有两种分类标准。

　　根据 Fontaine 分型标准分为 4 期:Ⅰ期的患者无临床症状;Ⅱ期患者表现为轻度(Ⅱa)或重度(Ⅱb)间歇性跛行;Ⅲ期患者出现缺血性静息痛的症状;Ⅳ期患者有溃疡或坏疽等组织坏死表现(表 23-19)[141]。

　　根据 Rutherford 分型标准分为 4 级(0 ~ Ⅲ)和 7 类(0 ~ 6)。无症状患者被归为 0 级和 0 类;间歇性跛行为Ⅰ级,并可根据症状严重程度归为 1 ~ 3 类;有缺血性静息痛症状的患者,被归为Ⅱ级和 4 类;有组织坏死的患者,根据组织坏死的严重程度,被归为Ⅲ级和 5、6 类。上述临床分型可有助于建

立统一的标准,以评估和报告诊断测量及治疗干预的结果(表 23-19)。

表 23-19　外周动脉病变的 Fontaine 分型标准和 Rutherford 分型标准

Fontaine 分型		Rutherford 分型		
分期	临床表现	分级	分类	临床表现
Ⅰ	无症状	0	0	无症状
Ⅱa	轻度间歇性跛行	Ⅰ	1	轻度间歇性跛行
Ⅱb	中重度间歇性跛行	Ⅰ	2	中度间歇性跛行
		Ⅰ	3	重度间歇性跛行
Ⅲ	缺血性静息痛	Ⅱ	4	缺血性静息痛
Ⅳ	溃疡或坏疽	Ⅲ	5	轻度组织坏死
		Ⅲ	6	重度组织坏死

　　下肢动脉粥样硬化性疾病临床最有用的分型标准,应该根据病变的形态特征而定。TASC Ⅱ工作组发表的指南将下肢动脉粥样硬化性疾病分为股腘动脉及膝下动脉病变(表 23-20)。该指南尤其适用于病变分型并据此制定治疗策略。根据此指南,股腘动脉病变可分为 4 种类型:A 级病变为单处局灶性病变,长度<3cm,并且未累及股浅动脉起始部或远端腘动脉;B 级病变为单处病变,长度 3 ~ 5cm,未累及腘动脉远端,或为长度<3cm 的多处或者严重钙化病变;C 级病变为多发狭窄或闭塞,长度为 15cm 以上,或经两次血管腔内介入术后,再发需要治疗的狭窄或闭塞;D 级病变为股总动脉、股浅动脉或腘动脉的完全闭塞[2]。

表 23-20	股腘动脉闭塞性疾病的 TASC Ⅱ 分型标准

A 级病变

- 单处狭窄,病变长度≤10cm
- 单处闭塞,病变长度≤5cm

B 级病变

- 多发病变(狭窄或闭塞),病变长度≤5cm
- 单处狭窄或闭塞,病变长度≤15cm,未累及膝下腘动脉
- 单处或多发病变,缺乏连续的胫动脉
- 严重钙化性闭塞,病变长度≤5cm
- 单处腘动脉狭窄

C 级病变

- 多发狭窄或闭塞,病变总长度>15cm,伴或不伴严重钙化
- 两次血管腔内治疗后再发狭窄或闭塞,且需要进一步治疗

D 级病变

- 股总动脉或股浅动脉慢性完全性闭塞,病变长度>20cm,累及腘动脉
- 腘动脉及膝下动脉三分叉近端慢性完全性闭塞

采用类似的方式,根据 TASC Ⅱ 指南,膝下动脉疾病可分为 4 种类型(图 23-61)。A 级病变为单处病变,长度<1cm,未累及腘动脉分叉部;B 级病变为多发病变,长度<1cm,或长度<1cm 的单处病变,但是累及腘动脉分叉部;C 级病变范围广泛,累及腘动脉分叉部,或者为 1~4cm 狭窄或 1~2cm 的闭塞性病变;D 级病变为长度 2cm 以上的长段闭塞或者弥漫性病变[2]。

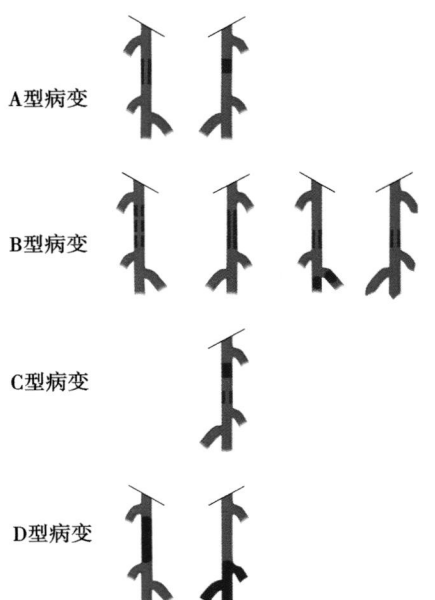

A 型病变

B 型病变

C 型病变

D 型病变

图 23-61　对于股腘动脉闭塞性病变,泛太平洋协作组共识即 TASC 分型标准示意图

急性下肢缺血的病因

急性下肢缺血定义为肢体血供的突然中断,适用于急性起病的两周内。由于风湿热及心房颤动得到了更有效的治疗,因此栓子脱落导致的下肢急性缺血事件的发生率有所降低,而血栓形成导致的急性下肢缺血的发病率则有所增加。即使在多种血管腔内治疗新技术(包括溶栓在内)得到广泛运用的今天,多数报道显示,30 天截肢率仍为 10%~30%[2]。下肢急性缺血的患者,短期死亡率为 15%~20%。动脉栓塞、血管原发血栓形成、血管重建后移植物血栓形成、创伤以及外周动脉瘤并发症,这些均为下肢急性缺血的常见病因。大多数情况下的下肢急性缺血是人工血管内血栓形成的结果,这与采用人工血管旁路以治疗严重下肢缺血的病例数增加有关。

急性下肢缺血的症状为疼痛、感觉或运动功能的丧失。疼痛的突发性和发作时间、部位和强度以及随着时间的推移变化,都应受到关注。疼痛的持续时间、严重程度以及运动或感觉功能的改变,对于制定临床决策和决定是否急症行血管再通手术有重要意义。与急性动脉血栓形成相比,溶栓治疗对于病程达 2 周或更长的血栓性病变,疗效可能欠佳[142]。

动脉栓塞

心脏是最常见的远端栓子来源,超过 90% 的外周动脉栓塞事件都起源于心脏。心房颤动是最常见的病因。突然的心脏复律可导致无收缩的扩张心耳恢复收缩活动,从而引起心耳内附壁血栓的脱落。其他心源性栓子包括心肌梗死部位的附壁血栓或者扩张的左心室室壁瘤内形成的血栓。扩张型心肌病的心室中也可形成附壁血栓。来源于室壁瘤或扩张型心肌病的血栓栓子可能性较大,可阻塞主动脉分叉部(骑跨栓)导致双下肢缺血。病变的心脏瓣膜是远端栓塞的另一个来源。在过去常由风湿性心脏病所引起,现在亚急性和急性细菌性心内膜炎是更常见的原因。感染性栓子可种植于患者血管壁,导致感染性动脉瘤。

心电图可诊断心房颤动。应实施经胸或经食管超声心动图检查,寻找栓子是否来源于心脏。通过 CT 扫描降主动脉和腹主动脉,对于寻找栓子的其他来源也非常重要。其他更少见的栓子来源包括主动脉瘤内附壁血栓,以及偶见的特发性动脉血栓,通常来源于动脉粥样硬化的主动脉弓或降主动脉上形成的血栓栓子。经食管心脏超声检查可发现漂浮性动脉斑块,提示此类栓子的可能来源。

卵圆孔未闭的患者可发生反常性栓塞,深静脉血栓脱落形成的栓子可通过房间隔缺损进入左心及外周循环。该病变可通过气泡造影超声心动图得出诊断,检查中见气泡通过心间隔缺损进入静脉循环中。

动脉血栓形成

在自体血管和移植血管中都可发生动脉血栓形成。血栓形成的患者,其动脉血管段通常存在动脉粥样硬化病变,或者动脉瘤样变伴附壁血栓。询问病史非常重要,应明确动脉粥样硬化和高凝状态的危险因素,并检查对侧下肢的血运状况。既往有血管重建而发生血栓形成的患者,体格检查可发现以往手术的切口,而多普勒超声可明确血管移植物是否通畅。

急性下肢缺血的临床表现

急性下肢缺血表现为"5P"症状:疼痛、苍白、感觉异常、麻痹和无脉,也有将冰冷作为第六个"P"。疼痛是使患者立即就诊的最常见症状。在下肢,栓塞的最常见部位是股总动脉分叉部。通常情况下,患者会主诉足部及小腿的疼痛感。远端动脉搏动消失并可能出现患肢感觉减退。受累肌群出现活动障碍则提示有非常严重的缺血,因此需急症行血管再通手术。在评估患肢情况时,与对侧肢体进行比较是非常重要的。临床评估对于确定病因和血管闭塞部位具有非常重要的价值。患者以往是否有血管手术史,是否存在下肢间歇性跛行也是需要掌握的关键信息。上述任何一种情况都提示存在基础血管病变,会增加重建血运的难度,通常需要实施血管造影以便制订手术方案。相反,既往无基础血管病变的患者,下肢缺血的病因最有可能是血栓栓塞所致,通过单纯取栓手术便可成功医治。

双下肢缺血的患者如双侧股动脉搏动消失,最可能是由于骑跨栓栓塞于主动脉分叉部所致。股动脉搏动存在,而腘动脉及其远端动脉搏动消失,可能是存在股总动脉远端栓塞(血管闭塞水平上方动脉搏动仍可触及),或者是股浅动脉或腘动脉栓塞。由于动脉分叉部管腔直径的突然变细,通常情况下,栓子受阻停留在动脉分叉部位。腘动脉分叉部位的栓塞可表现为小腿缺血和足背动脉搏动消失,腘动脉搏动仍可能存在。对于急性缺血病例,无论有无多普勒超声信号,对侧腘动脉存在搏动而患肢动脉搏动消失就提示存在栓塞。如果患者既往不存在提示有血管疾病的病史,血管造影就并非必需;但是所有患者在手术台上的体位,都应便于进行透视检查,如有必要可以检查血管流入道和流出道。

通过病史询问和体格检查需要明确的是急性肢体缺血的严重程度,这也是制订早期治疗方案主要考虑的因素。评估急性肢体缺血时,应该考虑到起病后缺血的严重程度和持续时间。理想情况下,所有急性缺血的患者都应进行影像学检查,尤其是既往有血管重建手术史的患者;但是必须根据临床状况和获取相关信息的可行性来指导进一步的检查。不必要的延误可能会导致截肢。动脉造影如果能够及时实施,则是一个很好的检查手段,可以定位血管闭塞的部位,并帮助决定采取最有利的治疗方案(腔内治疗、取栓或血管旁路手术)。急性肢体缺血的治疗目标之一是防止血栓蔓延。因此,一旦考虑此诊断,就应立即采用肝素抗凝。

急性肢体缺血的治疗

如果没有禁忌证,下肢缺血的患者应立即接受抗凝治疗。该项治疗可以防止血栓蔓延至原先未受影响的血管床。应开始静脉输液,并留置 Foley 导管以检测尿量。进行基本的实验室检查,并关注其血肌酐水平。在开始肝素治疗前,如果有足够疑虑,应检查排除高凝状态。随机临床研究的结果显示,在30 天保肢率或死亡率方面,溶栓治疗并未明确优于手术。由于时间通常紧迫,采用何种治疗措施对预后至关重要。美国国立数据库的资料显示,接受手术的患者数是溶栓治疗的3~5 倍。有 3 项随机试验正在研究导管溶栓在急性下肢缺血治疗中的价值。

血管腔内治疗

溶栓治疗在保肢的同时,可降低并发症发生率及死亡率,因此较切开取栓手术更受到欢迎,可作为急性肢体缺血患者的一线治疗方式(Ⅰ级和Ⅱa级)。与球囊取栓手术相比,溶栓治疗的优点包括减少血管内皮损伤,并能够逐渐而彻底溶解血栓,开通取栓导管难以到达的口径较细的分支血管。医师希望在溶栓过程中,血栓团块逐步溶解以减少再灌注损伤的发生率,而此并发症可发生于取栓手术后血流迅速恢复时,并可能导致骨筋膜室综合征。骨骼肌组织对于缺血的耐受力最差。病理生理研究表明,缺血 3 小时后肌肉组织出现不可逆转的损伤,在 6 小时后则完全损伤。继之出现进行性微血管破坏,而非骨骼肌坏死。细胞破坏越严重,微血管的变化更大。当肌肉及微血管严重受损时,截肢手术可能是最明智的做法,而不应尝试血管再通治疗,以免缺血患肢产生的毒性物质进入体循环。与再灌注综合征相关的死亡率很高,原因通常为成人呼吸窘迫综合征、休克、弥散性血管内凝血和肾衰竭。

小血管闭塞的患者由于缺乏旁路所需的远端吻合血管,手术疗效欠佳。除非存在溶栓禁忌,或者缺血非常严重以至于没有时间进行溶栓治疗,否则此类患者都应尝试导管溶栓。溶栓治疗主要的禁忌证是近期脑卒中、颅内原发性恶性肿瘤、脑转移瘤或颅内手术史。溶栓的相对禁忌证包括肾功能不全、造影剂过敏、心脏血栓、糖尿病性视网膜病变、凝血功能障碍以及近期动脉穿刺或手术史(表 23-21)。

表 23-21 溶栓治疗的禁忌证
绝对禁忌证
过去 2 个月内脑血管事件史(包括短暂性脑缺血发作)
活动性出血性体质
近期胃肠道出血史(<10 天)
过去 3 个月内的神经外科手术史(颅内或脊髓)
过去 3 个月内颅内创伤
颅内恶性肿瘤或转移性肿瘤
主要相对禁忌证
过去 10 天内心肺复苏史
过去 10 天内非血管性大手术史或严重创伤史
未控制的高血压(收缩压 > 180mmHg 或舒张压 > 110mmHg)
穿刺点血管难以压迫
颅内肿瘤
近期眼科手术史
次要禁忌证
肝功能衰竭,尤其存在凝血功能障碍
细菌性心内膜炎
妊娠
糖尿病出血性视网膜病变

随着血栓清除技术的进展,如经皮穿刺机械碎栓和血栓吸除,可能将此类技术的应用扩大至更严重的急性下肢缺血(Ⅱb级)和存在溶栓禁忌的患者。数种取栓器械已获得 FDA 批准,可用于急性下肢动脉血栓形成的治疗。这些取栓器械

在存在溶栓禁忌的情况下可作为独立的治疗手段。此外,这些取栓器械可与溶栓药物一起用于药物机械碎栓,以加强溶解血栓的效果,并减少溶栓所需的药物剂量和时间[144,145]。

手术治疗

取栓手术

当决定采取开放手术治疗时,腹部、对侧腹股沟以及整条患肢都应做术前准备。腹股沟部采用直切口打开,显露股总动脉及其分叉。通常情况下,栓子常位于股动脉分叉部,其近心端股动脉搏动存在,而远端动脉搏动消失。行动脉阻断后,在动脉分叉部位横行切开。通过 Fogarty 球囊取栓导管取出血栓栓子。喷血及回血好提示全部血栓已经取尽。栓子通常呈条状,应送细菌培养和组织学检查。建议取栓后立即行血管造影检查,以确定血栓是否彻底清除。然后缝合动脉,术后给予充分抗凝治疗。

当栓子位于腘动脉时,多数情况下可通过股动脉切开,应用球囊取栓导管的方式取出。由于股动脉的直径较粗,动脉缝合后出现动脉缩窄的可能性较低,这是经股动脉途径取栓的优势,但缺点是将取栓导管直接送入每条膝下动脉存在很大困难。在透视下经导丝导引通过双腔取栓导管进行取栓,可以克服上述问题。此外,也可另行切口显露腘动脉分叉部,可能有助于彻底取出栓子。

如患者既往有外周血管疾病史,在原有动脉粥样硬化斑块的近端可发生血栓形成。由于取栓导管通常难以通过这些闭塞血管段,因此会使治疗复杂化。同样,血管旁路失败常常是由于移植物近端或远端吻合口动脉粥样硬化病变进展,或者静脉移植物内生性狭窄所致。在这些情况下,尽早进行血管造影很有帮助,可以明确血管闭塞的严重程度;检查血管流入道和流出道,有助于决定是否行溶栓抑或取栓治疗。虽然外科医师的个人经验往往决定其选择的治疗方法,但是最终的决定仍应基于是否存在良好的流出道血管以及有无合适的旁路血管移植物。如果有良好的流出道血管以及适合的大隐静脉,建议行持久且可靠的外科旁路手术。如果缺乏良好的流出道血管和大隐静脉,或者患者具有高危因素,则建议进行溶栓治疗。

旁路移植物取栓术

对于行人工血管旁路的病例,实施旁路血管取栓更容易获得成功。对于静脉移植物急性闭塞的病例,由于溶栓治疗效果欠佳,并且需要行适当的修正如瓣膜破坏、间置或延伸,因此采用旁路移植物修正或替换的方式更为合适。除非导致移植物闭塞的解剖原因(如发现残留的静脉瓣膜或未结扎的侧支血管)得到纠正,否则自体静脉移植血管的取栓较易失败。为避免再灌注损伤和骨筋膜室综合征,是否实施筋膜切开术也需要慎重考虑。

与急性下肢缺血治疗相关的并发症

导管溶栓相关的不良事件主要涉及出血并发症。据报道,溶栓过程中出血性脑卒中的总体发生率为 1%～2.3%,占溶栓过程中出血并发症的 50%[146]。文献报道血管穿刺部位血肿发生率为 12%～17%。胃肠道出血的发生率为 5%～

10%。溶栓后的血尿较少见,若出现应及时进行泌尿系统肿瘤的排查。溶栓治疗的患者中,约 25% 因出血需要接受输血治疗。对于有颅内手术史以及最近 3 个月内有颅内出血或存在任何活动性出血的患者,溶栓药物都是绝对禁忌。大多数出血并发症发生于动脉穿刺点,但隐蔽的腹膜后出血也有可能。最严重的并发症是患者出现颅内出血。老年患者可能更容易发生此并发症,因此许多介入医师对于年龄超过 80 岁的老年患者,采用溶栓治疗非常谨慎。

急性下肢缺血的患者在血管再通后较易发生两种严重并发症,包括再灌注和骨筋膜室综合征。其他手术相关并发症可包括动脉再次血栓形成,再发栓塞,以及球囊导管取栓后继发动脉损伤。

缺血肢体再灌注的生理学改变因缺血的严重程度和范围而不同。主动脉分叉骑跨栓的患者,其下肢严重缺血,"再灌注综合征"可能全面爆发;而轻度肌肉缺血的患者,如果血流灌注及时恢复,基本上没有影响。许多急性下肢缺血的患者,有潜在的严重心脏病,即使很短的缺血时间也无法耐受。下肢血管再通术后并发症,以及再次血栓形成的原因见表 23-22。

表 23-22	下肢动脉再通后的并发症
骨筋膜室综合征	
缺血性神经病变	
肌肉坏死	
再发血栓形成	
小腿肿胀	
再灌注综合征	
低血压	
高钾血症	
肌红蛋白尿	
肾衰竭	

骨筋膜室综合征继发于长时间缺血后的血流再灌注。液体自毛细血管渗入肌肉间隙,而后者包裹在一个难以扩大的筋膜腔隙中。当骨筋膜室内的压力超过毛细血管灌注压时,营养供应中断且发生缺血并逐步加重,此时外周动脉搏动可能尚存在。因此,每例发生缺血事件并再次恢复血流灌注的患者,都应警惕骨筋膜室综合征的发生。该并发症表现为骨筋膜室内严重疼痛,骨筋膜室被动伸展疼痛,以及由于通过此骨筋膜室的神经受压迫,导致相应感觉的丧失(表 23-23 和图 23-62)。最常受影响的骨筋膜室为小腿的前骨筋膜室。由于腓深神经受压,在第一和第二脚趾之间的区域存在麻木感有助于诊断。将动脉测压路插入骨筋膜室中可测定并记录骨筋膜室压力。尽管存在争议,压力超过 20mmHg 是筋膜切开的手术指征。骨筋膜室的压力可通过切开小腿内侧和外侧得到缓解。通过内侧切口,长段切开后浅与后深骨筋膜室之间的筋膜间隔。通过外侧切口,打开前筋膜室和腓侧筋膜室。皮肤和筋膜的切口应该有足够的长度,以确保骨筋膜室充分减压。实验室数据显示,横纹肌溶解的发生率为 20%。受损肌肉释放的肌红蛋白沉淀在肾小管,可导致急性肾小管坏死。碱化尿液能增加肌红蛋白的溶解度,从而预防其在肾小管内形成结晶。除碱化尿液外,治疗还包括加强利尿,以及切除释放肌红蛋白的坏死肌肉。

表 23-23	小腿骨筋膜室			
	前筋膜室	外筋膜室	后浅筋膜室	后深筋膜室
肌肉	胫前肌 趾长伸肌 第三腓骨肌 拇长伸肌 趾短伸肌 拇短伸肌	腓骨长肌 腓骨短肌	腓肠肌 跖肌 比目鱼肌	胫后肌 趾长屈肌 拇长屈肌
动脉	胫前动脉	腘动脉小腿段前后侧支	—	胫后动脉 腓动脉
神经	腓深神经	腓浅神经	—	胫神经

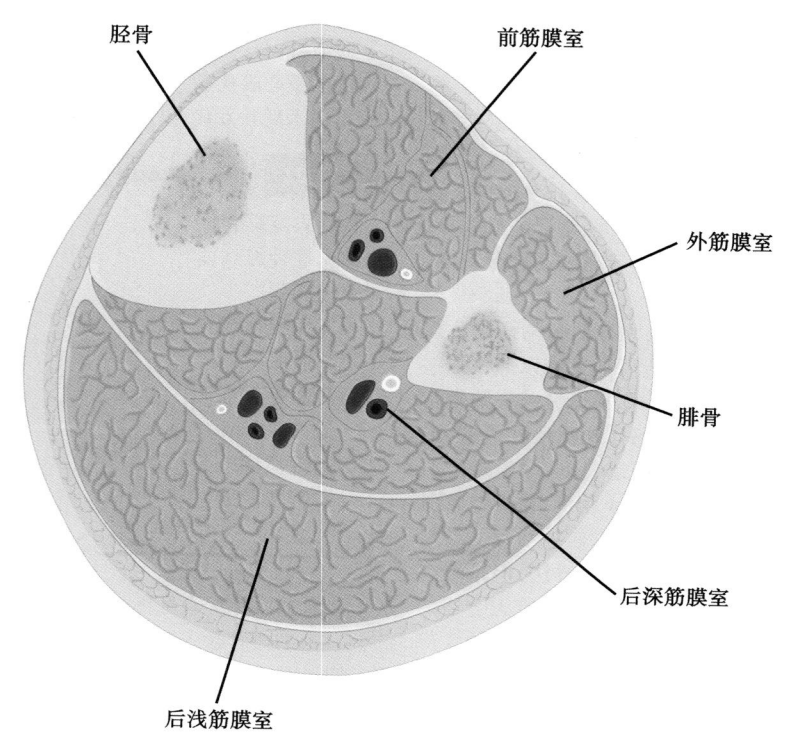

图 23-62　下肢骨筋膜室示意图

慢性下肢缺血的临床表现

慢性肢体缺血的概念指有客观证据证实患有动脉闭塞性疾病,且症状持续超过 2 周的患者。症状包括静息痛和组织坏死,如溃疡或坏疽(表 23-24)。上述诊断应有无创诊断性检查如 ABI、趾动脉压力和经皮氧分压测定相配合。缺血性静息痛最常发生于踝部血压低于 50mmHg 或脚趾血压低于 30mmHg 的患者[2]。溃疡并非总是缺血病因所致(表 23-25)。在许多情况下,也有其他疾病因素(损伤、静脉或神经性)引起,但是潜在的外周动脉疾病可能导致延迟愈合或不愈合(图 23-63)。与维持皮肤及其下组织完整性所需的血供相比,溃疡愈合需要炎症反应和更好的血流灌注。因此,溃疡愈合所需的踝部和脚趾血压水平高于缺血性静息痛的相应血压。对于有溃疡或坏疽的患者,踝部血压<70mmHg 或脚趾收缩压<50mmHg 提示存在慢性肢体缺血[2]。诊断慢性肢体缺血所需

的血流动力学参数,现在尚无明确的共识。

血管闭塞性病变最常见的部位之一,是股浅动脉远端从收肌管深部穿出的节段。这可能与收肌管裂孔包绕并阻止了动脉粥样硬化血管代偿性扩张有关。在此部位可发生血管狭窄,并进展为股浅动脉远端闭塞(图 23-64)。在股浅动脉远端缓慢闭塞的过程中,由于近端股浅动脉或股深动脉形成的侧支可绕过闭塞段而汇入腘动脉,因此患者可能完全没有症状。症状的出现与血管闭塞程度、侧支代偿情况以及患者活动水平有关。

股腘动脉闭塞性病变的症状可大致分为两种类型:危及肢体的缺血和未危及肢体的缺血。间歇性跛行属于未危及肢体的缺血,而静息痛、溃疡及坏疽属于危及肢体的缺血,需要紧急治疗。股动脉闭塞性病变可单独出现,或与主髂动脉和胫动脉等多节段病变合并存在。与单处病变的患者相比,多节段病变的患者其症状较为严重。孤立的股浅动脉和腘动脉

级	类	临床表现	客观标准
0	0	无症状——无血流动力学上严重闭塞的病变	平板运动试验或反应性充血试验正常
	1	轻度间歇性跛行	能够完成平板运动试验[a]；运动后 AP>50mmHg，但是与静息状态相比，降低超过 20mmHg
I	2	中度间歇性跛行	介于第 1 类和第 3 类之间
	3	严重间歇性跛行	不能完成标准的平板运动试验[a]，运动后 AP<50mmHg
II[b]	4	缺血性静息痛	静息状态下 AP<40mmHg，踝部或跖骨 PVR 波形平坦或搏动消失；TP<30mmHg
III[b]	5	轻度组织坏死——未愈合的溃疡、局部坏疽，伴广泛足部缺血	静息状态下 AP<60mmHg，踝部或跖骨 PVR 波形平坦或搏动消失；TP<40mmHg
	6	严重组织坏死——范围超过 TM 水平，足部功能无法挽救	与第 5 类相同

表 23-24　慢性下肢缺血的临床分类

[a] 在 12% 倾斜度的跑步机上，以 2 英里/小时的速度跑 5 分钟
[b] 第 II 级和第 III 级，第 4、5 和 6 类涵盖了慢性严重缺血的定义范围

AP=踝关节的血压；PVR=容积脉搏波描记；TM=经距骨；TP=足趾血压

表 23-25　神经性溃疡与缺血性溃疡的症状、体征比较

神经性溃疡	缺血性溃疡
无痛	疼痛
动脉搏动正常	动脉搏动消失
边缘规则，通常为鸟眼状溃疡	边缘不规则
通常位于足跖面	通常位于足趾部，边缘毛发稀疏
存在胼胝	无胼胝或较少
感觉、反射和振动觉丧失	感觉多变
血流量增加（房室分流）	血流量减少
静脉扩张	静脉塌陷
足部干燥温暖	足部皮温降低
骨骼畸形	无骨骼畸形
外观发红或充血	外观苍白、发绀

闭塞所引起的疼痛，一般表现为小腿间歇性跛行。步行后出现小腿痉挛性疼痛，相同距离可重复发生，休息后症状可缓解。爬楼梯或上山等活动也可加剧疼痛。许多患者主诉寒冷天气时症状加重。评估症状是否进展或稳定非常重要，尤其是在危险因素已得到纠正的情况下，超过 70% 的患者病情稳定。

　　对于糖尿病患者、持续吸烟和未能纠正动脉粥样硬化危险因素的患者，动脉粥样硬化病变过程更有可能进展加重。静息痛通常持续存在，发生于跨过跖趾关节的前足。症状在夜间加重，需将患足置于特定位置以改善症状。患者可能会主诉在椅子上睡觉，或者将足垂于床侧。疼痛严重且持续，甚至需要麻醉药物止痛。缺血性溃疡最常累及足趾。任一足趾都可能受累。少数情况下，溃疡可发生在足背。缺血的足部受到损伤，如不合脚的鞋子导致的摩擦，可使溃疡发生在不典型的部位。临界缺血的足部受到损伤，可导致原先稳定的病情转变为危及患肢的缺血。早期的坏疽通常涉及足趾。对于

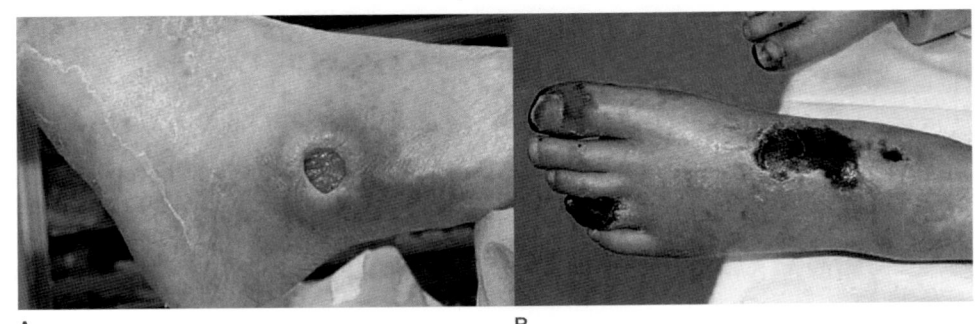

A　　　　　　　　　　　　B

图 23-63　**A.** 神经性溃疡的特点为鸟眼状外观，周围皮肤感觉丧失。触诊足部温暖，足远端动脉搏动存在。**B.** 缺血性溃疡的特点为足部或脚趾皮肤坏疽性改变。通常足部皮温降低，动脉搏动消失。触诊有疼痛感，且远端毛细血管充盈变差

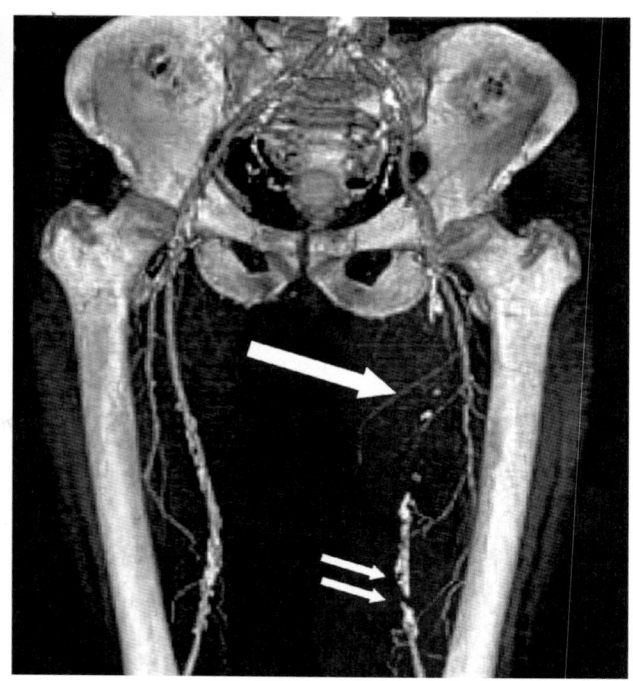

图 23-64　CT 血管成像显示一例左侧股浅动脉闭塞(单长箭头)的患者,股浅动脉在大腿中段水平重新显影。左侧股浅动脉中远段弥漫性动脉钙化(双小箭头)

所有的血管疾病患者,需着重评估其风险因素、并发的心脏疾病和既往所有的血管手术史。

慢性下肢缺血的治疗

血管疾病患者通常有复杂的合并症。在任何外周动脉手术前,都应该进行细致的评估和选择。基本原则是不仅要评估外周动脉系统的手术风险,而且要考虑动脉粥样硬化病变累及全身的特点。由于并发冠状动脉粥样硬化性心脏病的发生率很高,而导致缺血性事件的风险很大,因此详尽的心脏评估往往很有必要。Hertzer 等回顾了 1000 例行择期血管手术

患者的冠状动脉造影结果,显示 25% 伴发可以纠正的冠状动脉疾病,对于接受择期外周血管手术的患者,该比例为21%[8]。Conte 等分析了其在教学医院中 20 年的经验,共1642 例下肢动脉开放重建手术的结果显示,与以往相比,需要重建下肢血管的患者,其病情更加复杂,手术难度较大[147]。随着人口老龄化,由于伴有严重的内科合并症,导致开放手术存在高危因素的血管疾病的患者人数越来越多。血管腔内治疗成为一种受欢迎的治疗方法。

与开放手术治疗相比,下肢动脉病变血管腔内治疗的临床适应证包括生活受限的间歇性跛行(重度间歇性跛行)、缺血性静息痛和组织缺损或坏疽。重要的是,应由熟悉血管疾病进程,并且掌握各种血管腔内技术的血管外科医师进行血管腔内治疗。此外,某些病变如长段闭塞、严重钙化病变、动脉起始部病变或导丝无法通过的病变,可能难以通过血管腔内治疗得到纠正,也可能疗效欠佳。正确选择治疗病例和手术方式,对于获得远期良好的治疗效果非常重要。

下肢动脉闭塞性病变的血管腔内治疗技术正在不断发展。血管腔内治疗的成功率和通畅率与所治疗病变的解剖学和形态学特点密切相关。TASC Ⅱ 工作组建议根据下肢动脉病变的形态学特点来制定治疗策略和方案。根据 TASCⅡ 指南,A 级病变推荐采用血管腔内治疗,D 级病变推荐采用开放手术治疗,B 级和 C 级病变并无明确建议。但随着血管腔内治疗的迅速发展,可采用腔内治疗的血管病例数在不断增加。

由于并发症发生率较高,且成功率较低,因此支持膝下血管腔内治疗的文献较少。该术式仅限于存在危及肢体的缺血患者,并且没有外科手术替代方案的情况。然而,随着血管腔内技术和新器械设备的发展,血管腔内技术将成为治疗不可缺少的一部分(表 23-26)。经皮穿刺血管腔内治疗本身或与其他开放手术技术相结合,在下肢动脉闭塞性病变的治疗方案中占重要地位。如 TASCⅡ 指南所述,有四个标准来衡量评估治疗的临床成功:步行距离改善、症状缓解、生活质量提高和血管移植物总体通畅率。这些标准都应该仔细权衡,并在血管腔内治疗前对每一位患者进行评估。

表 23-26	采用各种器械进行膝下血管介入的腔内治疗策略总结	
介入技术	**优　点**	**缺　点**
球囊血管扩张	易于使用 应用范围广泛	不适用于长段病变、钙化病变和多节段病变
球囊扩张支架	可以克服球囊扩张后动脉弹性回缩 可用于治疗血流限制性夹层	支架被压可导致血管再狭窄,远端流出道欠佳可导致支架内血栓形成,临床资料有限
自膨式支架	具有血管顺应性和贴壁性,可预防支架扭曲和受压变形	支架尺寸和临床资料均有限;多中心研究正在进行中
生物可吸收支架	可以克服球囊扩张后动脉弹性回缩 支架吸收后远期可预防支架内血栓形成风险	临床资料有限;多中心研究正在进行中
冷冻球囊	降低发生血流限制性夹层的风险,因此可减少置入支架的需要	多中心研究的短期结果满意;但是长期临床资料有限
切割球囊	可用于血管旁路吻合口和支架内的再狭窄,这些病变存在"西瓜子"效应,可阻止斑块充分扩张	临床资料有限
斑块机械旋切术	多数情况下可消除斑块,避免放置支架 可获取斑块用于组织学分析	限用于严重钙化的病变区域,此技术尚无前瞻性大型随机研究与球囊扩张和支架相比较
激光	可用于急性血栓形成和慢性完全闭塞性病变	膝下动脉治疗的资料较少 需要球囊扩张、支架置入或斑块机械旋切进行辅助治疗

血管腔内治疗

技术要点

无论是在手术室还是具有成像能力的血管造影室,都需要无菌的操作环境。最常见的和最安全的入路部位是经股总动脉顺行或逆行途径进入。对于诊断性血管造影,动脉入路应选择有症状肢体的对侧。对于治疗性操作,应根据病变部位和动脉解剖结构确定穿刺部位。为避免穿刺到髂动脉或股浅动脉,可在透视下定位股骨头,并将其作为穿刺的指引标志。此外,还有一些有用的技术,有助于穿刺进入无动脉搏动的股总动脉,包括超声定位下穿刺,使用微穿刺技术,根据血管壁的钙化斑块进行定位等。顺行穿刺可能稍有挑战性,尤其是对于肥胖的患者。为预防各种并发症,细致操作并依靠骨性标志定位,以保证穿刺点位于股总动脉非常重要。

治疗过程中导丝通过病变部位是最关键的步骤。通常情况下,0.035″导丝可用于股腘动脉病变,0.014″或0.018″导丝可用于膝下动脉。亲水涂层导丝,如Glide导丝,对通过重度狭窄或闭塞病变很有帮助。头端成角的导丝配合扭控装置可有助于通过偏心性病变,特殊形态的选择性导管通常用于帮助导丝通过病变部位。在透视下,将导丝柔软的头端小心地推送过病变部位,导丝操作过程中应轻柔。一旦导丝穿过病变部位,术者应特别注意导丝的头端位置,以保证导丝操作过程的安全性,避免血管壁穿孔或形成夹层。

一旦导丝成功通过病变段,可单独或联合使用多种治疗方式,包括血管成形、置入支架或覆膜支架以及斑块机械旋切。目前,血管成形技术包括球囊血管成形、冷冻球囊、内膜下血管成形和切割球囊。最常用的斑块机械旋切技术包括经皮穿刺斑块机械旋切导管和激光斑块消融器械。

在下肢动脉腔内治疗过程中,应常规进行全身抗凝以尽量减少导管周围血栓形成的风险。普通肝素是最常用的药物,剂量根据以体重为基础的公式进行计算。在临床工作中常用的是在手术治疗过程中应用80~100mg/kg初始剂量快速注射,使导管插入阶段的活化凝血时间(ACT)超过250秒,而在随后的手术过程中每小时追加1000IU肝素。更新的药物已经面世,如低分子量肝素、血小板Ⅱb/Ⅲa受体拮抗剂、直接凝血酶抑制剂或重组水蛭素,可以单独或与普通肝素联合使用,尤其适合于对普通肝素敏感的患者。术后所有患者都应接受抗血小板治疗(如阿司匹林)。除非另有禁忌,其他的抗血小板药物如氯吡格雷(波立维)应用于下肢动脉置入支架的患者,术后使用6周以上。

经皮腔内球囊血管成形术(PTA)

当导丝通过病变后,选择合适的球囊成形导管沿着导丝导入。所选择球囊的长度应稍长于病变,直径应与相邻正常血管口径一致,也可超过10%~20%。球囊导管上设有不透X线的标记,将其定位于病变两端。然后用生理盐水和造影剂混合液扩张球囊,在透视下可观察扩张过程(图23-65)。患者可能会出现轻微疼痛,这并不少见。但是剧烈疼痛可提示血管破裂、夹层或其他并发症。血管造影对于确认导管在血管腔内的部位以及血管腔外有无造影剂外渗非常关键。球囊持续扩张至动脉粥样硬化病变造成的切迹消失,球囊呈完全膨胀的形态为止(图23-66)。少数情况下,对于严重狭窄的病变,需要使用较小口径的球囊进行预扩,从而使选定的球囊导管可以通过病变部位。

除了长度和直径,术者需要熟悉各种球囊的特性。非顺应性球囊和低顺应性球囊易于被扩张至其预设的直径,并可在狭窄病变的部位产生更高的扩张力。低顺应性球囊是外周动脉腔内治疗的主要器械。外径较小的球囊可降低入路部位的并发症发生率,并有助于通过严重狭窄的病变。此外,在选择特定类型的球囊时,球囊的跟进性、推进性和通过性应该予

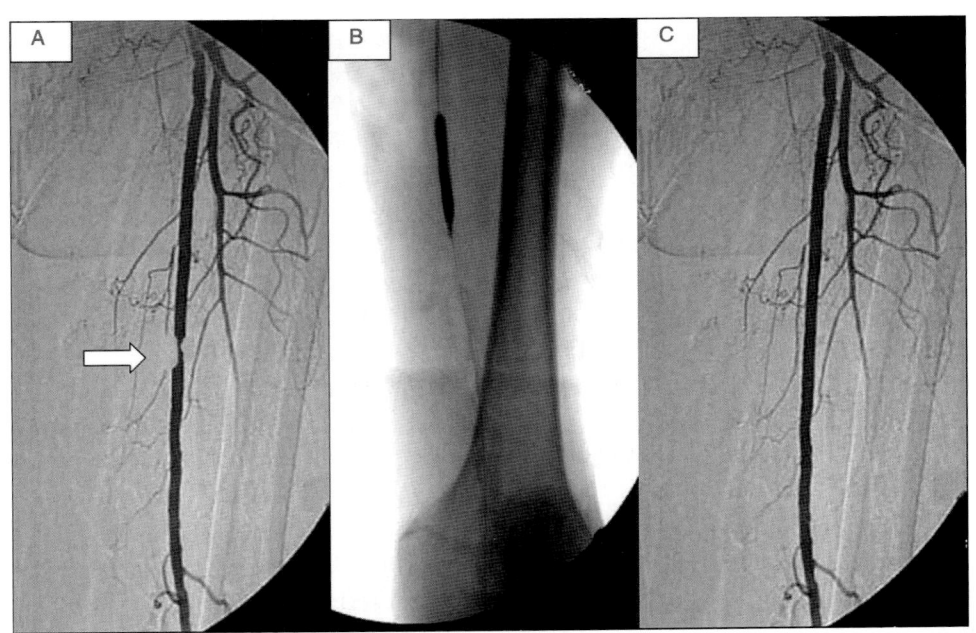

图23-65　A. 血管造影显示在股浅动脉存在一短段狭窄(箭头)。**B.** 该病变采用球囊血管成形导管进行治疗,将球囊扩张并撑开血管腔。**C.** 术毕血管造影示影像学结果满意

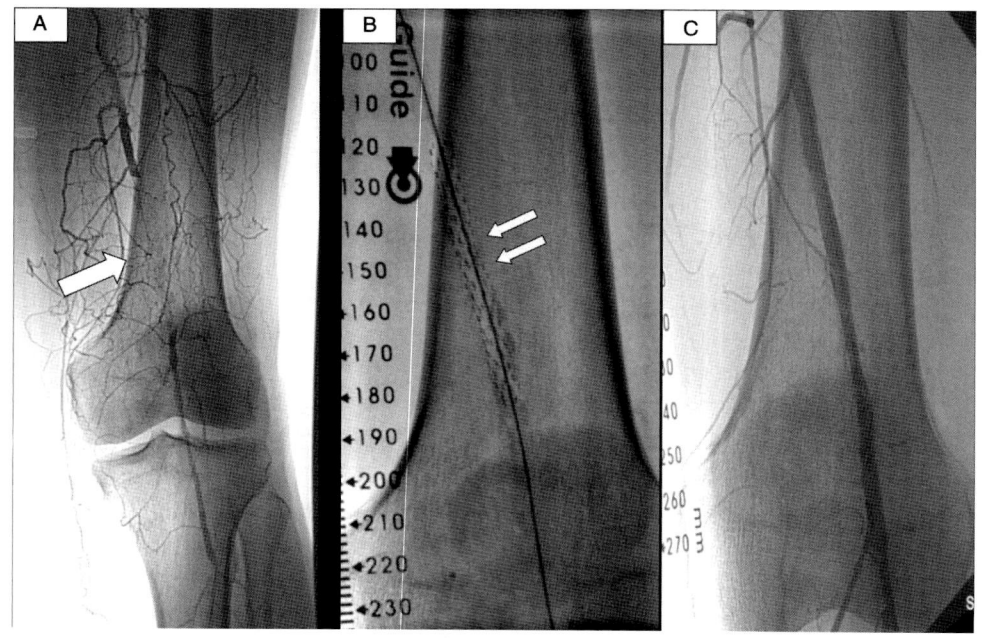

图 23-66   **A.** 血管造影证实股浅动脉远端节段性闭塞（单箭头）。**B.** 该病变通过冷冻球囊进行治疗，在球囊血管成形术过程中（双箭头）通过降低球囊导管的温度，以达到暂时性冷冻状态。**C.** 术毕血管造影显示结果满意，无血管夹层形成

以考虑。最后，球囊肩部的长度是一个重要特性，在进行球囊血管成形过程中可以避免损伤邻近动脉血管段。球囊血管成形后，仍应将导丝留置于原位进行血管造影。当血管造影结果不满意时，留在原位的导丝可为后续的手术操作提供入路。

对于合适的下肢动脉闭塞性疾病患者，PTA 是一种成熟而有效的治疗方式。研究显示，股腘动脉段进行 PTA 治疗的技术成功率超过 90%，5 年通畅率为 38%～58%[148～150]。但是 PTA 治疗的有效性高度依赖于解剖特点和患者情况[106]。长度超过 7～10cm 的长段病变，PTA 治疗后通畅率有限，而短段病变如长度<3cm，PTA 治疗后通畅率较高。Lofberg 等进行了 127 例股腘动脉 PTA 治疗，结果显示患肢动脉闭塞段长度>5cm，术后 5 年一期成功率为 12%，而患肢动脉闭塞段长度<5cm，术后 5 年一期成功率为 32%[151]。闭塞性病变的技术成功率显著低于狭窄性病变。与偏心性病变相比，PTA 治疗同心性病变的效果较好，而严重钙化的病变对成功率有负面影响。Hunink 等进行的一项 meta 分析显示，股腘动脉病变行 PTA 治疗后，5 年一期通畅率为 12%～68%，间歇性跛行和狭窄性病变的患者其治疗效果最佳[150]。远端流出道是远期成功率的另一个重要预测因素。Johnston 分析了 254 例接受股动脉和腘动脉 PTA 治疗的患者资料结果显示，具有良好流出道的患者，狭窄性病变的 5 年通畅率为 53%，闭塞性病变的 5 年通畅率为 36%；而流出道不佳的患者，狭窄性病变的 5 年通畅率为 31%，闭塞性病变的 5 年通畅率为 16%[149]。文献显示，根据流出道状况，术后 5 年通畅率为 27%～67%[150]。

由于膝下动脉 PTA 的成功率有限，因此需要严格把握手术适应证，仅用于保全肢体。通过选择合适的患者，保证血流通过一根以上的胫动脉直接供应足部，密切随访患者以及时进行再次治疗，上述措施可进一步改善膝下动脉 PTA 目前的通畅率。未来可能的进展包括药物洗脱支架（DES）、切割球

囊和斑块机械旋切技术，目前正在研究上述新技术能否改善胫动脉血管腔内治疗术后的临床疗效。Varty 等报道，严重缺血的患者行膝下动脉 PTA 治疗，1 年保肢率为 77%[152]。对于血管解剖合适的患者，膝下动脉 PTA 治疗术后 2 年的保肢率预计超过 80%。

内膜下血管成形术

内膜下血管成形术最初于 1987 年报道，当时在治疗腘动脉长段闭塞性病变时，意外建立了一条血管内膜下通道，成功重建了血流。内膜下血管成形术推荐用于慢性闭塞、长段病变和严重钙化病变。此外，该技术适用于弥漫性病变的血管以及既往血管腔内途径治疗失败的病例，因为有时导丝很难在不引起血管夹层的情况下，通过病变血管段全程。

该技术的原理是主动建立一条血管内膜下通道，从而完成闭塞段的血流重建。此通路始于病变近端，中间通过血管内膜下间隙，最后在病变远端重新进入血管腔。闭塞段管腔通过血管内膜下通路重新再通。内膜下血管成形术可以经股总动脉入路，通过同侧顺行或对侧逆行穿刺途径完成。如果选择穿刺对侧股总动脉，应放置跨腹主动脉分叉的导引长鞘，为股腘动脉和膝下动脉提供通路。通常使用带弯头的亲水涂层导丝如 Glide 导丝，通过调整弯头导丝头端的方向，在闭塞性病变的近端产生血管内膜下夹层。导管具有支撑作用，可用来引导导丝头端远离重要的侧支血管。在导丝推送过程中，使导引导丝的头端自然成袢。一旦进入血管内膜下层，导丝往往可在夹层中自由移动。导丝和导管在血管内膜下的部位，可以通过注射少量稀释的造影剂进行确认。在此处，导丝和导管可沿着血管内膜下层推送，直至通过血管闭塞段。在导引导丝重新进入闭塞段远端的血管腔时，通常会遇到阻力减弱的情况。沿着导引导丝推送导管超过远端破口，并通过

造影证实血管再通。再进行球囊血管成形术。为了确认球囊扩张后的通畅性,回撤导管导丝前应进行血管造影。如果血流欠佳,可能需要再次进行球囊扩张。通常情况下,如果血管造影证实管腔狭窄超过 30%,需要置入支架以维持血管腔通畅并治疗残余狭窄。

多项研究已经证实内膜下血管成形术的有效性。Bolia 和 London 等分别报道了应用内膜下血管成形术治疗下肢动脉长段闭塞性病变的经验[153,154]。股腘动脉和膝下动脉的技术成功率均超过 80%。股腘动脉段的 1 年通畅率为 71%,而膝下动脉段的 1 年通畅率为 53%。术后 12 个月的保肢率达到了 80% 以上。他们还报道通畅率的影响因素包括吸烟、流出道血管的数量和闭塞段的长度。其他研究组也发现相似的结果[155,156]。Treiman 等治疗了 25 例患者,股腘动脉闭塞段长度为 6~18cm,技术成功率为 92%[156],12 个月一期通畅率为 92%。而 Lipsitz 等治疗了 39 例患者,技术成功率为 87%,12 个月累计通畅率为 74%[155]。此外,Ingle 等报道了 67 例股腘动脉病变患者的治疗结果,技术成功率为 87%,术后 36 个月的保肢率为 94%[157]。根据以上所示,虽然多数研究的技术成功率相似,但是不同研究中通畅率差别很大。患者选择、解剖特点和病变部位可能是导致疗效差异很大的原因。

腔内支架置入

虽然 Dotter 在 20 世纪 60 年代末就提出了置入支架的建议,但是直到 PTA 的局限性得到广泛认识后,血管腔内支架才得到使用。有多种情况适合置入支架,主要是球囊扩张后效果仍不理想。支架通常用于球囊扩张后残余狭窄≥30% 的情况。血管腔内支架也用于夹层、穿孔和其他球囊扩张并发症。一期置入支架已成为一种可行的替代方案,以治疗可能成为栓子来源的溃疡性病变。一期置入支架也可用于治疗闭塞性病变,因其在球囊扩张后可能再次闭塞或发生远端动脉栓塞。此外,对于避免球囊扩张后早期再狭窄,血管腔内支架具有明显疗效。目前药物涂层支架在美国尚在研究当中,有望降低再狭窄发生率。

尽管技术成功率很高,已经发表的股腘动脉支架研究结果显示,支架与单独行 PTA 的通畅率接近,术后 3 年一期通畅率为 18%~72%[106,158]。Gray 等通过 PTA 治疗长段股浅动脉病变过程中,对 58 条扩张效果欠佳的患肢置入支架进行研究,结果显示术后 1 年一期通畅率为 22%[159]。但是 Mewissen 采用自膨式 SMART 镍钛记忆合金支架治疗 TASC Ⅱ A、B 和 C 级股腘动脉病变的患者,共治疗 137 条患肢,结果显示 1 年一期通畅率为 76%,2 年一期通畅率为 60%[160]。选择合适的患者及病变的解剖特征,是获得成功治疗效果的关键。此外,支架的特性对于通畅率可能也有影响。

一些临床研究(包括德国多中心经验、Mewissen 研究、BLASTER 研究和 SIROCCO 研究)已经证实[161],用于治疗股浅动脉病变的新一代镍钛记忆合金支架已有了显著的改进。德国多中心经验是一项纳入 111 例股浅动脉支架的回顾性研究,结果显示术后 6 个月通畅率,Smart 支架和 Wall 支架分别为 82% 和 37%。BLASTER 研究评估了联用静脉注射阿昔单抗或者单独采用镍钛记忆合金支架治疗股动脉病变的可行性,1 年临床通畅率为 83%[162]。

此外,在冠脉介入治疗过程中已经证实了药物涂层支架可以有效地降低血管再狭窄的发生率,这为下肢动脉病变的治疗提供了另外一种有希望的替代方案。涂层药物可持续释放一段时间,干扰平滑肌细胞的增殖,而这是再狭窄病变主要的细胞组成和细胞外基质的来源。首个涂层支架临床试验采用了 Cordis 公司 Cyper SMART 支架,外表覆盖了西罗莫司涂层(SIROCCO 研究)[163]。SIROCCO 研究中 6 个月血管造影随访结果显示,西罗莫司涂层支架组病变内再狭窄率为 0,而非涂层支架组再狭窄率为 23.5%。

覆膜支架置入

在股浅动脉粥样硬化性病变的治疗中,血管腔内旁路的概念已被接受。经皮置入一个覆膜支架以跨过长段或多节段病变,并可用来建立股腘动脉旁路。从理论上说,与外科旁路手术相比,血管腔内旁路可能有取得相似成功的潜力,可以在原有的解剖部位重新置入血管,避免了血管吻合口的不良影响。覆膜支架可分为两大类:无支撑型人工血管和全支撑型覆膜支架。无支撑型人工血管包括血管旁路移植物部分,如 PTFE,以及在一端或两端有自膨式支架。无支撑型人工血管弯曲性好且横径小,但是易受外界压迫影响。全支撑覆膜支架由移植物材料覆盖的金属骨架组成。致密金属骨架的存在,可引起广泛的炎症反应,增加了血栓形成的风险。FDA 尚没有批准任何一款覆膜支架用于外周动脉腔内治疗。但是 Viabahn(WL Gore,Calif)是美国应用最广泛的覆膜支架,由超薄 PTFE 移植物及其外部自膨式镍钛记忆合金网格支撑所组成。Viabahn 支架有一个特殊的支架输送机制,回拉连接线,从近端至远端释放覆膜支架。

虽然很有创意,但是覆膜支架临床应用的数据有限,而且移植物血栓形成的发生率很高。此外,重要侧支血管被覆盖后,一旦覆膜支架发生闭塞,就可能危及患肢的存活。Bauermeister 使用 Hemobahn 支架治疗了 35 例患者,术后平均随访 7 个月,结果显示闭塞发生率为 28.6%。Kedora 等最近进行了一项前瞻性随机研究,比较了外覆 PTFE 的镍钛记忆合金自膨式支架与股腘动脉膝上人工血管旁路。50 条患肢被随机分为两组。两组平均随访 18 个月,术后 1 年一期通畅率各组约为 74%。在股浅动脉置入 PTFE 覆膜的镍钛记忆合金支架,1 年通畅率与血管旁路手术相似,而住院时间显著较短(0.9 vs. 3.1 天)[165]。

动脉粥样硬化斑块切除术

斑块切除术的基本原理是从闭塞的动脉中去除动脉粥样硬化斑块。目前 FDA 共批准了 5 种斑块切除装置:Simpson AtheroCath(DVI, Redwood City, Calif),血管腔内吸除导管(Transluminal Extraction Catheter)(Interventional Technologies, San Diego, Calif),Theratec 动脉再通导管(Theratec recanalization arterial catheter)(Trac-Wright),Auth Rotablator(Heart Technologies, Redmond, Wash)和 SilverHawk 装置(FoxHollow Technologies, Redwood City, Calif)。这些装置可以切除或者粉碎动脉粥样硬化斑块。

SimpsonAtheroCath 装置具有定向切割组件,并显露于动脉血管壁的 1/3 周径。伸入工作窗口的动脉粥样硬化斑块被切除并推入收集室。血管腔内吸除导管具有沿导丝工作的无定向刀片,安置于扭控导管的末端。Theratec 动脉再通导管是一种无定向、非同轴的斑块消融装置。头端旋转凸轮可将动脉粥样硬化斑块粉碎成细微颗粒。Auth Rotablator 装置是一种无定向、同轴的斑块消融装置，具有嵌入优质金刚石片的金属刺。最后是 SilverHawk 装置，于 2003 年被 FDA 批准用于外周动脉的治疗。该装置是一种同轴导管，设计的目的是克服定向斑块旋切导管（如 Simpson AtheroCath）的缺点。其工作端包括一个铰链构建的框架单元，内含硬质合金切削刀片。刀片由电机驱动装置提供动力，导管推送通过全程病变。一旦完成每个步骤，切除器可将斑块组织挤进头锥的远端，从而将收集能力最大化。然后，可撤除 SilverHawk 装置，也可将其扭转以治疗同一处不同象限的病变或另一处病变。

尽管在技术和临床上获得了理想的早期疗效，但是由于再狭窄的发生率很高，中远期结果令人失望。然而，一项对股腘动脉闭塞性病变患者进行斑块旋切术治疗的多中心临床注册研究显示，该技术具有满意的临床疗效，术后 6 个月和 12 个月生存期中病变血运重建率分别为 90% 和 80%[166]。重要的是，近 3/4 患者（73%）通过斑块切除的方法进行治疗后，不需要再接受其他辅助的血管腔内治疗措施，仅 6.3% 的病变还需要置入下肢动脉支架。TALON 注册研究的结果显示，斑块切除术对于合适的下肢动脉病变患者具有治疗效果[166]。

动脉粥样硬化斑块激光切除术

自从 20 世纪 60 年代斑块激光切除术报道以来，已经开发出各种创新方法，以求努力克服激光血管成形术的局限性。近来，随着准分子激光技术的发展，使研究者对于安全地输送激光能量趋于乐观。FDA 已经批准了斑块准分子激光切除术用于外周动脉腔内治疗，其采用了高精度的激光能量控制（浅层组织穿透）和更安全波长的紫外线（而非以往激光技术中采用的红外光谱），从而减少穿孔并降低被治疗血管的热损伤。

斑块激光切除导管的直径范围为 0.9~2.5mm，可沿着导引导丝到达病变段。准分子激光一旦被激活，可使用紫外线的能量消融病变，并建立一个动脉管腔。该管腔可通过血管成形球囊进一步扩张。由于准分子激光可使病变气化蒸发，因此可减少病变远端发生栓塞。对于动脉起始部病变，以及能够通过导丝却不能通过血管成形球囊导管的病变，准分子激光可被用来作为治疗的辅助手段。

关于在下肢动脉闭塞性病变中联合使用斑块准分子激光切除术与球囊血管成形术的多项研究已显示了可喜的临床疗效[167,168]。外周准分子激光血管成形研究，纳入了 318 例慢性股浅动脉闭塞的患者。结果显示技术成功率为 83.2%，1年一期通畅率为 33.6%，二期通畅率为 65%[168]。Steinkamp 等使用斑块激光切除，并结合球囊血管成形术，治疗了 127 例腘动脉长段闭塞的患者，3 年的一期通畅率为 22%[169]。多中心临床研究对激光血管成形术治疗严重肢体缺血进行了评估，结果证实了该治疗方法的有效性，对于合适的患者，术后6 个月的一期通畅率和临床症状改善率分别为 33% 和 89%[167]。

血管腔内治疗的并发症

与血管成形术相关的并发症

与 PTA 有关的并发症很多，包括夹层、破裂、栓塞、假性动脉瘤、再狭窄、血肿，以及血栓形成、痉挛或内膜损伤后继发的动脉急性闭塞。Clark 等分析了 SCVIR 腔内血管成形和血运重建注册研究的 205 例患者的资料，结果显示接受股腘动脉血管成形术的患者，并发症发生率为 7.3%[170]。次要并发症比例占 75%，包括远端动脉栓塞（41.7%）、穿刺部位血肿（41.7%）、包裹性血管破裂（8.3%）以及迷走神经反应（8.3%）。另一项研究中，Axisa 等报道，行下肢动脉 PTA 治疗的患者中，严重并发症的总体发生率为 4.2%，包括腹膜后出血（0.2%）、假性动脉瘤（0.2%）、急性肢体缺血（1.5%）及血管穿孔（1.7%）[171]。

与 PTA 相似，并发症也限制了内膜下血管成形术的应用。一项研究纳入了 65 例因股浅动脉闭塞行内膜下血管成形的患者，结果显示 15% 的患者出现并发症[172]。这些并发症包括严重狭窄（44%）、股浅动脉破裂（6%）、远端动脉栓塞（3%）、腹膜后出血（1.5%）和假性动脉瘤（1.5%）。其他文献报道的并发症包括穿孔、血栓形成、夹层以及操作超过了预期的远端内膜破口部位[173]。更重要的是，接受内膜下血管成形术的患者中，重要侧支血管破坏的发生率估计为 1%~1.5%。这种情况下，如果未能成功建立血流通路，患者肢体远端的血供可能受损，需要行远端血管旁路手术。冷冻球囊是血管成形术的一种改良形式，在下肢动脉腔内治疗中的长期疗效尚不清楚。Fava 等治疗了 15 例股腘动脉病变的患者，并发症发生率为 13%，包括导丝引起的血管夹层和冷冻球囊血管成形术近区域串联性病变因 PTA 引发的夹层[174]。

与血管腔内支架和覆膜支架相关的并发症

除了前述血管成形术的并发症，血管腔内支架也存在支架断裂和变形的风险。收肌管内为非层流的血流动力学状态，尤其在步行过程中。施加于股浅动脉的作用力包括扭转、压缩、拉伸和前屈。这些外力在股浅动脉和支架上产生明显作用。此外，下肢易受外部创伤，这进一步增加了支架变形和断裂的风险（图 23-67）。SIROCCO 研究表明，虽然支架断裂没有相关的临床症状，但是在药物涂层支架和对照组支架中，支架断裂的发生率为 18.2%[163]。

由于覆膜支架覆盖了重要的侧支血管，因此可能出现其他的并发症，导致肢体远端血运受到损害。一项前瞻性研究评估了应用 Hemobahn 覆膜支架治疗股腘动脉闭塞的疗效，结果显示即时并发症发生率为 23%，包括远端动脉栓塞（7.7%）、腹股沟血肿（13.5%）和动静脉瘘（1.9%）[175]。

与斑块旋切相关的并发症

与动脉斑块旋切术相关的并发症总发生率为 15.4%~42.8%，包括痉挛、血栓形成、夹层、穿孔、远端动脉栓塞和血肿。Jahnke 等进行了一项前瞻性研究，采用动脉斑块高速旋切治疗 15 例腘动脉以下闭塞性病变，并评估其治疗效果。结果显示技术成功率为 94%，并发症包括血管破裂（5%）、远端动脉栓塞（5%）和动脉痉挛（5%）。虽然准分子激光斑块消融术通过气化蒸发病变，减少了血管栓塞事件的发生，但是动脉栓塞仍然是一个令人困扰的并发症。研究显示 3%~4% 的手术发生了远端动脉栓塞事件，而 2.2%~4.3% 的患者会发生血管穿孔[168,169]。其他影响激光斑块消融术治疗效果的并发症包括血管急性再闭塞、血管痉挛、血管损伤和夹层。

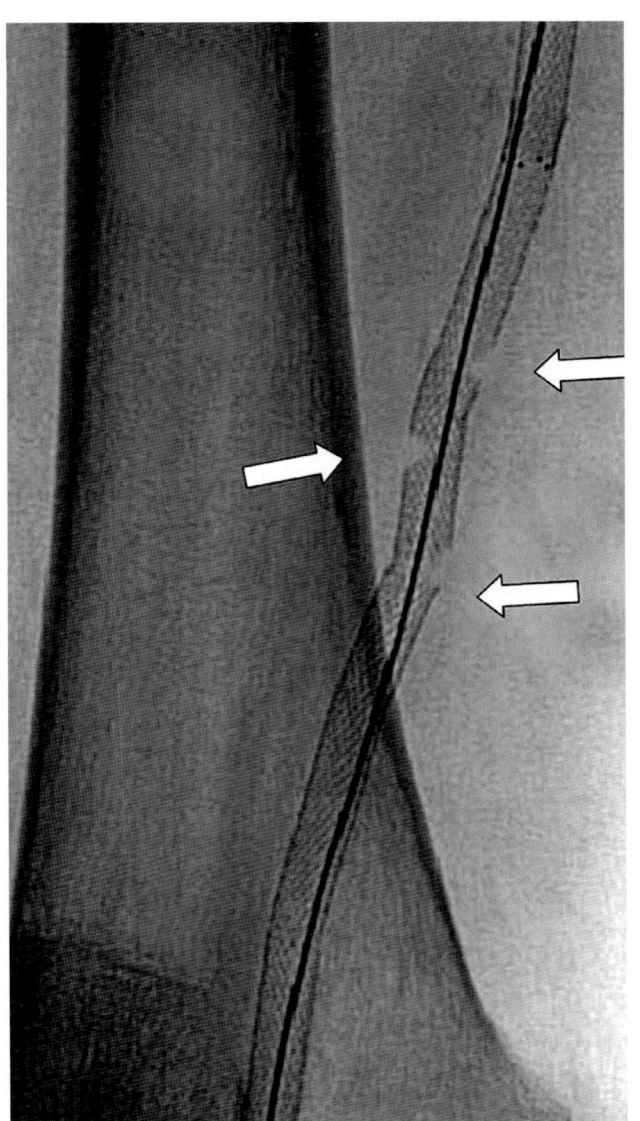

图 23-67　由于施加在股浅动脉上的各种几何应力,包括扭转、压缩、拉伸和前屈,支架断裂(箭头)是股浅动脉支架置入术后的一种已知并发症

手术治疗股腘动脉病变引起的慢性下肢缺血

动脉内膜剥脱术

动脉内膜剥脱术尽管重要,但在下肢动脉闭塞性疾病治疗中的作用仍很有限,最常用于股总动脉病变或股深动脉受累及的情况。在手术过程中,外科医师纵向切开病变血管段,分离血管中膜层,并向近端及远端剥离斑块。该步骤将血管内层包括动脉粥样硬化斑块在内一并剥脱。动脉内膜剥脱至远端时,必须非常小心,以确保平稳过渡或远端终点向下转向,以避免血流掀起可能导致血管闭塞的内膜瓣片。目前,在股浅动脉狭窄或闭塞的治疗中,长段的动脉内膜剥脱术基本上没有作用,再狭窄的发生率很高,限制了动脉内膜剥脱术在该部位的应用。短段狭窄更适合采用球囊血管成形术进行治疗。通过基于导管的方法实施的动脉内膜剥脱术(例如 Moll 动脉内膜切除装置),跨过内膜剥脱的终点,配合置入覆膜支

架或支架,该治疗方式目前正在重新接受评估,尚没有长期随访数据。

血管旁路手术

血管旁路手术仍是下肢动脉闭塞性病变的主要治疗手段。旁路方式和移植物类型是需要考虑的重要环节。对于血管闭塞局限于股浅动脉段的患者,如果膝关节以上正常的腘动脉长度超过(理想为 10cm),而且至少有一条血管直接为足部供血,则可以通过膝上股腘动脉血管旁路术进行治疗。尽管事实上,人工材料(PTFE)和大隐静脉血管在膝上水平的通畅率接近;但毫无疑问,只要情况允许最理想的仍然是使用大隐静脉来完成血管旁路手术。为了将来进行冠状动脉搭桥或肢体远端血管旁路而保留大隐静脉的观点已被证实是错误的。我们必须考虑到,与自体静脉旁路血栓形成相比,人工血管形成血栓后,对血管流出道的影响更为严重。

当病变进展累及腘动脉或膝下胫血管时,外科医师必须选择一条合适的流出道血管以实施血管旁路手术。合适的流出道血管定义为在吻合口以远血流不中断地直达足部。按照喜好的顺序分别是膝上腘动脉、膝下腘动脉、胫后动脉、胫前动脉和腓动脉。对于糖尿病患者,腓动脉通常未受累。虽然腓动脉血流并未直接到达足部,但是与胫后动脉及胫前动脉有许多侧支沟通,使其成为合适的流出道血管。如果血管具有相似的口径和通畅度,目前并无客观证据支持胫动脉优于腓动脉。足背动脉(即胫前动脉在足部的延续),常常未受动脉粥样硬化病变的影响,可用作远端血管旁路的流出道血管。影响通畅率的因素包括血管旁路的长度(长段血管旁路的通畅率降低)、宿主血管的质量、达到足部的流出道情况以及旁路血管的质量(大隐静脉/人工血管)。膝下自体静脉血管旁路的 5 年二期通畅率为 60%。已证实自体静脉也适用于足底动脉的血管旁路。在该部位,自体静脉旁路的 3 年保肢率为 84%,3 年的二期通畅率为 74%[2]。一项 meta 分析显示,PTFE 覆膜的人工血管用于重建膝下腘动脉血管旁路的疗效欠满意。在此部位,人工血管旁路的 5 年一期通畅率为 30.5%[178]。此外,由于远端动脉栓塞和流出道血管受损,与自体静脉血管旁路相比,人工血管旁路闭塞可能导致更严重的后果[178]。

有两种技术可用于远端血管旁路移植术:翻转大隐静脉旁路和原位大隐静脉旁路。两种技术的疗效在通畅率或保肢率上并无差异。前者通过开放手术或内镜技术获取大隐静脉。从大腿段完整切除静脉,翻转血管使瓣膜丧失功能,通过隧道将股总动脉的血流引至远端流出道血管,最后完成端侧吻合。

有几种辅助技术被尝试用来改善胫动脉血管旁路的通畅性。一种选择是在远端吻合口建立动静脉瘘,但是这种方法并未证实能改善通畅率[179]。另一种方法涉及在远端吻合口建立各种形态的静脉袖套或补片,以改善血流动力学并减少内膜增生的可能性。该方法尤其是在改善膝下人工血管旁路的通畅性方面结果有明显效果。但是目前尚没有明确的比较研究支持某种治疗优于其他方法。

截肢

一期截肢被定义为在没有尝试外科手术或血管腔内血运

重建前进行的截肢。表现为Ⅲ级急性下肢缺血的患者，很少有必要实施一期截肢。对于因膝关节挛缩、严重脑卒中或老年痴呆症导致活动障碍的患者，如果发生严重肢体缺血时，一期截肢可能会发挥一定作用。

血管旁路手术的并发症

自体静脉旁路狭窄

15%的静脉移植物在置入后18个月内会发生内生性狭窄。因此，使用静脉移植物的患者应采用多普勒超声随访（每3个月检查一次），以便早期发现移植物内血流速度升高（>300cm/s）或异常降低（<45cm/s）。狭窄程度超过50%，特别是与ABI变化有关的病变，都应该予以纠正以预防移植物血栓形成。手术修复通常采用补片血管成形或短段静脉间置，但是对于局部、短段的病变，PTA/支架置入术也是一个选择。诊断移植物狭窄，并在血栓形成前进行纠正，所得的二期通畅率与一期通畅率相似，而自体静脉旁路血栓形成后，因静脉壁受缺血性损伤，故使用寿命有限。有一项随机对照研究对自体静脉下肢旁路术后常规多普勒超声随访的建议提出了质疑，研究显示股腘动脉自体静脉旁路术后患者随访18个月，没有成本效益或生活质量的改善。许多外科医师根据既往研究的结论，继续按程序随访静脉移植物的患者，并等待最近研究结果的进一步确认。在治疗已闭塞的下肢血管旁路时，最初的手术指征是一个重要的考虑因素。如果手术指征是间歇性跛行而不是静息痛或坏疽，移植物闭塞后的保肢率较高。急性（不超过术后30天）下肢血管旁路闭塞的保肢率为25%[181]。

患肢肿胀

血管再通后肢体肿胀很常见，通常在2~3个月内恢复到基础水平。其病因是多方面的，淋巴回流受阻、间质水肿和静脉回流受阻都起一定作用。再次血管重建后，患肢肿胀会趋于加重（表23-22）。

伤口感染

由于远端旁路最常用的流入道血管是股总动脉，因此腹股沟感染很常见，发生率为7%[182]。当使用自体血管如大隐静脉时，因为感染累及皮下组织或皮肤，而不是实际的静脉感染，所以大部分感染可通过局部伤口护理得到控制。当使用人工血管时，移植物感染的治疗很重要。因存在移植物血栓形成和吻合口破裂的可能，下肢动脉人工血管旁路感染后有很高的截肢率。人工血管移植物感染不能通过抗生素治愈。如果可能，应切除移植物并用自体静脉重建血管。

下肢动脉旁路移植物材料的选择

自体静脉

对于所有下肢血管旁路而言，即使在膝上位置，自体静脉都优于人工血管。这种优势不仅体现在初次行血管旁路手术的患者，而且也体现在再次手术的患者。按照从高到低的优先次序，同侧大隐静脉、对侧大隐静脉、小隐静脉、手臂静脉和拼接静脉都可用于长段血管旁路。如果自体静脉稍嫌不足，

可行股浅动脉内膜剥脱，从而将近端吻合口移向远心端，以减少血管移植物的长度，避免额外切除、拼接静脉。当大隐静脉无法使用，而仅需完成相对较短的血管旁路时，也可用手臂静脉或小隐静脉。当采用后侧入路时，小隐静脉更加适合。因为容易获取，所以如需建立较长的静脉血管旁路，手臂静脉更佳。其他的替代移植物包括连续切取上臂贵要静脉、肘正中静脉和头静脉，切除贵要静脉端的瓣膜，将头静脉端翻转后使用，从而获得一条相对较长且未拼接的自体血管[183]。

冻存血管

冷冻保存的血管通常是经二甲亚砜和其他冻存剂通过程序降温冷冻的尸体动脉或静脉。冻存静脉血管比人工血管更昂贵，更容易失败。在冷冻的过程中，血管内皮细胞层脱落，使得这些血管容易发生早期血栓形成。冻存血管也容易出现动脉瘤样变性。在临床工作中，尽管实际上冻存血管不如人工血管和自体静脉，但是在感染的人工血管旁路切除后，尤其是对于无法获得自体静脉以重建一条穿过正常组织的新旁路血管的情况下，冻存血管仍可起到一定作用[184]。

人脐静脉

与PTFE血管相比，由于脐静脉血管壁更厚，处理更烦琐，而且需要关注其动脉瘤样变性的问题，因此人脐静脉并不常用。经戊二醛处理后，同种异体的人脐静脉较稳定，并无活性细胞或抗原反应。由于外层有涤纶网包裹以减少动脉瘤样变性，这些移植物的操作性差，缝合时需要格外小心。Dardik等报道，采用人脐静脉和辅助性远端动静脉瘘的方法获得了良好的疗效[185]。一项试验比较了人脐静脉、PTFE和大隐静脉，结果显示在膝上旁路5年通畅率方面，人脐静脉高于PTFE，但低于大隐静脉[186]。在一项系统回顾中，人脐静脉的疗效优于冻存静脉[187]。

人工血管和辅助措施

如果自体静脉确实无法获得，PTFE或涤纶人工血管是膝上血管旁路的最佳选择。在一项单中心、前瞻性随机临床试验中，带环PTFE人工血管并未体现出优势[188]。对于膝下人工血管旁路，采用静脉补片、静脉袖套或其他静脉吻合修正方法可改善通畅率，PTFE人工血管及静脉袖套的2年通畅率为52%，而PTFE人工血管无静脉袖套的2年通畅率为29%，同时保肢率也获得了改善（84% vs 62%）[189]。

虽然人工血管随时可以获得，易于处理，并且避免了获取自体静脉时的广泛分离，但是与自体静脉相比，其更易导致血栓形成和内膜增生，因此人工血管并非一个很好的选择。最近一项回顾性研究比较了自体静脉和膝上人工血管旁路，结果显示5年一期通畅率分别是74%和39%[190]。膝下人工血管旁路的疗效可能更差。不幸的是，多达30%的患者不能使用自体静脉血管。大隐静脉有时由于口径较小、质量较差或因以往已被切取而不能使用。

改善人工血管移植物疗效的方法包括改变远端吻合口的几何形状以获得静脉袖套的效果以及将具有抗凝、抗炎和抗增殖特性的药物通过共价键结合于血管腔内面。一项随机试验比较了预制袖套的PTFE与PTFE加静脉袖套的复合血管，研究纳入了10个中心的104例患者。89例患者被随机分配，

预制袖套的 PTFE 人工血管旁路为 47 条,而采用静脉袖套的血管旁路为 44 条。术后 1 年和 2 年的一期通畅率,预制袖套的血管旁路组分别为 52% 和 49%,静脉袖套的血管旁路组分别为 62% 和 44%。术后 1 年和 2 年的保肢率,预制袖套的血管旁路组分别为 72% 和 65%,静脉袖套的血管旁路组分别为 75% 和 62%。虽然病例数少,随访时间也短,但中期分析显示,预制袖套的人工血管与加静脉袖套的 PTFE 血管有相似的疗效。研究者总结认为,在缺乏大隐静脉的情况下,为重建下肢血运,预制袖套的人工血管是一种合理的选择方案。

另一种改善疗效的方法是使用管腔内结合抗凝药物的人工血管完成旁路。Gore 公司的 Propaten 人工血管采用 Carmeda 活性表面技术,通过单一的共价键固定肝素分子,将肝素结合于 PTFE 人工血管的管腔内,同时并不改变其抗凝的特性。肝素的结合不会改变 PTFE 的微观结构和操作性。Devine 等进行的一项前瞻性随机试验显示,对于膝上腘动脉血管旁路,肝素结合的涤纶或 PTFE 血管的疗效优于单纯 PTFE 血管。肝素结合的血管移植物 3 年一期通畅率为 55%,而 PTFE 血管的 3 年一期通畅率为 42%(P<0.044)。虽然上述通畅率结果都低于大隐静脉,但是如果能继续证实肝素结合可改善疗效,则在缺乏合适自体静脉的情况下,肝素结合的人工血管将成为膝上血管旁路的首选移植血管[194]。最近一项关于此移植物研究的回顾显示,膝下血管旁路的 1 年通畅率为 80%[195]。有必要进行纳入更多患者及更长随访时间的随机对照临床试验,以验证 Propaten 血管移植物是否优于其他人工血管,如果确实如此,在膝下动脉的治疗方面,该血管将与自体静脉相媲美。

手术和腔内治疗股腘动脉闭塞性病变的临床疗效

与髂动脉 PTA 相比,股腘动脉 PTA 的疗效相对稍差。该血管段的通畅率与患者症状(间歇性跛行或危及肢体的缺血)、远端流出道状态以及病变形态有关。股腘动脉 PTA 的初始技术成功率为 80%~90%,导丝无法通过 7% 的狭窄性病变和 18% 的闭塞性病变。股腘动脉段 PTA 的技术成功率超过 90%,5 年一期通畅率为 59%。当 PTA 治疗的病变长度超过 7~10cm 时,通畅率会受到影响,而较短病变(<3cm)接受 PTA 治疗的效果较好。Lofberg 等实施了 127 例股腘动脉 PTA 手术,结果显示 5 年的一期通畅率,肢体动脉闭塞段长度超过 5cm 的患者为 12%,而肢体动脉闭塞段长度<5cm 的患者为 32%。与狭窄性病变相比,闭塞性病变的初始技术成功率明显较低。PTA 对于同心性病变的治疗效果优于偏心性病变,严重钙化对成功率有不利影响。远端流出道是远期成功率的另一个重要预测因素。

Johnston 等分析了 254 例接受股腘动脉 PTA 治疗的患者,结果显示对于流出道良好的患者,狭窄性病变与闭塞性病变的 5 年通畅率分别为 53% 和 36%;而流出道不佳的患者,狭窄性病变与闭塞性病变的 5 年通畅率分别为 31% 和 16%。Hunink 等进行的一项 meta 分析发现,股腘动脉病变行 PTA 治疗,5 年一期通畅率为 12%~68%,间歇性跛行与狭窄性病变的患者疗效最好。虽然狭窄性病变最初的技术成功率高于闭塞性病变,但是由于支架使用后的治疗效果、狭窄病变和短段闭塞的长期通畅率一直在变化,并且存在矛盾的结果。早期发表的关于股腘动脉支架疗效的系列研究表明,支架通畅

率与标准单纯 PTA 相近,术后 3 年为 18%~72%。病例的选择和病变的解剖特点可能对治疗结果有重要影响。此外,支架的特性可能与通畅率有关。几项临床研究已经证实采用新一代镍钛记忆合金支架来治疗股浅动脉病变时,通畅率显著改善[160,196]。

Mewissen 治疗了 122 例慢性下肢动脉缺血患者的 137 条下肢,累及股浅动脉包括 TASC ⅡA(n=12)或 TASC ⅡB 及 TASC C 级病变(n=125)。患者接受 Cordis SMART 自膨式镍钛记忆合金支架进行治疗。在术后不同的时间点,经标准超声多普勒血流速度标准来诊断二次再狭窄(>50%)。在该研究中,将没有二次再狭窄定义为一期支架通畅,根据治疗的时间,通过寿命表法计算获得。平均病变长度为 12.2cm(范围为 4~28cm)。技术成功率为 98%。平均随访 302 天。术后 6 个月、12 个月、18 个月和 24 个月的一期支架通畅率分别为 92%、76%、66% 和 60%。Fereira 等采用 Zilver 自膨式镍钛记忆合金支架治疗了 59 例患者的 74 处股腘动脉病变(60% 为 TASC ⅡD 级)。平均血管再通长度为 19cm(范围为 3~53cm)。平均随访时间为 2.4 年(范围为 3 天至 4.8 年)。Kaplan-Meier 法计算术后 1 年、2 年、3 年、4 年和 4.8 年的一期通畅率分别为 90%、78%、74%、69% 和 69%[197]。

普遍认为,如果股浅动脉病变 PTA 治疗的结果欠理想,则有支架置入的指征。但是最近 Schillinger 等实施的一项随机试验显示,一期置入支架的再狭窄率低于 PTA 和选择性置入支架。一期置入支架的术后 2 年再狭窄率较好(45.7%),而 PTA 和选择性二期置入支架的术后 2 年再狭窄率为 69.2%,通过意向性治疗分析显示 P 值为 0.031。根据采用的治疗方式分析,在再狭窄发生率方面,不论是一期或选择性置入支架的疗效都一致优于标准单纯 PTA(49.2% vs 74.3%;P=0.028)[198]。

特别为膝下腔内治疗设计的镍钛记忆合金金属裸支架,显示了非常令人鼓舞的疗效。Bosiers 等报道了使用市售非药物洗脱 XPERT 镍钛记忆合金支架系统在膝下动脉腔内治疗中的结果[199]。12 个月的一期通畅率为 76.3%,保肢率为 95.9%。随访 12 个月,在 73% 的患者中进行了血管造影和定量血管分析。血管造影显示二次再狭窄率(>50%)仅为 20.5%,该结果可以已被广泛接受的冠状动脉 DES 研究结果相媲美。作者将这个维持血流动力学的理想效果归功于因支架是专门设计用于小口径血管。Kickuth 等使用 XPERT 支架,也取得了良好的效果。支架置入后,研究组 35 例患者术后 6 个月的一期累计通畅率为 82%。在 6 个月的随访中,以 ABI 改善为依据,证实持续的临床改善率为 80%,100% 的患者免于重大截肢手术。严重并发症发生率为 17%[200]。

Wolf 等进行了一项多中心前瞻性随机试验,比较 PTA 与血管旁路手术,研究纳入了 263 例髂动脉、股动脉或腘动脉闭塞的男性患者[201]。56 例患者的累计 1 年一期通畅率,PTA 为 43%,而血管旁路手术为 82%,结果证实旁路手术对于长段股浅动脉狭窄或闭塞的治疗效果优于 PTA。最近另一项随机对照研究(BASIL 试验)纳入了 452 例慢性下肢动脉缺血的患者,结果证实手术与 PTA/支架置入两种治疗方式在术后 6 个月无截肢生存方面没有差异。作者认为,手术稍昂贵,血管腔内治疗应推荐作为一线治疗,尤其适合于一般情况不佳的患者。他们总结,在 2 年随访期间,无内科伴发症的健康患者

从手术中获益更大,因为再次治疗的需要减少,并且在所有原因导致的死亡方面危险比降低[202]。采用 2000 TASC Ⅱ 定义和 Markov 状态转换模型的决策分析,Nolan 等发现如果 PTA/支架置入的 5 年一期通畅率超过 32%、患者年龄>80 岁和(或)大隐静脉旁路手术死亡率超过 6%,对于 TASC Ⅱ 的 C 级病变,PTA/支架置入的疗效将优于血管旁路手术[106,203]。

非动脉粥样硬化性血管疾病

血管外科医师所见到的大部分外周血管疾病是由动脉粥样硬化引起的。非动脉硬化性疾病引起的血管病理改变虽然较少见但仍很重要,这些可以治疗的病变有时与动脉粥样硬化病变症状相似并且也可导致供血不足(表 23-18)。充分认识这些少见的疾病对血管外科医师为患者提供临床指导和制订合适的手术方案至关重要。

巨细胞动脉炎(颞动脉炎)

巨细胞动脉炎,又称为颞动脉炎,它是与多发性大动脉炎相似的系统性慢性血管炎性疾病。它们在组织学、病理学和实验室检查方面都基本相似。患者以 50 岁以上的白种女性多见,在斯堪的纳维亚地区以及北欧女性后裔中发病率较高。人类白细胞抗原(HLA)的一个变异的发现提示,遗传因素在疾病的病理生理过程中可能起到一定作用。多发性大动脉炎和巨细胞动脉炎在临床表现、疾病发生部位和治疗疗效方面都有差异。炎症过程主要涉及主动脉和其颅外血管分支,尤其以颞浅动脉最为典型。前驱症状包括头痛、发热、全身乏力和肌肉疼痛。患者可能最初被诊断为风湿性多肌痛症,因为与 HLA 的关联性可能同时存在于两种疾病中。由于血管狭窄和器官缺血会导致相应的并发症,如包括失明在内的视觉改变和血管壁破损导致可能引发灾难性后果的急性主动脉夹层。作为一急症表现,缺血性视神经炎可导致近 40% 患者发生部分或完全性失明。当病变累及颈动脉时可能会出现神经系统症状。可发生下颌咀嚼性疼痛和颞动脉触痛。主动脉病变在早期常无症状,晚期会表现为胸主动脉瘤和主动脉夹层。

诊断的金标准是颞动脉活检,可发现多核巨细胞伴密集的血管周围炎性浸润的典型组织学表现。治疗方案以糖皮质激素为主,巨细胞动脉炎对此反应敏感。治疗后缓解率高,而且对血管并发症有预防作用。

多发性大动脉炎

大动脉炎是一种少见但被熟知的影响大血管的慢性动脉炎,主要影响主动脉和其主要分支(表 23-27)[204]。慢性血管炎症导致血管壁增厚、纤维化、管腔狭窄和血栓形成。其症状表现与器官缺血相关。急性炎症能破坏动脉中膜层,从而导致动脉瘤形成。这种较少见的自身免疫性疾病在 10～40 岁的亚裔女性中多见。基因研究表明,在日本和墨西哥的患者中 HLA 单体出现频率较高,提示携带某些等位基因的患者更易患此种疾病。然而,这些关联性在北美地区并没有被发现。血管炎症引起动脉壁增厚,管腔狭窄,最终导致血管纤维化和血栓形成。这些病理改变会导致血管狭窄,血管扩张,动脉瘤形成和(或)闭塞。

表 23-27	大动脉炎的血管造影分类
类型	累及血管
Ⅰ	主动脉弓分支
Ⅱa	升主动脉,主动脉弓及其分支
Ⅱb	升主动脉,主动脉弓及其分支,胸降主动脉
Ⅲ	胸降主动脉,腹主动脉,和(或)肾动脉
Ⅳ	腹主动脉,和(或)肾动脉
Ⅴ	Ⅱb 和 Ⅳ 型的综合表现

累及冠状动脉或肺动脉的分别描述为 C(+)或 P(+)

大动脉炎的患者在临床上出现无脉症状前会有全身症状,包括发热、厌食、体重减轻、全身不适,关节痛和营养不良。随着炎症进展和血管狭窄加重,可出现更多的特征性表现。在慢性期,本病可处于静止状态。也正是在此时,血管杂音和血管供血不足的表现最为常见。实验室检查可能显示红细胞沉降率、C 反应蛋白和白细胞计数升高,而贫血可能更多见。在第二阶段的特征性临床表现因受累血管床的不同而异,包括肾动脉狭窄引起的高血压,视网膜病变,主动脉瓣关闭不全,脑血管症状,心绞痛和充血性心力衰竭,腹痛或胃肠道出血,肺动脉高压或下肢间歇性跛行。

诊断的金标准是血管造影,可以显示整条主动脉或其主要分支血管的狭窄或闭塞,以及上肢或下肢动脉的局限性或节段性病变。大动脉炎按严重性分为六型:Ⅰ 型累及主动脉和弓上分支;Ⅱa 型累及升主动脉、主动脉弓和其分支,Ⅱb 型累及升主动脉、主动脉弓和其分支以及降主动脉;Ⅲ 型累及降主动脉、腹主动脉和(或)肾动脉;Ⅳ 型累及腹主动脉和(或)肾动脉;Ⅴ 型为同时具有 Ⅱb 和 Ⅳ 型的特点[204]。

初期的治疗方案包括类固醇疗法,对不能缓解的患者可使用细胞毒性药物。手术治疗仅在疾病严重期采用,在炎症活动期需推迟旁路手术治疗。大动脉炎患者不能行动脉内膜剥脱术,人工血管或自体大隐静脉的吻合口需建立在正常的血管部位。对于局限性病变,已有血管成形术成功的病例报道[205~207]。

Ehlers-Danlos 综合征

和马方综合征一样,Ehlers-Danlos 综合征是影响结缔组织的重要遗传性病变之一。本病在 1682 年最先被 van Meekeren 报道,从 Ⅰ 型到 Ⅳ 型都表现为异质性结缔组织疾病[208]。这是一种常染色体显性遗传病,发生率大约为 1/5000,主要表现为皮肤弹性增加、关节活动过度、组织脆弱、多发瘀斑和皮下假瘤。Ehlers-Danlos 综合征表现为纤维胶原代谢紊乱,在胶原的生物合成通路中被发现的一些特定缺陷导致了本病各种不同的临床表现。已经发现有 10 种不同的表型,每一种都有各种不同的遗传和生化缺陷模式。在机体的 4 种基本胶原类型中,血管中主要的类型是 Ⅲ 型。在血管壁中,Ⅲ 型胶原决定结构的完整性和延展性,在血小板的聚集和血栓形成过程中也起一定作用。

在 Ehlers-Danlos 综合征具有血管并发症的三种类型中,Ⅳ 型占 5%,这也是血管外科医师最有可能见到的。此型患者会合成异常的 Ⅲ 型胶原(COL3A1 变型)占全部病例的

5%[208]。受影响的个体不会表现出典型的皮肤和关节症状，因此只有重大血管事件发生时才会给诊断带来典型的临床表现。Cikrit 等报道的 36 例病例中，在手术干预前 44% 死于大出血[209]。在接受手术治疗的 20 例患者中，死亡率为 29%。动脉破裂、动脉瘤形成和急性主动脉夹层可发生于任何大动脉，其中最常见的破裂部位是腹腔内动脉。由于血管壁很脆弱，缝线容易撕脱，使得手术修复很困难。在很多情况下结扎术可能是唯一的选择。

马方综合征

马方综合征是另一种异质的遗传性结缔组织疾病，在 1896 年首先由 Antoine Marfan 加以描述，主要表现为肌肉骨骼系统、眼、心血管系统的异常[210]。此综合征的遗传代谢异常源自 15 号染色体长臂（15q21.3），缺陷发生在纤维蛋白。纤维蛋白是作为弹性蛋白骨架的微纤维装置的基础蛋白，是主要的血管细胞外结构蛋白之一。这是一种高外显率的常染色体显性基因。然而，15%～20% 的病例会发生新的自发性变异[210]。

马方综合征典型的可辨认的特征包括高身材、长肢体、长手指（蜘蛛指）、关节过伸、胸廓畸形和脊柱侧凸。眼部表现为扁平角膜、晶状体半脱位和近视。95% 的患者有心血管系统受累，包括升主动脉扩张、二尖瓣脱垂、瓣膜反流和主动脉夹层。皮肤、中枢神经系统和肺脏也会出现相应体征。主动脉根部扩张发生于几乎所有的患者中。只有在扩张导致升主动脉瘤、主动脉瓣脱垂或主动脉夹层时，才会在普通胸片上有所表现。如果不予治疗，心血管系统的并发症是很严重的，男性的寿命可减少至大约 40 岁，女性则稍高。死亡原因主要是危及生命的并发症，如主动脉瓣脱垂、主动脉夹层和升主动脉扩张至 6cm 以上导致的动脉破裂。

使用 β 受体阻滞剂和其他降压方案的积极药物处理对于治疗是至关重要的。手术治疗是将主动脉根部用复合型人工瓣膜移植物代替（如 Bentall 手术）[205]。预防性手术修复的适应证是动脉瘤直径≥5.5cm，以及可接受的小于 5% 的围术期死亡率。

弹力纤维性假黄瘤

弹力纤维性假黄瘤是一种少见的遗传性结缔组织疾病，主要以弹力纤维的代谢和合成失衡为特征，从而导致纤维的分裂和钙化。临床表现为皮肤、眼睛、胃肠道和心血管系统病变[206]。特征性皮肤病变表现在腋下、肘、腘窝和腹股沟区。黄色瘤样丘疹出现于多余的皮肤皱褶处，形似被捏起的鸡皮。遗传类型包括常染色体显性和隐性两种，患病率为 1/160 000[183]。ATP 结合盒亚科 C 成员 6（ABCC6）基因被证实与此相关，已有 43 种变异被识别。所有这些都导致血管壁中膜内弹力层的钙化[206]。

心血管系统异常较常见，包括年轻的冠心病、脑血管疾病、肾性高血压、外围动脉搏动减弱和限制性心肌病。症状多发生于十多岁，平均发病年龄约 13 岁。应告知患者控制引起动脉粥样硬化的危险因素，如吸烟和高脂血症。钙的摄入在青少年中应加以限制，已发现本病的严重程度和钙的摄入量之间成正相关。除了动脉血管不能用于心脏搭桥外，手术治疗包括其他常规的血管技术。

川崎病

川崎病在 1967 年首次被描述，是发生在儿童身上的皮肤黏膜淋巴结综合征。在大多数报道中，1/2 以上的患儿<2 岁，在男性儿童中患病率较高[207]。尽管本病起源于日本，但在全球广泛存在。一种传染性的病原体可能是致病原因，但是没有具体的病原体被确认。细胞因子、弹性蛋白酶、生长因子和基质金属蛋白酶参与的免疫激活被认为是炎症和动脉瘤形成的一种机制。冠状动脉瘤是本病的标志，组织学上表现为纤维素样坏死的全身动脉炎。冠状动脉造影可能显示闭塞、再通、局部狭窄或多发性动脉瘤。在疾病的急性期表现为各种系统性血管炎导致的原发症状和体征。

川崎病在治疗后可明显缓解冠状动脉受累的表现。如果在疾病开始的 10 天内用丙种球蛋白和阿司匹林治疗是最有效的。近 20% 的未治疗患者将发生冠状动脉病变。通常推荐使用长期的、低剂量的阿司匹林治疗方案。

炎性动脉炎和血管炎

慢性炎性动脉炎和血管炎（静脉和动脉的炎性改变）包括由免疫机制引起的一系列疾病，表明血管的透壁性炎性坏死，与抗原抗体复合物在血管内皮细胞内的沉积有关，表现为在血管外膜有明显的细胞浸润、内膜纤维化增厚和机化血栓。这类疾病过程在临床上可能类似动脉粥样硬化，大部分需要皮质类固醇或化疗药物治疗。尽管如此，鉴别每种疾病的特征对制订治疗方案和长期随访非常重要。系统性血管炎按照血管大小的分类见表 23-28。

表 23-28	基于受累血管的血管炎分类
大血管炎	
大动脉炎	
巨细胞动脉炎	
白塞病	
中等血管炎	
结节性多动脉炎	
川崎病	
Buerger 病	
小血管炎	
过敏性血管炎	

白塞病

白塞病是以口腔溃疡、生殖器溃疡和眼部炎症为特征的少见综合征。HLA 关联性的发现提示病因学中有基因因素。7%～38% 的患者病变累及血管，局限于腹主动脉、股动脉和肺动脉[211]。血管病变可能包括静脉系统并发症，如深静脉血栓形成或浅表血栓性静脉炎。也可能发生退变性的动脉瘤，虽然是不常见的并发症，但后果非常严重，可导致多发性真性和假性动脉瘤形成。主动脉瘤破裂是白塞病患者的主要死因[212]。

组织学上，可见滋养血管的退化和外周血管淋巴细胞的浸润，伴有血管中膜周围弹性层的增厚[213]。动脉瘤的形成被认为与营养供给不足和血管弹性纤维层的缺如有关，从而导致进行性的血管扩张。多发性动脉瘤相对常见，据报道日本患者中发生率为 36%[212]。此外，由于血管壁脆弱和中膜的受损，旁路术后吻合口的血管缝线处易形成动脉瘤。使用糖皮质激素和免疫抑制剂的系统性治疗可能缓解与炎症有关的症状，但对疾病进程和动脉变性没有作用[212]。

结节性多动脉炎

结节性多动脉炎（PAN）是另一种全身性炎性疾病，主要以中等或小动脉的坏死性炎症为特征。本病主要发生于男性患者，男女比为 2∶1。PAN 呈亚急性进展，全身症状持续数周至数月。间歇性低热、全身乏力、体重减轻和肌肉疼痛是其常见症状。由于中等血管位于真皮深层，因此皮肤症状表现为网状青斑、结节、溃疡和手指缺血[214]。皮肤活检可能足以做出诊断。组织学上可以表现为炎症改变，伴有多形性细胞浸润和节段性透壁性坏死导致的动脉瘤形成。

坏死性神经炎发生在 60% 的 PAN 患者中，胃肠道并发症可高达 50%[215]。此外，在 40% 患者中肾脏受累，表现为肾脏内的微血管瘤和节段性梗死。除非进行尸检，心脏病变很少被发现，表现为冠状动脉增厚和心肌坏死。患者可死于肾衰竭、肠出血或穿孔。严重并发症有血管闭塞导致的器官缺血或动脉瘤破裂，死亡率高。主要的治疗是类固醇和细胞毒性药物。活动性 PAN 中近 50% 患者在大剂量药物治疗下可缓解[215]。

放射性动脉炎

由于内皮细胞破坏导致的细胞增殖和纤维化，放射性动脉炎会发生进行性动脉狭窄。这些放疗和化疗治疗头颈部恶性肿瘤的并发症已得到很好的描述。动脉病变是已知的放射性并发症，与动脉闭塞性疾病的动脉病变相似。既往颈部的放疗病史可能使颈动脉闭塞性疾病的治疗复杂化。血管的放射性损伤已得到充分研究。由于内皮细胞对放射性最敏感，因此毛细血管和血窦最容易受到放射性损伤。大中动脉的放射性改变包括有或无脂质沉积的内膜增厚以及血栓形成。特征性的不规则梭形细胞在愈合期可以替代正常内皮细胞。放射性损伤导致的颈动脉闭塞，可能是因为血管壁的纤维化，而更常见是因为其加快了动脉粥样硬化的进程。放射性颈动脉疾病引起的神经系统并发症与非放射性导致的动脉粥样硬化闭塞性疾病相似。

颈部放疗后的颈动脉破裂见于报道，可能与局部伤口并发症和合并感染有关。根据临床病史和经多普勒彩超、MRA、CTA 和数字减影血管造影确认的闭塞性病变而做出放射性动脉炎的诊断。放射性病变可局限于被照射的颈内动脉段而不累及动脉的其他部位。与非放射性动脉硬化病变不同，放射性动脉硬化病变的特征是其不累及颈动脉窦。放射性颈动脉病变的治疗指征同"颈动脉闭塞性疾病的治疗"章节。然而，对无症状的放射性颈动脉病变主张进行干预，因为其更易进展并发生神经系统并发症。尽管颈动脉内膜剥脱和旁路术被证实是安全的治疗方式，颈动脉血管成形/支架置入术已成为治疗放射性颈动脉病变的首选方式。无论是支架还是手术治疗，放射性颈动脉病变的术后再狭窄率较高。

雷诺综合征

"雷诺综合征"是由 Maurice Raynaud 在 1862 年最先描述，它是与外周微血管痉挛相关的一系列综合征，最常见于上肢。在各种刺激因素（如寒冷、吸烟或情绪激动）下，会发生特征性的间歇性血管痉挛表现。以前，用"雷诺病"和"雷诺现象"来分别描述独立的良性疾病和继发于其他基础病变的更严重的疾病。然而，很多患者在血管痉挛症状发生后同时出现胶原蛋白性血管病；据报道有 11% ~ 65% 的患者进展为结缔组织疾病[211,216]。因此，现在所谓的雷诺综合征包括原发和继发的两种情况。

动脉血管痉挛时会发生特征性的皮色变化，从严重的苍白到青紫再到发红。手指或足趾的血管接着扩张，最终导致反应性充血。大部分患者是小于 40 岁的年轻女性。报道中近 70% ~ 90% 的患者是女性，但很多仅有轻微症状的患者并未就诊。该综合征在凉快、潮湿气候下的西北太平洋地区和斯堪的纳维亚地区有较高的患病率。某些职业群体，如使用振动工具的职业，可能会更倾向于发生雷诺综合征或手指/足趾缺血。这种严重的血管痉挛的病理生理机制仍不十分明确，α_2 肾上腺素受体水平的升高以及它们在雷诺综合征患者中的高敏感性和由交感神经控制的体温调节异常已受到很大关注。

严重血管痉挛的诊断可能需要借助血管无创性检查。对于有手指/足趾溃疡和有血栓或血管闭塞病因的患者通常可行血管成形术治疗。雷诺综合征的患者手指/足趾的血压将会有不同程度的变化。正常个体对外部寒冷刺激手指/足趾血压仅会有轻微的降低，而雷诺综合征的患者则表现为一个相似的曲线直到达到临界温度。正是在这个温度点会发生急性动脉痉挛。

雷诺综合征尚无有效的治疗方法，因此所有的治疗主要是针对减轻症状和降低疾病发作的严重性和频率。以保守治疗为主，包括戴手套、使用手部取暖器、避免接触震动性工具的职业、戒烟或移居于温暖干燥的气候区。大部分患者（90%）在避免寒冷和其他刺激后将会好转，其余的 10% 患者有更持续或严重的症状，可应用各种血管扩舒张药物加以治疗，但仅对于 30% ~ 60% 的患者有效。可选择钙离子通道抑制剂，如地尔硫䓬和硝苯地平。选择性的 5-羟色胺再摄取抑制剂——氟西汀已被证明可减少血管痉挛发作的频率和持续时间。前列腺素静脉滴注可应用于其他药物不敏感的严重症状患者。

手术仅限于手指/足趾溃疡的清创和坏疽截指/趾，但这些并发症较少见。上肢交感神经切除术可能使 60% ~ 70% 的患者症状缓解。然而，在 10 年内 60% 的患者症状会逐渐再次出现。

肌纤维发育不良

肌纤维性发育不良（FMD）是一种病因不确定的血管病变，以节段性动脉受累为特征。组织学上，纤维组织增生、平滑肌细胞增生、弹力纤维破坏和血管壁变薄交替发生。FMD 特征性的串珠样改变是由于中膜变薄区域和狭窄区域交替出现所致。最易受累及的是中等动脉,包括肾动脉、颈内动脉、椎动脉、锁骨下动脉、肠系膜动脉和髂动脉。颈内动脉是继肾动脉之后的第二易受累血管。FMD 最常见于女性(90%),大约在 55 岁才被确诊。仅有 10% 的 FMD 患者会出现并发症。在病理学上,FMD 是四种不同类型病变的组合,根据在血管壁中的主要受累部位分为四种类型(中膜纤维增生、内膜纤维增生、中膜增生和中膜周围发育不良)。中膜纤维增生是最常见的病理类型,累及颈内动脉和肾动脉,并发生于 85% 的报道病例中[213]。

与 FMD 相关的两个主要临床症状是由颈内动脉疾病引起的短暂性脑缺血发作和肾动脉受累造成的高血压。FMD 产生的症状通常由动脉狭窄导致,临床上无法与由动脉硬化疾病引起的症状相鉴别。无症状的病变经常是在因其他原因而行血管造影时被偶然发现。在颅外的颈内动脉,FMD 病变的部位较动脉硬化性病变的更高,通过多普勒彩超检查可能不易发现。

当病变侵犯血管腔并致血流减少时,临床上会出现症状。此外,在血管扩张部位会因血流停滞而产生栓子,从而导致远端栓塞。手术治疗适合于经血管造影确诊为本病的有症状患者。由于 FMD 在颅外段颈动脉的病变部位较高,因此切除和修复有时并不可行。相反,在直视下对血管腔行逐步扩张已成功应用于一些病例,术后应持续抗血小板治疗。PTA 现已被有效地用于治疗因 FMD 引起的高血压。几项系列报道显示其有较高的技术成功率,1 年多的再狭窄率为 8% ~ 23%[217]。尽管发生再狭窄,但仍可能有继续控制血压的治疗效果。对于 FMD,手术重建肾动脉有较好的长期疗效,在血管成形术后发生再狭窄的病例中推荐采用。开放手术下行颈内动脉球囊成形术已有报道,可在透视下行精确导引,而不是用金属探条盲目扩张,同时也可通过释放返血防止脑栓塞[218]。运用远端脑保护装置可使这些操作完全由经皮穿刺完成,可以减少脑栓塞的风险。

非动脉硬化疾病导致的腘动脉病变

有三种非动脉硬化性疾病可能导致下肢间歇性跛行,主要发生于 40 ~ 50 岁的男性。在有间歇性跛行的年轻患者中,应考虑动脉外膜囊性变、腘动脉受压综合征和 Buerger 病的可能。

腘动脉外膜囊性变

Ejrup 和 Hierton 在 1954 年首先报道了应用手术成功修复因动脉外膜囊性变导致的腘动脉闭塞[218]。动脉外膜囊性疾病是少见的动脉病变,通常发生在腘动脉,患病率大约为 0.1%。本病的男女比大约为 5:1,主要发生于 40 ~ 50 岁的患者。在间歇性跛行患者中本病的发生率大约为 1/1200,在外周动脉造影中为 1/1000。大多数的病例报道在日本和欧洲。然而,本病亦可累及其他血管,如股动脉、髂外动脉、桡动脉、尺动脉和肱动脉。除了间歇性跛行外,在年轻患者中还应关注在相应关节近端非轴向血管上的肿块。这些像滑囊一样充满黏蛋白的囊肿沉积在血管壁的外膜下层,外观类似腱鞘

囊肿。尽管这些相似性提示病变来源于关节,组织化学标志物却不能将囊肿与滑囊相联系。

当没有动脉硬化危险因素的年轻患者出现双下肢间歇性跛行时,应考虑动脉外膜囊性变和其他两种非动脉硬化性疾病。由于管腔受侵犯和压迫,当肢体伸展时外周动脉搏动可能存在,但是当膝关节屈曲时搏动消失。无创性检查可能发现动脉狭窄伴有血流速度增快。多普勒彩超检查后的 T2 加权 MRI 是目前最好的诊断手段。血管造影上表现为一个光滑的、界限清晰的新月形充盈缺损,即典型的"弯刀征"。在囊壁中可有钙化,但没有其他动脉硬化闭塞性疾病的证据。

有多种治疗动脉外膜囊性变的方法。推荐的治疗方法包括囊壁的囊肿切除术、囊肿摘除术或在有动脉狭窄时的简单囊肿抽吸术。保留囊壁内膜会导致囊液继续分泌和病变复发。有 30% 的患者存在动脉闭塞,建议将受累动脉切除并行自体大隐静脉移植。

腘动脉受压综合征

Love 等在 1965 年首先提出"腘动脉受压"一词,它描述了一种早在 6 年前已通过手术成功治疗的发生于膝关节后方涉及肌肉的动脉缺血疾病[214]。本病少见,患病率约为 0.16%,男女比为 15:1。根据腓肠肌内侧头的位置,异常肌肉条、肌腱束或腘动脉走行,定义了 5 种解剖受压的类型(表 23-29)。高达 30% 的伴行腘静脉受到影响,25% 的病例是双侧病变。

表 23-29	腘动脉受压综合征的分级
分级	描　　述
I	腘动脉走行于正常腓肠肌内侧头的内侧
II	腓肠肌的内侧头走行于腘动脉的外上方
III	腘动脉被形成腓肠肌内侧头的一条肌肉挤压
IV	被更深的腘肌挤压
V	以上任何一项加腘静脉受压
VI	功能性受压

典型的病例在剧烈的体力活动后出现孤立的小腿肌肉群的肿胀和跛行。当症状和体征提示诊断为腘动脉受压综合征时,必须考虑以下各种鉴别诊断(表 23-30)。Turnipseed 的一项大型的 240 例病例报道中,手术治疗的平均年龄为 28.5 岁[214]。无创性踝肱指数检查应该在膝关节伸展而足跖曲和背屈时进行。典型的表现为跖曲或背屈时动脉压降低 50% 或更多或体积描记波形的回落。腓肠肌的收缩应该会挤压受累的腘动脉。突然出现远端动脉搏动消失的急性缺血症状和体征是腘动脉由受压发展到闭塞的表现。受压引起的其他情况有继发血栓形成伴远端栓塞或腘动脉退行性瘤样变。尽管 CT 和 MRI 已经得到应用,血管造影仍是应用最广泛的检测手段。处于自然体位下的动脉血管造影可能表现出典型的腘动脉内侧走行或正常的解剖走行。同时存在的异常情况包括狭窄、管腔不规则、血流延迟、动脉瘤或完全闭塞。踝部主动

跖屈和被动背屈可提高诊断的准确率。

表 23-30　腘动脉受压综合征的鉴别诊断

血管病因

动脉粥样硬化

Buerger 病

创伤

腘动脉瘤

动脉外膜囊性变

外源性压迫

心源性栓塞

深静脉血栓形成

静脉受压

骨骼肌肉病因

腓肠肌或比目鱼肌束紧

骨膜炎

骨筋膜室综合征

应力性骨折肌肉

胫后肌腱炎

肌肉异常

神经病因

椎管狭窄

　　腘动脉受压的治疗包括受累动脉松解或可能的动脉重建。异常肌腱附着区的分离,用或不用大隐静脉做间置移植以修复损伤的动脉段被认为是首选的手术方式。动脉受压的自然进程是进行性的动脉退行性变,最终导致完全性的动脉血栓形成。这种情况下,在修复被损伤的动脉前进行溶栓治疗是必要的。溶栓治疗将改善远端流出道血流,并可能提高保肢率和旁路通畅率。

Buerger 病(血栓闭塞性脉管炎)

　　Buerger 病,又称血栓闭塞性脉管炎,是一种进行性的非动脉硬化性的节段性炎性疾病,通常累及上下肢的中小动静脉和神经[219]。本病的临床和病理表现由 Leo Buerger 在 1908 年发表的 11 例截肢病例报道中加以描述[219]。发病的主要年龄为 20～50 岁,在男性吸烟者中更易发生。上肢也可能受累,游走性浅静脉炎可能存在于近 16% 的患者中,因此提示本病可能是一种系统性炎性反应。在美国 Mayo 医学中心,1953—1981 年下肢缺血的年轻患者中,Buerger 病的诊断率为 24%[214];而在指端缺血性溃疡患者中,本病诊断率为 9%。血栓闭塞性脉管炎的病因不明,但是吸烟或被动吸烟史对于本病的诊断和进展非常重要。

　　在病理学上,血栓形成发生于中小动静脉,伴有密集的中性粒细胞聚集、微小脓肿和多核巨细胞。本病的慢性期表现为聚集细胞的减少和反复的管腔再通。终末期病变表现为血栓机化和血管纤维化。虽然本病在亚洲常见,但在北美男性中似无好发倾向,在严重的肢体缺血患者中本病的诊断率不足 1%。

　　典型的 Buerger 病发生于年轻的男性吸烟患者,在 40 岁之前出现症状。开始时患者表现为足、腿、臂和手的间歇性跛行,此时可能被误诊为关节或神经肌肉病变。随着病变的进展可出现小腿的间歇性跛行并最终发生足趾、足或手指的缺血性静息痛和溃疡。完整的病史应该排除糖尿病、高脂血症或自身免疫性疾病等可能导致闭塞性病变的原因。由于可能有多个肢体受累,血管造影时应对四肢都进行检查。有时尽管肢体尚无症状,但血管造影可有阳性表现。特征性的血管造影表现为病变局限于远端血管,通常位于腘动脉和肱动脉远端。闭塞呈节段性和"跳跃式"改变伴广泛侧支形成,被称为"螺旋式侧支"。

　　血栓闭塞性脉管炎的治疗主要围绕严格戒烟。在能够自制戒烟的患者中,疾病症状可得到显著缓解,截肢率也会减少。俄勒冈健康中心的经验显示,戒烟后病程将会终止,相关组织不会继续受损。由于没有理想的远端血管供行旁路手术,Buerger 病中很少能通过手术治疗。此外,由于存在伴发的游走性血栓性静脉炎,自体静脉多无法用做旁路移植物。Mills 等报道 26 例患者的 15 年随访结果,残肢率为 31% ,可见 Buerger 病累及下肢时的严重危害性[219]。此外,有报道显示继续吸烟患者与戒烟患者在截肢率上存在显著差异(35% vs. 67%)。

(王玉琦　蒋俊豪　译)

参考文献

亮蓝色标记的是主要参考文献。

1. Hooi JD, Stoffers HE, Kester AD, et al: Peripheral arterial occlusive disease: Prognostic value of signs, symptoms, and the ankle-brachial pressure index. *Med Decis Making* 22:99, 2002.
2. Norgren L, Hiatt WR, Dormandy JA, et al: Inter-Society Consensus for the Management of Peripheral Arterial Disease (TASC II). *Eur J Vasc Endovasc Surg* 33:S1, 2007.
3. Jones DN, Rutherford RB: Peripheral vascular assessment and its role in predicting wound healing potential. *Clin Podiatr Med Surg* 8:909, 1991.
4. Favaretto E, Pili C, Amato A, et al: Analysis of agreement between Duplex ultrasound scanning and arteriography in patients with lower limb artery disease. *J Cardiovasc Med (Hagerstown)* 8:337, 2007.
5. Jakobs TF, Wintersperger BJ, Becker CR: MDCT-imaging of peripheral arterial disease. *Semin Ultrasound CT MR* 25:145, 2004.
6. Maintz D, Kugel H, Schellhammer F: In vitro evaluation of intravascular stent artifacts in three-dimensional MR angiography. *Invest Radiol* 36:218, 2001.
7. Eagle KA, Coley CM, Newell JB, et al: Combining clinical and thallium data optimizes preoperative assessment of cardiac risk before major vascular surgery. *Ann Intern Med* 110:859, 1989.
8. Hertzer NR, Beven EG, Young JR, et al: Coronary artery disease in peripheral vascular patients. A classification of 1000 coronary angiograms and results of surgical management. *Ann Surg* 199:223, 1984.
9. McFalls EO, Ward HB, Moritz TE, et al: Predictors and outcomes of a perioperative myocardial infarction following elective vascular surgery in patients with documented coronary artery disease: Results of the CARP trial. *Eur Heart J* 29:394, 2008.
10. Brady AR, Gibbs JS, Greenhalgh RM, et al: Perioperative beta-blockade (POBBLE) for patients undergoing infrarenal vascular surgery: Results of a randomized double-blind controlled trial. *J Vasc Surg* 41:602, 2005.
11. Daumerie G, Fleisher LA: Perioperative beta-blocker and statin therapy. *Curr Opin Anaesthesiol* 21:60, 2008.
12. Austin D, Pell JP, Oldroyd KG: Drug-eluting stents: A review of current evidence on clinical effectiveness and late complications. *Scott Med J* 53:16, 2008.

13. Parodi JC, Marin ML, Veith FJ: Transfemoral, endovascular stented graft repair of an abdominal aortic aneurysm. *Arch Surg* 130:549, 1995.

14. Criado FJ, Fairman RM, Becker GJ: Talent LPS AAA stent graft: Results of a pivotal clinical trial. *J Vasc Surg* 37:709, 2003.

15. Tanquilut EM, Ouriel K: Current outcomes in endovascular repair of abdominal aortic aneurysms. *J Cardiovasc Surg (Torino)* 44:503, 2003.

16. Zarins CK, White RA, Moll FL, et al: The AneuRx stent graft: Four-year results and worldwide experience 2000. *J Vasc Surg* 33:S135, 2001.

17. Donnan GA, Fisher M, Macleod M, et al: Stroke. *Lancet* 371:1612, 2008.

18. Chaer RA, DeRubertis B, Patel S, et al: Current management of extracranial carotid artery disease. *Rev Recent Clin Trials* 1:293, 2006.

19. Grant EG, Benson CB, Moneta GL, et al: Carotid artery stenosis: Grayscale and Doppler ultrasound diagnosis—Society of Radiologists in Ultrasound consensus conference. *Ultrasound Q* 19:190, 2003.

20. Wardlaw JM, Chappell FM, Stevenson M, et al: Accurate, practical and cost-effective assessment of carotid stenosis in the UK. *Health Technol Assess* 10:iii, 2006.

21. Saba L, Mallarini G: MDCTA of carotid plaque degree of stenosis: Evaluation of interobserver agreement. *AJR Am J Roentgenol* 190:W41, 2008.

22. Price TR, Psaty B, O'Leary D, et al: Assessment of cerebrovascular disease in the Cardiovascular Health Study. *Ann Epidemiol* 3:504, 1993.

23. Chen ZM, Sandercock P, Pan HC, et al: Indications for early aspirin use in acute ischemic stroke: A combined analysis of 40,000 randomized patients from the Chinese acute stroke trial and the international stroke trial. On behalf of the CAST and IST collaborative groups. *Stroke* 31:1240, 2000.

24. Kita MW: Carotid endarterectomy in symptomatic carotid stenosis: NASCET comparative results at 30 months of follow-up. *J Insur Med* 24:42, 1992.

25. Warlow CP: Symptomatic patients: The European Carotid Surgery Trial (ECST). *J Mal Vasc* 18:198, 1993.

26. Strandness DE, Eikelboom BC: Carotid artery stenosis—where do we go from here? *Eur J Ultrasound* 7:S17, 1998.

27. Rothwell PM, Eliasziw M, Gutnikov SA, et al: Analysis of pooled data from the randomised controlled trials of endarterectomy for symptomatic carotid stenosis. *Lancet* 361:107, 2003.

28. Topakian R, Strasak AM, Sonnberger M, et al: Timing of stenting of symptomatic carotid stenosis is predictive of 30-day outcome. *Eur J Neurol* 14:672, 2007.

29. Roederer GO, Langlois YE, Jager KA, et al: The natural history of carotid arterial disease in asymptomatic patients with cervical bruits. *Stroke* 15:605, 1984.

30. Fisher M, Martin A, Cosgrove M, et al: The NASCET-ACAS plaque project. North American Symptomatic Carotid Endarterectomy Trial. Asymptomatic Carotid Atherosclerosis Study. *Stroke* 24:124; discussion I31, 1993.

31. Halliday A, Mansfield A, Marro J, et al: Prevention of disabling and fatal strokes by successful carotid endarterectomy in patients without recent neurological symptoms: Randomised controlled trial. *Lancet* 363:1491, 2004.

32. Coward LJ, Featherstone RL, Brown MM: Safety and efficacy of endovascular treatment of carotid artery stenosis compared with carotid endarterectomy: A Cochrane systematic review of the randomized evidence. *Stroke* 36:905, 2005.

33. Lin PH, Barshes NR, Annambhotla S, et al: Prospective randomized trials of carotid artery stenting versus carotid endarterectomy: An appraisal of the current literature. *Vasc Endovascular Surg* 42:5, 2008.

34. Crawford RS, Chung TK, Hodgman T, et al: Restenosis after eversion vs patch closure carotid endarterectomy. *J Vasc Surg* 46:41, 2007.

35. Organ N, Walker PJ, Jenkins J, et al: 15 year experience of carotid endarterectomy at the Royal Brisbane and Women's Hospital: Outcomes and changing trends in management. *Eur J Vasc Endovasc Surg* 35:273, 2008.

36. Zhou W, Felkai DD, Evans M, et al: Ultrasound criteria for severe in-stent restenosis following carotid artery stenting. *J Vasc Surg* 47:74, 2008.

37. Lin PH, Zhou W, Kougias P, et al: Factors associated with hypotension and bradycardia after carotid angioplasty and stenting. *J Vasc Surg* 46:846; discussion 853, 2007.

38. Plouin PF, Perdu J, La Batide-Alanore A, et al: Fibromuscular dysplasia. *Orphanet J Rare Dis* 2:28, 2007.

39. Zhou W, Lin PH, Bush RL, et al: Carotid artery aneurysm: Evolution of management over two decades. *J Vasc Surg* 43:493; discussion 497, 2006.

40. Athanasiou A, Liappis CD, Rapidis AD, et al: Carotid body tumor: Review of the literature and report of a case with a rare sensorineural symptomatology. *J Oral Maxillofac Surg* 65:1388, 2007.

41. Hoornweg LL, Storm-Versloot MN, Ubbink DT, et al: Meta analysis on mortality of ruptured abdominal aortic aneurysms. *Eur J Vasc Endovasc Surg* 35:558, 2008.

42. Dotter CT, Judkins MP, Rosch J: Transluminal angioplasty in arteriosclerotic obstruction of the lower extremities. *Med Times* 97:95, 1969.

43. Fleming C, Whitlock EP, Beil TL, et al: Screening for abdominal aortic aneurysm: A best-evidence systematic review for the U.S. Preventive Services Task Force. *Ann Intern Med* 142:203, 2005.

44. Lederle FA, Johnson GR, Wilson SE, et al: Yield of repeated screening for abdominal aortic aneurysm after a 4-year interval. Aneurysm Detection and Management Veterans Affairs Cooperative Study Investigators. *Arch Intern Med* 160:1117, 2000.

45. Ouriel K. Endovascular therapies: an update on aortic aneurysm repair and carotid endarterectomy. *J Am Coll Surg* 195:549, 2002.

46. Humphreys WV, Byrne J, James W: Elective abdominal aortic aneurysm operations—the results of a single surgeon series of 243 consecutive operations from a district general hospital. *Ann R Coll Surg Engl* 82:64, 2000.

47. Hausegger KA, Schedlbauer P, Deutschmann HA, et al: Complications in endoluminal repair of abdominal aortic aneurysms. *Eur J Radiol* 39:22, 2001.

48. Magennis R, Joekes E, Martin J, et al: Complications following endovascular abdominal aortic aneurysm repair. *Br J Radiol* 75:700, 2002.

49. Zarins CK, White RA, Fogarty TJ: Aneurysm rupture after endovascular repair using the AneuRx stent graft. *J Vasc Surg* 31:960, 2000.

50. Lin PH, Bush RL, Chaikof EL, et al: A prospective evaluation of hypogastric artery embolization in endovascular aortoiliac aneurysm repair. *J Vasc Surg* 36:500, 2002.

51. Bush RL, Lin PH, Reddy PP, et al: Epidural analgesia in patients with chronic obstructive pulmonary disease undergoing transperitoneal abdominal aortic aneurysmorraphy—a multi-institutional analysis. *Cardiovasc Surg* 11:179, 2003.

52. Greenhalgh RM, Brown LC, Kwong GP, et al: Comparison of endovascular aneurysm repair with open repair in patients with abdominal aortic aneurysm (EVAR trial 1), 30-day operative mortality results: Randomised controlled trial. *Lancet* 364:843, 2004.

53. Prinssen M, Verhoeven EL, Buth J, et al: A randomized trial comparing conventional and endovascular repair of abdominal aortic aneurysms. *N Engl J Med* 351:1607, 2004.

54. Matsumura JS, Brewster DC, Makaroun MS, et al: A multicenter controlled clinical trial of open versus endovascular treatment of abdominal aortic aneurysm. *J Vasc Surg* 37:262, 2003.

55. Greenberg RK, Chuter TA, Sternbergh WC 3rd, et al: Zenith AAA endovascular graft: Intermediate-term results of the US multicenter trial. *J Vasc Surg* 39:1209, 2004.

56. Zarins CK: The US AneuRx Clinical Trial: 6-year clinical update 2002. *J Vasc Surg* 37:904, 2003.

57. Criado FJ, Clark NS, McKendrick C, et al: Update on the Talent LPS AAA stent graft: Results with "enhanced talent." *Semin Vasc Surg* 16:158, 2003.

58. Bertges DJ, Zwolak RM, Deaton DH, et al: Current hospital costs and medicare reimbursement for endovascular abdominal aortic aneurysm repair. *J Vasc Surg* 37:272, 2003.

59. Seiwert AJ, Wolfe J, Whalen RC, et al: Cost comparison of aortic aneurysm endograft exclusion versus open surgical repair. *Am J Surg* 178:117, 1999.

60. Angle N, Dorafshar AH, Moore WS, et al: Open versus endovascular repair of abdominal aortic aneurysms: what does each really cost? *Ann Vasc Surg* 18:612, 2004.

61. Baum RA, Stavropoulos SW, Fairman RM, et al: Endoleaks after endovascular repair of abdominal aortic aneurysms. *J Vasc Interv Radiol* 14:1111, 2003.

62. Buth J, Harris PL, Van Marrewijk C, et al: Endoleaks during follow-up after endovascular repair of abdominal aortic aneurysm. Are they all dangerous? *J Cardiovasc Surg (Torino)* 44:559, 2003.

63. Dubenec SR, White GH, Pasenau J, et al: Endotension. A review of current views on pathophysiology and treatment. *J Cardiovasc Surg (Torino)* 44:553, 2003.

64. Lin PH, Bush RL, Katzman JB, et al: Delayed aortic aneurysm enlargement due to endotension after endovascular abdominal aortic aneurysm repair. *J Vasc Surg* 38:840, 2003.

65. Criado FJ, Wilson EP, Fairman RM, et al: Update on the Talent aortic stent-graft: A preliminary report from United States phase I and II trials. *J Vasc Surg* 33:S146, 2001.

66. Harris PL, Vallabhaneni SR, Desgranges P, et al: Incidence and risk factors of late rupture, conversion, and death after endovascular repair of infrarenal aortic aneurysms: The EUROSTAR experience. European Collaborators on Stent/graft techniques for aortic aneurysm repair. *J Vasc Surg* 32:739, 2000.

67. Krohg-Sorensen K, Brekke M, Drolsum A, et al: Periprosthetic leak and rupture after endovascular repair of abdominal aortic aneurysm: The significance of device design for long-term results. *J Vasc Surg* 29:1152, 1999.

68. May J, White GH, Yu W, et al: Endoluminal repair of abdominal aortic aneurysms: Strengths and weaknesses of various prostheses observed in a 4.5-year experience. *J Endovasc Surg* 4:147, 1997.

69. Kougias P, Lin PH, Dardik A, et al: Successful treatment of endotension and aneurysm sac enlargement with endovascular stent graft reinforcement. *J Vasc Surg* 46:124, 2007.

70. Teufelsbauer H, Prusa AM, Prager M, et al: Endovascular treatment of a multimorbid patient with late AAA rupture after stent-graft placement: 1-year follow-up. *J Endovasc Ther* 9:896, 2002.

71. Yasuhara H: Acute mesenteric ischemia: The challenge of gastroenterology. *Surg Today* 35:185, 2005.

72. Zelenock GB, Graham LM, Whitehouse WM Jr., et al: Splanchnic arteriosclerotic disease and intestinal angina. *Arch Surg* 115:497, 1980.

73. Karwowski J, Arko F: Surgical management of mesenteric ischemia. *Tech Vasc Interv Radiol* 7:151, 2004.

74. Moneta GL, Lee RW, Yeager RA, et al: Mesenteric duplex scanning: A blinded prospective study. *J Vasc Surg* 17:79; discussion 85, 1993.

75. Mitchell EL, Moneta GL: Mesenteric duplex scanning. *Perspect Vasc Surg Endovasc Ther* 18:175, 2006.

76. Kougias P, El Sayed HF, Zhou W, et al: Management of chronic mesenteric ischemia. The role of endovascular therapy. *J Endovasc Ther* 14:395, 2007.

77. Gloviczki P, Duncan AA: Treatment of celiac artery compression syndrome: Does it really exist? *Perspect Vasc Surg Endovasc Ther* 19:259, 2007.

78. Kougias P, Lau D, El Sayed HF, et al: Determinants of mortality and treatment outcome following surgical interventions for acute mesenteric ischemia. *J Vasc Surg* 46:467, 2007.

79. Park WM, Cherry KJ Jr., Chua HK, et al: Current results of open revascularization for chronic mesenteric ischemia: A standard for comparison. *J Vasc Surg* 35:853, 2002.

80. Silva JA, White CJ, Collins TJ, et al: Endovascular therapy for chronic mesenteric ischemia. *J Am Coll Cardiol* 47:944, 2006.

81. AbuRahma AF, Stone PA, Bates MC, et al: Angioplasty/stenting of the superior mesenteric artery and celiac trunk: Early and late outcomes. *J Endovasc Ther* 10:1046, 2003.

82. Furrer J, Gruntzig A, Kugelmeier J, et al: Treatment of abdominal angina with percutaneous dilatation of an arteria mesenterica superior stenosis. Preliminary communication. *Cardiovasc Intervent Radiol* 3:43, 1980.

83. Atkins MD, Kwolek CJ, LaMuraglia GM, et al: Surgical revascularization versus endovascular therapy for chronic mesenteric ischemia: A comparative experience. *J Vasc Surg* 45:1162, 2007.

84. Kasirajan K, O'Hara PJ, Gray BH, et al: Chronic mesenteric ischemia: Open surgery versus percutaneous angioplasty and stenting. *J Vasc Surg* 33:63, 2001.

85. Textor SC: Atherosclerotic renal artery stenosis: Overtreated but underrated? *J Am Soc Nephrol* 19:656, 2008.

86. Klassen PS, Svetkey LP: Diagnosis and management of renovascular hypertension. *Cardiol Rev* 8:17, 2000.

87. Chade AR, Rodriguez-Porcel M, Grande JP, et al: Distinct renal injury in early atherosclerosis and renovascular disease. *Circulation* 106:1165, 2002.

88. Vuong PN, Desoutter P, Mickley V, et al: Fibromuscular dysplasia of the renal artery responsible for renovascular hypertension: A histological presentation based on a series of 102 patients. *Vasa* 33:13, 2004.

89. Cherr GS, Hansen KJ, Craven TE, et al: Surgical management of atherosclerotic renovascular disease. *J Vasc Surg* 35:236, 2002.

90. Hansen KJ, Cherr GS, Craven TE, et al: Management of ischemic nephropathy: Dialysis-free survival after surgical repair. *J Vasc Surg* 32:472; discussion 481, 2000.

91. Guzman RP, Zierler RE, Isaacson JA, et al: Renal atrophy and arterial stenosis. A prospective study with duplex ultrasound. *Hypertension* 23:346, 1994.

92. van de Ven PJ, Kaatee R, Beutler JJ, et al: Arterial stenting and balloon angioplasty in ostial atherosclerotic renovascular disease: A randomised trial. *Lancet* 353:282, 1999.

93. Surowiec SM, Sivamurthy N, Rhodes JM, et al: Percutaneous therapy for renal artery fibromuscular dysplasia. *Ann Vasc Surg* 17:650, 2003.

94. van Jaarsveld BC, Krijnen P: Prospective studies of diagnosis and intervention: The Dutch experience. *Semin Nephrol* 20:463, 2000.

95. White CJ, Ramee SR, Collins TJ, et al: Renal artery stent placement: Utility in lesions difficult to treat with balloon angioplasty. *J Am Coll Cardiol* 30:1445, 1997.

96. Blum U, Krumme B, Flugel P, et al: Treatment of ostial renal-artery stenoses with vascular endoprostheses after unsuccessful balloon angioplasty. *N Engl J Med* 336:459, 1997.

97. Watson PS, Hadjipetrou P, Cox SV, et al: Effect of renal artery stenting on renal function and size in patients with atherosclerotic renovascular disease. *Circulation* 102:1671, 2000.

98. Harden PN, MacLeod MJ, Rodger RS, et al: Effect of renal-artery stenting on progression of renovascular renal failure. *Lancet* 349:1133, 1997.

99. Bush RL, Najibi S, MacDonald MJ, et al: Endovascular revascularization of renal artery stenosis: Technical and clinical results. *J Vasc Surg* 33:1041, 2001.

100. Dorros G, Jaff M, Mathiak L, et al: Four-year follow-up of Palmaz-Schatz stent revascularization as treatment for atherosclerotic renal artery stenosis. *Circulation* 98:642, 1998.

101. Henry M, Amor M, Henry I, et al: Stents in the treatment of renal artery stenosis: Long-term follow-up. *J Endovasc Surg* 6:42, 1999.

102. Iannone LA, Underwood PL, Nath A, et al: Effect of primary balloon expandable renal artery stents on long-term patency, renal function, and blood pressure in hypertensive and renal insufficient patients with renal artery stenosis. *Cathet Cardiovasc Diagn* 37:243, 1996.

103. Rundback JH, Gray RJ, Rozenblit G, et al: Renal artery stent placement for the management of ischemic nephropathy. *J Vasc Interv Radiol* 9:413, 1998.

104. Shannon HM, Gillespie IN, Moss JG: Salvage of the solitary kidney by insertion of a renal artery stent. *AJR Am J Roentgenol* 171:217, 1998.

105. Leertouwer TC, Gussenhoven EJ, Bosch JL, et al: Stent placement for renal arterial stenosis: Where do we stand? A meta-analysis. *Radiology* 216:78, 2000.

106. Dormandy JA, Rutherford RB: Management of peripheral arterial disease (PAD). TASC Working Group. TransAtlantic Inter-Society Concensus (TASC). *J Vasc Surg* 31:S1, 2000.

107. Ameli FM: Aortobifemoral bypass—an enduring operation. *Can J Surg* 35:237, 1992.

108. Martin D, Katz SG: Axillofemoral bypass for aortoiliac occlusive disease. *Am J Surg* 180:100, 2000.

109. Criado E, Burnham SJ, Tinsley EA Jr., et al: Femorofemoral bypass graft: Analysis of patency and factors influencing long-term outcome. *J Vasc Surg* 18:495; discussion 504, 1993.

110. Patel A, Taylor SM, Langan EM 3rd, et al: Obturator bypass: A classic approach for the treatment of contemporary groin infection. *Am Surg* 68:653; discussion 658, 2002.

111. Sautner T, Niederle B, Herbst F, et al: The value of obturator canal bypass. A review. *Arch Surg* 129:718, 1994.

112. Brewster DC, Cambria RP, Darling RC, et al: Long-term results of combined iliac balloon angioplasty and distal surgical revascularization. *Ann Surg* 210:324; discussion 331, 1989.

113. van den Akker PJ, van Schilfgaarde R, Brand R, et al: Long term success of aortoiliac operation for arteriosclerotic obstructive disease. *Surg Gynecol Obstet* 174:485, 1992.

114. Szilagyi DE, Elliott JP Jr., Smith RF, et al: A thirty-year survey of the reconstructive surgical treatment of aortoiliac occlusive disease. *J Vasc Surg* 3:421, 1986.

115. Sagic D, Grujicic S, Peric M, et al: "Kissing-balloon" technique for abdominal aorta angioplasty. Initial results and long term outcome. *Int Angiol* 14:364, 1995.

116. Insall RL, Loose HW, Chamberlain J: Long-term results of double-balloon percutaneous transluminal angioplasty of the aorta and iliac arteries. *Eur J Vasc Surg* 7:31, 1993.

117. Mendelsohn FO, Santos RM, Crowley JJ, et al: Kissing stents in the aortic bifurcation. *Am Heart J* 136:600, 1998.

118. Haulon S, Mounier-Vehier C, Gaxotte V, et al: Percutaneous reconstruction of the aortoiliac bifurcation with the "kissing stents" technique: Long-term follow-up in 106 patients. *J Endovasc Ther* 9:363, 2002.

119. Palmaz JC, Laborde JC, Rivera FJ, et al: Stenting of the iliac arteries with the Palmaz stent: Experience from a multicenter trial. *Cardiovasc Intervent Radiol* 15:291, 1992.

120. Sapoval MR, Long AL, Pagny JY, et al: Outcome of percutaneous intervention in iliac artery stents. *Radiology* 198:481, 1996.

121. Uberoi R, Tsetis D: Standards for the endovascular management of aortic occlusive disease. *Cardiovasc Intervent Radiol* 30:814, 2007.

122. Mousa AY, Beauford RB, Flores L, et al: Endovascular treatment of iliac occlusive disease: Review and update. *Vascular* 15:5, 2007.

123. Tetteroo E, van der Graaf Y, Bosch JL, et al: Randomised comparison of primary stent placement versus primary angioplasty followed by selective stent placement in patients with iliac-artery occlusive disease. Dutch Iliac Stent Trial Study Group. *Lancet* 351:1153, 1998.

124. Piffaretti G, Tozzi M, Lomazzi C, et al: Mid-term results of endovascular reconstruction for aorto-iliac obstructive disease. *Int Angiol* 26:18, 2007.

125. Bosiers M, Iyer V, Deloose K, et al: Flemish experience using the Advanta V12 stent-graft for the treatment of iliac artery occlusive disease. *J Cardiovasc Surg (Torino)* 48:7, 2007.

126. Harris RA, Hardman DT, Fisher C, et al: Aortic reconstructive surgery for limb ischaemia: Immediate and long-term follow-up to provide a standard for endovascular procedures. *Cardiovasc Surg* 6:256, 1998.

127. Becker GJ, Cikrit DF, Lalka SG, et al: Early experience with the Palmaz stent in human iliac angioplasty. *Indiana Med* 82:286, 1989.

128. Tsetis D, Uberoi R: Quality improvement guidelines for endovascular treatment of iliac artery occlusive disease. *Cardiovasc Intervent Radiol* 31:238, 2008.

129. Powell RJ, Fillinger M, Bettmann M, et al: The durability of endovascular treatment of multisegment iliac occlusive disease. *J Vasc Surg* 31:1178, 2000.

130. Timaran CH, Stevens SL, Grandas OH, et al: Influence of hormone replacement therapy on the outcome of iliac angioplasty and stenting. *J Vasc Surg* 33:S85, 2001.

131. Bosch JL, Hunink MG: Meta-analysis of the results of percutaneous transluminal angioplasty and stent placement for aortoiliac occlusive disease. *Radiology* 204:87, 1997.

132. Park KB, Do YS, Kim JH, et al: Stent placement for chronic iliac arterial occlusive disease: The results of 10 years experience in a single institution. *Korean J Radiol* 6:256, 2005.

133. Leville CD, Kashyap VS, Clair DG, et al: Endovascular management of iliac artery occlusions: Extending treatment to TransAtlantic Inter-Society Consensus class C and D patients. *J Vasc Surg* 43:32, 2006.

134. McDaniel MD, Cronenwett JL: Basic data related to the natural history of intermittent claudication. *Ann Vasc Surg* 3:273, 1989.

135. Leng GC, Papacosta O, Whincup P, et al: Femoral atherosclerosis in an older British population: Prevalence and risk factors. *Atherosclerosis* 152:167, 2000.

136. Schroll M, Munck O: Estimation of peripheral arteriosclerotic disease by ankle blood pressure measurements in a population study of 60-year-old men and women. *J Chronic Dis* 34:261, 1981.

137. Stoffers HE, Rinkens PE, Kester AD, et al: The prevalence of asymptomatic and unrecognized peripheral arterial occlusive disease. *Int J Epidemiol* 25:282, 1996.

138. Ouriel K: Peripheral arterial disease. *Lancet* 358:1257, 2001.

139. Koelemay MJ, den Hartog D, Prins MH, et al: Diagnosis of arterial disease of the lower extremities with duplex ultrasonography. *Br J Surg* 83:404, 1996.

140. Eiberg JP, Hansen MA, Jensen F, et al: Ultrasound contrast-agent improves imaging of lower limb occlusive disease. *Eur J Vasc Endovasc Surg* 25:23, 2003.

141. Nehler MR, McDermott MM, Treat-Jacobson D, et al: Functional outcomes and quality of life in peripheral arterial disease: Current status. *Vasc Med* 8:115, 2003.

142. Ouriel K: The use of glycoprotein IIb/IIIa antagonists in peripheral arterial occlusion. *Tech Vasc Interv Radiol* 4:107, 2001.

143. Ouriel K: Current status of thrombolysis for peripheral arterial occlusive disease. *Ann Vasc Surg* 16:797, 2002.

144. Lin PH, Barshes NR, Annambhotla S, et al: Advances in endovascular interventions for deep vein thrombosis. *Expert Rev Med Devices* 5:153, 2008.

145. Lin PH, Zhou W, Dardik A, et al: Catheter-direct thrombolysis versus pharmacomechanical thrombectomy for treatment of symptomatic lower extremity deep venous thrombosis. *Am J Surg* 192:782, 2006.

146. Ouriel K: Comparison of surgical and thrombolytic treatment of peripheral arterial disease. *Rev Cardiovasc Med* 3:S7, 2002.

147. Conte MS, Belkin M, Upchurch GR, et al: Impact of increasing comorbidity on infrainguinal reconstruction: A 20-year perspective. *Ann Surg* 233:445, 2001.

148. Hunink MG, Donaldson MC, Meyerovitz MF, et al: Risks and benefits of femoropopliteal percutaneous balloon angioplasty. *J Vasc Surg* 17:183; discussion 192, 1993.

149. Johnston KW: Femoral and popliteal arteries: Reanalysis of results of balloon angioplasty. *Radiology* 183:767, 1992.

150. Hunink MG, Wong JB, Donaldson MC, et al: Patency results of percutaneous and surgical revascularization for femoropopliteal arterial disease. *Med Decis Making* 14:71, 1994.

151. Lofberg AM, Karacagil S, Ljungman C, et al: Percutaneous transluminal angioplasty of the femoropopliteal arteries in limbs with chronic critical lower limb ischemia. *J Vasc Surg* 34:114, 2001.

152. Varty K, Bolia A, Naylor AR, et al: Infrapopliteal percutaneous transluminal angioplasty: A safe and successful procedure. *Eur J Vasc Endovasc Surg* 9:341, 1995.

153. Bolia A, Sayers RD, Thompson MM, et al: Subintimal and intraluminal recanalisation of occluded crural arteries by percutaneous balloon angioplasty. *Eur J Vasc Surg* 8:214, 1994.

154. London NJ, Srinivasan R, Naylor AR, et al: Subintimal angioplasty of femoropopliteal artery occlusions: The long-term results. *Eur J Vasc Surg* 8:148, 1994.

155. Lipsitz EC, Ohki T, Veith FJ, et al: Does subintimal angioplasty have a role in the treatment of severe lower extremity ischemia? *J Vasc Surg* 37:386, 2003.

156. Treiman GS, Whiting JH, Treiman RL, et al: Treatment of limb-threatening ischemia with percutaneous intentional extraluminal recanalization: A preliminary evaluation. *J Vasc Surg* 38:29, 2003.

157. Ingle H, Nasim A, Bolia A, et al: Subintimal angioplasty of isolated infragenicular vessels in lower limb ischemia: Long-term results. *J Endovasc Ther* 9:411, 2002.

158. Becquemin JP, Favre JP, Marzelle J, et al: Systematic versus selective stent placement after superficial femoral artery balloon angioplasty: A multicenter prospective randomized study. *J Vasc Surg* 37:487, 2003.

159. Gray BH, Sullivan TM, Childs MB, et al: High incidence of restenosis/reocclusion of stents in the percutaneous treatment of long-segment superficial femoral artery disease after suboptimal angioplasty. *J Vasc Surg* 25:74, 1997.

160. Mewissen MW: Self-expanding nitinol stents in the femoropopliteal segment: Technique and mid-term results. *Tech Vasc Interv Radiol* 7:2, 2004.

161. Laird JR: Interventional options in SFA. *Endovascular Today* 9, 2004.

162. Ansel GM, Silver MJ, Botti CF Jr., et al: Functional and clinical outcomes of nitinol stenting with and without abciximab for complex superficial femoral artery disease: A randomized trial. *Catheter Cardiovasc Interv* 67:288, 2006.

163. Duda SH, Poerner TC, Wiesinger B, et al: Drug-eluting stents: Potential applications for peripheral arterial occlusive disease. *J Vasc Interv Radiol* 14:291, 2003.

164. Bauermeister G: Endovascular stent-grafting in the treatment of superficial femoral artery occlusive disease. *J Endovasc Ther* 8:315, 2001.

165. Kedora J, Hohmann S, Garrett W, et al: Randomized comparison of percutaneous Viabahn stent grafts vs prosthetic femoral-popliteal bypass in the treatment of superficial femoral arterial occlusive disease. *J Vasc Surg* 45:10; discussion 16, 2007.

166. Ramaiah V, Gammon R, Kiesz S, et al: Midterm outcomes from the TALON Registry: Treating peripherals with SilverHawk: Outcomes collection. *J Endovasc Ther* 13:592, 2006.

167. Laird JR Jr., Reiser C, Biamino G, et al: Excimer laser assisted angioplasty for the treatment of critical limb ischemia. *J Cardiovasc Surg (Torino)* 45:239, 2004.

168. Scheinert D, Laird JR Jr., Schroder M, et al: Excimer laser-assisted recanalization of long, chronic superficial femoral artery occlusions. *J Endovasc Ther* 8:156, 2001.

169. Steinkamp HJ, Rademaker J, Wissgott C, et al: Percutaneous transluminal laser angioplasty versus balloon dilation for treatment of popliteal artery occlusions. *J Endovasc Ther* 9:882, 2002.

170. Clark TW, Groffsky JL, Soulen MC: Predictors of long-term patency after femoropopliteal angioplasty: Results from the STAR registry. *J Vasc Interv Radiol* 12:923, 2001.

171. Axisa B, Fishwick G, Bolia A, et al: Complications following peripheral angioplasty. *Ann R Coll Surg Engl* 84:39, 2002.

172. Yilmaz S, Sindel T, Yegin A, et al: Subintimal angioplasty of long superficial femoral artery occlusions. *J Vasc Interv Radiol* 14:997, 2003.

173. Desgranges P, Boufi M, Lapeyre M, et al: Subintimal angioplasty: Feasible and durable. *Eur J Vasc Endovasc Surg* 28:138, 2004.

174. Fava M, Loyola S, Polydorou A, et al: Cryoplasty for femoropopliteal arterial disease: Late angiographic results of initial human experience. *J Vasc Interv Radiol* 15:1239, 2004.

175. Jahnke T, Andresen R, Muller-Hulsbeck S, et al: Hemobahn stent-grafts for treatment of femoropopliteal arterial obstructions: Midterm results of a prospective trial. *J Vasc Interv Radiol* 14:41, 2003.

176. Grubnic S, Heenan SD, Buckenham TM, et al: Evaluation of the pullback atherectomy catheter in the treatment of lower limb vascular disease. *Cardiovasc Intervent Radiol* 19:152, 1996.

177. Savader SJ, Venbrux AC, Mitchell SE, et al: Percutaneous transluminal atherectomy of the superficial femoral and popliteal arteries: Long-term results in 48 patients. *Cardiovasc Intervent Radiol* 17:312, 1994.

178. Albers M, Battistella VM, Romiti M, et al: Meta-analysis of polytetrafluoroethylene bypass grafts to infrapopliteal arteries. *J Vasc Surg* 37:1263, 2003.

179. Hamsho A, Nott D, Harris PL: Prospective randomised trial of distal arteriovenous fistula as an adjunct to femoro-infrapopliteal PTFE bypass. *Eur J Vasc Endovasc Surg* 17:197, 1999.

180. Davies AH, Hawdon AJ, Sydes MR, et al: Is duplex surveillance of value after leg vein bypass grafting? Principal results of the Vein Graft Surveillance Randomised Trial (VGST). *Circulation* 112:1985, 2005.

181. Baldwin ZK, Pearce BJ, Curi MA, et al: Limb salvage after infrainguinal bypass graft failure. *J Vasc Surg* 39:951, 2004.

182. Stone PA, Flaherty SK, Aburahma AF, et al: Factors affecting perioperative mortality and wound-related complications following major lower extremity amputations. *Ann Vasc Surg* 20:209, 2006.

183. Holzenbein TJ, Pomposelli FB Jr., Miller A, et al: The upper arm basilic-cephalic loop for distal bypass grafting: Technical considerations and follow-up. *J Vasc Surg* 21:586; discussion 592, 1995.

184. Dosluoglu HH, Kittredge J, Cherr GS: Use of cryopreserved femoral vein for in situ replacement of infected femorofemoral prosthetic artery bypass. *Vasc Endovascular Surg* 42:74, 2008.

185. Dardik H, Wengerter K, Qin F, et al: Comparative decades of experience with glutaraldehyde-tanned human umbilical cord vein graft for lower limb revascularization: An analysis of 1275 cases. *J Vasc Surg* 35:64, 2002.

186. Johnson WC, Lee KK: A comparative evaluation of polytetrafluoroethylene, umbilical vein, and saphenous vein bypass grafts for femoral-popliteal above-knee revascularization: A prospective randomized Department of Veterans Affairs cooperative study. *J Vasc Surg* 32:268, 2000.

187. Fahner PJ, Idu MM, van Gulik TM, et al: Systematic review of preservation methods and clinical outcome of infrainguinal vascular allografts. *J Vasc Surg* 44:518, 2006.

188. Gupta SK, Veith FJ, Kram HB, et al: Prospective, randomized comparison of ringed and nonringed polytetrafluoroethylene femoropopliteal bypass grafts: A preliminary report. *J Vasc Surg* 13:163, 1991.

189. Stonebridge PA, Prescott RJ, Ruckley CV: Randomized trial comparing infrainguinal polytetrafluoroethylene bypass grafting with and without vein interposition cuff at the distal anastomosis. The Joint Vascular Research Group. *J Vasc Surg* 26:543, 1997.

190. Klinkert P, van Dijk PJ, Breslau PJ: Polytetrafluoroethylene femorotibial bypass grafting: 5-year patency and limb salvage. *Ann Vasc Surg* 17:486, 2003.

191. Panneton JM, Hollier LH, Hofer JM: Multicenter randomized prospective trial comparing a pre-cuffed polytetrafluoroethylene graft to a vein cuffed polytetrafluoroethylene graft for infragenicular arterial bypass. *Ann Vasc Surg* 18:199, 2004.

192. Bellosta R, Luzzani L, Carugati C, et al: Which distal anastomosis should be used in PTFE femoro-tibial bypass? *J Cardiovasc Surg (Torino)* 46:499, 2005.

193. Begovac PC, Thomson RC, Fisher JL, et al: Improvements in GORE-TEX vascular graft performance by Carmeda BioActive surface heparin immobilization. *Eur J Vasc Endovasc Surg* 25:432, 2003.

194. Devine C, Hons B, McCollum C: Heparin-bonded Dacron or polytetrafluoroethylene for femoropopliteal bypass grafting: A multicenter trial. *J Vasc Surg* 33:533, 2001.

195. Walluscheck KP, Bierkandt S, Brandt M, et al: Infrainguinal ePTFE vascular graft with bioactive surface heparin bonding. First clinical results. *J Cardiovasc Surg (Torino)* 46:425, 2005.

196. Duda SH, Bosiers M, Lammer J, et al: Drug-eluting and bare nitinol stents for the treatment of atherosclerotic lesions in the superficial femoral artery: Long-term results from the SIROCCO trial. *J Endovasc Ther* 13:701, 2006.

197. Ferreira M, Lanziotti L, Monteiro M, et al: Superficial femoral artery recanalization with self-expanding nitinol stents: Long-term follow-up results. *Eur J Vasc Endovasc Surg* 34:702, 2007.

198. Schillinger M, Sabeti S, Dick P, et al: Sustained benefit at 2 years of primary femoropopliteal stenting compared with balloon angioplasty with optional stenting. *Circulation* 115:2745, 2007.

199. Bosiers M, Deloose K, Verbist J, et al: Nitinol stenting for treatment of "below-the-knee" critical limb ischemia: 1-year angiographic outcome after Xpert stent implantation. *J Cardiovasc Surg (Torino)* 48:455, 2007.

200. Kickuth R, Keo HH, Triller J, et al: Initial clinical experience with the 4-F self-expanding XPERT stent system for infrapopliteal treatment of patients with severe claudication and critical limb ischemia. *J Vasc Interv Radiol* 18:703, 2007.

201. Wolf GL, Wilson SE, Cross AP, et al: Surgery or balloon angioplasty for peripheral vascular disease: A randomized clinical trial. Principal investigators and their Associates of Veterans Administration Cooperative Study Number 199. *J Vasc Interv Radiol* 4:639, 1993.

202. Adam DJ, Beard JD, Cleveland T, et al: Bypass versus angioplasty in severe ischaemia of the leg (BASIL): Multicentre, randomised controlled trial. *Lancet* 366:1925, 2005.

203. Nolan B, Finlayson S, Tosteson A, et al: The treatment of disabling intermittent claudication in patients with superficial femoral artery occlusive disease—decision analysis. *J Vasc Surg* 45:1179, 2007.

204. Maffei S, Di Renzo M, Bova G, et al: Takayasu's arteritis: A review of the literature. *Intern Emerg Med* 1:105, 2006.

205. Davies JE, Sundt TM: Surgery insight: The dilated ascending aorta—indications for surgical intervention. *Nat Clin Pract Cardiovasc Med* 4:330, 2007.

206. Chassaing N, Martin L, Calvas P, et al: Pseudoxanthoma elasticum: A clinical, pathophysiological and genetic update including 11 novel ABCC6 mutations. *J Med Genet* 42:881, 2005.

207. Yeung RS: Pathogenesis and treatment of Kawasaki's disease. *Curr Opin Rheumatol* 17:617, 2005.

208. Baxter BT: Heritable diseases of the blood vessels. *Cardiovasc Pathol* 14:185, 2005.

209. Cikrit DF, Glover JR, Dalsing MC, et al: The Ehlers-Danlos specter revisited. *Vasc Endovascular Surg* 36:213, 2002.

210. Ho NC, Tran JR, Bektas A: Marfan's syndrome. *Lancet* 366:1978, 2005.

211. Herrick AL: Pathogenesis of Raynaud's phenomenon. *Rheumatology (Oxford)* 44:587, 2005.

212. Krause I, Weinberger A: Behcet's disease. *Curr Opin Rheumatol* 20:82, 2008.

213. Das CJ, Neyaz Z, Thapa P, et al: Fibromuscular dysplasia of the renal arteries: A radiological review. *Int Urol Nephrol* 39:233, 2007.

214. di Marzo L, Cavallaro A: Popliteal vascular entrapment. *World J Surg* 29:S43, 2005.

215. Pettigrew HD, Teuber SS, Gershwin ME: Polyarteritis nodosa. *Compr Ther* 33:144, 2007.

216. Stoyneva Z, Lyapina M, Tzvetkov D, et al: Current pathophysiological views on vibration-induced Raynaud's phenomenon. *Cardiovasc Res* 57:615, 2003.

217. Gray BH: Intervention for renal artery stenosis: endovascular and surgical roles. *J Hypertens Suppl* 23:S23, 2005.

218. Pannone A, Di Cesare F, Bartolucci R, et al: Cystic adventitial disease of the popliteal artery. A case report and review of the literature. *Chir Ital* 60:153, 2008.

219. Paraskevas KI, Liapis CD, Briana DD, et al: Thromboangiitis obliterans (Buerger's disease): Searching for a therapeutic strategy. *Angiology* 58:75, 2007.

静脉和淋巴疾病

Timothy K. Liem and Gregory L. Moneta

关键点

1. 深静脉血栓形成（DVT）和肺栓塞是大型腹部手术与矫形手术后的常见并发症。恶性肿瘤与静脉血栓栓塞病史会增加病人的 DVT 风险。预防 DVT 的措施包括：间歇性充气压力治疗、使用循序加压袜、使用小剂量普通肝素、低分子肝素、磺达肝素和维生素 K 拮抗剂。这些预防措施应当根据病人的风险大小分层级给予。

2. 对于已发生 DVT 的病人，普通肝素、低分子肝素和磺达肝素可用于初始抗凝治疗。长期抗凝治疗的时间和方式应当根据下列条件分层给予：DVT 的诱因、DVT 发生的部

静脉的解剖

在直立的人体,静脉是促使静脉血克服重力影响回流到心脏的器官,是一种动态而复杂的系统。静脉血回流受多种因素影响,例如:重力、静脉瓣、心动周期和呼吸周期、血容量和腓肠肌泵等。这些因素之间复杂的平衡一旦改变,就可能导致静脉性病理变化。

静脉的结构

静脉是薄壁的、具有高度扩张性和回缩性的结构,其具有两个基本功能:运送血液回流到心脏;作为一种类似蓄水池结构以防止血管内容量过多。静脉内膜由具有抗血栓形成功能的内皮组成,内皮下面是基底膜和弹力层。内皮产生内皮细胞源性舒血管因子和前列环素,这两种因子通过抑制血小板聚集、促进血小板解聚以维持内皮表面无血栓状态[1]。静脉中层环绕着弹性组织环和平滑肌,能根据静脉压的微小改变调整静脉直径。当人体直立不动时,这些静脉处于最大程度扩张状态,是仰卧位时的数倍。

静脉瓣确保单向静脉血流。膝部以下的静脉瓣数量最多,而且越是近端的静脉,静脉瓣越少。每个静脉瓣由两个很薄的尖头组成,上被覆内皮,里面则是精细的结缔组织骨架。当由头侧向尾侧的血流速度超过 30cm/s 时[2],静脉瓣就会关闭。下腔静脉(IVC)、髂总静脉、门静脉系统和颅内静脉窦是无静脉瓣的。

下肢静脉

根据最新修订的静脉解剖命名法,下肢静脉分为浅静脉、深静脉和穿静脉。下肢浅静脉系统位于小腿和大腿的浅筋膜,包括大隐静脉(GSV)、小隐静脉(SSV)及其属支。大隐静脉起自足背静脉弓,向上达内踝前方,在耻骨结节外下方约 4cm 处汇入股静脉。隐神经于大隐静脉内侧伴行,支配小腿中段和踝部的皮肤感觉。小隐静脉在足外侧缘起自足背静脉弓,在小腿后侧上行。大多数情况下,小隐静脉穿入腘窝,在腓肠肌内侧头与外侧头之间上行,汇入腘静脉。小隐静脉的终点可能有很多变异,然而随着小隐静脉向近端延伸(Giacomini 静脉),常常与股深静脉或者大隐静脉汇合。腓肠神经于小隐静脉外侧伴行,提供外踝区的皮肤感觉。

四肢的深静脉与主要的动脉伴行。在小腿,成对的静脉与胫前、胫后和腓动脉并行,在膝关节后方汇合成腘静脉。小腿成对的静脉之间有静脉桥连接。腘静脉穿收肌腱裂孔移行为股静脉。在大腿近端,股静脉与股深静脉汇合形成股总静脉,在腹股沟韧带处移行为髂外静脉。

若干穿静脉穿过深筋膜连接浅静脉和深静脉系统。临床上重要的穿静脉为 Cockett 和 Boyd 穿静脉。Cockett 穿静脉收集小腿内侧的静脉血,位置相对恒定。它们连接后弓状静脉(大隐静脉的属支)和胫后静脉。在静脉功能不全状态下,它们可能导致曲张或者穿静脉机能不全。Boyd 穿静脉在膝关节下方约 10cm 和胫骨内侧 1～2cm 处连接大隐静脉和深静脉。

静脉窦为薄壁的大静脉,位于比目鱼肌与腓肠肌实质中。这些静脉窦没有瓣膜,但与具备瓣膜结构的小静脉通道连接,后者能避免血液反流。大量的血液可以储存于上述静脉窦。随着小腿肌肉床的每一次收缩,血液经小静脉通道泵入主要静脉通道,并回流入心脏。

上肢静脉

像下肢静脉一样,上肢静脉也分为浅静脉和深静脉。上肢的深静脉与其同名的动脉成对的伴行。浅静脉由头静脉、贵要静脉及其属支组成。头静脉起自腕部外侧,沿前臂曲侧面上行。在上臂,头静脉在锁骨下窝穿胸锁筋膜汇入腋静脉。贵要静脉在前臂内侧走行,越过肘部在上臂进入深筋膜,随后与深部的肱静脉汇合形成腋静脉。肘正中静脉在肘部曲侧连接头静脉和贵要静脉。

腋静脉在第一肋的外侧缘移行为锁骨下静脉。锁骨下静脉在前斜角肌前方移行至其内侧缘与颈内静脉汇合形成头臂静脉。左右头臂静脉汇合形成上腔静脉,止于右心房。

静脉系统的评估

临床评估

静脉系统评估从详细的病史采集和体格检查开始。经辨别,急性和慢性静脉疾病的危险因素包括年龄、静脉血栓栓塞(VTE)病史、恶性肿瘤、外伤及脊髓损伤、住院及制动状态、肥胖、肾病综合征、妊娠及产后、口服避孕药及激素替代治疗、静脉曲张、血液高凝状态和术后。静脉病变常常伴随体格检查可见或可触及的体征,当然这些体征并不是总会出现。不同体形的人,其站立时浅静脉的显露程度不同。瘦的运动员甚至普通人的浅静脉通常比较粗并且很容易看到,而在肥胖者则非常不明显。浅静脉异常的可能体征见表 24-1。临床上,深静脉不能直接评估,其异常只能通过临床检查间接地推测。

表 24-1	浅静脉异常可能出现的体征
静脉迂曲	
静脉曲张	
静脉球	
皮下小静脉扩张(日冕状的静脉扩张)	
真皮内小静脉扩张(蜘蛛样血管瘤)	
皮温升高、红斑、压痛(血栓性浅静脉炎)	

慢性静脉功能不全(CVI)可导致患肢皮肤及皮下组织特征性改变。静脉瓣功能不全、静脉阻塞,或者两者合并存在,将导致 CVI。大部分的 CVI 包括静脉反流,严重病例常常表现为反流合并静脉阻塞。重要的是要记住,CVI 虽然源自静脉的异常,但 CVI 的靶器官却是皮肤。在 CVI 所累及的患肢,其典型表现是水肿,呈晨轻夜重改变(图 24-1)。患肢也可出现皮肤硬结和色素沉着,并可伴随湿疹和皮炎。这些病变的成因是过度的毛细血管蛋白质性渗出和毛细血管周围袖套样纤维蛋白沉积,后者可限制局部组织的营养交换。另外,CVI 病人皮肤微循环中白细胞聚集增加可导致微血管充血和血栓形成。此后,白细胞可移行到间质,释放引起坏死的溶酶体酶,造成组织破坏,最终导致溃疡。

纤维化可由营养不良、慢性炎症和脂肪坏死(脂性硬皮病)引起。皮肤中含铁血黄素沉积由红细胞渗出和此后的细胞溶解引起,从而造成慢性静脉疾病特有的色素沉着(图 24-2)。长期的静脉高压可以导致溃疡形成,微循环和皮肤淋巴系统解剖及功能的改变也与之相关。静脉性溃疡最常见的部位是内踝上方约 3cm 处(图 24-3)。

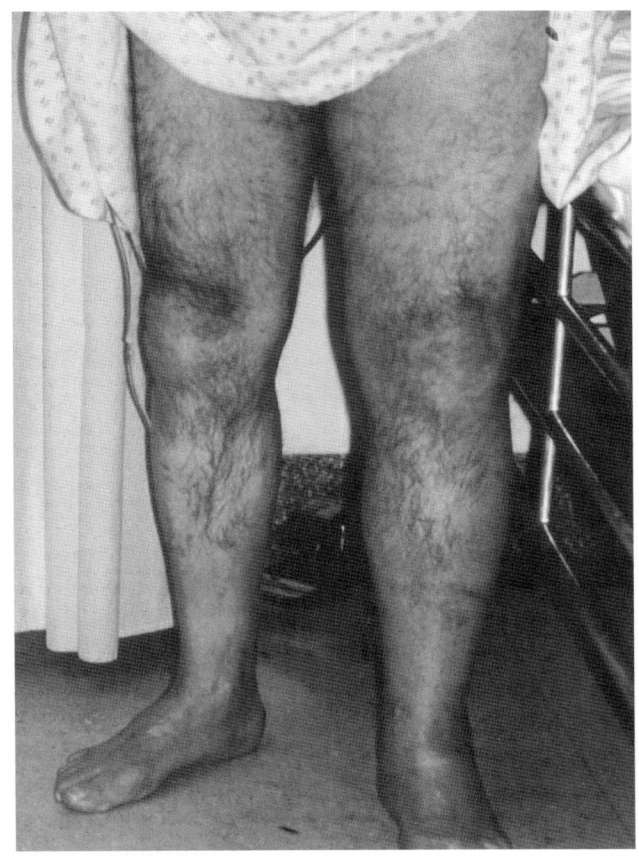

图 24-1　慢性静脉功能不全病人水肿的左下肢

Trendelenburg 检查能帮助我们确定是否存在静脉瓣功能不全,静脉系统(浅静脉、深静脉或穿静脉)中哪一个系统的瓣膜异常。该检查由两部分组成。首先,病人仰卧,将腿抬高 45°以排空静脉,检查者用手或橡皮止血带阻断大隐静脉。保持大隐静脉持续阻断,病人站立,观察浅静脉是否有血液填充。

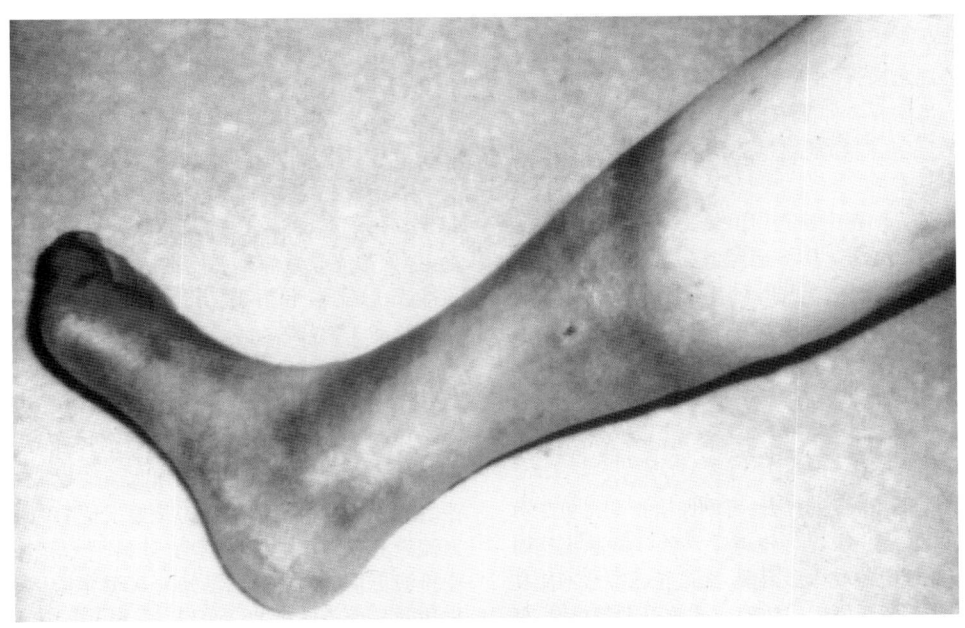

图 24-2　慢性静脉功能不全引起的特征性色素沉着

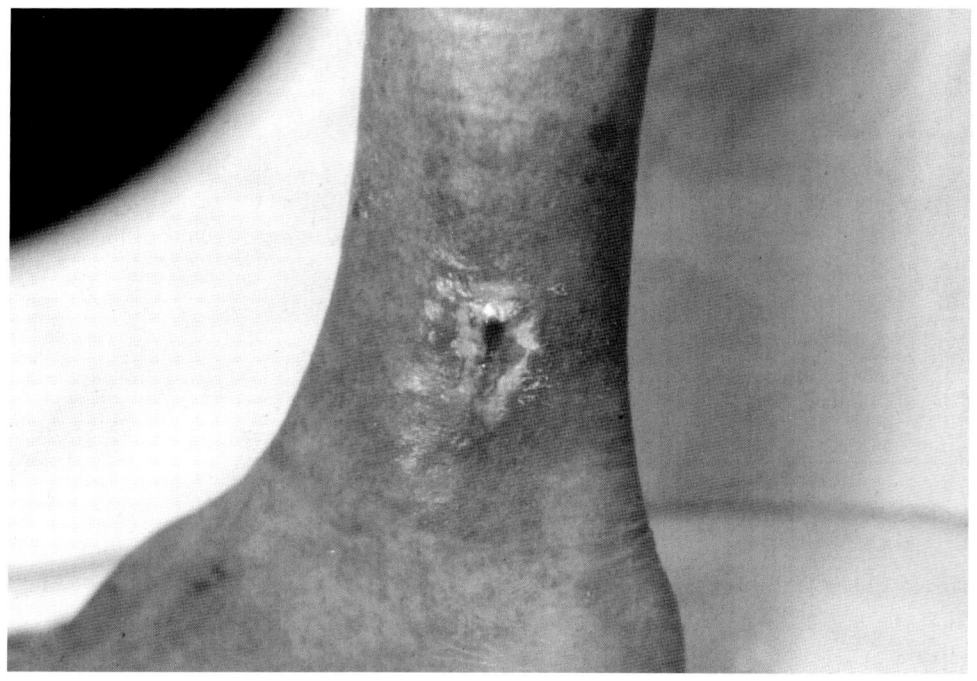

图 24-3　内踝近段的静脉性溃疡

然后松开止血带,观察浅静脉被血液填充情况。结果判定:来自动脉灌注的血液逐渐充满浅静脉,则为阴性结果,表示临床上无明显的静脉反流;阳性结果是,在检查的第一部分站立时或者在检查的第二部分松开大隐静脉压迫时,浅静脉立即被血流充满。检查的第一部分如果是阴性结果,则认为穿静脉瓣功能正常。如果该结果为阳性,在理论上,深静脉和穿静脉都存在静脉瓣功能不全。如果检查第二部分呈阴性结果,则大隐静脉瓣功能完好;若第二部分为阳性结果,则大隐静脉瓣功能不全。很显然,对 Trendelenburg 检查结果的判定是主观的。因此,为确定静脉反流的部位,这项检查越来越多地被更客观的无创性血管检查代替。

无创性评估

在血管超声出现之前,评估静脉系统的无创技术建立在体积描记技术上。虽然有各种体积描记技术被用于评估急性和慢性静脉疾病,但是它们都是通过测定肢体的体积改变来反映血流变化的。

彩色血流图像多普勒超声检查(DUS)是目前评估静脉系统最重要的无创性诊断方法。DUS 已经成为发现腹股沟以下肢体深静脉血栓(DVT)的标准检查,对有症状的病人其特异度和敏感度接近 100%[3]。DUS 也是评估上肢静脉血栓的首选方法,并有助于通过记录有无瓣膜反流以及静脉阻塞来评估 CVI。

有创性评估

随着无创诊断技术精确度的提升,有创性检查变得更加有选择性。静脉造影术现在主要是经皮或手术治疗静脉疾病时的辅助手段。由于肠气覆盖或体形因素,盆腔静脉常常不能在 DUS 检查时显影。在准备血管腔内治疗或开放手术治疗时,静脉造影术常常被用于评估髂股静脉血栓形成情况。

静脉造影术需要静脉穿刺注射造影剂。就像任何有创性操作一样,静脉造影术有其固有的风险。局部副作用包括疼痛、穿刺局部血栓形成。如果需要经较大静脉建立入路,还有可能形成血肿。使用非离子低渗透压造影剂引起的疼痛显著低于常规造影剂(分别有 18% 和 44% 的病人感觉不适)[4]。含碘造影剂引起的全身副作用包括过敏反应和肾衰竭风险。由于静脉注射造影剂对静脉内膜造成的损伤,接受静脉造影后,有 1%～9% 的病人会发生穿刺点远侧的血栓形成[4]。

静脉血栓栓塞症

流行病学

尽管认知增加并采取预防措施,DVT 和肺栓塞(PE)在那些死亡率和发病率可控制的疾病类型中仍然是很重要的。在普通人群,DVT 的发生率为(5～9)人/万人年,而 DVT 伴 PE(VTE)的发生率大约是 14 人/万人年[5,6]。在美国,VTE 实际每年新增病例可能超过 275 000 人[7]。VTE 不仅直接威胁生命,还因最终导致静脉功能不全而造成长期损害。患 DVT 后发生静脉淤滞和静脉性溃疡的 20 年累积发生率分别为 26.8% 和 3.7%[8]。

危险因素

1862 年,Rudolf Virchow 最先描述了导致 VTE 形成的三个条件:血流淤滞、内皮损伤和血液高凝状态。这些危险因素中,相对来说,血液高凝状态是原发性 DVT 最重要的因素,而血流淤滞和内皮损伤在制动、外科手术和外伤后继发性 DVT 中扮演更重要的角色。已知的 VTE 危险因素都与 Virchow 所描述的某个条件相关,而且往往不止出现一个因素。VTE 的特征性危险因子已在表 24-2 中列出。

表 24-2	静脉血栓栓塞的危险因子
获得性因子	**遗传性因子**
高龄	Leiden V 因子
住院及制动	凝血酶原 20210A
激素替代治疗和口服	抗凝血酶缺乏症
避孕药	蛋白 C 缺乏症
妊娠期及产褥期	蛋白 S 缺乏症
静脉血栓栓塞病史	凝血因子 XI 水平升高
恶性肿瘤	异常纤维蛋白原血症
大手术	**混合性因子**
肥胖	同型半胱氨酸血症
肾病综合征	凝血因子 VII、VIII、IX、XI 水平
外伤及脊髓损伤	升高
远程旅行(超过 6 小	高纤维蛋白原血症
时)	Leiden V 因子缺乏情况下活
静脉曲张	化蛋白 C 抵抗
抗磷脂抗体综合征	
骨髓增生性疾病	

常见的获得性危险因素包括高龄、住院及制动、激素替代治疗和口服避孕药治疗、妊娠和产后、既往 VTE 病史、恶性肿瘤、大手术、肥胖、肾病综合征、外伤及脊髓损伤、长途旅行(>6 小时)、静脉曲张、抗磷脂综合征、骨髓增殖性疾病和红细胞增多症。遗传性危险因素包括 Leiden V 因子;凝血酶原 20210A 基因变异;抗凝血酶、C 蛋白和 S 蛋白缺乏和异常纤维蛋白原血症。在某些病例,血栓形成倾向的产生可能同时具备遗传性因素和获得性因素。这些混杂的因素包括同型半胱氨酸血症;凝血因子 VII、VIII、IX、XI 水平升高;血纤维蛋白过多症;以及 Leiden V 因子缺乏情况下活化蛋白 C 抵抗[9]。

当多个遗传性和获得性危险因素在同一病人身上并存时,可产生协同效应,且取决于血栓形成倾向。例如,基因型为 Leiden V 因子杂合子的病人发生 VTE 的风险只有中度增加(4~8 倍)。然而,当合并有口服避孕药的危险因素时,发生 VTE 的风险增加了大约 35 倍。这种风险层级与 Leiden V 因子基因纯合子的病人一样高。在妇女健康行动(WHI)研究项目也揭示了其他常见危险因素的相互作用[10]。肥胖、高龄或 Leiden V 因子能增加因激素替代治疗引起的血栓形成风险。然而,不是所有的风险因子都有同样的协同作用。高同型半胱氨酸血症和引起高半胱氨酸水平最常见的基因型(MTHFR677TT)并没有显示出与 Leiden V 因子产生相互作用而进一步增加静脉血栓形成风险[11]。

其他与静脉血栓形成相关的危险因素包括传统的心血管疾病风险因子(肥胖、高血压、糖尿病)。与亚洲人及美洲土著人相比,静脉血栓形成在白种人和非洲裔美国人身上有种族倾向性[12,13]。特定的基因变异(单核苷酸多态性)能引起 DVT 风险的轻度升高,这些变异可与其他的风险因子相互作用,使静脉血栓形成的总体风险增加[14]。然而,在临床工作中,基因多态性检测并不常见。

诊断

临床评估

一般认为,在 DVT 发生的早期,血栓开始于血液相对淤滞的部位,例如比目鱼肌静脉窦,或者直接位于腓肠肌轴向静脉瓣底部。不伴有胫静脉血栓形成的孤立近端 DVT 是罕见的。在 DVT 发展的早期,病人可能不会出现或者较少出现的临床症状,诸如疼痛或肿胀。甚至广泛的 DVT 有时也可能不出现症状和体征。因此,病史和体格检查在诊断 DVT 时并不可靠。此外,与 DVT 相关的症状和体征通常是非特异性的,例如肢体疼痛和(或)肿胀。大样本研究显示,在临床可疑的病人当中,只有不超过 50% 的病人通过静脉造影或 DUS 发现 DVT[15,16]。因此,确诊或排除 DVT 尚需客观性的检查。

由于 DVT 进展或累及较大的近侧深静脉,病人的临床症状可能加重。当时 DVT 阻塞那些较大的肢体深静脉,同时缺少相应的侧支,将导致一种被称为"股白肿"的状态(图 24-4)。这种状态的特点为:疼痛、凹陷性水肿和外观呈漂白色,

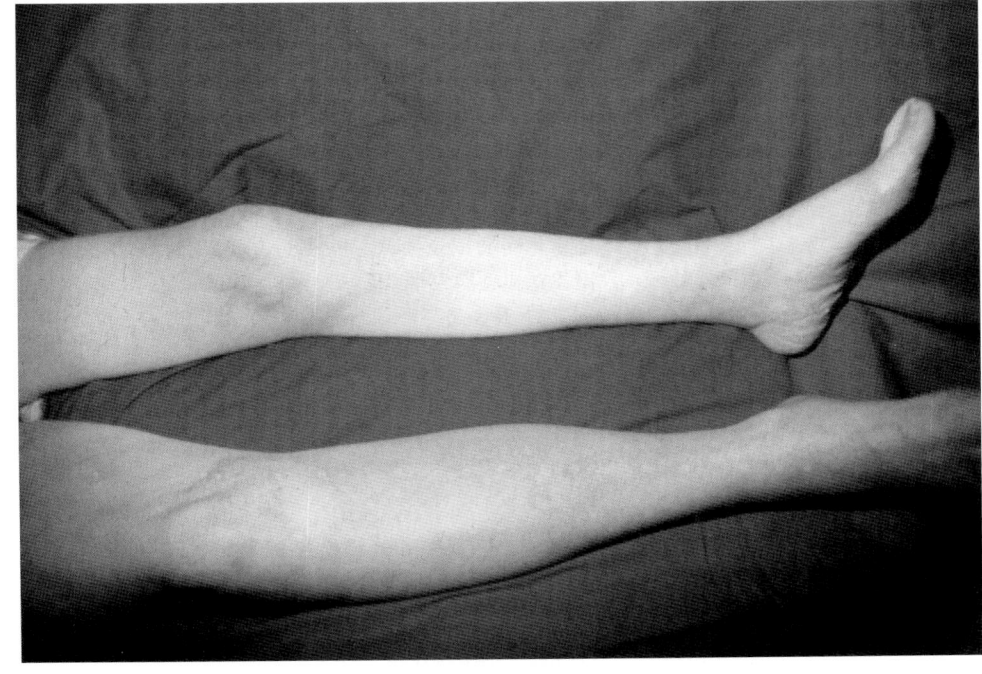

图 24-4 右小腿股白肿,见黄化现象和水肿

不伴随发绀。当血栓蔓延到侧支静脉,大量的液体不能回流,随之发生更严重的水肿,导致一种称为"股青肿"的状态[17]。在 50%~60% 的病例股青肿之前会发生股白肿。发生股青肿的患肢非常疼痛、高度水肿、极度青紫,可出现动脉灌注不足或者室间隔综合征。如果不予治疗,随之可发生静脉性坏疽,并导致截肢。

血管的实验室和放射学评估

多普勒超声　无论是膝上还是膝下,对腹股沟以下的 DVT 的检测,多普勒超声(DUS)是目前最常用的方法。该方法在典型病人,敏感度和特异度都超过 95%[3]。DUS 结合了实时 B 超和脉冲式多普勒超声。彩色血流显像可用于技术难度较高的检查,比如腓静脉 DVT 的评估。这两种技术的结合使医师能够以无创的方式观察静脉解剖结构,发现完全或部分闭塞的静脉段。还可使用可移动设备揭示生理性血流特征。

对于平卧的病人,其下肢静脉血流是呈相位变化的(图 24-5)。吸气时,膈肌下移,腹压增加,静脉回心血流减少;同理,静脉回心血流在呼气时增加。而在站立时,呼气时腹腔内压力降低不能克服右心房和腓肠肌之间的静水压,此时需要腓肠肌收缩,促使静脉血沿着单向的静脉瓣膜方向回流到心脏。抬高或压迫下肢也能使回心血流增加,而腹压的突然增加(Valsalva 手法)能使之减少。在对平卧病人行静脉 DUS 检查时,可检测到自发血流、呼吸所致血流变化,以及 Valsalva 手法产生的血流改变。不过,通过超声检查 DVT 的基本方法是使用探头压迫静脉时 B 超图像显示静脉无法压缩。正常情况下,通过横断面可见静脉会随着挤压闭合。静脉没有闭合则提示存在血栓。

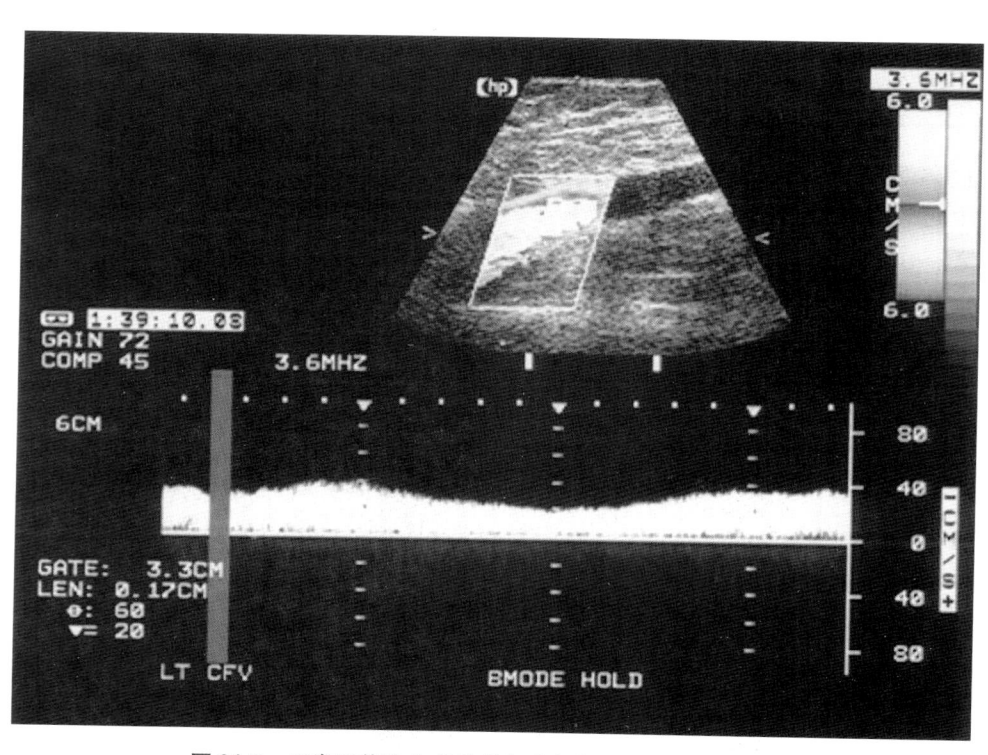

图 24-5　正常股静脉在多普勒超声扫描下信号呈相位变化

检查通常从踝部开始,向近端移动至腹股沟。此时每一静脉均可显示,并且可通过挤压远心端和近心端观察血流信号。下肢 DVT 可经下述任一 DUS 检查征象来诊断:无自发血流(图 24-6)、静脉不可压缩(图 24-7)、DUS 血流彩色显像示管腔无彩色信号充盈、血流大小不随呼吸改变以及静脉扩张。再次强调,B 超显像静脉不能被压缩是首要的诊断依据。几项研究比较了 B 超与静脉造影检查,结果表明,在临床疑诊腘 DVT 的病人,超声检查敏感度>91%,特异度>97%[18,19]。而使用 DUS 评估孤立性腓肠肌静脉 DVT 的结果差别很大,其敏感度为 50%~93%,而特异度接近 100%[20,21]。

阻抗体积描记术　在广泛使用 DUS 之前,阻抗体积描记术(IPG)是最早用于诊断 DVT 的无创性检查方法,但现在已很少使用。IPG 的基本原理是,两个电极之间的电流阻力,即电阻抗,可因肢体血流改变所致容积变化而发生改变。两对含有铝片的电极分别围绕腿部放置,两对之间相距约 10cm。向外侧两个电极输入低水平电流。使用充气袖带阻断大腿的静脉血流,充满后快速放气。因下肢血容量发生改变,电阻随之变化而被记录下来。检测近端 DVT 时,IPG 没有 DUS 准确。在典型病人中,IPG 敏感度为 83%。在检测腓肠肌静脉 DVT 时,IPG 是一种较差的方法[22]。

I125 标记纤维蛋白原摄取试验　I125 标记纤维蛋白原摄取试验(FUT)是一种很少使用的技术,需要静脉注射给予放射性纤维蛋白原,并监测其在纤维蛋白凝块中不断增加的摄取量。当肢体某个区域的放射剂量增加 20% 或更多时,提示血栓[23]。FUT 能发现腓肠肌 DVT,但因骨盆及泌尿道处于较高的放射背景,该方法发现近端 DVT 的能力受到限制。在近期接受过手术或有急性炎症的肢体也不能使用该方法。一项前瞻性研究显示,在一组有症状和无症状的病例,FUT 诊断 DVT 的敏感度为 73%,特异度为 71%[23]。现在,FUT 基本上仅仅是一个曾经在历史上有意义的研究技术而已。

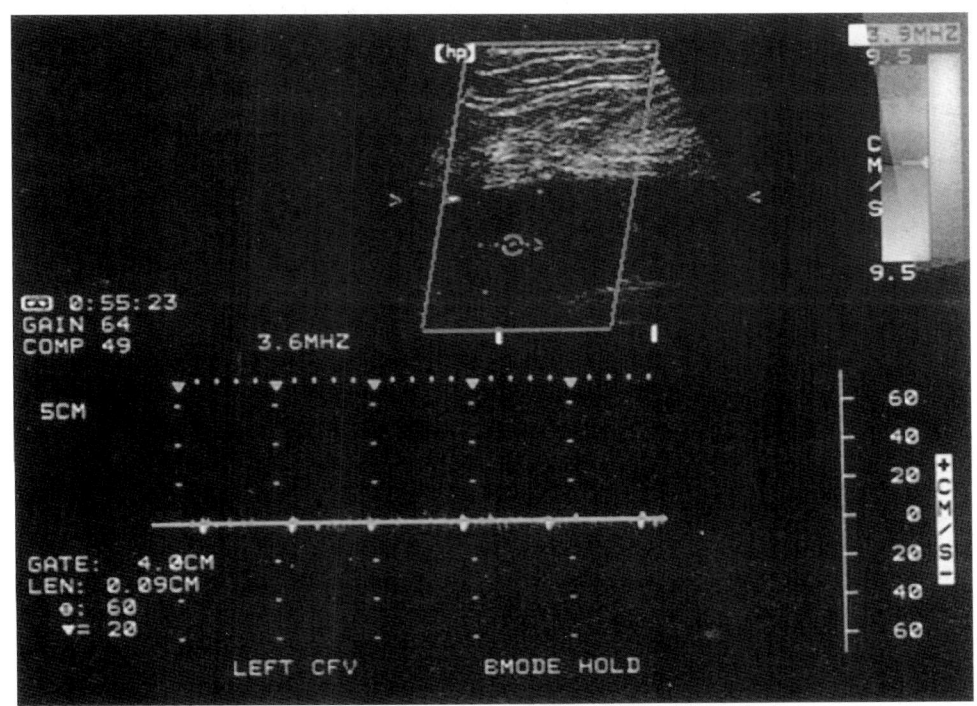

图 24-6 有血栓的股静脉行多普勒超声检查,股静脉内无血流信号

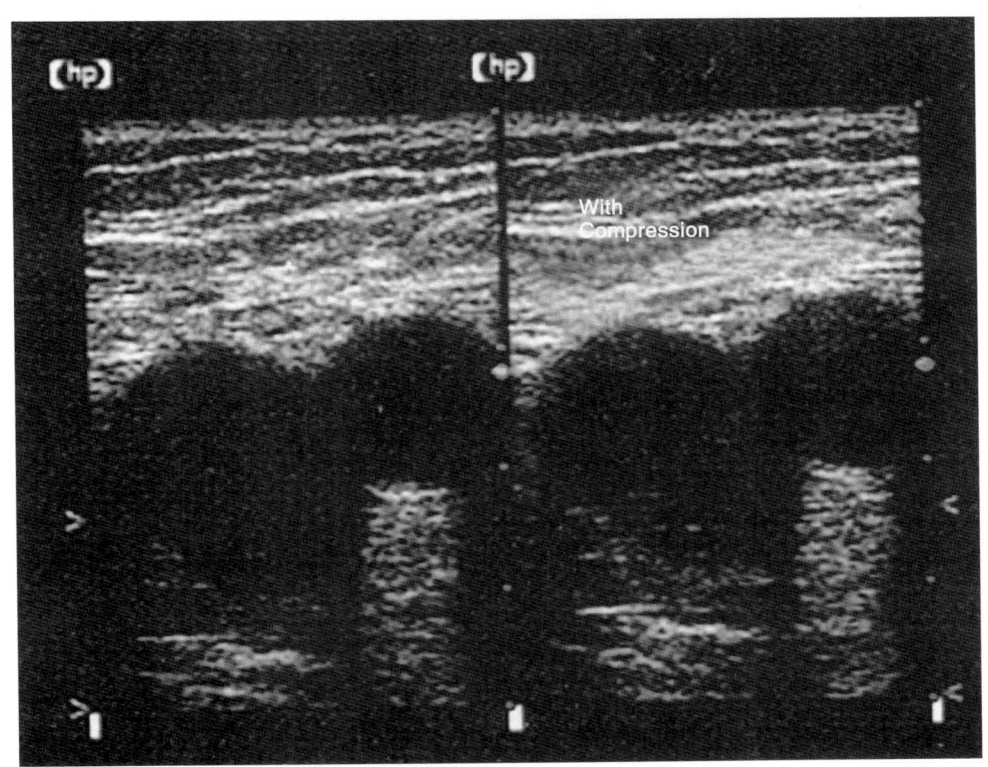

图 24-7 股静脉 B 超横截面。挤压时股静脉不能被压闭

静脉造影术 无论是有症状或无症状的病例,静脉造影都是诊断 DVT 权威性的检查方法,是其他检查方法要加以比较的金标准。进行静脉造影时,先在足背置入一根细导管,注射不透过 X 线的造影剂,X 线照片应至少包括两次成像。阳性结果为:深静脉系统无造影剂充填,造影剂流入浅静脉系统,或者呈不连续的充盈缺损(图 24-8)。检查结果正常即可排除 DVT。在一项研究中,随访 160 例静脉造影结果阴性的病人,3 个月内只有 2 例(1.3%)后来发生 DVT,没有病人发生有症状的肺栓塞[24]。

因为有先前讨论过的相关并发症,静脉造影术并不常规

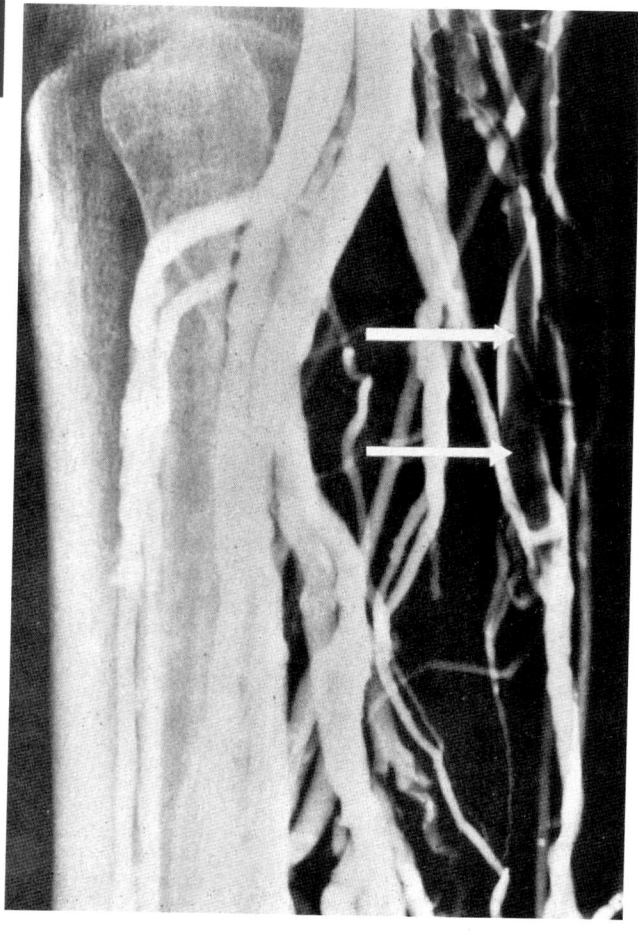

图 24-8   静脉造影示腘静脉内充盈缺损(箭头所示)

用于评估下肢 DVT。现在,静脉造影主要在静脉重建手术之前和介入治疗中使用。在各项研究中,评估各种预防 DVT 的方法时,静脉造影是一种备选检查。

治疗

一旦静脉血栓栓塞症(VTE)的诊断成立,就应迅速开始抗血栓治疗。如果临床高度怀疑 VTE,在使用客观手段明确诊断的同时,可谨慎地开始治疗。理论上,VTE 的治疗目标是预防死亡和肺栓塞(PE)相关的并发症发生,以及预防血栓后综合征。然而,抗凝治疗 DVT 唯一经证实的益处是预防致死性 PE。治疗计划可包括抗凝治疗,腔静脉阻断,经导管引导溶栓或者全身溶栓治疗,以及手术取栓。

抗凝治疗

抗凝治疗开始时可静脉注射或皮下注射普通肝素,皮下注射低分子肝素或皮下注射磺达肝素(一种人造戊多糖)。这种初始治疗通常至少持续 5 天,同时给予口服维生素 K 拮抗剂。经典的方案是在国际化标准比值持续 24 小时 ≥2.0 的时候停止初始治疗[25]。

普通肝素经一种特殊的 18-糖化物序列与抗凝血酶结合,使其活性增加 1000 倍以上。这种抗凝血酶-肝素复合物主要抑制Ⅱa 因子(凝血酶)和Ⅹa 因子,并轻度抑制Ⅸa、Ⅺa 和Ⅻa。此外,普通肝素还可结合组织因子通路抑制物,后者抑制Ⅹ因

子转化为Ⅹa 因子,以及Ⅺ因子转化为Ⅺa 因子。最后,肝素催化肝素辅因子Ⅱ抑制凝血酶,该过程是不依赖抗凝血酶的。

肝素治疗最为常见的给药方式是,首剂按每千克体重 80U 静脉注射,或者一次性静脉注射 5000U。已经证实,采取以体重为基础的剂量给予普通肝素,比标准固定剂量静脉注射在快速达到治疗水平方面更为有效[26]。首剂注射后是持续静脉滴注,开始每小时每千克体重 18U,或者每小时 1300U。普通肝素静脉注射的半衰期为 45~90 分钟,且与剂量有关。为了评价抗血栓治疗的程度,应每 6 小时检测一次活化部分凝血激酶时间(aPTT),目标是控制 aPTT 在 1.5~2.5 倍范围。这时,血浆肝素抗Ⅹa 因子活性水平在 0.3~0.7IU/ml。

尽管皮下给药并不常用,但是使用 UFH 初始抗凝治疗仍可使用这种途径。皮下注射 UFH 标准剂量为 17 500U;此后 250U/kg 体重,一天两次;使用剂量根据 aPTT 调整为类似静脉注射给药时的水平。不监测 aPTT 时其固定剂量为:初始给予 333U/kg 体重,此后 250U/kg 体重,一天两次[25]。

UFH 疗法的主要并发症是出血。在接受 UFH 治疗的住院病人(1% 的内科病人和 8% 的外科病人)中,约有 5% 的病人会发生大出血(致死性的、颅内的、腹膜后的或需要输注超过两个单位血细胞比容的出血)[27]。对 UFH 相关性出血的病人,应停用 UFH。UFH 的抗凝作用能被鱼精蛋白中和。鱼精蛋白能与 UFH 结合形成失活的盐复合物。每毫克鱼精蛋白能中和 90~115U 的肝素。10 分钟内鱼精蛋白静脉注射剂量不应超过 50mg。鱼精蛋白的副作用包括低血压、肺水肿和过敏反应。虽然没有证实存在相关性,但是,在此之前使用过含鱼精蛋白的胰岛素(NPH)的病人以及对鱼过敏的病人,发生超敏反应的风险可能增高。如果产生任何副作用,应终止注射鱼精蛋白。

除了出血以外,肝素还有些独特的并发症。肝素相关的抗血小板抗体(HAAbs)能直接对抗与肝素结合的血小板因子,从而导致肝素诱发的血小板减少症(HIT)[28]。使用肝素的病人中,有 1%~5% 会发生 HIT[29,30]。在那些反复暴露于肝素的病人(例如接受血管手术的病人),HAAb 发生率可高达 21%[31]。HIT 多发生在治疗后的第 2 周,可能导致灾难性的静脉或动脉血栓性并发症。因此,在持续接受肝素治疗的病人,应定时监测血小板计数。如果临床高度怀疑或确诊有 HIT[通常伴有不能解释的血小板减少症(<100 000/µl)或者血小板计数降低超过 30%~50%],所有种类的肝素都应停止使用。幸运的是,直接凝血酶抑制物(重组水蛭素、阿加曲班、比伐卢定)现已能用作抗血栓药的替代品(见后)。长期大剂量肝素治疗的另一个并发症为骨质减少,这是由于肝素能损害骨形成并能增加骨质吸收。

低分子量肝素(LMWHs)衍生于猪 UFH 的解聚物。像 UFH 一样,LMWHs 具有一特异性戊多糖序列。该序列能与抗凝血酶结合并暴露其活性位点,最后中和Ⅹa 因子。但是,LMWHs 缺乏足够数量的额外的糖单位(18 个或更多),后者可使凝血酶(Ⅱa 因子)失活程度降低。与 UFH 相比,LMWHs 具有更高的生物利用度(皮下注射后超过 90%)、更长的半衰期(为 4~6 小时)和更能预料的清除率。在治疗 VTE 上,基于体重计算的每天一次或者每天两次皮下注射 LMWH,因无须监测,与持续静脉注射 UFH 相比具有明显优势。

大部分接受 LMWH 治疗的病人无须监测。需要监测的

病人包括有明显肾功能不全或肾衰竭的病人、儿科病人、体重超过120kg的肥胖病人和妊娠期妇女。监测可以通过抗Xa因子活性测定来完成。然而,治疗性的抗Xa的目标区间将依赖于LMWH的类型和给药频率。很多LMWHs已可买到商业化产品。不同制剂其抗Xa和抗Ⅱa活性有所不同。一种LMWH制剂的治疗剂量不能类推至另一个产品。LMWHs的活性可能被鱼精蛋白部分中和(大约60%)。

几个meta分析严格评估了很多设计很好的临床试验,这些试验比较了皮下注射LMWH与静脉注射或皮下注射UFH的治疗方法[32-34]。新近研究表明,使用LMWH治疗的血栓性并发症、出血和死亡率降低。至少在预防剂量水平,与UFH相比,使用LMWH时产生HAAb和HIT的发生率(<2%)降低[29]。然而,由于交叉反应的发生率很高,对于已经发生HIT的病人,则不应再接受LMWH的治疗[35]。使用LMWH的一大好处在于,它能以门诊治疗的方式治疗VTE病人[36,37]。一项随机试验比较了静脉注射UFH与LMWH那屈肝素钙[36],结果显示,血栓栓塞复发率(UFH为8.6%,LMWH为6.9%)或大出血并发症发生率(UFH为2.0%,LMWH为0.5%)。两者之间没有显著性差异。但LMWH治疗组的平均住院日减少了67%。

在接受LMWH门诊治疗之前,VTE的病人应满足一些标准。首先,病人应该不伴有任何需要住院处理的相关情况。病人LMWH治疗期间无须监测(在严重肾功能不全、儿科病人、肥胖病人和孕妇则需要相关监测)。此外,病人的血流动力学应稳定,发生PE的预期较低,仅有较低的出血风险。此时应列出一份用于门诊病人的系统治疗方案,包括LMWH和华法林用药,以及监测再发VTE和出血并发症。另外,病人的疼痛和水肿症状在家中应得到控制。

现今,磺达肝素是唯一已经被美国食品和药物管理局(FDA)认可用于DVT和PE初始治疗的人造戊多糖药物。其五个多糖序列能结合并激活抗凝血酶,使其特异性抑制Xa因子。两项大规模疗效试验比较了磺达肝素与依诺肝素在DVT初始治疗以及磺达肝素与静脉注射UFH在PE初始治疗中的作用[38,39]。在所有治疗组,再发VTE的发病率为3.8%~5%,大出血的发生率为2%~2.6%。磺达肝素采取基于体重计算的每天单次皮下给药方案:对于体重低于50kg、50~100kg以及100kg以上的病人,分别给予5、7.5、10mg的剂量。在肾功能正常的病人,磺达肝素的半衰期大约为17小时。磺达肝素诱发的血小板减少症在临床上罕有报道[40]。

直接凝血酶抑制剂(DTIs)包括重组水蛭素、阿加曲班和比伐卢定。这些抗血栓药物能结合凝血酶,抑制纤维蛋白原转变为纤维蛋白,同时抑制凝血酶介导的血小板活化。这些作用是不依赖与抗凝血酶的。直接凝血酶抑制剂应用于:①临床高度怀疑或确定有HIT的病人;②有HIT病史或检查发现其肝素相关的抗血小板抗体为阳性的病人。对于已经确诊HIT的病人,DTIs应使用7天以上,或者直到血小板计数正常为止。而华法林可以缓慢地给予,与DTI合用5天以上[41]。此外,由于比伐卢定主要是被核准在经皮冠状动脉介入治疗的病人伴或不伴有HIT时使用,这里就不再详细讨论了。

商品化的水蛭素是使用重组DNA技术人工合成的,适用于HIT病人的预防和治疗。在肾功能正常的病人,重组水蛭素的用法为:以0.4mg/kg快速静脉注射后,以每小时0.15mg/kg持续静脉输注。其半衰期为30~60分钟。初始治疗开始约4小时即可开始监测aPTT。用药剂量应将aPTT维持在实验室正常值的1.5~2.5倍。蛇静脉酶凝结时间法是另一项可选的监测试验,使用尚不普遍。由于重组水蛭素是通过肾脏清除的,用于肾功能不全的病人时,药物剂量需做较大调整。

阿加曲班适用于HIT病人血栓形成的预防和治疗。经审核,无论患有HIT,还是存在HIT风险,病人在接受经皮冠状动脉介入治疗时均可使用阿加曲班。抗血栓的预防和治疗不需要快速静脉注射,可持续每分钟静脉输注2μg/kg的阿加曲班。其半衰期为39~51分钟,应调整用药剂量使aPTT维持在正常值的1.5~3倍。对于冠状动脉血栓形成和心肌梗死的病人,则需初始大剂量快速静脉注射和快速持续静脉输注。对于这些病人,应使用活化凝血时间进行监测。阿加曲班通过肝脏代谢,其大部分产物经胆管排出。在有肝损伤的病人,需要对剂量进行较大调整。阿加曲班没有对应的拮抗剂。

维生素K拮抗剂包括华法林和其他香豆素衍生物,是VTE病人长期抗血栓治疗的主要药物。华法林抑制维生素K依赖的凝血因子(因子Ⅱ、Ⅶ、Ⅸ、Ⅹ)和抗凝血因子(蛋白C和蛋白S)的γ羧基化作用,导致功能性蛋白合成减少。因循环中正常存在的凝血蛋白首先须降解,华法林通常需要几天才能达到其最大效能。Ⅹ因子和Ⅱ因子的半衰期最长,分别为36小时和72小时。而且,华法林需要使用4~5天才能达到其稳定浓度。

使用华法林治疗时通常以国际标准化比值(INR)监测。其计算方法如下:

INR=(病人凝血酶原时间/实验室标准凝血酶原时间)[ISI]

其中ISI为国际敏感指数。ISI描述促凝血酶原激酶的强度,后者能活化外源性凝血途径。治疗时INR目标值通常为2.0~3.0,但是华法林的效应是易变的,受肝功能、饮食习惯、年龄和其他药物等影响。在没有联合溶栓治疗或静脉取栓手术的病人,接受抗凝治疗时,可在初始给予肠外抗凝药物的同一天开始使用维生素K拮抗剂,剂量通常为5~10mg。在高龄和营养不良病人,合并疾病或充血性心力衰竭的病人,以及近期接受过大手术的病人,可能需要采用较小的初始剂量[42]。

根据DVT是否为诱发产生,初次发作或再发,DVT发生的部位,以及是否患有恶性肿瘤等,华法林抗血栓治疗的推荐疗程日益分层化。美国胸科医师协会(ACCP)最新指南对华法林治疗疗程推荐方案总结见表24-3。几项随机临床试验证实,近端DVT病人短期抗栓治疗(4~6周)后复发率比抗凝治疗3~6个月者要高[43-45]。在这些试验中,大部分存在暂时性危险因子的病人,其VTE再发率很低。大多数复发都发生在暴露于持续性危险因子中的病人。上述研究支持了ACCP推荐方案中的观点,即在暂时性危险因子存在期间(例如住院、接受矫形外科或大型普通外科手术),病人发生DVT后,3个月的抗凝治疗足以防止VTE再发。

与暂时性危险因子引发的VTE病人相比,特发性VTE病人更有可能复发(10年内复发率高达40%)。对后者,很多临床试验比较了3~6个月抗凝治疗与延长疗程的华法林治疗,这些试验包括了低强度治疗(INR为1.5~2.0)和传统强度治疗(INR为2.0~3.0)[46-49]。对特发DVT的病人,延长疗程的抗凝治疗与 VTE 复发率相对降低呈相关性,从大于 90% 降至 75%。另外,进一步与低强度华法林治疗相比,传统强度华法林治疗降低了复发的风险(低强度治疗后复发为 1.9 例每百人每年,而传统强度治疗则为 0.7 例每百人每年)。而出血并发症的发生率在两者之间没有差异[49]。

在高凝状态相关的 VTE 病人,抗凝治疗的理想疗程更加受 VTE(特发性或继发性)发生时临床发病背景的影响,而不是看病人实际上有无更为普通的易栓状态。在恶性肿瘤相关的 VTE 病人,越来越多的证据提示,与采取传统的维生素 K 拮抗剂治疗相比,LMWH 长期治疗(超过 6 个月)与更低的 VTE 复发率呈相关性[50,51]。

表 24-3	美国胸外科医师学会关于对深静脉血栓形成(DVT)长期抗栓疗程的推荐方案摘要
临床亚组	抗栓治疗疗程
首次发生 DVT/一过性风险	VKA 治疗 3 个月
首次发生 DVT/非诱发性的	VKA 治疗至少 3 个月 发现下列情况时考虑长期治疗: • 近端 DVT • 出血风险非常小 • 稳定的凝血状况监测
远端 DVT/非诱发性	VKA 治疗 3 个月
继发性 DVT/非诱发性	VKA 长期治疗
DVT 和癌症	LMWH 治疗 3~6 个月 不确定使用 VKA 或 LMWH,直到癌症缓解

LMWH=低分子量肝素;VKA=维生素 K 拮抗剂

华法林治疗的主要并发症为出血,其风险与 PT 的延长量相关。根据 INR 及出血状况,华法林的抗凝作用可以被以下措施拮抗:①停药或减少后续剂量;②口服或肠外给予维生素 K;③给予新鲜冰冻血浆、凝血酶原复合物浓缩液或重组Ⅶa 因子[42]。华法林治疗很少会引起皮肤坏死和肢体坏疽。这些状况在女性更容易发生(4:1),最常累及的部位是胸部、臀部和大腿。这些并发症通常在治疗的开始几天就会发生,有时与蛋白 C 或蛋白 S 缺乏和恶性肿瘤有关,但不仅仅与之相关。在采取联合应用肝素治疗同时,需要持续抗凝的病人可以使用低剂量华法林(2mg)重新开始治疗。华法林的剂量可以在 1~2 周的时间内逐渐增加[42]。

全身溶栓和导管溶栓治疗

患有广泛近端深静脉血栓的病人有可能从全身溶栓或导管溶栓治疗中获益,后面两者有可能比单用抗凝治疗更快地减轻 DVT 的急性症状。这些技术也可能会减少血栓后综合征的发生。有几种溶栓制剂可供选择,包括链激酶、尿激酶、阿替普酶(重组组织型纤溶酶原激活剂)、瑞替普酶和替奈普酶。所有这些药物均有转化纤溶酶原为纤溶酶的能力,后者导致纤维蛋白降解。它们的区别在于其半衰期,导致纤维蛋白原溶解的可能性(全面溶解状态),抗原性和 FDA 批准的使用适应证。

链激酶从 β-溶血性链球菌提纯出来,被批准用于治疗急性心肌梗死、肺栓塞、深静脉血栓、动脉血栓栓塞以及(中心静

脉导管闭塞)和动静脉瘘闭塞。链激酶对与纤维蛋白交联的纤溶酶原没有特异性,不过,其使用因显著的抗原性发生率(过敏发生率)而受到限制。1%~4% 的病人出现发热和寒战。尿激酶由人类新生儿组织培养肾脏细胞中提取。当前,尿激酶仅被批准用于大块 PE 病例,或者血流动力学不稳定的 PE 病例。阿替普酶、瑞替普酶和替奈普酶都属于重组组织型纤溶酶原激活剂的变体。阿替普酶适用于急性心肌梗死、急性缺血性脑卒中和急性大块 PE 的治疗。不过,它还常用于经导管溶栓治疗 DVT。瑞替普酶和奈替普酶仅适用于急性心肌梗死的治疗。

全身溶栓治疗在很多以往的前瞻性随机临床试验中得到评估,其有效性在新近的 Cochrane 综述中得到概述[52]。有 12 项研究涉及 700 多例病人,全身溶栓显著地溶解更多血栓(相对危险度 RR 为 0.24~0.37),出现血栓后综合征的病例显著减少(RR 0.66)。然而,静脉功能未能显著改善。此外,全身溶栓治疗确实出现更多出血并发症(RR 为 1.73),但在晚些时候的研究中其发生率减少,可能与病例选择的改进有关。

为了努力使出血并发症减少到最少,并增加疗效,导管溶栓技术得到发展,以用于症状性 DVT 的治疗。在导管溶栓治疗时,静脉入路可采取经同侧腘静脉,经对侧股静脉逆行插管,或者经颈内静脉逆行插管。带导丝或者不带导丝的多侧孔灌注导管常用于直接将溶栓药物送达血栓内。

尿激酶溶栓治疗有症状的下肢 DVT 已经在一项大型多中心登记项目中得到报道。221 例髂股静脉 DVT 和 79 例股腘静脉 DVT 病人经导管引导尿激酶治疗平均 53 小时。31% 的肢体血栓完全溶解,52% 的肢体血栓溶解 50%~99%,17% 的肢体血栓溶解少于 50%。总体上,1 年通畅率为 60%。髂股静脉血栓病例通畅率比股腘静脉血栓病例通畅率高(64% vs. 47%,$P<0.1$)。此外,有急性症状的病例(≤10 天)完全溶解的可能性(34%),比有慢性症状的病例(>10 天;19%)更高。大出血的发生率为 11%,但累及神经系统和死亡的病例发生均罕见(均为 0.4%)。有 103 条肢体需要辅助性支架置入以治疗静脉残留狭窄和(或)短段闭塞。

一项小型随机研究和大量其他回顾性研究提示了相似的血栓溶解率,以及改善静脉瓣膜保护效果和改善生存质量方面相似的效果[25,54,55]。经皮穿刺血栓碎裂和抽吸联合溶栓治疗在缩短输液时间、住院日和总治疗费用方面有辅助效果[56]。与最新的 ACCP 指南一样,这些研究提示导管溶栓治疗(辅助血管成形术,静脉支架,以及药物联合机械碎栓和抽吸)可能在选择性病例中对广泛的髂股静脉血栓有益处。病人应是新近症状发作,身体机能状况良好,有适当的生活质量预期,以及具有低出血风险。

下腔静脉滤器

自从 1973 年 Kimray-Greenfield 滤器在美国被介绍以来,已发展出为数众多的各种滤器。尽管其设计各异,这些滤器均可预防肺栓塞发生,同时容许血液在下腔静脉内继续流通。早期滤器通过手术从股静脉置入。现今,微创技术可使滤器通过经皮穿刺方法从股静脉、颈内静脉或者小的周围静脉在 X 线透视和超声引导下置入。下腔静脉滤器置入相关并发症包括穿刺部位血栓形成,滤器移位,滤器侵蚀入下腔静脉壁,以及下腔静

脉血栓形成。其致死性并发症的发生率小于 0.12%[57]。

置入下腔静脉滤器的指征是,复发性深静脉血栓(原发部位的血栓显著蔓延或者在新部位发生的近端血栓),或者足量抗凝治疗时发生肺栓塞,合并肺动脉高压病人出现复发性肺栓塞。对于在这些指征下接受下腔静脉滤器置入的病人,必须继续进行治疗性抗凝治疗。抗凝治疗的持续时间取决于静脉血栓栓塞症(VTE)基础病,而不取决于下腔静脉滤器本身是否存在。就实际而言,无论如何,许多因复发性 VTE 而需要接受下腔静脉滤器置入的病人,与那些最可能从无限期抗凝治疗中获益的病人是同一批人。另一个置入下腔静脉滤器最主要的指征是,在出现急性近端 DVT 病人实施抗凝治疗时,存在抗凝禁忌证或者并发症。对那些因近期手术或创伤而不能接受抗凝治疗的病人,临床医师应不断重新评价,是否能在某个推迟的时间安全地开始抗血栓药物治疗。甚至在一些出现抗凝治疗相关出血并发症的病人,有可能在随后的住院程中,安全地重新开始低强度的抗凝治疗。如前所述,围绕 VTE 所出现的临床背景将决定抗凝治疗持续时间。

有文献评估了在近端 DVT 病例中置入永久性 IVC 滤器作为常规抗凝治疗的辅助措施[58]。此项研究中,常规置入 IVC 滤器并不延长近端 DVT 病人早期和晚期生存期。但可降低肺栓塞发生几率(危险比,0.22;95% 置信区间,0.05 ~ 0.90)。置入 IVC 滤器的病人 DVT 复发率增加(危险比,1.87;95% 置信区间,1.10 ~ 3.20)。更多有争论的 IVC 滤器置入指征有,接受导管引导溶栓治疗的病人,以及未确诊 DVT 或 PE 的高危病人,为预防肺栓塞而预防性置入 IVC 滤器

手术静脉取栓

急性髂股静脉血栓病例中,手术治疗一般限于抗凝治疗

过程中病情恶化,以及那些出现股青肿和面临静脉性坏疽的病例。如果病人发生股青肿,首先应施行小腿筋膜间隔室的筋膜切开术。对股髂静脉血栓,应在股总静脉行纵向静脉切开,静脉球囊取栓导管穿过血栓到达下腔静脉,然后回拉几次,直到没有更多血栓能够取出。腿部远端血栓从足部开始手工挤压取出。具体完成方法是采用一副绷紧的橡皮弹性驱血带从足开始挤压,并扩展到大腿。如果股静脉血栓是陈旧性的无法取出,则行静脉结扎。对于一直扩展到下腔静脉内的血栓,经腹膜后路径显露下腔静脉,在肾静脉下予以控制。切开下腔静脉,通过轻柔按摩取出血栓。术中完成的静脉造影包括确认是否存在残留血栓和狭窄。如果存在髂静脉狭窄,则术中可施行血管成形术或支架置入术。在大多数病例,会建立动静脉瘘,具体方法是将大隐静脉与股浅动脉行端侧吻合,以达到保持取栓段髂股静脉通畅的效果。术后应给予数天的肝素。取栓术后应持续给予至少 6 个月的华法林抗凝治疗。髂股静脉取栓的并发症包括高达 20% 的肺动脉栓塞和小于 1% 的死亡病例[60]。

一项研究[61]随访 77 条肢体急性髂股静脉血栓取栓术后平均 8.5 年。在成功取栓的肢体,取栓静脉段瓣膜在 5 年后80%,以及 10 年后 56% 保持功能。超过 90% 的病人有轻微的或者无症状的血栓后综合征。有 12 例(16%)病人早期取栓失败。取栓术后病人至少需要穿 1 年弹力袜。

由于辅助心肺转流的应用,肺动脉手术取栓的生存率在过去 20 年来取得了进步。因急性肺动脉栓塞行急诊肺动脉取栓者罕见。致死性大块肺栓塞的病人,溶栓治疗失败,或者有溶栓治疗的禁忌证,可考虑施行这种手术。开放的肺动脉取栓经由后侧开胸入路施行,可直视肺动脉,死亡率在20% ~ 40%[62-64]。

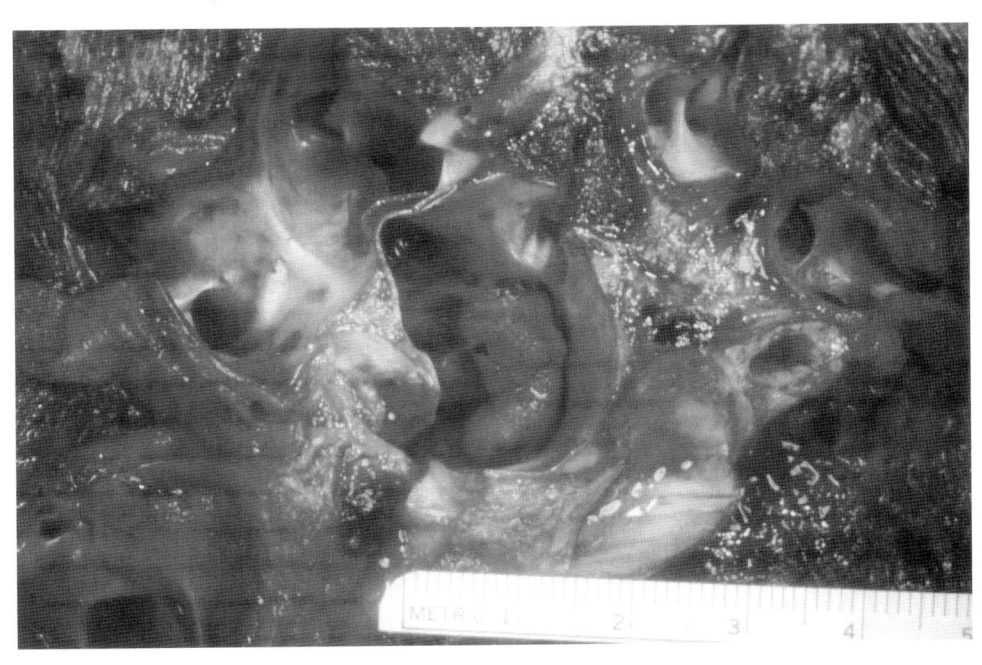

图 24-9　尸体解剖示肺动脉巨大栓塞

用于肺栓塞取栓的经皮穿刺导管置入技术包含采取吸引装置机械碎栓或取栓。机械性碎栓在导管引导溶栓后使用。导管碎栓的结果建立在小样本病例上。一项研究中,对 10 例

病人使用了碎栓装置,7 例成功,死亡率为 20%[65]。经静脉肺动脉导管吸引取栓已经应用于急性大块肺栓塞,报道取出成功率为 76%,30 天生存率为 70%[66]。

预防

如果不采取预防措施,接受普外科、妇产科、泌尿外科及神经外科等专业大手术的病人,围术期 DVT 的发病率为15%~40%。遭受严重创伤的病人 DVT 的发病率更高(40%~60%),髋关节和膝关节置换手术(40%~60%)脊髓损伤病人 DVT 的发病率为46%~80%[67]。预防目标是减少VTE 相关病死率和并发症发生率。VTE 首发临床表现可为致死性肺栓塞(图 24-10),而且如前所述,在发生 PE 之前从临床表现评估来诊断 DVT 常常并不可靠。

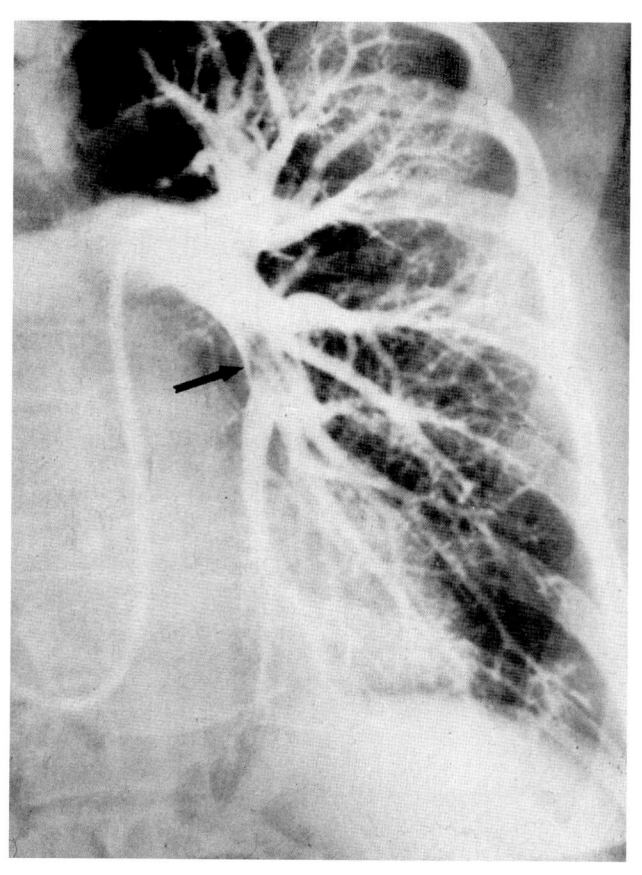

图 24-10　肺血管造影显示肺栓塞(箭头)

预防 VTE 的有效方法包括一种至数种药物方法和物理疗法。当前可选择的几种药物包括普通肝素、低分子肝素、合成戊多糖和维生素 K 拮抗剂。物理方法包括间歇性充气压力治疗(IPC)和循序加压袜。单用阿司匹林治疗对预防 DVT 而言是不够的。这些预防措施在疗效上存在一定的差异,2008 年 ACCP 临床指南根据病人发生 DVT 危险的级别将其应用分层化(表 24-4)。

普通外科手术静脉血栓栓塞症的预防

普通外科手术 VTE 的发生风险取决于手术类型、麻醉方式、手术时间,以及其他危险因素如年龄、恶性肿瘤、既往 VTE 病史、肥胖及感染等。接受小手术的低风险病人不需要药物和物理预防措施,接受大手术的中等风险病人应给予小剂量普通肝素、低分子肝素或黄达肝素。在高危病人这些预防措施依然有效,但是普通肝素给药频度需要增加(5000U 皮下注射,每天 3 次),以达到相近的预防水平。具有多个 VTE 危险因素的最高危病人将受益于药物及物理预防措施的联合应用。除了有些特定的高危恶性肿瘤病人外,血栓预防措施应该一直用到病人出院,前者可能受益于延长的预防治疗(可长达 28 天)。具有明显出血风险的病人应该采取物理预防措施,直到其风险降低[67]。

总体而言,低剂量普通肝素及低分子肝素能够减少症状性或无症状性 VTE 危险 60%~70%。其出血危险与药物剂量有关。低剂量低分子肝素并发出血的风险比低剂量普通肝素低,但随后开发的有关药物比较大预防性剂量的低分子肝素出血风险低[68]。低分子肝素尚有其他优势,包括每天单次给药的治疗方案,以及肝素相关抗体的发生率低。

有研究比较了磺达肝素和达肝素在高危腹部大手术病人中的应用,也有研究在非高危腹部手术病人中将其与单用 IPC 作了比较[69,70]。戊多糖在预防 VTE 发生率、出血并发症和死亡率等方面与低分子肝素相似。除了较高的出血发生率(1.6% vs 0.2%)导致的费用增加外,磺达肝素在减少 VTE 发生率方面比单用 IPC 效果好。

在有 LMWH 治疗禁忌的高危创伤病人和部分恶性肿瘤病人,推荐预防性下腔静脉滤器置入[71]。比普通外伤病人血栓风险更高的病人包括严重的头部损伤、脊髓损伤以及严重的骨盆骨折或长骨骨折。据一项针对 132 例高危创伤病人行

表 24-4　手术病人静脉血栓栓塞危险度及血栓预防推荐

风险水平	未采取血栓预防措施时发生 DVT 风险(%)	建议的血栓预防措施
低度风险 小手术,病人可活动	<10	无须特殊的血栓预防措施
中度风险 绝大多数普外科手术、开放性妇产科手术或泌外科手术 中度 VTE 风险并高度出血风险	10~40	早期和积极的离床活动 低分子肝素(推荐剂量)、低剂量普通肝素,每天 2 次或每天 3 次、磺达肝素 机械性血栓预防措施
高度风险 髋关节或膝关节成形术、骨盆骨折手术、严重创伤、脊髓损伤 高度 VTE 风险并高度出血风险	40~80	低分子肝素(推荐剂量)、磺达肝素、口服维生素 K 拮抗剂(INR 2~3) 机械性血栓预防措施

DVT=深静脉血栓形成;INR=国际标准化比值

预防性下腔静脉滤器置入的 5 年随访研究报道,在正常置入下腔静脉滤器的病例,症状性 PE 的发生率为 0[72]。在 47 例未正确放置下腔静脉滤器(支撑物错位或滤器偏斜)的病人中,症状性 PE 发生率为 6.3%,其中 3 例病人死亡。3.1% 的病人在穿刺部位发生 DVT,生存分析表明下腔静脉 3 年通畅率为 97.1%。

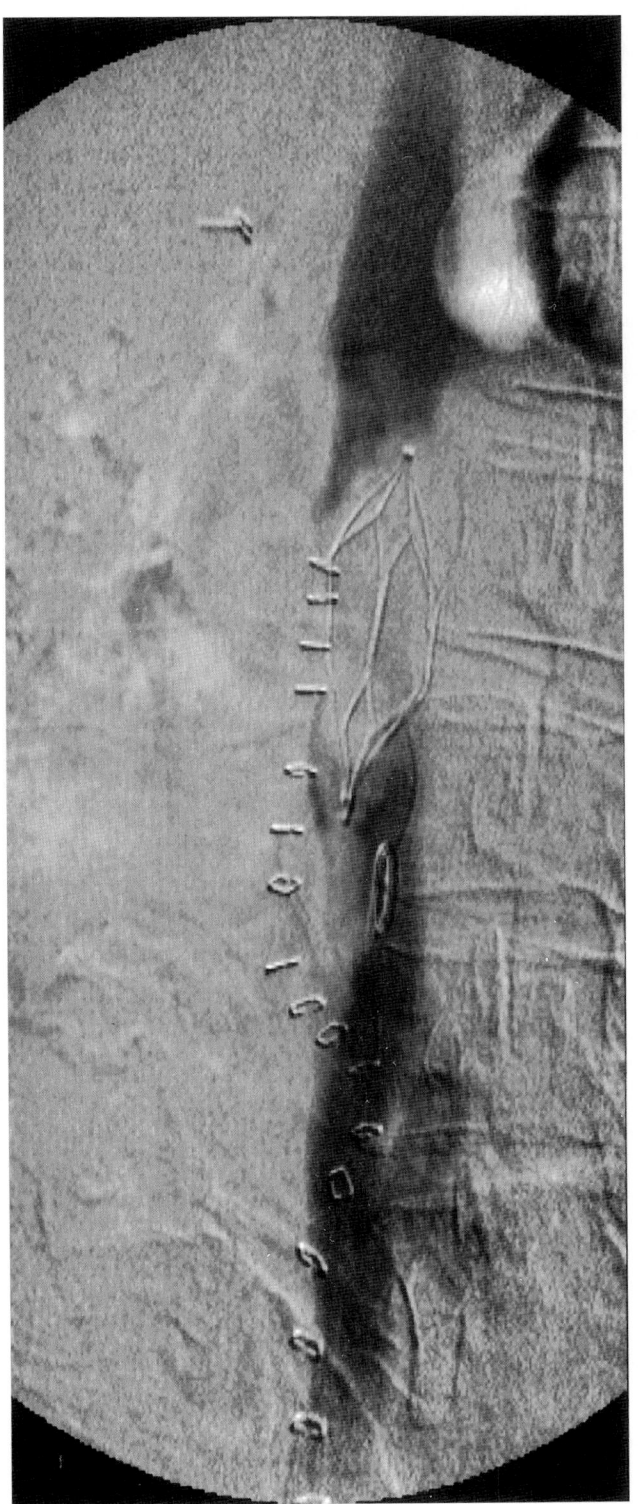

图 24-11　CO_2 静脉造影显示可回收下腔静脉滤器捕获的栓子。滤器不能回收

已行预防性下腔静脉隔断的病人,依然有可能发生致命性或非致命性 PE。永久性滤器的远期并发症包括下腔静脉血栓形成及 DVT。现在,ACCP 建议下腔静脉滤器仅用于有抗凝治疗禁忌证的近端 DVT。虽然下腔静脉滤器已经广为应用,但并不推荐将它作为首要的预防措施。

为了避免下腔静脉滤器的远期副作用,人们开发了可回收滤器,用于 PE 风险暂时性增加的病人(图 24-11)[73]。只要增加的 PE 风险过去,而且滤器没有捕获明显的栓子,置入滤器 4 周至 6 个月后,使用特定装置可在任何地方将其回收。最适合放置可回收滤器的病例可能包括创伤后暂时制动的年轻病人,接受手术治疗的 PE 高危病人,以及短时间内处于高凝状态而又不能接受抗凝治疗的病人。如果滤器捕获了明显的栓子,则可将其永久放置。

腹腔镜手术病人静脉血栓栓塞症的预防

腹腔镜手术围术期血栓预防所采取的最佳措施与指南推荐的有显著不同。ACCP 指南推荐,在接受腹腔镜手术的低危病人除了需要早期和频繁下床活动之外,不推荐常规采用预防血栓措施[67]。在具有 VTE 附加风险的病人,指南推荐使用一种或多种下述预防性措施:低分子肝素、小剂量普通肝素、IPC 或循序加压袜等。美国内镜外科医师协会近来依据腹腔镜手术大小及伴随的附加静脉血栓危险因素修改了其血栓预防指南[74]。

其他静脉血栓性疾病

血栓性浅静脉炎

血栓性浅静脉炎(SVT)最常发生在曲张的静脉内,也可发生在正常静脉。当在不同部位的正常浅静脉反复发生 SVT 时,提示可能有隐藏的内脏恶性肿瘤,或患有全身性疾病,如恶病质和(或)血管结缔组织病。这种状况被称为游走性血栓性浅静脉炎,SVT 也常常作为静脉置管的并发症出现,与静脉注射药物外溢有关或无关。经外周置入中心静脉置管的病人约 38% 会并发上肢静脉血栓;57% 发生于头静脉(图 24-12)[75]。最后,置管的静脉内有可能发生化脓性血栓性浅静脉炎,并可能并发败血症。

SVT 的临床表现包括沿受累静脉分布的红、热、痛,常可触及沿静脉走行方向的条索状物。患化脓性血栓性浅静脉炎者可合并有发热及白细胞计数升高。对出现急性 SVT 症状和体征的病人需要进行多普勒超声检查以明确诊断,并诊断有无 DVT。5% ~ 40% 的 SVT 病人同时合并有 DVT,多见于在隐-股静脉汇合处 1cm 以内发生 SVT 的病例。大隐静脉近端发生 SVT 但未合并 DVT 的病人治疗 5 ~ 7 天后应复查多普勒超声。大隐静脉近端受累的 SVT 病人中,10% ~ 20% 在 1 周内发展并累及深静脉[76,77]。

SVT 治疗方法相当多。一项新近 Cochrane 综述报告,LMWH 及 NSAIDs 可减轻 SVT 扩展,或降低复发率。患处用药可改善局部症状。手术治疗联合应用循序加压袜可减少 VTE 率并延缓 SVT 进展[78]。应依据血栓的部位及症状的严重程度进行个体化治疗。对于不在隐-股静脉汇合处 1cm 以内的 SVT 病人,可选用循序加压袜及吲哚美辛之类的抗炎药

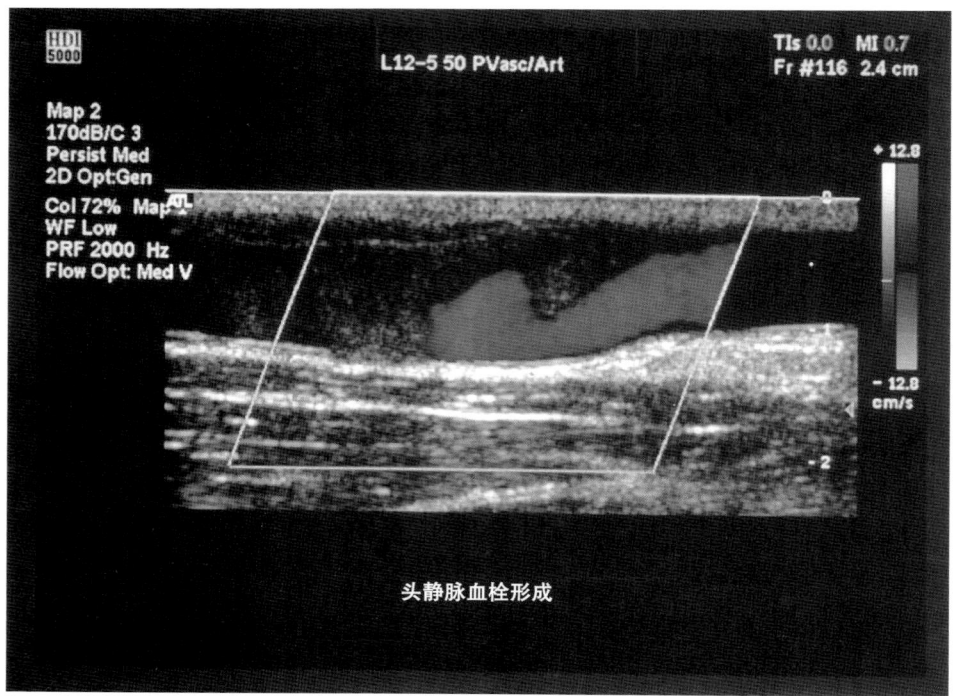

图 24-12　多普勒超声发现头静脉内血栓

治疗。对于化脓性 SVT 病人,必须拔除任何留置导管,并可能需要切除受累静脉。如果 SVT 延伸到距离隐-股静脉汇合处 1cm 以内,则血栓扩展入股总静脉的可能性很大。为期 6 周的抗凝治疗和大隐静脉结扎对阻止血栓扩展入深静脉具有同样的效果[79,80]。

上肢静脉血栓

腋静脉-锁骨下静脉血栓形成(ASVT)分为两型:原发性和继发性,原发性 ASVT 仅发生于所有 ASVT 病人中的很少一部分病例。在此原发性类型,首诊时不容易明确血栓形成的清晰病因。ASVT 病人常有反复持续的上肢运动史,后者导致锁骨下静脉损伤,通常发生在锁骨下静脉穿过锁骨头及第一肋夹角处。这一症状被命名为胸廓出口静脉综合征、劳力性血栓症或 Paget-Schroetter 综合征。继发性 ASVT 更为常见,有易于明确的诱因,如导管置入或血液高凝状态。在建立锁骨下静脉通路装置的病人中,超过 30% 会发生 ASVT[81]。

ASVT 病人可无临床症状,也可表现为上肢不同程度的水肿及触痛。首选多普勒超声检查可明确诊断。一旦确诊即应开始抗凝治疗,以预防 PE 并减轻症状。对于有急性症状的原发性 ASVT 病人,可以考虑给予导管引导溶栓治疗。在 B 超引导下穿刺贵要静脉置入导管进行静脉造影以明确血栓的范围(图 24-13)。将导丝穿过血栓,并且在血栓内插入导管。经典的方法是经带有多个侧孔的导管给予组织型纤溶酶原激活物,可在注入尿激酶的同时给予肝素。溶栓治疗完成后,重新进行静脉造影以发现是否存在解剖学异常。溶栓治疗后的辅助治疗包括对胸廓出口解剖异常者可切除第一肋或其颈肋,对残留的静脉狭窄可考虑静脉重建手术或球囊扩张血管成形术[82]。

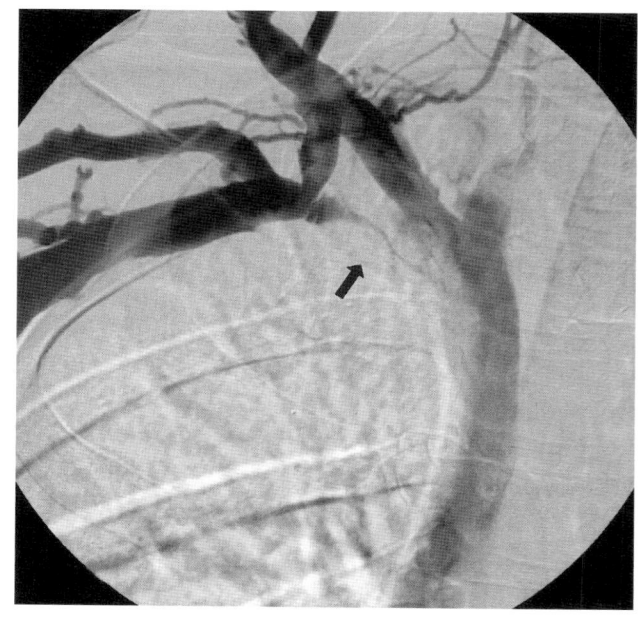

图 24-13　上肢静脉造影显示右锁骨下静脉狭窄(箭头所示)

肠系膜静脉血栓

5% ～ 15% 的急性肠系膜缺血由肠系膜静脉血栓(MVT)引起。MVT 死亡率高达 50%[83]。其主要临床表现为非特异性腹痛,继而腹泻、恶心及呕吐[84]。不到 50% 的 MVT 病人会出现腹膜刺激征。MVT 常见于血液高凝状态和癌症病人[84]。

腹痛病人通常会接受腹部平片检查,提示脏器穿孔的腹腔游离气体可以排除 MVT。大部分 MVT 病人的腹部平片表现为非特异性肠内积气,通常没有诊断意义。目前,腹部增强 CT 扫描对疑有 MVT 的病人是一项可行的诊断项目。除了能诊断 MVT 外,CT 还能准确地发现门静脉及卵巢静脉血栓。在一组 MVT 病例中,腹部增强 CT 扫描对 90% 的病人有诊断价值[84]。

MVT 病人应接受足量的液体复苏治疗和肝素抗凝治疗。出现腹膜炎体征者须急诊剖腹探查,围术期应用广谱抗生素。剖腹探查所见包括受累肠管及肠系膜水肿、颜色变紫,远端肠系膜静脉内血栓形成。肠系膜上静脉完全栓塞少见,仅占疑诊 MVT 行剖腹探查病人的 12%[85]。受累肠管的动脉血供通常未受损。可切除坏死肠管并进行 I 期吻合。如果剩下的肠管活性可疑,应在 24~48 小时内进行第二次手术探查。

没有腹膜炎表现的病例应迅速开始静脉注射肝素抗凝治疗。病人应保持肠道休息并接受液体复苏治疗。通过反复的腹部体格检查以保证严密的临床观察。一旦病人的临床症状改善,可以小心地开始尝试进食。3~4 天后过渡到口服抗凝治疗,且通常需要终身口服抗凝药治疗。

静脉曲张

静脉曲张是一种常见病,至少占普通人群的 10%[86]。静脉曲张的体征包括扩张及扭曲的静脉、毛细血管扩张及细小的网状静脉曲张。静脉曲张的危险因素包括肥胖、女性、运动少及家族病史[87]。静脉曲张分为原发性及继发性。原发性静脉曲张原因为静脉壁的内在异常,而继发性的原因为深静脉和(或)浅静脉瓣膜功能不全。

除了外观难看外,静脉曲张病人可能有患肢疼痛、沉重感、瘙痒,早期还有疲劳感。这些症状在久立或久坐后加重,抬腿过心脏平面后症状好转。患肢通常会出现轻度的水肿。更严重的体征还包括血栓性静脉炎、皮肤色素沉着、脂性硬皮病、溃疡及变薄的静脉丛出血。

静脉曲张的一个重要治疗措施是穿弹力袜。病人可能被建议穿压力为 20~30、30~40 或 40~50mmHg 的弹力袜。弹力袜长度从膝关节高直到高与腰部平齐,弹力袜应该覆盖有症状的曲张血管。大多数病人不需要加用其他治疗措施。

穿弹力袜不能缓解症状或出现脂性硬皮病的病人需要其他治疗措施。美容需求也常常导致干预治疗。可使用硬化剂治疗或手术治疗,或兼用两种方法。硬化剂注射对直径小于 3mm 的曲张静脉及扩张的毛细血管团的效果较好。硬化剂通过破坏血管内皮细胞发挥作用。硬化剂包括高渗盐水、十四烷基硫酸钠及聚多卡醇。对于毛细血管扩张症,一般采用 11.7%~23.4% 的高渗盐水、0.125%~0.250% 的十四烷基硫酸钠,以及 0.5% 的聚多卡醇。较大的曲张静脉需要较高浓度:23.4% 的高渗盐水,0.5%~1% 的十四烷基硫酸钠,0.75%~1.0% 的聚多卡醇。注射完成后用弹力绷带包扎患肢 3~5 天,以使产生炎症反应的静脉壁贴附在一起并阻止血栓形成。移除弹力绷带后,应穿弹力袜至少 2 周。硬化剂注射的副作用包括过敏反应、皮肤色素沉着、血栓性静脉炎、深静脉血栓形成及皮肤坏死。

有症状的大隐静脉或小隐静脉反流病人应接受静脉腔内消融治疗或者手术切除。近年来,静脉腔内激光治疗或射频消融治疗(RFA)得到普及。施行这两种手术时,均在超声引导下于大腿下段或小腿用 21 号针穿刺大隐静脉。在导丝引导下交换一根导鞘,然后从导鞘内置入激光光导纤维或射频治疗导管,向上接近隐-股静脉汇合处,但不达到该处。在大隐静脉周围进行灌注浸润麻醉,然后边治疗边撤导管。静脉腔内激光治疗和射频消融治疗对大隐静脉曲张效果持久,在复发率和临床症状评分上与传统手术相似[88,89]。静脉腔内射频治疗的风险包括 DVT、皮下出血及隐神经损伤。

在世界范围内,隐静脉结扎术和剥脱术依然是更为常用的手术方式,尤其对直径很大的(>2cm)大隐静脉,这是更受青睐的手术方式。手术切除大隐静脉通常采用上自腹股沟中部,向下刚及膝关节下方的小切口,采用圆头探子或折叠式轴向剥脱器移除大隐静脉。大隐静脉剥脱手术并发症包括皮下出血、淋巴积液、DVT、感染及隐神经损伤。大隐静脉剥脱术后静脉曲张复发率较低,生活质量较单纯隐-股汇合点结扎术要高。

对较大的曲张静脉最好采用"点式剥脱术"处理。该方法直接在曲张静脉分支表面皮肤上做 2mm 的小口,然后通过这种小切口尽可能多地将周围皮下组织内的近端和远端曲张静脉剥除(图 24-14)。在绝大多数情况下,单纯剥除曲张的血管而无须结扎。很容易通过抬高患肢和手动加压,以及术前灌注浸润麻醉来控制出血。

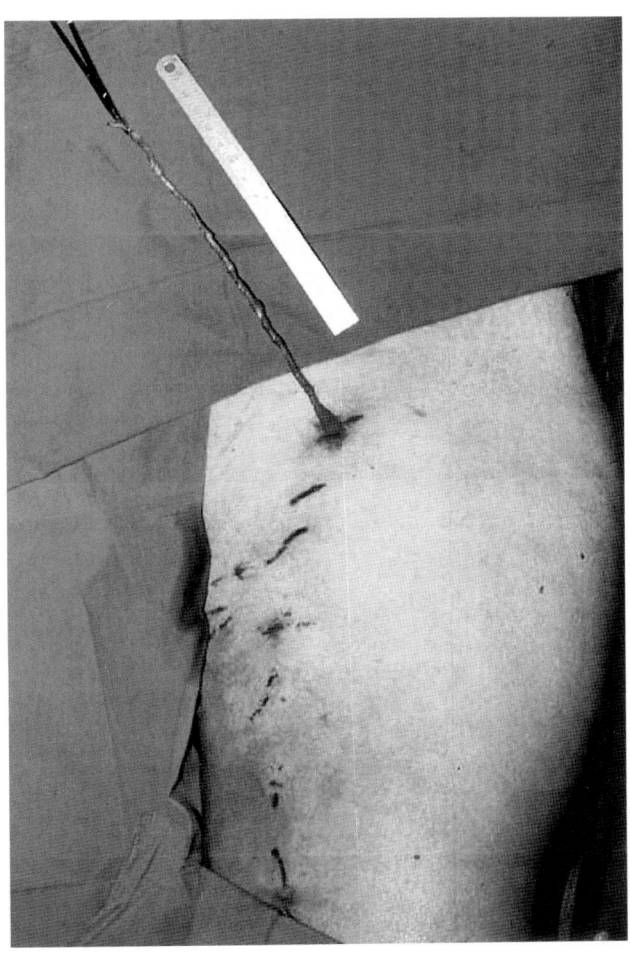

图 24-14　点式剥脱切除曲张静脉

慢性静脉功能不全

慢性静脉功能不全（chronic venous insufficiency，CVI）是一种数量大、花费高的医学难题，估计美国每年大约有 60 万人患病[90]。病人主诉下肢疲乏，不适感及沉重感。CVI 的临床体征可包括静脉曲张、皮肤色素沉着、脂性硬皮病及静脉溃疡。重要的是，严重的 CVI 可不伴有静脉曲张。慢性静脉溃疡给病人的身体、经济和心理均带来明显的负面影响。一项生活质量研究显示，65% 的下肢慢性溃疡病人伴有严重的疼痛，81% 的病人活动能力下降，100% 的病人因此疾病导致工作能力受到负面影响[91]。慢性下肢静脉性溃疡导致了惊人的社会经济负担，全美每年因此损失 200 万个工作日[92]。每年因此花掉的医疗费用约为 10 亿美元[93]。

CVI 的症状和体征归因于静脉反流、静脉阻塞、小腿肌肉泵功能不全以及静脉壁弹性减退等一种或多种因素[94]。在多数 CVI 病例静脉反流是最重要的病因。静脉瓣膜功能不全导致静脉反流，可分为原发性及继发性。原发性静脉瓣膜反流或功能不全没有明显的诱因；继发性瓣膜反流有明确的病因，最常见的病因为 DVT，DVT 导致静脉瓣膜功能不全。CVI 临床体征包括水肿、皮肤色素沉着和溃疡。

静脉功能不全的评估

早期的 CVI 评估方法为有创性的，需要检测活动后静脉压（ambulatory venous pressure，AVP）及静脉血流恢复时间（venous recovery time，VRT）。为了检测 AVP 及 VRT，需要进行足背静脉穿刺置管，连接一个压力转换器。一般认为，足背静脉压可代表小腿深静脉压。静脉穿刺之后，嘱病人踮起脚尖走 10 步。活动开始时静脉压力会轻度升高，随着活动次数的增多，静脉压力将逐步下降。行走约 10 步后，静脉压力达到稳定状态，提示静脉流出及流入血流达到平衡。此时的血压为 AVP，用毫米汞柱计量。随后，嘱病人停止活动，使静脉压力恢复到初始状态。从 AVP 恢复到 90% 的初始静脉压所耗费的时间为 VRT。AVP 升高程度反映 CVI 的严重程度。AVP>80mmHg 的病人，出现静脉性溃疡的几率为 80%[95]。

体积描记术在静脉功能不全中的应用

无创性体积描记术通过测量下肢体积的变化来评估 CVI。静脉光体积描记术通过红外线间接测定静脉功能。将一个发光二极管探头放置在内踝上方，病人做一系列踮脚走路动作。光体积描记术不能准确地测定 AVP，但是能提供足够的 VRT 测定。在患有 CVI 的下肢，VRT 较正常下肢缩短。AVP 及 VRT 用来评判下肢静脉系统的整体功能。不能确定 CVI 病人血液反流的部位或评估小腿肌肉泵的功能。

空气体积描记术能测定小腿肌肉泵功能、静脉反流情况及整个下肢静脉的功能[96]。将一个充气塑料气囊置于小腿，测定小腿做特定动作时的体积变化。病人首先取平仰卧位，然后抬高患肢，记录最小静脉血容积。再嘱病人取站立位，患肢处于非负重状态。当体积曲线变平时测定患肢的静脉血容积。计算静脉充盈指数（VFI），为最大静脉血容积除以达到最大静脉血容积所需要的时间。VFI 用以检测静脉反流。然

后嘱病人做 1 次踮脚运动，然后测定射血分数（EF）。EF 反映踮脚运动前后静脉血容积变化，是一种测定小腿肌肉泵功能的方法。上述步骤完成之后，允许静脉重新充盈。嘱病人做 10 次踮脚运动，然后计算残留静脉血容积分数，方法为 10 次踮脚运动之后静脉血容积除以运动之前静脉血容积。残留静脉血容积分数可反映整个下肢的静脉功能。理论上，VFI 增高且 EF 正常（表示有血液反流，但小腿肌肉泵功能正常）的病人会从抗反流的手术中获益；反之，VFI 正常且 EF 降低的病人从手术中获益的可能性较小。

静脉多普勒超声检查

除了能发现深静脉血栓之外，多普勒超声还能评估下肢不同节段的血液反流。病人取站立位，患肢不负重。在大腿、小腿及前脚别绑充气袖带。在要检查的静脉段相应体表放置超声探头，位置刚好在充气袖带的近心侧（图 24-15）。将袖带充气到标准压力维持 3 秒，然后迅速放气。95% 的正常静脉瓣膜会在 0.5 秒内关闭[97]。反流时间>0.5 秒则视为异常。股总静脉、股静脉、腘静脉、胫后静脉以及大隐静脉及小隐静脉均可在一次全面检查中加以评估。

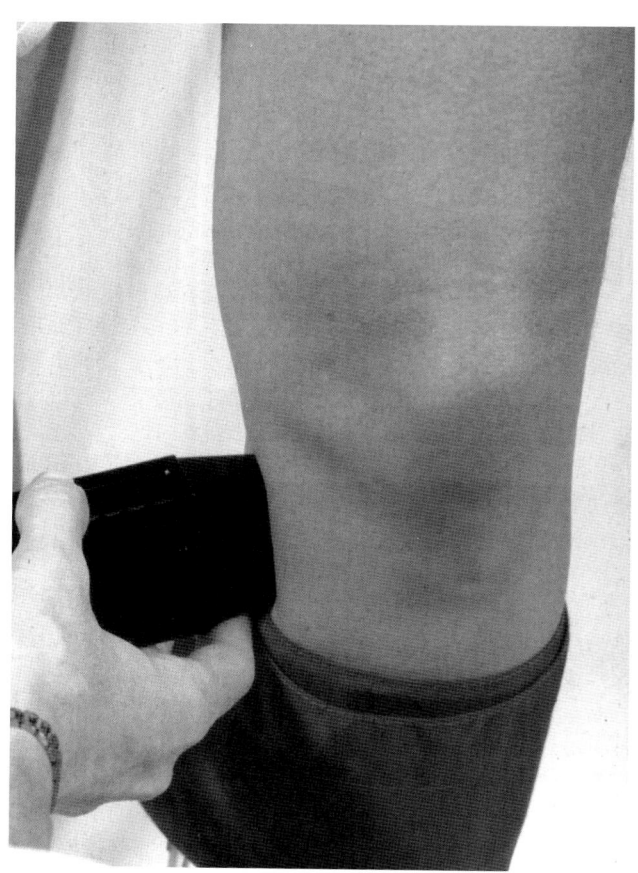

图 24-15　慢性静脉功能不全病人的多普勒超声检查评估

慢性静脉功能不全的非手术治疗

加压疗法

加压疗法是 CVI 治疗的主体。加压治疗可通过多种方式实现，包括穿弹力袜、黏性纱布长筒靴、多层弹力绷带包扎等

（图 24-16），还有充气压力治疗装置。加压疗法改善 CVI 的确切机制尚未明确。加压疗法的理论假说是，改善患肢皮肤及皮下组织的微循环血流动力学以及直接影响皮下组织压力[98]。临床上，常规使用弹力绷带或非弹力绷带改善 CVI 病人的下肢水肿。此外，弹力绷带加压治疗可提高仰卧位踝关节周围皮下组织压[99]。水肿消退后，由于氧弥散增加，以及皮肤和皮下组织细胞成分所需营养物质增多，皮肤代谢可获得改善。弹力绷带使皮下组织压力升高，可对抗毛细血管 Starling 压，后者导致液体从毛细血管漏出。

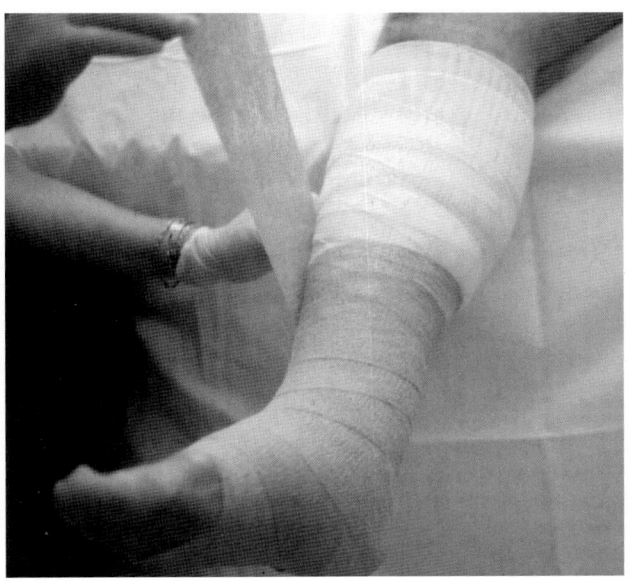

图 24-16　治疗慢性静脉功能不全的多层绷带包扎疗法

CVI 治疗前，必须告诉病人相关的知识，并告诫他们应该遵守治疗计划，以治愈慢性溃疡并防止复发。治疗开始前，静脉性溃疡的诊断必须明确。对下肢慢性溃疡的病人，应详细采集病史，包括药物治疗情况及有可能促发溃疡的患病状态。采用对动脉做体格检查或用无创检查方法评估是否存在动脉供血不足。此外，影响伤口愈合及导致下肢水肿的全身性疾病如糖尿病、免疫抑制、营养不良、充血性心力衰竭应尽可能得到改善。

加压治疗取得成功所采取的最常用方式是穿循序加压弹力袜。循序加压弹力袜于 19 世纪 50 年代由 Conrad Jobst 发明，用于模拟游泳池中水的流体静力压力梯度。弹力袜有各种不同的规格，依料材成分、压力及长度而不同，还可为特殊的病人定制。

弹力袜治疗 CVI 及促进溃疡愈合的好处已经明确证实[100-103]。一项对 113 例下肢静脉性溃疡病人的回顾性研究表明，穿在膝关节以下，压力 30 ～ 40mmHg 的弹力袜，如果水肿及蜂窝织炎消退，则溃疡的愈合率为 93%。在按要求穿戴弹力袜的 102 例病人中，有 99 例病人（97%）的溃疡获得治愈；在没有遵照要求使用弹力袜的 11 例病人中，只有 6 例病人（55%）的溃疡获得治愈（P<0.001）。溃疡愈合所需要的平均时间为 5 个月。按要求穿弹力袜病人的溃疡复发率较低。生存分析证实，按要求穿弹力袜病人的溃疡 5 年复发率为 29%，而不按要求穿弹力袜者溃疡 3 年复发率为 100%。更近的研究表明，加压治疗静脉性溃疡的 6 个月愈合率为 40% ～

50%[104,105]。

弹力袜除了能促进溃疡愈合外，还能改善 CVI 病人的生活质量。在一项前瞻性随机对照研究中[106]，112 例经 B 超确诊的 CVI 病人接受了下述症状的问卷调查：肿胀、疼痛、皮肤颜色改变、肢体美观程度、肢体活动能力、抑郁及睡眠质量的变化。然后用压力为 30 ～ 40mmHg 的弹力袜对这些病人进行治疗。一个月后病人的症状严重程度评分全面改善，16 个月后上述症状有了进一步的改善。

对于加压疗法治疗下肢静脉性溃疡，病人的依从性是决定性的因素。许多病人在开始治疗时无法忍受对活动性溃疡周边或已经愈合的溃疡处较敏感皮肤区的压迫，也有人使用弹力袜有困难。为了提高依从性，治疗开始时，弹力袜的穿戴时间以病人感到不适时停止，然后逐渐增加穿戴的时间。或者开始时穿戴低压弹力袜，几周后穿压力增加的弹力袜。有许多商业化装置来帮助病人适应弹力袜，如加装脚趾丝质衬垫的弹力袜，有侧方拉链的弹力袜（图 24-17）及金属辅助穿戴装置（图 24-18）来帮助病人使用弹力袜。

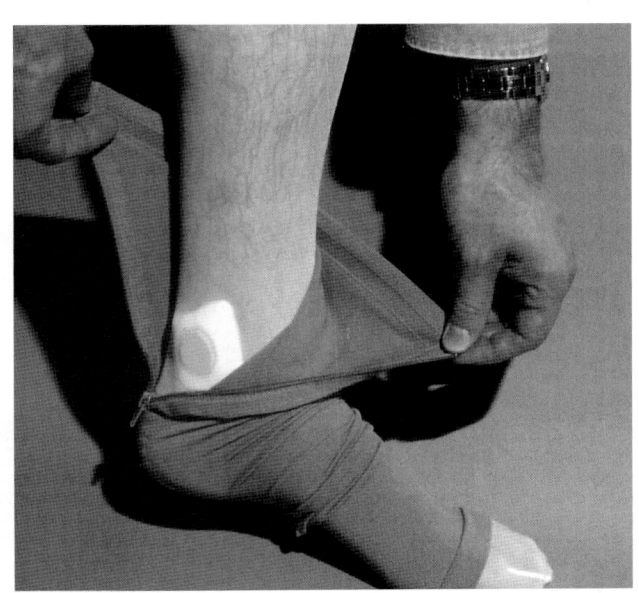

图 24-17　用于促进慢性静脉功能不全治疗的有侧方拉链的弹力袜

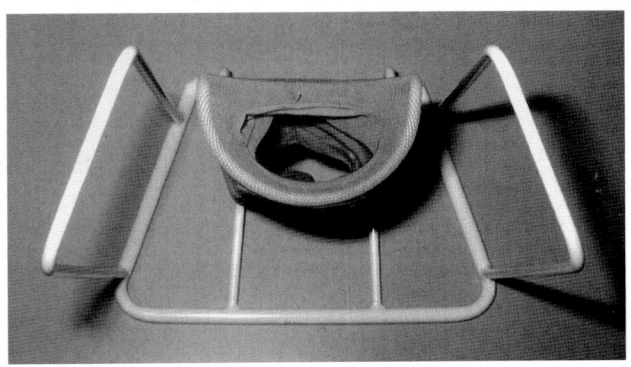

图 24-18　金属辅助弹力袜穿戴装置

另一种加压治疗方法由德国皮肤病学家 Paul Gerson Un-na 于 1896 年发明。Unna 长筒靴用于治疗下肢静脉溃疡已经有多年历史,有许多种类型。经典的 Unna 长筒靴有三层结构,需要经过培训的专业人员指导穿戴。首先从脚的前端开始绑一层纱布绷带,循序加压直到膝关节下方,该绷带浸润有炉甘石、氧化锌、甘油、山梨醇、凝胶、硅酸镁铝混合物。第二层绑一层 4 英寸(1 英寸=2.54cm)宽的纱布绷带,最外面一层为弹力层,也按照压力梯度包扎。绷带干燥后会变硬,这种固化有助于防止水肿形成。Unna 靴每周换一次,如果溃疡创面分泌物较多,则应缩短更换时间。

一旦使用后,Unna 靴提供持续的压力及局部治疗,基本不需要病人做相关处理。然而,Unna 靴有几项缺陷。这种靴子笨重,穿着不适,有可能影响病人的依从性。另外,使用后不能监测溃疡,且操作时需要的劳动量较大,其提供的压力程度受操作者的影响。偶尔,Unna 靴里面的成分会导致病人患皮炎,此时可能需要终止治疗。

Unna 靴的治疗效果已经为研究证实。一项为期 15 年的回顾性研究包含了 998 例患单个或多个静脉性溃疡的病人,每周采用 Unna 靴治疗,在接受 1 次以上该治疗的病人,溃疡愈合率为 73%[107]。一项前瞻性随机对照试验[108]比较了在 36 例下肢静脉溃疡病人中,Unna 靴和聚氨酯泡沫塑料包扎的治疗效果。12 个月后 Unna 靴治疗的溃疡愈合效果明显优于聚氨酯泡沫塑料包扎治疗(94.7% vs. 41.2%)。

其他可用于治疗 CVI 的加压包扎方法包括多层包扎和矫形绑腿。多层包扎的主要优点包括保持持久压力,压力分布更均匀,并可更好地吸收伤口分泌物。然而,多层包扎的疗效取决于卫生保健人员的操作技术。商业可售的矫形绑腿由多层可调节扣环闭合式加压绑带,可提供与 Unna 靴类似的压力,病人每天可以自己护理[109]。

皮肤替代品

美国已经有数种可商业出售的皮肤替代品,有些还在进行临床试验[92]。生物工程开发的皮肤替代品有多种,在成分上从无细胞的皮肤替代品到含有部分活细胞的皮肤替代品。它们治疗静脉溃疡的机制不明。可能作为各种生长因子和细胞因子的转运工具而发挥作用,这些因子对伤口愈合有重要作用。

人工皮肤是一种商业可售的含有双层活细胞的皮肤替代品,用于静脉性溃疡的治疗,与人类皮肤高度相似。它含有一层保护性角质层和一层含角化细胞的表皮,覆盖于一层人造真皮层之上,人造真皮层由成纤维细胞镶嵌于胶原基质构成[110]。人工皮肤厚 0.5~1.0mm,是一种琼脂糖凝胶培养基上的活组织片,须于出厂 5 天内使用[110](图 24-19)。这种圆形的皮肤易于处理和使用,且易于修整,适用于边界不规则的溃疡创面。

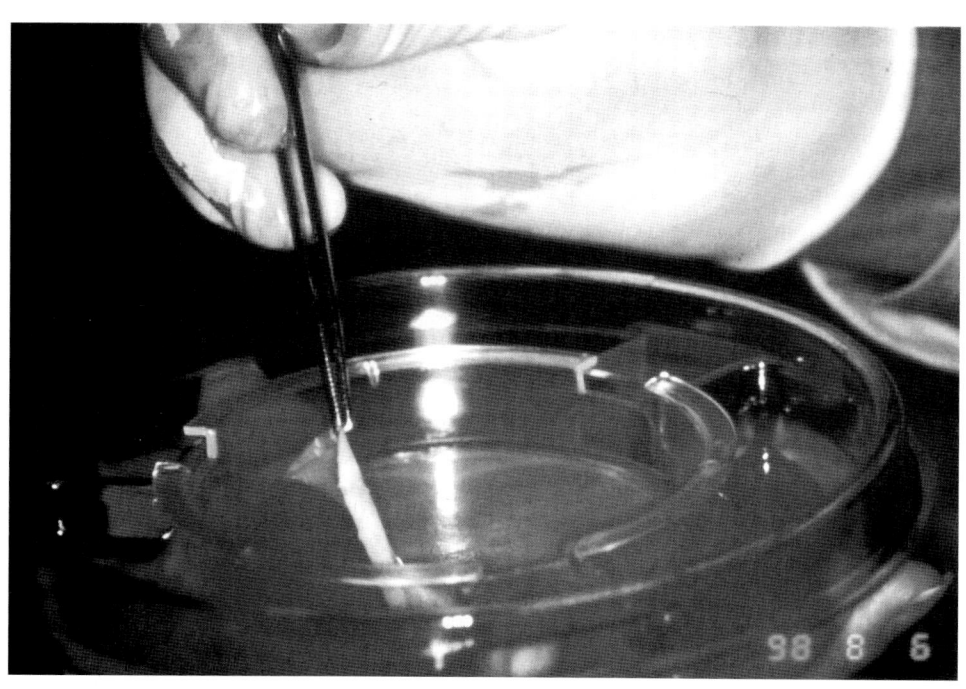

图 24-19　培养于琼脂糖凝胶培养基上的人工皮肤

一项前瞻性随机对照试验将单用多层加压疗法与人工皮肤联合多层加压疗法对比,用以评价人工皮肤治疗静脉性溃疡的效果[104]。6 个月后,采用人工皮肤治疗的病人溃疡治愈率较高(63% vs.49%,P=0.02),溃疡愈合的中位数时间较短(61 天 vs.181 天,P=0.003)。最大获益于含活细胞人工皮肤治疗的溃疡病例,是那些溃疡大而深(>1000mm²)的病例,或病史长(>6 个月)的病例。没有报道表明人工皮肤治疗会出现排斥和致敏。

慢性静脉功能不全的手术治疗

穿通静脉结扎

连接下肢浅静脉及深静脉的穿通静脉机能不全与静脉性溃疡的发生和发展相关。经典穿通静脉结扎术由 Linton 于

1938年提出,手术切口并发症发生率高,现在已经基本废弃[111]。随着内镜设备的改进,出现了筋膜下经内镜穿通静脉手术(subfascial endoscopic perforator vein surgery,SEPS)的微创技术。

进行SEPS手术之前,首先进行多普勒超声检查了解深静脉功能,并确定小腿后肌间隙内穿通静脉的位置。病人仰卧于手术床上,患肢抬高45°~60°。用Esmarch绷带(橡皮驱血带)和大腿止血带驱除下肢血液。膝关节屈曲,在小腿内侧近端做2处小切口,切口远离踝关节处硬化明显的区域。置入

腹腔镜穿刺套管,运用钝性及锐性分离技术分离筋膜下层。在筋膜下间隙充入CO_2气体。大腿止血带充气防止气体栓塞。明确穿通静脉后,予以双重结扎并离断。手术完成后,患肢用压力绷带包扎5天。

北美大型登记项目中的一项报道显示,在一组146例接受SEPS技术治疗的病例研究中(图24-20),1年下肢静脉溃疡愈合率为88%(75/88)[112]。有72%的病例同时接受了浅静脉剥脱术。生存分析提示1年溃疡复发率为16%,2年溃疡复发率为28%。该技术的疗效未经过随机对照研究验证。

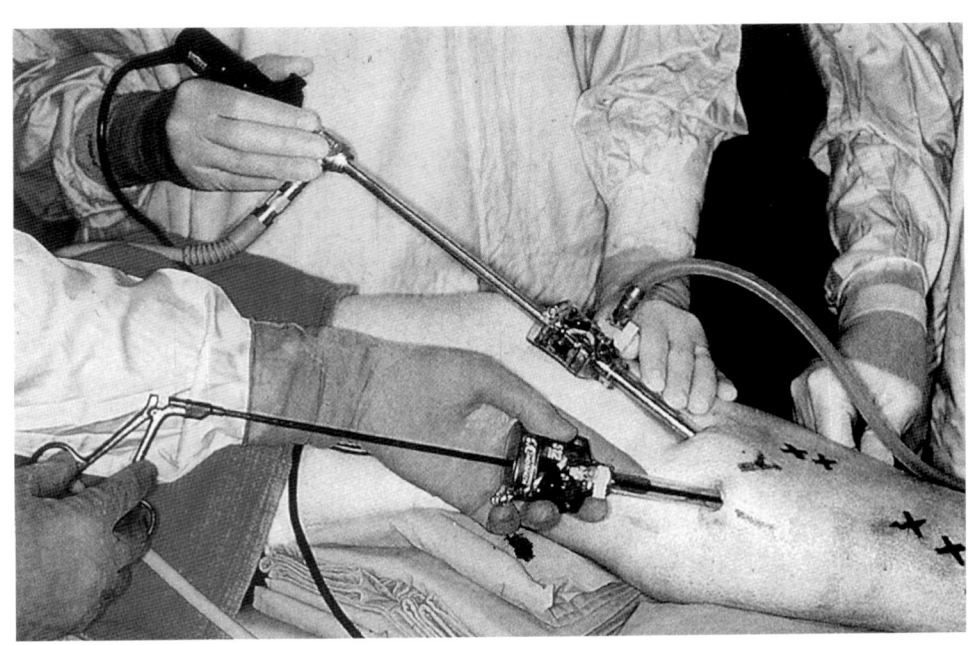

图24-20 在经内镜穿通静脉结扎术中置入穿刺套管

静脉重建术

无深静脉瓣膜功能不全的病例,大隐静脉剥脱及穿通静脉结扎治疗CVI有效。但是,如果病人同时合并有浅静脉和深静脉瓣膜功能不全,在理论上附加深静脉瓣膜重建能够改善溃疡的愈合率[113]。文献报道了多种静脉瓣膜校正手术,包括现有瓣膜修复术、上肢静脉段移植,以及将瓣膜功能不全的静脉转流到邻近的瓣膜功能正常静脉上。现在有种技术采用手术或者经皮方法,将冰冻保存的带瓣膜同种异体静脉移植到瓣膜功能不全的静脉段下方,正在进行早期试验,但似乎没有效果[114]。

文献报道,用静脉内缝合修复的方法重建静脉瓣膜取得了成功的远期疗效,远期有效率为60%~80%[113,115,116]。但是,在下肢静脉溃疡的病人中,40%~50%的病例溃疡持续存在或出现远期溃疡复发[115,116]。静脉瓣膜移植术包括移植一段瓣膜功能正常的腋静脉或肱静脉,以取代功能不全的股静脉或腘静脉的某一静脉段。早期效果与静脉瓣膜重建术相当[113,115,116]。但是,这些移植的静脉段有远期发生瓣膜功能不全的趋势,其远期效果比静脉瓣膜重建术差。静脉转流术的效果与静脉瓣膜移植相当。

淋巴水肿

病理生理

淋巴水肿是由于淋巴转运减少造成的肢体肿胀,淋巴液聚集在组织间隙。它由解剖问题造成,如引流淋巴管发育不全、淋巴管功能不全或淋巴瓣膜缺失。

最初的分类系统由Allen提出,依据淋巴水肿的病因分类。原发性淋巴水肿又分为先天性淋巴水肿、早发性淋巴水肿及迟发性淋巴水肿。先天性淋巴水肿可累及一侧下肢或多个肢体、外生殖器或面部。典型的淋巴水肿在2岁前起病,与一些特殊的遗传性疾病相关(Turner综合征、Milroy综合征、Klippel-Trénaunay-Weber综合征)。早发性淋巴水肿是原发性淋巴水肿最常见的类型,占94%,更多见于女性,男女比例为1:10,在儿童或青少年期发病,水肿累及足及小腿。迟发性淋巴水肿少见,不到原发性淋巴水肿的10%,多在35岁后开始发病。

继发性淋巴水肿较原发性淋巴水肿常见,由淋巴管破坏或堵塞引起。美国最常见的继发性淋巴水肿是腋窝淋巴结清扫引起的上肢水肿。其他引起继发性淋巴水肿的病因包括放疗、外伤、感染及肿瘤。就全球而言,丝虫病是继发性淋巴水

肿最常见的病因,其病原体为班氏吴策线虫、马来丝虫、帝汶布鲁丝虫。

临床诊断

大多数病人可以单纯通过病史及体格检查确诊。最常见的症状是患肢沉重,无力感。肢体直径在白天逐渐增大,在病人晚上睡觉期间逐渐变小。但是,肢体肿胀从未完全消退,下肢肿胀累及足背,而足趾有点方形外观。在病情进展的病例,随着病情的进展,出现皮肤过度角化,液体从充满淋巴液的囊泡内流出(图24-21)。

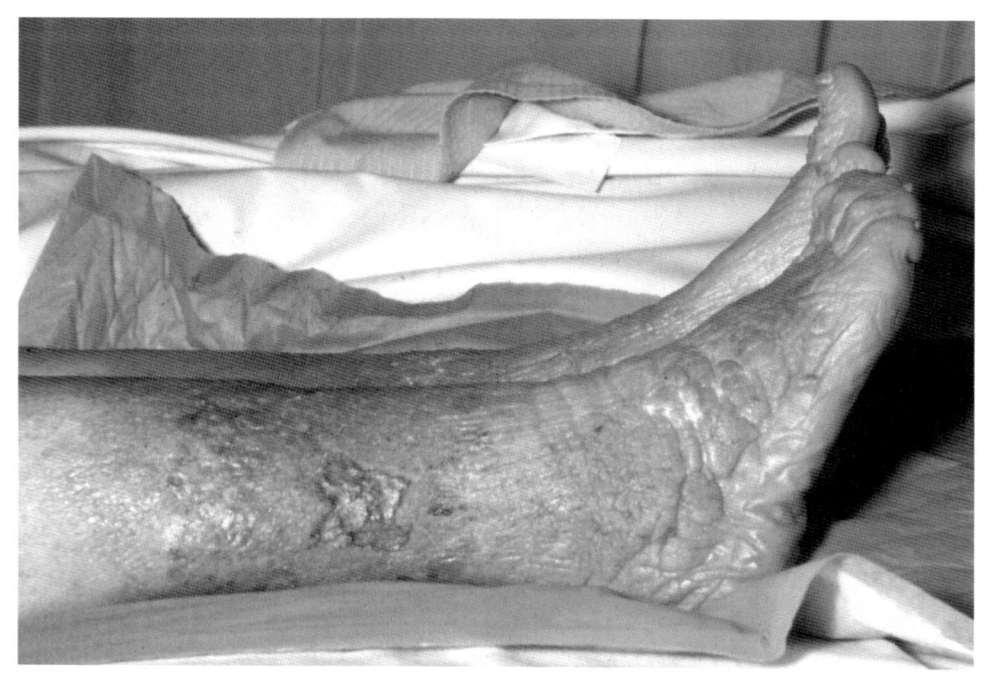

图24-21 患有淋巴水肿的病人的皮肤过度角化表现

反复发作的蜂窝织炎是淋巴水肿的常见并发症。反复感染导致更多淋巴管破坏,加重病情。蜂窝织炎的临床表现可以从出现微小红斑、水肿加重,到迅速发展的软组织感染,并出现全身中毒症状。

许多疾病都可导致水肿。如果症状较轻,淋巴水肿很难与其他原因导致的下肢水肿相鉴别。静脉功能不全经常与淋巴水肿相混淆。但是进展期静脉功能不全病人常有典型的足靴区脂性硬化病、皮肤溃疡和(或)静脉曲张。双侧的压凹性水肿常提示充血性心力衰竭、肾衰竭或低蛋白血症。

影像诊断

多普勒超声

当病人因水肿就诊时,区别早期淋巴水肿和静脉功能不全常较困难。多普勒超声检查静脉系统可确定是否由静脉血栓和静脉反流导致肢体水肿。以下讨论的诊断方法临床应用价值有限。这些方法有创,程序烦琐,极少能改变淋巴水肿的治疗现状。绝大多数医师主要依据病史及体格检查对淋巴水肿做出诊断。

淋巴系闪烁造影

淋巴系闪烁造影已成为最常用的诊断淋巴系统异常的方法。它在很大程度上可以替代淋巴管造影。在患肢趾间部位皮下注射放射性示踪标记的硫胶体(锝99m硫胶体)。用γ-相机监测淋巴转运,大的淋巴管及淋巴结可显影(图24-22)。在正常人,15~60分钟内腹股沟区可发现示踪剂活动。3小时内,盆腔及腹部淋巴结可摄取示踪剂并显影。患有淋巴水肿的病人,淋巴系闪烁造影显像可表现为多种类型,如腹股沟区淋巴结无显影或显影延迟。轴向的主淋巴管堵塞病例可见皮下侧支循环增加。而先前已行腹股沟淋巴结清扫或放疗的病例局部示踪剂摄取减少。

淋巴管造影

放射淋巴管造影首先通过向手或足注射彩色染料来使淋巴管显影,将显影的淋巴管经小切口显露,以27~30号针头建立通道。然后向淋巴管内缓慢注入油性染料,持续注射数小时。随后经传统的X线片使淋巴管和淋巴结显影(图24-23,图24-24)。淋巴管造影适用于淋巴管扩张、淋巴瘘,以及考虑行微血管重建手术的病例。

治疗

治疗淋巴水肿的一个重要方面是使病人理解,淋巴水肿是不可治愈的。治疗的主要目标是减轻水肿,以及预防反复感染。控制慢性肢体水肿有助于改善症状,如不适、沉重感、肢体发硬,并减缓疾病的发展。

压力外套

循序加压袜被广泛用于治疗淋巴水肿。通过阻止淋巴液累积来减轻受累肢体的水肿程度,维持疗效。白天穿循序加

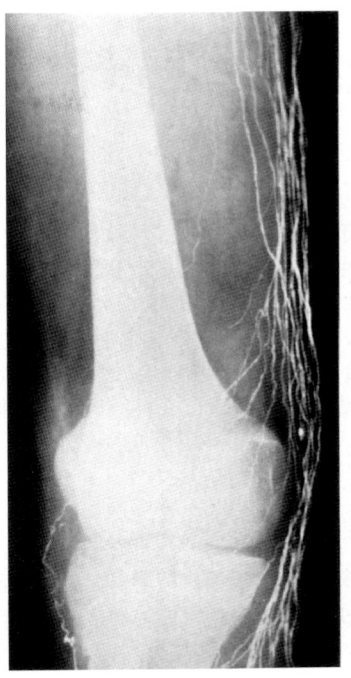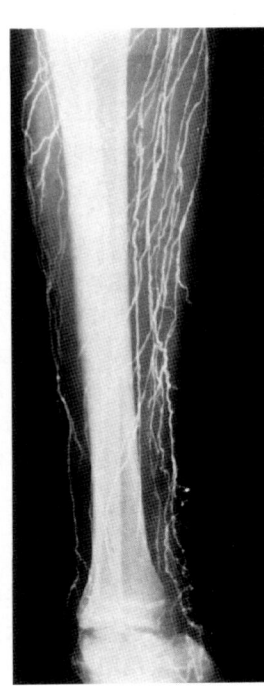

图 24-24　正常大腿及小腿淋巴管造影显像

压袜可维持缩小患肢周径的效果[118]，也可以保护组织对抗缓慢升高的组织内压，后者可导致皮肤及皮下组织增厚[119]。循序加压袜还可以在一定程度上保护组织免受外伤。

　　控制淋巴水肿所需要的压力因人而异，一般在 20 ~ 60mmHg。循序加压袜可定做或使用成品，有膝关节上和膝关节下多种长度规格。行走时应穿戴循序加压袜。失去弹性时应予更换，一般每 6 个月更换一次。

卧床休息及抬高患肢

　　抬高患肢是治疗肢体肿胀的一种重要方法，而且常常是被首先推荐的治疗措施。但是整天持续抬高患肢会影响病人的生存质量，更甚于淋巴水肿本身。抬高患肢是治疗淋巴水肿的辅助措施，但不是主要的治疗方法。

体外序贯充气加压疗法

　　应用单腔或多腔压力泵行间歇性充气加压治疗可暂时减轻水肿，可作为使用循序加压袜外的另一种辅助手段。这些装置已显示其减小患肢体积的疗效[120,121]；但是当病人不再仰卧时需要穿弹力袜，以保持体积减小的效果。典型的治疗方案为：病人每天在家平卧采用间歇性充气加压治疗4 ~ 6 小时。

淋巴按摩

　　手动淋巴引流法是 Vodder[122] 发明的一种按摩方法，用以直接减轻水肿。手动淋巴引流法与压力袜联合应用可以减轻远期水肿，并降低每年感染发生率[123]。

抗生素治疗

　　患淋巴水肿的病人发生下肢蜂窝织炎的风险增高。反复发生的感染会破坏淋巴管，加重水肿。葡萄球菌及 β-溶血链

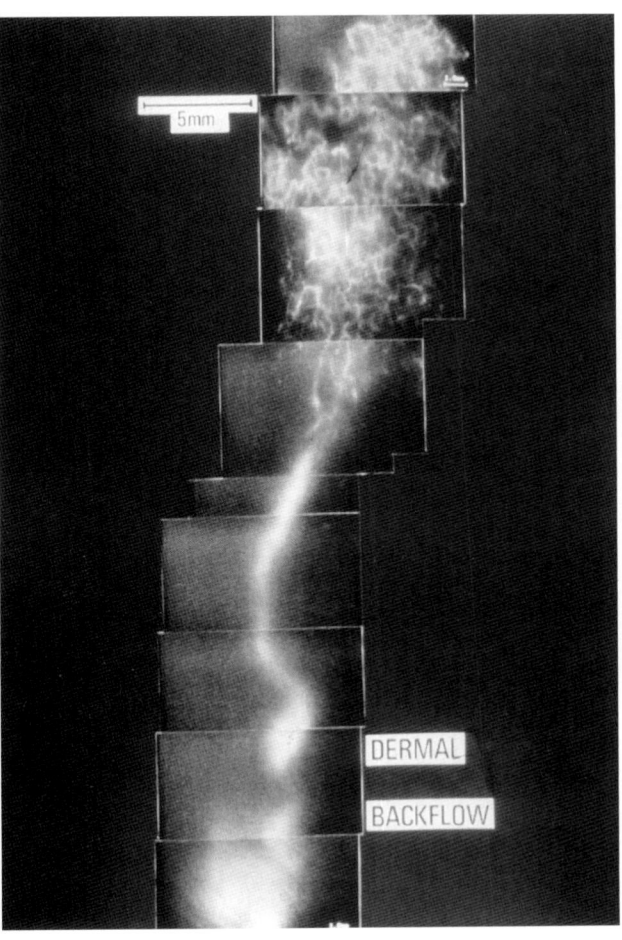

图 24-22　淋巴系闪烁造影显像

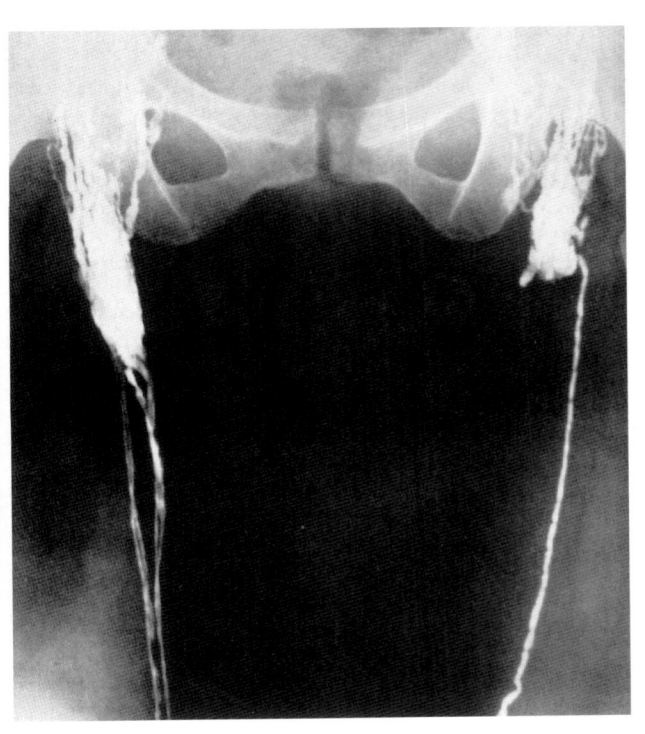

图 24-23　正常盆腔淋巴管造影显像

球菌是引起软组织感染的常见病原体。推荐在蜂窝织炎症状早期即给予杀菌剂抗菌治疗。可选药物为青霉素，通常口服500mg，每天3~4次。有淋巴水肿病史，且反复发生蜂窝织炎的病人，应给予抗生素处方，以使其在家维持治疗，并可在感染出现症状时即服药。

手术治疗

有许多种手术方法用于治疗淋巴水肿。包括切除增生的组织[124]及将淋巴管与其他淋巴管或静脉进行吻合[125]。采用切除方案时，要切除部分或全部水肿的组织。这种方法不能改善淋巴引流，但是能去除多余的组织。显微手术方法包括建立淋巴管-淋巴管吻合及淋巴管-静脉吻合，理论上能改善淋巴引流。这些手术方法缺少长期随访资料，未得到全球范围的认可。另外，手术干预可能破坏淋巴管，加重水肿[126]。

总结

淋巴水肿是一种慢性疾病，由淋巴回流障碍引起，表现为水肿及皮肤损害。淋巴水肿不可治愈，但是能控制症状，治疗方法是联合使用弹力袜，抬高患肢，充气加压治疗，按摩等。控制水肿能保护皮肤并有助于预防蜂窝织炎。

（阳军　王其　译）

参考文献

亮蓝色标记的是主要参考文献。

1. Moncada S, Radomski MW, Palmer RM: Endothelium-derived relaxing factor. Identification as nitric oxide and role in the control of vascular tone and platelet function. *Biochem Pharmacol* 37:2495, 1988.
2. van Bemmelen PS, Beach K, Bedford G, et al: The mechanism of venous valve closure. Its relationship to the velocity of reverse flow. *Arch Surg* 125:617, 1990.
3. Moneta GL, Strandness DE Jr.: Basic data concerning noninvasive vascular testing. *Ann Vasc Surg* 3:190, 1989.
4. Bettman MA, Robbins A, Braun SD, et al: Contrast venography of the leg: Diagnostic efficacy, tolerance, and complication rates with ionic and nonionic contrast medial. *Radiology* 165:113, 1987.
5. Fowkes FJ, Price JF, Fowkes FG: Incidence of diagnosed deep vein thrombosis in the general population: Systematic review. *Eur J Vasc Endovasc Surg* 25:1, 2003.
6. Naess IA, Christiansen SC, Romundstad P, et al: Incidence and mortality of venous thrombosis: A population based study. *J Thromb Haemost* 5:692, 2007.
7. Heit JA: The epidemiology of venous thromboembolism in the community: Implications for prevention and management. *J Thromb Thrombolysis* 21:23, 2006.
8. Mohr DN, Silverstein MD, Heit JA, et al: The venous stasis syndrome after deep venous thrombosis or pulmonary embolism: A population-based study. *Mayo Clin Proc* 75:1249, 2000.
9. Rosendaal FR: Risk factors for venous thrombotic disease. *Thromb Haemost* 82:610, 1999.
10. Cushman M, Kuller L, Prentice R, et al: Estrogen plus progestin and risk of venous thrombosis. *JAMA* 292:1573, 2004.
11. Keijzer MB, Borm GF, Blom HJ, et al: No interaction between factor V Leiden and hyperhomocysteinemia or MTHFR 677TT genotype in venous thrombosis. Results of a meta-analysis of published studies and a large case-only study. *Thromb Haemost* 97:32, 2007.
12. Ageno W, Becattini C, Brighton T, et al: Cardiovascular risk factors and venous thromboembolism: A meta-analysis. *Circulation* 117:93, 2008.
13. White R, Zhou H, Romano P: Incidence of idiopathic deep venous thrombosis and secondary thromboembolism among ethnic groups in California. *Ann Intern Med* 128:737, 1998.
14. Bezemer ID, Bare LA, Doggen CJM, et al: Gene variants associated with deep vein thrombosis. *JAMA* 299:106, 2008.
15. Markel A, Manzo RA, Bergelin RO, et al: Pattern and distribution of thrombi in acute venous thrombosis. *Arch Surg* 127:305, 1992.
16. Nicolaides AN, Kakkar VV, Field ES, et al: The origin of deep vein thrombosis: A venographic study. *Br J Radiol* 44:653, 1971.
17. Brockman SK, Vasko JS: The pathologic physiology of phlegmasia cerulea dolens. *Surgery* 59:997, 1966.
18. Lensing AW, Prandoni P, Brandjes D, et al: Detection of deep-vein thrombosis by real-time B-mode ultrasonography. *N Engl J Med* 320:342, 1989.
19. O'Leary DH, Kane RA, Chase BM: A prospective study of the efficacy of B-scan sonography in the detection of deep venous thrombosis in the lower extremities. *J Clin Ultrasound* 16:1, 1988.
20. Mussurakis S, Papaioannou S, Voros D, et al: Compression ultrasonography as a reliable imaging monitor in deep venous thrombosis. *Surg Gynecol Obstet* 171:233, 1990.
21. Habscheid W, Hohmann M, Wilhelm T, et al: Real-time ultrasound in the diagnosis of acute deep venous thrombosis of the lower extremity. *Angiology* 41:599, 1990.
22. Comerota AJ, Katz ML, Grossi RJ, et al: The comparative value of noninvasive testing for diagnosis and surveillance of deep vein thrombosis. *J Vasc Surg* 7:40, 1988.
23. Gomes AS, Webber MM, Buffkin D: Contrast venography vs. radionuclide venography: A study of discrepancies and their possible significance. *Radiology* 142:719, 1982.
24. Hull R, Hirsh J, Sackett DL, et al: Clinical validity of a negative venogram in patients with clinically suspected venous thrombosis. *Circulation* 64:622, 1981.
25. Kearon C, Kahn SR, Agnelli G, et al: Antithrombotic therapy for venous thromboembolic disease: American College of Chest Physicians Evidence-Based Clinical Practice Guidelines (8th edition). *Chest* 133:454S, 2008.
26. Raschke RA, Reilly BM, Guidry JR, et al: The weight-based heparin dosing nomogram compared with a standard care nomogram. A randomized controlled trial. *Ann Intern Med* 119:874, 1993.
27. Hylek EM, Regan S, Henault LE, et al: Challenges to the effective use of unfractionated heparin in the hospitalized management of acute thrombosis. *Arch Intern Med* 163:621, 2003.
28. Amiral J, Bridey F, Dreyfus M, et al: Platelet factor 4 complexed to heparin is the target for antibodies generated in heparin-induced thrombocytopenia. *Thromb Haemost* 68:95, 1992.
29. Warkentin TE, Levine MN, Hirsh J, et al: Heparin-induced thrombocytopenia in patients treated with low-molecular-weight heparin or unfractionated heparin. *N Engl J Med* 332:1330, 1995.
30. Warkentin TE, Kelton JG: Heparin and platelets. *Hematol Oncol Clin North Am* 4:243, 1990.
31. Calaitges JG, Liem TK, Spadone D, et al: The role of heparin-associated antiplatelet antibodies in the outcome of arterial reconstruction. *J Vasc Surg* 29:779, 1999.
32. Gould MK, Dembitzer AD, Doyle RL, et al: Low-molecular-weight heparins compared with unfractionated heparin for treatment of acute deep venous thrombosis: A meta-analysis of randomized, controlled trials. *Ann Intern Med* 130:800, 1999.
33. Dolovich LR, Ginsberg JS, Douketis JD, et al: A meta-analysis comparing low-molecular-weight heparins with unfractionated heparin in the treatment of venous thromboembolism: Examining some unanswered questions regarding location of treatment, product type, and dosing frequency. *Arch Intern Med* 160:181, 2000.
34. Van Dongen CJJ, van der Belt AGM, Prins MH, et al: Fixed dose subcutaneous low molecular weight heparins versus adjusted dose unfractionated heparin for venous thromboembolism. *Cochrane Database Syst Rev* Issue 4:CD001100, 2004. doi:10.1002/14651858.CD001100.pub2.
35. Kikta MJ, Keller MP, Humphrey PW, et al: Can low molecular weight heparins and heparinoids be safely given to patients with heparin-induced thrombocytopenia syndrome? *Surgery* 114:705, 1993.
36. Koopman MM, Prandoni P, Piovella F, et al: Treatment of venous thrombosis with intravenous unfractionated heparin administered in the hospital as compared with subcutaneous low-molecular-weight heparin administered at home. The Tasman Study Group. *N Engl J Med* 334:682, 1996.
37. Levine M, Gent M, Hirsh J, et al: A comparison of low-molecular-weight heparin administered primarily at home with unfractionated heparin administered in the hospital for proximal deep-vein thrombosis. *N Engl J Med* 334:677, 1996.

38. Büller HR, Davidson BL, Decousus H, et al: Fondaparinux or enoxaparin for the initial treatment of symptomatic deep venous thrombosis: A randomized trial. *Ann Intern Med* 140:867, 2004.

39. The Matisse Investigators: Subcutaneous fondaparinux versus intravenous unfractionated heparin in the initial treatment of pulmonary embolism. *N Engl J Med* 349:1695, 2003.

40. Warkentin TE, Maurer BT, Aster RH: Heparin-induced thrombocytopenia associated with fondaparinux. *N Engl J Med* 356:2653, 2007.

41. Kelton JG: The pathophysiology of heparin-induced thrombocytopenia: Biological basis for treatment. *Chest* 127:9, 2005.

42. Ansell J, Hirsh J, Hylek E, et al: Pharmacology and management of the vitamin K antagonists: American College Of Chest Physicians Evidence-Based Clinical Practice Guidelines (8th edition). *Chest* 133:160S, 2008.

43. Schulman S, Rhedin A-S, Lindmarker P, et al: A comparison of six weeks with six months of oral anticoagulant therapy after a first episode of venous thromboembolism. *N Engl J Med* 332:1661, 1995.

44. Research Committee of the British Thoracic Society: Optimal duration of anticoagulation for deep vein thrombosis and pulmonary embolism. *Lancet* 340:873, 1992.

45. Levine MN, Hirsh J, Gent M, et al: Optimal duration of oral anticoagulant therapy: A randomized trial comparing four weeks with three months of warfarin in patients with proximal deep vein thrombosis. *Thromb Haemost* 74:606, 1995.

46. Kearon C, Gent M, Hirsh J, et al: A comparison of three months of anticoagulation with extended anticoagulation for a first episode of idiopathic venous thromboembolism. *N Engl J Med* 340:901, 1999.

47. Agnelli G, Prandoni P, Santamaria MG, et al: Three months versus one year of oral anticoagulant therapy for idiopathic deep venous thrombosis. *N Engl J Med* 345:165, 2001.

48. Ridker PM, Goldhaber SZ, Danielson E, et al: Long-term, low-intensity warfarin therapy for the prevention of recurrent venous thromboembolism. *N Engl J Med* 348:1425, 2003.

49. Kearon C, Ginsber JS, Kovacs MJ, et al: Comparison of low-intensity warfarin therapy with conventional-intensity warfarin therapy for long-term prevention of recurrent venous thromboembolism. *N Engl J Med* 349:631, 2003.

50. Lee AYY, Levine MN, Baker RI, et al: Low-molecular-weight heparin versus a coumarin for the prevention of recurrent venous thromboembolism in patients with cancer. *N Engl J Med* 349:146, 2003.

51. Akl EA, Barba M, Rohilla S, et al: Anticoagulation for the long term treatment of venous thromboembolism in patients with cancer. *Cochrane Database Syst Rev* Issue 2:CD006650, 2008. doi:10.1002/14651858.

52. Watson LI, Armon MP: Thrombolysis for treatment of acute deep vein thrombosis. *Cochrane Database Syst Rev* Issue 4:CD002783, 2004. doi:10.1002/14651858.CD002783.pub2.

53. Mewissen MW, Seabrook GR, Meissner MH, et al: Catheter-directed thrombolysis for lower extremity deep venous thrombosis: Report of a national multicenter registry. *Radiology* 211:39, 1999.

54. Elsharawy M, Elzayat E: Early results of thrombolysis vs anticoagulation in iliofemoral venous thrombosis: A randomised clinical trial. *Eur J Vasc Endovasc Surg* 24:209, 2002.

55. Comerota AJ, Throm RC, Mathias SD, et al: Catheter-directed thrombolysis for iliofemoral deep venous thrombosis improves health-related quality of life. *J Vasc Surg* 32:130, 2000.

56. Lin PH, Zhou W, Dardik A, et al : Catheter-directed thrombolysis versus pharmacomechanical thrombectomy for treatment of symptomatic lower extremity deep venous thrombosis. *Am J Surg* 192:782, 2006.

57. Becker DM, Philbrick JT, Selby JB: Inferior vena cava filters. Indications, safety, effectiveness. *Arch Intern Med* 152:1985, 1992.

58. Decousus H, Leizorovicz A, Parent F, et al: A clinical trial of vena caval filters in the prevention of pulmonary embolism in patients with proximal deep-vein thrombosis. Prévention du Risque d'Embolie Pulmonaire par Interruption Cave Study Group. *N Engl J Med* 338:409, 1998.

59. Plate G, Ohlin P, Eklof B: Pulmonary embolism in acute iliofemoral venous thrombosis. *Br J Surg* 72:912, 1985.

60. Eklof B, Kistner RL, Masuda EM: Surgical treatment of acute iliofemoral deep venous thrombosis, in Gloviczki P, Yao JST (eds): *Handbook of Venous Disorders*. New York: Arnold, 2001, p 202.

61. Juhan CM, Alimi YS, Barthelemy PJ, et al: Late results of iliofemoral venous thrombectomy. *J Vasc Surg* 25:417, 1997.

62. Schmid C, Zietlow S, Wagner TO, et al: Fulminant pulmonary embolism: Symptoms, diagnostics, operative technique, and results. *Ann Thorac Surg* 52:1102, 1991.

63. Kieny R, Charpentier A, Kieny MT: What is the place of pulmonary embolectomy today? *J Cardiovasc Surg* 32:549, 1991.

64. Gulba DC, Schmid C, Borst HG, et al: Medical compared with surgical treatment for massive pulmonary embolism. *Lancet* 343:576, 1994.

65. Schmitz-Rode T, Janssens U, Schild HH, et al: Fragmentation of massive pulmonary embolism using a pigtail rotation catheter. *Chest* 114:1427, 1998.

66. Greenfield LJ, Proctor MC, Williams DM, et al: Long-term experience with transvenous catheter pulmonary embolectomy. *J Vasc Surg* 18:450, 1993.

67. Geerts WH, Bergqvist D, Pineo GF, et al: Prevention of venous thromboembolism: American College of Chest Physicians Evidence-Based Clinical Practice Guidelines (8th edition). *Chest* 133:381S, 2008.

68. Mismetti P, Laporte S, Darmon JY, et al: Meta-analysis of low molecular weight heparin in the prevention of venous thromboembolism in general surgery. *Br J Surg* 88:913, 2001.

69. Agnelli G, Bergqvist D, Cohen AT, et al: Randomized clinical trial of postoperative fondaparinux versus perioperative dalteparin for prevention of venous thromboembolism in high-risk abdominal surgery. *Br J Surg* 92:1212, 2005.

70. Turpie AG, Bauer KA, Caprini JA, et al: Fondaparinux combined with intermittent pneumatic compression versus intermittent pneumatic compression alone for prevention of venous thromboembolism after abdominal surgery: A randomized, double-blind comparison. *J Thromb Haemost* 5:1854, 2007.

71. Rogers FB, Shackford SR, Ricci MA, et al: Routine prophylactic vena cava filter insertion in severely injured trauma patients decreases the incidence of pulmonary embolism. *J Am Coll Surg* 180:641, 1995.

72. Rogers FB, Strindberg G, Shackford SR, et al: Five-year follow-up of prophylactic vena cava filters in high-risk trauma patients. *Arch Surg* 133:406, 1998.

73. Millward SF, Oliva VL, Bell SD, et al: Gunther Tulip retrievable vena cava filter: Results from the Registry of the Canadian Interventional Radiology Association. *J Vasc Intervent Radiol* 12:1053, 2001.

74. Society of American Gastrointestinal and Endoscopic Surgeons: *Guidelines for deep venous thrombosis prophylaxis during laparoscopic surgery*. SAGES publication No. 0016. Los Angeles: SAGES, revised October 2006.

75. Allen AW, Megargell JL, Brown DB, et al: Venous thrombosis associated with the placement of peripherally inserted central catheters. *J Vasc Intervent Radiol* 11:1309, 2000.

76. Chengelis DL, Bendick PJ, Glover JL, et al: Progression of superficial venous thrombosis to deep vein thrombosis. *J Vasc Surg* 24:745, 1996.

77. Lutter KS, Kerr TM, Roedersheimer LR, et al: Superficial thrombophlebitis diagnosed by duplex scanning. *Surgery* 110:42, 1991.

78. Di Nisio M, Wichers IM, Middeldorp S: Treatment of superficial thrombophlebitis of the leg. *Cochrane Database Syst Rev* Issue 2:CD004982, 2007. doi:10.1002/14651858.

79. Lohr JM, McDevitt DT, Lutter KS, et al: Operative management of greater saphenous thrombophlebitis involving the saphenofemoral junction. *Am J Surg* 164:269, 1992.

80. Ascer E, Lorensen E, Pollina RM, et al: Preliminary results of a nonoperative approach to saphenofemoral junction thrombophlebitis. *J Vasc Surg* 22:616, 1995.

81. Horne MK 3rd, May DJ, Alexander HR, et al: Venographic surveillance of tunneled venous access devices in adult oncology patients. *Ann Surg Oncol* 2:174, 1995.

82. Landry GL, Liem TK: Endovascular management of Paget-Schroetter syndrome. *Vascular* 15:290, 2007.

83. Rhee RY, Gloviczki P, Jost C, et al: Acute mesenteric venous thrombosis, in Gloviczki P, Yao JST (eds): *Handbook of Venous Disorders*. New York: Arnold, 2001, p 244.

84. Morasch MD, Ebaugh JL, Chiou AC, et al: Mesenteric venous thrombosis: A changing clinical entity. *J Vasc Surg* 34:680, 2001.

85. Rhee RY, Gloviczki P, Mendonca CT, et al: Mesenteric venous thrombosis: Still a lethal disease in the 1990s. *J Vasc Surg* 20:688, 1994.

86. Burkitt DP: Varicose veins, deep vein thrombosis, and haemorrhoids: Epidemiology and suggested aetiology. *Br Med J* 2:556, 1972.

87. Brand FN, Dannenberg AL, Abbott RD, et al: The epidemiology of varicose veins: The Framingham Study. *Am J Prev Med* 4:96, 1988.

88. Lurie F, Creton D, Eklof B, et al : Prospective randomized study of

endovenous radiofrequency obliteration (closure) versus ligation and vein stripping (EVOLVeS): Two-year follow-up. *Eur J Vasc Endovasc Surg* 29:67, 2005.

89. Darwood RJ, Theivacumar N, Dellagrammaticas D, et al: Randomized clinical trial comparing endovenous laser ablation with surgery for the treatment of primary great saphenous varicose veins. *Br J Surg* 95:294, 2008.

90. Falanga V: Venous ulceration. *J Dermatol Surg Oncol* 19:764, 1993.

91. Phillips T, Stanton B, Provan A, et al: A study of the impact of leg ulcers on quality of life: Financial, social, and psychologic implications. *J Am Acad Dermatol* 31:49, 1994.

92. Skin Substitute Consensus Development Panel: Nonoperative management of venous ulcers: Evolving role of skin substitutes. *Vasc Surg* 33:197, 1999.

93. Abenhaim L, Kurz X: The VEINES study (VEnous Insufficiency Epidemiologic and Economic Study): An international cohort study on chronic venous disorders of the leg. VEINES Group. *Angiology* 48:59, 1997.

94. Clarke H, Smith SR, Vasdekis SN, et al: Role of venous elasticity in the development of varicose veins. *Br J Surg* 76:577, 1989.

95. Nicolaides AN, Hussein MK, Szendro G, et al: The relation of venous ulceration with ambulatory venous pressure measurements. *J Vasc Surg* 17:414, 1993.

96. Christopoulos DG, Nicolaides AN, Szendro G, et al: Air-plethysmography and the effect of elastic compression on venous hemodynamics of the leg. *J Vasc Surg* 5:148, 1987.

97. van Bemmelen PS, Bedford G, Beach K, et al: Quantitative segmental evaluation of venous valvular reflux with duplex ultrasound scanning. *J Vasc Surg* 10:425, 1989.

98. Nehler MR, Porter JM: The lower extremity venous system. Part II: The pathophysiology of chronic venous insufficiency. *Perspect Vasc Surg* 5:81, 1992.

99. Nehler MR, Moneta GL, Woodard DM, et al: Perimalleolar subcutaneous tissue pressure effects of elastic compression stockings. *J Vasc Surg* 18:783, 1993.

100. Dinn E: Treatment of venous ulceration by injection sclerotherapy and compression hosiery: A 5-year study. *Phlebology* 7:23, 1992.

101. Mayberry JC, Moneta GL, Taylor LM Jr., et al: Fifteen-year results of ambulatory compression therapy for chronic venous ulcers. *Surgery* 109:575, 1991.

102. Kitahama A, Elliott LF, Kerstein MD, et al: Leg ulcer. Conservative management or surgical treatment? *JAMA* 247:197, 1982.

103. Anning S: Leg ulcers: The results of treatment. *Angiology* 7:505, 1956.

104. Falanga V, Margolis D, Alvarez O, et al: Rapid healing of venous ulcers and lack of clinical rejection with an allogeneic cultured human skin equivalent. Human Skin Equivalent Investigators Group. *Arch Dermatol* 134:293, 1998.

105. Phillips TJ: New skin for old: Developments in biological skin substitutes [editorial; comment]. *Arch Dermatol* 134:344, 1998.

106. Motykie GD, Caprini JA, Arcelus JI, et al: Evaluation of therapeutic compression stockings in the treatment of chronic venous insufficiency. *Dermatol Surg* 25:116, 1999.

107. Lippmann HI, Fishman LM, Farrar RH, et al: Edema control in the management of disabling chronic venous insufficiency. *Arch Phys Med Rehabil* 75:436, 1994.

108. Rubin JR, Alexander J, Plecha EJ, et al: Unna's boot vs. polyurethane foam dressings for the treatment of venous ulceration. A randomized prospective study. *Arch Surg* 125:489, 1990.

109. Vernick SH, Shapiro D, Shaw FD: Legging orthosis for venous and lymphatic insufficiency. *Arch Phys Med Rehabil* 68:459, 1987.

110. Sibbald RG: Apligraf living skin equivalent for healing venous and chronic wounds. *J Cutan Med Surg* 3(Suppl 1):S124, 1998.

111. Linton R: The communicating veins of the lower leg and the operative technique for their ligation. *Ann Surg* 107:582, 1938.

112. Gloviczki P, Bergan JJ, Rhodes JM, et al: Mid-term results of endoscopic perforator vein interruption for chronic venous insufficiency: Lessons learned from the North American Subfascial Endoscopic Perforator Surgery registry. The North American Study Group. *J Vasc Surg* 29:489, 1999.

113. Sottiurai VS: Surgical correction of recurrent venous ulcer. *J Cardiovasc Surg* 32:104, 1991.

114. Dalsing MC, Raju S, Wakefield TW, et al: A multicenter, phase I evaluation of cryopreserved venous valve allografts for the treatment of chronic deep venous insufficiency. *J Vasc Surg* 30:854, 1999.

115. Raju S, Fredericks R: Valve reconstruction procedures for nonobstructive venous insufficiency: Rationale, techniques, and results in 107 procedures with two- to eight-year follow-up. *J Vasc Surg* 7:301, 1988.

116. Masuda EM, Kistner RL: Long-term results of venous valve reconstruction: A four- to twenty-one-year follow-up. *J Vasc Surg* 19:391, 1994.

117. Rockson SG, Miller LT, Senie R, et al: American Cancer Society Lymphedema Workshop. Workgroup III: Diagnosis and management of lymphedema. *Cancer* 83:2882, 1998.

118. Yasuhara H, Shigematsu H, Muto T: A study of the advantages of elastic stockings for leg lymphedema. *Int Angiol* 15:272, 1996.

119. Grabois M: Breast cancer. Postmastectomy lymphedema. State of the art review. *Phys Med Rehabil Rev* 8:267, 1994.

120. Miranda F Jr., Perez MC, Castiglioni ML, et al: Effect of sequential intermittent pneumatic compression on both leg lymphedema volume and on lymph transport as semi-quantitatively evaluated by lymphoscintigraphy. *Lymphology* 34:135, 2001.

121. Richmand DM, O'Donnell TF Jr., Zelikovski A: Sequential pneumatic compression for lymphedema. A controlled trial. *Arch Surg* 120:1116, 1985.

122. Vodder E: *Le drainage lymphatique, une novelle méthode thérapeutique*. Paris: Santé pour tous, 1936.

123. Ko DS, Lerner R, Klose G, et al: Effective treatment of lymphedema of the extremities. *Arch Surg* 133:452, 1998.

124. Miller TA, Wyatt LE, Rudkin GH: Staged skin and subcutaneous excision for lymphedema: A favorable report of long-term results. *Plast Reconstr Surg* 102:1486, 1998.

125. Baumeister RG, Siuda S: Treatment of lymphedemas by microsurgical lymphatic grafting: What is proved? *Plast Reconstr Surg* 85:64, 1990.

126. Bernas MJ, Witte CL, Witte MH: The diagnosis and treatment of peripheral lymphedema: Draft revision of the 1995 Consensus Document of the International Society of Lymphology Executive Committee for discussion at the September 3–7, 2001, XVIII International Congress of Lymphology in Genoa, Italy. *Lymphology* 34:84, 2001.

第25章

食管和膈疝

Blair A. Jobe, John G. Hunter,
and Jeffrey H. Peters

关键点

1. 客观评价食管生理学是诊断食管良性疾病以及为病人制订个体化治疗计划的基石。
2. 虽然大多数食管手术可以经过电视或者纤维内镜径路进行，外科医师必须熟悉食管的外科解剖以及食管全长的开放手术径路。
3. 腹腔镜贲门肌层切开术被认为是目前治疗贲门失弛缓症的最有效方法，术中应当切断胃的围领状套索纤维。
4. 虽然最常用的食管替代物是管状化的胃，但是外科医师应当熟悉结肠和空肠替代食管的解剖和外科技术。
5. 有症状、贫血或嵌顿征象的巨大食管旁疝，应当行外科手术修复。
6. 食管癌临床分期的主要检查包括内镜、CT、PET 和内镜超声。
7. 对于适合手术的、肿瘤局限于后纵隔的食管癌病人，食管切除术是最有可能治愈的方法。

外科解剖

食管是连接咽和胃的贲门之间的肌性管道。当头部在正常的解剖位置时，食管的起始部位于 C_6 下缘水平。它对应的是前方的环状软骨和侧方的 C_6 横突（图 25-1）。食管上端紧密附着于环状软骨，下端附着于膈肌；吞咽时，近端的固定点向头侧移动一个椎体的距离。

食管位置居中，其下颈段和上胸段偏左，中胸段食管在近气管分叉处回到中线（图 25-2）。下胸段食管再次偏向左侧，并且向前通过膈肌裂孔。

食管钡餐造影和食管镜检查时，可以明显看到正常食管的三个狭窄。第一狭窄位于食管入口，由环咽肌收缩引起。管腔直径是 1.5cm，它是食管最窄的部位。第二狭窄由于左主支气管和主动脉弓越过并压迫食管的左前壁所致，管腔直径为 1.6cm。第三狭窄位于膈肌裂孔，由胃食管括约肌结构

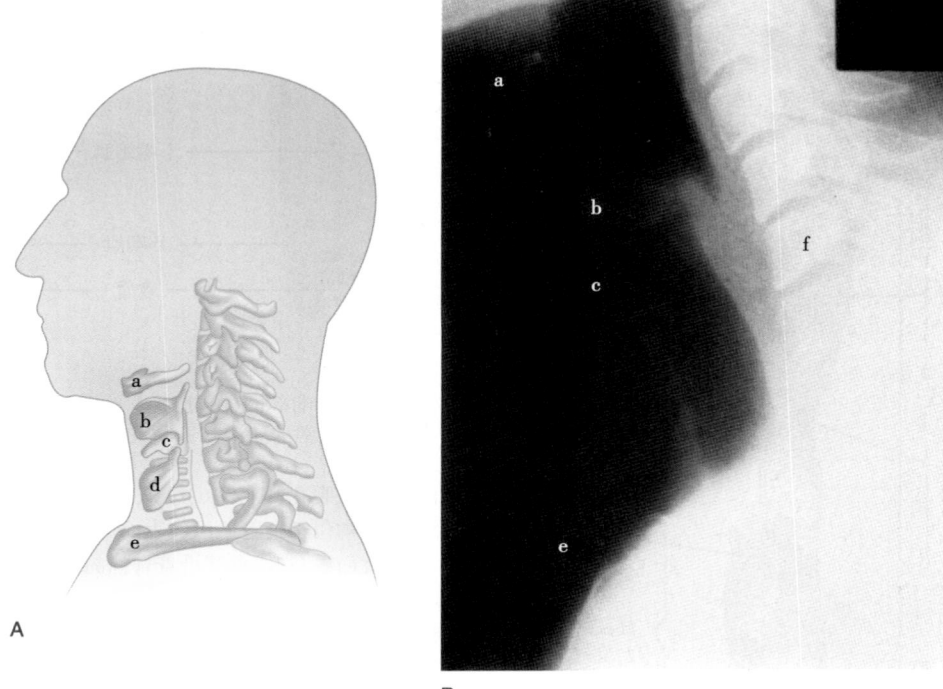

图 25-1　**A.** 颈部食管的毗邻关系:(a)舌骨,(b)甲状软骨,(c)环状软骨,(d)甲状腺,(e)胸锁关节。**B.** 侧位 X 线片显示 A 中的解剖标志。(f)为第六颈椎

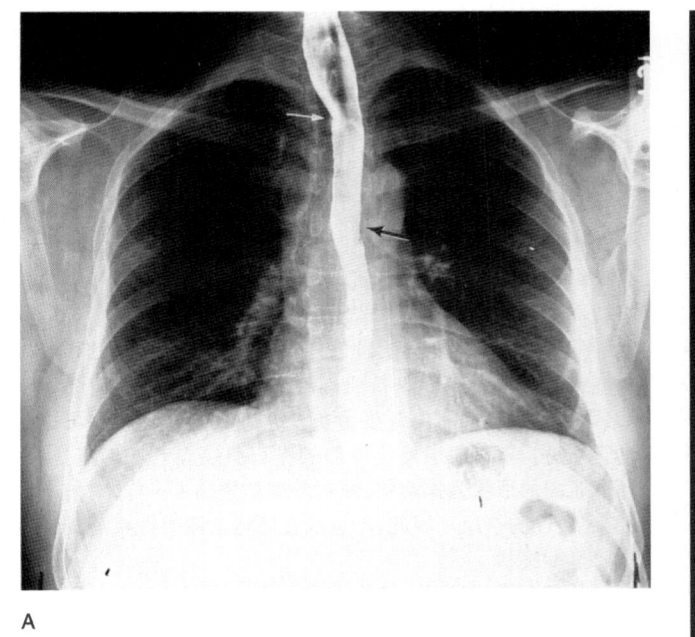

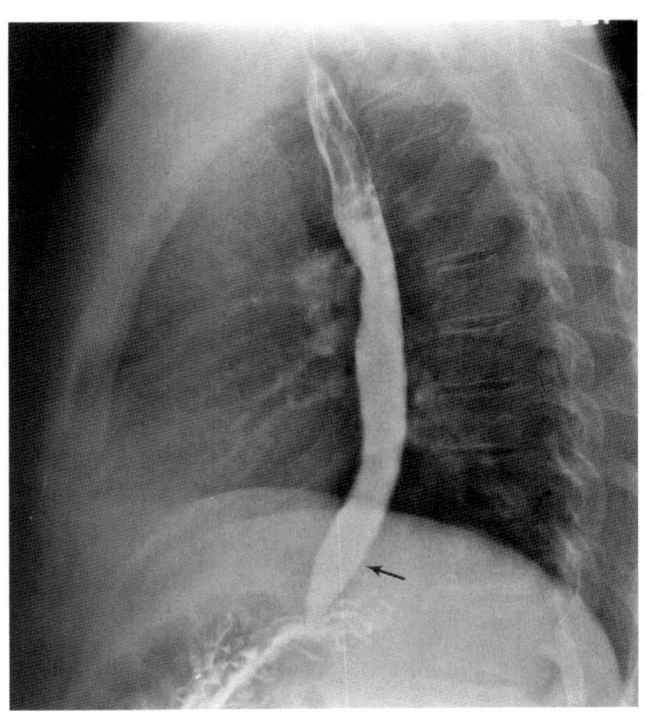

图 25-2　食管钡餐造影检查。**A.** 后前位,白色箭头显示食管偏左,黑色箭头显示回到中线。**B.** 侧位,黑箭头显示食管向前偏移

所致。管腔直径有所差别,取决于食物通过时食管的扩张程度,直径为 1.6 ~ 1.9cm。食管的这些正常狭窄可以阻挡吞咽的异物,而狭窄处覆盖的黏膜容易因吞食腐蚀性的液体缓慢通过而受损伤。

图 25-3 显示内镜检查测量的从门齿到环咽肌、主动脉弓和贲门的距离。食管测压研究发现,由于个体的身高不同,从环咽肌下缘至下括约肌上缘的食管长度也有所不同。

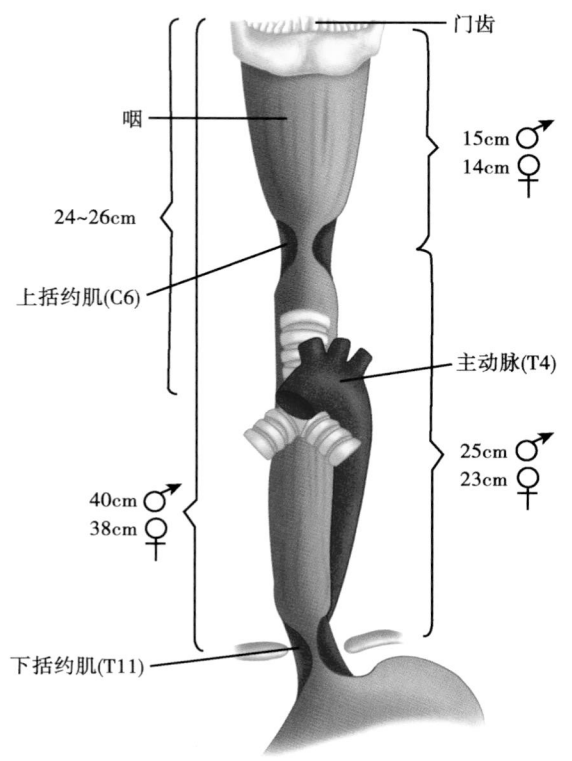

图 25-3   成人食管的内镜测量结果

咽肌由三块平展的互相重叠的扇形肌组成(图 25-4)。食管的开口被环咽肌环绕,环咽肌起自双侧的环状软骨并形成一个连续的横行肌带。这些肌纤维在食管上部和内部的环形肌肉处与咽下缩肌互相混合。一些研究者认为,环咽肌是下咽缩肌的一部分。就是说,下咽缩肌有两部分组成,上部(后环咽肌部)是斜形纤维,下部(后甲状腺部)是横行纤维。Keith 在 1910 年提出这两部分肌肉具有完全不同的功能,后环咽肌部分具有食管上部括约肌功能,在后甲状腺部分收缩时舒张,使食团从咽部进入食管。

颈段食管大约长 5cm,在气管和椎体间下行,自第六颈椎水平到第一、第二胸椎水平或胸骨上切迹水平。喉返神经位于左、右两侧的气管食管沟内。由于食管轻度偏向左侧,所以左侧喉返神经比右侧更贴近食管,右侧喉返神经环绕右侧锁骨下动脉。侧位上,颈段食管的两侧是颈动脉鞘和甲状腺叶。

胸段食管起自胸廓入口,大约长 20cm。在上胸部,食管毗邻气管后壁和椎前筋膜。在气管分叉上方,食管跨至主动脉的右侧。这种解剖位置使食管的左侧壁在钡餐造影时显示出一个切迹。就在这个切迹下方,食管跨过气管分叉和左主支气管,缘于气管末端因主动脉轻度偏向右侧(图 25-5)。从这里,食管通过隆突下淋巴结的后面,向下经过左心房的心包

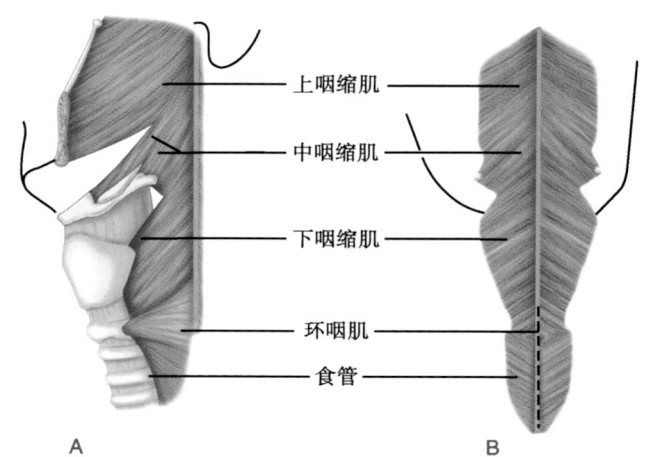

图 25-4   咽部的外部肌肉。A. 后侧面;B. 后面。虚线代表通常的肌肉切开位置

面到达膈肌裂孔(图 25-6)。从气管隆嵴向下,迷走神经和食管神经丛均位于食管肌层的表面。

从背面看,胸段食管沿着脊柱的曲度下行,并与椎体紧密接触。自第八胸椎向下,食管垂直离开脊柱通过膈肌裂孔。胸导管在脊柱前方、主动脉后方、右膈肌脚下方通过膈肌裂孔。在胸部,胸导管位于食管背侧、右侧的奇静脉和左侧的降主动脉之间。

腹段食管长约 2cm,包括一部分食管下段括约肌(LES)(图 25-7)。它始于食管通过膈肌裂孔处,被膈食管膜包绕,膈食管膜是起于膈下筋膜的纤维弹性韧带,作为覆盖腹腔的腹横筋膜的连续(图 25-8)。膜的上部在裂孔上 1 ~ 2cm,呈圆形环绕食管。这些纤维与腹段食管和胃贲门的外膜移行。此段食管处于腹腔内的正压环境。

食管的肌肉可分为外部的纵行肌层和内部的环形肌层。食管上部 2 ~ 6cm 仅仅包含横纹肌纤维,从那里起,平滑肌纤维逐渐增加变为多数。最有临床意义的食管运动功能障碍疾病只累及下 2/3 的食管平滑肌。因此,当需要做食管肌层切开时,切口只需要延到这个长度。

纵行肌肉纤维源于环状软骨背面上缘的环食管肌腱。两束肌肉分开并且在环状软骨下方 3cm 处汇聚于食管后壁的中线(图 25-4)。从这点起,食管全周包绕一层纵行肌肉纤维。环绕着最近端食管的纵行肌肉纤维在食管后壁遗留一个 V 形区域,仅由环形肌纤维覆盖。纵行肌肉纤维收缩可以使食管缩短。环形肌层要比外部的纵行肌层厚。在自然位置,环形肌肉的形状为螺旋状,使食管蠕动像蠕虫一样,对抗节段性、序贯性的挤压。因此,严重的食管运动障碍性疾病其钡餐造影呈螺旋状。

颈段食管的主要血液供应来自甲状腺下动脉。胸段食管的血供来自支气管动脉,75% 的个体有一个右侧支、两个左侧支。有两个食管支直接来自主动脉。腹段食管的血液供应来自胃左动脉升支和膈下动脉(图 25-9)。在进入食管壁时,这些动脉呈 T 形形成一个纵行动脉丛,在肌层内和黏膜下层形成食管壁内的血管网。因此,可以在胃和主动脉弓之间游离食管,而不必担心血供障碍和缺血性坏死。对于以前做过甲状腺切除、在气管分支起源的近端结扎了甲状腺下动脉的病人,要注意食管游离的范围。

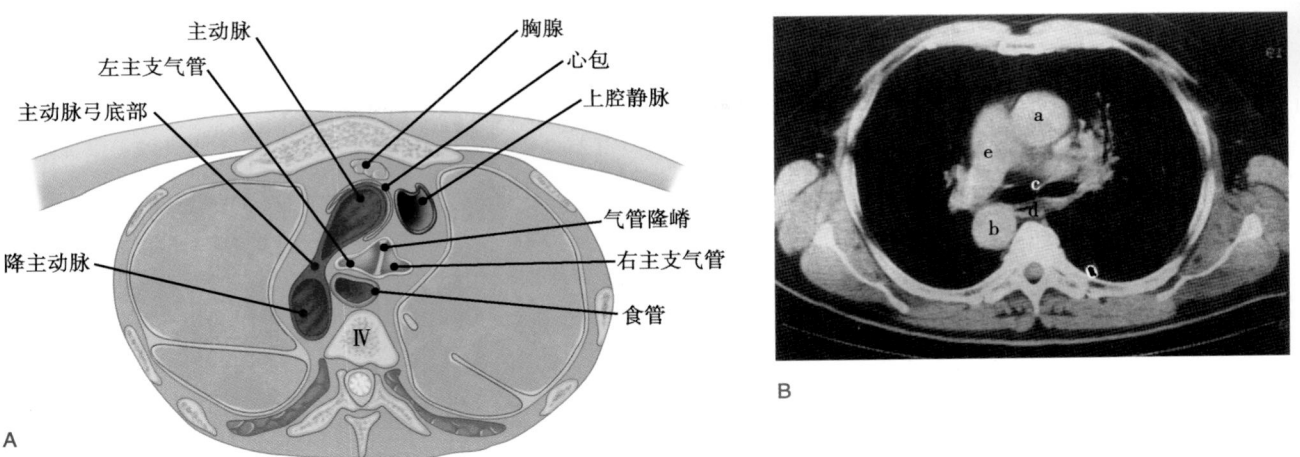

图 25-5　A. 气管分叉水平的胸部横断面。B. 同一水平的 CT 扫描：(a)升主动脉,(b)降主动脉,(c)气管隆突,(d)食管,(e)肺动脉

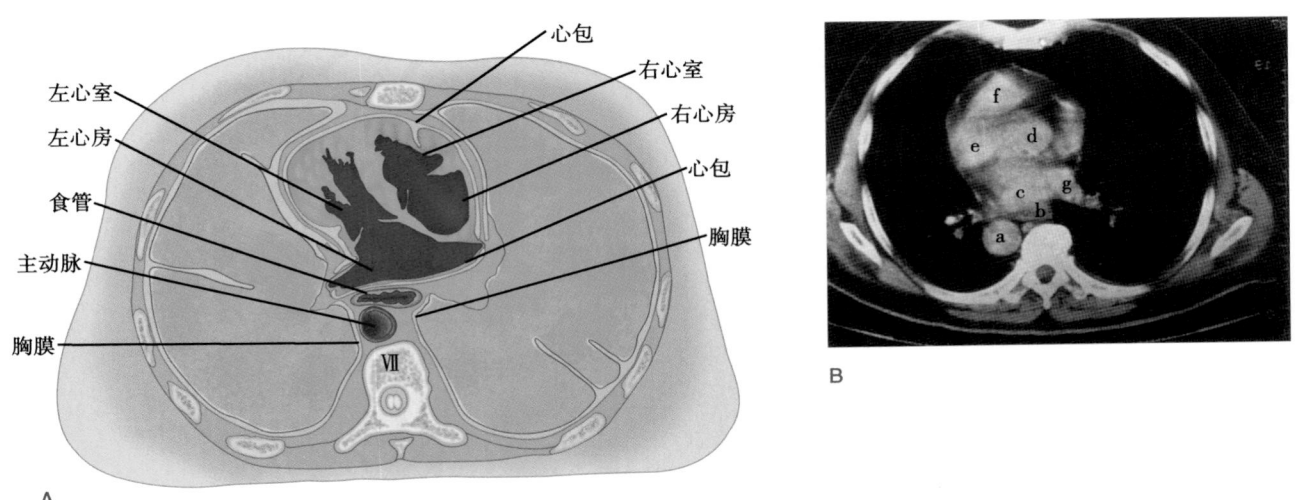

图 25-6　A. 左心房水平的胸部横断面。B. 同一水平的 CT 扫描：(a)主动脉,(b)食管,(c)左心房,(d)右心房,(e)左心室,(f)右心室,(g)肺静脉

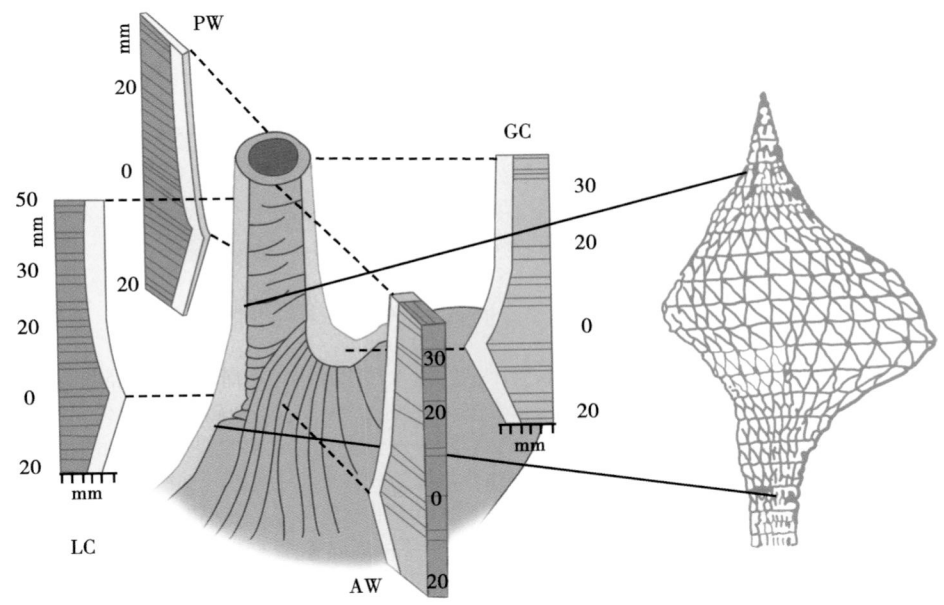

图 25-7　示意图显示人胃食管连接处放射状肌层厚度(左)和三维测压图像(右)之间的关系。在胃后壁(PW)、胃大弯(GC)、胃前壁(AW)和胃小弯(LC)处跨过胃食管连接处的肌层厚度用毫米显示。胃食管连接处的放射状压力(mmHg)以围绕代表大气压力的轴进行作图

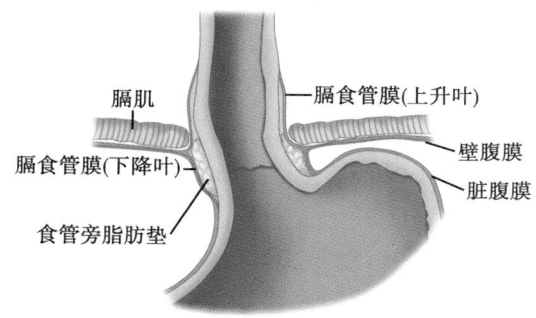

图 25-8 膈食管膜的附件和结构。腹横筋膜位于壁腹膜的上方

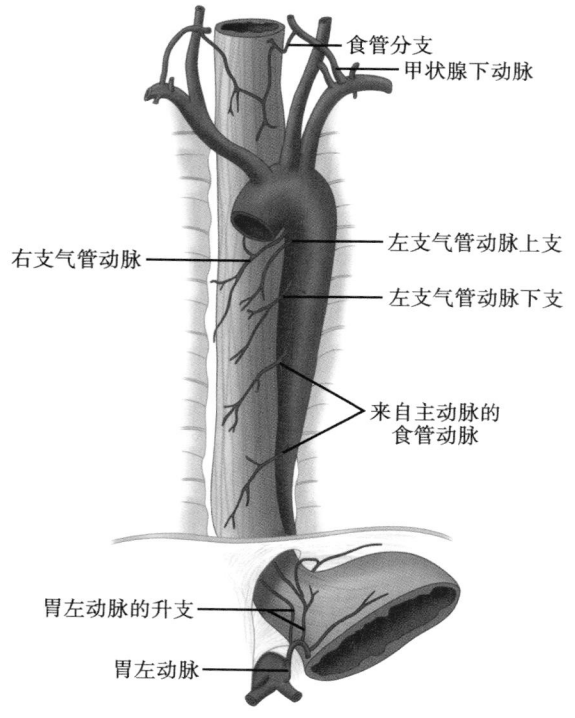

图 25-9 食管的动脉血液供应

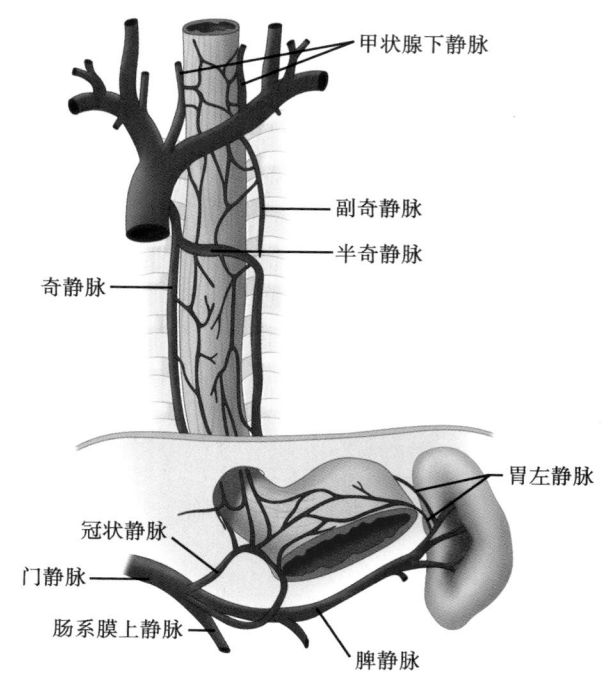

图 25-10 食管的静脉回流

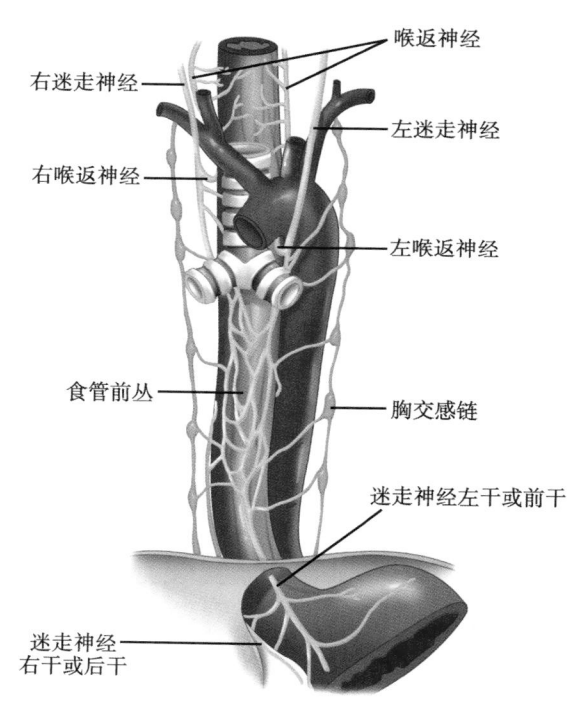

图 25-11 食管的神经支配

来自食管毛细血管的血液流向黏膜下静脉丛,然后进入食管周围静脉丛汇成食管静脉。在颈部,食管静脉流入甲状腺下静脉;在胸部,它们流入支气管、奇静脉或半奇静脉;在腹部,它们流入冠状静脉(图 25-10)。食管和胃的黏膜下静脉网互相连续,在门静脉梗阻的病人,这种交通功能可以作为门脉血流通过奇静脉进入上腔静脉的侧支通道。

咽和食管的副交感神经支配由迷走神经提供。咽部的缩肌由咽丛的分支支配,咽丛位于中缩肌的后侧面,由迷走神经的咽支和一小部分第Ⅸ、第Ⅺ脑神经构成(图 25-11)。环咽括约肌和颈段食管由源于迷走神经的双侧喉返神经支配,右侧喉返神经在锁骨下动脉的下缘,左侧喉返神经在主动脉弓下缘。它们在背侧悬绕这些血管沿食管气管沟上行并互相发出交通支。喉返神经的损伤不仅会影响声带功能,而且会影响环咽括约肌的功能和颈段食管的运动功能,导致吞咽时误吸。

食管末端的传入性内脏感觉疼痛纤维在胸部脊髓的前四个节段没有突触,使用交感和迷走通路的复合体。这些通路也同时被心脏的传入性内脏感觉纤维使用。因此,这两个器官的病变具有相似的症状。

位于食管黏膜下的淋巴系统密集而互相连接构成淋巴丛(图 25-12)。黏膜下的淋巴管多于毛细血管。黏膜下淋巴管多为纵行,注射造影剂后可以看到纵行播散是横行的 6 倍。食管的上 2/3 淋巴引流向头侧,下 1/3 引流向尾侧。胸段食的黏膜下淋巴丛在透过肌肉层进入外膜淋巴管前可纵行延伸很大距离。由于这种非节段性的淋巴引流,原发性肿瘤可在黏膜下淋巴丛向上或向下扩散相当的长度。因此,肿瘤细胞在穿过食管肌层进入区域性淋巴结前可以沿黏膜下淋巴丛扩散很长的距离。颈部食管更多通过直接的节段性淋巴引流进入区域淋巴结,故这部分食管的病变很少通过黏膜下扩散,更多是通过区域性的淋巴传播。

颈部食管的淋巴输出引流至气管旁和颈深淋巴结。胸上段食管的淋巴引流主要进入气管旁淋巴结。胸下段食管的输出淋巴引流进入隆突下和下肺韧带淋巴结。腹段食管和相邻的胸下段食管进入胃上淋巴结。

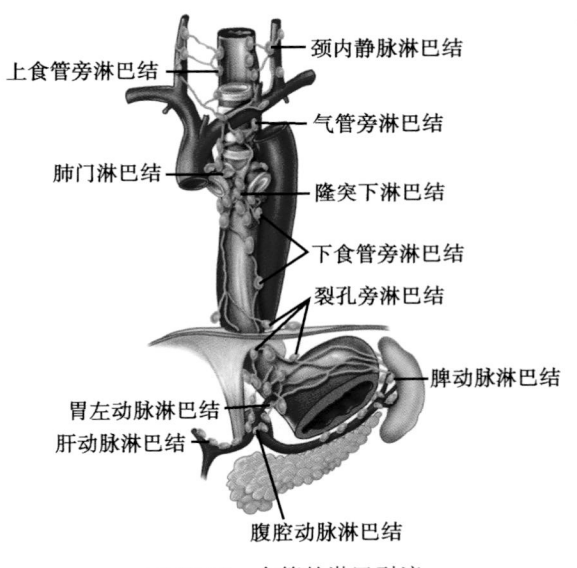

图 25-12　食管的淋巴引流

生理学

吞咽机制

饮食动作需要食物从口腔进入胃的通道。这段距离的 1/3 为口腔和下咽,2/3 是食管。为便于理解进食的机制,可将其想象成机械模型,其中舌和咽部是具有三个阀门的活塞泵,而食管体是具有一个阀门的蠕动泵。咽部的三个阀门是软腭、会厌和环咽肌。食管的阀门是食管下段括约肌(LES)。阀门或泵的故障可以导致吞咽功能异常,即食物从口腔到胃的推进困难或胃内容反入食管或咽部。

食物以不同的大小进入口腔,在那里它被打碎,与唾液混合并被润滑。从一开始,吞咽就是一个反射动作。食物准备吞咽时,舌头像一个活塞推动食团进入口腔后部,并把它送入下咽部(图 25-13)。与后部的舌头运动相伴随的是软腭抬起,关闭口咽和鼻咽之间的通道。这个分隔,可以避免在口咽产生的压力通过鼻腔消散。当软腭麻痹时,例如发生脑血管意外,食物就经常会反流进入鼻腔。吞咽时,舌骨向前上移动,抬起喉头、开放喉头后的空间,将会厌置于舌下(图 25-13),会厌的反向倾斜盖住了喉以避免误吸。全部的咽部吞咽时间在 1.5 秒以内。

在吞咽时,由于舌的反向运动和后缩咽肌的收缩,下咽部的压力突然升高到至少 60mmHg。进而在下咽部和中段食管

间产生了巨大的压力差(图 25-14)。当环咽肌或食管上括约肌松弛时,这个压力梯度可加速食物从下咽进入食管。食团被后咽缩肌的蠕动性收缩和压差的吸入推进胸部食管。接收食团的关键是颈部食管的顺应性,由于肌肉病变出现顺应性缺失时就会导致吞咽困难。食管上括约肌在吞咽开始的 0.5 秒内关闭,随着迅速的关闭,压力可以到静息时压力 30mmHg 的 2 倍。松弛后的收缩持续下降,食管出现一个蠕动波(图 25-15)。高的关闭压力和蠕动波可以防止食团从食管反流入咽部。当蠕动波传到食管远端,食管上括约肌的压力恢复到静息水平。

吞咽可以随意开始,或由口咽区域的刺激引起,这个区域包括前后扁桃弓或下咽的后侧壁。咽部的传入感觉神经是舌咽神经和迷走神经的喉上支。一旦刺激通过这些神经传入,位于延髓的吞咽中枢通过第 V、VII、X、XI 和 XII 脑神经(C$_1$ ~ C$_3$ 的运动神经元)释放神经脉冲来协调吞咽动作的完成。这个释放以一个相当特殊的形式发生,持续约 0.5 秒。吞咽中枢的组成还不十分清楚,只是知道在不同形式的信号输入

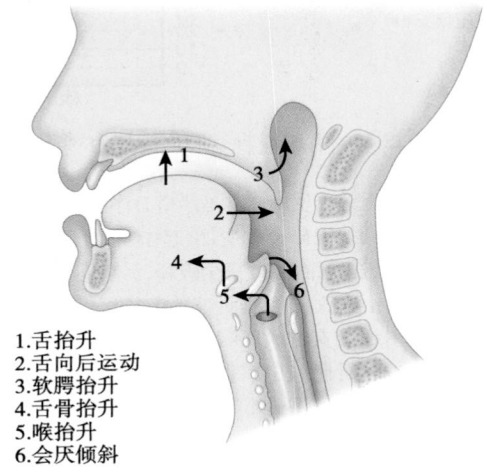

1.舌抬升
2.舌向后运动
3.软腭抬升
4.舌骨抬升
5.喉抬升
6.会厌倾斜

图 25-13　吞咽口咽期的事件发生顺序

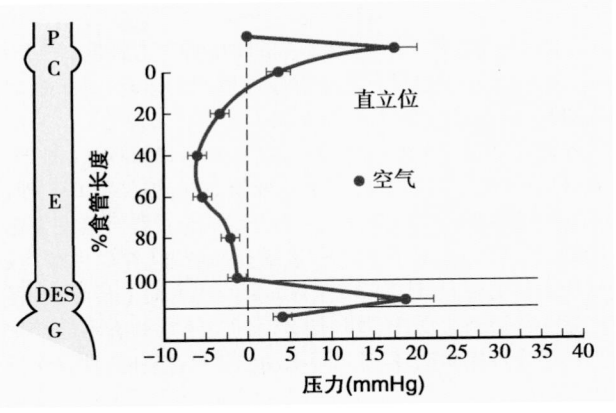

图 25-14　上消化道的静息压力图,显示咽部大气压力(P)、低于大气压力的中段食管压力(E)、高于大气压力的胃内压力(G)之间的压力差异,以及环咽肌(C)和下食管括约肌(DES)的高压区。环咽肌的必要松弛、DES 压力下降推动食团进入胃内十分明显。当食团从压力低于大气压食管中段区域(E)被向下推动进入压力高于大气压的胃(G)内时,食管开始做功

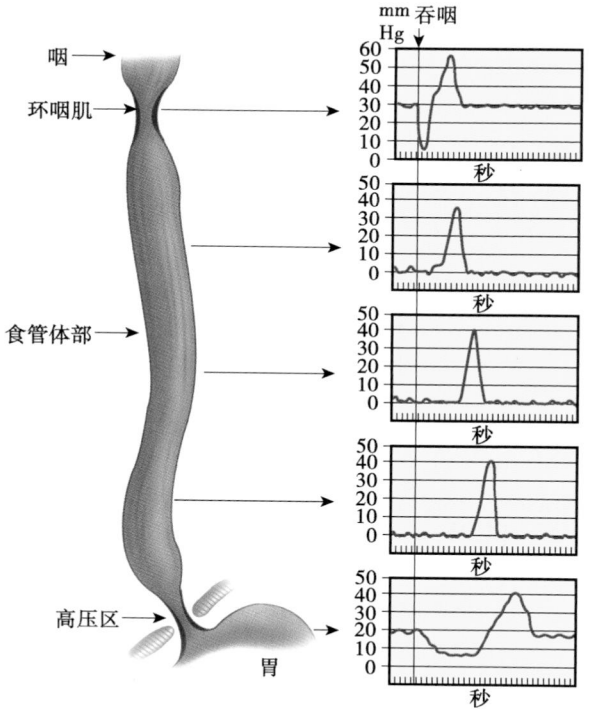

图 25-15　吞咽时食管腔内的压力

后它可以触发吞咽,但输出反应通常是严格有序的形式。发生脑血管意外后,这种协调的输出会改变,引起中至重度的吞咽功能障碍。在更严重的外伤时,吞咽被完全破坏,引起反复的误吸。

环咽肌和食管上 1/3 的横纹肌被迷走神经及其喉返神经分支的传出性运动纤维支配。环咽肌神经分布的完整性可使其在协调咽部收缩时舒张,在食团进入食管后恢复其静息张力。手术损伤这些神经可妨碍喉、环咽肌和上部食管的功能,使病人容易出现误吸。

吞咽时咽部的活动启动了食管期。食管体的作用是作为一个蠕动的推进泵,它源于食管环形肌的螺旋状排列,负责将食团运送进胃。吞咽的食管期代表食管在饮食中所做的工作,即将食物从胸部的负压环境(-6mmHg)送到腹腔内的正压环境(6mmHg)进入胃,超过了 12mmHg 的压力梯度(图 25-14)。因此,下 1/3 食管平滑肌有效和协调的运动,对于推动食物跨越该压力梯度中是很重要的。

蠕动波产生一个推进性的压力,为 30~120mmHg(图 25-15)。蠕动泵的压力在 1 秒内到达峰值,在峰值持续 0.5 秒,然后在 1.5 秒内下降。推进性压力升降的全过程可能发生在食管的某一点持续 3~5 秒。原发蠕动性收缩(原发性蠕动)的峰值由吞咽引起,然后以 2~4cm/s 的速度向下传导,在吞咽开始 9 秒后到达食管远端(图 24-15)。连续的吞咽能产生相似的原发性蠕动波,但是当吞咽动作快速重复时,食管保持松弛,蠕动波仅在咽部的最后一个动作结束后才出现。食管内蠕动波的前进由连续的肌肉活动引起,由源于吞咽中枢的输出性的迷走神经纤维启动。

如果神经完整,食管肌肉的连续性就不是序贯的激活所必需的。如果肌肉而不是神经被横断,当近端的压力波在切口上端逐渐消失时,远端的压力波会在切口下端的远端开始。这使得食管的袖状切除不会破坏它的正常功能。虽然从食管发出的传入神经进入吞咽中枢,但是来自食管壁内感受器的传入冲

动并不是食管协调性运动所必需的。因为,一旦食管的任何一点发生扩张,随着上食管括约肌的强力关闭,就会出现一个收缩波向下扫过整个食管。这种继发的收缩可以在没有口腔和咽部动作的情况下发生。继发性蠕动可能是原发性蠕动波通过后、清除食管内残留食物的一种独立的局部反射。目前的研究提示,继发性蠕动波并不像人们曾经认为的那样常见。

除了强大的闭合压力,食管自身的推进力相对较弱。如果一个受试者尝试吞咽系着砝码的食团,能克服的最大重量是 5~10g。有序的肌肉收缩和食管末端的固定是食物有效向下推送所必需的。食管末端不固定,如发生了巨大的食管裂孔疝,会导致无效的推送。

食管下段括约肌在食管和胃之间提供一个压力屏障,作为在食管体蠕动泵上的阀门。尽管在解剖上很难识别出确切的食管下段括约肌(LES),但显微切割研究显示,人类的括约肌样功能与管状食管和袋状胃连接处的肌肉纤维结构相关(图 25-16)。括约肌平时主动保持关闭以防止胃内容反流入食管,当咽部吞咽时,LES 松弛开放(图 25-15)。当蠕动波通过食管后,食管下段括约肌的压力恢复静息水平。因此,食物进入胃时会发生胃液的反流。

如果咽部吞咽没有启动食管的蠕动性收缩,那么同时出现的食管下段括约肌松弛就会失去保护作用,引起胃液反流。这可以解释在临床观察到的自发性食管下段松弛,也是胃食管反流疾病(GERD)的致病因素之一。食管体蠕动泵的动力不足以打开没有松弛的阀门。在狗动物实验中,双侧的颈副交感神经阻滞可以阻止与咽部吞咽和食管扩张同时发生的食管下段括约肌松弛。因此,迷走神经在协调食管下段括约肌松弛和食管收缩中发挥重要作用。

人类抗反流机制由三部分组成:结构上有效的食管下段括约肌、有效的食管清除和充分的胃储存功能。这三部分中

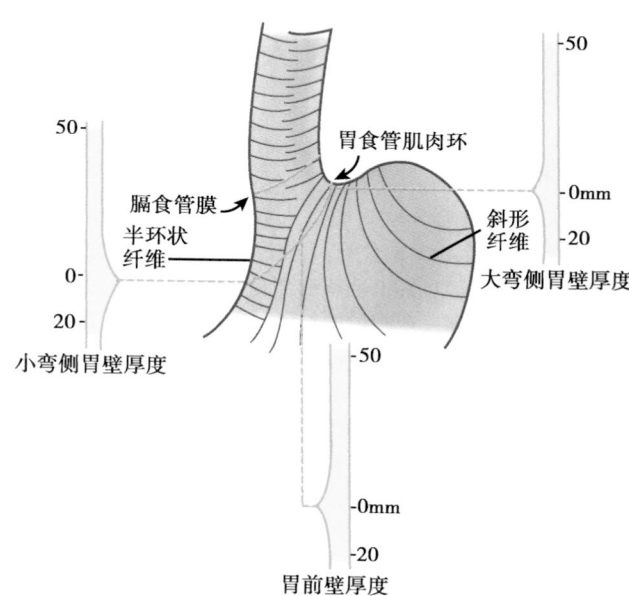

图 25-16　贲门的显微解剖研究显示胃壁厚度和肌纤维方向。在管状食管和带状胃的交界处,有一个由内肌层增加的斜形肌肉构成的斜形肌肉环。在贲门小弯侧,内层的肌纤维横行并形成一个半环状的肌肉卡环。在贲门的大弯侧,这些肌纤维形成一个斜行的环,环绕贲门远端和胃底。半环状肌肉卡环和胃底的斜行肌肉纤维都以环绕方式收缩来关闭贲门

任何一个缺陷都会导致食管内的胃液暴露增加,进一步产生黏膜损伤。

生理性反流

在 24 小时 pH 监测中,健康的个体偶尔也会出现胃食管反流。这种生理性反流更多出现在清醒和直立位而不是卧位的睡眠状态。当胃液反流时,正常人无论在什么体位都能迅速地从食管清除酸性的胃液。

对于这种生理性反流更多出现在清醒和直立位而不是卧位的睡眠状态的现象,有几种解释。首先,反流主要是发生在健康志愿者暂时性胃食管屏障丧失期间,屏障的丧失可能源于食管下段括约肌的松弛或胃内压高于括约肌压力。当吞咽诱导的食管下段括约肌松弛未受到随后的蠕动波保护时,胃液反流也能发生。这种“无防护的瞬间”或称为短暂的胃食管屏障丧失的平均发生频率在睡眠或卧位时要明显少于清醒和直立位。所以,在卧位时很少发生反流。第二,在直立位时,静息状态胃内测量的腹腔内的正压和在中段食管内测量的胸腔内负压之间有一个2mmHg 的压力梯度。这个梯度可以在直立位时使胃液向上流入胸部食管。这个压力梯度在仰卧位时减小。第三,正常志愿者卧位时食管下段括约肌的压力明显高于直立位。这是由于仰卧位时腹腔静水压加上括约肌的腹腔部分的缘故。在直立位时,环绕括约肌的腹腔压力相对大气压是负的,然后腹腔压力逐渐增加。直立位时这个压力梯度可将胃内容移向贲门,并促使食管反流的发生。相反,仰卧位时,胃食管的压力梯度减小,膈下的腹腔静水压增加,提高了括约肌压力和贲门的功能。

食管下段括约肌具有内源性的肌肉张力,它受神经和体液调节。α-肾上腺素能神经递质或 β-受体阻断剂均可刺激食管下段括约肌,而 α 阻断剂或 β 兴奋剂可降低它的压力。胆碱能神经在多大程度上控制食管下段括约肌的压力还不清楚。迷走神经有兴奋和抑制种神经纤维到食管和括约肌。激素类胃泌素和促胃动素可以增加食管下段括约肌的压力;胆囊收缩素、雌激素、胰高血糖素、孕酮、生长抑素和分泌素降低食管下段括约肌的压力。肽类铃蟾肽、左旋脑啡肽、P 物质可以增加食管下段括约肌的压力,降钙素基因相关肽、抑胃肽、神经肽 Y 和血管活性肠肽降低食管下段括约肌的压力。一些药物如抗酸药、胆碱能药物、激动剂、多潘立酮、甲氧氯普胺和前列腺素 F_2 可以增加食管下段括约肌的压力,胆碱能抑制剂、巴比妥酸盐类、钙拮抗剂、地西泮、多巴胺、哌替啶、前列腺素 E_1 和前列腺素 E_2、茶碱降低食管下段括约肌的压力。薄荷、巧克力、咖啡、乙醇和脂肪与降低食管下段括约肌的压力有关,这可能是美食后出现食管症状的一个因素。

食管功能评估

在做出临床决策之前,全面理解病人的解剖和功能缺陷,对于食管疾病的治疗成功至关重要。目前常用的食管疾病诊断方法,大体可以分为四类:①食管结构异常的检测;②食管功能异常的检测;③食管胃酸暴露增加的检测;④十二指肠-胃功能检测,因其与食管疾病有关。

结构异常的检测

放射影像学评价

对怀疑为食管疾病的病人,首选诊断方法是包括食管、胃和十二指肠在内的全面的钡餐检查。病人仰卧位,观察钡餐吞咽后通过食管全长的数个时相,就可以评估食管的运动功能。观察食管裂孔疝时,病人最好取俯卧位,这样可以增加腹内压力,使食管胃连接部移位至膈上。有时,为了检测食管下端有无狭窄(如环和狭窄),获得食管胃交界区域的完全扩张相十分重要。食管钡餐检查中所使用钡剂的黏稠度有可能影响检查的精确性。采用充盈相技术,可以清楚地显示全周性癌、消化性狭窄、巨大食管溃疡和食管裂孔疝等食管疾病。小的食管裂孔疝通常不会产生明显的症状或疾病,通常是意外发现,除非疝较大(图 25-17)、食管裂孔开口狭窄阻碍钡剂流入胃内(图 25-18)或者为食管旁疝。采用充盈相技术,对于邻近食管但属于食管之外的病变,如果与扩张的食管壁紧密接触,也能将其准确检测出来。相反,如果只采用这一种技术,则会遗漏一些重要的食管疾病,包括小的食管肿瘤、轻度食管炎和食管静脉曲张。因此,除了采用充盈相技术以外,应当加以黏膜相或双重对比造影技术,以提高对食管小病变或微小病变的检出能力。

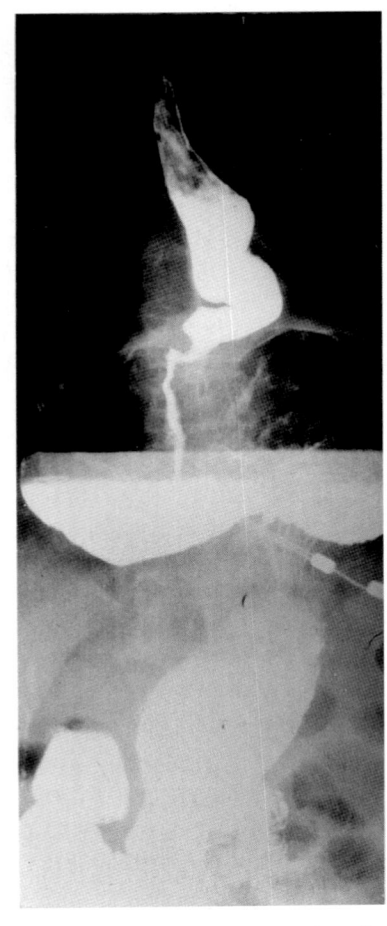

图 25-17　胸内胃的 X 线片。这是所有巨大食管裂孔疝的终末期表现,无论其初始分类如何

动态摄影技术对于评价咽食管期和食管期的吞咽运动障碍有很大帮助,此技术以及电影或视频照相术的适应证详见“视频和电影 X 线照相术”部分,常用于食管功能评价,很少用于食管结构异常的检测。

只有进行了全胃以及十二指肠的检查,食管的放射影像学检查才算完成。因为胃或十二指肠溃疡、部分梗阻性胃肿

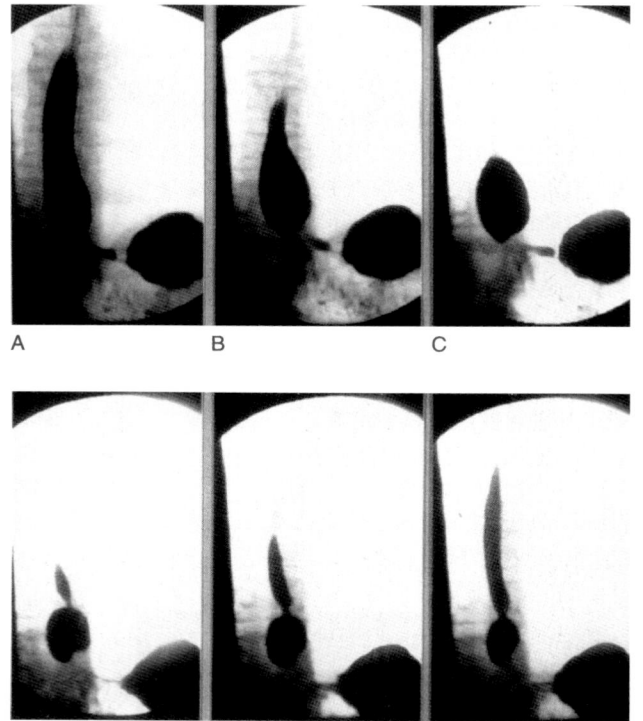

图 25-18　食管钡餐造影检查显示食管裂孔疝病人的原发性食管蠕动波推动液钡进入胃的膈上部分（**A** 和 **B**）。由于膈肌对胃的阻力以及膈上胃缺乏收缩功能，食团不能进入远端胃内（**C**）。因此，膈上胃的内容物就反流入胸段食管（**D、E、F**）。病人出现吞咽困难和反胃。内镜检查，除发现食管裂孔疝之外，没有发现解剖异常。24 小时 pH 监测显示病人的食管酸暴露正常。裂孔疝修补术后病人的吞咽困难和反胃症状减轻

瘤、十二指肠瘢痕形成和息肉等病变都有可能引起的明显的临床症状，否则会被认为是食管异常所引起。

如果一个病人有吞咽困难的主诉，钡餐检查没有发现梗阻性病变，可以让病人吞咽一块钡剂浸透的药用蜀葵、一片钡剂浸泡的面包或一个混有钡剂的汉堡。这种方法可以检测出使用液态钡剂可能遗漏的、食管传输功能的障碍。

内镜评价

对于有吞咽困难症状的病人，即使钡餐造影检查正常，也应当行食管镜检查。食管镜之前的钡餐造影检查有助于内镜医师关注有细小变化的部位，提醒检查者关注一些可能的危险点，如颈椎骨赘、食管憩室、深的穿透性溃疡、癌。无论放射学家对放射影像学的异常发现作何解释，都应当在直视下证实每一个食管结构异常。

初次内镜检查，可以选择可弯曲的纤维光学食管镜，其技术操作容易、病人接受性好、能够同时观察胃和十二指肠。特殊情况下，内镜医师可能需要硬质食管镜这种特殊设备。当需要行深部活检或者需要近距观察环咽肌和颈段食管时，硬质食管镜就必不可少了。

疑诊 GERD（胃食管反流病）时，应特别注意检查是否有食管炎和 Barrett 柱状上皮覆盖的食管（CLE）。如果内镜检查发现了食管炎，应当记录其严重程度和食管受侵的长度。I 级食管炎为较小的、环状、未融合的糜烂；Ⅱ级食管炎为线状

糜烂，被覆肉芽组织，触之易出血；Ⅲ级食管炎为线状糜烂融合，食管上皮全周性丧失，黏膜呈"鹅卵石样"外观；Ⅳ级食管炎表现为食管狭窄，其严重程度可以采用 36F 内镜通过的容易性来评价。如果检查发现食管狭窄，应当记录其上方食管炎的严重程度。如果狭窄上方没有发现食管炎，提示可能是化学性损伤或者肿瘤引起。肿瘤原因应当被重视，并取足够大小的组织进行活检加以证实。

Barrett 食管（BE）是指食管下端被覆柱状上皮，而非正常鳞状上皮的一种病理状态。组织学上称之为肠化生（IM）。内镜检查时，如果在食管下端正常位置难以看到鳞柱状交界，而是表现为比正常更红、更多的黏膜，就应当怀疑 Barrett 食管。活检可以确定诊断。食管头侧方向的多点活检，有助于判断 Barrett 上皮与正常鳞状上皮的交界水平。BE 容易发生溃疡、出血、形成狭窄，最重要的是容易恶变。BE 恶变的最早期征象是严重的吞咽困难或者黏膜内腺癌（图 25-19）。这些混合改变呈斑片状分布，因此，在 Barrett 食管处，应当最少进行相距 2cm 的四处活检。一处活检发现异常改变即有意义。Nishimaki 曾指出，85% 的病人其肿瘤发生于鳞柱状交界附近的、特殊的柱状上皮区域，实际上见于全部病人鳞柱状交界的 2cm 范围内。因此，对于可疑食管潜伏癌的病人，内镜检查时应特别注意这一区域。

翻转内镜，可以看到胃食管阀瓣（GEFV）异常。Hill 根据正常阀瓣折叠或破坏的程度，将胃食管阀瓣的形态分为 I ~ Ⅳ级（图 25-20）。胃食管阀瓣的形态与食管酸暴露增加有关，主要见于 Ⅲ ~ Ⅳ级的病人。

内镜下，病人吸气时，在膈肌脚边缘上方 2cm 或更上方发现表面覆盖胃皱襞的囊袋，即可诊断为食管裂孔疝。明显的滑动型食管裂孔疝常常造成食管胃酸暴露增加。如果发现食管旁疝（PEH），特别应当注意排除疝囊内的胃溃疡或胃炎。内镜在胃内翻转和 J 型手法对于评价疝入胸内胃的全周黏膜覆盖至关重要。

如果检查发现食管憩室，应当用纤维食管镜仔细检查除外溃疡或肿瘤。如果发现黏膜下肿块，通常不进行活检。一般在手术时，可以保持食管黏膜完整，而仅将黏膜下平滑肌瘤或重复性囊肿切除。但是如果术前取了活检，黏膜可能会与其下方的病变组织粘连固定，这就增加了术中黏膜穿孔的风险，使切除手术复杂化了。

功能异常的检测

许多有食管疾病症状的病人，标准的放射影像学检查和内镜检查并未发现食管的结构异常，此时，需要进行食管功能测定以发现是否有食管的功能异常。

静态食管测压

食管测压是一项广为应用的、检测食管及其括约肌运动功能的技术。食管测压的适应证是：有吞咽困难、吞咽疼痛、非心源性胸痛等症状，钡餐造影检查或内镜检查未发现明确的结构异常，临床怀疑食管运动功能障碍。食管测压对于确诊特异性原发性食管运动障碍疾病（即：贲门失弛缓症、弥漫性食管痉挛 DES、胡桃夹食管、高压性下食管括约肌）尤其重要，也有助于诊断非特异性食管运动障碍和继发于全身疾病（如硬皮病、皮肌炎、多发性肌炎、混合型结缔组织病）的食管运动障碍性疾病。对于有症状的 GERD 病人，食管体部测压能够发现 LES 的机械性缺陷、评价食管蠕动和收缩波振幅是

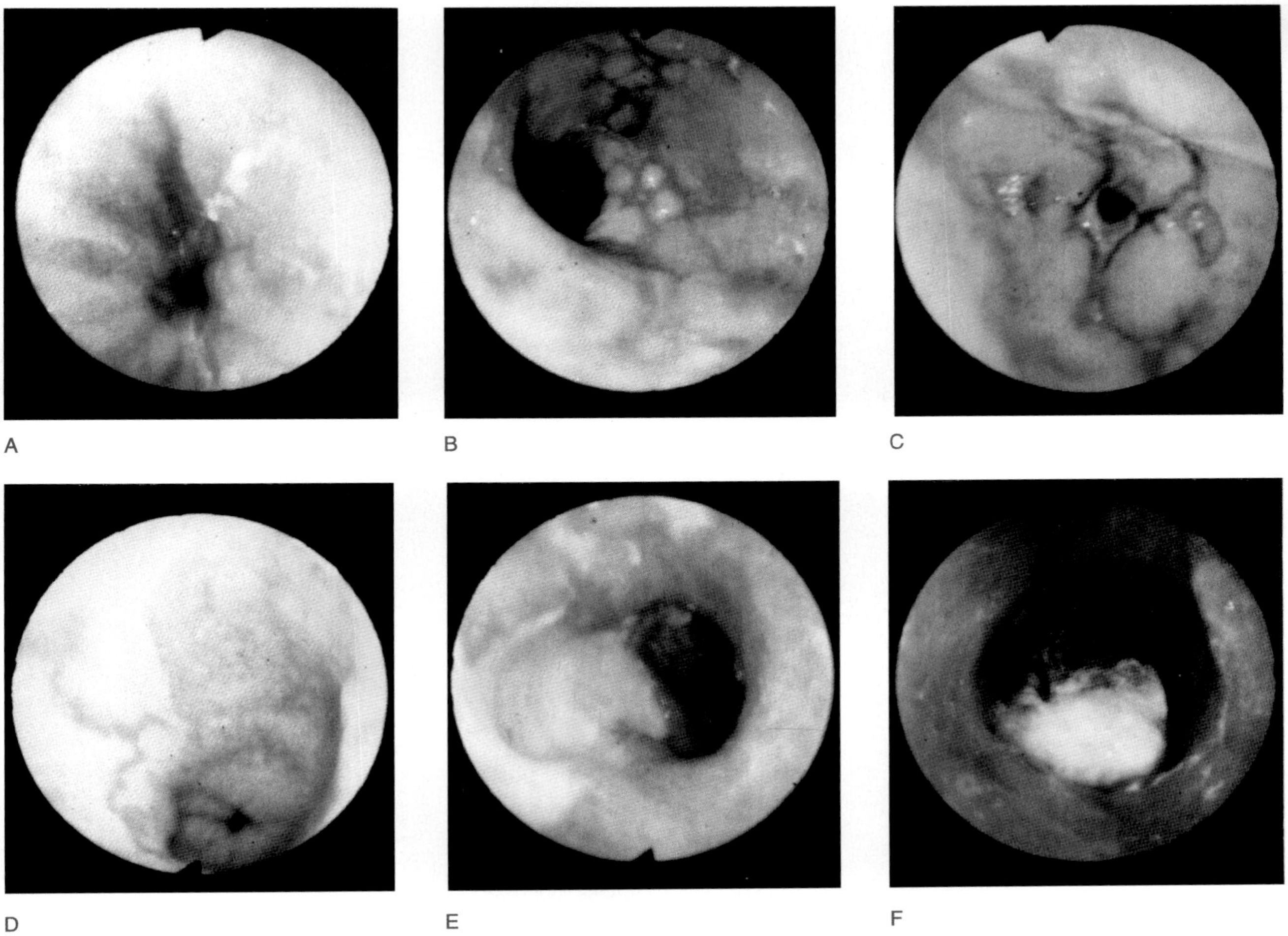

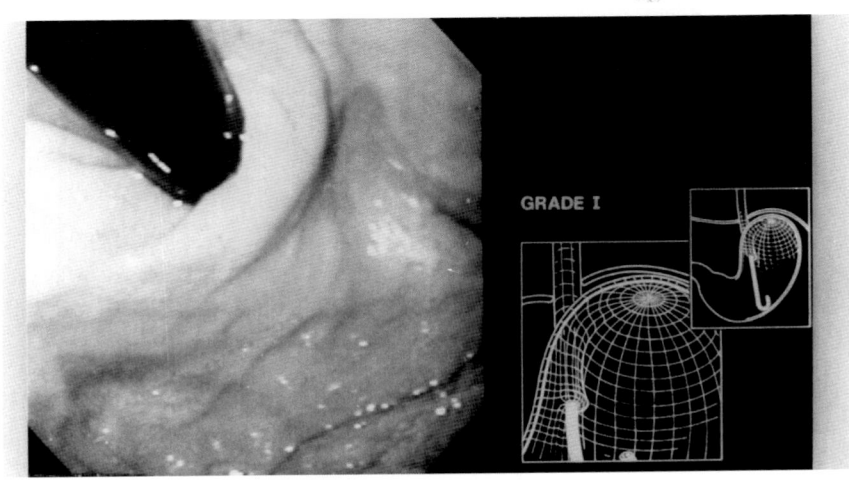

图 25-19　胃食管反流病并发症的内镜检查所见。**A.** 食管炎Ⅱ级,线样糜烂。**B.** 食管炎Ⅲ级,鹅卵石样黏膜。**C.** 食管炎Ⅲ级,食管狭窄。**D.** 单纯 Barrett 黏膜。**E.** Barrett 黏膜、巨大溃疡。**F.** 源自 Barrett 黏膜的腺癌

图 25-20　**A.** Ⅰ级阀瓣的表现。注意肌组织脊紧紧包绕翻转内镜的镜身,沿胃小弯延伸 3~4cm

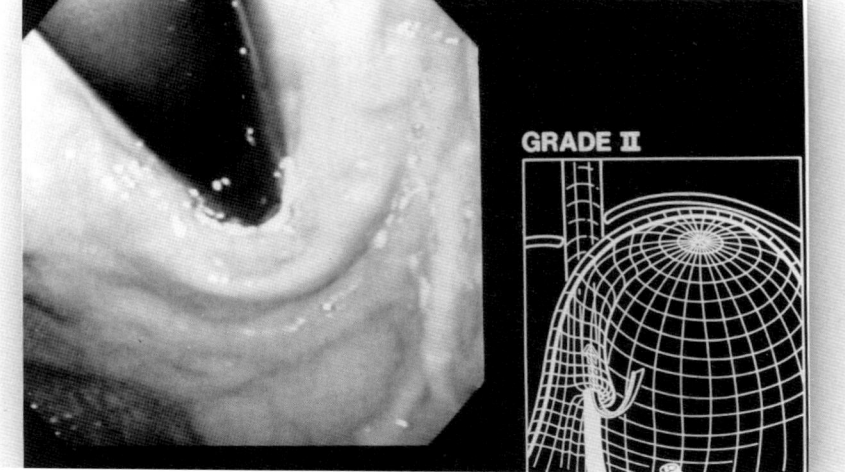

B

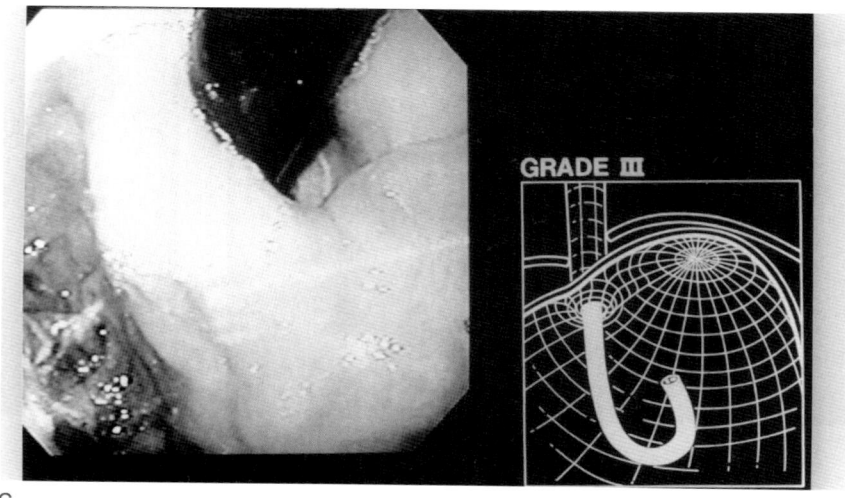

C

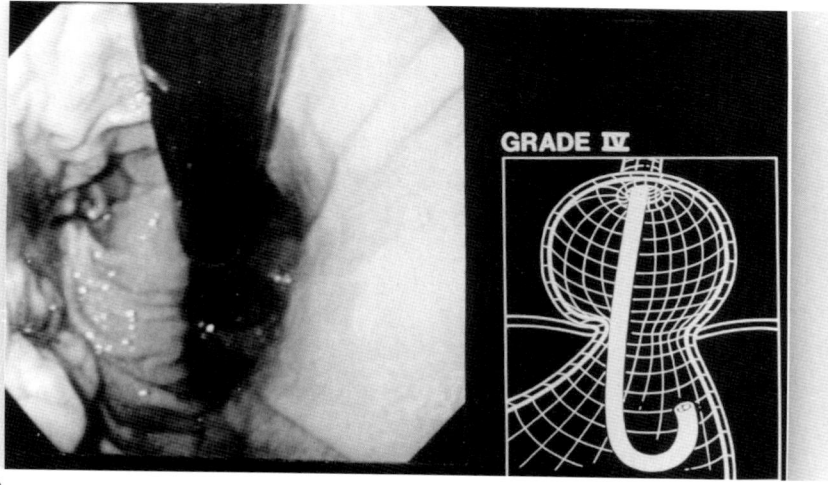

D

图 25-20（续）   **B.** Ⅰ级阀瓣的表现。肌脊包绕镜身比Ⅰ级阀瓣略轻，呼吸时极少开放、并迅速关闭。**C.** Ⅲ级阀瓣的表现。肌脊几乎不存在，内镜周围常不能闭合。常合并食管裂孔疝。**D.** Ⅳ级阀瓣的表现。根本无肌脊存在，胃食管瓣始终开放，镜身翻转时常能看到食管鳞状上皮。总是合并食管裂孔疝

否充分。食管测压已成为行抗反流手术病人术前评价的一个必要工具,借此可以根据病人的食管功能状态选择合适的手术方式。

食管测压利用内置电子压力传感器的导管或者侧孔有传感器的水灌注式导管进行测压。传统测压导管包括 5 个一串的传感器或者绑在一起的 5 个或以上的水灌注式导管,从导管尖端起,5 个传感器或者侧孔围绕导管全周,彼此相距 5cm、间隔 72° 呈放射状排列。特殊测压导管则是 4 个侧孔在同一水平、彼此间隔 90° 排列,专门用于测定 LES 的三维向量容积。测定上食管括约肌压力时也可能采用特殊设计的导管。

当压力敏感点跨越食管胃连接部(GEJ)时,压力上升超过胃内基线压力就提示 LES 的起点。呼吸时腹腔的正向偏移转变为胸内负向偏移时,即可判定为呼吸转换点。呼吸转换点可以作为 LES 压力波幅的参考点,借此可测定出下食管括约肌暴露至腹内压力的长度。当压力敏感点撤回食管体部时,压力下降至食管基线压力,即可确定 LES 的上缘。通过上述测定,就可以确定下食管括约肌的压力、腹内长度和全长(图 25-21)。为了描述下食管括约肌的不对称性(图 25-22),可以用 5 个呈放射状分布的传感器逐个反复测定压力曲线,就可以计算出大于胃基线压力的括约肌压力、括约肌全长、括约肌腹内长度的平均值。

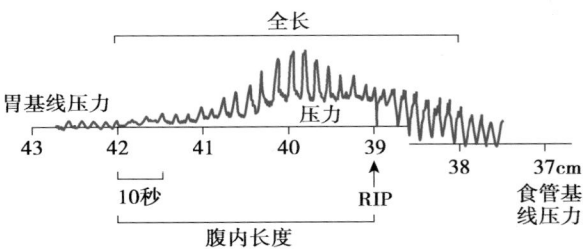

RIP=呼吸转换点

图 25-21　下食管括约肌的压力测定曲线。距离表示从鼻孔开始测定

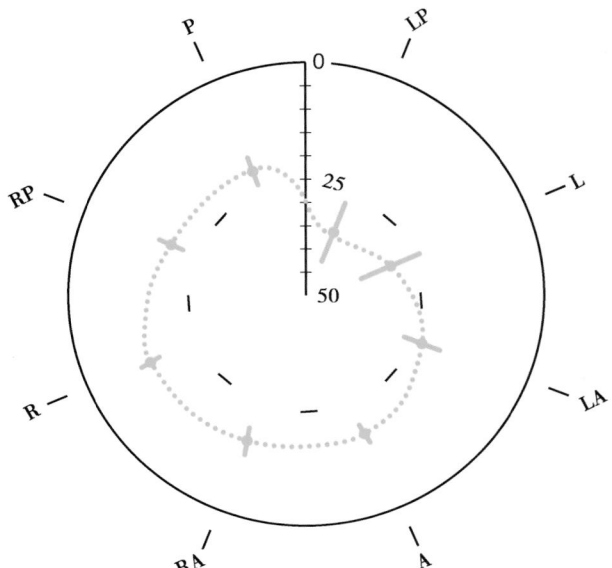

图 25-22　下食管括约肌的放射状结构。A = 前,L = 左,LA = 左前,P = 后,R = 右,RA = 右前,RP = 右后

表 25-1 显示 50 名无主观或客观消化道疾病的健康志愿者的测压数值。将 50 名健康志愿者的测压数值频率分布与一组有 GERD 症状的病人进行比较,即可确定 LES 有功能缺陷的界值。24 小时食管 pH 监测可以记录食管内的胃酸暴露增加。根据这些研究,具有下述一项或多项特点,即可判定 LES 有功能缺陷:LES 平均压力低于 6mmHg,暴露至腹内正压环境的 LES 平均长度为 1cm 或更短,和(或)LES 全长平均为 2cm 或更短。与正常志愿者相比,病人的上述数值(LES 压力、全长和腹内长度)在 2.5 百分位数以下。

表 25-1	下食管括约肌的正常测压数值(n=50)		
		百分位数	
	中位数	2.5	97.5
压力(mmHg)	13	5.8	27.7
全长(cm)	3.6	2.1	5.6
腹内长度(cm)	2	0.9	4.7
	均数	均数-2SD	均数+2SD
压力(mmHg)	13.8±4.6	4.6	23.0
全长(cm)	3.7±0.8	2.1	5.3
腹内长度(cm)	2.2±0.8	0.6	3.8

SD=标准差

为了评价 LES 的舒张功能和舒张后收缩,可以将一个压力传感器放至高压区,传感器远端位于胃内,近端位于食管体部。然后,嘱病人做 10 次湿吞咽(每次 5ml 水),每次湿吞咽期间 LES 的正常压力应降至胃内压力水平。

食管体部测压采用位于食管内的 5 个压力传感器。标准操作是在环咽肌下方 1cm 处放置最近端传感器,即可在一次吞咽时获得遍及食管全长的压力反应,共记录 10 次湿吞咽。这样就可以计算出食管体部不同水平每次吞咽时的收缩波波幅、时相和形态。利用食管不同水平收缩波的发作或波峰之间的延迟,即可计算出食管收缩波传播的速度。根据吞咽后食管收缩波之间的关系,可以将食管收缩分为蠕动或者同步性收缩,可以借此诊断食管运动功能障碍。

可以采用类似于 LES 测压的固定式拖拉技术,测定环咽肌的位置、长度和压力。从上段食管开始跨过上食管括约肌进入咽部,间隔 0.5cm 撤退测压导管。将 8 个压力传感器骑跨括约肌放置,使得一些传感器在咽部,一些在上段食管内,就可以测定上食管括约肌的舒张功能。为了评价环咽肌舒张和下咽收缩的相互配合,需要使用高速图形记录仪(50mm/s)才能记录下来。然而,稳定地显示咽食管疾病病人的运动障碍一直比较困难。

高分辨率食管测压

自 20 世纪 70 年代被应用于临床以来,食管测压技术并无太大发展。1991 年,Ray Clouse 提出了改良传统食管测压的概念,主要是增加记录位点的数目,附加三维评估。这种改良传统食管测压技术的"高分辨率食管测压",采用多个、全周性记录位点,实质上是对食管及其括约肌"作图"。高分辨率导管包括 36 个微型压力传感器,遍布导管全长。对这些传感器获得的大量数据进行处理,可以显示为传统的线图,或者是更易理解的、视觉强化且具有时空感的视频示踪图(图 25-23)。

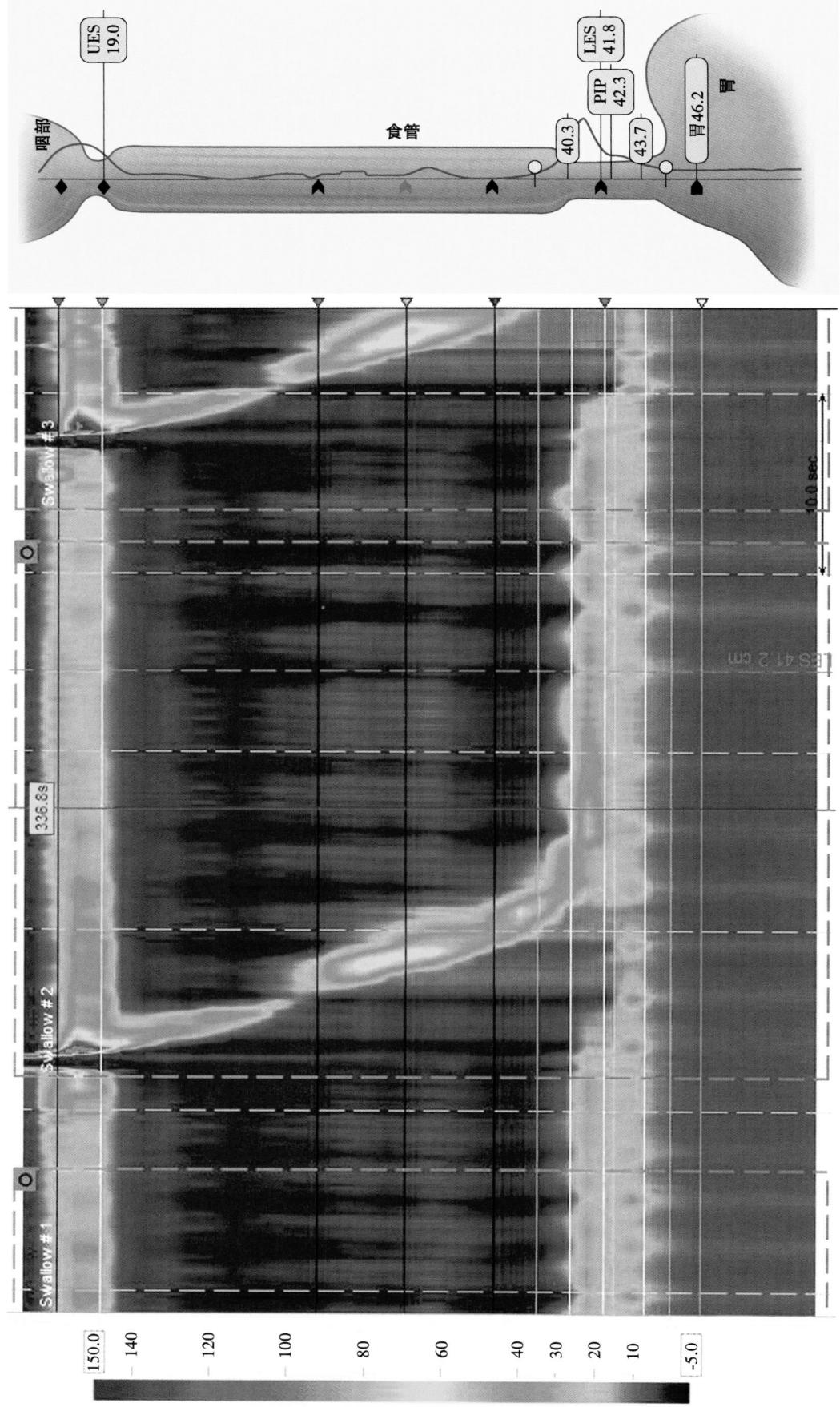

图 25-23 高分辨率测压技术研究食管运动功能。测定的压力采用彩色编码记录（红色＝高压，蓝色＝低压）。LES＝下食管括约肌，PIP＝压力插入点，UES＝上食管括约肌

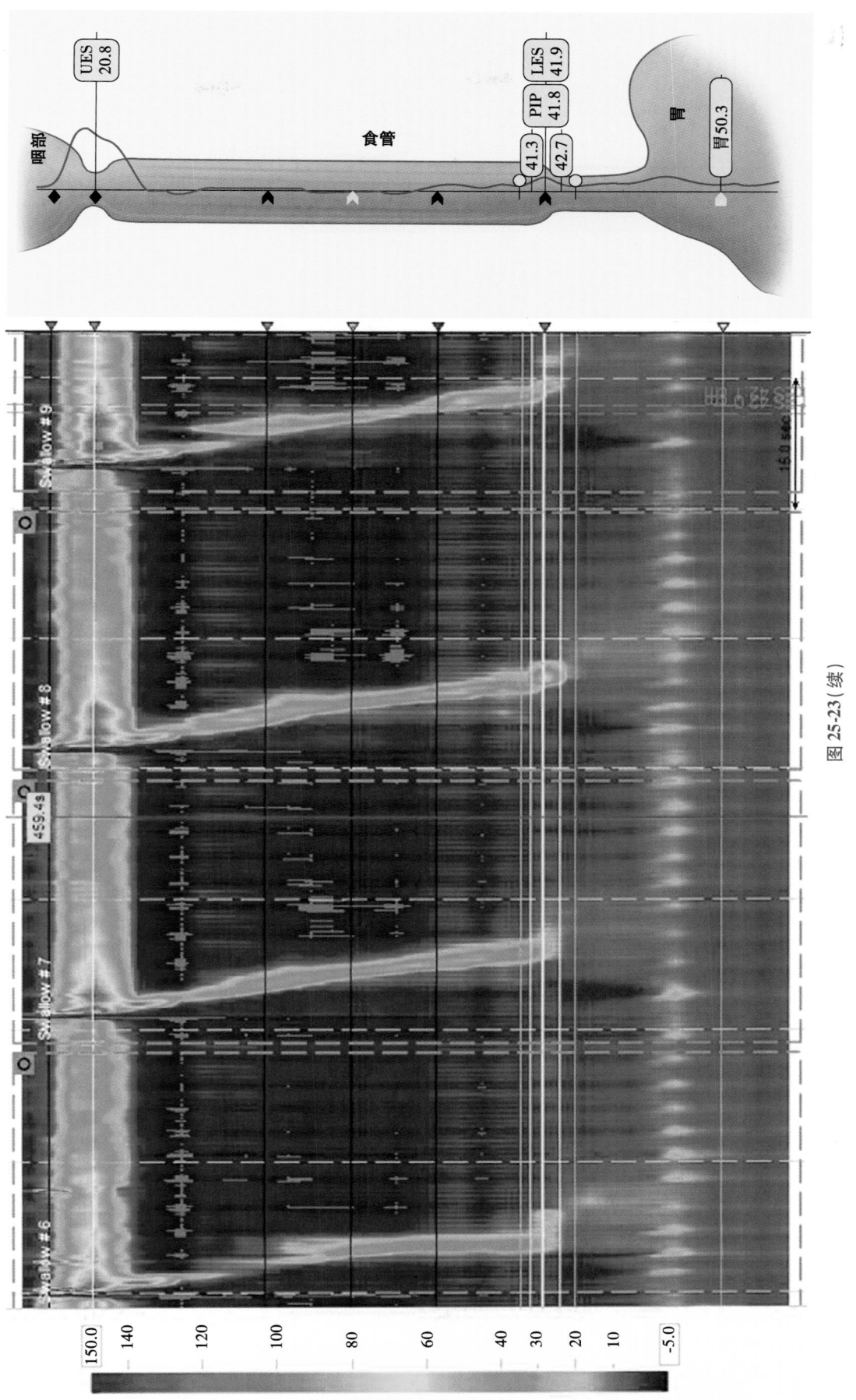

图 25-23（续）

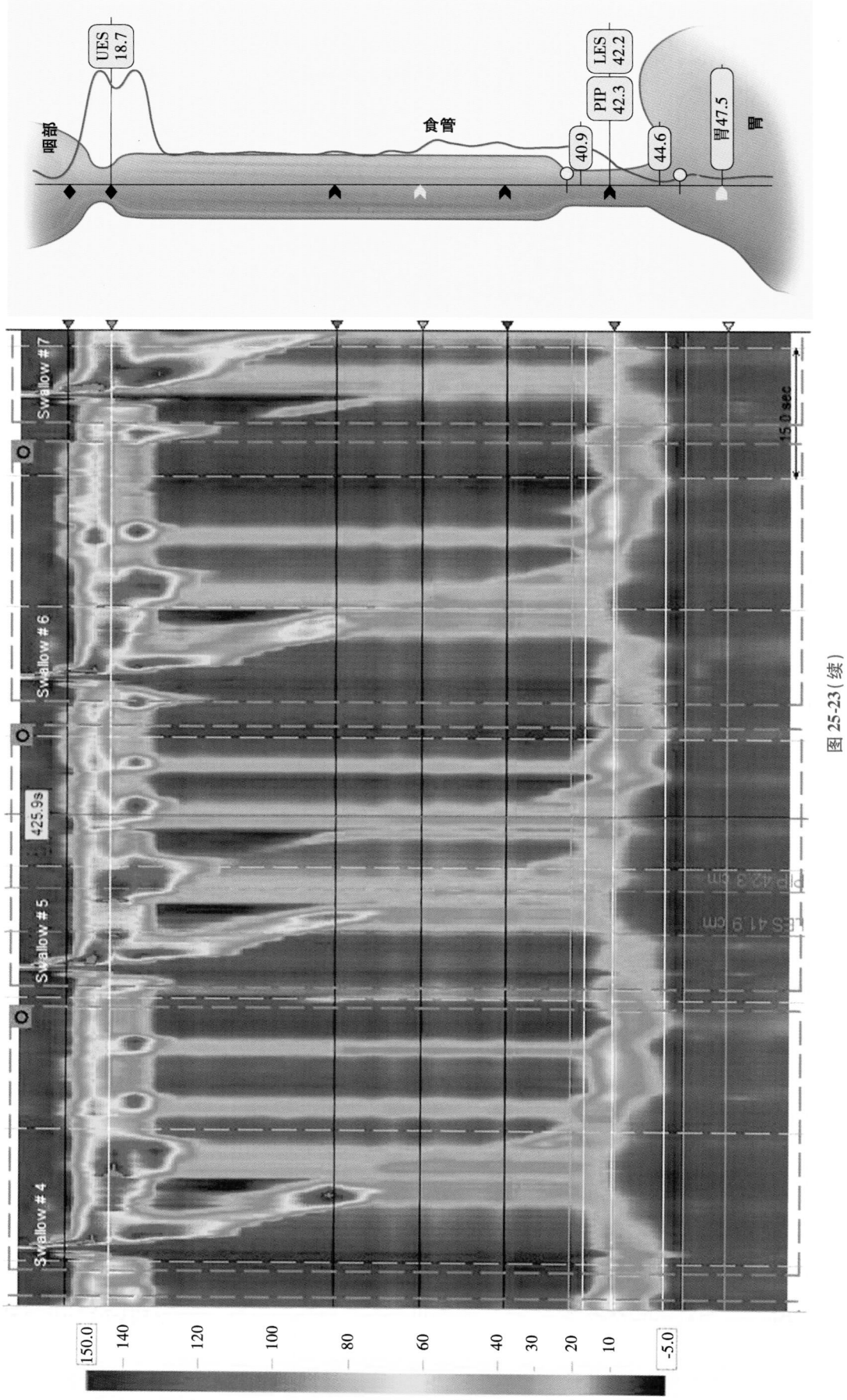

图 25-23（续）

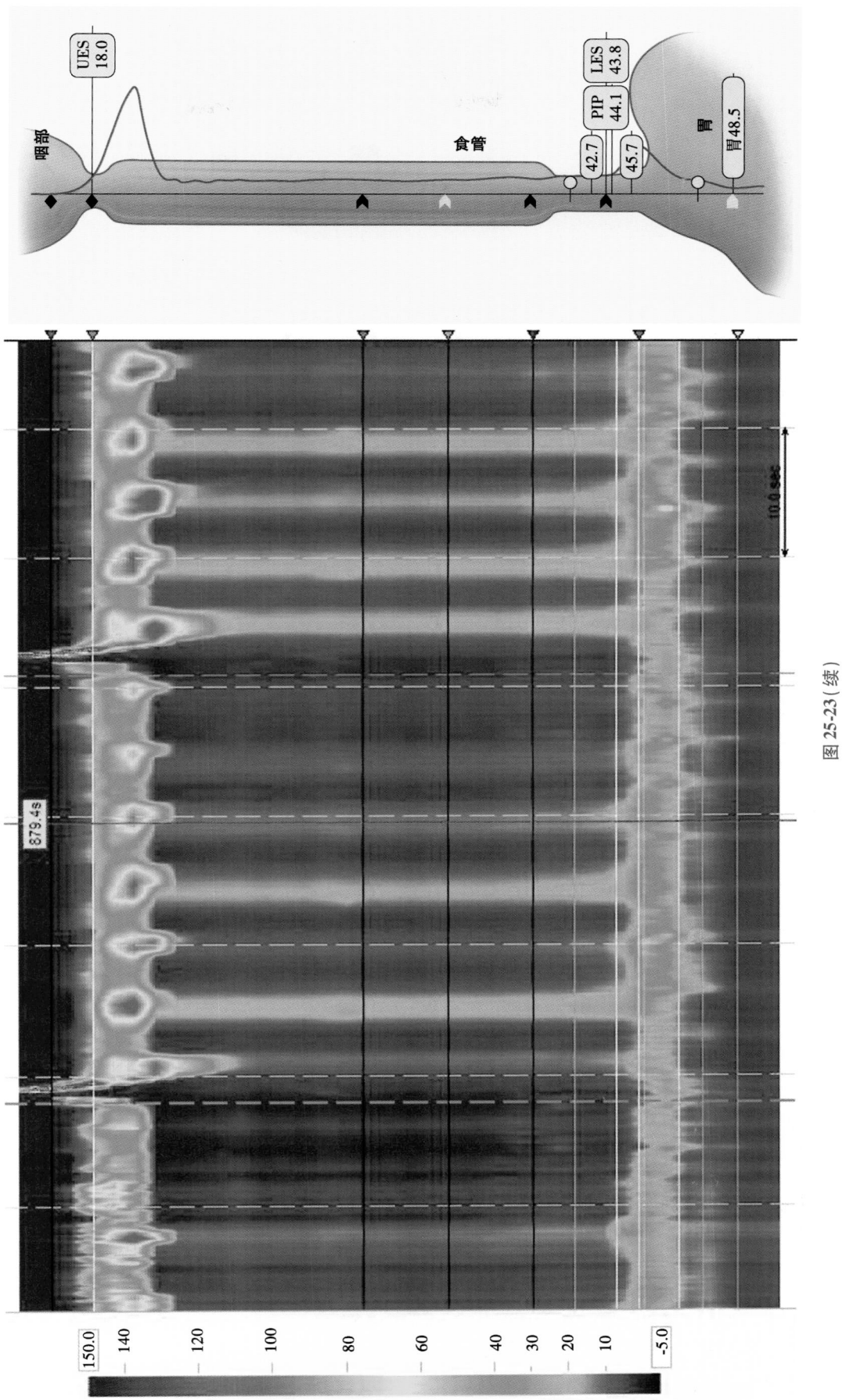

图 25-23（续）

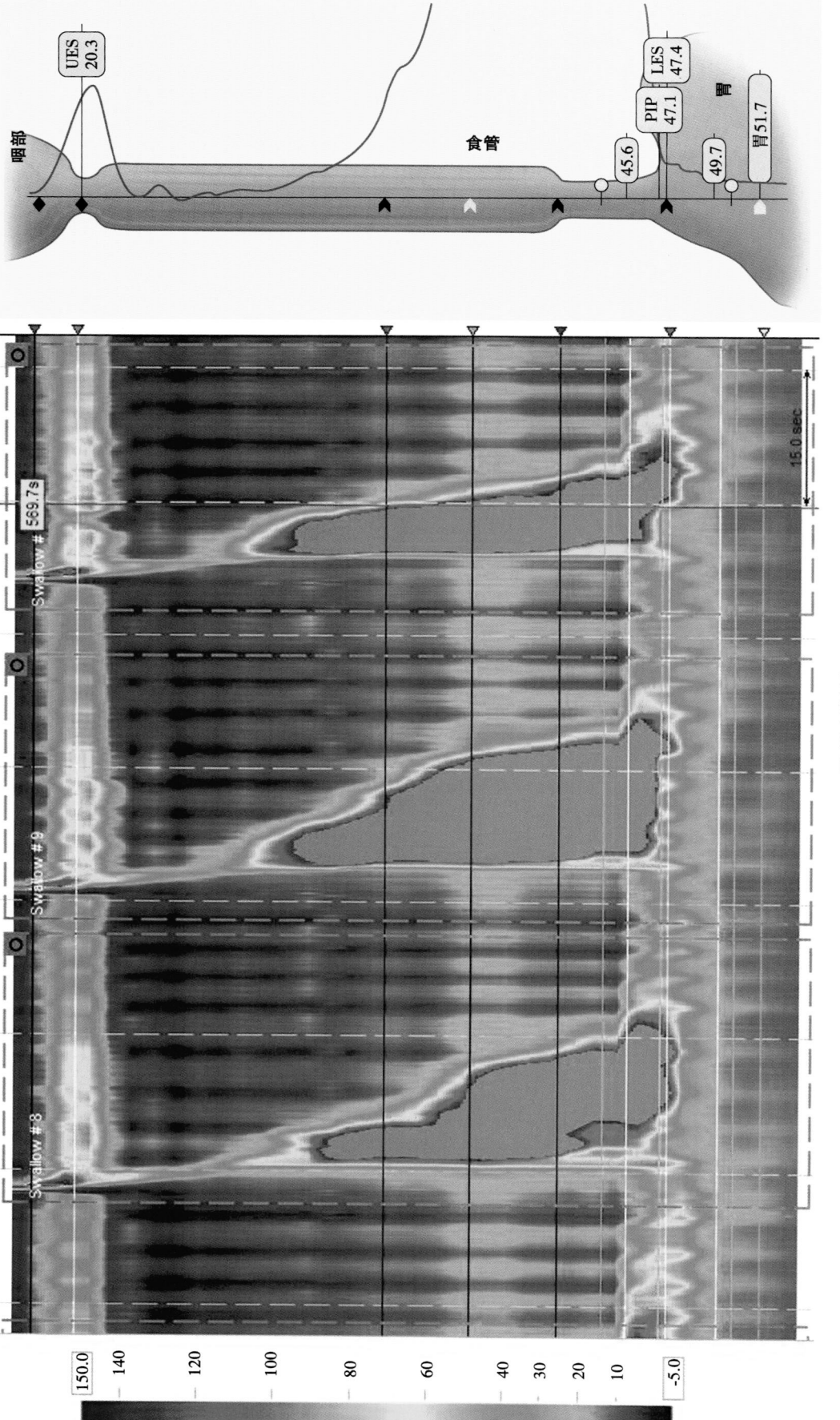

图 25-23（续）

同步获取食管括约肌、食管体部、LES 和胃的压力，可以将传统食管测压技术带来的运动伪影和测压时间降低到最低限度。这种高分辨率测压设备借助计算机，功能强大、容易使用，具有前所未有的数据分析能力。这种技术显著增加了对食管疾病的诊断能力，使之步入基于"图像"的研究领域。高分辨率测压还能发现以往容易被忽略的食管局部运动障碍，大大增加了对食团传送的预测能力，以及压力梯度测定的灵敏性。

食管阻抗的检测

近来，一种以前认为不可能的、测定食管功能和胃食管反流的新技术应用于临床。人们开发了食管腔内电阻抗导管测定胃肠道功能。"阻抗"是指电压和电流的比值，是一种测定中空器官及其内容物的导电性的方法。腔内电阻抗与腔内容物和管腔横截面的导电性成反比关系。空气的导电性很低，因此其阻抗很高。唾液和食物的导电性高，故而使食管的阻抗降低。食管腔扩张造成阻抗降低，管腔收缩则导致阻抗增加。研究者已经明确描述了食管内食团传输的阻抗波形的特征，这样我们就可以掌握食管功能（通过定量分析食团传输）和胃食管反流的特征（图 25-24）。用探针测定相邻电极之间的阻抗，测定点位置分别距探针远端 2、4、6、8、14、16cm。相当低的电流 0.00025μW 以 1～2kHz 的频率沿着电极传播，仅限于 8μA。这种电流低于神经和肌肉的刺激阈值，是贲门刺激阈值的 30% 以下。标准 pH 电极距探针远端 5cm，这样就可以将反流事件的数目与反流物的酸性或非酸性关联起来。

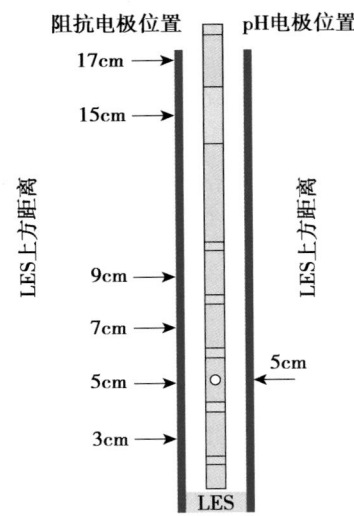

图 25-24　食管阻抗探针测定等间隔电极之间的电阻抗。LES，下食管括约肌

食管阻抗已经成为评价胃肠道功能的好方法，并逐渐用于诊断胃食管反流。与电影照相技术的对比研究表明，阻抗波与 X 线照相显示的实际食团传输关联性很好。食团的吞入、传输和排出都能通过相应检测部位的阻抗变化清晰显示。对健康志愿者采用标准食管测压和阻抗测定的初步比较研究已经完成，证明食管阻抗与蠕动波推进和食团长度密切相关。临床研究者正在开展阻抗测定评价食管和小肠病理生理学的验证性研究。

人们逐渐认识到，24 小时 pH 监测作为胃食管反流诊断和定量的"金标准"具有明显的局限性。动态 24 小时 pH 监测将反流定义为 pH 低于 4，明显"掩盖"了更高 pH 时发生的反流。此外，对于使用质子泵抑制剂（PPI）治疗持续有症状的病人，因为只能检测到异常的酸反流（pH<4），所以 pH 监测的用途有限。在这种情况下，由于病人使用抗分泌药物，酸反流已发生了变化。如果 PPI 抗分泌治疗对于中和胃酸相当有效，那么病人持续存在的症状是持续性胃酸反流的结果，还是非酸反流的结果，抑或不是反流相关的症状。这对于外科手术决策而言是一个重要的问题，遗憾的是，到目前为止还无法加以鉴别。如果有一种可靠的办法既能检测酸反流又能检测非酸反流，就有可能区分这些病人，从而改善对适合抗反流手术的病人选择。最近问世的一种多通道食管腔内阻抗技术能同时测定酸反流和非酸反流，有可能明显增加诊断的准确性。

Balaji 及其同事采用这种技术研究发现，尽管胃酸受到抑制，但是大多数病人仍有胃食管反流。对于采用 PPI 治疗但症状持续存在的病人、有呼吸道症状的病人、有难以确诊的症状的手术后病人，阻抗 pH 监测可能特别有用。

闪烁照相法检测食管传输功能

用伽马照相机可以记录下 10ml 包含锝 99m（⁹⁹ᵐTc）硫胶体的水食团在食管内的传输过程。食团传输延迟可见于多种食管运动障碍性疾病（包括贲门失弛缓症、硬皮病、DES 和胡桃夹食管）的病人。

视频和电视 X 线照相术

高速视频 X 线照相记录能够以不同速度对图像复习，进行再次评价。在评价吞咽的咽期时，这种技术比食管测压技术更有用。研究发现，口咽或者环咽肌运动功能障碍包括：钡剂误入气管或鼻咽部、环咽肌凸出、Zenker 憩室、咽食管段狭窄、造影剂停滞于会厌或下咽隐窝（图 25-25）。这种现象通常不具有特异性，但却是影响咽食管区域的神经肌肉性疾病的常见表现。液态钡、浸满钡的固体食物或者不透 X 线的药丸都可以用于评价食管体部的正常和异常运动。病人仰卧位时吞咽的钡柱失去正常的长条波或节段运动，都强烈提示食管体部运动异常。此外，只有采用运动记录技术，才有可能观测到小的憩室、蹼和微小食管外压等结构异常。现在，已经可以采用计算机同步捕获视频 X 线透视影像和食管测压图，这种方法被称为"测压成像技术"。食管测压成像技术可以精确分析食管的解剖结构性事件（如上食管括约肌开放）与测压所见（括约肌松弛）之间的关系。虽然尚未得到广泛应用，但是食管测压成像技术却是目前评价复杂食管功能障碍的最好方法。

食管内胃液暴露增加的检测

24 小时动态 pH 检测

食管内胃液暴露增加最直接的检测方法是使用一个内置 pH 电极，最近，可以使用一种能夹在食管黏膜上的无线遥控 pH 监测胶囊。后者由一个内置锑 pH 电极的小胶囊形设备以及电池和电子设备组成，可以进行 48 小时监测，并将 pH 数

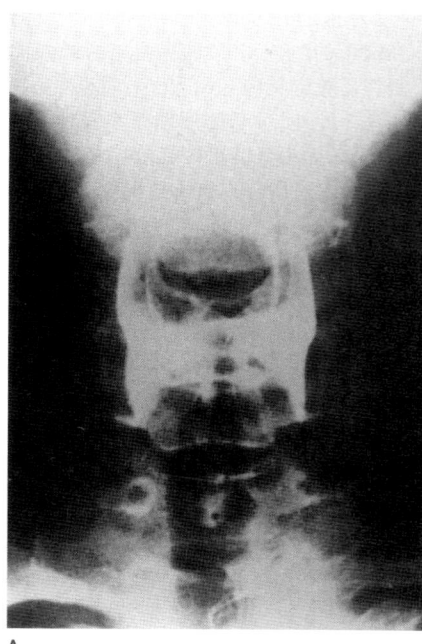
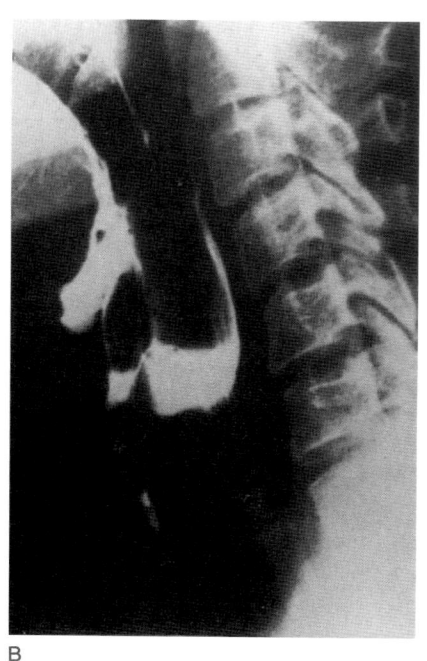

图 25-25 环咽肌失弛症病人的食管钡餐 X 线造影片。**A.** 后前位片显示造影剂停滞于会厌或下咽隐窝,钡剂不能进入食管。**B.** 侧位片(C₅~C₆椎体对侧,显示环咽肌的后凹)上,钡剂停滞于下咽,并被吸入气管

据经皮无线遥控传输至腰装式数据记录器。将这种胶囊经口或经鼻置入,用内镜将其夹在食管黏膜上,它将在 1~2 周内自动向下运行。如果要进行食管 pH 的延长监测,可将 pH 探针或遥控胶囊置于食管测压确认的下食管括约肌上缘 5cm 处,维持 24 小时。这样可以测出食管黏膜暴露于胃液的实际时间,测定食管清除反流胃酸的能力,将食管胃酸暴露与病人的症状联系起来。应当进行 24~48 小时时相的监测,以完成超过 1~2 个完整的全天生理节奏周期。借此可以测定进食

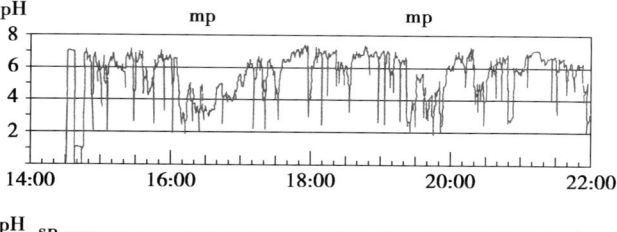

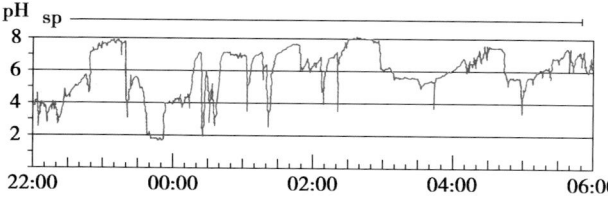

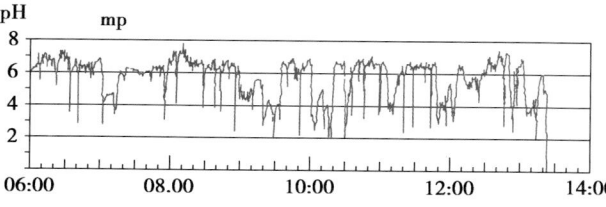

图 25-26 条形图显示了一位食管酸暴露增加的病人的 24 小时食管 pH 监测。mp=进食期;sp=仰卧位

或睡眠等生理活动对胃液反流入食管的影响(图 25-26)。

24 小时食管 pH 监测不应被视为检测反流,而是测定食管内胃液暴露。食管内胃液暴露是指 24 小时内食管 pH 低于某个设定的临界值的时间。单一这种测定虽然很精确,但是并不能反映胃酸暴露如何发生?即胃酸暴露的发生形式是一个较长的片断,还是数个较短的片断?因此,还需要进行另外两种检测:反流发生的频率和时长。

用于表达食管胃液暴露的单位是:①食管 pH 低于某个设定临界值的累积时间,以其占总时间、直立位和仰卧位监测时间的百分比表示;②反流发生的频率,以每 24 小时发生反流的数目表示;③反流的时长,以每 24 小时内超过 5 分钟的反流数目、记录到的最长的反流分钟数表示。表 25-2 显示来自 50 个正常无症状志愿者 24 小时食管 pH 监测整数 pH 界值时上述参数的正常值,取其 95% 百分位数为正常上限。大多数中心采用 pH=4 为临界值。

表 25-2 食管酸暴露(pH<4)的正常值(n=50)

参数	均数	标准差	95%
总时间	1.51	1.36	4.45
直立位时间	2.34	2.34	8.42
仰卧位时间	0.63	1.0	3.45
反流数目	19.00	12.76	46.90
>5 分钟的反流数目	0.84	1.18	3.45
最长的反流(分钟)	6.74	7.85	19.80

将 24 小时 pH 监测记录到的 50 名健康志愿者的参数转化为上述食管内 pH 低于某一临界值的酸暴露的表示形式,

用测得的六个参数中每一个参数的均数的标准差作为加权因素,即可计算出 pH 评分。如果将绝对零水平定义为均数以下两个标准差(SD),健康志愿者测得的数据应被视为呈正态分布。那么,任何病人测得的数值就能参照这个零点。接下来,根据它是低于还是超过正常平均值,即可按照以下公式对其赋值:

$$参数评分 = \frac{(点值-均数)}{(SD+1)}$$

每个整数 pH 临界值参数评分的正常上限见表 25-3。

表 25-3	不同 pH 临界值的综合评分(正常上限)
pH 临界值	**第 95 百分位数**
<1	14.2
<2	17.37
<3	14.10
<4	14.72
<5	15.76
<6	12.76
>7	14.90
>8	8.50

检测食管内酸性胃液暴露增加比碱性胃液暴露增加更可靠。这是因为后者只有当 pH 超过 7 或 8 时才提示碱性暴露,而该 pH 范围的暴露增加可能由 pH 记录仪的校准异常、牙齿感染(加大了唾液的 pH)、食管梗阻(造成唾液潴留、细菌过度生长,使 pH 升高)、碱性胃液反流至食管等因素引起。在使用校准精确的探针、无牙齿感染或食管梗阻的情况下,测得 pH 大于 7 的时间百分比才与 24 小时持续吸引的胆汁酸浓度密切相关。

如果对呈均衡分布的正常健康志愿者、有典型反流症状和括约肌异常的病人进行人群测试,食管 24 小时 pH 监测的敏感度和特异度均为 96%(注:敏感度是指检测某种已知存在的疾病的能力,特异度是指排除某种已知不存在的疾病的能力)。阳性预测值和阴性预测值均为 96%,总体精确率为 96%。根据上述研究以及大量的临床经验,食管 24 小时 pH 监测已成为诊断 GERD(胃食管反流病)的金标准。

24 小时动态食管 pH 监测有一个明显的缺陷,那就是病人必须承受经鼻 24 小时留置一根导管。虽然大多数医师要求病人进行正常的日常活动,但是出于对导管的窘迫或者不适,很多病人并不能依从。最近出现的无线胶囊,可以置入食管内记录 pH 数据 48 小时,明显提高了病人的满意度。

Bravo pH 胶囊(美国明尼苏达州,明尼阿波利斯市,美敦力公司)可以在食管腔内监测 pH,并可持续向一个佩戴在病人皮带或腰带上的接收器发送食管 pH 读数(图 25-27)。病人出现症状时随时记录下来或者按接收器上的按钮。这种胶囊一般可以监测 48 小时的 pH 数据。近来的一项研究表明,附加第二天的 pH 监测使 pH 监测的敏感度提高了 22%,最后胶囊将从食管上脱落,5~7 天内可通过消化道排出。

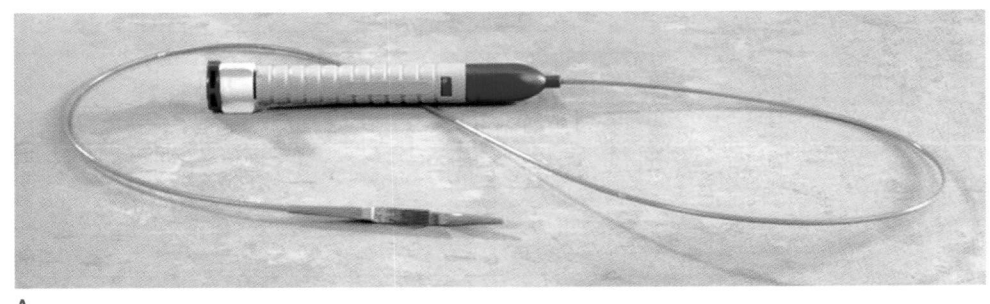
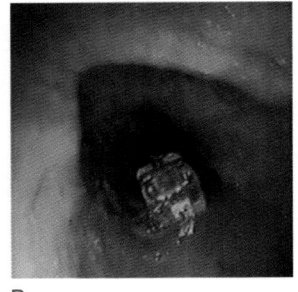

图 25-27　无线 pH 监测。**A.** 施放装置。**B.** 胶囊固定在食管壁上

胃食管反流的放射影像学检测

胃食管反流的放射影像学定义变化很大,取决于反流是自发性,还是其他操作诱发的。对于有典型 GERD 症状的病人,放射专家观察到的自发性反流(即病人直立位时,钡剂从胃内反流至食管)大约只有 40%。绝大多数放射学显示为自发性反流的病人,其食管酸暴露的增加可以通过 24 小时食管 pH 监测证实诊断。因此,X 线检查发现直立位钡剂自发性反流入食管,是胃食管反流存在的可靠指标。但是,X 线检查未发现反流却不能排除 GERD 的存在。

胃十二指肠功能检测

食管疾病常常与胃和十二指肠功能异常有关,胃储存功能异常或胃酸分泌增加都可能导致食管的胃酸暴露增加。碱性十二指肠液(包括胆盐、胰酶和碳酸氢盐)的反流,被认为在食管炎和复杂 Barrett 食管的发病机制中有一定作用。此外,食管功能异常不仅局限于食管本身,而且与胃和十二指肠等其他前肠器官的功能异常有关。胃十二指肠功能检测,包括胃排空研究、胃酸分析、胆道闪烁成像术(用于诊断病理性十二指肠胃反流),有助于研究食管的症状。单纯 24 小时胃 pH 监测可用于诊断胃分泌过多,提示十二指肠胃反流和胃排空延迟的存在。

胃的排空

胃的排空可以用放射性核素标记的饮食进行研究。如果采用不同的示踪剂,则可同时研究固体和液体食物的排空。吞入一份标记的标准餐后,用伽马照相机连续 1.5~2 小时、间隔 5~15 分钟拍摄胃的影像。经过衰败校正后,对胃区的放射性核素量占照相开始时总量的比例进行作图,然后,将形成的胃排空曲线与正常志愿者的曲线进行对比。大体上,正常志愿者一般会在 90 分钟内排空一份餐的 59%。

胃酸分析

胃酸分泌状态的评价通常是通过测定吸引出来的胃液内可滴定的胃酸。消化间期或基础胃酸分泌常在空腹状态下测定,正常志愿者为 0～5mmol/h。用五肽胃泌素或者组织胺刺激胃酸分泌,即可测定胃的最大胃酸分泌能力(反映可用的胃壁细胞总量)。胃酸分泌过多者的基础胃酸分泌量大于 5mmol/h,最大胃酸分泌量超过 30mmol/h。

胆道闪烁显像术

静脉注射 5μ Ci 锝(^{99m}Tc)标记的亚氨基乙酰乙酸衍生物如地索苯宁后,即可进行闪烁法肝胆管成像。60 分钟内,每隔 5 分钟用伽马照相机拍摄上腹部(包括胆囊和胃)的影像。如果用 20mg/kg 人工合成的 C 末段八肽胆囊收缩素刺激胆囊收缩,闪烁照相应当再持续 30 分钟。连续照相显示胃内放射活性增加,提示十二指肠胃反流。因为这种检测方法的持续时间相对较短,并且在正常志愿者中假阳性率较高,所以其临床价值有限。

24 小时胃 pH 监测

24 小时胃 pH 监测是在测压定位的 LES 下方 5cm 处放置一个 pH 电极,持续监测一个完整的昼夜周期。监测期间,病人可以自由走动,鼓励从事日常活动。分别评估进餐时、餐后期、禁食期的胃 pH 数值。禁食期可以分为直立位和仰卧位两种时相。

胃持续 pH 监测所获得数据的解释比食管持续 pH 监测数据的解释更为困难,这是因为胃的 pH 环境受到胃酸分泌、黏液分泌、摄入的食物、吞咽的唾液、反流的十二指肠、胰腺和胆道分泌物以及食糜的混合与排空作用等的相互影响。研究表明,标准胃酸分析显示的基础胃酸输出增加,与仰卧位禁食期间胃 pH 监测数据的频数分布图左移密切相关,基于此可以用 24 小时胃 pH 监测来评价胃的分泌状态。用 24 小时胃 pH 监测来评价胃的排空功能则是基于研究显示固体餐的排空与胃 pH 监测数据图的餐后平台和下降期密切相关。

用 24 小时胃 pH 监测来评价十二指肠胃反流是基于研究发现碱性十二指肠液反流入胃内可以碱化胃内的 pH 环境。这种测定并非直接,这是因为进餐的影响、胃酸分泌减少,能够引起类似碱反流的胃 pH 值变化。为了克服这一问题,可以采用电脑测定碱化峰的高度和树木、基线 pH、餐后 pH 平台、pH 从平台期的下降方式等方法,监测可能存在的十二指肠胃反流。监测结果可以对是否有病理性十二指肠胃反流做出整体评分。初步研究数据提示,在诊断病理性十二指肠胃反流方面,这种方法比闪烁照相法的敏感度和特异度更高。

24 小时食管和胃联合 pH 监测,能够识别有反流症状病人过度的碱性胃十二指肠反流和碱性胃食管反流。通常,食管、胃联合 pH 监测描记曲线能够识别胃和食管的同步碱化,提示十二指肠来源的食管内碱暴露(图 25-28)。

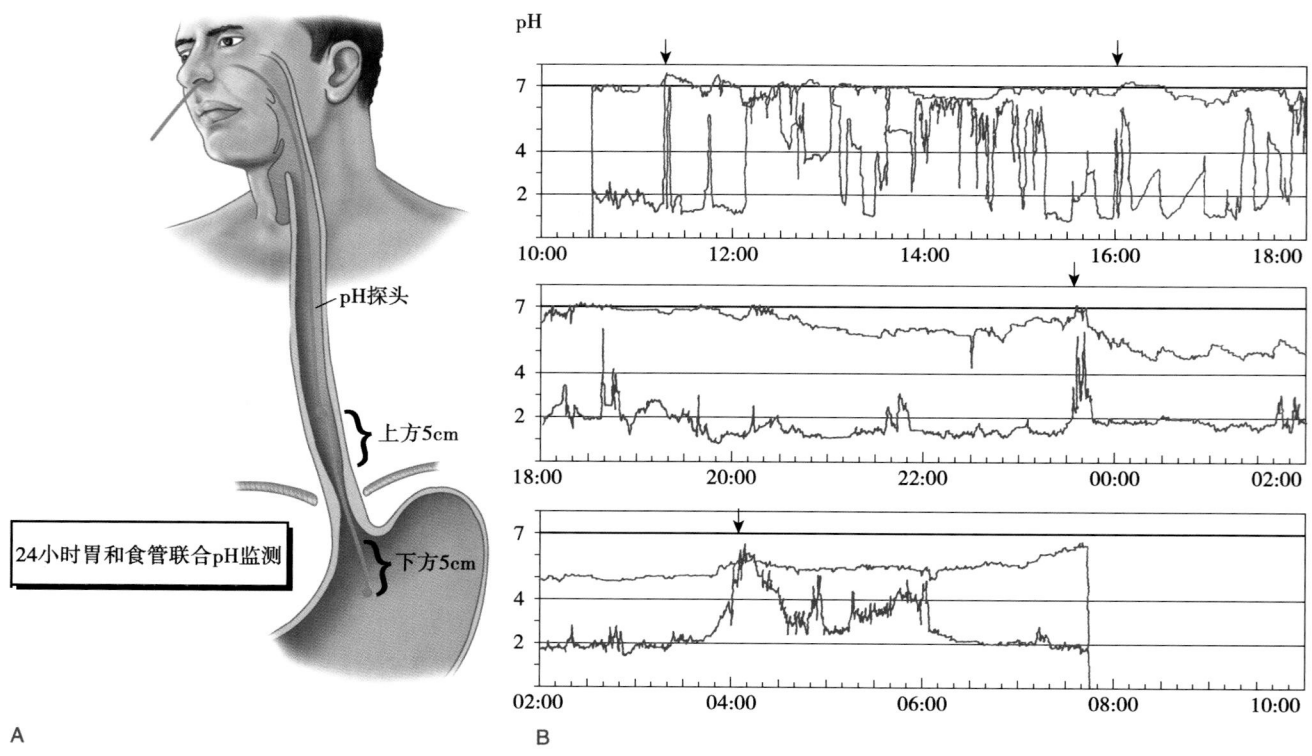

图 25-28   A. 食管、胃联合 pH 监测,显示 pH 探头与下食管括约肌的关系。B. 一例复杂 Barrett 食管病人的食管(上方曲线)和胃(下方曲线)联合动态 pH 监测,显示碱性液体反流入食管内的十二指肠胃反流(箭头)。胃 pH 曲线(下方线)来自位于下食管括约肌下方 5cm 处的探头,食管 pH 曲线(上方线)来自位于下食管括约肌上方 5cm 处的探头。注意:虽然十二指肠胃反流仅在一小部分时间内,使食管内 pH 上升至临界值 7 以上,但是却引发了冰山效应

胃食管反流疾病

20 世纪 30 年代中期以前,人们并未认识到 GERD 是一个重要的临床问题;直到第二次世界大战后,才将其视为食管炎的直接原因。到 21 世纪早期,GERD 逐渐发展成为很常见的临床问题,现已占食管病变的大多数。GERD 是一种慢性疾病,常常需要终身药物治疗。近年来,虽然进行了许多内镜下抗反流治疗的努力和创新,但是并不能成功地长期控制胃食管反流。抗反流手术是一种有效的长期治疗措施,是唯一能够恢复胃食管屏障的治疗方法。尽管 GERD 十分常见,它仍然是临床医学领域最富挑战性的诊断和治疗难题之一。其中一个重要因素就是 GERD 还缺乏一个被大家普遍接受的定义。

诊断 GERD 的最简单方法是根据症状。但是,对 GERD 有提示作用的症状(如胃灼热或反酸)在普通人群中很常见,许多人将其视为正常现象,并不引起医学关注。即使这些症状比较突出,也并非胃管反流的特异性状,可以由其他疾病,如贲门失弛缓症、弥漫性食管痉挛、胃炎、胃或十二指肠溃疡和冠状动脉疾病等引起。

在任何治疗,特别是任何形式的食管手术之前,对病人的症状进行全面的、结构性评价十分重要。应当与病人详细探讨胃灼热、反胃、吞咽困难等典型症状,以及咳嗽、声嘶、胸痛、气喘和误吸等不典型症状,是否存在及其严重程度。因为许多上述不典型症状其实与食管无关,所以抗反流手术不仅不会使症状改善,甚至会使之恶化。

一般而言,胃灼热是指胸骨后部烧灼样不适,起自上腹部并向上放射。常常因为进餐、辛辣或脂肪食物、巧克力、酒精和咖啡而加重,仰卧位时症状加重。抗酸或抗分泌药物常常能使症状减轻,但并非总是有效。流行病学研究显示,多达 40%~50% 的西方人群每月有月有胃灼热症状。最近,美国胃肠病学会进行了一项盖洛普民意调查,强调了夜间胃灼热的发生率及其对生活质量的影响(表 25-4)。

表 25-4　美国胃肠病学会关于胃食管反流病的盖洛普民意调查

- 5 千万美国人至少每周一次有夜间胃灼热症状
- 80% 的胃灼热者症状主要出现在夜间,65% 的胃灼热者既有白天又有夜间症状
- 63% 的胃灼热者称症状影响其睡眠,并影响第 2 天的工作
- 72% 的胃灼热者正在服用处方药物
- 接近半数(45%)的胃灼热者称目前的药物治疗不能解除全部症状

反胃,即酸的或苦的胃内容物轻易反至胸部、咽部或口腔,高度提示前肠病变。晚间仰卧位或者俯身时,反胃尤其严重,可能继发于食管胃连接部的功能不全或者梗阻。对于食管胃连接部梗阻,如贲门失弛缓症,反胃常常比较温和,似乎食物被塞进了搅拌器。在询问病史时大多数病人能够区分这两种情况。胃内容物反流能够引起相关的肺部症状,如咳嗽、声嘶、气喘、反复发作的肺炎。食管内酸化能诱发支气管痉挛、酸刺激或食管扩张都能引起咳嗽。

吞咽困难是一个相对不具有特异性的名词,但却是前肠疾病最特异性的症状。吞咽困难常常是恶性疾病的征象,因此需要进一步检查确诊。吞咽困难是指食物从口腔进入胃传输过程中的困难感觉,从病因上可以分为口咽部和食管源性两类。口咽部吞咽困难的特征是食物从口腔进入食管的传输困难、鼻腔反流和(或)误吸。食管源性吞咽困难是指食物滞留于下胸或上腹部的感觉,可能伴有或不伴有疼痛(吞咽痛),食团通过后吞咽痛会减轻。

特别常见的胸痛症状,尽管大部分可以归因于心脏疾病,却也常常继发于食管病变。早在 1982 年,DeMeester 及其同事就发现,在有严重胸痛症状的病人中,近 50% 病人的心脏功能正常、冠状动脉造影正常,但是 24 小时 pH 监测有阳性发现,提示胃食管反流可能是胸痛的病因。众所周知,运动可以诱发胃食管反流,产生类似于心绞痛的剧烈胸痛。仅仅根据临床征象,这两种病因很难鉴别。Nevens 及其同事曾经研究过有经验的心脏病专家对心源性胸痛、食管源性胸痛的鉴别能力,在 248 例由心脏病专家首诊的病人中,185 例被认为典型心绞痛,63 例为不典型胸痛。在 185 例被视为典型心绞痛的病人中,48 例(26%)病人冠状动脉造影检查正常;在 63 例不典型胸痛的病人中,16 例冠脉造影检查异常。如此看来,心脏内科专家的临床印象有 25% 是错误的。Pope 及其同事研究了 10 689 例由于急性胸痛而入急诊室的病人的最终诊断结果,17% 为急性心肌缺血,6% 为稳定型心绞痛,21% 为其他心脏病,55% 为非心源性胸痛。因此,他们认为因胸痛而紧急就诊的病人中大多数并无心脏病因。进餐诱发的胸痛,常在晚间发生、非放射性、抗酸药物治疗有效,或者伴随其他提示贲门失弛缓症或反胃等食管疾病的症状,应当考虑为食管源性胸痛。此外,有时胃灼热和胸痛症状也很难区分,主要取决于病人本人,一个病人的胃灼热症状可能被另一个病人描述为胸痛。

食管病变产生许多临床症状的确切机制目前仍不清楚,但已有相当多的了解。通过食管腔内容物、食管扩张和食管肌层功能、神经通路以及大脑定位的研究,我们已经基本理解了食管病变的刺激如何产生临床症状。业已明确前肠的脊神经通路与气管支气管树和心脏的脊神经通路之间有错综复杂的关系。这就可以解释为什么上消化道、心脏和呼吸系统的不同疾病之间常常出现互相重叠的临床表现。

人类的抗反流机制和胃食管反流病的病理生理学

人类的食管胃连接部有一个高压带,虽然常将其称为食管下段"括约肌",但是并无明确的解剖学标志确定其起始和末端。从结构上讲,该特殊增厚的区域由围领状的套索纤维和钩状纤维构成,套索纤维位于食管胃连接部的大弯侧,钩状纤维位于小弯侧。吞咽动作开始前,这些纤维处于互补的对位,它们发生反复的松弛时,可以使食物团块通过并进入胃内。此外,当胃底充满气体和液体而扩张时,下食管括约肌也会开放,使贲门阀瓣松弛、气体能够排出(打嗝)。无论生理性还是病理性因素,大多数胃食管反流的发生都是由于高压带的丧失,失去阻抗能力,造成胃液逆向流入食管体部。GERD 的主要原因是由于套索纤维逐渐薄弱,结果造成胃贲门开放,食管测压可见高压带丧失。

食管下段括约肌

食管测压可以发现,食管下段括约肌(LES)有三个特征性因素,协同工作、维持其屏障功能。这三个特征包括:LES静息压、LES全长、暴露至腹腔内正压环境的LES腹内段长度(表25-5)。LES静息压和发挥该压力的LES全长共同起到对胃食管反流的抵抗作用。因此,括约肌变得越短,就越需要更高的压力以防止反流(图25-29)。当胃被充满、扩张时,就像一个充满气体的气球的颈部那样,括约肌的长度就会变短。因此,如果大量进食使胃底反复扩张,括约肌的全长就逐渐缩短。那么,即使胃轻微扩张、压力轻微升高,括约肌的长度将不足以维持其屏障功能,反流就会发生。

表25-5	食管远端括约肌正常检测值(50例)		
参数	**中间值**	**2.5%区间**	**97.5%区间**
压力(mmHg)	13	5.8	27.7
总长度(cm)	3.6	2.1	5.6
腹段长度(cm)	2	0.9	4.7

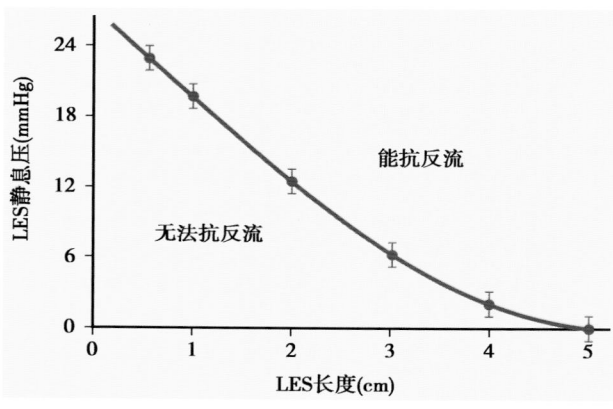

图25-29 随着食管括约肌长度变短,需要更大的压力来维持其抗反流的能力。LES=食管下段括约肌

影响LES抗反流能力的第三个特征性因素是它与膈肌的相对位置关系。LES全长的一部分暴露于腹腔内正压环境十分重要,因为当腹内压升高时,如果LES和胃内压力不相等,LES屏障的抗反流作用将会消失。因此,如果有食管裂孔疝,括约肌就会全部位于胸腔内,丧失了瓣膜的夹闭机制,不能对腹腔内压力升高做出反应,胃管反流更容易发生。

因此,持续性括约肌功能缺陷被定义为具有下述一项或者多项特征:LES的平均静息压力低于6mmHg,括约肌全长小于2cm,括约肌的腹内段长度小于1cm。与无GERD的正常志愿者相比,这些数值中的每个参数都在2.5百分位数以下。下食管括约肌功能缺陷最常见的原因是腹内段长度不足。

LES一旦出现功能缺陷,就是不可逆的,食管黏膜损害可以通过抗分泌药物治愈,但是反流将持续发生。此外,LES缺陷也与食管体部功能下降、对反流物的清除次数减少有关。随着食管逐渐丧失有效的清除能力,病人可能更容易发生黏膜损害、大量反胃、误吸和呼吸衰竭。反流也可见于LES正

常者,见于胃排空或者吞咽过量气体等功能性问题,这种情况下由于胃扩张,导致腹内压力增加,造成LES缩短或者松弛,继而发生反流。胃扩张造成LES松弛的机制可以解释"短暂性LES松弛"的发病机制,即由于大量进食或慢性吞咽空气造成胃反复扩张,LES反复松弛,随后套索纤维变得薄弱。此时,胃排气的生理性正常机制被病理性的严重餐后反流疾病所取代。此外,GERD病人的吞咽频率增加,试图用其唾液(pH=7)中和反流的胃酸,但是这种现象却导致空气吞咽增加,进一步加剧了胃的扩张,使问题复杂化。因此,GERD可能起源于胃(由于过度进食导致胃的扩张),而摄入脂肪餐将使其变得更加复杂(导致胃排空延迟)。

食管裂孔疝和胃食管反流病的关系

由于胃反复扩张,套索纤维和钩状纤维逐渐变得薄弱,食管胃连接起始于一种假想的"上下颠倒的漏斗"现象,His锐角渐渐开放。这反过来会导致膈食管韧带薄弱和延长,结果造成食管裂孔增大和轴向疝。胃食管反流临界值与食管裂孔疝的程度之间有高度相关性(图25-30)。

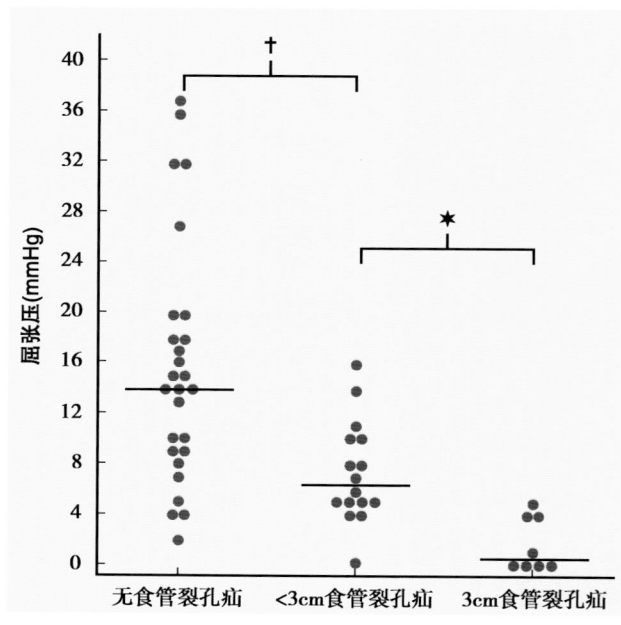

图25-30 随着裂孔的增大,下段食管括约肌的压力减小

人们认为,餐后食管酸暴露的来源是来自食管胃连接部未受到食物缓冲的"一小袋酸"。相同的情况见于内镜检查阴性消化不良的病人以及LES上缘5cm处采用传统食管pH监测表现正常的病人。

总结

GERD起源于胃内,进食过多以及高脂肪餐后胃排空延迟,都会使胃底发生扩张。胃底的这种扩张引起括约肌"展开",因此使远端LES区域的食管鳞状上皮暴露于胃液中。反复胃液暴露造成贲门部炎症和柱状上皮发生。这是贲门炎发生的第一步,可以解释为何早期反流病的食管炎轻微,并且常常局限于食管的最远端。病人试图以吞咽增加来进行补偿,用唾液中和反流的酸性胃液,可以减轻反流带来的不适症

状。吞咽增加造成吞气、气胀和反酸、嗳气。这反过来形成了一种"黏性循环"——胃进一步扩张，胃液暴露更多，远端食管反复受到损害。贲门炎的发生可以解释为何早期反流病人会出现上腹部疼痛的症状。这一过程还能导致鳞柱状交界处形成纤维黏膜环，称为"Schazki 环"，导致吞咽困难。这种炎症反应可能扩展至固有肌层，导致 LES 长度和压力逐渐丧失。GERD 的这种病理生理学解释颇受支持，因为观察发现严重的食管炎几乎总是与 LES 缺陷有关。

胃食管反流病的相关并发症

　　胃食管反流病的并发症可能来自胃液对食管黏膜、喉或呼吸道上皮的直接损伤作用。反复反流造成的并发症是食管炎、狭窄和 Barrett 食管，反复误吸可能导致进行性肺纤维化。并发症的严重程度与括约肌的结构性缺陷直接相关（表 25-6）。观察发现 42% 的无并发症病人有括约肌的结构缺陷（大多数有一或两个因素受损），提示这种疾病可能局限于括约肌（对食管体部过度收缩的代偿）。最后，括约肌的三个因素全都受损，胃液毫不受限地进入食管，完全压倒了食管的正常清除机制。从而导致食管黏膜受损，食管收缩能力进行性恶化，常见于食管狭窄和 BE 病人。食管失去清除能力增加了咽部发生反流误吸的可能性。

表 25-6	胃食管反流病的并发症：连续 150 例确诊 GERD 的病例资料（24 小时食管 pH 监测、内镜检查和食管动力学监测）		
并发症	例数	括约肌结构正常（%）	括约肌结构缺陷（%）
无	59	58	42
腐蚀性食管炎	47	23	77[a]
狭窄	19	11	89
Barrett 食管	25	0	100
合计	150		

[a]合并贲门缺陷时，食管炎分级更严重

　　反流至食管内的有害成分包括胃液分泌，如胃酸和胃蛋白酶以及来自十二指肠胃反流的胆道和胰腺分泌物。相当多的实验证据提示，胆盐以及胃酸和胃蛋白酶联合暴露于食管内时造成的食管损伤最大，研究显示单独胃酸对食管黏膜的损害较小，胃酸和胃蛋白酶联合起来就有很大的危害性。同样，单独十二指肠液对食管黏膜几乎无损害，但是十二指肠液和胃酸联合起来就有很大的毒性（表 25-7）。

表 25-7	不同类型反流与食管损害的关系			
	无损害	食管炎	非复杂 Barrett 食管	复杂 Barrett 食管
胃反流	15（54%）	13（38%）	8（32%）	1（8%）
胃、十二指肠反流	13（38%）	21（62%）	17（68%）	12（92%）

　　动物实验研究显示，十二指肠内容物反流入食管内会加重食管炎症，促进 Barrett 食管的发生，最终导致食管腺癌的发生。据称，十二指肠液成分中最有害者是胆汁酸。胆汁酸损伤食管黏膜细胞，必须同时具备可溶性和非离子化特性，这种未离子化的、非极性状态的胆汁酸能够进入黏膜细胞内。进入上消化道之前，98% 的胆汁酸与牛磺酸或者甘氨酸以大约 3:1 的比例结合，这种结合通过降低 pKa 增加了胆汁酸的可溶性和离子化状态。十二指肠的正常 pH 接近于 7.90% 以上的胆盐处于溶解和完全离子化状态。pH 在 2~7 时，离子化胆盐和亲脂的、未离子化胆汁酸混合在一起。胆汁酸化至 pH 低于 2 时，胆汁酸就会不可逆的沉淀出来。因此，在正常生理状态下，胆汁酸处于沉淀状态，只要胃内酸性环境存在，胆汁酸具有微弱的影响。相反，如果胃内环境变碱（例如，过量十二指肠胃反流以及抑酸药物治疗或迷走神经切断术后，部分或全胃切除术后），胆盐仍处于溶解状态，部分游离，一旦反流入食管内，就能破坏细胞膜，损害线粒体，从而引起严重的食管黏膜损伤。

　　当存在两种危险因素时，就会发生食管炎、狭窄和 Barrett 化生等胃食管反流的并发症。这两种危险因素是：LES 功能缺陷、食管内暴露胃液的 pH<4 或者>7（图 25-31）。食管抽吸研究（图 25-32）已经证实，食管内 pH>7 暴露增加病人的食管内容物来源于十二指肠。测定食管内 24 小时胆红素暴露作为十二指肠液存在的标志的研究也证明和扩展了上述研究结论。该研究发现，58% 的 GERD 病人存在食管内十二指肠液暴露增加，这种暴露最常见于食管内 pH 在 4~7 时（图 25-33）。此外，这种暴露与更为严重的食管黏膜损伤有关（图 25-34）。

　　胃液和十二指肠液混合反流比单纯胃液反流的毒性更大，可以解释为何尽管采取内科治疗，仍有 25% 的反流性食管炎病人会发生复发性和（或）进行性食管黏膜损害。原因可能是抑酸治疗并不能使反流的胃液和十二指肠液 pH 维持在 6 以上。一旦 pH 范围降至 2~6，就会形成非游离的、非极化的、可溶性胆汁酸，后者能够穿透细胞壁，损伤黏膜细胞。为了保证胆汁酸在其极化状态仍完全离子化、不穿透细胞，必

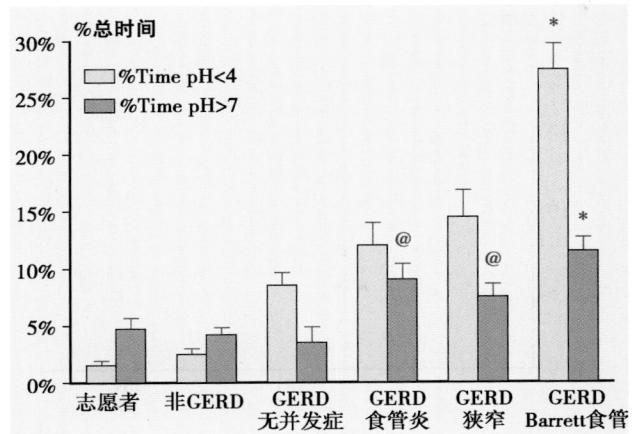

图 25-31　食管内的酸和碱暴露（以 pH<4 和 pH>7 的总时间百分比表示）。* 表示与无并发症的胃食管反流病（GERD）病人相比，$P<0.01$。@ 表示与无并发症的 GERD 病人相比，$P<0.05$

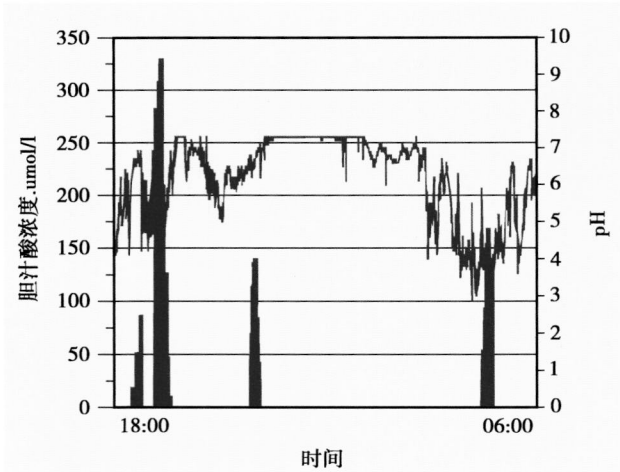

图 25-32   采样胆汁酸浓度和食管内 pH 与时间关系的作图,图中同时显示明显的胆汁酸(垂直柱图)和胃酸(线图)反流

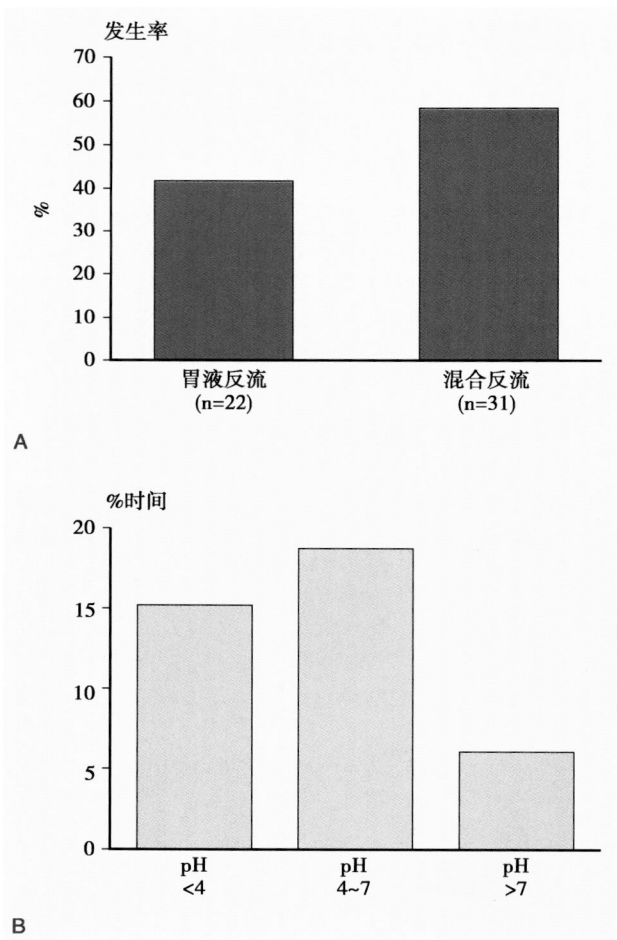

B

图 25-33   A. 53 例胃食管反流病病人的反流类型发生率。B. 胆红素暴露期间食管腔内的 pH

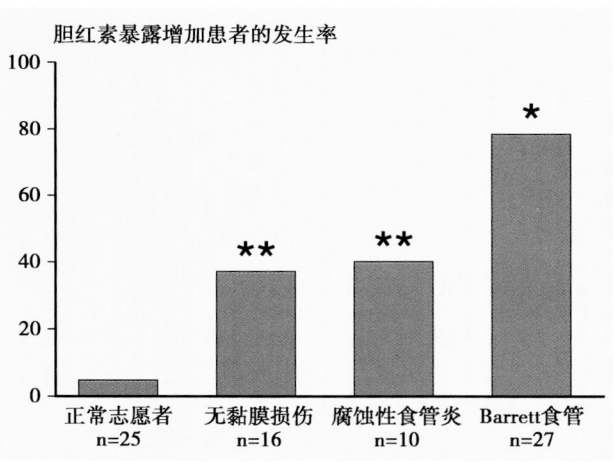

图 25-34   健康志愿者和不同程度黏膜损伤 GERD 病人的异常食管内胆红素暴露发生率(*表示与其他组相比,$P<0.03$;**表示与健康志愿者相比,$P<0.03$)

须使反流物的 pH 每天 24 小时、每周 7 天、乃至病人终身维持在 7 以上。事实上,这不仅不切合实际,而且不可能,除非采用相当高剂量的药物。略低些的剂量就会使食管黏膜受损,尽管病人相对并无临床症状。抗反流手术能够重建胃和食管之间的屏障,保护混合性胃食管反流病人的食管黏膜免受损害。

如果胃液反流持续存在,反复发生食管黏膜损伤,可能出现两个结局。第一,从黏膜下层开始发生食管腔狭窄,最终食管壁全层纤维化。第二,管状下段的黏膜被柱状上皮取代。柱状上皮对酸有抵抗性,可能减轻胃灼热症状。柱状上皮常常演变为肠上皮化生(组织学上存在杯状细胞),这种特殊的肠上皮化生是目前诊断 Barrett 食管所必需的。内镜下,BE 可能处于静止状态,或者与食管炎、狭窄、Barrett 溃疡和不典型增生等并发症有关。这些 BE 相关并发症可能是由于反流的十二指肠和胃液的持续刺激。这种持续性损伤是 pH 依赖性的,内科治疗有可能使之改变。化生的 Barrett 上皮演变为不典型增生、进展为腺癌的发生率接近每年 1%。

食管狭窄可能与严重的食管炎或者 BE 有关。对于 BE,食管狭窄常发生在最大炎症反应处(即:鳞-柱状上皮交界)。因为柱状上皮伸入炎症区域,炎症延伸至高位的近段食管,所以,狭窄的部位在食管内随之向上移动。无 Barrett 食管、而发现食管狭窄的病人,将存在的食管狭窄归因于反流性食管炎之前,可能曾有胃食管反流的病史记录。食管酸暴露正常的病人,食管狭窄的原因可能是癌症或者药物诱导的化学性损伤,后者源自胶囊或药片在食管远端的滞留。对于此类病人,食管扩张通常能够解决吞咽困难问题。仅仅因为化学损伤所致的胃灼热症状,常不必治疗。药物诱导的化学性损伤也可能发生于原本就有食管炎以及胃食管反流所致远端食管狭窄的病人,此时,由于胶囊或药片滞留在原先的反流性狭窄之顶部,造成反复的腐蚀性损伤,因而出现长条的线状狭窄。这种狭窄扩张治疗常常无效。

化生(Barrett 食管)和肿瘤(腺癌)并发症

Norman Barrett 于 1950 年首先描述了管状食管被覆柱状上皮而非鳞状上皮,他错误地认为这是先天性起源。现在认为这是一种获得性疾病,见于 10% ~ 15% 的 GERD 病人,代表了 GERD 自然史的终末期,它也与先天性疾病所见的食管的上半部出现胃底上皮岛明显不同。

在过去的十年里,Barrett 食管(BE)的定义发生了很大演化。传统意义的 BE 是指柱状黏膜向食管延伸至少 3cm。现在认为,Barrett 黏膜内发现的这种特殊的小肠型上皮是唯一能够恶变的组织。因此,目前 BE 的诊断标准是内镜下发现任何长度的柱状黏膜,经活检证实为肠化生(IM)。虽然也会存在无肠化生的长段柱状黏膜,但其并不常见,很可能是先天性起源。

肠化生的显著标志是存在小肠杯状细胞。经活检证实,贲门处的 IM 发生率很高,位于鳞柱状交界的胃侧,并无内镜下明显的柱状上皮覆盖的食管(CLE)。越来越多的证据表明,贲门处的这些表现为 Barrett 的斑片,其恶变风险与更长段的 Barrett 病变相似,可能是贲门癌的先祖。

BE 病人需要长期减轻症状,是进行抗反流手术的主要原因。食管黏膜损伤的愈合以及防止疾病进展都是重要的次要目标。在此意义上,BE 病人与更广泛的胃食管反流病病人并无不同。当临床资料提示疾病严重或预示需要长期药物治疗时,应当考虑行抗反流手术。绝大多数 BE 病人是有症状的。虽然还有争议认为一些 BE 病人可能无症状,但是仔细采集病史会发现大多数病人还是有临床症状。

BE 病人包括从肉眼可以识别的短片段,到典型长段 BE 的一个疾病谱。但是,一般而言,其代表了胃食管反流病的相对严重阶段,常伴有食管内酸暴露显著增加、LES 的缺陷特征、食管体部功能不良、十二指肠胃食管反流高发。胃液分泌过多见于 44% 的病人,大多数需要长期 PPI 治疗以减轻症状和控制并存的食管黏膜损伤。既然食管生理学上存在如此显著的缺陷,那么对大多数 BE 病人而言,抗反流手术就是一种长期控制症状的好办法。过去,抗反流手术的指征仅限于具有狭窄、溃疡、演变为化生片段等相关并发症的病人。腹腔镜胃底成形术的进步及其对 90% 以上病人胃管反流的成功控制,显著降低了推荐手术的门槛。目前多数专家认为,对于静止的、非复杂性 BE,特别是年轻 BE 病人,适合行抗反流手术。

BE 的典型并发症包括柱状上皮覆盖区域的溃疡、狭窄形成以及不典型增生-癌变顺序。Barrett 溃疡与反流性食管炎的腐蚀性溃疡,它更像胃或十二指肠消化性溃疡,容易出血、渗透或穿孔。BE 所见的狭窄发生在鳞柱状交界处,通常比无 BE 的消化性狭窄位置更高。1975 年以前,BE 相关的溃疡和狭窄经常报告,但随着强力抑酸药物的问世,这种溃疡和狭窄越来越少见。相反,Barrett 食管黏膜发生腺癌越来越常见。1975 年以前 Barrett 黏膜发生的腺癌是一种罕见的肿瘤。今天,其发病率在每 100 个病人-随访年内接近 1 例,发病风险是普通人群的 40 倍。若非全部,绝大多数食管腺癌起源于 Barrett 上皮(图 25-35)。在全部 BE 病人中,大约 1/3 会发生恶变。

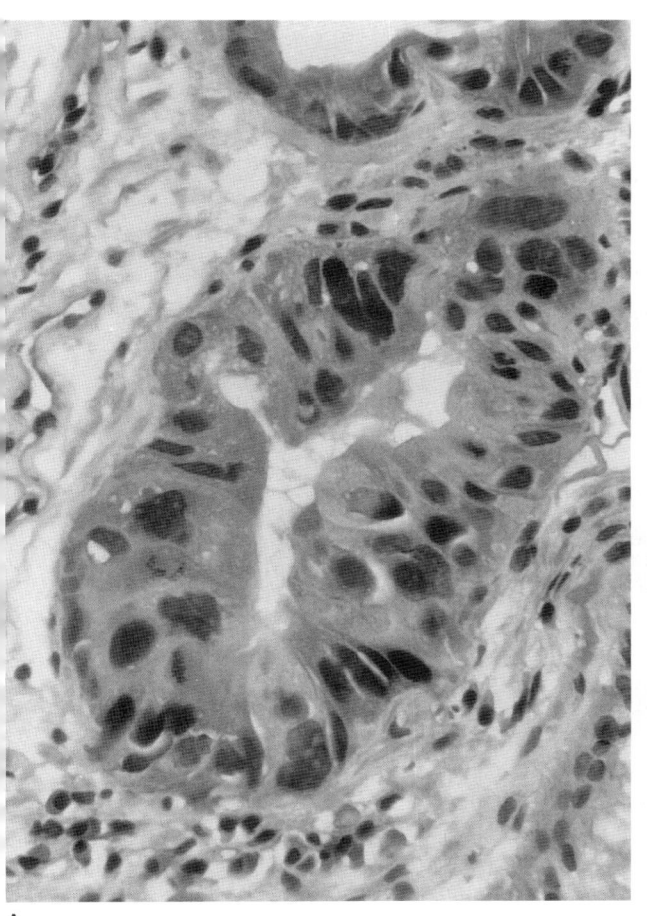

A

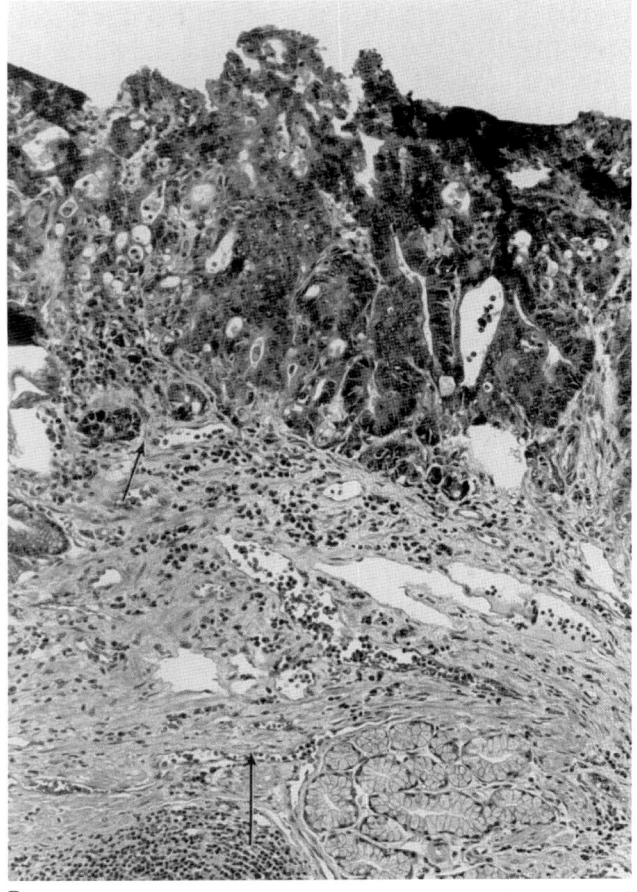

B

图 25-35　光学显微镜照片。**A.** Barrett 上皮呈重度非典型增生(×200)。注意细胞核不规则,细胞分层并失去极化。**B.** Barrett 上皮发生的黏膜内癌(×66)。注意黏膜内的恶性细胞(上方箭头),但未侵犯黏膜肌层(下部箭头)

病人和医师都十分关注 BE 演进为不典型增生和腺癌的长期风险，虽然这并非决定行抗反流手术的驱动力。到目前为止，还没有前瞻性随机研究证明抗反流手术能够降低演进为不典型增生和腺癌的风险，但是完全控制胃液反流入食管却是一个理想的目标。越来越多的资料表明，内科和外科治疗对 Barrett 化生的自然史有一定的影响，所以演进风险可能将在治疗决策中起到更大的作用。

呼吸系统并发症

相当一部分 GERD 病人会出现呼吸系统症状，这些病人可能有咽喉反流型症状、成人发作性哮喘，甚至特发性肺纤维化。这些症状和器官损伤可能孤立出现或者伴随胃灼热和反胃等典型的反流症状。几项研究业已证实，高达 50% 的哮喘病人内镜检查发现明显的食管炎或者远端食管有异常的酸暴露。这些研究结果支持部分病人的 GERD 和消化呼吸道症状和并发症之间有因果关系。

反流诱导的呼吸道症状的病因学

反流诱导的呼吸系统症状可能有两种发病机制。"反流理论"认为，这些症状是咽喉部胃内容物暴露和误吸的直接结果。"反射理论"认为，远端食管酸化期间，迷走神经介导的传入纤维导致支气管收缩。临床研究已经发现特发性肺纤维化和食管裂孔疝之间有强烈的关联关系，这为呼吸消化系统直接暴露的机制提供了证据。此外，最近一项来自美国荣民事务部的多因素分析研究表明，GERD 的存在与几种肺疾病密切相关。动态食管 pH 监测发现，同时具有胃食管反流和呼吸系统症状的病人比仅仅具有胃食管反流症状的病人，其近段食管内的酸暴露更为常见。闪烁扫描研究发现，同时具有胃食管反流和呼吸系统症状的病人有明显的放射性同位素的误吸，进一步支持上述结论。动物研究发现，气管内酸灌注能够显著增加气道阻力。最后，多通道食管腔内阻抗测定（一个导管固定监测咽喉部反流）发现，病人的头侧液体运动

与咳嗽等咽喉部症状密切相关。

远端食管内酸灌注时可以出现支气管收缩，支持反射机制。气管食管通道和迷走神经之间有共同的胚胎起源，这种反射是由传入纤维介导的、保护呼吸消化系统免受吸入的反流物损害的反射。那些有呼吸道症状和胃食管反流记录但无近段食管酸暴露的病人，接受腹腔镜胃底折叠术后，其肺部症状常常随时间迁移而明显好转，甚至完全消失。很可能是以上提出的这两种机制同时起作用，引起了这些 GERD 相关的症状。

在确诊反流相关的呼吸道症状后，如何制订治疗计划是一个最困难的临床挑战。虽然对于以典型反流症状为主、继发呼吸道症状的病人而言，诊断的确十分直接明了；但是相当多的反流诱导的呼吸道损伤却主要表现为呼吸道症状，常常完全缺乏胃灼热和反胃等典型的胃食管反流症状（仅当进行客观的食管生理学检测才能发现异常）。传统上，诊断反流诱导的呼吸道损伤，需要采用双探针动态 pH 监测（一个探针位于远端食管内，另一个位于近端）。近端探针的分布包括气管、咽和近段食管。虽然动态食管 pH 监测能够直接确定食管酸化和呼吸道症状之间的关系，但是由于这种检测手段的敏感性较差，喉或肺部症状与反流之间的即刻关系相当复杂。此外，当反流的胃液向头侧运动时，有可能被唾液中和，因此不能被 pH 监测仪发现。食管阻抗监测是一种新的技术，可以更广泛地用于监测液体在全食管内的流动、而不考虑其 pH。

治疗

一旦诊断确立，就应当开始 PPI 治疗或者抗反流手术治疗。高剂量 PPI 试验性治疗有助于确定反流是造成呼吸道症状的部分还是全部原因。重要的是，如果在强力 PPI 治疗下病人的症状持续存在，并不能得出结论反流是共同因素之一还是一个独立病因。图 25-36 提供了对于此类病人的诊断评估路线图。

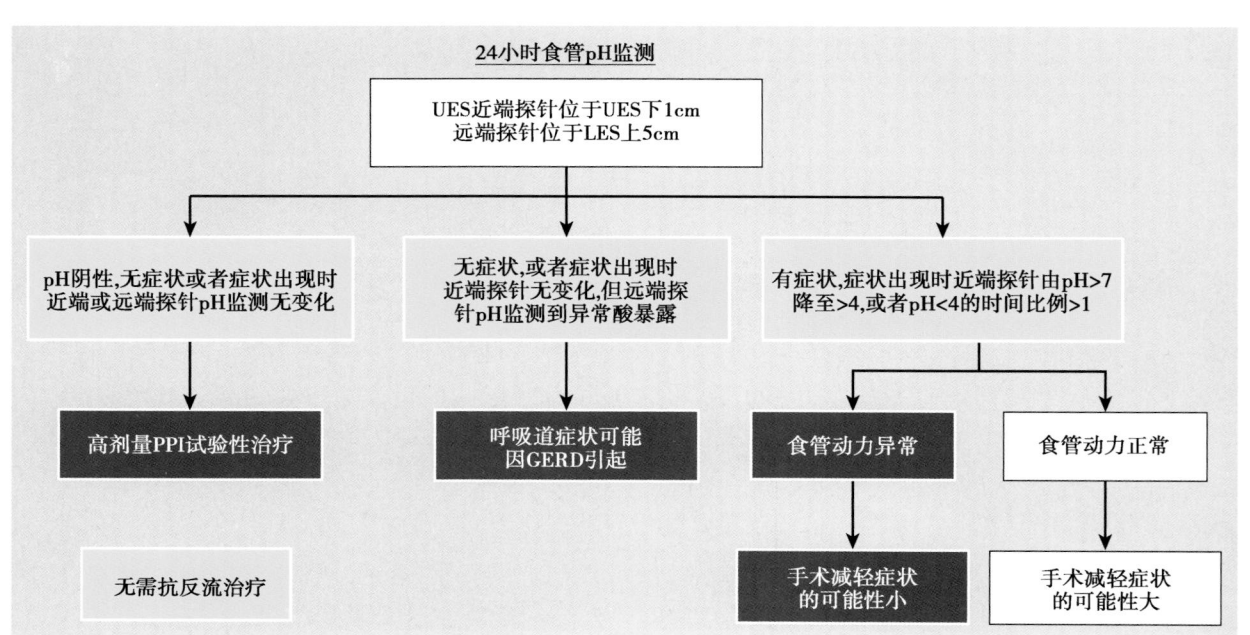

图 25-36　病人症状与 pH 监测预测酸反流直接引起反流症状之可能性的相关性。GERD = 胃食管反流病，LES = 下食管括约肌，PPI = 质子泵抑制剂，UES = 上食管括约肌

虽然极有可能某些成分是安慰剂效应,抗分泌药物治疗预期可以减轻 50% 以上具有反流诱导的哮喘病人的呼吸道症状。但是,如果客观评价,只有 <15% 的病人有可能通过内科治疗改善其肺功能。如果选择病例恰当,抗反流手术能够改善接近 90% 有哮喘和反流疾病的儿童和 70% 成人的呼吸道症状。PPI 和手术两种形式治疗的非对照研究和两个对比内科和手术治疗的随机对照研究表明,外科手术重建贲门阀瓣是治疗反流诱导的哮喘的最有效手段。手术的优越性在俯卧位时最为显著,此时 PPI 血药水平最低、酸分泌爆发,同时是每天生理周期中哮喘症状最严重的时刻。

对于有食管运动功能障碍的哮喘病人,进行抗反流手术并不能防止反胃以及吞咽液体或者食物"逆流"至重建阀瓣可能发生的误吸。此类病人,在实行外科干预之前,应优先考虑其食管体部的功能。

胃食管反流病的内科治疗

随着非处方抗分泌药物的广泛普及,绝大多数有轻中度症状的病人能够自行药物治疗。当病人初诊为轻度不复杂 GERD 后,可以进行 12 周简单的抗酸治疗,再进行诊断性检测。建议病人抬高床头,避免紧身衣服,少食多餐,避免夜间上床前进餐,避免酒精、咖啡和薄荷,因为已知这些因素能够降低 LES 静止压,可能加重症状。

联合应用简单抗酸剂和海藻酸能够通过形成生理性抗反流屏障和减少胃酸分泌而显著减轻症状。有唾液的情况下,海藻酸和碳酸氢钠发生反应,形成高黏度的溶液,像筏一样漂浮在胃内容物的表面。一旦有反流发生,这种保护层就被反流到食管内,充当阻止有害胃内容物的保护屏障。促进胃排空的药物如胃复安和多潘立酮,对早期反流疾病有益,但是对较严重的疾病作用有限。

对于有持续症状的病人,内科治疗的主流是抑酸。高剂量的氢-钾质子泵抑制剂如奥美拉唑(高达 40mg/d)能够使胃酸分泌减少 80% ~ 90%,通常能治愈轻微的食管炎,但仅能治愈 50% 严重的食管炎病人。对于有胃和十二指肠液混合反流的病人,抑酸治疗能够减轻症状,但是混合反流仍然存在,将会导致无症状病人的持续性黏膜损害。在 6 个月内停止任何形式的内科治疗,80% 的 GERD 病人症状将会复发。

一旦开始,大多数 GERD 病人都需要终身 PPI 治疗,既能减轻症状,又能控制并存的食管炎或狭窄。虽然控制症状在历史上是治疗的终点,但是这种观念最近受到质疑,尤其是对 BE 病人。证据表明,控制反流能够防止食管腺癌的发生,导致不典型增生逆转和回退。因此,许多人认为非不典型增生 Barrett 片段的存在是反流得到了控制,而不仅是症状得到了控制,是一个更好的治疗终点。但是,正如许多研究发现 PPI 治疗期间会出现酸分泌爆发、抗反流手术后还有持续性反流,完全控制反流十分困难。Castell、Triadafilopoulos 和其他研究者发现,即使 PPI 剂量达到 20mg,每天两次,40% ~ 80% 的 BE 病人仍继续有异常的食管酸暴露。Ablation 临床试验研究发现,要维持正常的 24 小时食管 pH,奥美拉唑的平均必需剂量为 56mg。虽然远期效果研究提示,多达 25% 的 Nissen 胃底折叠术后病人可能出现持续的病理性食管酸暴露(24 小时 pH 监测证实),但是抗反流手术可能更具有生命力和可靠性,能够同时清除胃酸和十二指肠液。

治疗方案建议

随着对胃食管反流的病理生理学机制的更全面的理解,

BE 发生率逐渐升高,终末期反流疾病的死亡率升高,对传统的 GERD 逐步治疗方案应当重新评价。应当在病程的早期,识别可能导致疾病持续和进展的危险因素,对于有危险因素的病人,鼓励进行外科手术治疗。建议采取下述治疗方案。

大多数病人的内科治疗应从 H_2 受体阻滞剂开始。此种药物治疗失败或者停药后症状很快复发,提示病人可能疾病相对较重或者其症状并非 GERD 所致。建议此时对病人行内镜检查,可以评价黏膜损伤的程度和筛查 BE 和食管腺癌。另外,此时还应当采用 24 小时 pH 监测或者阻抗监测测定食管内酸暴露,采用食管测压评价 LES 状态和食管体部的功能。这些检测结果将有助于确立 GERD 的诊断,确定胃食管反流的严重程度和方式,如仰卧位、食管体部功能异常、腐蚀性食管炎、BE、胆汁反流和有缺陷的 LES。有这些危险因素的病人建议选择腹腔镜抗反流手术为主要治疗手段,有望长期控制症状,防止 GERD 相关的并发症。

胃食管反流病的外科治疗

手术病人的选择

对 GERD 的自然病史的研究表明,多数病人通过生活方式改变、饮食调整和药物治疗后表现为相对温和的病程,并不需要外科治疗。25% ~ 50% 的 GRED 病人表现为持续的甚至是不断恶化的病程,此类病人最适合于手术治疗。辨别此类病人的危险因素与预测内科治疗反应欠佳的危险因素相同。过去,食管炎和 LES 结构上的异常是手术治疗的主要指征,如果没有上述情况,许多内外科医师都不愿意建议手术治疗。然而,对于有症状的病人,不管是否伴有食管炎或括约肌的缺陷,如果 24 小时 pH 监测客观记录了疾病的进展,不应该不考虑抗反流手术治疗。尤其是对依赖于 PPI 药物治疗,或者需要增加剂量来控制症状的病人更是这样。需要注意到重要的一点,在此类病人中,对内科治疗反应好本身就预示着抗反流手术的效果也很好。

LES 结构上的缺陷是预示内科治疗失败的最重要的因素。尽管内科治疗对括约肌压力正常的病人倾向于保持良好的控制,而那些 LES 结构有缺陷的病人对内科治疗反应欠佳,通常在初始治疗后的 1 ~ 2 年内症状复发。此类病人应该考虑抗反流手术,不管内镜检查是否存在食管炎。

证实有反流性疾病的年轻病人,不管是否有 LES 缺陷,都是良好的抗反流手术的候选者。通常此类病人将需要长时间的内科治疗来控制症状,而且其中很多人将持续进展出现并发症。一份基于退伍军人管理局(Veterans Administration Cooperative)的研究数据的治疗成本分析显示,对于 <49 岁的病人,外科治疗较内科治疗有成本优势。

内镜下食管炎严重的有症状的病人,如伴有 LES 结构缺陷,也是早期手术的指征。接受内科治疗时,这些病人易于发生突破症状。虽然可以控制症状和黏膜损伤,但是需要进行谨慎的监测,而且 PPI 的剂量需要不断增加。然而,在日常的临床实践中,上述治疗既困难又不切实际,所以,对此类病人,应尽早考虑抗反流手术作为治疗的选择。

狭窄的形成表示内科治疗的失败,也是外科抗反流手术的指征。另外,狭窄也常伴有括约肌结构上的缺陷和食管收缩力的缺失。手术治疗前,需排除恶性和药物源性狭窄,并将狭窄逐步扩张至 60F 扩张探条。充分扩张后,对吞咽困难的改善进行评价并行食管测压以确定远端食管的蠕动是否充分。如果吞咽困难得到改善而且食管收缩幅度足够，则行抗反流术；如果食管收缩力整体丧失，全胃底折叠抗反流术需谨慎，应考虑部分胃底折叠术。

Barrett CLE 通常伴有严重的 LES 结构缺陷及食管壁收缩力缺乏。BE 病人有以下危险：食管黏膜异常、狭窄形成、Barrett 溃疡出血以及发展为腺癌。抗反流术可以阻止病情进展、促使溃疡愈合并解除狭窄。越来越多的证据表明，外科治疗还可以降低发展为癌症的风险。如果黏膜活检标本发现重度不典型增生或黏膜内癌，需行食管切除术。

多数需要治疗的病人的症状较轻而且抑制分泌的药物治疗有效。对病情更为严重的病人，尤其是有预示内科治疗可能失败的危险因素以及病情顽固或者进展的病人，应考虑及早行决定性治疗。腹腔镜 Nissen 胃底折叠术可以为此类病人中的大多数提供长期的治愈，而且不适感轻微并能及早恢复正常活动。如果病情已造成整体的食管收缩力丧失、Barrett 化生伴高度不典型增生或食管腺癌，食管切除可能是最佳外科治疗选择。

术前评估

在进行抗反流手术之前，需对一系列的指标进行评价。首先，需进行食管测压检查食管壁的推力以确定是否有足够的动力推动食团通过新的重建的阀门。食管蠕动收缩力正常的病人行 360° Nissen 胃底折叠术效果好。食管蠕动缺失时，如能排除失弛缓症，可能需选择部分胃底折叠术。

第二，解剖性短食管会使无张力的充分的修补变得困难，并且会增加修补失败发生率或使修补向胸腔移位。食管缩短可以通过钡餐造影诊断，表现为在直立位时不缩小的滑动型裂孔疝；或内镜下测量膈肌脚与 GEJ（胃食管连接部）间的距离大于 5cm。如果食管缩短，必须仔细评价食管壁的动力，而且，如果动力不足，需行胃成形术。以下病人可考虑食管切除：食管收缩力整体缺失，收缩力中断或下降超过 50%，曾有多次抗反流术失败。

第三，外科医师需特别询问病人下列主诉：恶心、呕吐和食欲下降。过去这些症状被认为是反流综合征的一部分，但现在我们认识到这些症状可能是因为过多的十二指肠反流或胃病。尽管并不尽然，这些问题在有上消化道手术史的病人中最为显著，尤其是胆囊切除术。在这些病人中，上述症状在抗反流术后可能继续存在，术前应告知病人这些情况。可以进行 24 小时胆红素监测和胃排空检查以发现和评价此类病人胃十二指肠的异常。单纯抗反流手术可能通过提高胃排空效率来影响上述症状。

第四，24 小时 pH 监测证实有胃食管反流的病人，胃液分析约 30% 有胃酸高分泌，抗反流手术后 2% ~3% 将发生胃或十二指肠溃疡。此类病人需行螺旋杆菌检查，并行相应治疗。

外科治疗原则

抗反流手术的首要目标是保留括约肌的结构或预防其因胃的扩张而缩短，同时保留病人正常的吞咽能力、为减轻胃胀气而呃逆的能力以及必要时呕吐的能力。如果能注意贲门重建的五项原则，无论选择何种方式，均能达成上述目标。第一，手术需保留远端食管括约肌的压力在静息胃压的两倍水平（即胃压为 6mmHg 时，压力为 12mmHg），且长度至少为 3cm。这不仅可以增加术前压力降低的病人的括约肌功能，还可以防止正常括约肌因胃扩张而拉伸（图 25-37）。术

前和术后的食管压力检查表明，手术可以使括约肌静息压[括约肌总长度超过术前值，而且括约肌静息压力的增加是由于以胃包绕食管，而且其作用于包绕的角度有关（图 25-38）。

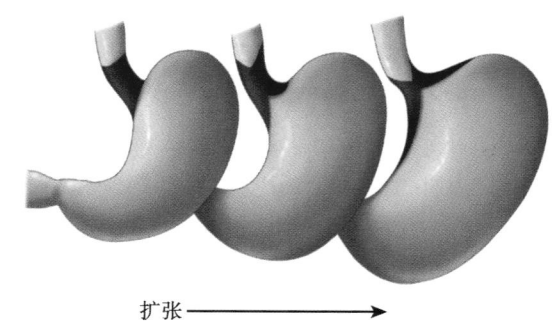

图 25-37　胃扩张时食管下端括约肌被贲门"占据"而使括约肌缩短的示意图

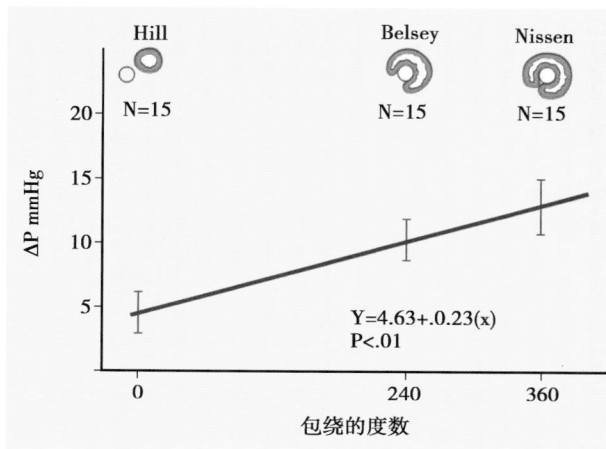

$$Y=4.63+.0.23(x)$$
$$P<.01$$

图 25-38　三种流行的抗反流术式较术前增加的括约肌压力（ΔP）和胃底包绕的度数之间的关系

第二，手术需通过一定的方法将足够长度的食管远端括约肌固定在腹腔的正压环境中，以确保其对腹腔压力变化的反应。永久的再造一段 1.5~2cm 的腹段食管，病人的括约肌压力增加至胃静息压的两倍，可以保持贲门应对腹内各种压力的挑战的能力。所有三种流行的抗反流术均使暴露于腹腔压力的括约肌长度平均增加 1cm。然而，不良的手术操作可能导致腹段括约肌长度缩短。只有按照对抗腹内压力的挑战来实施，增加暴露于腹腔压力的括约肌长度才能改善其功能。构建传导腹段括约肌周围腹内压力变化的通道是外科修复的一个必要的方面。Nissen 和 Belsey 修复术的胃底折叠可以满足这种要求。

第三，手术需允许重建的贲门在吞咽时松弛。正常吞咽时，会出现由迷走神经介导的远端食管括约肌和胃底松弛。这种松弛持续大约 10 秒，随后张力迅速恢复。为保证括约肌松弛，以下三个方面很重要：①仅胃底可用于包绕括约肌，因为已知胃底可随括约肌松弛；②包绕的胃底需确切地固定于括约肌的周围，不能掺入部分胃壁或固定于胃自身的周围，因为胃体不能随吞咽松弛；③游离胸段食管时需避免损伤迷走神经，因为其损伤可能造成括约肌不能松弛。

第四，胃底折叠不能将括约肌松弛状态的阻力增加到超过食管壁蠕动的推动力。括约肌松弛状态下的阻力取决于胃

底包绕的角度、长度和直径,以及腹内压力的变化。360°的胃包绕不能超过 2cm,而且需能通过 60F 的扩张探条。

　　第五,手术需确保胃底折叠置于腹腔内,没有额外的张力,并且在修补的上方拉近膈肌脚使折叠的胃底妥善固定。如将折叠胃底置于胸腔,等于将滑动型疝转变为 PEH,并出现所有的 PEH 相关并发症。如修补在腹腔内但有张力,复发的几率增加。这种情况可发生于由于炎症造成食管缩短的 BE 病人。可通过胃成形术增加食管长度和行部分胃底折叠术来解决。

手术方法选择

　　腹腔镜入路适用于食管收缩力和长度正常的病人。食管长度存在问题的病人最好采用经胸入路,可以充分游离食管以增加其长度。食管功能不全的病人,表现为缺乏食管收缩力和(或)缺乏蠕动,如硬皮病,最好行药物治疗或行部分胃底折叠术,从而避免因全胃底折叠术而增加排出的阻力。如果在游离了膈肌至主动脉弓间的食管之后食管长度仍不足,行 Collis 胃成形术以提供足够的长度并避免在张力下修复。多数食管收缩力良好而且食管长度正常的病人,首次抗反流修复选择腹腔镜 Nissen 胃底折叠术。经验和随机研究表明,Nissen 胃底折叠术是一有效而且作用持久的抗反流修复方式,且副作用轻微,在超过 90% 的病人中可长时间缓解反流症状。

首次抗反流修复手术

Nissen 胃底折叠术

　　最常用的抗反流方式为 Nissen 胃底折叠术。可经腹部或胸部切口,或是通过腹腔镜完成。Rudolph Nissen 将此术式描述为:围绕食管下段 4~5cm 行 360°的胃底折叠。尽管这种方法抗反流效果良好,但其一系列的副作用鼓励了大家对上述最初描述的手术方式进行各种改良。包括:仅以胃底行类似 Witzel 空肠造瘘术的包埋,以 60F 条索测定胃底折叠,限制胃底折叠的长度至 1~2cm。腹腔镜和开腹手术行胃底折叠术的基本要素相同,包括以下方面:

1. 膈肌脚解剖并沿全长保留两侧的膈神经。
2. 环食管游离。
3. 在后方封闭膈肌脚。
4. 分离胃短血管和胃底后面。
5. 覆盖食管扩张器构建短而松的胃底折叠。

腹腔镜入路

　　腹腔镜胃底折叠术已经普及并取代了开腹 Nissen 胃底折叠术。采用 5 个 10mm 的戳孔(图 25-39)。自迷走神经前干肝支的上方切开小网膜,自此开始游离。解剖膈肌脚周围并小心地分离裂孔内食管前后的软组织游离食管。牵拉食管前部至左侧,以 0 号丝线间断缝合 3~4 针将膈肌拉近脚,由紧贴主动脉裂孔前开始向前缝合。完全游离胃底,在没有张力的情况下行胃底折叠。依次分离并切断胃大弯上 1/3 的胃短血管。完全游离后,将胃底后壁轻柔地由食管后方牵向右侧。胃底前壁置于食管前面,将胃底构建成唇状(fundic lips),无扭转地包绕食管(图 25-40)。探入 60F 探条,调整胃底折叠至合适的大小,并以带垫片的 2-0 聚丙烯(polypropylene)线 U 字缝合一针(图 25-41)。

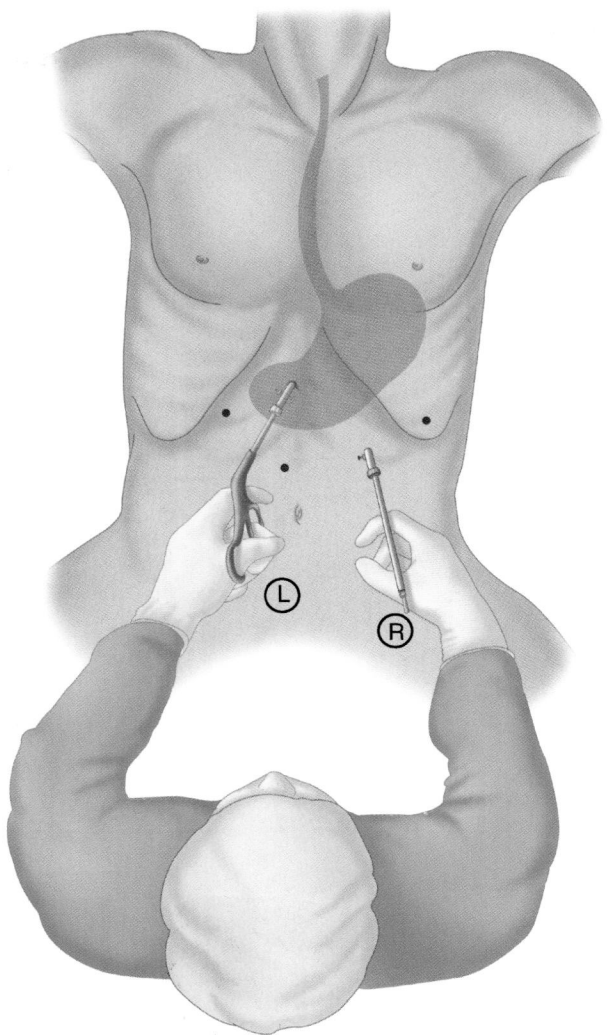

图 25-39　腹腔镜抗反流手术时病人的体位和戳卡的位置。病人采取头侧抬高 45°的膀胱截石位。手术医师站在病人两腿之间,完成手术需 5 个腹部戳孔

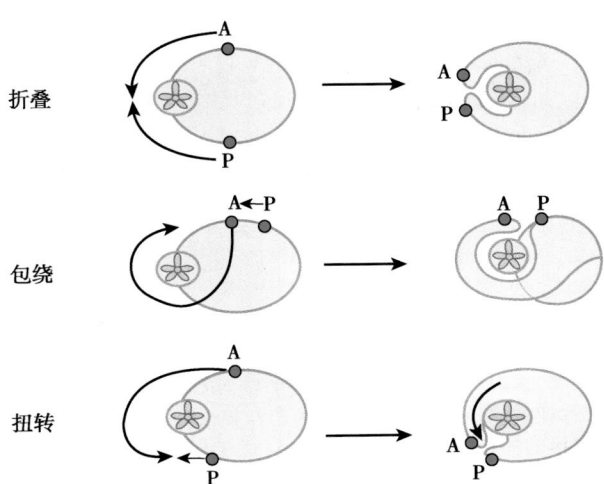

图 25-40　Nissen 胃底折叠方向的多种可能图解。顶部图框显示正确的方法;可以看到底部两个图框造成胃底的扭转。A=前面;P=后面

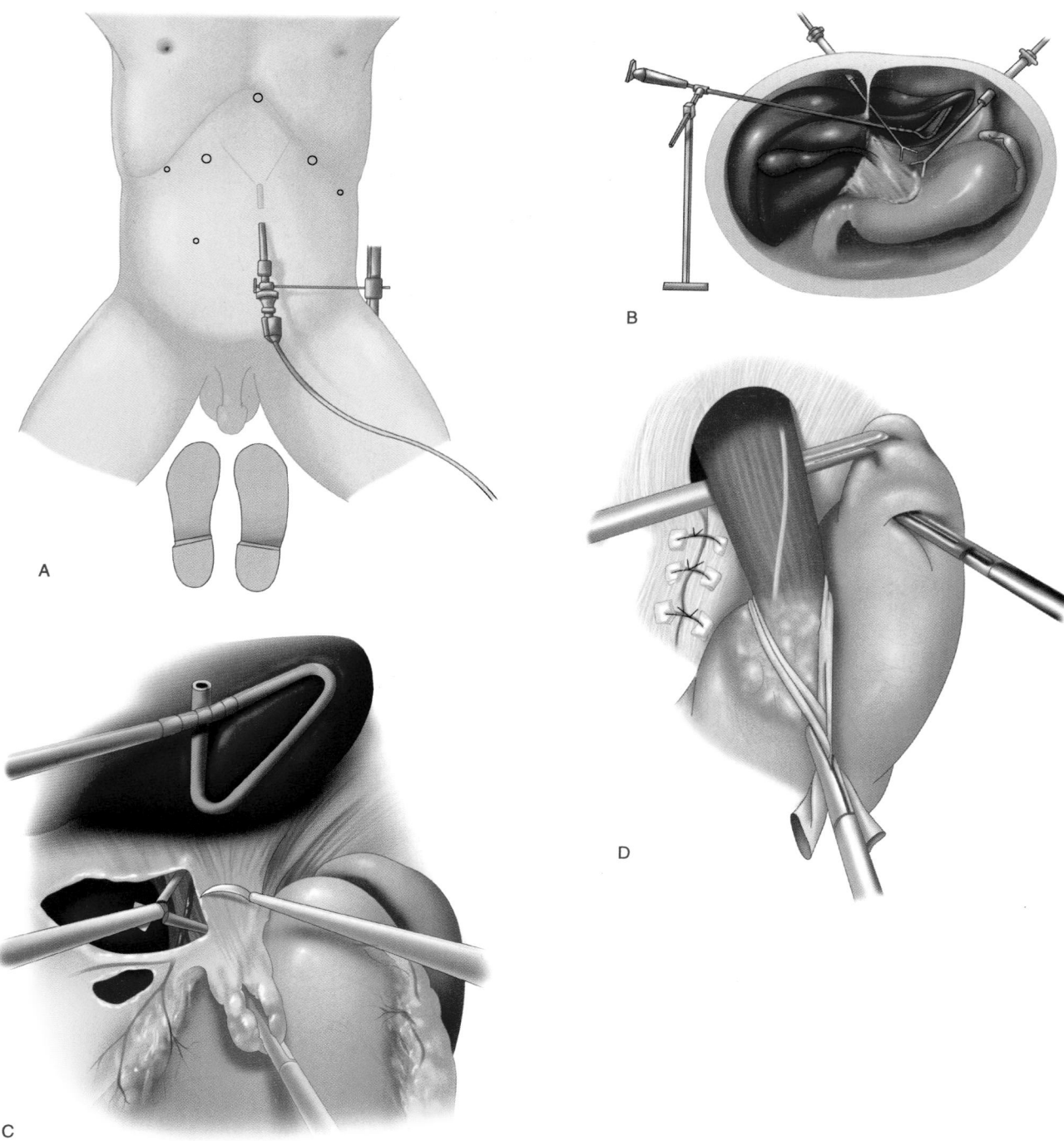

图 25-41 A. 5 个戳孔行腹腔镜 Nissen 胃底折叠。B. 手术过程中以机械臂固定肝脏拉钩。C. 在迷走神经肝支上方分离肝胃间网膜(松弛部),然后在膈食管韧带下方置入钝性无创抓钳。D. 完成膈肌脚缝合之后,将无创抓钳经胃食管连接部的后方自右侧插向左侧。以无创抓钳将胃底的后壁在食管的后方牵出

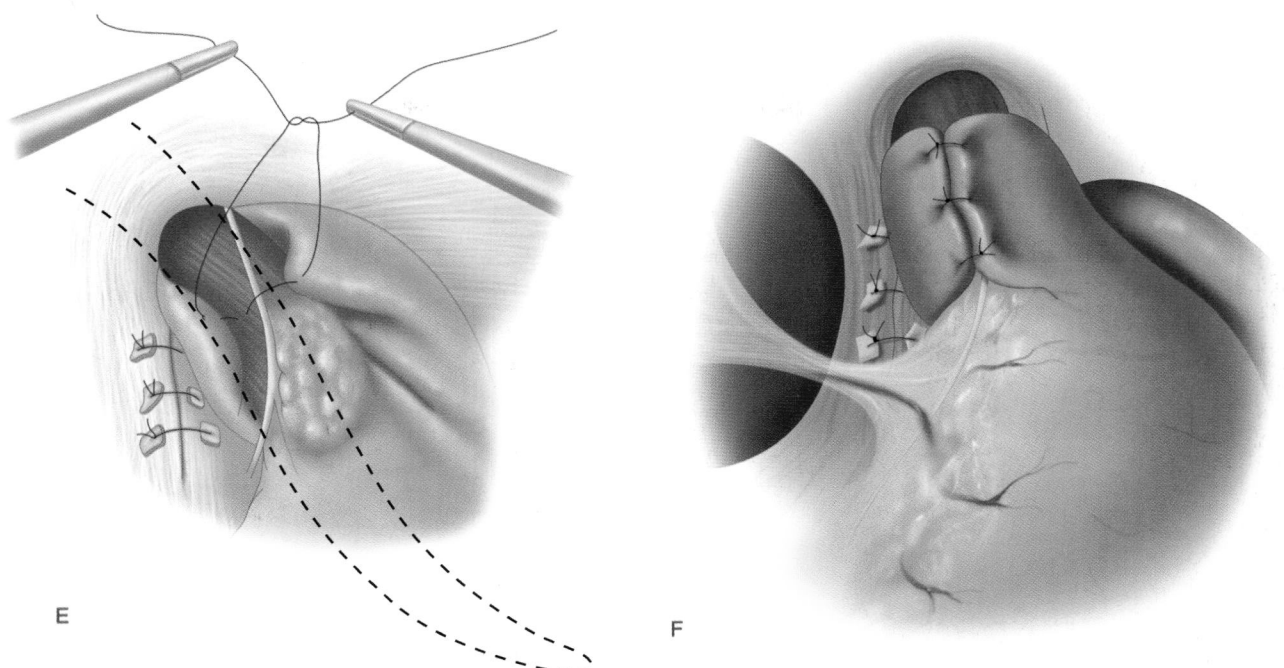

图 25-41（续）　E. 选定缝合点之后，经 10mm 直径戳卡放入第一针缝线（2-0 丝线，20cm 长），缝线先经胃底的左脚穿出，然后是食管（食管胃连接处上 2.5cm 处），最后是胃底右脚。F. 折叠胃底的最终位置

经胸腔的 Nissen 胃底折叠术

经胸行抗反流手术的指征如下：

1. 病人曾行裂孔疝修补。此种情况下，膈肌边缘的环形切口可以同时提供对上腹部的显露。可以在膈肌的腹腔和胸腔两侧对既往的修补进行安全的解剖。

2. 因失弛缓或弥漫性痉挛需同期行食管肌层切开的病人。

3. 短食管病人。此类病人常伴有狭窄或 BE。此种情况下，首选经胸手术以最大限度地游离食管，并行 Collis 胃成形术，使膈肌下方的修补无张力。

4. 立位 X 线钡餐造影膈下部分不见缩小的滑动型裂孔疝。这是食管缩短的表现，同样，也首选经胸手术以最大限度地游离食管，而且，如果需要的话，行 Collis 胃成形术。

5. 伴有肺部病变的病人。此种情况下，经胸手术除抗反流手术之外，可以确定肺部病变的性质并实施恰当的肺部手术。

6. 肥胖的病人。此种情况下，经腹修补因显露不良而变得困难，尤其是男性病人，腹内脂肪更多。

经胸手术采用左胸第 6 肋间后外侧切口显露食管裂孔。在一侧的边缘切开膈肌 10~15cm。自膈肌至主动脉弓环形游离食管。然后，在膈肌下游离近端胃，经裂孔将胃底和部分胃体上提至胸腔。切除胃食管脂肪垫。闭合膈肌脚，以胃底包绕食管远端行胃底折叠。之后，将折叠的胃底放置在腹腔。

腹腔镜 Toupet 和 Belsey Mark Ⅳ 部分胃底折叠术

存在食管动力严重减弱是部分胃底折叠术的指征，因为此种情况下食管的推动力不足以克服完全胃底折叠术形成的阻力。部分胃底折叠术可通过腹腔镜行 Toupet 胃底折叠，或经胸行 Belsey Mark Ⅳ 修补。两种术式均包括包绕远端食管

4cm 行 270°的胃底折叠，分别经腹腔镜或左胸切口完成（图 25-42）。

对于继发于狭窄、BE 或大的裂孔疝的短食管，可通过 Collis 胃成形术（图 25-42）来增加食管的长度。沿胃小弯侧构建胃管可以增加食管的长度。食管长度增加，可以在无张力的条件下包绕新构建的胃管行 Belsey Mark Ⅳ 或 Nissen 胃底折叠术，并将修补固定于腹腔内。由于短食管通常伴有食管收缩幅缩小而且胃动力不足，多数外科医师倾向于选择胃成形术加 280°Belsey Mark Ⅳ，而不是 360° Nissen 胃底折叠术。

胃底折叠术的效果

对开腹和腹腔镜胃底折叠术疗效的长期随访研究证实，术后随访 2~3 年，腹腔镜胃底折叠术术后超过 90% 的病人典型反流症状（胃灼热、反胃和吞咽困难）可以减轻；随访 5 年或以上，此比例为 80%~90%。这包含了抗反流手术的循证医学综述，对比抗反流手术和 PPI 治疗以及对比开腹和腹腔镜胃底折叠术的前瞻性随机研究，还有对在美国应用的历史与现状分析。腹腔镜胃底折叠术显著增加 LES 压力和长度，通常可以使这些指标恢复正常。术后 pH 测定表明，90% 以上的病人 pH 曲线可以正常化。与开腹胃底折叠术"时髦"的时期相比，腹腔镜胃底折叠术效果满意。研究结果同时显示，非典型反流症状（咳嗽、哮喘和喉炎）的次要预后指标，仅 2/3 术后会缓解。

外科治疗 GERD 的目标是通过重建胃食管间的屏障来减轻反流的症状。手术的挑战是在不造成吞咽困难及其他不良并发症的前提下来达到这一目标。术前存在的吞咽困难通常在腹腔镜胃底折叠术后得到改善。术后短时间内的吞咽困难常见，一般会在 3 个月之内消退。报道中有 10% 的病人吞咽困难持续超过 3 个月。根据作者的经验，术后吞咽困难，表现

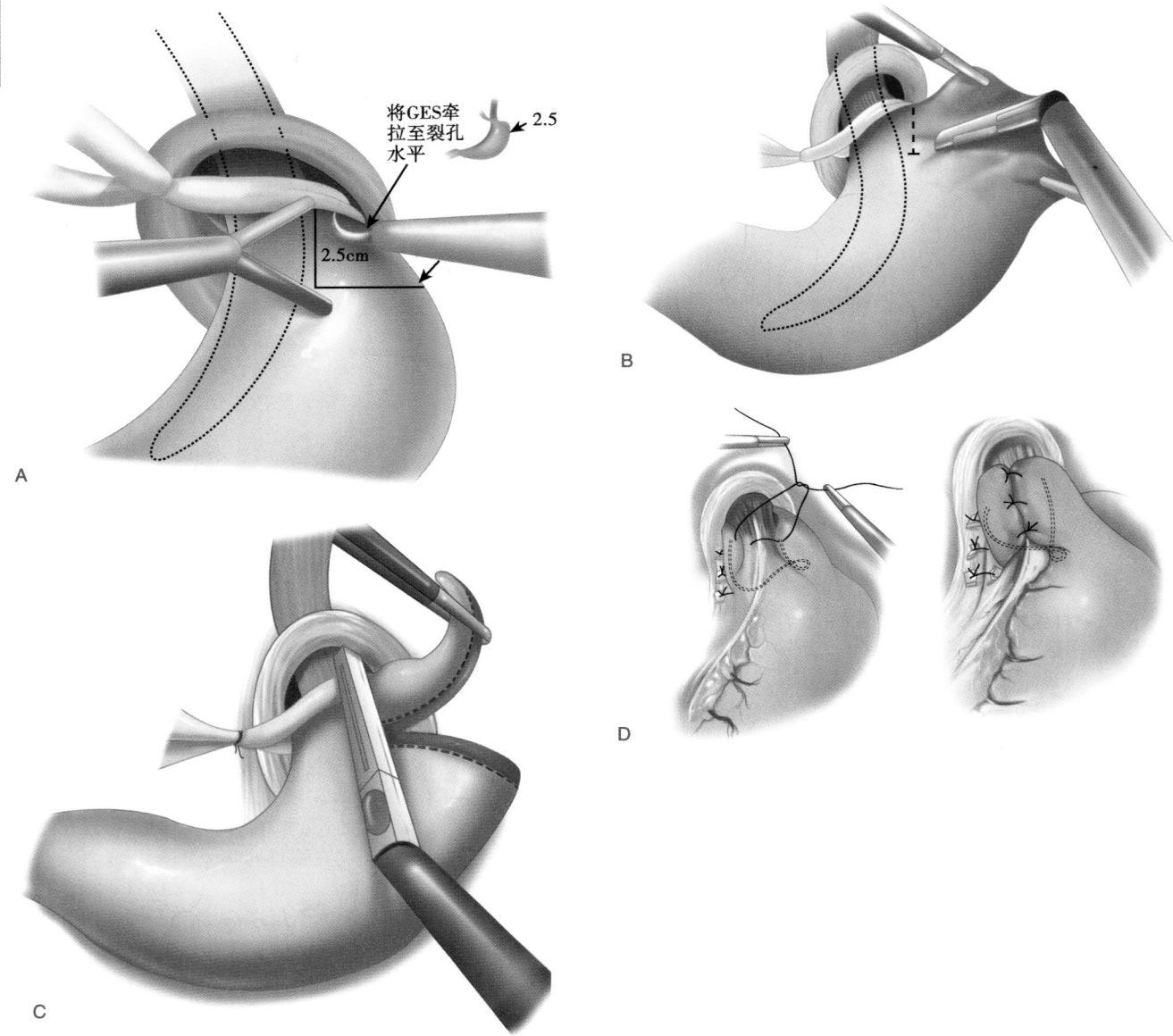

图 25-42   **A.** 清除脂肪垫并放松彭罗斯引流管,将胃食管连接部(GES)牵拉至裂孔水平。切割闭合线的内侧端在 His 角下方 2/5cm。**B.** 第一次水平切割闭合最大限度地向左,指向扩张器旁先前做好的标记点。**C.** 将 GIA 平行并紧靠 48F 扩张器击发,垂直切割闭合线。**D.** 最高位的 Nissen 胃底折叠缝合在食管上,第二针缝合在切割线的最高点

吞咽固体食物时偶然出现,7% 持续 3 个月,5% 持续 6 个月,2% 持续 12 个月,仅 1 个病人持续了 24 个月。其他作者也观察到相似的术后吞咽困难随时间而不断改善。人为造成的吞咽困难通常并不严重,不需要扩张治疗,而且是暂时性的。可能因技术不当而产生,但这种解释并不能说明所有情况。有经验的术者,持续 1 年的概率应该小于 3%。抗反流手术共有的其他并发症包括不能呕吐和胀气加重。多数不能呕吐的情况发生于完全包绕术后,不过这种情况很少与临床相关。过度胀气是一常见且令人注目的问题,可能与多数反流性疾病病人吞入空气的量的增加有关。

生存质量分析已经成为手术疗效评价的重要部分,采用普通和疾病专属两种问卷,试图评价术前和术后的生活质量。通常,这些问卷将疾病治疗的疗效关联到病人健康的各个方面。短问卷 36(Short Form 36 instrument),因为可以迅速完成

而且得到很好的验证而被多数研究采用。这一问卷考察 12 项不同的与健康相关的生活质量参数,包括精神和身体健康状况。数据普遍地表明,在一般健康指数的多数方面的评分得到改善。

Barrett 食管病人的抗反流手术疗效

只有很少的研究关注 BE 病人抗反流术后症状缓解的情况(表 25-8)。可获得的数据证明术后 5 年随访 72% ~95% 的疗效评价为良至优。一些研究比较了药物和手术治疗。Attwood 与其同事在一项前瞻性的但不是随机的研究中,报道了 45 例 BE 病人的治疗,其中药物治疗 26 例,手术治疗 19 例。两组间年龄、Barrett 段的长度、pH<4 的时间比例及随访时间长度相似。抗反流术后症状改善非常明显。胃灼热或吞咽困难症状复发的病人在单纯药物治疗的病人中为 88%,而

抗反流术后为 21%。随访 3 年,最常见的并发症是食管狭窄,在药物治疗组中发生率为 38%,在手术治疗组为 16%(P<0.05)。两组中各有 1 例发展为食管腺癌。作者总结,对于 BE 病人,抗反流手术在控制症状和预防并发症方面优于胃酸抑制剂。其他比较药物和手术治疗的非随机研究也报道了类似的结果。Parrilla 与其同事最初发表在 1996 年《英国外科杂志》(British Journal of Surgery)上的一项研究的最新资料。该研究在 18 年中(1982—2000 年)纳入 101 位病人,中位随访时间为 6 年。自 1992 年起,所有药物治疗的病人为每日两次 20mg 奥美拉唑(PPI)。外科治疗为开放手术,在 48 ~ 50F 的扩张探条上的 1.5 ~ 3.0cm 的 Nissen 折叠,39% 的病人离断了胃短动脉,全部行膈肌脚缝合。尽管药物治疗的病人有 20% 食管炎和(或)狭窄持续存在,而抗反流术后仅有 3% ~ 7%,但两组症状方面几乎相当。15% 的病人术后酸暴露异常。虽然并没有常规收集 PPI 治疗的病人的 pH 数据,在 12 例治疗过程中行 24 小时监测的亚组中,3 例(25%)有持续的高食管酸暴露,多数(75%)有持续的高胆汁暴露。

表 25-8	外科治疗 Barrett 食管改善症状的效果			
作者	年份	病人数量	反应良至优%	平均随访年数
Starnes	1984	8	75	2
Williamson	1990	37	92	3
DeMeester	1990	35	77	3
McDonald	1996	113	82.2	6.5
Ortiz	1996	32	90.6	5

对 BE 病人行腹腔镜 Nissen 胃底折叠术后 1 ~ 3 年的疗效进行了评价。Hofstetter 与其同事报道南加利福尼亚大学(University of Southern California)85 例 BE 病人术后平均随访 5 年的经验。59 例 Barrett 段食管长,26 例 Barrett 段食管段;59 例行腹腔镜手术。85 例中 67 例(79%)反流症状消失。18 例(20%)症状复发,4 例依赖每天胃酸抑制剂药物治疗。7 例病人二次手术后症状消失,使最终成功率上升至 87%。21 例中的 17 例(81%)术后 24 小时 pH 正常。99% 的病人认为自己已治愈(77%)或得到改善(22%),97% 的病人对手术满意。

Farrell 与其同事也报道了 50 例长段或短段 BE 病人腹腔镜 Nissen 胃底折叠术,疗效与上述报道类似。胃灼热、反胃和吞咽困难的症状的平均评分在 Nissen 术后都得到显著改善。重要的是,当 1 年的疗效与术后 2 ~ 5 年的疗效进行比较时,症状评分无明显降低。他们发现,与非 Barrett GERD 病人相比,BE 病人手术较常发生需要再次手术的“解剖上”的失败。其他人报道了类似的结果。汇总上述研究,证实抗反流手术可为 BE 病人提供长期的症状缓解。

BE 中发现的不典型增生的组织,关于其命运随着时间如何变迁有三个相互关联的问题:①抗反流手术可以使 Barrett 上皮消退?②抗反流手术可以阻止其进展吗?③反流性疾病病人早期行抗反流手术可以阻止 Barrett 化生的发生?

通常所认为的 Barrett 上皮不能逆转的观点很可能是错误的。DeMeester 和其同事报道,抗反流术后,IM 消失在可见 BE 的病人中罕见,但在贲门 IM 不明显的病人中,其发生率为 73%。这意味着如果早期消除反流,化生的过程可能真的可以逆转;也意味着贲门黏膜是动态的;还意味着与 IM 向食管侧延伸数厘米相反,抗反流手术后贲门的 IM 很可能消退。Gurski 和其同事复习了 77 例手术和 14 例 PPI 治疗前后 Barrett 病人内镜活检的标本。归类为治疗后组织学消退的条件为,间隔超过 6 个月的连续两次活检以及随后的活检结果为 IM 减少或不典型增生减少。77 例抗反流手术的病人中有 28 例(36.4%)术后出现组织病理学消退,14 例单纯 PPI 治疗组中 1 例(7.1%)(P<0.03)。术后,25 例中的 17 例(68%)从轻度不典型增生消退为无不典型增生 BE,52 例中的 11 例(21.2%)自 IM 消退为无 IM。两种类型的消退都是在短段的(<3cm)的 BE 中比在长段的(>3cm)的 BE 中常见。8 例病人病情进展;5 例由仅有 IM 进展为轻度不典型增生,3 例由轻度不典型增生进展为高度不典型增生。所有病情进展的病人均为长段 BE。多因素分析表明,短段 Barret 食管和治疗方式与消退显著相关;年龄、性别、手术方式以及术前 LES 和 pH 特征均与消退无关。术后活检证实消退的中位时间为 18.5 个月,95% 发生在 5 年之内。华盛顿大学(University of Washington)研究组和 Hunter 及其同事也报道了类似的发现。虽然这些发现并不能确切证明抗反流手术能够逆转早期 BE,但的确是一种鼓舞,早期的改变,其病程确实可能被逆转。

最近的证据表明,BE 的发生甚至可能可以预防。尽管这一假说研究起来非常困难,Oberg 与其同事还是随访观察了一组 69 例短段、非肠上皮化生、CLE 病人,内镜随访检查中位时间超过了 5 年。49 例病人行 PPI 维持治疗,20 例行抗反流手术。在近 15 年的随访期内,抗反流手术的病人 CLE 段发生 IM 的几率比药物治疗的病人低 10 倍。这一相当引人注目的观察结果支持 BE 发生的两阶段假设(先是贲门化生,随后是 IM),并且提示尽早发现且积极治疗反流性疾病,其第二阶段是可以预防的。

目前的数据表明,BE 病人抗反流术后仍应安排内镜随访检查计划。活检标本应当由该领域有经验的病理学家进行检查。如果证实有轻度不典型增生,给予大剂量抑酸治疗 12 周后再次活检。如果一块以上的活检标本上有高度不典型增生的证据,因为已经存在浸润癌的可能大于 50%,所以行食管切除是恰当的。已经证明早发现、早手术可以降低此类病人食管癌的死亡率。BE 是长期、未得到控制的胃食管反流的结果,而且食管腺癌实际上总是与 IM 有关,所以通过一劳永逸的治疗阻止胃内容物反流来阻断恶变的过程有强有力的理论基础。所以,阻止进展,而不是消退,成为中心问题。尽管抗反流术后也有癌发生,但不能证实这些病人在术前并没有不典型增生或是手术后 24 小时酸暴露降至正常的有效性。如果不典型增生报告为轻度或不确定,此时炎性改变常与不典型增生混淆,需经 2 ~ 3 周的大剂量抑酸治疗,随后再次行 Barret 段的活检。

越来越多的证据证明,胃底折叠术的可以阻止不典型增生和浸润癌的发生。三项研究提示,有效地抗反流手术能够在上述方面影响 BE 的自然病程。两项前瞻性随机研究发现,在手术治疗组癌发生较少。Parrilla 与其同事报道,手术治疗组中术后 pH 监测正常的亚组的发生不典型增生者显著减少而且没有腺癌发生,尽管总体上没有差异。Spechler 在抗反流术后 11 ~ 13 年发现 1 例腺癌,而药物治疗组相应发现 4 例。上述多数作者总结认为,急需开展研究来探索抗反流手术在阻止 BE 病人发生不典型增生方面的作用。

来自 Mayo Clinic 的数据强有力地表明,抗反流手术影响 BE 病人腺癌的发生。作者回顾了 1960—1990 年 118 例抗反流手术治疗的 BE 病人的结果。在 18.5 年的随访期内有 3 例食管癌发生,均发生在术后 3 年内。腺癌集中发生在抗反流术后的前几年,而不是随机分布在整个的随访期内,提示抗反流手术改变了疾病的自然病史。Hammeetman 指出,一旦出现不典型增生,在平均 3 年的时间里癌随之发生。所有观察到的癌均在术后的前几年发生,提示在抗反流手术之前不典型增生-癌这一序贯发生的不可逆转的关键事件已经发生。

抗反流修复失败的再手术治疗

抗反流术失败发生于以下情况,修补后病人不能正常吞咽、就餐时或餐后上腹部不适或反流症状复发或持续存在。对上述症状进行评价及选择需要进再次手术的病人是一挑战。对首次术后症状复发、持续或出现新的症状的病人进行功能评定,对判别手术失败的原因是至关重要的。对抗反流术后需要再次手术的病人的分析表明,开腹手术失败的最常见的原因是用来包绕胃底的位置,而腹腔镜手术失败的最常见的原因是修复部位疝入胸腔。部分或完全折叠胃底的裂开和构建的折叠胃底包绕过紧或过松在开腹或不开腹手术时均有发生。此类病人中 10% 存在未诊断的潜在的食管运动障碍,这一事实凸显了术前食管功能检测对于首次治疗的重要性。

胃灼热、反胃复发而不伴有吞咽困难且食管动力良好的病人最适于再次手术,而且可以期待良好的手术效果。如吞咽困难是失败的原因,处理起来要困难很多。如修补后随即出现吞咽困难,通常是技术上的失败,最常见的是误将胃底折叠包绕在胃的上部,此时再次手术通常效果满意。如吞咽困难伴有动力不良和多次修补史,需认真考虑食管切除和重建。每次再次手术都会进一步加重食管损伤,并减少保留功能的机会。同时,食管血供减少,而且经数次游离之后可能发生缺血性坏死。

巨大膈疝(食管裂孔疝)

随着临床放射学的进展,膈疝也日益成为一个相对常见的疾病,但并不常出现症状。食管裂孔疝分为三型:①Ⅰ型:滑动型,以贲门移位向上进入后纵隔为特征(图 25-43A);②Ⅱ型:滚动型或食管旁疝(paraesophageal hernia,PEH),胃底沿着食管向上移位但贲门位置正常(图 25-43B);③Ⅲ型:滑动-滚动结合型或混合型,即胃底及贲门共同向上异位(图 25-43C)。Ⅰ型和Ⅱ型食管裂孔疝晚期,整个胃会以贲门和幽门为固定点,沿着胃的长轴旋转 180°疝至胸腔(图 25-43D)。在其他分类标准中,如同时有其他器官常见如结肠等也疝入胸腔者定义为Ⅳ型食管裂孔疝。

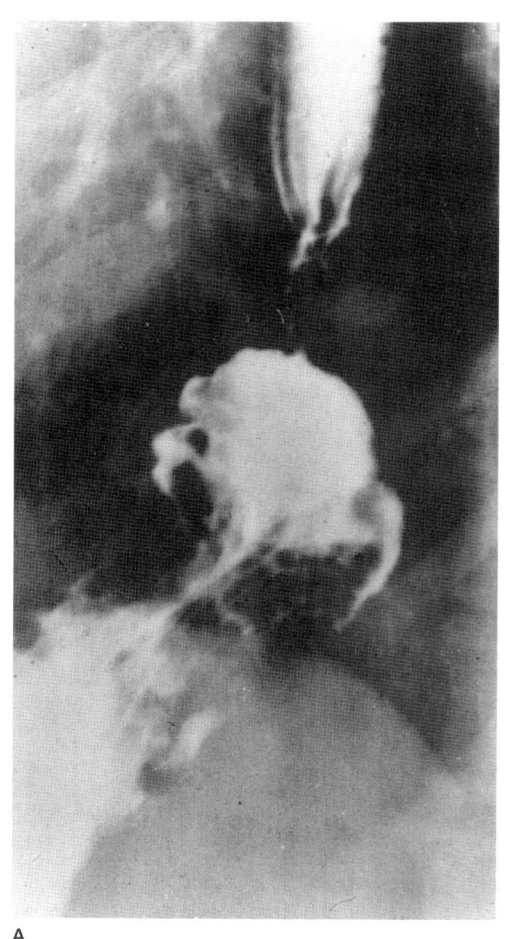
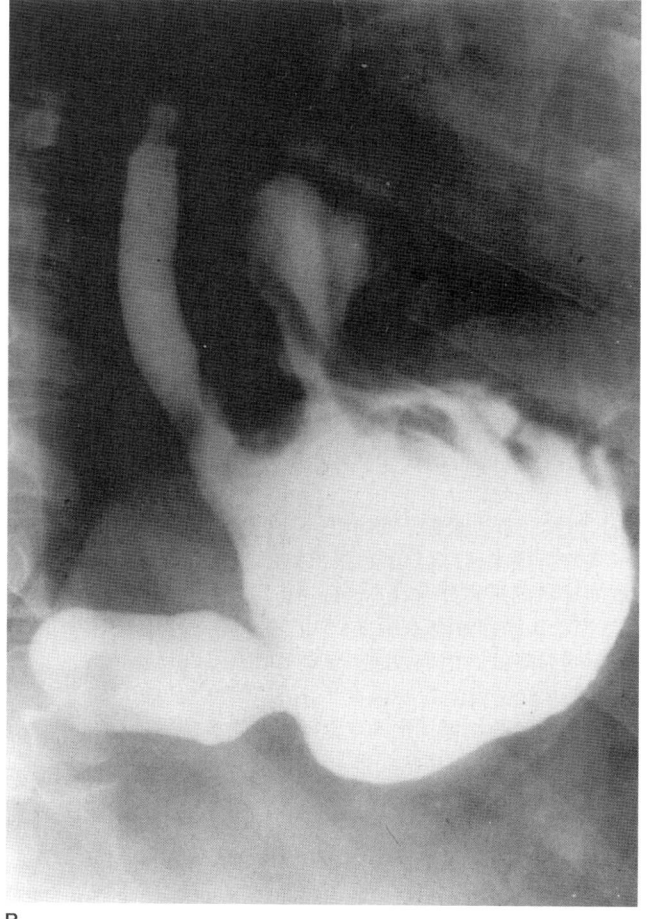

A
B

图 25-43　**A.** Ⅰ型(滑动型)食管裂孔疝的食管造影。**B.** Ⅱ型(滚动型或食管旁疝)食管裂孔疝的食管造影

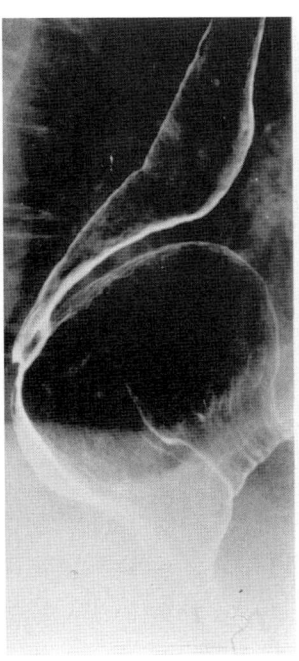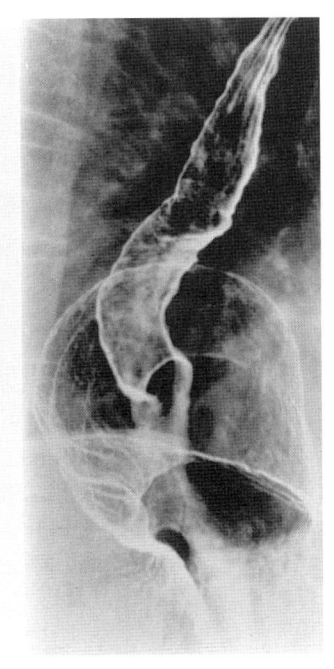

C

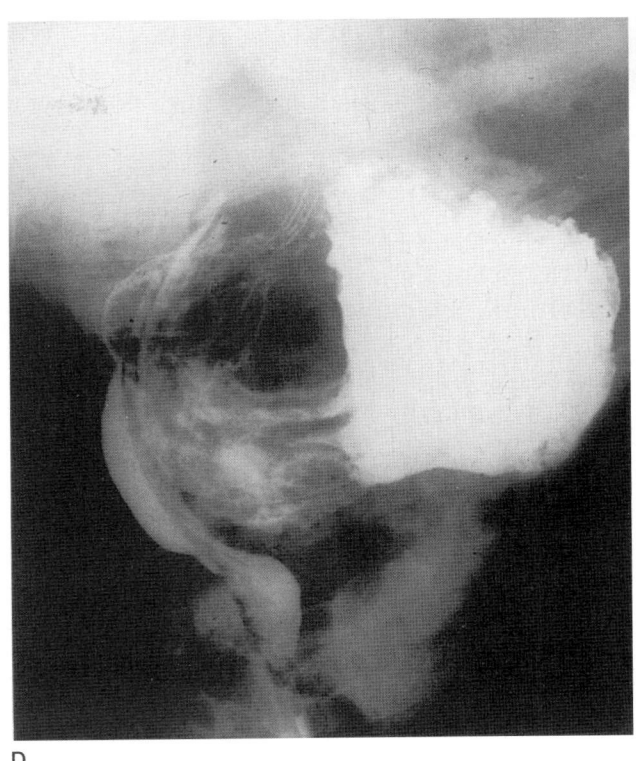

D

图 25-43（续）　**C.** Ⅲ型（混合型）食管裂孔疝的食管造影。**D.** 胸腔胃的造影所见，是巨大裂孔疝（无论其原来的类型）的晚期表现，注意胃已经以贲门和幽门为两固定点，沿其纵轴扭转 180°

发病率与病因

由于大部分病人在发现食管裂孔疝之前无明显的临床症状，所以发病率很难估计，在因消化道症状而进行影像学检查的人群中，滑动型食管裂孔疝的发病率是食管旁疝的 7 倍，食管旁疝也称为巨大食管裂孔疝。久而久之，腹胸腔间的压力梯度将食管裂孔逐渐扩大，大多数情况下，Ⅰ型滑动型疝会逐渐演变成Ⅲ型混合疝，而Ⅱ型食管旁疝则很少见。食管旁疝病人的年龄分布也明显不同于滑动型食管裂孔疝，前者中位年龄为 61 岁，而后者为 48 岁，食管旁疝多见于女性，发病率是男性的 4 倍。

随着年龄日渐增长，膈食管膜结构的退化可能是高龄易患裂孔疝的原因。膈食管膜的退行性变包括上层筋膜（胸内筋膜在膈上的延续）变薄和下层筋膜（即腹横筋膜在膈下的延续）缺乏弹性，结果，持续的腹腔压力和吞咽时食管收缩的拖拽，将膈食管膜向头端拉伸。有意思的是，以自下向上的视角，在左侧膈脚与胃的三点钟位置为固定点，膈食管膜经其前方或后方变薄并拉伸，形成前后疝囊，后疝囊经常充填有膈上及腹膜后脂肪。这些研究结论支持揭示食管裂孔疝的发生是继发于膈食管膜反复向上扩展且与年龄有关的现象。

临床表现

食管旁疝的临床表现与滑动型食管裂孔疝不同，食管旁疝常见的症状有吞咽困难和餐后腹胀，但也可出现滑动型裂孔疝的典型症状如胃灼热和反胃，均是由于贲门失去基本的抗反流机制继发胃食管反流所致。而食管旁疝的吞咽困难和餐后饱胀原因是由于扩张的贲门压迫食管，或胃逐渐疝入胸腔并扭转造成胃食管交界（gastroesophageal junction，GEJ）的扭曲。大部分滑动型疝演变成食管旁疝后反流症状消失，原因可能是胃沿着 GEJ 疝入胸腔后在疝囊内扭转或心膈角得以重建。如果仅行疝修补而忽略反流问题可能导致术后非常苦恼的胃灼热症状。食管旁疝常合并呼吸道并发症，如机械压迫引起的呼吸困难以及反复发作的吸入性肺炎。

约 1/3 的食管旁疝病人有贫血，可能是疝入胸腔的胃黏膜发生内镜难以发现的溃疡反复出血所致，贫血与食管旁疝的关系可以通过疝修补术进行最好的证明，超过 90% 的食管旁疝进行疝修补术后贫血得到纠正。随着时间发展疝入胸腔越来越多而发生扭转，导致间断性上消化道梗阻。相比而言，很多食管旁疝病人往往无症状或仅有轻微的症状。但是，食管旁疝存在着致命的风险，可造成灾难性结局如大出血和急性胃梗阻或梗死导致的坏死。轻度的胃扩张即可造成胃的血液供应显著减少，可造成胃缺血、溃疡、穿孔以及脓毒血症。尽管最近应用数学模型分析认为，食管旁疝发生嵌顿的可能很小，但确切概率还不甚清楚。

滑动型食管裂孔疝常常因胃食管功能异常引起胃食管反流的相关症状如胃灼热、反胃及吞咽困难等。这些病人由于食管下段括约肌（lower esophageal sphincter，LES）功能缺失，引起胃液反流入食管，出现胃灼热及反胃。吞咽困难是由于存在黏膜水肿，Schatzki 环，狭窄以及裂孔疝引起食管体部丧失蠕动功能所造成。

还有部分滑动型食管裂孔疝的病人只有吞咽困难而无反流症状，且内镜和食管测压均无异常发现，电视钡餐透视检查提示，导致吞咽梗阻的原因是膈肌对疝入胸腔胃的撞击，阻止食团顺利通过引起的。食管测压表现为在 GEJ 区出现双峰的高压区域，第一个峰是由于膈肌冲击作用于疝入胸腔的胃引起，第二个才是真正的 LES 收缩所致。这些病人 LES 功能往往正常，但是膈肌对胃的冲击，可以使膈上胃的内容物反流至食管和咽部，引起咽部反流和误吸症状。因此，本病常与典型的胃食管反流病相混淆。

诊断

病人直立位胸部正位片，如果在心影后方发现气液平面则可做出食管裂孔疝的诊断，这种现象往往是食管旁疝或胃疝入胸腔所致。食管造影对食管旁疝的诊断准确率高于食管滑疝，因为后者常可自行还纳入腹腔，而在食管旁疝疝入胸腔的胃不能还纳，因此几乎所有病人均可通过食管造影得以诊断。要特别注意 GEJ 的位置，通过观察 GEJ 的位置可以鉴别Ⅱ型食管裂孔疝（图 25-43B 和图 25-43C）。纤维食管镜检查由于镜身可以弯曲翻转观察，对食管裂孔疝的诊断和分型起着重要作用。在这种位置，如果观察到胃黏膜皱襞延伸到膈肌压迹以上的胃囊，或嘱病人吸气时退镜观察发现膈脚与食管鳞-柱状上皮交界的距离达到 2cm，则可诊断滑动型食管裂孔疝（图 25-44）。食管旁疝在翻转内镜检查时可发现 GEJ 附近另有开口并有胃黏膜皱襞伸入。在滑动-滚动型或混合型食管裂孔疝，可以发现胃囊位于膈肌以上，并在胃囊壁的一侧某个部位观察到上移的 GEJ 开口。

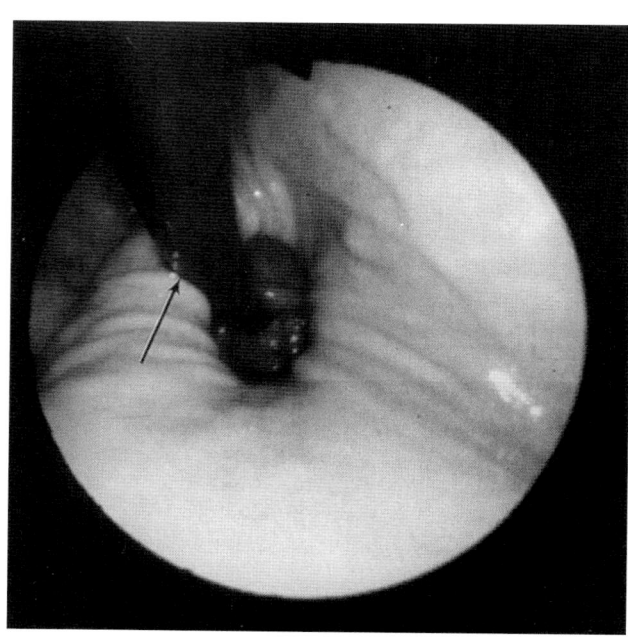

图 25-44　纤维胃镜翻转观察显示镜身向下通过滑动型食管裂孔疝。注意胃黏膜皱襞延伸到膈肌压迹之上

病理生理学

食管 24 小时 pH 监测发现 60% 的食管旁疝病人有食管酸暴露增加，而食管滑疝可达 71%，目前认识到食管旁疝也可以发生病理性胃食管反流。

食管生理学研究证实了贲门的功能主要取决于 LES 压力、暴露于腹腔正压环境的括约肌长度以及 LES 长度的相互作用。无论有无食管裂孔疝，任何一个 LES 压力要素缺失都会影响贲门的正常功能，已经发现贲门功能不全的食管旁疝

病人，其 LES 虽然压力正常，但总长度变短且向上移位离开了腹腔正压环境。可以设想，食管由于在胸腔的折叠致体部功能减弱，但令人惊异的是，食管旁疝病人 88% 显示食管蠕动正常。

治疗

食管旁疝的治疗方法主要是手术治疗，但是在以下三个方面还存在争议，包括：①疝修补术的适应证；②手术方法；③胃底折叠术的作用。

适应证

传统观点认为，食管旁疝是手术修补的适应证，这在很大程度上基于两个临床观察结果：①对食管旁疝病人的回顾性研究发现，有相当高的致命性和严重并发症的发生率如出血、梗死和穿孔；②急症修补死亡率高。在 Skinner 和 Belsey 的经典报告中，21 例食管旁疝病人中有 6 人因症状轻微而采取了内科治疗，但最终死于胃绞窄坏死、穿孔、大出血或胸胃的急性扩张，且这些严重并发症大多数发生时无任何前兆。其他研究也有类似的报道。

最近有研究指出，食管裂孔疝的严重并发症很少见，Allen 和同事对 23 例食管裂孔疝病人进行了中位期为 78 个月的随访观察，仅有 4 例逐渐恶化，其中 1 例因症状进展行食管造影时误吸而死亡。尽管急症修补病人中位住院时间可达 48 天，而择期修补者仅 9 天，但在 735 例病人年的随访中，只有 3 例发生胃绞窄。

如果没有及时手术而行急症疝修补，手术死亡率很高，相比之下择期手术的死亡率小于 1%。有鉴于此，一般建议食管旁疝尤其是有症状者应择期行疝修补术，而对于无症状的食管旁疝病人要密切观察。

手术方法

食管旁疝的手术修补分经腹（腹腔镜或开放）和经胸两种，每种方法都有其优缺点。经胸手术方便彻底游离食管但少用，因为手术创伤及术后疼痛远超腹腔镜手术。

经腹疝修补术方便还纳食管旁疝容易引起的肠扭转，虽然可以经裂孔在一定程度上游离食管，但是完全游离到主动脉弓水平而不损伤迷走神经却很困难，甚至是不可能的。

腹腔镜修补食管旁疝将成为标准术式。然而，新近复习大型全国协作数据库后认为，许多巨大裂孔疝仍然可通过开放手术修补。腹腔镜修补单纯Ⅱ型或者Ⅲ型食管裂孔疝要比标准腹腔镜下 Nissen 胃底折叠术更为复杂，这些手术最好在外科医师积累了相当丰富的腹腔镜抗反流手术经验后再进行。原因如下：①食管旁疝引起的垂直和水平方向的胃扭转使得解剖很复杂，尤其是食管的位置；②分离巨大裂孔疝的疝囊时，如果术者偏离了腹膜囊和胸内筋膜的正常层面就会导致大出血；③分离疝囊时 GEJ 附近的冗余组织将影响胃底折叠术的成功施行，而这些作者主张所有的食管旁疝修补术都应行胃底折叠术。考虑到这些因素，在具备丰富的经验后，多数食管旁疝可以成功地经腹腔镜修补。

有 5%～20% 巨大食管旁疝伴有短食管，导致 GEJ 向头侧移位，而短食管会增加腹腔镜修补的困难，超过 10%～20% 的食管旁疝修补术的失败是由于没能发现短食管造成

的。术前食管造影及消化道内镜检查可能会提示短食管的存在,但即使联合多种术前检查指标也不能准确地预测短食管的存在。短食管的定义是采用标准的纵隔分离技术不能将腹段食管长度恢复到 2.5cm 以上。因此,短食管只能在术中才能明确诊断。Collis 胃成形术利用贲门再造一段“新食管”来延长食管的长度。全腹腔镜短食管手术原来使用端端圆形吻合器,目前进展到利用线性切割器进行胃成形术。Collis 胃成形术后加行胃底折叠术的基本要点包括:第二个要点是胃底折叠的缝线要恰在 GEJ 的上方穿过食管以避免泌酸(胃)黏膜留在折叠包埋区的上方;第二个要点是沿“新食管”轮廓(与胃小弯平行,译者注)在胃上安置线性切割缝合器,使胃上切割缝合线的尖端可以环绕到食管的右侧到胃底折叠中间缝线附近,以确保安全包埋缝合和避免包埋变形。

有报告显示,最初使用不可吸收线缝合膈脚时,食管旁疝修补术后复发率相对较高(10% ~ 40%),最近报道利用生物材料来加强膈肌脚的固定。随机对照研究证实应用合成材料网可以减少食管旁疝修补术后的复发。但是,由于存在食管和胃腐蚀及异物感染的风险,利用非吸收性合成网修补食管旁疝并没有得到广泛认可和接受。另外,非吸收性合成网刺激周围组织炎症反应以及纤维化,导致术后吞咽困难发病率较高,且这种引起术后吞咽困难的狭窄内镜下扩张治疗效果欠佳。新近一类类似猪小肠黏膜的生物材料制成的主要是由 Ⅰ 型胶原纤维构成的非细胞异种移植物应用于临床,这种生物材料在体内快速降解并且可以让重塑组织与自体组织结合,提供更好的抗张力强度。最近一项多中心的前瞻性随机研究结果显示,食管旁疝修补术应用这种生物材料加固,6 个月后复发率减少了 2.5 倍,无植入物相关的并发症。这种修补方式看起来是安全的,但是这种食管裂孔网型加固材料的长期耐用性尚需进一步验证。

胃底折叠术在巨大食管裂孔疝修补术中的作用

裂孔疝修补后是否行胃底折叠术本身就存在争议,是用于选择性的病例还是用于所有病人也无定论。不赞成抗反流手术的意见认为,除了延长手术时间和增加手术负担外,胃底折叠后的并发症显著增加。多数学者还是推荐修补裂孔缺损后常规行抗反流手术,原因如下:食管 24 小时 pH 监测发现 60% ~ 70% 食管旁疝病人酸反流增加,接近食管滑疝的 71%;另外,食管旁疝病人的症状与贲门功能没有关系;最后,即使术前 pH 监测正常,胃食管交界部食管游离后可导致术后反流。

结果

大多数研究结果显示,超过 90% 的食管旁疝病人疝修补术后症状得到缓解。目前文献报道,腹腔镜食管旁疝修补术可获成功。多数学者报道,80% ~ 90% 病人症状得到改善,复发率小于 10% ~ 15%。然而,无论是开放式还是经腹腔镜手术,食管旁疝修补术后的复发问题越来越受到关注。复发性食管裂孔疝是腹腔镜 Nissen 胃底折叠术治疗 GERD 最常见的解剖失败原因(5% ~ 10%)。巨大裂孔疝手术修补未用合成网加固时,复发风险存在叠加,放射学复发率为 25% ~ 40%。显然,无论采用开放手术还是腹腔镜手术治疗巨大食管裂孔疝,要想取得理想的效果,应当选用合成网加固膈肌脚修补、

选择性应用某种 Collis 胃成形术延长食管。

Schatzki 环

Schatzki 环是在食管下段鳞柱状上皮交界区食管全周黏膜下组织形成的薄环,常与食管裂孔疝关系密切。其发病机制和临床意义现在还不清楚(图 25-45)。Templeton 首先注意到它的存在,但是由 Schatzki 和 Grey 在 1953 年将其定义为独立的疾病。普通人群患病率在 0.2% ~ 14%,基于现在的诊断技术和诊断标准,此病在普通人群的发病率为 0.2% ~ 14%。Stiennon 认为,Schatzki 环是由于食管变短时,多余长度的食管黏膜向腔内折叠形成的黏膜皱褶,其他则认为是先天性的,还有人认为是由慢性反流引起的食管黏膜炎性的早期狭窄。

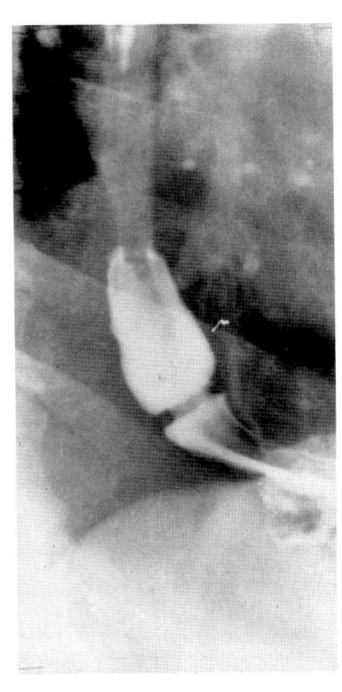

图 25-45　食管造影显示 Schatzki 环(即远段食管鳞柱状上皮交界处的全周黏膜薄环)。环的下方是食管裂孔疝

Schatzki 环与不伴黏膜环的食管裂孔疝相比,临床症状不同、上消化道功能异常表现有差异、对治疗的反应也不同,因而是一种单独的临床疾病。食管 24 小时 pH 监测证实 Schatzki 环病人酸反流几率远低于食管裂孔疝,而且 LES 功能要优于裂孔疝病人,这些说明 Schatzki 环可能有一定的胃食管反流保护机制。

Schatzki 环的临床症状为进食固体食物过快时出现短暂的吞咽困难,治疗手段包括单纯扩张、扩张加抗反流、单纯抗反流手术、环切开甚至切除手术等。对 Schatzki 环的自然病程所知甚少,Chen 和同事利用放射线检查发现 59% 的病人 Schatzki 环可进行性狭窄,而 Schatzki 本人观察到 29% 的病人环口直径逐渐变小,其余保持不变。

Schatzki 环的症状多由环本身引起,而非胃食管反流所致。多数无胃食管反流的 Schatzki 环病人单次扩张有效,而

伴有反流者多数则需要反复扩张。就此而言,绝大多数无反流 Schatzki 环病人都有服用损伤食管黏膜的药物史。Bonavina 和同事们认为,药物引起的食管黏膜损伤是无反流性 Schatzki 环的原因。由于 Schatzki 环的病人也可有反流,所以胃食管反流在形成 Schatzki 环的机制中也起一定作用,而事实上,这些病人很少有药物史也证明了这一点。Schatzki 环可能是一种后天病变,由远段食管药丸滞留导致的食管化学烧伤或下段食管的反流性损伤引起的狭窄。

对于无反流症状的 Schatzki 环应行食管扩张治疗,以解除梗阻症状。对于有反流症状和 LES 抗反流机制缺乏者,有必要施行抗反流手术以解除梗阻症和避免反复扩张。

硬皮病

硬皮病是一种系统性疾病,约 80% 伴食管异常。大多数情况下,此病是一个长期慢性过程。少数病人累及肾脏,是预后不良的表现。发病年龄多在 30 ~ 50 岁,女性病人是男性的两倍。

疾病早期改变是微血管病变,随之发生血管周围正常胶原沉积导致血管损伤。在上消化道,主要表现为平滑肌细胞萎缩,但在食管尚不清楚究竟是原发病变还是继发于神经源性疾病。那些通过神经机制间接作用或直接作用于食管平滑肌的药物与激素治疗的结果证实硬皮病是一种原发的神经源性疾病。醋甲胆碱直接作用于平滑肌受体,在硬皮病组和正常对照组,都可以增加 LES 压力。依酚氯铵是一种胆碱酯酶抑制剂,可以增加乙酰胆碱的作用,在硬皮病病人中增加 LES 压力的作用就不如在正常人显著,表明硬皮病是神经源性疾病而非肌源性疾病。血管周围受压导致肌肉缺血可能是硬皮病运动功能异常的发生机制。有人发现,在病变早期,利血平通过消耗肾上腺素系统释放的儿茶酚胺,可以逆转硬皮病病人的食管动力异常。由此可见,硬皮病早期肾上腺激素过度活跃导致副交感神经抑制,支持硬皮病是一种神经源性疾病。而在硬皮病进展期,随着平滑肌细胞萎缩和胶原沉积,利血平的逆转作用消失。结果是病人在临床上表现为食管蠕动能力和抗反流瓣膜功能低下。

硬皮病的诊断依据食管测压,发现在上段有横纹肌部位的食管蠕动正常,而在下段食管平滑肌部分则无蠕动(图 25-46)。随着疾病进展,LES 压力逐渐减弱。由于本病的许多全身表现无法明确诊断,所以临床上经常将食管测压表现作为特异的诊断指标。因为 LES 压力和食管清除能力降低,硬皮病病人经常伴有胃食管反流病,所以常常导致严重的食管炎和狭窄形成。典型的食管钡餐造影表现为食管扩张、食管、胃和十二指肠管腔内充满造影剂或食管裂孔疝伴远段食管狭窄和近段食管扩张(图 25-47)。

硬皮病的传统对症治疗包括 PPI(泵抑制剂)、抗酸剂、睡觉时床头抬高及狭窄的多次扩张等,但经常效果不满意。食管炎往往比较严重,可能导致食管变短和狭窄。硬皮病病人在手术治疗之前往往经过多次扩张。手术治疗在某种程度上还存在争议,但大多数认为应首选腹腔镜下部分胃底折叠术(前壁或后壁),因为对丧失蠕动功能的食管行全胃底折叠术可致严重的吞咽梗阻。短食管可以行 Collis 胃成形术外加部分胃底折叠术。由于硬皮病病人食管缺乏清除能力,手术虽

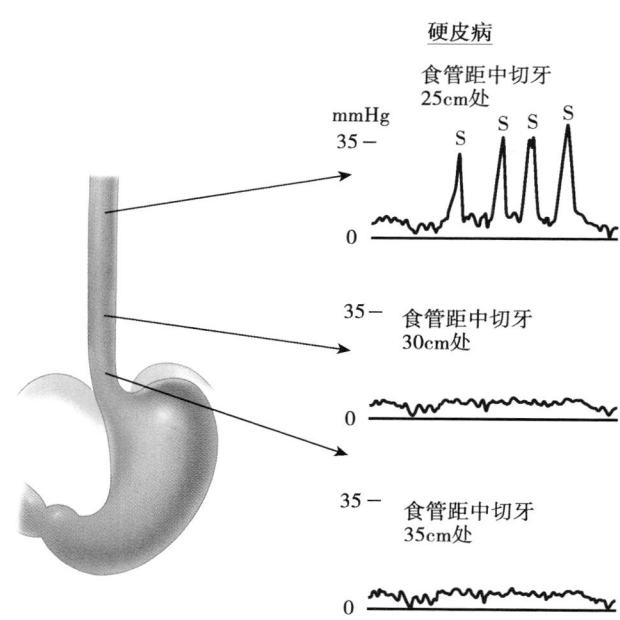

图 25-46　硬皮病病人食管测压显示近段食管蠕动正常和远段 2/3 的食管蠕动消失

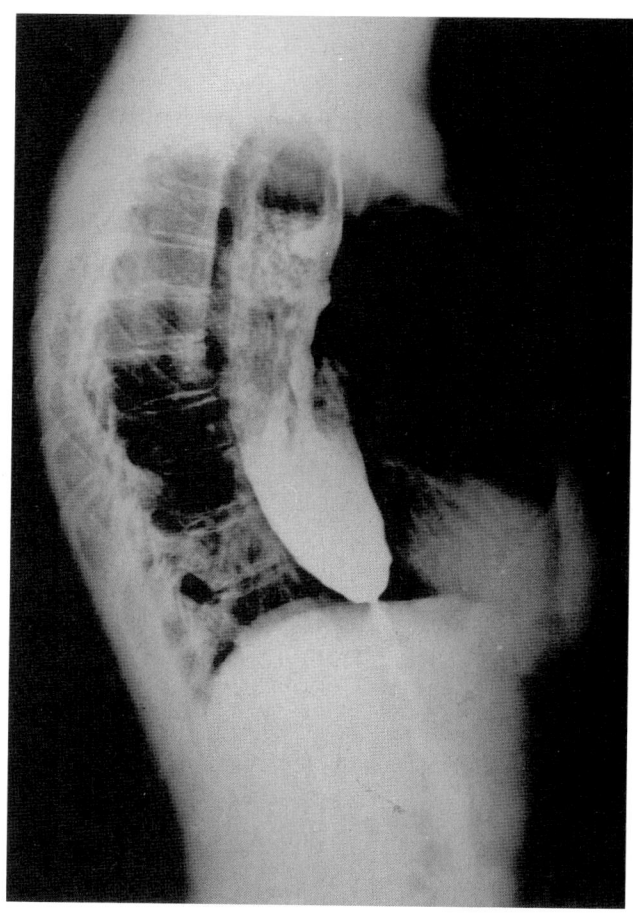

图 25-47　硬皮病伴食管狭窄病人的食管钡餐造影。注意有明显的食管扩张和食物潴留

然可以减少酸反流,但不能恢复正常。仅有 50% 的病人可以得到优良的治疗效果,如果有严重的食管炎、抗反流手术失败史或伴有胃排空延迟的疾病,最好选择胃切除和 Roux-en-Y 胃空肠吻合术。

咽和食管的运动障碍性疾病

临床表现

吞咽困难是食管运动障碍性疾病的原发症状,病人对其感知程度则是引起吞咽困难的疾病严重程度与病人对进食习惯改变后的适应性调整之间的平衡。因此,任何吞咽困难的主诉必须包括对病人进食病史的评估,如是否有疼痛、哽噎、进食呕吐?是否在进食时需要用液体协助下咽、最后一口食物需要呕吐出来或被迫拒绝或中途退出聚餐宴会?是否曾因食物不能下咽致梗阻而住院治疗?这些病史评估,加上对病人营养状态的判断,有助于明确病人吞咽困难的严重程度以及了解外科干预的必要性,而不是仅采用保守的(也常常疗效较差的)吞咽困难治疗手段。

咽食管运动障碍性疾病

咽食管期吞咽障碍由负责咀嚼、启动吞咽动作和推送食物从口咽进入颈段食管的神经肌肉运动失调所致。可以归类为以下某种或几个异常的结合:①口咽部食管推送异常;②咽部触发压力失败;③喉部抬升障碍;④咽部收缩与环咽肌松弛失调;⑤继发于神经肌肉疾病的咽食管段顺应性降低,它可以引起环咽肌和颈段食管的解剖性不完全松弛。

咽食管吞咽障碍常常是先天性的或是获得性疾病影响中枢和周围神经系统,包括脑血管意外、脑干肿瘤、脊髓灰质炎、多发性硬化症、帕金森病、假性延髓性麻痹、周围神经疾病和管理吞咽的脑神经手术损伤,单纯的肌肉疾病如放射性肌病、皮肌病、肌无力萎缩和重症肌无力引起此类吞咽障碍并不常见。很罕见的情况下,甲状腺肿大、颈部淋巴结疾病或颈椎骨质增生所致的外压也可以引起咽食管吞咽困难。

环咽部疾病的诊断

由于吞咽动作的口咽期非常短暂、咽喉部的上抬运动以及环咽部压力的非对称性,咽食管吞咽障碍采用常规食管测压诊断比较困难。录像或放射性电影照相术是目前评价口咽部食团传送、咽部压迫、咽食管的松弛以及吞咽时气道保护动力学的最客观检查。它确实可以发现憩室(图 25-48)、造影对比剂在梨状沟的停滞、环咽肌压迹和(或)咽食管段的狭窄。这些是神经肌肉疾病的解剖表现,系由咽和食管的骨骼肌部分失去顺应性所致。

将录像或放射电影照相检查与利用特殊导管进行的食管测压结合起来仔细分析,可以明确绝大多数咽食管功能疾病的病因(图 25-49),运动功能检查可以显示异常的咽部压力、环咽肌松弛不全甚至缺失、明显的咽部压力收缩与环咽肌松弛及颈段食管收缩之间的失调或者下咽内食团压力降低提示颈段食管骨骼肌部分顺应性降低。

对许多环咽肌功能疾病包括 Zenker 憩室的病人,要持续显示其运动功能异常或咽食管活动失调比较困难。最易发现

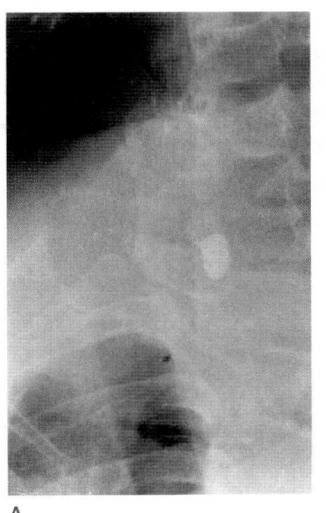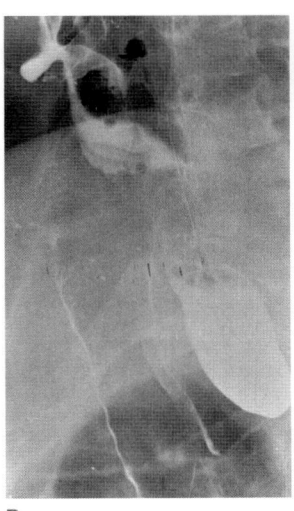

图 25-48　A. Zenker 憩室,最初发现于 15 年前,未经治疗。B. 近期食管造影,注意已显著增大以及经喉部的造影剂吸入

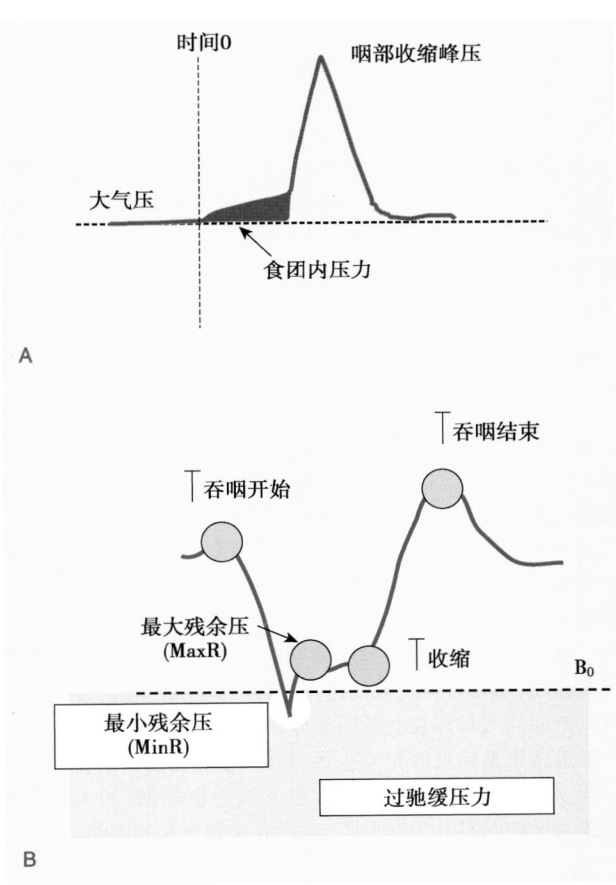

图 25-49　A. 咽部压力波形示意图,显示食团内存在压力。B. 典型的环咽肌舒张期食管测压表现示意图

的异常是咽食管段顺应性降低,表现为食团内压力增高。Cook 及其同事曾发现,食团运动阻力增加但环咽肌测压却显示完全松弛的病人,进一步利用同步测压与电视透视检查发现在这些病人环咽肌其实只是部分松弛,也就是此括约肌压

力只是降低到食管测压时的基线水平,但并未低到足以让食团无阻力地进入食管,这种不完全松弛是由于咽食管肌肉失去顺应性所致,可能与环咽肌压迹或 Zenker 憩室有关。环咽肌的不完全松弛可以在食管测压时表现为"肩峰形"咽部压力波,其压力峰值与流出道阻力大小直接相关(图 25-50)。失去顺应性的咽食管段直径增大可使食团通过阻力降低,所以,对咽部压力降低(即咽部活塞推进功能低下)或因失去骨骼肌顺应性而致咽颈段食管阻力增加的病人,可行下咽颈段食管肌层切开术以扩大咽食管腔并减少流出道阻力从而改善症状。Zenker 憩室病人的食管肌层活检可呈现咽食管段限制性肌病的组织学改变,与电视透视检查发现的上段食管顺应性降低以及详细的咽部与颈段食管测压发现密切相关,充分证明憩室的发生是由于咽食管段肌肉顺应性丧失而致食团通过阻力增加的结果。

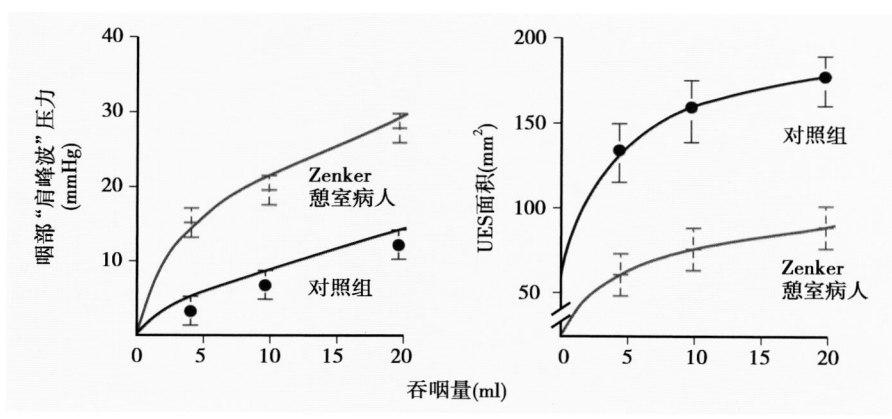

图 25-50   Zenker 憩室病人与正常对照组的咽部压力肩峰波与咽食管段的直径。UES = 食管上括约肌

成功的咽食管肌层切开手术包括以下几个方面:①食团可顺畅通过口咽部;②吞咽反射功能完好无损;③咽部收缩与环咽肌的松弛基本协调;④环咽肌压迹、Zenker 憩室、食管造影上的咽食管狭窄段和(或)食管测压显示原来增高的咽食管肩峰形压力波的消失。(译者注:原文有误,丢了"消失"二字:一个成功的手术后那些异常应该得到纠正)

Zenker 憩室

过去,最常见的咽食管功能异常为 Zenker 憩室,1769 年 Ludlow 最先对其进行描述。以 Zenker 命名是因为 Zenker 于 1878 年发表文章对 34 例咽食管憩室进行了经典的临床病理描述。据报道,在常规食管造影人群咽食管憩室的检出率约为 1/1000,最常见于老年男性白人。随着年龄的增长,颈段食管的骨骼肌部分顺应性降低,因而 Zenker 憩室有随着时间逐渐增大的倾向。

临床症状包括吞咽困难并同时反流未消化的、无特殊味道的食物,通常打断病人的进食过程。偶尔,严重的吞咽困难可以造成病人身体衰弱及明显体重减轻。慢性误吸及反复的呼吸道感染是常见的相关主诉,如怀疑此病,食管钡餐造影即可确立诊断。因为真正的食管腔常被憩室阻塞,病人行食管镜检查比较困难且潜在风险,有造成食管穿孔的可能。

环咽肌切开术

由于环咽肌与上段食管肌层切开术并发症、死亡率比较低,因此被广泛用于解决几乎所有口咽期吞咽困难的问题,这就造成症状缓解总的成功率只有 64%。如果根据放射线检查和食管动力变化特征选择手术,则会让更多病人受益。环咽肌食管切开术通常有两种:一是应用传统手术方法,二是采用刚性喉镜和线性切割缝合器。

开放式环咽肌切开术、憩室悬吊术和憩室切除术

肌层切开术在局部麻醉或全身麻醉下沿左胸锁乳突肌前缘切口施行,将胸锁乳突肌及颈血管鞘向侧方牵开,同时将甲状腺、气管及喉向中线方向牵引从而暴露咽部与颈段(图 25-51)。当咽食管憩室存在时,咽食管段很容易定位。仔细分离覆盖的蜂窝状结缔间隙游离憩室并暴露憩室颈部,位于咽下缩肌的下方和环咽肌的上方。如果憩室不存在则辨认环咽肌较困难,采用局部麻醉的优点就在于可以让病人做吞咽动作以显示咽食管交界区持续狭窄的部分所在,并且,在关闭切口前,可令病人服用明胶确认症状是否解除,并检查此前狭窄的咽食管段开口情况。而采用全身麻醉手术室,置一根胃肠减压管食管测压确定的环咽肌水平有助于辨认狭窄的部位。肌层切开向头侧延伸切开 1~2cm 的下咽缩肌,向尾侧则切开环咽肌及颈段食管肌层共长 4~5cm,缝合颈部切口前要确认止血无误,否则常容易发生术后颈部血肿,且伴随血肿吸收常发生暂时性吞咽困难。术后当天即可经口进食,术后 1 或 2 天即可出院。

如果憩室较大且肌层切开术后仍然存在,可考虑用永久性(不吸收)缝线将其内翻缝合在椎前筋膜上(即憩室固定术)(图 25-52)。若憩室过大即使悬吊后也会雍冗下垂,或憩室壁增厚明显,则最好在全身麻醉下进行充分显露憩室颈及肌层切开术后,食管置入 48F 的 Maloney 探子指引行憩室切除术。将线性切割缝合器置于憩室颈部,击发后移去缝合器远端的憩室。病人出院前应行水溶性对比剂食管造影检查切割缝合的严密性及肌层切开的有效性。术后并发症包括瘘、脓肿、血肿、喉返神经麻痹、发音困难以及 Horner 综合征等。前两项并发症发生于憩室悬吊术后者少,憩室切除术后多。

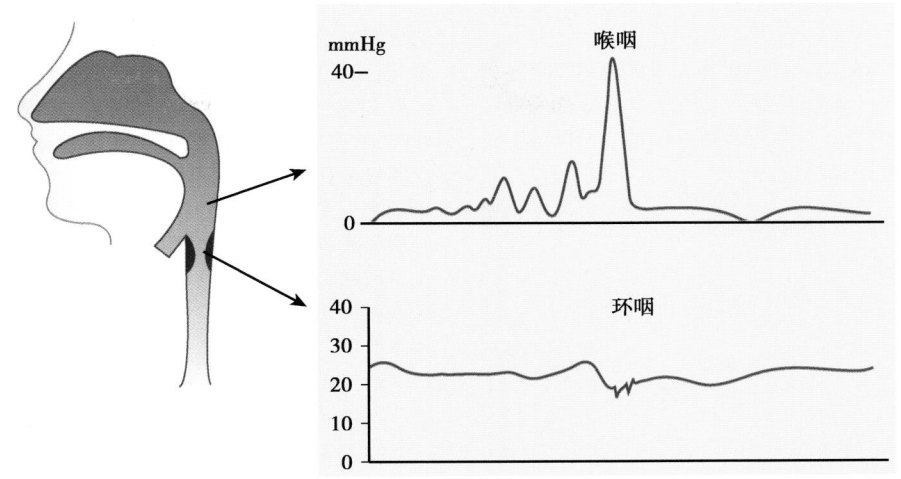

图 25-51　颈部甲状腺峡部水平的剖面图,显示至下咽部及颈部食管的外科入路

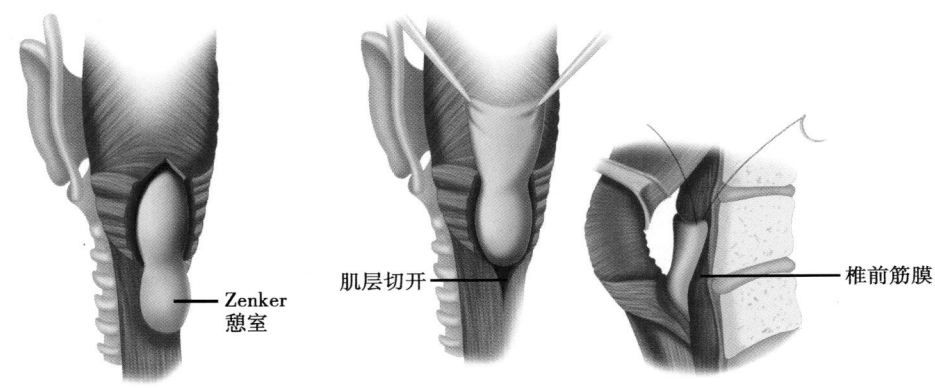

图 25-52　咽与颈段食管后部解剖,显示咽食管肌层已切开,憩室顶部悬吊于椎前筋膜

内镜下环咽肌切开术

近来,已有报道在内镜下利用切割缝合器进行环咽肌切开和憩室切除,此术式对较大的憩室效果较好(>2cm),不能用于较小憩室的治疗。手术使用特制的"憩室镜"将两个可回缩瓣伸到下咽部,使憩室镜的开口正好一边位于食管腔内,另一边位于憩室腔内,然后将瓣适当回缩以利直视食管与憩室的间隔。经憩室镜放入腔镜用切割缝合器,夹持食管与憩室的共同间隔,钉座置于憩室内,钉仓置于食管内,击发切割缝合器将食管后壁与憩室壁的共同间隔切开 30mm 以上,每边各置 3 排缝钉,根据憩室的大小可增加缝钉(图 25-53)。病人术后即可进流质,术后第一天便可出院疗养。术后并发症少见,可能包括憩室顶部穿孔以及因肌层切开不完全所致的吞咽困难未缓解。前者用抗生素治疗常常奏效,但罕见情况下依然需要颈部引流。

Zenker 憩室术后复发一般发生较晚,以单纯憩室切除而未行肌层切开术者更常见,推测可能与未行肌层切开导致颈段食管的顺应性丧失依然未能纠正有关。内镜下环咽肌切开术后食管造影检查残留"侧室"依然可以见到,但如果肌层切开完全其很少引起症状残留与复发。

术后动力学检查显示,吞咽动作触发的咽部收缩峰压不受影响,环咽静息压力有所减小但未消失,环咽括约肌长度有

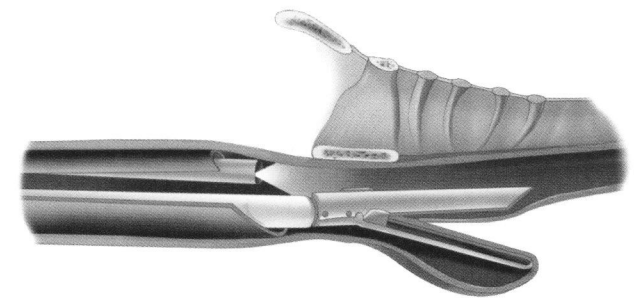

图 25-53　经口腔环咽肌切开术和憩室切除术

所缩短。因此,肌层切开术后,抗食管咽反流的机制依然存在。

食管体部及食管下括约肌运动障碍性疾病

食管期的吞咽功能障碍由食管体部的推送泵功能异常或食管下括约肌(LES)的松弛功能异常引起。这些异常或者由于食管的原发疾病所致,或由于全身的神经、肌肉或胶原血管疾病的影响(表 25-9)。标准或高清食管测压技术的应用已能够将特异的原发性食管功能性疾病从大批的非特异性食管运动功能异常中区别出来。原发性食管功能障碍包括贲门失

弛缓症、弥漫性食管痉挛、胡桃夹食管和 LES 高压症。这些疾病的食管测压特征见表 25-10。

　　原发性食管运动功能障碍之间的划分比较模糊，交界类疾病确实存在，有些可能含有一种以上的压力学特征。这些发现意味着食管运动功能性疾病应当被看做是一个反映食管运动功能损坏不同阶段的疾病谱。

表 25-9	食管运动障碍性疾病的分类

原发性食管运动障碍

贲门失弛缓症，"强力型"贲门失弛缓症

弥漫性或阶段性食管痉挛

胡桃夹食管

LES 高压症

非特异性食管运动障碍（NEMS）

继发性食管运动障碍

胶原血管疾病：进行性系统性硬化症，多发性肌炎和皮肌
　　炎，混合型结缔组织疾病，系统性红斑狼疮等

慢性特发性假性肠梗阻

神经肌肉疾病

内分泌和代谢疾病

表 25-10	原发性食管运动障碍的食管测压特征

贲门失弛缓症

LES 的不完全松弛（舒张度<75%）

食管体部蠕动丧失

LES 压力增高（但≤26mmHg）

食管内静息压增高（相对于胃内静息压）

弥漫性食管痉挛（DES）

同步收缩（非推进性收缩）（>20% 的湿咽）

重复和多峰收缩

自发收缩

间隔有正常的食管蠕动

收缩压力及持续时间可能增加

胡桃夹食管

食管下段平均蠕动收缩压力（10 个湿咽）≥180mmHg

平均收缩持续时间延长（>7.0 秒）

蠕动顺序正常

LES 高压症

LES 压力增高（>26mmHg）

LES 松弛正常

食管体部蠕动正常

食管无效动力

食管蠕动压力减低或缺失（<30mmHg）

非传导性收缩数目增加

贲门失弛缓症

　　人们最常见和最明了的原发性食管运动功能障碍性疾病是贲门失弛缓症，其人群发病率约为每年 6/100 000。尽管人们认为食管体部蠕动完全丧失是本病的主要异常，目前基于24 小时连续压力监测的证据表明，贲门失弛缓症是 LES 的原发疾病。监测结果发现，即使在进展期阶段，高达 5% 的食管

收缩可以是推进性。同步收缩波的出现是 LES 失去松弛导致的食管排空阻力增加的结果。实验研究结果也支持这个结论，研究发现将一束带宽松围绕实验动物模型的食管胃交界区后 LES 压力不受影响，但却引起 LES 松弛不全及流出阻力增加，从而导致了同步收缩波频率增加和收缩压力降低，食管造影显示食管腔扩张但去除束带后食管腔又可恢复正常。临床观察也发现，因肿瘤浸润所致假性失弛缓症、食管远端较重的狭窄或抗反流手术包埋过紧均可引起 LES 不能松弛，导致流出道梗阻而产生食管体部的功能异常。而典型的失弛缓症病人在扩张治疗或肌层切开手术后食管蠕动可以恢复也进一步支持贲门失弛缓症是 LES 的原发病变。

　　贲门失弛缓症的发病机制为特发性或感染性神经退行性变。动物实验发现，将动物的疑核和迷走神经背核破坏后可以复制本病模型。本病病人也观察到迷走神经及食管本身肌间丛的神经节退行性变，这种退行性变引起 LES 高压、括约肌对吞咽动作失去松弛反应、食管腔内压力增高、食管扩张等，随之食管体的推进性蠕动波消失。食管扩张是由于括约肌不能松弛和食管腔内压力增高的共同作用所致，前者造成咽下的食物在食管内功能性潴留，而后者则由咽部反复吞咽空气所致（图 25-54）。随着时间发展，功能性疾病引起放射线检

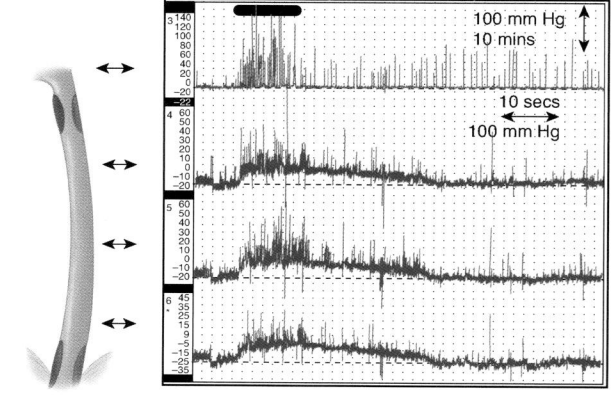

A

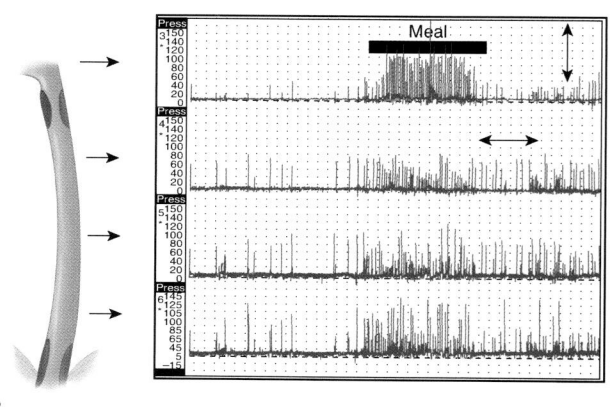

B

图 25-54　食管压力监测：贲门失弛缓症病人的连续食管测压记录。**A.** 食管肌层切开术前。**B.** 食管肌层切开术后。监测记录已经被压缩以突出显示收缩压力峰和基线压力。注意图 **A** 左侧的基线抬高反映进餐时食管基线压力升高，而肌层切开术后基线压力不再升高（图 **B**）

查可见的解剖学改变：如食管扩张且末端变细——食管远端的"鸟嘴"状狭窄（图 25-55）。食管内经常可见食物与唾液潴留所致的气-液平面，其高度反映了括约肌痉挛所致的阻力大小程度。随着病程发展，食管明显扩张，甚至产生扭曲。

有一部分病人除了典型的贲门失弛缓症的表现外，其食管体部出现振幅增加的自发性收缩波，这个测压表现被称为"强力型贲门失弛缓症"，这类病人常出现胸部阵痛，本病与弥漫性食管痉挛的鉴别诊断比较困难，两种疾病在电视透视检查均可见食管螺旋状畸形和憩室形成。

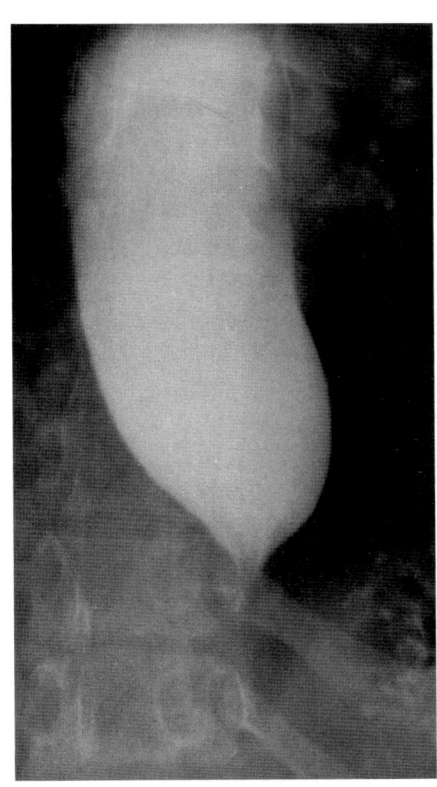

图 25-55　贲门失弛缓症食管造影检查示显著扩张的食管及其末端的"鸟嘴征"

弥漫性和节段性食管痉挛

弥漫性食管痉挛以胸骨后疼痛和（或）吞咽困难为特征，其有别于贲门失弛缓症之处是食管体的原发性疾病，导致的吞咽困难程度较轻但胸痛较重，对病人的全身情况影响较轻。尽管如此，单从症状依然不能将贲门失弛缓症与弥漫性食管痉挛区分开，必须借助食管造影和食管测压进行鉴别诊断。真正出现症状的弥漫性食管痉挛较罕见，其发病率较贲门失弛缓症低 5 倍。

弥漫性食管痉挛的病因及神经肌肉病理生理机制尚不明了，其基本的动力学改变是延时的压力梯度异常后食管出现快速蠕动波，本病可见食管壁肌层肥厚及食管迷走神经分支变性，但并不恒定。测压改变可出现在食管全长，但常局限于食管的下 2/3 段。而阶段性食管痉挛，食管压力学改变常局限于食管的一小段。

典型的食管测压特征是频繁发生的自发且多峰型食管收缩波，压力峰值增加或收缩时限延长，诊断此病的关键是除了

食管出现失弛缓症所见的压力异常外，尚可见一些正常的蠕动波。曾将 10 个湿咽中出现正常蠕动波达到 30% 以上作为与强力型贲门失弛缓症的鉴别诊断标准，然而这个数值是武断和充满争议的。

弥漫性食管痉挛病人 LES 的静息压和松弛功能常常是正常的，但 LES 高压和松弛不全也可以见到。当病人病程较晚时，放射性造影可见螺旋形的第三收缩波，称之为"螺旋状食管"或"假性憩室病"（图 25-56），阶段性或弥漫性食管痉挛的病人食管局部可异常扩张并在两个同步收缩的高压区之间发生膈上或中段食管憩室（图 25-57）。

胡桃夹食管

20 世纪 70 年代后期，人们开始关注并认识了胡桃夹食管，也称食管超挤压征，其他名词如高压型蠕动或高峰值蠕动性收缩也被用来描述此类异常。它是最常见的原发性食管运动功能异常。所谓的"胡桃夹食管"按其定义是一种食管测压异常，以蠕动性食管收缩收缩峰压大于实验室正常压力值的 2 个标准差以上为特征，其压力峰值常常大于 400mmHg。在收缩峰的末尾，尚不清楚胡桃夹食管是否引起症状，事实上，胡桃夹食管病人的胸痛可能与胃食管反流有关而不是食管腔内压力增加所致。在收缩高峰期（峰值>300mmHg），胡桃夹收缩生理机制可能导致胸痛，基于减少峰值压力的治疗比降低低压力峰值的效果更好。

食管下括约肌高压症

Code 与其同事首先将出现胸痛或吞咽困难的 LES 高压症归为一类单独的疾病，本病的特征是 LES 静息压增高但松

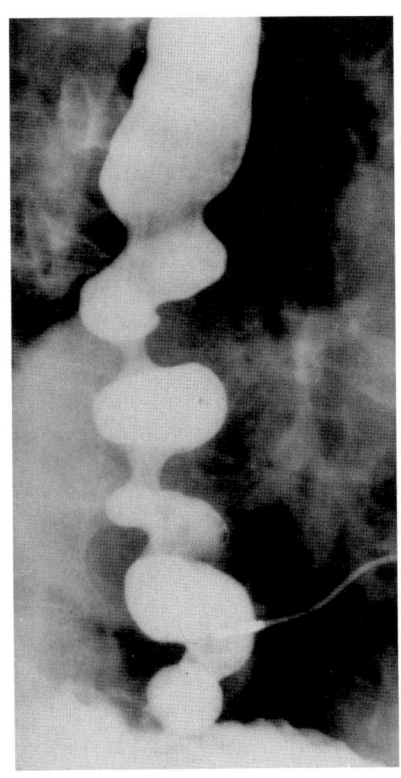

图 25-56　弥漫性食管痉挛食管造影检查示螺旋状畸形

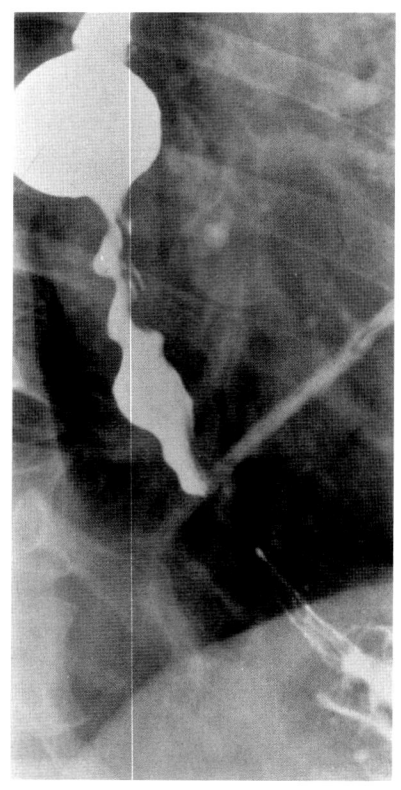

图 25-57　弥漫性食管痉挛食管造影检查示高位膈上憩室

弛正常，食管体部蠕动正常，然而约 50% 病人食管体部存在动力异常，尤其出现高压蠕动波及同步收缩，其余病人则表现为仅 LES 异常。病人的吞咽困难可能由于 LES 即使是在松弛状态下也缺乏顺应性所致，病人药物或扩张治疗无效后可考虑行食管下括约肌切开术治疗。

继发性食管运动障碍性疾病

结缔组织疾病尤其是硬皮病和 CREST 综合征（系统性硬皮病的一个亚型）可以出现严重的食管运动功能障碍。此外，曾患婴儿先天性食管闭锁外科治疗者可出现继发性食管运动功能障碍，其症状包括胃灼热和吞咽困难，后者更可能是由于食管消化性狭窄而非食管运动异常所致。食管功能检查常常显示食管蠕动和 LES 压力均严重减弱，甚至丧失。抗反流手术的治疗效果存在争议。因全胃底折叠术（Nissen 手术）可造成严重的吞咽困难，因此手术治疗应选择部分胃底折叠术。

非特异性食管运动障碍和无效食管动力

许多主诉吞咽困难或非心源性胸痛的病人食管测压检查呈现出明显超出正常范围的多样化的波形和收缩幅度，但却不符合原发性食管运动障碍的诊断标准，这些病人的食管运动经常发现多峰或重复收缩波增加、收缩时限延长、非传导性收缩以及正常蠕动波中断于食管的某个水平或低振幅收缩，这些食管运动异常统称为非特异性食管运动障碍。它们是否引起胸痛或吞咽困难仍然不十分清楚，除非伴发食管憩室，否则外科治疗对这类疾病无效。

清楚地区分原发性食管运动障碍和非特异性食管运动障

碍经常是不可能的，诊断为非特异性食管运动障碍的病人重复食管测压检查有时可见胡桃夹食管的表现，与此类似，也可观察到非特异性食管运动障碍逐渐发展到弥漫性食管痉挛。因此，非特异性食管运动障碍可能仅仅是严重食管功能性疾病间歇发展阶段的测压表现。食管 24 小时 pH 监测与食管测压联合检查发现，非特异性食管运动障碍病人的食管酸暴露明显增加，食管的动力学有时是由于反流的胃液对食管的刺激所致，有时也可以是与反流无关的食管原发性运动异常，胃食管反流病人经常可以发现高振幅的食管蠕动（胡桃夹食管）和低振幅食管蠕动（食管无效动力）。

食管体部憩室

食管憩室可按其发生部位（上段、中段或下段）或发病病理机制来划分。食管动力异常造成的憩室称为膨出型憩室，而食管炎周围炎性疾病造成的憩室称为牵拉型憩室。膨出型憩室最常见于非特异性食管运动障碍，但也发生于所有的原发性功能障碍疾病，在后者，食管运动障碍经常在憩室发生以前就已确诊。发生于贲门失弛缓症的食管憩室可以暂时性加重吞咽困难，这是因为憩室成为进食食物的容器，且出现餐后疼痛及呕吐未消化的食物取代了原先的吞咽困难症状。如果没有发现食管体部或 LES 的运动障碍，应当考虑憩室为牵引型或其他先天性原因。

由于放射学的发展先于食管动力学检查，食管憩室在历史上曾被认为是食管原发病，是食管运动障碍的原因而非其结果，因此，早期对该病均是基于发病部位进行描述。

膈上憩室起源于胸段食管的下 1/3 且常常是在近膈肌处，常常由食管下段肌层肥厚、食管运动障碍和食管腔内压力增加所致，属于"膨出型"憩室，由食管弥漫性痉挛、贲门失弛缓症和非特异性食管运动障碍引起。

憩室究竟手术切除还是悬吊治疗取决于其大小和与脊椎体的距离。当憩室伴有食管功能障碍时，应行联合憩室切除术与憩室远端至胃的肌层切开术，如果单行憩室切除术，由于造成膨出型憩室的食管腔内压力依然存在，则切缘穿孔的发生率增高。如果将憩室悬吊于胸椎前筋膜，肌层切开范围应从憩室颈开始下行达 LES 以远。憩室切除术如果从分离憩室颈开始，应缝合肌层覆盖切口并在对侧食管壁行肌层从憩室水平始行肌层切开术。完全的肌层切开术应跨越 LES，降低远段食管峰值压力，且有可能解决了吞咽困难但出现胃食管反流症状。目前，LES 肌层切开术后加行部分胃底折叠术（前壁或者后壁）可以减少胃食管反流症状。如果憩室大且伴有食管裂孔疝，需加行裂孔疝修补术。所有上述手术均可通过传统开放式手术方式或微创食管外科进行。

食管中段憩室或牵引性憩室于 19 世纪首先被描述（图 25-58）。那时多见于纵隔淋巴结结核的病人。理论上推测，由于纵隔炎性淋巴结与食管粘连，随着食管的收缩，粘连外牵食管并最终形成局限化的小憩室（图 25-59）。这个理论基础来源于早期憩室在分离时，可经常发现淋巴结与憩室间的粘连。其他引起纵隔淋巴结病变的疾病如肺部霉菌感染（曲菌球）、淋巴瘤或结节病等治愈后都可以产生牵引型憩室，罕见情况下，如果没能发现炎症病变，则可能发现食管功能性疾病。

绝大多数食管中段憩室无临床症状而在检查非食管主诉

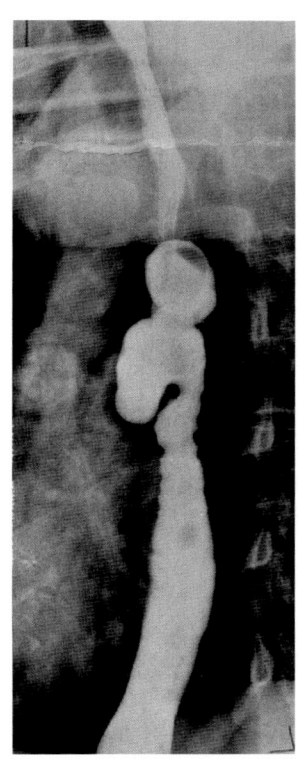

图 25-58　中段食管憩室的食管造影。尽管存在解剖异常,此病人无临床症状

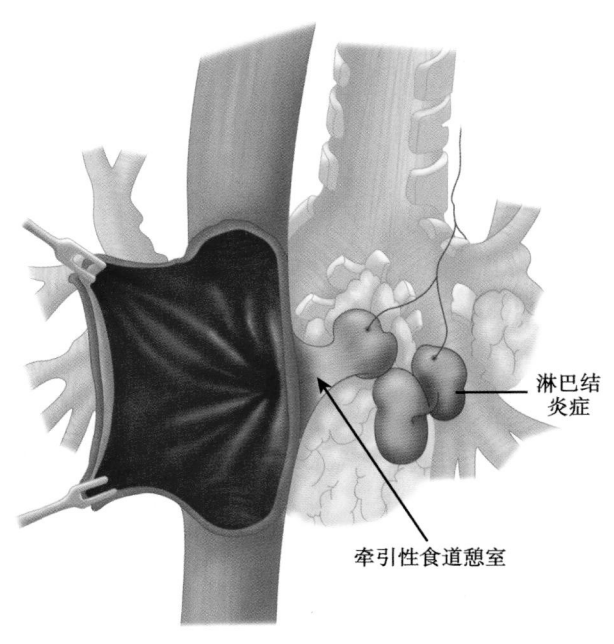

图 25-59　中段食管憩室的病理生理机制。显示隆突下淋巴结炎症粘连并牵拽食管壁

时偶然发现,而这些放射学发现可能被忽略,如果憩室出现症状如吞咽困难、反流、胸痛或误吸,应当彻底检查是否合并食管运动障碍,偶尔,如病人合并食管支气管瘘可以进食后慢性咳嗽为主诉,则憩室往往有炎症并且是形成瘘的病因。手术指征根据症状程度而定,经常情况下,食管中段憩室由于靠近

脊柱可行悬吊术,如果存在食管运动障碍,应按隔上憩室那样行肌层切开术。

食管运动障碍及食管憩室的外科治疗

长段食管肌层切开术治疗食管体部运动障碍

任何以阶段性或食管全长发生同步收缩波为特征的食管功能障碍,如弥漫性或节段性食管痉挛、强力型贲门失弛缓症以及非特异性食管功能障碍伴中段或膈上憩室等,如果内科治疗不能缓解症状均应考虑长段食管肌层切开术。但是,选择手术治疗应该综合考虑病人的症状、饮食、生活习惯调整及营养状况等因素,最重要的是改善病人吞咽困难的可能性,单纯胸痛不是手术适应证。

确定哪些吞咽困难伴胸痛的病人可以从手术中获益比较困难。食管连续动力学监测发现,当进餐时食管的有效收缩(指正常蠕动且压力>30mmHg 的收缩)比例低于 50% 时,病人可能感到吞咽困难(图 25-60)。这意味着食管收缩增强或减少非蠕动波可以缓解吞咽困难,胃肠动力药可以增加食管收缩,但不能减少同步收缩波,因频繁出现的同步收缩使食管推送功能严重受损的病人很少能从药物治疗获益。对此类病人,食管体部肌层切开术可缓解其吞咽困难,但切开术后食管原先存在的正常蠕动即丧失,且吞咽功能也不会较前有大的改善,当进餐时食管有效地推进型蠕动降低到 30% 以下时,这种情形就会出现。

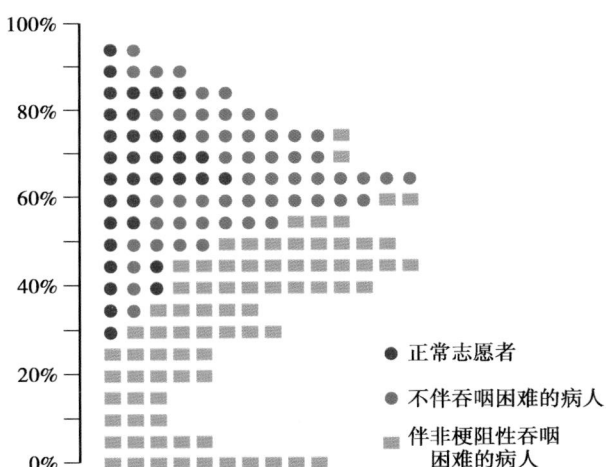

图 25-60　正常志愿者(红)、不伴吞咽困难的病人(蓝)和伴非梗阻性吞咽困难的病人(绿)等三种人群进餐时间的食管有效收缩频率(压力>30mmHg 的蠕动性收缩)对比

有手术适应证的病人术前必须行食管测压以了解肌层切开的上限。大多数外科医师选择向下切开肌层越过 LES 以减低流出道阻力。因此,如果进行了广泛的贲门范围,有必要加行某种抗反流手术以防止术后胃食管反流。这种情况下,大多数作者更倾向于部分胃底折叠术而非全胃折叠术,避免反而增加阻力,进一步干扰肌层切开后的食管的排空(图 25-61)。如果术前业已存在反流症状,则需要行食管 24 小时 pH 监测予以确认。

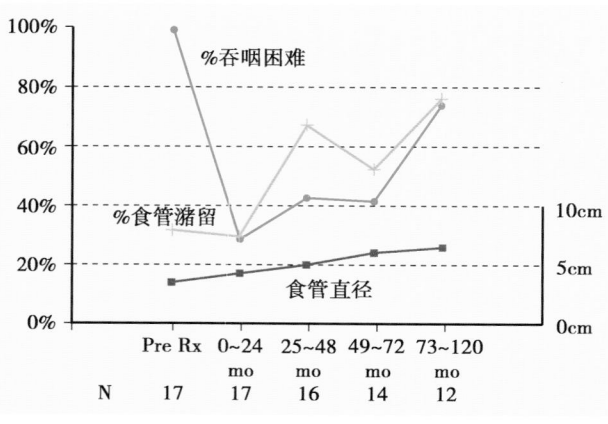

图 25-61 贲门失弛缓症病人肌层切开术加 Nissen 全胃底折叠术 10 年后食管直径（红色）、吞咽困难（蓝色）和食管潴留情况（橙色）

手术方式可以是开放式或胸腔镜下进行。前者经左侧第 6 肋间进胸（图 25-62），打开后纵隔胸膜，暴露食管左侧壁，除非必须，否则食管不必做全周游离。在左侧膈肌脚中份的壁腹膜切开约 2cm 进入腹腔，经此口将部分胃底提到胸腔，从而暴露胃食管交界及其脂肪垫。纵行切开食管全肌层，范围上自食管压力异常带以上，下达胃食管交界部以下 1~2cm。将肌层与食管侧面的黏膜分离距离至少达 1cm，注意应尽可能切开所有肌层包括微小肌瓣，尤其在胃食管交界部。最后将胃底瓣与肌层切缘缝合，长 3~4cm，还纳入腹腔。此举一可分隔肌层切缘防止其重新愈合，二是部分胃底折叠术可以发挥抗反流作用。

如存在膈上食管憩室，应采用与憩室厚度相当的切割缝合器（2.0~4.8mm）自憩室颈部切除，缝合肌层包盖切缘，然后在憩室对侧行食管肌层切开术。如为中段食管憩室，肌层切开范围应延续到憩室颈以上，并将憩室悬吊于其憩室颈平面以上的胸椎前筋膜上。在食管憩室手术前，常规行胃镜检查清除憩室内的食物和残渣是明智之举。

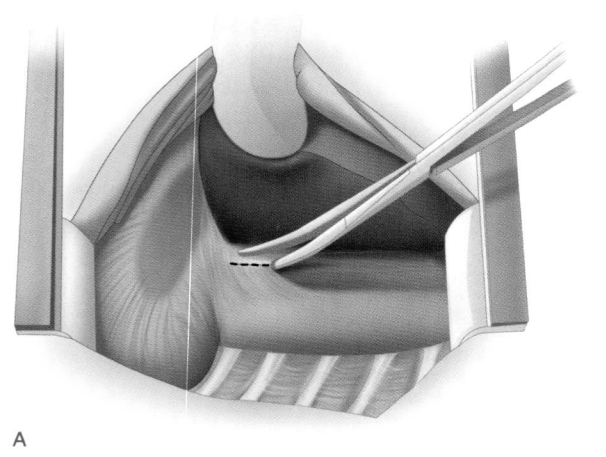

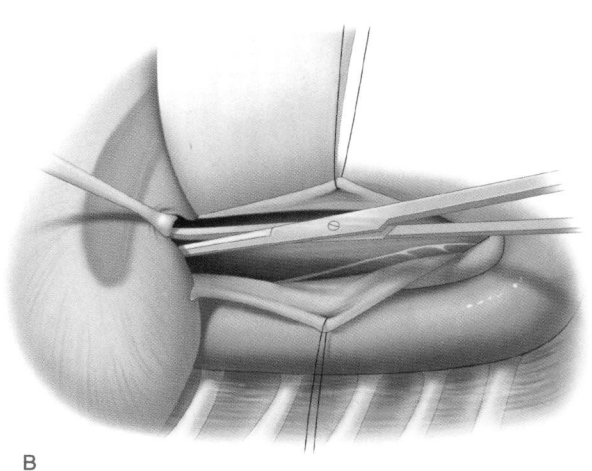

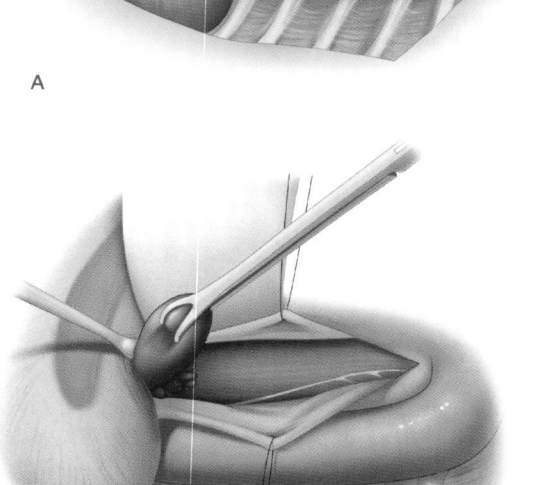

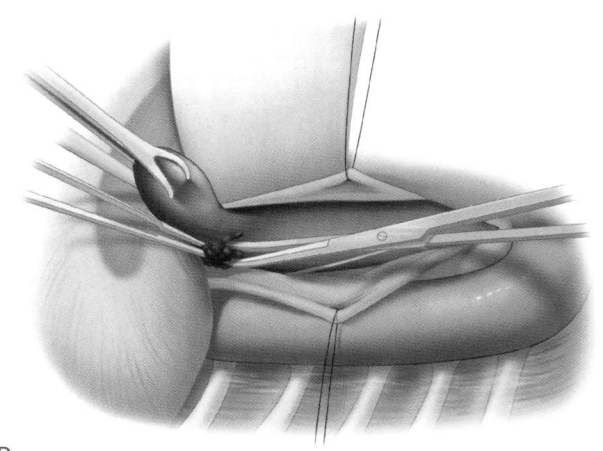

图 25-62 长段肌层切开术。**A.** 经过左胸第 6 肋间进胸，切开纵隔胸膜暴露食管准备肌层切开。**B.** 沿着左膈脚的中份侧面切开膈食管膜 2cm 进腹。**C.** 经此切口将胃底牵拉至胸腔。**D.** 去除胃食管交界处的脂肪垫，显露胃食管交界

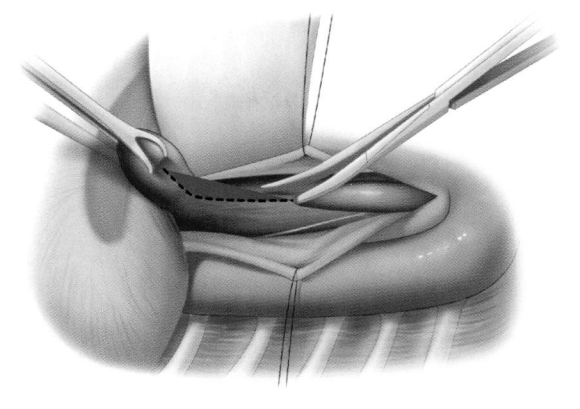

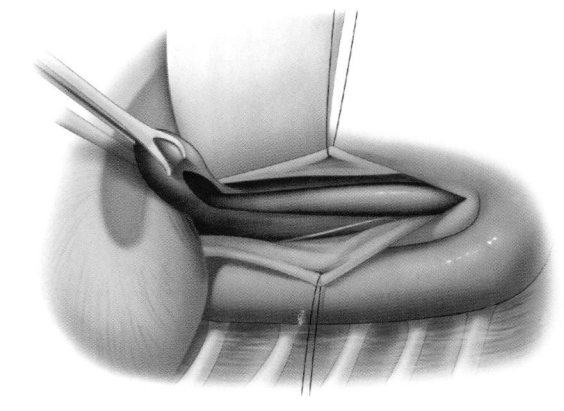

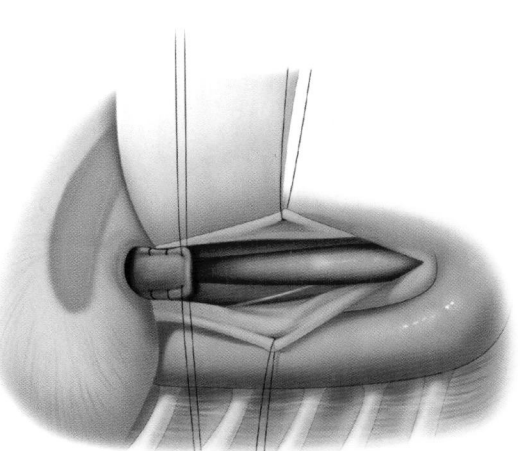

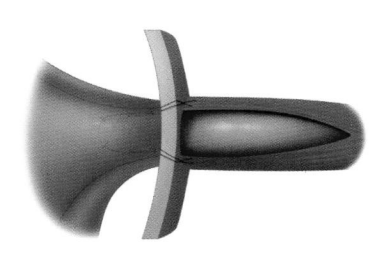

图 25-62（续）　E. 肌层切开,深达黏膜,自食管体开始。F. 肌层切开向延伸到胃壁 1cm。G. 肌层切开完成后重建贲门,显示缝合胃底补片与肌切缘的缝合位置。H. 肌层切开完成后重建贲门,显示覆盖远段 4cm 肌层切开区的胃底折叠腹内部分

随着食管测压建立的术前诊断不断精确,食管肌层切开术对食管功能性疾病的治疗效果也逐步提高。既往报告症状改善率在 40% ~92%,但确切结果难以判断,因为纳入病例少且原发性食管运动功能障碍的诊断标准不同。一个适宜恰当的肌层切开术经平均随访 5 年后,93% 的病人吞咽困难有效缓解,其中 89% 则因复发而需要再次手术。大多数病人术后体重增加或维持不变。术后动力学研究显示,食管肌层切开术几乎将食管收缩振幅降至零水平上下,且同步蠕动波消失。如果从同步收缩波消失的获益超过推进型蠕动波的丧失引起的食团推进方面的副作用,则病人的吞咽困难症状有可能改善。否则,病人可能继续主诉吞咽困难,手术效果不大。

胸腔镜下食管肌层切开术比较复杂,因需要使肺向前方完全塌陷以暴露食管,因而合适的体位显得至关重要。理想的体位是俯卧位,可使左肺垂向前方从而远离食管。然而,考虑到中转开胸的可能,最好取右侧卧位,使左胸向上,然后向前旋转病人 45°呈半俯卧位。病人需用约束带固定,则手术床可继续旋转 30°~40° 达到几乎呈俯卧位的效果。如果需要中转开胸,可将手术床摇回至水平状态,应可以顺利开胸手术。俯卧位体位是为长段肌层切开提供暴露的关键点,需要

在左胸打 4 个腔镜孔,如果肺塌陷满意,食管全层的肌层切开可以向上超过食管功能异常区域,向下至胃食管交界。

应用微创技术行长段食管肌层切开的报道较少。Cuchieri 报道了他们采用胸腔镜下长段肌层切开治疗胡桃夹食管的初步经验,术前 3 例病人均有不同程度的胸痛、食管高振幅收缩及蠕动,手术顺利,无重大并发症,术后第 1 天拔除鼻胃管,第 2 天开始进食,2 例病人术后第 4 天出院,1 例病人第 5 天出院,短期随访所有病人症状缓解。

膈上食管憩室更常采用腹腔镜手术,并联合腹腔镜 LES 肌层切开术(Heller 肌层切开术)(图 25-63)。如憩室可以完全经裂孔游离,则可安全地经腹腔切除,在食管内置 48F 的探条引导下将憩室颈用 GIA 缝合器横断。巨大憩室并不少见,经过膈肌食管裂孔处理憩室颈相当困难,加之憩室的长期炎症反应更增加了手术的难度。这种情况下,比较安全的做法是选择经右胸胸腔镜手术,根据病人当时的情况,手术可当日进行,也可日后择期实施。憩室切除术后,对切割缘的处理十分关键,推荐缝合食管肌层包盖切割缘。此外,病人应禁食 3~5 天并于进轻流质食物前行食管对比造影,2 周后方能进普食以防切缘破裂。利用纤维蛋白胶加固或封闭切割缝合缘也是一个不错的选择。

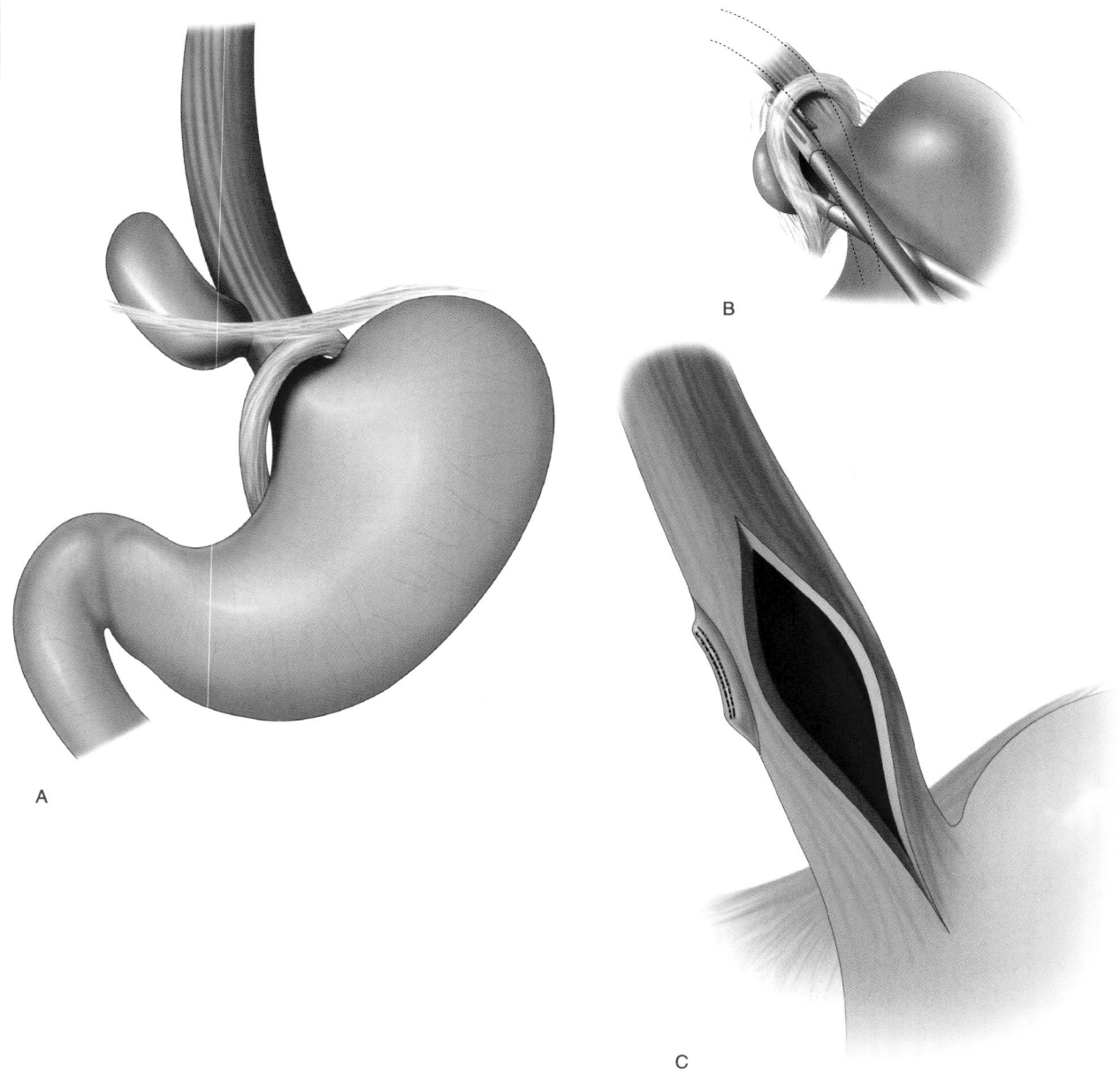

图 25-63　**A.** 膈上憩室正位于食管下括约肌上食管的右侧。**B.** 缝合器离断憩室颈。**C.** 肌层在切割缝合缘会合，起保护作用

食管下括约肌切开术（Heller 肌层切开术）

贲门失弛缓症是仅次于反流性疾病需要手术治疗的食管功能障碍。治疗目的是解除 LES 失去松弛和协调引起的食管下段功能性流出道梗阻。这需要中断食管下括约肌。适宜（将括约肌压力减小至 10mmHg 以下）与早期手术治疗，LES 切开术可缓解症状，有时可见食管蠕动恢复。减低 LES 阻力的方法有食管腔内水囊扩张术（撑裂食管肌纤维）、肉毒杆菌毒素注射和手术直接切断括约肌等。三者相比，只有手术可以将 LES 压力降至 10mmHg 以下。但是，如果球囊扩张术能降 LES 压力降至 30mmHg 以下，则结果与手术相似（图 25-64）。肉毒杆菌毒素注射可达相似效果，但效果仅能持续数周至数月，当需明确 LES 高压是否吞咽困难的原因时最好用肉

毒杆菌毒素注射做诊断手段。可以预测，如病人对毒杆菌毒素注射有反应，则可预测 Heller 肌层切开术后效果良好。

对贲门失弛缓症病人采取何种治疗方案，需要考虑四个重要方面：第一，新诊断的病人应采用球囊扩张还是手术治疗？长期随访研究发现，50%～60% 的病人经球囊扩张后吞咽困难和咽部反食得到缓解（图 25-65）。密切随访很有必要，如果扩张失败，则应尽早手术切开。对那些食管本身已扩张和扭曲或食管裂孔疝的病人，球囊扩张风险较高，应当选择手术治疗。一项随机对照研究（38 例病人）表明，首选食管肌层切开术可获得更好的长期效果。其他几项随机试验比较腹腔镜食管肌层切开术与球囊扩张或肉毒杆菌毒素注射也支持首选外科治疗。尽管有报道认为，术前若有扩张史会导致肌层切开困难，但这些作者没有遇到此种问题，除非贲门像锯齿

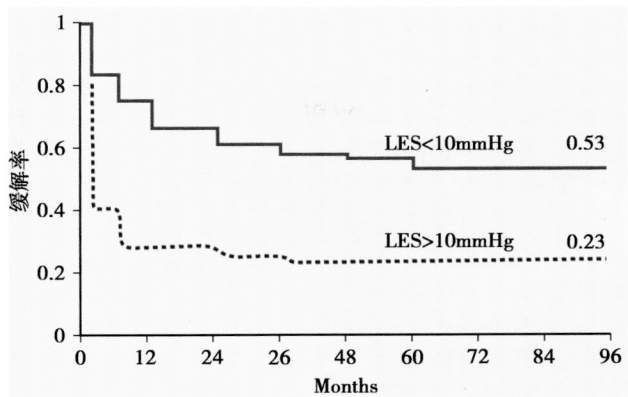

图 25-64　122 例病人按照扩张后 LES 压力大于或小于 10mmHg 分层后的临床缓解率

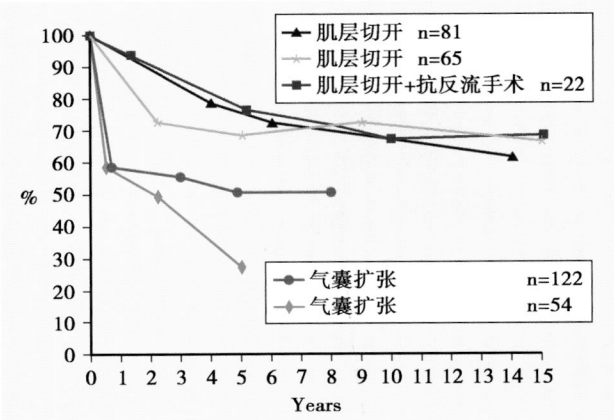

图 25-65　比较不同治疗方法治疗贲门失弛缓症远期随访的完全缓解和轻微吞咽困难（0 ~ Ⅰ 期）病人的比例（附资料来源参考文献）

样破裂。在这种情况下，外科手术无论是马上进行还是等穿孔愈合后进行都比较困难。与此相似，肉毒杆菌毒素注射后肌层切开手术将更加困难。但这很大程度上是不可预测的食管黏膜下炎症反应功能，它在 6 ~ 12 周后将更为严重。很重要的是，注射肉毒杆菌毒素后要 3 个月后方可进行贲门肌层切开术以减少遇到严重炎症反应的概率。

第二个方面，经胸还是经腹实施肌层切开术？尽管经胸或经腹均可完成手术，但如果病人无上消化道手术史，更多外科医师倾向于腹部路径，因为腹腔镜较胸腔镜手术痛苦更少，住院时间更短，而且经腹部手术使贲门肌层长切开术更简单易行。

第三个方面，同时也是长期争论不休的问题，是否加行抗反流手术？已有报道单纯精细的食管肌层术获得优异的效果。大宗病例长期随访的回顾性研究表明，术后 10 年，Heller 手术时未行胃底折叠术的病人 50% 以上出现反流症状。一项近期的随机临床试验显示，7% 的病人行肌层切开加 Dor 胃底折叠术后出现食管 24 小时 pH 监测异常，而在单纯 Heller 组为 42%。如果肌层切开术后加行抗反流手术只是辅助性的或预防性的，360° 全胃底折叠应当避免，而应采用 Belsey 的 270° 胃底折叠、Toupet 的 180° 胃后壁部分折叠或 Dor 的 180°

胃前壁部分折叠，以免发生胃底折叠术本身导致的食管流出道梗阻后的远期食管功能障碍。

第四个方面，贲门失弛缓症能否彻底治愈？肌层切开术后长期随访研究表明，不论是否行抗反流手术，而且即使球囊扩张术后 LES 压力已降至 10mmHg 以下，手术效果也会逐渐减弱或消失。或者说，即使肌层切开或球囊扩张破坏了 LES，解除了贲门的流出梗阻，食管体部的功能障碍依然存在，并随时间流逝而继续进展，导致食管排空功能继续恶化。越早有效地消除食管排空阻力，越有可能取得良好的效果，食管功能也有可能部分恢复。

食管下段括约肌切开术的四个原则：①完全切断所有的环形肌层和领状吊索纤维；②充分切开远端肌层以减少排空阻力；③"潜行"游离食管肌层使其与食管黏膜广泛分离；④预防术后反流。以往，手术治疗的缺点是其需要开放进行，阻碍了病人首选手术疗法。近 20 年来，随着微创外科技术的进展，腹腔镜下贲门肌层切开术（Heller 肌层切开术）已经成为绝大多数贲门失弛缓症病人的首选。

开放食管肌层切开术

目前，开放性食管下段肌层切开术基本用于再次手术，大多数手术可以通过腹腔镜顺利完成。改良 Heller 手术通过左侧第 6 肋间沿第 7 肋上缘开胸路径完成，胃底与食管的暴露与前述的长段食管肌层切开手术步骤相同，切开远段食管肌肉全层长 4 ~ 5cm 肌肉，向下延伸到胃食管交界以远 1 ~ 2cm。将部分胃底缝合至切开的肌层边缘重建贲门，一方面可以防止切开的肌层再愈合，另一方面起到抗反流作用。如果贲门切开范围过大，需行标准的 Belsey 修补术。胃底折叠部分应回纳腹腔。习惯上术后保留胃管 6 天左右以防胃扩张，第 7 天经吞钡检查后发现造影剂无梗阻无外溢后开始进食。

Csendes 及其同事的一项随机对照临床研究对 81 例贲门失弛缓症病人行扩张治疗或肌层切开后进行了长期随访。5 年长期随访食管钡餐检查显示，食管肌层切开术后，胃食管交界区的管腔直径增加而食管中段管腔直径减小。同时，食管括约肌的压力显著下降，食管的收缩幅度明显改善，28% 的病人食管蠕动功能得到某种程度的恢复，相比之下，扩张术后只有 13% 的病人有恢复。肌层切开术 95% 的病人获得满意的治疗效果，而扩张术后只有 54% 的病人达到理想效果，16% 需要继续扩张，22% 最终需要手术治疗。

如果同步食管收缩与食管括约肌功能异常有关，即所谓的"强力型"失弛缓症，那么肌层切开范围应超过术前食管功能检查显示的食管异常区域，否则术后吞咽困难将继续存在，病人达不到满意的治疗效果。评估球囊扩张术和肌层切开术治疗效果最客观的检查是放射性核素显像食管排空时间测定，治疗效果理想则食管排空改善并趋于正常。然而，对某些病人而言，即使食管排空明显改善，但由于食管体部仍有运动障碍，所以吞咽困难症状将持续存在。如果需要加行抗反流手术，应选择部分胃底折叠。而 360° 的全胃底折叠会造成进行性食物滞留、反胃和误吸，严重程度甚至超过术前。

腹腔镜贲门肌层切开术

1913 年，德国外科医师 Ernst Heller 描述了食管"双处肌层切开"后，本术式更为人熟知的名称是腹腔镜下 Heller 手术。腹腔镜手术操作在戳卡的安放和食管裂孔的暴露与游离步骤与 Nissen 胃底折叠术相似(图 25-66)。首先,是离断胃短血管以便胃底折叠;然后,剔除胃食管交界区的脂肪垫暴露胃食管交界,将迷走神经前干及周围脂肪推向右侧方,这样胃食管交界以及远食管远端 4 ~ 5cm 可以完全暴露;最后,切开胃食管交界及食管远段肌层。通常从胃食管交界上方 1 ~ 2cm 处,也就是先前肉毒杆菌毒素注射部位或气囊扩张部位的上方入手行肌层切开最为容易。使用剪刀或电凝钩切开食管的纵行肌层与环行肌层,向下跨过胃食管交界至胃体 2 ~ 3cm,然后钝性分离食管肌层与黏膜层约达食管周径的 50%,肌层切开完成后应附加行抗反流手术。无论是增加 His 角的胃前壁部分折叠术(Dor)还是胃后壁部分折叠术(Toupet)都是可行的。前者更易于操作,且不破坏胃食管交界后方的附着(理论上可以预防术后反流)。

贲门失弛缓症治疗效果的评估

食管功能障碍性疾病治疗效果的评价需要客观检查,仅依据症状缓解作为贲门失弛缓症的最终评价指标会造成误导。病人下意识地改变饮食习惯以避免吞咽梗阻也可缓解吞咽困难,所以根据症状缓解评价治疗效果并不可靠。食管流出道阻力解除不充分导致食管逐渐缓慢扩张,但由此可出现进食量增加给人造成症状改善的印象。客观评价指标包括食管下括约肌压力、食管基线压力以及放射性核素检查食管排空时间等。与胃内压力相比,食管的基线压力常常是负值。由于治疗失弛缓症的目的是消除食管括约肌不能松弛引起的流出道阻力,测量食管基线压力和同位素通过时间的改善才是评价成功治疗的更好指标,但此类报道相对较少。

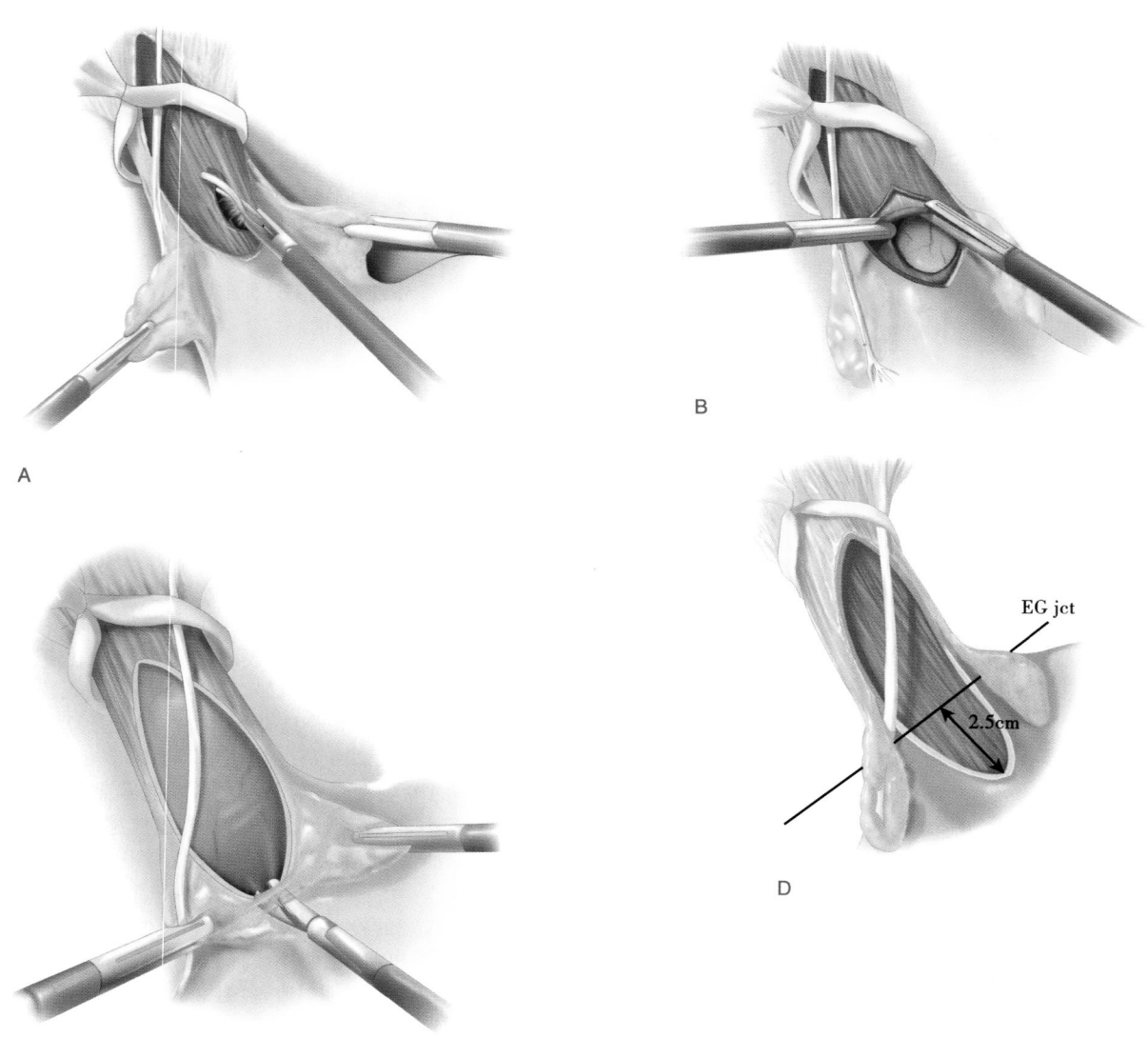

图 25-66 A. 切开食管纵行肌层。B. 切断食管下括约肌肌纤维。C. 肌层切开必须跨多胃食管交界。D. 切口向胃侧延伸 2 ~ 3cm

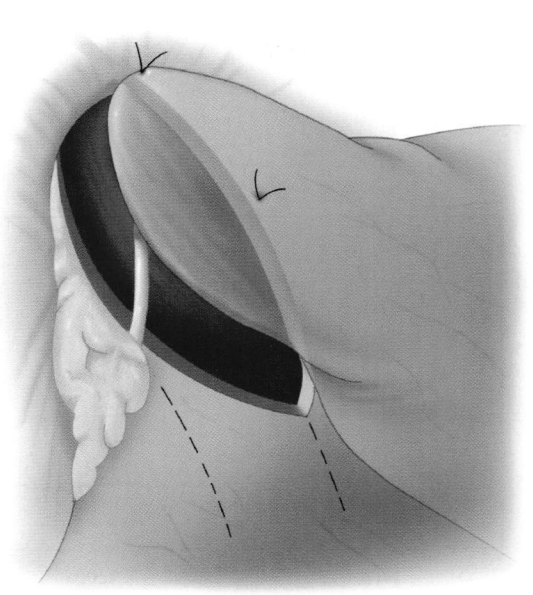
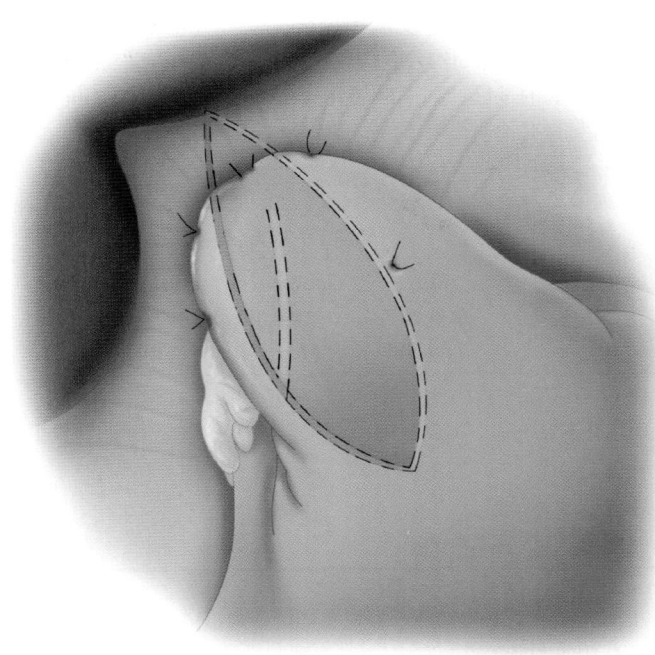

E

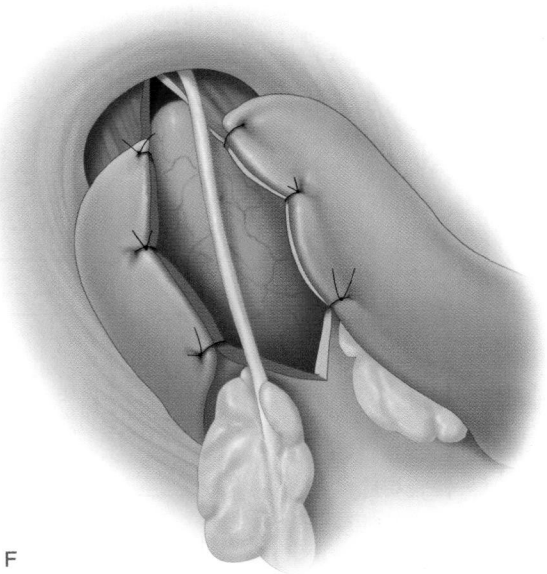

F

图 25-66（续）　**E.** 前壁胃底折叠术（Dor），胃底缝至膈食管裂孔弓状腱。**F.** 后壁胃底折叠术（Toupet），胃底缝至食管肌层切缘。EG jct＝食管胃交界

　　Eckardt 等研究了是否可按客观检查结果预测贲门失弛缓症气囊扩张治疗的效果，发现扩张后 LES 的压力是最有价值的远期临床结果预测指标，扩张治疗后 LES 压力小于 10mmHg 往往提示效果良好。资料显示，50% 的病人术后 LES 压力处于 10～20mmHg，2 年的缓解率是 71%。重要的是，46 例病人中有 16 例显示扩张治疗后 LES 压力仍大于 20mmHg，最终效果不佳。总体来说，球囊扩张术 5 年症状缓解率只有 30%。

　　Bonavina 报告一组经腹肌层切开加 Dor 胃底折叠术的贲门失弛缓症病人，经平均 5.4 年的随访，取得优良疗效者占 94%，无手术死亡。Malthaner 和 Pearson 随访 35 例病人至少 10 年（表 25-11），其中 22 例在多伦多总医院施行了肌层切开

术加 Balsey 胃底折叠术。术后第 1 年效果优良者为 95%，术后第 10 年、15 年和 20 年分别降至 68%、69% 和 67%，其中 2 例病人因肌层切开不完全而行二次手术，3 例因病情继续进展而行食管切除术。他们的结论是食管肌层切开术与裂孔修补术治疗贲门失弛缓症的最初优良效果随时间发展而逐渐变差，原因是由于晚期并发胃食管反流。

　　Ellis 总结了自己整个执业生涯采用经胸短的食管肌层切开不加抗反流手术治疗贲门失弛缓症的经验，分析了 179 例病人，平均随访时间为 9 年（6 个月至 22 年）。总体而言，至术后 9 年，仍有 89% 的病人获得改善。他也发现随时间推移，手术效果变差，优异结果（病人症状彻底消失）在第 10 年为

54%,第20年为32%。他认为,此种术式可长期缓解吞咽困难,且与不会导致胃食管反流并发症。两组数据都报道了10~15年的长期结果,均发现了疗效随时间发展而变差,主要原因是原疾病的进展。如果肌层切开手术经胸进行,加行抗反流手术与否对结果影响不大。

表 25-11 食管肌层切开术的失败原因

失败原因	作者,手术方法(n)		
	Ellis, 单纯切开 (n=81)	Goulbourne, 单纯切开 (n=65)	Malthaner, 切开+抗反流 (n=22)
反流	4%	5%	18%
肌层切开不完全	2%	—	9%
巨食管	2%	—	—
食管排空不良	4%	3%	—
持续胸痛	1%	—	—

经腹腔镜食管肌层切开术加胃底半折叠术报道较多。两组超过100例的大宗病例报道均显示,吞咽困难的缓解率为93%。Richer 等复习了迄今的文献,包括254例病人,术后2年半成功率为93%,开放手术中转率0~5%,并发症不常见,小于5%。术中并发症主要是黏膜穿孔,尤其易发生于注射过肉毒杆菌毒素的病人。以异常酸暴露为指标的客观反流率小于10%。

过去的十年中,有多项临床随机研究比较了腹腔镜 Heller 手术、气囊扩张术及肉毒杆菌毒素注射疗法的治疗效果。每个研究均显示,腹腔镜 Heller 手术加部分胃底折叠术效果优于其他方法。最终,一项临床随机实验研究了 Heller 肌层切开术后是否需要加行胃底折叠术,发现未加胃底折叠术者有更明显的酸反流,且吞咽困难症状并未较施行胃底折叠术者获得更好的改善。因此,贲门失弛缓症的最佳治疗是腹腔镜 Heller 手术加部分胃底折叠术。

食管切除术治疗晚期食管运动障碍性疾病

患有慢性食管良性疾病且有吞咽困难的病人,其食管功能已被疾病本身或此前的反复手术损伤殆尽,食管切除术是最佳治疗方案。食管及贲门的纤维化导致食管收缩功能减弱及 LES 松弛不良,食管失去收缩功能造成食物滞留、食管扩张、反胃与误吸,这些是末期食管运动障碍的征象。在这种情况下,需行食管替代术以重建正常消化过程。晚期食管运动功能障碍病人在行食管切除术以前,要考虑替代的器官(如胃、空肠、结肠),且替代器官的选择受多种因素影响,这将在食管重建技术章节中详细描述。

食管癌

在世界范围内,食管癌的病理类型主要为鳞癌。其发病率差异很大,在美国和英国大约为20/10万,而在南非的某些地方和中国的河南省可达160/10万,在哈萨克斯坦的古里耶夫地区甚至达到540/10万。在这些局部高发地区,虽然某些食品添加剂(泡菜和熏肉里的亚硝酸化合物)和矿物质的缺乏(锌与钼)被认为与此有关,但是环境因素对食管癌发病的影响并没有最终证实。在西方国家,食管鳞癌的发生主要与吸烟及饮酒密切相关。其他被证实的鳞癌相关因素还包括长期的贲门失弛缓症、碱性化学烧伤狭窄、胼胝症(一种以手掌与脚掌皮肤角化过度为特征的常染色体显性遗传病)和人类乳头瘤样病毒感染。

以前不常见的食管腺癌发病率正在逐年上升(图 25-67),目

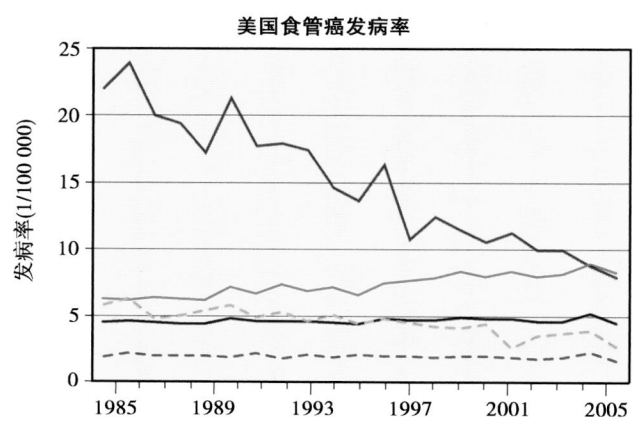

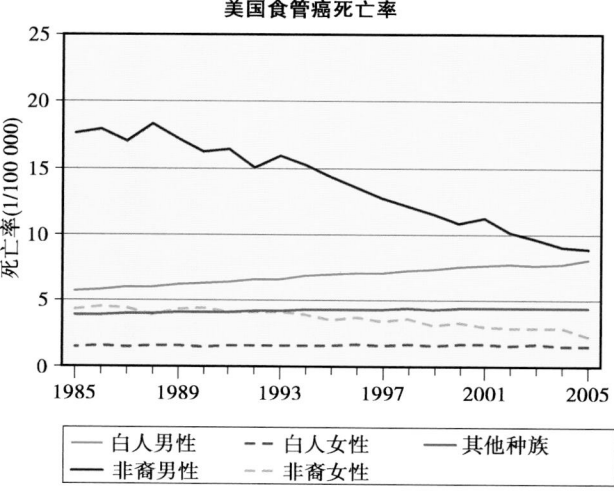

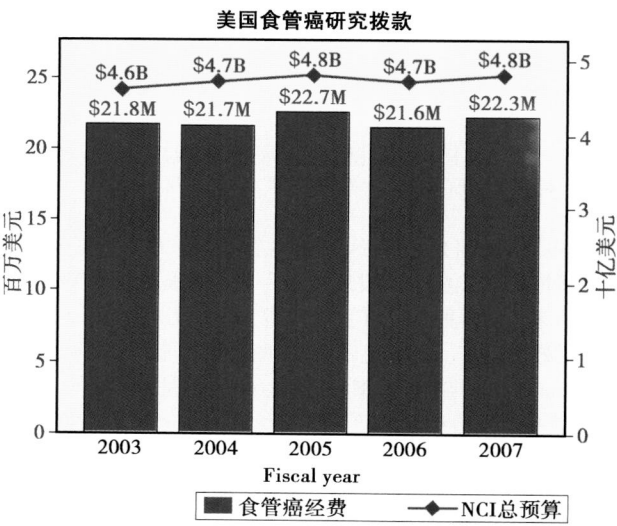

图 25-67 食管癌的发病与死亡趋势。NCI = 美国国立癌研究所

前在西方国家所见的食管癌中超过 50% 为腺癌。流行病学研究发现，食管癌由原先占主导地位的与吸烟、饮酒密切的鳞状细胞癌，成为目前 Barrett 食管发展而来的腺癌更常见，是人类肿瘤史上的最戏剧性的改变。虽然食管癌相对来说是一种并不常见的恶性肿瘤，但其患病率在呈爆炸性上升，很大程度上是由于胃食管反流和 Barrett 食管与食管腺癌之间密切相关。食管癌曾经被认为是必死的疾病，近来由于其病因分子生物学、普查与随访、分期、微创外科技术的发展及新辅助治疗等各方面的进展，食管癌病人的生存在逐渐改善。

此外，食管腺癌的临床特征也在改变。现在不仅仅是其发病率在上升，且其发病年龄也越来越年轻，早期病人也有所增加。这些事实促使人们重新思考食管癌传统上只能行姑息性治疗是否恰当？历来，对有诸多合并症的老年食管癌病人治疗重点是姑息性缓解吞咽困难，但对于尚有未成年子女需抚养且具有未来工作能力的年轻病人，努力根除癌患则应变成致力追求的重要目标。

食管腺癌的大体表现与鳞癌相似，显微镜下观察，食管腺癌几乎总是起源于化生的 Barrett 上皮，与胃癌相似。罕见情况下，它起源于黏膜下腺体，像来源于涎腺的黏液表皮样癌和腺样囊腺癌那样在食管壁内生长。

原发性食管腺癌最主要的病因在于食管化生的柱状上皮或 Barrett 食管，在胃食管反流疾病的病人中有 10%～15% 会并发 Barrett 食管。前瞻性观察发现，食管腺癌在 Barrett 食管的发病率为 1/100～1/200 人年（即每 100～200 个 Barrett 食管病人随访 1 年，会有 1 例患食管腺癌）。虽然看来风险较小，但却是非 Barrett 食管人群的 40～50 倍。这个患病风险与一个每年吸 20 包烟的人患肺癌的风险相似。Barrett 食管病人推荐内镜随访的原因包括：①目前尚无可靠证据证实内科治疗可以阻止癌变；②如能早期发现，Barrett 食管腺癌是能够治愈的。

临床表现

尽管内镜普查或因非特异性上消化道症状行上消化道内镜检查而发现的相对无症状的食管癌病人逐渐增多，但本病一般会出现吞咽困难。当肿瘤侵及气管支气管树时会产生喘鸣，如果发展为食管气管瘘，可引起咳嗽、窒息及吸入性肺炎。少见情况下，肿瘤本身或侵袭主动脉或肺血管时，可发生大出血。声带可以受累，引起声音嘶哑，但声嘶更常见的原因是肿瘤本身或转移淋巴结侵犯左喉返神经所致。全身器官转移常常表现为黄疸和骨痛。在有癌症普查活动的高发区情况则不同，在这些地区，最显著的早期症状是进食粗糙及干硬食物时疼痛。

吞咽困难在食管癌自然病程中出现较晚，因为食管缺乏浆膜层，其平滑肌可以扩张以利食团通过，结果只有当肿瘤累及食管周径 60% 以上时，病人才出现明显的吞咽困难而就诊，而因症状就诊，癌症往往已处进展期。一些病人可能首先因食管气管瘘就诊，则 40% 以上已发生远处转移。贲门癌病人，厌食和体重减轻出现在吞咽困难之前。食管癌的体征往往是远处转移相应的表现。

食管癌的治疗方法

食管癌的治疗主要根据肿瘤分期决定。简单来说，需要判断肿瘤是否局限于食管（$T_{1~2}$，N_0），有无局部侵犯（$T_{1~3}$，N_1）及远处转移（任何 T，任何 N，M_1）。如果病变仅局限于食管，则切除肿瘤并清扫附近淋巴结就可以根治肿瘤。局限于黏膜的很早期的肿瘤（Tis、T_{1a}、黏膜内癌）内镜治疗即可。对于有局部侵犯的食管癌需行以手术治疗为主的多学科治疗。多学科治疗包括术前化疗+手术治疗或术前放化疗+手术治疗。如果是在手术前施行这些治疗措施，称为"新辅助治疗"或"诱导治疗"。对于已有远处转移的肿瘤，治疗目的在于缓解症状，许多病人有进食梗阻，最迅速的解决方案是内镜下植入可扩张支架。对于食管胃交界部肿瘤的姑息治疗，首选放射治疗，在胃食管交界处安放支架会导致大量的胃食管反流。

食管癌的分期

为病人选择适宜的个体化治疗措施需要准确的分期。分期由病史和体格检查开始，远离食管病变部位的淋巴结尤其是颈部淋巴结肿大可以在颈部检查时触及，常常意味着肿瘤已播散，应定义为 M_{1a}，这类病人不应按局部进展肿瘤处理。其他远处淋巴结转移很少能被触及但同样凶险，尤其是食管胃交界部肿瘤转移到脐部淋巴结。

首先应行胸部 X 线检查，但并不能提供太多信息。胸部、腹部及盆腔的计算机断层扫描（CT）能提供肿瘤局部浸润、淋巴结转移或远处转移的信息。食管癌最常见的转移部位包括肺、肝脏和腹膜表面，包括大网膜和小肠系膜。如果包块缺乏肿瘤特征或不在手术切除食管的范围，正电子发射断层扫描（PET）可以显示肿块代谢活跃（可能为癌）与否。食管手术区域之外 CT 与 PET 代谢活跃相符的包块应在食管手术前取得活检结果。

超声内镜（UES）的应用使我们能够在手术前发现那些有潜在根治可能的病人。其判断肿瘤浸润深度及转移的淋巴结的准确度在 80% 左右。如果 EUS 提示肿瘤未侵犯周围器官（T_4）和（或）肿大的淋巴结少于 5 个，应当行根治性手术切除治疗。食管癌的胸腔镜和腹腔镜分期

当肿大的淋巴结距离肿瘤较远不能定性，或缺乏先进的成像技术（PET 和高清螺旋 CT、）时，行胸腔镜及腹腔镜检查有利于确定分期。

个别情况下，严重吞咽困难和体重减轻的局部进展期食管癌病人可在诱导性放化疗之前进行诊断性腹腔镜检查和空肠造瘘管置入。简而言之，食管癌需要内镜检查和活检确诊，凡 CT 和 EUS 有肿瘤进展证据（$\geq T_2$，$\geq N_1$ 或 Nx）病人均加行 PET 检查来分期。早期食管癌行手术治疗能改善生存。大量研究显示，只有淋巴结发生转移及肿瘤穿透食管壁是预后的显著和独立影响因素。已经发现那些影响进展期食管癌病人生存的重要影响因素如细胞学类型、细胞分化程度或肿瘤发生部位对行手术治疗的早期病人的生存没有影响。研究还发现，只有 5 枚或更少淋巴结转移的病人预后更好。基于上述资料，美国癌症联合会（AJCC）和国际抗癌联盟（UICC）联合

制定的新版食管癌分期标准,已于 2010 底出版并在全世界范围实行。

（译者注:新版 TNM 分期较 2002 年第 6 版有很大修改,出版于本原版书稿交稿后,付印前,因此没能将最新分期标准收入,应借此翻译出版机会更新:Edge SB,Byrd DR,Compton CC,et al. eds. AJCC Cancer Staging Manual. 7th ed. New York:Springer,2009）。

肿瘤的 TNM 分期标准包含了三个关键指标:T 指原发肿瘤的大小,N 指区域淋巴结的受累情况,M 指远处转移的情况。新版的食管癌 TNM 分期标准又增加了癌细胞分化程度（G）和癌细胞组织类型（H）两个分期因素,现介绍如下:

原发肿瘤（primary tumor,T）定义:

Tx:原发肿瘤不能确定;

T_0:无原发肿瘤证据;

Tis:重度不典型增生;

T_1:肿瘤侵犯黏膜固有层、黏膜肌层或黏膜下层;

T_1a:肿瘤侵犯黏膜固有层或黏膜肌层;

T_1b:肿瘤侵犯黏膜下层;

T_2:肿瘤侵犯食管肌层;

T_3:肿瘤侵犯食管纤维膜;

T_4:肿瘤侵犯食管周围结构;

T_4a:肿瘤侵犯胸膜、心包或膈肌（可手术切除）;

T_4b:肿瘤侵犯其他邻近结构如主动脉、椎体、气管等（不能手术切除）。

区域淋巴结转移（regional lymph nodes,N）定义:

Nx:区域淋巴结转移不能确定;

N_0:无区域淋巴结转移;

N_1:1~2 枚区域淋巴结转移;

N_2:3~6 枚区域淋巴结转移;

N_3:≥7 枚区域淋巴结转移。

远处转移（distant metastasis,M）定义:

M_0:无远处转移;

M_1:有远处转移。

肿瘤分化程度（grade of differentiation,G）定义:

Gx:分化程度不能确定——按 G_1 分期;

G_1:高分化癌;

G_2:中分化癌;

G_3:低分化癌;

G_4:未分化癌——按 G_3 分期。

肿瘤细胞类型（histologic type,H）定义:

H_1:鳞状细胞癌;

H_2:腺癌。

这样,新版的食管癌分期标准根据细胞类型将分为两个 TNM 分期系统（表 25-12）。

表 25-12　AJCC/UICC 食管癌 TNM 分期（2009 年第 7 版）

A:鳞状细胞癌（包括其他非腺癌类型）

分期	T	N	M	G	部位[*]
0	is（HGD）	0	0	1,X	Any
ⅠA	1	0	0	1,X	Any
ⅠB	1	0	0	2~3	Any
	2~3	0	0	1,X	下段,X
ⅡA	2~3	0	0	1,X	中、上段
	2~3	0	0	2~3	下段,X
ⅡB	2~3	0	0	2~3	中、上段
	1~2	1	0	Any	Any
ⅢA	1~2	2	0	Any	Any
	3	1	0	Any	Any
	4a	0	0	Any	Any
ⅢB	3	2	0	Any	Any
ⅢC	4a	1~2	0	Any	Any
	4b	Any	0	Any	Any
	Any	3	0	Any	Any
Ⅳ	Any	Any	1	Any	Any

B:腺癌

分期	T	N	M	G
0	is（HGD）	0	0	1,X
ⅠA	1	0	0	1~2,X
ⅠB	1	0	0	3
	2	0	0	1~2,X
ⅡA	2	0	0	3
ⅡB	3	0	0	Any
	1~2	1	0	Any
ⅢA	1~2	2	0	Any
	3	1	0	Any
	4a	0	0	Any
ⅢB	3	2	0	Any
ⅢC	4a	1~2	0	Any
	4b	Any	0	Any
	Any	3	0	Any
Ⅳ	Any	Any	1	Any

[*] 肿瘤部位按肿瘤上缘在食管的位置界定,X 指未记载肿瘤部位

食管癌和贲门癌的临床治疗

食管癌选择根治性手术还是姑息性手术由肿瘤位置、病人年龄和身体情况、病变范围及术前分期决定。图 25-68 显示了临床选择根治性治疗还是保守治疗的流程示意图。

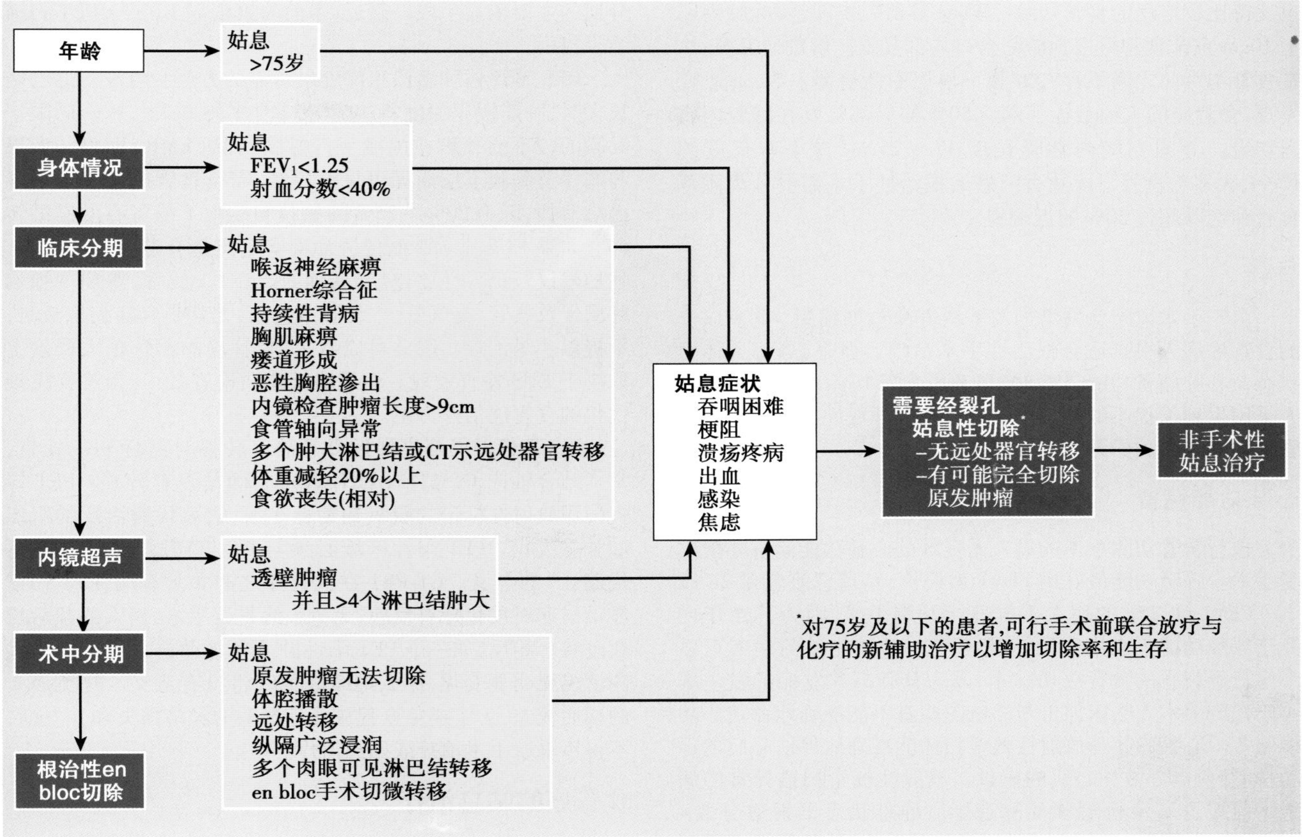

```
┌──────┐        ┌─────────────────┐
│ 年龄 │───────>│ 姑息            │
└──┬───┘        │  >75岁          │
   │            └─────────────────┘
   ▼
┌──────┐        ┌─────────────────┐
│身体情况│──────>│ 姑息            │
└──┬───┘        │  FEV₁<1.25      │
   │            │  射血分数<40%   │
   ▼            └─────────────────┘
┌──────┐        ┌─────────────────────────────────┐
│临床分期│──────>│ 姑息                            │
└──┬───┘        │  喉返神经麻痹                   │
   │            │  Horner综合征                   │
   │            │  持续性背病                     │
   │            │  胸肌麻痹                       │
   │            │  瘘道形成                       │
   │            │  恶性胸腔渗出                   │
   │            │  内镜检查肿瘤长度>9cm           │
   │            │  食管轴向异常                   │
   │            │  多个肿大淋巴结或CT示远处官转移 │
   │            │  体重减轻20%以上                │
   │            │  食欲丧失(相对)                 │
   │            └─────────────────────────────────┘
   ▼
┌──────┐        ┌─────────────────┐
│内镜超声│──────>│ 姑息            │
└──┬───┘        │  透壁肿瘤       │
   │            │  并且>4个淋巴结肿大│
   ▼            └─────────────────┘
┌──────┐        ┌─────────────────┐
│术中分期│──────>│ 姑息            │
└──┬───┘        │  原发肿瘤无法切除│
   │            │  体腔播散       │
   │            │  远处转移       │
   │            │  纵隔广泛浸润   │
   │            │  多个肉眼可见淋巴结转移│
   │            │  en bloc手术切微转移│
   ▼            └─────────────────┘
┌──────┐
│根治性en│
│bloc切除│
└──────┘
```

姑息症状
　吞咽困难
　梗阻
　溃疡疼病
　出血
　感染
　焦虑

需要经裂孔*
　姑息性切除*
　－无远处器官转移
　－有可能完全切除
　　原发肿瘤

非手术性
姑息治疗

*对75岁及以下的患者,可行手术前联合放疗与化疗的新辅助治疗以增加切除率和生存

图 25-68　食管癌病人的评价及适宜治疗选择流程:根治性 en bloc 切除,姑息性经裂孔切除,或非手术姑息治疗。CT＝计算机断层扫描;FEV1＝1 秒肺活量

肿瘤位置

食管癌病人的手术选择不仅仅取决于肿瘤的分期和病人的进食情况,还与肿瘤的位置有关。

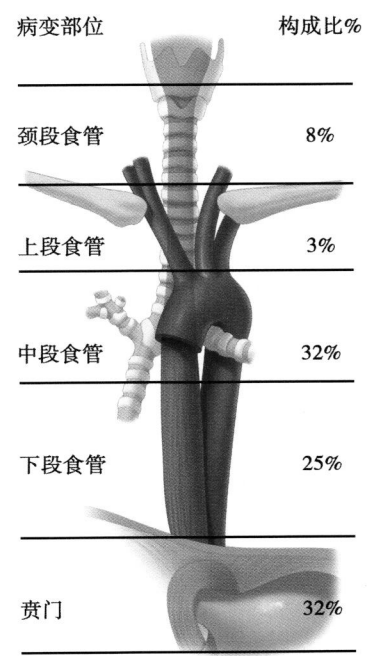

病变部位	构成比%
颈段食管	8%
上段食管	3%
中段食管	32%
下段食管	25%
贲门	32%

图 25-69　食管癌与贲门癌的部位分布

食管癌病人中估计有 8% 的肿瘤位于颈部(图 25-69),绝大部分为鳞癌,极少见情况下由先天性柱状上皮岛发生腺癌。这些肿瘤,尤其当位于环状软骨后区域时,应当另被当做单独的疾病处理,因为:①女性病人更常见;②颈段食管淋巴结引流与胸段食管完全不同。颈段食管癌淋巴直接引流至气管旁、颈深或颈内淋巴结,除进展期病变外很少转移到胸腔内的淋巴结。

颈段食管癌因为常较早侵犯喉部、大血管或气管,很少能手术切除。根治性手术如食管喉切除术有时随可以用来治疗此类病人,但手术并发症多且疗效不确切因而很少施行。因此,对于大部分的颈段食管癌病人采取立体定位放疗加同步化疗是最合理的选择。

位于食管中段的肿瘤最常见的是鳞癌且伴淋巴结转移,转移常发生在胸腔内,但也有可能在颈部或者腹部,或者跳跃性转移。尽管一般认为中段食管癌转移到腹腔淋巴结转移已丧失根治手术机会,但是已有资料显示对于孤立颈部淋巴结转移行手术治疗是有效的。一般来说,对于无淋巴结转移的 T_1 和 T_2 肿瘤单纯手术治疗即可,而越来越多的资料显示,对于有淋巴结转移或透壁肿瘤(T_3)者手术切除前需要新辅助放化疗。

食管下段和贲门部的肿瘤常为腺癌。除非术前检查或者术中探查发现肿瘤无法切除,这类肿瘤都应行手术切除加淋巴结清扫。由于上消化道肿瘤容易沿黏膜下长距离转移,因此手术需切除一定长度的正常消化道。食管丰富的纵向淋巴引流可引起"跳跃式"转移,在瘤灶上方出现小的继发肿瘤,也支持比较广泛的食管切除。Wong 等研究发现,切除肿瘤以上 10cm 正常食管可以预防吻合口局部复发。解剖研究显示,在食管与贲门之间不存在黏膜下淋巴引流屏障。Wong 研究发现,食管癌病人根治性手术后 50% 的局部复发在胸腔内残胃切缘。考虑到胸内食管长度 17~25cm,胃小弯长度约 12cm,大多数食管下段及贲门癌的根治性手术需要分离颈部食管和切除超过 50% 的近端胃。

年龄

由于手术风险急剧增加及平均寿命预期缩短,80 岁以上的食管癌病人很少适合根治性手术治疗。但是,当病人体力状态及心肺储备功能良好时,可考虑食管切除术。对这类病人采用生理干扰小的微创手术可以降低开放性二野与三野食管癌切除术有关的并发症及死亡率。

心肺功能储备

拟行食管切除手术的病人需良好的心肺功能储备才能耐受手术。呼吸功能最好用 FEV1 来评价,其理想值应在 2L 以上。FEV1<1.25L 的病人不推荐行开胸手术,因为其 4 年内死于呼吸功能不全的风险达到 40%。肺功能差的病人可以考虑行经裂孔的食管癌切除术,因为其肺部并发症的发生率小于开胸手术。临床评价与心电图检查不能准确地评估心功能储备。心脏彩超与放射性核素扫描能准确地评估心肌的运功功能、射血分数和心肌的血供。放射性核素扫描异常的病人术前需进一步行冠状动脉造影。静息状态下射血分数<40%,尤其是活动后射血分数不增加的病人,往往提示后果不佳。当缺乏侵入性检查时,爬楼梯实验是一种评价心功能储备能力的较实惠(尽管不是定量)的方法。途中不停、连续爬上 3 层楼,尤其是术后采用硬膜外镇痛的病人,能够耐受开放式二野食管癌切除术。

营养状态

病人术前的营养状态是预测术后并发症的最佳预测因素。体重下降超过 9kg、存在低蛋白血症(白蛋白<3.5g/dl)的病人术后并发症的发生率及死亡率更高。因为营养不良的病人如果没有远处转移,则常为局部进展期,应当在诱导放化疗之前安放营养管。尽管诱导放化疗可以适度改善吞咽困难,但治疗开始前应特别注意病人明显的吞咽困难与营养不良。腹腔镜下空肠造瘘可在诱导治疗前或食管切除时完成。有资料显示,术前 5 天的含丰富鱼油的免疫增强营养支持,能降低食管切除术后的心脏及其他并发症。

临床分期

如病人已存在喉返神经麻痹、Horner 综合征、持续性背痛、膈肌瘫痪、瘘管形成和大量的胸腔恶性积液等,提示病变已至晚期,不宜行手术治疗。无法根治性手术切除肿瘤的指标包括肿瘤长度>8cm、钡餐检查提示食管轴线不正常、CT 显示有超过 4 枚淋巴结长大、体重下降超过 20% 和食欲差。研究发现,也有一些适宜于手术治疗的指标,包括肿瘤长度<4cm,少数介于 4~8cm,但长度超过 8cm 不宜手术。因此,长度超过 8cm 的肿瘤忌行根治性手术,而小肿瘤更适合根治性的手术。

术前分期与影像技术进展

多年来,临床分期、对比造影、内镜和 CT 是食管癌术前分期的主要依靠手段。最近,术前决策依靠 EUS 与 PET 扫描结果指引。

UES 是评估肿瘤侵犯深度最可靠的方法。当没有淋巴结长大时,肿瘤侵犯深度将决定外科治疗的方式。对于局限于黏膜的较小的肿瘤在内镜下行黏膜切除(EMR)即可。如果肿瘤侵及黏膜下层而无可见淋巴结,需行食管癌切除术加淋巴结清扫,因为 20%~25% 的黏膜和黏膜下癌可有淋巴结转移。如果 EUS 显示肿瘤侵透食管壁尤其是有淋巴结长大时,强烈建议行诱导性放化疗(新辅助治疗)。最后,当 EUS 提示肿瘤侵及气管、支气管、主动脉或胸膜,尤其是有胸腔积液时,不提倡手术治疗。因此可以看出,食管癌的治疗很大程度上取决于 EUS 检查发现。如果缺乏此项检查技术,很难提供现代化的食管癌治疗方案。

当 CT 怀疑局部进展期食管癌有转移时需行 PET 检查,常常结合轴向 CT 扫描(PET-CT),明确是否有转移。PET 检查使用放射性标记的脱氧葡萄糖注射,它被代谢活跃的组织如肿瘤吸收。PET 阳性区域必须与 CT 扫描结合来评估"高代谢灶"的意义。CT-PET 在放疗之前非常有用,PET 扫描显示早期对放化疗有反应,无论最终是否手术,病人的预后均获改善。相反,如一个 PET 阳性肿瘤新辅助放化疗 2 周后代谢情况无明显变化,那么继续放化疗将没有意义。这类病人的预后较差,为了避免全程放化疗导致的经济损失和并发症,不得不采取手术治疗或姑息治疗。

食管癌的姑息治疗

肿瘤发生远处转移、侵及邻近器官(T₄)且不能进食或发生食管气管瘘的病人需行姑息治疗。食管主动脉瘘及其罕见,但死亡率接近 100%。食管癌导致的吞咽困难可以分为 6 级(表 25-13),从 Ⅰ 级进食正常到 Ⅵ 级不能咽下唾液。其中 Ⅰ~Ⅲ 级可行放射治疗,常常与化疗联合。如果不再手术,则称为根治性放化疗(definitive chemoradiotherapy)但却是姑息性治疗,其放疗剂量在 8 周内从 45Gy 升至 60Gy,而不再用原先的 4 周诱导性放化疗方案。其中少部分病人可获完全缓解,不仅症状消失,而且食管肿瘤消退也检查不出来。尽管这类病人中个别获得真正治愈,但其他人会在根治性放化疗后 1~5 年内肿瘤局部复发或远处转移。少数病人,根治性放化疗能治愈除食管原发病灶外的所有其他转移病灶,在治疗后的 12 个月内若无再次转移,可行挽救性食管癌切除术。

表 25-13   吞咽困难功能分级

分级	定义	比例(%)
Ⅰ	进食正常	11
Ⅱ	进食需用液体协助	21
Ⅲ	能进半流质但不能进固体食物	30
Ⅳ	只能进流质	40
Ⅴ	不能进流质,但能吞咽唾液	7
Ⅵ	不能吞咽唾液	12

吞咽困难Ⅳ级及以上的病人,有必要采取额外措施来解决梗阻。主要手段是安放可膨胀式食管支架,覆膜可回收支架用来封堵瘘或将来希望能取出支架的病人。当肿瘤巨大,

局部外侵严重或远处转移而毫无手术切除希望时,可选择无覆膜可扩张金属支架。支架置入的主要限制是胃食管交界部肿瘤,跨过胃食管交界部的支架将引起严重的胃食管反流和胃灼热症状而不被病人接受。若肿瘤位于胃食管交接部,只能接受单纯放疗。如果希望解决进食问题,可以选择腹腔镜下空肠造瘘术。

外科手术治疗

食管癌的外科治疗方式取决于肿瘤的位置、肿瘤浸润的深度、淋巴结转移情况、病人对手术耐受状况。理想情况下,食管癌的治疗应基于无可争议的证据,依赖于分期而采取个体化的治疗方案。临床随机研究和荟萃分析应当证明手术与非手术的效果优劣、手术的类型与范围,合理权衡病人的近期并发症、死亡率与生存期及生活质量。尽管人们在尝试建立这种高水平的证据,许多关于食管癌的治疗问题仍有争议。大家能达到的唯一共识是如果不可能 R0 切除,就不应行食管切除术。换句话说,如果外科医师不相信自己能切除所有的受累淋巴结,保证手术野及食管胃切缘无瘤细胞残留,就不应行食管切除术。

食管黏膜肿瘤

Barrett 食管病人尤其有重度不典型增生者,经常可以发现1cm 以下的结节,因为其常含有腺癌病灶,这些结节应当完整切除。5 年前,是通过经裂孔食管切除术达到治疗目的。现在,内镜治疗师采用内镜下黏膜切术(EMR)提供了另一种更舒适的切除黏膜下肿瘤的方法。理想情况下,EMR 要借助非常高清晰度的 EUS 来区分侵犯结节究竟局限于黏膜还是侵入黏膜下层。而侵及黏膜下层的肿瘤一般不能行内镜下黏膜切除,因为其中 20% ~ 25% 已发生淋巴结转移,而这必须行食管切除术才能清除。另一方面,由于食管的淋巴引流系统只能达到黏膜下层,故黏膜内癌发生淋巴结扩散的风险很小。

基于以上原因,较小的黏膜内癌可按以下步骤行内镜下黏膜切除。首先通过针头向肿瘤下方区域注射盐水,再通过内镜末端特制的吸引帽将该区域黏膜吸入帽中,再套扎切除这些组织。也可以伸入一个橡胶带,再套扎橡胶带上方的病变组织。标本去除后送病理活检,只要发现肿瘤局限于黏膜,切缘都是阴性,就可结束手术。若切缘阳性或肿瘤侵及黏膜下层则需行食管切除术。更重要的是,这些病人有很大风险在其 Barrett 黏膜的其他地方发生小的癌结节,因此需要无限期地每 3 ~ 6 个月常规行内镜随访。或者,在仔细内镜随访没有出现新的肿瘤病变后,可以使用射频消融切除剩下的高度不典型增生区域。如果纵隔或腹腔内有可疑的淋巴结病变,病人不能行内镜下黏膜切除。尽管目前 EMR 很少能对小结节样食管癌进行根治性治疗,但随着内镜随访发现更早期的癌变和医师操作技术的熟练,EMR 将成为早期食管癌的规范治疗。此外,EMR 能进行"大块组织活检",有助于指导外科治疗和根据单个肿瘤基因型和表型个性化的靶向治疗。

微创经裂孔食管切除术

微创经裂孔食管切除术已日益流行,但全世界施行此手术的数量依然很小。Aureo DePaula 在巴西第一次实施了微创外科(MIS)经裂孔食管切除术,随后世界上许多作者对其进行了改良与采纳。此种术式结合了经裂孔食管切除术肺部并发症少的优点与腹腔镜手术的长处(疼痛少,恢复快)。MIS 经裂孔食管切除术式目前有几种变化,对于最早期病变如高度不典型增生或黏膜内癌,可以保留迷走神经。在这种术式中,将迷走神经干在膈肌水平与食管分离,胃小弯的游离可以保留迷走神经和胃左血管。此种术式虽然保护了食管与胃,但不能提供淋巴结分期,因此不能用于所有的高度不典型增生与黏膜内癌。

MIS 经裂孔食管切除术只需在上腹开 5 ~ 6 个小洞,在颈部开一个小横切口移走标本和施行胃食管颈部吻合术。为后纵隔移去食管,尤其是在肺血管和气管分叉处,用加长的腹腔镜置于后纵隔处也无法直视下游离,因此常采用静脉剥脱用的"内翻"方式(图 25-70A)。详尽的手术方法文字过多不能在此节描述,主要包括在腹腔镜下沿胃大弯方向制作一个宽约 4cm 的管胃,保留胃网膜右动脉供血。Kocher 手法松解十二指肠,可行幽门成形术(非必须)。通过在胃食管交界处离断胃与食管行逆向食管拔脱,将静脉剥脱器沿食管从颈部送入腹部,然后经后纵隔内翻拔脱食管并从颈部移除(图 25-70B)。这个手术方式适宜于重度不典型增生和仅显微镜下可见的微小癌灶。对于胃食管交界区的小肿瘤,食管可以正向拔脱,将静脉剥脱器从颈部切口向下送入腹腔从胃小弯的尾端伸出(图 25-70C),将胃小弯尾部从上腹部位置较高的戳孔拉出,在食管自身内翻拔时用做伤口保护器。对于胃食管交界肿瘤,可行广泛的腹腔淋巴结清扫、脾动脉、肝动脉和后纵隔淋巴结也可以得到清扫,效果甚至优于开腹手术。利用一胸引管将胃管牵到颈部,然后与颈部食管用环形吻合器行端-端吻合或手工吻合。这种胃食管切除术后的病人会减少对 ICU 的依赖,住院时间缩短到只需允许吻合口达到必要的愈合。这种术式并发症少,但颈部吻合口瘘最常见,但在 1 ~ 3 周内能自行愈合。

开放式经裂孔食管切除术

经裂孔食管切除术,也称为"钝性食管切除术"或"非开胸食管切除术",在 1933 年由一名英国外科医师首次实施,在 20 世纪的最后 25 年中被来自密西根大学的 Mark Orringer 推广。虽然这种术式违背了很多肿瘤切除原则包括广泛的淋巴结清扫,但随机对照研究和大型数据分析发现,其实它与其他根治性术式的效果没多大区别。该术式与微创经裂孔食管切除术大部分程序相似,如管胃的制作和经裂孔后纵隔食管移除。由于本术式直接用手指操作而不是直视下用外科器械操作,因此常需要扩大膈肌裂孔。由于能清扫下纵隔与上腹部的淋巴结,对胃食管交界癌的治疗有一定的优势。此种术式不能清扫下肺静脉水平以上的纵隔淋巴结,但这些淋巴结较很少发生孤立转移。

在所有食管癌手术方式中,此方法在有经验的医师完成最快,因此其术后并发症的发生与手术恢复介于微创经裂孔食管切除术与 Ivor-Lewis 术式之间。

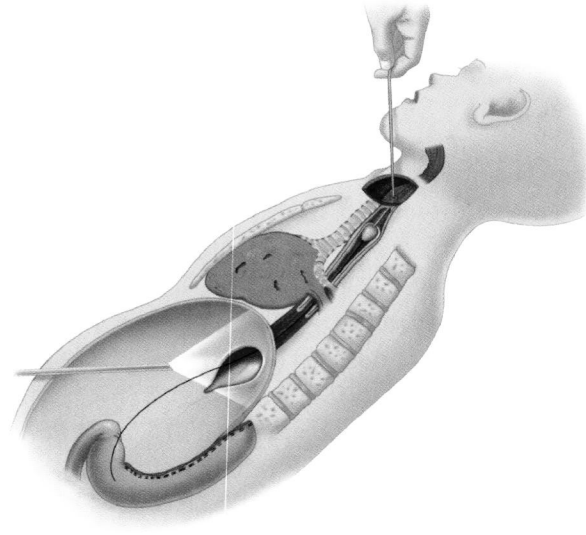

A

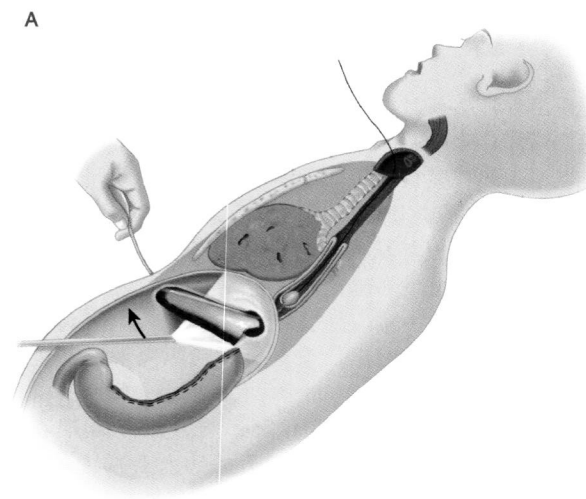

B

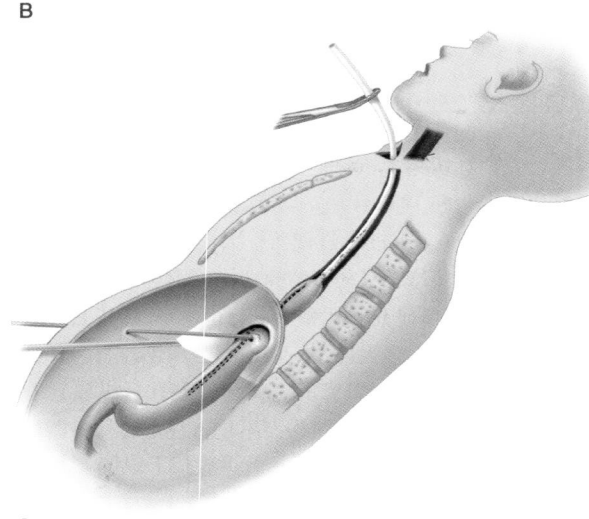

C

图 25-70　**A.** 腹腔镜下逆行内翻拔脱食管。**B.** 腹腔镜下顺行内翻拔脱食管,食管移除后将丝线留置在隧道内。**C.** 将胸引管下行通过隧道与管胃缝合,牵拉管上行通过隧道到达颈部

微创二野及三野食管切除术

经历艰难开端后,电视胸腔镜下的微创食管切除术越来越受欢迎。总的来说,此种术式吻合分为颈部手工吻合(三野)和上胸部机械吻合(二野)。步骤描述如下。

三野微创食管切除术,病人需左侧卧位,需要双腔气管插管。镜头从腋中线第 9 肋间处进入胸腔,这样带有角度的镜头才能照明上胸部。在前胸壁第 6 肋间处开一小孔,外科器械从此处进入胸腔操作。一个高位戳卡用于将肺从食管牵开。三野手术时,游离食管全长包括离断奇静脉,清扫上、中、下后纵隔、肺门、主肺动脉窗和后纵隔淋巴结,单独或同食管标本一同送病理检查。胸导管在膈肌水平分离切断,同标本一起切除。

胸腔内游离结束后病人仰卧位,同微创经裂孔食管切除术一样开 5 个腹腔镜操作孔。腹腔部分手术程序同微创经裂孔食管切除术一样,将胃管缝于彻底游离的胃食管交界部和胃小弯。放置营养管,必要时经腹腔镜下行幽门成形术。在颈部于胸锁乳突肌与前锯肌之间做一横行切口以游离颈段食管,要注意避免牵拉损伤喉返神经。将食管和近端胃拉出颈部,然后是胃管,行食管胃颈部吻合术。

微创二野食管癌切除术有细微不同。在此术式中,先完成腹腔部分,包括营养管的放置,胃管的制作,将胃管间断与完全游离的胃食管交界部缝合。然后将病人左侧卧位,食管游离到肿瘤以上 10cm。将食管和胃拉出胸腔,切除肿瘤,胃与食管行端-端吻合术。微创三野食管癌切除术吻合部位在颈部,即使发生吻合口瘘也不会导致严重的全身反应。另一方面,胸内吻合能减少颈部结构的损伤,尤其是喉返神经。虽然胸内吻合口瘘的后果严重,但其发生率较低。其他并发症包括心肺功能异常。在所有并发症中,肺炎排第一位,心房纤颤排第二位,吻合口瘘排第三位。

Ivor Lewis(En Bloc)食管切除术

经胸根治性食管癌切除的理论基础是这种术式能切除更多的淋巴结和食管周围组织,因此降低了残端阳性率和淋巴结复发。虽然没有随机试验资料证实此种术式优于其他术式,但是大量的回顾性资料显示,由于此种术式清扫了更多的淋巴结,从而病人生存时间延长。Sloan-Kettering 癌症中心最近研究证实,清扫的阴性淋巴结个数与长期生存时间直接相关。尽管这种生存优势可能与彻底切除肿瘤有关,广泛的淋巴结清扫背后真正的贡献因素可能是工作在大医院的富有经验的医师。作为一个久负盛名的术式,毫无疑问 Ivor Lewis 手术是其他任何根治性较差的手术用来比较的标准。

本手术先从腹部开始,取上腹正中切口,沿腹腔干及其分支清扫淋巴结,包括肝动脉、沿脾动脉到胰尾的淋巴结,同时将胃小弯的淋巴结整体切除。除非肿瘤侵犯到胃,否则只需沿胃大弯重建管胃即可。如果胃食管交界的肿瘤明显侵犯到贲门或胃底,需要近端胃大部切除,在食管和残胃之间需用顺蠕动的左半结肠重建。如果需切除全胃,重建需将结肠与 Roux-en-Y 的空肠襻吻合。大部分病例没必要使用结肠代胃,只需将胃制成宽 4cm 左右的管胃即可。

在关闭腹部切口后,病人取左侧卧位,以第 6 肋间前外侧切口行开胸术。离断奇静脉,彻底清扫后纵隔淋巴结包括胸

导管旁、主动脉周围、喉返神经周围、支气管旁、肺门处及气管淋巴结。将胃提入胸腔，制作管胃，将食管与管胃或结肠行手工或机械吻合。安置胸引管，病人入重症监护室。

该术式为扩大切除，因此术后并发症常见，包括肺炎、呼吸衰竭、心房纤颤、乳糜胸、吻合口瘘、管胃坏死、胸胃瘘等，如果分离过于靠近喉返神经，会出现声嘶或其他声带功能障碍。气管支气管损伤引起的食管支气管瘘也可发生。虽然此术式和三野食管癌切除术有较高的术后并发症发生率，但是一系列单中心回顾性研究表明，此术式能延长术后的生存时间。

开放式三野食管切除术

开放式三野食管癌切除术通过开放的胸部切口进入胸腔，其余程序同三野微创食管癌切除术一样。此种术式被日本外科医师采用，清扫的淋巴结数目从 45～60 枚不等。西方外科医师质疑此种扩大切除术式，因为其难以确定手术带来的生存获益。不管怎样，胸腔内位置较高的肿瘤如想根治则需采用此种术式。

挽救性食管切除术 (Salvage Esophagectomy)

挽救性食管切除术指根治性放化疗失败后转而再行的食管切除术。最常见的情形是食管癌有远处转移（骨、肺、脑或广泛淋巴结转移）而不能手术，但经过系统放化疗后，加上肿瘤局部照射，经 CT 和 PET-CT 证实转移灶消失，而原发灶及症状依然存在，再经过一段时间的观察，无新增转移灶时采用挽救性二野食管癌切除术。令人惊奇的是，挽救性手术的挽救率并非微不足道。1/4 的病人经此治疗后 5 年仍无瘤生存，尽管手术标本中仍有肿瘤细胞残留。由于放疗后致密瘢痕的形成，此种食管癌切除术对术者手术技巧挑战最大。

食管癌切除式式的对比研究

经胸与经裂孔食管切除术

整体切除（en bloc）手术是否较经裂孔食管切除术提供更好的生存获益与治愈率仍然存在较大的争论。最近荷兰一项胃食管交界癌与下段食管癌治疗后的 7 年随访结果显示，尽管付出了高并发症与死亡率的代价，扩大切除术并未显示更好的获益。在对有 1～8 个淋巴结转移的亚组病人进行分析后发现，Ivor Lewis 食管切除术确实延长了病人的寿命。另一项随访、流行病及最终结果大型数据分析研究比较了经胸与经裂孔食管切除术后发现，经裂孔食管切除术能延长病人的生存期，但是按肿瘤分期调整后，此生存效益消失。经裂孔食管切除术后并发症发生率与死亡率较低。因此，关于食管癌的最佳手术方式的争论依然会进行下去。

微创外科手术根治肿瘤的作用仍需进一步研究及长时间随访。初步研究结果显示，微创经裂孔食管切除术同开放式经裂孔手术一样，其并发症及死亡率可以比胸腔镜下食管切除手术后更低，但是对远期生存的影响还需术后 5～10 年的仔细随访。

其他治疗方法

放射治疗

食管癌首选放疗的疗效不能与手术相比。目前，放疗仅限于不能手术的病人，且常需联合化疗。单纯放疗能缓解进食梗阻但效果维持时间很短，仅 2～3 个月。另外，因为这类病人生命预期很短，放疗的时间及疗程也难以证明。

辅助化疗

辅助化疗推荐用于治疗食管癌是因为观察发现很多食管癌病人术后发生全身转移而无局部复发。这种现象也导致一种假说：食管癌在确诊时已发生全身的微转移，如果在局部治疗基础上加用有效的系统治疗，病人生存将获得改善。

最近，这个假说获得支持证据。有观察发现，食管癌根治手术后有 37% 的病人在骨髓中发现上皮肿瘤细胞，这些病人术后 9 个月肿瘤复发率远高于那些骨髓中没有发现肿瘤细胞的病人。这类研究说明在疾病的较早时期肿瘤细胞已发生血行转移，如果瘤细胞对药物敏感的话全身化疗对治疗有所帮助。但是，系统化疗可能有害处，如果细胞对药物有抵抗力，化疗会导致免疫抑制，加速其扩散。不幸的是，目前尚没有技术手段能判断肿瘤细胞是否对化疗药物敏感。因此，化疗药物的选择仅依赖于该药物对同类型肿瘤的临床疗效。

术前化疗比术后化疗更有效，动脉实验同时证实了这点。尚无充足证据证明术前化疗能减少瘤细胞对化疗药物的耐药性，同样，认为病人手术之前器官血运充足，术前化疗有利于药物到达肿瘤部位的想法也站不住脚。事实上，如果手术部位的血供足以支持吻合口愈合，那也能充分地输送化疗药物到此部位。有资料显示，有效的术前化疗使肿瘤缩小，有利于肿瘤的手术切除，尤其是对于隆突水平以上的食管鳞癌有效。瘤体的缩小可使肿瘤与气管之间的手术面更为安全，颈段食管残端无癌细胞残留。如果颈食管残端有残留往往需要行喉切除防止以后复发。

术前化疗

8 项前瞻性随机对照研究比较新辅助化疗与单纯手术得出了相混淆的结果。对于食管下段与近端胃的腺癌，一项英国的研究（MRC 试验）纳入了足够（800 例）病人以便检验微小的差异，结果显示术前应用氟尿嘧啶（5-FU）与顺铂新辅助化疗者，术后 2 年绝对生存获益为 10%。另一项英国的研究（MAGIC 试验）显示，食管下段腺癌和近端胃癌术前采用表柔比星联合顺铂和 5-FU 化疗，经中位为 4 年的随访，显示这种诱导化疗方案有生存优势。基于上述两个研究，在欧洲对局部进展期食管的新辅助治疗要选用其中一种方案作为标准治疗。许多失败病例是因为发生远处转移和病人不能耐受。化疗的病人常见术后感染及肺部并发症。

术前联合放化疗

多个研究报道，采用顺铂、5-Fu 联合放疗的新辅助治疗对食管腺癌和鳞癌均有效。在 10 项前瞻性随机试验发表后（表 25-14），最近对这些研究的 meta 分析显示新辅助放化疗具 13% 的生存优势，腺癌比鳞癌更明显（表 25-15）。同时也发现，新辅助化疗只有 7% 的生存获益。此外，还有其他研究证实肿瘤的完整切除（R0）与否对长期生存具有决定性的意义。尽管没有随机对照试验直接比较化疗与放化疗，但似乎加行放疗可以改善肿瘤局部控制，有助于外科医师获得 R0 切除。

表 25-14 新辅助放化疗 vs 手术或新辅助化疗 vs 手术治疗食管癌的随机研究

开始年份	治疗计划（放疗）	治疗计划（化疗）	同步或序贯	肿瘤类型	样本量	中位随访（月）
放化疗						
1983	35Gy,1.75Gy/次 共4周	2个周期:顺铂20mg/m² d 1~5； 博来霉素5mg/m² d 1~5	序贯	鳞癌	78	18[a]
1986	40Gy,2Gy/次 共4周	2个周期:顺铂100mg/m² d 1； 氟尿嘧啶1000mg/m² d 1~4	同步	鳞癌	69	12[a]
1988	20Gy,2Gy/次 共12天	2个周期:顺铂100mg/m² d 1； 氟尿嘧啶600mg/m² d 2~5,22~25	序贯	鳞癌	86	12[a]
1989	45Gy,1.5Gy/次 共3周	2个周期:顺铂20mg/m² d 1~5； 氟尿嘧啶300mg/m² d 1~21； 长春花碱1mg/m² d 1~4	同步	鳞癌和腺癌	100	98
1989	37Gy,3.7Gy/次 共2周	2个周期:顺铂80mg/m² d 0~2	序贯	鳞癌	293	55
1990	40Gy,2.7Gy/次 共3周	2个周期:顺铂75mg/m² 7； 氟尿嘧啶15mg/kg d 1~5	同步	腺癌	113	24
1990	40Gy,2.7Gy/次 共3周	2个周期:顺铂75mg/m² 7； 氟尿嘧啶15mg/kg d 1~5	同步	鳞癌	61	10
1994	35Gy,2.3Gy/次 共3周	1个周期:顺铂80mg/m² d 1； 氟尿嘧啶800mg/m² d 2~5	同步	鳞癌和腺癌	256	65
2006	50.4Gy,1.8Gy/次 共5.6周	2个周期:顺铂60mg/m² d 1； 氟尿嘧啶1000mg/m² d 3~5	同步	鳞癌和腺癌	56	60
1999	45.6Gy,1.2Gy/次 共4周	2个周期:顺铂60mg/m² d 1； 氟尿嘧啶1000mg/m² d 3~5	同步	鳞癌	101	25
化疗						
1982	—	2个周期:顺铂120mg/m² d 1； 长春地辛3mg/m² d 1； 博来霉素10U/m² d 3~6	—	鳞癌	39	20
1983	—	2个周期:顺铂20mg/m² d 1~5； 博来霉素5mg/m² d 1~5	—	鳞癌	106	18[a]
1988[c]	—	3个周期:顺铂20mg/m² d 1~5； 氟尿嘧啶1000mg/m² d 1~5	—	鳞癌	46	75
1988	—	2个周期:顺铂100mg/m² d 1； 博来霉素10mg/m² d 3~8； 长春花碱3mg/m² d 1,8	—	鳞癌	46	17[a]
1989	—	2个周期:顺铂100mg/m² d 1； 氟尿嘧啶1000mg/m² d 1~5	—	鳞癌	147	17

表 25-14　新辅助放化疗 vs 手术或新辅助化疗 vs 手术治疗食管癌的随机研究（续）

开始年份	治疗计划（放疗）	治疗计划（化疗）	同步或序贯	肿瘤类型	样本量	中位随访（月）
1990	—	2 个周期：顺铂 80mg/m² d 1；依托泊苷 200mg/m² d 1 ~ 5	—	鳞癌	160	19[a]
1990	—	3 个周期：顺铂 100mg/m² d 1；氟尿嘧啶 1000mg/m² d 1 ~ 5	—	鳞癌和腺癌	467	56
1992	—	2 个周期：顺铂 100mg/m² d 1；氟尿嘧啶 1000mg/m² d 1 ~ 5	—	鳞癌	96	24
1992	—	2 个周期：顺铂 80mg/m² d 1；氟尿嘧啶 1000mg/m² d 1 ~ 4	—	鳞癌和腺癌	802	37

表 25-15　术前放化疗与化疗影响不同风险水平病人 2 年生存率的 meta 分析结果

风险组	2 年生存率（%）	2 年预期死亡率			
		对照组（%）	治疗组[a]（%）	ARR（%）	NNT
放化疗					
高	20	80	64.8	15.2	7
中	35	65	52.7	12.3	8
低	50	50	40.5	9.5	10
化疗					
高	20	80	72.0	12.0	8
中	35	65	58.5	6.5	15
低	50	50	45.0	5.0	20

[a] 按照同步放化疗者相对死亡减少 19% 和化疗者相对死亡减少率 10% 计算
ARR：absolute risk reduction，绝对危险度降低；NNT：number needed to treat to prevent one death，预防死亡需要治疗的人数

　　诱导性放化疗后结束后 6 ~ 8 周的时间内最适合手术。在这之前，组织的活动性炎症使手术切除风险增大，且病人也未有充足时间完全从放化疗中恢复；而 8 周后，食管周围的水肿组织开始向瘢痕组织转化，将增加手术切除困难。

　　食管腺癌对放化疗的完全缓解率为 17% ~ 24%（表 25-16）。这部分病人食管切除标本上查不到残留癌细胞。完全缓解的病人生存率高于不完全缓解者，但仍常发生远处转移。

表 25-16　食管腺癌的新辅助治疗结果

机构	年份	病人数	方案	完全缓解率（%）	生存
M. D. Anderson	1990	35	P,E,5-FU	3	3 年 42%
SLMC	1992	18	P,5-FU,RT	17	3 年 40%
Vanderbilt	1993	39	P,E,5-FU,RT	19	4 年 47%
Michigan	1993	21	P,VBL,5-FU,RT	24	5 年 34%
MGH	1994	16	P,5-FU	0	4 年 42%
MGH	1994	22	E,A,P	5	2 年 58%

A：多柔比星（阿霉素）；E：依托泊苷（足叶乙苷）；5-FU：氟尿嘧啶；P：顺铂；VBL：长春花碱；RT：放射治疗；MGH：麻省总医院；SLMC：圣路易斯大学医学中心

　　现已证实，对食管癌预后影响最重要的因素包括肿瘤的解剖范围和手术切除的彻底性。肿瘤未完全切除的病人 5 年生存率为 0 ~ 5%。与此对应，肿瘤完整切除的病人，无论其分期如何，总的 5 年生存率为 15% ~ 40%。食管癌早期发现和合理的手术切除的重要性怎样强调都不属过分。图 25-71 为食管癌诊治规范流程图。

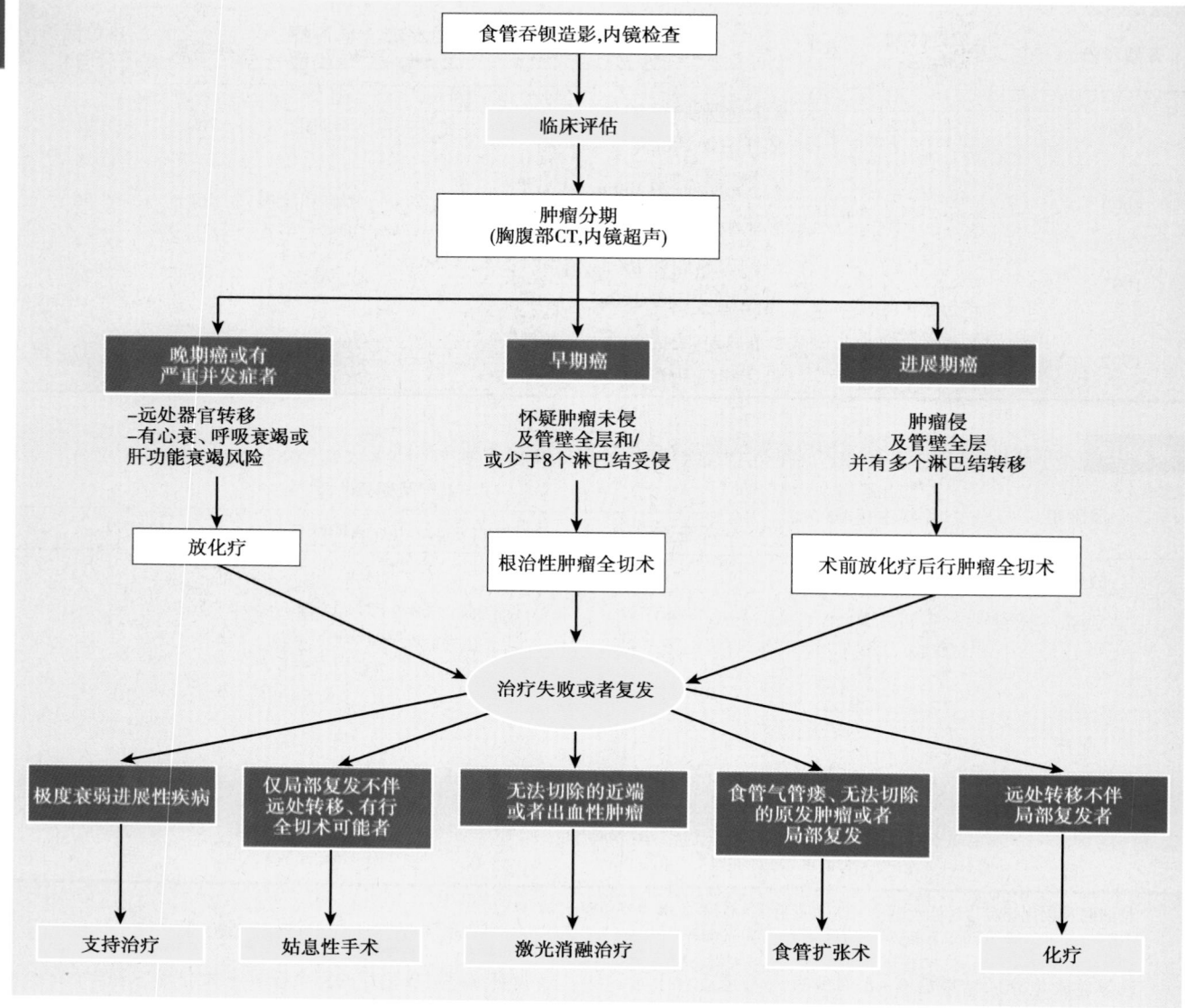

图 25-71　食管癌诊治规范流程图。CT=计算机断层扫描

食管肉瘤

　　食管肉瘤和癌肉瘤是罕见的恶性肿瘤,占所有食管肿瘤的0.1%～1.5%。其临床症状为吞咽困难,与更常见的食管癌的吞咽困难症状没有差别。位于颈部和上段食管的肿瘤会因为食管梗阻导致吸入性肺炎,发生于气管分叉水平较大的肿瘤会直接压迫气管支气管树和心脏产生气道梗阻和晕厥(图25-72)。食管肉瘤发病年龄和吞咽梗阻持续时间与食管癌相同。

　　食管造影常常表现为巨大的息肉样食管腔内肿块,引起部分梗阻和肿瘤以上食管的扩张(图25-73)。病变的平滑肌息肉样外观尽管不足以确诊,也已明显提示为肉瘤而不是通常有溃疡与狭窄的食管癌。

　　食管镜检查经常可见食管腔内坏死性包块,取活检时,必须先去除表面的坏死组织直至肿瘤表面出血,否则,活检标本只有坏死组织。就算取到新鲜瘤组织,也有人认为单凭少量

的组织标本,可能无法彻底确定究竟是癌、肉瘤或癌肉瘤,因此不能完全依赖活检结果诊断食管肉瘤,看到病变呈息肉样表现应警惕肿瘤可能是非食管癌病变。

　　息肉样的食管肉瘤一般局限于食管浅肌层,这一点与浸润性的食管癌形成明显对比,它转移到区域淋巴结的可能性不大。一组14例病人的研究发现,因局部浸润或肿瘤转移而不能根治性切除者只有5例。因此,大的息肉样肿瘤不是手术禁忌。

　　食管肉瘤样病变可以分为梭型细胞表皮样癌如癌肉瘤和真正起源于间质组织的肉瘤如平滑肌肉瘤、纤维肉瘤和横纹肌肉瘤等。按现在的组织学诊断标准,食管纤维肉瘤和横纹肌肉瘤极其罕见,可能实际上并不存在。

　　因为放疗对食管肉瘤无效且其局部浸润和远处转移发生较晚,因此治疗首选手术切除。由于没有浸透食管壁及淋巴结转移,大多数食管肉瘤可行根治性切除,可以获得良好的5年生存率。手术切除也能很好地缓解病人的吞咽梗阻症状。手术切除与消化道的重建方式与食管癌的处理相似。

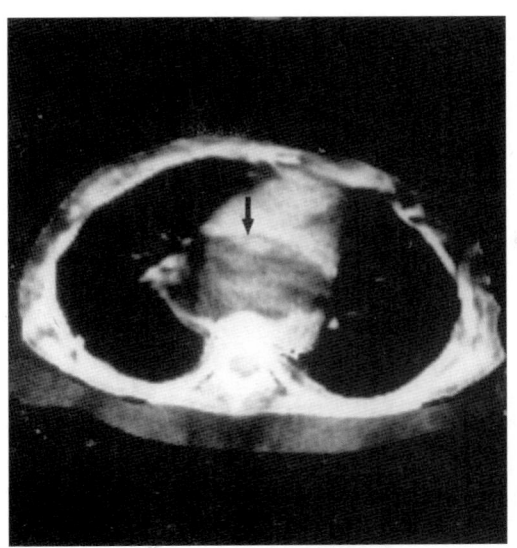

A

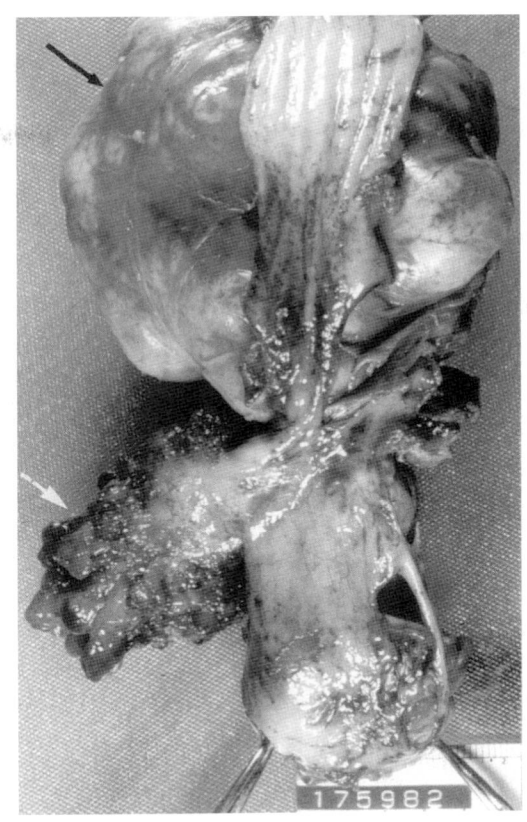

B

图 25-72　**A.** CT 扫描显示食管平滑肌肉瘤(黑色箭头),该肿瘤压迫心脏并产生晕厥症状。**B.** 食管平滑肌瘤手术切除标本,显示 A 为食管腔内的带蒂部分(白色箭头)和更大的食管外瘤体(黑色箭头),手术时无淋巴结转移证据

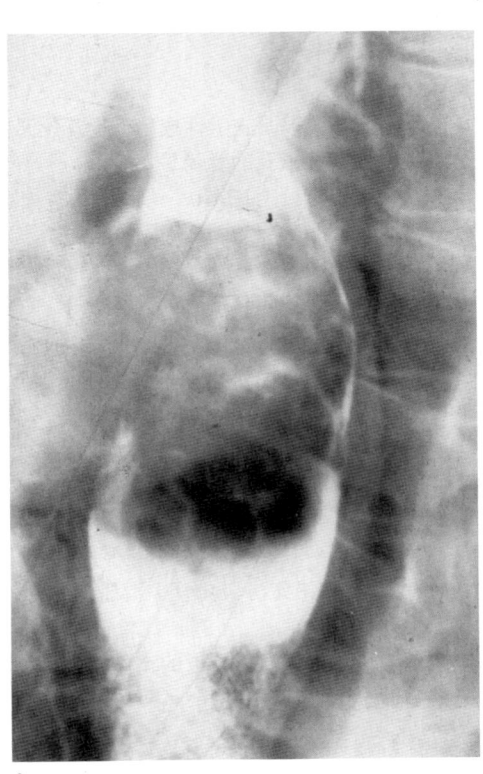

A

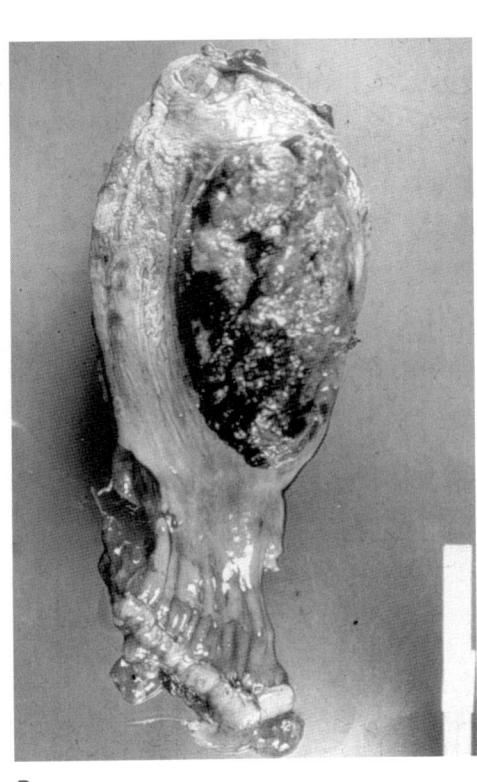

B

图 25-73　**A.** 食管造影示食管腔内巨大息肉状肿块,造成部分梗阻与近段食管扩张。**B.** 手术切除标本显示 9cm 长的息肉样成平滑肌瘤

一组作者的经验报道,8 个癌肉瘤病人中有 4 个存活 5 年以上。尽管数字很小,也提示梭形细胞上皮癌的手术效果可能较食管鳞状细胞癌为佳。与此类似,食管平滑肌肉瘤的散在零星报道提供的预后信息有限,7 个平滑肌肉瘤病人,2 个死于原发疾病——1 个术后 3 个月,另一个术后 4 年 7 个月,其余 5 个术后生存超过 5 年。

因为报道的病例很少,很难评估食管成平滑肌瘤的手术疗效。大部分成平滑肌瘤发生在胃,其中 38% 的病人在 3 年内发展为癌,55% 胃外成平滑肌瘤病人平均 3 年内死于本病。因此,食管成平滑肌瘤应被视为恶性肿瘤,其生物学行为像平滑肌肉瘤。细胞核过度着色、核分裂相增多(大于 1/高倍视野)、肿瘤长度 >10cm 和症状持续时间 >6 个月的病人预后较差。

食管良性肿瘤和囊肿

食管的良性肿瘤和囊肿相对少见,临床医师和病理学家均认为良性肿瘤可以分为两类:食管肌层内病变和食管腔内病变。

肌间病灶可以是实性肿瘤或囊肿,绝大多数是平滑肌瘤,它们由不同比例的平滑肌和纤维组织构成。纤维瘤、肌瘤、肌纤维瘤、脂肪肌瘤非常相近但不常发生,其他肌间实性肿瘤的组织学类型尽管有描述,如脂肪瘤、神经纤维瘤、血管瘤、软骨瘤、粒细胞性成肌细胞瘤和血管神经肌瘤等,但常常是罕见病变。

食管腔内病变呈息肉样或带蒂样生长,常起源于黏膜下层,主要向食管腔内生长,并且被覆正常的复层鳞状上皮。这些肿瘤大部分由各种不同致密程度的纤维组织构成,并且有丰富的血供。一些是疏松的和黏液性的(例如黏液瘤、黏液纤维瘤),一些含多量胶原样的组织(例如纤维瘤),还有一些含有脂肪组织(例如纤维脂肪瘤)。这些不同类型的肿块经常被统一命名为纤维血管型息肉,或者简称为息肉。带蒂腔内肿块应该切除,如果病灶不是太大,可在内镜下圈套切除。

平滑肌瘤

平滑肌瘤占食管良性肿瘤的 50% 以上,平均患病年龄为 38 岁,与食管癌的患病年龄形成鲜明对比。平滑肌瘤常见于男性,是女性的两倍。由于它起源于平滑肌,所以 90% 的病变位于食管的下 2/3。它们经常是单个出现,偶有为多个,大小和形状变化很大,肿瘤可小到直径为 1cm,也可大到 4.5kg(10 磅)。

典型的平滑肌瘤是椭圆形的,在肌壁间生长,并凸向食管的外侧壁,其上覆盖的食管黏膜外观正常并可自由移动。平滑肌瘤的大小和位置与症状轻重程度无关。吞咽困难和疼痛是最常见的主诉,且二者同时出现多于单独发生,肿瘤很少直接引起出血,当吐血或黑便发生时,应检查寻找其他病因。

钡餐检查是显示食管平滑肌瘤最有用的方法(图 25-74),从轮廓上看,肿瘤呈表面光滑、半月形或新月形充盈缺损,并随吞咽而移动,边界清晰,并被正常的黏膜所覆盖。应当行食管镜检查以排除并存的食管癌,这已有病例报道。活动度良好且凸向腔内的肿块不应取组织活检,因为这会增加手术摘除肿瘤时黏膜穿孔的风险。

尽管平滑肌瘤生长缓慢并且很少恶变倾向,但若无特殊

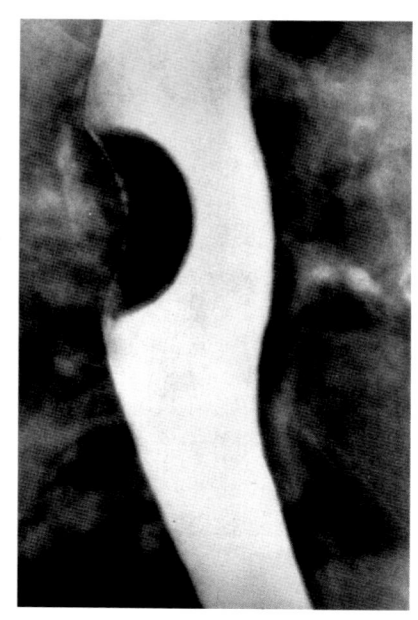

图 25-74　食管钡餐造影显示典型的、平滑的、有轮廓的、底部向外的平滑肌瘤

禁忌应当予以切除,绝大多数可以行单纯摘除,如在摘除过程中食管黏膜破坏不可避免,则应行一期修补。肿瘤摘除后,应缝合食管肌层重建食管外壁。病变位置和手术范围决定手术入路,食管上段与中段病变需要右侧开胸入路,而食管下段病变需要左侧开胸入路,已有报道经电视胸腔镜辅助进行手术摘除。食管平滑肌瘤手术摘除的死亡率小于 2%,吞咽困难的缓解率近 100%。过大或累及胃食管交界处的肿瘤则可能需要食管切除术。

食管囊肿

食管囊肿可以是先天性或后天性。先天性囊肿全部或部分被覆呼吸系统来源的纤毛柱状上皮、胃来源的柱状上皮以及鳞状上皮或移行上皮,有一些可能没有被覆上皮。对先天性食管囊肿胚胎起源的困惑导致了其命名多变,如肠源性、支气管源性和纵隔源性囊肿等。后天获得性潴留性囊肿则可能是由于食管腺体的外分泌导管阻塞所致。

肠源性和支气管源性的囊肿最常见,是胚胎时期前肠发育分化形成下呼吸道、食管和胃等脏器时发育异常所致。在胚胎发育的过程中,食管顺序由单层柱状细胞上皮、假复层纤毛柱状上皮,到最后的复层鳞状上皮覆盖,这个顺序可能说明了囊肿的被覆上皮可能是这些细胞类型的一种或者几种,而纤毛的出现并不一定指囊肿起源于呼吸系统。

囊肿的大小多变,可以从小到很大,经常位于食管中下段的肌壁内,其临床症状与食管平滑肌瘤相似。诊断也依靠放射学检查和内镜发现。外科治疗首推摘除术,在摘除过程中,应主动寻找连通囊肿和气道的瘘管,尤其是反复发生肺部感染的病人。

食管穿孔

食管穿孔是真正的危急重症,最常发生于进行医学诊

断检查或治疗过程中。自发性食管穿孔又称为 Boerhaave 综合征,约占食管穿孔病例的 15%,异物性穿孔占 14%,外伤性穿孔占 10%。明显而且持续的疼痛症状强烈提示食管破裂,尤其是食管镜检查时发生的颈部疼痛和有剧烈呕吐病史的胸骨后疼痛,如果再发现皮下气肿,诊断基本可以确定。

由于诊断和处理常常延误,自发性食管破裂的死亡率较高,小部分病人尽管有剧烈呕吐史,但常常发病隐匿,无任何的前趋病史,当食管穿孔病人胸部平片上显示胸膜腔内有气体或渗出时,常常被误诊为气胸或胰腺炎,食管穿孔溢出的唾液中血清淀粉酶含量升高更让缺乏警惕性的医务人员认定是胰腺炎,如果胸片正常,则常常被误诊为心肌梗死或夹层动脉瘤。

自发性破裂经常破向左侧胸膜腔或恰位于食管胃交界的上方,50% 的病人伴有胃食管反流,提示腹压传导至胸段食管的微小对抗压力是该病的一个病理生理因素。在呕吐时,可记录到胃内压力峰值经常超过 200mmHg,但由于胃外压力几乎等同于胃内压,因此对胃壁的牵扯很小,而传导至食管的压力依据胃食管交界的位置而有显著的不同,当它在腹部承受腹内压力时,传导至食管的压力显著小于胃食管交界暴露在胸腔负压中的压力,在后者,如果声门呈关闭状态,食管下段的压力将等于胃内压。尸体解剖显示当压力大于 150mmHg 时,食管破裂极易发生。当有食管裂孔疝存在但括约肌位于腹压下,作用力的结果常常是称为 Mallory-Weiss 综合征的黏膜撕裂,则主要问题是出血而非穿孔,因为牵扯发生在胃壁的膈上部分,在这种情况下,疝囊是腹腔的延伸,胃食管交界仍然暴露在腹压中。

诊断

胸片上的异常表现多种多样,不能作为诊断依据,因为这些异常表现取决于三个因素:①穿孔与放射线检查的间隔时间;②穿孔的部位;③纵隔胸膜的完整性。纵隔气肿是食管穿孔的有力支持证据,但至少需要 1 小时才能显示,只见于约 40% 的病人。组织水肿所致的纵隔增宽需要几个小时才能见到。穿孔的位置也可以影响放射线检查结果,颈部食管穿孔者颈部气肿常见,而纵隔气肿少见,胸段食管穿孔正好与此相反。通常,颈部触及皮下气肿或胸片发现气体之前就可在颈部平片竖脊肌中发现气体(图 25-75)。纵隔胸膜的完整性影响胸片的异常发现是因为如果胸膜破裂可导致气胸,见于约 77% 的病人。2/3 的病人穿孔发生在左侧,1/5 的病人发生在右侧,1/10 的病人发生在双侧。如果纵隔胸膜完整,则很快出现纵隔气肿而非气胸,继发于纵隔炎症的胸腔渗液发生较晚,此外,约 9% 的病人胸片表现正常。

确诊有赖于食管对比造影,90% 的病人可显示造影剂溢出食管腔,推荐使用水溶性造影剂如泛影葡胺,值得注意的是,仍有 10% 的假阴性率,可能是由于食管造影时病人处于直立位,此时水溶性造影剂过快通过而不能显示出小的穿孔。因此,进行此项检查时应嘱病人采取右侧卧位(图 25-76),使造影剂充满食管全长,几乎所有的病人均可显示穿孔部位及其交通空腔。

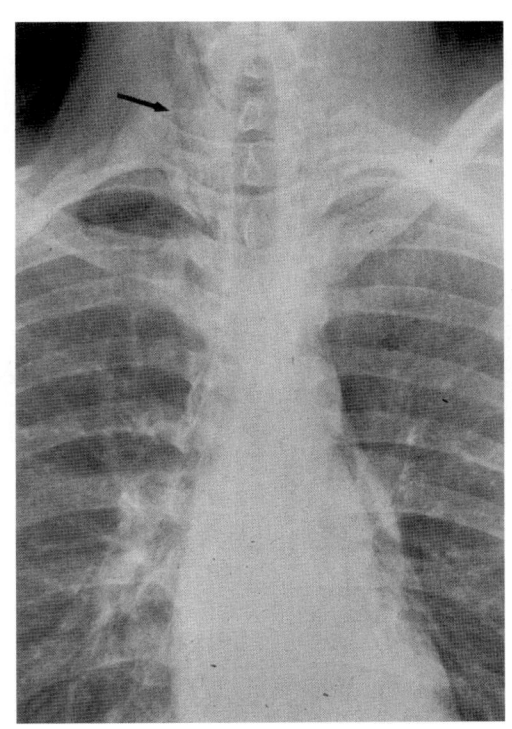

图 25-75　胸部平片显示食管穿孔后颈部深层肌肉内出现气体(箭头),常常是食管穿孔的最早期表现,纵隔尚未有气体时就可出现

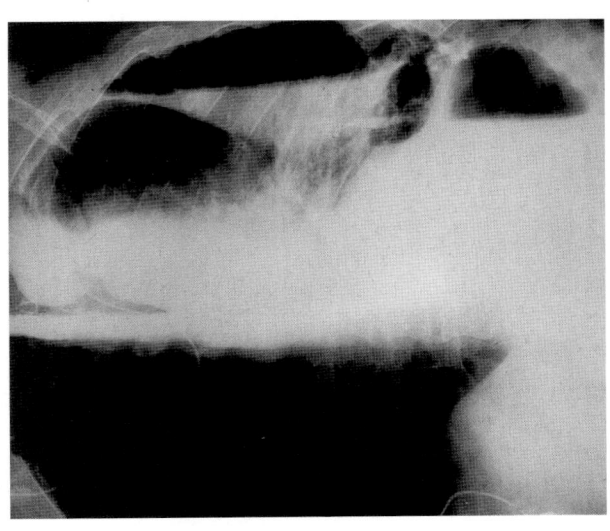

图 25-76　食管穿孔的水溶性食管对比造影。病人呈侧卧位,左侧向上,使食管充分显影并显露破孔

治疗

最佳治疗的关键在于早期诊断,穿孔 24 小时内一期修补效果最佳,存活率可达 80%～90%。图 25-77 显示一贲门失弛缓症病人气囊扩张治疗时穿孔而采用左侧开胸修补,这类损伤最常见的破口位于食管左侧壁,恰位于胃食管交界之上。为使破口充分暴露,食管肌层的分离类似于食管肌层切开术,将胃壁补片提起,剔除胃食管交界处污染的脂肪垫,仔细修剪破口边缘,然后用改良的 Gambee 法缝合(图 25-78),并用胸膜瓣加固或行 Nissen 胃底折叠术。

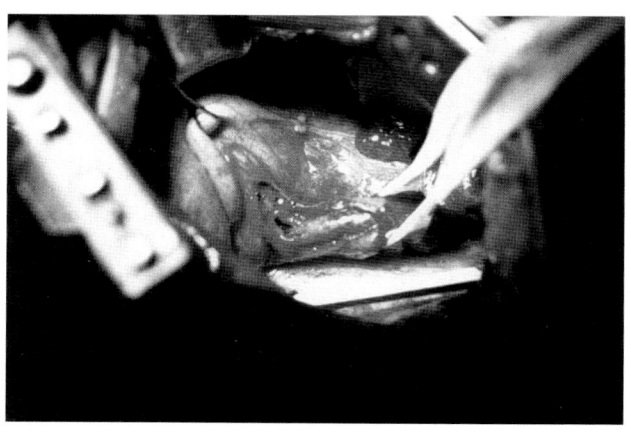

图 25-77　贲门失弛缓症气囊扩张致胃食管交界处破裂左侧开胸修补(手术钳抓持胃壁,Penrose 橡胶管套绕食管),食管损伤包括黏膜穿孔和从 Penrose 管下方至胃的肌层广泛撕裂

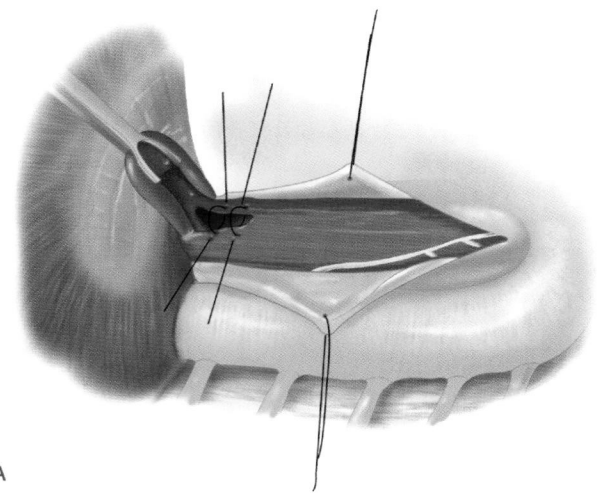

A

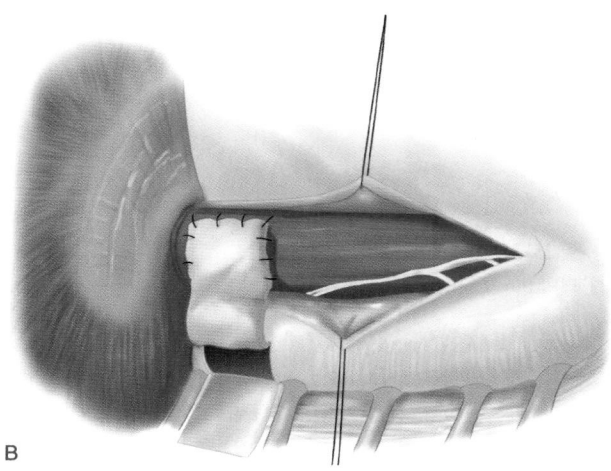

B

图 25-78　经左侧开胸修补食管穿孔。A. 将部分胃底经食管裂孔拉到胸腔,去除胃食管交界区的脂肪垫,修剪黏膜穿孔边缘,改良 Gambee 法间断缝合。B. 修补区以壁层胸膜片加固

食管穿孔早期手术修补的死亡率在 8% ~ 20%,超过 24 小时后,无论采用何种治疗(单纯引流或引流加修补),生存率均不足 50%。如果穿孔修补前时间耽误接近 24 小时且组织开始发炎,推荐分离贲门和切除病变食管组织,游离剩余食管并尽可能地保留正常食管,拉出体外行颈根部食管造瘘术,某些情况下,如保留下来的食管太长可呈祥样下垂于胸腔内。应引流污染的纵隔,置入空肠造瘘管行营养支持。通常病人的败血症可以得到及时和显著的控制,24 小时内病人一般状况得到明显改善,随之病人可以出院,等待以后适当时期回来行胸骨后结肠间置重建术。延误诊断的病人,没有实施这种积极的治疗方式而导致的死亡率将超过 50%。

近来,推荐对食管穿孔进行有选择性的非手术治疗,选择保守治疗需要娴熟的判断能力和仔细的食管造影检查,扩张食管狭窄或气囊扩张治疗贲门失弛缓症时所致的食管穿孔常采用此种治疗,而直接穿入胸膜腔的病人不适合保守治疗。Cameron 提出了食管穿孔病人适用保守治疗的三个标准:①钡餐检查必须显示穿孔局限于纵隔内,且能顺利引流回食管(图 25-79);②症状轻微;③无明显感染中毒表现。如果满足这些标准,则应当合理地给予病人静脉高营养、抗生素和甲氰咪胍(西咪替丁)以降低胃酸分泌和胃蛋白酶的活性。7 ~ 14 天后根据放射线检查结果改为经口进食。

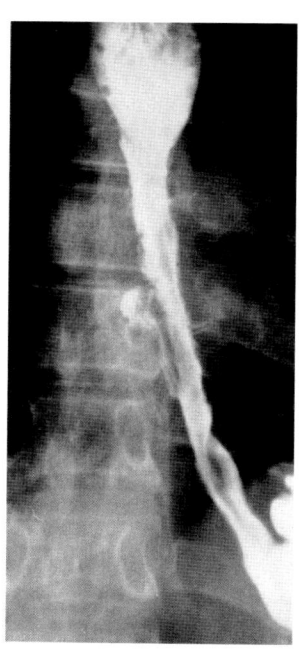

图 25-79　食管造影显示食管狭窄及食管扩张后的无症状穿孔。穿孔符合 Cameron 标准:局限于纵隔内并可引流回食管,症状轻微,无明显感染中毒表现。该病人非手术治疗后痊愈

Mallory-Weiss 综合征

1929 年,Mallory 和 Weiss 报道了 4 例急性上消化道出血的病人,在其尸检中发现胃食管交界处的黏膜撕裂。这种综合征以反复呕吐后的急性上消化道出血为特征,认为 15% 上消化道大出血是由此病所致,其发病机制与自发性食管破裂相似:食管裂孔疝的病人腹压骤然升高恰逢声门关闭。

Mallory-Weiss 贲门黏膜撕裂以动脉性出血为特征,出血量可能很大,呕吐并非其必需的致病因素,因为还有其他导致腹内骤升的情况,如阵发性咳嗽、癫痫发作和恶心、干呕等。诊断的建立需要对该病有高度的警觉性,尤其是对长期呕吐和干呕导致的上消化道出血病人,上消化道内镜确认疝出的胃黏膜上的一个或多个纵向裂缝出血时,诊断即可确立。

大多数病人经保守治疗出血可自行停止,除输血外,还应行胃肠减压和应用止吐药,因为扩张的胃和持续呕吐将进一步加重出血。三腔二囊管不能止血,因为气囊内压力不足以抵抗动脉压。如果出血不能自行停止,内镜下注射肾上腺素可能有效。需要手术止血的情况很少,手术包括开腹和高位胃切开缝合裂缝。此病甚少导致死亡,罕有复发。

腐蚀性食管损伤

食管的意外腐蚀性损伤主要发生在儿童,通常只有少量的腐蚀性物质摄入。在成年人或青少年,腐蚀性液体往往是在企图自杀过程中故意吞入的,摄入量大。碱性物质比酸性物质更容易被意外摄入,因为强酸入口会立即导致口腔的烧灼样疼痛。

病理学

腐蚀性物质的摄入会导致急性和慢性损伤。在急性期,应注意控制组织急性损伤和潜在的穿孔风险;在慢性期,应关注狭窄和咽部吞咽功能的紊乱。在急性期,损伤的程度和范围取决于如下几个因素:腐蚀性物质的性质、浓度、摄入量和组织接触时间。

酸和碱造成组织损伤的机制不同。碱导致溶解性坏死,因此穿透较深;而酸导致凝固性坏死,从而限制其进一步穿透。动物实验显示损伤的深度和氢氧化钠溶液的浓度相关,当浓度为 3.8% 时接触食管 10 秒,会导致黏膜和黏膜下层的坏死,但不伤及肌层,当浓度为 22.5% 时,碱溶液会穿透食管并进入食管周围组织,而洁净剂可含有高达 90% 的氢氧化钠。不同节段的食管收缩力有差别,在横纹肌与平滑肌的交界处最小,因此腐蚀性物质在此处的清除可能要慢些,从而导致黏膜接触时间延长,这就是为什么此部位的食管比其下方部位易受到更严重的损伤。

碱烧伤病变分为三个阶段:第一阶段是急性坏死期,伤后 1~4 天,此期细胞内蛋白的凝固导致细胞坏死,坏死灶周围的组织产生剧烈的炎症反应。第二阶段是溃疡和肉芽期,自伤后 3~5 天开始,此期表层坏死组织脱落,裸露出溃疡且急性感染的基底,肉芽组织开始填充黏膜蜕去留下的缺损,此期持续 10~12 天,这一期是食管最脆弱的时期。第三期是瘢痕愈合期,于伤后第 3 周开始,先前形成的结缔组织开始收缩,导致食管狭窄。肉芽之间的粘连开始发生,导致袋状和带状瘢痕的形成,在此期一定要采取措施减少狭窄的形成。

临床表现

食管烧伤的临床表现由损伤的程度和范围决定,初始阶段主诉为口腔和胸骨后疼痛、多涎、吞咽疼痛和吞咽困难。发热与食管损伤密切相关,出血可以发生,病人经常呕吐。这些初期症状可以在溃疡肉芽形成的静息期消失。在瘢痕愈合

期,由于纤维化和瘢痕收缩导致食管狭窄,从而吞咽困难症状重新出现。病人如发生食管狭窄,60% 发生在 1 个月内,80% 发生在 2 个月内,如果 8 个月内不出现吞咽困难,那食管狭窄也就不太可能再发生。强酸损伤可以引起严重全身反应如低血容量和酸中毒导致的肾脏损害,呼吸系统的并发症如喉痉挛、喉水肿和偶尔肺水肿也可发生,尤其是有强酸误吸时。

口腔和咽部检查可以明确咽下了腐蚀性物质,但不能发现食管烧伤,相反,食管烧伤可以发生在没有明显口腔烧伤的情况下。由于二者之间缺乏相关性,所以推荐及早行食管镜检查以明确食管损伤,为了降低穿孔的风险,镜头不应超过食管损伤的上缘。烧伤程度可以根据表 25-17 所列标准进行分级,甚至食管镜检查结果正常,但今后仍有可能发生狭窄。放射线检查不是明确早期食管损伤的可靠方法,但却是后期随访明确是否狭窄的重要措施。最常见的腐蚀性损伤部位见表 28-18。

表 25-17	腐蚀性食管和胃烧伤的内镜分级
第一级:黏膜充血和水肿	
第二级:局限性出血,溃疡分泌物,假膜形成	
第三级:黏膜脱落,深溃疡,大量出血,水肿导致的完全性梗阻,碳化,穿孔	

表 28-18	食管腐蚀性损伤的部位(n=62)
咽部	10%
食管	70%
上段	15%
中段	65%
下段	2%
全长	18%
胃	20%
胃窦	91%
全胃	9%
食管和胃	14%

治疗

食管腐蚀性损伤主要针对损伤后急救和损伤后期病变的处理,急救处理包括摄入中性物质来限制烧伤范围,而且必须在伤后 1 小时之内服用才有效。碱或其他碱性物质可用中等强度的醋、柠檬汁或橘子汁中和,酸可以被牛奶、蛋清或抗酸剂中和,但不能使用碳酸氢钠,因为会产生二氧化碳,可能增加穿孔的风险。催吐药禁忌使用,因为呕吐可以使腐蚀性物质和食管重新接触,且如果过于用力则能导致穿孔。应当纠正低血容量,给予广谱抗生素以减轻炎症反应,防止感染并发症。如果必要,可以置入空肠造瘘管进行营养支持。当初期的吞咽困难症状消退后可经口进食。

过去,外科医师要到食管狭窄出现时才处理;现在,伤后第一天就开始进行食管扩张,目的是通过解除损伤段粘连以维持食管腔的大小。然而,这种处理仍有争议,因为扩张可能

损伤食管,导致出血和穿孔。有数据资料显示,过度的扩张可以加重食管损伤导致继发的纤维化增加。应用类固醇限制纤维化的效果已经在动物试验中得到肯定,但在人体上其有效性仍有争议。

广泛的食管坏死常导致穿孔,最好的处理就是切除。当胃也有有大面积烧伤,食管几近全部坏死或严重灼伤时,有必要行全胃切除和食管次全切除。食管壁中出现气体是肌层坏死和即将穿孔的信号,是食管切除术的强烈手术指征。

图 25-80 总结了急性食管损伤的处理流程,一些研究者推荐对手术中没有发现大面积食管胃坏死的病人使用食管腔内支架(图 25-81)。对这些病人,应行胃后壁的活检以排除隐匿烧伤,如果在组织学上对其成活能力有疑问,那么应在 36 小时后再次观察。如果放置支架,应该留置 21 天,直至得到满意的食管钡餐造影结果后再取出。应行食管镜检查,如发现狭窄则开始扩张。

一旦急性期过去,应转而注重食管狭窄的预防和处理,应用 Hurst 或 Maloney 扩张器进行顺行扩张和使用 Tuker 扩张器进行逆行扩张效果都比较满意。个别情况下,特别是有严重狭窄时,应指导病人吞咽一根导线,金属的 Sippy 扩张器可沿此导线向下达到合适的管腔以便水银扩张器通过。在一组 1079 例病人中,急性期进行早期扩张治疗,效果优异者占 78%,良好者占 13%,效差者 2%,55 例在治疗过程中死亡。相比之下,333 例病人在狭窄出现症状时才进行扩张,得到优异效果的只有 21%,良好效果者 46%,效差者 6%,有 3 例死亡。外科医师在行食管切除术前坚持扩张治疗的时间长度尚无定论,随着扩张间隔逐渐延长,再建一个合适的食管腔需要 6 个月至 1 年的时间。如果在治疗过程中,不能被形成或保

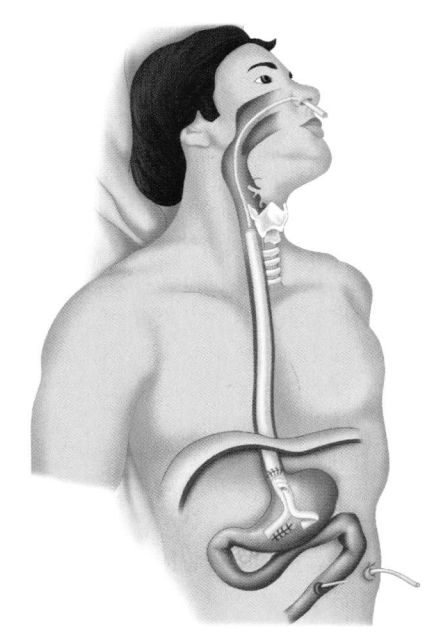

图 25-81　利用食管支架预防狭窄。食管支架由胸腔引流管制成,开腹探查时置入食管内,末端置 Penrose 引流管,利用活瓣抗反流,支架上端连接吸引管的尖部,吸引管经鼻孔牵出并固定,持续负压吸引淤积于咽部和食管上段的唾液和黏液

持合适的食管管腔(如只能使用小号扩张器),则应考虑外科干预。出现下列情况是外科干预的手术指征:①管腔完全狭窄,所有为打通管腔而从上或从下进行扩张均失败;②钡餐检查显示出明显的不规则或袋状显影;③扩张导致严重的食管周围反应和纵隔炎;④瘘管形成;⑤不能使用 40F 以上的扩张器进行扩张或维持管腔时;⑥病人不愿意或者不能够进行长期的扩张治疗。

当进行食管重建时,医师需要用创造性思维解决各种异常所见。皮管食管成形术现在已少用,成为历史遗留,目前主要经后纵隔或胸骨后径路使用胃、空肠和结肠作为食管的替代品。当前期行食管切除术或存在后纵隔广泛纤维化时采用胸骨后径路,在考虑所有因素后,食管替代物的选择顺序如下:①结肠;②胃;③空肠。甲状腺上动脉供血的游离空肠段移植效果满意。需要强调的是,不论采用何种方式都不能轻率从事,微小的判断或技术失误都会造成严重的甚至致命的并发症。

计划手术时的关键在于究竟选颈段食管、梨状隐窝或咽后壁等哪一处用做近端吻合,吻合上口的位置取决于食管咽部或颈部损伤的范围,当食管颈段损伤而梨状隐窝还开放时,可与下咽吻合(图 25-82),当梨状隐窝完全缩窄时,可在口咽后壁采用跨声门途径进行吻合(图 25-83),这样可以切除声门上狭窄,抬举和前倾喉部,在这两种情况下,病人必须重新学习吞咽,恢复时间长且困难,可能需要几次内镜下扩张或再手术。由于损伤的食管壁范围可能比认识到的更大,吻合也基本还是在病变的区域内进行,故袖式切除较短狭窄可能不会成功。

对于食管损伤后旁路交通的处理也是一个问题,如果食管还留在原位,必须考虑到胃食管反流造成的溃疡或发生肿

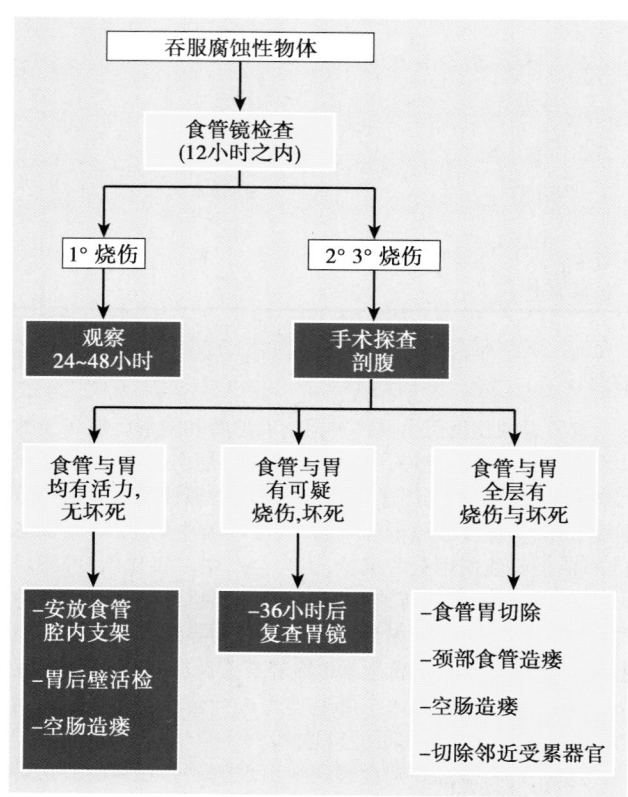

图 25-80　急性食管腐蚀伤的处理流程图

迟（30～60秒）则表明是瘘管性的。

由于恶性肿瘤的存在或反复的感染过程，瘘管自行愈合很少见，良性瘘管的外科处理包括分离瘘管、切除不可逆的损伤肺组织以及关闭食管缺损。为了防止复发，应以胸膜瓣加固。恶性瘘管的处理比较困难，尤其是之前进行过放疗者，一般情况下，仅可进行姑息性的处理，最好是用特殊设计的食管内假体来连接食管腔和关闭瘘管，从而使病人可以进食。罕见情况下，采用食管转道联合空肠造瘘可作为最后的手段。

食管重建技术

食管重建的方式包括胃上提、结肠间置、游离空肠移植或带蒂空肠胸内吻合。较少情况下，这些移植物的联合应用成为唯一的选择。食管切除与替代的指征包括恶性肿瘤和晚期良性疾病，后者包括：不能通过扩张解决的反流或药物引起的食管狭窄，继发于严重食管运动障碍的扩张迂曲的食管，强碱引起的食管狭窄及合多次抗反流手术失败等。食管替代物的选择明显影响手术步骤的技术难度，并影响远期疗效。

食管部分切除术后重建

对于近段食管功能保留的低位良性病变，最好将近段空肠间置上提入胸一期吻合。空肠能够被轻易地提到肺门下缘水平，但是它的血管弓不允许它越过这个界限。由于吻合是在胸内，需要开胸完成。

空肠是有动力的，参与食团的运输，而胃和结肠在功能上更像是管道。这种情况下胃并不是一个明智的选择，因为胸内食管胃吻合后胃内容很容易反流入上方的食管，现在已充分认识到这种情况可以导致某些病人出现胃肠功能不良的症状及食管损害。另一方面，小段结肠缺乏动力并有导致吻合口上方食管炎的倾向。

保留远段食管的颈段食管重建手术偶尔用于颈段食管或头颈部的恶性肿瘤以及碱烧伤的治疗。颈部游离空肠移植技术是可行的并已成功运用于很多病例，使用胸廓内动脉、胸廓内静脉或无名静脉建立血运，去除胸锁关节有助于血管重建及游离空肠与远端食管的吻合（图 25-84）。

食管全切术后重建

食管胃切除术后胸腔内的胃或结肠在功能上均不同于原来的食管。这些器官的选择受很多因素的影响，如充足的血供和能够替代食管的长度。如果胃有疾病或曾有胃部手术史受牵拉或缩小，就没有足够的长度作为食管重建的替代物。结肠憩室、肿瘤和结肠炎时禁忌使用，同时，血管疾病对结肠血供的影响比对胃血供的影响要严重得多，可能会影响结肠的应用。两者中，结肠是最长的移植物。如果切除胃小弯没有影响胃底的血供，胃经常可以上提到颈部。胃做替代物的优点是仅需一个吻合口。但另一方面，用胃做替代物时，发生胃内容误吸及慢性反流引起颈部食管吻合口狭窄的可能性明显增大。

食管胃切除术后，病人在进食时或进食后不久会有不适感。最常见的症状是餐后的压榨感或是饱胀感，可能是由于胃失去了储存功能所致。这种症状在结肠代食管时不常见到，可能是由于仍保留在腹腔里远端1/3的胃和插入的结肠

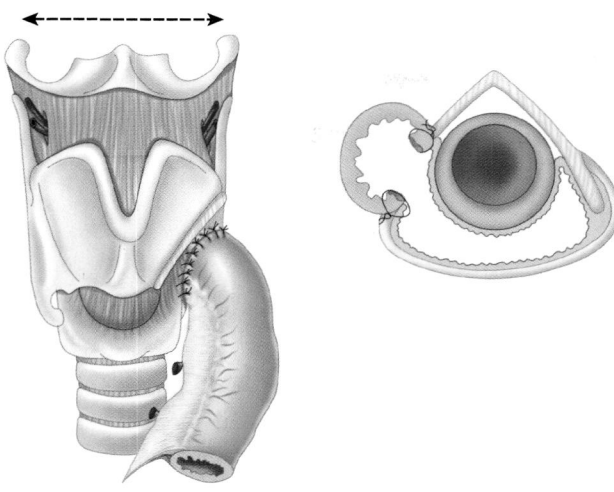

图 25-82　肠与梨状窝吻合术。可将手指通过舌骨上切口（虚线）伸入游离的梨状隐窝协助定位，需要切除甲状软骨的侧面下部，如横截面图所示

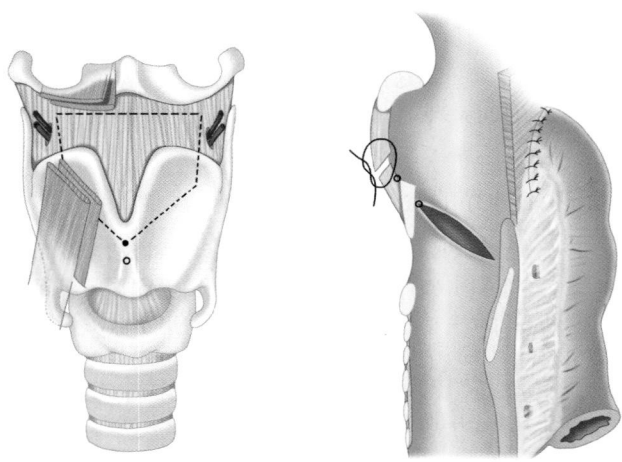

图 25-83　肠与口咽后壁吻合。通过甲状软骨上倒梯形切口（虚线），切除一片三角形甲状软骨上半，关闭口咽使喉部上提（矢状切面图）

瘤的可能。为切除食管尤其是伴有明显的食管周围炎症时行的广泛分离可显著增加并发症发生率，保留食管在原位可以保存迷走神经的功能和胃功能，但另一方面，把受损的食管留在原位可能导致多个盲袋和数年后随之发生的纵隔脓肿，大多数经验丰富的外科医师推荐行食管切除术，除非手术风险极大。

后天性食管瘘

食管与气管和左主支气管膜部关系密切，因此瘘管易于在这些部位形成。大多数后天性食管瘘通向气管支气管树，继发于食管或肺部恶性肿瘤，其余是创伤性和憩室性瘘管。瘘管和牵引性憩室相通常是由于纵隔炎症性疾病造成，外伤性瘘管常继发于穿透伤、误服碱液或者医源性损伤。

这些瘘管以吞咽液体后的阵发性咳嗽和反复的慢性肺部感染为特征，吞咽后立即发生咳嗽提示为误吸，而有短暂的延

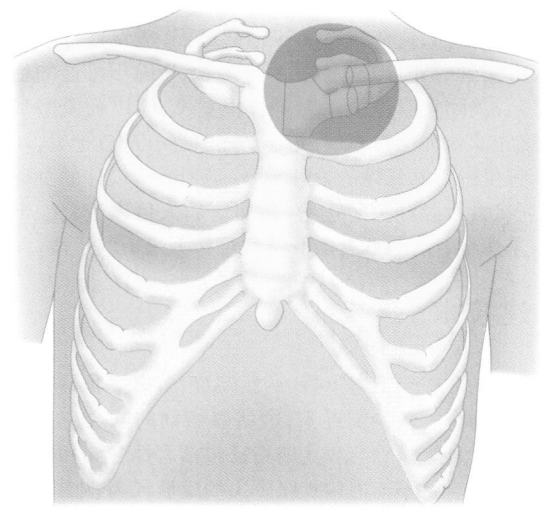

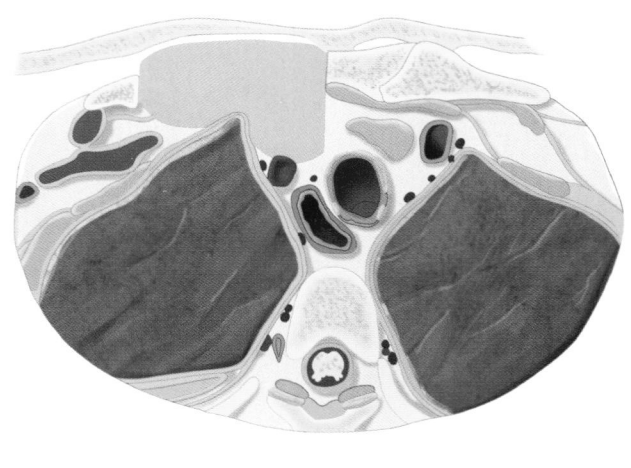

A

B

图 25-84 **A.** 胸廓入口部分切除为游离空肠移植和使用胸廓内动脉提供了空间（阴影部分）。**B.** 横截面图显示了胸锁关节和一半胸骨柄切除后的可利用的空间

提供了储存功能。King 和 Holscher 报道，食管胃切除术后用残胃重建消化道后吞咽困难发生率为 40%～50%，这个数字与 Orringer 用胃代食管治疗食管良性疾病的结果相似，1/2 以上的病人有术后吞咽困难，其中 2/3 的病人需要食管扩张治疗，1/4 病人吞咽困难持续存在需要在家自行扩张。相比之下，结肠间置术后的病人很少有吞咽困难，食管扩张更是罕见。Isolauri 报道了 248 例结肠代食管的病人术后 12 个月吞咽困难发生率为 24%，吞咽困难最常见的原因是纵隔肿瘤的复发。胃代食管后吞咽困难发生率高可能与胃食管颈部吻合引起食团的通过有关。

胸腔胃的另一个结果是术后十二指肠胃反流，可能是由于幽门的去神经化有关，加行幽门成形可能使问题变得更加严重。神经的切断术和幽门成形术加重了反流。胃代食管术后，幽门位于食管裂孔水平，胸内胃与腹内十二指肠的腔内压力截然不同。除非幽门的瓣膜功能极其有效，否则这个压力差将促使十二指肠内容反流入胃。结肠代食管术后很少发生十二指肠胃反流，因为腹腔内仍留有足够的结肠受到来自腹腔的压力，且幽门和十二指肠仍然在腹内正常位置。

尽管有普遍接受的观念认为，颈部食管胃吻合术后食管炎和狭窄少于其他低位吻合，但颈部吻合术后食管炎确实存在，尽管发生速度比较慢。大多数病人因为恶性肿瘤行颈部食管胃吻合术，因而对这种吻合的远期结果不太关注。但是，因食管良性病行食管胃切除术后的病人，可能在术后第 4 或第 5 年因为吻合口的问题需要修复，但这种情况很少发生于结肠代食管重建的病人。因此，在食管良性疾病或者潜在可治愈的食管或贲门癌病人，结肠间置可避免颈部食管胃吻合的晚期发生的问题。但结肠间置作为食管替代物比胃代食管的过程要复杂得多，尤其如果手术医师经验不足，则可能造成更高的围术期并发症与死亡率。

联合重建

有时，结肠、空肠和胃的联合应用是重建的唯一可行选择。这种情况往往出现在有过既往胃或结肠切除史或食管切除术后吞咽梗阻再次出现或者术后发生如食管替代物缺血这样的并发症。尽管不是很理想，但是结肠、空肠和胃的联合修复后消化道功能却非常好，提供了其他不可能的情况下的消化道重建。

保留迷走神经的食管切除术和结肠代食管

传统的食管切除术通常造成双侧的迷走神经切断及其伴随的后果，如倾倒、腹泻、过饱和体重减轻见于食管癌切除术后 15%～20% 的病人中，其原因至少是部分由于迷走神经被切断所致。下面将描述保留迷走神经食管切除术和结肠代食管的技术，意图在于努力避免标准食管切除术的相关发病率。

通过上腹正中切口，确认左侧和右侧的迷走神经后，用带子环绕，并向右侧牵拉。在胃小弯头侧 4cm 处行限制性高选择胃迷走切除术。在 GEJ 下方用 Endo-GIA 切割闭合器分离胃。将拟使用的结肠用前述方法准备。沿着左侧胸锁乳突肌前缘行颈部切口，暴露舌骨肌。在滑车处分离肩胛舌骨肌，在胸骨柄交叉处分离胸骨舌骨肌和胸骨甲状肌。将左颈动脉鞘向外侧牵拉，甲状腺和气管向中线牵拉。将甲状腺下动脉在其穿行左颈总动脉处结扎，沿左侧颈动脉向肺尖方向下行分离食管，避免损伤右侧喉返神经。在胸廓入口水平分离食管，保留 3～4cm 的颈部食管。用两根缝线将食管近端牵向前右方，防止唾液和口腔内容物污染颈部伤口。

回到腹部，打开近端胃切缘的钉合线，用聚维酮碘冲洗胃。静脉剥离器经过食管到达颈部切口。食管的远端用"端环线"紧紧地包绕拔脱带和脐带胶布带作为牵引，把剥离器的顶端调换成蘑菇头，把剥离器拉回到腹腔，内翻拔脱食管使之从纵隔剥离。这种方法巧妙地把食管丛从食管纵肌层剥开，保留了沿着近段迷走神经分布的食管丛和远端的迷走神经干。在末期的贲门失弛缓症病人中，只将黏膜固定在剥离器上，那么留下的就是有丰富血供的食管肌层。由此形成的纵隔隧道，或在贲门失弛缓症称为肌性隧道，用球囊含 90ml 液体的 Foley 导管扩张。之前准备好的结肠经胃后上提经纵隔隧道至颈部，与颈部食管行单层端-端吻合。拉直结肠并在左膈脚处用 4～5 针固定。在膈肌脚下方 5cm 处,在靠近结肠的肠系膜上开孔,沿结肠系膜缘用 Endo-GIA 切割闭合器游离结肠。将结肠近端,也就是移植物的远端,用三角形切割缝合技术吻合到胃底。要完成这种吻合,先用 75mm 的 Endo-GIA 切割缝合器将胃与结肠纵向钉合在一起,将吻合口底层向两侧展开,同 T-55 闭合器关闭。然后将右结肠近端与左结肠的远端拉到一起,分层吻合,恢复结肠的连续性。

尽管概念上很吸引人,保留完整的迷走神经或迷走神经保留食管切除术后的胃储存功能也只是最近才被证明有效。Banki 和他的同事比较了迷走神经保留食管切除术与传统食管切除术、以结肠或胃代替食管的效果。这项研究显示,保留迷走神经的食管切除术与食管胃切除术加结肠间置或标准的食管切除术胃上提吻合相比较,前者保留了胃酸分泌、胃排空、进餐容量和体重指数。保留迷走神经食管切除术的病人在功能上的很多方面与正常人相似,如正常的饮食、无倾倒或者腹泻等。这些结果表明,保留迷走神经的食管切除术确实保留了迷走神经,在需要行食管切除治疗的良性病变和早期恶性病变时可以考虑使用。

(王天佑 崔永 石应康 陈奇龙 孙大强 译)

参考文献

亮蓝色标记的是主要参考文献。

General References

Balaji B, Peters JH: Minimally invasive surgery for esophageal motor disorders. *Surg Clin North Am* 82:763, 2002.

Bremner CG, DeMeester TR, Bremner RM: *Esophageal Motility Testing Made Easy.* St. Louis: Quality Medical Publishing, 2001.

Castel DW, Richter J (eds): *The Esophagus.* Boston: Little, Brown & Co., 1999.

DeMeester SR, Peters JH, DeMeester TR: Barrett's esophagus. *Curr Probl Surg* 38:549, 2001.

Demeester SR (ed): Barrett's esophagus. *Problems in General Surgery*, Vol. 18, no. 2. Hagerstown, MD: Lippincott Williams & Wilkins, 2001.

DeMeester TR, Peters JH, Bremner CG, et al: Biology of gastroesophageal reflux disease; pathophysiology relating to medical and surgical treatment. *Annu Rev Med* 50:469, 1999.

Hunter JG, Pellagrini CA: Surgery of the esophagus. *Surg Clin North Am* 77:959, 1997.

McFadyen BV, Arregui ME, Eubanks S, et al: *Laparoscopic Surgery of the Abdomen.* New York: Springer, 2003.

Surgical Anatomy

Daffner RH, Halber MD, Postlethwait RW, et al: CT of the esophagus. II. Carcinoma. *AJR Am J Roentgenol* 133:1051, 1979.

Gray SW, Rowe JS Jr., Skandalakis JE: Surgical anatomy of the gastroesophageal junction. *Am Surg* 45:575, 1979.

Liebermann-Meffert D: The pharyngoesophageal segment: Anatomy and innervation. *Dis Esophagus* 8:242, 1995.

Liebermann-Meffert D, Siewert JR: Arterial anatomy of the esophagus: A review of the literature with brief comments on clinical aspects. *Gullet* 2:3, 1992.

Liebermann-Meffert DM, Meier R, Siewert JR: Vascular anatomy of the gastric tube used for esophageal reconstruction. *Ann Thorac Surg* 54:1110, 1992.

Liebermann-Meffert DM, Walbrun B, Hiebert CA, et al: Recurrent and superior laryngeal nerves: A new look with implications for the esophageal surgeon. *Ann Thorac Surg* 67:217, 1999.

Physiology

Barlow AP, DeMeester TR, et al: The significance of the gastric secretory state in gastroesophageal reflux disease. *Arch Surg* 124:937, 1989.

DeMeester TR, Lafontaine E, et al: The relationship of a hiatal hernia to the function of the body of the esophagus and the gastroesophageal junction. *J Thorac Cardiovasc Surg* 82:547, 1981.

Helm JF, Dodds WJ, et al: Effect of esophageal emptying and saliva on clearance of acid from the esophagus. *N Engl J Med* 310:284, 1984.

Joelsson BE, DeMeester TR, et al: The role of the esophageal body in the antireflux mechanism. *Surgery* 92:417, 1982.

Johnson LF, DeMeester TR: Evaluation of elevation of the head of the bed, bethanechol, and antacid foam tablets on gastroesophageal reflux. *Dig Dis Sci* 26:673, 1981.

Kahrilas PJ, Dodds WJ, Hogan WJ: Effect of peristaltic dysfunction on esophageal volume clearance. *Gastroenterology* 94:73, 1988.

McCallum RW, Berkowitz DM, Lerner E: Gastric emptying in patients with gastroesophageal reflux. *Gastroenterology* 80:285, 1981.

Mittal RK, Lange RC, McCallum RW: Identification and mechanism of delayed esophageal acid clearance in subjects with hiatus hernia. *Gastroenterology* 92:130, 1987.

Rao SSC, Madipalli RS, Mujica VR, et al: Effects of age and gender on esophageal biomechanical properties and sensation. *Am J Gastroenterol* 98:1688, 2003.

Tseng D, Rizvi AZ, Fennerty MB, et al: Forty-eight-hour pH monitoring increases sensitivity in detecting abnormal esophageal acid exposure. *J Gastrointest Surg* 9:1043; discussion 1051, 2005.

Zaninotto G, DeMeester TR, Schwizer W, et al: The lower esophageal sphincter in health and disease. *Am J Surg* 155:104, 1988.

Assessment of Esophageal Function

Adamek RJ, Wegener M, et al: Long-term esophageal manometry in healthy subjects: Evaluation of normal values and influence of age. *Dig Dis Sci* 39:2069, 1994.

Barish CF, Castell DO, Richter JE: Graded esophageal balloon distention: A new provocative test for non-cardiac chest pain. *Dig Dis Sci* 31:1292, 1986.

Battle WS, Nyhus LM, Bombeck CT: Gastroesophageal reflux: Diagnosis and treatment. *Ann Surg* 177:560, 1973.

Bechi P: Fiberoptic measurement of "alkaline" gastro-esophageal reflux: Technical aspects and clinical indications. *Dis Esophagus* 131, 1994.

Bernstein IM, Baker CA: A clinical test for esophagitis. *Gastroenterology* 34:760, 1958.

DeMeester TR, Johnson LF, et al: Patterns of gastroesophageal reflux in health and disease. *Ann Surg* 184:459, 1976.

DeMeester TR, Wang CI, et al: Technique, indications and clinical use of 24-hour esophageal pH monitoring. *J Thorac Cardiovasc Surg* 79:656, 1980.

Dodds WJ: Current concepts of esophageal motor function: Clinical implications for radiology. *AJR Am J Roentgenol* 128:549, 1977.

Fein M, Fuchs KH, Bohrer T, et al: Fiberoptic technique for 24-hour bile reflux monitoring. Standards and normal values for gastric monitoring. *Dig Dis Sci* 41:216, 1996.

Fuchs KH, DeMeester TR, Albertucci M: Specificity and sensitivity of objective diagnosis of gastroesophageal reflux disease. *Surgery* 102:575, 1987.

Iascone C, DeMeester TR, et al: Barrett's esophagus: Functional assessment, proposed pathogenesis and surgical therapy. *Arch Surg* 118:543, 1983.

Johnson LF, DeMeester TR: Development of 24-hour intraesophageal pH monitoring composite scoring. *J Clin Gastroenterol* 8:52, 1986.

Johnson LF, DeMeester TR: Twenty-four-hour pH monitoring of the distal esophagus: A quantitative measure of gastroesophageal reflux. *Am J Gastroenterol* 62:325, 1974.

Kauer WK, Burdiles P, Ireland A, et al: Does duodenal juice reflux into the esophagus in patients with complicated GERD? Evaluation of a fiberoptic sensor for bilirubin. *Am J Surg* 169:98, 1995.

Kramer P, Hollander W: Comparison of experimental esophageal pain with clinical pain of angina pectoris and esophageal disease. *Gastroenterology* 29:719, 1955.

Pandolfino JE, Richter JE, Ours T, et al: Ambulatory esophageal pH monitoring using a wireless system. *Am J Gastroenterol* 98:740, 2003.

Reid BJ, Weinstein WM, et al: Endoscopic biopsy can detect high-grade dysplasia or early adenocarcinoma in Barrett's esophagus without grossly recognizable neoplastic lesions. *Gastroenterology* 94:81, 1988.

Schwizer W, Hinder RA, DeMeester TR: Does delayed gastric emptying contribute to gastroesophageal reflux disease? *Am J Surg* 157:74, 1989.

Stein HJ, DeMeester TR, et al: Three-dimensional imaging of the LES in gastroesophageal reflux disease. *Ann Surg* 214:374, 1991.

Tutuian R, Vela MF, Balaji NS, et al: Esophageal function testing with combined multichannel intraluminal impedance and manometry; multicenter study in healthy volunteers. *Clin Gastroenterol Hepatol* 1:174, 2003.

Wickremesinghe PC, Bayrit PQ, et al: Quantitative evaluation of bile diversion surgery utilizing 99mTc HIDA scintigraphy. *Gastroenterology* 84:354, 1983.

Gastroesophageal Reflux Disease

Allison PR: Hiatus hernia: A 20 year retrospective survey. *Ann Surg* 178:273, 1973.

Allison PR: Peptic ulcer of the esophagus. *J Thorac Surg* 15:308, 1946.

Allison PR: Reflux esophagitis, sliding hiatus hernia and the anatomy of repair. *Surg Gynecol Obstet* 92:419, 1951.

Barlow AP, DeMeester TR, et al: The significance of the gastric secretory state in gastroesophageal reflux disease. *Arch Surg* 124:937, 1989.

Bonavina L, DeMeester TR, et al: Drug-induced esophageal strictures. *Ann Surg* 206:173, 1987.

Bremner RM, DeMeester TR, Crookes PF, et al: The effect of symptoms and non-specific motility abnormalities on surgical therapy for gastroesophageal reflux disease. *J Thorac Cardiovasc Surg* 107:1244, 1994.

Castell DO: Nocturnal acid breakthrough in perspective: Let's not throw out the baby with the bathwater. *Am J Gastroenterol* 98:517, 2003.

Chandrasoma P, Barrett N: So close, yet 50 years from the truth. *J Gastrointest Surg* 3:7, 1999.

Clark GW, Ireland AP, Peters JH, et al: Short segments of Barrett's esophagus: A prevalent complication of gastroesophageal reflux disease with malignant potential. *J Gastrointest Surg* 1:113, 1997.

DeMeester SR, Campos GM, DeMeester TR, et al: The impact of an antireflux procedure on intestinal metaplasia of the cardia. *Ann Surg* 228:547; 1998.

DeMeester TR, Bonavina L, Albertucci M: Nissen fundoplication for gastroesophageal reflux disease: Evaluation of primary repair in 100 consecutive patients. *Ann Surg* 204:9, 1986.

DeMeester TR, Bonavina L, et al: Chronic respiratory symptoms and occult gastroesophageal reflux. *Ann Surg* 211:337, 1990.

DeMeester SR, DeMeester TR: Columnar mucosa and intestinal metaplasia of the esophagus: Fifty years of controversy. *Ann Surg* 231:303, 2000.

DeMeester TR, Johansson KE, et al: Indications, surgical technique, and long-term functional results of colon interposition or bypass. *Ann Surg* 208:460, 1988.

Desai KM, Klingensmith ME, Winslow ER, et al: Symptomatic outcomes of laparoscopic antireflux surgery in patients eligible for endoluminal therapies. *Surg Endosc* 16:1669, 2002.

Donahue PE, Samelson S, et al: The floppy Nissen fundoplication: Effective long-term control of pathologic reflux. *Arch Surg* 120:663, 1985.

Farrell TM, Richardson WS, Halkar R, et al: Nissen fundoplication improves gastric motility in patients with delayed gastric emptying. *Surg Endosc* 15:271, 2001.

Farrell TM, Richardson WS, Trus TL, et al: Response of atypical symptoms of gastroesophageal reflux antireflux surgery. *Br J Surg* 88:1649, 2001.

Farrell TM, Smith CD, Metreveli RE, et al: Fundoplication provides effective and durable symptom relief in patients with Barrett's esophagus. *Am J Surg* 178:18, 1999.

Fass R: Epidemiology and pathophysiology of symptomatic gastroesophageal reflux disease. *Am J Gastroenterol* 98:S2, 2003.

Fiorucci S, Santucci L, et al: Gastric acidity and gastroesophageal reflux patterns in patients with esophagitis. *Gastroenterology* 103:855, 1992.

Fletcher J, Wirz A, Young J, et al: Unbuffered highly acidic gastric juice exists at the gastroesophageal junction after a meal. *Gastroenterology* 121:775, 2001.

Fuchs KH, DeMeester TR, et al: Computerized identification of pathologic duodenogastric reflux using 24-hour gastric pH monitoring. *Ann Surg* 213:13, 1991.

Gerson LB, Shetler K, Triadafilopoulos G: Prevalence of Barrett's esophagus in asymptomatic individuals. *Gastroenterology* 123:461, 2002.

Gillen P, Keeling P, et al: Implication of duodenogastric reflux in the pathogenesis of Barrett's oesophagus. *Br J Surg* 75:540, 1988.

Graham DY: The changing epidemiology of GERD: Geography and *Helicobacter pylori. Am J Gastroenterol* 98:1462, 2003.

Gurski RR, Peters JH, Hagen JA, et al: Barrett's esophagus can and does regress following antireflux surgery: A study of prevalence and predictive features. *J Am Coll Surg* 196:706, 2003.

Henderson RD, Henderson RF, Marryatt GV: Surgical management of 100 consecutive esophageal strictures. *J Thorac Cardiovasc Surg* 99:1, 1990.

Hill LD, Kozarek RA, et al: The gastroesophageal flap valve. In vitro and in vivo observations. *Gastrointest Endosc* 44:541, 1996.

Hinder RA, et al: Relationship of a satisfactory outcome to normalization of delayed gastric emptying after Nissen fundoplication. *Ann Surg* 210:458, 1989.

Hirota WK, Loughney TM, Lazas DJ, et al: Specialized intestinal metaplasia, dysplasia and cancer of the esophagus and esophagogastric junction: Prevalence and clinical data. *Gastroenterology* 116:277, 1999.

Hofstetter WA, Peters JH, DeMeester TR, et al: Long term outcome of antireflux surgery in patients with Barrett's esophagus. *Ann Surg* 234:532, 2001.

Ireland AP, Clark GWB, et al: Barrett's esophagus: The significance of p53 in clinical practice. *Ann Surg* 225:17, 1997.

Isolauri J, Luostarinen M, et al: Long-term comparison of antireflux surgery versus conservative therapy for reflux esophagitis. *Ann Surg* 225:295, 1997.

Jamieson JR, Hinder RA, et al: Analysis of 32 patients with Schatzki's ring. *Am J Surg* 158:563, 1989.

Johnson WE, Hagen JA, DeMeester TR, et al: Outcome of respiratory symptoms after antireflux surgery on patients with gastroesophageal reflux disease. *Arch Surg* 131:489, 1996.

Kahrilas PJ: Diagnosis of symptomatic gastroesophageal reflux disease. *Am J Gastroenterol* 98:S15, 2003.

Kahrilas PJ: Radiofrequency therapy of the lower esophageal sphincter for treatment of GERD. *Gastrointest Endosc* 57:723; 2003.

Kaul BK, DeMeester TR, et al: The cause of dysphagia in uncomplicated sliding hiatal hernia and its relief by hiatal herniorrhaphy: A roentgenographic, manometric, and clinical study. *Ann Surg* 211:406, 1990.

Khaitan L, Ray WA, Holzman MD, et al: Health care resource utilization after medical and surgical therapy for gastroesophageal reflux disease. *Arch Surg* 138:1356, 2003.

Labenz J, Tillenburg B, et al. *Helicobacter pylori* augments the pH-increasing effect of omeprazole in patients with duodenal ulcer. *Gastroenterology* 110:725, 1996.

Lin KM, Ueda RK, et al: Etiology and importance of alkaline esophageal reflux. *Am J Surg* 162:553, 1991.

Little AG, Ferguson MK, Skinner DB: Reoperation for failed antireflux operations. *J Thorac Cardiovasc Surg* 91:511, 1986.

Liu JY, Finlayson SRG, Laycock WS, et al: Determining the appropriate threshold for referral to surgery for gastroesophageal reflux disease. *Surgery* 133:5, 2003.

Lundell L, Miettinen P, Myrvold HE, et al: Long-term management of gastro-oesophageal reflux disease with omeprazole or open antireflux surgery: Results of a prospective randomized trial. *Eur J Gastroenterol Hepatol* 12:879, 2000.

Marshall RE, Anggiansah A, Owen WJ: Bile in the esophagus: Clinical relevance and ambulatory detection. *Br J Surg* 84:21, 1997.

Morgenthal CB, Shane MD, Stival A, et al: The durability of laparoscopic Nissen fundoplication: 11-year outcomes. *J Gastrointest Surg* 11:693, 2007.

Narayani RI, Burton MP, Young GS: Utility of esophageal biopsy in the diagnosis of non-erosive reflux disease. *Dis Esophagus* 16:187, 2003.

Nissen R: Eine einfache operation zur beeinflussung der refluxoesophagitis. *Schweiz Med Wochenschr* 86:590, 1956.

Nissen R: Gastropexy and fundoplication in surgical treatment of hiatus hernia. *Am J Dig Dis* 6:954, 1961.

Oberg S, Johansson H, Wenner J, et al: Endoscopic surveillance of columnar lined esophagus: Frequency of intestinal metaplasia detection and impact of antireflux surgery. *Ann Surg* 234:619, 2001.

Orlando RC: The pathogenesis of gastroesophageal reflux disease: The relationship between epithelial defense, dysmotility, and acid exposure. *Am J Gastroenterol* 92:3S, 1997.

Orringer MB, Skinner DB, Belsey RHR: Long-term results of the Mark IV operation for hiatal hernia and analyses of recurrences and their treatment. *J Thorac Cardiovasc Surg* 63:25, 1972.

Parrilla P, Martinez de Haro LF, Ortiz A, et al: Long term results of a randomized prospective study comparing medical and surgical treatment in Barrett's esophagus. *Ann Surg* 237:291, 2003.

Patti MG, Debas HT, et al: Esophageal manometry and 24-hour pH monitoring in the diagnosis of pulmonary aspiration secondary to gastroesophageal reflux. *Am J Surg* 163:401, 1992.

Pearson FG, Cooper JD, et al: Gastroplasty and fundoplication for complex reflux problems. *Ann Surg* 206:473, 1987.

Pelligrini CA, DeMeester TR, et al: Gastroesophageal reflux and pulmonary aspiration: Incidence, functional abnormality, and results of surgical therapy. *Surgery* 86:110, 1979.

Peters JH, Heimbucher J, Incarbone R, et al: Clinical and physiologic comparison of laparoscopic and open Nissen fundoplication. *J Am Coll Surg* 180:385, 1995.

Provenzale D, Kemp JA, et al: A guide for surveillance of patients with Barrett's esophagus. *Am J Gastroenterol* 89:670, 1994.

Richter JE: Long-term management of gastroesophageal reflux disease and its complications. *Am J Gastroenterol* 92:30S, 1997.

Romagnuolo J, Meier MA, Sadowski DC: Medical or surgical therapy for erosive reflux esophagitis: Cost utility analysis using a Markov model. *Ann Surg* 236:191, 2002.

Schwizer W, Hinder RA, DeMeester TR: Does delayed gastric emptying contribute to gastroesophageal reflux disease? *Am J Surg* 157:74, 1989.

Shaker R, Castell DO, Schoenfeld PS, et al: Nighttime heartburn is an under-appreciated clinical problem that impacts sleep and daytime function: The results of a Gallup survey conducted on behalf of the American Gastroenterologic Association. *Am J Gastroenterol* 98:1487, 2003.

Siewert JR, Isolauri J, Feussuer M: Reoperation following failed fundoplication. *World J Surg* 13:791, 1989.

Smith CD, McClusky DA, Rajhad MA, et al: When fundoplication fails: Redo? *Ann Surg* 241:861, 2005.

Sontag SJ, O'Connell S, Khandelwal S, et al: Asthmatics with gastroesophageal reflux: Long term results of a randomized trial of medical and surgical antireflux therapies. *Am J Gastroenterol* 98:987, 2003.

Spechler SJ, Department of Veterans Affairs Gastroesophageal Reflux Disease Study Group: Comparison of medical and surgical therapy for complicated gastroesophageal reflux disease in veterans. *N Engl J Med* 326:786, 1992.

Spechler SJ, Lee E, Ahmen D: Long term outcome of medical and surgical therapies for gastroesophageal reflux disease: Follow-up of a randomized controlled trial. *JAMA* 285:2331, 2001.

Spivak H, Farrell TM, Trus TL, et al: Laparoscopic fundoplication for dysphagia and peptic esophageal stricture. *J Gastrointest Surg* 2:555, 1998.

Stein HJ, Barlow AP, et al: Complications of gastroesophageal reflux disease: Role of the LES, esophageal acid and acid/alkaline exposure, and duodenogastric reflux. *Ann Surg* 216:35, 1992.

Stein HJ, Bremner RM, et al: Effect of Nissen fundoplication on esophageal motor function. *Arch Surg* 127:788, 1992.

Terry M, Smith CD, Branum GD, et al: Outcomes of laparoscopic fundoplication for gastroesophageal reflux disease and paraesophageal hernia: Experience with 1000 consecutive cases. *Surg Endosc* 15:691, 2001.

Terry ML, Vernon A, Hunter JG: Stapled-wedge Collis gastroplasty for the shortened esophagus. *Am J Surg* 188:195, 2004.

Trus TL, Laycock WS, Waring JP, et al: Improvement in quality of life measures after laparoscopic antireflux surgery. *Ann Surg* 229:331, 1999.

Tseng D, Rizvi AZ, Fennerty MB, et al: Forty-eight-hour pH monitoring increases sensitivity in detecting abnormal esophageal acid exposure. *J Gastrointest Surg* 9:1043, 2005.

Van Den Boom G, Go PM, et al: Cost effectiveness of medical versus surgical treatment in patients with severe or refractory gastroesophageal reflux disease in the Netherlands. *Scand J Gastroenterol* 31:1, 1996.

Watson DI, Baigrie RJ, Jamieson GG: A learning curve for laparoscopic fundoplication. Definable, avoidable, or a waste of time? *Ann Surg* 224:198, 1996.

Wattchow DA, Jamieson GG, et al: Distribution of peptide-containing nerve fibers in the gastric musculature of patients undergoing surgery for gastroesophageal reflux. *Ann Surg* 290:153, 1992.

Weston AP, Krmpotich P, et al: Short segment Barrett's esophagus: Clinical and histological features, endoscopic findings, and association with gastric intestinal metaplasia. *Am J Gastroenterol* 91:981, 1996.

Williamson WA, Ellis FH Jr., et al: Effect of antireflux operation on Barrett's mucosa. *Ann Thorac Surg* 49:537, 1990.

Wright TA: High-grade dysplasia in Barrett's oesophagus. *Br J Surg* 84:760, 1997.

Zaninotto G, DeMeester TR, et al: Esophageal function in patients with reflux-induced strictures and its relevance to surgical treatment. *Ann Thorac Surg* 47:362, 1989.

Diaphragmatic Hernias

Bombeck TC, Dillard DH, Nyhus LM: Muscular anatomy of the gastroesophageal junction and role of the phrenoesophageal ligament. *Ann Surg* 164:643, 1966.

Casbella F, Sinanan M, et al: Systematic use of gastric fundoplication in laparoscopic repair of paraesophageal hernias. *Am J Surg* 171:485, 1996.

Dalgaard JB: Volvulus of the stomach. *Acta Chir Scand* 103:131, 1952.

DeMeester TR, Lafontaine E, et al: The relationship of a hiatal hernia to the function of the body of the esophagus and the gastroesophageal junction. *J Thorac Cardiovasc Surg* 82:547, 1981.

Eliska O: Phreno-oesophageal membrane and its role in the development of hiatal hernia. *Acta Anat* 86:137, 1973.

Frantzides CT, Madan AK, Carlson MA, et al: A prospective, randomized trial of laparoscopic polytetrafluoroethylene (PTFE) patch repair vs simple cruroplasty for large hiatal hernia. *Arch Surg* 137:649, 2002.

Fuller CB, Hagen JA, et al: The role of fundoplication in the treatment of type II paraesophageal hernia. *J Thorac Cardiovasc Surg* 111:655, 1996.

Gangopadhyay N, Perrone JM, Soper NJ, et al: Outcomes of laparoscopic paraesophageal hernia repair in elderly and high-risk patients. *Surgery.* 140:491; discussion 498, 2006. Epub 2006 Sep 6.

Granderath FA, Schweiger UM, Kamolz T, et al: Laparoscopic Nissen fundoplication with prosthetic hiatal closure reduces postoperative intrathoracic wrap herniation: Preliminary results of a prospective randomized functional and clinical study. *Arch Surg* 140:40, 2005.

Hashemi M, Peters JH, DeMeester TR, et al: Laparoscopic repair of large type III hiatal hernia: Objective follow-up reveals high recurrence rate. *J Am Coll Surg* 190:539, 2000.

Kahrilas PJ, Wu S, et al: Attenuation of esophageal shortening during peristalsis with hiatus hernia. *Gastroenterology* 109:1818, 1995.

Kleitsch WP: Embryology of congenital diaphragmatic hernia. I. Esophageal hiatus hernia. *Arch Surg* 76:868, 1958.

Mattar SG, Bowers SP, Galloway KD, et al: Long-term outcome of laparoscopic repair of paraesophageal hernia. *Surg Endosc* 16:745, 2002.

Menguy R: Surgical management of large paraesophageal hernia with complete intrathoracic stomach. *World J Surg* 12:415, 1988.

Myers GA, Harms BA, et al: Management of paraesophageal hernia with a selective approach to antireflux surgery. *Am J Surg* 170:375, 1995.

Oddsdottir M, Franco AL, Laycock WS, et al: Laparoscopic repair of paraesophageal hernia: New access, old technique. *Surg Endosc* 9:164, 1995.

Oelschlager BK, Pellegrini CA, Hunter J, et al: Biologic prosthesis reduces recurrence after laparoscopic paraesophageal hernia repair: A multicenter, prospective, randomized trial. *Ann Surg* 244:481, 2006.

Patti MG, Goldberg HI, et al: Hiatal hernia size affects LES function, esophageal acid exposure, and the degree of mucosal injury. *Am J Surg* 171:182, 1996.

Pierre AF, Luketich JD, Fernando HC, et al: Results of laparoscopic repair of giant paraesophageal hernias: 200 consecutive patients. *Ann Thorac Surg* 74:1909, 2002.

Skinner DB, Belsey RH: Surgical management of esophageal reflux and hiatus hernia: Long-term results with 1030 patients. *J Thorac Cardiovasc Surg* 53:33, 1967.

Stylopoulos N, Gazelle GS, Ratner DW: Paraesophageal hernias: Operation or observation. *Ann Surg* 236:492, 2002.

Trus TL, Bax T, Richardson WS, et al: Complications of laparoscopic paraesophageal hernia repair. *J Gastrointest Surg* 1:221; discussion 228, 1997.

Wo JM, Branum GD, Hunter JG, et al: Clinical features of type III (mixed) paraesophageal hernia. *Am J Gastroenterol* 91:914, 1996.

Miscellaneous Esophageal Lesions

Burdick JS, Venu RP, Hogan WJ: Cutting the defiant lower esophageal ring. *Gastrointest Endosc* 39:616, 1993.

Burt M, Diehl W, et al: Malignant esophagorespiratory fistula: Management options and survival. *Ann Thorac Surg* 52:1222, 1991.

Chen MYM, Ott DJ, Donati DL: Correlation of lower esophageal mucosal ring and LES pressure. *Dig Dis Sci* 39:766, 1994.

D'Haens G, Rutgeerts P, et al: The natural history of esophageal Crohn's disease. Three patterns of evolution. *Gastrointest Endosc* 40:296, 1994.

Eckhardt VF, Kanzler G, Willems D: Single dilation of symptomatic Schatzki rings. A prospective evaluation of its effectiveness. *Dig Dis Sci* 37:577, 1992.

Klein HA, Wald A, et al: Comparative studies of esophageal function in systemic sclerosis. *Gastroenterology* 102:1551, 1992.

Mathisen DJ, Grillo HC, et al: Management of acquired nonmalignant tracheoesophageal fistula. *Ann Thorac Surg* 52:759, 1991.

Poirier NC, Taillefer R, et al: Antireflux operations in patients with scleroderma. *Ann Thorac Surg* 58:66, 1994.

Soudah HC, Hasler WL, Owyang C: Effect of octreotide on intestinal motility and bacterial overgrowth in scleroderma. *N Engl J Med* 325:1461, 1991.

Toskes PP: Hope for the treatment of intestinal scleroderma (Letter to the Editor). *N Engl J Med* 325:1508, 1991.

Wilcox CM, Straub RF: Prospective endoscopic characterization of cytomegalovirus esophagitis in AIDS. *Gastrointest Endosc* 40:481, 1994.

Motility Disorders of the Pharynx and Esophagus

Achem SR, Crittenden J, et al: Long-term clinical and manometric follow-up of patients with nonspecific esophageal motor disorders. *Am J Gastroenterol* 87:825, 1992.

Andreollo NA, Earlam RJ: Heller's myotomy for achalasia: Is an added antireflux procedure necessary? *Br J Surg* 74:765, 1987.

Anselmino M, Perdikis G, et al: Heller myotomy is superior to dilatation for the treatment of early achalasia. *Arch Surg* 132:233, 1997.

Bianco A, Cagossi M, et al: Appearance of esophageal peristalsis in treated idiopathic achalasia. *Dig Dis Sci* 90:978, 1986.

Bonavina L, Nosadinia A, et al: Primary treatment of esophageal achalasia: Long-term results of myotomy and Dor fundoplication. *Arch Surg* 127:222, 1992.

Chen LQ, Chughtau T, Sideris L, et al: Long term effects of myotomy and partial fundoplication for esophageal achalasia. *Dis Esophagus* 15:171, 2002.

Code CF, Schlegel JF, et al: Hypertensive gastroesophageal sphincter. *Mayo Clin Proc* 35:391, 1960.

Cook IJ, Blumbergs P, et al: Structural abnormalities of the cricopharyngeus muscle in patients with pharyngeal (Zenker's) diverticulum. *J Gastroenterol Hepatol* 7:556, 1992.

Cook IJ, Gabb M, et al: Pharyngeal (Zenker's) diverticulum is a disorder of upper esophageal sphincter opening. *Gastroenterology* 103:1229, 1992.

Csendes A, Braghetto I, et al: Late results of a prospective randomized study comparing forceful dilatation and oesophagomyotomy in patients with achalasia. *Gut* 30:299, 1989.

DeMeester TR, Johansson KE, et al: Indications, surgical technique and long-term functional results of colon interposition or bypass. *Ann Surg* 208:460, 1988.

DeMeester TR, Lafontaine E, et al: The relationship of a hiatal hernia to the function of the body of the esophagus and the gastroesophageal junction. *J Thorac Cardiovasc Surg* 82:547, 1981.

Eckardt V, Aignherr C, Bernhard G: Predictors of outcome in patients with achalasia treated by pneumatic dilation. *Gastroenterology* 103:1732, 1992.

Ekberg O, Wahlgren L: Dysfunction of pharyngeal swallowing: A cineradiographic investigation in 854 dysphagial patients. *Acta Radiol Diagn* 26:389, 1985.

Ellis FH: Long esophagomyotomy for diffuse esophageal spasm and related disorders: An historical overview. *Dis Esophagus* 11:210; 1998.

Ellis FH Jr.: Oesophagomyotomy for achalasia: A 22-year experience. *Br J Surg* 80:882, 1993.

Evander A, Little AG, et al: Diverticula of the mid and lower esophagus. *World J Surg* 10:820, 1986.

Ferguson TB, Woodbury JD, Roper CL: Giant muscular hypertrophy of the esophagus. *Ann Thorac Surg* 8:209, 1969.

Foker JE, Ring WE, Varco RL: Technique of jejunal interposition for esophageal replacement. *J Thorac Cardiovasc Surg* 83:928, 1982.

Gutschow CA, Hamoir M, Rombaux P, et al: Management of pharyngoesophageal (Zenker's) diverticulum: Which technique? *Ann Thorac Surg* 74:1677, 2002.

Hirano I, Tatum RP, Shi G, et al: Manometric heterogeneity in patients with idiopathic achalasia. *Gastroenterology* 120:789, 2001.

Jeansonne LO, White BC, Pilger KE, et al: Ten-year follow-up of laparoscopic Heller myotomy for achalasia shows durability. *Surg Endosc* 21:1498, 2007. Epub 2007 Jul 11.

Jobe BA, Kim CY, Minjarez RC, et al: Simplifying minimally invasive transhiatal esophagectomy with the inversion approach: Lessons learned from the first 20 cases.: *Arch Surg* 141:857; discussion 865, 2006.

Kahrilas PJ, Logemann JA, et al: Pharyngeal clearance during swallowing: A combined manometric and videofluoroscopic study. *Gastroenterology* 103:128, 1992.

Kostic S, Kjellin A, Ruth M, et al: Pneumatic dilation or laparoscopic cardiomyotomy in the management of newly diagnosed idiopathic achalasia. Results of a randomized controlled trial. *World J Surg* 31:470, 2007.

Lam HG, Dekker W, et al: Acute noncardiac chest pain in a coronary care unit. *Gastroenterology* 102:453, 1992.

Mellow MH: Return of esophageal peristalsis in idiopathic achalasia. *Gastroenterology* 70:1148, 1976.

Meshkinpour H, Haghighat P, et al: Quality of life among patients treated for achalasia. *Dig Dis Sci* 41:352, 1996.

Migliore M, Payne H, et al: Pathophysiologic basis for operation on Zenker's diverticulum. *Ann Thorac Surg* 57:1616, 1994.

Moser G, Vacariu-Granser GV, et al: High incidence of esophageal motor disorders in consecutive patients with globus sensation. *Gastroenterology* 101:1512, 1991.

Moses PL, Ellis LM, Anees MR, et al: Antineural antibodies in idiopathic achalasia and gastro-oesophageal reflux disease. *Gut* 52:629, 2003.

Nehra D, Lord RV, DeMeester TR, et al: Physiologic basis for the treatment of epiphrenic diverticulum. *Ann Surg* 235:346, 2002.

Oelschlager BK, Chang L, Pellegrini CA: Improved outcome after extended gastric myotomy for achalasia. *Arch Surg* 138:490, 2003.

O'Rourke RW, Seltman AK, Chang EY, et al: A model for gastric banding in the treatment of morbid obesity: The effect of chronic partial gastric outlet obstruction on esophageal physiology. *Ann Surg* 244:723, 2006.

Patti MG, Fisichella PM, Peretta S, et al: Impact of minimally invasive surgery on the treatment of esophageal achalasia: A decade of change. *J Am Coll Surg* 196:698, 2003.

Pellegrini C, Wetter LA, et al: Thoracoscopic esophagomyotomy: Initial experience with a new approach for the treatment of achalasia. *Ann Surg* 216:291, 1992.

Peters JH: An antireflux procedure is critical to the long-term outcome of esophageal myotomy for achalasia. *J Gastrointest Surg* 5:17, 2001.

Peters JH, Kauer WK, Ireland AP, et al: Esophageal resection with colon interposition for end-stage achalasia. *Arch Surg* 130:632, 1995.

Ponce J, Garrigues V, Pertejo V, et al: Individual prediction of response to pneumatic dilation in patients with achalasia. *Dig Dis Sci* 41:2135, 1996.

Richards WO, Torquati A, Holzman MD, et al: Heller myotomy versus Heller myotomy with Dor fundoplication for achalasia: A prospective randomized double-blind clinical trial. *Ann Surg* 240:405; discussion 412, 2004.

Shoenut J, Duerksen D: A prospective assessment of gastroesophageal reflux before and after treatment of achalasia patients: Pneumatic dilation versus transthoracic limited myotomy. *Am J Gastroenterol* 92:1109, 1997.

Spechler S, Castell DO: Classification of oesophageal motility abnormalities. *Gut* 49:145, 2001.

Streitz JM Jr., Glick ME, Ellis FH Jr.: Selective use of myotomy for treatment of epiphrenic diverticula: Manometric and clinical analysis. *Arch Surg* 127:585, 1992.

Vaezi MF, Baker ME, Achkar E, et al: Timed barium oesophogram: Better predictor of long term success after pneumatic dilation in achalasia than symptom assessment. *Gut* 50:765, 2002.

Verne G, Sallustio JE, et al: Anti-myenteric neuronal antibodies in patients with achalasia: A prospective study. *Dig Dis Sci* 42:307, 1997.

Williams RB, Grehan MJ, Andre J, et al: Biomechanics, diagnosis, and treatment outcome in inflammatory myopathy presenting as oropharyngeal dysphagia. *Gut* 52:471, 2003.

Zaninotto G, Annese V, Costantini M, et al: Randomized controlled trial of botulinum toxin versus laparoscopic Heller myotomy for esophageal achalasia. *Ann Surg* 239:364, 2004.

Zhao X, Pasricha PJ: Botulinum toxin for spastic GI disorders: A systematic review. *Gastrointest Endosc* 57:219, 2003.

Carcinoma of the Esophagus

Akiyama H: Surgery for carcinoma of the esophagus. *Curr Probl Surg* 17:53, 1980.

Akiyama H, Tsurumaru M: Radical lymph node dissection for cancer of the thoracic esophagus. *Ann Surg* 220:364, 1994.

Altorki N, Skinner D: Should en-bloc esophagectomy be the standard of care for esophageal carcinoma? *Ann Surg* 234:581, 2001.

Badwe RA, Sharma V, Bhansali MS, et al: The quality of swallowing for patients with operable esophageal carcinoma: A randomized trial comparing surgery with radiotherapy. *Cancer* 85:763, 1999.

Baker JW Jr., Schechter GL: Management of paraesophageal cancer by blunt resection without thoracotomy and reconstruction with stomach. *Ann Surg* 203:491, 1986.

Blazeby JM, Williams MH, et al: Quality of life measurement in patients with oesophageal cancer. *Gut* 37:505, 1995.

Borrie J: Sarcoma of esophagus: Surgical treatment. *J Thorac Surg* 37:413, 1959.

Cameron AJ, Ott BJ, Payne WS: The incidence of adenocarcinoma in columnar-lined (Barrett's) esophagus. *N Engl J Med* 313:857, 1985.

Chang AC, Ji H, Birkmeyer NJ, et al: Outcomes after transhiatal and transthoracic esophagectomy for cancer. *Ann Thorac Surg* 85:424, 2008.

Chang EY, Morris CD, Seltman AK, et al: The effect of antireflux surgery on esophageal carcinogenesis in patients with Barrett's esophagus: A systematic review. *Ann Surg* 246:11, 2007.

Clark GWB, Peters JH, Hagen JA, et al: Nodal metastases and recurrence patterns after en-bloc esophagectomy for adenocarcinoma. *Ann Thorac Surg* 58:646, 1994.

Clark GW, Smyrk TC, et al: Is Barrett's metaplasia the source of adenocarcinomas of the cardia? *Arch Surg* 129:609, 1994.

Collin CF, Spiro RH: Carcinoma of the cervical esophagus: Changing therapeutic trends. *Am J Surg* 148:460, 1984.

Corley DA, Kerlikowske K, Verma R, et al: Protective association of aspirin/ NSAIDs and esophageal cancer: A systematic review and meta-analysis. *Gastroenterology* 124:47, 2003.

Cunningham D, Allum WH, Stenning SP, et al: Perioperative chemotherapy versus surgery alone for resectable gastroesophageal cancer. *N Engl J Med* 6;355:11, 2006.

Dallal HJ, Smith GD, Grieve DC, et al: A randomized trial of thermal ablative therapy versus expandable metal stents in the palliative treatment of patients with esophageal carcinoma. *Gastrointest Endosc* 54:549, 2001.

DeMeester TR, Skinner DB: Polypoid sarcomas of the esophagus. *Ann Thorac Surg* 20:405, 1975.

Duhaylongsod FG, Wolfe WG: Barrett's esophagus and adenocarcinoma of the esophagus and gastroesophageal junction. *J Thorac Cardiovasc Surg* 102:36, 1991.

Ell C, May A, Gossner L, et al: Endoscopic mucosal resection of early cancer and high grade dysplasia in Barrett's esophagus. *Gastroenterology* 118:670, 2001.

Ellis FH, Heatley GJ, Krosna MJ, et al: Esophagogastrectomy for carcinoma of the esophagus and cardia: A comparison of findings and results after standard resection in three consecutive 8 year time intervals, using improved staging criteria. *J Thorac Cardiovasc Surg* 113:836, 1997.

Frenken M: Best palliation in esophageal cancer; surgery, stenting, radiation or what? *Dis Esophagus* 14:120, 2001.

Fujita H, Kakegawa T, et al: Mortality and morbidity rates, postoperative course, quality of life, and prognosis after extended radical lymphadenectomy for esophageal cancer. *Ann Surg* 222:654, 1995.

Gebski V, Burmeister B, Smithers BM, et al: Survival benefits from neoadjuvant chemoradiotherapy or chemotherapy in oesophageal carcinoma: A meta-analysis. *Lancet* 8:226, 2007.

Greenstein AJ, Litle VR, Swanson SJ, et al: Effect of the number of lymph nodes sampled on postoperative survival of lymph node-negative esophageal cancer. *Cancer* 112:1239, 2008.

Hagen JA, DeMeester TR, Peters JH, et al: Curative resection for esophageal adenocarcinoma analysis of 100 en bloc esophagectomies. *Ann Surg* 234:520, 2001.

Hofstetter W, Swisher SG, Correa AM: Treatment outcomes of resected esophageal cancer. *Ann Surg* 236:376, 2002.

Hulscher JB, Van Sandick JW, de Boer AG, et al: Extended transthoracic resection compared with limited transhiatal resection for adenocarcinoma of the esophagus. *N Engl J Med* 347:1662, 2002.

Iijima K, Henrey E, Moriya A, et al: Dietary nitrate generates potentially mutagenic concentrations of nitric oxide at the gastroesophageal junction. *Gastroenterology* 122:1248, 2002.

Ikeda M, Natsugoe S, Ueno S, et al: Significant host and tumor related factors for predicting prognosis in patients with esophageal carcinoma. *Ann Surg* 238:197, 2003.

Jankowski JA, Wight NA, Meltzer SJ, et al: Molecular evolution of the metaplasia-dysplasia-adenocarcinoma sequence in the esophagus. *Am J Pathol* 154:965, 1999.

Jobe BA, Kim CY, Minjarez RC, et al: Simplifying minimally invasive transhiatal esophagectomy with the inversion approach: Lessons learned from the first 20 cases. *Arch Surg* 141:857; discussion 865.

Johansson J, DeMeester TR, Hoger JA, et al: En bloc is superior to transhiatal esophagectomy for T3 N1 adenocarcinoma of the distal esophagus and GE junction. *Arch Surg* 139:627, 2004.

Kaklamanos IG, Walker GR, Ferry K, et al: Neoadjuvant treatment for resectable cancer of the esophagus and the gastroesophageal junction: A meta-analysis of randomized clinical trials. *Ann Surg Oncol* 10:754, 2003.

Kelsen DP, Winter KA, Gunderson LL, et al: Long-term results of RTOG trial 8911 (USA Intergroup 113): A random assignment trial comparison of chemotherapy followed by surgery compared with surgery alone for esophageal cancer. *J Clin Oncol* 25:3719, 2007.

Krasna MJ, Reed CE, Nedzwiecki D, et al: CALBG 9380: A prospective trial of the feasibility of thoracoscopy/laparoscopy in staging esophageal cancer. *Ann Thorac Surg* 71:1073, 2001.

Kirby JD: Quality of life after esophagectomy: The patients' perspective. *Dis Esophagus* 12:168, 1999.

Lagergren J, Bergstrom R, Lindgren A, et al: Symptomatic gastroesophageal reflux as a risk factor for esophageal adenocarcinoma. *N Engl J Med* 340:825, 1999.

Lavin P, Hajdu SI, Foote FW Jr.: Gastric and extragastric leiomyoblastomas. *Cancer* 29:305, 1972.

Law SYK, Fok M, Wong J: Pattern of recurrence after oesophageal resection

for cancer: Clinical implications. *Br J Surg* 83:107, 1996.

Law SYK, Fok M, et al: A comparison of outcomes after resection for squamous cell carcinomas and adenocarcinomas of the esophagus and cardia. *Surg Gynecol Obstet* 175:107, 1992.

Law S, Kwong DL, Kwok KF, et al: Improvement in treatment results and long term survival of patients with esophageal cancer: Impact of chemoradiation and change in treatment strategy. *Ann Surg* 238:339, 2003.

Lerut T, Coosemans W, et al: Surgical treatment of Barrett's carcinoma. Correlations between morphologic findings and prognosis. *J Thorac Cardiovasc Surg* 117:1059, 1994.

Leuketich JD, Alvelo-Rivera M, Buenaventura PO, et al: Minimally invasive esophagectomy: Outcomes in 222 patients. *Ann Surg* 238:486, 2003.

Levine DS, Reid BJ: Endoscopic diagnosis of esophageal neoplasms. *Gastrointest Clin North Am* 2:395, 1992.

Lewis I: The surgical treatment of carcinoma of the esophagus with special reference to a new operation for the growths of the middle third. *Br J Surg* 34:18, 1946.

Logan A: The surgical treatment of carcinoma of the esophagus and cardia. *J Thorac Cardiovasc Surg* 46:150, 1963.

Manner H, May A, Pech O, et al: Early Barrett's carcinoma with "low-risk" submucosal invasion: Long-term results of endoscopic resection with a curative intent. *Am J Gastroenterol* 103:2589, 2008. Epub 2008 Sep 10.

McCort JJ: Esophageal carcinosarcoma and pseudosarcoma. *Radiology* 102:519, 1972.

Medical Research Council Oesophageal Working Party: Surgical resection with or without preoperative chemotherapy in oesophageal cancer: A randomized controlled trial. *Lancet* 359:1727, 2002.

Naunheim KS, Petruska PJ, et al: Preoperative chemotherapy and radiotherapy for esophageal carcinoma. *J Thorac Cardiovasc Surg* 103:887, 1992.

Nicks R: Colonic replacement of the esophagus. *Br J Surg* 54:124, 1967.

Nigro JJ, Hagen JA, DeMeester TR, et al: Occult esophageal adenocarcinoma: Extent of disease and implications for effective therapy. *Ann Surg* 230:433, 1999.

Omloo JM, Lagarde SM, Hulscher JB, et al: Extended transthoracic resection compared with limited transhiatal resection for adenocarcinoma of the mid/distal esophagus: Five year survival of a randomized clinical trial. *Ann Surg* 246:992, 2007.

Orringer MB, Marshall B, Iannettoni MD: Transhiatal esophagectomy: Clinical experience and refinements. *Ann Surg* 230:392, 1999.

Orringer MB, Marshall B, Chang AC, et al: Two thousand transhiatal esophagectomies: changing trends, lessons learned. *Ann Surg* 246:363; discussion 372, 2007.

Ott K, Herrmann K, Lordick F, et al: Early metabolic response evaluation by fluorine-18 fluorodeoxyglucose positron emission tomography allows in vivo testing of chemosensitivity in gastric cancer: long-term results of a prospective study. *Clin Cancer Res* 14:2012, 2008.

Pacifico RJ, Wang KK, Wongkeesong LM, et al: Combined endoscopic mucosal resection and photodynamic therapy versus esophagectomy for management of early adenocarcinoma of the esophagus. *Clin Gastroenterol Hepatol* 1:252, 2003.

Pera M, Cameron AJ, et al: Increasing incidence of adenocarcinoma of the esophagus and esophagogastric junction. *Gastroenterology* 104:510, 1993.

Pera M, Trastek VF, et al: Barrett's esophagus with high-grade dysplasia: An indication for esophagectomy? *Ann Thorac Surg* 54:199, 1992.

Pera M, Trastek VF, et al: Influence of pancreatic and biliary reflux on the development of esophageal carcinoma. *Ann Thorac Surg* 55:1386, 1993.

Peters JH, Clark GWB, et al: Outcome of adenocarcinoma arising in Barrett's esophagus in endoscopically surveyed and non-surveyed patients. *J Thorac Cardiovasc Surg* 108:813, 1994.

Peters JH, Hoeft SF, et al: Selection of patients for curative or palliative resection of esophageal cancer based on preoperative endoscopic ultrasound. *Arch Surg* 129:534, 1994.

Peters JH: Surgical treatment of esophageal adenocarcinoma: Concepts in evolution. *J Gastrointest Surg* 6:518, 2002.

Rasanen JV, Sihvo EIT, Knuuti J, et al: Prospective analysis of accuracy of proton emission tomography, computed tomography and endoscopic ultrasonography in staging of adenocarcinoma of the esophagus and esophagogastric junction. *Ann Surg Oncol* 10:954, 2003.

Ravitch M: *A Century of Surgery.* Philadelphia: Lippincott, 1981, p 56.

Reed CE: Comparison of different treatments for unresectable esophageal cancer. *World J Surg* 19:828, 1995.

Reid BJ, Weinstein WM, et al: Endoscopic biopsy can detect high-grade dysplasia or early adenocarcinoma in Barrett's esophagus without grossly recognizable neoplastic lesions. *Gastroenterology* 94:81, 1988.

Ribeiro U Jr., Posner MC, et al: Risk factors for squamous cell carcinoma of the oesophagus. *Br J Surg* 83:1174, 1996.

Rice TW, Boyce GA, et al: Esophageal ultrasound and the preoperative staging of carcinoma of the esophagus. *J Thorac Cardiovasc Surg* 101:536, 1991.

Robertson CS, Mayberry JF, Nicholson JA: Value of endoscopic surveillance in the detection of neoplastic changes in Barrett's esophagus. *Br J Surg* 75:760, 1988.

Rösch T, Lorenz R, et al: Endosonographic diagnosis of submucosal upper gastrointestinal tract tumors. *Scand J Gastroenterol* 27:1, 1992.

Rosenberg JC, Budev H, et al: Analysis of adenocarcinoma in Barrett's esophagus utilizing a staging system. *Cancer* 55:1353, 1985.

Ruol A, Portale G, Castoro C, et al: Effects of neoadjuvant therapy on perioperative morbidity in elderly patients undergoing esophagectomy for esophageal cancer. *Ann Surg Oncol* 14:3243, 2007.

Skinner DB, Dowlatshahi KD, DeMeester TR: Potentially curable carcinoma of the esophagus. *Cancer* 50:2571, 1982.

Skinner DB, Ferguson MK, Little AG: Selection of operation for esophageal cancer based on staging. *Ann Surg* 204:391, 1986.

Smithers BM, Cullinan M, Thomas JM, et al: *Dis Esophagus* 20:471, 2007.

Sonnenberg A, Fennerty MB: Medical decision analysis of chemoprevention against esophageal adenocarcinoma. *Gastroenterology* 124:1758, 2003.

Streitz JM Jr., Ellis FH Jr., et al: Adenocarcinoma in Barrett's esophagus. *Ann Surg* 213:122, 1991.

Turnbull AD, Rosen P, et al: Primary malignant tumors of the esophagus other than typical epidermoid carcinoma. *Ann Thorac Surg* 15:463, 1973.

Urschel JD, Ashiku S, Thurer R, et al: Salvage or planned esophagectomy after chemoradiation for locally advanced esophageal cancer: A review. *Dis Esophagus* 16:60, 2003.

Vigneswaran WT, Trastek VK, et al: Extended esophagectomy in the management of carcinoma of the upper thoracic esophagus. *J Thorac Cardiovasc Surg* 107:901, 1994.

Walsh TN, Noonan N, et al: A comparison of multimodal therapy and surgery for esophageal adenocarcinoma. *N Engl J Med* 335:462, 1996.

Watson WP, Pool L: Cancer of the cervical esophagus. *Surgery* 23:893, 1948.

Benign Tumors and Cysts

Bardini R, Segalin A, et al: Videothoracoscopic enucleation of esophageal leiomyoma. *Am Thorac Surg* 54:576, 1992.

Bonavina L, Segalin A, et al: Surgical therapy of esophageal leiomyoma. *J Am Coll Surg* 181:257, 1995.

Esophageal Perforation

Brewer LA III, Carter R, et al: Options in the management of perforations of the esophagus. *Am J Surg* 152:62, 1986.

Bufkin BL, Miller JI Jr., Mansour KA: Esophageal perforation. Emphasis on management. *Ann Thorac Surg* 61:1447, 1996.

Chang C-H, Lin PJ, et al: One-stage operation for treatment after delayed diagnosis of thoracic esophageal perforation. *Ann Thorac Surg* 53:617, 1992.

Engum SA, Grosfeld JL, et al: Improved survival in children with esophageal perforation. *Arch Surg* 131:604, 1996.

Gouge TH, Depan HJ, Spencer FC: Experience with the Grillo pleural wrap procedure in 18 patients with perforation of the thoracic esophagus. *Ann Surg* 209:612, 1989.

Jones WG II, Ginsberg RJ: Esophageal perforation: A continuing challenge. *Ann Thorac Surg* 53:534, 1992.

Pate JW, Walker WA, et al: Spontaneous rupture of the esophagus: A 30-year experience. *Ann Thorac Surg* 47:689, 1989.

Reeder LB, DeFilippi VJ, Ferguson MK: Current results of therapy for esophageal perforation. *Am J Surg* 169:615, 1995.

Salo JA, Isolauri JO, et al: Management of delayed esophageal perforation with mediastinal sepsis. Esophagectomy or primary repair? *J Thorac Cardiovasc Surg* 106:1088, 1993.

Sawyer R, Phillips C, Vakil N: Short- and long-term outcome of esophageal perforation. *Gastrointest Endosc* 41:130, 1995.

Segalin A, Bonavina L, et al: Endoscopic management of inveterate esophageal perforations and leaks. *Surg Endosc* 10:928, 1996.

Weiman DS, Walker WA, et al: Noniatrogenic esophageal trauma. *Ann Thorac Surg* 59:845, 1995.

Whyte RI, Iannettoni MD, Orringer MB: Intrathoracic esophageal perforation.

The merit of primary repair. *J Thorac Cardiovasc Surg* 109:140, 1995.

Caustic Injury

Anderson KD, Rouse TM, Randolph JG: A controlled trial of corticosteroids in children with corrosive injury of the esophagus. *N Engl J Med* 323:637, 1990.

Ferguson MK, Migliore M, et al: Early evaluation and therapy for caustic esophageal injury. *Am J Surg* 157:116, 1989.

Lahoti D, Broor SL, et al: Corrosive esophageal strictures. Predictors of response to endoscopic dilation. *Gastrointest Endosc* 41:196, 1995.

Popovici Z: About reconstruction of the pharynx with colon in extensive corrosive strictures. *Kurume Med J* 36:41, 1989.

Sugawa C, Lucas CE: Caustic injury of the upper gastrointestinal tract in adults: A clinical and endoscopic study. *Surgery* 106:802, 1989.

Wu M-H, Lai W-W: Surgical management of extensive corrosive injuries of the alimentary tract. *Surg Gynecol Obstet* 177:12, 1993.

Zargar SA, Kochhar R, et al: The role of fiberoptic endoscopy in the management of corrosive ingestion and modified endoscopic classification of burns. *Gastrointest Endosc* 37:165, 1991.

Techniques of Esophageal Reconstruction

Akiyama H: Esophageal reconstruction. Entire stomach as esophageal substitute. *Dis Esophagus* 8:7, 1995.

Banki F, Mason RJ, DeMeester SR, et al: Vagal sparing esophagectomy: A more physiologic alternative. *Ann Surg* 236:324, 2002.

Burt M, Scott A, et al: Erythromycin stimulates gastric emptying after esophagectomy with gastric replacement. A randomized clinical trial. *J Thorac Cardiovasc Surg* 111:649, 1996.

Cheng W, Heitmiller RF, Jones BJ: Subacute ischemia of the colon esophageal interposition. *Ann Thorac Surg* 57:899, 1994.

DeMeester TR, Johansson KE, et al: Indications, surgical technique, and long-term functional results of colon interposition or bypass. *Ann Surg* 208:460, 1988.

DeMeester TR, Kauer WK: Esophageal reconstruction. The colon as an esophageal substitute. *Dis Esophagus* 8:20, 1995.

Dexter SPL, Martin IG, McMahon MJ: Radical thoracoscopic esophagectomy for cancer. *Surg Endosc* 10:147, 1996.

Ellis FH Jr., Gibb SP: Esophageal reconstruction for complex benign esophageal disease. *J Thorac Cardiovasc Surg* 99:192, 1990.

Finley RJ, Lamy A, et al: Gastrointestinal function following esophagectomy for malignancy. *Am J Surg* 169:471, 1995.

Fok M, Cheng SW, Wong J: Pyloroplasty versus no drainage in gastric replacement of the esophagus. *Am J Surg* 162:447, 1991.

Gossot D, Cattan P, Fritsch S: Can the morbidity of esophagectomy be reduced by the thoracoscopic approach? *Surg Endosc* 9:1113, 1995.

Honkoop P, Siersema PD, et al: Benign anastomotic strictures after transhiatal esophagectomy and cervical esophagogastrostomy. Risk factors and management. *J Thorac Cardiovasc Surg* 111:1141, 1996.

Liebermann-Meffert DMI, Meier R, Siewert JR: Vascular anatomy of the gastric tube used for esophageal reconstruction. *Ann Thorac Surg* 54:1110, 1992.

Maier G, Jehle EC, Becker HD: Functional outcome following oesophagectomy for oesophageal cancer. A prospective manometric study. *Dis Esophagus* 8:64, 1995.

Naunheim KS, Hanosh J, et al: Esophagectomy in the septuagenarian. *Ann Thorac Surg* 56:880, 1993.

Nishihra T, Oe H, et al: Esophageal reconstruction. Reconstruction of the thoracic esophagus with jejunal pedicled segments for cancer of the thoracic esophagus. *Dis Esophagus* 8:30, 1995.

Peters JH, Kronson J, Bremner CG, et al: Arterial anatomic considerations in colon interposition for esophageal replacement. *Arch Surg* 130:858, 1995.

Stark SP, Romberg MS, et al: Transhiatal versus transthoracic esophagectomy for adenocarcinoma of the distal esophagus and cardia. *Am J Surg* 172:478, 1996.

Valverde A, Hay JM, Fingerhut A, et al: Manual versus mechanical esophagogastric anastomosis after resection for carcinoma. A controlled trial. French Associations for Surgical Research. *Surgery* 120:476, 1996.

Watson T, DeMeester TR, Kauer WK, et al: Esophagectomy for end stage benign esophageal disease. *J Thorac Cardiovasc Surg* 115:1241, 1998.

Wu M-H, Lai W-W: Esophageal reconstruction for esophageal strictures or resection after corrosive injury. *Ann Thorac Surg* 53:798, 1992.

第26章

胃

Daniel T. Dempsey

关键点

1. 所有因消化性溃疡入院的病人都应终身抑酸治疗。
2. 超过 60 岁经常服用非甾消炎药或阿司匹林的病人应服用抑酸药物,服用抗凝药物或存在多发合并症的病人亦应服用抑酸药物。
3. 在预防消化性溃疡或溃疡并发症方面,终身的抑酸药物治疗相当于迷走神经切断术。
4. 应避免对身体虚弱或高危病人行针对胃溃疡的胃切除术。

5. 局部晚期(T_{2b},T_3,T_4)胃癌可被包括广泛充分淋巴结清扫的外科手术治愈。
6. 原发性胃淋巴瘤不需进行胃切除手术即可治愈。
7. 胃类癌通常应胃镜或手术切除。不伴高胃泌素血症的胃类癌应进行外科治疗,并可视为恶性。
8. 除非超过 1/2 的胃被切除,否则不应进行 Roux-en-Y 胃空肠吻合术,否则有可能发生吻合口溃疡和(或)胃潴留(Roux 综合征)。

历史

胃是一个具有重要的消化、营养、内分泌功能的器官。它能够储存食物并且促进食物的消化和吸收,并可以调节食欲。胃的可治疗疾病很常见,并且这类疾病较易发现且相对容易治疗。因此,胃是最受欢迎的治疗对象。内科和外科医师必须了解胃的解剖、生理和病理生理学知识才能提供明智的诊断和治疗,包括充分理解胃通过什么内、外分泌机制来完成其重要功能。同时,还需熟悉早期恶性胃功能失调的临床重要性。本章的目的是要提高读者对这些概念和主题的认识理解和熟悉程度。在表 26-1 中介绍了一些胃的手术史上的重要里程碑[1-6]。

表 26-1　胃外科史上的里程碑

日期	里程碑事件
公元前 350—公元 201	胃溃疡被 Carystos 的 Diocles(350 B. C.)、Celsus 和 Galen(131~201A. D.)所认知
1363	Guy de Chauliac 对胃外伤的缝合进行了描述
1568	Mantua 的 Marcellus Donatus 描述了尸检中发现的胃溃疡
1600—1700	外科医师切开胃取出异物见于报道
1688	Muralto 描述了尸检中发现的十二指肠溃疡
1737	Morgagn 描述了尸检中同时发现的胃及十二指肠溃疡
1833	William Beaumont 记录了 Alexis St. Martin 受到左上腹的枪伤后形成的胃瘘
1869	Maury 报道了其与 Samuel D. Gross 商议后为一位食管狭窄的病人行胃造瘘术
1875	Sidney Jones 在伦敦报道了首例成功的饲食用胃造瘘术

表 26-1	胃外科史上的里程碑(续)
日期	里程碑事件
1879	Paen 施行了远端胃切除及胃十二指肠吻合术,病人死于术后第 5 天
1880	Rydygier 切除了一枚远端胃肿瘤,病人死于术后 12 小时
1880	Billroth 切除了远端胃肿瘤并施行了 Billroth I 式胃十二指肠吻合。病人 Therese Heller 术后恢复,存活了 4 个月
1881	Anton Wolfler 实行了胃空肠吻合以缓解远端胃肿瘤所致的梗阻症状
1884	Rydygier 报道了一例失败的为良性胃流出道梗阻病人所行的胃空肠吻合术
1885	Billroth 成功地为一位胃癌病人施行了远端胃切除和 Billroth II 式胃空肠吻合
1886	Heineke 施行了幽门成形术
1888	Mikulicz 施行了同样的手术
1892	Jaboulay 施行胃十二指肠吻合术以绕过完整的幽门
1902	Baltimore 的 Finney 报道了幽门成形技术
1891—1913	几种不同的胃造瘘术先后被 Witzel(1891)、Stamm(1894)和 Janeway(1913)报道
1920—1950	Von Haberer 和 Finsterer 倡导将胃次全切除术作为治疗消化性溃疡病的主要术式
1943	Dragstedt 和 Owen 报道了经胸迷走神经干切断术治疗消化性溃疡。直到 1950 初期,此术式导致胃潴留才被人们认识到,而后经腹迷走神经干切断术和引流术(幽门成形或胃空肠吻合术)成为治疗溃疡的标准术式
1952	Farmer 和 Smithwick 报道使用迷走神经干切断术和半胃切除术治疗消化性溃疡取得了良好的效果
1953	Nashville 的 Edwards 和 Herrington 报道了迷走神经干切断术和胃窦切除术治疗消化性溃疡
1955	Zollinger 和 Ellison 描述了 Zollinger and Ellison 综合征
1957	Seattle 的 Griffith 和 Harkins 报道了胃壁细胞迷走神经切断术(高选择性走神经切断术)可以作为消化性溃疡的治疗方法
1980—2000	日本的外科医师及东亚的外科团体证明了更积极的淋巴结清扫可以改善胃癌病人的生存期
1990 至今	腹腔镜技术参与了胃外科疾病的治疗
1995 至今	对肥胖症的治疗显著增加
2000 至今	经自然腔道的内镜外科得到了发展

解剖学

解剖关系和大体形态

胃可以看作是不对称的梨形,是腹部消化道的最近端(图 26-1)[7]。与食管相连的部分称为贲门。在肉眼下贲门处胃与食管的界限是模糊的,但在生理上可以食管括约肌为界。在远端,胃与十二指肠通过幽门括约肌相连。胃的上述这些点位较为固定,但中间部分的移动度较大。

胃的上部分是膨胀的柔软的胃底,上与膈相邻,侧方与脾相邻。胃底与左侧胃食管连接处称为 His 角。一般来说,胃底向下延伸至胃食管交界处水平平面可以看作是胃体的起始部。胃体包括大量的壁细胞(泌酸细胞),有些壁细胞也存在于贲门和胃底。胃体右侧是相对较直的胃小弯,左侧是弧度较大的胃大弯。在角切迹处,胃小弯突然转向右方,这标志着胃窦的起始部,同时也是胃远端 25% ~ 30% 的解剖学标志。

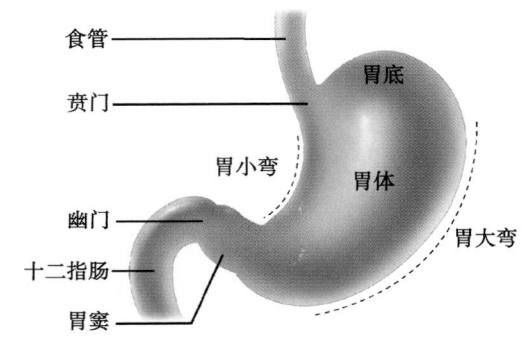

图 26-1 胃的解剖区域

与胃相邻的器官包括肝脏、结肠、脾、胰腺,有时肾脏也与其相邻(图 26-2)。肝左外侧叶覆盖了胃前面的大部分。在下方,胃与结肠相连并构成大网膜。胃小弯通过肝胃韧带与肝脏相连,称为小网膜。胃的后面是小网膜囊和胰腺。

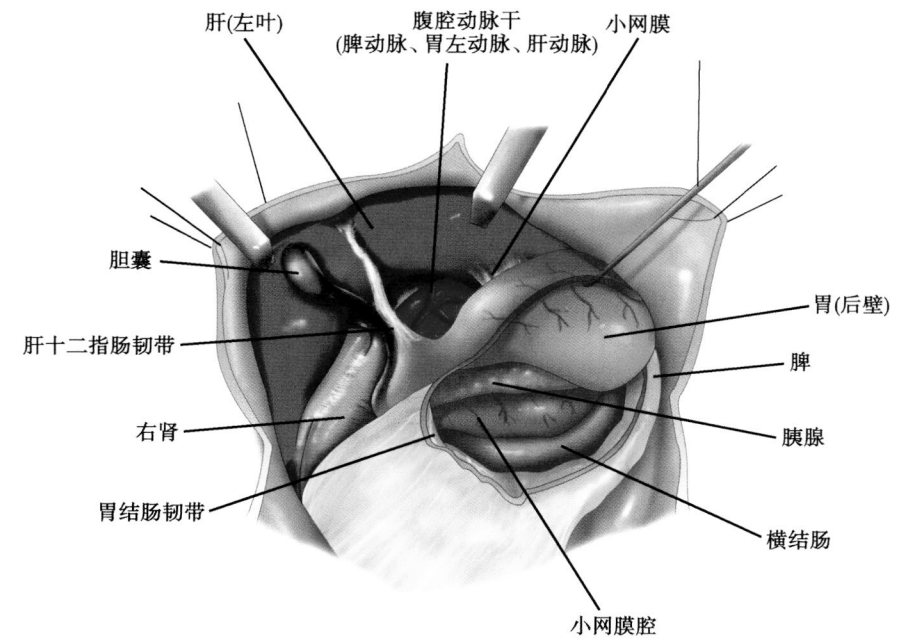

图 26-2 胃的解剖毗邻

动脉和静脉血液供应

胃是消化道最富血供的器官。胃的血管吻合网以及血供量都极其丰富。胃的血供大部来自于腹腔干的四个分支(图26-3)。胃左及胃右动脉吻合成血管弓进入胃小弯,胃网膜左和网膜右动脉吻合成血管弓进入胃大弯。直接供应胃的最大血管是胃左动脉,它直接起源于腹腔干并且分成上下两支进入胃小弯侧。约有15%的胃左动脉分出一支动脉进入肝胃韧带(小网膜)进入左肝。在极少数的情况下,这是唯一供应这一部分肝脏的血管,结扎这支动脉会导致这部分肝的缺血。

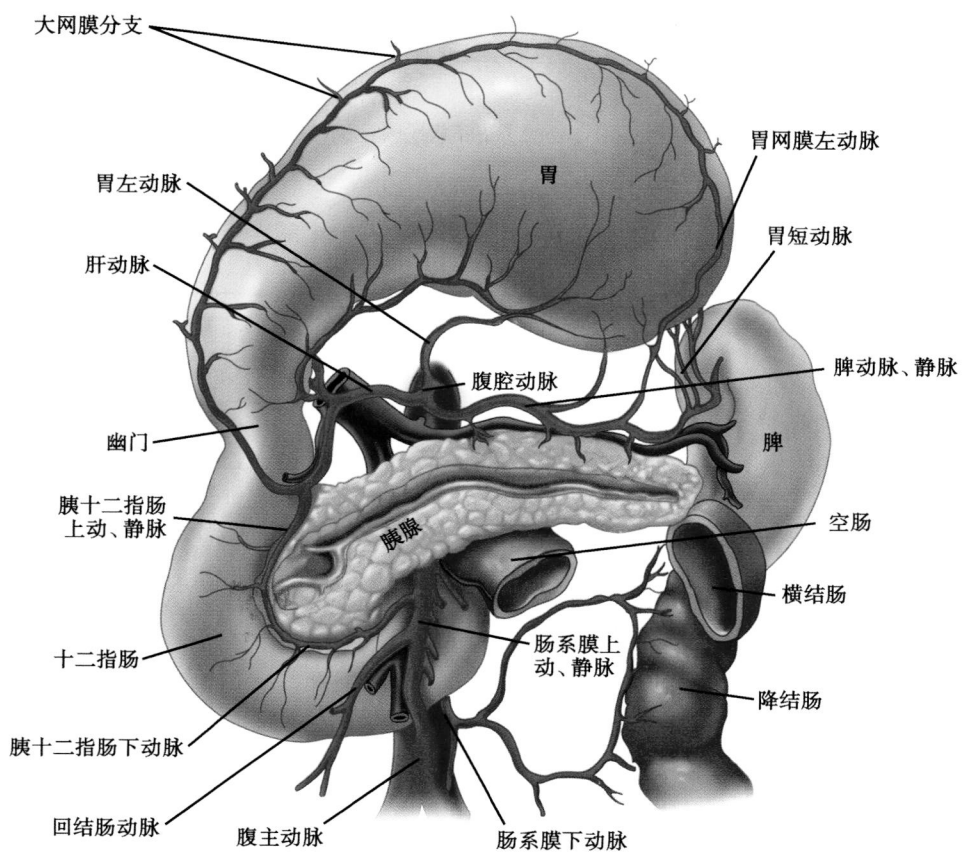

图 26-3 胃的血液供给

在大多数情况下,结扎这支异常的动脉不会造成严重的后果。供应胃的第二大血管是胃网膜右动脉,它在十二指肠第一部后方起源于胃十二指肠动脉。胃网膜左动脉起源于脾动脉,并与胃网膜右动脉吻合成为胃大弯侧丰富的血管弓。通常胃右动脉在靠近幽门和肝十二指肠韧带处起源于肝动脉,沿着远端的胃走行。在胃底沿着胃大弯,胃短动静脉起源于脾的循环。也可能存在数支额外的血管连通近端胃与膈肌和脾。

胃的静脉引流一般与动脉伴行。胃左静脉(冠状静脉)和胃右静脉通常回流入门静脉,冠状静脉还有可能回流入脾静脉。胃网膜右静脉在胰颈下缘处回流入肠系膜上静脉,胃网膜左静脉回流入脾静脉。胃丰富的血供和广泛的血管吻合有着重要的临床意义。消化性溃疡或胃癌造成的胃周血管侵蚀可能会造成危及生命的大出血。由于胃存在着丰富的静脉交通,连通了远端脾静脉和左肾静脉的远端脾肾分流术可以有效地缓解门脉高压,减轻胃底食管静脉曲张[8]。最后,胃的四根主要血管中结扎或堵塞两支是可以接受的。这在将胃游离后拉至颈部以代替食管的术式中离断胃右血管和胃网膜右

血管是常规操作(见第 25 章)。

淋巴引流

一般来说,胃的淋巴引流与血管相伴行(图 26-4)。胃贲门与胃体中部的淋巴液引流至胃左和腹腔干周围淋巴结。胃小弯侧淋巴液通常引流至胃右和幽门附近淋巴结,而胃大弯侧淋巴液引流至胃网膜右血管周围淋巴结。近端胃大弯侧引流至胃左或脾门周围淋巴结。胃大弯和小弯侧的淋巴液引流至腹腔乳糜池。胃的淋巴引流网络相当复杂,并且存在着大量的变异。因此,远端胃癌可能引起脾门淋巴结转移。由于存在着丰富的淋巴管路和血管,使得距离肿瘤数厘米的切缘仍可存在恶性细胞。这也有助于解释原发肿瘤近处淋巴结阴性的情况下,远处数厘米的淋巴结呈阳性的情况并不少见。

许多外科医师认为广泛细致的淋巴结清扫是胃癌手术的重要组成部分。外科医师和病理科医师已经对胃周围的第 1站和第 2 站淋巴结进行编号(图 26-4)[11,12]。

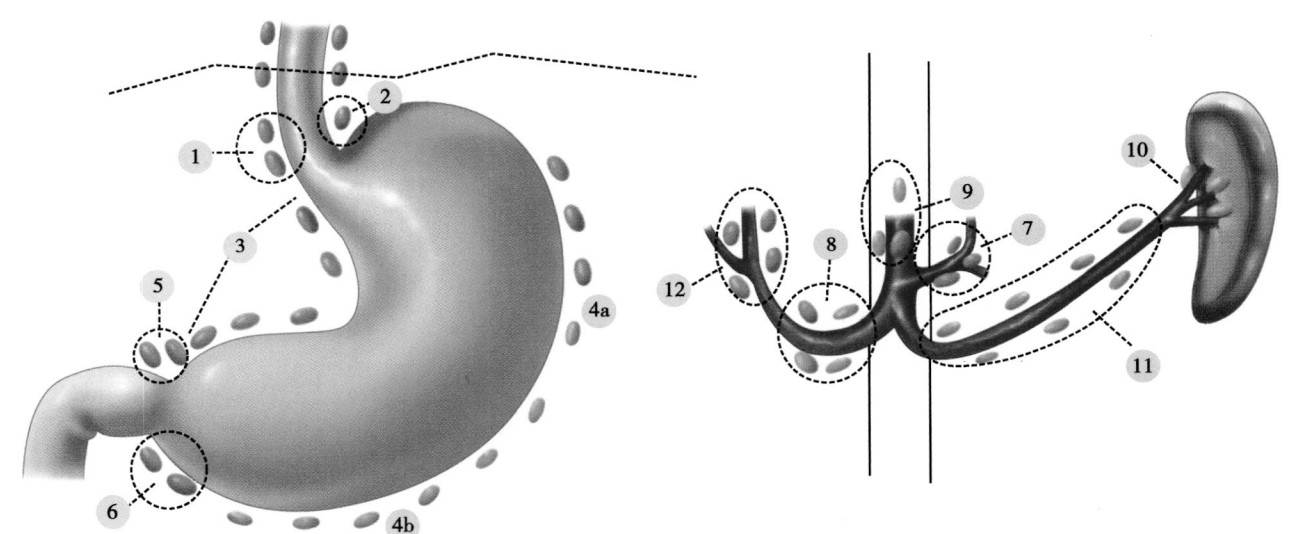

图 26-4　日本胃癌研究会胃引流淋巴结分站,第 3～6 站淋巴结通常在 D1 淋巴结清扫中被切除,第 1 站、第 2 站和第7～12 站淋巴结通常在 D2 淋巴结清扫中被切除

神经支配

外在和内在神经支配均在胃分泌和运动功能中发挥重要作用[13]。迷走神经负责胃的副交感神经支配,乙酰胆碱是最重要的神经递质。迷走神经由第 4 脑室迷走神经核发出,穿越颈部的颈动脉鞘进入纵隔,在那里发出喉返神经并形成进入食管周围的数个分支。这些分支在食管裂孔汇聚形成左(前)和右(后)迷走神经干(缩写辅助记忆:LARP)。在食管胃交界处前迷走神经干发出数支进入肝胃韧带,沿胃小弯继续走行形成 Latarjet 神经前支(图 26-5)。同样,迷走神经后干发出数支沿胃小弯后进入腹腔神经丛。Latarjet 神经发出数支在角切迹处进入胃体称为鸦爪支,并分出数支进入胃窦幽门区。在胃右或胃网膜右动脉附近可能存在数支分支进入远端胃和幽门。在 50% 的病人中,在食管裂孔处有两根以上的迷走神经。迷走神经后干发出的通向胃底的分支称为 Grassi神经。这支神经通常会在食管裂孔以上出现,容易在高选择

性迷走神经切断术(HSV)中被遗漏。起源于大脑的迷走神经纤维最终形成 Auerbach 肌间神经丛和 Meissner 黏膜下神经丛。虽然医师们已经习惯于将迷走神经视作重要的传出神经(即将刺激传至内脏),也应该意识到迷走神经的 75% 轴突为传入神经(即将刺激由内脏传至大脑)。

进入胃的交感神经起源于 T_5 至 T_{10} 脊髓水平并在内脏神经中走行传入腹腔神经节。节后交感神经沿血管由腹腔神经节进入胃。

在肌间和黏膜下丛的神经元构成胃的内在神经系统。可能内在神经元要比外在神经元更多,但对其功能了解的甚少。只将迷走神经视作胆碱能系统,将交感神经视作肾上腺素能系统显然是过于简单(和不正确)的认识。虽然乙酰胆碱是介导迷走神经功能的重要神经递质,并且肾上腺素在交感神经中非常重要,这两个系统(以及内在的神经细胞)含有多种不同的神经递质包括肾上腺素能、胆碱能、肽能的神经递质(例如生长抑素和 P 物质)。

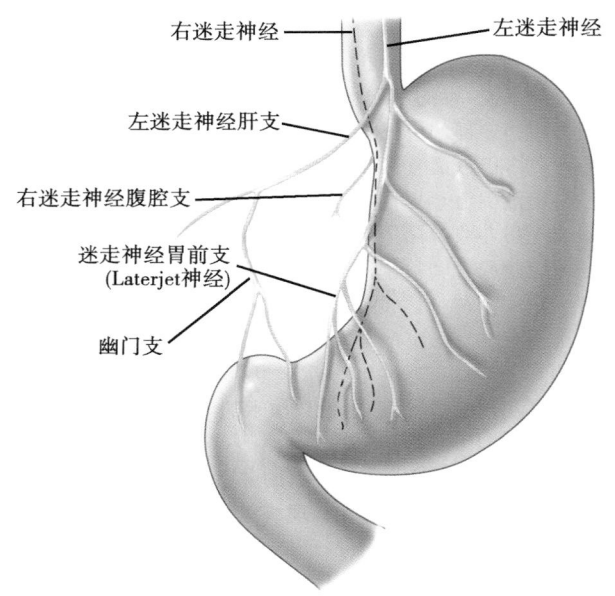

图 26-5 胃的迷走神经分布

组织学

胃壁分为 4 层:黏膜层,黏膜下层,肌层和浆膜层(图 26-6)[7]。胃的内层为黏膜,其中包括各种类型的柱状上皮细胞。上皮细胞下方为黏膜固有层,其内包含结缔组织、血管、神经纤维和炎症细胞。固有层下是一层薄薄的肌肉称为黏膜肌层,是消化道黏膜的深部边界。上皮层、固有层和黏膜肌层

构成黏膜层(图 26-7)[14]。胃黏膜的上皮为柱状腺。扫描电镜显示,光滑的黏膜上包含很多胃腺体的开口。胃的腺体附着的上皮细胞的类型取决于其在胃中的位置(图 26-8,表26-2)[15,16]。胃的腺体内还含有内分泌细胞。腺体基底部的祖细胞分化和定期补充脱落的细胞。整个胃都由可分泌黏液的表面上皮细胞(SECs)覆盖,并向下延伸至不同距离的腺体凹中。这些细胞还能够分泌碳酸氢盐以保护胃免受胃酸、胃蛋白酶和(或)摄入食物的刺激。事实上,胃所有的上皮细胞(除内分泌细胞外)都含有碳酸酐酶,并能够产生碳酸氢盐。

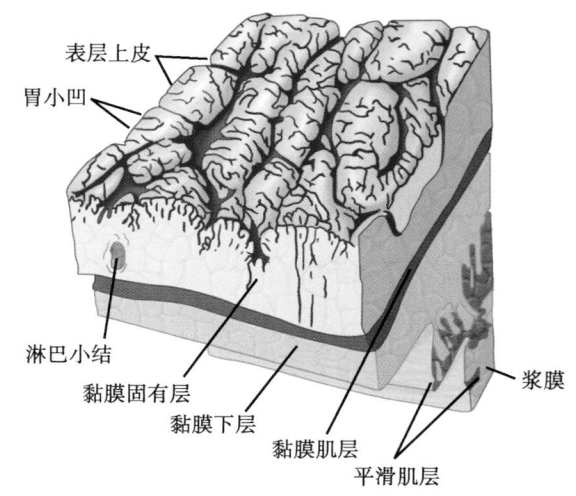

图 26-6 胃壁的层次

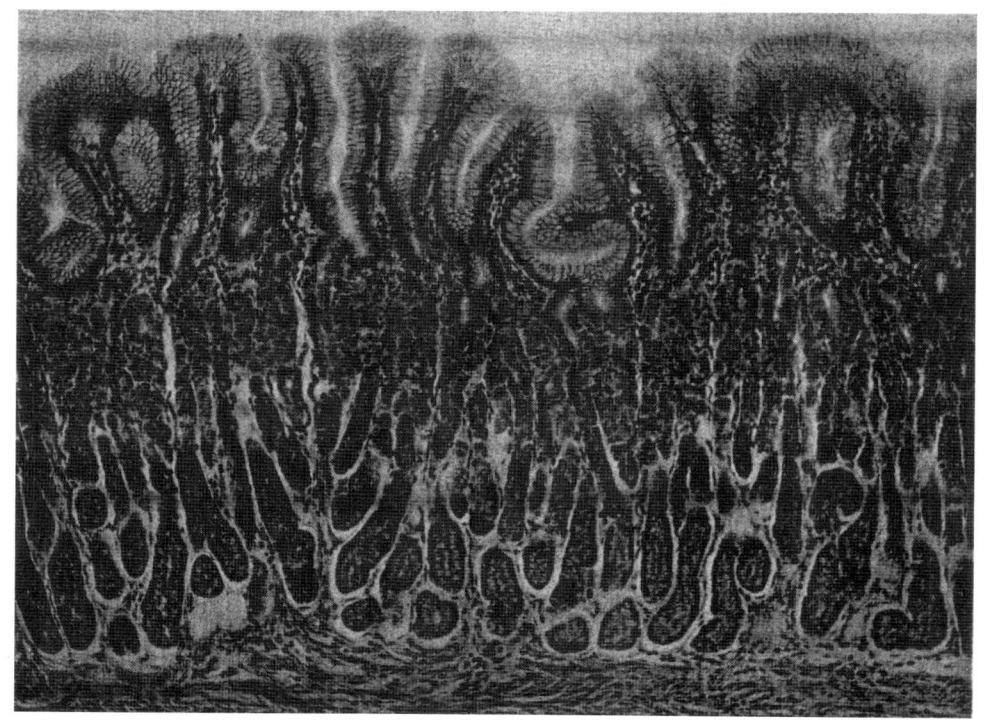

图 26-7 胃黏膜

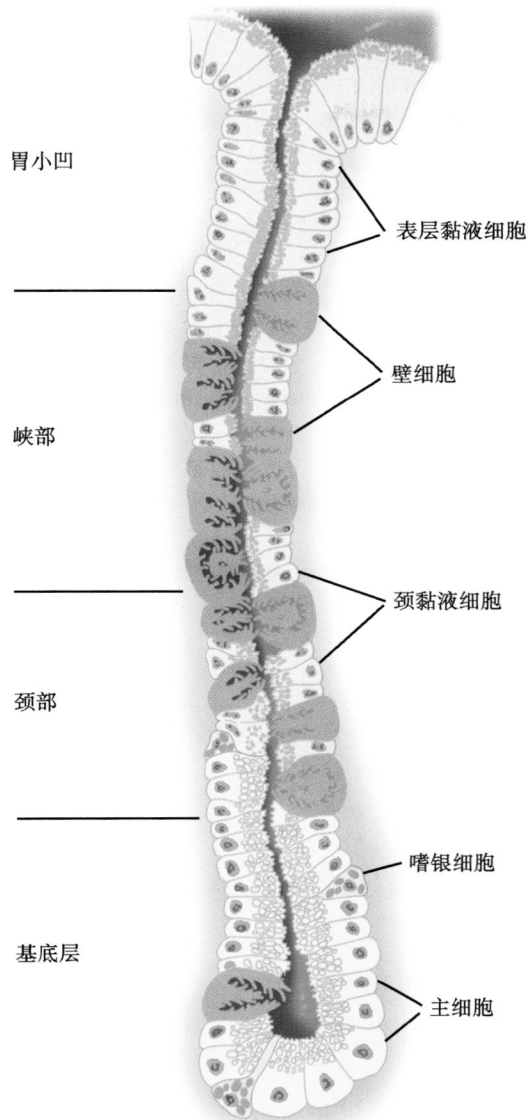

图 26-8　哺乳动物胃体区的胃腺

左侧标注（从上到下）：胃小凹、峡部、颈部、基底层

右侧标注（从上到下）：表层黏液细胞、壁细胞、颈黏液细胞、嗜银细胞、主细胞

表 26-2	胃的上皮细胞	
细胞类型	超微结构的特征	主要功能
表面-小凹黏液细胞	直径达 1μm 的顶端斑点状颗粒	产生中性糖蛋白及碳酸氢盐在胃腔表面形成凝胶以中和盐酸[a]
颈黏液细胞	细胞质中散在分布直径 1~2μm 的非均质颗粒	所有胃上皮细胞的祖细胞，产生糖蛋白、胃蛋白酶 I 和 II
泌酸(壁)细胞	细胞膜内陷(微管)；管状囊泡结构；大量的线粒体	产生盐酸、内因子及碳酸氢盐
主细胞	中等致密的顶端颗粒直径达 2μm；明显的核上的高尔基体；大量的基底外侧粗面内质网	产生胃蛋白酶 I 和 II，脂肪酶
贲门幽门黏液细胞内分泌细胞	类颈黏液细胞及主细胞的混杂颗粒；大量的基底外侧粗面内质网	产生糖蛋白、胃蛋白酶 II

[a] 除表面-小凹黏液细胞外，碳酸氢盐可能还由其他胃上皮细胞产生

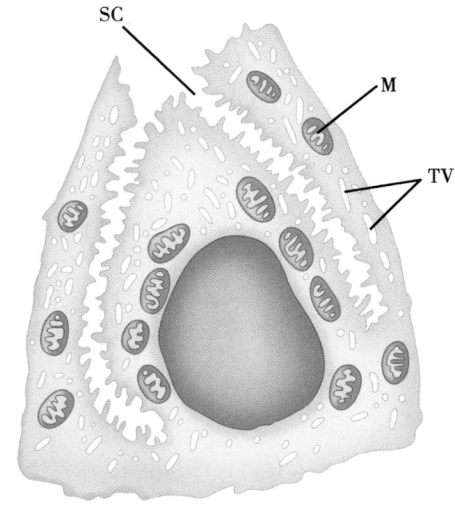

图 26-9　壁(泌酸)细胞超微结构特征。M，线粒体；SC，分泌小管；TV，管状囊泡

在贲门处，胃腺体为分叉状主要分泌黏液和碳酸氢盐，其次是胃酸。在胃底和胃体，腺体为管状，开口较深。壁细胞和主细胞通常分布在这些腺体中(图 26-9)，并且还含有嗜铬样细胞(ECL)和生长抑素 D 分泌细胞。壁细胞能分泌盐酸和内因子进入胃腔，同时分泌碳酸氢盐进入细胞间隙。它们的超微特征是含有分泌小管(陷入膜的表面)，并在细胞质中含有产酸的 H^+/K^+-ATP 酶(质子泵)(图 26-9)。壁细胞内有很多线粒体；事实上是人体中含线粒体最多的细胞。当壁细胞受刺激时，光面管泡与分泌小管的膜融合，胃酸的分泌停止，这是个负反馈过程。可以说，壁细胞产生了胃分泌物中唯一真正有重要作用的物质(即内因子)。壁细胞占据了胃主体的中段。

主细胞(也称为产酶细胞)分泌胃蛋白原 I，其最大的 pH 激活值为 2.5。主细胞往往是向胃腺体基底部集中呈低圆柱形。电镜下，主细胞具有蛋白质合成细胞的特征：基底粗面内质网、核上高尔基体和顶端酶原颗粒(图 26-10)。当受刺激时，主细胞产生两种免疫学上不同的胃蛋白原：主要为胃蛋白酶原 I，其次为胃蛋白酶原 II，大部分由 SECs 产生。这些胃蛋白酶原在酸性环境中被激活。

在胃窦，胃腺体分支多而浅，壁细胞分布很少，分泌胃泌素 G 细胞和分泌生长抑素 D 细胞分布较多。整个胃黏膜分布不同比例的激素分泌细胞(图 26-11)[17]。组织学分析表明，正常的胃中，13% 的上皮细胞为产酸细胞(壁细胞)，44% 为主细胞(产酶细胞)，40% 为黏液细胞，3% 为内分泌细胞。在一般情况下，胃窦分泌胃泌素但不产酸，近端胃产酸但不分

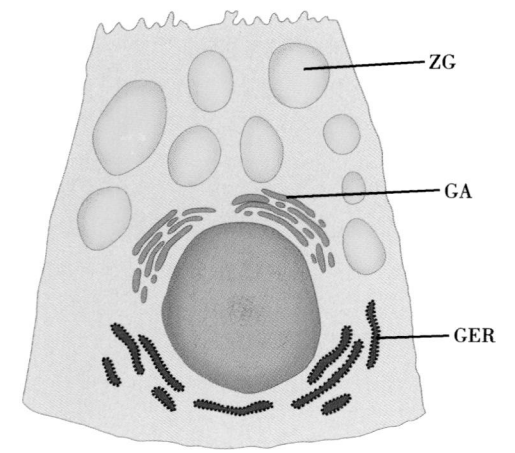

图 26-10　主(蛋白酶)细胞超微结构特征。GA,高尔基体;GER,粗面内质网;ZG,酶原颗粒

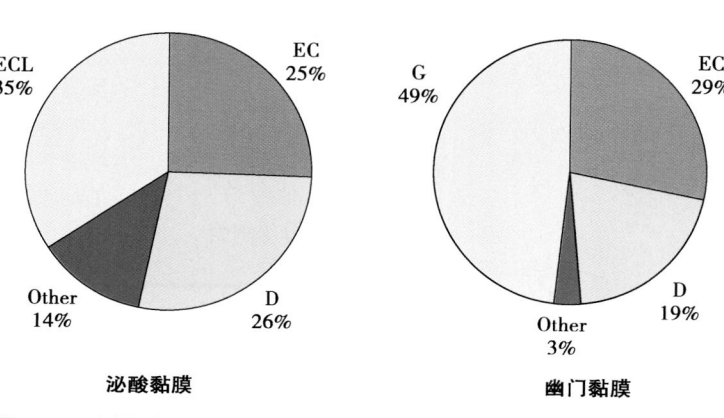

图 26-11　胃的内分泌细胞。D,D 细胞(生长抑素);EC,肠嗜铬细胞;ECL,肠嗜铬样细胞(组胺);G,G 细胞(胃泌素)

泌胃泌素。胃窦和胃体的边界随着年龄逐渐向近端靠近(特别是在小弯侧)。

黏膜肌层深部是黏膜下层,其内含丰富的血管、淋巴管、胶原蛋白、多种炎症细胞、自主神经纤维和组成麦纳斯丛(Meissner's plexus)的自主神经丛的神经节细胞。黏膜下层富含胶原蛋白,为胃肠道吻合提供强度。黏膜和黏膜下层折叠成胃皱襞,在胃肿胀的时候会变平坦。

黏膜下层下方是厚厚的固有肌层(也称为外肌层),它包含斜行的不完整的内层,环形的完整的中层(与食管环肌和幽门环肌相连续)以及完整的纵行外层(与食道和十二指肠纵肌层相连续)。在固有肌层内含有丰富的自主神经节网络并构成欧氏神经丛(Auerbach's plexus)。肌层内还含有起搏细胞和卡哈尔细胞。

胃的外层为浆膜层,也可以看成是脏腹膜。这一层为胃肠道提供了抗拉强度。当肿瘤组织浸润和穿透浆膜,通常会发生腹腔内微转移或巨大转移,当浆膜不被穿透时大多数不会发生肿瘤细胞脱落。因此,浆膜层可以视为胃的外膜。

生理学

胃通过多样的分泌和运动功能帮助储存和消化食物。重要的分泌功能包括产生胃酸、胃蛋白酶、内因子、黏液以及各种胃肠激素。重要的运动功能包括食物的储存(容受性舒张和顺应性),研磨和混合,控制排空摄入的食物和周期性的餐间"管家服务"。

胃酸分泌

盐酸在胃中促进摄入食物物理和生化(在胃蛋白酶的帮助下)上的分解。在酸性环境下,胃蛋白酶胃酸促进蛋白水解。胃酸也抑制了摄入病原体的扩散,这对感染性细菌和胃肠道内正常菌群的过度生长都具有抑制作用。长期应用质子泵抑制剂(PPI)抑制胃酸分泌会导致增加罹患艰难梭状杆菌肠炎和其他胃肠道炎症的风险,这或许与胃酸的保护机制缺失有关[18,19]。

壁细胞

当乙酰胆碱(来自迷走神经纤维)、胃泌素(来自于 G 细胞)或组胺(来自于 ECL 细胞)中的一个或更多刺激因素作用于壁细胞后,其可产生胃酸(图 26-12)[7,20,21]。H+/K+ ATP 是质子泵,其存在于细胞内的光面管泡中,是分泌胃酸的最终共同通路。当壁细胞受到刺激,会发生细胞骨架的重排,并与分泌小管顶膜的光面管泡融合。酶亚基与分泌小管微绒毛通过异丙二聚体相连,造成细胞外的钾与细胞内的氢交换,造成胃酸的分泌。虽然这个反应是电中性的,但是这是一个需要能量的过程,因为氢的分泌要对抗 100 万倍的浓度梯度,这就解释了壁细胞中含有产生能源的线粒体。在产酸过程中,钾和氯化物也分泌到分泌小管中,经由 H+/K+ ATP 的催化,与氢离子合成氯化氢。正常人的胃含有 10 亿个壁细胞,胃酸的产量与壁细胞的数量成正比。强效的抑酸药 PPI 能够不可逆转地干扰 H+/K+ ATP 分子。这一过程必须在活化的酶中才能起效,因此在餐前(当壁细胞受到刺激时)服用效果最佳。当 PPI 治疗停止后,胃酸分泌能力会随着新的 H+/K+ ATP 的产生而恢复。胃泌素、乙酰胆碱和组胺刺激壁细胞产生盐酸(图 26-12)。胃泌素与缩胆囊素(CCK)B 受体相结合,乙酰胆碱与 M3 毒蕈碱受体相结合。这两种通路通过 G 蛋白偶联机制刺激磷脂 C 以提高三磷酸肌醇的产量。三磷酸肌醇刺激细胞内储存的钙,导致活化的蛋白酶和活化的 H+/K+ ATP 的释放。组胺与 H2 受体结合,通过 G 蛋白偶联机制刺激腺苷酸环化酶。腺苷酸环化酶激

活后,在细胞内的环磷酸腺苷激活蛋白激酶,从而增加磷蛋白的水平并激活质子泵。黏膜 D 细胞分泌的生长抑素与膜

受体结合可以通过抑制性 G 蛋白抑制腺苷酸环化酶的活性。

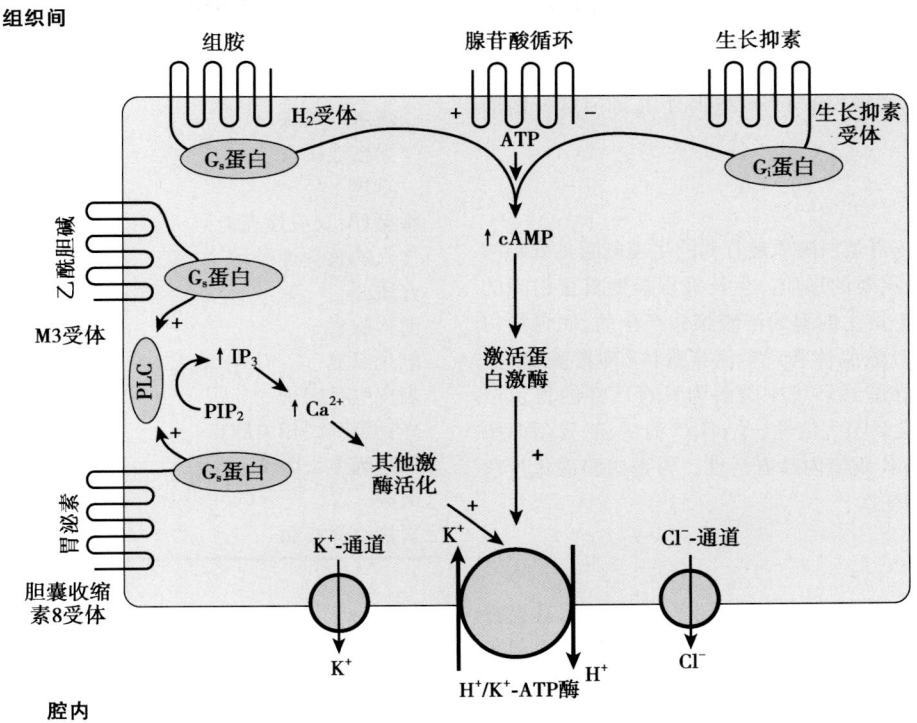

图 26-12　泌酸的壁细胞内控调。ATP,三磷酸腺苷;cAMP,环磷腺苷;H2,组胺 2;IP$_3$,肌醇三磷酸;PIP$_2$,磷酯酰肌醇二磷酸;PLC,磷脂酶 C

生理性胃酸分泌

　　摄入食物是胃酸分泌的生理性刺激(图 26-13)。饭后发生的胃酸分泌传统上被描述为三相:头相、胃相和肠相[22,23]。头相或迷走神经相始于对食物的想法、视觉、嗅觉和味觉。这些刺激激活大脑皮质和下丘脑的多个区域(如孤束,背运动核,迷走神经背侧复合体),信号通过迷走神经传导至胃。乙酰胆碱被释放,刺激 ECL 细胞和壁细胞。虽然单位时间内头相分泌的胃酸比其他两相要多,但是头相相对较短。因此,头相中分泌的胃酸不超过总分泌量的 30%。假饲(咀嚼后吐出食物)只能通过头相刺激胃酸分泌,并且只能达到受组胺或五肽促胃酸激素刺激试验胃酸分泌量的 50%。当食物到达胃,胃相开始。这一阶段持续至胃排空,在这阶段胃分泌约 60% 的胃酸。胃相的胃酸分泌有几个部分,氨基酸和短肽直接刺激胃窦部 G 细胞分泌胃泌素,这是通过流向壁细胞的血液以内分泌的方式刺激胃酸分泌。此外,近端胃扩张刺激血管迷走神经反射弧。胃窦扩张也可以刺激胃窦部胃泌素的分泌。乙酰胆碱刺激胃泌素的释放,胃泌素刺激 ECL 细胞分泌组胺。

　　胃酸分泌的肠相了解的较少。其被认为是肠近端管腔受食糜刺激后产生某种未知的激素所介导的。这一时相从胃排空食物开始,并持续至小肠中还有食物。这一相分泌约 10% 的胃酸。

　　餐间的基础胃酸分泌值是 $2 \sim 5 \text{mEq/h}$,大约是最大胃酸分泌值(MAO)的 10%,在夜间较多。基础胃酸分泌可能有助于降低胃中的细菌数量。基础胃酸分泌在迷走神经切断后或

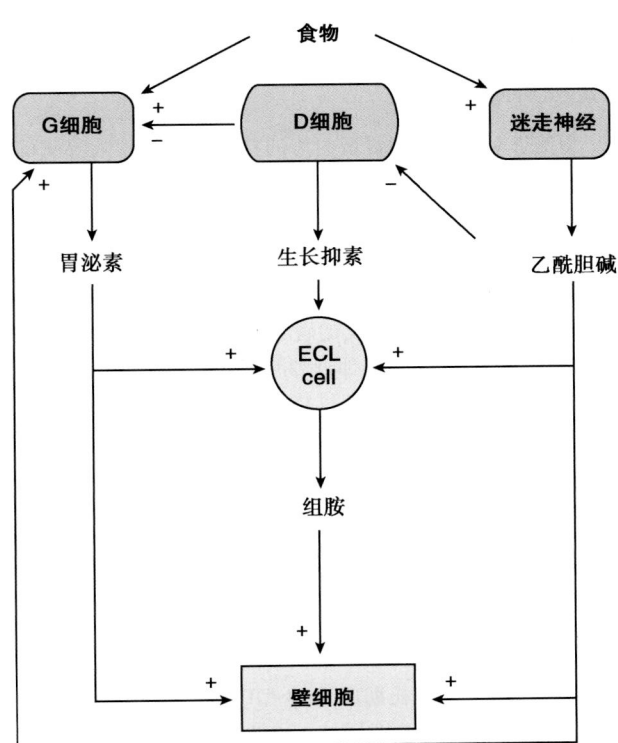

图 26-13　泌酸的生理调控

应用 H$_2$ 受体阻断剂后可以降低 75% ～ 90%。ECL 细胞在调节胃酸分泌中的关键作用(图 26-13)。乙酰胆碱和胃泌素的

作用很大一部分通过 ECL 细胞介导。这就解释了为什么 H_2 受体拮抗剂(H_2RAs)能够有效地抑制胃酸分泌,即使这只是抑制了胃酸分泌的三种通路之一。黏膜 D 细胞可以释放生长抑素,可以调节胃酸分泌。生长抑素抑制 ECL 细胞分泌组胺和 G 细胞分泌胃泌素。幽门螺杆菌感染可以抑制 D 细胞的功能,这会大大地增加胃酸的分泌(见下文幽门螺杆菌的感染)。

胃蛋白酶原分泌

对于主细胞分泌胃蛋白酶原最有利的生理刺激是食物的摄取,乙酰胆碱是最重要的递质。生长抑素抑制胃蛋白酶的分泌。胃蛋白酶原 I 是主细胞的产酸腺体产生的,而胃蛋白酶原 II 是由 SEC 的产酸腺体和产胃泌素腺体(即胃窦部)产生的。胃蛋白酶原在酸性环境中裂解为具有活性的胃蛋白酶,并在 pH 2.5 时达到最大活性,在 pH>5 时失活,胃蛋白酶原 II 可以在较广的 pH 阈值内具有活性。胃蛋白酶催化蛋白水解,在碱性环境中变性。

内因子

壁细胞除分泌胃酸外还能分泌内因子。据推测,其兴奋途径相似,但是胃酸分泌和内因子分泌可能无关联。内因子与维生素 B_{12} 结合,复合体在末端回肠黏膜被吸收。维生素 B_{12} 缺乏可危及生命,因此全胃切除或恶性贫血病人(即无壁细胞的病人)需要补充非肠溶的维生素 B_{12}。一些病人接受胃短路手术后缺乏维生素 B_{12},可能与残胃过小不能分泌足够内因子有关。在正常情况下,内因子是过量分泌的,并且胃酸抑制剂不会影响内因子的生成和释放。

胃黏膜屏障

胃能够对抗胃酸和胃蛋白酶的自身消化是耐人寻味的。胃黏膜屏障的一些重要保护功能列在表 26-3 中[24,25]。当溃疡发生后,防御被瓦解。多种因素在维持胃黏膜层的完整性中起作用,黏液和 SEC 分泌的碳酸氢盐组成一个针对 pH 梯度的凝胶,细胞膜和紧密连接防止氢离子侵入,冲过屏障的氢离子可由基底部壁细胞分泌的碳酸氢根的碱性缓冲。任何脱落或裸露的 SEC 可迅速被邻近细胞的迁移所弥补,这一过程称为修复。黏膜的血供对于维持黏膜的健康,为细胞保护所涉及的细胞功能提供营养物质和氧。"反相扩散"的氢离子迅速被血供缓冲和清除。当"屏障破坏因素"如阿司匹林或胆汁,导致氢离子由胃腔向固有层和黏膜下层的反相扩散增加,黏膜的血流量增加以增加保护作用。如果这种保护性反应受阻,可能会出现严重的溃疡。这些保护机制的重要介质,包括前列腺素、一氧化氮、内在神经和肽(例如,降钙素基因相关肽,胃泌素释放肽[GRP]和胃泌素)。米索前列醇是一种已被证实可以预防长期应用 NSAID 导致的胃黏膜损伤的前列腺素 E 类似物。更常用的是硫糖铝,其可在局部起作用,提高黏膜的防御力。有些保护性反射涉及传入感觉神经元,并可以通过胃黏膜的局部麻醉阻断,或通过实验性的传入感觉神经毁损阻断。除了这些局部的防御,在唾液、十二指肠分泌物、胰液、胆汁中还存在很多重要的保护因子。

表 26-3	胃黏膜防御机制的重要组成部分及介质
组成部分	
黏液屏障	
碳酸氢盐分泌	
上皮屏障	
疏水的磷脂	
紧密连接	
重建	
微循环(反应性充血)	
传入的感觉神经元	
介质	
前列腺素	
氧化亚氮	
表皮生长因子	
降钙素基因相关肽	
肝细胞生长因子	
组胺	
胃泌素释放肽	

胃激素

胃泌素

胃泌素由胃窦部的 G 细胞分泌,是胃相促进胃酸分泌的重要激素。胃泌素也营养上皮细胞和肠嗜铬细胞。胃泌素有多种形式的分子组成:大胃泌素(34 个氨基酸;G34),小胃泌素(17 个氨基酸;G17),迷你胃泌素(14 氨基酸;G14)。人类胃窦部释放的胃泌素大部分是 G17。胃泌素的碳末端生物活性五肽序列与 CCK 相同。胃腔内的肽和氨基酸是胃泌素释放的促进剂,而胃酸是胃泌素释放的抑制剂。后者的影响主要通过 D 细胞分泌的生长抑素介导。胃泌素刺激胃酸分泌可以通过 H_2 受体拮抗剂阻滞,表明胃泌素刺激胃酸的产生主要是由黏膜 ECL 细胞产生的组胺调节(图 26-13)。事实上,在恶性贫血或长期应用抑酸剂或胃泌素瘤导致的胃 ECL 细胞增生以及少见的胃类癌中可出现慢性高胃泌素血症。胃泌素对胃壁细胞和其他胃肠黏膜细胞有营养作用。导致高胃泌素血症的重要诱因包括恶性贫血、抑酸剂、胃泌素瘤,保留胃窦的远端胃切除和毕 II 式吻合(Billroth II)手术以及迷走神经切断术。

生长抑素

生长抑素由位于胃黏膜的 D 细胞分泌。人类体内的生长抑素主要形式是生长抑素 14,同时也存在生长抑素 28。胃窦部酸化刺激生长抑素的释放,迷走神经纤维释放的乙酰胆碱抑制其释放。生长抑素可以抑制壁细胞分泌胃酸和 G 细胞分泌胃泌素。同时,可以减少 ECL 细胞释放的组胺。D 细胞接近这些靶细胞表明了生长抑素的主要作用是通过旁分泌的形式介导,但是内分泌(即血液)作用也是可能发生的。

胃泌素释放肽

GRP 相当于哺乳动物中的铃蟾肽(蛙皮素),这种激素在 20 余年前从蛙皮中提取出来。在胃窦部,GRP 通过与受体结合的方式促进 G 细胞和 D 细胞分泌胃泌素和生长抑素。在胃体和胃窦部黏膜附近存在着神经末梢,这是 GRP 免疫反应中富含的。当 GRP 通过外周摄取后,它刺激胃酸分泌,但是当其进入动物脑室后,它会通过交感神经系统抑制胃酸分泌。在胃腔受刺激后,GRP 可以通过增加黏膜血流量起到保护胃的作用。

瘦素

瘦素是主要在脂肪细胞合成的一种蛋白质,同时也可由胃的主细胞产生,这是胃肠道中瘦素的主要来源[26]。瘦素通过迷走神经通路减少动物对食物的摄取。瘦素是产生饱腹感的激素,胃饥饿素是一种产生饥饿感的激素,都是由胃产生的,这使得胃毫无疑问地成为控制食欲的中枢器官[26,27]。

胃饥饿素

胃饥饿素是首先于 1999 年被描述的一种由胃产生的短肽[28]。胃饥饿素是脑垂体分泌生长激素的促分泌素(但不是促肾上腺皮质激素、卵泡刺激素、促黄体激素、催乳素或甲状腺激素)。胃饥饿素似乎能刺激食欲(即当胃饥饿素增多,能够刺激食欲,胃饥饿素受抑制,食欲减低)。切除这种激素的来源(即胃)会导致一些病人食欲减退,体重下降(图 26-14)[29]。胃旁路手术,一种治疗肥胖症的有效手段,可能与抑制血浆胃饥饿素水平有关(图 26-15A)[30]。其他一些中心在另一种减肥手术——胃束带术中未发现胃饥饿素水平的显著降低(图 26-15B)[31]。显然食欲的调控是开胃与厌食相互重叠的复杂信号和通路。

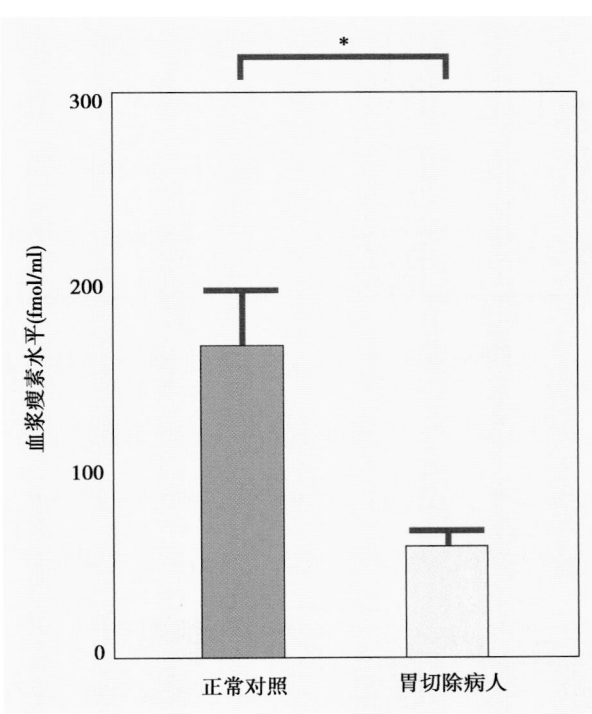

图 26-14　胃切除后瘦素水平下降

胃蠕动和排空

胃的运动功能有多种意义[32~34]。餐间运动可以清除未消化的食物碎片,脱落细胞和胃黏液。当进食开始时,胃部松弛以适应食物的进入。规律的运动可以将食物打碎成小颗粒并排入十二指肠。胃通过协调各段平滑肌(近端、远端和幽门)的松弛和紧缩来实现这些功能。平滑肌电位转换成肌肉活动,这是由内源和外源神经支配和激素调节的。胃通过何种神经激素机制产生饱足感只得到部分的阐明[26,27]。

胃自主神经分布

上文讨论了胃的外在神经支配包括副交感神经和交感神经。内在的神经节和神经构成了肠神经系统(图 26-16)[35]。存在着许多神经递质,分为兴奋性递质(增加肌肉活动)和抑制性神经递质(减少肌肉活动)。其中乙酰胆碱、速激肽、P 物质和神经激肽 A 都是重要的兴奋性递质。抑制性神经递质包括一氧化氮(NO)和血管活性肠肽(VIP)。研究证明,血清素可以同时调节肌肉收缩与放松。还有很多其他分子可以作用于运动,包括 GRP、组胺、神经肽 Y 去甲肾上腺素和内源性阿片类物质。

在肌层也存在有调节胃运动的特殊细胞。这些细胞被称作卡哈尔细胞,与神经元细胞和肌细胞存在组织学的差异,能够使胆碱能神经兴奋和氮能神经抑制作用传入胃肠道平滑肌细胞[36]。这类细胞与上述细胞起源于共同的干细胞,也是胃肠道间质瘤(GIST),这一胃肠道间胚叶最常见肿瘤的细胞来源。

节段性胃蠕动

一般来说,近端胃有短期储存食物的功能并可调控胃内容的基本构成,远端胃可以混合和研磨食物。当幽门关闭时可以协助后者过程,方便食物回到胃体部进行进一步的研碎。幽门间歇性的开放,可以使得液体和小的固体食物排入十二指肠。

近端胃的大部分运动功能包括慢节律的收缩和放松,可长达 5 分钟。这种运动构成了胃的基础内压,这是决定胃内液体排空的重要因素。在慢节律运动的基础上可能叠加快速节律收缩。当食物摄入后,近端胃放松使胃内压力下降。这种近端胃的放松由两种重要的迷走神经反射决定:容受性舒张和胃顺应性。容受性舒张指与吞咽动作有关的近端胃压力降低。这种反应在食物到达胃之前发生,并可由机械性刺激咽喉或食管来诱发。胃顺应性是指与胃膨胀有关的近端胃松弛。顺应性由胃壁的感受器介导,并且不需要刺激咽喉或食管。这些反应都由迷走神经的传入和传出纤维介导,因此其可以被迷走神经干或高选择性迷走神经切断术显著影响。这两种手术都会减低胃的顺应性,使得容量压力曲线左移。也就是说,干扰了正常的胃舒张和(或)胃的顺应性,使得摄入食物或水后胃内压力更大。这会增加液体的排空率,可能与迷走神经切断术后倾倒综合征的发生有关。

一氧化氮和血管活性肠肽是近端胃舒张的主要调节因子。但是还有很多其他的因子介导胃舒张,如多巴胺、胃泌素、CCK、促胰液素、胃泌素释放肽和胰高血糖素。十二指肠扩张、结肠扩张或回肠灌注葡萄糖(回肠制动)也会降低胃内压力。

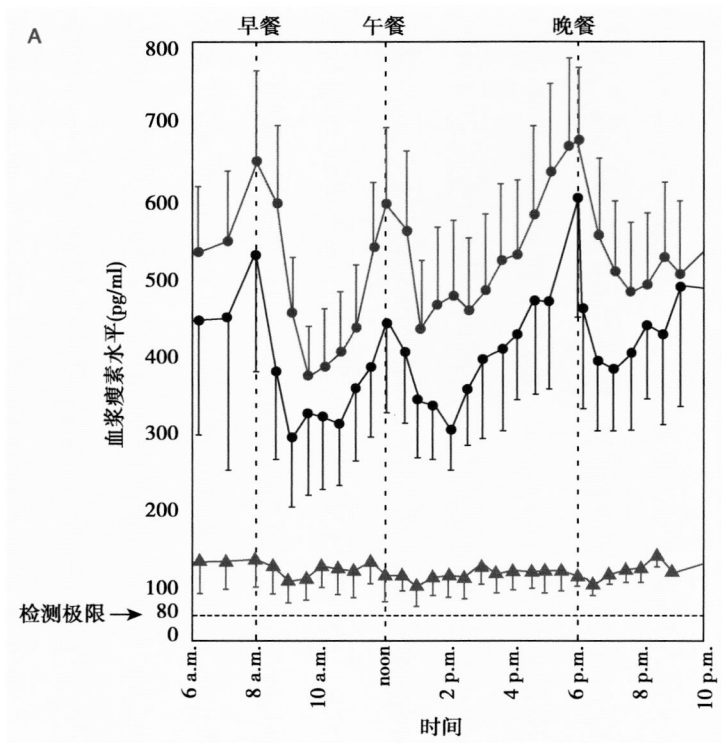

图 26-15 减肥手术后瘦素的分泌水平（A 和B）。有些研究者认为，胃短路手术后瘦素分泌水平极度降低；也有研究者证实，胃短路手术后瘦素水平的变化没有统计学意义，但在袖状胃切除后瘦素水平显著降低。A. 绿色为胃短路手术；蓝色为肥胖者对照；红色为正常体重者对照。B. 蓝色为禁食状态，粉色为餐后状态

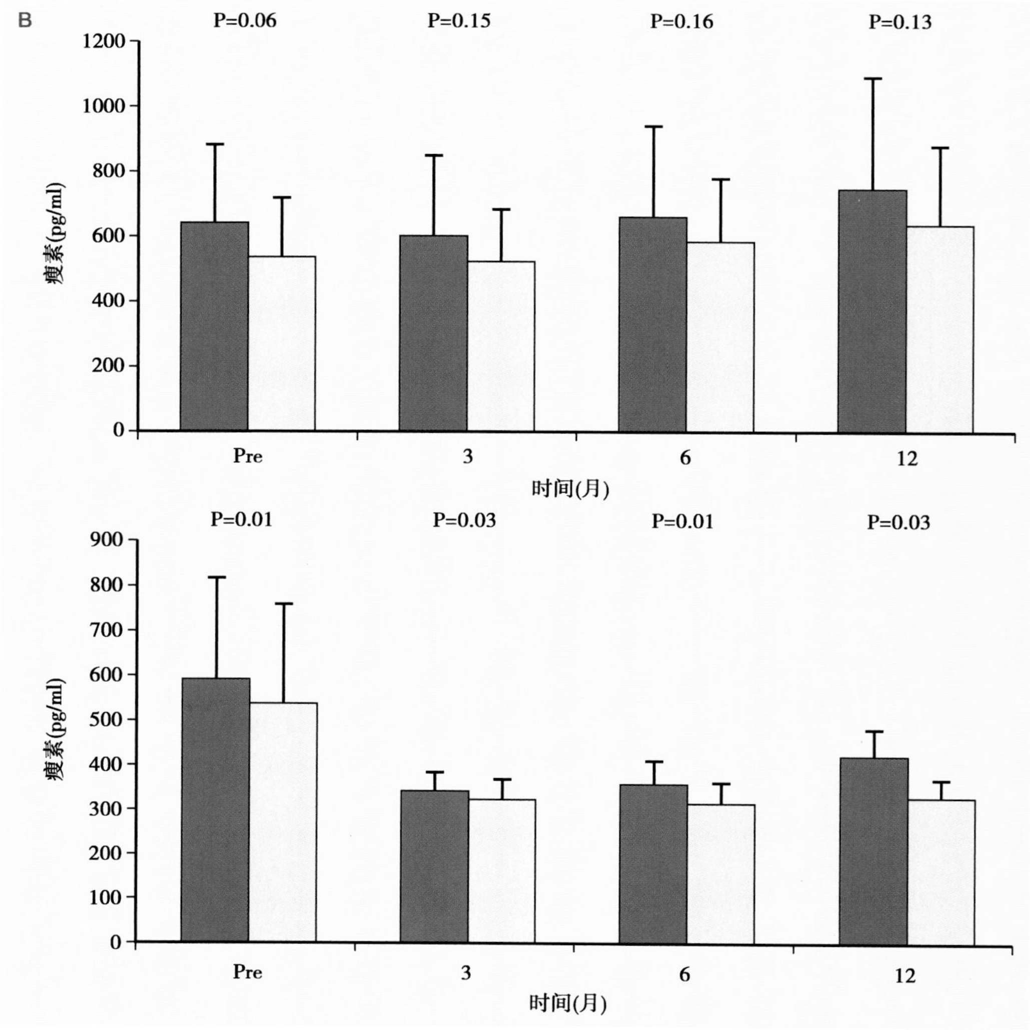

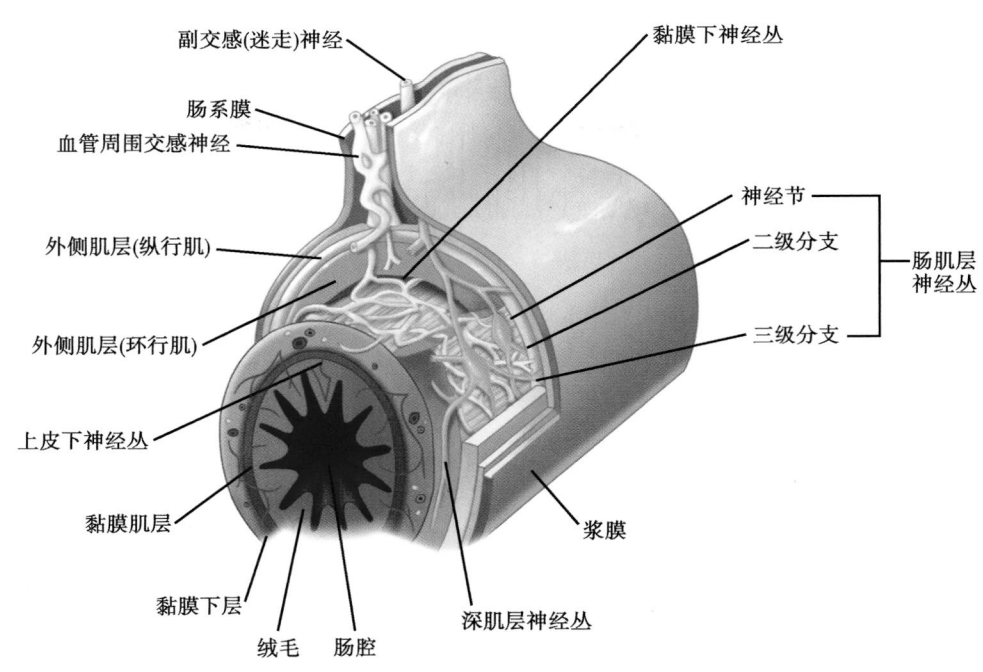

图 26-16　肠道神经系统

远端胃可以打碎固体食物,是帮助胃对固体食物排空的主要场所。肌电除极化的慢波以大约 3 次/分的频率扫描远端胃。这种慢波起源于胃大弯高侧的胃起搏细胞。这种起搏细胞可能为 ICC,这种细胞在小肠和结肠中起类似的功能。这种肌电波大多数低于静息状态平滑肌收缩的阈值,因此与微小的压力变化有关。神经和(或)激素的输入,提高了动作电位的平台期,可以触发肌肉的收缩,导致了与慢电波相关的蠕动波,其频率相同(3 次/分)(图 26-17)。因此,植入起搏细胞可能会作用于这种肌电耦合效应,从而使胃瘫的病人受益。

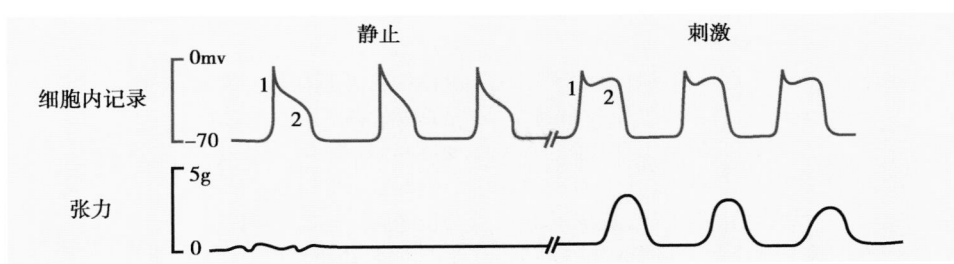

图 26-17　细胞内电活动与肌细胞收缩的关系。可以注意的是,收缩活动总是伴随电活动,但反之不然,当机械活动静止时出现的是没有达到阈值的常规去极化,只有在刺激状态下收缩阈值才能达到,同时可以记录到机械运动

在消化间期,远端胃的活动由移行性复合运动(MMC)控制,被称为是胃肠道的管家(图 26-18)。MMC 的作用是在进食消化完成后清扫胃内未消化的食物、杂质、脱落细胞和黏液。MMC 持续大约 100 分钟(夜间长,白天短)可以分为四个阶段。阶段 1(大约占整个循环的 50%)是相对静止期。在阶段 1 中不会发生高振幅的肌肉收缩。阶段 2(占整个 MMC 循环的 25%)包括一些不规则、高振幅的非推进型收缩。阶段 3,包括激烈、有规律的推进型收缩(大约 3 次/分),只持续 5~10 分钟。大多数第三阶段的胃肠道的复合运动从胃开始,频率接近于肌电胃慢波。阶段 4 是过渡期。

对于控制 MMC 的神经内分泌因素所知甚少,但似乎不同阶段由不同的机制调节。例如,迷走神经切断术阻断 MMC 第二期,但是不会影响第三期。事实上,完全失去外源神经输入的自体移植胃也会存在第三期 MMC。这表明,第三期由内源神经和(或)激素调节。事实上,远端胃 MMC 第三期开始阶段,由十二直肠黏膜产生的血胃动素水平一过性升高。犬十二指肠切除后 MMC 第三期消失,人十二指肠切除后(例如,胰十二指肠切除术,Whipple 术)通常会导致术后胃排空延迟,有时会对红霉素——一种胃动素受体激动剂有反应[37]。显然胃动素受体存在于胃窦部平滑肌和神经中。其他调节胃 MMC 的因子包括一氧化氮,内源性阿片类药物,内源性胆碱能和肾上腺素能神经以及十二指肠 pH(在十二指肠 pH 小于 7 的情况下不发生 MMC 第三期)。

进食会消除 MMC 并导致进食运动模式。胃的进食运动模式在食物咽下后 10 分钟后开始并持续至所有食物排空。导致这种变化的神经内分泌因素不明,但是 CCK 和迷走神经似乎发挥了一定作用:假饲可以一过性地引发胃窦部的类似进食运动模式的运动,并且可由 CCK 受体阻断剂氯谷胺抑

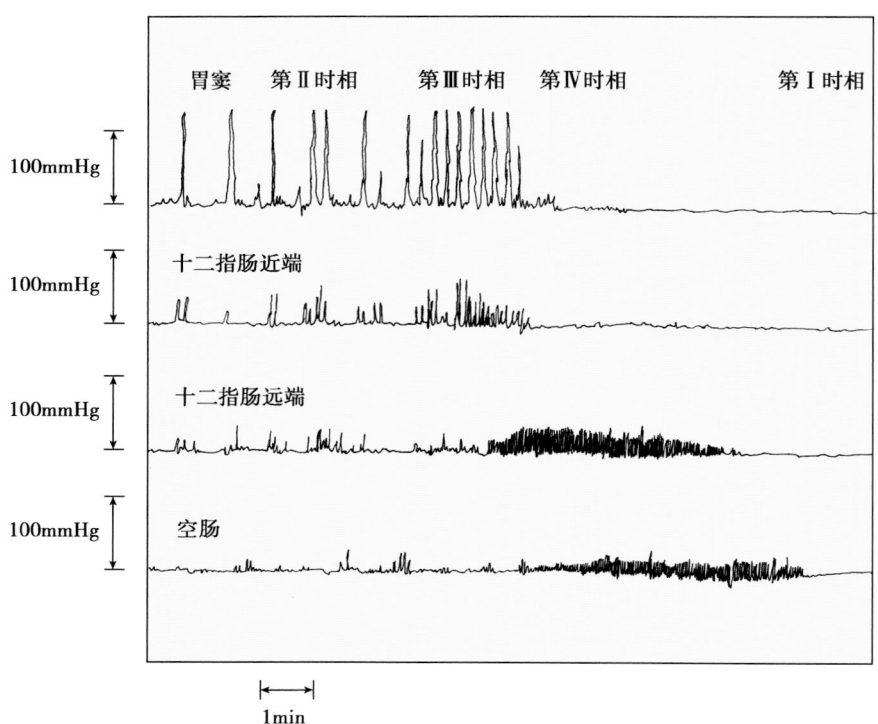

图 26-18　胃肠运动在禁食模式的迁移运动复合体。当第Ⅲ时相迁移运动复合体出现时,有效的蠕动波自胃向远端小肠推进

制。胃进食运动模式类似于 MMC 第二期,由不规则但是持续的远端胃收缩运动构成。在进食状态,一般的肌电慢波与胃远端的强烈收缩有关。有些是顺行,有些是逆行以利于混合、研碎固体食物。胃收缩幅度和持续时间由食物的稠度和构成决定。

幽门是有效地调节胃排空和防止十二指肠反流的屏障。胃旁路、切断或幽门切除术有可能导致胃排空失控和倾倒综合征(见下文胃切除术后并发症)。幽门功能不全或破坏也可能导致十二指肠内容反流入胃。十二指肠灌注液体、葡萄糖、氨基酸、高渗盐水或胃酸可以导致幽门关闭,减少反流。回肠灌注脂肪有同样的效果。多种神经激素通路参与这种生理反应,有证据表明,不同的刺激与不同的通路关联。

幽门可以被认为是肌肉和结缔组织组成的厚环。幽门平滑肌中的神经密度较胃窦高数倍,从而增加了 P 物质、神经肽 Y、血管活性肠肽和甘丙肽染色阳性的神经元数量。ICC 与幽门肌细胞关系更加密切,幽门与远端胃的肌电慢波频率相同。幽门的活动有节律性和阶段性。在 MMC 第三期,幽门开放使胃内容进入十二指肠。在进食期,幽门大部分时间关闭。它间歇性松弛,通常与胃窦部低振幅运动同步。高振幅的胃窦部收缩通常会伴随着封闭的幽门,这进一步促进了食物的研磨。

幽门运动的调节是复杂的,同时有抑制和兴奋迷走神经通路的证据。部分收缩迷走神经作用由阿片通路介导,因为它们可以纳洛酮阻断。十二指肠的电刺激可以导致幽门收缩,而胃窦部电刺激引起幽门松弛。一般来说,一氧化氮介导幽门松弛,一氧化氮通过多种模型导致幽门松弛和抗反流能力下降,而一氧化氮合酶抑制剂有相反的效果。其他分子可能在控制幽门平滑肌方面起作用,包括血清素、血管内活性肠肽、前列腺素 E_1 和甘丙肽(幽门松弛)和组胺、缩胆囊素和促胰液素(幽门收缩)。

胃排空

胃排空的调控机制是复杂的。一般来说,食物热量或渗透压的上升、脂肪含量增加、食物颗粒增大,可以减缓胃排空,液体排空快于固体。渗透压、酸度、卡路里含量、营养成分都是重要的调节因素。刺激十二指肠渗透压感受器、葡萄糖感受器和 pH 受体,可通过多种机制明显抑制胃排空。CCK 在生理剂量下可以抑制胃排空(图 26-19)。最近认识到,大部分由脂肪分泌也可由胃黏膜分泌的瘦素,可以抑制胃排空,或许与 CCK 的通路相同(该激素也存在饱足属性)。产生饥饿感的胃饥饿素有相反的效果。

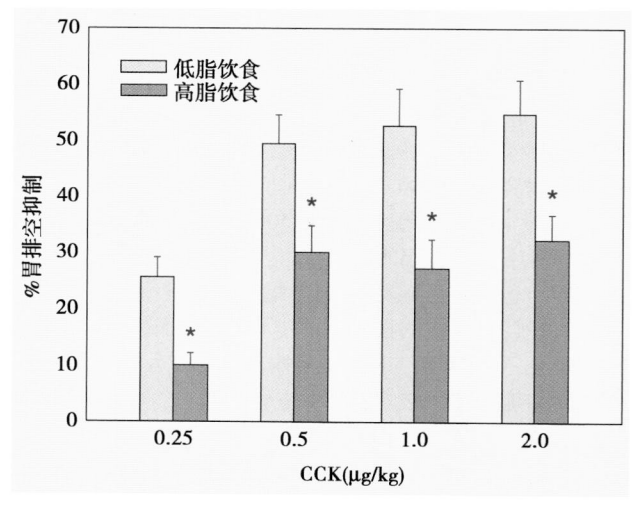

图 26-19　缩胆囊素(CCK)抑制胃排空

液体排空

水或生理盐水的排空遵循一级动力学,半排空时间约 12 分钟。因此,如果某人喝 200ml 水,大约 100ml 在 12 分钟内进入十二指肠,如果某人喝 400ml 水,约 200ml 在 12 分钟内进入十二指肠。这种排空模式随液体的热量密度、渗透压和营养成分改变(图 26-20)。在 1M 渗透压下,液体排空率大约为 200kcal/h。十二指肠渗透压感受器和激素(例如,促胰液素和血管内肠肽素)都是液体排空的重要调节因子。一般来说,在仰卧位胃液体排空延迟。

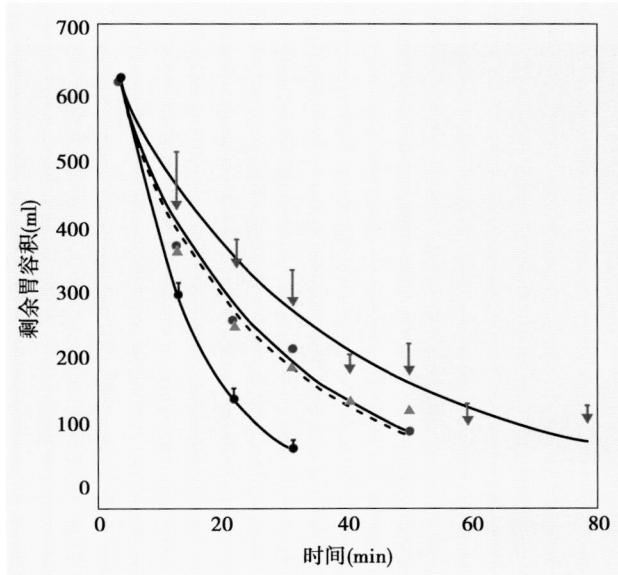

图 26-20　营养素组成和热卡的比重影响液体在胃的排空。葡萄糖液(实圆)热卡比重最低,耗尽最快。其他较高热卡比重的液体如乳蛋白(实三角)和肽水解产物(空圆和空三角)排空较慢

传统上,液体排空归于近端胃的运动,但它可能比以前认为的更为复杂。显然,容受性舒张和胃顺应性在液体排空中起重要作用。失神经(如迷走神经切断术后)、切除或皱褶(如胃底)的病人近端胃顺应性减低,可能会表现为胃液体排空加速。吞咽液体食物会导致容受性舒张,但是通过鼻胃管注入相同的食物会绕过这种反射并且导致胃内压力升高,排空加速。

一些研究表明,远端胃在液体排空中起积极作用。例如,即使近端胃内压力低于十二指肠压力,胃液体排空仍会出现。此外,糖尿病病人近端胃运动功能正常但可能出现胃液体排空障碍。事实上,胃窦收缩活动与液体排空相关,这种远端胃的活动似乎会随着营养物质和卡路里的含量改变。在不同情况下,远端胃活动会促进或抑制胃液体排空。远端胃切除和幽门支架植入术均明显干扰远端胃活动,并且都会加速胃液体排空的快速阶段。

固体排空

通常情况下,固体的半排空时间<2 小时。不同于表现为最初的快速其和其后的慢速线性期的液体排空,固体排空开始表现为有很少固体排空的滞后期。在这个阶段食物得以被研磨和混合。其后出现线性排空期,在此期间小的颗粒物质排空入十二指肠。固体排空由食物颗粒大小,卡路里含量以

及组成(尤其是脂肪)决定。当固体液体同时摄入,液体首先排空。固体储存在胃底并以固定的比率研碎后送入远端胃。液体也储存于胃底,但是在排空早期即被送入远端胃。固体颗粒越大,排空越慢。倾倒综合征病人应根据这种效应,限制与固体食物共同摄入的液体量。三种促动力剂用于治疗胃排空延迟。剂量和作用机制见表 26-4。

表 26-4　促进胃排空的药物

药物	常规成人剂量及作用机制
甲氧氯普胺	10mg 口服 qid;多巴胺拮抗剂
红霉素	250mg 口服 qid;促胃动素激动剂
多潘立酮	10mg 口服 qid;多巴胺拮抗剂

胃部疾病的诊断

症状和体征

胃疾病最常见的症状是疼痛、体重下降、早饱和厌食。恶心、呕吐、腹胀和贫血也十分常见。这些症状中的几个(疼痛、腹胀、恶心和早饱)通常被内科医师描述为消化不良(dyspepsia),与普通的非医学术语消化不良(indigestion)同义。消化不良的常见原因包括胃食管反流病(GERD)和胃、胆囊、胰腺功能失调。虽然上述症状都不是胃病的特异性症状,但当经过详细的询问病史和体格检查后,它们可以清楚地指向一个可能的鉴别诊断,指导进行确定性的检查。

辅助诊断方法

上消化道内镜

存在一个或多个表 26-5 中症状的病人应尽快接受内镜检查。上消化道内镜(EDG)检查是一种安全准确的可在清醒镇静下完成的门诊手术[38]。较小的携带精良光学和工作通道的内镜可以很容易地插入未经麻醉的病人。内镜具有可以直视食管、胃和十二指肠的优点。胃底和胃食管交界处可以通过内镜的翻转观察到。为了高准确度地排除癌症,所有由上消化道造影或内镜下诊断为胃溃疡的病人都应进行病灶边缘和基底部的多点活检,也应考虑进行刷片细胞学检查。胃炎病人应进行病理检查和组织尿素酶试验,以排除幽门螺杆菌的存在。如果感染幽门螺杆菌,应该积极治疗病人,以防消化道溃疡、胃黏膜相关淋巴组织(MALT)和胃癌的发生。EGD 检查的最严重并发症是穿孔(这是罕见的,但可以出现在从颈段食管到十二指肠的任何地方),误吸和过度镇静导致的呼吸抑制。虽然 EGD 检查较双重对比上消化道造影更加精确,但是这两种检查方法应视为互补而不是互斥。

表 26-5　上消化道内镜检查的指征

体重下降
频繁呕吐
吞咽困难
出血
贫血

放射学检查

腹平片在胃穿孔(气腹)或胃排空延迟(大气液平)的诊断中有所帮助。

双重对比上消化道造影可能在如下疾病的诊断中优于EGD,亦可发现憩室、瘘管、扭曲或狭窄的位置,食管裂孔疝的大小。虽然溃疡良恶性的鉴别存在放射学诊断特征,但是仍应强调活检的重要性。

计算机断层扫描和磁共振成像

大多数胃疾病可以不经过这些检查就能诊断。但是

这是胃恶性肿瘤病人进行分期的常规检查。磁共振成像(MRI)可以临床应用于检查胃排空,甚至有希望对胃瘫病人肌电功能紊乱进行分析。先进的高分辨率螺旋CT和MRI数据处理使虚拟内镜成为现实[39-41]。目前作为有效的研究工具,具有成为筛查胃疾病的应用潜力,因为它是无创的,并且不需要医师现场操作,数字传输允许进行图像的远程分析。

在一些专门的中心,CT和MRI可以得到令人印象深刻的虚拟内镜图像(图26-21)。当然,这种技术发现的可疑病变应进行内镜评估。而且,在这些非侵入性检查应用于病人之前,假阴性率应被证明是在可接受的范围内。

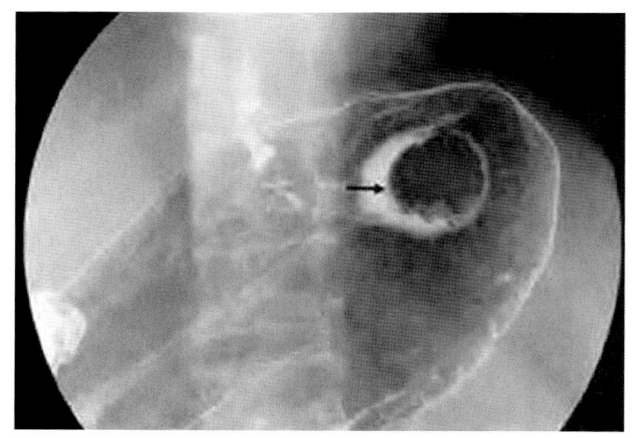

A

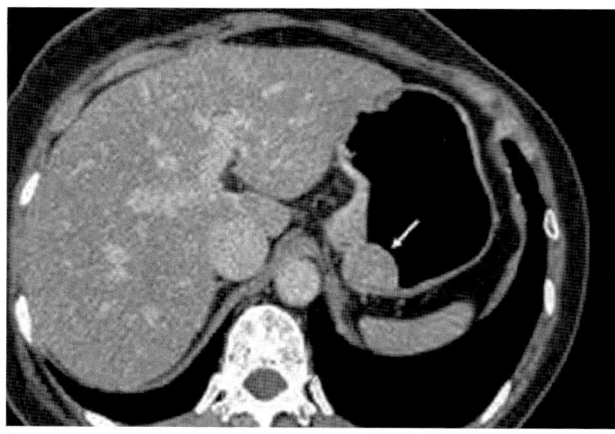

B

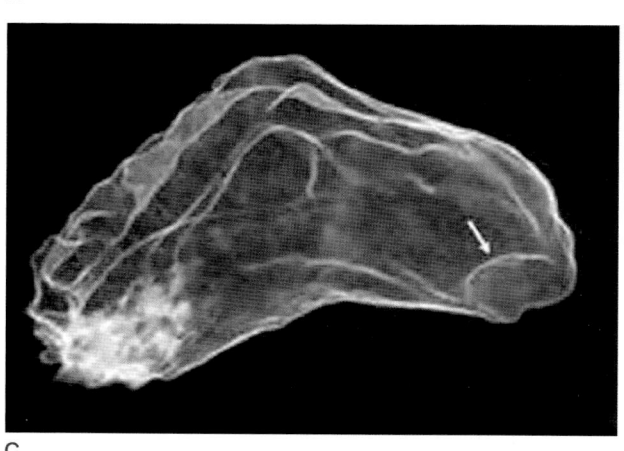

C

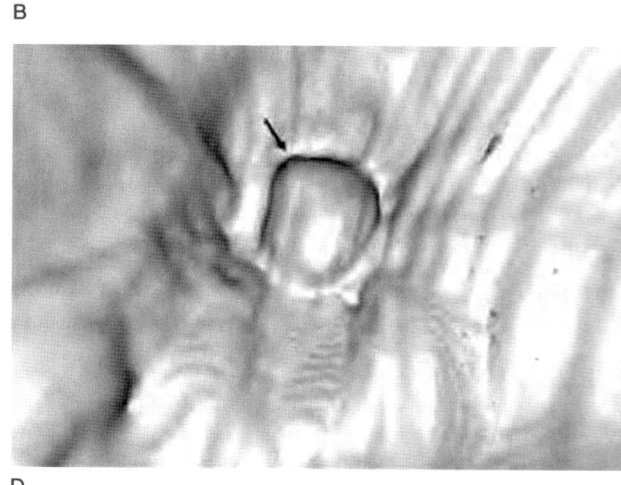

D

图26-21 常规气钡双重造影(A)显示位于胃底的局限性突出肿物。CT亦显示(B)突向腔内的息肉(箭头)。CT三维重建(C)和虚拟内镜(D)显示胃底的抬起样病变(箭头)。术后全胃标本(E)显示境界清楚的息肉状肿物(箭头);镜检后该病变被确认为早期Ⅰ型胃癌(未显示)

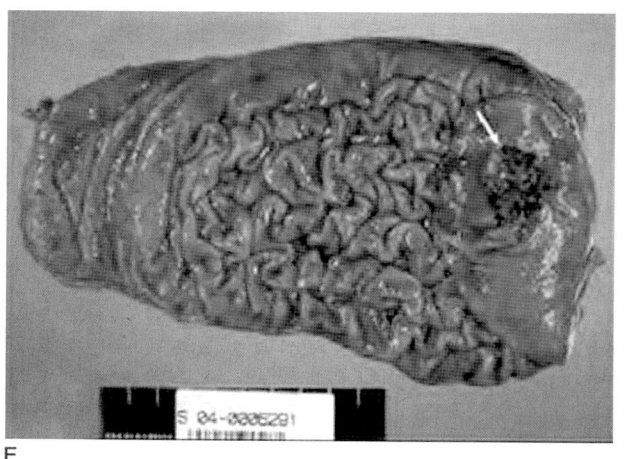

E

动脉造影在胃疾病诊断中很少被用到。对一般状况差的胃大出血病人或难以诊断的胃隐匿性出血的病人有一定帮助。对比剂外渗指示出血血管的位置,选择性栓塞或血管加压素灌注可能具有治疗作用。偶尔的,对可疑且未经证实的血管进行经验性栓塞治疗有效。动静脉畸形血管造影具有特征性的表现。

内镜超声检查

内镜下超声(EUS)可用于评估和处理一些胃良性病变[42~44]。EUS 进行的胃腺癌局部分期相当准确,这一方式可以用于制订治疗计划。在一些中心,有透壁性浸润和(或)淋巴结阳性的腺癌病人考虑进行术前化疗(新辅助化疗)。EUS 是对这些病人进行临床分期的最好方法。可以对可疑的淋巴结进行内镜超声引导下进行穿刺活检。局限于黏膜层的恶性肿瘤可以考虑进行内镜下黏膜切除术(EMR)。EUS 也可用于评估肿瘤对化疗的反应。黏膜下肿物可以在常规的胃镜检查中发现。大的黏膜下肿物应该切除,因为存在恶性肿瘤的风险,但是小的黏膜下肿物(如脂肪瘤或小 GIST)可以观察。良性和恶性的间叶细胞瘤存在内镜特点,因此,EUS 可以提供参考,但无法确定在观察中的小病灶是良性的。黏膜下静脉曲张也可应用 EUS 检查。

胃分泌物分析

胃酸分析需要插入胃管,目前已经很少采用了。这个检测可能在评价高胃酸分泌病人中起一定作用,包括卓艾综合征(ZES),难治性溃疡或胃食管反流症,术后溃疡复发的病人。从历史上看,胃酸分析最常用于迷走神经切断术后评估和难治性溃疡的检测。现在,这个检测可以通过假饲后检验外周血胰多肽水平代替[45]。假饲后 30 分钟内胰多肽水平上升 50% 表明迷走神经完整。

胃酸分析在空腹状态下左侧半卧位下进行。鼻胃管位置得到证实后,每 5 分钟进行充气。收集第 15 分钟每 5 分钟充气的样本。这种动作可以达成胃酸分泌的第四刺激(通常是 5 肽胃泌素),或者更常见的是假饲病人(咀嚼后吐出),并重复这一过程。样本进行平衡滴定。正常的基础胃酸分泌(BAO)是<5mEq/h。MAO 是 15 分钟刺激周期最后两个阶段的平均值,通常为 16 ~ 15mEq/h。将四个刺激周期中胃酸的最高值定义为胃酸分泌的峰值。胃泌素瘤病人 BAO 升高,经

常大于 30mEq/h,但是持续大于 15mEq/h 除非以前进行过迷走神经切断或胃切除术。在胃泌素瘤病人中,BAO 与 MAO 比值超过 0.6,应用抑酸药的病人胃酸分泌量正常通常意味着病人依从性较差。为了正确评估胃酸分泌能力,应该停用 H_2 受体阻断剂和质子泵抑制剂后 1 周进行胃酸分析。

核素扫描

核医学技术在检测胃排空和十二指肠反流中有一定作用。标准胃排空核素试验包括摄入 1 个或 2 个同位素的试验餐,之后在伽马相机下进行扫描。绘制液体和固体排空曲线计算半排空时间。每个设备的正常标准不同。十二指肠胃反流可以通过静脉注射肝胆亚氨基二乙酸后分析测定,这通常由肝脏摄取分泌入十二指肠。软件可以半定量分析出有多少同位素反流入胃。正电子发射断层扫描(PET)或者 CT/PET 可以检测胃恶性肿瘤的病人。

幽门螺杆菌的检测

在过去的 20 年中,幽门螺杆菌感染成为人类的重要病原体。在大多数消化性溃疡(PUD)病人中可见,并与胃淋巴瘤和腺癌有关。通过多种测试,医师可以了解到病人是否感染幽门螺杆菌[46]。作为筛查工具时这些检测的预测值(阴性和阳性)取决于筛查人群中幽门螺杆菌的流行程度。阳性结果通常是准确的,阴性结果通常是不可靠的。因此,在一定的临床背景下,幽门螺杆菌的治疗应该在阳性的结果下开始,但不一定在阴性的结果下停止。由于幽门螺杆菌与胃淋巴瘤和胃癌相关,很多临床医师建议诊断幽门螺杆菌感染后即开始治疗。

血清学检测阳性是未经治疗病人感染幽门螺杆菌的间接证据,胃窦黏膜活检染色阳性是金标准。其他检测包括商品化的快速尿素酶检测,该实验可以视为是胃窦黏膜活检尿素酶存在的依据(强力间接证据)。尿素酶是定植于胃黏膜的幽门螺杆菌普遍存在的酶。标记碳[13]尿素呼气试验已经成为确定治疗后是否根除幽门螺杆菌的标准测试[47]。在这个测试中,病人摄入由无放射活性碳[13]标记的尿素。被标记的尿素由幽门螺杆菌上的尿素酶摄取并转换成氨和二氧化碳。放射标记的二氧化碳被肺呼出后可在空气中检测到(图 26-22),它也可以在血中检测到。粪便抗原检测也很敏感,同时特异性也很高,并可用于证实是否治愈。

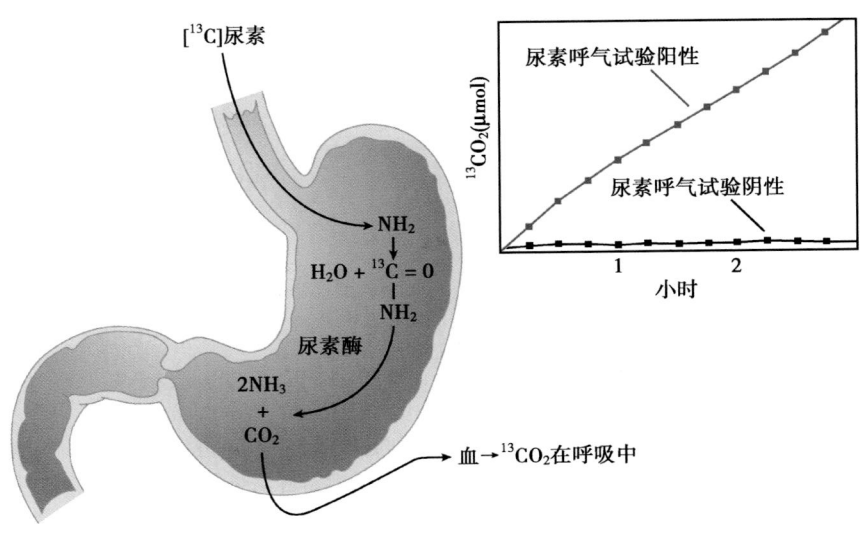

图 26-22　尿素呼气试验检测螺旋杆菌感染

前十二指肠运动功能测试和胃电图

一些中心进行前十二指肠运动功能测试和胃电图（EGG）检测用于评价腹部异常症状的病人。EGG 由经皮检测的胃肌电活动绘成。十二指肠运动功能测试是通过经口或经鼻放置到十二指肠远端的管来检测。压力传感器由胃延伸至十二指肠远端。这两项测试结合到一起可以用于评估胃动力。

消化性溃疡

消化性溃疡是胃十二指肠黏膜的局部缺损，可达黏膜下层或更深层。可表现为急性或慢性过程，为黏膜防御因素和酸性或消化性侵袭因素失衡的结果（图 26-23）[48,49]。尽管消化性溃疡仍旧是一种常见的门诊疾病，但其就诊、入院和择期手术例数在过去的 30 年中都在稳定而显著的下降。有趣的是，这一趋势的开始早于对 H_2 受体阻滞剂、内镜和高选择性迷走神经切断术的应用。然而，消化性溃疡相关急症手术率和死亡率并没有明显下降。这一流行病学变化可能反映了多因素的综合作用，有利因素包括幽门螺杆菌感染的控制、更好的内科治疗和门诊病人治疗的增加，不利因素包括非甾体消炎药和阿司匹林在具有多种危险因素的老龄人群中的应用。

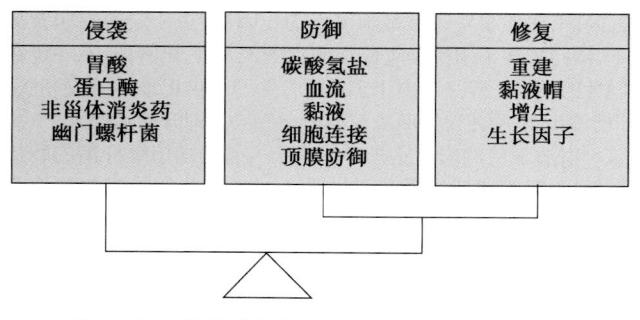

图 26-23　胃黏膜侵袭性和防御性因素间的平衡

在美国，消化性溃疡是最常见的胃肠道疾病之一，发病率为 2%，终身累计发病率为 10%，峰值在 70 岁左右[50]，其造成的经济损失（包括损失工作和生产力）年超过 80 亿美元。1998 年全部医疗支出的 1.5% 被来治疗消化性溃疡，其死亡率达 1.7/10 万。胃溃疡因其在老龄人群中更为普遍而较十二指肠溃疡具有更高的死亡率。近期的研究显示，在老龄病人中，由出血、穿孔等消化性溃疡并发症造成的住院率和死亡率有上升趋势，这可能是由于在老龄人群中，其非甾体消炎药和阿司匹林的应用更为普遍，以及合并幽门螺杆菌感染。

病理生理学和病因

多种因素可能导致消化性溃疡的发生。虽然目前认为，大多数的胃十二指肠溃疡的发生归结为幽门螺杆菌感染和非甾体消炎药的使用[17,51]（图 26-24），但是溃疡形成的最终路径被归结为胃十二指肠黏膜屏障的酸性和消化性损伤。因此，"无酸，无溃疡"的理论仍旧成立。抑酸药仍旧是治疗胃十二指肠溃疡以及预防其再发的主要用药。一般认为，幽门螺杆菌感染会易化酸性物质过度分泌和黏膜防御机制受损造成的溃疡形成过程。非甾体消炎药主要是由于损害黏膜屏障而导致消化性溃疡。十二指肠溃疡被认为是增强的酸性消化作用作用于十二指肠黏膜所导致的疾病，而胃溃疡被认为是正常的甚至降低的酸性消化功能作用于削弱的黏膜屏障所导致的疾病。然而，对消化性溃疡病生理过程的进一步了解使这一过于简单的分类含混不清。减弱的黏膜屏障是很多十二指肠溃疡和大多数胃溃疡形成中（例如，发生于使用非甾体抗炎药的幽门螺杆菌阴性病人的十二指肠溃疡，或者低胃酸分泌的典型的 1 型胃溃疡）起主要作用，而增强的酸性消化功能作用于正常的黏膜防御体系时也可导致胃十二指肠溃疡的发生（例如，发生于卓艾综合征病人的十二指肠溃疡，或发生于胃流出道梗阻、胃窦滞留和高胃酸分泌病人的胃溃疡）。

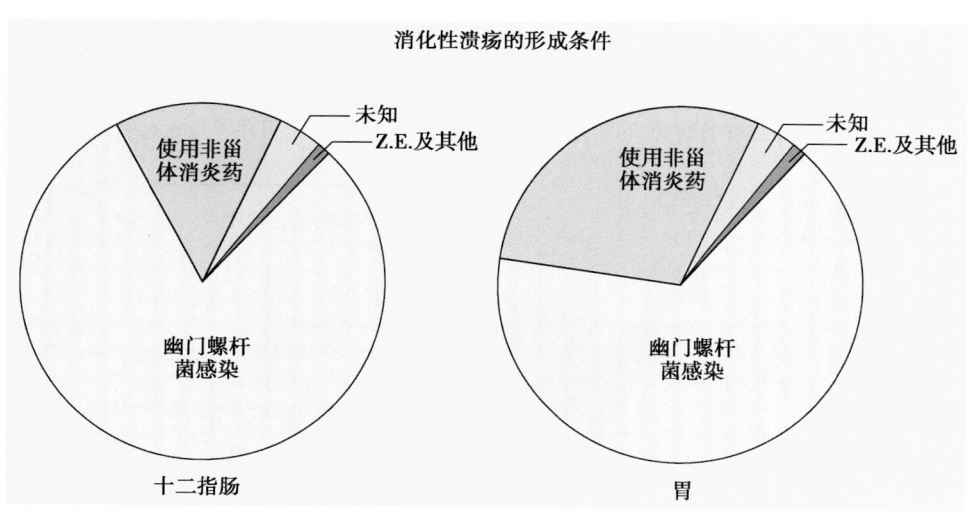

图 26-24　消化性溃疡的"原因"。Z. E. ＝ Zollinger-Ellison 综合征

去除幽门螺杆菌感染和停止使用非甾体消炎药对于溃疡病的治疗，尤其是预防其复发和（或）并发症的发生非常重要。多种其他疾病可能导致消化性溃疡，包括卓艾综合征（胃泌素瘤），胃窦 G 细胞功能亢进和（或）增生，系统性肥大细胞增多症，肿瘤，烧伤和重大生理应激状态。其他诱因包括药物（非甾体消炎药、阿司匹林、可卡因），吸烟，酒精和心理压力。在美国，超过 90% 严重消化性溃疡并发症可归因于幽门螺杆菌感染，非甾体消炎药使用和（或）吸烟。

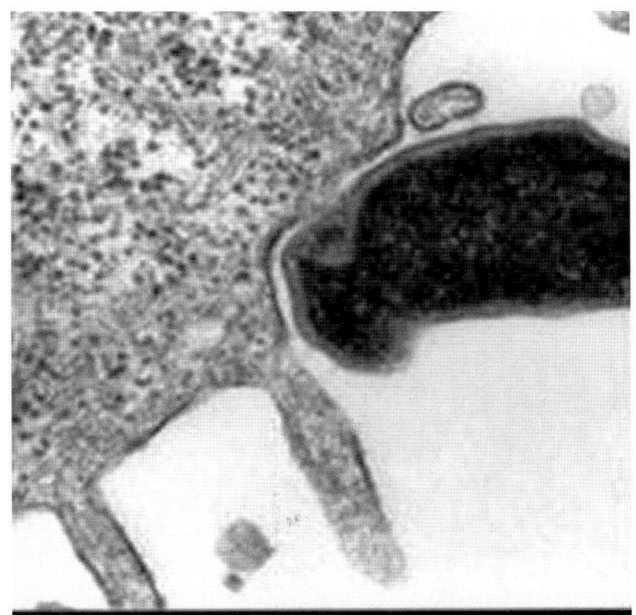

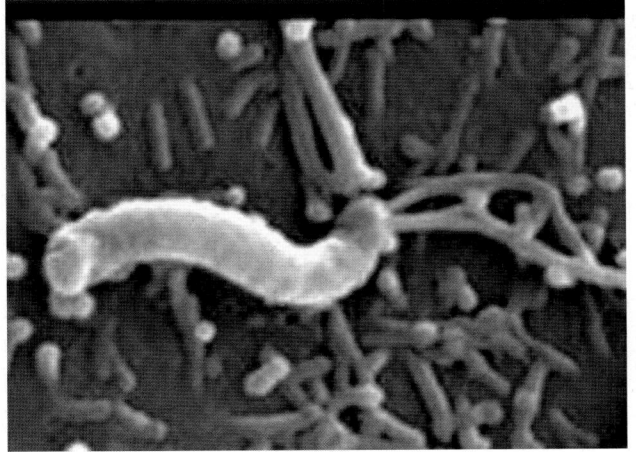

图 26-25 幽门螺杆菌与细胞膜紧密黏附(上图)。螺旋状的幽门螺杆菌附着于上皮表面并被微绒毛包绕(下图)。在下图中可见位于细菌上极的鞭毛

幽门螺杆菌感染

由于具有特殊的鞭毛和足够的尿素供应,幽门螺杆菌得以在胃内的恶劣环境下生存[52~55]。全世界 50% 的人口感染幽门螺杆菌,这是慢性胃炎的一个主要原因。如同反流性食管炎和炎性肠病一样,炎症、化生、易生和癌变的过程也发生于幽门螺杆菌感染性胃炎。延长使用质子泵抑制剂和 H_2 受体阻滞剂对于这一过程的影响还不清楚。幽门螺杆菌同时也被认为是胃淋巴瘤发生的病因。

其体内含有尿素酶,可将尿素转化成氨和碳酸氢盐,在自体周围制造出一个碱性环境从而缓冲胃酸分泌。氨可损害胃表层上皮细胞。不能产生尿素酶的突变株则无法在胃内生长。其生长于胃表层黏膜细胞上层的黏液层,部分也可黏附于细胞上(图 26-25)[53,54]。

显然缺乏鞭毛的菌株无法穿越黏液层,从而附着于表层上皮细胞,不具致病性。幽门螺杆菌导致胃损伤的其中一个机制可能是通过破坏胃酸分泌,这可能部分是由于幽门螺杆菌可抑制胃窦 D 细胞分泌生长抑素,从而抑制胃窦 G 细胞分泌胃泌素。幽门螺杆菌感染与生长抑素水平降低、生长抑素信使 RNA 水平降低和胃窦 D 细胞减少相关。这一作用可能是通过幽门螺杆菌介导的胃窦部局部碱化造成的,其还可增加一些局部介质和细胞因子的分泌。其最终结果是导致高胃泌素血症和高胃酸分泌(图 26-26)[49]。高胃酸分泌和胃窦部胃炎被认为可导致幽门后十二指肠上皮化生。十二指肠化生可导致幽门螺杆菌在十二直肠黏膜定植,并使发生十二指肠溃疡的危险性增加 50 倍,当幽门螺杆菌在十二指肠定植后,酸刺激介导的十二指肠碳酸氢盐释放明显减少。当幽门螺杆菌感染治愈后,生理性胃酸分泌将趋于正常。其他幽门螺杆菌介导的胃十二指肠黏膜损伤包括毒素产生,感染黏膜的局部细胞因子作用,炎症细胞聚集和炎症介质释放,局部免疫因子聚集和激活以及细胞凋亡增加(图 26-27)[54,55]。这一交互作用会导致黏膜防御机制减弱。

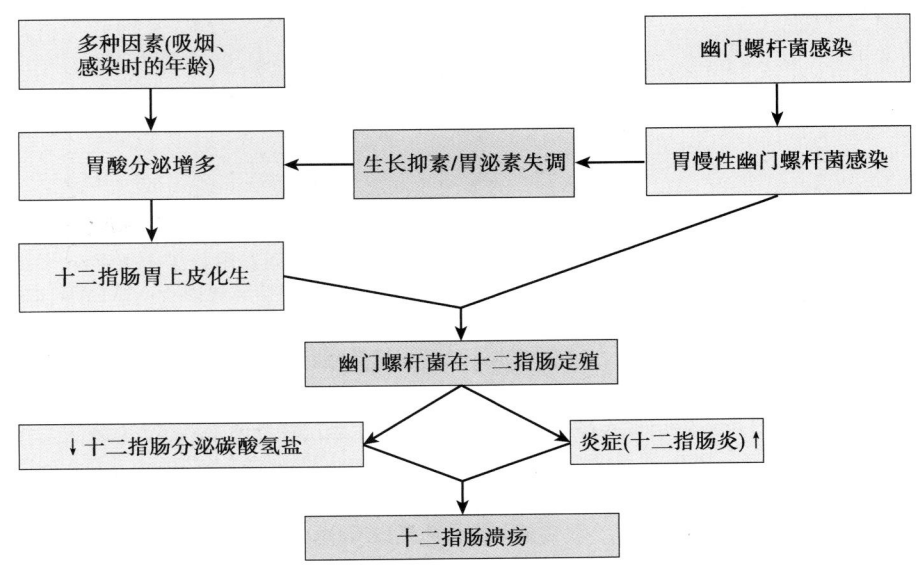

图 26-26 幽门螺杆菌在十二指肠溃疡发病机制中的作用

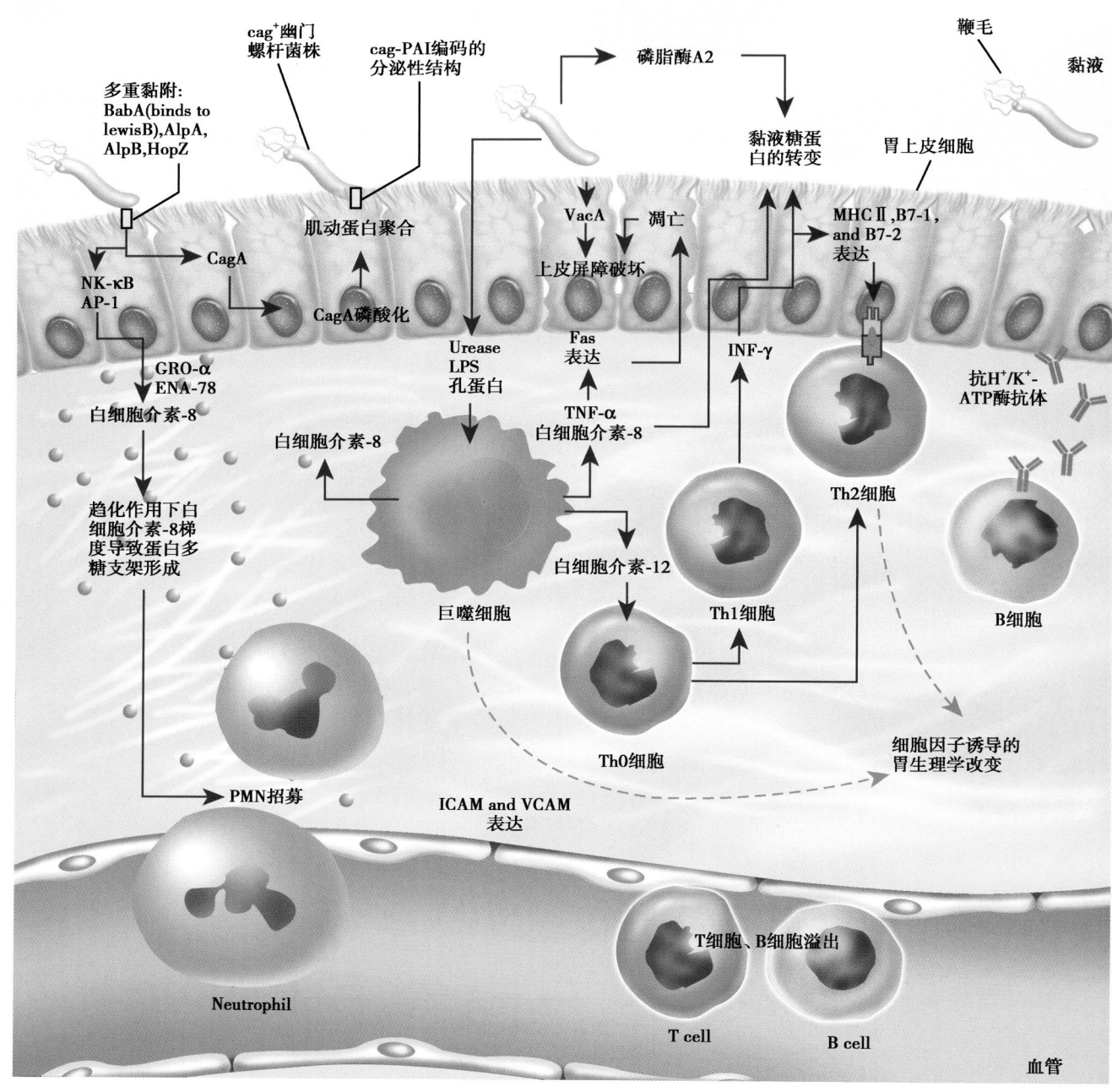

图 26-27　幽门螺杆菌感染发病机制中病原体-宿主的相互作用。ICAM,细胞间黏附分子-1;INF-γ,干扰素-γ;LPS,脂多糖;NF-κB,核转录因子 κB;PAI,致病岛;PMN,多形核嗜中性粒细胞;TNF-α,肿瘤坏死因子-α;VCAM,血管细胞黏附分子

　　目前有强有力的证据证明,幽门螺杆菌感染在消化性溃疡的病生理过程中具有核心作用。存在幽门螺杆菌感染及胃窦部胃炎的病人其患消化性溃疡的几率较正常人高 3.5 倍。大约90%的十二指肠溃疡病人,70% ~90%的胃溃疡病人存在幽门螺杆菌感染。一项多重随机前瞻性研究显示,治疗幽门螺杆菌感染可明显改变消化性溃疡的自然病程。溃疡的复发率由单用抑酸药(幽门螺杆菌未被清除)的 75%降至单用抗菌治疗的小于20% (图 26-28)[56]。

　　显然,消化性溃疡的病因还涉及很多因素,因为并不是所有幽门螺杆菌感染病人都患有消化性溃疡。仅有 10% ~15% 发生幽门螺杆菌感染病人会发生消化性溃疡。很多服用阿司匹林和非甾体抗炎药的病人在无幽门螺杆菌感染的情况下也可发生消化性溃疡。各种实验室,临床和流行病学研究结果指示,幽门螺杆菌无疑是消化性溃疡的发生和复发中一项重要因素。幽门螺杆菌也在胃癌和胃淋巴瘤的发生中扮演重要角色[54]。

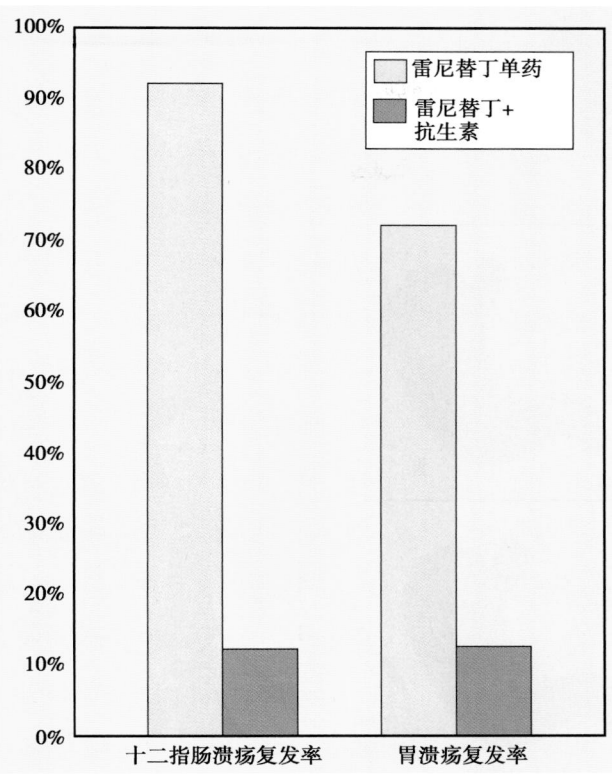

图 26-28　对于幽门螺杆菌的治疗能够显著降低胃及十二指肠溃疡的复发率

胃酸分泌与消化性溃疡

十二指肠溃疡病人可表现出多种黏膜酸暴露相关的异常（图 26-29）[57]。十二指肠溃疡病人较胃溃疡病人胃酸分泌增加，较对照组具有更高的基础胃酸排泌量和最大胃酸排泌量，其分泌在夜间较日间正常。然而，很多十二指肠溃疡病人其基础和峰分泌量均在正常范围内，且胃酸分泌量和溃疡严重程度之间并无明显相关性。在胃酸分泌刺激因素作用下十二指肠溃疡病人较正常对照组胃酸分泌量更大。通常十二指肠溃疡病人空腹胃泌素浓度处于正常范围内，其胃酸分泌均高于对照组。鉴于很多十二指肠溃疡病人均存在胃酸分泌过多，有争论表示"正常"水平的空腹胃泌素对于这些病人已经过高，这是由于存在受损的反馈机制，尤其是壁细胞对于胃泌素敏感性增强。最近一些关于幽门螺杆菌感染相关胃酸及胃泌素分泌变化的研究解释了这些长期观察的现象。一些十二指肠病人其胃排空增强，从而使十二指肠单位时间的酸负荷增加。最终，病人因碳酸氢盐分泌减少从而导致十二指肠的缓冲能力减低。

胃溃疡病人胃酸分泌的变化并不恒定。目前胃溃疡一般被分为五型，而传统的约翰森分类则包括三型（图 26-30）[58]。最常见的，约翰森一型胃溃疡主要发生于胃窦切迹胃小弯侧接近胃窦和胃体分界的位置，此型病人胃酸分泌一般正常或降低。二型病人常合并静止期或活动期的十二指肠溃疡。三型为幽门前溃疡病。二型和三型病人其胃酸分泌正常或升高。四型发生于胃食道交界处，胃酸分泌正常或稍低。五型为药物因素导致的溃疡，可发生于全胃任何位置。胃溃疡病人肠黏膜屏障功能减低，可使酸反向扩散进入黏膜组织。十二指肠胃反流可能导致了胃黏膜屏障功能。十二指肠液中的很多成分包括胆汁、磷脂、胰液均可导致胃黏膜的损害和炎症，而阿匹匹林和非甾体抗炎药也具有周围的胃炎相同的作用。虽然慢性胃溃疡常常可以导致胃周围炎，然而后者并未被证明可导致前者。

非甾体消炎药与消化性溃疡

非甾体消炎药（包括阿司匹林）与消化性溃疡关系紧密[59]。服用非甾体消炎药的类风湿关节炎和骨关节炎病人其患消化性溃疡的年发生率在15% ~ 20%，而长期服用非甾体消炎药的病人发生率为25%（15% 为胃溃疡，10% 为十二指肠溃疡）。在服用非甾体消炎药的病人中消化性溃疡并发症的发生（特别是出血和穿孔）更为普遍。1/2 以上发生溃疡穿孔和出血的病人近期有服用非甾体消炎药（包括阿司匹林）的历史。这其中很多病人直到发生致命性并发症前仍旧没有明显症状。

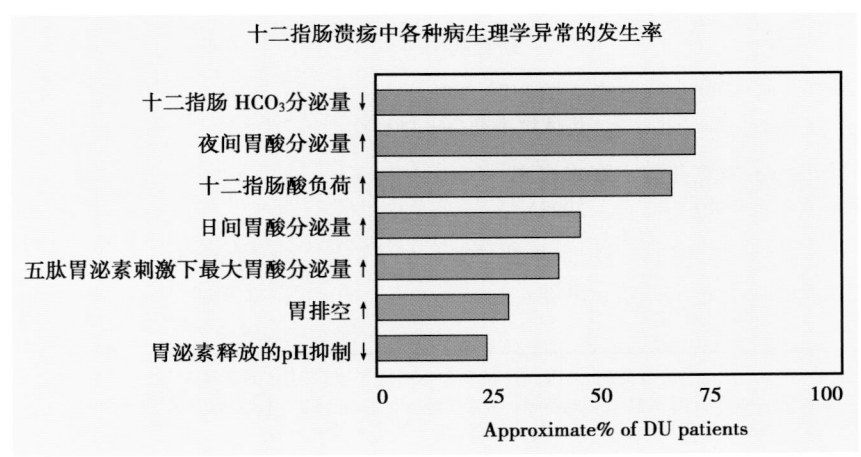

图 26-29　十二指肠溃疡病人生理学异常的发生率。HCO₃ = bicarbonate，碳酸氢盐；MAO = maximal acid output，最大胃酸分泌量

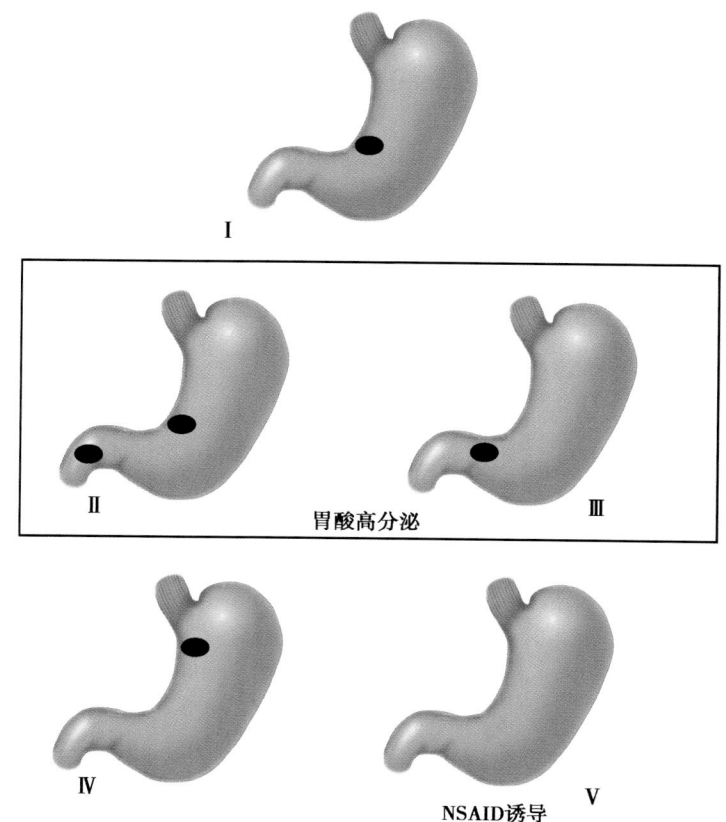

图 26-30   修订后的 Johnson 胃溃疡分型。Ⅰ. 胃小弯,切迹;Ⅱ. 胃体,切迹+十二指肠溃疡(活动或治愈);Ⅲ. 幽门前;Ⅳ. 胃小弯高位,近食管胃连接处;Ⅴ. 药物诱导(NSAID/乙酰水杨酸),胃任何部位

使用非甾体消炎药病人发生严重胃肠道恶性事件的风险较对照组高 3 倍(表 26-6)。在高于 60 岁的病人中其风险升至 5 倍。在使用非甾体抗炎药的老年病人中,其因胃肠道并发症而需手术治疗的风险较对照组高 10 倍,而死于胃肠道并发症的风险则高 4.5 倍。从整体来看,在美国大约有两千万人常规服用非甾体消炎药,而常规使用阿司匹林的病人数量已几乎相同,使用非甾体消炎药的病人因严重胃肠道事件的住院率较对照组更高。

表 26-6   人群中伴或不伴 NSAID 服用的消化道出血病例的住院率

研究[a]	治疗性服用		年度发生率[b]			
			临床上消化道事件[c]		有并发症的上消化道事件[d]	
	对照	研究药物	对照	研究药物	对照	研究药物
MUCOSA	10 种 NSAIDs(n=4439)	米索前列醇 200μg qid+非甾体抗炎药(n=4404)	3.1%	1.6%	1.5%	0.7%
CLASS	布洛芬 800mg tid,双氯芬酸钠 75mg bid(n=3987)	塞来考昔 400mg bid(n=3995)	3.5%	2.1%	1.5%	0.8%
VIGOR	萘普生 500mg bid(n=4047)	罗非考昔 50mg qd(n=4029)	(无阿司匹林[e]:2.9%)	1.4%	1.3%	0.4%
			4.5%	2.1%	1.4%	0.6%

[a] MUCOSA 和 VIGOR 试验仅包括类风湿关节炎病人;CLASS 试验包括骨关节炎(73%)和类风湿关节炎病人(27%)

[b] MUCOSA 试验的发生率代表了 6 个月时所供结果的倍增(尽管中位随访时间<6 个月)。VIGOR 和 CLASS 试验的发生率反映了每 100 病人-年的比率,尽管 VIGOR 的中位随访时间为 9 个月,CLASS 的数据仅包含试验的前 6 个月

[c] 包含穿孔、梗阻、出血和临床检查发现的无并发症的溃疡

[d] 包含穿孔、梗阻、出血(在 MUCOSA 和 CLASS 研究中因溃疡和糜烂被记录;在 VIGOR 研究中因出血被记录)

[e] 在 CLASS 研究中 21% 的病人服用小剂量阿司匹林

注意:所有对照和研究药物之间的差异具有显著性,除了 CLASS 研究中的临床上消化道事件(P=0.09)

可使应用非甾体消炎药病人发生胃肠道事件风险增加的因素包括:年龄>60 岁,前期的胃肠道疾病史,高剂量的非甾体消炎药,合并使用甾体类药物,合并使用抗凝药物。任何使用非甾体消炎药或阿司匹林的病人只要具有以上一条或以上的危险因子,都应同时合用抑酸类药物(表 26-7)[60]。

| 表 26-7 | 如出现下列危险因素,服用 NSAID 或阿司匹林的病人需要同时加用抑酸药 |

- 年龄>60 岁
- 消化性溃疡病史
- 同时服用甾体药物
- 同时服用抗凝药
- 服用大剂量 NSAID 或阿司匹林

吸烟、应激和其他因素

流行病学研究显示,吸烟者其发生消化性溃疡的几率较不吸烟者高 2 倍。吸烟可增加胃酸分泌及十二指肠胃反流。吸烟可降低胃十二指肠的前列腺素分泌及胰十二指肠的碳酸氢盐分泌。这些观察结果均可解释吸烟与消化性溃疡的关系。

尽管很难测量,但生理和心理压力无疑在消化性溃疡的发生中扮演了重要角色。1842 年,Curling 描述了发生于烧伤病人的十二指肠溃疡和(或)十二指肠炎。几十年后,Cushing 又描述了发生于头部创伤病人的急性消化性溃疡(Cushing 溃疡)。在古代,人们已经认识到消化性溃疡和压力之间有不可否认的关系。高压力的生活可增加病人并发症的发生率(出血,穿孔,梗阻)。可卡因的使用与近幽门消化性溃疡的穿孔倾向关系密切。饮酒通常被认为是消化性溃疡的一个危险因素,但并无确切的证据。

临床表现

超过 90% 的病人主诉腹痛,为非放射性、烧灼样,主要发生于上腹部。疼痛机制不清,十二指肠溃疡病人的腹痛通常发生于餐后 2~3 小时和夜间,2/3 的病人诉疼痛可将其从睡眠中唤醒。胃溃疡的疼痛更经常发生于进食时,较少发生睡眠中因疼痛而唤醒。消化性溃疡病史,非甾体抗炎药,非处方类抑酸,抑分泌药物的使用可帮助诊断。其他症状体征包括恶心,腹胀,体重减轻,大便潜血,贫血。十二指肠溃疡的发病率男性较女性高两倍,而胃溃疡则基本相同。胃溃疡病人的平均年龄较十二指肠溃疡病人大 10 岁,而且其发病率在老年人群中在增加,这是由于在这一高幽门螺杆菌感染率人群中非甾体消炎药使用增加。

诊断

在发生消化不良和(或)上腹痛的年轻病人中,可不经过辅助检查而直接经验性使用质子泵抑制剂治疗溃疡。但在这类病人中需要谨慎告知其存在误诊可能,包括初始治疗有效的病人仍有恶性可能。所有具有上述症状的大于 45 岁的病人都应行上消化道内镜检查,所有年龄的病人,如存在危险症状(表 26-5)也都应行此检查,也可行双重对比的上消化道 X 线检查。一旦溃疡被内镜或影像学确诊,则应考虑其发生的病因(幽门螺杆菌,非甾体消炎药,胃泌素瘤,肿瘤)。所有的胃溃疡都应行活检,所有位置的胃炎都应行活检以排除幽门螺杆菌感染,并行组织学评价,若为阳性再行进一步的幽门螺杆菌检查。不

是没有理由对所有消化性溃疡病人行幽门螺杆菌检查(表 26-8)[61]。血清胃泌素水平可用以排除胃泌素瘤。

| 表 26-8 | 诊断和治疗幽门螺杆菌的指征 |

确定的指征
- 活动性消化性溃疡(胃或十二指肠溃疡)
- 确定的消化性溃疡史(未治疗幽门螺杆菌)

胃黏膜相关淋巴组织淋巴瘤(低度恶性)
- 经内镜切除早期胃癌后
- 不明原因的消化不良(取决于幽门螺杆菌的感染率)

存在争议的指征
- 无溃疡性消化不良
- 胃食管反流疾病
- 服用 NSAID 人群
- 无法解释的缺铁性贫血
- 胃癌的高危人群

并发症

消化性溃疡最常见的三种并发症依次分别为:出血、穿孔和梗阻[62~64]。在美国,绝大多数消化性溃疡相关死亡主要由出血引起。而消化性溃疡出血是上消化道出血最常见的原因(图 26-31)[65]。消化性溃疡出血病人主要表现为黑便和(或)呕血。鼻胃管吸引可用以确诊上消化道出血。腹痛非常少见。如果发生休克则需要复苏及输血治疗。早期内镜检查对于诊断出血原因及评价是否需要止血治疗非常重要。

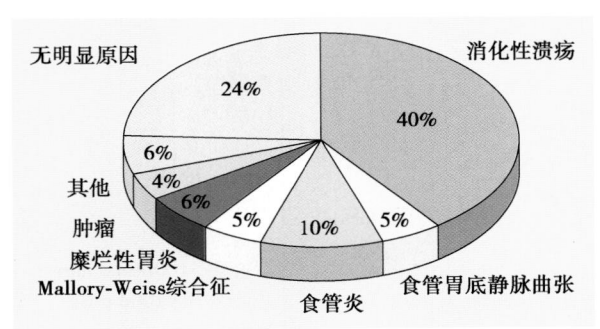

图 26-31 上消化道出血的原因

大约 3/4 的消化性溃疡出血病人在给予抑酸药和禁食水后均可止血,而另 1/4 病人可能继续出血或在静止期后发生再出血,事实上所有的死亡病例(以及所有手术止血病人)均出自此组。此组可通过对出血强度相关的临床特点、疾病、年龄、内镜检查结果、休克、呕血、24 小时内输血是否超过 4U 以及内镜下所见出血点的描述来定义高危组。Blatchford 和 Rockall 评分(表 26-9)被证实可有效地预测再出血及死亡[66]。病人可能从内镜止血治疗中获益。最常见的内镜止血策略为注射肾上腺素加电凝止血。持续出血和内镜治疗后再出血是手术治疗的指征,尽管重复内镜治疗也可成功地控制再出血。老年和合并多种并发症的病人,特别是有一项以上危险因素或高危溃疡的病人无法承受多次影响血流动力学的大出血,应在初始内镜治疗后即行早期择期手术。经过计划和准备的手术通常可较在深夜进行的急症手术获得更大的收益。十二指肠球后及胃小弯侧的深层溃疡出血为高危病灶,其可腐蚀大血管难以内镜治疗,必须早期手术。

表 26-9	上消化道出血的危险分层工具

A. Blatchford 评分

临床表现	分值
收缩压	
100～109mmHg	1
90～99mmHg	2
<90mmHg	3
血液尿素氮	
6.5～7.9mmol/L	2
8.0～9.9mmol/L	3
10.0～24.9mmol/L	4
≥25mmol/L	6
血红蛋白（男）	
12.0～12.9g/dl	1
10.0～11.9g/dl	3
<10.0g/dl	6
血红蛋白（女）	
10.0～11.9g/dl	1
<10.0g/dl	6
临床表现的其他变量	
脉搏≥100beats/min	1
黑便	1
晕厥	2
肝病	2
心力衰竭	2

B. Rockall 评分

		变量	分值
完全 Rockall 评分	临床 Rockall 评分	年龄	
		<60 岁	0
		60～79 岁	1
		≥80 岁	2
		休克	
		心率>100beats/min	1
		收缩压<100mmHg	2
		伴随疾病	
		缺血性心脏病，充血性心力衰竭，其他重大疾病	2
		肾衰竭、肝衰竭、肿瘤转移	3
		内镜诊断	
		未见明显病变，Mallory-Weiss 综合征	0
		消化性溃疡，糜烂性胃炎，食管炎	1
		上消化道肿瘤	2
		内镜见新近出血病灶	
		基底清洁的溃疡，平坦的色素斑	0
		上消化道出血，活动性出血，可见的血管，血凝块	2

表 A 显示的数值用于 Blatchford 危险分层评分，0～23，评分越高，危险越大。表 B 显示 Rockall 评分，对三个临床变量（年龄、休克及伴随疾病）和两个内镜所见变量（新近出血病灶的诊断和特征）赋值。完全的 Rockall 评分，0～11，评分越高，危险越大。若病人的临床 Rockall 评分为 0 或完全 Rockall 评分≤2，其再出血或死亡的危险较低

消化性溃疡穿孔经常表现为急腹症。病人常可回忆起剧痛发生的具体时间。起初为胃十二指肠分泌物导致的化学性腹膜炎，数小时后则发生细菌性腹膜炎。大量体液积聚于炎症反应的腹膜第三间隙中，因此充分液体复苏是必需的。病人疼痛明显，腹部检查可见腹膜刺激征。轻柔的体格检查也经常可诱发反跳痛和肌紧张。80% 病人的立位腹平片可见游离气体

（图 26-32）。诊断一旦成立即可给予止痛、抗生素及等渗液体复苏，并联系手术室。有时穿孔可在其发作时即被自动封闭，若病人一般情况较好也可能避免手术。只有在有明确证据证实穿孔已被覆盖并无临床腹膜炎征象时才可行保守治疗。

小于 5% 的消化性溃疡病人可发生胃流出道梗阻。通常发生于十二指肠及幽门前，可呈急性（炎性水肿和蠕动功能

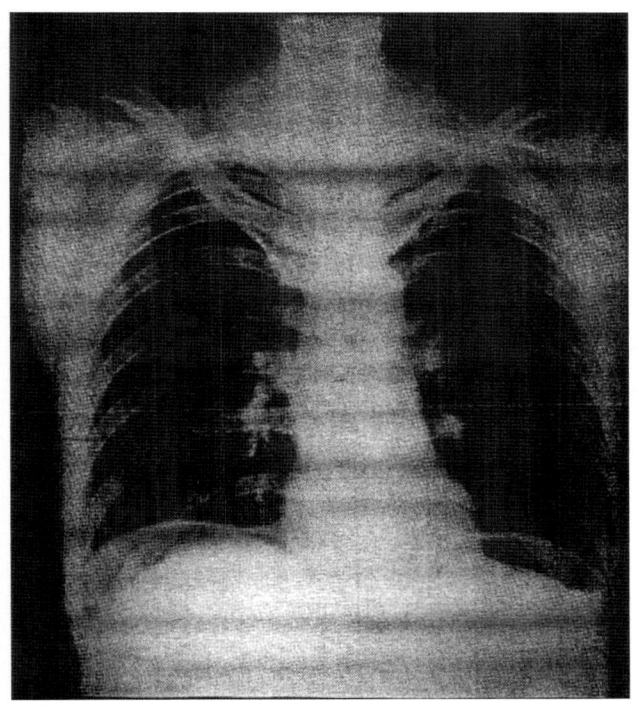

图 26-32　溃疡病穿孔病人的胸部 X 线片右上可见气腹

障碍)或慢性表现(瘢痕)。病人表现为无胆汁呕吐及低钾低氯性代谢性碱中毒,疼痛不适很常见,亦表现为显著体重减轻,其程度决定于症状持续时间。体格检查可及振水音。最初治疗包括鼻胃管吸引,静脉补液,纠正电解质平衡及抑分泌治疗。内镜检查可确诊,大多数因梗阻入院的溃疡病病人均需球囊扩张或手术治疗。有一些胃流出道梗阻的病人存在胰腺、胃或十二指肠的恶性肿瘤,因此应注意排除肿瘤可能。

消化性溃疡的内科治疗

质子泵抑制剂为治疗消化性溃疡的一线用药,但大剂量的 H_2 受体阻滞剂也有效。因溃疡并发症入院的病人需持续静脉注射质子泵抑制剂,出院后需考虑终身使用质子泵抑制剂,除非病因被去除或行手术治疗。病人需戒烟戒酒并停止使用非甾体消炎药(包括阿司匹林)。需要使用非甾体消炎药或阿司匹林治疗其他疾病的病人同时使用质子泵抑制剂或大剂量的 H_2 受体阻滞剂。对于已证实的幽门螺杆菌感染需给予相关治疗(表 26-10)[61]。对于已行治疗的有症状的持续幽门螺杆菌感染病人可与感染科会诊或其他治疗方案(如四联药物治疗)。若幽门螺杆菌检测呈阴性而溃疡症状持续,应给予经验性的抗幽门螺杆菌治疗(幽门螺杆菌检测假阴性常见)。一般来说,抑分泌药物应持续至溃疡病因(幽门螺杆菌、非甾体消炎药或阿司匹林)去除后 3 个月。所有具有溃疡并发症的入院病人,使用非甾体消炎药或阿司匹林高危病人,及有溃疡复发史和出血史的病人均应予长期持续的质子泵抑制剂治疗。对于有消化性溃疡病史的无法戒除的吸烟病人应给予心理治疗。米索前列醇、硫糖铝和抑酸药在一些病人群中也很有效。米索前列醇可导致腹泻和腹绞痛,并可导致流产而不能用于孕龄妇女,因此此药无法广泛地用于消化性溃疡的治疗。硫糖铝仅作用于局部,因此无法较易耐受。

表 26-10　幽门螺杆菌的治疗方案

药物/剂量/频率	疗程
PPI+克拉霉素 500mg bid+阿莫西林 1000mg bid	10~14d
PPI+克拉霉素 500mg bid+甲硝唑 500mg bid	10~14d
PPI+阿莫西林 1000mg bid,然后	5d
PPI+克拉霉素 500mg bid+替硝唑 500mg bid	5d
若上述初始方案失败,使用补救方案:	
碱式水杨酸铋 525mg qid+甲硝唑 250mg qid+四环素 500mg qid+PPI	10~14d
PPI+阿莫西林 1000mg bid+左氧氟沙星 500mg/d	10d

PPI=proton pump inhibitor,质子泵抑制剂

消化性溃疡的外科治疗

出血、穿孔、梗阻及长期不愈合为消化性溃疡的手术指征[67,68]。胃溃疡及胃流出道梗阻病人应考虑胃癌可能。目前,大多数手术治疗的消化性溃疡病人仅行简单缝合,修补或远端胃切除,同时行迷走神经干切断术或高选择性迷走神经切断术越来越不常见,这主要由于外科医师对此操作不熟悉而且术后更加依赖质子泵抑制剂减少胃酸分泌。

不幸的是,一些来自评价近几十年对消化性溃疡择期手术治疗的著名随机临床试验的数据显示,其与溃疡现代外科治疗大多数病人的表现并不一致[67]。大多数这类试验均进行于质子泵抑制剂前、幽门螺杆菌前或非甾体消炎药前时代,主要集中于难治性溃疡的择期手术治疗,而这一手术指征在现在并不常见。因此,今天的外科医师在做出治疗决策时不应过多引用这些文献。

传统意义上说,在上个时代绝大多数消化性溃疡的治疗均围绕三类基本手术:高选择性迷走神经切断术,迷走神经切断术+引流,迷走神经切断术+远端胃切除术。后者的复发率最低但并发症发生率最高,而高选择性迷走神经切断术正相反(表 26-11)[67~69]。

表 26-11　十二指肠溃疡的外科治疗效果

	胃壁细胞迷走神经切断术	迷走神经干切断术和幽门成形术	迷走神经干切断术和胃窦切除术
手术死亡率(%)	0	<1	1
溃疡复发率(%)	5~15	5~15	<2
倾倒综合征(%)			
中度	<5	10	10~15
重度	0	1	1~2
腹泻(%)			
中度	<5	25	20
重度	0	2	1~2

高选择性迷走神经切断术又称壁细胞迷走神经切断术或近全胃迷走神经切断术,它安全,副作用少。手术去除近2/3

的胃的迷走神经支配,而几乎所有的壁细胞都位于此;同时保留胃窦、幽门及其他腹腔脏器的迷走神经支配(图 26-33)。因此,手术可减少全胃约 75% 的胃酸分泌,而消化道副作用则很少发生。择期的高选择性迷走神经切断术已经大部分被长期的质子泵抑制剂所替代,但手术对于不接受、不耐受或不能承受药物治疗的病人仍旧有效。高选择性迷走神经切断术对于 II 型和 III 型胃溃疡效果不佳,这可能是胃流出道梗阻和持续的胃窦淤滞导致的胃泌素血症所致。Taylor 术式包括迷走神经后干切除和前壁浆肌层切开术(但前壁的高选择性迷走神经切除术也可达到一样的效果),这可以为高选择性迷走神经切断术提供一个等效且简单的替代方法。

迷走神经干切断术加幽门成形术和迷走神经干切断术加胃空肠吻合术均为迷走神经切断加引流术的不同变化形式。高选择性迷走神经切断术可替代迷走神经干切断术。有经验的外科医师可以安全而迅速进行这种改良的迷走神经切断加引流术。其主要不足为 10% 病人可能发生明显的倾倒综合征和(或)腹泻。在迷走神经切断术(图 26-34)中应注意避免食管穿孔这一致命的并发症。因为附加的迷走神经干常见,所以为了谨慎起见,应通过术中冰冻病理至少确认两支迷走神经干。迷走神经切断加引流术作为一种治疗消化性溃疡的成功术式被广泛地应用,为出血、穿孔和梗阻的胃十二指肠溃疡手术治疗的重要部分。胃溃疡术中应行切检术以明确病理。

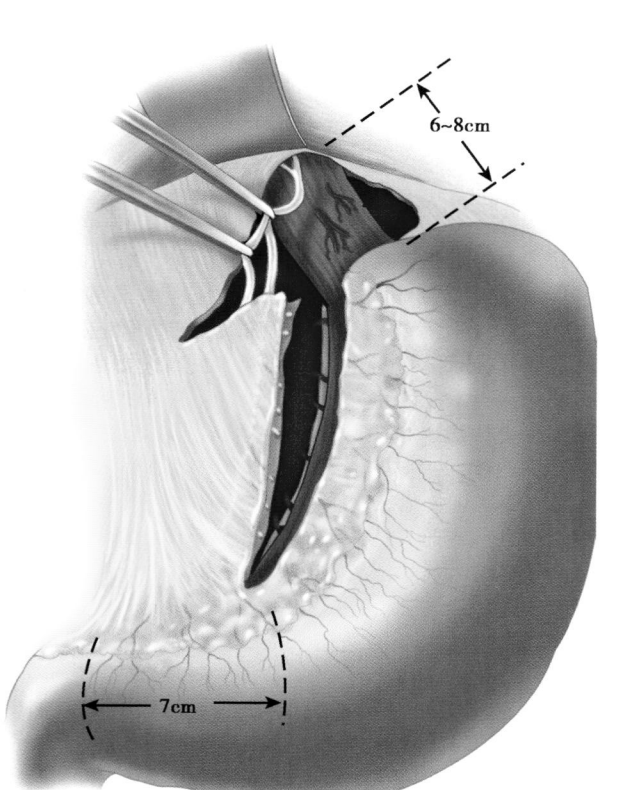

图 26-33　高选择性迷走神经切断术

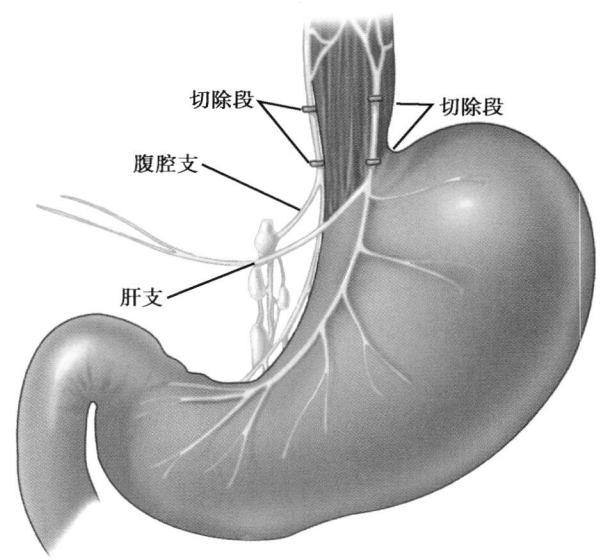

图 26-34　迷走神经干切断术

迷走神经干切断术去除了幽门前的神经支配,因此一些手术有必要加用幽门去除或旁路术。胃空肠吻合对于存在胃流出道梗阻或严重的近十二指肠疾病的病人是一个很好的选择。吻合可位于近端空肠和胃大弯侧之间,结肠前位或结肠后位均可(图 26-35)。吻合口溃疡形成为潜在的并发症。幽

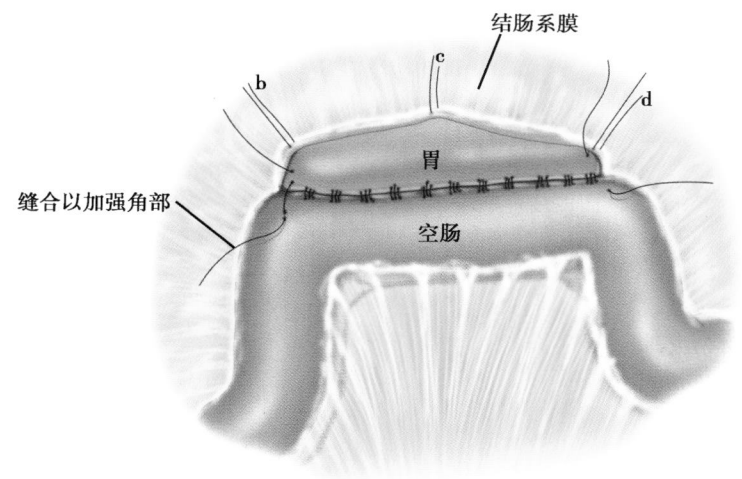

图 26-35　结肠后胃空肠吻合术。注意结肠系膜与胃缝合

门成形术对于需要通过幽门十二指肠切开术来解决溃疡并发症的病人有效,这些病人可能存在幽门区的限制或瘢痕形成,或胃空肠吻合困难。最常见的幽门成形术式为 Heineke-Mikulicz 术(图 26-36),其他的还包括 Finney 术(图 26-37)和 Jaboulay 术(图 26-38)。这些过大范围的幽门成形术可使随后的远端胃切除更加困难和危险。

迷走神经切断加胃窦切除术的优点在于其低复发率以及适用于多数消化性溃疡并发症病人(例如,胃十二指肠溃疡出血,消化性溃疡梗阻,难治性胃溃疡和复发性溃疡)。当应

用于胃溃疡时切除范围一般应包括溃疡。迷走神经切断加胃窦切除术的缺点在于高手术死亡风险(对比高选择性迷走神经切断术或迷走神经切断加引流术),以及不可逆性。胃窦切除后,消化道的连续性一般通过 Billroth Ⅰ式胃十二指肠吻合(图 26-39)或 Billroth Ⅱ式胃空肠环形吻合(图 26-40)重建。因为胃窦切除术常规剩余 60% ~ 70% 的胃,Roux-en-Y 胃空肠吻合应避免(图 26-41)。尽管 Roux-en-Y 胃空肠吻合能够很好地避免十二指肠内容物的胃食管反流,但对于如此大的残胃,重建会增加吻合口溃疡形成和胃潴留的发生。

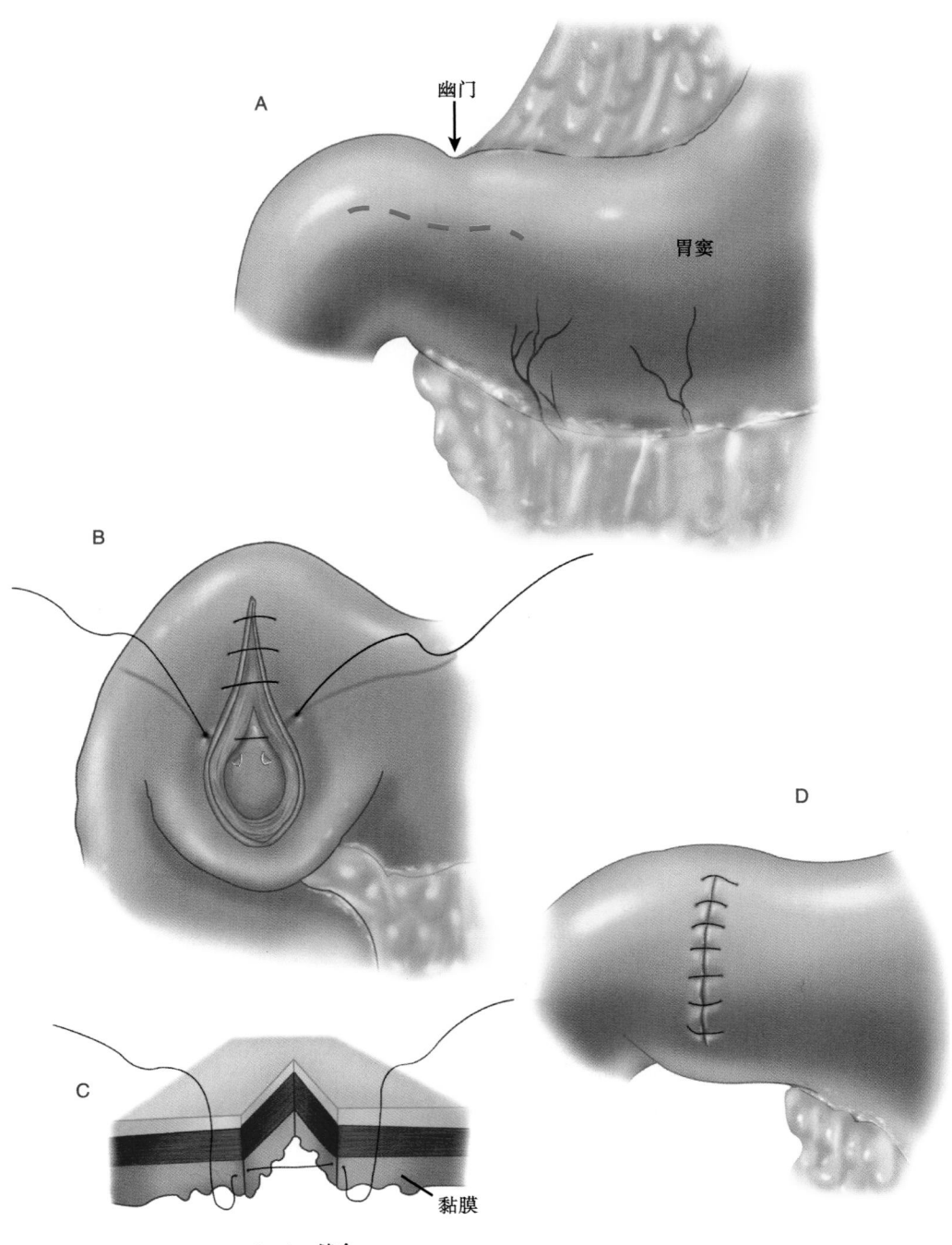

图 26-36　A 至 D. Heineke-Mikulicz 幽门成形术

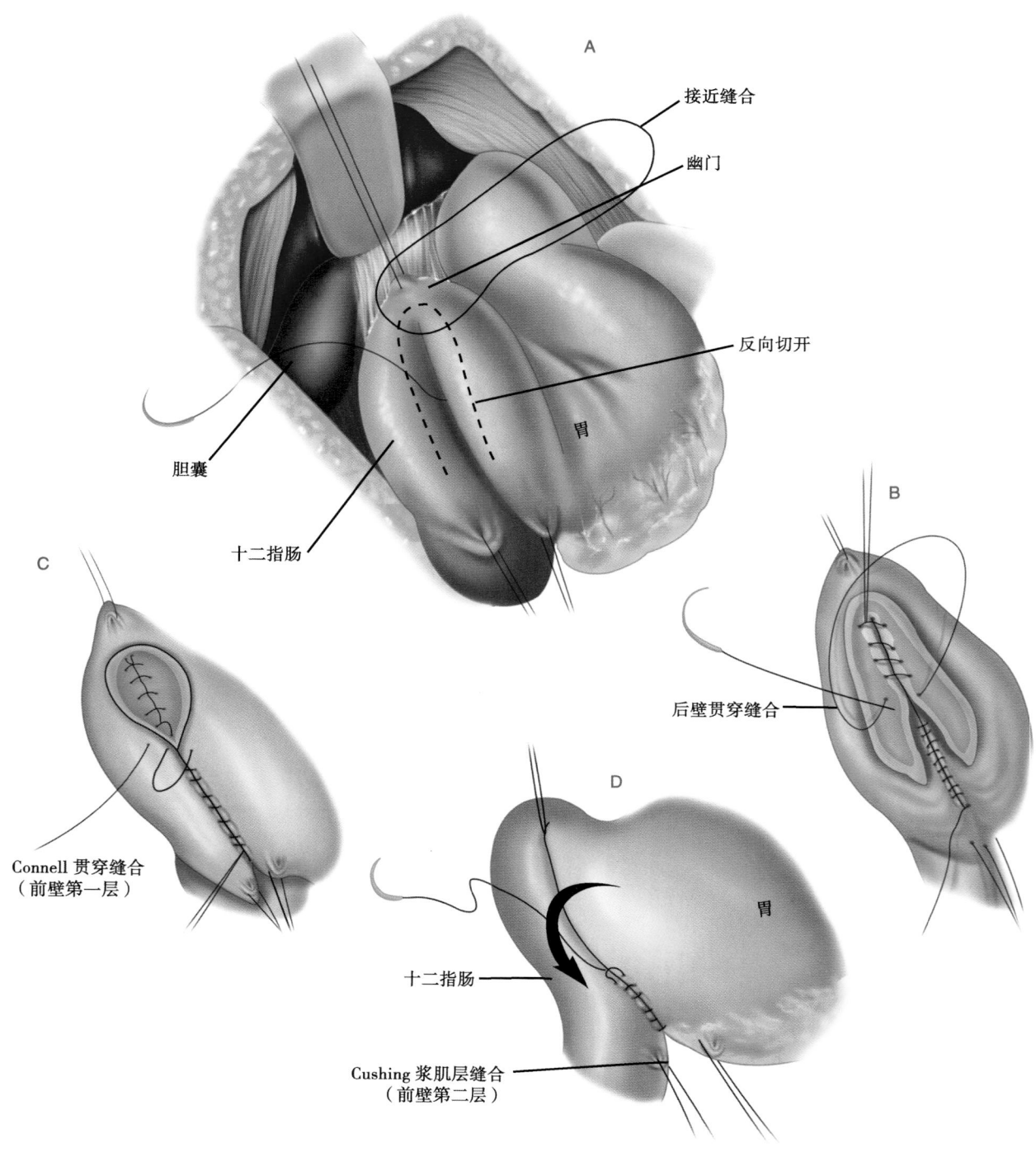

A

接近缝合

幽门

反向切开

胃

胆囊

十二指肠

B

后壁贯穿缝合

C

Connell 贯穿缝合
（前壁第一层）

D

胃

十二指肠

Cushing 浆肌层缝合
（前壁第二层）

图 26-37　A 至 D. Finney 幽门成形术

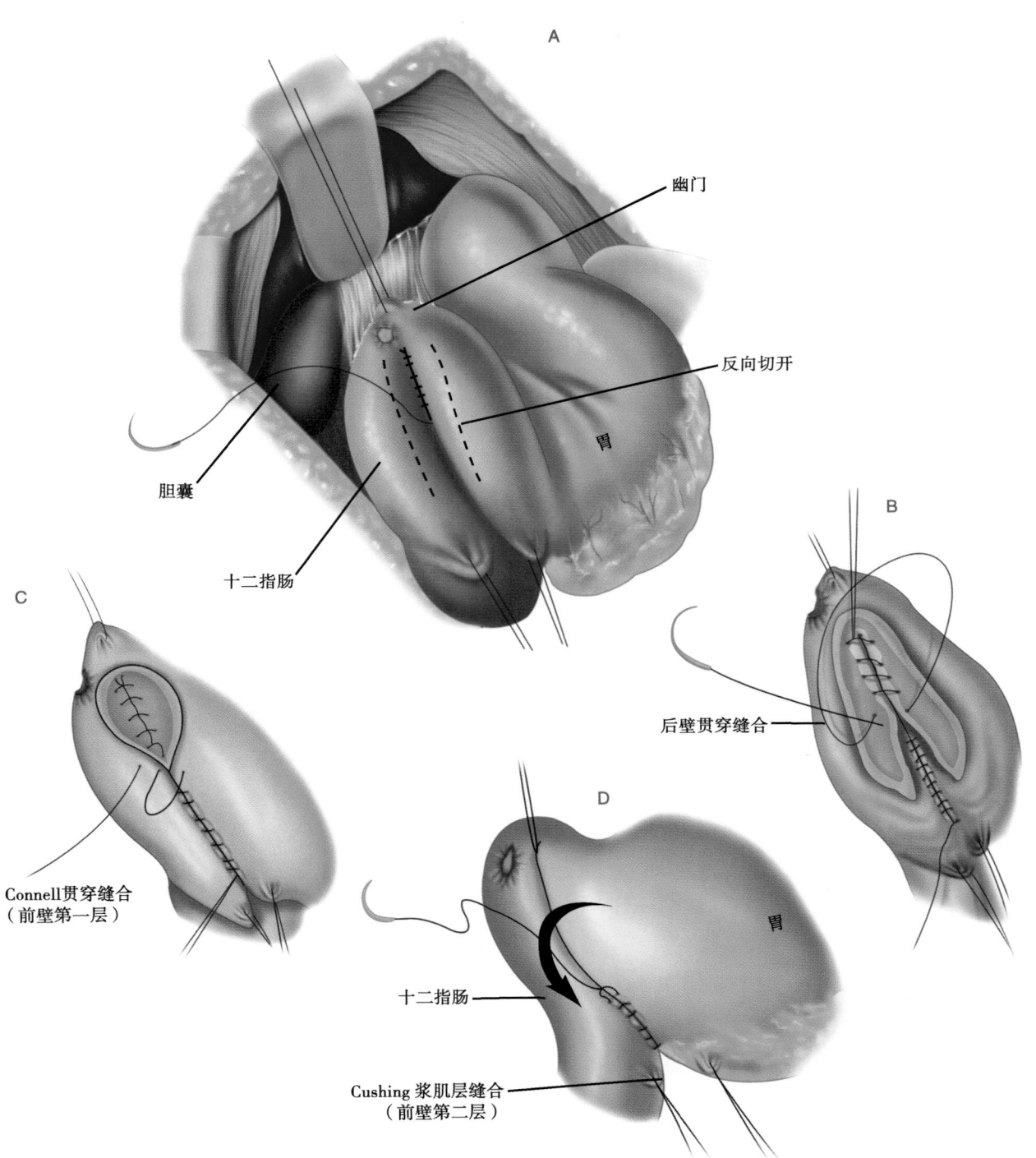

图 26-38　A 至 D.　Jaboulay 幽门成形术

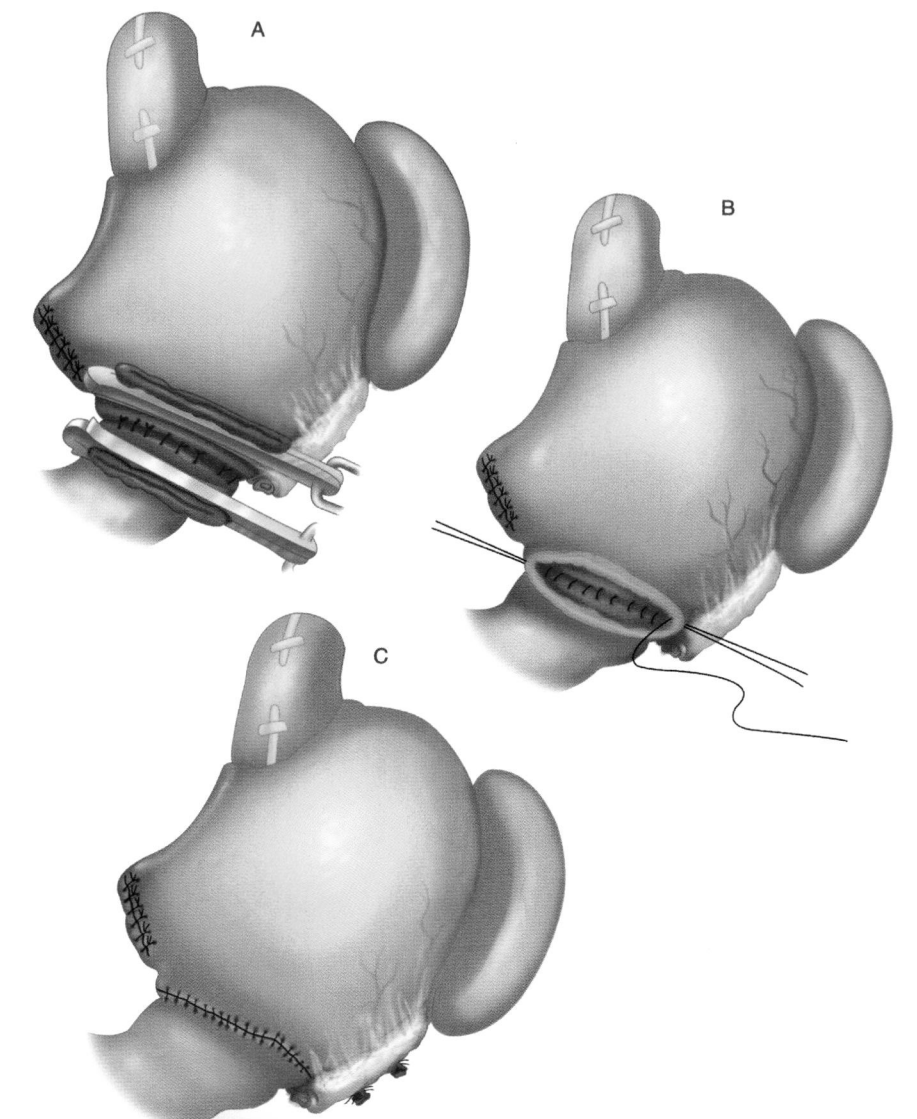

图 26-39   A 至 C.   Billroth Ⅰ胃十二指肠吻合术

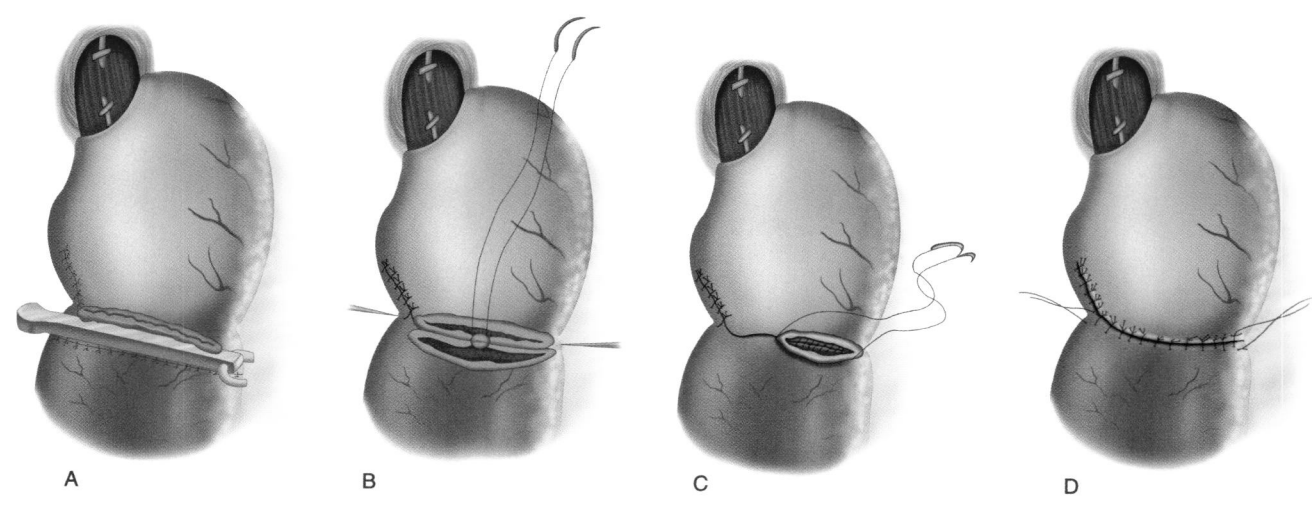

图 26-40   A 至 D.   Billroth Ⅱ结肠前胃空肠吻合术

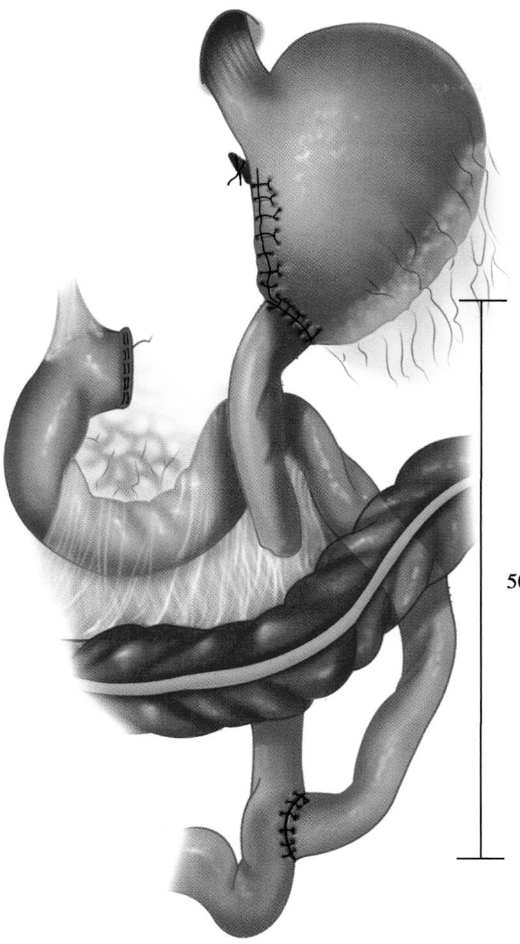

炎药,因此一般均可有效地控制而不需再次手术。切除部分胃以减少十二指肠溃疡复发在现在已经不再适合,由于胃溃疡存在癌变可能,因此胃溃疡切除目前仍为标准术式。很明显,消化性溃疡的现代治疗趋势可以被形容成"大道至简"。迷走神经切断术作为急诊溃疡手术的一部分已经越来越不常见。

表 26-12　胃和十二指肠溃疡治疗的外科决策

指征	十二指肠	胃
出血	缝合[a]	缝合和活检[a]
	缝合,V+D	1. 缝合,活检,V+D
	V+A	远端胃切除术[b]
穿孔	修补术[a]	缝合和修补术
	修补术,HSV[b]	楔形切除术,V+D
	1. 修补术,V+D	远端胃切除术[b]
梗阻	HSV+GJ	活检;HSV+GJ
	V+A	远端胃切除术[b]
难治性溃疡	HSV[b]	HSV+楔形切除术
	V+D	远端胃切除术
	V+A	

[a]除非病人处于休克或濒死状态,应考虑施行根治性手术
[b]低危病人应考虑的术式
GJ,胃空肠吻合术;HSV,高选择性迷走神经切断术;V+A,迷走神经切断术和胃窦切除术;V+D,迷走神经切断术和引流术

图 26-41　Roux-en-Y 胃空肠吻合术

50~60cm

迷走神经切断加胃窦切除术应避免用于血流动力学不稳定、广泛炎症反应和(或)近段十二指肠瘢痕形成的病人,因为这会使安全的吻合或十二指肠残端关闭变得困难。

对于 I 型胃溃疡,传统上选择远端胃切除而不行迷走神经切断术(约 50% 胃切除包括溃疡)。额外的迷走神经切断术用于 II、III 型胃溃疡(因其病理生理过程更类似于十二指肠溃疡),或具有复发危险因素,或计划行 Billroth II 式重建(减少吻合口溃疡发生率)的病人。胃近全切除术(75% 远端胃)尽管是 20 世纪中叶最常见的溃疡术式,但是现在已经很少用于消化性溃疡的治疗。

消化性溃疡的手术选择

消化性溃疡病人对于手术的选择决定于很多因素,包括溃疡的分型(胃溃疡、十二指肠溃疡、复发溃疡或吻合口溃疡)、手术指征、病人一般状况等。其他重要的因素还包括腹内因素(十二指肠瘢痕/炎症、粘连或暴露困难),病人的溃疡易感体质,术者的经验和个人喜好,是否存在幽门螺杆菌感染,是否需要非甾体抗炎药治疗和前期治疗以及治疗依从性。表 26-12 显示了消化性溃疡不同类型的手术选择。一般来说,切除手术较非切除溃疡的手术具有更低的溃疡复发率和更高的并发症发生率和死亡率。由于溃疡复发一般均伴随着幽门螺杆菌感染和(或)非甾体消

消化性溃疡出血

出血是溃疡相关死亡最常见的原因,但是目前大多数入院的胃溃疡或十二指肠溃疡病人不需要手术治疗。内镜治疗和内科治疗对于消化性溃疡出血预防和有效治疗的成功筛选出了一个高危组。目前,因溃疡出血而来医院寻求手术治疗的病人预后较过去更差。溃疡的手术治疗选择包括缝合结扎出血点,非切除溃疡的手术治疗(高选择性迷走神经切断术或迷走神经切断加引流术)和胃切除术(通常包括迷走神经切断和溃疡切除)。胃溃疡病灶如果不予切除应送病理检查。

消化性溃疡出血的治疗归纳于图 26-42。所有因消化性溃疡出血而入院的病人都应先予充分液体复苏,然后持续静脉给予质子泵抑制剂。75% 的病人再次治疗后可停止出血,而 25% 的病人会持续出血或再出血。通过临床和内镜资料早期鉴别高危组非常重要,本质上,所有因此而死亡的病人都发生在这一组。必须外科会诊,予内镜止血治疗(电凝、静脉注射肾上腺素、钳夹止血)并经常可以获得很好的效果。手术指征包括大量出血内镜治疗无效,经过内镜治疗但输血量超过 4~6U、无法进行内镜治疗、尝试内镜止血后再出血、无法输血或因溃疡出血反复入院,同时合并存在手术指征的穿孔或梗阻。高危组病人(十二直肠后壁溃疡侵蚀胃十二指肠动脉,胃小弯溃疡侵蚀胃左动脉或者其分支)的大量出血应考虑早期手术。60 岁以上、休克、24 小时输血超过 4U 或 48 小时超过 8U、反复出血、溃疡直径大于 2cm 的病人也需考虑早期手术治疗。消化性溃疡出血死亡率为 10%~20%。

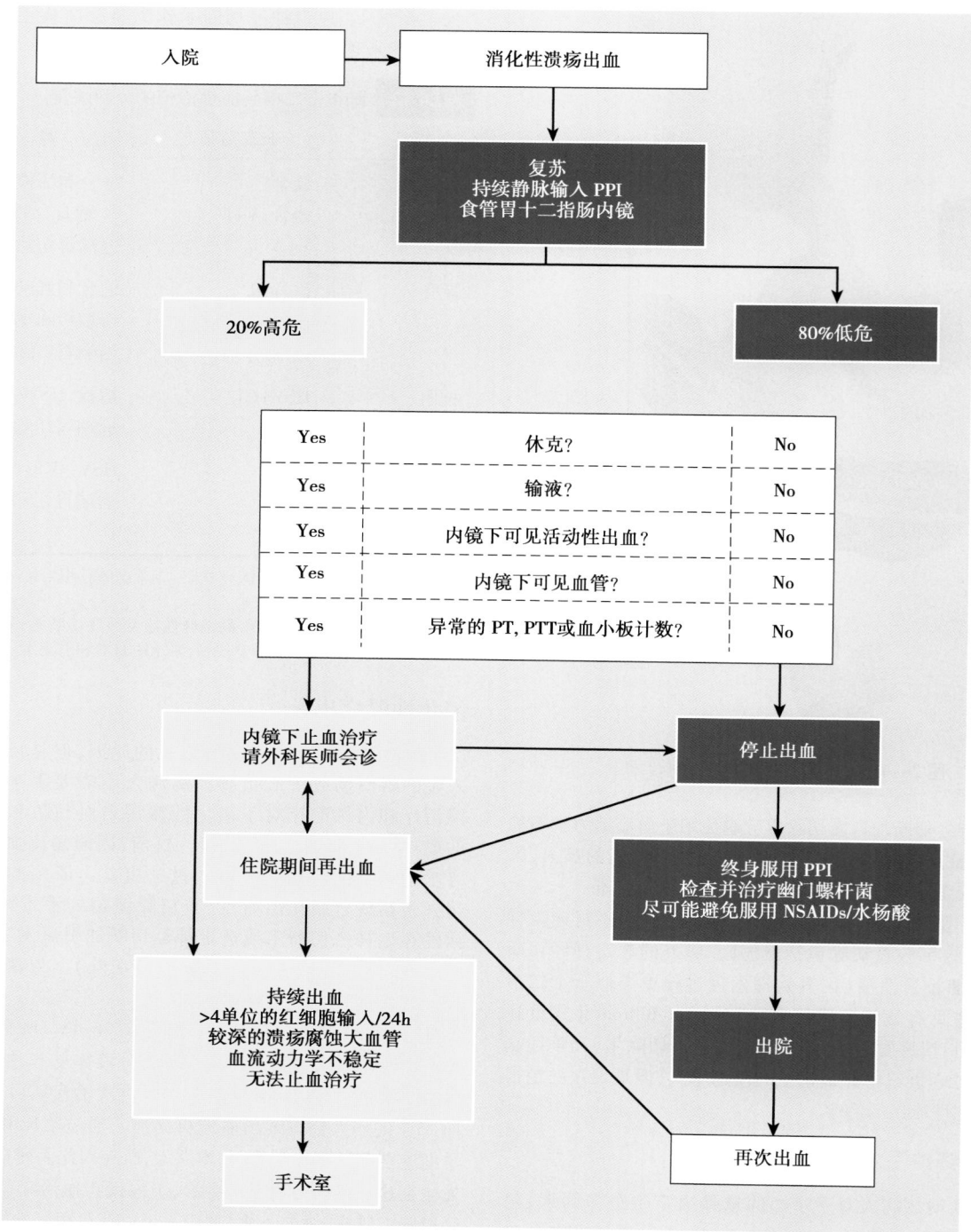

图 26-42　消化性溃疡出血的治疗流程。ASA,乙酰水杨酸;EGD,食管胃十二指肠内镜;PPI,质子泵抑制剂;PRBC,红细胞;PT,凝血酶原时间;PTT,部分凝血酶原时间;Rx,治疗

消化性溃疡出血的手术治疗（图 26-43）

十二指肠溃疡出血最常见的两种术式为缝合溃疡不加迷走神经切断术，或者迷走神经切断术加胃窦切除术。仅行溃疡缝合再出血率高但手术死亡率低。考虑再出血后再手术的死亡率，其总死亡率与这两种方法存在可比性。休克和药物治疗不稳定的病人不应予胃切除术。

幽门括约肌切开术的切口即可暴露出血的十二指肠后壁，迅速的 Kocher 路径可使术者在必要时用左手迅速控制出血。在十二指肠基底以大针粗线 8 字或者 U 字缝合出血血管，必要时多重缝合。一旦术者确认止血确切，则可行幽门成形术。若病人稳定还可加迷走神经切断术。若病人并非手术高危组而选用了迷走神经切断加胃窦切除术，小的十二指肠溃疡会随着标本被切除，而大的出血溃疡经常被留下。这种情况下，则应运用缝合止血并确切关闭十二指肠。一旦出血血管被缝扎止血，开放的十二指肠前壁可被缝合于溃疡后壁近端或远端唇。网膜可用来辅助关闭十二指肠，而十二指肠应予减压，可以是侧壁或经近端空肠或鼻胃管途径的逆行十二指肠造口术。右上腹的负压引流非常重要，空肠造瘘用以饲喂也应考虑，一般行 Billroth II 式吻合。

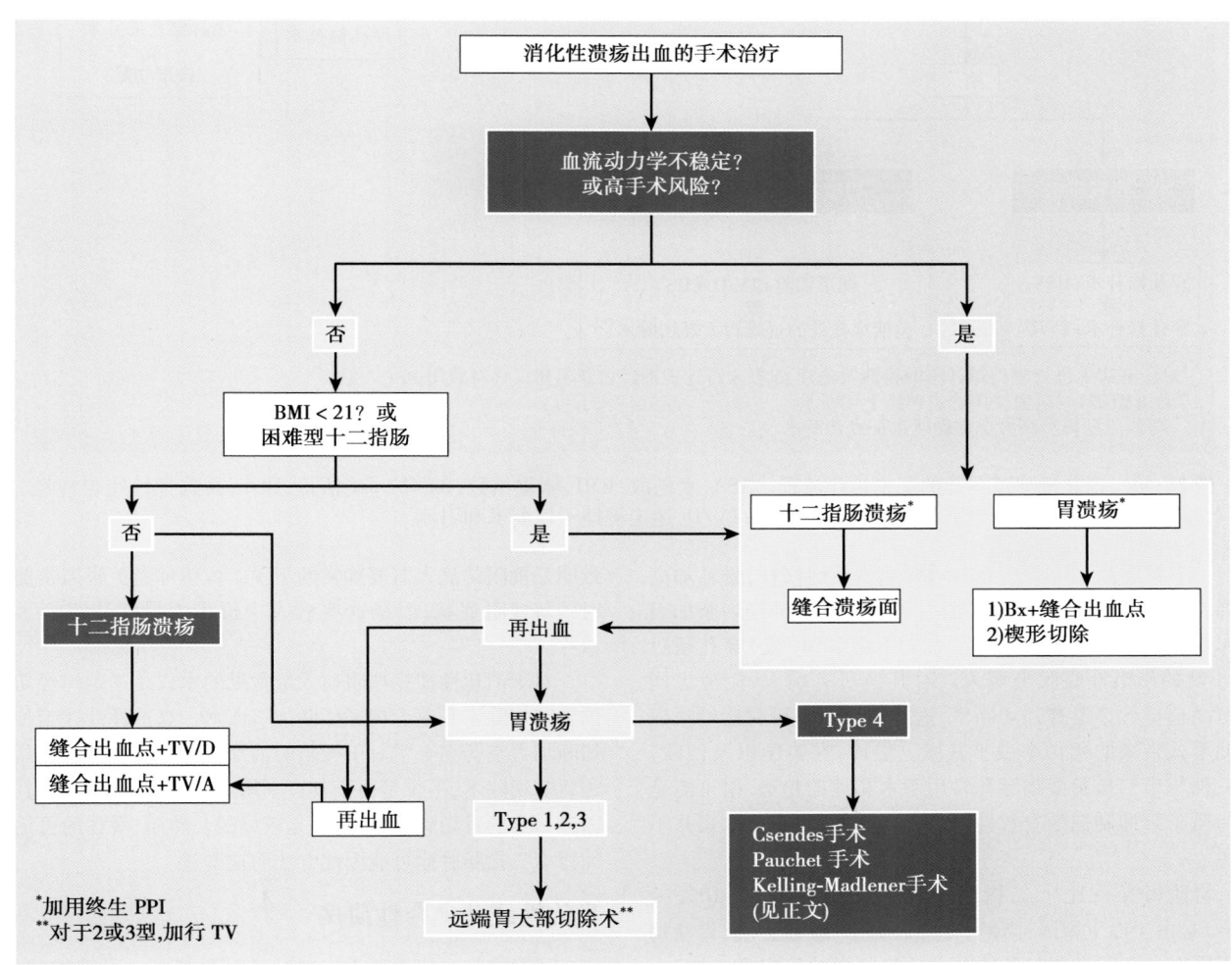

图 26-43　消化性溃疡出血的手术治疗流程。BMI，体重指数；Bx，活检；PPI，质子泵抑制剂；proc，procedure 术；TV，迷走神经干切断术；TV/A，迷走神经干切断术/胃窦切除术；TV/D，迷走神经干切断术/引流

胃溃疡出血的早期治疗和手术指征与十二指肠溃疡出血相同，它更多发生于老年及合并内科疾病的病人，这些可增加手术风险。尽管这些可以作为不早期手术的理由，但经验显示对充分复苏后的病人有计划地行手术治疗可获得比对休克状态的病人行急症手术更高的生存率。胃溃疡出血可行包括出血溃疡的远端胃切除术，其次可行迷走神经切断加引流加溃疡缝合加活检术以除外恶性肿瘤。对于高危及不稳定的病人，长期抑酸药治疗后加用缝扎止血是一个很好的选择。

消化性溃疡穿孔（图 26-44）

穿孔位居消化性溃疡并发症的第二位。同溃疡出血一样，非甾体消炎药和（或）阿司匹林的应用已经与消化性溃疡穿孔不可分的联系在一起，特别是对于老年人。在 60 岁以上消化性溃疡穿孔病人中，超过 20% 的病人正在服用非甾体消炎药。应首先考虑手术治疗，但偶尔也对于无腹膜炎且影像学证实穿孔已被封闭的稳定病人可以选用非手术治疗。急性穿孔合并消化道出血病人（急性或者慢性）应考虑存在第二个溃疡。

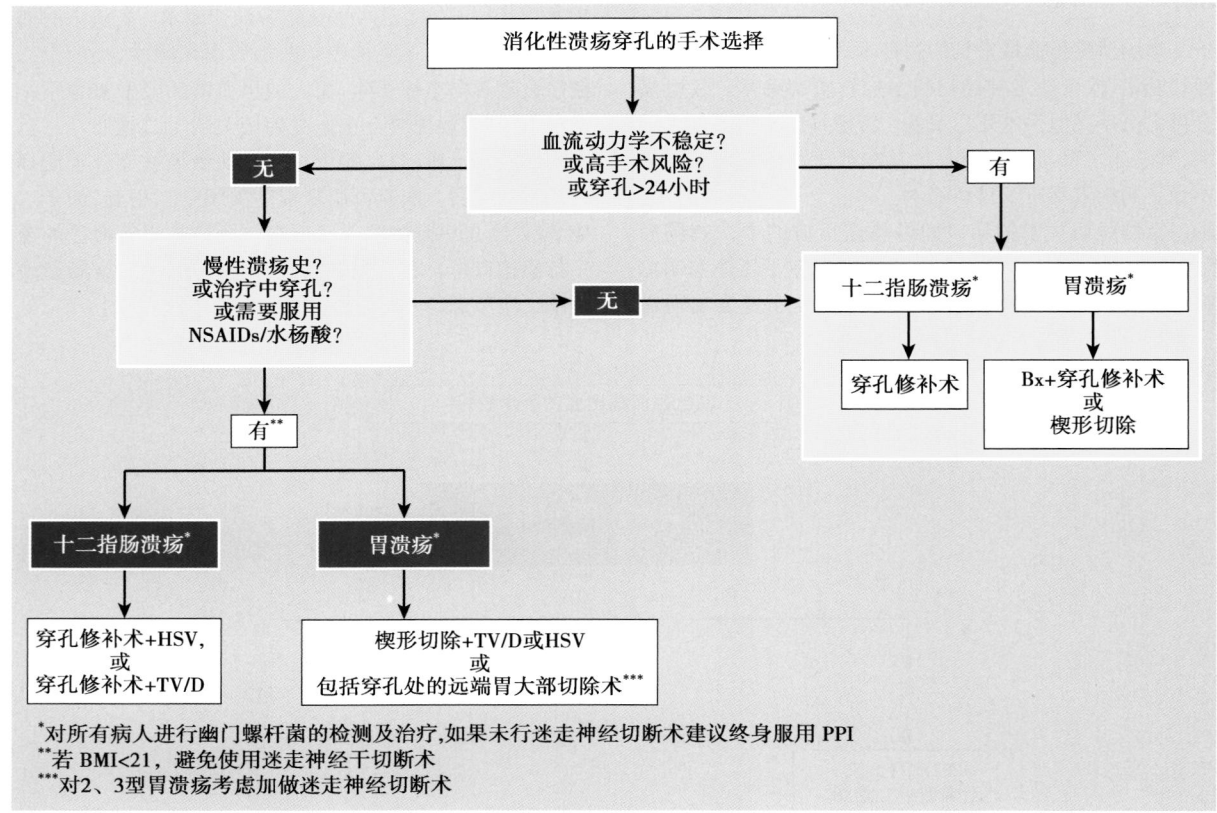

图 26-44　消化性溃疡穿孔的手术治疗流程。ASA，水杨酸；BMI，体重指数；Bx = biopsy 活检；HSV，高选择性迷走神经切断术；Hx，病史；PPI，质子泵抑制剂；Rx，治疗；TV/D，迷走神经干切断术和引流

十二指肠溃疡穿孔的外科治疗包括单纯修补，修补加高选择性迷走神经切断术，或者补片修补加迷走神经切断加引流术。单独修补应用于血流动力学不稳定和（或）穿孔超过24小时的渗出性腹膜炎病人。对其他所有病人，应考虑同时行高选择性迷走神经切断术，这是由于很多研究已经报道由此术式带来的死亡率微乎其微。然而，在美国以及西欧，有一种与十二指肠溃疡穿孔常用手术相悖的趋势，很可能是因为质子泵抑制剂的有效性，以及外科医师对于此术式并不熟悉。

胃溃疡穿孔比十二指肠溃疡穿孔死亡率高（10% ~ 40%）是由于以下原因：高龄、合并症更多、就诊更晚、胃溃疡面积更大。在那些没有多种手术危险因素的稳定病人中，远端胃切除是对于胃溃疡最好的治疗办法。对于 Ⅱ 型以及 Ⅲ 性胃溃疡通常加上迷走神经切断术。修补加活检术，或者局部切除闭合，或者活检、闭合、迷走神经干切除和引流术都是对于不稳定或者高风险病人或者是穿孔位置不佳（例如幽门旁）病人的可供选择的替代手术方式。所有胃溃疡穿孔，甚至那些位于幽门前的，如果没有在术中被切除都应该进行活检。

消化性溃疡梗阻

目前，胃流出道梗阻是消化性溃疡最少见的手术指征。急性溃疡合并梗阻是由于水肿和（或）动力功能失调，抗分泌治疗以及鼻胃管吸引可能有所帮助。但是大部分慢性溃疡导致明显梗阻的病人需要确实的干预。内镜球囊扩张通常能暂时缓解梗阻症状，但是这些病人中很多人最终还需行手术治疗。

对于消化性溃疡梗阻病人最常见的术式是迷走神经切断加胃窦切除术和迷走神经切断加引流术。高选择性迷走神经切断加胃空肠吻合术对于梗阻的治疗可相当于迷走神经切断加胃窦切除术，不仅是由于其可利用腔镜完成，也是由于其不需进一步的胃切除术，这应该是较好的。然而，潜在的可治愈的胃十二指肠肿瘤可能因此方法而被漏过。

难治性或非愈合性溃疡

这确实是实施外科手术的一个罕见指征。可商榷的是，涉及外科评估的难治性消化性溃疡病人应该为外科医师发出危险信号：病人可能漏诊癌症；或者依从性差（不按处方使用质子泵抑制剂，继续服用非甾体消炎药，吸烟）；或者虽然病人目前检查结果为阴性但确实存在幽门螺杆菌感染或者以前治疗过。由于胃酸分泌可以被完全阻断，幽门螺杆菌可以被现代药物根治，问题仍存在：为什么病人持续存在溃疡因素呢？外科医师应该在考虑手术治疗方案前回顾非治愈性溃疡的鉴别诊断（表 26-13）。

对于非愈合性或者多次复发，大溃疡（大于 2cm），有合并症（梗阻、穿孔或者出血），或者可疑恶性的难治性溃疡病人应考虑行外科治疗。手术，特别是胃切除术，对于消瘦或营养不良的病人应慎重考虑。

表 26-13	难治性或不愈性消化性溃疡的鉴别诊断

肿瘤
　胃
　胰
　十二指肠
持续的幽门螺杆菌感染
　检查结果可能为假阴性
　考虑经验治疗
病人依从性差
　拒绝服药
　偷服 NSAID
动力异常
Zollinger-Ellison 综合征

不可挽回的手术的困境中,这点很重要。虽然在外科文献中有大量数据证实绝大部分病人在较大的择期溃疡手术后恢复良好,这些数据可能与现在的病人并不特别相关。如今的溃疡手术病人与三四十年前的病人是有区别的。有的人会争论目前的医疗可以治愈较小的溃疡,患有真正的难治的或者非愈合性的病人将更难治疗,并且在大的溃疡手术后可能伴有慢性问题。

外科医师不要基于未证实的理论:如果其他所有办法不能治愈溃疡,大手术是必需的,从而陷入对这些病人实施大的

如果外科手术是必需的,较小的手术是更可取的。作者的经验就是不要把胃切除术作为瘦弱的难治性十二指肠溃疡病人的首选手术。相反,对于这类病人的首选方案是高选择性迷走神经切断术。对于较瘦弱的非愈合性胃溃疡的病人,应行高选择性迷走神经切断加胃楔形切除术,或者可推荐行远端胃切除术(包括溃疡)。对于 I 型或 IV 型(食管旁)胃溃疡病人不需加迷走神经切断术,这是由于它们通常合并低胃酸分泌。IV 型胃溃疡可能很难进行远端胃切除,很多外科技术详尽描述治疗这些近端病变的具体方法(图 26-45)。

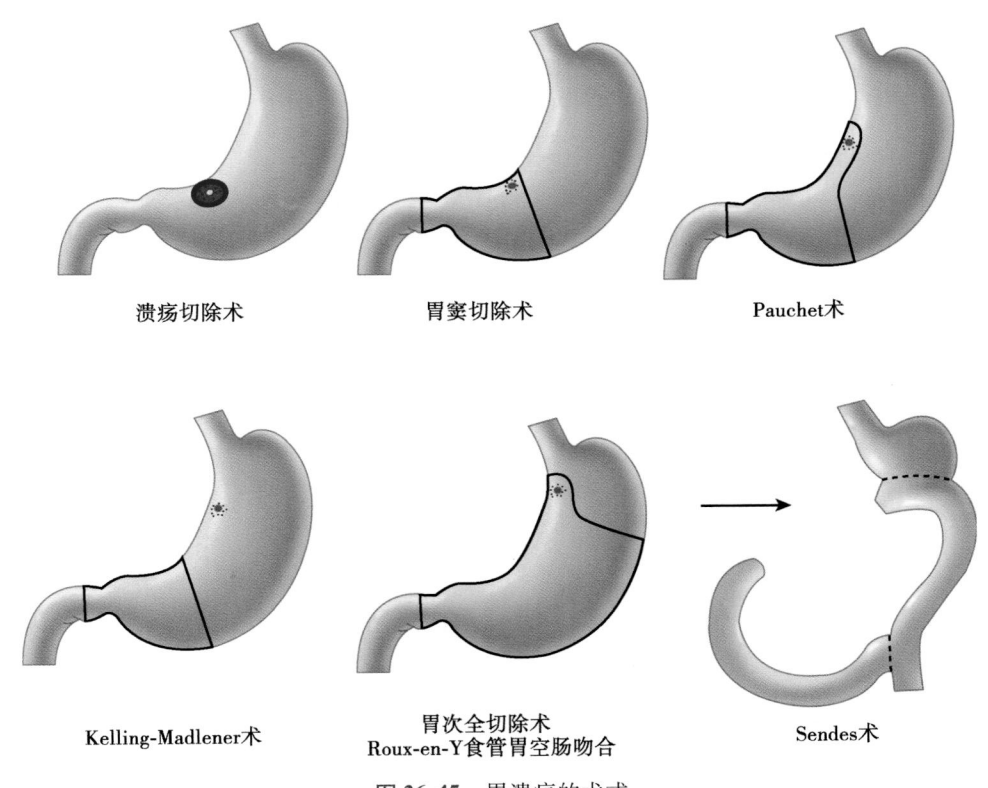

溃疡切除术　　胃窦切除术　　Pauchet术

Kelling-Madlener术　　胃次全切除术 Roux-en-Y食管胃空肠吻合　　Sendes术

图 26-45　胃溃疡的术式

Zollinger-Ellison 综合征[78~81]

卓-艾综合征(ZES)是由十二指肠或胰腺神经内分泌肿瘤(例如胃泌素瘤)对胃泌素分泌失控引起的。大多病例(80%)为散发,但 20% 具有遗传性。遗传性或家族性胃泌素瘤与多发性内分泌肿瘤 1 型有关,包括甲状旁腺、垂体、胰腺(或十二指肠)肿瘤。胃泌素瘤是 MEN1 型病人中最常见的胰腺肿瘤。MEN1 型病人通常存在多发胃泌素瘤,很难不能手术治疗。单发胃泌素瘤位置比较隐秘并应予手术治疗。50% ~60% 的胃泌素瘤为恶性,术中可发现淋巴结、肝脏或者其他远处转移。存在远处转移的病人中,5 年生存率大约

40%。原发肿瘤越大,发生远处转移的可能性越高。超过90% 的散发,完全切除胃泌素瘤的病人可以治愈。

ZES 最常见的症状为上腹疼痛、胃食管反流病以及腹泻。超过 90% 的胃泌素瘤病人存在消化性溃疡。大多数溃疡发生在典型的位置(近段十二指肠),但非典型溃疡发生部位(远段十二指肠,空肠或多发溃疡)可能提示对胃泌素瘤的评价。

胃泌素瘤应与如下疾病鉴别诊断:复发或难治性消化性溃疡,分泌性腹泻,胃黏膜皱襞肥大症,狭窄性食管炎,溃疡出血或穿孔,家族性溃疡,消化性溃疡伴高钙血症,以及胃类癌。大多数 ZES 病人在明确诊断前已存在症状多年。通常,ZES

和 MEN1 病人在其 20～30 岁被诊断。然而,单发的 ZES 病人一般在其 40～50 岁时被诊断。

ZES 是高胃泌素血症的鉴别诊断中的重要部分(图 26-46)。所有胃泌素瘤病人存在胃泌素水平升高,BAO 升高的高胃泌素血症强烈提示胃泌素瘤。胃泌素瘤病人的 BAO 通常大于 15mEq/h,如有消化性溃疡手术史,其 BAO 可大于 5mEq/h。在测量胃泌素之前,通常应用几天促进胃酸分泌的药物。因为抑制胃酸分泌会升高胃泌素水平影响其评估。高胃泌素血症的原因可分为胃酸过多症相关原因和胃酸过少症相关原因(图 26-46)。ZES 的诊断可以通过胰泌素刺激试验来明确。静脉注射胰泌素(2U/kg),并且在给予前后分别测定胃泌素水平。若血清胃泌素水平升高 200pg/ml 甚至更高,提示胃泌素瘤的存在。胃泌素瘤病人应该通过血清钙浓度和甲状旁腺激素水平来排除 MEN1 的存在。如果存在 MEN1,应该在切除胃泌素瘤之前考虑切除甲状旁腺。

80% 的原发肿瘤均位于胃泌素瘤三角中(图 26-47),很多肿瘤体积很小(<1cm),导致术前定位困难。经腹超声特异性高,但敏感性差。CT 可以发现大多数大于 2cm 的结节,与 MRI 相当。内镜超声较其他无创影像学检查敏感度高,但仍旧可能漏诊很多小结节,并可将很多正常淋巴结误认为胃泌素瘤。目前,胃泌素瘤术前影像学检查主要选择生长抑素受体闪烁扫描(奥曲肽扫描)。当胃泌素瘤预实验几率大时,其敏感度和特异度几乎接近 100%。胃泌素瘤细胞含有 2 型生长抑素受体,可结合于铟标记的生长抑素类似物(奥曲肽),亲和力高,可通过伽马相机显像(图 26-48)。现在,通过血管造影定位胃泌素瘤已经少见。无论是诊断性血管造影还是经肝选择性门静脉系统静脉取血检测都已被选择性胰泌素输注代替,可帮助定位肿瘤位于胃泌素瘤三角内外。

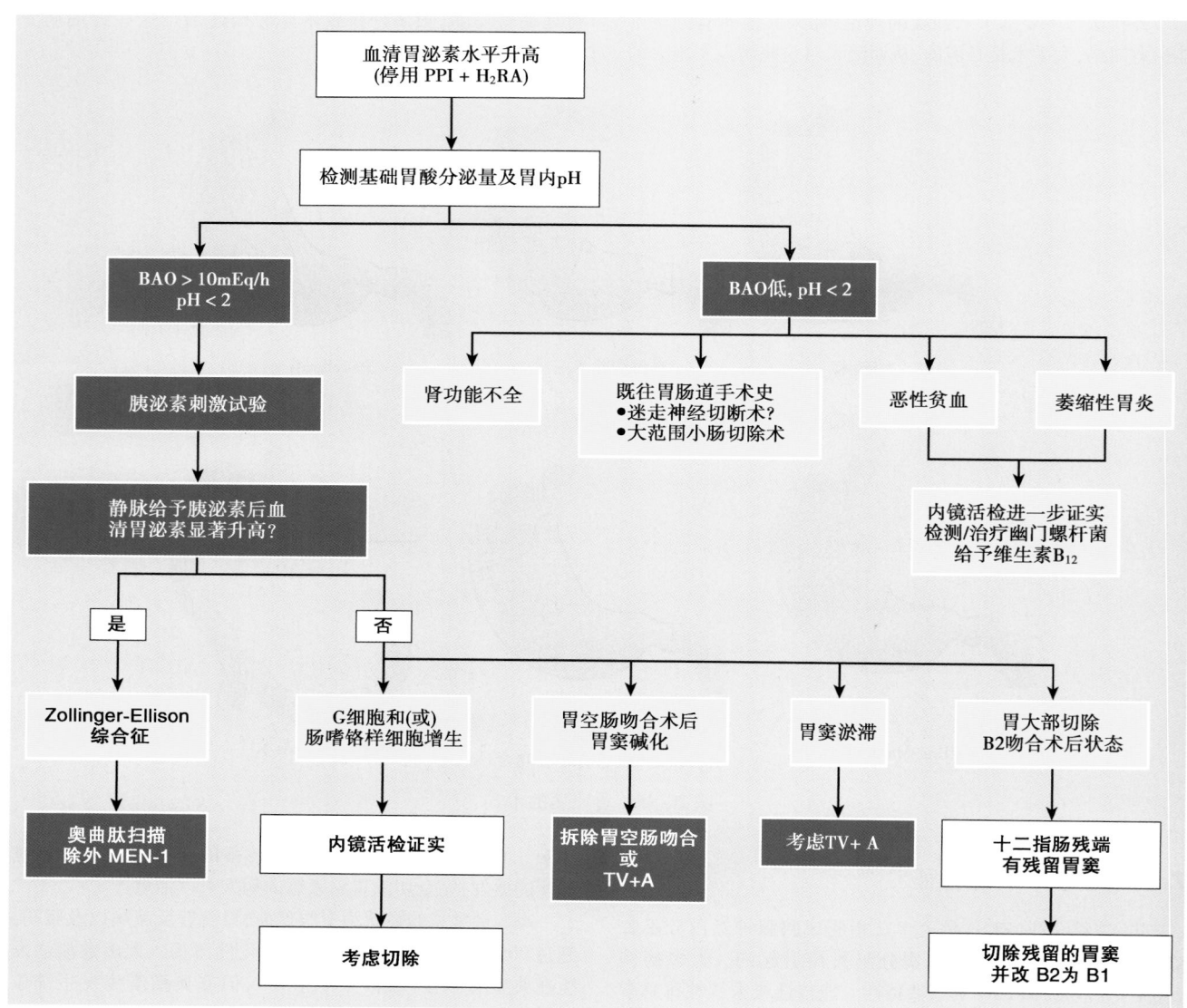

图 26-46　高胃泌素血症的诊断及处理流程。BAO,基础胃酸分泌量;B1,Billroth 1;B2,Billroth 2;Bx,活检;ECL,肠嗜铬样;EGD,食管胃十二指肠镜;GJ,胃空肠吻合术;H2RA,组胺 2 类受体拮抗剂;insuff,不足;MEN1,多发内分泌肿瘤 1 型;PPI,质子泵抑制剂;R/O,排除;SB,小肠;S/P,病后状态;TV,迷走神经干切断术;TV+A,迷走神经干切断术和胃窦切除术

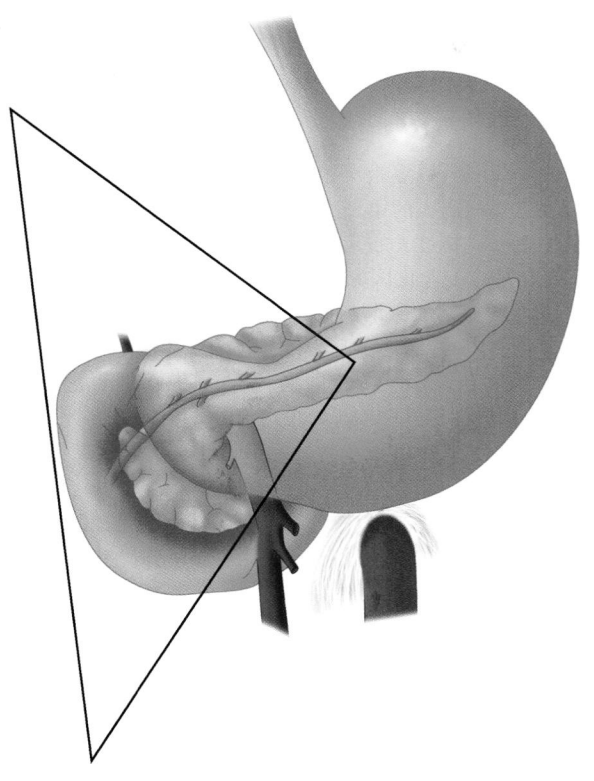

图 26-47　胃泌素瘤三角

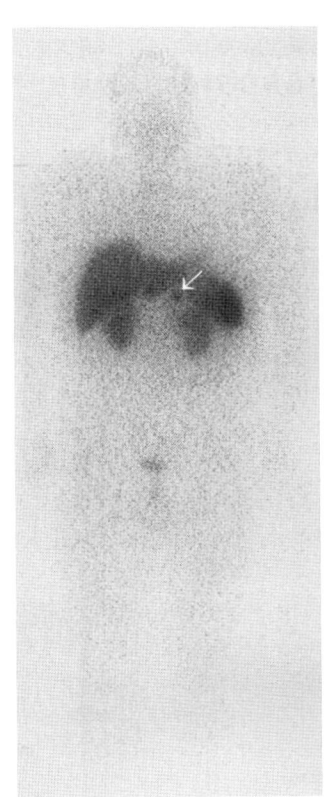

图 26-48　胃泌素瘤病人行奥曲肽扫描示阳性

测试中动脉插管被放入供应胰腺的血管（如胃十二指肠动脉或脾动脉），静脉插管被放入肝静脉。胰泌素经由内脏血管注入，胃泌素则通过肝静脉取样。肝静脉胃泌素含量明显升高时指示肿瘤是由注入动脉供血的。拟行胰十二指肠切除术时应予此检查。对于定位胃泌素瘤最重要的意义可能在于术中暴露。

所有偶发的（非家族性）胃泌素瘤应考虑性手术切除并可以被治愈。病变存在于 90% 的病人，绝大多数病人可以通过根除胃泌素瘤来治愈。术中彻底探查胃泌素瘤三角和胰腺是必需的，但是其他部位（例如肝脏、胃、小肠、肠系膜和骨盆）应作为为寻找通常为单发的原发肿瘤而进行的完整的腹腔内评估的一部分来估计。十二指肠和胰腺应被彻底检查，并且应该应用术中超声，也应该考虑应用内镜进行肠壁透射检查。如果肿瘤不能定位，应考虑行广泛的纵向十二指肠切开检查以利对十二指肠壁的触诊。门静脉以及胰周和腹腔引流区的淋巴结应取活检。肝脏转移应考虑行消融或者切除术。

MEN1 病人胃泌素瘤的治疗是存在争议的，这是由于罕有病人通过手术治愈，肿瘤通常体积小并多发。如果术前可以定位肿瘤，则可由经验丰富的外科医师来主持手术。

胃泌素瘤病人胃酸分泌过多通常可以由大剂量质子泵抑制剂来控制。高选择性迷走神经切断术对于某些病人控制病情更容易些，对于不能行外科治疗或者无法切除的胃泌素瘤的病人应予考虑用。ZES 不再是胃切除术的指征。

胃炎和应激性溃疡

发病机制和预防

胃炎是一种黏膜炎症。胃炎的内镜下表现与组织学表现相关性差，因为若无确定的活组织检查其诊断是相对没意义的。另外，胃炎的症状表现与组织学特征亦无明显关联。胃炎最常见的病因即幽门螺杆菌感染，其他病因还包括酒精，非甾体消炎药，克罗恩病，结核，胆汁反流（原发或继发）。以上病因通过不同机制而导致损伤形成，总体概括为感染和炎症因素导致免疫细胞浸润和细胞因子生成，从而损伤黏膜细胞。化学因素（酒精、阿司匹林和胆汁）通常可以损伤黏膜屏障，主要通过腔内氢离子弥漫浸润而导致黏膜损伤。

应激性胃炎是一种特殊的胃炎，由于 ICU 较好的急救护理，抑酸药物或黏膜保护剂（硫铝糖）的应用，使该类疾病几乎从临床中消失。应激性胃炎和应激性溃疡很可能是由于紧张的生理应激条件下胃黏膜血流不足而造成的。充足的黏膜血流是保持黏膜屏障和缓冲弥漫氢离子浸润的关键，而血流不足时，这些作用失败而导致黏膜破坏的发生。现代的重症监护室，越来越重视充足的组织灌注和氧合作用，无疑降低了当前 ICU 病房中胃黏膜损伤的严重程度。尽管 ICU 中此类病人在行内镜检查时仍可见小的黏膜损伤，但这些黏膜损伤几乎不会导致 30～40 年前困扰 ICU 病人的黏膜大出血的发生。在精确的临床试验和实验室数据支持下，ICU 中常规抑酸治疗的基本理论是胃腔内酸越低会使胃黏膜破坏的损伤越小。有研究认为，常规抑酸治疗可以导致胃内细菌增生过度，从而和（或）增加 ICU 中吸入性肺炎的发生率。然而，抑酸治疗，尤其对于重症病人而言，仍是大多数 ICU 中重要的临床路径之一。而目前对于极少数需要手术治疗出血性应激性胃炎的病人，手术方式的选择包括迷走神经切断加引流加缝合主要出血病变，或近全胃切除术。血管造影栓塞治疗和内镜止血治疗同样值得考虑。

胃恶性肿瘤

腺癌(95%)、淋巴瘤(4%)和恶性胃肠间质瘤(1%)是三种最常见的原发性胃恶性肿瘤(表26-14)。其他罕见的原发性恶性肿瘤包括类癌、血管肉瘤、肉瘤和鳞状细胞癌。在某些情况下,胃恶性肿瘤是由其他恶性肿瘤血行转移而来(如黑色素瘤和乳腺癌),更常见的是由邻近器官恶性肿瘤直接浸润(如结肠癌或胰腺)或腹膜种植而来(如卵巢)。

表 26-14	胃肿瘤的发病率	
肿瘤类型	病例数	百分比
恶性肿瘤	4199	93.0
癌	3970	87.9
淋巴瘤	136	3.0
平滑肌肉瘤	77	1.7
类癌	11	0.3
其他	5	0.1
良性肿瘤	315	7.0
息肉	140	3.1
平滑肌瘤	92	2.0
炎性病变	30	0.7
异位胰腺	20	0.4
其他	33	0.8

腺癌

流行病学

在1930年,胃癌是美国男性癌症病人的主要死亡原因,也是女性癌症病人的第三大死因。而现在,胃癌已经不是十大死因之一。在过去的几十年里,胃癌在美国以及大多数西方(图26-49)工业化国家的发病率和死亡率已经显著下降。这一下降主要见于所谓的肠型胃癌,而不是在弥漫型胃癌。在世界范围内,特别是在亚洲和东欧,胃癌仍然是癌症死亡的首要原因。在2007年,美国大约有21 500例胃癌新病例(13 190例男性和8310例女性)和10 848例胃癌死亡病例(6418例男性和4430例女性)[85]。预计5年生存率为22%,比1975年提高15%左右。

一般来说,胃癌是一种老年疾病,黑色人种的发病率是白色人种的两倍。在年轻病人中,肿瘤更多呈弥漫型生长方式,而且肿块往往更大、更有侵袭性、更低分化,有时会浸润整个胃部(皮革胃)。胃癌在社会经济地位较低的群体中发病率更高。

病因

胃癌在恶性贫血、A型血或有胃癌家族史的病人中更为常见。当病人从高发病率地区迁移到一个低发病率地区,在新地区出生的后代胃癌的风险会降低。这有力地表明了环境对胃癌发展的影响。在病因学上,环境因素与肠型胃癌的关联性要大于更加具有侵袭性的弥漫型胃癌。普遍认同的胃癌风险因素见表26-15。

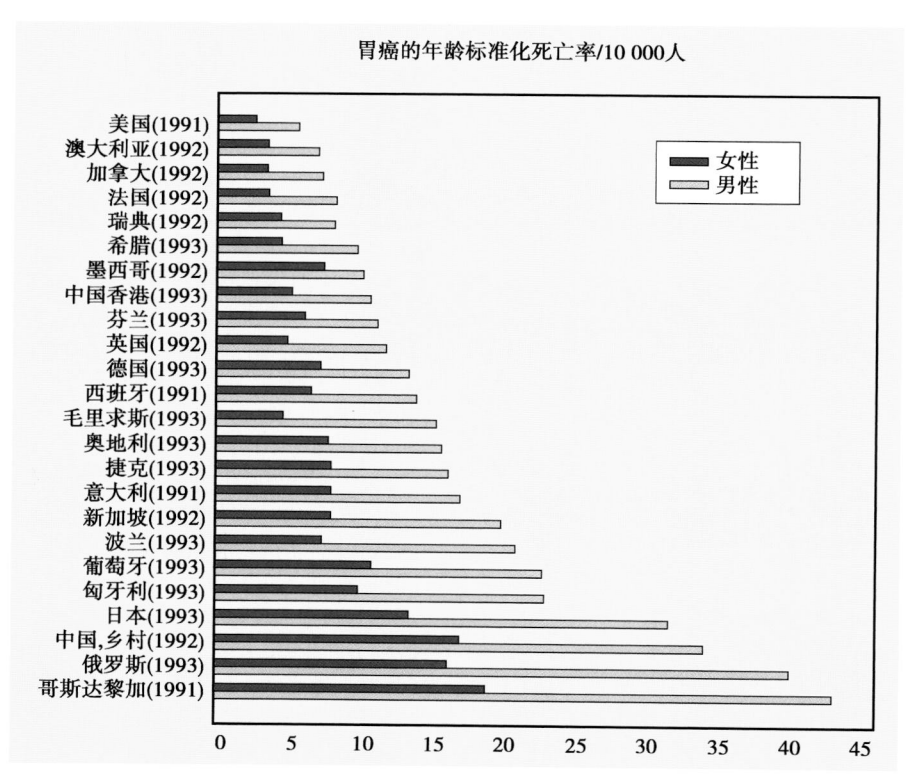

图 26-49   不同国家地区胃癌的死亡率

表 26-15	增加或降低胃癌发病的因素

增加风险的因素
　　家族史
　　饮食(高硝酸盐、盐、脂肪摄入)
　　家族性肠息肉病
　　胃腺瘤
　　遗传性非息肉性结直肠癌
　　幽门螺杆菌感染
　　萎缩性胃炎、肠化生、异生
　　既往胃切除史或胃空肠吻合术史(>10 年)
　　吸烟
　　Ménétrier 病
降低风险的因素
　　阿司匹林
　　饮食(进食大量新鲜的水果、蔬菜)
　　维生素 C

饮食及药物　　通常情况下,许多胃癌高危地区存在食用腌制、盐渍和熏制食物的高淀粉饮食习惯。胃癌的一个可能病因是进食硝酸盐,胃内的细菌(更常见于胃酸缺乏的慢性萎缩性胃炎病人,这是胃癌的一个危险因素)将硝酸盐转化为亚硝酸盐,它被证实是一种致癌物质。事实证明,进食大量新鲜水果和蔬菜以及富含维生素 C 和维生素 E 饮食可以降低人群中胃癌的危险性。人们认为,富含硝酸盐的冷冻食品的销量减少是北美和西欧胃癌显著减少的原因之一。烟草的使用可能会增加患胃癌的风险,但是酒精的使用可能没有作用。规律服用阿司匹林可能对降低胃癌风险具有一定的保护作用。

幽门螺杆菌[54,86]　　幽门螺杆菌慢性感染病人的胃癌风险增加了约 3 倍。与未感染病人相比,有胃溃疡病史的病人更容易发展形成胃癌(发病率比为 1.8,95% 置信区间为 1.6~2.0),有十二指肠溃疡病史病人的胃癌危险性较低(发病率比为 0.6,95% 置信区间为 0.4~0.7)。正如图 26-50 描述,一些病人形成胃窦为主的疾病(易感十二指肠球溃疡,某种程度上对胃癌有防护作用),而其他一些病人形成胃角为主的胃炎,导致低胃酸,从而易患胃溃疡和胃癌[87]。胃腺癌的理论发展过程见图 26-51[54,87]。最近证明,骨髓源性干细胞在慢性幽门螺杆菌感染的胃腺癌病人发病过程中发挥重要的作用[54]。但是,必须承认,胃腺癌是一种多因素疾病。并非所有的胃癌病人都有幽门螺杆菌感染,有一些慢性幽门螺杆菌感染高流行地区胃癌发病率却不高("非洲之谜")。最后,幽门螺杆菌感染似乎降低了病人发展为远端食管和贲门腺癌的风险[88]。也许胃体部胃炎胃酸分泌减少,造成较少的反流损害,从而减少了肿瘤的前体病变 Barrett 食管的风险。

EB 病毒　　约 10% 的胃腺癌病人携带 EB 病毒。全球范围内达到 50~75 000 病例。最近有人提出,EB 病毒感染是胃癌发生的一个较晚步骤,因为 EB 病毒转录发生于癌细胞中,而不是在前体上皮的化生细胞中。

遗传因素　　胃癌具有多种遗传变异性(表 26-16)。大部分胃癌都是非整倍体。散发性胃癌最常见的遗传异常影响 p53 和 COX-2 基因。超过 2/3 的胃癌病人,他们重要的肿瘤抑制基因 p53 存在缺失或抑制。此外,有大约相同比例的 COX-2 过表达。在结肠中,存在这种基因表达上调的肿瘤抑制了细胞凋亡,更容易出现血管生成并且表现出更高的转移潜能。过度表达 COX-2 的胃肿瘤更具有侵袭性。最近证实,为 E-cadherin 编码的 CDH1 基因,其胚系突变与遗传性弥漫型胃癌密切相关。预防性全胃切除术中应考虑有这些突变的病人[90]。

慢性幽门螺杆菌感染

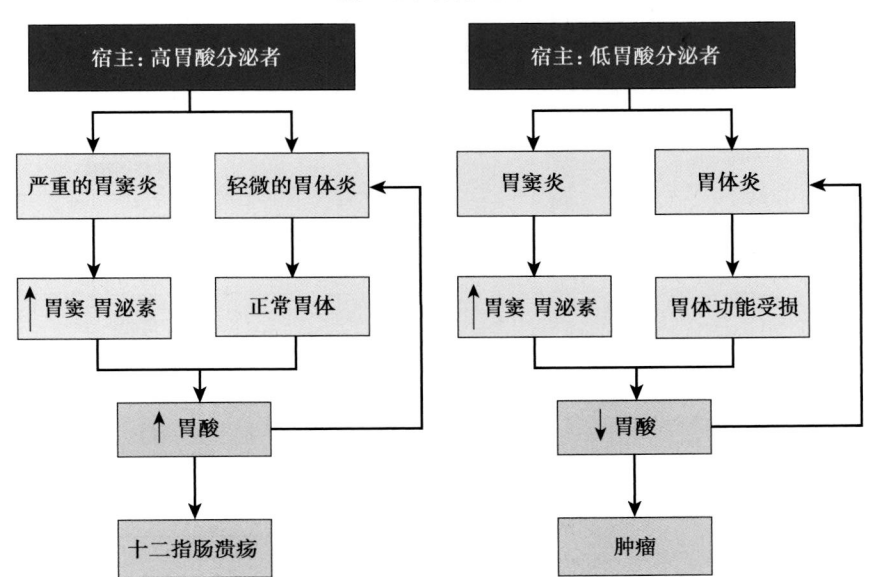

图 26-50　幽门螺杆菌与胃炎、十二指肠溃疡及胃癌发病机制之间的关系

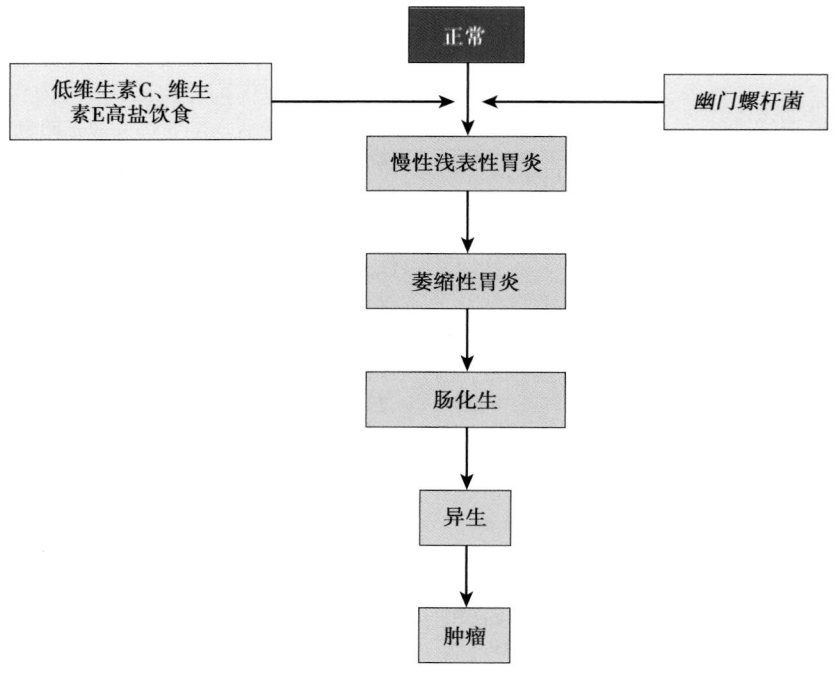

图 26-51   胃癌的发病机制

表 26-16	胃癌的基因异常	
异常	**基因**	**近似发生率%**
缺失/抑制	*p53*	60~70
	FHIT	60
	APC	50
	DCC	50
	E-cadherin	<5
扩增/过表达	*COX-2*	70
	HGF/SF	60
	VEGF	50
	c-met	45
	AIB-1	40
	β-catenin	25
	k-sam	20
	ras	10~15
	c-erb B-2	5~7
微卫星不稳定性		25~40
DNA 非整倍性		60~75

1900 病例		
癌前病变	病例数	%
增生性息肉	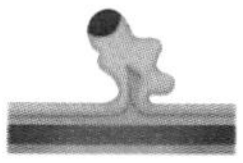 10	0.53
腺瘤	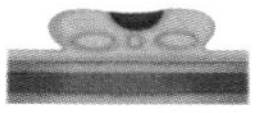 47	2.47
慢性溃疡	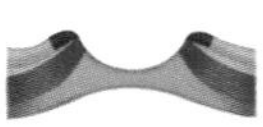 13	0.68
萎缩性胃炎	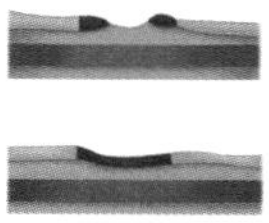 1802	94.84
疣状胃炎	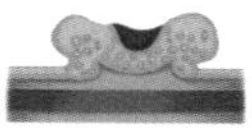 26	1.37
残胃	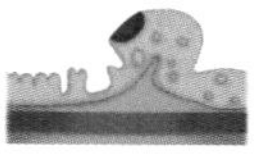 2	0.11
异位胰腺	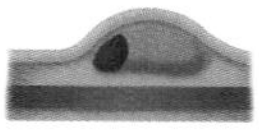 0	0
总计 1900		100

N.C.C.H.,Tokyo April 1988

图 26-52   胃的癌前病变

胃癌的癌前病变   图 26-52 显示了东京一组 1900 宗病例与早期胃癌发展相关的一些癌前病变的流行性。目前为止，最常见的癌前病变是萎缩性胃炎。

息肉   胃上皮息肉有五种类型：炎症、错构瘤、异位、增生和腺瘤。前三种类型恶变可能性很低。腺瘤可导致癌，就像在结肠，一旦诊断应手术去除。增生性息肉偶尔可发生癌变。家族性腺瘤性息肉病病人胃腺瘤性息肉的患病率高，而且发展为胃腺癌的可能性是一般人的 10 倍[91]。筛查性内镜检查是明确这些家族病的方法。遗传性非息肉性大肠癌病人也存在胃癌的风险[92]。

萎缩性胃炎　慢性萎缩性胃炎(图 26-53)是目前最常见胃癌前病变,尤其是肠化亚型(图 26-52)。老年人的萎缩性胃炎发生率高,但它在胃癌高发地区的年轻人中也是常见的。在许多病人中,幽门螺杆菌很可能在萎缩性胃炎的发病过程中起作用。Correa 描述了三种不同类型的慢性萎缩性胃炎:自身免疫型(包括分泌酸的近端胃)、高分泌型(涉及远端胃)和环境型(包括在泌酸和胃窦黏膜交界处的多个随机区)[86]。

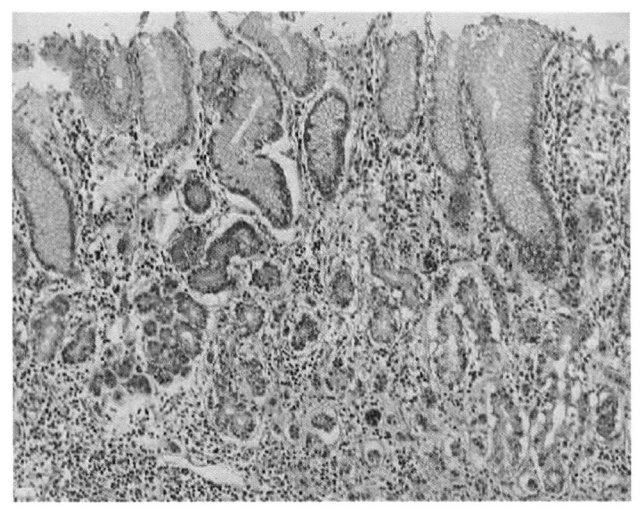

图 26-53　慢性萎缩性胃炎

肠上皮化生　胃癌常发生在肠上皮化生的区域。此外,个体患胃癌的风险是和胃黏膜肠上皮化生的程度成正比的。这些都强烈提示肠上皮化生是胃癌的癌前病变。依据发生改变的黏膜腺体的组织学和生化特性,胃的肠上皮化生有不同病理亚型。在完全型肠上皮化生,腺体完全内衬于杯状细胞和小肠吸收细胞(图 26-54)。这些细胞在组织学和生物化学上无法与小肠细胞区分,并且不会出现在正常胃中。有证据表明,根除幽门螺杆菌感染会显著缓解肠上皮化生并改善萎缩性胃炎。因此,治疗幽门螺杆菌感染是对于已获得病理诊断和幽门螺杆菌感染病人的合理建议。

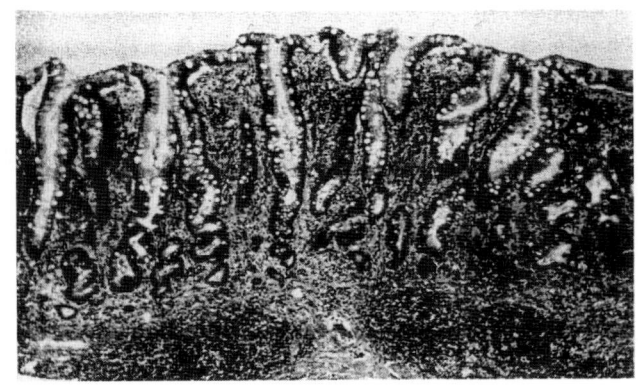

图 26-54　胃完全性肠化生。注意小肠型的隐窝被覆杯状细胞和具有吸收功能的细胞

良性胃溃疡　虽然良性胃溃疡一度被认为是癌前病变,很可能是由于早期病例中对于溃疡和愈合溃疡的活检不充分导致误诊,事实上它们一开始就是恶性的。现在人们普遍认为,所有的胃溃疡应都被视为癌症,直到有足够的证据否定,否则要进行活检和后续手段排除。即使现在,经过充分活检的良性溃疡由于未治愈经手术切除后偶尔也会发生癌变。与良性胃溃疡相比,上面所讨论的因素更有可能是胃癌发展的病因。

残胃癌　人们早就认识到胃癌可以发生在残胃,通常发生在良性溃疡病远端胃切除后数年。风险性是有争议的,但这种现象是存在的。大多数肿瘤发生在术后 10 年以上,它们通常发生在慢性胃炎、上皮化生、异型增生的部位。往往发生在吻合口附近,但这些肿瘤多是相当大的,并同样分为肠亚型和弥漫亚型。大多数病例发生在 Billroth Ⅱ 胃肠吻合术后,但也有部分病例发生在 Billroth Ⅰ 胃十二指肠吻合术后。究竟是 Billroth Ⅱ 吻合还是 Roux-en-Y 吻合会增加病人发生胃癌的风险是未知的。进一步研究发现,残胃癌的预后与近端胃癌相似[93]。

其他癌前状态　突变的 E-cadherin 基因与遗传性弥漫型胃癌相关。应考虑预防性全胃切除术[90]。显然,许多遗传和环境因素会影响同一家庭的成员,多达 10% 的胃癌病例似乎没有一个明确的家族遗传诊断。胃癌病人的一级亲属患胃癌的风险是普通人的 2 ~ 3 倍。遗传性非息肉结直肠癌病人有 10% 的胃癌风险性,主要是发生肠型的胃癌。通常认为,Ménétrier 病的黏膜细胞增生会增加 5% ~ 10% 的腺癌风险。在上述所有情况下,定期进行上消化道内镜检查是必要的。胃泌素相关的腺体增生并不是癌前病变,但是可以发生 ECL 增生和(或)类癌。

病理学

不典型增生　人们普遍认为,胃的不典型增生是最常见的胃癌前兆。如果重度不典型增生病人的异常是弥漫或多灶性的,应考虑胃切除,如果是局部重度异型增生,应做 EMR。轻度不典型增生病人,应做内镜活检监测和根除幽门螺杆菌治疗。

早期胃癌　早期胃癌是指仅限于黏膜和黏膜下层的胃腺癌,无论淋巴结有无转移。该疾病在东方比较普遍,并且由于在东方胃癌是癌症死亡的一个常见原因,因此建立了积极的监测机制。大约 10% 的早期胃癌病人有淋巴结转移。早期胃癌有几种类型和亚型(表 26-17 和图 26-55)。大约 70% 早期胃癌分化良好,30% 是低分化。充分胃切除和淋巴结清扫术的总治愈率是 95%。在日本的一些医疗中心,治疗的胃癌 50% 是早期胃癌。在美国,只有不到 20% 手术切除的胃腺癌

表 26-17	早期胃癌
Ⅰ 型	病变隆起突向胃腔
Ⅱ 型	表面型
Ⅱ A	表面隆起型病变,但不高于邻近黏膜
Ⅱ B	平坦型病变
Ⅱ C	表面凹陷型病变但不伴有深溃疡
Ⅲ 型	凹陷型病变突向固有肌层,但不伴有肿瘤细胞的浸润

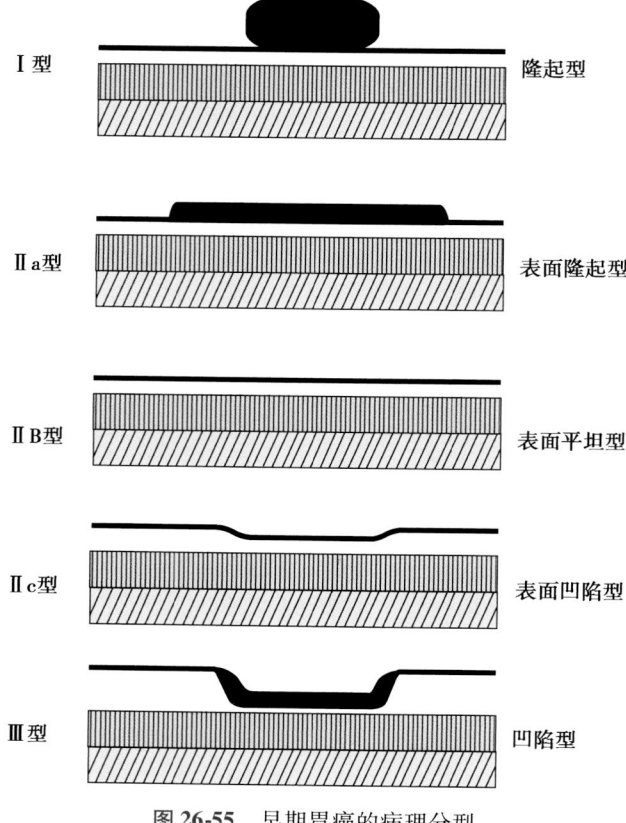

図 26-55　早期胃癌的病理分型

Ⅰ 型	隆起型
Ⅱa 型	表面隆起型
ⅡB 型	表面平坦型
Ⅱc 型	表面凹陷型
Ⅲ 型	凹陷型

被证实是早期胃癌。小黏膜病变可进行 EMR[94]。

大体形态学与组织学亚型　胃癌有四种大体类型:息肉型、覃伞型、溃疡型和硬癌。前两个类型中,肿瘤大部分是腔内生长。息肉型肿瘤不会溃烂,覃伞型肿瘤明显隆起而且溃烂。在后两种大体亚型,肿瘤大部分生长在胃壁。溃疡型肿瘤正如它的名字一样;硬癌型肿瘤浸润胃壁全层并覆盖非常大的表面积。硬癌型肿瘤(皮革样)预后尤为不佳,而且经常累及整个胃。尽管后者这些病变可以从技术上行全胃切除,但常可发现切除显示肿瘤浸润食管和十二指肠的微观证据。复发性疾病多在 6 个月内死亡。

胃原发肿瘤的位置对于术式的选择非常重要。几十年以前,绝大多数胃癌发生在远端胃。最近,肿瘤逐渐向近端移位,因此目前肿瘤分布在远端、中间、近端的比例分别为40%、30% 和 30%。

组织学　胃癌预后最重要的两个指标均为病理学指标:淋巴结转移和肿瘤浸润深度。肿瘤分级(分化程度:良好、中等或不良)也是很重要的预后指标。

胃癌有数个组织学类型。世界卫生组织确认了数种组织学类型(表 26-18)。日本的分类类似但更详细。目前,常用的 Lauren 分型将胃癌分成三种类型:肠型(53%)、弥漫型(33%)和未分化型(14%)。肠型胃癌与慢性萎缩性胃炎、严重的肠上皮化生和不典型增生密切相关,恶性度往往低于弥漫型。弥漫型胃癌多为低分化,并与年轻病人和近端肿瘤相关。MING 分型也很有用并且容易记忆,只包括膨张型(67%)和浸润型(33%)两种类型。

表 26-18	胃癌的 WHO 组织学分型

腺癌
　乳头状腺癌
　管状腺癌
　黏液腺癌
　印戒细胞癌
腺鳞癌
鳞状细胞癌
小细胞癌
未分化癌
其他

病理分期　最终,预后是与病理分期相关联的。应用最广的胃癌分期系统是肿瘤-淋巴结-转移分期(TNM 分期),它基于肿瘤浸润深度、淋巴结转移程度以及是否有远处转移。这个系统是由美国癌症联合委员会和国际抗癌联盟提出,并已经历了几次修改(表 26-19)。

表 26-19	胃癌的 TNM 分期

T:原发肿瘤

Tis	原位癌;上皮内肿瘤尚未侵及固有层
T_1	肿瘤侵犯固有层或黏膜下层
T_2	肿瘤侵犯固有肌层或浆膜下层
T_3	肿瘤穿透浆膜(脏腹膜)但并未侵犯邻近结构
T_4	肿瘤侵犯邻近结构

N:区域淋巴结

N_0	无区域淋巴结转移
N_1	1~6 枚区域淋巴结转移
N_2	7~15 枚区域淋巴结转移
N_3	>15 枚区域淋巴结转移

M:远处转移

M_0	无远处转移
M_1	远处转移

分期

分期	T	N	M
0	Tis	N0	M0
Ⅰ A	T1	N0	M0
Ⅰ B	T1	N1	M0
	T2	N0	M0
Ⅱ	T1	N2	M0
	T2	N1	M0
	T3	N0	M0
Ⅲ A	T2	N2	M0
	T3	N1	M0
	T4	N0	M0
Ⅲ B	T3	N2	M0
Ⅳ	T4	N1-3	M0
	T1-3	N3	M0
	Any T	Any N	M1

临床表现

在美国,大多数病人被诊断为胃癌时已经是晚期的Ⅲ或Ⅵ期。最常见的症状是由于厌食和饱胀感引起的体重下降和进食减少。腹部疼痛(通常不严重,往往被忽视)也很普遍,其他症状包括恶心、呕吐和腹胀。急性消化道出血并不常见(5%),但慢性隐性失血是常见的,表现为缺铁性贫血和血红素阳性粪便。如果肿瘤累及到胃贲门,吞咽困难则是常见的症状。副肿瘤综合征如 Trousseau 综合征(血栓性静脉炎)、黑棘皮病(腋下和腹股沟的色素沉着)或外周神经病变是很少见的。

体格检查一般是正常的。除了体重下降,其他特殊的检查结果通常提示不可医治。胃癌病人的重点检查应包括颈部、胸部、腹部、直肠和骨盆,这是鉴别诊断的一个重要部分。颈部、锁骨上(左侧的被称为 Virchow 淋巴结)和腋窝淋巴结可能肿大,现在可以在细针穿刺细胞学实验室进行活检。有可能出现转移性胸腔积液,或者病人在呕吐和(或)梗阻时发生吸入性肺炎。腹部团块可能提示大的原发肿瘤(通常是无法治愈的 T_4 期)、肝脏转移或转移癌(包括 Krukenberg 卵巢肿瘤)。明显的脐带结节(Sister Joseph 结节)是疾病晚期的体征,或者有可能出现恶性腹水的临床表现。直肠检查可发现血红素阳性粪便以及腔外和前方的硬结,这提示所谓的道格拉斯陷窝中的脱落转移或 Blumer 直肠肿块。

诊断评估

仅从临床表现上鉴别消化性溃疡和胃癌通常是很困难的。有新发消化不良症状的 45 岁以上病人,以及有消化不良和可疑症状(消瘦、反复呕吐、吞咽困难、出血证据或贫血)或有胃癌家族史的所有病人应行内镜检查,如果有黏膜病变则做活检。从根本上说,鉴别诊断中包括胃癌的所有病人都应该进行内镜检查和活检。如果高度怀疑是癌症而活检是阴性,那么病人应复查内镜并做更进一步活检。在部分胃肿瘤病人中,上消化道 X 线检查有助于制订治疗方案。虽然良好的双重对比钡剂上消化道检查对胃肿瘤很敏感(敏感度高达75%),但在大多数医疗中心内镜已成为胃恶性肿瘤诊断的金标准。胃癌术前分期的最佳方式是腹部/盆腔的静脉增强和口服对比 CT 扫描,MRI 也可能具有可比性。对肿瘤本身最好的分期方法是超声内镜,它可以提供肿瘤穿透胃壁深度的准确信息(准确率80%),并且可以扩大显示(>5mm)胃周及腹腔淋巴结。在一些医疗中心,如果肿瘤浸透胃壁(T_3 期)或有淋巴结转移(肿大淋巴结通常可以在超声引导下穿刺活检),则术前应进行辅助化疗。但是,超声内镜进行肿瘤分期也有限制性。这在很大程度上取决于操作者,并且可能对淋巴结转移估计不足,因为正常大小的淋巴结(<5mm)也可以发生隐匿转移。超声内镜是鉴别早期胃癌(T_1)和进展期胃癌最准确的方法。

正电子发射断层扫描　全身正电子发射断层扫描(PET)扫描的原理是肿瘤细胞优先积累正电子 ^{18}F。这种方式对胃癌远处转移的评估是非常有用的,对局部分期也有帮助。PET 扫描结合螺旋 CT(即 PET-CT)是最有用的检查方式[95],

尤其是有高风险肿瘤或多种合并症的病人进行大手术前应行此项检查。

腹腔镜分期和腹膜细胞学　从某种程度上说,这些检查方式的作用取决于病人的个体情况以及医师的治疗理念。根本的问题是"这些检查能不能改变病人的治疗方案?"接受 R0 切除的胃癌病人(即无大体残留病灶)发现有腹腔细胞学(无大体癌灶)阳性检查结果则比细胞学阴性组的预后差(中位生存期分别为 14.8 和98.5 个月)[96]。这种信息能对病理分期(TNM)的预后有多少帮助是有争议的。改良的手术切除和更积极的辅助治疗(全身或局部腹腔温热化疗)能否改善胃癌的不良预后是未知的。不幸的是,目前还不清楚有多少这样的病人受益于胃切除。目前,腹腔细胞学技术是不可能改变胃癌病人的治疗原则的,大多数没有检测到远处转移的病人将行(而且应该)胃切除而不论腹膜细胞学结果如何。快速腹腔镜检查偶尔可发现术前影像学检查没有发现的小的腹腔种植物或肝转移物,这将改变某些病人(如手术风险高或癌病严重)的手术方案,避免了重大而徒劳的手术过程。腹腔镜探查对近端肿瘤或螺旋 CT 扫描发现有淋巴结肿大的病人可能非常有帮助[97]。虽然深入的腹腔镜分期程序相当准确,但还没有被广泛采用。

治疗

手术切除是唯一可以治愈胃癌的方法,大多数临床可切除的局部病灶的病人应行胃切除[98,99]。明显的例外情况包括不能耐受腹部手术的病人以及有全身转移性疾病的病人。

治愈性手术的治疗目标是切除所有的肿瘤(即 R0 切除)。因此,所有的切缘(近端、远端和环周)应该是阴性的,并进行充分的淋巴结清扫术。一般情况下,外科医师争取做到大体切缘至少5cm 为阴性。一些胃肿瘤特别是弥漫性肿瘤具有很强的浸润性,肿瘤细胞扩散速度高于大体肿瘤,因此需要保证大体切缘5cm 为阴性。进行手术时冰冻切片证实切缘阴性非常重要,但在有超过 N_1 淋巴结转移的病人中则没那么重要。应该特别强调,许多淋巴结阳性病人通过充分的外科手术而得到治愈,某些似乎与肿瘤密切相关的淋巴结在病理检查中呈良性或反应性。为保证切除标本进行良好的病理分期,要求切除超过 15 个淋巴结以上[100]。应避免毫无意义的治疗,在低危病人中应积极尝试切除所有肿瘤。在治愈性胃大部切除术中,原发肿瘤和邻近的受累脏器(如远端胰腺、横结肠或脾)将被完整切除。在某些显然无法治愈的病人中,可以进行姑息性胃大部切除术,但大部分胃癌Ⅳ期病人不需要大型手术也可以控制病情[99,,101]。

胃切除的范围　胃癌的标准手术是根治性胃大部切除术。除非需要做 R0 切除,全胃切除不会额外有益于生存,还可能产生营养不良或生活质量下降的后果,以及更高的围术期并发症和死亡率[98,,99]。胃次全切除通常需要结扎胃左右动脉和胃网膜左右动脉的起始部,以及整块切除远端胃75%,包括幽门和2cm 十二指肠、大小网膜和所有相关淋巴组织(图 26-56)。消化道重建通常使用 Billroth Ⅱ式胃空肠吻合,但如果残胃小于 20% 则应考虑 Roux-en-Y 重建术。该手术死亡率为 2% ~5%。在大多数西方国家,如果能够达到切除边缘肿瘤阴性,清扫>15 枚淋巴结,以及所有大体肿瘤切除这些标准,被称为根治性胃大部切除,这是比较常用的胃癌手术方式。在没有被癌灶直接浸润的情况下,脾脏和胰尾不应被切除。有时需要做全胃切除 Roux-en-Y 食管空肠吻合术为达到 R0 切除(图 26-57),这可能是近端胃癌病人的最佳手术方式。建立空肠袋可能有利于营养,特别是对于预后良好的病人[102]。对于一些近端胃肿瘤可选择近端胃大部切除术代替全胃切除术,这需要在切断迷走神经的远端残胃上做食管胃吻合。在这种情况下幽门成形术基本上防止了胆汁性食管炎,如果幽门保持不变,则可能会出现胃排空障碍。在食管和胃窦之间置顺向蠕动的空肠(Henley 环)可以被视为一种替代重建,但是,考虑到所有因素,全胃切除术通常会有非肿瘤学方面的更多优势,成为大多数近端胃癌所选择的术式。

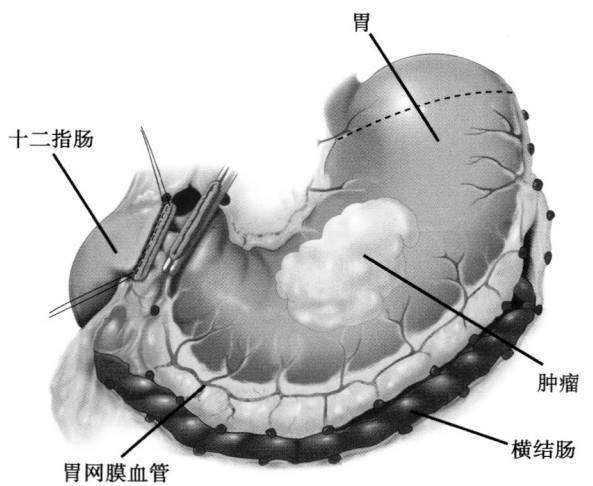

A

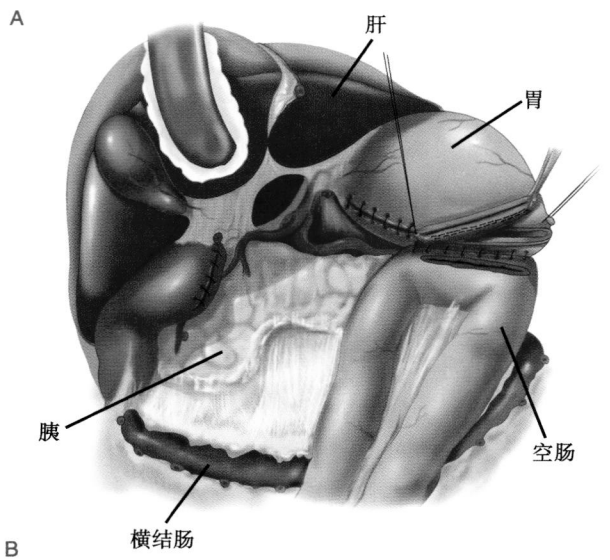

B

图 26-56　A 和 B. 根治性胃次全切除术

淋巴结清扫范围　日本胃癌研究会已经对可能引流胃淋巴液的淋巴结位置进行编号(图 26-4)。通常分为 D1(即 3 ~ 6 站)、D2(即 1、2、7、8 和 11 站)、D3(即 9、10 和 12 站)三级淋

巴结。一般来说,D1 节点在胃周,D2 节点沿肝、脾动脉,D3 节点指远处淋巴结。上述手术(胃切除程度部分的根治性胃大部切除术)是迄今为止在美国最常用的胃癌手术,称为 D1 式切除,因为它切除了肿瘤和胃周 D1 站淋巴结。在亚洲和美国专科中心,胃癌标准术式是 D2 式胃大部切除术,包括更广泛的淋巴结清扫(D1 和 D2 站淋巴结清扫)。除了 D1 式切除术切除的组织,标准的 D2 式胃大部切除术切除了结肠系膜前壁的腹膜,选择性切除胰腺被膜,以及肝、脾动脉周围淋巴结和根部淋巴结。因为已经被证明会增加手术并发症,所以不常规进行脾切除和远端胰腺切除术。胃癌 D2 式胃大部切除术的生存优势见表 26-20,此表显示了美国和日本不同病理分期胃癌病人的 5 年生存率。不幸的是,已经完成的随机性前瞻性试验没有证实这种生存优势,但 D2 组的发病率和死亡率较高(表 26-21)[103,104]。这主要是因为进行了脾切除和远端胰腺切除,因而这些不再作为 D2 式胃切除术的常规部分。

有专家认为,D2 式手术仅仅是一个改良性的操作,因为这种更广泛的切除而明显改善的生存率仅仅是改善病理分期的伴随现象。这个阶段的转变表明,美国很多行 D1 式胃大部切除的病人已有 D2 站淋巴结转移,但是未被切除也未被发现。因此,在美国,如果 I 期病人行 D2 胃大部切除就被归为 II 期;如果 II 期病人行 D2 胃大部切除则就被归为 III 期。美国 I 期病人的生存情况非常接近日本的 II 期病人(更准确的分期),因为这组中有一些仅行 D2 切除术而未发现淋巴结转移的 II 期病人。专家们普遍认为,为了避免胃癌分期偏移,在胃切除标本中至少要检出 15 个淋巴结。

胃癌的化疗和放疗　一般来说,可切除的胃腺癌 I、II、III 期精确的 5 年生存率分别为 75%、50% 和 25%。由于大多数外科病人为第 II 期或更晚期,因此胃癌病人术后需要内科和(或)放射肿瘤专家的治疗。不幸的是,现有的数据表明,辅助治疗对提高生存率的作用是有限的[98,99]。一项前瞻性随机对照研究显示,化疗(氟尿嘧啶和亚叶酸钙)和放疗(4500 CGY)的辅助治疗可以提高 II 期和 III 期胃腺癌病人的术后生存率[105]。不幸的是,此研究中只有 10% 的病人进行了 D2 式胃大部切除,而大多数病人(54%)没有进行充分的 D1 式胃切除术。因为已证实充分的淋巴结清扫会显著影响生存率,尤其对于 III 期胃癌病人。有人指出,在此项研究中,辅助放化疗没有提高已行充分手术病人的生存率。这还需要进一步深入研究。

日本临床肿瘤学组最近发表的研究显示,临床可治疗的 T_{2B}、T_3 和 T_4 胃癌病人仅行 D2 式胃大部切除术(不进行化疗)的 5 年总生存率为 69%[106]。腹主动脉旁淋巴结清扫对生存率没有提高。没有研究提出把单独使用放疗作为常规的辅助治疗,但放疗对某些病人的出血和疼痛是有效的姑息治疗方法。对于未能切除、转移和复发的病人来说,姑息性化疗尚未被证实可以显著地延长生存期,但偶尔病人会有戏剧性的反应。这些病人应考虑进行临床试验。已证明对胃癌有效的药物包括氟尿嘧啶、顺铂、阿霉素和甲氨蝶呤。目前,正在评估新的辅助治疗对胃癌的疗效,尤其是临床 T_3 或 N_1 期病人。

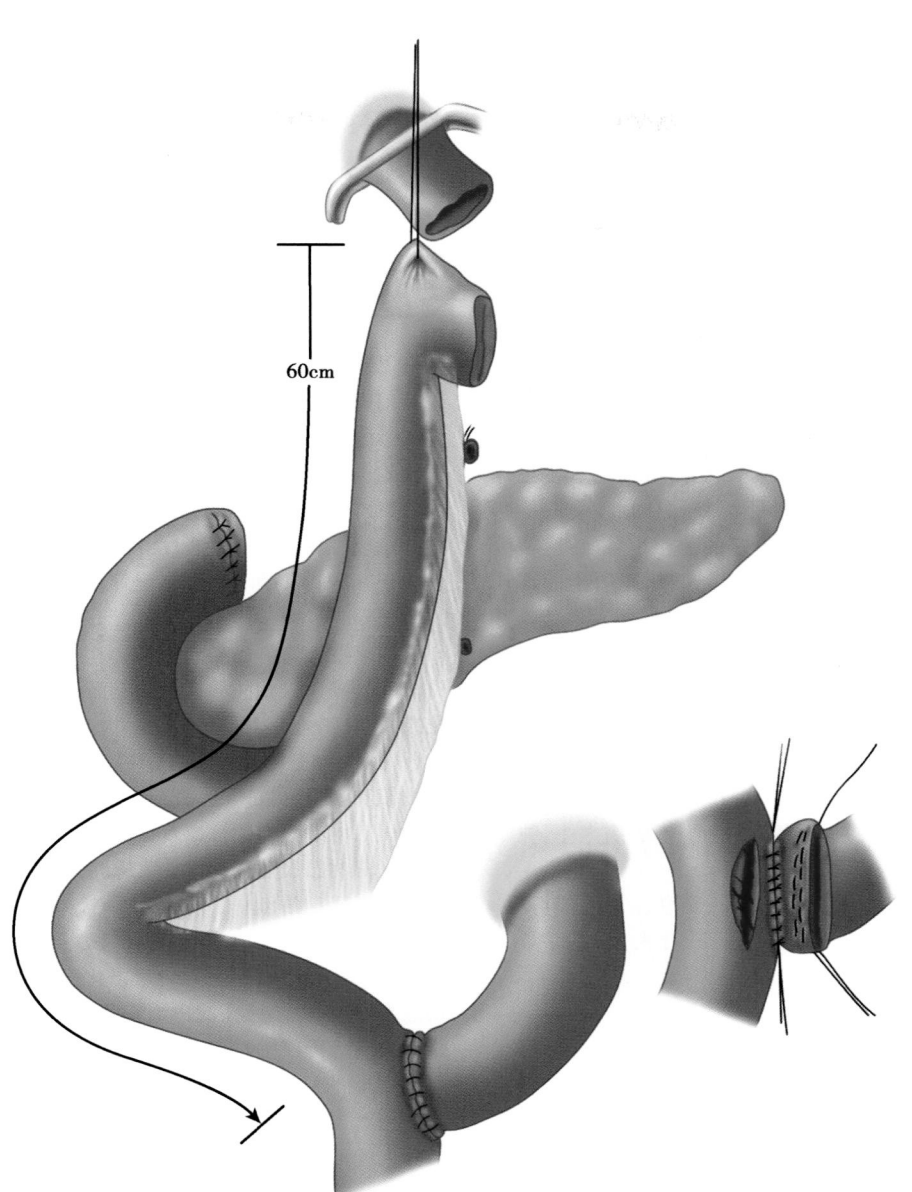

60cm

图 26-57　全胃切除术后的消化道重建。空肠贮袋(未显示)可以考虑施行

表 26-20	美、日两国胃癌 5 年生存率及手术死亡率的比较		
	丸山(日本)1971—1985	美国外科学会,1982—1987	Sloan Kettering 纪念医院,1985—1994
病人人数	3176	18 365	675
Ⅰ 期	91%	50%	84%
Ⅱ 期	72%	29%	61%
Ⅲ 期	44%	13%	29%
Ⅳ 期	9%	3%	25%
手术死亡率	1%	7%	3%

表 26-21 随机试验比较 D1 与 D2 胃癌根治术

作者	病人人数	术式	术后并发症(%)	术后死亡率(%)	5 年生存率
Bonenkamp et al.	711	D1	25	4	45
		D2	43	10	47
Cuschieri et al.	400	D1	28	6.5	35
		D2	46	13	33

内镜切除　许多东亚医疗中心证明,一些早期胃癌病人通过 EMR 可以得到充分治疗。局限在黏膜层的小肿瘤(<3cm)的淋巴结转移率很低(3%),接近胃切除手术的死亡率。如果切除的标本没有溃疡、黏膜肌层无浸润、无淋巴管侵犯且大小<3cm,那么淋巴结转移的风险<1%。因此,一些早期胃癌病人可能通过内镜技术得到更好的治疗。目前,这项治疗要求病人肿瘤<2cm、没有淋巴结转移、经超声内镜证实肿瘤局限在黏膜层并且没有其他胃疾病。在某些病人中可以考虑腹腔镜淋巴结活检。

预后

在过去的 25 年,美国胃癌 5 年生存率已从 15% 提高到 22%。生存率决定于病理分期(TNM 分期)和肿瘤分化程度。其他重要的预后因素是性别、年龄、胃癌部位、肿瘤大小、肿瘤深度。

在一些明显不可治愈病人中可以行姑息性胃大部切除,但大多数 Ⅳ 期胃癌病人病情可以不进行大手术而得到控制[99,101]。

胃癌筛查

在日本已经明确证实,参与胃癌筛查的病人死于胃癌的危险性很低。因此,筛查对于高发人群是有效的。筛查在美国总体人群中(低风险国家)意义不大,但有明确胃癌风险的病人应定期行内镜和活检。胃癌高风险病人包括家族性腺瘤性息肉病的病人、遗传性非息肉大肠癌、胃腺瘤、Ménétrier 病、肠上皮化生或不典型增生以及远端胃切除或胃空肠吻合术者。

胃淋巴瘤

胃淋巴瘤一般占胃恶性肿瘤的 4%。非霍奇金淋巴瘤病人有 1/2 累及胃肠道。胃是原发性胃肠道淋巴瘤最常见的部位,超过 95% 是非霍奇金淋巴瘤。其中大部分是恶性度最高的 B 细胞型胃淋巴瘤,可以来自 MALT,但是却没有低度恶性 MALT 肿瘤的任何特征[107]。胃淋巴瘤组织学上大约有 50% 是低度恶性的,50% 是高度恶性的。有趣的是,正常胃相对缺乏淋巴组织。然而,在慢性胃炎的部位可以发展为 MALT,进而恶性变。再次强调,幽门螺杆菌被认为是主要病因。在胃淋巴瘤高发人群,幽门螺杆菌感染率也很高;胃淋巴瘤病人通常也有幽门螺杆菌感染。低度恶性 MALT 淋巴瘤本质上是一种 B 细胞单克隆增殖体,可能是由幽门螺杆菌相关的慢性胃炎引起。这些相对无害的肿瘤发生变性,然后发展为高恶性的淋巴瘤,通常术者可以看到其多变性。值得注意的是,当根除幽门螺杆菌和胃炎好转后,低度恶性 MALT 淋巴瘤往往会消失。因此,低度恶性 MALT 淋巴瘤不是需要手术的病变。仔细的进一步检查是必需的,特别是有 t(11:18)易位的病人,这被认为是恶性度更高的 MALT 疾病的危险因素。如果根除幽门螺杆菌后低度恶性淋巴瘤仍然存在,则应考虑放疗,但限于临床胃 Ⅰ 期病变,而化疗用于更严重的病变(图 26-58)。

高度恶性胃淋巴瘤病人需要积极的肿瘤学治疗,临床有许多和胃癌病人相同的症状。然而,约 50% 的胃淋巴瘤病人出现发热、消瘦、盗汗等全身症状。该肿瘤可能引起出血和(或)梗阻,淋巴结肿大和(或)器官肿大提示全身性疾病。通过内镜和活检可以诊断,大部分肿瘤可能位于黏膜下,因此积极尝试活检是必需的。原发性淋巴瘤通常是胃皱襞呈结节状增大。胃淋巴瘤多有类似皮革胃的弥漫性浸润过程。在做出原发胃淋巴瘤的诊断之前,必须积极寻找其他疾病,这包括超声内镜、胸部、腹部和盆腔 CT 扫描以及骨髓活检。目前,大多数高度恶性胃淋巴瘤病人治疗以化疗和放疗为主,不行手术切除,治疗相关的穿孔或出血很少见。局限于胃和区域淋巴结的疾病可行根治性 D2 胃次全切除术,尤其是造成出血和(或)梗阻的巨大肿瘤。姑息性胃切除对肿瘤并发症也有一定作用。当然,一个多学科医疗组应参与制订原发性胃淋巴瘤病人的治疗方案。

胃肠道间质瘤

胃肠道间质瘤来源于 Cajal 间质细胞(ICC),不同于来源于平滑肌的平滑肌瘤和平滑肌肉瘤[108,109]。胃肠道间质瘤病人的预后主要取决于肿瘤大小、核分裂计数和有无转移,转移通常为血行转移。任何大于 1cm 的病变即可表现为恶性并可能复发。因此,所有的胃肠道间质瘤最好连同周围正常组织完整切除。几乎所有的胃肠道间质瘤(而平滑肌瘤几乎不会)都表达 c-KIT(CD117)或相关的 PDGFRA,以及 CD34;几乎所有的平滑肌瘤(而间质瘤几乎不会)都表达肌动蛋白和结蛋白。这些标志物通常可以在细针穿刺取得的标本中检测到,对 GIST 和平滑肌肿瘤的组织病理学鉴别有帮助。现有组织病理学标准明确诊断的子宫肌瘤通过剔除得到了充分治疗。明确诊断的平滑肌肉瘤或 GIST 的最佳治疗是切缘阴性切除术。如果手术风险不大,大多数可疑病变病人应行手术切除。

所有胃肠间质瘤的 2/3 发生在胃。上皮细胞型 GIST 是胃间质瘤最常见的细胞类型,其次是梭形细胞型。血管瘤型仅见于胃部。

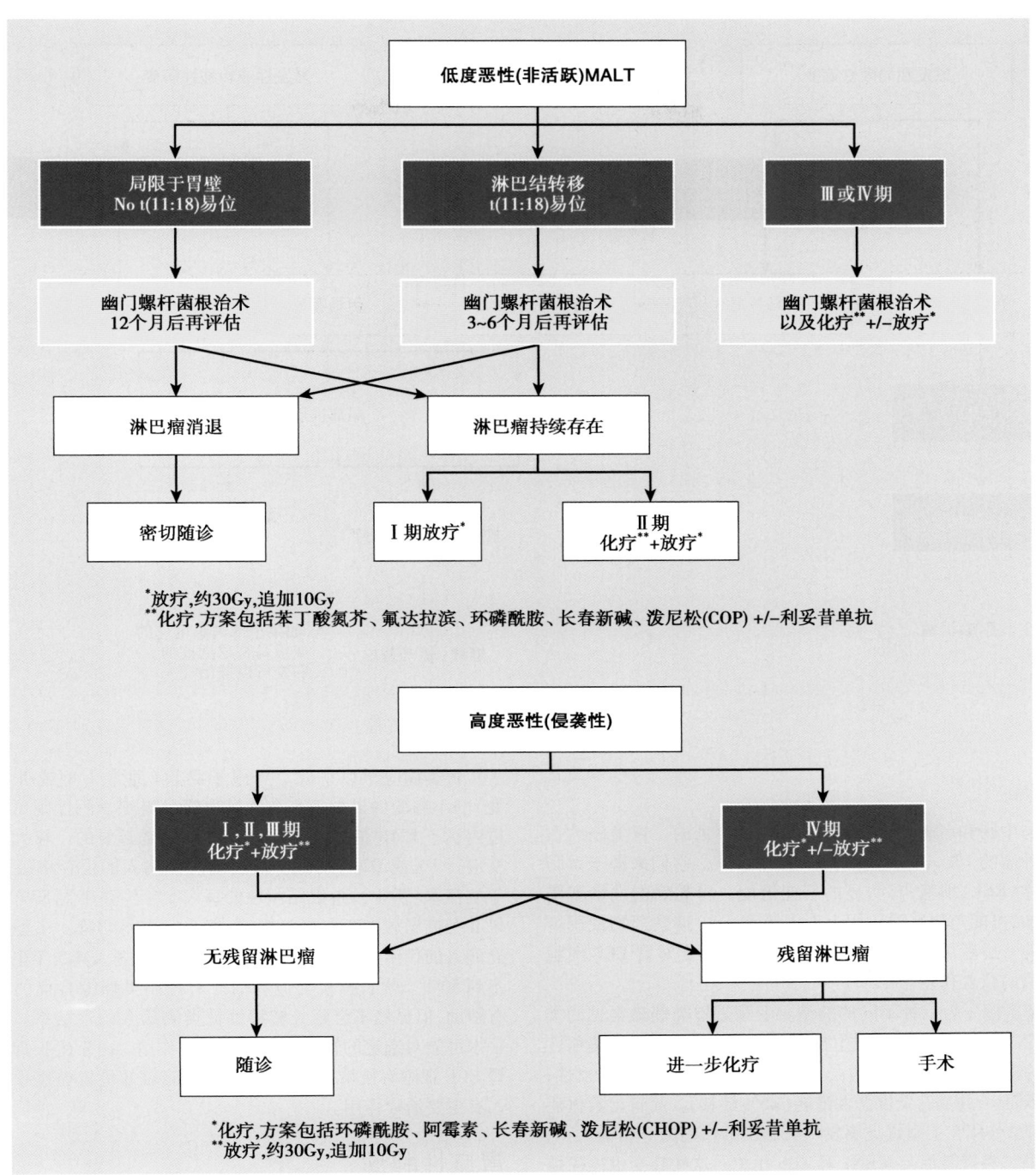

图 26-58　胃淋巴瘤的治疗流程。MALT，黏膜相关淋巴组织

间质瘤是生长缓慢的黏膜下肿瘤。较小的病变通常只能偶然发现，但它们有时可能会溃烂并导致大出血。较大的病变一般可以引起消瘦、腹部疼痛、饱胀、早饱、出血等症状。腹部可能会扪及肿块。虽然切除标本中偶尔会见到阳性淋巴结，但血行转移是主要转移途径，通常转移到肝脏和（或）肺部。

需要通过内镜和活检获得诊断，但就后者来讲是比较困难的，EUS 可能会有所帮助。有症状的和大于 1cm 的肿瘤应予以切除。了解有无转移需要行胸部、腹部和盆腔 CT（胸部 X 线扫描能够充分代替胸部 CT）。胃间质瘤大多数发生在胃体，但也可以发生在胃底或胃窦部，几乎都是单发的。切缘阴性的楔形切除术是适宜的手术方法。真正侵犯邻近结构的原

发肿瘤是恶性的证据。如果安全，当原发肿瘤大而有浸润时整块切除受累的周围脏器对完整切除肿瘤是有帮助的。GIST 切除后 5 年存活率约为 50%。大多数低度恶性病人可以被治愈（5 年生存率为 80%），但大多数高度恶性病人很难被治愈（5 年生存率为 30%）。

原癌基因 c-kit 在胃肠道间质瘤通常为阳性，这一特点和 Cajal 间质细胞（ICC）相同。伊马替尼（格列卫）是一种阻断 c-kit 酪氨酸激酶活性的化疗药物，对不能手术切除或转移性 GIST 病人疗效显著。高达 50% 的病人用药 2 年后对伊马替尼产生耐药性，从而出现了一些治疗难治性疾病的新药。用于 GIST 病人的治疗流程图如图 26-59。

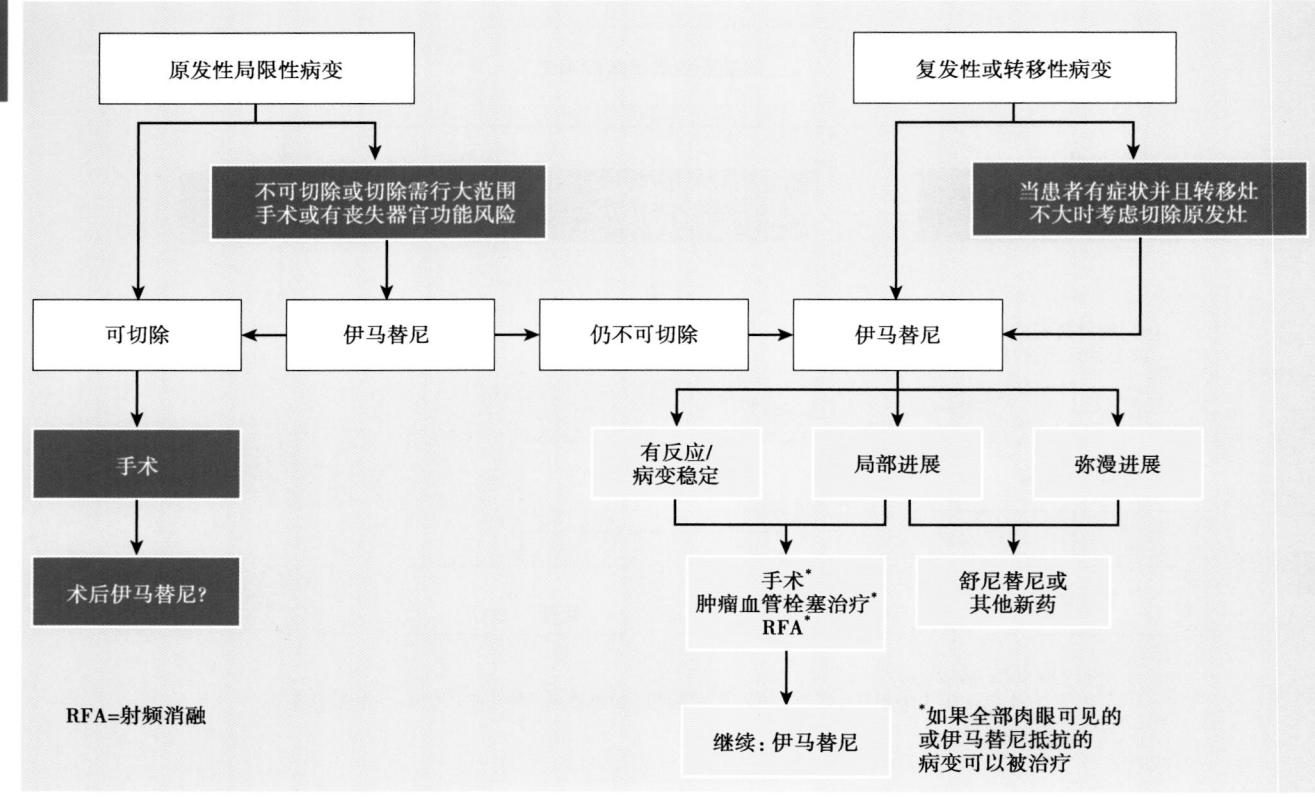

图 26-59   胃肠道间质瘤的治疗流程

胃类癌[111~113]

与中肠和后肠相比,胃类癌是比较罕见的。胃类癌约占类癌肿瘤的1%,占胃恶性肿瘤的不足2%。它们来源于胃肠嗜铬样(ECL)细胞,有明显的恶变潜能。胃类癌的发病率明显增加,可能与更普遍应用上消内镜和(或)抑酸药物使用增加有关。后者可能引起高胃泌素血症,胃泌素对胃ECL细胞有公认的营养作用。

胃类癌分为三种不同的类型。Ⅰ型是胃类癌最常见的类型,约占75%。Ⅰ型类癌发生在继发于恶性贫血或慢性萎缩性胃炎的慢性高胃泌素血症病人。这些病变更频繁地发生于女性,往往多而小,并具有低度恶性潜能(<5%转移)。高胃泌素血症长期抑酸作用在Ⅰ型胃类癌发病机制中的作用尚不明确。

第二类胃类癌与MEN1和ZES相关。这些病变也往往是小而多,但有恶性度可能稍高于Ⅰ型(10%转移)。Ⅱ型胃类癌与MEN1更加密切相关;没有MEN1的病人是非常少见的。除非证实为其他疾病,否则胃酸分泌过多、高胃泌素血症和胃类癌意味着胃泌素瘤。

Ⅲ型胃类癌是散发的肿瘤。它们通常是单个的(通常大于2cm),多见于男性。它们与高胃泌素血症不相关,活检显示为异质细胞群。大多数病人在确诊时已有淋巴结或远处转移,有的具有类癌综合征的症状。

胃类癌的诊断通常需行内镜及活检。有些肿瘤是黏膜下的,并且可能非常小。它们经常和小肌瘤或异位胰腺混淆。由于位于黏膜下,活检可能是困难的,EUS对确定病变的大小和深度很有帮助。胃类癌病人血浆嗜铬粒蛋白A水平升高。CT扫描和奥曲肽扫描对分期有帮助。

胃类癌应予以切除。局限于黏膜(通常Ⅰ型或Ⅱ型病变)的小病变如果少于5个并且边缘呈组织学阴性则可以通过内镜下EMR治疗。仔细的后续治疗是必要的。较大的病变应行D1或D2胃切除。淋巴结阴性病人的生存率极高(5年生存率>90%),淋巴结阳性的病人5年生存率为50%。如果Ⅱ型类癌病人存在胃泌素瘤,那么应手术切除。Ⅰ型胃类癌病人的5年生存率接近100%;Ⅲ型病变病人其5年生存率不到50%。生长抑素类似物治疗对控制类癌综合征的症状有帮助,但显然不会延长转移性胃类癌病人的存活率。减瘤手术可能对选定的转移性疾病病人有作用。由于生长抑素对胃ECL细胞有抗增殖作用,奥曲肽可能对低危胃类癌手术病人有主要治疗作用。

胃良性肿瘤

息肉

上皮性息肉是最常见的胃良性肿瘤(表26-22)。基本上有五种类型的良性上皮息肉(表26-23):腺瘤、增生(再生)、错构瘤、炎症和异位(如异位胰腺)。最常见的胃息肉(在多数病例中约75%)是增生性或再生性息肉,它通常发生在胃炎的部位,具有低恶性潜能。与结肠腺瘤相似,腺瘤性息肉可发生恶变。它们占胃息肉的10%~15%。错构瘤、炎症和异位性息肉恶变的可能微乎其微(包括胃底腺性息肉)。有症状的大于2cm息肉或腺瘤应切除,通常用内镜套扎切除。大的增生性息肉也应考虑切除。切除腺瘤性息肉后应重复上消化道内镜监测,增生性息肉切除后可能也应该予以监测。

表 26-22　胃的良性息肉样病变

病变类型	总数	百分比
上皮息肉	252	40.9
平滑肌瘤	230	37.3
炎性息肉	29	4.7
异位组织	25	4.1
脂肪瘤	21	3.4
神经源性肿瘤	19	3.1
血管瘤	13	2.1
嗜酸性肉芽肿	12	1.9
纤维瘤	9	1.5
混杂病变	6	1.0
总计	616	100.0

表 26-23　胃上皮息肉的组织学分型

Ⅰ. 肿瘤性息肉
　A. 良性：腺瘤
　　1. 平坦（管状）腺瘤
　　2. 乳头状（绒毛状）腺瘤
　B. 恶性
　　1. 原发性息肉样癌和类癌
　　2. 继发性上皮肿瘤
Ⅱ. 非肿瘤性息肉
　A. 增生性息肉
　　1. 局灶性（息肉样）小凹过度增生
　　2. 增生性（再生性）息肉
　　3. 增生性息肉伴异生性（腺瘤性）病变
　B. 错构瘤性息肉
　　1. Peutz-Jeghers 息肉
　　2. 幼年性息肉
　　3. 胃底腺息肉
　C. 炎性息肉
　　1. 炎性假息肉
　　2. 炎性（固定性）息肉
　　3. 异位性息肉
　D. 异位胰腺组织
　　1. 十二指肠腺过度增生
　　2. 腺肌瘤
　E. 结节状黏膜残留

平滑肌瘤

典型的平滑肌瘤在黏膜下是固定的。如果溃烂，它会有一个脐样外观并可能出血。组织学上，这些病变似乎是平滑肌来源的。小于 2cm 的病灶通常无症状，是良性的。较大的病变有较大的恶变潜能，并更可能引起出血、梗阻或疼痛等症状。小于 2cm 的无症状病灶可以密切观察，或用穿刺活检和免疫标记来确认平滑肌瘤。较大的和有症状的病灶应楔形切除（可能通常使用腹腔镜）。当认为病变是平滑肌瘤，需要观察而暂不切除时，病人应该清楚他们的病情并认识到恶性的可能性。

脂肪瘤

脂肪瘤是良性的黏膜下脂肪肿瘤，通常是无症状的，在上消化道系列检查或内镜检查偶然发现。它们有内镜下的大体特征，超声内镜下也具有外观特点。除非病人有症状，否则无须切除。

胃动力紊乱

胃动力紊乱包括胃排空延迟（胃轻瘫）、胃排空过快以及运动和感觉异常（例如功能性消化不良）。我们会在"胃切除的术后问题"一章讨论手术相关的次要胃动力紊乱（例如倾倒、胃潴留以及 Roux 综合征），而胃轻瘫是最常见的手术相关的主要胃动力紊乱[114,115]。

大多数胃轻瘫病人的主要症状是恶心与呕吐，腹胀、饱胀和腹痛也比较常见。80% 的此类病人为女性，有些为糖尿病病人。有时饭后呕吐处理起来比较复杂，那就是病人平时需要注射胰岛素，进食后发生呕吐，从而导致危险的低血糖。对于胃轻瘫的病人，排除胃出口的机械性梗阻和小肠梗阻是很重要的。上消化道造影会显示胃排空延迟和相对动力不足，或者正常，食管胃十二指肠镜检查会发现胃石，但更多时候是正常的。胃排空显像检查显示实性食物的排空延迟，并且经常会有液体的排空延迟。胃轻瘫可以是很多问题的一种表现（表 26-24）。医学处理包括促胃肠动力剂、止吐，或者还可以向幽门注射肉毒杆菌。

表 26-24　胃轻瘫的病因

特发性
内分泌或代谢性
　糖尿病
　甲状腺疾病
　肾功能不全
胃手术后
　切除术后
　迷走神经切断术后
中枢神经系统疾病
　脑干病变
　帕金森病
外周神经肌肉疾病
　肌强直性萎缩
　进行性假肥大性肌营养不良
结缔组织疾病
　硬皮病
　多发性肌炎/皮肌炎
浸润性疾病
　淋巴瘤
　淀粉样变性病
弥漫性胃肠道动力紊乱
　慢性假性小肠梗阻
药物诱发
电解质失调
　钾，钙，镁
混杂因素
　感染（特别是病毒）
　副肿瘤综合征
　缺血
　胃溃疡

外科医师需要了解手术对治疗早期胃轻瘫的作用。如果条件合适，应该在实施任何具有创伤的腹部处理之前，对患有严重糖尿病胃轻瘫的病人进行胰腺移植的评估，因为有些病人接受胰腺移植后可以得到明显改善。如果糖尿病胃轻瘫的病人不适合行胰腺移植，那么胃造口（为了减压）和空肠置管（为了进食和避免低血糖）可以作为有效的选择。接受经腹置管的糖尿病病人较没有糖尿病的病人更容易发生感染和创伤问题。总之，对于早期胃轻瘫病人虽然不是完全没有但也很少行胃切除术。

上消化道大出血

虽然此前有过许多关于上消化道大出血的定义，但是当前最确切的定义应该是发生在屈氏韧带近端的需要输血的急性出血。在多数著作中，胃和近端十二指肠是同该诊断联系最为密切的病种[65,116]。在急诊室和住院病人中急性消化道出血最常见的诱因是消化道溃疡、胃炎、食管贲门黏膜撕裂症以及食管胃底静脉曲张。比较少见的诱因则包括良性或者恶性肿瘤、血管畸形、Dieulafoy 病、肝性胃病、Ménétrier 病和西瓜胃。对于接受过主动脉瓣移植或者进行过内脏动脉瘤修补的病人应该考虑到动脉硬化性肠瘘。

对急性上消化道出血病人最重要的早期处理措施包括复苏和危险分级，建立大口径的静脉通路并导尿，还要考虑行胃肠减压。可以通过回答下述问题进行危险分级：

1. 出血有多少，急性程度有多严重？低血压、心动过速、少尿、低血细胞比容、皮肤苍白、意识障碍和（或）吐血提示短时间内大量失血，这种情况属于高危。

2. 病人是否患有严重的慢性疾病，特别是那些需要生理储备的肺、肝、肾或心脏疾病？如果是，那么这也是高危情况。

3. 病人是否在应用抗凝治疗或者免疫抑制治疗？如果是，这也是高危情况。

4. 内镜下，出血点是否来自曲张的静脉，或者是否有活动性出血，或者可以看到血管，或者深溃疡内存在大血管（例如溃疡内存在胃十二指肠动脉的十二指肠后壁溃疡）？病人的出血是否来自动脉硬化肠瘘？如果是，这也是高危情况。

如果确定为低危病人，大多数病人经支持治疗和静脉途径应用质子泵抑制剂后出血都会停止，部分病人可以从急诊室出院接受门诊治疗。

如果符合上述一个或者多个问题而确定为高危病人，那么需要立即采取下述措施：

1. 合血准备输血。
2. 收住到重症监护室或者具有监护的特殊病房。
3. 外科医师会诊。
4. 胃肠病医师会诊。
5. 持续注入质子泵抑制剂。
6. 行复苏并纠正凝血功能后 12 小时内行上消化道内镜检查。对大多数高危的急性上消化道出血病人都要考虑行内镜下止血。

虽然外科医师应该及早参与高危的上消化道出血病人住院期间的治疗，但是这些病人大多数不需要手术治疗就可以治愈。黏膜病变通过内镜止血和内科治疗往往就可以得到控制，有时动脉造影也很有帮助[117]。手术治疗溃疡出血在之前的章节中已经讨论过（参见"手术治疗消化溃疡出血"和图 26-43）。

孤立性胃静脉曲张

孤立性胃静脉曲张指没有伴发的食管静脉曲张，分为 1 型（胃底）和 2 型（胃底远端包括十二指肠近端）[118]。孤立性胃静脉曲张往往同门脉高压症或者脾静脉血栓形成有关。虽然经过长期随访发现孤立性胃静脉曲张发生出血的风险很高，但是也没有迹象表明需要常规采取预防措施。

因孤立性胃静脉曲张发生上消化道出血的病人应定为高危。虽然资料有限，但是如果病人能耐受的话注入奥曲肽和（或）者血管加压素也许可以止血。通过使用 Sengstaken-Blakemore 管进行气囊加压可以暂时控制 1 型孤立性胃静脉曲张引起的大出血。但是如果采用此法，为了保护气道应该谨慎行气管插管。虽然内镜下的硬化剂治疗和曲张静脉结扎不像对食管静脉曲张那么有效，但是也应考虑。还应该咨询介入放射科医师并考虑应用气囊阻断经静脉逆行栓塞术。如果是非节段性门静脉高压症的话，经颈静脉肝内门体分流术也许有效。如果病人发生脾静脉血栓形成和左侧（左旋）或者节段性门静脉高压症，那么脾切除术对控制孤立性胃静脉曲张引起的出血效果很好，手术死亡率约为 5%。对肝硬化病人行任何腹部手术之前都应考虑肝移植。

胃黏膜巨大肥厚症（Ménétrier 病）

卓-艾综合征和 Ménétrier 病两种综合征都以上皮增生和巨大胃襞为特点，后者的特点是同蛋白丢失性胃病和低胃酸血症相关，胃近端有巨大胃皱襞，而胃窦部往往不受影响，黏膜活检表明表面的黏液分泌细胞广泛增生而壁细胞往往减少（图 26-60）。最近的研究认为，Ménétrier 病是由胃黏膜内生长转化因子 α 的局部过度表达引起的，该因子可以激活胃黏膜表面上皮细胞上的一种酪氨酸激酶受体即表皮生长因子受体。这会引起胃体和胃底内表面黏膜细胞的选择性扩增。通过使用阻断表皮生长因子受体的单克隆抗体西妥昔单抗成功治愈了一些患有该罕见疾病的病人[119]。

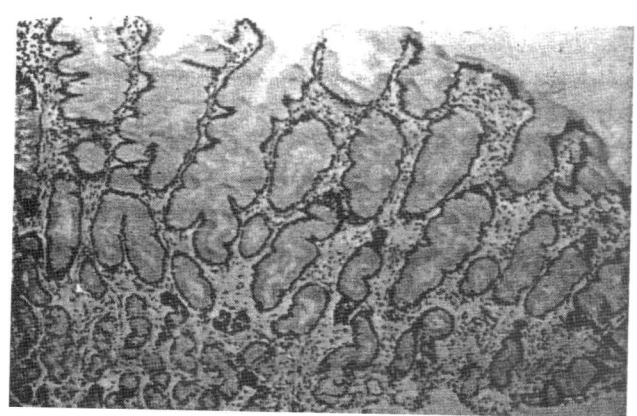

图 26-60　Ménétrier 病的黏膜活检

大多数 Ménétrier 病病人都是中年男性，表现为上腹痛、体重减轻、腹泻和低蛋白血症。该病病人的胃癌风险可能增高，有时候该病会自行消退。有出血、严重低蛋白血症或者癌变时可以行胃切除术。

西瓜胃(胃窦血管扩张)

西瓜胃的称谓源自远端胃黏膜表面的平行的红色皱襞。组织学上,胃窦血管扩张的特点是在薄薄的固有层内黏膜血管扩张,这些血管经常含有小血栓,还经常可以有黏膜纤维肌的增生和透明样变性(图 26-61)。该病的组织学表现类似于门脉高压性胃病,但是后者往往影响近端胃,而西瓜胃主要影响远端胃。β-受体阻滞剂和硝酸酯类对门脉高压性胃病的治疗有效,但是对胃窦血管扩张的病人效果不佳。患有胃窦血管扩张的病人经常是年老病人,伴有慢性胃肠道失血并需要输血。大多数病人患有自身免疫相关的组织障碍,并且至少25%的病人患有慢性肝病。非手术治疗措施包括雌激素和孕激素,以及钕钇铝石榴石(Nd:YAG)激光或者氩等离子凝固器[120]。为了控制失血可以实施胃窦切除术,该手术相当有效,不过也会增加老年病人其他疾病的发病率。患有门脉高压和胃窦血管扩张的病人都应该考虑行经颈静脉肝内门体分流术。

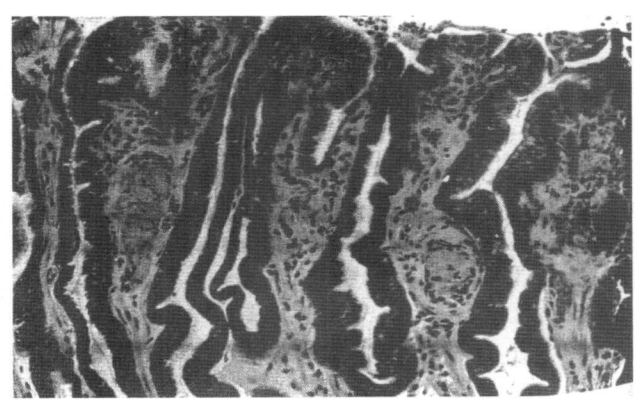

图 26-61　胃窦血管扩张(西瓜胃)

Dieulafoy 病

Dieulafoy 病是一种先天性的动静脉畸形,其特点是存在罕见的大而弯曲的黏膜下动脉。如果该动脉受侵蚀,便会发生严重的搏动性出血。对于手术医师来说,看上去血流就像从看起来正常的胃黏膜涌出一样。该病一般见于中年或者老年男性,可能更常见于患有肝病的病人[121]。病人的典型表现是上消化道出血,这种出血可能呈间断性,如果出血不是特别活跃的话内镜检查会很难发现病变。治疗措施包括内镜止血治疗、血管造影栓塞或者手术。手术时可以缝合或者切除病变。

胃石/憩室

胃石是由胃内积存的不能消化的物质浓缩而成。毛胃石包含毛发,大多见于吞食自己头发的年轻女性(图 26-62)。植物胃石包含蔬菜物质,在美国常见于患有胃轻瘫或者胃出口梗阻的病人,往往同进食柿子有关。胃石最常引起的就是梗阻症状,但是它们也可以引起溃疡和出血。为明确诊断可以行上消化道造影,而内镜检查可以确诊。治疗措施包括酶治疗(木瓜蛋白酶、纤维素酶或者乙酰半光氨酸)、内镜粉碎和移除或者手术移除。

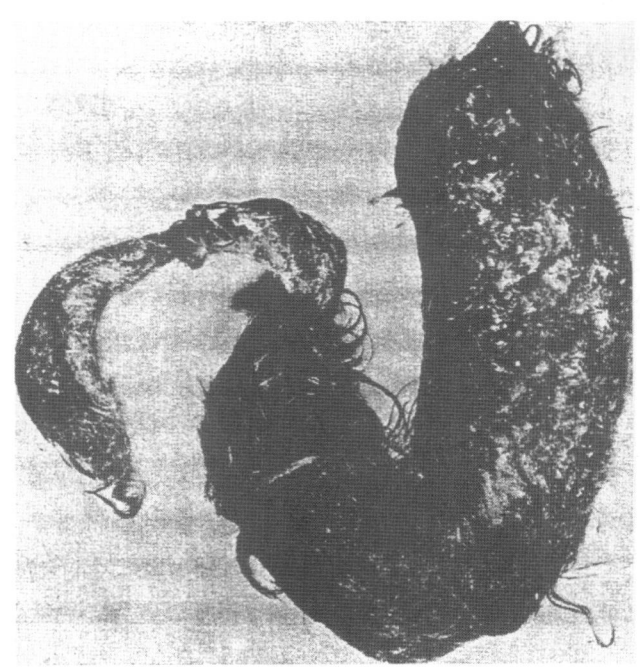

图 26-62　胃和十二指肠的毛石铸型。取自一名 15 岁女孩

胃憩室往往是单发的,可以是先天性的也可以是获得性的。先天性憩室是真性憩室,包含全层肌层。而获得性憩室(可能由压力引起)往往包含薄弱的外层肌层。大多数胃憩室发生于贲门后壁或者胃底(图 26-63)。大多数情况下,胃憩室是没有症状的,但是憩室可以发炎进而产生疼痛或者出血,穿孔很少见。无症状的憩室不需要处理,而有症状的病变

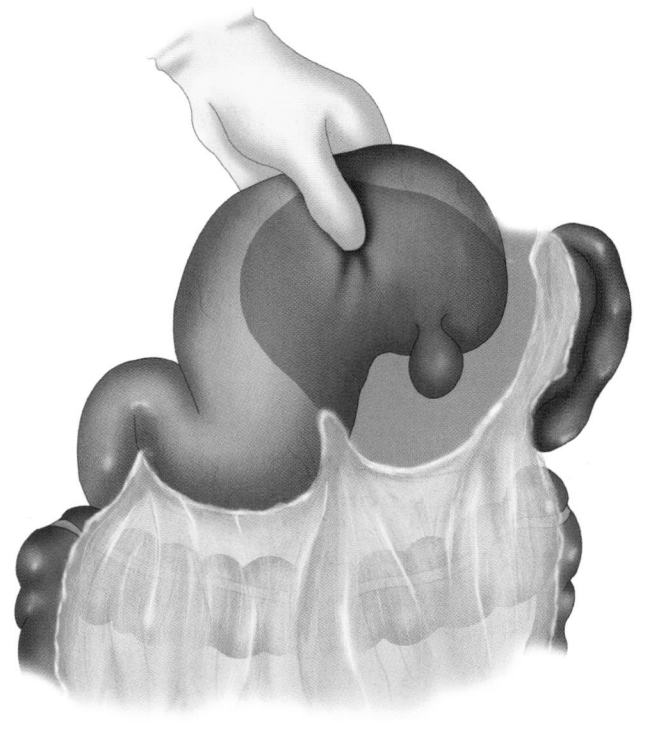

图 26-63　胃憩室

需要切除,通过腹腔镜就可以完成。

异物

吞食的异物往往没有症状。如果要移除尖锐或者体积大的物体应当谨慎,可以通过内镜下套管技术来进行。已知的风险包括移除过程中误吸了异物和内含毒物的异物外包装被钳破,这两种并发症都是致命的。对于包含毒物的异物和大的有突起的异物建议采取手术移除。有腐蚀性的物体(例如手表电池)应该尽快移除。

Mallory-Weiss 综合征

食管贲门黏膜撕裂综合征是胃食管交界处黏膜的纵形撕裂[122]。它可由剧烈呕吐和(或)者干呕引起,多见于酗酒者。最主要的症状就是上消化道出血,并且经常是大量呕血。内镜检查可以明确诊断还可以有效止血,不过90%的病人出血都能自行停止。其他控制出血的措施包括气囊压迫、血管造影栓塞术或者选择局部使用血管加压素、全身使用血管加压素和手术。外科治疗可以通过胃纵行切开缝合出血的病变。

扭转

胃扭转是指胃的扭曲,其发生往往同大的裂孔疝相关,也可以发生于没有裂孔疝而存在罕见的活动胃的病人。典型的情况下,胃绕着它的长轴扭转(器官轴型扭转),胃大弯上翻(图26-64C)。如果胃绕着横轴扭转就称为肠系膜轴型旋转(图26-64A,图26-64B)。胃扭转往往是一种慢性情况,奇怪的是可以没有症状,对于这种病人,特别是老年病人建议采用非手术处理,没有症状的病人发生绞窄和梗死的危险性被高估了。有症状的病人尤其是症状严重和(或)呈进行性加重的病人应该考虑采用手术治疗。病人的症状主要表现为疼痛和压迫感,这同扭转的胃间断性的膨胀和排空困难有关。压迫作用在肺上可能造成呼吸困难,作用在心包上会造成心悸,在食管上可能会造成吞咽困难。通过呕吐或者下胃管症状往往可以得到缓解。胃梗死是一种外科急症情况,病人往往表现为濒死状态。治疗胃扭转的选择性手术包括缩小胃和修补裂孔疝,行胃固定术与否都可以。对于高危病人可以考虑单独进行胃固定术。应该考虑采用腹腔镜来进行手术,如果可能的话,胃的疝出部分应当去除并固定于腹部。

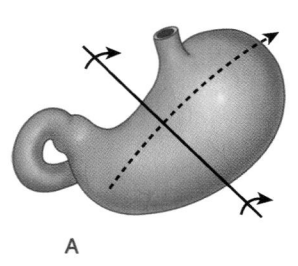
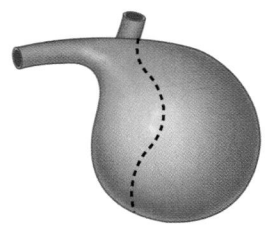
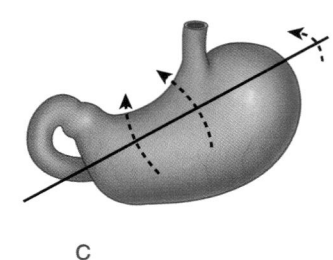

图 26-64　A ~ C. 胃扭转

胃造口术

胃造口术可以用来供给营养或者胃引流/减压,该手术可以经皮、腹腔镜或者开腹完成[123,124]。目前,经皮内镜下胃造口术最常用。开腹术式包括 Stamm 术式(图26-65)、Witzel 术式(图26-66)和 Janeway 术式(图26-67)。后者的意思是做一个永久的口,待有需要时可以置管,但它不会自行渗漏。Janeway 胃造口术较其他开腹手术更加复杂也很少有必要。Stamm 胃造口术是最常用的术式,开腹或者通过腹腔镜都可以进行。

胃造口术的并发症包括感染、脱管和吸入性肺炎。虽然胃造口术的造瘘管往往能阻止胃的张力性扩张,但是它们难以充分的引流胃,特别是当病人需要卧床时。

胃切除术后并发症[125,126]

当有些病人因为溃疡、肿瘤或严重的肥胖而行胃部手术后会受到一些异常情况的影响。有些比较常见的紊乱源于手术干扰了正常解剖和控制胃运动机能的生理机制,下边我们将讨论这些内容。

倾倒综合征

倾倒现象是由于破坏或者绕过了幽门括约肌而引起

的[127]。尽管如此,毫无疑问还有其他因素参与其中,因为倾倒现象也可以发生在保留了幽门的手术,例如胃壁细胞迷走神经切断术。即使没有做过手术的病人被合适的刺激因素作用后也可以引发倾倒症状。临床上5% ~ 10%病人在做过幽门成形术、幽门切开术或者远端胃切除术后会发生严重的倾倒症状。这些症状包括一系列饭后症状,严重程度从心悸到不能自理不等,其机制可能是高渗性食物在短时间内进入小肠的结果,这往往是由幽门的缺失引起的,不过胃顺应性降低加上液体的排空加快(例如高选择性迷走神经切断术后)是另外一个被认可的机制。饭后15 ~ 30分钟病人开始出现大汗、虚弱、头晕和心动过速,侧卧或者灌注生理盐水可以改善这些症状,腹部的痉挛性疼痛也不少见,伴随其后的是腹泻。这就是所谓的早期倾倒,应该同饭后(反应性)低血糖症相鉴别,后者也称为晚期倾倒,它一般发生的较晚(饭后2 ~ 3小时)并且可以通过服用糖得到缓解。早期倾倒过程中存在许多激素的水平变化,包括血管活性肠肽、CCK、神经紧张素、外周激素肽 YY、肾素-血管紧张素-醛固酮水平的升高以及心房利尿钠肽水平的降低。晚期倾倒同低血糖和高胰岛素血症相关。

倾倒综合征的治疗措施包括饮食控制和使用生长抑素类似物(奥曲肽)。如果病人吃饭时避免进食液体,症状往往会缓解,尤其是高渗性液体(例如牛奶)可能会更加麻烦。有证据表明,饮食中添加膳食纤维成分会改善症状。如果饮食

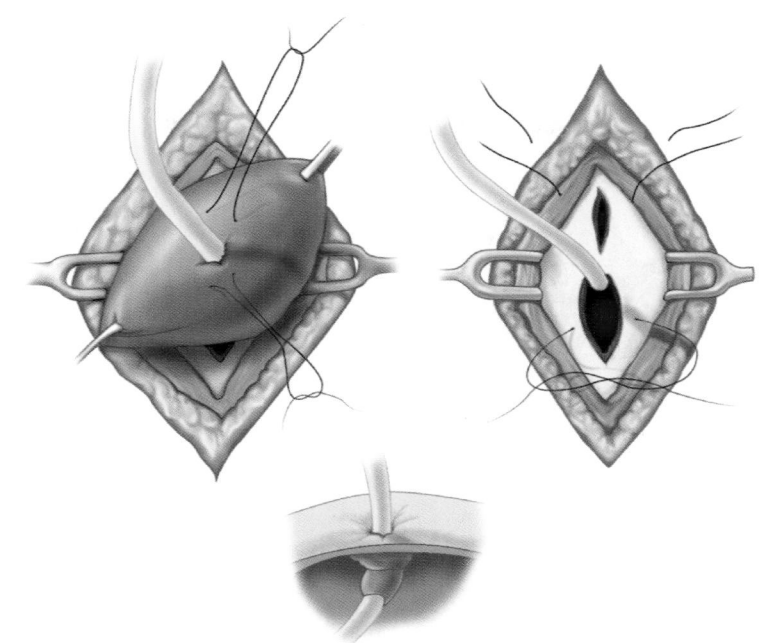

图 26-65　Stamm 胃造口术

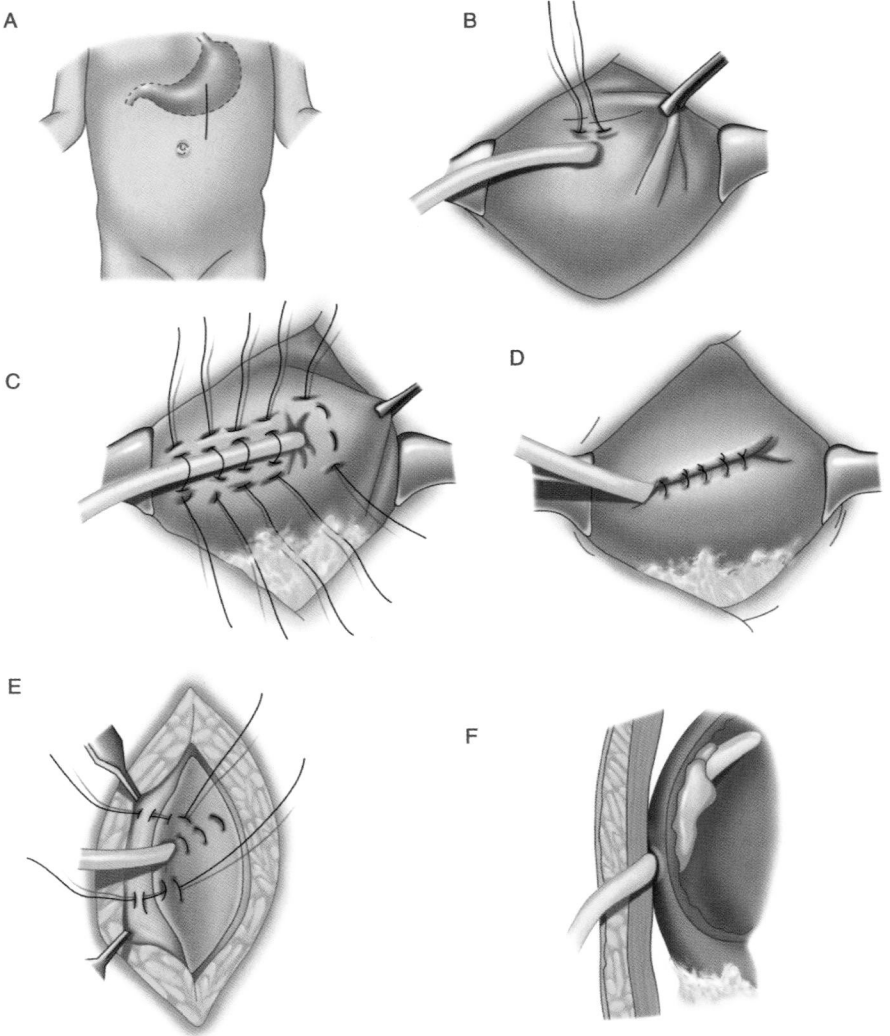

图 26-66　A ~ F. Witzel 胃造口术

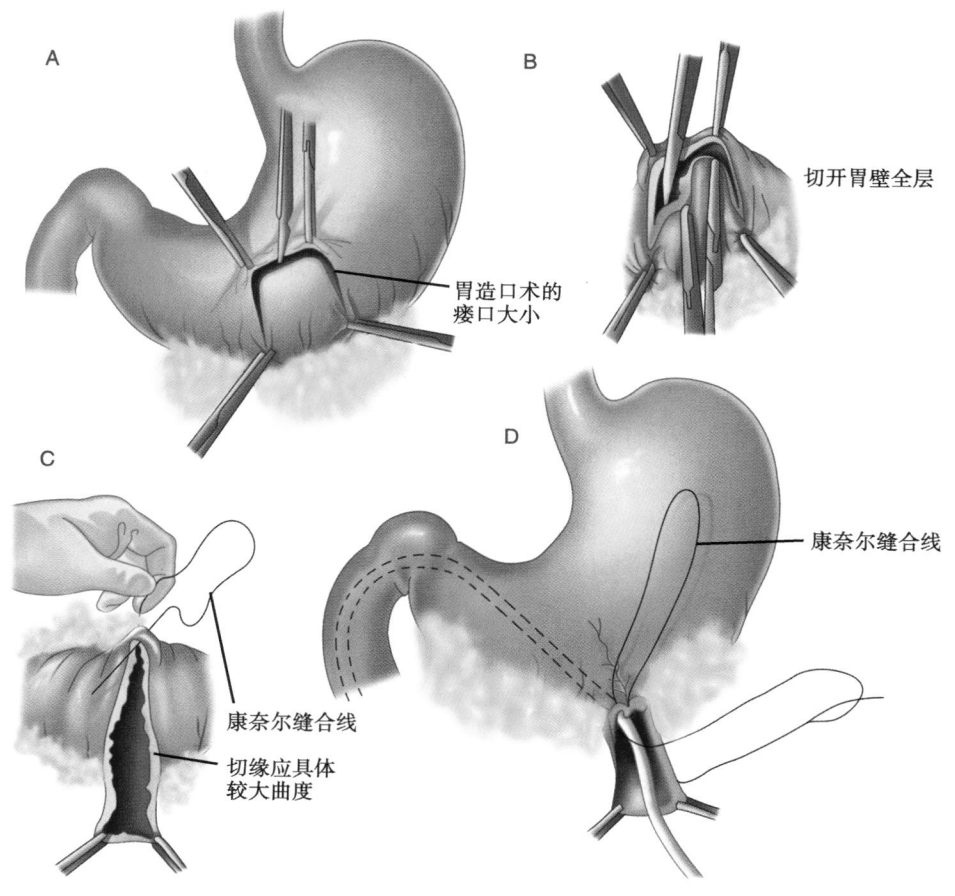

康奈尔缝合线

切缘应具体
较大曲度

胃造口术的
瘘口大小

切开胃壁全层

康奈尔缝合线

图 26-67　A ～ D.　Janeway 胃造口术

控制无效的话,病人就需要接受奥曲肽治疗,每天两次,每次100μg 皮下注射。如果有必要的话,剂量可以增加到每次500μg,每天两次。长效奥曲肽的储存作用很有用。奥曲肽不仅能改善见于倾倒综合征病人的异常激素模式,还能帮助恢复小肠空腹运动模式(例如 MMC 的恢复)。α-葡萄糖苷酶抑制剂阿卡波糖对改善晚期倾倒的症状可能很有效。

只有少部分倾倒综合征病人最终需要手术治疗。大多数病人随着时间(数月甚至数年)、饮食控制和药物治疗,症状都可以得到改善,因此外科医师不能急于对倾倒综合征病人再行手术治疗。首先,应该优化多学科的非手术控制措施。再次,手术之前,一段时间的住院观察以确定病人症状的严重程度是有帮助的,还可以评估病人对饮食控制及药物治疗的依从性。

对倾倒综合征的补救手术结果多变并且难以预测。手术方式有很多种,但是没有一种是始终有效的。此外,文献中关于这些手术方法的经验报道并不是很多,长期随访更是罕见。治疗不能自理的倾倒综合征的手术主要包括幽门重建、移除胃空肠吻合造口术、胃和十二指肠间植入一段 10cm 长的逆行肠袢、Billroth Ⅱ式吻合改为 Billroth Ⅰ式吻合,也可以改为Roux-en-Y 吻合。

假如胃窦部有迷走神经支配并且在内镜下幽门通畅,那么胃空肠造口吻合术后出现严重倾倒症状的病人可以解除该吻合。逆行肠袢技术目前已经很少用了,这是正确的,该手术是在胃和近端小肠之间植入一段逆行肠袢,该操作可以减缓

胃排空,但是经常会造成梗阻从而需要再次手术,经长时间观察逆蠕动干预(亨利循环)对缓解严重的倾倒症状效果不佳。Roux-en-Y 胃空肠吻合术使胃排空延迟,可能基于上举肠臂的动力紊乱,通过利用这种生理紊乱,外科医师已经用这种手术成功控制了倾倒综合征。尽管只有少部分在胃切除术后产生了严重的倾倒症状而需要手术治疗的病人会选择该手术,但是仍然可能会发生术后胃潴留,特别是残留胃相对较大的情况。如果胃酸分泌量大,空肠袢置入和 Roux-en-Y 术后就会经常发生边缘溃疡,因此应该考虑同时施行迷走神经切断术和半胃切除术。用 Roux-en-Y 吻合到近端十二指肠(十二指肠转位手术,一种潜在可逆的手术)治疗幽门成形术后倾倒症状的理论可能性还未见报道(图 26-68)。由于幽门缺如看起来是造成倾倒的主要原因,因此 Billroth Ⅱ式吻合改成Billroth Ⅰ式吻合能成功治疗倾倒综合征也就不奇怪了。

腹泻

胃手术后的腹泻可能是迷走神经干切除术、倾倒或者吸收不良的结果,5% ～10% 的严重腹泻同迷走神经干切断术相关。这种腹泻术后早期就可发生并且不伴有其他症状,这有助于同倾倒相鉴别。腹泻可以每天都出现,或者相当长的时间内肠功能相对正常,术后数月至数年内症状会不断改善。迷走神经切断术后腹泻的原因尚不清楚,可能的机制包括肠蠕动失衡和加速过境、胆酸吸收不良、胃排空过快和细菌过度繁殖。胃酸释放减少以及(即使小的)盲袢有助于细菌的增

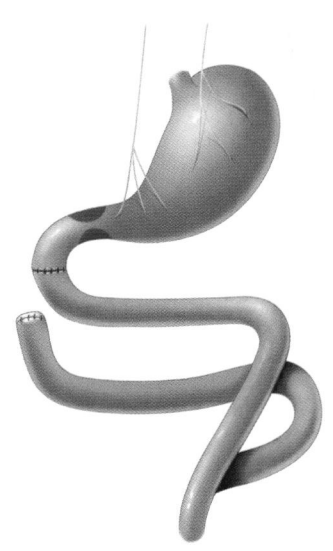

图 26-68　十二指肠转位手术

殖,虽然细菌过度繁殖可以通过氢气呼出试验确定,但也可以通过更加简单的试验即经验性口服抗生素试验。有些迷走神经切断术后腹泻病人口服消胆胺(考来烯胺)有效,而另外一些病人口服可待因或者洛哌丁胺有效。胃手术后腹泻是由于胃酸灭活了胰酶进而引起脂肪吸收障碍,或者食物同消化液混合的不够充分,这可以通过对粪便脂肪进行定性检测得到证实,还可以进行抑酸治疗。胰酶治疗对迷走神经切断术后腹泻效果欠佳。对于极少数因迷走神经切断术后腹泻而很虚弱但药物处理又效果不佳的病人,可以选择在屈氏韧带远端100cm 处植入一段 10cm 的逆行空肠,另外一个选择是逆行远端回肠移植替代,但这两种手术都可以引起梗阻症状和(或)细菌过度繁殖。

胃潴留 [128,129]

胃手术后的胃潴留可能由胃动力功能障碍或者梗阻引起。胃动力异常可能早就存在,只是手术医师没有发现而已,或者也可能继发于有意或者无意的迷走神经切断术,或者切除胃主要动力起搏点后。梗阻可能是机械性的(例如吻合口狭窄、因粘连或者结肠系膜收缩而产生的输出支扭转或者近端小肠梗阻)或者功能性的(例如 Roux 支的逆蠕动)。胃潴留表现为呕吐(往往是未消化的食物)、腹胀、上腹痛和体重减轻。

怀疑术后胃潴留时可以行食管胃十二指肠镜、上消化道造影、胃排空扫描和胃动力检测等检查。内镜可以发现胃炎和残留的食物或者胃石,应当检查吻合口和输出支以确定有无狭窄。胃镜结合近期的上消化道造影有助于明确解剖关系和寻找梗阻部位。输出支的扩张提示存在慢性胃潴留,由动力异常(例如 Roux 综合征)或者机械性梗阻(例如慢性粘连)引起。闪烁造影技术在临床上可以很好地使胃排空速度量化,该技术可以显示液体和固体食物排空需要的一半时间,液体排空时间可能基本正常,而固体食物的排空时间会明显延长。如果问题主要是内在的动力功能紊乱的话,可以考虑一些新技术,例如胃电图和上消化道测压。尽管如此,应当记住慢性机械性梗阻可能会造成近端器官的动力紊乱。

一旦排除了机械性梗阻,药物治疗对大多数胃手术后出现的动力紊乱病例都有效。这些措施包括改变饮食习惯和使用促胃肠动力剂。间断口服抗生素对治疗细菌过度增殖及伴随的腹胀、胃肠胀气和腹泻症状有效。V+D 术后出现的胃轻瘫可以采用胃次全切术(75%)来治疗,使用 Braun 肠肠吻合的 Billroth Ⅱ式吻合术可能比 Roux-en-Y 重建术更合适,后者会造成长期的胃排空问题进而需要再行胃近全切或者全胃切除,从营养方面考虑这种选择并无吸引力。消化溃疡术后发生胃排空延迟(V+D 或者 V+A)可能意味着吻合口狭窄(往往由溃疡复发引起)或者近端小肠梗阻,后者需要再次手术治疗,复发性溃疡对药物治疗反应较好,内镜扩张有时也有效。胃次全切术后出现的胃轻瘫最好用胃近全切(95%)或者胃全切和 Roux-en-Y 重建来处理,如果行全胃切除,那么应当建立空肠储袋。虽然胃电击治疗很有希望,但是用来治疗胃术后张力缺失是否有效尚未获得广泛的临床支持。

胆汁反流性胃炎

大多数接受过幽门切除的病人在接受胃镜检查时都会发现胆汁,同时伴有程度轻重不一的胃炎。因此,把术后症状都归因于反流性胃炎是有问题的,因为大多数没有症状的病人也存在胆汁反流。尽管如此,确实有少数病人存在反流性胃炎,症状表现为恶心、胆汁性呕吐和上腹痛,还有大量证据表明存在过度的胃肠反流。奇怪的是,症状往往在术后数月或者数年才会出现。需要鉴别的诊断包括输入或者输出袢梗阻、胃潴留和小肠梗阻。腹平片、上消化道内镜、上消化道造影、腹部 CT 扫描和胃排空扫描有助于鉴别诊断。

通过胃液分析或者更常用的闪烁造影术(胆汁反流扫描)可以对反流胆汁进行定量分析。典型情况下,胃肠反流在 Billroth Ⅱ式胃切除术或者胃空肠吻合术后最严重,而在迷走神经切断术和幽门成形术后最轻,Billroth Ⅰ式胃切除的症状则介乎中间。如果病人处于非正常范围并且症状严重的话应当考虑再行手术治疗。再次手术会消除呕吐物中的胆汁并减轻上腹痛,但是不能使病人完全没有症状,特别是有毒品依赖的病人。

远端胃切除术后的胆汁反流性胃炎可以通过下述方式之一治疗:Roux-en-Y 胃空肠吻合术;在残留胃与十二指肠之间植入一段 40cm 长的逆蠕动空肠袢(Henley 袢);或者带有 Braun 肠肠吻合的 Billroth Ⅱ式胃空肠吻合。为了避免胆汁反流进胃,Roux 支应当至少 45cm 长。Braun 肠肠吻合到胃的距离应该近似这个长度,过长的支袢会造成梗阻或者吸收不良。所有胃空肠吻合术后都会在空肠侧发生边缘溃疡,因此都要结合大范围的远端胃切除术。如果之前的手术已经做过这些,那么 Roux 或者 Braun 手术就会很简单了。当前因存在高效的抑酸治疗迷走神经切断术是否还有必要仍存在争论,迷走神经切断术降低胃酸分泌的好处可能不如迷走神经切断术后残留胃动力失衡等问题重要。同其他两种选择相比 Roux 手术发生排空问题的风险可能更高,但是还缺乏对照资料。胃空肠吻合术后发生严重的胆汁反流的病人如果具备下列条件可以考虑去除该吻合:胃窦部存在迷走神经支配和幽门通畅。

原发性胆汁反流性胃炎(例如,之前没有手术史)很少见,可以用十二指肠转位术来治疗,该手术本质上是与近端十二指肠行端-端 Roux-en-Y 吻合(图 26-68)。该手术的致命缺点是边缘溃疡,因此应当结合高选择性迷走神经切断术和(或)者抑酸治疗。

Roux 综合征

有部分病人在接受过远端胃切除术和 Roux-en-Y 胃空肠吻合术后即使没有发生机械性梗阻,也会有胃排空障碍。这些病人表现为呕吐、上腹疼痛和体重减轻,这一临床现象称为 Roux 综合征。内镜检查可见胃石形成、残留胃扩张和(或)Roux 上举肠臂的扩张。上消化道造影检查能证实这些发现并且会显示胃排空延迟。胃排空扫描能更好地量化胃排空的速度,它往往显示固体食物排空延迟,可能也会显示液体的排空延迟。

胃肠道动力测试显示 Roux 臂动力异常,表现为朝向而不是远离胃的方向蠕动[130]。胃动力可能也会异常。据推测,所有做过该手术的病人都存在 Roux 支的动力紊乱,为什么只有一部分病人发展为 Roux 综合征尚不清楚,存在胃动力紊乱的病人风险可能最高。这种紊乱看起来更常见于残留胃较大的病人,迷走神经干切断术与之也有关联。

药物治疗主要是胃肠动力剂,手术治疗则是使残留胃变小。如果胃动力严重紊乱,应该切除 95% 的胃。如果 Roux 臂扩张并松弛了就应该切除,除非这样会增加病人产生短肠问题的风险。胃肠道的连续性可以通过下述方法重建:构建另外一个 Roux 手术或带 Braun 吻合的 Billroth II 式手术,或者在胃与十二指肠之间植入一段逆行蠕动的空肠袢(Henley 肠袢)。最好不要做迷走神经干切断术,而长期的抑酸治疗是有必要的。

胆石症

一般认为,胃术后胆结石形成继发于胆囊的去迷走神经作用,它同时伴有胆囊运动功能障碍。据推测,迷走神经切断术引起胆囊胆汁淤积,随后胆汁沉积并形成结石。其他可能存在但尚未证实的原因还包括术后壶腹部功能障碍和胆汁成分发生变化。目前尚不清楚切除迷走神经前干肝支(像抗反流手术和减肥手术以及胃次全切术经常要做的那样)是否促进了胆石形成。虽然预防性胆囊切除术的作用尚未被大多数胃手术证实,但是当胆囊看起来不正常特别是此后再行胆囊切除术可能会很困难时还是应该予以考虑。如果术前评估显示存在胆汁沉积或胆石,或者术中探查发现存在结石而手术看起来比较简单并且胃手术进行顺利时就可以行胆囊切除术。

体重减轻

接受过胃部手术的病人一般都会出现体重减轻。对减肥手术来说,就是故意要达到这种持久的手术效果。抗反流手术后的体重减轻都是暂时的,这是由于术后早期几周内病人饮食需要调整,因为病人会有轻微的吞咽困难和早饱的情况。如果抗反流手术后出现严重的(超过理想体重的 10%)或者长期的体重减轻说明存在严重的问题,需要及时明确的诊断。可能的原因有食物团块过紧或者过滑、胃潴留(由迷走神经损伤或者未发现的动力紊乱引起)、细菌过度繁殖和吸收不良或术前未发现的问题(往往是动力紊乱)。

接受过迷走神经切断术和(或)者胃切除术的病人经常会出现体重减轻,体重减轻的程度同手术的大小成正比。对于强壮的病人症状可能比较轻微,而对于瘦弱的女性却是致命的,外科医师在对患有良性疾病的瘦弱女性行胃切除术之前一定要考虑到可能的结果。造成胃手术后病人体重减轻的原因一般分为两类:饮食习惯改变或者吸收不良。如果大便染色检查没有发现粪便脂肪的话,那么造成体重减轻的原因可能是热量摄入不足。这是胃手术后体重减轻的最常见原因,可能的原因有小胃综合征、术后胃轻瘫或因为倾倒和(或)腹泻引起的自我强迫性饮食调整。向有经验的营养师咨询可能没有任何价值。

贫血

铁吸收的主要部位在近端胃肠道,并且酸性环境会促进其吸收。肠道吸收维生素 B_{12} 必需的内因子由胃壁细胞分泌,酸性环境同样能增加收维生素 B_{12} 的生物效应。

结合上述背景就不难理解为什么接受过胃部手术的病人患贫血的风险极高。贫血是因病态肥胖而行胃旁路手术的病人最常见的代谢性副作用。接受过迷走神经切断术和(或)胃切除术的病人约 1/3 也会发生贫血。缺铁是最常见的原因,但维生素 B_{12} 或者叶酸缺乏也可以发生,即使病人没行全胃切除。当然,如果不接受肠外维生素 B_{12} 的话,做过全胃切除术的病人都会发生维生素 B_{12} 缺乏。接受过胃旁路手术的病人都应当口服补铁并检测铁、维生素 B_{12} 和叶酸缺乏。类似的,做过迷走神经切断术和(或)胃切除术的病人也应当定期测定血细胞比容、红细胞指数、铁和转铁蛋白水平、维生素 B_{12} 以及叶酸水平。轻微的营养不良应当通过口服和(或)肠外途径补充来纠正。

骨病

胃部手术有时候会影响钙和维生素 D 的代谢。钙主要在十二指肠吸收,因此会因胃空肠吻合而绕过。盲袢综合征和细菌过度繁殖,或者食物与消化酶没有充分混合会造成脂肪吸收不良,这会严重影响脂溶性维生素 D 的吸收。钙和维生素 D 的代谢异常都会造成胃手术后的代谢性骨病,主要表现为术后多年出现疼痛和(或)骨折。出现骨骼肌肉系统症状时应当尽快行骨密度检查,饮食补充钙和维生素 D 对预防这些并发症会有帮助。对高危病人(例如,老年男性和女性以及绝经后女性)常规进行骨骼系统监测可以有效地发现骨骼系统的破坏,进而可以通过合适的治疗来阻止。

腹腔镜胃手术

目前,最常用的腹腔镜下胃手术是治疗胃食管反流病和肥胖症的(见第 27 章"手术治疗肥胖症")。尽管如此,此处所述的所有胃手术都可以使用微创技术来进行[131],有些技术比较困难(例如,部分或者全胃切除)或者优点尚存在争论。本章中所述及的手术中最适合微创技术的是高选择性迷走神经切断术、迷走神经干切断术、胃空肠吻合术以及胃造口术。腹腔镜胃楔形切除术可适合胃肠道间质瘤、脂肪瘤或者胃憩室,有时内镜结合腹腔镜会很有效。对于患有胃癌的病人诊断性腹腔镜还会避免徒劳的开腹手术。已经有人报道通过机器人进行胃手术，但是尚未被广泛地采用[132]。通过胃的经自然孔道的内镜技术目前主要还处于动物模型阶段，但是这种新技术的临床前景尚不清楚。

（刘彤 译）

参考文献

亮蓝色标记的是主要参考文献。

1. Beaumont W: *Experiments and Observations on the Gastric Juice and the Physiology of Digestion*. Plattsburgh, NY: PP Allen, 1833.
2. Wangensteen OH, Wangensteen SD: Gastric surgery, in *The Rise of Surgery*. Minneapolis: University of Minnesota Press, 1978.
3. Herrington JL: Historical aspects of gastric surgery, in Scott HW Jr., Sawyers JL (eds): *Surgery of the Stomach, Duodenum, and Small Intestine*, 2nd ed. Boston: Blackwell, 1992.
4. Dragstedt LR: Vagotomy for the gastroduodenal ulcer. *Ann Surg* 122:973, 1945.
5. Zollinger RM, Ellison EH: Primary peptic ulcerations of the jejunum associated with islet cell tumors of the pancreas. *Ann Surg* 142:709, 1955.
6. Flora ED, Wilson TG, Martin IJ, et al: A review of natural orifice translumenal endoscopic surgery (NOTES) for intra-abdominal surgery: Experimental models, techniques, and applicability to the clinical setting. *Ann Surg* 247:583, 2008.
7. Mercer DW, Liu TH, Castaneda A: Anatomy and physiology of the stomach, in Zuidema GD, Yeo CJ (eds): *Shackelford's Surgery of the Alimentary Tract*, 5th ed, Vol. II. Philadelphia: Saunders, 2002, p 3.
8. Warren WD, Zeppa R, Fomon JJ: Selective trans-splenic decompression of gastroesophageal varices by distal splenorenal shunt. *Ann Surg* 166:437, 1967.
9. Orringer MB, Marshall B, Chang AC, et al: Two thousand transhiatal esophagectomies: Changing trends, lessons learned. *Ann Surg* 246:363, 2007.
10. Leung WK, et al: Tumors of the stomach, in Yamada T, et al (eds): *Textbook of Gastroenterology*, 4th ed. Philadelphia: Lippincott, Williams & Wilkins, 2003, p 1416.
11. Kajitani T: Japanese Research Society for the Study of Gastric Cancer: The general rules for gastric cancer study in surgery and pathology. *Japn J Surg* 11:127, 1981.
12. Jansen EPM, Boot H, Verheij M, et al: Optimal locoregional treatment in gastric cancer. *J Clin Oncol* 23:4509, 2005.
13. Johnson L, et al: *Physiology of the Gastrointestinal Tract*, 4th ed. Academic Press, 2006.
14. Bloom W, Fawcett DW: *A Textbook of Histology*. Philadelphia: Saunders, 1975, p 639.
15. Ashley SW, Evoy D, Daly JM: Stomach, in Schwartz SI (ed): *Principles of Surgery*, 7th ed. New York: McGraw-Hill, 1999, p 1181.
16. Antonioli DA, Madara JL: Functional anatomy of the gastrointestinal tract, in Ming S-C, Goldman H (eds): *Pathology of the Gastrointestinal Tract*, 2nd ed. Baltimore: Williams & Wilkins, 1998, p 13.
17. Feldman M: Gastric secretion, in Feldman M (ed): *Sleisenger and Fordtran's Gastrointestinal and Liver Disease*, 7th ed. Philadelphia: Saunders, 2002, p 715.
18. Cadle RM, Mansouri MD, Logan N, et al: Association of proton-pump inhibitors with outcomes in *Clostridium difficile* colitis. *Am J Health Syst Pharm* 64:2359, 2007.
19. Williams C, McColl KEL: Proton pump inhibitors and bacterial overgrowth. *Aliment Pharmacol Ther* 23:3, 2006.
20. Mössner J, Caca K: Developments in the inhibition of gastric acid secretion. *Eur J Clin Invest* 35:469, 2005.
21. Wolfe MM, Soll AH: The physiology of gastric acid secretion. *N Engl J Med* 319:707, 1988.
22. Lloyd KCK, Debas HT: Hormonal and neural regulation of gastric acid secretion, in Johnson LR (ed): *Physiology of the Gastrointestinal Tract*, 3rd ed. New York: Raven, 1993.
23. Del Valle J, Todisco A: Gastric secretion, in Yamada T, et al (eds): *Textbook of Gastroenterology*, 4th ed. Philadelphia: Lippincott, Williams & Wilkins, 2003, p 266.
24. Wallace JL: Gastric resistance to acid: Is the "mucus-bicarbonate barrier" functionally redundant? *Am J Physiol* 256:31, 1989.
25. Allen A, Flemstrom G, et al: Gastroduodenal mucosal protection. *Physiol Rev* 73:823, 1993.
26. Cummings DE, Overduin J: Gastrointestinal regulation of food intake. *J Clin Invest* 117:13, 2007.
27. Badman MK, Flier JS: The gut and energy balance: Visceral allies in the obesity wars. *Science* 307:1909, 2005.
28. Murray CD, Kamm MA, Bloom SR, et al: Ghrelin for the gastroenterologist: History and potential. *Gastroenterology* 125:1492, 2003.
29. Ariyasu H, Takaya K, Tagami T, et al: Stomach is a major source of circulating ghrelin, and feeding state determines plasma ghrelin-like immunoreactivity levels in humans. *J Clin Endocrinol Metab* 86:4753, 2001.
30. Cummings DE, Weigle DS, Frayo RS, et al: Plasma ghrelin levels after diet-induced weight loss or gastric bypass surgery. *N Engl J Med* 346:1623, 2002.
31. Karamanakos SN, Vagenas K, Kalfarentzos F, et al: Weight loss, appetite suppression, and changes in fasting and postprandial ghrelin and peptide-YY levels after Roux-en-Y gastric bypass and sleeve gastrectomy: a prospective, double blind study. *Ann Surg* 247:401, 2008.
32. Sanjeevi A: Gastric motility. *Curr Opin Gastroenterol* 23:625, 2007.
33. Cullen JJ, Kelly KA: Gastric motor physiology and pathophysiology. *Surg Clin North Am* 73:1145, 1993.
34. Hasler WL: Physiology of gastric motility and gastric emptying, in Yamada T, et al (eds): *Textbook of Gastroenterology*, 4th ed. Philadelphia: Lippincott, Williams & Wilkins, 2003, p 195.
35. Chial HJ, Camilleri M: Motility disorders of the stomach and small intestine, in Friedman SL, McQuaid KR, Grendell JH (eds): *Current Diagnosis and Treatment in Gastroenterology*, 2nd ed. New York: McGraw-Hill, 2003, p 355.
36. Farrugia G: Interstitial cells of Cajal in health and disease. *Neurogastroenterol Motil* 20 Suppl 1:54, 2008.
37. Yeo CJ, Barry MK, Sauter PK, et al: Erythromycin accelerates gastric emptying after pancreaticoduodenectomy. A prospective, randomized, placebo-controlled trial. *Ann Surg* 218:229, 1993.
38. Marks JM, Ponsky JL: Diagnostic and therapeutic endoscopy of the stomach and small bowel, in Yeo CJ, et al (eds): *Shackelford's Surgery of the Alimentary Tract*, 6th ed. Philadelphia: Saunders, 2007.
39. Ezzeddine D, Ezzeddine B, McKenzie R, et al: Virtual gastroscopy: Initial attempt in North American patients. *J Gastroenterol Hepatol* 21:219, 2006.
40. Scheibl K, Schreyer AG, Kullmann F, et al: Magnetic resonance imaging gastrography: Evaluation of the dark lumen technique compared with conventional gastroscopy in patients with malignant gastric disease. *Invest Radiol* 40:164, 2005.
41. Shin KS, Kim SH, Han JK, et al: Three-dimensional MDCT gastrography compared with axial CT for the detection of early gastric cancer. *J Comput Assist Tomogr* 31:741, 2007.
42. Caddy GR, Chen RY: Current clinical applications of endoscopic ultrasound. *ANZ J Surg* 77:101, 2007.
43. Raj M, Chen RY: Interventional applications of endoscopic ultrasound. *J Gastroenterol Hepatol* 21:348, 2006.
44. Jones DB: Role of endoscopic ultrasound in staging upper gastrointestinal cancers. *ANZ J Surg* 77:166, 2007.
45. Balaji NS, Crookes PF, Banki F, et al: A safe and noninvasive test for vagal integrity revisited. *Arch Surg* 137:954, 2002.
46. Vaira D, Gatta L, Ricci C, et al: Review article: Diagnosis of *Helicobacter pylori* infection. *Aliment Pharmacol Ther* 16:16, 2002.
47. Walsh JH, Peterson WL: The treatment of *Helicobacter pylori* infection in the management of peptic ulcer disease. *N Engl J Med* 333:984, 1995.
48. Mertz HR, Walsh JH: Peptic ulcer pathophysiology. *Med Clin North Am* 75:799, 1991.
49. Peek RM Jr., Blaser MJ: Pathophysiology of *Helicobacter pylori*-induced gastritis and peptic ulcer disease. *Am J Med* 102:200, 1997.
50. Brock J, Sauaia A, Ahnen D, et al: Process of care and outcomes for elderly patients hospitalized with peptic ulcer disease: Results from a quality improvement project. *JAMA* 286:1985, 2001.
51. Spechler SJ: Peptic ulcer disease and its complications, in Feldman M (ed): *Sleisenger and Fordtran's Gastrointestinal and Liver Disease*, 7th ed. Philadelphia: Saunders, 2002, p 747.
52. Parsonnet J: Clinician-discoverers—Marshall, Warren, and *H. pylori*. *N Engl J Med* 353:2421, 2005.
53. Blaser MJ, Atherton JC: *Helicobacter pylori* persistence: Biology and disease. *J Clin Invest* 113:321, 2004.
54. Fox JG, Wang TC: Inflammation, atrophy, and gastric cancer. *J Clin Invest* 117:60, 2007.
55. Suerbaum S, Michetti P: *Helicobacter pylori* infection. *N Engl J Med* 347:1175, 2002.
56. Graham DY, Lew GM, Klein PD, et al: Effect of treatment of *Helicobacter pylori* infection on the long-term recurrence of gastric or duodenal ulcer:

A randomized controlled study. *Ann Intern Med* 116:705, 1992.

57. Del Valle J, Chey WD, Scheiman JM: Acid peptic disorders, in Yamada T, et al (eds): *Textbook of Gastroenterology*, 4th ed. Philadelphia: Lippincott, Williams & Wilkins, 2003, p 1321.

58. Fisher WE, Brunicardi FC: Benign gastric ulcer, in Cameron JL (ed): *Current Surgical Therapy*, 9th ed. Philadelphia: Mosby Elsevier, 2008, p 81.

59. Laine L: Approaches to nonsteroidal anti-inflammatory drug use in the high-risk patient. *Gastroenterology* 120:594, 2001.

60. Bjorkman DJ: Current status of nonsteroidal anti-inflammatory drug (NSAID) use in the United States: Risk factors and frequency of complications. *Am J Med* 107:3S, 1999.

61. Chey WD, Wong BCY, Practice Parameters Committee of the American College of Gastroenterology: American College of Gastroenterology Guideline on the Management of *Helicobacter pylori* Infection. *Am J Gastroenterol* 102:1808, 2007.

62. Blatchford O, Murray WR: A risk score to predict need for treatment for upper gastrointestinal hemorrhage. *Lancet* 356:1318, 2000.

63. Boey J, Wong J: Perforated duodenal ulcers. *World J Surg* 11:319, 1987.

64. Dempsey DT: Peptic ulcer disease—obstruction, in Bland KI (ed): *The Practice of General Surgery*. Philadelphia: Saunders, 2001.

65. Dallal HJ, Palmer KR: Clinical review: Upper gastrointestinal hemorrhage. *BMJ* 323:1115, 2001.

66. Gralnek IM, Barkun AN, Bardou M: Management of acute bleeding from peptic ulcer. *N Engl J Med* 359:928, 2008.

67. Harbison SP, Dempsey DT: Peptic ulcer disease. *Curr Probl Surg* 42:346, 2005.

68. Mulholland MW, Debas HT: Chronic duodenal and gastric ulcer. *Surg Clin North Am* 67:489, 1987.

69. Tavakkolizadeh A, Ashley SW: Operations for peptic ulcer, in Yeo CJ, et al (eds): *Shackelford's Surgery of the Alimentary Tract*, 6th ed. Philadelphia: Saunders, 2007, p 791.

70. Gilliam AD, Speake WJ, Lobo DN, et al: Current practice of emergency vagotomy and *Helicobacter pylori* eradication for complicated peptic ulcer in the United Kingdom. *Brit J Surg* 90:88, 2003.

71. Reuben BC, Neumayer LA: Variations reported in surgical practice for bleeding duodenal ulcers. *Am J Surg* 192:e42, 2006

72. Lau JYW, Sung JJY, Lee KKC, et al: Effect of intravenous omeprazole on recurrent bleeding after endoscopic treatment of bleeding peptic ulcers. *N Engl J Med* 343:310, 2000.

73. Lau JYW, Sung JJY, Lam Y-H, et al: Endoscopic retreatment compared with surgery in patients with recurrent bleeding after initial endoscopic control of bleeding ulcers. *N Engl J Med* 340:751, 1999.

74. Kahi CJ, Jensen DM, Sung JJ, et al: Endoscopic therapy versus medical therapy for bleeding peptic ulcer with adherent clot: A meta-analysis. *Gastroenterology*. 129:855, 2005.

75. Gabriel SE, Jaakkimainen L, Bombardier C: Risk for serious gastrointestinal complications related to use of nonsteroidal anti-inflammatory drugs—a meta-analysis. *Ann Intern Med* 115:787, 1991.

76. Yusuf TE, Brugge WR: Endoscopic therapy of benign pyloric stenosis and gastric outlet obstruction. *Curr Opin Gastroenterol* 22:570, 2006.

77. Csendes A, Maluenda F, Braghetto I, et al: Prospective randomized study comparing three surgical techniques for the treatment of gastric outlet obstruction secondary to duodenal ulcer. *Am J Surg* 166:45, 1993.

78. Norton JA, Fraker DL, Alexander HR, et al: Surgery to cure the Zollinger-Ellison syndrome. *N Engl J Med* 341:635, 1999.

79. Gibril F, Schumann M, Pace A, et al: Multiple endocrine neoplasia type 1 and Zollinger-Ellison syndrome: A prospective study of 107 cases and comparison with 1009 cases from the literature. *Medicine* 83:43, 2004.

80. Dolan JP, Norton JA: Zollinger-Ellison Syndrome, in Yeo CJ, et al (eds): *Shackelford's Surgery of the Alimentary Tract*, 6th ed. Philadelphia: Saunders/Elsevier, 2007, p 862.

81. Orlando LA, Lenard L, Orlando RC: Chronic hypergastrinemia: Causes and consequences. *Dig Dis Sci* 52:2482, 2007.

82. Ying L, Harris A, Ying M, et al: Prophylaxis for stress-related gastrointestinal bleeding. Cochrane Upper Gastrointestinal and Pancreatic Diseases Group Cochrane Database of Systematic Reviews. 3, 2008.

83. Helmer KS, West SD, Shipley GL, et al: Gastric nitric oxide synthase expression during endotoxemia: implications in mucosal defense in rats. *Gastroenterology* 123:173, 2002.

84. Tablan OC, Anderson LJ, Besser R, et al: Healthcare Infection Control Practices Advisory Committee. Guidelines for preventing health-care–associated pneumonia, 2003: recommendations of CDC and the Health-care Infection Control Practices Advisory Committee. *MMWR Recomm Rep* 53:1, 2004.

85. Jemal A, Siegel R, Ward E, et al: Cancer Statistics 2008. *Cancer J Clin* 58:71, 2008.

86. Correa P, Houghton J: Carcinogenesis of *Helicobacter pylori*. *Gastroenterology* 133:659, 2007.

87. Leung WK, Ng EKW, Sung JJY: Tumors of the stomach, in Yamada T, et al (eds): *Textbook of Gastroenterology*, 4th ed. Philadelphia: Lippincott, Williams & Wilkins, 2003.

88. McColl KE, Watabe H, Derakhshan MH: Role of gastric atrophy in mediating negative association between *Helicobacter pylori* infection and reflux oesophagitis, Barrett's oesophagus and oesophageal adenocarcinoma. *Gut* 57:721, 2008.

89. Zur Hausen A, van Rees BP, van Beek J, et al: Epstein-Barr virus in gastric carcinomas and gastric stump carcinomas: A late event in gastric carcinogenesis. *J Clin Pathol* 57:487, 2004.

90. Norton JA, Ham CM, Dam JV, et al: CDH1 truncating mutations in the E-cadherin gene: An indication for total gastrectomy to treat hereditary diffuse gastric cancer. *Ann Surg* 245:873, 2007.

91. Shimoyama S, Aoki F, Kawahara M, et al: Early gastric cancer development in a familial adenomatous polyposis patient. *Dig Dis Sci* 49:260, 2004.

92. Gylling A, Abdel-Rahman WM, Juhola M, et al: Is gastric cancer part of the tumour spectrum of hereditary non-polyposis colorectal cancer? A molecular genetic study. *Gut* 56:926, 2007.

93. Schaefer N, Sinning C, Standop J, et al: Treatment and prognosis of gastric stump carcinoma in comparison with primary proximal gastric cancer. *Am J Surg* 194:63, 2007.

94. Ono H, Kondo H, Gotoda T, et al: Endoscopic mucosal resection for treatment of early gastric cancer. *Gut* 48:225, 2001.

95. Chen J, Cheong JH, Yun MJ, et al: Improvement in preoperative staging of gastric adenocarcinoma with positron emission tomography. *Cancer* 103:2383, 2005.

96. Bentrem D, Wilton A, Mazumdar M, et al: The value of peritoneal cytology as a preoperative predictor in patients with gastric carcinoma undergoing a curative resection. *Ann Surg Oncol* 12:347, 2005.

97. Sarela AI, Lefkowitz R, Brennan MF, et al: Selection of patients with gastric adenocarcinoma for laparoscopic staging. *Am J Surg* 191:134, 2006.

98. Dicken BJ, Bigam DL, Cass C, et al: Gastric adenocarcinoma: Review and considerations for future directions. *Ann Surg* 241:27, 2005.

99. Cho CS, Brennan MF: Gastric adenocarcinoma, in Cameron JL (ed): *Current Surgical Therapy*, 9th ed. Philadelphia: Mosby, 2008.

100. Karpeh MS, Leon L, Klimstra D, et al: Lymph node staging in gastric cancer: Is location more important than number? An analysis of 1,038 patients. *Ann Surg* 232:362, 2000.

101. Saidi RF, ReMine SG, Dudrick PS, et al: Is there a role for palliative gastrectomy in patients with stage IV gastric cancer? *World J Surg* 30:21, 2006.

102. Fein M, Fuchs KH, Thalheimer A, et al: Long-term benefits of Roux-en-Y pouch reconstruction after total gastrectomy: A randomized trial. *Ann Surg* 247:759, 2008.

103. Bonenkamp JJ, Hermans J, Sasako M, et al: Extended lymph node dissection for gastric cancer. *N Engl J Med* 340:908, 1999.

104. Cuschieri A, Fayers P, Fielding J, et al: Postoperative morbidity and mortality after D1 and D2 resections for gastric cancer: Preliminary results of the MRC randomised controlled surgical trial. The Surgical Cooperative Group. *Lancet* 347:995, 1996.

105. Macdonald JS, Smalley SR, Benedetti J, et al: Chemoradiotherapy after surgery compared with surgery alone for adenocarcinoma of the stomach or gastroesophageal junction. *N Engl J Med* 345:725, 2001.

106. Sasako M, Sano T, Yamamoto S, et al: D2 lymphadenectomy alone or with para-aortic nodal dissection for gastric cancer. *N Engl J Med* 359:453, 2008.

107. Yoon SS, Coit DG, Portlock CS, et al: The diminishing role of surgery in the treatment of gastric lymphoma. *Ann Surg* 240:28, 2004.

108. Gold JS, DeMatteo RP: Combined surgical and molecular therapy: The gastrointestinal stromal tumor model. *Ann Surg* 244:176, 2006.

109. Rubin BP, Heinrich MC, Corless CL: Gastrointestinal stromal tumour. *Lancet* 369:1731, 2007.

110. Stelow EB, Murad FM, Debol SM, et al: A limited immunocytochemical panel for the distinction of subepithelial gastrointestinal mesenchymal neoplasms sampled by endoscopic ultrasound-guided fine-needle aspiration. *Am J Clin Pathol* 129:219, 2008

111. Raut CP, Kulke MH, Glickman JN, et al: Carcinoid tumors. *Curr Probl Surg* 43:383, 2006.

112. Modlin IM, Kidd M, Latich I, et al: Current status of gastrointestinal carcinoids. *Gastroenterology* 128:1717, 2005.

113. Mulkeen A, Cha C: Gastric carcinoid. *Curr Opin Oncol* 17:1, 2005.

114. Parkman HP, Hasler WL, Fisher RS: American Gastroenterological Association technical review on the diagnosis and treatment of gastroparesis. *Gastroenterology* 127:1592, 2004.

115. Yin J, Chen JD: Implantable gastric electrical stimulation: Ready for prime time? *Gastroenterology* 134:665, 2008.

116. Cappell MS, Friedel: Initial management of acute upper gastrointestinal bleeding-from initial evaluation to gastrointestinal endoscopy. *Med Clin North Am* 92:491, 2008.

117. Dempsey DT, Burke DR, Reilly RS, et al: Angiography in poor-risk patients with massive nonvariceal upper gastrointestinal bleeding. *Am J Surg* 159:282, 1990.

118. Zaman A: Portal hypertension related bleeding-management of difficult cases. *Clin Liver Dis* 10:353, 2006

119. Coffey RJ, Washington MK, Corless CL, et al: Ménétrier disease and gastrointestinal stromal tumors: Hyperproliferative disorders of the stomach. *J Clin Invest* 117:70, 2007.

120. Sebastian S, O'Morain CA, Buckley MJ: Current therapeutic options for gastric antral vascular ectasia. *Aliment Pharmacol Ther* 18:157, 2003.

121. Akhras J, Patel P, Tobi M: Dieulafoy's lesion-like bleeding: An under-recognized cause of upper gastrointestinal hemorrhage in patients with advanced liver disease. *Dig Dis Sci* 52:722, 2007.

122. Harbison SP, Dempsey DT: Mallory-Weiss syndrome, in Cameron JL (ed): *Current Surgical Therapy*, 9th ed. Philadelphia: Mosby, 2008.

123. Schrag SP, Sharma R, Jaik NP, et al: Complications related to percutaneous endoscopic gastrostomy (PEG) tubes. A comprehensive clinical review. *J Gastrointestin Liver Dis* 16:407, 2007.

124. McClave SA: Critical care nutrition: Getting involved as a gastrointestinal endoscopist. *J Clin Gastroenterol* 40:870, 2006.

125. Dempsey DT: Reoperative gastric surgery and postgastrectomy syndromes, in Zuidema GD, Yeo CJ (eds): *Shackelford's Surgery of the Alimentary Tract*, 5th ed., Vol. II. Philadelphia: Saunders, 2002, p 161.

126. Meilahn JE, Dempsey DT: Postgastrectomy problems: Remedial operations and therapy, in Cameron JL (ed): *Current Surgical Therapy*, 8th ed. Philadelphia: Elsevier Mosby, 2004.

127. Ukleja A: Dumping syndrome: Pathophysiology and treatment. *Nutr Clin Pract* 20:517, 2005.

128. Forster-Barthell AW, Murr MM, Nitecki S, et al: Near-total completion gastrectomy for severe postvagotomy gastric stasis: Analysis of early and long-term results in 62 patients. *J Gastrointest Surg* 3:15, 1999.

129. Jones MP, Maganti K: A systematic review of surgical therapy for gastroparesis. *Am J Gastroenterol* 98:2122, 2003.

130. Van der Milje HC, Kleibeuker JH, Limburg AJ, et al: Manometric and scintigraphic studies of the relation between motility disturbances in the Roux limb and the Roux-en-Y syndrome. *Am J Surg* 166:11, 1993.

131. Farrell TM, Hunter JG: Laparoscopic surgery of the stomach and duodenum, in Zuidema GD, Yeo CJ (eds): *Shackelford's Surgery of the Alimentary Tract*, 5th ed., Vol. II. Philadelphia: Saunders, 2002, p 202.

132. Anderson C, Ellenhorn J, Hellan M, et al: Pilot series of robot-assisted laparoscopic assisted subtotal gastrectomy with extended lymphadenectomy for gastric cancer. *Surg Endosc* 21:1662, 2007.

第27章

手术治疗肥胖症

Bruce Schirmer and Philip R. Schauer

动态变化的减重手术领域

本章的重点是肥胖的手术治疗。最近几年减重手术一直是一个动态的外科领域,一直在变化着。最重大的变化是,现在的重点是手术治疗肥胖引起的代谢问题而不仅是肥胖本身。虽然减肥手术的目的始终是改善病人的身体条件,现时主要强调的是代谢问题的解决和实际减轻的体重一样重要。这种强调已经通过美国侧重于手术治疗肥胖症专业学会的重命名即从美国减肥手术学会到美国代谢与减重手术学会得到了广泛认可。

自这本书的上一版以后美国减重外科领域的其他重大变化包括增加了腹腔镜可调式胃束带手术,胃袖带式切除术作为一个减肥手术出现,以及腹腔镜方式作为减肥手术的最佳方法的确认。减重手术学术圈内也有强调改善病人的治疗效果及确定减肥手术的有效性。在一线期刊上发表的一些重要研究结果已经引起了公众和医疗的关注,更进一步地证实了减肥手术对于产生持久长期的体重减轻的有效性,和内科治疗相比更佳的存活率及并发症率。为了提高减肥手术中心的最佳疗效,建立从概念演变到现实的“精益求精中心”式的机构成为现实。对于如此的精益求精中心机构的建立,现在很多中心减肥手术得到了非常好的疗效,许多研究结果具有相当低的并发症率和死亡率。

肥胖病

在美国,肥胖是可预防性死亡的第二大原因,目前仅次于吸烟。然而这种情况本身表明肥胖作为一种疾病仍没有得到完全认可。肥胖是一种疾病,在许多方面其是无法进行预防的。这种疾病的构成可能包括环境和遗传因素的综合作用。在最近不到一代人的时间内肥胖症发病率的急剧上升表明,单纯遗传原因不足以引起这种疾病。然而,对这种疾病的多因素作用增加了理解其病因的难度。

肥胖的程度靠体重指数(BMI)来定义(计算方法为体重除以身高的平方),其中体重与身高相关。病人分为超重、肥胖或严重肥胖(有时称为病态肥胖)(表 27-1)。严重肥胖者通常超过理想体重 100 磅(1 磅=0.454kg)或更多,或者超过理想体重的 100%。一个国际公认的严重肥胖或病态肥胖的指标是 BMI ≥ 35kg/m²。超级肥胖是用来描述体重指数 > 50kg/m² 的病人。

表 27-1	根据体重指数(BMI)的肥胖分类	
分类	**BMI 范围(kg/m²)**	
正常体重	20 ~ 25	
超重	26 ~ 29	
肥胖	30 ~ 34	
严重肥胖	35 ~ 39	
超级肥胖	≥50	

患病率及影响因素

重度肥胖在美国已经达到流行病的程度。自 1960 年以来,肥胖症患病率的调查每十年由国家健康统计中心进行。肥胖统计数字自 1985 年以来每年更新。在 1980 年,美国成年人的 25% 超重,到 1990 年这一数字已上升到 34%。到 2004 年,成年人中肥胖者占 32.2%[1]。1990 年保守估计,体重指数在 35 ~ 40kg/m² 的美国人数是 400 万,另外 400 万人的体重指数超过 40kg/m²。目前,估计严重肥胖病人(体重指数 > 35kg/m²)大于 1500 万人。尽管每年超过 300 亿美元减肥产品的支出,肥胖患病率仍在急剧增加。肥胖在少数民族、低收入群体、农村人口和女性中是最常见的,但在所有社会经济群体中肥胖都在增加。

肥胖症的增加是多因素的。遗传因素在肥胖症的发展中起着重要作用。虽然体重正常的父母的子女有 10% 的可能性变为肥胖,两个肥胖父母的子女至成年有 80% ~ 90% 的可能性变为肥胖。领养子女的体重与其亲生父母的体重密切相关。此外,在同卵双胞胎中的肥胖的同病率是异卵双胞胎的 2 倍[2]。

饮食和文化也是重要的因素。在美国环境因素极大地促进了肥胖的流行,因为任何遗传原因都不能解释过去二十年肥胖的迅速增加。其他一些因素也明显导致重度肥胖。间断或持续摄取过量卡路里。缺乏饱腹感和摄入过多的热量密切相关。至于这种饱腹感缺乏的生理基础仍然不清楚。通常提到的其他在肥胖症中发挥着作用的因素包括减少代谢活动以降低能量消耗，减少食物的热反应，体重的异常高设置点和减少热能消耗。可能影响摄取食物吸收的另一个因素是肠道腔内细菌的组成。最近的研究已经证明，肥胖病人肠道菌群的组成与正常体重者有区别[3]。

肥胖者中有过多的脂肪细胞，不论体积还是数量。这种细胞的数量往往在生命早期即确定。成人型肥胖在很大程度上是脂肪细胞体积增加造成。然而，在儿童中体重增加源自脂肪细胞大小及数量的增加。脂肪组织大量储存在腹壁或者内脏。男性往往倾向于中央内脏脂肪分布，而女性往往倾向外周或臀部脂肪分布。中央或内脏脂肪分布与代谢疾病如糖尿病、高血压和代谢综合征密切相关[4]。

共存的医学社会问题

严重肥胖病人往往出现慢性体重相关的问题。肥胖病人最严重的问题是他们面对的社会其他人群的歧视。这种歧视没有立法机构的制约。肥胖个体在择业上也受到区别对待。公共设施的设计不适合他们参加活动。比如飞机座位、浴室及汽车空间不足、衣服的选择有限。严重肥胖个体被大多数人认为是懒惰、暴饮暴食及缺乏自制。他们不仅经常忍受着歧视和偏见，还有嘲笑和无礼。最终，对肥胖人的歧视产生了社会及心理健康的影响。心理疾病比如抑郁在此类人群中发生率很高。自我形象差在这些类人中几乎非常普遍。

因肥胖导致的与医学相关的并发症很多。最为流行和公认的包括退行性关节病、腰背痛、高血压、阻塞性睡眠呼吸暂停综合征、GERD、胆石症、2 型糖尿病、高血脂症、高胆固醇血症、哮喘、肥胖性通气不足综合征、致命的心律失常、右侧心力衰竭、偏头痛、假脑瘤、静脉淤积性溃疡、深静脉血栓、真菌性皮炎、皮肤脓疱、（腹部）压迫性尿失禁、不孕不育、痛经、抑郁症、腹壁疝，以及逐渐增加的各种癌的发生率，比如子宫、乳房、结肠和前列腺[5]。

除了外源性肥胖很少能导致体重过重，其中包括 Cushing 综合征，其伴随的还有多毛症、皮肤病损、伤口愈合慢；当评估肥胖病人的外科治疗时，必须诊断和鉴别其导致肥胖的原因。儿童的顽固性进食可能与 Prader-Willi syndrome 有关。这种综合征对所有知名肥胖专家来说都是难治性的。

预后

研究肥胖症对健康状态和预期寿命有深远影响，其次才是与肥胖相关的并存病。研究显示，21 岁时严重肥胖男性预期寿命比正常男性少 12 年，女性少 9 年。50 岁以上肥胖症发病率女性比男性高，原因是 50 岁的肥胖男性大多死于肥胖相关的疾病，特别是心律失常和冠状血管疾病。通过一个经验丰富的医疗中心 7 年的随访显示，200 位年龄位于 25～34 岁的病态肥胖男性死亡率增加 12 倍，年龄位于 35～44 岁的病态肥胖女性死亡率增加 6 倍[6]。严重肥胖还导致生活质量的下降。因此，很多病人寻求外科治疗。随后的研究显示，外科治疗可以延长病人寿命以及提高病人生活质量。

医学治疗

内科治疗肥胖病只针对减重，通过减少热量摄入和适度的锻炼以增加能量消耗。这种减重方法最安全，可用于那些体重轻度降低就能达到正常体重或者轻度超重代替肥胖。然而，对于严重肥胖个体，通常至少需要降低 75 磅或者更多以达到消灭肥胖，这是个极其困难的任务。严重肥胖病人通过节食和运动的方式减重以期达到不再肥胖和维持体重的成功率只有 3%。

尽管节食和运动成功率低，所有严重肥胖病人在外科治疗前都应尝试此种减重方法。主要有两种原因：①是允许这些病人通过最安全的方式达到目的；②非常重要的是，让这些病人开始理解并且尝试改变生活方式，无论通过什么方法，必须让他们减重成功后将此作为日常生活方式。病人生活方式的调节对长期成功有重要价值。

严重肥胖病人的治疗应该从简单生活方式改变开始，包括适当降低热量摄入和实施运动计划。对于那些不能剧烈运动的病人来说，走路是最普通的运动方法。合并症必须鉴别且治疗。通常病人看病时已经存在合并症，但是我们在病史采集和体格检查时没有鉴别肥胖相关的合并症。严重肥胖病人通常已经给予饮食建议，并制定饮食指导。大多数病人也已经尝试了商业食谱和饮食计划。实施此计划并减重成功并不少见，但停止计划后持续减重超过 1 年的几乎没有。尽管社区医师通常做了鉴别和治疗合并症的大量工作，但他们的工作通常没有营养学家和心理学家的支持，他们在严重肥胖病人生活方式改变方面非常有帮助。

生活方式改变包括节食、运动和行为矫正，这组成肥胖人治疗的第一层。饮食限制和运动可以独自增加热量消耗。每天消耗 500kcal（1cal = 4.18J）热量，每周将消耗 3500kcal，也就是 1 磅。据说低热量饮食疗法（800～1500kcal/d）与极低热量饮食 1 年内疗效一样，但营养不良发生率较低[7]。这种饮食半年内可以降低 8% 的体重。长期随访显示复发。适当的体力活动可以降低 2%～3% 的体重[8]。

一项研究显示，节食和运动联合，半年内可以降低 10% 的体重。这种减重在 60% 的病人中持续了 40 周[9]，1 年内平均持续减重者降至 8.6%[10]。节食、运动或行为疗法适用于 BMI <30kg/m^2，且推荐 BMI 介于 30～35kg/m^2 的病人使用。大多数研究认为，饮食疗法不包括大部分 BMI >30kg/m^2。饮食疗法对于肥胖导致糖尿病的病人有效，体重减低 2.3%～3.7% 可影响疾病[11]。改变生活方式可以有效地提高不肥胖人的健康状况，但对于肥胖人群有效性还未得到证明，也没有研究公布数据证实内科治疗严重肥胖的显著、长期有效性。

对于尝试减重病人药物治疗也是一个选择。不幸的是，有效的药物太少。药物疗法应在生活方式改变和饮食疗法失败后进行。药物疗法要么单独进行，要么和饮食及运动联合进行。目前，在美国只有两种药是被批准的。西布曲明是去甲肾上腺素和 5-羟色胺再摄取抑制剂，其机制是通过抑制食欲。奥利斯特抑制胃和胰腺的多种酶，从而抑制脂类在小肠吸收[12]。任何一种药物可以 1 年后减轻 6%～10% 体重，但停药后反弹[13]。国立卫生研究院对肥胖病人的治疗指导方案规定药物治疗作为生活方式改变的辅助或补充治疗，生活方式改变包括节食、运动或行为疗法[14]。

因为药物治疗对于严重肥胖病人几乎一致无效，所有严重肥胖病人趋于继续增重。当合并症逐渐恶化时药物的数量和强度也缓慢增加。不幸的是，对于大多数严重肥胖病人，这种方法一直进行直到病人死于合并症。直到最近，每年只有小于 1% 的肥胖病人接受外科治疗。现在这个数字增加但仍然不到 2%。部分原因可能是病人厌恶外科治疗。最近，国家推广腹腔镜可调节胃束带术引起部分严重肥胖病人的对外科手术的兴趣。这种兴趣大多基于这种手术是微创。在过去的 20 年，肥胖病外科治疗信息的缺乏导致病人没有寻找外科治疗。很难说是外科治疗缺乏吸引力还是当前有限的外科治疗机会阻止严重肥胖者选择外科治疗。尽管多数科学和政府组织支持外科治疗作为严重肥胖者的治疗标准（表 27-2），但大多数私人保险不包括减重手术。

表 27-2	认同减肥手术为治疗严重肥胖症标准治疗方式的政府机构及科学团体

Medicare 及 Medicaid 服务中心
国家健康研究院
美国老兵事务部
美国国防部
肥胖协会
美国内科学会
美国糖尿病学会
美国营养学会
美国临床内分泌学会
代谢与减重外科学会
美国外科学会
胃肠道外科学会
美国胃肠及内镜外科协会

减重手术概述

减重手术通过两种机制来实现体重的减轻。其中最常见的是限制摄入。对摄入食物吸收不良是第二种机制。限制摄入的手术方式不包括或仅有轻度的限制营养吸收的作用。而影响吸收的手术方式可能会包括一些限制摄入的作用。表 27-3 描述了目前最常用的减肥机制及手术操作方法。

表 27-3	采用不同减肥机制的不同减肥方法介绍

进食限制
　腹腔镜可调节胃束带术（LAGB）
　胃袖带术（SG）
　垂直胃束带减肥术（VBG）[a]
吸收限制
　胆胰分流术（BPD）
　空肠回肠改道术（JIB）[a]
进食+吸收限制
　胃旁路术（RYGB）
　胆胰分流伴十二指肠分流

[a] 现在很少开展的术式，仅仅曾经开展过

本章的重点在于介绍表 27-3 中所列举的各种术式，而不侧重这些术式是通过腹腔镜的方式还是开放式的手术来完成的。尽管还有其他的一些手术方法，但是要么很少采用，要么

并未被医疗保险机构所认可，所以没有详细介绍。胃袖带术被采用是因为这种术式显示出中等的有效性，并且它的安全性和有效性已经被发表在相关期刊上的一系列研究所证实[15]。在 2008 年，美国代谢与减重外科协会宣称胃袖带术是一种适宜的首选减重外科手术。垂直胃束带成形术虽然仍是一种 1991 年 NIH 共识会议上认可的针对严重肥胖病人的减重手术[14]，但是现在已经很少开展，并且远期随访的结果很差[16]，所以这种术式成为历史并且从本书所列的标准外科手术中剔除在外。

减重外科的发展

在 20 世纪 50 年代，减重手术的最初目的是用来治疗伴肥胖相关的严重高脂血症。比如回结肠旁路来限制营养物质的吸收，但是术后却常常伴发重度营养不良和肝功能衰竭[17]。然后，空回肠旁路术被发明并在 20 世纪 70 年代广泛流行[18]。它同样也是一种营养不良性手术但是旁路转流是一部分小肠。这种手术的术后并发症出现比较缓慢，包括：严重腹泻、电解质紊乱、蛋白及热量营养不良、肾结石和肝功能衰竭。

在 1969 年，Mason 和 Ito 实施了第一例胃旁路术，将一个空肠肠袢与近端横向的胃囊进行吻合[19]。术后会出现严重的胆汁反流性食管炎。这促使 Griffin 在 1977 年发明了胃旁路的改良 Roux-en-Y 吻合术[20]。胃囊由原来的横向改变为利用上端胃小弯的纵向方向。

在 20 世纪 70 年代，空肠回肠旁路术的彻底失败使得外科减重手术的名声变得很差。而且它的名声并没有随着后来在 20 世纪 80 年代非常常见的众多改良术式的开展而变好。这些术式常常包括将胃上端的一部分用闭合钉钉合几排钉来达到限制进食的目的。因为这种术式很容易操作，所以有些医师施行了大量手术。闭合钉一般在数月或者数年后失效，随之而来的是体重的再次升高。因此，这些术式也加入了减重手术方式的失败队伍[18]。

1980 年，Mason 首先描述了垂直束带胃成形术（VBG）[21]。这也是一种在上部胃小弯处用钉合制造一个近端胃小囊并且放置限制性胃束带的限制摄入手术。这种术式的减肥效果良好（减轻超重体重的 50% 以上），而且死亡率及并发症比较低。在 20 世纪 80 年代这种术式成为美国最流行的减重术式。然而 20 世纪 90 年代初，采取这种术式的病人更加倾向于进食高热量的流质食物及体重开始重新增加[22]。束带处狭窄的高发生率也成为另一个问题。远期减重效果比较差[16]。到 20 世纪 90 年代，Roux-en-Y 胃旁路手术成为美国减重手术的首选术式。

在 20 世纪 70 年代晚期的意大利，Scopinaro 建立并推广了胆胰分流术（BPD）[23]。这种手术及其改良方式（十二指肠转位 DS）成为仅有的远期减重效果有效地影响营养物质吸收的术式。BPD 和 DS 目前仍被世界上少数外科医师所采用，并且只占美国减重外科手术例数的不到 5%。

除了垂直束带胃成形术之外，80～90 年代其他一些外科医师也报道了胃的固定束带术式。Kuzmak 最先描述了固定的胃束带手术，并且在随后这种手术演化为可调节胃束带术[24]。

腹腔镜技术在 20 世纪 90 年代应用于减重手术。Belachew 及其同事在 1994 年开展了第一例腹腔镜可调节胃束带术(LAGB)[25]。Wittgrove 和 Clark 在同一年完成了首例腹腔镜 Roux-en-Y 胃旁路术(LRYGB)[26]。因为前者手术操作的技术难度远低于后者,所以在 20 世纪 90 年代末这种手术在欧洲和澳大利亚变得非常流行。在 2001 年,LAGB 被美国 FDA 批准使用。从这以后,这种术式在美国的所有减重手术例数中所占的比率越来越大。到 2007 年这种减重手术至少占所有减重手术的 25%。在全国性广告宣传下,这种术式越来越受欢迎。从 1994 年以来,LRYGB 作为一种技术难度更高的手术,在日常手术中很少采用。首次报道 4 年后仍只有一部分的医疗中心对这种术式积累了一定经验。

减重革命

减重革命这个词是指 1998—2003 年的 5 年时间。在这期间美国胃旁路手术的开展例数、美国代谢与减重外科协会的会员数量、大众的认可和兴趣、专业医师的兴趣都在戏剧性地增加。1998 年之前美国很少有医疗中心可以开展腹腔镜减重手术。但是很多减重医师对于腹腔镜开展此类手术都有浓厚的兴趣。有些医疗中心也开始大规模地培训减重外科医师。

通过 20 世纪 90 年代这段时间,通过外科医师的努力已经显示出腹腔镜手术比开放手术的手术效果要好。减重外科医师也很想将腹腔镜技术应用到减重手术领域里面来。一旦减重手术的腹腔镜相关器械的技术限制被克服,并且这种技术被减重手术医疗中心的主要减重手术医师所掌握,这个领域就会呈爆炸性增长。图 27-1 显示了减重革命前后几年间 RYGB 手术例数的情况。有记录的减重手术的病例数增加了 8 倍,加入美国代谢及减重外科协会的会员数也翻了 3 倍。新毕业医学生获得微创外科资质的数量由几个人变成了 125 人。公众对这种术式逐渐的认可得益于一些公众人物实施了相关的减重手术。网络的广泛应用使得病人们得以获得更多的医疗信息。那些正在考虑或已经接受减重手术的病人可以通过网络进行互相交流。减重手术的操作录像开始通过网络和电视被传播。美国很多的医疗机构都重新招聘减重外科医师。减重外科专题在全国的外科会议上也占有了一席之地,而不仅仅是受限制在减重相关会议。在仅仅 5 年里,减重外科经历了比 10 年前腹腔镜技术引入普通外科所产生的更大的发展。整个领域进行了一个很大的改变。

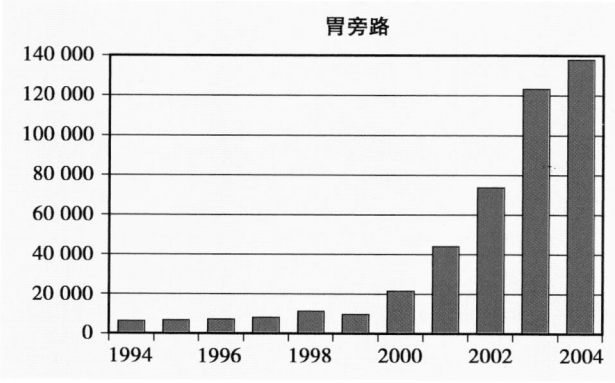

图 27-1　每年在美国施行的 Roux-en-Y 胃旁路手术数量

适应证

实施减重手术的适应证遵照 1991 年 NIH 制定的相关规范[14],仅有的主要不同是目前何种手术被认为是标准手术方式。这些手术方式是列在表 27-3 中的 2005 年制定的标准手术方式,不过胃袖带术不在其中。胃袖带术虽然没有被全部医疗保险机构所认可,但是也有重要的地位而作为减重手术的方法之一。垂直束带胃成形术虽然依然被认为是标准的手术方式并且被很多的保险机构认可,但是已经基本不再采用。因此,本章不再对这种手术方式进行详细的介绍。在表 27-4 中总结了施行减重手术的适应证。

表 27-4　减重外科手术适应证
病人必须具备的条件:
1. BMI≥40kg/m² 肥胖,包括或者不包括代谢症状
2. BMI 在 35~40kg/m²,并且包括代谢症状
3. 其他减肥治疗方法失败者
4. 心理状态稳定

资源:来自 1991 年 NIH 共识会议

禁忌证

在所有造成需要减重的病人无法接受手术的因素中,医疗保险不足或者没有是最常见的。如果病人确实有医疗保险或者有足够的经济实力来做这个手术,下一步看是否符合 NIH 的标准要求。如果病人符合这些标准要求,医疗、社会、心理等因素还应该被考虑。

NIH 的标准对年龄没有要求,但是外科医师们对此问题的分歧很大。我们观察到 LRYGB 手术的年龄上限为 60 岁,LAGB 手术的年龄上限为 65 岁。有的病人看上去比他们的生理年龄小也会成为特例。但是大部分的病人都是一直肥胖很多年,并且因此导致身体主要器官的功能的退化,所以他们中很少有比他们实际年龄年轻的,反之也是如此。合理的年龄限制是两方面的:很大数量年轻的病人对减重手术感兴趣并且符合手术标准,另一方面就是对于年轻的肥胖病人来说,术后提高生活质量和寿命的远期疗效的可能性比较大。尽管这仅仅代表了一部分的病人群体,直到大部分都适合这个标准的病人都采取这个方法并且受益于它,这样的方法是可行的。更多详细的关于老年和年轻肥胖病人的减重手术内容在下述章节中会给予介绍。

医疗方面造成病人不能接受手术的因素包括:美国麻醉协会等级 4 级,接受外科手术治疗具有非常高的风险;心理不稳定或无法理解手术带来的变化及术后生活方式的改变。已知的药物或酒精成瘾也是手术禁忌,吸烟是一个相对禁忌证,并且不同的外科手术对禁止吸烟的要求不同。进食习惯疾病,比如暴食,也是手术的禁忌。制动也是相对的手术禁忌,特别是那些严重肥胖的病人生活无法自理或者术后不太可能能够自理。根据我们的经验,这样的病人不仅有更高的并发症率,而且由于医疗设施的限制导致术后恢复往往是困难的。有些病人把减重手术作为"灵丹妙药",并且认为减重的效果在术后应该很快地出现,他们将毋须做出任何实质性的饮食或生活方式改变。尽管在单一的问诊中很难感受到这种态度,但大量数据表明,这种观点使得病人可能拒绝行手术治疗。同样,不适当的、不合作的或恐吓行为等问题可能构成术后问题的根源。最后,缺乏足够的社会支持、极度贫困、不好的家庭环境、配偶或亲属的敌对态度都可能是医疗的禁忌。良好的家庭环境对病人出院后的恢复是一个重要因素。表27-5 总结了手术相关的禁忌证。

表 27-5 减重手术相对禁忌证

1. 严重内科疾病使麻醉和手术风险过高
2. 认知困难病人无法理解手术方式
3. 不能或不愿术后改变生活方式的病人
4. 药物、酒精或其他物质成瘾者
5. 不能控制的多食症或其他饮食习惯异常
6. 心理状态不稳定
7. 无法活动的状态
8. 病人视手术为"魔法子弹"
9. 家属反对,家庭环境不支持
10. 不服从医嘱的行为

这些相对禁忌证应该与手术收益相比较再做出选择,因为对有些高风险病人来讲手术是唯一能够获得减重效果和改善状态的方法。

术前事项

病例选择

手术病人的选择应该基于一个多学科团队的评估。通常来讲,病人在转诊之前由社区医师进行常规的体格检查及筛查,而且在转诊时已经查出病人的主要疾病。在病人首次来院就诊之时,医院工作人员就会确定并记录该病人是否满足NIH 的标准、是否有足够医疗保险等。

准备接受减重手术的病人进行术前评估时必须包括营养学家的单独评估意见。仔细评估病人的饮食习惯、知识水平、自我意识及认知水平是很重要的。评估病人改变饮食习惯的动力是重要的。一个有经验的减重营养学家有助于预测术后病人对生活方式改变方面的依从性。针对要施行的手术方式对病人进行针对性的营养学知识教育是必需的。

有些保险公司还要求进行心理评估。我们认为,心理评估主要的好处在于确定病人如何看待手术以及是否切实理解生活方式的改变对获得最佳手术效果的重要性。心理学家或精神病医师经常会诊断出抑郁症,这种情况出现于将近40%的术前病人。对抑郁症的治疗可能有助于提高术后效果。

符合 NIH 标准的转诊来的大部分病人都是减重手术的适宜人选。一些人在经过完整的术前教育及咨询以后决定不做这种治疗。我们主张用详细的书面资料和各种学科的团队进行长达几个小时的讲解对病人进行术前教育,使病人了解减重手术的方式、预期效果和潜在并发症。知情并有准备的病人在围术期和术后的行为及饮食改变方面有更好的依从性。那些决定不做这种治疗的病人在肥胖合并症加重以后将返回进行重新评估。

术前准备

术前需要详细询问并改善合并症和其他疾病,还要对潜在的疾病进行检查和治疗。对诸如 50 岁以上病人进行冠心病的筛查是很重要的。对于这类病人及已知的冠心病病人,我们主张术前行心血管科会诊。这些会诊通常包括心电图、心脏彩超、负荷试验,甚至冠脉造影。另外一种对于严重肥胖症病人术前检查常常被忽略的疾病是阻塞性睡眠呼吸暂停。病人如果有打鼾声音大、早晨醒来感到疲倦、开车或坐着时容易睡觉的病史的话很有可能存在阻塞性睡眠呼吸暂停。这时需要进行诊断性睡眠检查。一项报告表明,在严重肥胖病人中睡眠呼吸暂停的发生率可能达到 80%[27]。一旦睡眠呼吸暂停诊断成立,病人应该使用一种正压装置进行治疗。术后即使用这装置在防止缺氧和心律失常上是非常重要的。哮喘和肥胖性低通气综合征也是需要术前处理的严重肺部疾病。肥胖性低通气综合征的定义为静息下动脉氧分压<55mmHg,并且静息下动脉二氧化碳分压>47mmHg,同时伴随肺动脉高压与红细胞增多症。低通气综合征的病人要行呼吸科会诊。虽然减重手术的病人术后很少需要进入重症监护室,但是我们认为这种病人应该给予重症监护。

对于正在进行药物治疗的 GERD 病人,我们建议术前行上消化道内镜检查排除 Barrett 食管和其他胃或十二指肠的潜在病变。这对于计划行 LRYGB 的病人尤其重要,因为术后胃远端及十二指肠被旷置后很难进行检查。一些研究证明了内镜在这类病人身上有相当大的术前疾病诊出率,并且一小部分发现的疾病会导致原定手术方案的改变[28,29]。在 Virginia 大学医学中心,我们的经验是这种情况占所有检查的4.6%[30]。

对于因放置人工心脏瓣膜或新近发生静脉血栓而服用抗凝剂的病人,在围术期应该控制抗凝剂的使用。这包括在术前 5 天完全停止口服华法林,改为皮下应用低分子肝素,直到术后恢复用华法林。或者,病人可以在住院后静脉使用肝素抗凝剂,直到术前 6 小时停止使用。

具有严重静脉血栓栓塞病史或者术后发生静脉血栓栓塞高风险的病人,是术前放置临时下腔静脉滤器的潜在候选人。这种滤过器在术前一天由我们的介入团队放置并且在术后 3~6 周移除。这种治疗的结果很好,有较低的并发症率并且有效地防止肺栓塞的发生。

我们对将要行 LRYGB 的病人常规做腹部超声检查,以除外胆囊结石。如果发现有胆囊结石,我们目前推荐同时行腹腔镜胆囊切除术。如果病人有症状,另外一种方法是先行LRYGB 后再行胆囊切除术。最近,在 Virginia 大学的经验分析表明,对于 LRYGB 或 RYGB 时同时行胆囊切除术,平均手术时间延长约 30 分钟,而住院时间和并发症率没有延长[31]。另一项在 Pittsburgh 的研究显示,同时行胆囊切除术的话病人住院时间有所延长[32]。如果病人术前检查没有发现胆囊结石,我们根据先前一项研究的建议,预防性使用熊去氧胆酸(300mg,每天 2 次),会使 RYGB 后胆囊结石形成的几率降低至大约 4%[33]。目前,对于在 LAGB 的时候同时行腹腔镜胆囊切除术仍存有争议。保守方法是不同时行胆囊切除术,因为可能会造成胆瘘进而造成植入物的感染。关于这个问题目前尚缺乏循证医学有力的证据。术前超声检查的另外一个价值在于评估肝脏大小及结构。术前超声发现即将行 LAGB 或者 LRYGB 的病人存在一个大的脂肪肝的话会提醒外科医师在牵拉和暴露肝脏时可能存在困难。当遇到极大的肝脏时,我们可能会中转开腹,甚至推迟手术。在术前了解这种情况的话,病人在术前可以通过低热量饮食来达到缩小肝脏的目的。

一些外科医师要求病人在临近手术前采取低热量饮食使体重减轻。有数据表明,术前能够减轻体重可提高手术效果。但这些研究的不足之处是:术前最有依从性并且减轻体重的病人在术后也可能是最有依从性的人,这也许是术后效果较佳的原因。术前减轻体重并不是达到手术最佳效果所必需的,因为很多研究的结果表明,不需要这种术前减轻体重也能达到很好的效果。要求术前必须减轻体重会导致一种两难境地,即那些术前不能减轻体重的病人也无法获得减重手术所能带来的减重效果。

在我们的实践中,另外一项常规的术前准备是监测动脉血气分析。这对那些有严重肺病或者肺通气功能低下综合征的病人是尤其重要的,因为如果术后有必要行呼吸机治疗的话,这些病人的"正常值"必须是已知的。

建议术前查甲状腺功能,因为甲状腺功能减退在这种病人中并不少见。应该进行血清化学检验、肝功能检测以及通常的一些血液化验。确定基本营养参数的血液化验通常显示不正常的低铁和维生素 D 水平。缺铁在月经期女性中是常见的,无论是否肥胖,维生素 D 缺乏也同样常见[34]。术前是否需要处理低维生素 D 水平仍无定论,因为这对临床结果的影响尚不明确。

术前病人教育是非常重要的。此时再次强调围术期的重要事项、预期的术后过程以及术后活动与饮食的指导。我们对病人的期望包括术后当天下床活动、遵循术后饮食指导、补充维生素和矿物质以及规律的运动计划。

麻醉注意事项

将要行减重手术的所有病人都要进行术前麻醉评估。这种评估确保并存的合并症得到最佳的评估与处理,也包括前面提到的心肺的评估,发现及治疗任何潜在的病变,以降低围术期心肺并发症的发生率。

减重手术的麻醉师在对肥胖病人进行全身麻醉方面要具有丰富的经验,这一点很重要。毫无疑问,有几个精挑细选的、有经验的、精于减重手术麻醉的麻醉师的持续参与会把术后发病率降低到最小程度。在减重手术围术期和手术当中麻醉团队和外科团队的交流对于促进手术顺利进行以及避免并发症是相当重要的。

当为严重肥胖的病人实行全身麻醉时,麻醉师面临的两个主要问题是静脉通道和气道的处理。二者在肥胖人群比在标准体重人群都要更加困难得多。中心静脉通路有时是建立静脉通路唯一可行的途径。在我们的手术室,手术中分别在两臂建立两条静脉通道是标准的;如果有腹腔内出血发生,可以进行大量静脉补液。由于颈部脂肪组织较多,颈静脉置管常常非常困难。当其他中心静脉途径不可行时,可以采用锁骨下途径。

严重肥胖病人的气道处理对于麻醉师来说是一个很大的挑战,必须得到良好的处理以避免潜在严重并发症的发生。一些机构运用电子视频插管系统实现困难气管的插管。如果标准的喉镜不能提供良好的视野的话,光纤喉镜常能帮助进行困难的插管。对于最困难的 4 级气管,即使是 3 级气管,要使用光纤引导下插管。要想顺利地完成对这类病人的插管,经验仍是一个关键因素。如果遇到困难肥胖病人,在插管前应该吸氧不少于 3 分钟,以提供较长的时间进行插管。然而,低氧必须立即处理,重新进行吸氧,因为这类病人对低氧的耐受很差且如用发生心肺并发症。

麻醉师必须能够理解和熟练地处理在腹腔镜减重手术期间气腹造成的心肺功能的改变。这些改变包括 CO_2 吸收的影响、窦性心动过缓的可能性和手术较长的病人 pH 降低的可能性。麻醉师对后者进行动脉监测是必要的,并且进行桡动脉监测对于这种病人是标准的[35]。

药物动力学在严重肥胖病人也是不同的。影响分布容积变化的因素包括低于正常比例的体液量、脂肪组织较多、蛋白结合力改变及血容量增加。当用药时也要考虑到肝肾功能可能发生的变化。

在严重肥胖病人身上特有的麻醉药的新陈代谢的改变包括更大的硫喷妥钠分布容积,这会导致药效的延长。药物剂量应该按照体重计算。苯二氮䓬类药物清除时间较长,这会导致药效的延长。在严重肥胖病人,假性胆碱酯酶的活性是增加的,以至于需要增加泮库溴铵的剂量,安氟醚的代谢也是增加的,因此必须使用较低的剂量。

减重手术术式

腹腔镜手术与开腹手术

后面描述的手术使用腹腔镜作为默认或者标准的操作。Roux-en-Y 胃旁路(RYGB)、胆胰分流术(BPD),以及十二指肠转流术(DS)仍然经常以开腹的方式来进行。这些手术都是的安全有效的方法。腹腔镜手术具有较低的伤口并发症、较短的住院时间以及降低术后 30 天内的并发症比率[36-38]。当手术方式允许时,腹腔镜手术明显有更大的优势。而且,有关逻辑假设已经得到证实:避免一个长的腹壁切口所造成的较大组织创伤对于病人术后的恢复是很有益处的。最重要的是,一旦腹腔镜手术可以完成减重手术,特别是 RYGB,减肥手术病人的数量会有显著的增加。在美国,RYGB 手术的年例数从 1990 年的不到 20 000 例已经达到了 2003 年的 130 000 例(图 27-1)[39]。在 21 世纪,大部分想做减重手术的病人对手术方式都有足够的了解,而且会寻找那些距离他们的家庭合适的距离又可以采用腹腔镜行减重手术的外科专家。

当一个采用开腹手术方式时,上腹正中切口最为常用。一些外科医师采用左肋缘下切口来进行 RYGB 取得的结果也非常好[40]。机械拉钩可以为开腹手术提供额外的暴露,它们的作用已经得到证实。正中切口的关闭通常采用粗的单线缝线,不过这主要根据手术医师的偏好来决定。在行皮肤缝合前对皮下组织要进行彻底止血和冲洗,使用皮下引流已经被证明会增加感染。我们发现将皮肤钉合钉保持时间长一些对于预防伤口裂开是很有益处的,但是会导致更加严重的伤口感染。开腹手术之后切口有渗出的话,需要再打开该处伤口来确认是否有更严重的深筋膜组织的感染。

腹腔镜手术是目前最为常用的减重手术方式。表 27-3 以作用机制的方式列出了后面即将讨论的手术方式。正如腹腔镜可调节胃束带术(LAGB)这个术式的名字所指明的,所有的胃束带手术都采用腹腔镜手术这种方式。虽然袖带式胃切除术的名字中不带有腹腔镜几个字，但是这种手术也是采用腹腔镜手术的方式。绝大多数胃旁路手术现在都采用腹腔镜操作（LRYGB）。BPD 和 DS 都是营养障碍式手术，在美国应用的相对较少。当采用这两类手术时，它们仍然常常采用开腹方式，但是一些医学中心也采用腹腔镜的方式。

腹腔镜手术需要一系列关键的知识和技能。这些知识和技能现在已经成为外科培训的一个标准部分。成功完成腹腔镜手术基本技能的训练现在已经是想得到美国外科协会认证的外科住院医师训练的强制要求[41]。这些基本技能训练要求是由美国胃肠与内镜外科医师协会制定的。

腹腔镜手术第一步是安全建立气腹，对减重手术病人来说这也是比较困难的一步。我们发现在左侧肋缘下用气管切开拉钩提起切口处筋膜能够帮助气腹针插进腹腔建立气腹。一般而言，对需要行减重手术的病人使用 Hasson 法来建立气腹是困难很大，因为他们的腹壁比较厚。而对于那些腹壁非常厚的病人来说，腹腔镜手术中可以使用加长的戳壳。

在减重手术中常用的气腹压力范围一般是 15～18mmHg。高流速充气设备是必需的，它在充分建立气腹和安全暴露术野方面很重要。使用有角度的镜管也是非常有益的。腹腔镜减肥手术所使用的设备在过去的 15 年已经有了长足的进步，并且还在不断改进。我们现在比较喜欢使用的器械包括闭合器、超声刀等，这些仪器即使中转开腹手术也是非常有用的。

当继续腹腔镜手术有可能造成潜在危害时，中转开腹手术是比较合适的。表 27-6 列出了转变为开腹方式的原因。有些情况如果术前已经了解清楚的话，需要直接开腹手术，例如巨大的上腹部切口疝或严重的腹腔粘连。中转开腹不应该被手术医师视为手术的失败，当手术过程没有进展或出现需要开腹才可以快速处理的并发症时候，手术医师也不应该坚持使用腹腔镜操作。病人安全是决定中转开腹的时机及必要性的金标准。通常来讲，如果开腹不可避免的话，那么在手术过程中越早中转越好。

表 27-6　腹腔镜中转开腹的指标

1. 没有充分建立气腹。
2. 气腹所致的血流动力不良反应。
3. 腹腔内粘连严重影响安全进入或操作过度进入腹部困难。
4. 肝大所致收缩不可行或器官观察困难甚至萎缩。
5. 术中并发症例如出血最好由开腹来解决。
6. 极厚的腹壁使得套管针不能完全插入或使用。
7. 存在巨大上腹壁疝最好修复的同时使用相同切口。

一些减重外科医师采纳手助方式来开展腹腔镜减肥手术。有时这种手助方式是那些熟悉开腹减重手术的外科医师开始进行腹腔镜手术过程中的过渡方法[42]。大部分减重手术医师认为，在行手术时胳膊处的肥厚腹壁非常不便，潜在的感染和切口疝，以及缺乏与普通腹腔镜操作相比的优越性，这些都是不常规采用手助方法的原因。

术后随访

短期随访的定义为随访期 2 年的随访。这种随访是针对

绝大部分的减重手术的病人。遗憾的是，即使是在美国随访最好的机构，因为缺乏集中的健康管理体系或登记措施，1 年达到 90% 或者更高的随访率结果已经是让人称赞且报道中少见的。如果减重中心期望成为优秀的中心的话应该做到：限制性手术术后 75% 的病人能够随访 5 年，在吸收障碍手术后 90% 的病人能够随访 5 年。这种建议是假定该中心有系统的随访工作，能够尽可能地做好，才得出这种结果。即使有系统随访工作能多次试图让病人返回进行术后复查，但是如果病人缺乏依从性的话，即使有随访工作也会失败。

短期随访的目的是使病人术后能够得到最大限度地照顾；帮助病人适应新的饮食、健身、和生活方式；提供术后并发症的早期鉴别；并且推荐一些措施减少并发症。术后需要记录的客观数据包括：体重减轻，体重指数（BMI）改变，合并症消失或改善以及任何不良结果或并发症。最好有一种生存质量的评价标准，如健康调查简表 SF-36，来帮助评价生存质量。短期的随访数据提供了手术操作安全性的良好反应，但是它仅仅依靠体重的降低和合并症消失来进行手术效果的大概评估。

中期随访定义为随访 2～5 年。长期随访是指随访 5 年以上。这些才是减重手术长期疗效的评价依据。手术如 VBG 或空肠回肠旁路术的早期结果是非常好的。但它们分别以长期和中长期的随访表现出来，在有效性上（对 VBG 来说[16]）和安全性上（对空肠回肠旁路术[20]）有明显的不足。另外一些胃成形术手术在中长期的随访也没有表现出有效性来[18]。

遗憾的是，到现在为止还没有关于减重手术术后手术结果报道的标准方法。理想的报道应该包括：病人的数量，手术技术介绍，中转开腹的比率，每年随访病人的数目，平均失访率，体重的减少（通常以超重的比率来表现），最初和随后的 BMI，并发症、死亡率、合并症改善情况，以及生存质量的数据。不是所有报道都包含所有这些内容。目前有少数前瞻性随机对照研究，例如比较减重手术和药物治疗，或者比较不同的减重手术操作和方式（例如开腹与腹腔镜的比较）的研究。将来的论文需要改进研究设计和报道更加完备的数据。

对于后文会提到的各种不同手术的术后随访有一些共同的内容。这包括：术后最初的随访确定伤口的愈合、经口进食的耐受程度、术后生活方式的调整、恢复日常生活，以及确认术后营养和锻炼计划。所有手术都应定期进行随访，以便记录前面列出的那些项目来实现最佳的手术效果。多学科团队术后随访和术前准备中一样是最关键的因素。术后至少一年必须有营养师来规律地指导和提供咨询。心理学辅导以便为病人术后适应生活变化提供帮助。专门为病人服务的团队可以在术前准备和术后适应方面提供巨大价值。居住地与医院相近可以帮助病人更好地参与其中。

总结我们数十年在减重手术的经验可以得出以下结论：不管采用何种手术，如果病人能够接受手术带给他们的饮食习惯和生活方式的改变，他们都会有一个比较长期的成功减重结果。把持续的锻炼作为日常生活的一部分与长时间保持体重减轻是密切相关的。尽量避免零食与规避以前的不良饮食习惯也是十分重要的。大部分的病人接受并适应了他们的减肥手术带来的改变，即新的饮食、生活和锻炼习惯带来的益处，来改善他们的健康、自我形象和良好习惯。病人是否达到这些行为模式，是我们考虑针对再次增重做再次手术的决定因素。

腹腔镜可调节胃束带术

背景

腹腔镜可调节胃束带术（LAGB）是指环绕近端胃的膨胀式硅树脂束带的置入手术。这个束带连接一个蓄水装置从而允许对其松紧进行调节。这个蓄水装置通过置于皮下的注水港进行使用，理论上与用于化疗的中心静脉导管港相似。图27-2显示了LAGB注水港的装置。

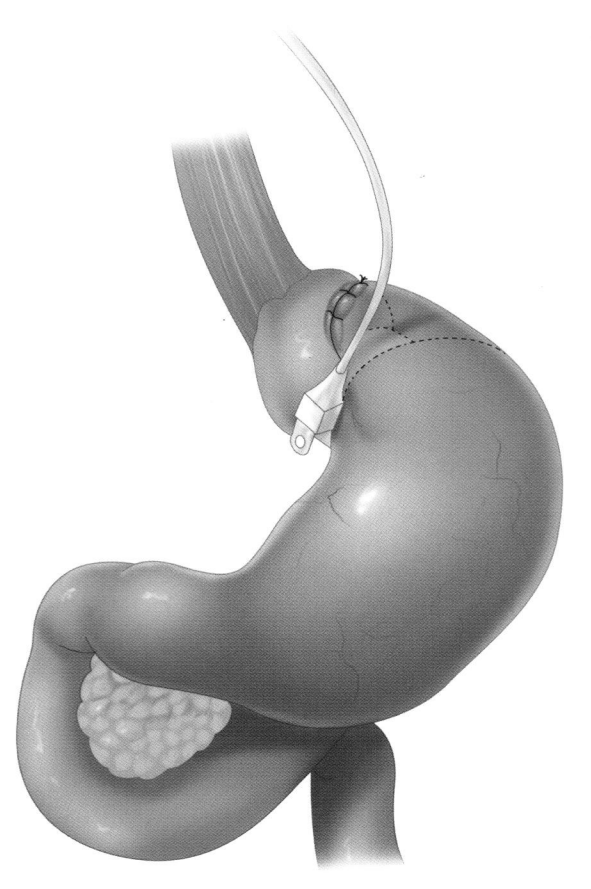

图27-2　腹腔镜可调节胃束带总体效果图

两种类型的束带曾经被应用于这种手术中。最初的Lap-Band可调节胃束带系统，最近由Allergan公司进行市场推广，被最频繁地应用。瑞典可调节胃束带，现在由Ethicon公司进行市场推广名为实际可调节胃束带，较Lap-Band略宽[43]。这两种束带都有一个注水港装置，但是注水港的形状以及与筋膜的连接方式不同。

方法

外科医师采用的LAGB操作孔置入位置各有不同。通常两个操作孔为术者操作，一至两个为助手操作，一个为腹腔镜进入，还需要一个为挡肝器进入。

病人取倒Trendelenburg体位，操作从分离His角的腹膜开始，然后从肝胃韧带无血管区（松弛部）进行分离，从而暴露右侧膈肌脚的底部。如果发现食管裂孔疝，必须在这时进

行修补，而且进行标准的食管后解剖用于暴露膈肌脚及进行修补缝合。用抓钳（Lap-Band）或特制器械（Realize band）沿膈肌脚的前表面底部插入，从右到左，在His角处的分开腹膜区域显露出来（图27-3）。这用来从胃食管连接部的后壁拉过束带。束带从一些纤维组织中穿过，这一技术的应用使束带在后部更安全地固定。在束带置入手术出现的最初几年，置入胃后位置的小网膜囊的空腔内的后部半部分束带会导致难以接受的高移位及脱垂率。松弛部技术的采用降低了这种滑动的发生[44]。

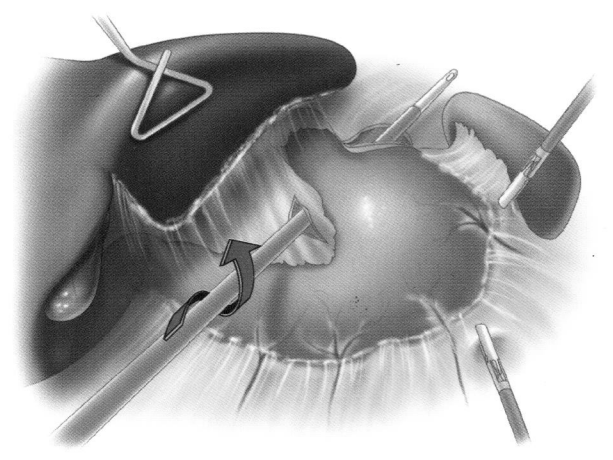

图27-3　在置入束带过程中，抓钳自胃的后方通过抓取束带管状端

一旦束带通过近端胃组织周围，就通过自带的自锁装置被固定成环形。这包括Lap-Band束带的管状端穿过带扣的孔口，Realize band束带的缝合线穿过其末端的凸缘端。一旦束带被牢固地固定在正确位置，束带的带扣部定位于胃小弯侧（图27-4A、图27-4B）。接下来将胃底前壁及邻近胃组织缝合覆盖于束带上（图27-5）。

束带装置的导管端根据注水港的位置引出。为了手术后能够触摸到，注水港需尽量表浅，通常其位置位于上腹部或剑突下区域附近。将注水港固定在前腹壁筋膜上。以后向束带系统注入盐水通过采取经皮的Huber针或非切割型针实现。最初置入时束带处于完全抽空的状态。

病人的选择与准备

多数LAGB手术是门诊手术。技术上来讲，这个手术并不像后面将要描述的其他手术那样难。因为并没有破坏胃肠道，手术的相对风险比大多数其他减重手术要低，从而使得它可以被提供给更大年龄、更多基础病或更高风险的病人群体。然而，通过5~8年随访，BMI>50kg/m²的超级肥胖者的减重效果并不令人满意[45]。他们的平均体重仍停留在BMI>40kg/m²的水平。我们的体会是，这种手术的最佳效果出现在：有积极性、需要减重<50kg达到BMI<30kg/m²、有决心且能够规律锻炼、服从改变饮食习惯和居住在地理位置上足够近方便随访的病人。没有耐心减重、不运动、不能锻炼、坚持"零食"或贪食高热量甜食而不做饮食习惯改变的病人不是该手术适宜的候选人。类似地，先前上消化道手术史的病人，如Nissen胃底折叠术，由于在置入束带包绕过程中可能面临

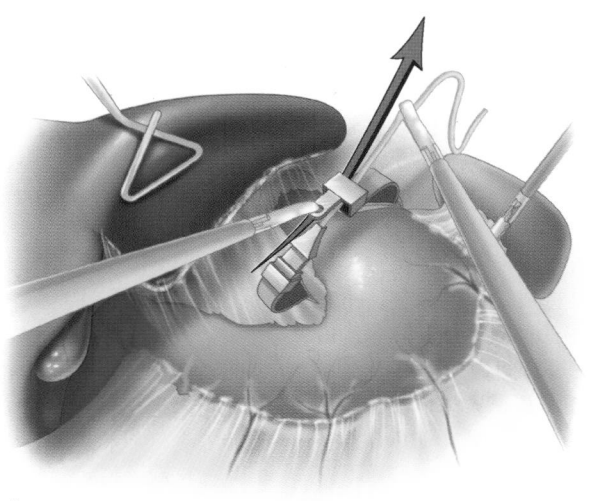

A

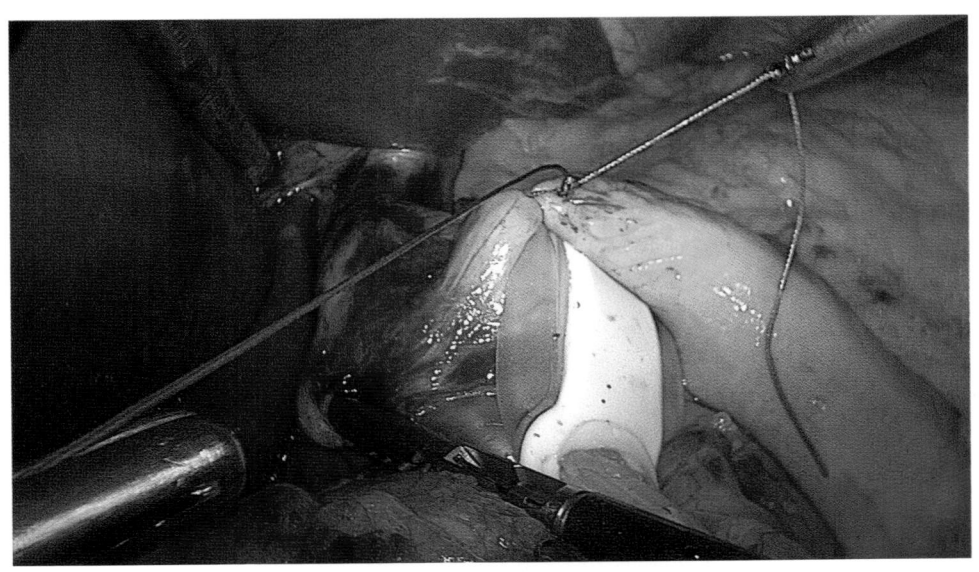

B

图 27-4 A. Lap-band 可调节胃束带环绕胃。B. 瑞典可调节胃束带环绕胃

图 27-5 胃组织覆盖束带

的组织解剖困难也不是适宜的候选人。

针对该手术的术前准备的要点包括病人术前禁食水,提供术前预防静脉血栓形成的措施,给予适宜的广谱抗生素,确保适宜的静脉通路以及监护。术前弗雷尿管导尿,鼻胃管胃肠减压。这些术前措施同样适用于后面将要描述的手术。

术后管理与随访

如前所述,多数 LAGB 手术是在门诊手术的。医疗保险的要求及预先存在的合并症通常是造成住院的原因。出院前,饮食指导、伤口护理、疼痛药物、恢复术前所服用药物的时间表需要向病人及一位家庭成员(短时间内未接受全身麻醉)说明。此外,应该安排好术后访视,提供紧急情况下的电话号码,同时需要说明需要紧急联系的指征。

我们通常在术后 2 周随访 LAGB 病人。这个时候他们开始厌倦清淡的推荐饮食,如果还没有恢复工作通常迫切希望回到工作中去,服从讨论运动计划及饮食进阶计划。对伤口和合并症及经口进食进行评估,遵守规定的饮食。因为 LAGB 并未妨碍任何特殊营养物质的吸收,我们推荐术前实验室检查结果正常的病人只需服用多种维生素片即可。我们并不常规推荐熊二醇(300mg,每天 2 次)用于预防胆石症,因为 LAGB 术后体重减轻的出现并不像胃旁路术那么早,而且 LAGB 术后胆石症出现的数据尚缺乏。然而,很多外科医师推荐 LAGB 术后预防胆石症。

LAGB 术后束带的调整及术后支持团队的帮助对手术效果是非常重要的。束带调整作为手术的一部分是最重要的。LAGB 手术本身实际上只是病人治疗的一部分。频繁的术后随访、按需调节束带、参与运动计划对这些病人术后成功减肥都同等重要。实践中束带调整的时机并不相同。通常的共识是减重<2 磅/周是增加束带松紧度的指标。能够轻易地摄入固体食物、有很少饱足感和食欲很佳的病人需要额外勒紧束带。

束带注水通常在门诊实施。基于注水泵在皮肤下的深度以及触诊的不准确性,偶尔需要放射学帮助定位注水泵。执行束带注水的操作者的经验是减少使用放射学检查的重要因素。每一个病人的束带中的液体量都应该详细记录。一些医师每次注入前都抽净所有液体,然后再重新注入所需要的量。需注入的液体量是基于饥饿感、减重情况以及进食肉类和面包食物的情况。图 27-6 显示了门诊调整束带的流程图[46]。理想状态下,手术后调整束带应超过大约 2 年时间。

LAGB 成功的理想情况是计划中的病人全部居住在方便就诊的医院附近位置,有意愿且确实经常参加有效的支持小组,使用提供的设施进行锻炼,有按需进行束带调整的渠道以及术前对手术病人的严格选择。

预后

Weiner 及其同事已经报道了 LAGB 术后中长期(8 年随访)疗效[47]。公开发表的研究结果显示,LAGB 手术后 5 和 7 年时间分别平均减轻额外体重的 60% 和 58%[48]。作者指出,LAGB 手术后 3 年的减重曲线是接近 RYGB 手术的,因为 LAGB 术后病人持续减重至少 2 年通常 3 年,然而胃旁路术病人第一年减重然后随着时间的推移是逐渐获得体重的趋势。LAGB 术后病人合并症的解决的报道总体说来是很好的,高

血压病人 1 年内的缓解率是 55%[48],睡眠呼吸暂停综合征从 33% 下降到 2%,超过 50% 的病例胃食管反流得到改善[50],以及哮喘[51]、抑郁[52]及生活质量[53]在术后都有所改善。Dixon 及同事[54]发表了一篇划时代的文章,描述了 LAGB 和最佳药物治疗对糖尿病病人的影响的对照研究结果。经过 2 年随访,药物治疗组 13% 的糖尿病病人得到缓解,而手术治疗组为 73%。

欧洲及澳大利亚的一些大医疗中心已经发表的一系列研究结果表明,Lap-band 有很好的疗效[55,56]。同样,瑞典可调节束带也有很好的疗效[57]。Buchwald 及其同事[58]对 1990—2003 年发表的减重手术论文进行了 meta 分析。LAGB 的总体死亡率是 0.1%。表 27-7 显示了该论文中 LAGB 与 RYGB 及营养吸收手术在减重、并发症率及死亡率上的对比。表 27-8 显示了 Buchwald 及其同事[58]在四种主要肥胖相关合并症的缓解率上包括 LAGB 在内的最通常的减重手术相互对比的发现。其他同期 meta 分析研究比较 LAGB 与其他减重手术也显示了相似结果[59]。

LAGB 术后可能出现的特殊并发症包括脱垂、滑动、腐蚀以及泵和管的并发症[60]。此外,这种手术的减重失败情况较其他常用的减重手术更常见。

脱垂可能是 LAGB 最常见的需要再次手术治疗的急性并发症,发生率一般在 3% 左右。术后呕吐会导致这种情况,因为低端胃会被向上推挤并被困在束带腔内。典型的症状包括立刻吞咽困难、呕吐及难以经口进食物或水。前脱垂或者后脱垂都可能出现。可能需要通过腹腔镜再次手术将脱垂缓解及重新缝合固定。

由于松弛部技术的应用,滑动的发生率已经大大地降低了,目前多数报道发生率都小于 3%。再次行腹腔镜手术矫正束带使其处于最佳位置是解决问题的办法。

束带侵蚀穿孔不常见,多数报道发生率在 1% ~ 2%。病人通常有生病表现但并不严重,通常表现为注水泵位置感染或全身性发热以及表明低度腹腔感染的症状及体征。内镜可作为诊断方法。其他难以解释的 CT 所示的游离气体也应该警示外科医师这个诊断。腹腔镜取出束带是可取的,同时可以修补任何胃穿孔。通常穿孔已经被炎症过程所封闭,但是如果没有,必须采取适当的胃穿孔处理措施[60]。

LAGB 术后注水泵及输水管的并发症发生率大概是 5%。这些需要修正注水泵及输水管系统去纠正穿孔或将输水管打结或旋转注水泵以便将到达注水泵表面的注水用的通道阻塞。通常只需要在局部麻醉下重新修正注水泵及输水管。

由于病人不满意或减重不足引起的束带移位发生率难以评估,因为缺乏已发布的资料。数据也可能与病人的随访有关,如果病人寻求另一位外科医师移除束带,则数据被人为地减低。真实的发生率可能极不相同,从一些实践中的 0 到其他实践中可能大于 10%。

综述 LAGB 手术的预后应该注意其安全性。尽管当前并发症很少,多数都不包含有生命危险的事件。多数再次手术可以在腹腔镜下或局部麻醉下完成的。营养方面并发症不常见而且容易治愈。基于世界范围内的数据,最理想的结果出现在持续随访和鼓励适宜的生活习惯改变的实践和中心,以便在具备这两个条件的前提下保持良好的减重效果。在不具备最理想条件去支持及随访的中心以总重量的减轻不令人满意的束

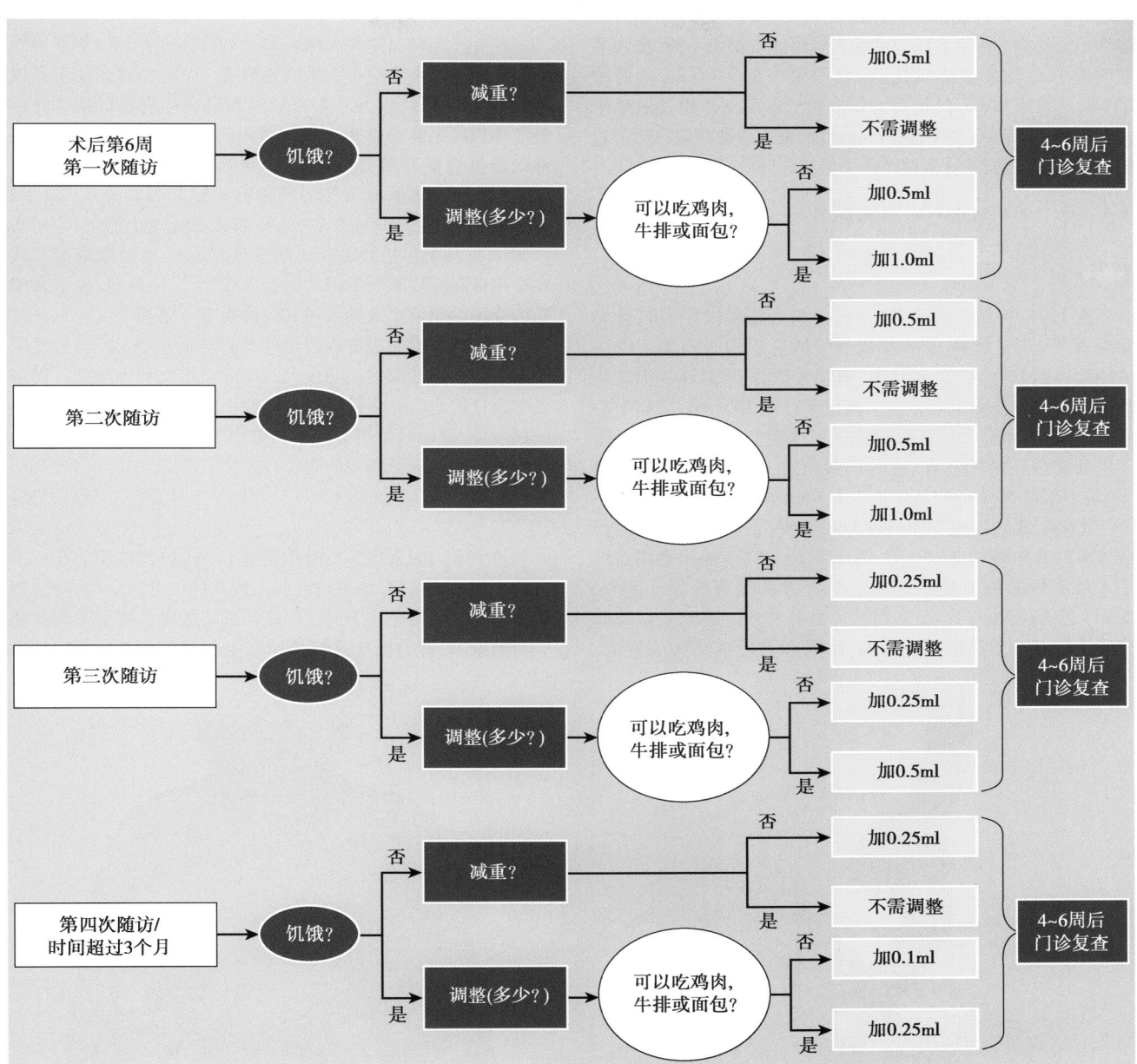

图 27-6 术后束带调节流程图。本流程图束带的容量是 5ml,新型束带具有更大的容量,推荐的束带调节量应根据增长的束带容量做出相应的改变

表 27-7	减重手术的效果		
	LAGB	**RYGB**	**BPD/DS**
减轻的超重体重(%)	47.5	61.6	70.1
死亡率(%)	0.1	0.5	1.1
并发症率(%)	10~25	13~38	27~33
营养并发症(%)	0~10	15~25	40~77

表 27-8	减重手术对内科合并症的缓解效果	
疾病	解决 %	改善 %
糖尿病	76.8	85.4
高血压	61.7	78.5
睡眠呼吸暂停	83.6	85.7
高脂血症	70.0	96.9

BPD/DS=胆胰分流合并十二指肠转位;LAGB=腹腔镜可调节胃束带术;RYGB=Roux-en-Y 胃旁路手术。

带失败是有意义的。文献中的报道倾向于只包括束带仍在正确地方的病人,排除由于失败或减重不佳而移除束带的病人。尽管不同的中心间后者组内的病人量可能有很大不同,在许多欧洲的中心与 5 年前相比,如今做更多的 LRYGB,极少的 LAGB,这表明 LAGB 的预后不仅依赖于术后支持而且依赖于手术本身。医疗中心应该重新评估他们提供这种理想的随访的能力,如果可能应该这么做以便手术后获得最好的远期效果。

腹腔镜下 Roux-en-Y 胃旁路术

背景

在 1994 年,腹腔镜下 Roux-en-Y 胃旁路术(LRYGB)首先被报道[26],但是直到 1998 年仅有少数医学中心积累了少量的经验。到 20 世纪 90 年代末,随着大量关于 LRYGB 训练计划的开展才使许多医师掌握了该技术。到 2001 年,微创中心大量涌现,为年轻的外科医师提供了用腹腔镜技术行胃肠道手术的机会。到 2003 年,在美国共超过 130 000 人行胃旁路术,其中超过 50% 行的是腹腔镜下 Roux-en-Y 胃旁路术。

RYGB 最早开始于 20 世纪 60 年代,它的演化过程在开放式 RYGB 中被详细地介绍,图 27-7 为 RYGB 的示意图。该手术最主要的特征是建立一个与胃大部分离的胃小囊(<20ml),空肠近端的 Roux 支则被提升并与胃小囊吻合。Roux支的路径可以是经结肠和胃前、结肠和胃后或结肠后胃前。

胆胰支从 Treitz 韧带到远端空肠空肠吻合口的长度为 22 ~ 50cm,Roux 支长度为 75 ~ 150cm。

现有经验可以解决大部分关于 LRYGB 的争论,然而另外一些问题仍旧在争论中。横断胃形成一个胃小囊要优于开放式简单的钉合胃,因为后者可导致高概率的吻合口瘘。胃小囊的体积应足够小以达到限制摄入的作用,还应切除胃基底部以避免造成胃扩张[61]。肠襻越长则短期减重效果越明显[62],长期的减重效果却与肠襻的长短无明显关系[63]。一些外科医师为 BMI > 60kg/m² 的病人设计较长的 Roux 支(150cm),甚至包括>50kg/m² 的病人。Roux 支经结肠前术式在早期可降低导致肠梗阻的内疝的发生[64]。然而,接下来的随访提示后期该术式导致内疝的发生率可增加[65]。

虽然有大量的报道探讨最佳的胃空肠吻合口[66,67],然而没有一项长期的随访证明多大的吻合口最有利于减重。胃空肠吻合口的建立有多种方法。如使用较小直径的圆形吻合器(21mm vs. 25mm)则可导致较高概率的吻合口狭窄,直线吻合器与之相比则有低概率的吻合口狭窄[68,69]。

方法

该手术一般采用 5 个操作孔及 1 个牵拉器使用的孔。术者站在病人的右侧,助手站在病人的左侧负责两个操作孔,持镜者需要一个位于脐上的操作孔。助手的操作孔位于左肋缘下和侧腹,术者的操作孔都位于右上腹或腹两侧(图 27-8)。

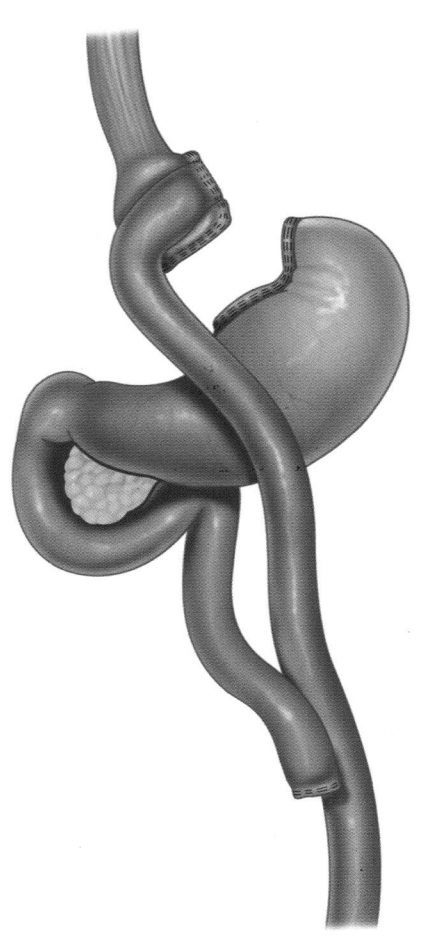

图 27-7　胃旁路手术示意图

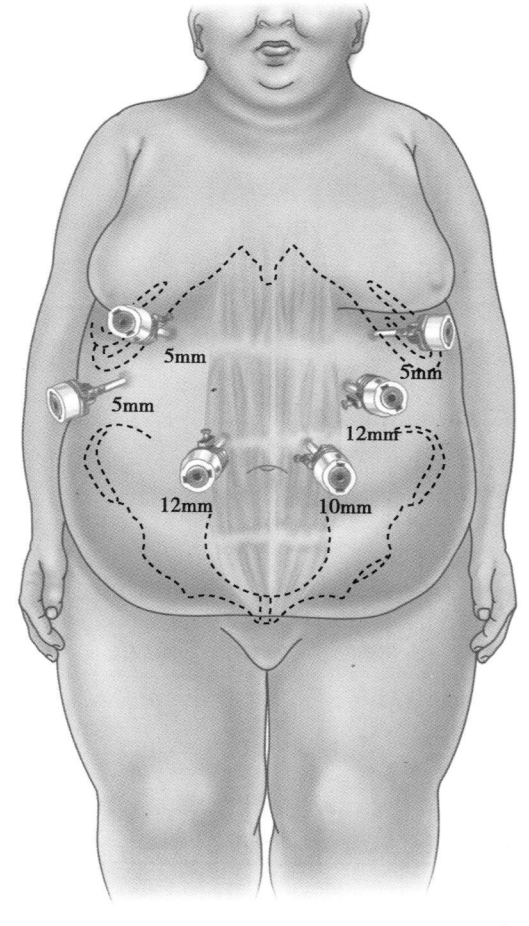

图 27-8　腹腔镜胃旁路手术的截壳分布图

距离屈氏韧带 40~50cm 处用直线切割闭合器(白色钉舱 2.8mm)切断空肠,钉合器或超声刀处理系膜后,即建立了可移动的 Roux 支。将一根引流管缝合在 Roux 末端(图 27-9)。

Roux 支的长度为 100~150cm,之后在胆胰支的末端

行空肠-空肠侧侧吻合。施行侧侧吻合(图 27-10)。应用单排或双排吻合技术。吻合口缺损的部位最好用缝合进行关闭,不过也可以小心地用闭合器进行关闭,但要避免造成肠道狭窄。缺损关闭后,肠系膜也用连续缝合的方法关闭。

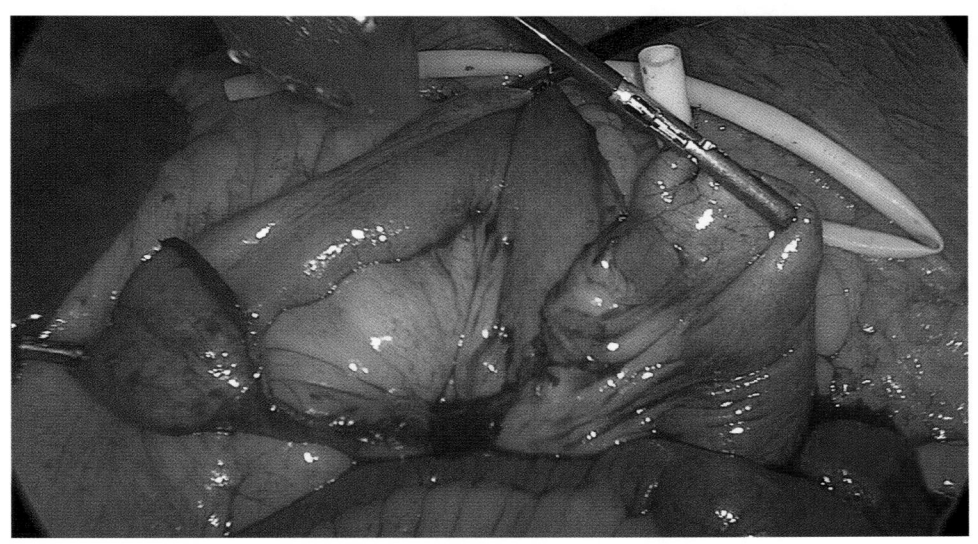

图 27-9 腹腔镜胃旁路手术中创建 Roux 臂

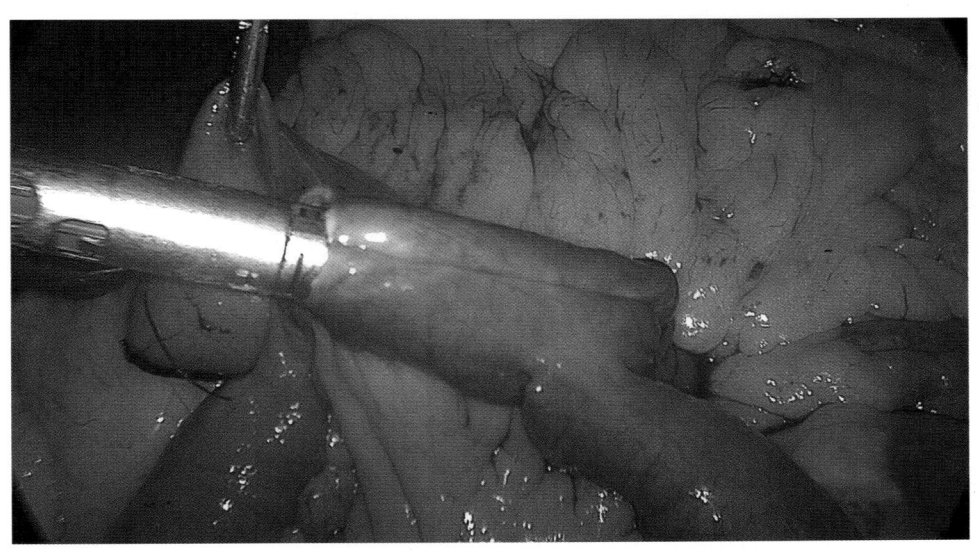

图 27-10 腹腔镜胃旁路手术中肠-肠吻合

接下来就要选择行结肠前或结肠后的 Roux 支与胃的吻合的问题,如果选择结肠前路径,那么必须保证 Roux 支的末端可以达到胃,而结肠后路径需要打开一个横结肠系膜上的缺口,位置在屈氏韧带的左前方。将 Roux 支及引流管置于胃大弯侧(图 27-11)。

使用任何一种牵拉器牵拉肝左叶,使病人呈头低足高位,使用超声刀分离 His 角的腹膜,之后于胃小弯侧、胃食管结合部以下 3cm 处打开一个缺口,另外一种方法是使用白色或灰色钉舱(2.0mm)分离胃小弯侧血管,直至胃的表面,接着用 1 个蓝色钉舱(3.8mm)离断胃的近端,后连续用数个钉舱朝向

His 角完全横断胃(图 27-12)。麻醉师使用 Ewald 管至胃小弯近端可以帮助校正胃小囊的容积。

一旦胃小囊建立后,Roux 支被牵拉至胃近端。将 Roux 支近端及胃小囊远端在一条线上用直线切割闭合器吻合。蓝色的钉舱通过残胃和空肠的一小口行胃空肠吻合(图 27-13)。插入切割吻合器的小口缝合关闭,有时需要缝合两次以加固。可用通过胃管注入亚甲蓝溶液或内镜检查有无吻合口瘘。后一项技术可减少术后吻合口瘘发生的几率[70]。最后的步骤是缝合关闭所有的肠系膜缺损。

用圆形吻合器完成胃空肠吻合是通过放置经胃小囊前壁

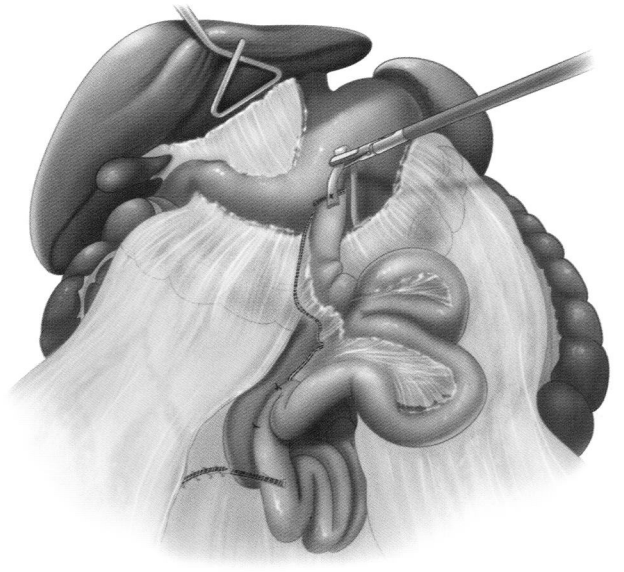

图 27-11   Roux 臂的通过

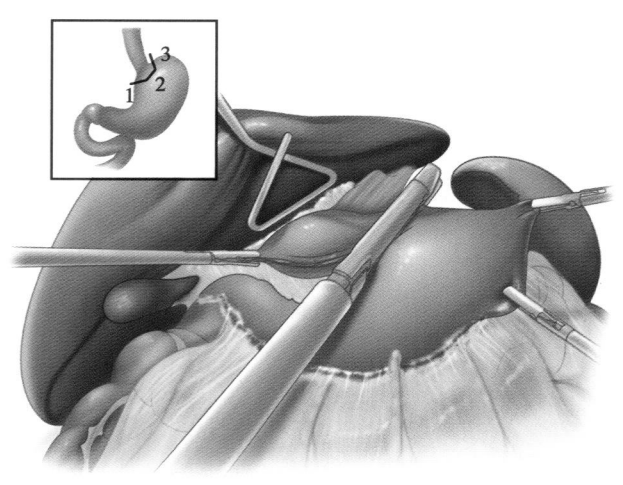

图 27-12   腹腔镜胃旁路手术中创建胃小囊

的吻合器砧头来完成的,通过内镜导丝的牵引并最终完成胃切开术(图 27-14),这个切开口随后被关闭。或者在横断胃之前,在胃下部切开一小口,通过该切口将吻合器砧头放进胃腔,经过胃小囊的前壁穿出而最终完成胃空肠吻合(图 27-15)。

手工缝合的胃空肠吻合口需要双层的可吸收线缝合且针脚间距大约 1cm。

病人的选择和准备

对于大部分适合肥胖症外科手术的病人来说行 LRYGB 是适合的。比较而言,LRYGB 的禁忌证包括胃部外科手术史,原先有过抗反流外科手术史,严重的缺铁性贫血,胃部远端或者十二指肠损伤并需要临床观察者及严重发育不良的 Barrett 食管。腹腔镜方法的禁忌证应该使外科医师选择开放性的 RYGB 或者其他开放性的手术。

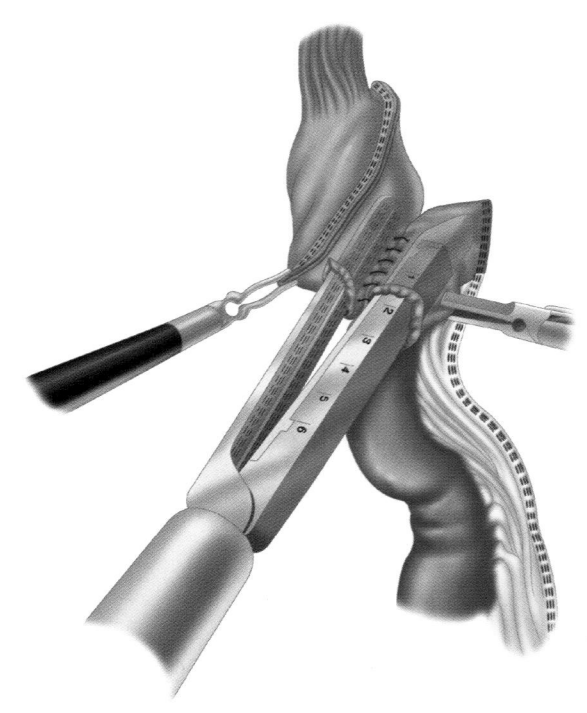

图 27-13   腹腔镜胃旁路手术中行胃空肠吻合

对将行 RYGB 的病人来说,提倡进行手术前内镜检查。因为有些检查可以排除胃部或者十二指肠的病变。一个有肝大的病人术前低热量饮食可以减小肝脏的大小,从而提高完成腹腔镜手术的机会。我们用常规的术前准备去减轻肠道的重量,从而使它避免由于使用腹腔镜抓握器而造成隐形撕裂等并发症。

术后护理和随访

行 LRYGB 手术的病人通常住院 2~3 天。主要关注手术当晚的情况,包括要有正确的镇痛,充足的补液支持以使病人排尿,及早离床活动。在术后第一天,我们常规会根据病人的情况和既往行该手术病人的情况对比,以排除吻合口瘘。一些研究者则提倡放弃这种方法,因为它缺乏精确性且成本效益不成正比,然而另外一些研究者则认为,该方法可及时发现早期吻合口瘘[71~73]。对我们来说,该方法的价值在于使我们警觉早期无临床症状的瘘、水肿、肠-肠吻合术的狭窄及肠道阻塞。肠-肠吻合的堵塞会导致胃的远端部分短时间内膨胀,这种情况如果不治疗,可能会导致远端胃吻合口破裂等致命的后果。

除了早期的离床活动,手术后常规应用包括压迫和低分子量肝素皮下注射的配给以防止静脉栓塞的发生。提倡出院时病人的膳食种类应该多样。

在第一次复诊后食谱开始增加,一般是在术后大约 3 周的时候。如那时候还没开始运动的话,就要开始了。

2 型糖尿病的病人应用胰岛素和高血压的病人服用抗高血压药物等都应该被监测,从而确定是不是要减少他们的药物用量。随后的复查一般安排在术后 3 个月、6 个月和 1 年,然后每年 1 次。术后长期诊查的重点是对结果的记录和检测是否有营养缺乏。

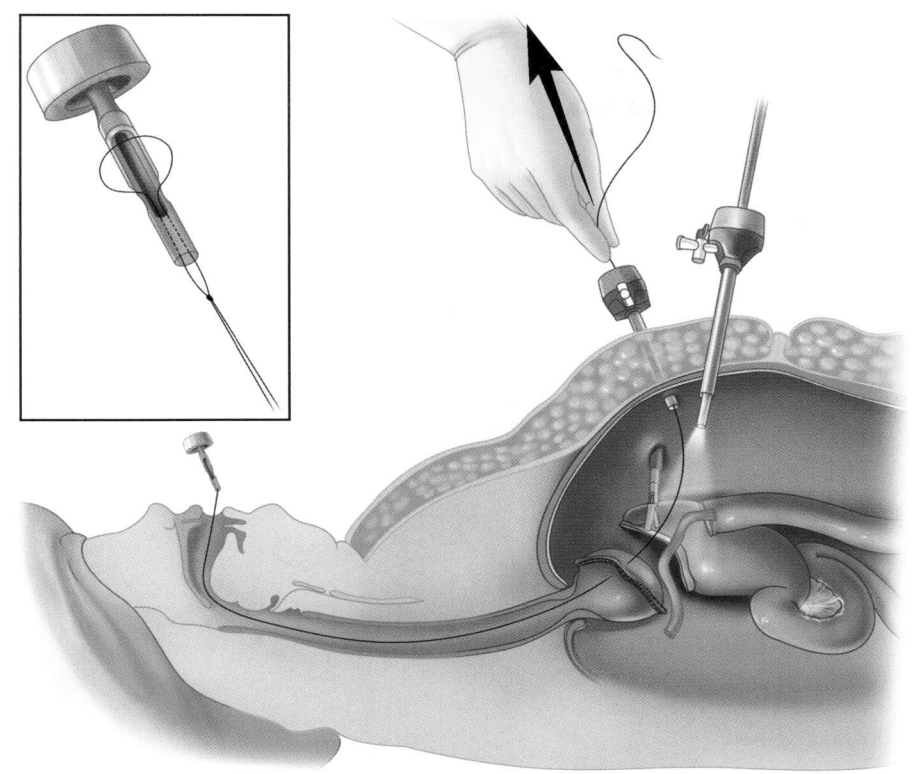

图 27-14 腹腔镜胃旁路手术中经口进入圆形吻合器建立胃空肠吻合

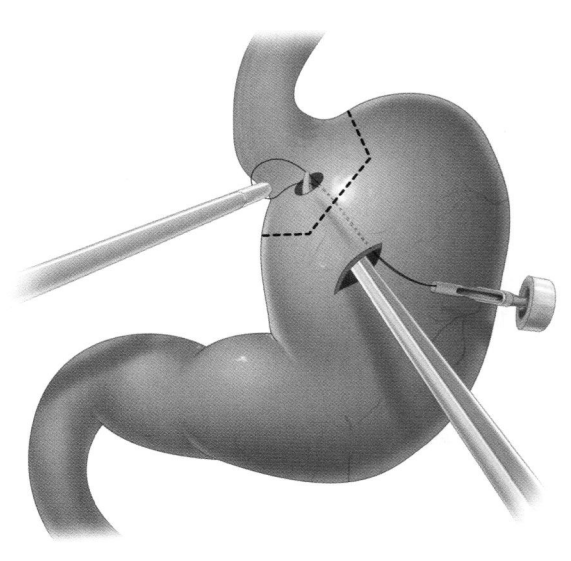

图 27-15 腹腔镜胃旁路手术中通过胃壁进入圆形吻合器建立胃空肠吻合

预后

LRYGB 术后 1 年可以减少超重的 60% ~ 80%，这个结果是可信的，因为其他大宗报道都有类似结果[74]。术后合并症治愈情况取决于不同的合并症种类：90% 的 GRED 和静脉淤血性溃疡，大于 80% 的病史 5 年以内的 2 型糖尿病可以治愈。术后高脂血症改善或治愈率达 70%。高血压病人中 50% ~ 65% 的病例得到痊愈（表 27-8）。超级肥胖的病人在 LRYGB

和开放性 RYGB 术后即使不能达到 BMI<35kg/m², 但并发症也可达到很大的改善[75]。

大多数报道中，LRYGB 术后的死亡率小于 1%。一些著名的减肥中心研究显示，术后的死亡率约为 0.3%[76]。

总的来说，LRYGB 术后的并发症的发生率是可以接受的，国民外科质量改进项目中心的报道大致并发症的发生率在 15% 以内[77]。并发症包括吻合口瘘（发生率为 1% ~ 2%），静脉血栓栓塞（1% ~ 3%，其中有小于 1% 的肺栓塞），伤口感染（3% ~ 5%），边缘性溃疡（3% ~ 15%），肠梗阻（大约 7%），需要术后输血（4%）和吻合口狭窄（根据吻合口的类型发生率为 1% ~ 19%）。

LRYGB 术后营养问题并发症包括 20% ~ 40% 的人缺铁，20% 的人患缺铁性贫血，15% 的人缺乏维生素 B_{12}。还有至少 15% 的缺乏维生素 D，这个问题通常在术前就是存在的。

LRYGB 术后几个特殊的并发症必须引起足够重视。最重要的是小肠梗阻。它必须区别于一般外科病人的肠梗阻。一般的肠梗阻通常是由于粘连引起的，通常采用保守的、非手术的治疗，而 LRYGB 术后出现肠梗阻症状的病人需要急诊外科治疗（表 27-9）。这是因为 LRYGB 术后肠梗阻是由于手术时没有关闭或没有正确地关闭肠系膜而形成内疝导致的。所以，对这些病人的治疗不同于大部分小肠梗阻的病人。这个章节最重要的一点在于使所有外科医师意识到对 LRYGB 术后有小肠梗阻的病人必须紧急手术。目前，开展小肠移植的研究中心发现，LRYGB 术后因内疝导致的小肠梗阻可最终致小肠梗死及短肠综合征。小肠梗死的病人如不能及时行手术治疗则可能死亡。当外科医师在术后遇到肠梗阻时，他或她将看到近端肠道扩张。行 CT 检查则有助于该诊断（图 27-

16）。如果在早期解决梗阻的话,那么外科治疗能用腹腔镜进行。外科医师必须把放镜筒的戳孔设置足够靠下,以探查到大部分小肠。首先确定盲肠和末端回肠,随后从末端回肠逆方向探查。大多数的小肠嵌顿于肠系膜缺损形成的内疝中,这种方法可以让外科医师准确地辨别肠梗阻形成的部位并正确地进行减压。术时须缝合肠系膜的缺损。应当强调这种并发症与 Roux 支在结肠前或结肠后无关,因为两种方法都可引起内疝。

表 27-9	腹腔镜胃旁路手术需要紧急外科处理的并发症

小肠梗阻

术后早期呕吐症状和体征提示梗阻

术后早期呕血症状和体征提示梗阻

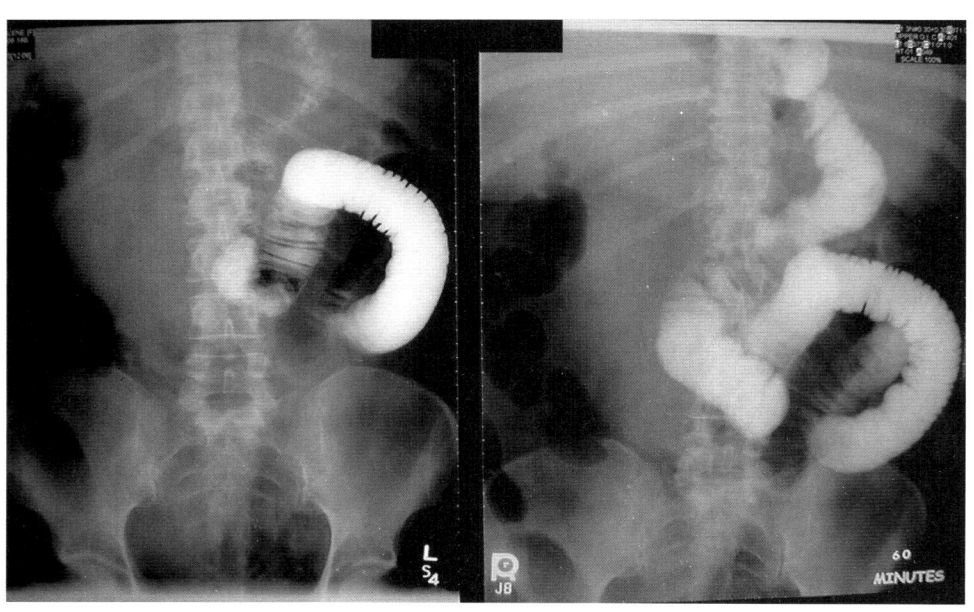

图 27-16　腹腔镜胃旁路手术后由内疝引起小肠梗阻,造影剂通过肠肠吻合口受阻

无论是 LRYGB 还是开放性 RYGB,边缘性溃疡都是一种相对特殊的并发症。病人表现为上腹部疼痛,饮食对疼痛没有影响,通过内镜检查则可以确诊。质子泵抑制剂治疗该疾病的有效率可达 90%。只有那些在胃的远端有瘘或胃空肠吻合处严重狭窄或不可愈合的溃疡时才需要手术治疗。

我们的经验是由于使用了线性吻合器,胃空肠吻合口狭窄的发生率已大大地降低[68]。狭窄的症状大多出现在术后 6～12 周,也可以在更晚的时候出现。内镜检查即可做出诊断。治疗采用球囊扩张的方法。一般在 1～2 次扩张之后即可达到治愈,不到 10% 的病人需要手术治疗,这类病人往往并发边缘性溃疡[78]。

无论是 LRYGB 还是开放性 RYGB,吻合口瘘是术后短期内最担心的并发症。术时应小心警惕和术后要严密观察。吻合口瘘出现时的症状可能是无特异性的,如果不处理的话,病人会突然死亡。心动过速、呼吸急促、发热和少尿都是最常见的症状,出现这些症时要怀疑吻合口瘘[73]。外科治疗包括重新缝合、修补瘘口并放置引流管。胃管可以为病人提供能量及胃肠减压。

在术后的最初几个小时或者几天里,咯血通常提示胃部有出血。病人的危险包括误吸和大量出血,更常见的是 Roux 支和肠肠吻合腔内的血肿,这会导致胆胰支梗阻,从而导致胃远端缝合口的破裂。事实上,在术后最初的几周任何空肠吻合口狭窄导致的胆胰支梗阻,都立即需要外科干预以防止远端残胃破裂。一些报道提示,远端残胃的穿刺减压术可以减小破裂的危险。我们更喜欢手术行胃肠减压来处理梗阻问题。

总的来说,LRYGB 与开放式的 RYGB 相比具有显著的优势,它可以避免切口疝和严重的伤口感染。表 27-10 显示 Virgina 大学关于 LRYGB 与开放式的 RYGB 对比的数据。与其他减重手术相比,LRYGB 给严重超重的病人提供了一个可靠而有力的手术效果。与采用 LAGB 相比,LRYGB 减重效果更好但同时其并发症的发生率较高。最近的来自美国医学数据中心的数据显示,LRYGB 相关的并发症正在减少。与 LAGB 相比,RYGB 在解决合并 GERD 及合并 2 型糖尿病时有特别的疗效。

表 27-10	腹腔镜与开腹 Roux-en-Y 胃旁路术结果的对比 （弗吉尼亚大学,1994—2004）		
特　点	LRYGB	ORYGB	P 值
术前体重指数	50.9±0.3[a]	57.5±0.5[a]	<0.001
并发症数量	2.7±0.1[a]	3.6±0.1[a]	<0.001
30 天死亡率	2(0.3%)	6(1.7%)	<0.02
总并发症率	111(14.5%)	208(57.3%)	<0.001
再次手术	67(8.8%)	150(41.3%)	<0.001
切口疝	13(1.7%)	123(33.9%)	<0.001
切口感染	14(1.8%)	27(7.4%)	<0.001

　a 值为平均值±标准差。LRYGB = 腹腔镜 Roux-en-Y 胃旁路术;ORYGB = 开腹 Roux-en-Y 胃旁路术

开腹 Roux-en-Y 胃旁路术

背景

前面已经提过,Mason 和 Itoh 首次描述了胃旁路术以及 Griffin 提到了 Roux 支的修改[19,20]。RYGB 手术术式已经历了时间的考验,证明是治疗肥胖病症的手术方式之一。开腹 RYGB 手术方式实际上同腹腔镜 RYGB 一样,唯一的区别是在入路途径。有经验的不操作腹腔镜外科手术的肥胖症外科医师仍然进行这一开腹 RYGB 手术,并且取得很好的整体效果[40]。1990 年,开腹 RYGB 在美国是最流行的治疗肥胖的手术,但是现在被腹腔镜 RYGB 和可调节胃束带减肥手术(LAGB)远远超过了,可能大部分是出于病人偏爱腹腔镜手术而不愿进行开腹手术的原因。然而,对于那些行腹腔镜手术失败的病人,开腹 RYGB 必须是治疗肥胖症医师能够熟练操作的手术。

方法

开腹 RYGB 在本质上和腹腔镜 RYGB 是相同的,使用开腹方法的一些外科医师喜欢创建胃囊作为手术的第一步,但是在本质上基本程序是相同的。开腹 RYGB 的入路通常是沿腹正中线上段切开,尽管已有人报道左肋缘下切开也具有足够的入路。腹正中线切口的闭合使用连续单纤丝缝合法。充分冲洗皮下组织,用皮肤吻合器闭合皮肤。

病人的选择和准备

开腹 RYGB 的病人选择实际上和腹腔镜 RYGB 是相同的,因为手术操作是相同的。大量的特殊病人或者那些先前做过多次腹部手术的病人,尤其先前做过胃部外科手术、左半结肠切除术、脾切除术的病人,做 RYGB 常常需要一个开放切口。尤其厚的腹壁和巨大肝也是可能需要一个开放切口的因素。存在大正中切口疝的病人也是进行开腹手术的候选人。

开腹 RYGB 的准备和腹腔镜 RYGB 是一样的。

术后护理和随访

进行开腹 RYGB 病人的术后护理与腹腔镜 RYGB 的术后护理是类似的,充分液体复苏和手术当日常需较多麻醉镇静药。密切关注切口位置以防止切口感染,因为在这些病人中不适当的治疗伤口感染可以很容易地扩散到筋膜水平,并且在充分确诊以前可以引起重要的组织损伤。进行开腹 RYGB 病人手术期间的护理通常是比较严格的,因为这样的病人常常有很多并且有严重的并发症,这一切使得病人处在高风险的位置。有趣的是,尽管腹腔镜 RYGB 时代的到来,在临床中仍旧进行开腹 RYGB 手术的病人(通常由术中中转)常在一天之内出院。基于针对腹腔镜 RYGB 术后路径的启用,对于我们的 RYGB 病人来说总体住院时间已经缩短了。

术后随访类似于腹腔镜 RYGB 病人,首次随访被定在皮钉移除的时候。其他随访,随访计划表和血清学检查与腹腔镜 RYGB 是一样的。

预后

开腹 RYGB 手术体重减轻的统计资料和模式与腹腔镜具有可比性,其术后死亡率略高。Flum 和 Dellinger[79] 指出,具有医疗保险的病人人数以及大量残疾人中,RYGB 有 2.0% 的整体死亡率。这是相当高的,比起 0.3% ~0.4% 发病率(有资格做这一手术的好的肥胖医疗中心在过去 2 年报道的平均数)。有趣的是,在 Flum 和 Dellinger 的报道中,具有经验的外科医师所完成手术中只有小于 1.0% 的死亡率,这表明外科医师的经验和有经验的外科医师对病人的选择可能影响 RYGB 的死亡率。

最重要的群组研究之一指出了做 RYGB 的肥胖外科手术的益处。Christou 和同事[80] 认为,在 5 年的随访中,大于 1000 例施行 RYGB 手术的病人与大于 5000 例没有进行手术严重肥胖的个体相比,其死亡率是低的(0.68% vs. 6.17%)。这表示死亡率降低了 89%。

术后并发症的发生率开腹 RYGB 高于腹腔镜 RYGB。发病率增加的主要类型是切口疝和其他伤口有关的问题。表 27-10 呈现了近来自 Virginia 随访 10 年后的经验所公布的数据。研究包括开腹 RYGB 后切口疝的高发病率和与开腹 RYGB 相比腹腔镜 RYGB 较低的伤口感染。对于腹腔镜和开腹手术再手术率的显著区别是主要针对切口疝修复。然而,当在考虑这些数据时必须牢记在这些年中进行腹腔镜 RYGB 手术的病人也是少量的几乎没有并发症。除了切口疝的高发生率外,至于营养方面的并发症,体重减轻和合并症的治疗,行开腹 RYGB 的病人的长期效果类似于行腹腔镜 RYGB 手术的病人。

5 年随访的两个随机对照试验已经比较了腹腔镜 RYGB 手术和 LAGB 手术。两者均证明了和 LAGB 相比 RYGB 的高术后发病率(21% vs 7%),但是和 LAGB 相比 RYGB 的体重减轻是高的(67% ~68% vs 41% ~46% EWL)。和 RYGB 相比 LAGB 没有能够获得重要的体重增加(17% ~35% vs 0% ~4%)[81,82]。

胆胰分流术和十二指肠转流术

背景

胆胰分流术是由意大利 Scopinaro 首次描述并沿用至今[23]。这一手术如图 27-17,指将胃的远端 1/2 ~2/3 切除以及重建一个回肠远端 200cm 的消化道,回肠吻合到胃。根据病人饮食中蛋白质的含量,胆胰支吻合到消化道距回盲瓣 75 ~100cm。可能由于手术操作难度大加上术后增加的营养方面的并发症,这一手术的国际普及受到了限制。然而,这一手术在许多减重外科医师中确实引起了极大的兴趣。

胆胰分流术并发症之一是术后吻合口溃疡的高发病率。Hess[83] 和 Marceau[84] 分别描述了十二指肠转流术的适应证,这项手术原本是 DeMeester[85] 提出治疗胆汁反流性胃炎,以取代胆胰分流术中胃的一部分。这一新的手术原本称为胆胰分流术加十二指肠转流术。为了简化描述,术语十二指肠转流术被用来表示这一手术(图 27-18)。目前,在美国胆胰分流术和十二指肠转流术占小于 5% 的肥胖手术,可能会降低到 2% ~3%。实行这一手术的外科医师数量的急剧缺乏,尤其通过腹腔镜手术方法。胆胰分流术和十二指肠转流术被认为是标准的减重外科手术,这一手术得到了大多数保险公司的认可。

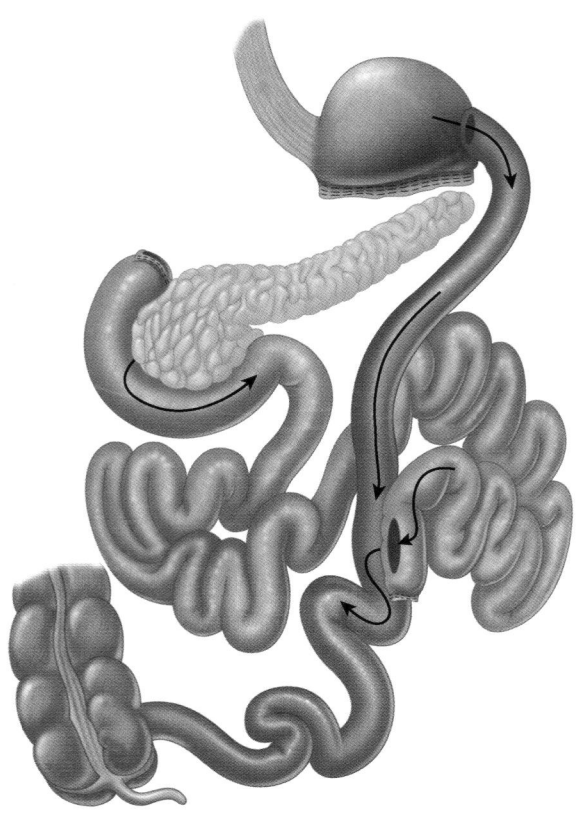

图 27-17 胆胰分流示意图

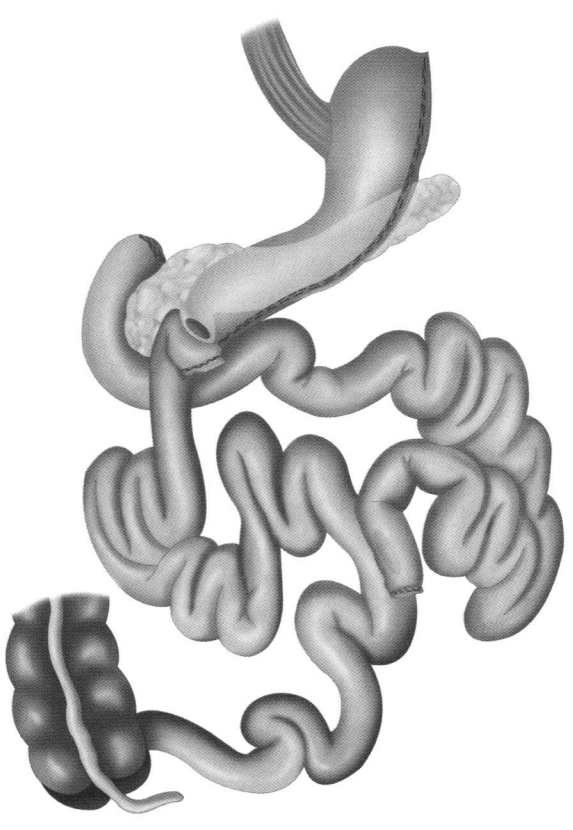

图 27-18 十二指肠转位示意图

方法

胆胰分流术的方法为开腹途径,然而腹腔镜途径在本质上再现了开腹途径,只是入路不同。腹腔镜胆胰分流术和十二指肠转流术在技术上是相当有挑战的手术,这可能是导致操作这一手术的外科医师相对少的另一个因素。

胆胰分流术首先要实行胃远端的大部切除。为超肥胖病人保留一个残端 200ml 的胃囊以及体重指数<50kg/m² 的病人准备一个稍微大点的胃囊。找到回肠末端,在距回盲瓣 250cm 处横断回肠,将被横断的回肠远端吻合到胃,形成 2 ~ 3cm 的吻合口。然后回肠的近端通过侧-侧吻合到回肠末端距回盲瓣大约 100cm。一些外科医师在距回盲瓣只有 50cm 处进行吻合,但是应该保证这些病人术后对蛋白的吸收。由于胆盐吸收不良,胆结石形成的高发生率可以进行预防性胆囊切除术。

十二指肠转流术不同于胆胰分流术。它不是远端胃切除术,而是除了保留窄的小弯管的全胃切除。这个管的直径用扩张器进行测量,如果限制到直径大约 32F(11mm),既可允许充分的经口营养摄入,又会产生体重减轻的最佳平衡。十二指肠的末端吻合到回肠远端 250cm。这种吻合经常用环状吻合器以端-端吻合。这是十二指肠转流术最难的一部分,比起其他类型的吻合,这种吻合发生漏的可能略高。远端肠道走行和胆囊切除术的方法和胆胰分流术是类似的。

病人的选择和准备

进行胆胰分流术或者十二指肠转流术的病人必须要有术后吸收不良后果的心理准备。大量进食后发生腹泻也应该在考虑范围内。进行这一手术的病人一定乐意接受这一变化以及通常也要调整他们的饮食习惯以限制吸收。进行手术的病人必须听从外科医师。内科医师和家庭医师可能不是很理解这一问题,如果发生了有关蛋白质热量吸收不良,病人会认为是充血性心力衰竭。结果很可能不好。病人必须有财力去负担大量维生素和矿物质补充物,以避免这些营养方面的问题。一个非正式评估这些补充物的价值可能每年大约需要 1500 美元。

考虑到术后营养方面和其他并发症的高发生率,和其他限制性手术相比,胆胰分流术和十二指肠转流术仅仅推荐给那些超级肥胖的病人或者有理由相信他们在控制饮食和加强运动上不会成功的病人。这些方面是限制性手术长期成功的基本条件。那些行限制性手术失败的病人和那些考虑再手术病人是进行胆胰分流术和十二指肠转流术的候选人。

这一手术的禁忌证包括外科医师的地理距离,缺乏财力负担补充物和先前就存在的钙铁和其他维生素或物质的缺乏。

术后护理和随访

进行胆胰分流术或者十二指肠转流术的病人必须时刻关注长期营养方面的问题。术后,胆胰分流术和十二指肠转流术的病人有着相同的潜在并发症,例如吻合口瘘,胃肠道出血,吻合口狭窄或梗阻和感染都是住院期间关心的问题。十二指肠转流术的十二指肠回肠造口吻合术和十二指肠残端和胆胰分流术的胃回肠吻合术都是术后关心的问题。远端吻合口问题也同样可以发生。有经验的营养学家对手术病人以及并发有营养缺乏的病人进行彻底的术前和术后咨询是必需的。维生素和矿物质补充物，包括口服铁、钙、维生素 B_{12} 和多种维生素，在随访中必须有规律地服用。脂溶性维生素必须辅以肠外形式。密切关注蛋白吸收情况和血清胆红素水平是必需的。需要比较频繁的随访。第一年间隔 2 个月的体格检查和随后半年一次或者更频繁的随访是比较合适的方案。

预后

　　胆胰分流术和十二指肠转流术后的体重减轻结果都是优良的和具有可比性的，体重的减轻也是很持久的。胆胰分流术后一项超过 18 年随访的研究表示减轻超重部分的70%[86]。

　　尽管报道的结果大部分是开腹的胆胰分流术和十二指肠转流术，腹腔镜十二指肠转流术的一个报道指出，平均体重指数 69kg/m² 的 40 个病人平均住院时间是 4 天，平均手术时间是 3.5 小时，9 个月平均减轻超重体重的 58%[87]。

　　Buchwald[58] 及其同事发现，在文献中报道的胆胰分流术和十二指肠转流术术后减轻超重体重的平均数大于 70%；死亡率为 1.1%，并发症发生率为 27% ~33%，营养方面的并发症发生率为 40% ~77%。

　　胆胰分流术后并发症的发生包括肠吻合术和胃分流术成了潜在的问题。Scopinaro 等[86] 报道，发生梗阻的并发症率为1.2%，伤口感染率为 1.2%，吻合口溃疡发生率为 2.8%。然而其他人认为，胆胰分流术后吻合口溃疡的发生率比较高，因此有了十二指肠转流术的出现。幽门口的保留彻底地降低了胆胰分流术术后倾倒综合征的发生。十二指肠转流术的十二指肠回肠造口吻合术也与吻合口溃疡的低发病率有关，和胆胰分流术的胃回肠吻合术不同。

　　到目前为止，营养方面的并发症是胆胰分流术和十二指肠转流术术后最频繁的和最麻烦的并发症，尤其在长期随访中。Scopinaro 等报道了蛋白质吸收不良率为 7%，缺铁性贫血率小于 5%，5 年骨的脱矿质率为 53%。可能产生其他的问题包括蛋白吸收不良引起的脱毛症，维生素 A 缺乏引起的夜盲症，胆囊未被摘除引起的胆石症。然而，在这些营养方面的并发症中，蛋白质热量不足是最严重的甚至威胁生命的并发症。当被确诊后，治疗的方法是胃肠外营养。需要胃肠外营养的这两个偶发事件通常被认为是延长回肠共同管道（在回肠-回肠吻合术连接胆胰支到消化道和回盲瓣之间的回肠段）的充足指征。外科医师应该延长共同管道的数据记载甚少，但多数医师会倾向于使共同管道足够长以避免问题的再次发生，例如加倍了共同管道的长度，尽管这在某种程度上降低了减轻体重的效果。

　　我们再三强调进行胆胰分流术或者十二指肠转流术的病人必须遵从必需的食物疗法，对终身营养补充和终身随访的理解是必要的，以确保术后的健康。

胃袖状切除术

背景

　　Gagner 医疗团队在审查了腹腔镜十二指肠转位术的过程之后首先提出胃袖状切除术[85]。因为需要做 DS 的病人体形都是超级肥胖的，这就导致了在手术过程中会有很大的风险，在这种手术过程中会出现稍微高的死亡率就不足为奇了。考虑到高死亡率是局限于那些高风险的病人，Gagner 提出对于这种病人手术要分两步来完成。对于那些高风险的病人，胃切除按照原始的手术过程单独来完成，用胃袖带切除术这个词来描述这种手术过程。这些病人在经过 SG 体重明显减轻后，然后再进行 DS 的其余手术部分。通过这种两步手术的改进，死亡率明显下降[88]。

　　随后，其他外科医师也开始把 SG 作为一种基本的减肥手术来应用。医保报销存在一些问题，因为没有医保公司愿意来赔偿这种手术费用，除非它是作为 DS 的一部分。在过去的几年中，成功的减肥手术在文献报道中不断出现[89,90]。最近的一项报道描述了 750 例病人以 SG 作为主要的减肥手术来完成[91]。

　　最近，美国代谢与减肥手术研究所正式发表声明：SG 可以用于那些其他减肥手术没有明显优势的病人或者是作为 DS 的一部分来进行。因此，SG 被确认为标准的减肥手术。

方法

　　在大多数情况下，SG 是利用腹腔镜来完成的，在这个章节，腹腔镜这个词一般都被省略掉了。以下是这个手术的方法。首先外科小组的成员是由熟悉 LRYGB 的人组成。通过稍加改变器械通道的位置来改善沿胃小弯侧的吻合器的角度。一旦肝脏牵引器置入，操作便由一位麻醉医师利用 32F 的探针开始。探针是和胃小弯侧对齐的，并用来测量套囊的大小，或者，有些外科医师利用内镜（30F）来测量套囊。首先外科医师利用超声刀分离胃大弯侧的血管，分离至接近幽门处 2~3cm，夹闭胃大弯侧的血管以确保安全。在胃大弯侧血管处理完后，胃的分离才可以开始。分离至胃的大弯侧近幽门处 2~3cm，由于这个位置的胃壁较厚，利用 4.5mm 的绿色钉舱来夹闭。向术者的方向吻合，为了限制套囊的直径，直接放置至胃小弯侧幽门括约肌处（图 27-19）。将胃向上拉起提

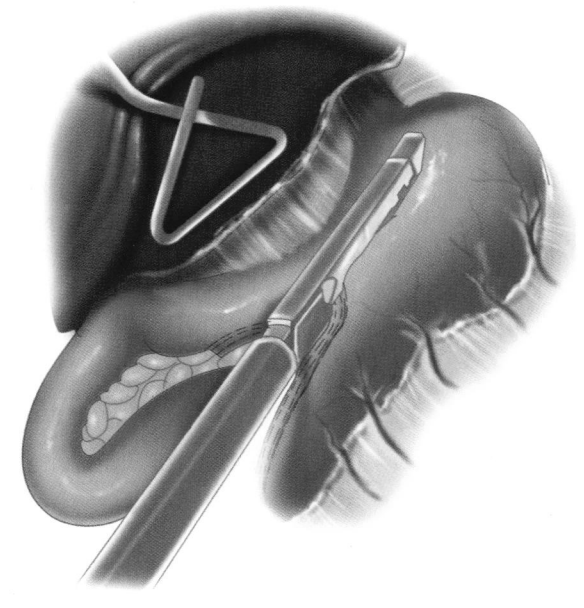

图 27-19　袖状胃切除术操作

向术者的方向。标本袋取出标本,检查吻合线是否完整,是否有无出血。图 27-20 显示手术完成后的情况。

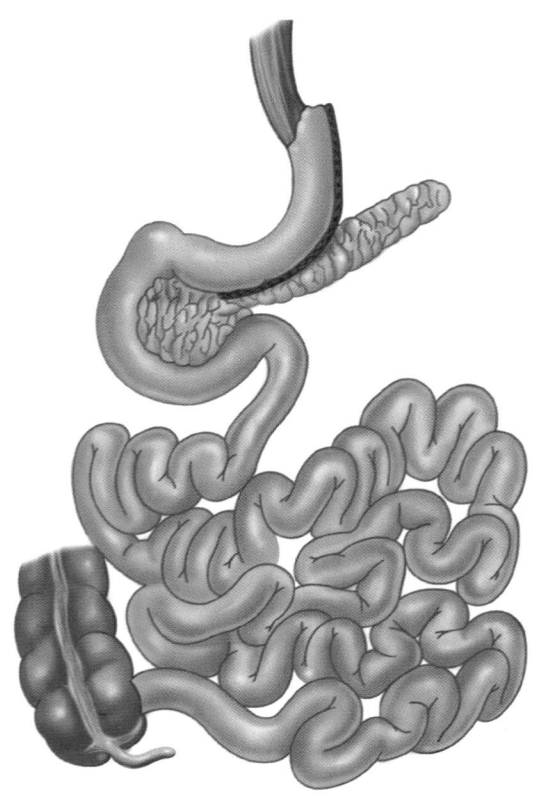

图 27-20 完成的袖状胃切除术

病人的选择及准备

采用 SG 的病人分为两组。一组是有高风险超级肥胖的病人,这些病人极有可能行手术的第二阶段来完成 DS 手术。另一组病人是体重指数小于 50kg/m² 并且愿意进行 SG 手术。SG 的术前准备和 LRYGB 相似,但是肠内准备不是必需的。是否术前常规内镜检查尚无定论。

术后护理及随访

SG 手术的病人通常是在手术后的第二天就出院。再住院的病人都因出现更严重的问题。在排气之前记录完整的胃排空曲线及有无出血征兆。术后第一天泛影葡胺造影被许多医师所采用,但是其疗效和成本效益还没有确定。SG 术后的随访和 LRYGB 的相似。营养并发症很少发生,除非是病人在摄取足够营养、蛋白质及维生素的情况下,由于胃的水肿或者是套囊太紧造成的。潜在的多种维生素的缺乏多由于饮食的改变。

预后

SG 的短期减肥效果很好。对于那些 BMI>60kg/m² 的病人,体形、体重都会减掉超出体重的 45% ~ 50%。对于那些 BMI 在 35 ~ 50kg/m² 的病人,术后 3 年额外体重减轻达 60%[91]。同样是在这个中心,一项大于 1000 人的手术报道称:术后住院时间平均为 1.7 天,手术平均时间小于 80 分钟,并且没有中转开腹和死亡。严重并发症的发生率小于 5%。

最近由 Brethauer 等对胃袖状切除术的病人进行了系统的回顾,对于术后 5 年的 2500 例病人随访显示,额外体重平均减轻达 55%,并发症的发生率约为 8%,死亡率约为 0.19%。这其中 50% 的病人是把 SG 作为一个阶段性的手术来进行的,因为这些病人高 BMI、高风险[15]。SG 不论是作为阶段性手术还是作为独立的手术,都是越来越被普遍接受的减肥手术。

有关肥胖病人的一些特殊问题

青少年及老年人的减重手术

在过去的 20 年中,美国的肥胖发生率急剧上升。这种增长在儿童及青少年中也能看到。肥胖(BMI >30kg/m²)的发生率在青少年中超过 25%。在青少年中导致肥胖的因素是较少时间的体育运动,大量时间的网上冲浪及电脑游戏、过多的食用快餐和加工食品。

肥胖的青少年有成为肥胖成年人的可能。一项研究显示 75% 的肥胖青少年成为肥胖病人的比例将会超过 85%[92]。严重肥胖的青少年面临的社会问题是残酷的。医学合并症也很多,例如高脂血症、2 型糖尿病。一个严重肥胖的青少年极有可能面临一生的肥胖症。由于这种医学上的问题,当其成年以后意味着寿命的缩短,对于男性平均减少 12 年,女性平均减少 9 年。关于在青少年中进行减肥手术的争议主要包括公众的反对及对于今后成长、发展的副作用。显然越年轻的病人越关注后者。

迄今,对于有关青少年减肥手术结果的文章很受欢迎,但是数据仍然有限。Sugerman 等[93] 报道了 33 例成年人的减肥手术结果,其中有 30 例是 RYGB。在 2 ~ 6 年的随访中有 2 例死亡病例,但其死亡与手术无关。早期和晚期的并发症数量为 20%。并发症主要包括 6 例切口疝和 5 例伤口感染。术后大部分病人的体重明显减轻并可维持长达 14 年之久。大多数合并症会在 1 年之内解决。术后自我形象会明显改善,社会歧视会明显好转。Capella[94] 报道了 19 例采用改进的 RYGB 的成人减肥手术,术中给套囊增加了一个垂直的束带。在完成了 5 年半的随访后,这组病人的平均 BMI 为 28kg/m²。没有死亡病人,但是有 2 例病人需要再次手术。术后没有死亡率,术后的并发症都能得到很好的控制。Abu-Abeid 及其同事们[95] 利用 LAGB 治疗了 11 例成人肥胖症,术后没有并发症的发生,在 4 年随访中 BMI 从 46.428kg/m² 降到 32.128kg/m²。

老年病人中也有一定比例的严重肥胖的病人。但是对于这些病人保守治疗的效果仍然很缺乏。患有肥胖症很多年并进行减肥手术的病人在手术以后的生活中会有很不同的预后,包括能延长寿命预期,尽管有并发症的发生可能。

60 岁以上的病人施行减肥手术的趋势有所增长。研究显示,这些老年病人和年轻病人在手术结果和处理并发症上是一样的[96]。Nehoda 等[97] 同样报道了一项可喜的结果,使用 LAGB 减肥的效果对于 50 岁前后的肥胖人群没有区别。额外体重减掉 68%,再次手术率为 10%,在大于 50 的年龄组肥胖合并症的改善率达到 97%。

虽然这些数据显示,肥胖老年病人减肥手术的结果很让人满意,但是外科医师必须小心,以确定哪些病人几十年来严重肥胖,并且在许多情况下这些病人的器官功能基本上已经达到了最后阶段,在手术打击下会表现出许多并发症。Flum 和 Delllinger[79] 表示肥胖的老年人群特别是那些年龄大于 70 的老年人在进行 RYGB 的减肥手术时死亡率及并发症的发生率都会增加。

接受减肥手术的病人可以提高生活质量,延长寿命,这种减肥手术的好处很自然地让年轻的病人们认可。回顾过去死亡病人的数量,设置手术的年龄界限的观点是正确的。虽然我们设置了这个年龄界限,但是在这个界限附近的病人经常会被评估身体的基本情况,然后让病人自己决定是否做减肥手术。在不久的将来,随着越来越多数据的积累,也许可以改变这个年龄界限。

女性病人的减重手术:妊娠和妇科问题

在女性身体中的激素水平是和体重相关的。肥胖症可以改变女性身体中的雌激素和黄体酮水平从而改变正常的排卵,这就导致了非正常的排卵模式、闭经及受孕困难。假如一位肥胖女性受孕,在她妊娠以后会增加妊娠糖尿病和高血压的风险,甚至导致巨大胎儿。肥胖孕妇比正常孕妇会增加 2~3 倍的剖宫产的几率,并且在妊娠期间会有很多并发症。孕妇体重的增加被限制后对于胎儿的死亡率不会有太明显的改变[98]。肥胖的病人在其生产后患乳房癌和子宫内膜癌的几率会有所增加。

肥胖会使女性受孕很困难,这些肥胖女性希望能有一个没有并发症的受孕和分娩过程。和正常女性相同水平的荷尔蒙改变能增加肥胖女性患癌症的几率。例如增加循环激素的水平,也能导致不孕。如果一个非常肥胖的女性成功受孕,妊娠期将因为体态及频繁的超声检查而变得很困难。

妊娠不久的女性进行减肥手术有很大的风险,因为在手术之后会经历一个体重减轻的过程。但是,如果能很早发现自己妊娠并且能妥善护理孕妇来完成减肥手术,事实上比那些没有经历减肥手术的妊娠病人能有一个很好的预后。Wittgrove 等[99] 认为,完成 RYGB 以后的病人比没有进行减肥手术的病人可以降低糖尿病、巨胎儿及剖宫产的几率。但是铁离子交换对于这些女性是相当必要的。虽然减肥手术对于肥胖的孕妇有这些好的结果,但是妊娠后的女性在完成 RYGB 以后会经历有一个体重明显减轻的过程,这其中会存在很多问题。完成减肥手术以后必须要特别地照顾自己以确保维生素、基本营养物质的充分摄入否则会有一段体重快速下降的过程。在我们的试验中,完成 RYGB 的病人必须注意在术后的第 1 年节育。

完成 LAGB 的妊娠女性会在很大程度上降低妊娠风险,因为胃束带是可以调节的,这样就可以在妊娠期间摄入足够的食物,也能限制体重恢复到以前的肥胖状态。Dixon 团队[100] 指出病态的肥胖病人在妊娠期间有很大的风险,但是 LAGB 可以减小体重快速下降的风险。胃束带的可调节性是那些希望妊娠的肥胖女性的理想手术。

完成减肥手术以后体重的下降能够纠正一些在严重肥胖女性身上高发生率的妇科问题。Deitel 团队[101] 发现,减肥手术前月经不规律的比率大于 40%,但是减肥手术以后月经周期规律的比率大于 95%。在减肥手术以前不孕症患病率约为 29%,在术前合并症频繁出现例如高血压的发生率约为

26.7%,子痫的发生率约为 12.8%,糖尿病的发生率约为 7%,深静脉血栓的发生率约为 7%。这些问题在减肥以后基本消除。在 Deitel 的这项研究中女性病人的张力性尿失禁术后会从术前的 62.1% 下降到 11.6%。

多囊卵巢综合征是另一种与内分泌失调的严重肥胖有关的常见并发症。它的特点是不孕,高雄激素血症,血脂异常,无排卵,胰岛素抵抗,月经异常以及肥胖症[102]。

张力性尿失禁在严重肥胖的女人身上是比较常见的问题,一定要详细询问病史。严重肥胖病人较高的腹内压是张力性尿失禁发生的原因。肥胖症也能改变尿道神经肌肉的功能,这也是导致尿失禁的原因之一。研究已经证实,在肥胖病人身上张力性尿失禁及膀胱逼尿肌的不稳定性明显增加[103]。对于许多肥胖的病人,单独减轻体重可以缓解症状,但是如果症状持续的话仍需外科治疗。

代谢手术

本版对于减肥手术最显著的变化可能是更加强调注重了减重手术中代谢方面的问题。如前所述,这次强调中最明显的改变体现在 2007 年 6 月生效的名称变化上,由原来的美国减肥手术学会改为美国代谢与减肥手术学会。在过去几年内,关于减肥手术以及它对糖尿病影响的国际会议也不断召开。整个减肥手术领域的重点也更加集中在减肥手术的代谢方面以及它的益处。

尽管减肥手术减重后的许多合并症得到了改善,然而影响最显著的仍是 2 型糖尿病、高脂血症和代谢综合征。通过减轻体重,高血压和心血管疾病也间接地得到了改善。

2 型糖尿病

对于手术治疗 2 型糖尿病,这种潜在的应用价值急剧增加。这在很大程度上源于那些对施行了 Roux-en-Y 胃旁路术(RYGB)病人的医师的观察,在减轻体重后 2 型糖尿病得到了改善或症状有所减退。Hickey 等[104] 在一篇里程碑式的论文中突出提到了这点,证实了 RYGB 是一种有效治疗 2 型糖尿病的方法,解决了 85% 的在手术前 5 年内发展成为 2 型糖尿病病人的问题。MacDonald 等[105] 从同样的研究机构中证实了应用 RYGB 治疗 2 型糖尿病,可以使病人得到更长的寿命。Schauer 和他的同事[106] 的研究则显示出在施行腹腔镜 Roux-en-Y 胃旁路术(LRYGB)后的 2 型糖尿病病人,其空腹胰岛素水平、糖化血红蛋白水平分别恢复至正常水平的 83% 以及显著提升至 17%[106]。在几个大的人口研究中,RYGB 已被证实可以减少与糖尿病相关的整体的长期死亡率[107,108]。

这些结果,以及认为 RYGB 后迅速解决 2 型糖尿病的观察,导致了人们普遍认为肠道对葡萄糖的代谢激素对疾病有重要影响。Rubino 和 Marescaux 报道了在接受从十二指肠和近端空肠食品改道手术对肥胖糖尿病大鼠模型的结果。Rubino 和 Marescaux[109] 的发现对人体作用现在已经证实,并在一个组的病人中显示出初步的安全性和有效性。尽管患有 2 型糖尿病的大多数病人都患有肥胖症,但仍有大约 10% 的病人患有这种疾病并不肥胖,来自南美洲的这些数据可能证实,解决不基于减肥本身[111]。

未经肠道改道的减肥手术治疗方法也可以相当有效地解

决 2 型糖尿病。Dixon 和同事报告有 73% 的病人接受 LAGB 术后随访 2 年的 2 型糖尿病的经验[110]。对照组只有 13% 的病人用药物治疗。Dixon 和同事主张用于糖尿病治疗,包括考虑将其改造为一个适合病人选择的手术治疗,特别是对于严重肥胖病人[112]。

尽管有这些数据,内分泌科医师和内科从事糖尿病治疗专业的医师拒绝接受手术治疗作为一种最佳的治疗方法[113]。直到最近这些医师才表现出认可手术治疗糖尿病的作用。然而,近年来出现了越来越多的内外科医师及基础研究人员共同参加的治疗糖尿病主题的联合会议。第一届国际糖尿病手术高峰会议于 2007 年在罗马召开。这次会议记录了手术治疗糖尿病很大的好处,以及对诸如美国糖尿病协会等群体不愿将手术方法包括作为糖尿病病人常见的治疗方法。2009 年,美国糖尿病协会将减重手术纳入治疗糖尿病的标准医疗方法。该指导指出,“BMI≥35kg/m² 和 2 型糖尿病的病人应该考虑减重手术,尤其是如果难以通过生活方式和药物治疗控制糖尿病”[114]。

外科治疗对于 80% 的严重肥胖病人的 2 型糖尿病是最好的治疗方法。但它进展缓慢的原因可能是由于肥胖和减重手术的传统印象所致。目前,肥胖是最后一项尚未被提及的社会歧视,可以推断对减重手术的缓慢接受反映了一些人对于肥胖症的偏见。减重外科领域直到最近才开始认识到最好将胃旁路手术作为一种改善严重肥胖引发的代谢疾病(例如糖尿病)的手术向公众和保险业进行推广。

代谢综合征

代谢综合征的特点是中心性肥胖,糖耐量异常,高血脂和高血压。代谢综合征是一种严重肥胖症病人的常见并发症。一个报告中提到 52% 的病人出现这种情况[115]。所有代谢综合征相关的代谢疾病都可以通过减重手术后体重减轻而获得改善。科学家认为代谢综合征是因为由脂肪细胞产生的细胞因子量增加而促进了体内炎症状态。反过来,这些细胞因子产生轻度炎症反应促进了这些代谢综合征的产生。

如前所述,糖尿病和糖尿病前期(空腹血糖为 100 ~ 124mg/dl)可以用 RYGB 和 LAGB 有效治疗。这些手术对代谢综合征的其他方面也有很好的效果。RYGB 手术后 1 年内可以解决 98% 的代谢综合征[116]。

在接受 RYGB 后超过 70% 高脂血症有所改善。对于影响吸收的手术方式,高脂血症的改善率大于 90%(表 27-8),总体血脂也得到改善。在何种程度上发生这种情况部分是有关个人的运动水平以及疾病的基因因素。

心血管疾病

高血压是代谢综合征的一个组成部分,并且被认为其风险随着肥胖而增高。肥胖相关的高血压病人的动脉压力升高导致心输出量增加和外周阻力升高。增加的心脏输出导致血容量增加,提高心肺血量及静脉回流,提高左心室前负荷;升高的压力和外周阻力增加心脏后负荷。这种双心室超负荷促进了同心性心脏肥大。左室壁张力升高增加心肌供氧的需求。这与增加的心室直径和压力相关,并构成了冠状动脉供血不足和心脏衰竭的生理学因素。肥胖有关的高血压病人有较高的肾血流量和降低的肾血管阻力。这可能因增加

的肾小球滤过率而抵消,这可能有倾向于蛋白质沉积和肾小球硬化。

减肥的效果可使血容量降低,减少心输出量,降低动脉血压。在减重手术后体重降低过程中都有这些表现。

严重肥胖也增加心力衰竭的风险。大部分的风险是因为前面描述的高血压和心肌肥厚。高血压和肥胖与左心室肥厚及心壁的厚度有明显相关性。肥胖尤其与左心室内径紧密相关[117]。

其他合并症的解决

减重手术可以治疗很多与肥胖相关的医学合并症。所有减重手术都不同程度地可以治疗一些特异性的合并症。

胃食管反流性疾病(GERD)是大约 50% 的严重肥胖病人具有的临床表现,并且已证明 21% 病人确实存在这一情况[75]。不幸的是,患有胃食管反流的肥胖病人采用标准抗反流手术后失败的可能性要大一些。症状的复发率较高,可能是由于抗反流折叠部位疝入纵隔或由于肥胖病人腹腔内压力增高引起的其他机械性问题。一个 BMI>35kg/m² 的病人接受 LRYGB 后更有可能相除相关症状,这是 95% ~97% 有效消除 GERD 的机会[118]。LRYGB 创建一个很小胃囊导致胃酸生成很有限。LAGB 也能改善胃食管反流但比 RYGB 程度要低得多。

阻塞性睡眠呼吸暂停是一种与肥胖有关的睡眠障碍。这是一种可以通过多导睡眠监测定量的问题。在最近的一项研究中,349 例考虑接受减肥手术的病人进行术前评估,只有 17% 没有睡眠呼吸暂停,而 32% 为轻度,18% 为中度,33% 有严重睡眠呼吸暂停。RYGB 后平均 11 个月随访时,所有病人的平均呼吸紊乱指数从 51 降至 15(P<0.01)。83 例病人术前需要持续气道正压或二层气道正压,手术后只有 31 例仍然需要且可以减低强度[119]。这项研究的结果表明减重手术对这些问题通常得到缓解。

另一种常见于严重肥胖病人的肺部疾病是哮喘。至今在这个病人群体中研究数据很少。根据我们观察的经验表明,通过有效的减肥减重,大多数非过敏性哮喘的症状能够得到解决。

非酒精性脂肪肝病(NAFLD)是一种与肥胖有关的代谢相关疾病。这种疾病是肝脏一系列异常病变,包括脂肪肝,脂肪性肝炎,纤维化和肝硬化。据估计,20% 的美国成年人有脂肪肝,这主要是因为肥胖的发生率很高。85% 患有严重肥胖症的病人会出现脂肪肝[120]。由于这种疾病的高发病率,一些专家主张在减重手术时常规行肝脏活检。由于该疾病的治疗是通过减轻体重,所以一些程度较轻的病人不需要进一步治疗或随访。如果活检病理报告显示一定程度纤维化,则病人应该接受肝病专科医师的随访[121]。减重手术前后对肝活检组织学评估已经证明在脂肪变性、炎症程度甚至纤维化方面有明显改善。RYGB 确实可以降低脂肪肝的发病机制中涉及的代谢异常,降低了在肝纤维化的进展中有关因子的表达[122]。

肌肉骨骼问题,特别是退行性关节病和腰背痛,是严重肥胖人群最常见的症状和合并症。对其严重程度的定量是非常困难的,因此这使得解决或改善同样困难。通常体重明显减轻后症状也会改善和解决。这可能是直接减少肥胖带来的负

荷及一些炎性反应和直接或间接的关节炎症病变。

减重后的整形手术

接受减肥手术后的病人常常留下下垂的皮肤或（及）皮下组织。相关的问题会出现，包括皮肤出现红疹，大腿和胸部皮肤褶皱下浸渍，体味和不合适的衣服。多余的皮肤会应影响运动和性生活。

大多数这类病人希望解决多余的皮肤和相关的问题。然而这些病人面对的主要问题是对手术去除多余皮肤的保险赔付。大多数保险公司认为这是"美容"手术而不予保险报销。少数情况下通过详细记录多余皮肤造成的问题可以获得保险赔付。精通腹部成形和身体轮廓塑造的经验丰富的整形外科医师可以对这些病人皮肤过度的问题提供优秀的外科治疗。

重建手术需要细致的术前计划，并以病人的畸形特点和优先部位为基础。过量的下肢组织是最常见的病人接受手术治疗的问题。通过一个标准的腹部成形术以消除这种过多组织。更为全面的全身塑形包括外周腹部成形和下半身提升[123]。此过程涉及从臀部和大腿外侧组织切除。环腹切除腹部多余的皮肤，使腹部变得平坦，并结合下半身提拉。中央腹部筋膜往往需要重叠。如果同时进行腹壁疝修补术，可以将筋膜重叠增加张力来加强固定。关闭上端皮瓣和下端皮缘可以收紧腰部和前侧部大腿。如果病人有明显过多的大腿前侧皮肤的话需要进行大腿成形术。这是横向完成的。

中部大腿远端的多余皮肤需要进行长纵行中央切口。中部后背和上腹部以及松弛的乳房需采用上肢体提拉。上肢体提拉是反向腹部成形术，取出多余的中部躯干皮肤，重新将乳房塑形。对于严格选择的病例和组织良好的团队来讲，一期同时进行上肢体提拉、中部大腿成形、下肢体提拉和乳房重塑

可以在不到 8 小时内完成（图 27-21，图 27-22）[124]。虽然许多减重手术机构中并没有相应的病人数、经验和兴趣来提供这样一个复杂的一期手术操作，大多数机构都具有整形外科专家进行单独的手术操作来解决多余的皮肤。由于接受减重手术的病人人数上升，从而导致不断增加的提供这类服务的要求，这些也会相应促进外科医师的经验改善和效果改良。

内镜、电刺激和其他实验操作

减重手术是持续改善安全性、减少创伤、改善效果的一个领域。最近的实验包括电刺激胃和迷走神经来造成体重减轻。

最初由 Transneuronix 公司在 21 世纪初销售推广的植入胃刺激器是一个双导联植入胃的电刺激器，从理论上干扰了胃的肌电传导模式导致胃排空降低和恶心。该设备第二例美国研究结果显示植入后 16 个月平均减少 23% 超重体重[125]。第一个欧洲 91 例病人随访超过 2 年的研究已经显示出了 25% 超重体重减少[126]。这种治疗方面令人失望的是相当多的病人体重减少很少，而只有小部分病人对治疗反应良好。

迷走神经刺激最近被提出作为刺激胃的神经输入实现降低食欲、早饱、有时恶心和体重减轻。迄今的数据非常稀少无法展示这种做法的任何优点或潜在的疗效[127]。

目前，在几个医疗中心进行施行内镜治疗以减少胃的小囊胃体积和限制胃空肠吻合口大小[67,128]。这是目前再次手术的方式，而不是减肥的首选治疗。

在过去数年胃水囊置入重新出现在减肥领域。20 世纪80 年代末的 Garren-Edwards 水囊被证明是一个灾难性的失败[129]。现在这个概念被一个公司重新提出，并已经推出了这个短期减肥的过渡产品。该设备只有有限的应用目的[130]，它的减重效果是未经证实的。它可能只是作为一个

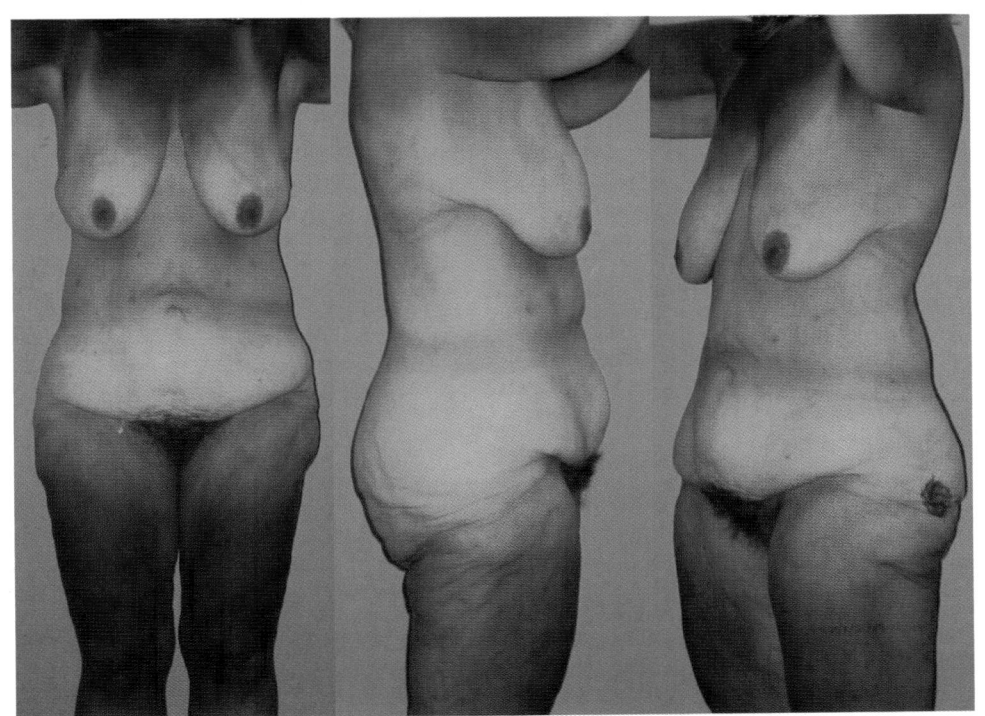

图 27-21 一位 36 岁，150 磅，腹腔镜胃旁路术后 2 年的病人的前位、右侧位、左前斜位照片。她希望一次完成体表皮肤提拉手术及双侧乳房植入物，具体操作在文中描述

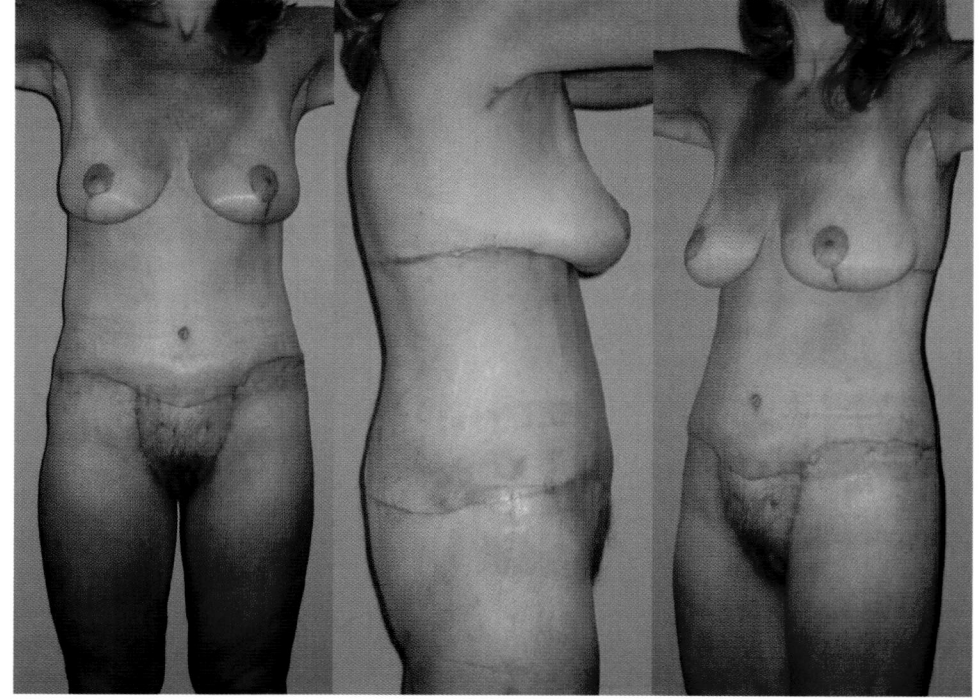

图 27-22　该病人术后 6 周的前位、右侧位、左前斜位照片。瘢痕显示出外周腹部成形术、下部身体提拉术，上部身体提拉术，乳房成形术。所有多余的皮肤都被切除，切口瘢痕位置恰当，病人女性特征明显

最终减重手术治疗前的前期治疗。

　　另外一种治疗设想是使用胃镜在胃腔内放置套袖带以限制吸收。目前设想最终能够通过胃镜在胃内创造一个胃小囊因此造成一个限制性手术。虽然这些提到的治疗方法是当今减重手术领域最有激情和创新的方向，但是它们能否最终实现现在仍未可知。

（秦鸣放　蔡旺　译）

参考文献

亮蓝色标记的是主要参考文献。

1. Ogden CL, Carroll MD, Curtin LR, et al: Prevalence of overweight and obesity in the United States, 1999–2004. *JAMA* 295:1549, 2006.
2. Stunkard AJ, Foch TT, Hrubec Z: A twin study of human obesity. *JAMA* 256:51, 1986.
3. Woodard GA, Peraza J, Downey J, et al: Probiotics improve weight loss, GI-related quality of life and H-2 breath tests after gastric bypass surgery: A prospective randomized trial. Paper presented at: 49th Annual Meeting of the Society for Surgery of the Alimentary Tract; May 19, 2008; San Diego.
4. Timar O, Sestier F, Levy E: Metabolic syndrome X: A review. *Can J Cardiol* 16:779, 2000.
5. Garfinkel L: Overweight and cancer. *Ann Intern Med* 1103:1034, 1985.
6. Dreick EJ, Bale GS, Seltzer F, et al: Excessive mortality and causes of death in morbidly obese men. *JAMA* 243:443, 1980.
7. Wadden TA, Foster GD, Letizia KA: One-year behavioral treatment of obesity: Comparison of moderate and severe caloric restriction and the effects of weight maintenance therapy. *J Consult Clin Psychol* 62:165, 1994.
8. Wood PD, Stefanick ML, Dreon DM, et al: Changes in plasma lipids and lipoproteins in overweight men during weight loss through dieting as compared with exercise. *N Engl J Med* 319:1173, 1988.
9. Wing RR: Behavioral strategies to improve long-term weight loss and maintenance. *Med Health R I* 82:123, 1999.
10. Miller WC, Koxeja DM, Hamilton EJ: A meta-analysis of the past 25 years of weight loss research using diet, exercise or diet plus exercise intervention. *Int J Obes Relat Metab Disord* 21:941, 1987.
11. Eriksson KF, Lindgarde F: Prevention of type 2 (non–insulin-dependent) diabetes by diet and physical exercise. The 6-year Malmö feasibility study. *Diabetologia* 34:891, 1991.
12. Scheen AJ, Ernest P: New antiobesity agents in type 2 diabetes. Overview of clinical trials with sibutramine and orlistat. *Diabetes Metab* 28:437, 2002.
13. Bray GA: Drug treatment of obesity. *Rev Endocr Metab Disord* 2:403, 2001.
14. National Institutes of Health Consensus Conference. Gastrointestinal surgery for severe obesity. Consensus Development Conference Panel. *Ann Intern Med* 115:956, 1991.
15. Brethauer SA, Hammel JP, Schauer PR: A systematic review of sleeve gastrectomy as a staging and primary bariatric procedure. In Press. SOARD.
16. Balsinger BM, Poggio JL, Mai J, et al: Ten and more years after vertical banded gastroplasty as primary operation for morbid obesity. *J Gastrointest Surg* 4:598, 2000.
17. Kremen AJ, Linner JH, Nelson CH: An experimental evaluation of the nutritional importance of proximal and distal small intestine. *Ann Surg* 140:439, 1954.
18. Deitel M: Overview of operations for morbid obesity. *World J Surg* 22:913, 1998.
19. Mason EE, Ito C: Gastric bypass in obesity. *Surg Clin North Am* 47:1345, 1969.
20. Griffin WO, Young VL, Stevenson CC: A prospective comparison of gastric and jejunoileal bypass procedures for morbid obesity. *Ann Surg* 186:500, 1977.
21. Mason EE, Doherty C, Cullen JJ, et al: Vertical gastroplasty: Evolution of vertical banded gastroplasty. *World J Surg* 22:919, 1998.
22. Brolin RE, Robertson LB, Kenler HA, et al: Weight loss and dietary intake after vertical banded gastroplasty and Roux-en-Y gastric bypass. *Ann Surg* 220:782, 1994.
23. Scopinaro N, Gianetta E, Civalleri D, et al: Bilio-pancreatic bypass for obesity: II. Initial experience in man. *Br J Surg* 66:618, 1979.
24. Kuzmak LI: A review of seven years' experience with silicone gastric banding. *Obes Surg* 1:403, 1991.
25. Belachew M, Legrand MJ, Defechereux TH, et al: Laparoscopic adjustable silicone gastric banding in the treatment of morbid obesity. A preliminary report. *Surg Endosc* 8:1354, 1994.

26. Wittgrove AC, Clark WG, Tremblay LJ: Laparoscopic gastric bypass, Roux en-Y: Preliminary report of five cases. *Obes Surg* 4:353, 1994.

27. O'Keefe T, Patterson EJ: Evidence supporting routine polysomnography before bariatric surgery. *Obes Surg* 14:23, 2004.

28. Sharaf RN, Weinshel EH, Bini EJ, et al: Endoscopy plays an important preoperative role in bariatric surgery. *Obes Surg* 14:1367, 2004.

29. Verset D, Houben J-J, Gay F, et al: The place of upper gastrointestinal tract endoscopy before and after vertical banded gastroplasty for morbid obesity. *Dig Dis Sci* 42:2333, 1997.

30. Schirmer B, Erenoglu C, Miller A: Flexible endoscopy in the management of patients undergoing Roux-en-Y gastric bypass. *Obes Surg* 12:634, 2002.

31. Kim JJ, Schirmer B: Safety and efficacy of simultaneous cholecystectomy at the time of Roux-en-Y gastric bypass. *Surg Obes Relat Dis* 5:48, 2009.

32. Hamad GG, Ikramuddin S, Gourash WF, et al: Elective cholecystectomy during laparoscopic Roux-en-Y gastric bypass. Is it worth the wait? *Obes Surg* 13:76, 2003.

33. Sugerman HJ, Brewer WH, Shiffman ML, et al: A multicenter, placebo-controlled, randomized, double-blind prospective trial of prophylactic ursodiol for the prevention of gallstone formation following gastric-bypass-induced rapid weight loss. *Am J Surg* 169:91, 1995.

34. Buffington C, Walker B, Cowan GS Jr., et al: Vitamin D deficiency in the morbidly obese. *Obes Surg* 3:421, 1993.

35. Bogdonoff DL, Schirmer B: Laparoscopic surgery, in Stone DJ, Bogdonoff DL, Leisure GS, et al (eds): *Perioperative Care: Anesthesia, Medicine and Surgery*, 1st ed. St. Louis, Mo: Mosby, 1998, p 547.

36. Nguyen NT, Goldman C, Rosenquist CJ, et al: Laparoscopic versus open gastric bypass: A randomized study of outcomes, quality of life, and costs. *Ann Surg* 234:279, 2001.

37. Hutter M, Randall S, Khuri SF, et al: Laparoscopic versus open gastric bypass for morbid obesity. A multicenter, prospective, risk-adjusted analysis from the National Surgical Quality Improvement Program. *Ann Surg* 243:657, 2006.

38. Lujan JA, Frutos MD, Hernandez Q, et al: Laparoscopic versus open gastric bypass in the treatment of morbid obesity. *Ann Surg* 239:433, 2004.

39. Schirmer B: Laparoscopic bariatric surgery. *Surg Endosc* 20 Suppl:S450, 2006.

40. Jones KB Jr., Affram JD, Benotti PM, et al: Open versus laparoscopic Roux-en-Y gastric bypass: A comparative study of over 25,000 open cases and the major laparoscopic bariatric reported series. *Obes Surg* 16:721, 2006.

41. Swanstrom LL, Fried GM, Hoffman KI, et al: Beta test results of a new system assessing competence in laparoscopic surgery. *J Am Coll Surg* 202:62, 2006.

42. McGrath V, Needleman BJ, Melvin WS: Evolution of the laparoscopic gastric bypass. *J Laparoendosc Adv Surg Tech A* 13:221, 2003.

43. Wright TA, Kow L, Wilson T, et al: Early results of laparoscopic Swedish adjustable gastric banding for morbid obesity. *Br J Surg* 87:362, 2000.

44. Dargent J: Laparoscopic adjustable gastric banding: Lessons from the first 500 patients in a single institution. *Obes Surg* 9:446, 1999.

45. Favretti F, Segato G, DeLuca M, et al: Laparoscopic adjustable gastric banding: Revisional surgery, in Schauer PR, Schirmer BD, Brethauer SA (eds): *Minimally Invasive Bariatric Surgery*. New York: Springer, 2007, p 213.

46. Ren C: Laparoscopic adjustable gastric banding: Postoperative management and nutritional evaluation, in Schauer PR, Schirmer BD, Brethauer SA (eds): *Minimally Invasive Bariatric Surgery*. New York: Springer, 2007, p 200.

47. Weiner R, Blanco-Engert R, Weiner S, et al: Outcome after laparoscopic adjustable gastric banding—8 years' experience. *Obes Surg* 13:427, 2003.

48. Dixon JB, O'Brien PE: Laparoscopic adjustable gastric banding: Outcomes, in Schauer PR, Schirmer BD, Brethauer SA (eds): *Minimally Invasive Bariatric Surgery*. New York: Springer, 2007, p 189.

49. Dixon JB, Schachter LM, O'Brien PE: Predicting sleep apnea and excessive day sleepiness in the severely obese: Indicators for polysomnography. *Chest* 123:1134, 2003.

50. Angrisani L, Iovino P, Lorenzo M, et al: Treatment of morbid obesity and gastroesophageal reflux with hiatal hernia by Lap-Band. *Obes Surg* 9:396, 1999.

51. Dixon JB, Chapma L, O'Brie PE: Marked improvement in asthma after Lap-Band surgery for morbid obesity. *Obes Surg* 9:15, 1999.

52. Dixon JB, Dixon ME, O'Brien PE: Depression in association with severe obesity: Changes in weight loss. *Arch Intern Med* 163:2058, 2003.

53. Schok M, Geenen R, van Antwerpen T, et al: Quality of life after laparoscopic adjustable gastric banding for severe obesity: Postoperative and retrospective preoperative evaluations. *Obes Surg* 10:502, 2000.

54. Dixon JB, O'Brien PE, Playfair J, et al: Adjustable gastric banding and conventional therapy for type 2 diabetes. A randomized controlled trial. *JAMA* 299:316, 2008.

55. Favretti F, Cadiere GB, Segato G, et al: Laparoscopic banding: Selection and technique in 830 patients. *Obes Surg* 12:385, 2002.

56. Dixon JB, O'Brien PE: Changes in comorbidities and improvements in qualify of life after LAP-BAND placement. *Am J Surg* 184:S51, 2002.

57. Ceelen W, Walder J, Cardon A, et al: Surgical treatment of severe obesity with a low-pressure adjustable gastric band. Experimental data and clinical results in 625 patients. *Ann Surg* 237:10, 2003.

58. Buchwald H, Avidor Y, Braunwald E, et al: Bariatric surgery. A systematic review and meta-analysis. *JAMA* 292:1724, 2004.

59. Maggard MA, Shugarman LR, Suttorp M, et al: Meta-analysis: Surgical treatment of obesity. *Ann Intern Med* 142:547, 2005.

60. Allen JW, Lagardere AO: Laparoscopic adjustable gastric banding: Complications, in Schauer PR, Schirmer BD, Brethauer SA (eds): *Minimally Invasive Bariatric Surgery*. New York: Springer, 2007, p 205.

61. MacLean LD, Rhode BM, Nohr CW: Late outcome of isolated gastric bypass. *Ann Surg* 231:524, 2000.

62. Brolin RE: Long-limb gastric bypass in the super-obese. A prospective randomized trial. *Ann Surg* 215:387, 1992.

63. Choba PS, Flancbaum L: The effect of Roux limb lengths on outcome after Roux-en-Y gastric bypass: A prospective randomized clinical trial. *Obes Surg* 12:540, 2002.

64. Champion JK, Williams M: Small bowel obstruction and internal hernias after laparoscopic Roux-en-Y gastric bypass. *Obes Surg* 13:596, 2003.

65. Carmody B, DeMaria EJ, Jamal M, et al: Internal hernia after laparoscopic Roux-en-Y gastric bypass. *Surg Obes Rel Dis* 1:543, 2005.

66. Schweitzer M: Endoscopic intraluminal suture placation of the gastric pouch and stoma in postoperative Roux-en-Y gastric bypass patients. *J Laparoendosc Adv Surg Tech A* 14:223, 2004.

67. Thompson CC: Per-oral endoscopic reduction of dilated gastrojejunal anastomosis following Roux-en-Y gastric bypass: A possible new option for patients with weight regain. *Surg Obes Rel Disord* 1:223, 2005.

68. Schirmer BD, Lee SK, Northup CJ, et al: Gastrojejunal anastomosis stenosis is lower using linear rather than circular stapling during Roux-en-Y gastric bypass. Paper presented at: Society of American Gastrointestinal and Endoscopic Surgeons 2006 Scientific Session; Dallas, TX, April 2006.

69. Gonzalez R, Lin E, Venkatesh KR, et al: Gastrojejunostomy during laparoscopic gastric bypass: Analysis of three techniques. *Arch Surg* 138:181, 2003.

70. Sekhar N, Torquati A, Lufti R, et al: Endoscopic evaluation of the gastrojejunostomy in laparoscopic gastric bypass. A series of 340 patients without postoperative leak. *Surg Endosc* 20:199, 2006.

71. Singh R, Fisher BL: Sensitivity and specificity of postoperative upper GI series following gastric bypass. *Obes Surg* 13:73, 2003.

72. Ganci-Cerrud G, Herrera MF: Role of radiologic contrast studies in the early postoperative period after bariatric surgery. *Obes Surg* 9:532, 1999.

73. Thodiyil PA, Yenumula P, Rogula T, et al: Selective non operative management of leaks after gastric bypass: lessons learned from 2675 consecutive patients. *Ann Surg* 248:782, 2008.

74. Schauer PR, Ikramuddin S, Gourash W, et al: Outcomes after laparoscopic Roux-en-Y gastric bypass for morbid obesity. *Ann Surg* 232:515, 2000.

75. Bennett JC, Wang H, Schirmer BD, et al: Quality of life and resolution of comorbidities in super-obese patients remaining morbidly obese after Roux-en-Y gastric bypass. *Surg Obes Rel Dis* 3:387, 2007.

76. Pratt GM, Learn CA, Hughes GD, et al: Demographics and outcomes at American Society for Metabolic and Bariatric Surgery Centers of Excellence. *Surg Endosc* 23:795, 2009.

77. http://www.acsnsqip.org: National Surgical Quality Improvement Program database, 2008, American College of Surgeons. Comparison of University of Virginia to 15 other centers [accessed October 2006].

78. Vance PL, de Lange EE, Shaffer HA Jr., et al: Gastric outlet obstruction following surgery for morbid obesity: Effect of fluoroscopically guided balloon dilation. *Radiology* 222:70, 2002.

79. Flum DR, Dellinger EP: Impact of gastric bypass operation on survival: A population-based analysis. *J Am Coll Surg* 199:543, 2004.

80. Christou NV, Sampalis JS, Liberman M, et al: Surgery decreases long-term mortality, morbidity, and health care use in morbidly obese patients. *Ann Surg* 240:416, 2004.

81. Angrisani L, Lorenzo M, Borrelli V: Laparosocpic adjustable gastric banding versus Roux-en-Y gastric bypass: 5-year results of a prospective randomized trial. *Surgery for Obesity and Related Diseases* 3:127, 2007.

82. Nguyen NT, Slone J, Nguyen XT, et al: A prospective randomized trial of laparoscopic gastric bypass versus laparoscopic gastric banding for the treatment of morbid obesity: outcomes, cost, and quality of life. *Annals of Surgery* (in press).

83. Hess DS, Hess DW: Biliopancreatic diversion with a duodenal switch. *Obes Surg* 8:267, 1998.

84. Marceau P, Hould FS, Simard S, et al: Biliopancreatic diversion with a duodenal switch. *World J Surg* 22:947, 1998.

85. DeMeester TR, Fuchs KH, Ball CS, et al: Experimental and clinical results with proximal end-to-end duodenojejunostomy for pathologic duodenogastric reflux. *Ann Surg* 206:414, 1987.

86. Scopinaro N, Scopinaro N, Gianetta E, et al: Biliopancreatic diversion for obesity at eighteen years. *Surgery* 119:261, 1996.

87. Ren CJ, Patterson E, Gagner M: Early results of laparoscopic biliopancreatic diversion with duodenal switch: A case series of 40 consecutive patients. *Obes Surg* 10:514, 2000.

88. Almogy G, Crookes PF, Anthone GJ: Longitudinal gastrectomy as a treatment for the high-risk super-obese patient. *Obes Surg* 14:492, 2004.

89. Cottam D, Qureshi FG, Mattar SG, et al: Laparoscopic sleeve gastrectomy as an initial weight-loss procedure for high-risk patients with morbid obesity. *Surg Endosc* 20:859, 2006.

90. Baltasar A, Serra C, Perez N, et al: Laparoscopic sleeve gastrectomy: A multi-purpose bariatric operation. *Obes Surg* 15:1124, 2005.

91. Lee CM, Cirangle PT, Jossart GH: Laparoscopic vertical sleeve gastrectomy for morbid obesity: A report of a five-year experience with 750 patients. Paper presented at: 49th Annual Meeting of the Society for Surgery of the Alimentary Tract; May 19, 2008; San Diego. *J Gastrointest Surg*. In press.

92. Whitaker RC, Wright JA, Pepe MS, et al: Predicting obesity in young adulthood from childhood and parental obesity. *N Engl J Med* 337:869, 1997.

93. Sugerman HJ, Sugerman EL, DeMaria EJ, et al: Bariatric surgery for severely obese adolescents. *J Gastrointest Surg* 7:102, 2003.

94. Capella JF, Capella RF: Bariatric surgery in adolescence. Is this the best age to operate? *Obes Surg* 13:826, 2003.

95. Abu-Abeid S, Gavert N, Klausner JM, et al: Bariatric surgery in adolescence. *J Pediatr Surg* 38:1379, 2003.

96. Rossner S: Obesity in the elderly—a future matter of concern? *Obes Rev* 2:183, 2001.

97. Nehoda H, Hourmont K, Sauper T, et al: Laparoscopic gastric banding in older patients. *Arch Surg* 136:1171, 2001.

98. Bongain A, Isnard V, Gillet JY: Obesity in obstetrics and gynaecology. *Eur J Obstet Gynecol Reprod Biol* 77:217, 1998.

99. Wittgrove AC, Jester L, Wittgrove P, et al: Pregnancy following gastric bypass for morbid obesity. *Obes Surg* 8:461, 1998.

100. Dixon JB, Dixon ME, O'Brien PE: Pregnancy after Lap-Band surgery: Management of the band to achieve healthy weight outcomes. *Obes Surg* 11:59, 2001.

101. Deitel M, Stone E, Kassam HA, et al: Gynaecologic-obstetric changes after loss of massive excess weight following bariatric surgery. *J Am Coll Nutr* 7:147, 1988.

102. Gonzalez CA, Hernandez MI, Mendoza R, et al: Polycystic ovarian disease: Clinical and biochemical expression. *J Ginecol Obstet Mex* 71:253, 2003.

103. Subak LL, Johnson C, Whitcomb E, et al: Does weight loss improve incontinence in moderately obese women? *Int Urogynecol J Pelvic Floor Dysfunct* 13:40, 2002.

104. Hickey MS, Pories WJ, MacDonald KG Jr., et al: A new paradigm for type 2 diabetes mellitus. Could it be a disease of the foregut? *Ann Surg* 227:637, 1998.

105. MacDonald KG Jr., Long SD, Swanson MS, et al: The gastric bypass operation reduces the progression and mortality of non-insulin-dependent diabetes mellitus. *J Gastroint Surg* 1:213, 1997.

106. Schauer PR, Burguera B, Ikramuddin S, et al: Effect of laparoscopic Roux-en-Y gastric bypass on type 2 diabetes mellitus. *Ann Surg* 238:467, 2003.

107. Sjöström L, Narbro K, Sjöström CD, et al: Effects of bariatric surgery on mortality in Swedish obese subjects. *N Engl J Med* 357:741, 2007.

108. Adams TD, Gress RE, Smith SC, et al: Long-term mortality after gastric bypass surgery. *N Engl J Med* 357:753, 2007.

109. Rubino F, Marescaux J: Effect of duodenal-jejunal exclusion in a nonobese animal model of type 2 diabetes: A new perspective for an old disease. *Ann Surg* 239:1, 2004.

110. Tarnoff M, Escalona A, Ibanez L, et al: Twenty-four-week followup of an open label, prospective, randomized controlled trial of endoscopic duodenal jejunal bypass sleeve (DJBS) versus low calorie diet for weight loss. Paper presented at: 25th Annual Meeting of the American Society for Metabolic and Bariatric Surgery; June 18, 2008; Washington, DC.

111. Cohen RV, Schiavon CA, Pinheiro JS, et al: Duodenal-jejunal bypass for treatment of type 2 diabetes in patients with body mass index of 22–34 kg/m2: A report of two cases. *Surg Obes Rel Dis* 3:195, 2007.

112. Cummings DE, Flum DR: Gastrointestinal surgery as a treatment for diabetes. *JAMA* 299:341, 2008.

113. Dixon JB, Pories WJ, O'Brien PE, et al: Surgery as an effective early intervention for diabesity: Why the reluctance? *Diabetes Care* 28:472, 2005.

114. American Diabetes Association: Standards of Medical Care in Diabetes—2009. *Diabetes Care* 32;513, 2009.

115. Lee W-J, Huang M-T, Wang W, et al: Effects of obesity surgery on the metabolic syndrome. *Arch Surg* 139:1088, 2004.

116. Frohlich ED: Obesity and hypertension. Hemodynamic aspects. *Ann Epidemiol* 1:287, 1991.

117. Lauer MS, Anderson KM, Levy D: Separate and joint influences of obesity and mild hypertension on left ventricular mass and geometry: The Framingham Heart Study. *J Am Coll Cardiol* 19:130, 1992.

118. Frezza EE, Ikramuddin S, Gourash W, et al: Symptomatic improvement in gastroesophageal reflux disease (GERD) following laparoscopic Roux-en-Y gastric bypass. *Surg Endosc* 16:1027, 2002.

119. Haines KL, Nelson LG, Gonzalez R, et al: Objective evidence that bariatric surgery improves obesity-related obstructive sleep apnea. *Surgery* 141:354, 2007.

120. Beymer C, Kowdley KV, Larson A, et al: Prevalence and predictors of asymptomatic liver disease in patients undergoing gastric bypass surgery. *Arch Surg* 138:1240, 2003.

121. Mattar SG, Velcu LM, Rebinovitz M, et al: Surgically-induced weight loss significantly improves nonalcoholic fatty liver disease and the metabolic syndrome. *Ann Surg* 242:610, 2005.

122. Klein S, Mittendorfer B, Eagon JC, et al: Gastric bypass surgery improves metabolic and hepatic abnormalities associated with nonalcoholic fatty liver disease. *Gastroenterology* 130:1564, 2006.

123. Hurwitz DJ, Zewert T: Body contouring surgery in the bariatric surgical patient. *Oper Tech Plast Surg Reconstr Surg* 8:87, 2002.

124. Hurwitz DJ: Single-staged total body lift after massive weight loss. *Ann Plast Surg* 52:435, 2004.

125. Shikora SA: Implantable gastric stimulation for weight loss. *J Gastrointest Surg* 8:408, 2004.

126. Miller K, Hoeller E, Aigner F: The implantable gastric stimulator for obesity: An update of the European Experience in the LOSS (Laparoscopic Obesity Stimulation Survey) Study. *Treat Endocrinol* 5:53, 2006.

127. Toouli J, Kow L, Kulseng B, et al: Vagal blocking for obesity control (VBLOCTM): Ongoing comparison of weight loss with two generations of an active, implantable medical device. Paper presented at: 25th Annual Meeting of the American Society for Metabolic and Bariatric Surgery; June 19, 2008; Washington, DC.

128. Thompson CC, Slattery J, Bundga ME, et al: Peroral endoscopic reduction of dilated gastrojejunal anastomosis after Roux-en-Y gastric bypass: A possible new option for patients with weight regain. *Surg Endosc* 20:1744, 2006.

129. Garren L: Garren gastric bubble. *Bariatr Surg* 3:14, 1985.

130. Genco A, Brui T, Doldi SB, et al: BioEnterics Intragastric Balloon: The Italian experience with 2,515 patients. *Obes Surg* 15:1161, 2005.

关键点

1. 小肠具有多种各不相同的功能。
2. 小肠梗阻是最为常见的外科疾病之一。
3. 既往手术所致肠粘连是小肠梗阻的常见病因。
4. 小肠切除术后如剩余小肠不足 200cm,病人有发生短肠综合征的风险。
5. 小肠良、恶性肿瘤少见,且诊断困难。

一个被低估的器官

胃肠道功能的实现主要依靠小肠,它是营养物质消化和吸收的主要场所[1]。小肠也是身体内最大的免疫激活和激素分泌细胞的储存库,因此能够被分别定义为最大的免疫系统和内分泌系统。小肠完成多重功能是依靠其特殊的解剖特点。这些特点包括巨大的表面面积、多样的细胞类型以及有一个复杂的神经网络能够协调这些功能。

尽管小肠比较长且功能重要,但是小肠疾病相对较少,并且在诊断与治疗方面常常遇到难题。一些常见的疾病,如术后肠梗阻,现今的治疗几乎不比 20 世纪初采用的方法更加有效。在过去的 50 年中,急性肠系膜缺血性疾病的死亡率也没有得到改善。

尽管采用了新的影像技术如胶囊内镜和双气囊内镜,但是诊断结果对于指导个体病人的临床决策仍缺乏足够的预判能力。此外,在小肠疾病的外科治疗方面仍缺少高质量的对照研究资料。

因此,良好的临床判断力和对解剖、生理、病理生理的透彻理解仍然是治疗小肠疾病的根本。

大体解剖

小肠呈管状结构,起自幽门止于盲肠。评估其长度需要结合影像、外科或尸检测量。在活体,一般认为是 4 ~ 6m[2]。小肠由三部分组成,依次为:十二指肠、空肠和回肠。最近端为十二指肠,位于腹膜后,紧邻胰头和胰体下缘。十二指肠与胃以幽门为界,与空肠以 Treitz 韧带为界。空肠和回肠位于腹膜腔内,通过广基的肠系膜与后腹膜相系。空肠与回肠之间没有明确的解剖标志进行分界。空回肠近侧的 40% 被定义为空肠,远侧的 60% 为回肠。回肠与盲肠间以回盲瓣为界。

小肠内的黏膜皱襞,称为环状皱襞或环状瓣,肉眼可见。这些黏膜皱襞在 X 线摄片上也能见到,这可以帮助鉴别小肠和结肠,后者在腹部 X 线片上没有黏膜皱襞。近端小肠的黏膜皱襞比远端小肠明显。近端小肠相比远端小肠在肉眼上比较明显的特征包括管径更大、管壁更厚、肠系膜脂肪更少及直血管更长(图 28-1)。肉眼观察小肠黏膜,可见淋巴样滤泡聚集。这些淋巴样滤泡在回肠比较明显,并被称为派尔集合淋巴结(Peyer's patches)。

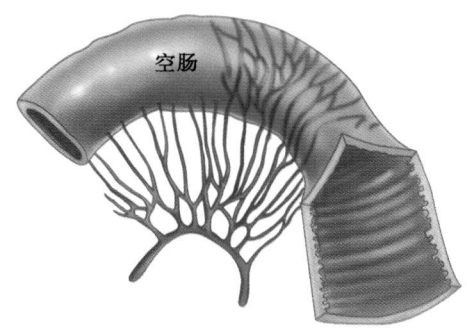
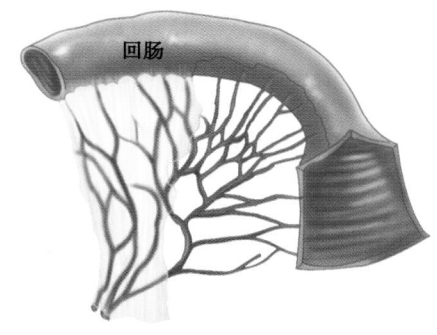

图 28-1 空肠与回肠大体特征的比较。相对于回肠,空肠管径更大,管壁更厚,环状皱襞更明显,肠系膜脂肪更少,直血管更长

十二指肠的大部分动脉供血源于腹腔动脉和肠系膜上动脉。十二指肠远端、空肠和回肠由肠系膜上动脉供血。其静脉则通过肠系膜上静脉回流。淋巴液通过与动脉伴行的淋巴管回流。淋巴液通过肠系膜淋巴结回流至乳糜池,然后通过胸导管,最终进入左锁骨下静脉。支配小肠的副交感神经和交感神经分别发自迷走神经和内脏神经。

组织学

小肠肠壁由四层组成:黏膜层,黏膜下层,肌层和浆膜层(图 28-2)。

黏膜层位于最内层,由三层组成:上皮层、黏膜固有层和黏膜肌层。上皮层暴露于肠腔内,能从肠腔内吸收并向肠腔内分泌物质。黏膜固有层紧邻上皮层,由结缔组织和多型细胞构成。黏膜肌层是一层很薄的平滑肌细胞,与黏膜下层分隔。

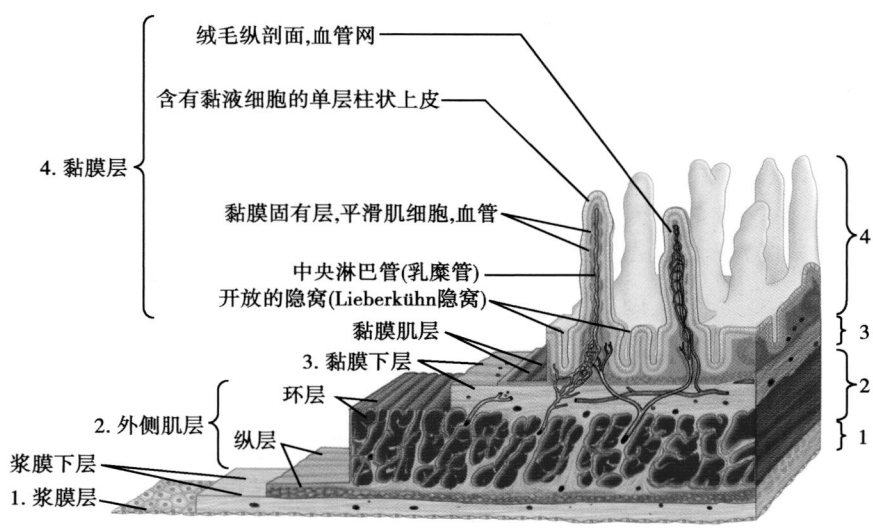

图 28-2 小肠肠壁的各层结构。各个层次及其特征

黏膜层由绒毛和隐窝(Lieberkühn 陷窝)构成。绒毛呈指状凸起,上皮层和下面的固有层(内包含血管和淋巴管-乳糜管),一起向肠腔内伸展。小肠上皮细胞增殖形成隐窝,每一个隐窝平均有 250～300 个细胞。每个隐窝内的所有细胞均源于隐窝或邻近隐窝基底部数目不详的多能干细胞。其后代经过几个快速分裂的细胞周期进行增殖,然后沿着四条路径中的一条定向分化,最终形成肠细胞、杯状细胞、肠内分泌细胞和 Paneth 细胞。除了 Paneth 细胞外,其他细胞系从各自隐窝向邻近绒毛的向上迁移过程中完成最终的分化。从隐窝到绒毛顶端的行程需要 2～5 天,这些细胞最终通过凋亡和(或)表皮脱落的方式被清除。这样,小肠上皮经过不断地更新,使其成为体内最活跃的组织。频繁的细胞更新增强了黏膜的恢复能力,但是也使小肠对某些损害,如放、化疗,变得非常敏感。

肠细胞在小肠上皮中主要起吸收作用。它们细胞膜的顶端(肠腔面)包含特殊的消化酶、转运蛋白和微小陷窝,后者可以增加小肠吸收表面面积达 40 倍。杯状细胞能够产生黏蛋白,使黏膜对致病菌具有防御能力。肠内分泌细胞可以特异地分泌含有调节物质的颗粒,这些将在后面关于内分泌功能的章节中详细讨论。Paneth 细胞位于陷窝底部,分泌含有生长因子、消化酶和抗微生物肽的颗粒。此外,小肠上皮还有微褶细胞(M 细胞)和上皮内淋巴细胞。这两部分细胞将在免疫系统中讨论。

黏膜下层由致密的结缔组织和多型细胞组成,包括白细胞和成纤维细胞。黏膜下层也包括血管、淋巴管、神经纤维以及黏膜下神经丛(Meissner's)中的神经节构成的广泛的网状结构。肌层由外纵形和内环形的平滑肌组成。位于两层之间的是肠肌神经丛(Auerbach's)中的神经节。

浆膜由单层间皮细胞组成,是脏腹膜的一部分。

发育学

小肠最初能够识别的前体是胚胎的原肠管,是在第 4 孕周时由内胚层形成的。原肠管分为前肠、中肠和后肠。十二指肠源于前肠,其余的小肠则起源于中肠。原肠管开始与卵黄囊相连通,在第 6 周时两者之间的连通部分变狭窄形成卵黄管。卵黄囊和卵黄管通常在妊娠末期闭锁。卵黄管闭锁不完全则形成与梅克尔憩室有关的一系列缺陷。

同样,在第 4 孕周,胚胎分裂形成中胚层。部分中胚层贴敷于内胚层形成脏腹膜,而另一部分贴敷于外胚层形成壁腹膜。中胚层的分裂形成体腔,这是腹膜腔的前体。

大约在第 5 孕周,肠开始延长并远远超出了尚在发育中的腹膜腔,结果发育中的肠形成了胚外体腔疝。在接下来的数周肠继续延长,在第 10 孕周回退到腹膜腔内。接着,十二指肠形成了腹膜外结构。与膨出和回退同时发生的是肠沿后腹壁进行 270° 的逆时针旋转。旋转后盲肠一般情况下位于右下腹,十二指肠空肠结合部则位于中线左侧(图 28-3)。

腹腔和肠系膜上动脉静脉均起源于卵黄血管系统,而卵黄血管系统是在第 3 孕周由胚脏壁中胚层内形成的血管发育而成。在第 3 孕周,神经嵴细胞开始自神经管迁移,形成小肠内的神经元。这些神经嵴细胞进入原始前肠内,在随后的迁移中进入其余的肠内。

在第 6 孕周,发育中的肠腔由于上皮的快速增生而闭塞。在随后的数周肠腔内物质空泡化,在第 9 孕周肠腔融合再通。在再通的过程中如发生错误则导致畸形,如重复畸形和狭窄。但是最常见的小肠闭锁一般认为不是再通时发生的错误所致,而是与器官形成后的局部缺血有关。在第 9 孕周,小肠上皮发生小肠特异化,如陷窝-绒毛形成。大约在第 12 周器官

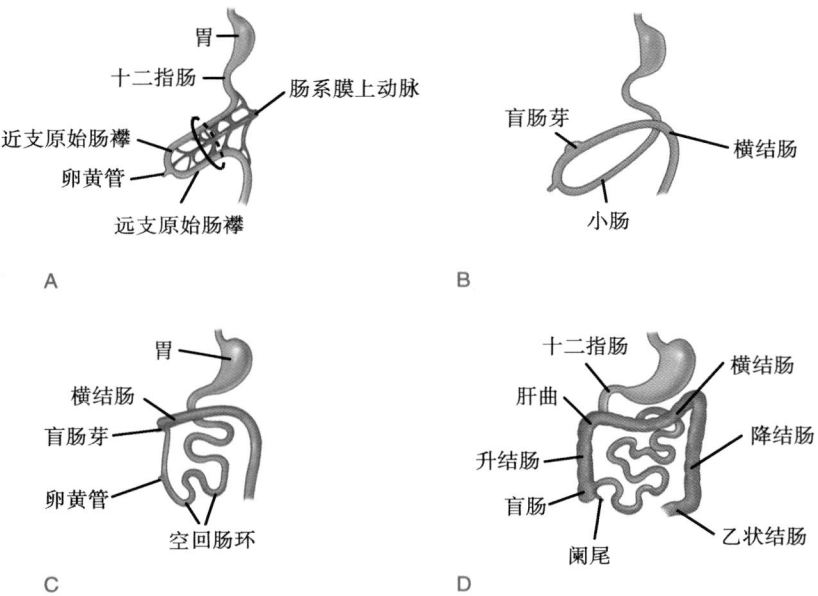

图 28-3　小肠在发育中的旋转。**A.** 在第 5 孕周,发育中的小肠自体腔内疝出,开始沿着肠系膜上动脉为轴心进行逆时针旋转;**B** 和 **C.** 小肠继续旋转,发育中的横结肠旋转至十二指肠的前面;**D.** 小肠和结肠最终的位置,经过 270° 逆时针旋转,发育中的小肠最终回到腹腔

发育完成。

　　阐明关于调节小肠发育的机制是目前研究的热点领域。

生理学

消化与吸收

　　肠上皮是吸收和分泌发生的场所。通常存在具有特异化的吸收上皮,上皮细胞的细胞膜分为顶端(肠腔侧)和通过细胞间紧密相连形成的基底侧(浆膜侧),并且不对称地分布着跨膜转运蛋白,其作用是推动媒质通过上皮细胞转运。

　　溶质可以经上皮通过主动或被动转运机制进行转运。溶质的被动转运是由存在的电化学梯度推动的扩散或对流。溶质主动转运是在缺乏或对抗电化学梯度时发生的能量依赖性的转运。

　　主动转运通过跨细胞通道(穿过细胞),而被动转运可以通过跨细胞通道或旁细胞通道(位于细胞间的紧密连接)来完成。跨细胞转运需要溶质依靠膜蛋白才能通过细胞膜,如通道、载体和泵。转运蛋白的分子学鉴定进展很快,包括不同的转运蛋白家族,每个家族都包括多个单基因编码的特异转运蛋白。同样,对旁细胞通道的认识也取得了进展。不同于以往所认为的,现在已明确旁细胞通透性与底物特异性及动力学有关,并易受特殊紧密连接蛋白的调节[3]。

水和电解质的分泌和吸收

　　每天进入小肠的液体为 8~9L。绝大部分由唾液、胃液、胆汁、胰液和小肠分泌物组成。在正常情况下,小肠吸收其中的 80%,剩余的大约 1.5L 液体进入结肠(图 28-4)。小肠的吸收和分泌是精密调节的,在本章讨论的一些疾病中,其水与电解质稳态失衡与其临床特征密切相关。

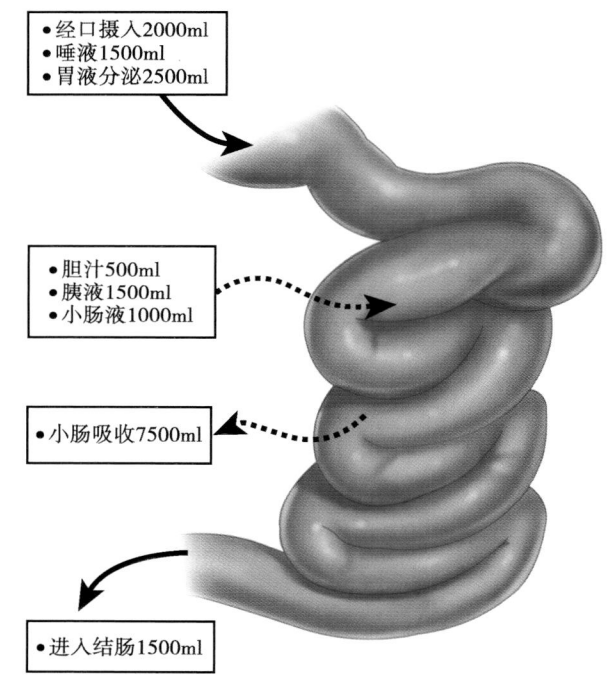

- 经口摄入2000ml
- 唾液1500ml
- 胃液分泌2500ml

- 胆汁500ml
- 胰液1500ml
- 小肠液1000ml

- 小肠吸收7500ml

- 进入结肠1500ml

图 28-4　小肠的液体。图示健康成人每天进出小肠的液体量

　　一般认为,水的吸收是靠激活上皮内 Na^+ 的吸收而产生的渗透压梯度来完成的;而水的分泌则是靠上皮 Cl^- 的分泌而产生的渗透梯度驱动的。大部分小肠水的转运被认为是通过跨细胞通道完成的[4]。介导水吸收的特殊转运机制也不是完全清楚的。水通道蛋白(水通路)在肠上皮有表达,不过由它完成的小肠水吸收还是相当少的[5]。

　　肠上皮 Na^+ 吸收的主要模式如图 28-5 所示。具有活性的

Na⁺/K⁺ATP 酶位于基底外侧膜。在每次能量依赖的转运过程中,3 个细胞内的 Na⁺与 2 个细胞外的 K⁺进行交换,产生的电化学梯度驱动钠从肠腔内向上皮细胞质内转运。胞膜顶端的钠转运也可以通过几种直接的转运蛋白机制,包括与营养物质偶联的钠转运体（如 Na⁺/葡萄糖协同转运蛋白,SGLT1）、Na⁺通道和 Na⁺/H⁺交换体。吸收的钠离子随后通过位于基底外侧膜的 Na⁺/K⁺ATP 酶从肠上皮内排出。相似的机制也可以解释其他离子的转移,如 K⁺和 HCO₃⁻。

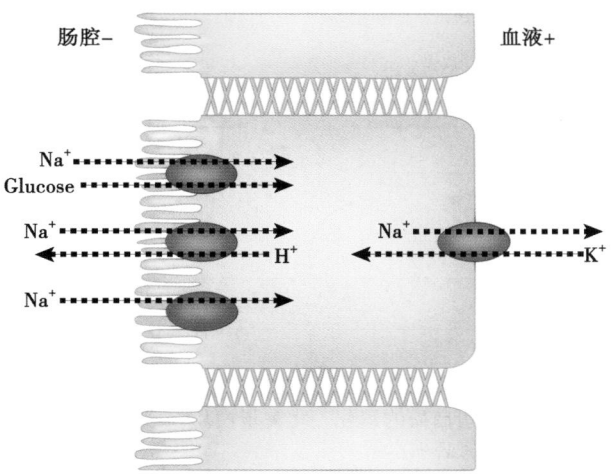

图 28-5 经上皮 Na⁺的吸收模式。Na⁺通过多种机制被转至肠上皮的顶端膜,这些机制包括营养物质偶联的钠转运、Na⁺/H⁺交换和 Na⁺通道。激活的 Na⁺/K⁺ATP 酶位于基底侧膜,其产生的电化学梯度驱动 Na⁺的吸收

不论是隐窝-绒毛还是在头尾轴上,均存在肠上皮转运机制上的非均质性。例如营养成分偶联的钠转运体在成熟的绒毛细胞表达,但是在隐窝细胞上缺乏表达。相反,囊性纤维化跨膜调节因子（一种 Cl⁻离子通道）在隐窝细胞上有更多的表达。这种空间分布模式与绒毛吸收功能和隐窝的分泌功能是相符的。

肠的吸收和分泌较易受激素、神经和免疫调剂介质的影响,而不论是在生理条件下还是在病理条件下（表 28-1）。

碳水化合物的消化和吸收

西方人膳食中平均能量消耗的 45% 是由碳水化合物构成的,其中大约 50% 源自谷物和植物中以淀粉形式存在的直链或支链葡萄糖。其他主要源于膳食的碳水化合物包括来自牛奶的糖（乳糖）、水果和蔬菜的糖（果糖,葡萄糖和蔗糖）或从甘蔗及蜂蜜中的纯化物（蔗糖）。加工食品中包含各种糖,包括果糖、寡糖和多糖。肉类中包含的糖只占膳食中碳水化合物的小部分。

胰腺淀粉酶是淀粉消化的主要酶,开始阶段有唾液淀粉酶的参与。淀粉酶介导的淀粉消化的最终产物是寡糖、麦芽三糖、麦芽糖和 α 糊精（图 28-6）。这些产物和饮食中的主要二糖类（蔗糖和乳糖）,都不能直接吸收。它们必须经过水解、分裂为组成它们的单糖形式,水解作用是由细胞膜的刷状缘的水解酶催化的,后者在十二指肠和空肠的绒毛上有丰富的表达。碳水化合物消化的终产物主要有三种单糖,分别是葡萄糖、半乳糖和果糖。

表 28-1	肠吸收和分泌的调节

刺激水吸收或抑制水分泌的物质
醛固酮
糖皮质激素
血管收缩素
去甲肾上腺素
肾上腺素
多巴胺
生长抑素
神经肽 Y
肽 YY
脑啡肽

刺激水分泌或抑制水吸收的物质
胰泌素
缓激肽
前列腺素
乙酰胆碱
心钠素
加压素
血管活性肽
铃蟾肽
P 物质
5-羟色胺
神经降压肽
组胺

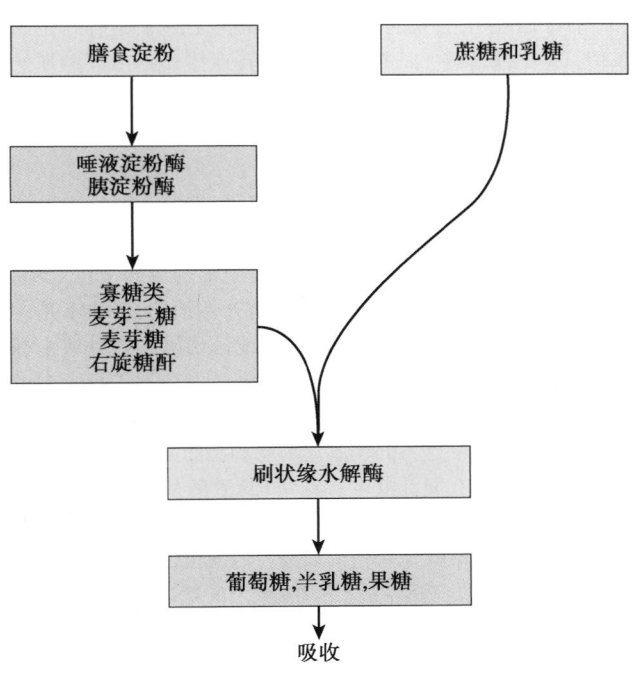

图 28-6 碳水化合物的消化。膳食中碳水化合物,包括淀粉和二糖类（蔗糖和乳糖）,在被小肠上皮吸收之前,必须水解为单糖类（葡萄糖、半乳糖和果糖）。这些水解反应是通过唾液淀粉酶、胰淀粉酶及小肠刷状缘膜上的水解酶催化的

在生理条件下,大部分糖类是经由跨细胞途径通过上皮被吸收的。葡萄糖和半乳糖是经由小肠的 SGLT1 转运通过

上皮刷状缘膜的（图 28-7）。果糖是由葡萄糖转运 5（GLUT5，葡萄糖转运家族中的成员）的易化扩散通过刷状缘膜的。所有这三种单糖都是由易化扩散的方式通过基底外侧膜的。移出的单糖扩散至小静脉最终进入门静脉系统。

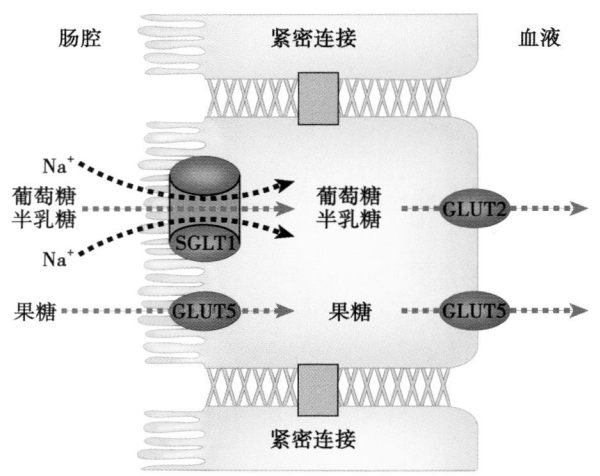

图 28-7 己糖的转运。葡萄糖和半乳糖进入肠上皮细胞是通过位于顶端侧（刷状缘）膜上的钠离子/葡萄糖协同转运蛋白 1（SGLT1）的二次主动转运完成的。果糖是通过葡萄糖转运蛋白 5（GLUT5）的易化扩散进入的。葡萄糖和半乳糖通过葡萄糖转运蛋白 2（GLUT2）的易化扩散穿过基底侧膜，果糖通过 GLUT5 穿过基底侧膜

有证据表明，在疾病状态下如糖尿病，己糖转运体特别是 SGLT1 存在过表达[6]，通过下调这些转运体作为治疗糖尿病和肥胖疾病新方法的一些研究正在进行中[7]。

蛋白质的消化和吸收

西方人平均能量消耗的 10% ~ 15% 来源于膳食中的蛋白质。除了膳食蛋白质类，大约 50% 进入小肠的蛋白质为内生性物质，包括唾液、胃肠道分泌物及脱落的小肠上皮细胞。蛋白质最初在胃内由激活的胃蛋白酶开始消化，但这不是主要的途径，因为外科病人或胃酸缺乏或已切除了部分或全部的胃，但仍能进行蛋白质的消化。消化过程在十二指肠内由激活的各种蛋白酶继续完成，这些酶是以无活性的蛋白酶原形式分泌出来的。这不同于胰淀粉酶和脂肪酶都是以活性酶的形式分泌的。在胆汁酸的存在下，肠激酶从小肠的刷状缘膜释放，催化胰蛋白酶原转化为胰蛋白酶；胰蛋白酶反过来进行自身激活并激活其他蛋白酶。肠腔内的蛋白质最终被消化成中性和碱性的氨基酸以及含 2 ~ 6 个的氨基酸的短肽（图 28-8）。此外，也可以通过激活肠上皮刷状缘和细胞质内的肽酶进行消化。上皮通过膜结合转运蛋白吸收所有的氨基酸及二肽或三肽。吸收的氨基酸和肽类进入门静脉循环系统。

不同于所有的氨基酸，谷氨酰胺是唯一的肠细胞的能源。激活的谷氨酰胺通过顶端和基底侧转运系统吸收进入肠上皮细胞。

脂肪的消化与吸收

西方膳食中平均约含 40% 的脂肪。超过 95% 的膳食脂

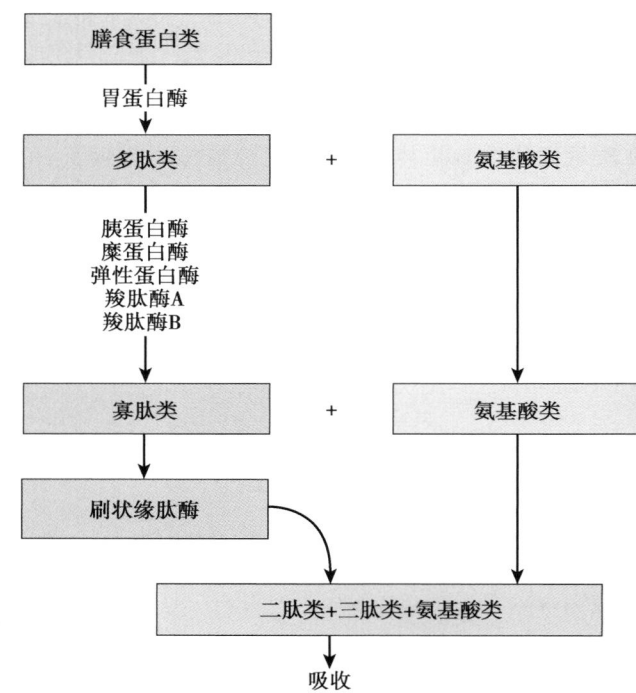

图 28-8   蛋白质的消化。膳食蛋白质在吸收进入小肠上皮之前必须水解为氨基酸类、二肽类和三肽类。这些水解反应是由胰肽酶（例如胰蛋白酶）和肠上皮刷状缘的肽酶催化完成的

肪为长链甘油三酯；其他包括磷脂类如卵磷脂、脂肪酸、胆固醇和脂溶性维生素。摄取的脂肪超过 94% 是在近端空肠吸收。

脂肪在正常情况下是不溶于水的，通过咀嚼和胃窦研磨的机械作用将摄入的脂肪转变成可溶性的乳状是吸收的关键。甘油三酯初始在胃部通过胃脂肪酶的脂解作用形成脂肪酸和甘油单酯，但这一过程主要是在近端小肠由胰脂肪酶催化完成（图 28-9）。

胆汁酸作为一种去垢剂能够通过形成混合微胶粒达到脂溶作用。这些微胶粒是多分子聚合物，具有疏水的脂肪核和亲水的表层，作为穿梭载体携带脂解产物穿过肠上皮的刷状缘膜，最终完成吸收过程。留在肠腔内的胆汁酸盐在回肠末端被再吸收，进入门静脉系统，再被重新分泌入胆汁，此为肠肝循环。

从微胶粒中分离的脂类有一薄水层（厚度 50 ~ 500μm），在酸性的微环境下与刷状缘的非流动水层贴敷。大部分脂类在近端空肠吸收，胆盐通过主动转运在回肠末端被重吸收。脂肪酸结合蛋白是位于刷状缘膜的蛋白质家族，通过易化扩散作用使长链脂肪酸通过刷状缘膜。胆固醇通过刷状缘膜是主动转运过程，这一过程是非常有特征的。在肠细胞内，甘油三酯重新合成并被包裹入乳糜微粒，再分泌至肠内淋巴管并且最终进入胸导管。在乳糜微粒中，脂蛋白起到类似于胆盐在混合微胶粒中去垢剂的作用。

上面描述的是含有长链脂肪酸的甘油三酯的消化和吸收过程。不过，含有短链和中链脂肪酸的甘油三酯是亲水的，不必经过肠腔内的水解、微胶粒的溶解、黏膜的再酯化和乳糜微粒等过程就可以被吸收。实际上，它们是直接吸收进入门静脉循环而不是淋巴管。这些资料提供了营养支持的理论基

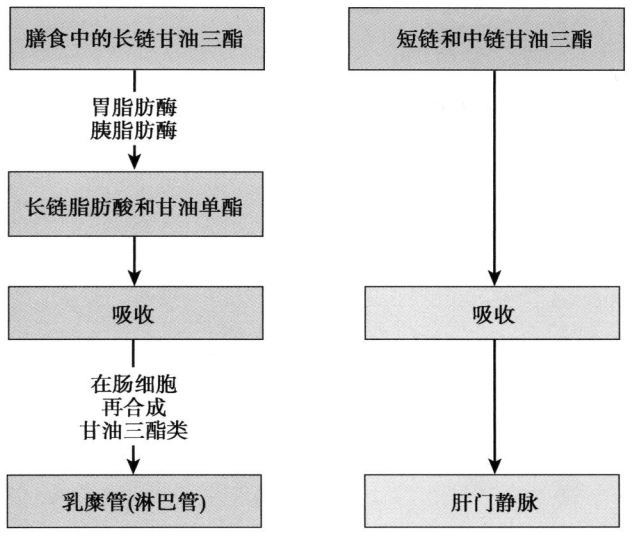

图 28-9　脂类的消化。长链甘油三酯是膳食脂肪的主要组成部分,被小肠上皮吸收之前必须被脂解为长链脂肪酸和甘油单酯。这些反应是由胃和胰脂肪酶催化完成的。脂解的产物形成混合微胶粒转运至肠细胞内,在此再合成甘油三酯,然后包裹形成乳糜微粒分泌到肠淋巴管(乳糜管)内。由短链和中链脂肪酸组成的甘油三酯自小肠上皮直接吸收,不需要脂解即被分泌到肝门静脉内

础,中链甘油三酯可以用于患有消化功能受损和(或)长链甘油三酯吸收障碍的胃肠道疾病病人。

维生素和矿物质的吸收

　　维生素 B_{12}(钴胺素)的吸收障碍是由于各种外科手术导致的。维生素通常与唾液分泌的 R 蛋白结合。R 蛋白在十二指肠内被胰酶分解,游离的钴胺素与胃壁细胞分泌的内因子结合。钴胺素-内因子复合物可以逃避胰酶的分解,到达回肠的末端,此处有表达内因子的专一性受体。钴胺素以后的吸收过程缺乏特异性,但是紧密结合的复合体可能是通过易位进入肠细胞的。因为上述每一步骤对钴胺素的吸收都是必要的,所以胃切除手术、胃旁路手术和回肠切除手术都可以导致维生素 B_{12} 的缺乏。

　　其他水溶性维生素是通过特殊的载体介导运转的,已经明确的包括抗坏血酸、叶酸、硫胺素、核黄素、泛酸及生物素。脂溶性维生素 A、维生素 D 和维生素 E 都是通过被动扩散吸收的。维生素 K 可以通过被动扩散和载体介导两种方式吸收。

　　钙的吸收通过跨细胞转运和旁细胞通道扩散。十二指肠是跨细胞转运的主要部位,旁细胞通道转运可以在小肠全长进行。跨细胞钙转运的关键步骤需要钙结合蛋白的调节,钙调蛋白是一种位于肠细胞胞质内能与钙相结合的蛋白质。维生素 D 通过调节钙结合蛋白的合成这一重要机制来调节小肠的钙吸收。在胃旁路手术的病人钙水平异常增高。碳酸钙是补充钙的常用剂型,价格低廉。但是在某些低胃酸的病人柠檬酸钙更好一些。

　　铁和镁的吸收都可以经过跨细胞转运和旁细胞通道。二价金属转运蛋白可以转移 Fe^{2+}、Zn^{2+}、Mn^{2+}、Co^{2+}、Cd^{2+}、Cu^{2+}、Ni^{2+} 和 Pd^{2+},最近研究认为,它位于小肠刷状缘,这至少可以

解释部分离子的跨细胞转运[8]。

屏障与免疫功能

　　尽管肠道上皮能够有效地吸收食物中的营养物质,但是它必须区分病原体和无害的抗原,如食物中蛋白质和共生菌,并且也要抵御病原菌的入侵。有利于上皮防御的因素包括免疫球蛋白 A(IgA)、黏蛋白以及刷状缘膜和紧密连接,这些对大分子和细菌的具有相对的不可渗透性。新近报道的在小肠黏膜防御中起关键作用的因子包括抗微生物肽,如防御素类[9]。众所周知,肠道相关淋巴组织(GALT)是小肠免疫系统中的成员,包含体内超过 70% 的免疫细胞。

　　GALT 从概念上分为诱导部位和效应部位[10]。诱导部位包括派尔集合淋巴结、肠系膜淋巴结和分散在整个小肠的小肠淋巴样滤泡(图 28-10)。派尔集合淋巴结内聚集了大量的 B 细胞滤泡,含有 T 细胞的部分分布在小肠的黏膜固有层,其中主要在远端回肠。叠压在派尔集合淋巴结上的是含有 M 细胞的特殊上皮,这些细胞的顶端是微褶而不是微绒毛,这在小肠上皮中是最有特征的。经上皮小泡转运,M 细胞将微生物传递给下层的专职抗原递呈细胞,如树突细胞。此外,树突细胞可以通过树突样过程将肠腔内抗原直接取样并扩散至上皮间的紧密连接。抗原递呈细胞与静息淋巴细胞相互作用,然后通过淋巴管引流进入肠系膜淋巴结,在此进一步分化。这些淋巴细胞经胸导管进入体循环,最终聚集在肠黏膜的效应部位。也可能存在其他的诱导机制,如在肠系膜淋巴结内的抗原递呈。

　　效应淋巴细胞分布在不同的部位。产生 IgA 的浆细胞来源于 B 细胞,分布于黏膜固有层。$CD4^+$ 细胞也位于黏膜固有层。$CD8^+$ 优先迁移到上皮层,但是也能在黏膜固有层中发现。这些 T 细胞主要作用是免疫调节,$CD8^+$ 还有潜在的细胞毒 T 淋巴细胞的活性。IgA 经小肠上皮细胞转运到肠腔,并与一种分泌成分复合形成二聚体存在于肠腔。这种形式使 IgA 能够抵抗消化酶的蛋白水解作用。一般认为 IgA 不仅能帮助阻止微生物通过上皮,还有助于排除进入黏膜固有层的抗原或微生物。

　　免疫系统抵御病原体失败导致细菌和(或)毒素进入体循环被认为是引发败血症的病因。相反,对食物性抗原或共生细菌免疫敏感性过强或缺乏耐受性被认为是产生慢性炎症反应的发病机制,如乳糜泻和克罗恩病[10]。

运动功能

　　小肠肌层的肌细胞是电-机械偶联体。固有肌层收缩使小肠产生蠕动。外侧纵行肌层的收缩引起肠管缩短,内层环形肌的收缩引起肠管变窄。黏膜肌层的收缩引起黏膜或绒毛的摆动,但不引起蠕动。

　　小肠中的固有肌层存在几种不同的运动模式。这些模式包括上行激动和下行抑制模式,如在摄取食物的情况下,近端肌肉在食物刺激下开始发生收缩运动,同时远端肌肉松弛(图 28-11)。小肠在缺乏任何外来神经干涉时,也存在这两种反射。结果沿着小肠纵轴的协调运动产生了小肠的蠕动。这种摄食和餐后模式在食物摄入后 10~20 分钟开始,4~6 小时后消失。有节律的分节或压力波仅出现在短距离的小肠上。分节模式被假设为能够协助肠腔内容物的混合,并且有利于

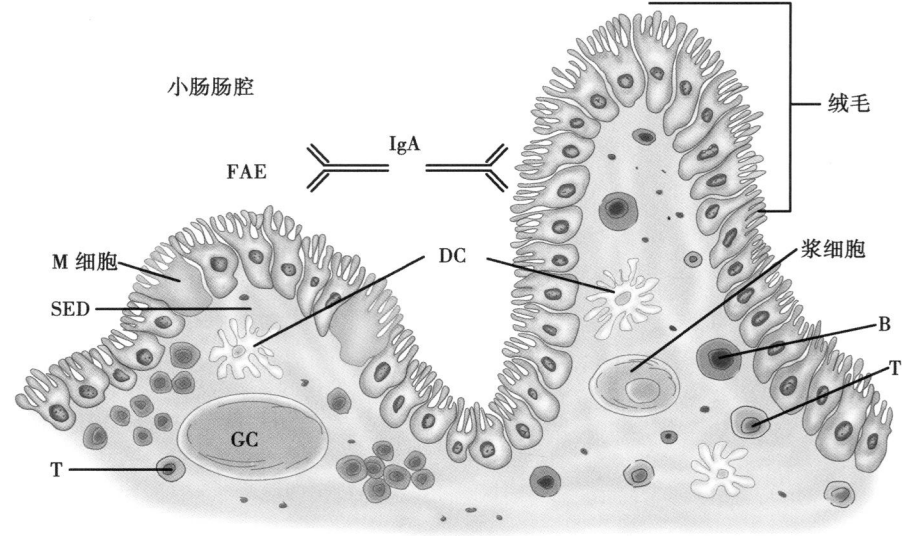

图 28-10　肠相关淋巴样组织。肠相关淋巴样组织部分组成由图概略表示。派尔集合淋巴结由特异性滤泡上皮(FAE)构成,包含 M 细胞。上皮下的穹窿区域富含树突细胞(DC)和含有生发中心的 B 细胞滤泡。浆细胞位于黏膜固有层中,能够产生免疫球蛋白 A(IgA),IgA 被转运到肠腔内,作为第一道防御病原体的防线。肠相关淋巴样组织其他的组成包括孤立淋巴滤泡、肠系膜淋巴结和调节和效应淋巴细胞。B = B 细胞;T = T 细胞

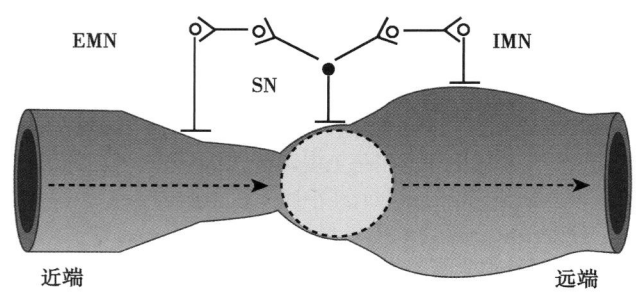

图 28-11　上行兴奋与下行抑制系统。在肠腔内存在食团时,感觉神经元(SN)感知并释放信号(a)兴奋支配近端肠肌细胞的运动神经元(EMN)并且抑制支配远端肠肌细胞的运动神经元(IMN)。这种运动的反射模式是由肠神经系统控制的,并无肠外神经干涉。结果产生蠕动

内容物与吸收黏膜表面的接触。禁食模式或消化间运动周期(IDMC)由三个时相组成:Ⅰ 相的特征是运动静息期;Ⅱ 相的特征是以低频率产生看似无序的压力波;Ⅲ 相的特征是以最大频率产生持续的压力波。一般认为,这种模式可以把小肠内食物残渣及细菌排除。IDMC 的持续时间为 90 ~ 120 分钟。在任何特定的时间段,不同部位的小肠处于 IDMC 的不同时相。

小肠运动的调节机制包括小肠自身的起搏点和外来神经的调节信号。间质细胞 Cajal 是多形性间充质细胞,位于小肠固有肌层,可以产生慢波(起搏器电压的基本电节律),在启动小肠收缩基本节律时发挥起搏点的作用。慢波的频率是沿着小肠纵轴变化的,变化范围从十二指肠的 12 次/分到远端回肠的 7 次/分。平滑肌的收缩只发生在动作电位(锋电位)

叠加在慢波时。慢波决定了收缩的最大频率,但不是每个慢波都产生收缩。

从根本上讲,收缩机制易受神经和激素的调节。肠运动系统(ENS)起到了抑制和兴奋的作用。主要的兴奋性递质是乙酰胆碱和 P 物质;抑制性递质包括一氧化氮、血管活性肠肽和 ATP。交感神经通常起着抑制 ENS 作用;因此增加交感神经的输出将导致小肠平滑肌活动性的下降。副交感神经运动支配功能比较复杂,既有抑制又有兴奋 ENS 运动神经元作用。因此副交感神经对肠运动的效应是难以预测的。

内分泌功能

内分泌学作为一门学科的诞生与发现分泌素———一种肠调节肽有关,肠调节肽是第一个被鉴定出来的激素。小肠是目前所知激素细胞最多、产生激素量最大的器官[11]。超过 30 多种肽类激素是在胃肠道分泌的,这点已经得到鉴定。由于转录后和翻译后的加工,有超过 100 种调节肽在肠道产生。此外,单胺类(如组胺和多巴胺和类花生酸类)等具有激素样活性的物质也在肠道产生。

"肠道激素"以前被定义为由小肠黏膜内分泌细胞产生的肽类,这些肽类被释放入体循环后再到达胃肠道靶点受体。现在我们清楚地知道"肠道激素"的基因在体内广泛表达,且并不限于内分泌细胞,也包括中枢神经和周围神经[12]。因此,它们不仅可以以纯血源性激素发挥作用,也可以通过局部效应发挥作用。

值得注意的是,个别调节肽在胃肠道中存在同源物。基于它们的同源性,大约 50% 已知的调节肽可以归于同一家族[12]。例如,促胰液素家族包括促胰液素、胰高血糖素、类高血糖素多肽、糖依赖性促胰岛素肽、血管活性肠肽、组异肽、生

长激素释放激素和脑垂体腺苷环化酶激活肽。其他肽类家族包括胰岛素、表皮生长因子、胃泌素、胰多肽、速激肽和生长抑素。

受体亚型的多样性和表达这些受体亚型细胞的专一性这些保证了调节介质复杂功能的特异性。详细地描述这些功能超出了本章节的范围。不过小肠上皮的内分泌细胞产生的调节肽和它们最基本的功能将会列表简要概述（表 28-2）。因为一些肽类及其类似物已经常规用在了临床实践中，例如奥曲肽，一种生长抑素的长效类似物，用于治疗改善神经肿瘤相关症状（例如类癌综合征）、胃切除术后倾倒综合征、肠外瘘和食管静脉曲张急性出血的早期治疗等。胃泌素对促胰液素的反应是一个标准试验的基础，该试验用于诊断 Zollinger-Ellison 综合征。胆囊收缩素用于评估胆囊造影检查，可以用于具有胆绞痛但是没有胆结石的病人。在表 28-2 中所列的肽中，高血糖素样肽 2（GLP-2）被认为可以作为特殊的和潜在的肠营养激素。GLP-2 可以同时刺激肠上皮细胞的增殖和抑制其凋亡。已经证明 GLP-2 能诱导肠再生并可以促进多种肠道疾病实验模型的治愈。目前，正在作短肠综合征病人的临床疗效的评价，这将在短肠综合征一节中讨论。

表 28-2　由小肠产生的代表性的调节肽

激素	来源[a]	作用
生长抑素	D 细胞	抑制胃肠道的分泌，运动和内脏的灌流
胰泌素	S 细胞	刺激胰腺的外分泌
		刺激肠道的分泌
胆囊收缩素	I 细胞	刺激胰腺的外分泌
		刺激胆囊排空
		抑制奥迪括约肌的收缩
促胃动素	M 细胞	刺激小肠的运动
YY 肽	L 细胞	抑制小肠的运动和分泌
胰高血糖样肽 2	L 细胞	刺激小肠上皮的增殖
神经降压肽	N 细胞	刺激胰液和胆汁的分泌
		抑制小肠的运动
		刺激小肠黏膜的生长

[a]表中所示小肠上皮内内分泌细胞产生的各种肽类。这些肽类也可以在非小肠组织广泛表达

小肠的适应性

小肠具有适应能力以应对生理性或病理性条件下产生的各种变化。本节将讨论与一些疾病相关的内容，特别是小肠大部分切除术后残余小肠的适应性。小肠切除术后适应性的研究已经广泛地在动物模型中开展。在肠切除术后几个小时内，残余小肠表现出明显的上皮细胞增生肥大。随后绒毛增长，小肠吸收表面面积增加，消化和吸收功能增强。有关人类小肠切除后适应性研究的很少，但是应当与动物模型有相似的地方。这一过程需要花费 1~2 年的时间完成[13]。

关于肠切除术后小肠适应能力诱发机制的研究在当前非常活跃。几种经典的能够刺激肠生长的效应物质包括特殊的营养物质、肽类激素和生长因子、胰液及一些细胞因子[14]。能够刺激小肠生长的营养物质包括纤维素、脂肪酸、甘油三酯、谷氨酰胺、聚胺类及外源凝集素类。肽类生长因子包括表皮生长因子、转化生长因子 α、胰岛素样生长因子 I 和 II、角质形成细胞生长因子、肝细胞生长因子、胃泌素、YY 肽、神经降压肽和铃蟾肽。细胞因子中能够刺激生长的因子包括 IL-11、IL-3 和 IL-15。GLP-2 是最新且具特征性的肠上皮增殖刺激剂，对肠上皮具有潜在的特异性营养活性[15]。小肠大部切除术后血清中 GLP-2 浓度升高，GLP-2 的免疫中和作用抑制了肠切除后小肠的适应性，GLP-2 是一种很有希望的介质。

小肠切除后小肠的适应性是对被切除小肠功能的补充。一般来说，切除空肠耐受性较好，回肠会表现出很好的代偿能力。不过这种适应性反应也是有最大限度的，如果大量的小肠被切除，就是一种灾难，即众所周知的短肠综合征。在本章的最后部分将讨论短肠综合征。

小肠梗阻

流行病学

机械性肠梗阻是小肠外科疾病中最常见的疾病。致病原因多种多样，根据肠梗阻和小肠壁的解剖关系可以分为以下几种：

1. 肠内型　如小肠异物、胆结石、胎粪等。
2. 壁内型　如肿瘤、克罗恩病形成的炎症性肠腔狭窄等。
3. 肠外型　如粘连、疝、癌转移等。

由于腹部手术造成的腹腔粘连所造成的肠梗阻占小肠梗阻性疾病的 75%。美国每年有 300 000 例病人需要施行手术以治疗粘连性肠梗阻[16]。

小肠梗阻较为少见的疾病包括疝、恶性肠梗阻和克罗恩病。病人种群及实际情况不同，与上述疾病有关的肠梗阻发病频率也不相同。恶性小肠梗阻多由于外来压迫或其他邻近脏器的癌侵袭造成，极少数由于小肠肿瘤本身所致。常见的小肠梗阻的病因见表 28-3。先天性疾病也可能造成小肠的梗阻，在儿童时期往往容易被漏诊，多数患儿在成年后表现出明显的腹部症状时才首次被确诊，如先天性肠旋转不良和中肠扭转在成年后造成慢性或急性肠梗阻，鉴别诊断时应予充分考虑。肠系膜上动脉综合征是一种罕见的小肠梗阻的病因，肠系膜上动脉压迫位于其下的十二指肠水平部，这种疾病多发于年轻瘦弱者，病人时常表现出慢性、近端小肠梗阻症状。

病理生理

肠梗阻发病时，大量的气体和肠液积聚在梗阻部位的近端。肠蠕动增强以图推动潴留物突破梗阻。蠕动增强造成腹部的绞痛和腹泻，某些完全性肠梗阻的病人也有可能发生腹泻。潴留的肠气大部分源于吞咽的空气，还有一部分是由肠道产生的。液体包括饮入水、胃肠道分泌液（梗阻刺激肠道上皮的水分泌）。随着气体和肠液的蓄积，肠内和肠壁内的压力上升。肠蠕动开始减少。随着梗阻的加重，肠道内原本存在的菌群开始发生变化，大量微生物繁殖，肠周淋巴结内开始看

到移位的细菌,这种变化的具体机制尚不明确。肠壁内压力上升至一定程度会导致肠壁血供减少、肠缺血,最终发生肠梗死。这种情况称之为绞窄性肠梗阻。

表 28-3	小肠梗阻的常见病因

粘连

肿瘤

　　原发小肠肿瘤

　　继发小肠肿瘤(如黑色素瘤转移)

　　腹腔内肿瘤局部浸润(如硬纤维瘤)

　　癌转移

疝

　　外疝(如腹股沟疝和股疝)

　　内疝(如 Roux-en-Y 手术后并发症)

克罗恩病

肠扭转

肠套叠

腹部放疗后肠狭窄

缺血后肠狭窄

异物

胆石梗阻

憩室炎

梅克尔憩室

血肿

先天性异常(如肠闭锁、双管畸形和小肠旋转不良)

部分小肠梗阻时,只有部分肠腔被阻塞,气体和肠液可以通过未堵塞的肠腔。前述病理变化进展速度较完全性肠梗阻缓慢,发生绞窄的可能性也较小。

闭袢性肠梗阻是小肠梗阻中比较凶险的一种类型,发生时小肠的近端和远端同时发生梗阻(如肠扭转),这时气体和肠液被封闭在肠段内,导致肠腔压力骤升,迅速发生绞窄。

临床表现

腹部绞痛、恶心、呕吐和停止排便、排气是小肠梗阻的典型症状。近端小肠梗阻呕吐症状较远端小肠梗阻更为常见。呕吐物的特点很重要,因为随着细菌过度繁殖,呕吐物更加浑浊,这更加明确提示肠梗阻的诊断(图 28-12)。首发症状后 6~12 小时病人仍有排气和(或)排便,提示部分肠梗阻的可能大。小肠梗阻典型的体征为腹胀,发生于远端的小肠梗阻腹胀表现更加明显,近端小肠梗阻则不明显。在梗阻初期,肠鸣音亢进;但到了肠梗阻晚期肠鸣音则变得微弱。实验室检查可见循环血容量减少、持续性血液浓缩及出现电解质紊乱,轻度白细胞增高也较常见。

绞窄性肠梗阻的特点是症状和体征不相符。剧烈的腹痛提示肠缺血。病人往往表现为心率加快、局部腹痛、高热、白细胞显著升高和酸中毒。以上症状提示临床医师,病人有发生绞窄的风险,要进行积极外科干预。

诊断

诊断时要明确以下几点:①是机械性肠梗阻,还是肠麻痹? ②肠梗阻病因是什么? ③是不完全性肠梗阻,还是完全

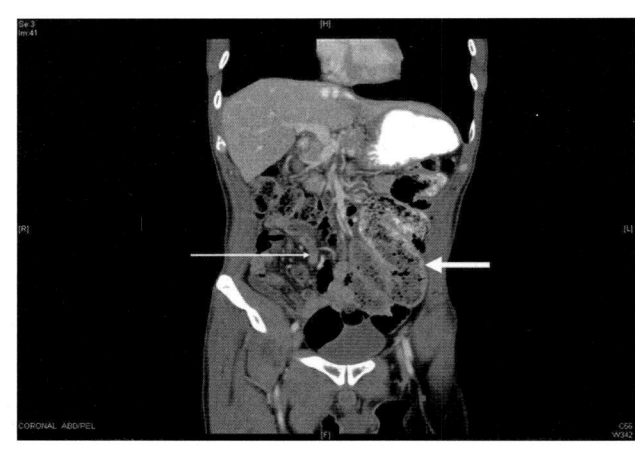

图 28-12　慢性不完全性小肠梗阻。病人主诉慢性腹痛并间断呕吐数月。CT 冠状扫描显示腹部左侧有明显扩张的小肠袢(白色粗箭头)和右侧低张力肠袢(窄箭头)。扩张的肠袢内见大量肠内容物,符合慢性梗阻的特征。病人呕吐物为粪样。开腹探查见粘连带压迫,行松解术

性肠梗阻? ④是单纯肠梗阻,还是绞窄性肠梗阻?

重要的病史信息包括既往手术史(提示粘连)、伴随的腹部疾病(如腹腔内肿瘤、炎症性肠病)均可提示肠梗阻发生的原因。在体格检查中,应仔细检查可能存在的疝(特别是腹股沟区和股部)。常规检查粪便以明确有无肉眼或隐性血便,如有则提示有绞窄性肠梗阻的可能。

小肠梗阻的诊断常常要依赖影像学的辅助。腹部 X 线摄片检查包括:①卧位腹部摄片;②立位腹部摄片;③立位胸部摄片。小肠梗阻的特点是:至少 3 个肠袢肠腔扩张(直径>3cm);立位片显示气液平面;结肠内有少量气体存留。腹部 X 线摄片的敏感度为 70%~80%[17],但特异度较差。肠麻痹和结肠梗阻也有类似的影像特征。近端小肠梗阻或者肠腔充满肠液时,不易看到气液平面和肠腔扩张,因此容易因假阴性而漏诊。尽管有诸多局限性,由于应用广泛和价格低廉,X 线摄片的诊断作用仍然不可低估。

CT 扫描对小肠梗阻具有较好的诊断价值,可达到 80%~90% 的敏感度和 79%~90% 的特异度[17]。CT 扫描可见一个不连续的移行区,其近端肠腔扩张、远端肠腔内压降低、肠腔内造影剂不能通过移行区,结肠内几乎没有气液潴留(图 28-13)。CT 扫描也能为闭袢性肠梗阻和绞窄性肠梗阻提供依据。若见到 U 形或 C 形的扩张肠袢、肠系膜血管辐射状分布、辐射发自扭转点提示闭袢性肠梗阻。绞窄则表现为肠壁增厚、肠壁气肿(气体存于肠壁间)、门静脉气栓、肠系膜气雾征、受累肠壁摄入的静脉造影剂量减少(图 28-14)。CT 扫描还可以纵览全局,观察腹内情况,明确梗阻原因。对于伴随多种腹部急症的病人,当肠梗阻只是其中一个诊断时,纵览全局尤显重要。

CT 扫描前病人需口服水溶性造影剂或稀钡。水溶性造影剂有治疗和提示预后的作用。几项研究和一系列 meta 分析的结果显示,口服造影剂 24 小时后,如造影能出现在结肠内,提示病人的肠梗阻一般不需外科干预[18]。尽管不能减少肠梗阻病人的手术率,但水溶性造影剂检查确实能够减少小肠梗阻病人的住院时间。

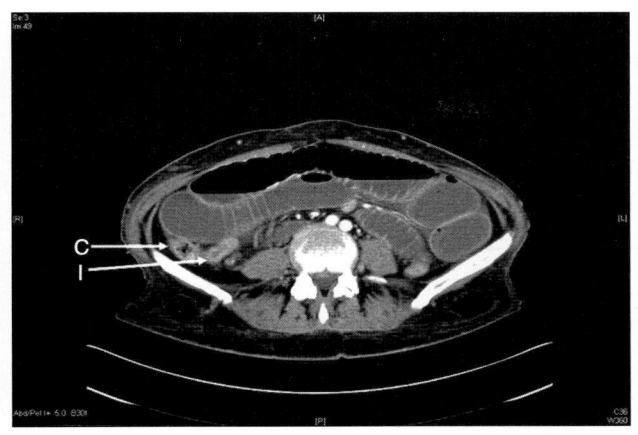

图 28-13　小肠梗阻。病人表现出肠梗阻症状和体征,CT 扫描显示极度扩张的小肠祥,末端回肠(Ⅰ)和降结肠(C)未扩张,提示远端小肠梗阻。开腹手术见前次手术形成粘连带压迫并行松解术

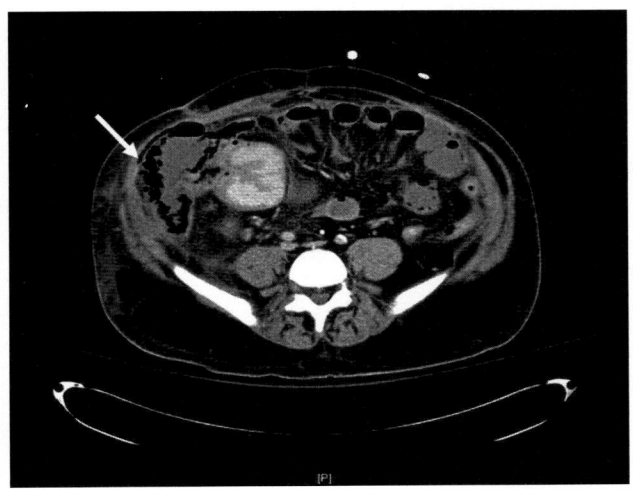

图 28-14　小肠气肿征。CT 扫描显示小肠气肿(箭头)。造成这种影像学表现是由于小肠缺血。病人接受了急诊梗死肠段切除

CT 扫描在检查轻度或者部分小肠梗阻时,诊断的敏感度低(不足 50%)是其局限性。梗阻部位移行区在轴向 CT 扫描图片上不易甄别。此时,小肠钡餐或者钡灌肠可辅助诊断。标准小肠钡餐的程序是口服或者用钡剂通过鼻胃管灌胃。序列摄片观察造影剂流向小肠远端的动态过程。怀疑有小肠穿孔时,虽然可以使用钡剂,但使用水溶性造影剂,如泛影葡胺更好一些。序列摄片与 CT 扫描相比耗时费力,但是对于诊断肠腔内或肠壁原因的梗阻具有较好的敏感度,如原发性小肠肿瘤。注入造影剂时,先将 200～250ml 的钡剂经长的鼻肠管注入近端空肠,然后再注入 1～2L 的甲基纤维素水溶液。尽管存在小肠祥重叠的干扰,但气钡双重造影仍然有利于显示小肠黏膜表面的变化并检出相对较小的病变。肠造影检查很少在急症情况下使用,但是如要查明部分肠梗阻的病因,肠造影检查确较序列摄片敏感度高。近来,肠造影 CT 扫描已被应用,据报道结果优于 X 线肠造影检查。

治疗

小肠梗阻后由于摄入水减少、呕吐、液体滞留于肠腔和肠壁,病人常有血容量锐减的表现,因此液体复苏是十分必要的。可静脉输注等渗液体,并留置尿管以记录尿量。放置中心静脉导管或肺动脉导管有助于监测液体复苏的状况,对心功能较差的病人尤显重要。基于肠梗阻情况下可能发生肠道细菌移位,一些医师主张使用广谱抗生素,但目前尚无对照研究数据支持。

鼻胃管可以不断地从胃中吸出气体和液体,有效地胃肠减压可以减少恶心、腹胀、呕吐和误吸风险。长的鼻肠管前端可以放入空肠甚至回肠,既往这种方法比较盛行,但现已较少使用。原因是鼻肠管比鼻胃管引起的并发症多,并且研究结果并未能显示出其优势所在。

一旦诊断为完全性肠梗阻,首选的治疗措施是立即手术。近来,有研究提出非手术方法治疗完全性肠梗阻,但首先应排除闭祥性肠梗阻和存在肠缺血的情况。非手术方法治疗过程中需要密切观察和频繁检查。早期手术有利于避免发生肠绞窄,一旦发生绞窄致死率和致残率明显上升。在发生不可逆缺血之前,依据临床体征、现有的实验室检查结果和影像学检查所见来判断病人是属于单纯性还是绞窄性常梗阻是不可靠的。因此,要在不可逆缺血发生前及早手术。当然采取短时间观察、胃肠减压、减慢心率、缓解疼痛、监测白细胞有无增高等都是非常必要的(图 28-15)。

非手术治疗包括胃肠减压和液体复苏,适用于以下情况:

1. 不完全小肠梗阻。
2. 术后早期肠梗阻。
3. 克罗恩病引起的肠梗阻。
4. 癌转移性肠梗阻。

不完全性肠梗阻发生绞窄的可能性很小,可采用必要的非手术治疗方法,据报道成功率为 65%～81%。在非手术治疗的病例中,5%～15% 的病人在初期治疗 48 小时后症状无明显改善[19]。因此,以 48 小时为限,症状不缓解的病人则应行手术治疗。非手术治疗期间要严密观察病人的体征变化,若腹膜炎症状加重应手术治疗。上述诊断一节中已经提及,应用水溶性造影剂如泛影葡胺,能够使肠腔内液体渗出增加,使梗阻远近端压力梯度升高,加快不完全性肠梗阻的好转。不过几乎没有证据显示,利用水溶性造影剂治疗可以减少肠梗阻的手术率[18]。

0.7% 的腹部手术病人在术后早期出现肠梗阻表现。盆腔手术病人,尤其是结直肠手术者,术后早期出现肠梗阻的几率最大[20]。肠功能恢复早期出现了与肠梗阻相关的症状或者术后 3～5 天肠功能尚未恢复,都可以认为是发生了术后早期肠梗阻。虽然腹部平片显示肠祥扩张和气液平面,但是近 1/3 的术后早期肠梗阻病人被认为是正常或非特异性的。要做出诊断需要 CT 扫描和小肠的系列检查。术后早期出现的肠梗阻通常是不完全性肠梗阻,绞窄性肠梗阻罕见。可给予 2～3 周的非手术治疗,包括胃肠休息、补液、全胃肠外营养治疗。如果诊断为完全性肠梗阻或者出现腹膜炎体征,要尽早再次开腹,勿要迟疑。

克罗恩病导致的肠梗阻将在克罗恩病一节中详细讲述。

如既往有癌症病史的病人发生了小肠梗阻,其中 25%～

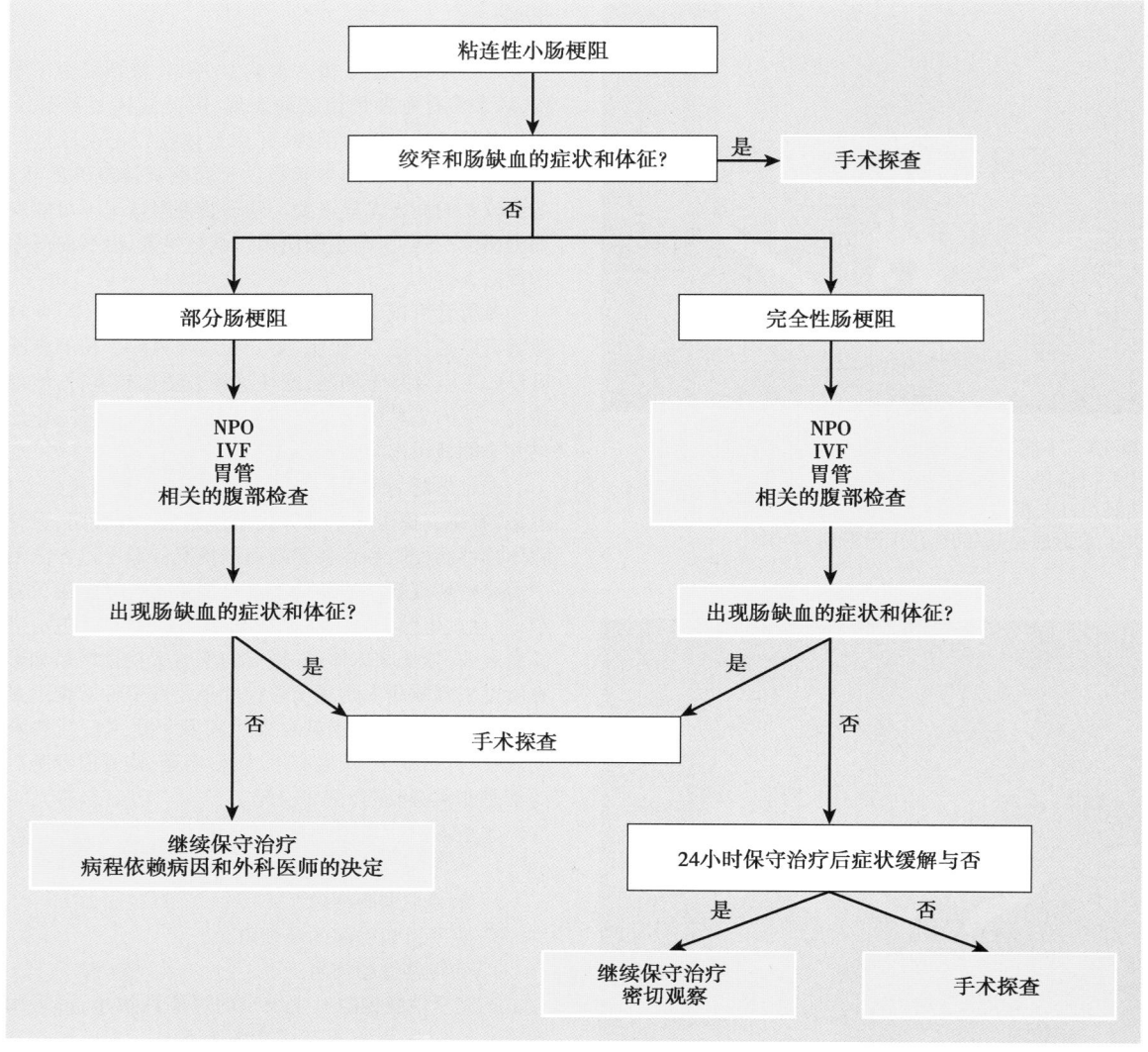

图 28-15   小肠梗阻诊治流程图。IVF=静脉输液;NPO=禁止经口摄入

33%的病人病因为粘连,因此不应放弃适当的治疗[21]。即使是对肿瘤复发造成的肠梗阻,也要积极地手术切除或者做旁路手术。癌转移性肠梗阻给治疗带来极大挑战,并且预后较差。应该结合病人的预后和愿望进行个体化治疗,旁路手术如能解除梗阻则不必勉强行肠切除。

手术方式要依据肠梗阻的病因采取相应措施,如粘连行松解术、肿瘤行切除术、疝则行还纳和修补术。应当仔细检查受累肠段,无活性肠段应予手术切除。存活肠段应具有正常色泽、蠕动和边缘动脉搏动。一般说来,肉眼观察足以判断小肠的生机。辨别不清时,可用超声多普勒检测小肠动脉是否存在搏动性血流,或者静脉注入的荧光染料后在紫外线下观察是否灌注到小肠动脉。尽管如此,结合临床判断多优于上述仪器的判断。在病人血流动力学稳定的情况下,生机可疑的小段肠段可行切除后对端吻合;但是对于大段小肠则应当尽量保留肠组织。此时可以完整地保留生机不定的小肠,24~48小时内再次剖腹探查并切除明确无生机的肠段。

成功的腹腔镜手术对小肠梗阻有较高的缓解率,术后症状迅速恢复,无不适症状发生[22]。由于扩张的肠袢容易干扰术野,因此对于仅一处粘连造成的早期近端小肠梗阻,腹腔镜

手术效果极佳;但是对于多处粘连造成肠袢广泛扩张的病人手术较为困难,腹腔镜转开腹率可达33%[22]。

预后

预后与病因有关。大部分非手术治疗的小肠梗阻病人,无需二次入院;在治疗后的5年内因肠梗阻再次入院的病人不到20%[23]。

无绞窄性肠梗阻病人的围术期死亡率小于5%,主要为伴有多种共患疾病老年病人。绞窄性肠梗阻死亡率可达8%~25%。

预防

由于粘连性肠梗阻给治疗带来巨大负担,近年来对如何预防手术后腹腔粘连日益受到关注。精细的手术、轻柔的操作、尽可能减少使用植入物以及尽量减少腹腔内异物刺激是防止粘连的基础。但是这些手段往往不足以预防梗阻。据报道,盆腔或结直肠手术后大约有30%的病人在随后的10年期间因粘连性小肠梗阻而再次入院[24]。目前提倡在可能的情况下尽量应用腹腔镜技术。已有多种防止粘连材料用于开腹

手术中,但是唯一一种以透明质酸为主要材料的薄膜,如 Seprafilm 被证实部分有效。薄膜的屏障作用减少了腹腔粘连,但其减少小肠梗阻的确切作用尚不十分明确[25]。

麻痹性肠梗阻和其他肠动力异常

麻痹性肠梗阻和假性小肠梗阻是由于肠动力异常而引发的临床综合征,具有肠梗阻的症状和体征,但没有致机械性肠梗阻的病因。麻痹性肠梗阻在住院病人中多见。术后麻痹性肠梗阻是腹部手术后病人延迟出院的最常见原因。据估算美国每年为此增加开支 7.5 亿~10 亿美元。

麻痹性肠梗阻是暂时的肠动力异常,当刺激因素解除后可自行恢复。相反,慢性假性肠梗阻有一系列造成肠动力异常的因素,是一种不可逆的肠动力异常状态。

病理生理

许多因素都会干扰肠动力而引起肠麻痹(表 28-4)。较常见的因素包括腹部手术,感染和炎症,电解质紊乱和某些药物。

表 28-4	肠麻痹的常见病因
腹部手术	
感染	
脓毒血症	
腹腔脓肿	
腹膜炎	
肺炎	
电解质紊乱	
低钾血症	
低镁血症	
高镁血症	
低钠血症	
药物	
抗胆碱类药物	
阿片类药物	
吩噻嗪	
钙离子通道阻断剂	
三环类抗抑郁药物	
甲状腺功能低下	
输尿管绞痛	
腹膜后出血	
脊髓损伤	
心肌梗死	
肠系膜血管缺血	

大部分腹部手术和腹部损伤的病人都伴有一过性的胃肠动力失调。目前认为动力失调可能的机制有手术应急诱导的交感神经反射、炎症反应介质释放、麻醉与止疼药物效应等,其中任何一项都能影响胃肠动力。一般来讲,胃动力恢复到正常有一个特征性的时间顺序,小肠动力在开腹手术后 24 小时内恢复到正常,胃和结肠的动力分别在术后 48 小时和 3~5 天内恢复。小肠动力的恢复要早于胃和结肠,因此根据肠鸣音来判断肠麻痹是否已经完全解除并不完全可靠。排气和排便是胃肠道功能恢复的重要参考指标。如术后出现腹腔脓肿或者电解质紊乱,会延迟肠麻痹的恢复。

慢性假性肠梗阻发生的原因多种多样,包括肠壁平滑肌异常、肠壁内神经丛异常、肠外腹腔神经系统异常等(表 28-5)。内脏肌病变包括一组疾病,其特征是小肠固有肌层的退行性变和纤维化。内脏神经病变包含多种肠肌丛和黏膜下丛的退变性疾病。两种病变都有散发型和家族型。累及平滑肌的系统性疾病,如进展性系统性硬化和进展性肌营养不良;神经科疾病,如帕金森病的病人,都可以并发慢性假性肠梗阻。病毒感染,如 CMV 或 EB 病毒感染,也可引起此病的发生。

表 28-5	慢性假性肠梗阻的病因
原发病因	
家族型	
家族型内脏肌病(Ⅰ、Ⅱ、Ⅲ型)	
家族型内脏神经病(Ⅰ、Ⅱ型)	
儿童内脏肌病(Ⅰ、Ⅱ型)	
散发型	
内脏肌病	
内脏神经病	
继发病因	
平滑肌功能紊乱	
胶原血管病(如硬皮病)	
肌萎缩(如肌强直性萎缩)	
淀粉样变	
神经功能紊乱	
查加斯病(南美锥虫病)、帕金森病、脊髓损伤	
内分泌功能紊乱	
糖尿病、甲状腺和甲状旁腺功能低下	
其他	
放射性肠炎	
药物	
(如吩噻嗪和单环类抗抑郁药)	
病毒感染	

临床表现

肠麻痹的临床表现与小肠梗阻相同,常见症状有进食和饮水不耐受、恶心、排气排便延迟等。有时会出现呕吐和腹胀。与机械性肠梗阻相反,肠麻痹表现为肠鸣音减弱或消失。慢性假性肠梗阻常表现为恶心、呕吐、腹痛和腹胀。

诊断

术后肠麻痹普遍存在,不需特殊评估。肠麻痹恢复时间超过术后 3~5 天或者未曾手术者出现肠麻痹,应该进行评估,及时找出引起肠麻痹的原因,同时除外机械性肠梗阻。

应该检查病人的用药,尤其是阿片类药物可以损伤肠动力。检测电解质以除外低钾血症、低钙血症、高镁血症和其他可能引起肠麻痹的电解质紊乱。可行腹部摄片,但常常难以在肠麻痹和机械性肠梗阻之间做出鉴别。对于术后的病人,CT 扫描能够发现腹腔脓肿或其他可能引发麻痹性肠梗阻的腹腔感染并除外完全性机械性梗阻。

临床表现可提示慢性假性肠梗阻,但确定诊断有赖于影像学和消化道测压检查。如欲确定潜在的特异性病因,需行诊断性开腹或腹腔镜下行小肠全层活检。

治疗

肠麻痹的治疗包括限制经口摄食、水和对症治疗。呕吐和腹胀剧烈者应行胃肠减压,静脉输入液体和电解质,病程长者使用 TPN。

考虑到术后肠麻痹较为频发和由此造成的经济上的负担,许多研究试图缩短肠麻痹的持续时间。术后早期下床活动和胃肠减压并未像人们想象的那样能够缩短肠麻痹的时间。有证据表明,病人如能耐受早期进食,可缩短肠麻痹的时间以及减少住院日[27]。应用非甾体类药物,如酮咯酸,同时减少阿片类药物的应用也能够缩短肠麻痹的时间[28]。同样,一些学者证实围术期应用局部麻醉药做胸部硬膜外麻醉或止痛,并且系统地限制或减少阿片类药物的使用能有效地缩短术后肠麻痹的持续时间,但尚不能缩短病人的住院日[29]。有趣的是,近期资料提示控制术中和术后液体输入量也能够减少术后麻痹性肠梗阻的发生并缩短住院日。表 28-6 总结了缩短术后肠麻痹的一些方法。

表 28-6	减少术后肠麻痹的措施

术中措施
　减少触碰肠管
　腹腔镜操作
　避免过度术中液体输注
术后措施
　早期进食
　硬膜外麻醉
　避免过度液体输注
　纠正电解质紊乱
　可使用 μ-阿片受体拮抗剂

其他大多数药物,如促胃肠动力药物,因与药效-毒性特点有关,故不推荐常规使用。多项随机对照研究和 meta 分析显示,爱维莫潘———一种周围型 μ-阿片受体拮抗剂,被证明能够有效地缩短肠麻痹时间、住院时间和再入院率[30]。

慢性假性肠梗阻的治疗主要在于缓解症状,包括液体、电解质和营养的补充,并尽量避免外科干预。目前还没有一个统一有效的治疗方法可以治愈此病。促进胃肠动力的药物,如甲氧氯普胺(胃复安)和红霉素等,疗效甚微。西沙比利可适当缓解症状,但由于其曾有心脏毒性和诱发死亡病例的报道,谨慎用于重症病人。

病人疾病顽固难治时,需要严格限制经口摄入饮食,长期应用肠外营养。尽管采取了这些治疗措施,一些病人仍持续有剧烈的腹痛或大量的肠液分泌,导致体液和电解质丢失依然严重。这样的病人可能需要胃造瘘减压或者广泛切除病变的肠段。小肠移植多适用于此种情况,但疗效还有待进一步临床验证。

克罗恩病

克罗恩病是一种慢性、特发性、透壁性炎性疾病,虽然各

段肠管均可受累,但最常见于远端回肠。据预测,美国克罗恩病的发生率为(3.6~8.8)/10 万人[31],而近期研究则提示约为 200/10 万人。20 世纪 50 年代中期至 70 年代,美国克罗恩病发生率急剧上升,至 20 世纪 80 年代企稳。发生率的地域差距显著,北方高纬度地区发生率最高。在同一地区,克罗恩病的发生有种族差异,例如来自东欧的德系犹太人发生率是同地区其他种族的 2~4 倍。

许多研究提示,克罗恩病女性患病率略高于男性。疾病确诊的平均年龄多在 30~40 岁区间,而另一个发病小高峰在 60~70 岁,呈现双峰分布态势。确诊年龄跨度为从儿童至生命终结的任意时间。

遗传和环境因素均对克罗恩病的发生有影响作用。一级亲属有克罗恩病者,其发病率较普通人群高 14~15 倍。大约 1/5 的克罗恩病人家族内都至少有一名亲属患病。同卵双生的一致率可达 67%。克罗恩病的遗传不遵循简单的孟德尔遗传法则。尽管在一些家族里,不同的成员分别罹患克罗恩病和溃疡性结肠炎,我们仍然可以看到集两种疾病于一身的病人,提示两种疾病可能存在共同的基因学特征。

社会经济条件优越会增加克罗恩病的发生。许多研究证实,母乳喂养能够减少克罗恩病发生。吸烟容易导致克罗恩病的发生,同时吸烟会增加克罗恩病人的手术几率和术后复发。

病理生理

克罗恩病是一种慢性迁延性炎症。这种炎症是否是对尚未识别的病原体或对无害的正常刺激做出的正常反应,尚不清楚。许多研究提出了关于环境和遗传因子对克罗恩病形成机制的假设。许多传染源被认为有可能会引起克罗恩病,如衣原体、李斯特菌、假单胞菌属、呼吸道肠道病毒、副结核分枝杆菌等等。目前尚没有结论性的证据表明这些微生物是克罗恩病的确切致病因素。研究显示,非致病性、肠道共生菌群在具有遗传易感性动物模型中可诱发出类似克罗恩病的慢性炎症。在模型中,持续的慢性炎症反应是肠屏障功能异常和免疫失调共同导致结果。屏障功能异常导致固有层淋巴细胞受到肠腔内抗原物质的刺激;免疫调节机制障碍(如黏膜 T 细胞对肠道菌群产生的抗原物质的过度反应)导致免疫耐受缺陷和慢性炎症反应。

特殊的基因缺陷在克罗恩病发病机制中开始受到重视。染色体 16 号位点(所谓 IBD1 位点)与克罗恩病相关。IBD1 位点是 NOD2 基因所在的位置[32,33]。两臂染色体上 NOD2 等位基因突变者罹患克罗恩病的相对危险性是未突变者的 40 倍。该基因与克罗恩病病因相关从生物学角度来讲是有道理的,因为 NOD2 基因的蛋白产物参与调节对微生物病原的先天免疫反应。在其他染色体上也鉴定出存在 IBD 位点,如 IBD2 位于 12q、IBD3 位于 6 号染色体上,它们的作用尚待研究。

病理

尽管克罗恩病的病理学特点是局限性、透壁性的肠炎症性疾病,但该病仍具有一系列的病理特征。早期的克罗恩病表现为口疮样小溃疡,直径约 3mm,有红晕环绕。小肠的口疮样小溃疡常累及肠壁集合淋巴结。肉芽肿是克罗恩病病理学

的显著特点,在 70% 以上外科切除的标本中可见。肉芽肿表现为非干酪样坏死,可发生在疾病活跃区和正常肠段,也可累及肠壁各层和系膜淋巴结。

　　随着疾病的进展,小溃疡融合并形成大的星状溃疡。溃疡融合可形成线性或匐行性溃疡,平行于小肠的长轴。随着匐行性溃疡横向融合,黏膜呈现出鹅卵石样外观。

　　随着疾病的进一步发展,炎症将贯穿整个肠壁,浆膜受累,造成病变肠段和周围组织器官的粘连。透壁炎症还可以

形成纤维化,造成肠腔狭窄、腹腔脓肿、肠瘘等,肠穿孔较少见。克罗恩病的病变具有节段性、跳跃性的特点,病变肠段之间可有正常肠段。

　　在外科手术过程中,有助于判断克罗恩病的一个典型特征是节段性"脂肪包裹"(fat wrapping),它形成的原因是透壁炎症造成肠系膜脂肪包裹病变小肠的浆膜表面(图 28-16)。这是克罗恩病的病理特征性表现。出现节段性脂肪侵犯,则提示潜在的急性或慢性炎症。

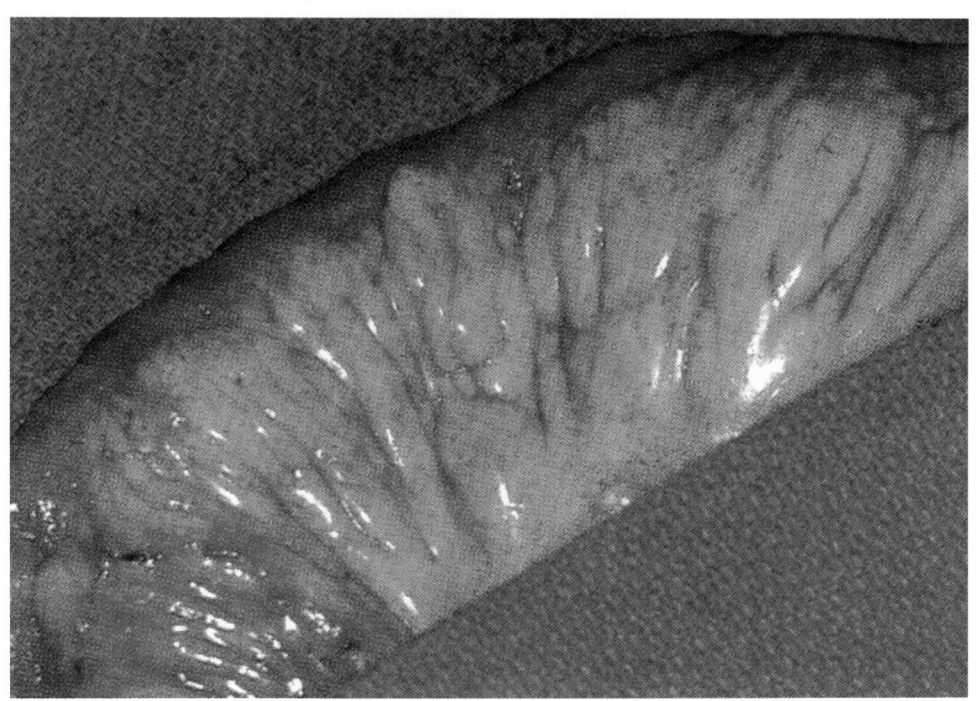

图 28-16　克罗恩病。术中照片显示肠系膜脂肪包裹小肠浆膜,这种改变在活动性小肠克罗恩病具特征性

　　鉴别结肠克罗恩病和溃疡性结肠炎的方法包括炎症是否累及肠壁全层和炎症是否沿肠纵轴延伸。溃疡性结肠炎的炎症局限于黏膜和黏膜下层,克罗恩病则可能累及全层;前者病变连续并特征性地累及直肠,后者病变呈节段性,很少累及直肠。在缺乏晚期病变特征时,克罗恩病有时与溃疡性结肠炎难以鉴别。另外,需要重视的一点是,尽管溃疡性结肠炎是一种结肠疾病,但仍可累及远端回肠(反流性回肠炎)。

临床表现

　　克罗恩病最常见的症状是腹痛、腹泻和体重减轻,但是不同的病人其临床表现差异很大,主要取决于病变累及的部位、炎症的强度和是否有特异性的并发症。按主要临床表现,克罗恩病病人大致可以分为:①纤维硬化型;②肠瘘型;③炎症进展型。对于特定的病人来说,各种分型可以重叠。疾病的初始症状比较潜在,一旦症状显现则呈波浪形发展。儿童也可明显表现出各种症状,特别是体重减轻、发热或者生长发育延迟,偶然情况下上述症状是克罗恩病的唯一表现。

　　80% 克罗恩病累及小肠,仅 20% 累及大肠。累及小肠的病例多表现为回盲部受累。病变只累及小肠的病人仅占其中的 15% ~30%。孤立的会阴部和肛管直肠病例仅占 5% ~10%。不典型部位包括食管、胃和十二指肠。

　　估计约 1/4 的克罗恩病病人有肠外症状,其中 1/4 的病人症状不止一个。这些并发症在克罗恩病和溃疡性结肠炎病人中均较常见。总体上,克罗恩病的发生率高于溃疡性结肠炎。常见的肠外并发症见表 28-7。结节性红斑和末梢性关节炎等并发症的严重程度和克罗恩病的严重程度相关。坏疽性脓皮病和强直性脊柱炎等与克罗恩病的病情程度无关。

诊断

　　内镜所见如和临床病史相吻合可确定克罗恩病诊断。如果病人有急性或慢性腹痛(尤其是腹痛固定于右下腹部)、慢性腹泻、影像学和内镜有肠炎症表现、发现肠腔缩窄和肠瘘、肠组织学见到炎症和肉芽肿,应考虑诊断克罗恩病。与克罗恩病临床表现相似的其他疾病有:溃疡性结肠炎、肠功能紊乱(如肠易激综合征)、肠系膜缺血、胶原血管病、肿瘤和淋巴瘤、憩室病和感染性肠炎。感染性肠炎多见于免疫功能低下的病人,但也可发生在免疫功能正常的人群。由弯曲杆菌和耶尔森菌感染引起的急性回肠炎很难与急性期的克罗恩病鉴别。伤寒沙门菌引起的伤寒型肠炎常常造成小肠出血和穿孔,主要累及回肠末端。远端回肠和盲肠易受到结核分枝杆菌的感染,形成肠炎、缩窄和穿孔,这与克罗恩病也很类似。CMV 也可造成肠溃疡、出血和穿孔。

表 28-7	克罗恩病的肠外表现

皮肤
　结节性红斑
　坏疽性脓皮病
类风湿
　周围型关节炎
　强直性脊柱炎
　骶髂关节炎
眼部
　结膜炎
　虹膜炎
　巩膜外层炎
肝胆
　肝脂肪变
　胆石症
　原发性硬化性胆管炎
　胆管周围炎
泌尿系
　泌尿系结石
　输尿管梗阻
其他
　血栓栓塞性疾病
　血管炎
　骨质疏松
　心包炎、心内膜炎、胸膜心包炎
　间质性肺炎
　淀粉样变
　胰腺炎

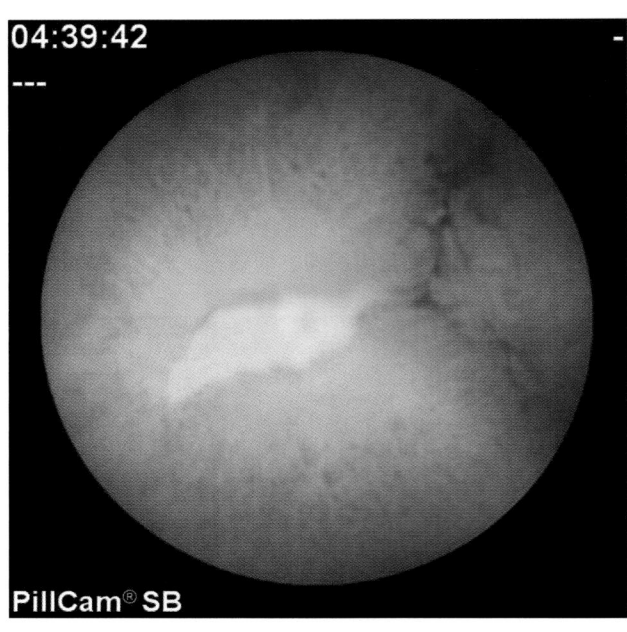

图 28-17　克罗恩病。照片摄自小肠内的无线胶囊内镜。显示小肠腔内表浅溃疡,符合克罗恩病改变

阻、腹腔脓肿、肠穿孔等有关的急腹症。另有一些病人在手术治疗肛周脓肿或肛瘘时才发现这是克罗恩病的第一表现。

治疗

目前没有治愈克罗恩病的方法,克罗恩病的治疗原则不是治愈而是缓解症状。内科治疗目的在于诱导和维持疾病的缓解。外科治疗只限于几个特殊的适应证,这将在"外科治疗"部分中详述。此外,营养支持(肠内或必要时肠外营养)常用来治疗克罗恩病人常见的营养不良。

药物治疗

治疗克罗恩病的药物包括抗生素、氨基水杨酸、皮质激素和免疫调节剂。抗生素用于辅助治疗克罗恩病并发的感染性并发症,还常用来治疗肛周疾病、肠外瘘和活动性结肠疾病。

大部分研究显示,口服 5-氨基水杨酸类药物(5-ASA),如马沙拉嗪,在缓解病情方面优于安慰剂,但此类药物维持疾病缓解的效能还不十分明确。药物毒性小并有多种剂型,有利于药物在消化道内特定部位释放。柳氮磺胺吡啶作为 5-ASA 的母体化合物广泛应用于溃疡性结肠炎的治疗,但对于克罗恩病的疗效不如 5-ASA。

口服糖皮质激素用于治疗对 5-ASA 无反应的轻、中度病人。活动期的重症病人往往需要静脉输注糖皮质激素。虽然皮质激素能够缓解病情,但是不能防止疾病复发,且长期使用会因药物的副作用而增加风险。因此,一旦疾病缓解应立即停药。有些病人在激素停用后迅速复发,称为甾体类药物依赖。对甾体类药物依赖的病人和对甾体类药物没有疗效的病人(甾体类药物抵抗)应考虑使用免疫调节剂治疗。

硫嘌呤类抗代谢药物咪唑硫嘌呤及其活性代谢产物 6-巯基嘌呤用于缓解克罗恩病病情、维持疗效以及激素依赖型病人停用糖皮质激素,疗效明显。药物疗效一般要观察 3~6 个月。此类药物还可减少克罗恩病肠切除术后复发。此类药物

临床上不能仅仅根据单一的症状、体征或诊断试验就做出克罗恩病的诊断。确诊依赖于全面评估病人的临床表现、影像学和内镜检查的结果,大部分病人尚需要病理学支持。结肠镜可进入远端回肠,是主要的诊断工具,可观察到灶状溃疡与看似正常的相邻黏膜,伴有黏膜息肉样变,呈鹅卵石样外观。病变呈跳跃性、节段性还是连续性是鉴别克罗恩病和溃疡性结肠炎的主要依据。溃疡性结肠炎常见有假性息肉。胃肠道造影可以显示肠段狭窄、网格状的溃疡和裂沟改变。CT扫描可发现腹腔脓肿;在急性发作时,也有助于除外其他急腹症情况。近端消化道疾病可通过胃镜检查食管、胃和十二指肠。克罗恩病常累及小肠,通常成像困难,可行胶囊内镜检查(图 28-17)[34]。

一些抗体在肠壁炎症性病变的诊断中具有重要价值。核周抗中性粒细胞胞浆抗体(pANCA)和抗酿酒酵母抗体(ASCA)是较常应用的抗体。ASCA⁺/pANCA 与克罗恩病诊断相关,ASCA⁻/pANCA 与溃疡性结肠炎相关。尽管抗体检测是可行的,但其敏感度较低影响了它们的广泛应用。

由于起病隐秘且常常缺乏典型表现,克罗恩病往往在症状出现多年后才得以确诊。但是急性期的病人有时能在手术中或外科评估过程中得到确诊。病人初始临床表现为右下腹疼痛,类似阑尾炎。在行开腹或腹腔镜阑尾切除探查时发现有克罗恩病的存在。一些病人克罗恩病的初发表现为肠梗

相对较安全,但是仍可引起骨髓抑制和诱发感染等合并症。对硫嘌呤类无反应的病人可应用甲氨蝶呤,肌内注射控制症状后可过渡到口服给药。环磷酰胺在治疗克罗恩病中儿无作用,疗效和毒性均不尽人意。

英夫利昔是一种嵌合单克隆抗肿瘤坏死因子 α 的抗体,能够有效地缓解克罗恩病及促进肠外瘘愈合[35]。该药一般用于常规治疗疗效不佳的病人,以协助病人逐渐减少激素用量。大部分病人对英夫利昔具有良好的耐受性,但在脓毒血症存在时,如腹腔脓肿,不提倡使用。

伴有肛周病的病人可应用抗菌药物甲硝唑或环丙沙星。需要用药 2~4 周方能改善病情。预防复发需长期用药。复发病例可考虑用咪唑硫嘌呤,各种瘘病人可用英夫利昔和咪唑硫嘌呤。

外科治疗

50%~70% 的病人至少需要一次外科干预[36,37]。外科治疗适用于对冲击治疗无效的病人或者已有并发症者(表 28-8)。内科治疗失败也可以是手术的适应证,包括经过数月冲击疗法而症状始终存在或冲击疗法一减量就复现病症的病人。药物治疗本身引起并发症时也可考虑外科手术治疗,特别是糖皮质激素相关的并发症,如库兴综合征、白内障、青光眼、系统性高血压病、受压骨折、股骨头无菌性坏死。30% 的克罗恩病患儿由于生长、发育迟滞而行手术治疗。

表 28-8	克罗恩病的手术指征
严重疾病急性发作	
克罗恩病性结肠炎伴或不伴有中毒性巨结肠(罕见)	
药物治疗失败	
长期应用激素症状不缓解	
大剂量激素治疗停止后症状复发	
药物引起并发症(库兴综合征、高血压)	
发生并发症	
梗阻	
穿孔	
复杂的肠瘘	
出血	
恶变	

肠梗阻是最常见的手术指征之一。解除梗阻的过程中常常发现腹腔脓肿和肠瘘,但极少将它们作为手术的指征。大部分脓肿可以通过经皮穿刺引流治愈。如果无特殊症状和不引起明显的代谢紊乱,肠瘘一般不需要外科干预。另外,需要外科干预的极少见情况还有胃肠道出血、穿孔和癌变。

克罗恩病的手术通常有计划地进行,但是在行阑尾切除术中偶然发现局限在回肠末端的克罗恩病虽不常见,但也非罕见。这种情况常见于克罗恩病急性期或者由弯曲杆菌和耶尔森菌感染引起的急性回肠炎。这两种情况都应采用药物治疗,而不是切除回肠的指征。正常情况下阑尾也应予以切除(除非盲肠有炎症,切除阑尾可能增加并发症的发生),以避免今后此类病人被误诊为阑尾炎,干扰疾病的诊断。对于那些注定会有复发的克罗恩病病人尤应切除阑尾。

克罗恩病确诊后手术治疗时,应该彻底检查整个小肠。

病变肠段外观表现为肠壁增厚、管腔狭窄、浆膜炎症、脂肪堆积(creeping fat)、对应的肠系膜增厚。20% 的病人有跳跃性病变,应在手术中寻找。要详细记录未受累肠段的长度。

肉眼选择病变肠段切除,远、近肠段端端吻合。显微镜下切缘阳性不影响吻合的安全性,因此没有必要为切缘阴性而行术中冰冻切片检查。随机对照试验研究表明,2cm 的切缘和 12cm 的切缘对术后吻合口复发以及疾病的复发无明显影响[38]。组织学切缘阳性和阴性组的疾病复发率相近。

另一种变通的手术方式是狭窄肠段成形术(图 28-18)。这种术式适用于病变进展并纤维化造成广泛狭窄的病人,或者之前接受过肠段切除,再次切除有可能形成短肠综合征的病人。纵向切开肠腔,其内的溃疡性病变应做活检以除外肿瘤。根据狭窄肠段长度的不同采用不同的术式,小于 12cm 者采用 Heinecke-Mikulicz 幽门成形术的技巧;25cm 左右者可采用 Finney 幽门成形术的术式进行手术。对于更长的狭窄,可采用成形术的变化形式-侧侧同向蠕动肠吻合法,这种方法适用于狭窄约 50cm 的肠段[39]。成形后肠段可用金属夹标记,以利于影像学确认和下次手术确认。成形术后疾病的复发率与肠段切除术无明显差别。由于成形术并没有切除病变的肠段,其成形部位的病变仍可能发生癌变。癌变是克罗恩病非常罕见的并发症,因此这种不利结果也只是存在于理论层面。肠瘘和腹腔脓肿是成形术的禁忌证。肠腔狭窄、僵硬与堵塞也是成形术的相对禁忌证。一般认为成形术适用于一处或多处狭窄但肠段广泛受累病人,或者是曾经接受过肠段切除,亟待保留有效小肠长度的病人。

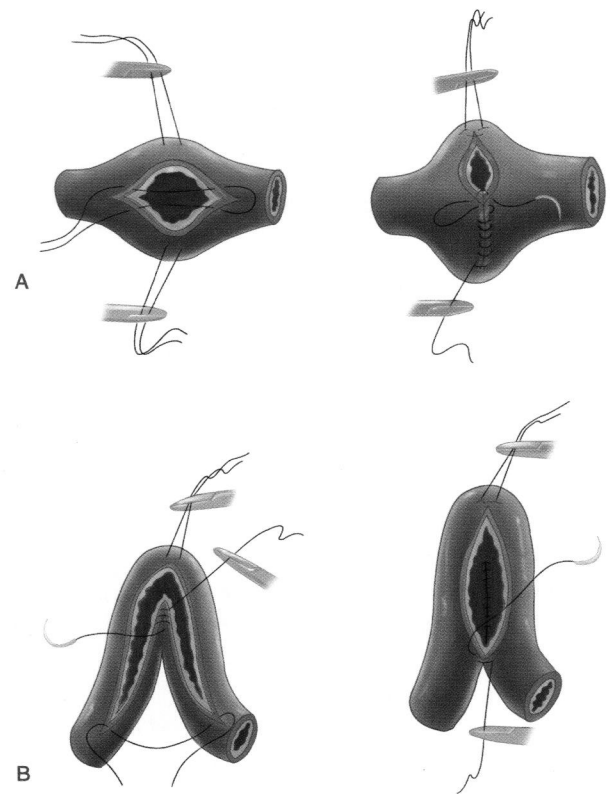

图 28-18 狭窄成形术。纵行切开肠壁。重建时依照以下两种方式缝合,较短的狭窄段采用 Heinecke-Mikulicz 幽门成形术的术式(A),长的狭窄段采用 Finney 幽门成形术的术式(B)

肠旁路手术,常用于并发肠系膜脓肿及病变肠段形成干酪化炎性包块的病人,此时切除肠段较为困难且不安全。胃空肠吻合术也用于十二指肠狭窄,此时狭窄成形术和肠段切除术均难以施行。

20 世纪 90 年代以来,腹腔镜技术被应用于克罗恩病的治疗。克罗恩病造成的炎症改变,肠系膜增厚和挛缩、组织平面混乱、组织脆弱、血管充血等都有可能增加手术难度。理论上,腹腔镜技术可减少术后疼痛,早期恢复肠功能从而缩短住院日且美容效果好。研究比较了同一机构进行的开腹和腹腔镜手术病例,腹腔镜手术组的病人术后肺功能快速恢复,并发症也较少且住院日较短[40]。Meta 分析的结果显示,腹腔镜组术后疼痛较轻、术后肠麻痹时间显著缩短、住院日显著缩短。两个手术组的术后疾病复发率相同[41]。

预后

克罗恩病行外科手术治疗后的并发症发生率为 15% ~ 30%。切口感染、术后腹腔脓肿、吻合口漏是最为常见。

肠切除术后病人中的大部分最终仍会复发。如按内镜确诊结果,70% 的病人在肠切除术后 1 年内复发;3 年复发者达85%[42]。如根据临床症状判断,肠切除术后 5 年复发率为60%;15 年复发率为 94%。首次手术 5 年后约 1/3 的病人需要再次手术,再手术的中位时间为 7 ~ 10 年[43]。

肠瘘

肠瘘是指两个上皮表层之间的异常通道。内瘘发生在消化道或者相邻脏器之间(例如小肠结肠瘘或者结肠膀胱瘘)。外瘘(例如小肠皮肤瘘或者直肠阴道瘘)则包括皮肤或者其他外层表面上皮。每天引流小于 200ml 的小肠皮肤瘘称为低流量瘘,而每天引流大于 500ml 的则称为高流量瘘。

超过 80% 的肠瘘是肠切开手术或肠吻合手术后的医源性并发症。非医源性损伤而自然形成的瘘通常是克罗恩病或者恶性肿瘤进展期的表现。

病理生理

肠瘘的临床表现因形成瘘的组织结构的不同而不同。小肠结肠瘘使肠内容物绕过小肠的主要部分,从而导致明显的肠道吸收功能障碍。结肠膀胱瘘常常引起反复发作的泌尿系统感染。肠外瘘的引流物会刺激皮肤并引起皮肤的表皮脱落。肠内容物的丢失,尤其高流量的近端小肠瘘,会导致脱水、电解质紊乱和营养不良。

瘘可以自行闭合。影响瘘自行闭合的因素包括营养不良、脓毒症、炎症性肠病、肿瘤、放射治疗、瘘远端肠道梗阻、异物、引流量多、瘘管短(<2cm)和瘘管上皮形成(表 28-9)。

临床表现

医源性肠外瘘的临床表现常出现在术后第 5 ~ 10 天。早期表现为发热、白细胞增多、长时间肠梗阻、腹部压痛和创面感染。当从创面或者引流管里引出肠内容物时就可以明确诊断。这些瘘通常与腹腔内脓肿形成有关。

诊断

肠道内注射造影剂后行 CT 扫描检查是最有用的早期诊断方法。如果造影剂从肠腔内漏出,通过 CT 检查便可以发现。CT 检查还可以发现腹腔内的脓肿,可以同时行经皮脓肿穿刺引流。如果 CT 扫描不能清楚地看到肠瘘的解剖结构,可以行小肠造影检查以明确肠瘘的位置。这项检查还可以排除肠瘘远端是否存在肠梗阻。有时肠造影检查也未能证明瘘管的存在。此时可行瘘管造影,在一定的压力下将造影剂通过经皮放置的导管注入瘘管内,能够更好地定位肠瘘的部位。

表 28-9	影响肠瘘闭合的因素
病人因素	
营养状态差	
应用药物,如类固醇类	
病因	
恶性肿瘤相关的瘘	
克罗恩病相关的瘘	
放射治疗相关的瘘	
发生瘘的部位	
胃	
十二指肠	
局部因素	
持续存在的局部炎症及脓毒症	
异物残留(如纱布、缝线)	
瘘管的上皮形成	
瘘管长度小于 2cm	
瘘远端的肠道梗阻	

治疗

肠外瘘的治疗应按照以下的步骤顺序进行[44]。

1. 维持治疗　积极纠正水、电解质紊乱,常于早期即行肠外营养支持,应用抗生素、引流脓肿等以控制感染。通过造瘘装置或肠瘘引流保护周围皮肤免受外瘘肠液的腐蚀。

2. 肠瘘的解剖定位检查　已在诊断这一节中进行过详细描述。

3. 决策　确定可用的治疗方法,决定保守治疗的时间。

4. 最终治疗　这意味着外科手术干预,需要恰当的术前准备和外科经验。

5. 康复。

治疗的总体目标就是增加肠瘘自愈的可能性。营养支持和时间是治疗过程中的重要组成部分。大多数病人需要全肠外营养,然而对于低位低流量的肠瘘病人应该尝试经口进食或肠内营养治疗。应用生长抑素类似物奥曲肽是有效的辅助治疗措施,尤其适用于高流量的肠瘘病人。奥曲肽的主要作用是减少肠瘘流量,从而维持水、电解质的平衡。此外,奥曲肽还可以提高肠瘘的闭合的速度,但是奥曲肽并没有被明确证实可以增加肠瘘自愈的几率。

外科干预的时机

在考虑手术治疗之前,大多数外科医师需要用 2 ~ 3 个月的时间进行非手术治疗。因为 90% 的瘘会在 5 周内闭合,并且在此之后行手术治疗效果好、并发症发生率低[45]。

如果在这段时间内肠瘘不能治愈,需要手术切除瘘管及肠瘘所在的部分肠段。单纯缝合瘘管所在肠段上的瘘口会导致较高的肠瘘复发率。肠瘘病人通常存在广泛而严重的腹腔内粘连。因此,对未自愈肠瘘采取手术治疗会非常困难。有报道称,应用生物胶等替代治疗可以成功闭合肠瘘,但其适应证仍待确定。

预后

肠外瘘的死亡率高达 10% ~ 15% ,主要死因为脓毒血症和基础疾病。总的来讲,50% 的肠瘘可自行闭合。影响肠瘘闭合的各种因素被组合成一个容易记忆的英文单词是"FRIEND"(瘘管内的异物(Foreign body within the fistula tract)、放射性肠炎(Radiation enteritis)、肠瘘部位的感染或炎症(Infection/Inflammation at fistula origin)、瘘管上皮形成(Epitheliazation of the fistula tract)、肠瘘处肠管肿瘤(Neoplasm at fistula origin)、远端小肠肠梗阻(Distal obstraction of the intestine)。肠瘘手术治疗的并发症率高达 50% ,其中包括 10% 的复发率。

小肠肿瘤

腺瘤是最常见的小肠良性肿瘤,其他良性肿瘤包括纤维瘤、脂肪瘤、血管瘤、淋巴管瘤、神经纤维瘤等。尸检报告小肠肿瘤检出率为 0.2% ~ 0.3% ,明显高于手术检出率,这表明大多数小肠肿瘤无症状。小肠肿瘤最常见于十二指肠,通常为胃十二指肠镜检查偶然发现(图 28-19)。据报道,因其他原因行胃十二指肠镜检查偶然发现十二指肠息肉的几率为 0.3% ~ 4.6%[46]。

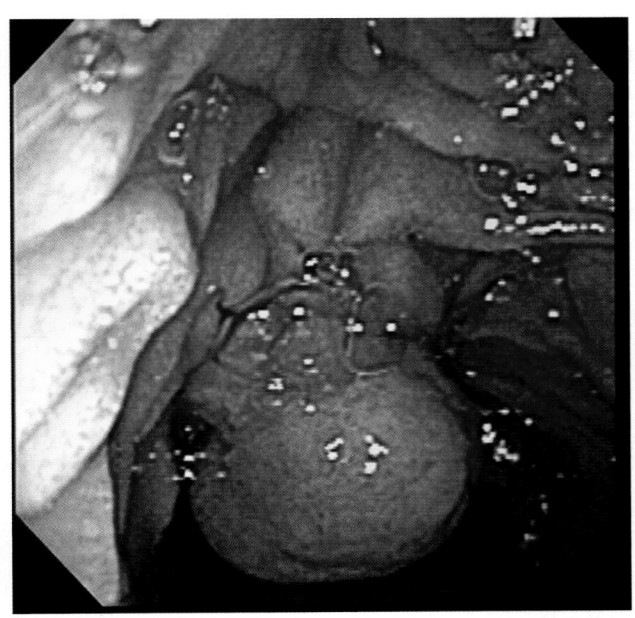

图 28-19　十二指肠息肉。该息肉在胃十二指肠镜检查时偶然发现,活检示腺瘤

良性肿瘤占小肠肿瘤的 30% ~ 50% ,包括腺瘤、脂肪瘤、血管瘤、淋巴管瘤等。原发的小肠恶性肿瘤少见,据统计,美国每年小肠恶性肿瘤的发病率为 5300 例[47]。在小肠恶性肿瘤中,腺癌占 35% ~ 50% ;类癌占 20% ~ 40% ;淋巴肉瘤占 10% ~ 15% ;胃肠道间质瘤(GISTs)是小肠内最常见的间叶细胞起源的肿瘤,占小肠恶性肿瘤的 15% (表 28-10),曾被诊断为平滑肌瘤或平滑肌肉瘤的小肠肿瘤,其中的绝大多数属于胃肠道间质瘤。其他器官的恶性肿瘤经常通过转移或者局部侵袭小肠形成继发性小肠肿瘤。特别是恶性黑色素瘤,具有小肠转移的特点。

表 28-10	小肠恶性肿瘤的特征		
肿瘤类型	**细胞起源**	**发生率[a]**	**好发部位**
腺癌	上皮细胞	35% ~ 50%	十二指肠
类癌	肠嗜银细胞	20% ~ 40%	回肠
恶性淋巴瘤	淋巴细胞	10% ~ 15%	回肠
胃肠道间质瘤	间质 Cajal 细胞	10% ~ 15%	—

[a] 发生率指每种类型的肿瘤占小肠恶性肿瘤的百分比。胃肠道间质瘤(GISTs)在小肠内无特定的好发部位

大多数小肠恶性肿瘤病人的发病年龄为 50 ~ 60 岁。已知致癌的高危因素包括食用熏肉及腌制食品、吸烟、克罗恩病、脂肪泻、遗传性非息肉性结直肠癌、家族性腺瘤性息肉病(FAP)和 Peutz-Jeghers 综合征。

病理生理

小肠黏膜占胃肠道黏膜总面积的 90% 以上,但小肠恶性肿瘤仅占胃肠道恶性肿瘤的 1.1% ~ 2.4% 。小肠肿瘤发病率低,据认为与以下因素有关:①液状食糜对小肠内致癌物质的稀释作用;②食糜通过快,缩短了致癌物质与肠黏膜的接触时间;③小肠食糜内细菌含量低,因而细菌代谢产生的致癌物质的浓度也低;④IgA 对肠黏膜的保护作用,苯并芘水解酶等酶类可使致癌物质失活;⑤有效的上皮细胞凋亡机制清除了隐含基因突变的细胞。

最新研究已经从分子水平上对小肠腺癌和胃肠道间质瘤的发病机制进行了阐述,而对小肠其他恶性肿瘤发病机制的研究却没有明显进展。与结肠直肠癌的发病机制相似,小肠腺癌也被认为是由腺瘤经过基因突变逐步演进而成。病理上将腺瘤分为管状腺瘤、绒毛状腺瘤和混合性腺瘤。管状腺瘤的恶变倾向最低;绒毛状腺瘤一般体积较大,无蒂,多位于十二指肠降部,恶变倾向也最高。家族性腺瘤性息肉病病人几乎 100% 终身存在着潜在癌变的风险,这些病人发生十二指肠癌的风险比普通人群高出 100 倍。在接受过结肠手术治疗的家族性腺瘤性息肉病病人中,十二指肠癌确实是最主要的癌相关致死病因。虽然 Peutz-Jeghers 综合征病人可发展成错构瘤性息肉,但这些息肉内含有具有恶变倾向的腺瘤(图 28-20)。

胃肠道间质瘤具有原癌基因 KIT 突变的生物学特征,KIT 是一种酪氨酸激酶受体,异常的 KIT 信号转导在胃肠道间质瘤的发病机制中处于核心地位[48]。绝大多数胃肠道间质瘤内的 c-kit 基因突变,引起 KIT 的持续激活,进而可能导致细胞增殖和生存信号的持续表达。正常情况下,小肠间质 Cajal 细胞也表达 KIT,而 Cajal 细胞被认为是胃肠道间质瘤的起源细胞。作为 KIT 受体,95% 的胃肠道间质瘤免疫组化检测 CD117 的表达为阳性。

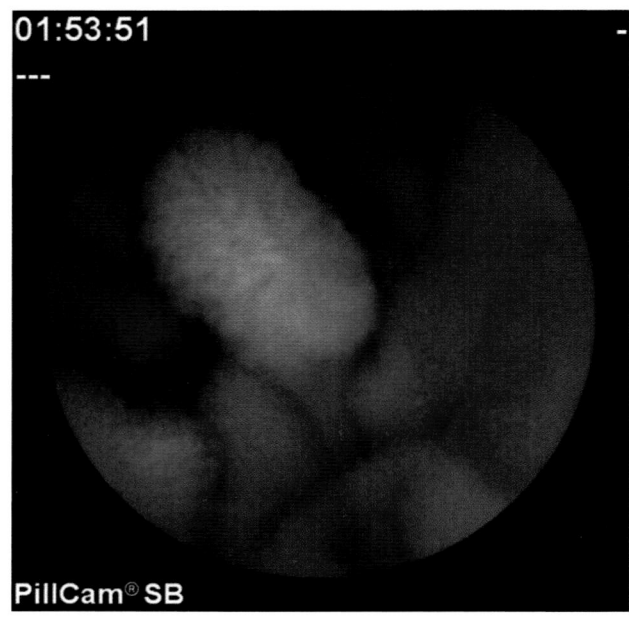

图 28-20　Peutz-Jeghers 综合征中的小肠息肉。此图为无线胶囊内镜通过小肠时所摄的小肠息肉

临床表现

大多数小肠肿瘤在增大之前是无症状的。不全肠梗阻引起的痉挛性腹痛、腹胀、恶心、呕吐是小肠肿瘤最常见的临床表现，肿瘤本身引起的肠腔狭窄或肠套叠是发生肠梗阻的常见原因。无痛性出血也是小肠肿瘤的常见临床表现。

小肠肿瘤病人的体征不明显。据报道，只有 25% 的小肠恶性肿瘤病人可触及腹部包块，25% 的病人有肠梗阻体征。小肠肿瘤病人大便潜血实验可以阳性。也可能出现继发于胆道梗阻或者肝转移引发的黄疸。进展期可出现恶病质、肝大及腹水。

尽管临床表现不典型，但小肠肿瘤仍有一些基本特征。腺癌和腺瘤好发于十二指肠，而克罗恩病则多见于回肠。壶腹周围的肿瘤可引起梗阻性黄疸或者胰腺炎。位于十二指肠的腺癌较位于空肠或回肠者更易早期诊断，后者在发生局部侵袭或远处转移之前很难做出诊断。

小肠类癌通常在出现远处转移后才被诊断，与更为常见的阑尾类癌相比，小肠类癌更富有侵袭性。有 25% ~ 50% 类癌伴肝转移的病人会出现类癌综合征，主要表现为腹泻、面部潮红、低血压、心动过速、心内膜及右心瓣膜的纤维化。引起类癌综合征的肿瘤相关介质，如血清素、缓激肽、P 物质等主要通过肝脏代谢产生。因此，类癌综合征在不伴肝转移的病人中少见。

恶性淋巴瘤可以主要累及小肠，也可能是弥散性全身疾病的一种表现形式。原发性小肠恶性淋巴瘤最常见于肠道内淋巴组织密度最高的回肠。不全肠梗阻是小肠恶性淋巴瘤最常见的临床表现，10% 的小肠恶性淋巴瘤病人会出现肠穿孔。

60% ~ 70% 的胃肠道间质瘤发生于胃部，小肠为第二好发部位，占 25% ~ 30%。胃肠道间质瘤在小肠内无特定的好发部位。与小肠其他恶性肿瘤相比，胃肠道间质瘤更易产生出血症状（图 28-21）。

累及小肠的转移性肿瘤可引起小肠梗阻及出血。

诊断

由于缺乏临床症状或症状不典型，大多数小肠肿瘤术前很难做出诊断。除了类癌综合征病人血清中的 5-羟色胺水平异常增高外，实验室检查结果也是不典型的。小肠腺癌病人可能有癌胚抗原的异常增高，但也仅限于伴有肝转移者。

小肠肿瘤的良恶性可通过 X 线对比检查加以区分。据报道，肠造影检查小肠肿瘤的敏感度可达 90% 以上，应作为首选，特别是末端小肠的肿瘤。上消化道与后续小肠检查的敏感度仅为 30% ~ 44%[49]。CT 对黏膜或肠壁内肿瘤的检查缺乏敏感性，但对体积较大肿瘤的定位及恶性肿瘤的分期有很大帮助。伴明显出血的肿瘤可通过血管造影和放射性核素标记的红细胞定位检查来确定。

位于十二指肠的肿瘤可行胃十二指肠镜检查并取材活检。另外，内镜超声可提供许多额外信息，如病变累及肠壁的层次等。末端回肠肿瘤偶尔可被结肠镜观察到，而术中内镜可在传统内镜技术达不到的区域直接观察小肠肿瘤。近年来胶囊内镜以及双气球内镜技术已经被用来检查小肠。

治疗

有症状的小肠良性肿瘤应行手术切除或经内镜切除。经

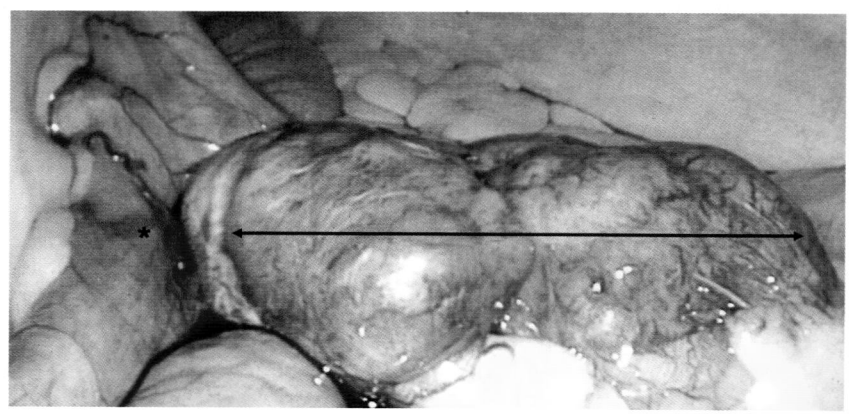

图 28-21　空肠的间质瘤。该病人存在明显的胃肠道潜血症状，检查发现一个长 7cm 的空肠间质瘤。此图为腹腔镜视野下的肿瘤所见（黑色箭头），起源于肠系膜对侧（ * ）。腹腔镜下成功地切除了肿瘤

胃十二指肠镜无意间发现的肿瘤,包括无症状者,在治疗上都极具挑战性。小肠肿瘤应活检,腺瘤及有症状者有癌变风险,需手术切除。通常,内镜下肿瘤切除术适用于直径小于1cm的十二指肠肿瘤,而直径大于2cm的肿瘤因内镜操作困难则需手术切除。手术包括经十二指肠息肉切除术和十二指肠部分切除术,而位于十二指肠降部Vater壶腹附近的肿瘤则需行胰头十二指肠切除术。直径1~2cm,局限于黏膜内的肿瘤,拟行内镜下肿瘤切除术前应先行内镜超声检查[50]。因腺瘤易复发,术后应定期内镜复查。

十二指肠腺瘤合并家族性腺瘤性息肉病的病人,更需积极的治疗。这些病人在20或30岁时应不定期的行胃十二指肠镜检查,观察到的腺瘤可行内镜下息肉切除术,并在术后半年复查,如无复发,以后每年一次。若手术治疗,胰头十二指肠切除术应为首选,因为合并家族性腺瘤性息肉病的腺瘤具有多发、无蒂的特点,且好发于壶腹周围。然而,即使如此也有复发的报道,因此连续的复查还是必要的。对于十二指肠腺瘤,除发生于十二指肠远端者,都需行胰十二指肠切除术。

空肠和回肠恶性肿瘤的手术治疗通常行肿瘤所在肠管大范围的局部切除。对于腺癌,则与结肠腺癌一样,需广泛切除所属肠管的肠系膜以廓清区域淋巴结。当存在局部浸润和远处转移时,可行姑息性切除或捷径手术。无论是用于辅助治疗还是作为姑息治疗,化疗对小肠腺癌无效。

类癌行手术治疗的目的在于切除所有的肉眼可见的病灶。局限性的小肠类癌应行小肠部分切除、加区域淋巴结清扫术。直径小于1cm的肿瘤中鲜见淋巴结转移,但在直径大于3cm的肿瘤中淋巴结转移发生率为75%~90%。约30%的小肠类癌是多发的,因此在术前应行全小肠检查。伴有远处转移者,应行减瘤术以延长存活时间和减轻类癌综合征。据报道,类癌对阿霉素、氟尿嘧啶和链脲佐菌素等药物为主的化疗敏感度为30%~50%,但这些药物对类癌的发展都无明确影响。奥曲肽是治疗类癌综合征的最有效药物。

局限性小肠恶性淋巴瘤应行受累段小肠的部分切除及区域淋巴结清扫术。如果小肠广泛受累,则化疗取代手术成为首选的治疗方法。局部淋巴瘤切除后辅助放疗的价值还有待商榷。

小肠的间质瘤可行小肠部分切除术。因为胃肠道间质瘤很少发生淋巴结转移,若术前已诊断明确,则术中可不行广泛的淋巴结清扫术。常规的化疗药物对胃肠道间质瘤疗效不佳。伊马替尼(格列卫)是一种酪氨酸激酶抑制剂,可有效地抑制酪氨酸激酶KIT的活性,可用于发生远处转移者。最近的临床试验表明,伊马替尼对80%无法手术切除或伴远处转移的胃肠道间质瘤病人都有较好的治疗效果,50%~60%的病人经证实都有瘤体缩小[49]。伊马替尼可作为胃肠道间质瘤的新辅助治疗方法。近期研究强调,胃肠道间质瘤具有伊马替尼耐药的发展趋势。在此情况下,可使用酪氨酸激酶抑制剂的替代药舒尼替尼,疗效良好[51]。

除癌症晚期者,小肠转移性肿瘤伴有症状者都应行姑息切除或捷径术,如果化疗对原发肿瘤有效,则需系统治疗。

预后

十二指肠腺癌根治术后病人的5年存活率为50%~60%,空肠或回肠腺癌根治术后的5年的存活仅为5%~

30%[52]。据报道,局限性的小肠类癌手术切除术后5年存活率为75%~95%;伴有肝转移者术后5年存活率为19%~54%。肠淋巴瘤病人整体5年存活率为20%~40%,淋巴瘤局限能够手术切除者,术后5年存活率为60%。

胃肠道间质瘤切除后复发率平均为35%,术后5年存活率为35%~60%。肿瘤大小及有丝分裂数与预后有关。直径小于5cm的低度恶性肿瘤(每高倍视野下有丝分裂数<10)预后良好。

放射性肠炎

放射治疗是许多腹腔和盆腔肿瘤,如宫颈、子宫内膜、卵巢、膀胱、前列腺和直肠癌等综合治疗中的一环。放射治疗的副作用之一就是射线引起的小肠损伤,在临床上表现为两种不同的症状:急性放射性肠炎和慢性放射性肠炎。急性放射性肠炎是暂时性的,约75%因腹部或盆腔肿瘤正在接受放疗中的病人可发生急性放射性肠炎。而慢性放射性肠炎则是不可逆的,发生于5%~15%的病人中。

病理生理

放射线直接或通过产生自由基致细胞受损。放射线引起细胞死亡的主要机制被认为是由自由基引起的双链DNA破坏所致的细胞凋亡。放射线对于可增殖细胞的影响最大,因此小肠上皮极易受自由基的损伤。急性损伤的病理包括绒毛钝化及腺管内粒细胞和浆细胞的大量浸润。严重的病例中出现黏膜塌陷、溃疡及出血。损伤程度与放射剂量相关,接受4500cGy以上放射量的病人多数有此症状。急性放射性肠炎的风险因素包括内脏灌注受限,如高血压、糖尿病及冠心病等;小肠活动受影响,如粘连性肠梗阻;联合使用化疗药物,如阿霉素、氟尿嘧啶、放线菌素和甲氨蝶呤等都可作为增敏剂加重损伤。由于肠黏膜上皮具有较强的再生能力,急性放射性肠炎引起的黏膜损伤会在放疗终止后得以修复。

相反,慢性放射性肠炎的特点是引起进展性的闭塞性血管炎,进而导致肠壁全层,而不是仅限于黏膜层的慢性缺血和纤维化。这些病理变化造成肠管狭窄、溃疡和肠瘘并引起相应的慢性放射性肠炎的临床表现。

临床表现

急性放射性肠炎最常见的临床表现有恶心、呕吐、腹泻及痉挛性腹痛,这些症状通常是暂时的,并随着放射治疗的终止而消失。因其临床表现明显,故无须特殊辅助检查即可诊断。然而,若疑似病人有腹膜炎症状时,应行CT检查以排除可能引起急腹症的其他疾病。

慢性放射性肠炎的临床症状可在放疗后几个月内或者数十年后出现,一般2年内开始显现。最常见的临床表现为小肠不全梗阻引起的恶心、呕吐、间歇性腹胀、痉挛性腹痛以及体重下降。回肠末端最易受累。其他临床表现包括完全肠梗阻、急性或慢性肠出血、脓肿或肠瘘形成。

诊断

对疑似慢性放射性肠炎病人的评估包括查看放射治疗以获取总放射剂量、分次以及治疗容积等方面的资料。应特别注意接受高剂量放疗的部位,因为经影像学证实该部位往往是损伤的好发部位。钡餐检查是慢性放射性肠炎的首选检查方法,据报道其敏感度和特异度均超过90%(图28-22)。CT对慢性放射性肠炎的诊断不具敏感性或特异性,但可用来排除常见的恶性肿瘤,因为其临床表现可能会被慢性放射性肠炎所掩盖。

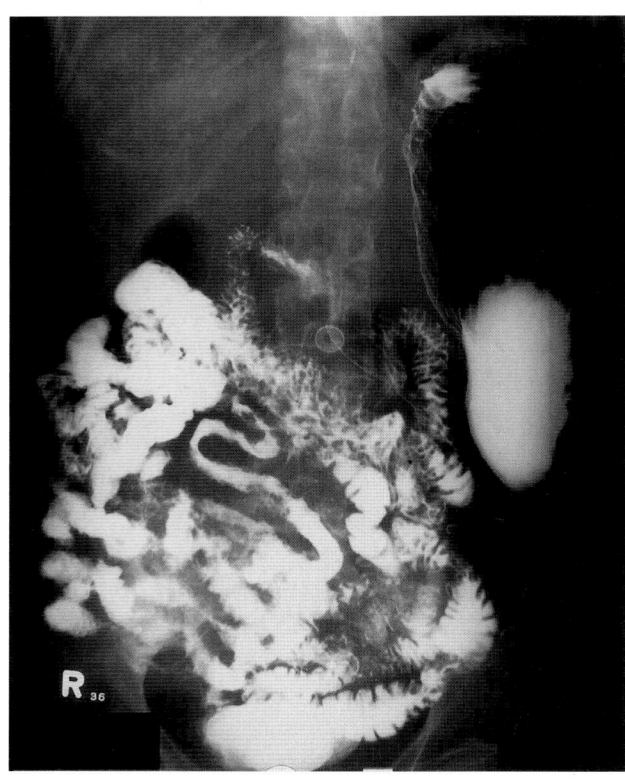

图28-22   放射性肠炎。X线造影显示小肠肠襻相隔过宽伴肠腔狭窄、黏膜皱襞消失、溃疡形成。该病人8年前因盆腔恶性肿瘤行放射治疗

治疗

多数急性放射性肠炎的病程是自限性的,通常给予止吐等对症治疗即可。因腹泻引起脱水的病人则可入院行肠外营养支持治疗。少数严重病例则需减少或停止放疗。

相反,放射性肠炎的外科治疗却是一种难以应付的挑战。放射性肠炎的手术治疗难度大,并发症发生率高,除有严重肠梗阻、穿孔、出血、腹内脓肿和瘘形成外,应尽量避免手术治疗。手术的目的是局部切除病变肠管,行一期吻合。但因病人常伴有广泛的纤维化及严重的肠粘连,使得局部切除手术很难实施。术中很难通过简单的检查或者冰冻切片来区分正常和受过放射线的肠组织,而接受过放射线的肠管行肠吻合后肠瘘的发生率高达50%,这又显得在两者之间做出区分十分重要[53]。除了因肠出血而需要行局部肠管切除的病人外,其他较难实施局部切除的病人可行肠短路术。还有一些病例因肠管切除过多而不可避免要引起短肠综合征,这将在后面短肠综合征的一节中详细讨论。

预后

肠管的急性放射性损伤是自限性的,其损伤程度与慢性放射性肠炎的发生率无关。慢性放射性肠炎经手术治疗后,并发症发生率高,据报道致死率平均达10%。

预防

考虑到放射性肠炎的高发病率,许多机构研究了一些降低或避免其副作用的措施。若临床病情允许,推荐放射强度低于5000cGy,这可将远期副作用降到最低。

使用多波束放射技术可减小最大放射剂量时的暴露面积,在放疗时倾斜体位使肠管移出盆腔的方法也被越来越多地使用。一些研究表明,口服水杨酸偶氮磺胺吡啶有助于降低急性放射性肠炎的发病率[54]。

可能需要术后放疗的盆腔疾病病人,建议术中使用小肠移出盆腔技术,即利用可吸收筛网隔开盆腹、腹腔,从而使小肠避免暴露于盆腔辐射中[55]。

梅克尔憩室

梅克尔(Meckel)憩室是胃肠道先天性畸形中最常见的一种,在人群中的发病率为2%[56]。据报道,男女发病率比例为3:2,梅克尔憩室是真性憩室,含有完整的小肠壁各层。在不同的病人中,病灶的位置不尽相同,通常出现在回盲瓣近端100cm以内的回肠(图28-23)。接近60%的梅克尔憩室含有异位黏膜,其中超过60%为胃黏膜;其次为胰腺腺泡;其他的有十二指肠布氏腺体、胰岛、结肠黏膜、异位子宫内膜、肝胆组织等。有一种便于记忆的口诀(虽然不那么准确)是"多个2规则":2%的发病率;2:1男性病人多;成人好发于回盲瓣以内2英尺;有症状的病人有50%以上年龄在2岁以下。

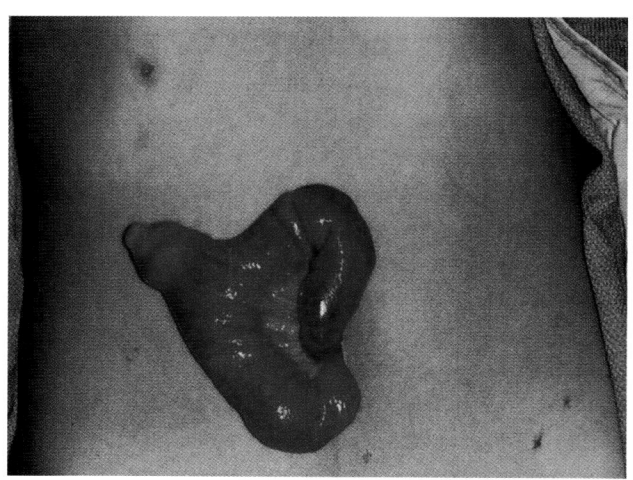

图28-23   梅克尔憩室。术中照片示位于回肠的梅克尔憩室

病理生理

在妊娠的第8周脐肠系膜管(卵黄管)在正常情况下闭塞,如未闭塞或闭塞不完全就会产生一系列的畸形,其中最常见的就是梅克尔憩室,其他的包括脐肠系膜管瘘、肠囊肿、脐与回肠之间形成纤维索等。左侧卵黄动脉的残余在梅克尔憩室与回肠系膜间形成血管憩室系膜带。

梅克尔憩室出血的常见原因是憩室内回肠黏膜溃疡形

成,溃疡与憩室内产酸的异位胃黏膜相邻。与梅克尔憩室相关的肠梗阻有以下几种机制:

1. 小肠围绕附着于憩室与脐之间的纤维带形成扭转。
2. 小肠被血管憩室系膜带套入(图 28-24)。

3. 以憩室为起点形成肠套叠。
4. 慢性憩室炎引起的肠管狭窄。

梅克尔憩室出现在腹股沟疝或股疝的疝囊时,一般称之为 Litter 疝,这些疝发生绞窄时可引起肠梗阻。

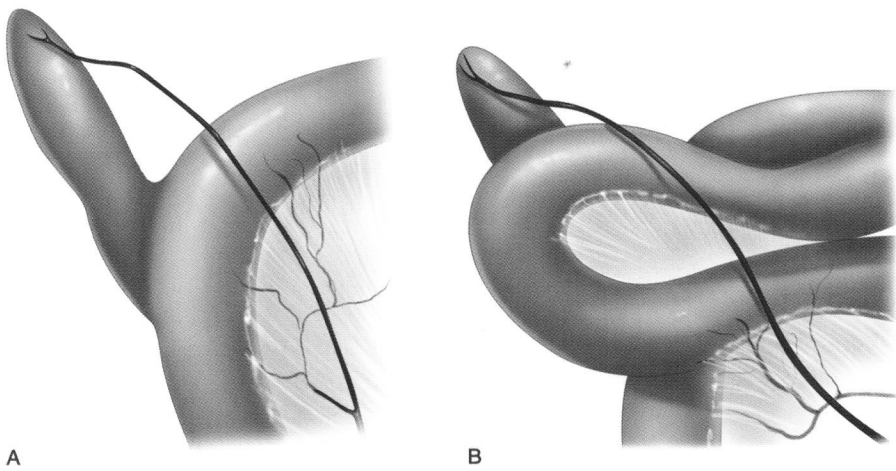

图 28-24　梅克尔憩室及血管憩室系膜带与疝形成。A. Meckel 憩室及血管憩室系膜带。B. 血管憩室系膜带的形成是梅克尔憩室形成小肠梗阻的机制之一

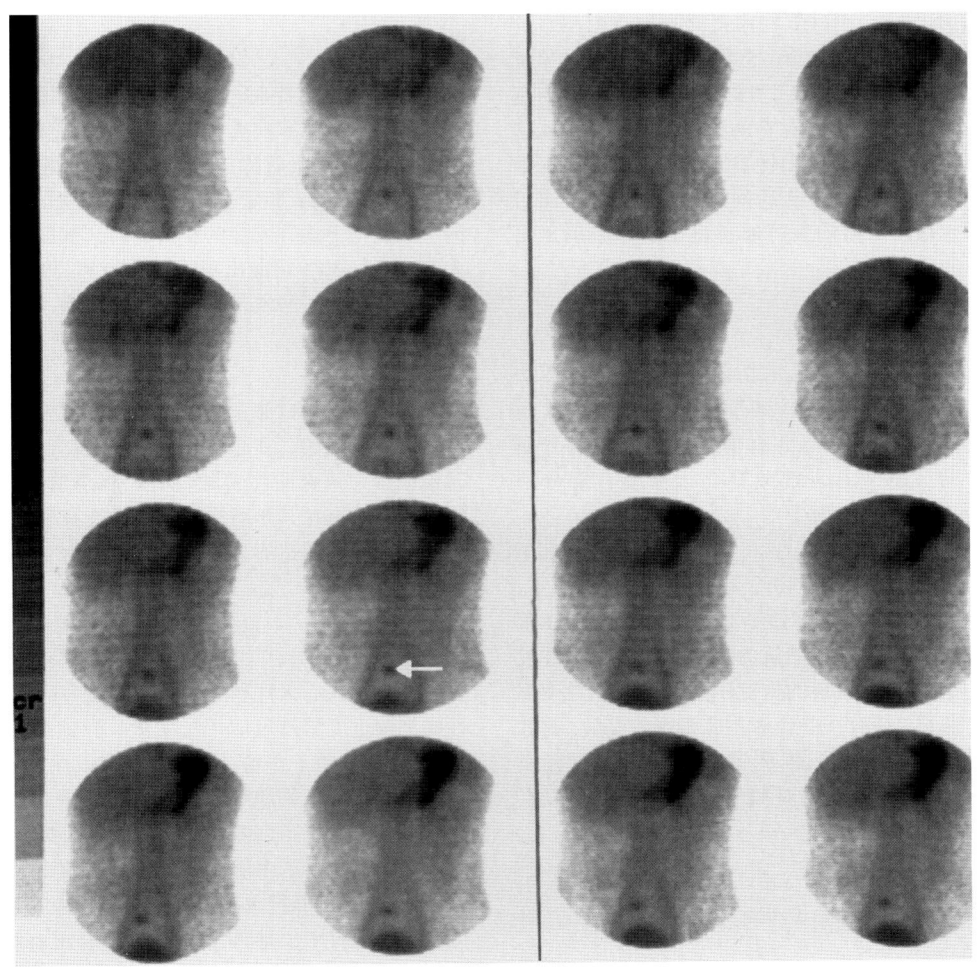

图 28-25　梅克尔憩室放射性核素闪烁造影。^{99m}Tc-锝酸盐闪烁造影术显示梅克尔憩室内有异位胃组织,右下象限箭头处可见放射性同位素聚集

临床表现

梅克尔憩室病人可终身不出现症状,只有发生憩室相关并发症时才会有临床症状。憩室并发症发生率为 4% ~ 6%[56,57],早期研究资料显示,梅克尔憩室并发症发生率随着年龄的增长而下降,但依据对美国明尼苏达州姆斯特郡的调查,Cullen 及其团队认为梅克尔憩室的并发症发生率与年龄无相关性[57]。

梅克尔憩室的最常见临床表现为出血、肠梗阻及憩室炎。出血在梅克尔憩室患儿中常见。在 18 岁以下的病人群中,超过 50% 的病人表现出与梅克尔憩室有关的并发症;而 30 岁以上的梅克尔憩室病人很少会有出血等并发症。

在成年梅克尔憩室病人中,最常见的临床表现是肠梗阻。在有症状的梅克尔憩室病人中约有 20% 表现为憩室炎,其临床表现与急性阑尾炎难以鉴别。在因有症状而切除了梅克尔憩室的病人中,并发肿瘤占 0.5% ~ 3.2%,最常见的肿瘤为类癌[56]。

诊断

大部分梅克尔憩室病人是在做放射线检查、内镜检查或手术中意外发现的。在没有并发出血的情况下,梅克尔憩室只有很少一部分能在手术探查之前确诊。通过临床表现来确诊梅克尔憩室是很困难的。用 CT 扫描来筛查梅克尔憩室的临床意义不大。钡灌肠的确诊率为 75%,一般不用于有症状的急性发作期。放射性核素扫描(^{99m}TC-锝酸盐)有于助梅克尔憩室的诊断。因为只有憩室中存在的异位胃黏膜能摄取这种示踪剂,所以只有此时才能有阳性发现(图 28-25)。据报道,这种放射性核素的扫描对小儿的确诊率高达 90%,而对成人却不足 50%。急性出血病人可通过血管造影来确定出血位置。

治疗

有症状的梅克尔憩室应当手术切除,手术范围包括切除连接憩室与腹壁或肠系膜的纤维带。合并有出血的病人,应当在切除憩室的同时切除并有消化性溃疡的部分回肠。憩室合并肿瘤或基底有炎症或穿孔也需要行部分回肠切除。

对无症状的梅克尔憩室是否手术治疗存在争议。直至最近大部分作者仍然反对预防性切除无症状的梅克尔憩室,因为病人一生中并发症的发生率并不高。但也有作者在著述中主张预防性地切除憩室,他们认为切除憩室的手术并发症发生率很低,并指出前人所说的梅克尔憩室并发症发生率可能被错误地低估了。还有一些作者主张选择性切除,对并有憩室索带以及基底部狭窄的,推测这些病人更有可能发生并发症,应当手术切除。尚无对照研究支持或否定以上争论。

后天性憩室

后天性憩室被称为假性憩室,因为它只有黏膜及黏膜下层,缺少完整的肌层。后天性憩室好发于十二指肠靠近壶腹的位置。这种憩室被称为壶腹周围憩室、十二指肠乳头旁憩室或 Vater 周围憩室。约 75% 的十二指肠乳头旁憩室起于十二指肠的中层壁。位于空肠、回肠的后天性憩室被称为空回肠憩室。80% 的空回肠憩室位于空肠,15% 位于回肠,5% 空肠和回肠都有憩室。空肠憩室通常较大、多发,而位于回肠的憩室则较小、单发。

据报道,上消化道检查对十二指肠憩室的检出率为 0.16% ~ 6%[58](图 28-26);ERCP 的检出率为 5% ~ 27%;尸检的检出率为 23%。十二指肠憩室的发病率随年龄的增长而提高,40 岁以下的病人罕见,多数病人的年龄在 56 ~ 76 岁。

据估计,空回肠憩室的发病率范围在 1% ~ 5%[59],发病率随年龄的增长而提高,确诊时大部分病人年龄在 60 ~ 70 岁(图 28-27)。

病理生理

据推测,后天性憩室的形成与小肠平滑肌后天异常或运动调节异常有关,这些异常导致黏膜或黏膜下层通过小肠壁某一肌层薄弱处向外膨出。

后天性憩室可能与菌群过度增殖(导致维生素 B$_{12}$ 缺乏、巨幼红细胞性贫血)、营养吸收不良和脂肪痢有关。十二指肠壶腹旁憩室由于憩室内容物淤积而扩张进而压迫胆总管或胰管,分别引起梗阻性黄疸或胰腺炎。空回肠憩室也会因肠套叠或憩室压迫周围肠管因而导致肠梗阻。

临床表现

没有无并发症时,后天性憩室通常是无症状的。6% ~ 10% 的后天性憩室病人会出现并发症,包括肠梗阻、憩室炎、出血、肠穿孔和吸收障碍等。十二指肠壶腹旁憩室可能会并发胆总管结石病、胆管炎、复发性胰腺炎、奥迪括约肌功能障碍。憩室与上述并发症的相关性尚未被证实。空回肠憩室病人有 10% ~ 30% 可能出现间断性腹痛、腹胀、腹泻、便秘等症状。这些症状与憩室是否有关尚不明确。

诊断

大部分后天性憩室是病人做放射性检查、内镜检查或手术时意外发现的。在超声和 CT 平扫检查中,十二指肠憩室有时被误诊为胰腺假性囊肿、积液、胆道囊性扩张或壶腹部肿瘤。内镜检查尤其是前视性内镜检查容易漏诊。最好的诊断方法是上消化道造影。灌肠造影是诊断空回肠憩室最敏感的检查。

治疗

无症状的后天性憩室无须处置。为抑制后天性憩室相关性的细菌过度繁殖可应用抗生素。其他并发症,如出血和憩室炎,若病变位于空肠、回肠,可行节段性小肠切除。

十二指肠外侧憩室引起出血及梗阻时,一般仅行憩室切除即可。十二指肠内侧侵及胰腺实质的憩室在处理上十分困难。对于十二指肠内侧憩室出现并发症的,治疗上首选非手术方法,如有可能行内镜治疗。在紧急情况下,十二指肠内侧憩室出血可行十二指肠侧壁切开、缝合出血血管。同样,对于憩室穿孔应行充分引流,而不是复杂的外科手术。对于并发有胆管、胰腺症状的病人是否应行手术切除憩室尚存在争议,不推荐常规手术切除[58]。

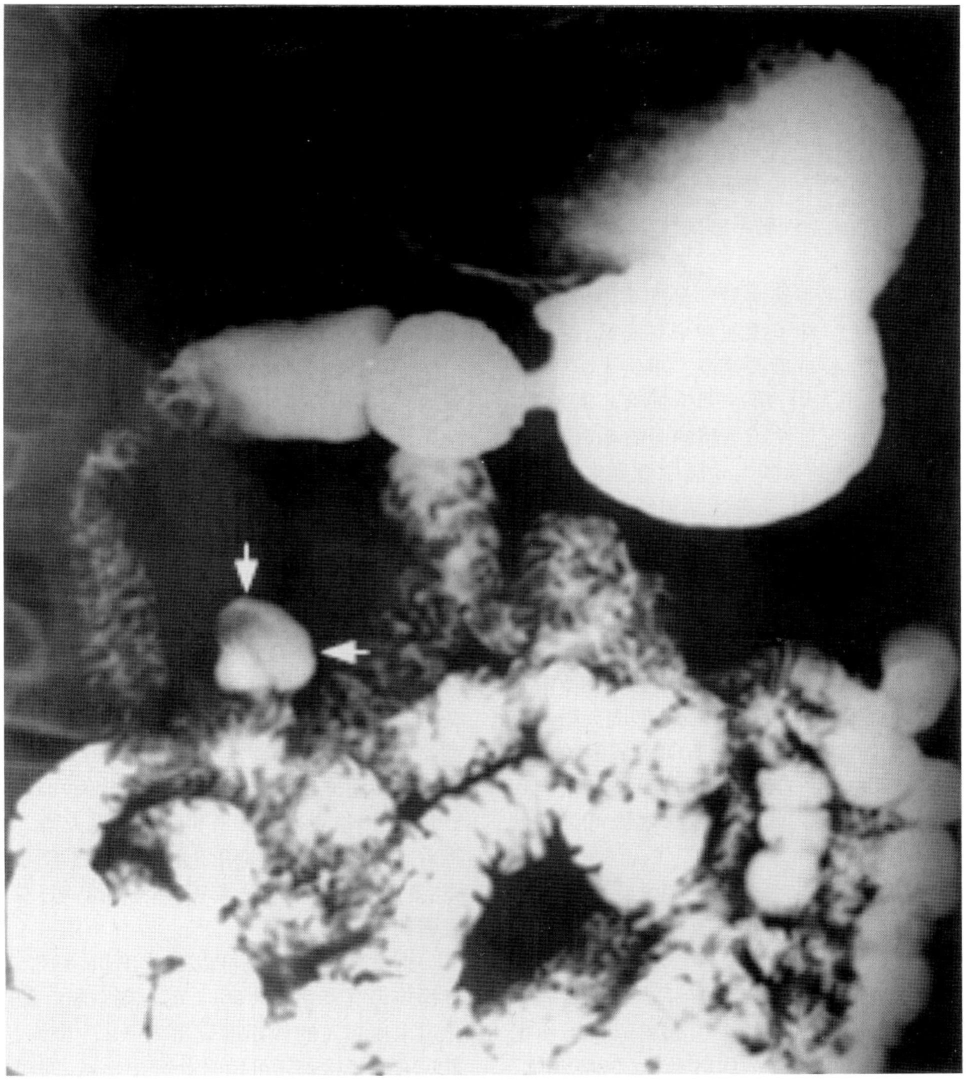

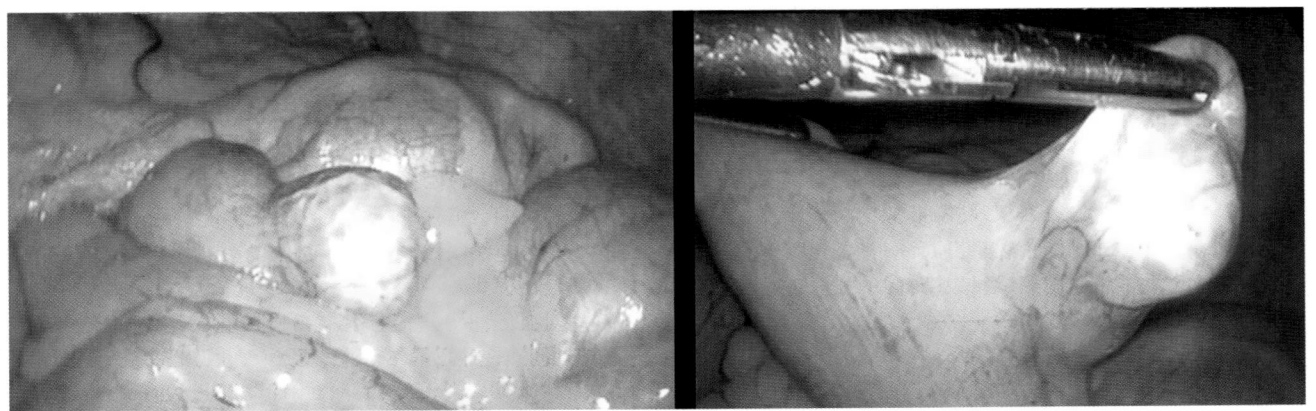

图 28-26　十二指肠憩室 X 线检查。影像学示十二指肠憩室（箭头）延伸向胰头部实质

图 28-27　回盲部憩室。该图为腹腔镜胆囊切除术中所见。该憩室位于典型的空肠系膜面，为无症状憩室，故未予切除

肠系膜缺血性疾病

肠系膜缺血可分为急性肠系膜缺血和慢性肠系膜缺血两种截然不同的临床综合征。

导致急性肠系膜缺血有四种不同的病理生理机制：

1. 动脉栓塞。
2. 动脉血栓形成。
3. 血管痉挛（也称为非闭塞性肠系膜缺血）。
4. 静脉血栓形成。

动脉栓塞是引起急性肠系膜缺血最常见的病因，占急性肠系膜缺血坏死的 1/2 以上。栓子源通常来自心脏，最常见为来自左心房或左心室的血栓或瓣膜病变。事实上，在由栓子引起急性肠系膜缺血的病人中，超过 95% 的有心脏病史。肠系膜上动脉栓塞占栓子源引起急性肠系膜缺血的 1/2。大部分栓子逐渐变成楔形，在到达肠系膜上动脉中段到末端的分叉处引起栓塞，通常是在肠系膜上动脉远端至结肠中动脉起始部。与此相反，由血栓引起的急性肠系膜动脉闭塞往往发生在肠系膜动脉的近端，靠近其起始部。急性血栓形成一般是在动脉粥样硬化基础上发生的。非阻塞性肠系膜缺血是由血管痉挛引起的，常见于使用加压药物的危重病人。

肠系膜静脉血栓形成占急性肠系膜缺血病变的 5%~15%，而且其中的 95% 的是肠系膜上静脉血栓形成。肠系膜下静脉血栓形成仅占很少部分[60]。在没有明确病因的前提下，肠系膜静脉血栓一般被认定为原发性的；如果有明确病因，如先天性或获得性凝血障碍，肠系膜静脉血栓可以是继发的。

无论什么样的病理生理机制，急性肠系膜缺血都可以在发病 3 小时内导致肠黏膜坏死，而且会在 6 小时内导致肠管全层梗死。

与急性肠系膜缺血相比较而言，慢性肠系膜缺血发病比较隐匿，常有侧支循环的建立，因此较少引起肠道全层梗死死。慢性肠系膜动脉缺血是由重要的内脏动脉（腹腔动脉、肠系膜上动脉和肠系膜下动脉）的动脉粥样硬化引起的。其中在大部分病人中，至少有上述的两条动脉不是闭塞就是严重狭窄。慢性肠系膜静脉血栓形成可能会累及门静脉或脾静脉，引起门脉高压，进而引起静脉曲张、脾大和脾功能亢进。

严重的腹痛与轻微的体征是急性肠系膜缺血的典型特征。疼痛性质往往为绞痛，而且多以中腹部为著，伴有恶心、呕吐与腹泻。在急性肠系膜缺血的早期，全身表现并不明显。但是如果发生了肠梗死，腹胀、腹膜炎和便血便会显现出来。

慢性肠系膜缺血临床表现隐匿，最常见的临床表现为饱餐后腹痛，以致病人厌食（食物恐惧）而日渐消瘦。这种病人往往被认为患上了恶性肿瘤，经过长时间的病痛折磨后才做出了正确诊断。

因为静脉存在大量的侧支循环，所以以慢性静脉血栓形成病人中的大部分是无症状的。慢性静脉血栓形成往往是在血管成像时偶然发现的。然而，也有一部分慢性肠系膜静脉血栓形成的病人出现胃、食管曲张经静脉出血。

由原发性血管病引起的病变及其诊断与治疗参见第 23 章的肠系膜动脉疾病。

其他疾病

隐匿性胃肠道出血

近 90% 的胃肠道出血性疾病发生在胃镜或结肠镜可及的范围内。隐匿性消化道出血是指通过胃、结肠镜未能明确出血源的胃肠道出血。显性消化道出血是指存在呕血、黑便或便血；相反，隐性消化道出血没有明显的症状，需要通过实验室检查（如缺铁性贫血）或粪便检查（如愈创木脂试验阳性）才能做出诊断。不明原因的消化道出血约占消化道出血的 20%[61]。

不明原因的消化道出血让病人和临床医师都感到束手无策，特别是积极地使用了各种诊断方法也不能明确病因的消化道出血。一项关于第三方转诊中心的报告指出，不明原因消化道出血的病人一般要承受 26 个月的间歇性出血，经过多达 20 次的诊断检查，以及平均 20 个单位的输血才能得出诊断结论。然而，大部分小肠超出了这些检查方法所能达到的范围，而小肠又包括大部分隐匿性出血性疾病。在成人隐匿性消化道出血中，小肠血管发育不良导致的消化道出血病例约占 75%，肿瘤约占 10%。在儿童隐匿性消化道出血中，最常见的病因是梅克尔憩室，其他病因包括克罗恩病、感染性炎、非甾体消炎药诱导的溃疡、血管炎、局部缺血、静脉曲张、憩室和肠套叠等。

对不明原因消化道出血病人的诊断评估应该按照出血的严重程度、检查技术水平和专家意见处理。内镜检查正在发挥着越来越重要的作用。几种内镜技术可满足对小肠的检查：推进式内镜、Sonde 肠镜、术中的肠镜、双气囊内镜和无线胶囊式内镜。

推进式内镜检查可以通过 Treitz 韧带进入近段空肠，这种操作可观察到大约 60cm 的近端空肠。据报道，该方法对消化道出血病人的诊断准确率为 3%~65%。除了诊断之外，推进式内镜检查还可用来处理出血点，即对出血点进行烧灼止血。

小肠 Sonde 内镜，是通过肠蠕动将一尖端带有充气球囊的细长内镜送入小肠，在退镜的过程中可以检查肠道的情况，可观察到 50%~75% 的小肠黏膜。然而，该仪器缺乏活检和治疗功能。另外，由于缺乏尖端转向能力和对黏膜检查能力有限，它已经被胶囊内镜所代替。

无线胶囊内镜是一种小的足以能够吞下，没有外部电线、光纤束或电缆的无线电遥测内镜。胶囊内镜是通过肠蠕动来推动的，而视频图像则是通过无线电遥测装置传导到连接在病人身体上的数据探测器。这些探测器能够捕捉图像，并且可以在腹部连续定位胶囊内镜的位置，方便检查和定位。整个系统是便携式的，病人在整个检查过程中都可以活动。胶囊内镜对血压稳定但仍有继续出血的病人是一种很好的选择。据报道，这种技术在检查小肠病理生理改变方面的成功率方面高达 90%[61]。

对于不明原因胃肠道出血病人，出血明显停止后使用推进式内镜或胶囊内镜是一种合理的初步诊断。如果这些检查不能发现潜在的出血源，应该行肠造影检查。标准的小肠连续性检查此时诊断价值较低，应予以避免。如果仍然没有做出诊断,应该考虑血管造影。虽然如果以前出血明显应该考虑血管造影,但继续"观察与等待"也是合理的。血管造影甚至可以在小肠没有继续出血的情况下发现血管发育异常和血管肿瘤。

对于经常性的轻度隐匿性消化道出血病人,可以使用推进式内镜或胶囊内镜检查。如果这些检查没有做出诊断,那么可用锝标红细胞进行扫描。如有阳性发现,接着做血管造影检查以定位出血源。虽然40岁以上的病人梅克尔憩室的发病率极低,但是也应考虑做锝酸盐显像以除外之。未明确诊断但仍出血不止的病人和反复大量出血以致需要输血的病人应该进行手术探查并在术中使用肠镜检查。

隐匿但持续性大出血病人应该利用血管造影来确定出血位置,然后根据出血的位置来制订治疗方案。推进式内镜也

是一种选择,但胶囊内镜因为诊断用时过长不宜采用。如果这些方法还不能明确出血部位,可以行探查性腹腔镜检查或剖腹探查,并在术中行肠镜检查。小肠镜在剖腹手术和腹腔镜手术中都可以应用。通过在空肠或回肠上置管或切口将肠镜(通常是结肠镜)插入到小肠内。紧缩肠段使之变短则可成功地将内镜前进到小肠的前终端。除了内镜图像,应该在手术室暗光条件下行小肠透照检查,因为这样操作有利于认出血管发育异常。经过认定的病变应在肠浆膜层缝线做标记。内镜检查结束后再切除这些病变。检查应该在进镜过程而不是退镜过程中进行,因为仪器造成的黏膜损伤和血管发育异常相混淆。据报道,该仪器用于隐匿性胃肠道出血病人,诊断率为83% ~ 100%。图 28-28 给出了一个隐匿性胃肠道出血病人的诊断和治疗程序。

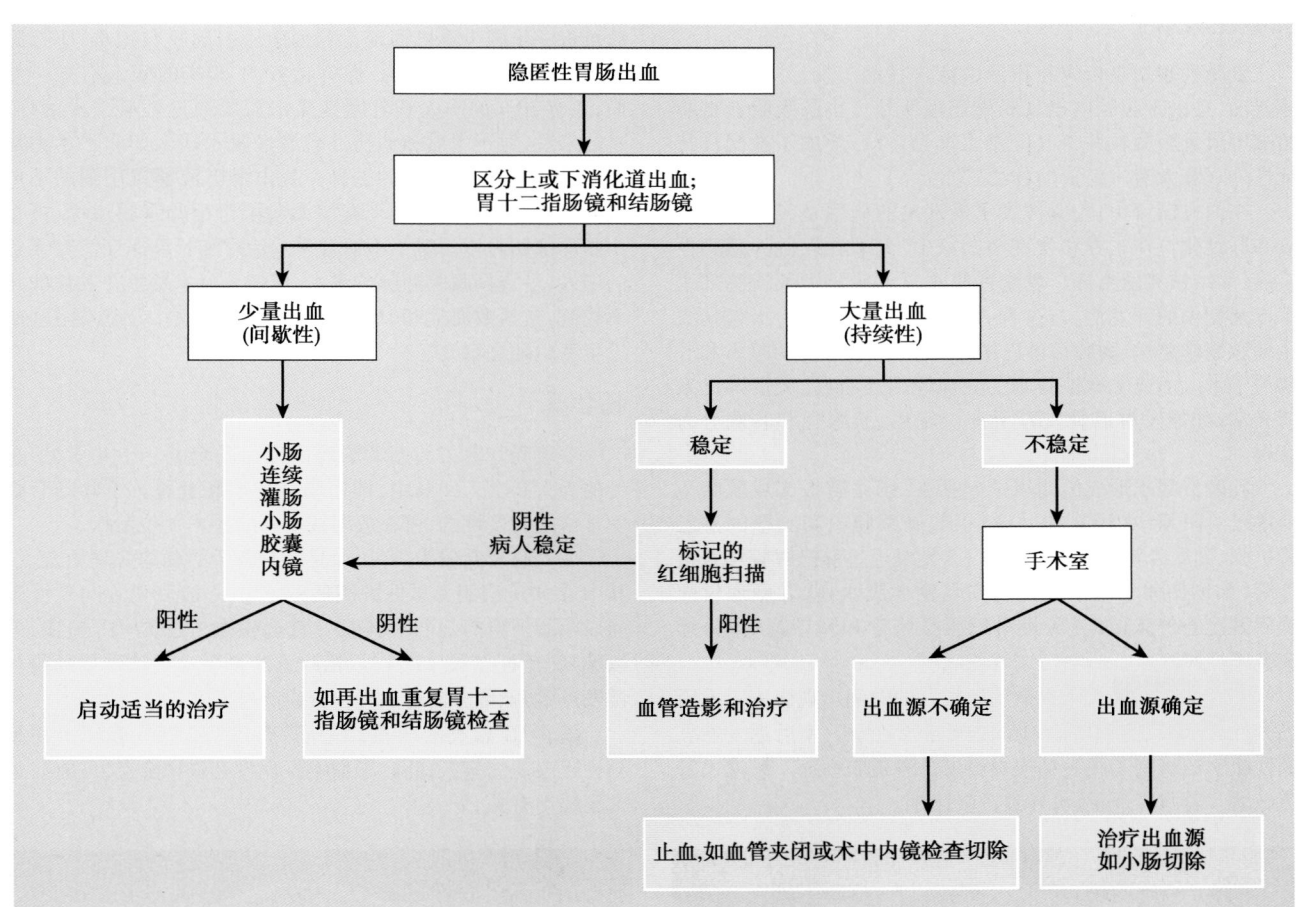

图 28-28 隐匿性消化道出血诊断与处理流程

小肠穿孔

20 世纪 80 年代以前,由消化道溃疡引起的十二指肠穿孔是最为常见小肠穿孔。现今最为常见的小肠穿孔是胃肠镜检查过程中发生医源性肠穿孔。其他小肠穿孔的病因包括感染(特别是结核病、伤寒病及巨细胞病毒感染)、克罗恩病、局部缺血、某些药物(例如钾或非甾体消炎药诱发的溃疡)、射线诱发的损伤、梅克尔憩室、后天性憩室、肿瘤(特别是淋巴瘤、腺癌和黑色素瘤)以及异物。

在医源性损伤中,内镜下逆行胰胆管造影并内镜下括约

肌切开期间发生的十二指肠穿孔最为常见。该并发症的发生率为0.3% ~ 2%。曾接受过 Billroth II 胃切除的病人在行ERCP 时十二指肠及游离的空肠发生穿孔的风险增高。虽然与 ERCP 有关的十二指肠穿孔可以为游离性穿孔,但是最常发生的部位是腹膜后。这种 ERCP 后发生的腹膜后十二指肠穿孔的临床表现与 ERCP 诱发的急性胰腺炎,包括高淀粉酶血症相似。

CT 扫描对诊断十二指肠穿孔最敏感。阳性影像学所见包括游离性穿孔的气腹症;但更常见的是腹膜后积气、显影剂外渗和十二指肠旁液体积聚。如果所有的接受 ERCP 的病人

在操作结束后都进行一次 CT 扫描,可以发现近 30% 的病人有腹膜后积气的影像,但是大多数病人并无症状,不需要特殊治疗[63]。

确定无疑的腹膜后十二指肠穿孔如果没有明显的进展和败血症的迹象,可以行非手术治疗。然而,腹腔内的十二指肠溃疡穿孔需要手术修复,术式包括幽门部切除、胃空肠吻合或管状十二指肠造口术。内镜检查时发生的医源性小肠穿孔,若发现及时有时可用内镜技术来修补。

空肠、回肠穿孔发生在腹腔内,常引起明显的症状与体征,如腹痛、压痛和腹胀,伴有发热和心跳加快。如果腹腔内肠穿孔已经发生,腹部平片可显示出腹腔内游离气体。如果怀疑肠穿孔,但无明显临床症状,应进行 CT 扫描检查。空肠、回肠穿孔需要手术修复穿孔或切除肠段。

乳糜性腹水

乳糜性腹水是指腹腔积液中富含甘油三酯,外观似牛奶或奶油,是由于腹腔内出现肠淋巴液所致。小肠吸收长链脂肪酸形成乳糜微粒并将其分泌入淋巴系统,形成了乳糜样特征性外观和含有一定量的甘油三酯。

在西方国家中,乳糜性腹水最常见的病因是腹部恶性肿瘤和肝硬化。在东方和发展中国家中,大多数病例为感染性疾病,如结核和丝虫病。乳糜性腹水也可能是腹部或胸部手术以及创伤的并发症,与这种并发症密切相关的手术包括腹主动脉瘤修复术、腹膜后淋巴结清扫术、下腔静脉切除术和肝移植手术。形成乳糜性腹水的其他原因还有:先天性淋巴系统异常(如原发淋巴管发育不良)、辐射、胰腺炎和右侧心力衰竭。

乳糜性腹水形成机制可能包括:①肠系膜根部或乳糜池处淋巴管阻塞(如因恶性肿瘤)引起肠系膜内和肠壁的淋巴管扩张,乳糜外渗致乳糜性腹水;②乳糜通过淋巴管腹膜瘘直接外漏(如创伤和手术),从而引发乳糜性腹水;③乳糜通过腹膜后淋巴管外渗(如先天性淋巴管扩张症和胸导管堵塞)形成乳糜性腹水。

乳糜性腹水病人经过数周至数月的时间出现腹胀。术后乳糜性腹水可能在术后第 1 周内就非常明显。术后迟发性乳糜性腹水的机制是腹腔粘连导致淋巴管道阻塞而不是淋巴管道破裂。若腹胀严重,可导致呼吸困难。

腹腔穿刺是最重要的诊断方法。典型的乳糜性腹水外观浑浊,但在禁食病人可能是清亮的(如术后短期)。腹腔穿刺液中的甘油三酯浓度大于 110mg/dl 具有诊断意义。CT 扫描检查有助于确定腹腔内病理性淋巴结、肿块以及积液的部位和范围。淋巴管造影和淋巴闪烁造影有助于淋巴漏和堵塞部位的定位,该项检查对制订手术方案有帮助。

几乎没有资料能够提供对乳糜性腹水病人的最佳治疗方案。总的原则是对潜在的病因进行评估和治疗,特别是对那些存在感染、炎症或血流动力学改变的病人。

大部分病人对高蛋白、含中链脂肪酸甘油三酯的低脂饮食有效。这种饮食方案旨在将乳糜的产生和流量都减到最小。中链脂肪酸甘油三酯被小肠上皮细胞吸收,然后通过门静脉进入肝脏,不影响乳糜微粒的形成。

如果上述方法无效,病人应禁食并全胃肠外营养。奥曲肽可进一步减少淋巴回流。若因腹胀引起呼吸困难,应行腹腔穿刺放液。总体来说,保守治疗对 60% 的病人有效。然而,还有 30% 的病人其乳糜性腹水需要通过外科手术治疗。总的来说,对于术后和创伤性乳糜性腹水病人如非手术治疗无效,手术修复是最好的选择。找出淋巴液漏点用细的不可吸收线缝合修补。如果乳糜渗漏局限于小肠系膜边缘,可行小肠局部切除术。对于不适合手术治疗和长期保守治疗无效的病人,可选择腹腔静脉分流术,但是分流术发生并发症的几率较高,包括败血症和 DIC。由于乳糜黏度高,分流术阻塞的发生率也随之增高。

肠套叠

一段肠管套入其近端肠腔内称为肠套叠。小儿多见,常见的为盲肠套入回肠中,即回肠结肠型肠套叠。小儿肠套叠中常常是特发性的,可在放射线下行非手术复位治疗。

成人肠套叠较为少见,而且多有一个明确的病理诱发点,其中近 50% 病例为恶性肿瘤所致[64]。一般表现为间歇性腹痛以及肠梗阻的症状和体征。首选检查方法是 CT 扫描,可以见到"靶征"(图 28-29)。治疗方法是手术切除受累肠段与诱发点,切除部分需行病理检查以除外潜在的恶性病变。

随着 CT 检查的增多,"靶征"有时见于某些临床上并无肠梗阻表现的病人,此时影像学发现没有临床意义,可能与正常肠蠕动有关。

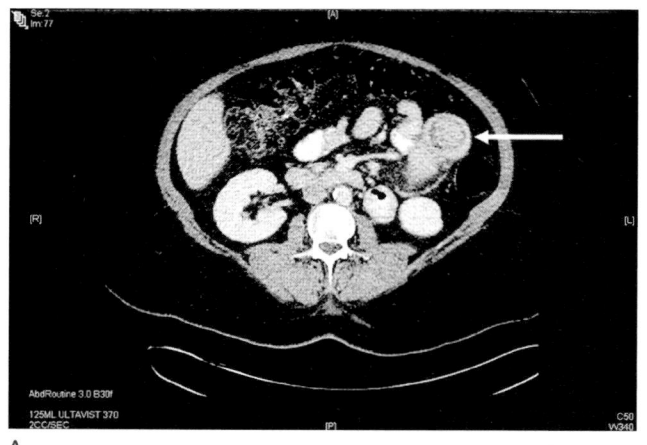

A

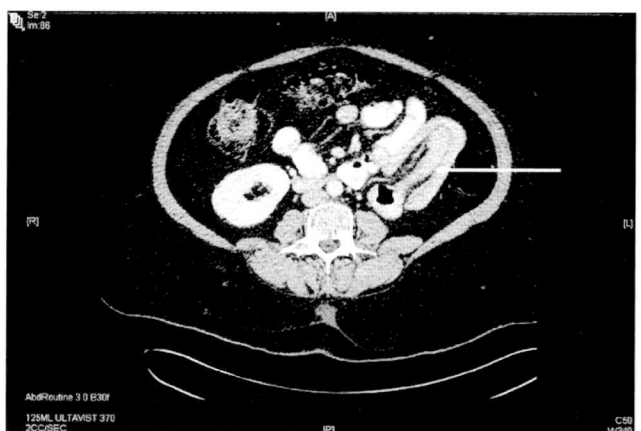

B

图 28-29 小肠套叠。**A.** CT 扫描显示小肠套叠病人"靶征"(箭头)。**B.** 清晰地显示远端肠管套入近端肠管中(箭头)

以前曾接受过 Roux-en-Y 胃旁路手术的病人,一种非典型的肠套叠被越来越多地提到。在这种情况下,近端肠管坠入远端肠腔内(逆行性肠套叠)。这些肠套叠通常和诱发点无关,可能是 Roux-en-Y 消化道重建后的肠运动障碍[65]。已有采用手术复位而不切除肠段获成功治愈的报道。

肠气囊肿病

肠道气囊肿症是指肠壁内有气体存在,可见于消化道的任何部位,但最多见于空肠。肠道气囊肿症不是一种病,仅是特发性的或与某些肠源性和非肠源性疾病有关,如阻塞性肺病及哮喘。多数情况下明确病因是次要的,其中 15% 是特发性的。肠气囊肿病的病理机制尚未完全清楚。

外科的兴趣在于发现肠气囊肿病与肠局部缺血和梗死的关系,后两者需要紧急手术(图 28-15)。因此,发现这种影像的病人需要充分评估并密切观察以除外这两种重要的腹腔内疾病。

短肠综合征

本章讨论的许多小肠疾病需行肠切除,一般来说不会有什么问题。然而当小肠切除超过一定的范围时,可能会发生被称之为短肠综合征的情况。短肠综合征被人为地定义为成年人残余小肠短于 200cm[66]。更为广泛采用的是功能性概念,即短肠综合征是因肠吸收功能不足而出现腹泻、脱水、营养不良等一系列临床症状的总称。

成年人短肠综合征最常见病因有肠系膜缺血、恶性肿瘤、克罗恩病等。其中 75% 的病人短肠综合征为一次手术中切除了大量小肠所致;25% 的病人是由于多次小肠切除术积累的结果。前者典型的疾病是急性肠系膜缺血并发生了肠坏死,而后者典型的疾病是克罗恩病导致的短肠综合征。儿童短肠综合征最常见的病因为肠闭锁、肠扭转和坏死性肠炎。

据估计,美国有 200 万左右的短肠综合征病人[66]。有关在家中长期施行 TPN 的资料是 1992 年搜集的,那时约有 4 万人在家中长期接受 TPN,其中最主要的适应证是短肠综合征。该数据不包括身患短肠综合征但并不在家中接受 TPN 治疗的病人,也不包括已经停止了在家中接受 TPN 的病人。

病理生理

小肠切除少于 50% 一般并无大碍,但如果切除超过了 50% 甚至 80% 以上时,临床上可出现明显的吸收功能障碍。成年人如结肠功能丧失,其残余小肠若短于 100cm,则很可能要终身依赖 TPN;而拥有完整结肠并且功能良好者,其残余小肠短于 60cm 时才需终身依赖 TPN。对于那些患有短肠综合征的婴儿来说,10cm 左右的残余小肠即可不依赖 TPN。

但是,残余小肠的长度并不是预测是否需要依赖 TPN 的唯一因素。决定吸收障碍严重程度的其他因素如下。首先,是否有完整的结肠。如上段所述,结肠能吸收大量的水和电解质。此外在营养吸收方面通过参与短链脂肪酸的吸收也起着重要的作用。其次,普遍认为回盲瓣的存在与减轻吸收障碍有关。回盲瓣可延缓食糜自小肠向结肠转运,借此延长了营养物质与小肠黏膜的接触时间。第三,健康而不是病态的残余小肠才能减轻吸收障碍的程度。最后,切除空肠的耐受

性要优于回肠,因为回肠是胆汁酸盐和维生素 B_{12} 吸收的特定场所(表 28-11)。

表 28-11　大量小肠切除后导致短肠综合征的危险因素
小肠长度小于 200cm
回盲瓣缺失
结肠缺失
残余肠道疾病(如克罗恩病)
回肠切除

小肠大部分切除术后头 1～2 年,残余小肠处于代偿适应阶段,具体内容已在肠适应一段中描述过。适应期在临床上包括肠容积与运动频率降低、小肠营养吸收能力提高和对 TPN 的需求减少等过程。经过此过程后,一些病人可以成功地摆脱 TPN。了解肠适应性调节机制对那些尚不能摆脱 TPN 的病人找出增强适应性的应对措施有提示作用,令人遗憾的是,至今人们对此了解甚微[13]。

小肠广泛切除病人在术后的 1～2 年内由于高胃泌素血症导致的高胃酸分泌状态会加重吸收功能障碍。过多的胃酸进入十二指肠通过某些机制抑制了吸收进程,如抑制消化酶,大多数消化酶只有在碱性环境中才能使其功能发挥到最佳。

治疗

内科治疗

对于小肠大部分切除术后的病人,要优先考虑的初始治疗包括处理导致肠切除的原发病,补足因特征性严重腹泻而引起的液体、电解质丢失。大部分病人至少在初始治疗阶段需要依赖 TPN。肠梗阻一旦解除后,便可逐渐尝试肠内营养。可以使用大剂量的组胺-2 受体抑制剂或质子泵抑制剂以减少胃酸的分泌,也可用一些肠运动对抗药物,如盐酸洛哌丁胺和芬诺酯等来减缓小肠转运功能。奥曲肽能够减少胃肠道的分泌量,但是动物试验显示奥曲肽与抑制小肠适应性有关。

适应期一般需要术后 1～2 年,应同时给病人施行 TPN 和肠内营养,并试着停用 TPN。依然依赖 TPN 的病人将面临多种严重的并发症,包括导管脓毒血症、静脉栓塞、肝肾功能衰竭、骨质疏松症等。其中肝功能衰竭是重要的并发症之一,常常需要肝移植(同时行小肠移植)。这些并发症使依赖 TPN 的短肠综合征病人预期寿命降低,其中 50%～75% 病人的存活期仅有 5 年。据估算,长期 TPN 有关的费用高达每人每年 15 万美元。鉴于这些问题,短肠综合征的替代疗法正在调研之中。

非移植性外科治疗

肠造瘘病人如果病情允许应重建肠道的连续性,以提高全部残余小肠的吸收能力。对那些旨在促进小肠吸收的非移植性手术因利弊尚不明确,故不宜常规应用。

这类手术中的大部分目的或在于减缓肠转运能力,或在于增加小肠长度。旨在减缓小肠转运能力的手术方式包括小肠肠段倒置术、结肠间置术、小肠瓣再造术和小肠电起

搏等[67]。然而这些手术的经验仍较少,仅限于个案或几例报道。提高小肠吸收能力的客观依据不足,且常引起肠梗阻。

经验最多的小肠延长术是 Bianchi 在 1980 年提出的[68],该手术是一种纵向小肠延长和裁制术。文献上报道的手术例数已近 100 例。其方法是先将小肠分成两个供血系统,然后将该段小肠沿长轴切开一分为二,并按同向蠕动的原则行端端吻合。该手术使原小肠的长度增加了 1 倍,一般用于残余小肠扩张的患儿。

2003 年有人提出了连续性横切小肠成形术[69]。这种手术方式既延长了扩张小肠的长度,也无须分离各自的肠系膜血管(图 28-30)。位于波士顿的国际病例登记数据库显示,该术式的最初实验和最新研究数据令人欢欣鼓舞[70]。

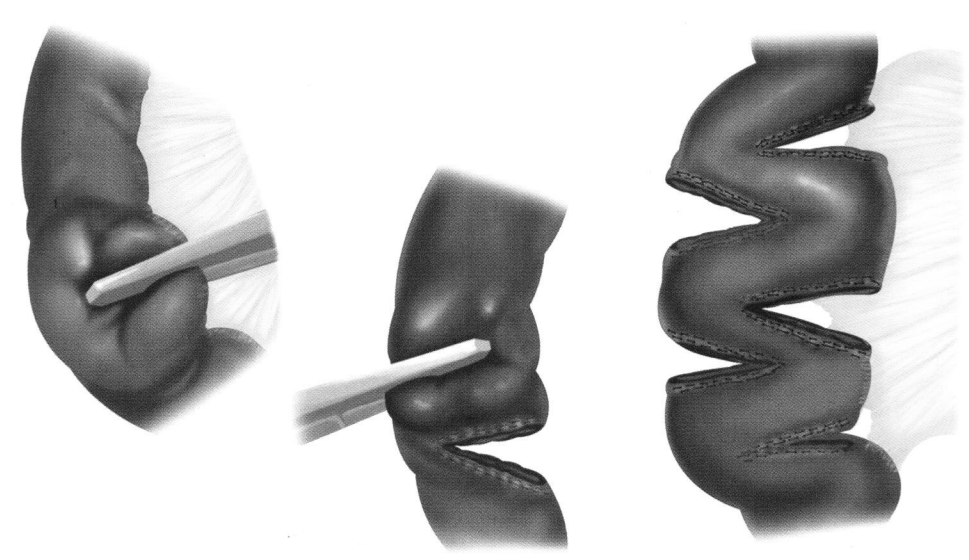

图 28-30　连续小肠横切成形术。连续应用小肠切割闭合器使扩张的肠管加长,切割方向垂直于小肠长轴

小肠移植

越来越多的短肠综合征病人接受这种复杂的手术。到 2003 年为止[71],全世界约有 1000 例病人接受了小肠移植术。小肠移植现今公认的适应证是存在威胁生命的并发症,可能导致小肠功能衰竭和(或)长期需要依赖 TPN。小肠移植特有的并发症包括:①诱发肝功能衰竭;②主要的中心静脉血栓形成;③与导管相关的脓毒血症;④重度脱水。目前约有 45% 的病人接受单纯小肠移植,40% 行肝肠联合移植术,15% 为多器官移植。

单纯小肠移植适合于小肠功能衰竭,而无明显肝脏疾病或其他器官疾病。肝肠联合移植术适用于小肠与肝脏均有衰竭的病人。多器官移植曾被用于巨大硬纤维瘤病人,或因弥漫性胃肠功能障碍或因弥漫性内脏血栓形成使肝、胰腺和小肠的血供受到累及。

在存活的病人中,近 80% 的移植小肠功能良好而无须再依赖 TPN。但是与小肠移植相关的并发症也较多发生,包括急、慢性排异反应、巨细胞病毒感染和移植术后淋巴增生性疾病等。

替代疗法

用于增加肠黏膜表面积或增强小肠吸收功能的药物及生物疗法正在接受临床评估。值得期望的疗法包括 GLP-2 以及谷氨酰胺、生长激素与一种改良的高碳水化合物的联合应用等[13]。

预后

最初依赖 TPN 的短肠综合征病人中的 50% ~ 70% 最终可摆脱 TPN[66]。患儿的预后优于成年病人。

有关短肠综合征病人生存方面的相关信息较为有限。在一项有关 124 例非恶性肿瘤引起的短肠综合征研究中,2 年和 5 年生存率分别为 86% 和 45%[72]。行肠造口术或残余小肠短于 50cm 病人的存活率远不如未行肠造口术或残余小肠在 50cm 以上的病人。

对于短肠综合征的病人,目前还没有关于小肠移植与长期 TPN 的随机对照试验。美国器官共享联合机构搜集的最新资料显示,单纯小肠移植病人 1 年的人与移植物的存活率分别为 77% 和 65%;肝肠联合移植术后 1 年的人与移植物的存活率分别为 50% 和 49%。单纯性小肠移植病人 5 年的人与移植物存活率分别为 50% 和 38%;肝肠联合移植术后 5 年的人与移植物存活率分别为 37% 和 36%。

(王忠裕　于向阳　译)

参考文献

亮蓝色标记的是主要参考文献。

1. Evers BM, Townsend CM, Thompson JC: Small intestine, in Schwartz S, Spencer F, Galloway A, et al (eds): *Principles of Surgery*, 7th ed. New York: McGraw-Hill, 1998, p 1217.
2. McMinn RMH: *Last's Anatomy—Regional and Applied*, 9th ed. Singapore: Churchill Livingstone, 1994, p 337.
3. Thomson ABR, Keelan M, Thiesen A, et al: Small bowel review: Normal physiology part 2. *Dig Dis Sci* 46:2588, 2001.

4. Lane JS, Whang EE, Rigberg DA, et al: Paracellular glucose transport plays a minor role in the unanesthetized dog. *Am J Physiol* 276:G276, 1999.

5. Ma T, Verkman AS: Aquaporin water channels in gastrointestinal physiology. *J Physiol* 517 (Pt 2):317, 1999.

6. Dyer J, Wood IS, Palejwala A, et al: Expression of monosaccharide transporters in intestine of diabetic humans. *Am J Physiol* 282:G241, 2002.

7. Vernaleken A, Veyhl M, Gorboulev V, et al: Tripeptides of RS1 (RSC1A1) inhibit a monosaccharide-dependent exocytotic pathway of Na+-D-glucose cotransporter SGLT1 with high affinity. *J Biol Chem* 282:28501, 2007.

8. Rolfs A, Hediger MA: Intestinal metal ion absorption: An update. *Curr Opin Gastroenterol* 17:177, 2001.

9. Nagler-Anderson C: Man the barrier! Strategic defenses in the intestinal mucosa. *Nat Rev Immunol* 1:59, 2001.

10. Mowat AM: Anatomical basis of tolerance and immunity to intestinal antigens. *Nat Rev Immunol* 3:331, 2003.

11. Ahlman H, Nilsson O: The gut as the largest endocrine organ in the body. *Ann Oncol* 12:S63, 2001.

12. Rehfeld JF: The new biology of gastrointestinal hormones. *Physiol Rev* 78:1087, 1998.

13. Tavakkolizadeh A, Whang EE: Understanding and augmenting human intestinal adaptation: A call for more clinical research. *J Parenter Enteral Nutr* 26:251, 2002.

14. Drucker DJ: Epithelial cell growth and differentiation. I. Intestinal growth factors. *Am J Physiol* 273:G3, 1997.

15. Drucker DJ: Gut adaptation and the glucagon-like peptides. *Gut* 50:428, 2002.

16. Ray NF, Denton WG, Thamer M, et al: Abdominal adhesiolysis: Inpatient care and expenditures in the United States in 1994. *J Am Coll Surg* 186:1, 1998.

17. Maglinte DD, Heitkamp DE, Howard TJ: Current concepts in imaging of small bowel obstruction. *Radiol Clin N Am* 41:263, 2003.

18. Abbas S, Bissett IP, Parry BR: Oral water soluble contrast for the management of adhesive small bowel obstruction. *Cochrane Database Syst Rev* 3:CD004651, 2007.

19. Brolin RE, Krasna MJ, Mast BA: Use of tubes and radiographs in the management of small bowel obstruction. *Ann Surg* 206:126, 1987.

20. Stewart RM, Page CP, Brender J, et al: The incidence and risk of early postoperative small bowel obstruction: A cohort study. *Am J Surg* 154:643, 1987.

21. Krouse RS, McCahill LE, Easson A, et al: When the sun can set on an unoperated bowel obstruction: Management of malignant bowel obstruction. *J Am Coll Surg* 195:117, 2002.

22. Ghosheh B, Salameh JR: Laparoscopic approach to acute small bowel obstruction: Review of 1061 cases. *Surg Endosc* 21:1945, 2007.

23. Foster NM, McGory ML, Zingmond DS, et al: Small bowel obstruction: A population-based appraisal. *J Am Coll Surg* 203:170, 2006.

24. Ellis H, Moran BJ, Thompson JN, et al: Adhesion-related hospital readmissions after abdominal and pelvic surgery: A retrospective cohort study. *Lancet* 353:1476, 1999.

25. Fazio VW, Cohen Z, Fleshman JW, et al: Reduction in adhesive small-bowel obstruction by Seprafilm adhesion barrier after intestinal resection. *Dis Colon Rectum* 49:1, 2006.

26. Lucky A, Livingstone E, Tache Y: Mechanisms and treatment of postoperative ileus. *Arch Surg* 138:206, 2003.

27. Charoenkwan K, Phillipson G, Vutyavanich T: Early versus delayed oral fluids and food for reducing complication after major abdominal gynecological surgery. *Cochrane Database Syst Rev* 4:CD004508, 2007.

28. Gendall KA, Kennedy RR, Watson AJ, et al: The effect of epidural analgesia on postoperative outcome after colorectal surgery. *Colorectal Dis* 9:584, 2007.

29. Noblett SE, Snowden CP, Shenton BK, et al: Randomized clinical trial assessing the effect of Doppler-optimized fluid management on outcome after elective colorectal resection. *Br J Surg* 93:1069, 2006.

30. Tan EK, Cornish J, Darzi AW, et al: Meta-analysis: Alvimopan vs. placebo in the treatment of post-operative ileus. *Aliment Pharmacol Ther* 25:47, 2007.

31. Loftus EV Jr., Schoenfeld P, Sandborn WJ: The epidemiology and natural history of Crohn's disease in population-based patient cohorts from North America: A systematic review. *Aliment Pharmacol Ther* 16:51, 2002.

32. Hugot JP, Chamaillard M, Zouali H, et al: Association of NOD leucin-rich repeat variants with susceptibility to Crohn's disease. *Nature* 411:599, 2001.

33. Ogura Y, Bonen DK, Inohara N, et al: A frameshift mutation in NOD2 associated with susceptibility to Crohn's disease. *Nature* 411:603, 2001.

34. Present DH, Rutgeerts P, Targan S, et al: Infliximab for the treatment of fistulas in patients with Crohn's disease. *N Engl J Med* 340:1398, 1999.

35. Nikolaus S, Schreiber S: Diagnosis of inflammatory bowel disease. *Gastroenterology* 133:1670, 2007.

36. Gardiner KR, Dasari BV: Operative management of small bowel Crohn's disease. *Surg Clin North Am* 87:587, 2007.

37. Solberg IC, Vatn MH, Hoie O, et al: Clinical course of Crohn's disease: Result of a Norwegian population-based ten-year follow up study. *Clin Gastroenterol Hepatol* 5:1430, 2007.

38. Fazio VW, Marchetti F, Church JM, et al: Effect of resection margins on the recurrence of Crohn's disease of the small bowel. *Ann Surg* 224:563, 1996.

39. Michelassi F, Upadhyay GA: Side-to-side isoperistaltic strictureplasty in the treatment of extensive Crohn's disease. *J Surg Res* 117:71, 2004.

40. Milsom JW, Hammerhofer KA, Bohm B, et al: Prospective, randomized trial comparing laparoscopic vs. conventional surgery for refractory ileocolic Crohn's disease. *Dis Colon Rectum* 44:1, 2001.

41. Tan JJ, Tjandra JJ: Laparoscopic surgery for Crohn's disease: A meta-analysis. *Dis Colon Rectum* 50:576, 2007.

42. Delaney CP, Fazio VW: Crohn's disease of the small bowel. *Surg Clin N Am* 81:137, 2001.

43. Penner RM, Madsen KL, Fedorak RN: Postoperative Crohn's disease. *Inflamm Bowel Dis* 11:765, 2005.

44. Evenson AR, Shrikhande G, Fischer JE: Abdominal abscess and enteric fistula, in Zinner MJ, Ashley SW (eds): *Maingot's Abdominal Operations*, 11th ed. New York: McGraw Hill, 2007, p 184.

45. Fazio VW, Coutsoftides T, Steiger E: Factors influencing the outcome of treatment of small bowel cutaneous fistula. *World J Surg* 7:481, 1983.

46. Jepsen JM, Persson M, Jakobsen NO, et al: Prospective study of prevalence and endoscopic and histopathologic characteristics of duodenal polyps in patients submitted to upper endoscopy. *Scand J Gastroenterol* 29:483, 1994.

47. Jemal A, Murray T, Sammuels A, et al: Cancer statistics, 2003. *CA Cancer J Clin* 53:5, 2003.

48. Hirota S, Isozaki K, Moriyama Y, et al: Gain-of-function mutations of c-kit in human gastrointestinal stromal tumors. *Science* 279:577, 1998.

49. Demetri GD, Mehren M, Blanke C, et al: Efficacy and safety of imatinib mesylate in advanced gastrointestinal stromal tumors. *N Engl J Med* 347:472, 2002.

50. Perez A, Saltzman JR, Carr-Locke DL, et al: Benign nonampullary duodenal neoplasms. *J Gastrointest Surg* 7:536, 2003.

51. Judson I, Demetri G: Advances in the treatment of gastrointestinal stromal tumors. *Ann Oncol* 18: S20, 2007.

52. Agrawal S, McCarron EC, Gibbs JF, et al: Surgical management and outcome in primary adenocarcinoma of the small bowel. *Ann Surg Onc* 14:2263, 2007.

53. Girvent M, Carlson GL, Anderson I, et al: Intestinal failure after surgery for complicated radiation enteritis. *Ann R Coll Surg Engl* 82:198, 2000.

54. Kiliç D, Egehan I, Ozenirler S, et al: Double-blinded, randomized, placebo-controlled study to evaluate the effectiveness of sulphasalazine in preventing acute gastrointestinal complications due to radiotherapy. *Radiother Oncol* 57:125, 2000.

55. Waddell BE, Lee RJ, Rodriguez-Bigas MA, et al: Absorbable mesh sling prevents radiation-induced bowel injury during "sandwich" chemoradiation for rectal cancer. *Arch Surg* 135:1212, 2000.

56. Yahchouchy EK, Marano AF, Etienne JC, et al: Meckel's diverticulum. *J Am Coll Surg* 192:654, 2001.

57. Cullen JJ, Kelly KA, Moir CR, et al: Surgical management of Meckel's diverticulum. An epidemiologic, population-based study. *Ann Surg* 220:564, 1994.

58. Lobo DN, Balfour TW, Iftikhar SY, et al: Periampullary diverticula and pancreaticobiliary disease. *Br J Surg* 86:588, 1999.

59. Chow DC, Babaian M, Taubin HL: Jejunoileal diverticula. *Gastroenterologist* 5:78, 1997.

60. Kumar S, Sarr MG, Kamath PS: Mesenteric venous thrombosis. *N Engl J Med* 345:1683, 2001.

61. Gralnek IM: Obscure-overt gastrointestinal bleeding. *Gastroenterology* 128:1424, 2005.

62. Szold A, Katz LB, Lewis BS: Surgical approach to occult gastrointestinal bleeding. *Am J Surg* 163:90, 1992.

63. Genzlinger JL, McPhee MS, Fisher JK, et al: Significance of retroperito-

neal air after endoscopic retrograde cholangiopancreatography with sphincterotomy. *Am J Gastroenterol* 94:1267, 1999.

64. Nagorney DM, Sarr MG, McIlrath DC: Surgical management of intussusception in the adult. *Ann Surg* 193:230, 1981.

65. Duane TM, Wohlgemuth S, Ruffin K: Intussusception after Roux-en-Y gastric bypass. *Am J Surg* 66:82, 2000.

66. Buchman AL, Solapio J, Fryer J: AGA technical review on short bowel syndrome and intestinal transplantation. *Gastroenterology* 124:1111, 2003.

67. Thompson JS, Langnas AN: Surgical approaches to improving intestinal function in the short-bowel syndrome. *Arch Surg* 134:706, 1999.

68. Bianchi A: Intestinal loop lengthening—a technique for increasing small intestinal length: *J Pediatr Surg* 15:145, 1980.

69. Kim HB, Lee PW, Garza J, et al: Serial transverse enteroplasty for short bowel syndrome: A case report. *J Pedatr Surg* 38:881, 2003.

70. Modi BP, Javid PJ, Jaksic T, et al: First report of the international serial transverse enteroplasty data registry: Indications, efficacy, and complications. *J Am Coll Surg* 204:365, 2007.

71. Grant D, Abu-Elmagd K, Reyes J, et al: Intestine Transplant Registry 2003 report of the intestine transplant registry: A new era has dawned. *Ann Surg* 241:607, 2005.

72. Messing B, Crenn P, Beau P, et al: Long-term survival and parenteral nutrition dependence in adult patients with short bowel syndrome. *Gastroenterology* 117:1043, 1999.

第29章

结肠、直肠和肛门

Kelli M. Bullard Dunn and David A. Rothenberger

关键点

1. **手术切除原则**：系膜的清扫技术包括切除的范围，通常取决于原发病灶的病理性质、切除的目的、病灶的部位与系膜的状况。

2. **微创手术**：腹腔镜和（或）手助腹腔镜手术进行结直肠切除是安全与有效的。

3. 切除结直肠，特别是低前位结肠切除后，对肠道的功能将产生严重的影响，因此，在考虑做低位吻合前详细了解有无肛管直肠损伤史和（或）失禁史是十分重要的。

4. **造口术**：对于计划中的造口，术前即做好部位标志会对病人生活质量造成不利影响。理想的造口应该位于腹直肌内，置于病人容易看见并方便自行处理的位置，尽量避免在原有的瘢痕、骨隆突或腹壁折痕处。

5. **炎性肠病**：克罗恩病与溃疡性结肠炎是结直肠癌的高危险因素，此危险主要取决于受累结肠的范围与病期的间期。

6. **结直肠癌的发病机制**：结直肠癌的病因涉及多种基因的突变，突变可导致癌基因活化（k-ras）和（或）抑癌基因的失活［结肠腺瘤样息肉病（APC）＜DCC（在结直肠癌时低下），p53］。

7. **早期直肠癌**：对于非常早期直肠癌（T1NXMX）的适宜治疗仍有争议，单纯经肛门切除往往具有较高的局部复发率。对于能耐受并接受根治性手术的病人，施行根治性手术也许是合理的。对于经肛门做局部切除术的病人可在术前或术后给予放化疗，但尚未有前瞻性的研究。

8. **肛管表皮癌**：与直肠腺癌不同，肛管表皮样癌应主要予以放化疗，只有当肿瘤复发时才考虑手术治疗。

9. **直肠脱垂**：直肠脱垂多发生在老年女性。经腹修补（伴或不伴有肠段切除的直肠固定术）较之经腹直肠乙状结肠切除术更为耐久实用，但手术风险较大。

10. **痔疮**：痔疮是黏膜下组织的垫状结构，内含有小静脉、小动脉与平滑肌纤维，被认为具有维持控便的作用，仅当出现难以控制的症状时才具有手术切除的指征。

11. **肛瘘**：肛瘘的治疗取决于肛瘘的位置、瘘管所累及肛门括约肌的数量以及瘘管的径路。

胚胎学与解剖学

胚胎学

　　妊娠第 4 周胚胎期胃肠道开始发育，原始的肠管起源于内胚层并进而分化成三节段：前肠、中肠与后肠。中肠与后肠逐渐发展成结肠、直肠与肛管。

　　中肠可发展演变为小肠、升结肠与近端横结肠，主要接受来自肠系膜上动脉的血供。在妊娠第 6 周时，中肠突出腹腔并围绕肠系膜上动脉，逆时针旋转 270°；约在妊娠第 10 周，肠襻又恢复至腹腔内。

　　后肠逐渐发育成远端横结肠、降结肠、直肠与近端肛管，这部分肠端主要接受来自于肠系膜下动脉的血供。妊娠第 6 周时,后肠最远端部分,所谓泄殖腔,又分离为泌尿生殖窦与直肠。

远端肛管起源于外胚层,其血供来自于阴部内动脉。齿状线将源自内胚层的后肠与源自外胚层的远端肛管相界别。

解剖学

大肠起始于回盲瓣直至肛门。依据解剖与功能,又可将大肠分为结肠、直肠与肛管。结肠与直肠的肠壁由五层结构组成,分别为黏膜、黏膜下层、内环肌、外纵肌与浆膜。在结肠,外纵肌增厚形成三条结肠带,此结肠带近端会聚于阑尾,远端则达直肠,此处外纵肌层呈环绕状生长。在远端直肠,内平滑肌层融合成肛门内括约肌。腹腔内结肠与近端1/3的直肠由浆膜覆盖;中、下端直肠缺失浆膜。

结肠的标志

结肠起始于末端回肠与盲肠的结合处,并延伸3～5英尺而连接于直肠。直肠与乙状结肠的交界处大约位于骶岬平面,在此处,三条结肠带融合成为直肠外纵行的平滑肌层。盲肠为结肠中直径最宽的肠段(7.5～8.5cm),且肠壁肌肉层也最薄;因此,盲肠最易发生穿孔,但又最不易发生梗阻。升结肠通常固定在腹膜后,肝曲则标志进入横结肠,腹腔内的横结肠相对游离,但受到胃结肠韧带与结肠系膜的束缚。

大网膜的起始处附着于横结肠的前后缘。这些附件结构使得在进行肠镜检查时发现横结肠内呈现三角形的形态。结肠脾曲标志着横结肠进入降结肠部分,结肠脾曲与脾脏之间的附着(脾结肠韧带)短而致密,因此在结肠手术中游离该区域有一定困难。降结肠相对固定于腹膜后。乙状结肠是大肠最狭窄的部分但游离,虽然乙状结肠通常位于左下腹区域,但常由于其冗长与游离,有时也可移至右下腹区域,其迁移性特征可以解释为什么乙状结肠最容易发生肠扭转,为什么某些疾病多发在乙状结肠,例如乙状结肠憩室,且偶可发生右下腹部疼痛。乙状结肠肠腔狭窄使其非常容易发生肠梗阻。

结肠的血管

结肠的动脉血供变异较多(图 29-1)。通常,肠系膜上动脉分支进入回结肠动脉(大约20%的人群缺如),主要供应末端回肠与升结肠的血流,右结肠动脉供应升结肠血流,中结肠动脉供应横结肠血流。肠系膜下动脉分别分出左结肠动脉供应降结肠血流,分出若干支乙状结肠动脉供应乙状结肠血流,分出直肠上动脉供应近端直肠血流。毗邻动脉的终末支相互吻合并形成 Drummond 边缘动脉而彼此相通,这种动脉弓仅在15%～20%的人群中是完整的。

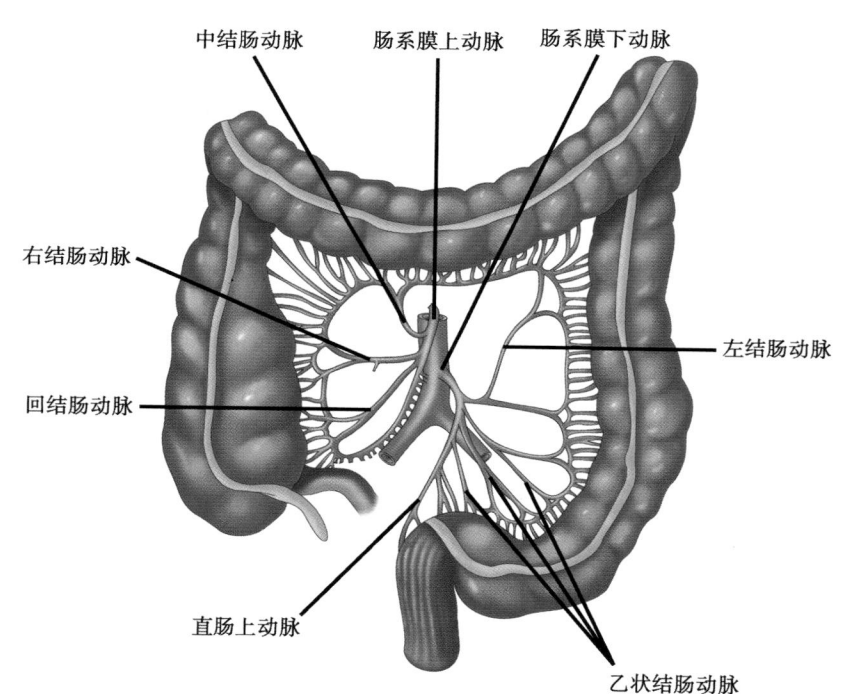

图 29-1   结肠的动脉血供

除外肠系膜下静脉,结肠的静脉通常与相应的动脉同行,且命名一致(图 29-2)。肠系膜下静脉在腹膜后的腰肌前向上回流经胰腺后进入脾静脉。进行结肠手术时,通常在胰腺下缘单独游离结扎这一静脉。

结肠的淋巴引流

结肠的淋巴引流起源于结肠黏膜肌层的淋巴网,淋巴管与淋巴结伴随着相应区域的动脉,沿结肠壁(附壁组)、靠近动脉弓的结肠内侧缘(结肠旁组)、沿肠系膜血管(中间组)在

肠系膜上、下动脉根部(主干组)等处均可发现淋巴结。前哨淋巴结系指引流某一特殊区段结肠的第一至第四个淋巴结,通常被认为是系肠癌的首个转移灶;但是,在结肠癌手术中前哨淋巴结的清扫价值仍然存在争议。

结肠的神经支配

结肠受到交感神经(抑制性神经)与副交感神经(刺激性神经)的支配,这些神经与动脉平行分布。交感神经起源自 $T_6 ～ T_{12}$ 和 $L_1 ～ L_3$,副交感神经行至右半结肠与横结肠处演变

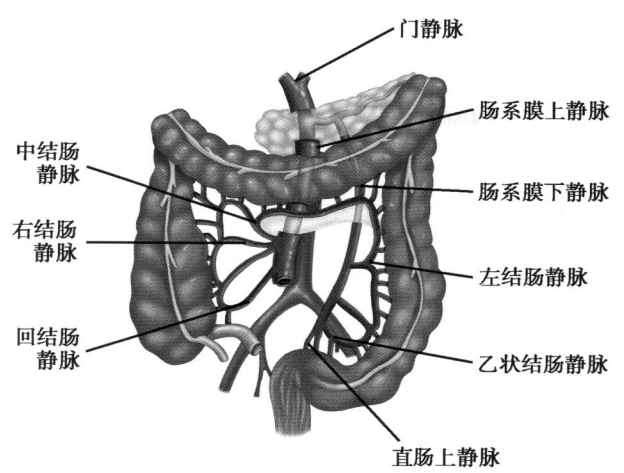

图 29-2　结肠的静脉回流

为迷走神经,而发至骶神经 S_2 ~ S_4 的副交感神经行至左半结肠处则形成盆神经丛。

肛门直肠的标志

直肠长度 12 ~ 15cm,此处黏膜下三个明显的皱襞,又称 Houston 瓣,向肠腔突出。在直肠后缘,骶骨前筋膜将直肠与骶静脉丛与盆神经分开。在 S_4 水平,骶骨直肠筋膜(Waldeyer 筋膜)向前向下延伸并附着于肛直肠交界处的固有筋膜。在直肠前缘,Denonviller 筋膜将直肠与男性的前列腺和精囊分开,在女性则与阴道分开。侧韧带支撑着直肠下端。术中可测肛管长度一般为 2 ~ 4cm,男性往往较女性为长,肛管起始于肛直肠交界处,至肛缘止。齿状线为直肠黏膜柱状上皮移行为肛管鳞状上皮的标志,在靠近齿状线 1 ~ 2cm 处的黏膜,镜下分别可见柱状、立方状或鳞状上皮的特征,故称此处为肛管移行区。齿状线被纵行的黏膜皱褶又称 Morgagni 柱所

环绕,通过此处隐窝可排出分泌物,隐窝腺是脓肿的好发部位(图 29-3)。

远端直肠内平滑肌增厚形成肛门内括约肌,并分别由皮下浅、深层外括约肌所环绕,深层肛管外括约肌是耻骨直肠肌的延续部分,耻骨直肠肌、骶尾肌与耻尾肌形成了盆底的提肛肌(图 29-4)。

肛门直肠的血管

直肠上动脉起始于肠系膜下动脉的终末支,提供直肠上端血流。直肠中动脉起始于髂内动脉,此动脉的存在或粗细有很大的变异。直肠下动脉起始于髂内动脉的分支阴部内动脉。每根动脉的终末支形成丰富的动脉网络,使得直肠可相对耐受局部的缺血(图 29-5)。

直肠静脉回流与动脉血供相平行。直肠上静脉注入肠系膜下静脉汇入门静脉系统。直肠中静脉注入髂内静脉。肠系膜下静脉注入阴部内静脉,后注入髂内动脉。直肠柱黏膜下丛形成痔静脉丛汇入直肠上中下静脉。

肛门直肠的淋巴引流

直肠的淋巴回流与其血管走向平行。直肠上、中部淋巴管主要注入肠系膜下淋巴结。直肠下淋巴管主要注入肠系膜下淋巴结,部分注入髂内淋巴结。肛管的淋巴回流较为复杂,齿线近端,淋巴回流入肠系膜下淋巴结和髂内淋巴结。齿线远端淋巴主要回流入腹股沟淋巴结,其次为肠系膜下淋巴结和髂内淋巴结。

肛门直肠的神经支配

肛管直肠由交感与副交感神经支配。交感神经纤维源于 L_1 ~ L_3,参与构成腹主动脉前神经丛。腹主动脉旁神经纤维在主动脉下延伸为腹下神经丛,并与副交感神经纤维共同构

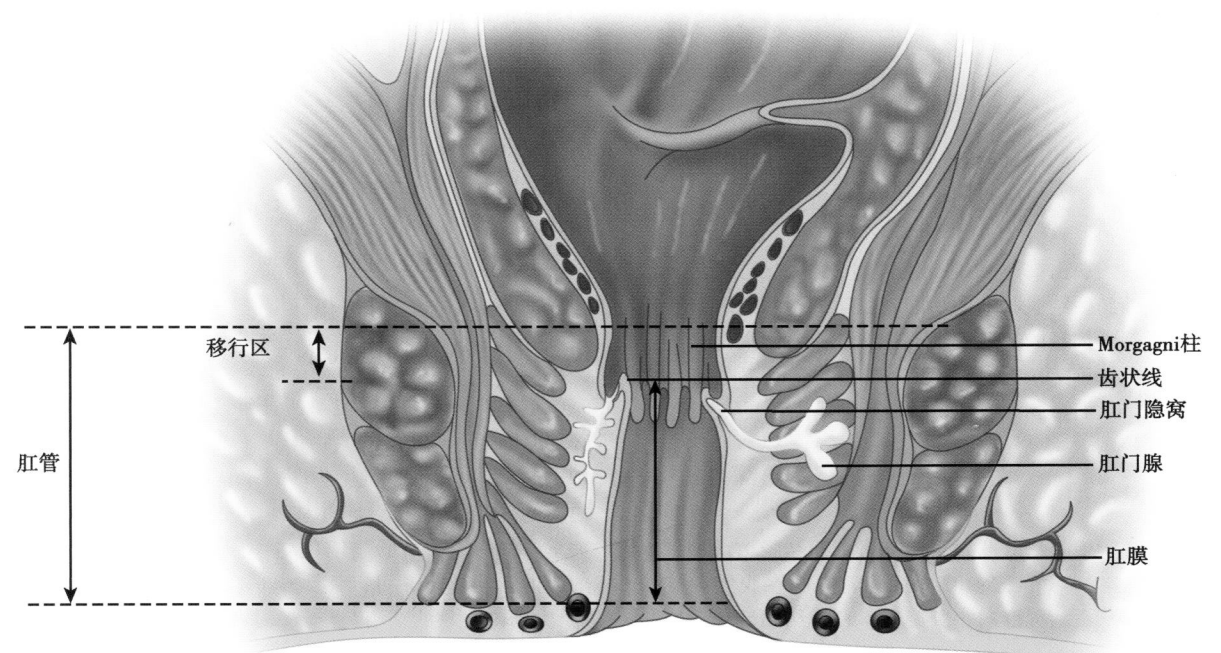

图 29-3　肛管的标志线

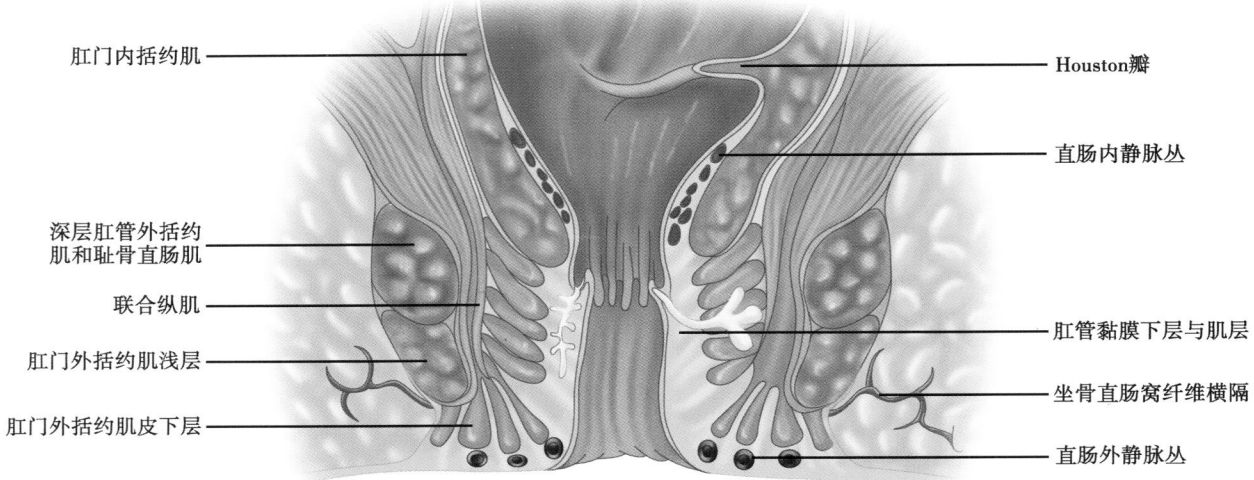

图 29-4　远端直肠和肛管肌肉

肛门内括约肌 —— Houston瓣

—— 直肠内静脉丛

深层肛管外括约肌和耻骨直肠肌 ——

联合纵肌 ——

肛门外括约肌浅层 —— —— 肛管黏膜下层与肌层

肛门外括约肌皮下层 —— —— 坐骨直肠窝纤维横隔

—— 直肠外静脉丛

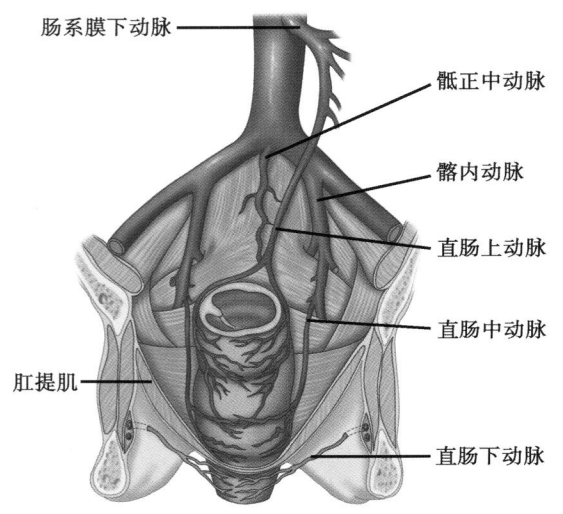

肠系膜下动脉 ——

—— 骶正中动脉

—— 髂内动脉

—— 直肠上动脉

—— 直肠中动脉

肛提肌 ——

—— 直肠下动脉

图 29-5　直肠肛管的血供

成盆腔神经丛。副交感神经纤维起源于 $S_2 \sim S_4$，与交感神经丛形成盆腔神经丛。交感及副交感神经纤维支配肛管直肠以及邻近泌尿生殖器官。

肛门内括约肌由交感和副交感神经纤维支配，这两种神经纤维均有抑制括约肌收缩的功能。肛门外括约肌和耻骨直肠肌均由阴部内神经的直肠下支支配。肛提肌由阴部内神经和 $S_3 \sim S_5$ 的分支直接支配。阴部内神经的直肠下分支支配肛管的感觉。虽然直肠相对无知觉，但齿线以下的肛管是有知觉的。

先天性异常

胚胎发育时中肠和后肠发育不良可引起结肠、直肠、肛管的解剖结构异常。在妊娠的 10 周期间若中肠在腹腔内旋转复位出错会导致不同程度的小肠旋转不良或结肠反位。原始内脏再通失败则导致双结肠。泌尿生殖膈下降不全可导致肛门无孔及与之相关的泌尿生殖道瘘。不少后肠先天畸形的婴儿泌尿生殖道存在异常。

正常生理功能

体液与电解质交换

结肠是水分吸收和电解质交换的主要场所。近乎 90% 的水分包括小肠液均在结肠吸收(1000～2000ml/d)，每天最多可以吸收 5000ml 的液体。Na^+ 由 Na^+-K^+ 泵主动转运吸收，结肠每天可吸收 400mEq 的 Na^+。水因渗透压梯度的关系，随 Na^+ 被动吸收。K^+ 主动分泌入结肠腔内，并由被动扩散吸收。Cl^- 通过 Cl^--HCO_3^- 交换主动吸收。

细菌降解蛋白质和尿素为氨，随后氨被吸收并转运至肝脏。氨的吸收部分取决于肠腔的 pH。结肠细菌的减少(例如广谱抗生素的使用)和(或)肠腔内 pH 的降低(例如使用乳果糖)均会减少氨的吸收。

短链脂肪酸

短链脂肪酸(醋酸、丁酸、丙酸)是由碳水化合物经细菌的发酵而产生。短链脂肪酸对于结肠黏膜是重要的供能物质,也为结肠细胞的代谢例如钠的转运提供能量。缺乏食物来源而产生的短链脂肪酸或粪便通过回肠或结肠造口转流,均可导致黏膜萎缩及"改道性结肠炎"。

结肠内菌丛与肠道气体

近 30% 粪便的干重是由细菌组成($10^{11} \sim 10^{12}$ 个细菌/g 粪便)。以厌氧菌在微生物中占多数,杆菌属最常见($10^{11} \sim 10^{12}$ 个/ml)。内源性微生物群对于结肠内的碳水化合物和蛋白质的分解和胆红素、胆汁酸、雌激素和胆固醇的代谢起着至关重要的作用。结肠的细菌对于维生素 K 的产生也是必需的。内源性细菌亦可抑制致病菌如艰难梭菌等的生长。然而,大肠内大量的细菌会导致病危病人败血症以及结肠切除术后腹腔内感染、化脓和切口感染。

肠内的气体由吞咽下的空气、血液弥散和肠腔内的产生所组成。肠腔内的气体主要为氮气、氧气、二氧化碳、氢气和甲烷组成。氮气和氧气主要来源于吞咽的空气。二氧化碳由碳酸氢盐和氢离子反应以及甘油三酯消化成为脂肪酸而产生。氢气和甲烷由结肠细菌产生,产生的甲烷多少差异很大。胃肠道通常含有 100～200ml 的气体,取决于摄取的食物种类,每天有 400～1200ml 的气体通过排气的形式排出体外。

能动性、排便与排便节制

能动性

与小肠不同,大肠不是以活跃的周期性复合迁移性运动为特征,而是间歇性小幅度或大幅度地收缩。结肠小幅而短暂的收缩使结肠内容物顺行或逆行蠕动。这些运动被认为是延迟结肠的运输,使得有足够的时间吸收水分及进行电解质交换。大幅度收缩为协调的运动形式,并形成“集合运动”。“直肠集合运动”亦是如此。通常神经胆碱能刺激可增加结肠动力。

排便

排便是一个复杂的协调的机制,包括结肠内容物的运动、腹内压的增加、一定的直肠内压力和盆底的松弛。直肠的扩张引起肛门内括约肌的反射性舒张(肛管直肠抑制反射),使得肠内容物可抵达肛管。这种“感觉反射”使感觉上皮分辨固体、液体及气体。若排便未发生,则直肠反射及排便的强烈欲望便消失(调节反应)。排便过程需要通过瓦尔萨尔瓦(Valsalva)动作由腹内压增加直肠收缩,耻骨直肠肌松弛以及肛管开放等协同完成。

控便

控便的机制如同排便一样复杂。控便需要直肠壁足够的顺应性来容纳粪块,适当的盆底和括约肌的神经控制机制和功能性内外括约肌的作用。在休息时,耻骨直肠肌在直肠远端形成一个锐角形的“吊索”,使得腹腔内压力分散作用于盆底。在排便过程中,这个角度便拉直,使得向下的力作用于直肠和肛管的轴线上。内外括约肌持续性扩张。内括约肌为静息的非随意肌(静息压力)。外括约肌起到自主控约功能(挤压力)。内外括约肌均由阴部神经的分支支配。此外,痔垫起到机械性堵塞肛管以抑制排便的作用。因此,直肠顺应性的下降、内外括约肌、耻骨直肠肌的损伤、神经损伤或病变均会导致控便功能的下降。

临床评价

临床判断

对于一个可能存在结直肠病变的病人而言,完善的病史及体格检查是首要的。尤其需要关注病人的用药史、手术史来发现可能的胃肠道疾病。若病人既往有肠道手术史,了解其目前的解剖结构是很关键的。肛门直肠手术史对于腹部或肛门直肠不适的主诉很关键。在女性病人,有分娩史对于可疑盆底和(或)肛门括约肌损伤至关重要。有家族性结肠疾病史者,尤其是炎症性肠病、肠息肉及结直肠癌亦相当重要。除了结肠疾病的家族史外,其他恶性肿瘤家族史预示可能存在基因的异常。很多药物会引起胃肠道症状,故药物的使用应详细了解。在建议手术干预之前,需确定已应用了足够的药物治疗。除了腹部体格检查,肛门会阴部的视诊及仔细的直肠指检是必需的。

内镜

肛门镜

肛门镜对于肛管的检查很有价值。肛门镜有不同的规格大小,长约 8cm。较大的肛门镜对于肛门操作如痔的橡皮圈套扎或硬化剂治疗暴露清楚。肛门镜及其内芯应充分润滑并轻柔地置入肛管内。抽出内芯便可检查肛管,然后退出肛门镜。旋转 90° 后重新插入,可检查肛管的四周。若病人主诉肛周疼痛剧烈,无法忍受直肠指检,则肛门镜应在麻醉情况下使用。

直肠镜

硬质直肠镜对于检查直肠、远端乙状结肠十分有用,偶尔也用于治疗性操作。标准的直肠镜长 25cm,并有不同规格管径。通常诊断性检查使用直径为 15mm 或 19mm 的直肠镜,较粗的(25mm)则用于诸如息肉摘除、电凝或结肠扭转复位等操作。较细的“小儿”直肠镜(11mm)对于直肠狭窄者可耐受。充分的直肠镜检查需要有吸引的配合。

软曲性乙状结肠镜与结肠镜

视频或纤维乙状结肠镜和全结肠镜为结直肠的检查提供了良好的视野。乙状结肠镜能检查长 60cm 深度,虽然肠蠕动及乙状结肠冗长限制了其应用范围,但将乙状结肠镜全部插入可达到结肠脾区的位置。进行乙状结肠镜检查前往往需要局部的清洁灌肠准备,大多数病人无须镇静剂可忍受整个过程。结肠镜长 100～160cm,可检查全结肠及末端回肠。常需要口服的清洁肠道剂,操作过程中往往感觉不适而需使用镇静剂。乙状结肠镜及结肠镜均可用于检查及治疗。在无充分的肠道准备的情况下,电凝通常不可使用,因为肠道内的甲烷及氢气有导致爆炸的危险。诊断性结肠镜有孔道可供圈套器、活检钳、电凝器穿入,此孔道亦起到吸引及灌洗的功能。治疗性结肠镜具有两个孔道可同时进行吸引/灌洗及圈套、活检或电凝。

胶囊内镜

胶囊内镜是一项新型的技术,采用微小型的摄像机,随着微型摄像机的吞入,可捕捉到胃肠道黏膜的影像,通过高频发射并接收,下载到电脑进行成像和分析。目前,胶囊内镜主要应用于检测小肠病变[1-3]。有人提议其同样可应用于诊断结直肠疾病,但目前用于结直肠疾病的价值仍有待研究。

影像学诊断

X 线平片与对比造影

尽管影像学技术在不断发展,X 线平片及造影剂对比摄片检查在疑似有结直肠病变的病人仍起着至关重要的作用。腹部平片(立卧位,横膈摄片)对于检查腹腔内游离气体,肠道胀气的图像可提示小肠或大肠的梗阻、扭转。对比剂检查可用于评估梗阻程度,显示瘘管,诊断小的穿孔和吻合口瘘。虽然泛影葡胺无法提供钡剂对黏膜所显示的细微结构,但水溶性造影剂能很好地提示穿孔或瘘。据报道,气钡灌肠双重对比造影对大于 1cm 的隆起型病灶的敏感度为 70% ~ 90%[4]。由于小病灶的发现是极其困难的,尤其是存在广泛憩室的病人。因此,通常用结肠镜来评估无梗阻性的隆起型病灶。当结肠镜检查不完全时,可采用气钡灌肠双重对比造影作补充。

CT 扫描

计算机断层扫描(CT)常用于评估腹部不适的病人。CT 主要可检测肠腔外的病变如腹腔内脓肿、结肠周围炎症,以及因其对肝转移性肿瘤检测的高度敏感性,可对结直肠肿瘤进行分期。口服或灌肠造影剂外渗可明确诊断穿孔或吻合口瘘。非特异性征象如肠壁增厚或肠系膜水肿可能表明肠道的炎症性疾病,肠炎/结肠炎或局部缺血。CT 扫描对于肠腔内病变的敏感性较差。

虚拟肠镜与 CT 结肠成像

仿真结肠镜(CT 结肠显像)是一项新的影像学技术,优于传统的 CT 扫描。此项技术采用螺旋 CT 三维成像来检测结肠的腔内病灶。口服肠道准备、经口或经肛造影、结肠鼓气可最大限度地增加其敏感性。早期研究显示仿真内镜可检测出 1cm 及更大的病灶,准确度与结肠镜相仿。

磁共振成像

磁共振成像(MRI)用于结直肠疾病主要是评估盆腔的病灶。MRI 对于直肠肿瘤侵犯骨质或盆壁较 CT 更敏感。MRI 可精确地判断直肠癌侵犯邻近肠系膜及预测直肠手术清扫的难易程度。当根治性切缘受侵犯时,提示可能需要新辅助放化疗。在显示复杂性肛瘘方面 MRI 亦相当有效。直肠内线圈 MRI 可增加检测的敏感性。

正电子放射断层成像(PET)

正电子放射断层造影术(PET)用于大量无氧糖酵解组织的显像,譬如恶性肿瘤[18]。氟代脱氧葡萄糖作为示踪剂,分子代谢后进行正电子发射。PET 辅助 CT 对结直肠癌作分期,在诊断辨别肿瘤复发与纤维化方面起重要作用。最近引入了 PET 和 CT 结合的技术,结合形态、解剖学关系,PET 上的同位素浓集(“热点”)和 CT 图像上的异常可确立诊断。PET/CT 逐步适用于诊断复发性和(或)转移性结直肠癌。然而,此项技术的功效和应用仍有待研究。

血管造影术

血管造影术偶尔用于检测小肠或结肠的出血性病变。出血超过一定速度时(0.5 ~ 1.0ml/min),血管造影诊断才有效。若造影剂外渗于血管外,注射血管加压素或进行血管栓塞可起到治疗作用。

CT 和 MR 血管造影术也用于显示内脏血管。此技术采用三维重建来检测血管病变。若发现病变所在,更多的传统技术(血管造影,外科手术)可进一步确诊并进行处理。

直肠与肛管内超声检查

直肠肛管腔内超声主要用于评估直肠新生物浸润的深度。正常的直肠壁显示五层结构(图 29-6)。超声可通过黏膜下层的完整性与否来分辨良性息肉和浸润性肿瘤,亦可分辨浅层的 T_1 ~ T_2 及深层的 T_3 ~ T_4 肿瘤。总的说来,腔内超声判断肿瘤侵犯深度的准确度为 81% ~ 94%[5]。

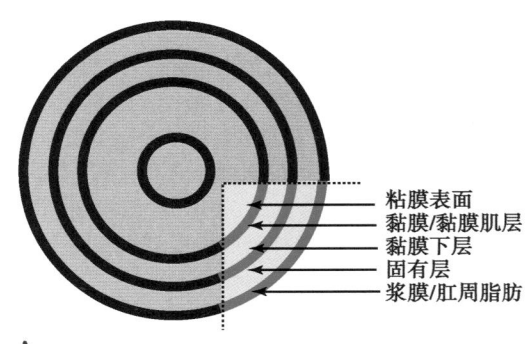

粘膜表面
黏膜/黏膜肌层
黏膜下层
固有层
浆膜/肛周脂肪

A

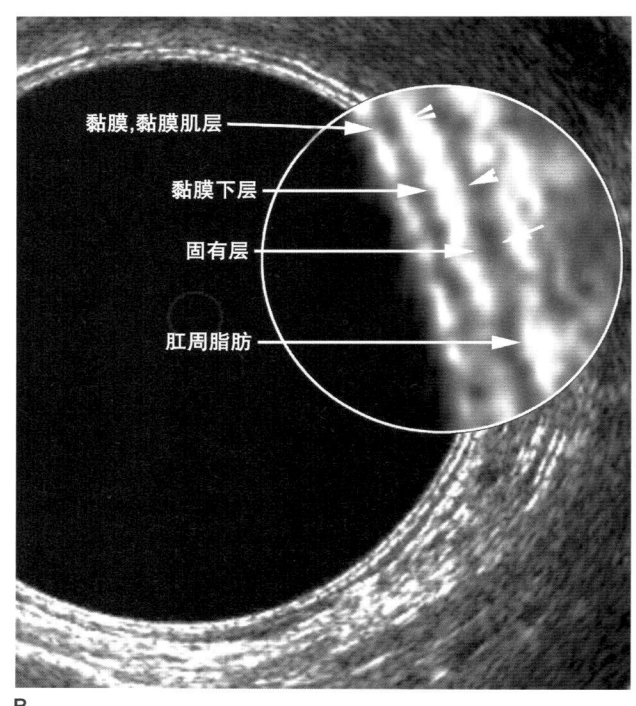

黏膜,黏膜肌层
黏膜下层
固有层
肛周脂肪

B

图 29-6　A. 直肠腔内超声扫描显示直肠壁层次图示。**B.** 正常直肠腔内超声扫描

同时能检测直肠周围增大的可疑阳性淋巴结,测定阳性淋巴结的准确度为 58% ~ 83%。腔内超声在术后局部复发的早期检测方面同样有效。

肛管内超声可用于评估肛管的层次,很好地分辨内、外肛门括约肌和耻骨直肠肌,尤其适用于括约肌缺损及复杂性肛瘘者。

生理学和盆底检查

肛管直肠生理测试即采用各种技术来测定盆底功能。这些技术用于评估病人排便失禁、便秘、直肠脱垂、排便困难和其他的一些盆底疾病。

肛管直肠测压

肛管直肠测压法是在低位直肠放置压力敏感导管,检测肛管内压力。导管通过肛管引出,记录下压力。导管头端的球囊也用于检测肛管直肠感觉。肛管内静息压力反映肛管内括约肌的功能(正常:40~80mmHg);挤压压力,即最大自发收缩压减去静息压,反映肛管外括约肌的功能(正常:40~80mmHg 高于静息压)。这个高压区域评定了肛管的长度(正常:2.0~4.0cm)。肛管直肠的抑制反射可由远端直肠内充气的球囊来测定,缺乏这种反射是先天性巨结肠的特征。

神经生理学

神经生理学检测评估阴部神经功能以及支配的耻骨直肠肌。阴部神经终支的运动提示了经过远端阴部神经纤维的神经冲动传导的速度(正常:1.8~2.2 毫秒);传导时间延长则提示神经病变。肌电图(EMG)描述评估了试图排便时耻骨直肠肌的收缩和扩张。当病人"挤压"时描记增加,当"推进"时描记下降。不相称的描记说明矛盾收缩(耻骨直肠肌无松弛)。针样肌电图用于描记阴部神经和内外括约肌的功能。然而,这项检查相当疼痛,多数病人无法忍受。阴部神经运动潜在试验基本代替了针样肌电图,用于评价阴部神经功能,肛管内超声用于描绘括约肌。

直肠排空试验

直肠排空试验包括球囊排泄试验及排粪造影试验。球囊排泄试验评估病人排出直肠内球囊的能力。排粪造影试验评估排粪能力更为详细。试验将钡剂灌入直肠,X 线透视记录排泄过程。排粪造影试验用于鉴别耻骨直肠肌不松弛、梗阻性排便困难、会阴松弛、直肠脱垂、肠套叠、脱肛及肠疝。加之阴道对比和膜膜内对比可显示出盆底的复杂疾病。

实验室检查

粪便隐血试验

粪便隐血试验(FOBT)用于无症状的结肠肿瘤高危人群的筛查。此项检查需要连续检测,因为多数结直肠恶性肿瘤是间断性出血的。FOBT 是对于血红蛋白过氧化物酶染血的非特异性检测,胃肠道来源的隐匿性出血均可导致该试验阳性。同样,很多食物(红肉、某些水果蔬菜、维生素 C)可致假阳性。通常在试验前要求病人限制饮食 2~3 天。免疫化学FOBT 使特异性有所提高。这些检测有赖于单克隆或多克隆抗体与人类血红蛋白的完整球蛋白部分发生反应。在上消化道产生的蛋白为非完整的,因此免疫化学检测对于鉴别结直肠隐匿性出血更具特异性,而且无须饮食限制。FOBT 阳性者需进一步检查,通常需要行结肠镜检查。

粪便检查

粪便检查有助于腹泻的病因学评估。粪便常规检查显示粪便内白细胞量,从而提示结肠炎症或存在侵袭性微生物例如侵袭性大肠埃希菌或志贺杆菌。粪便培养可检测病原微生

物、卵和寄生虫。通过检查粪便中的细菌毒素,来诊断难辨梭状芽孢杆菌结肠炎[6]。在粪便样本中加入苏丹红染色可诊断脂肪泻。

血清学检查

临床上常需要一些实验室检查。术前检查通常包括全血细胞计数、血电解质。此外,凝血功能、肝功能、血型/交叉配型的检测与否取决于病人病情及手术方式。

肿瘤标志物

60%~90% 的结直肠癌病人癌胚抗原(CEA)升高。尽管如此,CEA 仍不是结直肠癌的有效筛查指标。不少人将 CEA 用于随访结直肠癌根治性术后早期复发检测指标。但 CEA 为非特异性的,其优势仍未被证实。有人提议其他的生化指标(鸟氨酸脱羧酶、尿激酶),但至今无对筛查、分期或预示预后高敏感或高特异性者[7]。

基因检测

尽管家族性结直肠癌综合征,例如家族性肠息肉病(FAP)和遗传性非息肉病性结肠癌(HNPCC)是少见的,但是这些潜在的特殊基因的异常可导致疾病的发生,表明结直肠癌的基因检测相当重要[8]。市场上可购得的已知确切性基因突变包括:FAP 病人可检测到结肠腺瘤性息肉病基因的突变,HNPCC 病人可检测出基因错配修复。然而,由于对某些基因突变的辨识缺乏,阴性结果仍无法说明是否患病。对于已知基因检测阴性,有家族史的高危病人,建议加强监测[9]。虽然不少突变亦存在于散发型结直肠癌病人,但无高危因素人群中筛查的阳性率相当低,故不推荐。由于基因检测的潜在社会心理学因素,强烈推荐考虑进行此检测的病人由基因顾问专家管理。

常见症状评估

疼痛

腹痛是一个非特异性的症状。结直肠的梗阻(炎症性或肿瘤性)、炎症、缺血等均可导致腹痛。腹部平片、正确地使用造影剂、CT 扫描常可确定诊断。逆行性造影剂灌肠(钡剂或泛影葡胺)可较好地显示结肠梗阻的程度。经验丰富的肠镜操作者操作乙状结肠镜和(或)结肠镜对于诊断缺血性结肠炎、感染性肠炎及炎症性肠病很有帮助。但疑似穿孔时乙状结肠镜和(或)结肠镜检查为禁忌。评价和治疗结直肠源性的腹痛应遵循常规的外科原则,完善的病史和体格检查,适当的诊断性检查,复苏和适时的外科干预。

盆腔疼痛可源自远端结肠、直肠及邻近的泌尿生殖系统。里急后重往往是由于直肠炎、直肠或直肠后肿块。随月经周期性疼痛,尤其伴有直肠出血者提示子宫内膜易位症。盆腔炎症性疾病也可导致严重的腹痛及盆腔疼痛。憩室周围脓肿或阑尾周围脓肿的扩散至盆腔亦会引起疼痛。CT 扫描和(或)MRI 可能对于区别这些疾病有效。直肠镜检查(若能忍受)也有助于诊断。偶尔腹腔镜检查也可作为诊断手段。

肛门直肠疼痛往往继发于肛裂、直肠周围脓肿、肛瘘或血栓性外痔,体检通常可鉴别之。其他较为少见的引起肛门直

肠痛的原因有肛管肿瘤、肛周皮肤感染及皮肤疾病。痉挛性肛门疼痛由肛提肌痉挛并无其他阳性表现引起。体格检查对于肛门直肠疼痛的病人是至关重要的。若病人过于疼痛无法检查,则需要在麻醉下进行。对于疼痛病因不明者可采用MRI或其他的影像学检查。

下消化道出血

对于消化道出血的病人首要的评估和治疗是充分的复苏。保证病人的气道通畅、辅助机械通气、保持血流动力学稳定、纠正凝血功能障碍及血小板减少。其次是确定出血部位。因多数胃肠道出血源于食管、胃及十二指肠,故往往需要鼻胃管胃肠减压。混有胆汁提示出血位置位于十二指肠悬韧带远侧。若吸出物为血液或无胆汁的分泌物,或者症状提示为上

消化道源性的,则需行食管胃十二指肠镜检查。肛门镜和(或)直肠镜可辨别痔出血。锝99标记的红细胞扫描十分敏感,可检测到0.1ml/h的出血,但定位不精确。若锝99标记的红细胞扫描阳性,则可用血管造影对出血进行定位。注射加压素或血管栓塞可治疗出血。或者可在剖腹探查术时将导管留于血管中进行定位。若病人血流动力学稳定,可快速肠道准备(4~6小时)以行结肠镜检查。结肠镜可明确出血来源,并对出血处行电凝或注射肾上腺素来控制出血。在这些治疗后仍有持续性出血者需行结肠切除。术中肠镜检查可帮助确定出血部位。若出血部位明确则尽量选择节段性结肠切除。"盲目"结肠次全切很少用,仅在一些血流动力学不稳定、不明原因的结肠进行性出血者。这种情况下,灌洗直肠,通过直肠镜检查肠黏膜确保远切缘正常是十分重要的(图29-7)。

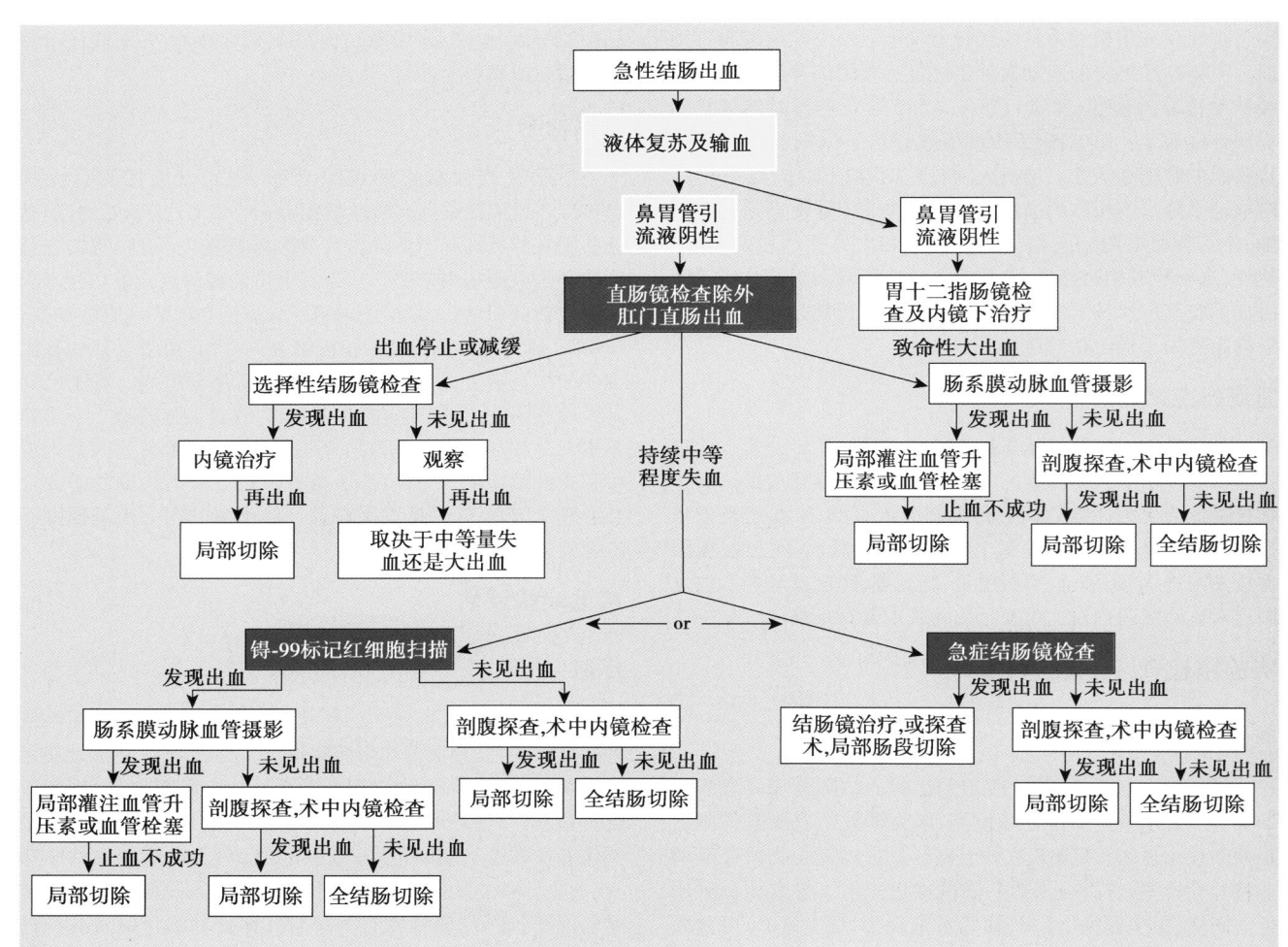

图 29-7　治疗结直肠出血方法

胃肠道隐匿性出血可表现为缺铁性贫血或由FOBT检测出。由于结肠肿瘤出血为间断性,很少有快速出血者,粪便隐血试验阳性者常需要及时行结肠镜检查。无法解释的缺铁性贫血同样有结肠镜检查的指征。

便血常由于痔或肛裂引起。排便时有尖锐的刀割样疼痛及直肠鲜血流出提示肛裂。随排便有无痛性直肠流出鲜红色血往往由于易碰破的内痔引起,肛门镜较易发现。直肠出血而无疼痛或显著肛裂的病人,均需行仔细的直肠指检、肛门镜

及直肠乙状结肠镜。远端直肠肛门无法找到病灶时应及时行结肠镜检查。

便秘与排便障碍

在美国,逾400万人为便秘所困扰。尽管便秘这个问题普遍存在,但始终缺乏一个适当的定义。病人通常诉排便稀发、大便干结、精神过度紧张。详细的病史可将其进行分类。

便秘的原因很多,包括潜在的代谢因素、药物因素、内分

泌因素、心理因素及神经因素等。结肠镜检查或钡剂灌肠常可发现肠腔狭窄或肿块型病灶。除外以上病因，可将便秘分为慢传输型和出口梗阻型。传输试验用于诊断慢传输性便秘，即让病人服用不透光的标记物，然后跟踪摄片。肛门直肠测压法和肌电图（EMG）可检测导致出口梗阻的耻骨直肠肌持续性收缩的病变。肛门直肠缺乏抑制性反射是巨结肠的表现，往往需要及时行黏膜活检。排粪造影试验可诊断肠脱垂、肠套叠、脱肛及肠疝。

便秘以内科治疗为主，包括增加纤维、水果的摄入，使用缓泻剂。耻骨直肠肌持续性收缩导致的出口梗阻常常对生物反馈治疗有效[10]。外科手术纠正脱肛及直肠脱垂的临床症状效果差异很大，选取合适的病人可取得良好的疗效。结肠次全切仅适用于那些严重的难治性慢传输性便秘（结肠无力）的病人。手术可增加排便次数，但往往又会导致腹泻、大便失禁、腹痛等的产生，因此应慎重选择病例[11]。

腹泻与应激性肠道综合征

腹泻也是很常见的症状，在感染性胃肠道炎症时往往是自限性的。若为慢性腹泻或伴有出血、腹痛，则需进一步检查。出血性腹泻伴腹痛是结肠炎的特征性表现；病因可能为感染因素（致病性大肠埃希菌、志贺杆菌、沙门菌、弯曲杆菌、痢疾阿米巴、难辨梭状芽孢杆菌），炎症性肠病（溃疡性结肠炎或克罗恩病），肠缺血性病变。粪便常规检查及培养可诊断感染性疾病。乙状结肠镜或全结肠镜有助于诊断炎症性肠病及缺血性肠病变。但在腹肌紧张尤其是有腹膜炎体征，可疑穿孔时，禁止内镜检查。

慢性腹泻的诊断更为困难。慢性溃疡性结肠炎、克罗恩

病、感染、吸收不良、短肠综合征均是导致慢性腹泻的病因。少数情况下，类癌综合征和胰岛细胞瘤（分泌血管活性肠肽肿瘤、生长抑素瘤、胃泌素瘤）也有慢性腹泻的表现。大片肠绒毛病变可导致分泌型腹泻。胶原性肠炎可在无明显的黏膜病变下导致腹泻的产生。结合粪便培养、吸收不良试验、代谢性测试，结肠镜检查在明确病因方面很关键，即使结肠黏膜外观正常仍需活检。

肠易激综合征的症状包括腹部痉挛性痛、腹胀、便秘、急迫性腹泻。检查显示无潜在的解剖学和生理学异常。一旦排除了其他疾病，限制饮食、避免咖啡因、饮酒、吸烟等可能可以减轻症状。解痉药和膨胀剂可能有效。

排便失禁

超过 65 岁的老年人群中，大便失禁的发病率为 10‰～13‰。大便失禁的严重程度不一，由偶尔的气体稀便失控到每天的固体粪便失去控制。病因繁多，最常见的为腹泻。总的来说，大便失禁的原因可分为神经源性的和解剖性的。神经源性包括中枢神经系统和脊神经、阴部神经的损伤。解剖原因包括先天性畸形、脱垂、由于粪便过多或肿瘤导致充盈性失禁、创伤。多数因创伤引起的大便失禁是由于阴道分娩损伤了肛提肌所致，其他的包括肛管直肠手术、刺伤及骨盆骨折。

对大便失禁病人需进行完善的体检评估，着重评价肛提肌功能和阴部神经功能。阴部神经终支运动延迟试验可检测神经病变，肛门测压法可检测静息压和收缩压力，排粪造影用于检测直肠脱垂，肛管内超声对于诊断括约肌缺陷很有价值（图 29-8）。

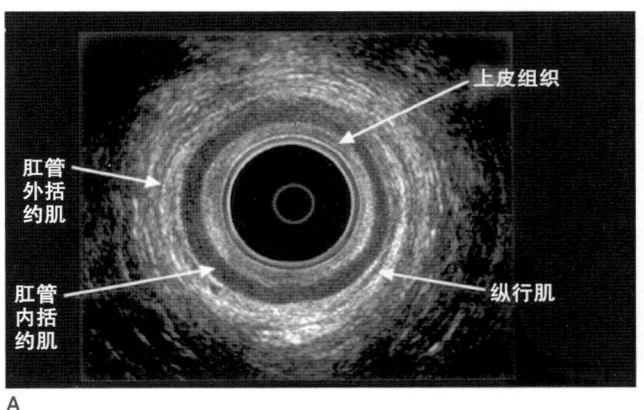

A

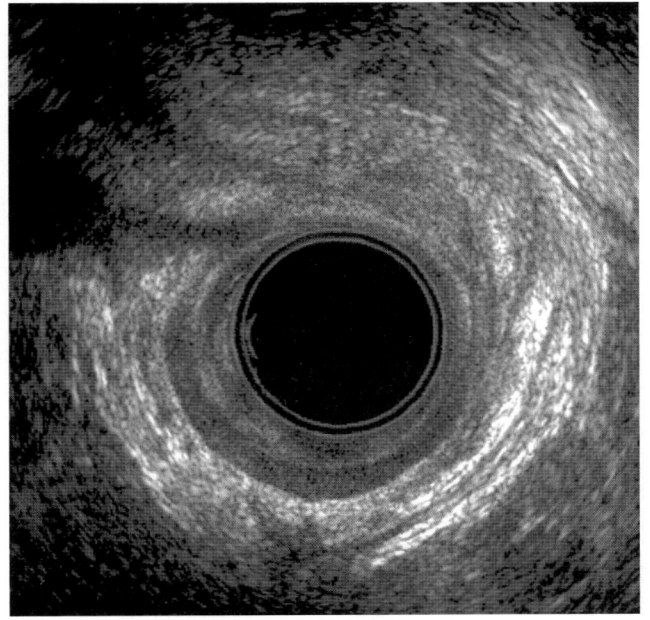

B

图 29-8　A. 肛管内超声扫描显示正常肛管层次。B. 肛管内超声扫描显示产伤导致前方括约肌缺损

治疗的方法取决于病情。腹泻需要内科治疗（膳食纤维及止泻药）。即便无腹泻，膳食纤维亦可改善便秘。部分病人对生物反馈有反应。大多有括约肌缺陷的病人需行括约肌重

叠成形术。新技术着眼于植入神经刺激器来刺激骶神经根或者将人工括约肌置换损坏的无功能的括约肌，来解决那些其他治疗无效的病人[14]。也可对肛管进行射频治疗。最后，对

于其他治疗均无效,症状严重的病人,可考虑使用肠造口[15]。

常规外科处置

结直肠切除术适用范围很广,包括肿瘤(良性或恶性)、炎症性肠病及其他一些良性疾病。虽然一些指征和急诊手术

在细节上有所差异,但外科手术的原则无差异,包括结直肠切除、吻合、造口的运用。在此略述手术原则、麻醉和术前准备。

切除术

原发病变的性质(恶性或良性)、切除的目的(根治性或姑息性)、原发病灶的病理及肠系膜的条件(薄而柔软或者僵

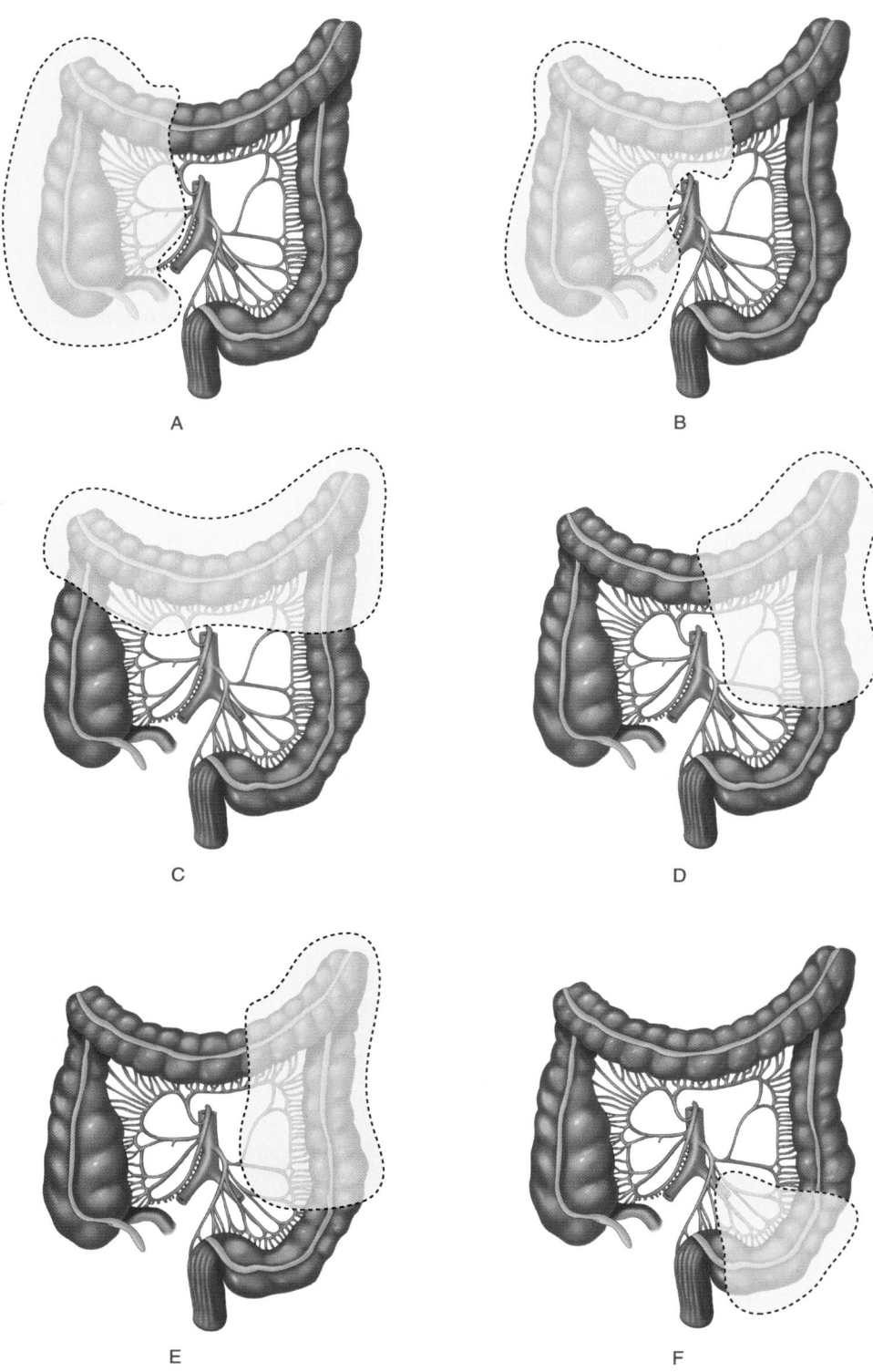

图 29-9 结肠癌切除的范围。**A.** 盲肠肿瘤。**B.** 结肠肝区肿瘤。**C.** 横结肠肿瘤。**D.** 结肠脾区肿瘤。**E.** 降结肠肿瘤。**F.** 乙状结肠肿瘤

硬而厚实)等决定肠系膜切除的范围,而肠系膜的切除范围又决定了结肠切除的范围。一般来说,邻近肠系膜的结扎会使结肠血供受损大于肠系膜,因此需要更大范围的"结肠切除"。结直肠癌的根治性切除术提倡肠系膜血管的高位结扎、肿瘤所在的肠系膜包括区域淋巴结的清扫以及切除可能侵犯的大网膜(图 29-9)。良性的病变无须大范围切除肠系膜,需要者可保留大网膜。

急诊切除术

梗阻、穿孔或出血时常需急诊切除手术。在这种情况下,通常无肠道准备,病人可能生命体征不稳定。外科手术的原则在"切除手术"已提及,需尽量切除病变肠段及相应的淋巴血管。若切除肠管为右半结肠或近端横结肠(右半结肠切除或扩大的右半结肠切除),只要保留的肠管健康、病人的生命体征平稳,行回结肠吻合是比较安全的。对于左半结肠肿瘤,可采用传统的切除方法,切除病变肠管,无论是否存在瘘,可行结肠造口术。然而,愈来愈多的数据表明,在无肠道准备的情况下行一期吻合也同样是安全的,可以术中清洁灌肠,做或不做转流性回肠造口。若近端肠管不健康(血供不佳、浆膜撕裂、穿孔),则可结肠近全切,小肠-直乙状结肠吻合。当肠道血供不佳或病人生命体征不稳定、营养不良、免疫抑制状态时,肠管切除加转流(回肠造口或结肠造口)仍然是安全合适的。

微创切除技术

随着微创技术的发展,很多以往需要剖腹的手术目前可通过腹腔镜或手助腹腔镜解决。腹腔镜的优势在于美观、术后疼痛减少、肠道恢复快。此外,一些试验数据显示,微创手术对病人的免疫抑制也较少,使得术后恢复更佳,甚至能增加长期生存率。迄今为止,多数研究显示,腹腔镜手术和开腹手术在切除范围方面无明显差异。然而,腹腔镜结肠切除术的手术时间上较开腹的时间要长。肠道恢复时间和住院天数差异较大。腹腔镜手术的长期疗效仍有待研究,但短期生活质量优于开腹手术[16]。随着微创技术的进展,腹腔镜结肠切除术正逐渐普及。

最新的微创手术涉及机器人手术和远程遥控手术。机器人结肠切除术已有实施,技术上是可行的[17]。然而,至今无研究显示机器人手术优于腹腔镜手术。

结肠切除术

各类结肠切除术式用于描述各种结肠切除的范围(图29-10)。

回结肠切除(盲肠切除)　回结肠切除即仅切除末端回肠、盲肠和阑尾。用于切除这些部位肠管的病变(如回盲部克罗恩病)及良性病灶或由末端回肠、盲肠或阑尾来源的无法根治的恶性病灶。若恶性肿瘤估计可根治,则提倡如右半结肠切除术等根治性手术。回结肠血管需结扎并切断,小肠切除的长度各异,取决于病灶情况。行远端小肠-升结肠一期吻合。在回盲瓣周围做吻合有技术难度,故远端回肠切除时通常同时切除盲肠。

右半结肠切除术　右半结肠切除用于切除右半结肠病变,也是根治性切除近端结肠肿瘤的术式。结扎并切除回盲部血管、右半结肠血管、结肠中血管右支。切除范围通常包括

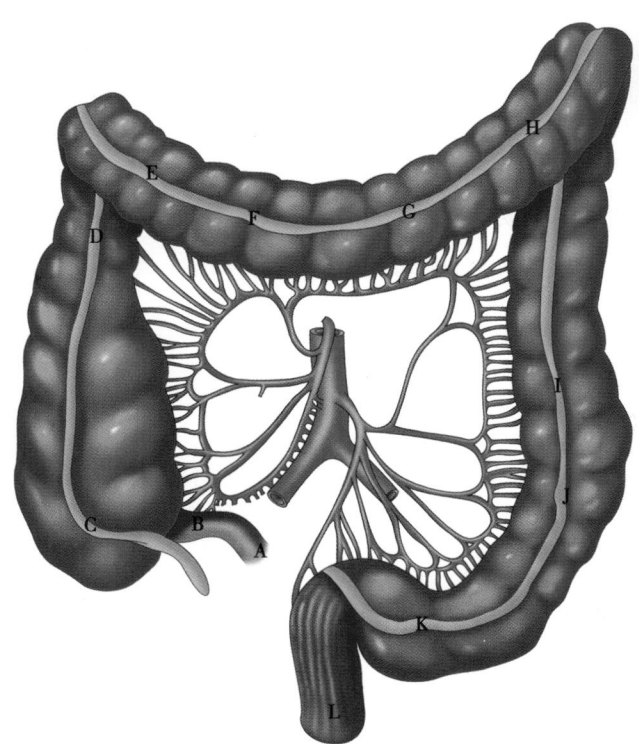

图 29-10　各种类型结肠切除的表示:A→C 回盲肠切除;+A+B→D 降结肠切除;+A+B→F 右半结肠切除;+A+B→G 扩大右半结肠切除;+E+F→G+H 横结肠切除;G→I 左半结肠切除;F→I 扩大左半结肠切除;J→K 乙状结肠切除;+A+B→J 结肠次全切;+A+B→K 全结肠切除;+A+B→L 全直肠结肠切除

10cm 的末端回肠,行回肠-横结肠一期吻合。

扩大的右半结肠切除术　扩大的右半结肠切除术用于结肠肝区或近端横结肠肿瘤的根治性切除。标准的右半结肠切除的基础上结扎结肠中动脉,切除右半结肠和近端横结肠,远端回肠-远端横结肠一期吻合。吻合口的血供由 Drnmmond 边缘动脉供应。若血供不可靠,切除范围应扩展到结肠脾区,将回肠-降结肠行吻合。

横结肠切除术　横结肠中段或远端的病灶需结扎结肠中血管,切除横结肠,行结肠-结肠吻合。然而,扩大的右半结肠切除,末端回肠-降结肠吻合与其功能相似,但更为安全可靠。

左半结肠切除术　左半结肠切除术用于切除远端横结肠、结肠脾区、降结肠的病变。需结扎结肠中血管左支、左结肠血管、乙状结肠的第一根分支,通常行结肠-结肠吻合。

扩大的左半结肠切除术　扩大的左半结肠切除术用于切除横结肠远端的病灶。在左半结肠切除术基础上切除横结肠中血管的右支。

乙状结肠切除术　乙状结肠切除术用于切除乙状结肠病变,结扎切除肠系膜下动脉的乙状结肠支。通常全乙状结肠切除应切除至腹膜反折处,行降结肠-直肠上段吻合。往往需要充分游离结肠脾区,使吻合口保持无张力。

全结肠切除术和次全结肠切除术　全结肠切除术或次全结肠切除术用于暴发性结肠炎、家族性肠息肉病(FAP)或同时性结肠癌。手术结扎切除回结肠血管、右半结肠血管、结肠中血管、左结肠血管,直肠上血管通常保留。若需保留乙状结

肠,则需完整保留远端乙状结肠血管支,行回肠-远端乙状结肠吻合(结肠次全切,回肠-乙状结肠吻合)。若乙状结肠需切除,则结扎切除乙状结肠血管,行回肠-直肠上段吻合(全结肠切除,回肠-直肠吻合)。若吻合有禁忌,则行末端回肠造口,残留的乙状结肠或直肠成为黏液瘘管或一个 Hartmann 贮袋。

直肠结肠切除术

全直肠结肠切除术   手术切除全部结肠、直肠、肛管,回肠拖出形成 Brooke 回肠造口。

改良结肠直肠切除术(回肠贮袋肛管吻合)   切除了全结肠、直肠,但肛门括约肌和远端肛管的各部分是保留的。将回肠贮袋和肛管吻合可保留排便的连续性。手术技术包括经肛黏膜切除术,手工缝合回肠-肛管。支持者提出行黏膜切除可保证去除所有病变的黏膜,包括肛门移行区,因此可减少发生病变、不典型病变、癌变的危险。反对者则认为黏膜切除后可能会导致排便失禁,并且无论操作多小心,在吻合口深部总会留有黏膜"岛"。此外,采用"双吻合器"技术,使用圆形吻合器较黏膜切除手工吻合更为便捷(图 29-11)[19]。无论吻合的技术如何,许多外科医师建议病人每年通过直肠指检及肛门镜、直肠镜等,检查吻合口和(或)肛门及远端直肠。

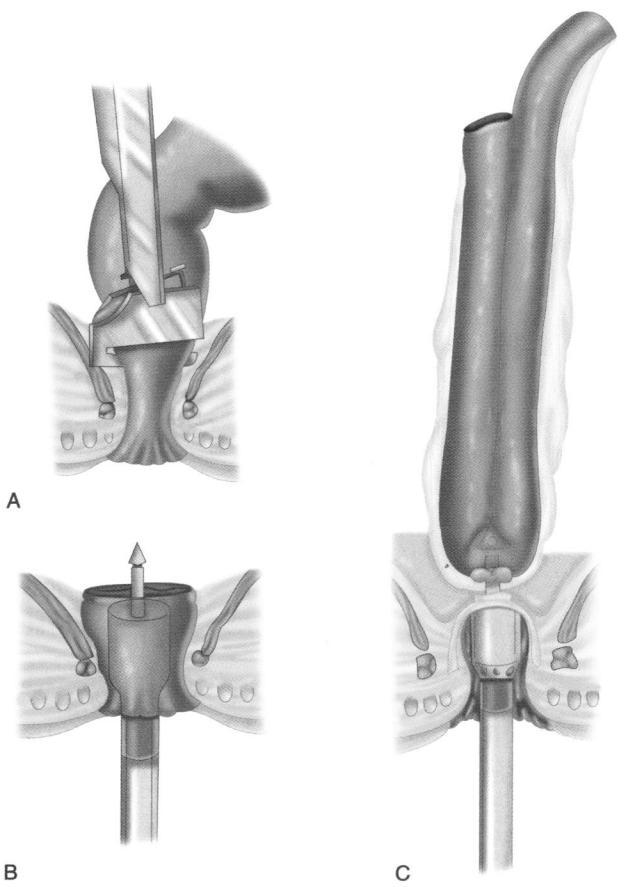

图 29-11   全结肠和直肠切除后(**A**),肛管黏膜及括约肌形成袖口状(**B**),回肠 J 形贮袋采用双吻合器技术与肛管吻合(**C**)

末端回肠排成 J、S 或 W 形,形成一个新直肠。由于它们的功能相似,而 J 形贮袋最为方便,所以最常用。随着腹腔镜

结肠切除的应用,一些中心开始使用微创的方式行全结肠直肠切除并行回肠贮袋肛管重建。不少外科医师采用近端回肠造口转流粪便而避免将粪便通过新的结肠贮袋,以最大限度地减少吻合口漏和败血症的产生,尤其对于营养不良或免疫抑制的病人(图 29-12)。回肠造口在随后的 6~12 周,经造影显示贮袋的完整后可关闭。在低危病人,报道显示回肠贮袋肛管吻合无须行转流性造口而成功的实例[20]。

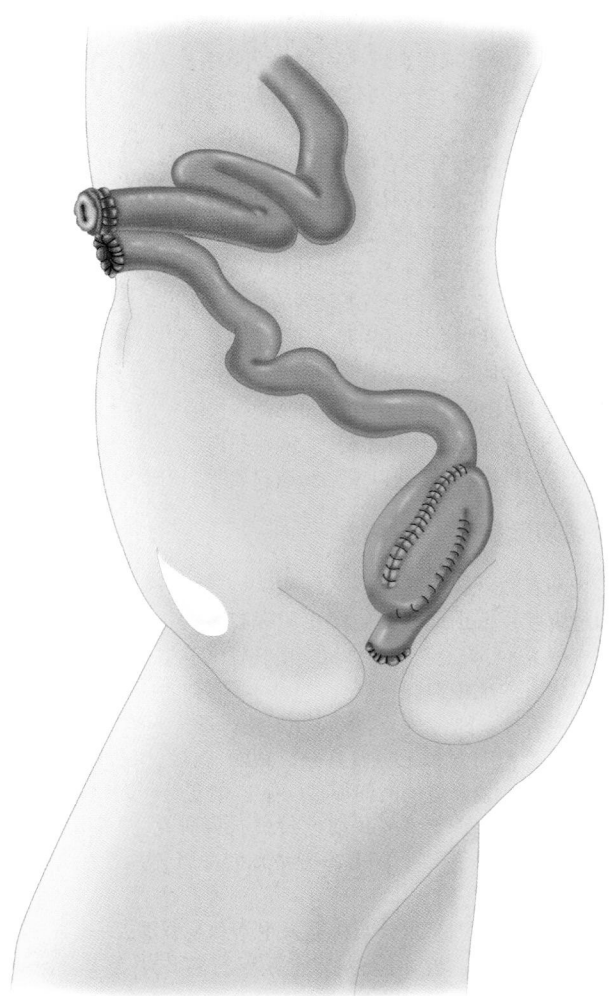

图 29-12   回肠 S 形贮袋肛管吻合,临时性襻式回肠造口

直肠前切除术

直肠前切除术是用于描述通过腹腔经盆腔,无须通过会阴部、骶部或其他径路的直肠切除的总称。分为以下三种。

高位前切除术   高位直肠前切除术指切除远端乙状结肠和直肠上段,适用于直肠、乙状结肠交界处的良性病变如憩室炎。直肠上段是游离的,但盆腹膜未分开,骶凹处的直肠为非游离状态。手术要求根部结扎肠系膜下动脉,肠系膜下静脉的走行与动脉不同,常需分支结扎。结肠-直肠残端一期吻合(通常为端-端吻合),直肠前腹膜包绕的一般 2/3 均可进行吻合。

低位结肠前切除   低位直肠前切除术用于切除直肠上段和中段的病变。游离直肠、乙状结肠,打开盆腹膜,结扎离断肠系膜下动脉可在其发出于腹主动脉的起始处或左结肠动脉起点的远端。在盆筋膜平面直视下锐性分离骶前可游离直肠。切除线可能位于肛直肠环远端,后面经过骶骨直肠筋膜到尾骨,前面经过 Denonvilliers 筋膜到女性的阴道或男性的精囊和前列腺。直肠及其系膜的切除平面取决于病灶的性质。低位直肠吻合通常需要游离结肠脾区,在胰腺下缘结扎离断肠系膜下静脉。圆形吻合器使得结肠-腹膜外直肠的吻合变得容易,并增加了安全性。

扩大低位直肠前切除术   扩大的低位直肠前切除术用于切除直肠远端的病变,仅在括约肌上数厘米。如同低位直肠切除术需充分游离直肠,但需沿女性的直肠阴道隔和男性的精囊及前列腺继续游离至肛提肌平面。在此平面切除后,可采用各种技术行结肠-肛管吻合(见下述的"吻合"一节)。由于远端直肠或肛管吻合发生瘘和感染的危险性较高,在这种情况下,通常需要行临时性回肠造口。

尽管在超低位直肠或肛管的吻合在技术上是可行的,但要注意术后的控便功能可能不佳。因为降结肠缺乏直肠的膨胀性,存储功能降低。盆腔放射治疗、肛门直肠手术史或产伤均可导致未知的括约肌损伤。最终,超低位的吻合口会累及

括约肌上部。结肠 J 形贮袋可改善术后第一年的肠功能[21]。括约肌损伤史或任何程度的排便失禁是结肠肛管吻合的相对禁忌。在这些病人,结肠造口可能是更明智的选择。

Hartmann 术和黏液造口

Hartmann 术为结肠或直肠切除后不做吻合,而行结肠造口或回肠造口,远端结肠或直肠保留成为盲端。特指切除左半结肠或乙状结肠,将留在盆腔的直肠远端关闭。若远端的结肠足够长可达到腹壁,则可将其缝合于腹壁,开放此无功能肠管,形成一黏液造口。

经腹腔切除术

腹会阴联合切除术(APR)为切除全直肠、肛管、肛门,并行永久性乙状结肠或降结肠造口的手术。腹盆腔手术过程同扩大的低位直肠前切除术,会阴部手术通常采用截石位(通常由另一术者完成)或关闭腹部切口并完成结肠造口后俯卧位进行。对于恶性肿瘤病人,会阴部手术切除的范围要求肛管周围足够的环周切缘。通常可一期关闭会阴部切口,但若切除范围较大,尤其是放射治疗后的部分病人,需要带血管蒂皮

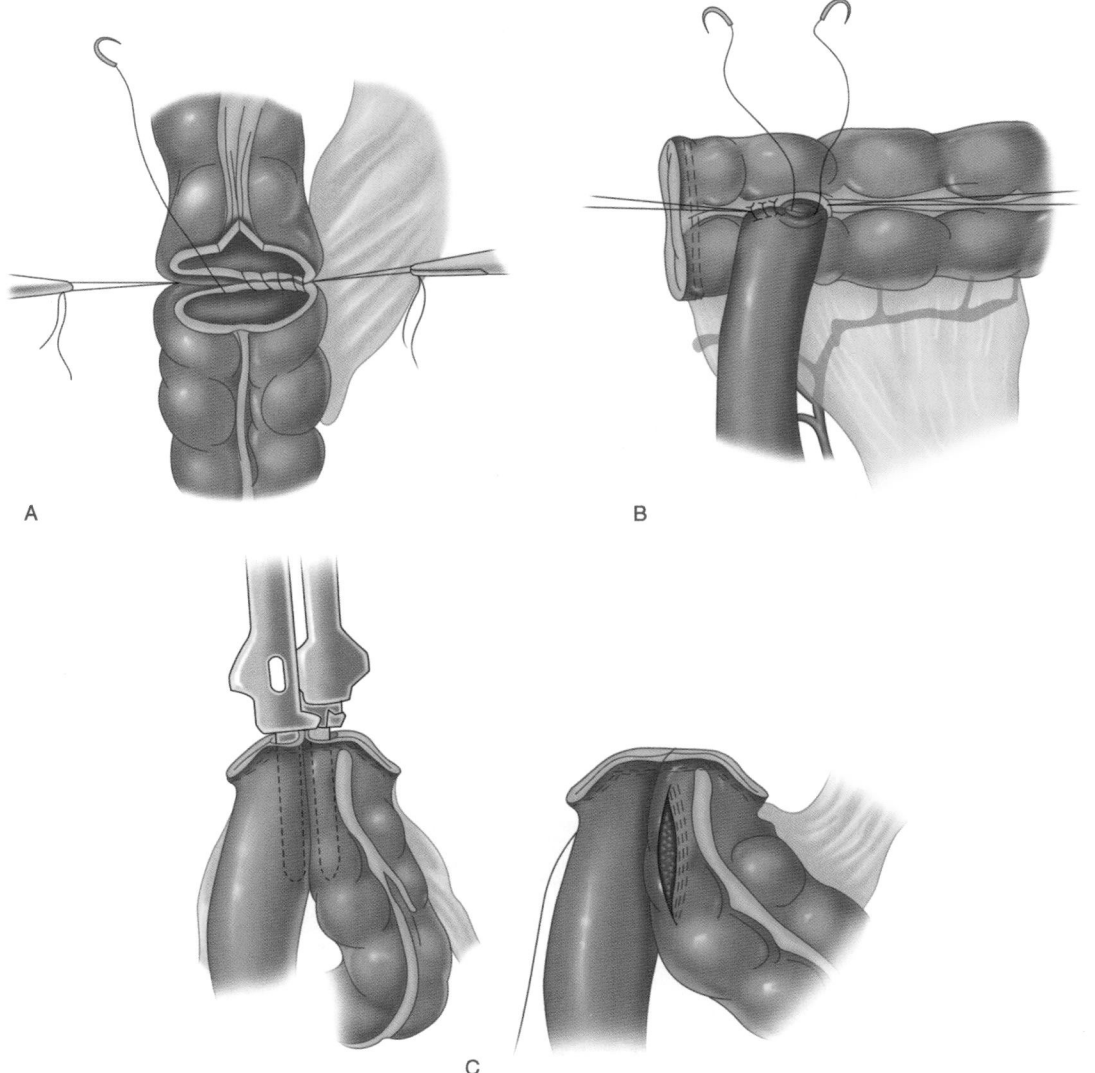

A   B

C

图 29-13   **A.** 结肠-结肠的端-端手工吻合。**B.** 回肠-结肠的端-侧手工吻合。**C.** 吻合器侧-侧吻合,功能性回肠-结肠吻合

瓣修复。对于良性疾病的病人,可经内外括约肌间切除直肠,减小了会阴部创伤,保持了肛提肌的完整,关闭切口也较易。

吻合术

两段肠管直接的吻合方式多种多样。吻合方式可以是端-端、端-侧、侧-端、侧-侧。吻合的技术可以是手工缝合(单层或双层)或是应用吻合器(图 29-13)。肠黏膜下层是肠的着力点,将其可靠地吻合可保证其愈合。吻合的方式取决于手术解剖及术者的倾向。虽然不少外科医师建议某种吻合方式,但没有哪项证明是更为合理的。对于营养状况良好的病人而言,将两段血供良好、健康的肠管无张力吻合,愈合是良好的。吻合口瘘或狭窄的高危因素包括:远端直肠或肛管、有肠管放疗史或肠管病变、营养不良、病人其他病情等。

吻合术的要点

端-端吻合 端-端吻合用于两段管径相似的肠管间。通常用在直肠切除术,也可用于全结肠切除小肠吻合。

端-侧吻合 端-侧吻合用于一肠管管径明显粗于另一侧者。常用在慢性梗阻的情况。

侧-端吻合 侧-端吻合用于近端肠管的直径明显小于远端者。回直肠吻合常用此术式。侧-端吻合血供可能优于端-侧吻合。

侧-侧吻合 侧-侧吻合在肠管对系膜缘行吻合,吻合后肠管管径较粗,血供较好,常用于回肠-结肠及小肠-小肠吻合。

吻合术的技巧

手工吻合技术 手工吻合或吻合器吻合可采用上述"吻合方式"中介绍的任何一种。手工吻合可单层连续或间断缝合,或者双层缝合。双层吻合通常内层连续而外层间断缝合。缝线可以是可吸收或不可吸收线。远端直肠或肛管切除后,需行经肛手工结肠-肛管吻合以恢复肠道连续性,可切除肛管黏膜后连接肠管,使得吻合口位于齿线。

吻合器吻合技术

直线切割吻合器用于切断肠管并行端-端吻合。如果需要可间断缝合加固吻合口。圆形吻合器可用作端-端吻合、端-侧吻合、侧-端吻合。盆腔的解剖因素使手工行低位直肠或肛管吻合困难或无法做到时,吻合器尤其有优势。

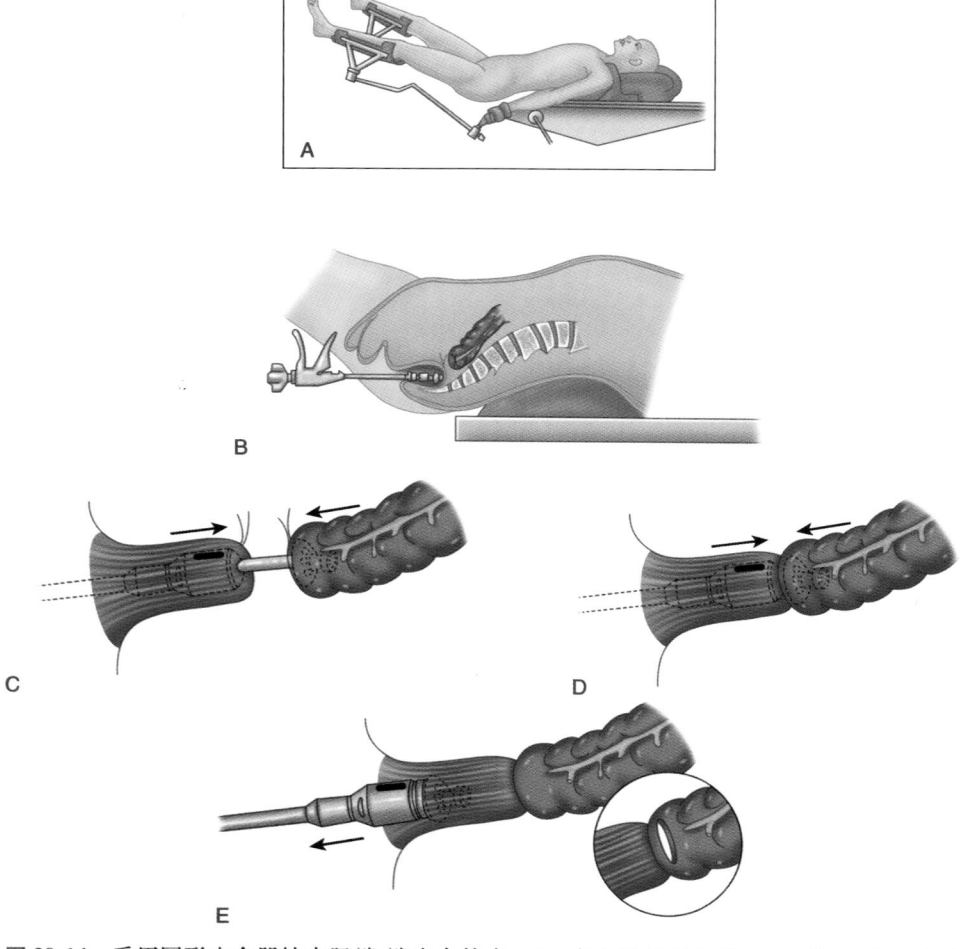

图 29-14 采用圆形吻合器结直肠端-端吻合技术。**A.** 病人采用截石位。**B.** 直肠、乙状结肠切除后,近端放置荷包器,远端将吻合器置入肛管内并打开。**C.** 直肠荷包器缝合保证直肠残端位于吻合器钉处,结肠荷包确保了结肠系于吻合钉。**D.** 吻合器收紧并激发。**E.** 移去吻合器,保留环状的端-端吻合口

切除结直肠后,可使用吻合器行结肠-直肠、结肠-肛管或回肠贮袋-肛管做到切割吻合一步完成。采用开放荷包技术,装配好的圆形吻合器由肛管置入引导至直肠残端的荷包处,打开吻合器,收紧荷包线,近端结肠放置底砧座,关闭吻合器后激发(图 29-14)。另外,也可采用双吻合器技术,横向直线关闭器关闭远端直肠或肛管,圆形吻合器先不装底砧座,置入肛管打开吻合器使内芯上的钉针在关闭线附近戳出。荷包通常位于近端结肠的末端或回肠贮袋末端,底砧座放置于近端结肠或回肠贮袋,然后收紧绕于底钉座的荷包线,底钉座与钉针汇合后收紧关闭并激发(图 29-11)。激发并退出吻合器后,应检查以保证吻合圈的完整性。吻合圈若有缺口则表明吻合欠完整,若技术上可行应缝合一圈加固吻合口,并最好做一近端回肠临时性造口。

造口术

临时性或永久性造口取决于临床情况,可以是端式造口或襻式造口。不考虑临床情况,造口的位置和结构对功能的影响很大。造口应做在腹直肌的位置以减少术后造口旁疝的发生,以及病人可见的位置方便其管理。造口周围的腹部软组织应尽可能地平坦以保证密封性、防止粪漏。术前造口师评估理想的造口位置并教导病人是非常有价值的(图 29-15)。

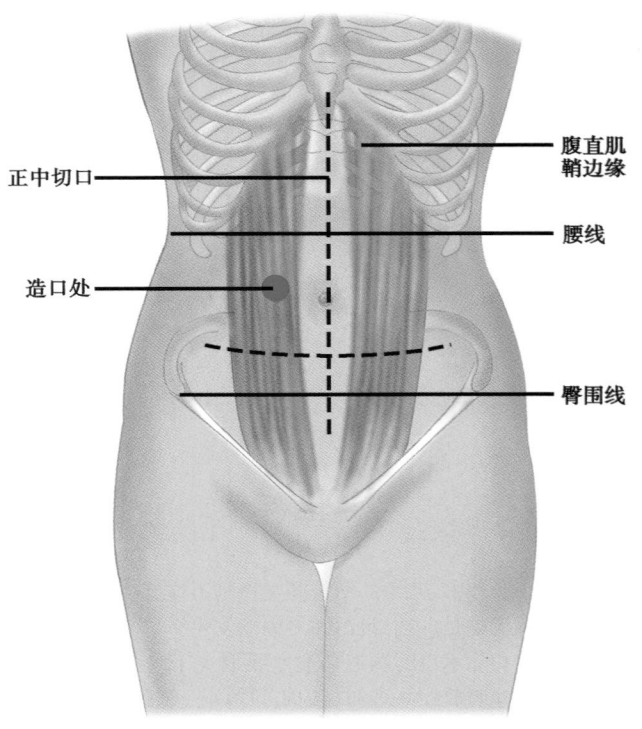

图 29-15　理想的回肠造口

所有的造口都需做圆形的皮肤切口,分离皮下组织至腹直肌前鞘水平。腹直肌前鞘十字形切开,钝性分开肌纤维,切开后鞘。切口的大小取决于做肠造口的肠管的管径,但应在保证其血供的情况下做尽可能小的切口(通常 2~3 指宽)。然后将肠管从此切口拖出并缝合。通常在缝合造口前关闭腹壁切口以免污染切口。为了造口的方便使用,通常使肠管外翻形成高于皮肤的凸起。用可吸收线间断缝合 3 或 4 针,缝

针在距离肠管边缘处进针,距离肠管边缘 2cm 处穿过浆膜层,皮肤出针(Brooke 技术)。完成造口外翻后,可吸收线间断缝合肠黏膜和皮肤一圈(图 29-16)。

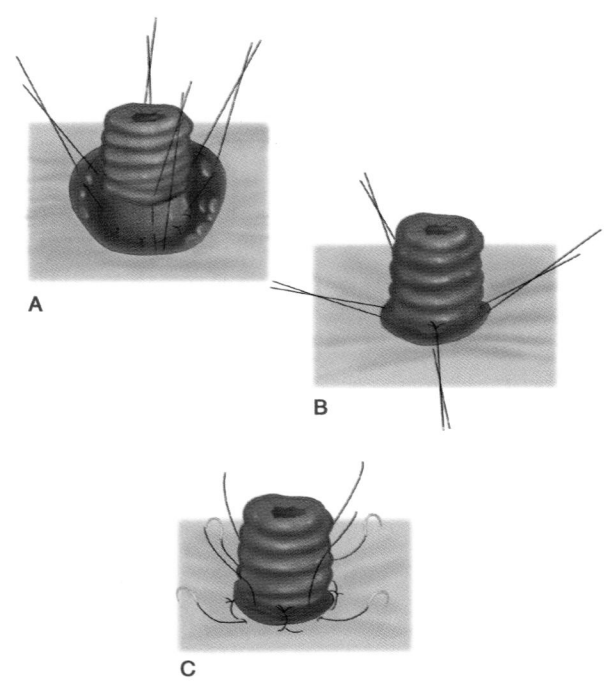

图 29-16　Brooke 回肠造口。**A.** 四处缝线将回肠切端、浆肌层缝合于腹直肌鞘水平,四处缝线间呈 90°。**B.** 抽紧缝线使造口外翻。**C.** 肠切缘与皮下组织简单的缝合完成了回肠造口

回肠造口术

临时性回肠造口术　临时性回肠造口用于防止吻合口瘘(低位直肠、放疗后、免疫抑制或营养不良的病人),起到“保护性”作用。在这种情况下,通常行襻式回肠造口(图 29-12)。远端回肠的一段拖出于腹壁缺口处形成一个襻。肠造口的操作步骤详见“造口”部分。可在其下放置棒起到支撑作用,或者不放。也可用直线切割吻合器将襻断离,近端做造口,远端与皮肤缝合。此技术可防止襻式结肠造口偶尔导致的不完全性转流。

襻式或者离断的襻式造口的优点在于关闭造口可免去正规的剖腹手术。在造口周围做一椭圆形切口,轻柔地将肠管于皮下组织和筋膜处游离出。手工或吻合器吻合后将肠管回纳腹腔。如此可避免长的腹部切口,较易接受。回肠造口关闭的时间需考虑到吻合口的愈合和病人的整体情况。建议关闭造口前行纤维肠镜和对比剂灌肠(泛影葡胺)检查以确保无瘘,同时应改善病人的营养状况。肿瘤病人接受术后化疗者,回肠造口关闭应延迟至化疗结束后。

永久性回肠造口术　永久性回肠造口用于全结肠直肠切除或肠梗阻的病人。由于单筒造口对称性较襻式好,容易塑形,往往倾向于做末端回肠造口(图 29-16)。小肠末端拖出于腹壁缺口后行缝合,往往需要缝合至腹直肌后鞘以加固。

回肠造口术的并发症　造口坏死常发生在术后早期,由于远端小肠过于骨骼化或筋膜过紧所致。筋膜上的局限性黏

膜坏死可治愈,但若筋膜以下的肠管坏死需行手术重置造口。造口回缩可发生于术后早期或晚期,肥胖会加重回缩的程度,可能需做局部修整。回肠造口将肠液旁路引流,无法通过吸收体液的结肠,因此脱水与电解质紊乱很常见,回肠造口每天输出体液量理想状态应少于 1500ml,以避免此并发症的发生。使用膨松剂和阿片类药物[地芬诺酯(止泻宁)、洛哌丁胺(易蒙停)、阿片酊]治疗有效,生长抑素类似物、奥曲肽的应用在这种情况下可不同程度地获益。还可发生皮肤刺激,尤其在造口袋不匹配者。护肤药物和定做的造口袋往往可以解决问题。梗阻可以发生在腹腔内或造口出筋膜处。造口旁疝在回肠造口的发病率低于结肠造口,但可导致造口袋处不适、疼痛、梗阻或肠绞窄的发生。一般而言,有症状的造口旁疝需修复,通常在另一侧的腹壁重置造口。造口脱垂是晚期

少见的并发症,往往合并造口旁疝。肠段脱垂导致瘘或梗阻是可控性小肠造口的常见并发症之一。

结肠造口术

多数的结肠造口为单筒造口而非襻式(图 29-17)。结肠的肠管粗大使得结肠襻式造口的装置不匹配,也易导致脱垂。多数结肠造口采用降结肠,结肠的游离端通过做好的腹壁缺口拖出。由于凸出于皮肤的造口更容易置入造口袋中,故应做成 Brooke 型。远端的肠管可以拖出于腹壁形成黏液造口或者留于腹腔形成 Hartmann 袋。将远端结肠固定于腹壁或使用不可吸收缝线做标记可在将来关闭结肠造口时容易辨认。关闭结肠造口通常需要开腹手术,于腹壁游离造口,并辨认远端肠管后,行端-端吻合。

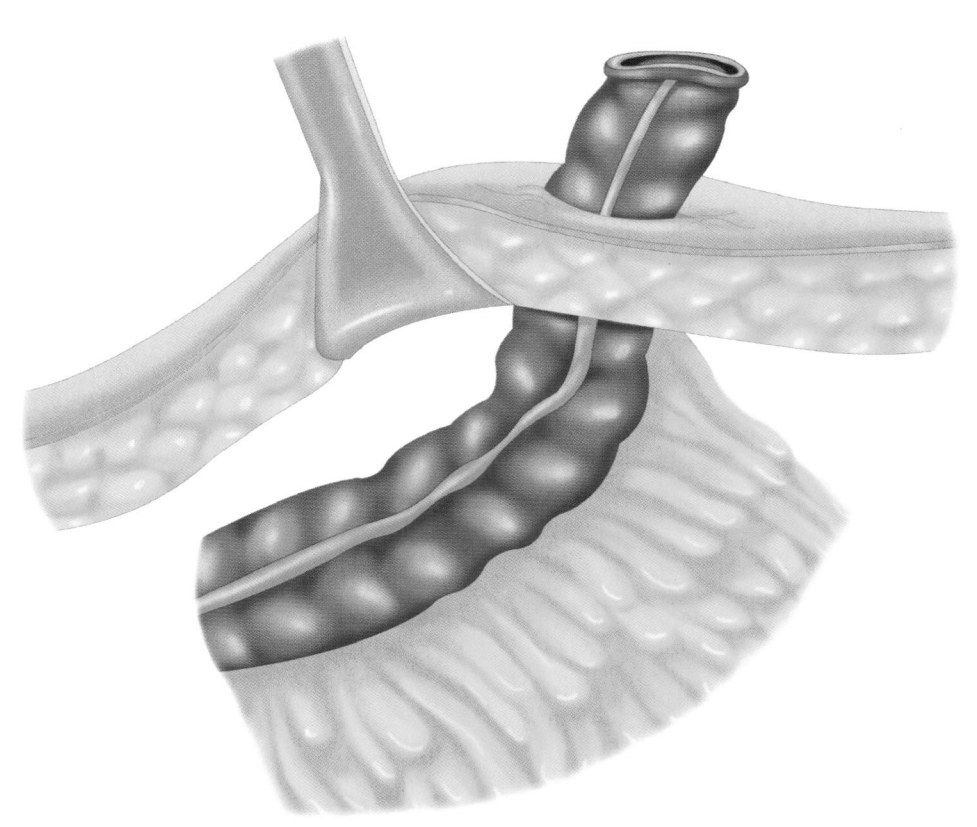

图 29-17　腹膜内结肠端式造口

　　结肠造口的并发症　结肠造口坏死由于血供受损导致(远端结肠过于骨骼化或筋膜过紧),发生于术后早期。如同回肠坏死,筋膜上的局限性黏膜坏死可治愈,但若筋膜以下的肠管坏死需行手术重置造口。同样也会发生造口回缩,但问题不大,因为结肠造口不像回肠造口排出的肠液对皮肤的刺激严重。梗阻不常发生。造口旁疝是最常见的结肠造口晚期并发症,若有临床症状需修复。造口脱垂、脱水在结肠造口较罕见,皮肤刺激也少于回肠造口。

功能性结果

　　节段性结肠切除一期吻合通常肠道功能恢复良好。小部分次全结肠或全结肠切除,回肠乙状结肠或回肠直肠吻合的病人可能会面临腹泻及排便次数增加。尤其在年迈的病人,

已切除的小肠较多,残留的结直肠炎控制不佳者。一般说来,吻合口的位置越是远端,腹泻和便频的发生率越高。

　　直肠前切除术后的肠道功能主要取决于吻合口的水平、术前或术后盆腔放疗与否和括约肌的功能。低位直肠前切除术或扩大的低位直肠前切除术后,一部分外科医师倾向于做一短的(8~10cm)结肠 J 形贮袋与远端直肠或肛管吻合,贮袋可减少排便急迫、便频及大便失禁,但部分病人会导致排便困难[21]。

　　在生理和心理问题方面考虑,永久性回肠造口趋向于发展为可控性回肠造口,但肠段脱垂等并发症很常见。尽管设计的各种技术以改进永久性回肠造口,但多数术者放弃这种手术方式而使用回肠贮袋肛管吻合术。

　　虽然回肠贮袋肛管吻合重建解剖看似很吸引人,但最终

功能与预想相差甚远[22,23]。病人通常排便次数达 8～10 次/天。约 50% 病人有不同程度的夜间大便失禁。几近 50% 存在贮袋肠炎，小肠梗阻亦不少见。其次的并发症包括贮袋排空困难、贮袋-肛管和（或）贮袋-阴道瘘、肛管狭窄。贮袋并发症的比率平均为 5%～10%。而克罗恩病的病人的贮袋并发症发生率相当高（几近 50%），持续性结肠炎的病人贮袋故障比率为 15%～20%。尽管存在上述缺点，绝大部分病人较永久性回肠造口而言，更愿意接受回肠贮袋-肛管吻合。

贮袋炎是一种炎症性状态，同时影响了回肠-肛管贮袋和可控性回肠造口贮袋。贮袋炎的发生率为 30%～55%。症状包括腹泻增加、便血、腹痛、发热、乏力不适等，可由内镜下活检得出诊断，包括感染、未诊断的克罗恩病。贮袋炎病因未明，部分认为粪便淤积于贮袋导致，但排空试验未证实。以抗生素（甲硝唑±环丙沙星）治疗为主，多数病人对口服或灌肠快速显效[24,25]。一些病人发展为慢性贮袋炎，不得不行抑制性抗生素疗法。水杨酸盐和皮脂类固醇灌肠亦有成功的病例。在难治性病例可试服益生菌法。慢性贮袋炎很少情况下需切除贮袋以控制症状。

麻醉处置

局部麻醉

许多肛门直肠操作可仅通过局部麻醉施行。静脉使用镇静药物可使病人安静。在肛周皮肤、括约肌、阴部神经周围注射 0.5% 利多卡因（短效）和 0.25% 布比卡因（长效）通常可提供良好的神经阻滞。增加稀释的肾上腺素可减少出血并延长麻醉功效。

区域性麻醉

硬膜外、脊髓、骶尾部麻醉可用于肛门直肠操作及经肛手术。存在严重伴发疾病的病人，通常可使用区域麻醉行开腹及结肠切除术。术后硬膜外麻醉可减少疼痛并改善肺功能。

全身性麻醉

大部分经腹手术需采用全身麻醉。需术前充分评估病人的心血管功能，合并有其他严重的疾病者，术前请麻醉科会诊比较合适。

麻醉体位

多数经腹结肠切除术可用仰卧位。直肠前切除术和经腹会阴联合切除术需用截石位。在病人的骶骨下需放置足够的垫子并且避免压迫腓神经。

截石位可操作肛管直肠的手术，但俯卧折刀位可能更好，尤其是肛直肠前壁的视野更佳。远端肠管后壁的病灶两种体位均可，但近端肠管后壁的病灶最好采用仰卧位。

术前处理

肠道准备

肠道准备的原理是减少结直肠细菌的负荷，可减少术后感染的机会。机械性灌肠即术前使用泻药排除结肠内固体粪便[26]。最常使用的方法包括聚乙二醇（PEG）溶液或磷酸钠。

PEG 溶液需要病人饮大量水，会导致腹胀和恶心。磷酸钠溶液总的来说更容易接受，但更易导致水、电解质失衡。在肠道清洁效果方面两者无差异。最近，有采用服用药片的形式以试图增加病人的耐受性。然而，此方法需在数小时内服用 40 片或更多的药片以及水来清洁肠道。迄今为止，未证实有优于传统产品的药物[27]。同时也建议预防性使用抗生素。术前机械性灌肠外，还使用口服抗生素被认为是通过减少结肠细菌量以减少术后感染。常用三剂量的新霉素（1g）和红霉素碱（1g），有些外科医师用甲硝唑（500mg）代替红霉素以避免肠道副反应，有时也用环丙沙星。需注意的是，虽然大部分外科医师预防性使用口服抗生素，但未有研究表明可减少术后感染性并发症的发生[28,29]。肠外广谱抗生素应在术前使用。无报道证实单纯结肠切除术后使用抗生素是有益的。

尽管机械性肠道准备应用广泛，结肠切除术前肠道清洁的必要性仍有质疑，尤其是欧洲的医师建议废除肠道准备。一些小型研究显示，机械性肠道准备并不减少术后感染及吻合口瘘的风险[30~32]。但需大规模的前瞻性研究以明确结肠切除术前是否要行肠道准备以及能否减少感染、瘘等的发病率。

造口设计

准备做肠造口的病人术前需经造口师会诊，这些护士经过特殊培训，包括创伤、造口术、控便学等方面。术前造口规划包括咨询服务、教育及决定造口的位置。术后造口师帮助局部皮肤及造口袋的护理，以及评估其他可能影响病人处理造口的医疗状况（例如视力、手的灵巧度）。

术前的造口位置设置对于病人术后的功能及生活质量很重要。位置不佳会导致粪漏及皮肤受损。理想的造口位置应是病人容易看到并管理，通过腹直肌、腰带线以下的地方（图 29-15）。由于腹部造口的标记是在麻醉、平卧状态下做的，往往与清醒时、站立或坐位的位置有所差异，通常术前若可以则做文身、皮肤划痕或永久性的标记。急诊手术未做造口标记者，造口应置于腹直肌、避开肋弓下缘和髂骨。急诊情况下，造口位置宁高勿低。

输尿管支架

输尿管置管对于术中辨认输尿管十分有用，全身麻醉诱导后经膀胱镜置管，术后拔除。对于盆腔再次手术或后腹膜炎症（例如复杂性憩室炎）相当有价值。光导支架可能在腔镜手术有用，病人通常术后有短暂血尿，但少有严重并发症。

多学科团队

复杂性结直肠疾病的病人往往可从多学科合作中获益。存在盆底疾病的病人（尤其是排便失禁者）通常需要结直肠外科医师及泌尿外科或泌尿生殖外科医师共同评估。肿瘤病人术前经肿瘤内科或放疗科医师的评估，规划新辅助或辅助治疗十分关键。术中，复杂的盆腔手术往往不仅涉及结直肠外科医师，还需要泌尿外科、妇产科、神经外科和（或）整形医师。若手术过程中需放置腔内放疗的短距离放射导管或行放疗，则术中肿瘤放疗医师也应参与。极少情况下，结直肠问题会出现精神疾病（尤其是功能障碍及慢性疼痛），精神科或心理学医师可能有帮助。

炎症性肠病

概论

流行病学

炎症性肠病包括溃疡性结肠炎、克罗恩病和病因不明的结肠炎。在美国和北欧,溃疡性结肠炎的发病率为$(8 \sim 15)/10$万人,而亚洲、非洲、南美洲及美国的非白种人群发病率明显较低。溃疡性结肠炎的发病高峰在30～40岁,复发多为70～80岁。克罗恩病的发病率略低,为$(1 \sim 5)/10$万人,北欧、白种人多少也受此疾病的威胁,同样也有双高峰的发病率,多为15～30岁及55～60岁。在15%炎症性肠病病人,无法辨别是溃疡性结肠炎或克罗恩病,这些病人被归为不明原因的结肠炎。

病因学

炎症性肠病可能是由多种因素引起,但病因未明。发病率的地区差异提示环境因素如饮食、感染、吸烟、饮酒、口服避孕药可能有关。家族史可能是一重要因素,10%～30%炎症性肠病病人的亲属有相同疾病[33]。另有推测免疫机制和(或)肠道免疫功能缺陷所致。虽然普遍认同导致炎症性肠病的病因为免疫功能、肠黏膜屏障、各种感染因素的相互作用,但机制令人费解[34]。细菌例如副结核分枝杆菌、单核细胞增多性李斯特菌,病毒如副黏病毒、麻疹病毒,提示可导致克罗恩病。肠黏膜屏障受损,增加了细菌、毒素或炎症物质在肠道内的暴露机会,亦是可能的病因。此外,虽然无明确的依据表明与自身免疫机制有关联,但其很多肠外表现与风湿性疾病相似支持了此理论。无论溃疡性结肠炎或克罗恩病的潜在病因如何,其特点为肠道炎症,内科治疗的原则即减轻炎症。

病理学与鉴别诊断

虽然溃疡性结肠炎和克罗恩病在病理学和临床表现方面有很多共同点,85%的病人仍有差异。溃疡性结肠炎是黏膜及黏膜下炎症细胞的浸润,黏膜可萎缩,常见黏膜隐窝小脓肿。内镜下可见黏膜质脆,假息肉形成。长期存在的溃疡性结肠炎使结肠缩短,黏膜由瘢痕所替代。静止期溃疡性结肠炎的结肠黏膜在内镜及显微镜下观察可能正常。溃疡性结肠炎可累及直肠(直肠炎),直肠、乙状结肠(直肠、乙状结肠炎)或全结肠(全结肠炎),溃疡性结肠炎通常不累及小肠,但末端回肠可能有炎症性改变的表现("倒灌性回肠炎")。溃疡性结肠炎主要的表现是连续性累及直肠、结肠,直肠不累及或跳跃性病变提示其诊断应为克罗恩病。症状与黏膜的炎症及结肠炎范围相关。典型的主诉为出血性腹泻及腹部痉挛性腹痛。直肠炎会产生里急后重。腹部剧痛和发热需警惕暴发性结肠炎或中毒性巨结肠征。体检无特殊发现,轻度腹痛腹胀致腹膜炎。非急诊情况,往往由结肠镜和黏膜活检做出诊断。

与溃疡性结肠炎不同,克罗恩病为穿透性炎症,累及自口至肛消化道的任何部位。黏膜溃疡、炎症细胞浸润和肉芽肿是特征性病理学表现。慢性炎症最终导致结肠或小肠的纤维

化、狭窄、瘘。克罗恩结肠炎的典型内镜下表现为匐匐型溃疡和"鹅卵石"样改变。跳跃性病灶,通常不累及直肠。克罗恩病的症状取决于炎症和(或)纤维化的严重程度以及炎症位于消化道的部位。急性腹痛可导致腹泻、痉挛性腹痛和发热,肠腔狭窄可导致肠梗阻症状。通常由于梗阻及蛋白丢失引起体重减轻。肛周克罗恩病表现为疼痛、肿胀、瘘管排液或脓肿形成。体检发现与疾病的部位和严重度相关。

15%的炎症性疾病病人难以鉴别溃疡性结肠炎和克罗恩结肠炎,无论是大体或镜下表现(病因未明的结肠炎)。这些病人的症状类似于溃疡性结肠炎,内镜及病理表现兼有两者的特点。

其他的鉴别诊断包括感染性结肠炎,尤其是空肠弯曲菌、痢疾阿米巴、艰难梭状芽孢杆菌、淋球菌、沙门菌和志贺菌属。

肠道外表现

肝脏是炎症性肠病结肠外表现最常见的部位。40%～50%的病人存在肝脏脂肪浸润,2%～5%发现有肝硬化。肝脂肪浸润可由内科或手术治疗结肠疾病而逆转,但肝硬化无法逆转。原发性硬化性胆管炎是进行性发展的疾病,以肝内外胆管梗阻为特征。40%～60%存在原发性硬化性胆管炎的病人有溃疡性结肠炎。结肠切除术无法逆转此疾病,唯一有效的治疗方法是肝移植。胆管周围炎同样与炎症性肠病有关,由肝活检确诊。胆管癌是长期持续性炎症性肠病的罕见并发症。炎症性肠病合并胆管癌的病人平均发病年龄较其他胆管癌病人小20岁。

关节炎也是炎症性肠病的常见结肠外表现,发病率较普通人群高20倍。随着结肠疾病的治疗,关节炎通常也会好转。骶髂关节炎和强直性脊柱炎也与炎症性肠病有关,但关联不明,内科或外科治疗结肠疾病对上述症状无影响。

5%～15%炎症性肠病病人可见结节性红斑,并通常于疾病活动期的同时产生。女性较男性发病率高3～4倍。特征性病损为凸起的红色病灶,主要位于小腿。坏疽性脓皮病是不常见但严重的病变,几乎仅存在于患有炎症性肠病的病人。病灶起始为红斑、丘疹或疱疹,通常位于胫前区,偶尔位于造口旁,进而形成溃疡,导致疼痛、伤口坏死。在一些病人切除病变肠管可改善坏疽性脓皮病,而另一些则无效。

10%炎症性肠病病人有眼部损害,包括葡萄膜炎、虹膜炎、巩膜外层炎、结膜炎。通常在炎症性肠病急性恶化时出现。病因未明。

非手术处理原则

炎症性肠病的内科治疗着重于减轻炎症及症状,溃疡性结肠炎和克罗恩病的治疗药物基本相同。一般轻中度病人在门诊治疗,症状、体征重者应住院治疗。全结肠炎通常较局限性疾病需要更积极的治疗。因溃疡型直肠炎和直乙状结肠炎局限于远端大肠,采用水杨酸盐和(或)皮质类。

水杨酸盐　柳氮磺吡啶、5-ASA及相关复合物是轻中度炎症性肠病内科治疗的一线药物。这些复合物可抑制肠黏膜的环氧化酶和5-脂氧合酶从而减轻炎症。药物需要直接接触黏膜起效。在小肠和结肠的不同部位有多种试剂[柳氮磺吡啶、美沙拉嗪(彼得斯安)、氨水杨酸等]。

抗生素　抗生素通常用于克罗恩病以减少肠腔内细菌载

量。有报道称,甲硝唑可改善克罗恩结肠炎及肛周疾病,但证据不足。氟喹诺酮类在一些病例也可能有效。在非暴发性结肠炎或中毒性巨结肠情况下,抗生素不用于治疗溃疡性结肠炎。

皮质类固醇激素　皮质类固醇激素(口服或肠外途径)是治疗急进性溃疡性结肠炎或克罗恩病的关键。皮质类固醇激素的非特异性抑制免疫反应,使 75% ~ 90% 病人得到缓解。然而,类固醇激素有不少严重的副反应,应尽可能短期使用。此外,儿童用药应谨慎,药物潜在的副作用可能影响生长。皮质类固醇激素依赖是手术的相对适应证。

由于皮质类固醇激素为作用于全身,已在不断努力发展局部作用局限性吸收的药物。新药如布地奈德、二丙酸倍氯米松、疏氢可的松经过快速的肝脏消除,显著降低了全身毒性。布地奈德可口服,皮质类固醇激素灌肠对于直肠炎和直肠乙状结肠炎局部起效,较全身使用副作用小。

免疫抑制剂　咪唑硫嘌呤和 6-疏基嘌呤为抗代谢药物,干扰核酸合成,从而减少炎症细胞增殖。这些药物用于治疗溃疡性结肠炎及克罗恩病病人,水杨酸盐治疗无效或激素依赖或激素抵抗者。值得注意的是,此些药物起效时间为 6 ~ 12 周,往往需要同时使用激素。

环孢素是免疫抑制剂,干扰 T 细胞功能。虽然环孢素不常规用于治疗炎症性肠病,80% 的急性暴发性溃疡性结肠炎病人使用后显效。然而,其中大部分病人最终需行结肠切除术。环孢素也偶尔用于治疗加重的克罗恩病,近 2/3 病人有效。通常环孢素开始治疗 2 周内显效。由于显著的毒性,长期使用环孢素受限。

氨甲蝶呤是叶酸拮抗剂,亦可用于治疗炎症性肠病。虽然此药效果未被证实,但有报道称,超过 50% 的病人使用后可得到改善[35]。

因福利美(英利昔单抗)为拮抗肿瘤坏死因子-α 的单克隆抗体。静脉注射可减缓全身性炎症反应。超过 50% 中重度克罗恩病病人使用因福利美治疗有改善[36]。此药也用于治疗肛周克罗恩病。复发常见,不少病人需要两个月一次的治疗。因福利美未广泛地用于溃疡性结肠炎,但有报道显示其有效[37,38]。其他的单克隆抗体已发展,目前正在投入炎症性肠病病人的临床试验中。

营养　炎症性肠病的病人通常营养不良。腹痛和梗阻症状会减少进食。腹泻会引起显著的蛋白质丢失。进行性的炎症导致处于分解代谢状态。对于克罗恩病或溃疡性结肠炎病人,早期应考虑肠外营养治疗。计划手术干预者也应考虑营养状态,需评估的营养参数有血清白蛋白、前蛋白和转铁蛋白等。在极度营养不良的病人,尤其激素治疗者,造口较一期吻合安全。

溃疡性结肠炎

溃疡性结肠炎是一动态性疾病,分为缓解期和发作期。临床阶段从不活动静止期至低度活动期至暴发期。溃疡性结肠炎起病可以是隐匿的,少量血便,或突然起病伴有严重的腹泻、便血、里急后重、腹痛、发热。症状的严重度取决于炎症的程度和范围。虽然贫血常见,但大出血少见。体征通常无特殊发现。

溃疡性结肠炎通常由内镜诊断。由于直肠不免受累及,直肠镜可能足以确立诊断。最早的表现为黏膜水肿,导致正常血管图像的消失。进展期特征性发现包括黏膜质脆和溃疡形成,脓液和黏液共存。虽然黏膜活检通常可在溃疡性结肠炎慢性期做出诊断,但急性期往往仅显示非特异性炎症。急性暴发期采用结肠镜或钡剂灌肠进行全面评估是禁忌,因有穿孔的危险。

钡剂灌肠用于诊断溃疡性结肠炎及病变性质。但没有结肠镜敏感,无法发现早期病变。在长期持续性溃疡性结肠炎者,结肠挛缩、缺乏结肠袋结构("铅管样"结肠)。由于溃疡性结肠炎的炎症仅限于黏膜,肠腔狭窄很少见。任何诊断为溃疡性结肠炎病人的肠腔狭窄应考虑恶性疾病,直至有证据显示为其他病因。

手术指征

溃疡性结肠炎手术治疗有急诊及选择性手术。急诊手术指征包括危及生命的大出血、中毒性巨结肠、暴发性结肠炎药物治疗无效者。具有暴发性结肠炎迹象和症状者应积极治疗:肠道休息,补充容量,使用广谱抗生素、肠外皮质类固醇。结肠镜和钡剂灌肠为禁忌,避免使用止泻药。在 24 ~ 48 小时内临床状况恶化或无改善则应手术治疗。

选择性手术的指征包括大剂量药物治疗仍疗效不佳及药物治疗并发严重并发症的高危病人,例如长期激素使用导致继发性关节无菌性坏死。有发展为结直肠癌高危病人也采用选择性手术治疗。全结肠病变的病人发生恶变的比例增高,症状发生于 10 年后为 2%,20 年后为 8%,30 年后为 18%。不同于散发性结直肠癌,在溃疡性结肠炎病人发展形成的肿瘤更易发展于平坦的发育异常处,早期诊断困难。因此,推荐长期持续性溃疡性结肠炎病人行结肠镜监测,对不典型增生处多次(40 ~ 50 次)、随机活检以排除侵袭性肿瘤发展。但此种筛查的合理性有争议。近来,放大染色内镜的使用增加了诊断敏感性[39,40]。此项技术在内镜检查同时采用结肠黏膜局部染色(卢戈液、亚甲蓝、靛胭脂或其他)。这些染料使正常和异型上皮呈显著对比,使可疑区域的活检更为精确[41]。建议全结肠炎病人 8 年后每年复查,左半结肠炎病人 15 年后每年复查。虽然过去一直认为低级别不典型病变风险很小,但最近越来越多的研究显示,高达 20% 侵袭性肿瘤病人由低级别不典型病变发展而来。因此,建议存在不典型增生的病人均行直肠结肠切除术。是否需要建议病程大于 10 年的溃疡性结肠炎但无不典型增生的病人做预防性结直肠切除术仍有争议。支持者认为结肠镜下多点活检仅为小部分的结肠黏膜,不典型增生和癌灶往往容易遗漏。反对者则表示活检无不典型增生者进展为癌的比率相当低(2.4%)。这两种观点均无确切证据可减少病人死于结直肠癌的比率。

手术处理

急诊手术　在暴发性结肠炎或中毒性巨结肠病人,建议经腹全结肠切除末端回肠造口术,而非全结肠直肠切除。虽然直肠总会有病变,但多数病人在经腹结肠切除术后大有改善,手术也避免了在危重病人的困难而耗时的盆腔解剖。在极少数病人情况很不稳定以致无法耐受结肠切除术时,需行回肠襻式造口以解除结肠内压力。待病人恢复后行根治手术。在急诊情况下,复杂的操作如回肠贮袋肛管重建通常为禁忌。然而,大出血包括直肠出血则需要直肠切除及永久性回肠造口或回肠贮袋肛管吻合术。

择期手术 过去在直肠病变相对静止的病人,建议行经腹结肠切除回肠直肠吻合术。残留直肠的进行性炎症、恶变的风险,以及结直肠切除后良好的恢复使得现在多数外科医师建议在择期手术时同时切除直肠。在不明原因的结肠炎病人直肠无累及,行经腹结肠切除回肠直肠吻合术仍是合适的术式。慢性溃疡性结肠炎病人行全结直肠切除加末端回肠造口术为"金标准"。手术去除了整个受累肠段,避免了结肠贮袋肛管重建的功能紊乱。多数病人术后身心功能良好。全结直肠切除及可控性回肠造口(Kock's 贮袋)以改善全结直肠切除术后的功能和生活质量,但手术并发症比例高,如今更易接受恢复性结直肠切除术回肠贮袋肛管吻合术。1980 年,自从恢复性结直肠切除回肠贮袋肛管吻合术再次被介绍,其已成为多数需行全结直肠切除但希望避免永久性回肠造口病人的选择(图 29-11,图 29-12)[18]。

克罗恩病

如同溃疡性结肠炎,克罗恩病也分为急性期和缓解期。克罗恩病可累及从口至肛的任何部位的消化道。诊断靠结肠镜或食管胃十二指肠镜,或小肠钡剂造影或钡剂灌肠,取决于肠道受累的部位。跳跃性病变是克罗恩病区别于溃疡性结肠炎的关键,40% 的病人直肠不受累。克罗恩病最常见的受累部位依次为末端回肠和盲肠(回结肠克罗恩病)及相关小肠、结肠和直肠。肛周及肛管克罗恩病表现为复杂性肛瘘和(或)肛周脓肿、肛门溃疡,4% 病例大片的皮肤改变为病变起初的表现。

手术指征

由于克罗恩病可累及消化道的任何部位,其治疗原则不同于溃疡性结肠炎,溃疡性结肠炎可去除病变肠段(结肠和直肠)而治愈。而克罗恩病去除所有可能累及的肠段是不可能的,因此对于此病的并发症手术治疗通常比较保守。

克罗恩病可表现为急性炎症或慢性纤维化过程。在急性炎症期,病人可表现为肠道炎症合并瘘和(或)腹腔内脓肿。使用大剂量药物,包括抗炎药物、肠道休息以及抗生素。若病人营养不良应使用肠外营养。多数腹腔内脓肿可在 CT 扫描指导下行经皮引流。虽然大部分病人最终需要切除病变肠段,这些措施可使病人在手术切除前达到病情稳定、优化营养状况、减轻炎症反应的作用。

慢性纤维化可导致消化道任何部位的狭窄。由于纤维化过程是渐进性的,梗阻近端的游离性穿孔少见,邻近组织"用墙隔开"了穿孔的部位。结果往往发展为肠内瘘或肠道与其他脏器之间(膀胱、子宫、阴道)或后腹膜的瘘。慢性狭窄往往内科治疗无效。最佳的手术时机选择需考虑病人的用药及营养状况。狭窄可选择切除或狭窄成形术。肠瘘往往需要切除活动性克罗恩病变累及的肠段;继发性瘘的肠段通常是正常的,无须去除瘘管后切除。单纯关闭继发性瘘管通常是足够的。

一旦克罗恩病行手术治疗,切除术中应掌握一些原则。一般来说,克罗恩病的剖腹手术应选择正中切口,因可能需要做造口。在这种情况下,采用腹腔镜手术也越来越频繁。因

为不少克罗恩病病人需要多次手术,应最少限度地切除肠段,切缘至肉眼观正常的肠段,术中不需要冰冻切片。最后,若病人为内科治疗稳定、营养状况良好、极少应用免疫抑制药物者,一期吻合是安全的。血流动力学不稳定、败血症、营养不良、大剂量使用免疫抑制剂、广泛腹腔内感染的病人应采用造口术。

回结肠和小肠克罗恩病

41% 克罗恩病病人病变累及末端回肠和盲肠;35% 累及小肠。最常见的手术指征包括内瘘或脓肿(30% ~38%)和梗阻(35% ~37%)。腰大肌脓肿可由回结肠克罗恩病导致。若可行,应通过经皮引流脓肿及应用抗生素控制败血症。慢性梗阻病人应使用肠外营养。切除肠段的范围取决于病变累及的多少。若病人一般情况稳定、营养良好、免疫抑制物使用极少,部分局部炎症小肠和右半结肠可切除并一期吻合。孤立的慢性狭窄也应切除。在多处纤维性狭窄的病人,需行广泛小肠切除,以及狭窄成形术是安全有效的术式。短的狭窄段应行横向切开成形术,长的狭窄段可作小肠端-端吻合(图 29-18)。

克罗恩病切除回结肠和小肠后复发的风险很高。超过50% 的病人在 10 年内会复发,其中大部分需要再次手术。

克罗恩性结肠炎

大肠克罗恩病可表现为暴发性结肠炎或中毒性巨结肠。在这种情况下,治疗与继发于溃疡性结肠炎的暴发性结肠炎和中毒性巨结肠相同。复苏、药物治疗、肠道休息疗法、广谱抗生素以及肠外皮质类固醇激素需应用。若病人的情况恶化或无法迅速改善,则建议行经腹全结肠切除加末端回肠造口术。若病人存在难治性克罗恩性直肠炎,需行选择性直肠切除术。但若直肠未受累,一旦病人恢复,行回肠直肠吻合是合适的。

克罗恩性慢性结肠炎的其他手术指征包括难治的、内科并发症及疑为恶变高危者。与溃疡性结肠炎不同,克罗恩性结肠炎为阶段性,直肠通常不受累。若残留的结肠和(或)直肠外观正常,则阶段性结肠切除是合理的。孤立的结肠狭窄也应行节段性结肠切除。虽然以往一直认为克罗恩病不增加结直肠癌的发病率,但现在认为克罗恩性结肠炎(尤其是全结肠炎)与溃疡性结肠炎有相似的发展为癌肿的风险。长期的克罗恩性结肠炎(>7 年)病人建议每年随访肠镜下多点组织活检。不典型增生在溃疡性结肠炎病人是全结直肠切除的指征。对克罗恩病病人,不推荐使用回肠贮袋肛管重建,因贮袋有发展为克罗恩病变的风险,以及易出现包括瘘、脓肿、狭窄等并发症。

肛管与肛周克罗恩病

克罗恩病的肛门及肛周表现很常见。35% 的克罗恩病病人发生肛管及肛周病变。孤立的肛门克罗恩病不常见,仅3% ~4%。因此,发现肛门克罗恩病后应立即评估其余的消化道是否存在病灶。

克罗恩病最常见的肛周病灶为皮肤病变,很少有症状。肛裂亦常见。典型的克罗恩病肛裂很深或很广,称之为肛门溃疡更为确切。通常多发并位于侧面,而不是像原发性肛裂

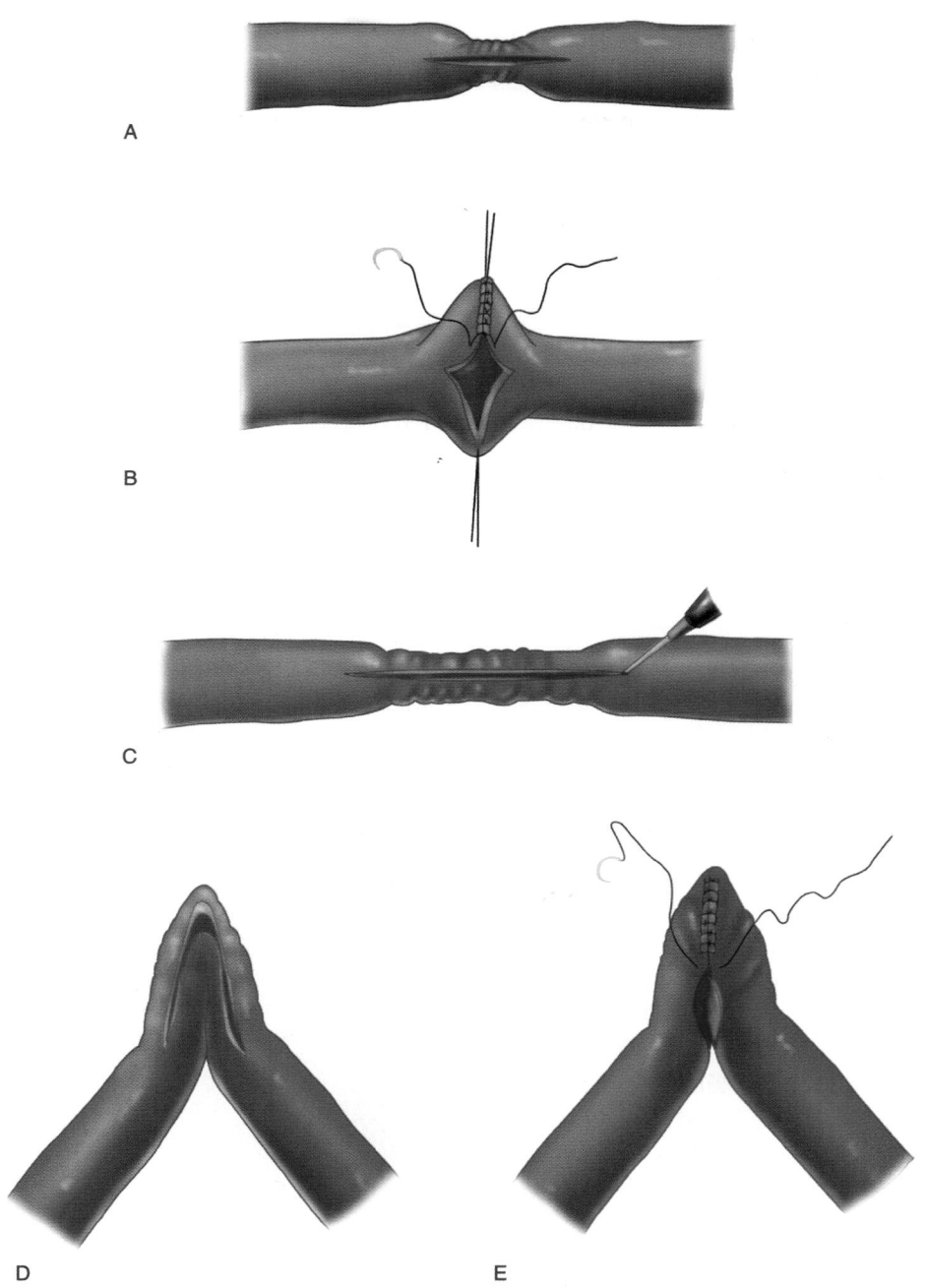

图 29-18　狭窄成形术技术。**A.** 短小的狭窄在肠对系膜缘纵行切开肠管。**B.** 横向关闭切开。**C.** 宽的狭窄段在肠对系膜缘切开肠管。**D.** 肠管折叠呈 U 形。**E.** 行端-端吻合

位于前后正中线上。典型的侧方肛裂应考虑到克罗恩病。肛周脓肿和肛瘘很常见并且复杂。肛瘘趋向于复杂性且通常有多个瘘管(图 29-19)。克罗恩病病人痔疮的发病率同普通人群,虽然很多病人将肛管及肛周疾病症状描述为"痔疮"。

治疗肛管及肛周克罗恩病主要是减轻症状。因腹泻所致的肛周皮肤刺激可采用内科治疗,直接针对小肠或结肠疾病。一般而言,除非症状显著,皮肤病变和痔疮无须切除,因切除后有导致慢性、创面不愈合的危险。肛裂对局部或全身治疗有效;括约肌切开术是相对禁忌,因其可导致慢性、创面不愈,增加了由于潜在结肠炎或小肠疾病而腹泻病人排便失禁的风险。除非有脓肿,克罗恩肛门溃疡通常不会很痛。因此,剧烈肛门疼痛的病人可在麻醉下体检,来排除潜在的脓肿、瘘,评

估直肠黏膜。非活动性克罗恩性直肠炎,若麻醉下检查提示典型的肛门后裂或前裂及肛门狭窄,可谨慎采用部分内括约肌切开术。

复发性肛周脓肿或复杂性肛瘘应考虑到克罗恩病的可能。治疗主要为控制败血症、描述复杂的解剖、治疗潜在的黏膜病变及保留括约肌。脓肿往往可以局部引流,蕈状导尿管可保持引流通畅。肛管超声和盆腔 MRI 用于诊断复杂性肛瘘瘘管很有效。挂线疗法可治疗很多肛瘘,并且避免切断括约肌。不少肛门克罗恩病的病人采用多处挂线疗法预后良好。若直肠黏膜不受累,可采用肛门内推进式皮瓣法。10% ~ 15%的病例为难治性肛周脓肿,需行直肠切除术。

直肠阴道瘘的治疗是棘手的问题。若直肠黏膜健康,直

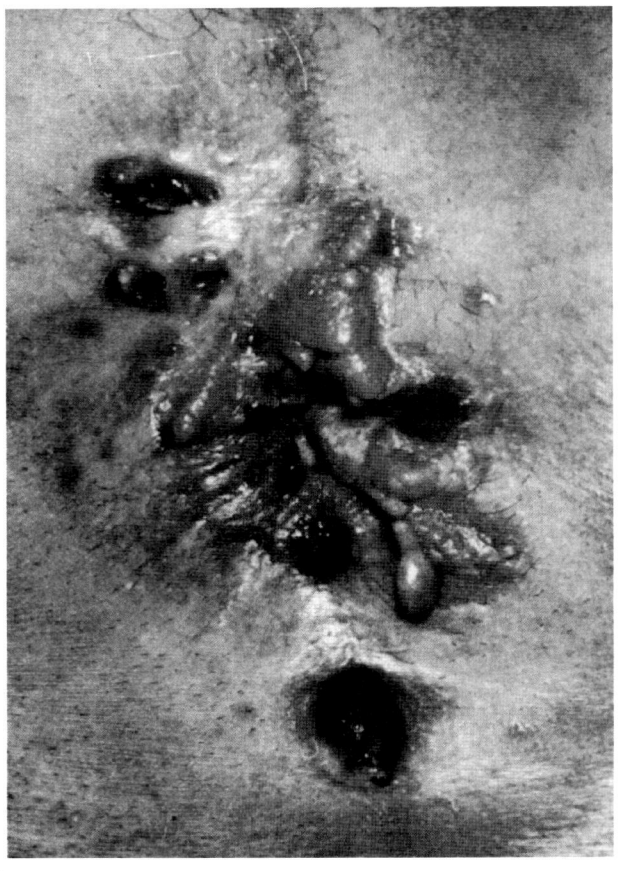

图 29-19　继发于克罗恩病的复杂性肛瘘图片

肠阴道隔瘢痕很小,可采用直肠或阴道黏膜推进皮瓣的术式治疗。对于症状严重的直肠阴道瘘的女性,直肠切除术偶尔是最佳的选择。虽然近端转流常常用于保护复杂型肛周重建,无证据表明仅作转流可使肛门及肛周克罗恩病愈合。

潜在的直肠炎采用内科治疗,水杨酸盐和(或)皮质类固醇激素灌肠可能有效;然而,控制感染是首要的。在这种情况下,甲硝唑也可能有效。英利息单抗和其他类似的单克隆抗体在治疗继发于克罗恩病的慢性瘘方面显示了一定疗效。英利息单抗的成功使得对其他类似药物的可能疗效抱有极大希望。促炎细胞因子例如白细胞介素-12 和干扰素-γ 是潜在的靶点。抑制炎症细胞迁徙也是可能的机制。然而,在使用免疫抑制治疗如皮质类固醇激素或英利息单抗前,引流所有的脓肿是最为重要的。

不明原因的结肠炎

近 15% 的炎症性肠病病人表现出的临床和病理特征与溃疡性结肠炎和克罗恩病均类似。内镜、钡剂灌肠以及活检在这种情况下无法区别是溃疡性结肠炎或克罗恩病。手术指征与溃疡性结肠炎相似:难治性、内科治疗并发症、恶性肿瘤或高危者。在不明原因的结肠炎病人,更倾向于保留括约肌的手术,经腹全结肠切除加末端回肠造口可能是最佳的处理。全结肠的病理学检查可给出一个更为确切的诊断。若诊断提示溃疡性结肠炎,可行回肠贮袋肛管吻合。若诊断仍不明,安全的选择是全结直肠切除加末端回肠造口(类似于克罗恩性结肠炎)。也可采用回肠贮袋肛门重建术,贮袋并发症发生率

为 15% ~ 20% 。

憩室病

憩室病是临床术语用于描述症状性憩室。憩室病指无炎症的憩室,憩室炎指憩室的炎症或感染。大部分结肠憩室为假性憩室,黏膜和黏膜肌层疝出于结肠壁。这些憩室发生于结肠带间,主要位于血管穿透结肠壁处(可能造成结肠肌肉局部相对薄弱)。肠腔内高压被认为是导致和促进了憩室病。憩室出血量可以很大,但往往是自限性的。真性憩室包括所有的肠壁层,很少见,且是先天性的。

憩室病在美国和欧洲相当常见,估计超过 50 岁者半数以上有结肠憩室。乙状结肠是憩室最好发的部位(图 29-20)。憩室病被认为是后天获得性疾病,但病因未明。最能接受的理论是缺乏膳食纤维导致粪便容积减小,需要肠腔内高压和结肠壁高张来推进粪便。慢性收缩导致肌肥大,使得结肠的节段运动像分开的节段而非连续的管道。随着节段运动,高压直接放射作用于结肠壁,而不是产生推动波将粪块向远端推动。高压放射状直接作用于肠壁产生了憩室。随着年龄的增长,肠壁失去拉力和弹性也是病因之一。然而以上理论均未证实,高纤维饮食的改减少了憩室病的发病率。虽然憩室病常见,但多数病例是无症状的,仅少数发生并发症。

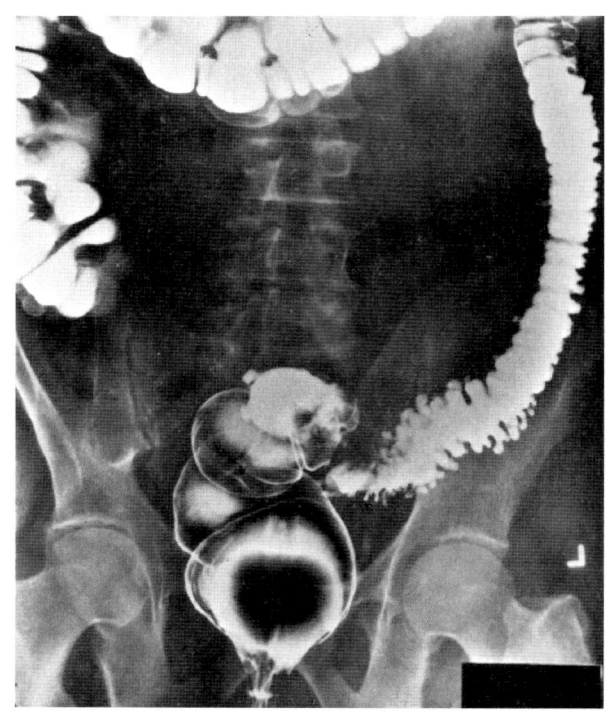

图 29-20　乙状结肠憩室病钡剂灌肠显像

炎症性并发症(憩室炎)

憩室炎是指憩室的炎症或感染,估计有 10% ~ 25% 的憩室病病人会发生憩室炎。由于憩室穿孔(肉眼可见的或微观的)导致的憩室周围和结肠周围污染、炎症和感染。憩室炎的微生物通常温和单一,可在门诊治疗,但游离性穿孔和弥漫性腹膜炎者需急诊剖腹探查。不少病人表现为左侧腹疼痛,伴

或不伴发热,白细胞增多,可扪及肿块。平片对观察腹腔内游离气体有帮助。CT 扫描对诊断结肠周围炎症、蜂窝织炎或脓肿极为有效。对比灌肠和(或)内镜因有穿孔的危险,是相对禁忌。鉴别诊断包括恶性肿瘤、缺血性结肠炎、感染性结肠炎和炎症性肠病。

单纯型憩室炎

单纯型憩室炎是指左下腹疼痛和压痛。CT 可见结肠周围软组织紊乱、结肠壁增厚和(或)蜂窝织炎。多数单纯型憩室炎病人可在门诊治疗,口服广谱抗生素及少渣饮食。抗生素连续使用 7~10 天。有 10%~20% 的病人疼痛加剧,有压痛、发热、白细胞增高,需住院治疗,肠外使用抗生素并禁食。多数病人在 48~72 小时内可改善。未改善者提示可能形成脓肿。在这种情况下,CT 可判断并且多数结肠周围脓肿可在其引导下行经皮引流(见下述复杂性憩室炎)。病人临床状况恶化和(或)腹膜炎发展是剖腹探查的指征。

多数单纯型憩室炎病人在非手术治疗后可恢复,50%~70% 不会再次发作。然而,复发者的并发症发生率会增高。因此,通常建议第二次憩室炎发作后行选择性乙状结肠切除术,尤其是需住院治疗者。以往建议年轻病人以及复杂性憩室炎第一次发作后行肠段切除术,近来此观点被质疑。目前,若病人完全无症状,结肠镜排除恶性肿瘤,即使是在两次憩室炎发作后很多外科医师亦不建议做结肠切除术。免疫抑制病人仍然建议单次憩室炎发作后做结肠切除。伴有内科疾病者,应权衡评估病人憩室炎复发及选择性肠切除术的风险。因结肠癌和憩室炎(简单型和复杂性)的临床表现相似,故所有渡过急性期后的病人应检查有无恶性肿瘤。建议恢复后 4~6 周行乙状结肠镜或全结肠镜检查。如无法排除恶性病变是有肠切除手术指征的。

在择期手术中,乙状结肠切除术一期吻合是首选的。考虑到残留乙状结肠具有较高复发率,乙状结肠切除范围应扩展到直肠。远端结肠切除范围应包括所有炎性增厚的肠段,但完全切除憩室也没有必要。近来,腹腔镜择期乙状结肠切除在憩室性疾病中的应用明显增加。

复杂性憩室炎

复杂性憩室炎包括憩室炎伴脓肿、梗阻、弥漫性腹膜炎(游离性穿孔),或结肠与周围组织的瘘。结肠膀胱瘘、结肠阴道瘘、结肠小肠瘘是长期复杂性憩室炎的后遗症。Hinchey 分级系统用于描述复杂性憩室炎的严重程度:Ⅰ级包括慢性炎症和结肠周围脓肿;Ⅱ级包括慢性炎症和后腹膜或盆腔脓肿;Ⅲ级指化脓性腹膜炎;Ⅳ级指粪质性腹膜炎。治疗取决于病人总体临床情况和腹膜感染情况。小的脓肿(<2cm)可用肠外抗生素治疗。大的脓肿最好在 CT 引导下经皮引流(图 29-21)[43]。大多数病人最终需要手术切除,但Ⅰ级病人若经皮引流痊愈则可避免结肠切除术。

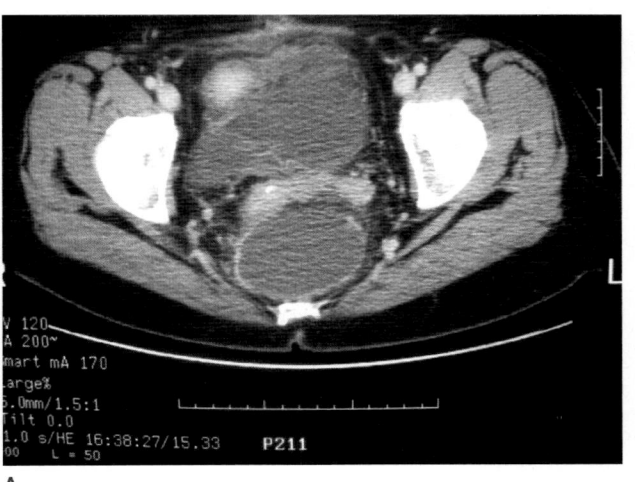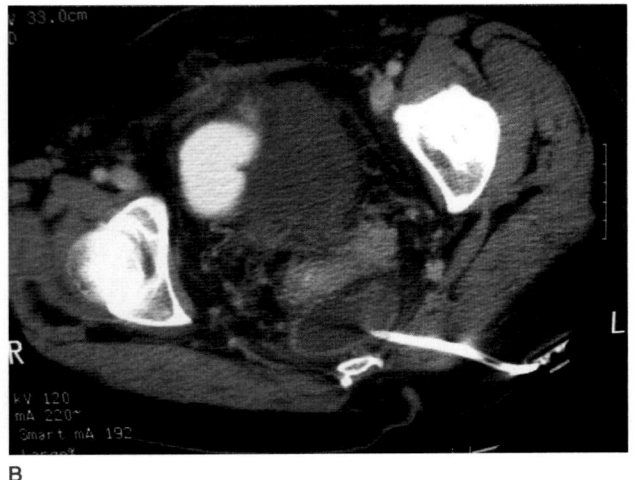

图 29-21 **A.** CT 显示憩室穿孔导致的盆腔脓肿。**B.** 后入路 CT 引导下憩室穿孔所致腹腔脓肿引流

若脓肿无法经皮引流、病人状况恶化或无改善、存在腹腔内游离气体或腹膜炎,则需急诊剖腹手术。几乎所有病例需切除受累肠段。小的局灶性的结肠周围或盆腔脓肿(Hinchey 分级Ⅰ级和Ⅱ级)病人可行乙状结肠切除一期吻合(一期手术)。大的脓肿、腹膜污染或腹膜炎者,常做乙状结肠切除末端结肠造口 Hartmann 袋[44,45]。也有报道显示,乙状结肠切除后一期吻合,做或不做术中灌洗、近端转流(回肠襻式造口)而成功的病例。这种做法在病情稳定的病人是合理的,并对之后恢复肠道连续性手术回纳 Hartmann 袋较为方便。炎症及蜂窝织炎的存在使游离乙状结肠时增加了输尿管损伤的风险,术前放置输尿管导管很重要。在生命体征极度不稳定或存在严重的炎症切除会损伤邻近组织者,可采用近端粪便转流加局部引流术。然而,应尽量避免此种手术方式,因其导致高发病率、死亡率及需要多次手术。

67% 急性憩室炎病人存在肠梗阻症状,其中 10% 发生完全性梗阻。不完全性肠梗阻病人对液体复苏、鼻胃管引流、温和的低容量水或泛影葡胺灌肠有效。解除梗阻需充分的肠道准备及选择性肠段切除。存在梗阻症状的病人使用大容量的口服肠道准备是禁忌的。对保守治疗无效者应剖腹手术。在这种情况下,乙状结肠切除加末端结肠造口是最为安全的措施。然而,结肠切除一期吻合,用或不用术中灌肠(取决于近端肠管内粪便负荷量),近端转流在全身情况稳定、近远端肠管看似健康者是合适的。

近 5% 复杂性憩室炎病人发展为结肠及邻近器官的瘘。

结肠膀胱瘘最为常见,其次为结肠阴道瘘、结肠小肠瘘。结肠皮肤瘘是憩室炎罕见的并发症。评估瘘的两个要点:一是确定瘘的解剖;二是排除其他诊断。对比剂灌肠和(或)小肠造影确诊瘘很有效。CT扫描可确诊有无相关的脓肿和肿块。鉴别诊断包括恶性肿瘤、克罗恩病、放射性肠瘘。克罗恩病和放射性损伤可根据病人的病史来推测,恶性肿瘤可通过结肠镜或乙状结肠镜来排除。此外,接受过放疗的病人,出现瘘应考虑癌症复发,除非证明为其他原因所致。一旦瘘口的解剖确定并排除了其他疾病,手术切除范围应包括结肠累及的肠管和憩室炎处(通常一期吻合),对累及的器官做单纯性修补。可疑癌者需行广泛的整块切除。

出血

憩室出血是由于侵蚀憩室周围细小动脉,可导致大量出血。多数老年病人的下消化道大量出血由于憩室病和血管发育异常。因此,确切的出血源很难确定。幸运的是,80%的病人的出血是自限性的。对于下消化道的处理主要是复苏和出血的定位。结肠镜偶尔可以发现出血的憩室,通过注射肾上腺素或烧灼治疗。血管造影在这种情况下可明确诊断并治疗。极少情况下,憩室出血为持续性或复发,需要剖腹手术节段性切除结肠肠段。

巨大结肠憩室

巨大的结肠憩室罕见。多发生在乙状结肠的对系膜缘。病人可无症状或腹部不适如疼痛、恶心或便秘。腹部平片可提示该诊断,钡剂灌肠通常可明确诊断。巨大结肠憩室的并发症包括穿孔、梗阻、扭转。建议切除累及的结肠和憩室。

右半结肠憩室

盲肠和升结肠憩室病不常发生。真性即先天性,包括全层肠壁突出的孤立性憩室更为罕见。在年轻病人中,右半结肠憩室较左半结肠更为常见,亚洲血统较其他人种更易发生。多数右半结肠憩室病人是无症状的。然而,偶尔会发生憩室炎。由于病人年轻并且表现为右下腹痛,往往会被误诊为急性阑尾炎,右半结肠憩室的诊断通常在术中明确的。若是单个较大的憩室且炎症较轻,可行憩室切除,但在这种情况下行回盲部切除术更为合适。出血发生率很低,若出血治疗同左半结肠憩室。

腺癌与息肉

发病率

结直肠癌是胃肠道最常见的恶性病变。在美国,每年有15万以上的新发病例,超过52 000人因该病死亡,在所有致死性恶性肿瘤中排第二位[46]。结直肠癌的发病率近20年来变化不大,男性与女性的发病率相近。目前国家筛查计划的广泛推行,大大地减少了该病的发病率。早期筛查及药物、手术方式的改进被认为是近年来结直肠癌死亡率下降的主要原因。

流行病学(危险因素)

为了能针对适当的目标人群建立筛查与监测计划,了解结直肠癌的危险因素是必需的。

高龄

高龄是结直肠癌的重要危险因素,50岁以上人群的发病率随年龄稳定上升,年龄超过50岁的病例占总数的90%以上。这也是在美国对50岁以上的无症状人群进行结直肠癌筛查的原因。但是,结直肠癌的发生并不限定于特定年龄的人群。因此,若有明显的排便习惯改变、便血、黑便、原因未明的贫血或体重降低,应行彻底检查。

遗传性危险因素

约80%的结直肠癌病例为散发病例,而另外20%有相关家族史。有关这些家族性病例的研究进展进而促使人们探索利用基因检测来进行早期诊断。这些检测涉及医学、法律及伦理等问题,因此对疑似家族遗传的病人行相关检查前应先提供遗传咨询。

环境与饮食因素

有观察指出,结直肠癌在高动物脂肪及低纤维饮食的人群中更为常见,由此提出饮食因素与肿瘤发生有关的假说。含饱和或多不饱和脂肪的饮食可增加结直肠癌的风险,而富含油酸(如橄榄油、椰子油、鱼油)的饮食则无相关风险。动物实验提示,脂肪可能对结肠黏膜起直接毒性作用,从而导致早期恶性变。与此相反,高植物纤维饮食可起到保护作用。也有研究指出,乙醇摄取与结直肠癌发病率有相关性。钙、硒、维生素A、维生素C、维生素E、类胡萝卜素、植物酚的摄取可能降低结直肠癌的风险。肥胖与少动可明显增加一系列恶性肿瘤的肿瘤相关死亡率,包括结直肠癌。这一认识也是结直肠癌一级预防中提出改变饮食及生活习惯的基础[47,48]。

炎症性肠病

因炎症性肠病而诱发慢性结肠炎的病人,结直肠癌发生风险增加[49]。有学说认为,慢性炎症促使黏膜出现恶性病变,已有一些证据表明炎症程度对癌变的风险有影响。一般地,肠炎的范围与持续时间与癌变的风险相关,其他危险因素包括原发性硬化性胆管炎及结直肠肿瘤家族史。溃疡性结肠炎(全结肠)病程达10年的病人癌变率约2%,20年的癌变率约8%,30年可达18%,克罗恩病全结肠炎病人的癌变率大致相近,而左侧结肠炎的癌变风险相对较低。因此,对病程8年以上的全结肠炎及病程12~15年以上的左侧结肠炎病人,建议每年行肠镜及多点随机活检筛查。需要注意的是,密切的监测不一定能改善病人的生存,这些方法的有效性也受到部分学者的质疑。

其他危险因素

吸烟可增加结肠腺瘤的风险,特别是吸烟史达35年以上者。输尿管乙状结肠吻合术后的病人,腺瘤及癌变的风险也有上升[50]。肢端肥大症病人的循环中有较高水平的生长激素及胰岛素样生长因子Ⅰ,这一部分人群的风险也相对偏高。盆腔放疗可能增加直肠癌的发病风险,但目前并不完全清楚这是否由射线直接损伤引起,抑或只是原有的其他盆腔恶性病变史与直肠癌的发病率有相关性。

结直肠癌发病机制

基因缺陷

在过去 20 年来,大量研究集中于阐明基因缺陷及分子异常在结直肠腺瘤与结直肠癌发生与进展过程中的作用。突变可导致癌基因(K-ras)的激活及抑癌基因,如 APC、DCC(结直肠癌缺失基因)、p53 的失活。而结直肠癌被认为是经过上述突变的积累,由腺瘤性息肉逐步发展而来(图 29-22)。

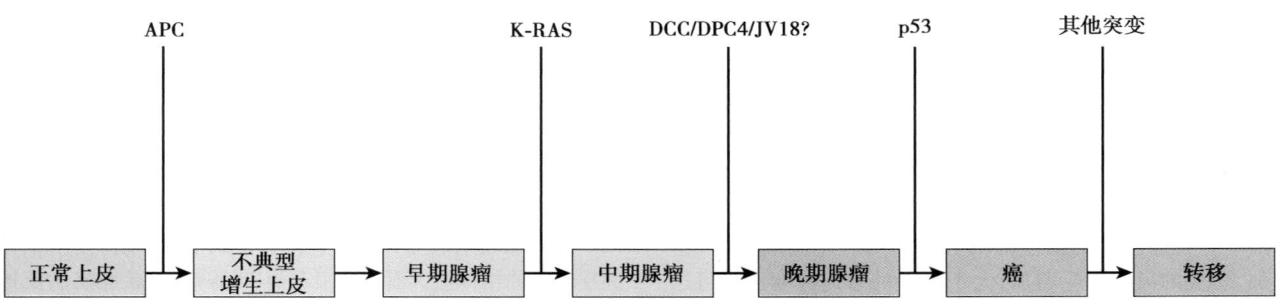

图 29-22　从正常结肠上皮到结肠癌发展过程的图示

APC 基因缺陷最初发现于家族性腺瘤性息肉病(FAP)病人。APC 的特征性突变是在对这些家族成员的研究过程中被发现。现在知道这些突变也存在于约 80% 的散发结直肠癌病例中。

APC 基因是一抑癌基因,息肉的形成需要两个等位基因均发生突变。大部分的突变形式是终止密码子提前出现,产生截短的 APC 蛋白。在 FAP 病变中,突变的部位与临床表现的严重程度相关,譬如,靠近 3′ 与 5′ 端的突变往往导致轻型的 AFP,而位于基因中部的突变则会引起更严重的病变。因此,认识家族的突变类型有助于临床决策的制定。

单纯 APC 失活并不会引起癌变,但此突变可导致一系列的基因损伤的积累,通过杂合性缺失(loss of heterozygosity,LOH)积累的突变可导致恶变的发生。其他的突变包括 K-ras 癌基因的激活,以及抑癌基因 DCC 和 p53 的丢失等也参与其中。

K-ras 属于原癌基因,其一侧等位基因的突变即可扰乱细胞周期。K-ras 基因的蛋白产物是一种参与细胞内信号转导的 G 蛋白,当被激活时,K-ras 结合三磷酸鸟苷(GTP),GTP 被水解为二磷酸鸟苷,二磷酸鸟苷可使 G 蛋白失活。K-ras 的突变使该蛋白无法水解 GTP,G 蛋白因此处于永久活化状态,一般认为这导致了细胞分裂的失控。

位于 1 号染色体短臂的 MYH 基因突变于 2002 年被发现与结直肠癌风险升高有关[51]。MYH 是一个碱基切除修复基因,该位置一对等位基因的缺失可导致下游分子的改变。MYH 基因突变被认为与一些散发性病例及轻表型家族性腺瘤性息肉病存在关联[52]。与具有常染色体显性遗传特性的 APC 基因突变不同,MYH 基因需要一对等位基因突变方可引起病变,属于常染色体隐性遗传。

DCC 也是一个抑癌基因,恶变的发生需要一对等位基因均发生缺失。DCC 基因产物的功能目前仍不很清楚,其主要作用部位位于中枢神经系统,参与细胞分化与轴突的迁移。根据这一观察,有假说认为 DCC 可能通过参与细胞分化及黏附对结直肠癌的发生起作用,但这一理论目前仍未被证实[53]。DCC 突变存在于 70% 以上的结直肠癌,它可能对疾病的预后产生不利影响。

抑癌基因 p53 已被发现存在于多种恶性肿瘤。对于基因损伤严重难以修复的细胞,P53 蛋白在诱导细胞凋亡的过程中起关键作用。p53 突变存在于约 75% 的结直肠癌。

基因途径

两个与肿瘤发生和进展相关的主要基因途径已被描述:一为 LOH 途径,另一为复制错误(replication error,RER)途径。LOH 途径以染色体缺失及非整倍体肿瘤细胞为特征。约 80% 的结直肠癌是由 LOH 途径的突变引起。其余 20% 则被认为是由 RER 途径的突变引起,以 DNA 复制期间的错配修复机制出错为特征。目前已发现相当一部分基因在识别与纠正 DNA 复制错误中起关键作用,这些错配修复基因包括 hMSH2、hMLH1、hPMS1、hPMS2 及 MSH6/GTBP,其中任一基因的突变可促使细胞出现突变,这可发生于原癌基因或抑癌基因。这些错误的积累可引起基因组的不稳定并最终导致癌变。

RER 途径与微卫星不稳性(microsatellite instability,MSI)相关。微卫星序列是基因组中有重复短碱基对片段的区域,这些区域更容易出现复制错误,错配修复基因的突变导致这些重复序列的长度发生变化,这被称为微卫星不稳性。约 15% 的结直肠癌与 MSI 有关,但其中大部分本身并不存在错配修复基因的突变,而是通过启动子的甲基化使基因沉默并导致基因产物及表型缺失,产生类似于该处基因突变的效果[9]。

与 LOH 途径引起的肿瘤相比,MSI 相关的肿瘤表现出更多样的生物特性,更常见于右侧,具有二倍体的 DNA,预后也较有稳定微卫星序列的 LOH 途径相关肿瘤要好。LOH 途径引起的肿瘤倾向于在结肠远端发生,常出现非整倍体,预后也相对较差。

许多错构性息肉病综合征(hamartomatous polyposis syndromes)涉及起抑癌作用的磷酸酶与张力蛋白同源物基因(PTEN)的缺失。PTEN 缺失已被发现于幼年性息肉病、Peutz-Jeghers 综合征、Cowden 综合征、PTEN 错构瘤综合征及多发性内分泌瘤 II B 型等[9]。

息肉

目前普遍认为,大部分结直肠癌是由腺瘤性息肉发展而来,这一系列事件称为腺瘤-癌序贯事件(adenoma-carcinoma sequence)。息肉是一非特异临床术语,用于描述肠道黏膜表面的突起物,并不特指某一组织类型。结直肠息肉可分为肿瘤性息肉(管状腺瘤、绒毛状腺瘤、管状绒毛腺瘤)、错构瘤(幼年性息肉、Peutz-Jeghers 息肉、Cronkite-Canada 息肉)、炎性息肉(假息肉、良性淋巴样息肉)及增生性息肉。

肿瘤性息肉

腺瘤性息肉较为常见,在美国 50 岁以上人群发生率高于 25%。这些病灶属于不典型增生病变,恶变的风险与息肉的大小与类型有关。约 5% 的管状腺瘤有恶变倾向,而在绒毛状腺瘤这一比例高于 40%,管状绒毛腺瘤则介于中间(22%)。浸润性癌在小于 1cm 的息肉中罕见,随着息肉大小增加,恶变的风险相应增加,大于 2cm 的息肉癌变风险可达 35%~50%。大部分肿瘤性息肉不会进展为癌,但大部分结直肠癌起源于息肉,这一认识是二级预防中通过清除腺瘤性息肉防止癌变的基础。

息肉可以是有蒂或无蒂的。大部分有蒂息肉需要通过结肠镜下圈套切除术去除。一般来说,无蒂息肉的切除更困难些,一些特殊的方法如注射盐水使其隆起及分片切除可去除相当一部分的无蒂息肉。位于直肠的无蒂息肉倾向于经肛手术切除,这样可以获得单个完整的病理标本用于分析并指导进一步治疗。对于分片切除获得的无蒂息肉标本,要准确判断肿瘤浸润深度基本是不可能的。切除无蒂息肉的部位要注射亚甲蓝或墨水作标记,以利于肠镜下完整切除息肉及判断累及的肠段有无手术切除的必要。对于无法行肠镜下切除的病例,如大的、扁平的病灶或标本提示肿瘤浸润,结肠切除术是备选的方法,这些病例也是腹腔镜下结肠切除术的理想候选者。

息肉切除的并发症包括穿孔与出血。小的穿孔若出现在准备充分、一般情况稳定的病人,通过肠道休息、应用广谱抗生素及密切监护一般可自愈。出现脓毒症、腹膜炎表现或病人一般情况恶化则是剖腹手术的指征。出血可以是术后早期出现或迟发的,一般的出血可以自行停止,但有时仍需要在肠镜下对出血灶行再次套切或烧灼止血。在某些情况下,可能要用到血管造影及注射血管加压素,甚至行结肠切除术。

错构瘤性息肉(幼年性息肉)

与腺瘤性息肉不同,错构瘤性息肉(幼年性息肉)一般无恶变倾向。这类肿瘤以在儿童时期出现为特征,但也可以出现于其他年龄段。出血是常见表现,有时也会出现肠套叠或肠梗阻。这类息肉大体观与腺瘤性息肉类似,也可以通过息肉切除术去除。与腺瘤性息肉病不一样的是,这类息肉大多与 PTEN 的突变相关。

家族性幼年性息肉病是一常染色体显性病变,病人的结直肠可发现上百处息肉。与单发的幼年性息肉不同,家族性幼年性息肉病可转化为腺瘤,最终可能癌变。因此,从 10~12 岁开始需要每年筛查,必要时行手术治疗,范围取决于直肠受累程度。若直肠未受侵袭,可行全结肠切除及回肠直肠吻合术,术后应密切监测直肠状况。若直肠被息肉累及,结直肠切除术是更合适的选择,对于这类病人,可行回肠贮袋及肛门重建以避免永久造瘘。

Peutz-Jeghers 综合征以小肠(偶为结直肠)息肉病为特征。病人的唇及颊黏膜常可见特征性的黑色素斑。一般认为 Peutz-Jeghers 综合征的息肉属于错构瘤性质,恶变的几率较低,但在某些病例可发展为癌症。由于全胃肠道都可能累及,手术一般只用于出现梗阻或出血症状或发展为腺瘤的病人。筛查包括对 20 岁以上目标人群行肠镜及上消化道内镜检查,以及其后每年的纤维乙状结肠镜检查。

Cronkite-Canada 综合征表现为伴随秃顶、皮肤色素沉着、指/趾甲萎缩等表现的胃肠道息肉病。腹泻为常见的症状,还可出现呕吐、肠道吸收不良、蛋白丢失性肠病等。即使经过最佳的内科治疗,多数病人仍会死于此病,手术治疗一般用于出现并发症如肠梗阻的病人。

Cowden 综合征是一常染色体显性病变,表现为发生于三胚层细胞的错构瘤。面部毛根鞘瘤、乳腺癌、甲状腺疾病及胃肠道息肉都是此综合征的特征性表现。病人需要行肿瘤筛查,必要时针对症状进行治疗。

炎性息肉(假息肉)

炎性息肉多见于炎症性肠病,也可发生于阿米巴结肠炎、缺血性肠炎、血吸虫性肠炎等。这些病变虽无恶变倾向,但大体观与腺瘤性息肉无法区别,因此建议手术切除。显微镜检查可见岛状的正常或再生黏膜(息肉)被黏膜缺损区包围。息肉可以累及大片区域,特别是在重症肠炎病人,表现类似家族性腺瘤性息肉病。

增生性息肉

增生性息肉在结肠很常见,这些息肉通常很小(<5mm),组织学上表现为增生而无不典型增生,一般认为这些病灶不会出现恶变,但肠镜下并不能区分增生性与腺瘤性息肉,因此常一并去除。较大的增生性息肉(>2cm)则有轻度的恶变风险,而且大的息肉可能包含腺瘤或不典型增生组织。增生性息肉病是发生于青年人群的一种罕见病变,为多发的较大的增生性息肉,这些病人的病变发展为结直肠癌的风险稍高。

遗传性结直肠癌

许多最初在遗传性肿瘤中被描述的基因缺陷随后都会在散发性肿瘤中被发现。虽然大部分结直肠癌属于散发病例,仍有一些遗传综合征能为此疾病的研究提供范例。对遗传性结直肠肿瘤病变的深入了解也促进了在遗传学方面对其他结直肠癌的认识。

家族性腺瘤性息肉病(Familial adenomatous polyposis,FAP)

这种罕见的常染色体显性疾病仅占所有结直肠腺癌的 1%,但这一综合征对结直肠肿瘤发生的分子机制的认识提供了极大帮助。FAP 的基因异常主要为 5 号染色体长臂处的 APC 基因突变,75% 的 FAP 病人的 APC 突变检测为阳性。虽然大部分病人会有相关家族史,仍有约 25% 病例其家族成员无类似病史。临床观察显示病人在青春期后很快会出现成百上千的腺瘤性息肉。FAP 病人在 50 岁前累积结直肠癌发病率可达 100%。

对于 FAP 病人的一级亲属,自 10~15 岁开始行软式乙状结肠镜检查已成为常规筛查。现在,在经过遗传咨询后,APC 基因检测亦可用于对 APC 突变者的家族成员进行筛查。若有 APC 突变病人的亲属 APC 检测为阳性,则自 10~15 岁开始应每年行软式乙状结肠镜检查直到发现息肉。若 APC 检测为阴性,根据指南一般风险人群可在 50 岁后开始筛查。若亲属拒做 APC 检测,则应从 10~15 岁开始每年行软式乙状结肠镜检查直到 24 岁,然后减为 2 年一次直到 34 岁,3 年一次直到 44 岁,其后每 3~5 年检查一次。若家人未发现 APC 突变,APC 检测或传统的软式乙状结肠镜检查仍可用于高危的家族成员。

FAP 病人在胃肠道其余部位出现腺瘤的风险也同样升高,尤其是在十二指肠。壶腹周围癌应引起特别的关注,因而推荐自 20~35 岁开始每 1~3 年行一次上消化道内镜筛查。

一旦 FAP 诊断明确且已出现息肉,则须行外科治疗。手术方式的选择受以下四点因素影响:病人年龄、症状的严重程度、直肠息肉范围、癌变或硬纤维瘤是否存在及其位置。可选择的手术方法有三种:全结肠直肠切除术配合末端回肠造口术(Brooke 法)或可控性回肠造口术(Kock 法),全结肠切除术配合回肠直肠吻合术,重建性结肠直肠切除术配合回肠贮袋肛门吻合术(可行临时回肠造口)。对于大部分病人,若远端直肠不存在影响回肠与肛门吻合或肛门括约肌功能的肠系膜硬纤维瘤,一般会选用回肠贮袋肛门吻合术。FAP 病人在回肠贮袋肛门吻合术后其肛管移行区有一定的瘤变风险,因此推荐行黏膜切除术,但这一术式的必要性仍存在争议。虽然病人对手术的满意度仍较高,但术后功能并不理想,高达 50% 的病人会经历一定程度的失禁。因为回肠贮袋肛门重建的成功,全结肠直肠切除配合可控性回肠造口术(Kock 贮袋)已基本被弃用。全结肠切除并回肠直肠吻合术是另一选择,但需要密切随访提防剩余的直肠出现直肠癌等病变[54]。越来越多的数据提示,应用 COX-2 抑制剂(塞来考昔、舒林酸)可以预防或延缓息肉的发展[55]。

FAP 可能与一些肠外表现如视网膜色素上皮先天性肥大、硬纤维瘤、表皮样囊肿、下颌骨骨瘤(Gardner 综合征)及部分中枢神经系统肿瘤(Turcot 综合征)有关。特别是硬纤维瘤可增加手术难度,也是病人发病与死亡的重要因素之一。硬纤维瘤常为激素反应性,在部分病人中可用他莫昔芬抑制,COX-2 抑制剂及 NSAID 也可能有助于肿瘤的抑制。

轻型家族性腺瘤性息肉病(Attenuated FAP)

AFAP 是新近发现的 FAP 的变异型,其 APC 基因的 3' 或 5' 端产生突变。与典型 FAP 相比,病人发病较晚,息肉数目较少(10~100 个),多发于右半结肠。这类病人有 50% 以上可发展为结直肠癌,但发生较晚(平均年龄约 55 岁)。病人也有患十二指肠息肉的风险。但与 FAP 不一样的是,APC 基因突变仅在约 30% 的 AFAP 病人中发现。若存在,则突变表现为常染色体显性。

MYH 突变也可导致 AFAP 表型,但表现为常染色体隐性。有推测认为,对于无法检测到 APC 突变的 AFAP 病人,MYH 突变在其发病中起重要作用[53]。

基因检测常被应用于疑似 AFAP 的病人。若检测为阳性,遗传咨询及检测会用于对存在风险的家族成员进行筛查。若家族的突变未明,则推荐从 13~15 岁开始行结肠镜筛查,

每 4 年一次直到 28 岁,其后每 3 年检查一次。推荐对这些病人行全结肠切除术外加回肠直肠术,因为他们的直肠息肉一般较局限,可在结肠镜下行圈套切除。也可预防性运用 COX-2 抑制剂。因为这些病人的表型相对隐蔽,因而排除其他家族性的综合征如遗传性非息肉性结直肠癌(HNPCC,Lynch 综合征)及一些更常见的家族性结直肠癌是很重要的[9]。

遗传性非息肉性结肠癌(Hereditary Nonpolyposis Colon Cancer,Lynch 综合征)

HNPCC(或 Lynch 综合征)比 FAP 更多见,但仍属罕见病(1%~3%)。HNPCC 的基因缺陷产生于错配修复,对这一综合征的研究阐明了 RER 途径的很多细节。HNPCC 是常染色体显性遗传的,以年轻发病为特征(平均年龄:40~45 岁)。这一群体中约 70% 会患上结直肠癌,与散发性结直肠癌相比,病变出现在近端结肠较多见,无论分期如何,其预后都相对较好。同时或异时性的结直肠癌发生率约为 40%。HNPCC 也可能与肠外恶性病变有关,最常见于子宫内膜。此外,还可出现于卵巢、胰腺、胃、小肠、胆管及泌尿系等处。HNPCC 的诊断基于家族史,临床诊断 HNPCC 的 Amsterdam 标准要求连续两代里面有三名亲属病理确诊大肠腺癌(其中一人须为另一人的一级亲属),至少一人在 50 岁前诊断为发病。若有其他 HNPCC 相关的恶性肿瘤,也应注意排除此综合征[9]。对于确诊结直肠癌的病人,瘤组织检测错配修复(MMR)基因产物(通过免疫组织化学)及微卫星不稳定(MSI)可作为这一综合征的筛查手段。

HNPCC 是因错配修复基因突变引起,与 FAP 类似,特定的突变与不同表型相联系。例如,与其他突变相比,PMS2 或 MSH6 的突变可导致一种症状相对较轻的 HNPCC。MSH6 的失活也会提升子宫内膜癌的风险[56]。这些突变的意义仍有待进一步明确。

对于高危人群,从 20~25 岁起或从比家族中最小诊断年龄小 10 岁起都推荐每年行结肠镜筛查[57]。因为子宫内膜癌风险较高,也推荐从 25~35 岁开始每年做经阴道超声或子宫内膜吸引组织活检。约有 40% 可能继发肠恶性肿瘤,因此病人一经诊断结肠癌或腺瘤,应行全结肠切除并回肠直肠吻合术,也可考虑预防性结肠切除术。每年行直肠镜检查也是必须的,因为出现结肠癌的风险也较高。类似地,对已婚育女性可考虑预防性子宫切除术及双侧输卵管、卵巢切除术。

家族性结直肠癌(Familial Colorectal Cancer)

非综合征家族性结直肠癌占结直肠癌病人的 10%~15%。有相关家族史者其结直肠癌发病率增加,无家族史者(普通人群的一般风险)约为 6%,一级亲属中有一人患病者为 12%,有两人患病者可达 35%。发病年龄也影响直肠癌发病率,50 岁前诊断该病则家族成员的发病率也相应升高。40 岁以后或早于家系中最早诊断年龄 10 年开始应每 5 年行结肠镜检查筛查。虽然未发现与家族性结直肠癌有关的特异性基因异常,在这些病人中也可出现 LOH 或 RER 途径的缺陷。

预防:筛查与监测

目前认为大部分结直肠癌起源于腺瘤性息肉,因此预防

重点在于发现及去除这些癌前病变。此外,许多恶性肿瘤无明显症状,而筛查可促进早期发现及治疗(表29-1)。虽然结直肠癌筛查可降低肿瘤的发病率及肿瘤相关死亡率,但对于最佳的筛查方法仍存在争议。筛查指南适用于无症状的病人[58~60]。有胃肠道不适(出血、排便习惯改变、疼痛等)者则需要完善的评估,通常予以肠镜检查。

表29-1　无症状病人各种筛查方式的优缺点

	优　点	缺　点
大便潜血试验	易于实行,非侵入性 费用低 重复实验敏感性好	大多息肉可能检测不出 特异性低 阳性者仍须行结肠镜检查 反复检查的依从性低
乙状结肠镜检查	检查结肠风险最高的部位 对左侧结肠息肉的检测非常灵敏 仅需灌肠,无须完全的肠道准备	侵入性 病人会感到不适 有轻微的穿孔与出血风险 可能遗漏近端的病灶 若发现息肉仍须行结肠镜检查
结肠镜检查	全结肠检查 敏感性及特异性高 可提供治疗	侵入性最大 病人不适,需要镇静 需要肠道准备 有穿孔与出血风险 费用高
双重对比钡剂灌肠法	全结肠检查 对大于1cm的息肉敏感性好	需要肠道准备 对小于1cm的息肉敏感性较差 可能遗漏乙状结肠的病灶 阳性者仍须行结肠镜检查
计算机断层扫描结肠成像（虚拟结肠镜）	全结肠检查 非侵入性 敏感性可达到结肠镜检查水平	需要肠道准备 对小息肉不敏感 应用经验及数据最少 阳性者仍须行结肠镜检查 费用高

大便潜血试验

明尼苏达大学结肠癌对照研究,一个大型的前瞻性随机试验,首次总结了大便潜血试验(FOBT)筛查可降低33%的结直肠癌死亡率及50%的转移病例。但是,FOBT敏感度相对较低,会漏诊50%的癌变及大多数息肉病变。其特异度也较低,90%的阳性病例不存在结直肠癌。每年检查的依从性低,若阳性病例要行进一步结肠镜检查则费用较高。尽管如此,直接证据表明,FOBT筛查能有效地降低结直肠癌的发病率与死亡率,因而在美国的全国指南中仍将无症状的一般风险人群在50岁以后每年行FOBT筛查列为推荐策略之一。早前的临床评估发现一种新的免疫组织化学检查方法,检测的是人类球蛋白,具有更高的敏感性及特异性[61]。FOBT结果阳性者需要进一步行结肠镜检查。

软式乙状结肠镜检查

每5年行一次软式乙状结肠镜检查辨别带有腺瘤的高危人群,可使结直肠癌的死亡率降低60%~70%。在以前,较高的费用阻碍了其在普查中的应用。但是,美国国家癌症研究所在1992年开始进行一项随机多中心对照研究,最近对其数据的分析提示培训后的内镜助理护士(nurse endoscopists)

检查息肉的结果与临床医师相近,这可减少大量的费用。通过软式乙状结肠镜检查发现息肉、癌灶或其他病变者需行进一步结肠镜检查。

大便潜血试验与软式乙状结肠镜检查的比较

Mandel(明尼苏达大学)、Hardcastle(英国)及Kronberg(丹麦)等进行的FOBT试验均提示,FOBT筛查在乙状结肠及直肠癌检测中作用甚小[62,63]。英国的研究中约2/3的间期癌发生在乙状结肠和直肠,这恰好是软式乙状结肠镜检查覆盖的区域。因此,将两项检查结合是一个合理的筛查策略。Winawer等在一项例数为12 479的研究中发现每年一次FOBT检查与5年一次软式乙状结肠镜检查相结合能控制结直肠癌死亡率于较低水平,并改善结直肠癌病人的生存[64]。这一数据促使美国癌症学会建议将每年一次FOBT检查配合5年一次软式乙状结肠镜检查作为可行的筛查制度之一,并认为两项检查结合优于单一检查。

结肠镜检查

结肠镜检查是目前最准确、最完整的大肠检测方法[60]。即使对小的息肉(<1cm),其敏感度仍很高,而且允许在检查过程中实行活检、息肉切除、止血及扩张狭窄处等。但结肠镜

检查需要事先的机械性肠道准备,且检查过程中大多数病人需行镇静以缓解不适。结肠镜的费用也明显高于其他筛查手段,并需要受过良好训练的内镜师。结肠镜检查主要并发症(穿孔及出血)的风险极低(0.2% ~ 0.3%)。尽管如此,死亡案例也曾有报道。

气对比法钡灌肠

气对比法钡灌肠对直径>1cm 息肉的检测敏感度较高(敏感度为90%),但目前仍缺少在大规模人群筛查中证明其有效性的研究。此方法的准确性在近端结肠最高,但在乙状结肠有明显憩室存在的情况下对乙状结肠的检查准确性差。因此,在筛查中气对比法钡灌肠常与软式乙状结肠镜检查联用。钡灌肠的主要缺点在于需要机械性肠道准备,且在检查中发现病灶时仍需进一步的结肠镜检查。

计算机断层扫描结肠成像(虚拟结肠镜)

随着影像技术的发展产生了各种侵入性低、准确性高的筛查手段,CT 结肠成像利用螺旋 CT 及三维重建技术使结肠腔成像。病人需要事先行机械性肠道准备,其后使结肠充气并进行螺旋 CT 扫描,产生二维和三维图像。由一个合格的影像医师实行这一检查,对结直肠癌及大于 1cm 息肉的敏感度可达到结肠镜检的水平[65]。若发现病灶,需行结肠镜检查。CT 结肠成像在发现近端结肠梗阻中也被证明是有效的。制约这一技术的因素包括残留粪变、憩室、结肠袋襞、运动伪影等造成的假阳性,以及无法发现扁平的腺瘤。

筛查指南

目前美国癌症学会的指南主张对一般风险人群(无症状,无结直肠癌家族史,个人无息肉或结直肠癌病史,无家族性综合征)从 50 岁开始进行筛查[4]。推荐的手段包括每年行 FOBT 检查,每 5 年行软式乙状结肠镜检查,FOBT 联合软式乙状结肠镜检查,每 5 年行气对比法钡灌肠,或每 10 年行结肠镜检查。有其他危险因素的病人则需要更早、更频密的筛查(表 29-2)。

表 29-2　结直肠癌筛查指南

人　群	开 始 年 龄	推荐筛查手段
一般风险	50 岁	每年 FOBT 检查 或 5 年一次软式乙状结肠镜检查 或每年 FOBT 联合 5 年一次软式乙状结肠镜检查 或每 5 年一次气对比法钡灌肠 或每 10 年一次结肠镜检查
腺瘤性息肉	50 岁	初次发现行结肠镜检查,3 年后再次结肠镜检查 若无再次发现息肉,每 5 年一次结肠镜检查 若再次发现息肉,每 3 年一次结肠镜检查 若发现腺瘤数大于 5,每年一次结肠镜检查
结直肠癌	自诊断开始	治疗前行结肠镜检查,切除 12 个月后再次结肠镜检查,3 年后再次结肠镜检查,若无新发病灶,则每 5 年一次结肠镜检查
溃疡性结肠炎、克罗恩病	自诊断开始;诊断全结肠炎 8 年后或诊断左侧结肠炎 15 年后	每 1 ~ 2 年一次结肠镜检查配合多点活检
家族性腺瘤性息肉病(FAP)	10 ~ 12 岁	每年一次软式乙状结肠镜检查 发现息肉后每 1 ~ 3 年一次上消化道内镜检查
轻表型家族性腺瘤性息肉病(AFAP)	20 岁	每年一次软式乙状结肠镜检查 发现息肉后每 1 ~ 3 年一次上消化道内镜检查
遗传性非息肉性结肠癌(HNPCC)	20 ~ 25 岁	每 1 ~ 2 年一次结肠镜检查 每 1 ~ 2 年一次子宫内膜吸取物活检
家族性结直肠癌病人的一级亲属	40 岁或比最小发病年龄早 10 岁	每 5 年一次结肠镜检查,若有多个家族成员受累,特别是有早于 50 岁发病者,应增加筛查频率

FAP = familial adenomatous polyposis;FOBT = fecal occult blood testing;HNPCC = hereditary nonpolyposis colon cancer
资料来源于 Smith 等[4],Pignone 等[58]和 Levin 等[61]

传播途径及自然史

结直肠癌发生于黏膜,随后可侵袭肠壁并最终累及周围组织和其他脏器。肿瘤可以是成块或环绕肠腔的,可导致结肠梗阻。局部肠段的扩张,特别是直肠,可能导致其他器官的梗阻如输尿管阻塞。

局部淋巴结转移是结直肠癌最常见的转移途径,常提示存在继发远处转移或癌扩散的可能性。使淋巴结转移的可能性增加的因素包括肿瘤体积大、组织学的低分化、淋巴管浸润以及侵袭深度大。其中 T 分期（侵袭深度）是预测淋巴结转移最重要的因素。原位癌(Tis)也称为重度不典型增生(high grade dysplasia)，癌组织未突破黏膜肌层(基底膜)，一般无淋巴结转移危险。肠壁较小的病灶(T_1、T_2)中 5% ~ 20% 会伴随淋巴结转移。对于那些侵犯肠壁全层或累及周围器官的较大肿瘤(T_3、T_4)，有淋巴结转移的比例可能超过 50%。淋巴结转移的数目与远处病灶的出现以及生存率相关，受累淋巴结达 4 个以上提示预后较差。在结直肠肿瘤中，经淋巴播散常伴随于受累肠段的输出静脉。直肠的淋巴转移主要有两条途径。在上段直肠，沿直肠上动脉引流至肠系膜下淋巴结。在下段直肠，引流可沿直肠中动脉。而伴随直肠下动脉的淋巴引流可到达髂内淋巴结，引流至腹股沟淋巴结的情况较少见，除非肿瘤侵犯肛管或阻塞近端的淋巴引流(图29-23)。

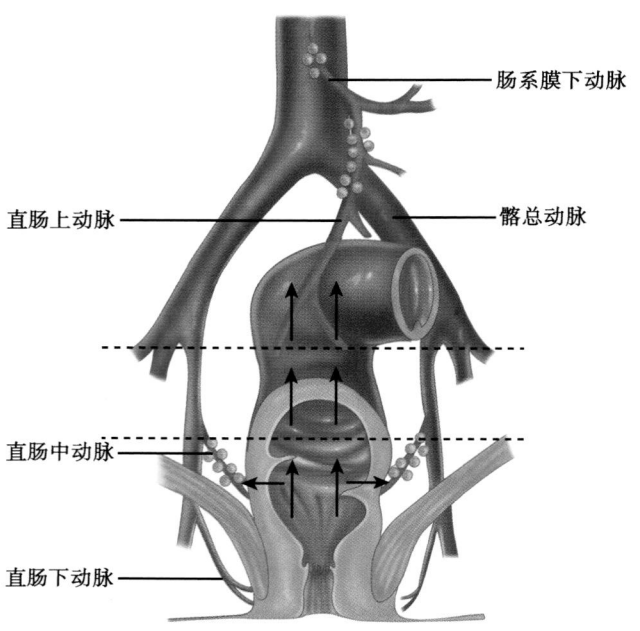

直肠上动脉 —— 肠系膜下动脉

—— 髂总动脉

直肠中动脉

直肠下动脉

图 29-23 直肠的淋巴引流

结直肠癌远处转移最常见的部位在肝脏，这些转移灶一般由门脉系统的血源播散产生。与淋巴转移类似，肝转移的危险随肿瘤体积增大与肿瘤分度的上升而升高。然而，即使是较小的肿瘤也有一定的远处转移风险。肺脏是结直肠癌血源播散的又一部位，单独的肺转移较少见。癌扩散(腹膜弥漫性转移)由腹膜种植产生，预后很差。

分期与术前评估

临床表现

结直肠癌的症状无特异性，常在局部进展时出现。典型的首发症状是排便习惯改变与便血。较大的肿瘤可导致腹痛、腹胀及其他梗阻表现，提示疾病的进展。考虑到肠腔直径与大便性状，左侧的肿瘤较右侧更容易引起梗阻。而直肠肿瘤可导致出血、里急后重及疼痛等。某些病人也可无任何症状或表现为不明原因的贫血、体重下降或食欲减退。

分期

结直肠癌的分期是基于肿瘤浸润深度、淋巴结转移及远处转移情况。较早的分期体系，如 Duke 分期以及其 Astler-Coller 修订分期，现已基本被肿瘤、淋巴结及远处转移(TMN)分期体系取代(表 29-3)[66]。I 期肿瘤包括突破黏膜肌层侵袭至黏膜下层(T_1)或侵袭至固有肌层(T_2)但不存在淋巴结转移的腺癌。II 期肿瘤包括浸润肠壁全层至浆膜下层或无腹膜覆盖的结直肠周围组织(T_3)的肿瘤，以及浸润脏腹膜(T_4)的肿瘤，无淋巴结转移。III 期肿瘤包括任意 T 分期的有淋巴结转移的肿瘤。IV 期为出现远处转移的肿瘤。

表 29-3　结直肠癌 TMN 分期

原发瘤分期(T)	定义
T_X	无法评估
T_0	未观察到肿瘤
Tis	原位癌
T_1	肿瘤侵犯黏膜下层
T_2	肿瘤侵犯固有肌层
T_3	肿瘤突破固有肌层侵犯浆膜下层或无腹膜覆盖的结直肠周围组织
T_4	肿瘤浸润周围器官组织或脏腹膜
淋巴结分期(N)	
N_X	局部淋巴结无法评估
N_0	无淋巴结转移
N_1	1 ~ 3 个结直肠周围淋巴结转移
N_2	4 个以上结直肠周围淋巴结转移
N_3	主要血管干处的淋巴结转移
远处转移分期(M)	
M_X	远处转移无法评估
M_0	无远处转移
M_1	有远处转移

IV 期肿瘤常可通过术前评估发现。对于结肠癌，区分 I、II、III 期须依靠切除标本的检查。直肠癌的术前分期可通过直肠内超声预测(超声分期，$uT_X N_X$)，但最终仍须对切除的肿瘤组织及邻近淋巴结行病理检查确诊(病理分期，$pT_X N_X$)。肿瘤的分期与 5 年生存率有关。I、II 期病人预期生存率较好，存在淋巴结转移(III 期)的病例生存率降至约 40%(表 29-4)，IV 期病人的 5 年生存率低于 16%。在直肠癌中，分期被进一步细化，结果提示不同分组的病人其预后差别明显(表 29-5)[67]。若肿瘤附近的直肠系膜受累或存在受累先兆(间隙仅余 1 ~ 2mm)，则出现局部复发及预后变差的可能性较大。MRI 可能是术前评估这一周缘的最好检测方法。淋巴结转移是结直肠癌预后的最重要指标，肿瘤性质如分化程度、组

织类型(是否黏液腺癌或印戒细胞癌)、脉管浸润、DNA 的非整倍性,也会影响预后。

分期	TMN	5 年生存率 (%)
表 29-4	结直肠癌 TMN 分期与 5 年生存率	
I	$T_{1\sim2},N_0,M_0$	70～95
II	$T_{3\sim4},N_0,M_0$	54～65
III	任意 T,$N_{1\sim3}$,M_0	39～60
IV	任意 T,任意 N,M_1	0～16

TMN	分期	局部复发率 (%)	生存率 (%)
表 29-5	美国癌症联合委员会(AJCC)分期		
$T_{1\sim2},N_0$	I	<5	90
T_3,N_0	II A	8	74
T_4,N_0	II B	15	65
$T_{1\sim2},N_1$	III A	6	81
$T_{1\sim2},N_2$	III B	8	69
T_3,N_1	III B	11	61
T_3,N_2	III C	15	48
$T_4,N_{1\sim2}$	III C	19～22	36

术前评估

当结直肠癌被诊断后,需对其分期进行评估。对结肠癌病人需评估是否存在其他同时发生的肿瘤灶,这常通过结肠镜检查来判断。并发的肿瘤灶可出现在 5% 以上的病例。对

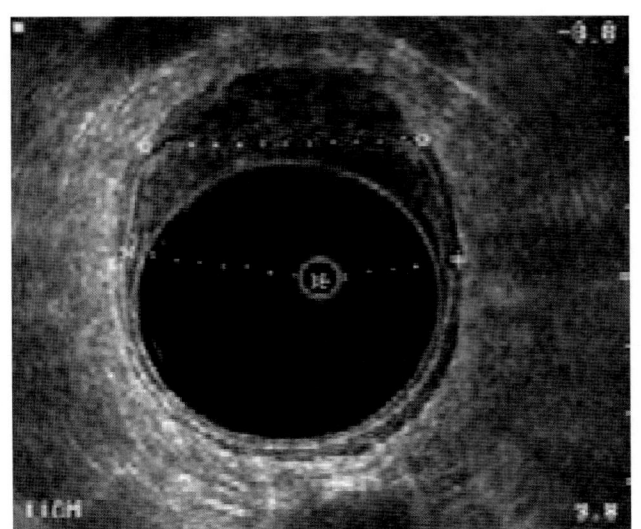

图 29-24　直肠内超声显示 T_3 直肠癌。图中虚线用于测量病灶直径

直肠癌病人,可通过直肠指检、直肠镜并活检估计肿瘤大小、部位、形态、组织学及活动度。直肠内超声检查在判断直肠癌分期上有重要价值,常用于直肠癌的超声 T、N 分期(图 29-24)。胸/腹/盆腔 CT 扫描可用于评估远处转移。在较大的直肠癌病灶或复发病例中,盆腔 CT 扫描(有时可用 MRI)对局部侵犯程度的判断起重要作用。对于出现梗阻症状的病人,水相对比试验(泛影葡胺制剂灌肠)可用于判断梗阻程度。需强调的是,梗阻的病人应避免行机械性肠道准备(无论肠镜还是手术)。PET 扫描在评估 CT 发现的病灶以及评估准备行高风险手术(盆腔廓清术、骶骨切除术)的病人中起重要作用。癌胚抗原(CEA)常在术前检测,对术后随访有一定帮助。

结肠癌的治疗

切除原则

结肠癌的治疗目标是去除原发癌及其淋巴引流。因为结肠的淋巴系统与主要动脉相伴,所以切除肠段的范围取决于支配受累肠段的血管。受肿瘤侵犯的任何相邻组织器官如网膜等,均需整个切除。若肿瘤无法被完整去除,则需考虑姑息性的方法。

当同时存在其他癌灶、腺瘤,或有明显的结直肠肿瘤家族史,往往提示整个结肠均存在恶变风险(一般称为整体缺陷),这时应考虑结肠全切或次全切除术。在随访中发现的异时性的肿瘤(再次出现的原发性结肠癌)处理同上。但外科医师须了解初次手术中哪些肠系膜血管已被结扎,因为这会影响到本次手术方式的选择。

手术标本中的淋巴结数目一直用做评价肿瘤切除是否充分的指标。先前有研究提示,要进行恰当的肿瘤分期,切除的标本中至少需 12 个淋巴结。另外,获取更多淋巴结的病人的长期预后较好[68]。因此,有建议提出以 12 个淋巴结作为评估治疗质量的标准[69]。但最近也有一些研究提出质疑,指出检查的淋巴结数与分期、辅助化疗的选择及病人生存无相关性[70]。另外一些研究提出,阴性淋巴结数目和(或)淋巴结比(阳性淋巴结:总淋巴结)可改善分期[71~73]。

当剖腹手术中探及未发现的转移病灶时,若技术上可行且安全性能保证,可切除原发肿瘤病灶。如果肠道健康,无癌扩散的累及,病人情况良好,可考虑直接吻合。在原发肿瘤无法切除的情况下,可执行一些姑息性的措施,常选用近端造瘘或旁路手术。出血发生在无法切除的癌灶时,可通过血管造影栓塞术进行控制。外照射放疗也可用于姑息性治疗。

针对不同分期的治疗

0 期(Tis,N_0,M_0)　含原位癌(重度不典型增生)的息肉一般无淋巴结转移的危险。但息肉中重度不典型增生的存在会增加发现侵袭性肿瘤的风险。出于这一原因,息肉需被完整切除并经病理确认切缘无典型增生。大部分有蒂息肉及很多无蒂息肉可经内镜完整切除。这些病人需经常行结肠镜检查随诊以确保无息肉复发及无浸润癌出现。对于息肉不能整个切除的病例,建议行分段肠切除。

I 期:恶性息肉(T_1,N_0,M_0)　有时候,一些看似良性的息肉在切除后会被发现含有浸润癌。恶性息肉的治疗根据局

部复发及淋巴结转移的风险而定[58]。淋巴结转移的风险主要取决于侵袭深度。有蒂肿瘤头部的浸润癌若未侵犯息肉蒂部,则转移风险低(<1%),可经内镜完全切除。淋巴管浸润、组织分化低、切缘1mm内有肿瘤,这些都会增加局部复发及转移的危险。这些情况下建议行节段性结肠切除术。无蒂息肉中的浸润癌若侵犯至黏膜下层,一般也应行节段性结肠切除术(图29-25)。

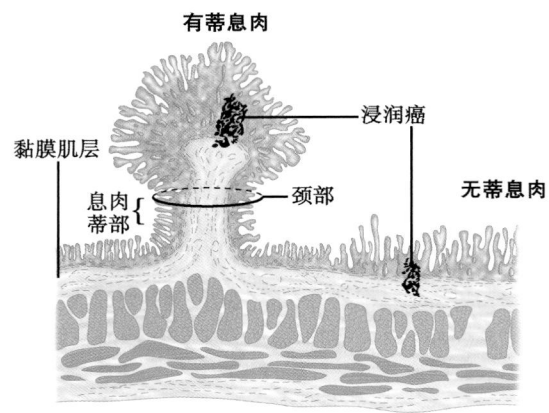

图29-25　有蒂/无蒂息肉中浸润癌的侵袭程度

Ⅰ期与Ⅱ期:局限性的结肠癌($T_{1~3}$,N_0,M_0)　大部分Ⅰ、Ⅱ期结肠癌病人可经手术切除治愈。少数行完全切除的Ⅰ期病人会出现局部或远处复发,对于这部分病人,辅助化疗并不会改善其生存。然而,高达46%的完全切除术后的Ⅱ期病人最终会因结肠癌死亡。有鉴于此,辅助化疗被推荐有选择地用于部分Ⅱ期病人(年轻病人、肿瘤在组织学上为"高危"类型)。化疗是否改善这部分病人的生存率目前仍有争议。通过检测微转移灶及应用更敏感的肿瘤标志物改善分期可能有利于选择接受辅助化疗的病人。

Ⅲ期:淋巴结转移(任意T,N_1,M_0)　淋巴结受累的病人局部及远处复发的危险性大,辅助化疗被推荐作为常规治疗。以氟尿嘧啶(5-FU)为基础的治疗(含左旋咪唑或甲酰四氢叶酸)可降低复发率,改善这部分病人的生存。较新的化疗药物如卡培他滨、依立替康、奥沙利铂、血管生成抑制剂及免疫治疗等也有一定的疗效。

Ⅳ期:远处转移(任意T,任意N,M_1)　Ⅳ期结肠癌的生存率非常低。然而,不像其他很多恶性肿瘤,某些有孤立、可切除转移灶的病人可行转移瘤切除术。最常见的转移部位是肝脏。在有系统性疾病的病人中,约15%有局限于肝脏的转移,其中20%有可行切除治疗,这部分病人的生存率相对于未切除的病人有所提高(20%~40%,在5年生存率中)。肝转移灶的切除可与结直肠癌同步进行或分阶段进行。所有病人均需要辅助化疗。第二位常见的转移部位是肺部,见于约20%的结直肠癌病人。虽然这部分病人中适合切除的很少,但适合切除的病人(占结直肠癌病人的1%~2%)其长期生存率可望达30%~40%[74]。其他器官转移的成功切除报告相对有限(卵巢及腹膜后最常见)。

其余的Ⅳ期病人无法手术治疗,因此治疗的焦点在于缓解病情。在系统性疾病的情况下原发癌的处理仍有争议。传统地,推荐切除原发肿瘤病灶以预防并发症如梗阻、出血等。但是大型的腹部手术会使化疗推迟。而且,新的化疗方法已显著地增强了肿瘤的应答及缩减。基于这一原因,一些肿瘤医师现提倡Ⅳ期病人不行切除直接化疗。远期结果仍需前瞻性研究的验证。一些方法如左半结肠梗阻处的支架植入也有助于病情的缓解。其他局限性的手术干预如造瘘适用于出现梗阻的Ⅳ期病人。

直肠癌的治疗

切除原则

直肠腺癌的生物学特性与结肠腺癌相似,完全切除结肠原发肿瘤、相应的淋巴网以及其余受累器官的手术原则也适用于直肠癌。然而,盆腔的解剖结构及其他组织器官(输尿管、膀胱、前列腺、阴道、髂动静脉及骶骨)的紧密相靠增加了切除的难度,处理方法与结肠癌手术也不尽相同。另外,直肠癌手术的阴性切缘更难达到所需半径,这主要是因为盆腔解剖上的限制,局部复发率也因此较相同分期的结肠癌要高。但是,与腹膜内位的结肠不同的是,直肠肿瘤周围基本没有小肠及其他对放射线敏感的结构,因此较容易行放射治疗。总的来说,治疗方案的选择主要基于肿瘤的位置、深度及其与其他盆腔结构的关系。

局部治疗

直肠远端10cm范围内可经肛门处理。基于此,现已有几种直肠肿瘤的局部处理方法被提出。经肛切除(全层或黏膜层)是处理非环绕肠腔、良性的直肠绒毛状腺瘤的较好方法。虽然这一方法可有选择地用于T_1及部分T_2肿瘤,但它无法进行淋巴结的病理检查,因此可能使病人的分期诊断低于实际分期。此法若不配合辅助化疗,则局部复发率较高。经肛内镜下显微外科手术通过使用特别设计的直肠镜、放大系统以及与腹腔镜手术类似的器械来实现高位直肠肿瘤(最远达15cm)的局部切除。所有直肠肿瘤行局部切除后都应进行切除组织的活检,因为最终病理结果可能会发现浸润癌,从而提示需行进一步治疗。

烧蚀性方法如电烙术及内照射也会被使用。这些方法的缺点在于无法取得病理标本以明确肿瘤分期。电灼等方法主要用于生存期有限、无法耐受根治手术的高危病人。

根治切除术

对于大多数直肠癌病例,根治切除术是更常选用的方法。根治切除包括直肠受累肠段及其附属淋巴血管的清除。虽然任意的阴性切缘均被认为是适当的,大部分外科医师仍倾向于在治疗性切除中保留2cm距离的远切缘。

全直肠系膜切除术(total mesorectal excision,TME)是在低位的经腹直肠切除中沿解剖平面锐性分离以确保直肠系膜完全切除的方法。对于上段直肠或直肠、乙状结肠交界处的手术,距肿瘤边缘至少5cm的部分直肠系膜切除术是足够的。全直肠系膜切除术可降低局部复发率及改善远期生存率,这一技术与钝性分离相比还可减少失血及对盆腔神经、骶前神经丛的损伤。全直肠系膜切除术的原则需应用于所有直肠癌的根治切除术。

复发性直肠癌预后一般较差。当出现其他盆腔器官广泛受累(肿瘤复发中常见)时,可能需要行盆腔廓清术。这一手术在直肠及会阴部分与经腹会阴直肠切除术(abdominoperineal resection,APR)相似,同时还需行输尿管、膀胱、前列腺或子宫、阴道的整体切除。永久性的结肠造口及用于泌尿道引流的回肠膀胱术是必须的。必要时可行骶骨切除术,切除水平最高可至 $S_2 \sim S_3$ 间隙。这些手术最好在三级医院由包括结直肠、泌尿、神经及整形外科医师的多学科综合小组实行。

针对不同分期的治疗(图 29-26)

直肠癌治疗前的分期常依靠直肠内超声判断 T、N 分期情况。超声对肿瘤深度的估计较精确,但对受累淋巴结的评估准确度较差[5]。超声检查结果可指导大部分病人的治疗选择。MRI 可用于判断直肠系膜的受累情况。当周缘可能或已经受累及,则推荐行新辅助放化疗。

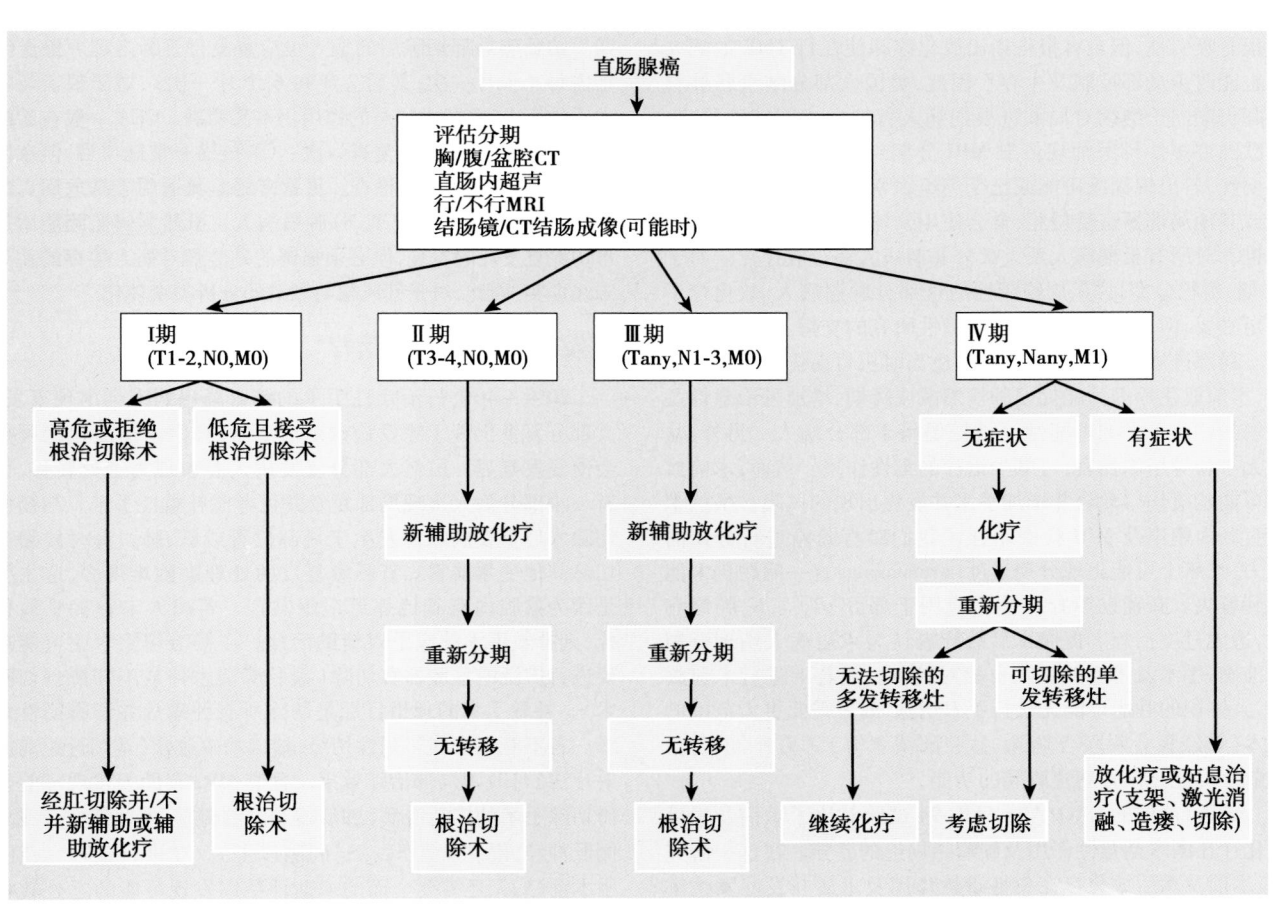

图 29-26　直肠癌的诊断思路

0 期(Tis,N_0,M_0)　含原位癌(重度不典型增生)的绒毛状腺瘤的理想处理方法是局部切除,切缘须有 1cm 间隙。在某些情况下经肛切除在技术上不可行(如存在较大的环形病灶),这时候须行根治切除术。

Ⅰ期:局限性的直肠癌($T_{1\sim2}$,N_0,M_0)　局限于有蒂息肉头部的浸润癌转移风险较低(<1%)。确保干净切缘的息肉切除术是适宜的治疗方法。尽管局部切除已被用于小的 uT_1N_0 及 uT_2N_0 无蒂息肉状直肠癌,局部复发率可分别高达 20% 及 40%[61]。因此,对于所有无风险病人强烈推荐行根治切除术。组织学性质差以及位于直肠远端 1/3 的肿瘤尤其易于复发。对于高危病人以及因不愿永久结肠造口而拒绝根治切除术的病人,局部切除也是可行的,但新辅助或辅助放化疗对于局部防治的改善非常重要,非对照研究提示追加上述处理可改善预后[13~19]。

局部进展性直肠癌(Ⅱ、Ⅲ期)Ⅱ期:局限性的直肠癌($T_{3\sim4}$,N_0,M_0)　较大的直肠肿瘤,特别是远端直肠肿瘤,更

易于出现局部复发。关于控制局部复发的方法有两种不同的思路。全直肠系膜切除术的提倡者认为,若选择最适当的手术方法,Ⅰ~Ⅲ期直肠癌病人在切除术后不需要靠辅助放化疗控制局部复发。反对方则认为Ⅱ、Ⅲ期直肠癌病人可受益于放化疗,他们认为在术前或术后给予这些治疗可降低局部复发率及延长生存期。术前放化疗的优点包括肿瘤的缩减,切除可能性的增加,保括约肌手术可行性增加,通过处理局部受累淋巴结达到肿瘤降期,以及降低术中小肠受累的风险。缺点包括对早期肿瘤过度治疗,伤口愈合不良,盆腔纤维变性,手术并发症出现的风险增加。术后放疗不影响肿瘤及淋巴结病理分期的准确性,且可避免术前放疗所导致的伤口治愈不良等问题。但对于大体积肿瘤、侵犯相邻器官的肿瘤及低位直肠肿瘤,若不行术前放疗,则切除手术较难进行或需要更大范围的手术。

Ⅲ期:淋巴结转移(任意 T,N_1,M_0)　现在许多外科医师推荐淋巴结阳性的直肠癌病人行术前或术后放化疗。其优缺

点与Ⅱ期病例中所述类似,除了过度治疗的可能性较小。

在过去 20 年中,大量研究着眼于进展期直肠癌的辅助及新辅助治疗这一问题。许多研究表明,这些治疗可改善局部病灶控制及延长生存期,因此 1990 的美国国立卫生研究所会议建议对这些病人行术后放化疗。Ⅲ期(淋巴结阳性)病例的放化疗争议较少。但对于局部进展期淋巴结阴性肿瘤($T_{3\sim4}$,N_0;Ⅱ期),随着外科技术的改进,如 TME,单纯手术的局部防治效果获得提升,促使一些学者建议在这类病人(特别是直肠近端肿瘤病人)中取消辅助放化疗。虽然这些研究资料很有吸引性,但也有报告指出放化疗即使在行 TME 的病人中也能改善局部控制及生存。因此,美国大部分结直肠外科医师仍倾向于继续对局部进展期病人行辅助或新辅助治疗。在欧洲许多外科医师现依靠 MRI 分期判断新辅助放化疗的必要性,若出现周缘可能或已受癌组织累及,或者有肛门括约肌或其他局部器官受侵犯,常会使用新辅助放化疗。在美国,仍推荐对所有Ⅲ期病人及大部分Ⅱ期病人实行放化疗。对于 T_3 期、组织分型良好、周缘阴性的这部分肿瘤病人,放化疗不一定必要,但这仍需要更大的前瞻性研究的支持。

局部进展期直肠癌放化疗的适当时机目前仍有争议。以前,术前放化疗因为能促使肿瘤缩减或降期,增加可治愈性及保留括约肌手术的可能性而被提倡用于部分病人。另外,盆腔无小肠等组织器官,可减少治疗的毒性作用。然而,术前放疗可能延缓伤口愈合并增加手术并发症出现的风险。虽然术前直肠内超声及 MRI 检查增强了我们对直肠癌进行分期的能力,临床上可能出现分期过度(overstaging)这一问题仍未能得到解决。新辅助治疗可能会应用于部分 $pT_{1\sim2}$,N_0 肿瘤病人,造成过度治疗。提倡术后放疗者认为术后病人病理分期更准确,手术及术后并发症也相对较少。但若不进行术前放疗,大体积的肿瘤可能无法行手术切除,或者需要更大范围的手术(如经腹会阴联合切除、盆腔廓清术等)。另外,术后盆腔放疗可能会损害新建直肠的功能。

最近,德国的 CAO/ARO/AIO-94 试验对比了术前及术后放化疗在围术期毒性作用及肿瘤结局上的差异。在这一研究中,术前及术后放化疗在急性毒性作用及术后并发症发生率上基本相同。但术后放化疗会令术后狭窄的风险翻倍。另外,术前放化疗可使局部复发的风险减半(6% vs. 12%)。基于以上数据,大部分外科医师把术前放化疗作为局部进展期直肠癌的最适治疗方案[75]。

Ⅳ期:远处转移(任意 T,任意 N,M_1)　与Ⅳ期结肠癌类似,发生远处转移的直肠癌病人的生存率较低。单独的肝/肺转移灶较罕见,若存在,部分病人可通过手术切除。大部分病人需要姑息治疗。根治切除术可用于控制疼痛、出血及里急后重等症状,但一般应避免行较大的手术如盆腔廓清术、骶骨切除术等。局部治疗如烧灼、内照射或激光消融等方法可用于控制出血及预防梗阻。腔内支架在直肠上段可能是有效的,但常引起疼痛与里急后重感。必要时需要行近端结肠造口术以缓解梗阻。若可能,也会构建作为远端结肠出口的黏膜瘘管。

随访与监测

结直肠癌病人治疗后仍面临复发(局部或全身性)或异时性病变(再次出现原发肿瘤)的风险。理论上,通过结肠镜监测并在息肉进展为浸润癌以前及时将其切除可预防异时性肿瘤。对于大部分病人,复查结肠镜最好在诊断原发癌后 12 个月以内进行(若在切除术前未行全段结肠检查则需更早进行)。如果检查结果无异常,以后可每 3~5 年行一次结肠镜检查。

对于随访病人监测肿瘤复发的最理想方案目前仍存在争议。随访观察的目标是发现可切除的复发病灶,以及改善病人的生存。局部复发病灶及肝、肺或其他部位的远处转移灶的切除一般较困难,获得长期生存的机会相对有限。因此,只有部分可耐受此方法的病人适合紧密随访。因为大部分复发出现于诊断原发癌后的 2 年内,所以监测主要集中于这段时期。结肠癌局部切除后的病人也应重复行直肠内超声检查(3 年内每 4 个月一次,其后 2 年每 6 个月一次),对于根治切除术后的病人,直肠内超声的作用仍不甚明确。CEA 一般在诊断后 2 年内每 2~3 个月复查一次。CT 扫描非常规项目,但在发现 CEA 升高时可用于检查。更紧密的监测适用于高危病人如可疑 HNPCC 综合征或 T_3 N+肿瘤病人。虽然紧密监测能增加可切除复发灶的发现,但必须强调的是监测对病人生存的益处未经证实,因此,对于其风险与利益的分析需个体化。

复发性结直肠癌的治疗

20%~40% 行治疗性手术的结直肠癌病人会出现复发。大部分复发出现于原发病诊断后 2 年内,但术前放化疗可能会使复发延迟。虽然大部分复发病人会表现为远处转移,仍有一小部分病人出现局部复发并可考虑补救性手术。结肠癌切除术后复发病灶常发生于局部位置或肝、肺。有时候需要切除其他受累器官。直肠癌复发的处理则困难得多,这主要是因为盆腔内有其他邻近组织器官。若病人未曾接受放化疗,则补救手术前应予以辅助治疗。在根治切除术中可能需要进行广泛的盆腔器官切除(盆腔廓清术伴或不伴骶骨切除术)。补救手术的理想目标是切除所有肿瘤灶并留有阴性切缘。若不能保证获得阴性切缘,辅以术中放疗(常用近距离放射疗法)可改善局部治疗效果。盆腔 MRI 有助于发现可能妨碍切除手术的广泛浸润(肿瘤侵袭盆腔侧壁,累及髂血管或双侧骶神经,侵袭骶骨 S_2~S_3 间隙以上)。在进行这种大范围手术前,病人还需要全面的术前评估以发现可能的远处转移灶(通过胸、腹、盆腔 CT 及 PET 扫描)。虽然如此,根治性的补救手术仍可延长部分病人的生存期。

结直肠癌的前哨淋巴结活检

前哨淋巴结活检技术已被应用在多种恶性肿瘤,在乳腺癌与黑色素瘤中最为常用。前哨淋巴结活检的目标在于识别淋巴引流中第一个到达的淋巴结,因为它是最容易出现转移的。与乳腺癌及黑色素瘤不一样,结直肠肿瘤中前哨淋巴结活检的目的不在于决定是否行根治性淋巴结切除,而在于协助分期[68]。重点针对前哨淋巴结行切片病理活检、免疫组织化学分析及 RT-PCR 可在许多传统检查显示淋巴结阴性的病人中发现微转移。这些病人可能是进一步辅助治疗的候选者。然而,这种检测敏感度的上升是否能转化为生存的改善仍有待观察。

微创切除技术

腹腔镜下结肠切除术应用于肿瘤曾一度有争议。在早期的报告中这一方法的复发率较高,这减弱了人们对此技术的热忧[76]。该方法是否足以完成肿瘤切除也受到质疑。最近一些研究在很大程度上打消了这些疑虑。美国手术治疗临床研究协作组（COST），结肠癌腹腔镜与开腹切除（COLOR）试验，以及英国医学研究委员会的结直肠癌传统手术与腹腔镜辅助手术对比（CLASSICC）试验都显示开腹与腹腔镜手术的肿瘤治疗效果基本等价。在多机构的研究中，两种方法的肿瘤复发率、病人的生存期及生活质量相似，这提示对于一个训练良好的外科医师来说，腹腔镜下结肠切除术适用于肿瘤的切除[77~79]。

其他肿瘤

较少见的结直肠肿瘤

类癌瘤（Carcinoid Tumors）

类癌瘤最常见于胃肠道，其中约 25% 发生在直肠。大部分的小体积直肠类癌是良性的，总体生存率可大于 80%。但恶变的风险随体积增大而增加，在直径>2cm 的肿瘤中超过 60% 会伴随远处转移。有意思的是，与其他位置的类癌相比，直肠类癌较少释放血管活性物质，在无肝转移的情况下类癌综合征也不常见。对小的类癌可经肛或经肛内镜行局部切除。较大的或明显侵及肌层的肿瘤则需行根治性手术。类癌瘤在近端结肠相对少见，而且为恶性的可能性更大，肿瘤体积也与恶变的风险相关，直径<2cm 的肿瘤很少转移。然而，大部分近端结肠类癌瘤是大体积的病灶，且 2/3 以上在诊断时已出现转移。这些肿瘤常需根治切除治疗。因为类癌瘤生长缓慢，出现远处转移的病人仍可有较长的生存期。类癌综合征的症状一般可用生长抑素类似物（奥曲肽）与 IFN-α 缓解。肿瘤减灭术可用于缓解部分病人的症状。

类癌（Carcinoid Carcinomas）

复合性的类癌（类腺癌）同时具有类癌瘤与腺癌的组织学特点。这些肿瘤的自然史与腺癌有更大的相似性，局部及全身转移也较常见。结直肠类癌的处理原则与腺癌的相似。

脂肪瘤（Lipomas）

脂肪瘤最常见于结直肠黏膜下层，为良性肿瘤，但偶尔会引起出血、肠梗阻或肠套叠，特别是直径>2cm 的肿瘤。小的无症状病灶无须切除，大的脂肪瘤应通过结肠镜手术、结肠切开摘除术或局部结肠切除术去除。

淋巴瘤

累及结直肠的淋巴瘤较少见，但仍占全胃肠道淋巴瘤的 10% 左右。盲肠是最常累及的部位，这可能是末端回肠播散的结果。症状主要包括出血、梗阻，在临床上，这些肿瘤与腺癌较难区别。肠段切除是治疗孤立的结直肠淋巴瘤的方法之一，根据疾病的分期也可选择辅助治疗。

平滑肌瘤与平滑肌肉瘤

平滑肌瘤是肠壁平滑肌的良性肿瘤，在上消化道最为常见。大部分病人无症状，但大的肿瘤可引起出血、梗阻。因为良性的平滑肌瘤与恶性的平滑肌肉瘤难以鉴别，故病变一律

予以切除，但小的平滑肌瘤可通过局限性的切除治愈。直径>5cm 者恶变风险高，应予根治切除。平滑肌肉瘤在胃肠道较为罕见。当恶变发生在大肠时，直肠是最常见的部位。症状包括出血和梗阻。根治切除术适用于这些肿瘤。

直肠后/骶骨前肿瘤

发生在直肠后间隙的肿瘤较少见。这一区域位于骶直肠筋膜上方，直肠上 2/3 段与骶骨之间，其前方是直肠，后方是骶前筋膜，两侧为盆内筋膜（侧韧带）。直肠后间隙含有来源于神经外胚层、脊索、后肠等多种胚胎组织的残留物，发生在这一区域的肿瘤常常是异质性的。

先天性的病变最为常见，约占直肠后病变的 2/3。其余部分被分为神经源性、骨性、炎性及混杂性病变。恶变在小儿中比成人更多见。实质性病变比囊性病变更易出现恶变。炎性病变可为实质性或囊性（脓肿），常为直肠周围间隙或腹部炎症蔓延的表现。

发育性囊肿占先天性病变的大多数，可起源于三胚层中任一细胞层。皮样囊肿与表皮样囊肿是起源于外胚层的良性病变。肠源性囊肿起源于原肠。前脑脊膜膨出与脊髓脊膜膨出来源于通过骶前缺损外凸形成疝的硬膜囊，在 X 线下的特征性表现为"弯刀征"（骶骨处有圆形凹陷的边缘，但无骨质破坏）。

实质性病变包括畸胎瘤、脊索瘤、神经性肿瘤及骨性肿瘤。畸胎瘤是真性肿瘤，含有各胚层的组织，它们常包含实性与囊性成分。畸胎瘤在儿童中比在成人中更多见，但是在成人中发现的病变有 30% 为恶性。脊索瘤来源于脊索组织，是这一区域最常见的恶性肿瘤，它们是生长缓慢的侵袭性肿瘤，可形成特征性的骨质破坏。神经源性肿瘤包括神经纤维瘤及肉瘤、神经鞘瘤、室管膜瘤、神经节瘤。骨性肿瘤包括骨瘤、骨囊肿以及骨肉瘤、尤文肉瘤、软骨黏液肉瘤、巨细胞瘤等肿瘤。

病人可能出现疼痛（腰背、盆腔或下肢）、胃肠道或泌尿道症状。多数肿瘤可通过直肠指检触及。X 线平片和 CT 扫描可用于评估病灶，而盆腔 MRI 是最敏感、最特异的影像学检查。若有中枢神经系统受累，脊髓造影有时候是必须的。不建议进行活检，特别是在病灶有切除可能时。因为这有一定的感染或肿瘤种植风险。治疗方法多为外科切除。

治疗路径部分取决于病变的性质与位置。高位的病灶可经腹治疗，而低位的病灶可能须经骶切除。位于中部的病变则可能需要经腹及经骶联合手术。虽然良性肿瘤切除后的生存率很高，局部复发却并不少见。恶性肿瘤切除术后病人的预后差别很大，与肿瘤的生物学特性有关。若直肠后肿瘤无法切除，活检可用于指导下一步治疗［化疗和（或）放疗］[80]。

肛管与肛周肿瘤

肛管癌较少见，约占所有结直肠恶性肿瘤的 2%。肛管的肿瘤可分为影响肛缘（齿状线远端）和影响肛管（齿状线近端）两种。齿状线近端淋巴引流向头侧经直肠上淋巴系统到达肠系膜下淋巴结，向侧方沿两侧直肠中动脉与直肠下动脉经坐骨直肠窝到达髂内淋巴结。齿状线远端的淋巴引流常进入腹股沟淋巴结，若主要通路被肿瘤堵塞也可引流入直肠上淋巴结或沿直肠下淋巴系统进入坐骨直肠窝（图 29-27）。在很多情况下，治疗的方法取决于肿瘤是位于肛管还是肛缘。

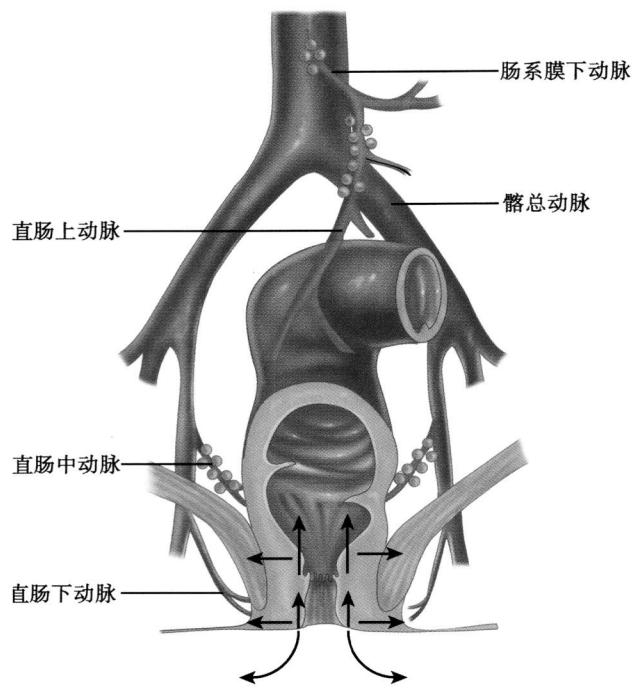

肠系膜下动脉

髂总动脉

直肠上动脉

直肠中动脉

直肠下动脉

图 29-27　肛管的淋巴引流

肛门上皮内新生物(鲍恩病)

鲍恩病指的是肛门原位鳞状细胞癌。病理上,原位癌与鳞状上皮重度不典型增生无差别。术语高度鳞状上皮内病变(HSILs)与肛门上皮内新生物(AIN)现都被用于描述这些病变。与宫颈上皮内瘤变类似,AIN 是侵袭性鳞状细胞癌(表皮样癌)的前体,一般被分类为 AIN1(不典型增生程度最低)、AIN2 及 AIN3(不典型增生程度最高)。AIN 可表现为斑块样的病灶,也有一些仅能通过高分辨肛门镜辅以醋酸或卢戈尔碘溶液染色观察。AIN 与人乳头状瘤病毒(HPV)感染有关,特别是 HPV16 与 HPV18 型。在有同性性行为、HIV 阳性的男性中,AIN 及肛门表皮样瘤的发病率明显上升,这被认为是 HPV 感染比率增加以及免疫抑制的结果。AIN 的治疗方法主要是物理消融。因为复发及再感染率高,这些病人需要非常密切的监测。高危病人应每 3～6 个月行肛门处巴氏涂片复查,若巴氏涂片发现异常应在麻醉下行高分辨肛门镜检查,以发现与重度不典型增生(AIN3/HSIL)相一致的毛细血管扩张区域。许多医疗中心现认为,AIN3 病灶的消融是这些病人的最佳治疗方法[81]。在一些罕见的情况中,大范围的病变需要切除及皮瓣覆盖。HPV 的治疗也被提出,局部免疫调节剂如咪喹莫特(艾达乐)等已在某些病例中显示出诱导病变消退的作用[82],局部 5-FU 治疗也被应用。最近引进的一种抗 HPV 疫苗有望帮助降低此病的发病率。

表皮样癌

肛门的表皮样癌包括鳞状细胞癌、泄殖腔源性癌、移行细胞癌及类基底细胞癌等。这些肿瘤的临床表现及自然史相似。表皮样癌是一种缓慢生长的肿瘤,常表现为肛管或肛周肿物,可出现疼痛、出血。肛缘的表皮样癌可用与治疗其他部位皮肤鳞状细胞癌相同的方法处理,因为一般能在不损伤肛门括约肌的情况下获得足够的手术边缘,广泛性局部切除足

以处理这些病变。发生于肛管或侵犯括约肌的表皮样癌无法局部切除,一线治疗主要依靠放化疗(Nigro 方案:5-FU,丝裂霉素 C,3000cGy 外照射)。此类肿瘤 80% 以上可通过这一方法治愈。复发病灶常需要根治切除(腹会阴切除术)。腹股沟淋巴结转移提示预后不佳。

疣状癌(布-勒瘤,巨大尖锐湿疣)

疣状癌是尖锐湿疣的局部侵袭形式。虽然这些病变不会发生转移,它们可导致局部大范围组织损坏,在大体上与表皮样癌无法区别。如可能,治疗上可选择局部扩大切除,但有时候可能需要行根治切除。

基底细胞癌

肛门基底细胞癌较罕见,其性质与皮肤其他部位的基底细胞癌类似(隆起,珍珠样边缘伴中央溃疡灶)。这是一类生长缓慢且很少转移的肿瘤。治疗上可选择局部扩大切除,但高达 30% 的病人可出现局部复发。对于大的病灶,有可能需要行根治切除和(或)放射治疗。

腺癌

肛门腺癌非常罕见,常为低位直肠腺癌向下扩散的表现。有时候腺癌可起源于肛门腺或发生自慢性瘘管。一般需要根治切除,可配合辅助放化疗。

发生于肛周的乳腺外佩吉特病是起源于顶分泌腺的原位腺癌。典型的病变为斑片状,与鲍恩病较难区分。组织学上可见特征性的佩吉特细胞。这些病例常同时伴有胃肠道腺癌,因此须行全面的肠道评估。局部扩大切除是适合肛周佩吉特病的治疗方法。

黑色素瘤

肛门与直肠处的黑色素瘤较少见,占肛门直肠恶性肿瘤的不到 1%,占所有黑色素瘤的 1%～2%。尽管黑色素瘤的治疗取得了很多进展,直肠肛门病例的预后仍很差。5 年总生存率低于 10%,许多病人在诊断时已出现全身转移和(或)肿瘤的深度浸润。但是,部分肛门直肠黑色素瘤病人表现为有切除可能的局部孤立病灶,根治切除(腹会阴切除术)及局部扩大切除均被推荐使用。无论采用何种手术,复发仍很常见且多为全身性。保留阴性切缘的局部切除术不会增加局部或区域复发的风险。与局部切除相比,腹会阴切除术并不能给予病人更高的生存率。考虑到腹会阴切除术相应的发病率,局部扩大切除被推荐作为局限性的肛门黑色素瘤的初始治疗方法[83,84]。对于某些病人,局部扩大切除术在技术上不可行,若肿瘤明显侵及肛门括约肌或其周缘则需要选择腹会阴切除术。在手术基础上配合辅助化疗、生物治疗、疫苗或放射治疗可能对部分病人有积极作用,但其效能未经论证。

其他良性结直肠疾病

直肠脱垂与孤立性直肠溃疡综合征

直肠脱垂指的是直肠全层经肛门呈环状突出,也称为 I

度脱垂、完全脱垂或脱垂[85]。当直肠壁出现套叠但未突出肛门时称为内脱垂，更准确来说应称为内套套。黏膜脱垂是部分层次的突出，一般伴有痔，常予套扎或痔切除术治疗。

在成人中，这一疾病更常见于妇女，女性与男性比约为6∶1。在女性中脱垂随年龄增长其发病率增高，于70岁左右达高峰。在男性中发病率与年龄无关。症状包括里急后重、肛门处组织突出感（有的可自行复位），以及排便不净感。突出可伴随黏液分泌与漏出。病人也可出现各种功能性的症状，从失禁、腹泻到便秘、排便阻塞等。

全面的术前评估是有用的，包括结肠运输试验、直肠肛门测压、阴部神经末梢运动神经原潜伏期测定、肌电图（EMG）以及运动密度测定等。可通过结肠镜或气对比法钡灌肠检查以除外结肠肿瘤及憩室病。心肺功能需行全面评估，因为一些合并症可能会影响到手术方法的选择。

直肠脱垂的首选治疗是手术，已有多于100种手术方法被用于治疗这种疾病。手术可分为经腹或经会阴的。腹部手术主要有三个途径：①使会阴的疝复位并关闭腹膜凹陷（莫斯科维茨手术）；②直肠悬带固定（Ripstein和Wells直肠固定术）或直肠缝合固定；③切除冗余的乙状结肠（图29-28）。在一些情况下，切除与直肠固定可联合进行（切除并直肠固定术）。经腹直肠固定术（伴或不伴切除）也越来越常通过腹腔镜来进行。经会阴途径主要集中于使用各种材料缩紧肛门、直肠黏膜（Delorme术），或经会阴切除脱垂的肠段（经会阴直肠乙状结肠切除术或Altemeier术）（图29-29）。

因为直肠脱垂最常见于老年女性，术式的选择部分取决于病人的整体情况。经腹直肠固定术（伴或不伴乙状结肠切除）提供最持久的修复，复发率低于10%。经会阴直肠乙状结肠切除术可避免腹部创伤，适合高危病人，但复发率较高。直肠黏膜缩紧的方法对小的脱垂有效。肛门环绕的方法现已基本不采用。

孤立性直肠溃疡综合征与深层囊性结肠炎常并发于内套叠病例。病人可有疼痛、出血、黏液分泌、排便受阻等表现。在孤立性直肠溃疡综合征中，直肠远端可有一至多个溃疡，常见于前壁。在深层囊性结肠炎中，类似部位可出现结节或肿块。检查应包括直肠肛门测压法、排便造影，以及结肠镜或钡灌肠，以排除其他诊断。溃疡或肿块的活检对于排除恶性病变是必须的。非手术治疗（高纤维饮食，避免过度用力的排便训练，使用缓泻剂或灌肠）对大部分病人有效。生物反馈被报道在部分病人中有效。外科手术（如上述经腹或经会阴修复脱垂）可用于有严重症状或内科干预无效的病人[86]。

肠扭转

当充气的肠段以其肠系膜为基点扭转时可出现肠扭转。高达90%的病例为乙状结肠扭转，也有部分会出现在盲肠（<20%）或横结肠。部分肠扭转可自行缓解，但更多病人会出现肠梗阻，并可进展为绞窄性肠梗阻、坏疽及穿孔。慢性便秘可能会导致结肠增大及出现冗余肠段（慢性巨结肠），诱发肠扭转，特别是在肠系膜基底部较窄时。

肠扭转的症状主要是来自急性肠梗阻。病人可出现腹胀、恶心、呕吐等。症状很快进展为全腹痛及压痛。发热与白细胞增多是坏疽与穿孔的征兆。有时候，病人会有长期的间歇性梗阻症状及腹胀病史，提示慢性间歇性肠扭转。

乙状结肠扭转

乙状结肠扭转通过腹部X线平片特征性表现较易与盲肠或横结肠扭转区分。乙状结肠扭转可显示为弯曲管状或咖啡豆样结构，肠襻凸面位于右上象限（与梗阻部位相反）。泛影葡胺灌肠可见扭转处出现狭窄及特征性的鸟嘴样改变（图29-30）。

若无明显坏疽或腹膜炎体征，乙状结肠扭转的首选处理方法是复位及经内镜矫正。矫正在硬式直肠镜下更易完成，但软式乙状结肠镜或结肠镜也可以是有效的。一条直肠管会被插入至扭转处维持减压。虽然这些方法能成功缓解大部分病人的乙状结肠扭转，复发的风险仍很高（40%）。因此，在病人病情稳定且做好肠道准备后可行选择性乙状结肠切除术。

若有坏疽或穿孔的临床表现，病人无须做内镜减压，而应立即行手术探查。类似地，内镜检查发现黏膜坏死、溃疡或暗红色血液一般提示有绞窄性肠梗阻，具有手术指征。若剖腹探查发现坏死肠段，乙状结肠切除并端式结肠造口术（哈特曼手术）是安全的术式。

盲肠扭转

盲肠扭转是右半结肠固定不良的结果。扭转发生在回结肠血管周围，早期即可出现血管损伤。腹部X线平片显示左下象限的特征性肾形充气结构（与梗阻部位相反），泛影葡胺灌肠可见扭转平面的梗阻。

与乙状结肠扭转不同的是，盲肠扭转几乎无法经内镜矫正，而且，因为血管损伤在盲肠扭转早期已发生，因此一经诊断须立即行手术探查。右半结肠切除术并一期回结肠吻合一般可安全实行并防止复发。单纯的矫正或矫正并盲肠固定术的复发率较高。

横结肠扭转

横结肠扭转非常罕见。结肠固定不良以及慢性便秘伴巨结肠可能诱发横结肠扭转。其影像学表现与乙状结肠扭转相似，但泛影葡胺灌肠会显示更近端的梗阻。虽然经结肠镜矫正有时会成功，但更多的病人需要行紧急探查及切除。

巨结肠

巨结肠是一种慢性扩张、增长、增生的巨大肠道。巨结肠可能是先天性的或者是获得性的，通常与慢性机械性或功能性梗阻相关。通常来说，巨结肠的程度与梗阻时间相关。对其评价必须包括对结直肠的检查（内镜或放射影像技术），以排除可通过手术治愈的机械性肠梗阻。

Hirschsprung病造成的先天性巨结肠是因神经嵴细胞未能移行至远端大肠造成的。神经节细胞缺失的远端肠道不能松弛并导致功能性肠梗阻，而近端肠道将进展性扩张。通过手术切除无神经节的肠段可以有效治疗。虽然Hirschsprung病主要在婴幼儿及儿童期发病，但也偶尔可推迟至成年，特别是病变肠段极短时（超短段型Hirschsprung病）。

获得性巨结肠可由感染或慢性便秘造成。克氏锥虫感染（Chagas病）可破坏神经节细胞，造成巨结肠和巨食管。慢性便秘可造成进展性结肠扩张，病因包括慢传输、药物继发性

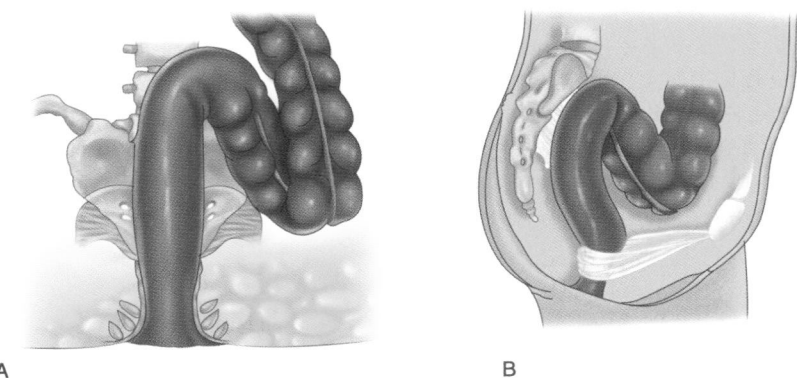

图 29-28 直肠脱垂的经腹直肠固定术。松弛的直肠被缝合到骶前筋膜。**A.** 前面观。**B.** 侧面观。如有必要,可并行乙状结肠切除去除冗余的肠段

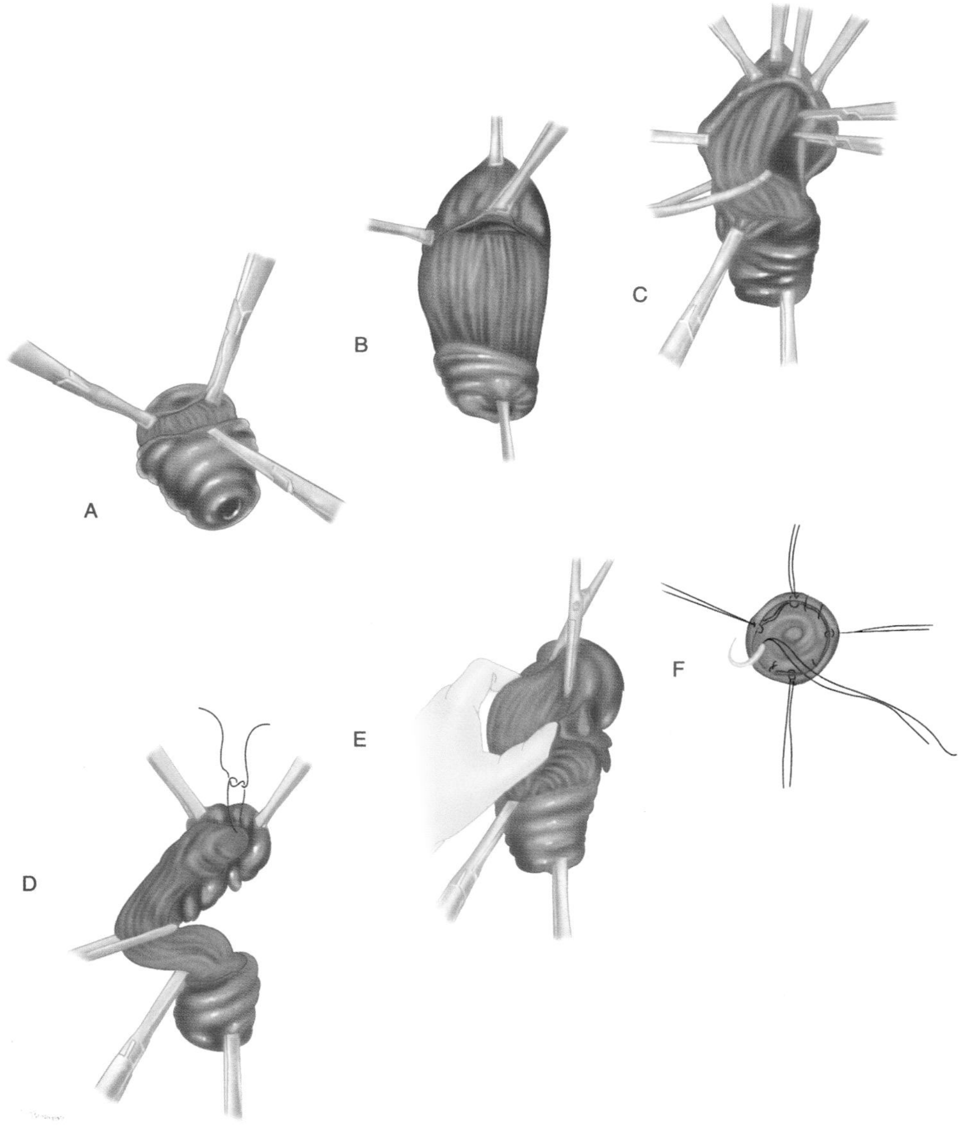

图 29-29 经会阴直肠乙状结肠切除术,截石位观。**A.** 在齿状线近端 2cm 处行环状切开。**B.** 打开腹膜前反折。**C.** 肠系膜被分离结扎。**D.** 将腹膜缝合至肠壁。**E.** 切除该肠段。**F.** 行 handsewn 吻合

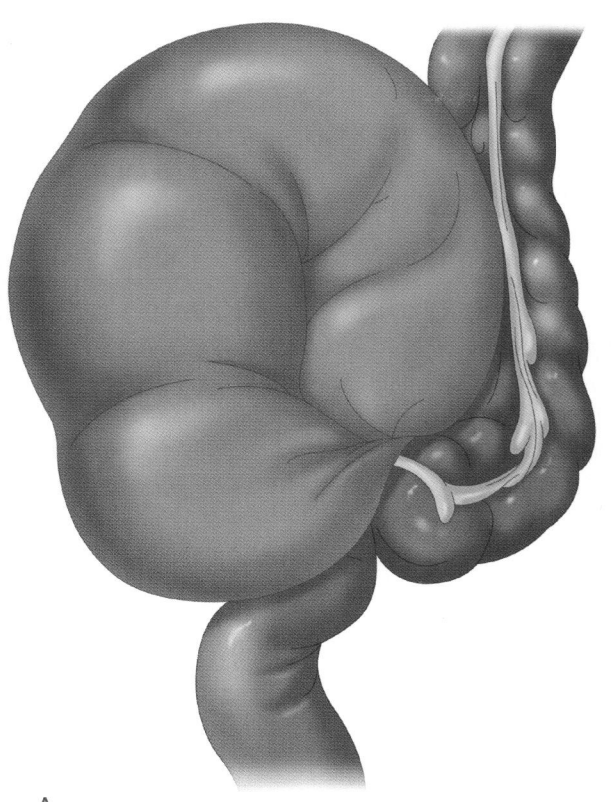

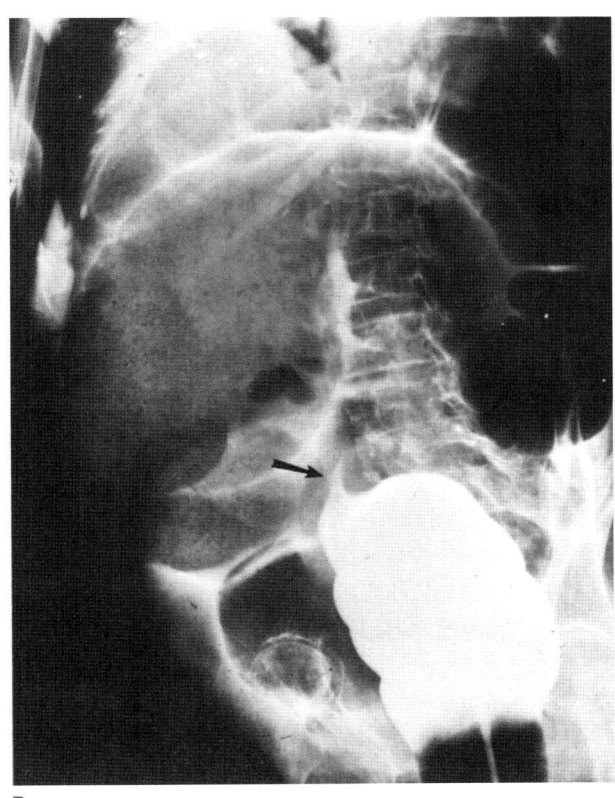

A　　　　　　　　　　　　　　　　B

图 29-30　乙状结肠扭转。（A）图例及（B）泛影葡胺灌肠示"鸟嘴"征（箭头所示）

（尤其是抗胆碱药物）或神经功能失调（截瘫、脊髓灰质炎、肌萎缩性脊髓侧索硬化、多发性硬化）。转向性回肠造口术或结肠次全切除加回肠直肠吻合术对于此类病人有时是必需的。

结肠假性梗阻（Ogilvie 综合征）

　　结肠假性梗阻（Ogilvie 综合征）是一种功能性失调,结肠可在没有机械性梗阻的情况下出现大规模扩张。假性梗阻的高发人群为住院病人,且与麻醉剂使用、卧床及合并症相关。假性梗阻被认为是自主功能障碍及严重的动力性肠梗阻造成的。诊断的依据是在没有机械性梗阻的情况下出现大规模的结肠扩张（多发于右结肠和横结肠）。初始治疗包括停用麻醉剂、抗胆碱药或其他可能造成肠梗阻的药物。严格的肠道休息和静脉补液是治疗的关键。大多数病人对此治疗反应较好。对于症状无改善的病人,结肠镜减压经常是有效的。但是这项操作是具有相当的技术挑战的,必须避免肠穿孔。此种治疗的复发率可高达 40%。静脉注射新斯的明（乙酰胆碱酯酶抑制剂）对扩张结肠减压也是极为有效的,并且疾病复发率较低（20%）。但是,新斯的明可以造成一过性的重度心动过缓,故对有心肺疾病的病人不适用。由于极端扩张的肠段都位于近端结肠,所以放置直肠管甚少有效。无论使用药物或是内镜治疗,都须先排除机械性肠梗阻（通常用泛影葡胺或钡餐灌肠）。

缺血性结肠炎

　　肠道缺血通常发生在结肠。与小肠不同,结肠缺血很少与主要动静脉阻塞相关。相反,大部分的结肠缺血是由低流量和（或）小血管阻塞造成的。高危因素包括血管疾病、糖尿病、血管炎和低血压。另外,在主动脉手术中结扎肠系膜下动脉也容易导致结肠缺血。血栓形成或栓子栓塞偶尔也能造成缺血。脾曲为缺血性结肠炎的好发部位,但其他任何部位都有可能受累。直肠很少被波及得益于其丰富的侧支循环。

　　缺血性结肠炎的体征和症状取决于受累肠段的范围和程度。在轻度缺血的情况下,病人仅有腹泻（通常是血性的）,不伴有腹痛。当缺血程度加重时,可有剧烈腹痛（常与临床检查不相符）、拒按、发热、白细胞增多。腹膜炎和（或）全身中毒症状是全层坏死或穿孔的征象。

　　缺血性结肠炎的诊断基于对病史和体格检查的判断。平片检查可见拇指印,这是由于黏膜层缺血和黏膜下层出血造成的。CT 可见非特异性结肠壁增厚,结肠周围脂肪呈束状。血管造影术通常用途不大,因为主要动静脉阻塞的可能性比较小。同样,乙状结肠镜检查对于有明显腹部触痛的病人是相对禁忌的。相似的禁忌还包括急性期行对比造影（泛影葡胺和钡餐灌肠）。

　　缺血性结肠炎的治疗取决于临床严重程度。与小肠缺血不同,大部分缺血性结肠炎能通过药物治愈。肠道休息和广谱抗菌是治疗的主体,80% 的病人可以通过这一方案痊愈。必须优化病人的血流动力血参数,尤其是当低血压和低血流量作为起病诱因的时候。长期的后遗症包括肠道狭窄（10% ~15%）和慢性节段性缺血（15% ~20%）。结肠镜检查须在恢复期之后进行,以评估肠道狭窄程度,并排除恶性肿瘤或炎症性肠病。手术指征包括:经过 2~3 天的药物治疗后仍未有好转,症状进展性加重,或者临床情况恶化。在此情形下,应当切除所有坏死的肠段,且应避免一次性吻合。必要时行再次手术探查(二次探查手术)。

感染性结肠炎

假膜性结肠炎(难辨梭菌结肠炎)

假膜性结肠炎是由一种革兰阳性菌——难辨梭菌引起的,故又称难辨梭菌结肠炎。该病极其常见,且是引起非院内获得性腹泻的最常见病因[4,79]。疾病谱从水样腹泻到暴发性致命性结肠炎。许多健康成年人大肠中携带有难辨梭菌。结肠炎的发生被认为是抗生素的使用导致消化道内正常共生菌群失调致使致病菌的过度繁殖。虽然克林霉素是发现的第一种与难辨梭菌结肠炎相关联的抗生素,但是几乎所有的抗生素都可以引起这种疾病。此外,难辨梭菌结肠炎的发生风险与抗生素的长期使用相关,甚至单剂量的抗生素也可以引起该疾病。免疫抑制、内科合并症、长期住院或家庭护理以及肠道手术都会增加患病的风险。

难辨梭菌结肠炎的病理改变是由于致病菌可产生两种毒素:毒素 A(外毒素)和毒素 B(细胞毒素)。其传统诊断方式为大便细菌培养。最近,速度更快、敏感性更高、特异性更好的诊断方式是一种或两种毒素的检测(细胞毒素分析或者免疫分析)。也可以通过内镜检查典型的溃疡、斑片和假膜来诊断。

治疗上,应当立刻停用致病的抗生素。轻症病人(腹泻不伴发热或腹痛)可仅作门诊处理,口服 10 天甲硝唑。口服万古霉素可作为第二线药物用于对甲硝唑过敏或者复发的病人。更严重的腹泻,伴有脱水和(或)发热以及腹痛的病人,应卧床休息,静脉补液,口服甲硝唑或万古霉素。乙状结肠炎使用万古霉素灌肠也有效。疾病的复发率为 20%,对于复发的病人可口服更长疗程(长达 1 个月)的甲硝唑或万古霉素。对于那些难治性或复发性疾病也建议通过口服细菌制剂重建肠道内正常菌群来治疗。以败血症和(或)肠穿孔为特征的暴发性结肠炎,应行急诊剖腹探查术,危及生命时可行全结肠切除加末端回肠造口术。

其他感染性结肠炎

细菌、寄生虫、真菌以及病毒感染均可导致结肠炎症。最常见的细菌感染包括内毒素性大肠埃希菌、空肠弯曲杆菌、小肠结肠炎耶尔森菌、伤寒沙门菌、志贺菌和淋病奈瑟菌。较少见的结核分枝杆菌、牛分枝杆菌、伊氏放线菌、苍白密螺旋体(梅毒螺旋体)也可以导致结肠炎或直肠。寄生虫感染如阿米巴感染、隐孢子虫病和贾第鞭毛虫病也是相对常见的。真菌感染(星状念珠菌病、组织胞浆菌病)在健康人中是极少见的。最常见的病毒感染有单纯疱疹病毒、HIV 病毒、巨细胞病毒。

大部分症状不具有特异性,包括腹泻(出血或者不出血)、痉挛性腹痛及其他不适。完整的病史可提供病原学的线索(其他医疗状况,尤其是免疫抑制应用;近期旅游或者暴露史;饮食情况)。诊断可以通过显微镜检或培养鉴定粪便中的病原体,也可以应用血清免疫分析方法(阿米巴原虫,HIV 病毒,巨细胞病毒),有时也需要行内镜活检术。治疗应当针对感染的病原菌使用敏感药物。

肛门直肠疾病

对任何肛门或肛周疾病的病人,必须详细了解病史及进行细心的体格检查,包括直肠指检。确诊可能还需要其他的辅助检查,包括排便造影、直肠测压、CT 扫描、MRI、对比灌肠、内镜检查、经直肠超声或者是麻醉下的检查。

痔

痔是位于肛管内的黏膜下层组织形成的肛垫,包含动脉、静脉及平滑肌纤维(图 29-4)。肛垫主要有三个,位于肛管的左正中、右前和右后。肛垫被看做是控便机能的一部分,能在静息时完全关闭肛管。痔是正常解剖结构的一部分,只有出现症状时才对其进行治疗。过度牵拉、腹压增高和硬结大便都可使痔内静脉丛淤血扩张及痔组织脱垂,从而导致出血、血栓形成及症状性痔脱出。

外痔位于齿状线以下,表面由肛膜覆盖。由于肛膜有丰富的神经支配,外痔血栓形成可有剧烈的疼痛。因此,必须在局部麻醉的情况下才能对外痔进行结扎或切除。皮赘是位于肛管边缘的多余的纤维化皮肤,通常被认为是血栓性外痔的后遗症。皮赘与症状性外痔经常相混淆,外痔与皮赘都可以造成瘙痒,当体积较大时都可以造成肛门部清洁困难。对外痔与皮赘的治疗都为减轻症状。

内痔位于齿状线以上,覆盖无感觉神经的直肠黏膜。内痔可出现脱垂或出血,但很少有疼痛,除非出现血栓和坏死[通常与严重脱垂、嵌顿和(或)绞榨相关]。内痔依据脱垂程度分级:Ⅰ度,痔膨出到肛管,脱垂拉紧时不超过齿状线;Ⅱ度,痔脱垂超出肛门,但可自行还纳;Ⅲ度,痔脱垂亦超出肛门,需要人工辅助方可还纳。Ⅳ度痔脱垂不可还纳,且有绞榨的危险。

内外痔骑跨齿状线形成混合痔,具有内痔、外痔的所有特征。当混合痔体积较大、症状明显时,需要行痔切除术。产后痔是由分娩过程牵拉所致的组织水肿、血栓和(或)绞榨造成的。痔切除术常作为一种治疗选择,尤其是当病人有慢性痔症状时。门静脉高压过去长期被认为可以增加痔出血的风险,因为门静脉系统(中痔丛和下痔丛)和全身静脉系统(直肠下静脉丛)是相吻合的。但现已证明了痔的发病率在门静脉高压病人中与一般人群并无差异。然而在这些病人中可以发生直肠静脉曲张,并导致出血。一般来说,直肠静脉曲张的最佳治疗方法是降低门静脉压力。在罕见的大出血持续存在的情况下,缝合结扎也是必须的。对于这类有大量、难以控制的静脉曲张出血风险的病人,应当尽量避免外科痔切除术治疗。

治疗

内科治疗 Ⅰ度及Ⅱ度内痔的出血可以通过增加膳食纤维、软化大便、增加流质饮食和避免用力排便等改善症状。相关的瘙痒可以通过肛门清洁护理改善。许多经典非处方类药物只是干燥剂,对于治疗痔症状相对无效。

橡皮筋结扎法 对于有出血症状的Ⅰ度、Ⅱ度及部分Ⅲ度内痔可以用橡皮筋结扎法治疗。

将齿状线以上 1~2cm 的黏膜拉入一个橡皮筋结扎器内。打开结扎器后,橡皮筋结扎痔根部组织,导致瘢痕形成,防止远期出血及脱垂(图 29-31)。一般来说,一次治疗仅能结扎 1/4～1/2。如果结扎点在齿状线或齿状线以下,这些有感觉神经分布的区域,将会引起剧痛。橡皮筋结扎术的其他并发症包括尿潴留、感染和出血。接近 1% 的病人发生尿潴留,最可能的是结扎时无意中包含了一部分内括约肌的病人。坏死性感染是一种不常见但致死性的并发症。剧痛、高热以

及尿潴留是感染的早期症状,应立刻在麻醉下对病人行检查评估。其治疗包括清除坏死组织、相关脓肿引流和应用广谱抗生素。出血可发生在橡皮筋结扎术后的第 7～10 天,此时结扎痔坏死、脱落。出血通常是自限性的,但是持续性出血可能需要麻醉下检查和缝扎止血。

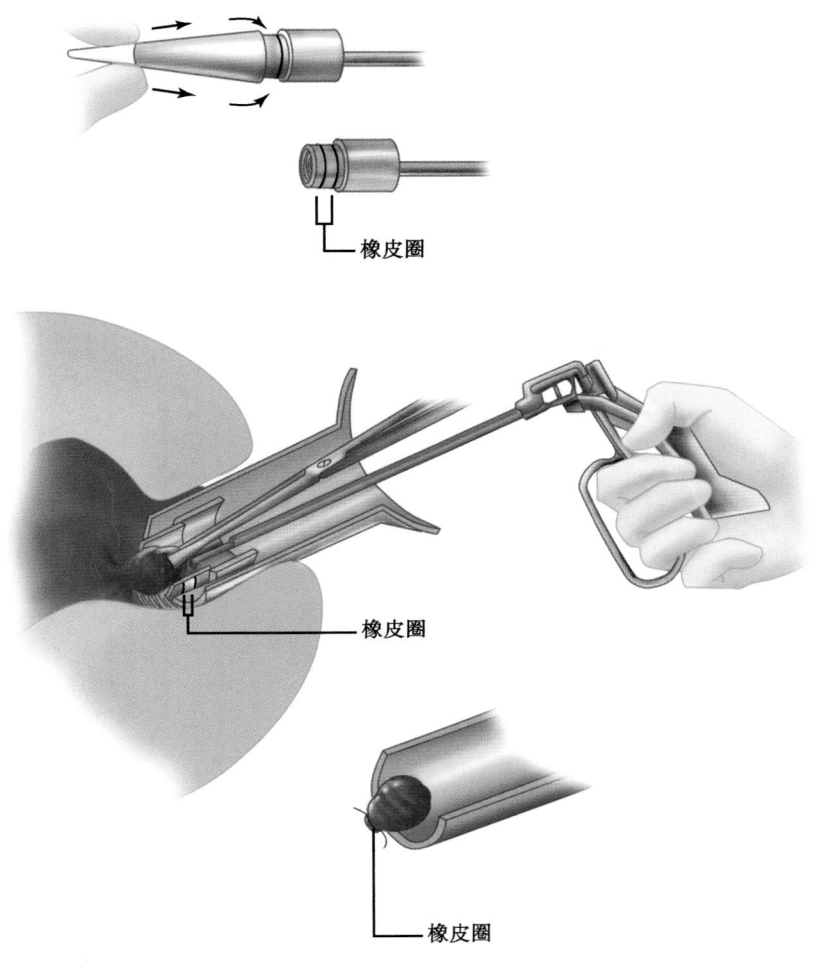

图 29-31　内痔橡皮筋结扎术。结扎靠近内痔的黏膜层

红外线治疗法　红外线治疗法可以有效地治疗较小的 I 度及 II 度内痔。将仪器贴近到每个内痔的顶部,凝固其下层的静脉丛。在同一次治疗中,可以同时治疗 3/4。但是这种技术对于体积较大和明显脱垂的痔疗效不佳。

硬化治疗　对出血的内痔注射硬化剂,这是对 I 度、II 度及某些 III 度内痔另一有效疗法。可将 1～3ml 硬化剂(苯酚橄榄油溶液、鱼肝油酸钠或者奎宁尿素)注射到痔的黏膜下层。硬化治疗的并发症很少,但是有过感染和纤维化相关并发症的报道。

血栓性外痔的切除　急性血栓性外痔一般会造成剧痛,并可在血栓形成最初的 24～72 小时触及肛周肿物。血栓可以在门诊通过局部麻醉下的椭圆形切除有效治疗。由于血凝块通常是分割成腔的,单纯的切开引流极少有效。而 72 小时之后,血凝块开始被吸收,疼痛可自行缓解。此时可不需要切除,但坐浴和止痛剂有助于缓解症状。

痔切除术　许多手术方式已被详细描述,并被选择性地用于有症状的痔的切除。这些操作都基于减少通往痔静脉丛

的血流量,切除多余的肛膜及黏膜的。

闭合式黏膜下痔切除术　Parks 或 Ferguson 痔切除术包含切除痔组织和使用可吸收线缝合切口。体位可采取俯卧位或截石位,麻醉方式可采用局部麻醉、区域麻醉或者全身麻醉。探查肛管并插入肛门窥镜,暴露肛垫及相关的多余黏膜,从肛缘远处开始分离至肛管直肠环近端,行椭圆形切开。分辨内括约肌纤维至关重要,应小心地将其分离以免损伤括约肌。然后结扎痔静脉丛的基底部,切除痔,使用可吸收线缝合切口。三种痔都可以使用这种方法切除。但是必须小心以避免切除肛周大面积的皮肤,防止出现术后肛门狭窄(图 29-32)。

开放式痔切除术　这种术式又称作 Milligan 和 Morgan 痔切除术,采用与上述黏膜下痔切除术相同的方式,但是切口不缝合,允许继发性愈合。

Whitehead 痔切除术　Whitehead 痔切除术是指在齿状线附近行环形切除痔。切除痔后,下拉直肠黏膜与齿状线缝合。虽然 Whitehead 术仍有使用,但由于有出现外翻的可能(Whitehead 畸形)而被大多数地方禁用。

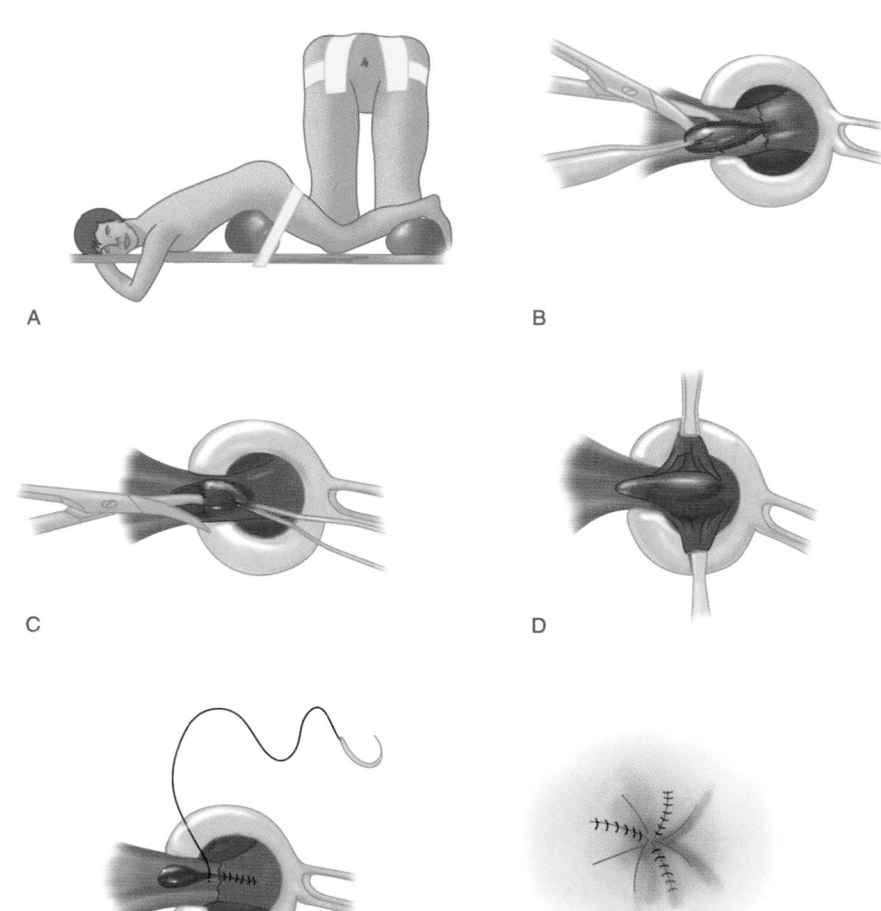

A

B

C

D

E

F

图 29-32 闭合式黏膜下痔切除术。**A.** 病人俯卧折刀位。**B.** 用 Fansler 窥镜暴露视野。**C.** 肛周皮肤窄椭圆切除。**D.** 从肛门括约肌表面剥离黏膜下痔丛。**E.** 残余黏膜固定到邻近肛管,用可吸收缝合线闭合切口。**F.** 切除另外 1/4 以完成手术

吻合器痔上黏膜环形切除术/吻合器痔切除术 吻合器上黏膜环形切除术(PPH 术)已经被证明是外科途径的一种选择。PPH 术这一词已经大部分地取代了吻合器痔切除术,因为其步骤不包括对痔组织本身的切除,而以固定齿状线以上过多的黏膜替代。PPH 术通过环形吻合器在靠近齿状线处环形切除一小段直肠黏膜。这样有效地结扎了痔静脉丛的供血静脉,将多余黏膜固定在肛管更高处。评论家称这种技术只适用于治疗体积较大、出血的内痔,对外痔、混合痔疗效欠佳。不过,最近的研究表明这种术式是安全有效的,术后疼痛和功能丧失更少,与传统手术相比,术后并发症的发生风险没有差异[87,88]。

痔切除术后并发症 痔切除术后的术后疼痛通常需要口服止痛剂。非甾体类抗炎药、肌肉松弛药、外用止痛药和舒缓措施(包括坐浴),通常都是很有用的。尿潴留是痔切除术后常见的一种并发症,通常有 10% ~ 50% 的病人发病。减少手术中和围术期的静脉补液量,给予适当的镇痛剂可以减少尿潴留的风险。疼痛也可以导致便秘。术前灌肠、限制机械性肠道准备,术后大量使用轻泻药以及充分的疼痛控制,都可以减少便秘的风险。术后特别是肠道开始蠕动后,少量出血是预料之中的,但是大量出血也可以发生。出血可以发生在术后早期(通常是在复苏室),是由血管残端结扎不紧引起的。这种类型的出血通常立即回到手术室,重新缝合结扎出血血管即可解决。发生在术后第 7 ~ 10 天的出血,是由覆盖在血管蒂上的坏死黏膜组织脱落引起的。虽然部分病人仅需密切

观察,但是部分病人需要在麻醉下检查,结扎出血血管,如不能确定出血点,则须密切检查切口。术后感染并不常见,但是坏死性软组织感染可带来毁灭性结果。剧痛、高热和尿潴留是感染的早期症状。若有可疑感染,可紧急行麻醉下检查,必要时行脓肿引流和(或)坏死组织清创。

痔切除术后长期后遗症包括大便失禁、肛门狭窄和外翻(Whitehead 畸形)。许多病人会出现一过性肛门漏气,但这些症状持续时间很短。相当少的病人会有持久性的大便失禁。肛门狭窄可由过度切除肛周皮肤产生的瘢痕组织所导致。外翻可由 Whitehead 术造成。此并发症通常是由于将直肠黏膜缝合到肛管的过远端,将直肠黏膜缝合到齿状线或齿状线稍上可避免。

肛裂

肛裂是指齿状线以下肛膜的撕裂。肛裂的病理生理学被认为与硬结大便排泄或长期腹泻导致的创伤有关。肛膜撕裂导致肛门内括约肌痉挛,产生疼痛,又进一步加重撕裂以及缺血。这种疼痛、痉挛和缺血的恶性循环导致的愈合不良可发展成为慢性肛裂。绝大多数肛裂发生在后正中线,10% ~ 15% 发生在前正中线,不到 1% 发生在两侧正中。

症状和体征

肛裂相当常见[88,89]。症候包括排便时撕裂样疼痛、便血(通常描述为厕纸上有血)。病人也可能抱怨排便后有持续数

小时的强烈的肛门紧缩感及痉挛样疼痛。体格检查时分开臀部就可以发现肛膜上的裂隙。病人常常因为太过疼痛而无法忍受肛门指检、肛门镜或直肠镜检查。急性肛裂只是远端肛膜的表层撕裂,通常大多数能通过药物有效治疗。慢性肛裂可发展至溃疡,溃疡底部经常可见边缘堆积的肛门内括约肌的白色肌纤维。其通常与相关的肛外皮赘和(或)肛内肥大肛乳头同时存在。慢性肛裂更难于治疗,必要时需行手术治疗。位于侧方的慢性肛裂可能是其他潜伏疾病的征兆,如克罗恩病、艾滋病、梅毒、结核或白血病等。如果诊断不明确,或有其他造成肛周疼痛的可能病因,如脓肿或瘘管,需在麻醉下行进一步检查。

治疗

　　治疗的重点是打断疼痛、痉挛和缺血的恶性循环。一线治疗是减少对肛管的创伤,包括松散剂、软化大便和温水坐浴。添加 2% 利多卡因软膏或其他止痛药膏可以进一步减缓症状。硝酸甘油软膏(0.2%)局部涂抹可以改善血液循环,但容易造成严重的头痛。口服和外用钙离子通道阻滞剂(地尔硫草和硝苯地平)也用于治疗肛裂,且相对外用硝酸盐类药物,副作用更少。更新的药剂,如精氨酸(一氧化氮供体)和外用甲氨酸甲基胆碱(毒蕈碱受体激动剂),也开始用于治疗肛裂。药物治疗对大多数的急性肛裂效果佳,但对慢性肛裂

只有 50% ~60% 的治愈率。

　　肉毒杆菌素(A 型肉毒毒素制剂)通过阻止神经末梢突触

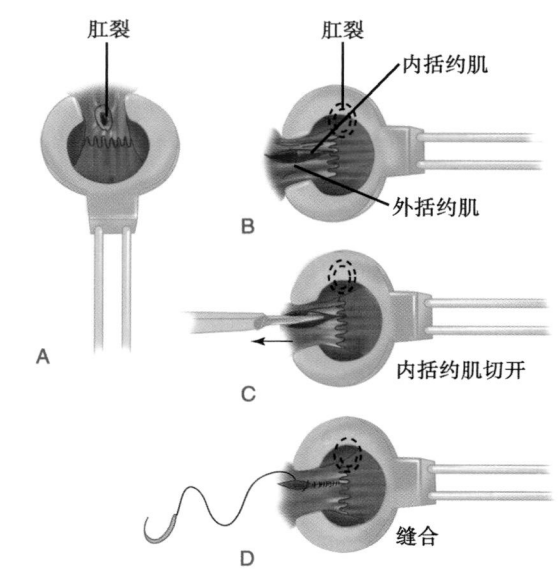

图 29-33　肛裂内括约肌切开术侧口

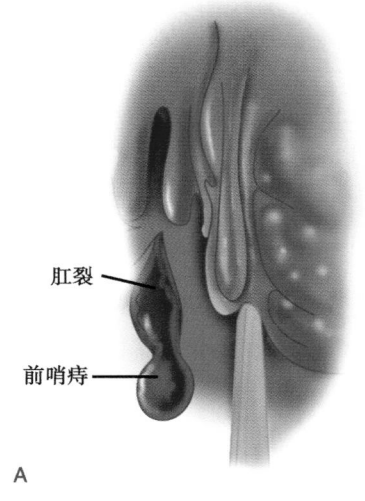

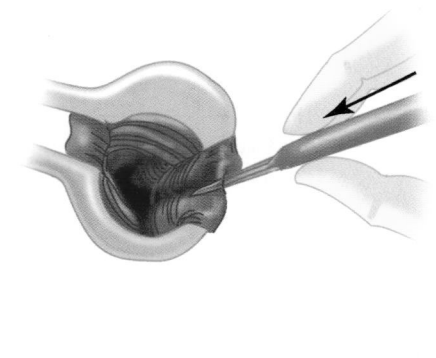

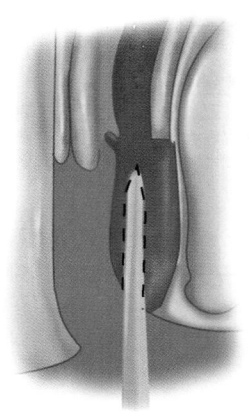

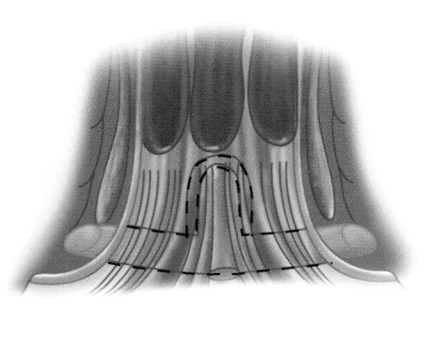

图 29-34　肛裂侧位开放式内括约肌切断术

前膜释放乙酰胆碱,造成肌肉短暂麻痹。注射肉毒杆菌素治疗慢性肛裂在某些中心作为外科括约肌切开术的替代治疗。虽然仍有一些长期的并发症,但是使用肉毒杆菌素在治疗效果上与其他药物治疗相当[90]。

　　药物治疗无效的慢性肛裂,一般推荐行手术治疗,在多数手术中会选用侧位内括约肌切断术。其目的在于通过分离部分肌肉来减少内括约肌痉挛。通过侧位闭式内括约肌切断术(图29-33)或侧位开放式内括约肌切断术(图29-34),使近30%的内括约肌纤维向侧方分离。应用这种术式,治愈率可高于95%,而且大部分病人疼痛可立即缓解。复发风险少于10%,且失禁的发生风险只有5%~15%。

直肠肛门化脓感染与肛门腺脓肿

相关解剖

　　大多数结直肠化脓性疾病是由位于括约肌间的肛腺感染(隐窝腺感染)引起的。肛腺管穿过内括约肌,并开口于齿状线上的肛窦。肛腺感染形成的脓肿可扩大和蔓延到肛

管及直肠周围间隙。肛周间隙是环绕肛门,由连续性的臀部脂肪形成的。内括约肌间隙将肛门内括约肌与外括约肌分隔,远端与肛周间隙相延续,头端延伸到直肠前壁。坐骨直肠间隙(坐骨直肠窝)位于肛门的侧后方,内侧由外括约肌组成,外侧为坐骨,上方为提肛肌,下方为横膈。坐骨直肠窝包含有直肠下动静脉及淋巴管。两侧坐骨直肠窝在肛门尾骨韧带后上方相连,但是肛提肌下方形成肛门后深隙。肛提肌上间隙位于提肛肌上方两侧,并在后方相连。这些肛管直肠周围间隙的解剖关系可反映隐窝腺感染的位置和播散(图29-35)。

　　随着脓肿增大,可向一个或多个方向蔓延。肛周脓肿最为常见,表现为肛缘的胀痛。其穿过外括约肌,蔓延到在耻骨直肠肌水平以下可形成坐骨直肠窝脓肿。这些脓肿可以发展至相当大,而且在肛周区域肉眼不可见。直肠指检可以发现坐骨直肠窝侧方的疼痛肿胀。括约肌间脓肿发生在括约肌间隙,且难以诊断,常需要麻醉下检查。盆腔和肛提肌上脓肿不常见,可能是括约肌间脓肿或坐骨直肠窝脓肿向上蔓延的结果,也可以是腹腔内脓肿向下蔓延所致(图29-36)。

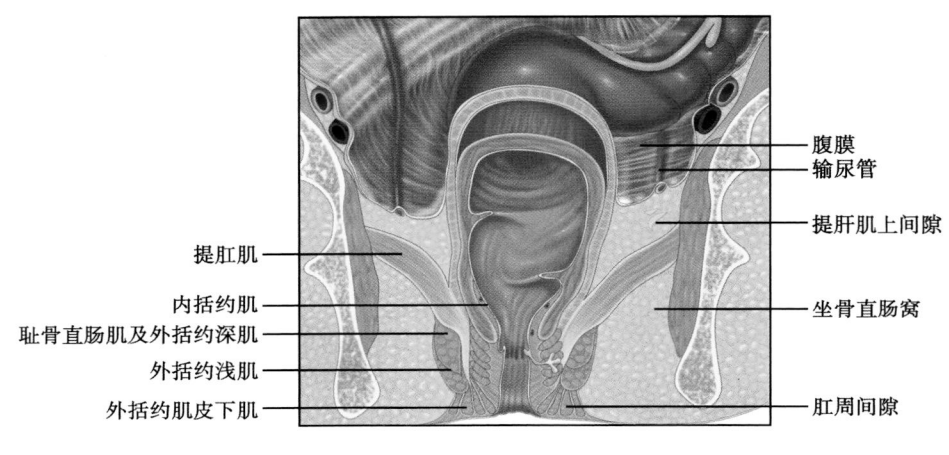

提肛肌

内括约肌

耻骨直肠肌及外括约深肌

外括约浅肌

外括约肌皮下肌

腹膜
输尿管

提肛肌上间隙

坐骨直肠窝

肛周间隙

A

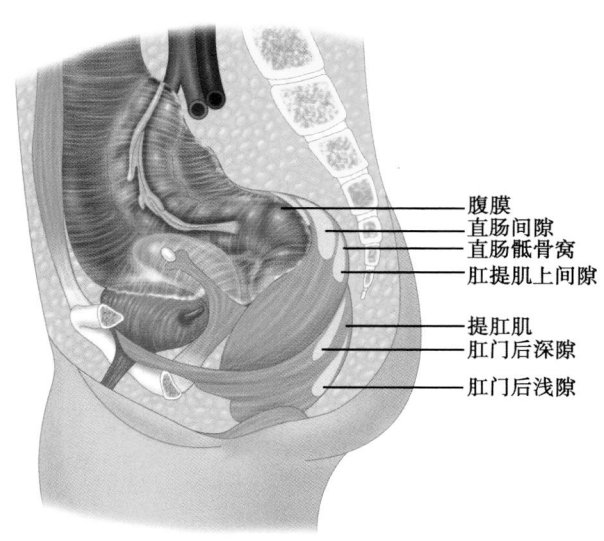

腹膜
直肠间隙
直肠骶骨窝
肛提肌上间隙

提肛肌
肛门后深隙

肛门后浅隙

B

图 29-35　肛管直肠周围间隙解剖。A. 前视图。B. 侧视图

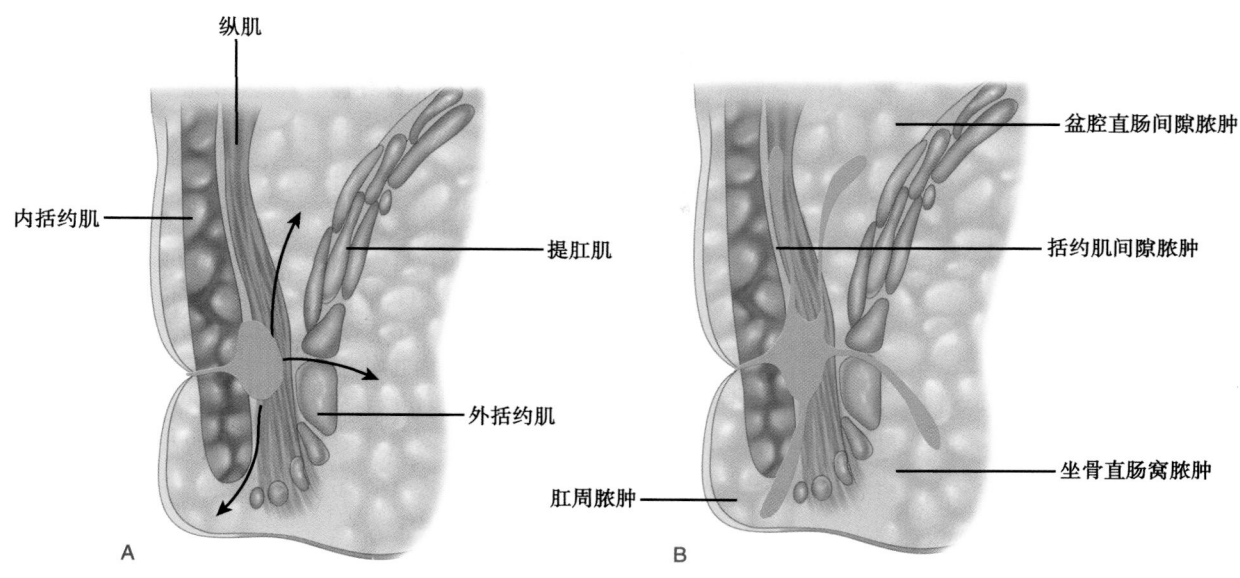

纵肌

内括约肌

提肛肌

外括约肌

肛周脓肿

盆腔直肠间隙脓肿

括约肌间隙脓肿

坐骨直肠窝脓肿

A   B

图 29-36   肛门直肠感染在肛门周围间隙蔓延的途径

诊断

最常见的症状为剧烈的肛门疼痛。行走、咳嗽或用力时可加重。肛周检查或肛门指检时可触及肿块。有时候病人可出现发热、尿潴留或威胁生命的败血症。肛周脓肿或坐骨直肠窝脓肿通常可以通过体格检查确诊(在门诊或手术室)。但是,复杂的或症状不典型的病例需要影像学检查(如 CT 或 MRI)以准确定位脓肿解剖位置。

治疗

肛管、直肠周围脓肿一旦确诊,应立即行切开引流。如果诊断不明确,立即行麻醉下检查,一方面明确诊断,同时可进行治疗。延误或不充分的治疗可以导致大范围的危及生命的大量组织坏死化脓和败血症。抗生素的使用指征包括:存在广泛累及的蜂窝织炎、免疫功能低下者、糖尿病病人或心血管疾病病人。单独使用抗生素治疗肛管直肠周围感染是无效的。

肛周脓肿

大部分肛周脓肿可以在诊所、门诊或急诊室行局部麻醉下切开引流。而巨大、复杂的脓肿须在手术室进行切开引流术。在脓肿最明显的部位行十字切开皮肤及皮下组织,并行一"狗耳"切口防止假性愈合。术后无须填塞,术后第二天开始坐浴(图 29-37)。

坐骨直肠窝脓肿

坐骨直肠窝脓肿可在一侧或两侧坐骨直肠窝形成弥漫性肿胀,形成"马蹄形"脓肿。简单坐骨直肠窝脓肿可以通过切开表层皮肤引流,马蹄形脓肿需要肛门后深隙引流,有时还要求行一侧或双侧坐骨直肠窝的对侧切开(图 29-38)。

括约肌间脓肿

括约肌间脓肿的诊断非常困难,因为其肿胀轻,肛周感染症状少。其疼痛的经典描述为较深的内在的肛门疼痛,会因

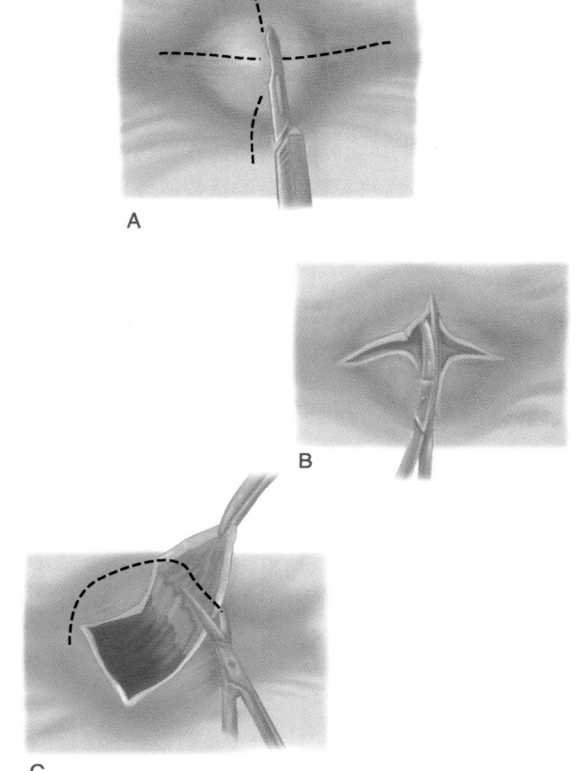

A

B

C

图 29-37   肛周脓肿切开引流术

咳嗽、喷嚏而加重。由于剧烈的疼痛而妨碍了直肠指检。若诊断高度怀疑,通常要求行麻醉下检查。括约肌间脓肿一旦确诊,须行局限性的、通常采用后位括约肌间切开引流术。

肛提肌上脓肿

此类脓肿并不常见,且难以诊断。由于其靠近腹腔,可以模拟腹腔内环境。直肠指检可在肛门直肠环以上触及隆起硬结。在治疗前我们必须明确肛提肌上脓肿的起源。如果脓肿

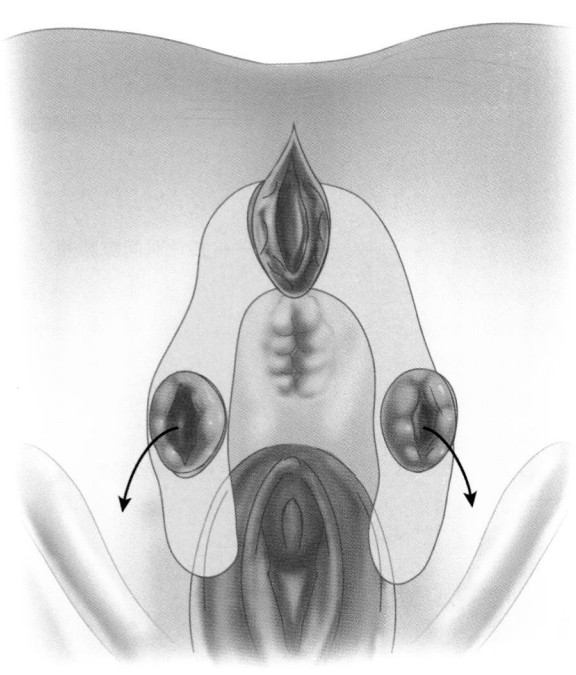

图 29-38　马蹄形脓肿切开引流术。进入肛门后深隙，切开肛门尾骨韧带。坐骨直肠窝的每一侧都要行对侧引流切开

继发于上行蔓延的括约肌间脓肿，应从直肠切开引流。此时如从坐骨直肠窝引流，可导致复杂的括约肌上肛瘘。如果肛提肌上脓肿是由坐骨直肠窝脓肿上行蔓延引起的，应从坐骨直肠窝切开引流。如对此型脓肿从直肠切开引流，可导致括约外肌肛瘘。如果脓肿是继发于腹腔内疾病，则须在治疗原发病的同时，从最直接的路径行脓肿切开引流（经腹、直肠或坐骨直肠窝）。

免疫抑制病人的肛周化脓性感染

免疫抑制病人的肛周疼痛是一个诊断难题。由于白细胞减少，病人在严重肛周感染时没有炎症反应的主要症状。即便广谱抗菌可以治愈部分病人，由于中性粒细胞减少，仍应立即行麻醉下检查。疼痛、发热加重和（或）临床状况恶化都是行麻醉下检查的指征。任何硬结都应行切开引流，取活检排除白细胞浸润，做培养和药敏试验选择敏感抗生素。

会阴坏死性软组织感染

会阴坏死性软组织感染是一种少见但致命的急症。大多此类感染都是由多种病原体协同作用所致。败血症的来源是未引流或未充分引流的隐窝腺脓肿或泌尿生殖系感染。有时此类感染会发生在术后（如腹股沟疝修补术后）。免疫抑制者和糖尿病病人是高危人群。

体格检查可发现坏死皮肤、大疱、捻发音。病人常有全身中毒和血流动力学不稳定的症状。由于会阴严重感染时其症状可以极轻微，所以需要高度警惕。积极的手术干预可以挽救病人的生命。

所有的坏死性软组织感染的治疗要求手术清除所有失去活力的组织。有时候可能需要多次手术以保证清除所有坏死组织。虽然广谱抗生素经常使用，但是充分的手术清创仍是最主要的治疗。如果要求广泛切除括约肌，或粪便污染会阴部导致伤口护理困难时，可行结肠造瘘术。尽管早期及时发现和充分手术治疗，坏死性会阴软组织感染的死亡率仍高达50%。

肛瘘

切开引流可治愈50%的肛门直肠周围脓肿病人，另外的50%病人可发展成持续性肛瘘。肛瘘通常起源于感染的隐窝（内口），延伸到外口，通常是先前的引流位置。前次脓肿的解剖位置通常预示了瘘管的走向。

虽然大多数的肛瘘起源于隐窝腺，但是创伤、克罗恩病、恶性肿瘤、放射损伤或非常见感染（结核、放线菌、衣原体）也可以形成肛瘘。复杂、复发或难治愈的肛瘘应高度怀疑这类疾病的可能。

诊断

疾病表现为从内口和（或）外口有持续性分泌物流出，可触及一硬条索状物。瘘管外口较易发现，但瘘管内口不易找到。可以 Goodsall 规律为指导确定内口所在（图 29-39）。一般来说，瘘管外口在肛门横线前方，则通过一条短的放射状的通道与内口相连。瘘管外口在肛门横线后方，则以曲线方式连至后正中线。但是，如果前方的外口离肛缘超过 3cm 时，并不适用此法则。瘘管分类基于其与肛门括约肌复合体的关系，而治疗的选择则基于瘘管的分类。括约肌间肛瘘瘘管穿过内括约肌远端和括约肌间隙，外口靠近肛缘（图 29-40A）。经括约肌瘘往往是由坐骨直肠窝脓肿扩散穿透内外括约肌所致（图 29-40B）。括约肌上肛瘘起源于括约肌间隙，穿过并环绕整个外括约肌（图 29-40C）。括约肌外肛瘘起源于直肠壁，围绕内外括约肌，开口位于侧方，通常在坐骨直肠窝（图 29-40D）。

治疗

肛瘘的治疗目标是根除感染而不必强行控制。因为肛瘘累及括约肌复合体的多少不定，手术治疗方式取决于内外口的位置和瘘管瘘管。外口多呈红色颗粒状隆起，伴或不伴流液。内口可能更难于辨认，注射过氧化氢或稀释的亚甲蓝可有助于判断。必须小心以避免人为制造内口（通常致使单纯

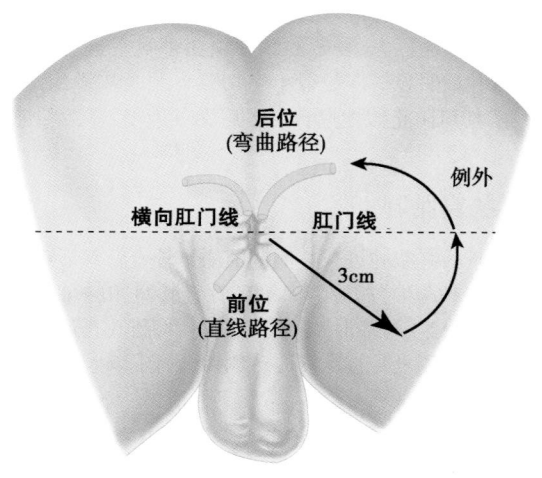

图 29-39　Goodsall 法则，用于确定肛瘘的内口

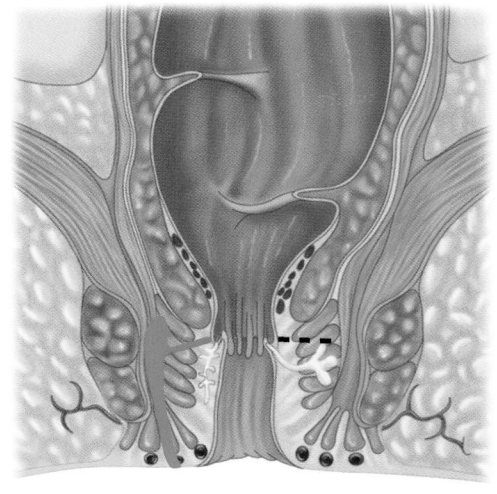

A

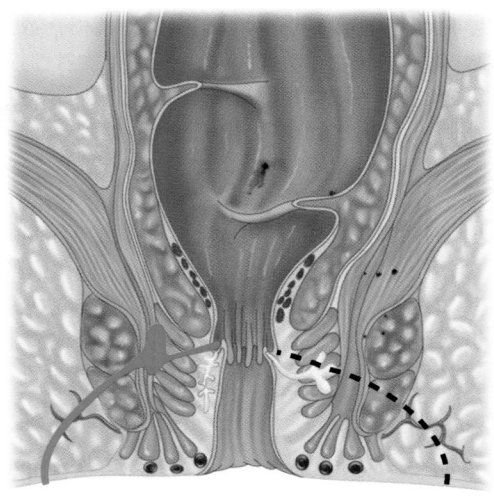

B

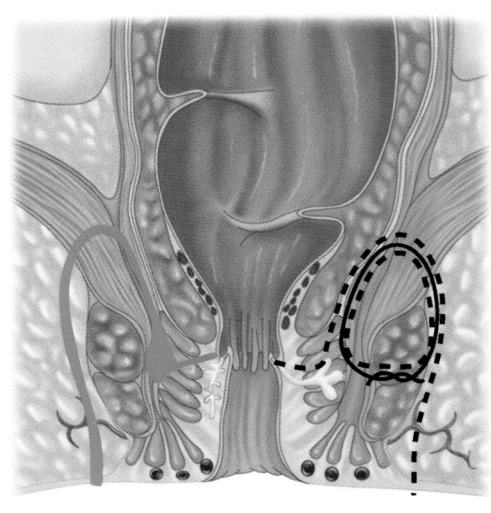

C

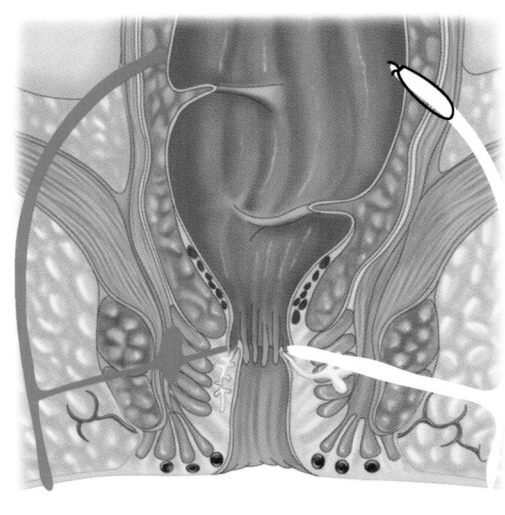

D

图 29-40　肛瘘的四种主要分类（左侧所画）及常用的修复手术方式（右侧所画）。**A.** 单纯低位括约肌间肛瘘。**B.** 非复杂经括约肌肛瘘。**C.** 非复杂括约肌上肛瘘。**D.** 继发于肛瘘的括约肌外肛瘘

肛瘘变成复杂肛瘘）。

　　单纯括约肌间肛瘘的治疗包括瘘管切开术（切开瘘管）、刮除和二期愈合（图 29-40A）。"马蹄形"肛瘘内口通常开口于后正中线，经过肛门后深隙向前、向外延伸至一侧或双侧坐骨直肠窝。经括约肌肛瘘的治疗取决于瘘管在括约肌复合体的位置。瘘管累及少于 30% 括约肌可以通过括约肌切开术治疗，而无明显肛门失禁风险（图 29-40B）。高位瘘管环绕大部分括约肌，用挂线治疗比较安全（参看下面章节）。同样，括约肌上肛瘘也采用挂线治疗（图 29-40C）。括约肌外肛瘘较少见，治疗取决于瘘管的解剖位置和病因。一般来说，括约肌外瘘管应行切开引流。如果有齿状线水平的主管也应切开。有多条瘘管的复杂瘘管要求分次操作以控制感染和促进愈合。充分使用引流和挂线有助于治疗。最终的愈合不佳要求粪便改道（图 29-40D）。复杂和（或）难治性瘘可能是克罗恩病、恶性肿瘤、放射性直肠炎或非常见感染的所致。所有复杂和（或）难治性肛瘘都应行直肠镜检以明确是否有直肠黏膜病变。应行瘘管活检以排除恶性肿瘤。

　　瘘管挂线引流术可以维持引流和（或）诱导纤维化。切割挂线是用缝合线或橡皮圈扎紧瘘管，并在诊所间歇拉紧挂线。拉紧挂线导致括约肌纤维化及逐步离断，从而在保持括约肌的连续性的同时消除瘘管。非切割挂线是将一种软塑胶管（通常是血管环）置于瘘管，维持引流。由于瘢痕形成阻止了括约肌回缩，在瘘管逐步切开的同时可以降低肛门失禁的风险。另一方面，挂线也可以留下作为长期引流。高位瘘管可通过肛门内黏膜瓣推进关闭内口术治疗（参考以下直肠阴道瘘：治疗）。纤维胶及各种胶原栓也被用于治疗持续性瘘管，疗效各异。

直肠阴道瘘

　　直肠阴道瘘连接阴道与直肠或靠近齿状线的肛管。直肠阴道瘘分为低位（直肠开口靠近齿状线，阴道开口在阴唇系带）、中位（阴道开口位于阴唇系带和宫颈之间）和高位（阴道开口位于宫颈附近）。低位直肠阴道瘘通常由产道受伤或异

物创伤造成的。中位直肠阴道瘘来自更严重的产道受伤,但有时也可发生在中段直肠肿物切除、放射性损伤或未引流脓肿播散之后。高位阴道直肠瘘可由手术或放射性损伤造成。复杂憩室炎可以导致结肠阴道瘘。克罗恩病可以并发结肠阴道瘘、小肠阴道瘘及所有水平段的直肠阴道瘘。

诊断

病人的症状是多样的,从自觉阴道排气到阴道排出固体粪便。大部分病人出现一定程度的大便失禁。污染可导致阴道炎。大的瘘管可在肛窥镜检和(或)阴窥镜检中明显看见,较小的瘘管却很难定位。有时可用钡餐造影或阴道 X 线片确定这些瘘管,经直肠内超声也有助于诊断。也可让病人采取俯卧位,从直肠灌注亚甲蓝,若在阴道塞上发现染色,则可确认小瘘管的存在。

治疗

直肠阴道瘘的治疗取决于瘘管的大小、位置、病因及周围组织的情况。由于多达 50% 的产道受伤引起的瘘管能自然愈合,为谨慎起见,可在产后 3 ~ 6 个月才进行手术修复。如果瘘管是由隐窝腺脓肿引起的,脓肿引流后瘘管可自行关闭。

低位和中位直肠阴道瘘通过肛门内黏膜瓣推进关闭内口术可以有效治愈。此术式的原则在于推移直肠开口之上的健康的黏膜、黏膜下层和环状肌(瘘管高压力端)以促进愈合(图 29-41)。如果有明显括约肌损伤,应立刻行重叠括约肌

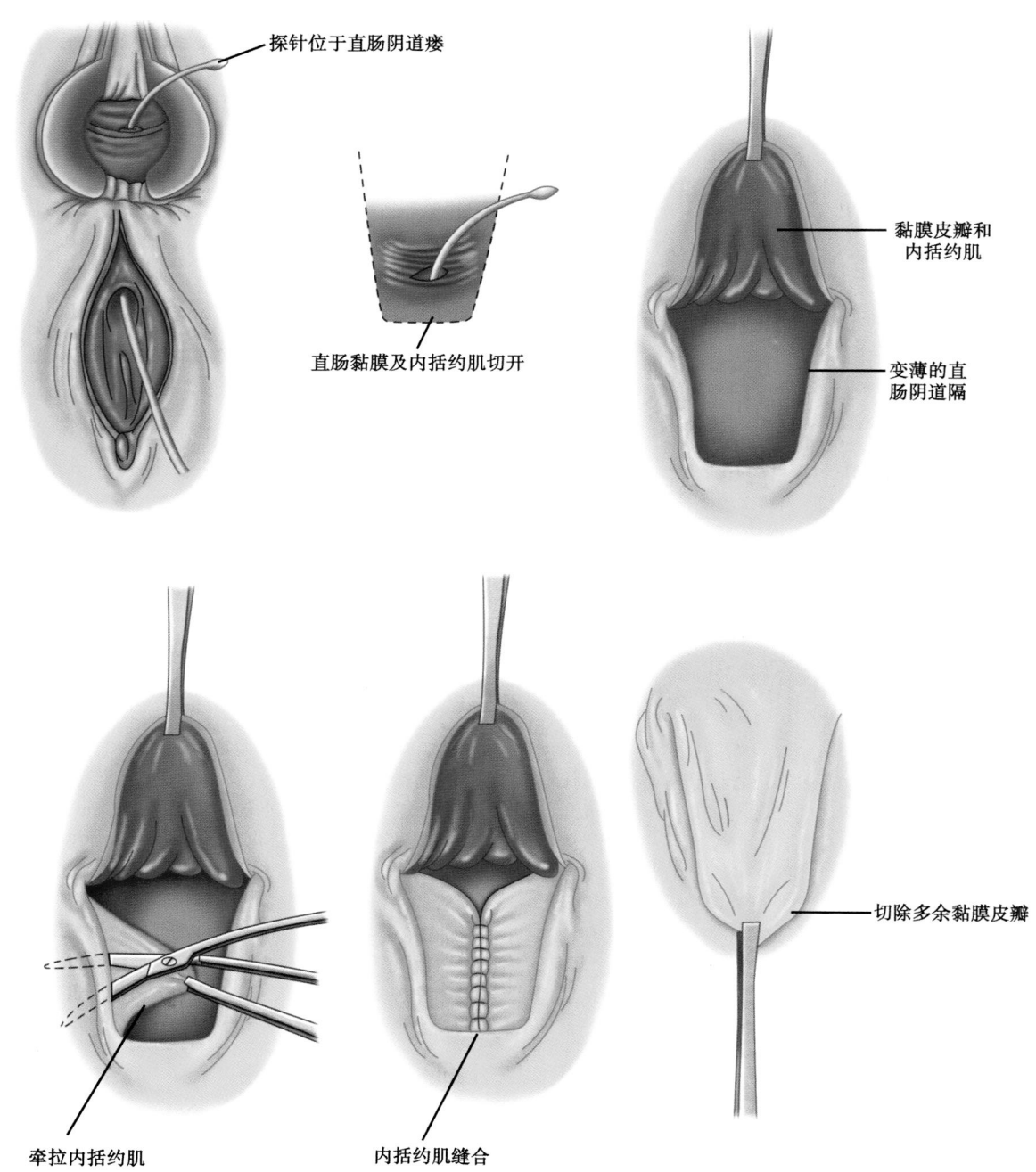

探针位于直肠阴道瘘

直肠黏膜及内括约肌切开

黏膜皮瓣和内括约肌

变薄的直肠阴道隔

牵拉内括约肌

内括约肌缝合

切除多余黏膜皮瓣

图 29-41 直肠阴道瘘的肛门内黏膜瓣推进关闭内口术

成形术。其很少要求粪便改道。高位直肠阴道瘘、结肠阴道瘘和小肠阴道瘘使用经腹治疗效果较佳。导致瘘管的病变组织(上段直肠、乙状结肠或小肠)应全部切除,并封闭阴道的瘘管开口。通常将正常组织,如网膜或肌肉,放置于肠道与阴道之间,以防止复发。

克罗恩病、放射性损伤或恶性肿瘤引起的直肠阴道瘘几乎不会自行愈合。克罗恩病瘘管的治疗主要是充分引流肛周感染及营养支持。肛门内黏膜瓣推进关闭内口术可以作为活动性克罗恩病瘘管治疗的备选方案。对于放射性损伤造成的瘘管,由于直肠及阴道周围组织受伤明显,肛门内黏膜瓣推进关闭内口术并不适用。中位及高位直肠阴道瘘有时能通过经腹治疗成功修复,此时正常组织(网膜、肌肉和未放射照射的肠道)被置于直肠与阴道之间。恶性肿瘤造成的瘘管必须切除肿瘤。由于鉴别放射性损伤和恶性肿瘤这两种病因存在困难,故对所有放射性损伤所致瘘管必须行活检以排除癌症。

肛周皮炎

肛门瘙痒

肛门瘙痒(严重肛周瘙痒)是由多种病因引起的一种常见症状。外科可治疗(解剖)病因包括痔脱垂、外翻、肛裂、肛瘘和肛瘤。肛周皮肤感染也可以表现为肛门瘙痒。感染源包括真菌(念珠菌、表皮藓菌),寄生虫(蛲虫、阴虱、疥螨),细菌(微小棒状杆菌、梅毒螺旋体),或者病毒(人类乳头状病毒)。抗生素滥用也可致肛周瘙痒,通常是因为其导致的真菌感染。非感染性皮肤病因素包括皮脂溢、牛皮癣和接触性皮炎。接触性皮炎有时特别棘手,因为许多病人用于缓解瘙痒的非处方药物反而加重了病情。全身系统性疾病,如黄疸和糖尿病也可以有肛周瘙痒的表现。

除上述各种原因,大部分肛周瘙痒是特发性的,可能与局部卫生、神经官能及精神因素相关。治疗的关键在于去除刺激因素,提高个人卫生,饮食调整及避免搔抓。有时要求行活检和(或)培养以排除感染或皮肤病因素。涂抹 0.5% ~1.0% 的氢化可的松软膏可有效地缓解症状,但不应长期使用,以免发生真皮萎缩。皮肤保护剂如尿布疹软膏也可以改善症状。全身应用抗组胺药和三环类抗抑郁药在某些情形下也能有效地治疗瘙痒。

非瘙痒性病变

多种肛周皮肤情况会出现肛周皮肤的改变。麻风病、阿米巴病、放线菌病、性病淋巴肉芽肿都会造成典型的肛周皮损。肿瘤病变,如上皮内上皮瘤、乳腺上皮内癌以及侵蚀性肿瘤都会首先有肛周皮肤表现。活检有助于明确诊断。

性传播疾病

细菌感染

直肠炎是肛门直肠细菌感染的常见症状[92,93]。淋球菌是直肠炎最常见的致病菌,其导致疼痛、里急后重、直肠出血和黏液便。沙眼衣原体感染症状可不明显,也可以有相似的症状。梅毒螺旋体是梅毒的致病菌,其感染可不引起明显症状,也可表现为非典型裂隙,可在感染部位形成下疳(梅毒一期),而扁平湿疣则为二期梅毒的特点。杜克雷嗜血杆菌感染所致的软下疳表现为多处疼痛及出血性皮损。腹股沟淋巴结病表现为波动、引流的淋巴结。肉芽肿杜诺万菌感染引起会阴部磨光的红色肿物(性病性肉芽肿)。引起腹泻性疾病的致病菌,如弯曲杆菌或志贺菌也可能是性传播的。治疗包括针对致病菌使用敏感抗生素。

寄生虫感染

溶组织内阿米巴病是一种越来越常见的性传播疾病。阿米巴可以感染消化道的任何部位,造成胃肠黏膜溃疡。其症状包括腹泻、腹痛和里急后重。肠兰伯式鞭毛虫也是造成腹泻、腹痛和不适的常见寄生虫。

病毒感染

单纯疱疹病毒　疱疹直肠炎相当常见。直肠炎通常由 II 型单纯疱疹病毒引起的,而较少由 I 型疱疹病毒引起。其主要症状有严重的难治性肛周疼痛和里急后重。疼痛常发生在特征性水疱之前,这些病人须行麻醉下检查以排除其他的诊断,如括约肌间脓肿。确诊须有组织或水疱液的病毒培养证据。

人类乳头状病毒　人类乳头状病毒感染导致尖锐湿疣(肛门生殖器疣),并与急性间质性肾炎和鳞状上皮细胞癌(参见上文肛管及会阴肿瘤)相关。湿疣发生在会阴部或肛管的鳞状上皮区。有时直肠下段黏膜也可能感染。人类乳头状病毒有接近 30 种血清型。其中 16 型和 18 型,似乎更容易引起恶性肿瘤,并经常导致皮肤不典型的平疣。相对的,6 型和 11 型通常引起疣和较少导致恶性肿瘤。

肛门尖锐湿疣的治疗取决于病变位置及范围。肛周皮肤及肛管远端的小疣可在诊所局部应用二氯乙酸或鬼臼脂治疗。虽然用这些药物对 60% ~ 80% 的病人有效,但是复发和再感染也是很常见的。咪喹莫特(5% 咪喹莫特乳膏)是一种免疫调节剂,最近被用于局部治疗严重的病毒感染,包括肛门尖锐湿疣[94]。初步研究表明这种药物治疗位于肛周皮肤和肛管远端的湿疣具有极高的疗效[95]。更大的和(或)数目更多的疣需要在手术室里切除和(或)电灼。切除的疣应当送往病理检查,以排除发育异常或恶性肿瘤。必须注意到首次使用鬼臼脂可能会出现类似发育异常的组织变化。最近引进的人类乳头状病毒疫苗声称可预防肛门生殖器疣。

人类免疫缺陷病毒(HIV)　参见以下章节免疫抑制宿主。

藏毛病

藏毛病(脓疱、感染)包括出现在臀沟的含有毛发的窦或脓肿。虽然病因仍不清楚,但目前推测为病人坐下时臀沟产生的引力将毛发吸至位于中线的凹陷内。这些不发育的毛发可能被感染,在骶尾区出现急性脓肿。虽然急性发作容易治疗,但是复发很常见。

急性脓肿一旦确诊就应即刻行切开引流。由于这些脓肿通常是非常表浅的,这个操作可以局部麻醉后在诊所、病房或者急诊室进行。由于中线的创伤常愈合不良,一些外科医师建议从臀沟的侧面切开。多种操作已经推荐用于治疗慢性藏毛窦。最简单的方法包括通道去顶、基底刮除和创伤袋型缝合。创口必须保持洁净,远离毛发,直到完全愈合为止(通常要求每周一次的门诊创口护理)。另外,一个小的侧切口可以切除窦。这种方法对大部分初次发病的藏毛窦有效。一般来说,应避免扩大切除。复杂和(或)复发性窦道要求扩大切除,并以 Z 形缝合,瓣膜推移或旋转瓣膜来封闭创口。

化脓性汗腺炎

化脓性汗腺炎是皮肤顶浆分泌汗腺感染。感染的腺体破裂,并造成皮下窦道。这种感染可以类似复杂肛瘘,但止于肛缘,因为肛管没有顶浆分泌腺体。治疗包括对急性脓肿的切开引流,对所有慢性炎症性肛瘘都应去顶,清除颗粒组织。放射状切除和皮肤移植几乎没有必要。

外伤

穿透性结直肠损伤

结直肠损伤在腹部穿透性肿瘤中非常常见,且历来与高致死率相关。20 世纪上半叶,结直肠损伤的致死率高达90% 。在二战期间开展的结肠损伤外置术和粪便改道术大幅度降低了致死率,而这个处理大肠损伤的原则也使用了超过50 年。但是最近,这个方式受到了挑战,肿瘤外科逐步在特定的病人实行一次性修补术。

结肠损伤的处理取决于损伤的机制,手术与受伤的时间间隔,病人的整体耐受情况,腹腔污染的程度和结肠损伤的情况。对于血流动力学稳定且没有其他损伤以及结肠正常、很少污染的病人可行一次性修复术。一次性修复术的禁忌证包括:休克、多于两个器官受损、系膜血管损伤和广泛粪便污染。受伤超过 6 小时后行手术治疗会增加致病率及致死率,同时也是一次性修复术的相对禁忌证。高速枪击伤或爆炸伤通常与多腹腔脏器损伤及组织损失相关,所以清除所有无活力组织后应行粪便改道术。病人因素,如内科合并症、高龄、存在肿瘤或放射性损伤等都应列入考虑范围(表 29-6)。

与腹膜内结肠损伤相似,直肠穿透性肿瘤与高致病率和致死率相关。一次性修复直肠比修复结肠要困难,但是,大多数直肠损伤都与显著污染相关。因此,大多数穿透性直肠损伤的治疗应在近端行粪便改道,充分直肠灌洗(远端直肠冲洗)。骶前引流有助于改善广泛的粪便污染。情况稳定病人的较小的无粪便污染的直肠损伤可以行一次性修复术。难治性直肠出血要求血管造影栓塞。罕见地,出血或广泛组织丧失(特别是肛门括约肌严重损伤)要求紧急经腹会阴直肠切除术。但是应当尽量避免此手术,因为严重受伤病人行广泛盆腔切除术后有较高的死亡率。

钝性结直肠损伤

钝性结直肠损伤不如穿透性损伤常见。不过钝性损伤一样可以造成结肠穿孔,而系膜剪切伤可致肠道去血管化。处理此类损伤遵循与穿透伤一样的原则。无污染的小穿孔可以一次性闭合。更广泛的损伤要求粪便改道。单纯的浆膜血肿并不主张切除术,但应小心检查是否有肠道穿孔及明显的肠缺血。

表 29-6　使用造口术的标准
伤害物因素
高速子弹伤
散弹伤
爆炸伤
挤压伤
病人因素
并存肿瘤
辐射组织
内科情况
高龄
受伤因素
炎症组织
晚期感染
远端梗阻
局部异物
血供不足
系膜血管受损
休克,血压低于 80/60mmHg
出血量大于 1000ml
多于两个脏器受损(特别是肾)
间隔 6 小时后手术(胰腺、肝、脾)
广泛损伤要求切除
腹壁大部丧失
胸腹穿透伤

直肠钝性损伤可由严重外伤引起,如盆腔挤压伤,或者由灌肠或异物造成的局部创伤引起。挤压伤,特别是与盆腔骨折相关的,通常引起严重的直肠损伤和污染。这类病人要求立即清除所有失活组织,近端粪便改道和远端直肠灌洗,放置或不放置引流管。灌肠或异物造成的钝性外伤可以导致黏膜血肿,如果黏膜完整则可不行手术治疗。如果肠道相对洁净且无污染,小的黏膜撕裂伤可以一次性修复。

医源性损伤

术中损伤

结直肠容易在其他手术,尤其是盆腔手术中意外损伤。处理这类损伤的关键是早期发现。如果无污染,病人状况佳,绝大多数医源性结直肠损伤都可以一次性修复。发现迟滞可以导致严重的腹膜炎和致命的败血症。此时,通常要求粪便改道,可能需要反复行脓肿引流。

钡灌肠所致损伤

结直肠损伤是钡灌肠造影相当罕见的并发症,有相当高的致病率和致死率。穿孔处溢出的钡餐,特别是在腹膜反折之上的,可以导致重度腹膜炎、败血症及全身系统性炎症反应。如果及早发现穿孔,可以立即修复并去除腹腔内的粪便及钡餐。但是如果败血症已经发生,通常要求粪便改道(包括及不包括肠道切除)。相对少见的,如果是腹膜外直肠黏膜的小损伤,可以予肠道休息、广谱抗生素及密切观察。

结肠镜检查所致穿孔

穿孔是诊断性或治疗性结肠镜检查的主要并发症。幸运的是,此并发症较少见,少于 1% 的发病率。造成穿孔的创伤来源于仪器的顶端,结肠镜"环"形成的剪切力,或注水形成的压力。活检或电灼也可以造成穿孔。电灼肠息肉切除术可引起肠壁全层烧伤,导致息肉切除术后综合征,病人可以表现为腹痛、发热和白细胞增多,但没有弥漫性腹膜炎的证据。

结肠镜穿孔的处理取决于穿孔的大小、持续时间和病人的总体情况。操作中及时发现的大穿孔要求手术治疗。由于结肠镜检查前通常已完善肠道准备,此类损伤通常无污染,能够一次性修复。如果有明显污染,诊断迟滞并有腹膜炎,或病人血流动力学不稳定,近端改道并或不并肠道切除是最安全的方法。有时看似无意外的结肠镜检查后,病人可能发生腹痛或穿孔的局限症状,许多此类病人可能发生"微小穿孔",可予肠道休息、广谱抗生素及密切观察处理。病情恶化是手术探查的指征。

肛门括约肌损伤与失禁

肛门括约肌损伤的最常见原因是阴道分娩时产道创伤。撕裂延展到直肠(四度裂伤)、切开术后或裂伤修复术后感染、产程延长或会阴中线切开术都可以增加括约肌损伤的风险。痔切除术、括约肌切开术、脓肿引流或瘘管切开术也可以造成括约肌损伤。肛管直肠测压、肌电图及肛门内超声都可以用来评价肛门失禁和疑诊的括约肌损伤。轻度失禁,甚至伴有括约肌功能受损,使用饮食疗法和(或)生物反馈技术都能有效治疗。但更严重的失禁需要手术修复。

穿透性或钝性机械损伤(盆腔的刺伤、炸伤及挤压伤)也可以造成肛门括约肌受损。由于肛门括约肌损伤并非致命的,其决定性修复可以等到其他损伤已修复,病人情况稳定之后再进行。未累及直肠的单纯的括约肌损伤,可以一次修复。直肠损伤伴括约肌损伤的治疗包括粪便改道、远端直肠灌洗、放置引流。严重的会阴组织丧失可能要求广泛清创及转向结肠造口。

手术修复

修复肛门括约肌的最常见方法是环绕括约肌成形术(图 29-42)[96]。该过程包括移动分离的括约肌使其无张力接合。内外括约肌可能重叠或分离。肛门后括约肌间肛提肌成形术用于修复括约肌较少见,但可用于治疗由脱垂和(或)丧失肛门直肠角造成的肛门失禁。(参见以上章节便秘)此方法路经由后括约肌间间隙。术中可伴随经会阴的直肠脱垂修复。肛提肌拉近以重建肛管直肠角,将耻骨直肠肌与外括约肌缝合。这些可选术式通常不需要转向的结肠切除术。

在括约肌明显丧失的情况下,或前次修复术失败,使用更复杂的术式可能有一定概率成功,如股薄肌转位术并或不并长期低频电刺激术[97]。此手术中,股薄肌从大腿中牵拉出来,在其与胫骨粗隆插入处切断,从会阴穿过包绕肛管。其他修补术失败后补救的另一个选择是人工肛门括约肌。该装置包括一个橡胶充气套,一个压力调节球囊和一个控制泵。手动放气可以开放肛管,而气套可以自然充气以维持肛管闭合。如果括约肌未受损,也可以使用一种新的技术,通过非植入脉冲发生

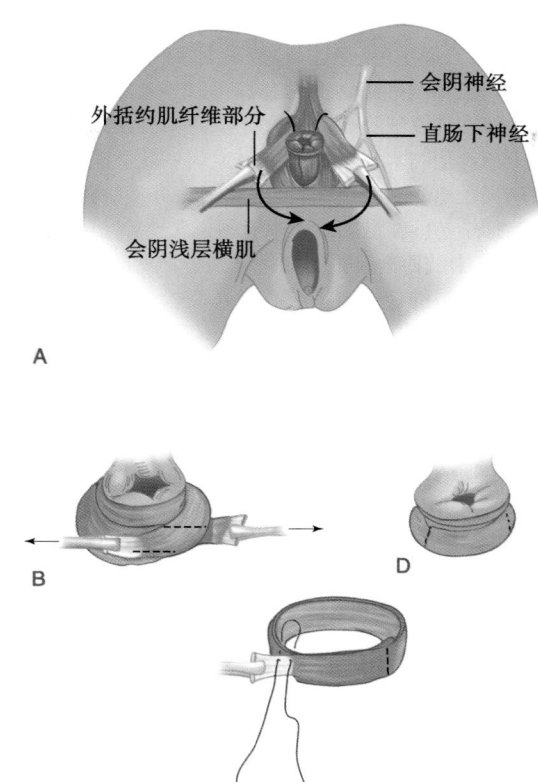

图 29-42 括约肌重叠成形术治疗括约肌撕裂所致肛门失禁。**A.** 牵拉受伤部位瘢痕形成的外括约肌。**B.** 肌肉边缘以重叠的形式排列。**C.** 以褥式缝合连接肌肉。**D.** 完成手术

器刺激骶神经治疗神经源性肛门失禁[12,13]。对于某些病人,末端人工造口可以最有效地缓解难治性肛门失禁[98]。

异物

直肠内异物残留并不常见。异物处于不同的水平位置可以对直肠、乙状结肠或降结肠造成不同的损伤。全腹疼痛提示腹腔内穿孔。评估病人包括会阴检查和仔细的腹部检查以搜索穿孔的证据。必须行腹部平片以明确腹腔内游离空气。

低位直肠异物可以在清醒镇静并或不并局部阻滞麻醉的情况下移除。高位直肠异物移除可能要求局部麻醉或全身麻醉。很少情况需要腹部切开以移除异物。异物移除后,应立即评估直肠和乙状结肠的损伤情况。应行直肠镜检和(或)可屈性乙状结肠镜检查。无穿孔证据的血肿不需要手术治疗。直肠或乙状结肠穿孔的处理应参照前面章节,穿透性结直肠损伤。

免疫抑制病人

人类免疫缺陷病毒(HIV)

感染 HIV 的病人可以有一系列的胃肠道症状。特别是腹泻,极其常见。胃肠道疾病的严重程度部分取决于免疫抑制的程度,但是常见和机会致病菌感染可以发生在疾病的任何阶段。机会感染,致病原包括细菌(沙门菌、志贺菌、弯曲杆

菌、衣原体和泥炭藓分枝杆菌）、真菌（组织胞浆菌、人体球虫病菌、隐球菌）、原虫（弓形体、隐孢子虫、孢子球虫）以及病毒（巨细胞病毒、单纯疱疹病毒），其都可以导致腹泻、腹痛和体重减轻。特别是巨细胞病毒可致严重的小肠结肠炎，也是艾滋病病人急诊剖腹术最常见的感染原因。此类病人中，艰难梭菌结肠炎是最受到关注的，特别是因为许多病人都以抗生素抑制治疗维持。艾滋病病人中胃肠道恶性肿瘤的发生率有所增高[99]。卡波西肉瘤是艾滋病病人最常见的恶性肿瘤，可以发生在胃肠道的任何一部分。病人症状可以不明显，也可以发展至出血或梗阻。胃肠道淋巴瘤（通常是非 Hodgkin 淋巴瘤）也较常见。该人群中结直肠癌的发病率也会增高，尽管尚缺乏决定性数据。

HIV 感染的病人中，肛周疾病也是相当常见的。因为HIV 是性传播的，非常容易合并有其他性传播疾病的感染，如衣原体、单纯疱疹病毒和人类乳头状病毒（肛门尖锐湿疣）。肛门尖锐湿疣特别常见，而不典型增生（急性肾间质肾炎、高度鳞状上皮内病变）在 HIV 感染人群中的发病率也增高[100]。脓肿和瘘管在该人群中可能更难以诊断，且表现复杂性的。许多病人需要麻醉下的活检和培养，以诊断这些肛周疾病的病因。高效反转录治疗改变了 HIV 感染的自然进程，但仍需观察这些药物如何影响 HIV 感染病人的结直肠疾病的发生和预后。

移植免疫抑制

胃肠道是移植术后并发症的好发部位，具有很高的发病率及死亡率。腹泻的最常见病因是感染和药物。特别是应用免疫抑制剂，更易导致腹泻。巨细胞病毒感染较常见，且其病情较重。艰难梭菌也常见。憩室炎在某些移植病人中也常见，且常表现为脓肿或游离穿孔。移植人群中，确诊的憩室炎发作治愈后可行选择性切除。移植物抗宿主病常要求内镜检查和活检，以诊断胃肠道受累情况。病人也可能遭遇与上述HIV 感染相同的机会感染。但是，性传播感染和卡波西肉瘤相对少见，肛周疾病也相对少见。但是，相似的感染也可能发生，免疫抑制使诊断更加困难。

随着移植受体长期生存率提高，移植后恶性肿瘤也逐渐受到关注。移植后淋巴组织增生疾病变得常见，且可发生在胃肠道的任何部位。对于有诱因因素如溃疡性结肠炎的病人，结肠癌的风险将增加。但是，仅免疫抑制而言，似乎并不增加结直肠肿瘤的风险，目前筛查的结果与平均风险人群相近。相反，移植病人的肛门鳞状上皮细胞癌的发生率显著增加，对于已知人类乳头状病毒感染的病人，建议积极筛选。

中性粒细胞减少症病人

中性粒细胞减少小肠结肠炎（盲肠炎）是致命性疾病，其致死率高于 50%。任何原因（骨髓移植、实质性器官移植或化疗）引起的中性粒细胞少于 1000，都可以使病人产生一系列综合征，表现为腹痛腹胀、发热、腹泻（通常是血性的）、恶心及呕吐。腹部 CT 可见盲肠扩张并结肠周围成束。但是，正常表现的 CT 并不能排除诊断。肠道休息、广谱抗菌、肠外营养、粒细胞输注或集落刺激因可有效治疗部分病人。手术指

征包括穿孔、全腹膜炎或病情恶化。

中性粒细胞减少病人常有肛周疼痛，由于缺乏感染的炎症反应，其诊断相对困难。虽然广谱抗生素可以治愈部分病人，但是由于中性粒细胞减少症，应立即行麻醉下检查。疼痛加重或发热和（或）临床恶化均应行麻醉下检查。所有硬结部位都应切开引流，活检以排除白血病细胞浸润，培养以选择敏感抗生素。

（朱正纲　兰平　译）

参考文献

亮蓝色标记的是主要参考文献。

1. Tran K: Capsule colonoscopy: PillCam Colon. *Issues Emerg Health Technol* 106:1, 2007.
2. de Franchis R, Rondonotti E, Villa F: Capsule endoscopy—state of the art. *Dig Dis* 25:249, 2007.
3. Fireman Z, Kopelman Y: The colon—the latest terrain for capsule endoscopy. *Dig Liver Dis* 39:10, 2007.
4. Smith RA, von Eschenbach AC, Wender R, et al: American Cancer Society guidelines for the early detection of cancer: Update of early detection guidelines for prostate, colorectal, and endometrial cancers. Also: Update 2001—testing for early lung cancer detection. *CA Cancer J Clin* 51:38, 2001; quiz 77.
5. Garcia-Aguilar J, Pollack J, Lee SH, et al: Accuracy of endorectal ultrasonography in preoperative staging of rectal tumors. *Dis Colon Rectum* 45:10, 2002.
6. Turgeon DK, Novicki TJ, Quick J, et al: Six rapid tests for direct detection of *Clostridium difficile* and its toxins in fecal samples compared with the fibroblast cytotoxicity assay. *J Clin Microbiol* 41:667, 2003.
7. Qiu H, Sirivongs P, Rothenberger M, et al: Molecular prognostic factors in rectal cancer treated by radiation and surgery. *Dis Colon Rectum* 43:451, 2000.
8. Offit K: Genetic prognostic markers for colorectal cancer. *N Engl J Med* 342:124, 2000.
9. Lynch HT, Lynch JF, Lynch PM, et al: Hereditary colorectal cancer syndromes: Molecular genetics, genetic counseling, diagnosis and management. *Fam Cancer* 7:27, 2008.
10. Dailianas A, Skandalis N, Rimikis MN, et al: Pelvic floor study in patients with obstructive defecation: Influence of biofeedback. *J Clin Gastroenterol* 30:176, 2000.
11. FitzHarris GP, Garcia-Aguilar J, Parker SC, et al: Quality of life after subtotal colectomy for slow-transit constipation: Both quality and quantity count. *Dis Colon Rectum* 46:433, 2003.
12. Ganio E, Ratto C, Masin A, et al: Neuromodulation for fecal incontinence: Outcome in 16 patients with definitive implant. The initial Italian Sacral Neurostimulation Group (GINS) experience. *Dis Colon Rectum* 44:965, 2001.
13. Vaizey CJ, Kamm MA, Roy AJ, et al: Double-blind crossover study of sacral nerve stimulation for fecal incontinence. *Dis Colon Rectum* 43:298, 2000.
14. Takahashi T, Garcia-Osogobio S, Valdovinos MA, et al: Radio-frequency energy delivery to the anal canal for the treatment of fecal incontinence. *Dis Colon Rectum* 45:915, 2002.
15. Tjandra JJ, Dykes SL, Kumar RR, et al: Practice parameters for the treatment of fecal incontinence. *Dis Colon Rectum* 50:1497, 2007.
16. Weeks JC, Nelson H, Gelber S, et al: Short-term quality-of-life outcomes following laparoscopic-assisted colectomy vs open colectomy for colon cancer: A randomized trial. *JAMA* 287:321, 2002.
17. D'Annibale A, Morpurgo E, Fiscon V, et al: Robotic and laparoscopic surgery for treatment of colorectal diseases. *Dis Colon Rectum* 47:2162, 2004.
18. Regimbeau JM, Panis Y, Pocard M, et al: Handsewn ileal pouch-anal anastomosis on the dentate line after total proctectomy: Technique to avoid incomplete mucosectomy and the need for long-term follow-up of the anal transition zone. *Dis Colon Rectum* 44:43, 2001; discussion 50.
19. O'Riordain MG, Fazio VW, Lavery IC, et al: Incidence and natural history of dysplasia of the anal transitional zone after ileal pouch-anal anastomosis: Results of a five-year to ten-year follow-up. *Dis Colon Rectum* 43:1660, 2000.
20. Heuschen UA, Hinz U, Allemeyer EH, et al: One- or two-stage

procedure for restorative proctocolectomy: Rationale for a surgical strategy in ulcerative colitis. *Ann Surg* 234:788, 2001.

21. Heah SM, Seow-Choen F, Eu KW, et al: Prospective, randomized trial comparing sigmoid vs. descending colonic J-pouch after total rectal excision. *Dis Colon Rectum* 45:322, 2002.

22. Farouk R, Pemberton JH, Wolff BG, et al: Functional outcomes after ileal pouch-anal anastomosis for chronic ulcerative colitis. *Ann Surg* 231:919, 2000.

23. Bullard KM, Madoff RD, Gemlo BT: Is ileoanal pouch function stable with time? Results of a prospective audit. *Dis Colon Rectum* 45:299, 2002.

24. Sandborn W, McLeod R, Jewell D: Pharmacotherapy for inducing and maintaining remission in pouchitis. *Cochrane Database Syst Rev* 2000:2, CD001176.

25. Stocchi L, Pemberton JH: Pouch and pouchitis. *Gastroenterol Clin North Am* 30:223, 2001.

26. Zmora O, Pikarsky AJ, Wexner SD: Bowel preparation for colorectal surgery. *Dis Colon Rectum* 2001:44, 1537.

27. Balaban DH, Leavell BS Jr, Oblinger MJ, et al: Low volume bowel preparation for colonoscopy: Randomized, endoscopist-blinded trial of liquid sodium phosphate versus tablet sodium phosphate. *Am J Gastroenterol* 98:827, 2003.

28. Solla JA, Rothenberger DA: Preoperative bowel preparation. A survey of colon and rectal surgeons. *Dis Colon Rectum* 33:154, 1990.

29. Nichols RL, Smith JW, Garcia RY, et al: Current practices of preoperative bowel preparation among North American colorectal surgeons. *Clin Infect Dis* 24:609, 1997.

30. Fa-Si-Oen P, Roumen R, Buitenweg J, et al: Mechanical bowel preparation or not? Outcome of a multicenter, randomized trial in elective open colon surgery. *Dis Colon Rectum* 48:1509, 2005.

31. Jansen JO, O'Kelly TJ, Krukowski ZH, et al: Right hemicolectomy: Mechanical bowel preparation is not required. *J R Coll Surg Edinb* 47:557, 2002.

32. Miettinen RP, Laitinen ST, Makela JT, et al: Bowel preparation with oral polyethylene glycol electrolyte solution vs. no preparation in elective open colorectal surgery: Prospective, randomized study. *Dis Colon Rectum* 43:669, 2000; discussion 675.

33. Bonen DK, Cho JH: The genetics of inflammatory bowel disease. *Gastroenterology* 124:521, 2003.

34. Yamamoto-Furusho JK: Genetic factors associated with the development of inflammatory bowel disease. *World J Gastroenterol* 13:5594, 2007.

35. Alfadhli AA, McDonald JW, Feagan BG: Methotrexate for induction of remission in refractory Crohn's disease. *Cochrane Database Syst Rev* 1:CD003459, 2003.

36. Hanauer SB, Feagan BG, Lichtenstein GR, et al: Maintenance infliximab for Crohn's disease: The ACCENT I randomised trial. *Lancet* 359:1541, 2002.

37. Actis GC, Bruno M, Pinna-Pintor M, et al: Infliximab for treatment of steroid-refractory ulcerative colitis. *Dig Liver Dis* 34:631, 2002.

38. Su C, Salzberg BA, Lewis JD, et al: Efficacy of anti-tumor necrosis factor therapy in patients with ulcerative colitis. *Am J Gastroenterol* 97:2577, 2002.

39. Matsumoto T, Iwao Y, Igarashi M, et al: Endoscopic and chromoendoscopic atlas featuring dysplastic lesions in surveillance colonoscopy for patients with long-standing ulcerative colitis. *Inflamm Bowel Dis* 2008:14, 259.

40. Kiesslich R, Neurath MF: Magnifying chromoendoscopy: Effective diagnostic tool for screening colonoscopy. *J Gastroenterol Hepatol* 22:1700, 2007.

41. Wong Kee Song LM, Adler DG, Chand B, et al: Chromoendoscopy. *Gastrointest Endosc* 66:639, 2007.

42. Bamias G, Cominelli F: Novel strategies to attenuate immune activation in Crohn's disease. *Curr Opin Pharmacol* 6:401, 2006.

43. Bernini A, Spencer MP, Wong WD, et al: Computed tomography-guided percutaneous abscess drainage in intestinal disease: Factors associated with outcome. *Dis Colon Rectum* 40:1009, 1997.

44. Wong WD, Wexner SD, Lowry A, et al: Practice parameters for the treatment of sigmoid diverticulitis—supporting documentation. The Standards Task Force. The American Society of Colon and Rectal Surgeons. *Dis Colon Rectum* 43:290, 2000.

45. Schilling MK, Maurer CA, Kollmar O, et al: Primary vs. secondary anastomosis after sigmoid colon resection for perforated diverticulitis (Hinchey Stage III and IV): A prospective outcome and cost analysis. *Dis Colon Rectum* 44:699, 2001; discussion 703.

46. *http://www.cancer.org/downloads/STT/CAFF2007PWSecured.pdf*: Can-

cer Facts & Figures 2007, American Cancer Society [accessed Jan. 5, 2009].

47. Janne PA, Mayer RJ: Chemoprevention of colorectal cancer. *N Engl J Med* 2000:342, 1960.

48. Calle EE, Rodriguez C, Walker-Thurmond K, et al: Overweight, obesity, and mortality from cancer in a prospectively studied cohort of U.S. adults. *N Engl J Med* 348:1625, 2003.

49. Eaden JA, Abrams KR, Mayberry JF: The risk of colorectal cancer in ulcerative colitis: A meta-analysis. *Gut* 48:526. 2001.

50. Woodhouse CR: Guidelines for monitoring of patients with ureterosigmoidostomy. *Gut* 51:V15, 2002.

51. Al-Tassan N, Chmiel NH, Maynard J, et al: Inherited variants of MYH associated with somatic G:C-->T:A mutations in colorectal tumors. *Nat Genet* 30:227, 2002.

52. Lefevre JH, Rodrigue CM, Mourra N, et al: Implication of MYH in colorectal polyposis. *Ann Surg* 244:874, 2006; discussion 879.

53. Martin M, Simon-Assmann P, Kedinger M, et al: DCC regulates cell adhesion in human colon cancer derived HT-29 cells and associates with ezrin. *Eur J Cell Biol* 85:769, 2006.

54. Bulow C, Vasen H, Jarvinen H, et al: Ileorectal anastomosis is appropriate for a subset of patients with familial adenomatous polyposis. *Gastroenterology* 119:1454, 2000.

55. Steinbach G, Lynch PM, Phillips RK, et al: The effect of celecoxib, a cyclooxygenase-2 inhibitor, in familial adenomatous polyposis. *N Engl J Med* 342:1946, 2000.

56. Hampel H, Frankel WL, Martin E, et al: Screening for the Lynch syndrome (hereditary nonpolyposis colorectal cancer). *N Engl J Med* 352:1851, 2005.

57. Jarvinen HJ, Aarnio M, Mustonen H, et al: Controlled 15-year trial on screening for colorectal cancer in families with hereditary nonpolyposis colorectal cancer. *Gastroenterology* 118;829, 2000.

58. Pignone M, Rich M, Teutsch SM, et al: Screening for colorectal cancer in adults at average risk: A summary of the evidence for the U.S. Preventive Services Task Force. *Ann Intern Med* 137:132, 2002.

59. Imperiale TF, Wagner DR, Lin CY, et al: Risk of advanced proximal neoplasms in asymptomatic adults according to the distal colorectal findings. *N Engl J Med* 343:169, 2000.

60. Lieberman DA, Weiss DG, Bond JH, et al: Use of colonoscopy to screen asymptomatic adults for colorectal cancer. Veterans Affairs Cooperative Study Group 380. *N Engl J Med* 343:162, 2000.

61. Levin B, Brooks D, Smith RA, et al: Emerging technologies in screening for colorectal cancer: CT colonography, immunochemical fecal occult blood tests, and stool screening using molecular markers. *CA Cancer J Clin* 53:44, 2003.

62. Mandel JS, Church TR, Bond JH, et al: The effect of fecal occult-blood screening on the incidence of colorectal cancer. *N Engl J Med* 343:1603, 2000.

63. Hardcastle JD, Armitage NC, Chamberlain J, et al: Fecal occult blood screening for colorectal cancer in the general population. Results of a controlled trial. *Cancer* 58:397, 1986.

64. Winawer SJ, Flehinger BJ, Schottenfeld D, et al: Screening for colorectal cancer with fecal occult blood testing and sigmoidoscopy. *J Natl Cancer Inst* 85:1311, 1993.

65. Yee J, Akerkar GA, Hung RK, et al: Colorectal neoplasia: Performance characteristics of CT colonography for detection in 300 patients. *Radiology* 219:685, 2001.

66. Greene FL PD, Fleming ID, Fritz A, et al: *AJCC Cancer Staging Manual*, 6th ed. New York: Springer, 2002.

67. Gunderson LL, Sargent DJ, Tepper JE, et al: Impact of T and N substage on survival and disease relapse in adjuvant rectal cancer: A pooled analysis. *Int J Radiat Oncol Biol Phys* 54:386, 2002.

68. Chang GJ, Rodriguez-Bigas MA, Skibber JM, et al: Lymph node evaluation and survival after curative resection of colon cancer: Systematic review. *J Natl Cancer Inst* 99:433, 2007.

69. *http://www.qualityforum.org/pdf/cancer/txAppA-Specifications_web.pdf*: Specifications of the National Voluntary Consensus Standards for Quality of Cancer Care, National Quality Forum [accessed Feb. 20, 2008].

70. Wong SL, Ji H, Hollenbeck BK, et al: Hospital lymph node examination rates and survival after resection for colon cancer. *JAMA* 298:2149, 2007.

71. Johnson PM, Porter GA, Ricciardi R, et al: Increasing negative lymph node count is independently associated with improved long-term survival in stage IIIB and IIIC colon cancer. *J Clin Oncol* 24:3570,

2006.

72. Ricciardi R, Madoff RD, Rothenberger DA, et al: Population-based analyses of lymph node metastases in colorectal cancer. *Clin Gastroenterol Hepatol* 4:1522, 2006.

73. Ricciardi R, Baxter NN: Association versus causation versus quality improvement: Setting benchmarks for lymph node evaluation in colon cancer. *J Natl Cancer Inst* 99:414, 2007.

74. Demmy TL, Dunn KB: Surgical and nonsurgical therapy for lung metastasis: Indications and outcomes. *Surg Oncol Clin N Am* 16:579, 2007.

75. Sauer R, Becker H, Hohenberger W, et al: Preoperative versus postoperative chemoradiation for rectal cancer. *N Engl J Med* 351:1731, 2004.

76. Berends FJ, Kazemier G, Bonjer HJ, et al: Subcutaneous metastases after laparoscopic colectomy. *Lancet* 344:58, 1994.

77. A comparison of laparoscopically assisted and open colectomy for colon cancer. *N Engl J Med* 350:2050, 2004.

78. Hazebroek EJ: COLOR: A randomized clinical trial comparing laparoscopic and open resection for colon cancer. *Surg Endosc* 16:949, 2002.

79. Jayne DG, Guillou PJ, Thorpe H, et al: Randomized trial of laparoscopic-assisted resection of colorectal carcinoma: 3-year results of the UK MRC CLASICC Trial Group. *J Clin Oncol* 25:3061, 2007.

80. Hobson KG, Ghaemmaghami V, Roe JP, et al: Tumors of the retrorectal space. *Dis Colon Rectum* 48:1964, 2005.

81. Berry JM, Palefsky JM, Welton M: Anal cancer and its precursors in HIV-positive patients: Perspectives and management. *Surg Oncol Clin N Amer* 13:355, 2004.

82. Wieland U, Brockmeyer NH, Weissenborn SJ, et al: Imiquimod treatment of anal intraepithelial neoplasia in HIV-positive men. *Arch Dermatol* 142:1438, 2006.

83. Bullard KM, Tuttle TM, Rothenberger DA, et al: Surgical therapy for anorectal melanoma. *J Am Coll Surg* 196:206, 2003.

84. Yeh JJ, Shia J, Hwu WJ, et al: The role of abdominoperineal resection as surgical therapy for anorectal melanoma. *Ann Surg* 244:1012, 2006.

85. Bullard K, Maddoff R: *Rectal Prolapse and Intussusception*. New York: Marcel Dekker, 2003.

86. Torres C, Khaikin M, Bracho J, et al: Solitary rectal ulcer syndrome: Clinical findings, surgical treatment, and outcomes. *Int J Colorectal Dis* 22:11, 2007.

87. Tjandra JJ, Chan MK: Systematic review on the procedure for prolapse and hemorrhoids (stapled hemorrhoidopexy). *Dis Colon Rectum* 50:878, 2007.

88. Wong JC, Chung CC, Yau KK, et al: Stapled technique for acute thrombosed hemorrhoids: A randomized, controlled trial with long-term results. *Dis Colon Rectum* 51:397, 2008.

89. Madoff RD, Fleshman JW: AGA technical review on the diagnosis and care of patients with anal fissure. *Gastroenterology* 124:235, 2003.

90. Nelson R: Non surgical therapy for anal fissure. *Cochrane Database Syst Rev*, 4:CD003431, 2006.

91. North JH Jr, Weber TK, Rodriguez-Bigas MA, et al: The management of infectious and noninfectious anorectal complications in patients with leukemia. *J Am Coll Surg* 183:322, 1996.

92. Wexner SD: Sexually transmitted diseases of the colon, rectum, and anus. The challenge of the nineties. *Dis Colon Rectum* 33;1048, 1990.

93. Smith L: Sexually transmitted diseases, in Gordon P, Nivatvongs S, (eds): *Principles and Practice of Surgery for the Colon, Rectum, and Anus*. St. Louis: Quality Medical Publishing, 1999, p 341.

94. Stanley MA: Imiquimod and the imidazoquinolones: Mechanism of action and therapeutic potential. *Clin Exp Dermatol* 27:571, 2002.

95. Gunter J: Genital and perianal warts: New treatment opportunities for human papillomavirus infection. *Am J Obstet Gynecol* 189:S3, 2003.

96. Buie WD, Lowry AC, Rothenberger DA, et al: Clinical rather than laboratory assessment predicts continence after anterior sphincteroplasty. *Dis Colon Rectum* 44:1255, 2001.

97. Baeten CG, Bailey HR, Bakka A, et al: Safety and efficacy of dynamic graciloplasty for fecal incontinence: Report of a prospective, multicenter trial. Dynamic Graciloplasty Therapy Study Group. *Dis Colon Rectum* 43:743, 2000.

98. Tan EK, Vaizey C, Cornish J, et al: Surgical strategies for faecal incontinence—a decision analysis between dynamic graciloplasty, artificial bowel sphincter and end stoma. *Colorectal Dis* 10:577, 2008.

99. Cooksley CD, Hwang LY, Waller DK, et al: HIV-related malignancies: Community-based study using linkage of cancer registry and HIV registry data. *Int J STD AIDS* 10:795, 1999.

100. Palefsky JM: Anal squamous intraepithelial lesions: Relation to HIV and human papillomavirus infection. *J Acquir Immune Defic Syndr* 21:S42, 1999.

阑尾

Bernard M. Jaffe and David H. Berger

关键点

1. 因阑尾炎而进行的阑尾切除术是世界上最常见的急诊手术。

2. 虽然超声、CT 及腹腔镜检测技术应用日益广泛,但由于有阑尾穿孔的比率,阑尾炎的误诊率仍保持在恒定的比例(15.3%),但女性误诊率明显高于男性。

3. 阑尾炎是一种多重细菌感染性疾病,有报道在穿孔性阑尾炎的病人中培养出 14 种细菌。在正常阑尾、急性阑尾炎、穿孔性阑尾炎中,主要的细菌是大肠埃希菌和脆弱类杆菌。

4. 预防性应用抗生素对预防术后切口感染和腹腔脓肿是有效的治疗手段。非穿孔性阑尾炎病人应用抗生素 24 ~ 48 小时即可,而在穿孔性阑尾炎病人,应用抗生素应达 7 ~ 10 天。

5. 相比较而言,由于症状不典型、鉴别诊断困难、沟通不畅等原因,造成对小儿及老年阑尾炎诊断困难,也使老年阑尾炎具有较高的穿孔率。

6. 阑尾切除术后引起的流产率是 4%,早产率是 7%。而化脓性阑尾炎孕妇的流产率要明显高于单纯性阑尾炎以及阴性阑尾切除术的孕妇流产率。阴性阑尾切除术可引起 4% 的流产风险和 10% 的早产风险。

7. 近来基于肿瘤监控、流行病学和预后计划中有关阑尾恶性肿瘤的数据显示,黏液腺癌是最常见的病理类型,其次是腺癌、类癌、杯状细胞癌和印戒细胞癌。

解剖和功能

胚胎期第 8 周时,阑尾已可分辨为盲肠末端的一个隆起。在出生前及出生后的发育过程中,盲肠的生长发育超过了阑尾,因此,阑尾的最常见位置在盲肠内侧,朝向回盲瓣。阑尾基底部和盲肠根部的关系是固定的,而其尖端可以位于盲肠后、盆腔、盲肠下、回肠前或盲肠外侧等位置(图 30-1)。这些解剖认识对急性阑尾炎时阑尾的定位有十分重要的临床意义。三条结肠带在盲肠的交汇点,就是阑尾基底部的位置,这是辨认阑尾有效的标志。阑尾的长度从<1cm 到>30cm;大多数阑尾的长度是 6~9cm。阑尾缺如、双阑尾或阑尾憩室等变异都曾有报道[1-4]。

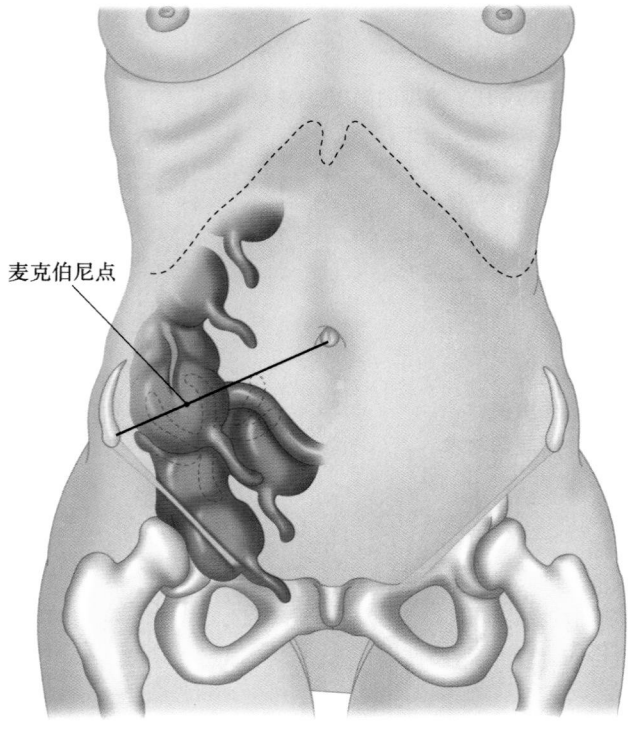

麦克伯尼点

图 30-1　阑尾的解剖位置变异

多年以来,阑尾被错误地认为是一个退化的、没有功能的器官。而如今,阑尾则被认为是具有免疫功能的器官,它可主动参与免疫球蛋白的分泌,特别是免疫球蛋白 A(IgA)。虽然在人类疾病的发生中,还不明确阑尾的具体作用,但近来的研究表明,炎性肠病的发生与阑尾切除术有潜在的关联性。前期的阑尾切除术与溃疡性结肠炎的发生,显示与年龄成负性相关。另外,对比分析也明确显示,前期的阑尾切除术对溃疡性结肠炎而言,是一个病情好转的表象,并可延迟此病的发作。而克罗恩病与阑尾切除术之间的关系还不明了。虽然早期的研究认为,阑尾切除术后会增加克罗恩病的发病风险,但近来,越来越多的关于阑尾切除术时机与克罗恩病发病关系间的研究没有表明两者的关联性。这些数据提示,阑尾切除术也许会预防炎性肠道疾病的发生,但是具体机制尚不清楚[4]。

阑尾的淋巴组织大约在出生后两周出现。在青春期,阑尾的淋巴组织不断增多,而后十年保持稳定。然后,随着年龄的增大逐渐减少。在 60 岁后,阑尾内几乎没有淋巴组织存在,并且阑尾管腔完全闭塞的情况也很常见。

急性阑尾炎

历史背景

虽然古代文献曾散在描述关于像阑尾炎等疾病的手术尝试,但真正意义上的第一例阑尾手术切除术是由伦敦圣乔治医院的外科医师 Claudius Amyand 完成的,同时他也是皇家军队的一名军医。在 1736 年,Claudius Amyand 在给一名患有腹股沟斜疝和肠瘘的 11 岁男孩手术时,在疝囊内容物中发现有已经穿孔的阑尾,他成功地用一根别针将阑尾切除,并修补了斜疝[5]。

早在 19 世纪前,阑尾一直被认为是不可能引起疾病的器官。1824 年,Louyer-Villermay 在巴黎皇家医学科学院发表了一篇文章,他报道了两例尸检发现的阑尾炎病例,并强调了此疾病的重要性。1827 年,法国的内科医师 Francois Melier,进一步阐述了 Louyer-Villermay 的观点,他首次报道了 6 例经尸检认定的阑尾炎病例,并确认病人是在死前患病[5]。在那个时期,同样的研究被许多医师所阐述,包括 Baron Guillaume Dupuytren。Dupuytren 认为盲肠感染是右下腹疾病的主要原因。盲肠炎及盲肠周围炎常被用来描述右下腹感染性疾病。1839 年,由 Bright 和 Addison 编著名为"实践医学元素"的医学手册中描述了阑尾炎的症状,并且确定阑尾炎是引起右下腹炎症疾病的首要病因[6]。哈佛大学病理解剖学教授 Reginald Fitz,被认为是"阑尾炎"专业术语的发明者。他划时代的论文明确地界定了阑尾是引起右下腹感染性疾病的首要病因[7]。

最初针对阑尾炎外科治疗的目的是引流继发于阑尾穿孔而引起的右下腹脓肿。第一次针对不合并腹腔脓肿的阑尾炎或阑尾周围炎的外科治疗,应该是 Hancock 在 1848 年完成的。他在没有切除阑尾的情况下,打开腹腔并进行右下腹腔引流术。第一次有文字记载的阑尾切除术是 Kronlein 在 1886 年施行的,但病人在术后第 2 天死亡。加拿大的 Fergus 在 1883 年完成了第一例择期的阑尾切除术[5]。

针对阑尾炎的治疗研究,贡献最大的是 Charles McBurney。1889 年,他在纽约州立医学杂志上发表了里程碑式的论文,详细论述了针对阑尾炎的早期外科手术的步骤。在这篇文章中,他是这样描述麦克伯尼点(McBurney Point)的:"当检查成年阑尾炎病人时,最明显的腹部压痛位置位于右侧髂前上棘内侧 3.75~5cm,髂前上棘与脐的连线上"。McBurney 随后在 1894 年发表的一篇论文中,把麦克伯尼点确定为以他名字命名的一种腹部切口。McBurney 后来被认为是首个描述这种腹部切口的人。在 1982 年,Semm 首次成功完成了行腹腔镜阑尾切除术[10]。

在过去的 150 年间,对公众医疗健康的发展而言,外科治疗阑尾炎的成功是取得的巨大成就之一。阑尾切除术是目前最常见的外科急诊手术。阑尾炎是青少年常见的疾病,40% 的病人发病年龄在 10~29 岁[11]。1886 年,Fitz 报道了未经外科治疗的阑尾炎死亡率,至少达到 67%[7]。而近来的报道认为,经过治疗的急性阑尾炎死亡率低于 1%[12]。

发病率

据统计,有 12% 的男性、25% 的女性接受过阑尾切除术,并且大约有总数 7% 的人因急性阑尾炎而接受阑尾切除术。1987—1997 年,总的阑尾切除率及附带性阑尾切除率都有所下降。然而,因阑尾炎而行阑尾切除术的比率仍维持在每年 10/10 000 的比例[14]。阑尾炎常见于 20~40 岁的病人,平均

年龄 31.3 岁,中位年龄 22 岁。男性略高于女性(1.2:1 或 1.3:1)[11,13]。

虽然超声、CT 及腹腔镜检查技术应用日益广泛,但由于存在一定的阑尾穿孔率,阑尾炎的误诊率并未降低(15.3%)。而且,女性的误诊率要明显高于男性(22.2:9)。在育龄妇女中,因误诊而行阴性阑尾切除术的比率为 23.2%,40~49 岁妇女中占的比率最高。报道的阴性阑尾切除率最高的年龄间段是 80 岁以上的女性病人(图 30-2)[13,14]。

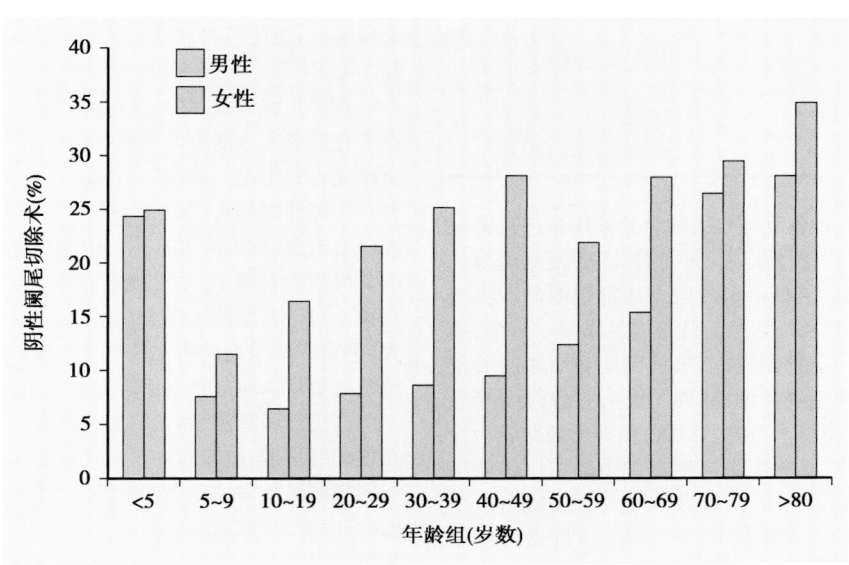

图 30-2 不同年龄组阴性阑尾切除术比率

病因和病理学

阑尾管腔梗阻是引起阑尾炎最主要的因素,而粪石则是引起阑尾管腔梗阻最常见的原因。较少见的原因有:淋巴组织过度增生、X 线检查后积存的钡剂、肿瘤、蔬菜和水果的种子以及肠道寄生虫等。阑尾管腔频繁的梗阻会增加炎症感染的严重性。40% 的急性单纯性阑尾炎可以发现粪石,而在不合并阑尾穿孔的坏疽性阑尾炎则为 65%,在合并阑尾穿孔的坏疽性阑尾炎中,近 90% 的病例可以发现粪石。

通常情况下,阑尾穿孔是一系列病理进程发展的最终结果。阑尾管腔近端的梗阻造成闭袢性梗阻,而阑尾黏膜不断地分泌黏液会使阑尾管腔迅速膨胀。正常阑尾管腔的容积仅有 0.1ml,即使远端阑尾管腔到梗阻部位仅分泌 0.5ml 的液体,也会产生相当于 60cm 水柱的腔内压,膨胀的阑尾会刺激内脏传入神经末梢,引起牵拉反射,造成脐周或中上腹部定位模糊、隐约、弥散性的疼痛。阑尾膨胀也会刺激肠蠕动加剧,因而,在阑尾炎的早期,肠绞痛也会加重内脏疼痛。持续性的黏膜分泌使阑尾更加膨胀,并使阑尾内的菌群快速繁殖。这种膨胀会引起反射性的恶心、呕吐,使弥散性腹疼加重。当组织器官内压力高于静脉压的时候,淋巴和静脉回流受阻,而动脉血流可维持,这时会引起组织器官的充血水肿和静脉淤血。炎症过程很快就会侵及阑尾的浆膜层,并波及相应的壁腹膜,从而产生特征性的转移性右下腹痛。

胃肠道黏膜的血液供应,包括阑尾,极易受到损害,因而在此过程的早期,黏膜的完整性就被破坏,引起细菌的入侵。

当阑尾管腔的膨胀进一步加剧,首先引起静脉回流障碍,随之是动脉血供受阻,组织局部区域血供受损会引起严重的后果:对系膜缘的肠壁出现点状坏死。由于管腔膨胀、细菌入侵、血运受损,以及坏死进程的发展,导致阑尾穿孔发生。通常,坏死穿孔的区域位于管腔对侧系膜缘。通常穿孔的位置位于阻塞点偏上,而不是在阑尾的顶端,这是由于管腔内张力横向作用的结果。

阑尾穿孔的结局并非不可避免,有些急性阑尾炎发作后可自行消退。许多既往有右下腹疼痛病史的急性阑尾炎病人,在手术切除阑尾后的病理检测中发现,阑尾增厚并有瘢痕形成,说明曾有的急性炎症出现了自愈[15,16]。延迟性的临床表现和阑尾穿孔有明显的关联性,这说明阑尾穿孔是急性阑尾炎的后期表现。然而,近来的流行病学研究认为,穿孔性和非穿孔性阑尾炎,事实上是两种不同的疾病[17]。

细菌学

正常阑尾内菌群数量与结肠内的相同。在人的一生中,除了牙龈卟啉单胞菌外,阑尾内的菌群数保持稳定。这种细菌仅仅见于成年人。在阑尾炎发作的时候,细菌培养的结果与其他结肠炎性疾病如结肠憩室炎的结果一样。在正常阑尾、急性阑尾炎、穿孔性阑尾炎病人中,发现的细菌主要是大肠杆菌和脆弱类杆菌[18-21]。然而,多种混合性细菌及厌氧菌、分枝杆菌也可出现(表 30-1)。阑尾炎是一种多重感染性疾病,一些研究报道,在穿孔性阑尾炎中最多培养出了 14 种不同的细菌[18]。

表 30-1	急性阑尾炎病人常见病菌	
需氧型和混合型	**厌氧型**
G⁻杆菌	G⁻杆菌
大肠埃希菌	脆弱类杆菌
铜绿假单胞菌	其他类杆菌
克雷伯菌	梭形杆菌
G⁺球菌	G⁺球菌
咽峡炎链球菌	消化链球菌
其链球菌属	G⁺杆菌
肠球菌	梭状芽孢杆菌

对穿孔性或非穿孔性阑尾炎病人的腹腔液样本进行常规培养，结果是不可靠的。像早前讨论的那样，由于阑尾内菌群的性质是确定的，所以广谱抗生素的应用指征很明确。当细菌培养的结果可靠时，病人经治疗后常很容易康复。另外，细菌培养以及特异的实验室检测发现，厌氧菌培养结果的数量差别很大。当病人出现免疫抑制，或阑尾炎病人经过治疗后发展成腹腔脓肿时，腹膜培养物应当保留，作为发病期或治疗期间的结果对比[20~22]。联合应用抗生素对预防切口感染以及腹腔内脓肿是有效的[23]。非穿孔性阑尾炎病人应用抗生素 24~48 小时即可，而穿孔性阑尾炎病人应用抗生素应达 7~10 天。通常静脉应用抗生素直至白细胞计数达到正常范围，及病人体温正常超过 24 小时。针对是否行腹腔内抗生素灌洗和经切口腹腔引流管应用的治疗方式仍存在争议[24]。

临床表现

症状

腹痛是急性阑尾炎的最初症状。典型的表现：腹痛最初散在分布于中上腹或脐周，中等程度，有时合并有肠绞痛。经过 1~12 小时，通常在 4~6 小时内，疼痛固定于右下腹。虽然通常都有典型的疼痛过程，但也有例外。一些病人起始疼痛就位于右下腹，并一直固定于此。阑尾解剖位置的变异，可以解释疼痛在体表投影位置的不同。例如，阑尾较长时，其炎性的头部位于左下腹，就可引起此区域的腹痛；盲肠后位阑尾可以引起腰或背部疼痛；盆位阑尾可以引起耻骨上疼痛；回肠后位阑尾可以引起睾丸疼痛，可能是因刺激精索动脉和输尿管而引起的。肠旋转不良可引起不明原因的疼痛。

阑尾炎时常伴随着厌食症，如病人不伴有厌食表现，诊断阑尾炎应慎重。虽然 75% 的阑尾炎病人伴有呕吐，但这既不是特异表现，也不会持续很长时间，有的病人仅仅呕吐 1~2 次。呕吐是由神经刺激及肠梗阻而引起的。

许多病人在腹痛开始前有顽固性便秘的病史，并认为排便可以减轻腹痛。一些病人可以出现腹泻的症状，然而，特别是婴幼儿，由于肠功能发育不完善，以至于此症状对鉴别诊断毫无意义。

症状出现的先后顺序，对阑尾炎的鉴别诊断有显著的意义。超过 95% 的病人，其首发症状是厌食，接着是腹痛，继而是呕吐（如果有呕吐发生）。如果呕吐在腹痛之前出现，则阑

尾炎的诊断应慎重。

体征

体格检查主要确定化脓性阑尾的解剖位置，以及当病人第一次体检时，确定有无阑尾穿孔。

在单纯性阑尾炎时，生命体征很少发生改变。体温升高很少超过 1℃（1.8F），脉率正常或稍有加快。如生命体征发生明显改变，则预示病情加重，或考虑有其他疾病的可能[25]。

通常，阑尾炎的病人喜仰卧位，且大腿呈屈曲位，右侧尤为明显，因为任何的移动都会增加疼痛。病人移动时应缓慢而小心。

如果化脓的阑尾位于盲肠前位，右下腹的体征会很典型，在麦克伯尼点或附近的压痛会很明显[8]。麦克伯尼点的明显反跳痛也常出现。如右下腹出现波及性的反跳痛，往往预示着有局限性腹膜炎[25]。在进行左下腹结肠充气试验时，右下腹疼痛出现，称为罗夫辛征。出现急性阑尾炎时，由于其传入的节段高于右侧 $T_{10~12}$ 支配的脊神经区域，可出现疼痛觉过敏现象。对于典型的阑尾炎病人，这种表现也许对诊断意义不大，但对一些早期的阑尾炎病人，这可能是最早的阳性体征。感觉过敏可以通过针刺或示指和拇指轻轻夹起皮肤而引出。

当进行腹部触诊时，肌紧张度预示着炎症感染的严重性。在疾病的早期，肌紧张的出现往往是病人自发的保护性反应。当腹膜刺激加重，肌肉痉挛出现，并很大程度上是非自主性的，则因为肌肉下方感染性的壁腹膜直接刺激肌肉痉挛引起反射性强直。

阑尾位置的解剖变异，会引起常规体格检查结果的偏差。当阑尾位于盲肠后位，腹部前方的体检也许没有明显的阳性体征，压痛主要集中在右侧腰部。如果化脓性的阑尾垂到盆腔，腹部体检可能无阳性体征，如不进行直肠内的检查，也许阑尾炎就会被误诊。当进行直肠指诊时，用手指压迫道格拉斯陷窝前方的腹膜，会引起耻骨联合上方区域及直肠内疼痛。一些局限性的肌肉刺激征也会出现。腰大肌征提示：刺激点的位置靠近腰大肌。让病人左侧卧位，然后检查者慢慢地将病人右侧大腿伸直，再牵拉病人的髂腰肌。如牵拉会引起病人的疼痛，结果提示阳性。同样，闭孔内肌征阳性是指通过牵拉闭孔内肌而引起下腹部疼痛，提示炎性刺激位于盆腔。病人仰卧后，右侧大腿屈曲，并被动性地进行内旋。

实验室检查

急性单纯性阑尾炎的病人，幼稚型白细胞增多，范围在 10 000~18 000/µl，白细胞计数的结果差别较大，并且中性多核白细胞增多明显。然而，在单纯性阑尾炎中，白细胞计数>18 000/µl 并不常见。如白细胞计数超过此水平时，往往提示为穿孔性阑尾炎伴或不伴腹腔脓肿形成。尿检对鉴别泌尿系统来源的感染有价值。虽然有时化脓性阑尾炎可以通过刺激膀胱或输尿管而引起尿液产生少量的红细胞或白细胞，但通过导尿管留取的尿液标本中发现菌尿在急性阑尾炎中很少见[26]。

影像学检查

腹部平片虽然在急腹症的诊断中具有重要的价值，但对急性阑尾炎的诊断少有帮助。但是，腹部平片在排除腹腔其

他病变方面有明显的作用。急性阑尾炎的病人,腹部平片常可发现非特异性肠管胀气的表现。粪石在腹部平片中很少显影,但如显影,则高度怀疑急性阑尾炎。胸片检查可以鉴别由于右肺下叶肺炎而引起的牵涉痛。

其他的放射学检查包括钡灌肠和白细胞标记放射性核素扫描。钡灌肠检查时,阑尾充盈显影,则阑尾炎的诊断可以排除。如阑尾没有显影,阑尾炎则不能排除[27]。到目前为止,放射性核素检查诊断阑尾炎缺乏足够的经验,无法评估检查的价值。

分级加压性超声检测被认为是诊断阑尾炎较准确的检查手段。它简洁,价廉,不需要中间介质,即使孕妇也可应用。在超声声像图上,阑尾显示为起始于盲肠、无蠕动、肠襻状、头部盲端索条样的影像。通过最大化的加压,测量阑尾前后径

的长度。如非加压性测量阑尾的前后径≥6mm,可认为扫描结果阳性(图30-3)。如声像图显示阑尾内粪石,则阑尾炎诊断可以确立。阑尾明显增粗及阑尾周围积液应高度怀疑阑尾炎。正常阑尾超声的典型图像是管状盲端条索样结构,直径≤5mm,这种情况下可以排除急性阑尾炎。当未探查到阑尾或其周围没有积液或包块的时候,超声结果的准确性有待验证。当超声检查排除急性阑尾炎的时候,应采取其他的检查手段来确定腹腔内可能的病变。孕产期的女性病人,应用经腹或经阴道超声检查,可以明确盆腔内器官的病变,从而确定是否由于妇产科疾患而引起的急性腹痛。应用超声诊断急性阑尾炎,有报道认为其诊断敏感度为55%~96%,特异度为85%~98%[28-30]。超声检查对婴幼儿和孕妇来说,简单有效,但应用于晚期妊娠的孕妇有时受限。

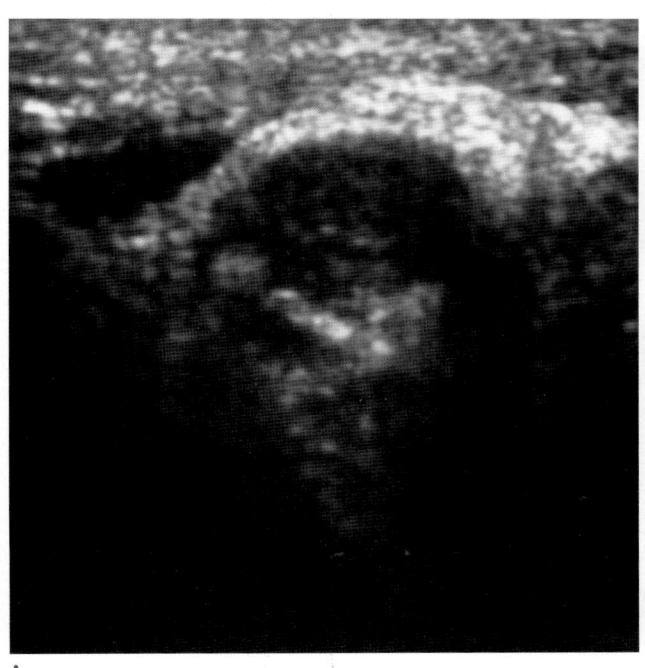
A

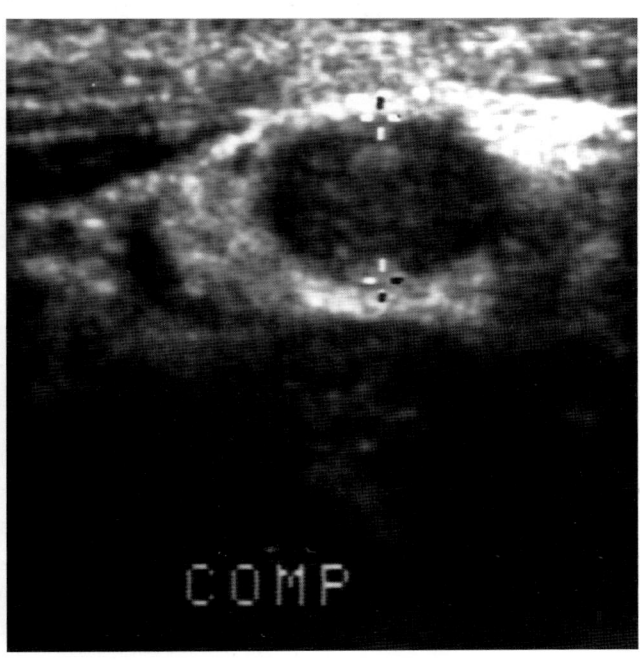
B

图 30-3 症状为恶心、呕吐及腹痛的 10 岁女孩的阑尾声像图。在非加压性(A)及加压性(B)测量阑尾的最大前后径均达到 10.0mm

虽然超声检查在阑尾穿孔形成脓肿的时候易于检测,但它的应用有一定局限性,结果依赖于检查者的诊断水平。假阳性结果有时出现在阑尾周围发生炎症时,扩张的输卵管也可被误认为化脓的阑尾,干结的粪块与阑尾粪石影像有时类似,在肥胖的病人,由于覆盖有肥厚的脂肪,阑尾可能不能被压闭。假阴性超声结果可出现在阑尾炎症局限在阑尾尖部时,阑尾位于盲肠后位时,阑尾明显扩张可被误认为小肠,或者阑尾穿孔后明显变小[31]。

一些研究认为,分级加压性超声检测诊断阑尾炎,敏感度超过了临床检查,特别是将阴性阑尾切除率从37%降至13%[32]。超声检测同样缩短了阑尾炎病人术前诊断时间。有10%的阑尾炎病人,体格检查认为阑尾炎的可能性小,而通过超声检测则可确诊[33]。对比而言,超声诊断的阳性率及阴性率分别达91%和92%。然而,近来的一项多中心前瞻性的研究表明,与临床判定相比,常规超声检测并不能提高阴性阑尾切除术及阑尾穿孔诊断的准确性。

高分辨率螺旋 CT 也常用于阑尾炎的诊断。在 CT 影像上,化脓的阑尾常显示直径增大(>5cm),壁增厚。当显示"稠厚的脂肪",即阑尾系膜增厚的时候,同时伴有明显的周围炎症,就是化脓感染的明确依据(图30-4)。粪石常容易看到,但这并不是阑尾炎的特异性改变。一个重要的特异性影像是显示箭靶征。这种现象是由于造影剂通过增厚的盲肠与阑尾间漏斗状的开口进入化脓的阑尾所致。CT 检查常用于鉴别与阑尾炎相似的其他炎症性疾病。

几种 CT 技术也常被应用,包括聚焦及非聚焦点、增强及非增强性 CT 扫描。由于增强 CT 扫描在诊断右下腹疼痛的时候,有时引起造影剂过敏,所以非增强 CT 扫描显得更重要。但奇怪的是,所有这些技术在诊断的准确性相当一致:诊断灵敏度达92%~97%,特异度达85%~94%,准确度达90%~98%,阳性诊断率为75%~95%,阴性诊断率为95%~99%[34-36]。经直肠内造影剂行 CT 检查,并不能提高诊断率。

大量的研究证明,应用 CT 检查可以明显提高可疑性阑

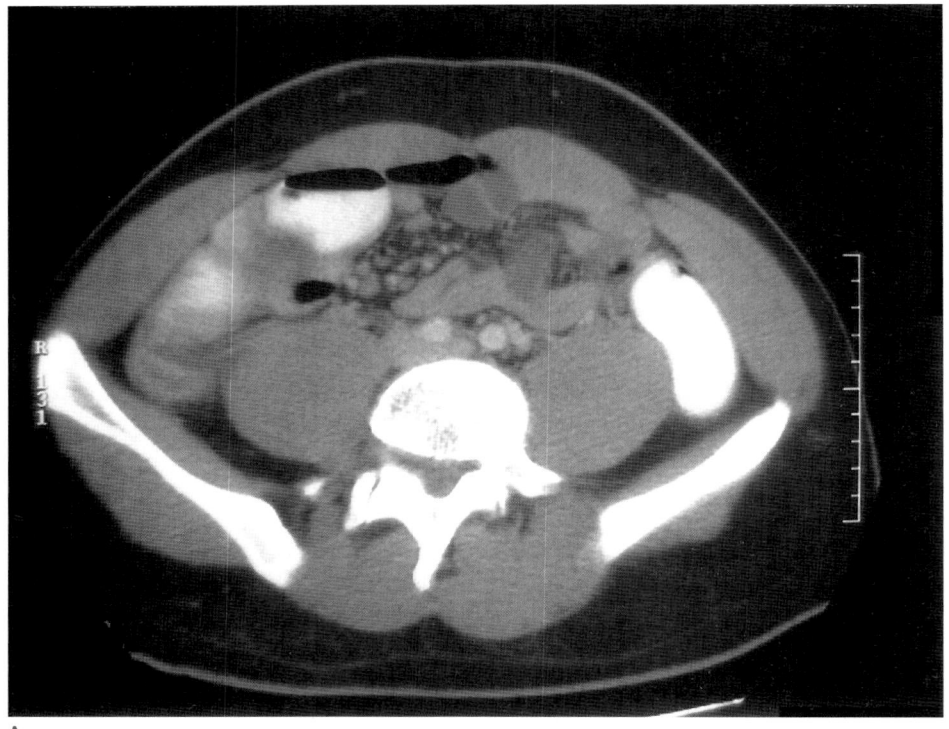

A

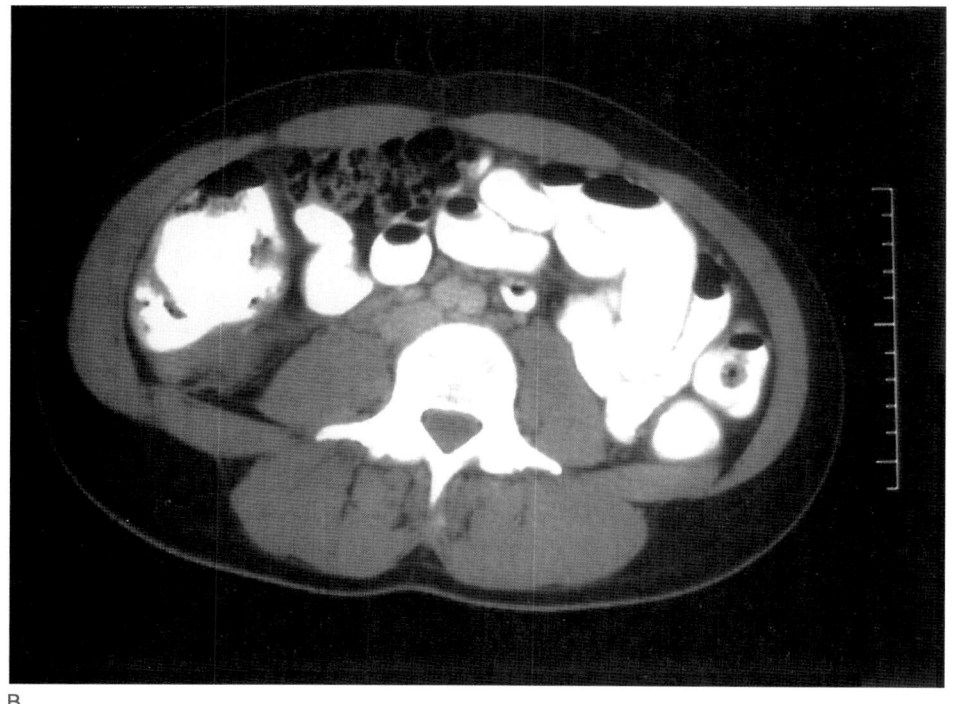

B

图 30-4 CT 检查阑尾炎的阳性影像图。阑尾明显膨胀并壁增厚(A);肠系膜线样征和"稠厚的脂肪"(B)

尾炎的诊断率。在一项研究中发现,CT 可使阴性阑尾切除率从 19% 降至 12%[37],而在另一项研究中,应用 CT 可使女性阴性阑尾切除率从 24% 降至 5%[38]。应用这项检查,使 24% 的病人改变了治疗方式,而在 CT 影像中显示正常阑尾图像的 50% 病人,提示为其他疾病[39]。

尽管 CT 检查具有极高的应用价值,但其也有明显的不足,如价格比较高,辐射量大,不宜在妊娠期检测。对 IV 型造影剂过敏的病人禁忌此项检查,有些病人不能忍受口服造影剂的味道,有的可引起恶心和呕吐。另外,并不是所有的研究都认为右下腹疼痛的病人都适用于 CT 检查[40]。

许多研究对比了分级加压性超声和螺旋 CT 在诊断阑尾炎的优劣。虽然两者的差别不大,但 CT 检测还是被认为相对占优势。在一项研究中,600 例阑尾炎病人行超声检查,317 例行 CT 检查,诊断的敏感度为 80% vs 97%,特异度为 93% vs. 94%,准确度为 89% vs 95%,阳性预测值为 91% vs 92%,阴性预测值为 88% vs 98%[30]。在另一项研究中,应用超声检查可以使 19% 的病人选择正确的治疗方式,而 CT 则达到 73%。第三项研究对比表明,超声检查阑尾的阴性检测率为 17%,而 CT 仅有 2%[41]。超声检查依据检查者的技术水平不同,结果差别明显,也是目前关注的问题[42]。

一个未解决的关键问题就是哪些病人适合行影像学检查[43]。这个问题可能没有实际意义,因为急诊内科医师在外科医师没有会诊前,常规行 CT 检查。马萨诸塞州总医院的 Rao 和他的同事倾向于右下腹疼痛的病人都应接受 CT 检查的观念。在他们的一项报道中,病人经 CT 检查后,阴性阑尾切除率从 20% 降至 7%,阑尾穿孔率从 22% 降至 14%,并有 50% 的病人确诊为其他疾病[44]。在另一项发表在新英格兰杂志的研究中,Rao 和他的助手认为应用 CT 检查避免了 13 个非必需的阑尾切除术,缩短了 50 天的住院天数,人均节省住院费用 447 美元[42]。相反,另外几项研究表明,常规 CT 检查并无明显优势,外科医师应准确地选择应用影像学检查;在被影响的病人中,CT 检查相反能够延误阑尾切除术的手术时机[46,47]。

常规的方案是选择性地应用 CT 检查。一些研究已经证明,影像学检查的应用应遵循临床规则或协议[42]。阑尾炎的诊断可以应用 Alvarado 评分表(表 30-2)来确定[49]。这个评分系统的设计,是为了提高阑尾炎的诊断率,设计依赖于阑尾炎特异性的临床表现。表 30-2 列出了 8 个特异性的诊断要点。如病人评分在 9 分或 10 分,几乎可以确定其患阑尾炎,此类病人应立即手术治疗。评分 7 分或 8 分的病人阑尾炎的可能性很大,而评分为 5 分或 6 分的病人还不能被诊断为阑尾炎。CT 检查很适合 Alvarado 系统评分为 5 分和 6 分的病人,部分情况下也适用于 7 分和 8 分的病人。另一方面,对于 0~4 分的病人,由于其患阑尾炎的可能性很小(但不是不可能),应用 CT 检查在费用、辐射以及可能的副作用等方面的优劣则难以判断。

表 30-2	诊断阑尾炎的 Alvarado 评分表	
	表现	分值
症状	转移性疼痛	1
	厌食	1
	恶心和(或)呕吐	1
体征	右下腹压痛	2
	反跳痛	1
	体温升高	1
实验室检查	白细胞增多	2
	白细胞核左移	1
	总分	10

资料来源:经 Alvarado[49] 授权许可

对于极有可能患阑尾炎的病人,选择性地应用 CT 检查,并依赖于有经验的放射学专家的诊断水准,诊断准确性往往优于有经验外科医师的临床检查。图 30-5 推荐了治疗规范中常规应用诊断性试验的条件[50]。

对于急性腹痛和怀疑急性阑尾炎的病人,腹腔镜既可以作为诊断手段,也可以是治疗的方法。腹腔镜应用于下腹不适的妇女,也许价值更大,因为 30% ~40% 这样的病人阑尾正常,却接受了阑尾切除术。腹腔镜可以有效地鉴别急性阑尾炎和急性妇科病。

阑尾穿孔

急性阑尾炎采取及时的阑尾切除手术,一直是最佳的治疗方式,因为病情的发展可能会造成阑尾穿孔的后果。穿孔性阑尾炎占所有阑尾炎的 25.8%。小于 5 岁的儿童和大于 65 岁的老年人阑尾炎穿孔的几率更高(图 30-6)[14,15,51]。

在多数穿孔性阑尾炎病人中,会出现迟发性的临床表现。

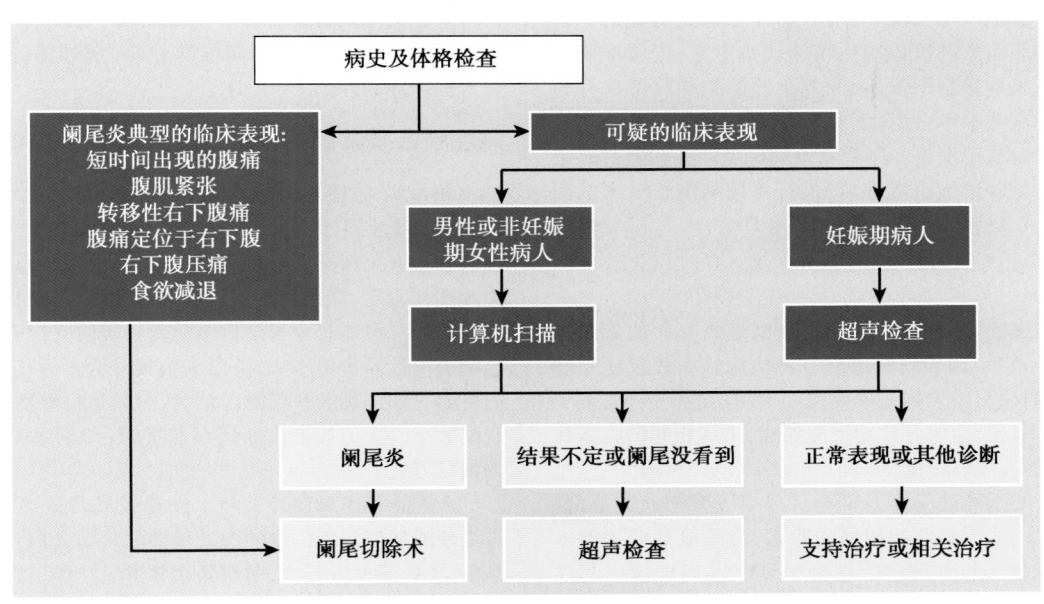

图 30-5 疑似阑尾炎病例的诊断路径。如怀疑妇科疾病,应行盆腔及阴道超声检查

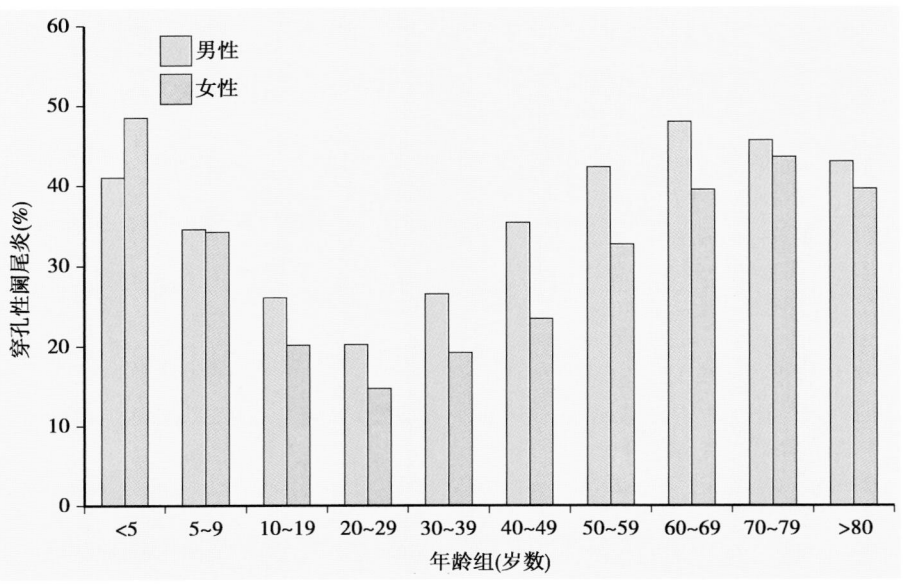

图30-6　不同年龄组发生阑尾穿孔的几率

所以,在阑尾炎症发展过程中,并没有一种精确的方法,来确定阑尾何时和是否已经发生穿孔。近来的研究表明,在可选择性的急性阑尾炎病人中,观察和抗生素治疗同步进行,也许是比较适宜的治疗方式[17,52]。

阑尾穿孔的部位经常位于阑尾管腔梗阻的远端、对侧系膜缘。如体温>39℃(102°F)、白细胞计数>18 000/μl,应高度怀疑阑尾穿孔的可能性。在多数的病例中,穿孔是包裹性的,病人表现为局限性的腹部反跳痛。如阑尾穿孔后,如未能被有效地包裹,就会出现弥漫性腹膜炎的表现。2% ~6%的病例中,体格检查可以发现边界不清的包块,提示蜂窝织炎形成,包块可能是化脓的阑尾与黏附的小肠袢,或阑尾周围脓肿。当病人出现腹部包块的时候,典型症状往往已持续了一段时间,通常至少5~7 天。急性穿孔性阑尾炎与单纯性阑尾炎,单从临床表现来区分,往往是困难的,但两者的鉴别对治疗来说又是重要的。CT 检查对指导治疗也许是有益的。蜂窝织炎和小的腹腔脓肿可以应用第四代抗生素;定位准确的腹腔脓肿可以采取穿刺引流术;而复杂性的脓肿应考虑外科手术引流。如需要手术引流,应采取腹膜外引流途径,以使日后阑尾切除术时易于探查。所有急性阑尾炎病人在经过非手术治疗或腹腔脓肿单纯引流术后,再行择期阑尾切除术的间隔时间至少6 周以上[53,54]。

鉴别诊断

急性阑尾炎的鉴别诊断,从本质上也是急腹症的诊断过程(参见第35 章)。因为当所患的一种疾病临床表现还不特异时候,却能明显影响人体一项或几项生理功能。因此,整个腹腔内的急性病程,会像急性阑尾炎那样,出现相同的临床病程,产生同样的人体病理变化。

术前诊断的准确性应约为85%。如持续低于此数值,则表明已进行了一些不必要的阑尾切除术,应采取更严格的术前鉴别诊断过程。如术前诊断准确率>90%,同样应引起注意,这可能提示,一些非典型的阑尾炎病人,在应接受手术治疗的时候,而采取了"保守观察"的策略。然而,Haller 团队的

研究显示,这并非是一成不变的[55]。在他们的研究之前,其所在医院穿孔性阑尾炎的发生率为26.7%,并有80%的急性阑尾炎病人接受了外科手术治疗。而他们则在阑尾炎诊断不明确时,严格执行住院观察的策略,此方式提高了急性阑尾炎的诊断率,并使接受手术者达到94%,但穿孔性阑尾炎的发生率仍保持在27.5%[55]。假阴性阑尾切除术在青年成人女性占的比率很高。在15 ~45 岁女性32% ~45%的阑尾切除术中,发现阑尾是正常的[14]。

最常见的错误为术前诊断急性阑尾炎,而手术时发现是其他疾病(或未发现病变)。极少见的情况是,术前诊断其他疾病,而术中发现急性阑尾炎。在最常见的术前误诊中75%以上的病例,按发生的几率依次为急性肠系膜淋巴结炎、没有器官病变、急性盆腔感染性疾病、卵巢囊肿扭转或卵巢滤泡破裂和急性胃肠炎。

急性阑尾炎的鉴别诊断主要依赖于四方面的因素:炎症性阑尾的解剖定位;炎症病程的分期(例如单纯性或穿孔)、病人的年龄和性别[56~60]。

急性肠系膜淋巴结炎

在儿童,急性肠系膜淋巴结炎与急性阑尾炎易于混淆。此病常见于上呼吸道感染后,或近期曾患上呼吸道感染。急性肠系膜淋巴结炎的疼痛比较弥散,腹部压痛的位置不如阑尾炎那样固定,保护性的反跳痛有时会出现,但很少有肌肉强直的表现。可能有全身淋巴结病变。实验室检查对肠系膜淋巴结炎的诊断价值不大,淋巴细胞相对增多时,应怀疑患此病的可能。如怀疑肠系膜淋巴结炎,因其是自限性疾病,应常规观察数小时。但如果诊断仍存在疑问,即刻手术探查是安全的治疗方式。

人类感染小肠结肠炎耶尔森菌或假结核耶尔森菌,是通过粪便或尿液污染的食物渠道传播的疾病,也会像回肠炎、结肠炎、急性阑尾炎那样,引起肠系膜淋巴结炎。许多感染性病发病较轻,并有自限性倾向,但如不治疗,则会引起全身疾病而且具有很高的致死率。此类菌群通常对四环素类、链

霉素类、氨苄西林以及阿米卡星抗生素敏感。即使术前诊断不明,也不应延误手术时机,因为阑尾炎也可由耶尔森菌引起,并与其他原因引起的阑尾炎难以鉴别。大约 6% 的肠系膜淋巴结炎由耶尔森菌感染引起。

伤寒沙门菌感染可以引起肠系膜淋巴结炎和麻痹性肠梗阻,症状与一些阑尾炎相似。可以通过血清学检查明确诊断。空肠弯曲杆菌可以引起腹泻和疼痛,症状与阑尾炎类似。大便培养可以检测到病菌。

妇科疾病

妇女内生殖器官的疾病极易与阑尾炎相混淆,按发生的几率依次为:盆腔感染性疾病、卵巢滤泡破裂、卵巢囊肿或肿瘤扭转、子宫内膜异位症、异位妊娠破裂。

盆腔感染性疾病 盆腔感染性疾病通常都是双侧的,如炎症局限在右侧输卵管,症状与急性阑尾炎相似。阑尾炎病人常出现恶心和呕吐的症状,而大约只有 50% 的盆腔感染性疾病的病人有此症状。盆腔感染性疾病腹痛及压痛的位置偏低,牵拉宫颈可以引起剧烈的疼痛。脓性阴道分泌物涂片,可以发现细胞内双球菌。在女性病人中,阑尾炎与盆腔感染性疾病发病的相比,在月经早期时较低,而在黄体期较高。临床关注这些特征,在应用腹腔镜检查时,可使年轻妇女阴性检测率降低到 15%。

卵巢滤泡破裂 排卵常引起一定量血液及滤泡液排出,会产生短暂的、较轻的下腹痛。如排液量过多并且主要来自右侧卵巢时,症状易于与阑尾炎混淆。此病的疼痛及压痛都比较弥散。较少存在或不存在白细胞增多和发热。因其出现在月经中期,经常被称为经间痛。

卵巢囊肿扭转 卵巢浆液性囊肿常见,通常无自觉症状。当卵巢囊肿破裂或发生扭转时,临床症状与一些阑尾炎的表现相似。病人表现为右下腹疼痛、压痛、反跳痛、发热、白细胞增多。体格检查如触及包块,诊断比较容易确定。如包块不易触及,应用经阴道超声及 CT 检查可以确诊。

卵巢囊肿扭转需要急诊手术治疗。如是完全性的囊肿扭转或持续时间较长,囊肿的蒂会形成血栓,引起卵巢及输卵管发生坏疽,需要手术切除。卵巢囊肿的囊液可以自行吸收,因而可以通过非手术途径治疗[24,56~61]。

异位妊娠破裂 受精卵可种植在输卵管(通常在壶腹部)和卵巢。右侧输卵管或卵巢异位妊娠破裂产生与阑尾炎的症状相似。病人可有异常的月经史,或停经 1~2 次,或出现较少的阴道流血。但病人可能未意识到自己已妊娠。右下腹或盆腔疼痛可能是首发症状。诊断异位妊娠破裂要相对容易。出现盆腔包块及绒毛膜促性腺激素(HCG)升高,都是特征性表现。虽然白细胞计数升高幅度较小(大约 14 000/μl),但由于腹腔内出血,血细胞比容会下降。阴道检查会发现宫颈及附件触痛,更准确的诊断方式可以行后穹隆穿刺术。穿刺抽出血性液和蜕膜样组织是特异性的病理改变。异位妊娠破裂的治疗是急诊手术。

急性胃肠炎

急性胃肠炎常见,与急性阑尾炎比较容易鉴别。胃肠炎的特征性表现为剧烈腹泻、恶心、呕吐。腹部剧烈痉挛性疼痛出现在水样便之前。在痉挛痛间歇,腹部肌肉松弛,并没有固定的腹部体征。根据感染原因的不同,实验室检查的结果不同。

其他肠道疾病

梅克尔(Meckel)憩室炎 梅克尔憩室炎引起的临床症状与急性阑尾炎相似。梅克尔憩室位于回肠远端 70cm 范围内。梅克尔憩室炎会引起与阑尾炎一样的并发症,需要及时的外科治疗。手术基本都可以通过麦克伯尼切口将有憩室的肠段切除,并行端-端吻合术,需要时可以扩大切口或行腹腔镜手术。

克罗恩肠炎 急性局限性回肠炎的临床表现为发热、右下腹疼痛和压痛、白细胞增多,均与急性阑尾炎症状相似。出现腹泻,但没有厌食、恶心、呕吐等症状,利于肠炎的诊断,但这还不足以排除急性阑尾炎。对于一些慢性局限性肠炎的病人,他们最初的诊断是在怀疑急性阑尾炎时做出的。当出现回肠末端急性炎症,并没有波及盲肠和阑尾的时候,需行阑尾切除术。慢性克罗恩回肠炎进一步恶化的情况比较少见。

结肠损害 憩室炎或盲肠癌穿孔,或乙状结肠部分肠段移位到右侧引起病变,可能在与阑尾炎鉴别时有困难。这些情况在老年病人中应加以考虑。在出现右下腹疼痛及非典型临床表现的老年病人中,应用 CT 检查对明确诊断有较大帮助。

肠脂垂炎可能多由于结肠脂肪垂梗死坏死引起,继发于脂肪垂扭转。症状较轻,或根据结肠的形状,在某个区域出现持续的腹痛,一般持续几天。病人无明显病容,恶心、呕吐不常见,食欲不受影响。常出现病损区域的压痛,并伴有反跳痛,但不伴腹肌强直。报道的 25% 的病例中,疼痛症状持续存在或反复发作,直至坏死的肠脂肪垂被切除。

其他疾病

前面章节未提到的疾病都应在鉴别诊断中加以考虑,包括小肠异物引起的穿孔、闭袢性肠梗阻、肠系膜血管栓塞、右下胸腔胸膜炎、急性胆囊炎、急性胰腺炎、腹壁血肿、附睾炎、睾丸扭转、泌尿系感染、泌尿系结石、原发性腹膜炎和过敏性紫癜等。

小儿急性阑尾炎

诊断小儿急性阑尾炎要比成人困难得多。由于儿童缺乏准确表达病史的能力,常导致其父母或内科医师的延误诊断。儿童经常出现消化道不适症状,也是造成容易误诊的因素[62]。体格检查时,压痛最明显的位置在右下腹。小儿阑尾炎也常出现行走无力或跛行,叩诊、咳嗽、跳跃时疼痛加重[63]。

由于病情易迅速发展为阑尾穿孔,以及大网膜发育不完全无法有效包裹,导致小儿阑尾炎并发症发生率较高。<5 岁的儿童的阴性阑尾切除率为 25%,阑尾穿孔率为 45%。而5~12 岁的儿童,其阴性阑尾切除率<10%,阑尾穿孔率为 20%[13,14]。阑尾切除术后主要并发症的发生率与阑尾是否穿孔有关。

小儿非穿孔性阑尾炎在治疗后的切口感染率为 2.8%,与之相比穿孔性阑尾炎感染率为 11%。腹腔脓肿在穿孔性阑尾炎的发生率也比非穿孔性阑尾炎高(6% vs. 3%)[23]。

穿孔性阑尾炎的治疗包括及时的阑尾切除术和腹腔冲洗。非穿孔性阑尾炎的抗生素应用,限定在术后 24～48 小时。穿孔性阑尾炎的治疗,应用第四代抗生素至白细胞计数正常和病人的体温正常达 24 小时。关于抗生素腹腔内冲洗和经切口引流管冲洗的治疗方式仍存在争议。腹腔镜阑尾切除术治疗小儿阑尾炎是安全和有效的[64]。

老年急性阑尾炎

与青年相比,老年急性阑尾炎病人,由于症状不典型、需鉴别的疾病较多及沟通困难等原因,导致面对较多的诊断难题。这些因素造成穿孔性阑尾炎在老年病人中不成比例地增高。在总的病例中,穿孔性阑尾炎占 20%～30%,而在老年人达 50%～70%[65]。另外,>80 岁的老年人,穿孔率明显升高。

老年病人通常表现下腹疼痛,但临床检查发现,仅有 80%～90% 病人有固定的右下腹压痛。脐周痛转移至右下腹疼痛的病史,在老年急性阑尾炎的报道中少见。Alvarado 评分表在老年急性阑尾炎病人中的诊断价值有所下降。少于 50% 的老年急性阑尾炎病人的 Alvarado 评分≥7.66。虽然目前还没明确的标准,何为老年急性阑尾炎发生阑尾穿孔的风险因素,但优先考虑的情况是:病人体温>38℃(100.4℉)和白细胞核左移数量>76%,特别是男性病人出现厌食,入院前存在长时间的腹痛时[65]。

由于合并症多和穿孔的几率高,老年阑尾炎与青年阑尾炎相比,在术后并发症发生率、死亡率、住院时间上,都明显升高。虽然没有随机对照性的研究,但腹腔镜阑尾切除术治疗老年急性阑尾炎是有益。近年来,腹腔镜治疗老年阑尾炎的比例明显增高。总的来说,腹腔镜阑尾切除术可以使老年病人缩短住院天数,减少并发症和降低死亡率,尽早出院(不需进一步的护理或康复)[67]。

妊娠期急性阑尾炎

妊娠期因阑尾炎行阑尾切除术,是十分常见的外科急诊手术,发生率大约为 1/766。急性阑尾炎可以在妊娠期的任何时候发病[68]。妊娠期总的阴性阑尾切除率大约为 25%,看起来似比非妊娠期发生的比率高[68,69]。在妊娠中期,阴性阑尾切除率较高,而妊娠晚期则最低。由于妊娠期急性阑尾炎临床表现的多样性,明确诊断有一定的难度。这种情况在妊娠中、晚期最明显,因许多腹部症状可能被认为与妊娠有关。另外,在妊娠期间,由于阑尾解剖位置的改变(图 30-7)以及腹部明显松弛,造成临床评估进一步复杂化。阑尾切除术与其后的生育能力的改变没有关联性。

当妊娠期妇女出现新发腹部疼痛的时候,妊娠期阑尾炎应予考虑。妊娠期急性阑尾炎最常见的体征是右侧腹部疼痛。报道的 74% 的病人疼痛位于右下腹,并在妊娠早期和晚期没有差别。仅有 57% 的病人有弥散脐周痛转移右下腹的病史。实验室检查对于确诊妊娠期阑尾炎意义不大。在妊娠期,生理性白细胞增多,有时可达 16 000/μl。在一组数据中,仅有 38% 的病人白细胞计数>16 000/μl[68]。近来的研究表明,妊娠期病人发生穿孔性或化脓性阑尾炎的比率并不高[69]。

当诊断存在疑问时,腹部超声检查也许有所帮助。MRI 检查也是一种选择,但目前还不清楚其对胎儿是否会产生影响。美国放射医学院提倡,将非电离辐射检查作为妊娠期妇女的一线检查手段[70]。在疑似病例中提倡应用腹腔镜,特别是早期妊娠的病人。因此,腹腔镜阑尾切除术后易出现与妊

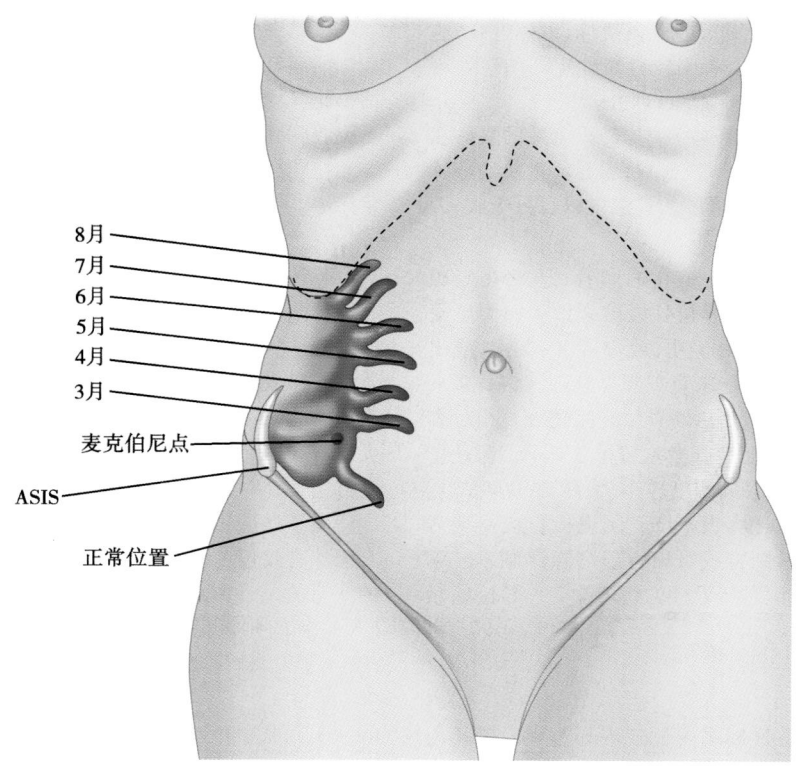

图 30-7　妊娠期阑尾的不同解剖位置。ASIS=髂前上棘

娠相关的并发症。加利福尼亚官方的资料显示,腹腔镜手术引起胎儿流产的几率,比开放性手术高出 2.31 倍[69]。

阑尾切除术后胎儿总体流产率是 4%,早产风险为 7%。化脓性阑尾炎孕妇发生胎儿流产的比率,明显高于阴性阑尾切除术及单纯性阑尾炎的孕妇。并且,阴性阑尾切除术对孕妇而言,并不是一个无影响的手术。阴性阑尾切除术可引起 4% 的流产、10% 的早产风险。阑尾切除术后,产妇的死亡率是极低的(0.03%)。由于孕妇及非孕妇病人阑尾发生穿孔的几率相同,并且产妇手术后死亡率极低,因此可以通过提高诊断的准确率及降低阴性阑尾切除率来提高胎儿的分娩质量[68-71]。

合并 AIDS 或 HIV 感染的阑尾炎病人

报道合并 HIV 感染的急性阑尾炎病人发生率为 0.5%。比总体人数 HIV 感染率的 0.1%~0.2% 的数值要高[72]。合并 HIV 感染的急性阑尾炎病人与非感染病人的临床表现相同。大多数合并 HIV 感染的急性阑尾炎病人有发热、脐周痛放射至右下腹(91%)、右下腹压痛(91%)以及反跳痛(74%)等症状。HIV 感染的病人不会显示绝对白细胞增多。如病人白细胞计数的基数确定,几乎所有合并 HIV 感染的急性阑尾炎病人显示白细胞计数相对升高[72,73]。

合并 HIV 感染的阑尾炎病人中,阑尾穿孔的风险明显增高。在一些关于合并 HIV 感染阑尾炎病人,接受阑尾切除术的系列病例报告中,术中发现穿孔性阑尾炎占 43%[74]。这种增高的阑尾穿孔的风险,可能与此类人群临床症状发现较晚有关[72,74]。在急诊就诊之前,合并感染 HIV 病人的症状持续时间明显延长,有报道,超过 60% 的病人症状持续时间超过 24 小时[72]。在早期的统计中,因医院因素延误而引起阑尾穿孔也占很高的比例[72]。然而,随着对合并 HIV 感染阑尾炎疾病的认识,目前因医院因素而引起阑尾穿孔的情况很少见[72,75]。病人体内 CD4 计数低也与较高的阑尾穿孔率有关。在大量病例报告中,非穿孔性阑尾炎病人的 CD4 计数平均为(158.75±47)/μl,与之相比,穿孔性阑尾炎病人的数值为(94.5±32)/μl。

与一般阑尾炎病例相比,合并 HIV 感染阑尾炎病人的鉴别诊断范围要广得多。除了本章节讨论的疾病外,合并 HIV 感染右下腹疼痛的病人,还应考虑条件性感染疾病的可能[72~75],包括巨细胞病毒感染(CMV)、卡波西肉瘤、结核病、淋巴瘤及其他原因引起的传染性结肠炎。CMV 感染可见于消化道的任何部位,主要引起消化道黏膜下层血管壁炎症,最终导致血栓形成。黏膜局部缺血、缺氧,会造成溃疡形成,肠壁水肿、穿孔。自发性腹膜炎可由条件致病菌引起,包括 CMV、鸟型分枝杆菌细胞内复合物、结核分枝杆菌、隐球菌、新型细球菌和类圆线虫属。卡波西肉瘤和非霍奇金淋巴瘤也可出现疼痛和右下腹包块。HIV 感染的病人出现细菌和病毒感染性结肠炎的几率比正常人群高。当 HIV 感染的病人出现右下腹疼痛时,应常规考虑结肠炎。右下腹疼痛的 HIV 病人,鉴别诊断中也应考虑中性粒细胞减少性小肠结肠炎(盲肠炎)[73,75]。

当任何病人出现右下腹痛的时候,获取完整的病史和体格检查是十分重要的。当 HIV 感染的病人出现阑尾炎典型症状和体征时,应立即行阑尾切除术。当病人临床表现不明

确时,CT 检查有所帮助。因阑尾炎接受阑尾切除术的 HIV 感染病人,大多病理检验是阳性的。阴性阑尾切除率是 5%~10%。然而,在术后标本中,高达 25% 的病人发现与 AIDS 相关的检测物阳性,包括 CMV、卡波西肉瘤、鸟分枝杆菌细胞内复合物[72,74]。

回顾性分析 1988—1995 年 77 例合并 HIV 感染的阑尾炎病人,阑尾切除术后 30 天内的死亡率为 9.1%[72]。而近来,多数报道的死亡率为 0[75]。合并 HIV 感染的非穿孔性阑尾炎病人的死亡率,与一般阑尾炎的比率相同。而合并 HIV 感染的穿孔性阑尾炎病人的死亡率较高。另外,合并 HIV 感染的病人在阑尾切除术后,住院时间为正常人群阑尾切除术后住院时间的两倍[72,75]。目前,还没有关于腹腔镜阑尾切除术对合并 HIV 感染病人预后的相关报道。

治疗

不管目前诊断模式有多先进,早期手术治疗的重要性一定不能忽视。一旦诊断为急性阑尾炎,并决定手术,应立即进行病人手术前的准备工作。术前应保证补充足够的液体,并掌握病人的心、肺、肾脏功能。一组大宗病例的 meta 分析显示,术前应用抗生素可以有效地降低阑尾炎术后感染性并发症的发生[23]。许多外科医师对疑似阑尾炎的病例常规应用抗生素。当遇到单纯性阑尾炎时,应用广谱抗生素超过 24 小时是无意义的。如为穿孔性或坏疽性阑尾炎,抗生素的应用应直至病人的体温或白细胞计数正常。对于消化道来源的轻中度的腹腔内感染,外科感染学会建议单一应用头孢噻吩、头孢替坦或替卡西林加克拉维酸治疗。对于更严重的感染,单一应用碳青霉烯类,或联合应用第三代头孢菌素、单酰胺菌素或氨基糖苷类加用抗厌氧菌药物如克林霉素、甲硝唑[24]。同样的治疗方案适用于小儿阑尾炎。

开腹阑尾切除术

对于开腹阑尾切除术,许多外科医师选择右下腹麦克伯尼斜切口或洛基-戴维斯(Rocky-Davis)横切口。切口必须以压痛点最明显可触及包块为中心点。如怀疑腹腔脓肿,应取包块旁切口,以利于行腹膜外引流,避免造成腹腔内广泛污染。如诊断有疑问,应行下腹正中切口,利于腹腔内广泛探查,特别是在老年病人怀疑恶性肿瘤或憩室炎时。

几种技巧有助于阑尾定位。因切口内常可见到盲肠,结肠带汇集处就是阑尾基底部的位置。从手术野的外侧向中央探查,有助于寻找阑尾的尖部。有时,盲肠比较固定,也有助于阑尾的发现。一旦发现阑尾,就可游离阑尾系膜,并仔细结扎阑尾动脉。

阑尾残端可以单纯结扎或结扎后行荷包缝合或 Z 字缝合。如阑尾残端完整,并且盲肠没有炎症侵及,残端可用不吸收缝线结扎。应使阑尾黏膜腔闭塞,防止黏液囊肿形成。应冲洗腹腔,切口分层缝合。如发现成人穿孔性或坏疽性阑尾炎,皮肤和皮下组织应敞开,等待二期愈合,或 4~5 天后缝合,行延迟性一期愈合。在婴幼儿,由于皮下脂肪少,一期缝合不会增加伤口的感染率。

如术中未发现阑尾炎症,应进一步探查明确病因。首先探查盲肠和肠系膜,然后从回盲瓣开始向近端小肠探查至少 70cm。在女性病人,应特别注意盆腔器官的探查。上腹部器

官也应尽量探查。腹腔内的液体应进行革兰染色和细菌培养。如为化脓性的液体,更应查明病变的性质。如需要进一步探查下腹腔,应向中线延长切口(Fowler-Weir),分离腹直肌前后鞘,以便探查。如发现为上腹部病变,应关闭右下腹切口,另选取上腹部合适的切口[9]。

腹腔镜阑尾切除术

Semm 首次报道腹腔镜阑尾切除术,要比首次腹腔镜胆囊切除术早几年[10]。然而,直到腹腔镜胆囊切除术取得成功后,腹腔镜阑尾切除术才被广泛认可。这可能由于阑尾切除术本身切口较小,已经就是微创性手术的一种形式[77]。

腹腔镜阑尾切除术是在全身麻醉下完成的。在气腹之前,应置胃管和尿管。腹腔镜阑尾切除术通常需要 3 个穿刺孔。需要第 4 个穿刺孔的情况,通常由于阑尾位于盲肠后位。术者站在病人的左侧,需一个助手操作腹腔镜。第 1 个穿刺孔在脐部(10mm),第 2 个穿刺孔在耻骨联合上,有的医师选择在左下腹。耻骨联合处穿刺孔径为 10mm 或 12mm,主要看是否应用线形吻合器。第 3 个穿刺孔(5mm)的位置不固定,可以在左右腹、上腹部、右上腹,主要依据阑尾的位置和医师个人的习惯。最开始的时候,要全面探查腹腔以排除其他病变。可以顺着盲肠的结肠带寻找阑尾。分离阑尾系膜和阑尾基底部,在其间游离出一个间隙(图 30-8A)。在此间隙内游离既安全又彻底。当阑尾系膜被炎症波及时,首先应用线形吻合器分离阑尾,然后应用钛夹、电灼术、超声刀或 U 钉等,快速地将阑尾系膜从阑尾分离(图 30-8B、图 30-8C)。阑尾基底部不用包埋。阑尾可以通过一个穿刺孔或回收袋从腹腔取出。应确保阑尾基底部和阑尾系膜没有出血。右髂窝区应进行冲洗。穿刺套针应在直视下取出[78,79]。

腹腔镜阑尾切除术治疗急性阑尾炎仍存在争议。当传统的开放式手术简单有效时,外科医师在接受新的手术方式时存在迟疑。在高水平杂志上发表的一些对比腹腔镜阑尾切除术与开放手术的论文,包括了大于 20% 的随机性、对照性的

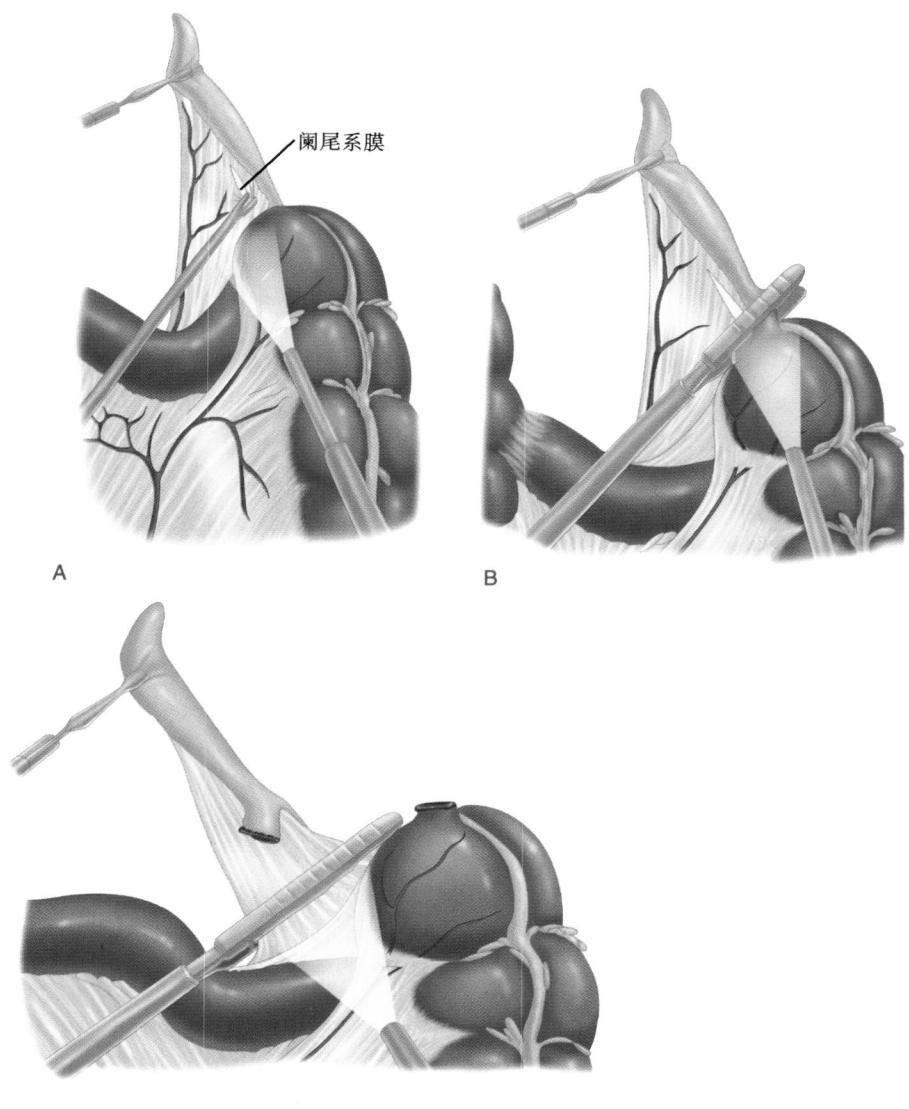

阑尾系膜

A

B

C

图 30-8　腹腔镜阑尾切除术。有时阑尾及系膜炎症较重时,在游离系膜前,阑尾很容易从基底分离。**A.** 在靠近阑尾基底部的系膜上游离出间隙。**B.** 应用线形吻合器在阑尾基底部分离阑尾。**C.** 最后,用线形吻合器很容易游离阑尾系膜

研究和 6 个 meta 分析[64,77,80~84]。由于术者及病人在手术方式的应用上没有采取双盲的原则,这些随机、对照性研究结果的说服力不强。此外,研究者没有完成对相关研究结果前的样本量分析[64]。一组大宗病例 meta 分析对比了开放式和腹腔镜阑尾切除术的优劣,共 47 项研究,其中 39 项是关于成人的。分析显示,在外科手术的时间及费用上,腹腔镜阑尾切除术都要明显高于开放手术,而伤口感染率腹腔镜手术大约是开放手术的 1/2。然而,腹腔镜手术术后腹腔脓肿的形成是开放手术的 3 倍[64]。

腹腔镜阑尾切除术最显著的优势就是减轻了术后疼痛。腹腔镜阑尾切除术后第一天,病人的疼痛明显减轻。然而,这种差别微小,通过计算,相当于在 100 分规格的直观模拟标尺下仅为 8 分。疼痛的差异并不是每个病人都能切身感觉到的[62]。腹腔镜阑尾切除术后,住院时间明显比开放手术要短。然而,在许多研究中,这种差别小于 1 天[64,77]。阑尾切除术后,病人住院时间的主要决定因素在于术中阑尾的病理改变,是穿孔性还是非穿孔性阑尾炎。几乎所有的研究认为,腹腔镜阑尾切除术后,恢复到正常生活、工作、运动的时间,都明显缩短[64,77,80~84]。然而,治疗和主体性偏倚可能明显影响数据的结果。虽然大部分研究是关于成人的,同样的结论也适用于婴幼儿[64]。

在 15~45 岁消瘦的男性病人中,腹腔镜阑尾切除术与开放手术相比,无任何优势。在这些病人中,通常诊断比较简单。几十年来,开放性阑尾切除术也取得了良好的效果。对这样的病人来说,腹腔镜阑尾切除术只是作为一种选择,根据医师和病人的喜好。腹腔镜阑尾切除术对肥胖病人更有优势,特别是右下腹小切口无法获得良好的手术视野时。在一项平均体重指数为 35kg/m² 的 116 例病人的回顾性分析中,此组病人在腹腔镜阑尾切除术后,住院时间明显缩短,并且没有出现切口裂开者。所有完全采取腹腔镜手术的肥胖病人,切口均一期关闭,而开放性阑尾切除术的肥胖病人,仅 58% 行一期缝合。两者关于伤口感染率没有差别,腹腔脓肿形成率则没有报道[85]。

诊断性腹腔镜技术作为降低阴性阑尾切除术潜在的手段而被广泛提倡。因此,当有病变需要外科治疗的时候,行腹腔镜检查及应用全身麻醉所产生的相关并发症是可以接受的,并可同时采取腹腔镜治疗的方法。关于是否处理正常阑尾的观点存在争议。17%~26% 阑尾炎病人在探查的时候,显示正常阑尾形态,只有在组织学检查的时候才发现有病变[80]。诊断性腹腔镜的应用,可以明确地降低探查的阴性率,减少阴性阑尾切除术的比例[86]。生育期妇女在阑尾炎病人中占相当的比例,她们可从诊断性腹腔镜的检查中受益。最多达 1/3 的病人在探查时发现,她们并未患阑尾炎。这些未患阑尾炎的病人,最终确定为妇科疾病[87]。一组大宗病例 meta 分析显示,需行阑尾切除术的生育期妇女,应用诊断性腹腔镜检查可以降低阴性阑尾切除率[64]。经腹腔镜检查后,最终无法确诊的病人数量很少。在生育期妇女中,确诊为妇科疾病而保留形态正常阑尾的做法,看起来是安全的[87]。

总之,如今还不能证明腹腔镜阑尾切除术是否比开放性手术更有效。但腹腔镜阑尾切除术治疗阑尾炎的作用,已被证实。腹腔镜阑尾切除术应被认为是治疗急性阑尾炎一种行之有效的方法。决定采取何种方法治疗特殊的阑尾炎病人,取决于外科技能、病人的特征、临床方案、病人的选择。应进行更多对照性好、前瞻性、双盲性的研究,来确定病人采取何种治疗方式更合适。

经自然腔道内镜外科治疗术

经自然腔道内镜外科治疗术(NOTES)是一种依赖软式内镜在腹腔内行外科手术的、新的治疗方式。在操作过程中,路径的选择是通过人体已存在的、自然的外部腔道而进行的。这种方法的目的是减少术后疼痛、康复期短、减少切口感染和腹壁疝形成以及没有瘢痕。近来刚刚报道一例经阴道正常阑尾切除术的病人[88]。目前,更多的研究集中在应用 NOTES 行阑尾切除术是否比腹腔镜阑尾切除术更有优势方面。

以抗生素为主的治疗

传统治疗急性阑尾炎的观念是急诊手术。这种理念的理论基础在于随着时间的推移,单纯性阑尾炎会发展为穿孔性阑尾炎,最终导致较高的死亡率。最终,为了避免有可能出现的阑尾穿孔,出现了较高的阴性阑尾切除率。近来的研究数据显示,急性阑尾炎和急性穿孔性阑尾炎,有可能是病理改变不同的两种疾病。对一组 25 年间的数据按时序性分析显示,在阴性阑尾切除率和阑尾穿孔率间,并不存在明显的负性相关关系[17]。一项针对从发病到手术时间和穿孔关系的研究表明,在症状出现的 36 小时内,阑尾穿孔的几率很小。基于这点,在发病的 12 小时内,阑尾穿孔的风险仅有 5%。因而,在很多病人中,阑尾炎显示是无痛的过程。在一项研究中,10/18 的病人在症状出现后未采取手术≥6 天,并未出现阑尾穿孔的情况[89]。

许多急腹症如急性憩室炎和急性胆囊炎均需急诊处理,但不需要急诊手术。此外,通过治疗潜水艇中患阑尾炎船员的经验看,非手术方法治疗阑尾炎也是一种可行的治疗方法。当工作在潜艇的船员患阑尾炎的时候,他们没有条件马上接受手术治疗,但可以在初次发病后,经几天或几周的抗生素和液体治疗,成功控制病情,待潜艇返航后,再转院进行进一步的治疗[90]。

一项随机性的研究对比了应用抗生素和手术治疗阑尾炎的效果。1996 年 3 月—1999 年 6 月间,共统计了 252 例(18~50 岁)男性阑尾炎病人。病人随机性地采取抗生素治疗,如 24 小时内症状无改善,再行手术治疗。病人在 1 周、6 周、1 年内进行追踪随访。在随机接受手术的 124 例病人中,发现急性阑尾炎占 97%,6 例(5%)病人为穿孔性阑尾炎。手术组并发症的发生率为 14%(17/124)。接受抗生素治疗的病人 128 例,其中 15 例(12%)由于发病的 24 小时内症状无明显缓解并出现局限性腹膜炎,而接受了手术治疗。手术中 7 例(5%)病人发现阑尾穿孔。抗生素治疗组中,1 年内有 15%(16 例)的病人阑尾炎再次发作,手术时发现其中 5 例阑尾穿孔[52]。虽然,从这些数据看,单纯应用抗生素治疗急性阑尾炎可能也是一种有效的治疗手段,但仍有几方面的因素应加以考虑。①此研究的人群仅仅包含了 18~50 岁的男性病人,研究结果可能不适用于所有的阑尾炎病人,特别是易穿孔的高危人群。②不管是急性或慢性阑尾炎,在抗生素治疗组内需要手术病人的阑尾穿孔率为 9%,与之对比的是,接受急诊手术病人的穿孔率仅有 5%。③此研究的随访期仅有

1年,说明仅接受抗生素治疗的病人,仍有再患阑尾炎的风险。④单纯应用抗生素治疗的病人,也许所患疾病是类癌或癌,因此有效的治疗被耽搁[16]。因没有可靠的实验室及临床检查可以区分哪些病人适合保守性的治疗,所以外科手术仍是治疗急性阑尾炎病人的金标准。

择期阑尾切除术

当阑尾炎合并可触及或放射学检查确定的腹部包块(脓肿或蜂窝织炎)时,公认的治疗方法是保守性治疗,并于6~8周后再行择期阑尾切除术。这种方式治疗有效,与急诊阑尾切除术相比,可明显降低并发症发生率和死亡率。但这种治疗方式需要较高的费用和较长的住院时间(8~13天 vs. 3~5天)[91]。

最初的治疗包括第四代抗生素的应用和肠道休息。虽然大多数治疗总体有效,但仍有9%~15%的无效率,需要在症状出现3~5天后采取手术治疗。对保守治疗失败的病人,仍需通过经皮或外科手术进行脓肿引流。

虽然这种治疗计划的第二阶段,即择期阑尾切除术已被常规采用。但这种手术的必须性仍被质疑。对择期阑尾切除术争论的焦点在于:大约50%经保守治疗的阑尾炎病人,不再出现阑尾炎的表现,可以经非手术方法治愈。另外,在20%~50%的病例中发现,切除的阑尾经病理学检查证实为正常阑尾组织。

另一方面,数据明确显示了择期阑尾切除术的必要性。在一组前瞻性的研究中,48例病人中的19例(40%),虽经保守治疗成功治愈,但仍因阑尾炎再次发作,在治疗后较早的时间(平均4.3周)接受阑尾切除术,而不是计划中10周的时间[91]。总体上,急性疾病最终治疗失败的比率为20%。另有14%的病人持续或再次出现右下腹疼痛。虽然有时阑尾病理学检查为正常组织,但80%的病人存在阑尾周围脓肿和粘连。另外,几乎50%病例的组织学检测发现,器官本身存在炎症反应。在切除的阑尾中也曾发现几种类型的肿瘤,包括儿童病例[16]。

针对择期阑尾切除术选择的时机存在争议。阑尾切除术最早可能要求在保守治疗后3周进行。2/3的阑尾炎复发出现在2年内,因此这是最长的时限。与择期阑尾切除术相关的并发症发生率≤3%,住院时间1~3天。腹腔镜手术方式也被采用,并在68%的病例中取得成功[92]。在最新的关于儿童病例的研究中,所有的35例患儿经腹腔镜行择期阑尾切除术,均取得成功[93]。

预后

在美国,阑尾炎的死亡率从1939年的9.9/100 000降至现在的0.2/100 000。影响的因素包括麻醉技术的进步、抗生素及液体治疗、血液制品的发展等。主要影响死亡的因素包括手术治疗前阑尾是否穿孔和病人的年龄。急性穿孔性阑尾炎总的死亡率大约为1%,而老年急性穿孔性阑尾炎的死亡率为5%,较总体人群死亡率增加5倍。死亡原因主要是无法控制的化脓性腹膜炎、腹腔脓肿、革兰阴性杆菌败血症,也有一些病人死于肺栓塞。

阑尾穿孔的时,并发症发生率和死亡率同步上升,特别是在老年病人。据报道,并发症发生率在非穿孔性阑尾炎为3%,而在穿孔性阑尾炎为47%。早期严重的并发症多为脓毒症,包括腹腔脓肿和切口感染。切口感染较常见,多局限在皮下组织,需要开放引流,通过原切口敞开。切口感染使切口容易裂开。切口的类型与裂开有一定关系,在麦克伯尼切口中,切口完全裂开者少见。

腹腔脓肿常继发于坏疽性或穿孔性阑尾炎引起的腹腔感染,但自从广泛应用强力的抗生素后,脓肿的发生率大幅下降。腹腔脓肿好发部位在于右侧髂窝、道格拉斯陷窝、肝下间隙和肠间隙。肠间隙脓肿常为多发性的。经直肠脓肿引流术多用于脓肿突入直肠内的病人。

肠瘘是阑尾切除术后令人烦恼但不会危及生命的并发症,形成原因可能是由于荷包缝合的部分盲肠壁发生缺血;阑尾残端没有被包埋,并且结扎的线结脱落;或盲肠壁形成脓肿发生了坏死等。

肠梗阻,最初为麻痹性的,但有时是机械性肠梗阻,可能是由于腹腔内炎症吸收缓慢,以及过多纤维性粘连所致。后一种并发症并不常见。有时粘连带引起的肠梗阻可出现,但发生率与盆腔手术相比明显较少。阑尾切除术后的病人发生腹股沟疝的几率是正常人的3倍。切口疝常由于感染引起,但在麦克伯尼切口中少见,在右下腹旁正中切口中较为多见[94]。

慢性阑尾炎

慢性阑尾炎在临床上是否为真正意义的疾病,已被争论了许多年。然而,临床数据证实了这种不常见疾病的存在[95]。组织学的诊断标准也已确立。特征性的表现是:疼痛持续时间长,程度比急性阑尾炎轻,但疼痛的位置相同。慢性阑尾炎较少出现呕吐,可有厌食和恶心,伴转移性疼痛,长期不适也是特征性的表现。白细胞计数可正常,CT检查无确诊意义。

慢性阑尾炎术中诊断的特异度为94%,敏感度为78%。慢性阑尾炎在临床症状、术中发现、组织学检查异常三者间,有明显的一致性。腹腔镜手术可有效地治疗慢性阑尾炎。阑尾切除术可以治愈本病。82%~93%的病人在手术后症状消失。许多症状未消失或再发的病人,最终诊断是克罗恩病[95]。

阑尾寄生虫病

许多肠道内寄生虫可以引起阑尾炎。虽然肠道蛔虫最常见,但其他肠道寄生虫也应考虑,包括蛲虫、粪类圆线虫、棘球绦虫。活的寄生虫可阻塞阑尾管腔,引起梗阻。术中发现阑尾内存在寄生虫,使结扎和钉合阑尾在技术上存在一些困难。一旦完成阑尾切除术,病人康复后,应进行驱虫治疗,去除消化道内残留的寄生虫。阿米巴病也可引起阑尾炎,肠阿米巴滋养体侵及肠黏膜可以引起明显的炎症反应。阑尾的波及仅是整个消化道阿米巴病的一个组成部分。阑尾切除术后应继续给予抗阿米巴治疗(甲硝唑)。

附带性阑尾切除术

是否行附带性阑尾切除术及术后效果,主要基于阑尾炎的流行病学规律。美国疾病控制和预防中心于1979—1984年发布的数据最具代表性[11]。在此期间,美国每年平均有250 000例阑尾炎病人。每年阑尾炎最高发病率的年龄是9~19岁(23.3/10 000人群)。男性比女性更易患阑尾炎。因此,每年在青少年中阑尾炎的发病率男性为27.6/10 000,女性为20.5/10 000。年龄超过19岁后,发病率开始下降。那些年龄>45岁的病人中,男性每年发病率为6/10 000,女性为4/10 000。虽然男性更易得阑尾炎,但术前确诊率男性为91.2%,女性为78.6%。同样,男性病人中阑尾穿孔率高于女性(19.2 vs.17.8%)。对比一组阑尾炎病例,在1979—1984年共完成310 000例附带性阑尾切除术,62%的是男性病人,17.7%是女性病人。基于此组数据,36例病人为了预防出现阑尾炎而行附带性阑尾切除术[96]。

经济方面的因素为是否行附带性阑尾切除术所考虑的原因[97]。对于开放性阑尾切除术,经济因素妨碍了附带性阑尾切除术的完成。在每年的预算上,不得不花费2000万美元去节省仅有600万美元成本的阑尾炎治疗费用。通过腹腔镜手术的方式,仅在小于25岁的病人、医师的薪酬为总费用的10%的时候,行附带性阑尾切除术时花费最划算。由于需要支付较高的薪酬,所以在任何年龄组,采取附带性阑尾切除术都不划算。

虽然附带性阑尾切除术在临床及经济上并不十分适合,但仍有一部分病人需在剖腹术或腹腔镜治疗其他疾病时,行附带性阑尾切除术,其中包括需要化疗的儿童、缺乏描述症状或对腹痛有正常反应的残疾人、盲肠未发现可视性病变的克罗恩病病人,和那些准备去荒漠地区工作、缺乏医疗条件和设施的人群[98]。

当采用Ladd手术治疗肠旋转不良时,应常规行阑尾切除术,因为盲肠位于左侧腹腔,使以后可能发作的阑尾炎诊断极为困难。

肿瘤

阑尾的恶性肿瘤少见。在阑尾切除标本中,原发于阑尾的恶性肿瘤占0.9%~1.4%[16]。术前这些肿瘤很少被考虑到。<50%病例在术中能明确诊断[99]。许多相关报道认为,类癌是阑尾最常见的恶性肿瘤,其50%以上原发于此[16,98,99]。来自国家癌症研究中心的肿瘤监测、流行病学及预后计划(SEER)纲要显示,经年龄校正后的阑尾恶性肿瘤每年发病率为0.12/1 000 000[99]。SEER的数据显示,组织学检测发现阑尾黏液腺癌是最常见的阑尾恶性肿瘤(占总病例数的38%),其次是腺癌(26%)、类癌(17%)、杯状细胞癌(15%)、印戒细胞癌(4%)。5年生存率根据肿瘤类型的不同而有所差异。类癌病人5年生存率最高(83%),而印戒细胞癌最差(18%)[99,100]。

类癌

如发现质地坚硬、黄色、球形包块,应高度怀疑阑尾类癌。除了小肠、盲肠外,阑尾是消化道类癌另一高发的器官。与阑尾类癌相关的类癌症候很少见,除非发生广泛转移(约2.9%)。阑尾类癌直接的临床表现较少,但有时类似粪石可阻塞阑尾管腔,引起急性阑尾炎[16,100,101]。

大多数阑尾类癌位于阑尾的尖部。阑尾类癌的恶性程度与肿瘤的大小有关,肿瘤<1cm者,很少出现阑尾外侵或包块粘连。类癌平均大小为2.5cm[100]。类癌通常以局限性疾病出现(64%)。对肿瘤≤1cm的病人采取阑尾切除术的治疗方式。肿瘤大小1~2cm、位于阑尾基底部或有淋巴结转移者,应行右半结肠切除术(图30-9)。但SEER数据显示,至少28%的病例在治疗上并未采取合适的手术方式。

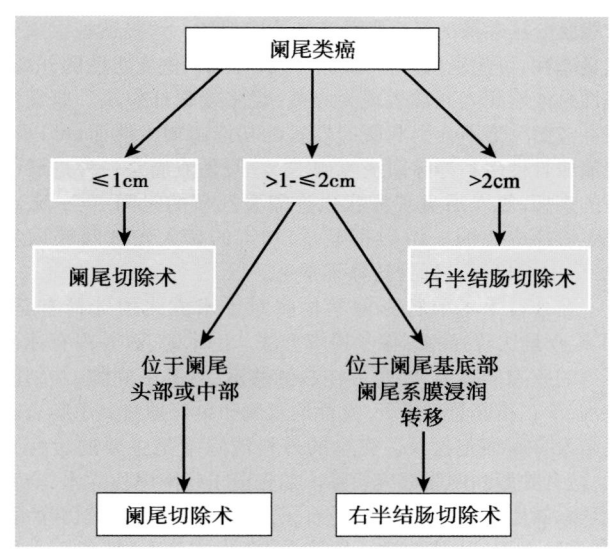

图30-9 阑尾类癌的诊断处理路径

腺癌

原发性阑尾腺癌是少见的肿瘤,主要有三种组织病理类型:黏液腺癌、结肠腺癌、类腺癌[99]。阑尾癌最常见的临床表现形式就是急性阑尾炎。病人可能出现腹水,可触及的包块,或手术时发现其他疾病。阑尾腺癌的治疗需行标准的右半结肠切除术。虽然和较差的预后无相关性,但阑尾腺癌还是有早期穿孔的倾向[101]。阑尾腺癌总体5年生存率为55%,根据肿瘤不同的分级和分期有所差别。阑尾腺癌的病人患同时或继发性肿瘤的风险较高,大约有1/2来源于消化道[99]。

黏液囊肿

阑尾黏液囊肿是由于阑尾管腔内黏液样物质积聚,引起管腔阻塞膨胀而引起。黏液囊肿可能由四种原因引起:潴留样囊肿、黏膜增生、囊腺瘤、囊腺癌。黏液囊肿的临床表现是非特异性的,并经常在急性阑尾炎手术时发现。完整的囊肿切除对病人来说不存在预后风险。然而,如囊肿破裂和黏液上皮细胞脱落到腹腔,则会有复发的危险。因此,当腹腔镜检查发现黏液囊肿时,需改行剖腹探查术。开放式手术可以确保手术过程中,囊肿不会发生破裂而影响预后,还可以广泛探查腹腔,排除可能存在的腹腔黏液蓄积[99]。

黏液囊肿的治疗并不需要行右半结肠切除术。外科手术的原则包括完整切除阑尾、阑尾系膜及阑尾系膜内的所有淋巴结,清除腹腔内黏液并行细胞学化验,仔细探查阑尾基底部。右半结肠切除术和盲肠切除术,适用于在阑尾基底部发现阳性切缘和阑尾周围淋巴结反应阳性者。近来,更积极的治疗路径被提倡包括接受之前所描述的、规范化的首次手术,但在后续的治疗中,应在专科中心进行再手术和腹腔内温热化疗[101]。

腹膜假性黏液瘤

腹膜假性黏液瘤是一种少见的疾病,表现为在腹膜和网膜表面广泛种植,是由黏蛋白组成的、弥散的凝胶样肿瘤。假黏液瘤女性发病率比男性高2~3倍。近来免疫学和分子学的研究显示,阑尾是假黏液瘤主要的发病部位。假黏液瘤是由腹膜分泌黏液的新生物肿瘤细胞组成的。这些细胞很难分辨良恶性,可能表现为稀疏的、分裂广泛的、低度恶性的外观。假性黏液瘤病人通常表现为腹痛、腹胀或腹部包块。原发性假黏液瘤一般不会引起腹腔器官的功能障碍。然而,可以出现输尿管梗阻和静脉回流障碍[102]。假黏液瘤是一种进展缓慢的疾病,复发后显现症状也许需要几年的时间[102]。来自梅奥诊疗中心的一组数据显示,76%的病人发现腹腔内复发[103]。淋巴结及远处转移不常见。

在外科手术前行影像学检查对手术方式的选择有益。CT检查是比较好的影像学检查方法。手术时,腹腔内有体积不等的胶冻样腹水,肿瘤可在右侧髂窝、右肝下间隙、左结肠旁沟、十二指肠悬韧带处、女性的双侧卵巢处种植。小肠表面通常没有瘤细胞侵及。完全的外科清除术是主要的治疗方式,所有肿瘤和网膜都应切除。如先前未行阑尾切除术,应常规切除阑尾。在女性病人,应行子宫切除加双侧卵巢切除术。接受R0和R1术式的病人比接受R2术式病人(残留可见的肿瘤)的生存率高[104]。阑尾黏液瘤的5年生存率仅有30%。在基本的外科减瘤术后,辅助性的腹腔内温热化疗术被作为后续的标准治疗而加以提倡[105]。减瘤术和腹腔温热化疗术是一项耗时长、操作烦琐的手术,相关报道的手术时间为300~1020分钟。另外,手术后的并发症发生率(38%)和死亡率(6%)都较高。减瘤术和腹腔温热化疗术后5年的生存率在53%~78%。生存率与病人最初完成手术的情况有关[104~106]。

任何肿瘤复发都应进行完全细致的评估。复发通常需再次手术治疗。复发性疾病再次手术往往难度大,并术中损伤肠管、吻合口瘘和肠瘘的发生率明显增高[102,103]。

淋巴瘤

阑尾淋巴瘤十分罕见。消化道是非霍奇金淋巴瘤常见的发病部位[107]。其他类型的淋巴瘤,如伯基特淋巴瘤、非白细胞性白血病,都曾被报道过[108]。原发性阑尾淋巴瘤占消化道淋巴瘤的1%~3%。阑尾淋巴瘤通常表现急性阑尾炎的症状,术前极少被考虑到。如CT检查阑尾直径≥2.5cm或周围软组织明显增厚,应怀疑阑尾淋巴瘤的可能。如阑尾淋巴瘤局限在阑尾,行阑尾切除术即可。如肿瘤侵及盲肠或系膜,应行右半结肠切除术。术后应明确肿瘤的分期,再接受辅助性治疗。如淋巴瘤局限在阑尾,则不需进行辅助治疗[108,109]。

(徐涛　译)

参考文献

亮蓝色标记的是主要参考文献。

1. Geboes K: Appendiceal function and dysfunction: What are the implications for inflammatory bowel disease? *Nat Clin Pract Gastroenterol Hepatol* 2:338, 2005.

2. Ajmani ML, Ajmani K: The position, length and arterial supply of vermiform appendix. *Anat Anz* 153:369, 1983.

3. Fitz RH: Persistent omphalo-mesenteric remains: Their importance in the causation of intestinal duplication, cyst formation, and obstruction. *Am J Med Sci* 88:30, 1884.

4. Radford-Smith GL, Edwards JE, Purdie DM, et al. Protective role of appendicectomy on onset and severity of ulcerative colitis and Crohn's disease. *Gut* 51:808, 2002.

5. Ellis H: Appendix, in Schwartz SI (ed): *Maingot's Abdominal Operations*, 8th ed, vol. 2. Norwalk, Conn: Appleton-Century-Crofts, 1985, p 1255.

6. Lewis F: Appendix, in Davis JH (ed): *Clinical Surgery*, 1st ed, vol. 1. St. Louis, Mo: Mosby, 1987, p 1581.

7. Fitz RH: Perforating inflammation of the vermiform appendix: With special reference to its early diagnosis and treatment. *Trans Assoc Am Physicians* 1:107, 1886.

8. McBurney C: Experience with early operative interference in cases of disease of the vermiform appendix. *N Y State Med J* 50:676, 1889.

9. McBurney C: The incision made in the abdominal wall in cases of appendicitis. *Ann Surg* 20:38, 1894.

10. Semm K: Endoscopic appendectomy. *Endoscopy* 15:59, 1983.

11. Addiss DG, Shaffer N, Fowler BS, et al: The epidemiology of appendicitis and appendectomy in the United States. *Am J Epidemiol* 132:910, 1990.

12. Hale DA, Molloy M, Pearl RH, et al: Appendectomy: A contemporary appraisal. *Ann Surg* 225:252, 1997.

13. Flum DR, Morris A, Koepsell T, et al: Has misdiagnosis of appendicitis decreased over time? A population-based analysis. *JAMA* 286:1748, 2001.

14. Flum DR, Koepsell T: The clinical and economic correlates of misdiagnosed appendicitis: Nationwide analysis. *Arch Surg* 137:799, 2002.

15. Burkitt DP: The aetiology of appendicitis. *Br J Surg* 58:695, 1971.

16. Marudanayagam R, Williams GT, Rees BI: Review of the pathological results of 2660 appendicectomy specimens. *J Gastroenterol* 41:745, 2006.

17. Livingston EH, Woodward WA, Sarosi GA, et al: Disconnect between incidence of nonperforated and perforated appendicitis: Implications for pathophysiology and management. *Ann Surg* 245:886, 2007.

18. Rautio M, Saxen H, Siitonen A, et al: Bacteriology of histopathologically defined appendicitis in children. *Pediatr Infect Dis J* 19:1078, 2000.

19. Allo MD, Bennion RS, Kathir K, et al: Ticarcillin/clavulanate versus imipenem/cilastatin for the treatment of infections associated with gangrenous and perforated appendicitis. *Am Surg* 65:99, 1999.

20. Soffer D, Zait S, Klausner J, et al: Peritoneal cultures and antibiotic treatment in patients with perforated appendicitis. *Eur J Surg* 167:214, 2001.

21. Kokoska ER, Silen ML, Tracy TF Jr., et al: The impact of intraoperative culture on treatment and outcome in children with perforated appendicitis. *J Pediatr Surg* 34:749, 1999.

22. Bilik R, Burnweit C, Shandling B: Is abdominal cavity culture of any value in appendicitis? *Am J Surg* 175:267, 1998.

23. Andersen BR, Kallehave FL, Andersen HK: Antibiotics versus placebo for prevention of postoperative infection after appendicectomy. *Cochrane Database Syst Rev* Issue 3:CD001439, 2005.

24. Mazuski JE, Sawyer RG, Nathens AB, et al: The Surgical Infection Society guidelines on antimicrobial therapy for intra-abdominal infections: An executive summary. *Surg Infect* 3:161, 2002.

25. Berry J, Malt RA: Appendicitis near its centenary. *Ann Surg* 200:567, 1984.

26. Bower RJ, Bell MJ, Ternberg JL: Diagnostic value of the white blood count and neutrophil percentage in the evaluation of abdominal pain in children. *Surg Gynecol Obstet* 152:424, 1981.

27. Smith DE, Kirchmer NA, Stewart DR: Use of the barium enema in the diagnosis of acute appendicitis and its complications. *Am J Surg* 138:829, 1979.

28. Douglas CD, Macpherson NE, Davidson PM, et al: Randomised controlled trial of ultrasonography in diagnosis of acute appendicitis, incorporating the Alvarado score. *Br Med J* 321:1, 2000.

29. Franke C, Bohner H, Yang Q, et al: Ultrasonography for diagnosis of acute appendicitis: Results of a prospective multicenter trial. *World J Surg* 23:141, 1999.

30. Kaiser S, Frenckner B, Jorulf HK: Suspected appendicitis in children: US and CT—A prospective randomized study. *Radiology* 223:633, 2002.

31. Jeffrey RB, Jain KA, Nghiem HV: Sonographic diagnosis of acute appendicitis: Interpretive pitfalls. *AJR Am J Roentgenol* 162:55, 1994.

32. Puig S, Hormann M, Rebhandl W, et al: US as a primary diagnostic tool in relation to negative appendectomy: Six years' experience. *Radiology*

226:101, 2003.

33. Rettenbacher T, Hollerweger A, Gritzmann N, et al: Appendicitis: Should diagnostic imaging be performed if the clinical presentation is highly suggestive of the disease? *Gastroenterology* 123:992, 2002.

34. Funaki B, Grosskreutz SR, Funaki CN: Using unenhanced helical CT with enteric contrast material for suspected appendicitis in patients treated at a community hospital. *AJR Am J Roentgenol* 171:997, 1998.

35. Raman SS, Lu DSK, Kadell BM, et al: Accuracy of nonfocused helical CT for the diagnosis of acute appendicitis: A 5-year review. *AJR Am J Roentgenol* 178:1319, 2002.

36. Stroman DL, Bayouth CV, Kuhn JA, et al: The role of computed tomography in the diagnosis of acute appendicitis. *Am J Surg* 178:485, 1999.

37. Weyant MJ, Eachempati SR, Maluccio MA, et al: Interpretation of computed tomography does not correlate with laboratory or pathologic findings in surgically confirmed acute appendicitis. *Surgery* 128:145, 2000.

38. Fuchs JR, Schlamberg JS, Shortsleeve MJ, et al: Impact of abdominal CT imaging on the management of appendicitis: An update. *J Surg Res* 106:131, 2002.

39. Walker S, Haun W, Clark J, et al: The value of limited computed tomography with rectal contrast in the diagnosis of acute appendicitis. *Am J Surg* 180:450, 2000.

40. Ujiki MB, Murayama KM, Cribbins AJ, et al: CT scan in the management of acute appendicitis. *J Surg Res* 105:119, 2002.

41. Applegate KE, Sivit CJ, Salvator AE, et al: Effect of cross-sectional imaging on negative appendectomy and perforation rates in children. *Radiology* 220:103, 2001.

42. Wise SW, Labuski MR, Kasales CJ, et al: Comparative assessment of CT and sonographic techniques for appendiceal imaging. *AJR Am J Roentgenol* 176:933, 2001.

43. Wilson EB, Cole JC, Nipper ML, et al: Computed tomography and ultrasonography in the diagnosis of appendicitis: When are they indicated? *Arch Surg* 136:670, 2001.

44. Rao PM, Rhea JT, Rattner DW, et al: Introduction of appendiceal CT: Impact on negative appendectomy and appendiceal perforation rates. *Ann Surg* 229:344, 1999.

45. Rao PM, Rhea JT, Novelline RA, et al: Effect of computed tomography of the appendix on treatment of patients and use of hospital resources. *N Engl J Med* 338:141, 1998.

46. Morris KT, Kavanagh M, Hansen P, et al: The rational use of computed tomography scans in the diagnosis of appendicitis. *Am J Surg* 183:547, 2002.

47. Lee SL, Walsh AJ, Ho HS: Computed tomography and ultrasonography do not improve and may delay the diagnosis and treatment of acute appendicitis. *Arch Surg* 136:556, 2001.

48. Garcia Pena BM, Taylor GA, Fishman SJ, et al: Effect of an imaging protocol on clinical outcomes among pediatric patients with appendicitis. *Pediatrics* 110:1088, 2002.

49. Alvarado A: A practical score for the early diagnosis of acute appendicitis. *Ann Emerg Med* 15:557, 1986.

50. Paulson EK, Kalady MF, Pappas TN: Clinical practice. Suspected appendicitis. *N Engl J Med* 348:236, 2003.

51. Owings MF, Kozak LJ: *Ambulatory and Inpatient Procedures in the United States, 1996.* National Center for Health Statistics Series 13, No. 139. Hyattsville, Md: Department of Health and Human Services, Centers for Disease Control and Prevention, National Center for Health Statistics, 2004.

52. Styrud J, Eriksson S, Nilsson I, et al: Appendectomy versus antibiotic treatment in acute appendicitis: A prospective multicenter randomized controlled trial. *World J Surg* 30:1033, 2006.

53. Tingstedt B, Bexe-Lindskog E, Ekelund M, et al: Management of appendiceal masses. *Eur J Surg* 168:579, 2002.

54. Willemsen PJ, Hoorntje LE, Eddes EH, et al: The need for interval appendectomy after resolution of an appendiceal mass questioned. *Dig Surg* 19:216, 2002.

55. Haller JA Jr., Shaker IJ, Donahoo JS, et al: Peritoneal drainage versus non-drainage for generalized peritonitis from ruptured appendicitis in children: A prospective study. *Ann Surg* 177:595, 1973.

56. Bongard F, Landers DV, Lewis F: Differential diagnosis of appendicitis and pelvic inflammatory disease. A prospective analysis. *Am J Surg* 150:90, 1985.

57. Jepsen OB, Korner B, Lauritsen KB, et al: *Yersinia enterocolitica* infection in patients with acute surgical abdominal disease. A prospective study. *Scand J Infect Dis* 8:189, 1976.

58. Knight PJ, Vassy LE: Specific diseases mimicking appendicitis in childhood. *Arch Surg* 116:744, 1981.

59. McDonald JC: Nonspecific mesenteric lymphadenitis: Collective review. *Surg Gynecol Obstet* 116:409, 1963.

60. Morrison JD: *Yersinia* and viruses in acute non-specific abdominal pain and appendicitis. *Br J Surg* 68:284, 1981.

61. Droegemueller W: Upper genital tract infections, in Herbst AL, Mishell DR, Stenchever MW, et al (eds): *Comprehensive Gynecology,* 2nd ed. St. Louis, Mo: Mosby–Year Book, 1992, p 691.

62. Bundy DG, Byerley JS, Liles EA, et al: Does this child have appendicitis? *JAMA* 298:438, 2007.

63. Colvin JM, Bachur R, Kharbanda A: The presentation of appendicitis in preadolescent children. *Pediatr Emerg Care* 23:849, 2007.

64. Sauerland S, Lefering R, Neugebauer EA: Laparoscopic versus open surgery for suspected appendicitis. *Cochrane Database Syst Rev* Issue 4:CD001546, 2004.

65. Sheu B-F, Chiu T-E, Chen J-C, et al: Risk factors associated with perforated appendicitis in elderly patients presenting with signs and symptoms of acute appendicitis. *ANZ J Surg* 77:662, 2007.

66. Young Y-R, Chiu T-F, Chen J-C, et al: Acute appendicitis in the octogenarians and beyond: A comparison with younger geriatric patients. *Am J Med Sci* 334:255, 2007.

67. Harrell AG, Lincourt AE, Novitsky YW, et al: Advantages of laparoscopic appendectomy in the elderly. *Am Surg* 72:474, 2006.

68. Andersen B, Nielsen TF: Appendicitis in pregnancy: Diagnosis, management and complications. *Acta Obstet Gynecol Scand* 78:758, 1999.

69. McGory ML, Zingmond DS, Tillou A, et al: Negative appendectomy in pregnant women is associated with a substantial risk of fetal loss. *J Am Coll Surg* 205:534, 2007.

70. Bree RL, Ralls PW, Bafle DM, et al: Evaluation of patients with acute right upper quadrant pain. American College of Radiology. ACR Appropriateness Criteria. *Radiology* 215 Suppl:153, 2000.

71. Bailey LE, Finley RK Jr., Miller SF, et al: Acute appendicitis during pregnancy. *Am Surg* 52:218, 1986.

72. Flum DR, Steinberg SD, Sarkis AY, et al: Appendicitis in patients with acquired immunodeficiency syndrome. *J Am Coll Surg* 184:481, 1997.

73. Mueller GP, Williams RA: Surgical infections in AIDS patients. *Am J Surg* 169(5A Suppl):34S, 1995.

74. Bova R, Meagher A: Appendicitis in HIV-positive patients. *Aust N Z J Surg* 68:337, 1998.

75. Lowy AM, Barie PS: Laparotomy in patients infected with human immunodeficiency virus: Indications and outcome. *Br J Surg* 81:942, 1994.

76. Nadler EP, Gaines BA: The Surgical Infection Society guidelines on antimicrobial therapy for children with appendicitis. *Surg Infect (Larchmt)* 9:75, 2008.

77. Golub R, Siddiqui F, Pohl D: Laparoscopic versus open appendectomy: A meta-analysis. *J Am Coll Surg* 186:545, 1998.

78. Hunter JG: Advanced laparoscopic surgery. *Am J Surg* 173:14, 1997.

79. Scott-Conner CE: Laparoscopic gastrointestinal surgery. *Med Clin North Am* 86:1401, 2002.

80. Fingerhut A, Millat B, Borrie F: Laparoscopic versus open appendectomy: Time to decide. *World J Surg* 23:835, 1999.

81. Hunter JG: Clinical trials and the development of laparoscopic surgery. *Surg Endosc* 15:1, 2001.

82. McCall JL, Sharples K, Jadallah F: Systematic review of randomized controlled trials comparing laparoscopic with open appendicectomy. *Br J Surg* 84:1045, 1997.

83. Ortega AE, Hunter JG, Peters JH, et al: A prospective, randomized comparison of laparoscopic appendectomy with open appendectomy. Laparoscopic Appendectomy Study Group. *Am J Surg* 169:208, 1995.

84. Pedersen AG, Petersen OB, Wara P, et al: Randomized clinical trial of laparoscopic versus open appendicectomy. *Br J Surg* 88:200, 2001.

85. Corneille MG, Steigelman MB, Myers, JG, et al: Laparoscopic appendectomy is superior to open appendectomy in obese patients. *Am J Surg* 194:877, 2007.

86. McGreevy JM, Finlayson SR, Alvarado R, et al: Laparoscopy may be lowering the threshold to operate on patients with suspected appendicitis. *Surg Endosc* 16:1046, 2002.

87. Borgstein PJ, Gordijn RV, Eijsbouts QA, et al: Acute appendicitis—a clear-cut case in men, a guessing game in young women. A prospective study on the role of laparoscopy. *Surg Endosc* 11:923, 1997.

88. Bernhardt J, Gerber B, Schober H-C, et al: NOTES—case report of a

unidirectional flexible appendectomy. *Int J Colorectal Dis* 23:547, 2008.

89. Bickell NA, Aufses AA Jr., Rojas M, et al: How time affects the risk of rupture in appendicitis. *J Am Coll Surg* 202:401, 2006.

90. Campbell MR, Johnston, SL III, Marshburn T, et al: Nonoperative treatment of suspected appendicitis in remote medical care environments: Implications for future spaceflight medical care. *J Am Coll Surg* 198:822, 2004.

91. Samuel M, Hosie G, Holmes K: Prospective evaluation of nonsurgical versus surgical management of appendiceal mass. *J Pediatr Surg* 37:882, 2002.

92. Yamini D, Vargas H, Klein S, et al: Perforated appendicitis: Is it truly a surgical urgency? *Am Surg* 64:970, 1998.

93. Owen A, Moore O, Marven S, et al: Interval laparoscopic appendectomy in children. *J Laparoendosc Adv Surg Tech A* 16:308, 2006.

94. Cooperman M: Complications of appendectomy. *Surg Clin North Am* 63:1233, 1983.

95. Mussack T, Schmidbauer S, Nerlich A, et al: Chronic appendicitis as an independent clinical entity. *Chirurg* 73:710, 2002.

96. Wang HT, Sax HC: Incidental appendectomy in the era of managed care and laparoscopy. *J Am Coll Surg* 192:182, 2001.

97. Sugimoto T, Edwards D: Incidence and costs of incidental appendectomy as a preventive measure. *Am J Public Health* 77:471, 1987.

98. Fisher KS, Ross DS: Guidelines for therapeutic decision in incidental appendectomy. *Surg Gynecol Obstet* 171:95, 1990.

99. McCusker ME, Cote TR, Clegg LX, et al: Primary malignant neoplasms of the appendix: A population-based study from the Surveillance, Epidemiology and End Results program, 1973–1998. *Cancer* 94:3307, 2002.

100. McGory ML, Maggard MA, Kang H, et al: Malignancies of the appendix: Beyond case series reports. *Dis Colon Rectum* 48:2264, 2005.

101. Dhage-Ivatury S, Sugarbaker PH: Update on the surgical approach to mucocele of the appendix. *J Am Coll Surg* 202:680, 2006.

102. Hinson FL, Ambrose NS: Pseudomyxoma peritonei. *Br J Surg* 85:1332, 1998.

103. Gough DB, Donohue JH, Schutt AJ, et al: Pseudomyxoma peritonei. Long-term patient survival with an aggressive regional approach. *Ann Surg* 219:112, 1994.

104. Stewart JH IV, Shen P, Russell GB, et al: Appendiceal neoplasms with peritoneal dissemination: Outcomes after cytoreductive surgery and intraperitoneal hyperthermic chemotherapy. *Ann Surg Oncol* 13:624, 2006.

105. Sugarbaker PH: New standard of care for appendiceal epithelial neoplasms and pseudomyxoma peritonei syndrome? *Lancet Oncol* 7:69, 2006.

106. McQuellon RP, Russell GB, Shen P, et al: Survival and health outcomes after cytoreductive surgery with intraperitoneal hyperthermic chemotherapy for disseminated peritoneal cancer of appendiceal origin. *Ann Surg Oncol* 15:125, 2008.

107. Crump M, Gospodarowicz M, Shepherd FA: Lymphoma of the gastrointestinal tract. *Semin Oncol* 26:324, 1999.

108. Pickhardt PJ, Levy AD, Rohrmann CA Jr., et al: Non-Hodgkin's lymphoma of the appendix: Clinical and CT findings with pathologic correlation. *AJR Am J Roentgenol* 178:1123, 2002.

109. Muller G, Dargent JL, Duwel V, et al: Leukaemia and lymphoma of the appendix presenting as acute appendicitis or acute abdomen. Four case reports with a review of the literature. *J Cancer Res Clin Oncol* 123:560, 1997.

肝

David A. Geller, John A. Goss, and Allan Tsung

关键点

1. 了解肝脏内外解剖和生理学。
2. 了解肝脏的分子信号传导系统。
3. 掌握急性肝功能衰竭和肝硬化的特点及治疗方案。
4. 为突发的肝脏损伤制订一个诊治计划。
5. 了解目前原发性和继发性肝癌的治疗方案。
6. 描述右半肝或左半肝切除术的命名和步骤。

肝脏外科的发展史

关于普罗米修斯的古希腊神话提示我们，肝脏是机体内唯一的可再生器官。根据希腊神话记载，由于太阳神普罗米修斯给人类带来火的灾难，激怒了宙斯，于是宙斯把普罗米修斯禁锢在高加索山上，让巨鹰白天啄食其肝脏，夜间他的肝脏得以再生。这虽然有些夸张，但其基本原理是正确的，肝切除后，剩余残肝在几周至几个月的时间内便几乎可恢复到原有肝脏的大小。更有趣的是，古希腊人似乎已经意识到了这个事实，因为肝脏的希腊字"hēpar"是由动词形式"hēpaomai"衍生而来，"hēpaomai"译为"修补"或"修复"，因此"hēpar"也可译为"可修复的"[1]。肝脏的重要性可追溯到圣经时代，因为古巴比伦人(C. 2000 B. C.)把肝脏视为灵魂的所在地。当时战伤中有肝脏手术的零散记录，但选择性肝切除是 1888 年由德国的 Langenbuch 最早记录。随后，美国的 Tiffany 和欧洲的 Lucke 分别在 1890 年和 1891 年对肝脏手术做了相关报告，并且 Keen 在 1899 年对肝脏手术做了一系列报告[2,3]。1908 年，Pringle 在《外科学年鉴》上发表了一篇题为"肝外伤的止血"的文章，描述了通过压迫肝门处的入肝血流而达到肝外伤止血的目的，这种止血方法即命名为 Pringle 手法(Pringle's maneuver)[4]。或许由于肝脏手术潜在大出血的可能性，在接下来的半个世纪里肝脏手术技术的进展甚微。Rex、Cantlie 及其他人的实验研究和 Couinaud、Hjortsjo、Healey、LortatJacob、Starzl 在 20 世纪 50 年代的临床研究为肝切除技术的发展奠定了基础[5,6]，也为现代肝脏外科的发展铺平了道路。

肝脏的解剖

肝脏是人体内最大的实质器官，重约 1500g，位于右上腹膈肌下方，外面有肋骨保护，呈红褐色，由 Glisson 鞘包绕。肝脏借助于其周围韧带固定于上腹部(图 31-1)。肝圆韧带是出生后奇静脉闭塞所形成的纤维索，此韧带经镰状韧带游离缘达门静脉左支囊部，并与静脉韧带相连。镰状韧带沿脐裂将左半肝分为左内叶和左外叶，其前缘与腹壁及膈相连，将肝脏固定于前腹壁。左、右三角韧带将肝的左、右两侧牢固地固定于膈肌上。左、右三角韧带在肝脏前方汇合成冠状韧带，右冠状动脉韧带也从肝右叶脏面扩展至右肾腹膜，从而将肝脏

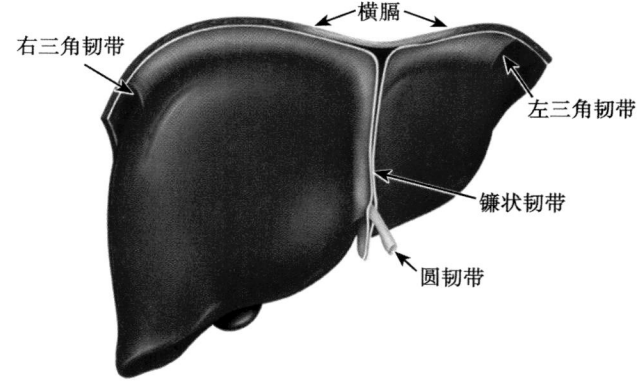

图 31-1　肝脏借助于众肝脏韧带固定于膈肌和上腹壁

固定在腹膜后腔。这些韧带(圆状韧带、镰状韧带、三角韧带及冠状韧带)可在无出血的情况下与肝脏分开,从而游离肝脏,为肝切除做好准备。胆囊窝的正下方及左侧分别为肝十二指肠韧带和肝胃韧带。肝蒂是十二指肠韧带内包含的全部结构,由胆总管、肝动脉、门静脉等组成,肝蒂的右侧及下方深部即为温氏孔,又称 epiploic 孔(图 31-2),在网膜孔水平,可用 Pringle 手法完全控制肝脏的入肝血流,达到肝叶切除或肝破裂时暂时止血的目的。

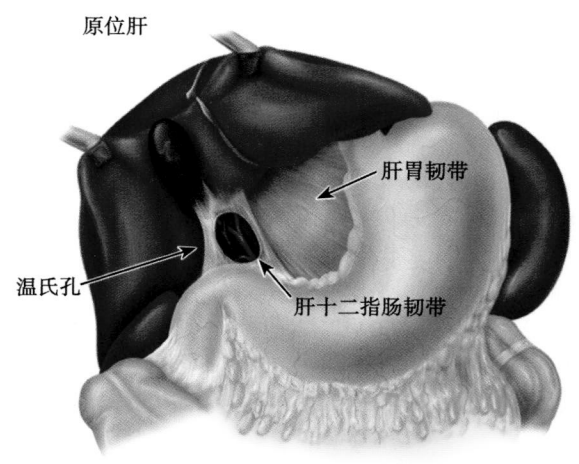

图 31-2　原位肝门解剖:肝胃韧带、肝十二指肠韧带和温氏孔位置

分段解剖

　　沿胆囊窝至下腔静脉(IVC)的连线(Cantlie 线)可大致将肝脏分为左半肝和右半肝[5]。右半肝通常占肝脏体积的 60%~70%,左半肝(包括尾状叶)占肝脏体积的 30%~40%。尾状叶位于下腔静脉的前壁和左侧壁,可分为三个亚结构:Spiegel 叶、腔静脉旁叶、尾状突[7]。镰状韧带不是左半肝和右半肝的分界线,而是左内侧段和左外侧段的分界线。而按照 2000 年 Brisbane 命名规范,左外叶和左内叶也可称为"扇区"。20 世纪 50 年代初法国外科医师和解剖学家 Couinaud 的工作研究使我们对肝脏解剖有了进一步的认识。Couinaud 将肝脏划分为八个肝段,按顺时针方向分别编号:第Ⅰ段即通称的尾状叶,第Ⅱ段和第Ⅲ段由左外叶分隔而来,第Ⅳ段即左内叶(图 31-3)。因此,左半肝由左外叶(包括第Ⅱ、Ⅲ段)和左内叶(第Ⅳ段)组成。第Ⅳ段可被分为ⅣA 段和ⅣB 段,ⅣA 段在ⅣB 段的上方,上邻膈肌,右邻第Ⅷ段,左侧通过镰状韧带与第Ⅱ段相邻。ⅣB 段在ⅣA 段的下方,与胆囊窝相邻。许多解剖教科书也称第Ⅳ段为"肝方叶","肝方叶"是一个过时的术语,我们现在称为"第Ⅳ段"或"左内叶"。大多数医师仍沿用老的称法把第Ⅰ段称为"尾状叶"。右半肝包括:Ⅴ、Ⅵ、Ⅶ和Ⅷ段,Ⅴ和Ⅷ段组成肝脏的右前叶,Ⅵ和Ⅶ段组成肝脏的右后叶。

　　另外,Bismuth 强调基于肝静脉系统的功能解剖。肝脏的三条主要静脉分别走行于相应的裂隙,并且将肝脏分为四个部分[8]。肝右静脉走行于右叶间裂并将右半肝分为右前叶和右后叶,肝中静脉走行于正中裂,将肝脏分为左半肝和右半肝,肝左静脉走行于左叶间裂,将左半肝分为左外叶和左内

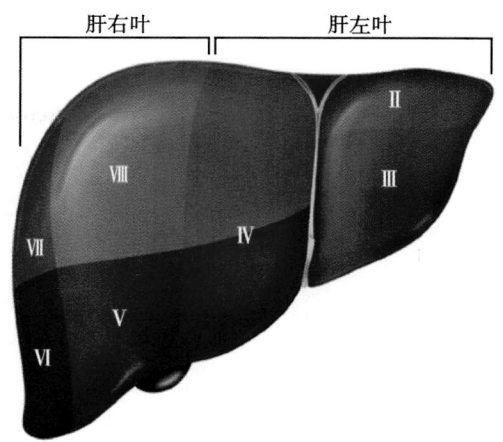

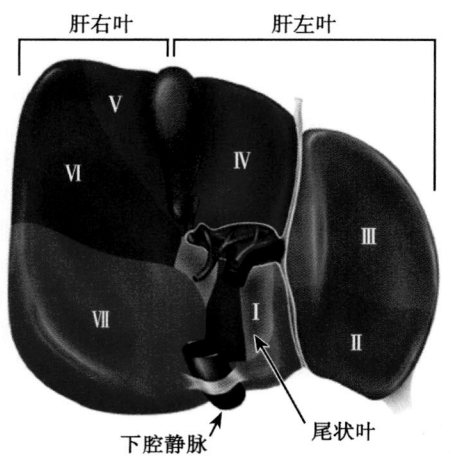

图 31-3　Couinaud 肝脏分段:按顺时针方向从Ⅰ段到Ⅷ段分别编号,肝左叶包括第Ⅱ段到第Ⅳ段,肝右叶包括第Ⅴ段到第Ⅷ段,尾状叶是第Ⅰ段

叶。虽然一些其他研究者对肝脏解剖也做出了一定的贡献,但不可否认,Couinaud 为我们描述了最详细的肝脏解剖。Couinaud 几十年来致力于研究肝脏的解剖,在 PubMed 搜索引擎中输入"Couinaud C"和"Liver"就可输出 72 条相关文献。

肝动脉

　　肝脏具有肝动脉和门静脉双重血供,肝动脉提供了约 25% 的血液供应,门静脉提供了约 75% 的血液供应。肝动脉起自腹腔干,后者又分为胃左动脉、脾动脉和肝总动脉(图 31-4)。肝总动脉随后分为胃十二指肠动脉和肝固有动脉,胃右动脉通常起自肝固有动脉,但也存在变异。肝固有动脉分为肝右动脉和肝左动脉,约 75% 的个体符合这种"经典"或标准的动脉解剖,其余 25% 则包含多种解剖变异。了解动脉和胆道解剖的变异,对于避免肝脏、胆囊、胰腺或邻近器官手术时发生并发症显得尤为重要。

　　最常见的肝总动脉变异如图 31-5 所示:肝右动脉由肠系膜上动脉(SMA)发出,发生率约为 18%~22%,经门静脉后方进入肝实质,这可以在术前通过电脑断层扫描(CT)或者磁共振成像(MRI)得到确认,或者通过触诊感知肝蒂右后侧的搏动,这与正常肝蒂内左前方、胆总管左侧的肝固有动脉搏动有着较明显的区别。12%~15% 的个体的

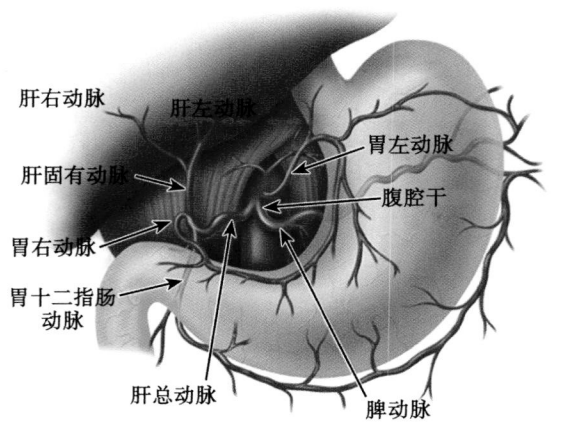

图 31-4 上腹部和肝脏的动脉解剖,包括腹腔干和肝动脉分支

肝左动脉由胃左动脉发出,走行于尾叶前的肝胃韧带内,并汇入肝门板结构。其他不太常见的变异(每种大概占 2%)包括:肝总动脉较早直接发出肝左动脉和肝右动脉分支,以及肝总动脉发自肠系膜上动脉(图 31-5)。虽然没有很好的资料去证实肝总动脉起自肠系膜上动脉,但我们可以通过触及肝蒂内强有力的动脉搏动位于胆总管右侧,而非左侧去判断。另外很重要的一点是,大约 88% 的个体中肝右动脉是由胆总管后方经过,但也有约 12% 的个体肝右动脉横跨在胆总管前方。胆囊动脉通常由肝右动脉在胆囊三角处发出。

门静脉

门静脉是由脾静脉和肠系膜上静脉汇合而成。肠系膜下静脉通常汇入脾静脉(图 31-6)。门静脉入肝门后在肝门横沟处分成左干和右干,门静脉左干从主干分出后,几乎呈直角在横沟内向左走行,至左端时转为向前入脐静脉窝,末端与肝圆韧带相连接(图 31-7)。门静脉左支发出分支,分别供应包括Ⅱ、Ⅲ段的左外叶和包括第Ⅳ段的左内叶,通常情况下还供给尾状叶(少数情况下尾状叶也可由门静脉主干或者门静脉右支供给)。门静脉右支较左支横部短,通常在肝门横沟右端分出,沿肝门板或在其内部进入肝实质。

门静脉汇集胃、胰、脾、小肠、结肠等内脏器官的血液入肝,然后回流至全身血液循环系统。正常生理情况下,门静脉压力一般为 5~10mmHg。然而,门静脉没有瓣膜,在门静脉高压症的情况下,压力可以高达 20~30mmHg。在这种情况下,可采用门腔分流术来降低门静脉压力,主要适用于有食管胃底静脉曲张破裂出血倾向的病人。在靠近肝脏的位置,门静脉主干通常发出一个短分支到右侧尾状突,在右半肝切除术解剖肝门时需要确切结扎这一分支以避免撕脱出血。

肝静脉和下腔静脉

肝静脉系统包括肝右静脉、肝中静脉、肝左静脉,收集肝内血液经肝上下腔静脉最终汇入右心房(图 31-8)。肝右静脉汇集Ⅴ段~Ⅷ段的血液,肝中静脉汇集Ⅳ段、Ⅴ段和Ⅷ段的血液,肝左静脉汇集Ⅱ段和Ⅲ段的血液。尾状叶比较特殊,其静脉血液直接汇入下腔静脉。此外,肝脏通常有几支细小可

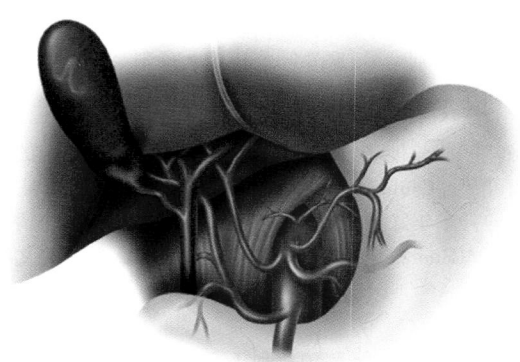

肝右动脉由肠系膜上动脉发出(18%~22%)

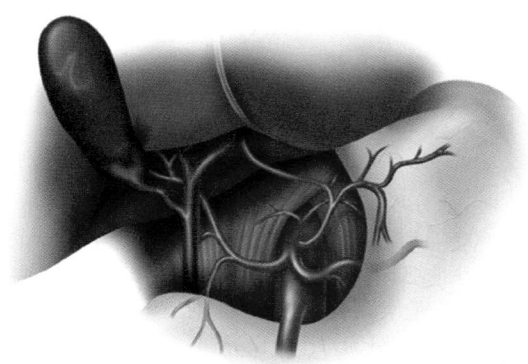

肝左动脉由胃左动脉发出(12%~15%)

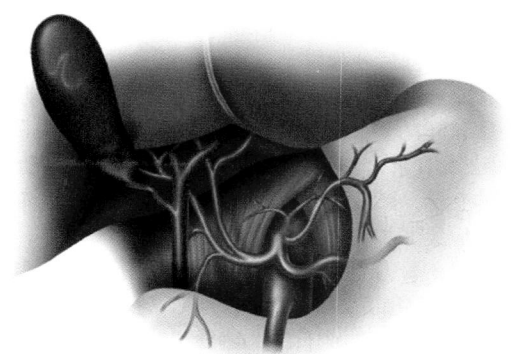

在肝总动脉形成肝右动脉和肝左动脉分支(1%~2%)

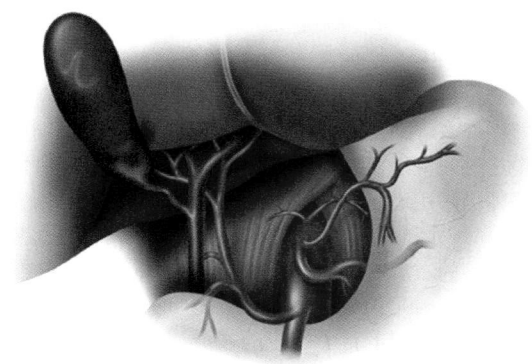

肝总动脉完全由肠系膜上动脉发出(1%~2%)

图 31-5 肝总动脉解剖变异

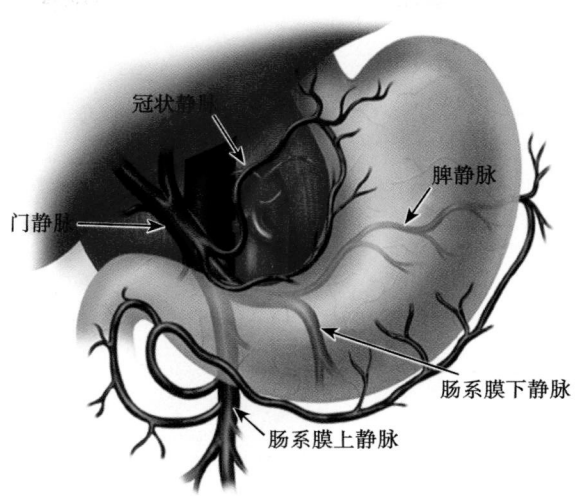

图 31-6　门静脉解剖。门静脉是由脾静脉和肠系膜上静脉汇合而成,肠系膜下静脉汇入脾静脉,冠状静脉(胃左静脉)在脾静脉和肠系膜上静脉汇合口附近汇入门静脉

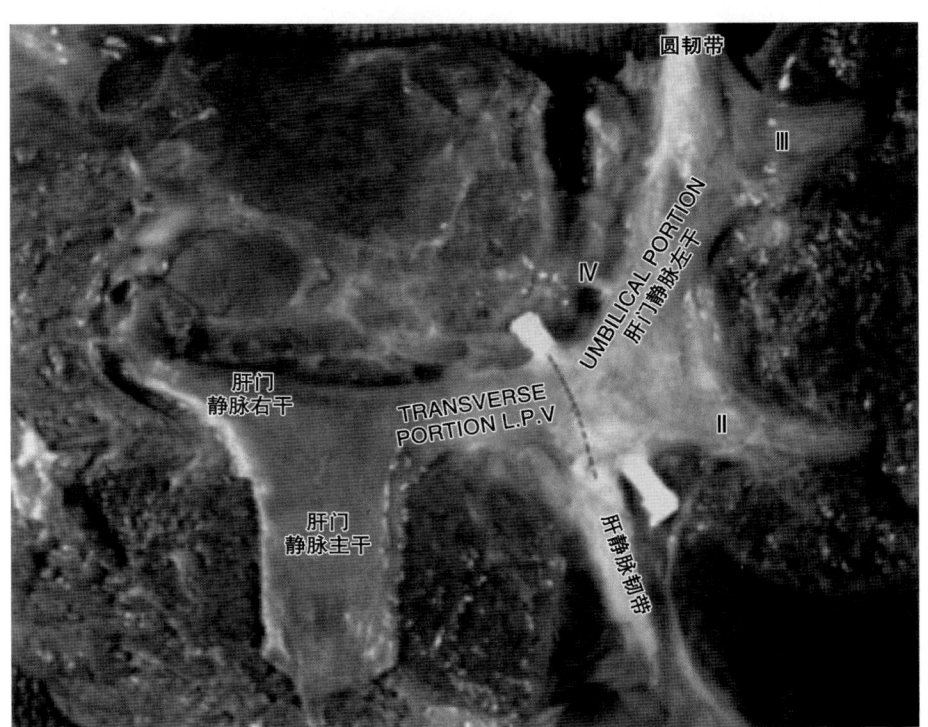

图 31-7　肝门静脉左干解剖。尸体管道铸型示肝门静脉左支横部和肝门静脉左支矢状部

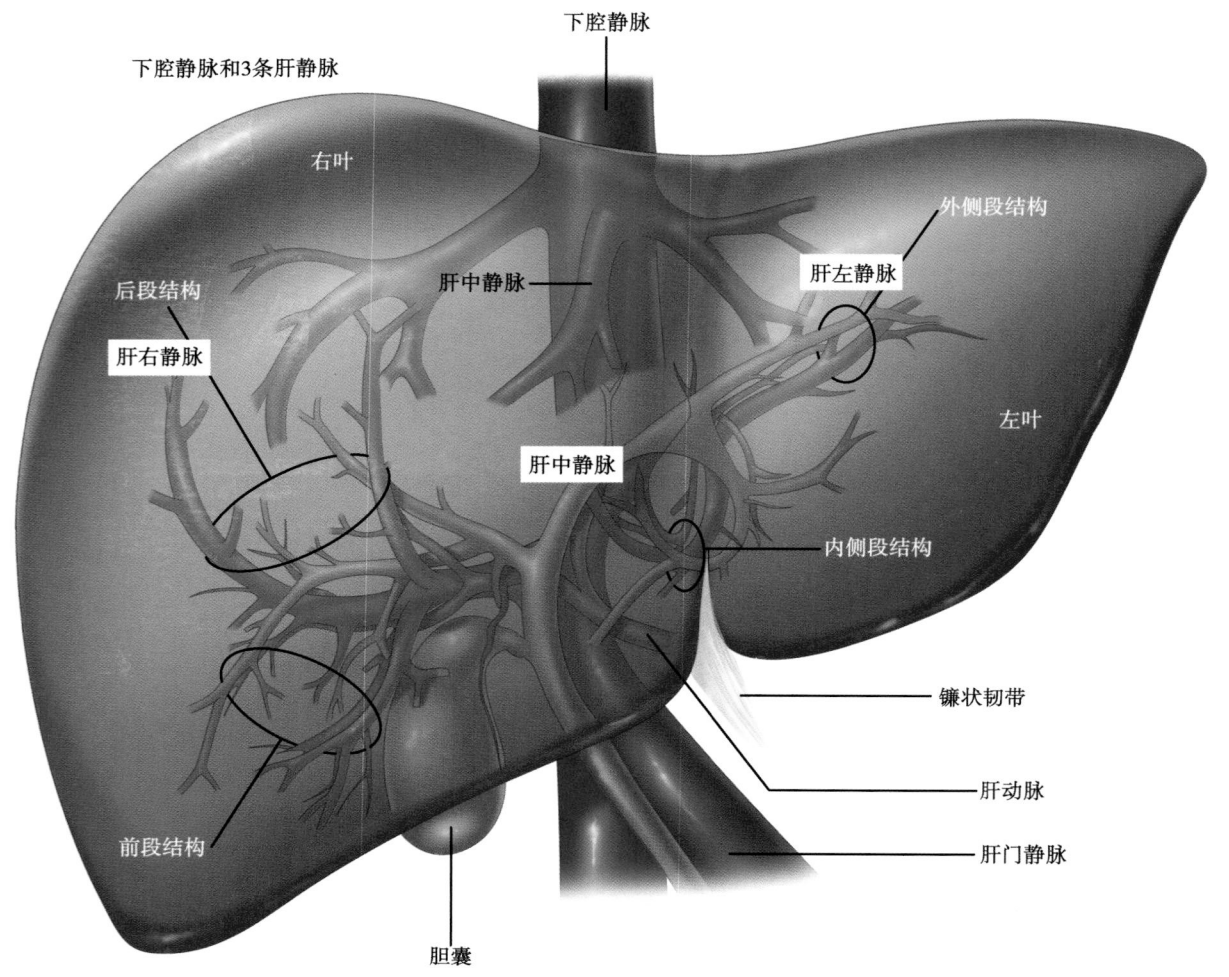

下腔静脉和3条肝静脉

下腔静脉

右叶

后段结构

肝右静脉

外侧段结构

肝左静脉

肝中静脉

左叶

肝中静脉

内侧段结构

前段结构

镰状韧带

肝动脉

肝门静脉

胆囊

图 31-8　肝静脉和下腔静脉解剖。肝中静脉和肝左静脉合干后汇入下腔静脉

变的肝短静脉,直接汇入肝下下腔静脉。约 95% 的个体,其肝左静脉和肝中静脉先形成一个共同的主干再进入下腔静脉,而肝右静脉以锐角单独汇入下腔静脉。15% ~ 20% 的个体,肝右静脉的一支属支走行于肝腔静脉韧带,右半肝切除时一旦失去控制将发生大出血。肝静脉与门静脉的属支互为指状插入,例如:肝右静脉走行于门静脉右前支和右后支之间,肝中静脉走行于门静脉右前支和左支之间,肝左静脉走行于门静脉的第 II 段和第 III 段的分支之间。

胆管和肝管

胆总管走行于肝十二指肠韧带的右前方,由胆囊管和肝总管汇集而成。肝总管在肝内又分为右肝管和左肝管。一般情况下,肝内胆管一般遵循肝内动脉分支的走行。肝右前叶肝管分支通常在肝门板上方进入肝脏,而右后叶肝管通常在门静脉右支后方或沿尾状突表面进入肝脏。左肝管于肝门左侧部约左叶间裂至肝门稍下方肝总管合成处,位于门静脉左支的右前上方。左肝管存在相当大的变异,在 30% ~ 40% 的病例,有异常管道与肝管属支或非标准的肝管汇合(图 31-9)。胆囊管本身在汇入胆总管之前也存在相当大的变异。这

可能会导致潜在的危险或在胆囊切除术及肝切除术后发生胆漏,外科医师在术前应充分考虑这些变异发生的可能性。胆囊附着在肝脏IVB 段(左叶)和肝脏 V 段(右叶)的胆囊窝里(详见第 32 章)。

神经支配和淋巴引流

肝脏的神经支配主要分为副交感神经和交感神经。前者包括支配肝脏前面的迷走神经左干分支和支配肝脏后面的迷走神经右干分支,后者主要涉及胸内脏大神经和腹腔神经节,目前对这些神经的功能知之甚少。肝移植术后失去神经支配的肝脏似乎仍可维持正常的肝功能。右肩、右肩胛骨区域以及背部牵涉痛的共同原因是右膈神经受刺激,通常由肿瘤导致 Glisson 拉伸或膈肌刺激所致。

肝脏产生的淋巴液通过肝窦周围的 Disse 腔、门静脉周围的 Mall 间隙汇流至肝门部胆囊淋巴结(即 Calot 三角淋巴结),也可引流至胆总管、肝动脉、胰后及腹腔淋巴结。这一点对于肝门部胆管癌切除术显得尤为重要,后者伴有很高的淋巴结转移率。肝脏淋巴液也可引流至膈上淋巴结,后者病理改变可由 CT 或 MRI 扫描证实。

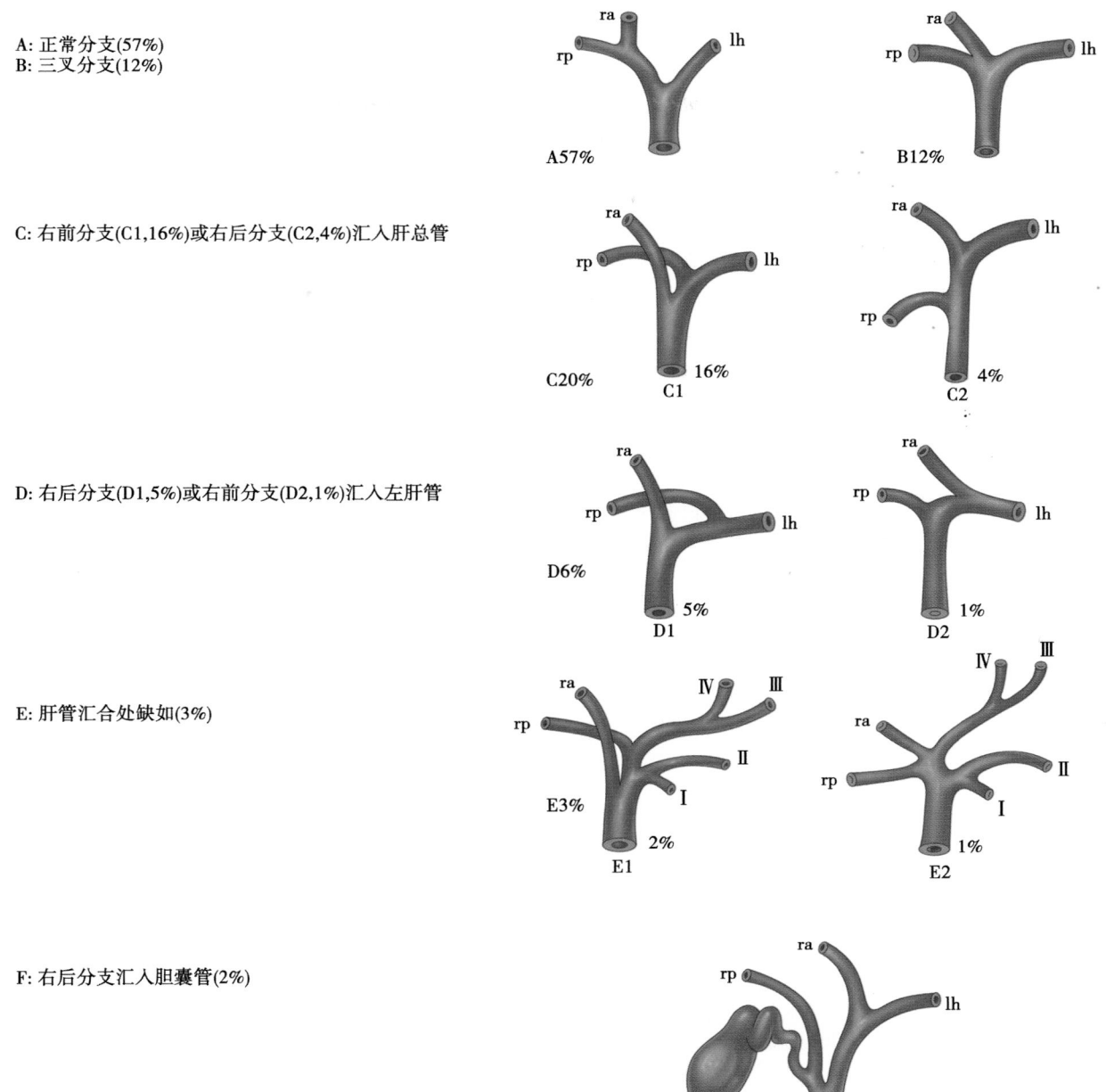

A: 正常分支(57%)
B: 三叉分支(12%)

C: 右前分支(C1,16%)或右后分支(C2,4%)汇入肝总管

D: 右后分支(D1,5%)或右前分支(D2,1%)汇入左肝管

E: 肝管汇合处缺如(3%)

F: 右后分支汇入胆囊管(2%)

图 31-9　肝胆管汇合的主要变异。正如 Couinaud 在 1957 年所描述的那样,肝胆管分支在大约 40% 的样本中存在几种变异模式。lh,左肝管;ra,右前支,rp,右后支

肝脏的生理

　　肝脏是人体内最大的腺体器官,生理功能极其繁多,包括储存、代谢、合成和分泌等功能,一个至关重要的作用是通过糖、脂肪和蛋白质的三大物质代谢来吸收机体所需要的养分。肝脏在人体的碳水化合物代谢中起着非常重要的作用,可使血糖浓度维持在正常范围内。在空腹状态下,肝脏为中枢神经系统提供充足的血糖供给,肝脏可通过糖原分解、葡萄糖从头合成途径及糖异生(如乳酸、氨基酸和甘油等)产生葡萄糖。在进食后血糖升高,肝脏可通过糖原合成、糖酵解及脂肪合成等途径转化体内多余的糖,维持正常的血糖浓度。肝脏在脂质代谢中也起着核心作用,可通过胆汁的形成及胆固醇和脂肪酸的产生来维持体内脂类物质的平衡。肝脏也是氨基酸代谢和蛋白质合成的主要场所,体内氨基酸可在肝脏内进行氨基酸脱氨基、转氨基合成蛋白质。除代谢功能外,肝脏也参与循环内的大多数血浆蛋白的合成,这些蛋白主要包括白蛋白、凝血酶原和纤维蛋白原,以及补体级联反应化合物。此外,许多物质在肝脏通过药物代谢解毒,免疫细胞被发现可在肝脏的网状内皮系统中发生免疫反应[9]。

胆红素代谢

　　胆红素是正常的血红蛋白分解代谢的产物。胆红素在循环系统中与血清清蛋白结合后被运送至肝脏。在肝脏中,经葡

葡糖醛酸转移酶的催化作用与葡萄糖醛酸结合,形成胆红素葡萄糖醛酸酯或称结合胆红素。结合胆红素为水溶性,可通过肾小球滤过从尿中排出。结合胆红素从肝细胞经胆管排入肠道过程中,少量的结合胆红素经肠道吸收入血液,然后通过尿液排出体外,多数结合胆红素经肠道排出,因为肠道黏膜对于结合胆红素而言是相对不通透的。但是,肠道黏膜对于非结合胆红素与尿胆素原是相对通透的,非结合胆红素在肠道细菌作用下生成胆红素衍生物。因此,一些胆红素与尿胆素原在门静脉系统中被重吸收,又由肝脏排出或进入循环系统,并通过尿液排出体外[10]。

胆汁的形成

胆汁是一种包含有机物质和无机物质等复杂物质的碱性溶液,从肝脏经胆道系统进入小肠中。胆汁的主要成分是水、电解质和各种有机物质,包括胆色素、胆盐、磷脂(卵磷脂)和胆固醇。胆汁的两个基本作用,一是有助于脂类和脂溶性维生素的消化和吸收,二是除胆红素外,进入人体内的药物、代谢产物、毒物、染料及重金属盐等均可随胆汁排入肠道,再由粪便排出体外。胆汁是由肝细胞产生,并通过胆道系统分泌的。在非进餐时段,胆汁储存于胆囊中,胆囊吸收胆汁中的水分和电解质使胆汁得到浓缩。当食物进入十二指肠,储存在胆囊中的胆汁也经胆道系统进入肠道,帮助食物进行消化。通常人体肝脏每天约合成1000ml胆汁,然而,胆汁中95%以上的胆盐在肠道中被重新吸收,重新回到肝脏进入下一个循环(肝肠循环)。

胆盐与磷脂结合,促进小肠内脂质的消化和吸收。胆盐是胆汁酸在肝细胞中与甘氨酸、牛磺酸、钠、钾结合形成的。胆汁酸主要由胆固醇在肝细胞微粒体上经多个酶作用转化而成。从食物中摄入或肝脏合成的胆固醇转化为胆汁酸胆酸和鹅去氧胆酸,二者总称为初级胆汁酸,初级胆汁酸经胆道进入十二指肠,在肠道细菌的作用下去羟基生成脱氧胆酸和石胆酸,总称为次级胆汁酸。

胆盐为双亲性分子,同时含有亲水基团和疏水基团。这种立体构型极大地增加了其表面积,从而使胆汁中的脂肪酸、胆固醇能够溶于胆汁酸的胶团中。胆盐还可通过形成亲水基在外、疏水基在内的微胶粒来携带分解脂质。微胶粒在脂质的运输和分解过程中起着非常重要的作用,它们将脂质运输到小肠上皮细胞的刷状缘,并在那里被吸收。

胆盐进入肠道后,被有效地重新吸收和利用。90%~95%的胆盐在回肠末端被重吸收,余下的5%~10%进入结肠,并转换为次级胆汁酸去氧胆酸和石胆酸。包括初级和次级胆盐和胆汁酸的混合物被重吸收后,经门静脉转运至肝脏重新参与胆汁代谢。在粪便中丢失的部分胆盐由肝脏合成来补充。胆盐随胆汁进入肠道并被重吸收返回肝脏的不断反复的连续过程称为"肝肠循环"[10]。

药物代谢

肝脏在机体清除从外界吸收的外源性物质的过程中起着重要作用。在大多数情况下,相对亲脂性的药物更易被机体吸收。肝脏通过把脂溶性药物转化为易排出体外的亲水性物质来消除其对机体的危害。肝脏中的药物代谢主要包括两阶段:第一阶段反应主要包括氧化、还原、水解,使其更具有亲水

性。血红蛋白家族中的细胞色素P450系统在药品和有毒物质的氧化反应中起重要作用。第二阶段反应,又称结合反应,是一种包括药物分子亚基的合成反应。这些亚基包括葡萄糖醛酸酯、醋酸、谷胱甘肽、甘氨酸、硫酸、甲基等。这些药物的代谢主要在肝细胞的光面内质网上进行。

许多因素可以影响肝脏药物代谢功能。当一个药物的代谢率增加(即酶诱导),相应药物作用的持续时间将减少。然而,当一种药物的代谢下降(即酶抑制),那么药物作用活性将持续较长的时间。重要的是,有些药物可能经肝脏代谢后会转换成代谢活性高的产物,如大剂量服用对乙酰氨基酚。通常情况下,对乙酰氨基酚在肝脏分解成无害的葡萄糖醛酸和硫酸代谢物,二者均溶于水,经尿液排出体外。过量期间,正常的代谢途径不堪重负,一些药物由细胞色素P450系统转换成一种反应性和毒性更高的中间产物。谷胱甘肽可以与这一中间产物结合,从而产生另一种无害的产物被排泄掉。然而,谷胱甘肽的储备量不断减少,反应性和毒性更高的中间产物不能被解毒,从而导致肝细胞坏死。因此,对过量服用乙酰氨基酚的治疗包括谷胱甘肽巯基化合物的替代物,如乙酰半胱氨酸。

肝功能试验

肝功能检查是指测量反映肝功能的血清标志物的水平,最常见的为:谷草转氨酶(AST)、谷丙转氨酶(ALT)、碱性磷酸酶(AP)、γ-谷氨酰转肽酶(GGTP)、胆红素等。但是,这个术语有些用词不当,因为大多数检测内容不属于肝功能范畴,而是肝细胞的损害。检测肝脏合成功能的准确方法包括血清白蛋白水平和凝血酶原时间。虽然测量肝脏的酶水平在评估病人的肝脏疾病是非常重要的,但这些测试结果是非特异性的。因此,评估疑似肝病的病人,应结合病人的病史和体格检查结果,来解释肝功能检查中的异常值。评估异常实验室值的方法也可以简化分类,如肝细胞损伤、合成功能异常或胆汁淤积等。

肝细胞损伤

肝细胞损伤通常表现为肝脏的转氨酶ALT和AST水平异常。这些酶参与糖异生,通过天冬氨酸或丙氨酸氨基转移酶催化酮戊二酸产生草酰乙酸和丙酮酸(这些酶的前身称为谷氨酸谷草转氨酶和谷丙转氨酶)。AST存在于肝脏、心肌、骨骼肌、肾、脑、胰腺、肺和红细胞中,因此判断肝脏疾病的特异性较小。ALT主要存在于肝脏,因此对于肝脏疾病具有一定的特异性。肝细胞损伤触发这些酶释放进入血液循环。转氨酶水平升高的常见原因包括病毒性肝炎、酗酒、药物、遗传性疾病(Wilson病、血色素沉着病、α_1-抗胰蛋白酶缺乏),以及自身免疫性疾病。

血清转氨酶上升的程度可以表明肝脏损伤的某些病因。然而,在这些测试中,酶的水平与肝细胞坏死的严重程度相关性很差,因为在肝纤维化或肝硬化的情况下,这些酶可能不显著升高。在酒精性肝病中,AST:ALT>2:1的比例是常见的。转氨酶轻度升高,可以发生在非酒精性脂肪肝疾病、慢性病毒感染或药物引起的肝脏损伤中。这些酶水平的适度增长在急性病毒性肝炎中是常见的。在缺血性损伤、药物过量(如对乙酰氨基酚)和急性重型肝炎的情况下,AST和ALT水平可以

升高到正常值的数千倍。

合成功能异常

肝脏的一个重要功能是合成白蛋白,因此可通过白蛋白水平来评估肝脏的合成功能。肝脏每天约产生 10g 的白蛋白。然而,白蛋白合成水平依赖于许多因素,如营养状况、肾功能不全、引起蛋白丢失的肠道疾病以及激素干扰等。此外,由于白蛋白的半衰期为 15~20 天,因此白蛋白水平不是评估急性肝功能障碍的指标。

许多凝血因子(凝血因子Ⅷ除外)只在肝脏中合成,因此凝血因子的水平也可以作为衡量肝脏合成功能的指标。凝血酶原时间和国际标准化比值(INR)是测量肝脏合成功能的最佳指标。凝血酶原时间用来衡量凝血酶原转化为凝血酶的程度。为了规范凝血酶原时间的报告,并避免实验室时间的差异,INR 得到了快速发展。INR 是病人凝血酶原时间的标准化比值。由于维生素 K 参与凝血因子(因子Ⅱ、Ⅶ、Ⅸ和Ⅹ)的合成,而这些因子用于测量凝血酶原时间,因此在维生素 K 缺乏和华法林治疗的病人中凝血酶原时间可能延长。

胆汁淤积

胆汁淤积是胆汁从肝脏排泄入十二指肠受阻所致,这主要包括两方面原因:肝内原因(肝细胞功能障碍)或肝外原因(胆道梗阻)。胆汁淤积往往会导致一些酶的释放,因此可以通过测量血清胆红素、碱性磷酸酶(AP)和 γ-谷氨酰转肽酶(GGTP)水平,这些酶的检测指标将会出现异常。胆红素是血红蛋白的代谢分解产物。非结合胆红素是不溶于水的,因此需要与白蛋白相结合再转运至肝脏。在肝脏,胆红素以结合的形式随胆汁被排泄掉。由于肝脏具备较多的胆红素处理储备功能,在患有显著肝脏疾病的病人其总胆红素的测量结果可高可低,也可以处于正常水平。因此,为了有助于高胆红素血症的诊断,总胆红素通常被区分为结合(直接)胆红素和非结合(间接)胆红素。间接胆红素即通常所指的循环中的非结合胆红素,因为要加入一种化学药品才能从整体中区分出来。通常情况下,非结合胆红素占血清胆红素的 90% 以上。相反,结合胆红素可以从整体中直接区分出来,而不需要添加其他化学药品。直接胆红素检测方法可以检测结合胆红素和 δ 胆红素水平(黏附白蛋白的结合胆红素)。

检测不同形式的胆红素为胆汁淤积的诊断提供了重要线索。在一般情况下,间接胆红素水平升高表明肝内梗阻型胆汁淤积,而直接胆红素水平升高表明肝外梗阻型胆汁淤积。可能导致非结合胆红素水平增加的机制包括:胆红素产生过多(溶血性疾病和血肿吸收)和胆红素摄取或结合障碍(先天性或获得性)。胆红素的代谢水平受制于肝细胞对胆红素的排泄,因此直接胆红素增高可以出现在原发性或获得性的肝内排泄或肝外梗阻所造成的胆红素代谢失调的病人。结合胆红素不能在肝细胞排泄和积聚,从而导致其分泌进入血液循环。由于结合胆红素是水溶性的,所以可经黄疸病人的尿液中排出。

碱性磷酸酶(AP)是一种在机体组织内广泛分布的酶,主要分布在肝脏和骨骼。在肝脏,它是由胆管上皮细胞产生的。在胆道梗阻的情况下,碱性磷酸酶合成增多导致血清含量升高。由于血清 AP 的半衰期大约为 7 天,所以在胆汁淤积的症状消退几天后才逐渐趋于正常。

γ-谷氨酰转肽酶(GGTP)是肝细胞和胆管上皮细胞释放出来的另一种酶。GGTP 升高是肝胆疾病的早期敏感指标。然而,像 AP 升高一样,GGTP 也不具有特异性。某些药物、酒精滥用、胰腺疾病、心肌梗死、肾衰竭、阻塞性肺疾病等都可导致 GGTP 水平升高。因此,GGTP 水平升高往往合并其他酶异常。例如,GGTP 水平上升合并 AP 升高通常由于肝脏疾病所致。

黄疸

黄疸指皮肤、巩膜及黏膜由于胆红素升高所出现的黄染现象。当病人出现黄疸,通常其胆红素检测浓度上升到 2.5~3mg/ml 时即为高胆红素血症。较多的良、恶性疾病均可引起黄疸。然而,当出现黄疸时,病情已经相当严重,因此对黄疸病人掌握一系列的诊断和鉴别诊断方法显得尤为重要。根据胆红素代谢的不同阶段出现障碍,黄疸病人的诊断可简单归纳为相应的几种原因。如前所述,胆红素代谢可以分三个阶段进行:肝前、肝内和肝后。肝前性黄疸是由于各种原因导致的由血红素产生的胆红素经循环系统进入肝脏所致。大部分的血红素来自红细胞的新陈代谢,小部分来自其他含有血红素的有机物,如肌红蛋白和细胞色素等。不溶于水的非结合胆红素进入肝脏后,与葡萄糖醛酸结合,生成可溶解的结合胆红素,随胆汁进行排泄。胆红素代谢的肝后阶段包括可溶性胆红素通过胆道系统排泄进入十二指肠。这些阶段中涉及的功能障碍均可导致黄疸发生[10]。

肝前性黄疸

肝前性黄疸是由于肝前性代谢障碍导致非结合胆红素升高,通常与肝细胞内胆红素代谢障碍同时存在。血红素生成过多导致结合能力不足,从而引起非结合胆红素血症。凡能引起溶血的疾病都可产生溶血性黄疸。包括:先天性溶血性贫血,如海洋性贫血、遗传性球形红细胞增多症;后天性获得性溶血性贫血,如自身免疫性溶血性贫血、新生儿溶血、不同血型输血后的溶血以及蚕豆病、伯氨喹、蛇毒、毒草、阵发性睡眠性血红蛋白尿等引起的溶血。获得性溶血性贫血都可以进一步划分成具有免疫介导和非免疫介导的溶血性贫血。免疫介导的溶血性贫血直接 Coombs 试验呈阳性,相反,在非免疫溶血性贫血的病人,直接 Coombs 试验结果是阴性的。非免疫溶血性贫血原因是多种多样的,包括药物和毒素直接损伤红细胞、机械创伤(心脏瓣膜)、微血管病变和感染等。肝前性胆红素代谢障碍性疾病也包括各种原因的血浆蛋白丢失导致白蛋白水平下降,后者导致非结合胆红素的运输障碍。如病人营养状况不良或蛋白质损失过多(如烧伤病人)均可导致非结合胆红素水平升高。

肝内黄疸

肝内黄疸的原因较多,涉及胆红素在肝细胞内结合和排泄机制。各种肝血流阻断或伴随的肝细胞缺血缺氧情况会导致肝细胞内酶的代谢障碍。此外,还有多种遗传性疾病所致的酶代谢紊乱,这些都可导致非结合胆红素或结合性胆红素升高。Gilbert 综合征是一种由于基因变异导致葡糖醛酸基转移酶活性降低的疾病,以结合性葡萄糖醛酸胆红素减少为特点。这是一个良性病变,发病率为 4%~7%。通常情况下,在禁食、压力增大或患有疾病时,非结合胆红素水平会有一过性的轻度增加,这种情况是自限性的,通常不需要进一步治疗。结合性胆红素的另一种遗传性疾病是 Crigler-Najjar 综合征,它是一种罕见疾病,多发生于新生儿,可以导致高胆红素血症引起的脑病。

除了结合缺陷,肝细胞中的胆红素排泄障碍也可导致黄疸。Rotor 综合征和 Dubin-Johnson 综合征是两个罕见的遗传性疾病。肝细胞内结合胆红素的运输发生障碍,从而导致结合胆红素升高。也有多种后天性疾病导致炎症和肝内胆汁淤积,影响肝细胞的胆汁排泄机制。病毒、酒精滥用、败血症和自身免疫性疾病都可以引起肝脏炎性反应,从而导致胆红素运输障碍。此外,黄疸也可由许多药物的细胞毒性作用引起,包括对乙酰氨基酚、口服避孕药和合成代谢类固醇。

肝后性黄疸

肝后性黄疸的原因通常是由于胆道系统管腔阻塞或管外压迫导致胆汁排泄进入十二指肠发生障碍。梗阻性黄疸有很多病因,胆管内阻塞性疾病包括:胆囊结石、胆总管结石、良性和恶性胆管狭窄、胆管瘤、胆管炎和十二指肠乳头疾病等。胆管外压迫性疾病包括:胰腺功能紊乱、胰腺炎、假性囊肿和恶性肿瘤。此外,随着内镜和微创手术等医疗设备的进步,肝外胆汁淤积的手术并发症亦较为频繁。外科器械操作意外、残余结石、胆道缺血性损伤均可导致在术后短期或者多年以后发生梗阻性黄疸。

肝脏中的分子信号通路

急性时相反应

肝脏是急性时相蛋白合成的场所,由血浆蛋白家族组成的急性时相蛋白可以迅速释放到身体任何发生炎症性疾病的部位。这些蛋白质在肝脏中合成,受炎症介质的影响。细胞因子如肿瘤坏死因子-α(TNF-α),干扰素 γ,白细胞介素-1(IL-1),白细胞介素-6(IL-6),白细胞介素-8(IL-8)是由炎症细胞释放,可经血液循环到达损伤部位来调节急性时相反应。为了应答这些细胞因子,肝脏增加合成和释放种类繁多的蛋白质,包括铜蓝蛋白、补体因子、C-反应蛋白、D-二聚体蛋白、α1-抗胰蛋白酶抑制剂和血清淀粉样 A 蛋白。此外,在炎性反应中,诸如血清白蛋白和转铁蛋白这些负急性时相蛋白水平将有所下降。

在感染、外伤或恶性肿瘤时,肝脏将启动急性期反应。肝脏释放这些蛋白质,可以抵制感染进程,防止进一步的组织损伤,并开始修复和再生过程,以恢复体内的动态平衡。例如,补体途径的产物可以附着在微生物上产生吞噬作用,并且趋化因子可以进入炎症区域发生作用。C-反应蛋白是一种重要的急性期反应蛋白,可以附着在微生物的膜上,作为调理素促进细胞的吞噬功能。其他蛋白质,如 α1-抗胰蛋白酶抑制剂可限制炎性细胞的蛋白酶活性。因此,肝脏在炎症急性期所分泌的急性时相蛋白,对免疫反应充分激活前的有害刺激具有早期防御作用[11]。

脂多糖信号

肝脏是一个复杂的器官,在免疫监视和清除细菌及其产

物过程中发挥着重要功能。肝脏接收所有通过消化道的门静脉血流,这使得它成为防止细菌及其毒素进入全身血液循环的最后一道屏障。对于革兰阴性细菌感染的病人,防止细菌及其产物进入全身血液循环的重要性是显而易见的。革兰阴性细菌感染产生的一种急性炎症反应,可导致脓毒性休克及多脏器功能衰竭。革兰阴性细菌脓毒症的并发症是由内毒素(脂多糖或 LPS)启动的。LPS 是革兰阴性细菌的外膜糖脂成分,由亲水性的多糖部分和称为类脂 A 的疏水域组成的。类脂 A 结构是脂多糖的生物效应部分。仅仅注射几毫微克脂多糖,就可使人体产生脓毒性休克的表现。内毒素产生的深远影响,不仅在于内毒素本身的直接影响,它还可激活对 LPS 敏感的细胞,使其过度释放细胞因子和其他炎症介质。

脓毒症仍然是革兰阴性细菌感染引起发病和死亡的重要原因,其机制涉及脂多糖结合和信号肽分子(图 31-10)。在内毒素的刺激途径中,脂多糖结合蛋白(LBP),CD14,髓样分化蛋白-2(MD-2),Toll 样受体已被证实为重要介质。脂多糖结合蛋白是肝细胞产生的一种急性时相蛋白,是脂多糖的重要受体,可与 LPS 的类脂 A 基团结合,形成 LBP-LPS 复合物,然后与 CD14 相互作用,导致炎性细胞因子和介质的释放[12]。有研究显示,虽然脂多糖结合蛋白是很重要的,它不需要 LPS 与 CD14 的相互作用,但是它的存在明显降低了细胞活化所

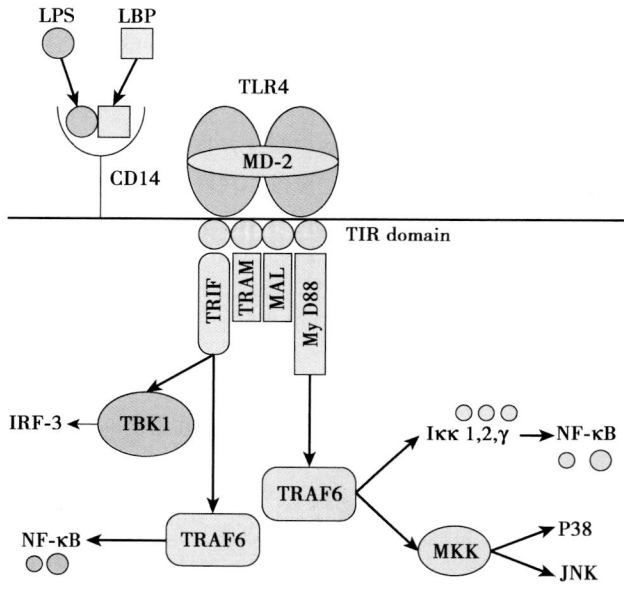

图 31-10　肝脏中的 LPS 和 TLR4 信号肽。在血液循环中 LPS 与 LBP 结合,被 CD14 识别。脂多糖信号肽需要首先形成复合体,复合体包括 TLR4 二聚体和 MD-2 受体。随后,TLR4 激活信号分化成依赖于 MyD88 和 MAL 而不依赖于需要 TRIF 和 TRAM连接的 MyD88。脂多糖信号肽导致许多验证通路的活化,包括细胞核因子 κB、干扰素调节因子 3、促分裂原活化蛋白激酶激酶。LPS,脂多糖;TLR4,Toll样受体 4;LBP,脂多糖结合蛋白;Iκκ,κB 激酶抑制剂;JNK,c-Jun 氨基末端激酶;MAL,MyD88 连接体;MD-2,髓样分化因子 2;MyD88,髓样分化因子 88;TBK1,TANK 结合激酶 1;TIR,白细胞介素-I 受体;TRAF6,肿瘤坏死因子受体-联合因子 6;TRAM,TRIF 相关受体分子;TRIF,包括连接体的 TIR 域诱导干扰素-β

必需的 LPS 浓度。这可能是重要的,尤其是在生理条件下发现低浓度的脂多糖。CD14 的存在形式有两种:膜的形式和可溶性形式。LPS 与膜形式或可溶性形式的 CD14 的相互作用在 LPS 的清除过程中是很重要的。这种相互作用在炎性细胞因子和介质释放所造成的 LPS 对肝脏和全身血液循环系统的毒性作用中也起重要作用。膜性 CD14 是一种在髓系细胞表面发现的膜蛋白,可通过 LPS 调节这些细胞的活性,可溶性 CD14 存在于血清中,可激活不表达 CD14 的细胞中的 LPS。此外,在 LPS 介导的炎性损伤中,作为急性时相反应物,脂多糖结合蛋白是释放可溶性 CD14 的重要物质,肝脏也是释放可溶性 CD14 的主要来源之一,主要进入循环系统。

LBP-LPS 复合物与 CD14 结合不能满足细胞内 LPS 信号的转导[12]。膜 CD14 是一个没有跨膜结构域的糖基锚定蛋白。因此,LPS 向下游进一步的信号传导需要额外的元素。用改良的化学方法研究表明,放射性物质标记的 LPS 能够与附近的蛋白质相交联,LPS 已被证明交叉链接在两个特定的分子,TLR4 和 MD-2。TLR4 是 Toll 样受体的蛋白质家族的一个成员,并已确定作为 CD14 的跨膜辅助受体。TLR4 的最初确定是作为细菌脂多糖分子的传感器,研究表明,TLR4 基因突变可导致突变小鼠的 LPS 信号缺损。因此,LPS 信号级联的启动需要 LPS 直接与 CD14、LR4 和 MD-2 组成的受体复合物相互作用才能完成。复合体与细胞表面的细菌脂多糖结合,然后通过两个不同信号转导途径传送到细胞质。一种途径是依赖于被称为髓样分化因子 88(MyD88)的衔接子,另一种途径是依赖于被称为 Toll/IL-1 受体域(TRIF)的衔接子。

肝脏是清除血液中 LPS 的主要器官,所以在识别和处理 LPS 的过程中起着关键作用[13]。Kupffer 细胞是肝脏中特有的巨噬细胞,已经被证实参与 LPS 的清除。研究表明,经静脉注射入体内的被放射性物质标记的 LPS 大多数在循环系统中被清除,在肝脏中主要被 Kupffer 细胞清除[13]。Kupffer 细胞也有利于炎症级联反应,通过产生细胞因子对 LPS 做出应答。有趣的是,作为肝脏内的实质细胞,肝细胞也有 LPS 识别所需的所有组件,并可以参与 LPS 的应答及清除 LPS 的过程。

虽然肝脏在革兰阴性细菌感染的 LPS 清除和 LPS 诱导的炎症反应中是必不可少的,但有证据显示,LPS 实际上可能与肝脏疾病的发病有相互作用。LPS 和肝脏疾病之间的关系已不是一个新概念,早期的研究已阐明肠源性内毒素的存在或缺乏和肝损伤的发展之间的关系[12]。消除肠源性内毒素,对各种肝损伤动物模型(包括酒精性肝病模型)存在保护作用[12]。其他研究显示,LPS 和加重肝损伤的肝毒素存在协同作用。内毒素对抗的策略已经在动物模型和临床试验中进行了研究[14]。

总之,肝脏在 LPS 清除中是必需的,但它也会导致革兰阴性细菌性脓毒症的 LPS 信号转导通路过度激活的负面系统性影响。此外,有证据表明,这一信号通路可能参与多种肝脏疾病的发病机制。对肝内的 LPS 途径的了解和鉴别是理解内毒素脓毒症和肝脏疾病的致死机制的一个重要步骤。

一氧化氮

一氧化氮(NO)是一种可扩散的自由基气体,首先在 1980 年被证实为内皮源性的舒张因子。NO 在心血管系统的生理和病理方面发挥重要的作用,是一种血管扩张剂。另外,

NO 的其他生物活性亦逐渐被我们所认知。正常生理以及疾病状态下 NO 的影响已被广泛研究。在肝脏中,炎症级联活化几乎普遍存在,包括可诱导或炎症亚型一氧化氮合酶(iN-OS)和 NO 表达上调。iNOS 和 NO 在肝脏中的功能是复杂的,已被证实对肝脏具有保护和破坏的双重作用。

NO 可通过三种一氧化氮合酶(NOSS)作用产生:神经元一氧化氮合酶(nNOS 的),诱生型一氧化氮合成酶(iNOS)和内皮型一氧化氮合酶(eNOS)[15](图 31-11)。这些酶催化左旋精氨酸转换为 NO 和 L-瓜氨酸。iNOS 和 eNOS 在体内各种组织中广泛表达。iNOS 和 eNOS 的活性最初通过 Ca^{2+} 信号转导,这些酶瞬间激活产生了少量的 NO。iNOS 在大多数组织处于失活状态,但在压力情况下会通过基因转录进行表达。nNOS 和 eNOS 相比较,iNOS 可产生大量而持续的 NO。iNOS 首先在巨噬细胞中被发现,但大多数细胞在适当的刺激下均可表达。有趣的是,实质细胞表达 iNOS 为肝细胞癌的研究提供了第一手证据。据目前研究证明,iNOS 可在肝脏的所有类型细胞表达,但肝细胞的表达似乎是最突出的。有研究表明,许多炎症介质,包括细胞因子、微生物产物、氧化应激,都能够刺激肝脏中 iNOS 的表达[16]。

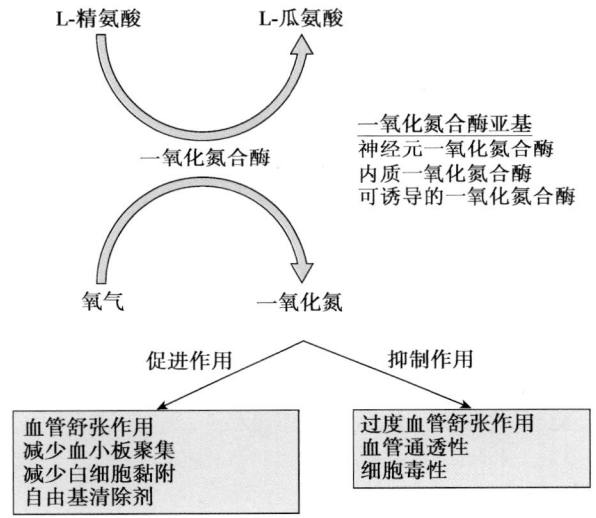

图 31-11　L-精氨酸/一氧化氮合酶/一氧化氮通路。很多调节机制和验证过程都与一氧化氮有关。L-精氨酸通过一氧化氮合酶转化成一氧化氮。已发现,一氧化氮在各种炎症过程中介导双重作用,既起促进作用也起抑制作用

NO 自然存在的时间极短,很难研究其在生物系统中的化学作用。由于 NO 存在不成对的电子,所以 NO 与其他分子具有高反应活性。这些相互作用可能会导致在随后不同的细胞过程中发生亚硝化或氧化。NO 也可以通过环核苷酸信号激活鸟苷酸环化酶的可溶性异构体,增加环鸟苷(cGMP)的水平。cGMP 的功能包括作为第二信使传输信号,来激活下游的激酶或环核苷酸门控通道。除了影响 cGMP 的信号,研究发现 NO 还可以调节多种基因的表达。

NO 在肝脏炎症状态中的作用是复杂的,不同的情况下甚至是矛盾的[16]。在生理条件下,NO 在维持肝脏灌注中起重要作用,但是,在炎症性疾病,如缺血/再灌注(I/R)损伤,NO 可以起到保护或者破坏的作用,这主要取决于酶的种类(iN-

OS 或者 eNOS)和 I/R 损伤的类型(冷或暖)。低水平表达 eNOS 的衍生物 NO 起初在 I/R 损伤模型中是有益的,可以作为保护机制舒张血管,改善肝脏的微循环。有趣的是,在相类似的模型中,激活的 iNOS 却起着破坏的作用。NO 通过其在再灌注损伤过程中产生的活性氮和氧中间体的反应,可以损伤更多的肝细胞,主要取决于细胞内的这些中间体的比例。产生的 iNOS 和 NO 与其他的多种肝脏炎症介质也息息相关,并激活下游信号,也许可以解释肝脏 I/R 损伤中 NO 的一些不利影响。因此,鉴于其作为一种信号分子的多种生物学效应,NO 在 I/R 损伤中扮演着保护和潜在危害的角色并不值得奇怪。NO 在各种不同的肝脏疾病中的最终效果取决于肝的整体环境。NO 可成为一种治疗肝脏疾病的药物,但需要谨慎考虑其利弊。

血红素加氧酶系统

血红素加氧酶(HO)是血红素降解的限速酶。在 HO 的催化下,血红素降解为一氧化碳(CO)、胆绿素、游离铁(图 31-12)。HO 在多数细胞应激状态下产生应答被激活,是一种炎症性疾病的内源性细胞保护物质。目前已确定三种 HO 同工酶:HO-1 是 HO 的诱导形式,而 HO-2 和 HO-3 是 HO 的表达形式。由于血红素潜在的毒性作用,HO 在血红素的降解过程中显得尤为重要。由于其产生的活性氧的氧化应激作用,血红素过量可引起细胞损伤。因此,HO 系统是一种重要的防御体系,能抑制自由基介导的氧化应激。

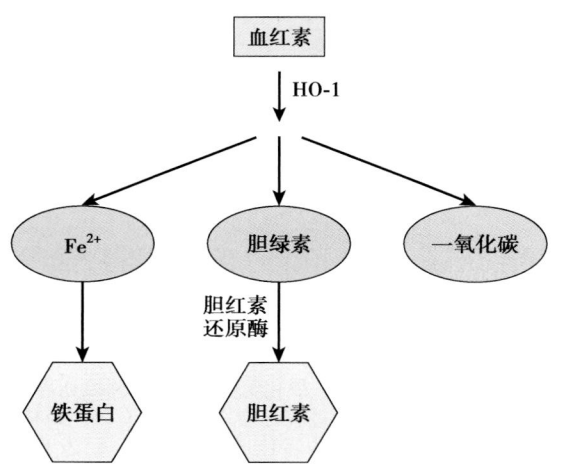

图 31-12   HO-1 和一氧化碳信号肽。HO-1 是一种与血红素降解有关的酶。HO-1 在肝脏应激中的保护效应通过铁蛋白、胆红素和一氧化碳等血红素降解的催化产物来介导。HO-1,血红素氧化酶-1

HO-1 可在各种条件下(如缺氧、内毒素血症、I/R 损伤、热疗、辐射照射等)在多种器官诱导产生[17]。在细胞应激时,HO-1 与维持氧化还原的动态平衡相关。在肝脏,HO-1 通过其产生的 CO 来调节肝脏的微血管系统,和 NO 一样,可激活鸟苷酸环化酶。这一重要作用表现在门静脉高压症动物模型,对血压加剧恶化有抑制作用。在对各种应激的应答反应中,作为抑制炎症的治疗策略,对针对性诱导 HO-1 已进行了广泛研究。HO-1 的过度表达在 I/R 损伤、失血性休克和复苏、对乙酰氨基酚引起的肝坏死、败血症介导的肝损伤中对肝脏可起到保护作用[17]。

虽然 HO-1 已被证明在多种炎症状态下发挥保护作用,但 HO-1 介导的保护作用的具体机制仍有待进一步研究[17]。血红素分解代谢的产物,原本认为是潜在的毒性物质,但现在看来在细胞应激保护中发挥着重要的作用。高浓度 CO 最大的危害是可与血红蛋白和肌红蛋白结合,从而阻止氧气释放到组织中。然而,直到最近 CO 才被认定在生理学上也可发挥有益的作用。CO 是通过 HO-1 诱导,在受伤组织产生的,并有助于炎症过程的减轻。与 NO 相类似,CO 在保持其可溶性鸟苷酸环化酶的激活和随后的细胞内 cGMP 升高的微循环中起着重要作用。cGMP 的激活信号导致平滑肌松弛并可抑制血小板聚集。此外,CO 也已经被证明能够抑制炎性细胞因子(TNF-α、IL-1)和趋化因子,同时诱导抗炎细胞因子(IL-10)。外源性低剂量 CO 已被证明在 I/R 损伤和内毒素血症中对肝脏具有保护作用。

胆绿素和胆红素也是血红素的代谢产物,也被确认为 HO-1 发挥保护功能的介质(图 31-12)。胆绿素和胆红素都具有重要的内源性抗氧化性能。铁离子是血红素氧化的产物,可催化产生羟自由基,具有细胞毒性。然而,HO-1 诱导与过多的铁蛋白相结合,产生螯合铁蛋白。因此,铁蛋白水平的增加及随后细胞内游离铁的减少将导致抗氧化效应。更重要的是,胆红素和铁蛋白在不同的 I/R 损伤模型中具有保护肝脏的作用[17]。

总之,HO-1 具有正性调节作用,在各种情况下对肝脏都有保护作用。直到最近,HO 系统的降解产物,被认为可能是唯一的有毒物质。现在看来,CO、胆绿素、胆红素和铁蛋白在维持细胞氧化还原动态平衡过程中起到重要作用,在疾病中对肝脏的保护机制中也扮演着重要的角色。诱导 HO-1 表达和使用它的代谢物来研究新型药剂,可用于肝脏炎症疾病的治疗。

Toll 样受体

肝脏是受到急性损伤后机体内的全身免疫反应的中央调节枢纽。在调节全身炎症反应、感染或损伤中肝脏发挥了至关重要的作用,在整个过程中它也受到了损伤并可造成一定的功能障碍。研究表明,TLRs 可作为微生物入侵和组织损伤的免疫识别的共同通路[18]。在固有免疫系统激活后,TLR 系统可以识别损伤部位的微生物产物或释放的内源性分子。最初,这些在炎症介质的产生和微生物及其产物的快速吸收中已被得到证实。当过度反应时,这种炎症反应可以促进器官损伤,引发功能障碍。

迄今为止,在小鼠中已经发现了 13 种 TLRs,而在人类也发现了 10 种 TLRs[18]。TLRs 是一个蛋白质家族,哺乳动物的 TLRs 与果蝇 Toll 家族相类似,具有免疫功能。TLRs 的细胞质部分是类似 IL-1 受体(IL-1R)的家族,即所谓的 toll/IL-1 受体(TIR)域。与 IL-1 受体细胞外免疫球蛋白样结构域组成部分不同,TLRs 在其胞外的部分富含亮氨酸的重复序列。TLRs 在细胞外和细胞内都有许多相似结构,但它们的配体特异性和表达模式各不相同,信号通路的激活也存在差异。

TLRs 在固有免疫系统中,初步确定为抗感染的一线防御机制的组成部分。它们所识别的病原体,如微生物肽、脂多糖、脂磷壁酸、细菌的 DNA 和单链 RNA,要制止这些生物体的入侵,就意味着炎症反应的激活。在非感染性炎症(如创伤),医师很早就认识到类似的活化过程通过相同的炎症途径和全身表现。这一观察结果,导致一种假说的产生,即:免疫系统识别对机体的各种危险,无论是从病原体或组织损伤,都可能导致动态平衡的破坏。在无菌炎症的条件下,组织损伤的部位免疫细胞的活化是通过释放内源性的危险分子,如正常细胞受损或死亡的细胞成分,或组织损伤部位释放的蛋白酶。最近的研究表明,微生物产物和内源性的危险分子都可通过 TLR 系统来识别。

也许远多于任何其他的 TLR 家族成员,TLR4 在细菌感染和无菌炎症中都起作用。TLR4 对 LPS 的识别作用是公认的,而 TLR4 参与内源性危险分子的识别最近才得到证实[18](图 31-10)。TLR4 介导内源性危险分子的证据来自于对失血性休克、创伤和 I/R 损伤这些急性组织损伤模型的研究[19]。在每一种情况下,TLR4 突变的动物模型与对照组相比较,可以减少损伤或炎症的发生。为了确定在非感染性损伤中 TLR4 信号肽的配体,多个分子正在研究中,包括热休克蛋白、纤维蛋白原、透明质酸、硫酸肝素、高迁移率族 1(HMGB1)等。虽然在组织损伤过程中,TLR4 起着核心作用,学者们开始研究其他的 TLR 家族成员在组织损伤中或许也可参加内源性分子释放的识别过程[19]。最近的研究表明,其他的 TLR 家族成员也可对组织损伤释放的内源性分子做出应答,这与感染和损伤的固有免疫激活机制的分子基础相同。

肝脏的影像学检查

超声

腹部超声是一种普遍适用的成像方式,用于评估腹部症状。超声技术是基于脉冲回波的原理。超声换能器将电能转换成高频声音的能量传送到组织。一些超声波通过组织传播,一些反射回来,当超声波接收器检测到这些反射波时便产生超声图像。这种实时灰度(B 型)成像在多普勒血流成像中被增强。多普勒超声不仅可以检测血管的存在,也能确定血流的方向和血流速度。超声用于肝脏疾病的初步检查,因为它价格低廉、无辐射、病人的耐受性良好,所以被广泛应用。可以对胆道疾病和肝脏局灶性病变做出明确诊断。此外,可应用腹部超声对外伤病人进行肝脏损伤的评估。超声的局限性包括:不能完整的使肝脏成像,肝脏的穹窿部、肋骨下缘的表层以及病灶边界不能完整的显像。此外,过度肥胖以及肠内积气对超声的成像质量会造成影响。因此,与 CT 和 MRI 相比,超声具有较低的灵敏度和特异性,在用超声检测肿块时,通常还需要经其他检查进行明确诊断。

超声造影的出现提高了鉴别良性和恶性病变的能力。注入气体微泡剂可以提高超声检测和诊断肝脏病变的敏感性和特异性。当微泡<10μm,并经静脉注射,能够提供更有效的增强回声。对比度增强的肝脏超声显像,通过动态增强模式和对病灶的血管形态识别,提高了肝脏病变的诊断率。此外,在网状内皮系统中当气泡被细胞所占据的时候,呈现出肝脏的特定时相阶段,并在血管期后积累于肝脏正常实质细胞。

多年来,随着肝切除术数量不断增加,复杂性也进一步提高,术中肝脏超声已得到了广泛应用[20]。它为外科医师术中选择手术方式提供了实时准确的信息。术中超声被认为是检测肝脏病变的金标准,并有研究表明,它的检测率可以比术前其他成像方式高 20% ~ 30%。更重要的是,有近 50% 的恶性肿瘤病人需术中超声来决定肝切除术的方式。肝脏术中超声的应用,包括肿瘤的分期、肝内血管结构的成像(图 31-13),以及肿块与血管关系的评估来确定手术中肝脏的切缘。此外,肝脏病变的活检和肿瘤消融都需要术中超声的引导。

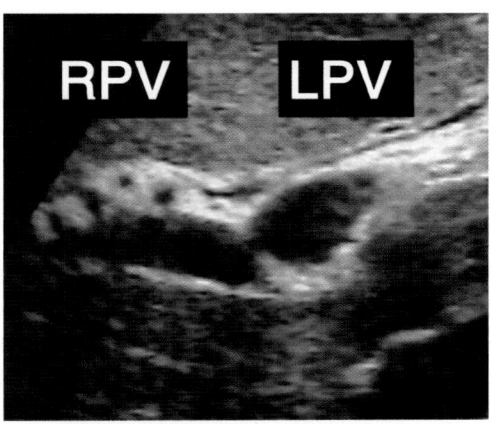
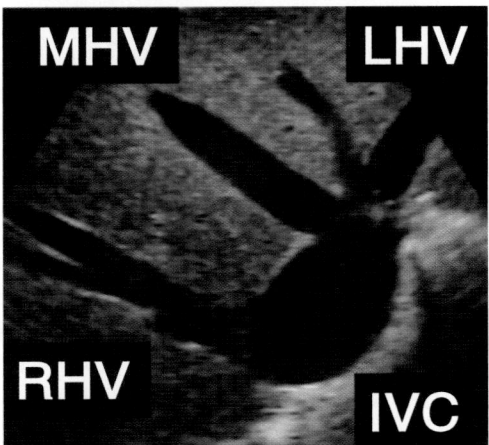
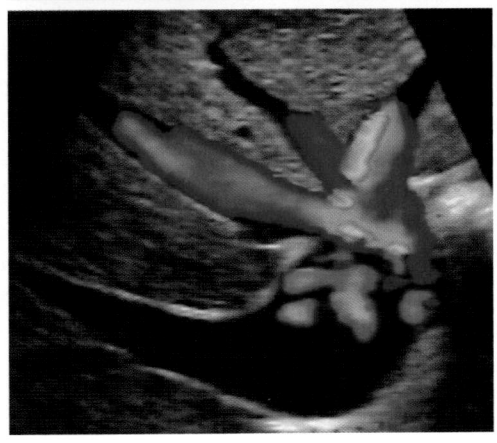

图 31-13 术中超声显示门静脉、肝静脉、下腔静脉图像。上图示门静脉分叉且 Glisson 鞘表现高回声;中图示肝右静脉、肝中静脉、肝左静脉三条肝静脉和下腔静脉,可见此病人肝左静脉有一条附属分支;下图为彩色多普勒超声示血流情况。RPV,门静脉右支;LPV,门静脉左支;RHV,肝右静脉;MHV,肝中静脉;LHV,肝左静脉;IVC,下腔静脉

计算机断层扫描(CT)

计算机断层扫描(CT)是对大量的身体横截面的 X 线图像进行数字化处理得到的重建图像。与早期的传统轴向 CT 相比,螺旋 CT 极大地提高了这项技术的成像能力,尤其对肝脏成像更为明显。螺旋 CT 扫描仪通过连续旋转的 CT 扫描架与不断运动的病人相连接,可以在单次呼吸中进行快速的数据采集。这提高了扫描速度,消除了呼吸带来的影响,并可提供最佳的对比度。

因为肝脏的病变部位与正常的肝组织具有相类似的密度,CT 扫描中常规应用造影剂。二维或三维时相 CT 扫描仪通过静脉注射对比剂,使肝脏病变部位与正常肝组织的对比度达到最强[21]。理想情况下,对比媒介应选择性地传递到肿瘤或肝脏的正常组织,但不能同时到达。放射科医师根据肝脏的双重血液供应和肝肿瘤的血流动力学实现这一目标。肝脏具有独特的双重血液供应,门静脉供应约 75% 的血流量,其余的 25% 由肝动脉供应。然而,许多肝肿瘤多从肝动脉获得血液供应。注射造影剂后,螺旋 CT 的快速扫描阶段分为两部分:动脉相(注射造影剂 20~30 秒后)、静脉或门静脉相(注射造影剂 60~70 秒后)(图 31-14)。因此,肝肿瘤以及其他肝血管病变大部分是在动脉期出现增强。另一方面,因为正常肝实质的血液供应多数来自门静脉,因此正常肝实质在门静脉期得到增强,而肝脏病变区域此时出现增强衰退,从而区分肝脏病变区域[21]。

磁共振成像(MRI)

磁共振成像(MRI)是以磁场和无线电波为基础的一种成像技术。磁共振成像扫描仪产生一个强大的磁场,使体内的氢原子排列成线,然后无线电波来改变这种磁化的线性排列。不同的组织以不同的速率吸收和释放无线电波能量,磁共振成像应用这些信息来构建机体影像。大多数组织可通过其特有的 T_1 和 T_2 弛豫时间差异来进行区分。T_1 是衡量一个组织如何迅速成为磁化状态,而 T_2 是衡量组织失去磁化的时间长短。如同 CT 技术一样,MRI 技术也有了长足的发展,现在可提供单次呼吸 T_1 加权成像和呼吸触发 T_2 加权成像。屏息成像技术的发展消除了先前肝脏成像的 MRI 的运动伪影,提高了灵敏度。类似含碘对比剂在 CT 扫描中的应用,现在已有多种造影剂应用于 MRI,以增加正常肝组织和病变肝组织之间的信号强度差异。钆喷酸葡胺(二乙三胺五乙酸钆复杂盐)是 MRI 所常用的造影剂,在显影方式上类似于 CT 扫描中的含碘造影剂。肝脏特异性造影剂也已经开发了如依靠 Kupffer 细胞代谢的含铁蛋白氧化剂和通过肝细胞分泌胆汁进行排泄的亚氨基二乙酸衍生的放射性核素,它们进一步提高了 MRI 的敏感性和特异性[22]。

正电子发射断层扫描(PET)

正电子发射断层扫描(PET)是一种核医学检测技术,通过放射性同位素纳入代谢活跃分子发出的伽马射线来检测组织代谢活动的成像技术。氟脱氧葡萄糖是在 PET 显像中最常用的代谢分子。虽然传统的成像,如 CT,超声和 MRI 能够提供机体的解剖信息,而 PET 提供高代谢活动的组织的功能成像,其中包括大多数类型的转移性肿瘤组织的功能成像。

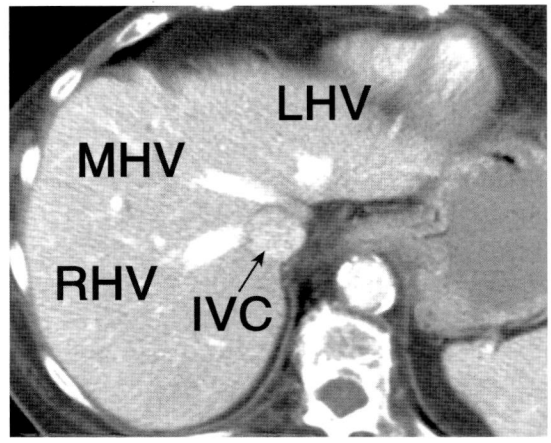
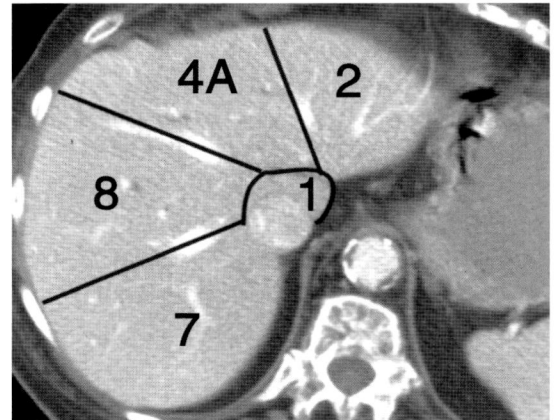
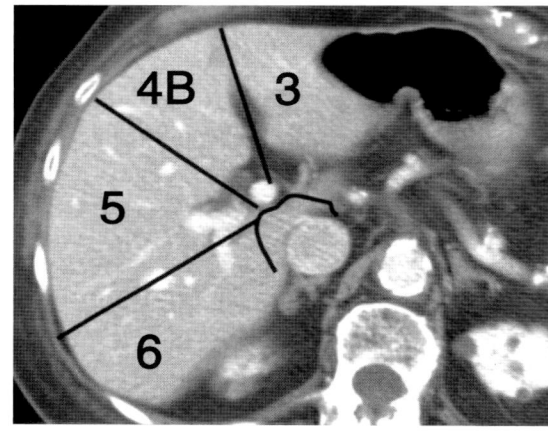

图 31-14 肝静脉和 Couinaud 肝段的 CT 图像。上图示三条肝静脉和下腔静脉,下图示 Couinaud 肝段。RHV,肝右静脉;MHV,肝中静脉;LHV,肝左静脉;IVC,下腔静脉

PET 的另一个用途是检测复发性结直肠癌。超过 20% 的结直肠癌病人伴有肝转移,并且原发性结直肠癌切除术的病人中有很大一部分肝脏复发转移。虽然结直肠癌肝转移切除后有接近 50% 的生存率,但肝外疾病的存在通常阻碍了积极的手术干预。因此,对于结直肠癌转移的病人,其疾病发展程度的准确判断是非常重要的。PET 显像技术越来越多地应用于潜在的可切除的肝脏疾病病人的诊断。在非随机试验中,应用于诊断肝脏疾病和肝外疾病方面,PET 比 CT 扫描表现出更高的灵敏度和特异性[23]。更重要的是,PET 检查所提供的信

息使高达 25% 的病例改变了原有的临床治疗方案。然而，PET 图像的缺点是由于分辨率较低而无法精确定位。出于这个原因，PET 和 CT 的同时应用与 PET 或 CT 单项检查相比，极大地提高了疾病诊断的准确率。虽然协同组合的 PET 和 CT 检查的优点没有被完全确定，但这种组合方式正迅速成为检测复发性结直肠癌的极具价值的检查方法(图 31-15)[23]。

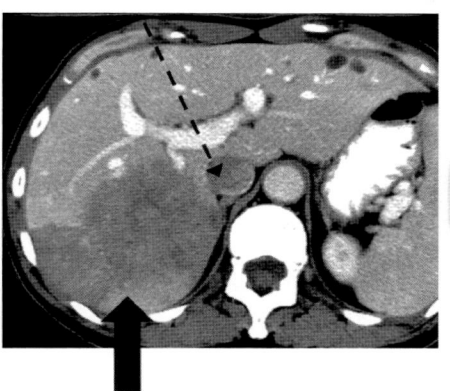 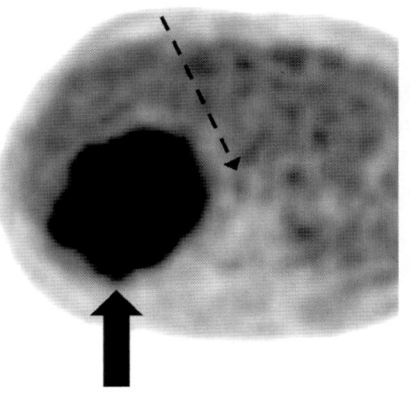 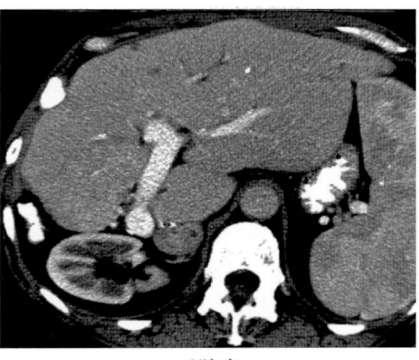

无肿瘤

图 31-15 一位 54 岁病人结直肠癌肝转移术前和术后的 CT-PET 图像。CT 示肝右叶 10cm 转移癌(左图)，而 PET 扫面能更清晰地看清肿瘤(中图)，术后 2 年，病人无复发征象且肝左叶显著增生(右图)

急性肝功能衰竭

急性肝功能衰竭(ALF)时，肝细胞死亡的速度和程度超过肝脏的再生能力。在 20 世纪 50 年代，它最初被描述为一个特定的疾病实体，它还被称为暴发性肝衰竭。ALF 是一种罕见疾病，在美国每年大约 2000 名病人发生 ALF。ALF 具有破坏性后果，是指一个没有肝脏疾病或门静脉高压症病史的病人突发肝脏的严重损害，并最终导致肝性脑病[24]。ALF 的表现包括：脑水肿，血流动力学不稳定，细菌和真菌感染的易感性增加，肾衰竭，凝血功能障碍和代谢紊乱。即使目前的医疗条件，ALF 也可很快进展为肝性脑病和死亡。最常见死亡原因是脓毒症和多器官功能衰竭所引发的脑水肿，从而造成颅内压增高。产生 ALF 的原因众多，包括病毒感染、药物过量、药物的不良反应和药物毒性。已经确定 ALF 病原学因素具有地域性差异[25]。在原位肝移植(OLT)之前，ALF 病人的生存率<20%。目前，大多数的系列病例报告 ALF 病人的生存率>65%[25,26]。

病因

在全球不同地区，ALF 具有不同的病因和治疗，而且病人的治疗效果也存在差异。在东方国家和发展中国家，ALF 最常见的原因是病毒感染，主要包括乙型、甲型和戊型肝炎病毒[24]。在这些地区，也有少量由药物引起的案例报道。相比之下，在西方发达国家，有 65% 的 ALF 病人是由于药物和毒素引起，而在美国、澳大利亚、英国和大部分欧洲国家 ALF 最常见的病因为对乙酰氨基酚(扑热息痛)。而在法国和西班牙，对乙酰氨基酚的销售受到限制，对乙酰氨基酚引起 ALF 发病是相当低的[27]。对乙酰氨基酚引起的 ALF 在南美洲也是相当罕见的。美国急性肝功能衰竭的研究小组发现 ALF 的其他几个原因，包括自身免疫性肝炎、肝脏灌注不足(心肌病或心源性休克)和与妊娠有关的疾病，以及 wilson 病[28]。目前仍有大约 20% 的 ALF 病人病因不明。

临床表现

美国一个涉及 17 个三级医疗中心、包括 308 例 ALF 病人的多中心研究表明，73% 的病人为女性，年龄中位数为 38 岁[26]。最常见的病人人群是白人(74%)，其次西班牙裔(9%)和非裔美国人(3%)。病人一般发病 2 天后出现黄疸，6 天后出现肝性脑病。肝性脑病等级几乎均匀地分布在 Ⅰ ~ Ⅳ级。研究中，84% 的病人来自医院外，40% 的病人血清肌酐水平超过 2.0mg/L，14% 的病人动脉血 pH<7.30。此外，44% 的病人存在病毒感染。

诊断和治疗

获取病史时要着重明确病因，区分是病毒感染、药物还是其他毒素所致，询问有无肝脏疾病史。体格检查必须注意病人的精神状况，查看有无慢性肝病。最初的实验室检查，必须评估 ALF 的严重程度，以试图找出发病原因(表 31-1)。对于某些疾病，如自身免疫性肝炎或淋巴瘤，应进行肝脏活组织检查以明确病因。如果伴有凝血功能障碍，通常最安全的肝活检方式是通过颈静脉获取肝组织。ALF 病人应入院接受治疗，并密切观察病人病情变化。由于这种疾病进展迅速，应及时与肝脏移植中心联系，并尽快将病人送往肝脏移植中心。

表 31-1	急性肝功能衰竭的实验室评价
1. 全血细胞计数	9. 动脉血清氨水平
2. 代谢水平	10. ABO 血型
3. 淀粉酶和脂肪酶水平	11. 急性肝炎类型和程度
4. 肝功能检查	12. 自身免疫性标志物水平
5. 凝血酶原时间/国际标准化比值	13. 铜蓝蛋白水平
6. 凝血因子 Ⅴ 水平	14. 毒理学筛选
7. 凝血因子 Ⅶ 水平	15. 对乙酰氨基酚水平
8. 动脉血气分析	16. 艾滋病毒检查
	17. 妊娠测试(女性)

如果对乙酰氨基酚服用过量,几个小时内可应用活性炭,以减少胃肠道对乙酰氨基酚的吸收。临床上,N-乙酰半胱氨酸(NAC)是对乙酰氨基酚过量有效的解毒剂,对任何怀疑为对乙酰氨基酚过量引起的 ALF 病人,应尽早应用 N-乙酰半胱氨酸[29]。NAC 也应用于 ALF 病因不明的病人,因为谷胱甘肽镇定作用可能对这些病人有益。NAC 可经口服(初始剂量 140mg/kg,维持剂量 70mg/kg,q4h)或通过静脉途径(初始剂量 150mg/kg,维持剂量 50mg/kg)。对于那些怀疑药物中毒引起的 ALF 病人,重要的是获得在过去一年中应用处方药和非处方药、草药和膳食补充剂的细节。大多数情况下,药物引起的肝毒性发生在开始用药后的前 6 个月。任何被怀疑的违规用药必须停止,并尽量只应用基本药物。

ALF 病人大部分需要在重症监护病房(ICU)观察,并特别注意液体和电解质平衡,进行血流动力学监测,治疗感染,预防溃疡。应尽快进行血液学检查找出细菌和真菌感染类型。需要监测血清无机磷水平,低磷血症需通过静脉注射补充磷。应避免使用镇静药物,床头应抬高至少 30°。应经常进行神经系统检查。一旦神经系统检查对于 ALF 病人不再可靠,应进行颅内压监测。头部 CT 扫描可排除肿块或出血,但对颅内压增高,头部 CT 扫描提供的信息有限。针对血小板减少和凝血酶原时间延长的病人,一般只在出血或侵入性操作前应用血液制品。急性肾衰竭是 ALF 病人常见的并发症,应尽量保持足够的灌注和避免肾毒性药物的应用,以保护肾功能。如果需要进行肾脏替代疗法,应使用连续静脉-静脉血液透析,而不是间歇性血液透析,因为连续静脉-静脉血液透析时,血流动力学更佳且颅内压稳定。病情严重的病人预后较差,需要进行肝移植。明确病人的病情程度是非常重要的,可以据此区分急需肝移植的病人和不需肝移植就可痊愈的病人。

预后

能准确地识别 ALF 中不需肝移植的病人是十分重要的,因为肝脏移植的供体严重短缺,并且肝脏移植后终身应用的非特异性免疫抑制剂伴随着潜在的严重并发症。应用最广泛的预后评分系统是国王学院医院(the King's College Hospital)的 ALF 标准评分系统[29]。此评分系统根据对乙酰氨基酚和非对乙酰氨基酚相关表格(表 31-2)对 ALF 病人的预测有独立的标准。可以从急性生理学和慢性健康状况 II(APACHE II)评分,以及肌动蛋白无 Gc-球蛋白的血药浓度中获得额外的预后信息。总体而言,预后评分系统特异性尚可,但灵敏度较低,因此不应取代有经验的临床医师的判断。

肝移植

尽管医疗管理水平在不断进步,对于肝细胞再生不能代偿的 ALF 病人,原位肝移植术(OLT)仍是唯一的治疗方法。OLT 的出现正好与 ALF 的总体生存率提高的年份相吻合,由移植出现前的约 20% 上升到目前的大于 65%。据报道,ALF 病人肝移植术后一年生存率高达 80% ~ 90%[25],但仍有 10% 的 ALF 病人由于供体短缺导致在等待 OLT 的过程中死亡。这也说明改善 ALF 病人的预后依

然任重道远。

表 31-2	国王学院肝移植治疗急性肝功能衰竭的甄选准则
原因	选择标准
对乙酰氨基酚	动脉血 pH<7.30,不论肝性脑病等级 或者 凝血酶原时间>100 秒+血清肌酐水平>3.4 毫克/升+Ⅲ级或Ⅳ肝性脑病
非对乙酰氨基酚	凝血酶原时间>100 秒不论肝性脑病等级 或者 以下任何三项,不论肝性脑病等级: 不明原因或药物性肝炎 黄疸到昏迷的时间间隔>7 天 凝血酶原时间>50 秒 血清胆红素水平>17.5 毫克/升 年龄<10 岁或>40 岁

体外人工肝支持

正如前面提到的,如果可以在等待肝移植或肝细胞再生过程中为病人获得更多的时间,ALF 病人就可以获得更高的生存率。理想的治疗 ALF 的支持设备,能替代肝脏功能,一直是临床医师梦寐以求的目标。已经测试的几种设备,都没有确切疗效。已在多次试验中观察到可短期改善肝性脑病,但对于 ALF 病人或非 ALF 病人的肝功能改善和远期疗效,结果都不是很理想。由于受试病人数量有限,以及疾病的原因和严重程度均不相同,人工肝支持试验难以继续。因此,只有在获得批准的临床试验中才可以运用人工肝支持系统,从而收集一些必要的数据。

肝硬化门静脉高压症

肝硬化

肝硬化是各种慢性肝脏疾病的终末阶段的表现。其特征表现为:纤维间隔形成使再生的肝细胞结节化,导致正常的肝脏结构被弥漫性肝结节所取代[30](图 31-16)。肝硬化是慢性持续性肝损伤不断愈合的结果。肝损伤的病因包括病毒感染、自身免疫性疾病、药物毒性作用、胆汁淤积和代谢性疾病。肝硬化的临床表现各异,从没有任何症状到肝功能衰竭都可发生。大约 40% 的肝硬化病人无症状,但随着不断恶化,需要进行 OLT,肝硬化最终发展到终末期肝病(ESLD)导致死亡。ESLD 的并发症包括渐进性高胆红素血症、营养不良、肝脏合成功能下降、门静脉高压症、肝性脑病和活动受限性疲劳。ESLD 的 5 年死亡率为 50%,70% 病人死于肝功能衰竭[31]。在美国,每年有 30 000 人死于肝硬化,是最常见的消化系统非肿瘤死因。另外,每年有 10 000 ~ 12 000 人死于肝细胞癌(HCC),HCC 是美国增长最快的恶性肿瘤性疾病[31]。

纤维隔的形成在导致肝硬化的过程中是必不可少的,因为纤维的形成是由肝损伤所触发的一个动态的复杂过程。

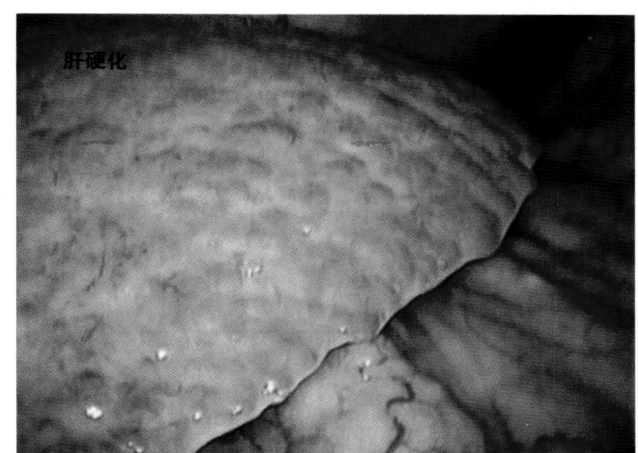

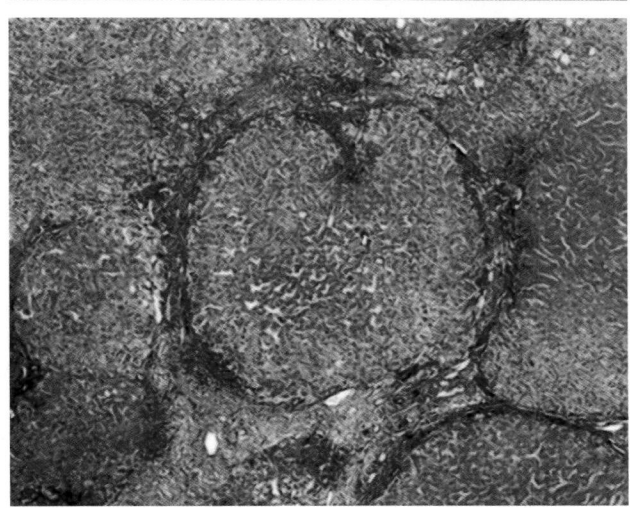

图 31-16 肝硬化再生结节的组织学检查。上图:严重肝硬化;下图:光学显微镜下肝硬化再生结节和典型桥接纤维化(苏木精伊红染色)

肝纤维化是急性或慢性肝损伤中细胞外基质或瘢痕组织的不断积累所致。星状细胞被肝坏死组织激活,产生细胞因子(包括 IL-1、IL-6 和 TNF-α)、生长因子 β₁ 和表皮生长因子。在病理性纤维形成过程中,金属蛋白酶(金属蛋白酶 1 和金属蛋白酶 2)阻止基质降解通常会伴有强力的组织金属蛋白酶抑制物的释放;具有纤维生成作用的肝星状细胞被不断激活。激活的星状细胞表型发生变化,介导增殖、收缩、趋化作用、维生素 A 的损失和促炎症反应,导致细胞外基质积聚及肝硬化形成。活化的星状细胞压迫肝血窦,阻碍门静脉入肝血流。内皮素 1、精氨酸加压素、肾上腺髓质素和花生酸类物质可使星状细胞收缩,在门静脉高压症的发生中发挥了重要作用[32]。

肝硬化的分类

根据结节的大小,肝硬化被分为小结节型肝硬化、大结节型肝硬化和混合型肝硬化。小结节型肝硬化具有厚度规则的纤维间隔,几乎每一个肝小叶都存在小的再生结节。大结节型肝硬化经常有大小不等的纤维间隔和再生结节。大小结节数目大致相等的称为混合型肝硬化。这种依据形态进行分类是有限的,肝硬化随着时间的变化,

结节大小是一个变化的动态过程。肝硬化三种类型的病因不同,同种类型的肝硬化也可由不同疾病引起。相反,单一疾病也可能导致各种类型的肝硬化。不考虑病因和形态学分型,肝硬化通常导致肝右叶萎缩、尾状叶和左外叶肥大、脐静脉血管再通、表面呈结节状轮廓、门静脉扩张、胃食管静脉曲张和脾大。

肝硬化的病因和临床表现

各种不同的疾病过程都可导致肝硬化(表 31-3)。但不管什么原因,肝硬化最终导致两种后果:肝功能衰竭和门静脉高压症。

表 31-3	肝硬化的病因
1. 病毒性肝炎(乙型、丙型和丁型肝炎)	7. 毒素和药物
2. 隐源性	8. 代谢异常
3. 酒精滥用	(1) 铁超负荷(血色病)
4. 胆汁淤积性肝病	(2) 铜超载(Wilson 病)
5. 肝静脉流出异常	(3) α₁-抗胰蛋白酶缺乏症
(1) 布-加综合征	(4) 糖原累积病(ⅠA,Ⅲ,Ⅳ类型)
(2) 心力衰竭	(5) 酪氨酸血症
6. 自身免疫性肝炎	(6) 半乳糖血症

肝硬化可分为两个阶段:代偿期(缺乏 ESLD 表现)和失代偿期(有 ESLD 表现和病理改变)。下表概述了肝硬化病史和体格检查结果(表 31-4)。肝硬化病人一般脂肪储存和肌肉质量减少,但能量消耗增加。肌肉痉挛经常发生在肝硬化的病人,认为与肝硬化所致腹水、平均动脉压较低和血浆肾素活性有关。肌肉痉挛通常发生在硫酸奎宁和人血白蛋白治疗后。腹部疝经常与腹水同时出现,针对处于肝硬化代偿期的病人可进行修补,否则疝修补术应在 OLT 术后进行。任何类型肝硬化均可导致肝癌,每一位肝硬化病人均应定期行肝癌筛查,一般每 6 个月进行一次血清甲胎蛋白(AFP)检测和影像学检查。值得注意的是,只有 60% ~ 75% 的肝癌病人 AFP 水平升高,因此 AFP 值在正常范围内并不能排除肝癌的发生。肝硬化伴有心输出量增加、心率加快、全身血管阻力和血压降低。肝硬化病人由于网状内皮系统的吞噬活性受损更容易发生感染。细菌感染多来源于肠道,在病人出现不明原因的发热或病情恶化时必须引起注意。自发性细菌性腹膜炎也被认为多发于肝硬化腹水情况下。肝硬化导致肝脏药物代谢降低,用药时也应引起临床医师注意。

与肝硬化相关的实验室检查

不同阶段肝硬化病人的实验室检查结果亦有所差异。肝硬化病人,通常有轻度的正常细胞性贫血,白细胞和血小板计数减少,骨髓巨幼红细胞增多。凝血酶原时间延长通常与维生素 K 治疗无关,血清白蛋白水平降低。有腹水存在的时候一般出现尿胆素原及尿中 Na⁺ 代谢减少。血清胆红素,转氨酶和碱性磷酸酶水平可能会升高。然而,实验室检查肝功能正常的测试结果不排除肝硬化的可能性。

表 31-4	肝硬化的临床病史和体格检查
临床病史	体格检查
1. 体力体重下降	1. 营养不良
2. 黄疸(皮肤、尿液和大便颜色)	2. 肝臭
	3. 皮肤、巩膜黄染
3. 厌食和恶病质	4. 蜘蛛痣
4. 腹痛	5. 杵状指、白甲床、肝掌、Dupuytren挛缩
5. 血管神经性水肿	
6. 腹水	6. 男性乳房发育,睾丸萎缩
7. 胃肠道出血、痔	7. 血液动力需改变
8. 性欲减退	8. 腮腺肿大
9. 月经失调	9. 腹水,胸腔积液
10. 肝性脑病	10. 腹疝
	11. "海蛇头"
	12. 肝脏大小异常
	13. 脾大
	14. 肌张力异常,扑翼样震颤

肝脏活组织检查

肝硬化确诊一般依据肝脏的组织病理学检查,然而许多情况下,可从临床特征、实验室检查和影像学结果做出诊断。通常采用经皮穿刺肝组织活检,可用来确定疾病病因和疾病进展。如病人存在腹水或凝血功能障碍,经皮肝穿刺活检受到限制,可经颈静脉进行穿刺活检。另外,如有必要,可由超声或 CT 引导,这样既可以取得足够样本,还可避免损伤周围器官。

肝硬化病人肝储备功能和手术风险评估

肝硬化病人肝功能储备的评估是非常重要的,因为肝硬化和门静脉高压对非肝移植手术病人临床结局有负面影响。一些实验室检查已被用于评估肝硬化病人的肝功能储备。吲哚菁绿试验、山梨糖醇试验、乳糖消除试验,以及碳 13 的半乳糖呼气试验和碳 13 氨基比林呼气测试,由于这些试验比较复杂,而且需随血液循环流经肝脏,所以在临床上受到一定的限制,效果不是很理想。单乙基甘氨酸二甲代苯胺(MEGX)试验,依赖于肝细胞色素 P-4503A4 同工酶,虽然诊断肝硬化的敏感度和特异度约为80%,但由于血清胆红素升高会干扰荧光读数系统,MEGX 试验的敏感度和特异度亦会随之降低。

Child-Turcotte-Pugh 评分(CTP) CTP 评分最初用于门静脉高压症门腔分流的风险评估,随后被证明可用于肝硬化病人腹腔手术操作的手术风险预测(表31-5)。研究表明,A、B、C 级肝硬化的手术死亡率分别为 10%、30%、75%~80%[33]。CTP 评分包括表31-5 中的五个变量。CTP 评分的局限性是主观变量(脑病和腹水)的存在,其评分范围较窄(5~15 点),并且各个变量间的重要性相当。

终末期肝病评分系统模型(MELD) MELD 是一个基于客观实验室数据(国际标准化比值,胆红素水平,肌酐水平)的线性回归模型。它最初是作为一种工具来预测经颈静脉肝内门体分流术(TIPS)后的死亡率。但自 2002 年以来,在美国已成为肝移植受体评估的唯一方法。MELD 评分公式如下:

表 31-5	Child-Turcotte-Pugh(CTP)评分		
变量	1 分	2 分	3 分
胆红素水平	<2mg/dl	2~3mg/dl	>3mg/dl
白蛋白水平	>3.5g/L	2.8~3.5g/L	<2.8g/L
国际标准化比值	<1.7	1.7~2.2	>2.2
肝性脑病	无	可控制	不受控制
腹水	无	可控制	不受控制

注:Child-Turcotte-Pugh 分级:A 级 = 5~6 分,B 级 = 7~9 分,C 级 = 10~15 分

$$MELD 评分 = 10[0.957Ln(SCr) + 0.378Ln(Tbil) + 1.12Ln(INR) + 0.643]$$

SCr 是血清肌酐水平(mg/dl),Tbil 是血清胆红素水平(mg/dl)。

最近的一些研究用 MELD 评分和 CTP 评分的相对值来预测那些非移植手术肝硬化病人的术后死亡率。Northup 等证明,在预测 30 天的死亡率上只有 MELD 评分具有统计学意义[34]。在这项研究中,死亡率增加 1% 则 MELD 评分点为 20分,死亡率增加到 2% 则 MELD 评分点再上升 20 分。研究表明,接受过急诊手术或重大外科手术的肝硬化病人死亡率更高[35]。MELD 评分每增加 1 点,则死亡率的相对危险性增加14%。此外,美国的麻醉医师评分系统也可用于预测肝硬化病人术后 7 天的死亡率。

门静脉高压症

门静脉系统供给肝脏约 75% 的血液和 72% 的氧气。门静脉由肠系膜上静脉和脾静脉汇合而成。成人平均每分钟有1000~1500ml 的血液经门静脉供应到肝脏,肝硬化病人门静脉供血会更多。门静脉系统没有瓣膜,汇集脾、胰腺、胆囊和腹部消化道的血液进入肝脏。门静脉系统和静脉间存在交通支,血液可以直接进入体循环。这些交通支出现在食管与胃交界处、肛管、镰状韧带、脾静脉床和左肾静脉及腹膜后(图31-17)。正常情况下,门静脉压力是 5~10mmHg,在这个压力下,通常很少有血液自门静脉系统分流进入体循环。然而,随着门静脉压力升高,全身血液循环的交通支扩张开放,将有大量的血液分流进入体循环。NO 被认为是静脉扩张的重要介质。

门静脉系统成像和门静脉压力测量

应建立通畅的门静脉和侧支循环,了解门静脉的解剖关系是进行门体分流术、肝叶切除或肝移植术的关键。最简单的初步检查是腹部超声检查,门静脉增粗提示门静脉高压症,但不能据此诊断。多普勒超声能够清晰地显示门静脉的解剖,排除血栓形成,并可显示门静脉血流方向。另外,多普勒超声还有助于评估手术分流和 TIPS 分流。腹部 CT 造影和磁共振血管造影都能够揭示门静脉的解剖及其通畅性。内脏血管造影和门静脉造影在无创操作方面和门静脉解剖或通畅方面不能获得令人满意的效果。

确定门静脉高压症最准确的方法是肝静脉造影。最常用的操作包括直接在肝静脉放置球囊导管测量游离肝静脉压

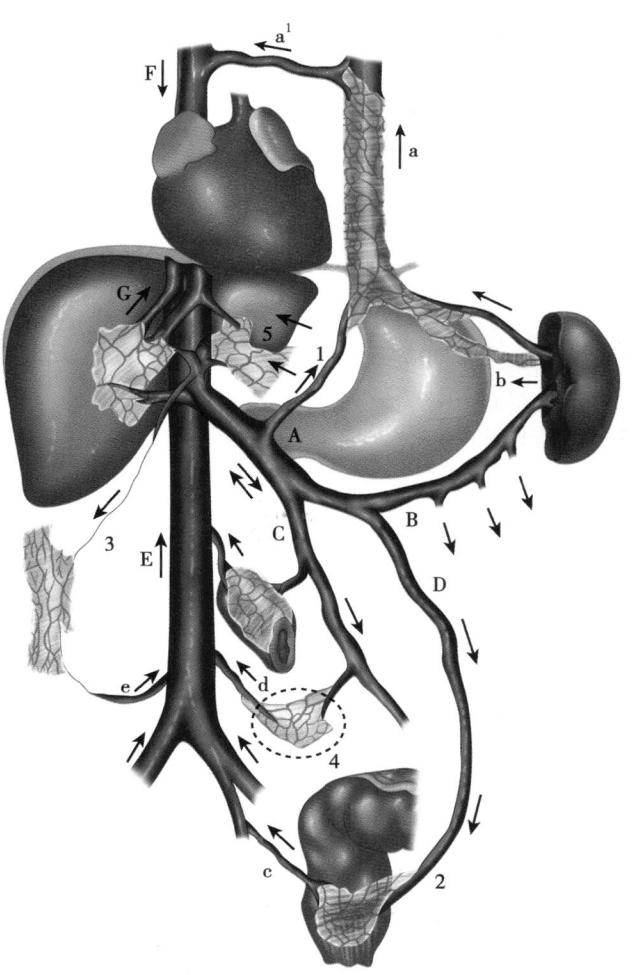

图 31-17　门静脉高压导致血管扩张的腹内静脉血流途径。1. 冠状静脉；2. 痔上静脉；3. 附脐静脉；4. Retzius 静脉；5. 萨佩静脉（附脐静脉）；A. 门静脉；B. 脾静脉；C. 肠系膜上静脉；D. 肠系膜下静脉；E. 下腔静脉；F. 上腔静脉；G. 肝静脉；a. 食管静脉；a¹. 奇静脉；b. 胃短静脉；c. 直肠下静脉；d. 肠内静脉；e. 腹壁静脉

（FHVP）和肝静脉楔压（WHVP）。肝静脉压力梯度（HVPG）可通过肝静脉楔压和游离肝静脉压相减求得（HVPG = WHVP−FHVP）。HVPG 代表肝窦和门静脉的压力，可用于测量门静脉压力。

门静脉高压症的定义

　　当 WHVP 或直接门静脉压力比下腔静脉压（IVC）高出 5mmHg 以上，脾静脉压高于 15mmHg，或手术时门静脉压力大于 20mmHg 时，表明门静脉压力异常，存在门静脉高压症[36]。当肝静脉压力梯度（HVPG）大于 12mmHg 时，便会出现静脉曲张，曲张静脉极易破裂出血。

门静脉高压症的病因和临床特点

　　根据门静脉高压症形成的原因可将其划分为三种类型：窦前型、窦型以及窦后型[36]。虽然多种疾病均可导致门静脉高压症（表 31-6），但在美国导致门静脉高压症最常见的原因是肝硬化。门静脉高压症最明显的临床表现是食管胃底静脉

曲张。食管胃底静脉曲张的血液供应主要是胃左静脉的前支或冠状静脉。门静脉高压症也会导致脾大，脾血管扩张迂曲，甚至形成动脉瘤。脾大经常伴有脾功能亢进，引起白细胞减少、血小板减少和贫血。脐静脉再通和扩张，从而导致腹壁静脉曲张。如果流经奇静脉的血液足够多，与上下深静脉交通支扩张。

表 31-6	门静脉高压症的病因	
窦前性		肝硬化
1. 肝前性		病毒感染
脾静脉血栓形成		酒精滥用
脾大		原发性胆汁性肝硬化
脾动静脉瘘		自身免疫性肝炎
2. 肝内性		原发性硬化性胆管炎
血吸虫病		代谢异常
先天性肝纤维化		**窦后性**
结节再生性增生		1. 肝内性
特发性门静脉纤维化		血管闭塞性疾病
骨髓增生症		2. 肝后性
结节		布-加综合征
移植物抗宿主病		充血性心力衰竭
窦性		下腔静脉病变
肝内性		缩窄性心包炎

　　将形成"海蛇头"，并有可能发出嗡嗡声（Cruveilhier-Baumgarten 杂音）。门静脉系统及左肾静脉之间可自发形成一些静脉分流。然而，这些分流可有效地降低门静脉压力，并防止食管胃底静脉曲张破裂引发的上消化道出血。当门静脉高压显著增高并导致肝功能不全时，就会出现腹水。肛肠静脉曲张出现在约 45% 的肝硬化病人中，并且发病率在食管静脉曲张破裂出血的病人中有所增加。肛肠静脉曲张必须与痔相区别，后者与门静脉系统无关，并且发病率在门静脉高压症病人中没有增加。

　　门静脉高压症是门静脉血管阻力和血流量不断增加造成的。门静脉血管阻力的增加可能与异常的架构和结节性肝硬化或门静脉受阻形成有关。成纤维细胞、Ito 细胞和肝窦内皮细胞在门静脉收缩中发挥重要作用。随着门静脉压力不断升高，门静脉侧支不断建立，血液被分流进入体循环。门静脉血管阻力和血流量不断增加导致一个高动力的门静脉循环，这与肝功能衰竭的严重程度有关。心输出量增加，全身血管舒张，由于外周血管阻力较低导致动脉血压下降。维持高动力循环的因素是复杂的，只有部分被理解。血管扩张剂和血管收缩剂间存在复杂关联，通常是肠道来源，在肝细胞重组或未被有效灭活。NO、内皮素 1、前列环素和胰高血糖素被认为在内脏高动力循环中发挥着作用。

食管静脉曲张的治疗

　　门静脉高压症的最重要的表现是静脉曲张破裂出血，这也是门静脉高压症的发病和死亡的首要原因。约 30% 的代偿期肝硬化病人和 60% 的失代偿期肝硬化病人有食管静脉曲张。静脉曲张病人中有 1/3 曾发生过静脉曲张破裂出血。

每次出血死亡率为 20% ~ 30%。首次静脉曲张破裂出血幸存的病人中，如不及时治疗，在一年内有 70% 病人会再发生静脉曲张破裂出血。

静脉曲张破裂出血的预防   目前旨在防止静脉曲张破裂出血的措施包括改善肝功能（如戒酒）、避免服用阿司匹林和非甾体抗炎药、服用普萘洛尔或纳多洛尔（非选择性 β-受体阻滞剂）。Meta 分析表明，β-受体阻滞剂可使静脉曲张破裂出血的发生率下降 45%，可可使静脉曲张破裂出血的死亡率下降 50%[37]。约 20% 的病人拒绝服用 β-受体阻滞剂，另有 20% 的病人不能忍受 β-受体阻滞剂的药物副作用。最近研究表明，预防性内镜曲张静脉套扎（EVL）可使首次曲张静脉破裂出血的发病率降低[38]。EVL 应用于病人较粗的曲张血管，每 1 ~ 2 周进行一次直至曲张血管消失，并于 1 ~ 3 个月后行胃十二指肠内镜（EGD）检查，以后每隔 6 个月行 EGD 复查监测静脉曲张复发。

急性静脉曲张破裂出血的治疗   急性静脉曲张破裂出血的病人应送至重症监护室（ICU）进行复苏和治疗，应使血红蛋白保持在 8g/dl（80g/L）以上的水平。过度输注浓缩红细胞和过量补充晶体盐可导致再出血，增加死亡率。新鲜冰冻血浆和血小板可用于严重凝血功能障碍的病人。重组因子Ⅶa 的应用被证明并不比标准治疗更有益，因此不建议在急性静脉曲张破裂出血的时候应用。肝硬化食管静脉曲张破裂出血病人出现细菌感染会导致再出血风险和死亡率上升。短期预防性应用抗生素已被证明，既可以减少细菌感染的程度，又可以提高生存率。因此，建议短期预防性应用抗生素，如静脉给予头孢曲松 1g/d。静脉曲张破裂出血的药物治疗可以从做出静脉曲张破裂出血的诊断开始。静脉给予加压素 0.2 ~ 0.8U/min 是最有效的血管收缩治疗。然而，由于其副作用大而使用受限，并且为了防止缺血性并发症的出现应用大剂量治疗的时间不宜过长。生长抑素及其类似物奥曲肽（初始剂量 50μg，维持剂量每小时 50μg）可引起内脏血管收缩。奥曲肽的治疗可以维持 5 天或更长的时间，它是目前急性食管静脉曲张破裂出血初步治疗的首选药物。除了药物治疗，胃十二指肠内镜（EGD）和内镜曲张静脉套扎（EVL）应在最短时间内进行。这种药物和 EVL 的治疗组合已被证明既可以初步控制出血，又可以增加 5 天止血率[38]。

即使采用上述积极的药物和内镜治疗，但是仍有 10% ~ 20% 出血病人无法有效止血。分流治疗，无论是手术分流还是 TIPS，已被证明可以控制 90% 以上的难治性食管静脉曲张破裂出血。分流手术通常被认为只应用于肝功能代偿期（即 CTP A 级）的病人，TIPS 应用于失代偿期肝病（即 CTP B 级或 C）的病人。然而，这些治疗方案的使用需要有一定的专业技术作为基础。

应用 Sengstaken-Blakemore 导管的球囊填充压塞可以控制 80% 以上的难治性食管静脉曲张破裂出血。然而，由于其增加误吸和食管穿孔等并发症，所以它仅用于等待确定性治疗的病人的临时处理（<24 小时）。

胃底静脉曲张的治疗

沿胃小弯发生胃底静脉曲张的病人，应考虑伴有食管静脉曲张的可能性，并按食管静脉曲张类似的方式处理。然而，沿胃大弯胃底静脉曲张的病人需要对其脾静脉进行评估，以确保其通畅。对于肝硬化脾静脉通畅的胃大弯胃底静脉曲张病人，可以考虑应用 N-丁基-氰基丙烯酸酯进行胃底静脉曲张填塞。如果胃底静脉曲张填塞无效或者内镜治疗失败，病人应考虑行 TIPS，可以控制 90% 以上的静脉曲张破裂出血。

外科分流术

自从出现 TIPS 分流和肝移植手术后，外科分流术的应用已减少。现在的建议是，只有当病人的 MELD 评分小于 15 分并且不适宜行肝移植或 TIPS 治疗，才行外科分流治疗。手术分流的目的是降低门静脉压力，保持全肝及门静脉血流，避免肝性脑病的发生率过高。病人的生存是由肝功能储备决定的。门腔静脉分流是在 1877 年首先由 Eck 描述的，有两种方式：即门静脉与下腔静脉端侧分流术和门静脉与下腔静脉侧侧分流术。前者完全阻断了门静脉的入肝血流，后者可保持部分门静脉血流进入肝脏。目前，由于肝性脑病和门静脉灌注减少导致肝功能衰竭，这两种分流术很少应用。Eck 瘘也为随后的肝移植增添了更大的困难。肠腔分流使用直径 8 ~ 10mm 的涤纶管连接下腔静脉和肠系膜上静脉。此过程技术上比较容易，并且对随后的肝移植不产生负面影响。这种分流术的缺点是分流后血栓形成和再出血的发生率较高。目前，最常用的手术分流方式为远端脾-肾静脉分流术或称 Warren 分流术（图 31-18）。这种分流术较困难，不容易操作，需要分离胃食管交通支，并使胃和食管下段静脉血液经胃短静脉异位引流至脾静脉，然后进入脾静脉的血液经脾-肾端侧吻合最终汇入左肾静脉。这种分流术的优点是肝性脑病和肝功能失代偿的发病率较低，并且不会对随后的肝移植造成影响。

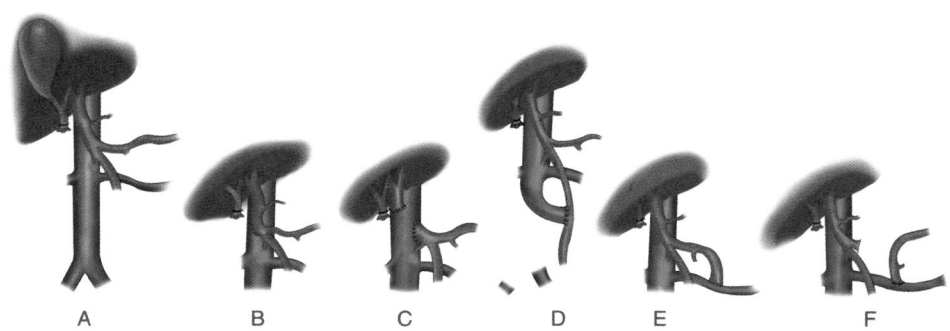

图 31-18   门静脉高压外科分流。门腔静脉吻合术的类型：**A.** 正常。**B.** 门-腔静脉侧侧分流术。**C.** 门-腔静脉端侧分流术。**D.** 肠系膜上-下腔静脉"桥式"分流术。**E.** 中心性脾-肾静脉分流术。**F.** 远端脾-肾静脉分流术

经颈静脉肝内门体分流术（TIPS）

经颈静脉肝内门体分流术（transjugular intrahepatic porto-systemic shunt，TIPS）是经颈静脉途径在肝内肝静脉与门静脉主要分支间植入一个金属支架（金属内支撑管）以实现门体分流，金属内支撑管不断扩张，直到门静脉压力梯度小于12mmHg。有经验的介入放射医师可为95%的病人行TIPS治疗，可以控制90%以上药物治疗无效的静脉曲张破裂出血，而且不会对以后的肝移植造成影响。可能出现的并发症包括腹腔内出血、胆道感染、肾衰竭、肝功能衰竭和肝性脑病，其中25%～30% TIPS治疗的病人可发生肝性脑病。TIPS治疗后肝硬化高动力循环也可以加剧，并且潜在心脏问题的病人经TIPS治疗后有发生心力衰竭的可能。

难治性静脉曲张破裂出血的外科治疗

肝门静脉血栓形成和难治性食管静脉曲张破裂出血的病人，可以考虑行外科手术治疗。常用的手术方式为Sugiura手术：食管胃底曲张血管离断、食管横断术、脾切除术、迷走神经干切断术和幽门成形术。与外科分流相类似，在手术过程中病人生存取决于肝储备功能。西方国家的外科手术治疗应用较少，这一手术方式在原有基础上不断改进。

肝移植

肝硬化、门静脉高压、静脉曲张破裂出血病人通常死于肝功能衰竭，而不是急性失血。因此，ESLD病人必须行肝移植治疗，因为它是病人能获得长期生存的唯一有效治疗手段。当然，其他难治性静脉曲张破裂出血的病人也可以考虑行肝移植治疗。肝移植术后病人的生存率不受先前的内镜曲张静脉套扎（EVL）、TIPS及脾肾分流等治疗影响，但是Eck瘘为随后的肝移植增添了许多技术上的困难，因此打算行肝移植手术的病人应避免行外科分流治疗。除了挽救病人的生命，肝移植还可逆转肝硬化相关的血流动力学和体液变化。

布-加综合征

布-加综合征（BCS）是一种罕见的充血性肝病，指的是由肝静脉或其开口以上的下腔静脉阻塞引起的以门静脉高压或下腔静脉高压为特征的一组疾病。病人可出现急性腹痛的症状和体征，腹水、肝大及更多的慢性症状与长期的门静脉高压症有关。梗阻原因包括血栓形成或其他原因，部位可以是从肝静脉至右心房的任何地方。梗阻程度决定着疾病的严重程度。在全世界BCS的发病率为1/10万[39]。

原发性BCS的主要原因是腔内静脉血栓形成引发的梗阻，继发性BCS的主要原因是邻近静脉外的病灶侵袭或压迫导致静脉梗阻。研究表明，75%～90%的原发性BCS病人中存在一个或多个血栓的危险因素。25%的原发性BCS病人有两个或更多的危险因素[39]。35%～50%的原发性BCS病人存在原发性骨髓增生性疾病。在大多数情况下，骨髓增生性疾病可归类为原发性血小板增多症或红细胞增多症，但也有一些其他类别。在BCS确诊之前，有90%以上的骨髓增生性疾病没有被发现。大多数病人（80%）是年轻女性（平均年龄是30岁）。骨髓增生症的诊断是通过骨髓活检标本检测出营养不良性巨核细胞群，或在缺乏促红细胞生成素的培养基上培养出红系祖细胞克隆。

已知BCS的发展与遗传性血栓形成倾向有关。在约25%的BCS病人存在活化蛋白C抵抗，一般涉及杂合子或纯合子因子V Leiden突变，因子V Leiden突变出现在大多数与妊娠或口服避孕药使用有关的病人。抗心磷脂抗体和同型半胱氨酸血症也是BCS的危险因素。蛋白C、蛋白S和抗凝血酶Ⅲ都是在肝脏中产生，它们的水平受肝功能不全的影响。因此，虽然在患有BCS的病人可能会发现这些蛋白质水平比较低，但很难证明这些蛋白质是BCS的致病因素。使用口服避孕药也被证明是BCS的一个危险因素[39]。

有临床意义的BCS通常是两个或两个以上主肝静脉阻塞的结果。阻塞导致肝血窦压力增加和血流量下降。因此，可能会出现肝脏淤血、右上腹疼痛和腹水。此外，经门静脉肝血流灌注下降，而且70%的受累病人在肝活检时发现中心小叶非炎性坏死。急性肝功能衰竭是罕见的，大多数病人发展为慢性门静脉高压症及腹水。几周内阻塞的小叶中心开始纤维化并进行性加重，导致结节性再生和肝硬化。尾状叶的血流直接进入下腔静脉，这导致约50%病人发生尾状叶肥大，后者可能会导致下腔静脉阻塞。

腹部超声是首选的初步检查方法，并能证明有无肝静脉血流、肝静脉蜘蛛网和肝静脉侧支循环[40]。腹部超声有约85%的敏感度和特异度。腹部MRI也能显示肝静脉血栓形成和评估下腔静脉，但它的局限性在于不能显示血流方向。能够评估BCS的明确影像学检查是肝静脉造影，它能确定肝静脉血栓是否存在及其程度，以及下腔静脉压力。在TIPS或手术分流前应进行下腔静脉压力的测量与肝静脉造影的检查。肝活检标本显示淤血、肝细胞的损失和肝小叶中心纤维化。肝活检是必要的，可以与静脉闭塞性疾病相鉴别。静脉闭塞性疾病不伴有血栓形成，是由于肝小静脉内皮肿胀造成的。

初步治疗包括明确诊断和对潜在性的疾病过程进行药物治疗，通过全身抗凝治疗防止肝静脉血栓形成的进一步发展。与BCS相关的门静脉高压症和腹水的治疗同大多数肝硬化病人的治疗相似。可以尝试单独应用溶栓治疗急性血栓形成，然而，风险效益比仍是未知数。肝脏减压的目的，无论是通过药物治疗使梗阻的肝静脉血管再通，还是通过侧-侧吻合的门腔静脉分流术来恢复肝脏血液流出道，都是为了减少肝血窦的压力。对于药物治疗无效的病人应考虑影像学检查和外科干预治疗。经皮血管成形术和TIPS与溶栓治疗相结合的治疗方法，明显优于手术分流，是目前首选的治疗方法，因为此治疗方法的死亡率低，并且尾状叶肥大不会影响这些治疗的结果。侧-侧吻合门腔静脉分流术试图改变门静脉经肝脏的流出通路。静脉移植或人工支架置入通常是必要的。由于尾状叶肥大造成下腔静脉狭窄的病人，血流动力学发生明显改变的，需要行下腔静脉支架置入术。大多数病人行门腔静脉分流手术后一年内肝功能水平和肝纤维化程度明显改善，且没有明显的肝性脑病发生[40]。然而，由于手术死亡率和分流失败率较高，此方法现已不提倡使用。ESLD病人应考虑肝移植，术后10年生存率可达75%。肝移植是否为BCS的最主要治疗方法，是否应该取代其他治疗方案，或仅应用于紧急情况目前仍然存在争议。但必须指出，不管采用何种非移植手术，BCS的病情将会继续发展，最终仍需要肝移植。

肝脏感染性疾病

肝脏含有人体最大的网状内皮组织系统,因此肝脏能够处理从门静脉系统进入的少量肠道细菌。由于肝脏具有大量的网状内皮细胞,因此非病毒性感染极其少见。

细菌性肝脓肿

在美国,细菌性肝脓肿是最常见的肝脓肿。先前人们认为细菌性肝脓肿是由于门静脉感染引起的,常继发于急性阑尾炎,年轻病人多见。然而,随着早期诊断率明显提高,这种病因已逐渐减少。胆道系统受损和血行感染(例如静脉药物的滥用、拔牙、憩室炎和克罗恩病的感染局部扩散)也是引起细菌性肝脓肿的原因。亚急性细菌性心内膜炎的并发症和感染留置导尿管的病人也可能发展为化脓性脓肿。一些机体免疫力下降的病人肝脓肿的发病率似乎有所增加,包括移植和化疗病人及艾滋病人群。细菌性肝脓肿可能是单个或是多个的,在肝右叶居多[41]。当多个脓肿时,脓腔的大小不一,可能融合成蜂窝状的外观。大约40%的脓腔是单种细菌感染,40%是多种细菌感染,20%细菌培养阴性。最常见的是G⁻菌感染,2/3病人发现有大肠埃希杆菌感染,粪链球菌、克雷伯杆菌和变形杆菌也很常见。例如,厌氧菌拟杆菌属也经常被看到。葡萄球菌和链球菌在心内膜炎和留置导管的感染病人最常见。

病人通常具有右上腹疼痛和发热的症状,约1/3以上病人发生黄疸。全面询问病史和体格检查对确定原发病所在部位至关重要。白细胞增多、红细胞沉降率增快、碱性磷酸酶升高较常见,其余肝功能检查结果大致正常。血培养可检出约50%病人的致病微生物。超声检查发现肝脏具有边界清楚和内部回声可变的圆形或椭圆形低回声病灶为化脓性脓肿。CT扫描对定位细菌性肝脓肿具有很高的灵敏度。脓肿是低密度,可能含有气液平,表明合并有产气微生物感染(图31-19)。腹部MRI也可以检测肝脓肿,具有高灵敏度,但由于它不能被用于图像引导的诊断和治疗,所以其作用有限。

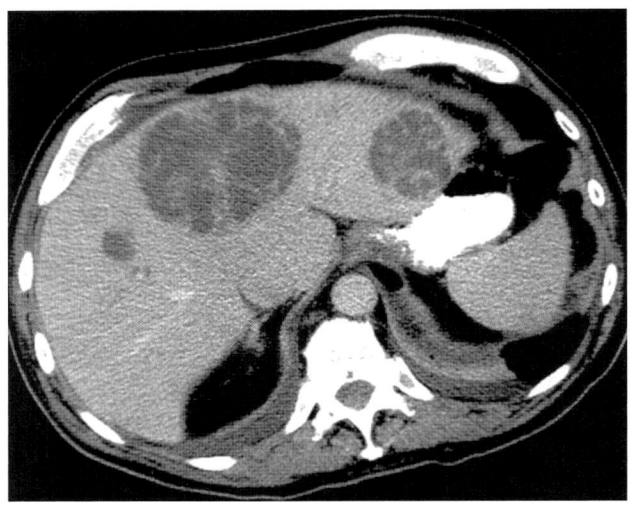

图31-19   肝脓肿CT扫描。病人为憩室炎后发生多发性肝脓肿,CT示肝脏左外段分为小腔的巨大中心性肝脓肿

目前治疗细菌性肝脓肿的基本方法包括纠正病因、穿刺抽吸法和静脉应用抗生素治疗。一旦诊断有脓肿,经皮抽吸并将吸出物进行培养可用于指导随后的抗生素治疗。最初的抗生素治疗需要覆盖革兰阴性杆菌以及厌氧菌。抽吸和置管引流只是对少数化脓性脓肿有利,因为大部分脓液都是黏稠的,置管引流通常是无效的。抗生素治疗必须持续至少8周。抽吸和抗生素治疗可能对80%~90%的病人有效。如果这种疗法失败,病人应接受手术治疗,包括腹腔镜或开腹手术引流。顽固性肝脓肿病人应实施手术切除。必须切记,绝不能将细菌性肝脓肿误诊为坏死的肝恶性肿瘤。因此,对最初的抗生素治疗无效的病人应该提倡早期诊断和手术切除。

阿米巴性肝脓肿

溶组织阿米巴是一种全球流行的寄生虫,感染率约为10%。阿米巴病最常见于亚热带气候,特别是在卫生条件差的地区。溶组织阿米巴包括滋养体型和虫卵型,虫卵型可生活在人体外。虫卵型通过胃和小肠进入,然后在结肠转化成滋养体。在这里,它侵入结肠黏膜,形成典型的烧瓶状溃疡,侵入门静脉系统,并运输至肝脏。有时候,滋养体将通过肝血窦进入体循环导致肺脓肿和脑脓肿。

阿米巴增多并阻断肝门静脉分支导致肝局灶性梗死,它们含有一种能破坏肝实质的蛋白水解酶。脓肿大小不一,可单个或多个。阿米巴肝脓肿最常见部位是紧贴膈肌的右叶顶部。阿米巴肝脓肿是全球最常见的肝脓肿类型,脓肿呈红褐色、果酱样。

有疫区接触史且目前有右上腹疼痛、发热、肝大、肝脓肿的病人,应该考虑为阿米巴肝脓肿。病人血中白细胞常常增多,碱性磷酸酶轻度升高,而转氨酶升高和黄疸是不常见的。尽管这种疾病的过程类似于结肠感染,但不经常发生腹泻。对于大多数病人溶组织内阿米巴的荧光抗体试验的结果是阳性的,临床治愈后试验阳性结果仍可保持一段时间。如果血清学检测结果为阴性,阿米巴病诊断不成立。

腹部超声和CT扫描对于阿米巴肝脓肿的诊断非常敏感,但特异度较低[41]。CT扫描对检测肝外受累也很有用。阿米巴肝脓肿通常为边界清楚的低密度圆形病灶且周边为密度增强影,通常形态有些不规则并具有水肿的外周带,中央可能有分隔和液平。

甲硝唑750mg每天3次服用7~10天,是治疗的首选,约95%病例治疗有效。退热通常发生在第3~5天后。脓肿治愈的时间与脓肿大小有关,时间为30~300天[41]。肝脏超声和CT可用于药物治疗后的复查。阿米巴肝脓肿时很少应用穿刺抽吸,但对于一些药物治疗无效的大脓肿并且合并有严重细菌感染的脓肿病人应该采取穿刺抽吸术。肝左叶脓肿可能破溃进入心包。

肝包虫病

包虫病感染的病原体是细粒棘球绦虫,主要有两种:幼虫和孢囊,狗是中间宿主[42]。人、羊和牛是间接宿主。狗通过吃含有棘球蚴孢囊的羊内脏被感染。囊内的头节,黏附于狗的小肠,并成为成熟绦虫黏附在肠壁上。每个绦虫大约有500个卵子进入肠道。受感染的狗粪便污染草地和耕地,具有传染性的虫卵被羊、猪和人类摄入。虫卵的外壳能被胃液溶解,释放的虫卵通过侵入肠道黏膜被门静脉运输到肝脏,在肝脏它发展成成熟孢囊。大部分孢囊停留在肝窦,70%包虫囊肿在肝形成。很少的一些虫卵通过肝脏传递进入肺毛细血管床或进入体循环,形成肺、脾、脑或骨骼囊肿。

包虫病在牧场地区最常见,那里的狗有机会接触受感染的废物。这些地区包括南澳大利亚、新西兰、非洲、希腊、西班牙和中东。这种疾病在英国少见。棘球蚴囊肿通常在肝脏右叶,多见于右前叶下段或右后叶下段。无并发症的囊肿可能没有临床症状,只有在尸检或偶然发现。有时,受感染的病人呈现右上腹钝痛或腹胀。包虫病可能继发感染,牵涉到其他器官,甚至破裂,从而导致过敏反应。

棘球蚴病诊断依据包虫抗原酶联免疫吸附试验(ELISA),而大约85%受感染的病人结果是阳性的[42]。受感染的病人,如果囊肿没有破裂、囊内不包含头节或寄生虫不再有活力则 ELISA 实验是阴性的。在30%的被感染病人中发现嗜酸性粒细胞增多>7%。腹部超声和 CT 扫描对检测棘球蚴囊肿相当敏感。囊肿图像的外观取决于囊肿的发展阶段。典型的棘球蚴囊肿边界清楚,低密度病灶,具有明显的壁。环状钙化出现在20%~30%的病人。愈合时,整个囊肿钙化密集,通常是死亡或无活力的。子囊肿一般发生在周边位置,与母囊肿相比通常密度稍低。腹部 MRI 可能对评估母囊肿和子囊肿特点有用。

除非囊肿过小或病人不适宜手术切除,肝包虫病的治疗首选外科手术,因为其具有继发感染和破裂的高风险。阿苯达唑药物治疗依赖于药物在囊内扩散的速度,进入囊肿的药物浓度是不确定的,但优于甲苯达唑,阿苯达唑可作为小的、无症状囊肿的初始治疗。对于大多数囊肿病人用腹腔镜或开腹手术切除囊肿是首选治疗,通常可以治愈。如果囊肿不能完整的切除,可以实施肝脏部分切除术。在手术切除时必须谨慎,以避免囊肿破裂释放原头蚴进入腹腔。腹腔污染可导致急性过敏性反应或头节的种植和不可避免的复发。

泡型包虫病(泡球蚴引起)出现在北半球,发生广泛肉芽肿反应,形态类似于恶性肿瘤。手术切除是治疗首选。

蛔虫病

蛔虫感染在远东、印度和南非特别常见。蛔虫虫卵通过在胆管逆行流动到达肝脏,成虫长10~20cm,可能寄居在胆总管,产生胆道部分梗阻和继发胆管脓肿。蛔虫可能是肝内胆管结石的核心。受感染病人的临床表现可能包括以下任何一种:胆绞痛、急性胆囊炎、急性胰腺炎或肝脓肿[43]。临床常用检查包括:腹部 X 线片、腹部超声、内镜逆行胆管造影(ERCP),都可发现蛔虫在胆管呈直线填充。偶尔可以看到蠕虫经十二指肠进出胆管。治疗包括甲苯达唑、哌嗪或阿苯达唑联合 ERCP 取出蠕虫。内镜取虫失败则选择手术治疗。

血吸虫病

血吸虫病波及74个国家约200万人。肝血吸虫病通常是肠道疾病的并发症,因为血吸虫虫卵通过肠系膜静脉系统到达肝脏。在粪便中排出的卵在水里孵化出毛蚴,然后进入钉螺体内衍变成尾蚴。当人接触疫水时通过皮肤进入体内。他们进入毛细血管床,在这里进行广泛的血行播散。进入肝内门静脉系统后快速增长,并出现肉芽肿反应。由此产生的门静脉纤维化程度与虫荷相关。

血吸虫病的临床症状有明显的阶段性:第一阶段包括尾蚴进入皮肤引起的瘙痒;第二阶段包括发热、荨麻疹、嗜酸性粒细胞浸润;第三阶段包括肝纤维化及随后的窦前性门静脉高压症。在第三阶段病人可发生肝脏缩小、脾脏增大等并发症而其肝功能仍维持正常水平。粪便检查可发现活动性感染。血清学试验阳性表明过去曾暴露于感染而感染时间不明确。血清学检测结果阴性可排除血吸虫感染的可能。血清转氨酶水平通常是正常的,但碱性磷酸酶可轻度升高。血清白蛋白水平降低通常是反复消化道出血和营养不良的结果。

血吸虫病治疗包括卫生知识宣教和避免接触疫水。40~75mg/kg 吡喹酮每天一次服用是治疗血吸虫病的首选,副作用较小。消化道出血通常可采用内镜下套扎止血。然而,对于难治性门静脉高压症消化道出血的病人需要考虑远端脾肾分流术或胃断流和脾切除术。

病毒性肝炎

外科医师在治疗病毒性肝炎中的作用是比较有限的。然而评估肝脏疾病时需要考虑到甲、乙和丙型肝炎的感染。在许多情况下,甲肝是急性非特异性的肝炎,类似于肝转移、胆道梗阻及肝硬化。乙型和丙型肝炎可导致慢性肝病、肝硬化和肝细胞癌(HCC)。当前乙肝疫苗接种计划,以及核苷类似物和乙肝免疫球蛋白的治疗方案使肝炎病人的治疗有了显著改善,也使终末期肝病(ESLD)和肝癌的发病率都下降了。目前,同样的治疗方案不适用于丙型肝炎,虽然有些病人在干扰素治疗后呈现持续的抗病毒效应,但许多病人对此无效或肝炎复发。丙肝病毒复制涉及的三种酶晶体结构的阐明,催生了一些新的药物发展,包括蛋白酶抑制剂、聚合酶抑制剂及丙型肝炎疫苗。虽然早期的结果是令人鼓舞的,但还需要长期的临床验证。

肝脏偶发肿块的处理

肝脏肿块往往是进行影像学检查时偶然发现的。例如,可能在评估胆囊疾病或肾结石的过程中会发现一个肝脏肿块。此外,随着影像学技术的进步现在已经发现以前难以诊断的病变。虽然这些病变很多是良性的,不需要进一步的治疗,但为排除恶性肿瘤常需要一些详细检查。因此,应采取规范的诊疗手段明确肝脏偶发病变,以尽量减少不必要的检查[44]。

偶然发现肝脏肿块后,应首先询问病史和进行体格检查(图 31-20)。应该询问病人有无腹痛、体重减轻、既往肝病史、肝硬化史、饮酒史、病毒性肝炎史、输血史、文身、有无使用口服避孕药(女性)以及个人或家庭癌症史。进行体格检查时应关注有无巩膜黄染、肝大、脾大、门静脉高压症相关体征;之后,应进行血液检查,包括血细胞计数、血小板计数、电解质水平、血尿素氮、肌酐、葡萄糖和白蛋白、肝功能检查、血氨、凝血功能、肝炎筛查、肿瘤标志物(癌胚抗原、甲胎蛋白、CA19-9水平测量)等。

一个偶然发现的肝脏肿块需与肝囊肿、良性实体肿瘤、原发性或转移性肝癌(表 31-7)相鉴别。超声或 CT 是评估呼吸系统或腹部症状的常用检查,通常可偶然发现肝脏病变。肝

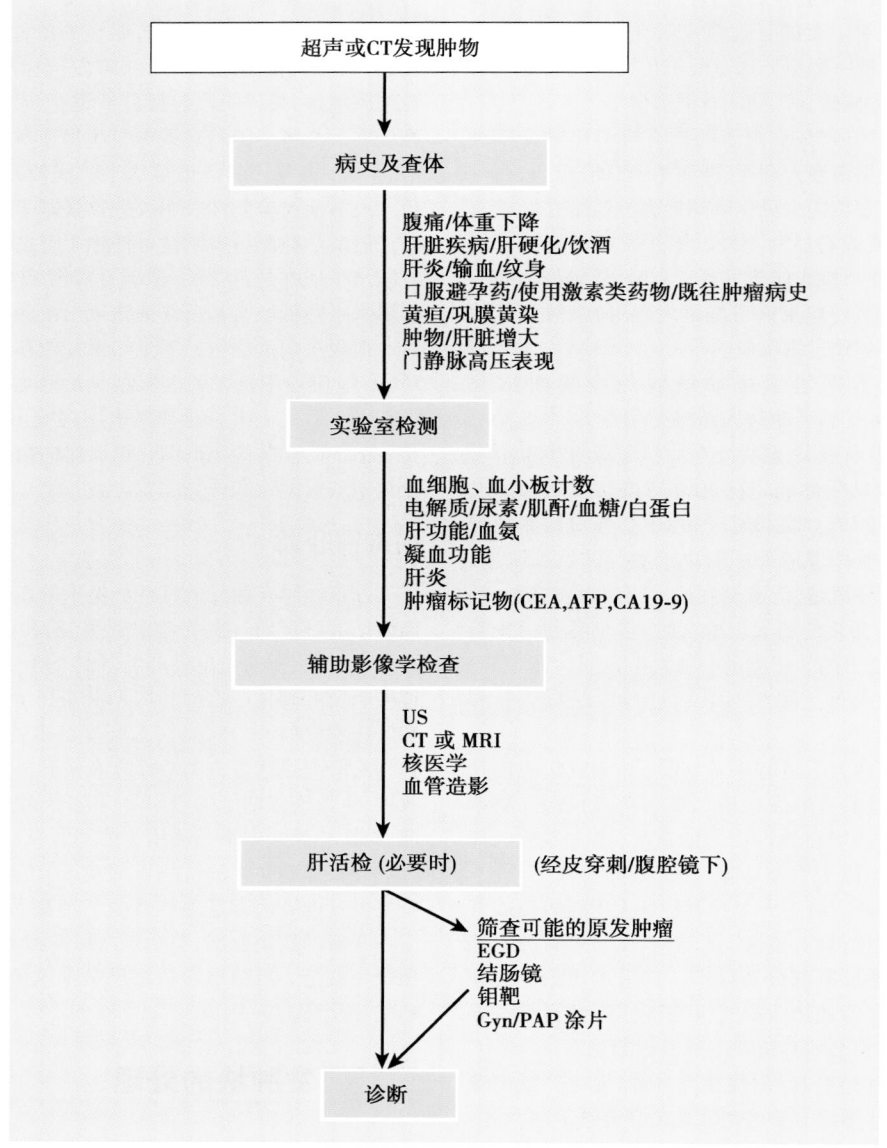

图 31-20   肝脏疾病诊断原则。诊断评估包括病史、体格检查、血液检查、影像学检查
和肝组织穿刺活检(必要时)。AFP,甲胎蛋白;BUN,血尿素氮;CA19-9,癌抗原 19-9;
CEA,癌胚抗原;creat,肌酸酐;CBC,血细胞计数;CT,电子计算机断层扫描;ultra-
sound,超声;glu,血糖;Gyn,妇科学检查;HTN,高血压;MRI,磁共振成像;OCP,口服避
孕药;PAP,帕帕尼科拉乌试验;EGD,食管胃十二指肠镜检查

表 31-7	肝脏病变的分类	
良性病变	恶性病变
1. 肝囊肿	1. 肝细胞癌
2. 肝血管瘤	2. 胆管癌
3. 局灶性结节性增生	3. 胆囊癌
4. 肝腺瘤	4. 转移性结直肠癌
5. 胆管错构瘤	5. 转移性神经内分泌癌(类癌)
6. 肝脓肿	6. 其他转移性癌

脏超声虽然价格便宜,但经常会遇到技术上的限制,因肠内气体、肥胖或肋骨的干扰,肝脏超声发现肿块后应进一步地应用增强螺旋 CT 或 MRI 检查[21,22]。如有必要,还可进行其他影

像学检查。例如,如果检查诊断为肝血管瘤,CT 扫描对诊断不明确,则应该进行增强肝脏 MRI 检查。如果 MRI 检查无法确定,可应用标记红细胞核素扫描帮助诊断。如果影像学结果提示是典型的血管瘤或局灶性结节性增生(FNH),肝活检是不提倡的(实际有出血的风险,因为这两种病变是血管性的),如果病人无症状,可定期随访观察。

如果所有影像学检查仍未有定论,应该考虑影像引导下经皮肝穿刺活检。如果病变太小不能活检或不能很好地定位,则选择密切影像学随访(例如 3 ~ 6 个月)证明肿块是否稳定不变或选择腹腔镜行肝活检。腹腔镜肝活检适用于肝硬化腹水和凝血功能有障碍的病人,因为这类病人经皮活检出血的风险较高。如果肝活检的结果表明是腺癌,需鉴别诊断是转移性腺癌,还是原发性肝腺癌即胆管癌(见"恶性肝肿瘤")。虽然病理染色为诊断原发灶提供了线索,但有时原发性肝脏胆管细胞癌通常需要排除隐匿性肝外恶性肿瘤才能做出诊断。针对这一情况,还应进行一系列检查包括结肠镜检查、食管胃十二指肠内镜(EGD)、乳房 X 线检查、妇科检查、巴氏涂片(女性)和前列腺特异抗原和前列腺评价(男性)。

肝囊肿

先天性肝囊肿

　　大多数肝囊肿无症状,肝囊肿通常是偶然发现的,可发生在任何年龄段。肝脏常见的是先天性或单个囊肿。在美国,孤立型肝囊肿女/男大约是 4∶1,患病率为 2.8% ~ 3.6%[45]。孤立型囊肿需排除增生胆管。孤立型囊肿通常是在肝脏影像学检查时确定为薄壁、均质、充满液体的很少或没有分隔的结构。囊肿上皮细胞呈立方形,并分泌出一种清亮非胆汁性浆液。除大的囊肿外,孤立型囊肿通常无症状。大的孤立型囊肿可引起腹痛、上腹不适、饱胀感,有时病人可出现腹部包块。无症状孤立型囊肿最好保守治疗。对有症状的肝囊肿的首选治疗是超声或 CT 引导下经皮穿刺囊肿抽吸并硬化剂治疗,约 90% 病人有效。如果经皮治疗不适用或无效,可行腹腔镜或开腹囊肿开窗术。腹腔镜手术应用较多,约 90% 病人有效。切除囊肿壁送病理检查以排除癌变,必须仔细检查剩余的囊壁有无肿瘤化的迹象。如果有,需要行囊肿摘除术或肝切除术以完整切除囊壁。

胆管囊腺瘤

　　胆管囊腺瘤生长缓慢,是少见的良性病变,最常见于肝脏右叶。虽然这些病变通常是良性的,但可以发生恶变。胆管囊腺瘤常常伴有腹痛。有时体检可触及腹部肿块。相比于孤立型囊肿,胆管囊腺瘤壁较厚,可出现软组织结节,囊肿的分隔常常有强化表现。囊液中的蛋白质成分变化较大,对 CT 和 MRI 影像学检查造成一定影响。手术切除是首选治疗方式。

多囊肝

　　成人多囊肝(ADPCLD)是一种常染色体显性遗传性疾病,通常在 30 岁出现。44% ~ 76% 受影响的家庭发现有 PKD1 突变,约 75% 的有 PKD2 突变[46]。肝囊肿的发病率和数量在女性较高,随着年龄增长、肾囊性疾病和肾功能不全的严重程度不断增加,多囊肝的发病率和数量也增加。80% 的 ADPCLD 病人在 60 岁将出现肝囊肿,女性病人囊肿数目更多,体积更大。这种性别差异可能是由于雌激素影响。数量少或小囊肿[<2cm]的病人通常无症状。相比之下,数目较多或大的囊肿,囊肿与肝实质体积比大于 1 的病人,通常有临床症状,包括腹痛、呼吸急促、饱胀感。进展性 ADPCLD 将导致肾衰竭,需要进行血液透析。在大多数病人中,肝实质体积受损少,肝功能失代偿、静脉曲张出血、腹水和肝性脑病等很少在 ADPCLD 病人中发生,只有在巨大囊肿病人中才出现。与 ADP-CLD 相关的最常见肝内并发症是囊内出血、感染、外伤性破裂。生化检查常常发现 γ-谷氨酰转移酶水平轻度上升。腹部 CT 扫描对诊断帮助较大,可显示多囊肾的形态。与 ADP-

CLD 相关的其他情况包括颅内动脉瘤、憩室、二尖瓣脱垂、腹股沟疝。ADPCLD 目前尚无有效的药物治疗。如果病人有一个或几个主要的囊肿,可以实施囊肿抽吸和注入硬化剂,但大多数病人有多个囊肿,使用这种技术对此没有改善。有症状的病人可以进行开腹或腹腔镜囊肿开窗术。不过,约 50% 病人治疗后会复发[47]。对于有症状的 ADPCLD 病人确定的治疗方法只有肝脏移植。如果病人有肾脏受累伴有肾衰竭[多囊肾病]应考虑到肝肾联合移植。由于 ADPCLD 有一定的遗传背景,活体移植的供体亦需要进行筛查。

卡罗里病(Caroli 病)

　　卡罗里病是一种先天性肝内胆管节段性囊性扩张和肝内多发胆管扩张的疾病综合征[48]。卡罗里病会伴随胆管结石、胆管炎、胆管脓肿发病率增加。卡罗里病通常不伴有肝硬化,与多囊肾病相关[48]。最常见的症状包括发热、寒战、腹痛。发病年龄多为 30 岁,无性别差异。极少数病人疾病末期可出现门静脉高压症。约 33% 病人伴有胆管结石,7% 病人发展成胆管癌。Caroli 病诊断主要根据影像学检查。MRCP、ER-CP、经皮肝穿刺胆管造影可提供详细的胆管成像和明确肝内胆管是否通畅,这些检查有助于明确诊断。治疗包括采用 ERCP 胆管引流和经皮肝穿刺胆管外引流作为第一线的治疗方式。如果疾病局限于肝脏一叶内,可行肝切除术。对于肝功能失代偿的病人或反复发作胆管炎或伴有 T_1 或 T_2 胆管癌病人可以考虑肝切除术。

肝脏良性肿瘤

　　肝脏疾病通常涉及血管性疾病、代谢性疾病、传染性疾病、恶性肿瘤性疾病等,原发性或继发性均可发生。疾病分类有很多种:实体或囊状、单个或多个、肝细胞癌、胆管细胞癌或肉瘤,以及良性或恶性。最常见的良性病变是囊肿,血管瘤,局灶性结节性增生和肝细胞腺瘤。这些病变的影像学检查中都具有典型特征,有助于明确诊断。

肝囊肿

　　肝囊肿是最常见的肝脏病变。肝囊肿可能是原发性或是继发于肝外伤(血肿或胆汁瘤),感染(化脓性或寄生虫性)或肿瘤性疾病。先天性囊肿通常是孤立性的浆液性囊肿,发病率为 5% ~ 14%,女性发病率高。在大多数情况下,先天性囊肿与继发性囊肿(感染或肿瘤起源)不同,前者没有明显囊壁或固体成分,都充填均质清亮液体。良性实质性肝脏病变,需与血管瘤、腺瘤、局灶性结节性增生和胆管错构瘤等进行鉴别诊断(表 31-7)。

血管瘤

　　血管瘤是肝脏最常见的良性实性肿块,由大量内皮细胞组成的血管条索状结构构成,包含纤维组织和小血管病变,多见于女性,发病率为 2% ~ 20%,小血管瘤直径≤1cm,巨大海绵状血管瘤直径可在 10 ~ 25cm。最常见的症状是疼痛,多发生于直径在 5cm 以上的病人。自发性破裂(出血)是罕见的,手术切除的主要适应证是疼痛。手术切除方式包括肝血管瘤摘除术或肝切除术,主要取决于肿瘤部位,有无肝内血管和胆管的侵犯。

大多数血管瘤通过肝脏影像学检查可以确诊。通过双期增强 CT 扫描,大血管瘤不对称结节周边会发生增强,与大血管等密度,并随着时间推移呈向心性进展(图 31-21)[21]。MRI 检查中,血管瘤在 T_1 加权像为低信号,在 T_2 加权像肝血管瘤则具有非常高的信号强度[49]。血管瘤 CT 造影扫描上可见周边强化的结节。当拟行肝组织活检时应谨慎,如果怀疑是血管瘤,活检部位具有出血的风险,尤其是病变位于肝脏边缘时。

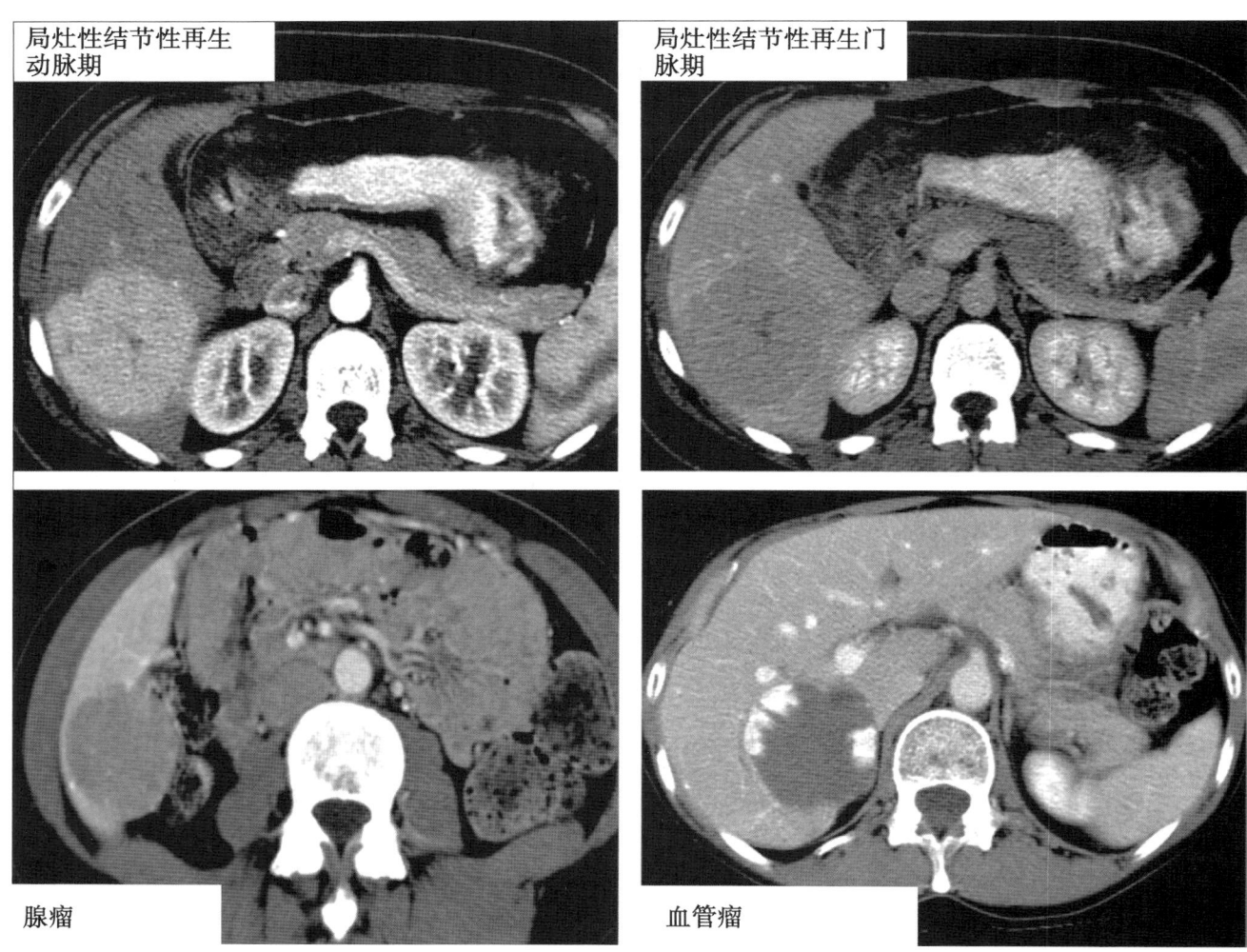

图 31-21   良性肝损伤的典型 CT 表现。肝局灶性结节性再生(FNH)在动脉期变现为高密度,门脉期为等密度(上图);肝脏腺瘤血管减少,表现为低密度(左下图);肝血管瘤表现为不均匀的周围密度增高(右下图)。

腺瘤

肝腺瘤是肝脏良性实体肿瘤,年轻女性最常见(20~40岁),通常是孤立的,偶尔也可以多发。曾经或正在使用雌激素(口服避孕药)是肝腺瘤发展中较明确的危险因素。肉眼质地柔软,呈包裹性,棕褐色至浅棕色。组织学上,腺瘤缺乏胆管腺体和库普弗细胞,没有真正的肝小叶,包含充血的或空泡状肝细胞(与糖原沉积有关)。CT 扫描,腺瘤通常边界清楚,需与转移性肿瘤鉴别。静脉期与延迟期呈现低密度或等密度改变,在动脉期往往呈现轻微强化(图 31-21)。MRI 扫描成像,腺瘤 T_1 加权像呈高信号,在钆注射后早期增强。核医学成像技术,与局灶性结节性增生不同,通常呈现"冷结节"表现。

肝腺瘤较易自发破裂,导致腹腔内出血。其临床表现可能会出现腹痛,肝腺瘤在 10%~25% 的病例以自发性腹腔出血为表现。肝腺瘤也有恶变为高分化肝细胞癌的风险。因

此,通常建议肝腺瘤一旦确诊应该行手术切除[44]。

局灶性结节性增生(FNH)

FNH 是另一种肝脏良性实体病变。与腺瘤相似,多见于育龄妇女,其发病与口服避孕药不明确。高质量的双期 CT 扫描可用于诊断 FNH,这种病变出现一个典型的局限性中央瘢痕(图 31-21)。动脉期图像均匀强化,在静脉期往往是等密度改变。FNH 病灶在 MRI 扫描,T_1 加权像呈低信号,T_2 加权像呈高信号。钆注射后,病灶呈高信号,但延迟图像成为等信号。在 MRI 扫描时,纤维间隔自中央瘢痕延伸更容易看到。如果 CT 或 MRI 扫描没有呈现典型的形态,硫胶体显像放射性核素可用于诊断 FNH,这主要基于库普弗细胞选择性吸收的特点。与腺瘤不同,FNH 病灶通常不自发性破裂,没有恶变的重大风险。手术切除的主要适应证是腹痛。一旦诊断 FNH 或腺瘤,应停止口服避孕药或使用雌激素。

胆管错构瘤

胆管错构瘤通常是小的肝脏病变,2~4mm 大小,剖腹探查时在肝脏表面可以看到。它们外观上牢固、平整,呈黄白色。胆管错构瘤很难与小的转移病灶区分,往往需要切除活检明确诊断。

肝脏恶性肿瘤

肝脏恶性肿瘤可分为原发性或转移性两种(表 31-7)。原发性肝癌起源于肝细胞,故被称为肝细胞癌,而来源于胆管的癌症称为胆管细胞癌。在美国,每年约有 15 万结直肠癌的新发病例,约 60% 病人可发生肝转移。因此,美国最常见的肝脏恶性肿瘤是转移性结直肠癌。与此相比,在美国每年约 18 000 例肝癌新发病例。一所大学医疗中心的连续 1000 例新发肝癌病人统计显示,47% 是肝细胞癌,17% 由结直肠癌转移,11% 为胆管细胞癌,7% 是转移性神经内分泌瘤,还有 18% 是其他肿瘤转移[50]。

肝细胞癌(HCC)

肝细胞癌是世界上第五位最常见恶性肿瘤,每年估计有 100 万新发病例,主要危险因素是病毒性肝炎(乙肝或丙肝)、酒精性肝硬化、血色病、非酒精性脂肪性肝炎。在亚洲,每年每 10 万人有 30~65 个新发病例,而美国每年每 10 万人只有 2 个新发病例[51],其中 70%~90% 伴有肝硬化。肝硬化癌变率为 3%~6%。大部分慢性丙型肝炎病毒感染的病人,肝硬化通常比肝癌先出现,有时亦有例外。肝癌血供丰富,主要是肝动脉供血。因此,CT 动脉期病变明显强化(图 31-22),延迟期间相对呈低密度。磁共振成像也可有助于肝癌诊断。肝癌的 T_1 加权像是可变化的,在 T_2 加权像显示高信号。应用钆注射造影 CT,肝癌因血流丰富在动脉相增强,而延迟期显示低信号。肝癌有侵入门静脉的倾向,门静脉栓塞常提示 HCC 存在。

肝癌治疗较复杂,应由一个多学科的肝脏移植团队管理。肝癌的评价和管理如图 31-23 所示。

对于不伴有肝硬化的肝癌病人,手术切除是治疗首选。对于肝功能 Child A 级且无门静脉高压症的肝硬化肝癌病人,也应考虑手术切除。如果因为肝功能较差而手术切除不可进行,HCC 符合米兰标准(一个肿瘤<5cm,或两个或三个肿瘤,直径<3cm,无血管转移或肝外扩散),应选择肝移植治疗[52]。

巴塞罗那临床肝癌组织已修订 HCC 治疗规范,并且完善了美国肝病实践指南[53,54]。在亚洲,欧洲,美国和部分其他国家管理方针略有不同,部分原因是肝移植供体问题。活体肝移植对于等待移植的肝癌病人也是一种选择,以避免肿瘤在等待期间进一步进展从而失去移植机会[52]。具体治疗方法在下面的章节进行详细描述。

胆管上皮癌(胆管癌)(另见第 32 章)

胆管上皮癌或是胆管癌,是第二位的最常见肝脏原发性恶性肿瘤。胆管癌是胆管上皮细胞的一种腺癌,可分为肝内胆管细胞癌和肝外胆管细胞癌。肝外胆管细胞癌可定位于门静脉的远端或近端。近端时,它被称为肝门部胆管癌

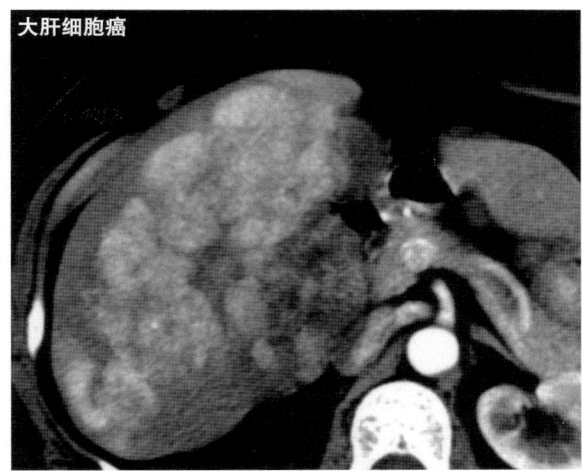

大肝细胞癌

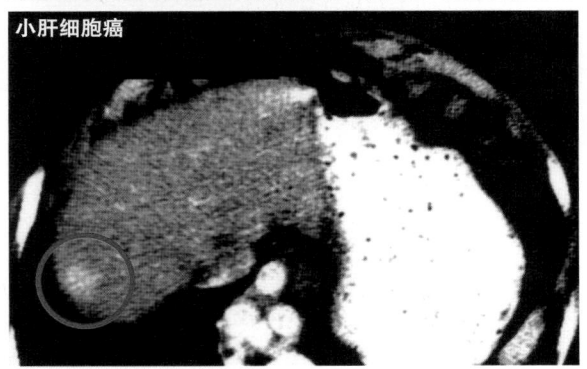

小肝细胞癌

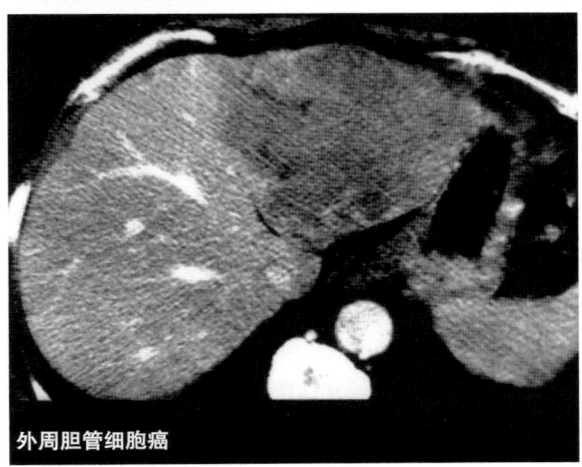

外周胆管细胞癌

图 31-22 肝细胞癌和胆管细胞癌 CT 图像。CT 示一大(上图)和一小(中图)肝癌的动脉期高密度图像;下图为肝左叶胆管细胞癌的低密度 CT 图像

(Klatskin 肿瘤),起源于肝管汇合处的胆管壁,并通常表现为梗阻性黄疸,而非肝脏实体肿瘤。而肝内胆管癌表现为肿块位于一个肝叶内或在肝脏边缘,活检提示为腺癌,但病理无法区分是原发性胆管腺癌或转移性腺癌。因此,偶然活检发现肝脏病变是腺癌时,应该寻找肿瘤的原发病灶。

肝门胆管癌诊断困难,通常引起近端肝管狭窄导致无痛性黄疸。它首先沿胆总管增长,常常侵及管周淋巴管伴随频繁的淋巴结转移。手术切除是治愈胆管上皮癌的唯一手段[55,56]。肿瘤的位置和程度决定所采取的手术方法。一项涉及 225 例肝门胆管癌的病例报道显示,最初影像学检查提

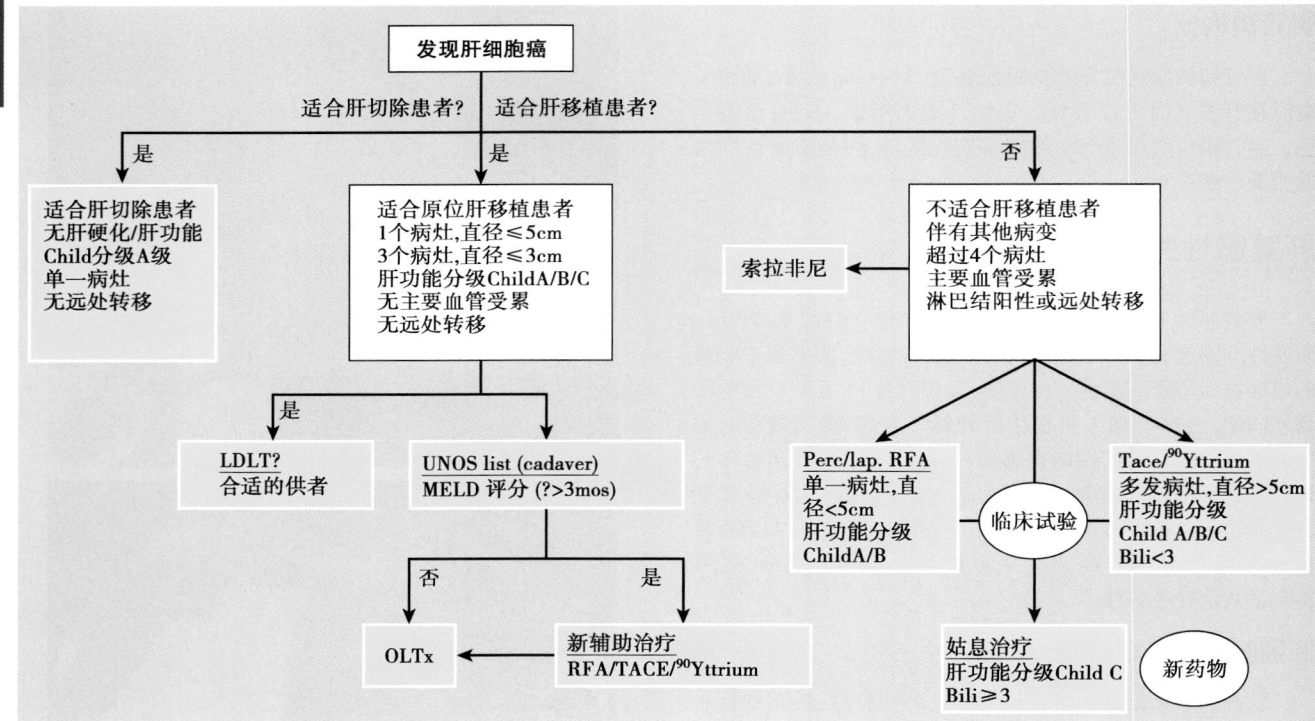

图 31-23　肝细胞癌(HCC)病人的治疗原则。肝细胞癌病人的治疗首先需判定患者是否适合行肝切除术或者肝移植治疗。Bili,胆红素;Child's,Child 肝功能分级;lap,腹腔镜检查;LDLT,活体肝移植;LN,淋巴结;MELD,终末期肝病模型;Perc,经皮的;OLTx,原位肝移植;vasc.,血管;TACE,肝动脉化疗栓塞;Tx,移植;RFA,射频消融;UNOS,美国器官共享网络

示 29% 病人不适宜手术切除[57],其余 160 例病人术中探查 50% 无法手术切除。切缘阴性、肿瘤分化程度与切除后的效果相关。另外一项包括 61 例肝门部胆管癌病例研究显示,R0 或 R1 切除术的 5 年生存率分别为 45% 和 26%[58]。Nagino 等报道,对 132 例肝门胆管癌病人进行广泛肝切除术,包括切除尾状叶和肝外胆管[59],其 3 年、5 年生存率分别为 41.7% 和 26.8%。

不伴有原发性硬化性胆管炎(PSC)的肝门部胆管癌病人,手术切除是治疗肝门部胆管癌的首选。然而,约 10% 的胆管癌病人伴有原发性硬化性胆管炎[60]。此外,原发性硬化性胆管炎伴发胆管癌经常是多中心的,往往与潜在肝脏疾病相关,最终可能发展为肝硬化门静脉高压症。因此,经验表明胆管癌伴有原发性硬化性胆管炎病人采用切除术结果不太令人满意。肝门部胆管癌病人实施 OLT,治疗效果令人失望,其具有较高的复发率,并且整体 3 年生存率不足 30%[61]。

肝门胆管癌是以局部扩散的方式增长。20 世纪 80 年代末,Nebraska 大学移植小组率先使用新辅助放化疗方法,这一方法在 1993 年被梅奥中心移植组所采纳,在此基础上形成梅奥中心治疗方案。移植前梅奥方案包括体外铱 192 放射治疗和氟尿嘧啶化疗[62]。然后病人接受腹部探查进行肿瘤分期,如果结果是阴性的,病人在肝移植前每 3 周给予 2 次卡培他滨。即使在 CT/MRI 和超声内镜检查后,仍有 15% ~20% 病人腹部探查有阳性结果[60,62]。梅奥中心接受肝移植的胆管癌病人 5 年生存率约为 70%,高于手术切除的生存率[60,62]。应用梅奥方案目前的标准包括不能手术切除的肝门部胆管癌或伴有原发性硬化性胆管炎的肝门部胆管癌。肿瘤必须直径

≤3cm 且无肝内外转移,病人先前必须没有接受过放射治疗或经皮活检[62]。当然这一结果目前是否能被其他移植中心重复还未可知。

周围型或肝内胆管癌比肝门部胆管癌更少见。在 Memorial Sloan-Kettering 癌症中心接受手术探查诊断为肝内胆管细胞癌的 53 位病人中,33 例(62%)病人可手术切除[63]。接受手术切除的病人 3 年生存率为 55%,影响因素包括血管浸润、切缘阳性和多发肿瘤。在台湾从 1977—2001 年有 373 例周边胆管癌病人接受手术治疗。无黏胆症、非乳头状肿瘤、进展期肿瘤、未行肝切除术和术后未化疗是五个影响存活时间的独立危险因素[64]。肝移植也被用于治疗肝内胆管癌[65]。但是,由于供体短缺且相对复发率较高,大部分移植中心未将周边胆管癌列入肝移植适应证。

胆囊癌(另见第 32 章)

胆囊癌是一种罕见的侵袭性恶性肿瘤,预后很差。超过 90% 的病人有胆石症。一项 1990—2000 年的研究显示,44 例确诊为胆囊癌病人,术前诊断的占 57%,术中确诊的占 11%,胆囊切除偶然发现的占 32%[66]。手术方法可分为胆囊切除术中偶然发现的胆囊癌再次手术,和进展期病人的根治性切除手术。进展期病人进行肿瘤切除和肝门部淋巴结清扫术,其结果是令人沮丧的[67,68]。偶然发现的胆囊癌超过 T_1 期,手术方式通常采用中心肝脏切除术,肝门淋巴结清除术和胆囊管断端评估是最常用的[69,70]。传统的肝叶切除或扩大肝叶切除术,以及胆总管切除术目前争议较大。一项包括 23 例行治愈性手术的胆囊癌病例研究表明,1 年存活率为 85%,

2 年存活率为 63% ,3 年存活率为 55%[70]。多中心研究表明,115 例偶然发现的胆囊癌病人并接受再次手术治疗[69],其他的在肝脏疾病中被确定的病人占 46%（T_1 期病者为 0,T_2 肿瘤占 10% ,T_3 期占 36%）。T 分期也与局部淋巴结转移的风险相关（T_1 期淋巴结转移占 13% ;T_2 期为 31% ;T_3 期为 46%）。另一项德国研究发现,偶然发现的胆囊癌确诊病人有 439 例。这些胆囊切除术后发现的 T_2 或 T_3 期肿瘤病人,其再次手术后生存率比只是观察随访病人更高[71]。因此,所有 T_2 或 T_3 期肿瘤病人或分期不明确的肿瘤病人应该考虑再次手术。

结直肠癌转移性肝癌

约 50% 结直肠癌病人会发生转移性肝癌。传统观念上,对于结直肠癌转移性肝癌切除术,如果技术上可行,且病灶少于 4 个,可实施转移癌肝切除术[72]。然而,最近研究表明,在结直肠癌转移性肝癌接受肝切除术的 235 例病人中,转移灶 ≥4 个的病人 10 年生存率为 29% ,其效果与单发转移灶切除病人相当（10 年生存率为 32%）[73]。1998—2002 年,Memorial Sloan-Kettering 癌症中心研究显示,98 例结直肠癌肝转移灶 ≥4 个的病人,5 年生存率为 33%[74]。此外,化疗方案和手术技巧的改进,对本病的治疗产生积极作用。现在许多中心认为,能否手术治疗的主要决定因素是残肝剩余体积和残肝的健康程度,而不是实际的肿瘤数量[75,76]。因此,能否切除不再取决于切除什么,而取决于切除后保留什么[77]。使用新辅助化疗、门静脉栓塞、二期肝切除术、同时行消融治疗,以及肝外肿瘤切除等明显增加可进行手术治疗的病人数量[78]。

神经内分泌瘤转移性肝癌（类癌）

神经内分泌肿瘤的肝转移有一个漫长的自然经过,常常与内分泌衰弱有关。一些中心都主张行积极的减瘤术,既可控制症状,又延长了生存率[79,80]。1977—1998 年,梅奥中心治疗的 170 例神经内分泌肿瘤肝转移病人,切除后 5 年和 10 年总生存率分别为 61% 和 35%[81]。类癌病人和小岛细胞病人的存活率无明显差异。其中 91 例病人（54%）行肝大部切除,5 年复发率为 84%。Belghiti 报道,41 例神经内分泌瘤伴有两个肝转移灶的病人接受两个阶段进行肝切除的手术方案[82]。在第一阶段切除原发肿瘤和左半肝转移灶并结扎门静脉右支。代偿性增生 8 周后,第二阶段性右半肝或扩大右半肝切除术[82]。接受这种治疗的病人,Kaplan-Meier 2 年、5 年、8 年的总体生存率分别为 94% 、94% 和 79% ,无瘤生存率分别为 85% 、50% 和 26% 。

其他转移性肿瘤

几乎每种癌症都可能转移至肝脏。根据以往经验来看,除了结直肠癌肝转移外,其他转移瘤都不主张行肝切除术,这是由于人们认为许多其他肿瘤（如乳腺癌）发生肝转移时病人的癌细胞已经扩散到全身。然而,最近研究表明,在可接受手术治疗的乳腺、肾脏及其他胃肠道肿瘤肝转移病人,5 年生存率为 20% ~40%[83-85]。一项大样本研究表明,1452 例非结直肠非内分泌瘤肝转移的病人进行肝切除,提示预后不良的主要因素包括:非乳腺肿瘤、年龄大于 60 岁、无瘤生存期小于 12 个月、大范围肝切除、R2 切除和肝外转移瘤存在[86]。

肝癌的治疗方法

在一般情况下,对肝癌的主要治疗方案如表 31-8 所示。病人治疗方法的选择较复杂,最好由一个多学科的肝脏和胃肠道肿瘤团队管理。表 31-8 中列出的治疗方法并不相互排斥,重要的是在全面评估后选择最合适的治疗方案。一般情况下,在诊断后第一年每 3 ~4 个月进行一次复查（CT 或 MRI）,观察疾病的进展或复发。治疗方案要个体化,并根据病人病情的发展进行选择。

表 31-8	肝癌的治疗方案
1. 肝切除术	● 化疗栓塞/栓塞
2. 肝移植	● 肝动脉泵
3. 消融技术	● 内部放射疗法（钇 90 内部放疗）
● 射频消融	5. 体外放射治疗
● 无水乙醇注射	● 立体定向放射治疗
● 冷冻治疗	● 强度调控放射治疗
● 微波消融	6. 全身化疗
4. 区域肝疗法	7. 多模态综合疗法

肝切除术

对于原发性肝癌或肝转移癌病人,肝切除术是金标准和治疗的首选。虽然有无对照研究显示进行消融治疗和其他局部肝癌疗法后可获得长期生存,但肝切除术仍是对治疗最有效的方法。肝硬化合并肝癌,尽管肝移植后需要免疫抑制,但也提供了长期生存的可能性。肝切除术也一直被提倡用于伴有肝硬化的肝癌病人进行肝移植术之前的过渡治疗[87],虽然这种方法仍存在争议[88]。一些大宗病例报告显示,大范围肝切除术病人死亡率小于 5%[89~92]。先前,人们普遍认为切缘应距离肿瘤 1cm 以上,然而,最近的研究报道指出,切缘距离肿瘤不足 1cm 的术后生存率与切缘距肿瘤 1cm 以上的生存率是相当的[93,94]。解剖性肝叶切除技术将在后面章节介绍。

肝移植

肝细胞癌进行肝移植（OLT）术的理论支持点是大部分肝细胞癌（>80%）来源于肝硬化[52,61]。肝硬化往往没有足够的肝功能储备以承受标准的肝切除术。此外,肝细胞癌通常是多灶性的,并且 CT 或磁共振成像不容易发现。此外,切除术后 5 年肝细胞癌复发率很高（>50%）。因为它同时切除肝癌和肝硬化组织,所以 OLT 是一种受欢迎的治疗方法。美国每年约进行 6000 例肝移植,1 年生存率接近 90% 。2008 年 4 月,大约有 16 400 例病人在等待进行肝移植手术治疗[95]。

OLT 最初治疗肝细胞癌的系列报道是在 20 世纪 90 年代,包括肝癌晚期病例的治疗,5 年生存率只有 20% ~50%[61]。而在器官获取和移植网络/美国器官共享网络（OPTN/UNOS）的数据库里,OLT 的总体 5 年生存率达到 50% ~70% 。随后,Mazzaferro 等在米兰报道,OLT 被限定在早期肝癌病人（第一阶段或第二阶段）并且每个肿瘤<5cm 或三个肿瘤最大的<3cm 并不伴有毛细血管播散或肝外转移,符合这一适应证的病人生存率明显改善[96,97]。多项研究已经

证实了这些发现,虽然一些团体已经提出了米兰标准的扩延[52,61,98]。

2002 年,在美国 OPTN/UNOS 采用终末期肝病评分模式(MELD)[6~40 分制,根据血清总胆红素水平、肌酐水平以及国际标准化比值(INR)]去分配尸体供肝。为了降低肝脏功能尚正常的进展期肝癌病人的高死亡率,Ⅱ期肝细胞癌病人均给予优先供肝的评分(目前 MELD 评分点 22),这有利于进展期肝癌的治疗效果[99],争取使肝癌肝移植效果接近于患有慢性肝脏疾病非肝癌病人。

射频消融(RAF)

1891 年,d'Arsonval 发现射频(RF)波,以一种交替电流(>10kHz)的形式传递,可以通过活体组织而不会造成疼痛或神经肌肉兴奋,组织的电阻对迅速交变电流产生热量。这一发现为电灼手术应用的发展做出了贡献。1908 年,Beer 用射频电凝毁损膀胱肿瘤。之后,Cushing 和 Bovie 将射频消融术应用于颅内肿瘤。1961 年,Lounsberry 在动物模型上研究肝脏射频消融后组织学的变化。他发现射频以坏死形式引起局部组织破坏。在 20 世纪 90 年代初期,两个研究中心,射频消融可破坏不能手术切除的肝脏恶性肿瘤[100,101],并发现射频消融产生局限的坏死区域内无肿瘤细胞残留。临床报道指出,经过短期随访,射频消融治疗肝肿瘤是安全和有效的[102~104]。然而,Abdalla 等通过 10 年的时间研究了 358 例连续性结直肠癌肝转移病人(1992—2002 年)[105],肝脏射频消融后的病人复发率是切除病人的 4 倍(44% 比 11%),只是射频消融或是射频消融联合手术切除的病人存活率与单纯手术切除病人相比没有差异。尽管如此,RFA 仍然是一个常用的治疗手段,它可以经皮、腹腔镜微创或开放的方式进行[106,107]。作为肝移植的一个桥梁,它也已经成功地用于治疗小肝癌[108]。

无水乙醇注射、冷冻消融和微波固化

经皮无水乙醇注射已被证明对小肝细胞癌的治疗是安全和有效的[52]。乙醇通常是在超声或 CT 引导下经皮注射的,在一些中心将经皮无水乙醇注射治疗小肝细胞癌作为肝移植的桥梁[110]。虽然冷冻消融治疗肝肿瘤在 20 世纪 80 年代末和 90 年代被采用,但是许多人都放弃了这种做法并选用射频消融,因为后者的副作用较少并且易操作。微波固化术是最新的热消融技术,通过对肿瘤细胞加热产生凝固性坏死来治疗无法手术切除的肝脏肿瘤。最近有报道称美国一个多中心进行Ⅱ期试验使用 915 兆赫的微波发生器[111]。87 例病人 224 个肝肿瘤接受了 94 次肝肿瘤微波固化术。45% 的病人开腹操作,7% 应用腹腔镜操作,48% 经皮穿刺操作,平均肿瘤大小为 3.6cm(范围为 0.5~9.0cm)。在平均随访 19 个月后,47% 的病人依旧活着并且没有复发迹象。在微波固化部位发生局部复发的占 2.7%,43% 的病人出现肝脏区域性复发,操作过程没有死亡病例的报道。将来需要进一步研究来探索这项技术与其他可供选择消融技术的关联。

栓塞化疗和肝动脉泵灌注化疗

化疗栓塞是采用经皮、经股动脉的方式,化疗药物联合栓塞剂注入营养肿瘤肝动脉的过程,这是最常用的不能切除肝癌的治疗方法。两项随机试验以及 meta 分析表明栓塞化疗对肝癌病人生存率是有利的[112~114]。Lo 等报道,80 例病人随机分配接受顺铂碘油栓塞化疗和对症治疗[112]。栓塞化疗术组(1 年、3 年生存率分别为 57% 和 26%)生存率明显优于对照组(1 年、3 年生存率分别为 32% 和 3%)。在另一项随机试验中,巴塞罗那研究团队将阿霉素化疗栓塞与对症支持治疗相比,研究表明化疗栓塞术显著改善了病人的生存率[113]。日本的一项大型的前瞻性研究表明,对 8510 例不能切除的肝癌病人采用肝动脉碘油栓塞化疗,5 年生存率为 26%,中位存活时间是 34 个月[115]。初始治疗后 TACE 治疗死亡率为 0.5%,其并发症包括肝功能不全或肝功能衰竭、肝胀痛、肝动脉血栓形成。最近研究也表明多柔比星颗粒栓塞化疗方法治疗肝癌取得可喜效果[116]。

在 20 世纪 90 年代氟尿苷经肝动脉泵灌注术曾用于对结直肠癌肝转移不能手术的病人进行治疗或用于一般肝癌病人的辅助性治疗[117]。但是,在当今时代随着化疗方案的改善,这种治疗方式除了作为临床试验在临床上已经很少使用。

⁹⁰钇微球体

选择性体内栓塞放疗对不能手术的原发性或转移性肝肿瘤病人是一种新的很有前景的治疗方式。这种治疗是一种经导管微创治疗方法,放射性微球体经皮经股动脉穿刺方法注入肝动脉。直接将钇⁹⁰微球体注入供应肿瘤的肝动脉分支。一旦注入,微球体将释放高能量低渗透的辐射剂量,选择性地作用于肿瘤。主要适应证是不能手术的肝细胞癌病人[118]和系统性化疗失败的结直肠癌肝转移病人[119,120]。在最近的一项研究中,对 137 例不能手术切除的出现耐药的肝转移病人应用栓塞放射治疗,根据世界卫生组织的标准有效率达 42.8%(2.1% 完全缓解,40.7% 部分缓解)[120],1 年生存率为 47.8%,2 年生存率为 30.9%,结直肠癌肝转移病人中位存活时间为 457 天,神经内分泌肿瘤肝转移的病人中位存活时间为 776 天,非结肠直肠癌转移和非神经内分泌肿瘤肝转移的病人中位存活时间为 207 天。

立体定向放射疗法

虽然立体定向放射疗法(Cyber 刀和其他系统)已经广泛地用于脑和脊髓肿瘤,近年来才应用于体内肝细胞癌或转移性肝肿瘤病人。在第一个阶段的研究中,对 31 例不能手术切除的肝细胞癌和 10 例不能手术切除的胆管细胞癌病人实施 6 个疗程的立体定向体内照射[121]。这种治疗耐受性好,两组人群中位存活时间分别为 11.7 个月和 15.0 个月。荷兰的一项研究也进行了类似的安全性观察[122]。进一步的临床试验研究需要研究此项疗法在治疗肝癌和转移性肿瘤的前景作用。

全身化疗

在治疗肝细胞癌中,第二阶段的临床试验研究应用多激酶抑制剂索拉非尼对肝细胞癌病人的治疗表明其具有一定的疗效[123],因此,第三阶段国际多中心临床试验中(索拉非尼肝细胞癌随机评估草案或 SHARP)采用随机法募集 602 例 Child A 级肝硬化和不能手术的肝癌病人。中期分析中发现治疗组生存获益故实验提前中止。2007 年美国临床肿瘤年会上 Llovet 等提出,索拉非尼相比于安慰剂可使整体存活率提高 44%[124]。接受索拉非尼治疗的病人的中位总生存期为 10.7 个月,而对照组仅为 7.9 个月。基于这些发现,美国食品和药物管理局(FDA)批准索拉非尼可应用于晚期不能手术切除的肝癌病人,进一步的试验将研究索拉非尼及其他治疗方法的联合治疗作用。

肝切除术的手术技巧

命名法

由于肝切除术及解剖在语言方面的描述极其混乱,2000 年在澳大利亚布里斯班召开的国际肝胆胰协会会议上提出了肝脏解剖和肝切除术的通用术语(表 31-9)[125,126]。其目的是为外科医师提供肝脏解剖和肝切除术的通用称谓,避免外科医师对肝脏解剖和肝切除术称谓的混淆(图 31-24)。最常用的解剖模式被用来作为命名肝脏解剖的基础,并且肝脏切除术的外科操作命名也基于肝脏解剖的规范化命名法[127]。通用的语言使肝胆外科医师能更好地理解和解释来自不同地区的肝胆外科手术出版物,并将他们的知识传播给下一代肝胆外科医师。然而,即使在今天,肝切除术的出版物依旧包含新旧不同的术语,所以外科医师必须熟悉各种不同的专业术语。

表 31-9	Brisbane 2000 肝切除术语	
老年人肝切除术语	Brisbane 肝切除术语	肝部分切除术的别称
1. 右半肝切除	1. 右半肝切除	1. 右前叶切除
2. 左半肝切除	2. 左半肝切除	2. 右后叶切除
3. 肝右三叶切除	3. 右三叶切除或扩大右半肝切除	3. 肝旁中叶切除(肝脏 Ⅲ、Ⅳ 段切除)左外叶切除
4. 左外叶切除	4. 左三叶切除或扩大左半肝切除	(肝脏 Ⅱ 段切除)。
5. 右后叶切除	5. 左外叶切除或肝脏 Ⅱ、Ⅲ 段切除	
6. 尾状叶切除	6. 右后叶切除	
	7. 尾状叶切除或肝脏 Ⅰ 段切除	

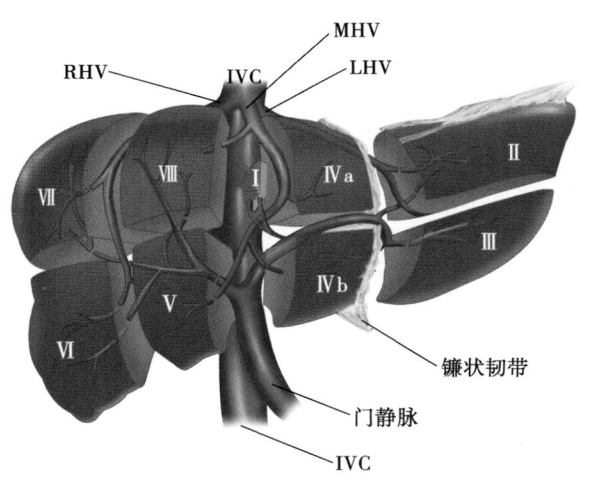

图 31-24　肝切除术术语和解剖。在正式的主要的肝切除术中常用肝段切除来描述,还可用国际肝胆胰协会 Brisbane 2000 肝切除术语来描述。IVC,下腔静脉;LHV,肝左静脉;MHV,肝中静脉;RHV,肝右静脉

表 31-10	肝切除和止血的技术和设备	
1. 单极电凝器	9. Gyrus PK 切割钳	
2. 双极电凝器	10. 血管吻合器	
3. 氩气刀	11. 组织闭合器	
4. CUSA 超声分离器	12. Habib 4X 腹腔镜封口机	
5. 水刀	13. 内联双极型线性凝固剂	
6. 超声刀	14. 外用药物(纤维蛋白胶,	
7. LigaSure 组织融合器	Surgicel,明胶海绵,	
8. SurgRx EnSeal 组织闭合切割器	Avitene,Tisseel,Floseal,	
	Crosseal)	

肝脏切除术的技术和设备

在过去的 50 年肝脏切除术已经有了快速进步。更好地了解肝脏解剖和生理学,再加上改进的麻醉技术和术中超声的广泛使用,导致几乎"不出血"的肝脏手术(2000 年至今)成为现实。随着技术的不断创新,肝切除术的设备[128~130]和止血的方法也层出不穷(表 31-10)。一般来讲,每一种设备或止血方法都需要一个学习的过程,并且毋庸置疑,每一个经验丰富的肝外科医师都有他或她个人最擅长的一种技术。

一项重大进展是可用于肝脏实质与门静脉解剖的血管闭合器的产生[121~133]。基于肝外血管闭合器的早期成功报道,此设备现在已经被用于肝实质离断的阶段。肝中静脉反流出血仍然是一个潜在失血源[134,135]。闭合器的优势之一是可以提高肝实质离断速度,最大限度地减少残余肝脏表面的出血。闭合器的主要缺点是成本过高。然而病人不用进入 ICU,而且不需要输入大量血液,在病房住院时间也不必太长,两方面的开支可以相平衡。肝实质横断使用闭合器的另一个考虑因素是胆汁泄漏的可能性。然而,在一个 101 例连续使用闭合技术进行右半肝切除术的病例研究中,只有一例发生了胆漏[135]。

常见的肝切除术的手术步骤

对肝脏解剖知识的基本了解对于任何一个梦想完成肝胆手术的外科医师来说都是至关重要的。每个肝切除手术,可以分解为一系列有序的步骤。成为一个熟练的肝外科医师的关键不是手的速度有多快,而是熟练地完成一系列精心设计的手术步骤。外科医师在完成 1~4 步的手术操作前,不能随意地进行第 5 步操作。对肝脏解剖知识和共同的解剖变异及

手术步骤的掌握为安全地进行肝脏外科手术提供了基础。（相同的基本原则可以适用于任何复杂的外科手术。）对于完成每一个肝切除手术，有不同的手术技巧和操作顺序。笔者列出了几种常用肝切除术的操作步骤，包括：右半肝切除术、左半肝切除术和左外叶切除术[136]。

所有肝切除术的共同步骤：

1. 右肋缘下皮肤切口，并根据手术需要适当延长切口。
2. 打开腹腔并放置固定拉钩（汤普森）充分显露腹腔。
3. 游离并切断肝圆韧带、镰状韧带，解剖第二肝门，显露肝静脉。
4. 对于左半肝切除，分离左三角韧带；对于右半肝切除术，游离右冠状动脉和三角韧带。
5. 打开肝胃韧带并评估是否保留肝动脉。
6. 进行开腹胆囊切除术，胆囊与胆囊管完整地移除（直到手术结束）。
7. 进行肝脏超声检查并确认如何执行操作。

右半肝切除术（right hepatectomy 或 hemihepatectomy）

8. 以"背驮式"分离肝脏与下腔静脉（IVC），结扎肝短静脉、肝右静脉（RHV）。
9. 剥离右侧肝门板：轻轻地降低门板，然后双重结扎和分离肝右动脉（RHA），留在胆总管的右侧。
10. 用血管闭合器（白色 2.5mm）阻断右肝的入肝血流（门静脉右支或 RPV），然后结扎并分离 RPV 外侧尾状叶或肝右叶门静脉分支。
11. 用血管闭合器（白色）阻断右肝的出肝血流（肝右静脉或 RHV）。
12. 切开或分离肝右叶的尾状突。
13. 于第一肝门绕置一阻断带备用。
14. 分离右肝管，使用血管闭合器（白色）阻断右肝管。
15. 重复超声检查并在肝中静脉（MHV）的右侧确认横断平面。
16. 电刀烧灼肝实质约 1cm 深，然后切换到 LigaSure。
17. 用 LigaSure 继续切断肝实质，直到遇到第 V 段或第Ⅷ肝中静脉的分支。
18. 用 Pringle 法阻断第一肝门。
19. 用血管闭合器完成肝实质离断，通常为 4~6 分钟，断面光滑、边缘整齐。
20. 检查手术切缘有无出血。如果有，出血点采用 8 字缝合进行止血。
21. 开放阻断的第一肝门，并用射频烧灼创面，保持切缘干燥。
22. 检查下腔静脉和右腹膜后有无出血，并完善止血。
23. 再次行超声检查，以确认门静脉左支（LPV）分支和肝静脉流出道通畅。
24. 通过胆囊管残端注射生理盐水，确保断面无胆漏。
25. X 线透视胆管造影（可选），确认左肝管近端及胆总管远端是通畅的，确保胆囊管残端结扎牢固。
26. 镰状韧带近端向后与膈肌行 8 字缝合固定。
27. 在右膈下放置 Jackson-Pratt 引流管，关闭腹腔（图

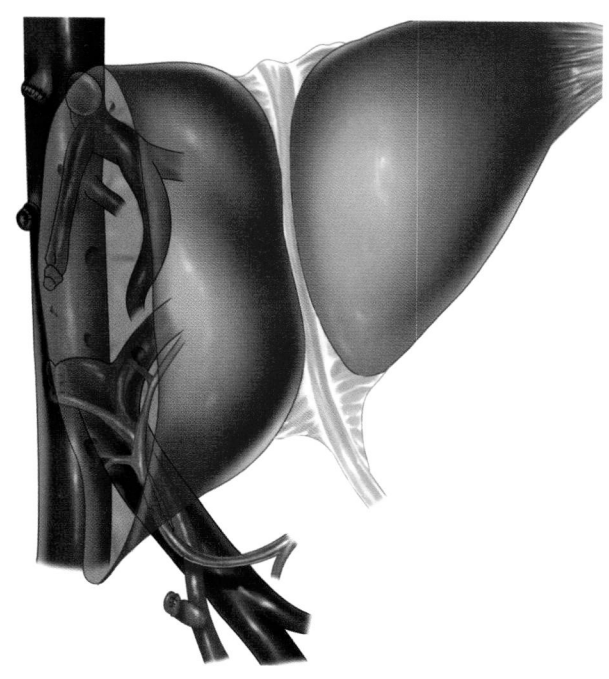

图 31-25 肝右叶切除术（右半肝切除术），门静脉右支、肝右动脉和右肝管结扎离断，门静脉右支血管吻合器离断，肝中静脉内侧分支血管吻合器离断

31-25）。

注释：虽然一些肝脏外科医师如 Launois 和 Jamieson[137] 所描述的那样，主张对肝内整个 Glissonian 蒂采取一步分离的方法，但笔者更偏好于肝外分离 RHA 和 RPV，并分离右肝管与右侧肝门板。至于横断平面，关键是准确的超声显影和 MHV 定位并将其置于 MHV 右侧。离断过程反复损伤 MHV 主干将造成急性大出血。此外，巨大的肝右叶肿瘤侵及膈肌或腹膜后时可先通过前入路方式分离肝脏实质[138,139]。"悬吊法"可使前入路方式更加容易[140]。

左半肝切除术（left hepatectomy 或 hemihepatectomy）

8. 打开肝胃韧带，显露肝尾状叶。
9. 双重结扎和分离肝左动脉（LHA）。
10. 夹紧肝圆韧带并向前提拉暴露左侧肝门板。
11. 分离Ⅲ段和ⅣB 段之间的所有肝实质。
12. 在脐裂基底部解剖左侧门板使其降至左肝蒂。
13. 切开腹膜，双重结扎 LHA（测试后夹紧，并确认清晰波动的 RHA）。
14. 在脐裂基底部解剖门静脉。
15. 用血管闭合器（白色）阻断 LPV。
16. 分离静脉韧带（Arantius 韧带）。
17. 在ⅣB 段距脐裂基底部 1cm 处做一切口，在左侧门板后方穿透一钝头克氏钳。
18. 于左侧门板后方放置一阻断带。
19. 用血管闭合器（白色）分离左侧门板和左肝管。
20. 将左外叶向后反折，在肝左静脉基底部暴露出其汇入下腔静脉处。
21. 在肝右静脉和肝中静脉间空隙紧靠肝中静脉侧穿透

一钝头直角钳,用力不宜过大,以免损伤下腔静脉或肝中静脉。

22. 通过这个窗口放置一阻断带,用血管闭合器分离肝左静脉和肝中静脉。

23. 重复超声检查并确认横切面。

24. 电刀烧灼肝实质约 1cm 深,然后采用 LigaSure 进行断肝。

25. 用 LigaSure 继续切断肝实质,直到遇到第 V 段或第 Ⅷ 肝中静脉的分支。

26. 用 Pringle 手法阻断第一肝门。

27. 用血管闭合器完成肝实质离断。

28. 检查手术切缘有无出血,如果遇到出血采用 8 字缝合进行止血。

29. 开放阻断的第一肝门,并用射频烧灼处理断面,保持切缘干燥。

30. 再次行超声检查,以确认门静脉右支(RPV)分支和肝右静脉流出道通畅。

31. 通过胆囊管残端注射生理盐水,确保断面无胆漏。

32. X 线透视胆管造影(可选),确认右肝管近端及胆总管远端是通畅的,确保胆囊管残端结扎牢固。

33. 在左膈下放置 Jackson-Pratt 引流管,关闭腹腔[图 31-26]。

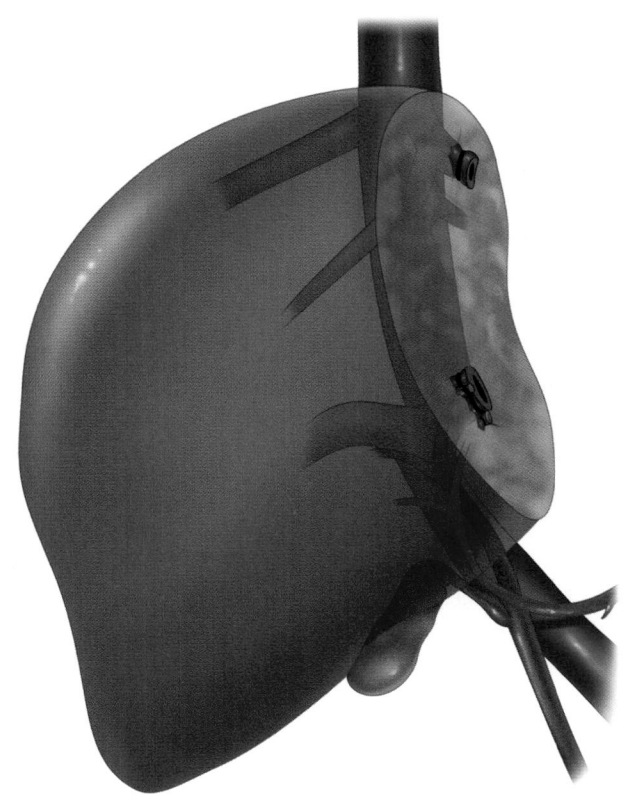

图 31-26 肝左叶切除术(左半肝切除术),切除 Ⅱ、Ⅲ、Ⅳ 段

注释:由于右后肝管 20% 的情况下发自左肝管,右前肝管 5% 的情况下发自左肝管(见图 31-9)[6],因此在肝门基底部分离左肝管时应特别小心。如果左肝管在左右肝管分叉处

被离断,有 20% ~ 25% 的情况会切断右后肝管或右前肝管。如前面所述(步骤 17 ~ 19)左肝管被离断后,肝实质在脐裂左侧约 1cm 的平面被横断,外科医师在做左半肝切除术时,应考虑到右前或右后肝管解剖变异可能。然后,肝实质离断到达胆囊窝左侧时,横断平面变为垂直并平行于胆囊床的左边缘。一般情况下,横断线应接近分界线,以尽量减少肝实质及血管的损失。在分离肝左静脉和肝中静脉时,外科医师应注意它们有 90% 的可能来自共同的主干。如果肝左静脉和肝中静脉不易分离,可在肝实质离断后再进行分离。

左外叶切除术(left lateral sectionectomy)

8. 打开肝胃韧带,显露尾状叶。

9. 双重结扎和分离肝左动脉(LHA)。

10. 夹紧圆韧带并向前提拉暴露左侧肝门板。

11. 分离Ⅲ段和ⅣB 段之间的所有肝实质。

12. 从圆韧带末端Ⅲ段和ⅣB 段的分离部分可遇到Ⅲ段的肝蒂。

13. 应在肝圆韧带左侧离断肝实质,这将有利于第Ⅲ段和肝蒂的包埋。

14. 使用电刀烧灼和(或)LigaSure 沿镰状韧带左侧离断肝实质。

15. 用血管闭合器(白色)在肝实质内切断肝左静脉并完成肝实质离断。

16. 左外叶切除术一般不需要用 Pringle 手法阻断第一肝门。

注释:如果第Ⅱ段和第Ⅲ段的肝左动脉较粗,可分别先对其进行单独结扎。如果肿瘤是在左外叶的边缘,可用血管闭合器在肝实质横断的同时离断第Ⅱ段和第Ⅲ段的管道。

Pringle 法和缺血预处理

一个世纪前,Pringle 发表了一篇关于肝门阻断的具有里程碑意义的论文"肝外伤的止血"[4]。尽管 Pringle 手法最初被描述用于肝外伤急性出血的止血,但现在经常用于选择性肝切除[141,142]。其目的是降低血压、减少出血,这使肝脏手术的成功率有了显著提高。此外,一些研究证明,术中输血是增加术后感染的独立危险因素,使术后病人生存情况更差。因此,应尽一切努力减少肝切除术中的失血。

尽管已证明在常温下肝脏可以耐受 1 小时的缺血时间,Pringle 手法技术上也有一些改进,如间歇性肝门阻断,肝门阻断 15 分钟后放开 5 分钟。实验和临床研究已经证明间歇性肝门阻断与 Pringle 手法在减少 I/R 损伤方面相比,可以降低术后肝酶上升的水平[143]。另一改进方法是有选择性地半肝血流阻断,从而可以减少内脏充血的严重性和肝缺血范围。在一项肝门全部阻断与选择性半肝阻断的前瞻性试验中,对于正常肝脏的病人两种技术同样有效,但对于有肝硬化的病人肝门全部阻断对肝脏有更大的危害[144]。

为了减少肝门阻断中的缺血性损伤,部分肝外科医师都主张使用缺血预处理[145]。缺血预处理是指器官的血流中断,然后在短时间内恢复器官血流再灌注,然后再更长时间的中断血流。在一项 100 例接受肝切除病人的随机临床试验中,Clavien 等报道,接受缺血预处理(10 分钟阻断,10 分钟灌注,然后再 30 分钟阻断)组的病人肝损伤明显少于未接受缺血预处理(直接进行30分钟阻断)组的病人[146]。脂肪变性的病人也应特别注意行缺血预处理,这种机制与肝组织内三磷腺苷(ATP)的含量有关。

术前门静脉栓塞(PVE)

在手术中外科医师发现门静脉主要分支的癌栓可以造成患侧肝叶萎缩而对侧肝叶代偿性肥大,于是根据这一观念,在手术前人为行门静脉栓塞(PVE)来诱导残肝发生代偿性肥大。此方法在20世纪80年代第一次被描述,是通过经皮肝穿刺途径完成的[147,148]。随后许多研究证实,PVE能有效地诱导未发生门静脉栓塞的肝脏产生代偿性肥大[59,149]。PVE通常用于拟行左肝或右肝切除甚至更大范围切除而剩余残肝不能维持正常肝功能的病人。拟行右半肝切除的病人的残肝剩余体积(如Ⅰ段、Ⅱ段和Ⅲ段等)可直接通过螺旋CT测量(肝脏总体积减去拟切除部分的肝脏体积)。如果认为残肝剩余体积过小,可考虑应用PVE来增加剩余肝脏体积[150]。通常,在手术前约4周行PVE,肝脏便有足够的时间产生代偿性肥大。

对于残肝剩余多少可以避免术后肝功能衰竭目前仍未达成共识。据报道,正常肝脏体积的25%~30%可以维持正常肝功能[151]。Vauthey等报道,肝脏残余体积少于正常的25%时,术后并发症就会增加[152]。Farges等进行了一项前瞻性研究来评价右半肝切除中PVE的效果。他们证明,对于肝脏正常的病人PVE没有显著性差异,但对于有肝硬化的病人术后并发症明显减少[153]。对于即使肝脏正常但肝切除手术相当复杂或有脂肪肝病史的病人,保留较大的残余肝体积是必要的[154]。对接受术前化疗的病人,可能也需要较多的残肝剩余体积。有人提出,对于有潜在肝疾病或术前因转移性结直肠癌接受过化疗的病人,为了减少术后并发症全肝体积的40%应当被保留[155,156]。最近一项对112例接受PVE病人的研究显示,那些残肝剩余体积不足20%或肝脏代偿肥大增生低于5%的病人在主要并发症、肝功能不全、住院时间长短及90天死亡率等方面明显更差[157]。在另一项研究中,研究者为结直肠癌转移的病人在新的辅助化疗阶段进行PVE。在PVE30天后,接受新辅助化疗的病人对侧肝脏增长22%,而不进行新辅助化疗的病人对侧肝脏增长26%,两者相比不具有统计学显著性差异,这表明即使在接受辅助化疗的病人,行PVE后其肝脏仍可代偿性增生肥大[158]。PVE的相关并发症发生率相对较低,主要包括出血、胆道出血、肝胀肿、门静脉不完全栓塞和小肠梗阻。

分阶段肝切除术和复发性肝癌切除术

一个分两阶段进行的肝切除术对于那些不能一次性切除所有病灶的病人来说是一个连续过程,它可以消除所有的转移性肝肿瘤。第一阶段手术通常为非标准左半肝切除术,然后行门静脉右支栓塞或结扎,从而诱导肝左叶代偿性增生[159,160]。然后行第二阶段手术,主要为右半肝切除或扩大右半肝切除术,从而消除右半肝转移灶。这种方法通常用于最初不能切除的结直肠癌肝转移病人,并且已经取得了非常好的效果[160]。

大多数结直肠癌肝转移的病人接受肝切除术后经常会复发。对于那些复发仅局限于肝脏的病人,由经验丰富的专家来进行复发性肝癌切除术是一种合理选择,可以降低发病率和死亡率[161]。在一项研究中,126例结直肠癌肝转移病人接受第二次肝切除术后1年、3年、5年生存率分别为86%、51%和34%。多变量分析显示,病灶不止一个和其中一个直径大于5cm都预示着生存率的下降[162]。在另一项研究中,40例结直肠癌肝转移病人接受第二次肝切除术后的生存率与那些只接受一次肝切除的结直肠癌肝转移的病人相似,然而结果表明,这种方法应仅限于那些没有肝外疾病并且距第一次手术超过1年的病人[163]。Meta分析显示,接受过一次和两次肝切除术的结直肠癌肝转移病人,再次手术是安全的,并且生存率与那些只接受一次肝切除的结直肠癌肝转移病人相当[164]。

复发性肝癌切除术也用于肝细胞癌病人。Nakajima等对94例肝细胞癌术后治愈的病人在1991—1996年进行了随访[165],其中57例病人复发。复发病人中有12例再次行肝切除手术,而其他45例病人接受消融治疗。所有接受第二次肝切除术的病人2年生存率为90%,而2年无瘤生存率仅为31%,明显低于初次肝切除术62%的生存率。同样,在另一组84例接受第二次肝切除术的复发性肝细胞癌病人,总体5年生存率为50%,但复发没有行手术治疗的病人5年生存率仅为10%[166]。在一项包含67例接受第二次肝切除术的复发性肝细胞癌病人的报道中,1年、3年、5年生存率分别为93%、70%和56%[167]。多变量分析表明,第二次手术门静脉未受侵犯、初次手术时单发的HCC、初次手术后无瘤生存期1年以上等都是评价第二次手术预后的独立因素。

腹腔镜肝切除术

从简单的肝囊肿去顶术到肝脏周边良性病变的切除,到肝脏恶性肿瘤的规则切除都可以应用腹腔镜技术,目前肝活体移植的供肝也可通过腹腔镜来完成。这种演变除了要归功于对肝脏解剖和生理学有了更好的认识,更重要的还是腹腔镜技术的不断进步。这导致越来越多的肝脏病变能通过一种微创手术方法得到治疗。人们普遍认为,外科医师首先应通过巨大肝囊肿和肝脏周边的良性病变(肝脏Ⅱ段和Ⅲ段或Ⅴ段和Ⅵ段)来积累经验[168~171](图31-27)。然后,有了一定的临床经验,再开始进行复杂的手术,如肝硬化、恶性肿瘤和肝脏规则性切除[171~174]。巨大的肝中叶病变、涉及肝静脉、ⅣC的肝右叶切除或肝门部病变最好通过开腹手术来完成。此外,人们普遍认为腹腔镜肝切除术应该由既有开腹肝切除经验又有微创手术经验的医师来完成[171]。腹腔镜术中肝脏超声检查是至关重要的,它可以通过确定病变部位和肝脏管道系统解剖来指导手术。用于肝实质横断的设备包括双极电凝器、CUSA、超声刀、LigaSure组织融合器、TissueLink伤口密封仪、Habib4X腹腔镜封口机、SurgRx EnSeal和血管的装订设备等。这些器件可用于预凝结、横断和止血,每个设备都有其长处和短处。

腹腔镜肝切除术的效果是突出的。腹腔镜肝切除术的优点包括减少术后疼痛,更快地恢复胃肠功能,缩短住院时间,恢复快[175]。虽然没有腹腔镜肝切除术治疗肝癌的随机试验研究,但对肝细胞癌和结直肠癌肝转移病人行腹腔镜手术治疗的研究结果表明,术后短期、中期和长期无瘤生存率分别与

Pre-Op CT scan

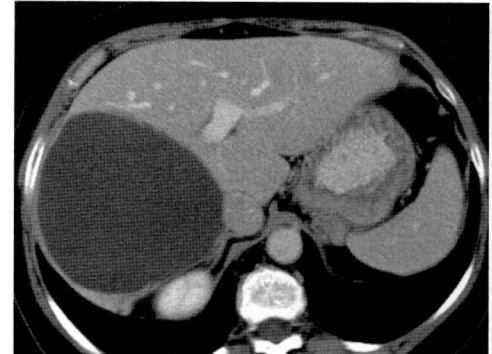

1 yr post-Op scan

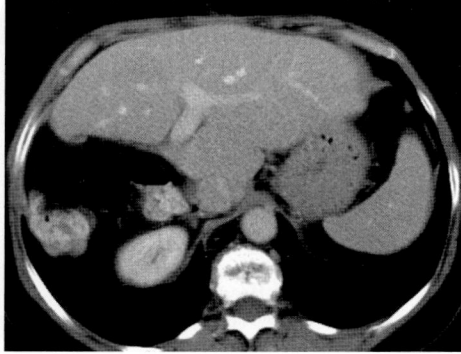

图 31-27 肝右叶巨大肝囊肿腹腔镜切除。术前 CT 图像(左图)和术后 1 年 CT 图像(右图)

开腹手术病人相当[176~78]。八项非随机化研究(409 例)的
meta 分析对腹腔镜肝切除术(165 例)和开腹肝切除术(244
例)进行了对比[179],前者总体 5 年生存率为 61% 而后者为
62%,前者 5 年无瘤生存率为 31% 而后者为 29%。迄今为止
最大的腹腔镜肝切除术的系列报道包括 335 例,其中 105 例
为恶性肿瘤[171]。重要的是,腹腔镜肝切除术没有围术期死
亡率和肿瘤播散转移。除了某些肝脏的良性病变和恶性肿瘤
的腹腔镜肝切除术,Cherqui 等对儿童肝活体移植的供肝通过
腹腔镜完成进行了报道[180],Koffron 等最近报道了腹腔镜辅
助行供体右半肝切除[181]。

(陈孝平 陈义发 译)

参考文献

亮蓝色标记的是主要参考文献。

1. *http://en.wikipedia.org/wiki/Prometheus*: Prometheus, Wikipedia: The free encyclopedia [accessed December 22, 2007].
2. Keen WW: Report of a case of resection of the liver for the removal of a neoplasm, with a table of seventy-six cases of resection of the liver for hepatic tumors. *Ann Surg* 30:267, 1899.
3. Fortner JG, Blumgart LH: A historic perspective of liver surgery for tumors at the end of the millennium. *J Am Coll Surg* 193:210, 2001.
4. Pringle JH: Notes on the arrest of hepatic hemorrhage due to trauma. *Ann Surg* 48:541, 1908.
5. Cantlie J: On a new arrangement of the right and left lobes of the liver. *Proc Anat Soc Great Britain Ireland* 32:4, 1897.
6. Couinaud C: Lobes de segments hépatiques: Notes sur l'architecture anatomique et chirurgical de foie. *Presse Méd* 62:709, 1954.
7. Abdalla EK, Vauthey JN, Couinaud C: The caudate lobe of the liver: Implications of embryology and anatomy for surgery [review]. *Surg Oncol Clin N Am* 11:835, 2002.
8. Bismuth H: Surgical anatomy and anatomical surgery of the liver. *World J Surg* 6:3, 1982.
9. Nordlie RC, Foster JD, Lange AJ: Regulation of glucose production by the liver. *Annu Rev Nutr* 19:379, 1999.
10. Merriman RB: Approach to the patient with jaundice, in Yamada T (ed): *Textbook of Gastroenterology,* 4th ed. Philadelphia: Lippincott Williams & Wilkins, 2003, p 911.
11. Ramadori G, Christ B: Cytokines and the hepatic acute-phase response. *Semin Liver Dis* 19:141, 1999.
12. Tsung A, Geller DA: CD14 and toll receptor, in Dufour JF, Clavien PA (eds): *Signaling Pathways in Liver Diseases.* Berlin: Springer, 2005, p 165.
13. Su GL: Lipopolysaccharides in liver injury: Molecular mechanisms of Kupffer cell activation. *Am J Physiol Gastrointest Liver Physiol* 283: G256, 2002.
14. Lazaron V, Dunn DL: Molecular biology of endotoxin antagonism [review]. *World J Surg* 26:790, 2002.
15. Geller DA, Billiar TR: Molecular biology of nitric oxide synthases. *Cancer Metastasis Rev* 17:7, 1998.
16. Prince JM, Billiar TR: Nitric oxide, in Dufour JF, Clavien PA (eds): *Signaling Pathways in Liver Diseases.* Berlin: Springer, 2005, p 299.
17. Tsuchihashi S, Busuttil RW, Kupiec-Weglinski JW: Heme oxygenase system, in Dufour JF, Clavien PA (eds): *Signaling Pathways in Liver Diseases.* Berlin: Springer, 2005, p 291.
18. Akira S, Takeda K: Toll-like receptor signalling. *Nat Rev Immunol* 4:499, 2004.
19. Mollen KP, Anand RJ, Tsung A, et al: Emerging paradigm: toll-like receptor 4-sentinel for the detection of tissue damage. *Shock* 26:430, 2006.
20. Kruskal JB, Kane RA: Intraoperative US of the liver: Techniques and clinical applications. *Radiographics* 26:1067, 2006.
21. Federle MP, Blachar A: CT evaluation of the liver. *Semin Liver Dis* 21:135, 2001.
22. Ros PR , Davis GL: The incidental focal liver lesion: Photon, proton, or needle? *Hepatology* 27:1183, 1998.
23. Wiering B, Krabbe PF, Jager GJ, et al: The impact of fluor-18-deoxyglucose-positron emission tomography in the management of colorectal liver metastases. *Cancer* 104:2658, 2005.
24. Polson J, Lee WM: Etiologies of acute liver failure: Location, location, location. *Liver Transpl* 13:1362, 2007.
25. Ascher NL, Lake JR, Emond JC, et al: Liver transplantation for fulminant hepatic failure. *Arch Surg* 128:677, 1993.
26. Ostapowicz GA, Fontana RJ, Schiodt FV, et al: Results of a prospective study of acute liver failure at 17 tertiary care centers in the United States. *Ann of Intern Med* 137:947, 2002.
27. Escorsell A, Mas A, de la Mata M; Spanish Group for the Study of Acute Liver Failure: Acute liver failure in Spain: Analysis of 267 cases. *Liver Transpl* 13:1389, 2007.
28. Larson AM, Fontana RJ, Davern TJ, et al; Acute Liver Failure Study Group: Acetaminophen-induced acute liver failure: Results of a United States multi-center, prospective study. *Hepatology* 42:1364, 2005.
29. O'Grady JG, Alexander GJM, Hayllar KM, et al: Early indicators of prognosis in fulminant hepatic failure. *Gastroenterology* 97:439, 1989.
30. Wanless IR, Nakashima E, Sherman M: Regression of human cirrhosis: Morphologic features and the genesis of incomplete septal cirrhosis. *Arch Pathol Lab Med* 124:1599, 2000.
31. Fattovich G, Giustina G, Degos F, et al: Morbidity and mortality in compensated cirrhosis type C: A retrospective follow-up of 384 patients. *Gastroenterology* 112:463, 1997.
32. Rockey DC: Vascular mediators in the injured liver. *Hepatology* 37:4, 2003.
33. Doberneck RC, Sterling WA Jr., Allison DC: Morbidity and mortality after operation in nonbleeding cirrhotic patients. *Am J Surg* 1146:306, 983.
34. Northup PG, Wanamaker RC, Lee VD, et al: Model for end-stage liver disease (MELD) predicts nontransplant surgical mortality in patient with cirrhosis. *Ann Surg* 242:244, 2005.
35. Farnsworth N, Fagan SP, Berger DH, et al: Child-Turcotte-Pugh versus MELD score as a predictor of outcome after elective and emergent surgery in cirrhotic patients. *Am J Surg* 188:580, 2004.
36. Shah V: Cellular and molecular basis of portal hypertension. *Clin Liver Disease* 5:629, 2001.
37. Poynard T, Cales P, Pasta L, et al: Beta-adrenergic-antagonistic drugs in the prevention of gastrointestinal bleeding in patients with cirrhosis and esophageal varices: An analysis of data and prognostic factors in

589 patients from four randomized clinical trials. Franco-Italian Multicenter Study Group. *N Engl J Med* 324:1532, 1991.

38. Garcia-Pagan JC, Bosch J: Endoscopic band ligation in the treatment of portal hypertension. *Nat Clin Pract Gastroenterol Hepatol* 2:526, 2005.

39. Valla DC: The diagnosis and management of Budd-Chiari syndrome: Consensus and controversies. *Hepatology* 38:793, 2003.

40. Henderson JM, Warren WD, Millikan WJ, et al: Surgical options, hematologic evaluation, and pathologic changes in Budd-Chiari syndrome. *Am J Surg* 159:41, 1990.

41. Barnes PF, Decock KM, Reynolds TN, et al: A comparison of amebic and pyogenic abscess of the liver. *Medicine* 66:472, 1987.

42. Pedrosa I, Saiz A, Arrazola J, et al: Hydatid disease: Radiologic and pathologic features and complications. *Radiographics* 20:795, 2000.

43. Khuroo MS, Zargar SA, Mahajan R: Hepatobiliary and pancreatic ascariasis in India. *Lancet* 335:1503, 1990.

44. Tsung A, Geller DA: Workup of the incidental liver lesion. *Adv Surg* 39:331, 2005.

45. Caremani M, Vincenti A, Benci A, et al: Ecographic epidemiology of non-parasitic hepatic cysts. *J Clin Ultrasound* 21:115, 1993.

46. Tahvanainen P, Tahvanainen E, Reijonen H, et al: Polycystic liver disease is genetically heterogenous: Clinical and linkage studies in eight Finnish families. *J Hepatology* 38:39, 2003.

47. Robinson TN, Stiegmann GV, Everson GT: Laparoscopic palliation of polycystic liver disease. *Surg Endosc* 19:130, 2005.

48. Caroli J: Disease of the intrahepatic biliary tree. *Clin Gastroenterol* 2:147, 1972.

49. Yoon SS, Charny CK, Fong Y, et al: Diagnosis, management, and outcomes of 115 patients with hepatic hemangioma. *J Am Coll Surg* 197:392, 2003.

50. Geller DA, Tsung A, Marsh JW, et al: Outcome of 1,000 liver cancer patients evaluated at the UPMC liver cancer center. *J Gastrointest Surg* 10:63, 2006.

51. El-Serag HB: Epidemiology of hepatocellular carcinoma in USA. *Hepatol Res* 37 Suppl 2:S88, 2007.

52. Schwartz M, Roayaie S, Konstadoulakis M: Strategies for the management of hepatocellular carcinoma [review]. *Nat Clin Pract Oncol* 4:424, 2007.

53. Bruix J, Sherman M; Practice Guidelines Committee, American Association for the Study of Liver Diseases. Management of hepatocellular carcinoma. *Hepatology* 42:1208, 2005.

54. Llovet JM, Fuster J, Bruix J; Barcelona-Clinic Liver Cancer Group. The Barcelona approach: Diagnosis, staging, and treatment of hepatocellular carcinoma. *Liver Transpl* 10:S115, 2004.

55. Madariaga JR, Iwatsuki S, Todo S, et al: Liver resection for hilar and peripheral cholangiocarcinomas: A study of 62 cases. *Ann Surg* 227:70, 1998.

56. Jonas S, Benckert C, Thelen A, et al: Radical surgery for hilar cholangiocarcinoma. *Eur J Surg Oncol* 34:263, 2008.

57. Jarnagin WR, Fong Y, DeMatteo RP, et al: Staging, resectability, and outcome in 225 patients with hilar cholangiocarcinoma. *Ann Surg* 234:507, 2001.

58. Hidalgo E, Asthana S, Nishio H, et al: Surgery for hilar cholangiocarcinoma: The Leeds experience. *Eur J Surg Oncol* 34:787, 2007. Epub November 22, 2007.

59. Nagino M, Kamiya J, Nishio H, et al: Two hundred forty consecutive portal vein embolizations before extended hepatectomy for biliary cancer: Surgical outcome and long-term follow-up. *Ann Surg* 243:364, 2006.

60. Gores GJ, Nagorney DM, Rosen CB: Cholangiocarcinoma: Is transplantation an option? For whom? *J Hepatol* 47:455, 2007.

61. Marsh JW, Geller DA, Finkelstein SD, et al: Role of liver transplantation for hepatobiliary malignant disorders. *Lancet Oncol* 5:480, 2004.

62. Hassoun Z, Gores GJ, Rosen CB: Preliminary experience with liver transplantation in selected patients with unresectable hilar cholangiocarcinoma. *Surg Oncol Clin N Am* 11:909, 2002.

63. Weber SM, Jarnagin WR, Klimstra D: Intrahepatic cholangiocarcinoma: Resectability, recurrence pattern, and outcomes. *J Am Coll Surg* 193:384, 2001.

64. Jan YY, Yeh CN, Yeh TS, et al: Prognostic analysis of surgical treatment of peripheral cholangiocarcinoma: Two decades of experience at Chang Gung Memorial Hospital. *World J Gastroenterol* 11:1779, 2005.

65. Casavilla FA, Marsh JW, Iwatsuki S, et al: Hepatic resection and transplantation for peripheral cholangiocarcinoma. *J Am Coll Surg* 185:429, 1997.

66. Smith G, Parks R, Madhavan K, et al: A 10-year experience in the management of gallbladder cancer. *HPB (Oxford)* 5:159, 2003.

67. Bartlett DL, Fong Y, Fortner JG, et al: Long-term results after resection for gallbladder cancer: Implications for staging and management [review]. *Ann Surg* 1224:639, 996.

68. Shoup M, Fong Y: Surgical indications and extent of resection in gallbladder cancer [review]. *Surg Oncol Clin N Am* 11:985, 2002.

69. Pawlik TM, Gleisner AL, Vigano L, et al: Incidence of finding residual disease for incidental gallbladder carcinoma: Implications for re-resection. *J Gastrointest Surg* 11:1478, 2007.

70. Chan SY, Poon RT, Lo CM, et al: Management of carcinoma of the gallbladder: A single-institution experience in 16 years. *J Surg Oncol* 97:156, 2008.

71. Goetze TO, Paolucci V: Benefits of reoperation of T2 and more advanced incidental gallbladder carcinoma: Analysis of the German registry. *Ann Surg* 247:104, 2008.

72. Poston G, Adam R, Vauthey JN: Downstaging or downsizing: Time for a new staging system in advanced colorectal cancer? *J Clin Oncol* 24:2702, 2006.

73. Minagawa M, Makuuchi M, Torzilli G, et al: Extension of the frontiers of surgical indications in the treatment of liver metastases from colorectal cancer: Long-term results. *Ann Surg* 231:487, 2000.

74. Kornprat P, Jarnagin WR, Gonen M, et al: Outcome after hepatectomy for multiple (four or more) colorectal metastases in the era of effective chemotherapy. *Ann Surg Oncol* 14:1151, 2007.

75. Charnsangavej C, Clary B, Fong Y, et al: Selection of patients for resection of hepatic colorectal metastases: Expert consensus statement. *Ann Surg Oncol* 13:1261, 2006.

76. Abdalla EK, Adam R, Bilchik AJ, et al: Improving resectability of hepatic colorectal metastases: Expert consensus statement. *Ann Surg Oncol* 13:1271, 2006.

77. Pawlik TM, Schulick RD, Choti MA: Expanding criteria for resectability of colorectal liver metastases [review]. *Oncologist* 13:51, 2008.

78. Adam R, Delvart V, Pascal G, et al: Rescue surgery for unresectable colorectal liver metastases downstaged by chemotherapy: A model to predict long-term survival. *Ann Surg* 240:644, 2004.

79. Que FG, Nagorney DM, Batts KP, et al: Hepatic resection for metastatic neuroendocrine carcinomas. *Am J Surg* 169:36, 1995.

80. Touzios JG, Kiely JM, Pitt SC, et al: Neuroendocrine hepatic metastases: Does aggressive management improve survival? *Ann Surg* 241:776, 2005.

81. Sarmiento JM, Heywood G, Rubin J, et al: Surgical treatment of neuroendocrine metastases to the liver: A plea for resection to increase survival. *J Am Coll Surg* 197:29, 2003.

82. Kianmanesh R, Sauvanet A, Hentic O, et al: Two-step surgery for synchronous bilobar liver metastases from digestive endocrine tumors: A safe approach for radical resection. *Ann Surg* 247:659, 2008.

83. Weitz J, Blumgart LH, Fong Y, et al: Partial hepatectomy for metastases from noncolorectal, nonneuroendocrine carcinoma. *Ann Surg* 241:269, 2005.

84. Adam R, Aloia T, Krissat J, et al: Is liver resection justified for patients with hepatic metastases from breast cancer? *Ann Surg* 244:897, 2006.

85. Reddy SK, Barbas AS, Marroquin CE, et al: Resection of noncolorectal nonneuroendocrine liver metastases: A comparative analysis. *J Am Coll Surg* 204:372, 2007.

86. Adam R, Chiche L, Aloia T, et al: Hepatic resection for noncolorectal nonendocrine liver metastases: Analysis of 1,452 patients and development of a prognostic model. *Ann Surg* 244:524, 2006.

87. Belghiti J, Cortes A, Abdalla EK, et al: Resection prior to liver transplantation for hepatocellular carcinoma. *Ann Surg* 238:885, 2003.

88. Adam R, Azoulay D, Castaing D, et al: Liver resection as a bridge to transplantation for hepatocellular carcinoma on cirrhosis: A reasonable strategy? *Ann Surg* 238:508, 2003.

89. Belghiti J, Hiramatsu K, Benoist S, et al: Seven hundred forty-seven hepatectomies in the 1990s: An update to evaluate the actual risk of liver resection. *J Am Coll Surg* 191:38, 2000.

90. Jarnagin WR, Gonen M, Fong Y, et al: Improvement in perioperative outcome after hepatic resection: Analysis of 1,803 consecutive cases over the past decade. *Ann Surg* 236:397, 2002.

91. Imamura H, Seyama Y, Kokudo N, et al: One thousand fifty-six hepatectomies without mortality in 8 years. *Arch Surg* 138:1198, 2003.

92. Mullen JT, Ribero D, Reddy SK, et al: Hepatic insufficiency and mortality in 1,059 noncirrhotic patients undergoing major hepatectomy. *J Am Coll Surg* 204:854, 2007.

93. Hamady ZZ, Cameron IC, Wyatt J, et al: Resection margin in patients undergoing hepatectomy for colorectal liver metastasis: A critical appraisal of the 1 cm rule. *Eur J Surg Oncol* 32:557, 2006.

94. Pawlik TM, Vauthey JN: Surgical margins during hepatic surgery for colorectal liver metastases: Complete resection not millimeters defines outcome. *Ann Surg Oncol* 15:677, 2008.

95. http://www.optn.org: Organ Procurement and Transplantation Network [accessed December 22, 2007].

96. Mazzaferro V, Chun YS, Poon RT, et al: Liver transplantation for hepatocellular carcinoma [review]. *Ann Surg Oncol* 15:1001, 2008.

97. Mazzaferro V, Regalia E, Doci R, et al: Liver transplantation for the treatment of small hepatocellular carcinomas in patients with cirrhosis. *N Engl J Med* 334:693, 1996.

98. Yao FY, Ferrell L, Bass NM, et al: Liver transplantation for hepatocellular carcinoma: Expansion of the tumor size limits does not adversely impact survival. *Hepatology* 33:1394, 2001.

99. Wiesner RH, Freeman RB, Mulligan DC: Liver transplantation for hepatocellular cancer: The impact of the MELD allocation policy. *Gastroenterology* 127:S261, 2004.

100. McGahan JP, Browning PD, Brock JM, et al: Hepatic ablation using radiofrequency electrocautery. *Invest Radiol* 25:267, 1990.

101. Rossi S, Fornari F, Pathies C, et al: Thermal lesions induced by 480 KHz localized current field in guinea pig and pig liver. *Tumori* 76:54, 1990.

102. Curley SA, Izzo F, Delrio P, et al: Radiofrequency ablation of unresectable primary and metastatic hepatic malignancies. *Ann Surg* 230:1, 1999.

103. Bilchik AJ, Wood TF, Allegra D, et al: Cryosurgical ablation and radiofrequency ablation for unresectable hepatic malignant neoplasms. *Arch Surg* 135:657, 2000.

104. Poon RT, Ng KK, Lam CM, et al: Learning curve for radiofrequency ablation of liver tumors: Prospective analysis of initial 100 patients in a tertiary institution. *Ann Surg* 239:441, 2004.

105. Abdalla EK, Vauthey JN, Ellis LM, et al: Recurrence and outcomes following hepatic resection, radiofrequency ablation, and combined resection/ablation for colorectal liver metastases. *Ann Surg* 239:818, 2004.

106. Sutherland LM, Williams JA, Padbury RT, et al: Radiofrequency ablation of liver tumors: A systematic review. *Arch Surg* 141:181, 2006.

107. Berber E, Siperstein AE: Perioperative outcome after laparoscopic radiofrequency ablation of liver tumors: An analysis of 521 cases. *Surg Endosc* 21:613, 2007.

108. Martin AP, Goldstein RM, Dempster J, et al: Radiofrequency thermal ablation of hepatocellular carcinoma before liver transplantation—a clinical and histological examination. *Clin Transpl* 20:695, 2006.

109. Cheng BQ, Jia CQ, Liu CT, et al: Chemoembolization combined with radiofrequency ablation for patients with hepatocellular carcinoma larger than 3 cm: A randomized controlled trial. *JAMA* 299:1669, 2008.

110. Schwartz M, Roayaie S, Uva P: Treatment of HCC in patients awaiting liver transplantation [review]. *Am J Transpl* 7:1875, 2007.

111. Iannitti DA, Martin RC, Simon CJ, et al: Hepatic tumor ablation with clustered microwave antennae: The US Phase II Trial. *HPB (Oxford)* 9:120, 2007.

112. Lo CM, Ngan H, Tso WK, et al: Randomized controlled trial of transarterial lipiodol chemoembolization for unresectable hepatocellular carcinoma. *Hepatology* 35:1164, 2002.

113. Llovet JM, Real MI, Montaña X, et al: Arterial embolisation or chemoembolisation versus symptomatic treatment in patients with unresectable hepatocellular carcinoma: A randomised controlled trial. *Lancet* 359:1734, 2002.

114. Llovet JM, Bruix J: Systematic review of randomized trials for unresectable hepatocellular carcinoma: Chemoembolization improves survival [review]. *Hepatology* 37:429, 2003.

115. Takayasu K, Arii S, Ikai I, et al: Prospective cohort study of transarterial chemoembolization for unresectable hepatocellular carcinoma in 8510 patients. *Gastroenterology* 131:461, 2006.

116. Poon RT, Tso WK, Pang RW, et al: A phase I/II trial of chemoembolization for hepatocellular carcinoma using a novel intra-arterial drug-eluting bead. *Clin Gastroenterol Hepatol* 5:1100, 2007.

117. Kemeny N, Huang Y, Cohen AM, et al: Hepatic arterial infusion of chemotherapy after resection of hepatic metastases from colorectal cancer. *N Engl J Med* 341:2039, 1999.

118. Ibrahim SM, Lewandowski RJ, Sato KT, et al: Radioembolization for the treatment of unresectable hepatocellular carcinoma: A clinical review. *World J Gastroenterol* 14:1664, 2008.

119. Gulec SA, Fong Y: Yttrium 90 microsphere selective internal radiation treatment of hepatic colorectal metastases [review]. *Arch Surg* 142:675, 2007.

120. Sato KT, Lewandowski RJ, Mulcahy MF, et al: Unresectable chemorefractory liver metastases: Radioembolization with ^{90}Y microspheres—safety, efficacy, and survival. *Radiology* 247:507, 2008. Epub March 18, 2008.

121. Tse RV, Hawkins M, Lockwood G, et al: Phase I study of individualized stereotactic body radiotherapy for hepatocellular carcinoma and intrahepatic cholangiocarcinoma. *J Clin Oncol* 26:657, 2008.

122. Méndez Romero A, Wunderink W, Hussain SM, et al: Stereotactic body radiation therapy for primary and metastatic liver tumors: A single institution phase I-II study. *Acta Oncol* 45:831, 2006.

123. Abou-Alfa GK, Schwartz L, Ricci S, et al: Phase II study of sorafenib in patients with advanced hepatocellular carcinoma. *J Clin Oncol* 24:4293, 2006.

124. Llovet J, Ricci S, Mazzaferro S, et al, for the SHARP Investigators Study Group: Sorafenib improves survival in advanced hepatocellular carcinoma (HCC): Results of a phase III randomized placebo-controlled trial (SHARP trial). American Society of Clinical Oncology annual meeting proceedings. *J Clin Oncol* 25 Suppl 18:LBA1, 2007.

125. http://www.ahpba.org/resources/liver.asp: IHPBA Brisbane liver terminology, American Hepato-Pancreato-Biliary Association [accessed December 22, 2007].

126. Terminology Committee of the International Hepato-Pancreato-Biliary Association: The Brisbane 2000 terminology of liver anatomy and resections. *HPB (Oxford)* 2:333, 2000.

127. Strasberg S: Nomenclature of hepatic anatomy and resections: A review of the Brisbane 2000 system. *J Hepatobiliary Pancreat Surg* 12:351, 2005.

128. Weber JC, Navarra G, Jiao LR, et al: New technique for liver resection using heat coagulative necrosis. *Ann Surg* 236:560, 2002.

129. Geller D, Tsung A, Maheshwari V, et al: Hepatic resection in 170 patients using saline-cooled radiofrequency coagulation. *HPB (Oxford)* 7:208, 2005.

130. Saiura A, Yamamoto J, Koga R, et al: Usefulness of LigaSure for liver resection: Analysis by randomized clinical trial. *Am J Surg* 192:41, 2006.

131. McEntee GP, Nagorney DM: Use of vascular staplers in major hepatic resections. *Br J Surg* 78:40, 1991.

132. Jurim O, Colonna JO 2nd, Colquhoun SD, et al: A stapling technique for hepatic resection. *J Am Coll Surg* 178:510, 1994.

133. Kaneko H, Otsuka Y, Takagi S, et al: Hepatic resection using stapling devices. *Am J Surg* 187:280, 2004.

134. Schemmer P, Friess H, Hinz U, et al: Stapler hepatecomy is a safe dissection technique: Analysis of 300 patients. *World J Surg* 30:419, 2006.

135. Balaa FK, Tsung A, Gamblin TC, et al: Right hepatic lobectomy using the staple technique in 101 patients. *J Gastroint Surg* 12:338, 2008.

136. Blumgart LH: Liver resection for benign disease and for liver and biliary disease, in Blumgart LH, Fong Y (eds): *Surgery of the Liver and Biliary Tract*, 3rd ed. London: WB Saunders, 2000, p 1639.

137. Launois B, Jamieson GG: The importance of Glisson's capsule and its sheaths in the intrahepatic approach to resection of the liver. *Surg Gynecol Obstet* 174:7, 1992.

138. Azoulay D, Marin-Hargreaves G, Castaing D, et al: The anterior approach: The right way for right massive hepatectomy. *J Am Coll Surg* 192:412, 2001.

139. Liu CL, Fan ST, Cheung ST, et al: Anterior approach versus conventional approach right hepatic resection for large hepatocellular carcinoma: A prospective randomized controlled study. *Ann Surg* 244:194, 2006.

140. Ogata S, Belghiti J, Varma D, et al: Two hundred liver hanging maneuvers for major hepatectomy: A single-center experience. *Ann Surg* 245:31, 2007.

141. Makuuchi M, Mori T, Gunven P, et al: Safety of hemihepatic vascular occlusion during resection of the liver. *Surg Gynecol Obstet* 164:155, 1987.

142. Man K, Fan ST, Ng IOL, et al: Prospective evaluation of Pringle maneuver in hepatectomy for liver tumors by a randomized study. *Ann Surg* 226:704, 1997.

143. Belghiti J, Noun R, Malafosse R, et al: Continuous versus intermittent portal triad clamping for liver resection: A controlled study. *Ann Surg* 229:369, 1999.

144. Figueras J, Llado L, Ruiz D, et al: Complete versus selective portal triad clamping for minor liver resections: A prospective randomized trial. *Ann Surg* 241:582, 2005.

145. Clavien PA, Yadav S, Sindram D, et al: Protective effects of ischemic preconditioning for liver resection performed under inflow occlusion in humans. *Ann Surg* 232:155, 2000.

146. Clavien PA, Selzner M, Rudiger HA, et al: A prospective randomized study in 100 consecutive patients undergoing major liver resection with versus without ischemic preconditioning. *Ann Surg* 238:843, 2003.

147. Kinoshita H, Sakai K, Hirohashi K, et al: Preoperative portal vein embolization for hepatocellular carcinoma. *World J Surg* 10:803, 1986.

148. Makuuchi M, Thai BL, Takayasu K, et al: Preoperative portal embolization to increase safety of major hepatectomy for hilar bile duct carcinoma: A preliminary report. *Surgery* 107:521, 1990.

149. Abdalla EK, Hicks ME, Vauthey JN: Portal vein embolization: Rationale, technique and future prospects. *Br J Surg* 88:165, 2001.

150. Chun YS, Ribero D, Abdalla EK, et al: Comparison of two methods of future liver remnant volume measurement. *J Gastrointest Surg* 12:123, 2008.

151. Abdalla EK, Barnett CC, Doherty D, et al: Extended hepatectomy in patients with hepatobiliary malignancies with and without preoperative portal vein embolization. *Arch Surg* 137:675, 2002.

152. Vauthey JN, Chaoui A, Do KA, et al: Standardized measurement of the future liver remnant prior to extended liver resection: Methodology and clinical associations. *Surgery* 127:512, 2000.

153. Farges O, Belghiti J, Kianmanesh R, et al: Portal vein embolization before right hepatectomy: Prospective clinical trial. *Ann Surg* 237:208, 2003.

154. Hemming AW, Reed AI, Howard RJ, et al: Preoperative portal vein embolization for extended hepatectomy. *Ann Surg* 237:686, 2003.

155. Azoulay D, Castaing D, Smail A, et al: Resection of nonresectable liver metastases from colorectal cancer after percutaneous portal vein embolization. *Ann Surg* 231:480, 2000.

156. Kubota K, Makuuchi M, Kusaka K, et al: Measurement of liver volume and hepatic functional reserve as a guide to decision-making in resectional surgery for hepatic tumors. *Hepatology* 26:1176, 1997.

157. Ribero D, Abdalla EK, Madoff DC, et al: Portal vein embolization before major hepatectomy and its effects on regeneration, resectability and outcome. *Br J Surg* 94:1386, 2007.

158. Covey AM, Brown KT, Jarnagin WR, et al: Combined portal vein embolization and neoadjuvant chemotherapy as a treatment strategy for resectable hepatic colorectal metastases. *Ann Surg* 247:451, 2008.

159. Jaeck D, Oussoultzoglou E, Rosso E, et al: A two-stage hepatectomy procedure combined with portal vein embolization to achieve curative resection for initially unresectable multiple and bilobar colorectal liver metastases. *Ann Surg* 240:1037, 2004.

160. Adam R, Miller R, Pitombo M, et al: Two-stage hepatectomy approach for initially unresectable colorectal hepatic metastases. *Surg Oncol Clin N Am* 16:525, 2007.

161. Adam R, Bismuth H, Castaing D, et al: Repeat hepatectomy for colorectal liver metastases. *Ann Surg* 225:51, 1997.

162. Petrowsky H, Gonen M, Jarnagin W, et al: Second liver resections are safe and effective treatment for recurrent hepatic metastases from colorectal cancer: A bi-institutional analysis [review]. *Ann Surg* 235:863, 2002.

163. Sa Cunha A, Laurent C, Rault A, et al: A second liver resection due to recurrent colorectal liver metastases. *Arch Surg* 142:1144, 2007.

164. Antoniou A, Lovegrove RE, Tilney HS, et al: Meta-analysis of clinical outcome after first and second liver resection for colorectal metastases. *Surgery* 141:9, 2007.

165. Nakajima Y, Ko S, Kanamura T, et al: Repeat liver resection for hepatocellular carcinoma. *J Am Coll Surg* 192:339, 2001.

166. Itamoto T, Nakahara H, Amano H, et al: Repeat hepatectomy for recurrent hepatocellular carcinoma. *Surgery* 141:589, 2007.

167. Minagawa M, Makuuchi M, Takayama T, et al: Selection criteria for repeat hepatectomy in patients with recurrent hepatocellular carcinoma. *Ann Surg* 238:703, 2003.

168. Descottes B, Glineur D, Lachachi F, et al: Laparoscopic liver resection of benign liver tumors. *Surg Endosc* 17:23, 2003.

169. Are C, Fong Y, Geller DA: Laparoscopic liver resections. *Adv Surg* 39:57, 2005.

170. Buell J, Koffron A, Thomas M, et al: Laparoscopic liver resection. *J Am Coll Surg* 200:472, 2005.

171. Koffron A, Geller DA, Gamblin TC, et al: Laparoscopic liver surgery—shifting the management of liver tumors. *Hepatology* 44:1694, 2006.

172. Gigot JF, Glineur D, Santiago Azagra J, et al: Laparoscopic liver resection for malignant liver tumors: Preliminary results of a multicenter European study. *Ann Surg* 236:90, 2002.

173. Laurent A, Cherqui D, Lesurtel M, et al: Laparoscopic liver resection for subcapsular hepatocellular carcinoma complicating chronic liver disease. *Arch Surg* 138:763, 2003.

174. O'Rourke N, Fielding G: Laparoscopic right hepatectomy: Surgical technique. *J Gastrointest Surg* 8:213, 2004.

175. Koffron AJ, Auffenberg GB, Kung RD, et al: Evaluation of 300 minimally invasive liver resections at a single institution: Less is more. *Ann Surg* 246:385; discussion 392, 2007.

176. Vibert E, Perniceni T, Levard H, et al: Laparoscopic liver resection. *Br J Surg* 93:67, 2006.

177. Dagher I, Proske JM, Carloni A, et al: Laparoscopic liver resection: Results for 70 patients. *Surg Endosc* 21:619, 2007.

178. Cherqui D, Laurent A, Tayar C, et al: Laparoscopic liver resection for peripheral hepatocellular carcinoma in patients with chronic liver disease: Midterm results and perspectives. *Ann Surg* 243:499, 2006.

179. Simillis C, Constantinides VA, Tekkis PP, et al: Laparoscopic versus open hepatic resections for benign and malignant neoplasms—a meta-analysis. *Surgery* 141:203, 2007.

180. Cherqui D, Soubrane O, Husson E, et al: Laparoscopic living donor hepatectomy for liver transplantation in children. *Lancet* 359:392, 2002.

181. Koffron AJ, Kung R, Baker T, et al: Laparoscopic-assisted right lobe donor hepatectomy. *Am J Transplant* 6:2522, 2006.

第 32 章

胆囊和肝外胆道系统

Margrét Oddsdóttir, Thai H. Pham,
and John G. Hunter

关键点

1. 胆囊和 Oddi 括约肌的生理功能受到复杂的激素和神经输入信号相互作用调节,以便胆汁释放与摄食协调。与此相关的活动功能与发展在本章中介绍胆囊疾病。

2. 在西方国家,最常见的胆结石是胆固醇结石。发病机制与胆汁过饱和胆固醇和随之而来的胆固醇沉淀有关。

3. 在西方国家胆石症是胆囊疾病的主要的风险因子。主要并发症包括胆囊炎、黄疸、胆管炎和胆道胰腺炎。此外,胆石症是发展为胆囊恶性肿瘤主要的风险因子。

4. 腹腔镜胆囊切除术已经被证实是开放胆囊切除术的一种安全、有效的替代措施,已成为有明显症状的胆结石治疗

的首选。各种胆囊管和动脉解剖学异常的知识有助于指导剥离这些结构以及避免在胆囊切除术中的胆总管损伤。

5. 胆总管损伤虽然少见,但可以给病人带来毁灭性的灾难。适当地暴露 Calot 三角并仔细识别解剖结构是避免这些损伤的关键。一旦诊断胆管损伤,最好的结果出现在有经验的胆道外科医师所在的大转诊中心。

6. 胆囊癌合并胆管癌一般预后较差,因为病人通常为晚期,对化疗和放疗不敏感。外科手术提供了最佳的生存几率,可以使早期病人长期存活。

解剖

胆囊

胆囊是一个梨形的囊,长 7 ~ 10cm,平均容量 30 ~ 50ml。

梗阻时,胆囊可以明显膨胀,容量高达 300ml[1]。胆囊位于肝脏脏面的胆囊窝内。从胆囊窝到下腔静脉的线将肝脏分为左、右肝叶。胆囊分为四个解剖区域:底、体、颈、管。

胆囊底是胆囊略呈膨大的盲端,通常超出肝脏的边缘1 ~ 2cm。它包含大部分的胆囊的平滑肌,相对于胆囊体而言,这是主要的存储区域,并包含大部分的弹性组织。胆囊体由胆

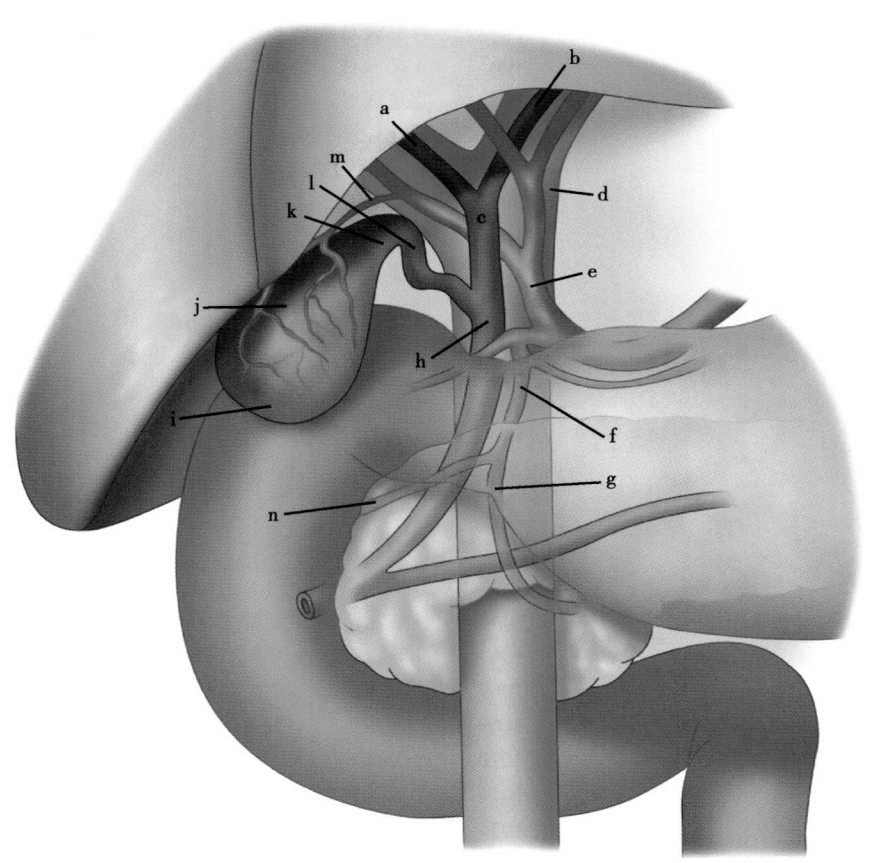

图 32-1 胆道解剖。a,右肝管;b,左肝管;c,肝总管;d,门静脉;e,肝动脉;f,胃十二指肠动脉;g,胃左动脉;h,胆总管;I,胆囊底部;j,胆囊体部;k,胆囊颈部;l,胆囊管;m,胆囊动脉;n,胰十二指肠上动脉。注意:左右肝管于门静脉右支之前汇合;肝右动脉走行于肝总管之后

囊底逐渐延伸到胆囊颈——与胆囊管相连的一个漏斗状的区域。胆囊颈通常顺着一条柔和的曲线,凸面可扩大到形成胆囊管或哈氏袋。胆囊颈位于胆囊窝最深的部分,并延伸到肝十二指肠韧带的自由部分(图 32-1)。

覆盖肝脏的腹膜也同样覆盖胆囊底和胆囊的下表面。有时,胆囊拥有完整的腹膜覆盖,并悬浮在肝脏的脏面腹膜内,少数时候它深埋在肝实质内(肝内胆囊)。

胆囊表面是单层高度折叠的高柱状上皮细胞,细胞内含有胆固醇和脂肪球。分泌到胆囊内的黏液在管泡状的腺体中产生,这种腺体被发现在内贴胆囊管和胆囊颈的黏膜上,但在胆囊体和胆囊底未见到。

胆囊的上皮层为固有层。肌肉层有圆形纵向和斜向的纤维,但不发达。肌肉周围的浆膜下组织含有结缔组织、神经、血管、淋巴管和脂肪细胞。它除了嵌入肝脏的部分都由浆膜覆盖。胆囊与其他胃肠道的组织学不同之处在于它缺乏肌层黏膜和黏膜下层。

为胆囊供血的胆囊动脉通常(>90%)是肝右动脉的一个分支。胆囊动脉的路线可能会变化,但它几乎总是可在胆囊三角——由胆囊管、肝总管和肝脏脏面所围成的三角形区域(Calot 三角)内找到。当胆囊动脉到达胆囊颈,它分为前部和后部。静脉回流可以通过小静脉直接流入肝脏进行,很少情况下也可以由小静脉流入一个大的胆囊静脉,再由此输送血液回门静脉。胆囊淋巴管流入胆囊颈的淋巴结。

通常情况下,一个可见的淋巴结覆盖在胆囊动脉插入胆囊壁的地方。胆囊的神经来自迷走神经和通过腹腔神经丛的交感神经分支。交感神经节前水平为 T_8 和 T_9。肝脏、胆囊、胆管的冲动传递通过内脏神经的交感神经传入纤维,可调节胆绞痛的疼痛。

迷走神经肝分支给胆囊、胆管、肝脏提供胆碱能纤维。迷走神经的分支也有包含 P 物质、生长抑素、脑啡肽和血管活性肠肽的含肽神经[2]。

胆道

肝外胆道由肝左、右管,肝总管,胆囊管和胆总管组成。

胆总管通过 Oddi 括约肌进入十二指肠的第二段。左肝管比右肝管长,并且远端梗阻时更倾向于扩张。这两个管汇合形成肝总管[3]。

肝总管长 1~4cm,直径约 4mm。它位于门静脉前面,肝动脉右侧。肝总管和胆囊管成锐角汇合形成胆总管。胆囊管的长度是可变的。它可以很短并与肝管相连,或很长并与肝总管平行,在它后面,或成螺旋形,再与它汇合(有时可以远到十二指肠)。

胆囊管的长度变化和它汇合肝总管的部位在手术中非常重要(图 32-2)。胆囊管毗邻胆囊颈的那一段的数目可变的黏膜褶皱称为 Heister 螺旋瓣。它没有任何瓣膜功能,但可能使胆囊管套管插入困难。

胆总管长 7~11cm,直径 5~10mm。上面 1/3(十二指肠上的部分)在肝十二指肠韧带内下行于肝固有动脉的右侧、肝

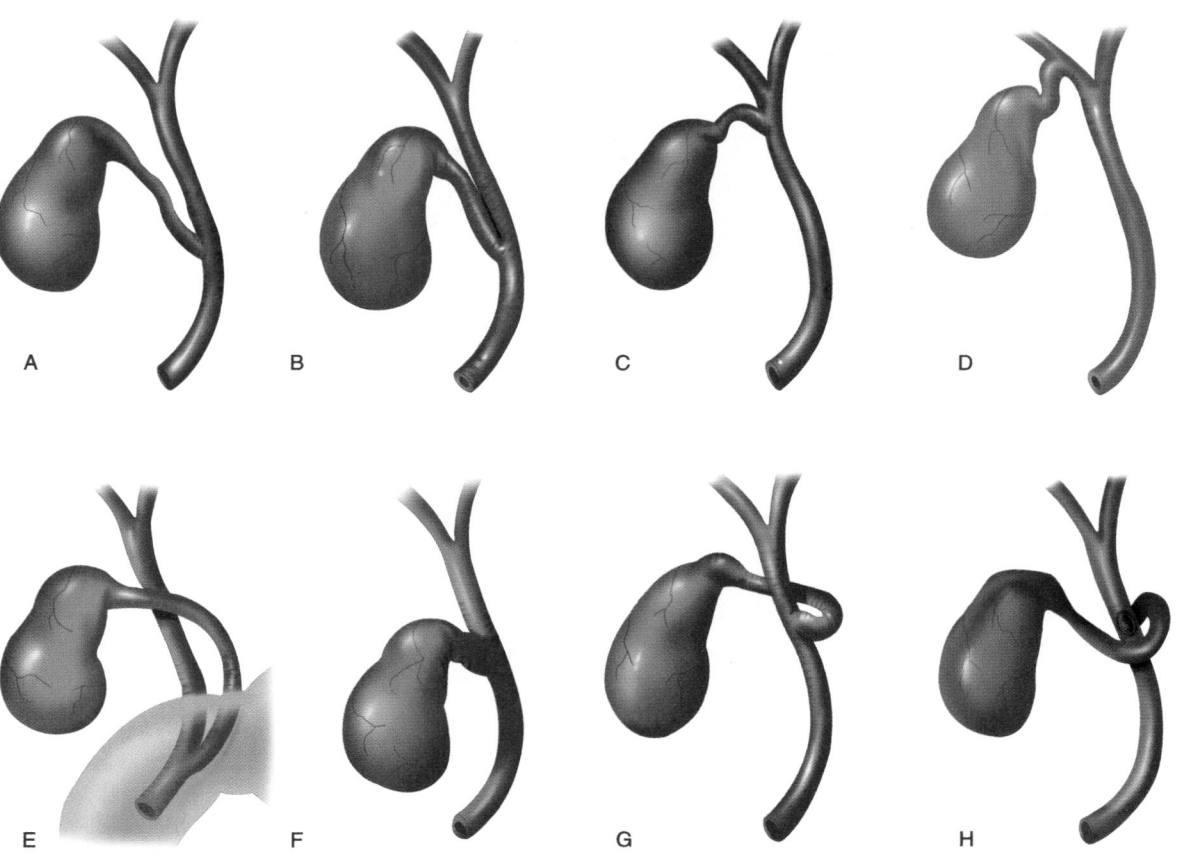

图 32-2　胆囊管的解剖变异。**A.** 胆囊管与肝总管汇合位置过低。**B.** 胆囊管与肝总管伴行。**C.** 胆囊管与肝总管汇合位置过高。**D.** 胆囊管汇入右肝管。**E.** 胆囊管过长,于十二指肠后汇入肝总管。**F.** 胆囊管缺失。**G.** 胆囊管走行于肝总管之后,并于其前面汇入。**H.** 胆囊管行走于肝总管之前,并于其后面汇入

门静脉的前方。中间 1/3(十二指肠后的部分)十二指肠的起始段后方弯曲,并从门静脉和肝动脉处横向分叉。

较低的 1/3(胰腺部分)降至胰头后方凹槽内弯曲,或横穿并进入十二指肠的第二部分,在那里与胰管汇合。胆总管在十二指肠壁内斜行向下 1~2cm,之后在距幽门远端约 10cm 的黏膜乳头(Vater 壶腹)开口。

胆总管和主胰管的汇合有如下三种构型。对于约 70% 的人,它们在十二指肠壁外汇合后作为一条单一的管道穿过十二指肠壁。对于 20% 左右的人,它们在十二指肠壁内汇合,通过相同的开口进入十二指肠。对于剩下 10% 的人,它们通过各自的开口进入十二指肠。Oddi 括约肌——环状平滑肌外厚厚的一层——在 Vater 壶腹处环绕胆总管(图 32-3)。它控制着胆汁和(在某些情况下)胰液流入十二指肠。

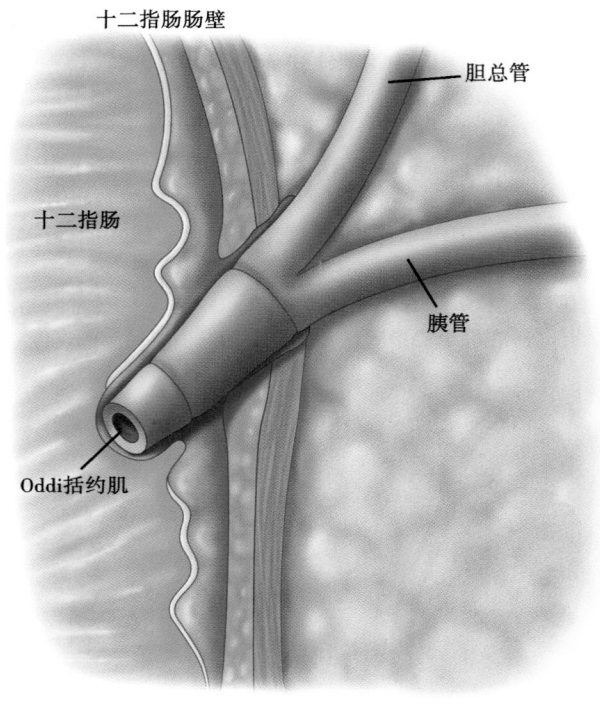

图 32-3 Oddi 括约肌

肝外胆道内衬柱状黏膜,胆总管内的柱状黏膜上有许多黏液腺。一个含少量平滑肌细胞的纤维结缔组织包绕着黏膜。人的胆总管没有肌层。胆管的动脉供应来源于胃十二指肠动脉和肝右动脉,主干沿总管的内侧和外侧壁(有时也称为 3 点和 9 点)运行。这些动脉在管壁内自由吻合。神经纤维和神经节的密度在 Oddi 括约肌附近增加,但胆总管的神经供应和 Oddi 括约肌的相同[1,2]。

异常

肝外胆管树和其动脉的经典描述只适用于大约 1/3 的病人。胆囊可能有异常的位置,可能在肝内,可能发育不完全,形态有异常的,或是有不止一个胆囊。孤立的先天性无胆囊是非常罕见的,发病率为 0.03%。

在诊断前,必须首先排除肝内胆囊或胆囊异位的可能性。两个胆囊(单单独腔与两独立胆囊管)的发生率为大约 1/4000。这种病有两种情况:一种更常见的形式是其中每一胆

囊有它自己的胆囊管,独立流入肝外胆道系统的相同或不同的部分,两个胆囊管合并后才进入胆总管。只有当一些病理过程影响一个或两个器官时,胆囊重复才有临床意义。左胆囊的胆囊管流入左肝管或胆总管和胆囊后移位都是极为罕见的。部分或完全肝内胆囊与胆石症发生率增加密切相关。小胆管可以直接从肝脏汇入胆囊体。如果胆汁渗漏存在,但在胆囊切除术中没有发现,腹部可能发生胆汁的积累。右肝管变异发生率约为 5%。肝动脉异常和囊性动脉是非常普遍的,发生率约 50%[5]。有大约 5% 的病例,肝右动脉有两支,一支来自肝总动脉,另一支来自肠系膜上动脉。大约有 20% 的病人,肝右动脉起自肠系膜上动脉。

肝右动脉可能走行在胆总管前面。肝右动脉在手术时较易受损,特别是当它与胆囊管平行或在胆囊系膜内走行时。有大约 90% 的病例胆囊动脉起源于肝右动脉,但也可能起源于左肝动脉,肝总动脉、胃十二指肠动脉或肠系膜上动脉(图 32-4)。

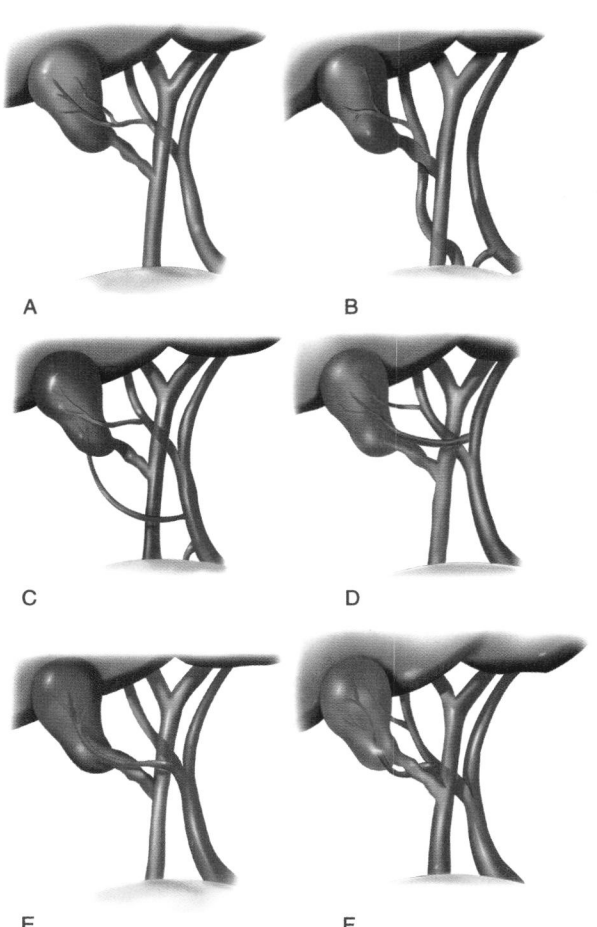

图 32-4 胆囊动脉的变异。A. 胆囊动脉起源于肝右动脉,占 80%~90%。**B.** 胆囊动脉起源于肝右动脉,而肝右动脉起源于肠系膜上动脉,占 10%。**C.** 双支胆囊动脉,一支起源于肝右动脉,另一支起源于肝总动脉,较罕见。**D.** 双支胆囊动脉,一支起源于肝右动脉,另一支起源于肝左动脉,较罕见。**E.** 胆囊动脉起源于肝右动脉,但走行于肝总管之前,较罕见。**F.** 双支胆囊动脉均起源于肝右动脉,较罕见

生理学

胆汁形成和成分

肝脏不断产生胆汁,分泌的胆汁进入胆小管。饮食正常的成人平均每天由肝产生胆汁 500~1000ml。胆汁的分泌是受神经、体液和化学因素调控的。迷走神经刺激使胆汁分泌增加,而内脏神经刺激则可抑制胆汁的分泌。盐酸、部分消化的蛋白和十二指肠中的脂肪酸刺激十二指肠释放的肠促胰液肽,均可增加胆汁生成和流出。胆汁从肝脏到肝管,通过胆总管,最后进入十二指肠。然后在 Oddi 括约肌的作用下,胆汁最终进入胆囊。

胆汁主要由水、电解质、胆盐、蛋白质、脂质和胆色素组成。钠、钾、钙、氯在胆汁中的浓度与血浆和细胞外液中一致。肝胆汁的 pH 通常是中性的或偏碱性,但会随饮食的改变而改变;蛋白质含量的增加会使胆汁的酸性增加。初级胆汁盐类,胆酸盐和鹅脱氧胆酸盐,是在肝脏中由胆固醇转化而来。它们与甘氨酸或牛磺酸结合形成结合型胆汁酸,在胆汁中以阴离子(胆汁酸)的形式存在,由钠离子与其保持平衡。胆盐由肝细胞分泌入胆汁,其作用是辅助脂肪在肠道的消化和吸收[6]。在小肠,大约有 80% 的结合型胆汁酸在回肠末端被吸收。其余的则被肠道细菌脱羟化(去结合),形成次级胆汁酸:脱氧胆酸盐和石胆酸盐。次级胆汁酸则是在结肠被重吸收,并运回肝脏,重新合成为结合型胆汁酸,再分泌入胆汁。最终,大约 95% 的胆汁酸通过肝脏的门静脉系统重吸收回肝脏,即所谓的肠肝循环。另外 5% 则随粪便排出,这样使得胆汁酸尽可能少地排出,从而最大限度地发挥其效应。

胆汁中的脂质主要是胆固醇和磷脂,由肝脏合成,且其合成部分地受到胆汁酸的调控。胆汁的颜色是由于胆红素中的色素所致,胆红素是血红蛋白降解的代谢产物,其在胆汁中的浓度是血浆中的 100 倍。胆红素一旦进入肠道,就被肠道细菌分解为胆素原,然后一小部分的胆素原被重吸收入肝脏并再次分泌入胆汁。

胆囊功能

胆囊、胆管、Oddi 括约肌的共同作用以达到存储和调节胆汁的含量。胆囊的主要功能是浓缩并储存胆汁,并且在饭后将胆汁排入十二指肠。

吸收和分泌

在空腹状态,肝脏分泌的胆汁大约有 80% 储存在胆囊里。这样大的储存量得以实现要归功于胆囊强大的吸收能力和储存能力,胆囊黏膜单位面积的吸收能力在人体所有结构中是最强的。它能迅速逆浓度梯度吸收钠、氯、水,使胆汁的浓度浓缩了近 10 倍,并且导致胆汁的化学组成发生很大的变化。这种快速吸收可以防止在正常环境下胆管系统的压力过高。在禁食状态下胆囊缓慢的排空运动在维持胆管系统的相对低压状态也具有重要作用。

胆囊上皮细胞可以分泌两种重要的物质:糖蛋白、氢离子。漏斗部黏膜腺体和胆囊的颈部分泌黏多糖蛋白,可以保护胆囊黏膜不被胆汁溶解,并且可以使得胆汁更容易分泌入胆管。在胆管阻塞导致的胆囊积水中看到的无色"白胆汁",就是由这些黏液组成的。胆囊上皮细胞分泌的氢离子则使得胆囊内胆汁的 pH 较低,而且这种酸化作用可以提高钙离子的溶解度,这样就防止了钙盐浓度的过度降低。

运动活动

Oddi 括约肌的紧张性收缩使得胆囊得以填充,这造成了胆管与胆囊之间的压力梯度。在禁食的时候,胆囊的填充也不是被动的。在消化间期移行肌复合运动 Ⅱ 期,胆囊可以不断地排出少量的胆汁进入十二指肠。这个过程与胃动素的介导有关。饭后,在胆囊收缩与 Oddi 括约肌舒张的协调配合下,胆囊得以排空。缩胆囊素(CCK)在促进胆囊排空中起主要作用。CCK 可在餐后由十二指肠黏膜内源性释放[7]。受到进食刺激时,胆囊可以在 30~40 分钟内排空其内容物的 50%~70%。在接下来的 60~90 分钟内,胆囊又逐步被填充,这与 CCK 水平的升高有关。其他的激素和神经通路也参与协调胆囊与 Oddi 括约肌的运动。胆囊运动缺陷被认为是导致胆固醇结晶和胆结石形成的原因[8]。

神经激素调节

迷走神经刺激胆囊收缩,内脏交感神经则抑制其活动。拟副交感类药物可促进胆囊收缩,而阿托品则使其放松。通过神经反射介导 Oddi 括约肌与胆囊、胃、十二指肠的联系,可以达到调节进入十二指肠的胆汁流量的目的。胃胀可使胆囊收缩同时放松 Oddi 括约肌。

激素受体存在于平滑肌、血管、神经和胆囊上皮细胞。CCK 是来自上消化道上皮细胞的一种多肽,它在十二指肠中的浓度最高。CCK 可在十二指肠中酸、脂肪以及氨基酸的作用下释放入血。

CCK 在血浆中的半衰期为 2~3 分钟,最终可由肝脏和肾脏代谢清除。CCK 直接作用于胆囊平滑肌受体而使胆囊收缩。它还可以使胆管终端、Oddi 括约肌以及十二指肠舒张。在施行了迷走神经切除术的病人,他们对 CCK 刺激的反应性明显减弱,从而导致胆囊大小和容积的缩小。

血管活性肠多肽抑制胆囊的收缩而使其舒张。生长抑素及其类似物可有效地抑制胆囊的收缩。用生长抑素类似物治疗的病人以及生长抑素瘤病人具有较高的胆结石发病率,大概是由于胆囊的收缩与排空受到过度的抑制。其他激素如 P 物质和脑啡肽对胆囊运动也有影响,但其生理作用尚不清楚。

Oddi 括约肌

Oddi 括约肌调节流入十二指肠的胆汁量和胰液量,防止十二指肠内容物反流入胆管系统,并将胆汁转入胆囊。这是一个很复杂的结构,功能独立于十二指肠肌肉组织而创建一个高压区与胆管与十二指肠之间的高压区。Oddi 括约肌长 4~6mm,而且在舒张时的基础压力都要比十二指肠内压高 13mmHg。有报告称,括约肌收缩与显示的频率大约为每分钟 4 次,12~140mmHg 的振幅。Oddi 括约肌的自发运动是由 Cajal 间质细胞调控的,通过内源或外源的激素及神经作用于平滑肌细胞而得以实现。

CCK 的上升可导致 Oddi 括约肌的舒张,CCK 的上升可以降低 Oddi 括约肌的收缩幅度及基础压力,这使得流入十二指

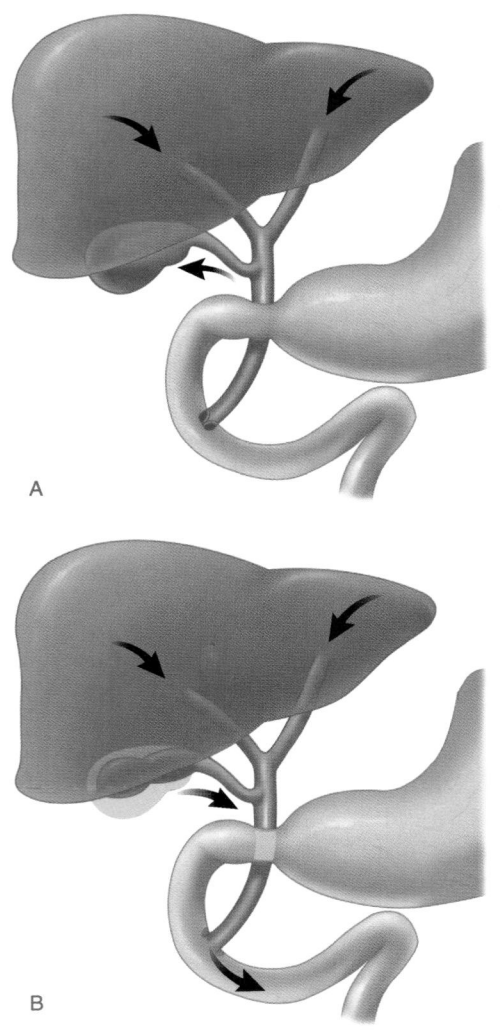

A

B

图 32-5　胆囊收缩素对于胆囊和 Oddi 括约肌的作用。**A.** 空腹时,Oddi 括约肌收缩,胆囊充盈。**B.** 餐后,Oddi 括约肌舒张,胆囊排空

肠的胆汁量有所增多(图 32-5)。在禁食状态下,Oddi 括约肌活动与局部胆囊周期性的排空相协调,最终导致间期移形肌复合运动 II 期胆汁流量的增加。

诊断性研究

对于胆囊和胆道可能患病的病人有许多诊断方法。1924年,Graham 和 Cole 的口服胆囊造影术使胆结石的诊断取得了显著的进展。之后的几十年它一直是检查胆结石的主要方法。20 世纪 50 年代胆道闪烁扫描术以及肝内和内镜逆行胆管造影术的发明使胆道成像成为可能。后来的超声波,计算机断层扫描(CT)和磁共振成像(MRI)大大地提高了胆道成像的能力。

血液检查

当病人疑似患有胆囊或肝外胆道系统疾病,通常要求做一个完整的血细胞计数和肝功能检验。白细胞(WBC)计数升高可能提示有胆囊炎。如果胆红素、碱性磷酸酶、转氨酶也同时升高,应怀疑是胆管炎。胆汁淤积(胆汁流动受阻),临床表现为胆红素(即共轭形式)和碱性磷酸酶升高。血清转氨酶可能是正常或轻度升高。胆绞痛或慢性胆囊炎病人,血液检验结果通常正常。

超声检查

超声检查是所有怀疑有胆道树疾病的病人的最初检查。这种检查是非侵入的、无痛的,病人不用遭受辐射,因而可用于危重病人。它取决于操作者的技能和经验,并且它的结果是动态的(也就是说静态图像和超声检查期间所得图像提供的是不同的信息)。邻近的器官也可以同时被检查。肥胖的病人、腹水病人和有肠膨胀的病人用超声很难得到令人满意的结果。

超声波显示在胆囊里的结石可以达到大于 90% 的灵敏度和特异度。结石的声密度高,将超声波反射回超声换能器(传感器)。结石阻断声波到达结石后面的地方,因此它们呈现声影区(图 32-6)。

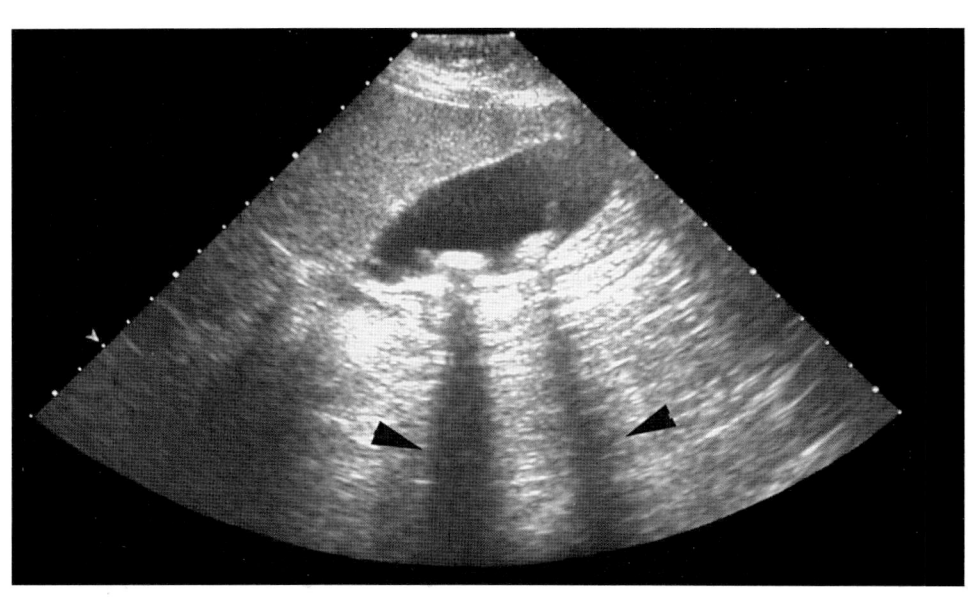

图 32-6　胆囊结石的超声影像。箭头处指示胆囊结石声影

结石会通过移动改变位置。息肉可以钙化并呈现阴影，但不移动位置。有些结石在胆囊内形成一个层；其他形成沉淀物或污泥。胆囊壁增厚和局部压痛提示可能有胆囊炎。如果胆囊壁内或胆囊和肝脏之间可见水肿层，并伴有局部压痛，说明病人有急性胆囊炎。当结石堵住胆囊颈，胆囊会变得非常大，但胆囊壁很薄。收缩且壁厚的胆囊提示慢性胆囊炎。除十二指肠后段的肝外胆道可以用超声清晰地显示。肝外胆道梗阻引起阻塞性黄疸常常会导致近端胆管扩张。

超声波可以经常用于阻塞位点的检查，有时也用于检查阻塞的原因。胆总管内的小结石往往会位于远端，在十二指肠后方，因而难以被发现。超声检查看到胆总管扩张，胆囊里有小结石，和相关的临床症状提示结石可能是引起胆道梗阻的病因。

壶腹周围的肿瘤很难用超声波诊断，然而，除十二指肠后段外，阻塞的程度及产生原因都可以用超声检测。超声有助于评估肿瘤侵入门静脉及门静脉血流情况，这对于评估壶腹周围和胰头肿瘤的可切除性具有重要的指导意义。

口服胆囊造影

对于胆结石的检查，口服胆囊造影术在很大程度上已经被超声波替代。它要求口服一种不透辐射的化合物，由肝脏吸收并排出，再进入胆囊内。在胶片上显影的胆囊内充盈缺损的就是结石。口服胆囊造影术对于肠道吸收障碍、呕吐、阻

塞性黄疸以及肝衰竭的病人是不适用的。

胆道放射性核素扫描（胆道闪烁显像扫描）

胆道闪烁扫描可以对肝脏、胆囊、胆管和十二指肠的解剖和机能的信息进行非侵入性的评估。锝-99 标记的二甲基亚氨乙酸衍生物（HIDA）经静脉注射，由肝脏的库普弗细胞清除，随胆汁排泄。10 分钟后可检测到肝脏吸收，对于禁食者在 60 分钟内可检测到胆囊、胆管、十二指肠吸收。胆道闪烁扫描主要用于诊断急性胆囊炎（胆囊不显影，胆总管和十二指肠迅速充盈）。胆道闪烁扫描检测到胆囊管阻塞，则诊断为急性胆囊炎。诊断的灵敏度和特异度均为 95%。胆囊淤积病人的假阳性结果增加，如危重病人和接受肠外营养的病人。胆囊和胆总管充盈但十二指肠充盈迟缓提示阻塞位于壶腹部。胆漏（胆囊或胆道系统手术的并发症）可以用胆道闪烁扫描确诊并定位。

计算机断层扫描

腹部 CT 扫描诊断胆囊结石不如超声。CT 扫描主要用于明确肝外胆道系统及邻近结构的状态。它被用于评估可能有胆囊，肝外胆道系统或附近器官（特别是胰头）恶化的病人。CT 扫描是阻塞性黄疸鉴别诊断的主要手段（图 32-7）。螺旋 CT 扫描还可提供分期信息，包括壶腹周围肿瘤病人的血管情况。

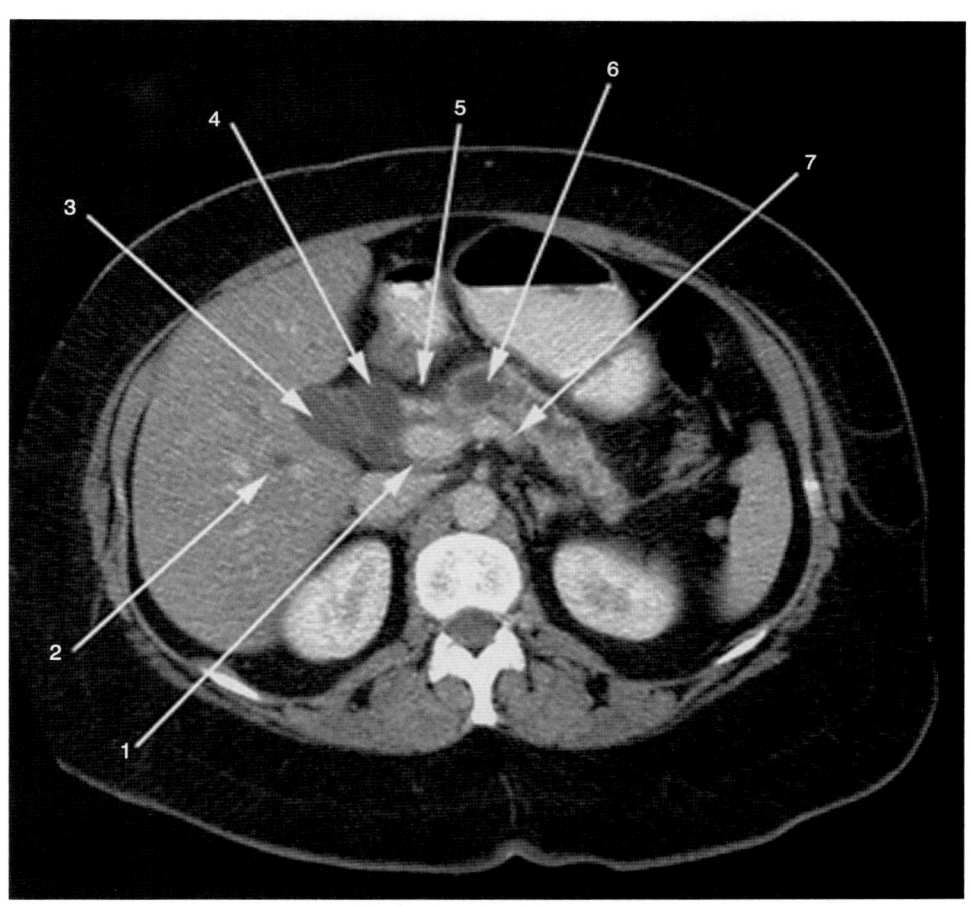

图 32-7　远端胆总管癌病人的上腹部 CT 平扫图像。图中显示肿瘤导致胆总管和胰管梗阻。1 = 门静脉；2 = 肝内胆管扩张；3 = 胆囊颈部及胆囊管扩张；4 = 胆总管扩张；5 = 肝总动脉分支形成胃十二指肠动脉与肝固有动脉；6 = 胰管扩张；7 = 脾静脉

经皮肝穿刺胆管造影

肝内胆管可以在透视导引下用一根细针经皮穿刺。一旦确认进入胆道,插入导丝,随后置入导管(图 32-8)。通过导管可以进行胆道造影和治疗干预,如胆道引流和支架放置。经皮肝穿刺胆管造影(PTC)对无并发症的胆结石病人几乎没有作用,但对胆管狭窄和肿瘤病人特别有用,因为它可明确胆道受侵的部位。与所有侵入性手段相同,PTC 有潜在的风险,

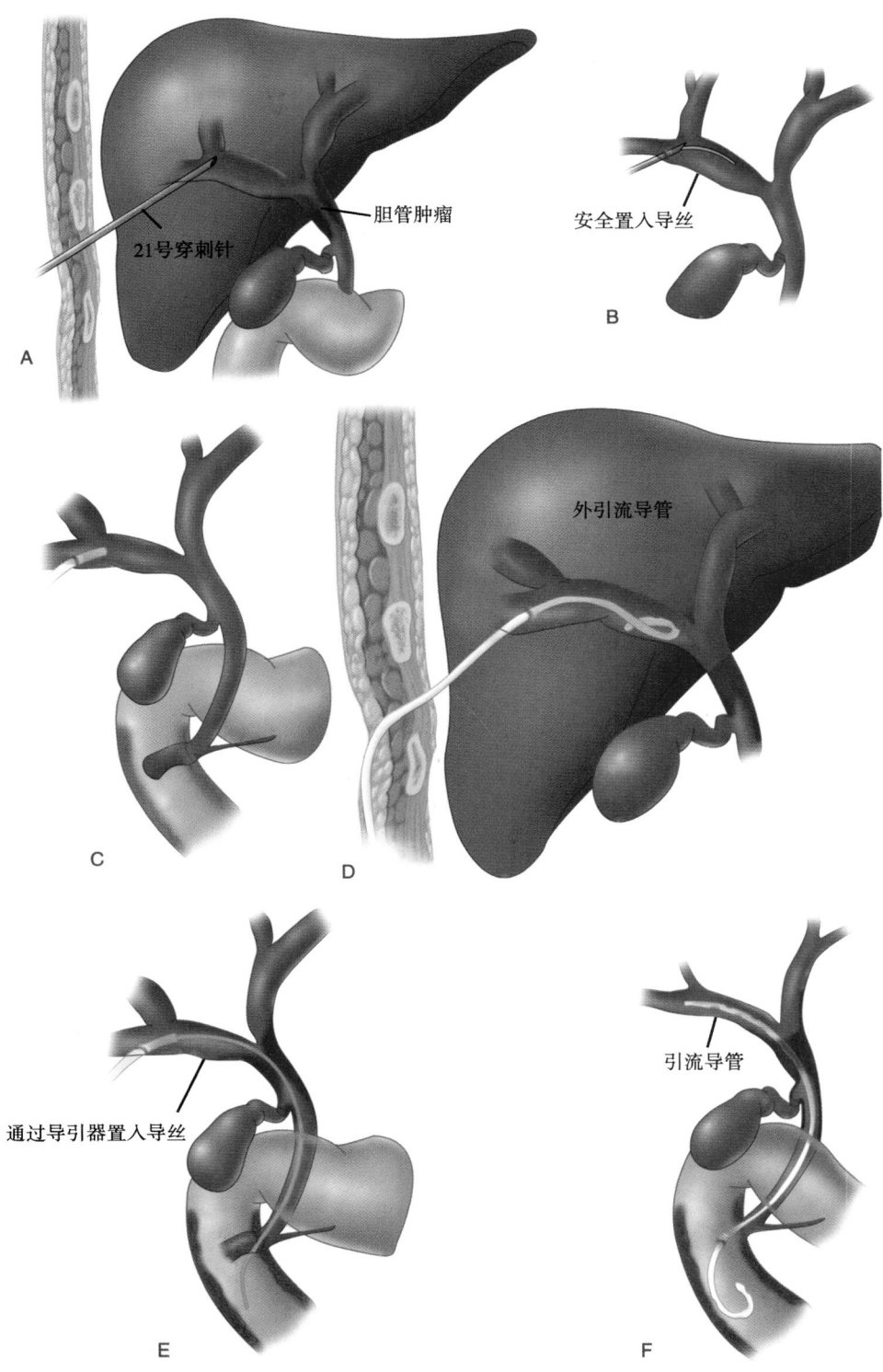

图 32-8   经皮肝穿刺胆管穿刺引流(PTGD)解决近端胆管癌阻塞的示意图。**A.** 使用完好的穿刺针经皮穿刺进入扩张的肝内胆管。**B.** 通过穿刺针将导丝置入胆管内。**C.** 通过导丝将塑料导管置入,后拔出导丝,通过导管行胆道造影检查。**D.** 置入的外引流导管。**E.** 通过导管将长导丝置入胆管,使导丝通过肿瘤梗阻部位,并进入十二指肠内。**F.** 在肿瘤梗阻部位放置内引流支架

主要表现为出血、胆管炎、胆漏,以及其他导管相关问题。

磁共振成像

自从 20 世纪 90 年代中期产生以来,MRI 提供与 CT 结果相似的肝脏、胆囊和胰腺的影像结果。许多 MRI 技术(即有或没有对比材料的重 T_2 加权序列、脉冲序列),可以产生胆道系统和胰管的高分辨率的解剖图像。它检测黄疸的灵敏度和特异度分别为 95% 和 89%。磁共振胆胰成像提供了诊断胰腺和胆道系统疾病的独一无二的非侵入性检查(图 32-9)。

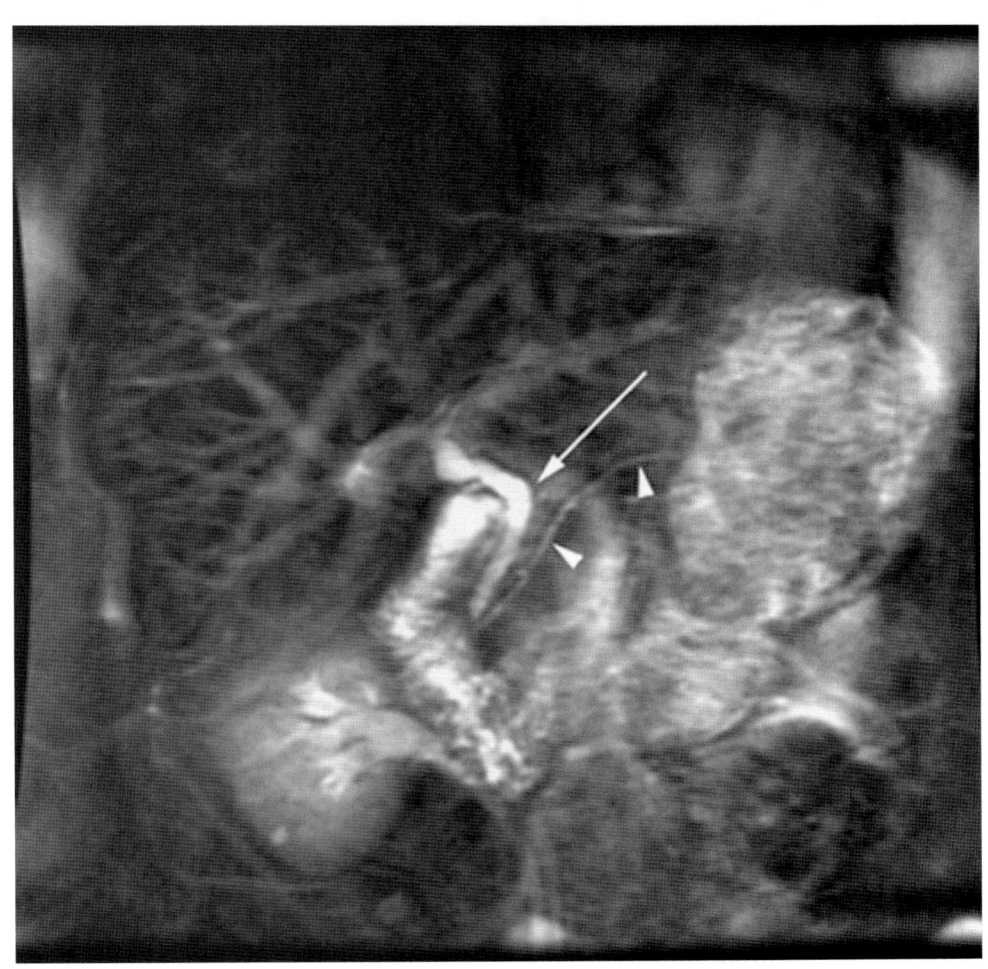

图 32-9　磁共振胆管胰管造影(MRCP)。此图显示了肝外胆管(箭头)和胰管(三角)

内镜逆行胆管造影术

使用一个侧视内镜插入胆总管可在透视下进行胆管造影(图 32-10)。这个过程要求对病人静脉麻醉。ERC 的优点包括直接可视壶腹和直接到达胆总管远端,有治疗干预的可能性。这种方法很少用于无并发症的胆结石病人,但对于胆总管内结石,尤其当伴有阻塞性黄疸、胆管炎或胆石性胰腺炎等时,ERC 是诊断和治疗的常用方法。一旦内镜胆管造影照片显示胆管有结石,可以进行括约肌切开和取石术。通常,胆总管套管插入和胆管造影的成功率>90%。ERC 的并发症出现在 5% 的病人中,包括胰腺炎和胆管炎。可以穿过内镜并用于内镜逆行胆管胰造影术(ERCP)的小光纤相机的发明促进了胆管内内镜检查的发展。

通过使胆管和胰管直接可视,这项技术提高 ERCP 诊断胆道和胰腺疾病的效果。胆管内镜已被证实可应用于治疗,如高危手术病人的胆道碎石术和取石术。同大部分内镜一样,通常认为胆管内镜是安全的,但缺乏大样本的临床资料。典型的并发症如胆管穿孔,括约肌切开术或碎石术造成的小出血和胆管炎已经介绍过了。改良后的这一技术将增强内镜下逆行胰胆管造影术的功能,使其成为诊断和治疗的工具。

超声内镜

超声内镜需要一个特殊的内镜和在其尖端的超声换能器。结果取决于操作者,可提供胆管及邻近结构非侵入的成像。它对于评估肿瘤及其可切除性特别有用。超声内镜有一个活检频道,允许在超声引导下穿刺活检肿瘤。超声内镜也被用来识别胆管的结石,虽然灵敏度不如 ERCP,但侵入性更小。

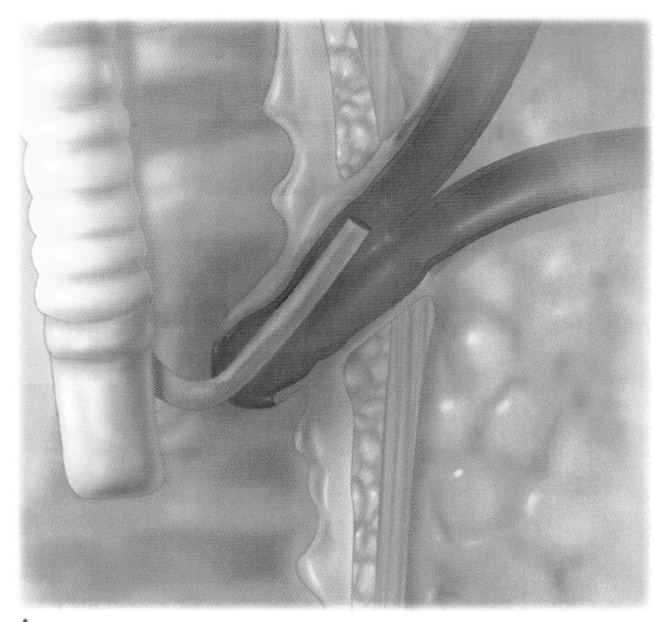

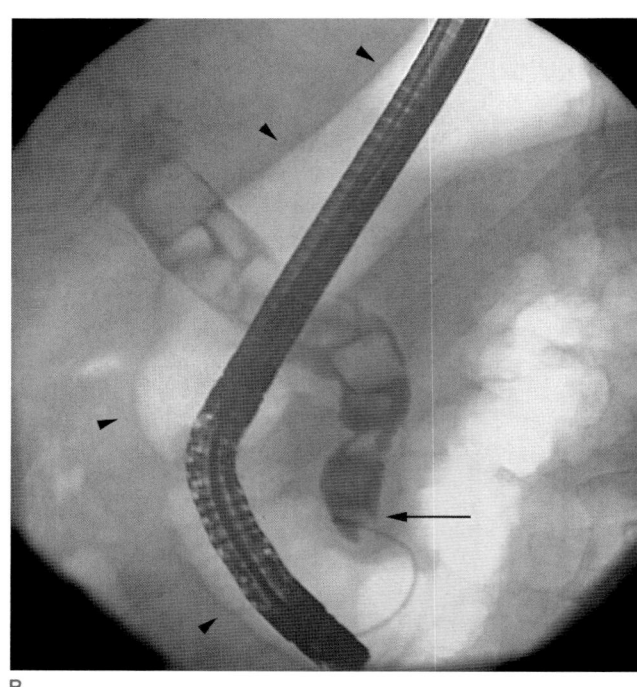

图 32-10   内镜逆行胆管造影术（ERCP）。**A.** 进入十二指肠肠腔的内镜及胆总管内导管示意图。**B.** 内镜下胆管造影检查显示胆总管结石。导管放置于胆胰管壶腹部（箭头处）。图中箭头指示十二指肠阴影

胆石症

患病率和发病率

胆石症是影响消化道的最常见的问题。尸检报告显示胆结石患病率为 11% ~ 36%。胆囊结石的患病率涉及多方面的因素，包括年龄、性别和种族背景。肥胖、妊娠、饮食因素、克罗恩病、远端回肠切除、胃手术、遗传性球形红细胞症、镰状红细胞病、地中海贫血都增加胆结石的风险，是胆结石的危险因素。女性患胆结石的几率是男性的 3 倍。一级亲属患胆结石使患病率增加 1 倍。

自然病程

大多数病人终身无症状。由于不明原因，一些病人进展到症状性阶段，如胆管结石嵌顿引起的胆绞痛。症状性胆石症可导致相关的并发症。这些并发症包括急性胆囊炎、黄疸（有或无胆管炎）、胆石性胰腺炎、胆囊胆总管瘘、胆囊十二指肠瘘或胆囊肠道瘘（可导致胆石性肠梗阻）和胆囊癌。无症状性胆结石病人通常由超声、CT 扫描、腹部平片，或剖腹手术诊断出胆结石。几项研究已经调查了胆绞痛和其他胆结石并发症的可能性。每年有大约 3% 的无症状病人发展为有症状（如胆绞痛）的胆结石。一旦有症状，胆绞痛往往反复发作。每年 3% ~ 5% 有症状的病人产生并发症。在 20 年间，大约 2/3 的无症状病人不出现任何症状。

没有先前胆道症状的病人很少出现并发症，因此对无症状胆囊结石的病人很少做预防性胆囊切除术。对老年糖尿病病人、将长期远离医疗护理的病人、胆囊癌高风险人群，预防性胆囊切除术是可取的。瓷胆囊是一种罕见的癌前病变，胆囊壁钙化，这时必须做胆囊切除术。

胆石形成

胆结石形成是由于固体从溶液中沉淀出来。胆汁中主要的有机溶剂是胆红素、胆盐、磷脂和胆固醇。胆结石根据成分分为两类：胆固醇结石和胆色素结石。胆色素结石可以进一步分为黑色胆色素结石和棕色胆色素结石。在西方国家，大约 80% 的胆结石是胆固醇结石，15% ~ 20% 是黑色胆色素结石。棕色胆色素结石仅占很小比例。两种类型的胆色素结石都更常见于亚洲。

胆固醇结石

纯胆固醇结石不常见，只占所有结石的不到 10%。他们通常表现为单块的表面光滑的大石块。其他大多数胆固醇结石含不同量的胆色素和钙，但胆固醇的质量分数总是超过 70%。这些结石通常有许多，大小不等，质硬并且有小面，或呈不规则的桑葚状，质软（图 32-11）。颜色范围从发白的黄色、绿色到黑色。

大多数的胆固醇结石可透过射线；小于 10% 射线无法透过。无论是纯胆固醇结石还是混合性结石，常见的形成胆固醇结石的第一步是胆汁过饱和胆固醇。因此，胆汁高胆固醇水平和胆固醇结石被视为同一种疾病。胆固醇是高度非极性的分子，不溶于水和胆汁。胆固醇溶解度取决于胆固醇、胆盐及卵磷脂（胆汁中主要的磷脂）的相对浓度。过饱和几乎总是由胆固醇分泌过多引起而不是磷脂或胆盐分泌过少。胆固醇是以胆固醇-磷脂小泡的形式分泌到胆汁内。

胆固醇在溶液中以微胶粒形式，结合的胆盐-磷脂-胆固醇复合物，胆固醇磷脂囊泡三种形式存在。当微胶粒和囊泡位于同一水相，脂质可以在其间流动。当囊泡脂质并入胶粒

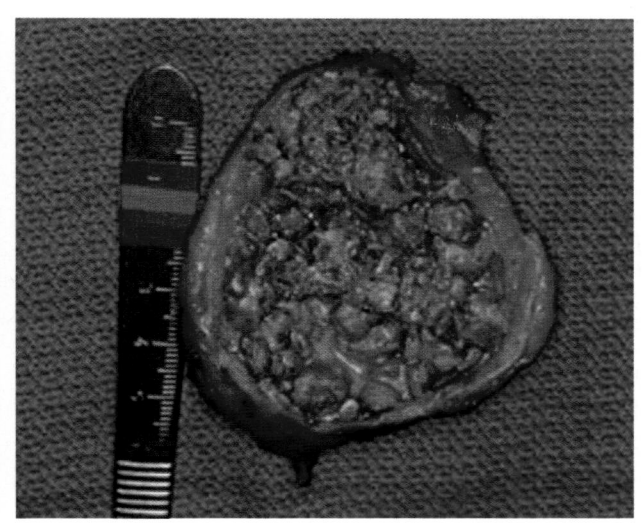

图 32-11　胆囊里的胆固醇结石。请注意不同的形状和大小

则囊泡成熟。

囊泡磷脂比囊泡胆固醇更容易并入微胶粒。因此,囊泡富集胆固醇,变得不稳定,然后胆固醇析出结晶。对于不饱和胆汁,囊泡富集胆固醇是无关紧要的。对于过饱和胆汁,胆固醇丰富的泡的表面形成胆固醇密度大的区域,导致出现胆固醇结晶。大约 1/3 的胆汁的胆固醇以微胶粒运输,但胆固醇-磷脂小泡运输大部分胆汁的胆固醇(图 32-12)。

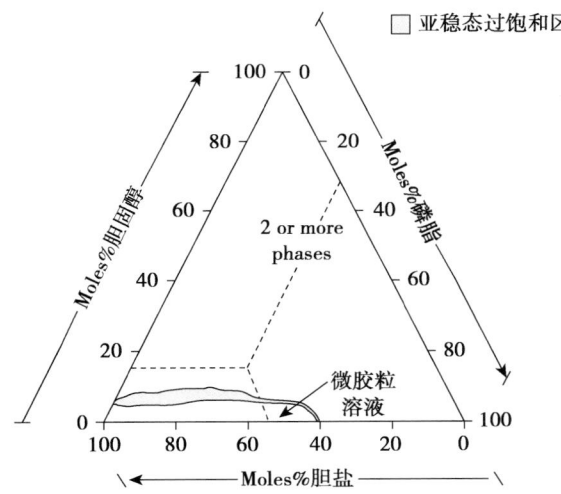

图 32-12　胆汁的三种成分分别为三角形的三个坐标。图中显示胆固醇、胆盐、磷脂三者相对的摩尔比例。微胶粒溶液区显示溶液的浓度范围(单一形式),此时胆汁中胆固醇完全呈溶解状态。微胶粒溶液区的阴影部位为相对稳定区域,胆固醇呈过饱和状态。若胆汁中胆固醇、胆盐、磷脂三者成分浓度超过图中阴影部位,即超过胆汁的胆固醇溶解能力,胆固醇易于析出形成结晶

胆色素结石

胆色素结石含有小于 20% 的胆固醇,还含有胆红素钙,因此是黑色的。黑色胆色素结石和棕色胆色素结石几乎没有共同点,应该被认为是两类结石。黑色胆色素结石通常比较小,易碎,黑色,有时为针骨状。它们由胆红素钙、碳酸盐和磷酸盐过饱和形成,经常继发于溶血性贫血(如遗传性球形红细胞症和镰状红细胞病)或者肝硬化。与胆固醇结石类似,它们几乎总是在胆囊里形成。未结合胆红素比结合胆红素在胆汁中更难溶。胆红素的降解通常在胆汁中以缓慢的速度发生。结合胆红素过量,如发生溶血时,导致未结合胆红素的产率不断上升。肝硬化可导致未结合胆红素分泌增加。当条件改变导致胆汁中未结合胆红素的含量增加,即发生钙盐沉淀。在亚洲国家,如日本,黑色胆色素结石占所有胆结石的比率比西半球国家大许多。

棕色胆色素结石通常直径小于 1cm,棕黄色,质软,而且经常呈糊状。它们可以在胆囊或胆管形成,通常继发于胆汁淤积引起的细菌感染。胆红素钙沉淀和细菌胞体构成结石的主要部分。细菌如大肠杆菌分泌的 β-葡萄糖醛酸酶可以酶切胆红素葡糖苷酸,产生不溶性的未结合胆红素。它和钙一起沉淀,并且与死亡细菌的细胞体共同在胆道系统形成柔软的棕色的胆色素结石。棕色结石通常存在于亚洲人的胆管树,与寄生虫感染引起的胆汁淤积有关。在西方,棕色胆色素结石是有胆道狭窄或其他胆总管结石并造成胆汁淤积和细菌感染的病人主要的胆结石类型。

有症状的胆石症

慢性胆囊炎(胆绞痛)

2/3 的胆石症病人有慢性胆囊炎,临床表现为反复疼痛,常误认为胆绞痛。当结石阻塞胆囊管时就会产生疼痛,导致胆囊壁张力逐步增加。病理学改变(通常与症状无显著关联),可以是一个表面上看上去正常的黏膜有轻度慢性炎症的胆囊,也可以是一个收缩的、无功能性的有严重透壁纤维变性且与附近结构粘连的胆囊。黏膜开始时正常或肥大,但后来萎缩,黏膜上皮伸进肌层,形成所谓的 Aschoff-Rokitansky 窦。

临床表现　症状性胆结石的主要症状是疼痛。疼痛是持续的,而且在前半小时左右越来越剧烈,通常持续 1~5 小时。它位于上腹或右上腹,经常放射至右上背或肩胛骨之间(图 32-13)。疼痛剧烈且突然,通常发生在夜间或进食油脂食物后。它经常伴随恶心,有时还伴随呕吐。疼痛是间歇性的。病人遭受不连续的疼痛,在两次疼痛之间的间隙期他们感觉良好。在疼痛期体格检查可能发现轻微的右上腹压痛。如果病人无疼痛,体格检查则无意义。无并发症的胆结石病人实验室检查(如血常规和肝功能检查)结果通常是正常。胆结石的非典型表现是很常见的。只有大约 50% 的胆结石病人与进食有关。一些病人表现为较轻微的疼痛,但这与饮食有关。疼痛可能主要位于背部、左上腹和右下腹。腹胀和嗳气也可能出现,并伴随疼痛。对于症状不典型的病人,即使胆囊有结石还应该考虑其他与上腹疼痛有关的疾病。这些疾病包括胃溃疡、胃食管反流、腹壁疝、肠易激、憩室病、肝脏疾病、肾结石、胸膜炎性痛和心肌疼痛。许多患有其他疾病的病人也有胆结石。当疼痛持续超过 24 小时,怀疑为结石堵住胆囊管或急性胆囊炎(见下文急性胆囊炎)。胆囊外的结石可导致所谓的胆囊积液。胆汁被吸收,但胆囊上皮继续分泌黏液,胆囊充满黏液因而膨胀。胆囊可以触及,但通常不柔软。胆囊

积液可能导致胆囊壁的水肿,发炎、感染和穿孔。虽然胆囊积液较少持续存在,但通常建议早期做胆囊切除术以避免并发症。

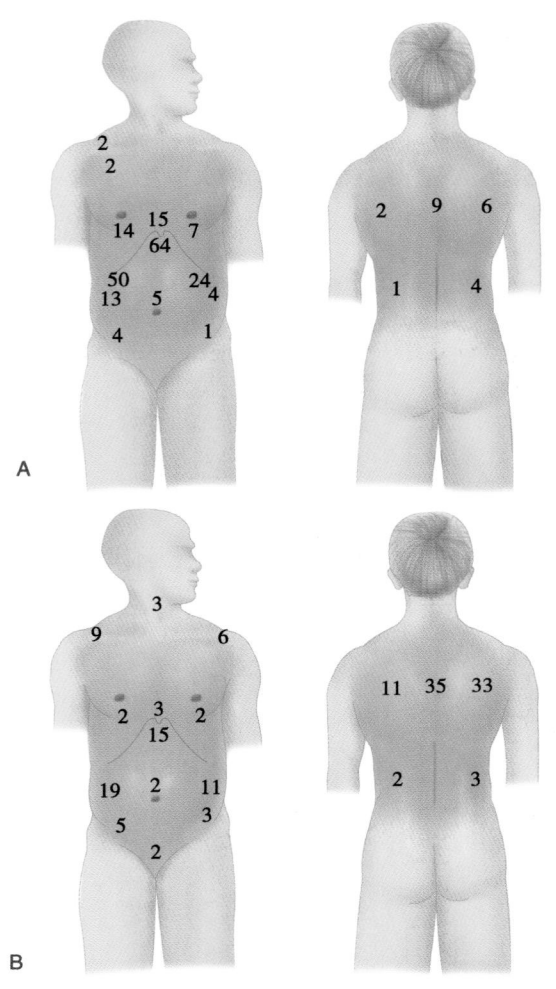

图 32-13　A. 在有胆绞痛发作的 107 位胆石症病人中最多发的疼痛部位。剑突下和右肋下是最常见的部位;但左肋下区域并不是常见的发作部位。**B.** 同组病人胆绞痛发作时的疼痛放射区域

诊断　症状性胆结石或慢性结石性胆囊炎的诊断取决于存在的典型症状和影像诊断依据。腹部超声是胆结石诊断的金标准(见上文超声检查)。偶尔可通过腹部射线或 CT 扫描发现胆结石。在这些情况下,如果病人有典型的症状,外科手术前应增加胆囊和胆管树超声检查。如果病人没有症状,结石先保留(在上文自然历史中已讨论)。有时对于经常胆道疼痛的病人用超声检查并不能发现结石。有时只有胆囊中的污泥由超声检查显示出来。如果病人反复发作典型的胆道疼痛,并且在两个或两个以上部位检测到淤血,则做胆囊切除术。除了淤血和结石以外,胆固醇沉着和胆囊腺肌瘤也可导致典型的胆道症状,它们可以用超声检测出。胆固醇沉着病是胆囊黏膜的巨噬细胞中胆固醇累积的结果,可以是局部累积,也可以形成息肉样。它造成的结果就是出现经典的肉眼可见的现象——"草莓状胆囊"。腺肌瘤病或者腺样增生性胆囊炎在镜下可见平滑肌的肥大,并可看到黏液腺长入肌层(上皮性窦道形成)。肉芽肿性胆囊息肉可从基底部长入腔

内,使得胆囊壁增厚,并可见胆囊隔膜化、胆囊腔狭窄。在出现上述症状的病人中,胆囊切除术是这些病人的治疗选择。

治疗　有症状的胆结石病人应该建议选择性做腹腔镜胆囊切除术。等待手术或手术延期时应该建议病人避免摄入脂肪。有糖尿病的症状性胆结石病人应尽快做胆囊切除术,因为他们更容易患急性胆囊炎(通常很严重)。患上有症状的胆结石的孕妇无法按预期调整饮食,可安全地在妊娠期第 4 ~ 6 个月接受腹腔镜胆囊切除术。腹腔镜胆囊切除术对于小孩和老年人都是安全、有效的。胆囊切除术(开放性或腹腔镜)为有症状的胆结石病人提供了很好的长期效果。大约 90% 的病人有典型的胆道症状和胆囊结石胆囊切除术后无症状。但对于症状不典型或消化不良(胀气、嗳气、腹胀和膳食脂肪不可耐受)的病人胆囊切除术并不能产生好的疗效。

急性胆囊炎

病因病机　在 90% ~ 95% 的患者当中,急性胆囊炎是继发于胆囊结石。急性非结石性胆囊炎多见于存在其他急性系统性疾病患者(具体见非结石性胆囊炎章节)。仅有 <1% 的急性胆囊炎是由肿瘤阻塞胆囊管引起的。胆囊结石导致的胆囊管阻塞是一始动因素,可引起胆囊增大、炎症反应以及胆囊壁的水肿。仅当胆囊管阻塞时才会发生胆囊的炎症反应,其原因不清,可能与胆囊管阻塞的时间长短有关。起初,急性胆囊炎是一可能由具有粘膜毒性的溶血卵磷脂介导的炎症反应,其可分泌卵磷脂、胆盐以及血小板刺激因子,而前列腺素的合成增加可放大该炎症反应。研究显示,在因急性单纯性胆囊炎行胆囊切除术的患者当中,有 15% ~ 30% 继发有细菌感染。发生急性胆囊炎时,患者胆囊壁红肿、增厚,并伴有浆膜下的出血,常见有胆囊周围积液,而粘膜可表现为充血甚则坏疽。在大约 5% ~ 10% 的重症急性胆囊炎患者当中,胆囊炎症可发生进展,进而导致胆囊壁全层的缺血坏死。大多情况下,胆囊结石可被排出,进而胆囊炎症消退。

当胆囊管持续梗阻并继发细菌感染时,可发生急性坏疽性胆囊炎,形成胆囊内脓肿或是胆囊积脓症。少数情况下缺血坏死局部可发生穿孔,而穿孔多被大网膜及周围脏器局限于肝下间隙。但当穿孔未被局限时,可导致腹膜炎、肝内脓肿的发生,以及引起邻近器官的穿孔(十二指肠或是结肠),进而形成胆囊肠道瘘。当继发有产气细菌感染时,可在腹部放射线或 CT 扫描下,看到胆囊腔内以及胆囊壁内存在气体影像,甚则是胆囊气肿。

临床表现　大约 80% 急性胆囊炎患者存在慢性胆囊炎病史。开始表现为胆绞痛,特点为不间断并可持续数天。典型疼痛部位为右上腹或上腹部,可放射右侧后背部或右侧肩胛区,其疼痛程度较单纯胆绞痛重。患者通常存在体温升高、厌食、恶心以及呕吐。因胆囊炎症累及局部壁层腹膜,患者也可出现倦怠乏力。体格检查通常可发现右上腹存在肌紧张和反跳痛,有时可触及由胆囊及其周围包裹的网膜形成的包块,亦可因局部肌紧张而未触及。墨菲氏征阳性是急性胆囊炎的特征性表现。

通常白细胞表现为轻中度升高(12 000 ~ 15 000 个/mm³),部分患者可表现为白细胞正常。白细胞重度升高(超过 20 000 个/mm³)通常提示非单纯性胆囊炎如坏疽性胆囊炎、穿孔或是胆管炎的存在。血清肝功能多为正常,但也可出

现血清胆总红素(4mg/ml)、碱性磷酸酶、转氨酶以及淀粉酶的轻度升高。严重黄疸通常提示胆总管结石或胆囊壶腹部结石嵌顿引起严重周围炎症,进而压迫胆管(即 Mirizzi 综合征)。老年或糖尿病患者可因症状不典型而延误诊断,其并发症发生率较高,死亡率是年轻或非糖尿病患者的 10 倍。

急性胆囊炎的鉴别诊断包括伴或不伴穿孔的消化道溃疡、胰腺炎、阑尾炎、肝炎、肝周炎(Fitz-Hugh-Curtis 综合征)、心肌缺血、肺炎、胸膜炎,以及累及肋间神经的皮肤带状疱疹。

诊断　超声检查是诊断急性胆囊炎最为有效的放射检查手段,特异性和敏感性可达 95%。超声检查除了能很好的检查有无胆囊结石外,还能显示胆囊壁的增厚和胆囊周围积液(图 32-14)。使用超声探头按压胆囊区,胆囊区存在压痛(超声墨菲氏征)也提示存在急性胆囊炎。胆汁放射性核素扫描(HIDA 扫描)检查可能对非典型患者诊断有所帮助。注射放射性核素 4 小时后胆囊仍未显影,提示胆囊管梗阻,若同时存在急性胆囊炎的临床表现,诊断急性胆囊炎的敏感性和特异性较高。正常的 HIDA 扫描表现可排除急性胆囊炎的诊断。当患者存在急性腹痛时,通常可进行 CT 扫描检查,可显示有无胆囊壁的增厚、胆囊周围积液、胆囊结石和胆囊壁内积气,但其敏感性较超声检查差。

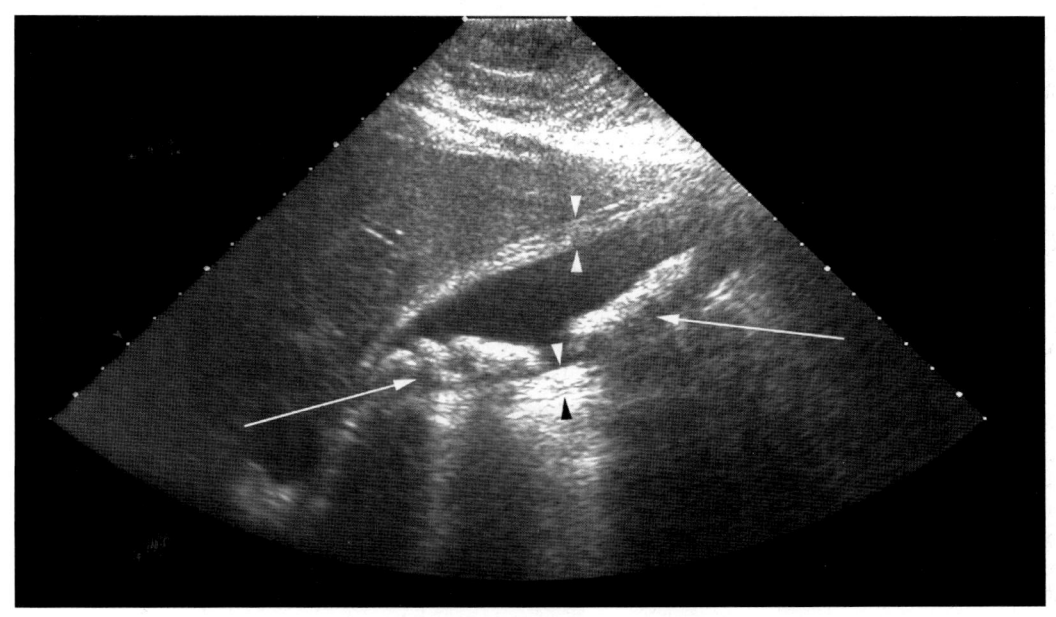

图 32-14　急性胆囊炎患者超声检查。箭头处提示胆囊壁增厚、胆囊内多发结石伴声影

治疗　急性胆囊炎患者需要静脉补液、抗生素和止痛治疗。需选用覆盖革兰氏阴性需氧菌和厌氧菌的抗生素,如三代头孢类抗生素或二代头孢联合甲硝唑。若患者对头孢类抗生素过敏,可选用氨基糖苷类抗生素联合甲硝唑。尽管部分急性胆囊炎患者的胆囊炎症可能为无菌性炎症,但因超过一半患者的胆汁细菌培养结果为阳性,且要具体知道患者是否继发细菌感染存在困难,因而使用抗生素是大多数医疗中心的治疗手段之一。

胆囊切除术是急性胆囊炎确切有效的治疗方式。以往针对胆囊切除的手术时机存在争论。较在保守治疗和恢复后 6～10 周延期行胆囊切除而言,我们倾向在发病 2～3 天内早期行胆囊切除。有研究表明,除非患者存在手术禁忌证,否则均应推荐早期胆囊切除,其疗效确切,患者恢复时间更短。

急性胆囊炎也是腹腔镜胆囊切除的适应证。较慢性胆囊炎而言,急性胆囊炎患者中转开腹胆囊切除的概率更高(10%～15%),其腹腔镜胆囊切除手术难度更大,手术时间更长。与延期手术相比,早期手术并发症发生率类似。

若患者就诊较晚(发病后 3～4 天)或存在手术禁忌证,应先给予抗生素治疗,2 个月后择期行腹腔镜胆囊切除。大约 20% 患者保守治疗无效,需手术干预治疗,此时可尝试腹腔镜胆囊切除,但中转开腹几率较高,部分医疗中心倾向直接开腹胆囊切除。针对存在手术禁忌证患者而言,可考虑经皮胆囊穿刺或是局麻下胆囊切除。若存在胆囊坏疽或是穿孔,胆囊造口疗效不佳,该类患者不可避免的需手术治疗。就胆囊造口治疗后症状改善患者而言,胆管造影检查提示胆囊管通畅即可拔除胆囊造口管,可择期行腹腔镜胆囊切除。针对少部分无法耐受手术患者而言,可考虑在胆囊排石之前,通过胆囊造口管取出胆囊结石。

胆总管结石

胆总管结石直径可大可小,单发或多发,6%～12% 胆囊结石患者并发胆总管结石,发病率随年龄增大而升高。在超过 60 岁有症状的胆石病患者当中,20%～25% 同时存在胆总管结石与胆囊结石。在西方国家,结石大多数是在胆囊中形成,通过胆囊管排入胆总管进而形成胆总管结石。胆总管结石可分为继发性胆总管结石与在胆总管中形成的原发性胆总管结石,继发性胆总管结石多为胆固醇结石,而原发性胆总管结石多为胆色素结石。原发性胆总管结石的形成与胆汁淤积、胆道感染有关,多见于亚洲人群。导致胆汁淤积的原因包括胆管狭窄、乳头狭窄、肿瘤或是(继发性)结石。

临床表现　胆总管结石可无症状,多在偶然间发现。也可引起胆总管的完全或不完全阻塞、胆管炎或是胆源性胰腺炎。胆总管结石引起的疼痛与胆囊管结石嵌顿引起的胆绞痛很相似,常伴有恶心呕吐。体格检查以上腹部或右上腹部轻度压痛和轻度黄疸多见,也可无异常表现。因胆总管结石可暂时性压迫十二指肠乳头,其引起的疼痛与黄疸症状表现为间断性。小的胆总管结石可通过十二指肠乳头排入肠道,进而患者疼痛与黄疸症状得以缓解。若是胆总管结石完全阻塞十二指肠乳头,患者黄疸可表现为进行性加重。胆总管结石患者大多有血清总胆红素、碱性磷酸酶以及转氨酶的升高,但仍有大约1/3患者肝功能正常。

通常,检查是否存在胆囊结石(即使无症状性的)以及测量胆总管直径首选超声检查。由于近端胆管结石可排入胆总管远端,而肠道中气体可干扰胆总管远端结石的超声检查,因而若存在胆囊结石、黄疸以及胆绞痛表现,超声检查又提示胆总管扩张(直径>8mm),患者应高度怀疑胆总管结石。MRCP检查可很好的显示胆道解剖,其发现>5mm胆总管结石的敏感性为95%,特异性为89%。内镜下胆道造影检查是诊断胆总管结石的金标准,并且有检查与治疗同步的优势。若是由经验丰富的意思操作,胆胰壶腹部位插管和胆道造影检查的成功概率>90%,并发症发生率<5%(主要是胆管炎与胰腺炎)。在发现胆总管结石方面,超声内镜作用与ERCP相当(敏感性91%,特异性100%),但因超声内镜无法实施治疗,且专业技术要求更高,其临床使用更少。由于同时存在诊断与治疗作用,PTC在原发性胆总管结石患者身上应用较广,而继发性胆总管结石患者很少使用。

治疗   针对有症状的胆囊结石患者而言,怀疑存在胆总管结石,可术前行ERCP检查或是术中胆管造影。若是ERCP检查提示存在胆总管结石,可行括约肌切开和导管取石,随后在腹腔镜下切除胆囊。胆囊切除术中的胆管造影同样可以确认有无胆总管结石(图32-15)。就探查胆总管取石而言,在腹腔镜下是通过胆囊管或是切开胆总管来探查,二者无区别(见胆总管探查)。若是由于专业技术水平或是仪器设备限制,无法实施腹腔镜下胆总管探查,术中需在胆囊管周围放置引流管,转天行内镜下括约肌切开。若是内镜操作失败或由于某些原因无法实施,可考虑开腹胆总管探查。若是切开胆总管,需放置T管引流。就结石嵌顿十二指肠乳头部而言,无论是内镜下取石还是胆总管探查取石(开腹或是腹腔镜)均可能存在难度。此时胆总管往往扩张明显(直径大约2cm),可考虑胆总管十二指肠吻合术或Roux-en-Y胆总管空肠吻合术。

胆囊切除术后残留或复发胆总管结石是内镜下取石的主要适应证(图32-16)。术中发现而未处理或是胆囊切除术后很短时间内诊断的胆总管结石为残留胆总管结石;胆囊切除术后数月或数年诊断的为复发胆总管结石。手术探查胆总管并放置T管引流,在拔除T管之前需行T管造影检查。残留

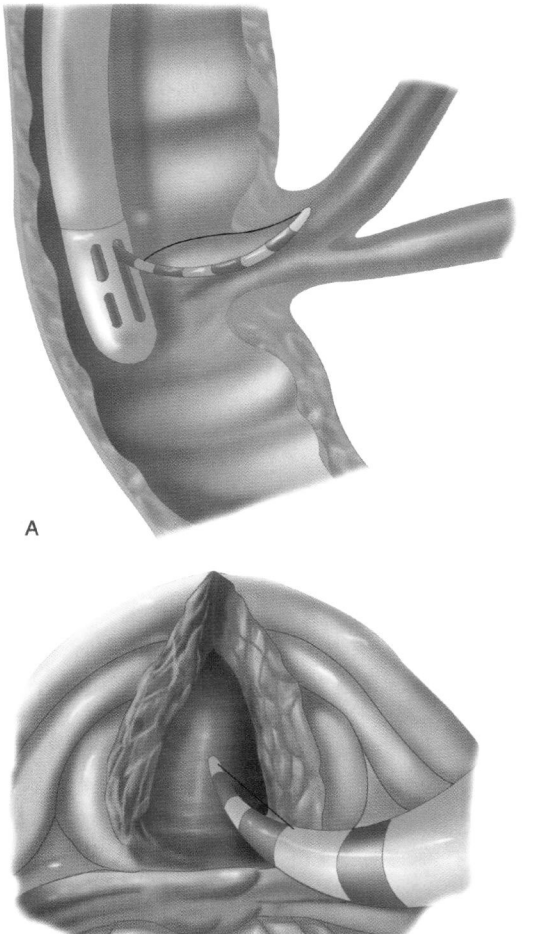

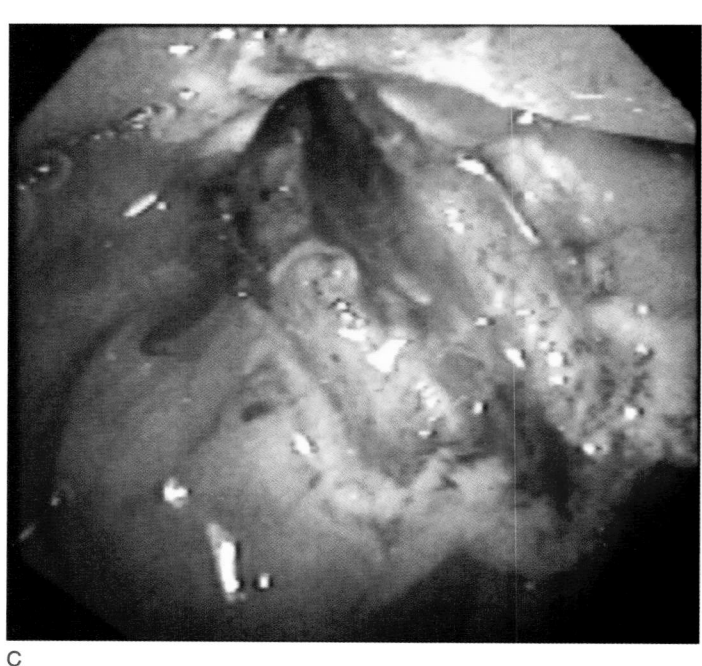

图32-15   内镜下括约肌切开术。**A.** 括约肌切开器的放置部位。**B.** 完全括约肌切开术。**C.** 完全括约肌切开的内镜下图片

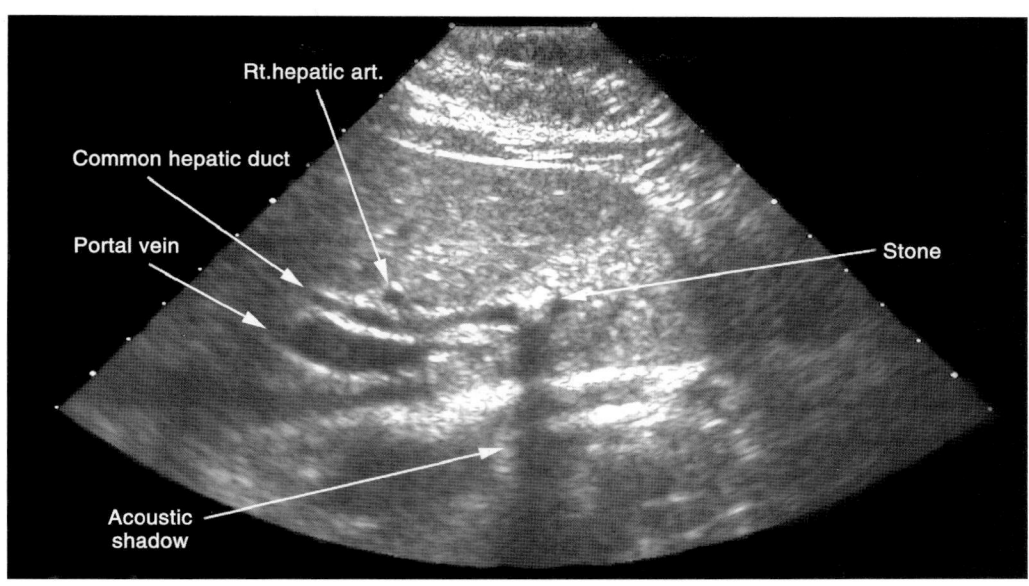

A

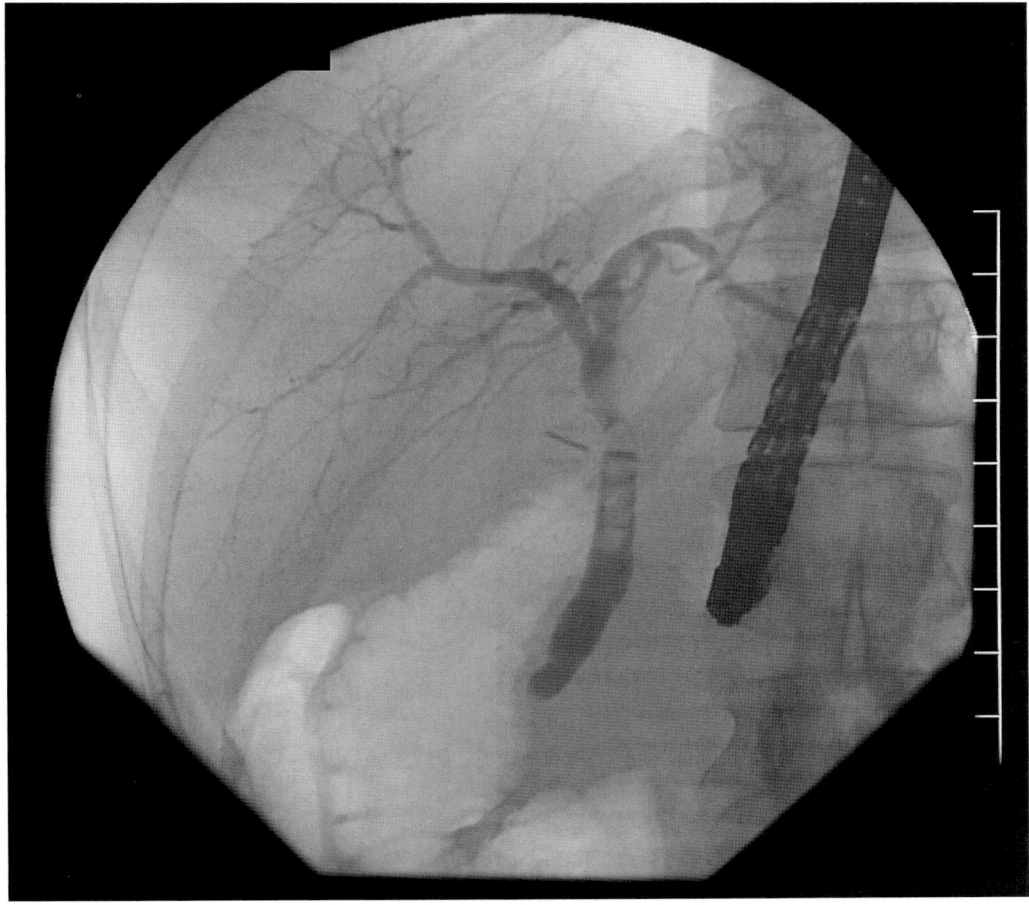

B

图 32-16　腹腔镜胆囊切除术后 3 周残留胆总管结石。**A.** 超声检查提示胆总管结石,胆总管正常或轻度扩张。注意该患者右肝动脉行走于肝总管前(解剖变异)。**B.** ERCP 检查提示该患者多发胆总管结石。超声检查只发现胆总管近端结石,其他结石在十二指肠后的胆总管远端,超声未发现

胆总管结石可通过内镜或T管窦道(需2~4周窦道形成完全后)来取石。拔除T管后,通过T管窦道插入导管,并在放射线引导下使用网篮或球囊取出结石。复发性胆总管结石往往为多发,且直径较大,通常选择内镜下括约肌切开,通过自然管道取出残留或复发结石。研究表明,与手术取石相比,>70岁胆总管结石患者通过内镜取石并发症发生率与死亡率更低,因而该类患者应选择内镜下取石治疗。在该类患者当中,仅有15%患者会出现胆囊结石的临床症状,且必要时可通过胆囊切除来治疗,因而无需预防性切除胆囊。

胆管炎

胆管炎是胆总管结石的两个主要并发症之一,另外一个为胆源性胰腺炎。急性胆管炎是在部分或完全胆道梗阻的基础上发生的胆道逆行性细菌感染。肝脏分泌的胆汁是无菌的,胆管中的胆汁也可通过胆汁的流动性和胆汁中的抗菌物质(如免疫球蛋白)作用来保持无菌状态。胆道的机械性梗阻可妨碍胆汁的流动性,进而可发生胆汁的细菌感染。胆总管结石或其他原因导致的胆道梗阻患者的胆汁细菌培养常为阳性。胆汁细菌感染本身不会引起胆管炎的临床表现,同时伴有胆道梗阻的胆汁细菌感染才能引起胆管炎表现。引起急性胆管炎的胆道梗阻最常见原因为胆石症,其他原因包括胆道的良性和恶性狭窄、寄生虫、胆管插管或内置支架以及胆肠吻合口部分狭窄。胆管炎患者胆汁培养最常见的阳性菌包括大肠杆菌、肺炎克雷伯、肠球菌、肠杆菌以及类杆菌。

临床表现 胆管炎临床表现多样,可以是临床表现轻微、具有间断性和自限性的一类疾病,也可以表现为暴发性、具有潜在生命威胁的败血症。胆石症引起的胆管炎主要见于老年人与女性患者。主要临床表现为发热,上腹部或右上腹疼痛以及黄疸。大约2/3患者存在这些典型的症状,即夏科氏三联征。若伴有败血症和神智障碍,即雷诺氏五联征(发热、黄疸、右上腹疼痛、感染性休克以及神智改变),疾病可进一步进展。但有些患者临床表现不典型,即使存在发热、黄疸或是疼痛,临床表现也较轻微。最常见于老年人,临床表现不明显,直至出现感染性休克表现。内置胆道支架患者很少出现黄疸。腹部体格检查结果与急性胆囊炎类似。

诊断和治疗 胆管炎常见有白细胞增多,高胆红素血症以及碱性磷酸酶和转氨酶升高,三者支持胆管炎的临床诊断。超声检查有效,可帮助判断有无胆囊结石、胆管有无扩张以及可能的梗阻部位,但很难明确梗阻原因。确定梗阻原因可通过ERCP检查,若是无法实施ERCP检查,可考虑PTC检查,两者均可明确梗阻部位和原因,留取胆汁做胆汁培养,必要时还可行取石治疗和放置导管或支架来引流胆管。CT与MRI可提示胰腺与壶腹部有无肿物,胆管有无扩张。

胆管炎患者治疗首选静脉给予抗生素和液体复苏,部分患者可能需要重症监护及血管活性药物的使用。大多数患者对这些治疗有效,但当患者病情稳定后需尽快实施胆道引流治疗。大约15%患者对抗生素与液体复苏治疗无效,需急诊行胆道减压治疗,包括内镜、经皮经肝或是手术等方式,应根据患者胆道梗阻情况与术者专业水平来选择具体方式。若是患者存在胆总管结石或是壶腹部恶性肿瘤,首选内镜治疗方式,行括约肌切开、取石或是放置胆管支架;当患者梗阻部位较高或者是在肝门部,存在胆肠吻合口狭窄或是无法实施内

镜操作时,可考虑经皮经肝穿刺引流方式;若是ERCP或PTCD均无法实施,需急诊手术减压胆管并放置T管引流。带患者胆管炎稳定、诊断明确后方可行根治性手术治疗。存在内置胆管支架患者往往反复发作胆管炎,常常需要更换支架。

急性胆管炎总体死亡率为5%。当伴有肾功能衰竭、心功能不全、肝脓肿和恶性肿瘤时,患者并发症发病率与死亡率会更高。

胆源性胰腺炎

胆总管结石与急性胰腺炎相关。嵌顿结石阻塞胰管或是结石通过乳头部位引起胰管的暂时性梗阻均可导致胰腺炎的发生。胰管梗阻引起胰腺炎的确切机制尚未可知。胰腺炎患者进行胆道超声检查是很有必要的。若发现患者存在胆囊结石且胰腺炎症状较重,ERCP下行括约肌切开+取石术有可能中止胰腺炎的发展。一旦胰腺炎症状稳定,应在同一住院周期内尽早切除胆囊。当患者存在胆囊结石,而胰腺炎症状较轻,有自行排石的可能。针对这类患者,应行胆囊切除+术中胆管造影或术前ERCP检查。

肝内胆管炎

肝内胆管炎,也叫复发性化脓性胆管炎,多见于亚洲人群,也可见于美国、欧洲以及澳洲华人。该病无性别差异,多于30~40岁年龄段发病。肝内胆管炎由胆道细菌感染引起(常见菌为大肠杆菌、克雷伯菌、类杆菌或粪肠球菌),且与胆道寄生虫如支睾吸虫、后睾吸虫以及蛔虫有关。细菌酶可分解胆红素,沉淀形成胆泥,胆泥与死亡的细菌胞体形成棕色的胆色素结石,结石中心可包含有肝吸虫虫体、虫卵或是蛔虫。这类结石多在胆道中形成,引起胆管的部分梗阻,导致胆管炎的反复发作。反复发作胆管炎可引起胆管狭窄,进一步促进胆道结石、感染、肝脓肿以及肝功能衰竭的发生(继发性胆汁性肝硬化)。

患者多表现为右上腹部或上腹部疼痛、发热以及黄疸。症状的反复发作是该病的特征表现之一。疾病的严重程度不一,若是不予治疗,可逐渐导致营养不良和肝功能不全。超声检查可发现胆道结石,胆道积气(产气细菌感染),肝脓肿与胆道狭窄。患者胆囊壁增厚,但大约20%患者表现为非结石性胆囊炎。MRCP与PTCD是诊断肝内胆管炎的主要影像学检查,可观察有无胆道梗阻、狭窄与结石,以及对感染性休克患者急诊行胆道减压治疗。肝脓肿可经皮穿刺引流治疗。远期治疗目的是取出胆管结石以及解除胆道狭窄,必要时可行Roux-en-Y肝管空肠吻合来建立胆肠连续性,有时也需要切除肝脏病变部分。该病容易复发。一旦发生肝功能不全,预后不良。

胆石症的外科手术治疗

胆囊造口术

胆囊造口术可为肿胀、发炎、水肿或化脓的胆囊解压并引流。它适用于难以耐受腹部手术的病人。用猪尾导管在超声引导下经皮穿刺引流是主要步骤。导管通过穿过腹壁、肝脏,导丝插入并进入胆囊(图32-17)。使导管通过肝脏,可以将胆瘘的风险降到最低。当炎症消退、病人的病情有所改善时,导管就可以移除了。之后通过腹腔镜检查是否可以摘除胆

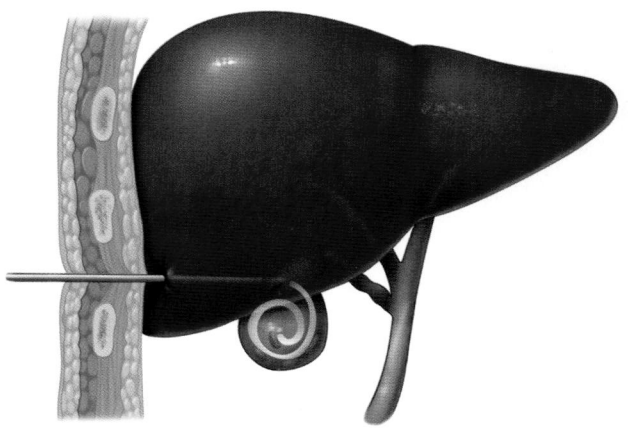

图 32-17　经皮胆囊造口术。猪尾导管通过穿过腹壁、肝右叶并进入胆囊

囊。在局部麻醉下放置大导管的外科胆囊造口术现在已经不需要了。

胆囊切除术

胆囊切除术是西方国家最常见的主要腹部手术。1882 年，Carl Langenbuch 进行了第一例成功的胆囊切除术，100 多年来这都是标准有症状胆石症的治疗。开放性胆囊切除术是一种安全、有效的对于急性和慢性胆囊炎均适用的方法。腹腔镜胆囊切除术于 1987 年被法国人 Philippe Mouret 引进，并迅速为胆结石的治疗带来了一场革命。它不但取代了开放性胆囊切除术，而且或多或少结束了对胆结石的非侵入性治疗的尝试，如体外冲击波疗法及胆盐疗法。腹腔镜胆囊切除术因其创伤小、痛苦少、瘢痕小、住院时间短、术后恢复快等优点，成为治疗症状性胆结石的首选。绝对禁忌证为难以控制的凝血障碍和终末期肝病。较少的时候，病人患有严重阻塞性肺病或充血性心力衰竭（如心射血分数小于 20%）不能耐受二氧化碳气腹，必须做开放性胆囊切除术。

从前被认为是相对禁忌证的情况，如急性胆囊炎、坏疽和胆囊积脓，胆肠瘘管、肥胖、妊娠、脑室腹腔分流术、肝硬化和曾做过的上腹手术目前被认为是一种潜在的使腹腔镜胆囊切除术较难的危险因素。当重要解剖结构不能清楚地找到或在一段时间内没有任何进展的时候，通常改为开放性胆囊切除术。大约 5% 的病人需要改为开放性胆囊切除术。紧急手术要求外科医师更精湛的技术，并且是有并发症的胆石症病人的需要，转变的概率为 10% ~ 30%。转变成开放性胆囊切除术并不意味着失败，应该在术前与病人讨论其可能性。严重的并发症很少见。腹腔镜胆囊切除术死亡率约为 0.1%。腹腔镜胆囊切除术后伤口感染与心肺并发症的概率比开放性胆囊切除术要低得多。然而，腹腔镜胆囊切除术伴有更高的胆道损伤概率（见后文胆道损伤一节）。做胆囊切除术的病人术前应做血常规和肝功能检查。还需要采取措施防止深静脉血栓，如低分子量肝素和带压力梯度的弹力袜。应该让病人在进手术室之前清空膀胱。导尿管留置导尿是完全没必要的。如果胃胀气，则放置一个口胃管，手术结束时移除。

腹腔镜胆囊切除术

病人在手术台上仰卧，外科医师站在病人的左边。有的外科医师在上腹部做腹腔镜时更愿意站在病人两腿之间。气腹由 CO_2 产生，要么以开放性手法，要么用封闭的针法。先在肚脐上缘做一个小切口。用封闭手法，一根特殊的弹簧承载的空心气腹针（Veress 气针）插入腹膜腔并用于注气。一旦建立了一个适当的气腹，通过脐上切口插入 10mm 套管针。通过开放的手法进行脐上切口，通过筋膜并进入腹膜腔。将一个特制的钝的插管（Hasson 插管）插入腹膜腔并锚定到筋膜。使附带摄像机的腹腔镜通过脐口与腹部。另外三个孔将直接可视（图 32-18）。在上腹打开一个 10mm 的孔，在锁骨中线开一个 5mm 的孔，在右胁腹开一个 5mm 的孔，这三个孔与胆囊底成一条直线。对于正处于胰腺炎恢复期的病人或患有亚急性胆囊炎以及肥胖的病人，有时为了看得更清楚也会再开第五个孔。用抓钳通过最侧面的开口抓住胆囊底。它在肝脏边缘向上朝病人右肩方向收回，使近侧胆囊和肝门区暴露。可通过使病人处于头高位并使手术台略倾斜使右侧稍高来将肝门区暴露。用第二个抓钳通过锁骨中线切口抓住并侧向收回胆囊管，使得 Calot 三角暴露出来。在此之前，可能需要除去网膜、十二指肠、结肠和胆囊之间的粘连。用剥离器、钩烙器或剪刀通过上腹的切口进行大部分的解剖操作。

剥离由胆囊和胆囊管连接处开始。胆囊动脉淋巴结是一个有用的解剖标志。向胆管的方向剥离胆囊和胆囊管-胆囊连接周围的腹膜、脂肪组织、疏松结缔组织，直到胆囊颈及近侧胆囊管才被找到。下一步是识别胆囊动脉，它通常平行于胆囊管，并且在其后方。放一个血管夹在近侧胆囊管。如果要做术中胆管造影，在胆囊管前表面（血管夹旁边）开一个小切口，导管通过切口进入胆囊管。一旦完成胆管造影照片，将导管移出，两个血管夹放置在切口附近，分出胆囊管。如果胆囊管对于夹子来说太粗，则需要用一条系好的环形结扎线封闭。然后结扎胆囊动脉并将其与其他部分分开。最后用带有电烙器的钩子或剪刀将胆囊从胆囊窝分出。在胆囊从肝脏边缘摘除前，要先仔细检查术野中有无出血点，还要检查胆囊管和胆囊动脉上夹子的放置是否正确。胆囊通过脐切口摘除。如果结石较大，筋膜缺口和皮肤切口可能需要扩大。假如胆囊有急性炎症、坏疽或者胆囊穿孔，则在移出腹腔之前先将其置于一个回收袋内。手术期间任何积累的胆汁或血液将被吸走，如果结石溢出，它们会被回收到一个回收包里再清除。假如胆囊严重发炎，坏疽或是胆汁或血液积累，就通过一个 5mm 切口在肝右叶下面接近胆囊窝处放置一个封闭的抽吸引流管。

开放性胆囊切除术

腹腔镜和开放性胆囊切除术有着同样的治疗原则。开放性胆囊切除术现在并不常见，通常作为腹腔镜胆囊切除术的另一选择，或是作为由于某种原因需要剖腹的病人的第二步手术。找到胆囊动脉和胆囊管之后，由胆囊底开始将胆囊从肝床上分离出来。向胆囊动脉和胆囊管的方向在近侧分离，胆囊动脉和胆囊管最终将被结扎。

术中胆道造影或超声检查

通过置于胆囊管中的导管注射对照物使胆管在荧光下可

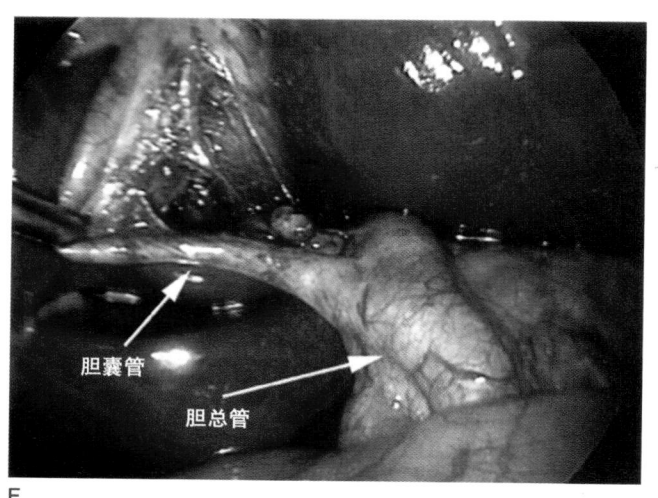

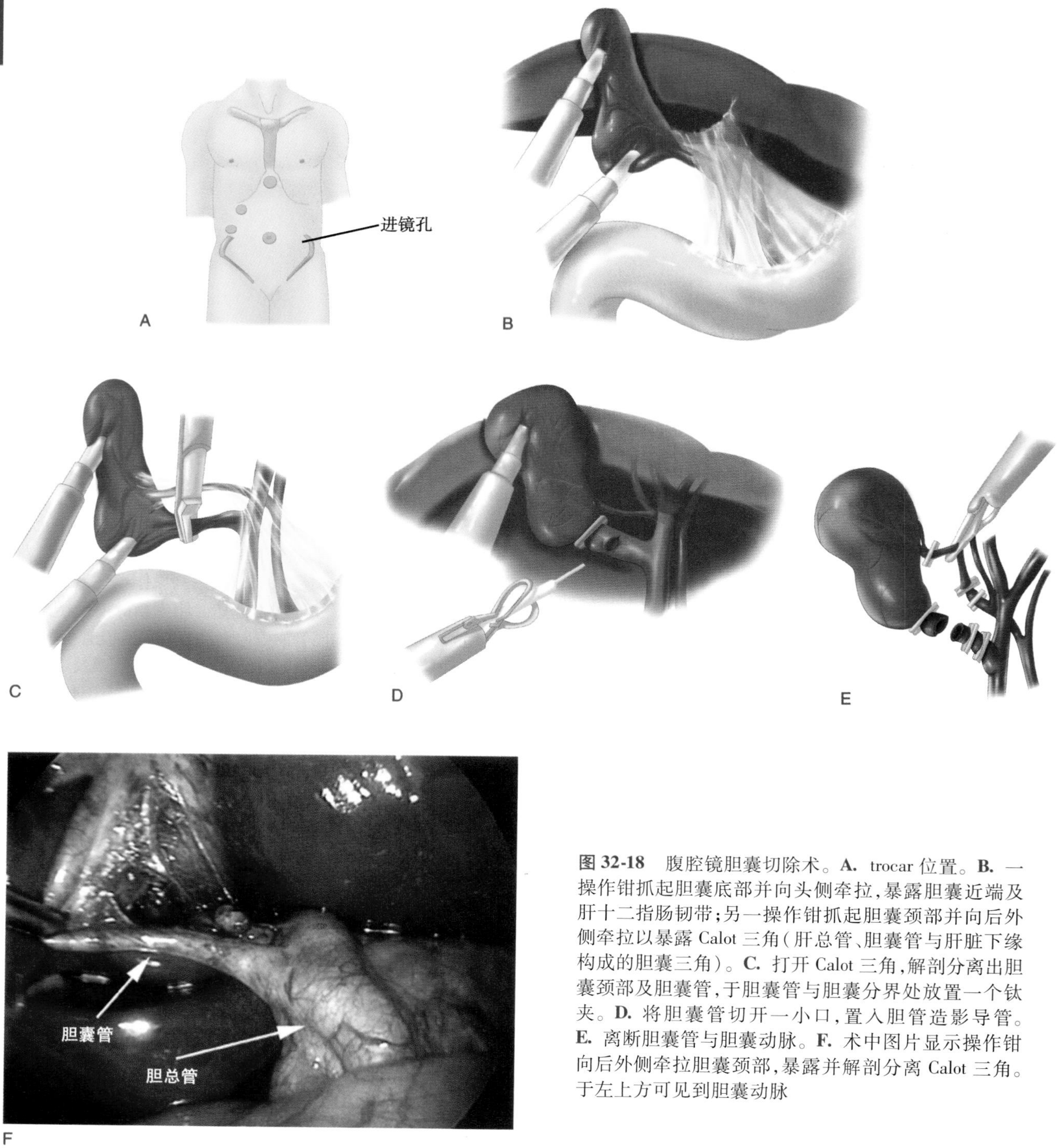

图 32-18　腹腔镜胆囊切除术。**A.** trocar 位置。**B.** 一操作钳抓起胆囊底部并向头侧牵拉,暴露胆囊近端及肝十二指肠韧带;另一操作钳抓起胆囊颈部并向后外侧牵拉以暴露 Calot 三角(肝总管、胆囊管与肝脏下缘构成的胆囊三角)。**C.** 打开 Calot 三角,解剖分离出胆囊颈部及胆囊管,于胆囊管与胆囊分界处放置一个钛夹。**D.** 将胆囊管切开一小口,置入胆管造影导管。**E.** 离断胆囊管与胆囊动脉。**F.** 术中图片显示操作钳向后外侧牵拉胆囊颈部,暴露并解剖分离 Calot 三角。于左上方可见到胆囊动脉

视(图 32-19A)。染料进入十二指肠后就可以评估它们的大小,评价有无胆总管结石,证实有无充填缺陷。常规术中胆道造影可以检出约 7% 病人的结石,同时描述解剖结构并检测损伤(图 32-19B)。当病人有肝功能检查异常、胰腺炎、黄疸、大胆管和小结石,术前超声发现胆管扩张的历史,或者如果上述原因造成术前内镜胆道造影失败,可以进行选择性术中胆道造影。腹腔镜超声检查术与术中胆道造影对于胆总管结石的检查一样精确,而且创伤更小,但它对操作技能有更高要求。

胆总管探查

术中胆管造影或超声检查出的胆总管结石可以行腹腔镜胆总管探查术(作为腹腔镜胆囊切除术的一部分)。术前发现胆总管结石,但内镜无法清除或失败的病人应行胆总管探查。

如果胆管中的结石较小,在胰高血糖素使 Oddi 括约肌舒张后,有时会随着胆管造影导管的盐水冲洗而进入十二指肠。如果冲洗失败,可以用一个球囊导管通过胆囊管,并向下进入

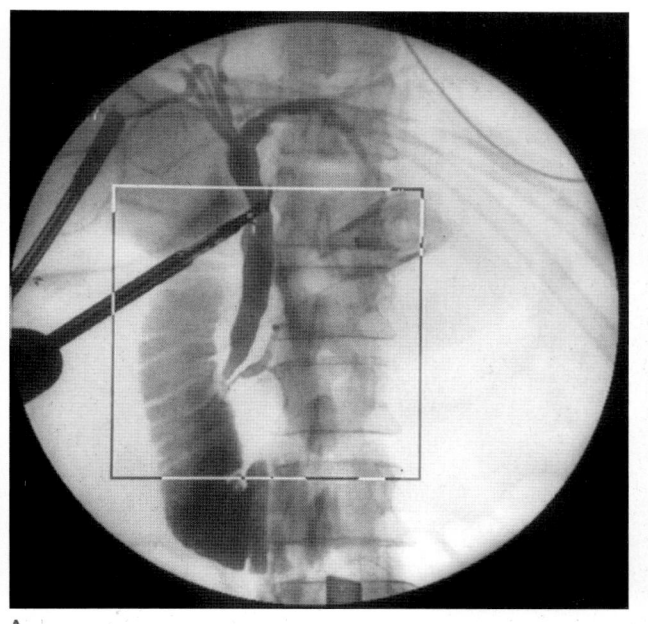

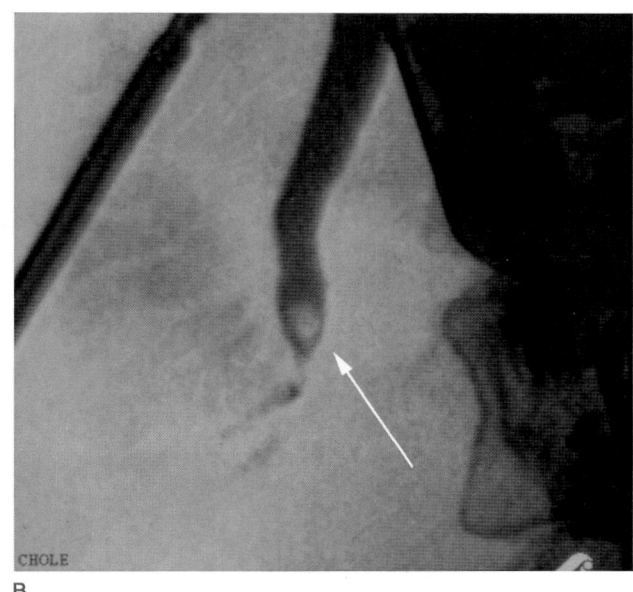

图 32-19 A. 术中胆管造影显示胆管管径大小是正常的,未见管腔内的充盈缺陷。左、右肝管可见,胆总管远端呈锥形向下,造影剂流入十二指肠。B. 术中胆管造影显示胆总管结石(箭头所示),少量造影剂已流入十二指肠

胆总管。之后一般在荧光指引下置入一个铁丝篮来取结石(图 32-20)。如果需要的话,下一步可以使用胆道镜。胆囊管可能需要扩张才能让它通过。一旦发现结石在胆总管内,它们可以在直视下被排入铁丝篮或进入十二指肠。当胆管已被清空,结扎胆囊管,胆囊切除术就完成了。偶尔有必要做胆总管切开术(切口就在胆总管上)。将胆道镜置入胆道以观察和清除结石。用一个留在胆总管内的 T 管缝合,T 管的一端自腹壁引出减压胆道。通过在胆囊切除术时取出胆总管结石,病人可以通过这种侵入性的方法治疗胆石症。然而,它取决于外科专家是否有熟练的操作技能。

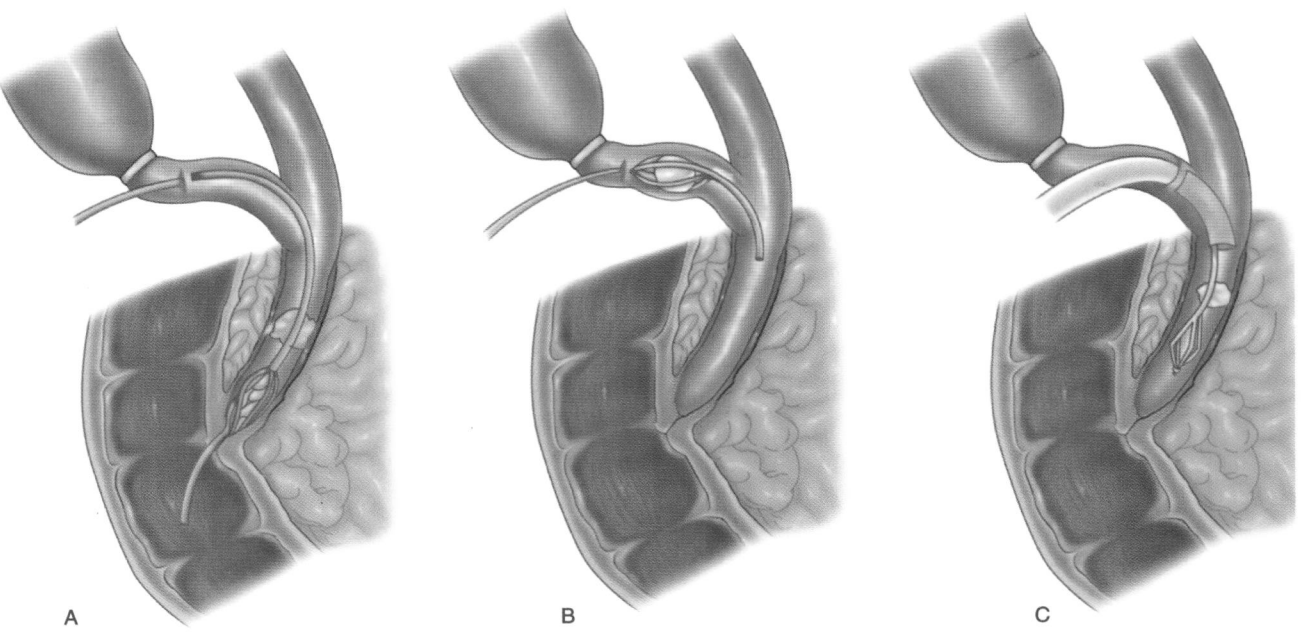

图 32-20 腹腔镜胆管探查。Ⅰ. 经胆囊管造影网篮取石。A. 取石网篮通过结石后打开。B. 取石网篮网住结石后将二者通过胆囊管取出。Ⅱ. 经胆囊管胆道镜取石。C. 通过胆道镜置入取石网篮,直视下将结石网住

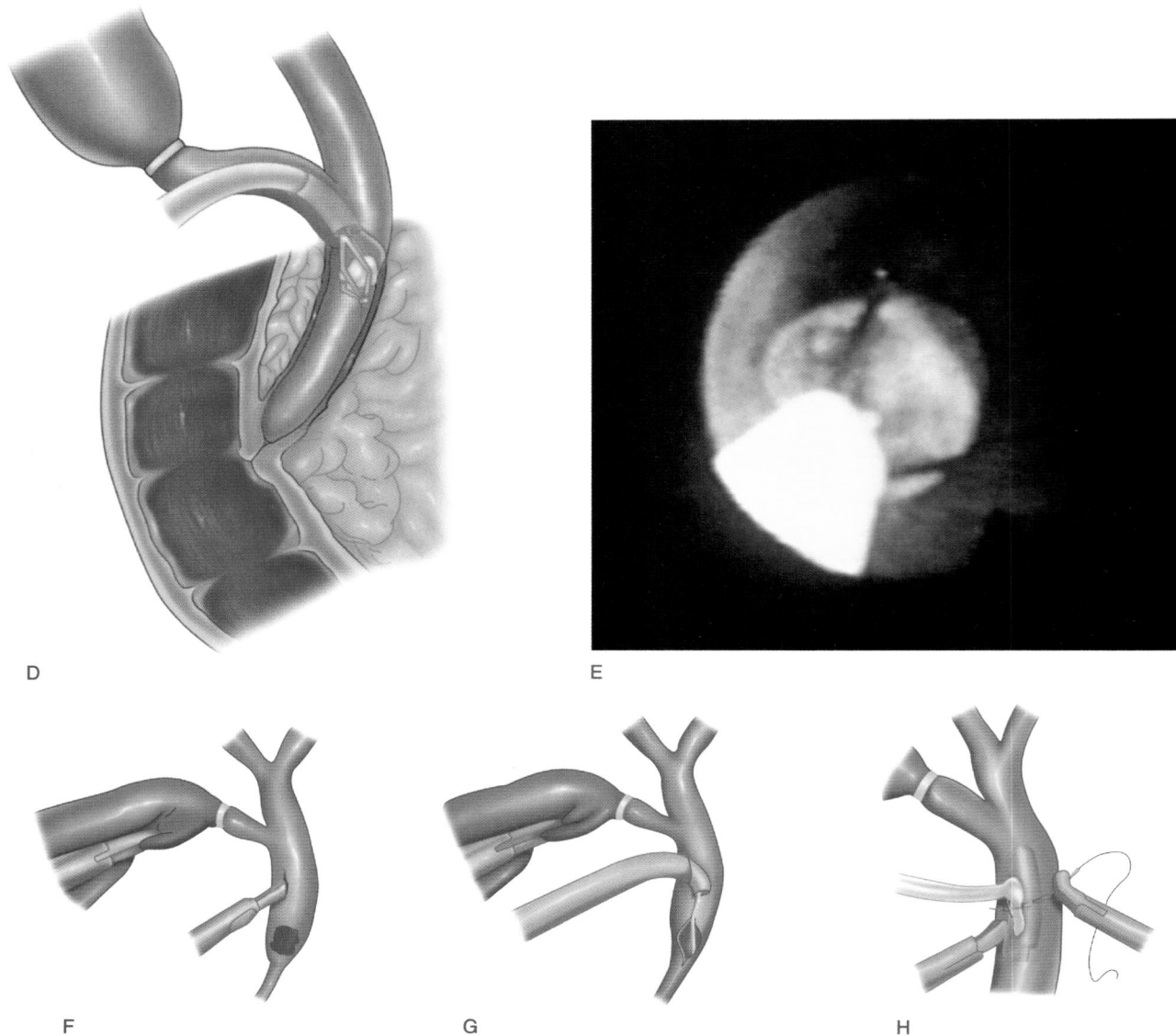

图 32-20(续)　D. 网住结石。E. 胆道镜视野。Ⅲ. 胆总管切开取石。F. 小口切开胆总管。G. 将胆总管结石取净。H. 胆总管放置 T 管引流减压,并于腹壁戳孔引出

胆总管引流

少数情况下,当结石不能清除和(或)当胆管显著膨胀(直径>1.5cm),则进行胆总管引流(图 32-21)。胆总管十二指肠吻合术的大体操作是使十二指肠第二部分松动(Kocher 手法),再使其侧-侧吻合胆总管。胆总管空肠吻合术是上提 45cm 的 Roux-en-Y 空肠臂,并使它与胆总管端-侧吻合。胆总管空肠吻合术或(更常见的)肝管空肠吻合术,也可用于修复胆总管狭窄,或作为壶腹周围区域恶性梗阻的姑息性手术。如果胆总管被切断或损伤,可以使用胆总管空肠端端吻合术。

经十二指肠括约肌切开术

在大多数情况下,内镜括约肌切开术取代了开放式经十二指肠括约肌切开术。如果一个胆总管结石病人的结石反复发作或数量较多,并且想做开放性手术,可考虑经十二指肠括约肌切开术。横向切开十二指肠。然后,在 11 点钟位置切入括约肌,以避免胰管损伤。清除由胆管来的嵌塞的结石。没有必要完全清除胆道内的结石,因为它们可以通过切开的括约肌自动排出。

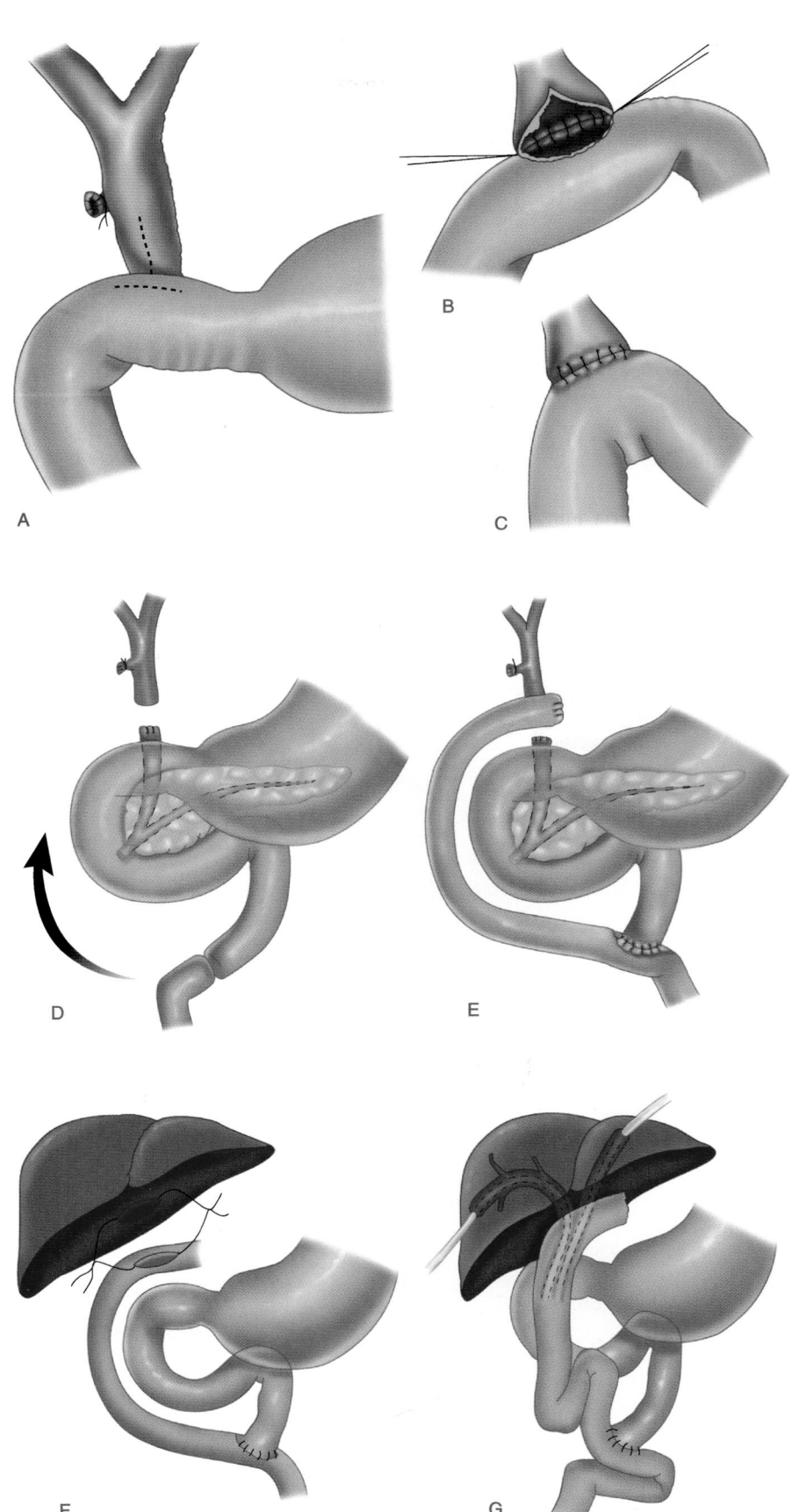

图 32-21 胆肠吻合术。有三种术式：Ⅰ. 胆总管十二指肠吻合术。**A.** 纵向打开胆总管远端及十二指肠。**B.** 胆总管十二指肠部分吻合完成。**C.** 完成胆总管十二指肠吻合。Ⅱ. 胆总管空肠吻合术。**D.** 离断胆总管与空肠。**E.** 胆总管空肠 Roux-en-Y 吻合。Ⅲ. 肝管空肠吻合术。**F.** 完全切除肝外胆管，使用空肠 Roux-en-Y 袢重建。**G.** 经皮经肝放置胆管空肠吻合口支架

其他良性疾病和损伤

无结石性胆囊炎

胆囊急性炎症的发生可以没有胆结石。无结石性胆囊炎通常发生在加护病房的重症病人。肠外营养有大面积烧伤、败血症、大手术、多发伤，或者久病、多器官衰竭的病人有无结石性胆囊炎的风险。病因仍然不明，但胆汁淤滞造成的胆囊扩张与局部缺血是致病因子。胆囊壁病理检查显示浆膜和肌层水肿，小动脉和小静脉有斑片样血栓形成。症状取决于病人的情况，但对于有些病人，症状类似于急性结石性胆囊炎，右上腹疼痛和压痛，发热，白细胞计数升高。对于注射镇静剂或昏迷的病人，临床特征较模糊，但发热和白细胞计数升高，以及碱性磷酸酶和胆红素升高提示需要做进一步检查。超声检查通常是诊断的首选，因为它可以在重症监护室的床边进行。它可以呈现胆囊壁增厚的膨胀的胆囊，胆泥，胆囊周围的液体和脓肿。腹部 CT 扫描可以帮助诊断无结石性胆囊炎，并且允许腹腔和胸部成像以便排除其他感染来源。HIDA 扫描可显示胆囊无显影，但它较不敏感，对于禁食、完全肠外营养，或有肝脏疾病的病人假阳性率较高。无结石性胆囊炎要求紧急干预。经皮超声或 CT 指导的胆囊造口术是治疗的首选，因为病人通常不适合手术(图 32-17)。如果不能确诊，经皮胆囊造口术既是诊断方法又是治疗手段。大约 90% 的病人可通过经皮胆囊造口术改善。然而，如果情况没有改善，可能需要其他手段，如开放性胆囊造口术或胆囊切除术。如果需要，胆囊切除术可以在病人的潜在疾病康复后进行。

胆道囊肿

胆总管囊肿为先天性肝外和(或)肝内胆管囊状扩张症。这种病较少见，西方国家发病率在 1:100 000 和 1:150 000 之间，东方国家更常见。胆总管囊肿在女性中的发病率是男性的 3~8 倍。虽然常在婴幼儿时期发现，还是有多达 1/2 的病人到成年才被诊断出来。病因不明。较薄的胆管壁和部分胆道梗阻导致的压力升高使得胆管囊肿形成。超过 90% 的病人有异常胰胆管连接，即胰管与胆总管在距离壶腹>1cm 处相连。这导致形成一个很长的共同通道，可以允许胰腺分泌物自由反流入胆道，导致炎性变化、胆道压力增加和囊肿的形成。胆总管囊肿分为五种类型(图 32-22)。囊肿内衬立方上皮，大小不等，可以小到直径只有 2cm，也可以是巨大的囊肿。成人通常表现出黄疸或胆管炎。不到 1/2 的病人出现典型的临床三部曲——腹痛、黄疸和肿块。超声检查或 CT 扫描可证

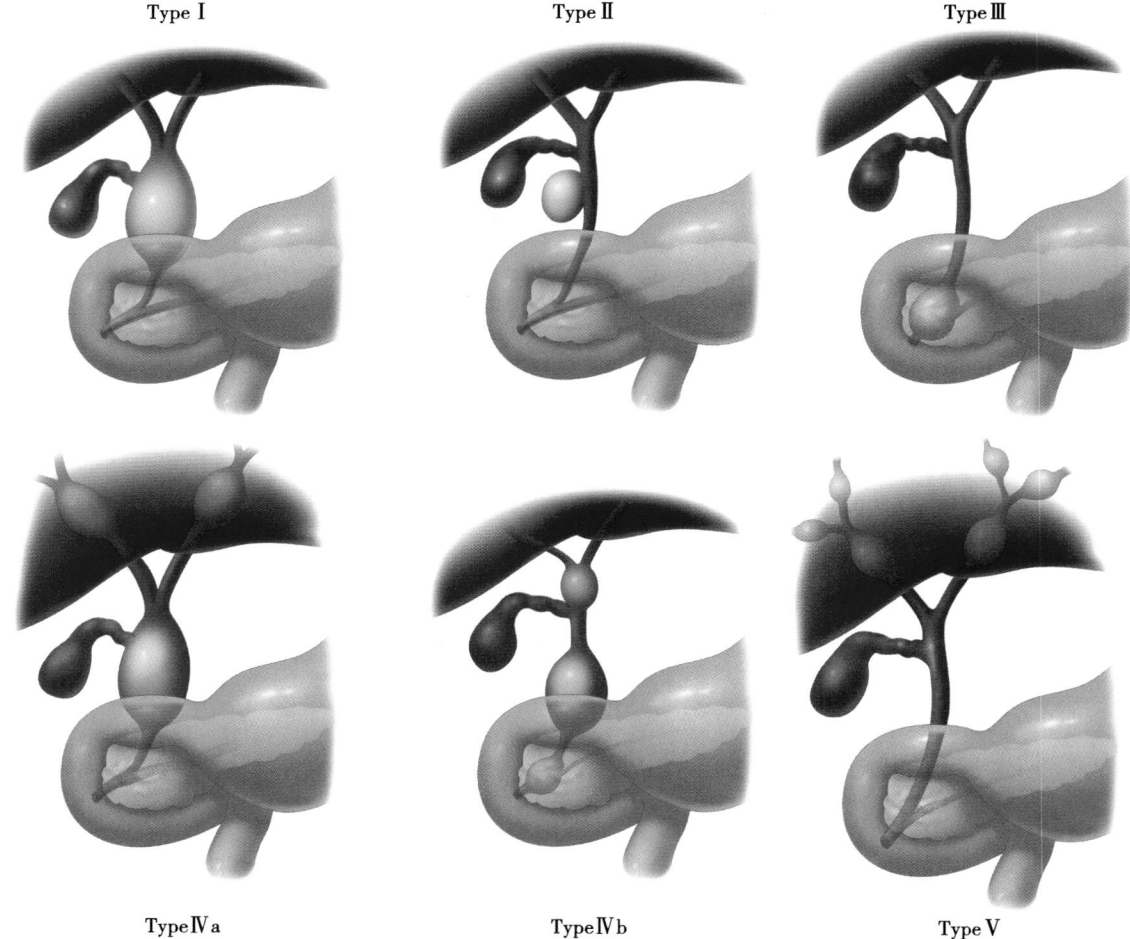

Type Ⅰ　　　　　Type Ⅱ　　　　　Type Ⅲ

Type Ⅳa　　　　　Type Ⅳb　　　　　Type Ⅴ

图 32-22　先天性胆总管囊肿的分型。Ⅰ 型:肝外胆管梭型扩张,为最常见的一种类型,所占比例超过 50%。Ⅱ 型:肝外胆管憩室样突出,较少见,所占比例小于 5%。Ⅲ 型:胆管十二指肠壁内段扩张,所占比例约为 5%。Ⅳ 型(包括Ⅳa 和Ⅳb),混合型胆管囊性扩张,所占比例为 5%~10%。Ⅳa 型肝内外胆管同时受累,而Ⅳb 型仅肝外胆管受累。Ⅴ 型:肝内胆管囊性扩张,非常少见,所占比例约为 1%

实诊断,但还需要内镜,经肝,或磁共振胆管造影来评估胆道结构并计划适当的手术方案。对于Ⅰ、Ⅱ、Ⅳ型,用囊肿切除加 Roux-en-Y 肝管空肠吻合术。对于Ⅳ型,可能还要切除部分肝脏,尤其是如果肝内胆管结石、狭窄或脓肿,或者扩张局限在一个肝叶。成人发展为胆管癌的风险高达 15%,因此诊断后要完全切除。对于Ⅲ型,建议用括约肌切开术。

硬化性胆管炎

　　硬化性胆管炎是一种罕见的疾病,以肝内和肝外胆道炎性狭窄为特征。它是一种进行性疾病,最终继发胆汁性肝硬化。有时,胆道狭窄显然是继发于胆道结石、急性胆管炎、既往的胆道手术或毒剂,因而被称为继发性硬化性胆管炎。然而,原发性硬化性胆管炎是一种独立的疾病,并不继发于其他疾病。它在约 2/3 的病人中与溃疡性结肠炎相关。其他有关的疾病包括 Riedel 甲状腺炎(慢性纤维性甲状腺炎)和腹膜后纤维化。自身免疫反应,慢性轻度细菌或病毒感染,毒性反应和遗传因素都在其发病中起重要作用。人类白细胞抗原单体型 HLA-B8,HLA-DR3,HLA-DQ2 和-DRw52A,普遍存在于自身免疫性疾病病人体内,也更常出现在硬化性胆管炎病人体内。硬化性胆管炎病人有发展为胆管癌的风险。最终有10%~20% 的病人患上癌症。胆管癌可以出现在疾病发展的任何时候,与硬化性胆管炎或肝衰竭的程度不相关,但是总是紧随病情发展迅速的阶段。病人平均年龄为 30~45 岁,男性患病率通常是女性的两倍。常见的临床表现有间歇性黄疸、疲劳、体重减轻、瘙痒、腹痛。如果先前没有胆道介入或手术,一般不出现急性胆管炎的症状。超过 1/2 的病人在诊断时就已经有了症状。对于一些有溃疡性结肠炎的病人,常规检查中的肝功能检查异常即可诊断为硬化性胆管炎。硬化性胆管炎的临床病程高度变异,但是总是出现缓解—恶化的循环。然而,有些病人许多年都没有症状,而其他病人病情随着闭塞性的炎性变化迅速进展,继发胆汁性肝硬化和肝衰竭。对于有溃疡性结肠炎的病人,每个病人的病程是相互独立的。结肠切除对原发性硬化性胆管炎的病程没有影响。原发性硬化性胆管炎病人诊断后的中位存活期为 10~12 年,大部分死于肝功能衰竭。临床表现还有碱性磷酸酶和胆红素升高提示可能为硬化性胆管炎,但是内镜下逆行胆管造影术显示肝内和肝外胆道多处扩张和狭窄(串珠样)才能确诊。肝管分岔处通常受累最严重。

　　肝活检或许不能用于诊断,但确定肝纤维化的程度和肝硬化的存在是十分重要的。通过内镜下逆行胆管造影术和肝活检对硬化性胆管炎选择合适的处置。对于原发性硬化性胆管炎,目前还没有有效的药物治疗和治愈性治疗。糖皮质激素、免疫抑制剂、熊去氧胆酸和抗生素的效果都不理想。胆道狭窄可以通过内镜或经皮扩张并置入支架。这些措施可以短期改善症状和血清胆红素水平,只有不到 1/2 的病人可以获得长期改善。

　　对于肝外胆道与肝管分叉狭窄,但没有肝硬化或明显的肝纤维化的病人,切除肝外胆道和肝管空肠吻合术可以产生较好的效果。对于有硬化性胆管炎和晚期肝病的病人,肝移植是唯一的选择。它提供了极好的结果,整体 5 年生存率高达 85%。原发性硬化性胆管炎在 10%~20% 的病人中会复发,需要再次肝脏移植。

Oddi 括约肌狭窄症

　　胆总管出口的良性狭窄通常与炎症、纤维化或肌肥大有

关。发病机制尚不清楚,但可能与石块、括约肌运动障碍、先天异常造成的创伤有关。阵发的胆道疼痛合并肝功能异常是常见的临床表现。然而,复发性黄疸或胰腺炎也可以发挥作用。扩张的难以插管的胆总管是有用的诊断依据。在专业单位还提供壶腹测压和激发试验。如果已经确诊,内镜或手术括约肌切开术有较好的效果。

胆管狭窄

　　良性胆管狭窄的原因有很多。然而,绝大多数由手术损伤造成,最常见的是腹腔镜胆囊切除术(见下文胆道损伤)。其他原因包括慢性胰腺炎导致的纤维变性、胆总管结石、急性胆管炎、胆囊结石导致的胆道阻塞(Mirizzi 综合征)、硬化性胆管炎、胆管肝炎和胆肠吻合口狭窄。未查出或处置不当的胆管狭窄可能会导致复发性胆管炎,继发性胆汁性肝硬化和门静脉高压。胆管狭窄病人最常出现的是阵发的胆管炎。少数时候也可能出现黄疸并且没有证据显示感染。

　　肝功能检查通常显示胆汁淤积的证据。超声检查或 CT扫描可以显示狭窄处附近扩张的胆管,并提供有关狭窄程度的信息。磁共振胆管造影也将提供良好的有关扩张部位和程度的解剖学信息。对于肝内胆管扩张的病人,经皮肝穿胆管造影可以描绘近侧胆道的轮廓,确定狭窄及其部位,并允许用肝穿导管或支架给胆道减压(图 32-23)。内镜胆管造影照片

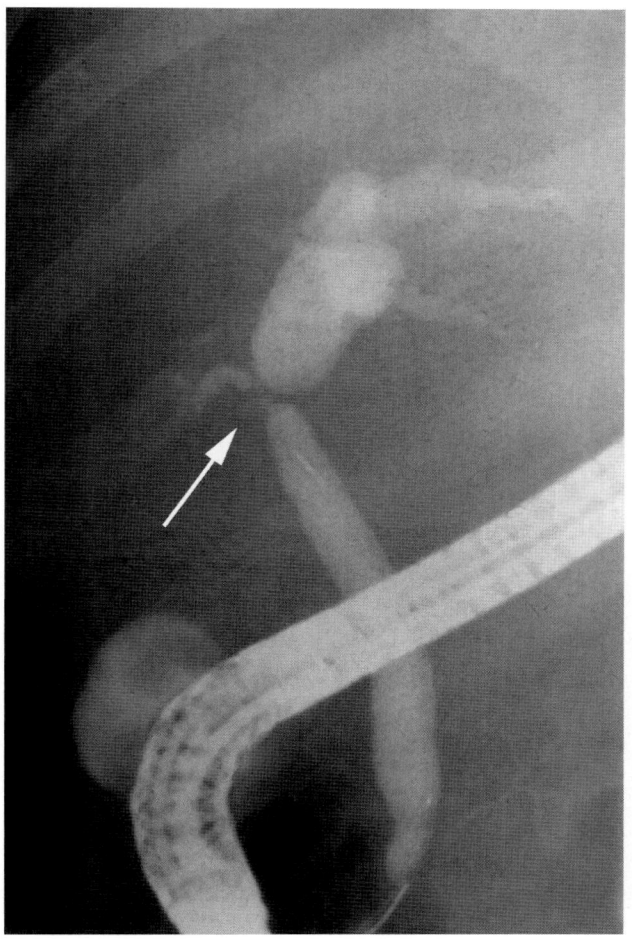

图 32-23　经内镜逆行胆管造影术可显示肝总管的结构(箭头所指)。病人在近期曾行腹腔镜胆囊切除术,造影后可见术中钳夹了胆总管

可以看到远侧胆管的轮廓。治疗方式取决于狭窄的位置和原因。

经皮或内镜扩张和（或）支架置入对50%以上的病人有良好的效果。Roux-en-Y胆总管空肠吻合术或肝管空肠吻合术对80%~90%病人有良好或极好的效果。对于胆总管最远端狭窄的病人可以选用胆总管十二指肠吻合术。

胆道损伤

胆囊

胆囊损伤不太常见。胆囊贯通伤通常由枪伤或戳伤引起，很少由肝脏穿刺活检造成。非贯通伤是极为罕见的。胆囊损伤的种类有挫伤、撕脱伤、撕裂伤、破裂和创伤性胆囊炎。治疗常用胆囊切除术，预后与损伤的类型和影响范围直接相关。

肝外胆道

肝外胆道贯通伤较罕见，通常与其他内脏损伤同时发生。绝大部分的肝外胆道损伤是医源性的，发生在腹腔镜或开放性胆囊切除术的过程中。较少的时候，胆道损伤与胆总管探查，胃切除时十二指肠的分离和松动，肝脏切除时肝门的解剖相关。在胆囊切除时胆管损伤确切的发生率是未知的，但是数据显示，在开放性胆囊切除术发生率较低（0.1%~0.2%）。然而，根据国家数据库资料，腹腔镜胆囊切除术时大损伤的发生率为0.1%~0.55%，小损伤和胆汁渗漏的发生率大约为0.3%，共计0.85%。视野有限，定位和确定二维图像深度困难，缺乏触觉再加上特殊手法技巧的要求使腹腔镜胆囊切除术时发生胆管伤的概率增大。许多因素与腹腔镜胆囊切除术时胆管损伤相关，包括急性或慢性炎症、肥胖、解剖学变异和出血。外科操作时的不充分暴露和在分离或者结扎时的结构定位错误是引起胆囊严重伤害的最常见原因。胆管有时候会很窄，以至于与胆囊管混淆。胆囊管有时候会在并入胆管前与之伴行，导致手术在错误位置进行。此外，胆囊管有时候会汇入肝右管，而肝右管也可发生变异，可能会经胆囊三角进

入肝总管。许多术中技术因素也与胆道损伤相关。胆囊过度的向头侧回缩可能使胆囊管与胆总管排成一行，后者被误认为是胆囊管而剪断并分开。使用成角度的腹腔镜而非端视镜将有助于看清结构，特别是Calot三角周围的结构。一个成角度的腹腔镜也将有助于合理放置夹子。若夹子没放好且距离肝门或可视化不佳的结构较近可能会导致夹子横过胆道。电烙器使用不慎可能会导致热损伤。深入解剖肝实质可能引起肝内胆道损伤。术中胆管造影的例行使用以避免胆道损伤是有争议的。它或许可以限制损伤程度，但似乎不能防止损伤。然而，如果胆囊切除时怀疑有胆管损伤，必须做胆管造影来识别解剖学特征。检查整个胆道充满对照物并且无渗漏是十分重要的。

诊断

只有大约25%的主要胆管损伤（胆总管或肝管）会在手术时发现。通常，术中胆汁渗漏，结构识别正确以及胆管造影照片显示异常可以做出胆道损伤的诊断。超过1/2的胆道损伤病人将在术后第1个月表现出症状。其余病人症状将呈现在几个月或几年之后，反复发作胆管炎或肝硬化。在术后早期，病人要么表现为肝功能检查进行性升高，要么表现为胆汁渗漏。胆汁渗漏，最常来源于胆囊管、横切异常的右肝管或主要胆管侧面损伤，通常表现为疼痛、发热，肝功能检查轻度升高。CT扫描或超声检查可以显示胆囊区的胆汁瘤或腹膜中的液体（胆汁）（图32-24）。通过手术放置的引流管或伤口的胆汁引流是不正常的。胆汁渗漏的位点可通过HIDA扫描非侵入地确定。外科引流或经皮放置导管的病人，通过引流管（正弦图）注射水溶性造影剂可以确定渗漏的位点和胆道的结构。CT扫描和超声对于初步评估黄疸病人也很重要，因为他们可以显示胆道狭窄或阻塞附近胆管扩张的部分，还可确定肝外胆管阻塞的程度。对于肝内胆管扩张的黄疸病人，经皮胆管造影照片可以描述损伤部位的结构，并允许通过放置导管或支架给胆道减压。内镜胆管造影可以显示损伤远侧的结构，并允许放置支架来缓解梗阻（图32-23）。磁共振成像胆管造影（如果可用）可以极好地非侵入性地描绘损伤近端和远端的胆道结构。

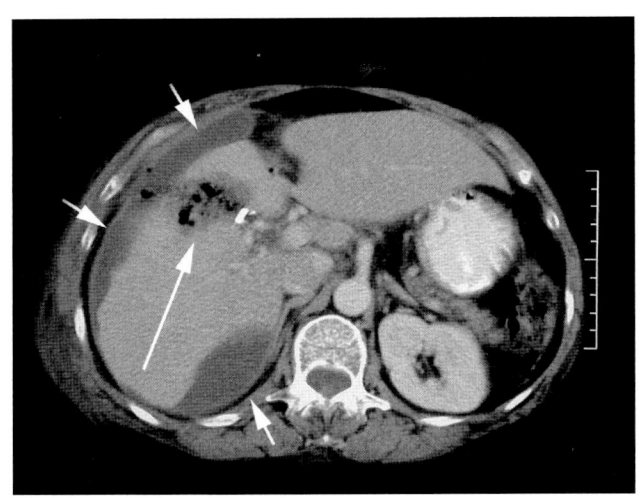

A

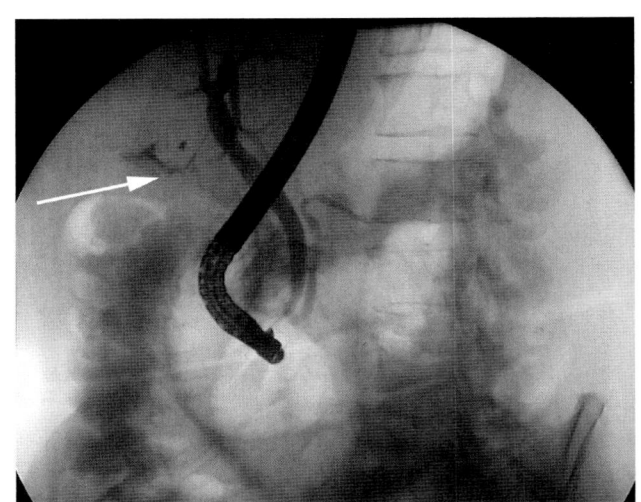

B

图32-24 **A.** CT显示病人在胆囊切除术后发生了胆汁渗漏。短箭头提示腹腔内的渗漏，胆囊床处可见气体、胆汁以及术中的钛夹（长箭头）。**B.** 经内镜逆行胆管造影提示渗漏来自于胆囊管残端（箭头所指），同时注意胰管的造影剂充盈情况

治疗

胆管损伤的处置取决于损伤的类型、范围、程度和诊断的时间。胆囊切除时发现的胆道损伤如果进行合适的治疗可避免发展为胆管狭窄。如果已经发现了大损伤但没有经验丰富的外科医师，就需要进行引流，必要的话可以经肝脏插入胆汁导管，此时病人需要转入转诊中心。如果损伤的胆管横断面直径<3mm，只对单一肝段进行引流，并安全结扎；如果损伤的胆管横断面直径≥4mm，则往往需要对多个肝段甚至整个肝叶进行引流，因此需要进行导管再置入。手术过程中发现的位于胆总管或肝胆管侧面的损伤，用 T 管处置效果最佳；如果损伤只是胆管上的小切口，就需要像做胆总管切开术一样将 T 管插入切口。若存在广泛的侧面损伤，就需要分别进行胆总管切开术，并使放置的 T 管的末端尽可能靠近损伤处，以最大限度地降低继发性狭窄形成的风险。

主要胆管损伤如肝总管或胆总管横断在损伤时处置最好。对于很多这样的大损伤，不但胆管被横断，而且一段长度不等的胆管被移除。这通常需要做空肠环路肝肠吻合。要么做 Roux-en-Y 胆总管空肠端-侧吻合术，要么做更常见的 Roux-en-Y 肝管空肠吻合术。在吻合时放置经肝脏插入的胆道导管使胆管扩张，并且便于引流和成像。虽然这种情况较少见，如果损伤是在远侧的胆总管，可以做胆总管十二指肠吻合术。

如果胆管长度几乎没有减小，可用通过独立的切口放置的 T 管做管对管修复。关键是要进行无张力的吻合以降低术后狭窄的风险。胆囊管渗漏的处置通常是通过经皮引流腹腔内胆汁内镜置入支架（图 32-24）。术后诊断的大损伤需要经肝脏置入胆道导管减压合并经皮引流腹腔内胆汁（如果有的话）。当急性炎症消退了 6 ~ 8 周后，执行手术修复。损伤或先前修复的后遗症造成胆管狭窄的病人通常表现为肝功能检查进行性升高或胆管炎。最初的处置通常包括放置肝穿胆道引流管减压并弄清损伤部位的结构，损伤的位置和损伤程度。这些导管也将在之后的胆肠吻合术中提供技术上的帮助。在损伤近侧的胆管和空肠的 Roux 环之间进行吻合。胆道狭窄的气囊扩张术通常需要多次尝试，而且很少能长期减轻症状。经皮或内镜放置横过狭窄的自膨胀金属或塑料支架，可以暂时提供引流，对于高风险病人，可以提供永久性的胆道引流。

预后

70% ~ 90% 的胆管损伤病人有良好的结局。若损伤在胆囊切除时就已发现并由有经验的外科医师修复，将会产生最好的结局。手术死亡率可以从 0 ~ 30% 不等，但一般为 5% ~ 8%。胆道修复特有的常见并发症有胆管炎、胆外瘘、胆汁渗漏，肝下和膈下脓肿，胆道出血。胆肠吻合术后再狭窄发生于约 10% 的病人，可能在最初手术后长达 20 年才显现。大约 2/3 的复发性狭窄在修复后 2 年内表现出症状。近侧狭窄预后比远侧差。肝功能衰竭和门脉高压症病人预后最差。然而，先前的修复并不排除多次尝试后成功的可能，尤其对于肝功能好的病人。肝功能退化的病人应该做肝脏移植。

肿瘤

胆囊癌

胆囊癌是一种罕见的恶性肿瘤，主要发生于老年人。它是一种具有侵袭性的肿瘤，预后差，除非切除胆囊治疗胆石症后附带早期诊断。据报道整体 5 年生存率约为 5%。

发病率

胆囊癌是西方国家第五常见的消化道恶性肿瘤。然而，它只占恶性消化道肿瘤的 2% ~ 4%，每年在美国大约可以诊断 5000 例。女性发病率比男性多 2 ~ 3 倍。最高发病率在 60 ~ 70 岁。胆囊癌在随机尸检中的发生率约 0.4%。约 1% 的胆结石病人进行胆囊切除时发现有胆囊癌。胆囊癌在美国、墨西哥和智利的当地族群中发病率非常高。有胆结石的印第安女性胆囊癌年发病率接近 0.075%，美国居民胆囊癌的总发病率为 0.0025%。

病因学

胆结石是胆囊癌最重要的危险因素，多达 95% 的胆囊癌病人有胆结石。然而，胆结石病人发展为癌症的 20 年风险值，对于整体小于 0.5%，而对于高危人群为 1.5%。发病机制尚未弄清，但可能与慢性炎症有关。大的结石（>3cm）使患癌症的风险增加 10 倍。有症状的胆结石病人发展为胆囊癌的风险高于无症状性胆结石病人。胆囊息肉样病变会增加患癌症的风险，尤其是当息肉直径>10mm 时。钙化的瓷胆囊并发胆囊癌的概率超过 20%。即使病人无症状这些胆囊也应摘除。胆总管囊肿病人有更高的风险患胆道系统的癌症，尤其是在胆囊。硬化性胆管炎，异常胰胆管连接，暴露于致癌物（偶氮甲苯、亚硝胺）也与胆囊癌相关。

病理学

80% ~ 90% 的胆囊肿瘤是腺癌。鳞癌、腺鳞状细胞癌变、燕麦细胞癌变和其他未分化癌很少发生。胆囊腺癌的组织学亚型，包括乳头状，结节状，管状。乳头状腺癌少于 10%，但预后更好，因为局限在胆囊时它们最常被诊断。胆囊癌通过淋巴道转移，可直接侵入肝实质。淋巴液从胆囊首先流到胆囊管淋巴结（位于 Calot 三角），然后流到胆总管周围和肝门淋巴结，最后是胰周，十二指肠，门静脉周围，腹腔，肠系膜上动脉淋巴结。胆囊静脉中的血液直接流入邻近的肝脏，通常在第四和第五段，肿瘤经常侵犯这里（图 32-25）。胆囊壁与肠组织学上的不同在于它缺乏黏膜肌层和黏膜下层。淋巴管仅存在于浆膜层。因此，癌症入侵但不通过肌层生长，有淋巴结病的风险最小。确诊为胆囊癌时，大约有 25% 局限于胆囊壁，35% 有局部淋巴结受累和（或）侵入邻近的肝，约 40% 有远处转移。

临床表现和诊断

胆囊癌的症状通常无法与胆结石和胆囊炎区分。这些症状包括腹部不适、右上腹疼痛、恶心、呕吐。黄疸、体重减轻、食欲减退、腹水、腹部肿块是较不常见的临床症状。超过 50% 的胆囊癌在手术前没有被诊断出来，常误诊为慢性胆囊炎、急性胆囊炎、胆总管结石、胆囊水肿和胰腺癌。实验室检查不能用于诊断，但如有异常，最常见的是胆道梗阻。超声检查往往显示胆囊壁增厚且不规则或者一个肿块取代了胆囊。超声检查可以看见肝脏肿瘤浸润、淋巴结病变和扩张的胆道。超声检测胆囊癌的灵敏度为 70% ~ 100%。

CT 扫描是分期的重要工具，可确定一个胆囊肿块或局部侵犯到邻近器官。此外，螺旋 CT 扫描可以显示血管侵犯；然

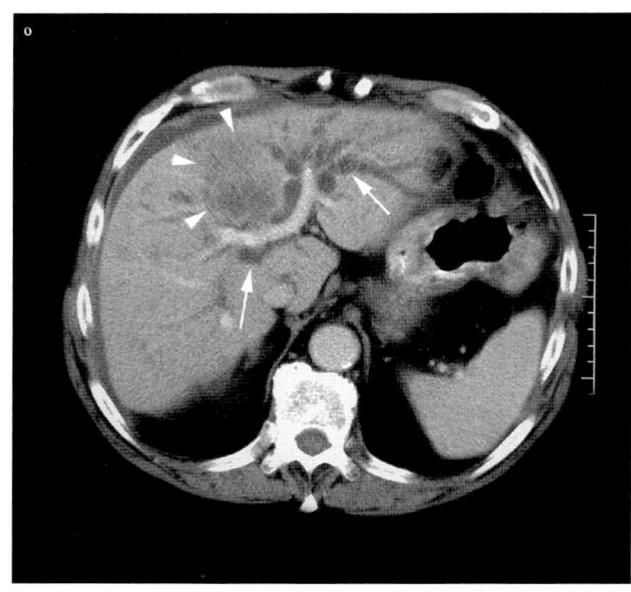

图 32-25 病人患有胆囊癌的 CT 表现。图像显示为肝门水平。门静脉分为左、右两支。肿瘤已经侵及第Ⅳ肝段(小箭头所指),并且阻塞肝总管,导致肝内胆管扩张(箭头所指)

而,CT 扫描识别淋巴道转移效果不理想。对于黄疸病人,经皮肝穿刺或内镜胆管造影有助于划定胆道牵涉的程度,通常显示胆总管较长一段狭窄。使用较新的磁共振成像技术,磁共振胰胆管成像已演变成一个单一的非侵入性成像方法,可以全面评估胆道、血管、淋巴结、肝脏及邻近器官受累的状况。如果诊断性研究表明肿瘤不可手术切除,CT 扫描或超声引导下活检肿瘤可提供病理诊断。

治疗

手术治疗是胆囊癌和胆管细胞性肝癌唯一可能治愈的选择。然而,最常用的是对于有不可切除的癌症和黄疸或十二指肠梗阻的病人的姑息性手术。现在,梗阻性黄疸病人常常通过内镜或经皮置入支架。没有证据说明辅助性放疗或化疗是有效的。病理期别决定局部胆囊癌病人的治疗方案。没有证据显示远处转移的病人可以做组织诊断、病理分期以及可能的治愈性切除。

肿瘤局限于胆囊肌层(T_1 期)的病人通常在因胆结石切除胆囊后偶然被发现。简单的胆囊切除术完全足够治疗 T_1 期胆囊癌,总体 5 年生存率接近 100%。当肿瘤侵及肌层周围结缔组织,但未突破浆膜或侵犯肝脏(T_2 期),应进行扩大胆囊切除术。扩大根治性手术包括切除ⅣB 和 V 肝段,胆囊管的淋巴切除术,胆总管周围、肝门、右腹和后胰十二指肠淋巴结切除术。1/2 的 T_2 期胆囊癌病人病理检查发现淋巴结阳性。因此,局部淋巴结切除术是 T_2 期胆囊癌手术的重要部分。对于肿瘤突破浆膜或侵入肝脏或其他器官(T_3 和 T_4 期)的病人,腹膜内和远处扩散的可能性极高。如果没有发现腹膜或淋巴结受累,完整的肿瘤切除包括扩大的右半肝切除(第Ⅳ~Ⅷ段)以确保清除所有肿瘤。对于耐受手术的病人,激进的手段可以增加 T_3 和 T_4 期的存活率。

预后

大多数胆囊癌病人在诊断时有无法切除的疾病。胆囊癌

病人的 5 年生存率小于 5%,中位生存期为 6 个月。胆囊切除术治疗 T_1 期胆囊癌有很好的预后(85% ~ 100% 的 5 年生存率)。对于 T_2 期胆囊癌,扩大胆囊切除术和淋巴切除术与普通胆囊切除术相比,5 年生存率分别为大于 70% 和 25% ~ 40%。可切除的晚期胆囊癌病人的 5 年生存率为 20% ~ 50%。然而,远处转移的病人中位生存期只有 1 ~ 3 个月。胆囊癌切除后复发最常发生在肝脏、腹腔淋巴结或胰腺后的淋巴结。复发的胆囊癌预后很差。死亡最常发生在胆源性脓毒症或肝衰竭后。随访的主要目的是提供临终关怀。最常见的问题是瘙痒症和胆管炎伴随梗阻性黄疸,继发于癌症的肠阻塞和疼痛。

胆管癌

胆管癌是一种罕见的肿瘤,源于胆管上皮细胞,可能发生在胆管的任何部位。约 2/3 位于肝管分岔。手术切除提供了唯一的治愈机会,但是许多病人在诊断时已有进展期疾病。因此,旨在提供胆汁引流以免肝功能衰竭和胆管炎的姑息性手术通常是唯一的治疗方案。大部分有不可切除的胆管癌的病人在诊断后一年内死亡。

发病率

尸检发现率约为 0.3%。胆管癌的总发病率在美国大约是每 100 000 人有 1 人,每年大约有 3000 的新发病例。男性病人与女性病人的比例为 1.3∶1,发病年龄在 50 ~ 70 岁。

病因学

胆管癌的危险因子包括原发性硬化性胆管炎、胆总管囊肿、溃疡性结肠炎、肝内胆管结石、胆肠吻合术、胆道感染华支睾吸虫病或慢性伤寒带菌者。大部分危险因子的特征包括胆汁淤积,胆管结石和感染。其他的危险因子有肝吸虫,含亚硝胺的食物,氧化钍胶体,暴露于二噁英。

病理学

95% 以上的胆管癌是腺癌。根据肿瘤的形态可将胆管癌分为结节状(最常见的类型)、硬化型、弥漫型、乳头状。解剖学上将其分为远侧、近侧或肝门周围胆管癌。肝内胆管细胞性肝癌是会发生的,但它们被当作肝细胞癌治疗,可能的话进行肝切除术。约 2/3 的胆管癌位于肝门周围。肝门周围胆管癌,又称 Klatskin 瘤,又基于解剖学位置进一步分类(Bismuth-Corlette 分型法)(图 32-26)。Ⅰ 型胆管癌局限于肝总管,但 Ⅱ 型胆管癌累及肝管分叉处,未侵及肝内二级胆管。Ⅲa 和Ⅲb 型胆管癌分别侵犯右侧和左侧肝内二级肝管。Ⅳ型胆管癌侵及左右双侧肝内二级肝管。

临床表现和诊断

无痛性黄疸是最常见的临床表现,也可能出现瘙痒、轻微右上腹疼痛、食欲减退、乏力、体重下降。约 10% 的病人表现出胆管炎,但更常见于胆管炎病人胆道手术后。除了黄疸,胆管癌病人体格检查通常正常。无症状的胆管癌病人偶然地因 γ-谷氨酰转移酶和碱性磷酸酶升高而被诊断。胆管癌病人的肿瘤标志物如 CA125 和癌胚抗原会升高,但不具有特异性,因为它们在其他消化道和妇科恶性肿瘤或胆道病变时也会升高。最常用来帮助诊断胆管癌的肿瘤标志物是 CA19-9,灵敏度为 79%,特异度为 98%,当血清 CA19-9 超过每毫升 129 个单位即诊断为胆管癌。然而,胆管炎、其他消化道和妇科肿瘤

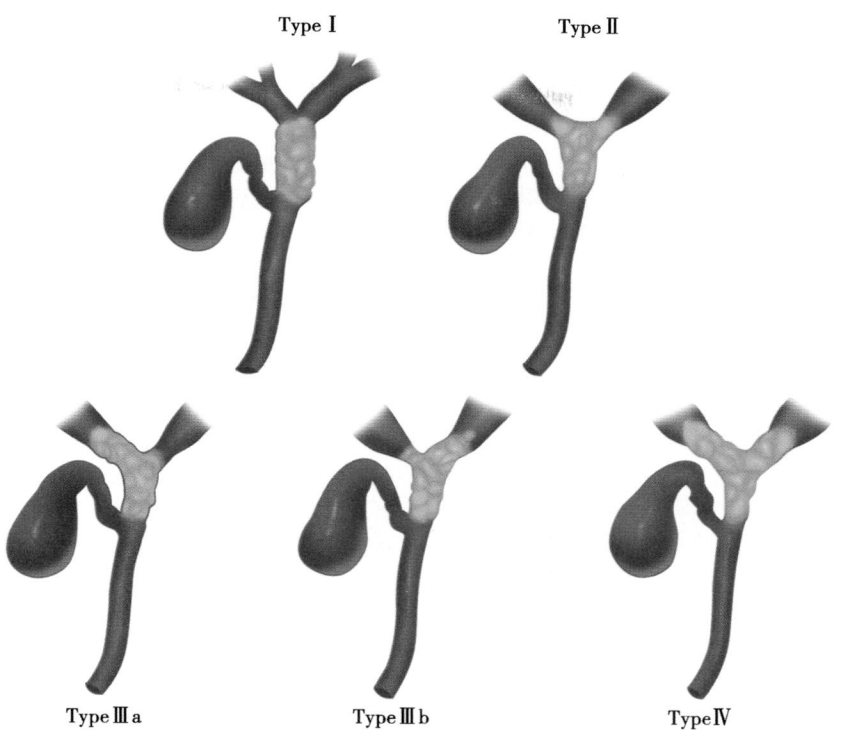

図 32-26　胆管癌的 Bismuth-Corlette 分型法

的病人和缺路易斯血型抗原的病人血清 CA19-9 值也会轻微升高。最初的诊断测试通常是超声和 CT 扫描。肝门部胆管癌引起肝内胆管扩张，但胆囊和肿瘤远端的肝外胆道正常或收缩。末段胆管癌导致肝外和肝内胆管还有胆囊都扩张。超声可显示胆道梗阻的程度，并排除胆管结石导致阻塞性黄疸的可能性（图 32-27）。用超声或标准的 CT 扫描通常很难使肿瘤本身显影。超声或螺旋 CT 都可用来确定门静脉是否开放。胆管造影可以清晰地显示胆道的结构。经皮肝穿刺胆管

造影可用来确定胆管癌的位置，这是评估可切除性的最重要的因素。ERC 常用于下段胆管癌的评估。评价血管受侵犯的情况则要做腹部血管造影。通过磁共振成像，一个单一的无创性检查可能评价胆道结构、淋巴结、血管受累，以及肿瘤生长的情况。组织诊断通常通过手术取得，除非是晚期胆管癌。经皮细针穿刺活检、胆道刷或刮活检，细胞学检查对胆道恶性肿瘤的灵敏度较低。潜在的可切除胆管癌病人要基于影像学检查和临床猜测进行手术探查。

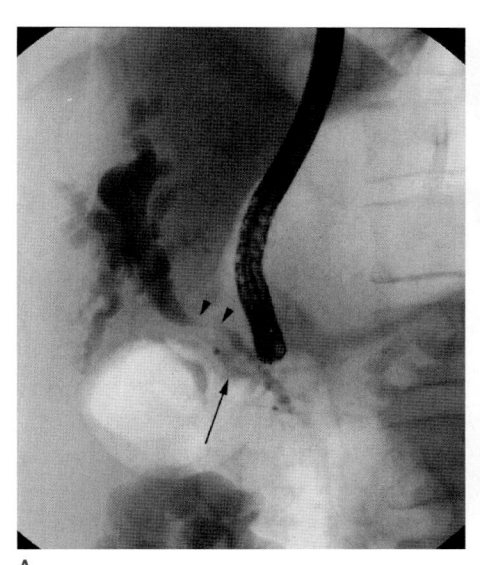

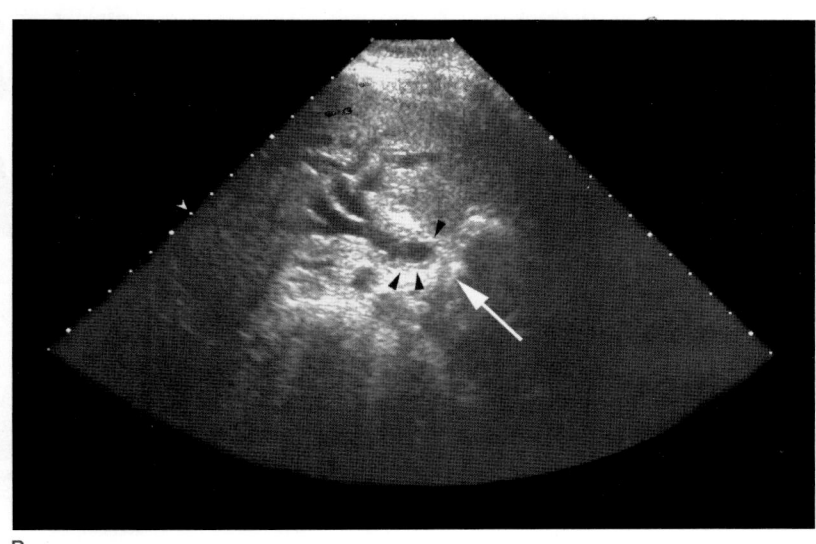

图 32-27　A. 肝总管肿瘤病人的经内镜逆行胆管造影（小箭头所指）。胆总管和胆囊管直径大小是正常的（箭头所指），但近端胆管是扩张的。胆囊未显影，是因为肿瘤阻塞了胆囊颈。B. 同一个病人的超声显示扩张的胆管和阻塞了肝总管的肿瘤（箭头所指）。由于肿瘤浸润导致胆管壁增厚从而发生阻塞

治疗

手术切除是唯一可能的治愈性方案。在过去的 10~20 年,外科技术的进展降低了手术切除的死亡率,并给病人带去更好的结果。没有远处转移或局部不可切除的疾病的病人应接受外科探查。然而,尽管超声、CT 扫描、MRI 有所改进,超过 1/2 的病人手术探查发现有腹膜植入物,淋巴结或肝转移,或局部进展期疾病,因而不可切除。对于这些病人,应手术分流给胆道减压,并切除胆囊防止发生急性胆囊炎。对不能切除的肝门部胆管癌,可通过第二或第三段胆管或肝右管进行 Roux-en-Y 胆管空肠吻合术。对于根治性切除,肿瘤的位置和局部扩张决定切除的范围。波及肝管分叉处或近侧肝总管(Bismuth-Corlette Ⅰ型和Ⅱ型)但不侵犯血管的肝门部胆管癌应接受局部肿瘤切除,包括肝门淋巴切除术,胆囊切除术,胆总管切除以及双侧 Roux-en-Y 肝管空肠吻合术。如果肿瘤侵犯右肝管或左肝管(Bismuth-Corlette Ⅲa 或Ⅲb 型),应分别进行肝右叶、肝左叶切除术。由于肿瘤直接侵犯尾叶胆管或肝实质,经常需要切除尾叶。末段胆管癌更常为可切除的。通常采用保留幽门的胰十二指肠切除术(whipple 手术)。手术探查发现不可切除的末段胆管癌病人,应进行 Roux-en-Y 肝管空肠吻合术,胆囊切除术,胃空肠吻合术防止胃出口梗阻。诊断性评价不可切除的病人应进行非手术胆道减压。近端胆管癌通常经皮置入可膨胀金属支架或引流导管。然而,对于远端胆管癌,通常置入内镜(图 32-28)。内部和外部引流有较大的胆管炎的风险,支架闭合也时有发生。然而,尽管外科旁路移植可以减少梗阻和胆管炎,对于转移的病人不建议手术干预。

胆管癌对化疗不敏感。辅助放疗也不能提高生活质量和生存率。不可切除的病人通常单独使用氟尿嘧啶或联合使用丝裂霉素 C 和阿霉素,但响应率很低,分别为小于 10% 和小于 30%。对于不可切除胆囊癌,联合使用放疗和化疗可能比单独的放疗或化疗有效,但没有这方面随机试验的数据。

给予这些病人化疗-放疗可能会很难,因为很容易导致胆管炎。没有证据证明体外放射线治疗可以有效地治疗不可切除胆管癌。已经发现使用[192]铱通过经皮或内镜支架进行组织间质(术中)放疗,短距离放疗,组织间质放疗联合体外放射线治疗对不能切除的胆管癌有令人鼓舞的结果。然而,还没有相关的随机前瞻性试验的报道。

光动力疗法是一种已被多中心随机试验证明有效的姑息性措施。在这个试验中,诊断为不可切除胆管癌的病人被随机分为两组,一组置入胆管支架并进行光动力治疗,另一组只置入胆管支架。试验者通过标准化的问卷调查发现,光动力治疗延长了大约 400 天的生存时间,改善了生活质量。

预后

大多数肝门部胆管癌病人表现为进展期和不可切除的肿瘤。不可切除的病人中位生存期为 5~8 个月。最常见的死因是肝衰竭和胆管炎。可切除的肝门部胆管癌病人 5 年存活率为 10%~30%,但对于切缘阴性的病人它可能高达 40%。肝门部胆管癌病人手术死亡率为 6%~8%。远端胆管癌病人更可能是可切除的肿瘤,预后比肝门部胆管癌好。可切除的病人 5 年存活率为 30%~50%,中位生存期为 32~38 个

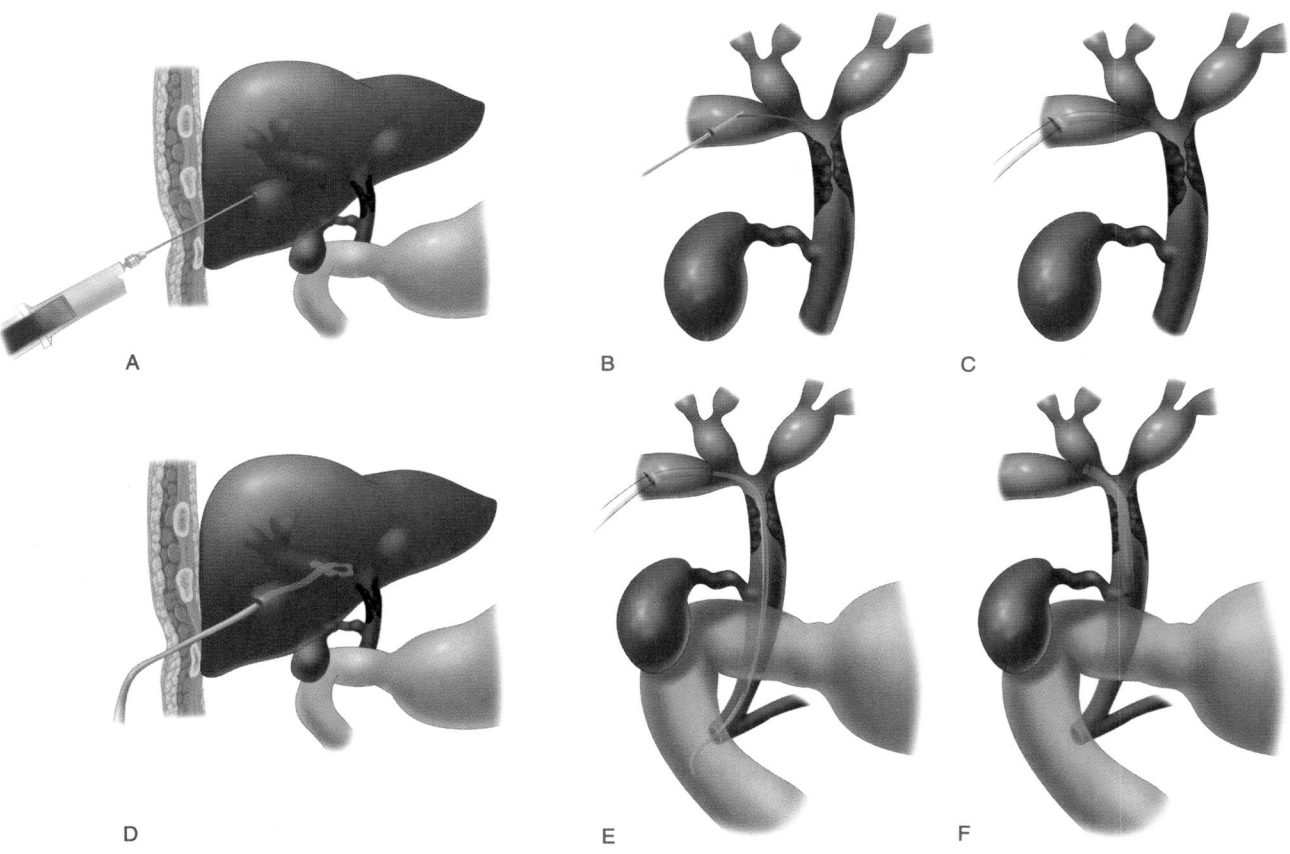

图 32-28　**A ~ F.** 经皮经肝胆道穿刺引流术。导管已经通过肿瘤所在区域(远端胆管癌)并进入十二指肠

月。切除后复发的最大危险因素是淋巴结阳性。复发病人的治疗主要是减轻症状。手术不推荐用于复发病人。

（张必翔　译）

参考文献

亮蓝色标记的是主要参考文献。

1. Clemente CD: *Gray's Anatomy*. Philadelphia: Lea & Febiger, 1985, p 132.
2. Klein AS, Lillemoe KD, Yeo CJ, et al: Liver, biliary tract, and pancreas, in O'Leary JP (ed): *Physiologic Basis of Surgery*. Baltimore: Williams & Wilkins, 1996, p 441.
3. Scott-Conner CEH, Dawson DL: *Operative Anatomy*. Philadelphia: JB Lippincott, 1993, p 388.
4. Molmenti EP, Pinto PA, Klein J, et al: Normal and variant arterial supply of the liver and gallbladder. *Pediatr Transplant* 7:80, 2003.
5. Chen TH, Shyu JF, Chen CH, et al: Variations of the cystic artery in Chinese adults. *Surg Laparosc Endosc Percutan Tech* 10:154, 2000.
6. Boyer J: Bile secretion—models, mechanisms, and malfunctions. A perspective on the development of modern cellular and molecular concepts of bile secretion and cholestasis. *J Gastroenterol* 31:475, 1996.
7. Geoghegan J, Pappas TN: Clinical uses of gut peptides. *Ann Surg* 225:145, 1997.
8. Al-Jiffry BO, Shaffer EA, Saccone GT, et al: Changes in gallbladder motility and gallstone formation following laparoscopic gastric banding for morbid obesity. *Can J Gastroenterol* 17:169, 2003.
9. McDonnell CO, Bailey I, Stumpf T, et al: The effect of cholecystectomy on plasma cholecystokinin. *Am J Gastroenterol* 97:2189, 2002.
10. Woods CM, Mawe GM, Saccone GTP: The sphincter of Oddi: Understanding its control and function. *Neurogastroenterol Motil* 17(Supp 1):31, 2005.
11. Yokohata K, Tanaka M: Cyclic motility of the sphincter of Oddi. *J Hepato-Biliary-Pancreatic Surg* 7:178, 2000.
12. Ahrendt SA: Biliary tract surgery. *Curr Gastroenterol Rep* 1:107, 1999.
13. Lee HJ, Choi BI, Han JK, et al: Three-dimensional ultrasonography using the minimum transparent mode in obstructive biliary diseases: Early experience. *J Ultrasound Med* 21:443, 2002.
14. Ralls PW, Jeffrey RB Jr., Kane RA, et al: Ultrasonography. *Gastroenterol Clin North Am* 31:801, 2002.
15. Wexler RS, Greene GS, Scott M: Left hepatic and common hepatic ductal bile leaks demonstrated by Tc-99m HIDA scan and percutaneous transhepatic cholangiogram. *Clin Nucl Med* 19:59, 1994.
16. Breen DJ, Nicholson AA: The clinical utility of spiral CT cholangiography. *Clin Radiol* 55:733, 2000.
17. Liu TH, Consorti ET, Kawashima A, et al: Patient evaluation and management with selective use of magnetic resonance cholangiography and endoscopic retrograde cholangiopancreatography before laparoscopic cholecystectomy. *Ann Surg* 234:33, 2001.
18. Magnuson TH, Bender JS, Duncan MD, et al: Utility of magnetic resonance cholangiography in the evaluation of biliary obstruction. *J Am Coll Surg* 189:63, 1999.
19. Washington M, Ghazi A: Complications of ERCP, in Scott-Conner CEH (ed): *The SAGES Manual*. New York: Springer-Verlag, 1999, p 516.
20. Tischendorf JJ, Kruger M, Trautwein C, et al: Cholangioscopic characterization of dominant bile duct stenoses in patients with primary sclerosing cholangitis. *Endoscopy* 38:665, 2006.
21. Tajiri H, Kobayashi M, Ohtsu A, et al: Peroral pancreatoscopy for the diagnosis of pancreatic diseases. *Pancreas* 16: 408, 1998.
22. Hui CK, Lai KC, Ng M, et al: Retained common bile duct stones: A comparison between biliary stenting and complete clearance of stones by electrohydraulic lithotripsy. *Aliment Pharmacol Ther* 17:289, 2003.
23. Tsuyuguchi T, Saisho H, Ishihara T, et al: Long-term follow-up after treatment of Mirizzi syndrome by peroral cholangioscopy. *Gastrointest Endosc* 52: 639, 2000.
24. Brett M, Barker DJ: The world distribution of gallstones. *Int J Epidemiol* 5:335, 1976.
25. Nakeeb A, Comuzzie AG, Martin L, et al: Gallstones: Genetics versus environment. *Ann Surg* 235:842, 2002.
26. Brasca A, Berli D, Pezzotto SM, et al: Morphological and demographic associations of biliary symptoms in subjects with gallstones: Findings from a population-based survey in Rosario, Argentina. *Dig Liver Dis* 34:577, 2002.
27. Attili AF, De Santis A, Capri R, et al: The natural history of gallstones: The GREPCO experience. The GREPCO Group. *Hepatology* 21:655, 1995.
28. Bellows CF, Berger DH, Crass RA: Management of gallstones. *Am Fam Physician* 72:637, 2005.
29. Strasberg SM: The pathogenesis of cholesterol gallstones a review. *J Gastrointest Surg* 2:109, 1998.
30. Stewart L, Oesterle AL, Erdan I, et al: Pathogenesis of pigment gallstones in Western societies: The central role of bacteria. *J Gastrointest Surg* 6:891, 2002.
31. Trowbridge RL, Rutkowski NK, Shojania KG: Does this patient have acute cholecystitis? *JAMA* 289:80, 2003.
32. Fletcher DR: Gallstones. Modern management. *Aust Fam Physician* 30:441, 2001.
33. Della Corte C, Falchetti D, Nebbia G, et al: Management of cholelithiasis in Italian children: A national multicenter study. *World J Gastroenterol* 14:1383, 2008.
34. Weber DM: Laparoscopic surgery: An excellent approach in elderly patients. *Arch Surg* 138:1083, 2003.
35. Strasberg SM: Cholelithiasis and acute cholecystitis. *Baillieres Clin Gastroenterol* 11:643, 1997.
36. Kiviluoto T, Siren J, Luukkonen P, et al: Randomised trial of laparoscopic versus open cholecystectomy for acute and gangrenous cholecystitis. *Lancet* 351:321, 1998.
37. Lo CM, Liu CL, Fan ST, et al: Prospective randomized study of early versus delayed laparoscopic cholecystectomy for acute cholecystitis. *Ann Surg* 227:461, 1998.
38. Chikamori F, Kuniyoshi N, Shibuya S, et al: Early scheduled laparoscopic cholecystectomy following percutaneous transhepatic gallbladder drainage for patients with acute cholecystitis. *Surg Endosc* 16:1704, 2002.
39. Patel M, Miedema BW, James MA, et al: Percutaneous cholecystostomy is an effective treatment for high-risk patients with acute cholecystitis. *Am Surg* 66:33, 2000.
40. Ko C, Lee S: Epidemiology and natural history of common bile duct stones and prediction of disease. *Gastrointest Endosc* 56:S165, 2002.
41. Amouyal P, Amouyal G, Levy P, et al: Diagnosis of choledocholithiasis by endoscopic ultrasonography. *Gastroenterology* 106:1062, 1994.
42. Tranter S, Thompson M: Comparison of endoscopic sphincterotomy and laparoscopic exploration of the common bile duct. *Br J Surg* 89:1495, 2002.
43. Hamy A, Hennekinne S, Pessaux P, et al: Endoscopic sphincterotomy prior to laparoscopic cholecystectomy for the treatment of cholelithiasis. *Surg Endosc* 17:872, 2003.
44. Lilly MC, Arregui ME: A balanced approach to choledocholithiasis. *Surg Endosc* 15:467, 2001.
45. Ross SO, Forsmark CE: Pancreatic and biliary disorders in the elderly. *Gastroenterol Clin North Am* 30:531, 2000.
46. Lai ECS, Mok FPT, Tan ESY, et al: Endoscopic biliary drainage for severe acute cholangitis. *N Engl J Med* 326:1582, 1992.
47. Lipsett PA, Pitt HA: Acute cholangitis. *Front Biosci* 8:S1229, 2003.
48. Lillemoe KD: Surgical treatment of biliary tract infections. *Am Surg* 66:138, 2000.
49. Rhodes M, Sussman L, Cohen L, et al: Randomised trial of laparoscopic exploration of common bile duct versus postoperative endoscopic retrograde cholangiography for common bile duct stones. *Lancet* 351:159, 1998.
50. Sperling RM, Koch J, Sandhu JS, et al: Recurrent pyogenic cholangitis in Asian immigrants to the United States: Natural history and role of therapeutic ERCP. *Dig Dis Sci* 42:865, 1997.
51. Thinh NC, Breda Y, Faucompret S, et al: Oriental biliary lithiasis. Retrospective study of 690 patients treated surgically over 8 years at Hospital 108 in Hanoi (Vietnam). *Med Trop (Mars)* 61:509, 2001.
52. Byrne MF, Suhocki P, Mitchell RM, et al: Percutaneous cholecystostomy in patients with acute cholecystitis: Experience of 45 patients at a US referral center. *J Am Coll Surg* 197:206, 2003.
53. Akhan O, Akinci D, Ozmen MN: Percutaneous cholecystostomy. *Eur J Radiol* 43:229, 2002.
54. Khaitan L, Apelgren K, Hunter J, et al: A report on the Society of American Gastrointestinal Endoscopic Surgeons (SAGES) Outcomes Initiative: What have we learned and what is its potential? *Surg Endosc*

17:365, 2003.

55. Richards C, Edwards J, Culver D, et al: Does using a laparoscopic approach to cholecystectomy decrease the risk of surgical site infection? *Ann Surg* 237:358, 2003.

56. Flum DR, Dellinger EP, Cheadle A, et al: Intraoperative cholangiography and risk of common bile duct injury during cholecystectomy. *JAMA* 289:1639, 2003.

57. Hunter JG: Acute cholecystitis revisited: Get it while it's hot. *Ann Surg* 227:468, 1998.

58. Biffl W, Moore E, Offner P, et al: Routine intraoperative ultrasonography with selective cholangiography reduces bile duct complications during laparoscopic cholecystectomy. *J Am Coll Surg* 193:272, 2001.

59. Halpin VJ, Dunnegan D, Soper NJ: Laparoscopic intracorporeal ultrasound versus fluoroscopic intraoperative cholangiography: After the learning curve. *Surg Endosc* 16:336, 2002.

60. Barwood NT, Valinsky LJ, Hobbs MS, et al: Changing methods of imaging the common bile duct in the laparoscopic cholecystectomy era in Western Australia: Implications for surgical practice. *Ann Surg* 235:41, 2002.

61. Pelinka LE, Schmidhammer R, Hamid L, et al: Acute acalculous cholecystitis after trauma: A prospective study. *J Trauma-Injury Infect Crit Care* 55:323, 2003.

62. Ryu JK, Ryu KH, Kim KH: Clinical features of acute acalculous cholecystitis. *J Clin Gastroenterol* 36:166, 2003.

63. Yasuda H, Takada T, Kawarada Y, et al: Unusual cases of acute cholecystitis and cholangitis: Tokyo Guidelines. *J Hepatobiliary Pancreat Surg* 14:98, 2007.

64. Lipsett PA, Pitt HA: Surgical treatment of choledochal cysts. *J Hepatobiliary Pancreat Surg* 10:352, 2003.

65. Ahrendt SA, Pitt HA, Nakeeb A, et al: Diagnosis and management of cholangiocarcinoma in primary sclerosing cholangitis. *J Gastrointest Surg* 3:357, 1999.

66. Ahrendt SA, Pitt HA, Kalloo AN, et al: Primary sclerosing cholangitis: Resect, dilate, or transplant? *Ann Surg* 227:412, 1998.

67. Goss JA, Shackleton CR, Farmer DG, et al: Orthotopic liver transplantation for primary sclerosing cholangitis. A 12-year single center experience. *Ann Surg* 225:472, 1997.

68. Ahrendt SA, Pitt HA: Surgical treatment for primary sclerosing cholangitis. *J Hepatobiliary Pancreat Surg* 6:366, 1999.

69. Linder JD, Klapow JC, Linder SD, et al: Incomplete response to endoscopic sphincterotomy in patients with sphincter of Oddi dysfunction: Evidence for a chronic pain disorder. *Am J Gastroenterol* 98:1738, 2003.

70. Lillemoe KD, Melton GB, Cameron JL, et al: Postoperative bile duct strictures: Management and outcome in the 1990s. *Ann Surg* 232:430, 2000.

71. Melton GB, Lillemoe KD: The current management of postoperative bile duct strictures. *Adv Surg* 36:193, 2002.

72. Archer SB, Brown DW, Smith CD, et al: Bile duct injury during laparoscopic cholecystectomy: Results of a national survey. *Ann Surg* 234:549, 2001.

73. Ahrendt SA, Pitt HA: Surgical therapy of iatrogenic lesions of biliary tract. *World J Surg* 25:1360, 2001.

74. Strasberg SM: Avoidance of biliary injury during laparoscopic cholecystectomy. *J Hepatobiliary Pancreat Surg* 9:543, 2002.

75. Way LW, Stewart L, Gantert W, et al: Causes and prevention of laparoscopic bile duct injuries: Analysis of 252 cases from a human factors and cognitive psychology perspective [Comment]. *Ann Surg* 237:460, 2003.

76. Flum DR, Flowers C, Veenstra DL: A cost-effectiveness analysis of intraoperative cholangiography in the prevention of bile duct injury

during laparoscopic cholecystectomy. *J Am Coll Surg* 196:385, 2003.

77. Lee CM, Stewart L, Way LW: Postcholecystectomy abdominal bile collections. *Arch Surg* 135:538, 2000.

78. Melton GB, Lillemoe KD, Cameron JL, et al: Major bile duct injuries associated with laparoscopic cholecystectomy: Effect of surgical repair on quality of life. *Ann Surg* 235:888, 2002.

79. Grobmyer SR, Lieberman MD, Daly JM: Gallbladder cancer in the twentieth century: Single institution's experience. *World J Surg* 28:47, 2004.

80. Pandey M, Shukla VK: Diet and gallbladder cancer: A case-control study. *Eur J Cancer Prev* 11:365, 2002.

81. Serra I, Calvo A, Baez S, et al: Risk factors for gallbladder cancer. An international collaborative case control study. *Cancer* 78:1515, 1996.

82. Lowenfels AB, Walker AM, Althaus DP, et al: Gallstone growth, size, and risk of gallbladder cancer: An interracial study. *Int J Epidemiol* 18:50, 1998.

83. Csendes A, Burgos AM, Csendes P, et al: Late follow-up of polypoid lesions of the gallbladder smaller than 10 mm. *Ann Surg* 234:657, 2001.

84. Wagholikar G, Behari A, Krishnani N, et al: Early gallbladder cancer. *J Am Coll Surg* 194:137, 2002.

85. Kim JH, Kim TK, Eun HW: Preoperative evaluation of gallbladder carcinoma: Efficacy of combined use of MR imaging, MR cholangiography, and contrast-enhanced dual phase three dimensional MR angiography. *J Magn Reson Imaging* 16:676, 2002.

86. Bartlett DL, Fong Y, Fortner JG, et al: Long-term results after resection for gallbladder cancer. Implications for staging and management. *Ann Surg* 224:639, 1996.

87. Wakai T, Shirai Y, Hatakeyama K: Radical second resection provides survival benefit for patients with T2 gallbladder carcinoma first discovered after laparoscopic cholecystectomy. *World J Surg* 26:867, 2002.

88. Noshiro H, Chijiiwa K, Yamaguchi K, et al: Factors affecting surgical outcome for gallbladder carcinoma. *Hepatogastroenterology* 50:939, 2003.

89. Strasberg SM: Resection of hilar cholangiocarcinoma. *HPB Surg* 10:415, 1998.

90. Tocchi A, Mazzoni G, Liotta G, et al: Late development of bile duct cancer in patients who had biliary-enteric drainage for benign disease: A follow-up study of more than 1000 patients. *Ann Surg* 234:210, 2001.

91. Ahrendt SA, Rashid A, Chow JT, et al: p53 overexpression and K-ras gene mutations in primary sclerosing cholangitis-associated biliary tract cancer. *J Hepatobiliary Pancreat Surg* 7:426, 2000.

92. Nehls O, Gregor M, Klump B: Serum and bile markers for cholangiocarcinoma. *Semin Liver Dis* 24:139, 2004.

93. Siqueira E, Schoen RE, Silverman W, et al: Detecting cholangiocarcinoma in patients with primary sclerosing cholangitis. *Gastrointest Endosc* 56:40, 2002.

94. Ahrendt SA, Nakeeb A, Pitt HA: Cholangiocarcinoma. *Clin Liver Dis* 5:191, 2001.

95. Lillemoe KD, Cameron JL: Surgery for hilar cholangiocarcinoma: The Johns Hopkins approach. *J Hepatobiliary Pancreat Surg* 7:115, 2000.

96. Mulholland MW, Yahanda A, Yeo CJ: Multidisciplinary management of perihilar bile duct cancer. *J Am Coll Surg* 193:440, 2001.

97. Vollmer CM, Drebin JA, Middleton WD, et al: Utility of staging laparoscopy in subsets of peripancreatic and biliary malignancies [Comment]. *Ann Surg* 235:1, 2002.

98. Strasberg SM: ERCP and surgical intervention in pancreatic and biliary malignancies. *Gastrointest Endosc* 56:S213, 2002.

99. Ortner ME, Caca K, Berr F, et al: Successful photodynamic therapy for nonresectable cholangiocarcinoma: A randomized prospective study. *Gastroenterology*. 125:1355, 2003.

第 33 章

胰腺

William E. Fisher, Dana K. Andersen,
Richard H. Bell Jr., Ashok K. Saluja,
and F. Charles Brunicardi

关键点

1. 背胰管和腹胰管的不完全融合将导致胰腺分裂(pancreas divisum),同时可以出现多种胰管变异。介入操作前对这些变异的认识非常重要,磁共振胆胰管成像(MRCP)和经内镜逆行性胰胆管造影(ERCP)可以显示这些变异。

2. "异位肝右动脉"发生在 15% 的人群中,术前的确认可防止术中误伤而造成肝坏死。在分离肝门处血管时,如果存在异常的肝血管变异,也可导致肝缺血。多方位的薄层 CT 检查通常可以明确胰周的血管类型。

3. 在急性胰腺炎的早期阶段进行积极治疗,对改善各种原因导致的急性胰腺炎的转归都有积极的意义。"胰腺休息疗法"是指限制口服营养,恢复仅限于液体和低脂低蛋白的饮食。24~48 小时内未能自发缓解的病人可能进一步加重,甚至发展为致命的脓毒血症。

4. 急性胰腺炎出现下列情况可考虑手术:出现感染灶或经内镜及影像学治疗均失败的滞留于壶腹部的胆石。是否出现感染可以通过 CT 检查的特征性后腹膜气体征或细针穿刺液的细菌学检查(革兰染色或细菌培养)来确定。皮下穿刺引流仅在确定感染时才可替代细针穿刺,并仅限于在适宜的病人中进行。

5. 慢性胰腺炎的 CT 表现多种多样,因此常需要综合多方面的诊断依据来确定病变范围。胰腺钙化并不单是酒精中毒性胰腺炎的标志,也很少出现在自身免疫性胰腺炎中。

超声内镜检查较 CT 能更准确地评估病情,并可在超过 10% 的病人中发现隐匿性肿瘤。

6. 腺体头部是所有类型慢性胰腺炎的炎症发生中心。因此,以其为靶点的治疗方法,都有较好的长期预后。Whipple 术、Beger 术及 Frey 术三种方法都切除了全部或大部分的胰腺头部(病灶所在),因此,不管有无纵向引流,都是比较好的治疗方法。

7. 多数导管腺癌,前驱病变在多数情况下是由胰腺上皮细胞肿瘤分类系统中描述的导管上皮增生/化生发展而成。胰腺上皮性肿瘤 2(Pan IN 2)和胰腺上皮性肿瘤 3(Pan IN 3)的病变从影像学上难以区分,仅在镜下可以诊断。以导管增生为表现的进展期胰腺上皮性肿瘤,应仔细检查手术切缘以确保足够的切除范围。

8. 胰腺导管内乳头状黏液瘤是发生于主胰管或分支腺管内肉眼呈息肉状或扁平腺瘤,可以分泌黏液。病人多无明显症状,但是可出现特征性的囊性黏液积聚或黏液性的主胰管弥漫性扩张。这些癌前病变可能与胃肠道乳头状腺瘤病变一样,直接或经多步骤演变成浸润性腺癌。近年来,该病的发病率逐渐上升,在某些中心占据了 1/3 以上的胰腺切除原因。发生于主胰管内的乳头状黏液瘤是手术切除的指征;分支腺管内的乳头状黏液瘤恶变率低,有时需进行连续的影像学监测。

解剖和生理

胰腺或许是人体内最娇嫩的器官,除非必要,多数外科医师甚至连触诊都尽量避免。胰腺位于腹部中央深处,周围包绕许多重要的结构和主要的血管。看似微小的胰腺创伤都可能引发胰酶的释放并导致致命的胰腺炎。外科医师在进行胰腺手术前需要彻底了解胰腺的解剖。另外,所有外科医师对胰腺的毗邻也应该有清楚的认识,这对避免在胰周手术时的

胰腺损伤至关重要。

解剖概要

胰腺为腹膜外位器官,斜行横置于十二指肠 C 形袢与脾门之间(图 33-1)。在成人,胰腺重 75 ~ 100g,长 15 ~ 20cm。胰腺位置较深并位于腹膜后,因此胰腺病变时,体征往往不明显。无胆管梗阻的胰腺癌病人在诊断前常表现为长达数月的上腹部不适或根本无早期症状。由于胰腺位于腹膜后,因此腰背部的放射痛是胰腺炎疼痛的特点。

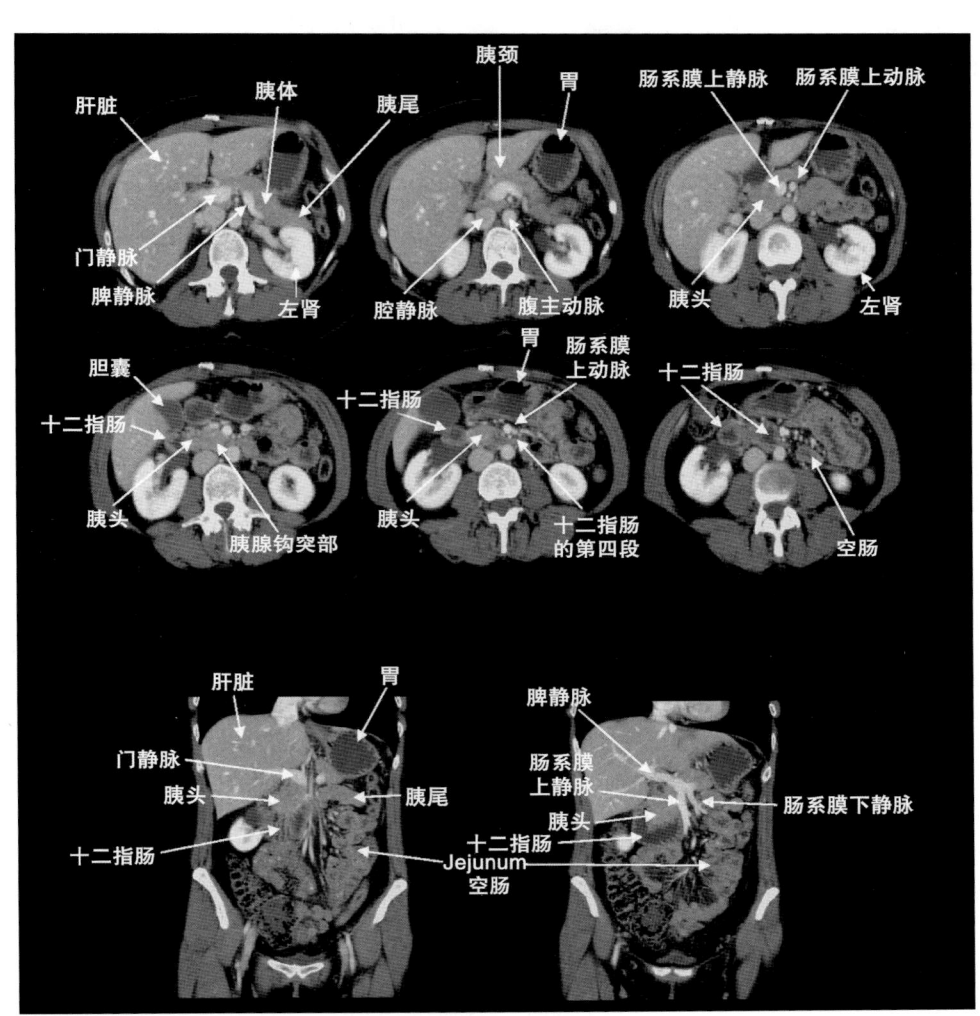

图 33-1　胰腺解剖的 CT 显示。熟知胰腺与周围结构的关系可避免腹部手术时对其的损伤

胰腺的分区

外科医师对胰腺内病变位置的描述通常涉及四个区域:胰头、胰颈、胰体和胰尾。胰头位于十二指肠 C 形袢中及横结肠系膜后。胰头后面有下腔静脉、右肾动脉及左、右肾静脉。胰颈位于门静脉处。在胰颈下缘,肠系膜上静脉与脾静脉汇合成门静脉。肠系膜下静脉通常在脾静脉与门静脉汇合处附近汇入脾静脉。也有一部分人的肠系膜下静脉直接汇入肠系膜上静脉或注入肠系膜上静脉与门静脉的汇合处形成三根分叉(图 33-2)。肠系膜上动脉在肠系膜上静脉的左侧与其伴行。钩突和胰头包绕在门静脉的右侧,末端毗邻肠系膜上动、

静脉之间的间隙。胰头及钩突的静脉分支汇入门静脉右后侧。门静脉及肠系膜上静脉在经过胰颈时,一般没有胰腺小静脉汇入,因此,除非肿瘤已经侵犯静脉,行胰腺切除术时可在此处进行分离。胆总管走形于胰头后方的凹沟内,穿过胰腺实质后与主胰管汇合成 Vater 壶腹。胰腺体部和尾部位于脾动、静脉之前。脾静脉走行于胰背的凹沟内,胰腺内有多条小静脉分支直接汇入脾静脉。在施行保留脾脏的胰体尾切除术时必须结扎这些静脉分支。脾动脉沿胰腺体尾部的后上缘与脾静脉伴行。脾动脉通常走形迂曲。胰体前方为腹膜所遮盖。手术中一旦切断胃结肠韧带,就可通过小网膜囊间隙直视位于胃后方的胰腺体部和尾部。

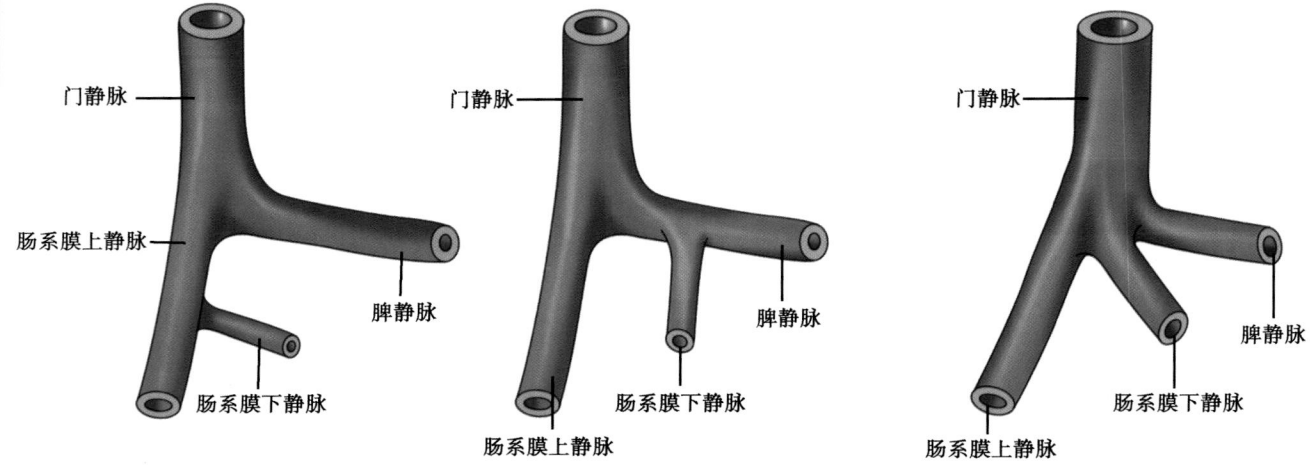

图 33-2   门静脉的解剖变异。肠系膜上静脉与脾静脉汇合后注入门静脉。肠系膜下静脉常在脾静脉与门静脉汇合处附近汇入脾静脉,有时会直接与肠系膜上静脉汇合或注入肠系膜上静脉与门静脉的汇合处形成三根分叉

胰腺假性囊肿好发于胰体部,另外,胃后壁常常形成囊肿的前壁,囊液可经此排入胃中。横结肠系膜的基底部附着于胰体尾的下缘。横结肠系膜通常成为胰腺假性囊肿或炎性包块的下壁,因此可通过横结肠系膜进行囊肿引流术。胰体横跨于腹主动脉发出肠系膜上动脉处。胰颈位于 L_1、L_2 椎体前方,来自后前位的钝挫伤可因外力将胰颈向腰椎挤压,进而造成胰腺实质甚至胰管的损伤。胰颈将胰腺分为相等的两部分。胰尾是位于左肾前方的小部分胰腺,位于结肠脾曲;与脾门相邻。行左半结肠切除术或脾切除术时需防止损伤胰尾。

胰管解剖

了解胰腺的胚胎发育过程有助于对胰管常见变异的理解。胰腺由腹胰芽和背胰芽融合形成。背胰芽相对于腹胰芽体积较大。腹胰管来源于肝憩室,直接与胆总管连接;背胰管的导管来源于十二指肠,开口于十二指肠。腹胰管的原基发育为主胰管(Wirsung 管),背胰管的原基则发育为副胰管(Santorini 管)。随着胃肠的旋转,腹胰转至十二指肠的后侧,并与背胰融合。腹胰形成胰头和钩突,背胰则形成胰腺的体部和尾部。来源于两个原基的导管通常在胰头处相互融合,因此,胰液主要通过主胰管(Wirsung 管)排入其与胆总管汇合形成的共同通路中。共同通路的长短不一。大约有 1/3 的病人,主胰管和胆总管分别开口于十二指肠大乳头;1/3 的病人主胰管与胆总管汇合开口于十二指肠乳头;另外 1/3 的病人主胰管与胆总管汇合成几毫米长的共同通路。来源于背胰原基的副胰管(Santorini 管)一般较短小,多数直接开口于十二指肠大乳头附近的小乳头。约有 30% 的病人,副胰管仅作为一个附属的盲管,并不向十二指肠排液。10% 的病人主胰管和副胰管没有发生融合[1],导致大部分胰腺的胰液经副胰管和十二指肠小乳头引流,而胰头和钩突的小部分胰液则经主胰管和大乳头引流。这种解剖变异称为胰腺分裂(图 33-3),每 10 名患者中有 1 人发生。少数此类病人的十二指肠小乳头不能耐受大部分胰腺胰液的引流,这种相对的流出道梗阻可能诱发胰腺炎,部分病人可行小乳头括约肌成形术进行治疗。

主胰管直径通常只有 2~3mm,走行于胰腺上下缘的中

央,并更贴近胰腺后壁。胰管的压力是胆总管的两倍,这可以防止胆汁逆流入胰管。主胰管和胆总管汇合后开口于十二指肠降部中段内侧的 Vater 壶腹或十二指肠大乳头。环绕于壶腹部的肌纤维形成 Oddi 括约肌,控制胰液和胆汁向十二指肠排放。Oddi 括约肌的收缩与舒张受神经和体液的双重调节。十二指肠小乳头位于 Vater 壶腹上方约 2cm,胰液经副胰管于此进入十二指肠。

血管和淋巴解剖

胰腺的血液供应来自腹腔动脉和肠系膜上动脉的多个分支(图 33-4)。肝总动脉在延续为走行于肝门的肝固有动脉之前发出分支——胃十二指肠动脉,胃十二指肠动脉穿过十二指肠上部后方并发出分支——胰十二指肠上动脉。胰十二指肠上动脉进一步分成前、后两支。由于肠系膜上动脉走行于胰颈后方,在胰颈后方下缘发出胰十二指肠下动脉。胰十二指肠上、下动脉的前后分支分别在胰头前后方吻合形成胰十二指肠前弓和后弓,发出分支供应胰头与十二指肠。因此,切除胰头时将造成十二指肠的血运障碍,除非手术时能保证胰十二指肠前后弓的完整性。动脉的解剖变异发生在 1/5 的人群中。肝右动脉、肝总动脉或胃十二指肠动脉可能直接从肠系膜上动脉发出。15%~20% 病人的肝右动脉从肠系膜上动脉发出,沿胰头后部走行进入肝脏(异位肝右动脉)。术前的 CT 检查及术中的探查都要警惕异位肝右动脉的存在以避免损伤。胰腺的体、尾部由脾动脉的多个分支供血。脾动脉从腹腔干发出,沿胰体尾的后上缘朝向脾门走行。胰下动脉通常起自肠系膜上动脉,沿胰体尾的下缘并平行于脾动脉左走行。三条走行与胰体尾长轴垂直并连接脾动脉和胰下动脉的血管由内向外分别是:胰背动脉、胰大动脉及胰尾动脉。这些血管在胰腺体尾部形成血管网,因此胰腺具有非常丰富的血供。

胰腺的静脉回流与动脉的分布形式相似。在胰腺实质内,静脉的位置通常比动脉表浅。胰头内有前、后静脉弓,前静脉弓在胰颈上方直接汇入门静脉,后静脉弓则在胰颈下缘直接汇入肠系膜下静脉。胰十二指肠前下静脉与胃网膜右静脉及结肠中静脉汇合成静脉干后再汇入肠系膜上静脉。

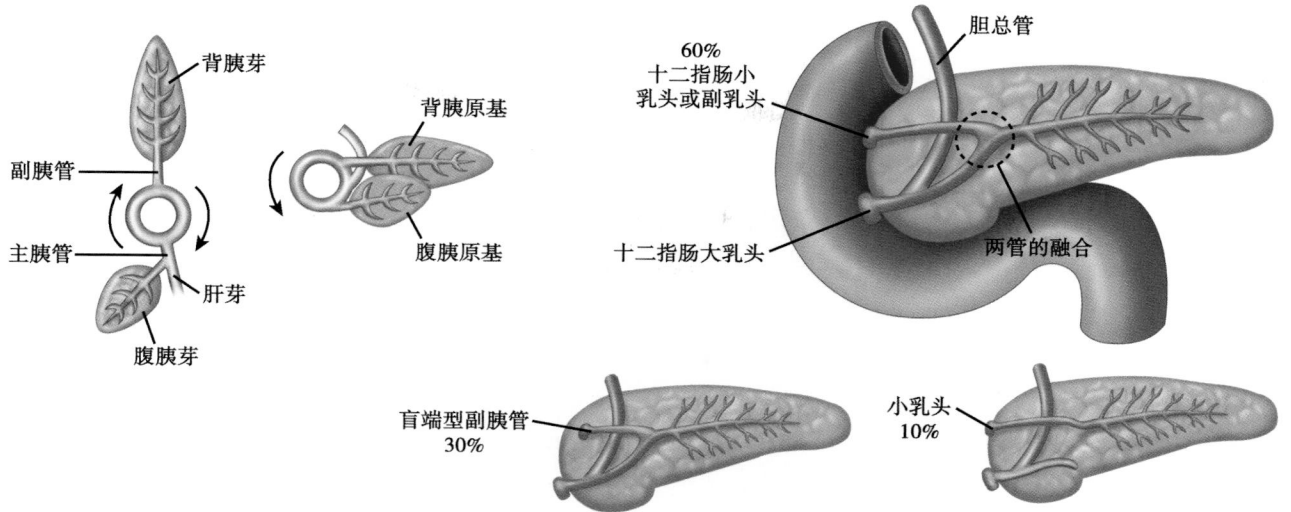

图 33-3　胰腺胚胎学及胰管变异。来自腹胰芽的主胰管与胆总管相连,来自较大的背胰芽的副胰管与十二指肠相连。随着胃肠的旋转,多数人出现以上两管的融合,因此大部分胰液通过主胰管引流至大乳头。副胰管可形成盲管或通过小乳头引流胰液。少数病人主副胰管未发生融合,导致胰液的大部分都由副胰管引流,这种情况称作胰腺分裂

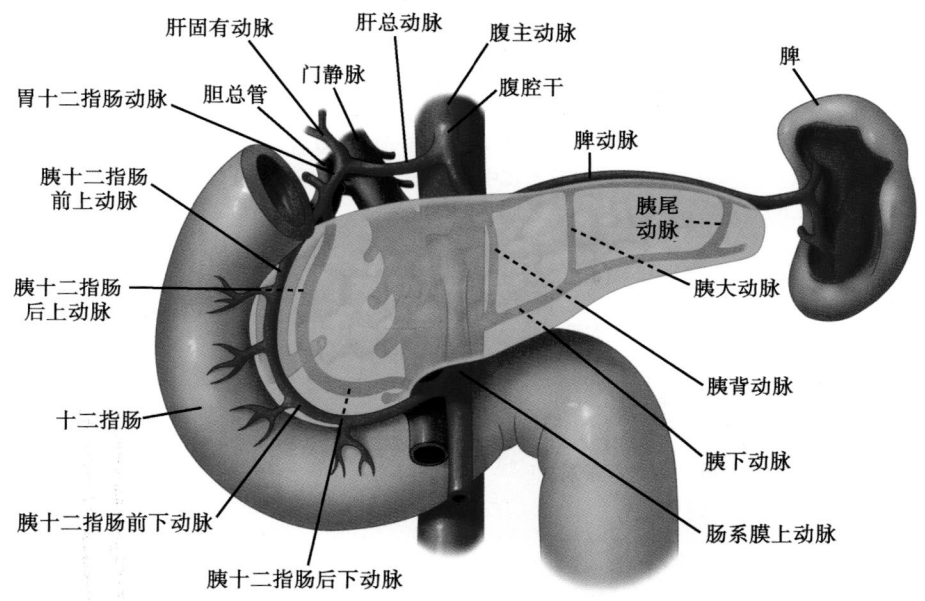

图 33-4　胰腺的动脉供应。胰头及胰体有多个血管弓为其提供丰富的血运。切除胰头会造成十二指肠的血运障碍,除非手术时能保证胰十二指肠前、后弓的完整性

结肠切除术时牵拉横结肠有可能撕裂上述静脉,裂伤的静脉断端可能收缩并进入胰腺实质中,从而使止血比较棘手。另外,胰腺实质内还有许多小的静脉分支直接汇入门静脉的侧方及后方。胰体及胰尾部的回流静脉汇入脾静脉(图33-5)。

胰腺的淋巴回流也很丰富,增加了胰腺肿瘤的转移机会。胰腺的淋巴回流方式呈放射状,因此多数胰腺癌诊断时都伴有淋巴结转移,手术切除后局部复发率也比较高。触诊淋巴结时可沿胰十二指肠间隙处的胰头后方、胰体下缘、肝动脉、脾动脉及脾静脉进行。胰腺的淋巴引流与横结肠系膜及近端空肠的淋巴结也有交通支。胰腺体、尾部的肿瘤常转移至以上部位和脾静脉周围及脾门处的淋巴结(图33-6)。

神经解剖

胰腺受交感神经和副交感神经支配,与外分泌相关的腺泡细胞、与内分泌相关的胰岛细胞及胰岛的脉管系统都接受以上神经的双重支配。副交感神经的主要功能是促进胰腺内分泌和外分泌,交感神经的作用则是抑制分泌[2]。胰腺同时接受其他一些神经元的支配,这些神经元可释放胺类及多肽类神经递质,如生长抑素、血管活性肠肽(VIP)、降钙素基因相关肽(CGRP)、促生长激素神经肽。虽然这些神经元在胰腺中确切的生理作用尚不清楚,但是它们似乎对胰腺的内、外分泌功能都有影响。此外,胰腺还分布有丰富的感觉神经,晚期胰腺癌及急慢性胰腺炎的疼痛都与其相关。这些躯体神经纤维上传冲动至腹腔神经节,其中断后可以阻断疼痛的传导(图33-7)。

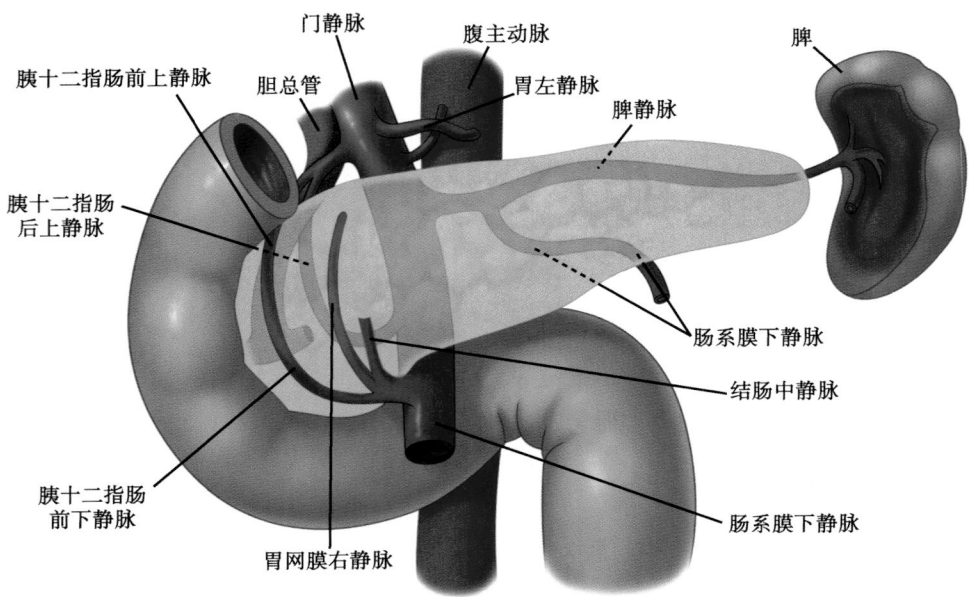

图 33-5 胰腺的静脉回流。胰腺的静脉回流方式与动脉供血方式相似,静脉常与同名动脉伴行。向前牵拉横结肠有可能撕裂胰腺下缘的分支血管,其撕裂后收缩进入胰腺实质。胰头及钩突的回流静脉沿门静脉右侧及后方汇入其中。此处常无静脉分支,手术可在胰颈、门静脉及肠系膜上静脉之间分离出间隙

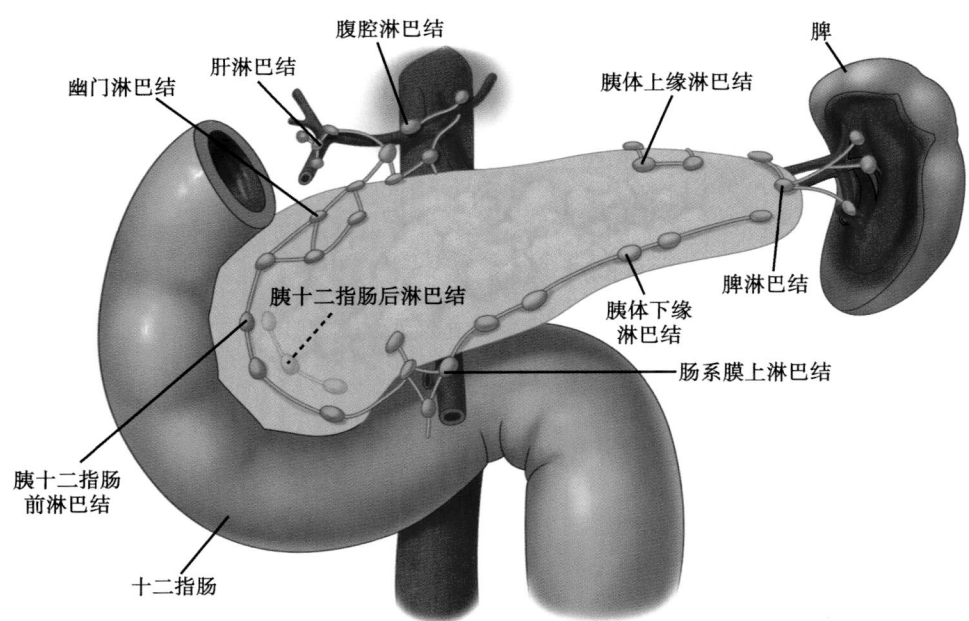

图 33-6 胰腺的淋巴分布。胰腺的淋巴回流丰富,因此胰腺癌出现转移及局部复发的几率都很高。胰腺的淋巴引流与横结肠系膜及近端空肠的淋巴结也有交通支。胰腺体、尾部的肿瘤常转移至以上部位和脾静脉周围及脾门处的淋巴结

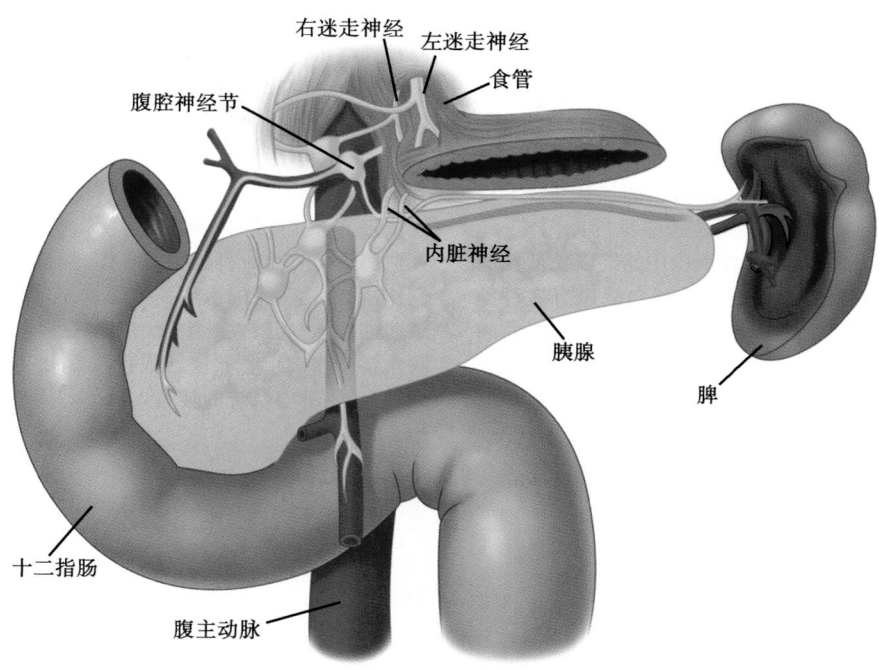

图 33-7　胰腺的神经支配。胰腺分布有丰富的传入感觉神经并上传至腹腔神经节。通过腹腔丛阻滞进而中断这些感觉神经纤维的传入，可干扰胰腺的痛觉

组织学和生理学

　　胰腺外分泌部占胰腺组织的 85%；细胞外基质占胰腺的 10%，血管及主要的导管占 4%，内分泌组织仅占腺体的 2%。虽然胰腺的外分泌和内分泌功能相对独立，但二者也相互协调，进而在消化酶及激素的分泌上形成一个完善的反馈调节系统。这一复杂的系统对消化的类型、速度及营养物质的转运、分布进行调节。这一协调作用的实现得益于以下方面：胰腺内分泌部（胰岛）和外分泌部相互毗邻、胰腺腺泡细胞外膜上存在特异性的胰岛激素受体、胰岛-腺泡门脉血液系统。

　　尽管在给予胰岛素及胰酶替代治疗后，病人可以在没有胰腺的状态下存活，但却将因缺乏胰岛-腺泡的协调作用导致消化不良。正常时，仅需要近 20% 的胰腺组织就可维持正常功能，但在许多胰腺切除的病人中，由于剩余胰腺组织并不正常，因此即使是一小部分的腺体切除也可能导致胰腺内、外分泌功能失调。

胰腺外分泌

　　胰腺每天分泌 500～800ml 的一种无色、无味、碱性的等渗液体。胰液是由腺泡细胞和导管细胞共同分泌的。腺泡细胞主要分泌消化糖类、蛋白及脂肪的胰淀粉酶、蛋白酶、脂肪酶。腺泡细胞是一种锥形细胞，尖端指向腺泡腔。每个细胞的尖端都有许多与尖端细胞膜融合的酶原颗粒（图 33-8）。与每种胰岛细胞仅分泌一种特异激素不同，每个腺泡细胞可分泌所有类型的胰酶。此外，可根据所要消化食物成分的不同，通过差异分泌来调节各种胰酶的组成比例。

　　胰淀粉酶直接以其活性形式分泌，完成从唾液淀粉酶开始的消化过程。胰淀粉酶是唯一以活性形式分泌的胰酶，可

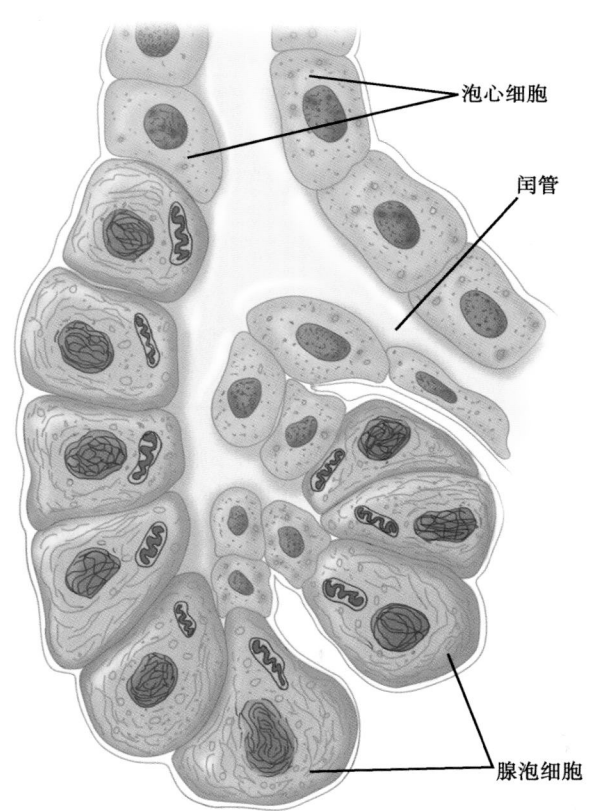

图 33-8　腺泡细胞。酶原颗粒与尖端细胞膜融合后释放多种消化糖类、蛋白、脂肪的酶

催化淀粉及糖原的水解，形成葡萄糖、麦芽糖、麦芽三糖和糊精。这些单糖在小肠上皮细胞刷状缘以主动转运方式进行转运。胃部水解产生的蛋白多肽进入小肠后，可刺激小肠内

分泌细胞释放缩胆囊素-释放肽（CCK-RP）、缩胆囊素（CCK）和胰泌素，进而促进胰腺分泌胰酶和 HCO_3^- 进入小肠。

胰蛋白酶以无活性的酶原形式分泌。胰蛋白酶原可被十二指肠黏膜细胞释放的肠激酶激活形成胰蛋白酶，胰蛋白酶可进一步激活其他蛋白水解酶。腺泡细胞同时释放抑制因子抑制胰蛋白酶原酶的活化。胰腺分泌性胰蛋白酶抑制剂（PSTI）或 *SPINK1* 基因表达障碍是发生家族性胰腺炎的原因之一。胰蛋白酶原的活化抑制使胰蛋白酶在胰腺中始终以无活性的前体存在，并仅在十二指肠中被活化。胰蛋白酶原有多种类型，阳离子蛋白酶原基因或 *PRSS1* 基因突变将导致胰蛋白酶原在胰腺内过早活化，约占 2/3 的遗传性胰腺炎病例属于此病。糜蛋白酶是糜蛋白酶原的活性形式。弹性蛋白酶、羧肽酶 A 和 B 及磷脂酶也可被胰蛋白酶激活。胰蛋白酶、糜蛋白酶和弹性蛋白酶裂解目标肽链中的氨基酸，羧肽酶 A 和 B 则裂解肽链末端的氨基酸。裂解后形成的氨基酸和小二肽进而被小肠上皮细胞所吸收。甘油三酯在胰脂肪酶催化下水解生成甘油二酯和脂肪酸。胰脂肪酶以活性形式分泌。胰腺同时分泌共脂肪酶与脂肪酶结合，其可改变脂肪酶的分子构象，进而增强其催化活性。磷脂酶 A_2 以酶原的形式分泌并可被胰蛋白酶活化。与所有脂肪酶一样，磷脂酶 A_2 也需要胆盐的共同作用，催化磷脂的水解。羧酯水解酶和胆固醇酯酶催化水解胆固醇酯、脂溶性维生素、甘油三酸酯之类的中性脂质。脂肪水解产物被小肠上皮细胞吸收后，在细胞内重合成乳糜微粒，经由淋巴系统的转运入血（表 33-1）。

表 33-1　胰腺分泌的消化酶

酶	底物	产物
糖类		
淀粉酶（有活性）	淀粉、糖原	葡萄糖、麦芽糖、麦芽三糖、糊精
蛋白质		
肽链内切酶	切断氨基酸之间的肽键	氨基酸、二肽
胰蛋白酶原（无活性）$\xrightarrow{\text{肠激酶}}$胰蛋白酶（有活性）		
糜蛋白酶原（无活性）$\xrightarrow[\text{胰蛋白酶}]{\text{肠激酶}}$糜蛋白酶（有活性）		
弹性蛋白酶原（无活性）$\xrightarrow[\text{胰蛋白酶}]{\text{肠激酶}}$弹性蛋白酶（有活性）		
外肽酶	从肽链末端切断肽键	—
前羧肽酶 A 和 B（无活性）$\xrightarrow{\text{肠激酶}}$羧肽酶 A 和 B（有活性）		
脂肪		
胰脂肪酶（有活性）	甘油三酯	2-甘油单酯、脂肪酸
磷脂酶 A_2 $\xrightarrow{\text{胰蛋白酶}}$磷脂酶 A_2（有活性）	磷脂酶	—
胆固醇酯酶	中性脂肪	—

胰液中的水和电解质主要由泡心细胞和闰管的导管细胞分泌。腺泡是由大约 40 个腺泡细胞组成的球形单位。泡心细胞位于腺泡近中央处并分泌液体及电解质。这些细胞内含有与 HCO_3^- 分泌相关的碳酸酐酶。HCO_3^- 的分泌量因胰液分泌速度的不同而不同，胰液分泌增快时，HCO_3^- 的分泌浓度可随之增加。Cl^- 的分泌与此相反，因此二者在胰液中的总和保持恒定。与上述机制不同，Na^+ 和 K^+ 两者的分泌浓度甚为稳定，与胰液的分泌速度无关[3]（图 33-9）。胰泌素是在酸性食糜从幽门排入十二指肠后，由十二指肠黏膜细胞分泌的。胰泌素是 HCO_3^- 分泌的主要刺激因子，分泌的 HCO_3^- 中和从胃部进入十二指肠的酸性液体。CCK 也可刺激 HCO_3^- 的分泌，但刺激强度远远小于胰泌素。CCK 还可增强胰泌素对 HCO_3^- 分泌的刺激作用。胃泌素和乙酰胆碱均可刺激胰酶的分泌，同时可轻度刺激 HCO_3^- 的分泌[4]。迷走神经切断术会对下消化道造成非常复杂的影响，其对胰腺外分泌的总体影响是降低 HCO_3^- 及液体的分泌[5]。胰腺内分泌也可影响邻近胰腺的外分泌。生长抑素、胰多肽（PP）和胰高血糖素都被认为可以抑制胰腺的外分泌。

酶原颗粒中的胰酶从腺泡细胞释放进入腺泡腔后，与泡心细胞分泌的水及 HCO_3^- 结合形成胰液，流入闰管内。数个闰管汇合形成小叶内导管。小叶内导管继续分泌液体和电解质以保持胰液的终浓度。小叶内导管再汇合形成 20 支左右、最终注入主胰管的次级导管。反复的炎症、瘢痕和结石会破坏胰腺的导管树，最终导致胰腺外分泌部的破坏，造成胰腺外分泌功能不全。

胰腺内分泌

正常成人约有 100 万个郎格汉斯岛或胰岛，大小 40～900μm 不等。大的胰岛位于主要的微动脉旁，小的胰岛则位于更深的胰腺实质中。多数胰岛由 3000～4000 个细胞组成，主要有五种细胞：分泌胰高血糖素的 α 细胞、分泌胰岛素的 β 细胞、分泌生长抑素的 δ 细胞、分泌生长激素释放多肽的 ε 细胞及分泌胰多肽（PP）的 PP 细胞（表 33-2）。

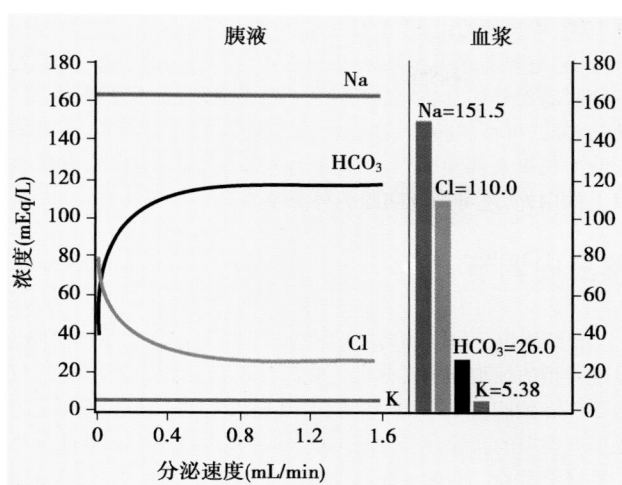

图 33-9　胰腺外分泌液的组成。胰液分泌速度越快，其中的 HCO_3^- 浓度越高；Cl^- 的分泌与此相反。Na^+ 和 K^+ 二者的浓度与胰液分泌速度无关

表 33-2	胰岛肽类产物	
激素	胰岛细胞	功　　能
胰岛素	β 细胞	抑制糖异生、糖原分解、脂肪分解及酮体生成
		促进糖原生成、蛋白合成
胰高血糖素	α 细胞	与胰岛素作用相反，促进肝脏糖原分解及糖异生
生长抑素	δ 细胞	抑制胃肠分泌
		抑制所有胃肠内分泌肽的活性
		抑制细胞生长
胰多肽	PP 细胞	抑制胰腺外分泌及胰岛素释放
淀粉不溶素（IAPP）	β 细胞	协同抑制胰岛素的释放及功能
胰抑制素	β 细胞	抑制胰岛素及生长抑素的释放
		促进胰高血糖素释放
生长激素释放多肽	ε 细胞	抑制胰岛素的释放及活性

IAPP＝胰岛淀粉多肽（islet amyloid polypeptide）

胰岛素是研究最深入的胰腺激素。1920 年整形医师 Frederick Banting 和医学生 Charles Best 首次发现胰岛素，两人也因此获得诺贝尔生理学—医学奖。他们通过胰腺切除术制造狗糖尿病模型，随后用狗和小牛的胰腺粗提物（采用相关技术防止胰腺外分泌部的蛋白水解酶降解胰岛素）进行治疗。随着胰岛素的纯化，人们发现胰岛素是含有 56 个氨基酸的多肽，由 α链和 β 链组成，其间以两个二硫键及一个 C 肽连接。胰岛素原在内质网生成后转运至高尔基体，在此形成分泌颗粒并 C 肽被离断。胰岛素的分泌分为两个阶段。在第一阶段，贮存于细胞内的胰岛素被释放，此阶段在血糖升高后持续约 5 分钟。在第二阶段，新的胰岛素不断生成，因此此阶段可持续较长时间。β

细胞分泌胰岛素受血糖水平、神经信号及其他胰岛细胞旁分泌作用的共同调节。糖尿病主要通过糖耐量试验进行诊断，比较常用的是口服和静脉糖耐量试验。口服的葡萄糖不仅进入血液，同时可刺激胃肠激素的释放，如促胰岛素多肽（GIP）、胰高血糖样多肽（GLP-1）和 CCK，进而促进胰岛素的分泌，因此这些胃肠激素也被称为肠促胰岛素。也就是说，口服葡萄糖对胰岛素分泌的刺激作用远大于静脉注射葡萄糖。在口服糖耐量试验中，病人前夜禁食以确定空腹血糖值，随后在 10 分钟以上进食 $40g/m^2$ 的葡萄糖，2 个小时内每 30 分钟抽取 1 次血样。不同年龄的正常值和诊断标准不一，但所有的值均应在 200mg/dl 以下，2 小时后的值应在 140mg/dl 以下。

β 细胞对胰岛素的分泌还受血中精氨酸、赖氨酸、亮氨酸等氨基酸及脂肪酸水平的影响。胰高血糖素、GIP、GLP-1 和 CCK 可促进胰岛素分泌，而生长抑素、淀粉不溶素和胰抑素则抑制胰岛素分泌[6]。胆碱能神经和 β 交感神经促进胰岛素分泌，α 交感神经则抑制胰岛素分泌。胰岛素的作用是抑制糖异生（肝脏）、促进葡萄糖向细胞内转运，进而降低血糖水平。胰岛素还可抑制糖原分解、脂肪分解及酮体生成，促进蛋白合成。胰岛素分泌的储存功能非常大。如果剩余的胰腺组织正常，切除 80% 的胰腺组织都不会导致糖尿病[7]。但在慢性胰腺炎或胰腺大部分腺体处于病态时，小部分的胰腺切除都可能导致糖尿病。胰岛素受体为二聚体，是跨膜的酪氨酸蛋白激酶型受体，几乎分布于所有细胞。胰岛素分泌不足（Ⅰ型糖尿病）时，会引起胰岛素受体的过度表达或上调，进而增加组织对胰岛素的敏感性。Ⅱ型糖尿病与胰岛素受体下调及相对性高胰岛素血症导致的胰岛素抵抗有关。某些类型的糖尿病与肝脏或外周组织胰岛素受体的特异性损害相关，如胰源性糖尿病、少年成人型糖尿病。

胰高血糖素是一种直链 29 肽，可促进肝脏糖原分解和糖异生，并通过其升糖作用对抗胰岛素的作用。同胰岛素一样，葡萄糖也是胰高血糖素的最初调节物，但不是起促进分泌而是起抑制作用。精氨酸和丙氨酸可促进胰高血糖素的分泌。抑胃肽至少在体外可促进胰高血糖素分泌，GLP-1 则可在体内抑制胰高血糖素的分泌。胰岛素和生长抑素在胰岛内通过旁分泌作用抑制胰高血糖素分泌。调节胰岛素分泌的神经冲动同时调节胰高血糖素的分泌，二者协调一致，进而保持稳定的血糖水平。胆碱能神经和 β 交感神经促进胰高血糖素分泌，α 交感神经则抑制其分泌[8]。

生长抑素最初是从下丘脑分离得来，现已发现其广泛分布于胰腺、消化道及其他组织，而不仅限于神经系统。与在低等脊椎动物中的发现一样，生长抑素是一种稳定的肽类激素，现认为其对机体各方面的调节过程都非常重要。14 肽生长抑素和 28 肽生长抑素具有组织特异性，二者是由同一个基因编码的共同前体经过不同处理后形成的两种等量活性产物。二者不仅可抑制机体的内、外分泌活动，对胃肠道及胆道运动、小肠吸收、血流及细胞增殖亦有影响。现已克隆出五种不同的生长抑素受体（SSTRs），各受体的生物学特性也已被阐明[9]。5 种受体全是 G 蛋白耦联受体，具 7 个高度保守的跨膜结构域及单一的氨基、羧基末端。位于第 2、3 细胞内凹环上及细胞内 C 末端片段上的磷酸化位点被认为可介导受体调节作用。虽然自然产生的两种多肽与 5 种受体都可结合，但 28 肽生长抑素对 SSTR5 有相对的选择性。6 肽或 8 肽类似物（如奥曲肽）仅可

与 SSTR2、SSTR3 及 SSTR5 结合。这些类似物在血浆中的半衰期较长,临床上已应用其强大的抑制作用治疗内、外分泌失调性疾病。例如,临床应用已显示,奥曲肽可以减少瘘管的液体排出量,进而加速肠源性或胰源性瘘管的闭合[10]。

生长抑素在进餐时分泌。消化道内的脂肪可能是主要的刺激因素。酸化胃十二指肠黏膜可诱发离体的灌注器官分泌生长抑素。胆碱能神经释放的乙酰胆碱可抑制生长抑素的分泌。

胰多肽(PP)是一种直链 36 肽,1968 年由 Kimmel 在纯化胰岛素时发现。蛋白是 PP 释放的最强肠内刺激物,其次是脂肪,葡萄糖的刺激作用较弱[11,12]。不管胰岛素是否导致低血糖,都会通过刺激胆碱能神经发出冲动进而促进 PP 的大量分泌[13]。十二指肠内的苯丙氨酸、色氨酸和脂肪酸可能通过诱导 CCK 及胰泌素的释放进而促进 PP 的分泌。在离体的灌注胰腺中,胰岛素及抑胃素可促进 PP 分泌,而胰高血糖素及生长抑素则抑制其分泌。迷走神经兴奋是 PP 分泌的最强调节因素。实际上,因迷走神经切断术导致进餐后 PP 水平升高消失的现象很常见。这也可用来判断迷走神经切除术的完全性或糖尿病病人自发性神经病变的程度。

PP 可抑制胆汁分泌、胆囊收缩及胰腺的外分泌。多数研究表明,PP 最重要的作用是通过调节肝细胞内胰岛素受体基因的表达进而影响血糖水平。胰腺次全切除或慢性胰腺炎造成的 PP 分泌不足与肝细胞对胰岛素的敏感性降低有关(由于肝细胞上胰岛素受体的减少)[14]。这些副作用可通过注射 PP 得以改善。

新近的研究已经发现了第 5 个胰岛多肽——生长激素释放多肽,它是由另外一群独立的胰岛细胞——ε 细胞——分泌的[15,16]。生长激素释放多肽在胃底细胞中也大量存在,它可以通过刺激垂体分泌生长激素释放激素从而促进生长激素的释放。它是一种促食素源性或食欲刺激性多肽,肥胖病人血浆中该肽水平明显升高。相关研究显示生长激素释放多肽也可以阻断胰岛素对肝脏的作用,还可抑制 β 细胞对肠道降糖激素及葡萄糖的反应[17]。因此,由胰岛分泌及在胰岛内的生长激素释放多肽,可能改变其他胰岛细胞对营养物质和激素刺激的反应性。

除上述 5 种主要的多肽外,胰岛细胞还产生其他许多肽类,包括淀粉不溶素、胰抑制素、神经肽(如血管活性肠肽、甘

丙肽、血清素)。淀粉不溶素亦称为胰岛淀粉多肽(IAPP),是在 1988 年发现的由 37 个氨基酸组成的多肽。其主要由 β 细胞分泌,与胰岛素共同贮存于分泌颗粒中[18]。IAPP 似乎起抑制胰岛素分泌及功能的作用。胰抑制素是新近发现的一种胰岛多肽,可抑制胰岛素释放,促进胰高血糖素释放,还可能抑制生长抑素释放[19,20]。胰抑制素除对胰腺的内分泌具有以上作用外,还可抑制胰腺的外分泌[21]。

胰岛内调节

β 细胞位于每个胰岛的中央,约占胰岛细胞总数的 70%。其他类型的细胞则主要分布于胰岛外周。δ 细胞含量最少,仅占 5%;α 细胞占 10%,PP 细胞占 15% 以上[22]。与腺泡细胞分泌所有类型的胰腺外分泌酶不同,每种胰岛细胞均特异性分泌一种优势激素。但每种胰岛细胞仍可能分泌多种激素,例如 β 细胞可同时分泌胰岛素及拮抗其功能的淀粉不溶素。事实上胰岛可分泌 20 种以上的激素,因此胰岛内环境的确切功能非常复杂。胰腺内不同位置的胰岛有所差异。通常情况下,位于较大微动脉旁的胰岛比位于实质深处的胰岛大。β 细胞及 δ 细胞均匀分布于整个胰腺,在胰头及钩突处(腹胰原基)的胰岛 PP 细胞及 α 细胞的分布比例较大,而胰腺体尾部(背胰原基)的胰岛则包含大多数的 α 细胞和少量的 PP 细胞。胰岛细胞的分布特点在临床上非常重要。胰十二指肠切除术切除了胰腺 95% 的 PP 细胞,这也可能是 Whipple 术后糖耐量异常的发生率高于远端胰切除术的部分原因。另外,慢性胰腺炎可造成胰头不同程度的损伤,其与 PP 细胞缺乏及胰源性糖尿病相关[23]。

胰岛的分泌非常复杂,涉及神经信号、血流方式、自分泌及旁分泌、激素反馈多种因素的相互作用。虽然胰岛仅占胰腺组织的 2%,却接受胰腺 20% ~ 30% 的动脉血供。β 细胞位于胰岛中央而其他胰岛细胞位于外周,因此流经每个胰岛的血流方式会影响胰岛的功能。血液可从胰岛中心流向外周、从胰岛外周流向中心或从胰岛一端流向另一端。通过啮齿类动物活体显微镜检查发现,血流是从胰岛的一端流向另一端。此外,还发现,滋养小动脉处的括约肌可在血液从一端流向另一端的过程中调节其在胰岛中心及外周的分布。这些括约肌其实就是毛细血管起始部隆起的内皮细胞,它们的功

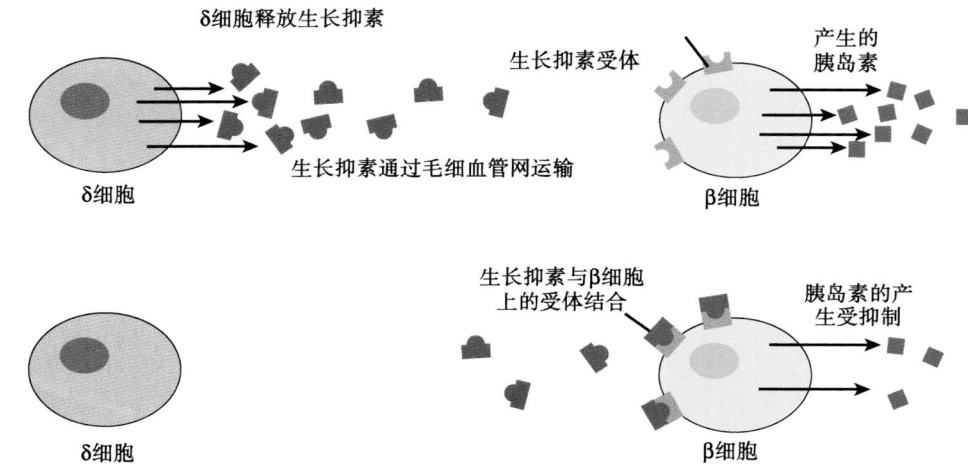

图 33-10 δ 细胞-β 细胞轴。胰岛内 δ 细胞产生的生长抑素可能对 β 细胞释放胰岛素有重要作用

能似乎受血糖浓度、神经冲动及 NO 的调节。至于人类胰腺中的主导血流方式,目前仍只是推测。但已确定,某一胰岛细胞的分泌产物可以通过旁分泌方式作用于相邻的胰岛细胞。相关研究以离体的灌注胰腺及针对胰腺分泌多肽的单抗为基础进行实验发现,δ 细胞分泌的生长抑素可以抑制 β 细胞分泌胰岛素、α 细胞分泌胰高血糖素、PP 细胞分泌 PP。胰岛内的生长抑素对胰岛细胞的激素分泌可能具重要作用[24](图 33-10)。胰岛激素的分泌同时也受反馈机制的调节。例如,胰岛素的分泌对动脉血中的胰岛素浓度非常敏感。

胰腺外分泌部的血供大部分来自胰腺动脉,而胰岛毛细血管的血流也可继续为之供血。来自胰岛的静脉血可为腺泡细胞提供血运,因此胰腺内分泌部的活动可对外分泌部产生影响。例如,进食较多糖类后会引起胰岛素释放,胰岛素的释放可促进富淀粉酶的胰腺外分泌,进而使消化系统优先进行淀粉及糖类的消化。

急性胰腺炎

定义和发病率

急性胰腺炎是一种不伴或伴有少量腺体纤维化的胰腺炎性疾病,包括胆石症、酒精、创伤、感染及遗传在内的多种因素都可诱导其发生。急性胰腺炎进展期常出现脓毒症、休克、呼吸衰竭、肾衰竭等并发症,因此该病的发病率及死亡率均较高[25]。在美国,每年大约有 30 万新发病例,其中的 10% ~ 20% 属于重症胰腺炎,死亡病例超过 3000 例。另外,胰腺炎也是每年 4000 例死亡病例的死因之一,造成了严重的经济负担,在美国医疗年度支出中占 20 亿美金以上[26]。尽管对此病的研究较多,但其病理生理学机制仍未完全阐明。实验取材来源困难可能是原因之一,目前已建立起多种胰腺炎模型进行病因学、病理生理学及治疗方法方面的研究。

病因学

急性胰腺炎病因复杂,该病的诱发因素可以有很多,在某些时候也可无明显诱因(表 33-3)。在所有因素中,胆道结石和酒精中毒占 80% ~ 90%,先天性疾病及创伤、手术、药物因素、遗传、感染、中毒因素占 10% ~ 20%。

表 33-3	急性胰腺炎的病因
酒精中毒	低灌注
胆道疾病	动脉粥样硬化
高脂血症	血管炎
遗传因素	胰管梗阻
高钙血症	肿瘤
创伤	胰腺分裂
外力	壶腹部及十二指肠病变
手术	感染
经内镜逆行性胰胆管造	动物毒素
影(ERCP)	药物
缺血	特发性

胆道疾病

虽然有无结石发生急性胰腺炎的记录,胆总管结石还是引起胆道异常的最常见原因。早在 1901 年 Opie 就对两例并发 Vater 壶腹结石的急性胰腺炎死亡病例进行了重要观察,但结石引发胰腺炎的具体机制至今仍未完全明了[27]。Opie 提出了"共同通路病因假说":胆总管与胰管汇合部位以下的梗阻将导致胆汁反流入胰管,胆盐"去垢作用"(detergent action)损伤胰腺引起胰腺炎。

该假说受到质疑的一个最重要理由是:大多数人的共同通路非常短,如果结石嵌顿于此,势必同时阻断胆总管及胰管,进而有效地隔离这两个系统。此外,胆道压力低于胰管内压力,胰液反流入胆管内比相反方向的反流更有可能出现。在动物实验中观察到,正常胆汁通过未梗阻胰管时并未导致急性胰腺炎(但将大量胆汁反向注入胰腺中则可引起类似于急性胰腺炎的损伤),这一结果支持以上的反对观点。

另外一个病因假说提出:胆石通过 Oddi 括约肌时导致其收缩功能不全,从而使含活性消化酶的十二指肠液反流进入胰腺导管系统。但对胆石通过 Oddi 括约肌的时间是否足以引起括约肌功能不全仍有疑问。另外,有人认为,像括约肌切开术等抑制括约肌收缩功能的临床常见处理并不会导致胰腺炎。

综上所述,虽然有足够的理由否定 Oddi 括约肌功能不全是急性胰腺炎的病因,但仍不能轻易否定胆石的作用。一项临床研究显示,88% 的急性胰腺炎病人会在发病 10 天内的大便中发现胆石。该项研究结果与仅 11% 胆石症病人未出现胰腺炎这一情况一致,提示胆石的移动可能与急性胰腺炎的发生相关。

以上结果提示可能存在比胆汁或十二指肠液异常反流更合理的病因机制。不管是胆石症,还是胰管寄生虫病、肿瘤阻塞胰管等其他因素导致的急性胰腺炎,都会因为胰液持续分泌进入梗阻胰管内而出现胰管高压。有人提出,胰管内压的增高将导致胰腺小导管破裂,引起胰液外漏进入胰腺实质。胰管通过分泌 HCO_3^- 使其内的液体 pH 保持在 8 ~ 9,而胰腺组织间隙的 pH 为 7,从胰腺外漏至此的胰液将发生蛋白的活化。胰管梗阻和胰管高压可能是导致急性胰腺炎的始动因素,但其导致胰腺损伤的具体机制有待于进一步的研究[27]。虽然急性胰腺炎的外界启动机制尚不明了,但在急性胰腺炎细胞内启动机制上,Steer 和 Saluja 提出的共定位理论已基本得到共识[28]。在正常胰腺组织中,未活化的消化酶和水解酶分别位于不同的细胞器。当发生胰管梗阻、胰管过分泌或细胞损伤时,以上两种物质发生错位,共同定位于腺泡细胞的泡状结构。发生共定位的胰蛋白酶原可经组织蛋白酶 B 活化为胰蛋白酶,进而激活其他消化酶原。这些活化的消化酶位于腺泡细胞内,引起胰腺的自我消化,导致胰腺炎的发生。

酒精因素

虽然有些病人仅饮用少量甚至在初次饮酒后就出现急性胰腺炎的症状,但酒精导致的急性胰腺炎更常见于大量饮酒 2 年甚至 10 年以上的病人。有饮酒嗜好但无其他诱发因素的病人,初次发作的急性胰腺炎多为酒精相关性急性胰腺炎。在长期饮酒病人中,初次发作的酒精相关性胰腺炎也可能是慢性胰腺炎的首发表现。这些病人继续饮酒有可能导致胰腺炎反复发作。每天 100 ~ 150g 的酒精摄入量比饮用酒的种类(啤酒、白酒、烈性酒等)更重要。长期饮酒达上述剂量的病人,发生胰腺炎和肝硬化的几率都为 10% ~ 15% 。

酒精可通过以下几个方式诱发胰腺炎。酒精可引起 Oddi 括约肌痉挛导致"梗阻性分泌",此外,更重要的是,酒精的代谢产物对胰腺腺泡细胞有毒性作用,从而干扰胰酶的生成和分泌。酒精在抑制胰液分泌前可有短暂的刺激分泌作用,这可能导致胰管中滞留更多的酶蛋白。这些蛋白随之发生钙化沉淀于胰管中,导致胰管多处梗阻,加之胰液的持续分泌,将导致管内压力不断增加。酒精还可增加管壁通透性,可能导致胰酶外漏于周围组织并导致胰酶的异常激活。体外实验已显示,酒精可以导致胰蛋白酶的异常激活。此外,酒精还可引起胰腺血流量的一过性降低,可能导致腺体出现灶状的缺血性损伤[29,30]。

相关临床证据显示,在长期饮酒的病人中,发生胰腺炎者饮食中的蛋白及脂肪均高于未发生者。酒精可以干扰脂肪的正常代谢,酒精性胰腺炎有时可以出现一过性的高脂血症。但目前尚不能确定以上发现在胰腺炎发病中的作用。

肿瘤

未饮酒者发生急性胰腺炎,在没有明显的胆道疾病存在时要考虑到肿瘤的可能。有 1% ~ 2% 的急性胰腺炎病人患有胰腺癌。此外,急性胰腺炎发作还可能是壶腹周围癌的首发症状。以上两种情况下的胰腺炎,都可能由胰液的分泌受阻及逆流造成。

医源性胰腺炎

急性胰腺炎可能与许多外科操作有关,其中以胰腺或胰周部的操作最常见,如胰腺活检、胆道探查、远端胃切除术、脾切除术。Billroth Ⅱ 式胃切除术及空肠造口术后,十二指肠内压力增加,可能导致活化的胰酶反流入胰腺,引起胰腺炎。此外,胰腺炎还与某些采用低压灌注的手术相关,如体外循环、心脏移植。有报道指出严重的低体温与急性胰腺炎相关,因此体外循环亦可能是通过低体温引发胰腺炎。此外,动脉粥样硬化的栓子和缺血造成的胰腺损伤也可能是原因之一。经内镜逆行性胰胆管造影(ERCP)导致的胰腺炎最常见,发生率为 2% ~ 10% ,由直接损伤和(或)胰管内高压导致。

药物因素

由于实践受限的原因,确定某种药物为胰腺炎的病因通常比较困难。许多药物可引起高淀粉酶血症和(或)腹痛,如果某种药物停用后,以上胰腺炎样症状出现好转,那么这种药物就是高度可疑的病因。出于伦理学方面的原因,用可疑药物重新诱发胰腺炎不被允许,因此通常情况下都不能确定二者的关系。虽然存在以上限制,但已肯定某些药物可以导致急性胰腺炎,这些药物包括噻嗪类利尿剂、呋塞米、雌激素、硫唑嘌呤、左旋天冬酰胺、6-巯基嘌呤、甲基多巴、磺胺类药、四环素、潘他米丁、普鲁卡因胺、呋喃妥因、地达诺新、丙戊酸及胆碱酯酶抑制剂。

感染

虽然腮腺炎病毒、柯萨奇病毒及肺炎支原体被认为可以通过感染腺泡细胞诱发急性胰腺炎,但并未在病变胰腺中分离出以上病原体。上述观点的提出,可能是因为在没有其他

明确病因的急性胰腺炎病人中观察到,约有 30% 的病人会出现腮腺炎病毒、柯萨奇病毒抗体滴度的上升。但这也可能仅是免疫再生的或不针对胰腺的非特异性升高。

高脂血症

脂肪酶可催化释放大量毒性脂肪酸进入胰腺微循环,引起内皮细胞损伤、红细胞聚集,最终导致胰腺缺血。Ⅰ 型和 Ⅴ 型高脂血症的病人出现腹痛,常是发生急性胰腺炎的征象。此类型的胰腺炎常伴有显著的高甘油三酯血症和乳糜样血清,可通过饮食控制降低血清甘油三酯水平预防胰腺炎的发作。

其他因素

急性胰腺炎还可能由其他因素促发。甲状旁腺功能亢进所致的高钙血症可导致急、慢性胰腺炎;其机制最可能与胰液过度分泌及胰管内钙化结石形成有关。其他相关的因素包括蛔虫及华支睾吸虫感染,其中华支睾吸虫主要分布在中国、日本及东南亚。胆道寄生虫感染引起的东方性胆管炎与胆管癌相关,后者可导致胰管梗阻。已知符合孟德尔遗传法则的显性基因突变是遗传性胰腺炎的病因[31]。Whitcomb 和他的同事绘制了世界各地的阳离子蛋白酶原基因 PRSS1 突变者的家谱,该基因突变可导致胰腺炎[32]。另外,20% ~ 45% 的胰腺分裂(Wirsung 管和 Santorini 管未融合)病人可发生胰腺炎。但改善十二指肠小乳头引流后并未降低胰腺炎的发生率。此外,在此类病人中并未发现胰管扩张,因此对于胰腺分裂是否是胰腺炎的病因仍有争议,其在发病中的作用也不明了。其他的相关因素还包括氮质血症、血管炎及特立尼达蝎蜇伤。此种蝎子的毒素可引起胆碱能神经末梢异常释放神经递质,导致胰液的大量分泌。抗胆碱酯酶类的杀虫剂中毒亦产生类似作用。此外,某些胰腺炎病人可无明显诱因,称为特发性胰腺炎。临床上一部分此类病人最后发现存在胆石相关性胰腺炎,因此"特发性胰腺炎"的诊断要慎重。

病理生理学

胰腺炎发作时的程度各不相同,这是由多种因素决定的。目前普遍认为,腺泡细胞内胰酶的异常激活是胰腺炎的始发因素,可引起腺泡细胞的损伤。有关研究提出,腺泡细胞损伤可能决定胰腺炎最终的严重程度[33]。胰腺炎的病理生理过程包括炎性细胞的聚集和活化、细胞因子及其他炎症介质的产生和释放(图 33-11)。

急性胰腺炎的早期启动因素

正常情况下胰腺可合成大量蛋白,其中大部分为消化酶。胰腺外分泌产生的某些酶可引起胰腺的自我消化,因此胰酶都以无活性的酶原形式在细胞内进行组装,随后被运送并分泌至腺体外,从而防止胰腺的自我消化。胰酶在十二指肠发生活化,刷状缘的肠激酶可激活胰蛋白酶原,产生的胰蛋白酶进一步引起其他酶原的级联激活。

为进一步防止胰酶对胰腺的损害,这些酶都是以膜包裹的酶原颗粒形式存在于腺泡细胞的细胞质内。另外,胰蛋白酶抑制因子的合成也提供了一层保护,它们与消化酶原共同运送、贮存,可有效地防止小部分胰酶在胰腺腺泡细胞内过早

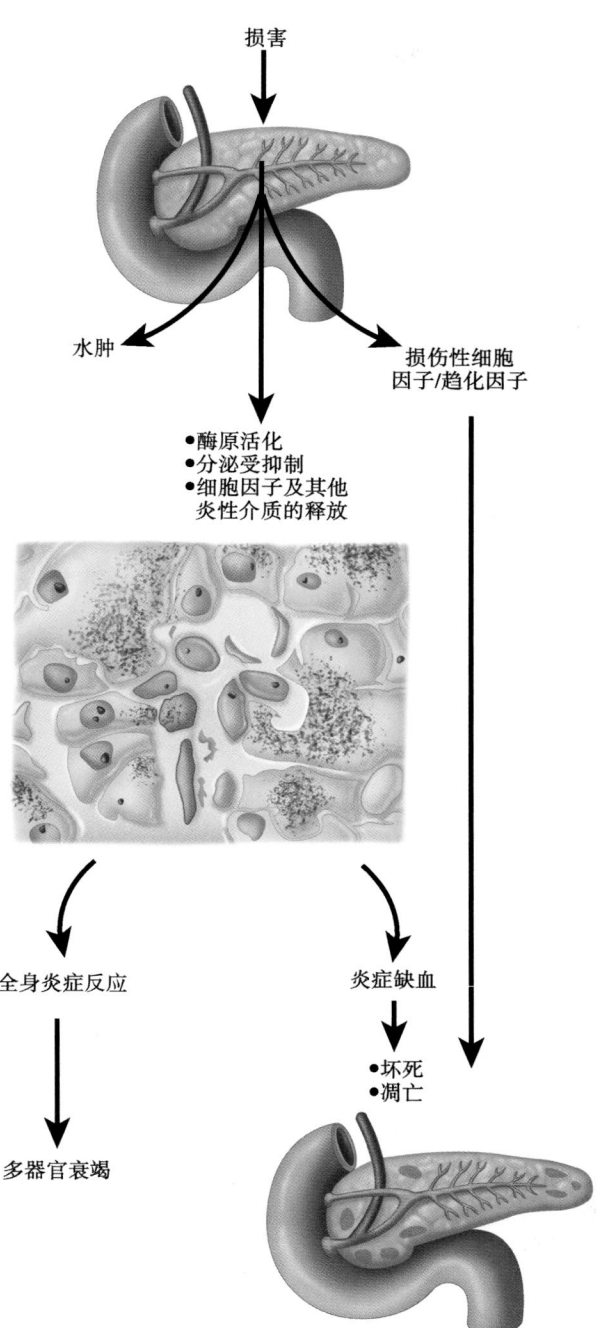

图 33-11　急性胰腺炎的病理生理过程

活化。通常认为,急性胰腺炎发生于以上环节出错、胰腺被其产生的异常活化的酶类损伤之时。该理论有以下三个论据:①胰腺可被十二指肠中的活化酶消化;②急性胰腺炎时可在胰腺内发现活化的消化酶;③急性胰腺炎的病理类型为凝固性坏死。但是异常活化的机制还未完全明了。

应用几种不同的模型,目前的研究主要集中在活化机制的病因学方面。研究已发现,发生急性胰腺炎时,消化酶的合成和运输并不受影响,但是胰酶的分泌量却明显下降[34]。在病变的极早期(起病后短期内,在出现明显的形态学及生化改变前),消化酶贮存于细胞质的囊泡中,囊泡内还含有组织蛋白酶 B,可以活化胰蛋白酶原。在出现共定位的同时还观察到细胞内胰蛋白酶原的激活。在两个不同的胰腺炎实验模型

中发现,采用组织蛋白酶 B 的高度特异性抑制剂 CA-074me 抑制其活性后,可防止腺泡细胞内胰蛋白酶的活化及胰腺炎的发生[35]。这些进一步支持了上面提到的共定位理论。以上研究均提示,胰蛋白酶原的激活是由于其与组织蛋白酶 B 错误地共定位于细胞质的囊泡中。胰酶的过早激活为自我消化提供了可能,但是其导致腺泡细胞损伤、死亡的具体机制还未完全明了。最近的研究表明,在共定位囊泡(其似乎与近年来提出的自噬泡相似[36])中活化的胰蛋白酶,可改变囊泡的通透性,导致其内容物释放进入细胞质。组织蛋白酶 B 是胰腺炎时释放入细胞质的酶类之一。它一进入细胞质中,便可通过改变线粒体膜的通透性引起细胞色素 C 的释放,使细胞凋亡的级联反应被启动,导致腺泡细胞出现凋亡[37](图 33-12)。

决定胰腺炎严重程度的因素

在临床上,急性胰腺炎的严重程度有显著差异。一些病人仅出现可自愈的、轻微的病变,另外一些病人却可能出现较严重的甚至致死性的病变。决定胰腺炎严重程度的因素是多方面的,但它们的确定对治疗非常重要,通过对这些因素的控制可能降低胰腺炎的发病率和死亡率。通常认为胰腺炎始于消化酶原在胰腺内的激活、腺泡细胞损伤、转录因子 NF-κB 及激活蛋白 1 的活化[38]。在此之后则顺序出现致炎因子释放、腺泡细胞坏死、全身炎症反应综合征(SIRS)及远隔器官功能障碍,包括以急性呼吸窘迫综合征(ARDS)为表现的肺损伤。急性胰腺炎最终的严重程度不仅取决于全身炎症反应的程度,还取决于某些细胞因子、趋化因子及其受体,它们在炎症细胞的活化及迁移中起重要作用[39]。

在胰腺炎中,除中性粒细胞等免疫细胞外,腺泡细胞本身也是炎症介质的来源之一。近年来已发现越来越多地与急性胰腺炎和其相关性肺损伤相关的炎症因子,包括肿瘤坏死因子-α(TNF-α)、单核细胞趋化因子-1(MCP-1)、Mob1、白细胞介素-1β(IL-1β)、血小板活化因子(PAF)、P 物质、黏附分子[细胞间黏附分子-1(ICAM-1)和选择素]、IL-6、IL-8、IL-10、C5a、CCR1 受体及配体、粒细胞-巨噬细胞集落刺激因子、巨噬细胞迁移抑制因子、COX-2、前列腺素 E1、NO 及活性氧[40]。另外,亦有一些学者针对热休克蛋白在胰腺炎中的保护作用进行了研究[41]。促炎因子与抗炎因子的平衡决定了胰腺炎及其相关性肺损伤的严重程度。一些旨在减轻炎症反应的药物已进入临床试验阶段,包括 TNF-α 单抗、IL-1 受体拮抗剂、抗 ICAM-1 和抗 CD3 抗体、IL-10、重组 PAF 乙酰水解酶及钙调磷酸神经酶拮抗剂 FK506。新近的研究显示,Toll 受体 4 (TLR4)也是急性胰腺炎严重程度的一个重要决定因素。TLR4 与脂多糖的相互作用可激活多条信号通路,进而导致前炎症反应。TLR4 基因敲除的大鼠发生胰腺炎的概率明显降低;这也说明了 TLR4 是前炎症反应的一个重要启动因素。但是 TLR4 的这一作用似乎与脂多糖无关,而可能是由某种未知的 TLR4 激动剂介导的。因此,TLR4 拮抗剂很有可能成为很好的胰腺炎治疗药物[42]。

另外一个阻止胰腺炎进展或减轻其严重程度的方法是抑制胰蛋白酶原在胰腺内的活化和 NF-κB 活化这两个早期环节。在啮齿类动物模型中已观察到,特异性的胰蛋白酶活性抑制因素可降低胰腺炎的严重程度,不管是通过抑制胰蛋白酶原活化及共定位(如低剂量的渥曼青霉素、水浸应激、热应

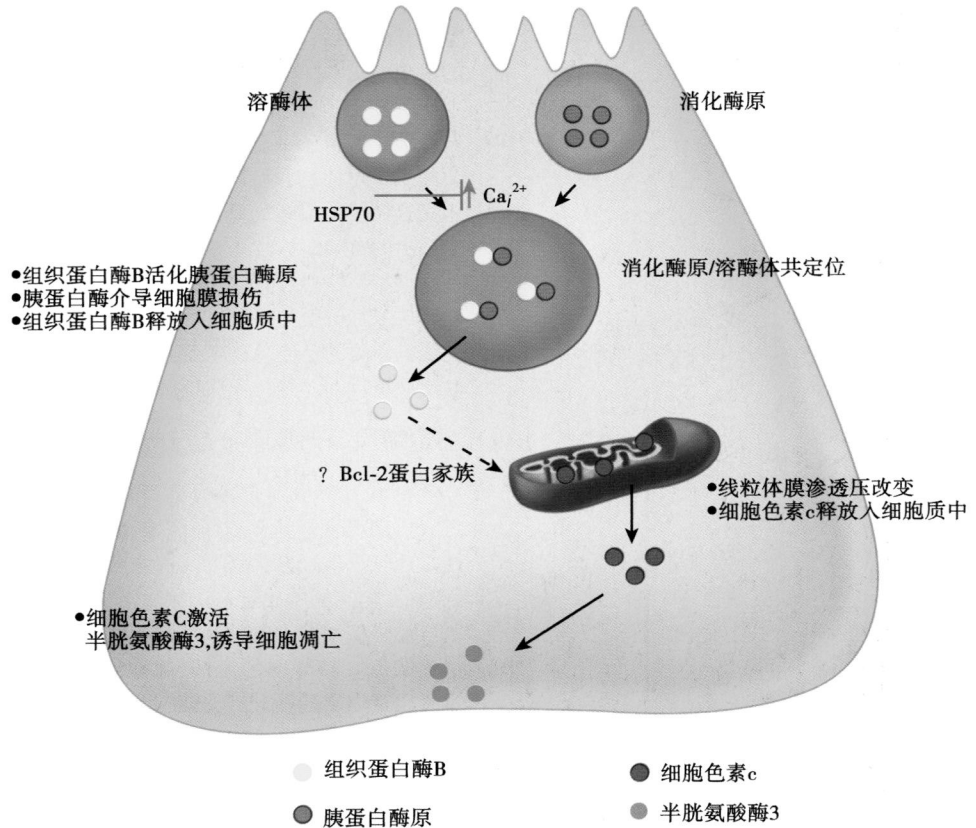

图 33-12   所有有关胰腺炎发生过程假说的示意图。当腺泡细胞受到病理性损伤时,其溶酶体和酶原颗粒的内容物发生共定位,此处胰蛋白酶原可被组织蛋白酶 B 激活为胰蛋白酶。细胞内 Ca^{2+} 浓度的增加是发生共定位必需的条件。活化的胰蛋白酶会改变参与发生共定位的细胞器的渗透性,进而使各细胞器内的组织蛋白酶 B 及其他内容物释放入细胞质。细胞质中的组织蛋白酶 B 可通过诱发溶酶体释放细胞色素 C 引起细胞凋亡。由组织蛋白酶 B 诱导活化的 Bcl-2 蛋白家族可能进一步诱发线粒体释放细胞色素 C。热休克蛋白 70(HSP70)可降低细胞质中 Ca^{2+} 浓度,因此可防止发生共定位及其后续事件,从而使腺泡细胞免于损伤和死亡

激),还是通过抑制组织蛋白酶 B 的活性(E64d 或 CA074me)。其中比较重要的是热(和亚砷酸盐)应激和水浸应激,它们可分别提高热休克蛋白 70(HSP70)和热休克蛋白 60(HSP60)的水平,不仅可抑制胰蛋白酶原的活化,也可抑制 NF-κB 的活化,从而防止胰腺炎的进展[43]。这些研究结果尚需要临床试验的证实。

诊断

胰腺炎的临床诊断是排除性诊断。需要与急性胰腺炎鉴别的上腹部疾病包括消化性溃疡穿孔、坏疽性肠梗阻、急性胆囊炎。因为这些疾病若不进行手术常可致死,因此对少数诊断不明的病人也是急诊剖腹探查术的指征。

急性胰腺炎均以剧烈腹痛起病,多在饱餐后出现。腹痛多位于上腹部,也可出现于腹部任何部位及下胸部。疼痛常呈"刀割样"或向背部呈"放射性",身体前倾可使其疼痛部分缓解。疼痛发生于恶心、呕吐之前,伴有持续性干呕直至胃排空。呕吐后疼痛不缓解,坏死性胰腺炎的呕吐比水肿性胰腺炎更剧烈。慢性胰腺炎急性发作时亦出现相同的症状。

体格检查可有心动过速、呼吸急促、血压下降、发热。胰腺炎未出现并发症时通常只有中度发热。上腹部可有腹膜刺激征。肠音减弱或消失。通常无腹部包块。腹腔内液体增多时出现腹胀。可有胸腔积液,尤其是左侧。

随着疾病的进展,腹膜后渗出性液体不断积聚,导致血容量下降,可能危及生命。血液浓缩进而导致血细胞比容升高,也可能出现腹膜后或腹腔出血。在少数病人中(约 1%),坏死胰腺的血液外溢进入周围软组织,导致脐周皮肤出现青紫色改变(Cullen 征)或腰部皮肤的青紫色改变(Grey Turner 征)。严重的液体丢失可引起肾前性氮质血症,出现血尿素氮和肌酐水平的升高。此外,还可能出现血糖升高、低蛋白血症、低钙血症,某些病人低血钙足以引起手足抽搐。

血清标志物

胰腺腺泡细胞可合成、贮存并分泌大量的消化酶(如淀粉酶、脂肪酶、胰蛋白酶原、弹性蛋白酶),因此多数急性胰腺炎病人血清中这些酶的水平升高。因检测方便,血清淀粉酶是最经常检测的指标。血清淀粉酶浓度几乎在发病后马上开始升高,并在数小时内达到高峰,持续 3～5 天。血清淀粉酶的升高水平与胰腺炎的病情无关;实际上,病情较轻的急性胰腺炎病人,血清淀粉酶的升高水平通常要高于重症病人。

需要注意的一点是,高淀粉酶血症并不仅见于胰腺炎,还

可见于肠梗阻、十二指肠溃疡穿孔及腹腔内其他炎性疾病。此外,急性胰腺炎病人的血清淀粉酶水平也可能是正常的,这可能由多种原因导致。高脂血症病人由于血脂与血清淀粉酶发生化学反应,血脂水平可能是正常的。多数胰腺炎病人的循环中淀粉酶增加后,从尿中清除的淀粉酶也随之增加;因此尿淀粉酶的测定可能比血清淀粉酶更敏感。由于以上原因,临床上通常建议同时测定血、尿淀粉酶的浓度。尿淀粉酶在血淀粉酶恢复正常数天后仍可保持升高状态。胰腺出现明显坏死的重症病人,坏死的胰腺可能并不能释放大量胰酶入血。因此,对重症胰腺炎病人没有必要频繁测定血清淀粉酶,认识这一点非常重要。酒精性胰腺炎病人血淀粉酶通常仅有小幅度的上升。

由于高淀粉酶血症也可见于许多胰腺外疾病,对胰腺特异性淀粉酶(p-淀粉酶)而不是对包括唾液淀粉酶在内的全淀粉酶的测定,可以提高诊断的特异度(88% ~93%)。

同时测定其他胰酶也被认为可以提高胰腺炎血清学诊断的准确性。它们的诊断特异度为77% ~96%,特异度最高的是脂肪酶。但同时测量多种消化酶存在方法上的限制,在急诊实验室也难以对它们分别定量。血清脂肪酶升高后持续的时间长于总淀粉酶或 p-淀粉酶,因此是胰腺炎诊断价值最高的血清标志物。

超声检查

对于可疑的胆源性胰腺炎,腹部超声检查是确定胆石是否存在的最好方法。超声检查还可显示胰腺外管道扩张、胰腺水肿及渗出、胰周液体积聚(PFCs)的情况。但在大约20%的病人中,由于受肠腔胀气的干扰,超声不能较好地显示胰腺图像,检查结果并不满意。CT 更常用于胰腺炎的诊断(图 33-13)。CT 可区分轻型(非坏死性)胰腺炎和重症胰腺炎,后者包括坏死性及感染性胰腺炎[44]表现为疾病有进展。

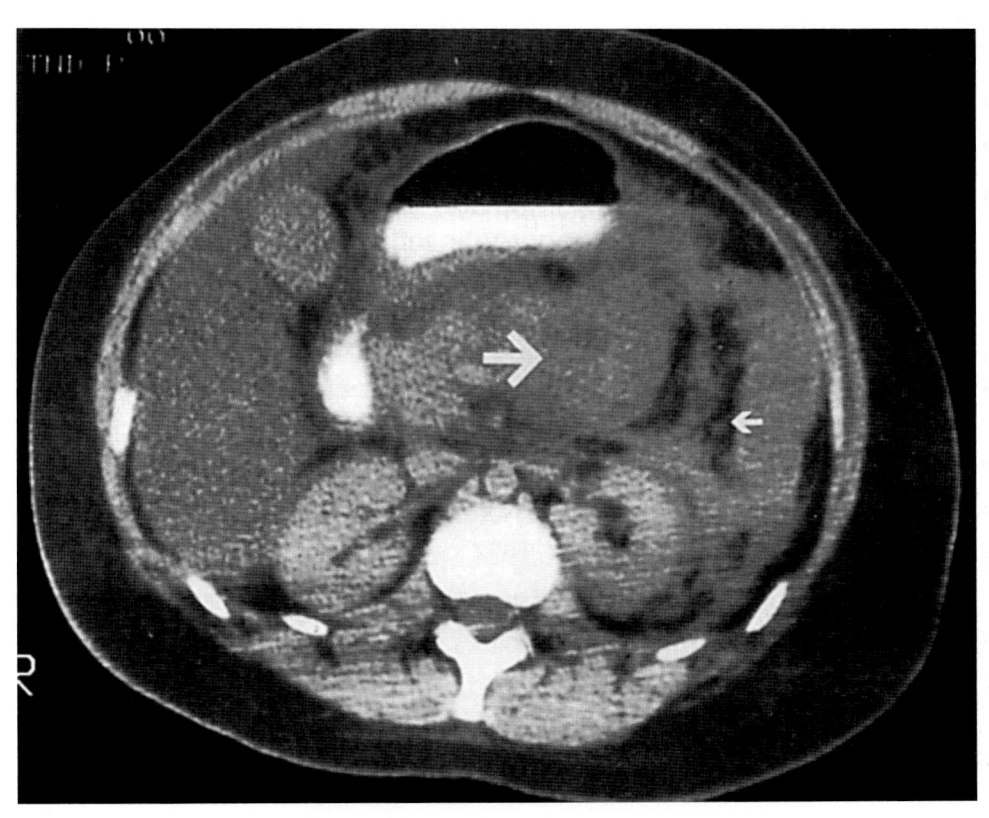

图 33-13　非坏死性急性胰腺炎。CT 显示的是胰腺水肿(大箭头)和液体积聚(小箭头),胰腺血管是完整的

严重程度的评估

早期识别轻型水肿性胰腺炎和重症坏死性胰腺炎,对胰腺炎得以最佳治疗最为重要。严重程度的预测因素有多个,最常用的有早期预后指标、血清标志物和CT 检查[45]。

早期预后指标

1974 年,Ranson 提出了早期识别重症胰腺炎的一系列预后指标[46]。在 11 项客观指标中,5 项在入院当时评估,剩余6 项在入院后 48 小时内评估(表 33-4)。急性胰腺炎的发生率和死亡率与阳性指标数目有关。Ranson 阳性指标少于 2 项

时,死亡率几乎为 0;3 ~5 项时,死亡率增至 10% ~20%;超过7 项时,死亡率增至 50% 以上。虽然这些预后指标在评估胰腺炎病情时非常有用,但在几个数值方面有严格限制。首先,病人需全面评估 11 项指标才能最好地评估预后;此外,完成该评估需要整整 2 天时间。入院后延迟 48 小时治疗而仅做评估,有可能错失预防并发症的有效时机。需要明确的是,Ranson 评估系统最好在入院最初 48 小时应用,其在随后时间内的应用价值还未被证实。有些学者(Imrie、Banks、Agarwal-Pitchumoni 等)在多年的临床实践后提出了相关的修改标准以简化上述评估系统,但是 Ranson 最初提出的 11 项指标仍然是最常用的。

表 33-4	Ranson 急性胰腺炎的预后指标

非胆源性急性胰腺炎的标准

入院当时	入院最初 48 小时
年龄>55 岁	血细胞比容下降>10%
WBC>16×10⁹/L	BUN 上升>5mg/dl
血糖>200mg/dl	血钙<8mg/dl
血 LDH>350IU/L	动脉血 PO₂<60mmHg
血 AST>250U/dl	估计液体丢失,隔离>6L

急性胆源性胰腺炎的标准

入院当时	入院最初 48 小时
年龄>70 岁	血细胞比容下降>10%
WBC>18×10⁹/L	BUN 上升>2mg/dl
血糖>220mg/dl	血钙<8mg/dl
血 LDH>400IU/L	碱缺失>5mEq/L
血 AST>250U/dl	估计液体丢失,隔离>4L

另外一个常用的病情评估标准是急性生理和慢性健康评估-Ⅱ(acute physiology 安定 chronic health evaluation-Ⅱ,APACHE-Ⅱ)评分。该评分系统以包括生命体征及特异性的实验室检查在内的多个指标异常值的检测为基础,结合年龄及病人的长期健康状况进行评估。APACHE-Ⅱ评分系统最大的优点是可以马上评估胰腺炎的病情。入院时评分≥8 分常是重症胰腺炎的征象[47]。

生化标志物

急性胰腺炎理想的生化标志物不仅要具有较高的特异性和敏感性,还要在入院时区分轻型(水肿性)及重症胰腺炎(坏死性)的作用。虽然淀粉酶及脂肪酶等血清酶的测定有助于胰腺炎的诊断,但是它们均与预后无关。新近的一些研究显示,其他一些标志物可能具有预后价值,包括 C 反应蛋白(CRP)、α₂-巨球蛋白、中性粒细胞-弹性蛋白酶、α₁-抗胰蛋白酶、磷脂酶 A₂。在这些因子中,仅 CRP 的测定较常应用。因此,在现阶段,CRP 似乎就是临床处理时可选的标志物。近来认为,IL-6 的测定可以区分轻型及重症胰腺炎,但是推荐其作为常规检查仍需要大规模临床试验的评估。另外一个正在评估的预后因素是尿胰蛋白酶原激活肽(TAP)。TAP 是胰蛋白酶原活化时从 N 末端释放的肽链,由 5 ~ 7 个氨基酸组成。Neoptolemos 及其同事的研究发现,胰腺炎的严重程度与尿中 TAP 的浓度具有密切的关系[48]。但是,TAP 作为常规的预后标志物还有待于进一步的临床试验的证实和检测方法的进步。

CT 检查

增强 CT 是评估胰腺炎病情的金标准。临床上,轻型胰腺炎常与间质水肿有关,而重症胰腺炎常与胰腺坏死相关。在水肿性胰腺炎中,胰腺微循环未受累,因此腺体在 CT 增强后表现为均匀强化(图 33-13)。而坏死性胰腺炎由于微循环障碍,CT 增强后腺体的强化明显降低。气泡征的出现提示坏死胰腺发生感染或胰腺脓肿形成(图 33-14)。近年来,静脉法(口服对比剂)增强 CT 已常规应用于可疑进展为重症胰腺炎的病人,不必考虑其 Ranson 或 APACHE 评分[49]。

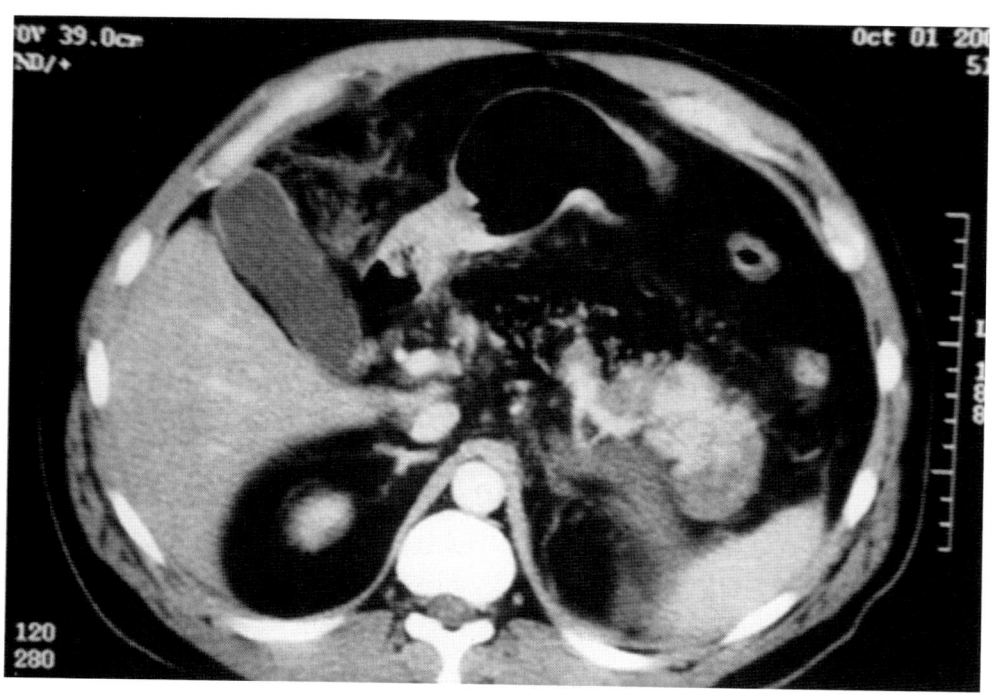

图 33-14 坏死性(感染性)急性胰腺炎。CT 显示未灌注区,在严重的坏死灶内出现气体,是感染的征象

治疗

急性胰腺炎病情严重程度不一,涉及病变多种多样,从轻型自限性病变到致死型坏死性病变都可出现。不管病情如何,可疑的急性胰腺炎病人通常都要强制其入院治疗。在诊断明确前,病情较重的病人应送至 ICU 密切观察并给予最大程度的支持治疗。最重要的早期治疗是保守性治疗,包括禁食、水;根据中心静脉压和尿量给予胃肠外液体支持;镇痛。对于重症急性胰腺炎或已出现感染征象的病人,多数专家建议给予广谱抗生素(如亚胺培南)并密切监测、防治并发症(表 33-5)[49]。

表 33-5　急性胰腺炎的并发症

Ⅰ 局部
- A. 胰腺蜂窝织炎
- B. 胰腺脓肿
- C. 胰腺假性囊肿
- D. 胰源性腹水
- E. 邻近器官受累,包括出血、栓塞、小肠梗死、梗阻性黄疸、瘘管形成、功能障碍

Ⅱ 全身
- A. 肺
  1. 肺炎、肺不张
  2. 急性呼吸窘迫综合征
  3. 胸腔积液
- B. 心血管
  1. 低血压
  2. 低血容量
  3. 猝死
  4. 非特异性 ST-T 段抬高
  5. 心包积液
- C. 血液性
  1. 血液浓缩
  2. 弥散性血管内凝血
- D. 消化道出血
  1. 消化性溃疡
  2. 门静脉、脾静脉血栓,伴有静脉曲张
- E. 肾脏
  1. 少尿
  2. 氮质血症
  3. 肾动脉/肾静脉血栓
- F. 代谢
  1. 高血糖
  2. 低钙血症
  3. 高甘油三酯血症
  4. 胰性脑病
  5. 失明(Purtscher 视网膜病变)
- G. 中枢神经系统
  1. 精神异常
  2. 脂肪栓塞
  3. 酒精中毒综合征
- H. 脂肪坏死
  1. 腹内皂化
  2. 皮下组织坏死

轻型胰腺炎

无全身并发症,低 APACHE-Ⅱ 评分和 Ranson 指标数,临床症状持续好转,CT 检查排除坏死性胰腺炎的病人归类为轻型胰腺炎。治疗主要是支持性的,重点是通过禁食、水达到使胰腺休息的目的。在此期间常规应用胃肠减压及 H_2 拮抗剂,因为极少量的胃酸到达十二指肠后都可以刺激胰液分泌。当然这些方法的应用价值有限。通过以上方法治疗效果不佳者可进一步应用其他药物抑制胰液分泌,包括阿托品、降钙素、生长抑素、胰高血糖素、氟尿嘧啶[50]。

胰腺炎同时也是一个自我消化的过程,多种蛋白酶抑制药已被试用于预防蛋白水解,但疗效甚微。这些试验药物包括抑肽酶、甲磺酸卡莫司他、加贝酯、磷脂酶 A_2 抑制剂、新鲜冰冻血浆。胰腺炎症是造成病人痛苦的重要部分,因此多种旨在减轻炎症反应的方法也试用于胰腺炎的治疗中,包括吲哚美辛和前列腺素抑制剂,亦无明显疗效。近期的研究对一个新策略进行试验,即对 PAF 水解酶和来昔帕泛之类的 PAF 拮抗剂的应用价值进行研究。这些药物在动物实验及临床前研究中均取得了可喜的结果,但在大规模的临床试验中并未取得预期的效果[51]。

现阶段的治疗原则是生理监测、代谢支持及维持体液平衡。即使在轻型急性胰腺炎中也可能因为液体积聚、呕吐、出汗导致体液紊乱。因为低血容量可引起胰腺及其他脏器缺血,因此在疾病早期至少要每 8 小时评估一次体液的平衡情况。

急性胰腺炎病人常因剧烈疼痛而难以休息,导致胆碱能神经持续发出冲动,进而刺激胃液及胰液分泌,因此疼痛的管理非常重要。注射丁丙诺啡、喷他佐辛、盐酸普鲁卡因、哌替啶对控制腹痛均有作用。要尽量避免应用吗啡,因其可能引起 Oddi 括约肌痉挛。在没有感染征象及感染证据时应用抗生素并未被证实具有作用。

在腹痛及腹部压痛消失、血清淀粉酶恢复正常、病人感到饥饿时,可小心恢复少量、逐步增加的饮食。这种情况通常在轻型急性胰腺炎发病 1 周内出现。急性胰腺炎病人在恢复早期建议低脂、低蛋白饮食。

重症胰腺炎

重症胰腺炎主要是根据 APACHE-Ⅱ 评分和 Ranson 指标等预测指标及 ICU 中提示病人病情较重的相关证据进行归类。这些证据包括胰性脑病发生、血细胞比容>50%、尿量<50ml/h、低血压、发热、腹膜炎。年老病人若出现 3 项或 3 项以上的 Ranson 指标,即使没有明显腹痛也应密切监测[52]。

重症急性胰腺炎病人可能出现 ARDS,早期阶段死亡的病人中多数存在此并发症。直到最近才认为,急性胰腺炎相关性肺损伤是由机体释放的磷脂酶 A_2 及其他酶类对肺泡及肺毛细血管的直接损伤造成的。此外,最近研究还显示,细胞黏附分子-1(ICAM-1)、中性粒细胞、PAF、P 物质、某些细胞因子与肺损伤有关。发生 ARDS 时常需要呼气末正压辅助通气。以清除富有胰酶的腹水为目的的腹腔灌洗的应用价值尚不明确。建议对积极治疗无效并出现呼吸功能恶化和(或)休克的病人行腹腔灌洗,但尚未证实其在降低重症急性胰腺炎死亡率方面的作用。

急性胰腺炎可能伴发心律失常、心肌梗死、心源性休克、充血性心力衰竭之类的心血管事件。除上述支持治疗外，这些病人还应采用相关的常规治疗。

感染

感染是急性胰腺炎的一个严重并发症，也是导致病人死亡的常见原因。它通常由肠道细菌异位引起，在坏死性胰腺炎比在间质性胰腺炎中更常见。一旦出现感染迹象（如CT显示腹膜后有气体），应立即行CT或B超引导下的细针穿刺（FNA）进行革兰染色及穿刺液细菌培养，同时应用抗生素。但是单独应用抗生素对感染的坏死灶可能无效，未行清创术者死亡率近50%（图33-15）。既往认为在坏死性胰腺炎中应用抗生素预防感染无用，这一长期存在的观点现已被取代，相关研究显示甲硝唑、亚胺培南、第三代头孢抗生素的应用对预防感染有用[53~55]。念珠菌是上消化道的常驻菌，重症病人存在发生念珠菌及继发性真菌感染的隐患，因此多数外科医师主张在重症急性胰腺炎病人中经验性应用氟康唑。

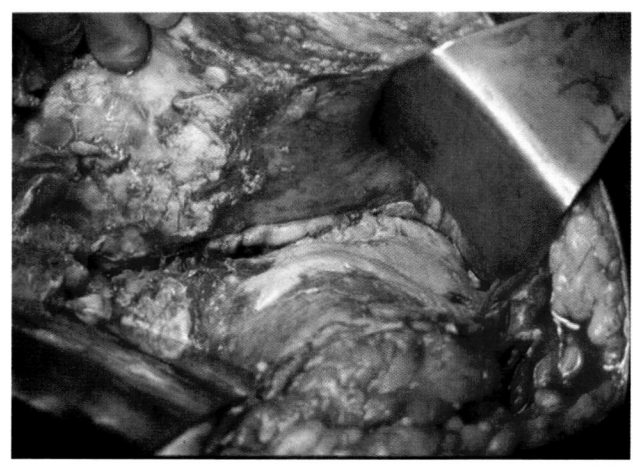

图33-15   急性感染性胰腺炎术中所见。胰周感染的特点是腹膜后出现超越胰腺边缘的脓性渗出

无菌坏死

发生胰腺无菌坏死病人的预后远好于坏死灶继发感染者，据报道此类病人若无全身并发症死亡率几乎为0。但也有报道显示在出现单一系统并发症的此类病人中，死亡率高达38%。

无菌坏死性胰腺炎的治疗分为三个阶段。第一阶段是对无全身并发症及无继发感染可能病人的治疗，这类病人可采用支持治疗（详见轻型胰腺炎的治疗）并可小心恢复进食。无菌坏死可发展为假性囊肿或者被吸收。第二阶段是针对出现全身并发症及可疑发生感染的病人的治疗。CT引导下的FNA可确定或排除感染，如果是后者，则病人可采用内科治疗。第三阶段情况最严重，是针对病情较重、APACHE-Ⅱ及Ranson评分较高、出现休克等全身中毒征象病人的治疗。此类病人若不进行清创手术，存活机会很渺茫，对积极的内科治疗后病情仍持续恶化的病人甚至可直接行手术探查[50]。需要强调的一点是，除非合并致命的全身并发症，否则并不主张对无菌坏死性胰腺炎病人进行清创术（图33-16）。

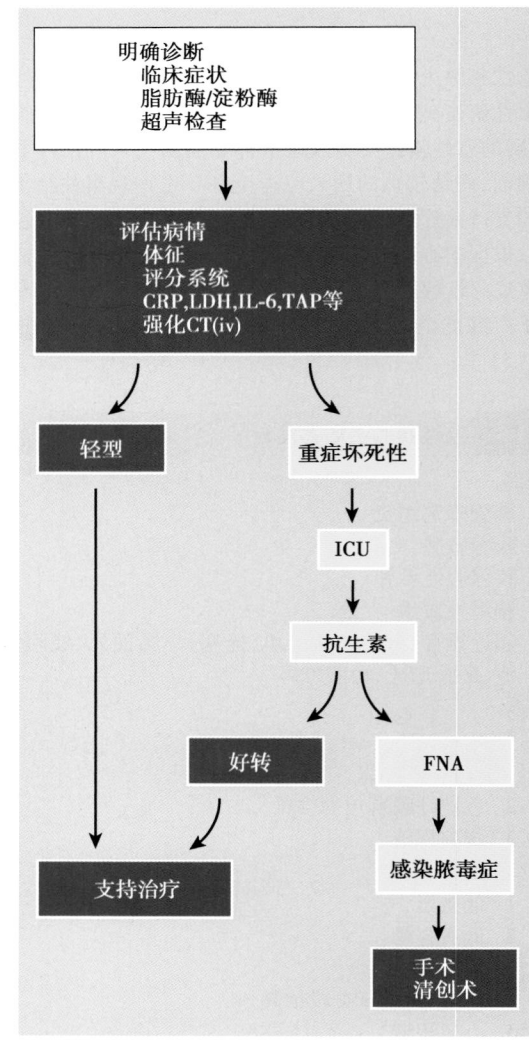

图33-16   急性胰腺炎的处理流程图。CRP，C反应蛋白；CT，电子计算机X射线断层扫描；FNA，细针穿刺；ICU，重症监护室；IL-6，白介素6；LDH，乳酸脱氢酶；TAP，胰蛋白酶原激活肽

胰腺脓肿

胰腺脓肿在胰腺炎发病后2~6周出现，感染性坏死灶则是在发病最初几小时或几天内出现的。后期发生感染的机制不明，治疗主要是引流脓液，包括手术引流和经皮导管穿刺引流。

营养支持

胰腺休息的指导原则要求急性胰腺炎病人要禁食直至临床状况好转。在轻型急性胰腺炎中，常需在发病后第3~7天给予营养支持；重症胰腺炎的情况比较复杂，通常需要长达数周的营养支持。营养支持的方式可采用完全肠外营养（TPN）或经鼻空肠管的肠内营养[56]。首选哪种营养方式尚存在争议。众所周知，TPN会导致肠道黏膜过早萎缩，使肠腔细菌更易于发生移位/异位；而鼻空肠喂养则可能通过肠道激素刺激胰腺外分泌。新近的动物研究及临床前试验显示，相对来说，空肠喂养可能要优于TPN；另外，近期的一项有关急性胰腺炎鼻胃管喂养安全性的回顾性研究提示，即使在重症胰腺炎病人中,此项技术也是安全的[57]。

胆源性胰腺炎的治疗

胆道结石在世界各地都是急性胰腺炎最常见的病因。多数病人在急性胰腺炎发病早期的数小时内有排石的症状,但除此之外还存在可诱发胰腺炎再次发作的其他结石。因此,手术或内镜取石存在时机问题。在何时进行介入治疗方面一直存在争议。一些研究试图提出相关观点来解决这一问题,但是这些观点存在理论上的缺陷,因此确切的治疗时机仍不明了。另外一些研究中存在的问题包括入组标准不统一,随访在特定而非随机选择的病人中进行,缺乏相关问题的明确定义。是入院48~72小时内行急诊手术(胆囊切除术),还是给予炎性胰腺炎短暂恢复时间的延期手术(72小时后,但是在首次入院时间内)效果好,目前普遍存在争议。对于身体其他方面状态较好的梗阻性胰腺炎病人,胆囊切除术及胆总管切开取石术是最好的治疗方法。但对于手术风险较高的病人,经ERCP明确结石位置后在内镜下行括约肌切开取石是更好的选择。

急性胆源性胰腺炎病人如果实验室检查提示梗阻在发病后持续24小时以上,则是急诊内镜下行括约肌切开取石术的指征。并不建议对胆源性胰腺炎病人常规行ERCP以了解胆管情况,因为其发现残余结石的可能性很小,但发生ERCP相关胰腺炎的风险较大。若怀疑病人存在胆总管或壶腹远端的结石梗阻,应在内镜操作前通过放射性显像方法确定(CT、MRI或B超)。

慢性胰腺炎

定义、发病率和流行

慢性胰腺炎是一种不可治愈的、由多种因素共同引起的慢性炎症状态,临床表现多种多样,成功治疗难度大。尸检研究显示,其在斯堪的纳维亚的发病率高达5%[58],但是群体学研究显示,其发病率在5~27人/10万人不等,具有明显的地域差异[59,60]。诊断标准、饮食结构、酒精消耗及医疗水平的不同可能造成确诊率的差异,但总体来说,该病的发病率在过去50年中逐渐上升[61](图33-17)。

因为慢性胰腺炎的许多病变,如纤维化、导管扩张、腺泡

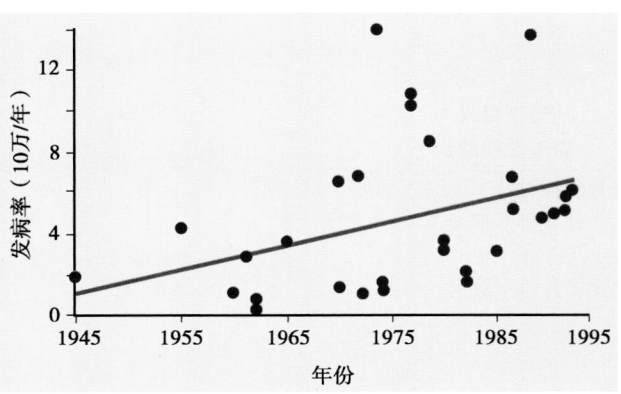

图33-17　慢性胰腺炎的发病率。报道显示慢性胰腺炎的发病率在过去50年逐渐上升

萎缩等,在没有胰腺炎症状的老年病人中也可出现[62],尸检的数据很难说明问题。在酒精性肝硬化和脂肪肝病人中慢性胰腺炎的发病率是9%~34%,但在长期饮酒病人中慢性胰腺炎的发病率仅为5%~15%[61,63,64]。

病因学

世界各地由于过量饮酒引起的慢性胰腺炎占70%以上的病例(表33-6)。1878年,Friedreich提出"普遍的慢性间质性胰腺炎"可能是由酒精中毒(嗜酒者的胰腺)引起的[65]。继该观点提出之后,许多研究亦显示出酒精与慢性胰腺炎之间的因果关系,但在西方国家之间该病因在此病中所占比例的差异很大,从38%至94%不等[61]。在世界各地,其他的主要病因包括热带/蛋白营养不良、特发性疾病及遗传因素。

表33-6	慢性胰腺炎的病因
酒精性(70%)	高甘油三酯血症
特发性(包括热带性)(20%)	自身免疫性胰腺炎
其他(10%)	梗阻
遗传性因素	创伤
甲状旁腺功能亢进	胰腺分裂

酒精

饮酒与慢性胰腺炎成线性相关关系[66]。仅少量饮酒或偶尔饮酒(1~20g/d)的病人也存在发生慢性胰腺炎的风险,因此不存在某个饮酒量下限,即在其水平以下病人没有发生慢性胰腺炎的风险。此外,虽然发病风险与饮酒量相关,重度饮酒(150g/d)者发病风险最高,但长期饮酒病人中出现慢性胰腺炎者不足15%[67,68]。在一项对247例急性酒精性胰腺炎死亡病例的研究中,尸检未发现慢性胰腺炎证据的病人占53%[69]。但是饮酒的持续时间与慢性胰腺炎的发生有明确的相关性。该病的典型发病年龄是35~40岁,在此之前常有16~20年的酗酒史。慢性症状出现4~5年后可出现急性胰腺炎反复发作[30,70]。

目前对饮酒病人出现胰腺疾病的临床表现已经很明确,但是酒精诱发胰腺疾病的病理生理学机制仍处于活跃的研究阶段。1946年Comfort、Gambrill和Baggenstoss在他们的一项著名研究中提出,慢性胰腺炎是由多次恢复不完全、存在进展性慢性炎症的急性胰腺炎反复发作导致的结果[71]。随后,其他一些研究者提出初始的急性炎症并不一定与胰腺慢性炎症相关[72];Kondo及其同事的研究显示,其他一些因素对反复饮酒诱发慢性胰腺炎是必需的[73]。不管是否还存在其他易感或诱发因素,目前普遍认为,胰腺慢性疾病的病理生理过程是胰腺多次(或长期持续的)损伤的结果(图33-18)。通过啮齿类动物实验发现,急性非酒精性胰腺炎的发作可能导致慢性胰腺炎[74,75];在大鼠中反复通过向胰管注射油酸诱导重症急性胰腺炎都可导致慢性胰腺炎[76]。

酒精相关性胰腺炎在日本和印度比较少见,此处的人均饮酒量较低,因此酒精性胰腺炎的发病率因地域、营养结构、种族的不同可有很大差异[72]。酒精进入胰管系统或血中酒精浓度增加可直接损伤胰管及腺泡的结构和功能[77,78]。此外,多数研究者认为,乙醛等乙醇代谢产物可联合氧化损伤导

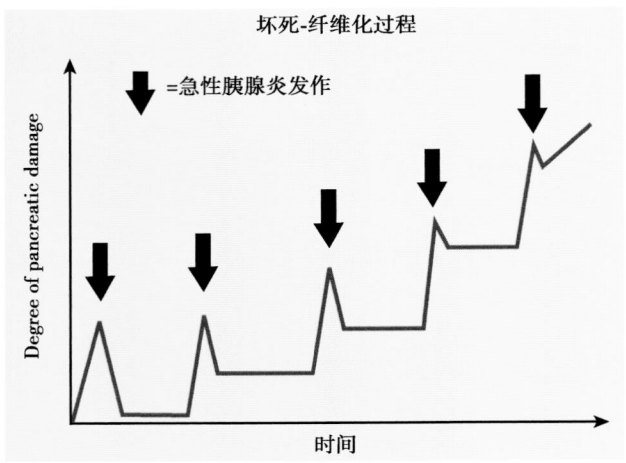

图 33-18 急性胰腺炎作为病因的"多次打击"理论。急性胰腺炎反复发作，导致组织炎性病变逐渐加重，最终导致胰腺出现慢性炎症及瘢痕形成

致易感人群出现胰腺实质的灶性损伤。反复或严重的毒性损伤可引起细胞因子的级联活化，进而诱导胰腺星状细胞（PSCs）产生胶原蛋白导致纤维化（图 33-19）。在易出现酒精性胰腺损伤的人群中，目前尚不能确定是因为酒精使胰腺对急性炎症的其他诱发因素变得敏感，还是因为遗传或其他因素导致胰腺易于出现直接的酒精相关性损伤[30]。

自从发现特异的基因突变或缺失与遗传性胰腺炎相关后（见遗传性胰腺炎），许多研究便试图探索酒精性慢性胰腺炎的发生是否也与特异的基因异常有关[79]。遗传性胰腺炎主要由阳离子蛋白酶原基因或 *PRSS1* 基因突变引起，在酒精性慢性胰腺炎病人并未发现有相同的基因异常。相关学者对遗传性胰腺炎的另外一个标志基因——PSTI 或 *SPINK1* 基因也进行了研究。*SPINK1* 基因突变可发生于一般人群，Witt 及其同事发现该基因在酒精性慢性胰腺炎病人中的突变率为 5.8%，而对照人群仅为 0.8%[80]。另外一些研究对已知的囊肿纤维化跨膜受体（*CFTR*）基因的突变和多态性进行验证，同样未显示其与酒精性慢性胰腺炎之间的关系。因此，遗传因素在酒精性胰腺炎中的作用尚需要进一步的研究。

酒精可能干扰消化酶在细胞内的转运和释放，还可能与导致胰腺自我消化的消化酶及腺泡细胞内溶酶体酶的共定位相关[81,82]（见急性胰腺炎部分）。慢性酒精刺激后可出现高

蛋白、低 HCO_3^-、低容量的胰液分泌[83]，在慢性胰腺炎早期阶段可能导致次级导管内出现蛋白沉淀[84]。胰腺结石蛋白是胰液中的一种蛋白，它可以抑制碳酸钙结晶的形成[85]，现已发现其在酒精性及非酒精性慢性胰腺炎病人胰液内的浓度均降低[86]（详见以下的结石形成部分）。在小导管内的蛋白沉淀中还发现有酶原膜相关蛋白 GP2，它可能与慢性胰腺炎的小导管梗阻有关[87]。钙离子依次与小导管、次级导管、主胰管系统中的蛋白形成复合物，进而诱发炎症反应。

吸烟与慢性胰腺炎及钙化性胰腺炎的发生密切相关[88]。相关研究虽然都显示吸烟的慢性胰腺炎病人发生癌症的风险明显增加，但是各项研究对吸烟在酒精性胰腺炎发生中的作用的观点存在争议。在遗传性胰腺炎病人中发现，吸烟可使癌症的发生年龄提前 20 年左右[89]。吸烟如果不是酒精性胰腺炎的早期促发因素，就可能是发生远期并发症的独立危险因素。

甲状旁腺功能亢进

已知高钙血症可引起胰腺高分泌[90]，未治疗的甲状旁腺功能亢进导致的慢性高钙血症与慢性钙化性胰腺炎相关[91]。高钙血症还可刺激胰腺对 Ca^{2+} 的分泌，其与胰腺的结石形成及梗阻病变相关。治疗主要针对甲状旁腺功能亢进及其他内分泌病变进行。

高脂血症

高脂血症及高甘油三酯血症不仅是急性胰腺炎的危险因素，同样也是接受雌激素替代治疗妇女罹患慢性胰腺炎的危险因素[92]。通过饮食控制使甘油三酯水平<300mg/dl 可防止发生以上情况，但雌激素对高脂血症诱导性慢性胰腺炎的强化机制尚不明了。反复发作的亚临床型急性胰腺炎导致的慢性改变是可能的原因。因此，积极治疗高脂血症对接受雌激素替代的绝经后妇女非常重要。

分类

慢性胰腺炎的发病率及病因的准确统计一直是一个难题，因此研究人员及临床医师都致力于定出一个有用的分类系统。目前已出现多种分类系统。1963 年 Henri Sarles 首次在法国马赛举行了一个研讨会，随后的研讨会分别在剑桥（1983）、马赛（1984）、罗马（1998）举行。目前，常用的是由 Singer 及 Chari 提出的分类系统，如表 33-7 所示[93]。

表 33-7 慢性胰腺炎的分类及可能病因

慢性钙化性胰腺炎	慢性梗阻性胰腺炎	慢性炎症性胰腺炎	慢性自身免疫性胰腺炎	无症状的胰腺纤维化
酒精	胰腺肿瘤	不明	与自身免疫性疾病相关（如原发性硬化性胆管炎）	长期酗酒
遗传因素	胰管狭窄		Sögren 综合征	地域性，居住于热带地区的居民
热带性（营养性）	胆石或创伤诱导		原发性胆汁性肝硬化	
高脂血症	胰腺分裂			
高钙血症				
药物因素				
特发性				

来源：经 Singer 等[93] 授权转载

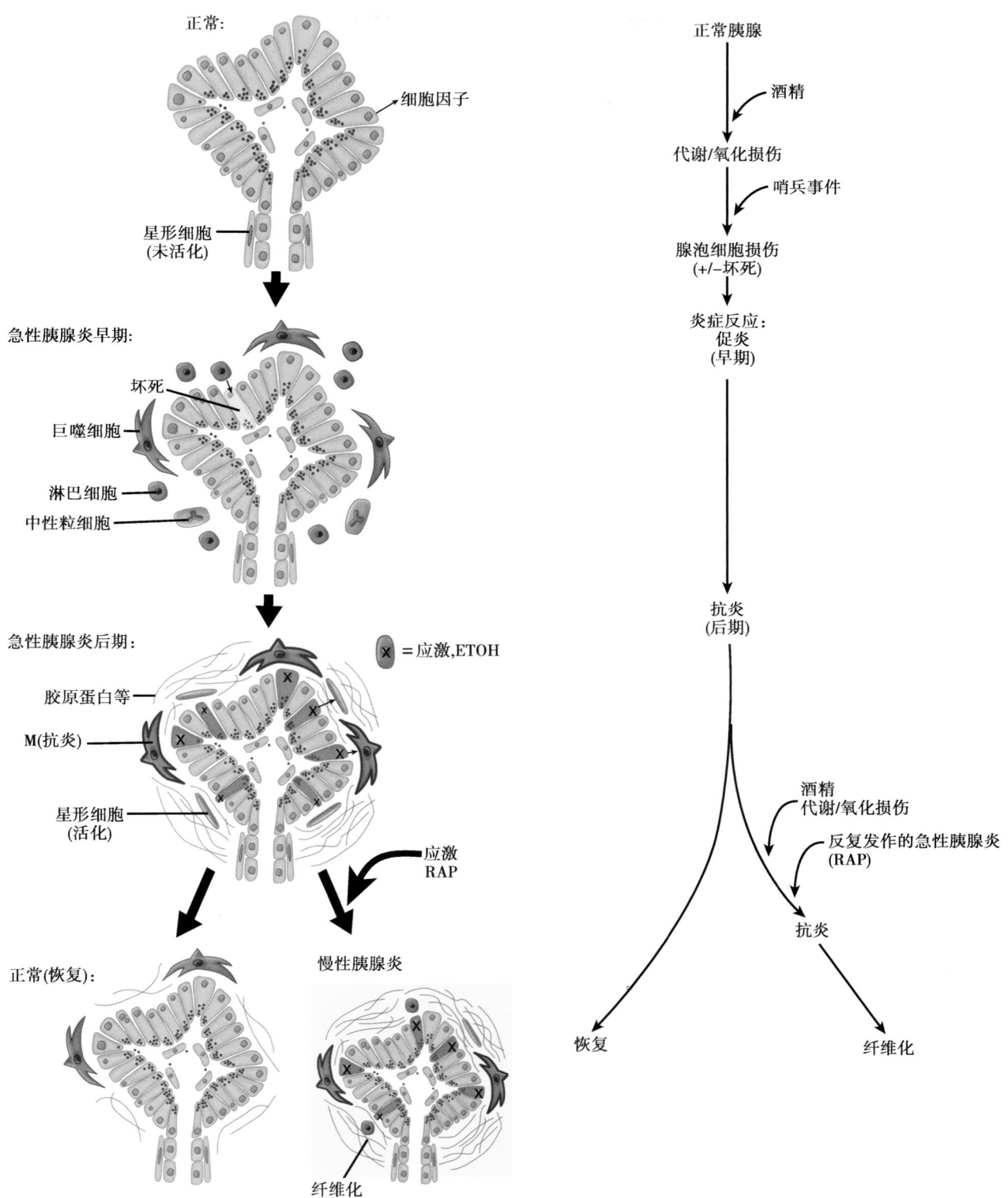

图 33-19 慢性胰腺炎发生的 SAPE（急性胰腺炎哨兵事件）假说。急性胰腺炎的关键位点激活细胞因子诱导的胰腺星形细胞的活化，进而产生胶原蛋白并导致纤维化。ETOH，乙醇

慢性钙化性(结石性)胰腺炎

此类型是现在分类系统中最大的一个亚组,包括由多种原因导致的钙化性胰腺炎病人。慢性钙化性胰腺炎病人多有酗酒史。此外,结石形成及间质钙化还可源于其他各种病因。遗传性胰腺炎及热带胰腺炎尤其要注意结石性疾病存在的可能。因此,临床医师要避免仅根据酗酒诊断钙化性胰腺炎。

慢性梗阻性胰腺炎

此类胰腺炎指的是由肿瘤压迫或阻塞近端胰管系统、胆石、创伤后瘢痕或胰管管径异常(如胰腺分裂)引起的胰腺慢性炎症改变。炎症(创伤后)或肿瘤进展引起主胰管梗阻,可进一步导致弥漫性的纤维化、主胰管及次级胰管扩张、腺泡萎缩。此过程病人可有轻微的疼痛症状或出现外分泌功能不全。胰管内结石比较少见,梗阻过程缓解或解除后其功能及

结构异常都可能出现好转。胰腺外伤常导致胰管损伤及胰液外漏,进而可能在局部瘢痕形成的同时形成假性囊肿。胰腺外伤处理不恰当可能导致腺体远端出现持续性炎性改变[94]。

胰腺分裂是梗阻性胰腺炎的一种特殊类型。它是最常见的一种胰腺先天畸形,在儿童中发生率高达 10% 以上。此种畸形是由于较小的 Santorini 管与 Wirsung 管无交通(图33-20),使胰腺更易出现反复发作的急性及慢性炎症。但是胰腺梗阻性病变的典型征象——胰管扩张在胰腺分裂中并不常见,因此减压手术或十二指肠小乳头成形术治疗通常无效。在内镜直视下在十二指肠小乳头处置入支架可使症状短期缓解,因此通过手术或内镜下置入永久性支架,可能成功治疗此病。虽然有些学者强调了胰腺分裂的相关病理变化在慢性胰腺炎发病中的作用[95,96],但其他学者认为胰腺分裂本身才是胰腺外分泌障碍或慢性胰腺炎发生的真正危险因素[97,98]。

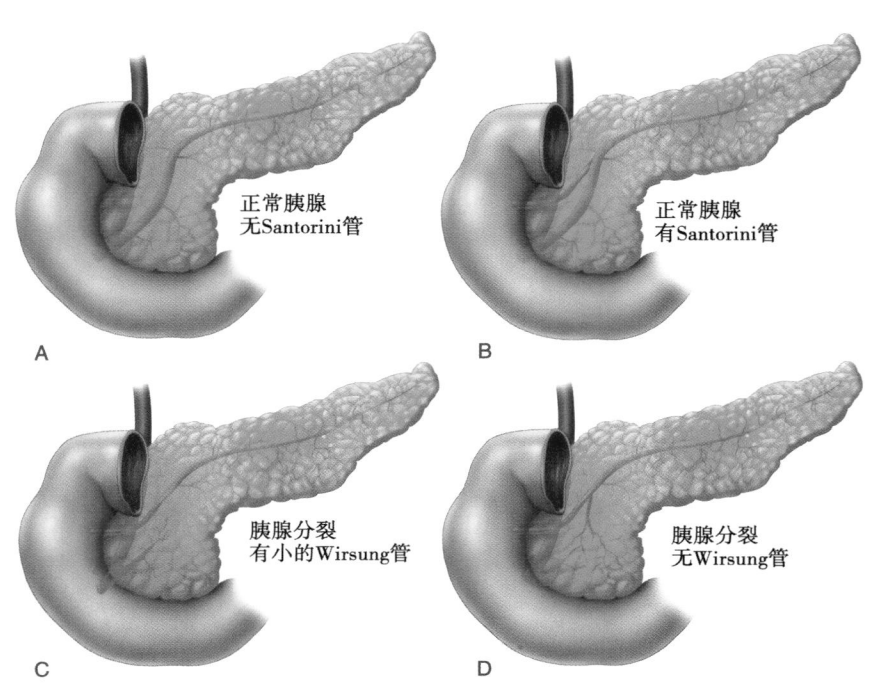

图 33-20   胰腺分裂。正常胰管解剖和胰腺部分及完全分裂的解剖变异

慢性炎症性胰腺炎

慢性炎症性胰腺炎以弥漫性纤维化、遍布整个腺体的单核细胞浸润及腺泡结构消失为特点。

慢性自身免疫性胰腺炎

慢性自身免疫性胰腺炎包括一类非梗阻性的、纤维化伴有广泛单核细胞(淋巴细胞、浆细胞或嗜酸性细胞)浸润、一种或多种自身抗体水平升高的疾病[99]。此类疾病可能与一系列自身免疫性疾病有关,如 Sjögren 综合征、类风湿性关节炎和 I 型糖尿病。

慢性自身免疫性胰腺炎通常有胰内胆管狭窄,继而出现梗阻性黄疸的症状。血清 β-球蛋白或免疫球蛋白 G_4 水平升高。激素治疗对于疾病的改善有效,还可以改善胆道狭窄[100]。需要与之鉴别的疾病包括淋巴瘤、浆细胞瘤(胰腺的

"假性肿瘤")和弥漫性浸润癌。虽然诊断的确立依赖于胰腺活检,但是在临床表现和实验室检查的支持下,进行激素的实验性治疗通常是可行的。因为细胞学标本获取失败可能导致一些不必要的切除手术,产生的炎症成分未经治疗亦可能造成肝内外胆管硬化,最终导致肝衰竭[101]。

热带性(营养性)胰腺炎

热带性慢性胰腺炎主要发生于印尼、印度南部和非洲近赤道热带地区的青少年[102]。青少年时期表现为腹痛,随后可发展为胰源性糖尿病。胰腺实质和胰管出现钙化,胰管内可有巨大结石[103]。许多病人出现营养不良,甚至极度消瘦,嘴唇呈特有的青紫色[104]。本病与蛋白质性营养不良和当地食物产生的毒素作用有关。木薯根块制成的淀粉,是热带性胰腺炎流行的亚非地区的主要食物。木薯含有毒的糖苷,与胃酸混合后产生氰化氢[105]。后者可被还原为硫氰酸盐,阻

断包括超氧化物歧化酶在内的一系列酶。饮食结构中缺乏锌、铜、硒等微量元素会妨碍氰化物的解毒,进而增加了胰腺对于自由基损伤的易感性。

热带性胰腺炎的临床表现与遗传性胰腺炎非常相似,但它通常没有家族性。有报道指出,热带性胰腺炎病人存在 PSTI 或 SPINK1 基因突变[106,107]。梗阻会加速恶化腹痛症状,以及内、外分泌腺的功能,即便手术切除了特征性的病灶,症状也可复发[104]。由于热带地区居民越来越多地移民海外,这种类型的慢性胰腺炎逐渐引起人们的重视,此类疾病的研究将有助于对慢性胰腺炎治疗的研究。

遗传性胰腺炎

在 1952 年,Comfort 和 Steinberg 首先发现并报道了一例"遗传性慢性复发性胰腺炎"病例,该病人为就诊于梅奥诊所的一名 24 岁女性[108]。随后,世界各地陆续发现了这种慢性、非酒精性胰腺炎的家族性以及它们的共同特征。典型的病人在幼年或青年时期即有慢性腹痛发作,影像学检查可见胰腺慢性钙化,逐渐进展导致胰腺功能障碍。许多病人由于胰管阻塞而出现症状。此病发展为胰腺癌的可能性很高,在一些病例中达 40%,但出现肿瘤的时间通常大于 50 岁[109,110]。遗传性胰腺炎是一种有 80% 外显率的常染色体显性遗传病,男女发病率相同。Whitcomb 和同事[111] 以及 LeBodic 的实验室[112],分别通过基因连锁分析将遗传性胰腺炎的基因定位于 7q35,该区域含有 8 个胰蛋白酶原基因。病人阳离子胰蛋白酶原基因第 117 位的精氨酸错义突变为组氨酸。这是胰蛋白酶 PRSS1 水解作用的主要位点。突变导致胰蛋白酶不能对自身或其他蛋白酶保持"缄默",从而造成持续的、不可控制的水解反应以及胰腺的自身消化[113]。在 2/3 的遗传性胰腺炎病人中发现 PRSS1 的第 117 位同时还有 R122H 和 N291 的突变。最近,Masson 和同事发现有些病例中阴离子胰蛋白酶原基因也存在突变[114]。因此,遗传性胰腺炎的病因是由于单个或多个基因的突变,使胰腺失去对蛋白酶水解反应的自我保护作用。

研究表明,胰蛋白酶抑制剂,亦被称为 SPINK1 基因在遗传性胰腺炎中也起一定作用。SPINK1 通过竞争性阻断酶的活性位点而特异性抑制胰蛋白酶活性。Witt 和同事研究了德国 96 名不相关的慢性胰腺炎患儿,其中 23% 存在各种各样的 SPINK1 突变[80]。许多研究证实,慢性胰腺炎和热带性胰腺炎的家族性和原发性与 SPINK1 突变相关[106,108,115,116]。这种突变在人群中也是常见的,不同群体自发性慢性胰腺炎的 SPINK1 突变率从 6.4%(法国)[101] 至 25.8%(美国)[115] 不等。

囊性纤维化跨膜转导调节因子(CFTR)基因含有 4300 个核苷酸,分为 24 个外显子,编码一个由 1480 个氨基酸组成的蛋白质。现已报道了超过 100 种的多态性,其中有些相对较普遍[79]。CFTR 的 F508 基因突变与许多疾病相关,在慢性胰腺炎病人中很少观察到这种严重突变。但是在没有肺部、肠道和皮肤表现的慢性自发性胰腺炎病人中,可发现其他小的 CFTR 突变[117,118]。慢性胰腺炎的"自发性"可能与一些疾病一样,具有基因连锁性或遗传易感性。对于活性位点的研究可以阐明具体的分子异常,从而为疾病治疗和预防提供策略。

无症状的胰腺纤维化

在热带地区无症状的老年病人或者酗酒者中,也可出现无症状胰腺纤维化。具体表现为弥漫的小叶周围纤维化,腺泡细胞团的减少,但其中没有主要的腺管成分。

因为此类病人通常未行组织活检,缺少慢性炎症的组织学标准,因此很难对其进行临床分型。现有的方法对慢性胰腺炎疼痛发作和急性胰腺炎复发的疼痛不易区分。已知囊性纤维化可以导致胰腺纤维化和腺泡功能障碍,尽管越来越多证据表明这可能在特发性慢性胰腺炎中起一定作用,但其仍然没有包括在该分型中[119]。因此,需要进一步改进分型系统以便更好地预测病程、准确诊断病因。

特发性胰腺炎

若慢性胰腺炎没有明确的病因,即归类为特发性胰腺炎。随着诊断方法的进步和临床认识的增加,会有越来越少的病人属于此类型。特发性胰腺炎主要发生在没有胰腺炎家族史的年轻人和青少年,但编码胰腺功能调节蛋白的基因可能存在自发的突变。

另外,此型病人也包括一些没有明显复发性或慢性胰腺炎病因的老年人[120]。已知胆道结石的发病率与年龄有关,随着胆石症和微石症的检测技术的提高,在一大部分老年"特发性"胰腺炎病人中发现了胆道疾病[121]。

鉴于前文提到的对于遗传性胰腺炎的认识,现也证实许多 CFTR 和 SPINK1 基因突变与特发性胰腺炎相关[117,118,122]。可是内科医师的治疗指南仍不统一,对此类病人进行遗传分析的意义尚不明确。具有 CFTR 微小突变的慢性胰腺炎病人,其临床管理仍然根据胰腺炎的临床表现进行。目前尚需要进一步研究病人及对其家庭的遗传咨询[119]。

病理学

组织学

慢性胰腺炎早期的组织学改变分布不均匀,主要特点是硬结、结节瘢痕和小叶局部纤维化(图 33-21)。随着病情发展,胰腺逐渐失去正常的小叶结构,腺泡细胞减少且被增厚的纤维鞘围绕,腺管扩张(图 33-22)。腺管上皮细胞不典型且

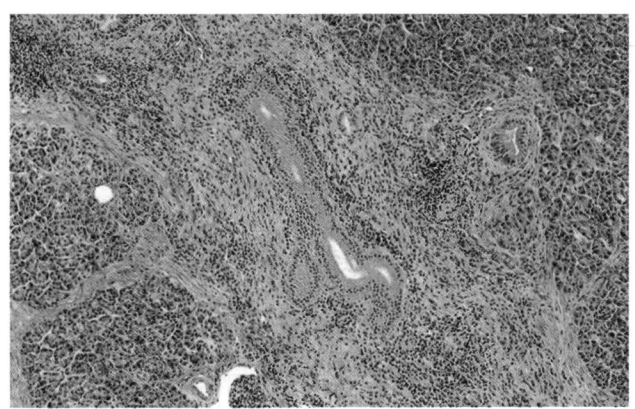

图 33-21 慢性胰腺炎早期的组织结构。高倍镜下(×40)可见胰腺间质中单核细胞炎性浸润,伴有轻度纤维化

结构异常,立方形细胞增生,伴有单核细胞浸润或坏死灶。胰腺也可见囊状改变,但腺泡结构相对完整,正常的胰岛结构仍存在。在慢性胰腺炎的严重阶段,腺泡组织被广泛聚集的纤维化组织代替,胰岛的大小和数量减少(图33-23)。小动脉壁增厚,神经干突出[123]。

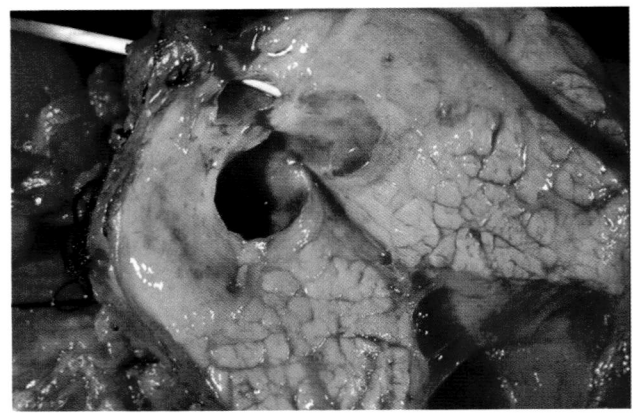

图33-22　慢性胰腺炎的大体结构。腺体周围可见纤维化区域和瘢痕,小叶的大体结构仍存在。胰管扩张表明该慢性胰腺炎病人的标本远端有梗阻

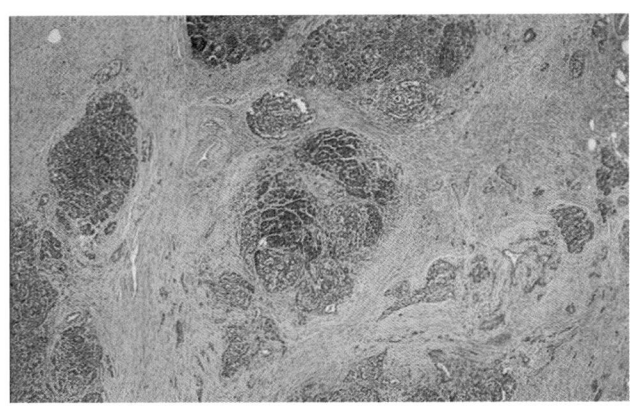

图33-23　严重的慢性胰腺炎的组织结构。高倍镜下(×40)进展期慢性胰腺炎出现大量的纤维鞘,腺泡组织消失,胰岛结构分散存在

热带性胰腺炎和遗传性胰腺炎在组织学上与梗阻性胰腺炎不易区分。在梗阻性慢性胰腺炎中,尽管腺泡周围纤维化和腺管扩张显著,但没有结石存在。老年病人的胰腺小叶纤维化,扩张的小胰管中有时可见小结石。这种小胰管病变是由小叶周围纤维化、腺管上皮细胞增生造成的[124]。

纤维化

慢性胰腺炎的共同特点是小叶周围纤维化,早期围绕各个腺泡形成,以后包绕胰腺小叶,最终联合并替代腺泡组织。其成因包括邻近的腺泡和小动脉胰腺星状细胞(PSCs)的活化[125]。PSCs在胞质扩展并包围腺泡,但在正常腺体并不活跃,它们含有脂质泡和细胞骨架蛋白。胰腺损伤引起PSCs活化增殖(类似于肝星状细胞),失去脂质泡,转化为成纤维性细胞。在β-生长因子、血小板源性生长因子和前炎症因子等

增殖因子的影响下,这些细胞合成和分泌Ⅰ型、Ⅲ型胶原蛋白和纤维连接蛋白。研究表明类似于静止PSCs反应的维生素A的代谢产物可以抑制PSCs激活产生胶原蛋白[126]。因此,早期干预可能中断和阻止持续PSCs活化引起的纤维化。

图33-19中提到了Schneider和Whitcomb根据酒精诱发的急性胰腺炎提出的致病过程,长期酗酒可促进慢性纤维化的形成。急性胰腺炎中腺泡周围的PSCs活化,抗炎因子可能使其失活;若没有进一步损伤,这些细胞可进入静止状态。在当今对于急性和慢性胰腺炎致病模式的研究中,前炎症反应的巨噬细胞、细胞因子和PSCs的作用占有重要地位。

结石形成

胰腺的结石主要由聚集在纤维基质中的碳酸钙结晶和其他物质组成[128]。大部分结石的纤维中心不含钙盐,而是其他金属的混合物。这提示结石最初并非由组成碳酸钙层析的钙质蛋白沉积形成。结石中存在的低分子量蛋白和蛋白栓在早期被命名为"胰石蛋白"或PSP[129]。PSP包括14%的哺乳动物胰液蛋白成分,有四种亚型(PSP-S2、PSP-S3、PSP-S4和PSP-S5),分子量为16~20kDa。胰石蛋白是有效的碳酸钙结晶抑制物,随后被重新命名为胰腺结石蛋白[130]。另一种从胰腺分离的15kDa大小的纤维蛋白是"胰线状蛋白",与胰石蛋白同源。最终,分离出reg基因(因其表达与胰腺损伤模式的胰岛再生有关而命名)的蛋白质产物——reg蛋白[131]。它也与胰石蛋白有同源性[132]。胰石蛋白和其他的胰腺蛋白并非同源。PSP/胰线状蛋白/reg蛋白/胰石蛋白基因编码一个含166个氨基酸的蛋白产物,转录后修饰为胰液中的S2~S5亚型。这种蛋白存在于所有啮齿类和哺乳动物的胰腺和脑组织中,尤其在阿尔茨海默病(Alzheimer's disease)和唐氏综合征(Down syndrome)中浓度很高。它也存在于肾小管中,这与其抑制碳酸钙沉淀形成的生物学作用是一致的[132]。

胰液中有高浓度的Ca^{2+}和HCO_3^-,碳酸钙的溶解度也非常高。在正常的胰液中可见碳酸钙微结晶,但不会出现临床表现。仅仅0.1μmol/L浓度的胰石蛋白即可显著抑制碳酸钙沉淀的形成。其在胰液中的浓度可达20~25μmol/L,因此正常的胰腺组织中碳酸钙结晶的形成持续受抑制。

酗酒者和慢性酒精性胰腺炎病人胰石蛋白的表达和分泌明显降低[132~134](图33-24)。另外,慢性胰腺炎病人的胰液内胰石蛋白沉淀水平升高,提示蛋白酶作用以及酗酒病人胰液内的其他蛋白质可能进一步降低胰石蛋白的产生。戒酒后,胰液中蛋白质水平的升高是可逆的[135],因此在疾病早期予以及时干预,可能恢复病人胰石蛋白的功能。不过钙石的形成表明疾病进入进展期,对胰管上皮细胞的机械损伤或者胰管的阻塞会进一步促进病理损伤和症状的产生。

胰管变形

虽然钙石形成一般是疾病进展的标志,但是实质和胰管的钙化不一定与症状相关。主胰管处的结石梗阻通常可以观察到,这也是内镜或手术切除的指征。结石存在于分泌系统

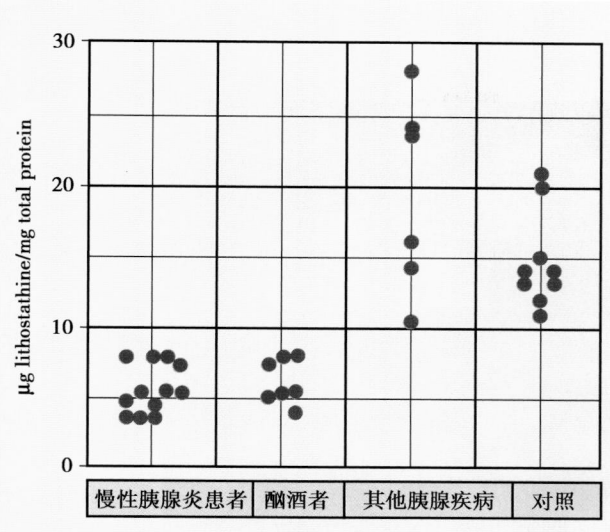

图 33-24 胰石蛋白的水平

的球阀效应不可避免地造成胰管梗阻,一般伴随疼痛。胰管完全阻塞的病人可长期无痛。作为胰管梗阻的征象,管内高压可导致主胰管近端狭窄、远端扩张[136]。慢性胰腺炎病人晚期钙石症和胰管扩张可同时存在。它们是否相关,还是相互独立,或者有因果关联,仍然是人们争论的问题。

影像学

影像学检查有利于慢性胰腺炎的诊断、疾病严重程度的评估、并发症的发现以及辅助决定治疗方法[137]。随着 CT、磁共振成像(MRI)等横截面成像技术的发展,很容易辨别胰腺的轮廓、实质、管状结构、钙化、结石和囊性病变。腹部超声常用于对存在腹部症状或创伤病人的筛查。广义的超声技术包括超声内镜(EUS)和经腹腔镜超声,其高分辨率可发现胰腺非常小(<1cm)的异常。现在,EUS 常作为评估病人胰腺疾病的第一步,MRCP 则越来越多地用来评价病人是否有必要进行侵入性影像学检查——经内镜逆行性胰胆管造影术(ERCP)。结合影像学检查对疾病的分期非常重要(表33-8)。

表 33-8 慢性胰腺炎的胰腺形态学剑桥分级

分级	ERCP 检查结果	CT 和超声检查结果
正常	没有异常的 SBDs	腺体大小、形状正常;实质密度均匀
可疑	MPD 正常	以下任一:小于 3 个异常的 SBDs;MPD2～4mm;胰腺增大超过 2 倍;实质密度不均匀
轻度	MPD 正常	以下至少满足两项:小于 3 个异常的 SBDs;MPD2～4mm;轻度的腺体增大;实质密度不均匀
中度	MPD 改变 SBD 改变	小囊腔<10mm;MPD 不规则 急性胰腺炎病灶;MPD 壁回声增强;腺体轮廓不规则
重度	以上任一改变加上下列中至少一项:囊腔<10mm;管内充盈缺损;结石;MPD 阻塞或狭窄;MPD 严重不规则;邻近器官受侵	

CT=计算机断层扫描;ERCP=经内镜逆行性胰胆管造影;MPD=主胰管;SBD=分支胰管;US=超声

有腹部症状的病人通常首先进行超声检查。慢性胰腺炎中可见胰管扩张、管内充盈缺损、囊性改变和结构不均(图33-25)。腹部超声的敏感度为 48%～96%,依赖于操作者的技术[138]。超声检查可以辨识胰腺轮廓、实质和管状结构,而且可以作为定期复查以评价治疗效果的可行方法。

超声内镜(EUS)对慢性胰腺炎病人的评估和管理有非常大的影响。尽管 EUS 更依赖于操作者技术,且应用不如腹部超声广泛,但它不仅可以观察影像,还可利用线性监控装置进行穿刺获取组织和液体的细胞学和化学标本(图33-26)。通过高频(7.5～12.5mHz)传感器得到的 EUS 图像可评估胰腺2～3mm 的微小结构改变,发现导致慢性炎症的无痛性新生物。EUS 能够识别小的胰管内病变、胰管内黏液、囊性改变和微小的胰管异常(表33-9)。ERCP 即可用于治疗或者评估更复杂情况的病人的检查手段。EUS 对于慢性胰腺炎病理改变的检测水平与 ERCP 相当[139],但 EUS 对微小病变的敏感度高于 ERCP[140]。

表 33-9 慢性胰腺炎的超声内镜特点

超声内镜特征	意义
胰管改变	
管道大小>3mm	管道扩张
胰管弯曲	管道不规则
管内回声增强	结石或钙化
管壁回声	管道纤维化
分支扩张	管周纤维化
胰腺实质改变	
回声不均匀	水肿
回声光团减少(1～3mm)	水肿
回声光团增强	钙化
小叶间隔明显	纤维化
小叶外腺体边缘	纤维化,腺体萎缩
大的低回声腔(>5mm)	假性囊肿

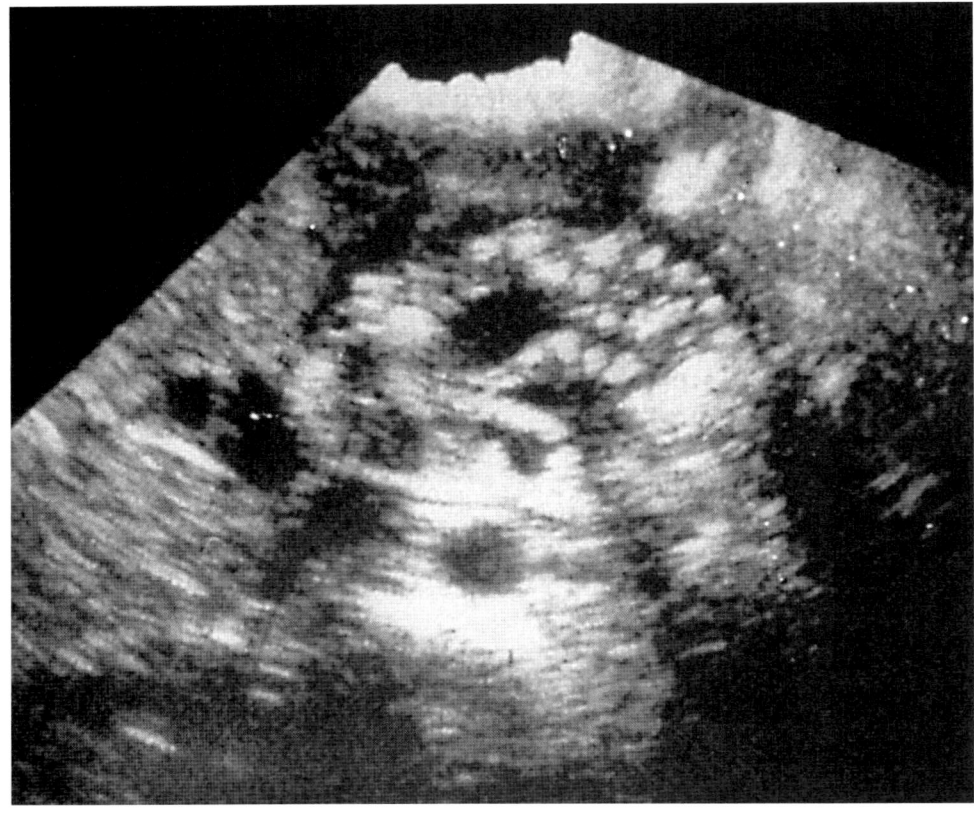

图 33-25　慢性胰腺炎的超声检查。腹部超声可见胰腺实质不均匀,胰管扩张,囊肿形成

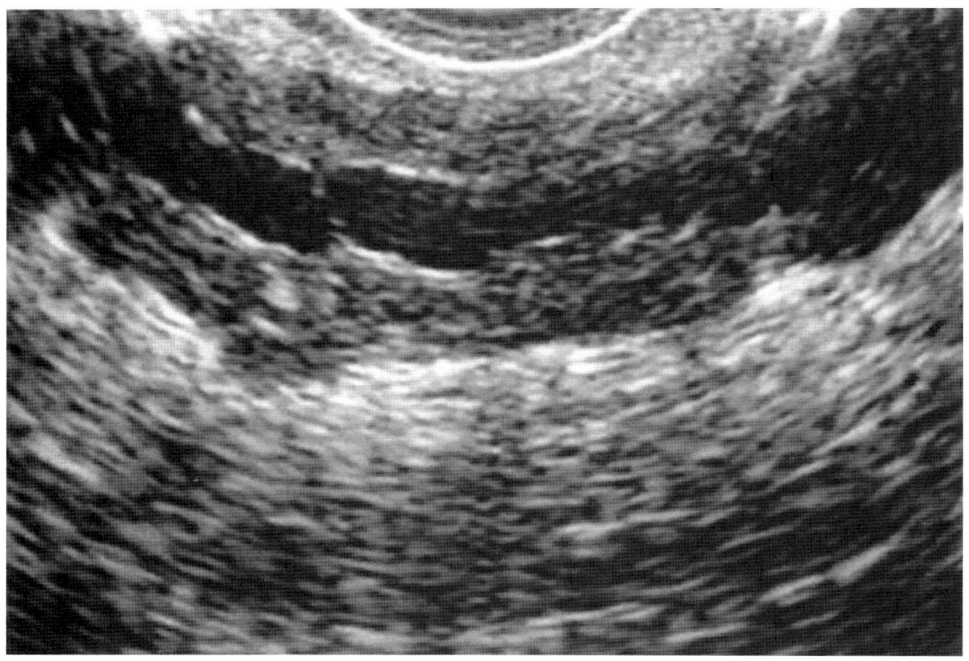

图 33-26　慢性胰腺炎的超声内镜影像。胰腺实质不均匀,可见胰管扩张,提示胰腺早期的梗阻性病变

CT 扫描在诊断胰腺疾病方面的应用更为广泛。20 世纪 70 年代早期没有普遍引入 CT 检查，胰腺的成像主要是靠胰腺较大病变对邻近的、对比充盈脏器造成的移位来判断的。随着断层技术的引进以及快速螺旋 CT 扫描和 CT 血管造影的出现，可以非常清晰、形象地显示病变性质、范围、位置、胰腺组织与病变之间的关系。胰管扩张、结石症、囊性改变、炎

症反应和异常情况的检测分辨率为 3～4mm（图 33-27）。CT 扫描在慢性胰腺炎中，假阳性低于 10%，但 CT 不能发现早期和轻型慢性病变。EUS 和 ERCP 可以发现早期的二级导管扩张以及胰腺实质的不均匀改变。CT 扫描的另一个缺陷是检测小肿物的敏感度低。小肿物在慢性胰腺炎中是很常见的，但除了 EUS，所有的方法都不能发现。

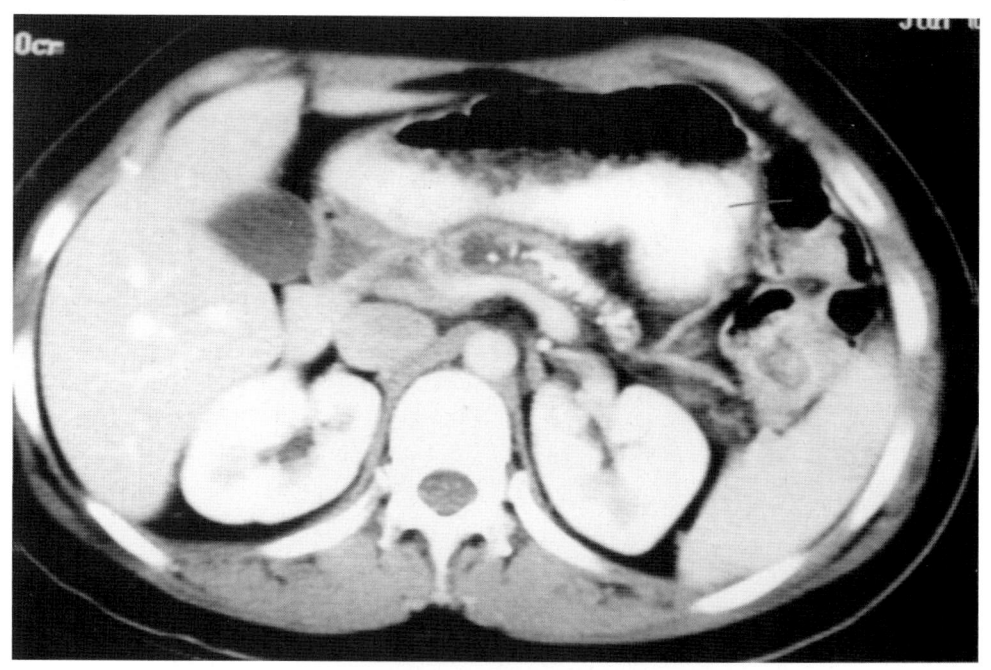

图 33-27　慢性胰腺炎的 CT 扫描成像。可见胰管扩张，提示胰管内结石和胰腺实质钙化

MRI 是慢性胰腺炎的影像学检查方法之一。横断面和冠状位的 T_2 加权成像，或高自旋比率成像（MRCP），可显示胰管和囊肿内的液体充盈情况（图 33-28）。横断面 MRI 扫描的

分辨率已经接近 CT 扫描，但 MRI 的实用性和影像图像的复杂性限制了其在胰腺常规检查中的大规模应用。MRCP 可以有效地显示胰管的异常，这与 ERCP 中导管的对比充盈情况

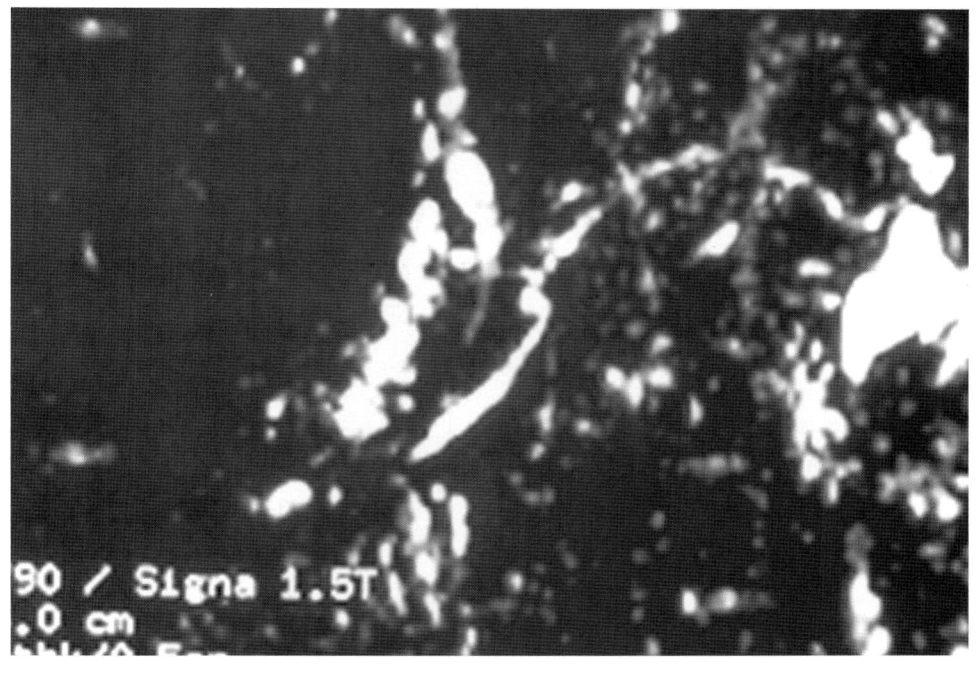

图 33-28　慢性胰腺炎的 MRCP 影像。胰管扩张提示由近端瘢痕造成的病理性梗阻

密切相关[141]。MRCP 的优点是非侵入性将阻塞的导管成像，并非如 ERCP 中注射造影剂后呈现乳白色。因此，它是检测胰管病变、确认介入手术必要性的有效方法。MRCP 不需要口服、静脉注射和管内对比，也没有电离辐射，所以对于高风险病人也是一种安全的胰管系统显像方法。

　　现在认为，ERCP 是慢性胰腺炎诊断和分期的金标准。它也是其他诊疗方法的工具，如活检、细胞学刷片，或缓解梗阻、引流囊肿的支架术（图 33-29）。不幸的是，ERCP 也带来一定的诱发医源性胰腺炎的风险，其发生率大约为 5%[142]。Oddi 括约肌功能障碍和有 ERCP 相关性胰腺炎病史的病人风险较高。ERCP 相关性胰腺炎在持续操作和简单操作后均可能发生，甚至可导致重型胰腺炎和死亡。因此，这种方法应用于其他影像学方法不能确定诊断或有明确应用诊断和治疗方法的指征的病人。

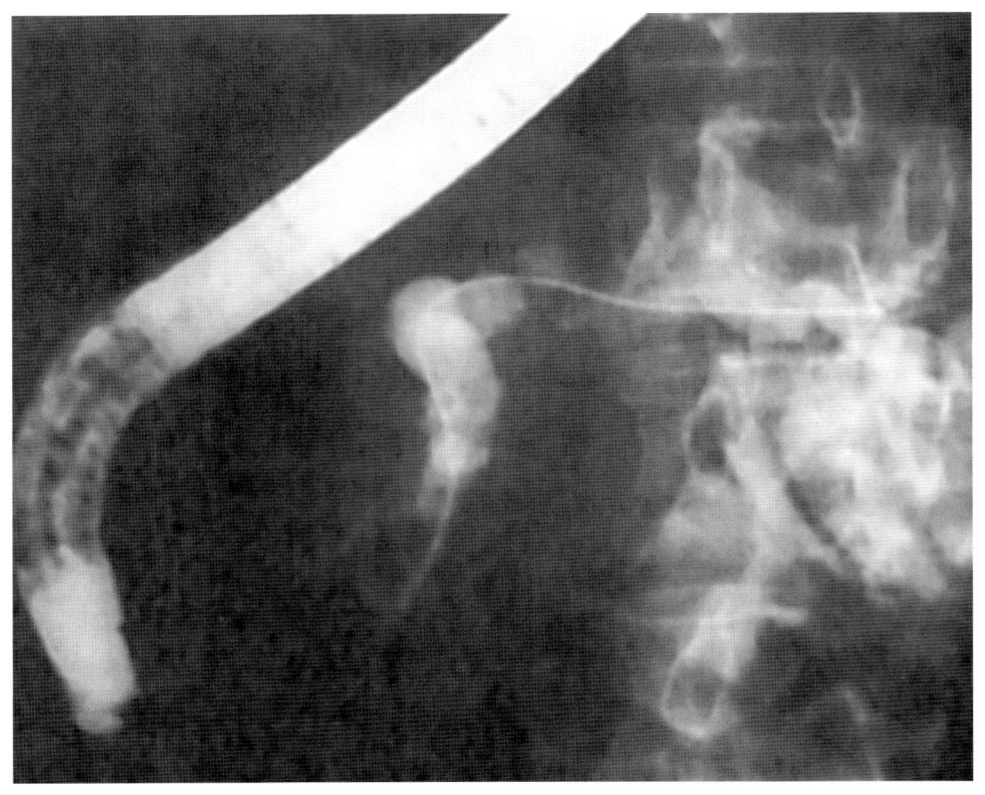

图 33-29　胰管支架。在 ERCP 的指导下，近端胰管置入支架，以缓解梗阻并减轻疼痛症状。为避免发生炎症反应，胰管支架只能保留一段时间

　　一些新的成像方法可以代替放射学手段，评估代谢活动的变化，对异常组织的分析是很重要的。正电子断层扫描（PET）通过测量营养物质（如葡萄糖）的代谢来检测组织功能的改变。这种方法对于发现脑部和肺部潜在肿瘤是有效的，其在胰腺成像中的作用仍在评估当中。

临床表现、自然病程和并发症

症状和体征

　　疼痛是慢性胰腺炎的最常见症状。疼痛通常位于中上腹，也可局限或涉及左/右上腹，偶尔出现在中下腹，经常放射至背部（图 33-30）。典型的疼痛性质为持续性剧痛，而不是绞痛。疼痛可持续数小时至数天，进食或饮酒可引起慢性的持续发作。慢性酗酒者呈稳定的持续性的疼痛，可能于饮酒后暂时缓解，但数小时后复发更剧烈的疼痛[143,144]。

　　胰腺慢性疼痛的病人一般会弯曲腹部，坐位和平卧位时髋部屈曲，或者像胎儿一样侧卧位。与输尿管结石疼痛和胆绞痛不同，这种疼痛使病人保持静止。剧烈腹痛时可伴随恶心和呕吐。厌食是最常见的相关症状。

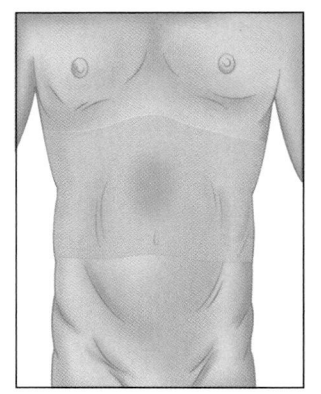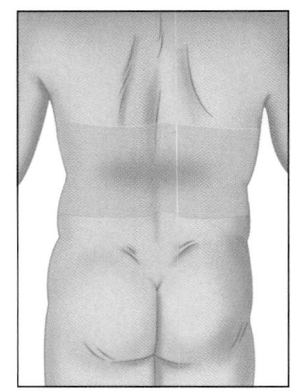

图 33-30　慢性胰腺炎的疼痛定位

　　慢性胰腺炎疼痛有三种可能的原因。狭窄或结石造成的胰管内压增高可能最先导致疼痛，进食可诱发和加重疼痛。慢性疼痛可能与胰腺实质病变或腹膜后炎症持续刺激神经有关。慢性疼痛急性发作可能是由于胰管内压急剧增高或慢性实质病变的炎症复发。Nealon 和 Matin 描述了各种疼痛综合

征,以预测其手术的效果[145]。经内镜支架置入或手术对胰管减压,可以显著缓解胰管内高压引起的疼痛[143]。

Ammann 和同事也研究了慢性胰腺炎病人的疼痛模式,观察到若长期没有疼痛,那么再次发生的持续时间相对很短(<10 天);而若疼痛存在数月,则持续而频繁[146]。后一种模式的病人通常有胰腺并发症,如胰腺假性囊肿或十二指肠受压。

经过数年,慢性胰腺炎的疼痛可减轻或完全消失,但内、外分泌腺功能障碍的症状逐渐明显[147,148]。这被称为胰腺炎的"耗竭"阶段,其与疾病由轻度、中度至重度胰腺破坏的进程有关[149]。若不对慢性胰腺炎进行干预或治疗,进一步发展可出现镇痛药成瘾、工作能力丧失、慢性疾病后遗症。

在慢性梗阻性胰腺炎中,胰管内压和胰腺实质内压力增高是疼痛的原因[150],而慢性炎症本身、病变胰腺内神经受损,也是疼痛的成因[151]。巨噬细胞浸润导致慢性炎症,它可分泌前列腺素和其他疼痛介质,对传入神经纤维形成慢性刺激。无髓鞘的胰腺神经周围神经束膜层的损伤以及神经周围炎性细胞局部浸润,提示神经纤维是胰腺炎症细胞反应的靶细胞[152]。

因此,缓解疼痛有三种方法:①减少腺体分泌和(或)分泌腺体减压;②切除主要的慢性炎症改变;③通过神经消融阻断传入神经冲动。适于减压手术的病人也可采用抗分泌疗法或经内镜导管引流法。

吸收障碍和体重下降

当胰腺的外分泌功能降至正常的 10% 以下,可发生腹泻和脂肪泻[153](图 33-31)。表现为大便量多、有恶臭、灰色稀便(非水样)且可浮于水面。通常病人会叙述大便表面发油光或含有油滴,可在水面形成"浮油"。严重的脂肪泻可呈橘色的油状便[58]。随着外分泌腺功能缺陷的加重,脂肪泻常伴有体重减轻。病人可称其食欲很好但体重下降,或者由于腹痛而减少进食。

在有严重症状的慢性胰腺炎病人中,厌食或恶心可能伴随腹痛发生,或单独发生。摄食减少和营养吸收不良会导致体重减轻。最终,许多病人的体重会低于标准体重。

脂肪吸收不良的出现早于胰蛋白酶缺陷[154],因此脂肪

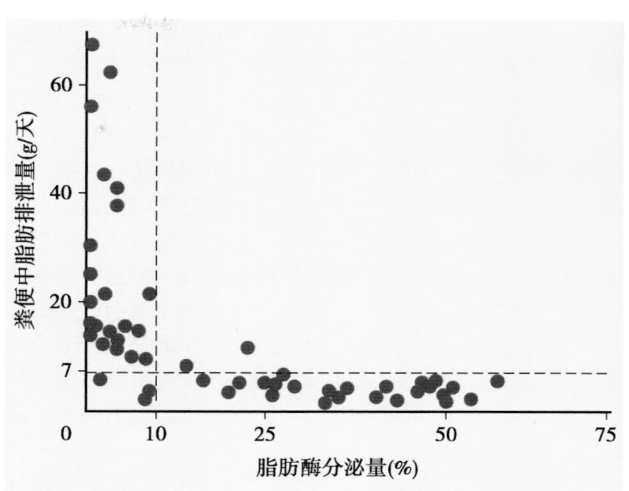

图 33-31 脂肪酶分泌量与脂肪吸收不良的关系。当脂肪酶分泌量下降至正常的 10% 以下时发生脂肪泻

泻的出现可能是胰腺功能不全的第一个症状。胰腺的外分泌功能继续恶化会造成分泌至十二指肠的碳酸氢盐减少,从而使十二指肠酸化,进一步影响营养吸收[155]。

胰源性糖尿病

胰岛仅占胰腺组织的 2%,胰腺出现炎症时它们首先受累。慢性胰腺炎中腺泡组织减少并被纤维性组织替代,其程度大于胰岛组织减少的程度。此时胰岛一般比正常小,且可能被纤维组织包绕,与周围血管网分隔。随着腺体破坏加剧,内分泌功能出现障碍。20% 的慢性胰腺炎病人最初可发生 Frank 糖尿病,70% 的病人出现糖耐量异常。研究者对 500 例酒精性慢性胰腺炎病人进行调查,其中 83% 在慢性胰腺炎临床发作后的 25 年内罹患糖尿病,并且需要胰岛素治疗的病人超过一般的糖尿病病人[156]。酮症酸中毒和糖尿病肾病在胰源性糖尿病中相对少见(表 33-10),但视网膜病变和神经系统损害的发生率与在先天性糖尿病病人中相当[157]。

表 33-10	胰源性糖尿病分型		
参考指标	青年发病的 I 型 IDDM	成年发病的 II 型 NIDDM	术后发生的 III 型糖尿病
酮症酸中毒	经常	很少	很少
高血糖	严重	经常,轻度	轻度
低血糖	经常	很少	经常
外周胰岛素敏感性	正常或升高	降低	升高
肝的胰岛素敏感性	正常	正常或降低	降低
胰岛素水平	低	高	低
胰高血糖素水平	正常或高	正常或高	低
胰多肽水平	高	高	低
典型发病年龄	儿童或青少年期	成年期	任何年龄

IDDM=胰岛素依赖型糖尿病;NIDDM=非胰岛素依赖型糖尿病

慢性胰腺炎术后的胰源性糖尿病很常见[156]。与引流术相比,远端胰腺次全切除术和 Whipple 术后患糖尿病的风险更高,病情更重[158]。

胰源性糖尿病或Ⅲ型糖尿病的病因和病理生理,与胰岛素依赖型(Ⅰ型)或非胰岛素依赖型(Ⅱ型)糖尿病均不同。在胰源性糖尿病病人中,由于疾病或手术切除使有功能的胰腺组织减少,三种调节糖代谢的胰岛细胞激素(胰岛素、胰高血糖素和PP)整体分泌不足。此外,外周对胰岛素的敏感性提高,而肝细胞对胰岛素的敏感性降低[159]。因此,胰岛素治疗是很困难的:由于肝糖原合成未受抑制,胰岛素替代治疗不足则发生高血糖;而外周胰岛素敏感性提高、胰高血糖素分泌减少可增加低血糖反应,因此胰岛素治疗稍过量即可能发生低血糖。这种类型的糖尿病称为"脆弱型"糖尿病,需要引起特殊重视。

虽然主要的激素缺陷是胰岛素分泌能力降低,但胰源性糖尿病的诊断还需包括胰高血糖素和 PP 的分泌障碍。近来证实 PP 对于胰岛素活性的调节有重要作用[160]。PP 调节肝细胞胰岛素受体基因的表达,以及肝细胞膜上胰岛素受体的活性[161]。PP 不足与慢性胰腺炎的严重程度有关,予 PP 缺乏性慢性胰腺炎病人应用 PP 可以逆转肝细胞内胰岛素活性的损害[162](图 33-32)。

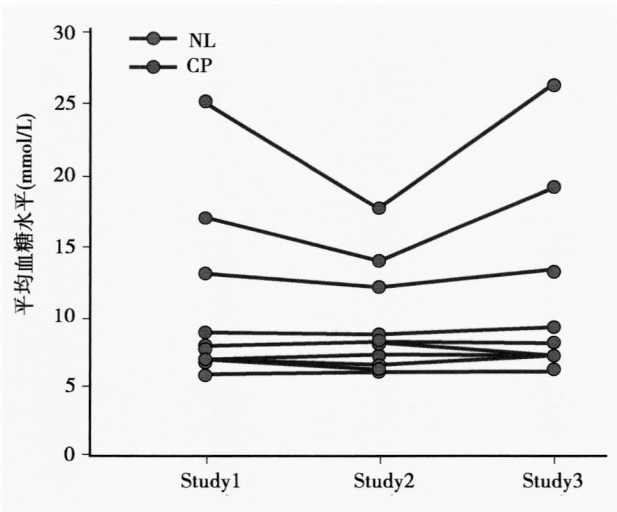

图 33-32 补充胰多肽对血糖水平的影响。研究 1 为摄入葡萄糖以前的血糖水平;研究 2 为摄入葡萄糖($40g/m^2$体表面积)后即刻血糖水平;研究 3 为 1 个月后予以 8 小时输注牛胰多肽后的血糖水平。NL 代表正常对照组(n=6);CP 代表慢性胰腺炎病人(n=5),其中的 3 人有糖尿病反应

PP 细胞主要位于胰头后部和钩突[163],近端胰腺切除总是造成严重的 PP 缺乏。Seymour 和同事对一组因创伤而行各种胰腺切除术的非糖尿病的年轻病人进行研究,发现有 PP 不足的病人同时存在着肝细胞胰岛素敏感性的严重不足,而补充 PP 可以逆转这种情况(图 33-33)。另外,Hanazaki 和同事也发现,在胰腺切除术后的狗的胰岛素泵中加入 PP,可以减少用于控制血糖的胰岛素用量[165]。因此,PP 或者 PP 受体激动剂的应用,可能将改进胰源性糖尿病病人的治疗方法[166]。

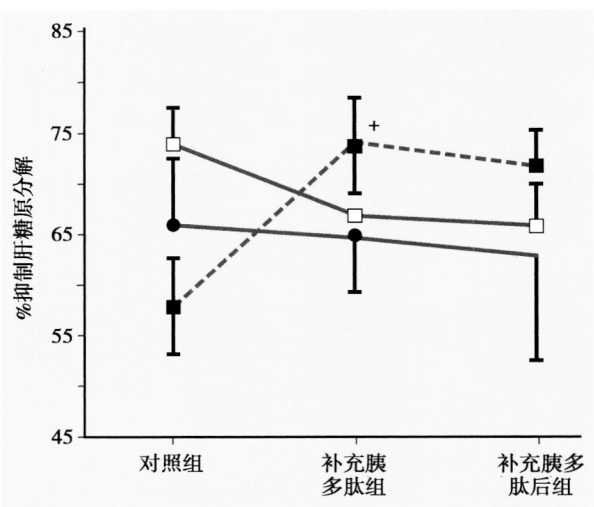

图 33-33 静脉补充胰多肽对胰岛素抑制肝糖原分解作用的影响。在静脉补充胰岛素的同时 [$0.25mU/(kg \cdot min)$]连续 8 小时静脉补充牛胰多肽,观察给药前(对照组)、给药中(补充胰多肽组)及给药 1 个月后(补充胰多肽后组)受试者肝糖原分解被抑制的百分比。图中包括正常受试者(空白方框)、胰多肽水平正常的胰腺切除患者(实心圆,实线)和胰多肽水平不足的胰腺切除患者(实心方框,虚线)的结果($+,P<0.02$)

实验室检查

与慢性肝脏疾病和其他上、下消化道疾病相比,胰腺疾病的诊断更加困难,这是由于组织活检和疾病分期、分型的组织学确认几乎只能通过手术进行。因此,慢性胰腺炎的诊断主要依靠临床表现、有限的几种间接的胰腺相关功能化验和影像学检查(表 33-11)。

表 33-11	慢性胰腺炎的检查	

Ⅰ. 胰腺产物的血清化验
　　A. 酶类
　　B. 胰多肽
Ⅱ. 胰腺外分泌物的检测
　　A. 直接检测
　　　　1. 酶类
　　　　2. 碳酸氢盐
　　B. 间接检测
　　　　1. 苯替酪胺试验
　　　　2. Schilling 试验
　　　　3. 粪便脂肪、糜蛋白酶或弹性蛋白酶浓度
　　　　4. [^{14}C]-油脂吸收
Ⅲ. 影像学技术
　　A. 腹部 X 线平片
　　B. 超声
　　C. CT
　　D. 经内镜逆行性胰胆管造影(ERCP)
　　E. 磁共振胰胆管造影(MRCP)
　　F. 超声内镜

胰酶的直接血清检测(例如脂肪酶和淀粉酶)对于急性胰腺炎具有极高的敏感度和一定的特异度,但对慢性胰腺炎的诊断帮助不大。与慢性胰腺炎相关性较强的胰腺内分泌物是对试餐的 PP 反应性(图 33-34)。重症慢性胰腺炎病人的进食 PP 反应迟钝或缺失,但通过其他检测发现,正常的 PP 反应不能排除早期慢性胰腺炎[167]。

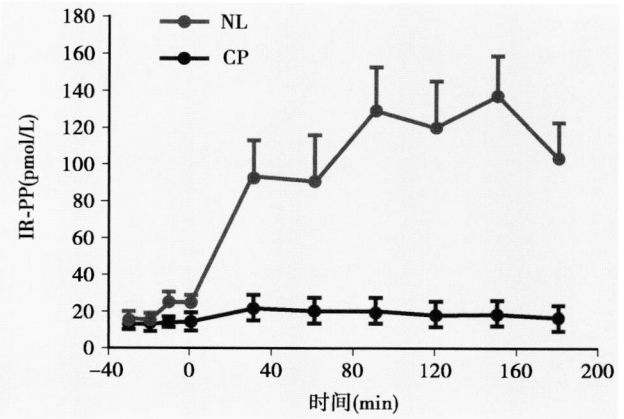

图 33-34　病人对试验餐的胰多肽(PP)反应。图中显示了对照组和伴有 PP 下降的重症慢性胰腺炎病人(CP)的免疫反应性 PP(IR-PP)反应(NL,n=6)。在 0min 时进试验餐。平均值=均值±标准差(经许可转载自 Brunicardi 等[162])

胰腺外分泌物的检测需要在营养(Lundh 试餐)或激素(CCK 或促胰液素)刺激后从十二指肠中吸取胰液来进行[168,169]。已经有人提出经内镜插管直接吸取胰液,但此法有一定风险并使病人感到不适,也未必比经腔内插管法更敏感[170]。

间接检测胰腺外分泌功能的方法是通过检测经胰腺外分泌物转化("消化")的化合物代谢产物,此法可以通过血清或尿液检测定量。一种常用的间接检测方法是苯替酪胺试验。在此试验中,病人摄取 N-苯甲酰-L-酪氨酰-P-氨基苯酸,并检测尿液中的蛋白水解代谢物 P-氨基苯酸(PABA)。游离 PABA 经小肠吸收并通过肾脏排泄,其与 N-苯甲酰-L-酪氨酰-P-氨基苯酸被糜蛋白酶降解的程度成线性相关[171]。虽然此法对重度慢性胰腺炎的敏感度高达 100%,但其对轻度病人的敏感度仅为 40%~50%[172]。此外,PABA 减少还见于多种消化道、肝脏、肾脏疾病。因此,该法的价值并非是针对慢性胰腺炎的诊断,而在于对已知疾病病人胰腺外分泌不足程度的评定。

与其类似的是,胰腺外分泌的不足反向影响维生素 B$_{12}$ 的吸收,尿钴胺素的重吸收与胰腺功能受损相关。这种方法被称为 Schilling 试验,该方法已通过添加钴胺素结合剂(如内因子和 R 蛋白,此二者受外分泌物的不同影响[173])得到了改进。但此方法对轻度病人的敏感度仍然较低。

已经有人提出检测粪便中糜蛋白酶[174]和弹性蛋白酶[175]水平是一种更简单经济的检测胰腺外分泌功能的方法,而且该方法与胰腺功能具有良好的相关性。然而与其他检测方法相比,这些方法对于轻、中度慢性胰腺炎病人的敏感度较低,并且对于其他引起胰腺功能紊乱的疾病(包括囊肿性纤维化)更加敏感。

粪便脂肪定量已成为检测胰腺脂肪酶分泌的一种方法,此法可以通过直接检测服用定量脂肪餐后病人的粪便中总体脂肪水平或测定摄入 [^{14}C]-甘油三油酸酯或 [^{14}C]-甘油酸酯后病人 $^{14}CO_2$ 呼出量来完成。这种所谓的甘油三油酸呼气试验与插管法相比更简便,并且避免了粪便的收集与分析,但其假阴性率较高[176]。

通过对现有的相关疾病分类系统的汇编,放射影像学已成为诊断慢性胰腺炎的首要方法。ERCP 是公认的诊断慢性胰腺炎最敏感的方法,一些 ERCP 结果与慢性胰腺炎的分期和分级高度相关[177](表 33-12)。当出现钙化、管腔扩张或囊性病变时,CT 扫描对诊断慢性胰腺炎较敏感,但当缺乏这些改变时,其诊断往往不精确。作为筛查,CT 有助于指导介入治疗和其他诊断方式[137]。EUS 已成为一项更为广泛使用的诊断胰腺疾病的检查,其优势是提供了胰腺实质、一级和二级胆道系统、囊性病变以及钙化情况的极高分辨率图像。虽然具有依赖操作者的经验和有创性的缺点,该技术远比 ERCP 安全,而当有经验的医师进行操作时,该方法是诊断中重症病人的绝佳手段[139](表 33-13)。特别重要的是,EUS 结果正常是排除胰腺癌的高度可靠方法[179]。有些研究提示,对于早期慢性胰腺炎的诊断,EUS 比 ERCP 具有更高的价值[141]。

表 33-12	慢性胰腺炎经内镜逆行胰胆管造影后的剑桥分级	
分级	主胰管	分支胰管
正常	正常	正常
怀疑	正常	<3 个异常
轻度	正常	≥3 个异常
中度	异常	>3 个异常
重度	异常以及以下至少一项:	
	巨大空腔	
	主胰管梗阻	
	主胰管扩张或不规则	
	主胰管内充盈缺损	

表 33-13	慢性胰腺炎的并发症

胰内并发症
　假性囊肿
　　十二指肠或胃梗阻
　　脾静脉血栓形成
　　脓肿
　　穿孔
　　侵蚀内脏血管
　胰头炎性肿块
　　胆管狭窄
　　门静脉血栓形成
　　十二指肠梗阻
　胰管狭窄和(或)结石
　　胰管高压和扩张
　胰腺癌
胰外并发症
　胰管漏出性腹水或瘘
　假性囊肿扩张超出小网膜囊进入纵隔、腹膜后、结肠侧间隙、骨盆或邻近脏器

预后和自然病程

慢性胰腺炎病人的预后取决于该病人的病因、并发症的发展、年龄以及社会经济学状况。目前,对治疗方法缺乏长期临床研究的证据,对某种治疗方法能否改善长期预后也缺少相关的随机、前瞻性研究[180]。

许多研究已经证实,虽然50%病人的腹痛症状随时间推移而减轻,但均会出现进展性外分泌或内分泌不足[147~149,181]。总体来说,最终疼痛能否减轻取决于疾病的诊断分级和慢性酒精性胰腺炎病人的酒精摄入是否持续。Miyake及其同事发现,在成功戒酒的病人中有60%腹痛得到了缓解,但也有26%的病人疼痛没有减轻[181]。

慢性胰腺炎病人的远期生存率低于未患此病者,在一项病例数>2000例的国际性多中心研究中,Lowenfels及其同事发现,慢性胰腺炎病人10年和20年的生存率分别为70%和45%。而未患此病者的10年和20年生存率分别为93%和65%[182]。持续酗酒病人的死亡风险是戒酒病人的1.6倍(图33-35)。持续酗酒对于外科手术的治疗效果亦有类似影响(图33-36),在10~14年的随访期内持续酗酒者的死亡率增加2倍[183]。

除存在发生进行性内分泌、外分泌功能不全及特定并发症(包括下面叙述的和表33-13内的)的风险之外,慢性胰腺炎另外一个比较重要的远期风险是胰腺癌的发生。慢性胰腺炎病人罹患胰腺癌的风险呈进行性、累积增加,持续存在于慢性胰腺炎病人发病后的生存期内(图33-37)。慢性胰腺炎病人的癌症发病率为1.5%~2.7%[148,149],是同期住院的同龄病人的10倍以上。在拟行手术治疗的进展期慢性胰腺炎病人中,发现隐匿性癌的概率高达10%[185]。慢性胰腺炎病人中胰腺癌的发生无疑与胰腺慢性炎症中的细胞增殖和组织修复失调有关,这与消化道及其他部位肿瘤的发生相同。在慢性胰腺炎病人中,癌症的发生可能极其隐匿,因此肿瘤的早期诊断非常困难。由于存在上述风险,因此应对慢性胰腺炎病人进行密切的随访监测。慢性胰腺炎病人应定期行肿瘤标志物如CA19-9、胰腺CT扫描及EUS检查,以做到早期发现慢性

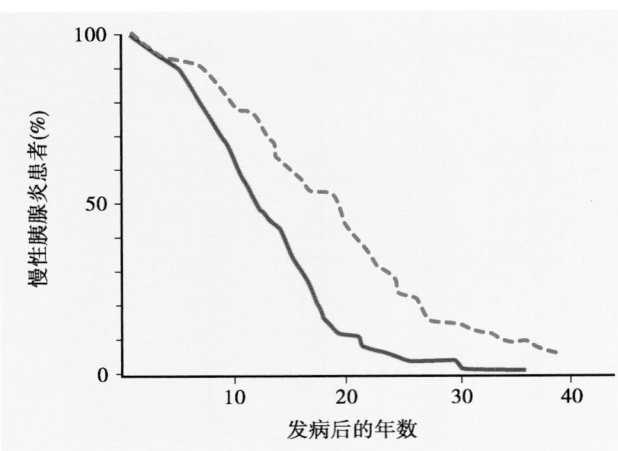

图33-35   慢性胰腺炎病人的累积生存率。酗酒(实线)和未酗酒(虚线)慢性胰腺炎病人的总体生存率

胰腺炎的癌变。

并发症

假性囊肿

肉芽组织和纤维组织形成无上皮覆盖的囊壁,包裹慢性胰液积聚,从而形成胰腺假性囊肿。10%的急性胰腺炎病人合并胰腺假性囊肿,在慢性胰腺炎病人中其发生率高达20%~38%,因此认为胰腺假性囊肿是慢性胰腺炎最常见的并发症[148,186,187]。鉴别和治疗假性囊肿需要确定所出现的液体积聚的类型(表33-14)。发生慢性胰腺炎时胰液从胰管内外渗,而导致胰液积聚(PFC)。经过3~4周,液体积聚被炎症所诱导产生的急性肉芽组织形成的囊壁所包裹,此时几乎没有肉芽组织,这就形成了急性假性囊肿。经过6周或更长时间,50%以上的急性假性囊肿会自行消失[186,187]。假性囊肿>6cm,不会像小囊肿

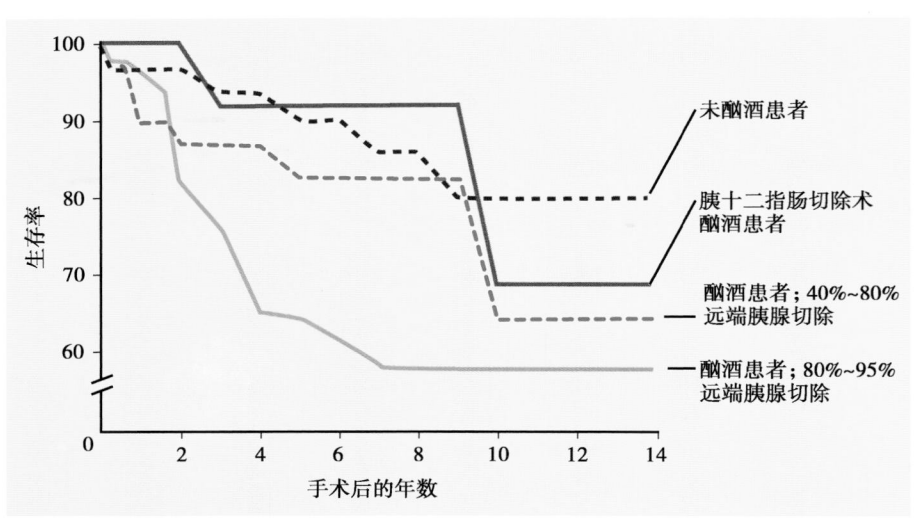

图33-36   饮酒对慢性胰腺炎手术后生存率的影响。酗酒与未酗酒慢性胰腺炎病人行胰十二指肠切除术或远端胰切除术后的累积生存率

表 33-14 胰腺液体积聚的定义

名称	定义
胰周液体积聚	一种出现在急性胰腺炎早期或由于胰管外瘘,富含胰酶的胰液积聚在胰腺或其周围,缺乏完整的肉芽组织或纤维组织的囊壁
早期胰腺坏死(无菌性)	一种部分或弥漫性的胰腺实质组织失活,典型病例占 30% 的腺体并包含有液化的组织碎片或积液
晚期胰腺坏死(无菌性)	一种形成完全的无菌坏死组织碎片和液体积聚,在胰腺正常组织范围内形成边界清晰的囊壁
急性假性囊肿	一种胰液的积聚,由早期肉芽组织所包裹,通常出现在急性胰腺炎发生后 3~4 周
慢性假性囊肿	一种胰液被正常肉芽组织或纤维组织包裹而形成的液体积聚,通常持续 6 周以上
胰腺脓肿	以上各种液体积聚出现脓液,伴有细菌或真菌微生物即可诊断为胰腺脓肿

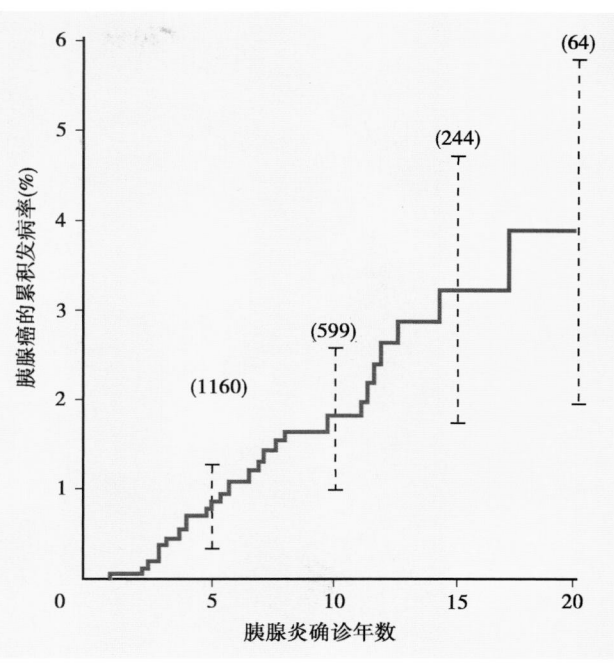

图 33-37 慢性胰腺炎病人罹患胰腺癌的累积风险。括号内为不同时期的评估病例数

那样容易消散,但有可能经过几周或几个月而缩小。17% 的假性囊肿是多发[188]或多腔的,它们可以出现在胰腺组织内或者超出胰腺范围而进入其他腔隙(图 33-38)。

假性囊肿可形成继发感染,从而导致形成脓肿。假性囊肿可以压迫或阻塞邻近的器官或结构,而导致肠系膜上静脉-门脉或脾静脉血栓形成[189]。它们可以侵犯脏器血管而导致囊内出血或假性动脉瘤(图 33-39),也可以出现破裂导致腹膜炎或腹膜内出血。

假性囊肿通常导致腹痛、腹胀和早饱的症状。无症状

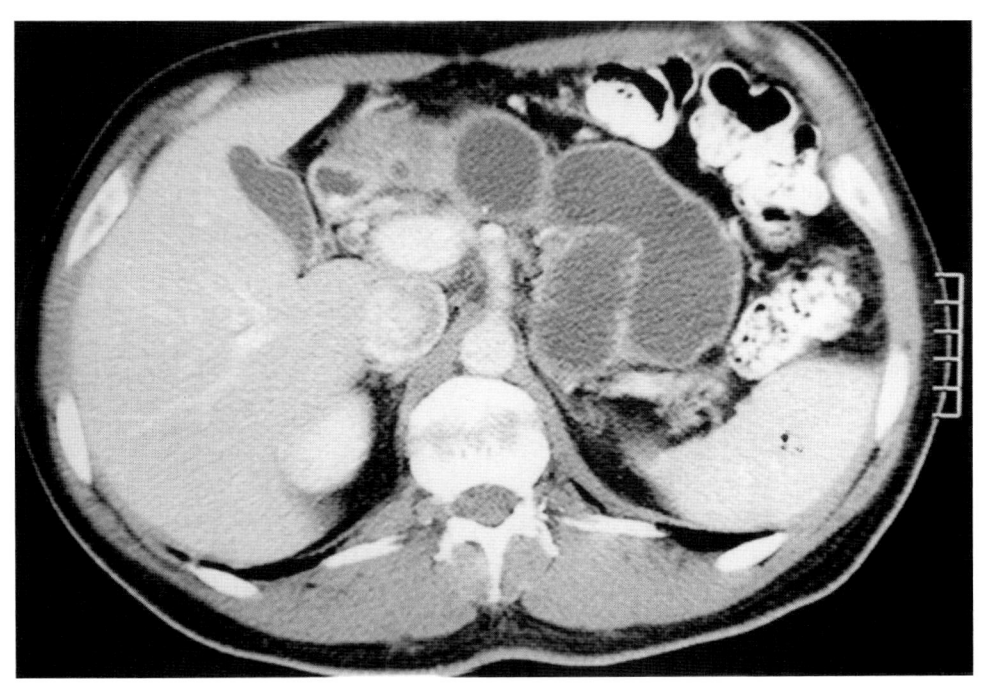

图 33-38 广泛假性囊性病变,慢性酒精性胰腺炎病人 CT 影像显示多房性假性囊肿病变

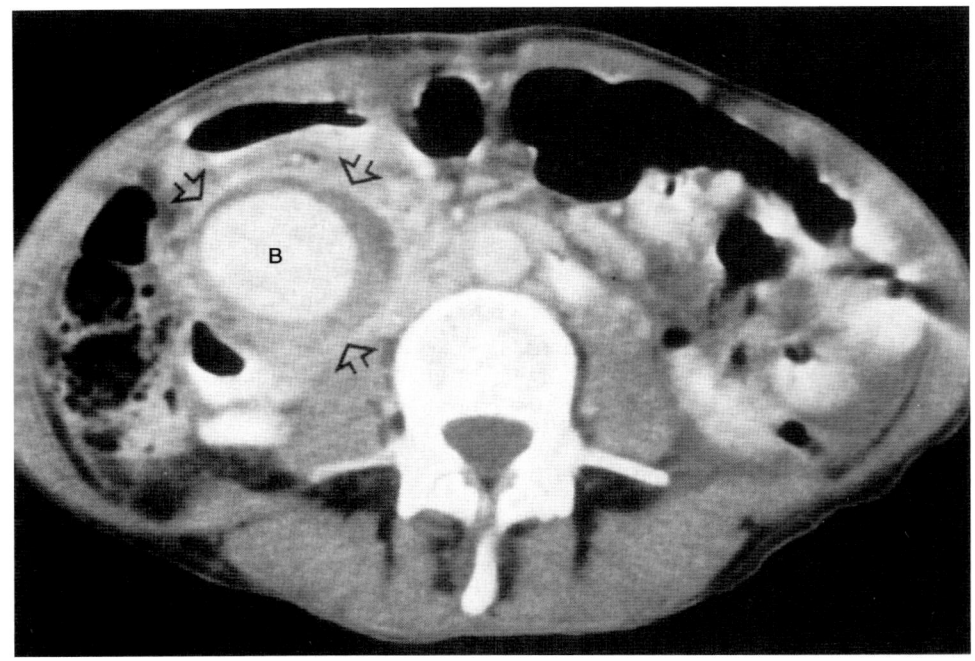

图 33-39 假性胃十二指肠动脉瘤。假性囊肿侵入周围动脉,导致隐匿性出血,从而形成假性动脉瘤。强化 CT 显示该过程的结果,活动性出血(B)进入假性囊肿(箭头)

的假性囊肿可以预防性控制,并且可能自动消散或无并发症而持续存在[187,191]。有症状或逐渐增大的假性囊肿需要治疗,如果没有急性胰腺炎证据而推测为假性囊肿的病例需要进一步检查,以明确其病灶发生的病因。虽然假性囊肿占据胰腺囊性病变的 2/3,但是其与胰腺囊腺瘤和囊腺癌在放射学上的表现是近似的。偶然发现的囊性疾病应该进行 EUS 和针吸活检来进一步确定是肿瘤还是假性囊肿。

治疗时机和方法需要认真分析[191,192]。假性囊肿处理失误多因为囊性肿物作为假性囊肿,一种失误是由于根据 CT 提示具有液体充盈的实性或囊实性混杂的病灶为假性囊肿,另一种失误是对与胃相邻近的病灶进行经胃的囊肿内引流。因此,就像慢性胰腺炎其他治疗策略一样,治疗胰腺假性囊肿前应进行多学科评估,选择可行的治疗策略。外科医师、内镜医师和介入医师共同会诊,对胰腺囊肿病人提供专业的意见来获得最好的治疗策略。对每一位病人选择最佳方法却是一种挑战,这就需要有经验有贡献的各专业学者参与治疗方案的制订。

如果只是怀疑感染,假性囊肿应进行 CT 或 US 导向下穿刺抽吸(不引流),并且穿刺液进行革兰染色和微生物培养。如果感染已经出现并且内容物类似脓性液,通过手术或经皮穿刺进行外引流。

如果经保守治疗后假性囊肿不消散,通常采用内引流术,而不是外引流,来避免胰瘘这一并发症。假性囊肿与胰管交通的占 80% 以上[188,193],所以外引流容易引起经穿刺窦道胰管外漏的可能。内引流可通过经皮导管法(经过胃穿刺并放置支架来完成囊肿与胃吻合)、内镜

治疗(经胃或十二指肠穿刺并放置多个支架,伴有或不伴有鼻囊肿冲洗管)或手术方法(真正的囊肿-肠道吻合术,行囊壁活检并清除所有(脱落组织内容物)。外科方法包括囊肿-胃吻合(图 33-40),Roux-en-y 囊肿-空肠吻合或囊肿-十二指肠吻合。囊肿-空肠吻合是最广泛应用的方法,可应用于穿越横结肠系膜、结肠旁沟或小网膜的假性囊肿。囊肿-胃吻合可在内镜、腹腔镜或内镜腔镜联合下完成(图 33-41)。

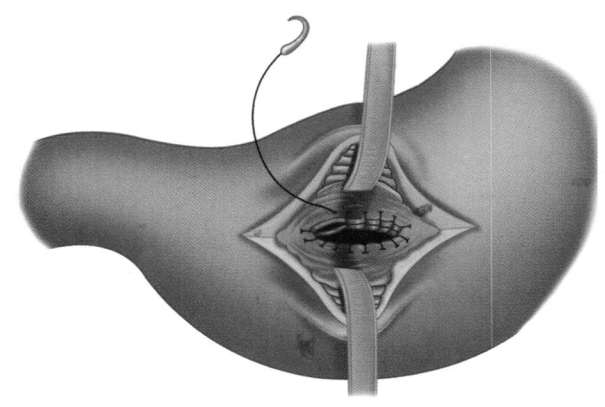

图 33-40 胃后胰腺假性囊肿的囊肿-胃吻合。经过胃后壁至胰腺假性囊肿做一个大的开放。取部分囊肿壁送病理诊断。吻合口加强缝合避免出血的并发症

因为假性囊肿常与胰管相交通,故而出现了基于对主胰管的引流的两种较新的胰腺假性囊肿的治疗手段,而不是前

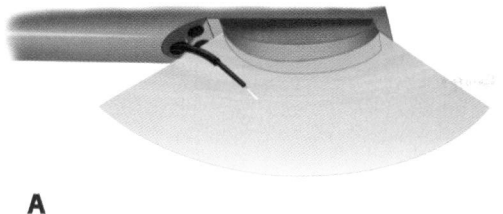

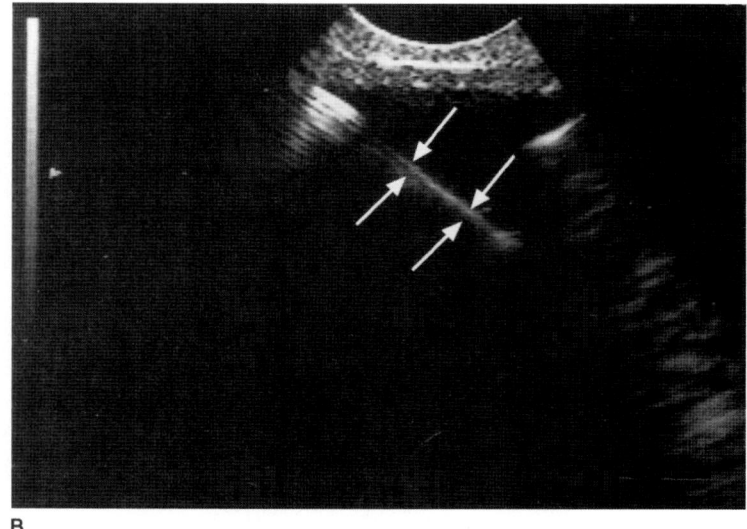

图 33-41 腔内囊肿-胃吻合技术。**A.** 线性内镜超声探针示意图,超声图可见一个针式刀。**B.** 超声内镜显示针式刀经胃后壁至相邻的假性囊肿行扩大切开

述方法的假性囊肿的引流。在 ERCP 过程中经乳头置入支架,通过胰管与假性囊肿的交通,直接进入囊肿(图 33-42),或跨越可疑胰管缺损处以减压及囊肿引流,类似于利用胆总管支架来处理胆囊管瘘[195,197]。在一系列慢性胰腺炎胰管扩张合并假性囊肿的外科病人中,Nealon 和 Walser 发现,单纯胰管引流而不进行囊肿-空肠内引流,其治疗效果与同时进行囊肿引流手术一样成功[198]。并且,单纯胰管引流病人与进行囊肿-空肠吻合术病人相比较,前者住院时间短且并发症少。

这些观察提示,经胰管引流是一种安全、有效的治疗假性囊肿的手段。应用内镜方法似乎对手术后或创伤后胰管破裂及与胰管交通的假性囊肿的治疗是合乎逻辑的。对于慢性胰腺炎,未证实其形成的假性囊肿与胰管相交通,应用胰管引流的方法是否有效尚待进一步证实。经内镜下及放射影像下假性囊肿引流术后的并发症常需外科介入治疗。吻合口出血、假性囊肿引流失败和持续感染需要外科手术治疗。

在常规 EUS 导向下选择适当位置进行腔内支架置入其出血的风险会降低[199]。经皮及内镜下假性囊肿的治疗需要大口径通道、多个支架及有创的方法才会成功。非外科治疗的失败,而进行补救性手术来清理坏死组织并建立引流,也增加了并发症的发生率及死亡的危险。据有经验的内镜治疗专家报道,无菌性假性囊肿的内镜治疗并发症的发生率为17% ~ 19%,内镜治疗的死亡也有发生[193]。应用内镜治疗无菌性或感染性坏死有更高的并发症发生率,故仅限于专业医疗中心应用[199]。

假性囊肿的切除有时仅限于囊肿位于胰尾部,或由于胰中部导管破裂而导致远端假性囊肿形成。伴或不伴有脾切除的远端胰腺切除治疗假性囊肿,常由于前期胰腺炎的发生使手术具有挑战性。远端胰腺切除后,应当考虑与囊肿交通的胰管内引流或假性囊肿的内引流。

胰源性腹水

当胰管破裂导致胰液外漏并不形成假性囊肿,而流入腹腔形成胰性腹水。偶尔胰液向上侵入胸腔,形成胰性胸膜浸润。作为胰腺内瘘,这两种并发症似乎更多见于慢性胰腺炎,而不是急性胰腺炎。胰性腹水和胸膜浸润同时发生的发生率为 14% ,而单纯胰腺胸膜浸润发生率为 18%[202~204]。

病人一般伴有慢性胰腺炎,常表现为亚急性或近期进行性腹胀,同时体重减轻。腹痛和恶心很少出现。腹部 CT 发现腹水和慢性胰腺炎或部分破溃的假性囊肿(图 33-43)。腹腔或胸腔穿刺引流液无感染,但蛋白>25g/L,并且伴有标志性的淀粉酶增高,血清淀粉酶也增高,这可能是壁层腹膜重吸收造成的。血清淀粉酶可能下降,并且病人可能同时合并肝脏疾病。因此,穿刺引流液对鉴别胰性腹水和肝性腹水是非常重要的。

ERCP 对于显示胰管外瘘的部位及描述胰管的解剖是最有价值的。在 ERCP 过程中可以考虑应用胰管支架,如果采用非手术治疗而无效,那么应再次行胰管影像检查来指导外科治疗。

应用生长抑素类似物奥曲肽进行抗分泌治疗,同时联合肠道休息和肠外营养在 50% 以上的病人中取得治疗效果[205]。浆膜表面重新对合会有利于关闭胰瘘,这也是治疗的一部分,并且可以通过完全的穿刺引流完成。对于胸膜的渗出,一段时间的胸腔引流有利于胰瘘的封闭[202,205]。外科治疗可应用于对药物治疗反应失败的病人。如果胰腺中部瘘可施行 Roux-en-Y 胰空肠吻合术,将空肠吻合于胰瘘的部位(图 33-44)。如果瘘出现于胰尾部,可施行远端胰腺切除术,或者内引流术来治疗。如果术前对胰管的解剖能清晰了解,那么外科治疗结果通常是良好的。

胰肠瘘

胰腺假性囊肿侵及或穿透邻近空腔脏器导致胰肠瘘。最常见的交通部位是横结肠及结肠脾曲。胰肠瘘常出现胃肠道或结肠的出血和脓毒症。如果胰肠瘘与胃或十二指肠交通,瘘可以自行闭合或持续存在,但如果瘘与结肠交通,那么常常需要手术治疗。

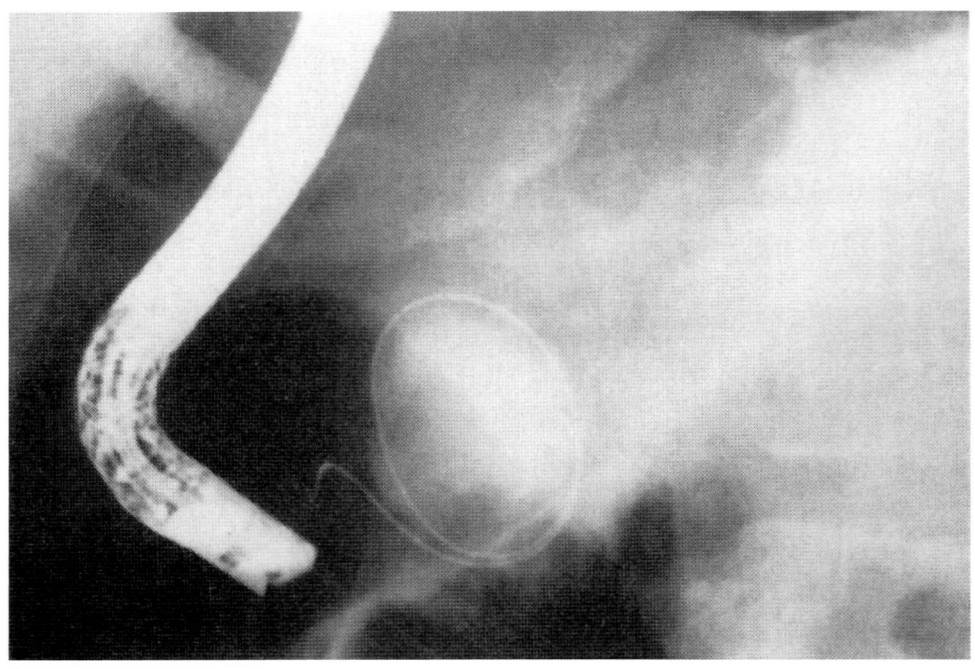

A

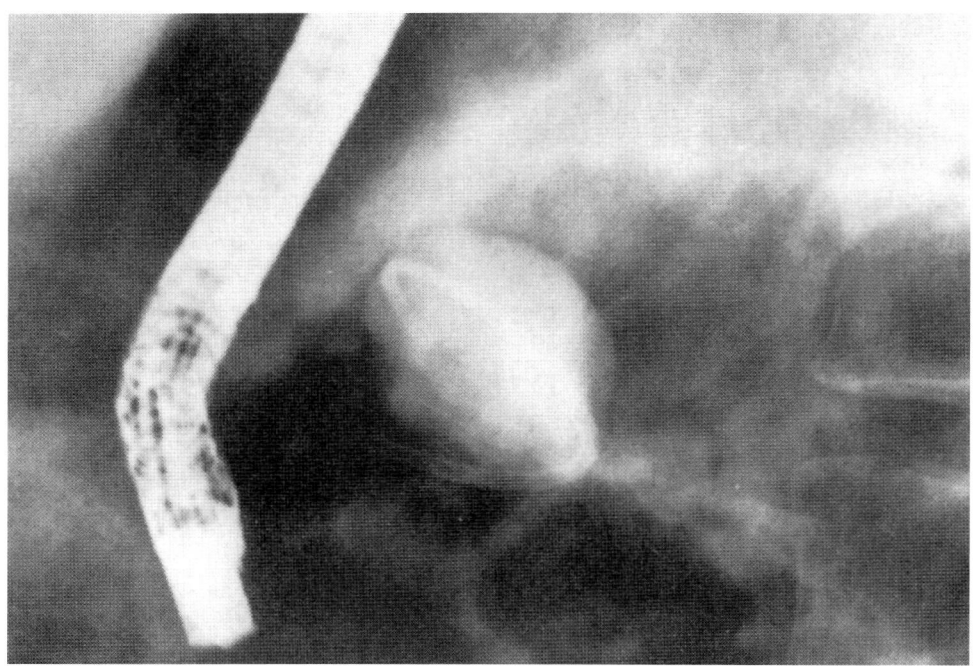

B

图 33-42   经乳头胰腺假性囊肿引流。**A.** 在内镜下软导丝经大乳头,通过胰腺导管进入交通性假性囊肿。**B.** 经导丝放置支架,形成经乳头假性囊肿引流

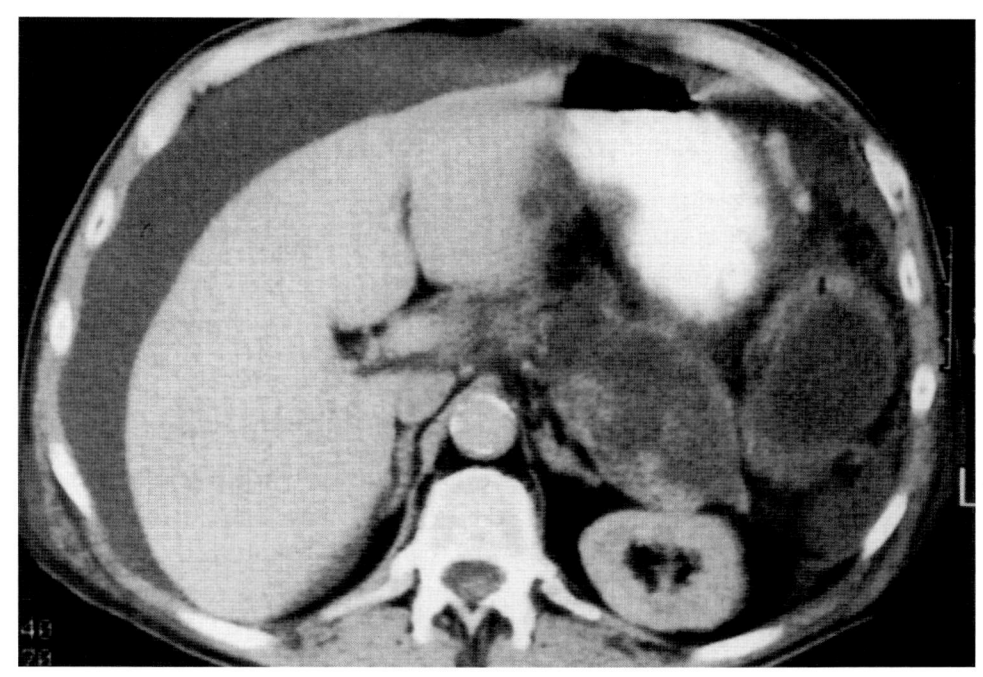

图 33-43　胰性腹水。胰腺假性囊肿破裂导致后腹膜胰性腹水的 CT 扫描图像

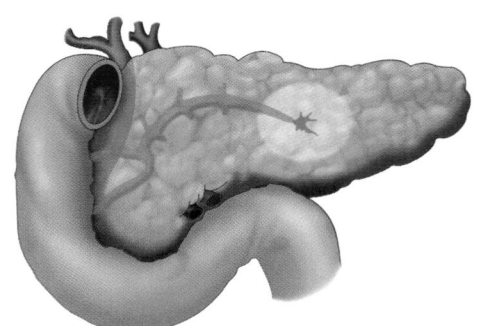

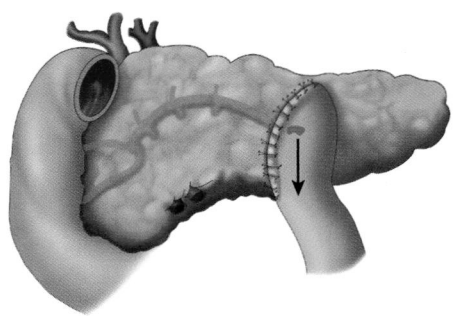

图 33-44　胰瘘的内引流。胰瘘部位通过 Roux-en-Y 胰肠吻合完成内引流术

胰头肿物

30% 以上进展性的慢性胰腺炎可出现胰头部炎性肿物[207]。临床表现主要包括严重疼痛,并且常伴有远端胆道狭窄、十二指肠狭窄、门脉受压和近端主胰管狭窄(表 33-15)。在德国 ULM 大学治疗的 279 例慢性胰腺炎病人中,胰头增大占者 50% 以上。在胰头增大的亚组病人中其内、外分泌不足发生率较低,但表皮生长因子及 c-erbB-2 原癌基因表达增高。该组病人中基因突变和多态性 p53 的发生率为 3% 和 8%,并且胰腺导管腺癌发生率为 3.7%。因此,得出结论,胰头增大病人中从增生到发育异常的发生率增加,虽然这一过程的病因尚不清楚。大部分病人采用保留十二指肠的胰头切除术取得了较好的效果。

表 33-15	伴有或不伴有胰头肿块的慢性胰腺炎的症状和体征	
症状和体征	胰头增大 (n=138)	胰头不增大 (n=141)
日常剧烈疼痛	67	40
胆汁淤积	46	11
轻度频繁疼痛	33	60
十二指肠梗阻	30	7
糖尿病	18	30
血管包绕	15	8

脾静脉和门静脉血栓形成

很幸运,慢性胰腺炎的血管合并症并不常见,因为这些并发症的治疗很困难。门静脉受压和阻塞可出现于胰头炎性肿物形成以后,脾静脉血栓在慢性胰腺炎病人中发生率为 4% ~ 8%[209],作为门静脉和脾静脉闭塞的结果,会出现血管曲张。同时,脾静脉血栓形成伴随胃静脉曲张,被称为左侧或左侧门脉高压。虽然出血并发症并不多见,但出血的死亡率>20%。由于脾静脉血栓形成而导致的胃食管静脉曲张,在外科手术需要解决其他问题的同时,需谨慎考虑是否需行脾切除以预防静脉曲张导致出血。

治疗

内科治疗

治疗慢性胰腺炎的反复发作性疼痛的内科方法包括使用镇痛剂、戒酒、口服胰酶制剂、选择性使用抑制胰酶分泌的药物。阻断内脏传入神经的传导和治疗主胰管梗阻的介入治疗也属于内科治疗的一种。

镇痛

在疼痛时候口服的镇痛药,可以单独使用或者联合加强镇痛药效果的试剂(如加巴喷丁)一起使用。使用麻醉药物通常可以控制疼痛,但是须在能够达到缓解疼痛的提前下使用最小的剂量。阿片类药物易上瘾。在口服镇痛药的同时,联合应用长效的镇痛透皮贴制剂治疗剧烈疼痛,可以在一定程度上减少因服用高剂量镇痛药所产生的镇静副作用。

对于慢性胰腺炎病人的治疗,戒酒是十分必要的。戒酒不仅可以去除病因,而且还可以减轻和缓解 60% ~ 75% 病人的疼痛[210]。尽管如此,约有 50% 酒精性慢性胰腺炎病人仍酗酒。

胰酶治疗

给予胰酶可以纠正胰腺的外分泌不足,减轻和缓解病人的疼痛。胰酶给予的时机选择以及剂量取决于病人有没有出现营养吸收不良或疼痛[211](表 33-16)。传统的胰酶制剂虽然在胃酸作用下发生不完全降解,但仍可到达十二指肠和空肠结合 CCK 释放肽,从而减少 CCK 的释放。理论上,减少胰腺外分泌的肠道信号,就可以降低部分或者完全梗阻的胰管的压力[212,213]。胰酶肠溶制剂对疼痛的减轻微乎其微,可能是由于其在邻近的肠道可吸收性的下降[214]。由于胃酸的水解以及蛋白水解作用,需要更多的胰酶才能在小肠形成有效

的浓度。而肠溶片能够防止胃酸的水解,但是可能是由于在肠道内不能被充分溶解,导致其不能够抑制对内源性胰酶分泌的刺激。相对于酒精性慢性胰腺炎病人,非酒精性慢性胰腺炎病人经过治疗后疼痛更易缓解[211]。尽管如此,还是推荐所有慢性胰腺炎病人先试服用非肠溶制剂的胰酶片一个月。如果疼痛缓解,那么治疗继续。如果治疗没有效果,需行 ERCP 检查胰管的情况,再根据有无主胰管的堵塞,选择合适的治疗方案(图 33-45)。

抗分泌治疗

目前,研究已经证明了给予生长抑素可以抑制胰液的分泌和 CCK 的释放[215]。因此,临床上对生长抑素类似物奥曲肽治疗慢性胰腺炎疼痛的效果做了很多的研究[216,217]。在一个双盲、前瞻性、随机 4 周临床试验中,皮下注射 200μg 奥曲肽,3 次/天,65% 病人疼痛减轻,而使用安慰剂的病人组缓解率只有 35%。治疗效果最好的是伴有慢性腹痛的病人,提示这些病人可能有胰管堵塞。然而在仅使用 3 天奥曲肽的临床试验中,奥曲肽缓解病人的疼痛效果不明显[218]。目前,尚没有有关奥曲肽连续性释放研究的发表。目前仍不清楚的是奥曲肽对于治疗何种类型的慢性胰腺炎,以及奥曲肽的止痛有效剂量。先前的报道已经表明慢性胰腺炎的剧痛的加重可以通过联合 TPN(全胃肠外营养)和奥曲肽的疗法获得缓解。目前正在评估一个月注射一次缓释形式的奥曲肽的有效性。

神经溶解疗法

腹腔神经丛注射酒精已经被证明是一种有效治疗胰腺癌痛的方法。但是,使用放射或者内镜引导下腹腔神经丛阻滞治疗慢性胰腺炎的效果不尽如人意。由于酒精注射腹腔丛存在酒精注射的风险和需要反复注射的弊端,在慢性胰腺炎病人中阻滞腹腔丛常选用短效的镇痛药或者其他药物来代替 50% 酒精。最近,关于在超声内镜引导下阻滞腹腔丛的临床试验表明,在 55% 病人接受治疗后疼痛得到缓解,但是只有

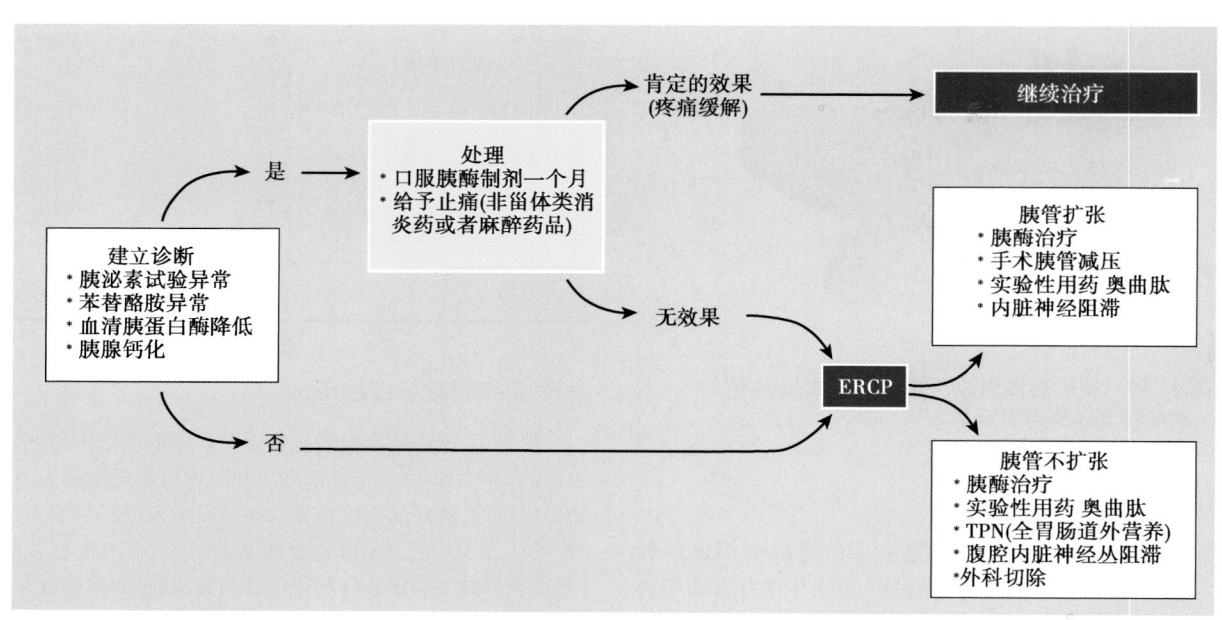

图 33-45 慢性胰腺炎疼痛治疗示意图。ERCP,经内镜逆行胰胆管造影术;TPN,全胃肠外营养

表 33-16	胰酶制剂	
名称	剂量[a]	含量:脂肪酶/蛋白酶(USP 单位)
复合酶(非肠溶片)[b]		
Viokase	每次 8 片	8000/30 000
Ku-Zyme HP	每次 8 片	8000/30 000
复合酶(肠溶片)[c]		
Creon 10	每次 2~3 个胶囊	10 000/37 500
Creon 20	每次 2~3 个胶囊	20 000/75 000
Pancrease MT 10	每次 2~3 个胶囊	10 000/30 000
Pancrease MT 16	每次 2~3 个胶囊	16 000/48 000

a. 饭前的剂量;如果病人出现有疼痛,也可晚上服用

b. 传统胰酶片通常用于缓解疼痛,如果单独服用症状没有明显缓解,可以联合 H_2 阻断剂或者质子泵抑制剂,降低胃酸对消化酶的抑制

c. 肠溶片通常用于治疗脂肪泻,而此种制剂并不需要联合抑酸的治疗

10% 病人疗效能够超过 6 个月[219]。因此,该方法是安全的,但这种方法获得疼痛缓解的时间短。

内镜治疗

在过去十年内镜下治疗胰管堵塞、胰管结石、胰腺假性囊肿、胰管渗漏以及伴有胰腺肿瘤的诊断和治疗有很大进展。已经引进的新一代内镜拥有更好的性能。超声内镜以及经超声内镜引导下穿刺和插管已经极大地提高了内镜专家们在治疗慢性胰腺炎及其并发症的能力[220]。

胰管支架已经被用于治疗近端胰管狭窄、胰管渗漏的减压、引流胰腺假性囊肿(可以从主胰管插管的假性囊肿)(图 33-46)。但胰管支架可以引起胰管的炎症反应,所以尽量避免延长胰管支架置入的时间。具有 Oddi 括约肌运动障碍病人在行 Oddi 括约肌切开术后存在较高的并发 ERCP 术后胰腺炎风险。最近的一项研究也表明,预防性置入胰管支架能够降低 EST 术后病人的淀粉酶和减少 ERCP 术后胰腺炎的发生[221]。37% 的急性胰腺炎病人可见出现胰管渗漏,胰管支架可以促进渗漏的愈合[222]。同样,胰管支架已经被用于治疗术后和创伤后胰管渗漏[95,223,224]。

胰腺分裂(图 33-3)导致疼痛和慢性胰腺炎,原因是背胰管的单独引流发生功能性或者机械性障碍和胰液主要从副乳头引流。Marseille 在最近的研究中称,在 24 例胰腺分裂病人中行十二指肠副乳头切开术取得了较好的长期疗效[225]。伴有慢性疼痛的病人置入胰管支架后从胰腺分裂的 83% 降到29%,而胰腺炎和反复性乳头狭窄占 38%。对胰管支架治疗效果最好的是伴有间歇性疼痛的病人,这些病人应该首选内镜治疗。

内镜下置入胰管支架、胰管括约肌切开术、内镜下取石已经应用于治疗特发性胰腺炎,并取得不错的疗效[220,226]。在一项前瞻性随机的临床试验中,在未经内镜治疗的反复发作的特发性胰腺炎病人中,约 53% 病人伴有胰腺炎持续性发作,内镜治疗组只有 11%[220]。

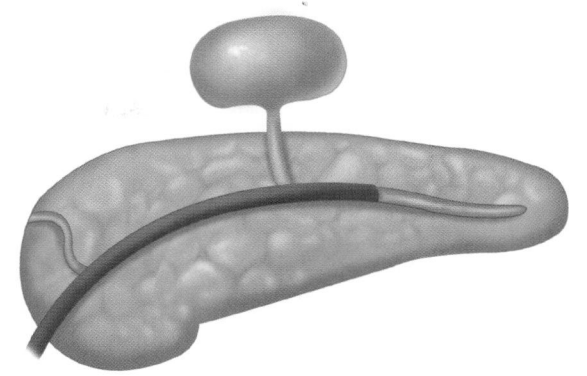

A

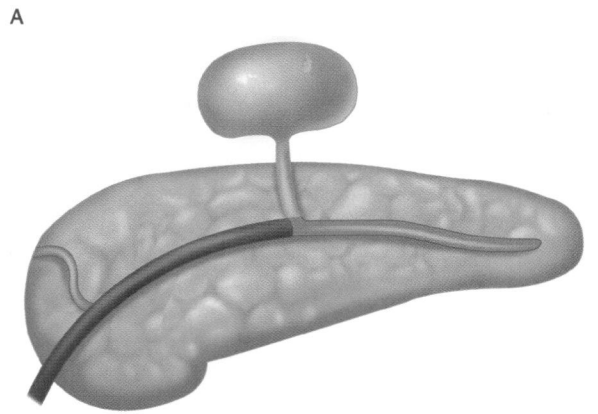

B

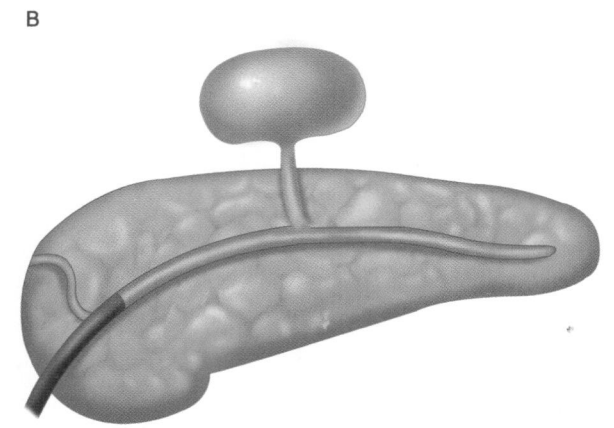

C

图 33-46　内镜下胰管减压,胰周液体积聚。经十二指肠乳头放置支架的选择:超过胰管破损处(A);在胰管破损处(B);靠近胰管破损处的近端(C)。在这三种位置放置都能有助于胰周液体和胰管破损所产生的假性囊肿的引流。这种情况类似于胆总管支架成功治疗胆囊管瘘

体外冲击波碎石术(ESWL)联合内镜下置入支架和取石已经被用于治疗胰管结石的病人[227]。单独应用 ESWL 在 35 例胰管结石病人完成了取石,而联合 ERCP 则完成了 86 例胰管结石病人的取石。平均 2.4 年后,80% 的病人症状得到了显著改善(图 33-47)。由于存在形成复发结石的趋势,应用 ESWL 治疗钙化性胰腺炎的长期效果仍有待确定。

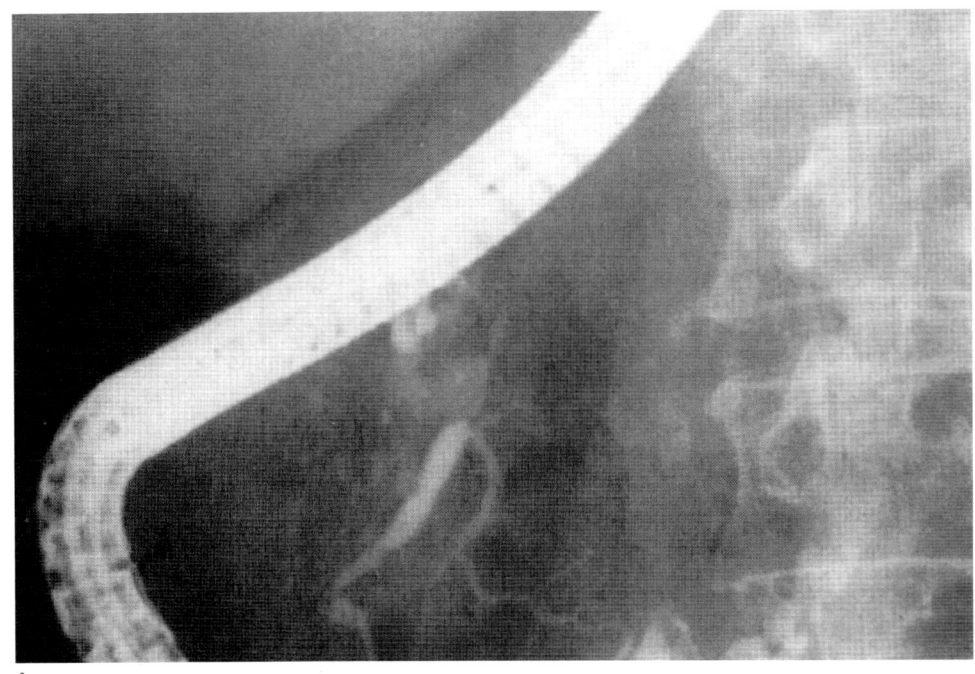

A

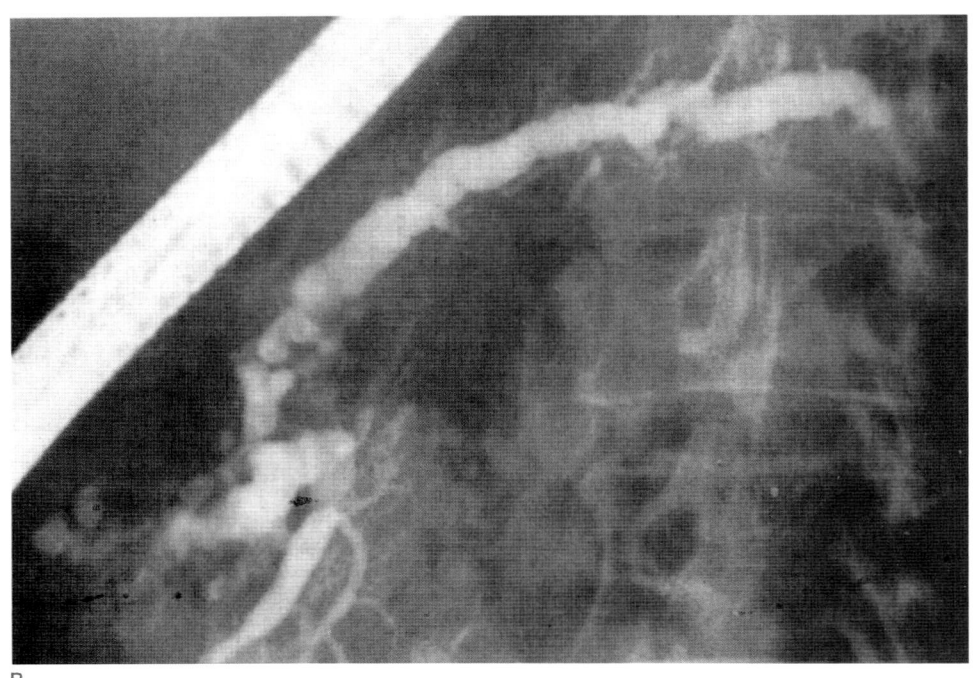

B

图 33-47   体外冲击波碎石术(ESWL)治疗胰管结石。**A.** 钙化结石造成胰管梗阻的慢性胰腺炎病人治疗前的 ERCP 图像。**B.** 治疗后 ERCP 图像

手术治疗

适应证和历史   通常认为治疗慢性胰腺炎和其并发症时,只有在内科治疗不能缓解症状时,才考虑采用外科治疗。而 Nealon 和 Thompson 在 1993 年发表的具有划时代意义的研究表明,胰管减压可以延迟甚至阻止慢性阻塞性胰腺炎的进展,而其他任何治疗都不能阻止慢性胰腺炎的进展[228],

该文章证明了在慢性胰腺炎的早期,手术治疗的重要作用(表 33-17)。小的胰管和缺乏明确定位梗阻部位的方法正是导致选择手术治疗的不确定因素所在。胰腺大部切除术在治疗慢性酒精性胰腺炎(不管是早期还是晚期)都有很高的并发症的发生率。而切除小部分胰腺则常导致症状的反复。所以手术方式和时机的选择则需根据每个病人的胰腺的解剖情况,进一步的内科和内镜治疗能够去除症状的可能

性大小,需根据获得最低的并发症的发生率和死亡率的理想结果的可能性综合决定。最后,手术的准备应该包括恢复蛋白和钙动态平衡、戒烟、戒酒,详细和病人交代手术的风险和可能出现各种情况,以便建立病人和外科医师之间彼此的信任和承诺。

表 33-17	慢性胰腺炎的手术减压效果
治疗组	评价(24 个月后)
手术组(n=47)	轻至中度 48 例(87%);重度 6 例(18%)
非手术组(n=36)	轻至中度 8 例(22%);重度 28 例(78%)

对 83 例慢性胰腺炎病人的外分泌、内分泌功能、营养状况和 ERCP 检查结果进行了比较,入组所有病人胰管都有扩张和属于轻至中度胰腺炎,其中 47 例病人行 Puestow 法胰管减压术,在治疗 24 个月后对所有病人的慢性胰腺炎再进行分期

来源:经 Nealon 等许可转载[228]

慢性胰腺炎的手术从历史上来说,在 20 世纪后 50 年之前,都是在不断摸索、尝试。在手术前只能够掌握病人的很少的解剖资料。在 CT 和 ERCP 检查未出现之前,要想获得良好的手术结果,只能够靠运气和外科医师的创造力。1911 年,Link 描述了他发明的手术,这个手术是在他为一位伴有腹痛的慢性胰腺炎年轻女性病人行剖腹探查时候出现的,手术中发现了病人的胰管阻塞,胰管波动。他先行胰管切开术,取出很多结石后,在胰管中插入了根橡皮管,在病人脐上戳孔放置(胰腺造口术)[229]。他后来形容这个手术在这位病人的术后 30 年里是成功的。在这段时间病人能保持外引流管通畅[230]。

直到 1942 年,Priestley 证明了全胰腺切除术从手术角度来说是可行的[231],1946 年 Whipple 报道,在 3 名慢性胰腺炎病人中行病变周围胰腺切除术是有利于病情恢复的[232],才正式将手术切除作为慢性胰腺炎的治疗手段之一。尽管如此,直到 20 世纪 50 年代中期,手术切除的高风险的日益增加和手术治疗远期效果的不佳给慢性胰腺炎的手术带来了诸多的不利影响。胰腺切除术和外引流术的选择很大程度是取决于外科医师的自己喜好。直到 19 世纪 70 年代,ERCP 和 CT 的广泛使用为梗阻性和硬化性疾病提供了术前诊断,合理地选择了手术的方式。在这期间,手术很大的不足就是术后仍有 20% 病人有反复性腹痛的症状;在胰头形成炎性(或恶性)包块(图 33-48);行胰腺大部切除术后的死亡率和并发症的发生率较高,以及引起病人一系列的代谢问题。

括约肌成形术 Oddi 括约肌和胰管括约肌的作用如同胰液排到十二指肠的通路的门卫(图 33-49)。由于胰腺炎或者胆囊结石排出而形成的瘢痕导致的任何一段括约肌狭窄(硬化性乳头炎),都会引起胰管的堵塞和慢性疼痛[233]。在 20 世纪 40 年代和 50 年代,胆源性胰腺炎成为普遍的诊断后,壶腹部作为可能引起慢性疼痛的部位引起了广泛的注意。此时开始提倡行外科的括约肌成形术。尽管目前经内镜行胆总管或胰管括约肌切开术已作为常规的手段,真正的(永久性)括约肌成形术只能够在手术情况下进行。经十二指肠的括约肌成形术是在胰管和胆总管的间隔处做一切口,分离胆管和胰管,从而为伴有梗阻和炎症的病人带来明显的缓解(图 33-50)[234]。

引流操作 自从早期报道胰腺造口术缓解慢性胰腺炎症状获得成功后[229],Cattell 提出了胰腺空肠吻合术缓解不能切除的胰腺癌病人的疼痛[235]。之后,Duval[236]、zollinger 和他的同事们[237]分别提出胰尾空肠 Roux-en-Y 手术治疗慢性胰腺

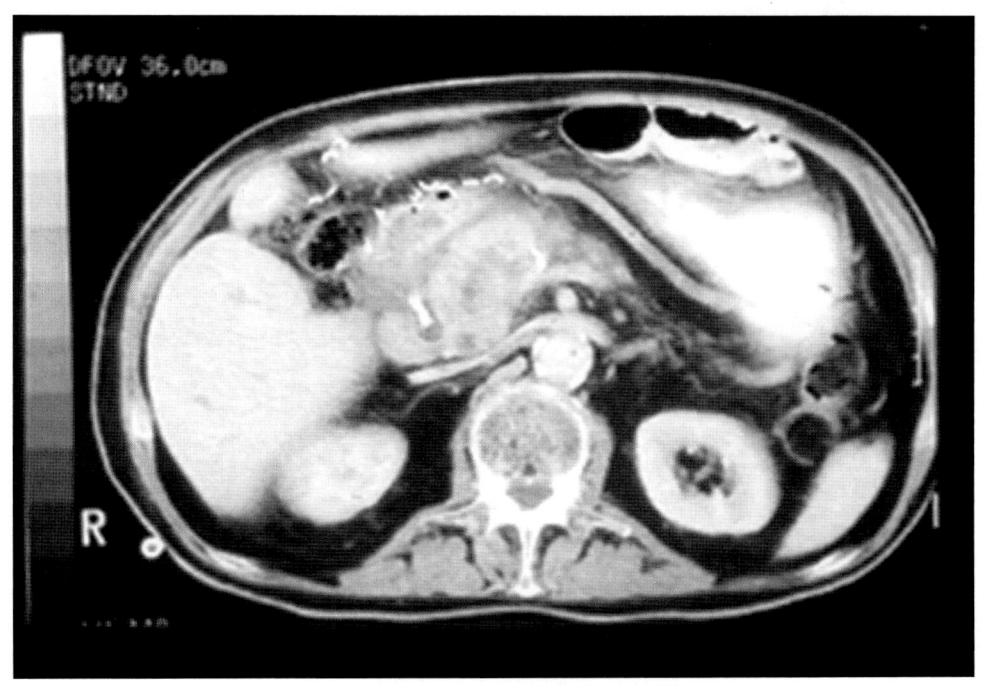

图 33-48　Puestow 术后胰头包块。Puestow 术胰体尾减压 2 年后,形成胰头的炎性占位的 CT 影像

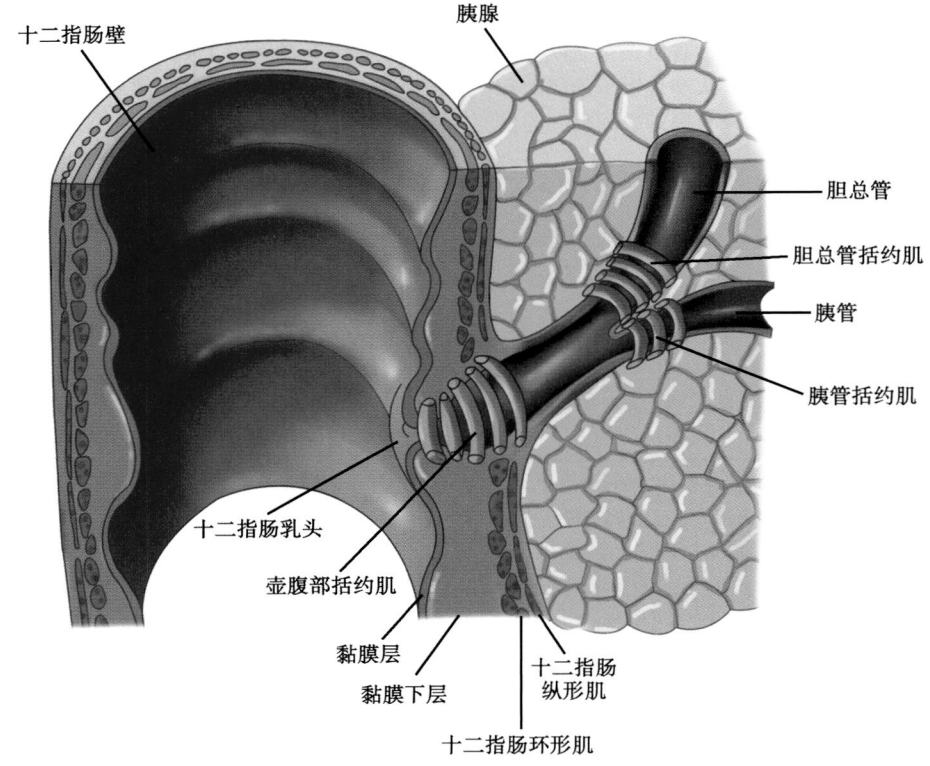

图 33-49　壶腹部括约肌、胆管括约肌、胰管括约肌的示意图。胆总管和胰管的汇合部是高度变异的,真正的胰管括约肌可能非常不发达

炎(图 33-51),被称为 Duval 手术,一度被某些外科医师使用了近十余年,但是这种手术最终由于胰管再狭窄和进展性纤维化瘢痕而引起的胰腺节段性梗阻而失败。1958 年 Puestow 和 Gillesby 描述了这些胰管节段性狭窄和扩张,就好比是"湖闸",提倡在胰体尾的水平方向减压至空肠的 Roux 段[238](图 33-52)。Puestow 和 Gillesby 开始的做的 21 例手术中 4 例是侧侧吻合。在这篇报道 2 年后,Partington 和 Rochelle 描述了

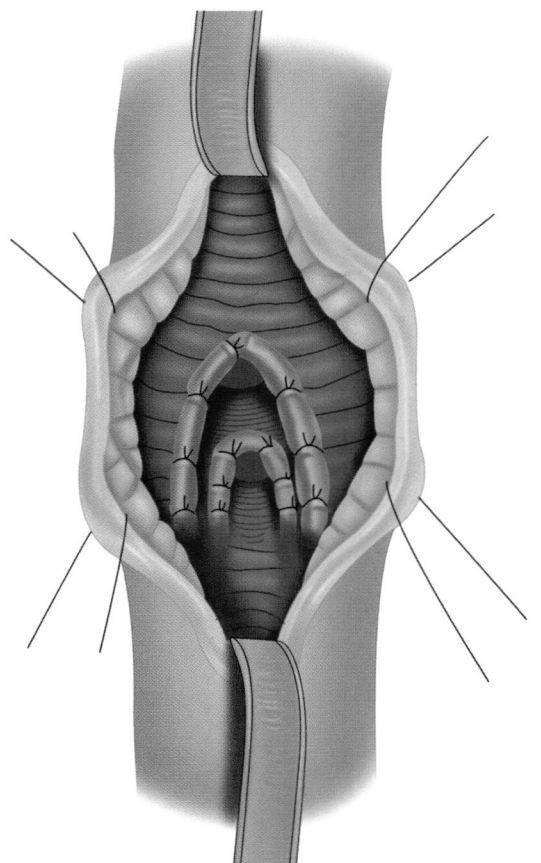

图 33-50　开腹胆管和胰管括约肌成形术。打开壶腹部括约肌、胆管括约肌、胰管括约肌,并列缝合切开处的黏膜边缘

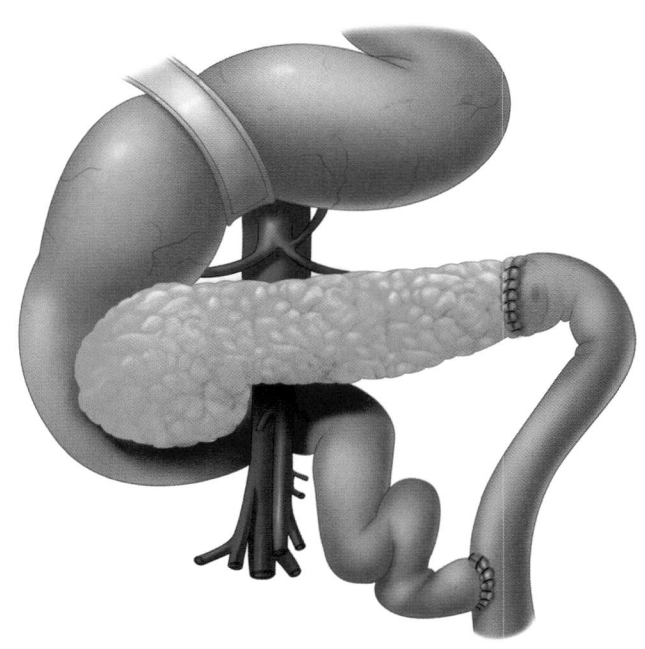

图 33-51　Duval 术的胰腺空肠端端吻合

更简单的水平或侧侧 Roux-en-Y 胰管空肠吻合,这就是非常著名的 Puestow 操作[239](图 33-53)。

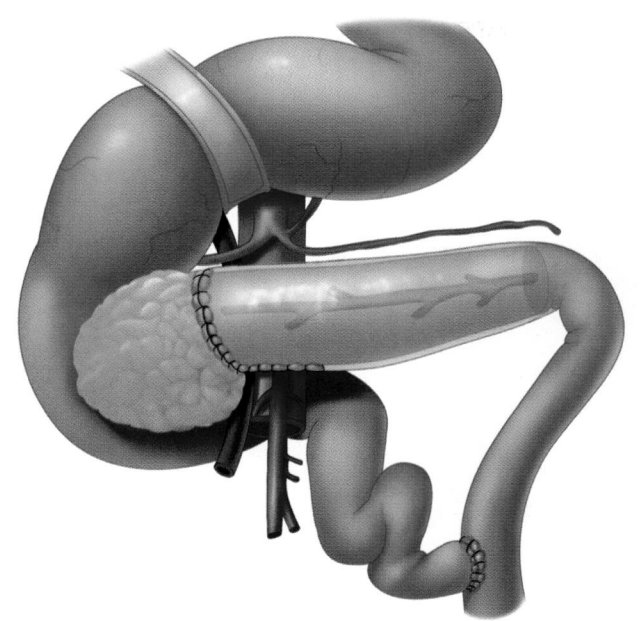

图 33-52 Puestow 和 Gillesby 的胰腺空肠吻合术。最初的描述为利用胰肠吻合引流整个胰体尾,切除胰尾和沿胰腺长轴打开胰管后行胰腺吻合

胰管减压是否有效主要取决于胰管高压在慢性胰腺炎发病过程中的作用程度。同时,胰管的直径大小也代表了胰管高压的程度。当胰管最大直径是 6mm 时,Puestow 操作已经被证明能够有效地缓解疼痛。当胰管直径很小时,手术效果则不尽如人意,尽管 Izbicki 和他的同事们采用锥形切除法取得了好的临床效果,这种方法能够允许更多的小胰管在水平方向得到减压[240]。据报道,采用 Puestow 操作在第 1 年里有 70%~85% 病人术后疼痛得到了成功的缓解,但是在术后 5 年里,疼痛的复发率>20%[149],疼痛甚至会出现在那些已经戒酒的病人中。

自从内镜治疗技术被用于体腔内取石和碎石以来,在内镜下成功地进行胰管结石取石的临床案例被大量报道。但是对远期效果的报道则各不相同[241~244]。通常内镜下取出胰管结石后,随后就是行胰管支架置入。而胰管支架则有促进炎症的风险[245,246]。尽管胰管结石和胰管狭窄的手术在围术期存在各种各样的风险,但在采用侧-侧胰管空肠吻合术的随机临床试验中,已经证明了手术比内镜治疗更有优越性[247,248]。

切除操作 胰尾切除术对于那些在胰体尾具有炎症病灶或者胰管没有明显扩张的病人,主张行部分胰尾(40%~80%)切除术(图 33-54)。尽管胰尾切除术比广泛的胰腺切除术切除了较少的病变部位,但该术式遗留了大部分的未处理腺体,因此存在较高的慢性胰腺炎症状复发的风险[140]。在英国的医疗中心,胰尾切除术得到了更广泛的应用,可能的原因就是酒精性慢性胰腺炎在他们国家发生率较低[249]。但是从远期疗效来说该法只能较好地缓解 60% 病人的疼痛,有 13% 病人为缓解疼痛需行全胰切除术。

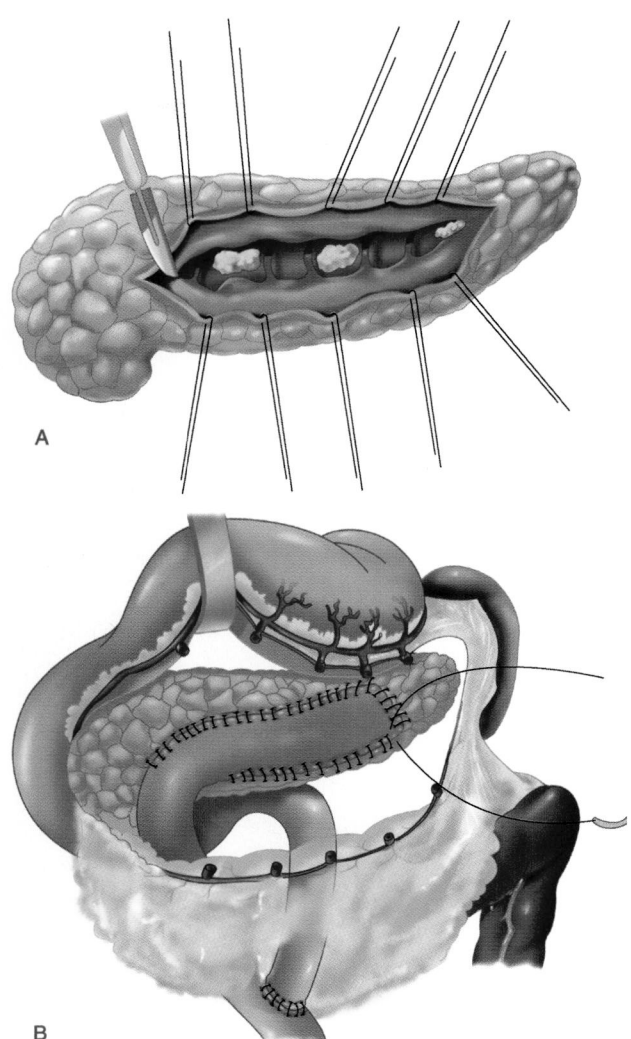

图 33-53 梗阻性钙化性胰腺炎的横向胰管切开术。典型的横向胰腺切开术需切开节段狭窄的胰管和取出胰管内结石(A)。然后再游离出一段空肠的 Roux 支,行横向的胰肠吻合来引流扩张的胰管(B)。该方法首先由 Partinton 和 Rochelle 提出,是 Puestow 术所采用的典型的方法

腹腔镜下胰尾切除术已经被证实能够去除胰尾部病灶[250],但在慢性胰腺炎中实行胰尾切除术还是较困难的。

95% 胰尾切除术 1965 年,Frey 和 Child 对于治疗硬化性胰腺疾病(小胰管)主张行更积极的 95% 胰尾切除术,保留位于胰十二指肠沟边缘的胰腺和相关的血管以及远端的胆总管,避免全胰切除术后并发症的发生[233]。该手术从远期的疗效来说能够解除 60%~75% 病人的疼痛,但是该手术具有高风险的并发症如脆弱型糖尿病、低血糖昏迷以及营养不良[251]。尽管该手术是历史上第一次尝试在保留十二指肠和远端胆管情况下切除胰头,但是由于切除的胰腺过多导致其不能作为治疗胰腺硬化症切实可行的方法。

近端胰腺切除 1946 年,Whipple 报道了对连续 5 例有症状的慢性胰腺炎病人分别行胰十二指肠切除术或全胰腺切除术,1 例手术死亡[232]。随后保留幽门的胰十二指肠切除术

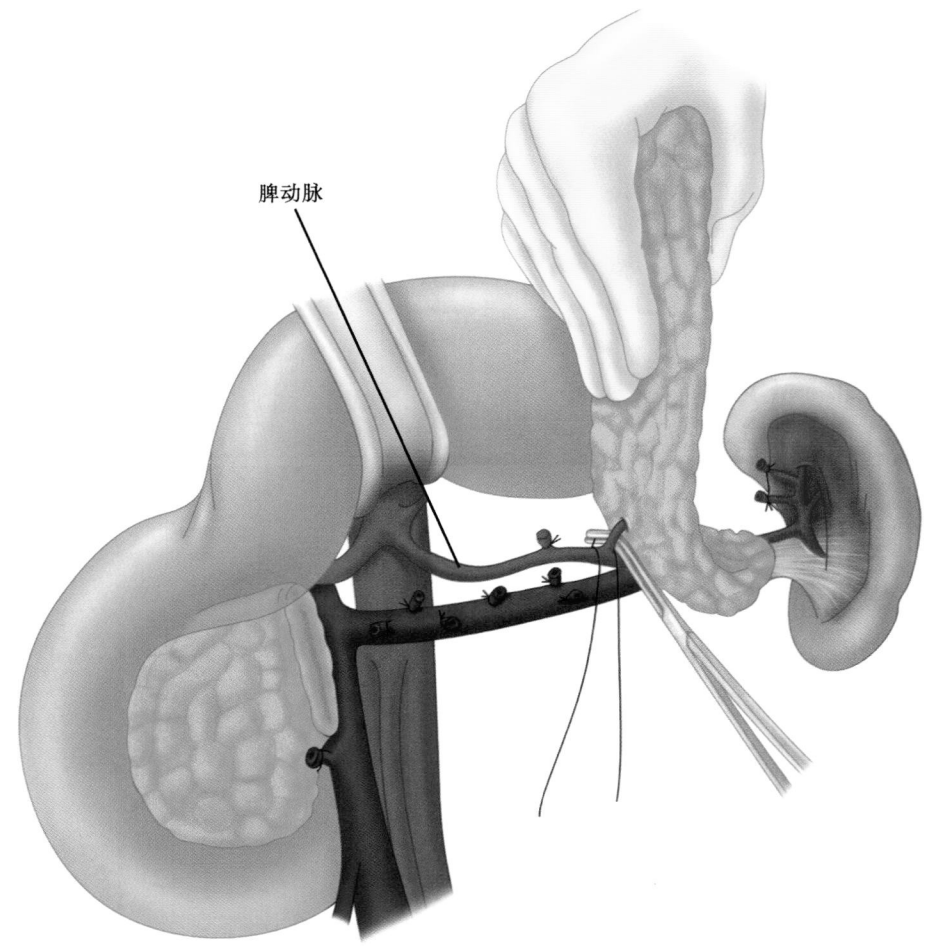

脾动脉

图 33-54　保脾的远端胰腺切除术。慢性胰腺炎远端胰腺切除术通常需切除全脾。如果炎症很轻,可以行保脾的远端胰腺切除术

（PPPD）和标准的胰十二指肠切除术（图 33-55）在治疗慢性胰腺炎中得到了广泛的应用[145,206,252]。在来自三个医疗中心 Johns Hopkins Hospital[253]、Massachusetts General Hospital[254]、Mayo Clinic[255] 的应用胰十二指肠切除术治疗慢性胰腺炎的大宗临床研究中（约 2000 例）,71% ~89% 的病人在术后 4 ~ 6 年里疼痛减轻,但手术死亡率在 1.5% ~3%,主要并发症发生率在 25% ~38%。在术后的随访中,25% ~48% 病人并发糖尿病和需要外分泌治疗。Whipple 手术的提倡者一致认为该手术利大于弊。

　　全胰腺切除术　Priestley 和他的同事们最先报道全胰腺切除术,分别在 1944 年为高胰岛素血症的病人和另外 2 例病人行全胰切除术[231]。而后 2 例则是在 1946 年 Whipple 为慢性胰腺炎病人行胰十二指肠切除术的 5 例中 2 例病人[232]。随后,行全胰切除术的外科医师发现该术式相对于胰十二指肠切除术并没有带来更高的疼痛缓解率（80% ~95%）。不仅如此,全胰切除术未行胰岛细胞移植所产生的代谢紊乱对病人影响深远和非常致命。这类病人是脆弱型糖尿病的病人,将不可避免发生高糖血症和低糖血症[158,256~258]。尽管给予持续的外源性胰岛素,但由于缺少胰高血糖素的低血糖症缺少应答和不易觉察,在几种严重胰源性的糖尿病中致死性的低糖血症经常发作[259]。Gall 和他的同事们在 1 项大于 100 例全胰切除病

人的研究中,说明了术后 50% 病人的死亡都是由于低血糖症[260]（医源性即全胰切除术造成的）。术后如果无胰病人得不到足够的胰岛素治疗,病人的血糖逐渐地越来越高,和 I 型糖尿病一样[157],最终同样会导致眼底和肾脏的病变。尽管出现了新型的胰岛素和胰岛素递药系统,但是严重的无胰糖尿病依然是全胰切除术很不利的一面。如何来避免全胰切除术所带来的生理的影响,至今没有满意的答案。

　　杂交操作　1980 年,Beger 和他的同事描述了保留十二指肠的胰头切除术（DPPHR）[261]（图 33-56）,并在 1985[262] 和最近 1999[263] 年发表了 DPPHR 治疗慢性胰腺炎的远期效果。对 388 例行 DPPHR 的病人进行了长达 6 年的术后随访,疼痛缓解率为 91%,病死率<1%,糖尿病的发生率为 21%,11% 病人的术前糖尿病在术后得到了好转。Beger 和他的同事们在 40 例慢性胰腺炎病人的随机临床研究中将 DPPHR 术和保留幽门的 Whipple 术（PPPD）进行了比较[264]。两组的死亡率为 0,手术并发症的发生率也大致相同。DPPHR 术后 6 个月疼痛缓解率为 94%,而 Wipple 术后的疼痛缓解率为 67%。Whipple 组中病人的胰岛素分泌能力和糖耐量异常非常明显,但是在 DPPHR 的病人这种情况却有明显改善。

　　DPPHR 术需要仔细地解剖胃十二指肠动脉和建立两处

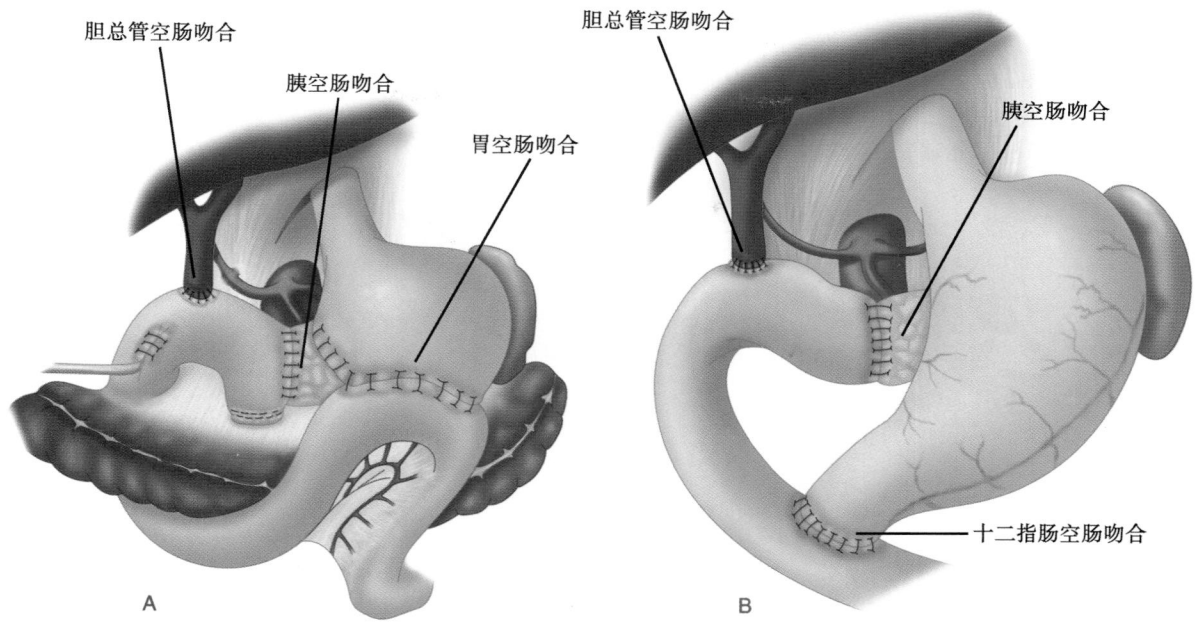

图 33-55　胰十二指肠切除术（Whipple 术）。分为两种类型：**A.** 切除远端胃。**B.** 保留幽门。使用最多的就是保留幽门的 Whipple 法

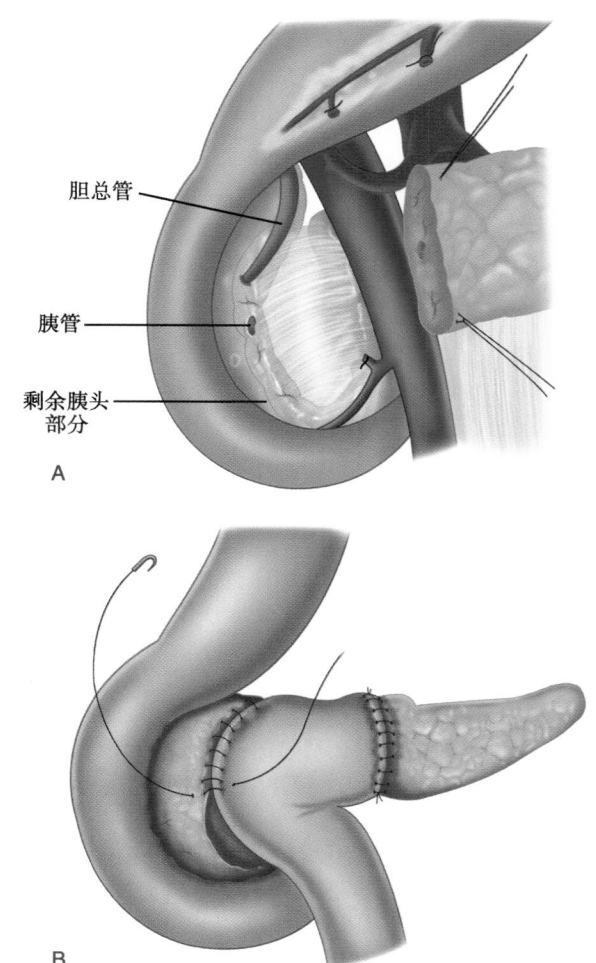

图 33-56　Beger 和他的同事提出的保留十二指肠的胰头切除术（DPPHR）。**A.** 横断胰颈后次全切除胰头，保留远端的胆管和十二指肠。**B.** 将远端胰腺和近端胰腺边缘共同吻合在同一个空肠的 Roux 支上

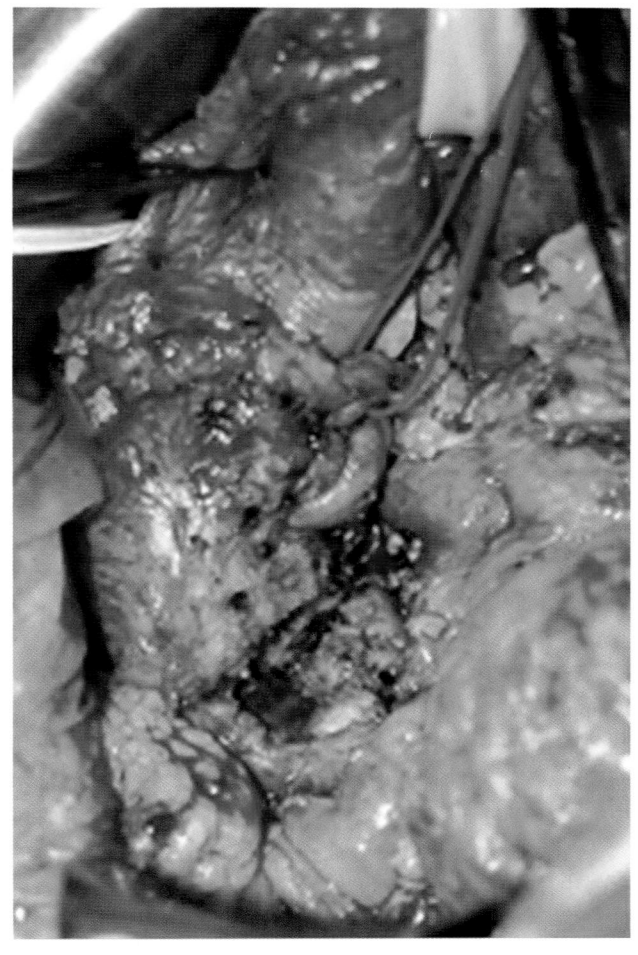

图 33-57　术中 Beger 手术。胃十二指肠动脉被血管带所牵拉，胆总管的胰腺内部分由于其通向壶腹部，所以必须充分暴露保留在十二指肠 C 形袢的血管丰富的胰腺边缘，为保证这些组织结构的生命力，需保留胃空肠动脉后面分支

吻合(图33-57),与 Whipple 术相比,具有相似的胰瘘和腹腔液体积聚的风险。

1987 年,Frey 和 Smith 描述了胰头切除和纵向的胰肠吻合手术(LR-LPJ)。该术式包括剜除胰头和连续剖开主胰管[265](图33-58)。Frey 术能够完全减压胰头以及胰体尾。

Frey 术后的长期随访也提示了术后效果理想,可能是与更彻底的胰管减压有关。Frey 和 Amikura 对 50 例病人 Frey 术后进行了长达 7 年余的随访,完全或者明显的疼痛缓解率为 87%,手术死亡率为 0,但是 22% 的病人出现了术后并发症[266]。

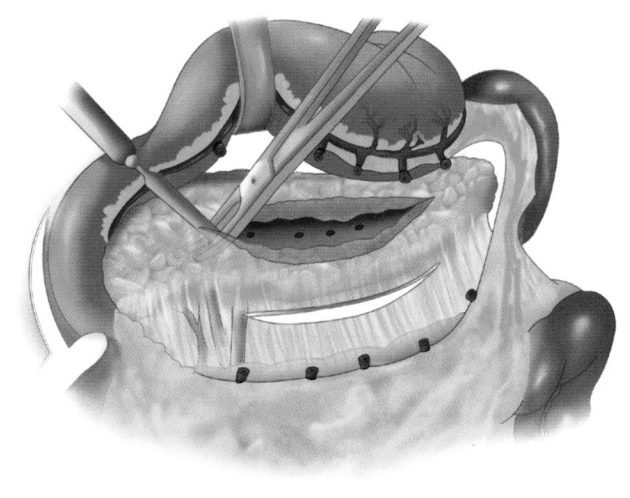

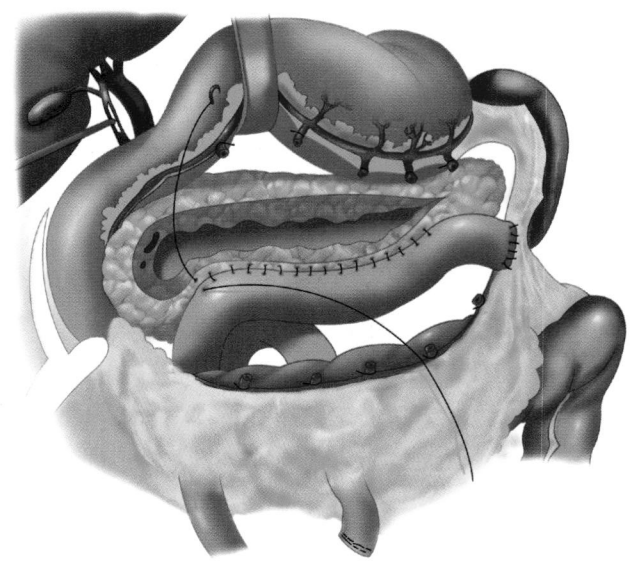

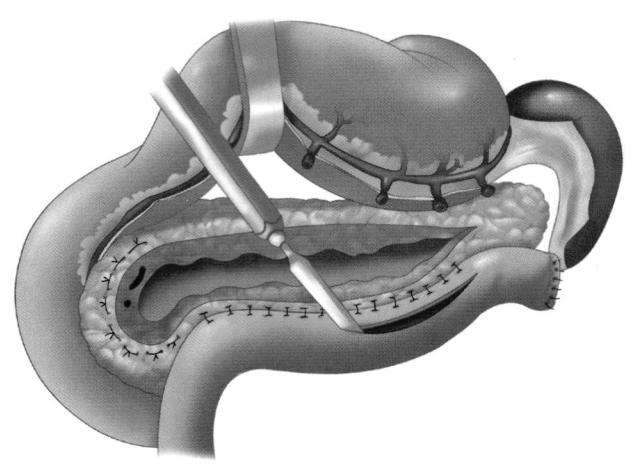

图 33-58　Frey 术。这种手术采用了局部切除胰头和纵向的胰肠吻合术(LR-LPJ),能够彻底减压整个胰管,胰肠吻合采用的是侧-侧吻合

Frey 术的关键所在就是保留胰颈以及胰头后的被膜。Whipple 术和 DPPHR 的共同点是从门静脉和肠系膜上静脉的汇合处开始分离和切断胰颈。Frey 术中不一定要切断胰颈,胰颈和胰体尾都是完好无损的,这样就避免了术中需要处理位于胰腺后面静脉的问题,减少了手术的风险。为了减少穿透胰头后被膜风险,Frey 在他 1994 年的报告中建议手术的后壁边界为 Wirsung 管和钩突胰管的后壁(图 33-59)。

不仅 Frey 自己随后对 LR-LPJ 进行改良,其他的外科学家们也对手术的范围和方法进行了改良。Andersen 和 Topazian 从 Frey 术开始提出时就一直提倡 Frey 术应该从胰头处彻底切除胰管(图 33-60),并为此而介绍了用于此操作的超声吸引器和分离器[267]。使用该设备可以可视化

地准确切除胰管及其邻近组织,而且避免了术后并发症。胰管后的胰腺组织本来就很少,所以在手术过程中,需不断触摸胰腺的被膜,以保证切缘的安全。胰腺内胆总管部分通常是需要暴露的,使用超声吸引器可以避免对其损害。钩突处大部分胰腺实质需要切除,剜除的胰头需紧邻着切开的主胰管。究竟是仅仅剜除胰头还是彻底去除近端胰管的 LR-LPJ 更能够缓解疼痛,仍不得而知,需要随机的临床试验的证实。德国汉堡大学的 Izbicki 和他的同事也提倡更广泛地切除胰头,使用 LR-LPJ 的"汉堡改良法"[268](图 33-61)。胰头的广泛切除是为了保证背胰管的连续性,之后的手术操作就是单个的侧-侧胰管空肠吻合。

2001 年,Ho 和 Frey 随后又描述了仅仅切除胰头的核心部分,通过 Roux-en-Y 引流被剜除的胰头,对背胰管则没

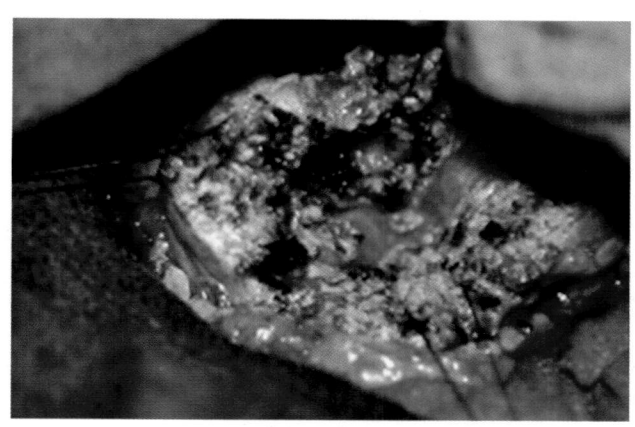

图 33-59　Frey 术中被剜空的胰头照片。主胰管被打开至壶腹部，胰头被剜成圆锥形，以便于彻底引流慢性梗阻性和炎性的胰管

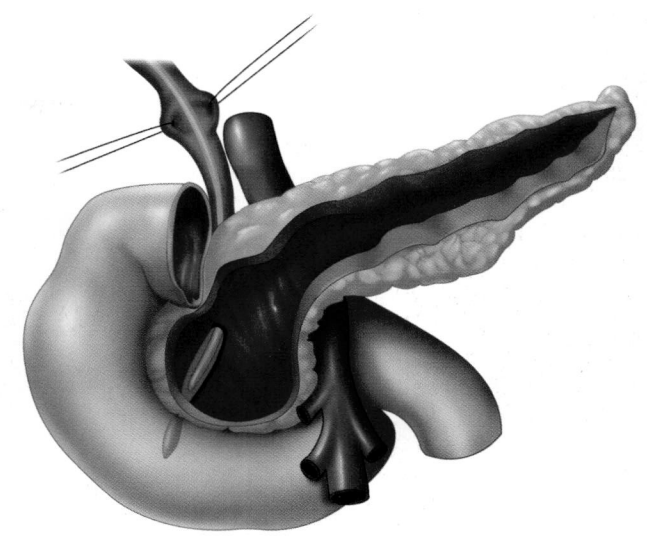

图 33-61　水平方向的胰肠吻合术，即胰头局部切除的 Hamburg 改良法

并发症　LR-LPJ 缓解疼痛无论是开始的效果还是远期的效果都与 Whipple 术和 DPPHR 术类似[275~277]。到目前观察到的手术死亡率为 0，要比 Whipple 手术少。手术主要并发症的发生率也比 Whipple 术和 DPPHR 少（16%　vs. 40%，25%）。在随后平均 3 年的随访时间里出现糖尿病的比率为8%[185]。

Whipple 术、DPPHR（Beger 术）和 LP-LPJ（Frey 术）的三种手术比较

对治疗慢性胰腺炎提倡的三种手术的对比，已经吸引了越来越多的人运用循证的方法进行研究的浓厚兴趣。从推荐分类的程度来说，最好的研究或者 1 类水平的数据是来自一个或者多个机构前瞻性的随机对照的临床试验通过对比两个或两个以上的手术。回顾性队列研究则是 2 类水平数据。

到目前为止，只有六项已经发表的 1 类水平的研究对这三种手术进行了诸多的比较，以及一个来自一家医疗机构的 2 类水平的研究对三种手术进行了比较。在 Klempa 和他的同事的包括 43 位病人的 1 类水平的研究中[278]，相对于 Wipple 组，在 3~5 年的随访里，DPPHR 组病人住院时间短，体重增加快，较少出现术后糖尿病和外分泌功能紊乱。这两种术式止痛的效果则类似。这一结论也得到了另一个 1 类水平，由 Buchler 和他的同事们所做 40 例病人的临床研究证实[279]。在这个研究里，尽管术后随访少于 1 年，但是 DPPHR 组比 PPPD 组能更好地缓解疼痛，拥有更好的糖耐量和体重增加更快。

Izbicki 和他的同事[276]进行了一项包括比较 PPPD 和 LR-LPJ 术的 61 例病人的 1 类水平的随机研究，Frey 术后的并发症的发生率比 PPPD 术低（19%　vs 53%），总的生存质量评分高于 PPPD 术（71 vs 43%）。在术后超过 2 年的随访中两种手术的止疼效果都相差无几。最近的 1 类水平研究是 Farkas 和他的同事们[272]进行的，他们将 40 例病人随机分组进行 PPPD 术或 OPPHR 术。OPPHR 组比 PPPD 组手术时间更短，术后并发症更低，住院时间更短，

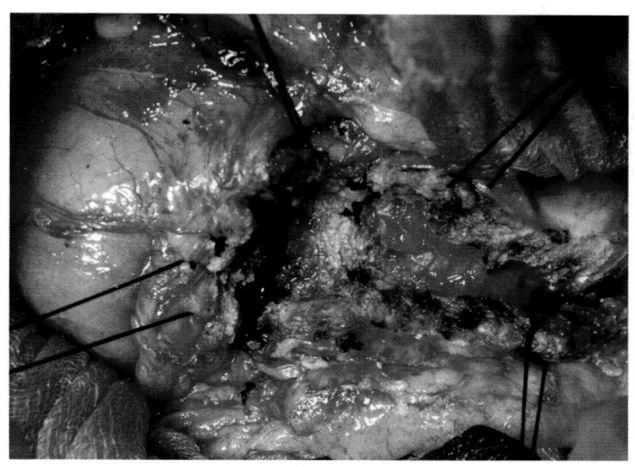

图 33-60　彻底剜除胰头和远端的胰腺切开术。该术彻底剜除胰头和移除近端的胰管，再联合远端的胰腺切开，重建采用的独立的侧侧 Roux-en-Y 胰肠吻合

有任何操作[269,270]（图 33-62）。2003 年 Farkas 和他的同事们描述了他们的改良 Frey 术，也是类似的剜除中心的部分，后面的胰管空肠侧吻合不包括胰体的胰管[271]。他们称之为"保留器官的胰头切除术"（OPPHR），通过随机的临床试验，相对于保留幽门的胰十二指肠切除术（PPPD），该术式效果更好[272]。

在 Berne 的 Gloor 和他的同伴们提出了"DPPHR 的 Berne 改良法"，取代 DPPHR 治疗伴有门脉高压[273]的慢性胰腺炎病人（图 33-63）。最近，Köninger 和他的同事们在海德堡通过随机对照的临床试验比较了 Berne 改良的 DPPHR 和经典的 Beger 术[274]，发现 Berne 改良的 DPPHR 的手术时间和住院时间较短，但术后 2 年的远期疗效和生活质量的评分与经典的 Beger 术组没有差别。

关于 LR-LPJ 的不同术式的共同问题是胰头中心部分的剜除或切除。对胰体尾的胰管是否应该切开或者切开到什么程度仍没有定论。各种各样方法的逻辑基础就是胰头是慢性胰腺炎的炎症发源地，去除胰头的中心部分是成功长期缓解疼痛的关键所在。

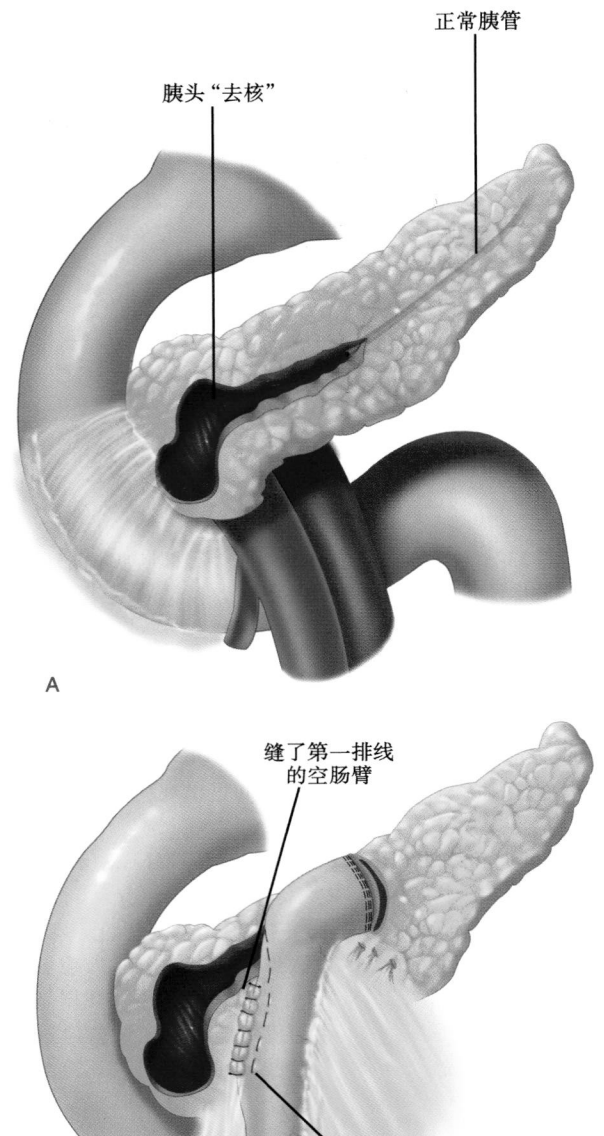

正常胰管

胰头"去核"

A

缝了第一排线
的空肠臂

空肠切开线

B

图 33-62 剜除胰头并没有行长轴的胰肠吻合手术

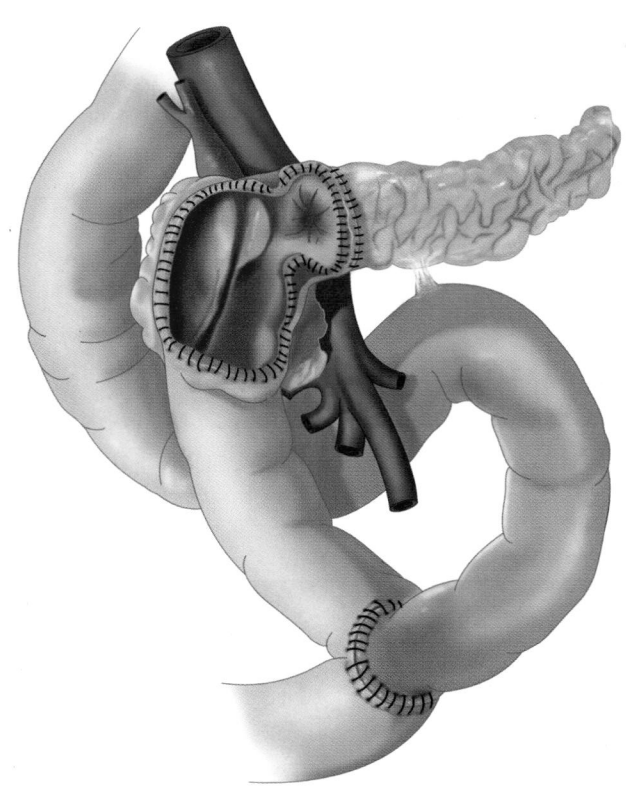

图 33-63 纵向胰肠吻合术胰头局部切除 Berne 改
良法

生存质量更高。两组疼痛缓解程度在 1～3 年的随访里没
有发现明显差别。相对于 PPPD 术,LR-LPJ 术和 DPPHR
的手术时间更短。术中失血更少,围术期输血量也更
少[185,274,276,280]。

术后并发症的发生率和死亡率 1995 年 Izbicki 和他的
同事们开始进行包括 42 例病人随机分组分别进行 DPPHR
术或 LR-LPJ 的 1 类水平的研究。这项研究一直持续到
1997 年[275],共包括 74 例病人。在 2005 年,这些拥有平
均 8.5 年随访的包括 74 例病人的长期研究结果发表
了[277]。两组中生存质量、疼痛评分、术后死亡率没有明显
差别。Köninger 发表的 1 类水平的研究比较了经典的 DP-
PHR 和剜除胰头的 DPPHR 术,剜除胰头的 DPPHR 术术后

近期并发症发病率降低,2 年后的发病率与经典的 DPPHR
的并发症发病率相同[274]。该结果得到了 Aspelund 和他
的同事们在 2 类研究的响应。相对于胰十二指肠切除术,
DPPHR 术和 LR-LPJ 术的并发症更少,新发糖尿病的比率
也较低(8% vs. 25%),但是疼痛缓解并没有明显差
异[185]。2 类研究最终支持对伴有胰管扩张或者不扩张的
病人行 DPPHR 和 LR-LPJ[281,282]。

慢性胰腺炎病人外科治疗所产生的内、外分泌不足是外
科干预和隐匿性疾病发展的结果。尽管 LR-LPJ 术和 DPPHR
术在短期(3 年)内术后新发糖尿病比率少于 PPPD 术,长期
时间内新发糖尿病的比率三组之间是没有差别的。对 LR-
LPJ 和 PPPD 术后的病人进行长达平均 7 年的随访,发现两组
生存率、疼痛缓解率、胰腺功能类似。LR-LPJ 术的糖尿病发
生率略低于 PPPD 术(61% vs.65%),但却是术前状态的糖尿
病发病率的两倍之多[277]。因此,手术步骤简单的 LR-LPJ 术
和 PPPD 术的短期内分泌功能障碍的发病率较低,但是长期
的糖尿病发生率更多取决于对自身疾病的进展,而不是手术
的影响。

保留十二指肠的 LR-LPJ 术和 DPPHR 术后近期糖尿病发
病率的下降可能是 β 细胞团在相对保守手术中保留的结果,
也可能由于位于胰头后和钩突的 PP 分泌细胞的保留[158,164]。
这些改良手术操作的重要但短时的益处在于保存接近正常的
糖代谢和避免胰源性的糖尿病。

自体移植胰岛 胰岛细胞的移植治疗糖尿病是胰腺手术
治疗良性的胰腺疾病的很诱人的辅助治疗。自从 20 世纪 70
年代临床开始应用胰岛细胞的移植,异体胰岛移植的排斥反

应的问题始终困扰着这一方法。1980 年，Najarian 和他的同事们展示了自体胰岛移植在治疗慢性胰腺炎中应用[283]。随着胰岛的收集和胰腺保存的方法不断改进，以及胰岛注入门静脉循环在肝内形成移植物的方法标准化，自体胰岛移植的成功率不断稳定地提高，在最近的研究中大多数接受治疗的病人能够不依赖胰岛素[284,285]。尽管同种基因的受体需要 200 万~300 万的胰岛才能形成成功的移植物，但是受体在形成 30 万~40 万胰岛的移植物后通常可以实现长期的不依赖胰岛素的状态[286]。尽管如此，对于硬化性胰腺炎来说，从足够多的胰岛的移植物恢复的能力取决于该疾病的程度，所以如何选择行自体胰腺移植的病人是十分重要的。随着自体胰腺胰岛的成功例数越来越多，没有梗阻的硬化性胰腺炎在疾病的早期可以考虑行手术加上胰岛自身移植。晚期的纤维化胰岛自身移植成功率很低[287]。随着胰岛移植的必要的专门技术得到了广泛的传播，这种治疗方法可能在以后变成治疗慢性胰腺炎的常规。

破坏神经术　对于那些不能忍受具有持续疼痛、但是又不适手术切除或者引流的病人，破坏神经术可能有助于缓

解疼痛的症状。在上述"存在的体征和症状"和"破坏神经的疗法"里已经讨论了，破坏神经能够阻滞输入交感神经的疼痛的传导途径，是一种行之有效的治疗。加上长效的镇痛药和破坏神经的药物能直接渗入腹腔神经节[288]，所以各种各样的破坏神经术用于慢性胰腺炎症状的缓解。这里面包括开腹的腹腔神经节切除术、内脏神经切除术[289]、经隔的内脏神经切除术[290]（图 33-64）、经胸的内脏神经切除术伴或不伴有迷走神经切断术[291]以及在荧屏监视下经内镜行内脏神经切除术[292]。Mallet-Guy 观察了开腹腹腔神经节切除术的 215 例病人[289]，长期的疼痛缓解率为 83%。Michotey 和他的同事报道了 14 例行（经腹的）经隔腹腔神经切除术[290]（切除低纵隔交感神经支），病人的疼痛症状都得到了缓解。以上两种术式都是较大的腹部手术。对于那些不适合腹部手术的病人，经胸的交感神经术切除术，包括左侧的或者双侧的术式，已经被证明能够缓解 60% ~66% 病人的疼痛。在荧屏监视下经胸腔镜行内脏神经切除术能够更进一步降低伴有慢性疾病病人手术的风险和不适，是一种直接针对胰腺手术很有价值的替代术式。

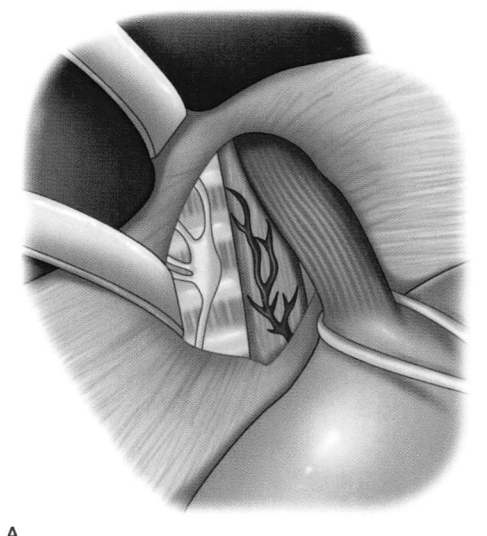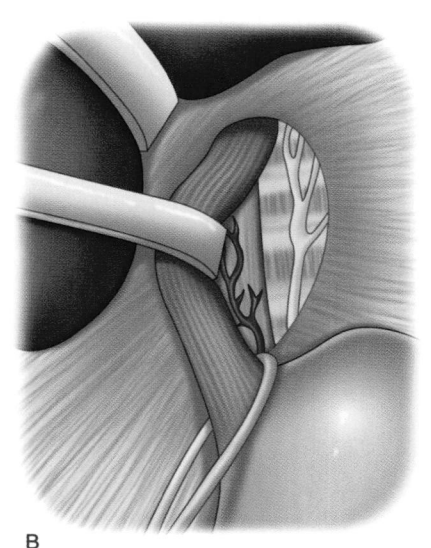

图 33-64　经膈内脏神经切除术。经膈法暴露的较大内脏神经的右侧（**A**）和左侧（**B**）有内脏大神经节、食管、动脉和脊柱

胰腺肿瘤

胰腺内分泌肿瘤

胰腺内分泌肿瘤相对来说不十分常见，但其发病率也不低于 5 人/100 万人，大部分外科医师都可能在城市的医疗中碰到。胰腺的内分泌细胞或者胰岛细胞都起源于神经嵴细胞，也称之为胺原摄取脱羧细胞。当这些细胞在全身多处变成肿瘤时，便会引起多发性内分泌肿瘤综合征（MEN）。MEN1 综合征包括垂体瘤、甲状旁腺增生、胰腺肿瘤。一些胰腺内分泌肿瘤是有功能的，能够分泌引起各种临床表现的多肽。那些没有过高的激素水平以及没有可辨别的症状的胰腺内分泌肿瘤通常被认为是没有功能的。专门的免疫组织化学

染色帮助病理学家们确认了多肽的物质正是在胰腺内分泌肿瘤细胞中产生的。尽管如此，这些肿瘤细胞是否为恶性主要看是否浸润周围、淋巴结和肝转移，肿瘤的组织学特征并不能作为预测这些肿瘤的临床行为的指标。很不幸的是，大部分胰腺内分泌肿瘤都是恶性的，但是该病的病程却远好于胰腺外分泌肿瘤。诊断这些罕见的肿瘤的关键在于识别该病的典型临床症状；最后的确诊是通过检测血清激素上升的水平。肿瘤的定位是一项很有挑战性的工作，但是一旦完成定位后，手术就变得相对简单得多。手术的目的是完全切除肿瘤如胰岛素瘤或通过局部切除控制症状。在肝脏不可切除的病变通常可以化疗。

和胰腺外分泌肿瘤一样，胰腺内分泌肿瘤的早期诊断性的影像学检查就是对胰腺和肝脏行四期对比的多排 CT 扫描和薄层扫描。超声内镜对那些有明显症状但直径过

小(<1cm)的肿瘤定位是很有价值的。与胰腺外分泌肿瘤不同,许多内分泌肿瘤细胞有生长抑素的受体(SSTRs),这样就可以通过扫描标记放射性的奥曲肽检测到这些肿瘤。该方法首先是静脉注入具有放射活性的奥曲肽,随后行全身的核素扫描(图 33-65)。正因为该法能够成功定位肿瘤和检出转移灶,减少了旧的方法如血管造影和选择性静脉取样的使用。

胰岛素瘤

胰岛素瘤是最常见的胰腺内分泌肿瘤,具有典型的临床症状即著名的 Whipple 三联征,包括空腹低血糖症状,发作时血糖低于 2.8mmol/L,给予葡萄糖后症状缓解。病人常表现为深度的晕厥,追问在近期也曾有过类似的轻度晕厥的发生,

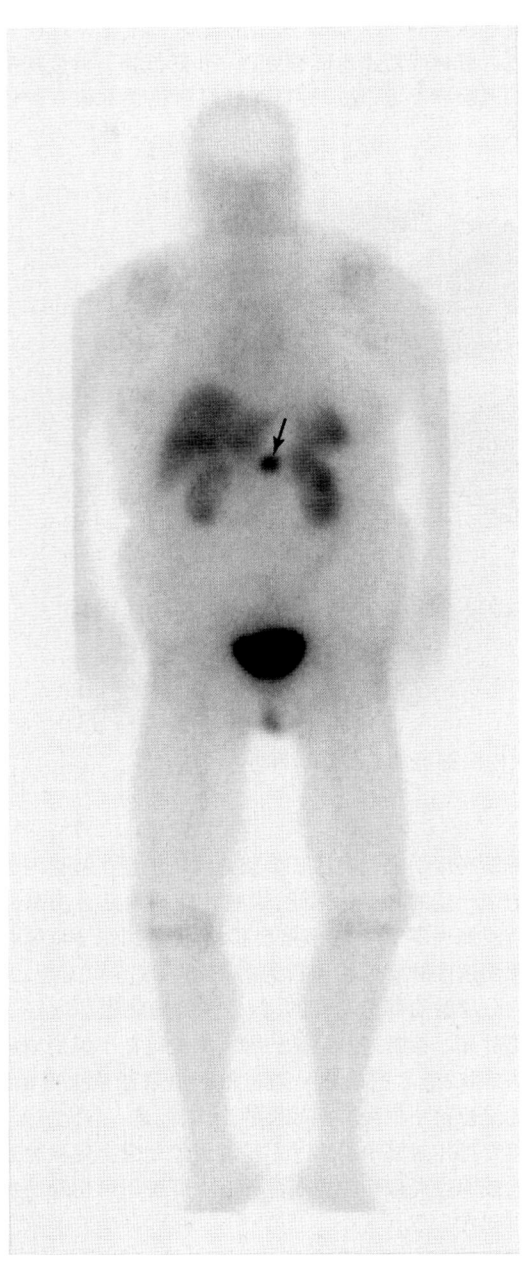

图 33-65　放射性奥曲肽扫描在人体胰腺中显示出的胰腺内分泌肿瘤(箭头所示)

常会感到心悸、发抖、出汗、意识错乱或者迟钝和癫痫发作。病人的家属陈述病人有人格改变。

常规的实验室检查提示病人有低血糖,血糖过低正是所有的症状产生的原因。血清胰岛素和 C-肽水平也是升高的。过多的内源性胰岛素的生成也会产生过多的 C-肽,C-肽的升高可以排除少数能够引起胰岛素升高的病例如暗中注射胰岛素或者口服降糖药。每隔 4~6 小时抽血检测血糖和胰岛素水平直到症状发生能够确定该病的诊断。尽管如此,该法是有危险的,必须在严密的监视下进行。

胰岛素瘤通常可以通过 CT 扫描和超声内镜定位。超声内镜能够检测出 90% 以上的胰岛素瘤[293]。通过内脏血管造影选择性的静脉取血已经很少用于肿瘤的准确定位。胰岛素瘤均匀地分布在胰头和胰体尾[294]。

和大多数胰腺内分泌肿瘤不同的是,90% 以上的胰岛素瘤都是良性、单发,只有 10% 为恶性,可以通过简单切除而治愈。尽管如此,若肿瘤紧邻主胰管且大于 2cm,则需行胰腺末端切除术或者 Whipple 术。术中超声可以判断肿瘤与主胰管的位置关系,能够指导术中的决策。单发的胰岛素瘤的切除术和胰腺末端切除可以使用微创的方法。

90% 的胰岛素瘤是散发的,10% 的胰岛素瘤是 MEN1 综合征的局部表现。MEN1 综合征的胰岛素瘤更可能是多发的,且有更大的复发可能。

胃泌素瘤

卓-艾综合征(ZES)是胃泌素瘤的临床表现。这种内分泌肿瘤分泌胃泌素,导致高胃酸和消化性溃疡。ZES 病人临床表现为腹痛、消化性溃疡、重度食管炎。尽管如此,得益于当前强力的抑酸治疗,ZES 临床表现已不那么明显。大部分溃疡都是单发的,多发、位于不典型部位的溃疡一旦对抑酸剂治疗效果不佳时,应提高对 ZES 的警惕和积极检查。20% 胃泌素瘤的病人在诊断该病时候有腹泻的症状。

测定血清胃泌素的水平来明确 ZES 的诊断。做此项检查时应停止服用质子泵抑制剂。大部分胃泌素瘤病人的血清胃泌素>1000pg/ml。除了 ZES,其他疾病也可以引起血清胃泌素升高。通常引起高胃泌素血症的疾病有恶性贫血、使用质子泵抑制剂、肾衰竭、G 细胞增生、萎缩性胃炎、胃潴留和胃出口梗阻。在疑似 ZES 时,当胃泌素升高不显著时,胃泌素刺激分泌实验会帮助诊断。

70%~90% 病人的原发胃泌素瘤是在帕萨罗三角(Passaro 三角)发现的,即由胆囊管、胆总管、十二指肠的第 2、3 段和胰头颈构成的三角(图 33-66)。但是由于胃泌素瘤可见于全身各个部位,所以全身的影像学检查是必要的。首先是联合 CT 的生长抑素(奥曲肽)闪烁扫描法。这种方法比 CT 更灵敏,能够定位 85% 的胃泌素瘤和检测到小于 1cm 的肿瘤。这种方法正逐步取代费时、需要很高技术含量的选择性血管造影和胃泌素浓度梯度检测。超声内镜是另外一种能够帮助术前定位胃泌素瘤的新方法。当肿瘤位于胰头和十二指肠壁时,通常小于 1cm,超声内镜就很有帮助。联合奥曲肽扫描和超声内镜能够检测出 90% 以上的胃泌素瘤。

在术前必须检测血清中钙浓度来排除 MEN1 综合征。因

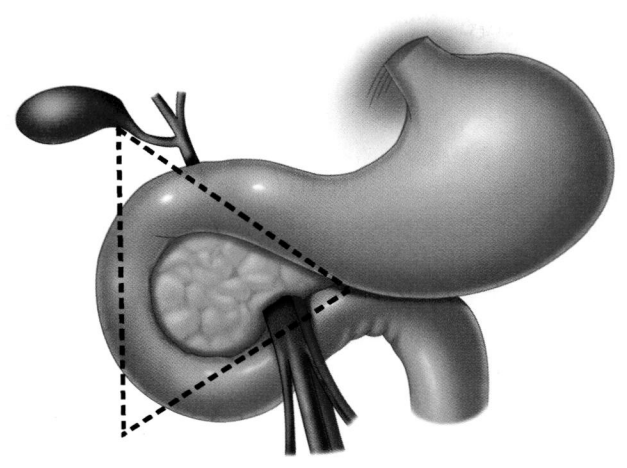

图 33-66 Passaros 三角。图中的三角区域为胃泌素瘤的典型好发部位,由胰头、十二指肠及十二指肠前后淋巴床构成,最初由 E. Passaro 提出

为在 MEN1 综合征病人中切除胃泌素瘤并不能使血清胃泌素浓度正常,也不能延长病人的生存期。仅 1/4 的胃泌素瘤属于 MEN1 综合征。50% 的胃泌素瘤是单发,而另 50% 则是多发。多发的更常见于 MEN1 综合征。对于单发的胃泌素瘤,积极手术治疗是应该的。如果有 MEN1 综合征,甲状旁腺增生者应强调行全甲状旁腺切除,然后在前臂植入甲状旁腺组织。

50% 的胃泌素瘤转移至淋巴结和肝脏,因此认为此类胃泌素瘤是恶性肿瘤。符合手术标准的病人应行探查术,尽可能切除肿瘤。尽管胃泌素瘤位于黏膜下层,如果是十二指肠胃泌素瘤,应该切除十二指肠壁全层。位于 Passaro 三角内的所有淋巴结都应手术切除和行病理分析。发生在胰腺的胃泌素瘤如果没有累及主胰管,应该行肿物摘除术。对于单发、无转移的胃泌素瘤应行胰腺切除术。肿物无法切除或者胃泌素瘤不能定位时,应行高选择性迷走神经切除术。这样有助于减少昂贵的质子泵抑制剂的使用。对于已确诊肝转移的病例,如果原发的胃泌素瘤得到控制且转移灶可以安全地完整切除,应行手术切除。摧毁大部分肿瘤或者不完全切除多发的肝转移灶对于病人来说帮助不大,尤其是 MEN1 综合征病人。应用新方法射频消融似乎是可行的,但支持该法的文献数据仍有限[295]。术后病人应检测血清胃泌素的水平、分泌刺激试验、奥曲肽扫描和 CT 检查。未行手术治疗的病人应使用链脲菌素、阿霉素和氟尿嘧啶进行化疗。其他方法如生长抑素类似物、干扰素、化学栓塞在治疗胃泌素瘤过程中也取得了一些成功。

不幸的是,生物化学疗法只应用在 1/3 行手术的 ZES 病人。尽管治疗没有完全取得成功,ZES 病人长期生存率并不差,甚至包括有肝转移的病人。没有肝转移的病人 15 年生存率将近 80%。有肝转移的病人 5 年生存率只有 20%～50%。来源于胰腺的胃泌素瘤的肿瘤直径通常比来源于十二指肠的胃泌素瘤大,而且淋巴结转移也更常见。胃泌素的肝转移可以降低生存率,但是淋巴结转移却不会。完全切除单发的十二指肠来源的小胃泌素瘤的预后最好。预后最差的是坐落在帕氏三角且有肝转移的肿瘤。

胰血管活性肠肽肿瘤

1958 年,Verner 和 Morrison 第一次阐述了分泌血管活性肠肽(VIP)胰腺肿瘤的临床症状。典型的临床症状包括重度的周期性的水样腹泻导致的脱水和水、电解质丢失所产生的虚弱。大量的 K⁺ 随着粪便丢失。血管活性肠肽肿瘤综合征的临床表现为水样腹泻、低钾血症和胃酸缺乏,又被称为 WDHA 综合征。对于大量的(5L/d)周期性的腹泻合并电解质紊乱的病人应提高对该病的警惕。应检测多时段的血清 VIP 水平,因为 VIP 的分泌是周期性的,单次检测 VIP 的血清浓度也许是正常的,容易造成对该病的误诊。CT 检查能够定位大部分 VIP 肿瘤。超声内镜检查是最敏感的影像学检查方法。应当积极维持水、电解质的平衡,尽管水、电解质平衡紊乱有时候很难纠正。生长抑素类似物对于控制腹泻和补充水和电解质还是有所帮助的。VIP 肿瘤大多生长在胰腺的远端并且已经扩散到胰腺外。肿物大部分姑息切除联合生长抑素类药物的使用有时候能够改善一段时间的症状。据报道,肝动脉栓塞也是种可能有益的治疗手段[296]。

胰高血糖素瘤

糖尿病合并皮肤炎时应提高对该病的怀疑。此时糖尿病通常是轻度的。典型的溶解坏死迁移的红疹表现为病变环状迁移,带有伸展的边缘和痊愈的中心。这种皮肤病变主要是出现在下腹、会阴、口周和足。该病的诊断有赖于血清胰高血糖素水平的检测。胰高血糖素瘤的血清胰高血糖素常>500pg/ml。胰高血糖素是一种分解代谢的激素,该病的大部分病人都表现为营养不良。胰高血糖素瘤所引起的红疹被认为是由低氨基酸所造成的。术前的治疗包括控制糖尿病、胃肠外营养和使用奥曲肽。和 VIP 肿瘤一样,胰高血糖素瘤更常见于胰体尾,倾向于形成较大的肿瘤和转移。提倡对可行手术的病人行大部分肿瘤切除术的减容手术,以缓解症状。

生长抑素瘤

由于生长抑素可以抑制胰液和胆汁的分泌,而胆汁淤积则会产生胆囊结石,抑制胰腺的胰岛素分泌则会引起糖尿病,胰腺外分泌和胆汁分泌的抑制则会引起脂肪泻,所以以上所述均为生长抑素瘤病人的临床表现。大部分生长抑素瘤都起源于近端的胰腺或胰腺十二指肠沟,壶腹部和壶腹周围是最常见的病变部位(60%)。最常见的临床表现为腹痛(25%)、黄疸(25%)和胆石症(19%)[297]。生长抑素瘤的血清生长抑素浓度常大于 10ng/ml,可以通过检测该指标确诊这种罕见的胰腺内分泌肿瘤。尽管大部分报道的生长抑素瘤已有转移灶,在适宜的病人可行肿瘤的完整切除术和胆囊切除术。

无功能胰岛细胞瘤

尽管有些胰腺外分泌肿瘤能够分泌一种或几种激素,而且还能引起特征性的临床表现,但是这些肿瘤病人的血清中,这些激素水平并没有明显的升高。最常见的胰岛细胞瘤,除了胰岛素瘤,就是无功能的胰岛细胞瘤。该病直到肿瘤的占位引起了相应临床症状,才被医师发现。通常初次就诊时,该肿瘤已经就是恶性肿瘤了。某些无功能胰腺内分泌肿瘤可能会出现胰腺多肽的免疫染色为阳性,PP 浓度的升高可作为该肿瘤的标志。由于该病症状隐匿,除非是在 CT 和超声检查中无意中发现,否则该病在确诊时肿瘤就已经很大而且发生转移了。无功能胰岛细胞瘤也可合并其他的多肿瘤综合征,如 Von Hipple-Lindau 综合征。无功能胰岛细胞瘤生长缓慢,长达 5 年的生存期很常见,而相比胰腺外分泌肿瘤的 5 年生存率很低。

胰腺外分泌肿瘤

流行病学和危险因素

2008 年美国大约有 37 680 人被诊断为胰腺癌,34 290 人死于胰腺癌[298]。总体来说,胰腺癌在所有恶性肿瘤中预后最差,5 年的生存率只有 5%[298]。尽管这种病很普遍,但是该病特别难处理,到现在具体的病因仍不明了。有关各种各样的环境和人关系的流行病学调查能够提供一些线索。借助于现代分子生物学技术而得到最新的研究发现也帮助我们了解胰腺癌的病因。胰腺癌的病因可能包括基因和环境因素复杂的相互作用。了解这些因素正变得越来越重要,可以作为更好的诊断工具。例如 DNA 测序,可帮助筛选胰腺癌发病的高风险人群,在临床上得到了应用。

胰腺癌早期更常见年龄>60 岁人群,更常见于非洲裔美国人。发病病人中男性略多于女性。如果父母中一方或者兄弟姊妹中有人患过胰腺癌,那么胰腺癌的风险则会增加 2～3 倍。胰腺癌的另一个高风险因素就是吸烟。因为香烟中含有很多致癌物,所以吸烟至少会增加 2 倍患胰腺癌的风险[299]。尽管研究数据不一致,咖啡和酒精已被认为是潜在的风险因素。胰腺癌和其他的消化道肿瘤一样,高脂肪、低膳食纤维、低水果和蔬菜的饮食能够增加患胰腺癌的风险。

很多年前就已经证明了糖尿病和胰腺癌是存在关联的。实际上,80% 胰腺癌病人的糖耐量异常,约 20% 病人有明显的糖尿病,这一比例远大于正常人的糖尿病发病率。而已患有 II 型糖尿病能够增加胰腺癌的发病风险[300]。新发糖尿病也可以作为隐匿性胰腺癌的早期临床表现。如出现新发糖尿病或者已患有糖尿病的早期病人的胰岛素需要量突然增加,需警惕胰腺癌的发生。

最新的流行病学研究已经证实慢性胰腺炎病人,特别是有家族性胰腺炎病史的病人,胰腺癌的发病风险较高[184]。大宗回顾队列研究表明,胰腺炎病人的胰腺癌发病风险呈 20 倍的升高。这一风险的升高似乎与胰腺炎的类型无关。这也与大部分研究成果相一致,即饮酒本身对胰腺癌发病的作用很小。对于以往存在胰腺炎进展为胰腺癌的机制目前尚不是很清楚。而在大部分胰腺癌病人都表达的突变 K-ras 癌基因也能在部分慢性胰腺炎病人的导管上皮中检测出。

胰腺癌的遗传学

胰腺致癌因素包括多个通过遗传或者后天获得的基因突变。目前 K-ras 癌基因是胰腺癌最常见的突变基因,约 90% 肿瘤病人 K-ras 基因突变[301]。由于这一突变也见于癌前病变,所以通常认为 K-ras 基因突变发生得很早,且对肿瘤的发展也是十分必要。K-ras 基因突变可从胰腺癌病人的血清、粪便、胰液和穿刺标本的 DNA 中测出,提示了突变的 K-ras 基因可以作为选择性人群胰腺癌诊断的基础。和表皮生长因子受体(EGFR)同族的 Her-2/neu 癌基因在胰腺癌中也是过表达的。Her-2 与信号转导通路有关,可以促进细胞的增殖。很多抑癌基因包括 p53、p16、DPC(Smad4)和 BRCA2 在胰腺癌中都可能发生缺失或者突变[301]。大部分胰腺癌病人都有三种或者以上的基因突变。

随着人类基因组计划的完成,胰腺癌或者其他肿瘤的DNA 序列与正常基因组的比较是很热门的研究领域。在不久的将来会发现更多其他基因的突变,同时也会出现更好的诊断和治疗肿瘤的方法。

估计超过 10% 的胰腺癌的发生是遗传易患胰腺癌的基因所导致的。直系亲属有患胰腺癌的家族史能够导致胰腺癌的发病风险增加 2 倍[301]。能够导致胰腺癌风险增加的少见家族性肿瘤综合征包括 BRCA2、家族性不典型多发痣-黑色素瘤综合征、遗传性胰腺炎、家族性腺瘤性息肉(FAP)、遗传性非息肉性结肠癌、P-J 综合征和运动失调性毛细血管扩张症[302]。

除了癌基因和抑癌基因的突变,已知的胰腺癌的生长因子和生长因子受体的表达也可畸变,其中包括表皮生长因子、成纤维细胞生长因子、转化生长因子 β、胰岛素样生长因子、肝细胞生长因子、血管内皮生长因子[303]。

许多胃肠道激素和生长因子影响正常胰腺外分泌细胞的生长。这一现象也提示了这些多肽也可能影响胰腺癌的生长。这一假说在细胞培养和实验动物学的研究中已经得到了证实[303]。新药如埃罗替尼、西妥昔单抗(EG-FR 受体抑制剂)、贝伐单抗(血管上皮生长因子受体抑制剂)以及针对其他生长因子的药物已经进入了临床实验阶段。在最近的临床实验中运用这些药物联合标准的化疗,然而观察到接受治疗的胰腺癌病人总生存率并没有明显的改善。

病理学

胰腺癌可能也是阶梯式的细胞变化的过程,如同结肠癌也是经历了从增生性息肉发展成侵袭性癌的过程。胰腺癌周围的系统性组织学评估揭示了癌前病变即胰腺上皮内瘤样病变的存在(图 33-67)。胰腺上皮内瘤样病变分为三个阶段。其与侵袭性癌拥有同样癌基因的突变和抑癌基因的缺失,并且这些变异发生的频率随着细胞不典型性增生和组织结构紊乱的发展而增高[304]。在胰腺癌尚能被预防或者治愈的阶段检测出这些癌前病变是目前胰腺癌研究的重要目标。

大约 2/3 的胰腺腺癌发生于胰头和钩突,15% 位于胰体,10% 位于胰尾,其他的弥散于整个胰腺。胰体尾的肿瘤在确诊时就已经很大了,所以一般很少能被切除。胰头癌之所以能够被早期诊断的原因在于它能够引起梗阻性黄疸。壶腹部癌、胆管下端癌和壶腹周围的十二指肠腺癌的表现与胰头癌类似,但是预后稍好,可能的原因是它们能够更早堵塞胆总管和引起黄疸,更有利于疾病的早期诊断。

导管腺癌是约占 75% 的胰腺非内分泌肿瘤的病理类型。

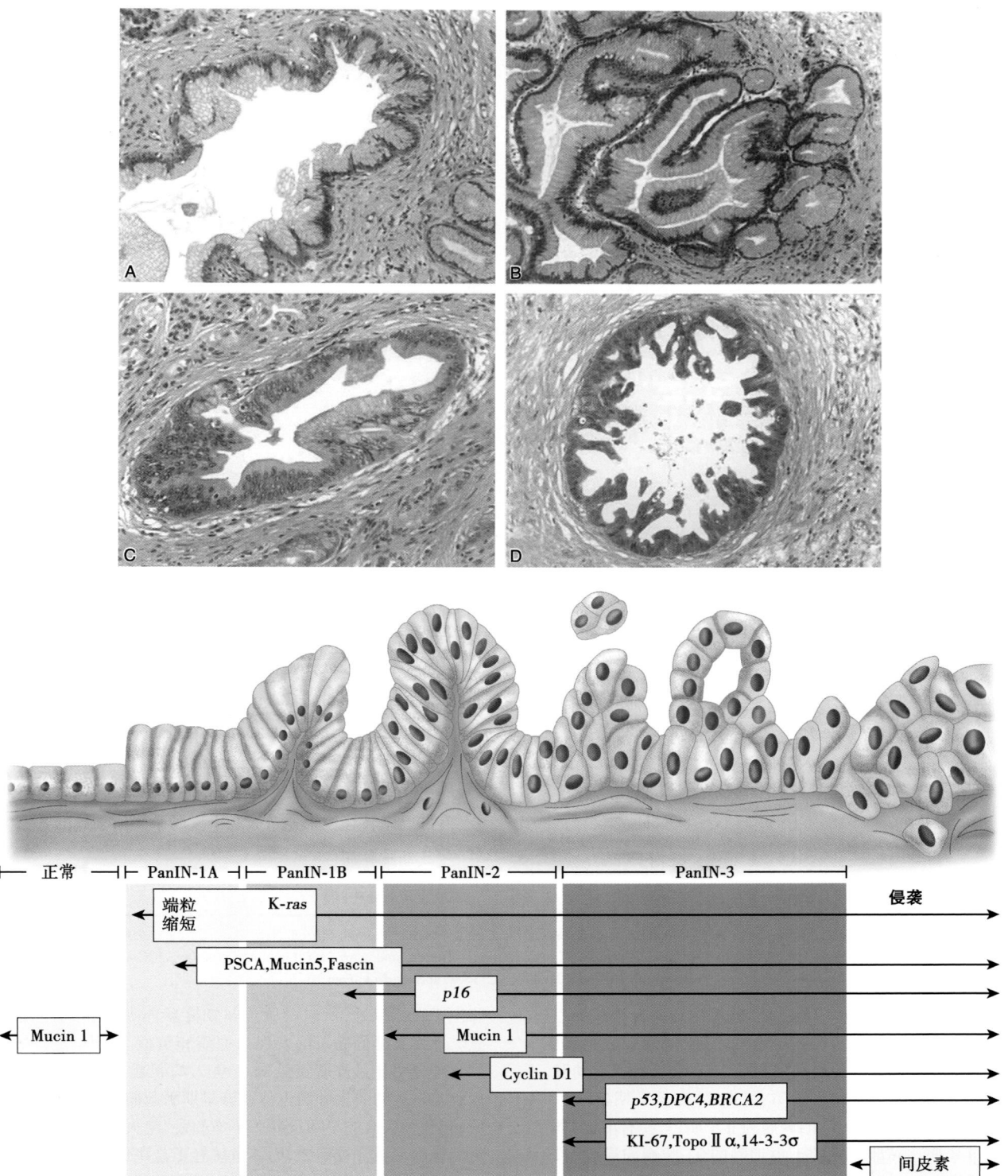

图 33-67 胰腺上皮内瘤变(PanIN)。上图 A、B、C、D 分别显示组织学的胰腺上皮内瘤变分级 PanIN-1A、PanIN-1B、Pa-nIN-2、PanIN-3;下图为组织学改变和突变发生相关的示意图,显示的是累积的促癌抑癌基因如 K-ras、p53 发生突变以及对应的细胞表型。Mucin,黏蛋白;Cyclin,细胞周期蛋白;PSCA,前列腺干细胞抗原;Fascin,肌束蛋白

此外,胰腺癌还有一些少见的病理类型。腺鳞癌是其中之一,其腺状上皮和鳞状上皮都是分化的。很不幸的是,这种肿瘤的生物学行为并不亚于典型的导管腺癌[305]。腺泡细胞癌是一种很罕见的胰腺癌病理类型,常演变为巨大肿瘤,直径>10cm,但是预后却好于导管腺癌。

诊断和分期

　　胰腺癌的准确分期非常重要,可以准确定量化评估结果和在不同研究机构之间进行比较。胰腺癌的 TNM 分期如表 33-18 所示。

表 33-18　胰腺癌的分期

原发肿瘤(T)

T_X	原发肿瘤无法评估
T_0	没有原发肿瘤证据
T_{is}	原位癌
T_1	肿瘤局限于胰腺内,最大直径≤2cm
T_2	肿瘤局限于胰腺内,最大直径>2cm
T_3	肿瘤侵犯至胰腺外,但未累及腹腔干或肠系膜上动脉
T_4	肿瘤累及腹腔干或肠系膜上动脉(原发肿瘤不可切除)

区域淋巴结(N)

N_X	区域淋巴结无法评估
N_0	无区域淋巴结转移
N_1	有区域淋巴结转移

远处转移(M)

M_X	远处转移无法评估
M_0	无远处转移
M_1	有远处转移

分期	T	N	M	描述
Ⅰ A 期	1	0	0	局限于胰腺内≤2cm
Ⅰ B	2	0	0	局限于胰腺内>2cm
Ⅱ A	3	0	0	肿瘤侵犯至胰腺外,但未累及腹腔干或肠系膜上动脉
Ⅱ B	1～3	1	0	有淋巴结转移但未累及腹腔干或肠系膜上动脉的肿瘤
Ⅲ	4	任何一个	0	侵及动脉肿瘤(不可切除)
Ⅳ	任何一个	任何一个	1	远处转移的肿瘤

来源:Exocrine pancreas,in:American Joint Committee on Cancer:AJCC Cancer Staging Manual,6th ed. New York:Springer,2002,p 157. Used with the permission of the American Joint Committee on Cancer(AJCC),Chicago,Illinois. The original source for this material is the AJCC Cancer Staging Manual,Sixth Edition(2002)published by Springer Science and Business Media LLC,www. springerlink. com.

T_1:肿瘤直径≤2cm 且局限于胰腺内;T_2:直径>2cm 且局限于胰腺内;T_3:肿瘤已侵袭至胰腺之外,但没有侵犯腹腔干或肠系膜上动脉;T_4:肿瘤已侵犯腹腔干或肠系膜上动脉,不可切除。淋巴结没有转移的 T_1 和 T_2 肿瘤是Ⅰ期(Ⅰ A 和Ⅰ B)。更广泛的侵犯如 T_3 的肿瘤为Ⅱ A 期,只要有淋巴结转移即为Ⅱ B 期。局部进展的不可切除的 T_4 肿瘤如果没有转移灶为Ⅲ期,有远处的转移灶如肝或肺的转移为Ⅳ期。

7% 的胰腺癌病人在诊断时肿瘤仍局限于原发位置;26% 的病人确诊时已有区域淋巴结转移或者肿瘤已侵出原发灶;52% 病人确诊时已有远处转移;剩下的 15% 病人的肿瘤分期不得而知。局限于原发灶的胰腺癌 5 年生存率为 20.3%,有区域淋巴结转移或者肿瘤侵出原发灶的为 8.0%,远处转移的为 1.7%,分期未知的为 4.1%。来源于 17 个地域监测总的流行病最终数据显示,从 1996 年至 2003 年,胰腺癌病人 5 年总的相对生存率为 5%[306]。

有效治疗胰腺癌最重要的不足是缺乏早期诊断手段。胰腺位于腹部深处,所以胰腺癌早期症状不明显,很难引起注意。最终大部分病人都表现为疼痛和黄疸。行体格检查时,体重减轻明显且皮肤黄染;1/4 病人的胆囊肿大且可以被触诊到。幸运的病人肿瘤占位能够早期引起胆道梗阻和发生黄疸,有利于疾病的早期诊断。不幸的是,绝大多数病人直到体重减轻出现后才被确诊,而体重减轻正是疾病进展的表现。

尽管我们总是认为胰腺癌临床症状表现为无痛性黄疸(为了和胆管结石区分),但是这句格言也不是很准确的。很多胰腺癌病人的临床症状也包含疼痛,且通常还是首发症状。因此,明确胰腺疼痛方式有助于临床医师推测胰腺癌。胰腺癌相关的疼痛可见于腹部的任何部位,但常发生在上腹部,可以放射至背部,但并不总是放射至背部。当要求病人进行回忆病史时,常可回忆起在确诊之前几个月就有隐痛和轻微的疼痛。当年龄较大的病人遭遇不可解释的持续但无法定位的腹痛时,最低应行胰腺的 CT 扫描。如上所述,老年病人新发糖尿病,特别是伴有定位不清的腹痛时,也当仔细寻找胰腺癌,防止其发生。

不幸的是,目前仍没有敏感的特异的血清指标能够及时帮助胰腺癌的诊断。伴有黄疸的高直接胆红素血症和碱性磷酸酶的升高的病人有可能就是胰腺癌病人,但是这些仅只能作为验证,尚不能作为诊断胰腺癌的方法。长期胆道梗阻,依靠胆汁吸收的脂溶性维生素 K 的缺乏,导致凝血酶时间延长。CA19-9 是一种能够在胰腺癌病人血清中检出的黏蛋白相关的糖抗原。在 75% 的胰腺癌病人中血清中 CA19-9 升高,但是在 10% 的胰腺、肝脏、胆管良性疾病病人的血清 CA19-9 也是升高的[307]。CA19-9 是不太敏感的指标,而且对胰腺癌的早期诊断来说也不够特异。尽管目前研究了很多的肿瘤标志物例如 CA19-9,希望能够帮助胰腺癌早期诊断,但是仍没有有效的筛选性检查。得益于基因组学、基因表达分析和蛋白组学的发展,数以千计的基因及其表达的蛋白在胰腺癌中表达和正常人不同,而这些进展将有可能帮助胰腺癌的早期诊断[308]。在这些蛋白中表达在细胞表面或者胰液中的蛋白在将来能够作为胰腺癌的生物标志物。

出现黄疸的病人,首选的合适的诊断影像学检查就是腹部超声。如果未发现胆管扩张,病人有可能是肝细胞疾病。如果发现是胆石症和胆总管扩张,那么提示可能是胆总管结石。下一步的检查就是 ERCP,明确胆道情况。如果没有显示胆囊结石,有可能是胆道的恶性梗阻,下一步的检查应是 CT,而不是 ERCP。如果怀疑无黄疸的病人患有胰腺癌,首选是 CT 检查,而不是超声检查。

目前能够提供胰腺癌诊断和分期的检查是多源动态的增强 CT,而且其技术也在不断地改进(图 33-68)。CT 扫描来预测不可切除的胰腺癌的准确率能达到 90% ~ 95%[309]。CT 预测肿瘤不可切除主要是发现肿瘤侵及肝动脉、肠系膜上动脉,在切除边缘外发现肿大的淋巴结,腹水和远处转移(如肝转移)。肿瘤侵及肠系膜上静脉或者门脉本身与肿瘤切除并不是禁忌证,因为静脉是明显的。CT 扫描在预测可切除的病例是就不那么准确了。CT 扫描可能错过肝脏上小转移灶,以及有时候很难预测动脉的侵及程度。

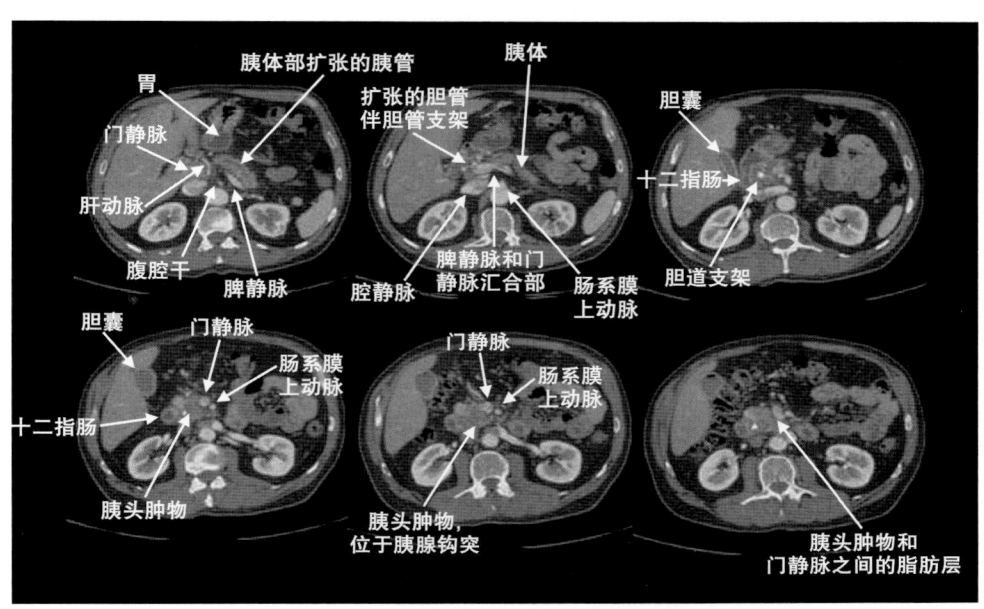

图 33-68　CT 显示的可切除的胰腺癌。SMA,肠系膜上动脉

目前 CT 可能是唯一通用的经济而有效的工具。MRI 发展很快,但是通常基本上只能提供和 CT 一样的信息。正电子发射层摄像(PET-CT)能够帮助区分慢性胰腺炎和胰腺癌,正得到越来越多的广泛应用。超声内镜可以检测到 CT 扫描不能检出的小的胰腺肿物,被广泛用于高度怀疑胰腺癌但是 CT 扫描未发现肿物的情况下。尽管胰十二指肠切除术不要求一定有组织学诊断,但超声内镜可以增加经腹胰腺肿物活检的机会。在特定情况下组织学诊断还是十分必要的,如在行新辅助疗法的临床试验和进展期肿瘤的化疗之前。尽管超声内镜在检测肠系膜上动脉肿瘤侵犯不是很有效,但对检测门静脉和肠系膜上静脉的肿瘤侵犯来说却是个敏感的检测。当应用所有目前的肿瘤分期方法时,超声内镜预测肿瘤的能否切除的准确率能达到将近 80%。这也就意味着 5 个病人行根治性切除术,有 1 个病人在术中发现是不能行手术切除的[310]。

为避免无谓的开腹手术,对那些通过 CT 扫描诊断为可切除的胰腺癌病人提倡行初步的腹腔镜检查(图 33-69)。据报道,应用超声的诊断性腹腔镜检查能够提高预测肿瘤可切除的准确性,能达到 98%[310]。这种技术不仅包括通过内镜的简单的可视化,而且需要分配多个腹腔镜戳孔和对组织进行处理。常需实行一般的腹腔表面的探查。在 Treitz 韧带(屈式韧带)和横结肠系膜的基底常需检查肿瘤;打开胃结肠韧带,检查小网膜囊。超声探头常用于检查肝、肝门、门静脉和肠系膜上动脉的情况。

积极行腹腔镜探查术能够避免无谓的开腹手术。而这类病人在胰头癌病人中所占比例在 10% ~ 30%,在胰体尾肿瘤病人中所占比例高达 5%。随着 CT 扫描质量的提高,常规的诊断性腹腔镜探查术的价值正在逐渐下降。但是诊断性腹腔镜探查术的并发症发生较开腹手术少,而且腹腔镜探查可以在门诊病人实施。不可切除的胰腺癌病

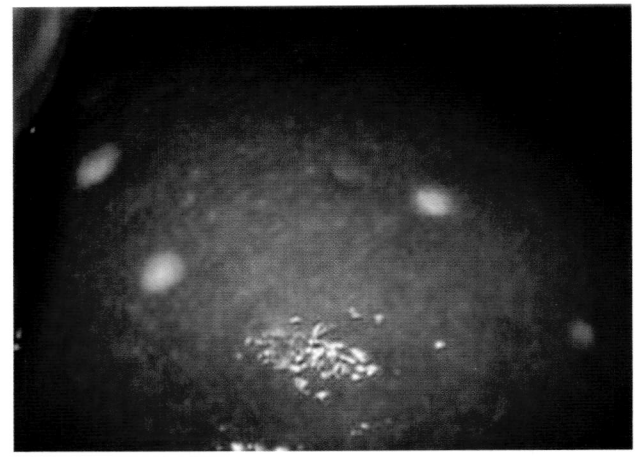

图 33-69　诊断性腹腔镜检查显示的肝转移

人腹腔镜探查术后恢复更快,而且可以接受姑息性化疗,随后进行放疗。腹腔镜探查术还可以避免大手术后的潜在的免疫抑制的影响,以及对大手术的疼痛负面的心理影响。

几乎所有病人的胆道梗阻可以通过内镜治疗缓解。自从使用大号(10F)的塑料支架以来,大多数病人已经不需要 3 个月更换一次支架了。金属支架通常可以作用 5 个月,且通常只有当肿瘤向内生长时才会导致金属支架失去作用[311]。需牢牢记住一点,不可切除的胰腺癌病人通常生存期不到 1 年,所以不可能需要很多次的支架更换。

诊断性腹腔镜能够在有选择性的基础上应用于胰头癌病人。病人如出现下列情况,行腹腔镜的探查术还是很有意义的:肿瘤>4cm、位于胰体或胰尾、CT 扫描发现可疑的转移灶或腹水、显著的体重下降和 CA19-9 显著升高(>1000U/ml)。胰腺癌的诊断、分期和治疗的方案如图 33-70。

姑息手术和内镜检查

将近 80% ~95% 的胰腺癌病人发病时就已经失去了行手术切除的可能,所以合适的、有效的姑息性治疗对提高病人剩余生存时间里的生活质量确是非常重要的。由于该病的预后很差,对特别晚期和身体状态很差的病人使用侵袭、有毒性的疗法是不合适的。如果病人确实希望抗肿瘤治疗,应鼓励他们参加临床试验。这一点对临床治疗效果的改进是非常必要的。

一般来说,晚期胰腺癌病人的姑息治疗有三个问题待解决:疼痛、黄疸、十二指肠梗阻。止痛的主要方法是口服麻醉类的止痛药。最常使用硫酸吗啡的缓释剂型。尽管腹腔神经丛的阻滞有时可能需要重复操作,但可以在几个月内有效地缓解疼痛。

黄疸是大部分胰腺癌病人的临床表现。黄疸最使病人感觉麻烦的是伴发的皮肤瘙痒。胆道梗阻也可引起胆管炎、凝血功能异常、消化道症状和肝细胞衰竭。在过去,外科医师在术中遇到不可切除的胰腺癌时,常行胆道的改道手术。目前很多病人在手术时候已经就有胆道支架位于胆管内了,所以对这样病人是否还行胆道改道术仍不是很清楚。如果行胆道改道,最青睐的就是胆管空肠吻合术。尽管手术操作相对简单,但由于行胆管空肠吻合术缩短了十二指肠和肿瘤的距离而认为实行该术式是不明智的[311]。尽管如此,对胆囊管和胆总管在肿瘤上方清楚汇合的病人行该术式还是适合的。

十二指肠梗阻在胰腺癌病人中发生较晚,且只有 20% 病人会出现这种症状[312]。所以病人往往没有梗阻的症状和体征,而在手术时却发现十二指肠已经被肿瘤侵犯。当剖腹探查表明肿瘤切除存在争议时,常规的手术选择是预防性的胃空肠吻合术。术后吻合口瘘少见,但有时存在胃排空的延迟,而胃排空的延迟正是当初手术时想要解决的问题。

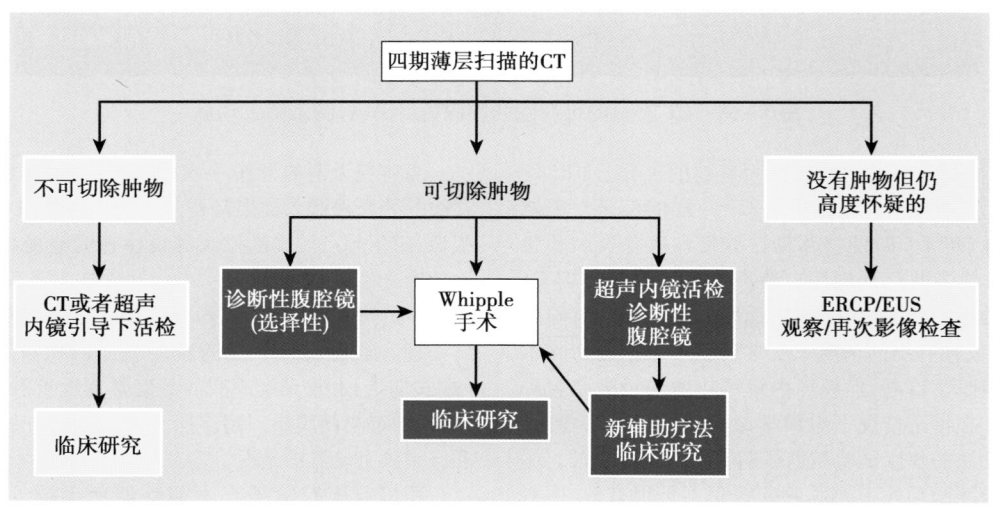

图 33-70　胰腺癌诊断和治疗的流程。CT 如果显示为可能切除的胰腺癌,通过 CT 或者超声内镜下活检病理证实后应积极让病人参加临床研究。如果 CT 显示的为可切除胰腺癌,胰体尾肿瘤、腹水、可疑转移、CA19-9 和显著体重下降的病人可以选择性应用诊断性腹腔镜。病人选择参加新辅助治疗的临床研究时,也可应用诊断性腹腔镜检查。CT 扫描如果没有发现肿瘤,但高度怀疑肿瘤,可以行超声内镜和带细胞刷的 ERCP,可以每隔一段时间复查

不管是行胆-肠吻合或只行胆道的改道,空肠应该尽可能地被提至结肠前,而不是结肠后。空肠位于结肠后有可能造成肿瘤很快侵犯肠道。一些外科医师在空肠空肠吻合时使用祥式空肠去分流肠道的内容物,使其远离胆肠吻合口,其他外科医师在肝总管空肠吻合下游 50cm 处的胃空肠吻合使用 Roux-en-Y 支(图 33-71)。这种去功能化的 Roux-en-Y 支的潜在优势包括,能较容易地到达肝门,能减少胆管炎的风险,对吻合口瘘也比较容易处理。如果行胃空肠吻合术,需紧邻胆肠吻合口和使之位于胃大弯之后来改善胃排空,同时避免切断迷走神经。如果行腹腔镜探查,发现肿瘤无法切除,需行创伤最小的 ERCP 和放置金属的内镜胆道支架来减轻黄疸(图 33-72)。经内镜置入支架减黄的效果肯定不如手术改道那样持久,正是由于复发性胆道梗阻和胆管炎在内镜支架治疗过程中更常见,所以才降低了支架的减黄作用。尽管如此,内镜支架是种创伤很小的方法,初期的并发症发生率和死亡率都比手术低。最新的扩大的金属支架能够比塑料支架的减黄效果更好。

如果诊断性腹腔镜提示不宜行 Whipple 手术,如伴有肝转移,不宜单纯为胆道改道而行剖腹手术;最好应放置内镜支架。与之相反的是,在现实中,如果为了评估手术切除性而做了腹腔镜探查术,且发现不能行 Whipple 术,通常行手术改道。尽管如此,如果病人已经有能发挥功能的内镜支架在胆管中,放弃手术改道就是件合情合理的事了。

姑息性化疗和放疗

对于肿瘤不可切除的胰腺癌病人,吉西他滨可以改善症状、减轻疼痛、改善体能状态和增加体重[313],但是病人寿命只能延长 1~2 个月。尽管这些结果能够保证知道该法利弊的病人的治疗,但是正是因为没有明显的改善生存质量的优势,所以需要医师应鼓励病人参加实验性的治疗方案。只有持续不断的临床研究,才能产生治疗胰腺癌的更有效的方法。

手术切除:胰十二指肠切除术

对于有适宜的临床症状和影像学结果提示胰腺癌的病人,胰十二指肠切除术前不一定需要组织学诊断。尽管经皮

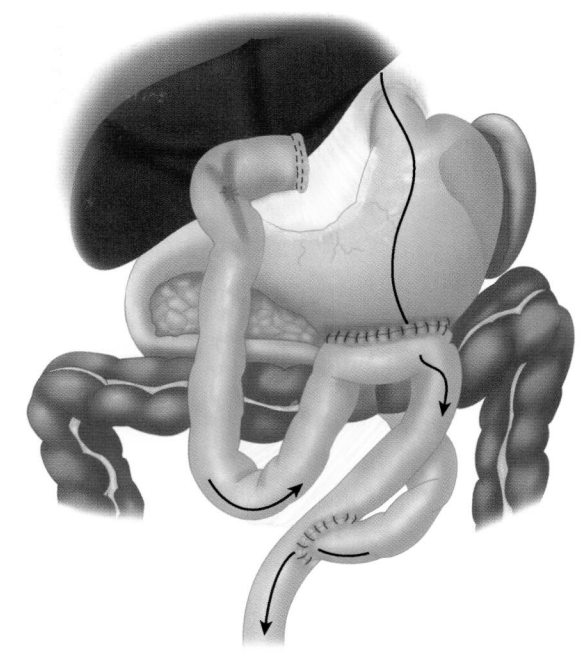

图 33-71　为缓解不可切除胰腺癌的病人症状而行胆肠吻合的胆道改道手术

CT 引导下活检通常是安全的,但如出血、胰腺炎、瘘、脓肿甚至死亡等并发症也可以发生。沿着穿刺的经皮管道的肿瘤种植是不常见的。同样,在经超声内镜引导下细针穿刺也有很好的耐受性和安全性。无论在术前或术中的活检都存在着一个问题:很多胰腺癌并不是充满细胞型的,常含有相当多的纤维组织,如果活检组织中不含有恶性的腺体细胞,常被误诊为慢性胰腺炎。如果术前临床和放射学的结果提示胰腺癌,但是活检为阴性并不能排除肿瘤。如果病人不适合手术切除(如肝转移),活检的组织学诊断就变得重要了,因为这些病人可以做姑息化疗。如果在术前临床表现和影像学检查提示另一种更具侵袭性疾病如胰腺淋巴瘤或胰岛细胞瘤,此时行组织学诊断就更变得尤为重要了。行组织学检查如果为淋巴瘤则可以避免手术,如果是胰岛细胞癌病人则可以行积极的肿瘤切除术。

胰十二指肠切除术可以采用腹正中线(从剑突到脐)或

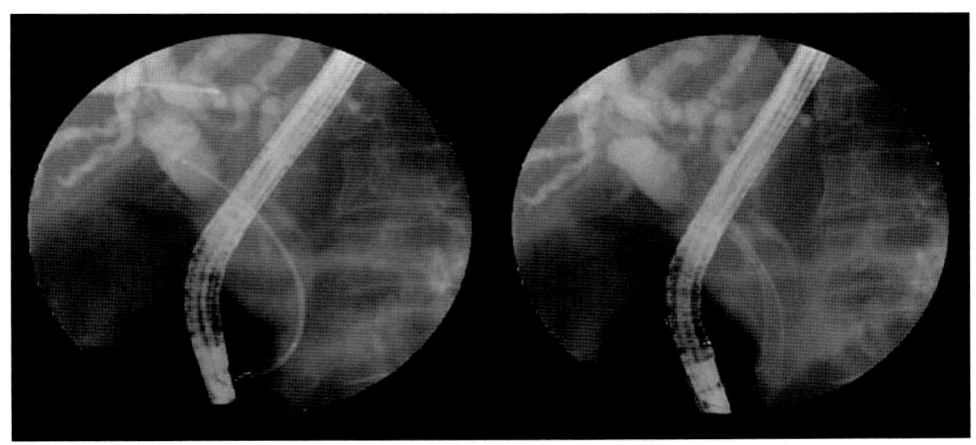

图 33-72　可膨胀的金属胆道支架

者双侧肋骨下切口。手术的第一步就是评估可切除性。全面检查肝脏、内脏表面和壁腹膜的表面。打开胃小网膜囊,检查有无腹腔干的肿大淋巴结、横结肠系膜根部和中结肠静脉的右边有无肿瘤侵犯。

升结肠和结肠肝曲从十二指肠和胰头处游离,通过Kocher手法从胰头后分离。肠系膜上静脉很早就能分辨,手术一直分离至胰颈下缘。结扎胃网膜动静脉防止可能的牵拉伤。肠系膜上动静脉和肿瘤的关系只有在后期的胰颈部被分离后才能判定,外科医师才能决定是不是继续手术。触摸血管搏动并不能很准确地判断肿瘤和肠系膜上动静脉的关系。肠系膜血管侵犯的最好判断方法就是术前高质量的CT。

评估迷走右肝动脉对手术来说是件重要的事,这种动脉发生在20%病人身上。该动脉起源于胰腺后的肠系膜上动脉,平行伴随门静脉和肠系膜上静脉走行。术前CT可以明显反映出迷走的右肝动脉,术中通过触摸肝十二指肠韧带的后侧血管搏动来辨别,在门脉的后方和右方可明显触摸到该血管的持续的搏动。

仔细检查肝门。可以通过手术切除胰头时,清扫肿大的或者固定的淋巴结不能作为手术切除的禁忌证。如果手术评估发现没有Whipple手术的禁忌证(表33-19),那么就应该行Whipple手术。

表33-19 术中探查时发现

不宜继续手术切除肿瘤的发现
　　肝转移(任何大小)
　　肿瘤侵犯腹腔淋巴结
　　肿瘤的腹膜种植
　　肝门淋巴结的转移
尚能手术切除肿瘤的发现
　　肿瘤侵犯十二指肠或者远端的胃
　　胰周淋巴结转移
　　沿肝门可以手术切除的淋巴结转移

如果手术保留幽门,那么就应该将胃和十二指肠近端同胰腺分离,保留胃网膜血管的幽门分支。通常通过移除位于肝动脉的前的一个淋巴结就可以显示出近端的肝动脉。骨骼化肝动脉,直到肝门。在此过程中用3-0或者4-0丝线结扎小血管,防止随后操作的出血,缩短手术时间。游离出肝动脉的胃十二指肠分支。在肝动脉尚未分出胃十二指肠动脉处试验性钳夹动脉,确保肝动脉尚有强有力的搏动。一旦分离出胃十二指肠动脉后,适当将肝动脉牵拉至一侧,将胆总管牵拉至对侧,显露出藏在其后门静脉的白色前壁。只能在门静脉前壁之上进行手术操作,如果没有肿瘤侵犯,很容易将胰颈和门静脉分离。大钝齿钳在这个时候是个很安全的器械。胰颈后过道几乎可以直接从胰颈的下方到上方打通。

然后再从肝脏上游离胆囊,结扎胆囊动脉和胆囊管,切除胆囊。将肝总管骨骼化。Treitz韧带是空肠的起始点,无论是PPPD术还是标准的Whipple术,只有当空肠可以从肠系膜上静脉的后方、从左到右牵出时,才可以切断Treitz韧带。

肝总管应该在胆囊管和胆总管汇合处以上分离,而且应在十二指肠上缘切断。向下牵拉远端胆总管可以看见门静脉的前壁。胰颈正是从门静脉处开始区分的(图33-73)。胰头和钩突从肠系膜上静脉的右侧切断,结扎引流胰头和钩突至门静脉的易损的分支(图33-74)。从肠系膜上动脉的侧面和后面分离钩突。此步可能是整个手术过程中最沉闷、乏味的,但是完全彻底地清除肠系膜血管的所有组织,可以避免不完全的手术切除。必须仔细冲洗伤口和精确地止血,因为一旦完成胃肠道重建后,门静脉和后腹膜部位的出血将非常难处理。

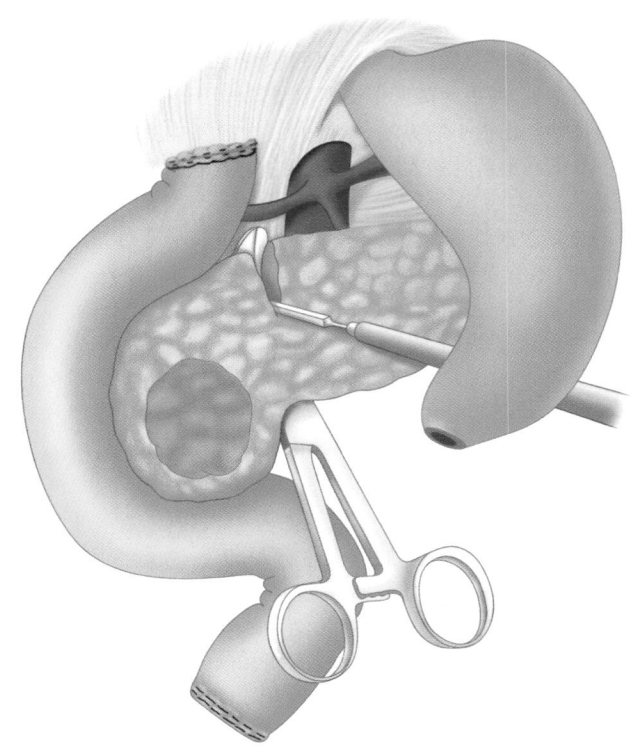

图33-73 切除胰颈。从门静脉前面分离和切除胰颈,如果没有肿瘤侵犯,很容易可将胰颈分离,该步时推荐使用大钝钳

消化道重建包括首先吻合胰腺,之后是胆总管,最后是十二指肠或者胃。胰腺的吻合术有很多种方法,而且临床效果都类似。一旦完成胰腺吻合后,胆管空肠吻合需在胰腺吻合的空肠臂下方10cm处进行。通常采用一层的间断缝合,胆管和空肠的端-侧吻合。十二指肠空肠吻合或者胃空肠吻合需在胆总管空肠吻合口下方10~15cm处,常采用双侧的缝合。

术式变化和争议

保留幽门在理论上有很多优势,包括可以防止胆、胰液反流至胃;减少吻合口溃疡的发生;保证正常胃酸分泌和胃激素释放;提高胃的功能。在一些研究中发现实行保留幽门的手术的病人能够比传统的Whipple术病人体重增加的更快。但是保留幽门术后的胃空肠排空需要更长时间的恢复和护理。而且至今对保留幽门究竟能否对病人的长期生活质量的有所改善仍有争议[314,315]。

胰腺空肠吻合的方法包括端-侧吻合、端-端吻合、胰腺导

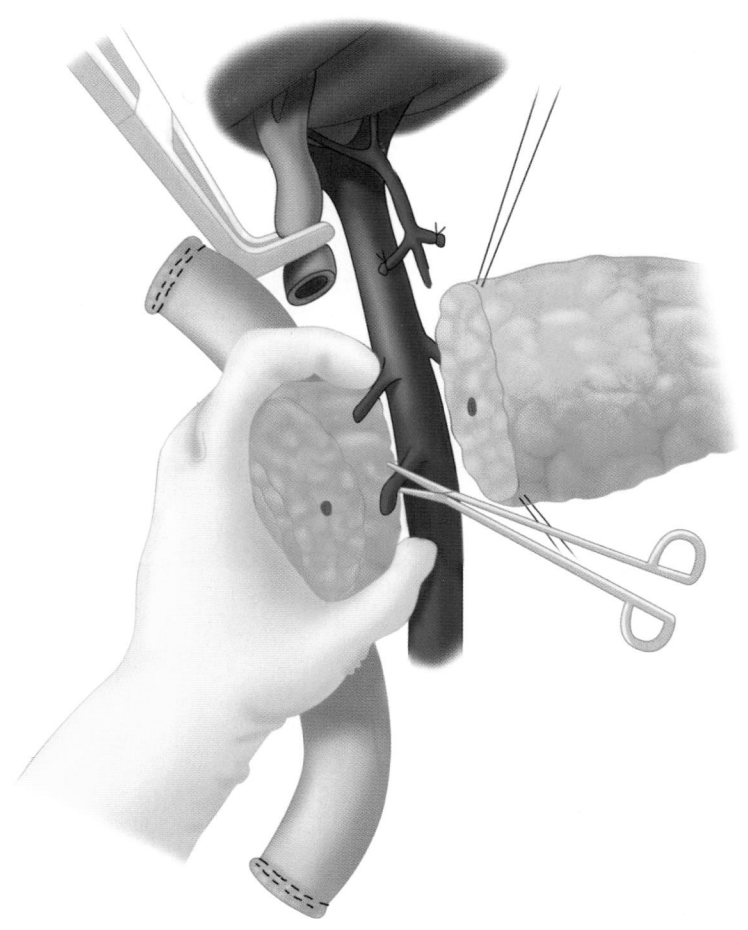

图 33-74　切断胰头和钩突。从肠系膜上静脉和门静脉右侧切断胰头和钩突,结扎易出血的静脉分支

管和肠黏膜吻合以及胰腺套入空肠吻合(图 33-75)。同时也正在研究胰腺胃吻合。

一些外科医师喜欢选择支架、胶水去封堵吻合口或者使用奥曲肽减少胰液分泌。但是不管联合采用什么方法,胰瘘的发生率都在 10%。因此,上述方法的选择更多是取决于外科医师的个人经验。

因为胰腺空肠吻合口破裂的发生率在 10%,所以传统上很多外科医师常在胰腺和胆管吻合口处放置引流管。胰腺空肠吻合口破裂常会导致上腹部脓肿和永久性胰瘘。通常,单纯胰瘘可以通过引流得到控制,最终会自行愈合。胰瘘和胆瘘同时发生时就应引起高度关注,因为胆汁会激活胰酶。胰酶被激活后,胰酶消化会导致腹膜后坏死感染,进一步腐蚀上腹大血管,包括已经暴露的门静脉及其分支和胃空肠动脉的分支。在大出血发生之前常会出现在引流口处少量流血的预兆。出现这种情况时,取决于临床表现,常提示需行血管造影或者将病人重返手术室对胰肠吻合口进行广泛引流和修复累及的血管。对于控制弥漫的坏死和感染,开腹手术是必需的。已经有一些研究对胰空肠吻合后常规引流管的放置位置进行了质疑,这些研究也提示了大部分胰瘘可以通过经皮引流得到控制[316]。

很多胰腺癌病人术前有常营养不良,术后开始阶段出现轻度胃瘫。常规放置用于饲养的空肠管和胃造口管的应用越来越少,大部分外科医师都有选择性地使用这些方法。胃造口管常会减少可能会出现严重胃瘫病人的住院天数。空肠管肯定不太合适,常会导致吻合口瘘和肠道梗阻。尽管如此,胃肠外营养常会引起严重并发症如脓毒症、肠黏膜的不完整和肝功能异常。

在手术时发现肿瘤直接腹膜后侵犯和区域淋巴结转移的发生率很高,所以对胰腺癌的切除范围是否应该扩大,包括更彻底的区域淋巴结清扫和潜在的腹膜后侵犯区域的切除,仍存在争议。扩大胰十二指肠切除术包括切除胰体的 50%,分段切除门静脉,如果必要时切除沿右肾周腹膜后组织和腹腔从区域淋巴结的清扫。对于有经验的外科医师,这些扩大切除只增加出血量,并不会引起手术死亡率的增高,但是并没有发现扩大的胰十二指肠切除术能够带来生存率的改善[317]。在过去也曾考虑过全胰切除术。尽管全胰切除术可以避免胰瘘的发生,但是脆弱型糖尿病和外分泌不足所致的死亡率增加远超过该术式理论上所带来的任何益处。

胰腺癌可以在胰十二指肠切除术后局部复发。术中放疗(IORT)可以在手术时提供足量的治疗性放射。对于其他正常区域辐射可以减到最小,但是射线都是从一个装置中发出的,通常约 15 分钟,比分次分剂量的方法效果好。IORT 最好能在隔离的专用手术室进行,这样就可以避免在长时间复杂手术过程中运送病人的麻烦。IOPT 可以在术后缓解症状和

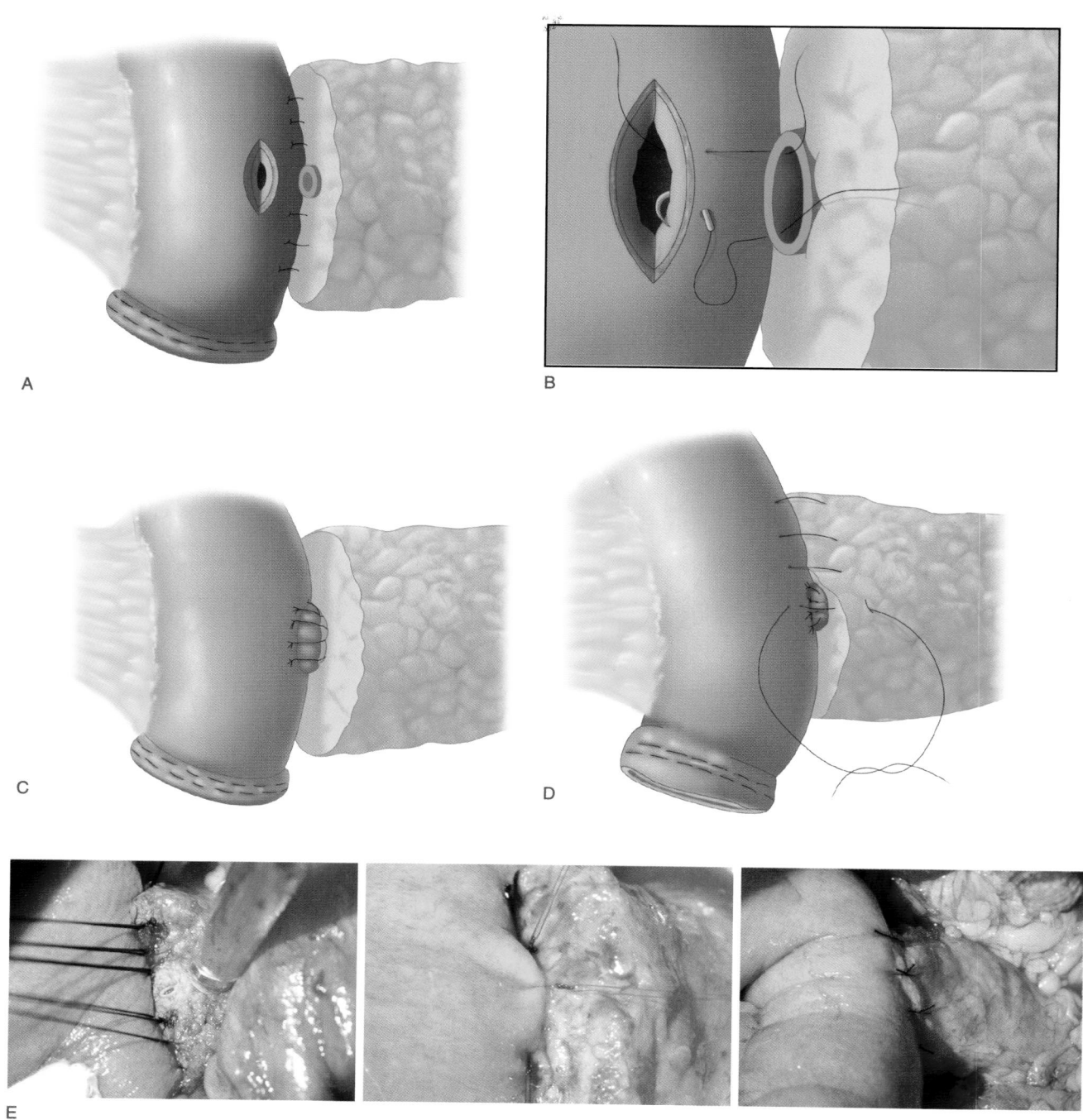

图 33-75   胰肠吻合的步骤。**A ~ D.** 胰管和黏膜,侧-侧吻合。**E.** 胰肠端-侧吻合的术中照片

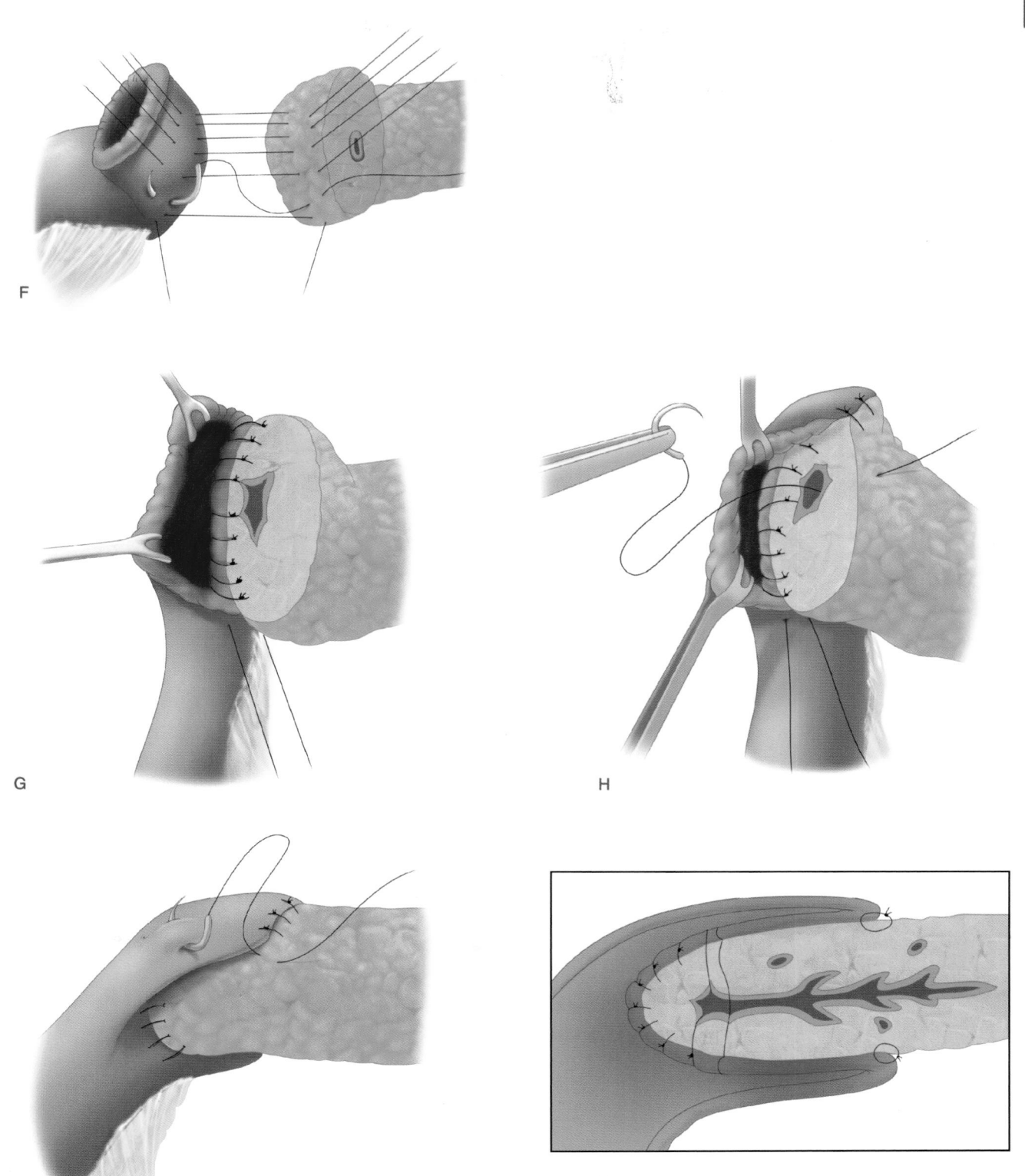

图 33-75(续)　F ~ J. 胰肠套入式端-端吻合

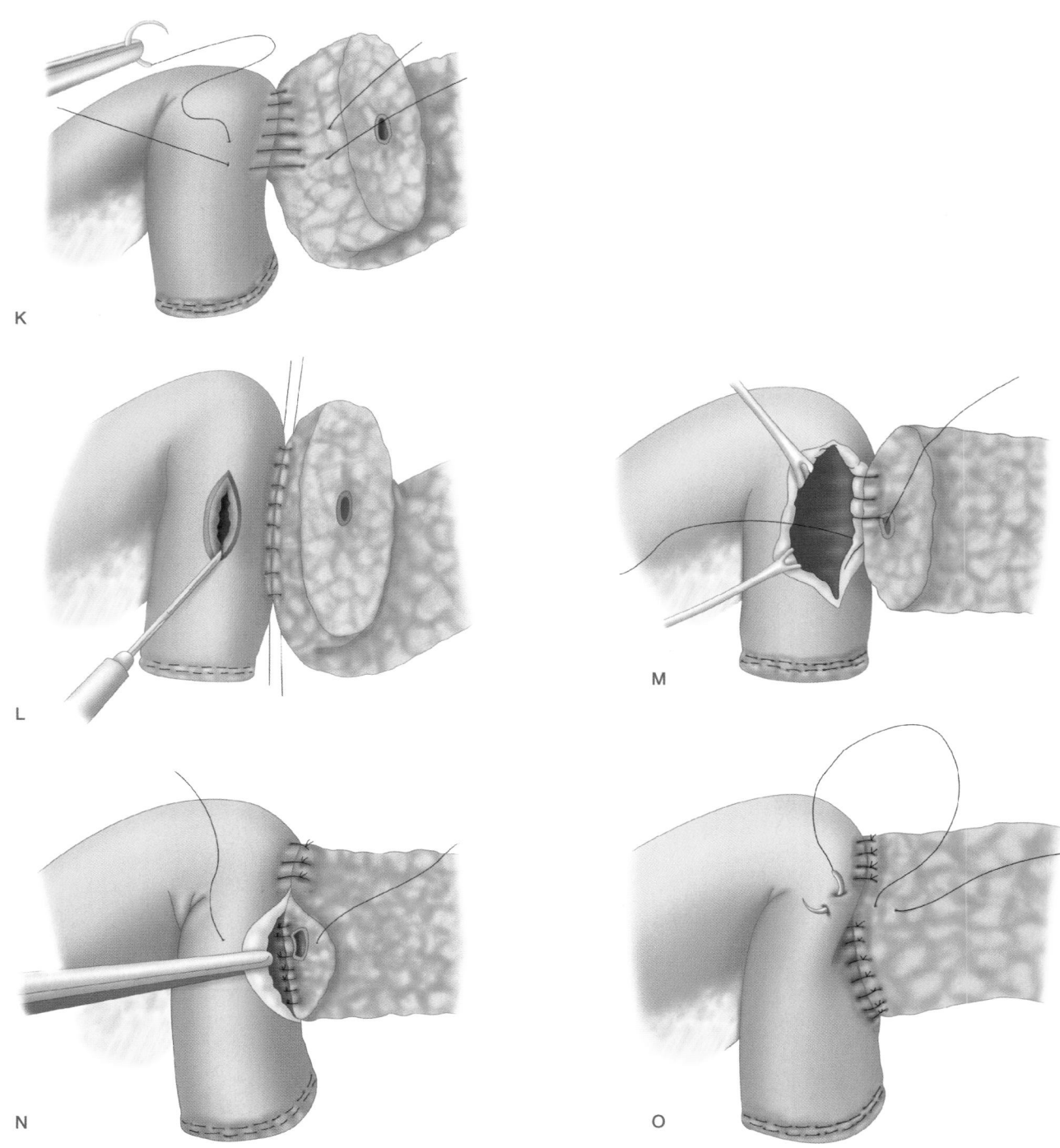

图 33-75(续)　K ~ O. 为胰腺和空肠端-侧套入吻合

改善局部肿瘤复发。尽管如此,IOPT 并没有表现出比标准的外线束放疗的优越性。对于怎样使用 IOPT 则需要更进一步的随机临床研究[318]。

胰十二指肠切除术的并发症

胰十二指肠切除术的手术死亡率在高手术量中心(单个外科医师的每年手术量>15 例)已经降低到<5% ,这也提示了农村的病人可以从被介绍到大医疗中心治病中获得更好的治疗[319,320]。手术最常见死亡的原因是败血症、出血和心血管意外。不幸的是,术后并发症如胃潴留、胰瘘和出血仍很常见。

胃排空延迟在胰十二指肠切除术后很普遍,需保守治疗直到消化道造影显示完全的胃输出端梗阻被排除。红霉素在该病急性期时可能有效,随着时间的推移,该症状会得到明显改善。

胰腺切除术后必须时刻警惕胰瘘的发生。各种改进的胰腺吻合术(端-侧吻合、端-端吻合、导管黏膜层吻合、胰腺套入法)、胃和空肠的引流、胰管支架、奥曲肽、各种各样的黏合剂已经被评估。目前认为,奥曲肽作为人工合成的半衰期更长的生长抑素类似物,是一种能够减少胰腺切除术后胰腺外分泌和胰瘘发生率的药物。欧洲的临床研究提倡常规使用奥曲肽,研究已经表明了术前预防性使用奥曲肽能够显著减少术后胰瘘的发生[321~323]。但北美的研究却认为奥曲肽用途不大,最近美国的随机前瞻性研究表明,使用奥曲肽并不能防止术后胰瘘的发生[206,324~330]。来自 Suc 及其同事们[329]的研究提示,奥曲肽对于治疗胰管直径<3mm 的胰十二指肠切除术病人(胰瘘发生的高危病人)可能有益。在一些研究中使用奥曲肽甚至会增加并发症的发生,尽管和未使用奥曲肽的病人没有明显的不同[324,326],其他研究则表明奥曲肽能够显著降低并发症发生[322,323]。综上所述,对于奥曲肽的使用剂量、使用方法(静脉滴注还是皮下注射)、使用时间(术前、术中还是术后)仍不是很清楚。

对传统的胰十二指肠切除术的改进有很多的方法,但是在超过 70 种胰腺吻合术的方法中并没有一种能够在客观上明确地减少胰瘘发生的方法,胰瘘的发生率根据其定义在0 ~ 40%[324,325,330~338]。Yeo 比较了胰十二指肠切除术病人行胰胃吻合术和胰肠吻合术后的胰瘘发生情况,并没有发现两者在胰瘘的发生方面有明显差别[338]。最近的一个 meta 分析总结了 16 项比较胰胃吻合和胰肠吻合的研究。所有的临床研究都显示胰胃吻合效果优于胰肠吻合,而这种差异性更多的是发表的偏倚性。与之相反的是,所有随机前瞻性临床研究并不能显示出哪种方法具有明显优越性,这也提示这两种吻合方法所带来的临床效果改善程度是类似的[339]。

当行胰十二指肠切除术时,另外需要医师决定的是究竟选择胰腺导管和肠黏膜吻合还是胰腺套入肠管法。很多外科医师在术中根据胰管的大小和胰腺质地来选择其中之一[340]。文献报道当病人胰管扩张且纤维化时,胰管和肠黏膜吻合时胰瘘的发生率会更低[341]。但是,端对端的胰腺套入法对于小导管和质地较软的胰腺癌病人相对安全。

尽管使用胰管支架缺少很让人信服的数据,但是该法提倡者还是认为胰管支架对于防止胰瘘和帮助胰腺切除方面还是有所作用的[342,343]。在一些临床研究中已经显示出不管是内支架还是外支架都能够减少胰瘘的发生率。

另外的一些研究认为,独立的 Roux-en-Y 胰肠吻合有助于减少胰瘘[336,344]。这种改良法的理论根据是把胆汁和胰腺外分泌的 Roux-en-Y 支分开,目的是为了保护胰腺吻合口免受激活的胰酶消化。

胰腺吻合术时避免导管结扎或者栓塞已经被认为是减少术后胰瘘的可行方法[345]。使用氯丁橡胶或者谷醇溶蛋白(不可吸收胶)栓塞胰管由于会导致胰腺坏死和外分泌功能丧失[346],已经被淘汰。Tran 及其同事们[347]在另外一个研究中比较了导管栓塞和胰肠吻合两种术式的差别,发现胰管栓塞并没有降低术后并发症发生率,反而增加了胰腺外分泌不足的风险。为了避免长期的胰腺外分泌功能的丧失,可吸收胶(如纤维蛋白胶)已经被用于限制胰酶的活性直到吻合口彻底长牢。纤维蛋白胶用于堵塞胰管和喷洒于残留胰腺表面以及吻合口,但是并没有发现明显改善胰瘘的发生率。在一项回顾性队列研究中应用了生物胶在 Whipple 术中喷洒胰肠吻合口或在远端胰腺切除术中的喷洒至残留胰腺表面,研究发现应用生物胶的病人中术后的胰瘘的发生率和严重程度与未应用生物胶病人比较,差异没有显著的统计学意义[348]。

如果没有胆瘘,即使很严重的胰瘘也是可以通过保守治疗的。在 95% 以上的病例中,再次手术的指征并不明确且不能延长引流时间,首次手术时使用引流或者术后使用经皮引流可以导致胰瘘的自发闭合[349]。

术中和术后都可能发生出血。典型的术中出血发生在分离门静脉时。术中门静脉的严重撕裂常发生在门静脉未完全暴露时。通常术者用左手在胰头后向肿瘤方向压迫门脉和肠系膜上静脉能够短暂地止血。有经验的助手可以将胰腺颈部分离至门静脉左侧,达到近端和远端的控制。有时候,可以使用小针距缝合静脉来止血。其他时候,则需行门静脉节段切除和植入移植物(颈内静脉)。

术中如果众多的血管中有一个没有结扎牢固,都会导致术后出血。胆、胰瘘可以消化和腐蚀腹膜后血管也会导致出血。比较少见应激性溃疡和吻合口边缘溃疡也会导致胃肠道出血。一般情况下,对胰腺癌病人行胰十二指肠切除术不需行迷走神经切断术,但是病人需行质子泵抑制剂治疗。

胰十二指肠切除术在肿瘤治疗中的效果和价值

术后生存数据显示,胰腺癌病人行胰十二指肠切除术后很少能够痊愈,往往会出现腹膜后局部复发和淋巴结转移。另外,胰腺癌病人也会发生血性转移,通常在肝内。临床上常出现恶性腹水、腹膜种植、恶性胸腔积液。胰十二指肠切除术后胰腺癌病人的中位生存期为 22 个月,即使术后能生存 5 年的胰腺癌病人也往往死于胰腺癌的复发。虽然胰十二指肠切除术治愈胰腺癌几率很小,但相对其他任何治疗,此手术提供更好的缓解,而且它是唯一能够改善生存率的方法。如果病人术后没有明显的并发症发生,胰腺症状可以持续缓解一段时间。外科医师有责任确保病人和家属对胰十二指肠切除术治疗胰腺癌的真正受益有现实的理解。

辅助化疗和放疗

20 世纪 80 年代曾有研究显示,氟尿嘧啶辅助化疗联合放疗能够将胰腺腺癌的手术切除的病人生存时间延长 9 个月[350]。随后,非受控的临床研究也证实了这个观点。然而支持这种观点数据也由于其病人数目过少和放疗给予剂量过低受到了怀疑。目前,吉西他滨已经取代氟尿嘧啶,成为治疗胰腺癌的标准方案,但是联合放疗时给予的剂量还是认为其毒性过大。最近的来自欧洲大宗多中心临床研究报道中认为,尽管单独化疗可能能使病人生存获益,但是放疗没有价值[351]。来自弗吉尼亚的梅森临床中心的研究结果却与之相反,联合氟尿嘧啶、顺铂、干扰素 α 和外线束放疗能够显著改善病人的生存。尽管该方案毒性很大(42% 住院病人会出现消化道毒性反应),但是由于其可能存在疗效,也导致了大宗的验证性研究的进行。不幸的是,一项这样的研究由于其方案的毒性而被迫停止。尽管已暂停了该项研究,但是在美国,术后病人身体状态如果允许,接受辅助放疗和放疗已经很普遍。

新辅助治疗

术前使用化疗有很多潜在的优势。例如,可以避免术后因出现并发症而延误辅助的治疗。新型辅助治疗也可以减少手术时肿瘤负荷,增加手术切除率,减少术中肿瘤扩散的机会。另外,它还可以允许病人带有隐形转移灶从而避免因胰腺切除产生的各种疾病。经过新辅助化疗的约 20% 病人通过再次评价分期的 CT 而发现肿瘤的转移,不能继续手术治疗。已经证实术前的化疗不会增加围术期发病率和胰十二指肠切除术的死亡率,甚至可能会减少胰瘘的发生。现在仍然缺乏支持新型辅助化疗取代标准的胰腺癌的辅助治疗的 1 类数据。目前进行中的前瞻性随机的临床试验正在对此观点进行取证,但是由于很多病人很难接受或者完成任一种全程的治疗而导致该项研究很难完成。目前的研究提示,使用新型辅助化疗可以减少局部或者区域的肿瘤复发。与传统的术后化疗相比,对于新型辅助化疗能够改善病人生存率仍没有被广泛地接受[352]。

术后监测

成功手术切除胰腺癌后病人的复发常表现为肝转移。在已进行氟尿嘧啶基础化疗方案和外束线放疗后,在 6 个月的通常每周给予 1 次吉西他滨。在此期间,病人需经常行体格检查和包括 CA19-9 实验室的检查。当进行完一轮化疗后,CA19-9 升高或出现提示肿瘤复发的症状时需行 CT 扫描。对于肿瘤复发病人的手术治疗通常只适用于具有胃幽门梗阻或者肠道梗阻症状的病人。

未来疗法

随着分子生物学技术的发展和人类基因组图谱的绘制,人类会拥有越来越多的治疗胰腺癌的方法。以下方法都是可能的:免疫治疗基因法、灭活癌基因、替换肿瘤抑癌基因和自杀基因法[353]。免疫治疗基因疗法的目的就是要帮助免疫系统识别肿瘤细胞。肿瘤细胞是迫于表达具有激活免疫系统和抗肿瘤作用的肿瘤特异抗原和细胞因子。胰腺癌是多基因突变的疾病,通过基因疗法可以替换失活的肿瘤抑制基因和灭活已突变的癌基因。自杀基因疗法是指转入一种能把没有活性及毒性的物质转化成有活性细胞毒性物质的基因。目前研究最多的是单纯疱疹病毒胸苷激酶系统[353]。该基因的传递系统有病毒载体、脂质体、结合蛋白的 DNA。不管是使用哪种方式或者传递系统,往往特别需要属于肿瘤细胞本身的特异传递,但到现在仍没有发现有效的肿瘤特异的启动子。关于胰腺癌的临床实验也正在进行中,期待着能发现更有效的治疗胰腺癌的方法。

壶腹和壶腹周围癌

壶腹癌应当同壶腹周围癌相鉴别。壶腹位于十二指肠内,与胆管和胰管相连接。壶腹周围癌包括起自胆管远端、十二指肠黏膜或胰腺邻近壶腹部,并且壶腹可能因为邻近部位起源的肿瘤而过度生长,而使肿瘤确切的起源部位不能确定。因此,在临床中,壶腹周围癌的概念是笼统的,泛指起源于这四个部分交叉部位的肿瘤。而壶腹癌的概念特指肿瘤起自壶腹。由于其生长部位易早期产生黄疸,因此壶腹癌早期即可诊断,故有较好的预后。Vater 壶腹包括从胰胆管到十二指肠黏膜的上皮层,因此,壶腹腺癌是具有肠和(或)胰胆管组织的形态,前者具有更好的预后。壶腹癌病人 10 年生存率为35%,远比胰腺癌预后好。不同的生存时间不能完全用早期发现和淋巴转移率低来解释,这可能与壶腹癌和胰腺癌的生物学行为,特别是分子差异有关。肠型壶腹癌的 EGFr 和突变

型 p53 的过表达的发生率更低,活化 K-ras 突变率更低。这类肿瘤更类似于结肠癌的基因变化,如微卫星不稳定性和结肠腺瘤息肉病突变。

壶腹周围腺瘤的治疗

良性肿瘤如壶腹腺瘤同样可起源于壶腹。通过内镜活检鉴别壶腹癌和腺瘤,即使行乳头肌切开活检,其准确性均较差,假阴性率为 25% ~ 56%。然而,壶腹良性的绒毛状腺瘤可以局部切除,这种技术只适合于小的肿瘤(<2cm 或更小),并且活检证实没有恶变的证据。EUS 可以帮助准确地确定肿瘤是否侵及十二指肠壁。如果没有侵及,腺瘤可以经内镜或经十二指肠切除。纵向将十二指肠切开,切除肿瘤并周围2 ~ 3mm 正常十二指肠黏膜。在一些中心,小的十二指肠腺瘤也可以通过内镜切除。如果术前诊断壶腹肿瘤不适合经十二指肠切除治疗,那么应行胰十二指肠切除术。同时,如果局部切除肿瘤后病理回报为浸润癌,那么病人应当重返手术室行胰十二指肠切除术。另一重要部分是发生壶腹和十二指肠腺瘤的 FAP 病人。除非具有病变风险的黏膜彻底切除,这类病变容易合并癌变,并且容易复发。可以选择经典的 Whipple 手术(非保留幽门)治疗 FAP 病人合并壶腹周围病变。

胰腺囊性肿物

当病人出现含有液体的胰腺病变应当考虑囊性肿物(图33-76)。胰腺囊性肿物可能比以前认为的发病率更高,并且伴随着腹部 CT 扫描的广泛应用,更多的此类病人被确诊。多数此类病变是良性的或生长缓慢,并且其预后比胰腺癌好得多。然而一些囊性肿物有缓慢的恶变倾向,这为外科手术治愈提供了机会,这种机会在胰腺癌治疗中是不容易实现的。令外科医师窘困的是如何准确评价个体病人手术切除与观察病情变化之间的风险-效益比。放射学特征包括病变大小和生长速度、病变密度,囊壁的特征如小结节状、分隔或钙化和病变与胰管的关系,这有助于这些病变的分类。尽管详尽的病史和影像学检查常提示一个特征性诊断,EUS-FNA 和囊液分析或 ERCP 可为临床决策的制定提供有用的信息。囊液黏稠伴有黏蛋白,CEA 增高或发现不典型增生的细胞,均应当按潜在恶性肿瘤治疗(图 33-77)。

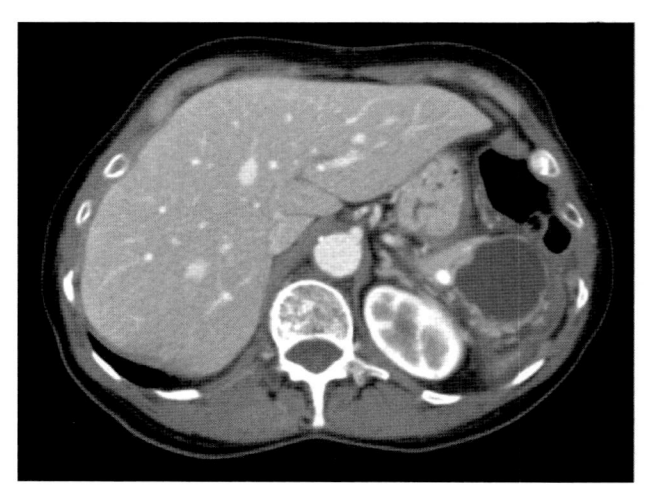

图 33-76　胰尾黏液性囊性肿物

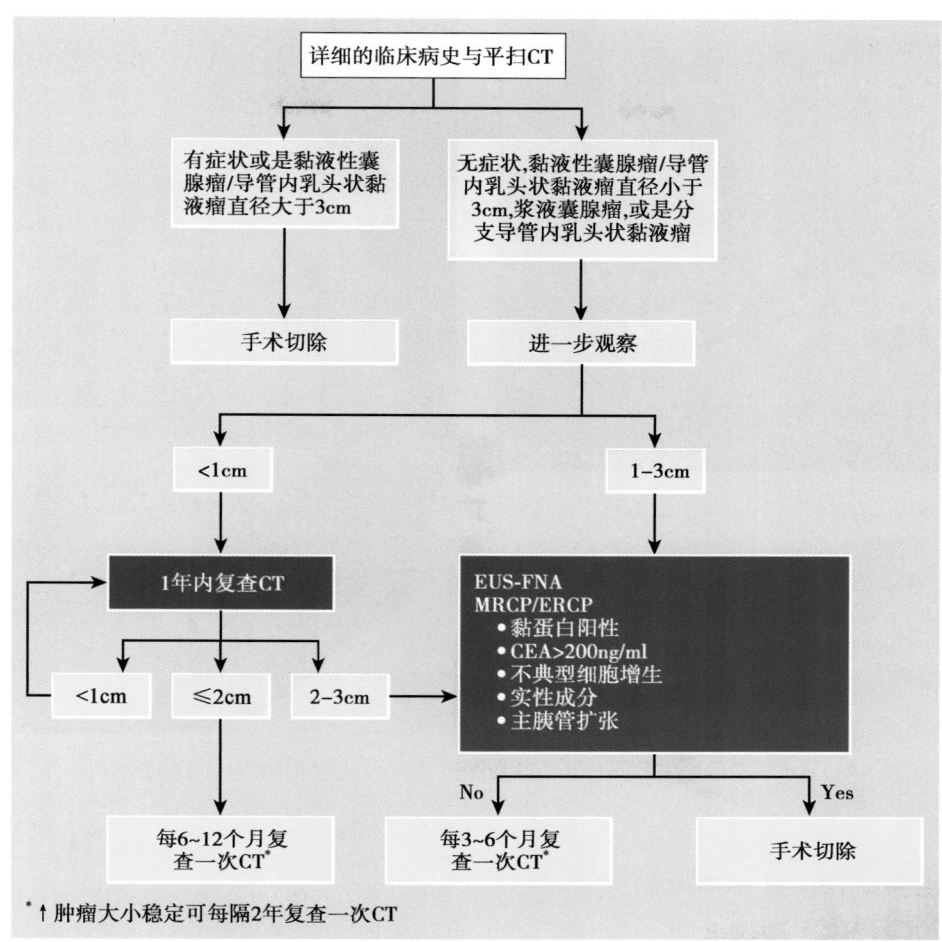

图 33-77 胰腺囊性肿物的治疗流程。CEA，癌胚抗原；CT，计算机断层扫描；ERCP，经内镜逆行胆胰管造影；EUS，超声内镜；FNA，细针针吸术；IPMN，胰腺导管内乳头状黏液腺瘤；MCN，黏液性囊性腺瘤；MRCP，磁共振胆胰管成像

胰腺假性囊肿

胰腺最常见的囊性病变是假性囊肿，其囊肿无上皮覆盖，是胰腺炎或胰腺损伤的非肿瘤性并发症。作为慢性胰腺炎的并发症，假性囊肿的诊断常直接来源于临床病史。假性囊肿液的分析常显示高淀粉酶，尽管这不是必需的。如果把胰腺囊性肿物错误地当做假性囊肿处理，并且错误地把囊性肿物引流到消化道，而没有切除肿瘤是非常危险的。因此，在治疗假性囊肿时常规进行囊肿壁的活检。

胰腺囊腺瘤

浆液性囊腺瘤基本上认为是良性肿瘤而无恶变可能。浆液性囊腺癌据报道是非常少见的（<1%）。因此，恶变倾向不是外科切除的指征，大部分这类病变平均生长速度为每年0.45cm，如果不伴有肿块影响或迅速增大而引起症状，可以只进行观察。50%的囊腺瘤是没有症状的，而在偶然体格检查中发现。大多数有症状的病人伴有中上腹疼痛、胃胀或轻度体重减轻。偶尔，囊腺瘤可以长得很大，而造成黄疸或消化道梗阻（图 33-78）。有症状的浆液性囊腺瘤病人可进行手术切除。如果是胰尾部的病变，由于肿瘤是良性的，没有必要行脾切除术。对适合的病人可以行腹腔镜远端胰腺切

术[354,355]。这些囊性病变多见于老年女性，如果没有明显症状没有必要行肿瘤切除。囊性肿瘤在胰腺的任何部位均可受累，50%位于胰头和钩突，50%位于胰腺的颈、体、尾。病变像海绵一样，有很多小囊（微囊），比大囊（单独大囊）更多见。囊泡内含有稀薄的浆液，不含黏蛋白，CEA 水平很低（<200ng/ml）。典型的影像学特征为有完整囊壁的囊性肿物伴有小的分隔，液体接近水的密度，并且有时中央有钙化斑。如果要进行保守治疗，必须首先明确诊断，EUS-FNA 抽出无色液体，并且 CEA 和淀粉酶水平低。而且，少数情况下可得到细胞为长方体伴有清亮细胞质。

黏液性囊腺瘤和囊腺癌

黏液性囊性肿物（MCNs）包括从良性到潜在恶性，再到浸润行为明显的癌。同一病变可以在不同区域包含良性或恶性病变（表 33-20），因此，活检很难排除恶性疾病。MCNs 常见于近绝经期妇女，2/3 位于胰体尾部，与囊腺瘤一样，多数MCNs 常由于其他原因在进行影像学检查时偶然发现。当有症状出现时常常非特异性，包括上腹不适或疼痛、食欲差、体重减轻。影像学检查常见厚的囊壁，并且胰管与囊性病变无交通（图 33-78）。囊壁可有结节或钙化。囊内被覆高柱状上皮，腔内充满黏稠的黏蛋白。黏膜下层由纺锤形细胞构成蜂

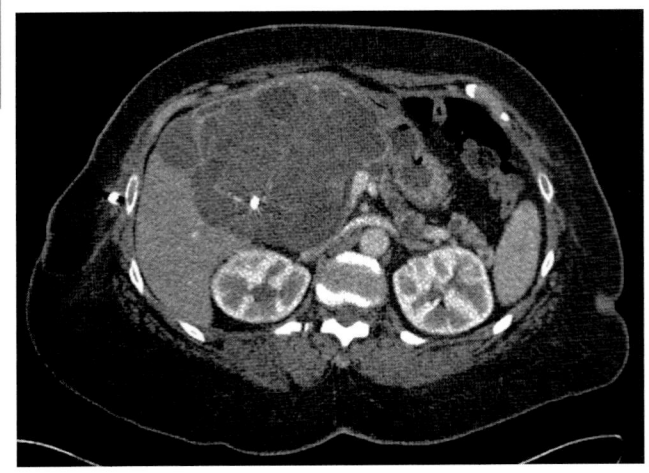

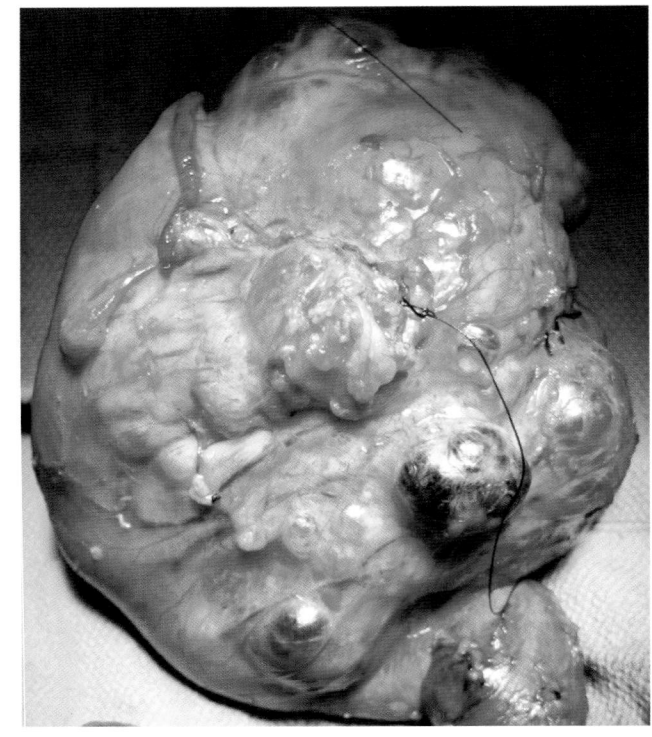

图 33-78　CT 显示胰头部巨大分隔状浆液性囊腺瘤,伴有中心星形瘢痕(左)和手术后标本(右)

<table>
<tr><td colspan="2">表 33-20　原发性胰腺外分泌肿瘤 WHO 分类</td></tr>
</table>

A. 良性
　1. 浆液性囊腺瘤(16%)
　2. 黏液性囊腺瘤(45%)
　3. 导管内乳头状黏液腺瘤(32%)
　4. 成熟囊性畸胎瘤
B. 交界性
　1. 黏液性囊腺瘤伴中度异生
　2. 导管内乳头状黏液腺瘤伴中度异生
　3. 实性假乳头瘤
C. 恶性
　1. 导管腺癌
　2. 浆液性或黏液性囊腺癌(29%)
　3. 导管内黏液性囊腺瘤

窝状间质,纺锤形细胞具有拉长的核,与卵巢间质相似,这也是鉴别该疾病的关键病理学特征。囊液中 CEA 增高(>200ng/ml)可能提示有恶变可能。实体部分可能包含不典型细胞或浸润癌,完整的标本是准确地预测预后所必需的。多数产生黏蛋白的囊性肿物需手术切除治疗。是否为恶性疾病需完整切除标本才能排除。近年认为,这些肿瘤如果不治疗而保留,都将会转化为癌。恶性转化在较大肿瘤和老年病人中更为常见,并逐步出现基因突变(K-ras、p53)的积聚。因为多数 MCNs 位于胰体尾部,所以行远端胰腺切除是常用的治疗方法。对小的病变,可以保留脾脏,而在淋巴结可能受累的情况下,为确保淋巴结清除,应行脾切除。切除过程中,避免破损肿瘤是非常重要的,肿瘤应完整切除而不能破碎。因此,

腹腔镜切除术不适合于较大的肿瘤。MCNs 被完整切除,特别是<3cm 的肿瘤,而不伴有肿瘤异型通常是可以治愈的。即使病人伴有轻度发育异型或原位癌,完整切除肿瘤后也是可以治愈的。当出现浸润性癌或黏液性囊腺癌,其预后不良,与典型的胰腺导管腺癌预后相似。

胰腺导管内乳头状黏液瘤

　胰腺导管内乳头状黏液瘤(intraductal papillary mucinous neoplasm,IPMN)通常出现在胰头,起自胰腺导管内。导管上皮形成乳头突向导管,黏蛋白的产生导致向胰管内囊性扩张,并且胰腺实质常由于慢性胰管阻塞而萎缩。然而,并不伴有慢性胰腺炎典型的特征,如钙化和胰管呈串珠样改变。在 ERCP 检查时,可见黏蛋白从 Vater 壶腹喷出,所谓的""鱼眼""病变,这对于诊断 IPMN 很重要(图 33-79)。最早认为该病男性多见,现认为男女比例均等。病人多见于 70~80 岁,并可出现腹痛和复发性胰腺炎,可能是由于黏稠的黏蛋白阻塞胰管造成。一些病人(5%~10%)伴有脂肪泻、糖尿病和继发于胰腺功能不足而造成的体重减轻。一些 IPMN 病人主要为主胰管受累,而另一些累及分支胰管(图 33-80,图 33-81)。分支胰管型 IPMN 常在钩突部位出现,有时无症状,并很少恶变。由于病变很小,术前影像学检查常提示胰管扩张,而不一定能发现肿物,因此使外科对 IPMN 的处理变得复杂。黏液栓使病变部位胰管的近端和远端扩张。另外,病变在微观上侵袭整个胰管,并且病变可以跳跃式生长,病变间可存在正常胰管。

　因此,术前完备的影像学检查,包括 EUS、MRCP 或 ERCP 是有意义的。有时还需要胰管镜检查,其也可以在术中重复进行。外科医师应做好扩大切除的准备,如果有必要,术中应根据探查及标本切缘的冰冻活检结果决定切除范围,不建议

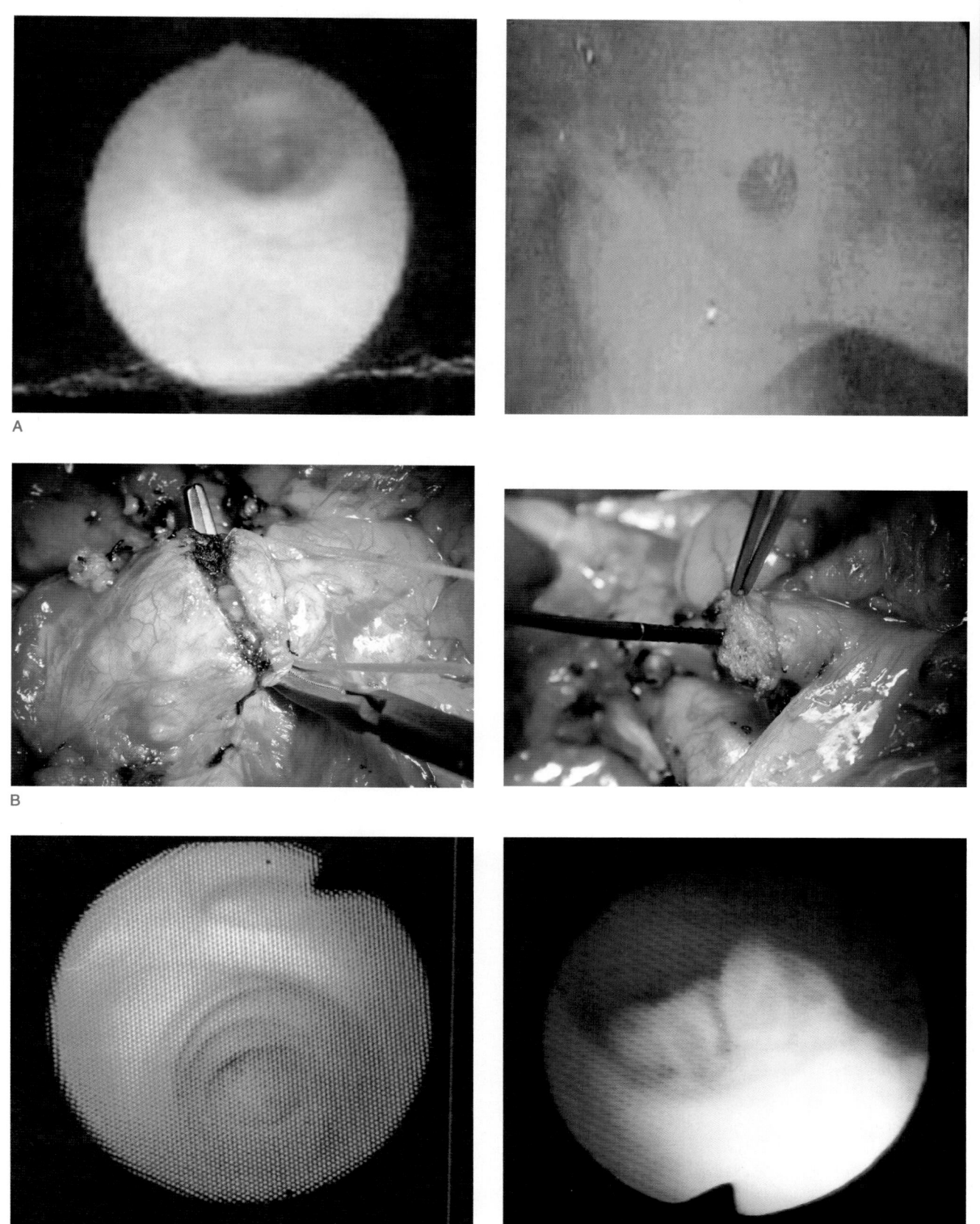

图 33-79　导管内乳头状黏液瘤(IPMN)。**A.** IPMN 的"鱼眼"畸形示例,可以看见黏液自乳头排除。**B.** Whipple 手术中切断胰颈可以看到黏液自胰管流出(左),术中胰管镜检查胰尾部(右)。**C.** 导管镜下胰管的形态:正常(左)和 IPMN(右)

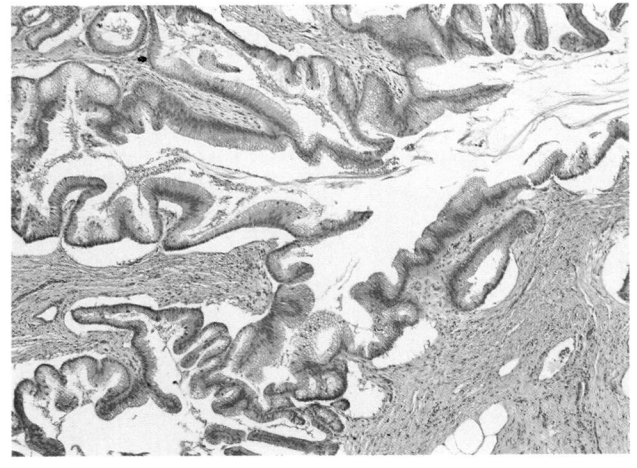

图 33-80　IPMN 的组织学改变。导管上皮呈乳头状突起,类似于绒毛形态并含有黏液小囊

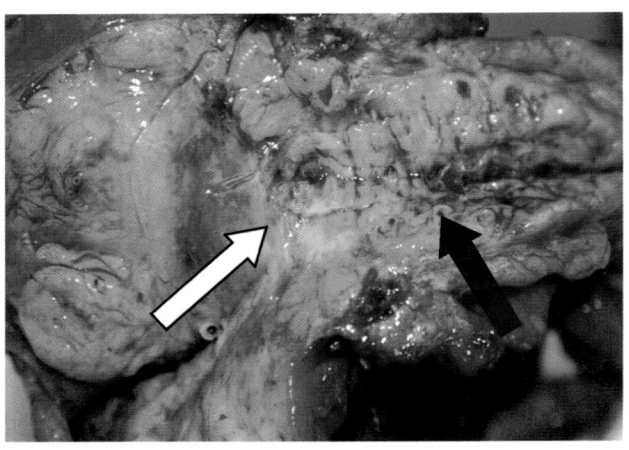

图 33-81　胰腺伴有多灶性 IPMN(黑箭头)和胰腺浸润性腺癌病灶(白箭头)的手术标本

扩大到全胰切除,因为后者的手术死亡率高。与 MCNs 一样,IPMN 要求对标本进行详细的组织学检查,检查整个标本以发现浸润成分,浸润发生率为 35% ~ 40%。

　　IPMN 即使出现恶变和浸润,其预后都是良好的。与黏液性囊性肿瘤一样,病人伴有交界性或原位癌都常是可以治愈的。如果发现浸润生长的 IPMN 病人,其 5 年和 10 年生存率分别为 60% 和 50%,这比典型的胰腺导管腺癌好得多[356]。

　　因为上述原因,如果剩余胰腺复发 IPMN,可以进一步再次切除。一些研究表明,这些复发病例是可以挽救的。IPMN 病人有合并其他肿瘤的风险,因此,应当进行结肠镜和密切的疾病监控。

实性假乳头状瘤

　　实性假乳头状瘤很少见,典型病例出现在年轻女性。以前命名此类病为实性和囊性,实性和乳头状,囊性和乳头状,乳头状囊性肿物。典型的实性假乳头状瘤在 CT 影像下边界明显(图 33-82)。囊肿不是由真正的上皮覆盖,而更像是一个坏死或降解过程。组织学更近似于神经内分泌肿瘤,但该肿瘤中神经内分泌肿瘤标志物(如嗜铬颗粒蛋白)染色阴性。多数可通过切除治愈,但也有肝脏和腹膜转移的报道。

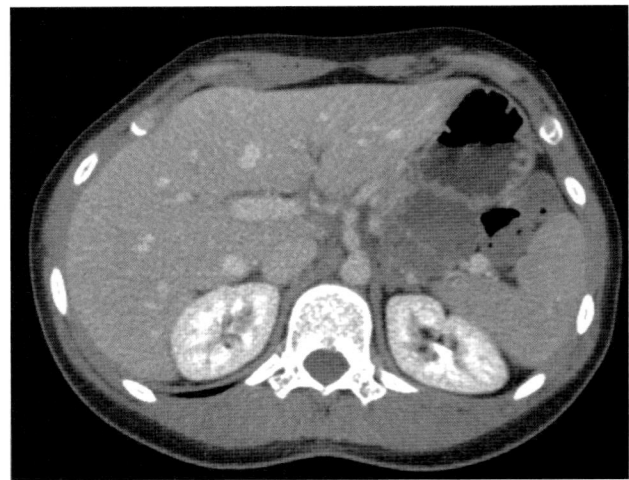

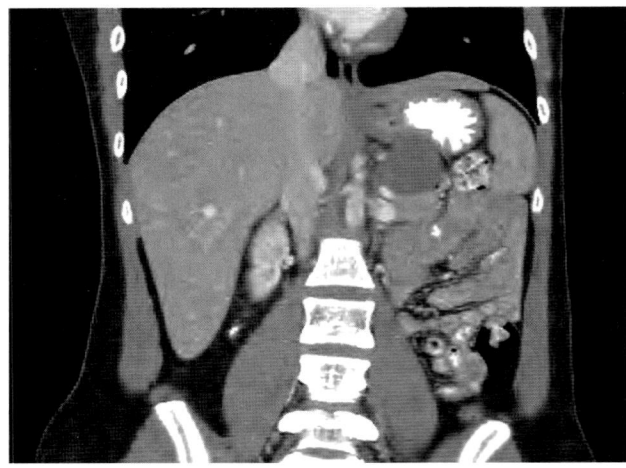

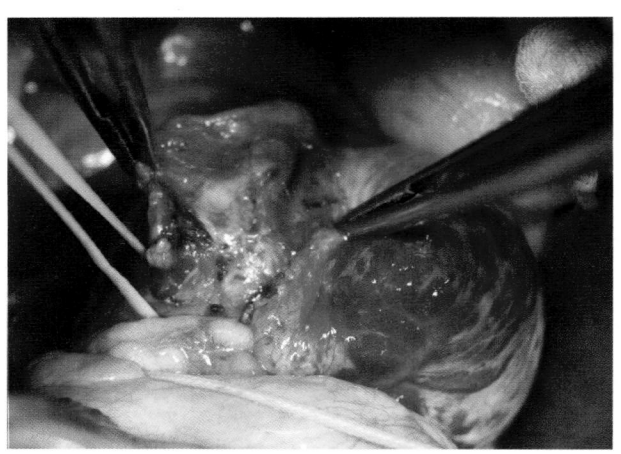

图 33-82　一位 25 岁女性病人腹部 CT 检查显示,胰体尾部边界清晰的分隔状囊性病变。术中可见肿瘤与脾动脉粘连。病理诊断为实性假乳头状癌

其他囊性肿物

　　典型的胰腺导管癌很少出现,是由于中央坏死而形成的囊性变。如果偶然发生,这也会对正确的术前诊断造成困难。当决定对胰腺囊性肿物进行非手术治疗时一定要提高警惕。相对较为常见的是,在 5% ~ 10% 的神经内分泌肿瘤伴有囊肿,这些囊肿中充满血清样液体,而不是坏死组织残渣。淋巴

上皮囊肿常出现于 50～60 岁男性。这些良性病变可为单叶或多叶，体积不大。囊内容物也有变化，可以是稀薄的浆液或由于角蛋白形成增多而出现奶酪样/干酪样物质。一部分 von Hipple-Lindau 综合征病人出现胰腺囊肿，类似于浆液性囊腺瘤。这些多发病变分散于整个胰腺。伴有多囊肝或多囊肾的病人也可出现胰腺囊肿（囊腺瘤）。对于这些少见囊性肿物，仔细地采集病例、高质量的影像学检查和囊肿液标本的分析将可以引导我们正确的治疗。

胰腺淋巴瘤

淋巴瘤可以影响胰腺，原发于胰腺而胰外无器官受累的情况也可发生。临床表现与胰腺癌相似，伴有腹部钝痛和体重减轻。若发现巨大肿瘤累及胰头和胰体应引起怀疑。经皮或 EUS 导向下活检可以在部分病人中明确诊断。如果不能在术前明确诊断，有必要行腹腔镜探查和活检[357]。没有必要对胰腺淋巴瘤行手术切除治疗。经内镜下置入支架减黄，同时进行化疗是标准的治疗方法，并可以获得长期的缓解。

（崔乃强　张大鹏　张毓青　译）

参考文献

亮蓝色标记的是主要参考文献。

1. Silen W: Surgical anatomy of the pancreas. *Surg Clin North Am* 44:1253, 1964.
2. Havel PJ, Taborsky GJ Jr.: The contribution of the autonomic nervous system to changes of glucagon and insulin secretion during hypoglycemic stress. *Endocr Rev* 10:332, 1989.
3. Davenport HW: Pancreatic secretion, in Davenport HN (ed): *Physiology of the Digestive Tract*, 5th ed. Chicago: Year Book Medical Publishers, 1982, p 143.
4. Valenzuela JE, Weiner K, Saad C: Cholinergic stimulation of human pancreatic secretion. *Dig Dis Sci* 31:615, 1986.
5. Konturek SJ, Becker HD, Thompson JC: Effect of vagotomy on hormones stimulating pancreatic secretion. *Arch Surg* 108:704, 1974.
6. Ebert R, Creutzfeldt W: Gastrointestinal peptides and insulin secretion. *Diabetes Metab Rev* 3:1, 1987.
7. Leahy JL, Bonner-Weir S, Weir GC: Abnormal glucose regulation of insulin secretion in models of reduced B-cell mass. *Diabetes* 33:667, 1984.
8. Brunicardi FC, Sun YS, Druck P, et al: Splanchnic neural regulation of insulin and glucagon secretion in the isolated perfused human pancreas. *Am J Surg* 153:34, 1987.
9. Yamada Y, Post SR, Wang K, et al: Cloning and functional characterization of a family of human and mouse somatostatin receptors expressed in brain, gastrointestinal tract, and kidney. *Proc Natl Acad Sci U S A* 89:251, 1992.
10. Voss M, Pappas T: Pancreatic fistula. *Curr Treat Options Gastroenterol* 5:345, 2002.
11. Feldman M, Richardson CT, Taylor IL, et al: Effect of atropine on vagal release of gastrin and pancreatic polypeptide. *J Clin Invest* 63:294, 1979.
12. Floyd JC Jr., Fajans SS, Pek S: Regulation in healthy subjects of the secretion of human pancreatic polypeptide, a newly recognized pancreatic islet polypeptide. *Trans Assoc Am Physicians* 89:146, 1976
13. Adrian TE, Bloom SR, Besterman HS, et al: Mechanism of pancreatic polypeptide release in man. *Lancet* 1:161, 1977.
14. Seymour NE, Andersen DK: Pancreatic polypeptide and glucose metabolism, in Greenly GH (ed): *Gastrointestinal Endocrinology*. Totowa, NJ: Humana Press, 1999, p 321.
15. Wierup N, Svensson H, Mulder H, et al: The ghrelin cell: A novel developmentally regulated islet cell in the human pancreas. *Regul Pept* 107:63, 2002.
16. Prado CL, Pugh-Bernard AE, Elghazi L, et al: Ghrelin cells replace insulin-producing beta cells in two mouse models of pancreas development. *Proc Natl Acad Sci U S A* 101:2924, 2004.
17. Sun Y, Asnicar M, Saha PK, et al: Ablation of ghrelin improves the diabetic but not obese phenotype of ob/ob mice. *Cell Metab* 3:379, 2006.
18. Westermark P, Wilander E, Westermark GT, et al: Islet amyloid polypeptide-like-immunoreactivity in the islet B-cells of type II (non-insulin-dependent) diabetic and non-diabetic individuals. *Diabetologia* 30:887, 1987.
19. Tatemoto K, Efendic S, Mutt V, et al: Pancreastatin, a novel pancreatic peptide that inhibits insulin secretion. *Nature* 324:476, 1986.
20. Efendic S, Tatemoto K, Mutt V, et al: Pancreastatin and islet hormone release. *Proc Natl Acad Sci U S A* 84:7257, 1987.
21. Funakoshi A, Miyasaka K, Nakamura R, et al: Inhibitory effect of pancreastatin on pancreatic exocrine secretion in the conscious rat. *Reg Peptides* 25:157, 1989.
22. Gorelick FS, Jamieson JD: Structure-function relationship of the pancreas, in Johnson LR (ed): *Physiology of the Gastrointestinal Tract*. New York: Raven Press, 1981, p 773.
23. Kennedy FP: Pathophysiology of pancreatic polypeptide secretion in human diabetes mellitus. *Diabetes Nutr Metab* 2:155, 1990.
24. Kleinman R, Ohning G, Wong H, et al: Regulatory role of intraislet somatostatin on insulin secretion in the isolated perfused human pancreas. *Pancreas* 9:172, 1994.
25. Pandol SJ, Saluja AK, Imrie CW, et al: Acute pancreatitis: Bench to the bedside. *Gastroenterology* 133:1056 e1, 2007.
26. Saluja AK, Bhagat L. Pancreatitis and associated lung injury: When MIF miffs. *Gastroenterology* 124:844, 2003.
27. Acosta JM, Ledesma CL: Gallstone migration as a cause of acute pancreatitis. *N Engl J Med* 290:484, 1974.
28. Steer ML, Saluja, AK: Pathogenesis and pathophysiology of acute pancreatitis, in Beger HG, Warshaw AL, Buchler MW, et al (ed): *The Pancreas*, Vol. 2. London: Blackwell Science Ltd, 1998, p 383.
29. Schneider A, Whitcomb DC, Singer MV: Animal models in alcoholic pancreatitis—what can we learn? *Pancreatology* 2:189, 2002.
30. Apte MV, Wilson JS. Alcohol-induced pancreatic injury. *Best Pract Res Clin Gastroenterol* 17:593, 2003.
31. Whitcomb DC, Gorry MC, Preston RA, et al: Hereditary pancreatitis is caused by a mutation in the cationic trypsinogen gene. *Nat Genet* 14:141, 1996.
32. Whitcomb DC, Ulrich CD, Lerch MM, et al: Third International Symposium on Inherited Diseases of the Pancreas. *Pancreatology* 1:423, 2001.
33. Saluja A, Steer M: Pathophysiology of pancreatitis. Role of cytokines and other mediators of inflammation. *Digestion* 60:27, 1999.
34. Saluja AK, Bhahat L: Experimental models of acute pancreatitis, in Johnson L (ed): *Encyclopedia of Gastroenterology*. San Diego: Elsevier, 2004, p 111.
35. Van Acker GJ, Saluja AK, Bhagat L, et al: Cathepsin B inhibition prevents trypsinogen activation and reduces pancreatitis severity. *Am J Physiol Gastrointest Liver Physiol* 283:G794, 2002.
36. Hashimoto D, Ohmuraya M, Hirota M, et al: Involvement of autophagy in trypsinogen activation within the pancreatic acinar cells. *J Cell Biol* 181:1065, 2008.
37. Dudeja V, Phillips P, Mujumdar N, et al: Heat shock protein 70 inhibits apoptosis in cancer cells by two simultaneous but independent mechanisms. *Gastroenterology* 2009 Feb 5 (Epub).
38. Rakonczay Z Jr., Hegyi P, Takacs T, et al: The role of NF-kappaB activation in the pathogenesis of acute pancreatitis. *Gut* 57:259, 2008.
39. Dawra R, Ku YS, Sharif R, et al: An improved method for extracting myeloperoxidase and determining its activity in the pancreas and lungs during pancreatitis. *Pancreas* 37:62, 2008.
40. Makhija R, Kingsnorth AN: Cytokine storm in acute pancreatitis. *J Hepatobiliary Pancreat Surg* 9:401, 2002.
41. Bhagat L, Singh VP, Hietaranta AJ, et al: Heat shock protein 70 prevents secretagogue-induced cell injury in the pancreas by preventing intracellular trypsinogen activation. *J Clin Invest* 106:81, 2000.
42. Sharif R, Dawra RK, Wasiluk K, et al: Impact on toll-like receptor 4 on the severity of acute pancreatitis and pancreatitis-associated lung injury in mice. *Gut* 2009 Feb 6 (Epub).
43. Hietaranta AJ, Singh VP, Bhagat L, et al: Water immersion stress prevents caerulein-induced pancreatic acinar cell nf-kappa b activation by attenuating caerulein-induced intracellular Ca2+ changes. *J Biol Chem* 276:18742, 2001.
44. Kraft M, Lerch MM: Gallstone pancreatitis: When is endoscopic retrograde cholangiopancreatography truly necessary? *Curr Gastroenterol Rep* 5:125, 2003.
45. Werner J, Hartwig W, Uhl W, et al: Useful markers for predicting severity and monitoring progression of acute pancreatitis. *Pancreatology* 3:115, 2003.
46. Ranson JHC: Acute pancreatitis: Surgical management, in Go VLW,

DiMagno EP, Gardner JD et al (eds): *The Pancreas: Biology, Pathophysiology, and Disease*, 2nd ed. New York: Raven Press, 1993, p 637.

47. Banks PA: Epidemiology, natural history, and predictors of disease outcome in acute and chronic pancreatitis. *Gastrointest Endosc* 56:S226, 2002.

48. Neoptolemos JP, Kemppainen EA, Mayer JM, et al: Early prediction of severity in acute pancreatitis by urinary trypsinogen activation peptide: A multicentre study. *Lancet* 355:1955, 2000.

49. Balthazar EJ: Complications of acute pancreatitis: Clinical and CT evaluation. *Radiol Clin North Am* 40:1211, 2002.

50. Loser CH, Folsch UR: Acute pancreatitis: Medical and endoscopic treatment, in Lankisch PG, DiMagno EP (eds): *Pancreatic Disease*. Berlin: Springer-Verlag, 1999, p 66.

51. Johnson CD, Kingsnorth AN, Imrie CW, et al: Double blind, randomised, placebo controlled study of a platelet activating factor antagonist, lexipafant, in the treatment and prevention of organ failure in predicted severe acute pancreatitis. *Gut* 48:62, 2001.

52. Banks PA: Medical management of acute pancreatitis and complications, in Go VLW, DiMagno EP, Gardner JD et al (eds): *The Pancreas: Biology, Pathophysiology, and Disease*. 2nd ed. New York: Raven Press, 1993, p 593.

53. Runzi M, Layer P: Nonsurgical management of acute pancreatitis. Use of antibiotics. *Surg Clin North Am* 79:759, ix, 1999.

54. Buchler P, Reber HA: Surgical approach in patients with acute pancreatitis. Is infected or sterile necrosis an indication—in whom should this be done, when, and why? *Gastroenterol Clin North Am* 28:661, 1999.

55. Clancy TE, Ashley SW: Current management of necrotizing pancreatitis. *Adv Surg* 36:103, 2002.

56. Imrie CW, Carter CR, McKay CJ: Enteral and parenteral nutrition in acute pancreatitis. *Best Pract Res Clin Gastroenterol* 16:391, 2002.

57. Petrov MS, Correia MI, Windsor JA: Nasogastric tube feeding in predicted severe acute pancreatitis. A systematic review of the literature to determine safety and tolerance. *J Pancreas* 9:440, 2008.

58. Skyhoj J, Olsen T: The incidence and clinical relevance of chronic inflammation in the pancreas in autopsy material. *Acta Pathol Microbiol Scand* 86:361, 1978.

59. Copenhagen Pancreatitis Study: An interim report from a prospective epidemiological multicenter study. *Scand J Gastroenterol* 16:305, 1981.

60. Worning H: Incidence and prevalence of chronic pancreatitis, in Beger HG, Buchler M, Ditschuneit H (eds): *Chronic Pancreatitis*. Berlin: Springer-Verlag, 1990, p 8.

61. Worning H: Alcoholic chronic pancreatitis, in Beger HG et al (eds): *The Pancreas*, London: Blackwell-Sciences, 1998, p 672.

62. Zdankiewicz PD, Andersen DK: Pancreatitis in the elderly, in Rosenthal R, Katlic M, Zenilman ME (eds): *Principles and Practice of Geriatric Surgery*. New York: Springer-Verlag, 2001, p 740.

63. Pitchumoni CS: Pathogenesis of alcohol-induced chronic pancreatitis: Facts, perceptions, and misperceptions. *Surg Clin North Am* 81:379, 2001.

64. Strate T, Yekebas E, Knoefel WT, et al: Pathogenesis and the natural course of chronic pancreatitis. *Eur J Gastroenterol Hepatol* 14:929, 2002.

65. Friedreich N: Disease of the pancreas, in Ziemssen H (ed): *Cyclopedia of the Practice of Medicine*. New York: William Wood, 1878, p 549.

66. Durbec JP, Sarles H: Multicenter survey of the etiology of pancreatic diseases. Relationship between the relative risk of developing chronic pancreatitis and alcohol, protein and lipid consumption. *Digestion* 18:337, 1978.

67. Lankisch PG, Lowenfels AB, Maisonneuve P: What is the risk of alcoholic pancreatitis in heavy drinkers? *Pancreas* 25:411, 2002.

68. Dufour MC, Adamson MD: The epidemiology of alcohol-induced pancreatitis. *Pancreas* 27:286, 2003.

69. Renner IG, Savage WT 3rd, Pantoja JL, et al: Death due to acute pancreatitis. A retrospective analysis of 405 autopsy cases. *Dig Dis Sci* 30:1005, 1985.

70. Layer P, Yamamoto H, Kalthoff L, et al: The different courses of early- and late-onset idiopathic and alcoholic chronic pancreatitis. *Gastroenterology* 107:1481, 1994.

71. Comfort MW, Gambrill EE, Baggenstoss AH: Chronic relapsing pancreatitis: A study of twenty-nine cases without associated disease of the biliary or gastro-intestinal tract. *Gastroenterology* 6:376, 1946.

72. Ammann RW, Muellhaupt B, Meyenberger C, et al: Alcoholic nonprogressive chronic pancreatitis: Prospective long-term study of a large cohort with alcoholic acute pancreatitis (1976-1992). *Pancreas* 9:365, 1994.

73. Kondo T, Hayakawa T, Shibata T, et al: Aberrant pancreas is not susceptible to alcoholic pancreatitis. *Int J Pancreatol* 8:245, 1991.

74. Elsasser HP, Haake T, Grimmig M, et al: Repetitive cerulein-induced pancreatitis and pancreatic fibrosis in the rat. *Pancreas* 7:385, 1992.

75. Neuschwander-Tetri BA, Burton FR, Presti ME, et al: Repetitive self-limited acute pancreatitis induces pancreatic fibrogenesis in the mouse. *Dig Dis Sci* 45:665, 2000.

76. Seymour NE, Turk JB, Laster MK, et al: In vitro hepatic insulin resistance in chronic pancreatitis in the rat. *J Surg Res* 46:450, 1989.

77. Niebergall-Roth E, Harder H, Singer MV: A review: Acute and chronic effects of ethanol and alcoholic beverages on the pancreatic exocrine secretion in vivo and in vitro. *Alcohol Clin Exp Res* 22:1570, 1998.

78. Steer ML, Glazer G, Manabe T: Direct effects of ethanol on exocrine secretion from the in vitro rabbit pancreas. *Dig Dis Sci* 24:769, 1979.

79. Hanck C, Schneider A, Whitcomb DC: Genetic polymorphisms in alcoholic pancreatitis. *Best Pract Res Clin Gastroenterol* 17:613, 2003.

80. Witt H, Luck W, Hennies HC, et al: Mutations in the gene encoding the serine protease inhibitor, Kazal type 1 are associated with chronic pancreatitis. *Nat Genet* 25:213, 2000.

81. Lerch MM, Albrecht E, Ruthenburger M, et al: Pathophysiology of alcohol-induced pancreatitis. *Pancreas* 27:291, 2003.

82. Gorelick FS: Alcohol and zymogen activation in the pancreatic acinar cell. *Pancreas* 27:305, 2003.

83. Sahel J, Sarles H: Modifications of pure human pancreatic juice induced by chronic alcohol consumption. *Dig Dis Sci* 24:897, 1979.

84. Sarles H, Bernard JP, Johnson C: Pathogenesis and epidemiology of chronic pancreatitis. *Annu Rev Med* 40:453, 1989.

85. Yamadera K, Moriyama T, Makino I: Identification of immunoreactive pancreatic stone protein in pancreatic stone, pancreatic tissue, and pancreatic juice. *Pancreas* 5:255, 1990.

86. Multigner L, Sarles H, Lombardo D, et al: Pancreatic stone protein. II. Implication in stone formation during the course of chronic calcifying pancreatitis. *Gastroenterology* 89:387, 1985.

87. Freedman SD, Sakamoto K, Venu RP: GP2, the homologue to the renal cast protein uromodulin, is a major component of intraductal plugs in chronic pancreatitis. *J Clin Invest* 92:83, 1993.

88. Imoto M, DiMagno EP: Cigarette smoking increases the risk of pancreatic calcification in late-onset but not early-onset idiopathic chronic pancreatitis. *Pancreas* 21:115, 2000.

89. Lowenfels AB, Maisonneuve P, Whitcomb DC: Risk factors for cancer in hereditary pancreatitis. International Hereditary Pancreatitis Study Group. *Med Clin North Am* 84:565, 2000.

90. Goebell H, Steffen C, Baltzer G, et al: Stimulation of pancreatic secretion of enzymes by acute hypercalcaemia in man. *Eur J Clin Invest* 3:98, 1973.

91. Bess MA, Edis AJ, van Heerden JA: Hyperparathyroidism and pancreatitis. Chance or a causal association? *JAMA* 243:246, 1980.

92. Glueck CJ, Lang J, Hamer T, et al: Severe hypertriglyceridemia and pancreatitis when estrogen replacement therapy is given to hypertriglyceridemic women. *J Lab Clin Med* 123:59, 1994.

93. Singer MV, Chari ST: Classification of chronic pancreatitis, in Beger HG et al (eds): *The Pancreas*. London: Blackwell-Science, 1998, p 665.

94. Othersen HB Jr., Moore FT, Boles ET: Traumatic pancreatitis and pseudocyst in childhood. *J Trauma* 8:535, 1968.

95. Costamagna G, Mutignani M, Ingrosso M, et al: Endoscopic treatment of postsurgical external pancreatic fistulas. *Endoscopy* 33:317, 2001.

96. Warshaw AL: Pancreas divisum and pancreatitis, in Beger HG et al (eds): *The Pancreas*. London: Blackwell-Science, 1998, p 364.

97. Delhaye M, Engelholm L, Cremer M: Pancreas divisum: Congenital anatomic variant or anomaly? Contribution of endoscopic retrograde dorsal pancreatography. *Gastroenterology* 89:951, 1985.

98. Sugawa C, Walt AJ, Nunez DC, et al: Pancreas divisum: Is it a normal anatomic variant? *Am J Surg* 153:62, 1987.

99. Yoshida K, Toki F, Takeuchi T, et al: Chronic pancreatitis caused by an autoimmune abnormality. Proposal of the concept of autoimmune pancreatitis. *Dig Dis Sci* 40:1561, 1995.

100. Ito T, Nakano I, Koyanagi S, et al: Autoimmune pancreatitis as a new clinical entity. Three cases of autoimmune pancreatitis with effective steroid therapy. *Dig Dis Sci* 42:1458, 1997.

101. Stathopoulos G, Nourmand AD, Blackstone M, et al: Rapidly progressive sclerosing cholangitis following surgical treatment of pancreatic pseudocyst. *J Clin Gastroenterol* 21:143, 1995.

102. Shaper AG: Chronic pancreatic disease and protein malnutrition. *Lancet* 1:1223, 1960.

103. Mohan V, Pitchumoni CS: Tropical chronic pancreatitis, in Beger HG

et al (eds): *The Pancreas*. London: Blackwell-Science, 1998, p 688.

104. GeeVarghese P: *Calcific Pancreatitis*. Bombay: Varghese Publishing House, 1985.

105. Pitchumoni CS, Jain NK, Lowenfels AB, et al: Chronic cyanide poisoning: Unifying concept for alcoholic and tropical pancreatitis. *Pancreas* 3:220, 1988.

106. Hassan Z, Mohan V, Ali L, et al: SPINK1 is a susceptibility gene for fibrocalculous pancreatic diabetes in subjects from the Indian subcontinent. *Am J Hum Genet* 71:964, 2002

107. Schneider A, Suman A, Rossi L, et al: SPINK1/PSTI mutations are associated with tropical pancreatitis and type II diabetes mellitus in Bangladesh. *Gastroenterology* 123:1026, 2002.

108. Comfort MW, Steinberg AG: Pedigree of a family with hereditary chronic relapsing pancreatitis. *Gastroenterology* 21:54, 1952.

109. Gross J: Hereditary pancreatitis, in Go VLW, Gardner JD, Brooks FP, et al (eds): *The Exocrine Pancreas: Biology, Pathophysiology and Diseases*. New York: Raven Press, 1986, p 829.

110. Tomsik H, Gress T, Adler G: Hereditary pancreatitis, in Beger HG et al (eds): *The Pancreas*. London: Blackwell-Science, 1998, p 355.

111. Whitcomb DC, Preston RA, Aston CE, et al: A gene for hereditary pancreatitis maps to chromosome 7q35. *Gastroenterology* 110:1975, 1996.

112. Le Bodic L, Bignon JD, Raguenes O, et al: The hereditary pancreatitis gene maps to long arm of chromosome 7. *Hum Mol Genet* 5:549, 1996.

113. Whitcomb DC: Hereditary diseases of the pancreas, in Yamada T, Alpers DH, Laine L, et al (eds): *Textbook of Gastroenterology*, 4th ed. Philadelphia: Lippincott Williams & Wilkins, 2002, p 2147.

114. Masson E, Le Marechal C, Delcenserie R, et al: Hereditary pancreatitis caused by a double gain-of-function trypsinogen mutation. *Hum Genet* 123:521, 2008.

115. Pfutzer RH, Barmada MM, Brunskill AP, et al: SPINK1/PSTI polymorphisms act as disease modifiers in familial and idiopathic chronic pancreatitis. *Gastroenterology* 119:615, 2000.

116. Chen JM, Mercier B, Audrezet MP, et al: Mutational analysis of the human pancreatic secretory trypsin inhibitor (PSTI) gene in hereditary and sporadic chronic pancreatitis. *J Med Genet* 37:67, 2000.

117. Cohn JA, Friedman KJ, Noone PG, et al: Relation between mutations of the cystic fibrosis gene and idiopathic pancreatitis. *N Engl J Med* 339:653, 1998.

118. Sharer N, Schwarz M, Malone G, et al: Mutations of the cystic fibrosis gene in patients with chronic pancreatitis. *N Engl J Med* 339:645, 1998.

119. Cohn JA, Bornstein JD, Jowell PS: Cystic fibrosis mutations and genetic predisposition to idiopathic chronic pancreatitis. *Med Clin North Am* 84:621, ix, 2000.

120. Layer P, Kalthoff L, Clain JE, et al: Nonalcoholic chronic pancreatitis: Two diseases? *Dig Dis Sci* 30:980, 1985.

121. Ammann RW: Chronic pancreatitis in the elderly. *Gastroenterol Clin North Am* 19:905, 1990.

122. Chen JM, Mercier B, Audrezet MP, et al: Mutations of the pancreatic secretory trypsin inhibitor (PSTI) gene in idiopathic chronic pancreatitis. *Gastroenterology* 120:1061, 2001.

123. Kloppel G, Maillet B: Pathology of chronic pancreatitis, in Beger HG et al (eds): *The Pancreas*. London: Blackwell-Science, 1998, p 720.

124. Nagai H, Ohtsubo K: Pancreatic lithiasis in the aged. Its clinicopathology and pathogenesis. *Gastroenterology* 86:331, 1984.

125. Apte MV, Wilson JS: Stellate cell activation in alcoholic pancreatitis. *Pancreas* 27:316, 2003.

126. McCarroll J, Phillips P, Santucci N, et al: Vitamin A induces quiescence in culture-activated pancreatic stellate cells—potential as an antifibrotic agent. *Pancreas* 27:396, 2003.

127. Schneider A, Whitcomb DC: Hereditary pancreatitis: A model for inflammatory diseases of the pancreas. *Best Pract Res Clin Gastroenterol* 16:347, 2002.

128. Bockman DE, Kennedy RH, Multigner L, et al: Fine structure of the organic matrix of human pancreatic stones. *Pancreas* 1:204, 1986.

129. Guy O, Robles-Diaz G, Adrich Z, et al: Protein content of precipitates present in pancreatic juice of alcoholic subjects and patients with chronic calcifying pancreatitis. *Gastroenterology* 84:102, 1983.

130. Sarles H, Dagorn JC, Giorgi D, et al: Renaming pancreatic stone protein as "lithostathine." *Gastroenterology* 99:900, 1990.

131. Watanabe T, Yonekura H, Terazono K, et al: Complete nucleotide sequence of human reg gene and its expression in normal and tumoral tissues. The reg protein, pancreatic stone protein, and pancreatic thread protein are one and the same product of the gene. *J Biol Chem* 265:7432, 1990.

132. Goggin P, Johnson C: Pancreatic stones, in Beger HG et al (eds): *The Pancreas*. London: Blackwell-Science, 1998, p 711.

133. Bernard JP, Barthet M, Gharib B, et al: Quantification of human lithostathine by high performance liquid chromatography. *Gut* 36:630, 1995.

134. Giorgi D, Bernard JP, Rouquier S, et al: Secretory pancreatic stone protein messenger RNA. Nucleotide sequence and expression in chronic calcifying pancreatitis. *J Clin Invest* 84:100, 1989.

135. Rinderknecht H, Renner IG, Koyama HH: Lysosomal enzymes in pure pancreatic juice from normal healthy volunteers and chronic alcoholics. *Dig Dis Sci* 24:180, 1979.

136. Warshaw AL, Simeone J, Schapiro RH, et al: Objective evaluation of ampullary stenosis with ultrasonography and pancreatic stimulation. *Am J Surg* 149:65, 1985.

137. Freeney P: Radiology, in Beger HG et al (eds): *The Pancreas*. London: Blackwell-Science, 1998, p 728.

138. Bolondi L, Li Bassi S, Gaiani S, et al: Sonography of chronic pancreatitis. *Radiol Clin North Am* 27:815, 1989.

139. Barish MA, Yucel EK, Soto JA, et al: MR cholangiopancreatography: efficacy of three-dimensional turbo spin-echo technique. *AJR Am J Roentgenol* 165:295, 1995.

140. Catalano MF, Lahoti S, Geenen JE, et al: Prospective evaluation of endoscopic ultrasonography, endoscopic retrograde pancreatography, and secretin test in the diagnosis of chronic pancreatitis. *Gastrointest Endosc* 48:11, 1998.

141. Kahl S, Glasbrenner B, Leodolter A, et al: EUS in the diagnosis of early chronic pancreatitis: a prospective follow-up study. *Gastrointest Endosc* 55:507, 2002.

142. Freeman ML, DiSario JA, Nelson DB, et al: Risk factors for post-ERCP pancreatitis: a prospective, multicenter study. *Gastrointest Endosc* 54:425, 2001.

143. Bradley EL 3rd: Pancreatic duct pressure in chronic pancreatitis. *Am J Surg* 144:313, 1982.

144. Murayama KM, Joehl RJ: Chronic pancreatitis, in Greenfield IJ, Mulholland M, Oldham KT et al (eds): *Surgery, Scientific Principles and Practice*, 3rd ed. Philadelphia: Lippincott Williams & Wilkins, 2001, p 873.

145. Nealon WH, Matin S: Analysis of surgical success in preventing recurrent acute exacerbations in chronic pancreatitis. *Ann Surg* 233:793, 2001.

146. Ammann RW, Muellhaupt B: The natural history of pain in alcoholic chronic pancreatitis. *Gastroenterology* 116:1132, 1999.

147. Ammann RW, Akovbiantz A, Largiader F, et al: Course and outcome of chronic pancreatitis. Longitudinal study of a mixed medical-surgical series of 245 patients. *Gastroenterology* 86:820, 1984.

148. Girdwood AH, Marks IN, Bornman PC, et al: Does progressive pancreatic insufficiency limit pain in calcific pancreatitis with duct stricture or continued alcohol insult? *J Clin Gastroenterol* 3:241, 1981.

149. Lankisch PG, Lohr-Happe A, Otto J, et al: Natural course in chronic pancreatitis. Pain, exocrine and endocrine pancreatic insufficiency and prognosis of the disease. *Digestion* 54:148, 1993.

150. Bockman DE, Buchler M: Pain mechanisms, in Beger HG et al (eds): *The Pancreas*. London: Blackwell-Science, 1998, p 698.

151. Bockman DE, Buchler M, Malfertheiner P, et al: Analysis of nerves in chronic pancreatitis. *Gastroenterology* 94:1459, 1988.

152. Ebbehoj N, Borly L, Bulow J, et al: Pancreatic tissue fluid pressure in chronic pancreatitis. Relation to pain, morphology, and function. *Scand J Gastroenterol* 25:1046, 1990.

153. DiMagno EP, Go VL, Summerskill WH: Relations between pancreatic enzyme outputs and malabsorption in severe pancreatic insufficiency. *N Engl J Med* 288:813, 1973.

154. DiMagno EP, Malagelada JR, Go VL: Relationship between alcoholism and pancreatic insufficiency. *Ann N Y Acad Sci* 252:200, 1975.

155. Dutta SK, Russell RM, Iber FL: Influence of exocrine pancreatic insufficiency on the intraluminal pH of the proximal small intestine. *Dig Dis Sci* 24:529, 1979.

156. Malka D, Hammel P, Sauvanet A, et al: Risk factors for diabetes mellitus in chronic pancreatitis. *Gastroenterology* 119:1324, 2000.

157. Couet C, Genton P, Pointel JP, et al: The prevalence of retinopathy is similar in diabetes mellitus secondary to chronic pancreatitis with or without pancreatectomy and in idiopathic diabetes mellitus. *Diabetes Care* 8:323, 1985.

158. Slezak LA, Andersen DK: Pancreatic resection: Effects on glucose

metabolism. *World J Surg* 25:452, 2001.

159. Kono T, Wang XP, Fisher WE, et al: Pancreatic polypeptide (PP), in Martini L (ed): *Encyclopedia of Endocrine Diseases*, Vol. 3. San Diego: Elsevier, 2004, p 488.

160. Seymour NE, Volpert AR, Lee EL, et al: Alterations in hepatocyte insulin binding in chronic pancreatitis: Effects of pancreatic polypeptide. *Am J Surg* 169:105, discussion 110, 1995.

161. Spector SA, Frattini JC, Zdankiewicz PD, et al: Insulin receptor gene expression in chronic pancreatitis: The effects of pancreatic polypeptide. *Surg Forum* 48:168, 1997.

162. Brunicardi FC, Chaiken RL, Ryan AS, et al: Pancreatic polypeptide administration improves abnormal glucose metabolism in patients with chronic pancreatitis. *J Clin Endocrinol Metab* 81:3566, 1996.

163. Orci L: Macro- and micro-domains in the endocrine pancreas. *Diabetes* 31:538, 1982.

164. Seymour NE, Brunicardi FC, Chaiken RL, et al: Reversal of abnormal glucose production after pancreatic resection by pancreatic polypeptide administration in man. *Surgery* 104:119, 1988.

165. Hanazaki K, Nose Y, Brunicardi FC: Artificial endocrine pancreas. *J Am Coll Surg* 193:310, 2001.

166. Andersen DK: Mechanisms and emerging treatments of the metabolic complications of chronic pancreatitis. *Pancreas* 35:1, 2007.

167. Andersen D: The role of pancreatic polypeptide in glucose metabolism, in Thompson JC (ed): *Gastrointestinal Endocrinology Receptor and Post-Receptor Mechanisms.* San Diego: Academic Press, 1990, p 333.

168. Gyr K, Agrawal NM, Felsenfeld O, et al: Comparative study of secretin and Lundh tests. *Am J Dig Dis* 20:506, 1975.

169. Somogyi L, Cintron M, Toskes PP: Synthetic porcine secretin is highly accurate in pancreatic function testing in individuals with chronic pancreatitis. *Pancreas* 21:262, 2000.

170. Denyer ME, Cotton PB: Pure pancreatic juice studies in normal subjects and patients with chronic pancreatitis. *Gut* 20:89, 1979.

171. Tanner AR, Fisher D, Ward C, et al: An evaluation of the one-day NBT-PABA/14C-PABA in the assessment of pancreatic exocrine insufficiency. *Digestion* 29:42, 1984.

172. Ammann RW, Buhler H, Pei P: Comparative diagnostic accuracy of four tubeless pancreatic function tests in chronic pancreatitis. *Scand J Gastroenterol* 17:997, 1982.

173. Brugge W, Goff JS, Allen N: Development of a dual label Schilling test for pancreatic exocrine function based on the differential absorption of cobalamin malabsorption in pancreatic insufficiency. *J Clin Invest* 61:47, 1978.

174. Haverback B, Dyce B, Gutentag P: Measurement of trypsin and chymotrypsin in stool: A diagnostic test for pancreatic exocrine function. *Gastroenterology* 44:588, 1986.

175. Gullo L, Ventrucci M, Tomassetti P, et al: Fecal elastase 1 determination in chronic pancreatitis. *Dig Dis Sci* 44:210, 1999.

176. Goff JS: Two-stage triolein breath test differentiates pancreatic insufficiency from other causes of malabsorption. *Gastroenterology* 83:44, 1982.

177. Axon AT, Classen M, Cotton PB, et al: Pancreatography in chronic pancreatitis: International definitions. *Gut* 25:1107, 1984.

178. Brugge WR: The role of endoscopic ultrasound in pancreatic disorders. *Int J Pancreatol* 20:1, 1996.

179. Catanzaro A, Richardson S, Veloso H, et al: Long-term follow-up of patients with clinically indeterminate suspicion of pancreatic cancer and normal EUS. *Gastrointest Endosc* 58:836, 2003.

180. Lankisch PG: Prognosis, in Beger HG et al (eds): *The Pancreas*. London: Blackwell-Science, 1998, p 740.

181. Miyake H, Harada H, Kunichika K, et al: Clinical course and prognosis of chronic pancreatitis. *Pancreas* 2:378, 1987.

182. Lowenfels AB, Maisonneuve P, Cavallini G, et al: Prognosis of chronic pancreatitis: An international multicenter study. International Pancreatitis Study Group. *Am J Gastroenterol* 89:1467, 1994.

183. Frey CF, Child CG, Fry W: Pancreatectomy for chronic pancreatitis. *Ann Surg* 184:403, 1976.

184. Lowenfels AB, Maisonneuve P, Cavallini G, et al: Pancreatitis and the risk of pancreatic cancer. International Pancreatitis Study Group. *N Engl J Med* 328:1433, 1993.

185. Aspelund G, Topazian MD, Lee JH, et al: Improved outcomes for benign disease with limited pancreatic head resection. *J Gastrointest Surg* 9:400, 2005.

186. Sankaran S, Walt AJ: The natural and unnatural history of pancreatic pseudocysts. *Br J Surg* 62:37, 1975.

187. Yeo CJ, Bastidas JA, Lynch-Nyhan A, et al: The natural history of pancreatic pseudocysts documented by computed tomography. *Surg Gynecol Obstet* 170:411, 1990.

188. Goulet RJ, Goodman J, Schaffer R, et al: Multiple pancreatic pseudocyst disease. *Ann Surg* 199:6, 1984.

189. Vitas GJ, Sarr MG: Selected management of pancreatic pseudocysts: Operative versus expectant management. *Surgery* 111:123, 1992.

190. Warshaw AL, Jin GL, Ottinger LW: Recognition and clinical implications of mesenteric and portal vein obstruction in chronic pancreatitis. *Arch Surg* 122:410, 1987.

191. Warshaw AL, Rattner DW: Timing of surgical drainage for pancreatic pseudocyst. Clinical and chemical criteria. *Ann Surg* 202:720, 1985.

192. Pancreatitis: Pancreatic pseudocysts and their complications. *Gastroenterology* 73:593, 1977.

193. Baron TH, Harewood GC, Morgan DE, et al: Outcome differences after endoscopic drainage of pancreatic necrosis, acute pancreatic pseudocysts, and chronic pancreatic pseudocysts. *Gastrointest Endosc* 56:7, 2002.

194. Gerzof SG, Banks PA, Robbins AH, et al: Early diagnosis of pancreatic infection by computed tomography-guided aspiration. *Gastroenterology* 93:1315, 1987.

195. Kozarek RA, Brayko CM, Harlan J, et al: Endoscopic drainage of pancreatic pseudocysts. *Gastrointest Endosc* 31:322, 1985.

196. Bell RH Jr.: Atlas of pancreatic surgery, in Bell RH Jr., Rikkers LF, Mulholland MW (eds): *Digestive Tract Surgery. A Text and Atlas.* Philadelphia: Lippincott-Raven, 1996, p 963.

197. Park AE, Heniford BT: Therapeutic laparoscopy of the pancreas. *Ann Surg* 236:149, 2002.

198. Nealon WH, Walser: Duct drainage alone is sufficient in the operative management of pancreatic pseudocyst in patients with chronic pancreatitis. *Ann Surg* 237:614, discussion 620, 2003.

199. Hawes RH: Endoscopic management of pseudocysts. *Rev Gastroenterol Disord* 3:135, 2003.

200. Heider R, Meyer AA, Galanko JA, et al: Percutaneous drainage of pancreatic pseudocysts is associated with a higher failure rate than surgical treatment in unselected patients. *Ann Surg* 229:781, discussion 787, 1999.

201. Rao R, Fedorak I, Prinz RA: Effect of failed computed tomography-guided and endoscopic drainage on pancreatic pseudocyst management. *Surgery* 114:843, discussion 847, 1993.

202. Cameron J: Chronic pancreatic ascites and pancreatic pleural effusions. *Gastroenterology* 74:134, 1987.

203. Lipsett PA, Cameron JL: Internal pancreatic fistula. *Am J Surg* 163:216, 1992.

204. Uchiyama T, Suzuki T, Adachi A, et al: Pancreatic pleural effusion: Case report and review of 113 cases in Japan. *Am J Gastroenterol* 87:387, 1992.

205. Lipsett PA, Cameron JL: Treatment of ascites and fistulas, in Beger HG et al (eds): *The Pancreas*. London: Blackwell-Science, 1998, p 788.

206. Yeo C, Cameron J: Exocrine pancreas, in Townsend C, et al (eds): *Sabiston's Textbook of Surgery*. New York: Lippincott-Raven, 2000 p 1112.

207. Beger H, Schlosser W, Poch B, et al: Inflammatory mass in the head of the pancreas, in Beger HG et al (eds): *The Pancreas*. London: Blackwell-Science, 1998, p 757.

208. Friess H, Yamanaka Y, Buchler M, et al: A subgroup of patients with chronic pancreatitis overexpress the c-erb B-2 protooncogene. *Ann Surg* 220:183, 1994.

209. Sakorafas GH, Sarr MG, Farley DR, et al: The significance of sinistral portal hypertension complicating chronic pancreatitis. *Am J Surg* 179:129, 2000.

210. Trapnell JE: Chronic relapsing pancreatitis: A review of 64 cases. *Br J Surg* 66:471, 1979.

211. Amann ST, Toskes PP: Analgesic treatment, in Beger HG et al (eds): *The Pancreas*. London: Blackwell-Science, 1998, p 766.

212. Isaksson G, Ihse I: Pain reduction by an oral pancreatic enzyme preparation in chronic pancreatitis. *Dig Dis Sci* 28:97, 1983.

213. Ramo OJ, Puolakkainen PA, Seppala K, et al: Self-administration of enzyme substitution in the treatment of exocrine pancreatic insufficiency. *Scand J Gastroenterol* 24:688, 1989.

214. Halgreen H, Pedersen NT, Worning H: Symptomatic effect of pancreatic enzyme therapy in patients with chronic pancreatitis. *Scand J Gastroenterol* 21:104, 1986.

215. Hildebrand P, Ensinck JW, Gyr K, et al: Evidence for hormonal

inhibition of exocrine pancreatic function by somatostatin 28 in humans. *Gastroenterology* 103:240, 1992.

216. Toskes PP, Forsmark CE, DeMeo MT, et al: A multicenter controlled trial of octreotide for pain of chronic pancreatitis. *Pancreas* 8:A774, 1993.

217. Toskes PP, Forsmark CE, DeMeo MT, et al: An open-label trial of octreotide for the pain of chronic pancreatitis. *Gastroenterology* 8:A326, 1994.

218. Malfertheiner P, Mayer D, Buchler M, et al: Treatment of pain in chronic pancreatitis by inhibition of pancreatic secretion with octreotide. *Gut* 36:450, 1995.

219. Gress F, Schmitt C, Sherman S, et al: Endoscopic ultrasound-guided celiac plexus block for managing abdominal pain associated with chronic pancreatitis: a prospective single center experience. *Am J Gastroenterol* 96:409, 2001.

220. Jacob L, Geenen JE, Catalano MF, et al: Prevention of pancreatitis in patients with idiopathic recurrent pancreatitis: A prospective non-blinded randomized study using endoscopic stents. *Endoscopy* 33:559, 2001.

221. Aizawa T, Ueno N: Stent placement in the pancreatic duct prevents pancreatitis after endoscopic sphincter dilation for removal of bile duct stones. *Gastrointest Endosc* 54:209, 2001.

222. Lau ST, Simchuk EJ, Kozarek RA, et al: A pancreatic ductal leak should be sought to direct treatment in patients with acute pancreatitis. *Am J Surg* 181:411, 2001.

223. Canty TG Sr., Weinman D: Management of major pancreatic duct injuries in children. *J Trauma* 50:1001, 2001.

224. Kim HS, Lee DK, Kim IW, et al: The role of endoscopic retrograde pancreatography in the treatment of traumatic pancreatic duct injury. *Gastrointest Endosc* 54:49, 2001.

225. Heyries L, Barthet M, Delvasto C, et al: Long-term results of endoscopic management of pancreas divisum with recurrent acute pancreatitis. *Gastrointest Endosc* 55:376, 2002.

226. Gabbrielli A, Mutignani M, Pandolfi M, et al: Endotherapy of early onset idiopathic chronic pancreatitis: Results with long-term follow-up. *Gastrointest Endosc* 55:488, 2002.

227. Kozarek RA, Brandabur JJ, Ball TJ, et al: Clinical outcomes in patients who undergo extracorporeal shock wave lithotripsy for chronic calcific pancreatitis. *Gastrointest Endosc* 56:496, 2002.

228. Nealon WH, Thompson JC: Progressive loss of pancreatic function in chronic pancreatitis is delayed by main pancreatic duct decompression. A longitudinal prospective analysis of the modified puestow procedure. *Ann Surg* 217:458, discussion 466, 1993.

229. Link G: The treatment of chronic pancreatitis by pancreatostomy: A new operation. *Ann Surg* 53:768, 1911.

230. Link G: Long term outcome of pancreatostomy for chronic pancreatitis. *Ann Surg* 101:287, 1935.

231. Priestley JT, Comfort MW, Radcliffe J: Total pancreatectomy for hyperinsulinism due to an islet-cell adenoma: Survival and cure at sixteen months after operation presentation of metabolic studies. *Ann Surg* 119:211, 1944.

232. Whipple AO: Radical surgery for certain cases of pancreatic fibrosis associated with calcareous deposits. *Ann Surg* 124:991, 1946.

233. Fry WJ, Child CG 3rd: Ninety-five per cent distal pancreatectomy for chronic pancreatitis. *Ann Surg* 162:543, 1965.

234. Moody FG, Calabuig R, Vecchio R, et al: Stenosis of the sphincter of Oddi. *Surg Clin North Am* 70:1341, 1990.

235. Cattell RB: Anastomosis of the duct of Wirsung in palliative operation for carcinoma of the head of the pancreas. *Surg Clin North Am* 27:636, 1947.

236. Duval MK Jr.: Caudal pancreatico-jejunostomy for chronic relapsing pancreatitis. *Ann Surg* 140:775, 1954.

237. Zollinger RM, Keith LM Jr., Ellison EH: Pancreatitis. *N Engl J Med* 251:497, 1954.

238. Puestow CB, Gillesby WJ: Retrograde surgical drainage of pancreas for chronic relapsing pancreatitis. *AMA Arch Surg* 76:898, 1958.

239. Partington PF, Rochelle RE: Modified Puestow procedure for retrograde drainage of the pancreatic duct. *Ann Surg* 152:1037, 1960.

240. Izbicki JR, Bloechle C, Broering DC, et al: Longitudinal V-shaped excision of the ventral pancreas for small duct disease in severe chronic pancreatitis: prospective evaluation of a new surgical procedure. *Ann Surg* 227:213, 1998.

241. Eleftheriadis N, Dinu F, Delhaye M: Long-term outcome after pancreatic stenting in severe chronic pancreatitis. *Endoscopy* 37:223, 2005.

242. Gabbrielli A, Pandolfi M, Mutignani M, et al: Efficacy of main pancreatic-duct endoscopic drainage in patients with chronic pancreatitis, continuous pain, and dilated duct. *Gastrointest Endosc* 61:576, 2005.

243. Morgan DE, Smith JK, Hawkins K, et al: Endoscopic stent therapy in advanced chronic pancreatitis: Relationships between ductal changes, clinical response, and stent patency. *Am J Gastroenterol* 98:821, 2003.

244. Rosch T, Daniel S, Scholz M, et al: Endoscopic treatment of chronic pancreatitis: a multicenter study of 1000 patients with long-term follow-up. *Endoscopy* 34:765, 2002.

245. Ponchon T, Bory RM, Hedelius F, et al: Endoscopic stenting for pain relief in chronic pancreatitis: Results of a standardized protocol. *Gastrointest Endosc* 42:452, 1995.

246. Vitale GC, Cothron K, Vitale EA, et al: Role of pancreatic duct stenting in the treatment of chronic pancreatitis. *Surg Endosc* 18:1431, 2004.

247. Bradley EL 3rd: Long-term results of pancreatojejunostomy in patients with chronic pancreatitis. *Am J Surg* 153:207, 1987.

248. Cahen DL, Gouma DJ, Nio Y, et al: Endoscopic versus surgical drainage of the pancreatic duct in chronic pancreatitis. *N Engl J Med* 356:676, 2007.

249. Aldridge MC, Williamson RC: Distal pancreatectomy with and without splenectomy. *Br J Surg* 78:976, 1991.

250. Khanna A, Koniaris LG, Nakeeb A, et al: Laparoscopic spleen-preserving distal pancreatectomy. *J Gastrointest Surg* 9:733, 2005.

251. Hess W: Surgical tactics in chronic pancreatitis, in Hess W, Berci G (eds): *Textbook of Bilio-Pancreatic Diseases*, Vol. 4. Paua: Piccin Nuova Libraria, 1997, p 2299.

252. Traverso LW, Longmire WP Jr.: Preservation of the pylorus in pancreaticoduodenectomy. *Surg Gynecol Obstet* 146:959, 1978.

253. Huang JJ, Yeo CJ, Sohn TA, et al: Quality of life and outcomes after pancreaticoduodenectomy. *Ann Surg* 231:890, 2000.

254. Sakorafas GH, Farnell MB, Nagorney DM, et al: Pancreatoduodenectomy for chronic pancreatitis: Long-term results in 105 patients. *Arch Surg* 135:517, discussion 523, 2000.

255. Jimenez RE, Fernandez-del Castillo C, Rattner DW, et al: Outcome of pancreaticoduodenectomy with pylorus preservation or with antrectomy in the treatment of chronic pancreatitis. *Ann Surg* 231:293, 2000.

256. Braasch JW, Vito L, Nugent FW: Total pancreatectomy of end-stage chronic pancreatitis. *Ann Surg* 188:317, 1978.

257. Cooper MJ, Williamson RC, Benjamin IS, et al: Total pancreatectomy for chronic pancreatitis. *Br J Surg* 74:912, 1987.

258. Mannell A, Adson MA, McIlrath DC, et al: Surgical management of chronic pancreatitis: Long-term results in 141 patients. *Br J Surg* 75:467, 1988.

259. Alberti M: Proceedings of the Post EASD International Symposium on Diabetes Secondary to Pancreatopathy, International Congress Series, Padova, 1987. Amsterdam: Excerpta Medica, 1988, p 211.

260. Gall FP, Muhe E, Gebhardt C: Results of partial and total pancreaticoduodenectomy in 117 patients with chronic pancreatitis. *World J Surg* 5:269, 1981.

261. Beger HG, Witte C, Krautzberger W, et al: [Experiences with duodenum-sparing pancreas head resection in chronic pancreatitis]. *Chirurg* 51:303, 1980.

262. Beger HG, Krautzberger W, Bittner R, et al: Duodenum-preserving resection of the head of the pancreas in patients with severe chronic pancreatitis. *Surgery* 97:467, 1985.

263. Beger HG, Schlosser W, Friess HM, et al: Duodenum-preserving head resection in chronic pancreatitis changes the natural course of the disease: A single-center 26-year experience. *Ann Surg* 230:512, discussion 519, 1999.

264. Buchler MW, Friess H, Muller MW, et al: Randomized trial of duodenum-preserving pancreatic head resection versus pylorus-preserving Whipple in chronic pancreatitis. *Am J Surg* 169:65, discussion 69, 1995.

265. Frey CF, Smith GJ: Description and rationale of a new operation for chronic pancreatitis. *Pancreas* 2:701, 1987.

266. Frey CF, Amikura K: Local resection of the head of the pancreas combined with longitudinal pancreaticojejunostomy in the management of patients with chronic pancreatitis. *Ann Surg* 220:492, discussion 504, 1994.

267. Andersen DK, Topazian MD: Pancreatic head excavation: A variation on the theme of duodenum-preserving pancreatic head resection. *Arch Surg* 139:375, 2004.

268. Izbicki JR, Strate T, Yekebas EE, et al: Chronic pancreatitis, in Yeo CJ, Dempsey DT, Klein AS, et al (eds): *Shackleford's Surgery of the Alimen-*

tary Tract. 6th ed. New York: Saunders, 2007, p 1218.

269. Ho HS, Frey CF: The Frey procedure: Combined local resection of the head of the pancreas with longitudinal pancreaticojejunostomy. *Operat Tech Gen Surg* 4:153, 2001.

270. Ho HS, Frey CF: The Frey procedure: Local resection of pancreatic head combined with lateral pancreaticojejunostomy. *Arch Surg* 136:1353, 2001.

271. Farkas G, Leindler L, Daroczi M, et al: Organ-preserving pancreatic head resection in chronic pancreatitis. *Br J Surg* 90:29, 2003.

272. Farkas G, Leindler L, Daroczi M, et al: Prospective randomised comparison of organ-preserving pancreatic head resection with pylorus-preserving pancreaticoduodenectomy. *Langenbecks Arch Surg* 391:338, 2006.

273. Gloor B, Friess H, Uhl W, et al: A modified technique of the Beger and Frey procedure in patients with chronic pancreatitis. *Dig Surg* 18:21, 2001.

274. Koninger J, Seiler CM, Sauerland S, et al: Duodenum-preserving pancreatic head resection—a randomized controlled trial comparing the original Beger procedure with the Berne modification (ISRCTN No. 50638764). *Surgery* 143:490, 2008.

275. Izbicki JR, Bloechle C, Broering DC, et al: Extended drainage versus resection in surgery for chronic pancreatitis: A prospective randomized trial comparing the longitudinal pancreaticojejunostomy combined with local pancreatic head excision with the pylorus-preserving pancreatoduodenectomy. *Ann Surg* 228:771, 1998.

276. Izbicki JR, Bloechle C, Knoefel WT, et al: Duodenum-preserving resection of the head of the pancreas in chronic pancreatitis. A prospective, randomized trial. *Ann Surg* 221:350, 1995.

277. Strate T, Bachmann K, Busch P, et al: Resection vs drainage in treatment of chronic pancreatitis: Long-term results of a randomized trial. *Gastroenterology* 134:1406, 2008.

278. Klempa I, Spatny M, Menzel J, et al: [Pancreatic function and quality of life after resection of the head of the pancreas in chronic pancreatitis. A prospective, randomized comparative study after duodenum preserving resection of the head of the pancreas versus Whipple's operation]. *Chirurg* 66:350, 1995.

279. Buchler MW, Friess H, Bittner R, et al: Duodenum-preserving pancreatic head resection: Long-term results. *J Gastrointest Surg* 1:13, 1997.

280. Riediger H, Adam U, Fischer E, et al: Long-term outcome after resection for chronic pancreatitis in 224 patients. *J Gastrointest Surg* 11:949, discussion 959, 2007.

281. Ramesh H, Jacob G, Lekha V, et al: Ductal drainage with head coring in chronic pancreatitis with small-duct disease. *J Hepatobiliary Pancreat Surg* 10:366, 2003.

282. Shrikhande SV, Kleeff J, Friess H, et al: Management of pain in small duct chronic pancreatitis. *J Gastrointest Surg* 10:227, 2006.

283. Najarian JS, Sutherland DE, Baumgartner D, et al: Total or near total pancreatectomy and islet autotransplantation for treatment of chronic pancreatitis. *Ann Surg* 192:526, 1980.

284. Farney AC, Najarian JS, Nakhleh RE, et al: Autotransplantation of dispersed pancreatic islet tissue combined with total or near-total pancreatectomy for treatment of chronic pancreatitis. *Surgery* 110:427, discussion 437, 1991.

285. Robertson RP, Lanz KJ, Sutherland DE, et al: Prevention of diabetes for up to 13 years by autoislet transplantation after pancreatectomy for chronic pancreatitis. *Diabetes* 50:47, 2001.

286. Rastellini C: Donor and recipient selection in pancreatic islet transplantation. *Curr Opin Organ Transplant* 7:196, 2002.

287. Robertson GS, Dennison AR, Johnson PR, et al: A review of pancreatic islet autotransplantation. *Hepatogastroenterology* 45:226, 1998.

288. Lillemoe KD, Cameron JL, Kaufman HS, et al: Chemical splanchnicectomy in patients with unresectable pancreatic cancer. A prospective randomized trial. *Ann Surg* 217:447, discussion 456, 1993.

289. Mallet-Guy P: Bilan de 215 operations nerveuses, splanchnicectomies ou ganglietomies coeliaqus gauches, pour pancreatite chronique et recidivante. *Lyon Chir* 76:361, 1980.

290. Michotey G, Sastre B, Argeme M, et al: [Splanchnicectomy by Dubois' transhiatal approach. Technics, indications and results. Apropos of 25 nerve sections for visceral abdominal pain]. *J Chir* (Paris) 120:487, 1983.

291. Stone HH, Chauvin EJ: Pancreatic denervation for pain relief in chronic alcohol associated pancreatitis. *Br J Surg* 77:303, 1990.

292. Cuschieri A: Laparoscopic surgery of the pancreas. *J Roy Coll Surg Edinb* 39:178, 1994.

293. Richards ML, Gauger PG, Thompson NW, et al: Pitfalls in the surgical treatment of insulinoma. *Surgery* 132:1040, discussion 1049, 2002.

294. Howard TJ, Stabile BE, Zinner MJ, et al: Anatomic distribution of pancreatic endocrine tumors. *Am J Surg* 159:258, 1990.

295. Deol ZK, Frezza E, DeJong S, et al: Solitary hepatic gastrinoma treated with laparoscopic radiofrequency ablation. *JSLS* 7:285, 2003.

296. Case CC, Wirfel K, Vassilopoulou-Sellin R: Vasoactive intestinal polypeptide-secreting tumor (VIPoma) with liver metastases: Dramatic and durable symptomatic benefit from hepatic artery embolization, a case report. *Med Oncol* 19:181, 2002.

297. Tanaka S, Yamasaki S, Matsushita H, et al: Duodenal somatostatinoma: A case report and review of 31 cases with special reference to the relationship between tumor size and metastasis. *Pathol Int* 50:146, 2000.

298. *http://seer.cancer.gov/statfacts/html/pancreas.html*: SEER Stat Fact Sheets. [accessed March 20, 2009.]

299. Gold EB, Goldin SB: Epidemiology of and risk factors for pancreatic cancer. *Surg Oncol Clin N Am* 7:67, 1998.

300. Fisher WE: Diabetes: Risk factor for the development of pancreatic cancer or manifestation of the disease? *World J Surg* 25:503, 2001.

301. Jean M, Lowy A, Chiao P, et al: *The Molecular Biology of Pancreatic Cancer*. New York: Springer-Verlag, 2002.

302. Berger D, Fischer W: *Inherited Pancreatic Cancer Symdromes*. New York: Springer-Verlag, 2002.

303. Fisher WE, Muscarella P, Boros LG, et al: Gastrointestinal hormones as potential adjuvant treatment of exocrine pancreatic adenocarcinoma. *Int J Pancreatol* 24:169, 1998.

304. Biankin AV, Kench JG, Dijkman FP, et al: Molecular pathogenesis of precursor lesions of pancreatic ductal adenocarcinoma. *Pathology* 35:14, 2003.

305. Wilentz RE, Hruban RH: Pathology of cancer of the pancreas. *Surg Oncol Clin N Am* 7:43, 1998.

306. Ries L, Melbert D, Krapcho M, et al: SEER Cancer Statistics Review. National Cancer Institute 1975-2004.

307. Ritts R, Pitt H: CA29-9 in pancreatic cancer. *Surg Oncol Clin N Am* 7:93, 1998.

308. Iacobuzio-Donahue CA, Maitra A, Olsen M, et al: Exploration of global gene expression patterns in pancreatic adenocarcinoma using cDNA microarrays. *Am J Pathol* 162:1151, 2003.

309. Squillaci E, Fanucco E, Scuito F: Vascular involvement in pancreatic neoplasm: A comparison between spiral CT and DSA. *Dig Dis Sci* 48:449, 2003.

310. Kim HJ, Conlon KC: *Laparoscopic Staging*. New York: Springer-Verlag, 2002.

311. Shah RJ, Howell DA, Desilets DJ, et al: Multicenter randomized trial of the spiral Z-stent compared with the Wallstent for malignant biliary obstruction. *Gastrointest Endosc* 57:830, 2003.

312. Singh SM, Reber HA: Surgical palliation for pancreatic cancer. *Surg Clin North Am* 69:599, 1989.

313. Casper ES, Green MR, Kelsen DP, et al: Phase II trial of gemcitabine (2,2'-difluorodeoxycytidine) in patients with adenocarcinoma of the pancreas. *Invest New Drugs* 12:29, 1994.

314. Yamaguchi K, Kishinaka M, Nagai E, et al: Pancreatoduodenectomy for pancreatic head carcinoma with or without pylorus preservation. *Hepatogastroenterology* 48:1479, 2001.

315. Ohtsuka T, Yamaguchi K, Ohuchida J, et al: Comparison of quality of life after pylorus-preserving pancreatoduodenectomy and Whipple resection. *Hepatogastroenterology* 50:846, 2003.

316. Heslin MJ, Harrison LE, Brooks AD, et al: Is intra-abdominal drainage necessary after pancreaticoduodenectomy? *J Gastrointest Surg* 2:373, 1998.

317. Pedrazzoli S, DiCarlo V, Dionigi R, et al: Standard versus extended lymphadenectomy associated with pancreatoduodenectomy in the surgical treatment of adenocarcinoma of the head of the pancreas: A multicenter, prospective, randomized study. Lymphadenectomy Study Group. *Ann Surg* 228:508, 1998.

318. Sindelar WF, Kinsella TJ: Studies of intraoperative radiotherapy in carcinoma of the pancreas. *Ann Oncol* 10:226, 1999.

319. Birkmeyer JD, Finlayson SR, Tosteson AN, et al: Effect of hospital volume on in-hospital mortality with pancreaticoduodenectomy. *Surgery* 125:250, 1999.

320. Gordon TA, Bowman HM, Tielsch JM, et al: Statewide regionalization of pancreaticoduodenectomy and its effect on in-hospital mortality. *Ann Surg* 228:71, 1998.

321. Buchler M, Friess H, Klempa I, et al: Role of octreotide in the

prevention of postoperative complications following pancreatic resection. *Am J Surg* 163:125, discussion 130, 1992.

322. Montorsi M, Zago M, Mosca F, et al: Efficacy of octreotide in the prevention of pancreatic fistula after elective pancreatic resections: A prospective, controlled, randomized clinical trial. *Surgery* 117:26, 1995.

323. Pederzoli P, Bassi C, Falconi M, et al: Efficacy of octreotide in the prevention of complications of elective pancreatic surgery. Italian Study Group. *Br J Surg* 81:265, 1994.

324. Barnett SP, Hodul PJ, Creech S, et al: Octreotide does not prevent postoperative pancreatic fistula or mortality following pancreaticoduodenectomy. *Am Surg* 70:222, discussion 227, 2004.

325. Hesse UJ, DeDecker C, Houtmeyers P, et al: Prospectively randomized trial using perioperative low-dose octreotide to prevent organ-related and general complications after pancreatic surgery and pancreaticojejunostomy. *World J Surg* 29:1325, 2005.

326. Lowy AM, Lee JE, Pisters PW, et al: Prospective, randomized trial of octreotide to prevent pancreatic fistula after pancreaticoduodenectomy for malignant disease. *Ann Surg* 226:632, 1997.

327. Moon HJ, Heo JS, Choi SH, et al: The efficacy of the prophylactic use of octreotide after a pancreaticoduodenectomy. *Yonsei Med J* 46:788, 2005.

328. Srivastava S, Sikora SS, Pandey CM, et al: Determinants of pancreaticoenteric anastomotic leak following pancreaticoduodenectomy. *ANZ J Surg* 71:511, 2001.

329. Suc B, Msika S, Piccinini M, et al: Octreotide in the prevention of intra-abdominal complications following elective pancreatic resection: A prospective, multicenter randomized controlled trial. *Arch Surg* 139:288, discussion 295, 2004.

330. Aranha GV, Hodul PJ, Creech S, et al: Zero mortality after 152 consecutive pancreaticoduodenectomies with pancreaticogastrostomy. *J Am Coll Surg* 197:223, discussion 231, 2003.

331. Lillemoe KD, Cameron JL, Kim MP, et al: Does fibrin glue sealant decrease the rate of pancreatic fistula after pancreaticoduodenectomy? Results of a prospective randomized trial. *J Gastrointest Surg* 8:766, discussion 772, 2004.

332. Nakao A, Fujii T, Sugimoto H, et al: Is pancreaticogastrostomy safer than pancreaticojejunostomy? *J Hepatobiliary Pancreat Surg* 13:202, 2006.

333. Payne RF, Pain JA: Duct-to-mucosa pancreaticogastrostomy is a safe anastomosis following pancreaticoduodenectomy. *Br J Surg* 93:73, 2006.

334. Peng S, Mou Y, Cai X, et al: Binding pancreaticojejunostomy is a new technique to minimize leakage. *Am J Surg* 183:283, 2002.

335. Rosso E, Bachellier P, Oussoultzoglou E, et al: Toward zero pancreatic fistula after pancreaticoduodenectomy with pancreaticogastrostomy. *Am J Surg* 191:726, discussion 733, 2006.

336. Sutton CD, Garcea G, White SA, et al: Isolated Roux-loop pancreaticojejunostomy: A series of 61 patients with zero postoperative pancreaticoenteric leaks. *J Gastrointest Surg* 8:701, 2004.

337. Suzuki Y, Kuroda Y, Morita A, et al: Fibrin glue sealing for the prevention of pancreatic fistulas following distal pancreatectomy. *Arch Surg* 130:952, 1995.

338. Yeo CJ, Cameron JL, Maher MM, et al: A prospective randomized trial of pancreaticogastrostomy versus pancreaticojejunostomy after pancreaticoduodenectomy. *Ann Surg* 222:580, discussion 588, 1995.

339. Wente MN, Shrikhande SV, Muller MW, et al: Pancreaticojejunostomy versus pancreaticogastrostomy: Systematic review and meta-analysis. *Am J Surg* 193:171, 2007.

340. Suzuki Y, Fujino Y, Tanioka Y, et al: Selection of pancreaticojejunostomy techniques according to pancreatic texture and duct size. *Arch Surg* 137:1044, discussion 1048, 2002.

341. Reid-Lombardo KM, Farnell MB, Crippa S, et al: Pancreatic anastomotic leakage after pancreaticoduodenectomy in 1,507 patients: a report from the Pancreatic Anastomotic Leak Study Group. *J Gastrointest Surg* 11:1451, 2007.

342. Poon RT, Lo SH, Fong D, et al: Prevention of pancreatic anastomotic leakage after pancreaticoduodenectomy. *Am J Surg* 183:42, 2002.

343. Okamoto A, Tsuruta K: Fistulation method: simple and safe pancreaticojejunostomy after pancreatoduodenectomy. *Surgery* 127:433, 2000.

344. Yang YM, Tian XD, Zhuang Y, et al: Risk factors of pancreatic leakage after pancreaticoduodenectomy. *World J Gastroenterol* 11:2456, 2005.

345. Di Carlo V, Chiesa R, Pontiroli AE, et al: Pancreatoduodenectomy with occlusion of the residual stump by Neoprene injection. *World J Surg* 13:105, discussion 110, 1989.

346. Buchler MW, Friess H, Wagner M, et al: Pancreatic fistula after pancreatic head resection. *Br J Surg* 87:883, 2000.

347. Tran K, Van Eijck C, Di Carlo V, et al: Occlusion of the pancreatic duct versus pancreaticojejunostomy: A prospective randomized trial. *Ann Surg* 236:422, discussion 428, 2002.

348. Fisher WE, Chai C, Hodges SE, et al: Effect of BioGlue on the incidence of pancreatic fistula following pancreas resection. *J Gastrointest Surg* 12:882, 2008.

349. Kazanjian KK, Hines OJ, Eibl G, et al: Management of pancreatic fistulas after pancreaticoduodenectomy: Results in 437 consecutive patients. *Arch Surg* 140:849, discussion 854, 2005.

350. Group GTS: Further evidence of effective adjuvant combined radiation and chemotherapy following curative resection of pancreatic cancer. *Cancer* 59:2006, 1997.

351. Neoptolemos JP, Dunn JA, Stocken DD, et al: Adjuvant chemoradiotherapy and chemotherapy in resectable pancreatic cancer: A randomised controlled trial. *Lancet* 358:1576, 2001.

352. Pisters PW, Abbruzzese JL, Janjan NA, et al: Rapid-fractionation preoperative chemoradiation, pancreaticoduodenectomy, and intraoperative radiation therapy for resectable pancreatic adenocarcinoma. *J Clin Oncol* 16:3843, 1998.

353. Yazawa K, Fisher WE, Brunicardi FC: Current progress in suicide gene therapy for cancer. *World J Surg* 26:783, 2002.

354. Kiely JM, Nakeeb A, Komorowski RA, et al: Cystic pancreatic neoplasms: Enucleate or resect? *J Gastrointest Surg* 7:890, 2003.

355. Obermeyer R, Fisher W, Sweeney J, et al: Laparoscopic distal pancreatectomy for serous oligocystic adenoma. *Surg Rounds* 423, 2003.

356. Salvia R, Fernandez-del Castillo C, Bassi C, et al: Main-duct intraductal papillary mucinous neoplasms of the pancreas: Clinical predictors of malignancy and long-term survival following resection. *Ann Surg* 239:678, discussion 685, 2004.

357. Boni L, Benevento A, Dionigi G, et al: Primary pancreatic lymphoma. *Surg Endosc* 16:1107, 2002.

第34章

脾

Adrian E. Park and Carlos D. Godinez Jr.

关键点

1. 人体脾脏在对抗许多生物特别是有荚膜的细菌时发挥着重要的免疫作用。

2. 脾功能亢进或脾大可导致死亡率增加和(或)血液学指标紊乱。

3. 许多非创伤性脾脏疾病可通过选择性脾切除术获得治愈或缓解。这些疾病可概括地分为：红细胞疾病和血红蛋白病，白细胞疾病，血小板疾病，骨髓疾病，感染和脓肿，囊肿和肿瘤，代谢贮积病和浸润性疾病及其他病疾。

4. 对于某些情况下的脾功能亢进或脾大，部分脾切除较全脾切除可能是更为合适的选择，尤其在对于保留脾脏免疫功能极为重要的儿童中。

5. 在选择性脾切除术前实施脾动脉栓塞有利有弊，可能最适合脾脏增大的患者，但缺乏明确证据。

6. 脾切除后凶险性感染(overwhelming postsplenectomy infection,OPSI)是一种并不常见的，但具有潜在危险的严重疾病。儿童及血液恶性肿瘤脾切除患者危险性较高。

7. 预防性使用抗生素以防治 OPSI 的方法不尽相同，且缺乏抗生素使用的数据。

8. 脾切除患者接种疫苗仍是预防 OPSI 最有效的方法。选择性脾切除术前接种疫苗须极其谨慎。

9. 腹腔镜脾切除与开腹手术相比，具有相同的血液学指标转归和更低的死亡率。腹腔镜途径已成为选择性、非创伤性脾切除术的标准术式。

10. 术中意外脾损伤的处理是每位腹部外科医师都应有处理预案。强调患者状态的预定方案的应用有利于术中决策。

历史背景

历史上，脾脏被赋予的属性和功能不胜枚举。公元前 350 年，Aristotle 描述了脾脏的"热属性"是如何辅助消化的。公元 1 世纪时既有各种著作将脾脏描述为笑的部位，同时又是引发忧郁的黑胆汁的来源。因此，"脾脏"这个名词便与其衍生的含义"坏脾气"有关。历史上脾脏被认定为矛盾情感的所在。在 17 世纪中叶，Blackmore 认为，"臆想症和歇斯底里情感"可归因于脾脏这个器官。几个世纪以来，脾脏也被认为阻碍了人和动物的快速运动。然而，在过去切除脾脏常常会导致患者的死亡。

16 世纪开始出现了脾脏手术的无对照报道。到 18 世纪末，绝大多数的脾切除为部分切除，其中大部分患者是因左上腹穿刺伤导致部分或全脾脱出而需手术处理。到 1877 年为止仅有 50 例脾切除，且死亡率>70%。而在 1900 年大宗的脾切除的报道中，手术死亡率已降至 40% 以下。梅奥诊所 1920 年的报道记录其脾切除死亡率为 11%[1]。此后，除大宗腹腔镜脾切除总体死亡率 ≤1% 外，未有太多引人注目的进展[2,3]。

胚胎学和解剖学

脾脏是人体最大的网状内皮器官，由被膜包裹的血管和淋巴组织构成。脾脏起源于原始中胚层，是左侧胃背系膜的产物。妊娠第 5 周时，在 8mm 长的胚胎中脾脏已明显可见。脾脏继续分化并迁移至左上腹部，定位于此并以其光滑的膈面朝向后上方[3]。

最常见的脾脏胚胎畸形是副脾。副脾出现于近 20% 的人群中，一个或多个副脾也可出现于近 30% 的血液疾病患者中。超过 80% 的副脾出现于脾门和血管蒂处。副脾的其他位置按出现频率由高到低依次为：胃结肠韧带、胰尾、大网膜、胃大弯、脾结肠韧带、小肠及大肠系膜、女性左侧阔韧带和男性左侧精索(图 34-1)[4,5]。

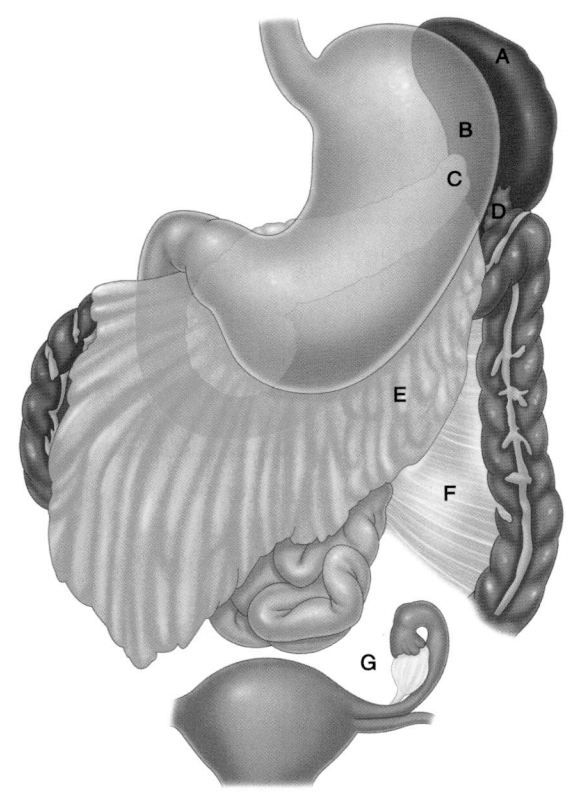

图 34-1　副脾出现的位置(按出现频率排序)。A. 脾门区域,54%；B. 血管蒂,25%；C. 胰尾,6%；D. 脾结肠韧带,2%；E. 大网膜,12%；F. 肠系膜,0.5%；G. 左侧卵巢,0.5%

膈的腹面将脾脏与左肺下部、胸膜、第 9~11 肋骨分隔。脾脏的脏面朝向腹腔且包含胃压迹、结肠压迹、肾压迹及胰腺压迹。脾脏大小及重量因年龄而异，在老年及有潜在疾病状态的人群中均有缩小。成人脾脏平均长 7~11cm,重约 150g(范围为 70~250g)。脾大在外科文献中的描述多种多样，有中度、巨大和过大，缺乏一致性。但大多数人认为脾大是指器官重量≥500g且(或)平均长度≥15cm。

　　巨脾同样缺乏一致的定义,但不同的描述均认为巨脾是脾脏质量大于1kg或长度大于22cm(图34-2)[6]。左肋缘下部可触及脾脏提示其体积至少增大两倍,且估测重量大于750g[6]。

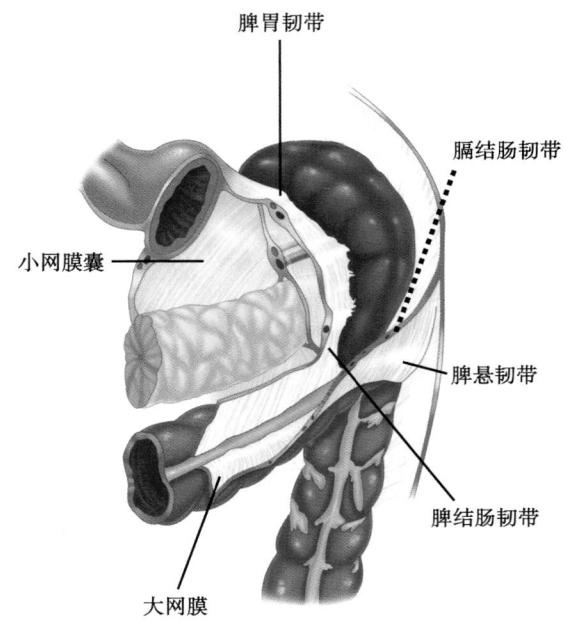

图34-3　脾脏的悬韧带

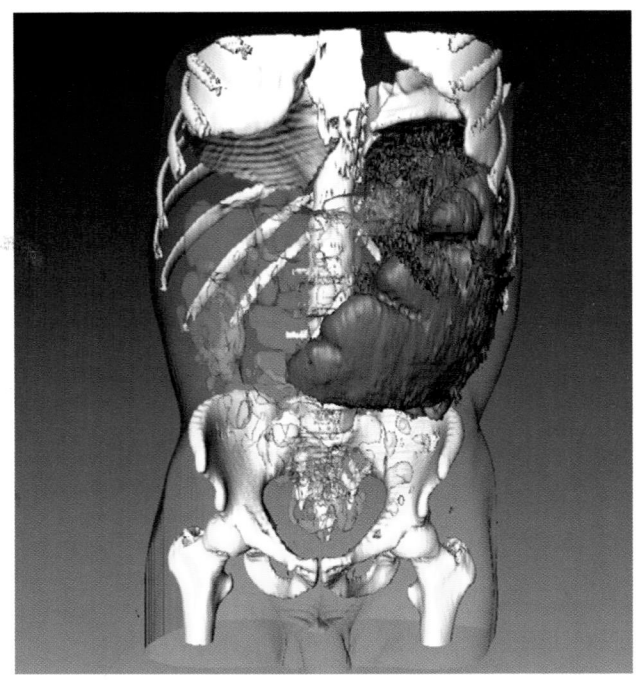

图34-2　CT扫描三维重构显示脾大

　　脾脏上缘将膈面与脏面的胃压迹分隔,上缘常有1~2个切迹,当脾脏重度增大时尤为明显。

　　脾脏通过若干韧带及腹膜皱襞悬挂固定于结肠(脾结肠韧带)、胃(胃脾韧带),膈(膈脾韧带)和肾脏、肾上腺和胰尾(脾肾韧带)(图34-3),有特殊的临床相关性。胃脾韧带包含胃短血管;其余韧带不含血管,但亦有极少例外,如门静脉高压患者。胰腺与脾脏的关系也有重要的临床意义。尸检表明75%的患者胰尾距离脾门1cm以内,且30%的患者胰尾紧靠脾脏[2]。

　　脾脏血运大部分来自脾动脉,该动脉是腹腔干三大分支中最长、最弯曲的一支。脾动脉因其属于终末分支的类型而独具特点。分布型脾动脉最常见(70%),其特点是由短主干发出许多长分支进入3/4以上的脾脏内面。相对不常见的是主导型脾动脉(30%),由一长主干于脾门处分为多个短终末支进入25%~30%以上的脾脏内面。脾脏也可接受走行于胃脾韧带内的胃短血管(胃网膜左动脉分支)的供血。脾静脉接纳脾脏主要的静脉回流,并与肠系膜上静脉汇合成门静脉。

　　将正常新鲜离体的脾脏切开,其横断面呈细微颗粒状且多为暗红色,其中广泛分布着白色结节。这种肉眼所见反映出脾脏的微观结构。脾脏实质主要包含两种成分:白髓和约占全脾体积75%的红髓(图34-4)。红髓与白髓交界处为狭窄的边缘带。

　　红髓由大量静脉窦构成,最终引流至脾静脉属支。静脉窦由胶原纤维和成纤维细胞构成的纤维细胞网状结构包绕并

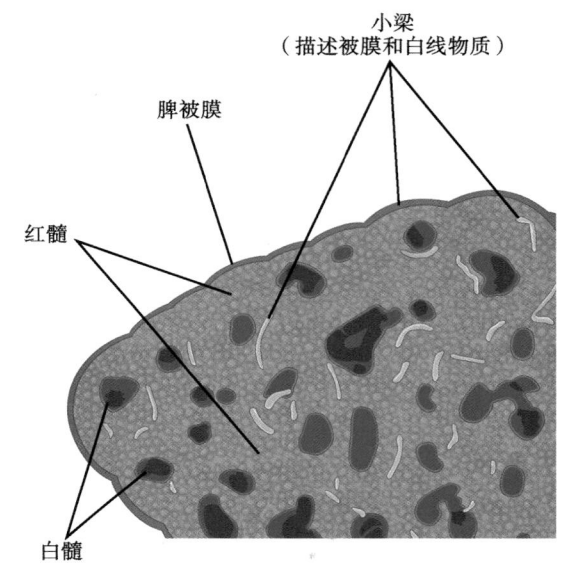

图34-4　脾脏结构

分隔。在上述网状结构或筛孔内有脾脏巨噬细胞。窦间区域为脾索。静脉窦由狭长的内皮细胞围成,细胞间以脾脏特有的结构紧密排列或被细胞间隙分隔。红髓作为动态滤过系统,使巨噬细胞能够清除血液循环中的微生物、细胞碎片、抗原抗体复合物以及衰老的红细胞。

　　在脾脏微动脉末端周围数毫米,动脉周围淋巴鞘取代了固有血管外膜。淋巴鞘包含T淋巴细胞及间断的B淋巴细胞集合或淋巴样滤泡。抗原刺激后,淋巴滤泡作为淋巴细胞增殖中心形成生发中心,并随抗原或感染消退而复原。白髓内小结正常情况下小于1mm,当发生淋巴增生性障碍时结节可融合增大至数厘米。白髓与红髓交接处是边缘带,该处淋巴细胞聚集疏松。血液经边缘带进入红髓,淋巴细胞及局部产生的免疫球蛋白由此最终进入体循环。

生理学和病理生理学

脾脏被覆 1 ~ 2mm 厚的被膜。人体内该被膜富含胶原并含有一些弹性蛋白纤维。许多哺乳动物有富含平滑肌细胞的脾被膜及小梁,其自发刺激收缩可排出大量脾脏贮存血液进入全身循环。这样的脾脏被描述为贮存脾。与之相反,人体脾脏的被膜及小梁基本不含平滑肌细胞,其功能主要与免疫保护相关。因此,人体的脾脏被称为防御脾[7]。历史上,脾脏的四种功能已被精确描述为:①滤过;②宿主防御;③贮存;④细胞生成。对成人而言,最重要、最主导的功能是滤过和宿主防御。

全脾血流量为 250 ~ 300ml/min。血流经由逐渐变细的动脉进入小动脉,横穿白髓和边缘带并进入红髓。从该路径通过脾脏的流量可有很大变化。动物实验测量同位素标记血液通过脾脏所需时间显示有三种不同流速。人体早已被认为包含快速或关闭式循环(血液由小动脉直接进入静脉窦)和慢速或开放式循环。大部分脾脏滤过功能经由慢速循环实现。在开放式循环时,血液从网状空间及脾索滤出,然后在内衬于静脉窦的内皮细胞间隙或狭缝中寻找通路。血液经由这些间隙流进和流出静脉窦时,可与脾脏巨噬细胞广泛接触。此外,由于血浆不以相同的方式缓慢通过这些区域,血细胞与脾索成分间可发生短暂、独特的黏附接触。脾脏中血细胞比容是体循环的 2 倍,进一步证实了相对于血浆脾脏可选择性减缓血细胞流动。在与脾脏巨噬细胞接触的过程中,细胞碎片及衰老红细胞可被清除。

红细胞流经脾脏时,其内含物如海因茨小体(细胞内异常血红蛋白)可被脾脏清除而不伴细胞溶解的过程尚不明确。脾脏作为清除损伤或衰老的红细胞的主要场所,同时也在清除异常白细胞及血小板中起到一定作用。红细胞在 120 天的生存周期中,至少有 2 天停留于脾脏。每天约有 20ml 的衰老红细胞被清除。有证据表明,随着红细胞衰老,其表面未知抗原可能先与循环中的自身抗体相结合,然后巨噬细胞可与抗体结合并启动吞噬作用。除延迟通过充血的、相对缺氧的和酸中毒的脾索微环境外,可能有多种途径参与脾脏对红细胞的破坏。

脾脏在宿主防御反应中扮演着重要但并非必需的角色,促进体液免疫及细胞免疫。上述抗原通过白髓过滤并递呈给淋巴滤泡内的免疫活性中心,由此引发免疫球蛋白(主要是免疫球蛋白 M)的加工。经抗原刺激后,急性免疫球蛋白 M 反应会导致脾脏白髓释放调理素抗体,随后脾脏和肝脏的网状内皮系统促进抗原清除。

脾脏也可产生调理素、促吞噬肽和备解素。循环单核细胞在脾脏红髓中转化为固定巨噬细胞,解释了脾脏显著的吞噬作用。

脾脏也是备解素的主要来源,在启动补体激活的替代途径中有重要作用。相对于肝脏网状内皮系统,脾脏网状内皮系统能更好地清除循环中不充分或不适当地受调理作用的细菌[8]。有荚膜的细菌通常符合上述情况,因此无脾患者可因肺炎球菌和流感嗜血杆菌感染引发危险。补体级联途径似乎有足够的生理能力抵抗促吞噬肽和备解素生成的丧失,而不增加脾切除后患者对感染的易感性[9]。

慢性溶血性疾病患者的脾脏组织可长期肥大。红髓网状组织间隙内含有充满红细胞分解产物的巨噬细胞而扩张,进而可导致脾大。区别脾大和脾功能亢进是非常重要的,在讨论脾脏病理时这两种相似但不同的术语是必须理解的。脾大指脾脏单纯地异常增大。对于脾大的定义并统一标准,大多数赞成离体后质量大于 1kg 或两极间距大于 15cm 一般可被认为是脾大。脾功能亢进多伴有脾大,但并不与此等同。脾功能亢进被定义为在骨髓功能正常的情况下出现一种或多种血细胞减少。

引起脾功能亢进的疾病可分为两类:①本质上正常的脾脏发生异常血细胞破坏增多(如溶血性贫血);②脾脏原发性疾病导致正常血细胞停留和破坏增多(如浸润性疾病)。人体血液中各种血细胞成分的生活周期差异很大。循环血液内中性粒细胞正常半衰期约为 6 小时。脾脏在中性粒细胞的正常清除中的作用并不明确。脾功能亢进通过滞留正常白细胞及清除异常白细胞导致中性粒细胞减少。另一方面,血小板在循环中一般存活 10 天。正常情况下 1/3 的血小板滞留于脾脏。脾脏内过多的血小板滞留和加速的血小板破坏均会导致外周血中血小板减少。脾大可使脾脏内血小板滞留量增加至 80%。脾脏也可促使血小板发生免疫学改变,导致无脾大的血小板减少(如特发性血小板减少性紫癜)。

脾脏的免疫功能与其他淋巴器官一致,是血源性抗原递呈至体液和细胞免疫反应中 T、B 淋巴细胞起始的活化部位。脾脏免疫功能的改变常常引起抗体产生,进而导致血细胞破坏。

尽管脾脏促进红细胞成熟过程,但在成人中并未有影响。人类胚胎第 4 个月时,脾脏确实在造血中发挥较少的作用,且儿童期当骨髓无法满足血液需要时脾脏可发生再次激活。在骨髓增生性疾病的成人患者,脾脏造血会产生异常红细胞。此外,为应对某些贫血,红髓成分可恢复造血功能。

形态和病理的影像学检查

选择性脾切除术前最常使用脾脏影像学检查评估其大小。脾脏影像学检查的其他适应证包括:外伤、左上腹疼痛检查、脾脏损伤(如肿瘤、囊肿及脓肿)的判定和经皮操作的引导[10,11]。

超声

超声是脾脏影像学检查中侵袭性最小的方法。它快捷、易操作,且不会使患者遭受电离辐射。虽然超声在敏感性及特异性方面仍存在疑问,但是超声在外伤患者评定及复苏中通常作为首选的影像学检查应用于脾脏[12]。在某些情况下,例如为了常规诊断的目的或术前计划,对于经验丰富的操作者超声检测脾脏组织病变的敏感性相当高。由于出血及其他并发症的危险,经皮超声引导操作治疗脾脏疾病(如囊肿抽吸、活组织检查)一直被回避,而今随着这类操作的安全性已被逐渐证实,其应用也愈加广泛[10,11]。

计算机断层成像

计算机断层成像(CT)提供高分辨率和脾脏实质细节。现代 CT 比超声更为自动化,更少依赖操作者,使其成为许多医师更为倾向的影像学检查手段。CT 已成为评估及处理钝性外伤患者的极为重要的工具,目前以 CT 影像为依据的脾损伤标准化评分系统有助于治疗决策[13]。在非创伤情况下,CT 对评估脾脏大小、鉴别实性和囊性病变及经皮引导操作是极为有效的。碘造影剂的应用增加了脾脏 CT 影像的诊断清晰度,虽然较少发生但确实存在的肾功损伤或过敏反应的风险应引起重视。

X 线平片

X 线平片很少作为脾脏首选的影像学检查。腹部平片通过显示毗邻充气结构(如胃或结肠脾曲)的移位间接反映左上腹部脾脏轮廓或脾大。腹部平片也能证实脾脏钙化。脾脏钙化常被发现与脾大相关,但在其他情况下并无特异关联。脾脏钙化可提示多种良性、肿瘤或感染病变,包括静脉石、脾动脉瘤、镰状细胞改变、肿瘤(如血管瘤、血管肉瘤、淋巴瘤)、包虫病或结核病[14]。

磁共振成像(MRI)

MRI 在腹部成像中能呈现出清晰的细节及多样性,但较CT 扫描或超声检查费用更高,作为首选的脾脏成像并无明显优势。当可疑脾脏疾病但尚未确诊时,MRI 常作为更常应用的辅助成像技术[14,15]。

血管造影

脾脏血管造影通常指侵袭性动脉成像,当联合治疗性脾动脉栓塞(splenic arterial embolization,SAE)时可应用于多个方面:在某些外伤患者中用于定位并治疗出血[16];为肝硬化或门静脉和左侧门静脉高压及移植手术患者提供多种治疗[17];作为脾切除治疗血液疾病(如 ITP 或脾功能亢进)的辅助方法(或者更具争议地作为替代疗法)[18,19]。在选择性脾切除术前或术中,SAE 也是一项常用但非万能的措施。过去5 年内几乎没有发表过有关术前 SAE 的前瞻性资料。术前SAE 不仅有利于手术,还意味着此前脾脏被认为过大或其他方面不符合腹腔镜切除的患者可实行腹腔镜切除。应用部分SAE 替代脾切除治疗慢性特发性血小板减少性紫癜获得有限的成功已有报道[18,19]。持相反看法者认为,术前需要更多的镇痛药和偶尔延长的住院时间,胰腺炎的可能性和已被详细描述的侵袭性动脉造影的危险性,抵消了所有设想的术前SAE 的益处。

核素成像

应用[99]Tc[m]硫胶体放射性闪烁显像可显示脾脏的位置及大小。核素成像可用于在不成功的脾切除治疗 ITP 后患者中定位副脾,最近还被证明可用于诊断脾种植[20,21]。然而脾切除术前行铟扫描未显示明确的益处[22]。

脾脏指数

脾脏指数(splenic index,SI)是由 Cools 及其同事首先提出的一个十分有用的概念[23],以毫升表示脾脏体积。SI 由可靠的影像手段所得的脾脏长、宽、厚值相乘,并应用特异的标准椭球体积和线性回归公式计算所得[24]。SI 正常值范围为120～480ml,正常的离体脾脏质量约为150g[23]。

脾切除适应证

脾切除可治疗多种疾病,主要分为以下几大类:脾破裂(外伤),红细胞疾病和血红蛋白病,白细胞疾病,血小板疾病,骨髓疾病(骨髓增生性疾病),囊肿和肿瘤,感染和脓肿,代谢贮积病和浸润性病变及许多其他疾病和病变(表 34-1)。

表 34-1	各种疾病和状态下脾切除的适应证及预期疗效	
疾病/状态	脾切除适应证	脾切除疗效
遗传性球形红细胞增多症	溶血性贫血、重复输血、顽固性小腿溃疡	改善或去除贫血
遗传性椭圆形红细胞增多症	脾切除作用有限	–
丙酮酸激酶缺乏症	仅用于重症患者,反复输血者	降低输血需求,仅为姑息性治疗
葡萄糖-6-磷酸脱氢酶缺乏症	无	–
温抗体自体免疫溶血性贫血	药物(激素)治疗失败	60%～80% 缓解有效率,常复发
镰状细胞病	急性脾滞留危象病史、脾脏症状或梗死(考虑伴随胆囊切除术)	缓解,反应不一
地中海贫血	过度的输血需要、有症状的脾大或梗死	减少输血需要,缓解症状
急性髓细胞白血病	症状极其严重的脾大	缓解腹痛及胃部饱胀
慢性髓细胞白血病	症状性脾大	缓解腹痛及胃部饱胀
慢性髓单核细胞白血病	症状性脾大	缓解腹痛及胃部饱胀
特发性血小板增多症	仅适于伴严重症状性脾大的进展期疾病(如向髓样化生或急性髓细胞白血病转化)	缓解腹痛及胃部饱胀
真性红细胞增多症	仅适于伴严重症状性肿大的进展期疾病(如向髓样化生或急性髓细胞白血病转化)	缓解腹痛及胃部饱胀

表 34-1　各种疾病和状态下脾切除的适应证及预期疗效(续)

疾病/状态	脾切除适应证	脾切除疗效
骨髓纤维化(原因不明性髓样化生)	严重症状性脾大	1 年临床缓解率为 76% ,有出血、血栓形成和感染并发症的高风险(26%)
慢性淋巴细胞白血病	血细胞减少及贫血	75% 缓解率
毛细胞白血病	血细胞减少及症状性脾大	40% ~70% 缓解率
霍奇金病	部分病例的外科分期	–
非霍奇金淋巴瘤	血细胞减少、症状性脾大	改善全血细胞计数,缓解症状
特发性血小板减少性紫癜	药物治疗失败,疾病复发	75% ~85% 长期有效率
血栓性血小板减少性紫癜	过度血浆置换需要	典型治愈
脾脓肿	治疗选择	治愈
有症状的寄生虫性囊肿	治疗选择	治愈,操作时注意不可使囊肿内容物溢出
有症状的非寄生虫性囊肿	小囊肿实施部分脾脏切除、大囊肿实施去顶术	治愈
Gaucher 病	脾功能亢进	改善血细胞减少,不能纠正基础疾病
Niemann-Pick 病	症状性脾大	改善症状,不能纠正基础疾病
淀粉样变性病	症状性脾大	改善症状,不能纠正基础疾病
结节病	脾功能亢进或症状性脾大	改善症状及血细胞减少,不能纠正基础疾病
Felty 综合征	中性粒细胞减少	80% 长期有效率
脾动脉瘤	脾切除是脾门附近远端损害的最佳治疗	治愈
门静脉高压	脾静脉血栓形成导致的门静脉或左侧门静脉高压	姑息治疗

总体上,脾切除最常见的适应证是脾损伤,不论是外伤(钝性或穿透性)或者医源性损伤(如其他原因的手术操作)。后面章节会描述非外伤患者的术中意外脾损伤。外伤患者脾损伤的处理不在本章的范围内。对于选择性脾切除,过去最常见的适应证是霍奇金淋巴瘤分期。更多新近的资料表明,ITP 是选择性脾切除最常见的适应证[2,25]。

红细胞疾病

先天性红细胞疾病

遗传性球形红细胞增多症　遗传性球形红细胞增多症(hereditary spherocytosis,HS)是由于一种红细胞膜蛋白(膜收缩蛋白、锚蛋白、区带 3 蛋白或蛋白 4.2)遗传性功能障碍或缺乏所致。膜脂质双分子层因而失去稳定性导致膜脂的病理性释放。红细胞更趋于球形且变形能力下降,球形红细胞滞留于脾脏并被破坏,进而发生溶血性贫血。实际上 HS 是溶血性贫血最常见的脾切除适应证[26]。HS 主要是常染色体显性遗传,西方人群发病率约为 1/5000。

典型的 HS 患者可发生轻度黄疸。体格检查可发现脾大。实验室检查显示出不同程度的贫血:轻型患者可无贫血;重型患者血红蛋白水平可低至 4 ~6g/dl(40 ~60g/L)。平均红细胞体积低至正常或略有减少。升高的红细胞平均血红蛋白浓度和红细胞分布宽度是筛选该病的极好指标。HS 其他实验室指标包括各种急性红细胞破坏的证据:网织红细胞计数升高,乳酸脱氢酶及游离胆红素水平升高。球形红细胞在外周血涂片中容易发现。

重症患者即便有持续性溶血,在脾切除后常获得极大的临床改善。儿童可罹患 HS,故脾切除时机的选择极为重要,旨在降低罕见的脾切除后凶险性感染发生的可能性。除非贫血及溶血加剧,大多推荐将此手术延期至患者 4 ~6 岁时实施[26]。

HS 患者更易形成胆道结石,10 ~30 岁间 50% 以上的 HS 患者合并胆石症[27]。患胆石症的儿童行脾切除时,推荐同时行预防性胆囊切除[28]。

遗传性椭圆形红细胞增多症(hereditary elliptocytosis,HE)应做简要讨论以区分于 HS。HS 和 HE 二者均由骨架膜蛋白遗传缺陷的红细胞膜所致。患有 HE 时,红细胞在流动过程中伸长,故流经脾脏实质时较少红细胞被滞留或破坏。除非受累红细胞占 50% 以上(该情况下可产生类似于 HS 的临床综合征),否则 HE 可被认为是对人体无害的。

红细胞酶缺陷　与溶血性贫血相关的红细胞酶缺陷可分为两类:糖酵解途径相关的酶缺陷,如丙酮酸激酶(pyruvate kinase,PK)缺乏症;维持红细胞内高比例还原型谷胱甘肽以免受氧化性损伤的相关酶缺陷,如葡萄糖-6-磷酸脱氢酶缺乏症(glucose-6-phosphate dehydrogenase,G6PD)。

丙酮酸激酶缺乏症 引起先天性慢性溶血性贫血最常见的红细胞酶缺乏症是丙酮酸激酶(PK)缺乏症[29]。其病理生理学不明。PK缺乏症影响全世界人群,在北欧或华裔血统中略微明显。该病临床表现差异较大,从幼儿依赖输血的严重贫血到青少年或成人代偿良好的轻度贫血。通过筛查或在互补DNA或基因组水平检测特异性突变可做出诊断。脾大常见,对重症患者实施脾切除可减轻输血需求[5]。与引起儿童溶血性贫血的其他疾病一样,脾切除应尽可能延迟到至少4岁以后,以降低脾切除后感染的危险性。

葡萄糖-6-磷酸脱氢酶缺乏症 所有红细胞酶缺乏症中最常见的是G6PD缺乏症。全世界有4亿多人口罹患该病,远比PK缺乏症普遍,但大多数患者仅有轻度的健康危险且不减少寿命[30]。根据G6PD缺乏程度的不同,临床表现为慢性溶血性贫血、急性间歇性溶血发作或无溶血。主要治疗方法是避免使用已知可引起G6PD缺乏症患者溶血的药物。症状性贫血患者可进行输血。传统上认为该病不是脾切除术的适应证[5],且绝大多数G6PD缺乏症患者并不需行脾切除且不能从中受益。然而,一篇报道描述了一个小样本病例,仅包括6名严重溶血性贫血且需输血的G6PD缺乏症患者,所有患者均被鉴定有外显子10的突变[30]。所有患者行脾切除,其中4名患者获得完全缓解(消除输血需求),1名患者获得部分缓解(降低输血需求),剩余患者的随访数据未能提供。这项研究表明,对慎重选择的G6PD缺乏导致的严重溶血性贫血患者,脾切除可能有效,但是在提出该建议前还需收集更多的数据。

后天性红细胞疾病

温抗体自身免疫性溶血性贫血 自身免疫性溶血性贫血(autoimmune hemolytic anemias,AIHAs)以破坏红细胞为特征,其红细胞寿命因针对抗原的自身抗体而缩短。AIHA依据是否有潜在的病因(如疾病或毒素)分为原发性或继发性。AIHA也可依据自身抗体发挥其效应的温度分为温抗体型和冷抗体型。冷凝集素病少有严重症状且不是脾切除的指征,因此该病在本章节内不会进一步讨论。然而,外科医师应该熟悉温抗体型自身免疫性溶血性贫血(AIHA)的临床后果。

虽然温抗体型AIHA原发于中年,但可影响各个年龄段。该疾病在女性中更常见,且1/2的温抗体型AIHA的病例为特发性。临床表现可呈急性或渐进性。临床表现包括轻度黄疸及贫血的症状和体征。1/3~1/2的患者伴有脾大,有时该类患者在体格检查中可触及脾脏。诊断依赖于溶血表现,如贫血、网织红细胞增多和(或)血液、尿液及粪便中胆红素等红细胞破坏产物的存在。直接Coombs试验结果阳性可与其他形式的溶血性贫血相区别,确诊AIHA。

AIHA的治疗取决于疾病的严重程度及是否为原发或继发。严重症状性贫血亟待注意,常需输注红细胞。对原发和继发的症状性、不稳定性AIHA的主要治疗措施是皮质激素。治疗需持续至血细胞比容升高和网织红细胞计数下降,一般在3周内出现。

AIHA脾切除的临床疗效各异,且来自诸多小样本研究的证据并不一致。例如,2004年的一个研究报道,脾切除对继发于慢性淋巴细胞白血病的AIHA有较好的疗效[31],然而更

多新近研究发现,脾切除对继发于系统性红斑狼疮或炎症性肠病的AIHA患者无益[32]。

已报道温抗体AIHA患者行脾切除可获得较好的疗效。但多为瞬时反应,许多已行脾切除的患者仍会再次发生溶血[31,32]。对AIHA患者行脾切除的决定应该建立在细致的临床病史追溯及与患者认真的讨论基础上。

血红蛋白病 镰状细胞病是一种由红细胞中突变的镰状细胞血红蛋白(HbS)所致的遗传性慢性溶血性贫血,为常染色体显性遗传。从父母一方(杂合子)遗传HbS基因为携带者;而从父母双方(纯合子)遗传HbS基因为镰状细胞贫血。

镰状细胞病的根本异常是β珠蛋白基因第6位腺嘌呤突变为胸腺嘧啶,导致β珠蛋白链上第6位谷氨酸被缬氨酸替代。血红蛋白四聚体内突变的β链产生HbS。去氧HbS不可溶,并且变为多聚性及镰状。继之的红细胞变形性缺乏和其他病变导致微血管阻塞,可引起血栓形成、缺血及组织坏死。该病以痛苦的间断发作为特征。

在病程早期的脾大导致细胞滞留于脾脏。大多数患者随后会发生脾梗死及自体脾切除[33]。镰状细胞病脾切除最常见的适应证包括复发性急性脾脏滞留危象、脾功亢进和脾囊肿[34]。常见的急性脾脏滞留危象的发生是以脾脏迅速疼痛性增大及循环衰竭为特征,通常考虑有充分理由行脾切除。术前准备应特别注意充足的水化及避免低体温。

脾切除不能影响镰状化进程,镰状细胞贫血的治疗仍以姑息为主。输血适用于贫血、中度严重发作的急性胸部综合征(例如胸片中发现新近浸润伴随发热、咳嗽、咳痰或缺氧等新症状)[35]及脾切除术前。患者出现卒中或严重危象时需要手动或自动的血浆分离置换设备完成水化及交换输血。羟基脲是一种口服化疗药物,可上调胎儿血红蛋白,干扰HbS的聚合作用,进而减慢镰状化进程。

地中海贫血 地中海贫血是一类流行于地中海地区人群的遗传性血红蛋白合成障碍性疾病,根据受累血红蛋白链(α、β或γ)分类。作为一类疾病,地中海贫血是已知源于单基因缺陷的最常见的遗传病[36]。该病大多类型通过Mendelian隐性遗传方式从双亲无症状携带者遗传而来。在所谓的地中海贫血地带(地中海沿岸延伸至阿拉伯半岛、土耳其、伊朗、印度和东南亚),其发病率在2.5%~15%[37]。然而,在各个种族起源的人群中均已发现了地中海贫血[38]。

所有类型的地中海贫血患者的主要缺陷是血红蛋白链合成缺乏或减少。此异常可产生两种明显后果:①血红蛋白四聚体功能下降,产生血红蛋白过少和小红细胞症;②单独的α和β亚基合成失衡,形成不能正常释放氧并随细胞衰老而沉淀的不溶性红细胞。血红蛋白产生不足和不配对血红蛋白亚基产生过多均可提高地中海贫血相关的发病率和死亡率。

外周血涂片显示伴有变形红细胞及有核红细胞(靶细胞)的低色素小细胞贫血可确诊重型地中海贫血(纯合子型)[5]。相关的发现还包括网织红细胞计数及白细胞计数上升。胎儿及成人血红蛋白的形成都需要α链,因此α地中海贫血在胎儿期或新生儿期症状明显。相反,β地中海贫血在4~6个月时症状明显,因为β链仅与成人血红蛋白合成有关。

地中海贫血临床表现多样。该病杂合子携带者通常无症状,而纯合子个体在2岁前会出现苍白、生长迟缓、黄疸及肝脾增大导致的腹部膨隆等典型症状及体征。重型地中海贫血

的其他特点包括顽固性小腿溃疡、头部增大、频发感染及定期输血需求。未经治疗的患者常在婴儿晚期或幼童期死于严重贫血[5]。

地中海贫血的治疗包括输注红细胞且维持血红蛋白水平 >9mg/dl(90g/L),以及去铁胺密集的肠外螯合治疗。脾切除适用于有过度输血需求(每年>200ml/kg)、脾大引起不适或疼痛性脾梗死的患者[5,39]。仔细评估风险/收益比十分必要。地中海贫血患者脾切除后出现肺动脉高压的危险性较高,该后遗症的确切病因学还在研究中[40]。感染性并发症的增加可能是由于并存的免疫缺陷所致,很大程度上是由铁超载引起,可能与地中海贫血本身及输血相关。地中海贫血患者过高的脾切除后凶险性感染发生率已经使一些研究者考虑为儿童实施部分脾切除,在降低死亡率上的一些成功案例已有报道[41]。然而除非绝对必需,脾切除应延迟到 4 岁以后。

白细胞疾病

脾切除对白细胞疾病患者的作用不一。就前面提到的髓性疾病而言,脾切除治疗白细胞疾病对症状性脾大和脾功能亢进均有效,可改善某些临床指标,但通常不能改变根本的疾病进程。历史上,脾切除对霍奇金病的外科分期起到作用,然而随着先进影像学技术及小范围活检策略的来临,这项操作已变得并不常见[42]。对这类往往复杂的患者群体需仔细衡量脾切除的预期效益以应对脾切除术围术期及术后的显著危险性[43]。

慢性淋巴细胞白血病

慢性淋巴细胞白血病(chronic lymphocytic leukemia,CLL)的主要特点是进行性累积长期存活但无功能的淋巴细胞。CLL 的症状无特异性,包括虚弱、疲惫、无病性发热、盗汗及频发细菌和病毒感染。淋巴结病变最多见。当脾脏增大时,可能为巨脾或者在肋缘下方几乎不能触及。脾切除可改善血细胞减少,并且在 CLL 或非恶性霍奇金病患者的混合组中有效率达 75%[44]。脾切除可辅助切脾前血细胞计数过低的患者进行化疗。姑息性脾切除也适用于症状性脾大。

毛细胞白血病

毛细胞白血病(hairy cell leukemia,HCL)是一种不常见的血液病,仅占所有成人白血病的 2%。HCL 的特点包括脾大、血细胞减少和骨髓内大量异常淋巴细胞。在外周血涂片上可见这些淋巴细胞包含不规则的毛状胞质突起。许多 HCL 患者无明显症状,无须特殊治疗。脾切除不能纠正本病,但可使 40%~70% 的患者血细胞计数恢复正常并且能减轻脾大的症状[45,46]。

霍奇金病

霍奇金病(Hodgkin's disease,HD)是以 Reed-Sternberg 细胞(实际上只出现于少数的霍奇金肿瘤)的存在为特征的淋巴系统疾病。超过 90% 的霍奇金病患者横膈上方存在淋巴结病变。纵隔内淋巴结可显著增大,致使呼吸短促、咳嗽或阻塞性肺炎。横膈下淋巴结病变极少出现,但可在疾病进展时发生。脾脏是常见的隐蔽播散地点,但巨脾并不常见。此外,较大的脾脏并不意味着必然受累。

霍奇金病主要有四种组织学类型:淋巴细胞为主型、结节硬化型、混合细胞型和淋巴细胞减少型。组织学类型以及病变位置和症状会影响霍奇金病患者的生存。Ⅰ期病变局限于一个解剖部位;Ⅱ期病变累及横膈一侧两个或更多的连续或非连续淋巴结区;Ⅲ期病变累及横膈两侧,但局限于淋巴结、脾脏和 Waldeyer 环(由舌、腭和鼻咽扁桃体构成的淋巴组织环);Ⅳ期病变受累器官包括骨髓、肺、肝、皮肤、胃肠道或除淋巴结及 Waldeyer 环外的任何器官及组织。

在当前微创外科及先进影像技术盛行的时期,剖腹手术用于诊断 HD 分期已较少采用。对 HD 患者,大量应用化疗药物已经明显减少了手术分期的适应证。当前手术分期的适应证包括临床Ⅰ期或Ⅱ期的结节硬化型及无相关症状的 HD[5]。HD 的外科分期操作包括肝脏活检,脾切除,后腹膜、肠系膜及肝十二指肠韧带内代表性淋巴结清扫,通常还包括髂骨骨髓活检。不同于非霍奇金淋巴瘤,研究已证实外科分期改变了 42% 病例的临床分期(26%~37% 上升,7%~15% 下降)[5]。分期的信息可影响治疗,因为无脾脏受累的早期患者可作为单独放疗的候选者,累及脾脏的患者常需化疗或多学科治疗。

非霍奇金淋巴瘤

非霍奇金淋巴瘤(non-Hodgkin's lymphoma,NKL)包括除经典霍奇金病外源于淋巴系统的所有恶性肿瘤。NKL 的分类可包括 NK 细胞、T 细胞、B 细胞三种主要淋巴细胞中任意一种细胞的增殖。由于 NHL 累及范围广,该病临床表现差异较大。NHL 临床上可分为结内或结外,惰性、侵袭性及极度侵袭性。惰性淋巴瘤患者可出现轻微症状或无症状,并因淋巴结肿大而就诊,然而侵袭性及极度侵袭性淋巴瘤可产生显著症状,如疼痛、脉管阻塞所致肿胀、发热及盗汗。手术分期不再适用于非霍奇金淋巴瘤,因为结合病史、体格检查、胸片、腹部/盆部 CT 扫描,受累淋巴结活检(包括腹腔镜下定向淋巴结及肝脏活检)及骨髓活检已足够确诊[5]。某些但非所有类型的非霍奇金淋巴瘤可出现脾大,脾切除适用于治疗脾脏增大的相关症状,也可改善血细胞减少。

血小板疾病

特发性血小板减少性紫癜

特发性血小板减少性紫癜(idiopathic thrombocytopenic purpura,ITP),又称免疫性血小板减少性紫癜,是以血小板计数减少及皮肤黏膜和点状出血为特征的自身免疫性疾病。血小板计数减少是由于在脾脏产生的抗血小板免疫球蛋白 G 自身抗体介导的血小板过早清除。清除是通过血小板自身抗体与主要存在于脾脏和肝脏的组织巨噬细胞的 Fc 受体的交联而发生。ITP 年发病率估计为 100/100 万,大约 50% 为儿童[48]。成人与儿童时期起病的 ITP 在临床进程及治疗上极为不同。

ITP 患者典型的表现为瘀点或瘀斑,虽然有些患者发病之初即有大出血。出血可源于黏膜表面,多以牙龈出血、鼻出血、月经过多、血尿甚至血便的形式表现。出血的严重程度常常与血小板缺陷相关:血小板计数>50 000/μl 的患者常在偶然检查中发现;血小板计数介于 30 000~50 000/μl 的患者易擦伤;血小板计数介于 10 000～30 000/μl 的患者可产生自发性瘀点或瘀斑;血小板计数<10 000/μl 的患者有内出血的危险[48]。颅内出血的发生率约为 1%,且多发生于病程早期。出血的持续时间有助于鉴别急性和慢性 ITP。儿童在年纪小时(约 5 岁为高峰期)可于感染后数天至数周突然出现瘀点或紫癜。相反,成人起病隐匿,疾病发展较慢。脾大在成人及儿童 ITP 患者中并不常见,若发生则提示应寻找血小板减少的其他原因。然而,高达 10% 的儿童可触及脾极[48]。

根据低血小板计数及皮肤黏膜出血的出现并排除其他可能性后可诊断 ITP。其他疾病可导致继发性免疫性血小板减少性紫癜,如系统性红斑狼疮、抗磷脂综合征、淋巴组织增殖性疾病、HIV 感染及丙型肝炎,应加以鉴别,若出现则给予治疗。此外,应寻找任何已知的可导致血小板减少的用药史,如某些杀菌剂、抗炎药、抗高血压药和抗抑郁药。除低血小板计数外,ITP 其他实验室检查的特点是在外周血涂片上可出现大的、不成熟的血小板(巨血小板)。

常用的首选治疗为口服泼尼松,剂量为每天 1.0～1.5mg/kg[48]。激素治疗的最佳持续时间尚无定论,大多在前 3 周出现反应。反应率为 50%～75%,但常复发。Ⅳ型免疫球蛋白适用于血小板计数持续低于 5000/μl 或存在广泛紫癜的内出血,每天 1.0g/kg,2～3 天[48]。Ⅳ型免疫球蛋白被认为是通过竞争性结合组织巨噬细胞受体而减少免疫球蛋白 G 包被的血小板的清除[49]。立即反应者多见,但持久的缓解并不多见[50]。脾切除适用于药物治疗失败,长期应用类固醇产生不良效应或大多数首次复发患者[5]。长期应用类固醇有不同定义方法,超过 10～20mg/d 以维持血小板计数>30 000/μl 且持续需要 3～6 个月,多提示脾切除治疗[48]。脾切除可使 75%～85% 的患者获得长期缓解而无须后续激素治疗(参见后述"脾切除转归")。缓解多发生在术后第一周。血小板计数极低患者(<10 000/μl)应在术中应用血小板,但不应术前使用。脾蒂一旦被结扎,可给予持续出血患者血小板。

ITP 患儿病程自限,70% 以上的患者不经治疗也可获得持久的完全缓解。由于不经治疗仍有较好的预后,故针对是否干预颇有争论,并且主要是建立在先前讨论的有颅内出血的危险时。因此,典型的且无出血的 ITP 患儿主要以观察为主,仅在选择的病例中实施短期治疗。紧急脾切除联合强力药物治疗,在儿童及成人发生罕见的严重致命性出血中可发挥重要作用。

血栓性血小板减少性紫癜

血栓性血小板减少性紫癜(thrombotic thrombocytopenic,TTP)是以血小板减少、微血管病变溶血性贫血及神经性并发症为特征的严重疾病。在小动脉及毛细血管中发生异常血小板凝集,使血管管腔缩小,进而使患者更易发生微血管血栓。缩小的管腔也可在红细胞上产生切变应力,导致变形红细胞溶血。溶血的部分原因可能为红细胞在脾脏中被滞留并破坏。研究已证实根本的异常可能与患者血液内血小板凝集相关的超大 von Willebrand 因子多聚体持续存在有关[51]。

虽然 TTP 的发生率约为 3.7/100 万[52],但该罕见疾病有明显的临床后遗症和对早期治疗较好的反应,需要对其临床表现有所了解以明确早期诊断。该病的临床特征包括瘀点、发热、神经系统症状、肾衰竭及罕见的心血管症状,如心力衰竭或心律失常。下肢点状出血是最常出现的体征。伴随发热,患者可表现出感冒样症状、抑郁或疲劳。神经系统改变可从普通的头痛到精神状态改变、癫痫发作甚至昏迷。然而,通常仅有瘀点和血小板减少的表现就已足够诊断 TTP,并予以治疗。

外周血涂片可确诊,可见破碎红细胞、有核红细胞和嗜碱性颗粒。虽然其他情况如主动脉瓣狭窄或人工瓣膜可出现破碎红细胞,但这些情况多不伴有血小板减少。TTP 可通过 Coombs 试验的阴性结果区别于自身免疫原因引起的血小板减少,如 Evans 综合征(ITP 和自身免疫性溶血性贫血)或系统性红斑狼疮[51]。

血浆置换是 TTP 的首选治疗。这项治疗包括每天移除单容量患者血浆,并替换为新鲜冰冻血浆,直至血小板减少、贫血及相关症状得到纠正。治疗在 1～2 周后逐渐减少[51]。脾切除对复发或需要多次血浆置换以控制症状的患者起到关键的作用,通常耐受良好,并且无明显的复发率[53]。

骨髓疾病(骨髓增殖性疾病)

骨髓增殖性疾病以骨髓中的细胞系异常增殖为特征。骨髓增殖性疾病包括慢性髓细胞白血病、急性髓细胞白血病、慢性粒-单核细胞白血病、特发性血小板增多症、真性红细胞增多症以及骨髓纤维化,也被称为原因不明性髓样化生[见本章后部分的骨髓纤维化(原因不明性髓样化生)]。这些疾病导致脾切除的常见潜在问题是症状性脾大。脾大可引起的症状包括上腹饱胀、胃排空差、左上腹部沉重或疼痛,甚至腹泻。当这些情况伴发脾功能亢进时,通常与脾大相关。骨髓增殖性疾病实施脾切除往往是为了缓解疼痛、早饱和脾大的其他症状。

脾大有时可通过化疗药物(白消安、羟基脲和干扰素 α)行非手术治疗,以获取轻度至中度的体积减小和缓解一些症状,但是治疗中断可能导致脾脏迅速再生。自 1903 年放疗就已用于治疗症状性脾大,但是目前其主要用于不能行脾切除的情况下。

慢性髓细胞白血病

慢性髓细胞白血病(chronic myeloid leukemia,CML)是骨髓中原始多能干细胞异常所导致的外周血涂片中红系、巨核和多能祖细胞的显著增加。遗传标志是 9 号染色体 bcr 基因与 22 号染色体 abl 基因之间的转位。CML 占所有白血病的 7%～15%,在美国发病率为 1.5/10 万[54]。CML 通常无症状,但可引起疲劳、食欲减退、出汗、左上腹疼痛以及继发于脾大的早饱。约有 1/2 的 CML 患者可出现增大的脾脏。脾切除适用于缓解疼痛和上腹饱胀[55]。

急性髓细胞白血病

和 CML 一样,急性髓细胞白血病(acute myeloid leukemia,AML)涉及骨髓中干细胞的异常生长。不同于 CML,AML 的临床表现更加迅速和显著。在骨髓和血液中,造血干细胞的生长和聚积抑制了正常红细胞、白细胞和血小板的生长和成熟。如果 AML 未予治疗,通常在数周至数月内将导致患者死亡。在美国 AML 每年大约有 9200 个新发病例,占所有癌症死亡人数的 1.2%[56]。其他骨髓增殖异常的患者,如真性红细胞增多症、原发性血小板增多症或髓样化生,对白血病转化 AML 具有增高的危险性。AML 的体征和症状包括伴有发热的病毒样疾病、全身不适以及骨髓腔膨胀引起的频发性骨痛。脾切除在 AML 中仅适用于左上腹痛和上腹饱胀不可耐受等罕见情况。在中性粒细胞减少和化疗引起免疫低下的 AML 患者中,脾切除的益处必须与脾切除后感染增高的危险性进行权衡。

慢性粒-单核细胞白血病

如同 CML 和 AML,慢性粒-单核细胞白血病(chronic myelomonocytic leukemia,CMML)以骨髓和血液中造血元素的增长为特点。不同于 CML,CMML 外周血涂片($>1\times10^3$)和骨髓中的单核细胞增多。这些患者有 50% 可出现脾大,脾切除可使症状得到缓解。

原发性血小板增多症

原发性血小板增多症(essential thrombocythemia,ET)表现为巨核细胞系的异常生长,引起血液中血小板计数增高。在排除也可引起血小板增多的其他慢性骨髓疾病(如 CML、真性红细胞增多症和骨髓纤维化)后,ET 可确诊[57]。ET 的临床表现包括血管舒缩症状、血栓出血性事件、反复流产、转化为骨髓纤维化伴髓样化生或 AML。羟基脲可用于减少 ET 血栓性事件,但不能改变向骨髓纤维化或白血病转化。1/3 ~ 1/2 的 ET 患者可发生脾大。脾切除在 ET 早期并非必需,当疾病晚期已发生髓样化生时,脾切除是最佳选择[57]。即便在这些情况下,脾切除的候选患者应有选择性地挑选,因为在这些患者中复杂的脾切除已被报道会有显著的出血。

真性红细胞增多症

真性红细胞增多症(polycythemia vera,PV)是一种克隆性、慢性、进展性骨髓增殖性疾病,以红细胞增加为特点,频繁伴发白细胞增多、血小板增多和脾大。PV 患者比恶性血液病患者通常生存时间更长,但仍然有向骨髓纤维化或 AML 转化的危险。该病罕见,年发病率为(5 ~ 17)/100 万人[58]。体格检查发现包括嘴唇发绀、结膜充血、肝大、脾大和高血压。治疗应限定于有危险状况的患者,从放血术和服用阿司匹林到使用化疗药物。对于 ET 患者,脾切除在疾病的早期并无益处,但对于已发生脾大等相关症状的严重晚期骨髓增殖性疾病患者,脾切除是最佳选择[55]。

骨髓纤维化(原因不明性髓样化生)

骨髓纤维化这个名词可用于描述骨髓纤维化的一般情况(可与一些良性或恶性疾病有关)或者一种特异性、慢性、恶性血液病,后者与脾大有关,血液中出现红细胞和白细胞祖细胞,表现为骨髓纤维化和髓外造血,又被称为原因不明性髓样化生(agnogenic myeloid metaplasia,AMM)。AMM 也可被称为骨髓硬化症、原发性骨髓化生和骨硬化。在本章中骨髓纤维化与 AMM 同义。

AMM 被认为是对造血干细胞克隆性增殖的反应。骨髓衰竭常见。由于缺乏流行病学数据,AMM 准确的发病率并不清楚,但是一项研究显示 AMM 在美国的发病率为 1.46/10 万[59]。过度的放射线暴露可在 AMM 的发生中起到作用,因

为有二氧化钍暴露史的人群以及在日本邻近原子弹爆炸的人群已显示有更高的 AMM 发病率。

外周血涂片和骨髓的详细检查可确诊 AMM。血液中的有核红细胞和不成熟骨髓造血细胞出现于 96% 的病例,并且强烈支持诊断。泪珠样异形红细胞是另一个常见的发现。然而,必须仔细排除原发性肿瘤(例如淋巴瘤或胃、肺、前列腺和乳腺的腺瘤)和结核病史,因为上述情况的患者可发生继发性骨髓纤维化。

根据具体症状选择治疗方案。无症状的患者需严密随诊,然而有症状的患者需针对其症状进行治疗性干预[60]。伴发脾大的患者最宜行脾切除治疗。尽管一些化疗药物(白消安、羟基脲、干扰素 α)和低剂量照射可缩小脾脏体积,但是治疗中断通常导致脾脏迅速再生。

AMM 患者在脾切除前必须进行一个全面的术前评估。脾切除候选者必须有可耐受手术的心、肺、肝和肾功能储备。应检查凝血系统,包括凝血因子 V 和 VIII 以及纤维蛋白裂解产物、血小板计数和出血时间。低血小板计数或许需要在手术时给予肾上腺类固醇和(或)血小板输注。脾切除可为近乎所有的 AMM 患者提供持久、有效的缓解,尽管 AMM 患者术后并发症较其他血液学适应证更加常见[5]。梅奥诊所最近发表了其 30 年的经验,有 314 例骨髓纤维化患者行脾切除,几乎 49% 的手术用于缓解脾大的力学症状;其余的用于控制缺血、血小板减少或门静脉高压。脾切除 1 年的反应率为 76%。并发症发生率总体上为 28%,包括围术期死亡 21 例[61]。血栓形成、出血和感染等并发症常见,术前血小板减少症是死亡率的一个独立预后因素。这些数据强调这种恶性疾病的严重性及当 AMM 患者考虑脾切除时应仔细选择患者的必要性。

感染和脓肿

脾脏的原发性感染鲜有报道。然而,某些全身感染对脾脏的潜在影响需要密切关注,主要是因为自发性脾破裂的潜在危险性。在成人和儿童中,由 EB 病毒或巨细胞病毒感染引起的传染性单核细胞增多症提示了一个小的但经常被讨论的自发性脾破裂危险性。然而,准确的发病率可能被低估。由多种感染性(如疟疾、Listeria 感染、真菌感染、登革热和 Q 热)以及肿瘤性和其他非感染性原因(如淋巴瘤、血管肉瘤、淀粉样变性和妊娠)引起的自发性脾破裂的有关文献中有大量的近期病例报道。推测其病理生理机制是炎性细胞浸润脾脏实质,使脾脏的结构和纤维支持系统变形并使脾脏被膜变薄[62]。在此情况下,脾破裂可自发或发生在看似轻微的外伤甚至瓦尔萨尔瓦(Valsalva)动作之后[63]。

脾脓肿不常见,基于尸检发现的发病率为 0.14% ~ 0.7%[64]。脾脓肿更频发于热带地区,这与镰状细胞性贫血患者的脾血管血栓形成和梗死有关。脾脓肿形成的五个明确机制已被描述:①血行感染;②邻近感染;③血红蛋白病;④免疫抑制,包括 HIV 感染和化疗;⑤创伤。脾脓肿的临床表现常迟发,大多数患者在诊断之前症状可持续 16 ~ 22 天。临床表现包括发热、左上腹痛、白细胞增多以及大约 1/3 患者伴发脾大。超声或 CT 扫描可确诊,敏感度和特异度为 95%。脾脓肿确诊后,应开始使用广谱抗生素,根据培养结果调整抗生素,并持续治疗 14 天。脾切除是首选手术方式,但对于不能耐受脾切除的患者,经皮引流和开放性引流可供选择[5]。经

皮引流对单发的脾脓肿患者是有效的。

囊肿和肿瘤

脾囊肿可依据许多标准进行分类,一种临床相关的方法是将脾囊肿分为寄生虫性和非寄生虫性。

寄生虫性感染是脾囊肿最常见的病因,大多数是由棘球蚴引起。这类囊肿在病原体流行的地区更加常见。症状主要与左上腹占位病变和侵犯胃的病变表现有关。超声可确定囊肿病变的存在,并且也可偶然地发现无症状病变。血清学检测包括包虫抗体可确定或排除囊肿病变是否为寄生虫性,对择期手术治疗是一个重要的信息。有症状的寄生虫性囊肿最宜行脾切除治疗。为防止过敏性休克的可能性,应避免寄生性囊肿内容物溢出进入腹腔,这是外科治疗的重要原则。

创伤所致囊肿由于缺乏细胞内壁,故被称为假性囊肿。较少见的非寄生虫性囊肿为皮样、表皮样和上皮样囊肿[65]。非寄生性囊肿的治疗取决于其是否产生症状。无症状性非寄生性脓肿可通过超声严密随访观察,以除外显著增大。大囊肿患者如选择非手术治疗,应被告知即便是轻微的腹部创伤也可导致囊肿破裂。小的、有症状的非寄生性囊肿可行保留脾脏的切除,大的、有症状的非寄生性囊肿可行去顶术。这两种手术均可通过腹腔镜操作[66]。

肉瘤是脾脏最常见的原发性肿瘤。尸检研究显示肿瘤转移至脾脏的几率大约为0.6%,这些转移瘤大多为癌[67],其中以肺癌最为常见。

代谢贮积病和浸润性疾病

Gaucher 病

Gaucher 病是一种遗传性脂类沉积疾病,以单核巨噬细胞系统的细胞内葡糖脑苷脂的沉积为特点。该病的根本异常是溶酶体水解酶的活性缺陷。糖脂贮存异常导致器官肥大,尤其是肝大和脾大[68]。Gaucher 病患者常表现为脾大的相关症状,包括早饱和腹部不适,以及脾功能亢进,包括血小板减少、正常红细胞性贫血和轻度的白细胞减少。后者的表现是由于脾脏中有形血成分的过度滞留所致。Gaucher 病患者的其他症状包括骨痛、病理性骨折和黄疸。脾切除可缓解脾功能亢进患者的血液学异常,但是不能纠正疾病进展。部分脾切除已显示在儿童中可有效地纠正血液学指标变化和脾大引起的症状,而不包括脾切除后凶险性感染的危险。

Niemann-Pick 病

Niemann-Pick 病是单核巨噬细胞系统的细胞内鞘磷脂和胆固醇异常溶酶体贮积的一种遗传性疾病。该疾病存在四种类型(A、B、C 和 D),并拥有独特的临床表现。A 型和 B 型是由溶酶体水解酶缺陷所致,是最可能引起脾大及其合并症的类型。

淀粉样变性

淀粉样变性是一种异常细胞外基质沉积的疾病。淀粉样变性有多种形式,每一种都有其独特的临床表现,疾病的严重性可从无症状到多器官衰竭。与浆细胞病有关的原发性淀粉样变性患者,约有5%的病例累及脾脏。与慢性炎症环境有关的继发性淀粉样变性也可表现为脾大。脾切除可缓解脾大的症状。

结节病

结节病是年轻成人的一种炎症性疾病,以受累器官非干酪样肉芽肿为特点。疾病的症状和体征的严重性不一,并且典型地不具特异性,例如疲乏和全身不适。任何器官系统均可被累及。最常被累及的器官是肺脏,其次是脾脏。约有25%的患者发生脾大。巨脾(>1kg)罕见[69]。其他受累组织包括淋巴结、眼、关节、肝脏、腮腺和心脏。当脾大发生并引起与形态和脾脏功能亢进有关的症状时,脾切除可有效地缓解症状并纠正血液学异常,如贫血和血小板减少。结节病患者中自发性脾破裂已有报道[70]。

其他疾病和损害

脾动脉瘤

脾动脉瘤虽然罕见,但却是最常见的内脏动脉瘤。女性更易患病,是男性的4倍。血管瘤通常发生于脾动脉的中到远侧。在一项系列研究中,伴发门静脉高压患者的死亡率(>50%)显著高于无门静脉高压者(17%)[71]。治疗的适应证包括出现症状、妊娠、计划妊娠以及出现与炎症进程有关的假性动脉瘤。动脉瘤切除或单独结扎对位于脾动脉中部的确切病变是可接受的,但紧邻脾门远端的病变应同时行脾切除治疗。选择性治疗可获得极好的预后。脾动脉栓塞已用于治疗脾动脉瘤,但会引起疼痛性脾梗死和脓肿。

门静脉高压症

多种原因可以引起门静脉高压,但通常是由肝硬化引起。脾大和脾淤血常伴发门静脉高压,导致脾脏内循环细胞的滞留和破坏。然而,门静脉高压患者伴发脾功能亢进原则上不是脾切除的指征,因为在这些患者中全血细胞的减少程度与长期生存之间并不存在联系[5]。极少情况下需行脾切除,以控制因血小板减少所加剧的食管静脉曲张出血,同时应行脾肾静脉分流术以降低门脉系统压力[5]。

继发于脾静脉血栓的门静脉高压通过脾切除有可能治愈。孤立胃静脉曲张出血的患者如肝功能检查结果正常,尤其是有胰腺病史者,应检查是否存在脾静脉血栓,如果结果为阳性,应行脾切除治疗。

Felty 综合征

风湿性关节炎、脾大和中性粒细胞减少三联征被称为Felty 综合征。风湿性关节炎患者约有3%存在 Felty 综合征,其中2/3 为女性。免疫复合物覆盖于白细胞表面,导致其在脾脏中被滞留和清除,随后引起中性粒细胞减少。中性粒细胞减少(<2000/μl)会增加复发感染的危险性,通常需要及时行脾切除。脾脏的大小从不可触及(5%~10% 患者)到巨型增大(其他患者)变化不一。Felty 综合征中的脾脏比正常脾脏重4倍。皮质类固醇、造血生长因子、甲氨蝶呤和脾切除均用于治疗 Felty 综合征的中性粒细胞减少。对脾切除的反应是极好的,超过80%的患者呈现出白细胞计数持续的增长。超过50%的术前感染的患者在脾切除后没有发生任何感

染[72]。除了症状性中性粒细胞减少,脾切除的其他适应证包括依赖输血的贫血和重度血小板减少。

术前准备

预防接种

脾切除可引起少数患者(<1% ~ 5%)有终身危险的感染,具有暴发性,并可威胁生命(感染危险性的讨论见后面"脾切除后暴发性感染")。因此,当欲行选择性脾切除时,至少在术前2周应给予抗有荚膜细菌的疫苗以预防上述感染。在无脾宿主中导致严重感染的最常见细菌为肺炎链球菌、B型流感嗜血杆菌和脑膜炎球菌。针对上述细菌的疫苗是可获取的,并应该给予使用。

如行急诊脾切除(例如创伤),术后应尽早给予疫苗,至少在术后1~2天内完成。脾切除后,应每年进行流感免疫。应对脾切除患者充分说明有关脾切除后暴发性感染的潜在后果,并鼓励脾切除患者保存好有关其免疫状态的资料[73]。

脾动脉栓塞

脾动脉栓塞(splenic artery embolization,SAE)作为选择性脾切除的术前辅助治疗,其优点和缺点在上述章节"形态和病理的影像评估:血管造影"中已被阐述。再次重申,术前SAE的预期优点包括减少无血供的脾脏手术失血[19],并缩小脾脏体积,可更容易剥离和切除脾脏。反对者强调行SAE于未行SAE脾切除的失血相等[74],术前需要更多的镇痛药和偶尔延长的住院时间,胰腺炎的可能性和侵入性动脉造影的危险性已被详细描述,抵消了术前栓塞的优点[75]。目前关于术前SAE在选择性脾切除中的作用的意见并不一致。作者的经验是术前栓塞测量长度≥20cm的脾脏;术前栓塞甚至允许腹腔镜切除>30cm的脾脏,并有极好的转换率。

深静脉血栓的预防

脾切除后出现深静脉血栓(deep vein thrombosis,DVT)并不罕见,尤其在伴发脾大和骨髓增殖疾病的病例中[76],其发生门静脉血栓(portal vein thrombosis,PVT)的危险性可达40%。脾切除后PVT的典型表现为厌食、腹痛、白细胞增多和血小板减少。对高度怀疑PVT者,采用对比增强CT协助早期的诊断,并迅速开始抗凝治疗,可能有效治疗PVT。对脾切除患者应预防DVT,包括使用连续压迫装置及皮下给予肝素(5000U)[77]。在预防脾切除后静脉血栓栓塞过程中,应用低分子肝素(low molecular weight heparin,LMWH)而不是低剂量普通肝素已被证明没有明显的优势[78]。应评估每一个患者发生DVT的危险因素,当存在高危因素(肥胖、静脉血栓栓塞病史、已知的高凝状态和高龄)时,可采用包括LMWH在内的更强力的抗凝疗法。

脾切除技术

患者准备

所有选择性脾切除的患者应至少在术前1周接种多价肺

炎球菌、脑膜炎球菌和嗜血菌疫苗。评估输注血液制品的潜在需要以及使术前凝血状态最优化是必要的。作者的经验是对选择性脾切除的正常脾脏患者进行血液分型和抗体筛选试验。贫血的患者应在术前输血至血红蛋白到10g/dl(100g/L)。对于包括脾大在内的比较复杂的病例,术中应确保至少有2~4U交叉配型的血液可用。血小板减少可以通过血小板输注暂时纠正。血小板减少的患者不宜在术前进行输血,最好不要在术中结扎脾动脉之前。

术前已依赖糖皮质激素治疗的患者应在围术期接受非口服的糖皮质激素治疗。肠道准备对选择性脾切除患者不常规进行。如前所述,所有脾切除的患者应接受DVT预防治疗。在气管插管后,插入鼻胃管用于胃减压。

开腹全脾切除术

尽管腹腔镜外科作为正常脾脏患者脾切除的标准方式已逐渐被接受,但是开腹脾切除(open splenectomy,OS)仍然被广泛应用。脾外伤破裂仍然是OS最常见的指征。一些其他的临床情况也倾向于OS方式,包括巨脾、腹水、门静脉高压、多次既往手术、广泛的脾照射以及可能的脾脓肿。

OS期间,患者取仰卧位,术者位于患者的右侧。大多数选择性脾切除倾向于选择位于左肋缘下两横指并且平行于左肋缘的左肋下缘切口。当脾破裂、巨型增大或者霍奇金病分期患者开腹需要腹部入口时,正中切口最易于暴露。胸腹切口尽管极少使用,但可能对具有挑战性或显著增大的脾脏仍有必要。

通常开始于脾结肠韧带,离断韧带连接并游离脾脏(图34-5)。对于巨脾患者,一旦通过胃脾或胃肝韧带完成小网膜途径,或许更适宜沿胰腺上缘连续结扎脾动脉。这种手法可达到下列要求:便于更安全地处理脾脏和分离脾门,利于脾脏发生一定程度的收缩,并且形成红细胞和血小板的自体输血。通过切开脾脏外侧的腹膜连接(最明显的是脾膈韧带),进一步向内游离脾脏。随后单独结扎并相继离断胃短血管,如小

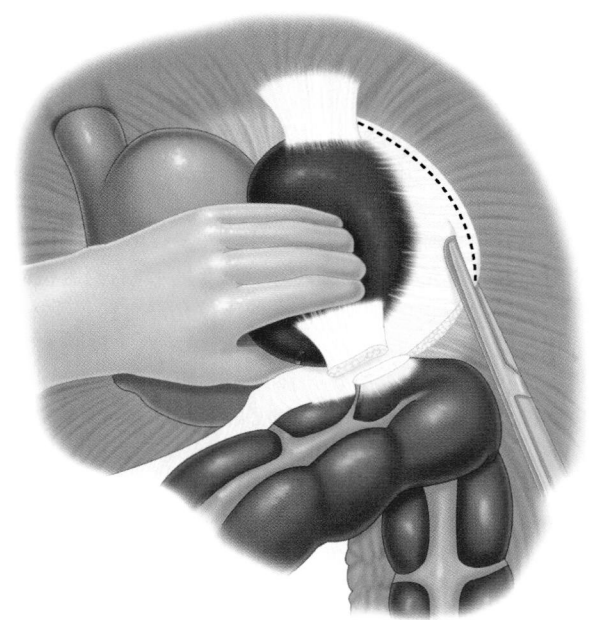

图 34-5 开腹脾切除开始时离断脾结肠韧带

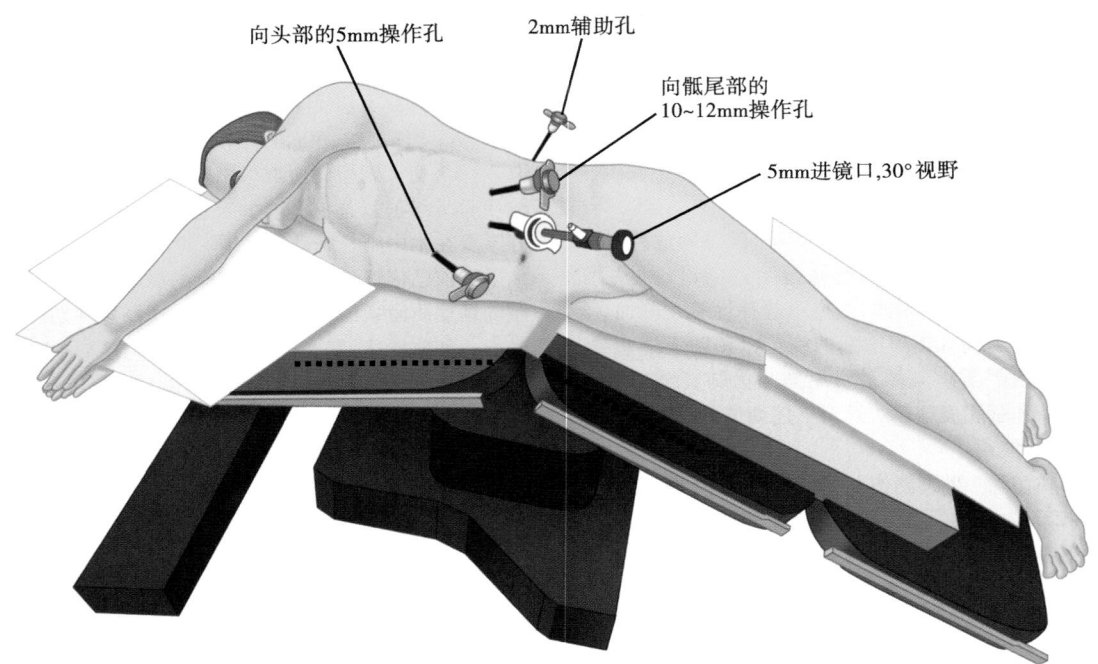

向头部的5mm操作孔　　2mm辅助孔

向骶尾部的
10~12mm操作孔

5mm进镜口,30°视野

图 34-6　腹腔镜脾切除患者的体位和套管针的位置

心操作将可降低这些血管回缩和出血的危险性。之后分离脾门。在任何情况下,离断脾动脉和静脉之前应将其小心分离并单独结扎。正如在脾脏解剖讨论部分所强调的,75% 患者的胰尾位于脾门 1cm 以内。因此,在脾门分离过程中应十分小心,防止损伤胰腺。

　　一旦脾脏被切除,应冲洗、吸引并仔细检查断面以预防出血。脾床无须常规引流。当血液学疾病选择脾切除时,必须彻底探查副脾。手术完成后移除鼻胃管。

腹腔镜全脾切除术

　　腹腔镜脾切除(laparoscopic splenectomy, LS)作为大多数选择性脾切除的手术方式已经逐渐取代了开腹脾切除。LS对正常大小脾脏的患者的益处最初在病例报道中被描述,随后在大宗的系列研究中被报道。日益增多的研究证实了在富有经验的操作下,LS对越来越多的患者群体(包括脾大、多次既往手术、病态肥胖、有伴行手术甚至是妊娠患者)的价值[6]。

　　自从外侧路径开创以来[77],目前大多数 LS 的操作是通过患者右侧卧位完成的(图 34-6)。患者呈 45°右侧卧位的中部"双入路"技术也已被提倡。这种体位允许有伴行手术,如腹腔镜胆囊切除术,较外侧入路更加简单。双入路技术需要放置 5 或 6 个套管针。外侧入路常规采用 3 或 4 个套管针,位置如图 34-6 所示。应用一个成角的(30°或 45°)腹腔镜(2、5 或 10mm)非常利于操作。在一定程度上重要解剖的暴露允许有直观的分离次序,同 OS 相比,可以被认为是外侧入路的另一个优势。

　　左上腹部套管针的放置应在腹腔镜可视下进行,尤其是在存在任何程度的脾大时,因为后者可以显著减少可用的手术空间。如同 OS 一样,离断脾结肠韧带和外侧腹膜的连接使脾脏向内侧游离。胃短血管可通过多种方式离断,包括单

独应用夹子、血管内吻合器,或者是最常应用的止血能源,如超声分离、热透疗法或射频消融。当脾脏下极逐渐收缩,脾门可进一步应用夹子或血管内吻合器。如有可能,单独离断脾动脉和静脉(图 34-7)。然而,脾门吻合器也愈加获得好的长期预后(图 34-8)。采用抬高脾脏的外侧途径,术者可容易地显露胰尾,防止在放置血管内吻合器时损伤胰尾。

　　一旦被切除,脾脏被置于一个耐用、防裂的尼龙袋内(图 34-9),通过 10mm 套管针口牵拉尼龙袋颈。在袋内粉碎脾脏以允许碎片的取出,应采用钝性的器械粉碎和移除脾脏以防尼龙袋破裂、内容物溢出和随后脾种植的危险(图 34-10)。

　　手助 LS 作为一种更安全、更快速的操作方法已被推荐,尤其在脾大的患者中。在此技术中,术者的左手完全置入腹腔(左利手的术者可以置入右手),在腹腔镜直视下可通过触诊鉴别、收缩并分离恰当的组织。应用夹子、肘钉和与之前描

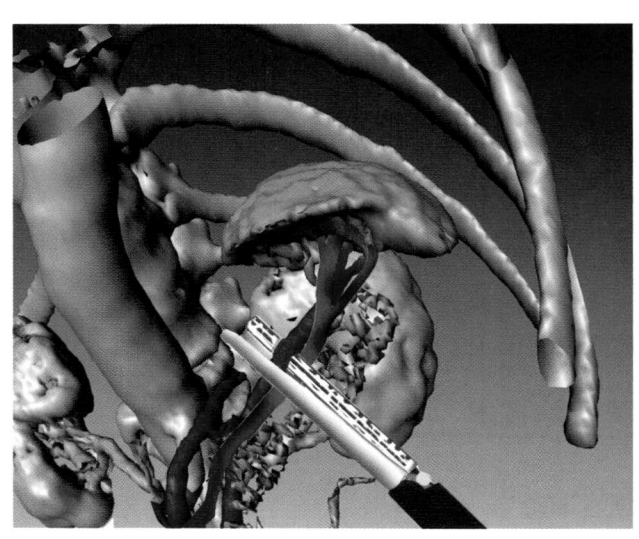

图 34-7　如解剖顺利,可单独结扎脾动脉和静脉

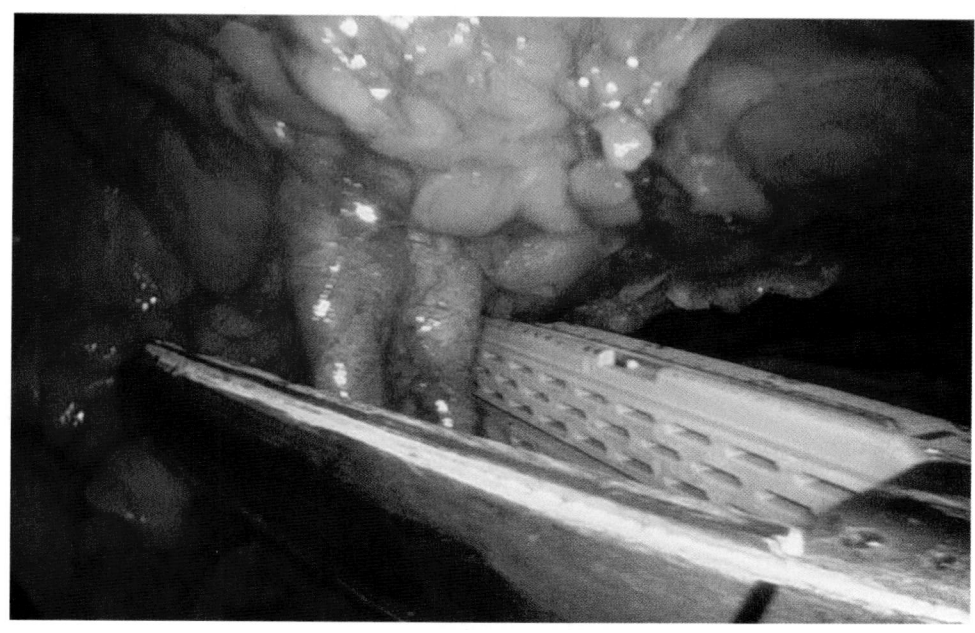

图 34-8　在腹腔镜下脾门可整体离断

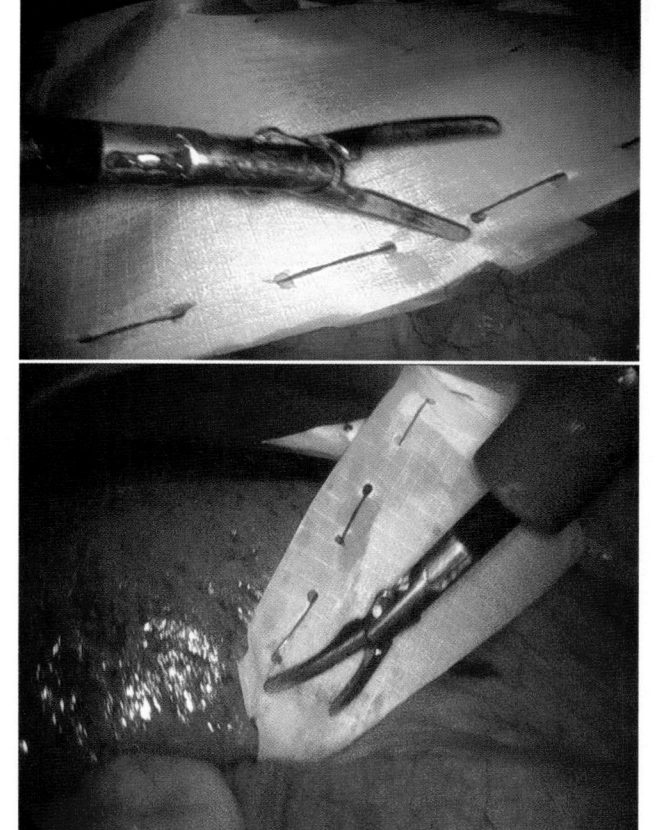

图 34-9　在粉碎之前,脾脏被置于一个防裂的尼龙袋内

述类似的能量源进行止血。切除的标本通过手从入口传递出。在切除正常大小脾脏的病例中,切口的大小必须容纳术者的手或许减少了手助方法的优势。

部分脾脏切除术

过去几十年已经证实了部分脾切除愈加得到广泛的认可和应用。这种技术最初于 18 世纪早期被报道,尤其适于降低儿童脾切除术后败血症的危险。某些脂肪沉积疾病导致的脾大(Gaucher 病)和一些外伤性脾损伤(钝性和穿透性)适用于部分脾切除术的治疗。腹腔镜和开腹途径的部分脾切术除均已有详细描述。必须充分游离脾脏,结扎并离断连接预切除脾段的脾门血管。沿明显的血运分界线横断脾脏的无血管的脾段。脾脏断面的出血通常有限并且可被多种方法控制,包括烧灼、氩气刀,或应用直接的止血剂,如纤维素纱布和纤维蛋白胶。

术中意外脾损伤(图 34-11)

在外科文献中提及术中意外损伤脾脏是一个令腹部外科医师熟悉而又恐惧的事情。术中意外脾损伤确切的发病率并不清楚。虽然术中意外脾损伤远非罕见,但可能很少被报道。此类损伤的严重性不应被低估。除了有死亡的危险性,显著的并发症发病率也与脾脏损伤有关,包括失血增多、需要输血和住院时间延长[80]。

术中损伤脾脏与腹部外科医师很多常规手术有关,如胃底折叠术、结肠切除术、食管旁疝修补术、肾切除术、腹部和骨盆的血管手术[81~83]。内镜操作后的脾脏损伤亦有报道,如结肠镜检查[84~87]。

逆向不适当的牵拉脾脏是最常见的术中损伤机制。被膜撕裂是最常见的损伤类型,但是实质裂伤和被膜下血肿亦可发生。由于脾脏下极的定位和过于集中的腹膜连接使其更常被损伤[88]。

充分地暴露和可视是历时久远的外科原则,尤其适用于防止脾损伤。切口和入路必须依照患者情况和术者的经验。有一些证据支持采用腹腔镜方式可减少某些手术脾损伤的发

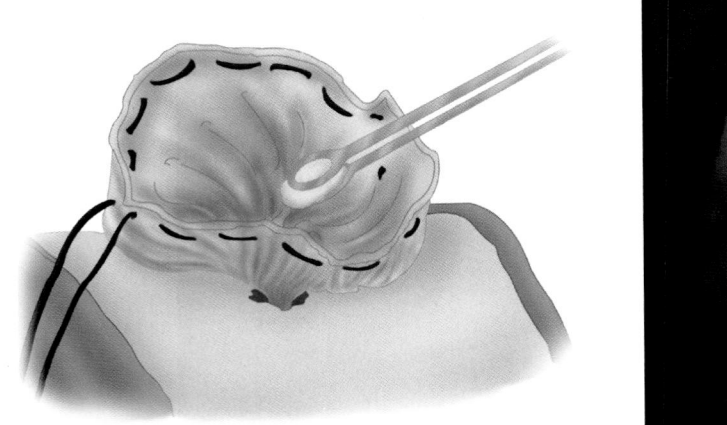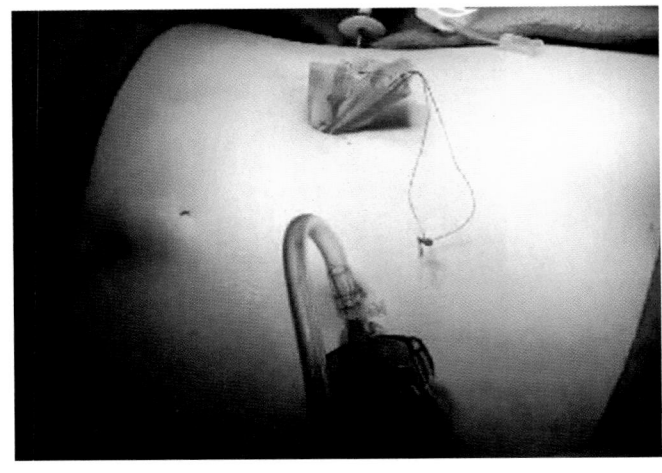

图 34-10　通过 10mm 的套管针口牵拉尼龙袋,粉碎并取出脾脏

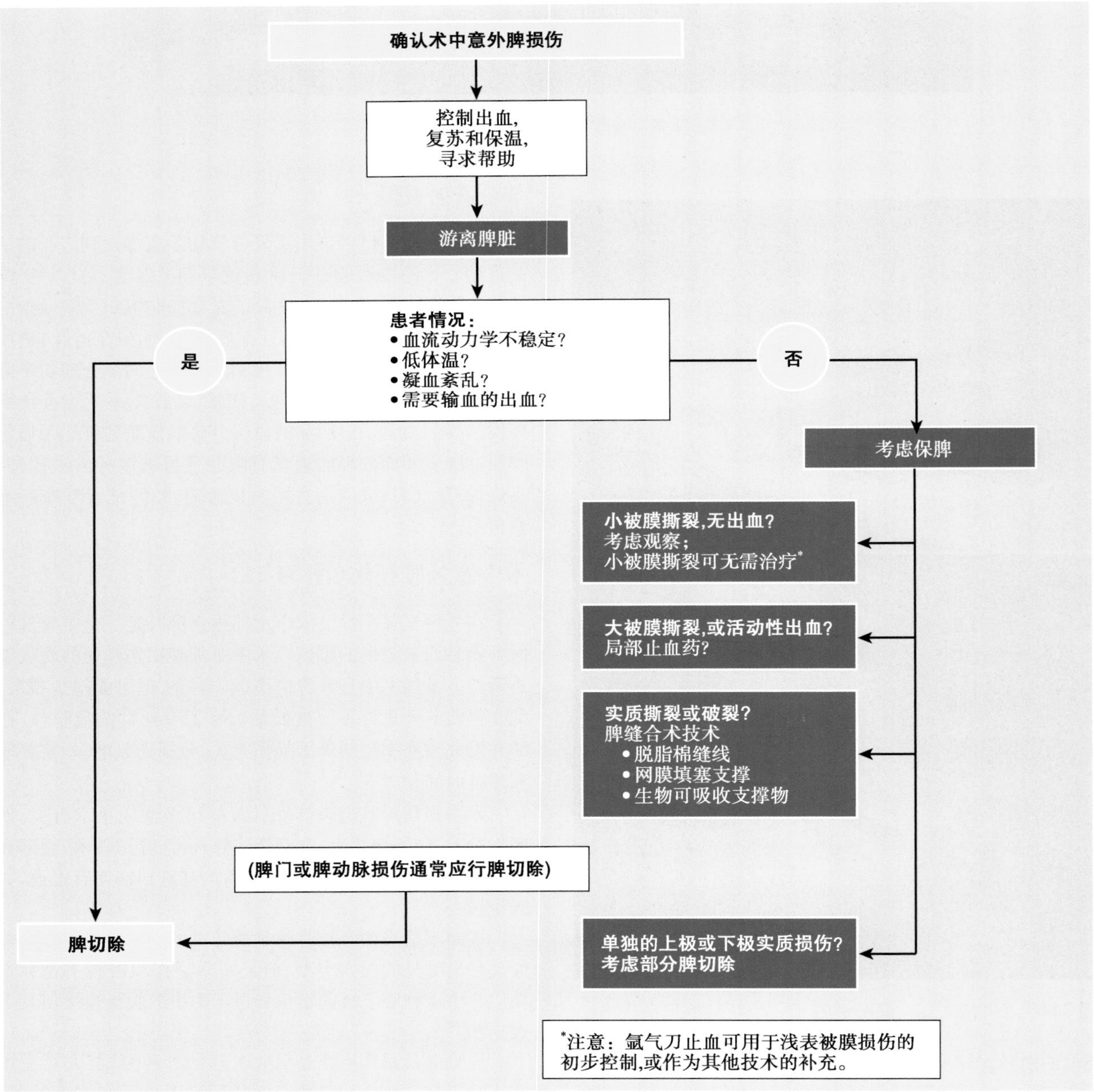

```
              ┌─────────────────────┐
              │  确认术中意外脾损伤  │
              └─────────────────────┘
                        │
                        ▼
              ┌─────────────────────┐
              │      控制出血,       │
              │    复苏和保温,       │
              │      寻求帮助        │
              └─────────────────────┘
                        │
                        ▼
              ┌─────────────────────┐
              │      游离脾脏        │
              └─────────────────────┘
                        │
                        ▼
              ┌─────────────────────┐
              │     患者情况:       │
   ○是────────│ • 血流动力学不稳定? │────────○否
              │ • 低体温?           │
              │ • 凝血紊乱?         │
              │ • 需要输血的出血?   │
              └─────────────────────┘
```

考虑保脾

小被膜撕裂,无出血?
考虑观察;
小被膜撕裂可无需治疗*

大被膜撕裂,或活动性出血?
局部止血药?

实质撕裂或破裂?
脾缝合术技术
• 脱脂棉缝线
• 网膜填塞支撑
• 生物可吸收支撑物

(脾门或脾动脉损伤通常应行脾切除)

脾切除

单独的上极或下极实质损伤?
考虑部分脾切除

*注意:氩气刀止血可用于浅表被膜损伤的
初步控制,或作为其他技术的补充。

图 34-11　术中意外脾损伤的治疗方案

生率的论断[89]。左上腹部突然出现的血流或血池应怀疑有脾损伤的可能。如同所有出血一样，需要迅速地暂时性控制出血。直接压迫脾脏、左上腹部填塞、压迫脾门血管或在胰腺上缘压迫脾动脉以及上腹部压迫腹主动脉可延缓或停止出血，并且赢得审慎地考虑进一步治疗措施的时间。

当患者状态稳定时，从脾脏腹膜连接处游离脾脏并评估损伤情况。总体上，能否行脾修补术主要取决于患者的状态。血流动力学不稳定者，需要输血的出血、低体温和凝血异常等情况均更适合快速脾切除和止血。损伤的类型也应被考虑，脾门的损伤最宜行脾切除治疗[80]。然而，除了上述恶化的情况下大多数术中脾损伤为被膜撕裂，在许多恰当选择的情况下期待保留脾脏是合理的。当出现上述情况之一时，术者可采用许多方法行脾修补术：局部应用止血药[80]，缝合断裂实质伴或不伴网膜填塞支撑[80,90]，以及采用生物吸收性网片做支撑"夹克"缝合，可压迫器官并同时在脾被膜水平促进血凝块形成[80,91]。

脾切除后转归

脾切除所致的血液成分改变包括 H-J 小体及高铁红细胞的出现。脾切除后，白细胞增多及血小板计数增加也较为常见。虽然血小板计数多在 2 天内升高，但在术前血小板减少的患者(见后述的"血液学指标转归")中可能在数周内也不会达到高峰。同样，脾切除术后 1 天内白细胞计数会显著上升，且可持续升高数月。

并发症

脾切除并发症可分为肺相关性、出血性、感染性、胰腺相关性及血栓栓塞性。左肺下叶不张是开腹脾切除术后最常见的并发症，也可发生胸腔积液和肺炎。术中或术后可发生出血，表现为膈下血肿。自从腹腔镜脾切除问世以来，输血已经变得较为少见，但手术适应证也可影响出血的可能性。膈下脓肿和伤口感染是围术期感染性并发症。左上腹放置引流可能与术后膈下脓肿有关，并不常规推荐。胰腺并发症中的胰腺炎、假性囊肿及胰瘘可能是由于在术中分离脾门时损伤胰腺所致。血栓栓塞在脾切除患者中已被详细描述，因此常规推荐 DVT 的预防治疗。在溶血性贫血或骨髓增生性疾病以及脾大的患者中，血栓形成特别是门静脉血栓形成的危险性增加[76]。因恶性肿瘤或骨髓增生性疾病行脾切除的患者应强烈考虑围术期预防用药，如低分子量肝素(LMWH)或普通肝素。

血液学指标转归

在脾脏所致血液学指标变化的疾病中，脾切除疗效可根据血液学的反应水平(如血小板及血红蛋白水平升高)做出评价。血液学缓解可分为初始缓解及长期缓解。对血小板减少症而言，典型的初始缓解可定义为脾切除术后数天内血小板计数升高。系列报道证实了 LS 可使 80% ITP 患者达到长期血小板缓解的作用(表 34-2)。这些结果与 OS 相关的长期成功率相一致[105,108]。

对于慢性溶血性贫血患者，血红蛋白水平上升至超过10g/dl(100g/L)且不需要输血，表明对脾切除的反应良好。

以此为标准，脾切除被报道对绝大多数溶血性贫血患者有效。脾切除对球形红细胞增多症引发的溶血性贫血治疗的成功率更高，在 90% ~ 100%[109]。

表 34-2	特发性血小板减少性紫癜腹腔镜脾切除后的血小板缓解率			
研　　究	例数	起始缓解率(%)	长期缓解率(%)	平均随访时间(月)
Vianelli 等[92]	402	86	66	57
Szold 等[93]	104	NA	84	36
Balague 等[94]	103	89	75	33
Katkhouda 等[2]	67	84	78	38
Wu 等[95]	67	83	74	23
Duperier 等[96]	67	NA	64	22
Berends 等[97]	50	86	64	35
Trias 等[98]	48	NA	88	30
Tanoue 等[99]	35	83	79	36
Friedman 等[100]	31	NA	93	2
Stanton[101]	30	89	88	30
Fass 等[102]	29	90	80	43
Bresler 等[103]	27	93	88	28
Harold 等[104]	27	92	85	20
Lozano-Salazar 等[105]	22	89	88	15
Meyer 等[106]	16	NA	86	14
Watson 等[107]	13	100	83	60
总数/平均值	1138	89	80	31

NA：数据缺失

脾切除的结果也可根据术中及术后的指标来验证，包括手术时间、恢复时间以及并发症发生率和死亡率，上述指标因血液学适应证不同而有差异(表 34-3、表 34-4)。

表 34-3	血液学适应证行腹腔镜脾切除的结果(数据源自 Rosen 等)			
	ITP (n=65)	TTP (n=9)	贫血 (n=11)	恶性肿瘤 (n=43)
OR 时间(min)	134	127	171	170
EBL(ml)	126	161	271	380
LOS(天)	2.8	8.3	2.6	4.3
LS 转换 OS	0	0	0	5
并发症	7	0	0	8
缓解率	85%	89%	91%	74%

EBL=估计失血量；ITP=特发性血小板减少性紫癜；LOS=住院时间；LS=腹腔镜脾切除；

OR=手术室；OS=开腹脾切除；TTP=血栓性血小板减少性紫癜

数据源自 Rosen 等[110]

表 34-4	血液学适应证行腹腔镜脾切除的结果（数据源自 Park 等）			
	ITP （n=151）	TTP （n=7）	贫血 （n=40）	恶性肿瘤 （n=28）
OR 时间(min)	128	146	149	165
EBL(ml)	137	96	116	238
LOS(天)	2.2	3.0	2.2	2.6
LS 转换 OS	3(2%)	1(14%)	1(3%)	1(4%)
并发症	14(9%)	0	1(3%)	3(11%)

EBL=估计失血量；ITP=特发性血小板减少性紫癜；LOS=住院时间；LS=腹腔镜脾切除；OR=手术室；OS=开腹脾切除；TTP=血栓性血小板减少性紫癜

有关比较腹腔镜脾切除与开腹脾切除疗效的前瞻性随机研究鲜有报道。在一项前瞻性调查中，研究者随机选择 28 例地中海贫血患者行 OS 或 LS[100]。两组间无死亡率差异，并且并发症发生率也无差异。在手术时间、输血需求和住院时间上存在一些差异，但是有关血液学指标转归的数据并未公布。先前报道的 LS 与 OS 的回顾性比较表明，LS 通常可导致较长的手术时间、较短的住院时间、较低的并发症发生率、相似的失血量及死亡率[79,105]。一项包括 51 个系列研究、超过 2900 例患者的荟萃分析证实了上述发现，尽管有迹象表明 LS 的出血性并发症可能更高[111]。LS 一直存在费用效益的问题，虽然普遍接受指标的缺乏和近年客观数据资料的不足阻碍了对该问题的分析。LS 的支持者认为更高的手术室费用可被很短的住院天数及可能更短的工作能力损失时间所抵消[100]。对于有丰富经验人员和技术能力的机构而言，腹腔镜方法已成为选择性非创伤性脾切除的标准术式。

脾切除后凶险性感染

无脾患者在其余生中要承受增高的感染易感性。虽然绝大多数脾切除患者并未表现无脾导致的疾病，但是脾切除后凶险性感染（overwhelming postsplenectomy infection, OPSI）潜在的、灾难性后果需要终身的警惕，以及对其适当的防范和预防措施的全面理解。所有介入其中的，包括患者、家属及医师，都需要起到积极的作用。

临床特征

脾切除术后败血症是一种内科急症，因此感染的任何临床迹象，包括表面上单独的发热，必须给予高度的怀疑和经验性治疗，同时进行彻底的检查。OPSI 可起始于相对温和且无特异性的前驱症状。除发热外，无脾患者的非特异性症状，如不适、肌痛、头痛、呕吐、腹泻、腹痛及其他症状应被视为警报。无脾患者，以低血压、无尿及弥散性血管内凝血等症状为表现的感染过程可迅速进展为暴发性菌血症性感染性休克。因此，高度怀疑，迅速行动以及对患者、家属和医疗卫生工作者的提前教育并不夸张。

OPSI 确切的发病率并不十分清楚，因为在已发表的系列研究中其定义的标准不尽相同。总体终身危险性仍然较低，介于 1%~5%[73,112~114]。在 OPSI 患者中，一些特征可被认为预示着更大的危险性。脾切除的原因是发生 OPSI 危险最相关的独立影响因素。临床研究证明，因血液性疾病（恶性肿瘤、脊髓发育不良或血红蛋白病）比因创伤或医院性因素行脾切除的患者更易罹患 OPSI[73]。年龄也是一个重要考虑因素，小于 5 岁的儿童和大于 50 岁的成人的危险性增高[114]。最后，还必须考虑脾切除后发病的时间间隔。许多 OPSI 病例发生于数年甚至数十年后[112]。这项发现强调了 OPSI 的致命危险以及需要终身警惕。

微生物学和发病机制

无脾患者发生威胁生命的感染可归因于三个因素：脾脏巨噬细胞的丢失、促吞噬肽产生的减少以及脾脏网状内皮系统筛选功能的缺失。在正常宿主中，这三种因素协同作用将血液中受调理素作用的细菌清除。该系统尤其适合清除有荚膜细菌，此细菌的多糖包被是对抗调理作用的天然防御（肺炎链球菌、流感嗜血杆菌和脑膜炎奈瑟菌是经典例子）。脾切除患者较正常宿主更易频繁感染侵袭红细胞的原虫，如果氏巴贝虫（蜱叮咬传播）、埃里希体及原形体[73]。其他潜在感染性细菌源包括 A 型链球菌、嗜碳酸菌（犬咬传播）、B 型链球菌、肠球菌属、拟杆菌属、沙门菌属及巴尔通体属[115]。缺失脾脏时，从血液中清除病原体变由肝脏独自承担，其过程已被证明不太有效[8]。

接种疫苗的作用

疫苗接种前 OPSI 的死亡率证实了现今可用疫苗的重要性。当前针对肺炎链球菌及其他有荚膜细菌的可用疫苗的应用已使 OPSI 的总体发生率降至 1% 以下[112]。疫苗保护无脾患者的机制并不完全清楚。血清抗体滴度与临床免疫力并不完全相符[116]。而且，肺炎链球菌疫苗接种后的抗体水平在5~10 年内会稳定下降。对这些患者应适当推荐再次接种疫苗，但这项措施的有效性未被证明[112]。疫苗接种时机一般选择在择期选择性脾切除术前至少 2 周内以及非择期或急诊脾切除术后 7~10 天内，但是缺乏支持此经验的数据。

尽管当前 OPSI 相关死亡率明显下降，但多的令人震惊的疫苗失效值得注意。在一项创伤系列研究中，有 41% 的患者发生 OPSI，但事实上这些患者在脾切除后接受了合适的疫苗接种[112]。即便如此，当应用到整体人群时，无脾患者接种针对有荚膜细菌的疫苗仍有价值。最常见的致病生物仍是肺炎链球菌，占所有 OPSI 患者的 50%~90%。脑膜炎双球菌、B 型流感嗜血杆菌及 A 组链球菌按频率依次降低[115]。

抗生素和无脾患者

以下三种情况可考虑对无脾患者行抗生素治疗：确定性或可能感染的慎重治疗，预期侵袭性操作（如牙科操作）的预防及广泛预防。不幸的是，后两种适应证中支持疗效的证据不足，并且抗生素预防应用指南并不统一。儿童药物预防的最佳持续时间并不清楚。在 5 岁前或脾切除后 5 年内一般推荐每天应用抗生素[117]，但是有人提倡持续用药至青少年[115]。有关依赖性及细菌耐药性的问题已被提及，致使一些发起人建议终身每天应用抗生素，仅用于抗体滴度不能对疫苗有效应答的患者，同时也建议一直保留对无脾患者抗生素供给,以便在出现感染最早期征象时及时自我用药^[118]。与该论点相悖的是,已经发现即便适当免疫接种的患者每天预防性应用抗生素仍会发生 OPSI^[118]。考虑到 OPSI 的严重后果及相对低的发病率,似乎不大可能在这方面实施的对照研究可得出有意义的数据。

以下处理策略常推荐给无脾患者:佩戴医疗腕带、携带分层医疗警示卡、持有具体经验治疗措施的医疗信件(包括药物名称及剂量)以及保存可支持 5 天的备用抗生素,特别是在准备旅行时^[73]。最近的文献综述认为不应该忽略这些警惕措施。

（姜洪池　译）

参考文献

亮蓝色标记的是主要参考文献。

1. Moynihan B: The surgery of the spleen. *Br J Surg* 8:307, 1920.
2. Katkhouda N, Hurwitz MG, Rivera RT, et al: Laparoscopic splenectomy: Outcome and efficacy in 103 consecutive patients. *Ann Surg* 228:1, 1998.
3. Morgenstern L, Skandalakis JE: Anatomy and embryology of the spleen, in Hiatt JR, Phillips EH, Morgenstern L (eds): *Surgical Diseases of the Spleen*. Berlin/Heidelberg: Springer-Verlag, 1997, p 15.
4. Poulin EC, Thibault C: The anatomical basis for laparoscopic splenectomy. *Can J Surg* 36:484, 1993.
5. Schwartz SI: Spleen, in Schwartz SI (ed): *Principles of Surgery: Specific Considerations*, 7th ed. New York: McGraw-Hill, 1999, p 1501.
6. Weiss CA, Kavic SM, Adrales GL, et al: Laparoscopic splenectomy: What barriers remain? *Surg Innov* 12:23, 2005.
7. Weiss L: Mechanisms of splenic clearance of the blood: A structural overview of the mammalian spleen, in Bowdler AJ (ed): *The Spleen. Structure, Function and Significance*. London: Chapman and Hall Medical, 1990, p 23.
8. Frank EL, Neu HC: Postsplencetomy infection. *Surg Clin North Am* 61:135, 1981.
9. Hosea SW: Role of the spleen in pneumococcal infection. *Lymphology* 16:115, 1983.
10. Lucey BC, Boland GW, Maher MM, et al: Percutaneous nonvascular splenic intervention: A 10-year review. *Am J Roentgenol* 179:1591, 2002.
11. Lieberman S, Libson E, Sella T, et al: Percutaneous image-guided splenic procedures: Update on indications, technique, complications, and outcomes. *Semin Ultrasound CT MR* 28:57, 2007.
12. Myers J: Focused assessment with sonography for trauma (FAST): The truth about ultrasound in blunt trauma. *J Trauma* 62(6 Suppl):S28, 2007.
13. Thompson BE, Munera F, Cohn SM, et al: Novel computed tomography scan scoring system predicts the need for intervention after splenic injury. *J Trauma* 60:1083, 2006.
14. Kamaya A, Weinstein S, Desser TS: Multiple lesions of the spleen: Differential diagnosis of cystic and solid lesions. *Semin Ultrasound CT MR* 27:389, 2006.
15. Karakas HM, Tuncbilek N, Okten OO: Splenic abnormalities: An overview on sectional images. *Diagn Interv Radiol* 11:152, 2005.
16. Dent D, Alsabrook G, Erickson BA, et al: Blunt splenic injuries: High nonoperative management rate can be achieved with selective embolization. *J Trauma* 56:1063, 2004.
17. Koconis KG, Singh H, Soares G: Partial splenic embolization in the treatment of patients with portal hypertension: A review of the English language literature. *J Trauma* 18:463, 2007.
18. Miyazaki M, Itoh H, Kaiho T, et al: Partial splenic embolization for the treatment of chronic idiopathic thrombocytopenic purpura. *Am J Roentgenol* 163:123, 1994.
19. Naoum JJ, Silberfein EJ, Zhou W, et al: Concomitant intraoperative splenic artery embolization and laparoscopic splenectomy versus laparoscopic splenectomy: Comparison of treatment outcome. *Am J Surg* 193:713, 2007.
20. Williams G, Rosen MP, Parker JA, et al: Splenic implants detected by SPECT images of Tc-99m labeled damaged red blood cells. *Clin Nucl Med* 31:467, 2006.
21. Lui EH, Lau KK: Intra-abdominal splenosis: How clinical history and imaging features averted an invasive procedure for tissue diagnosis.

Australas Radiol 49:342, 2005.
22. Radaelli F, Faccini P, Goldaniga M, et al: Factors predicting response to splenectomy in adult patients with idiopathic thrombocytopenic purpura. *Haematologica* 85:1040, 2000.
23. Cools L, Osteaux M, Divano L, et al: Prediction of splenic volume by a simple CT measurement: A statistical study. *J Comp Assist Tomogr* 7:426, 1983.
24. Yetter EM, Acosta KB, Olson MC, et al: Estimating splenic volume: Sonographic measurements correlated with helical CT determination. *AJR Am J Roentgenol* 181:1615, 2003.
25. Schwartz SI, Cooper RA Jr.: Surgery in the diagnosis and treatment of Hodgkin's disease. *Adv Surg* 6:175, 1972.
26. Gallagher PG, Jarolim P: Red cell membrane disorders, in Hoffman R (ed): *Hematology: Basic Principles and Practice*, 3rd ed. New York: Churchill Livingstone, 2001, p 576.
27. Bates G, Brown C: Incidence of gallbladder disease in chronic hemolytic anemia (spherocytosis). *Gastroenterology* 21:104, 1952.
28. Sandler A, Winkel G, Kimura K, et al: The role of prophylactic cholecystectomy during splenectomy in children with hereditary spherocytosis. *J Pediatr Surg* 34:1077, 1999.
29. Prchal JT, Gregg XT: Red cell enzymopathies, in Hoffman R (ed): *Hematology: Basic Principles and Practice*, 3rd ed. New York: Churchill Livingstone, 2001, p 561.
30. Hamilton JW, Jones FGC: Glucose-6-phosphate dehydrogenase Guadalajara—a case of chronic non-spherocytic haemolytic anaemia responding to splenectomy and the role of splenectomy in this disorder. *Hematology* 9:307, 2004.
31. Hill J, Walsh RM, McHam S, et al: Laparoscopic splenectomy for autoimmune hemolytic anemia in patients with chronic lymphocytic leukemia: A case series and review of the literature. *Am J Hematol* 75:134, 2004.
32. Plikat K, Rogler G, Scholmerich J: Coombs-positive autoimmune hemolytic anemia in Crohn's disease. *Eur J Gastroenterol Hepatol* 17:661, 2005.
33. Schwartz SI: Role of splenectomy in hematologic disorders. *World J Surg* 20:1156, 1996.
34. al-Salem AH: Indications and complications of splenectomy for children with sickle cell disease. *J Pediatr Surg* 41:1909, 2006.
35. Vichinsky EP, Neumayr LD, Earles AN, et al: Causes and outcomes of the acute chest syndrome in sickle cell disease. National Acute Chest Syndrome Study Group. *N Engl J Med* 342:1855, 2000.
36. Lo L, Singer ST: Thalassemia: Current approach to an old disease. *Pediatr Clin North Am* 49:1165, 2002.
37. Rajabiani A, Heshmati P, Ghafouri M: Mean density of hemoglobin, a better discriminator of iron deficiency anemia from thalassemia. *MJIRC* 8:47, 2005.
38. Barrai I, Rosity A, Cappellozza G, et al: Beta-thalassemia in the Po delta: Selection, geography and population structure. *Am J Hum Genet* 36:1121, 1984.
39. al Hawsawi ZM, Hummaida TI, Ismail GA: Splenectomy in thalassaemia major: Experience at Madina Maternity and Children's Hospital, Saudi Arabia. *Ann Trop Paediatr* 21:155, 2001.
40. Phrommintikul A, Sukonthasarn A, Kanjanavanit R, et al: Splenectomy: A strong risk factor for pulmonary hypertension in patients with thalassaemia. *Heart* 92:1467, 2006.
41. Sheikha AK, Salih ZT, Kasnazan KH, et al: Prevention of overwhelming postsplenism in thalassemia patients by partial rather than total splenectomy. *Can J Surg* 50:382, 2007.
42. Casaccia M, Torelli P, Cavaliere D, et al: Laparoscopic lymph node biopsy in intra-abdominal lymphoma: High diagnostic accuracy achieved with a minimally invasive procedure. *Surg Laparosc Endosc Percutan Tech* 17:175, 2007.
43. Schellong G, Riepenhausen M: Late effects after therapy of Hodgkin's disease: Update 2003/04 on overwhelming post-splenectomy infections and secondary malignancies. *Klin Padiatr* 216:364, 2004.
44. Delpero JR, Houvenaeghel G, Gastaut JA, et al: Splenectomy for hypersplenism in chronic lymphocytic leukaemia and malignant non-Hodgkin's lymphoma. *Br J Surg* 77:443, 1990.
45. Golomb HM, Vardiman JW: Response to splenectomy in 65 patients with hairy cell leukemia: An evaluation of spleen weight and bone marrow involvement. *Blood* 61:349, 1983.
46. Magee MJ, McKenzie S, Filippa DA, et al: Hairy cell leukemia durability of response to splenectomy in 26 patients and treatment of relapse with androgens in 6 patients. *Cancer* 56:2557, 1985.

47. Schwartz SI, Cooper RA Jr.: Surgery in the diagnosis and treatment of Hodgkin's disease. *Adv Surg* 6:175, 1972.

48. Cines DB, Blanchette VS: Immune thrombocytopenic purpura. *N Engl J Med* 346:995, 2002.

49. Provan D, Newland A: Fifty years of idiopathic thrombocytopenic purpura (ITP): Management of refractory ITP in adults. *Br J Hematol* 188:933, 2002.

50. Huber MR, Kumar S, Tefferi A: Treatment advances in adult immune thrombocytopenic purpura. *Ann Hematol* 82:723, 2003.

51. Nabhan C, Kwaan HC: Current concepts in the diagnosis and treatment of thrombotic thrombocytopenic purpura. *Hematol Clin North Am* 17:177, 2003.

52. Torok TJ, Holman RC, Chorba TL: Increasing mortality from thrombotic thrombocytopenic purpura in the United States—analysis of national mortality data, 1968–1991. *Am J Hematol* 50:84, 1995.

53. Winslow GA, Nelson EW: Thrombotic thrombocytopenic purpura: Indications for results of splenectomy. *Am J Surg* 170:558, 1995.

54. Morrison VA: Chronic leukemias. *CA Cancer J Clin* 44:353, 1994.

55. Mesa RA, Elliott MA, Tefferi A: Splenectomy in chronic myeloid leukemia and myelofibrosis with myeloid metaplasia. *Blood Rev* 14:121, 2000.

56. Parker SL, Tang T, Bolden S, et al: Cancer statistics. *CA Cancer J Clin* 47:5, 1997.

57. Tefferi A, Murphy S: Current opinion in essential thrombocythemia: Pathogenesis, diagnosis, and management. *Blood Rev* 15:121, 2002.

58. Modan B: An epidemiological study of polycythemia vera. *Blood* 26:657, 1965.

59. Mesa RA, Silverstein MN, Jacobsen SJ, et al: Population-based incidence and survival figures in essential thrombocythemia and agnogenic myeloid metaplasia. An Olmsted County Study, 1976–1995. *Am J Hematol* 61:10, 1999.

60. Mesa RA: Myelofibrosis with myeloid metaplasia: Therapeutic options in 2003. *Curr Hematol Rep* 2:264, 2003.

61. Mesa RA, Nagorney DS, Schwager S, et al: Palliative goals, patient selection, and perioperative platelet management: Outcomes and lessons from three decades of splenectomy for myelofibrosis with myeloid metaplasia at the Mayo Clinic. *Cancer* 107:361, 2006.

62. Stephenson JT, DuBois JJ: Nonoperative management of spontaneous splenic rupture in infectious mononucleosis: A case report and review of the literature. *Pediatrics* 120:432, 2007.

63. Toubia NT, Tawk MM, Potts RM: Cough and spontaneous rupture of a normal spleen. *Chest* 128:1884, 2005.

64. Phillips G, Radosevich M, Lipsett P: Splenic abscess: Another look at an old disease. *Arch Surg* 132:1331, 1997.

65. Nakao A, Saito S, Yamano T, et al: Dermoid cyst of the spleen: Report of a case. *Surg Today* 29:660, 1999.

66. Comitalo JB: Laparoscopic treatment of splenic cysts. *JSLS* 5:313, 2001.

67. Lam KY, Tang V: Metastatic tumors to the spleen: A 25-year clinicopathologic study. *Arch Pathol Lab Med* 124:526, 2000.

68. Stone DL, Ginns EI, Krasnewich D, et al: Life-threatening splenic hemorrhage in two patients with Gaucher disease. *Am J Hematol* 64:140, 2000.

69. Xiao GQ, Zinberg JM, Unger PD: Asymptomatic sarcoidosis presenting as massive splenomegaly. *Am J Med* 113:698, 2002.

70. Nusair S, Kramer MR, Berkman N: Pleural effusion with splenic rupture as manifestations of recurrence of sarcoidosis following prolonged remission. *Respiration* 70:114, 2003.

71. Lee PC, Rhee RY, Gordon RY, et al: Management of splenic artery aneurysms: The significance of portal and essential hypertension. *J Am Coll Surg* 189:483, 1999.

72. Rashba EJ, Rowe JM, Packman CH: Treatment of the neutropenia of Felty syndrome. *Blood Rev* 10:177, 1996.

73. Davidson RN, Wall RA: Prevention and management of infections in patients without a spleen. *Clin Microbiol Infect* 7:657, 2001.

74. Farid H, O'Connell TX: Surgical management of massive splenomegaly. *Am Surg* 62:803, 1996.

75. Kimura F, Ito H, Shimizu H, et al: Partial splenic embolization for the treatment of hereditary spherocytosis. *Am J Roentgenol* 181:1021, 2003.

76. Winslow ER, Brunt LM, Drebin JA, et al: Portal vein thrombosis after splenectomy. *Am J Surg* 184:631, 2002.

77. Park AE, Gagner M, Pomp A: The lateral approach to laparoscopic splenectomy. *Am J Surg* 173:126, 1997.

78. Breddin HK: Low molecular weight heparins in the prevention of deepvein thrombosis in general surgery. *Semin Thromb Hemost* 25(Suppl 3):83, 1999.

79. Park A, Marcaccio M, Sternbach M, et al: Laparoscopic vs. open splenectomy. *Arch Surg* 134:1263, 1999.

80. Cassar K, Munro A: Iatrogenic splenic injury. *J R Coll Surg Edinb* 47:731, 2002.

81. Biggs G, Hafron J, Feliciano J, et al: Treatment of splenic injury during laparoscopic nephrectomy with BioGlue, a surgical adhesive. *Urology* 66:882, 2005.

82. Eaton MA, Valentine J, Jackson MR, et al: Incidental splenic injury during abdominal vascular surgery: A case controlled analysis. *J Am Coll Surg* 190:58, 2000.

83. Hodge WA, DeWald RL: Splenic injury complicating the anterior thoracoabdominal surgical approach for scoliosis. *J Bone Joint Surg Am* 65:396, 1983.

84. Petersen CR, Adamsen S, Gocht-Jensen P: Splenic injury after colonoscopy. *Endoscopy* 40:76, 2008.

85. Badaoui R: Injury to the liver and spleen after diagnostic ERCP. *Can J Anesth* 49:755, 2002.

86. Cho CL, Yuen KK, Yeun CH, et al: Splenic laceration after endoscopic retrograde cholangiopancreatography. *Hong Kong Med J* 14:75, 2008.

87. Olenchock SA Jr., Lukaszczyk JJ, Reed J 3rd, et al: Splenic injury after intraoperative transesophageal echocardiography. *Ann Thorac Surg* 72:2141, 2001.

88. Hugh TB, Coleman MJ, Cohen A: Splenic protection in left upper quadrant operations. *Aust N Z J Surg* 56:925, 1986.

89. Hinder RA, Perdikis G, Klinger PJ, et al: The surgical option for gastroesophageal reflux disease. *Am J Med* 103:144S, 1997.

90. Feliciano DV, Bittondo CG, Mattox KL: A four-year experience with splenectomy versus splenorrhaphy. *Ann Surg* 201:5, 1985.

91. Tribble CG, Joob AW, Barone GW, et al: A new technique for wrapping the injured spleen with polyglactin mesh. *Am Surg* 53:661, 1987.

92. Vianelli N, Galli M, de Vivo A, et al: Efficacy and safety of splenectomy in immune thrombocytopenic purpura: Long-term results of 402 cases. *Haematologica* 90:72, 2005.

93. Szold A, Kais H, Keidar A, et al: Chronic idiopathic thrombocytopenic purpura (ITP) is a surgical disease. *Surg Endosc* 16:155, 2002.

94. Balague C, Vela S, Targarona EM, et al: Predictive factors for successful laparoscopic splenectomy in immune thrombocytopenic purpura: Study of clinical and laboratory data. *Surg Endosc* 20:1208, 2006.

95. Wu J, Lai R, Yuan R, et al: Laparoscopic splenectomy for idiopathic thrombocytopenic purpura. *Am J Surg* 187:720, 2004.

96. Duperier T, Brody F, Felsher J, et al: Predictive factors for successful laparoscopic splenectomy in patients with immune thrombocytopenic purpura. *Arch Surg* 139:61, 2004.

97. Berends FJ, Schep N, Cuesta MA, et al: Hematological long-term results of laparoscopic splenectomy for patients with idiopathic thrombocytopenic purpura: A case control study. *Surg Endosc* 18:766, 2004.

98. Trias M, Targarona EM, Espert JJ, et al: Impact of hematological diagnosis on early and late outcome after laparoscopic splenectomy: An analysis of 111 cases. *Surg Endosc* 14:556, 2000.

99. Tanoue K, Hashizume M, Morita M, et al: Results of laparoscopic splenectomy for immune thrombocytopenic purpura. *Am J Surg* 177:222, 1999.

100. Friedman RL, Fallas MJ, Carrol BJ, et al: Laparoscopic splenectomy for ITP. *Surg Endosc* 10:991, 1996.

101. Stanton CJ: Laparoscopic splenectomy for idiopathic thrombocytopenic purpura (ITP). A five-year experience. *Surg Endosc* 13:1083, 1999.

102. Fass SM, Hui TT, Lefor A, et al: Safety of laparoscopic splenectomy in elderly patients with idiopathic thrombocytopenic purpura. *Am Surg* 66:844, 2000.

103. Bresler L, Guerci A, Brunaud L, et al: Laparoscopic splenectomy for idiopathic thrombocytopenic purpura: Outcome and long-term results. *World J Surg* 26:111, 2002.

104. Harold KL, Schlinkert RT, Mann DK, et al: Long-term results of laparoscopic splenectomy for immune thrombocytopenic purpura. *Mayo Clin Proc* 74:37, 1999.

105. Lozano-Salazar RR, Herrera MF, Vargas-Vorackova F, et al: Laparoscopic versus open splenectomy for immune thrombocytopenic purpura. *Laparoscopy* 176:366, 1998.

106. Meyer G, Wichmann MW, Rau HG, et al: Laparoscopic splenectomy for idiopathic thrombocytopenic purpura. *Surg Endosc* 12:1348, 1998.

107. Watson DI, Conventry BJ, Chin T, et al: Laparoscopic versus open splenectomy for immune thrombocytopenic purpura. *Surgery* 121:18, 1997.

108. Cordera F, Long KH, Nagtorney DM, et al: Open versus laparoscopic splenectomy for idiopathic thrombocytopenia purpura: Clinical and economic analysis. *Surgery* 134:45, 2003.

109. Katkhouda N, Manhas S, Umbach TW: Laparoscopic splenectomy. *J Laparoendosc Adv Surg Tech* 11:383, 2001.

110. Rosen M, Brody F, Walsh RM, et al: Outcome of laparoscopic splenectomy based on hematologic indications. *Surg Endosc* 16:272, 2002.

111. Winslow E, Brunt M: Perioperative outcomes of laparoscopic versus open splenectomy: A meta-analysis with an emphasis on complications. *Surgery* 134:647, 2003.

112. Taylor MD, Genuit T, Napolitano LM: Overwhelming postsplenectomy sepsis and trauma: Time to consider revaccination? *J Trauma* 59:1482, 2005.

113. Weng J, Brown CV, Rhee P, et al: White blood cell and platelet counts can be used to differentiate between infection and the normal response after splenectomy for trauma: Prospective validation. *J Trauma* 59:1076, 2005.

114. Price VE, Blanchette MB, Ford-Jones EL, et al: The prevention and management of infections in children with asplenia or hyposplenia. *Infect Dis Clin North Am* 21:3, 2007.

115. Brigden ML, Pattullo AL: Prevention and management of overwhelming postsplenectomy infection—an update. *Crit Care Med* 27:836, 1999.

116. Reinert RR, Kaufhold A, Kühnemund O, et al: Serum antibody responses to vaccination with 23-valent pneumococcal vaccine in splenectomized patients. *Zentralbl Bakteriol* 281:481, 1994.

117. de Montalembert M, Lenoir G: Antibiotic prevention of pneumococcal infections in asplenic hosts: Admission of insufficiency. *Ann Hematol* 83:18, 2004.

118. Waghorn D: Overwhelming infection in asplenic patients: Current best practice preventive measures are not being followed. *J Clin Pathol* 54:214, 2001.

腹壁、网膜、肠系膜和腹膜后结构

Neal E. Seymour and Robert L. Bell

关键点

1. 腹壁各层肌内腱膜的解剖特点在腹直肌鞘后方的弓状缘以上和弓状缘以下是不同的。
2. 在胎儿腹壁发育的复杂过程中,可能出现几个方面的缺陷,导致了持久性中肠疝(脐膨出和腹裂)或卵黄管遗留异常(梅克尔憩室或卵黄管瘘或囊肿)。
3. 腹直肌鞘血肿的处理包括使用任何抗凝药物或凝血功能障碍的逆转和观察,除非是血流动力学不稳定或血肿扩大,才必须手术清理。
4. 前腹壁切口疝的发生率在先前经历过腹部手术(任何类型)的病人可高达 10% ~20% 。
5. 腹壁切口疝的原发性缝合修复伴随着一个不可接受的高的疝复发率,因而促使假肢网状材料广泛应用于疝修复。
6. 腹腔镜切口疝修补术提供了重要的优于开放性修补术的优势,包括减少止痛药的使用,早期恢复正常功能,并可能显著地降低了疝复发。
7. 硬化性肠系膜炎是知之甚少的疾病,它以小肠和大肠的肠系膜内不同程度的炎症和纤维化为特点,常需手术活检,以排除肿瘤并做出正确的诊断。
8. 腹膜后纤维化是腹膜后的原发性或继发性纤维增生的过程,以腹膜后组织包括输尿管及下腔静脉的结构变形为特点。
9. 腹膜后纤维化的治疗包括输尿管松解术或输尿管支架置入术,以及药物治疗如皮质类固醇或他莫昔芬(tamox-ifen)等。

腹壁

概论

腹壁上起肋缘,下至耻骨联合和盆骨,后至脊柱,其作用在于支持和保护腹部和腹膜后结构,复杂的肌肉活动具有协助躯干扭动和弯曲的功能。在处理原发性腹壁疾病或探查腹膜腔的过程中,腹壁的手术并发症很常见。一个外科医师必须对腹壁肌肉和腱膜的结构有透彻的了解。

外科解剖学

腹壁的解剖是复杂的,其层状结构伴有节段性血液供应和神经支配(图 35-1)。它起源于中胚层,从脊椎旁开始向双侧移行发展,包绕未来的腹部区域。这些结构的前缘发展成腹直肌,并最终在前腹壁中线融合。腹直肌的肌纤维呈垂直排列,被一个腱膜鞘所包裹,其前、后层在腹白线中线处融合。腹直肌嵌入到耻骨联合和耻骨,第 5、第 6 肋骨的前下方,以及第 7 肋软骨及剑突。腹直肌外侧缘呈凸形,由此产生了腹部标志性的半月线。通常有三条肌腱相交或走行于腹直肌:一条在剑突水平,一条在脐水平,一条在剑突与脐连线的中点(图 35-1)。

腹直肌鞘的外侧有三个肌层,其纤维斜行走向,彼此交错(图 35-2)。这些肌层都起源于中胚层组织的外侧移行区,发

生于第 6~7 周的胎儿发育过程中,即腹直肌在中线融合之前。腹外斜肌向下向内走行,起自最低的第 8 肋骨和肋软骨边缘。腹外斜肌外侧起自背阔肌、前锯肌以及髂嵴。内侧形成一个肌腱腱膜,与前腹直肌鞘连接。腹股沟韧带是腹外斜肌腱膜的最下边缘,后方反转于髂前上棘和耻骨结节区之间。腹内斜肌位于腹外斜肌深部,起自腹股沟韧带外侧的髂嵴和胸腰筋膜。腹内斜肌向上向内走行,形成一个肌腱腱膜,参与腹直肌前鞘和后鞘的形成。腹内斜肌内下方和最下方肌纤维可能与腹横肌下部纤维融合(联合区域)。腹内斜肌最下方纤维与腹股沟管中的提睾肌相连。这些肌肉之间的解剖关系在处理腹股沟疝中至关重要。腹横肌是三层肌肉中位置最深的,正如其名所示,它从双侧第 6 肋骨最低点,通过腰骶部筋膜和髂嵴横向运行至腹直肌腱膜结构的外侧缘。

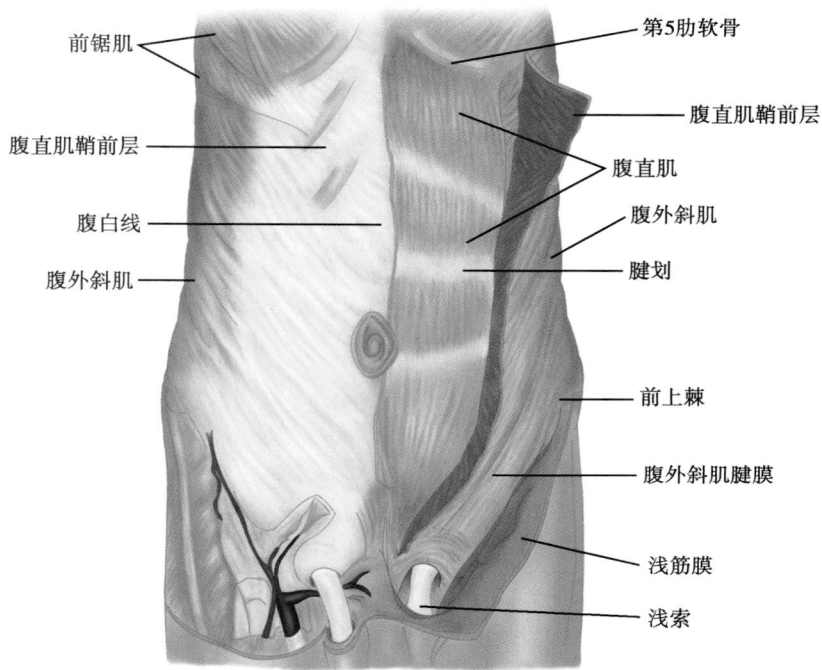

图 35-1　前腹壁。腹白线是位于腹直肌腹部腱膜正中的分界线。左侧显示腹直肌和它的腱划位于前腹直肌鞘的深部及节段性的皮神经分支

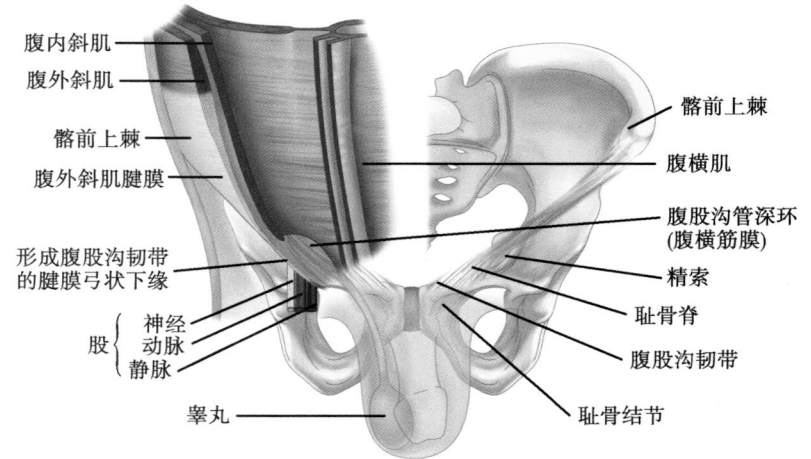

图 35-2　图中显示了下腹部腹直肌外侧的腹壁三层肌肉结构。它们分别是腹外斜肌、腹内斜肌和腹横肌。腹外斜肌的下缘位于腹股沟韧带的后方

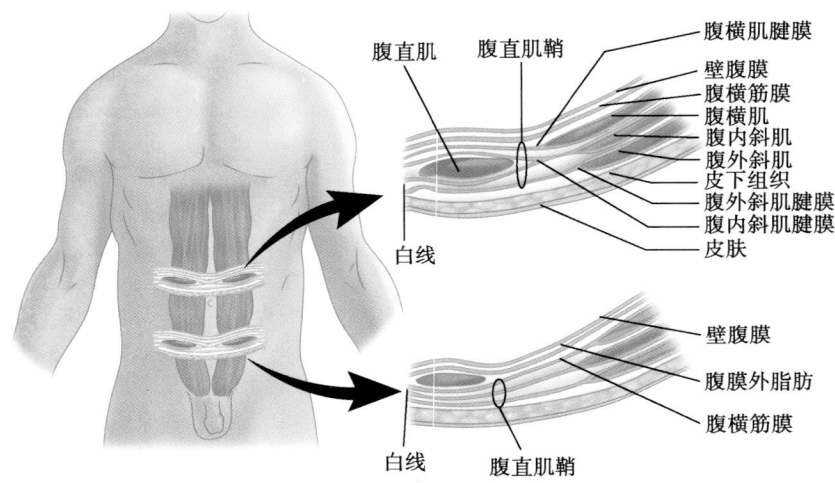

图 35-3　弓状缘以上和以下的腹壁横断面解剖。右下腹壁段清楚地显示出弓状缘以下腹直肌后面缺乏腱膜覆盖。在弓状缘以上,腹内斜肌和腹横肌参与了腹直肌后鞘的形成

腹直肌前鞘和后鞘的复杂性可以从它们与弓状缘(道格拉斯半圆线)的关系来理解。弓状缘大约位于髂前上棘水平(图 35-3)。弓状缘以上,腹直肌前鞘是由腹外斜肌腱膜和腹内斜肌腱膜外部椎板所组成,而腹直肌后鞘是由腹内斜肌腱膜的内板、腹横肌腱膜和腹横筋膜所组成。弓状缘以下,腹直肌前鞘是由腹外斜肌腱膜、腹内斜肌腱膜的内板和腹横肌腱膜所组成。腹直肌的下部缺乏后部腱膜的覆盖,虽然在此区域腹横筋膜仍是腹壁后方的一个连续结构。

前腹壁肌肉的血液供应大多来源于腹壁上和腹壁下动脉(图 35-4)。腹壁上动脉起自胸廓内动脉,而腹壁下动脉起自髂外动脉。肋下动脉和腰动脉分支的吻合网也参与了腹壁的血液供应。腹壁的淋巴引流主要到腹股沟浅淋巴结和腋淋巴

结的较大淋巴结池。

前腹壁的神经支配是分段性的,与特定的脊髓水平相关。支配腹直肌、腹内斜肌和腹横肌的运动神经,发自 $T_6 \sim T_{12}$ 水平的脊髓神经前支。前腹壁皮肤表面是由 $T_4 \sim L_1$ 神经根的传入分支所支配。脐周的皮肤感觉是由 T_{10} 神经根所支配(图 35-5)。

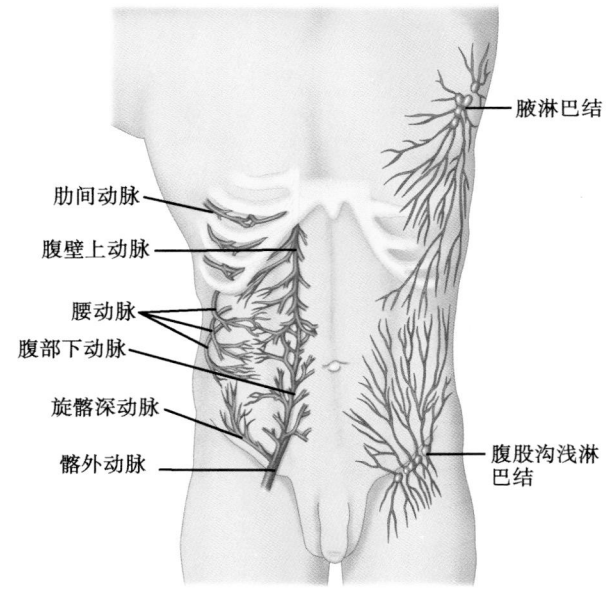

图 35-4　腹壁上和腹壁下动脉形成了在腹直肌鞘及其周围的血管吻合网。在腹壁的较外侧伴有肋下和腰部血管的侧支循环。淋巴引流通向腋(窝)和腹股沟淋巴结池

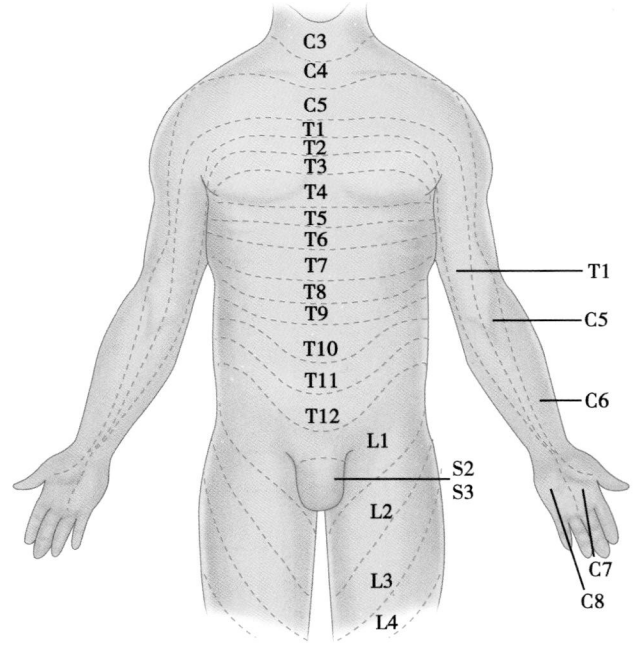

图 35-5　腹壁的皮区感觉神经支配

生理学

腹直肌、腹外斜肌和腹内斜肌作为一个运动单位共同负责躯干的前向或侧向弯曲。躯干的旋转是通过腹外斜肌和对侧腹内斜肌的收缩来完成。例如,躯干向右旋转是由左侧腹外斜肌和右侧腹内斜肌的收缩来完成。此外,所有四个肌肉群(即腹直肌、腹外斜肌、腹内斜肌和腹横肌)参与增加腹腔

内压力。当腹部肌肉收缩时,膈肌松弛,如果腹肌收缩是足够有力的,那么腹肌产生的压力将导致气体从肺部呼出或咳出。因此,腹部肌肉是原始的呼气肌。如果腹部肌肉收缩时,膈肌也收缩(Valsalva 动作),增加的腹压有助于排尿、排便和分娩。

腹壁解剖及手术切口的选择

　　腹壁可以被看做是保护深层组织免受病理侵害的屏障。外科医师必须每天和腹壁打交道,以进入病变部位,这就引出了在哪里以及怎样进行切口选择的实际问题。腹壁的结构特点决定了施行的每一个腹部切口都有助于进入腹膜腔或腹膜外组织。开放手术的切口一般是靠近手术的主要目标。腹腔镜孔戳孔可能远离病变部位,必须根据器械的切入角度、需要的手术部位和腹腔镜孔之间的工作距离精心设定。任何切口的方向可以根据预期的暴露质量确定;关腹的方式,包括美容的考虑;避免使用以前的切口;以及简单的依据外科医师的偏好来决定。在一般情况下,开放式进入腹腔的切口设计可以纵向(腹中线内或外侧),横向(腹中线外侧或横越中线)或斜向(向上或向下朝向腰部)(图 35-6)。这些切口有众多改良,可以由旨在特定的临床情况下理想暴露为目的进行各种扩展。在一些罕见的情况下,可以使用组合切口类型。对于大多数胃肠道的非腹腔镜手术,常使用中线切口,因为这种切口既能充分暴露腹腔又能提供操作灵活性。在腹中线融合腱膜组织(腹白线)的切口很简单,不需要离断骨骼肌。腹中线旁切口是距离腹中线 3cm 的纵向切口,它通过腹直肌鞘结构,现已在很大程度上被废弃,而选择腹中线或非纵向切口的方法。腹中线旁的横向或斜向切口可能切断连续的肌肉层或顺纤维方向劈裂肌肉。后一种肌肉分离方法(经典的 McBurney 阑尾

切除术切口就是例证)对组织损伤较小,因而愈合时的瘢痕和组织变形较少,但相对其他方法,它的暴露有限。右肋缘下切口(胆囊切除术的 Kocher 切口)或左肋缘下切口(如脾切除术)是典型的肌肉分离切口,通常导致腹直肌肌纤维的部分或全部横断以及腱膜被包埋。关闭这些切口通常需双层缝合。其中表层与内侧腹直肌前腱膜鞘合并,过渡到腹外斜肌和外侧的腱膜。深层包括腹内斜肌和腹横肌。解剖上需考虑的与关闭腹横肌切口相同,或者是腹直肌外侧或者是横穿中线。耻骨上腹部横行半月状切口(Pfannenstiel 切口),常用于盆腔手术,区别于横向皮肤和腹直肌前鞘切口,它伴有腹直肌回缩和腹膜的纵向切开。无论何种切口类型,关闭腹壁组织时理想的缝合是实现没有很大的张力和对位精确。外科医师必须理解所有需要的解剖学差异,以尽量减少发生愈合缺陷的可能。

　　腹部切口是在可控条件下造成的损伤,可导致短期和长期并发症,甚至病人的残疾。对"切口需多大"的问题没有简单的答案,它必须能保证在手术部位安全地进行手术操作。一般来说,审慎的做法是不使切口大于能安全完成手术目标的长度。由此而设计的外科手术方案,即使用较小的切入点以减轻病人残疾和改善术后的人体功能。随着腹腔镜手术和现在的经自然腔道的内镜手术(NOTES)的发展,在很大程度上被认为可避免腹壁的手术损伤,使病人收益更大。对于开放性手术,可利用各种设备来回缩腹壁和促进腹腔暴露,从而既使病人免受切口过大之苦,又使手术人员免于耗时耗力(图35-7)。这些设备包括 Bookwalter 牵拉器、Omni-Tract 牵拉器和 Thompson 牵拉器。

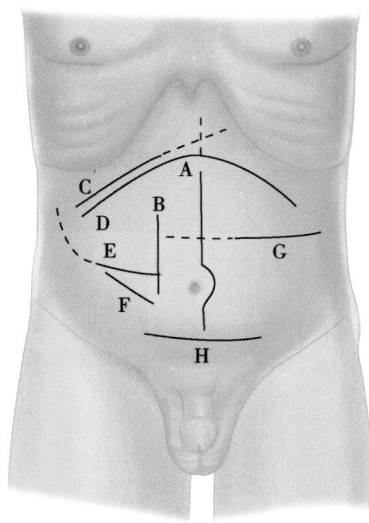

图 35-6　暴露腹膜结构的各种前腹壁切口。A. 正中切口;B. 正中旁切口;C. 右肋缘下切口和"马刀斜线"延伸至肋缘(虚线);D. 双侧肋缘下(桶柄状,雪佛龙,人字形)切口,"奔驰"延伸线(虚线);E. Rocky-Davis 切口和 Weir 延伸线(虚线);F. 右下腹斜切口(McBurney 切口);G. 横切口,跨中线延伸(虚线);H. 耻骨上腹部横行半月状切口(Pfannenstiel 切口)

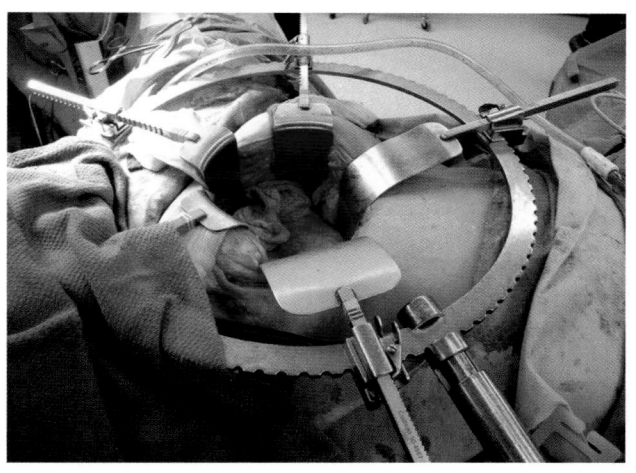

图 35-7　在腹部手术中,应用 Bookwalter 牵拉器暴露腹腔。这类设备有助于暴露视野,减少手术室人员的体能消耗,并允许手术者更专注于其操作的手术部位

先天性畸形

　　腹壁壁层形成于受孕后的第 1 周。早期胚胎腹壁的突出特点是大的中央缺损,卵黄(脐肠系膜的)管和尿囊由此通过。卵黄管连接胚胎和胎儿的中肠到卵黄囊。至胚胎发育第 6 周,腹腔内容物相对于腹壁发育过大,致使其不能完全被包裹,而促使胚胎中肠疝入脐带。虽然在发展中的腹部范围之外,且经历了一个 270° 逆时针旋转,但在第 12 周末,

它又返回腹腔。腹壁闭合的缺陷可能导致脐膨出或腹裂畸形。脐膨出时,内脏通过一个开放的脐环突出,其表面由来自羊膜的囊所覆盖。腹裂时,内脏通过脐部外侧的缺陷突出,无囊壁覆盖。

在妊娠末3个月,卵黄管退化。卵黄管残留物在回肠边缘的持续存在导致了梅克尔憩室。卵黄管未完全退化导致了卵黄管瘘,它常伴小肠内容物从脐流出。如果肠道和脐卵黄管末端同时退化到纤维索,中央卵黄管(脐肠系膜的)囊肿可能发生。在胃肠道和前腹壁之间卵黄管残留物的持久存在可能与新生儿小肠肠扭转有关。一旦确诊,应切除卵黄管瘘和囊肿连同任何附带的纤维条索。脐尿管是尿囊的纤维肌性的管状延伸,尿囊的发生是和膀胱一起下降到盆腔位置。脐尿管残留物的持久存在可能导致膀胱囊肿以及膀胱瘘,使尿从脐溢出。治疗包括脐尿管切除,以及关闭任何可能存在的膀胱缺陷。

后天性畸形

腹直肌分裂

腹直肌分裂(或腹直肌分离)是一种临床上可见的腹直肌肌腹分离。它以上腹部腹壁隆起为特征,有时被误认为是腹壁疝,但事实上中线腱膜是完整的,并无疝的存在。腹直肌分裂可能是先天性的,作为腹直肌向更外侧插入肋骨和肋软骨接合部的结果,但更常见的是后天异常,发生于年长者、肥胖或妊娠后。在产后状态,腹直肌分裂往往发生在年龄大、多胎或双胎妊娠、产有高出生体重婴儿的妇女。腹直肌分裂通常易由物理检查所确诊(图35-8)。电子计算机断层扫描(CT)提供了一个准确的测量腹直肌肌腹之间距离的方法,如果需要鉴别的话,它也可以区分真正的腹直肌分裂和腹壁疝。腹直肌分裂可由中线腱膜折叠手术矫正,这种方法具有美容效果,因为它可减少腹壁肌肉功能的受损。然而,这些方法实际上增加了腹壁疝发生的风险,其病理意义值得进一步商榷。

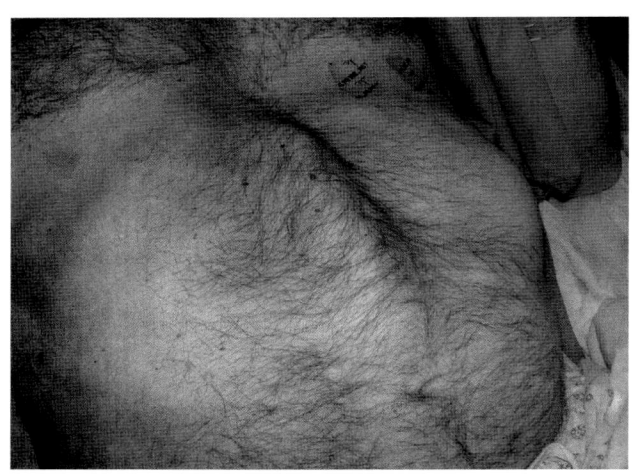

图35-8　应用瓦尔萨尔瓦动作引起的清晰可见的中上腹部腹直肌分离。腹直肌边缘发生强直性自发性收缩,沿整个隆起的长度可以触摸到。这不应被误诊为腹壁疝

腹直肌鞘血肿

腹壁上和腹壁下动脉的终末支延伸至左、右腹直肌的后方,进入腹直肌后鞘。任何腹直肌鞘和肌肉侧支循环血管网内的出血都可能导致腹直肌鞘血肿。虽然可能有或大或小的钝性外伤史,但据报道也有病史不明的病例,如咳嗽、打喷嚏或剧烈的体力活动等引发的腹直肌突然收缩所致。自发性腹直肌鞘血肿被报道发生于老年人和那些接受抗凝治疗者。病人经常形容突然发作引起的单侧腹痛,可能与单侧腹膜疾病,如阑尾炎相混淆。弓状缘以下的血肿,可越过中线,导致双侧下腹痛。

依据病史和体格检查可做出诊断。疼痛常因腹直肌收缩而增加,可触摸到疼痛性包块。腹内包块的鉴别能力通常随腹直肌收缩而下降。法沙吉尔征(Fothergill征)的标志是触及的腹部包块不随腹直肌收缩而变化,与典型的腹直肌血肿有关。应检测血红蛋白水平和血细胞比容,并进行凝血方面的检测。根据出血的时间长短,腹部超声检查可能显示腹壁内的一个固体或囊性肿块。CT是确诊和排除其他疾病的最权威的方法(图35-9)。磁共振成像(MRI)也已被用于此病的诊断。

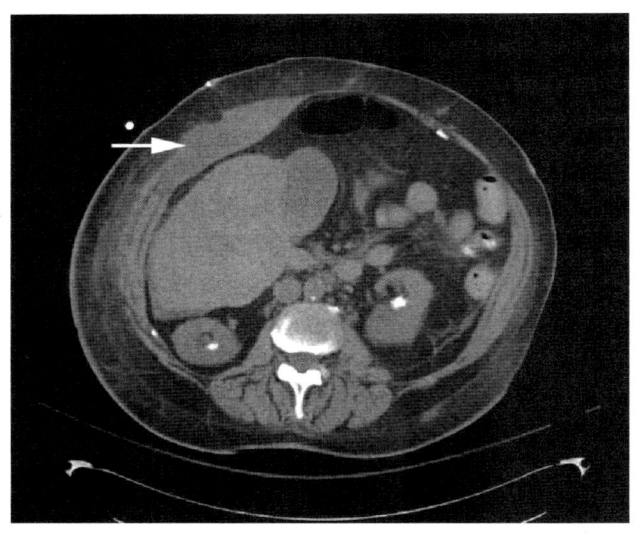

图35-9　电子计算机断层扫描(CT)显示一个中等大小的右腹直肌鞘血肿。此血肿发生在一位老年病人,没有明确的外伤史,但曾接受抗凝治疗。由于血肿中等大小,加之病人身体瘦弱,因而容易触摸到。应临床随访

根据出血的严重程度给予相应治疗(图35-10)。小的、单侧的和稳定的血肿,可观察而不需病人住院。双侧或大的血肿可能需要住院治疗和可能进行复苏。根据临床情况决定输血或凝血因子替代治疗。在急性期常予以华法林(双香豆素,Coumadin)行抗凝治疗,但不总是必要的。急症手术或血管造影性栓塞治疗很少需要,但如果血肿扩大、进行性出血或临床病情恶化等情况发生时,则可能是必要的。鲜有血管造影栓塞术者治疗失败。在血流动力学不稳定的情况下,排除任何其他治疗效果不佳,应采用手术治疗。手术目的是清除血肿和结扎出血的血管。这种情况的死亡是罕见的,但有报告见于需要手术治疗的老年病人。

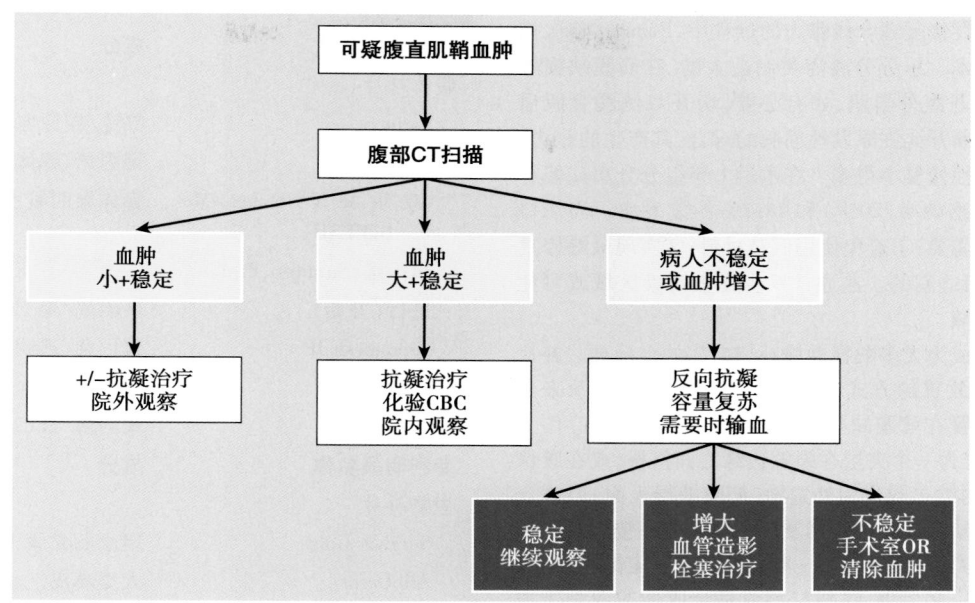

图 35-10　腹直肌鞘血肿的处理原则。对大多数只有肿块和(或)疼痛的病人,不需要医疗干预。然而,对潜在、罕见的突发出血事件,必须加以鉴别。手术清除血肿用于有持续出血的临床病例,且其他任何处理都无效的情况。CT,计算机断层扫描;CBC,全血细胞计数;OR,手术室

腹壁疝

前腹壁疝或侧腹壁疝,是指通过壁腹膜筋膜和肌肉的缺陷,腹腔内或腹膜外的内容物向外突出。腹壁疝可以是先天性或后天性的。后天性腹壁疝可能由于缓慢的肌肉筋膜结构的退化或者起自前腹壁切口愈合不良(切口疝)而发生。最常见的是前腹壁的肿块或隆起,随着瓦尔萨尔瓦动作,肿块增大。腹壁疝可无症状或引起一定程度的不适,一般随着时间的推移而增大。体格检查可发现前腹壁上的隆起,当手压或仰卧位时可自发复位。如果疝不能复位被称为嵌顿疝,需要紧急手术治疗。肠管嵌顿可能会伴有恶心、呕吐和剧烈腹痛。如果嵌顿肠管的血液供应受到影响,被称为绞窄性疝,其局部缺血可能导致肠梗阻塞和肠穿孔。

原发性腹壁疝(非切口性的)也被称为真性腹壁疝。根据其解剖位置来命名这些疝,更加适用。上腹壁疝是位于剑突与脐连线的中线。它们一般是小的,可能是多个,在选择性修复中常发现含有大网膜或部分镰状韧带。这些可能是先天性的,由于发育中的侧腹壁中线融合缺陷所致。

脐疝发生在脐环,可以发生在出生时或在出生后逐渐发展。脐疝发生在约 10% 的新生儿,早产儿更多见。大多数先天性脐疝 5 岁时自发关闭。如果 5 岁时仍不关闭,通常建议择期手术修复。成年人发现体积小、无症状的脐疝可以临床随访。如果观察到疝增大、有伴随症状或出现嵌顿,应予手术治疗。手术治疗可用原发性缝合修复,如缺陷较大(>2cm),应采用开放式或腹腔镜方法安置网状补片。

半月线疝(spigelian hernias)可以发生在沿半月线长度或区域—腹直肌外侧缘可变宽的腱膜带的任何地方。然而,这些罕见腹壁疝最常发生的位置是位于或略高于弓状缘的水平。这些病人前来就医并不总是因为临床上可见的隆起,而

是因为疼痛或嵌顿。

晚期肝病腹水病人,应特别警惕脐疝的发生。在这种临床情况下,未加控制的腹水可使腹内压增加,致使脐环扩大。对大量腹水伴呼吸困难病人的首选治疗是积极应用利尿剂,饮食控制,腹水穿刺术。这些疝通常充满了腹水,但大量抽放腹水后,大网膜或肠管可进入缺陷处。未加控制的腹水,可能导致疝外壁上突起的皮肤破裂和最终腹水渗漏,致使病人易患细菌性腹膜炎。顽固性腹水的病人可能是经颈静脉肝内门腔分流的候选人或最终行肝移植。脐疝修复应推迟到腹水控制后进行。

切口疝

每年估计约 400 万切口疝病人需经历腹部手术,多达 10% ~20% 的病人在腹部切口部位发生疝。任何腹部切口部位发生的疝均被称为切口疝,被视为伤口愈合失败。切口疝的原因可能很难确定,但肥胖、原发性伤口愈合缺陷、多发性先前的手术操作、先前的切口疝和技术错误都可能是其原因。疝可发生在有缺陷的愈合部位,在接近切口或在缝合时的穿刺点,或两者皆有。切口疝的修复具有技术上的挑战性,很多方法已被描述过。在描述切口疝的手术处理中,最重要的区别是原发性与网状补片修复,和开放性与腹腔镜下修复。

切口疝的原发性修复方法包括简单缝合和成分的分离,它们都属于开放性措施。单纯缝合筋膜缺损边缘近端可导致预见性的缝合线张力。原发性修复,即使小的腹壁疝(缺陷<3cm),也伴随高的疝复发率。在一项来自荷兰的随机性前瞻性研究中,200 例病人经历了开放性原发性和开放性网状补片修复,3 年后发现,两种方法的复发率分别为 43% 和 24%。确定的复发风险因素是原发性缝合修复、术后伤口感染、前列腺病变、腹主动脉瘤手术。这些研究人员得出网状补片修复

优于原发性修复的结论。

在减小原发性修复缝合线张力的过程中,Ramirez 首次描述了组分分离技术。组分分离需要制造大的、在筋膜缺损外侧的皮瓣之后切开腹外斜肌,如有必要,切开双侧腹直肌后鞘。这些筋膜的断开允许原发性筋膜的对合,其产生的张力,远比单纯的原发性修复小得多。在术后 1 年组分分离疝修补术具有高的伤口感染率(20%)和 18.2% 的复发率。当切口疝修复有融合的需要:①避免使用假肢材料;②实现最终修复时,组分分离是最适宜的。这通常发生在被污染区域或可能受污染的手术区域。

补片修复已成为大多数择期修补切口疝的金标准。补片修复可根据补片放置的方式以及其与腹壁筋膜的关系来分类。补片可被放置在筋膜缺损深部(腹腔内或腹膜前)作为一个衬垫物,或作为一个夹层在裂隙边缘之间搭桥,或在腹壁肌肉腱膜层(壁内的),或作为外置物(筋膜缺损表面)以弥合缺损筋膜之间的缺损。腹腔镜修复应用腹腔内衬垫技术。补片可以由材料的类型来定性,每一种材料都有特定的密度、孔隙度和强度。从广义上讲,这些材料或是合成性的或是生物性的。持久的合成补片植入材料不随时间的推移而降解,而可吸收补片是可以被活性水解酶降解的。生物补片由富含猪、牛或人体组织的胶原蛋白来制备,所有抗原性的细胞物质都被清除。这些补片材料可以通过化学方法处理为交联的胶原蛋白分子,增加其强度和耐久性,但以损害宿主细胞的向内生长为代价。随着时间的推移,生物补片衍生的胶原蛋白可以合并入宿主组织并重塑,最终取代宿主胶原。在它们的使用早期,生物补片被认为是一个潜在的用于修复腹壁缺损的最终解决办法。然而,最近的很多报告显示,应用生物补片造成的疝复发率是极高的。Jin 和他的同事们发现,当人脱细胞真皮用于一个复杂的切口疝缺损修复的复发率为 73%,这与应用相同材料放置在缺损层的上方或下方一期缝合修补的 15% 的复发率形成鲜明对比。Blatnik 及其同事报道,应用人脱细胞真皮修补治疗腹壁疝缺陷的复发率是 80%,每个病人单独支付补片材料的成本是 5100 美元。常用的切口疝修补补片材料列于表 35-1。合成补片的主要优点是易于使用、成本相对较低和耐用性。生物补片被用于污染或潜在污染的区域,费用高,而且,根据最近的证据显示,它不能提供永久的合成补片的耐用性,除非联合应用一期修复。可吸收性补片,其组成与多糖衍生的合成可吸收缝合线材料相同,在高度污染或感染的区域提供了相对廉价的临时腹壁支持。应用这些补片所造成的复发性腹壁疝病人,在局部创面条件改善时可获得根本性修复。

切口疝的开放性补片修补一般要求切开或切除前的腹部手术瘢痕,操作要谨慎,以避免损伤腹腔内容。然后从腹壁筋膜切开腹膜和疝囊,使筋膜环周暴露至少 3~4cm。最后使用衬垫、嵌体、夹层或"三明治"(衬垫和嵌体联合)的方法缝合补片。最成功的方法是制作一个广泛的腹膜前空间来容纳大的聚丙烯或编织的聚酯网。补片与腹腔内容相分离,然后使用不吸收缝线间断缝合到肌肉腱膜组织。组织长入这些补片空隙内,导致了组织与补片的密切接触。当补片位于腹膜前的位置时,这种效果是理想的。然而,应尽可能地避免暴露下层的肠管。因为腹膜内容与补片的粘连,可造成慢性疼痛、肠梗阻和肠瘘。聚四氟乙烯(PTFE)不与周围组织相结

表 35-1	用于切口疝修补术中的补片
专利商品名称	**成分**
假体补片	
Parietex	涤纶/胶原原纤维
复合的补片	聚丙烯/膨体聚四氟乙烯
双重补片,Dulex,MotifMESH	膨体聚四氟乙烯
聚丙烯,Surgipro,ProLite	聚丙烯
进行(开始)	聚丙烯/聚二氧六环酮
Sepramesh IP	聚丙烯/透明质酸凝胶
C-Qur	聚丙烯/ Omega-3 脂肪酸
TiMESH	聚丙烯/钛(22 号元素)
专利商品名称	**成分**
生物补片	
Surgisis Gold	猪小肠黏膜下层
AlloDerm	人类真皮
SurgiMend	胎儿牛真皮
CollaMend	猪真皮
AlloMax	人类真皮
专利商品名称	**成分**
可吸收补片	
Gore Bio-A	聚(乙醇酸:三亚甲基碳酸)
Vicryl	丙交酯双聚合物(Polyglactin)
Dexon	聚甘醇酸(Polyglycolate)

ePTFE = expanded polytetrafluoroethylene,膨体聚四氟乙烯

合,不造成腹腔结构致密粘连。正因为如此,它常被用于腹腔内修复。无论技术如何,开放式切口疝修复后的复发率很高。在两个随机性开放补片修复的试验中,使用衬垫技术和嵌体技术的复发率分别为 20% 和 8%。

腹腔镜切口疝修补术由 LeBlanc 和 Booth 在 1993 年首次描述。自那时以来,尽管存在许多争论,这些措施已经成为腹壁疝重建的一个新的金标准。在 2000 年,作为一项多中心试验的一部分,407 例接受腹腔镜下切口疝修补的病人的数据显示,在平均随访>2 年后的复发率只有 3.4%。在复发病例中,绝大多数被认为继发于外科医师在早期犯下的技术性错误,在以后的病例中避免了重犯。最近,华盛顿大学检验了来自 45 个不同系列的腹腔镜与开放性腹壁疝修复的研究汇总数据。与开腹手术相比较,使用腹腔镜技术具有统计学意义上的切口并发症少、总并发症少以及复发率低。微创技术的这些优点是由于避免了先前大切口造成的血液供应不足。此外,腹腔镜技术能够检查整个腹壁表面下的结构,这往往发现了多个继发性缺损,否则将可能无法鉴别。

腹腔镜切口疝修补术在涉及中线缺损时通常侧向选择腹腔镜,外侧缺损时对侧选择腹腔镜。所有前腹壁的粘连被分离,应格外谨慎由于直接、热能或电能所致的肠道损伤。疝囊的内容物应完全复位,但与开放式修复相比,疝囊一般不做处理。筋膜的缺损被分离后,补片要充分与缺损叠加(至少 3~4cm),放置在结构完整的腹壁下。然后,与筋膜缝合固定在缺损周围的位置,根据外科医师的偏好可行环形连续缝合(图 35-

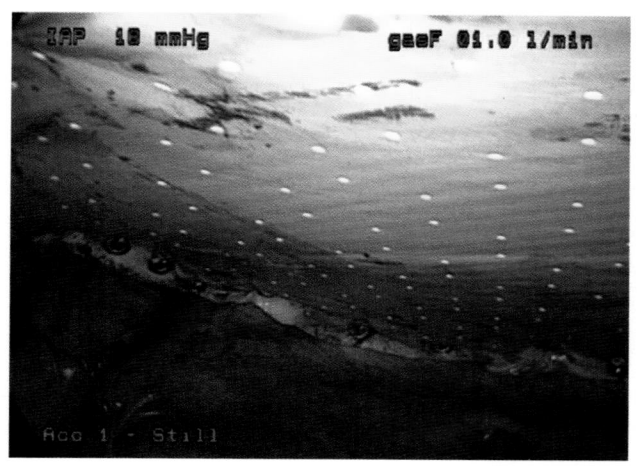

图 35-11　用于腹腔镜腹部切口疝修补术的聚四氟乙烯补片的腹腔影像。片位于腹壁后方,没有明显的松弛是由于有 CO_2 气腹存在。一旦气腹被释放,腹腔出现足够的松弛,以减轻任何固定点上的牵拉力,使腹壁的对合良好

11)。有人曾提出经筋膜缝合产生术后过度疼痛,因此一些外科医师废弃了上述技术,仅仅依靠环形连续缝合加固修补。LeBlanc 审查了经筋膜缝合的实用性,谨慎地推荐如果不使用经筋膜缝线,应在缺损边缘放置一个最小 5cm 重叠的补片。

网膜

外科解剖学

　　大网膜和小网膜是为腹腔内容物提供支持、覆盖和保护的纤维脂肪组织。该结构自妊娠后第 4 周开始发育。大网膜来源于胚胎时胃背侧系膜,并发育为双层结构。脾脏发生于两层网膜之间,随着发育两层逐渐融合,形成腹膜内脾脏和脾胃韧带。融合层悬挂于胃大弯,下垂覆盖横结肠,背侧面则固定于该处。胃结肠韧带和脾胃韧带都是大网膜裙带上的片段,连接着胃、结肠和脾脏。成年人的大网膜位于前腹壁和腹腔脏器之间,往往可延伸到盆腔耻骨联合水平。

　　小网膜,也被称为肝十二指肠韧带和肝胃韧带,来源于中胚层的横膈,连接肝胚和前胃。胆总管、门静脉和肝动脉位于小网膜下缘处,同时也形成网膜孔的前缘。

　　大网膜血供来源于左、右胃网膜动脉。静脉走行与动脉平行,为左右胃网膜静脉,最终汇入门静脉系统。

生理学

　　20 世纪早期,英国外科医师 Rutherford Morison 注意到网膜往往可以隔断感染和限制腹腔内污染扩散。他将网膜命名为腹部警察。在他的论述发表后很短时间内,多篇文章报道了网膜的内源性止血作用。1996 年,荷兰研究者证实组织因子在网膜中的浓度是在肌肉中的两倍,这就促进了腹膜腔内炎症反应、出血、感染和创伤所在部位凝固作用的激活。局部纤维蛋白产物的聚集使得网膜与邻近损伤或炎症区域产生黏附。

网膜梗阻

　　网膜血供中断是急腹症的罕见原因,可能继发于网膜沿

自身血管蒂的扭转、网膜血管内血栓形成或者脉管炎,或者网膜静脉回流受阻。所报道病例数不到 100 例,并且大多为成年男性。与网膜梗阻部位有关,病程可能类似阑尾炎、胆囊炎、憩室炎、消化道溃疡穿孔或卵巢破裂。

　　典型临床表现为右下腹、右上腹或左下腹疼痛。尽管可能会出现轻度恶心,但病人往往不伴有肠道症状。体格检查提示轻度心动过速和低热。腹部检查可能是较轻的、可触知的、与肌防御和反跳痛相关的包块。很难在腹部影像学检查前确诊。腹部 CT 或超声均能提示局限的脂肪密度炎性包块。网膜梗阻的治疗依赖于诊断的确定性。病人无中毒症状并且腹部影像结果确定时,支持治疗是有效的。但是很多病例难以与外科急腹症区别,如阑尾炎。在这种情况下,腹腔镜探查提供了快速准确的诊断方法,并能够确定采取哪种最合适的治疗方法。梗阻组织切除后临床症状会立即消失。

网膜囊肿

　　网膜和肠系膜的囊性病变是相关疾病,可能由腹膜包裹或淋巴结构变性引起。网膜囊肿比肠系膜囊肿更罕见。网膜囊肿表现为无症状腹部包块,或者可能导致腹部疼痛,伴有或不伴有可察觉的包块或膨胀。体格检查可触及活动性腹内包块。CT 和腹部超声可见边界较清楚、局限性、来源于大网膜的囊状肿块。治疗包括切除所有网膜囊肿。切除这些良性病变可采用腹腔镜技术。

网膜肿瘤

　　网膜的原发性肿瘤少见。网膜良性肿瘤包括脂肪瘤、黏液瘤以及硬纤维瘤。网膜的原发性恶性肿瘤一般认为来源于中胚层的基质瘤,与同样来源的胃肠道基质瘤具有相似的免疫组织化学特征,例如 c-kit 免疫组织化学阳性。网膜的转移性肿瘤很常见,其中以卵巢癌的网膜转移最为常见。此外,胃、小肠、结肠、胰腺、胆管、尿道以及肾脏的恶性肿瘤也可能转移到网膜。

肠系膜

外科解剖学

　　肠系膜来源于将前肠、中肠以及后肠附着于后腹壁的间充质。在胚胎成熟期,间充质形成背侧肠系膜。在胃区,背侧肠系膜转变为大网膜;而在空肠和回肠区域背侧肠系膜成为小肠固有系膜;在结肠区域,背侧肠系膜形成结肠系膜。在胚胎发育阶段,疝入的中肠逆时针旋转 270° 后,复位的肠系膜达到其最终固定状态。十二指肠、升结肠以及降结肠节段固定于腹膜后腔,然而小肠系膜、横结肠系膜以及乙状结肠系膜都有不同程度的活动性(图 35-12)。在正常发育过程的肠旋转阶段出现缺陷,将导致肠旋转不良。

　　小肠系膜的根部在正常状态下的走行是倾斜的——自左上象限的 Treitz 韧带到右下象限的回盲瓣以及固定的盲肠。大、小肠系膜成为起自和走向肠道的动脉、静脉、淋巴管以及神经结构的主要通路。与旋转不良相关,对肠系膜的解剖异常可以导致十二指肠旁疝或结肠系膜疝(图 35-13),可以表现为儿童及成人的慢性或急性小肠梗阻。

硬化性肠系膜炎

　　硬化性肠系膜炎,也称为肠系膜脂膜炎或者肠系膜脂质

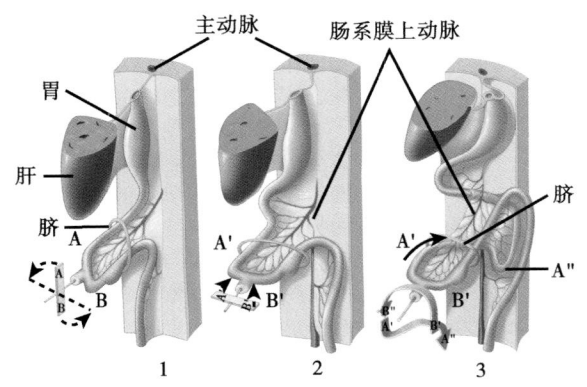

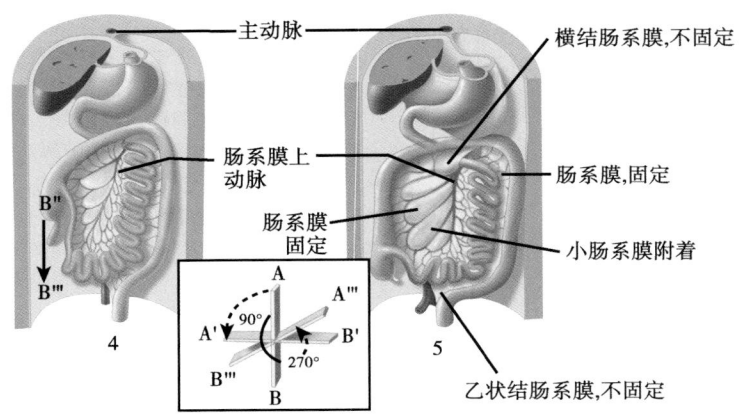

图 35-12　在胚胎发育期,小肠完成旋转后肠系膜与腹膜后腔的解剖关系

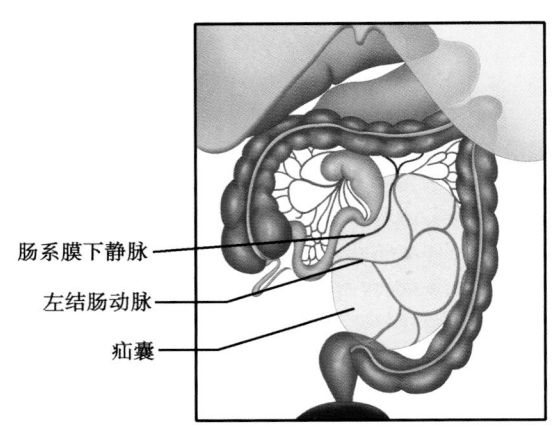

图 35-13　小肠的结肠系膜疝进入降结肠系膜后形成的结肠后疝囊。这类疝和十二指肠旁疝一样,由小肠旋转的过程中肠系膜结构异常固定引起

结构不良,是一种累及部分肠系膜的慢性炎性和纤维化过程。这一疾病易患率在不同性别和种族中无明显差异,但多数确诊病人都大于 50 岁。

病因不清,但其主要特征是肠系膜的组织密度不断增加。这种变化可能是局部的,与散在的非瘤性系膜团块相关,或者病变更为弥散,累及大片系膜而没有明显的边界。组织学检查可以看到可能存在的不同程度的脂肪组织变性、炎症反应

以及纤维化,因此有不同的专业词汇描述这一病症。"肠系膜脂质营养不良"用于炎症性和纤维性成分较少时;"肠系膜脂膜炎"意味着不断增加的炎症性成分取代了变性的脂肪成分;"硬化性肠系膜炎"表明主要为纤维化成分,有时称为"皱缩性肠系膜炎",用以描述与瘢痕有关的肠系膜回缩和变短。目前还不清楚以上分别是疾病顺序发展时期的不同,还是疾病严重程度的不同。散在的团块直径可能达到 40cm,病人典型的症状表现为腹部团块。腹痛是最常见的症状,伴有非疼痛性包块,或者更少见的表现为小肠梗阻。然而,许多病例是在因不相关的原因行影像学检查(多是腹部 CT 扫描)时偶然发现的。这就使得采用非侵入性手段解决诊断问题变得更为重要。腹部 CT 可以证实以下病变的存在:一个孤立的结节或与正常肠系膜组织相比有较高密度的系膜区域,这往往提示累及肠系膜根部的血管结构(图 35-14)。尽管 CT 不能确定区分硬化性肠系膜炎与原发或继发性肠系膜肿瘤,但是鉴别"脂肪戒征"或者环绕肿块的低密度区域被认为是区别硬化性肠系膜炎与淋巴瘤的方法。高衰减条纹的存在也是提示肠系膜炎的影像学征象(图 35-15)。

外科手术常用于明确诊断和排除肿瘤。受累系膜的范围和部位在某些情况下决定了外科手术方式的选择。除单纯活检外,有时可行肠管和系膜切除,尤其是在估计肿块大小在可切除范围内并且能够避免肠管血运障碍的病例(图 35-16)。但是肠系膜根部的血管结构受累往往使得切除手术难以实

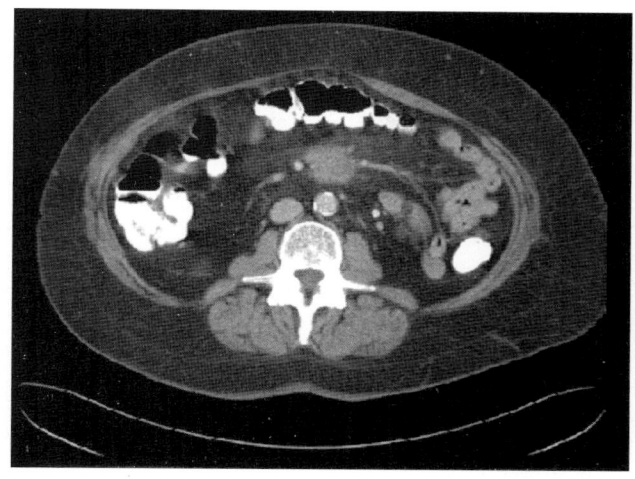

图 35-14　计算机断层扫描（CT）冠状面显示肠系膜根部的硬化性肠系膜炎，横跨肠系膜上动脉主干近侧支。包块定位决定手术方式的选择、穿刺活检和诊断确立

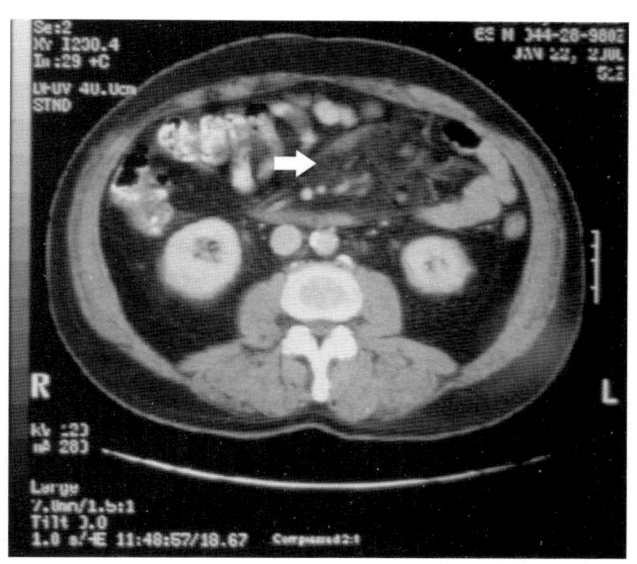

图 35-15　计算机断层扫描（CT）示硬化性肠系膜炎（肠系膜脂质结构不良）。影像学表现上不容易和肠系膜肿瘤区别。该病例的检查结果提示"脂肪性肠系膜肿瘤侵入肠系膜血管"，而"肠系膜脂质结构不良"的诊断是在活检后证实的。如图所示，病灶周围的高衰减条纹提示与肠系膜炎的诊断相关

施。在极个别病例中，遇到梗阻时为了传输粪便可考虑行特定类型的造口术。最近使用的 CT 扫描正电子成像术（PET CT）被证实在诊断硬化性肠系膜炎时能够鉴别局部肠系膜结节和肿瘤。然而，这种新方法的使用是否能取代用于诊断的组织活检仍不甚明了。

在大多数硬化性肠系膜炎病例中，病程表现为自限性，甚至被间隔的影像学证明是可自愈的。临床症状可以在没有接受任何治疗的情况下得到改善，因此一般不推荐激进的外科手术。临床上遇到由于肠系膜广泛病变或部位特殊而不易切除的疑难病例，治疗时应以减缓症状为主。所用药物包括皮质醇、秋水仙碱、他莫昔芬以及环磷酰胺。

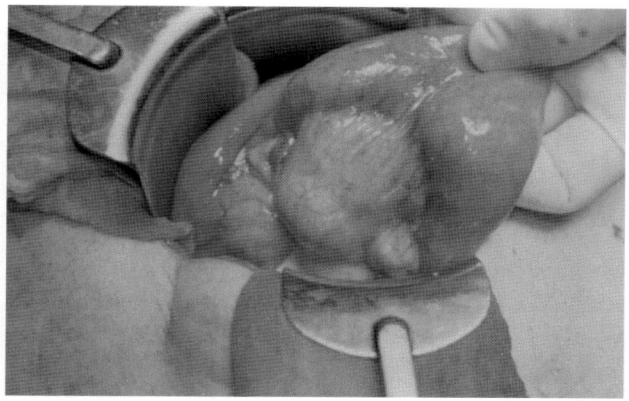

图 35-16　切除被误认为是肠系膜肿瘤包块时的术中所见，该包块被证实是肠系膜脂质结构不良。在本病例中，病变累及相对较小的区域及小肠系膜周边位置，可以施行小肠邻近节段整体切除

肠系膜囊肿

肠系膜囊肿是一种发病率小于 1∶100 000 的良性病变。自从 1507 年发现首例病变以来，文献报道了大约 1000 例。这种囊肿的病因学还未知，但是许多理论认为和发育有关，包括肠系膜淋巴管变性或者仅仅由先天异常引起。

肠系膜囊肿可能无临床症状或者伴有由肿块引起的相应症状，可表现为急性或慢性。肠系膜囊肿引起急性腹痛往往由囊肿破裂、扭转或者囊腔内急性出血导致。肠系膜囊肿也可造成慢性间歇性腹痛，由邻近结构受压或囊肿扭转复位后的自发性扭转引起。肠系膜囊肿可能导致非特异性症状，例如厌食、恶心、呕吐、乏力以及体重减轻。

体格检查可发现活动性包块，包块只能左、右移动（Tillaux 征），与之相对的大网膜囊肿移动则是任何方向。Tillaux 于 1850 年首先记录了这一体征并成功切除了第一例肠系膜囊肿。

CT（图 35-17）、腹部超声以及 MRI 均被用于诊断肠系膜囊肿。前述的每一种影像学技术都提示在腹部中央无固体成分的囊性结构。这种结构通常是单室的，但是可能偶尔存在多个或者多室。不论用何种影像学方法，可能都很难鉴别这些囊肿和罕见的拥有囊性结构的肠系膜肿瘤，如囊性间质瘤或间皮瘤。肠系膜囊状淋巴管瘤可能表现为由数目众多的、往往是巨大囊肿所致的腹痛。这类囊肿治疗困难，并且切除后几乎都会复发。

如果存在症状，简单的肠系膜囊肿可以开腹或腹腔镜手术切除。不推荐囊肿去顶术或造袋术，因为肠系膜囊肿在单纯引流术后的复发率很高。在个别情况下，邻近肠系膜可能紧密粘连在囊肿周围，为了完整切除，可能需要牺牲部分肠系膜和系膜血管，并行部分肠切除。

肠系膜肿瘤

原发性肠系膜肿瘤非常罕见。肠系膜良性肿瘤包括脂肪瘤、囊状淋巴管瘤和硬纤维瘤。原发性肠系膜恶性肿瘤与前述网膜肿瘤类似，包括脂肪肉瘤、平滑肌肉瘤、恶性纤维组织细胞瘤、纤维母细胞瘤和淋巴管肉瘤等。小肠类癌转移至肠系膜淋巴结，其肿块大小可能超过原发瘤，并且会影响肠道的

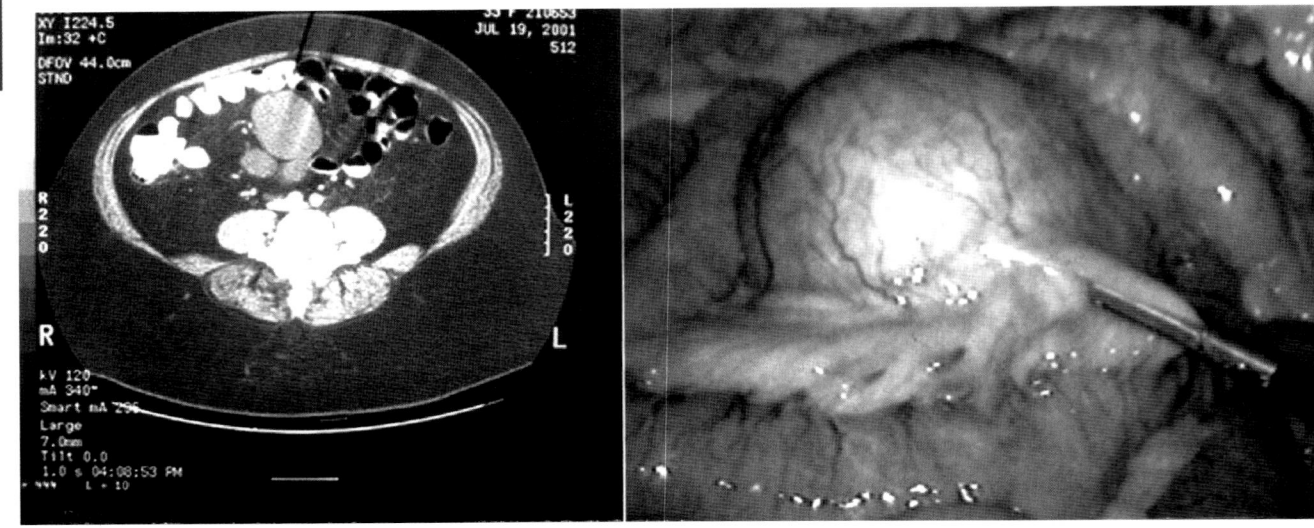

图 35-17 计算机断层扫描（CT）所示肠系膜囊肿。无相关固体结构的单室外观强烈提示良性囊肿的诊断

血供。肠系膜恶性肿瘤的治疗以肿块的广泛切除为主。但由于涉及邻近小肠血管，此种手术可能难以实施或需要以切除部分肠管为代价。

腹膜后结构

外科解剖学

虽然腹膜后结构含有外胚层、中胚层和内胚层的成分，但胚胎中胚层在腹膜后间隙的形成中占据主导地位。从中间中胚层产生泌尿和生殖系统器官。外侧板中胚层最终将分为两层，壁层和脏层。最终这些层成为胸膜、心包、腹膜和腹膜后部分。

腹膜后间隙被定义为腹膜后壁和腹后壁之间的空间（图35-18）。腹膜后间隙的边界为上面的横膈膜、后方的脊柱和髂腰肌及下方的提肛肌。虽然从概念来说腹膜后的前边界为腹膜的后返折，但后腹膜的前边界是很复杂的，它可延伸到大、小肠的肠系膜间隙。由于后腹膜上、后及下边界的刚性和前边界的可塑性，腹膜后肿瘤倾向于向腹膜腔生长并扩张。表35-2 列出了存在于腹膜后的器官和结构。

表 35-2	腹膜后结构	
肾脏	输尿管	膀胱
胰腺	十二指肠（2 段和	肾上腺
升结肠	3 段）	直肠（上 2/3）
主动脉	降结肠	髂血管
精囊	下腔静脉	淋巴系统（乳糜池）
阴道（最上部）	输精管	
	卵巢	神经（腰交感）

腹膜后感染

腹膜的后返折限制了大部分腹腔内感染向后腹膜扩散。相应地，腹膜后感染常来源于位于腹膜后或其毗邻的器官。

盲肠后位阑尾炎、十二指肠溃疡穿孔、胰腺炎和憩室炎均可导致腹膜后感染，伴或不伴脓肿形成。腹膜后的潜在间隙和界限不清使一些腹膜后脓肿在诊断前可以相当巨大。

腹膜后脓肿病人通常表现为疼痛、发热、全身乏力。病人的疼痛部位是多变的，可以包含背部、骨盆或大腿。临床表现可以包括呼吸急促和心动过速。红斑可出现在脐周或腹侧面，类似于在这些部位看到的腹膜后大出血的出血斑（Cullen 征和 Grey Turner 征）。在侧腹面或腹部可触及肿块。实验室检查通常显示白细胞计数升高。影像诊断方法可选择 CT，常提示腹膜后软组织分层和（或）单房或多房液体积聚（图 35-19）。

腹膜后感染的处理包括：基本状态的确定和治疗，静脉给予抗生素，引流分界良好的积液。虽然可在 CT 的引导下经皮行单房脓肿引流，但为较好地引流多房积液通常需要手术干预。由于腹膜后的空间较大，腹膜后脓肿病人通常到脓肿进展严重时才来就诊。因此，即使当脓肿已被引流，有关腹膜后脓肿死亡率的报道高达 25%，在少数坏死性筋膜炎情况下甚至更高。

腹膜后纤维化

腹膜后纤维化是一类以腹膜后纤维组织过度增殖为特点的疾病。它可以是特发性腹膜后纤维化，也称为 Ormond 病，也可以继发于腹膜后的炎症反应、恶性肿瘤或药物反应。特发性腹膜后纤维是罕见的疾病，通常每年每 100 000 人中有0.5 人发病。男性的发病率为女性的两倍，并且没有任何特定族群的偏好。这种疾病主要在 40~60 岁发病。

过敏或自身免疫性机制已被认为与此病有关。一种血管粥样硬化斑块氧化的脂蛋白副产品—蜡样色素的循环抗体在大于 90% 的腹膜后纤维化病人体内存在。这一发现与纤维化发生的关系仍然不清楚。早期炎症反应主要涉及辅助 T 细胞、浆细胞和巨噬细胞，但这些后来被替换为胶原合成成纤维细胞。显微镜下，细胞浸润过程不同于主动脉瘤、Riede 甲状腺炎、硬化性胆管炎和 Peyronie 病的膜外浸润。腹膜后的纤维化过程开始于肾动脉水平的下方。纤维化逐步扩展，包绕

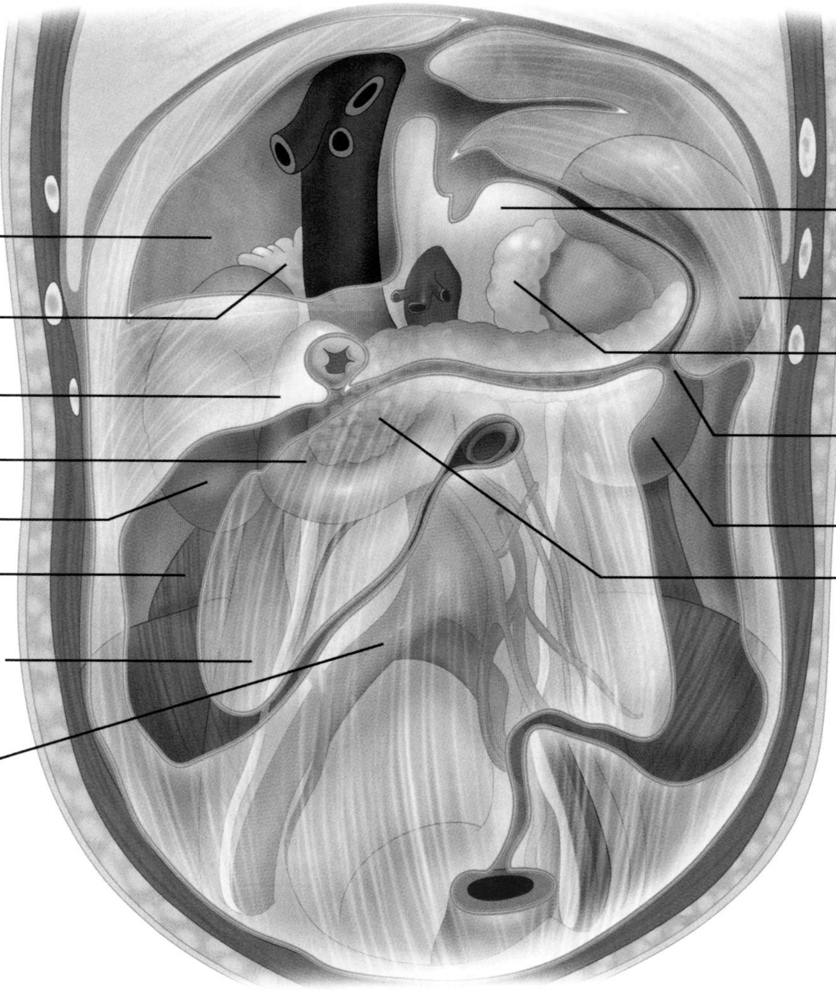

图 35-18　腹膜后间隙的解剖

肝后壁

右肾上腺

十二指肠

右输尿管

右肾

腰方肌

腰大肌

髂总动脉

小腹膜腔

脾

左肾上腺

膈结肠韧带

左肾

胰腺

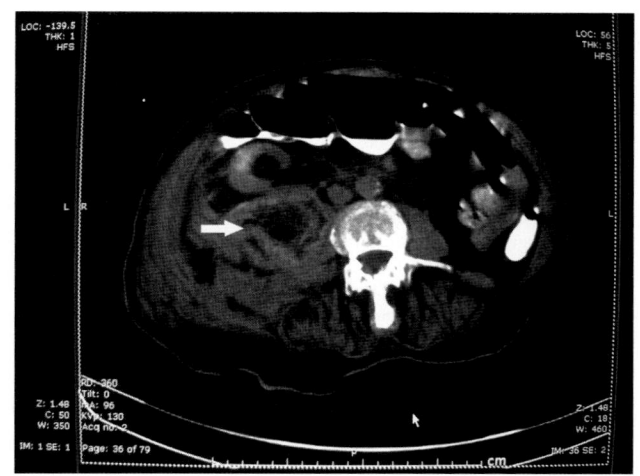

图 35-19　腹膜后脓肿的 CT 表现,这是内镜下逆行胰胆管造影后壶腹部穿孔时并发复杂、外科治疗后的腹膜后感染。这种感染很难治疗,并且治疗成功前需要多种干预措施,如经皮穿刺引流

输尿管、下腔静脉、主动脉、肠系膜血管或交感神经。两侧同时累及者占 67% 。

腹膜后纤维化也继发于各种炎症或作为药物过敏反应。这些炎症包括腹主动脉瘤、胰腺炎、组织胞浆菌病、结核病和放线菌病。它也与各种恶性肿瘤相关,包括前列腺癌、胰腺癌和胃癌以及非霍奇金淋巴瘤、基质肿瘤和类癌。腹膜后纤维化被认为和自身免疫性疾病相关,包括强直性脊柱炎、系统性红斑狼疮、韦格纳肉芽肿和多发动脉炎结节。药物和腹膜后纤维之间关系的明显证据为二甲麦角新碱,是一种用于治疗偏头痛的半合成麦角生物碱。与腹膜后纤维化有关的其他药物包括 β-受体阻滞剂、肼屈嗪、α-甲基多巴和恩他卡朋,可抑制儿茶酚-O-甲基转移酶与左旋多巴一起用来治疗帕金森病。停用这些药物后则腹膜后纤维化可以消退。

症状取决于受纤维化进程影响的结构。最初,病人主诉为潜在的、定位不清的腹痛。突发的严重腹痛可能意味着急性肠系膜缺血。腹膜后纤维化的其他症状包括单侧腿肿胀、间歇性跛行、少尿、血尿和排尿困难。

正如病人的症状,物理检查的发现随所涉及的腹膜后结构而异。因此,检查结果可能包括高血压、腹部或侧腹部触及包块、低下肢水肿(单侧或双侧),或减弱的低下肢脉搏(单侧或双侧）。实验室检查可能显示升高的血尿素氮和（或）肌酐水平。与许多自身免疫性炎症过程相同，腹膜后纤维化病人的红细胞沉降率几乎始终是升高。

许多影像学方法用于诊断腹膜后纤维化，但它们具有不同的灵敏度。腹部及下肢超声检查是无创检查，但结果与检查人员的技术能力有关。如果以髂腹静脉受压或肾脏症状为主，超声检查可能是有用的。下肢超声检查可能会显示深静脉血栓，而腹部超声检查可确定肿块病变或肾积水。静脉肾盂造影曾经是一种可选择的诊断方法，如今较少应用。如果病变累及输尿管，静脉肾盂造影可发现包括输尿管变压、输尿管偏离中线及肾积水。

使用口服和静脉造影剂的腹盆腔 CT 是一种可选择的影像检查，而且一般来说可以确定纤维化进展的程度。如果有肾功能减弱，则应避免使用静脉造影剂，但也会使 CT 显示腹膜后组织层次的能力减退。在这种情况下，可使用磁共振成像，因为纤维化的信号密度不同于肌肉或脂肪信号密度。另外，磁共振血管成像一般能为髂腹静脉受累程度提供很好的评估。一旦确定为肿块病变，应该进行活检以排除腹膜后恶性病变。可通过影像介导技术或外科腹膜后活检术操作获取标本，外科操作可在腹腔镜或开腹手术时进行。

一旦排除恶性肿瘤、药物原因和感染性因素，则开始进行腹膜后纤维化的治疗。皮质类固醇激素联合或不联合外科手术是医学治疗的主要方案。外科治疗包括最初的输尿管松解或输尿管支架置入术，但病人需要存在中度或大量肾盂积水。在处理此问题上，腹腔镜输尿管松解术已被证明与开腹手术同样有效。髂腹静脉血栓形成病人需要抗凝治疗，但治疗所需的时间还不清楚。泼尼松最初给予较高剂量（60mg，隔天，治疗 2 个月），然后逐渐在接下来的 2 个月逐渐减量。在病人的症状和影像学检查的基础上评估治疗效果。环孢素、三苯氧胺与硫唑嘌呤也已被用来治疗对于皮质类固醇激素疗效不佳的病人，也可应用环孢素、三苯氧胺与硫唑嘌呤进行治疗。

特发性腹膜后纤维化的总体预后是好的，5 年存活率可达 90% ~ 100%。因为有过长期复发的相关描述，所以要保证长期随访。

（孙颖　王晗之　付涛　崔云峰　译）

参考文献

亮蓝色标记的是主要参考文献。

General References

Burt BM, Tavakkolizaden A, Ferzoco SJ: Incisions, closures, and management of the abdominal wound, in Zinner MJ, Ashley SW (eds): *Maingot's Abdominal Operations,* 11th ed. New York: McGraw Hill, 2007, p 71.

Flament JB, Avisse C, Delattre JF: Anatomy of the abdominal wall, in Bendavid R, Abrahamson J, Arregui ME, et al (eds): *Abdominal Wall Hernias: Principles and Management,* 1st ed. New York: Springer-Verlag, 2001, p 39.

Voeller GR, Mangiante E: Laparoscopic repair of ventral/incisional hernias, in Fitzgibbons RJ Jr., Greenberg AG (eds): *Nyhus and Condon's Hernia,* 5th ed. Philadelphia: Lippincott William & Wilkins, 2001, p 373.

Abdominal Wall

Anthony T, Bergen PC, Kim LT, et al: Factors affecting recurrence following incisional herniorrhaphy. *World J Surg* 24:95, 2000.

Bendavid R: Composite mesh (polypropylene-e-PTFE) in the intraperitoneal position: A report of 30 cases. *Hernia* 1:5, 1997.

Blatnik J, Jin J, Rosen M: Abdominal hernia repair with bridging acellular dermal matrix—an expensive hernia sac. *Am J Surg* 196:47, 2008.

de Vries Reilingh TS, Bodegom ME, van Goor H, et al: Autologous tissue repair of large abdominal wall defects. *Br J Surg* 94:791, 2007.

Edlow JA, Juang P, Marglies S, et al: Rectus sheath hematoma. *Ann Emerg Med* 34:671, 1999.

Graves, EJ: Detailed diagnoses and procedures, National Hospital Discharge Survey, 1993. National Center for Health Statistics. *Vital Health Stat* 13(122):1, 1995.

Halm JA, de Wall LL, Steyerberg EW, et al: Intraperitoneal polypropylene mesh hernia repair complicates subsequent abdominal surgery. *World J Surg* 31:423, 2007.

Heniford BT, Park A, Ramshaw BJ, et al: Laparoscopic ventral and incisional hernia repair in 407 patients. *J Am Coll Surg* 190:645, 2000.

Hesselink VJ, Luijendijk R, de Wilt JH, et al: An evaluation of risk factors in incisional hernia recurrence. *Surg Gynecol Obstet* 176:228, 1993.

Jin J, Rosen MJ, Blatnik J, et al: Use of acellular dermal matrix for complicated hernia repair: Does technique affect outcome? *J Am Coll Surg* 205:654, 2007.

Klingler PJ, Wetcher G, Glaser K, et al: The use of ultrasound to differentiate rectus sheath hematoma from other acute abdominal disorders. *Surg Endosc* 13:1129, 1999.

Korenkov M, Sauerland S, Arndt M, et al: Randomized clinical trial of suture repair, polypropylene mesh or autodermal hernioplasty for incisional hernia. *Br J Surg* 89:50, 2002.

LeBlanc KA: Laparoscopic incisional hernia repair: Are transfascial sutures necessary? A review of the literature. *Surg Endosc* 21:508, 2007.

LeBlanc KA, Booth WV: Laparoscopic repair of incisional abdominal hernias using expanded polytetrafluoroethylene: Preliminary findings. *Surg Laparosc Endosc* 3:39, 1993.

Luijendijk RW, Hop WC, van den Tol MP, et al: A comparison of suture repair with mesh repair for incisional hernia. *N Engl J Med* 343:392, 2000.

Park A, Birch DW, Lovrics P: Laparoscopic and open incisional hernia repair: A comparison study. *Surgery* 124:816, 1998.

Perry CW, Phillips BJ: Rectus sheath hematoma: Review of an uncommon surgical complication. *Hosp Physician* 37:35, 2001.

Pierce RA, Spitler JA, Frisella MM, et al: Pooled data analysis of laparoscopic vs. open ventral hernia repair: 14 years of patient data accrual. *Surg Endosc* 21:378, 2007.

Ramirez OM, Ruas E, Dellon AL: "Components separation" method for closure of abdominal-wall defects: An anatomic and clinical study. *Plast Reconstr Surg* 86:519, 1990.

Stoppa R, Ralaimiaramanana F, Henry X, et al: Evolution of large ventral incisional hernia repair: The French contribution to a difficult problem. *Hernia* 3:1, 1999.

Zainea GG, Jordan F: Rectus sheath hematomas: Their pathogenesis, diagnosis, and management. *Am Surg* 54:630, 1988.

Omentum

Beelen RHJ: The greater omentum: Physiology and immunological concepts. *Neth J Surg* 43:145, 1991.

Fukatsu K, Saito H, Han I, et al: The greater omentum is the primary site of neutrophil exudation in peritonitis. *J Am Coll Surg* 183:450, 1996.

Goldsmith HS (ed): *The Omentum: Research and Clinical Applications.* New York: Springer-Verlag, 2000.

Liebermann-Meffert D: The greater omentum. Anatomy, embryology, and surgical applications. *Surg Clin North Am* 80:275, 2000.

Liebermann-Meffert D, White H (eds): *The Greater Omentum. Anatomy, Physiology, Pathology, Surgery with an Historical Survey.* New York: Springer-Verlag, 1983.

Logmans A, Schoenmakers CH, Haensel SM, et al: High tissue factor concentration in the omentum, a possible cause of its hemostatic properties. *Eur J Clin Invest* 26:82, 1996.

Morison R: Remarks on some functions of the omentum. *Br Med J* 1:76, 1906.

Nakagawa M, Akasaka Y, Kanai T, et al: Extragastrointestinal stromal tumor of the greater omentum: Case report and review of the literature. *Hepatogastroenterology* 50:691, 2003.

O'Leary DP: Use of the greater omentum in colorectal surgery. *Dis Colon Rectum* 42:533, 1999.

Powers JC, Fitzgerald JF, McAlvanah MJ: The anatomical basis for the surgical detachment of the greater omentum from the transverse colon. *Surg Gynecol Obstet* 143:105, 1976.

Saborido BP, Romero CJ, Medina ME, et al: Idiopathic segmental infarction of the greater omentum as a cause of acute abdomen. Report of two cases and review of the literature. *Hepatogastroenterology* 48:737, 2001.

Schwartz RW, Reames M, McGrath PC, et al: Primary solid neoplasms of the greater omentum. *Surgery* 109:543, 1990.

Sompayrac SW, Mindelzun RE, Silverman PM, et al: The greater omentum. *AJR Am J Roentgenol* 168:683, 1997.

Mesentery

Daskalogiannaki M, Voloudaki A, Prassopoulos P, et al: CT evaluation of mesenteric panniculitis: Prevalence and associated diseases. *AJR Am J Roentgenol* 174:427, 2000.

Durst AL, Freund H, Rosenmann E, et al: Mesenteric panniculitis: Review of the literature and presentation of cases. *Surgery* 81:203, 1977.

Egozi EI, Ricketts RR: Mesenteric and omental cysts in children. *Am Surg* 63:287, 1997.

Emory T, Monihan J, Carr NJ, et al: Sclerosing mesenteritis, mesenteric panniculitis, and mesenteric lipodystrophy. *Am J Surg Pathol* 21:392, 1997.

Genereau T, Bellin MF, Wechsler B, et al: Demonstration of efficacy of combining corticosteroids and colchicine in two patients with idiopathic sclerosing mesenteritis. *Dig Dis Sci* 41:684, 1996.

Hebra A, Brown MF, McGeehin KM, et al: Mesenteric, omental and retroperitoneal cysts in children: A clinical study of 22 cases. *South Med J* 86:173, 1993.

Kelly JK, Hwang WS: Idiopathic retractile (sclerosing) mesenteritis and its differential diagnosis. *Am J Surg Pathol* 13:513, 1989.

Kurtz RJ, Heimann TM, Holt J, et al: Mesenteric and retroperitoneal cysts. *Am J Surg* 40:462, 1974.

O'Brien MF, Winter DC, Lee G, et al: Mesenteric cysts—a series of six cases with a review of the literature. *Ir J Med Sci* 168:233, 1999.

Ogden WW, Bradburn DM, Rives JD: Panniculitis of the mesentery. *Ann Surg* 151:659, 1960.

Ros PR, Olmsted WW, et al: Mesenteric and omental cysts: Histologic classification with imaging correlation. *Radiology* 164:327, 1987.

Shamiyeh A, Rieger R, Schrenk P, et al: Role of laparoscopic surgery in treatment of mesenteric cysts. *Surg Endosc* 13:937, 1999.

Takiff H, Calabria R, Yin L, et al: Mesenteric cysts and intra-abdominal cystic lymphangiomas. *Arch Surg* 120:1266, 1985.

Zissen R, Metser U, Hain D, et al: Mesenteric panniculitis in oncologic patients: PET-CT findings. *Br J Radiol* 79:37, 2006.

Retroperitoneum

Cerfolio RJ, Morgan AS, Hirvela ER, et al: Idiopathic retroperitoneal fibrosis: Is there a role for postoperative steroids? *Curr Surg* 47:423, 1990.

Duchene DA, Winfield HN, Cadeddu JA, et al: Multi-institutional survey of laparoscopic ureterolysis for retroperitoneal fibrosis. *Urology* 69:1017, 2007.

Gilkeson GS, Allen NB: Retroperitoneal fibrosis. A true connective tissue disease. *Rheum Dis Clin North Am* 22:23, 1996.

Higgins PM, Bennett-Jones DN, Naish PF, et al: Non-operative management of retroperitoneal fibrosis. *Br J Surg* 75:573, 1988.

Kardar AH, Kattan S, Lindstedt E, et al: Steroid therapy for idiopathic retroperitoneal fibrosis: Dose and duration. *J Urol* 168:550, 2002.

Koep L, Zuidema GD: The clinical significance of retroperitoneal fibrosis. *Surgery* 81:250, 1977.

Kottra JJ, Reed DN: Retroperitoneal fibrosis. *Radiol Clin North Am* 34:1259, 1996.

Marzano A, Trapani A, Leone N, et al: Treatment of idiopathic retroperitoneal fibrosis using cyclosporine. *Ann Rheum Dis* 60:427, 2001.

Ormond JK: Bilateral ureteral obstruction due to envelopment and compression by an inflammatory process. *J Urol* 59:1072, 1948.

Pryor JP, Piotrowski E, Seltzer CW, et al: Early diagnosis of retroperitoneal necrotizing fasciitis. *Crit Care Med* 29:1071, 2001.

Rhee RY, Gloviczki P, Luthra HS, et al: Iliocaval complications of retroperitoneal fibrosis. *Am J Surg* 168:179, 1994.

Srinivasan AK, Richstone L, Permpongkosol S, et al: Comparison of laparoscopic with open approach for uterolysis in patients with retroperitoneal fibrosis. *J Urol* 179:1875, 2008.

Uchida K, Okazaki K, Asada M, et al: Case of chronic pancreatitis involving an autoimmune mechanism that extended to retroperitoneal fibrosis. *Pancreas* 26:92, 2003.

Woodburn KR, Ramsay G, Gillespie G, et al: Retroperitoneal necrotizing fasciitis. *Br J Surg* 79:342, 1992.

第36章

软组织肉瘤

Janice N. Cormier and Raphael E. Pollock

关键点

1. 肉瘤是一组异质性肿瘤,可以发生在全身各处,包括 50 多个亚型并具有不同的组织学来源及分化。

2. 这些罕见的肿瘤占不到 1% 的成人癌症(在美国估计每年 10 000 例)和代表 7% 的儿童癌症。

3. 约 2/3 的软组织肉瘤出现在四肢,其余 1/3 分布在腹膜后、躯干、腹部和头颈部。

4. 用于治疗软组织肉瘤的选择取决于肿瘤的分期、部位及组织学。

5. 综合治疗包括手术切除、放射治疗,以及特定的病例给予系统性化疗。所有这些都被应用到患有局部晚期和高恶性肢体肉瘤的病人。

6. 所有各期软组织肉瘤病人总的 5 年成活率为 50% ~ 60%。

7. 死于肉瘤的病人,多数因肺部转移,其中 80% 的肺转移发生在初诊的 2 ~ 3 年内。

8. 理解软组织肉瘤的生物学进展是发展新的标靶治疗的关键。

概述

发病率

肉瘤是一组主要源自于胚胎中胚层的异质性肿瘤,但就像周围神经系统一样,也可以来源于外胚层。2007 年在美国确诊为软组织肉瘤的新发病例约有 9220 例,而同时软组织肉瘤致 3560 人死亡。这类罕见的肿瘤占不到 1% 的成年人癌症和代表 7% 的儿童癌症。在所知的几组不同的肉瘤中,软组织肉瘤是其中最大的一组,也是本章的重点。其他类型包括骨肉瘤(骨肉瘤、软骨肉瘤)、尤因肉瘤和原始外周神经外胚层肿瘤。

瘤软组织肉瘤可发生在全身各处,包括超过 50 种组织学分型(表 36-1)与不同的组织学分化。成人最常见的软组织

肉瘤的组织类型(不包括卡波西肉瘤)为恶性纤维组织细胞瘤(28%)、平滑肌肉瘤(12%)、脂肪肉瘤(15%)、滑膜肉瘤(10%)以及恶性外周神经鞘瘤(6%)。而横纹肌肉瘤则是最常见的儿童软组织肉瘤。多数原发性软组织肉瘤起源于四肢(50% ~ 60%);其次是躯干、腹膜后和头颈部。

在过去的 25 年,一个多模态的治疗方法已应用于四肢肉瘤病人并导致了生存和生活质量的适度改善。然而,腹部肉瘤病人依然存在复发率高和整体生存率较差的问题。所有各期软组织肉瘤病人,其总体 5 年生存率是 50% ~ 60%。死于肉瘤的病人,则多因为转移性疾病,而其中 80% 的转移发生在初诊 2 ~ 3 年内。

流行病学

除恶性外周神经鞘瘤发生在患有多发性神经纤维瘤病人外,肉瘤似乎没有从良性软组织肿瘤进展或去分化而来。尽管存在着各种不同的组织学亚型,但肉瘤有许多共同的临床和病理特点。总体而言,大多数软组织肉瘤的临床表现是相似的并且由其解剖位置(如深度)、肿瘤的分级和其大小所决定。血行转移是肉瘤的主要转移方式,并且主要是转移到肺部。淋巴结转移除了以下肿瘤如上皮样肉瘤、横纹肌肉瘤、透明细胞肉瘤、滑膜肉瘤、恶性纤维组织细胞瘤、血管肉瘤外,一般而言较为罕见(<5%)。

辐射照射

外放射治疗是一个少见的,但众所周知的软组织肉瘤的风险因素。有报道称,因乳腺、宫颈、卵巢、睾丸和淋巴系统的恶性肿瘤而接受放疗的病人,其软组织肉瘤的发病率增加 8 ~ 50 倍。在随访 160 例放疗后的肉瘤病人发现,最常见的组织学类型是骨肉瘤、恶性纤维组织细胞瘤(MFH)、血管肉瘤和淋巴管肉瘤。在这项研究中,发生肉瘤的风险随辐射剂量的增加而增加,其潜伏期中位数为 10 年。放疗后肉瘤通常被确诊时已到晚期,并且一般预后较差。

与职业相关的化学品

暴露于一些除草剂,如苯氧酸和含氯酚的木材防腐剂与增加软组织肉瘤的风险相关。有几种化学性致癌物,包括氧化钍(Thorotrast)、氯乙烯和砷与肝血管肉瘤相关。

创伤

虽然肉瘤病人经常描述有外伤史,但因果关系并没有建

表 36-1　软组织肉瘤组织学亚型的相对发病率

组织学亚型	n	%
恶性纤维组织细胞瘤	349	28
脂肪肉瘤	188	15
平滑肌肉瘤	148	12
未分类肉瘤	140	11
滑膜肉瘤	125	10
恶性外周神经鞘瘤	72	6
横纹肌肉瘤	60	5
纤维肉瘤	38	3
尤因肉瘤	25	2
血管肉瘤	25	2
骨肉瘤	14	1
上皮样肉瘤	14	1
软骨肉瘤	13	1
透明细胞肉瘤	12	1
腺泡状软组织肉瘤	7	1
恶性血管外皮细胞瘤	5	0.4

立。更多的时候,一个已经存在的肿瘤,在小伤的时候,可能由水肿或血肿而加剧,而引起注意。

慢性淋巴水肿

1948 年,Stewart 和 Treves 首次描述腋窝淋巴结清扫后慢性淋巴水肿和随后的淋巴管肉瘤之间的关联。淋巴管肉瘤也被报告发生在丝虫感染后和发生在患有下肢先天性或遗传性淋巴水肿的病人。

遗传学

分子遗传学、细胞遗传学及表达谱已用于肉瘤的研究,结果造成其分类成主要的两组:第一组是那些具有定义明确的诊断性分子事件和第二组是那些变量的组织学和遗传变化。一般情况下,第一组的肉瘤病人被发现更年轻,具有一个明确的组织学,并表明其清晰的分化。定义明确的分子事件包括点突变,易位造成的自分泌生长因子或致癌融合转录因子的过度表达。与此相反,肉瘤没有目前可识别的基因改变或表达谱往往发生在年龄较大的病人,表现出多形性细胞学和 p53 功能障碍。

肉瘤更常发生在几种遗传性癌症综合征,包括视网膜母细胞瘤、Li-Fraumeni 综合征、Ⅰ型多发性神经纤维瘤和家族性腺瘤性息肉病。被确定为致病原因的胚系突变仅见于数量有限的这类疾病。分子生物学领域的发展导致了更好地了解一些受癌基因和抑癌基因所控制的基本的细胞过程。

癌基因的激活

癌基因是一组可诱发恶性转化并能驱动细胞走向扩散的基因。已被确定的一些与软组织肉瘤相关的癌基因包括 MDM2、N-myc、cerbB-2 和 ras 成员。这些癌基因产生特定的癌变蛋白,而后者要么将其作用发挥在细胞核的功能中,要么影响细胞信号转导或作为生长因子或生长因子受体而发挥作用。这些基因的扩增已被证明与一些软组织肉瘤的不良预后相关。

软组织肿瘤的细胞遗传学分析已确定特定的染色体易位似乎编码为癌基因并与某些肉瘤组织学亚型有关。这些特定的基因变化导致基因的在帧融合和其融合产品编码为癌基因蛋白的表达并作为转录激活因子或阻遏因子。已发现的最具特点的基因重组包括尤因肉瘤(EWS-FLI-1 融合)、透明细胞肉瘤(EWS-ATF1 融合)、黏液样脂肪肉瘤(TLS-CHOP 融合)、腺泡状横纹肌肉瘤(PAX3-FHKR 融合)、促纤维增生性小圆细胞瘤(EWS-WT1 基因融合)以及滑膜肉瘤(SSX-SYT 融合)。据估计,在所有肉瘤中,融合基因相关的肉瘤总计可能占 30%。许多这些基因的致癌潜力被体外和体内试验证明。这些融合基因不仅提供特定的诊断标志物,并编码嵌合蛋白质,这两者都可能是潜在的治疗标靶。

抑癌基因

抑癌基因在生长抑制中发挥了关键作用,并可以抑制癌细胞的生长。两个与软组织肿瘤最相关的基因是视网膜母细胞瘤(Rb)肿瘤抑制基因和 p53 抑癌基因。Rb 的突变或缺失可导致视网膜母细胞瘤或软组织和骨肉瘤。抑癌基因 p53 的突变是人类实体肿瘤中最常见的基因突变,据报道见于

30% ~60% 软组织肉瘤。在抑癌基因 p53 基因胚系突变中(Li Fraumeni 综合征)的病人,其肉瘤的发病率很高。突变型 p53 的表达被认为是与整体存活有关。p53 基因突变在基因治疗策略中也已被用来作为基因治疗的分子。

神经纤维瘤是一种神经皮肤肿瘤并以两种形式存在。Ⅰ型神经纤维瘤病,也被称为冯雷克林豪森疾病(vonRecklinghausen's disease),发生率约为 1/3000,是由于位于 17 号染色体上的 NF-1 抑癌基因的各种突变所致。Ⅰ型神经纤维瘤病病人其终身估计有额外 3% ~15% 的恶变风险,包括神经纤维肉瘤。50% 的神经纤维肉瘤的病人有 NF-1 突变。

初步评估

临床表现

软组织肉瘤最常表现为无症状的肿块,四肢肉瘤另一种较少见的症状可能是深静脉血栓形成,尤其是在病人无血栓的重要危险因素存在的情况下。肿瘤存在的大小通常是与肿瘤的位置相关。较小的肿瘤一般位于四肢远端,而位于四肢近端及腹膜后的肿瘤,在开始显现之前可以变得非常大。通常情况下,肢体肿块是在外伤后才注意一个早已存在的病变而被发现。

软组织肉瘤通常以向外浸润的方式生长并压缩周围的正常结构。通常因肿瘤对骨骼或神经血管束压迫和浸润所产生的疼痛,水肿,肿胀并不常见。腹膜后软组织肉瘤几乎总是表现为无症状的巨大肿块。病人表现为胃肠道梗阻或因腰椎压缩或骨盆神经所产生的相关神经系统症状比较少见。

软组织肿块的鉴别诊断包括良性病变,如脂肪瘤(比肉瘤多 100 倍以上)、淋巴管瘤、平滑肌瘤及神经瘤。除肉瘤外,其他原发性或转移性癌等恶性病变,如黑色素瘤或淋巴瘤,都必须加以考虑。临床病史几年没有改变的小病灶只需临床密切观察。所有其他的肿瘤应考虑做活检来确诊。

影像诊断

治疗前放射影像学检查具有以下几个目的:①定义肿瘤的局部范围;②恶性疾病的分期;③协助经皮穿刺活检;④协助诊断软组织肿瘤(良性与恶性,低度恶性与高度恶性)。影像学检查在监测治疗后肿瘤的变化也很关键,尤其是术前化疗或放疗以及发现术后肿瘤复发。

X 线片对原发性骨肿瘤提供有用的信息,但是除非怀疑骨骼被毗邻的软组织肿瘤所浸润,否则 X 线片对四肢软组织肉瘤的评估是没有价值的。对原发性软组织肉瘤的病人,应做胸片以评估是否有肺转移。而对于高度恶性病变或肿瘤大于 5cm(T_2)的病人,应考虑胸部计算机断层扫描(CT)。

CT 是评估腹膜后肉瘤的首选技术,而磁共振成像(MRI)在诊断四肢软组织肉瘤中常受到青睐。超声和 CT 均可协助引导细针穿刺和核心活检,用于初步诊断和诊断复发。

超声

对于不能接受 MRI 检查的病人,超声可能具有诊断作用。当 MRI 结果不确定或需划定相邻血管结构时,超声也可以成为一个有用的辅助工具。

计算机断层扫描（CT）

增强 CT 可评估软组织肿瘤的严重程度和肿瘤与邻近重要解剖结构的距离（图 36-1）。CT 是评估腹膜后肉瘤的首选成像技术。目前的 CT 技术可以对腹部和骨盆提供较为详细的检查，并可以划定邻近器官和血管结构。对于四肢肉瘤，在无 MRI 或 MRI 不能使用的情况下，CT 可能是有用的。当四肢肉瘤的组织学评估显示了黏液样脂肪肉瘤时，就应该检查腹部和骨盆 CT，因为转移至腹部对于这一亚型来说是比较常见的。

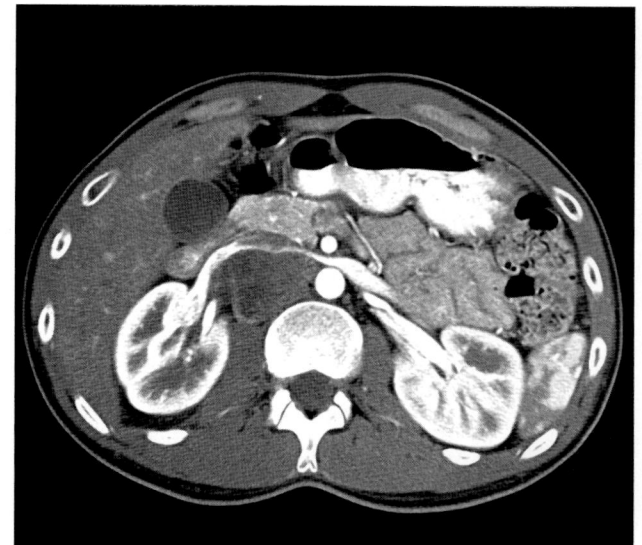

图 36-1　27 岁男性背痛，腹部 CT 显示腔静脉后 4.1cm×3.3cm 低密度肿块，并涉及下腔静脉。随后的活检证实肿瘤为平滑肌肉瘤

磁共振成像（MRI）

磁共振成像准确地划分肌肉群，并可区分骨、血管和肿瘤。矢状面和冠状切面允许立体的评价解剖隔间（图 36-2）。四肢软组织肉瘤在 MRI 上通常表现为异构肿块。T_1 加权图像时它们的信号强度趋于等于或略高于相邻的骨骼肌，而在 T_2 加权图像时则表现为高强度和异构信号。也可观察到肿瘤伴出血、囊性变或坏死的变化。如果必须划定肿瘤与邻近血管的关系，可使用特殊磁共振成像技术，包括磁共振血管造影。

MRI 已经取代了 CT 成像技术作为四肢软组织肉瘤诊断的首选。MRI 检查在评估术后肿瘤复发也有用（图 36-3）。术后复发基础影像通常是在术后 3 个月获得。有些医师认为，对无症状原发性四肢肿瘤病人的肿瘤部位没有必要做术后常规成像检查，这些人提到了在瘢痕累累并已辐照的组织中发现早期复发的困难。另外一些人则主张术后最初 2 年的每 6 个月要做常规成像检查。

MRI 可作为重要的辅助手段，运用在细胞学分析并将良性病变（如脂肪瘤、血管瘤、神经鞘瘤、神经纤维瘤、肌内黏液瘤）从它们相应的恶性病变中鉴别出来。在术前化疗时，对比增强 T_1 加权磁共振成像可以用来评价瘤内坏死。

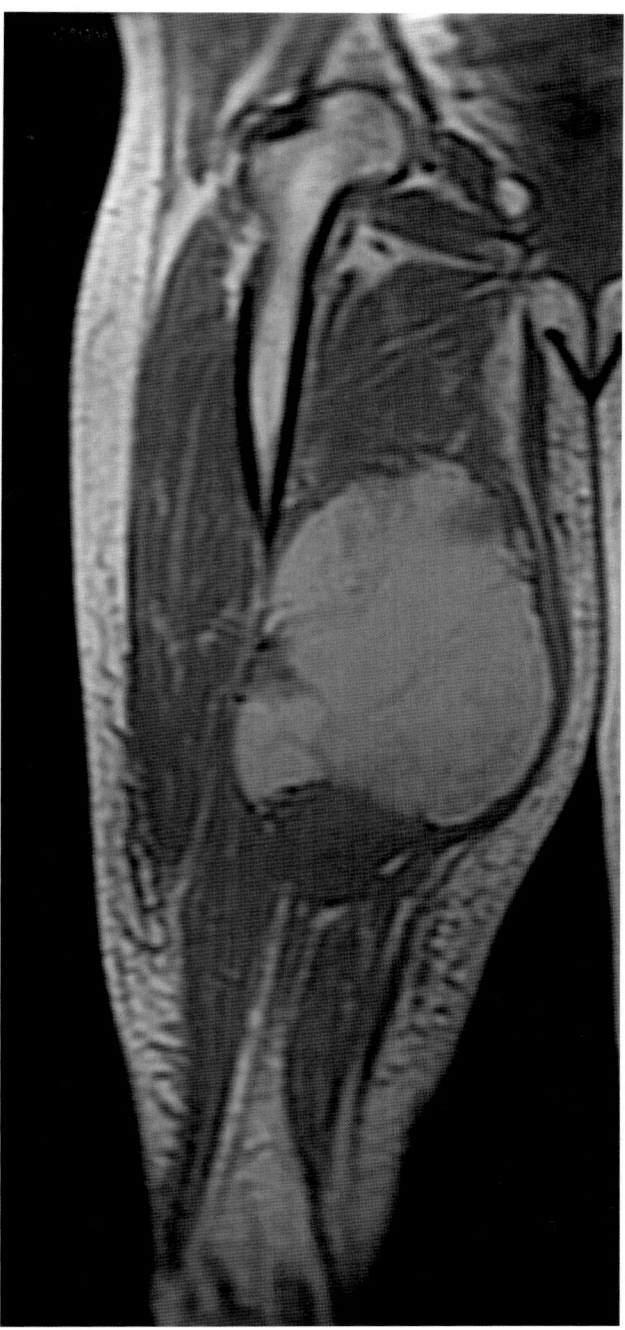

图 36-2　55 岁的女性病人，右侧大腿疼痛伴增大的肿块，冠状切面影像显示位于内收肌内一个 18cm 的肿块，并伴有肌肉坏死和出血

活检技术

细针穿刺（FNA）

对诊断大多数软组织肉瘤，细针穿刺是可以接受的诊断方法，尤其是当其结果与临床和影像学检查结果密切相关时。然而，作为软组织肉瘤的初诊手段，细针穿刺活检仅适用于那些拥有丰富经验的细胞病理医师并诊断过类似肿瘤的医疗中心。细针穿刺活检也是一个选择的过程，以确诊或排除是否存在转移或局部复发。当肿瘤的分级对制订治疗计划是关键

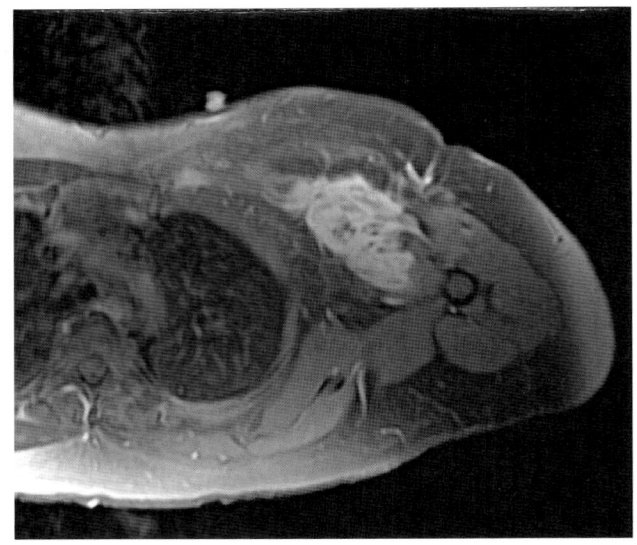

图 36-3　51 岁的女性病人,左侧乳房和胸壁硬纤维瘤术后 30 个月,胸部磁共振影像学(T₂ 信号和对比后 T₁ 信号)显现出一个 5.2cm×7.7cm 肿块,表示左前上臂和肩部复发硬纤维瘤

因素时,细针穿刺活检并不是首选的技术。

临床上,浅表性病变往往适用于细针穿刺检。更深的肿瘤可能需要介入放射科医师进行超声或 CT 引导的取材活检。使用该技术时,通常的做法是,在适当的清洁皮肤和注射局部麻醉剂后,用一个 21～23 号针头刺入肿块,施加负压,并将针在不同的方向来回拔回刺入几次。释放负压后,将针完全拔出并取针管内的材料用于涂片,然后交由细胞病理医师检查涂片以确定是否有足够的诊断材料。如果诊断材料获取不足,应进行空芯针穿刺活检。

原发肿瘤的细针穿刺活检诊断的准确率为 60%～96%。在一般情况下,由细针穿刺活检获得的材料比较少,因此诊断的准确性显然取决于细胞病理医师的经验。

空芯针活检

空芯针活检是一种安全、准确、经济的诊断肉瘤的方法。从空芯获得的组织样本通常足够用于一些诊断测试如电子显微镜、细胞遗传学分析以及流式细胞仪检测。据报告空芯针活检的并发症发生率小于 1%。

CT 引导的空芯针活检可以提高阳性率,因其更准确地指明肿瘤的位置。肿块内的精确定位尤其重要以避免采样无诊断价值的肿瘤坏死或囊性病变区域。CT 引导也使得通常因肿瘤的解剖位置或因其邻近重要器官而无法进行的活检成为可能。

Dupuy 及其同事对 221 例患有肌肉骨骼肿瘤的病人的空芯针活检的准确性进行过研究。与最终治疗时所得到的诊断比较,空芯针活检有 93% 的精确度。而只有 8% 的病人将得到无法诊断或组织数量不足的标本。

切口活检

切开活检是一种可靠的诊断方法,允许采取足够的样品组织,以做出对骨或软组织肉瘤明确而又具体的组织学诊断。

当细针穿刺活检或空芯针活检无法获得足够的组织用于诊断时,切口活检适用于深部肿瘤和大于 3cm 的浅表软组织肿瘤。通常当细针穿刺活检或空芯针活检无法做出诊断时,才会使用作为最后手段的切口活检。开放式活检应仅由有处理过软组织肉瘤经验的外科医师进行。在 107 例软组织肉瘤病人中,25% 的病例由于之前活检的定向不好而导致计划好的手术治疗必须改变。其他系列报道开放式活检的并发症高达 16%。

在理想的情况下,开放活检应该在指定的治疗中心由将要做此手术的外科医师来执行。活检手术切口应沿肢体纵向切开,允许随后广泛的局部切除包括活检部位,瘢痕,与整块肿瘤。定向不好的活检切口往往由于广泛的局部切除而引起切除缺陷过度。反过来,这可能会导致较大的术后放疗区域以涵盖所有具有风险的组织。手术技术的另一个任务是在活检时达到充分的止血以防止血肿播散肿瘤细胞到邻近的组织中。

切口或开放式活检是最可靠的诊断方法,对超过 95% 的软组织肉瘤,它提供准确的组织病理学诊断和分级。此外,该方法通常可取得足够的组织,而在必要的时候,还可用于额外的诊断研究。

切除活检

切除活检可用于四肢(表面)方便取材或小于 3cm 躯干病灶。切除活检不应用于涉及手脚的病变,因为活检后最终再切除也许不再可能。当切缘阳性或不确定时,切除活检结果会有 30%～40% 的复发率。切除活检很少提供任何超过其他活检技术的好处,相反,倒可能引起术后并发症,最后并可能会延迟最终治疗。

病理分型

一些专家建议,当考虑其他治疗前变量时,软组织肉瘤的病理分型相较肿瘤的分级而言,更具有预后意义。转移潜能有限的肿瘤,包括硬纤维瘤、非典型脂肪瘤(也称为高分化脂肪肉瘤),隆突性皮肤纤维肉瘤和血管外皮细胞瘤。有中度转移扩散风险的肿瘤通常有较多的黏液组成部分,包括黏液样脂肪肉瘤和骨外软骨肉瘤。临床进程快并具高度转移潜能肿瘤,包括血管肉瘤、透明细胞肉瘤、多形性和去分化脂肪肉瘤、平滑肌肉瘤、横纹肌肉瘤和滑膜肉瘤。

最近注意到,恶性纤维组织细胞瘤(MFH)并无相关的特定基因簇,表明 MFH 并不代表一个独立存在的肿瘤,而是各种肉瘤亚型具有相同的形态外观的表现形式。例如,大多数腹膜后肿瘤最初诊断为 MFH,但使用基因组分析后已重新分类为去分化脂肪肉瘤。

在 25%～40% 个案中,肉瘤病理学专家并不同意有关的特定组织学诊断和肿瘤分级的标准。高的诊断不一致率强调需要更客观的分子和生化标志物以改善传统的组织学评估。

分期与预后因素

新修订的美国联合委员会第七版(AJCC)关于软组织肉瘤的肿瘤分期标准依赖病理分级、肿瘤的大小和深度,以及是否存在淋巴结或远处转移(表 36-2)而划分。该系统不适用于胃肠道间质瘤、纤维瘤病(硬纤维瘤)、卡波西肉瘤和婴幼儿纤维肉瘤。

是"高度恶性"。

表 36-2	第七版的美国联合委员会关于软组织肉瘤的肿瘤分期				
原发性肿瘤（T）					
T_1	肿瘤≤5cm				
		T_{1a}		浅表肿瘤	
		T_{1b}		深部肿瘤	
T_2	肿瘤>5cm				
		T_{2a}		浅表肿瘤	
		T_{2b}		深部肿瘤	
区域淋巴结（N）					
N_0	无区域淋巴结转移				
N_1	区域淋巴结转移				
远处转移（M）					
M_0	无远处转移				
M_1	远处转移				
病理分级（G）					
G_1	分化良好				
G_2	中度分化				
G_3	低度分化				
分期					
Ⅰ A 期	$T_1 T_{1b}$	N_0	M_0	G_1	低
Ⅰ B 期	T_{2a}	N_0	M_0	G_1	低
Ⅱ A 期	$T_1 T_{1b}$	N_0	M_0	$G_2 \sim G_3$	高
Ⅱ B 期	T_{2a}	N_0	M_0	$G_2 \sim G_3$	高
Ⅲ 期	T_{2b}	N_0 或 N_1	M_0	$G_2 \sim G_3$	高
Ⅳ 期	任何 T	任何 N	M_1	任何 G	任何 G

病理分级

病理分级仍然是肉瘤病人最重要的预后因素。为了准确地确定肿瘤的分级,足够的组织样本,必须适当固定,染色样本由经验丰富的肉瘤病理学家检查。定义肿瘤分级的特征包括细胞数量、分化、多形性、坏死及有丝分裂的数目。肿瘤的分级显示出可预测转移的发生和整体存活。对低度恶性肿瘤,转移潜能估计在 5% ~ 10%,中度恶性肿瘤为 25% ~ 30%,而高度恶性肿瘤为 50% ~60%。

分级数依使用分类系统的不同而变化。美国国家癌症研究所和法国癌症中心联合会的分级系统是最常见的分级系统,该系统使用三级肿瘤分级。美国国家癌症研究所所用系统主要基于对肿瘤的病理类型、部位和肿瘤的坏死量。而法国癌症中心联合会所用系统是根据肿瘤的分化,有丝分裂率和肿瘤坏死量而记分。比较分析两个分级系统发现法国癌症中心联合会的分级系统可能有更好的预后能力,5 年生存率预测分别为 1 级 90%,2 级 70%,3 级 40%。

根据美国病理学家学院的建议,2008 年 AJCC 分期系统从四级改到三级的最新分期系统。肿瘤三级被指定为:高分化(G_1),中度分化(G_2)和低分化(G_3)。在此三级系统中,1 级(G_1)被认为是"低度恶性",2 和 3 级(G_2 和 G_3)则被认为

肿瘤的大小

很早就认识到,对软组织肉瘤而言,肿瘤的大小是一个重要的预后变量。根据其大小,肉瘤传统上被划分为两组,1 期(T_1)是指肿瘤≤5cm,而 2 期(T_2)是指肿瘤>5cm。有些作者建议在肿瘤大小的基础上进一步细分可以提供更多准确的预后信息。例如,当对 316 例软组织肉瘤的病人进行检查并分为四个肿瘤大小的分组(<5cm;5 ~ 10cm;10 ~ 15cm;15cm),结果发现每个分组的预后不同,其 5 年存活率分别为 84%、70%、50% 和 33%。

关于四体或躯干的封套筋膜,肿瘤的解剖位置已被纳入在 1998 年 AJCC 分期系统。位于肢体或躯干封套筋膜上面的软组织肉瘤被定"a"在 T 评分系统,而肿瘤侵入或位于深筋膜以及所有腹膜后,纵隔及内脏肿瘤被指定为"b"的病变。

淋巴结转移

由软组织肉瘤所致的淋巴结转移罕见。有些组织学亚型,包括上皮样肉瘤,横纹肌肉瘤,透明细胞肉瘤,滑膜肉瘤,MFH 和血管肉瘤,淋巴结转移的发病率较高。在新修订的 AJCC 分期系统中,淋巴结(N_1)的转移已重新归类为第 Ⅲ 期,而非Ⅳ期。

有些研究报告指出,与远处转移的病人相比,单一区域淋巴结转移用根治性淋巴结清扫术治疗后其存活较好,提示 AJCC 分期系统的一个变化。这些研究结果支持治疗性淋巴结清扫术的益处,包括腋窝和腹股沟淋巴结清扫用于四肢软组织肉瘤转移至区域淋巴结的病人。在做根治性淋巴结清扫术前,临床或辐射怀疑区域淋巴结的病人,应该做术前细针穿刺以确诊转移的存在。

远处转移

远处转移最常发生在肺部(图 36-4)。选定的肺转移的病人手术切除和化疗后可能长期存活。其他潜在转移部位包括骨骼、大脑和肝脏(图 36-5)。内脏及腹膜后肉瘤有较高的肝脏和腹膜转移率。

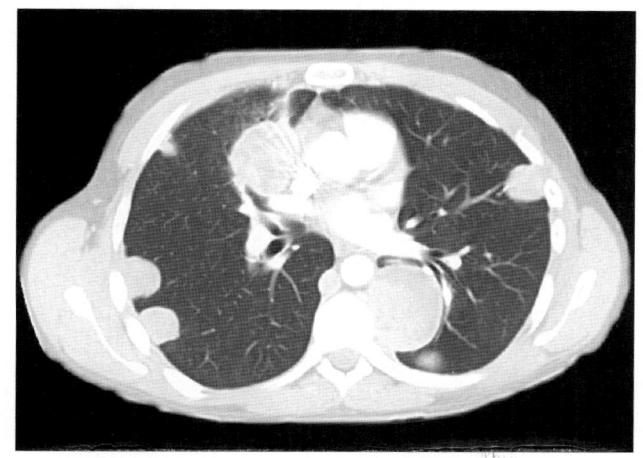

图 36-4 29 岁的男子有 T_1 平滑肌肉瘤的病史涉及腔静脉,手术切除几个月后出现多处肺转移

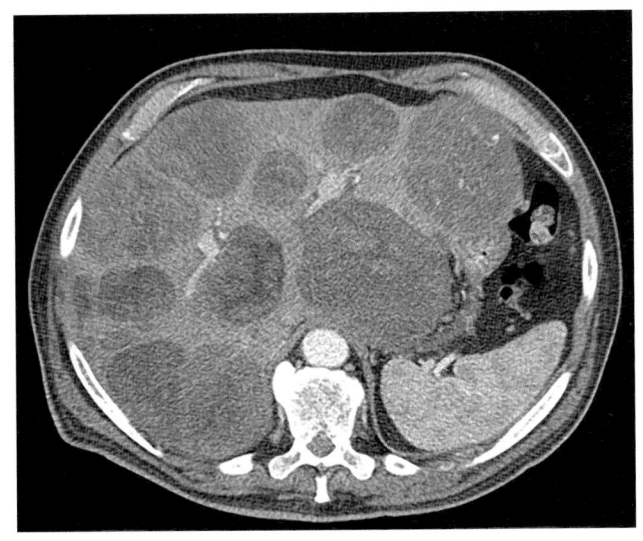

图 36-5　69 岁的男子有 T_2 多形性大腿脂肪肉瘤的病史,有多处肝转移

预后因素

预后因素对识别高危病人对因疾病复发和死亡很重要。软组织肉瘤的预后变量包括肿瘤的特点,如大小、分级及深度,所有这一切都被纳入分期系统,以及组织学、肿瘤部位和局部复发的存在。在几项研究中,病人因素,如老年和性别与复发和死亡率有关。四肢肉瘤切除后显微镜下阳性切缘和早期复发已被证明与存活率下降有关。

细胞动力学标志物和细胞周期调节蛋白的表达也已作为软组织肉瘤潜在的预后因素而被研究。多个团队报道扩增标记 Ki67 与高度恶性的四肢肉瘤较差的临床预后相关。其他一些人考察了各种膜蛋白的表达与临床预后之间关系。上皮-钙黏素(ecadherin)和连环素(catenin)是细胞间连接点必

不可少的蛋白质,对软组织肉瘤的病人而言与预后较差有关。同理,较高的 CD100 在软组织肉瘤中的表达已显示出较高的扩增潜能和较差的预后。

预后列线图

最近对各种恶性肿瘤,包括软组织肉瘤,已推出预后列线图,作为一种模式可结合已确定的预后因素并用来预测疾病特异性存活的风险。对一般术后肉瘤为其 12 年疾病特异性生存率开发出一个这样的诺模图并已被建议用与病人会诊,监控策略和临床试验的考虑。这项预后工具依赖于病人的年龄、肿瘤大小、深度、部位、分级以及组织学。更近的是,同样的研究人员针对脂肪肉瘤病人开发出一种亚型特异性的诺模图并证明诺模图更准确地预测疾病特异性存活。

四肢肉瘤的治疗(图 36-6)

当选择软组织肉瘤的首选治疗方案时,准确的术前病理诊断至为关键。切口活检,空芯针活检和细针穿刺活检后,大体疾病的表现允许治疗计划小组有最好的机会评估肿瘤到至关重要结构的距离和能够进行手术切除并得到阴性组织学切缘的可能性。此外,如果病人马上就要登记接受新辅助治疗方案时,肿瘤则可以作为对治疗反应的生物标志物。

在过去的 20 年中,综合治疗方法改善了四肢肉瘤病人的生存和生活质量。对于四肢软组织肉瘤,综合治疗导致了局部控制率超过 90%。然而,腹部肉瘤病人的复发率仍高以及整体存活不良。所有各期的软组织肉瘤其总的 5 年存活率为 50% ~ 60%。大多数病人死于转移性疾病,这发生在初诊2 ~ 3 年内并见于 80% 的病例。表 36-3 所示对患有软组织肿块病人诊疗建议的简要介绍。

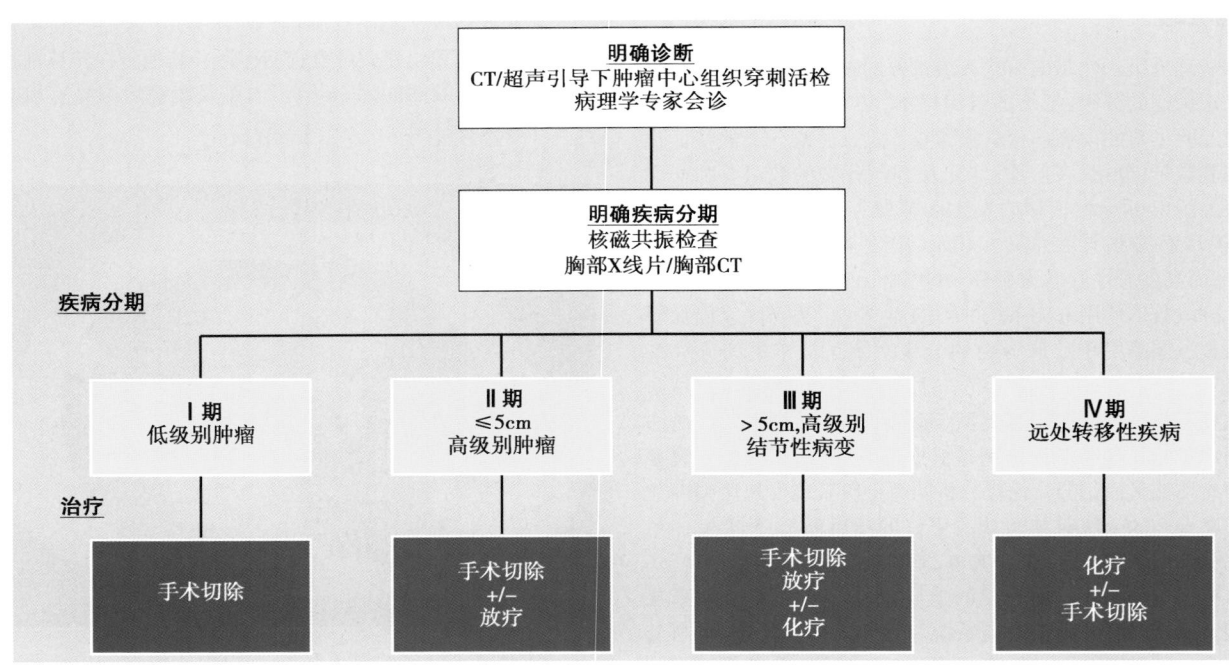

图 36-6　四肢软组织肉瘤治疗的计算法则

表 36-3	软组织肿块的诊疗建议

1. 软组织肿瘤增大或大于 3cm，应该用放射影像学评估（超声或 CT）及空芯针活检得到组织学诊断
2. 一旦肉瘤的诊断确立，获得影像（MRI 用于四肢病变，CT 用于其他解剖部位）和胸部 CT 用于评估转移性疾病，中/高度或 T_2 肿瘤
3. 局部广泛切除术带一个 2cm 宽的切缘对治疗低度恶性和 T_1 期肿瘤足够了
4. 放射治疗对大（T_2）的肿瘤处理方面发挥关键作用
5. 病人有高度恶性肿瘤复发或远处转移时应评估化疗的使用
6. 对于病人有孤立的局部复发或可切除的远处转移，应采取积极的手术方法治疗

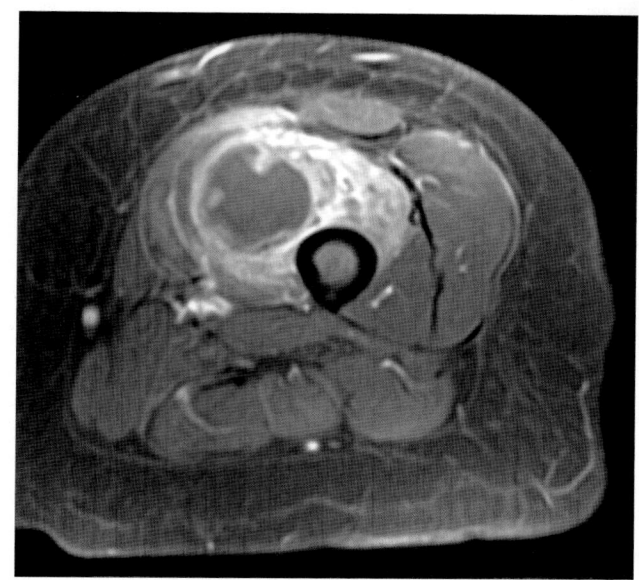

图 36-7　左大腿 21.7cm×7cm×5.2cm 未分类的高度恶性肉瘤，紧靠股骨皮质前方和前内侧，没有骨髓入侵的证据

外科治疗

在无远处转移迹象的小（<5cm）的原发肿瘤，当由于解剖部位而无法获得宽的病理切缘时，以局部治疗包括单独手术或手术结合放疗。手术切除的类型由几个因素决定，包括肿瘤的位置、肿瘤大小、浸润深度以及邻近结构波及与否，是否需要皮肤移植或自体组织重建，以及病人的一般状况。美国国立卫生研究院在 1985 年达成共识，建议在多数高度恶性的四肢肉瘤病人做保肢手术。然而，对那些不能以保肢手术切除肿瘤和保存其功能（<5%）的病人，截肢仍然是治疗的首选。手术切除后的切缘状态已被证明是一个独立的预后因素。有显微镜下阳性手术切缘的病人局部手术失败的风险增加；然而，既不是阳性手术切缘也不是局部手术失败被证明对整体存活产生不利影响。当为达到阴性手术切缘而需要截肢或危及肢体主要功能时这些因素应纳入治疗计划。

广泛局部切除术

广泛局部切除是治疗四肢肉瘤的首选。四肢肉瘤局部治疗的目的是切除肿瘤到至少 1~2cm 周围正常软组织的切缘，肿瘤通常都由被压缩的反应性组织形成假包膜所包裹，这可能错误地引导一个没有经验的外科医师做切除术（剜除）。在规划手术和放疗时必须考虑到肿瘤扩展到假包膜外。在某些解剖部位，因肿瘤邻近重要的解剖结构，而不能获得阴性切缘。毗邻骨的软组织肉瘤会使外科医师进退两难，因为如果不切除骨组织阴性切缘是不可能得到的（图 36-7）。虽然骨缺损的切除和重建是可行的，术后并发症的可能性可能会增加而功能性预后可能并不乐观。最近一个由 Lin 及同事对 55 例毗邻骨的软组织肉瘤所进行的分析报道，在没有明显的骨皮质渗透时，用广泛切除和放疗治疗这类肉瘤时，骨膜是一个足够的手术切缘。据估计，由相邻的四肢软组织肉瘤侵入到骨约发生在 5% 的病人并一般可用高品质的横断面成像（如 MRI）来确定。在这种情况下，要求骨切除以获得足够的手术切缘以实现局部控制。肿瘤侵袭到骨与总的存活降低有关。

广泛的整块切除很少作为诊断方法而实施。如果以此作为诊断的目的，其病理标本的手术切缘往往没有充分评估。除非有手术过程和病理标本详细描述，手术切缘应归类为不确定或未知。这种分类其预后和切缘肿瘤细胞阳性的情况相同。在这种情况下，如果可能的话应进行再切除以确保切缘

阴性。活检部位或瘘管（如适用）也应当包括在整块切除的再切除标本中。源于四肢远端的软组织肉瘤，特别是手和脚，带来独特的技术挑战。相比近端四肢肿瘤，虽然四肢远端的肿瘤往往发现较早（<5cm），但切除和重建技术往往更复杂，而术前规划对获得良好的功能效果极为关键。应用 MRI 识别肿瘤与底层的关键结构，如骨、肌腱、神经血管结构的距离，是手术治疗计划的关键。无论肿瘤的大小，作为手术的辅助辐射几乎总是必要的，因为在四肢远端能获得 2~3cm 的切缘而不牺牲重要的结构是罕见的。对于局部晚期肿瘤，重建骨缺损、血管重建、肌腱转移和使用区域或游离皮瓣进行软组织重建导致良好的功能效果。对四肢远端软组织肉瘤病人，当利用现有的保肢技术不能实现肿瘤学或功能的效果时，截肢仍然是一个合理的治疗选择。多项研究报告了对孤立的区域淋巴结转移的病人予以根治性淋巴结清扫术可以改善存活。对临床或放射学可疑区域淋巴结转移的病人，转移应在根治性淋巴结清扫术前得到确认。目前本院的做法是，对临床或放射学可疑区域淋巴结转移的病人，做超声检查加细针穿刺。前哨淋巴结活检的使用，尤其是对高度恶性而又有淋巴结转移倾向的组织学亚型（如上皮样肉瘤、横纹肌肉瘤、透明细胞肉瘤、滑膜肉瘤、MFH、血管肉瘤）受到质疑。然而，对这些病人没有前瞻性研究来充分地评估前哨淋巴结活检技术的敏感性和特异性。

在缺乏适当的手术或手术加放疗的综合治疗，局部复发的可能性>50%。应用现代外科手术和放射治疗技术，肢体保全和局部控制率有所改善。据报道，目前在适当的治疗后，10% 的局部失败率对四肢软组织肉瘤而言是典型的。鉴于在选定的病人，血管重建已被证明是合理可行并能获得合理的功能性结果，因此即使是局部晚期肿瘤并涉及大血管的病人也不需要截肢。在小量的报道中，整块肿瘤切除加血管重建导致术后并发症增加。然而，局部复发率和 5 年生存率和并不需要血管切除的病人相似。

截肢

对于 5% 不能做肿瘤切除并保肢和保持肢体功能手术的原发或复发下肢肿瘤病人,截肢是治疗的选择。从历史上看,即使切除肿瘤并带周围的正常边际组织,软组织肉瘤的局部切除还是会导致 50% ~70% 局部失败率。因此,根治性切除或截肢已成为标准治疗。由于肉瘤通常沿着筋膜平面或肌束内蔓延,根治性切除术意味着需要去除所涉及间隔舱内的所有肌肉,以及神经、血管和被涉及的骨;因此这种方法往往需要截肢。

放疗加上根治性手术切除在许多情况下使保肢成为可能。在 1975—1981 年,美国国家癌症研究所对截肢与保肢手术后辅以放疗做了的比较研究。43 例随机取样,其中 27 例为保肢组而截肢组 16 例。中位数随访 4 年 8 个月。在保肢组病人有 4 例局部复发而截肢组无一例复发。在局部复发率或总体生存率上,此两组并无统计学意义上的差异。Potter 及其同事随访了整个国家癌症研究所的 123 例保守手术加放疗以及 83 例施行截肢手术的病案。手术后辅以放疗组的局部失败率为 8% 而截肢组中无一例复发,这种局部控制的差异有统计学意义。然而,这两组的存活率没有显著的差异。其他几个大的单机构的研究也报道,保守切除结合放疗能获得有利的局部控制率。

隔离区域灌注

隔离区域灌注治疗是一种带有研究性质治疗四肢肉瘤的方法,其最大的支持在欧洲。它一直试图主要为局部晚期或局部复发以及多发软组织肉瘤病人进行保肢替代治疗。此外,它对远处转移疾病的病人作为一种姑息性疗法以实现病人的局部控制。肢体灌注涉及从全身血液循环中隔离灌注肢体的主要动脉和静脉。解剖的选择方法取决于肿瘤的部位;髂外血管用于大腿肿瘤,股动脉或腘血管用于小腿肿瘤,腋窝血管用于上肢肿瘤。切开血管和结扎所有的侧支血管。然后将导管插入血管并连接到一个类似的泵氧合用于体外循环。止血带或 Esmarch 带适用于肢体以实现完整的血管隔离。对于下肢,Esmarch 带是固定在髂前上棘并借助针插入盆骨。对于上肢,针是固定在肩胛和胸水平。化疗药物添加到灌注回路中并循环 90 分钟。通过注入灌流的 ^{99} Tc 标记的人血清白蛋白连续监测灌注肢体的全身渗透,由盖格计数器记录心前区上面的放射性。灌流肢体的温度在整个过程中通过外部加热和升温灌流维持在 40℃。在该过程结束时,冲洗肢体,拔出导管并修复血管。

尽管有 40 年使用隔离肢体灌注治疗四肢肉瘤的历史,但许多问题有待回答。在灌注回路化疗药物的选择、热疗的好处和温热灌注在新辅助或辅助治疗中的有效性仍有待阐明。迄今出版的研究涉及各种病人群体和不同的化疗药物。尽管存在这些限制,但据报道,有效的治疗反应率为 18% ~80%,整体 5 年存活率达到 50% ~70%。

1974 年,McBride 首次报道了在此之前的 14 年 79 例四肢肉瘤病人用隔离肢体灌注治疗的结果。所有的病人使用美法仑和放线菌素 D 的治疗。总的 5 年生存率为 57%,只有 13 例因为复发性的疾病而接受随后的截肢。在未来 20 年内,四肢的隔离灌注治疗肉瘤因以下几个原因不再受欢迎。最值得

注意的是,可以用次广泛切除疗法而得到提高存活率和降低局部复发率。保守性手术切除结合放疗或辅助化疗提供保肢选项给那些以前被认为需要截肢的病人。鉴于令人鼓舞的联合治疗结果,隔离灌注难以自圆其说其技术上的挑战和昂贵的费用。

1992 年,由 Liénard 和同事所做的报道再次激起人们对隔离肢体灌注作为治疗四肢肿瘤的兴趣。这些研究者报道了当用高剂量重组肿瘤坏死因子 α 加干扰素-γ 和美法仑;置于一个孤立的灌注回路中并用于治疗患有四肢恶性黑色素瘤和肉瘤的病人,其反应率为 100%。这份报告导致更大规模的专门面向肉瘤病人的研究。其中最大的研究由欧洲多中心研究的 Eggermont 和同事在 1996 所报道,他们的研究涉及 186 例病人,总体肿瘤反应率为 82%。临床和病理完全反应率为 29%。尽管所有的研究参与者最初作为截肢的候选人,但保肢治疗随隔离肢体灌注后据报道高达 82%。

一项类似的研究以评估温热隔离肢体灌注与肿瘤坏死因子和美法仑用于治疗四肢肉瘤病人的作用在美国完成。完整的反应见于 26% 的病人,另外 30% 的病人有部分反应,14 病人(32%)因肿瘤恶化而接受截肢(32%),而其他 68% 的病人在隔离肢体灌注后能够接受保肢手术,由基于美国所完成的研究结果不佳被认为是由于病人选择偏爱和肢体灌注前的预处理程度。

据报道作为一种全身制剂使用时虽然美法仑对软组织肉瘤有极微的作用,当它使用在肢体灌注回路时可以产生显著的反应而毒性极小。阿霉素一直是对软组织肉瘤最有效的全身制剂,但对其潜在的局部毒性的担心限制了它在隔离肢体灌注中的使用。Rossi 及同事对 23 例四肢肉瘤的病人进行了阿霉素温热隔离肢体灌注 II 期临床试验。他们报告了 91% 的保肢率和可接受率为 3 ~4 级系统性(4%)和局部毒性(22%)。

隔离肢体灌注后的生存结果尚未直接与其他常规治疗办法相比,包括广泛的局部切除术和放射治疗或截肢。

放射治疗

在 20 世纪 70 年代,50% 的四肢肉瘤病人接受截肢以便于肿瘤的局部控制。尽管局部复发率在根治性手术后低于 10%,但大量的病人死于转移性疾病。对这一点的认识促使局部治疗的发展包括保守手术切除与术后放射治疗相结合,这些技术提供了 80% ~90% 的局部控制率。对符合条件进行保守手术切除病人辅助放射治疗的证据来自两个随机试验和三个大的单机构报告。其中之一由美国国家癌症研究所进行的随机试验,包括 91 例高恶性四肢肿瘤的病人,保肢手术后单独给予化疗或放射治疗加辅助化疗。第二组包括 50 例低恶性肿瘤的病人,治以单独手术切除或与切除术加放疗。所有接受放射治疗的病人其 10 年局部控制率为 98%,而相对于那些没有接受放射治疗的病人而言则为 70%(P = 0.0001)。同样,由斯隆-凯特琳癌症纪念中心所进行的随机试验中,164 例病人保守性手术后接受观察或短程放疗。高恶性肿瘤的 5 年局部控制率在观察组为 66% 而在短程放疗组则为 89%(P = 0.003)。对低恶性肿瘤的病人不同治疗组之间并未观察到统计学上的显著性差异。

直到最近,标准治疗指南要求放疗应作为手术的辅助应

用到所有患有中到高度侵袭性肿瘤的病人，无论其肿瘤的大小。一般而言，小的肿瘤（≤5cm）与局部复发无关，因此放射治疗也许没有必要。由 Geer 及其同事所报道的 174 例患有小的软组织肉瘤的病人。术后放射治疗没有改善5年局部复发，也没有提高整体存活率。Karakousis 和他的同事报道 80 例四肢肉瘤的病人治以广泛的局部切除术及观察，其5年局部复发率为6%，这和64例接受更狭窄切缘的手术切除和术后辅助放疗的病人的局部复发率相似。这些研究人员认为，报道中的次广泛切除后的高复发率发生在术前常规使用 MRI 和外科手术及病理技术改进之前。

最佳模式［体外光束，短程放疗或强度调控放射治疗（IMRT）和时序（术前、术中或术后）有待确定。体外放疗可经由交付光子或粒子束（电子、质子、介子或中子）而完成。常规放疗通常为 1.8~2Gy/d。CT 是放射治疗不可分割的组成部分。它用来确定大体肿瘤体积和估计组织切缘在显微镜下肿瘤波及的风险。最佳切缘没有明确界定。标准的辐射切缘是 5~7cm，但一些中心对>15cm 的肿瘤主张更广泛的肿瘤辐射切缘。在大多数机构，典型的术前辐射剂量为 50Gy，分 25 段给予。术后放疗计划是根据肿瘤部位、分级、手术切缘的评估及各机构的偏好。整个手术瘢痕和引流部位应包括在辐射区，以便近乎全剂量可给予浅表皮肤。术中放置在肿瘤内的金属夹可以帮助确定切除的范围和放射治疗计划。通常 60~70Gy 是术后治疗所必需的剂量。虽然上肢肉瘤术后放射治疗与较低的伤口并发症的发生率有关，但与下肢相比，上肢肉瘤切除部位的局部复发率也更高。

有关放疗和手术的最佳治疗顺序目前还没有共识。现有的数据主要来源于单一机构的非随机研究。支持者举出几个术前放射治疗的好处。如果是原位肿瘤，由放射肿瘤学家、内科肿瘤学家和外科医师所组成的多学科规划在治疗的早期就使治疗变得容易，此外，较低的术前放疗剂量，可以传送到一个未被碰过的组织床并改善组织氧合。此外，Nielsen 和同事的研究表明，与术后放疗区域相比，术前放疗的区域较小和在此区域内所涉及的关节较少，这可能会导致改善功能的结果。术前放疗的批评者引用病理切缘评估的困难和增加伤口并发症的发生率作为阻止其使用的理由。但是，整形外科技术与先进的组织转移程序正在更频繁地使用在这些高风险的伤口，并报道有更好的结果。

迄今唯一的随机比较术前和术后放疗治疗的研究由加拿大国家癌症研究所的加拿大临床试验加拿大肉瘤小组所进行。这项试验的目的是比较病人进行术前和术后外照射治的并发症和功能结果。从 1994 年 10 月至 1997 年 12 月登记的 190 例病人随机接受术前放疗（50Gy 的）或术后放疗（66Gy）。中位随访 3.3 年发现两组的复发和无进展存活率相似，统计学意义的差异只存在于伤口并发症的发生率。也就是说，术前接受放疗的病人，其伤口的并发症为 35%，而术后接受放疗的病人只有 17%。与术前放疗组相比，术后放疗组的晚期放射毒性较高（48.2% vs 31.5%），术后放疗组有较大的放射区域意味更高的纤维化，关节僵直和水肿短程放疗涉及放置多个导管在肿瘤切除灶。相比可以持续 4~6 周的术前或术后放疗方案，短程放疗的主要好处是整体治疗时间较短，只要 4~6 天。短程放疗产生较少辐射分散在关键解剖地区（如性腺或关节）和潜在的改善功能作用。短程放疗与外照射的成

本分析比较结果显示，接受辅助照射与短程放疗治疗软组织肉瘤的成本较低。短程放疗也可以用于以前接受过外照射治疗的复发性疾病。建立在斯隆-凯特琳癌症纪念中心的指南建议后装导管间距 1cm 的增量，围绕手术灶留下一个 2cm 的切缘，当足够的伤口愈合建立后，通常术后第5天，导管装有含铱-192 种子，在 4~6 天中提供 42~45Gy 辐射至瘤床。短程放疗的主要缺点是，它要延长住院时间并卧床休息。

IMRT 是最近推出的放射技术，它对肿瘤提供更精确的辐射，同时保留周围组织。术前 IMRT 建议的好处包括提供肿瘤的治疗，同时最大限度地减少浅表组织（即皮肤）的剂量，以实现凹剂量分布从而减少术后伤口感染及相关的骨并发症（如股骨）。从理论上说，IMRT 会使长期的股骨骨折风险较低。IMRT 后的长期结果尚未确定。

由放射治疗所致的局部毒性根据辐射剂量、放疗区域的大小及时序（术前或术后）而异。术前放疗最常见的伤口并发症包括伤口裂开、伤口坏死、持续引流、感染、积液形成、溃疡、蜂窝织炎。游离皮瓣的术后放疗往往与伤口并发症有关。而病人应被告知再次手术修复可能是必要的。据报道，伤口并发症的发生率在接受术前放疗的病人为 13%~37%，与此相反仅见于 5%~20% 的术后放疗的病人。如果导管在术后第5天加载，短程放疗后的伤口并发症的发生率类似于那些报道的术后放疗的病人。

放疗的长期（慢性）影响（指的是那些发生在结束放疗后超过1年的副作用）一般都涉及纤维化/挛缩、淋巴水肿、神经损伤、骨炎、骨折，所有这些都可以造成显著的功能损毁。放疗后与较差的功能结果相关的变量包括治疗较大的肿瘤，使用高剂量辐射（>63Gy），更长的辐射场（>35cm），辐射技术不佳，神经损毁，术后骨折及伤口并发症。此外，任何形式的并发症发生在上肢肉瘤治疗后的可能性较小。

全身治疗

尽管局部控制率得到改善，但转移和死亡对具有高风险软组织肉瘤的病人依然是个大问题。因肉瘤而被认为死亡高风险的病人包括临床表现为转移性疾病，局部化非肢端肉瘤，中或高度恶性肉瘤组织学上>5cm（T_2）高风险局部或转移性疾病病人的治疗往往包括化疗。

传统化疗方案的效果对大多数肉瘤病人一直不佳。作为一个群体，肉瘤包括对细胞毒性化疗反应的组织学亚型和普遍抗当前的化疗制剂的组织学亚型。不同的组织学亚型对化疗敏感性频谱已被证明存在。特别是大家已经注意到滑膜肉瘤和纤维肉瘤对化疗高度敏感，对化疗中度敏感的为脂肪肉瘤和黏液纤维肉瘤，而胃肠道间质瘤和软骨肉瘤对化疗具有很高的抗药性。考虑到对化疗反应的差异性，整体的存活获益未被证实也就毫不奇怪了。

历史上，只有三种药物包括阿霉素、达卡巴嗪和异环磷酰胺，对晚期软组织肉瘤一直表现出 20% 或更高的化疗反应率。阿霉素和异环磷酰胺是两个最活跃的化疗药物，据报告其响应率始终表现在 20% 或更高，而这两种药物已证明具有阳性剂量-反应曲线。据单一机构系列报道，当给予高剂量或与阿霉素组合使用时，对异环磷酰胺的响应率为 20%~60%。在过去的5年中，人们已经注意到另外一些活跃的化疗药物。据报道，晚期肉瘤病人对单一化疗制剂吉西他滨的

反应率为18%,后者在单独或与多西他赛结合使用时据报道其反应率可高达53%,除了对特定组织学亚型的平滑肌肉瘤外。吉西他滨结合长春瑞滨对晚期肉瘤病人也有临床疗效。其他已经出现的具有亚型特异性的细胞毒性药物包括紫杉烷类化合物,多西他赛和紫杉醇,已经发现它们对血管肉瘤有特效。

整合多学科综合治疗

多模式治疗的主要目标是治愈;当达此终端目标不可能时,缓解症状就成为其目的。当病人被诊断怀疑有软组织肉瘤的时,应转诊到专治这类疾病的多学科中心。患有深部软组织肿块的病人,甚至在活检之前,就应交由专家小组提供治疗的三级处理中心。这种多学科团队通常包括各科肿瘤科医师(内科、小儿科,如有适应证则手术和放疗),一位病理学家,放射科医师和辅助人员。由古铁雷斯及同事所做的分析报道称,软组织肉瘤病人在那些有大量类似病人的医疗中心接受治疗有明显更好的存活和功能结果。他们得出结论,特别是那些大而高度恶性的肿瘤或躯干/腹膜后肿瘤,应被视为只在专业中心医疗中心接受治疗。

辅助化疗

辅助化疗在软组织肉瘤上的使用仍存在显著争议。对最初呈现为局部疾病的病人,其平均5年无病存活率只有50%左右。多于一打的单个随机试验未能证明辅助化疗对改善软组织肉瘤病人的无病和整体存活有帮助。然而,这些单个试验的若干限制可能解释缺乏观察到的这些改善。首先,化疗方案使用不理想,依靠单药治疗(最常是阿霉素)和不够密集的用药时间表。其次,病人群体不够大而无法检测其临床存活率的显著性差异。最后,大多数研究只包括转移和死亡风险低的病人,即那些小的(<5cm)和低度恶性的肿瘤。

肉瘤的meta分析协作分析了1568例从14个以阿霉素为基础的辅助化疗试验以评估辅助化疗对局部可切除软组织肉瘤的作用。中位随访9.4年后发现,以阿霉素为基础的辅助化疗显著改善局部和远处复发的时间和无复发生存率。然而,样本整体生存的绝对受益只有4%,这并不显著($P=0.12$)。在对一个小样本四肢肿瘤的分析发现病人生存受益为7%($P=0.029$)。

随后额外的随机试验对照更现代(药物、剂量、时间表)的蒽环类/异环磷酰胺组合对数量相对较少的病人产生矛盾的结果。在一个意大利的合作试验中,高风险的四肢软组织肉瘤病人的中位无病生存率和总存活时间得到明显改善。在这项研究中,104例高度恶性、≥5cm的肿瘤随机分类为经过局部根治(手术)相对与局部治疗加辅助阿霉素化疗(第1和第2天每天$60mg/m^2$)和异环磷酰胺(第1和第5天每天$1.8g/m^2$)为5个疗程。在近5年的中位随访中,无病存活时间在单独手术组和联合治疗组分别为16个月和在48个月($P=0.04$),中位总存活时间在手术组和手术加化疗组分别为46个月和75个月($P=0.03$)。但是,数年后观察到复发率(化疗和观察对照组分别为28%和32%)和死亡(22% vs.29%)在此两组不同治疗的趋同现象,也就是说,统计学上二者的总体存活率类似。其他随机研究,也未能证实这样的好处。

为了进一步评估化疗对Ⅲ期四肢肉瘤病人的作用,最近利用从得克萨斯MD安德森大学和斯隆-凯特琳癌症纪念中心联合数据库进行了队列分析。该研究复审了数据库中有关674例Ⅲ期肢体肉瘤病人接受术前或术后以阿霉素为主的全身治疗的化疗方案以确定其结果(5年疾病特异性存活率以及5年的局部和远处复发率)。5年的特定疾病的存活率为61%,Cox回归分析显示,在第一年存在作随时间变化的化疗效果与化疗有关的益处。然而,在高危肢体肉瘤的病人以阿霉素为主的化疗的临床益处没有持续超过治疗后的1年。Grobmyer和其同事们也比较了病人在两家医院(1990—2001年)只接受手术或含有阿霉素和异环磷酰胺的新辅助化疗的结果。在这个分析中,存在3年特定疾病存活的改善,尤其在肿瘤>10cm的病人最为明显(仅手术与新辅助肿瘤化疗和手术分别为62%和83%)。

因为有关Ⅲ期疾病治疗的证据尚无定论,因此治疗标准仍然存在相当大的差异,这可能是基于肿瘤的大小或组织学的高危四肢软组织肉瘤的病人亚群,全身化疗中获得明显的益处。特别是与没有接受化疗的病人相比较,回顾性队列分析已经注意到疾病特异性存活的益处在大的(T_2)高度恶性的肢体脂肪肉瘤和滑膜肉瘤的病人治以异环磷酰胺和阿霉素所得到的。

使用辅助化疗的主要制约因素是在病人对治疗没有反应而又面临毒性副作用的风险。为了优化使用阿霉素和环磷酰胺,研究人员试图增加药物剂量与联合治疗案以达到最大限度地杀死肿瘤细胞的目的。最终的目标实现增量反应率和提高反应质量而足以影响存活。然而,即使包括造血生长因子的支持治疗,对这种方法的限制也变得十分明显。生长因子的出现,如粒细胞集落刺激因子(G-CSF)和粒-巨噬细胞集落刺激因子(GM-CSF),有助于最大限度地减少与嗜中性白细胞减少症有关的发病率;然而,剂量限制性血小板减少症持续对接受治疗构成挑战。骨髓及上皮毒性、手足疼痛综合征和潜在的严重的心脏毒性限制了高剂量阿霉素的使用。吉西他滨全身疗法的毒性温和,主要涉及血液毒性。该方案对那些因下列原因而选择有限的病人具有特别的临床兴趣:①从前有暴露于阿霉素和异环磷酰胺治疗剂量;②高龄;③重大并发症。

新辅助/术前化疗

对软组织肉瘤使用新辅助化疗和术前化疗的理由是因为人们相信只有30%~50%的病人会对标准(术后)化疗有良好的回应。当原发肿瘤为原位时,新辅助化疗使肿瘤学家能通过对反应的评估来确定病人的疾病对化疗的反应。病人的肿瘤对术前短期化疗的不反应却让病人幸免术后长时间的辅助化疗的毒性副作用。

结合全身化疗和放射增敏剂的治疗方法以及同步外照射以治疗微观疾病和加强宏观疾病的治疗而可能改善无病生存期。据报道,同步放化疗与阿霉素为基础的方案对肉瘤病人产生有利的局部控制率。自从这些研究结果发表后,一些团体曾试图评估投药的最佳路线,替代化疗制剂及联合疗法的毒性。

同步治疗的理论优势在于使用同步的局部和全身治疗以降低高风险肉瘤病人的总的治疗时间。这一降低比目前按顺序相结合的治疗方法有很大的优势。因目前的治疗方法,花在放疗、化疗、手术及康复治疗总的持续时间经常超过 6~9 个月。

监测

在一般情况下，人们普遍相信对软组织肉瘤局部复发或远处疾病的早期识别和治疗可以延长病人的存活期。这主要基于几份涉及小数目病人的报告，这些报告表明，在局部复发后，再根治术后的放疗使挽救病人的生命成为可能，同样，其他几个小组也报道肺转移瘤切除后可以延长生存期。这些有限的数据对所有软组织肉瘤病人形成了积极的监测策略。

根治术后随访评估局部复发时，病史和身体检查是最有用的部分。CT 和 MRI 对评估解剖不易达到的区域是有用的，如腹膜后，或在评估检查模棱两可的变化时。软组织肉瘤复发大多数发生在治疗结束后最初的 2 年。病人应进行完整的病史和身体检查的评估和在最初 2~3 年最高风险期，每 2~3 个月检查一次胸片。大多数专家建议，每 6 个月通过使用 MRI 对四肢肿瘤或 CT 对腹腔或腹膜后肿瘤检查以对肿瘤部位应进行评估。使用 MRI 以区别复发和典型的手术后变化的指南已经建立。T_1 加权成像显示低强度信号不相关联的结节和 T_2 加权高强度信号在静脉注射对照剂后信号增强则强烈提示复发，应取样进行活检。有些情况下，超声检查可用于评估四肢肿瘤的复发。

腹部软组织肉瘤术后复发比较常见。CT 在发现腹部和盆腔原位复发和远处解剖部位的复发是有用的检测。建议术后前 2 年，每 3~6 个月做一次横断面成像，此后每 6 个月一次，持续 3 年。然而，许多有经验的外科医师主张在无症状的病人使用密度较少的成像检查，尤其是腹膜后肉瘤第二次复发，他们认为没有证据表明早期发现肿瘤可以改善存活。

由于大部分远处转移发生在初步诊断的 2~3 年内，一般准则是随访的间隔时间可以延长至每 6 个月一次和每年的成像检查直至 2~5 年，5 年后病人每年应进行胸部 X 线检查。

Whooley 及同事对罗斯威尔公园癌症研究所的 174 例四肢软组织肉瘤病人所使用的监测策略的功效进行了复审。在最初的 2 年，每 3~6 个月对病人做一次评估，第 3 年每 4~6 个月做一次，之后每 6 个月一次直到第 5 年。在 14 个月中位间隔时间，18% 病人发生局部复发，除 1 例外所有的复发都是仅通过体格检查而发现。57 例病人在治疗后 18 个月中位间隔时间中有远处复发，其中 36 例无症状，并由监测性 X 线成像而诊断。这些研究者确定，胸部 X 线摄影对随访的阳性预测值为 92%。然而，经 CT 或 MRI 和常规实验室结果来发现原位复发是无效的。这份报告的作者们警告说，他们的研究并没有结论性地证明不应使用 CT 和 MRI。相反，病人本身的特点、原发肿瘤的部位、以往的治疗及医师对手术和放疗后变化的熟悉程度都应该在确定放疗成像时予以考虑。

复发性肉瘤

复发的模式与原发肿瘤的解剖部位相关。多达 20% 的四肢肉瘤病人会形成局部复发的疾病。在显微镜下，阳性手术切缘的病人其局部复发的风险增加。由斯隆-凯特琳癌症纪念中心所报道的 179 例四肢软组织肉瘤的复发病人，其中位间隔时间至局部复发为 16 个月，65% 在 2 年形成局部复发，而 4 年时则为 90%，大部分的病人（89%）接受额外的保

肢手术治疗，而 73% 的病人接受额外的辅助治疗，其在第 4 年与特定疾病相关存活为 55%。在局部复发后特定疾病存活的独立预后因素包括肿瘤的组织分级，局部复发肿瘤的大小和局部无复发间隔。这些数据表明，对监测原发四肢肉瘤手术后头 4 年是必要的。

孤立的局部复发应积极治疗并得到阴性切缘。对于四肢肉瘤病人，这通常需要截肢。然而一些四肢肉瘤的病人可以接受保护功能的切除与额外放疗相结合，有或无化疗均得到可接受的局部控制率，Nori 和同事报告 40 例局部复发的肿瘤病人接受再切除和中位剂量 45Gy 的短程放疗。局部控制率达到 69%。在类似的系列报告中，36 例病人有 24 人（66%）接受保守的保肢手术，5 年局部无复发存活率为 72%。

软组织肉瘤病人生存的主要决定因素是发生远处转移。四肢肉瘤的病人一般以远处肺转移作为复发，而腹膜后或腹腔内肉瘤的病人往往有局部复发，其他不常见的转移部位包括骨（7%）、肝脏（4%）和淋巴结。众所周知，四肢黏液样脂肪肉瘤会转移至腹部和盆腔，因此在局部根治术前，应该对这些部位的 CT 做肿瘤临床分期。

转移性肉瘤的手术切除

软组织肉瘤转移最常见的初始部位是肺。入选病人伴数量有限的肺结节（少于 4 个），长期无病的时间间隔以及无支气管入侵，在肺切除后可能会成为长期幸存者（图 36-8）；15%~40% 的有完整切除局限于肺转移性疾病的病人会是长期的幸存者。在一项多机构回顾性研究涉及 255 例病人，据报道切除转移灶后 5 年总存活率为 38%。在这项研究中，有利的预后因素包括显微镜下阴性切缘、40 岁以下和 I 或 II 级肿瘤。与无治疗、单纯化疗、手术与化疗相结合相比，作为手术候选人，单独肺切除术也已被证明是最具成本效益的治疗策略。

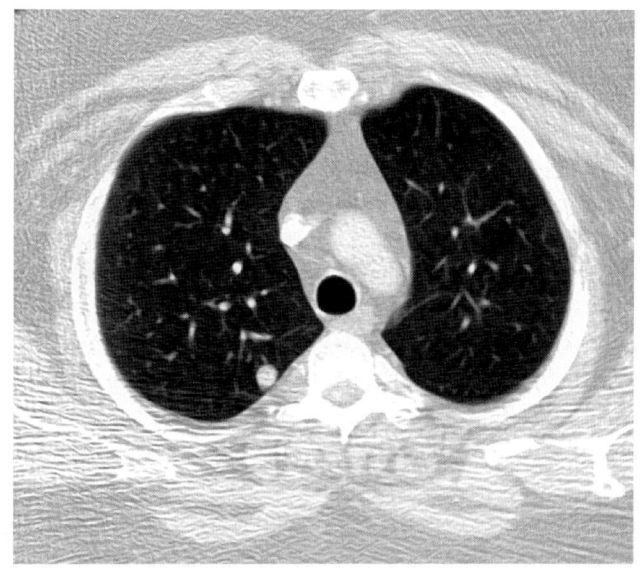

图 36-8　58 岁的男子有 T_2 大腿未分类肉瘤的病史，手术切除后 18 个月发生单个肺转移

转移性肉瘤的化疗

对大多数转移性疾病的病人，化疗是唯一可供选择的治

疗。从历史上看,Ⅳ期软组织肉瘤的病人对化疗的反应率已经很低。接受化疗的病人有些预后因素已被确定,包括一般情况、以前对化疗的反应、低龄、无肝转移、低度恶性的肿瘤及长期无病间隔。如果超过几个月而又稳定的单个肝转移,可能适合切除术,射频消融治疗或化疗栓塞术。

姑息性放射治疗

最终放疗已被描述为一种当临床上没有可接受的手术可供选择时(例如,病人具有明显的医疗并发症)应该考虑的治疗选择。据报道,在这项临床设置中,治疗辐射剂量的受益窗口的范围在 63~67Gy,较高的辐射剂量(大于 63Gy)产生良好的肿瘤控制,而超过 68Gy 的剂量时增加主要并发症的发生率。

特殊情况

黏液样脂肪肉瘤

黏液样脂肪肉瘤属具有脂肪瘤分化的软组织肉瘤。然而,这些肿瘤有非常明显的黏液样基质和脂肪瘤分化的形态和不同于其他亚型脂肪肉瘤的临床表现。黏液样脂肪肉瘤通常表现为生长缓慢的四肢深部肿瘤。有别于其他转移至肺部的软组织肉瘤,由黏液样脂肪肉瘤产生的转移经常被发现在其他软组织部位,包括腹膜后或四肢,出于这个原因,对黏液样脂肪肉瘤的病人,建议检查胸、腹和骨盆 CT 以得到足够充分的临床分期和病人的监测。

已经确定的黏液脂肪肉瘤特定染色体易位由 SUF 和 CHOP 融合基因(t12;16)(q13;p11)组成并见于 90% 的肿瘤和融合的 EWS 和 CHOP(t12;22)(q13;q12)的融合并见于超过 5% 的肿瘤。这些易位可采用聚合酶链反应技术(PCR)检测而用于诊断。

腹膜后肉瘤

大多数腹膜后肿瘤是恶性的,其中约 1/3 为软组织肉瘤。鉴别诊断包括原发生殖细胞瘤、淋巴瘤或转移性睾丸癌。每年在美国 10%~15% 的成人软组织肉瘤或约 1000 个新增病例被诊断为腹膜后肉瘤。发生在腹膜后最常见的肉瘤是脂肪肉瘤、MFH、平滑肌肉瘤。与四肢肉瘤相比,许多腹膜后肉瘤表现为大的肿块,毗邻或涉及重要解剖结构,使得阴性切缘的切除十分困难。因此,局部复发常见(在 5 年时为 72%),腹膜后肉瘤病人预后差,5 年生存率估计在 36%~58%。

腹膜后肉瘤一般表现为大的包块,近 50% 的病人在诊断时包块>20cm。它们通常无症状,直到长到足够大而压迫或侵入相邻的结构。对腹膜后肿块病人评估始于准确的病史,应该排除和淋巴瘤相关的症状(如发热、盗汗)。全身体格检查及其重要,应特别注意所有淋巴结和男性睾丸检查。实验室检查可以提供帮助,乳酸脱氢酶水平升高可能提示淋巴瘤,而绒毛膜促性腺激素水平或甲胎蛋白水平的升高则可能表明生殖细胞肿瘤。

放射学评估应包括腹部和盆腔 CT 以确定肿瘤的严重程度及和周围解剖结构,特别是血管结构的关系。成像还应该包括肝脏以确定转移灶的存在,腹部以发现其他疾病以及双

肾以评估其功能。血管造影或磁共振造影也可以用在选定的病人,当怀疑其重要血管被浸润时用来明确血管的解剖。胸部 CT 适用于发现肺转移。对于病人表现为模棱两可的病史,非同寻常的肿块外观,不能手术切除的肿瘤,或远处转移,应做 CT 引导空芯针或腹腔镜活检以获得适当的组织学诊断标本。

原发或复发腹膜后肉瘤最有效的治疗方法是完整的手术切除(图 36-9)。整块切除这些肿瘤往往还需切除相连的解剖结构,如小肠、结肠、肾、下腔静脉和主动脉。在随访 141 例腹膜后伴大血管浸润的肉瘤病人接受切除时发现,术后发病率和死亡率分别为 36% 和 4%,中位随访 19.3 个月,血管通畅率大于 88%,无瘤切缘切除伴随着有利的局部控制率和生存率,作者的结论是血管切除为治疗涉及大血管的腹膜后肉瘤的首选。

几个回顾性评估腹膜后肉瘤的报告发现完整的手术切除

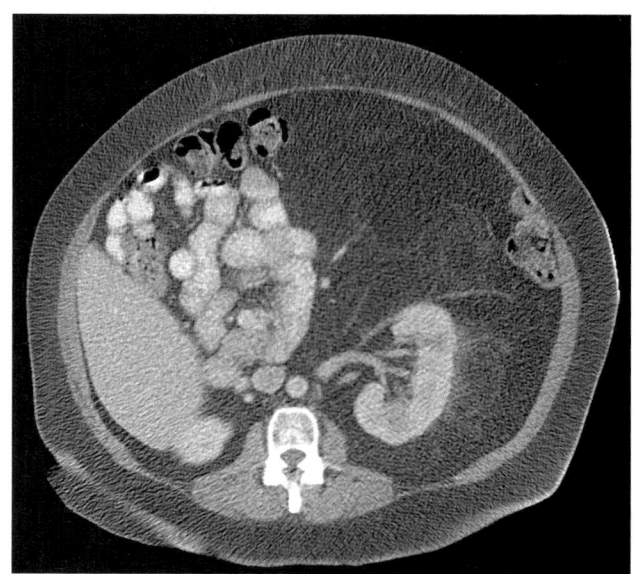

A

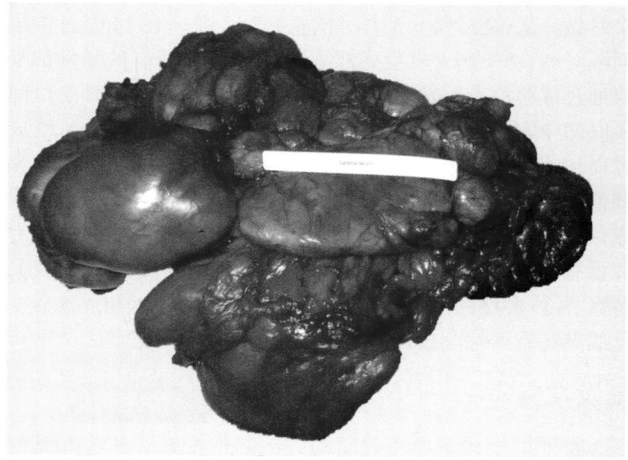

B

图 36-9 A. 腹部计算机断层扫描(CT)图像为 50 岁的女性有一个巨大的腹膜后肿瘤左肾前移位。B. 大体标本,整块切除腹膜后脂肪肉瘤、脾、左肾切除术、左肾上腺、横结肠和乙状结肠

只在 40% ~60% 的病人身上得以实现。在分析 500 例腹膜后软组织肉瘤在斯隆-凯特琳癌症纪念中心接受治疗的病人时发现,那些接受完整切除的病人中位存活时间为 103 个月,而那些接受不完全切除或不切除仅观察的病人中位存活时间只有 18 个月。尽管姑息性手术可以考虑用来减少肠梗阻症状,疼痛或出血,但除非病人的影像学证据表明有完整切除的潜力,一般来说,不应该向病人提议手术切除。尤其非典型脂肪肉瘤(也被称为分化良好的脂肪肉瘤)的病人,可能会从反复肿瘤减瘤中症状性地受益。

当临床症状出现时,肿瘤的分期、高度恶性、不可切除性和阳性切缘都和由腹膜后软组织肉瘤所致的死亡率密切相关。据报道,在典型的病例 5 年存活率是 40% ~50% 。腹膜后肉瘤病人长期存活最好的机会是实现阴性切缘的切除,然而,这往往是不可能的。有一系报告称,阴性切缘切除的病人 5 年无病存活率为 50% ,而在不完整切除的病人则为 28% 。据 Lewis 及其同事所报道约 75% 的病人死于局部复发的疾病而无远处转移。就像四肢病变一样真实的是,肿瘤的分级也是腹膜后肉瘤病人的重要的预测因素。Jaques 及其同事报道,相比低度恶性肿瘤病人(n =49)80 个月的中位存活时间,高度恶性肿瘤(n=65)的中位存活时间只有 20 个月。

辅助治疗

大多数研究都未能证明辅助治疗对腹膜后肉瘤带来的存活优势。然而,辅助化疗一直被提倡治疗一些比较少见的病理异型的腹膜后肉瘤,包括去分化脂肪肉瘤、MFH 和原始神经外胚层肿瘤。

由于局部复发率高,辅助放疗已被提议作为潜在的方法治疗手术切除腹膜后肉瘤后有显微镜下残留肿瘤的病人。然而,最佳技术和应用的时机仍在不断演变,因为临床医师得权衡潜在的益处与增加治疗相关的毒性风险。因为肿瘤通常比较大,要求大区域和由于接近辐射敏感结构(即肠)而使得腹膜后肉瘤的治疗复杂化。已经被使用的一些技术包括术前和术后外照射、术中放疗以及短程放疗。术前放疗因其可行性和良好的耐受性而作为一种新兴的技术。在下列情况下使用术前放疗其毒性或许会降低:①肿瘤边界清晰;②肿瘤像扩张器一样,使得辐射敏感的内脏从照射区移位;③辐射的有效剂量术前可能会更低。

与历史资料数据相比有多项研究报告指出,对中和高度恶性的腹膜后肉瘤采用术前放疗加完整切除会产生有利的局部控制率。然而,大多数研究未能显示这类病人因此存活获益的证据。这些证据促使由美国大学外科肿瘤学组赞助而启动多中心随机的实验与单纯手术和术前放射治疗加手术(ACOSOGZ9031)的比较。可惜的是,这项研究在 2006 年因为缺乏足够病人的累积而提前结束。对原发或复发性腹膜后肉瘤的病人是否使用放疗还没有一个得到共识的使用指南。可接受的辐射毒性和有效的局部控制之间的最佳平衡有待确定。

在 MDACC 对腹膜后肉瘤病人放疗目前的建议是基于疾病的临床表现。对于高危病人,其定义为那些大的高度恶性或复发性低度恶性肿瘤,建议给予术前 50Gy 的放疗,随后手术切除。在术前,肿瘤往往使肠管移出照射区,因此放疗可能产生较少的毒性。除非肿瘤切除灶明显远离剂量限制的解剖结构,否则不鼓励术后放疗。

复发

腹膜后肉瘤在 2/3 的病人身上复发。除经常在瘤床局部复发和转移到肺外,腹膜后平滑肌肉瘤也常扩散到肝脏。腹膜后肉瘤也可以局部复发并弥漫整个腹腔(sarcomatosis)。对腹膜后肉瘤治疗后可切除的复发性病灶,其方法和四肢肉瘤复发性病变相似。然而,能够切除多发性腹膜后肉瘤的可能性急剧下降。由斯隆-凯特琳癌症中心所做治疗大系列复发肉瘤病人的研究指出,在 57% 的首次复发的病人能够切除复发的肿瘤,但在第二次复发后,只有 20% ,而在第三次复发后,则仅为 10% 。值得注意的是,在多达 25% 的分化良好的脂肪肉瘤病人,在复发时可能以低分化形式出现或发展去分化的区域。去分化腹膜后脂肪肉瘤恶性度更高,较其前身分化良好的脂肪肉瘤更倾向于发生远处转移。

胃肠道肉瘤

胃肠道肉瘤病人最常表现为由原发肿瘤部位所决定的非特异性胃肠道症状。据斯隆-凯特琳癌症纪念中心的研究报道,早饱和消化不良常为上消化道肿瘤病人所注意,而里急后重及大便习惯的改变常见于那些具有下消化道肿瘤病人。在一系 80 例患有各种胃肠道平滑肌肿瘤的病人,Chou 及其同事确认最常见的症状和体征是消化道出血(44%)、腹部包块(38%)及腹痛(21%)。

术前确定胃肠道肉瘤的诊断往往很难。影像学评估,包括腹部或骨盆 CT,有时对确定解剖位置、肿瘤大小和疾病的范围是有用的。局部疾病病人常常表现为一个大的腹内肿块,但没有放射证据表明区域淋巴结转移,而后者在类似规模及解剖部位则典型的见于转移性病。在晚期疾病病人,CT 可显示弥散性腹腔内包块,有或无腹水和可能的水平面组织入侵。

食管十二指肠镜或结肠镜检查已成为评估相关胃肠道症状的支柱手段。对于涉及上消化道的肿瘤,内镜及超声内镜检查和活检是重要的用于鉴别腺癌和胃肠道肉瘤的诊断手段。这种区别具有重要的临床意义,因为切除范围(局部切除与胃大部切除术)和区域淋巴结的清扫在这两者也不同。淋巴扩散不是胃肠道肉瘤转移的主要途径。其结果是淋巴结清扫术作为切除的一部分并没有例行进行。根据发表的数据和远处(与局部)失败的主要模式,一般建议施行阴性切缘手术并切除 2 ~4cm 的正常组织边缘。当然,某些病例因为肿瘤的解剖位置或大小可能带来技术上的挑战。例如,对于靠近食管胃交界处的胃肿瘤,如果不实行全部或近端胃大部切除术,可能无法实现充分的手术切缘。同样,来源于胃的巨大平滑肌肉瘤伴邻近器官浸润,应整块一起切除相邻被涉及的内脏器官。

节段性肠切除术是治疗小肠或大肠肉瘤的标准方法。对空肠、回肠及结肠的肿瘤,整块切除肿瘤及被浸润的肠段及其系膜,不要试图做肠系膜淋巴结清扫。对于来源于直肠的肉瘤,用于肿瘤切除的技术基于解剖部位和肿瘤的大小。对于小而低位直肠病变,有可能实现经肛门切除并得到阴性切缘。大的或局部浸润性病变可能需要更广泛的手术以达到根除。Meijer 和同事回顾了来自斯隆-凯特琳癌症纪念中心的 50 例原发性结直肠肉瘤。其中 32 例原发肿瘤位于直肠,而 18 例肿瘤则与结肠有关。直肠病变的病人中,15 例接受了腹会阴联合切除,12 例给予局部切除。远处转移即为首次复发见于 32 例接受根治性切除中的 11 例。

胃肠道间质瘤

胃肠道间质瘤(GIST)占绝大多数胃肠道肉瘤,其独特分子特征已在过去十年中被充分描述。这些肿瘤与被称为卡哈尔(Cajal)的肠道起搏细胞分享表型相似性,卡哈尔间质细胞和 GIST 的间质细胞表达造血干细胞标记 CD34 和生长因子受体 c-Kit(CD117)。c-Kit 是一个跨膜糖蛋白受体伴内部酪氨酸的激酶组件,当这组激酶被激活时,激发了细胞内的级联信号调节细胞的生长和成活。c-Kit 基因蛋白产物 CD117 的表达已成为定义 GIST 的重要特征。使用这些诊断标准,GIST 的发病率估计在有 6 例/100 万 ~15 例/100 万。

GIST 病人的 Kit 突变位点已成为疾病无进展和整体存活的预后因素。与那些有外显子 9 突变或野生型 Kit 相比,有外显子 11 突变的病人,用伊马替尼治疗时具有优越的疾病无进展和整体存活。目前,许多医疗中心临床实践中对所有的新病人进行 Kit 基因突变分析以作为预后和治疗的考虑。

放射学评估

据报道,使用 18-FDG 正电子发射断层扫描(PET)对 GIST 的术前分期有用,因为它可能揭示早期转移并建立新陈代谢活动的基线。PET 显示,对发现早期对伊马替尼治疗的反应和预测转移性 GIST 病人长期反应高度敏感。由于 PET 显像仍未广泛使用,对某些病变不敏感或因为葡萄糖的摄取量不足,因此使用 CT 成像对 GIST 预测的评估标准也已被提出。

局部疾病的诊治

对局部 GIST 的病人,手术仍是唯一可能治愈的治疗方法。完全切除伴阴性切缘,甚至在局部晚期肿瘤,仍与改进存活有关。需要达到全切除的手术范围似乎并不影响存活。所有 GIST 的病人 5 年生存率在 20% ~44%,而在早期完全切除的病人则高达 75%。然而,DeMatteo 和同事最近通过分析 200 例病案指出,对那些大体上完全切除的原发性 GIST,特定疾病的存活率只有 54%,而转移性疾病中位存活期病人只有 20 个月。

就像其他软组织肉瘤,肿瘤的大小一直被认为是 GIST 预后的一个重要因素。有丝分裂活动也已被确定为一个重要的预后因素并一般归类为每高倍视野下<5,5 ~10,10 或以上的有丝分裂计数。主要基于这些预后变量、肿瘤大小和有丝分裂计数,国家卫生研究院和武装部队病理学研究所(AFIP)为手术治疗原发性局部 GIST 提出了危险分层的预后标准(即低风险、中等风险、高风险和非常高的风险)。AFIP 还将肿瘤的部位包括在预后变量中。准确的风险分层对于选择最有可能从辅助治疗受益的病人是必不可少的。

局部晚期或转移性疾病的诊治

直到最近,对于不能手术切除或转移性 GIST 的病人的全身治疗效果不大。伊马替尼(又称格列卫,ST1571)是 c-Kit 的选择性的抑制剂,用其治疗大百分比的不能手术切除或转移性 GIST 的病人取得了令人印象深刻的临床反应。根据初步从一个单一的转移性 GIST 病人的治疗效果,I 期试验是由欧盟研究和治疗软组织癌症和骨肉瘤小组发起的用以检验伊马替尼的安全性和疗效。在这项研究中,53% 的 GIST 病人已被证实有部分反应,研究人员得出结论,伊马替尼对治疗 GIST 是安全、有效的。一个多中心国际性的试验在 2000 年 7 月开始于四个治疗中心:达纳-法柏(Dana-Farber Cancer Institute)癌症研究所,俄勒冈健康科学大学,福克斯蔡斯癌症中心和芬兰赫尔辛基大学医院。总共 147 例不能手术切除或转移性 GIST 的病人随机接受两个剂量之一的伊马替尼(每天 400mg 或 600mg),计划可达至 24 个月的治疗。总体客观反应见于 79 例(54%),所有人都被发现有部分反应,对伊马替尼不同剂量之间的反应无显著差异。14% 的病人病情恶化。毒性反应是在可以接受的范围内,主要表现在胃肠道的毒性及眼眶周围水肿、痉挛和疲劳。然而,21% 的病人出现严重副作用(3 级或 4 毒性),包括胃肠道出血(5%),可能与胃肠壁肿瘤的迅速反应有关。

同时一个 III 期随机对两个剂量伊马替尼临床活动的组间试验以评估不能手术切除或转移而又表达酪氨酸激酶的 GIST。在 2000 年 12 月 15 日至 2001 年 9 月 1 日,累计 746 例病人随机接受低剂量(400mg/d)或高剂量(800mg/d)伊马替尼。试验的最终目的是存活。由 325 例病人所得到的初步毒性数据显示,23% 的 3 或 4 级副作用发病率,包括恶心、呕吐、消化道出血、腹痛、水肿、疲劳和皮疹。欧盟研究和治疗软组织癌症和骨肉瘤小组与意大利肉瘤小组和澳大利亚人胃肠道试验组一起,收集累计 753 例 GIST 病人并进行另一个随机 III 期试验。由试验所得到的对治疗反应的数据正在完成中。

2002 年 2 月,美国食品和药物管理局基于这些可喜的临床试验结果批准伊马替尼治疗 GIST。此外,有关治疗的最佳期限,治疗益处的持续时间,或伊马替尼治疗的长期毒性仍鲜为人知。显然,当可行时,伊马替尼在没有疾病进展的情况下还应继续使用。一项随机试验报告,那些经 1 年治疗后停止伊马替尼的病人与那些 1 年后持续伊马替尼治疗的病人相比(分别为 6 个月与 18 个月),前者有更糟糕的无疾病进展活。少于 4% GIST 病人经历过伊马替尼有关的严重副作用。轻度胃肠道毒性是最常见的副作用,但大概是由肿瘤迅速坏死所致的消化道出血也有报道。因此,对所有进行临床常规治疗的 GIST 病人应进行评估,并由包括一名外科医师在内的专业医疗团队随访。

2006 年,广谱酪氨酸激酶抑制剂苹果酸舒尼替尼(Sutent,辉瑞)作为那些不能耐受伊马替尼治疗或对伊马替尼治疗不应的病人的全身替代治疗而出现。舒尼替尼是一种酪氨酸激酶抑制剂,其目标作用于多个激酶,包括血管内皮生长因子受体、PDGFR-β、KIT 和 FLt3。它同时具有抗血管生成和抗增殖扩散。口服每天 50mg,连续 4 周,然后停止治疗 2 周,然后重复 6 周的循环,用于对伊马替尼耐药的 GIST 病人的治疗,结果是 7% 的病人有客观反应,而 58% 病情稳定。许多其他的酪氨酸激酶抑制剂正在开发中,其中许多把作用目标定在一个以上的蛋白激酶。其中包括索拉非尼、达沙替尼和 AMG-706,这些被积极研究以用于治疗对伊马替尼耐药的 GIST。其他几个新的制剂,如依维莫司(RAD001)和蛋白激酶

C,作为协同剂正在被研究以期阻止潜在的耐药通路而使伊马替尼的反应程度和持续时间达到最大化。

多学科的治疗方法

随着有效的全身治疗 GIST 的出现,也使得诊治局部晚期和转移性疾病的多学科方法得以出现。尽管伊马替尼已改善晚期 GIST 病人的存活期,但大多数病人并未治愈。有些病人在 6 个月的临床反应后发展对伊马替尼的继发性耐药与一个或多个部位的疾病进展。伊马替尼耐药机制目前是研究的热点。对服用伊马替尼伴孤立的疾病进展的病人,手术已被证明使病人受益。对转移性疾病手术的最佳时机与伊马替尼治疗的关系仍有待确定。

鉴于伊马替尼对转移性或局部晚期 GIST 治疗的可喜成果,合乎逻辑的下一步是研究伊马替尼用于可手术切除的病人辅助(术后)和新辅助化疗(术前)的疗效,特别是那些因为大的肿瘤或高的有丝分裂计数而具有高复发风险的病人。美国外科肿瘤学院小组(ACOSOGZ9001)进行的一项 III 期涉及完全切除原发性 GIST 术后辅以伊马替尼相比安慰剂的双盲对照研究。符合条件的病人,包括那些有原发 c-Kit 表达的 GIST,3cm 或更大,术前或术中肿瘤破裂,腹腔出血或 1 ~ 4 个多发性肿瘤。病人随机接受每天 400mg 伊马替尼或安慰剂 1 年。试验暂停以收集资料,而中期分析显示无复发存活率在伊马替尼治疗组为 97%,安慰剂组为 83%。所有安慰剂治疗的病人被允许服用伊马替尼。在欧洲还有两项正在进行的随机试验,这些试验中,伊马替尼是在 GIST 手术切除后服用;斯堪的纳维亚肉瘤组是比较 12 个月与 36 个月伊马替尼治疗,而欧盟癌症研究和治疗(EORTC62024)比较服用伊马替尼 24 个月与不治疗。一个新辅助试验也正在由放射治疗肿瘤组(RTOGS0132)进行,在这项试验中,潜在切除原发或复发肿瘤的病人给予伊马替尼治疗,方法为术前 8 ~ 10 周,术后 24 个月。

乳腺肉瘤

乳腺肉瘤是罕见的肿瘤,在所有乳腺恶性肿瘤中占比<1%,在软组织肉瘤中占比<5%。据报道各种组织学亚型的肿瘤均可发生在乳腺,包括血管肉瘤、间质肉瘤、纤维肉瘤和恶性纤维组织细胞瘤(MFH)。

在所有乳房肉瘤中,乳腺血管肉瘤约占 50%,并越来越多地与原发性乳腺癌的放疗有关。与放疗相关的肉瘤的潜伏期为 3 ~ 20 年,10 年的发病率为 0.3%,而 15 年则为 0.5%。在回顾性研究 55 例乳腺肉瘤病人时发现,与放疗相关的肉瘤的病人平均年龄为 30 岁,相较放疗初治病人,他们不太可能出现远处转移性疾病。临床上,与放疗相关的乳房肉瘤可能发生在乳房切除术后的被照射的胸壁或保乳手术治疗随后放疗的残余乳腺组织。皮肤血管肉瘤的通常表现包括一个扩大的红斑斑点,红色丘疹发疹,蓝黑色的病变,或瘀伤状变色覆盖着一个硬结。乳房 X 线片往往是非特异性的。诊断需要打孔或切口活检。

叶状囊肉瘤一般不被视为肉瘤,因为这些肿瘤被认为是源自激素敏感的乳腺基质细胞,而且多数是良性的。浸润性肿瘤边缘、严重的间质增生、异型性和细胞增多已被确定为转移的高风险性。

就像其他解剖部位的肉瘤,组织病理学的分级和肿瘤的大小是预后的重要因素。同理,局部复发的可能性会随肿瘤大小的增加而增加,<5cm 的肿瘤与更好的整体存活有关。局部和远处复发多见于高恶性度的病变。切缘阴性的完整切除是主要的治疗。单纯乳房切除术不带来任何额外的好处,如果可以通过节段性乳房切除完整切除的话。由于区域淋巴扩散发生率低,腋窝淋巴结清扫并不是常规的指征。新辅助化疗或放疗也许可考虑用于大而又高风险的肿瘤病人。

子宫肉瘤

在所有子宫恶性肿瘤中,肉瘤占比<5%。被分为三个主要的组织学亚型:子宫内膜间质肉瘤、平滑肌肉瘤和混合米勒瘤。子宫肉瘤病人的总体 5 年生存率差,在 30% ~ 50%。经腹子宫切除术是局部疾病治疗的手段。由于子宫肉瘤罕见,辅助治疗的益处(例如盆腔放疗、化疗和激素治疗)没有得到充分的评估。不能手术切除的子宫平滑肌肉瘤的病人对吉西他滨联合多西他赛耐受性良好,反应高度活跃,伴 53% 的反应率。

在子宫肉瘤中,子宫内膜间质肉瘤占 7% ~ 15%。有丝分裂计数用来区分低度恶性肿瘤(每 10 个高倍视野<10 个核分裂)或高度恶性肿瘤(每 10 个高倍视野>10 个核分裂)。在一般情况下,低度恶性肿瘤表现出进展缓慢的临床过程,而高恶性度肿瘤则疾病进展更快,预后较差。有别于其他子宫肉瘤亚型的是,子宫内膜间质肉瘤表达孕激素受体,并已被发现对荷尔蒙的变化产生反应,而这一点可用作辅助治疗或治疗复发性疾病。

硬纤维瘤

硬纤维瘤是低度恶性不转移的肉瘤。这些肿瘤中,大约有 50% 发生在四肢,剩下的则位于躯干或腹膜后。腹壁硬纤维瘤与妊娠有关,并被认为其产生是因激素影响的结果。加德纳综合征(Gardner's syndrome)的病人可能有腹膜后硬纤维瘤作为肠外疾病的表现。局部广泛的外科切除应是硬纤维瘤的主要治疗方法。多达 1/3 的病人可能会出现局部复发。辅助放射治疗可降低局部复发的发病率。

隆突性皮肤纤维肉瘤

隆突性皮肤纤维肉瘤(DFSP)是一种罕见的来源于真皮层的低度恶性肉瘤。整体年发病率估计每年新增病例为 4.2 例/100 万,而黑人又比白人具有更高的发病率(6.5 例/100 万 vs 3.9 例/100 万)。约 40% 出现于躯干,其余大部分分布在头颈和四肢。病变表现为结节性的皮肤包块,表现为缓慢但持续增长。卫星病灶可能见于较大肿瘤的病人。DFSP 的标准治疗是广泛的局部切除,预计局部复发率<10%。据报道,虽然以人口为基础的系列研究的复发率高达 30% ~ 50%,但相关的 5 年生存率为 99%。

DFSP 的发病机制起源于涉及染色体 17 和 22 的一个特定的染色体易位,其中 α1 胶原纤维基因融合到血小板衍生生长因子 β 链(PDGFβ)的基因中。不受控制的 PDGFβ 的表达导致持续的 PDGF 受体激活蛋白酪氨酸激酶,促进纤维肉瘤的肿瘤细胞的生长。这种见于>90% 的 DFSP 的染色体易位的鉴定导致了靶向治疗的应用。用伊马替尼抑制 PDGF 受体已被证明促使不能手术切除的 DFSP 病人的临床和放射学的改善。这些数据使得由美国食品和药物管理局(FDA)批准用伊马替尼治疗局部晚期 DFSP 的病人。

小儿肉瘤

软组织肉瘤占所有儿童癌症的 7% ~ 8% ，每年总共约600 例新发病例。小儿肉瘤传统上被分为两组：横纹肌肉瘤和非横纹肌肉瘤的软组织肉瘤。最常见的非横纹肌肉瘤是滑膜肉瘤，恶性外周神经鞘瘤和纤维肉瘤。横纹肌肉瘤与骨骼肌相关，是年龄小于 15 岁的儿童最常见的软组织肿瘤，它可以发生在任何有横纹肌的部位。这些肿瘤一般表现为无痛性扩大的包块，约 24% 发生在泌尿生殖系统，20% 在四肢，20%在头颈部，16% 在的脑膜周边部位，22% 在其他部位。肿瘤的区域淋巴转移经常发生在下肢肿瘤和在睾丸周边肿瘤。15% ~ 20% 的病人就诊时已有转移，最常见(40% ~ 50%)的转移涉及肺，其次是骨髓和骨。然而，所有病人就诊时都被认为有微转移，这也是普遍化疗的原因。

横纹肌肉瘤被划分为小圆细胞瘤，光镜和免疫组织化学分析表明其具有肌肉分化。两个主要的组织学亚型占 90%病例，胚胎亚型(70%)和肺泡亚型(20%)。肺泡状横纹肌肉瘤是与细胞遗传学易位有关，其中[t(2:13)(q35:q14)]见于85% ~ 90% 的病例，而[t(1:13)(p36:q14)]见于 10% 的病例。这些易位在蛋白质的功能和基因表达水平上影响生物活性，影响控制细胞生长、凋亡、分化、蠕动，最终归于致瘤行为。不同于肺泡横纹肌肉瘤中发现的具体易位，大多数胚胎横纹肌肉瘤有一个在染色体 11p15.5 的等位基因缺失，后者被认为灭活肿瘤抑制基因。横纹肌肉瘤的这两种不同的分子亚型都被认为是影响类似的下游目标，例如 p53 和 Rb 通道。进一步了解这些遗传变异可能对横纹肌肉瘤的发病机制有更好地了解并对治疗方法提供新的标靶。

疾病的范围和程度是长期结果最强的预测指标。有几个横纹肌肉瘤的分期系统可供使用，其中组间横纹肌肉瘤研究组的分期是基于手术病理分组(表 36-4)。多学科评价包括儿科肿瘤学家、外科专科医师和放射肿瘤治医师，是实行治疗计划并达到有利的长期疗效的关键。治疗计划的目标是最大限度的局部肿瘤控制和使长期治疗的影响最小化。

表 36-4	软组织肉瘤(组间横纹肌肉瘤研究组)外科病理分组	
临床分组	**定 义**	
Ⅰa	局部,完全切除,只限于原发部位	
Ⅰb	局部,完全切除,波及邻近组织,超越原发部位	
Ⅱa	局部,大体切除,镜下残留肿瘤	
Ⅱb	区域疾病,涉及淋巴结,完全切除	
Ⅱc	区域疾病,涉及淋巴结,大体切除,镜下残留肿瘤明显	
Ⅲa	活检后仅局部或区域大体可见的疾病	
Ⅲb	切除>50% 原发肿瘤后大体可见的疾病	
Ⅳ	诊断时已有远处转移	

当可保留功能和美容效果时，完整的手术切除是治疗横纹肌肉瘤的首选。可以接受完整的肿瘤切除与阴性(Ⅰ组)

或显微镜下手术切缘(Ⅱ组)的病人能够接受较不密集的全身治疗与接近 90% 的整体存活率。鉴于发病率与一些解剖部位切除的关系，特别是头颈部和泌尿生殖系统，往往不进行手术。最近的研究结果表明，化疗能充分地控制几个这样的肿瘤而无须额外的局部治疗。第二届国际儿科肿瘤研究横纹肌肉瘤协会(MMT84)局部治疗的选择是基于对初次化疗的反应，6% 的病人避免了根治性手术和放射治疗。在那些随后发生局部复发的病人，抢救治疗后的 5 年总存活率为 46%。

不像其他软组织肉瘤，横纹肌肉瘤高淋巴结转移的倾向高，在有些部位，如四肢、睾丸周边和前列腺，淋巴结转移可高达 20% ~ 30%。在儿童横纹肌肉瘤的病人，淋巴结取样尤其是前哨淋巴结节点的映像被用来评价区域淋巴结的状态。

对所有横纹肌肉瘤病人建议使用多种组合化疗药物，该组合方案包括长春新碱、放线菌素 D 和环磷酰胺，它们仍然是有效治疗的基础。虽然不同的组合，包括阿霉素、异环磷酰胺、顺铂和依托泊苷已产生活跃的抗横纹肌肉瘤的作用，但他们并没有使结局更好。放疗给予切除后有显微镜下残留病(Ⅱ组)的大多数病人。

患有横纹肌肉瘤儿童的预后与肿瘤部位、手术病理分组及肿瘤组织学有关。据报道，所有病人的 5 年无病存活率为65%，而按分组的无病存活率分别为Ⅰ组 84% ，Ⅱ组 74% ，Ⅲ组 62% 和Ⅳ组 23%(表 36-4)。

研究展望

实验性治疗

由于分子改变与各种肉瘤亚型关系的阐明，许多潜在的治疗通道会变得可行。在肉瘤中观察到各种各样 DNA 的改变导致突变基因编码产生不同的蛋白质转录因子，酪氨酸激酶突变到细胞因子突变。确定肉瘤的标靶所面临的挑战是要找出那些对细胞功能特别重要的标靶。理想的治疗标靶已被描述为下列之一：①对发病机制起关键作用的单分子；②表达活跃；③涉及一个单一的通道并适合被封锁(即别无旁路通道)；④为肉瘤细胞存活的关键。

酪氨酸激酶的易位和突变使得针对涉及肉瘤细胞恶性转化的关键蛋白质的药物开发变为可能。酪氨酸激酶是一组蛋白酶，它们结合腺苷三磷酸并在底物蛋白上从腺苷三磷酸转移磷酸盐到酪氨酸残基。这些酶一直被认为是有吸引力的选择性药物抑制的标靶，因为许多人类癌症表现出去调节的激酶通道。20 世纪 80 年代早期，人们认识到酪氨酸激酶的激活对慢性粒细胞白血病的发病机制很重要的。BCR-ABL 基因是一个 9 号和 22 号染色体之间的遗传物质相互交流的结果，并被认定为是在慢性粒细胞白血病中致病的分子异常。基因易位被发现引起一个特定的 BCR-ABL 酪氨酸激酶蛋白质的激活，导致骨髓细胞的恶性膨胀，破坏基质细胞的调节控制并抑制细胞凋亡。20 世纪 80 年代后期，Ciba-Geigy 确定了一系列有激酶抑制活性的化合物，并随后开发出一种化合物，专门阻断 ABL 酪氨酸激酶的活性，它选择性抑制几种结构似的酪氨酸激酶，包括所有 ABL 酪氨酸激酶、PDGF 受体和 c-Kit 的酪氨酸激酶。

c-Kit 突变在 GIST 常见，多数突变源自外显子 11(近膜域）上的一个 i 框内缺失（inframe deletion）或点突变。这些突变主要发生在恶性 GIST，导致配体独立的 c-Kit 酪氨酸激酶的激活。而所造成的 c-Kit 的酪氨酸激酶活性已被证明促进体外肿瘤的生长并可能是 GIST 发病的关键分子通道。伊马替尼被证明有选择性抑制 c-Kit 的酪氨酸激酶活性，导致 GIST 细胞增殖的下降和增加诱导细胞凋亡。这些结果提供了在那些依赖于野生型或突变型 c-Kit 的活性而扩散的实体瘤病人进行伊马替尼临床试验的理由。GIST 是一种少见的肉瘤亚型，其 GIST 细胞有一个 KIT 激活的突变导致 85% 的肿瘤持续生长。

对伊马替尼肿瘤耐药机制的了解，如获得 KIT 和 PDGF 受体的二次突变，为许多新药的开发提供了不同的视角及见解，一些新兴的第二代酪氨酸激酶受体抑制剂，包括舒尼替尼、索拉非尼、尼罗替尼和 AMG-706，已经在伊马替尼耐药的病人身上表现出治疗的潜能。了解分子通道及中介物并引进新的全身治疗可望在不久的将来使更多的软组织肉瘤病人存活。越来越明显的是，软组织肉瘤是一种由独特的亚型组成的异质性疾病，其未来治疗的前途是将特定肉瘤亚型和新型疗法联系起来。

结论

软组织肉瘤是一组罕见的肿瘤，约占成人恶性肿瘤的 1%。诊治极其复杂。由光镜所做的诊断是不精确的。虽然仍处于起步阶段，但分子诊断还是未来充满希望的手段。

尽管有这些纠结的问题，但软组织肉瘤的自然病程是完整的。大约 2/3 的病例出现在四肢，而其余 1/3 分布在腹膜后、躯干、腹部和头颈部。软组织肉瘤的诊治复杂，取决于肿瘤的分期、部位和组织学。最常见的转移部位是肺，一般发生在确诊后的 3 年内。

对软组织肉瘤生物学认识的进展对于开发新的治疗标靶至关重要。伴随治疗的成功，在不久的将来，药物工程将使以分子生物学为基础的疗法越来越多地纳入临床试验以及整体的治疗策略中。

（陈强华　译）

参考文献

亮蓝色标记的是主要参考文献。

1. American Cancer Society: *Cancer Facts and Figures*. Philadelphia: Elsevier, 2007.
2. Coindre JM, Terrier P, Guillou L, et al: Predictive value of grade for metastasis development in the main histologic types of adult soft tissue sarcomas: A study of 1240 patients from the French Federation of Cancer Centers Sarcoma Group. *Cancer* 91:1914, 2001.
3. Fong Y, Coit DG, Woodruff JM, et al: Lymph node metastasis from soft tissue sarcoma in adults. Analysis of data from a prospective database of 1772 sarcoma patients. *Ann Surg* 217:72, 1993.
4. Brady MS, Gaynor JJ, Brennan MF: Radiation-associated sarcoma of bone and soft tissue. *Arch Surg* 127:1379, 1992.
5. Vorburger SA, Xing Y, Hunt KK, et al: Angiosarcoma of the breast. *Cancer* 104:2682, 2005.
6. Smith AH, Pearce NE, Fisher DO, et al: Soft tissue sarcoma and exposure to phenoxyherbicides and chlorophenols in New Zealand. *J Natl Cancer Inst* 73:1111, 1984.
7. Stewart FW, Treves N: Lymphangiosarcoma in post-mastectomy lymphedema. *Cancer* 1, 1948.
8. Wunder JS, Nielsen TO, Maki RG, et al: Opportunities for improving the therapeutic ratio for patients with sarcoma. *Lancet Oncol* 8:513, 2007.
9. Lynch HT, Deters CA, Hogg D, et al: Familial sarcoma: Challenging pedigrees. *Cancer* 98:1947, 2003.
10. Levine EA: Prognostic factors in soft tissue sarcoma. *Semin Surg Oncol* 17:23, 1999.
11. Sorensen PH, Triche TJ: Gene fusions encoding chimaeric transcription factors in solid tumours. *Semin Cancer Biol* 7:3, 1996.
12. Borden EC, Baker LH, Bell RS, et al: Soft tissue sarcomas of adults: State of the translational science. *Clin Cancer Res* 9:1941, 2003.
13. Hieken TJ, Das Gupta TK: Mutant p53 expression: A marker of diminished survival in well-differentiated soft tissue sarcoma. *Clin Cancer Res* 2:1391, 1996.
14. Karnes PS: Neurofibromatosis: a common neurocutaneous disorder. *Mayo Clin Proc* 73:1071, 1998.
15. Benns M, Dalsing M, Sawchuck A, et al: Soft tissue sarcomas may present with deep vein thrombosis. *J Vasc Surg* 43:788, 2006.
16. Heslin MJ, Smith JK: Imaging of soft tissue sarcomas. *Surg Oncol Clin N Am* 8:91, 1999.
17. Pearlstone DB, Pisters PW, Bold RJ, et al: Patterns of recurrence in extremity liposarcoma: implications for staging and follow-up. *Cancer* 85:85, 1999.
18. Kilpatrick SE, Geisinger KR: Soft tissue sarcomas: The usefulness and limitations of fine-needle aspiration biopsy. *Am J Clin Pathol* 110:50, 1998.
19. Ayala AG, Ro JY, Fanning CV, et al: Core needle biopsy and fine-needle aspiration in the diagnosis of bone and soft-tissue lesions. *Hematol Oncol Clin North Am* 9:633, 1995.
20. Dupuy DE, Rosenberg AE, Punyaratabandhu T, et al: Accuracy of CT-guided needle biopsy of musculoskeletal neoplasms. *AJR Am J Roentgenol* 171:759, 1998.
21. Huvos AG: The importance of the open surgical biopsy in the diagnosis and treatment of bone and soft-tissue tumors. *Hematol Oncol Clin North Am* 9:541, 1995.
22. Fletcher CD, Gustafson P, Rydholm A, et al: Clinicopathologic re-evaluation of 100 malignant fibrous histiocytomas: Prognostic relevance of subclassification. *J Clin Oncol* 19:3045, 2001.
23. Tschoep K, Kohlmann A, Schlemmer M, et al: Gene expression profiling in sarcomas. *Crit Rev Oncol Hematol* 63:111, 2007.
24. Coindre JM, Hostein I, Maire G, et al: Inflammatory malignant fibrous histiocytomas and dedifferentiated liposarcomas: Histological review, genomic profile, and MDM2 and CDK4 status favour a single entity. *J Pathol* 203:822, 2004.
25. Presant CA, Russell WO, Alexander RW, et al: Soft-tissue and bone sarcoma histopathology peer review: The frequency of disagreement in diagnosis and the need for second pathology opinions. The Southeastern Cancer Study Group experience. *J Clin Oncol* 4:1658, 1986.
26. AJCC Cancer Staging Manual. New York: Springer, 2002, p 221.
27. Coindre JM, Terrier P, Bui NB, et al: Prognostic factors in adult patients with locally controlled soft tissue sarcoma. A study of 546 patients from the French Federation of Cancer Centers Sarcoma Group. *J Clin Oncol* 14:869, 1996.
28. Guillou L, Coindre JM, Bonichon F, et al: Comparative study of the National Cancer Institute and French Federation of Cancer Centers Sarcoma Group grading systems in a population of 410 adult patients with soft tissue sarcoma. *J Clin Oncol* 15:350, 1997.
29. Rubin BP, Fletcher CD, Inwards C, et al: Protocol for the examination of specimens from patients with soft tissue tumors of intermediate malignant potential, malignant soft tissue tumors, and benign/locally aggressive and malignant bone tumors. *Arch Pathol Lab Med* 130:1616, 2006.
30. Ramanathan RC, A'Hern R, Fisher C, et al: Modified staging system for extremity soft tissue sarcomas. *Ann Surg Oncol* 6:57, 1999.
31. Atalay C, Altinok M, Seref B: The impact of lymph node metastases on survival in extremity soft tissue sarcomas. *World J Surg* 31:1433, 2007.
32. Riad S, Griffin AM, Liberman B, et al: Lymph node metastasis in soft tissue sarcoma in an extremity. *Clin Orthop Relat Res* 426:129, 2004.
33. Behranwala KA, A'Hern R, Omar AM, et al: Prognosis of lymph node metastasis in soft tissue sarcoma. *Ann Surg Oncol* 11:714, 2004.
34. Grobmyer SR, Brennan MF: Predictive variables detailing the recurrence rate of soft tissue sarcomas. *Curr Opin Oncol* 15:319, 2003.
35. Heslin MJ, Cordon-Cardo C, Lewis JJ, et al: Ki-67 detected by MIB-1 predicts distant metastasis and tumor mortality in primary, high grade extremity soft tissue sarcoma. *Cancer* 83:490, 1998.
36. Ch'ng E, Tomita Y, Zhang B, et al: Prognostic significance of CD100 expression in soft tissue sarcoma. *Cancer* 110:164, 2007.

37. Kattan MW, Heller G, Brennan MF: A competing-risks nomogram for sarcoma-specific death following local recurrence. *Stat Med* 22:3515, 2003.

38. Brennan MF, Kattan MW, Klimstra D, et al: Prognostic nomogram for patients undergoing resection for adenocarcinoma of the pancreas. *Ann Surg* 240:293, 2004.

39. Kattan MW, Karpeh MS, Mazumdar M, et al: Postoperative nomogram for disease-specific survival after an R0 resection for gastric carcinoma. *J Clin Oncol* 21:3647, 2003.

40. Kattan MW, Leung DH, Brennan MF: Postoperative nomogram for 12-year sarcoma-specific death. *J Clin Oncol* 20:791, 2002.

41. Dalal KM, Kattan MW, Antonescu CR, et al: Subtype specific prognostic nomogram for patients with primary liposarcoma of the retroperitoneum, extremity, or trunk. *Ann Surg* 244:381, 2006.

42. Limb-sparing treatment of adult soft-tissue sarcomas and osteosarcomas. *NIH Consens Statement* Dec 3–5. 5:1, 1984.

43. McKee MD, Liu DF, Brooks JJ, et al: The prognostic significance of margin width for extremity and trunk sarcoma. *J Surg Oncol* 85:68, 2004.

44. Herbert SH, Corn BW, Solin LJ, et al: Limb-preserving treatment for soft tissue sarcomas of the extremities. The significance of surgical margins. *Cancer* 72:1230, 1993.

45. Tanabe KK, Pollock RE, Ellis LM, et al: Influence of surgical margins on outcome in patients with preoperatively irradiated extremity soft tissue sarcomas. *Cancer* 73:1652, 1994.

46. Lin PP, Pino ED, Normand AN, et al: Periosteal margin in soft-tissue sarcoma. *Cancer* 109:598, 2007.

47. Ferguson PC, Griffin AM, O'Sullivan B, et al: Bone invasion in extremity soft-tissue sarcoma: Impact on disease outcomes. *Cancer* 106:2692, 2006.

48. Ferguson PC: Surgical considerations for management of distal extremity soft tissue sarcomas. *Curr Opin Oncol* 17:366, 2005.

49. Karakousis CP, Karmpaliotis C, Driscoll DL: Major vessel resection during limb-preserving surgery for soft tissue sarcomas. *World J Surg* 20:345; discussion 350, 1996.

50. Ghert MA, Davis AM, Griffin AM, et al: The surgical and functional outcome of limb-salvage surgery with vascular reconstruction for soft tissue sarcoma of the extremity. *Ann Surg Oncol* 12:1102, 2005.

51. Rosenberg SA, Tepper J, Glatstein E, et al: The treatment of soft-tissue sarcomas of the extremities: Prospective randomized evaluations of (1) limb-sparing surgery plus radiation therapy compared with amputation and (2) the role of adjuvant chemotherapy. *Ann Surg* 196:305, 1982.

52. Potter DA, Glenn J, Kinsella T, et al: Patterns of recurrence in patients with high-grade soft-tissue sarcomas. *J Clin Oncol* 3:353, 1985.

53. Lindberg RD, Martin RG, Romsdahl MM, et al: Conservative surgery and postoperative radiotherapy in 300 adults with soft-tissue sarcomas. *Cancer* 47:2391, 1981.

54. Suit HD, Proppe KH, Mankin HJ, et al: Preoperative radiation therapy for sarcoma of soft tissue. *Cancer* 47:2269, 1981.

55. Leibel SA, Tranbaugh RF, Wara WM, et al: Soft tissue sarcomas of the extremities: Survival and patterns of failure with conservative surgery and postoperative irradiation compared to surgery alone. *Cancer* 50:1076, 1982.

56. McBride CM: Sarcomas of the limbs. Results of adjuvant chemotherapy using isolation perfusion. *Arch Surg* 109:304, 1974.

57. Hoekstra HJ, Schraffordt Koops H, Molenaar WM, et al: Results of isolated regional perfusion in the treatment of malignant soft tissue tumors of the extremities. *Cancer* 60:1703, 1987.

58. Eggermont AM, Schraffordt Koops H, Klausner JM, et al: Isolated limb perfusion with tumor necrosis factor and melphalan for limb salvage in 186 patients with locally advanced soft tissue extremity sarcomas. The cumulative multicenter European experience. *Ann Surg* 224:756; discussion 764, 1996.

59. Fraker D, Alexander HR, Ross M: A phase II trial of isolated perfusion with high dose tumor necrosis factor and melphalan for unresectable extremity sarcomas, Society of Surgical Oncology Proceedings: Abstract #53, 1999.

60. Lienard D, Ewalenko P, Delmotte JJ, et al: High-dose recombinant tumor necrosis factor alpha in combination with interferon gamma and melphalan in isolation perfusion of the limbs for melanoma and sarcoma. *J Clin Oncol* 10:52, 1992.

61. Rossi CR, Vecchiato A, Foletto M, et al: Phase II study on neoadjuvant hyperthermic-antiblastic perfusion with doxorubicin in patients with intermediate or high grade limb sarcomas. *Cancer* 73:2140, 1994.

62. Yang JC, Chang AE, Baker AR, et al: Randomized prospective study of the benefit of adjuvant radiation therapy in the treatment of soft tissue sarcomas of the extremity. *J Clin Oncol* 16:197, 1998.

63. Pisters PW, Harrison LB, Leung DH, et al: Long-term results of a prospective randomized trial of adjuvant brachytherapy in soft tissue sarcoma. *J Clin Oncol* 14:859, 1996.

64. Suit HD, Spiro I: Role of radiation in the management of adult patients with sarcoma of soft tissue. *Semin Surg Oncol* 10:347, 1994.

65. Barkley HT Jr., Martin RG, Romsdahl MM, et al: Treatment of soft tissue sarcomas by preoperative irradiation and conservative surgical resection. *Int J Radiat Oncol Biol Phys* 14:693, 1988.

66. Wilson AN, Davis A, Bell RS, et al: Local control of soft tissue sarcoma of the extremity: The experience of a multidisciplinary sarcoma group with definitive surgery and radiotherapy. *Eur J Cancer* 30A:746, 1994.

67. Pisters PW, Harrison LB, Woodruff JM, et al: A prospective randomized trial of adjuvant brachytherapy in the management of low-grade soft tissue sarcomas of the extremity and superficial trunk. *J Clin Oncol* 12:1150, 1994.

68. Geer RJ, Woodruff J, Casper ES, et al: Management of small soft-tissue sarcoma of the extremity in adults. *Arch Surg* 127:1285, 1992.

69. Karakousis CP, Emrich LJ, Rao U, et al: Limb salvage in soft tissue sarcomas with selective combination of modalities. *Eur J Surg Oncol* 17:71, 1991.

70. Alektiar KM, Brennan MF, Singer S: Influence of site on the therapeutic ratio of adjuvant radiotherapy in soft-tissue sarcoma of the extremity. *Int J Radiat Oncol Biol Phys* 63:202, 2005.

71. Nielsen OS, Cummings B, O'Sullivan B, et al: Preoperative and postoperative irradiation of soft tissue sarcomas: effect of radiation field size. *Int J Radiat Oncol Biol Phys* 21:1595, 1991.

72. Tseng JF, Ballo MT, Langstein HN, et al: The effect of preoperative radiotherapy and reconstructive surgery on wound complications after resection of extremity soft-tissue sarcomas. *Ann Surg Oncol* 13:1209, 2006.

73. O'Sullivan B, Davis AM, Turcotte R, et al: Preoperative versus postoperative radiotherapy in soft-tissue sarcoma of the limbs: A randomised trial. *Lancet* 359:2235, 2002.

74. Davis AM, O'Sullivan B, Turcotte R, et al: Late radiation morbidity following randomization to preoperative versus postoperative radiotherapy in extremity soft tissue sarcoma. *Radiother Oncol* 75:48, 2005.

75. Janjan NA, Yasko AW, Reece GP, et al: Comparison of charges related to radiotherapy for soft-tissue sarcomas treated by preoperative external-beam irradiation versus interstitial implantation. *Ann Surg Oncol* 1:415, 1994.

76. Griffin AM, Euler CI, Sharpe MB, et al: Radiation planning comparison for superficial tissue avoidance in radiotherapy for soft tissue sarcoma of the lower extremity. *Int J Radiat Oncol Biol Phys* 67:847, 2007.

77. Hong L, Alektiar KM, Hunt M, et al: Intensity-modulated radiotherapy for soft tissue sarcoma of the thigh. *Int J Radiat Oncol Biol Phys* 59:752, 2004.

78. Cannon CP, Ballo MT, Zagars GK, et al: Complications of combined modality treatment of primary lower extremity soft-tissue sarcomas. *Cancer* 107:2455, 2006.

79. Stinson SF, DeLaney TF, Greenberg J, et al: Acute and long-term effects on limb function of combined modality limb sparing therapy for extremity soft tissue sarcoma. *Int J Radiat Oncol Biol Phys* 21:1493, 1991.

80. Ferrari A, Gronchi A, Casanova M, et al: Synovial sarcoma: A retrospective analysis of 271 patients of all ages treated at a single institution. *Cancer* 101:627, 2004.

81. O'Bryan RM, Baker LH, Gottlieb JE, et al: Dose response evaluation of adriamycin in human neoplasia. *Cancer* 39:1940, 1977.

82. Patel SR, Vadhan-Raj S, Papadopolous N, et al: High-dose ifosfamide in bone and soft tissue sarcomas: Results of phase II and pilot studies—dose-response and schedule dependence. *J Clin Oncol* 15:2378, 1997.

83. Patel SR, Gandhi V, Jenkins J, et al: Phase II clinical investigation of gemcitabine in advanced soft tissue sarcomas and window evaluation of dose rate on gemcitabine triphosphate accumulation. *J Clin Oncol* 19:3483, 2001.

84. Hensley ML, Maki R, Venkatraman E, et al: Gemcitabine and docetaxel in patients with unresectable leiomyosarcoma: Results of a phase II trial. *J Clin Oncol* 20:2824, 2002.

85. Dileo P, Morgan JA, Zahrieh D, et al: Gemcitabine and vinorelbine combination chemotherapy for patients with advanced soft tissue sarcomas: Results of a phase II trial. *Cancer* 109:1863, 2007.

86. Fata F, O'Reilly E, Ilson D, et al: Paclitaxel in the treatment of patients with angiosarcoma of the scalp or face. *Cancer* 86:2034, 1999.

87. Skubitz KM, Haddad PA: Paclitaxel and pegylated-liposomal doxoru-

bicin are both active in angiosarcoma. *Cancer* 104:361, 2005.

88. Clark MA, Fisher C, Judson I, et al: Soft-tissue sarcomas in adults. *N Engl J Med* 353:701, 2005.

89. Gutierrez JC, Perez EA, Moffat FL, et al: Should soft tissue sarcomas be treated at high-volume centers? An analysis of 4205 patients. *Ann Surg* 245:952, 2007.

90. Adjuvant chemotherapy for localised resectable soft-tissue sarcoma of adults: Meta-analysis of individual data. Sarcoma Meta-analysis Collaboration. *Lancet* 350:1647, 1997.

91. Frustaci S, Gherlinzoni F, De Paoli A, et al: Adjuvant chemotherapy for adult soft tissue sarcomas of the extremities and girdles: Results of the Italian randomized cooperative trial. *J Clin Oncol* 19:1238, 2001.

92. Frustaci S, De Paoli A, Bidoli E, et al: Ifosfamide in the adjuvant therapy of soft tissue sarcomas. *Oncology* 65(Suppl 2):80, 2003.

93. Cormier JN, Huang X, Xing Y, et al: Cohort analysis of patients with localized, high-risk, extremity soft tissue sarcoma treated at two cancer centers: Chemotherapy-associated outcomes. *J Clin Oncol* 22:4567, 2004.

94. Grobmyer SR, Maki RG, Demetri GD, et al: Neo-adjuvant chemotherapy for primary high-grade extremity soft tissue sarcoma. *Ann Oncol* 15:1667, 2004.

95. Eilber FC, Tap WD, Nelson SD, et al: Advances in chemotherapy for patients with extremity soft tissue sarcoma. *Orthop Clin North Am* 37:15, 2006.

96. Eilber FC, Brennan MF, Riedel E, et al: Prognostic factors for survival in patients with locally recurrent extremity soft tissue sarcomas. *Ann Surg Oncol* 12:228, 2005.

97. Singer S, Antman K, Corson JM, et al: Long-term salvageability for patients with locally recurrent soft-tissue sarcomas. *Arch Surg* 127:548; discussion 553, 1992.

98. Whooley BP, Mooney MM, Gibbs JF, et al: Effective follow-up strategies in soft tissue sarcoma. *Semin Surg Oncol* 17:83, 1999.

99. Midis GP, Pollock RE, Chen NP, et al: Locally recurrent soft tissue sarcoma of the extremities. *Surgery* 123:666, 1998.

100. Karakousis CP, Proimakis C, Rao U, et al: Local recurrence and survival in soft-tissue sarcomas. *Ann Surg Oncol* 3:255, 1996.

101. Nori D, Schupak K, Shiu MH, et al: Role of brachytherapy in recurrent extremity sarcoma in patients treated with prior surgery and irradiation. *Int J Radiat Oncol Biol Phys* 20:1229, 1991.

102. Suri RM, Deschamps C, Cassivi SD, et al: Pulmonary resection for metastatic malignant fibrous histiocytoma: An analysis of prognostic factors. *Ann Thorac Surg* 80:1847, 2005.

103. van Geel AN, Pastorino U, Jauch KW, et al: Surgical treatment of lung metastases: The European Organization for Research and Treatment of Cancer-Soft Tissue and Bone Sarcoma Group study of 255 patients. *Cancer* 77:675, 1996.

104. Porter GA, Cantor SB, Walsh GL, et al: Cost-effectiveness of pulmonary resection and systemic chemotherapy in the management of metastatic soft tissue sarcoma: A combined analysis from the University of Texas M. D. Anderson and Memorial Sloan-Kettering Cancer Centers. *J Thorac Cardiovasc Surg* 127:1366, 2004.

105. Van Glabbeke M, van Oosterom AT, Oosterhuis JW, et al: Prognostic factors for the outcome of chemotherapy in advanced soft tissue sarcoma: An analysis of 2,185 patients treated with anthracycline-containing first-line regimens—a European Organization for Research and Treatment of Cancer Soft Tissue and Bone Sarcoma Group Study. *J Clin Oncol* 17:150, 1999.

106. Kepka L, Suit HD, Goldberg SI, et al: Results of radiation therapy performed after unplanned surgery (without re-excision) for soft tissue sarcomas. *J Surg Oncol* 92:39, 2005.

107. Spillane AJ, Fisher C, Thomas JM: Myxoid liposarcoma—the frequency and the natural history of nonpulmonary soft tissue metastases. *Ann Surg Oncol* 6:389, 1999.

108. Estourgie SH, Nielsen GP, Ott MJ: Metastatic patterns of extremity myxoid liposarcoma and their outcome. *J Surg Oncol* 80:89, 2002.

109. Panagopoulos I, Hoglund M, Mertens F, et al: Fusion of the EWS and CHOP genes in myxoid liposarcoma. *Oncogene* 12:489, 1996.

110. Porter GA, Baxter NN, Pisters PW: Retroperitoneal sarcoma: A population-based analysis of epidemiology, surgery, and radiotherapy. *Cancer* 106:1610, 2006.

111. Schwarzbach MH, Hormann Y, Hinz U, et al: Results of limb-sparing surgery with vascular replacement for soft tissue sarcoma in the lower extremity. *J Vasc Surg* 42:88, 2005.

112. Catton CN, O'Sullivan B, Kotwall C, et al: Outcome and prognosis in retroperitoneal soft tissue sarcoma. *Int J Radiat Oncol Biol Phys* 29:1005, 1994.

113. Jaques DP, Coit DG, Hajdu SI, et al: Management of primary and recurrent soft-tissue sarcoma of the retroperitoneum. *Ann Surg* 212:51, 1990.

114. Lewis JJ, Leung D, Woodruff JM, et al: Retroperitoneal soft-tissue sarcoma: Analysis of 500 patients treated and followed at a single institution. *Ann Surg* 228:355, 1998.

115. Yeh JJ, Singer S, Brennan MF, et al: Effectiveness of palliative procedures for intra-abdominal sarcomas. *Ann Surg Oncol* 12:1084, 2005.

116. Chiappa A, Zbar AP, Bertani E, et al: Primary and recurrent retroperitoneal soft tissue sarcoma: prognostic factors affecting survival. *J Surg Oncol* 93:456, 2006.

117. Ballo MT, Zagars GK, Pollock RE, et al: Retroperitoneal soft tissue sarcoma: An analysis of radiation and surgical treatment. *Int J Radiat Oncol Biol Phys* 67:158, 2007.

118. Tierney JF, Mosseri V, Stewart LA, et al: Adjuvant chemotherapy for soft-tissue sarcoma: Review and meta-analysis of the published results of randomised clinical trials. *Br J Cancer* 72:469, 1995.

119. Glenn J, Sindelar WF, Kinsella T, et al: Results of multimodality therapy of resectable soft-tissue sarcomas of the retroperitoneum. *Surgery* 97:316, 1985.

120. Singer S, Corson JM, Demetri GD, et al: Prognostic factors predictive of survival for truncal and retroperitoneal soft-tissue sarcoma. *Ann Surg* 221:185, 1995.

121. Eilber FC, Eilber KS, Eilber FR: Retroperitoneal sarcomas. *Curr Treat Options Oncol* 1:274, 2000.

122. Goss G, Demetri G: Medical management of unresectable, recurrent low-grade retroperitoneal liposarcoma: Integration of cytotoxic and non-cytotoxic therapies into multimodality care. *Surg Oncol* 9:53, 2000.

123. Pawlik TM, Ahuja N, Herman JM: The role of radiation in retroperitoneal sarcomas: a surgical perspective. *Curr Opin Oncol* 19:359, 2007.

124. Pawlik TM, Pisters PW, Mikula L, et al: Long-term results of two prospective trials of preoperative external beam radiotherapy for localized intermediate- or high-grade retroperitoneal soft tissue sarcoma. *Ann Surg Oncol* 13:508, 2006.

125. Tzeng CW, Fiveash JB, Heslin MJ: Radiation therapy for retroperitoneal sarcoma. *Expert Rev Anticancer Ther* 6:1251, 2006.

126. Conlon KC, Casper ES, Brennan MF: Primary GI sarcomas: Analysis of prognostic variables. *Ann Surg Oncol* 2:26, 1995.

127. Chou FF, Eng HL, Sheen-Chen SM: Smooth muscle tumors of the GI tract: Analysis of prognostic factors. *Surgery* 119:171, 1996.

128. Horowitz J, Spellman JE Jr., Driscoll DL, et al: An institutional review of sarcomas of the large and small intestine. *J Am Coll Surg* 180:465, 1995.

129. Meijer S, Peretz T, Gaynor JJ, et al: Primary colorectal sarcoma. A retrospective review and prognostic factor study of 50 consecutive patients. *Arch Surg* 125:1163, 1990.

130. Kindblom LG, Remotti HE, Aldenborg F, et al: GI pacemaker cell tumor (GIPACT): Gastrointestinal stromal tumors show phenotypic characteristics of the interstitial cells of Cajal. *Am J Pathol* 152:1259, 1998.

131. Hirota S, Isozaki K, Moriyama Y, et al: Gain-of-function mutations of c-kit in human GI stromal tumors. *Science* 279:577, 1998.

132. Williams DE, Eisenman J, Baird A, et al: Identification of a ligand for the c-kit proto-oncogene. *Cell* 63:167, 1990.

133. Nilsson B, Bumming P, Meis-Kindblom JM, et al: Gastrointestinal stromal tumors: The incidence, prevalence, clinical course, and prognostication in the preimatinib mesylate era—a population-based study in western Sweden. *Cancer* 103:821, 2005.

134. Rubio J, Marcos-Gragera R, Ortiz MR, et al: Population-based incidence and survival of gastrointestinal stromal tumours (GIST) in Girona, Spain. *Eur J Cancer* 43:144, 2007.

135. Tran T, Davila JA, El-Serag HB: The epidemiology of malignant GI stromal tumors: An analysis of 1,458 cases from 1992 to 2000. *Am J Gastroenterol* 100:162, 2005.

136. Choi H, Charnsangavej C, Faria SC, et al: Correlation of computed tomography and positron emission tomography in patients with metastatic gastrointestinal stromal tumor treated at a single institution with imatinib mesylate: Proposal of new computed tomography response criteria. *J Clin Oncol* 25:1753, 2007.

137. Ng EH, Pollock RE, Munsell MF, et al: Prognostic factors influencing survival in GI leiomyosarcomas. Implications for surgical management and staging. *Ann Surg* 215:68, 1992.

138. DeMatteo RP, Lewis JJ, Leung D, et al: Two hundred GI stromal

tumors: Recurrence patterns and prognostic factors for survival. *Ann Surg* 231:51, 2000.

139. Fletcher CD, Berman JJ, Corless C, et al: Diagnosis of gastrointestinal stromal tumors: A consensus approach. *Hum Pathol* 33:459, 2002.

140. Miettinen M, Lasota J: GI stromal tumors: Review on morphology, molecular pathology, prognosis, and differential diagnosis. *Arch Pathol Lab Med* 130:1466, 2006.

141. van Oosterom AT, Judson I, Verweij J, et al: Safety and efficacy of imatinib (STI571) in metastatic gastrointestinal stromal tumours: A phase I study. *Lancet* 358:1421, 2001.

142. Blanke CD, von Mehren M, Joensuu H, et al: Evaluation of the safety and efficacy of an oral molecularly-targeted therapy, ST1571, in patients with unresectable metastatic gastrointestinal stromal tumors (GISTs) expressing C-KIT (CD117). *Proc Am Soc Clin Oncol* 20:1, 2001.

143. von Mehren M, Blanke C, Joensuu H, et al: High incidence of durable responses induced by imatinib mesylate (Gleevec) in patients with unresectable and metastatic gastrointestinal stromal tumors. *Proc Am Soc Clin Oncol* 21:1608, 2002.

144. Demetri G, Rankin C, Fletcher C, et al: Phase III dose-randomized study of imatinib mesylate (Gleevec, ST1571) for GIST; intergroup S0033 early results. *Proc Am Soc Clin Oncol* 21:1651, 2002.

145. Casali PG, Verweij J, Zalcberg J, et al: Imatinib (Gleevec) 400 vs 800 mg daily patients with gastrointestinal stromal tumors (GIST) a randomized phase III trial from the EORTC Soft Tissue and Bone Sarcoma Group, the Italian Sarcoma Group (ISC), and the Australasian Gastro-Intestinal Trials Group (AGITG). A toxicity report. *Proc Am Soc Clin Oncol* 21:1650, 2002.

146. Blay JY, Le Cesne A, Ray-Coquard I, et al: Prospective multicentric randomized phase III study of imatinib in patients with advanced GI stromal tumors comparing interruption versus continuation of treatment beyond 1 year: The French Sarcoma Group. *J Clin Oncol* 25:1107, 2007.

147. Demetri GD, van Oosterom AT, Garrett CR, et al: Efficacy and safety of sunitinib in patients with advanced GI stromal tumour after failure of imatinib: A randomised controlled trial. *Lancet* 368:1329, 2006.

148. Boyar MS, Taub RN. New strategies for treating GIST when imatinib fails. *Cancer Invest* 25:328, 2007.

149. Cassier PA, Dufresne A, Fayette J, et al: Emerging drugs for the treatment of soft tissue sarcomas. *Expert Opin Emerg Drugs* 12:139, 2007.

150. Andtbacka RH, Ng CS, Scaife CL, et al: Surgical resection of gastrointestinal stromal tumors after treatment with imatinib. *Ann Surg Oncol* 14:14, 2007.

151. Desai J, Shankar S, Heinrich MC, et al: Clonal evolution of resistance to imatinib in patients with metastatic gastrointestinal stromal tumors. *Clin Cancer Res* 13:5398, 2007.

152. DeMatteo RP, Maki RG, Singer S, et al: Results of tyrosine kinase inhibitor therapy followed by surgical resection for metastatic gastrointestinal stromal tumor. *Ann Surg* 245:347, 2007.

153. Raut CP, Posner M, Desai J, et al: Surgical management of advanced gastrointestinal stromal tumors after treatment with targeted systemic therapy using kinase inhibitors. *J Clin Oncol* 24:2325, 2006.

154. Gronchi A, Fiore M, Miselli F, et al: Surgery of residual disease following molecular-targeted therapy with imatinib mesylate in advanced/metastatic GIST. *Ann Surg* 245:341, 2007.

155. DeMatteo RP, Owzar K, Maki RG, et al: Adjuvant imatinib mesylate increases recurrence free survival (RFS) in patients with completely resected localized primary gastrointestinal stromal tumor (GIST):
North American Intergroup Phase III ACOSOG Z9001. Abstract 10079 Proceedings ASCO, 2007.

156. van der Zwan SM, DeMatteo RP: Gastrointestinal stromal tumor: 5 years later. *Cancer* 104:1781, 2005.

157. Kirova YM, Vilcoq JR, Asselain B, et al: Radiation-induced sarcomas after radiotherapy for breast carcinoma: A large-scale single-institution review. *Cancer* 104:856, 2005.

158. Chen WH, Cheng SP, Tzen CY, et al: Surgical treatment of phyllodes tumors of the breast: retrospective review of 172 cases. *J Surg Oncol* 91:185, 2005.

159. Denschlag D, Masoud I, Stanimir G, et al: Prognostic factors and outcome in women with uterine sarcoma. *Eur J Surg Oncol* 33:91, 2007.

160. Leunen M, Breugelmans M, De Sutter P, et al: Low-grade endometrial stromal sarcoma treated with the aromatase inhibitor letrozole. *Gynecol Oncol* 95:769, 2004.

161. Scribner DR Jr., Walker JL: Low-grade endometrial stromal sarcoma preoperative treatment with Depo-Lupron and Megace. *Gynecol Oncol* 71:458, 1998.

162. Criscione VD, Weinstock MA: Descriptive epidemiology of dermatofibrosarcoma protuberans in the United States, 1973 to 2002. *J Am Acad Dermatol* 56:968, 2007.

163. McArthur GA: Molecular targeting of dermatofibrosarcoma protuberans: A new approach to a surgical disease. *J Natl Compr Canc Netw* 5:557, 2007.

164. Grovas A, Fremgen A, Rauck A, et al: The National Cancer Data Base report on patterns of childhood cancers in the United States. *Cancer* 80:2321, 1997.

165. Meyer WH, Spunt SL: Soft tissue sarcomas of childhood. *Cancer Treat Rev* 30:269, 2004.

166. Barr FG, Chatten J, D'Cruz CM, et al: Molecular assays for chromosomal translocations in the diagnosis of pediatric soft tissue sarcomas. *JAMA* 273:553, 1995.

167. Xia SJ, Pressey JG, Barr FG: Molecular pathogenesis of rhabdomyosarcoma. *Cancer Biol Ther* 1:97, 2002.

168. Scrable H, Witte D, Shimada H, et al: Molecular differential pathology of rhabdomyosarcoma. *Genes Chromosomes Cancer* 1:23, 1989.

169. Flamant F, Rodary C, Rey A, et al: Treatment of non-metastatic rhabdomyosarcomas in childhood and adolescence. Results of the second study of the International Society of Paediatric Oncology: MMT84. *Eur J Cancer* 34:1050, 1998.

170. Crist WM, Anderson JR, Meza JL, et al: Intergroup rhabdomyosarcoma study-IV: Results for patients with nonmetastatic disease. *J Clin Oncol* 19:3091, 2001.

171. Crist WM, Garnsey L, Beltangady MS, et al: Prognosis in children with rhabdomyosarcoma: A report of the intergroup rhabdomyosarcoma studies I and II. Intergroup Rhabdomyosarcoma Committee. *J Clin Oncol* 8:443, 1990.

172. Savage DG, Antman KH: Imatinib mesylate—a new oral targeted therapy. *N Engl J Med* 346:683, 2002.

173. Mauro MJ, O'Dwyer M, Heinrich MC, et al: STI571: A paradigm of new agents for cancer therapeutics. *J Clin Oncol* 20:325, 2002.

174. Sankhala KK, Papadopoulos KP: Future options for imatinib mesilate-resistant tumors. *Expert Opin Investig Drugs* 16:1549, 2007.

175. AJCC *American Joint Committee on Cancer: Cancer Staging Manual*, in press (7th ed). New York: Springer.

第37章

腹股沟疝

Vadim Sherman, James R. Macho,
and F. Charles Brunicardi

关键点

1. 熟练掌握腹股沟区的解剖是成功治疗腹股沟疝的基础。
2. 保守治疗无症状腹股沟疝是可行的。
3. 腹股沟疝的修补可选择开放性或者腹腔镜手术。
4. 腹腔镜疝修补术术后疼痛轻、恢复快,但需要专业培训和设备。
5. 无论是开放性还是腹腔镜疝修补,使用网状补片作为加固材料大大地降低了复发率。
6. 复发、疼痛和生活质量是评价腹股沟疝预后的重要因素。

发展史

腹股沟疝的治疗与普通外科的历史和现状密切相关,其治疗技术随着普通外科技术而发展。腹股沟疝治疗最重要的进展是人工补片和腹腔镜技术在疝修补术中的应用。

手术修补腹股沟疝的历史可以追溯到古埃及和古希腊文明时期[1]。腹股沟疝在早期是采用疝带等非手术治疗方法,当这种保守治疗无效时,外科手术开始尝试被应用于腹股沟疝的治疗。但由于当时技术的落后,手术带来的问题往往比疾病本身更严重。早期的手术往往常规切除睾丸,手术切口通过烧灼使其形成焦痂闭合或任由肉芽组织修复愈合。由于当时无菌技术尚未问世,手术的死亡率相当高,而对于术后幸存的病人,疝的复发也很常见。

对腹股沟区的解剖和腹股沟疝的成因缺乏了解是导致早期疝修补手术失败的重要原因。随着人体解剖学研究的不断深入,腹股沟区的解剖结构逐渐得以明确。从18世纪后期到19世纪初,Hasselbach、Cooper、Camper、Scarpa、Richer和Gimbernat等外科医师对腹股沟区的解剖研究取得重要成果,并在当代的外科和解剖专业术语命名中得到体现。随着解剖知识的进步和无菌术的发展,Mzrcy、Kocher和Lucas-Championnière等外科医师打开腹股沟管进行疝囊剥离和高位结扎、关闭腹股沟管内环等操作,使手术效果得到了明显提高。但通过随访发现其远期复发率仍然很高。

基于对腹股沟区解剖的全面认识,Bassini(1844—1924)对腹股沟疝修补术进行了改进,其极低的术后复发率使改进后的腹股沟疝修补术终于成为一个成功的术式。他的方法是解剖腹股沟管至腹横筋膜,然后在多个层次对腹股沟管后壁进行加强修补。Bassini修补术超越他所有的前辈,成功地开创了以组织修补为基础的时代。改良的Bassini修补术主要有McVay修补术和Shouldice修补术。当使用人工补片存在禁忌证时,这三种修补术:Shouldice修补术(以Shouldice疝中心命名)、McVay修补术和Bassini修补术目前仍在使用。

随着人工补片广泛应用于腹股沟管壁的修补,无张力修补术逐步取代了以组织修补为基础的修补术。无张力疝修补术最早由Lichtenstein报道,他采用一块聚乙烯网状补片对整个腹股沟管壁进行修补。这种修补法充分利用了Fruchaud提出的耻骨肌孔这一解剖学概念,同时该修补法强调一种观念,即任何一种类型的腹股沟疝其腹横筋膜均有缺损。这种修补术相对过去以组织修补为基础的修补法的优点在于腹横筋膜的缺损通过补片加强,而不用提高组织之间的张力来关闭缺损。即使是非专业的疝外科医师采用这种修补术也可以取得较好的疗效。Stoppa、Rives和Wantz对人工补片重建腹股沟管的技术进行了改进,Wantz还发明了腹膜前放置补片修补腹横筋膜的技术。

随着微创技术的发展,腹股沟疝修补术有了新的发展。腹腔镜疝修补术由于能减轻术后疼痛和缩短恢复时间,已成为普通外科一项新的技术。自Ger最早报道该技术以来,腹腔镜疝修补术已日益成熟。随着修补途径和技术的改进,发展出腹腔内铺网修补法(Fitzgibbons和Toy,1990)、经腹腹膜前修补法(Arregui,1991)和完全腹膜外修补法(Duluq,1991)等多种术式。此外,随着一系列新型补片材料的问世,使术后复发率得以进一步降低,病人的生活质量也得到极大的改善。

不论是开放性还是腹腔镜疝修补术,迄今良好的手术疗效都是在坚实的腹股沟解剖基础上获得的。正是在充分掌握这些解剖知识的基础上应用现有的各种技术,腹股沟疝的外科治疗获得了巨大的成功,其术后复发率达到了以往难以想象的极低水平。

流行病学

腹股沟疝修补术是普通外科的基本手术之一,由于腹股沟疝发病率高,且有效的治疗方式较多,因此腹股沟疝修补术也是美国最常见的手术之一。尽管没有腹股沟疝修补术年手术量的确切统计,但美国在2003年大约实施了800 000例腹股沟疝修补手术,这其中还不包括术后复发性及双侧腹股沟疝修补术[2]。这些手术绝大多数是在门诊完成。围术期麻醉技术的进步和腹腔镜疝修补术比例的增加使更多的腹股沟疝修补术在门诊完成。一份2003年美国17个州的调查数据显示,89%的腹股沟疝修补术在门诊实施[3],其中开放性腹股沟疝修补术占86%,相比之下,腹腔镜腹股沟疝修补术比例仍较低,只占14%[4]。

腹壁疝最常发生于腹股沟区,腹股沟疝约占全部腹壁疝的75%。腹股沟疝的确切发病率很难统计,但是男性病人发病率远高于女性,在所有施行腹股沟疝修补术的病人中男性占90%,女性只占10%。在所有施行股疝修补术的病人中女性约占70%。而在女性疝修补病人中施行腹股沟疝修补术的例数是股疝修补术的5倍。腹股沟斜疝是最常见的女性腹股沟疝[5]。

传统的理论认为,疝大多为右侧单发,然而现在发现多达1/3的单侧腹股沟疝病人修补术后对侧会继发腹股沟疝。对于有症状的疝在体格检查之后即可以做出可靠的诊断。然而体格检查常常难以发现较小的疝,因而被诊断为单侧腹股沟疝的病人实际上可能是双侧性腹股沟疝。随着腹腔镜技术的出现,不需要额外的切口和戳孔就可以检查对侧的情况。有一调查显示,在最初诊断为单侧腹股沟疝的病人中,22%的病人在接受腹腔镜下腹股沟疝修补术时可发现对侧隐匿性疝[6]。这些隐匿性疝虽然在确诊时无明显的临床症状,但随着年龄的增长可能出现典型的临床表现。

男性腹股沟疝病人的两个主要发病高峰是1岁以前和40岁以后。Abramson的一项被广泛引用的研究发现了腹股沟疝的年龄相关性。该研究在1969—1971年以1883例大于25岁的男性作为研究对象,其中91%的男性居住在西耶路撒冷。医师首先询问受访者是否发现患有腹股沟疝,随后再进行检查,共确诊459例病人,合计637例疝。剔除受访前已接受过手术治疗的腹股沟疝病人,目前患病率为18%,总患病率为24%。按年龄分组后,发现25~34岁组的总患病率为12%,而75岁及以上组的总患病率为47%(表37-1)[7]。之后在加利福尼亚州进行的一项针对14~62岁男性的研究表明,大多数年龄组的现患病率较之前研究显著降低,而两项研究的总患病率大致相同。然而这项研究的显著缺陷在于依靠受访者的自我报告而缺乏医师的体格检查以确诊。

表 37-1	各年龄段腹股沟疝的发病率					
年龄（岁）	25～34	35～44	45～54	55～64	65～74	75+
当前发病率 （%）	12	15	20	26	29	34
总体发病率 （%）	15	19	28	34	40	47

当前:不包括修补术后病人;总体:包括修补术后病人

病因学

　　腹股沟疝可以是先天性或者后天性疾病。尽管存在争论,但后天性腹壁薄弱极有可能是导致成人腹股沟疝的病因。为了寻找腹股沟疝的确切病因已经进行了大量的研究,但其危险因素很有可能是多方面的,这些因素共同导致了而腹壁肌肉的薄弱(表 37-2)。小儿腹股沟疝主要为先天性疝,被认为是先天发育异常(而不是后天的薄弱)引起。正常发育情况下,在妊娠末期睾丸逐渐从腹腔下降至阴囊。睾丸引带和腹膜的一个憩室伴随着睾丸下降,腹膜憩室穿过腹股沟管并最终形成腹膜鞘状突。在孕 36～40 周,腹膜鞘状突完全闭锁,在腹股沟管内环处关闭了腹腔开口[8]。如果腹膜闭锁不全则形成了一个开放性的腹膜鞘状突,这也解释了导致早产儿腹股沟斜疝发病率高的原因。随着小儿年龄的增长,腹膜鞘状突可以逐渐闭锁,大多数的腹膜鞘状突在出生后的几个月内可完全闭锁。小儿先天性腹股沟斜疝伴有腹膜鞘状突未闭,但是腹膜鞘状突未闭并不一定形成腹股沟疝(图 37-1)。一项以近 600 例施行与腹股沟疝修补无关的腹腔镜手术病人为对象的研究表明,对双侧腹股沟管内环进行探查后发现,腹膜鞘状突未闭的发生率为 12%,而所有这些病人都没有明显的腹股沟疝症状[9]。但在一组针对300 例行腹腔镜下单侧腹股沟疝修补术病人的研究中发现,12% 的病人伴有对侧的腹膜鞘状突未闭,在随后的 5 年,这些病人腹股沟疝的发病率是内环闭合的对照组病人的 4倍[10]。

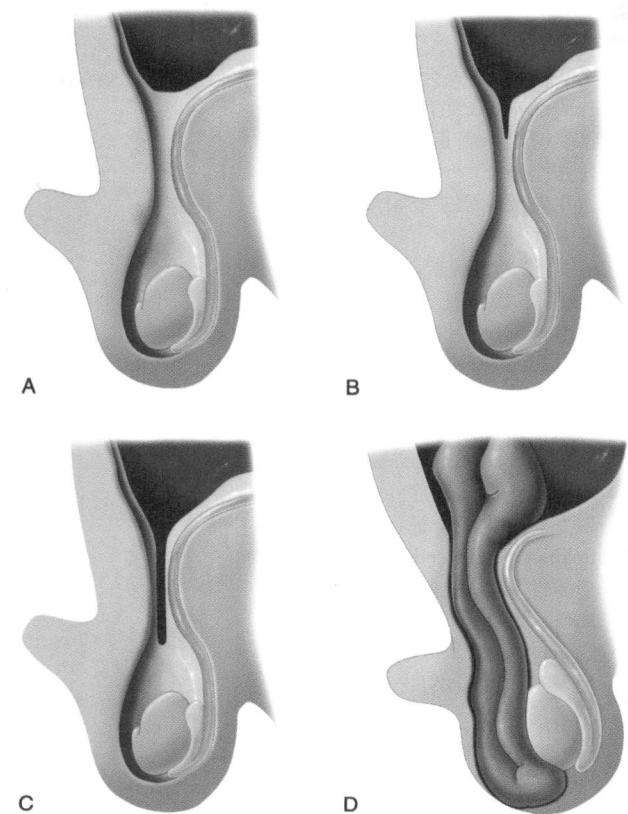

图 37-1　不同程度的鞘状突闭合。**A.** 完全闭合。**B.** 轻度未闭。**C.** 中度未闭。**D.** 阴囊疝

表 37-2	腹股沟疝可能的致病因素
咳嗽	腹水
慢性阻塞性肺疾病	长期直立体位
肥胖	先天性结缔组织疾病
腹压升高	胶原蛋白合成缺陷
便秘	右下腹手术切口
前列腺疾病	动脉瘤
妊娠	吸烟史
出生体重<1500g	举重
疝家族史	体力消耗
Valsalva 动作(用力屏气)	

　　当有固有组织薄弱、家族病史和剧烈运动等其他危险因素存在时,腹膜鞘状突未闭的病人有可能发展为腹股沟疝。总的来说,阐述腹股沟疝病因的数据是有限的。一些研究表明,剧烈运动是腹股沟疝的危险因素[11,12]。长期的体力活动会导致腹腔内压力升高,但这些因素是否与腹膜鞘状突未闭及年龄增长引起的腹壁肌肉薄弱起协同作用尚不明确。一项包含 1400 例男性腹股沟疝病人的病例对照研究表明,有家族史的人群腹股沟疝的发病率是没有家族史人群的 8 倍。慢性阻塞性肺疾病是发生腹股沟直疝的高危因素[13]。有趣的是一些研究表明,肥胖是疝气的保护因素。一项以美国居民为对象的大型、前瞻性人口普查(美国第一次全国健康和营养调查)表明,肥胖者患腹股沟疝的风险只有标准体重者的 50%,而超重人群的患病风险是非肥胖者的 80%。一个可能的原因是肥胖增加了发现腹股沟疝的难度[14]。

　　组织生物学在疝形成中的作用是最令人感兴趣的疝研究领域之一。流行病学研究已经发现了多个导致疝形成的危险因素,但是关于疝形成的分子基础的研究很少。早期的研究表明,医源性的山藜豆中毒可导致疝的形成。之后在显微镜下观察腹股沟疝病人的皮肤组织,发现其 I型胶原纤维/Ⅲ型胶原纤维的比值显著降低,而Ⅲ型胶原的伤口抗拉强度不如 I 型胶原。针对腹股沟疝病人的皮肤的进一步研究也发现,其胶原纤维束的分解增加导致胶原纤维的密度降低[15]。胶原蛋白相关疾病如 Ehlers-Danlos 综合征也与疝发生率增高有关(表 37-3)。组织分析表明,动脉瘤和疝的形成都与细胞外基质的病理性代谢有关[16]。尽管大量关于疝的研究仍关注于其生物学特性,但这类研究为遗传性胶原蛋白缺陷与疝形成的相关性提供了令人信服的证据。

表 37-3	与腹股沟疝有关的结缔组织病

成骨不全症
皮肤松弛症（先天性弹性组织离解）
Ehlers-Danlos 综合征
黏多糖贮积症Ⅱ型
马方综合征
小儿先天性髋关节脱位
多囊性肾病
α_1-抗胰蛋白酶缺乏症
Williams 综合征
雄激素不敏感综合征
Robinow 综合征
蛇形腓骨综合征
家族性遗传性肾炎综合征
Tel Hashomer camptodactyly 综合征
动脉硬化性闭塞症
睾丸女性化综合征
Rokitansky-Mayer-Küster
遗传性耳聋
Morris 综合征
Gerhardt 综合征
毛发灰质营养不良
川崎病
Pfannenstiel 综合征
Beckwith-Wiedemann 综合征
Rubinstein-Taybi 综合征
脱发畏光综合征

解剖

　　熟练掌握腹股沟区的解剖对于提高腹股沟疝的手术疗效是至关重要的。腹股沟区的肌肉、韧带和筋膜相互交错重叠，形成多层面的网状结构。要想掌握好腹股沟区的解剖结构，最好首先明确其组成，然后根据手术入路形成空间概念。绝大多数的腹股沟疝见于男性，因而本文主要描述男性腹股沟区的解剖。腹股沟管长 4～6cm，位于骨盆的前下方（图 37-2）。腹股沟管呈锥形，底部位于骨盆边缘的侧上方，顶部朝向耻骨联合。精索（女性为圆韧带）穿过腹横筋膜形成一个裂隙，腹股沟管即起自腹腔内侧腹壁的此处，这个裂隙称为腹股沟深环或内环。腹股沟管止于腹壁肌肉表层的腹股沟浅环即腹股沟外环，是精索穿过腹外斜肌腱膜内侧的薄弱处形成的。正常情况下，精索穿过腹股沟内环时壁腹膜覆盖在它的上面，腹股沟管前壁由腹外斜肌腱膜和外侧的腹内斜肌组成。腹股沟管后壁由腹横筋膜与腹横肌融合而成，但是多达 1/4 的人只有腹横筋膜构成后壁。上壁为腹内斜肌纤维形成的弓状下缘，下壁为腹股沟韧带。精索内有三根动脉、三根静脉及两条神经。此外，还包括前方的蔓状静脉丛和后方的输精管、周围的结缔组织和残留的鞘状突。整个精索由腹横筋膜包绕。

　　其他腹股沟管重要的结构包括腹股沟韧带、Cooper 韧带、髂耻束、腔隙韧带及连接区域（图 37-3）。腹股沟韧带又称为 Poupart 韧带，是由腹外斜肌腱膜下缘纤维移行形成，该韧带从髂前上棘延伸至耻骨结节，是识别腹股沟管边界的一个重要标志，也是运用于各种疝修补术中的重要结构。Cooper 韧

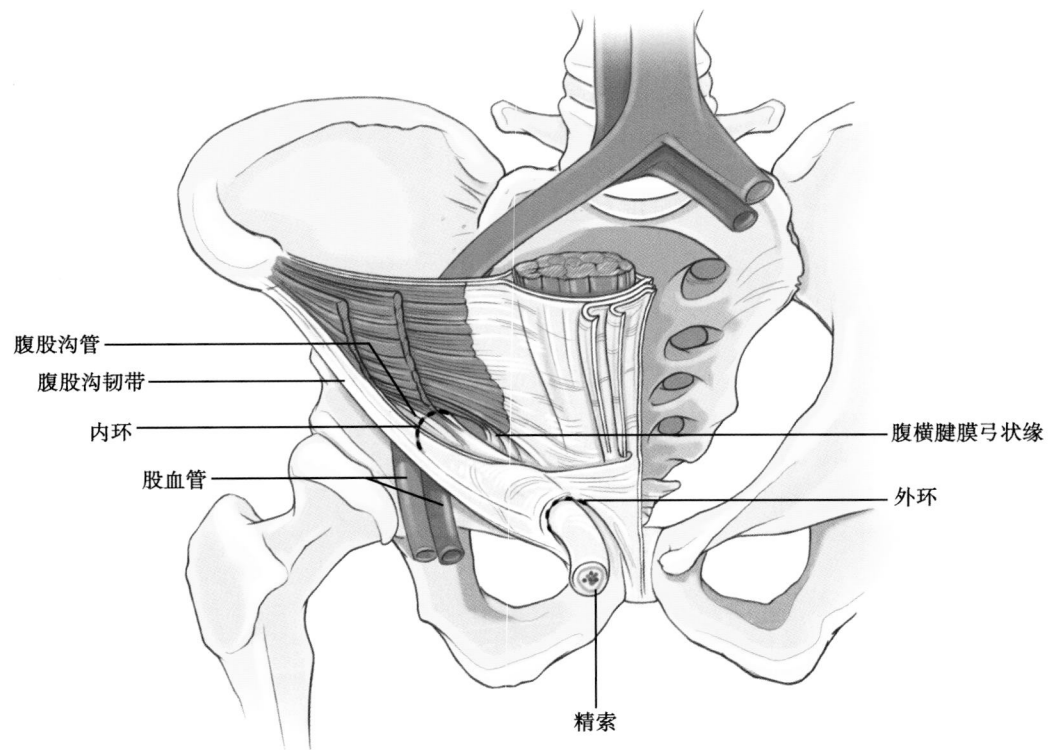

图 37-2　腹股沟管在骨盆内的位置和走行。腹股沟管的边界包括：后壁为腹横肌和腹横筋膜，上壁为腹内斜肌，前壁是腹外斜肌腱膜，下壁为腹股沟韧带

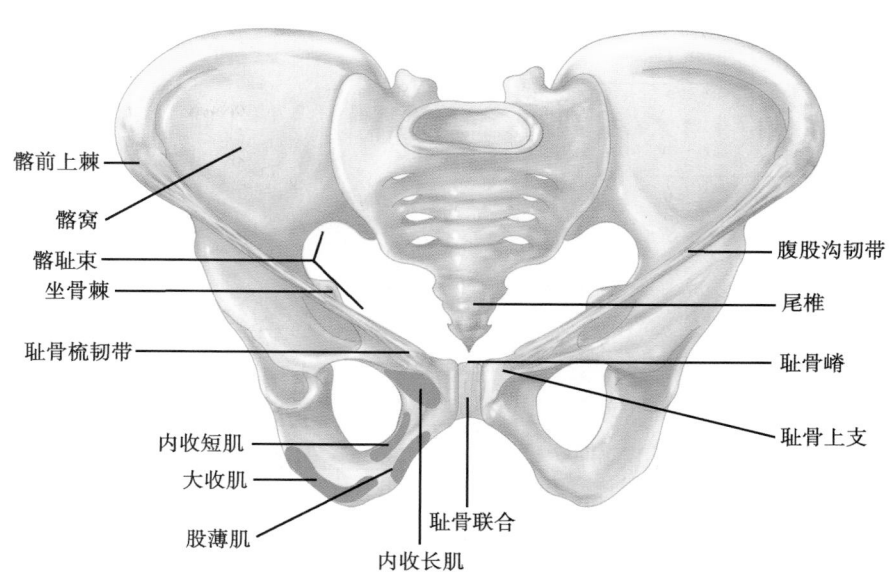

图 37-3　组成腹股沟管的韧带包括:腹股沟韧带,由髂前上棘至耻骨;耻骨梳韧带是腔隙韧带侧向延伸,后者起自腹股沟韧带,止于耻骨结节;髂耻束以类似的走向止于腹股沟韧带,但它位于更深处

带又称为耻骨梳韧带,对于它是否为真正的韧带还存在着争论,由于其解剖结构的特点,存在着对其连接结构性质和关系的不同解释。一般认为,腔隙韧带向后延伸附于耻骨结节的骨膜,构成耻骨梳韧带。它也包括从腹横肌、髂耻束、腹内斜肌和腹直肌移行的纤维。髂耻束是从起始于髂前上棘,前上方附于耻骨梳韧带上方的腱膜束,由于共同的起始点和附着点,它常常与腹股沟韧带混淆。但是髂耻束位于腹横肌和腹横筋膜下缘的深部,腹股沟韧带位于这些肌肉腱膜结构层的表面。腹股沟韧带的边缘或多或少存在着连接髂耻束与腹股沟韧带的结构。髂耻束参与构成腹股沟管内环的下内缘,进而延伸形成股管的前内缘。腔隙韧带,又称为 Gimbernat 韧带,是起于腹股沟韧带,向外展开的三角形筋膜,止于耻骨结节。腔隙韧带外侧缘是否形成了股管的内侧缘存在争议。腹股沟镰(联合腱)的性质同样存在着争议,它通常被认为是腹内斜肌和腹横肌腱膜纤维共同向下移行,止于耻骨结节。该区域的解剖结构很难确切描述,更有可能的是,联合腱是由腹横肌腱膜、腹横筋膜、腹直肌肌鞘外缘和腹内斜肌或其纤维共同移行构成。

腹股沟区神经包括:髂腹股沟神经、髂腹下神经、生殖股神经、股外侧皮神经(图 37-4、图 37-5)。髂腹股沟神经和髂腹下神经共同起源于第一腰神经(L_1)。髂腹股沟神经自腰大肌外缘斜行跨过腰方肌,在髂嵴中点处穿过腹内斜肌进入腹内斜肌和腹外斜肌之间的腹股沟管,自腹股沟管浅环穿出。该神经支配大腿上、中段内侧皮肤。在男性,髂腹股沟神经也支配阴茎和阴囊表面的皮肤,在女性则支配阴阜和大阴唇表面的皮肤。髂腹下神经起源于 $T_{12} \sim L_1$,并且紧随髂腹股沟神经。髂腹股沟神经在下行过程中自腹壁深层穿出后,进入腹内斜肌与腹横肌之间,并支配它们,然后发出外侧皮支和前皮支穿入腹内斜肌,最后在腹股沟管浅环处穿腹外斜肌腱膜达皮下。一种常见的变异是髂腹股沟神经和髂腹下神经共干出口于腹股沟管浅环。生殖股神经起源于 $L_1 \sim L_2$,在腹膜后及腰大肌前方走行,然后发出生殖支和股支。生殖支走行于髂

血管和髂耻束的前方,然后在腹壁下血管的外侧进入腹股沟管。在男性,生殖支通过腹股沟管浅环分布于阴囊和提睾肌,在女性则分布于阴阜和大阴唇。股支沿股鞘走行,支配股三角上部前方的皮肤。股外侧皮神经起源于 $L_2 \sim L_3$,在 L_4 水平的腰大肌外侧缘穿出,斜行越过髂肌表面达髂前上棘,经腹股沟韧带深部支配大腿前外侧部的皮肤(图 37-6)。

前视图

通过一张开放性的前视图,结合上述提及的腹股沟管结构,可以很容易地领会腹股沟疝的发生原因。忽略皮下组织后即可见到斜行的腹外斜肌腱膜纤维。腹外斜肌起源于下 8 对肋骨(图 37-7),其肌纤维自外上方向内下方斜行,通常被比喻为"双手插口袋",因为它们的肌纤维走行方向与该姿势的手指平行。当肌纤维到达腹股沟管处,肌纤维移行为腹外斜肌腱膜。腹外斜肌腱膜显露后即可见到腹股沟管浅环和腹股沟韧带。腹股沟浅环由两个侧脚组成。内侧脚由腹外斜肌腱膜纤维构成并延续至腹直肌鞘外缘,外侧脚由附于耻骨的腹股沟韧带组成。髂腹下神经通常在腹股沟浅环的上方穿过腹外斜肌腱膜。精索、髂腹股沟神经和生殖股神经也自腹股沟管浅环穿出。腹外斜肌腱膜的深面除上述结构外,还可以看见腹股沟管深环。腹股沟管深环的下壁由髂耻束组成,环的其余部分由腹横筋膜的纤维构成。腹股沟管深环也有精索和生殖股神经的生殖支穿过。

精索外被三层筋膜。精索内筋膜由腹内斜肌移行而来,中间是提睾肌。精索外筋膜由腹外斜肌筋膜移行而来,游离精索时必须解剖该结构。浅筋膜又称"Gallaudet 筋膜"或"无名筋膜"。腹内斜肌的弓状下缘在精索上方呈扇形展开构成腹股沟管的上壁,其上半部纤维走行方向与腹外斜肌腱膜垂直,而下半部纤维走行方向则与腹外斜肌腱膜平行,最终汇合于耻骨(图 37-8)。

在腹股沟管的深面即是腹横肌,同时也可见到腹股沟管深环。腹横肌起自髂嵴、髂腰筋膜、胸腰筋膜和下 6 对肋

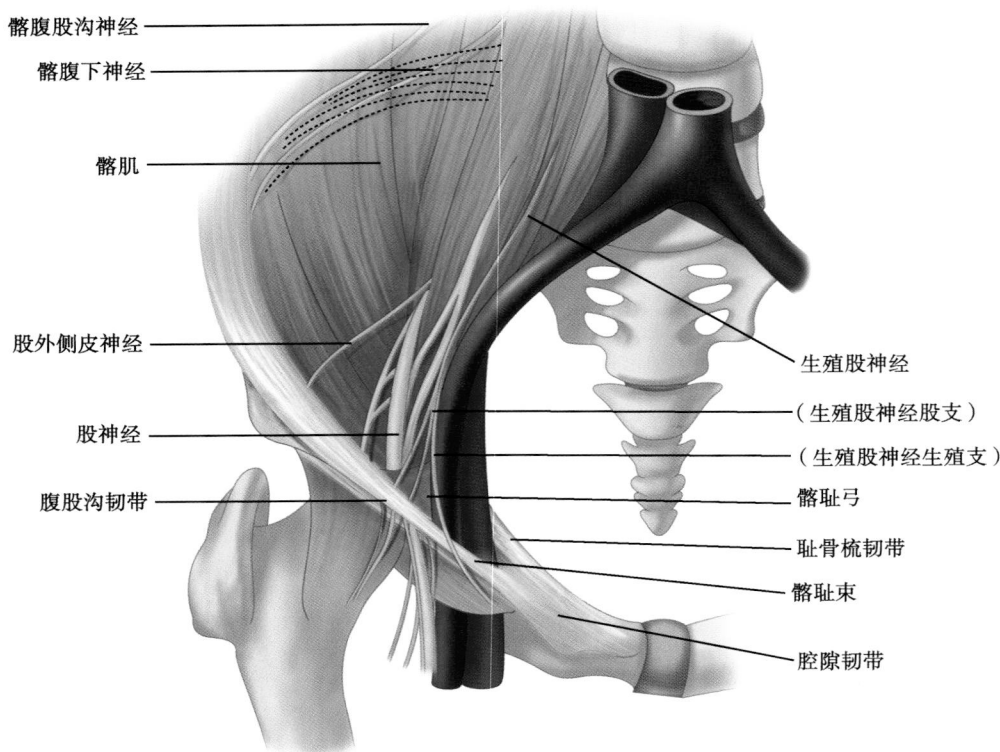

图 37-4   腹膜后视角度观察腹股沟区主要神经和走行:髂腹股沟神经、髂腹下神经、生殖股神经、股外侧皮神经和股神经

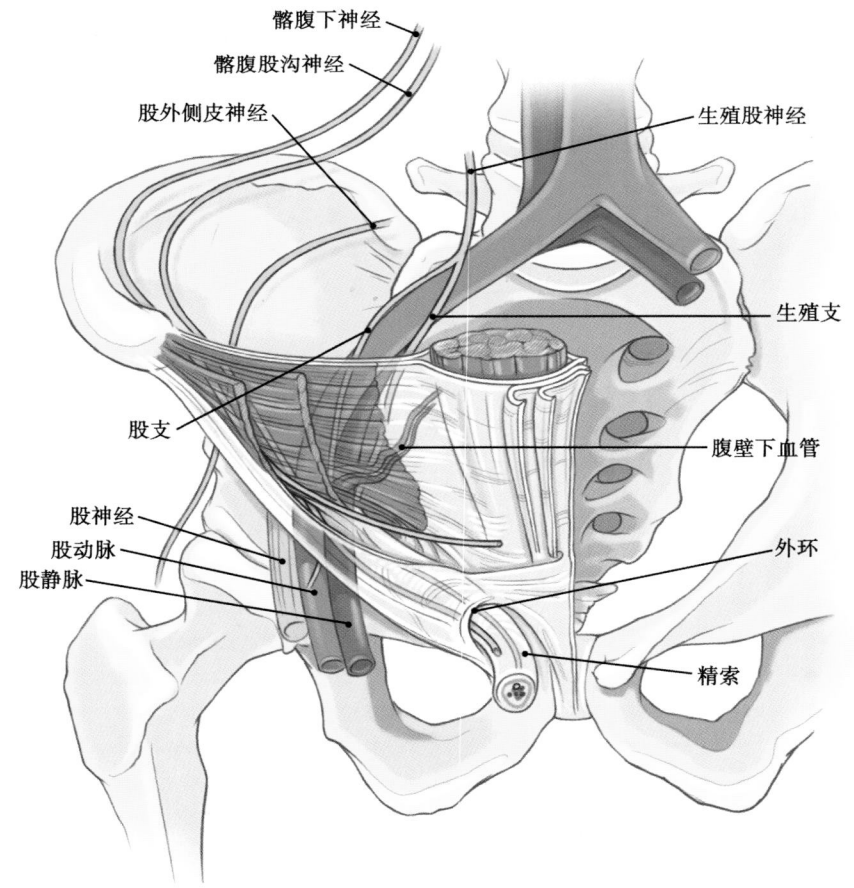

图 37-5   前视角度观察腹股沟区主要的 5 条神经

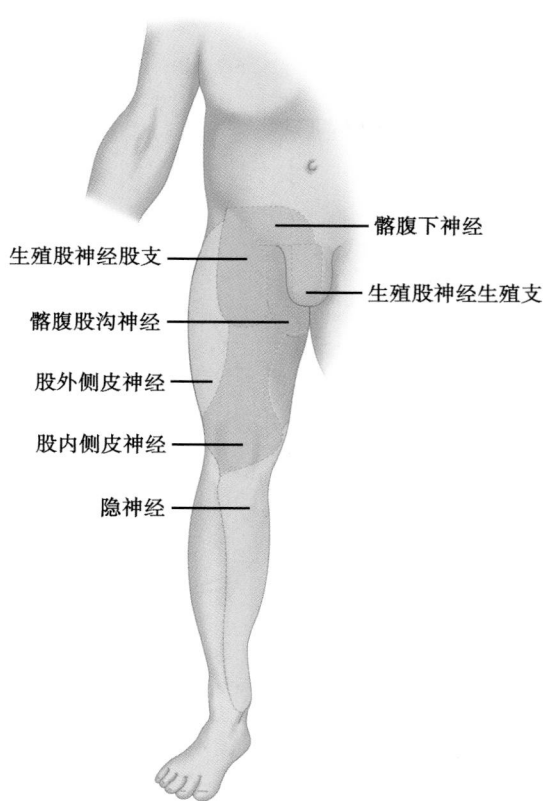

图 37-6　腹股沟区主要神经的感觉区域分布

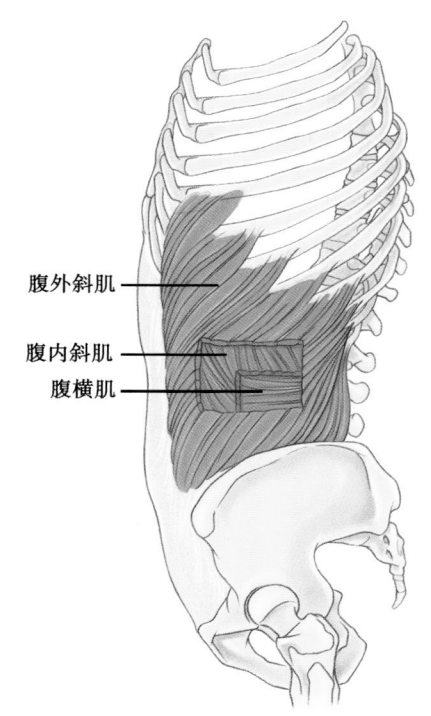

图 37-7　腹壁肌肉组织

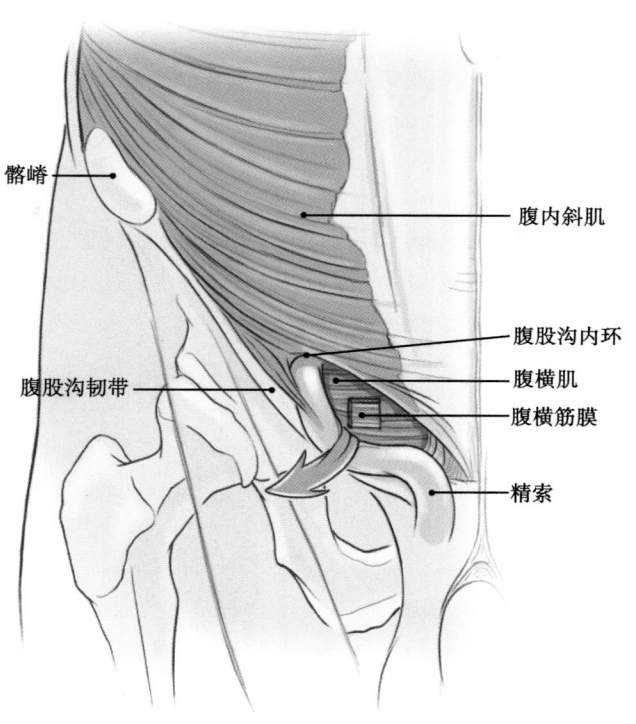

图 37-8　前视图观察腹股沟管后部肌肉组织。腹外斜肌腱膜已去除以显露腹股沟管内环和腹股沟管底部

会关闭腹股沟管深环,从而形成一个开关机制。腹横肌的深面是腹横筋膜的浅层和深层。在弓状线下方由于腹外斜肌、腹内斜肌的腱膜移行构成腹直肌鞘前层,因而在其后方的腹壁前层仅有腹横筋膜覆盖。腹横筋膜的深面是腹膜外蜂窝组织和脂肪,解剖这层组织即显露其下方腹膜,打开腹膜即进入腹腔。因此,腹膜前腔隙实际上是一个潜在的腔隙,其深面为腹膜,浅面为腹横筋膜。

后视图是观察腹壁下血管的最佳途径。腹壁下动脉发自髂外动脉,负责腹直肌的血供,并通过与发自胸廓上动脉的腹壁上动脉汇合起到连接上、下肢脉管系统的作用。腹壁静脉与动脉伴行,在腹直肌鞘内共同走行于腹直肌后方。探查腹股沟管内环深面即可发现腹壁下血管。从腹壁下血管外侧由腹股沟深环突出的腹股沟疝称为斜疝。相反,直疝从腹壁下血管内侧经 Hesselbach 三角突出。Hesselbach 三角的下缘是腹股沟韧带,内侧缘是腹直肌外缘,上或外缘为腹壁下血管。

从前视图观察,在腹股沟韧带下方即可见股部腔隙。髂耻弓是髂、腰部筋膜融合形成的纤维带,髂耻弓将腹股沟韧带下方的空隙分为有髂腰肌、股神经和股外侧皮神经通过的外侧肌腔隙,以及有股血管、生殖股神经股支通过的内侧血管腔隙。此外,血管腔隙内还有被称为“股管”的潜在腔隙,该处就是股疝形成的位置。股管为一尖端向下的锥形结构,向下延伸至卵圆窝,即大隐静脉裂孔开口。股环周边由坚韧的韧带组织所构成,弹性较差,其后缘由髂腰筋膜和耻骨梳韧带构成,前缘分别由内侧的髂耻束和外侧的腹股沟韧带构成,内侧缘由腹横肌腱膜和腹横筋膜构成,外侧缘由股静脉和其所带的结缔组织构成。股管正常内容物包括腹膜外疏松结缔组

软骨,无论其起始部位如何,肌纤维均由外侧向内侧走行,且肌纤维成分逐渐变少,而腱膜成分逐渐增多,最终参与组成腹直肌鞘和腹股沟镰。一个公认的观点认为,腹横肌的完整性是疝形成的决定性因素,因为腹横肌收缩时,其弓状缘部分就

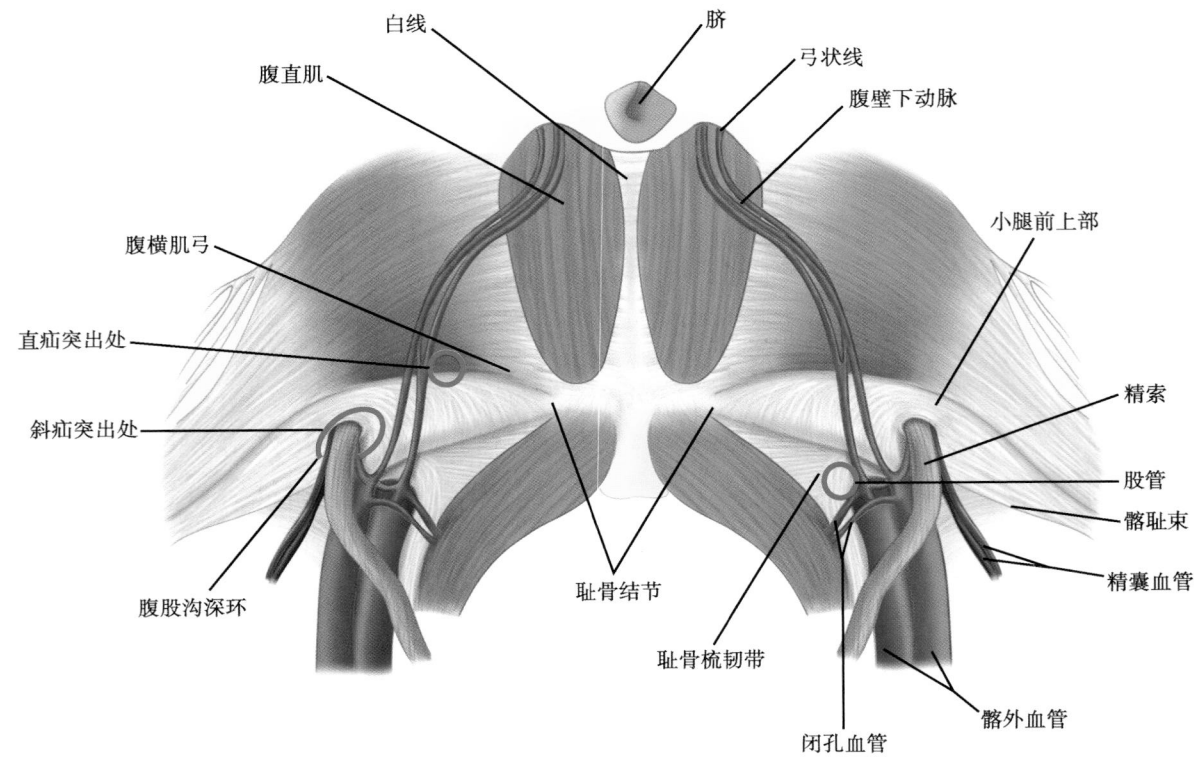

图 37-9　从后视角度观察腹股沟的解剖

织、脂肪和淋巴结,尤其是其上端的 Cloquet 淋巴结。股管远端由被称为"股环隔"的脂肪组织封闭。一旦该隔膜的完整性受到破坏,就可形成股疝。由于空间较小和缺乏弹性,股疝易发生嵌顿,通过切断腹股沟韧带即可有效地解除股疝的嵌顿。

后视图

自从腹腔镜技术应用于腹股沟疝的治疗之后,外科医师需要从后视角度重新熟悉腹股沟区的解剖(图 37-9)。与腹膜前途径相比,经腹腔内途径由于具有更大的视野和对腹腔内解剖更为熟悉,使得腹股沟疝在腹股沟区后方更容易识别。腹腔内常用的标志点是 5 条腹膜皱襞、膀胱、腹壁下血管和腰大肌(图 37-10)。从正中线开始,脐正中襞能够很容易地在低位正中线被识别,该皱襞是胚胎尿囊纤维的残余,但在部分成人仍保留为脐尿管。脐正中襞从正中向下延续至耻骨联合和膀胱;两侧稍向外呈放射状下行的是脐内侧襞,是脐动脉闭塞后形成的。少数情况下,膀胱上动脉走行于脐正中襞内,为膀胱上外部提供血供;大多数情况下,该动脉走行在脐内侧襞内侧,紧邻膀胱外侧缘。脐内侧襞韧带的外侧,即有腹壁下动脉通过的,腹壁下动脉是 Hesselbach 三角的外侧界,也是鉴别腹股沟斜疝和直疝的重要标志。从腹壁下动脉内侧突出的称为直疝,而从腹壁下动脉外侧突出的则称为斜疝。疝的类型也可以根据存在于腹膜皱襞之间的一系列陷窝来鉴别。从中线向外,分别是膀胱上窝、内侧陷窝和外侧陷窝。膀胱上窝位于脐正中襞和脐内侧襞之间,从该处突出的疝称为膀胱上窝疝。内侧陷窝位于脐内侧襞和脐外侧襞之间,是直疝突出部位。外侧陷窝在脐外侧襞的外侧,腹股沟管内环位于该处,因此也是腹股沟斜疝突出部位。从腹腔的视角不能看到腹股沟

浅环。在最外侧,可看到腰大肌沿着腹膜后腔下行。前部的髂前上棘不容易看见,但在腹部可以触摸到。辨认出腹股沟管内环后即可很容易辨认出精索,顺着精索可发现髂血管位于腹膜深面。在腹膜深面还有两个潜在性间隙,切开腹膜后即可进入。腹膜和腹横筋膜后层之间是 Bogros 间隙,内有脂肪和蜂窝组织。另一个间隙不甚明显,称为血管间隙,位于腹横筋膜的前层和后层之间,内有腹壁下动脉。

一旦 Bogros 间隙显露,即可辨认出相关的腹膜前腹股沟区解剖结构。位于膀胱上方的最内侧的腹膜前间隙也称

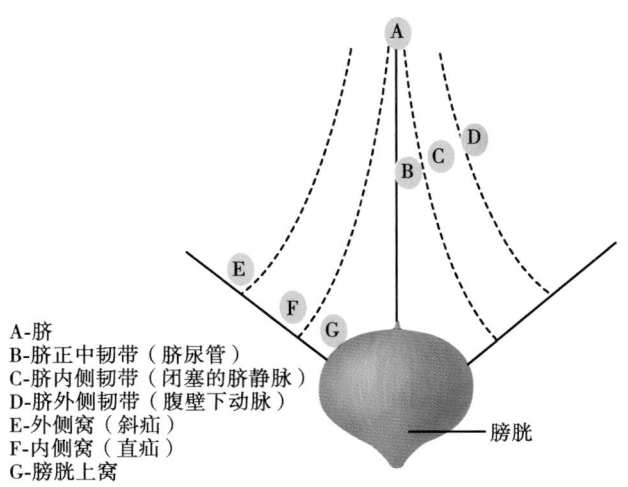

A-脐
B-脐正中韧带（脐尿管）
C-脐内侧韧带（闭塞的脐静脉）
D-脐外侧韧带（腹壁下动脉）
E-外侧窝（斜疝）
F-内侧窝（直疝）
G-膀胱上窝

图 37-10　后视观察腹膜皱襞和相关的陷窝。A. 脐。B. 脐正中韧带(脐尿管)。C. 脐内侧韧带(闭塞的脐静脉)。D. 脐外侧韧带(腹壁下动脉)。E. 外侧窝(斜疝)。F. 内侧窝(直疝)。G. 膀胱上窝

耻骨膀胱间隙。耻骨联合是可以在中线白线处触摸到坚硬的结构。相比较前路而言,腹股沟区的脉管系统从后路更易辨识。腹壁下血管与髂血管在同一纵平面。在耻骨梳韧带上面,常常可发现闭孔动脉耻骨支,该血管连接腹壁下血管和闭孔血管;手术中还必须保护好来自髂外血管的旋髂深血管,因为它紧邻髂耻束的内侧部分。一旦髂血管显露,必须注意生殖股神经的生殖支,因为该神经紧贴髂外动脉走行。在腹股沟内环处,生殖股神经的生殖支进入腹股沟管并参与精索构成。

生殖股神经的股支位于生殖支的外侧,并在髂耻束下方离开腹膜后腔。同样在生殖支外侧,有时可见与股支伴行的股外侧皮神经,该神经自腰大肌外侧缘穿出后,也在髂耻束下方离开腹膜前腔,支配大腿前外侧部的皮肤。在腰大肌和髂肌之间的髂外血管外侧可以显露股神经,但在腹腔镜疝修补手术中常不用显露股神经。股神经沿髂耻束和腹股沟韧带下方走行进入大腿。髂腹下神经和髂腹股沟神经并不进入腹膜前修补的手术区域,进行前路修补时更容易显露这两条神经。

精索内各结构在进入腹股沟管内环后即汇聚形成精索。特别应注意输精管,因为它沿着骨盆外侧壁走行,然后越过腹壁下动脉从内下方进入精索。在腹股沟管内环稍下方,可见髂耻束附于髂嵴上。在腹股沟管内环内侧部,耻骨梳韧带向下外方连接耻骨支,该韧带在股环内侧走行,也可从腹壁下动脉内侧辨认。股环的其余界限从后视角度看,上界为髂耻束,下界为耻骨梳韧带,外界为股静脉。

从后视角度还可以更好地理解 Fruchaud 提出的"耻骨肌孔"(图 37-11)。耻骨肌孔上缘为腹内斜肌和腹横肌弓部,外缘为髂腰肌,内缘为腹直肌。髂耻束将该孔分隔为精索通过的上区和髂血管通过的下区。后视观察还有助于识别一些应

避免损伤的重要区域,如所谓的"危险三角"、"疼痛三角"和"死亡冠"(图 37-12)[17]。"危险三角"内侧界为输精管,外侧界为精索血管,尖端朝上,该区域内有髂外血管、旋髂深静脉、股神经和生殖股神经的生殖支。"疼痛三角"由髂耻束和性腺血管构成,其内有股外侧皮神经、生殖股神经的股支和股神经。"死亡冠"由一系列血管构成,包括髂总血管、髂内血管、闭孔血管、腹壁下血管和髂外血管。了解这些三角的界限有助于避免损伤三角内结构。

分类

腹股沟疝有多种分类方法。分类的目的在于为各种疝的比较确立标准,但现在看来其临床意义是有限的。常用的分类法是根据疝的部位将其分为斜疝、直疝和股疝,然而这种分类法并没有考虑复合疝。在 Fruchaud 提出耻骨肌孔的概念后,对疝的认识有了很大的进步。Fruchaud 认为虽然上述三种疝突出的位置各不相同,但均存在一个共同的结构特点,即腹横筋膜的薄弱。在治疗中直接进行腹横筋膜的修补,可以减少上述三种疝的复发。理想的分类法是能够在术前通过对疝进行分类以选择最合适的修补方法,而不是根据术中情况来决定修补方法。然而,术前分类在很大程度上依赖于主观性的体格检查。同样,由于某些腹股沟疝的结构不能通过腹腔镜探查进行评估,使术中分类也存在困难。

许多学者包括 Rutkow、Robbins、Gilbert、Nyhus 和 Schumpelick 等分别尝试建立了各种分类标准。Gilbert 的分类法根据术中评估将腹股沟疝分成五型,其中斜疝三型,直疝两型(表 37-4)。1 型:内环较小;2 型:内环稍有扩大;3 型:内环扩张超过两横指。4 型:其腹股沟管后壁完全被破坏;5 型:不超过 1 横指的憩室样缺损[18]。Rutkow 和 Robbins 在 Gilbert 分

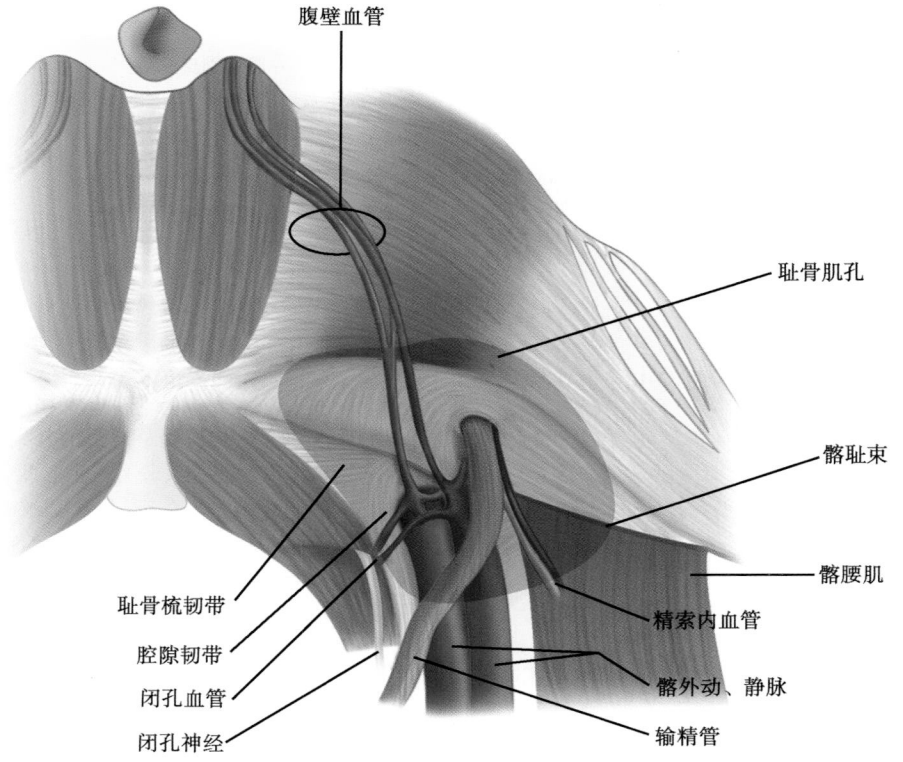

图 37-11 后视角度观察 Fruchaud 提出的耻骨肌孔

腹壁血管 · 耻骨肌孔 · 髂耻束 · 髂腰肌 · 精索内血管 · 髂外动、静脉 · 输精管 · 耻骨梳韧带 · 腔隙韧带 · 闭孔血管 · 闭孔神经

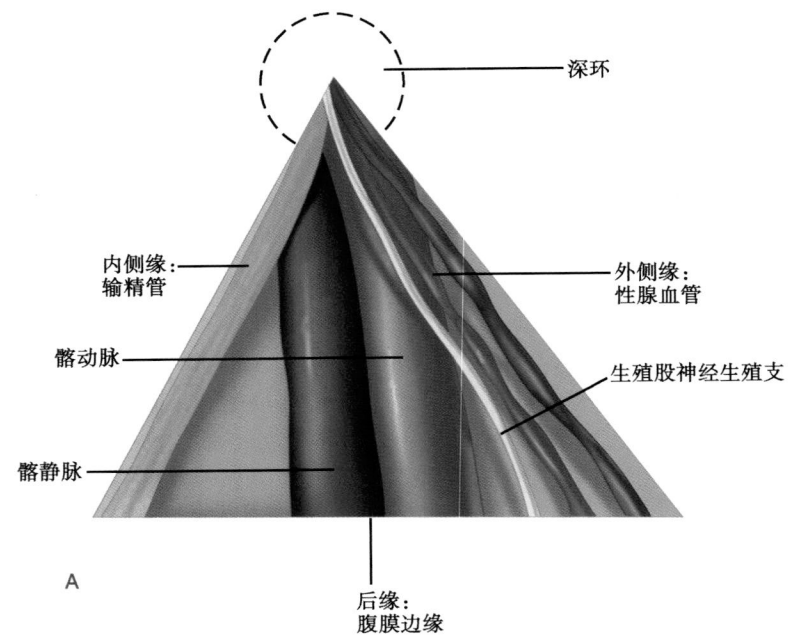

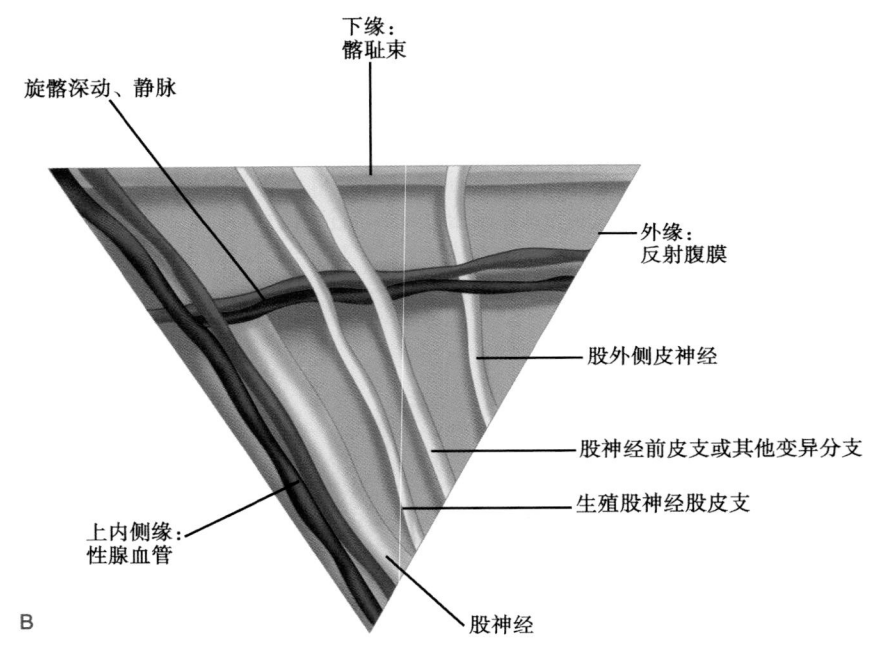

图 37-12　边界和内容物：**A.** 危险三角。**B.** 疼痛三角

类法的基础上增加了 2 型,即 6 型:"裤型疝",斜疝和直疝的复合疝;7 型:股疝[19]。

表 37-4	**Gilbert 分类法**		
1 型	小的,斜疝	5 型	憩室,直疝
2 型	中等,斜疝	6 型	复合疝
3 型	大的,斜疝	7 型	股疝
4 型	整个底部,直疝		

　　Nyhus 的分类方法更加详细,它除了评估缺损的位置和大小外,还评估腹股沟环和腹股沟管后壁的完整性(表 37-

5)。因此,这是一种应用最广泛的分类方法。该法将腹股沟疝分成四型,其中Ⅲ型又分为三个亚型。Ⅰ型:疝内环大小和结构正常,主要为先天性疝;Ⅱ型:疝内环扩大、变形,腹股沟管后壁未受累,疝囊较小;ⅢA 型:包括小到中型的直疝,没有任何疝出物通过内环突出;ⅢB 型:斜疝较大,合并腹股沟管后壁缺损,常常继而影响其底部的结构;ⅢC 型:股疝;Ⅳ型:复发疝,又可分为四个亚型,其中 A 代表直疝,B 为斜疝,C 为股疝,D 为前三种疝任意两种共存的复合疝[20]。Nyhus 分型方法虽然得到了广泛认可,但由于对腹股沟环和后壁损伤的评估存在主观性,特别是在腹腔镜下更是如此,因此该法仍有其局限性。

表 37-5	**Nyhus 分类法**
Ⅰ 型	斜疝;腹内环正常;主要见于婴儿、儿童和少数成年人
Ⅱ 型	斜疝;内环扩大,未破坏腹股沟管后壁;未进入阴囊
ⅢA 型	直疝;不考虑大小
ⅢB 型	导致腹股沟管后壁缺损的较大斜疝;滑动性斜疝和阴囊疝由于通常已累及腹股沟管后壁,因此也归于这一类;裤型疝(复合疝)
ⅢC 型	股疝
Ⅳ型	复发疝;还可分为 A ~ D 亚型,分别代表斜疝、直疝、股疝和复合疝

　　第三种主要的分类法是由 Schumpelick 建立的,在欧洲应用更为广泛。其主要特点是将缺损的大小引入传统的疝分类法中。该法中 L 代表外侧斜疝,M 代表内侧直疝,F 代表股疝。然后根据缺损大小分级:Ⅰ 型缺损直径<1.5cm;Ⅱ 型缺损直径在 1.5 ~ 3cm;Ⅲ 型缺损直径>3cm[21]。虽然这种分类法似乎更加客观,但在气腹过程中,腹部膨胀的程度可能影响测量结果。除上述分类法以外还有其他许多不同的分类法,然而还没有一种分类方法能被所有外科医师广泛接受。新的分类法需要更为简便、客观,并能够适用于开放式和腹腔镜手术中不同的解剖角度。

诊断

病史

　　腹股沟疝有一系列的临床表现,包括偶然发现的突出物、有症状的疝以及疝内容物嵌顿和绞窄而需要外科急诊手术等。无症状腹股沟疝通常是在体格检查时被偶然发现或者是因一个不正常的膨出而引起病人注意。此外,这类腹股沟疝还可在腹腔镜探查腹腔过程中发现。将肠内容物移至上腹部、暴露耻骨肌孔,检查骨盆,即可轻易鉴别出直疝、斜疝和股疝。

　　有症状的腹股沟疝病人常常表现为腹股沟区疼痛。少数情况下病人表现为腹股沟以区以外的症状,如排便习惯的改变和泌尿系统的症状。无论大小,腹股沟疝都可能压迫相邻的神经,从而导致一系列症状,包括坠胀感、局部锐痛以及牵涉痛,其中腹股沟疝区坠胀感是常见的不适,尤其是在一天结束时及长时间活动后症状更明显。出现锐痛则提示有神经压迫,且不一定与病人的活动程度有关系。最后,神经痛可能放射到阴囊、睾丸、大腿内侧。问诊时还应注意腹股沟区以外的症状,如大便习惯的改变和泌尿系统症状提示有滑动疝可能,其疝囊可能包含肠管或膀胱。

　　病史询问过程中应重点询问症状的持续时间和进展情况。疝在较长的迁延时间内通常会增大。极少数情况下,病人可在剧烈活动后以腹股沟疝急症为表现,之前隐匿、无症状的腹股沟疝大多数情况下表现出明显的症状。不论疝的临床表现如何,问诊一定要了解疝是否能够回纳。通常情况下,病人会将膨出的肿物推回腹腔,使疝还纳而得到暂时缓解。随着疝的增大和疝囊内腹腔内容物的增多,突出物将越来越难

以回纳。

体格检查

　　病史可在很大程度上提示腹股沟疝的存在,但是体格检查对于确诊仍是至关重要的。对于过度肥胖的病人体格检查存在着很大的困难,由于他们的腹股沟区解剖在体表难以辨认,因此可能导致疝的漏诊。理想的情况下,病人应在站立位且腹股沟和阴囊完全暴露的情况下接受检查。相对于仰卧位而言,站立位时腹腔压力增大,疝因而更容易引出。检查时首先进行视诊,目的在于发现沿腹股沟区或进入阴囊内的异常膨出物。如果没有发现明显的膨出物,需要进一步的体格检查来证实疝的存在。

　　触诊是将示指通过阴囊皮肤,伸向腹股沟管外环(图 37-13),由此可探查腹股沟管。然后嘱病人咳嗽或用力屏气(即 Valsalva 动作)使疝内容物突出。这种检查并不一定能使病人再现那种模糊、不具体的压迫坠胀感,因为这种症状并不是由这些检查所导致,而是疝内容物对精索长期的压迫所致。然而 Valsalva 动作可使不正常的膨出物显露出来,让临床医师能够判断膨出物是否能够回纳。临床医师还应检查对侧腹股沟区,通过双侧对比来判定疝的大小和程度。当疝较小时这个方法尤为有用。在腹部紧张的情况下,还可以将患侧膨出物的大小与健侧膨出的肌肉进行比较,但是如果对侧有隐匿的疝而未被发现,则有可能得出错误结论。

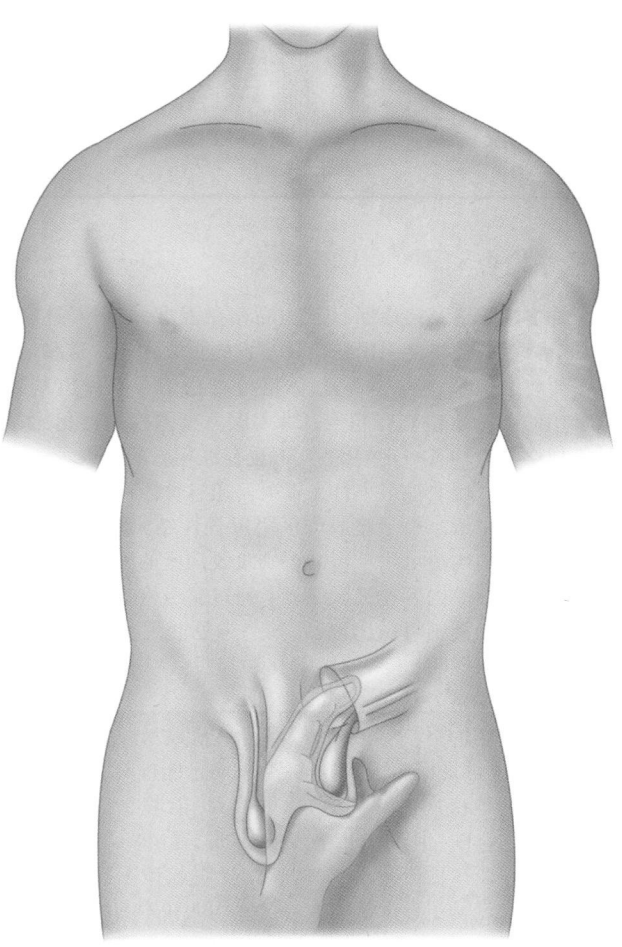

图 37-13　手指探查腹股沟管

体格检查中有一些经典的技巧用于鉴别直疝和斜疝。"腹股沟管闭塞试验"是将手指紧压住腹股沟内环,然后嘱病人咳嗽。如果咳嗽时包块不出现,则为斜疝;如果咳嗽时包块仍然显现,则为直疝。同样,将手指置于腹股沟管,咳嗽时的冲击感可被用于鉴别疝的类型。如果咳嗽时指尖有冲击感,则是斜疝;如果冲击感位于手指背部,则为直疝。然而,临床检查结果和术中探查结果相比,疝类型的诊断正确率仅略高于50%[22,23]。就此而言,这些检查方法更应该用来判断有无腹股沟疝,而不能用于腹股沟疝的分型。

体格检查的另一个难题是如何辨别股疝。股疝的解剖位置明显低于腹股沟韧带,并在耻骨结节侧方。当皮下组织较多时,股疝可能会被漏诊或误诊为来自腹股沟管的疝。反之,在瘦弱的病人身上,凸显出来的脂肪垫可能被误诊为股疝,即"假股疝"。

腹股沟疝需与其他许多表现为腹股沟区膨出的疾病相鉴别(表37-6)。当诊断不明确时,可借助影像学检查。

表 37-6	腹股沟疝的鉴别诊断
恶性肿瘤	隐睾
淋巴瘤	股动脉瘤或假性动脉瘤
腹膜后肉瘤	淋巴结
转移瘤	皮脂腺囊肿
睾丸肿瘤	汗腺炎
睾丸疾病	努克管(canal of Nuck)囊肿
精索静脉曲张	(女性)
附睾炎	大隐静脉曲张
睾丸扭转	腰大肌脓肿
鞘膜积液	血肿
异位睾丸	腹水

影像学检查

许多情况下直接诊断腹股沟疝存在困难,如病人过度肥胖、体格检查时,未能引出疝以及复发的腹股沟疝。这些情况下需要将影像学检查与病史、体格检查相结合来做出判断。最常用的影像学检查有超声、CT、MRI。与体格检查相比,每种影像学检查均有一定的优势,但也存在相应的缺点。

超声检查侵袭性最小且无辐射。通过骨性标志可以容易地识别解剖结构。由于腹股沟区附近骨性结构较少,所以腹壁下血管等结构也可用于帮助识别腹股沟区的解剖结构。增加腹压可使腹腔内容物进入疝囊。通过超声检查观察到腹腔内容物进入疝囊则可做出诊断,如果未见此现象则不能支持诊断。病人较瘦时,正常的精索移动和腹后壁相对腹前壁的活动可能被误诊为疝[24]。

CT 和 MRI 提供的静态影像能清晰地显示腹股沟区解剖结构,不仅能够证实腹股沟疝的存在,而且能排除引起相同临床表现的其他疾病(图37-14)。虽然 CT 能够在临床表现不典型时帮助诊断,但现在几乎没有证据支持将 CT 作为常规的诊断手段。一项研究对 41 例拟接受腹腔镜下腹股沟疝修补术的病人进行了影像学比较。这些病人在术前均进行了超声和 MRI 检查,以腹腔镜探查结果作为诊断腹股沟疝的金标准。该研究通过比较发现体格检查的灵敏度最低,MRI 的灵敏度最高;体格检查和 MRI(n=1)假阳性率较低,而超声检查的假阳性率(n=4)较高。随着科学技术的发展,影像学检查的灵敏度和特异度将不断提高,从而在病人诊断不明确时发挥重要的作用。

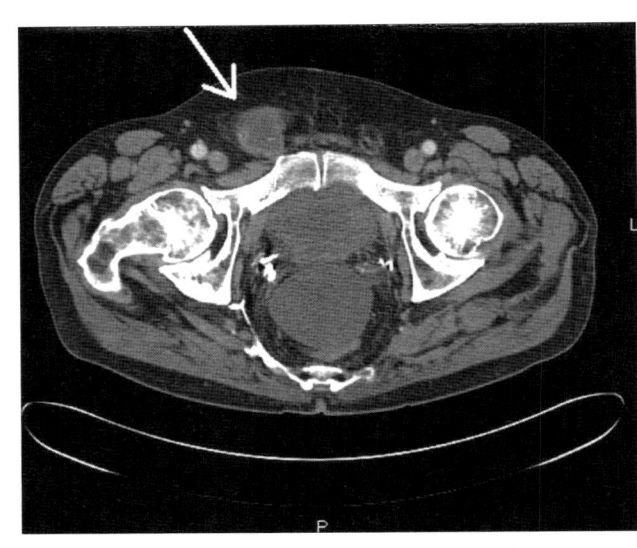

图 37-14　CT 扫描可见右侧一处较大的腹股沟疝(箭头所示),同时还可见左侧有一处较小的腹股沟疝

麻醉的选择

局部麻醉、区域麻醉和全身麻醉在开放性腹股沟疝修补术中均可采用。在行腹腔镜手术治疗时,一般采用全身麻醉,以保证病人的舒适度及良好的腹部膨隆。这也限制了腹腔镜手术在不能耐受全身麻醉和气腹的高危病人中的开展。相反,局部麻醉的副作用较小,能提高病人的手术耐受性,当联合静脉镇静药物时尤其如此。

局部麻醉应由手术医师在切开皮肤前进行。一般的麻醉剂包含利多卡因以及长效的布比卡因,两者均可与肾上腺素合用。有冠状动脉疾病史的病人使用肾上腺素则有相对禁忌证。在注射麻醉药物前应根据病人体重计算出最大剂量。在切开皮肤前(通常在铺巾前),首先,将一定剂量的麻醉剂注射至髂前上棘内下一横指宽处,以阻滞髂腹股沟神经。然后,沿着切口进行皮内及皮下组织麻醉。剩余的麻醉药物可于术中对手术区域进行反复麻醉。两种麻醉药物的联合使用,使麻醉起效快,且持续止痛时间可达 18 小时。

区域麻醉如硬膜外麻醉是不能耐受全身麻醉病人的另一个选择,同样能为病人提供良好的舒适度。病人能够咳嗽或做 Valsalva 动作来检查修复效果是局部麻醉和椎管内麻醉的另一个优点。开放性手术支持者的一个重要理由就是有多种麻醉方式可供选择,然而尽管如此,大多数的病人还是选择全身麻醉,因为在三种麻醉方法中,全身麻醉病人的舒适度最佳。随着围术期护理技术的进步,使得全身麻醉可以在门诊手术中广泛采用。在缝合切口前使用长效或短效的麻醉剂可延长止痛效果。常见的心肺系统的麻醉并发症包括心肌抑制、心肌梗死和吸入性肺炎。采用局部麻醉可降低上述风险,但是,麻醉师更倾向于保持病人完全安静,从而控制呼吸。需要指出的是,在专科的疝治疗中心,大多数手术仅需采用局部麻醉。

治疗

　　腹股沟疝的治疗可根据不同的路径进行划分(开放性手术和腹腔镜手术)。开放性腹股沟疝手术又可分为前入路修补和后入路修补。尽管长期以来已有大量关于开放性腹股沟疝修补术的描述,本章仍将对临床上最常用的手术方法及操作规范进行阐述。

开放性手术

　　在人工补片被广泛应用之前,腹股沟疝的修补主要依靠缝合来加强薄弱组织。在利用人工补片的无张力修补术诞生后,相应地这种传统修补方法被称作"张力修补术";这意味着传统修补方法不符合外科手术中减少组织间张力的原则,因此,这种修补方法也被称作"组织修补"。尽管无张力修补

术有许多优点,组织修补仍在腹股沟疝的修补中占有重要地位,特别是当人工补片的使用成为禁忌的时候——包括手术野污染或担心补片长时间作用于输精管导致精子继发性缺乏[25]。

　　开放性腹股沟疝修补术需常规显露腹股沟区。可在腹股沟上方做一斜行切口或横行切口,通常选择髂前上棘内下两横指处作为最外侧的切口起点,向内做一个 6~8cm 长切口(图 37-15)。用电刀切开皮下组织,Camper 筋膜不一定明显,但 Scarpa 筋膜一般较明显,切开分离 Scarpa 筋膜后即显露腹外斜肌腱膜。在分离皮下组织过程中,可遇到 1~2 条走行方向与切口垂直的小静脉,予以切断并结扎。沿腹外斜肌腱膜的纤维走行方向切开一小口。将组织剪伸入腱膜纤维下方,挑起腱膜并向外环方向适度撑开一个空间,以免切开腱膜时损伤髂腹股沟神经。然后切开腱膜,并打开腹股沟外环,显露腹股沟管及内容物。腹外斜肌腱膜应在腹股沟韧带上方切开,以便于疝修补完成后将其重新缝合。

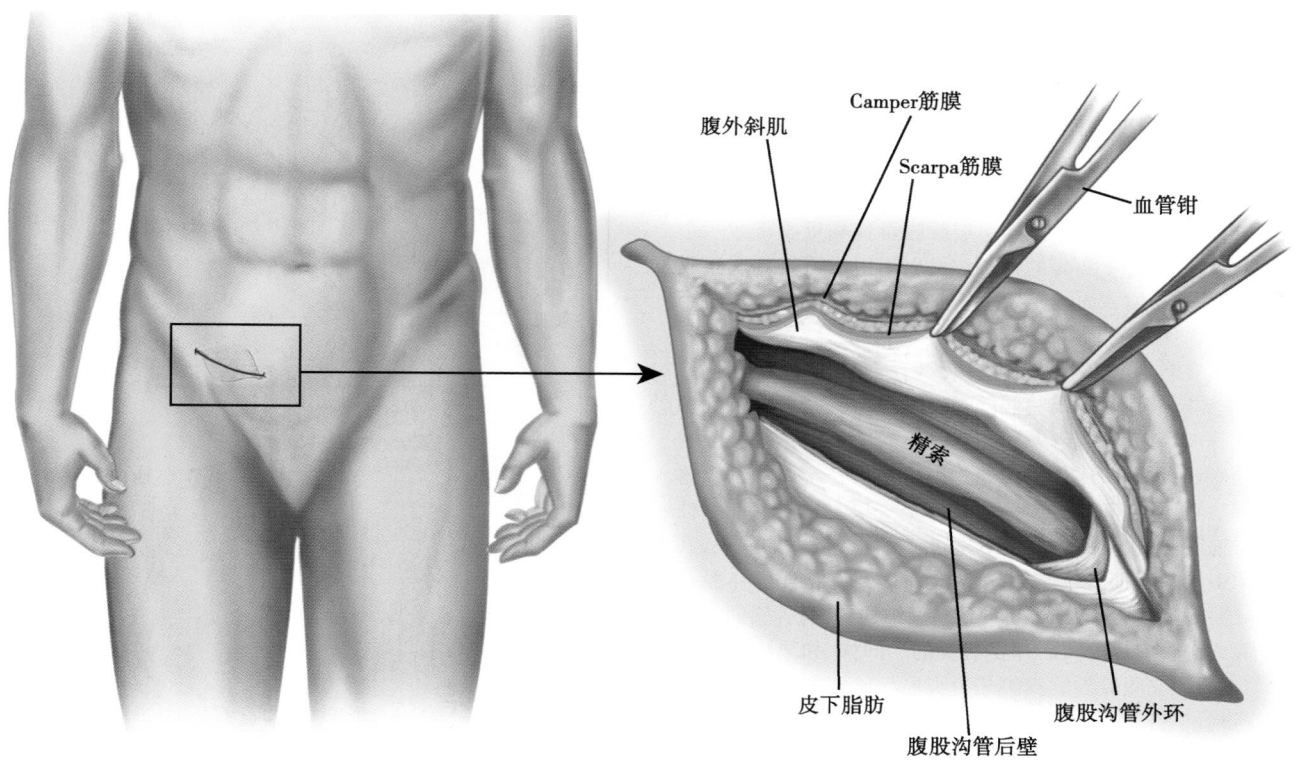

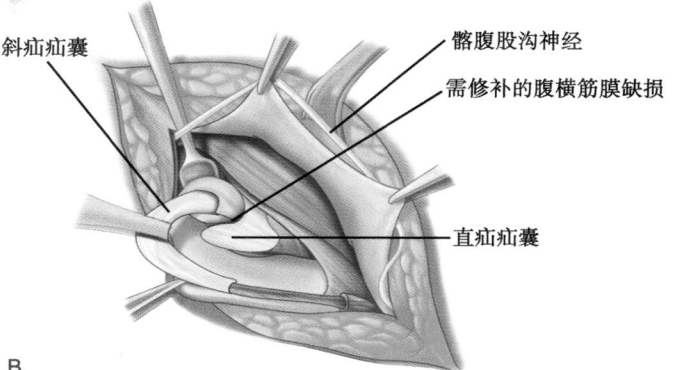

图 37-15　**A.** 开放式前入路腹股沟疝修补术的腹壁解剖层次。**B.** 精索游离、髂腹股沟神经牵开后,显露直疝和斜疝疝囊

游离精索结构

用止血钳将腱膜上下缘分别钳夹并提起,将腹外斜肌腱膜上侧叶从腹内斜肌表面钝性分离。同样,将腹外斜肌腱膜下侧叶钝性分离,显露出腹股沟韧带移行部分。显露髂腹下神经和髂腹股沟神经,并将神经自手术野牵开并用腹外斜肌腱膜加以保护。有的外科医师常规将这些神经分离出来,以避免损伤,但这样会导致该神经分布区域皮肤永久的感觉异常。用示指和拇指在耻骨结节处将精索提起。用纱布绕过精索,将其从腹股沟管后壁提起。将精索自外环处提起后即可显露精索后方与腹股沟管后壁相连的提睾肌,将其钝性分离或直接用电刀将精索骨骼化。一旦腹股沟管内、外环之间的提睾肌被完全切断,则可以对腹股沟管后壁进行详细探查,以了解有无直疝。在分离提睾肌的过程中,应注意避免损伤精索。

疝囊的识别和还纳

由于精索和疝内容物均被完全包绕于腹股沟管内,因此对两者的鉴别造成了影响。直疝在腹股沟管后壁解剖出来后就能很明显地观察到。即使在进行无张力修补的时候,也可对腹股沟管的后壁进行叠瓦状缝合来缩小直疝的疝囊。通常可于精索的前、外侧面发现斜疝的疝囊。除了识别疝囊之外,还需仔细识别输精管和精索的血管,这样才能准确地将疝囊与精索分离。在疝囊的远端,两层腹膜可互相重叠形成一个白色的边缘,有助于疝囊的识别。可以用组织镊将这层腹膜提起,将其从精索表面钝性分离开,然后向疝囊近侧游离直至腹股沟管深环。

将疝囊缩小至腹膜前间隙,即我们所熟知的疝囊高位结扎。一些外科医师还常规打开疝囊并检查其内容物,以确保没有腹腔内容物的嵌顿。同时,此时还需要决定是在腹股沟内环处将疝囊切除,还是简单地将内容物推送至腹膜前。这两种方法对还纳疝囊都是有效的,但是一项大规模的前瞻性随机研究表明,接受疝囊高位结扎同时行疝囊切除的病人,其术后第 1 周的疼痛发生率明显增加[26]。致密粘连的疝囊并非一定要切除,因为这样容易导致精索结构的损伤;然而将疝囊于腹股沟管内环处离断却是必要的。同样,如果疝囊进入阴囊,也必须在腹股沟管内将疝囊离断。试图对这样的疝囊进行回纳有可能导致术后与蔓状静脉丛损伤相关的并发症发生率升高,如睾丸萎缩和睾丸炎。

切口缝合

腹股沟管的重建完成后,即可将精索恢复至其解剖学位置,然后再将腹外斜肌腱膜重新缝合起来。腹股沟管外环是一个比较好的缝合起始点。可使用可吸收缝线向外侧做连续缝合,以重建腹股沟管外环和腹外斜肌腱膜。外环应避免缝合过紧,以免精索在该处受到压迫。当然,腹股沟管外环也要足够小,以容纳腹股沟管的内容物,以免造成与复发疝难以区分的情况。Scarpa 筋膜可以通过可吸收缝线的间断缝合来关闭。最后,皮肤可行皮内缝合,以保持切口的美观。

前路修补,非补片方式

在人工补片引入之前,开放性前路腹股沟疝修补术只能通过缝线拉拢周围组织来闭合缺损。尽管有其缺点,但这些修补

法如 Bassini 修补术、Shouldice 修补术和 McVay 修补术至今仍在腹股沟疝的总体治疗中扮演次要但不可或缺的角色。相比之前的术式,Bassini 修补术的优越性在于其不仅还纳了疝囊、缝合了缺损,而且试图通过薄弱组织的重建来进行加固,尽管这种依靠自身组织修补的术式会导致重建组织的张力增加。Shouldice 修补术则是一种例外,因为其通过多层组织的重建将组织间的张力分散,从而在实际上达到了无张力修补的效果。所有的开放性前路修补术式的疝囊显露和还纳方法相同;而腹股沟管完整性的重建在不同的术式则各不相同。

Bassini 修补术　Bassini 修补术是腹股沟疝修补术中一个重要的改进,因为与当时其他的修补术相比,它使术后复发率得到了显著的降低。Bassini 修补术目前在临床中的应用有限,因为其他依靠自身组织修补的术式(如 Shouldice 修补术)已经证实其复发率更低。Bassini 修补术的重要性在于它的一些改进成为目前疝修补术的规范,其中包括精索的游离、解剖疝囊并高位结扎,以及大范围的腹股沟管重建(图 37-16)。

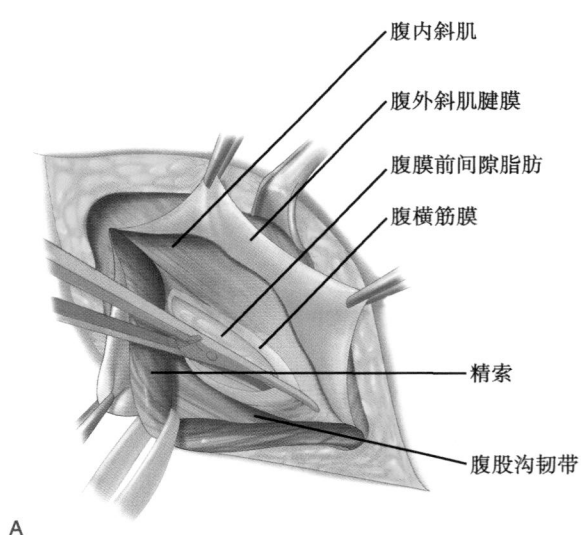

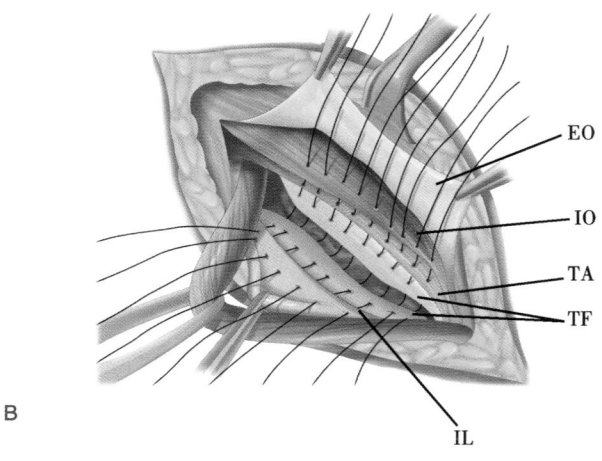

图 37-16　Bassini 修补术。**A.** 从腹股沟管内环至耻骨结节切开腹横筋膜并显露腹膜前脂肪。**B.** 将内侧的腹横筋膜(TF)、腹横肌(TA)和腹内斜肌(IO)(Bassini 著名的"三层")与外侧的腹股沟韧带(IL)缝合以重建后壁。EO,腹外斜肌腱膜

分离提睾肌并在腹股沟管内环处结扎疝囊，然后从耻骨结节至腹股沟管内环切开腹横筋膜，从而进入腹膜前间隙。在腹横筋膜后方从上缘开始钝性分离腹膜前脂肪组织，使腹横筋膜具有足够的移动度。然后通过一个三层的修复使其恢复后壁的完整性，即将内侧腹内斜肌、腹横肌、和腹横筋膜，通过间断缝合固定于腹股沟韧带移行部和耻骨骨膜上。修补的外侧缘应达到腹股沟管内环的内侧缘，内环也因此而得到加强。Bassini 修补术在北美地区应用时，神经血管结构损伤的发生率和复发率均较高，导致这些结果的原因是手术中没有常规切开后壁。尽管 Bassini 对疝修补术进行了重大的改进，但该术式仍有一定的复发率，通过对其进行改进可以进一步降低复发率。在 Bassini 之后有多位外科医师对该术式进行了一系列改进，并实现了更低的复发率，即外加减张切口和 Shouldice 修补术。目前 Bassini 修补术在临床上应用较少，但其改

良术式在巨大直疝的开放性修补中应用较多。对这部分病例可在后壁重叠缝合加固的基础上使用人工补片进行无张力修补。

Shouldice 修补术   Shouldice 对 Bassini 修补术进行了改进，使术后复发率降到了极低的水平。虽然 Shouldice 修补术一般被归类为开放式组织修补手术，但多项对比研究显示，其成功率与无张力疝修补术相同。与 Bassini 修补术的手术原则相似，Shouldice 修补术也包括腹股沟管的广泛解剖和重建，同时由于该术式采用多层连续缝合进行修补，使其具有以下两个优点：其一，是使各层之间的张力分散；其二，是避免了在间断缝合的缝线之间形成疝（图 37-17）。Shouldice 修补术最初使用不锈钢丝进行缝合，随着材料的改进，现在使用人工合成的不可吸收缝合线进行修补。腹股沟管后壁显露后，在耻骨结节和腹股沟管内环之

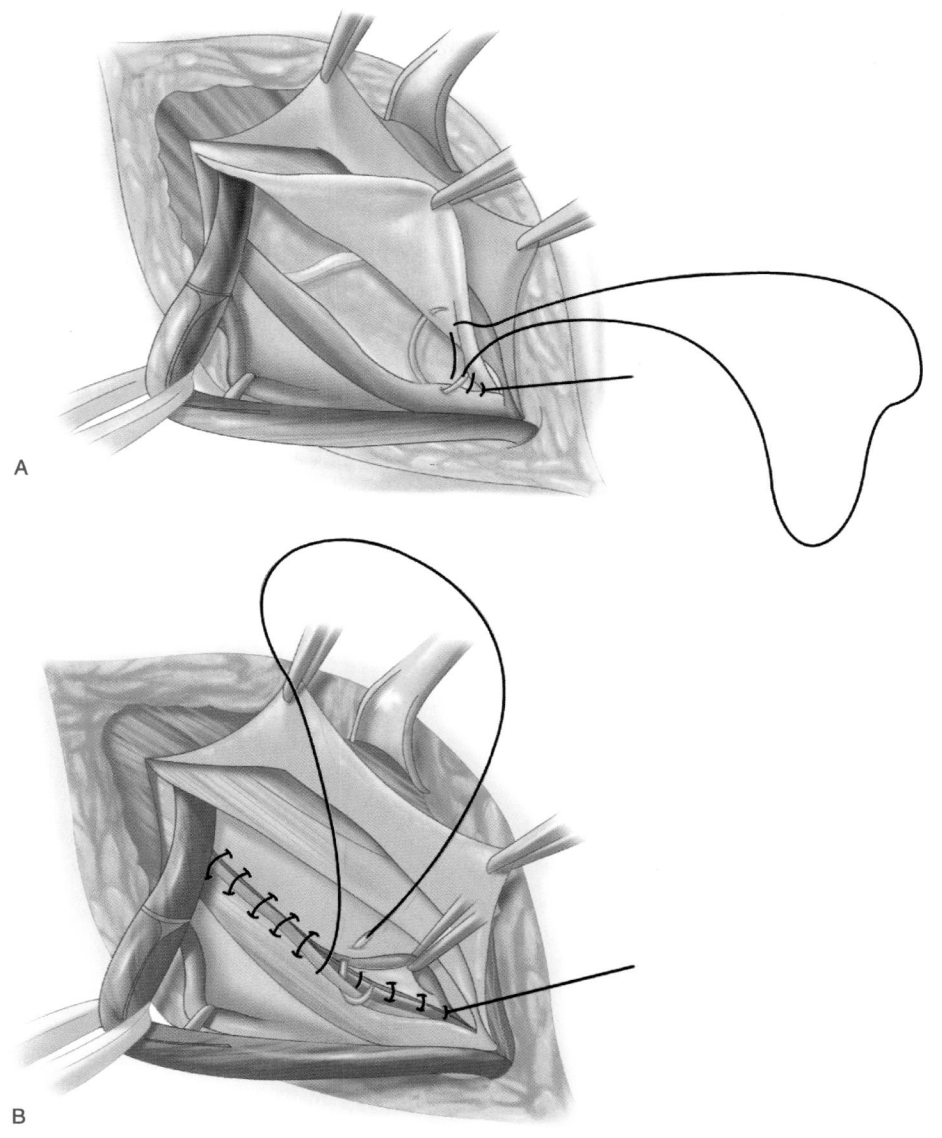

图 37-17 Shouldice 修复术。**A.** 髂耻束与内侧缘缝合，该内侧缘由腹横筋膜、腹内斜肌和腹横肌组成。**B.** 这是四层缝合中的第二层。提起提睾肌残端，缝线反转向耻骨结节方向，将腹内斜肌及腹横肌与腹股沟韧带进行缝合。最终将内侧的腹内斜肌及腹横肌与"假腹股沟韧带"（由腹外斜肌腱膜下侧叶浅面纤维延伸而来并与真正的腹股沟韧带平行）再进行二层缝合

间切开腹横筋膜;切开时应注意勿损伤腹膜外结构,然后钝性游离切开的腹横筋膜上叶及下叶。第一层修补从耻骨结节开始,于该处将髂耻束与腹直肌鞘外缘缝合,然后向外连续缝合,将包括髂耻束在内的腹横筋膜下叶与腹横筋膜上叶后面连续缝合,直至到达腹股沟管内环处,在该处重建腹股沟管内环。腹股沟管内环重建后,缝线不打结继续折返向内连续缝合进行第二层修补。第二层修补从腹股沟管内环处开始,将新形成的腹横筋膜上叶与下叶缘及腹股沟韧带移行部缝合,至第一针线尾处将缝线与原来的线尾打结。第三层缝合从收紧的腹股沟管内环处开始,将腹内斜肌及腹横肌腱膜与腹股沟韧带表面的腹外斜肌腱膜纤维缝合。这一层连续缝合至耻骨结节处反转继续进行第四层缝合,与第三层缝合类似,在其浅面进行。Shouldice 修补术的独特之处在于常规游离生殖股神经的生殖支,因此该术式在降低复发率的同时也会导致耻骨结节处皮肤感觉丧失。Shouldice 修补术在临床上特别是在治疗腹股沟疝的专科医院得到了广泛应用。

McVay 修补术 McVay(耻骨梳韧带)修补术的优势是能同时修补股管及腹股沟股管缺损,对于使用人工补片存在禁忌证的股疝或经腹股沟韧带上方入路进行股疝修补时,该术式尤为适用。该术式由 McVay 首先推广使用。此外,他还提出了减张切口的概念(图 37-18)。当精索被游离出来后,在腹横筋膜做一横切口,即进入腹膜前间隙。在腹横筋膜后方稍做分离,从而允许腹横筋膜上缘能适当移动,然后对腹股沟管后壁进行修补加强。在切口内侧辨认出耻骨梳韧带,钝性分离显露其表面,然后将腹横筋膜上缘与耻骨梳韧带缝合,沿耻骨梳韧带向外侧继续缝合进行修补,同时关闭股管。

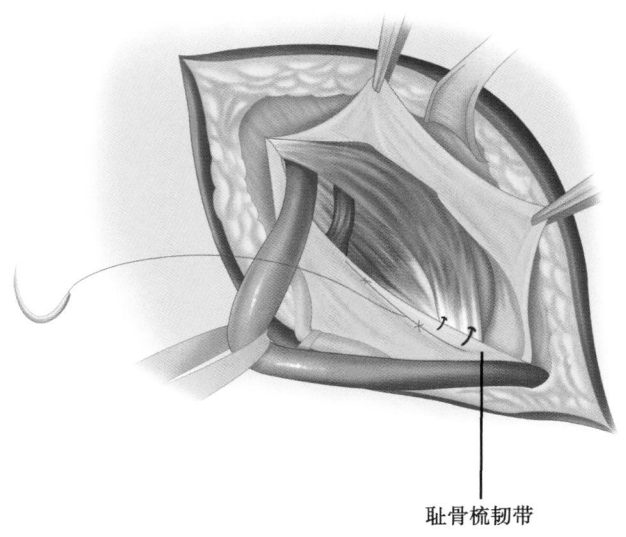

耻骨梳韧带

图 37-18 McVay 耻骨梳韧带修补

缝针越过股管后,转针将腹横筋膜与腹股沟韧带缝合。转针有助于彻底闭合股管,更重要的是其避免了股血管损伤。将腹横筋膜与腹股沟韧带缝合,其外侧缘达腹股沟管内环处,并将腹股沟管内环缩小、收紧。McVay 修补术使用间断缝合或连续缝合均可。McVay 修补术一个重要的观念是减张切口的提出,该切口能显著降低组织间张力。具体方法是在腹横筋膜与耻骨梳韧带及腹股沟韧带缝合之前,在腹直肌鞘做一切口,该切口始于耻骨结节,向上延长 2~4cm。

减张切口的潜在不利后果包括术后疼痛发生率增加以及较低概率的腹前壁疝形成。McVay 修补术的缺点还包括组织修补本身所致的高复发率。此外,该术式需要广泛解剖,可能导致下方的股血管损伤。

前入路修补,补片方式

在专科的疝治疗中心以外施行的以组织修补为基础的腹股沟疝修补术复发率仍旧很高,这与重建组织间的张力过高有关。为了克服这个问题以符合外科修补的无张力原则,网状补片疝修补术得到了发展。使用网状补片能在不增加底部张力的情况下重建腹股沟管后壁,因而这类术式被其倡导者 Lichtenstein 称作无张力修补术。其进一步的改良包括在腹股沟管内环加用网塞,称作疝环充填式无张力疝修补术。由于腹股沟疝无张力修补术通过长期随访持续证明其具有极低的复发率,加上手术操作简单易学,因而该术式得到了广泛的认同。

Lichtenstein 无张力修补术 该术式显露、游离精索结构的步骤与其他开放性修补术式是一样的。特别需要注意的是,钝性分离腹股沟管时应显露腹股沟韧带移行部和耻骨结节,以提供一个较大的区域来放置补片。与以组织修补为基础的常规术式不同的是,Lichtenstein 修补术没有常规切开腹横筋膜,因此不利于发现潜在的股疝。然而,对于从腹股沟管入口上方没有看到有临床意义的疝的病例,是否需要进入腹膜前间隙探查股管存在争议。没有切开腹股沟管后壁也意味着没有利用腹股沟管结构进行内环重建(图 37-19),作为替代,后壁和内环通过网状补片来进行加强。网状补片类似于长方形,自顶点开始其内侧缘呈圆弧形。在另一端,网状补片被切开以容纳精索。网状补片必须足够大以充分覆盖腹股沟管后壁,其尺寸可根据放置区域进行裁剪以与该区域相匹配。补片的圆弧形边固定于耻骨结节内侧的腹直肌鞘,以确保内侧有足够的重叠区域以防止疝的复发。在耻骨结节周围缝合数针,以确保补片固定。需要注意避免缝线直接缝合到耻骨结节骨膜,这可能会导致术后持续疼痛。将补片的下缘与腹股沟韧带的移行部缝合,连续向外缝合至内环处打结固定。裁剪补片至合适大小,以便在内环处包绕精索。补片外侧端的裂口可能需要扩大,以容纳精索并避免绞窄。用补片的上、下两瓣于精索的基底部将其包绕,补片的外侧覆盖内环并靠近髂前上棘,将其间断缝合固定。这样内环得以加固并可防止腹股沟直疝的复发。

补片瓣面缝合过松可导致斜疝复发率升高,而过紧又可能使精索受压损伤。补片上缘固定于腹内斜肌腱膜及腹直肌鞘后方,间断缝合或连续缝合均可。补片的上、下缘与腹内、外斜肌腱膜固定处过于表浅,可能会使腹外斜肌腱膜上、下叶缩短,从而导致腹股沟管难以关闭。修补股疝时补片下缘与内侧的耻骨梳韧带及外侧的腹股沟韧带缝合,这与 McVay 修补术类似。补片修补一般使用不可吸收缝线或吸收期较长的缝线。

疝环充填式无张力疝修补术 疝环充填式无张力疝修补术是 Lichtenstein 修补术的改良,该术式首先由 Gilbert 使用,随后由 Rutkow 和 Robbins 加以推广[27]。除了像 Lichtenstein

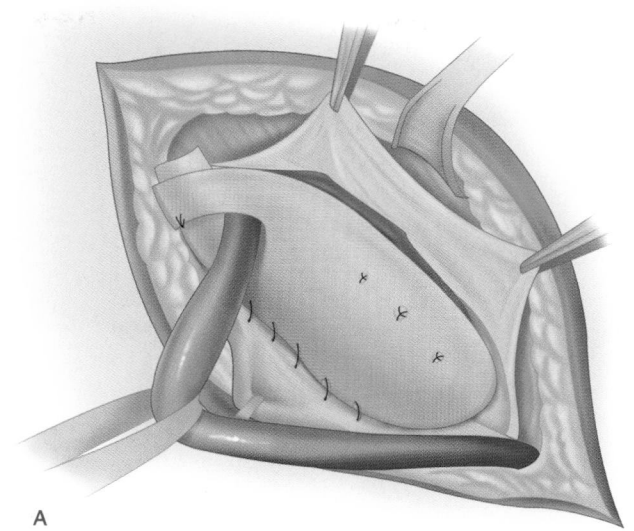

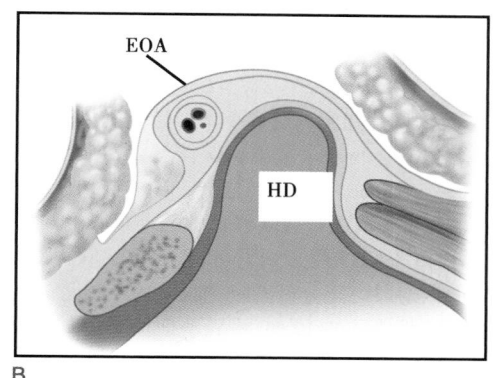
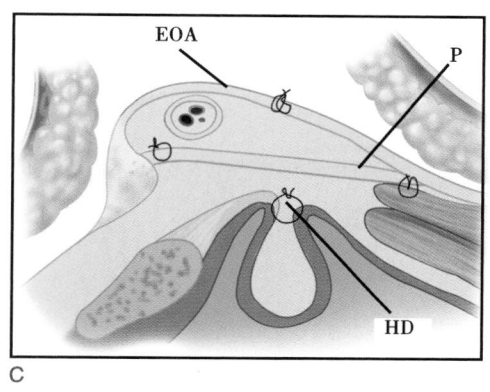

图 37-19 Lichtenstein 无张力疝修补术。**A.** 补片（P）内侧缘与耻骨结节内侧 2cm 的腹直肌鞘前层缝合。补片外侧缘与腹股沟韧带移行部连续缝合固定。补片尾部包绕精索后通过间断缝合固定。**B 和 C.** 侧视图显示补片位于精索和疝缺损（HD）之间。疝缺损向腹腔折叠，使补片能够容易放置（并不影响修补的强度）。EOA，腹外斜肌腱膜

修补术一样放置补片外，该术式还在内环处放置网塞（图 37-20），从而使内环得到网塞及补片的双重加强。该术式最初是将一张平片补片紧紧卷成圆柱体状来作为网塞，并将其沿精索放置在精索通到内环处。随后的改良则使用花形或伞形的网塞，放置时将其尖端朝向腹腔，从而形成一个有效的腹膜前修补。当腹压增加时，可使网塞的叶片张开从而起到保护作用。关于疝环充填式无张力疝修补术的最初描述强调该术式是一种纯粹的无张力疝修补术，网塞与补片放置于解剖位置，不需要缝线固定，正常形成的瘢痕组织即可将补片及网塞固定并恢复腹股沟管的强度。目前，临床上有各种形状的预成型网塞可供使用，通常在内环边缘间断缝合一针或数针进行固定[28]。网塞虽然可直接将缺损填塞，但是由于没有进行腹股沟管后壁的切开及游离，因此需要在缺损的边缘缝合固定网塞。在这种情况下，网塞的下缘可以与耻骨梳韧带及腹股沟韧带固定，上缘可与腹内斜肌腱膜固定。随着网塞及补片固定范围的变化，疝环充填式无张力疝修补术也进行了许多改良。使用网塞修补还应考虑网塞向腹腔内移动以及对毗邻结构侵蚀的可能。

腹膜前修补

正如前面在 Bassini 修补术部分所指出，前路途径切开腹横筋膜即可进入腹膜前间隙；然而该法显露腹膜前间隙的范围有限，因此许多外科医师从腹横筋膜后方进入腹膜前间隙。Cheatle 是第一个施行后入路腹股沟疝腹膜前修补术的人，他通常选择下腹正中切口，后来也使用 Pfannenstiel 切口。Nyhus 还描述过不使用补片的腹膜前修补术，然而使用补片的优越性使得该术式已成为历史。通过开放性途径在腹膜前间隙放置覆盖范围广泛的补片，最终也奠定了腹腔镜修补术的基础。腹横筋膜通过在其深面放置补片而得到加强。腹膜前修补的优点在于补片放置于疝内容物和疝缺陷之间，腹内压增加将使补片紧贴腹股沟管后壁，而不像前置补片那样是被推离。另外，后入路腹股沟疝腹膜前修补术无须进入腹股沟管，而且关闭疝缺损也并非必需，因此可以避免损伤经过腹股沟管的神经，对精索的操作也极少。进入腹膜前间隙通常选用 Pfannenstiel 切口或下腹正中切口，应注意勿切开腹膜。从腹腔内也可进入腹膜前间隙，但这种方法最适用于因其他原因施行剖腹术

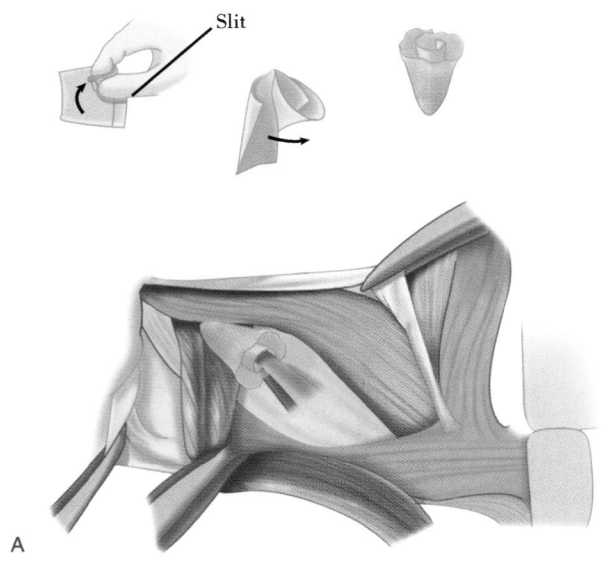

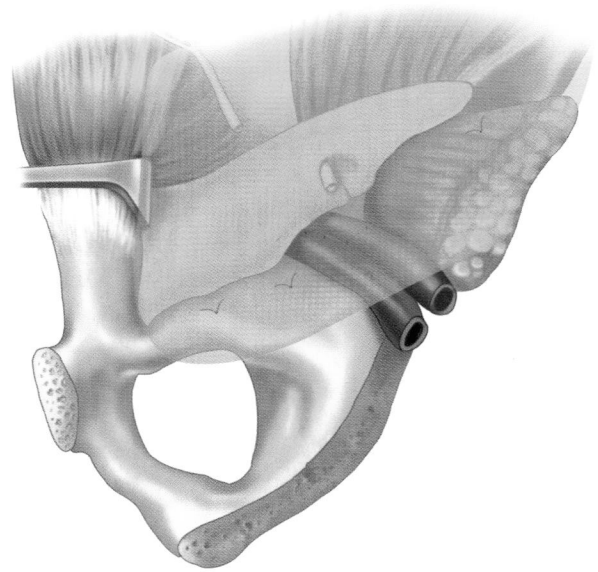

图 37-21   后路修补中补片放置的示意图。使用大片的补片覆盖耻骨肌孔，缝线固定于耻骨结节、耻骨梳韧带及腰大肌

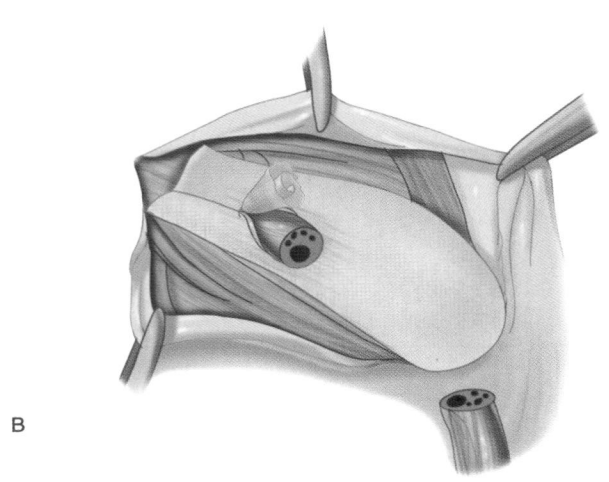

图 37-20   A. 网塞可由网状平片制作，或使用商业化预制的网塞，将其放置在内环。B. 网塞与平片放置好的最终修补示意图。一个常见的改进是在网塞放置后，将平片覆盖于网塞之上

时。一个典型的例子就是因肠梗阻施行剖腹术，术中发现腹股沟疝是导致肠梗阻的原因。

Read-Rives 修补术   Read 和 Rives 所描述的腹膜前修补术是一种前路开放式修补术，采用标准的腹股沟切口进入腹股沟区（图 37-21），切开腹横筋膜并在腹膜前间隙进行广泛的钝性分离，以适应放置大网片的需要。在内环处找到精索，自靠近腹膜处向近侧游离盆腔段输精管。在精索腹壁化过程中，输精管与精索血管逐渐分开。在内侧还要找到耻骨梳韧带，并且要游离显露其表面。继续分离直至腹膜与髂窝分离，只有游离到这种程度才能提供足够的空间以放置大的补片。将一块约 16cm×12cm 大小的补片完整置在精索上方的腹膜前间隙，必须确保补片内侧缘覆盖耻骨梳韧带、外侧缘覆盖髂前上棘和下侧缘达腹膜前游离边缘。将补片用三针分别与耻骨梳韧带、耻骨结节和腰大肌缝合固定。然后腹横筋膜要重新闭合，按开放式修补术常规缝合关闭腹股沟管。

巨大网片加强内脏囊手术   巨大网片加强内脏囊手术又被称作 Rives、Stoppa 或 Wantz 修补术，但它们之间存在着微小区别。Pfannenstiel 切口或者下腹部横切口是该术式理想的切口，相对于前路开放式修补的标准腹股沟切口，这样的切口更靠内侧。切口位于内环水平上方，范围从中线向外 8 ~ 10cm，该切口可充分显露腹直肌鞘的外侧面，将腹直肌鞘及腹内、外斜肌切开约 10cm，将腹壁肌肉牵开即可显露并切开腹横筋膜，注意保留腹膜的完整以确保操作在腹膜前间隙内进行。随后需要在腹直肌鞘和腹壁下血管深面进行广泛的游离（图 37-22）。游离从中线对侧开始，向外超过髂前上棘，向下游离腹膜至精索血管和输精管分开处。后路修补需要识别内侧的耻骨梳韧带及该韧带外侧走行的髂耻束。在游离过程中，直疝易于被发现，并且在游离的初始即可回缩。将疝囊与覆盖在其上方的腹横筋膜分离时，一定要小心，因为此时容易进入一个错误的解剖平面，从而导致在前腹壁内进行游离。直疝的缺损可以忽略，也可以通过将横筋膜缝合至耻骨梳韧带使其重叠或消除。斜疝可在内环处得到确认，并且通常需要进行疝囊切除。腹膜前修补的优点是对精索的影响最小。因此，在斜疝疝囊巨大或存在致密粘连的情况下，精索的腹壁化存在困难，此时可在内环处将疝囊与粘连的精索游离，行疝囊结扎，将远端疝囊旷置，即可关闭疝所致的腹膜缺损并恢复其完整性。由于疝囊是双层的，因此可以从未与精索粘连的对侧开始沿疝囊周缘游离，直至疝囊完全游离并与精索分开。

然后在无菌条件下，将准备好的大片网状补片置入游离出的间隙。补片的宽度应该超过脐与髂前上棘至少 1cm，高度约为 14cm。网状补片的制备多种多样，可分为完整的补片和有裂隙的补片两类。在补片侧面有裂隙者可容纳精索，补片放置的方法类似于 Lichtenstein 无张力修补术中补片的放置。裂隙使补片的完整性受到影响，也许会导致疝的复发。裂隙或钥匙孔补片的支持者认为使用这类补片可将其放置于最佳位置，从而避免了补片的缝合固定。而固定是避免损伤

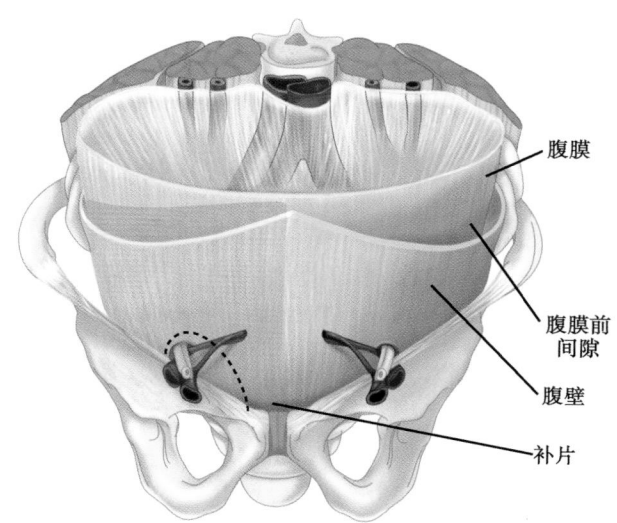

图 37-22 广泛游离双侧腹膜前间隙,使其能容纳大的补片来代替腹横筋膜

腹膜前结构如股外侧皮神经和腹壁下血管的一个重要考虑因素。Wantz 修补术主张在直疝或斜疝缺损的上方用三根可吸收缝线将网状补片的上缘固定在前腹壁上。固定缝线的位置包括白线、半月线和髂前上棘。沿补片的下缘用长弯钳钳夹可以方便地将补片平坦放置于腹膜前间隙的下缘(图 37-

23)。长弯钳应钳夹于补片的两个下角及下缘中点。补片应绷紧并平坦放置,避免下缘的任何卷曲。通过长弯钳引导将补片内下角放置于膀胱前间隙,下缘中点在耻骨支和髂血管上方,外下角放置于髂窝以覆盖精索。当腹膜与补片贴附良好后即可移除血管钳。在存在双侧疝的情况下,Stoppa 提倡使用单个跨越两个髂前上棘至少 2cm 的大型网状补片,高度是肚脐和耻骨之间的距离。这种大型补片需要使用 8 把长弯钳钳夹其边缘,以方便其妥善安置。虽然这种方法提供了极好的覆盖面并加强了腹膜前间隙,但术后疼痛和恢复是一个值得考虑的重要因素(图 37-24)。

髂耻束修补术 Nyhus 和 Condon 对髂耻束进行了广泛而细致的解剖学研究,发现其在疝修补术中具有重要的作用,并在此基础上提出了髂耻束修补术。腹膜前修补术无法直视腹股沟韧带,然而髂耻束在腹膜前间隙可提供坚实的固定部位,从而起到与腹股沟韧带类似的功能。该修补术将腹膜前组织修补与补片植入相结合。在耻骨联合上两横指处做一横行的腹部切口,切开前腹直肌鞘前层,将腹直肌向内侧牵开,显露腹直肌鞘后面。将腹内、外斜肌和腹横肌一并切开,显露腹横筋膜(图 37-25)。腹膜前间隙的游离与其他开放性腹膜前修补术式类似。然后将腹横筋膜弓状下缘与耻骨梳韧带及髂耻束间断缝合,以重建腹股沟管后壁(图 37-26);通过腹横筋膜与耻骨梳韧带的缝合关闭股管;在内环的周围将腹横筋膜与髂耻束缝合以收紧内环。因此,这种修补术的特点在于能够

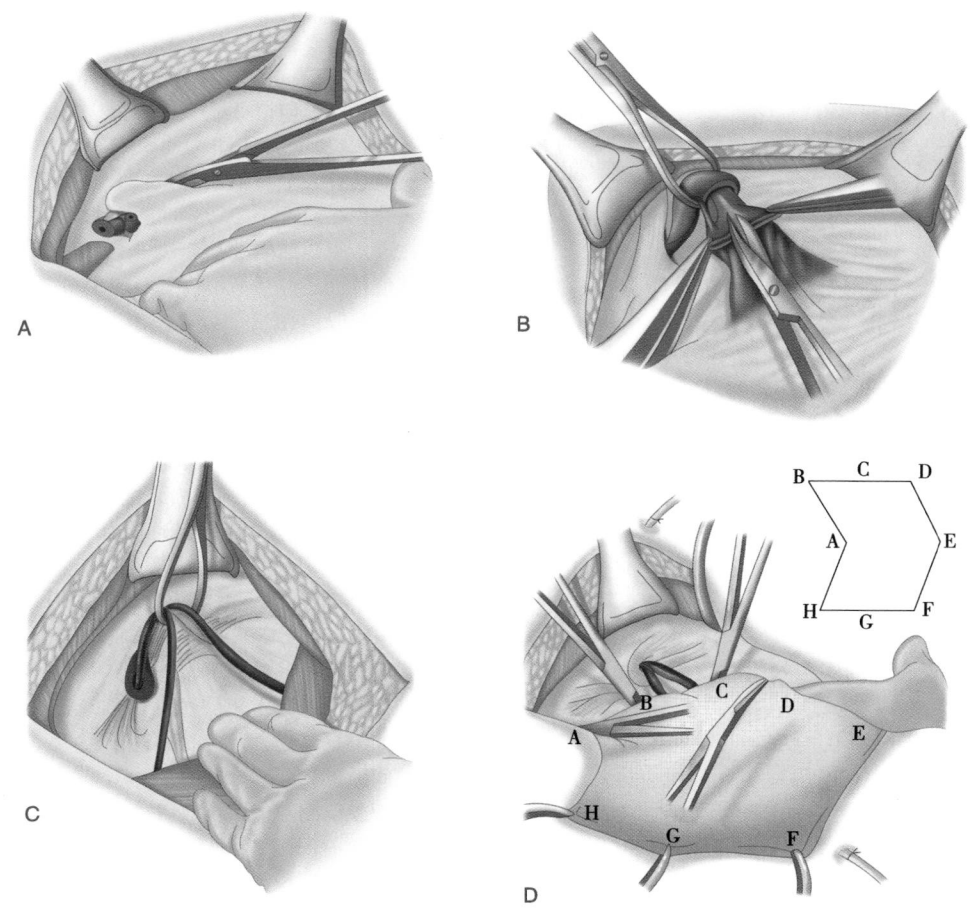

图 37-23 **A.** 将较长的斜疝疝囊与精索分离时其远端无须游离。**B.** 切开、缝合关闭疝囊。**C.** 将疝囊从邻近的精索结构游离,以便将补片放置于腹膜前间隙的深部。**D.** 勿使补片卷曲

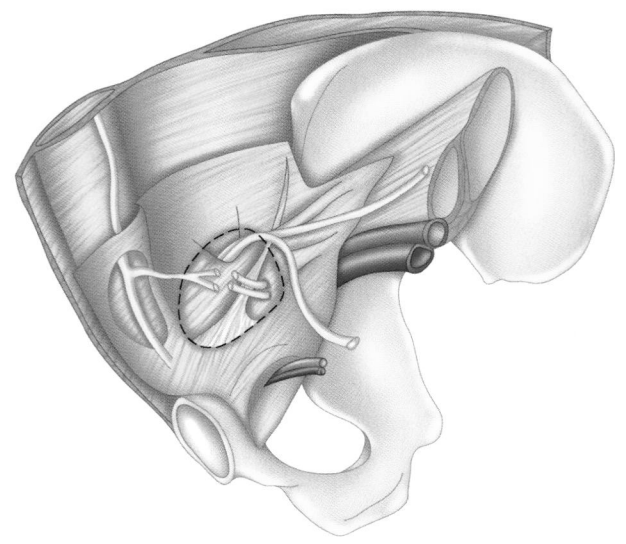

图 37-24 Wantz 的单侧巨大网片加强内脏囊手术的最终外观

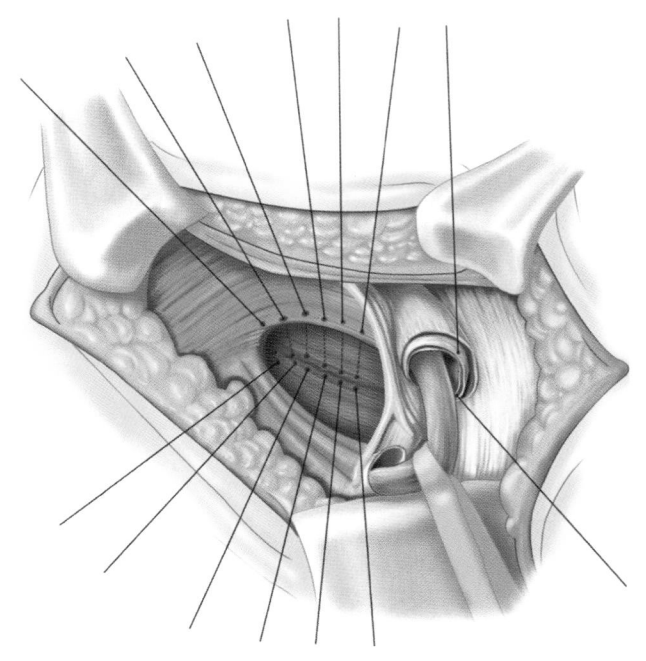

图 37-26 以直疝为例的髂耻束修补术。修补的关键是将腹横筋膜的弓状下缘与下方的髂耻束缝合。此图中内环特别大,因此在内环的外侧也缝合一针

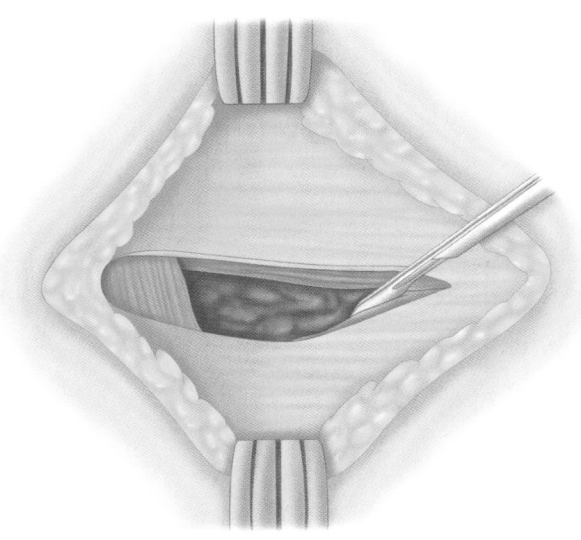

图 37-25 髂耻束修补术的初始切口。腹直肌鞘前层的外侧已切开,可见腹直肌。切开腹外斜肌、腹内斜肌及腹横肌以显露腹横筋膜

同时处理股疝、直疝以及斜疝的缺损。修补完成后再将网状补片放置于腹横筋膜后方,并固定于耻骨梳韧带和髂耻束之上。

Kugel 修补术 Kugel 修补术的目的在于利用最小的皮肤和筋膜切口来实现腹膜前间隙最大程度的游离[29]。在内环上方 2~3cm 做一斜形皮肤切口,内环的体表投影大致位于髂前上棘和耻骨结节连线中点。切口长 3~4cm,其 1/3 位于连线外侧,2/3 位于连线内侧。腹壁切开及肌肉分离的方法与阑尾切除术类似,切开腹外斜肌腱膜后,钝性分离腹内斜肌,纵行切开腹横筋膜约 3cm,此时应注意避开内环。然后在腹壁下血管的深面钝性分离腹膜前间隙,游离过程中通过触摸耻骨梳韧带、耻骨结节、髂血管及疝囊来协助进行解剖定位。如果需要游离、切除疝囊,可按其他开放性腹膜前修补术式进行。同样,应充分游离精索,以便放置能够充分覆盖内环

的补片。在 Kugel 看来,将补片放置于腹横筋膜深面对于预防复发至关重要;当然,腹膜前间隙只需游离至刚好能容纳补片即可。腹膜前间隙的游离内侧应超过耻骨结节 3cm,外侧应超过腹横筋膜切口外缘 3cm。该术式必须使用一种特殊设计的补片,这种补片大小为 8cm×12cm,由两层聚丙烯组成。补片的前层有一个裂隙,可以容纳一个手指或器械以便放置补片。补片在通过小的切口时可变形,其周边的弹力环可使补片在进入腹膜前间隙后自动张开,恢复其正常形状。该补片的其他特性还包括易于锚定和便于组织长入网眼。补片放置方向与腹股沟韧带平行,3/5 位于腹股沟韧带上方。腹横筋膜用单根可吸收线缝合关闭,为防止补片移动,可将其与补片前层缝合。余下的切口按解剖层次用可吸收缝线逐层缝合。Kugel 对于近 1500 例病人的经验表明,该术式的复发率极低(0.4%);然而,由于该术式需要在盲视下放置补片,其学习曲线陡峭,因而其他术者未能重现如此低的复发率。

普理灵疝装置 使用普理灵疝装置(Prolene hernia system,PHS)的修补术能同时发挥前路修补和腹膜前修补的优点。这个装置由上、下两层大的网状平片与一个中间结合体组成(图 37-27)。其下层补片放置于腹膜前间隙,上层补片紧贴腹股沟管后壁放置于腹外斜肌腱膜下。腹股沟管的显露与标准开放性修补术相同,然后自疝缺损的部位进入腹膜前间隙。如果是斜疝,可将疝囊自精索游离,然后从内环处进入腹膜前间隙,用纱布球钝性分离。如果是直疝,可切开腹横筋膜进行腹膜前间隙的游离。游离完成后将下层补片经缺损处放置于腹膜前间隙,从而覆盖直疝、斜疝以及股疝的缺损区域。上层补片通过与无张力疝修补术类似的方式加强腹股沟管后壁。补片的固定只需将上层补片与耻骨结节、腹股沟韧带和腹内斜肌间断缝合 3~4 针。同样,上层补片也有一条裂隙以容纳精索通过。两层补片间的中间结合体可防止补片移

动,从而使其保持在正确的位置。这种装置最大的优点是在开放性无张力疝修补术的基础上增加了一层腹膜前修补。

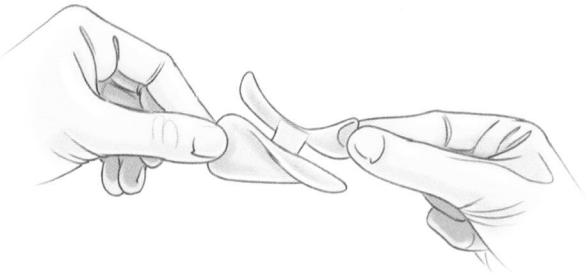

图 37-27　普理灵疝装置由两层大的网状平片与一个中间结合体组成

腹腔镜修补技术

腹腔镜腹股沟疝修补术是指利用一些小切口来进行腹膜前修补。其主要术式至少包括以下几种:经腹腹膜前修补术(transabdominal preperitoneal,TAPP)、完全腹膜外修补术(totally extraperitoneal,TEP)以及腹腔内铺网修补术(intraperitoneal only mesh,IPOM)。TAPP 和 TEP 的手术室设置是一样的。病人取头低脚高的体位,这样最有利于腹腔内及腹膜前组织的游离。显示器放置于手术台足侧,这样术者及助手便于观察及操作。术者一般站在疝的对侧,如果是双侧疝则可以从任意一侧开始修补,助手则站在术者的对侧。将病人的手臂藏于其身体两侧并将病人妥善固定,以确保其转换为头低脚高位时不致滑动。在准备进行手术前应对手术台进行测试,以确保病人固定牢靠,且能承受术中头低脚高体位所致的血流动力学改变。洗手护士和器械台可以位于手术台任意一侧,或者位于足侧。图 37-28 是腹腔镜腹股沟疝修补术时手术室设置的一个典型示范。

经腹腹膜前修补术

单侧或双侧腹股沟疝均可用三个套管针进行评估和修复。作者建议在脐部放置一根 12mm 套管,左、右下腹各放置一根 5mm 套管。放置 5mm 套管时必须小心,以免伤及腹壁下动脉(图 37-29)。首先经脐放置 12mm 套管,12mm 套管可使用 10mm 镜头,同时也容易将补片放置入腹腔。经脐做一12mm 的垂直切口并进行锐性分离,以去除脐环周围的皮下组织,然后通过脐环插入一把弯血管钳,轻轻撑开至可容纳钝头的 12mm 套管,术者将小指伸入脐环,探查其下方及四周以确保没有粘连或肠管,然后在脐环周围筋膜上缝合固定套管。一旦套管固定好,即可缓慢充气使腹腔内压力达到 15mmHg 水平。气腹建立后在左、右下腹各放置一根 5mm 套管,然后将病人转为头低脚高位,进行盆腔探查。

探查时首先要识别膀胱、脐中韧带、脐内侧韧带、髂外血管及腹壁下血管。这些解剖结构与腹股沟疝的鉴别有关。将脐内侧韧带处的腹膜提起,用内镜组织剪剪开,切口至少应位于疝缺损上方 3～4cm,以便放置大的补片并能在修补结束后关闭腹膜。将切口水平向外延伸至髂前上棘,向下牵开腹膜,显露腹膜前疏松结缔组织,然后进行钝、锐性分离直到游离出足够的腹膜前间隙并显露精索结构,在分离腹膜前间隙时极

少需要使用电凝。耻骨联合可用来协助确定其外侧的耻骨梳韧带。在游离腹膜瓣的过程中直疝的疝囊会回缩,而斜疝的疝囊则必须从精索结构上游离开。在处理精索与疝囊前,必须识别精索的血管与输精管,应注意勿钳夹这些结构以免造成永久性损伤。疝囊通常位于精索的前方,将其从精索表面向上提起,通过钝性分离使其与精索分开,同时将精索骨骼化,包括去除精索上的脂肪瘤。在疝囊与精索粘连致密时,可以横断疝囊以免损伤精索结构。腹膜必须分离至输精管和精索血管分叉平面以下,这样才能平整地放置大的补片。

一旦腹膜前间隙分离的范围足够,即可置入补片,补片通常采用 10cm×15cm(4 英寸×6 英寸)规格以确保能完全覆盖耻骨肌孔,并可将其沿长轴卷折起来以便操作。在器械帮助下经 12mm 套管将卷折好的补片置入,接着将补片在腹膜前间隙展开,并用螺状钉合器将其内侧与耻骨梳韧带钉合。钉合时术者可用一只手通过钉合器将补片顶在相应的腹壁上,另一只手则从腹壁外来感触钉合器的顶端,从而使腹股沟区保持稳定。内侧固定好后将补片稍稍拉紧,然后将外侧固定在髂耻束水平上方的髂前上棘上。补片还可在髂耻束上方沿其上缘进一步固定,此处应非常小心以免钉住邻近的腹壁下血管。术者通过另一只手感触钉合器可以避免在髂耻束水平以下进行钉合,从而避免了股外侧皮神经和生殖股神经股支的损伤。TAPP 技术也包括一些改变,例如使用按腹膜前间隙预制成型的补片或巨大补片时可不必固定。此外,还有一些补片设计有额外的部分用来像开放式无张力疝修补术那样包绕精索。如果术者觉得有必要时补片也可以剪开。

将补片在腹膜前间隙展平,确定补片固定良好后,提起腹膜边缘并使其恢复正常的解剖位置,关闭腹膜缺损可以使用腹腔内缝合或使用钉合器钉合。TAPP 修补术最大的困难之一就是如何恢复腹膜的完整性。在游离过程中腹膜可能会破裂,从而妨碍其恢复完整性并完全覆盖植入的补片。腹膜上的任何裂口尤其是疝囊分离的部位都应予以修补,以免补片直接接触肠管或者肠管进入这些缺损而导致急性肠梗阻。修补完成后解除气腹,拔除套管,重建脐环以免形成脐疝。

尽管 TAPP 修补术有损伤腹腔内脏器、腹膜切口难以闭合等缺点,但在一些临床情况下,TAPP 的作用还是显而易见的。这些情况包括因无关疾病施行腹腔镜手术时发现腹股沟疝并同时进行修补。此外,在巨大疝、诊断不明确、病人既往有下腹部手术史等情况下,TAPP 均比 TEP 更有优势。最后,TAPP 的腹股沟解剖较 TEP 更为清晰,并且 TAPP 能为术者提供更大的操作空间和活动度。

完全腹膜外修补术

作者个人更为偏爱 TEP,因为其在许多方面优于 TAPP。在 TEP 修补术中,术者的操作在腹直肌和腹直肌后鞘之间的腹膜前间隙内进行,无须进入腹腔,从而减少了腹腔内脏器和血管受到损伤的可能。同时,由于 TEP 保全了腹直肌后鞘,从而减少了套管穿刺部位疝形成的几率。同样重要的是,TEP 省却了关闭腹膜的步骤,因此手术时间也较 TAPP 短。在处理较大的腹股沟疝或既往手术所致的致密粘连时,可能会损伤腹膜,误入腹腔,这些破损用钉合器、缝线或内镜套扎器即可简单关闭。当操作完全在腹膜前间隙进行时,肠梗阻和补片侵蚀肠管的发生率与 TAPP 相比是微不足道的。

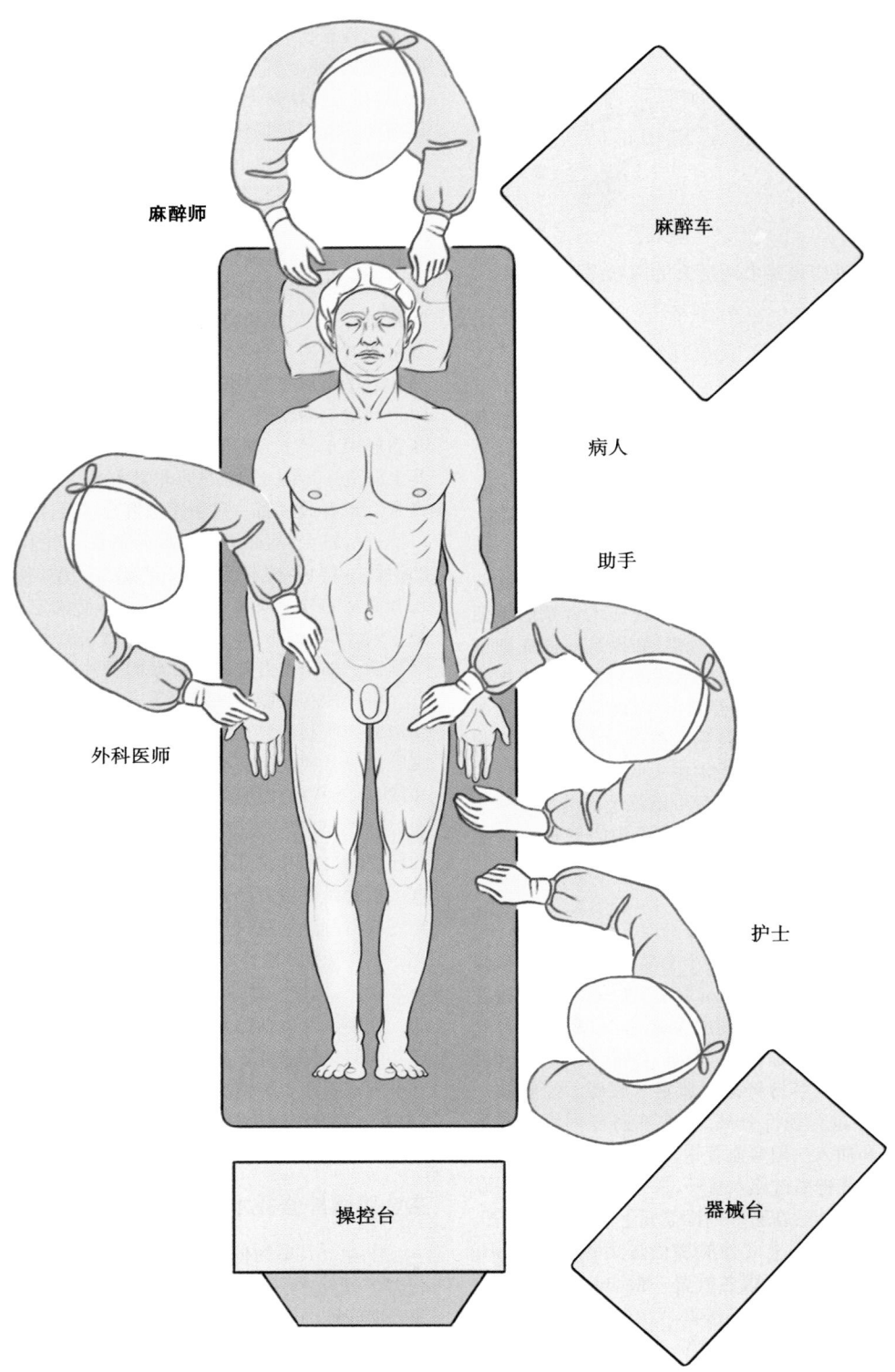

图 37-28　手术间设置及手术团队与病人的位置

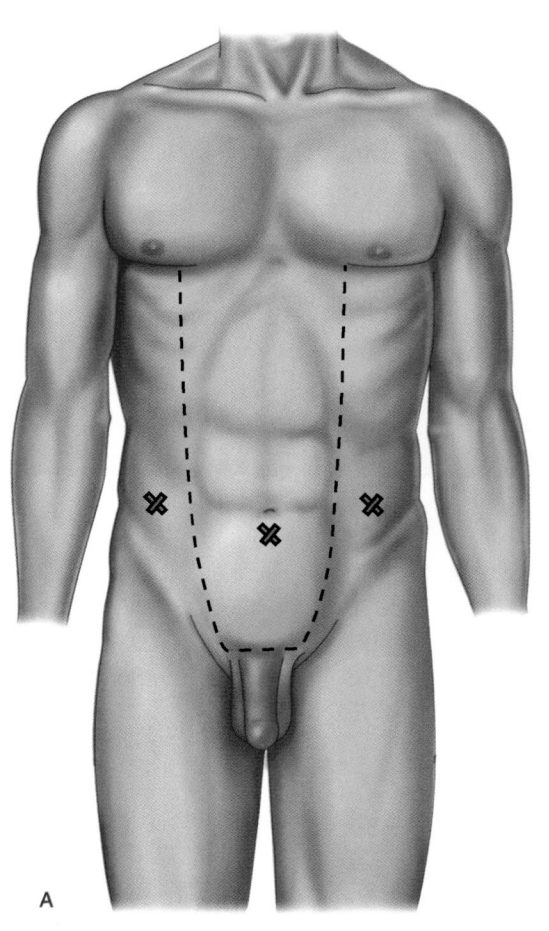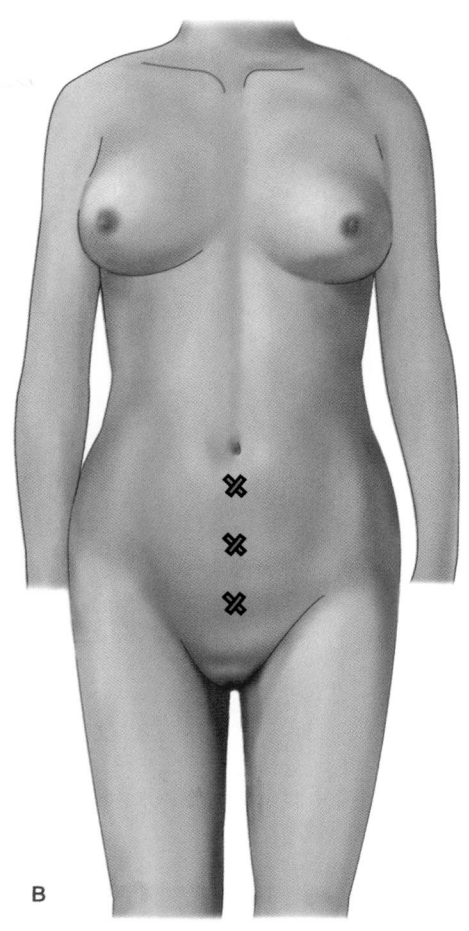

图 37-29　经腹腹膜前修补术（**A**）与完全腹膜外修补术（**B**）的套管放置

　　TEP 游离腹膜前间隙的方法与 TAPP 相同，但 TEP 进入腹膜前间隙的方法是独特且优于 TAPP 的。首先在脐的稍下方做一水平切口，分离皮下组织，显露腹直肌前鞘。远离白线切开腹直肌前鞘，显露腹直肌并将其向外上方牵开，以便置入球囊分离器。将球囊向耻骨联合方向推进，然后在 30° 腹腔镜直视下充气。向球囊分离器内缓慢充气即可形成最初的腹膜前间隙（图 37-30），然后用一个带气囊的 12mm 套管取代气囊分离器以维持气腹状态，注入 CO_2 使压力达到 15mmHg，接着沿下腹正中线置入另外两个 5mm 套管，其中一个置于耻骨联合上方，另一个置于气囊结构的稍远端。然后将病人转为头高脚低位，采用与 TAPP 一样的方式进行手术操作（图 37-31、图 37-32）。手术过程中可能会无意间损伤腹膜导致手术操作空间丧失。通常情况下，腹腔内和腹膜前间隙在腹膜没有破损时会保持压力平衡，如果腹膜因破损后膨胀使腹膜前间隙受限时，可使用内镜套扎器将破损关闭。腹膜破损后也可选择改行 TAPP，当然在绝大多数情况下是不必要的。腹膜破损在手术结束前必须修补好以免补片侵蚀或导致肠梗阻。补片放置好后在直视下慢慢地放气，使腹膜前间隙缓慢缩小以确保补片位于合适的位置。最后拔除套管，采用间断缝合将腹直肌前鞘重新关闭。

腹腔镜双侧腹股沟疝修补术

　　采用 TAPP 技术进行双侧腹股沟疝修补时，建议分别做两个腹膜切口，在中线处仍保留完整的腹膜连接，以免存在脐尿管时受到损伤。在任何情况下，中线处都必须进行充分的组织游离从而确保能放置补片并覆盖足够的范围以防止复发。采用 TEP 技术治疗双侧腹股沟疝则没有这样的顾虑，因为 TEP 能方便地显露整个腹膜前间隙。作者更喜欢采用 TEP，进行双侧游离后每侧各放置一片补片。

腹腔内铺网修补术

　　与 TAPP 和 TEP 相比，IPOM 无须分离腹膜前间隙。IPOM 套管的放置及腹股沟疝的识别与 TAPP 相同，该术式无须还纳疝囊，也不用游离腹膜前间隙，直接将补片覆盖在疝缺损处，用缝线或螺状钉固定，锚钉固定的方式与其他腹腔镜修补术大致一样。由于 IPOM 无须高超的腹腔镜技巧，因而能快速掌握，自 1991 年问世以来就引起了极大的关注。然而由于该术式具有明显的缺点，这种热情已逐渐退却。由于不游离腹膜前间隙，在缩短手术时间的同时，该术式因为无法识别股外侧皮下神经和生殖股神经，也导致术后神经痛发生率增加。同时，其早期复发率高达 11.31%，令人难以接受[31]。在理论上，腹腔内压力将使补片保持在原位，并防止疝复发；然而由于固定方法本身的原因，术后补片移动是选择该术式的一个重要顾虑。

　　使用聚丙烯网片作为 IPOM 的修补材料，进一步增加了术后肠粘连及补片侵蚀毗邻脏器的风险。近来修补材料的进

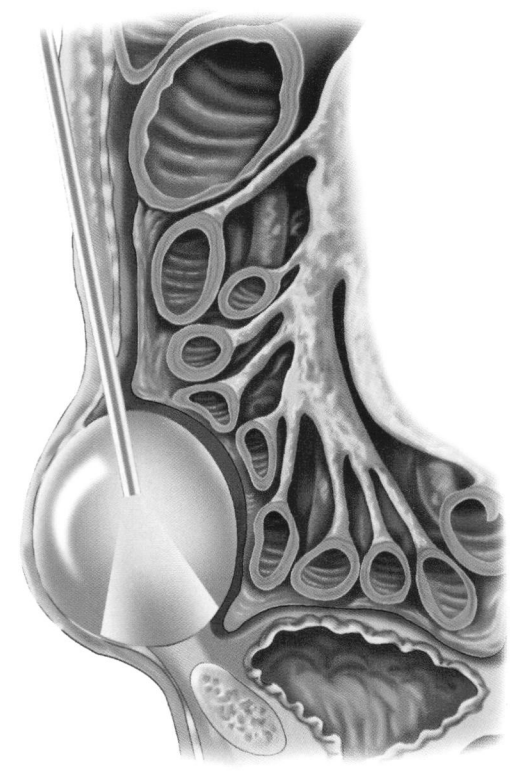

图 37-30 在完全腹膜外疝修补术中使用球囊分离器分离腹膜前间隙

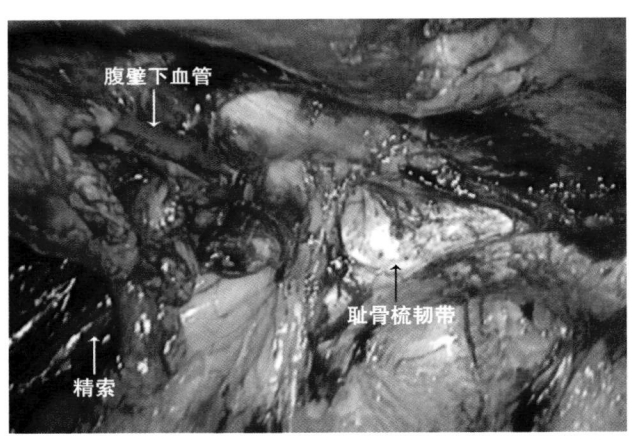

图 37-31 腹腔镜下观察分离后的腹膜前间隙

展有望克服这一问题,现在已有一种聚酯网片问世,该网片的一面涂有猪胶原蛋白,可以让细胞在其表面生长,并在腹膜化重新完成之前作为肠管与补片之间的屏障。一项使用这种补片进行 IPOM 手术的小型研究显示,在两年的随访期内没有任何术后并发症及复发[32]。尽管现有的证据清楚地表明,腹腔镜腹股沟疝修补术时采用 TAPP 和 TEP 术式更为有利,但在不能安全游离腹膜前间隙的情况下,IPOM 就发挥了重要作用。这些情况包括既往手术如腹腔镜/机器人前列腺切除术或腹腔镜腹股沟疝修补术使腹膜前间隙受到破坏。在既往手术区域游离腹膜前间隙所带来的风险可能超过 IPOM 所致的风险,从而使得 IPOM 更有吸引力。此外,在腹腔镜下同时进行前列腺切除和腹股沟疝修补过程中,广泛的腹膜剥离可

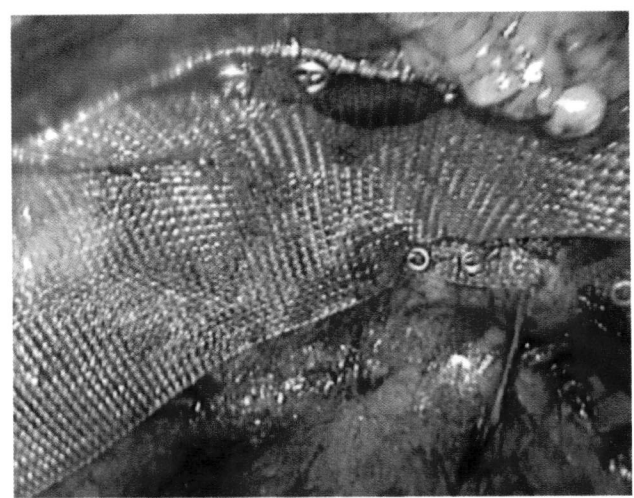

图 37-32 完全腹膜外修补术的补片放置

能会影响腹膜切口的关闭,从而导致腹膜瓣无法覆盖补片。在这种情况下,补片的放置与 IPOM 类似,因此在选择补片时必须考虑到发生相应并发症的可能。就这一点而言,选择惰性修补材料如膨化聚四氟乙烯可能较为合适,即使考虑到使用这种补片会导致复发几率增加[33]。

保守治疗

手术修补是各种疝疗效最确切的治疗方式。疝不会变小,并很有可能增大,甚至进一步导致疝内容物的嵌顿和绞窄。当病人存在手术禁忌时,手术需要推迟甚至取消。保守治疗可缓解腹股沟疝的相关症状,如减轻疼痛和压迫、避免腹腔内容物突出。一些简单的方法即可缓解疝的症状,如平卧位可使疝自行还纳;使用疝带可避免疝突出。但是,上述方法无法阻止疝的进展或嵌顿。疝带可使 65% 的病人症状减轻。但许多病人都是间断使用,因为疝带无法持续控制疝,并且实际上还有可能增加疝嵌顿的几率[34]。

通常情况下保守治疗用于无症状或症状轻微的腹股沟疝病人。虽然手术修补是针对腹股沟疝唯一疗效确切的治疗方式,但对于所有腹股沟疝是否均需要手术修补仍有争论。关于无症状腹股沟疝的争论主要集中于其嵌顿和绞窄的几率。腹股沟疝的自然病程尚不明确,相关研究较少,因此很难统计疝需要急诊处理的比例。一项研究计算出腹股沟疝发生绞窄的概率曲线,发现腹股沟疝病人 3 个月内发生绞窄的累积概率为 2.8%,2 年后上升至 4.5%。这个概率比股疝发生绞窄的概率低得多。股疝病人 3 个月内发生绞窄的概率为 22%,两年内发生绞窄的概率为 45%[35]。虽然累积概率随时间的延长而升高,但第一年后嵌顿性疝的年发生率逐年下降。疝环较小时可妨碍疝囊内的肠管等内容物还纳。虽然疝囊内的腹腔内容物体积较大,且和疝囊紧密粘连时容易发生嵌顿疝,但总的来说,当腹壁缺损逐渐增大时,疝内容物的还纳将变得更加容易,因此嵌顿疝的年发生率逐年下降。

对大量腹股沟疝病人历史资料的研究仅仅为嵌顿疝发生的风险提供了有限的资料。一项从 1896 年开始,包括 8633 例病人的早期研究记录了其中 242 例病人发生了嵌顿、绞窄等并发症。一项对大人群哥伦比亚人的各种疾病的分析中也统计了疝并发症的发生率。两项研究统计的嵌顿疝、绞窄疝

的年发生率均约为 0.3%[36]。关于疝并发症发生率最有说服力的数据也许来自一项随机多中心研究,该研究包含了 720 例无症状或症状轻微的腹股沟疝病人。这些病人被随机分为两组,一组采用 Lichtenstein 无张力腹股沟疝修补术,一组仅随访观察。在 2 年的随访过程中,初步结果显示两组病人疼痛和日常行动受限等症状发生率相同。然而,更为重要的是该研究证实了保守治疗对无症状或症状轻微病人的安全性,对上述病人采取保守治疗风险较低,仅有 0.3% 的上述病人发生嵌顿[37]。考虑到嵌顿疝的总发生率随年龄增长而增加,随访时间较短是该研究的不足之处。这项研究的目的是针对不同治疗策略进行比较,而非单纯就两种不同的治疗手段进行比较,鉴于有接近 40% 的随访组病人无须任何治疗,该研究关于治疗策略的结论是值得借鉴的。该研究也证实,外科治疗组和保守观察组在 2 年的随访期内,发生疝并发症的几率是相同的。因此,对于无明显症状的腹股沟疝病人,随访观察是安全可行的,推迟手术并不会导致疝并发症的发生几率升高。

急诊治疗

急诊腹股沟疝修补术的适应证包括嵌顿疝、绞窄疝以及滑动疝。嵌顿疝的定义是无法被还纳的疝。嵌顿发生的原因包括疝囊内有大量的腹腔内容物,疝内容物与疝囊的慢性紧密粘连,以及狭窄的疝囊颈部。是否需要对疝的并发症进行急诊手术取决于对疝内容物的判断。

肠管无血供障碍的嵌顿疝不需急诊手术。但是一旦证实嵌顿疝或滑动疝病人出现继发的肠管血供障碍,则必须迅速手术。病人可能出现呕吐、停止排气排便、腹胀或其他相应症状。滑动疝是指疝囊壁的一部分由空腔脏器构成。虽然肠腔在嵌顿开始时可能仍是通畅的,但疝出的肠管随后可能发生绞窄,使局部肠管壁水肿加重,进而可导致肠腔完全梗阻。膀胱壁在少数情况下也会构成滑动疝疝囊的一部分。

小肠梗阻多继发于腹腔手术后形成的粘连,但是对于腹腔既往没有病变和手术而发生小肠梗阻的病人,首先应考虑肿瘤或疝。医师除全面的腹部检查外,还应详细检查腹股沟区以排除嵌顿疝。当体格检查有疑问时,应尽早行 CT 等影像学检查明确肠梗阻病因。如经以上检查仍无法确诊,可行诊断性腹腔镜检查。腹腔镜检查具有双重作用,一方面可以明确诊断,另一方面还可以进行治疗以解除肠梗阻。

对于已确诊的嵌顿疝,在实施手术前可尝试还纳。除了绞窄疝或以适度压力无法还纳的疝,均可行手法还纳。病人予以镇静后取头低脚高位,双手抓住疝囊,将其拉长后于腹壁缺损处将疝内容物挤压回腹腔。若压力施加于疝囊远端则可使疝内容物变形形成蘑菇样形状而难以还纳。在尝试手法还纳前,医师应告知病人若还纳失败,需行手术治疗。手术方式可考虑行腹腔镜手术,但大多数外科医师更倾向于对嵌顿疝采取常规开放性手术。

如果嵌顿的肠管血供受累,嵌顿疝可发展为绞窄疝。绞窄的肠管缺血后可能很快发生坏死,这种情况会有生命危险。提示绞窄疝的临床症状包括:发热、白细胞计数升高、血流动力学不稳定。肿大的疝囊触痛明显、发热、变红。绞窄疝不可采取手法还纳,因为这可能导致坏死的肠管还纳腹腔后无法定位。在手术前,需维持病人血流动力学、电解质稳定,放置

胃管,早期预防性静脉注射抗生素。腹股沟绞窄疝需行传统开放性手术。术中找到疝囊后需采取措施控制疝内容物,防止其自行缩回腹腔。打开疝囊后应评估疝内容物活力,如果内容物血供良好,可将其还纳入腹腔;如疝内容物活性可疑,需扩大腹壁缺损以解除肠管压迫,将受累肠管移至术野,然后用温暖湿润的纱布包裹受累肠管并重新进行评估。肠管的活性可从其颜色、温度、肠蠕动是否恢复以及 Woods 荧光素试验来判断肠管活力。若为股疝嵌顿的肠管,需切断腹股沟韧带,使肠管游离并得以还纳。如肠管明显缺血且无法恢复活力,需切除受累的肠管。可采用腹股沟切口或加行下腹正中切口以改善显露。缺血坏死的肠管切除后,将剩余有活力的肠管吻合,以保证肠道连续性,是最为理想的情况。如果术野由于肠管切除受到污染,或肠管广泛受累,则不能采用人工补片修补以免引起感染。

嵌顿疝或绞窄疝在全身麻醉后自行还纳的情况并不罕见。可疑嵌顿疝疝囊的自行回缩可发生于麻醉诱导期,也可发生于手术医师探查前。这种情况改行剖腹术或腹腔镜手术以进行全肠道活力检查是很有必要的,否则缺血坏死的肠管遗留在腹腔内可能导致致命后果。

外科医师在实施急诊手术打开腹股沟管后,偶尔会发现没有疝存在。这时候一定要考虑到股疝存在的可能。股管位于腹股沟韧带中点下方,术中需仔细探查以明确有无嵌顿性或绞窄性股疝。

术式的选择

普通外科近年来最重大的转变是腹腔镜技术的应用。几乎所有以往需要较长切口的腹部手术都在能腹腔镜下完成。就像任何新技术的引入都会引起争议一样,腹腔镜手术相比开放性手术的优点同样也引起了争论。对于腹腔镜下腹股沟疝修补术,争论也一直存在。尽管已有大量数据证实了腹腔镜下腹股沟疝修补术的成功,普通外科医师对于到底是腹腔镜手术还是传统的开放性手术更适合初发的单侧腹股沟疝存有争议。对于双侧或复发性腹股沟疝,腹腔镜修补术则明显优于开放性手术。一篇详细的回顾性研究文献指出,对初发的单侧腹股沟疝采用腹腔镜修补术,其复发率与开放的无张力修补术相同,但腹腔镜手术术后疼痛减轻、恢复时间缩短,而且能更快地恢复正常活动(表 37-7)。当然,腹腔镜技术也依赖先进的设备和专门的训练,同时可能导致传统开腹手术不曾出现的腹腔内并发症,因此手术方式的选择需要综合考虑多种因素。

绝大多数外科医师同意腹腔镜手术治疗双侧或复发性腹股沟疝优于传统开放性手术的观点[38]。对于复发性疝的治疗,腹腔镜后路手术可使外科医师避开先前手术的瘢痕组织,手术操作实际上是在一个新的平面进行,从而降低了手术难度。同样,腹腔镜手术使得双侧腹股沟疝可采取和单侧腹股沟疝相同的切口和戳孔,而开放手术则需要分别做两侧腹股沟的切口。最后,腹腔镜疝修补术可以和其他与疝无关的腹部手术同时进行,如腹腔镜下前列腺切除术[39,40]。

尽管具有以上优点,腹腔镜技术也有一些禁忌证需要考虑。由于腹腔镜手术需要在全身麻醉下进行,因此病人必须能耐受全身麻醉和气腹造成的血流动力学改变。此外,既往有下腹部手术史,如前列腺切除术或行下腹部正中切口的其

表 37-7 开放性无张力疝修补术和腹腔镜疝修补术对比的随机对照研究

研究	治疗方式	时间	病人例数	疝的数目	随访时间	并发症	镇痛剂使用	疼痛评分	术后恢复	恢复工作	生活质量	注释
Lau 等[46]	TEP vs TFR	2005	200	–	1周,1年	NS	NE	YES	YES	YES	NE	TEP组慢性疼痛减轻
Neumayer 等[47]	TEP/TAPP vs TFR	2004	1983	–	2周,3个月,2年	YES	NE	YES	YES	NE	NE	腹腔镜组术后并发症多,复发率高,术后疼痛轻,恢复快
Andersson 等[44]	TEP vs TFR	2003	168	–	1周,6周,1年	NS	YES	NS	YES	YES	NE	
Douek 等[87]	TAPP vs TFR	2003	403	–	5年	–	–	–	–	–	–	长期研究
Bringman 等[88]	TEP vs TFR vs P&P	2003	299	–	20个月	NS	YES	–	YES	YES	NE	仅为双侧腹股沟疝和复发性疝病人(腹腔镜组手术时间较短)
Colak 等[89]	TFR vs TEP	2003	134	–	短期	NS	NE	YES	YES	NE	NE	
Sarli 等[31]	TAPP vs TFR	2001	43	–	24,48小时,7天,长期	NE	YES	YES	NE	YES	NE	双侧腹股沟疝(腹腔镜组费用较高)
Kumar 等[90]	TEP vs TFR	1999	50	–	短期	–	YES	YES	NE	NE	NE	仅为复发性腹股沟疝
Beets 等[43]	TAPP vs GPRVS	1999	79	108	平均34个月	NS	YES	NE	YES	YES	NE	均为复发性(TAPP组复发率高)
MRC 研究组[91]	TAAP,TEP vs TFR为主	1999	928	–	1周,3个月,1年	YES	NE	YES	YES	NE	NE	3例腹腔镜探查(腹腔镜疝修补术时间长)
Picchio 等[92]	TAPP vs TFR	1999	105	–	短期	NE	NS	NO	NO	NO	NE	一半时间
Khoury 等[93]	TEP vs P&P	1998	45	315	1周,每4个月1次x3年	极少	YES	NE	YES	YES	NE	
Heikkinen 等[94]	TEP vs TFR	1998	45	–	短期	NE	NE	NE	NE	YES	NE	包括所有病人(腹腔镜组总费用低,手术费用高)
Wellwood 等[95]	TAPP(gen) vs TFR(local)	1998	400	–	1~7天,2周,1,3个月	–	–	YES	YES	YES	YES	
Wright 等[96]	Laparoscopic vs TFP,Stoppa	1996	120	–	短期	YES	YES	YES	NE	NE	NE	住院时间减半(腹腔镜组住院时间短)
PAyne 等[97]	TAPP vs TFR	1994	100	100	1周,?	–	YES	–	YES	NE	NE	

GPRVS:巨大补片加强壁内脏囊;MRC:医学研究委员会;NE:未评估;NS:没有显著差异;P&P:塞子和补片;TAPP:经腹腹膜外修补;TEP:完全腹膜外修补;TFR:无张力修补

他腹部手术,因为腹膜前空间存在瘢痕组织,也列为腹腔镜下修补术的相对禁忌证。

在进行疝修补的术式选择时,必须对疝修补术的疗效和潜在的不良后果进行权衡,以确定最适合病人的术式。手术成功的标准包括复发率、术后疼痛程度和恢复正常活动的时间,可用这些指标对腹腔镜腹股沟疝手术和传统开放性手术进行比较。

由 Lichtenstein 倡导的无张力疝修补术已极大地降低了疝的复发率[41]。同样,腹腔镜腹股沟疝修补术对比开放性的组织修补手术,在复发率、术后疼痛和恢复正常活动的时间等方面优势明显[42]。微创手术的批评者经常引用早期采用腹腔镜技术时的研究文献来证明其各种缺点。如在一项研究中,TAPP 组的复发率(高达 12.5%)显著高于巨大网片加强内脏囊组(复发率仅为 1.9%)[43]。作者因此表达了对掌握腹腔镜技术学习曲线的关切,更重要的是这项研究的局限性在于其采用了 TAPP 修补术,而 TAPP 修补术由于不能使用足够大的人工补片而导致内侧补片覆盖不足,故术后复发率高。此外,由于 TAPP 修补术的补片没有固定,因而可能发生移位。随着腹腔镜技术的不断发展和经验积累,大量随机对照试验已证明腹腔镜修补术可以达到与开放性无张力疝修补术相似的复发率。一项研究将 168 例病人随机分入 TEP 和 Lichtenstein 修补术组,术后 1 年检查发现 TEP 组有 2 例复发,无张力疝修补术组则没有复发,但两组数据间的差异没有统计学意义。在随后的研究中,对同样两组病人的 5 年复发率进行了比较,总的来说,两组的复发率都很低(TEP 组 3 例,开放性手术组 4 例),远期疗效令人满意[44,45]。另一项类似的研究将 200 例男性病人随机分入 TEP 和 Lichtenstein 修补术组的研究证实,术后 1 年随访期内两组病人均未出现复发[46]。

在 2004 年,VA 协作组发表的一项随机对照研究再次引发关于腹腔镜腹股沟疝修补术的争论。共有 1983 例病人参与该研究,病人分为两组,一组接受腹腔镜手术(TAPP 或 TEP),另一组接受开放性手术(Lichtenstein 无张力修补术)。研究中一项最为重要的发现是:腹腔镜组初发单侧腹股沟疝术后 2 年的复发率为 10.1%,而开放性手术组为 4.9%,腹腔镜组显著高于开放性手术组。此外,腹腔镜组术后总并发症发生率为 39%,而开放性手术组为 33.4%,腹腔镜组也高于开放性手术组。腹腔镜组并发症的统计没有按 TAPP 或 TEP 分别计算。值得注意的是,腹腔镜组术中并发症比例较高,其中包括与全身麻醉相关的并发症及血管损伤。研究同时发现腹腔镜手术组手术当天及术后 2 周疼痛较轻微,并能较早恢复正常活动。此后进行的一项由外科医师自我评估其经验与术后复发率关系对比研究证明,那些开展腹腔镜手术>250 例的医师,患者的术后复发率显著下降。但这项研究没有对并发症发生率变化进行对比。有关腹腔镜和开放性手术对比文献的一项全面性回顾研究亦证实两者术后复发率相同[48]。但是,这些数据大部分来自分科高度专业的外科中心,可能并不一定适合在于社区医院中广泛推广。

无张力疝修补术最大的优点之一,无论是经验丰富的外科医师还是新手均可取得良好的手术效果,而某些修补术(如Shouldice 修补术)的成功则有赖于专科中心的培训以及手术经验的积累。在外科医师进行 6 台手术后,随着手术经验的增加,Shouldice 修补术的术后复发率可从 9.4% 降至 2.5%[49]。VA 协作组的研究显示,外科医师在完成 250 台手术后,才能熟练地掌握腹腔镜腹股沟疝修补术。但也有文献报道,熟练地掌握腹腔镜修补术所需的手术量远低于 250 台。疝修补术取得成功的重要条件之一就是熟悉腹股沟区的解剖。Lal 及其同事建议通过开放性腹膜外修补术(Stoppa 手术)来学习腹股沟后方区域的解剖。作者在积累 5 例手术经验后,对随后 61 例病人进行了 TEP 手术,其中前 5 例腹腔镜下腹股沟疝修补术中转为开放性 Stoppa 手术手术。在随后的研究中也有一些腹腔镜手术中转开腹。共有 50 例腹腔镜下腹股沟疝修补术取得成功,在 2 年的随访期内无复发[50]。另一项对 1700 例 TAPP 手术的回顾性研究指出,在完成 100 例手术后,复发率可从 9% 降至 2.9%,与此同时,在手术中外科医师也采用了更大的人工补片[51]。许多学者都认为,要想获得最佳的手术效果,腹腔镜的常规使用是必不可少的;而要想熟练地掌握腹腔镜技术,则必须到专业的外科中心进行培训,并通过反复的操作来积累经验。

除了复发率以外,腹股沟疝修补术的成功也可通过术后疼痛程度和恢复正常活动的时间等方面来衡量。尽管 VA 协作组的研究显示,腹腔镜手术组术后的短期疼痛显著减轻,但腹腔镜手术组在术后 3 个月时疼痛评分与开放性手术组相同。但也很多研究显示,腹腔镜修补术后慢性疼痛大为减少。一项 meta 分析显示,术后慢性疼痛的总发生率大约 11%。一项比较开放性手术与腹腔镜腹股沟疝修补术的随机对照研究显示,开放性手术组术后慢性疼痛出现的几率更高,两组之间的差异可能与人工补片的固定方式有关。在开放性无张力疝修补术中,人工补片需要广泛的固定,包括将补片缝合于耻骨联合的骨膜上。而腹腔镜修补术是将人工补片缝合或钉合在髂耻束上,从而将损伤股外侧皮神经或生殖股神经的股支的可能降至最低。

归因于各种各样的社会经济和补偿因素,将重新回到工作岗位作为腹股沟修补术成功的评价指标是不可靠的,而将康复(病人可恢复正常活动)作为术后恢复的指标则可靠得多。欧洲疝研究协作组对多项随机对照研究的系统回顾分析显示:有 24 项研究认为腹腔镜手术组与开放性手术组相比能更快地恢复各种活动,1 项研究认为开放性手术与腹腔镜手术恢复活动的时间相同,而只有 2 项研究显示腹腔镜组恢复活动时间更长[53]。Cochrane 数据库的系统回顾资料显示,所有的研究均表明腹腔镜手术组能较快地恢复日常活动,无论是 TAPP 手术还是 TEP 手术,均比开放性手术组早 7 天恢复日常活动[42]。由于需要特殊的设备和较长的手术时间,腹腔镜手术花费较多。但考虑到术后恢复更快、术后疼痛的减轻,以及长期潜在的社会经济效益,所获得的收益显然超过多出的花费。

迄今已有多种术式能有效治疗腹股沟疝,为了取得良好的手术疗效,普外科医师必须熟练地掌握腹股沟区的解剖和各种术式的原理。人工补片的应用使无张力疝修补术变得简单而有效,能被各种水平的外科医师掌握,并使术后复发率降至极低的水平。腹腔镜技术的革新使腹股沟疝的治疗有了新的突破。腹腔镜下修补术可减轻术后疼痛,缩短术后恢复时间。尽管腹腔镜修补术比开放性手术需要更多的训练和设备,但病人将受益匪浅。尽管对于初发的单侧腹股沟疝采用

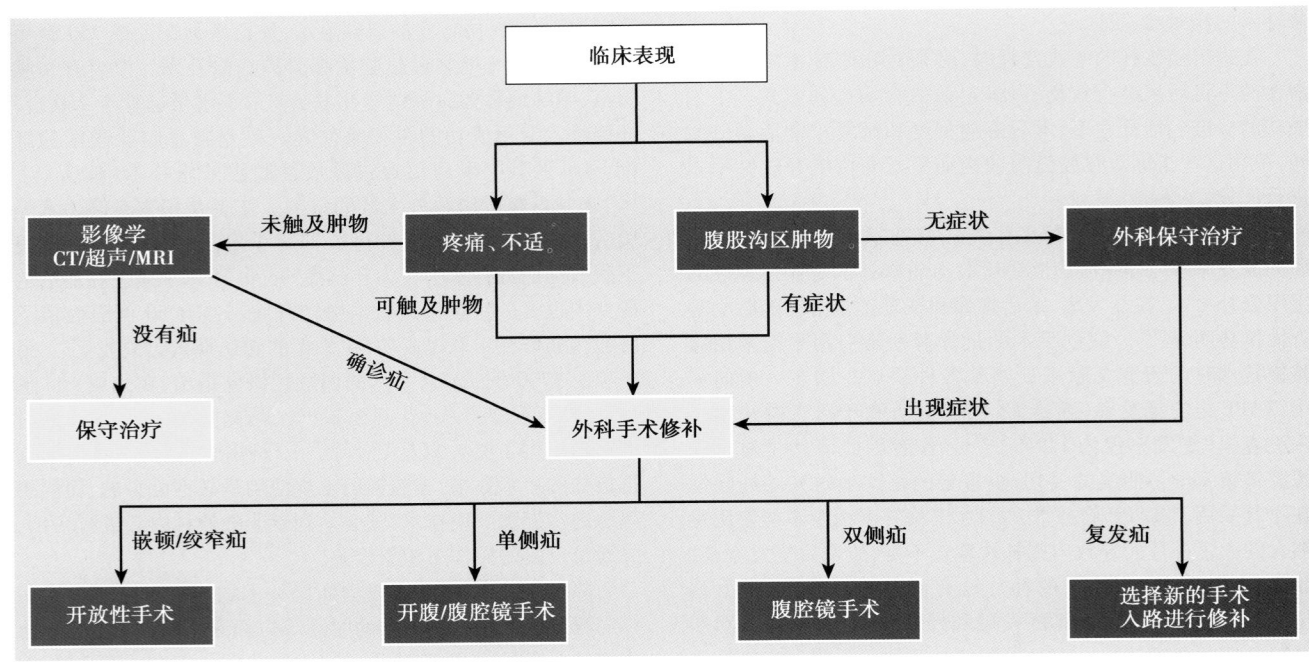

图 37-33　疝气诊疗图

腹腔镜治疗仍存在争议,普外科医师仍需要了解和掌握各种腹股沟疝修补术。只有充分掌握这些技术,外科医师才能根据病人病情来选择最合适的术式(图 37-33)。

疗效

　　尽管传统上将复发率作为疝修补术成功与否最重要的评价指标,但现在新的评价指标更为强调生活质量及恢复正常活动的时间,也就是无症状复发疝的临床意义也许不如疝修补后没有复发但引起慢性疼痛来得重要。就组织修复的手术而言,不同的术式其复发率是不一样的。大量资料证实,Shouldice 修补术是所有组织修复术式中术后复发率最低的。经验丰富的外科医师采用 Shouldice 修补术的术后疝复发率大约在1%[54],缺乏经验的医师则达不到这么低的水平。但总的来说,Shouldice 修补术的术后复发率一直低于 Bassini 修补术或者 McVay 修补术。另外一项对比研究显示,尽管 Shouldice 修补术的术后复发率接近 6%,但仍低于 Bassini 修补术(8.6%)和 McVay 修补术(11.2%)[55]。Lichtenstein 无张力修补术的引入则使疝的术后复发率明显降低。在一项多中心研究中,共有 3019 例腹股沟疝病人采用 Lichtenstein 无张力修补术,其总复发率为 0.2%[56]。另外一项研究则报道3175 例病人在 5 年的随访期中术后复发率为 0.5%,进一步证实其较低的复发率。由于无张力疝修补术极低的术后复发率得到反复证实,最终被广泛接受并作为开放性前入路疝修补术式的金标准[57]。有关腹腔镜下疝修补术的复发率已在本章"术式的选择"这一部分进行过讨论。

　　疝修补术后复发的常见原因包括病人全身因素、技术因素和组织因素。影响组织愈合的病人全身因素包括营养不良、免疫抑制、糖尿病、使用非甾体药物以及吸烟等;技术因素包括补片的大小、补片的固定方式及外科医师的经验;组织因素则包括伤口感染、组织缺血及术后组织张力增加。大部分复发疝与原发疝属于同一类型。复发疝基本上与原发腹股沟疝的临床表现差不多。病人可发现再发的包块或肿物。我们要根据临床表现,如咳嗽时的冲击感、薄弱的腹外斜肌腱膜、长期存在的条索状脂肪瘤或血清肿来进行鉴别诊断。没有包块或肿物并不能排除复发疝的可能,这部分病人多有疼痛或坠胀感等症状。区分这种疼痛是由于疝复发所致还是疝修补术后的疼痛综合征非常重要,因为两者的治疗方式不同。与新发的腹股沟疝一样,诊断不明确的病人可以通过影像学检查如超声、CT 或 MRI 来进一步明确诊断。前入路腹膜外腹股沟疝修补术的发展使复发疝的治疗效果得到了明显的提高。在腹腔镜疝修补术及腹膜外修补术出现之前,复发疝的修补采用与第一次手术一样的开放性前入路。由于需要在瘢痕组织中进行解剖,因此腹股沟管或复发疝的解剖结构不易辨别,这些因素导致二次修补的术后复发率较高[58]。现在的指南建议对复发的腹股沟疝进行手术时应采用新的入路,也就是说,如果第一次疝修补术采取的是前入路开放式手术,那么第二次手术就应该采用腹膜外修补术或腹腔镜下疝修补术。同样,腹膜外疝修补术失败后第二次手术应采用前入路开放性术式。

　　当复发疝经过多次修补,所有的入路均已使用后,再次修补的难度就大为增加,因为不管选择哪一入路都会遇到明显的瘢痕组织,外科医师遇到这种罕见情况时应该采用自己最熟悉的术式。而腹腔镜疝修补术在这种情况具有一定的优势,因为在腹腔镜视野下可以容易地发现复发疝的部位[59]。在无瘢痕区切开腹膜,然后分离粘连的组织就能到达疝的薄弱区域。疝囊切除后需要决定是否保留上次手术的补片。去除原来的补片可能会造成精索、膀胱以及附近血管和神经的损伤。如果保留原来的补片,那么新的补片必须放置在一个新的层面,以保证能完全覆盖耻骨结节和耻骨肌孔。有时候补片上新覆盖的腹膜会发生撕裂,从而导致补片与腹腔内脏器不能完全分隔,这种情况下可用网膜加以覆盖。除此之外,外科医师还可采取处理上述情况,这种内置补片能有效地覆盖缺损而且无须腹膜覆盖。当然我们需要了解的一点是腹腔内置入补片修补术(IPOM)的复发率稍高。

由于缺乏有效的标准,生活质量很难衡量。病人的个体因素、社会经济状况、职业及期望值各不相同,这些变量使得生活质量的衡量非常复杂。然而,生活质量总是与慢性疼痛相联系。疼痛综合征将在本章"疼痛"这一部分进行具体讨论,但它对病人生活的影响比局部神经损伤还大。使用诸如McGill 疼痛调查表、加利福尼亚大学和旧金山疼痛服务中心病人调查表等相关疼痛评分标准,通过 36 个简短的问题即可了解疼痛对病人功能造成的影响。一项针对 226 位病人的研究显示,慢性疼痛会影响到病人的社会、娱乐活动以及日常活动[60]。由于病人的动机、职业、额外利益及保险收益的不同,病人重返工作的时间难以评估。但是这个问题又非常重要,因为病人经常会询问他们何时能恢复工作。围术期麻醉管理和外科技术的进步已使得康复期大为缩短,大多数疝修补术在门诊即可进行,然而病人恢复工作的平均时间仍为 1 ~ 3 周[61]。一些研究试图通过疝修补术式的对比来寻找原因,但影响重返工作时间的因素是多方面的。总的来说,体力劳动者恢复工作的时间要长于平均恢复期。

并发症

总的来说,腹股沟疝修补发生并发症的风险是较低的。除了疝修补本身所导致的并发症以外,腹腔镜在疝修补手术中的应用还导致了一些特殊的并发症。各种手术方式共有的并发症包括疼痛、精索和睾丸损伤、切口感染、血清肿、血肿、膀胱损伤、耻骨炎和尿潴留(表 37-8)。

疼痛

由于许多新发疝并无疼痛症状,因此术后疼痛应予以重点关注。术后疼痛分为短期疼痛和慢性疼痛。关于开放性疝修补术与腹腔镜下疝修补术的术后短期疼痛的比较在本章"术式的选择"部分已有讨论。从历史上来看,疼痛要么没有包括在疝修补术成功与否的评价标准之中,要么难以评价。近来的证据显示,大多数病人确实感受到慢性疼痛。疝修补术后慢性疼痛持续时间超过 3 个月,常由神经卡压、瘢痕组织或者补片粘连等因素导致(表 37-9)。由于神经分布区域重叠的原因,常常难以确定是哪条特定的神经受到损伤。不管哪条神经受累、病因如何,病人的症状往往类似,如局部锐痛、感觉异常或受累神经分布区域的皮肤麻木。髂腹股沟神经常常在关闭腹外斜肌腱膜时受到损伤。除髂腹下神经外,髂腹股沟神经在无张力疝修补术中也有被补片包裹压迫的风险。腹腔镜下修补术中于髂耻束下方进行补片外侧钉合固定时,股外侧皮神经及生殖股神经的股支和生殖支也有可能受到损伤。此外,股外侧皮神经也有可能被补片包绕压迫而受累。股外侧皮神经的损害常导致感觉异常性股痛,即一种大腿外侧针刺样感觉。也可以表现为一种称作"蚁走感"的特殊感觉异常,即昆虫在皮肤或皮下爬行的感觉。一些术式(如Shouldice 疝修补术)提倡常规游离神经,而其他术式则继续

表 37-8 腹股沟疝修补术的并发症

复发	感染
慢性腹股沟疼痛	排斥
伤害感受	破裂
躯体痛	**腹腔镜手术并发症**
内脏痛	血管损伤
神经性疼痛	腹腔内
髂下腹神经	腹膜后
髂腹股沟神经	腹壁
生殖股神经	气体栓塞
股外侧皮神经	内脏损伤
股神经	肠穿孔
精索和睾丸损伤	膀胱穿孔
血肿	套管针穿刺部位并发症
缺血性睾丸炎	血肿
睾丸萎缩	疝
射精障碍	切口感染
输精管离断	瘢痕疙瘩
阴囊积液	肠梗阻
睾丸下垂	套管针穿刺或腹膜缝
膀胱损伤	合部位疝
切口感染	粘连
血清肿	其他
血肿	膈肌功能障碍
切口血肿	高碳酸血症
阴囊血肿	**全身系统并发症**
腹膜后血肿	泌尿系统
耻骨炎	麻痹性肠梗阻
人工补片并发症	恶心和呕吐
收缩	吸入性肺炎
侵蚀	心血管和呼吸功能不全

表 37-9 与腹股沟痛有关的情况

隐蔽的疝(仅疝造影术发现)	缺血性坏死
	骨关节炎
肌肉损伤	股骨头骨骺骨软骨病
内收肌劳损	股骨头骨骺滑脱症
肌腱损伤	剥脱性骨软骨炎或股骨
髂腰肌滑囊炎	头缺血性坏死
耻骨炎	髋臼撕裂
骨盆应力性骨折	前列腺炎
吸附胯综合征	附睾炎
腰脊椎疾病	肾结石
结缔组织病	尿路感染
神经卡压	淋巴结炎
髋部功能紊乱	腹腔内病变
滑膜炎	疝修补手术史

强调神经的识别和保护。游离神经所带来的后遗症如分布区域的皮肤麻木感远远轻于神经卡压所致的剧烈慢性疼痛。

将疝修补术后疼痛综合征分为躯体疼痛、内脏痛及神经痛三类，更有助于其理解。躯体疼痛最为常见，通常继发于韧带和肌肉损伤，这种疼痛通常在腹壁用力或排便时引发。内脏痛则是指由内脏功能如射精所引发的疼痛，常因交感神经丛损伤所致。神经痛通常是一种局部的锐痛，可表现为烧灼感或撕裂感，提示神经直接受损或神经卡压。神经痛在术后早期即可出现，有的病人在复苏室就能感到明显的锐痛。躯体疼痛的治疗主要是休息、使用非甾体消炎药以及心理安慰。神经痛可以用非甾体消炎药治疗，也可以用类固醇和麻醉剂进行神经封闭治疗。如果保守治疗无效，可以行神经切除术。一项研究观察了 100 例于腹股沟管内环处施行神经切除术的疗效，这些病人绝大部分是腹股沟疝修补术后慢性疼痛的病人，手术采取开放式前入路，显露神经后在其穿出腹内斜肌处切断。研究报道称放射至大腿及会阴部的疼痛症状改善率达 72%，只有 3% 的病人症状没有任何改善[62]。最近，有学者尝试在腹腔镜下进行神经切除术来治疗疝修补所致的神经损伤。病人取患侧朝上的侧卧位，通过 X 线透视检查确定 L_1 与 L_2 腰椎的连接处，进而确定腰方肌的方位。然后，在腰方肌表面解剖游离出髂腹股沟及髂腹下神经并在其近侧切断[63]。

精索和睾丸损伤

对男性病人而言，精索和附睾损伤是一个非常严重的问题。女性病人在腹股沟管处有维持子宫前倾的圆韧带穿过。圆韧带切断或动脉损伤不会引起明显的临床症状。一方面，精索因血供丰富而易于形成血肿；另一方面，过度地游离精索也可导致精索缺血。男性病人的阴囊血肿明显时可使整个阴囊变色深蓝色。这些血肿通常是精索结构渗血所致，大多是自限性的。通过交替进行冷敷和热敷的方法可促进血肿吸收。

精索的广泛损伤可导致缺血性睾丸炎或睾丸萎缩。缺血性睾丸炎通常发生于疝修补术后 1 周内，病人通常表现为睾丸肿大、变硬和疼痛，常伴有低热。缺血性睾丸炎占所有疝修补术并发症的比例不到 1%，但在复发疝再次手术时比例有所增加[64]。缺血性睾丸炎可能由精索静脉丛损伤所致，而非睾丸动脉损伤所致。当粘连致密或疝囊巨大需要广泛游离时易导致精索静脉丛损伤。通过心理安慰、非甾体消炎药以及适当的安抚等措施，缺血性睾丸炎多可自愈，长期存在的缺血性睾丸炎极为罕见。超声能显示睾丸血流量的减少，有助于确定睾丸是缺血还是坏死。除非发生睾丸坏死，极少需要急诊切除睾丸。睾丸动脉损伤也可导致睾丸萎缩，但要较长时间才会表现出来。另外，睾丸萎缩不是急诊手术指征；但对病人的长期影响是显著且不可逆的。与缺血性睾丸炎类似，复发疝的修补术可导致患睾丸萎缩的几率增加。减少精索的游离和紧贴疝囊进行结扎可将精索损伤的几率降至最低。敞开远端疝囊是否会导致病人阴囊积液还有争议，腹股沟疝修补术后形成的阴囊积液与原发性阴囊积液的治疗措施相同。还有一个临床意义较小的并发症是由于术中游离提睾肌纤维所致的睾丸下垂。这种并发症可常规用 Shouldice 修补术来避免，也就是在游离提睾肌后常规把提睾肌内侧残端固定于耻骨结节上。

除精索血管外，疝修补术还可导致输精管损伤，输精管损伤后将导致不育。尽管输精管的完全切断较为罕见，输精管挤压伤或瘢痕形成还是有可能的。在开放性腹股沟疝修补术中，常用手指将输精管连同精索一起游离出来，而在腹腔镜手术中，输精管有可能被器械误夹而致挤压伤。输精管切断后应立即请泌尿外科会诊，争取早期重新吻合。只有在同时进行前列腺切除术时输精管损伤才可以忽略，因为切除前列腺手术本身就需要切断输精管。慢性瘢痕形成可引起输精管堵塞，进而导致生育能力降低和射精障碍。射精疼痛和烧灼感通常是自限性的，并且应与其他疾病如性病进行鉴别。放置人工补片是否会导致生育能力降低仍有争议，因为这种并发症在无张力疝修补术和以组织修复为基础的疝修补术中都会发生。

切口感染

被认为是清洁手术的腹股沟疝修补术切口感染率较低，通常为 1%～2%。是否预防性应用抗生素仍有争论，尤其是在人工补片广泛使用的时代更是如此。一些学者在施行了大量的腹股沟疝修补术后认为，预防性应用抗生素可以明显降低切口感染的发生率，然而这种差距没有明显的临床意义。有大量研究对使用和不使用预防性抗生素的切口感染率进行了对比，结果显示两组的感染率没有显著性差异[65,66]。最近对 Cochrane 数据库 6705 例病人的回顾性研究显示，预防性应用抗生素可降低择期开放性腹股沟疝修补术的术后切口感染率。从使用人工补片亚组的资料来看，预防性使用抗生素组的切口感染率为 1.4%，而未使用抗生素组的感染率为 2.9%。作者总结，尽管系统回顾的结果还不足以提倡普遍的预防性应用抗生素，但是在切口感染危险增加的情况下，作者还是建议预防性应用抗生素。早期切口感染可使用抗生素治疗，药物治疗无效时应切开感染伤口进行引流。聚丙烯网状补片一般无须取出，保守治疗通常能够控制感染。

血清肿

血清肿是渗液积聚而形成的，可见于疝囊较大的修补术，但更常见于使用人工补片的疝修补术，它可以理解为是机体对植入异物的一种正常反应。在疝囊很大的情况下，其潜在的间隙可积聚术后形成的渗液。血清肿在术后第 1 周通常仍在进展，这种情况常引起病人紧张，使其误以为早期复发。体格检查时，血清肿表现为可压缩的腹股沟或阴囊肿物。血清肿可引起疼痛，但多数情况下仅是不适。除非血清肿长期存在，否则应避免穿刺抽液，因为穿刺有可能引起继发感染。局部热敷可促进血清肿的吸收。

血肿

血肿可呈局限性，也可表现为手术区的弥漫性青紫。除形成阴囊血肿外，还可形成切口血肿、腹膜后血肿和腹直肌鞘血肿。后两种血肿常见于腹腔镜修补术；然而，无论采用何种术式，损伤死亡或髂血管都将形成迅速扩大的血肿。腹腔内或腹膜前间隙活动性出血由于不易局限，体格检查也不易发现，可导致大失血。腹部大血肿可表现为腹痛，也可能会引起肠梗阻。切口血肿一般可以自愈，极少需要切开减压。

膀胱损伤

膀胱损伤可见于开放性前入路腹股沟疝修补术,但更容易在腹腔镜修补术中受到损伤。涉及膀胱的开放性手术见于膀胱构成部分疝囊壁的滑动疝,以及以往的下腹部手术如前列腺手术。膀胱损伤的处理包括立即进行双层缝合关闭切口,放置 Foley 尿管进行膀胱减压 1~2 周。膀胱造影检查确认损伤愈合后方可拔除尿管。

耻骨炎

避免在耻骨的骨膜内缝合或钉合即可以预防绝大部分的耻骨炎。目前,耻骨炎多见于反复进行踢、跳跃或跑等动作的运动员。疝修补术后耻骨疼痛根据病情可分为负荷过载或生物力学紊乱两类,负荷过载最常见于当运动员在坚硬的混凝土的或不平的地面上锻炼,生物力学的紊乱包括肌肉失衡或步态不稳。两者共同的发病机制涉及肌肉在骨骼上的附着点张力过大,从而引发的裂解反应。病人通常表现为在腹股沟区内侧或耻骨联合处疼痛,这种疼痛可由大腿内收引发。耻骨炎通过骨扫描即可确诊,但 CT 或 MRI 更多地用于排除疝复发的可能。耻骨炎的治疗主要是保守治疗,其目的在于控制症状,保守治疗包括休息、冰敷、使用非甾体消炎药、理疗等,必要时可进行局部类固醇注射。需要手术探查耻骨联合并去除可能导致炎症的缝线或缝合钉的情况极少,这种情况下应请骨科专家会诊,协助进行骨切除和刮骨术。在建议病人进行手术探查之前应尽最大的努力进行保守治疗。无论如何治疗,病情持续时间往往较长,可能需要 6 个月的时间才能恢复[68]。

尿潴留

尿潴留是疝修补术后一个常见的短期并发症。有许多因素可以导致尿潴留,最常见的原因是麻醉方式。一项研究显示,在一组采用局部麻醉进行腹股沟疝修补术的 880 例病人中,尿潴留发生率为 0.2%;相比之下,另一组采用全身或脊髓麻醉进行类似腹股沟疝修补术的 200 例病人中,尿潴留的发生率为 13%[69]。开放性腹股沟疝修补术可以使用任何一种麻醉方法,而腹腔镜修补术需要在全身麻醉下进行。其他可引起尿潴留的因素包括术后疼痛、麻醉镇痛以及膀胱充盈。一些学者建议限制静脉输液,避免预防性导尿,并预防性应用坦索罗辛。尿潴留的早期治疗包括通过短期导尿以进行膀胱减压。出院前病人通常需要一个晚上来训练正常排尿,无法正常排尿者需要重新导尿并保留尿管 1 周。尽管高龄病人需要保留尿管的时间较长,但需要长期导尿的病人是极为罕见的。

腹腔镜修补术并发症

腹腔镜修补术的常见并发症包括高碳酸血症、气体栓塞、气胸和麻痹性肠梗阻。一般来说,腹腔镜手术后肠梗阻的发生率低于开腹手术。但就腹股沟疝修补术而言,使用腹腔镜进行腹股沟疝修补术反而使术后肠梗阻的发病率增加了,原因目前不清楚,可能与灌注气体的温度以及腹壁膨胀有关。肠梗阻还可以继发于巨大腹直肌鞘血肿或明显的疼痛,作为其并发症出现。肠梗阻的治疗可能需要使用鼻胃管进行胃肠减压。腹腔镜疝修补术的特有的并发症包括腹腔内脏器损伤、血管损伤和肠梗阻。

内脏和血管损伤

当采取开放性前入路术式进行腹股沟疝修补时,内脏损伤主要见于急诊手术和滑动疝。与腹腔镜学习曲线相同,腹腔镜腹股沟疝修补术在其应用早期内脏损伤发生率较高,通过培训和经验的积累其发生率即可降低。而且在进行 TEP 修补术时无须进入腹腔,从而降低了内脏损伤的发生率。容易受损的内脏包括小肠、大肠以及膀胱。既往的下腹部手术可能会引起粘连,从而增加内脏损伤的风险。因此,既往有下腹部手术史是腹腔镜腹股沟疝修补术的一个相对禁忌证。由于肠管也有可能在套管针穿刺过程中受到损伤,因此在放置脐孔套管时,可采用直视切开法(即在直视下将套管置入腹腔)来降低肠管损伤的风险。反对腹腔镜腹股沟疝修补术的重要理由之一是该法需要进入腹腔,而开放式修补术则无须如此。肠管损伤还可继发于电凝时的电弧损伤以及视野之外的器械损伤。由于腹腔镜的视野较局限,肠道受伤可能被遗漏并导致死亡率增加。如果怀疑肠管受到损伤,应检查整个肠道,如果受损的肠管需要修补,则必须中转开腹手术。

膀胱损伤较内脏损伤少见,通常是因膀胱充盈或与腹膜粘连。TEP 修补术在耻骨联合上方放置套管可能导致膀胱损伤,但只要遵循适当的手术原则即可避免。极少数情况下,未闭的脐尿管可在 TAPP 术中游离腹膜瓣过程中被切断。病人通常表现为迟发性套管穿刺处尿液外渗或腹膜炎。与开放性修补术中膀胱损伤的处理一样,应立即进行双层修补并延长尿管保留时间。腹腔镜修补术前嘱病人排空膀胱或导尿可使膀胱缩小,与邻近的结构如耻骨梳韧带和精索分开。考虑到预防性导尿可增加尿潴留和其他泌尿系统并发症的风险,而膀胱损伤又极为罕见,因此对是否需要采取防性导尿来降低膀胱损伤的发生率存在争议。当然,对于合并排尿不尽的良性前列腺增生病人仍需要导尿。

与内脏损伤同样至关重要的并发症是血管损伤。虽然开放性手术也可发生血管损伤,但是腹腔镜修补术中套管穿刺、解剖游离等操作造成的血管损伤有其特殊性。在组织修补或无张力修补术中,缝合部位错误也可能导致髂血管和股血管损伤。腹腔镜下最常见的血管损伤包括腹壁下血管损伤和髂外血管损伤。髂外血管位于精索下方并与其紧邻,稍作解剖即可识别。在固定补片时,由于血管不能直视,因此有可能在钉合补片时将其损伤。少数情况下,由于术中疏忽造成的器械损伤,可导致渗血甚至大出血。TAPP 术中行套管穿刺有损伤腹壁下血管的可能,其两个辅助套管位置与腹壁下血管走行部位相邻。直视下或透照法识别血管可使其损伤的风险降至最低。通常情况下,这种损伤可能会因为套管对出血的压迫作用而被忽视,而一旦取出套管即后有可能造成大出血。血管损伤的一个显著表现是沿着套管滴血。当血管损伤发生时首先应进行局部压迫,其彻底治疗可能需要中转开腹,特别是发生大血管损伤时更应如此。较小的血管损伤也可在腹腔镜镜下处理,这取决于术者的技术。腹壁下血管出血也可以经皮缝合结扎,而手术野较小的血管渗血通常直接压迫即可止血。外科医师还应注意气腹的压迫效应,如果注入腹腔内 CO_2 的压力大于血管内的压力,出血在气腹结束后才会表现出来,这种情况常见于腹直肌鞘血肿,该处腹壁下静脉在损伤后发生延迟性出血,病人可表现为显著的弥漫性腹痛和低血压。其他不太严重的血管并发症包括套管穿刺部位和腹直肌鞘血肿。与开放性修补手术类似,广泛剥离或腹股沟区小血管损伤可导致手术区域血肿,并可能会扩散至阴囊。

肠梗阻

在腹腔镜技术发展的早期,以往开放性腹股沟疝修补术中少见的肠梗阻发生率明显增加。由于在 TAPP 修补术中腹膜不能完全闭合,导致肠管有可能经腹膜缺损疝出,因此该术式的肠梗阻发生率更高。TEP 修补术在理论上更为优越,因为该术式无须进入腹腔,虽然其偶尔误入腹腔也有导致肠梗阻的可能。与内脏损伤类似,肠梗阻发生率增加是腹腔镜修补术反对者支持开放式修补术的另一个重要理由。腹腔镜腹股沟疝修补术后肠梗阻的第二个原因是脐孔套管穿刺部位疝形成。10~12mm 直径套管的使用,加上对关闭穿刺部位筋膜缺损的重视,使套管穿刺部位疝已大大地减少。5mm 直径套管的使用使穿刺部位形成疝的可能更是大为降低。同时,TEP 术式的脐部套管位于腹直肌鞘内,后者有助于防止未来疝的形成。肠梗阻的少见原因是与置入的人工补片发生粘连。再次强调,腹膜关闭不全将使高粘附性的补片暴露于腹腔内容物,从而诱发粘连、梗阻,甚至有可能发生侵蚀。

使用补片的注意事项

在疝修补术中使用人工补片的目的是为了恢复薄弱组织的强度。在网状人工补片网应用于临床之前,以组织修补为基础的修补术被认为是修补术的金标准。补片技术的发展使人工补片在前入路无张力修补术和腹膜外修补术中得到广泛应用。由于以人工补片为基础的疝修补术的疗效优于以组织修复为基础的修补术,因而取代后者成为新的金标准。对人工补片的顾虑包括排斥反应、致癌性以及宿主反应等方面。当然,人工补片在疝修补术中的广泛应用已证明其既有效又安全。早期的疝修补术不论是开放性的无张力手术还是腹膜外修补术,由于使用的补片太小,导致术后复发率较高。考虑到这一问题,现在商业化生产的人工补片尺寸较大,必要时可进行裁剪。关于补片固定的必要性目前仍有争议。

补片的选择

腹股沟疝修补术中应用最为广泛的人工补片之一就是聚丙烯补片,由 Usher 在 20 世纪 50 年代首次使用。之后,补片技术迅速发展,各种各样的人工补片在疝修补术中得以应用。根据补片的材料和植入人体后的反应不同,可将其分为不可吸收、部分吸收和生物活性材料三类。然而单单这些因素还不足以完全反映补片的特性,另外还需要考虑它们的厚度、重量、纤维结构以及材料的整体强度等方面。理想的补片应该具有以下要求:使用方便,有足够的强度,不易引起反应,能抗牵拉,不易引起感染,植入后不会影响病人的机能,易于制造以及成本低廉[70]。现在的补片正试图在最大限度上满足以上要求。聚丙烯补片是一种不可吸收的合成网状补片,具有疏水性、静电中性、持久性高等优点。常见的商品名包括 Marlex(Davol, Cranston, RI)、Prolene(Ethicon, Somerville, NJ)和

Pro-Lite(Covidien, Norwalk, Conn)。它们的纤维尺寸、孔径大小和重量各不相同。聚丙烯补片最新的改进包括补片重量的减轻、孔径增加以促进瘢痕组织嵌合等,从而最终在理论上达到更好的人体组织相容性,不致引起炎症反应、慢性疼痛或不适感等不良后果。聚酯补片是另一种商业化生产的人工补片,商品名包括 Parietex(Covidien)和 Mersilene(Ethicon)。聚酯补片在炎症反应和收缩性方面和聚丙烯补片相似,同时也具有组织穿透性,可于与组织嵌合固定。合成可吸收补片最常用的评价指标是致密度,与纤维的直径、强度、数目及孔径大小有关,根据以上因素将其分为轻质和重质补片,这主要取决于材料的致密程度。为达到最佳的效果,必须在致密度方面取得良好的平衡,致密度太高可能导致慢性疼痛,太低则容易导致术后复发。

聚丙烯补片和聚酯补片是临床上最常用的腹股沟疝修补人工补片,即膨化聚四氟乙烯,商品名如 Gore-Tex(W. L. Gore and Associates, Flagstaff, Ariz)在临床上则应用有限。膨化聚四氟乙烯补片纤维增生刺激作用小,不易与内脏发生粘连,因此常用于 IPOM 或 TAPP 等腹膜较难关闭的修补术。然而,该补片由于组织穿透性较差常使其与组织嵌合不良。通过外涂层物质,合成的不可吸收补片可以和机体内脏相容。通过特殊涂层也可提高不可吸收的合成补片与内脏的组织相容性。涂层分为可吸收和不可吸收两大类。涂层的使用即可以减轻其内脏接触面引起的炎症反应,同时又可以保持补片原有的优点。可吸收的涂层可通常可维持数月,以确保创面的腹膜化完成。另外一类作用相似的补片是部分可吸收补片,由聚丙烯与可吸收的聚合体构成。这些材料是否对病人有益目前尚不明确。生物活性补片目前在疝修补术中还未常规用,它们主要用于术野受到污染的手术。已商品化生产的该类补片包括 Surgisis(Cook Medical, Bloomington, Ind)和 AlloDerm(LifeCell Corporation, Branchburg, NJ)。这类补片的缺点在于其强度较低,因而其复发率较高[71]。

除了补片的选择外,补片的固定方式也具有争议。在关于开放性前入路疝环充填式无张力疝修补术的最早描述中并未提到补片需要固定。在腹腔镜下修补术中进行补片的固定是为了防止补片移位导致疝的复发。然而,使用钉合器进行固定也有导致慢性疼痛和神经血管结构损伤的可能。一项前瞻性随机对照研究对 TEP 修补术中固定和不固定补片进行了比较,结果显示补片固定组术后疼痛发生率为 23%,而在 6 个月的随访期内两组复发率并无差别[72]。使用预成型补片的研究也得出了类似的结果,补片无须固定的原理在于其在腹膜前间隙内几乎不可能发生移位[73]。采用非钉合器方法来进行补片固定的尝试也取得了令人鼓舞的效果。这些研究采用纤维蛋白胶来进行补片的固定。长期随访(1~2 年)的结果显示,纤维蛋白胶固定组与钉合器固定组的病人相比,其慢性疼痛的发生率降低,而两组复发率则无明显差异[74,75]。尽管结果令人振奋,然而关于补片固定方式的研究资料有限,大多数腹腔镜腹股沟疝修补术仍使用钉合器进行补片固定。随着技术的进步,诸如可吸收钉这类新技术将来有望在补片固定方面发挥重要的作用。

运动疝

腹股沟区疼痛可源于各种损伤,包括脊柱、盆腔、腹部和

泌尿系统的损伤。除非有典型的临床表现，否则临床检查无阳性发现的腹股沟疝难以确诊。这种隐匿性疝实际上可能是运动性疝，也称作"运动员疝"或"体育家疝"。运动疝通常发生在经常需要做重复的踢、扭、转等动作的运动员身上，如曲棍球、英式、美式足球运动员，这些运动可导致腹股沟管后壁的薄弱或撕裂。非运动员进行类似的急促动作后也可导致上述情况发生。这种疝通常难以确诊，除非进行手术探查。手术探查中往往可以发现各种异常，如腹横筋膜或联合腱撕裂、腹内斜肌撕裂或从耻骨结节撕脱、腹外斜肌腱膜撕裂或外环扩大。由于缺乏统一的标准，文献中经常将其他原因引起腹股沟区疼痛的也放在运动疝中进行讨论，因此难以对这些文献进行分析。

运动疝的可急性起病，但多数情况下表现为起病隐匿的腹股沟区深部疼痛，并随着活动增加而逐渐加重。运动和咳嗽、喷嚏等引起的腹内压骤升可使疼痛加剧。对运动员而言，疼痛的程度足以影响其在运动竞技中发挥出最佳表现。运动疝在体格检查时往往无法发现明显的包块或咳嗽后冲击感。有经验的检查者有时可发现外环扩大，而大多数病人仅表现为耻骨和腹股沟管处压痛。影像学检查一般难以发现疝囊突出或腹股沟管的破损，但对鉴别诊断是很有帮助的。如骨扫描虽不能明确运动疝的诊断，但可以确认有无耻骨炎。

运动疝的早期治疗应采取保守治疗，这也是排除肌肉拉伤、耻骨炎等其他可能提供了充分的时间。保守治疗包括休息、使用非甾体消炎药、深部组织按摩和理疗。在保守治疗6～8周后，如病人逐渐恢复正常活动时疼痛再次出现，则需要进行手术探查。腹股沟的探查入路与开放性前入路腹股沟疝修补术的手术入路相同。该入路使术者能对腹内斜肌、腹外斜肌及腱膜、腹股沟管内外环、韧带、肌腱和耻骨结节进行全面评估。最常见的发现是腹股沟管后壁的缺损，也有可能发现隐匿疝。后壁修补手术可以通过组织修补或腹腔镜下腹膜外置入补片来实施。这两种方法都能成功解除病人的疼痛并使病人恢复正常的体力活动，但腹腔镜修补术的一个缺陷是不能对腹外斜肌腱膜的撕裂和变形进行评估。在运动疝的修补术中若发现内收肌腱断裂，需同时进行肌腱切断术[76,77]。缺乏分类标准使运动疝修补的术式选择更加困难。开放性或腹腔镜下后壁修补是目前有效的选择。然而对专业运动员而言，不合适的治疗可能影响的不只是生活的质量，还包括职业。

儿童疝

儿童腹股沟疝继发于胚胎期的鞘状突未闭，发生率在0.8%～44%，男女比例为1:10。在低出生体重儿和早产儿中的发生率显著升高。由于两侧睾丸下降时间不同，因而导致左侧鞘突的闭合早于右侧，所有右侧疝较左侧更为常见，还有10%的疝为双侧。腹股沟斜疝修补术是小儿外科最常见的手术之一[78,79]。结合临床检查与父母或看护者的描述，儿童疝的诊断通常是明确的。很多时候只需视诊就能确诊。很难引导婴儿做出Valsalva动作，但其在啼哭时腹压会升高。儿童腹股沟区肿物的鉴别诊断主要包括睾丸未降、睾丸肿瘤、精索静脉曲张以及睾丸鞘膜积液。出生时即存在的睾丸鞘膜积液并不代表鞘状突未闭的可能性增加，通常其可以自行吸

收，但出生后的睾丸鞘膜积液很可能与鞘状突未闭有关且难以自行闭合[80]。

与成人不同，儿童疝即使没有症状也需要尽快治疗，以免发生嵌顿的风险。儿童疝发生嵌顿的几率估计可高达20%，当疝发生嵌顿而必须手术治疗时，其各种并发症的发生率会显著增加[81]。通常在内环上方的腹股沟区做一切口进行开放式修补。进入腹股沟管后，找到并游离斜疝疝囊，并于内环处结扎疝囊。内环扩张可以用Marcy法进行修补，将精索结构牵向外侧，在肌肉和筋膜层进行缝合已重建腹股沟管内环。对于并不复杂的腹股沟斜疝，无须放置补片或进行后壁重建，因为这样做有可能引起输精管和睾丸的炎症反应[82]。经典的修补如疝囊高位结扎术，其复发率约为1.2%，切口感染率约为1.2%，睾丸萎缩率约为0.3%[83]。儿童疝的经典处理还包含对侧腹股沟区的常规探查，多达1/3的病人可于对侧发现疝的存在；然而这些"疝"常常只是鞘突，即使不治疗也不太可能形成疝。近10年来，考虑到其风险和获得的收益，常规进行对侧探查受到了质疑。现在，许多小儿外科医师只对明显的疝进行治疗，而不再常规进行对侧探查。然而，针对这种治疗策略的争论仍在继续，因为一项针对大量文献的回顾性研究表明，大约有7.2%的对侧疝不是同时形成的[84]。腹腔镜的出现为这场争论提供了一个折中的解决办法，因为用腹腔镜来探查对侧可将并发症的发生率降至最低。腹腔镜检查可以通过疝囊或在脐部另做一个切口来完成。若对侧内环完整，则无须进一步探查；若发现对侧有明显的腹股沟疝，则需要进行治疗。当发现对侧只存在鞘状突未闭时，如何处理则成为一个难题，大多数情况下医师还是选择进行修补，尽管估计其中只有50%的病例会发展成具有临床意义的疝。但对鞘状突未闭的修补可减少嵌顿疝的发生率，并避免了将来再次进行手术[85]。还有一种选择就是对疝和对侧腹股沟区进行超声评估，然而成功的超声影像检查高度依赖于操作者的经验。

（刘景丰　张楠　罗顺峰　译）

参考文献

亮蓝色标记的是主要参考文献。

1. Johnson J, Roth JS, Hazey JW, et al: The history of open inguinal hernia repair. *Curr Surg* 61:49, 2004.
2. Rutkow IM: Demographic and socioeconomic aspects of hernia repair in the United States in 2003. *Surg Clin North Am* 83:1045, 2003.
3. *www.ahrq.gov/data/hcup/factbk*9: Russo CA, Owens P, Steiner C, et al: Ambulatory Surgery in U.S. Hospitals, 2003—HCUP Fact Book No. 9, 2003 [accessed January 28, 2009].
4. Awad SS, Fagan SP: Current approaches to inguinal hernia repair. *Am J Surg* 188:9S, 2004.
5. Rutkow IM: Epidemiologic, economic, and sociologic aspects of hernia surgery in the United States in the 1990s. *Surg Clin North Am* 78:941, 1998.
6. Bochkarev V, Ringley C, Vitamvas M, et al: Bilateral laparoscopic inguinal hernia repair in patients with occult contralateral inguinal defects. *Surg Endosc* 21:734, 2007.
7. Abramson JH, Gofin J, Hopp C, et al: The epidemiology of inguinal hernia. A survey in western Jerusalem. *J Epidemiol Community Health* 32:59, 1978.
8. Miltenburg DM, Nuchtern JG, Jaksic T, et al: Laparoscopic evaluation of the pediatric inguinal hernia—a meta-analysis. *J Pediatr Surg* 33:874, 1998.
9. van Wessem KJ, Simons MP, Plaisier PW et al: The etiology of indirect inguinal hernias: Congenital and/or acquired? *Hernia* 7:76, 2003.
10. van Veen RN, van Wessem KJ, Halm JA, et al: Patent processus

vaginalis in the adult as a risk factor for the occurrence of indirect inguinal hernia. *Surg Endosc* 21:202, 2007.

11. Carbonell JF, Sanchez JL, Peris RT, et al: Risk factors associated with inguinal hernias: A case control study. *Eur J Surg* 159:481, 1993.

12. Flich J, Alfonso JL, Delgado F, et al: Inguinal hernia and certain risk factors. *Eur J Epidemiol* 8:277, 1992.

13. Lau H, Fang C, Yuen WK, et al: Risk factors for inguinal hernia in adult males: A case-control study. *Surgery* 141:262, 2007.

14. Ruhl CE, Everhart JE: Risk factors for inguinal hernia among adults in the US population. *Am J Epidemiol* 165:1154, 2007.

15. Klinge U, Binnebosel M, Mertens PR: Are collagens the culprits in the development of incisional and inguinal hernia disease? *Hernia* 10:472, 2006.

16. Franz MG: The biology of hernia formation. *Surg Clin North Am* 88:1, 2008.

17. Spaw AT, Ennis BW, Spaw LP: Laparoscopic hernia repair: The anatomic basis. *J Laparoendosc Surg* 1:269, 1991.

18. Gilbert AI: An anatomic and functional classification for the diagnosis and treatment of inguinal hernia. *Am J Surg* 157:331, 1989.

19. Rutkow IM, Robbins AW: "Tension-free" inguinal herniorrhaphy: A preliminary report on the "mesh plug" technique. *Surgery* 114:3, 1993.

20. Nyhus LM: Individualization of hernia repair: A new era. *Surgery* 114:1, 1993.

21. Zollinger RM Jr.: An updated traditional classification of inguinal hernias. *Hernia* 8:318, 2004.

22. Ralphs DN, Brain AJ, Grundy DJ, et al: How accurately can direct and indirect inguinal hernias be distinguished? *Br Med J* 280:1039, 1980.

23. Cameron AE: Accuracy of clinical diagnosis of direct and indirect inguinal hernia. *Br J Surg* 81:250, 1994.

24. Jamadar DA, Jacobson JA, Morag Y, et al: Sonography of inguinal region hernias. *AJR Am J Roentgenol* 187:185, 2006.

25. Shin D, Lipshultz LI, Goldstein M, et al: Herniorrhaphy with polypropylene mesh causing inguinal vasal obstruction: A preventable cause of obstructive azoospermia. *Ann Surg* 241:553, 2005.

26. Delikoukos S, Lavant L, Hlias G, et al: The role of hernia sac ligation in postoperative pain in patients with elective tension-free indirect inguinal hernia repair: A prospective randomized study. *Hernia* 11:425, 2007.

27. Gilbert AI: Sutureless repair of inguinal hernia. *Am J Surg* 163:331, 1992.

28. Millikan KW, Cummings B, Doolas A: The Millikan modified mesh-plug hernioplasty. *Arch Surg* 138:525; discussion 529, 2003.

29. Kugel RD: Minimally invasive, nonlaparoscopic, preperitoneal, and sutureless, inguinal herniorrhaphy. *Am J Surg* 178:298, 1999.

30. Kugel RD: The Kugel repair for groin hernias. *Surg Clin North Am* 83:1119, 2003.

31. Sarli L, Pietra N, Choua O, et al: Laparoscopic hernia repair: A prospective comparison of TAPP and IPOM techniques. *Surg Laparosc Endosc* 7:472, 1997.

32. Olmi S, Scaini A, Erba L, et al: Laparoscopic repair of inguinal hernias using an intraperitoneal onlay mesh technique and a Parietex composite mesh fixed with fibrin glue (Tissucol). Personal technique and preliminary results. *Surg Endosc* 21:1961, 2007.

33. Kingsley D, Vogt DM, Nelson MT, et al: Laparoscopic intraperitoneal onlay inguinal herniorrhaphy. *Am J Surg* 176:548, 1998.

34. Law NW, Trapnell JE: Does a truss benefit a patient with inguinal hernia? *BMJ* 304:1092, 1992.

35. Gallegos NC, Dawson J, Jarvis M, et al: Risk of strangulation in groin hernias. *Br J Surg* 78:1171, 1991.

36. Neutra R, Velez A, Ferrada R, et al: Risk of incarceration of inguinal hernia in Cell Colombia. *J Chronic Dis* 34:561, 1981.

37. Fitzgibbons RJ Jr., Giobbie-Harder A, Gibbs JO, et al: Watchful waiting vs repair of inguinal hernia in minimally symptomatic men: A randomized clinical trial. *JAMA* 295:285, 2006.

38. Voyles CR, Hamilton BJ, Johnson WD, et al: Meta-analysis of laparoscopic inguinal hernia trials favors open hernia repair with preperitoneal mesh prosthesis. *Am J Surg* 184:6, 2002.

39. Lee BC, Rodin DM, Shah KK, et al: Laparoscopic inguinal hernia repair during laparoscopic radical prostatectomy. *BJU Int* 99:637, 2007.

40. Antunes AA, Dall'oglio M, Crippa A, et al: Inguinal hernia repair with polypropylene mesh during radical retropubic prostatectomy: An easy and practical approach. *BJU Int* 96:330, 2005.

41. Lichtenstein IL, Shulman AG, Amid PK: Use of mesh to prevent recurrence of hernias. *Postgrad Med* 87:155, 1990.

42. McCormack K, Scott NW, Go PM, et al: Laparoscopic techniques versus open techniques for inguinal hernia repair. *Cochrane Database Syst Rev* 1:CD001785, 2003.

43. Beets GL, Dirksen CD, Go PM, et al: Open or laparoscopic preperitoneal mesh repair for recurrent inguinal hernia? A randomized controlled trial. *Surg Endosc* 13:323, 1999.

44. Andersson B, Hallen M, Leveau P, et al: Laparoscopic extraperitoneal inguinal hernia repair versus open mesh repair: A prospective randomized controlled trial. *Surgery* 133:464, 2003.

45. Hallen M, Bergenfelz A, Westerdahl J: Laparoscopic extraperitoneal inguinal hernia repair versus open mesh repair: Long-term follow-up of a randomized controlled trial. *Surgery* 143:313, 2008.

46. Lau H, Patil NG, Yuen WK: Day-case endoscopic totally extraperitoneal inguinal hernioplasty versus open Lichtenstein hernioplasty for unilateral primary inguinal hernia in males: a randomized trial. *Surg Endosc* 20:76, 2006.

47. Neumayer L, Giobbie-Harder A, Jonasson O, et al: Open mesh versus laparoscopic mesh repair of inguinal hernia. *N Engl J Med* 350:1819, 2004.

48. Fitzgibbons RJ Jr., Puri V: Laparoscopic inguinal hernia repair. *Am Surg* 72:197, 2006.

49. Kingsnorth AN, Britton BJ, Morris PJ: Recurrent inguinal hernia after local anaesthetic repair. *Br J Surg* 68:273, 1981.

50. Lal P, Kajla RK, Chander J, et al: Laparoscopic total extraperitoneal (TEP) inguinal hernia repair: overcoming the learning curve. *Surg Endosc* 18:642, 2004.

51. Ridings P, Evans DS: The transabdominal pre-peritoneal (TAPP) inguinal hernia repair: A trip along the learning curve. *J R Coll Surg Edinb* 45:29, 2000.

52. Nienhuijs S, Staal E, Strobbe L, et al: Chronic pain after mesh repair of inguinal hernia: A systematic review. *Am J Surg* 194:394, 2007.

53. Collaboration EH: Laparoscopic compared with open methods of groin hernia repair: Systematic review of randomized controlled trials. *Br J Surg* 87:860, 2000.

54. Glasgow F: The Shouldice Hospital technique. *Int Surg* 71:148, 1986.

55. Hay JM, Boudet MJ, Fingerhut A, et al: Shouldice inguinal hernia repair in the male adult: The gold standard? A multicenter controlled trial in 1578 patients. *Ann Surg.* 222:719, 1995.

56. Schulman A, Amid P, Lichtenstein I: The safety of mesh repair for primary inguinal hernias: Results of 3,019 operations from five diverse surgical sources. *Am Surg* 58:255, 1992.

57. Kark AE, Kurzer MN, Belsham PA: Three thousand one hundred seventy-five primary inguinal hernia repairs: Advantages of ambulatory open mesh repair using local anesthesia. *J Am Coll Surg* 186:447; discussion 456, 1998.

58. Bisgaard T, Bay-Nielsen M, Kehlet H: Re-recurrence after operation for recurrent inguinal hernia. A nationwide 8-year follow-up study on the role of type of repair. *Ann Surg* 247:707, 2008.

59. Felix EL: A unified approach to recurrent laparoscopic hernia repairs. *Surg Endosc* 15:969, 2001.

60. Poobalan AS, Bruce J, King PM, et al: Chronic pain and quality of life following open inguinal hernia repair. *Br J Surg* 88:1122, 2001.

61. Jones KR, Burney RE, Peterson M, et al: Return to work after inguinal hernia repair. *Surgery* 129:128, 2001.

62. Madura JA, Madura JA 2nd, Copper CM, et al: Inguinal neurectomy for inguinal nerve entrapment: An experience with 100 patients. *Am J Surg* 189:283, 2005.

63. Kim DH, Murovic JA, Tiel RL, et al: Surgical management of 33 ilioinguinal and iliohypogastric neuralgias at Louisiana State University Health Sciences Center. *Neurosurgery* 56:1013; discussion 1013, 2005.

64. Fong Y, Wantz GE: Prevention of ischemic orchitis during inguinal hernioplasty. *Surg Gynecol Obstet* 174:399, 1992.

65. Aufenacker TJ, van Geldere D, van Mesdag T, et al: The role of antibiotic prophylaxis in prevention of wound infection after Lichtenstein open mesh repair of primary inguinal hernia: A multicenter double-blind randomized controlled trial. *Ann Surg* 240:955; discussion 960, 2004.

66. Gilbert AI, Felton LL: Infection in inguinal hernia repair considering biomaterials and antibiotics. *Surg Gynecol Obstet* 177:126, 1993.

67. Sanchez-Manuel FJ, Lozano-Garcia J, Seco-Gil JL: Antibiotic prophylaxis for hernia repair. *Cochrane Database Syst Rev* 3:CD003769, 2007.

68. LeBlanc KE, LeBlanc KA: Groin pain in athletes. *Hernia* 7:68, 2003.

69. Finley RK Jr., Miller SF, Jones LM: Elimination of urinary retention following inguinal herniorrhaphy. *Am Surg* 57:486; discussion 488, 1991.

70. Earle DB, Romanelli J: Prosthetic materials for hernia: What's new. How to make sense of the multitude of mesh options for inguinal and ventral hernia repairs. *Contemporary Surgery* 63:63, 2007.

71. Earle DB, Mark LA: Prosthetic material in inguinal hernia repair: How do I choose? *Surg Clin North Am* 88:179, 2008.

72. Taylor C, Layani L, Liew V, et al: Laparoscopic inguinal hernia repair without mesh fixation, early results of a large randomised clinical trial. *Surg Endosc* 22:757, 2008.

73. Morrison JE Jr., Jacobs VR: Laparoscopic preperitoneal inguinal hernia repair using preformed polyester mesh without fixation: Prospective study with 1-year follow-up results in a rural setting. *Surg Laparosc Endosc Percutan Tech* 18:33, 2008.

74. Schwab R, Willms A, Kroger A, et al: Less chronic pain following mesh fixation using a fibrin sealant in TEP inguinal hernia repair. *Hernia* 10:272, 2006.

75. Canonico S, Santoriello A, Campitiello F, et al: Mesh fixation with human fibrin glue (Tissucol) in open tension-free inguinal hernia repair: A preliminary report. *Hernia* 9:330, 2005.

76. Ingoldby CJ: Laparoscopic and conventional repair of groin disruption in sportsmen. *Br J Surg* 84:213, 1997.

77. Van Der Donckt K, Steenbrugge F, Van Den Abbeele K, et al: Bassini's hernial repair and adductor longus tenotomy in the treatment of chronic groin pain in athletes. *Acta Orthop Belg* 69:35, 2003.

78. Manoharan S, Samarakkody U, Kulkarni M, et al: Evidence-based change of practice in the management of unilateral inguinal hernia. *J Pediatr Surg* 40:1163, 2005.

79. Brandt ML: Pediatric hernias. *Surg Clin North Am* 88:27, 2008.

80. Katz DA: Evaluation and management of inguinal and umbilical hernias. *Pediatr Ann* 30:729, 2001.

81. Stylianos S, Jacir NN, Harris BH: Incarceration of inguinal hernia in infants prior to elective repair. *J Pediatr Surg* 28:582, 1993.

82. Peiper C, Junge K, Klinge U, et al: Is there a risk of infertility after inguinal mesh repair? Experimental studies in the pig and the rabbit. *Hernia* 10:7, 2006.

83. Ein SH, Njere I, Ein A: Six thousand three hundred sixty-one pediatric inguinal hernias: A 35-year review. *J Pediatr Surg* 41:980, 2006.

84. Ron O, Eaton S, Pierro A: Systematic review of the risk of developing a metachronous contralateral inguinal hernia in children. *Br J Surg* 94:804, 2007.

85. Marulaiah M, Atkinson J, Kukkady A, et al: Is contralateral exploration necessary in preterm infants with unilateral inguinal hernia? *J Pediatr Surg* 41:2004, 2006.

86. Chen KC, Chu CC, Chou TY, et al: Ultrasonography for inguinal hernias in boys. *J Pediatr Surg* 33:1784, 1998.

87. Douek M, Smith G, Oshowo A, et al: Prospective randomised controlled trial of laparoscopic versus open inguinal hernia mesh repair: five year follow up. *BMJ* 326:1012, 2003.

88. Bringman S, Ramel S, Heikkinen TJ, et al: Tension-free inguinal hernia repair: TEP versus mesh-plug versus Lichtenstein: a prospective randomized controlled trial. *Ann Surg* 237:142, 2003.

89. Colak T, Akca T, Kanik A, et al: Randomized clinical trial comparing laparoscopic totally extraperitoneal approach with open mesh repair in inguinal hernia. *Surg Laparosc Endosc Percutan Tech* 13:191, 2003.

90. Kumar S, Nixon SJ, MacIntyre IM: Laparoscopic or Lichtenstein repair for recurrent inguinal hernia: one unit's experience. *J R Coll Surg Edinb* 44:301, 1999.

91. MRC Trial Group: Laparoscopic versus open repair of groin hernia: a randomised comparison. The MRC Laparoscopic Groin Hernia Trial Group. *Lancet* 354:185, 1999.

92. Picchio M, Lombardi A, Zolovkins A, et al: Tension-free laparoscopic and open hernia repair: randomized controlled trial of early results. *World J Surg* 23:1004; discussion 1008, 1999.

93. Khoury N: A randomized prospective controlled trial of laparoscopic extraperitoneal hernia repair and mesh-plug hernioplasty: a study of 315 cases. *J Laparoendosc Adv Surg Tech A* 8:367, 1998.

94. Heikkinen TJ, Haukipuro K, Koivukangas P, et al: A prospective randomized outcome and cost comparison of totally extraperitoneal endoscopic hernioplasty versus Lichtenstein hernia operation among employed patients. *Surg Laparosc Endosc* 8:338, 1998.

95. Wellwood J, Sculpher MJ, Stoker D, et al: Randomised controlled trial of laparoscopic versus open mesh repair for inguinal hernia: outcome and cost. *BMJ* 317:103, 1998.

96. Wright DM, Kennedy A, Baxter JN, et al: Early outcome after open versus extraperitoneal endoscopic tension-free hernioplasty: a randomized clinical trial. *Surgery* 119:552, 1996.

97. Payne JH Jr., Grininger LM, Izawa MT, et al: Laparoscopic or open inguinal herniorrhaphy? A randomized prospective trial. *Arch Surg* 129:973; discussion 979, 1994.

第38章

甲状腺、甲状旁腺和肾上腺

Geeta Lal and Orlo H. Clark

关键点

1. 随着甲状腺全切除和近全切除术而非甲状腺次全切除术的增加，Graves 病的治疗模式已有所改变。

2. 家族性非髓样甲状腺癌已逐渐被认为是一种单独的疾病类型。外科医师应当警惕在这种情况下，细针穿刺细胞学(fine needle aspiration biopsy，FNAB)假阴性结果的可能性。

3. 因手术并发症率低，甲状腺全切除术已成为大多数甲状腺癌的首选治疗方式。

4. 随着正电子发射断层扫描(PET)在各种肿瘤分期和超声在血管检查中的广泛应用，偶然发现甲状腺癌的几率增加。治疗上应当基于全面的临床检查和 FNAB 结果评估病人风险。

5. 在准确定位的前提下，小切口甲状旁腺切除术已成为散发性原发性甲状旁腺功能亢进的治疗术式选择。

甲状腺

历史背景

尽管甲状腺直至文艺复兴时期才有正式记录，早在公元前 2700 年，结节性甲状腺肿已经被认识到是一种表现为甲状腺肿大的疾病。1619 年，Hieronymus Fabricius Ab Aquapendente 认识到结节性甲状腺肿是一种源自甲状腺的疾病。"甲状腺"一词(希腊文 thyreoids，有包膜的)的出现，来自 Thomas Wharton 的 *Adenographia* 一书。1776 年，Albrecht von Haller 将甲状腺归类为一种无导管的腺体，它被认为具有多种功能，包括润滑喉部、作为向脑部持续供血的血液贮库、美化女性颈部等等。海藻灰被认为是治疗结节性甲状腺肿的最有效的药物。

第一例有记载的治疗结节性甲状腺肿的外科手术是由 Roger Frugardi 于 1170 年实施的。对于内科治疗失败的结节性甲状腺肿，在肿块中以适当角度置入两个分隔片，每天上紧两次直至肿块脱落。残余的开放性创面被施以腐蚀性粉末处理，任其自行愈合。然而，甲状腺手术一直是一种高风险，高死亡率(>40%)的手术。这种情况一直持续到 19 世纪后半叶，此时全身麻醉技术、无菌技术和止血技术的进步使得甲状腺手术并发症率和死亡率得以显著下降。最值得一提的是，甲状腺外科医师 Emil Theodore Kocher(1841—1917 年)和 C. A. Theodor Billroth(1829—1894 年)，他们施行了上千例手术而且结果良好。但是，随着病人手术生存的改善，新的问题开始出现。在接受甲状腺全切除术后，特别是儿童病人，病人出现黏液水肿和克汀病症状。黏液水肿于 1891 年由 George Murray 采用注射绵羊甲状腺提取物的方法成功治愈。随后，Edward Fox 提出口服药物治疗同样有效。1909 年，Kocher 因其在甲状腺生理、病理和甲状腺疾病的外科治疗方面的贡献获得诺贝尔医学奖。

胚胎学

甲状腺出现于大约妊娠第 3 孕周，起初为一来自原始前肠的外生性凹陷，起自卵圆孔处的舌底部。喉部始基的基底部内皮细胞增厚形成甲状腺中部始基(图 38-1)，其在颈部将发育成舌骨和喉部的组织结构前方下降。在下降过程中，甲状腺始基穿过被称为甲状舌管的被覆内皮的管道并一直保持与盲孔连接。构成始基的内皮细胞随后发育成甲状腺滤泡细胞。成对的甲状腺外侧始基组织起自第四鳃裂，并于第 5 孕周时与甲状腺中部始基融合。外侧始基为神经内皮源性(鳃后体)，发育成产生降钙素的滤泡旁细胞或 C 细胞，位于甲状腺腺体的上后部。甲状腺滤泡在第 8 孕周时变得明显，滤泡内的胶体形成则开始于第 11 孕周。

发育异常

甲状舌管囊肿和瘘管

甲状舌管囊肿是最常见的遗传性颈部病变。甲状舌管管腔在第 5 孕周开始闭合，于第 8 孕周时管道消失。极少数情况下，甲状舌管可能部分或全部存在。甲状舌管囊肿可出现于甲状腺向下移行途径上的任何部位，约 80% 见于舌骨的结合部。通常情况下，甲状舌管囊肿是无症状的，偶见合并来自口腔细菌的感染，使得病人就医。甲状舌管瘘继发于囊肿自身破裂引流或外科切开引流术后继发感染，常伴有邻近皮肤的轻度炎症。组织学上，甲状舌管囊肿被覆假复层纤毛柱状上皮和鳞状上皮，20% 的病例可伴有异位甲状腺组织。

甲状舌管囊肿可以通过观察到 1～2cm 大小，光滑，形态清晰的颈部正中结节并可随伸舌上移而做出诊断。尽管甲状腺闪烁成像和超声检查可以提示颈部正常甲状腺组织的存在，常规甲状腺影像学检查并非必须。治疗方法包括 Sistrunk 手术，即整块切除囊肿以及部分舌骨中段以减少复发。约

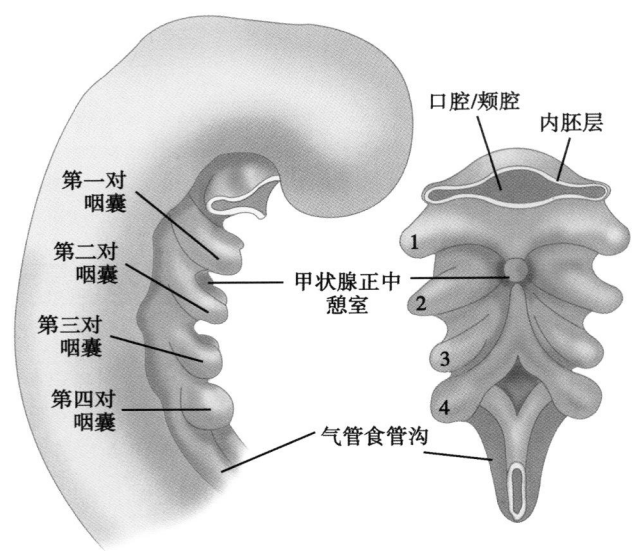

图 38-1   甲状腺胚胎发育。发育早期的甲状腺中部始基表现为喉部凹陷

1% 的甲状舌管囊肿可发现存在癌变，通常为乳头状癌（85%），在这种情况下的甲状腺全切除术的地位仍有争议。但在肿瘤较大的老年病人，特别是合并甲状腺肿块，有囊外侵犯或淋巴结转移者[1]。鳞癌，Hürthle 细胞癌和未分化癌也有报道，但罕见。髓样癌尚未曾发现于甲状舌管囊肿。

舌部甲状腺

舌部甲状腺是指甲状腺中部始基组织未能正常下降，而且通常这是病人仅有的甲状腺组织。当出现梗阻症状如哽噎，吞咽困难，气道阻塞或合并出血时则需治疗。许多该类病人发展成甲状腺功能减退（简称甲减）。内科治疗包括外源性甲状腺素的应用以抑制 TSH 和放射性碘（RAI）消融病灶，再序贯应用激素替代治疗。手术治疗较少应用，如需手术，需要术前了解颈部正常甲状腺组织的存在，以免进一步加重甲减病情。

异位甲状腺

正常甲状腺可见于颈部任何部位，包括食管、气管和前纵隔。异位甲状腺有报道曾见于主动脉弓附近、主动脉肺窗、心包内部上方或室间隔。许多情况下，甲状腺下极可见向下延伸处的舌状组织，特别是肿块较大的结节性甲状腺肿病人。位于颈动脉鞘、颈内静脉外侧的异位甲状腺多为颈部淋巴结的甲状腺癌转移而并非以前 Crile 认为的是来自于未能与甲状腺主体融合的外侧始基，即所谓外侧异位甲状腺。即使体格检查和超声均为阴性，同侧腺叶内可能存在镜下方可发现的甲状腺乳头状癌的微小癌灶。

甲状腺锥状叶

正常情况下，甲状舌管囊肿萎缩后残余一纤维索带。约50% 人群中，其远端与甲状腺相连部分仍有残余并从峡部向上呈锥状突出，位于中心略偏左或右侧。正常人中，锥状叶多不可触及，但在病理情况下发生的腺体增生（如 Graves 病，弥漫性结节性甲状腺肿或淋巴细胞性甲状腺炎）可导致锥状叶增大并可触及。

甲状腺的解剖

甲状腺腺体及与其毗邻结构的关系如图 38-2 所示。甲状腺位于颈前带状肌后方，呈棕色，质韧且质地均一。正常甲状腺重约 20g，但质量可随体重和碘摄入量的改变而变化。甲状腺腺叶邻近甲状软骨，并通过位于中线上甲状软骨略下方的峡部相连。锥状叶可见于约 50% 的人群。甲状腺腺叶向甲状软骨外上方颈动脉鞘和胸锁乳突肌方向延伸。颈前带状肌（胸骨舌管肌，胸骨甲状肌和二腹肌上腹）位于甲状腺前方，受颈袢支配。甲状腺由一层来自深筋膜并进一步分为前后两层的疏松筋膜包被。甲状腺真被膜是一层薄而且与腺体致密相连的纤维膜，其向腺体内部发出纤维隔，形成假小叶。甲状腺被膜在靠近环状软骨和上位气管软骨环处增厚形成后悬韧带，也称 Berry 韧带。

血供

甲状腺上动脉起自同侧颈外动脉并在腺叶上部尖端分为前后两支。甲状腺下动脉起自甲状颈干，后者在从锁骨下动脉发出后不久即分出甲状腺下动脉。甲状腺下动脉在颈动脉鞘后发沿颈部上行，在甲状腺背侧中部进入腺体。在 1% ~ 4% 的人群中，起自主动脉或无名动脉的甲状腺最下动脉可能取代缺失的甲状腺下动脉进入峡部。

甲状腺下动脉走行途中跨越喉返神经（recurrent laryngeal nerve, RLN），因此在结扎甲状腺下动脉之前必须确认 RLN。甲状腺的经脉回流起自许多细小浅表静脉，它们汇合成三套主要静脉，即甲状腺上、中、下静脉。甲状腺上静脉与上动脉伴行，甲状腺中静脉或中静脉束是变异最多的。甲状腺上静脉和中静脉直接汇入颈内静脉，甲状腺下静脉多形成静脉丛，汇入头臂静脉。

神经支配

左侧 RLN 起自迷走神经，跨越主动脉弓，环绕动脉韧带（ligamentum arterionsum）并沿气管食管沟内上行。右侧 RLN 起自迷走神经并跨越右侧锁骨下动脉，右侧 RLN 走行通常较左侧更加倾斜，在动脉后方沿颈部上行。在颈部上行过程中，RLN 可能发出分叉从甲状腺下动脉前、后方或交叉穿越（图 38-3）。0.5% ~ 1% 的人群中右侧 RLN 未形成返支且多伴有血管变异。左侧 RLN 无返支的情况较罕见，但曾有报道同时合并右位主动脉弓和反位。外科医师应当注意 RLN 在颈部上行过程中发出的细小分支，确认和显露神经及其小分支通常需要在环状软骨水平的 Zuckerkandl 结节处游离甲状腺腺叶外侧和背侧。神经的终末部分多从靠近结节下方邻近 Berry 韧带处经过。在 25% 的人群中，RLN 横跨该韧带，因此极易在该处被损伤。RLN 终于环甲肌，从该处入喉。

RLN 支配除环甲肌以外的所有喉部固有肌肉。环甲肌由喉上神经的外侧分支支配。RLN 损伤导致通常声带麻痹，使其位于旁正中位或内收位。声带位于旁正中位导致正常但较弱的发音，而声带位于内收位松弛导致声音嘶哑和咳嗽无力。双侧 RLN 损伤可导致气道阻塞或失声，前者需要紧急行气管

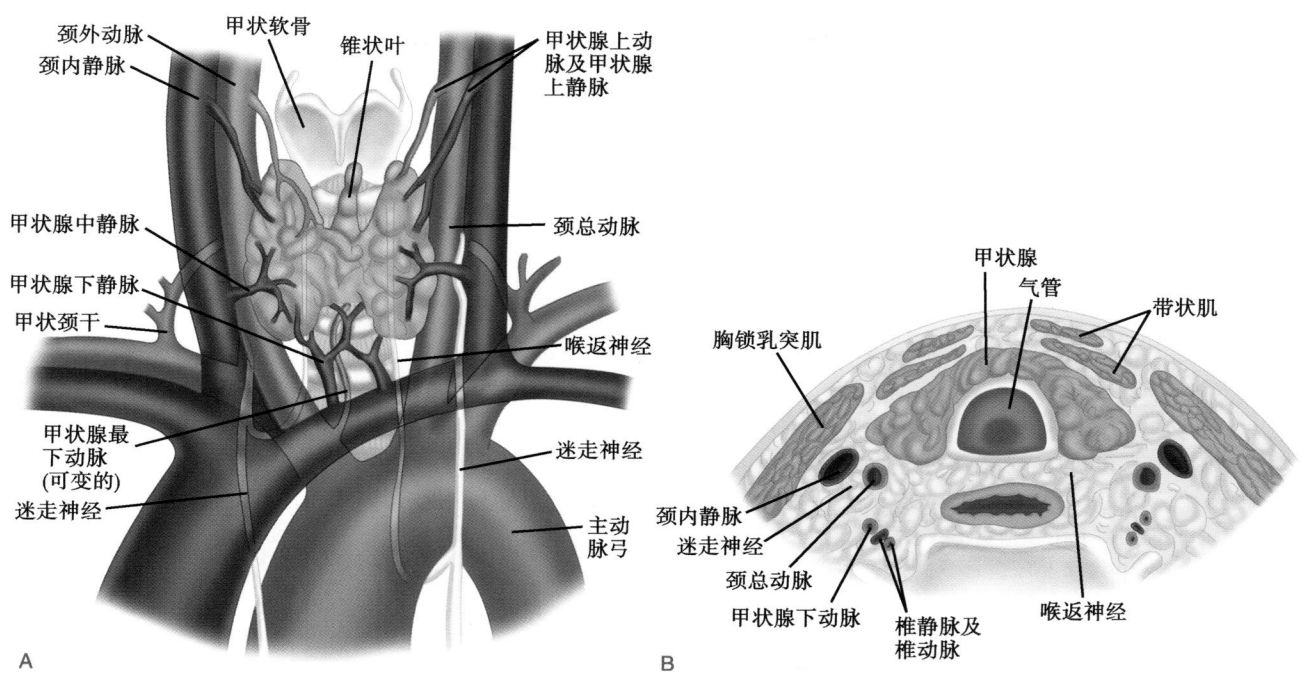

图 38-2　甲状腺和周围组织解剖。前面观（A）和切面观（B）

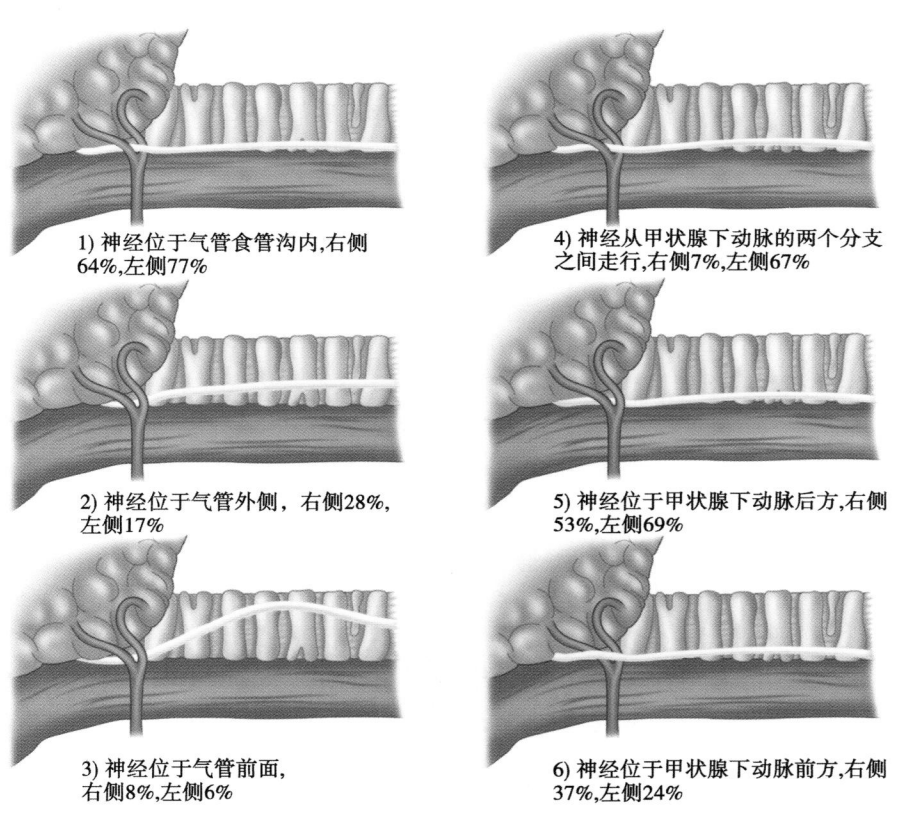

1) 神经位于气管食管沟内, 右侧64%,左侧77%

2) 神经位于气管外侧, 右侧28%,左侧17%

3) 神经位于气管前面, 右侧8%,左侧6%

4) 神经从甲状腺下动脉的两个分支之间走行,右侧7%,左侧67%

5) 神经位于甲状腺下动脉后方,右侧53%,左侧69%

6) 神经位于甲状腺下动脉前方,右侧37%,左侧24%

7) 甲状腺下动脉缺如,右侧3%,左侧1%

图 38-3　喉返神经与甲状腺下动脉的关系。上甲状旁腺位于喉返神经的尾侧,上甲状旁腺位于喉返神经的腹侧

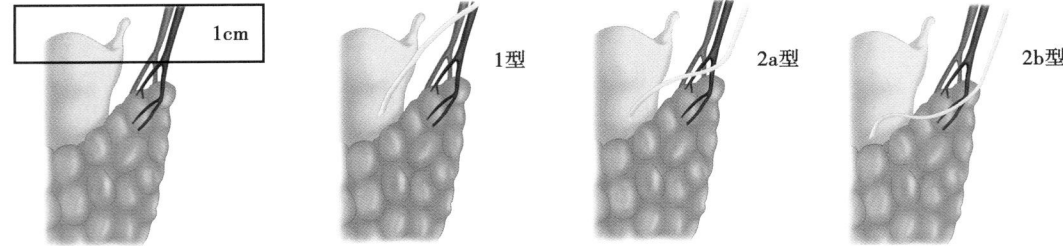

图 38-4　喉上神经外侧支与甲状腺上动脉的关系,由 Cernea 等首先描述。1 型为在甲状腺上极上方 1cm 以上处跨越动脉;2a 型为神经在甲状腺上极上方 1cm 以内处跨越动脉;2b 型为神经在动脉下方走行

切开术。如果双侧声带处于内收位,气体可以通过,但病人因为咳嗽无力使得因误吸造成的气道感染风险增加。

喉上神经起自迷走神经,在颅底发出后,喉上神经沿颈内动脉走行并在舌骨水平分成两支。喉上神经内侧支负责声门以上的感觉功能。甲状腺手术损伤该分支的几率很小但如果发生,可导致误吸。喉上神经外侧分支位于咽下缩肌表面,在进入环甲肌之前甲状腺上极血管下行。Cernea 等提出了用于描述喉上神经与甲状腺上极血管不同位置关系的分类系统(图 38-4)。其中在 2a 型变异中,该神经从甲状腺上极尖端下方穿过,该变异可见于 20% 的人群,并使得该神经分支易于受损。因此,甲状腺上极血管不应大束结扎,而应该在靠近腺体处分离,并在环甲肌外侧切断。喉上神经损伤可导致声带松弛,无法紧张,使得病人发高音困难,高声说话困难以及长时间说话时声音易疲劳。

甲状腺的交感神经来自上、中颈交感神经节的纤维,该纤维随血管进入腺体并负责血管收缩功能。副交感神经发自迷走神经并通过喉神经进入腺体。

甲状旁腺

甲状旁腺的胚胎发育和解剖将在本章节的甲状旁腺部分中详细阐述。大约 85% 的人群有 4 个甲状旁腺,并可在距离甲状腺下动脉和喉返神经交叉处的 1cm 以内区域发现。上甲状旁腺通常位于 RLN 尾侧,下甲状旁腺通常见于 RLN 腹侧(图 38-5)。

淋巴回流

甲状腺富含广泛的淋巴引流网络。腺体内淋巴管不仅通过峡部连接两侧腺叶,还引流甲状腺周围组织和淋巴结。甲状腺区域性淋巴结包括气管前、气管旁、甲状腺旁、喉返神经、上纵隔、咽后、食管和上,中,下静脉淋巴结链。这些淋巴结可被划分为七个区域,如图 38-6 所示。中央区的范围包括位于两侧颈动脉鞘之间的淋巴结,位于鞘外侧的淋巴结隶属外侧

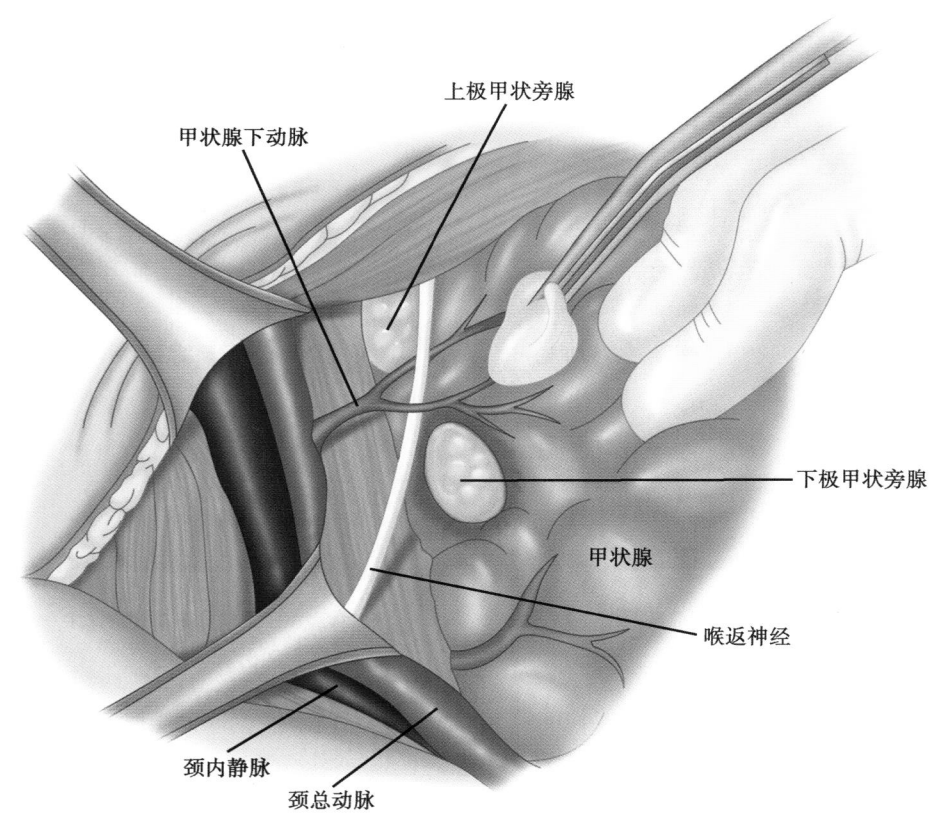

图 38-5　甲状旁腺和喉返神经的解剖关系

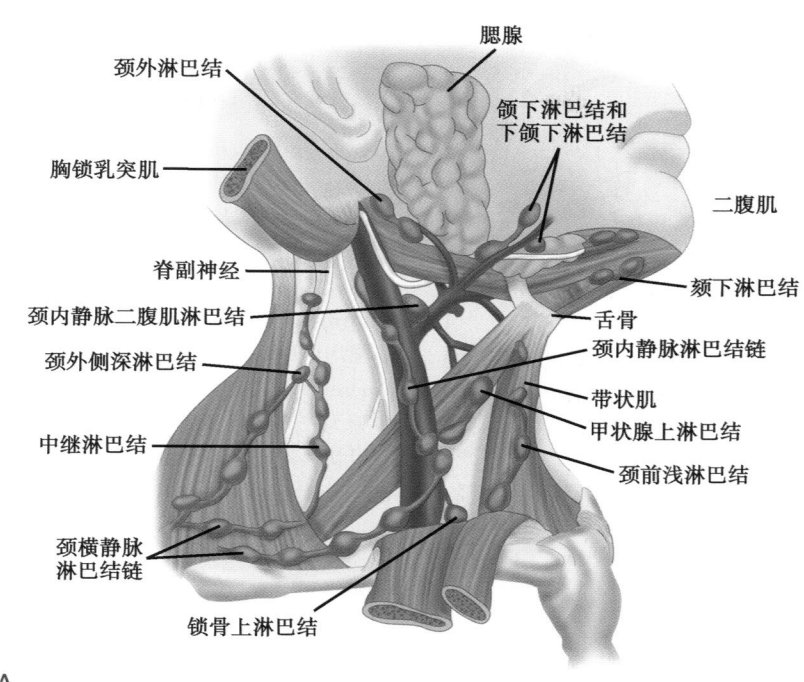

A

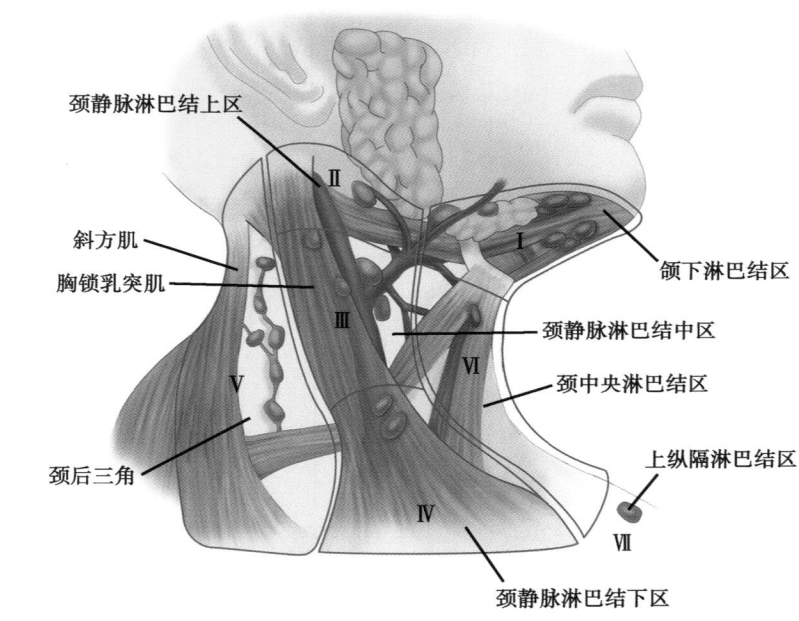

B

图 38-6　A 和 B 颈部淋巴结可分为六区。上纵隔淋巴结为Ⅶ区

区。尽管甲状腺癌可以转移到任何一区,但颌下淋巴结(Ⅰ区)转移较罕见(<1%)。另外,甲状腺癌"跳跃式"转移到对侧淋巴结的情况也有发生。

甲状腺组织学

镜下,甲状腺可分为由包含 20 ~ 40 个滤泡的小叶构成(图 38-7)。成年男性的甲状腺包含 $3×10^6$ 个滤泡。滤泡呈球形,直径约 30μm。每个滤泡内壁衬有立方上皮细胞,滤泡腔内贮存上皮细胞,在垂体激素 TSH 作用下分泌的胶质。甲状腺的第二类细胞为 C 细胞或滤泡旁细胞,内含分泌降钙素。C 细胞主要位于甲状腺上极内,在滤泡间质内单个或成簇状散在分布。

甲状腺生理学

碘代谢

正常情况下,碘的日平均需要量为 0.1mg,可从食物如鱼、牛奶和鸡蛋中摄取或作为添加物加入面包或食盐中摄取。碘在胃和空肠中迅速转化为碘化物并被吸收入血,均匀分布于细胞外液中。碘是通过 ATP 依赖途径主动转运进入甲状腺滤泡细胞。甲状腺贮存超过 90% 的体内碘并负责清除 1/3 的血浆碘,其余 2/3 由肾脏排泄清除。

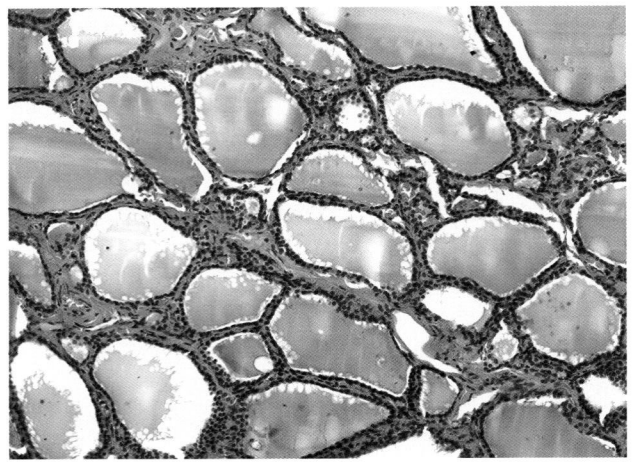

图 38-7 正常甲状腺的组织学表现——滤泡及其内部胶质

甲状腺激素的合成、分泌和转运

甲状腺激素的合成包括以下几个步骤(图 38-8)。首先为碘摄取,包括碘化物以 Na$^+$/Ka$^+$联合载体以 ATP 依赖的主动转运方式通过甲状腺滤泡细胞的基底膜。该转运载体为一种膜固有蛋白。甲状腺球蛋白(thyroglobulin,Tg)是一种大分子糖蛋白(600kDa),位于甲状腺滤泡细胞内,具有 4 个酪氨酸残基。甲状腺素合成的第二步包括碘化物的氧化,形成有机碘和 Tg 酪氨酸残基的碘化,从而形成一碘酪氨酸(mono-iodotyrosine,MIT)和二碘酪氨酸(diiodotyrosine,DIT)。这两个步骤均由甲状腺过氧化物酶催化。一种最近发现的被称为 pendrin 的蛋白被认为参与调节细胞顶端碘的外流。第三个步骤为三个 MIT 偶联成为四碘酪氨酸(tetra-iodotyrosine,T$_4$)或甲状腺素以及一个 MIT 和一个 DIT 偶联形成 3,5,3′三碘酪氨酸(triiodotyrosine,T$_3$)或反式 3,3,5′三碘酪氨酸(reverse-tri-

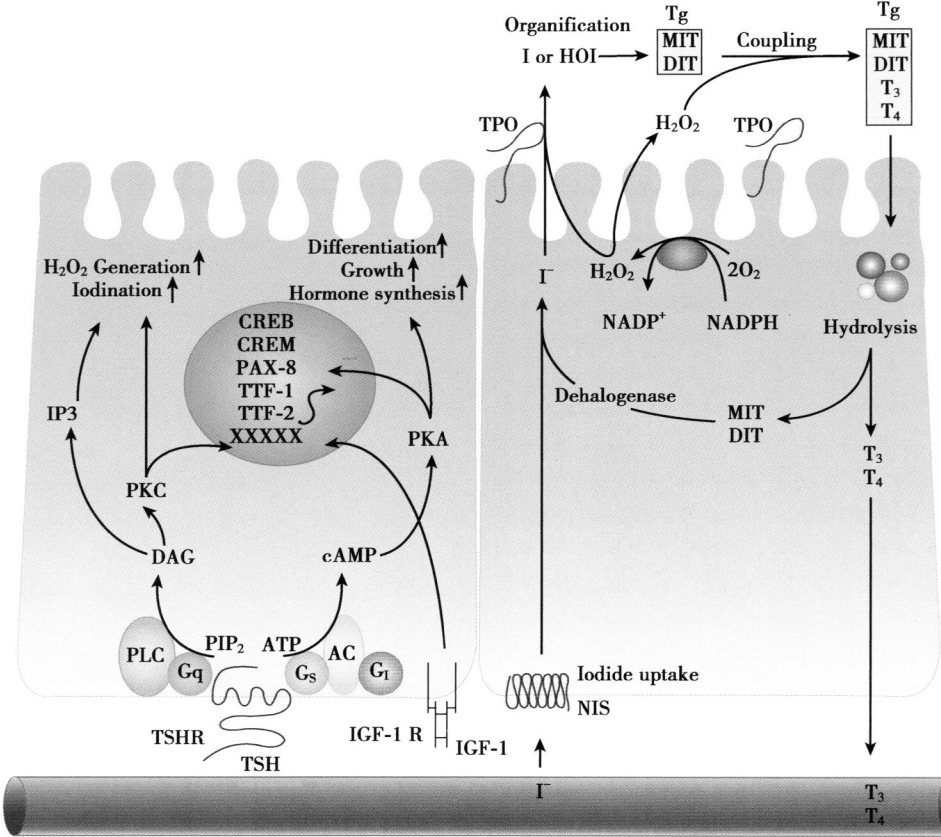

图 38-8 甲状腺滤泡细胞示意图。显示甲状腺细胞生长、功能和甲状腺素合成关键步骤的主要信号转导途径。甲状腺细胞的基底膜暴露于血液循环中,顶端面与甲状腺滤泡相连。促甲状腺激素受体(TSHR)是甲状腺细胞基底膜上的一种 G 蛋白偶联跨膜受体,甲状腺激素的合成就是由促甲状腺激素(TSH)和促甲状腺激素受体(TSHR)的结合而启动的。甲状腺激素受体活化后,环磷酸腺苷(cAMP)增加和蛋白激酶 A 磷酸化(PKA),从而使细胞质和细胞核中的蛋白质活化。蛋白激酶 C(PKC)途径需要较高剂量的 TSH 刺激。碘的转运是通过 Na/I 同向转运体,顺应碘的电梯度进入细胞顶膜。在细胞顶膜上过氧化氢(H$_2$O$_2$)存在的条件下,碘被甲状腺过氧化物酶(TPO)氧化,碘化甲状腺球蛋白(Tg)上的酪氨酰残基。一碘酪氨酸(MIT)和二碘酪氨酸(DIT)残基也是在 TPO 的催化下缩合成 T$_3$ 和 T$_4$。携带 T$_4$ 与 T$_3$ 的甲状腺球蛋白通过细胞吞饮的方式进入细胞内,并在溶酶体中水解。甲状腺激素释放到血液循环,MIT 和 DIT 则可以被再碘化并循环利用。ATP,三磷酸腺苷;CREB,cAMP 反应元件结合蛋白;CREM,cAMP 反应元件调制器;DAG,甘油二酯;IGF-1,胰岛素样生长因子;IP3,肌醇-3-磷酸;NADH,烟酰胺腺嘌呤二核苷酸磷酸,氧化形式;NADPH,烟酰胺腺嘌呤二核苷酸磷酸;PIP2,磷脂酰肌醇;PLC,磷脂酶 C;T$_3$,三碘甲腺原氨酸;T$_4$,甲状腺素

iodotyrosine, rT_3）。当受到 TSH 刺激后, 甲状腺滤泡细胞形成伪足, 环绕包含 Tg 的部分细胞膜, 再与含有酶类的溶酶体融合。第四步即 Tg 水解, 释放出游离碘化甲状腺素(T_3 和 T_4）和 MIT 以及 DIT。其中 MIT 和 DIT 去碘化, 释出碘供甲状腺滤泡细胞再利用。在甲状腺功能正常的情况下, T_4 全部由甲状腺合成和释放, 但是仅有 20% 的 T_3 由甲状腺生成。大部分 T_3 由 T_4 在外周组织包括肝脏、肌肉、肾脏和垂体前部, 脱去外环的 5′碘原子脱碘形成。该过程由 5′单一去碘化酶催化。部分 T_4 通过脱去内环的碘形成无活性的代谢产物 T_3。在某些情况下, 例如 Graves 病, 毒性多结节性甲状腺肿或甲状腺受刺激时, T_3 的释放显著增加。甲状腺素的转运过是通过与血浆载体蛋白结合, 如 T_4 结合球蛋白, T_4 结合前白蛋白和白蛋白完成。只有很少一部分(0.02%) 甲状腺素(T_3 和 T_4) 是有生理活性的, 以游离(未结合)状态存在。其中 T_3 功能更活跃, 尽管循环内血其水平远低于 T_4, T_3 不如 T_4 那样与血浆蛋白结合紧密, 因此更容易解离进入组织中。每单位质量的 T_3 的活性比 T_4 高 3 ~ 4 倍。T_3 的半衰期为 1 天, 而 T_4 的半衰期为接近 7 天。

甲状腺激素的分泌由下丘脑-垂体-甲状腺轴调控(图 38-9)。下丘脑产生一种称为促甲状腺素释放激素(TRH)的多肽, 刺激垂体释放促甲状腺素(TSH)。TRH 通过垂体门脉系统到达垂体。TSH 是一种分子量为 28kDa 的糖肽, 调节碘摄取、分泌和释放。此外, 还可增加腺体增生, 血供增加。TSH 受体是 G 蛋白耦联受体家族成员, 具有七个跨膜结构域, 使用 cAMP(单磷酸环腺苷)信号转导通路。TSH 由垂体前部分泌, 并受到 T_3、T_4 的负反馈调节。由于垂体有能力将 T_4 转化为 T_3, 后者在负反馈中的作用可能更重要。T_3 也可以抑制 TRH 释放。

甲状腺具有自身调节功能, 使其能在不依赖 TSH 的情况下调节自身功能。在碘不足情况下, 腺体倾向于合成更多的 T_3 而非 T_4, 从而提高激素分泌的效率。在碘过多的情况下, 甲状腺激素的合成和分泌均被抑制。在给予超大剂量碘剂时, 甲状腺功能可能先亢进, 而后抑制, 这种现象被称为 Wolff Chaikoff 效应。肾上腺素和人绒毛膜促性腺激素能够刺激甲状腺素的合成, 因此, 甲状腺素水平升高可见于孕妇和生殖系统恶性病变如葡萄胎病人。相反, 糖皮质激素可以抑制甲状腺素的合成。在重病病人中, 外周甲状腺素水平可能减少, 但并没有代偿性的 TSH 水平上升, 即甲状腺功能正常的病态综合征。

甲状腺激素的功能

游离甲状腺素通过弥散或与特殊载体结合的方式进入细胞内, 再通过与特殊蛋白质结合被转运至核膜表面。T_4 脱碘形成 T_3 后与甲状腺素受体结合, 以主动转运的方式进入细胞核内。T_3 受体和糖皮质激素、盐皮质激素、雌激素、维生素 D 以及维 A 酸的细胞核受体相似。在人类, 有两种 T_3 受体基因(α 和 β)分别位于 3 号和 17 号染色体。甲状腺素受体的表达依赖于外周甲状腺素浓度, 而且具有组织特异性——中枢神经系统富含 α 型受体, 而肝脏中 β 型受体占主导地位。每个受体基因表达产物都具有一个配体依赖氨基端结构域, 一个配体结合羧基端结构域和一个中央 DNA 结合区域。受体与甲状腺素结合后激活特定激素反应性基因的转录和翻译。

甲状腺激素几乎影响到所有身体系统的功能。其在胎儿脑部发育和骨骼成熟中发挥重要作用。T_3 通过刺激不同组织中的钠、钾 ATP 酶来增加机体氧耗量, 基础代谢率和产热。甲状腺素对心脏具有正性肌力和变时效应, 这是通过增加肌浆网内钙离子 ATP 酶和 β 肾上腺素能受体水平以及 G 蛋白浓度达到的。在甲状腺素作用下, 心肌 α 受体数量减少从而使得儿茶酚胺的效应增强。甲状腺素能够保持正常大脑呼吸中枢对低氧和高碳酸反应的驱动能力。甲状腺素能增加胃肠道动力, 导致甲状腺功能亢进病人腹泻和甲状腺功能减退病人便秘。甲状腺素能增加骨和蛋白质周转, 增加肌肉收缩和松弛的速度。甲状腺素还可以增加糖原分解, 肝糖异生, 肠道糖吸收以及胆固醇合成和降解。

甲状腺疾病的诊断

甲状腺功能检查

甲状腺功能检查有许多种。没有一种检查能够全面评估各种甲状腺各方面的功能异常, 而且检查结果的解读必须结合病人的具体临床情况。在大多数表现为甲状腺功能正常的甲状腺结节病人中, TSH 是唯一有必要检测的指标。

血清甲状腺刺激激素检测(正常值 0.5 ~ 5μU/ml) 血清 TSH 检测是基于以下原理: TSH 单克隆抗体吸附于固相基质并与血清中 TSH 结合, 被放射性同位素、酶或者荧光素标记的第二抗体与不同的 TSH 抗原表位结合。因此, 血清 TSH 数量与所结合的第二抗体的数量成比例相关(免疫测定法)。血清 TSH 水平反映的是垂体前部感知游离 T_4 的能力。游离

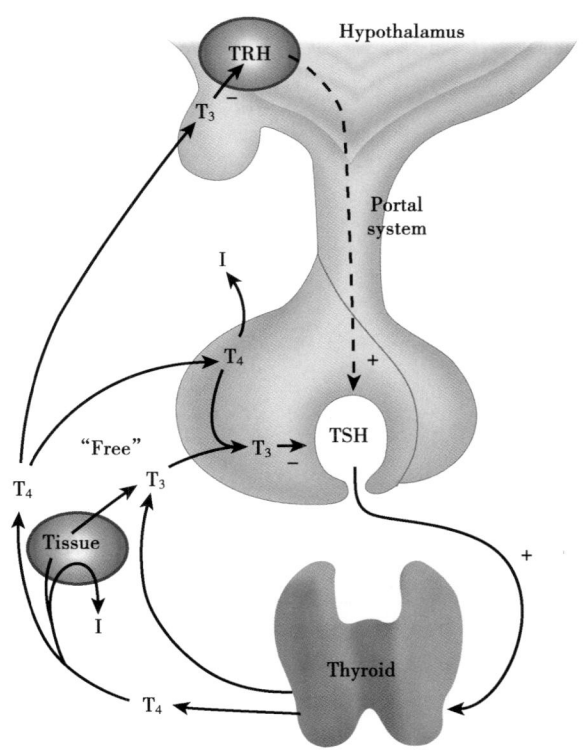

图 38-9　下丘脑-垂体-甲状腺激素轴。三碘甲状腺原氨酸(T_3)作用于下丘脑和垂体, 主要抑制促甲状腺激素释放激素(TRH)和促甲状腺激素(TSH)的分泌。T_4, 甲状腺素

T_4 水平与 TSH 浓度的对数值成反向相关,即游离 T_4 的微小改变可导致 TSH 水平的显著变化。超敏感 TSH 检测已经成为诊断甲状腺功能亢进和减退以及优化 T_4 治疗的最敏感和特异性最高的方法。

总 T_4(参考值 55~150nmol/L)和总 T_3(参考值 1.5~3.5nmol/L)的检测　总 T_4 和总 T_3 水平采用放射免疫方法测定,可同时检测结合和游离激素。总 T_4 反映甲状腺腺体的激素产生量,而 T_3 水平则反映非刺激状况下,外周甲状腺激素的代谢情况,因而不适于作为普通筛查指标。T_4 升高不仅见于甲状腺功能亢进病人,还可见继发于伴有 Tg 升高的妊娠、雌孕激素使用或遗传性疾病等情况。相似地,总 T_4 下降见于甲状腺功能减退和由于应用类固醇和蛋白丢失性疾病如肾病综合征。后两种情况下,如果游离 T_4 水平正常,病人的甲状腺功能可以为正常。T_4 水平正常的甲状腺功能亢进病人检测总 T_3 是很重要的,因为可能存在 T_3 甲状腺毒症。正如之前在甲状腺激素合成、分泌和转运部分讨论的那样,在甲状腺功能减退早期,T_3 水平多可见升高。

游离 T_4(参考值 12~28pmol/L)和游离 T_3(参考值 3~9pmol/L)的检测　这些以放射免疫为基础的检测方法能够灵敏而准确地测定具有生物功能活性的甲状腺素水平。在甲状腺疾病筛查中,游离 T_4 并不作为常规检查指标。这类方法的应用限于早期甲状腺功能亢进病例,此时总 T_4 可能正常而游离 T_4 升高。在终末器官 T_4 抵抗(refetoff syndrome)病人中,T_4 水平升高,而 TSH 水平多正常。游离 T_3 是确认早期甲状腺功能亢进的最有用指标,此时游离 T_4、T_3 的升高早于总 T_3、T_4 的升高。游离 T_4 也可以通过 T_3 树脂摄取试验间接测定。若游离 T_4 水平升高,使得病人血清中能够结合加入的放射标记的 T_3 结合位点减少。因此,更多的 T_3 与离子交换树脂结合,即 T_3 树脂摄取量增加。

促甲状腺素释放激素(TSH)　促甲状腺素释放试验有助于评价 TSH 的分泌功能。操作方法为静脉给予 500μg 的 TRH 并在 30 分钟和 60 分钟后测定 TSH 水平。正常人中,TSH 值应当至少从基线水平升高 6μU/ml。该试验以前也用于诊断边界性甲减,但现在已经被更敏感的 TSH 检测方法取代。

甲状腺抗体　甲状腺抗体包括抗 Tg 抗体,抗微粒体抗体或抗 TPO 抗体以及甲状腺刺激免疫球蛋白(thyroid-stimulating immunoglobulin,TSI)。抗 Tg 抗体和抗 TPO 抗体水平并不决定甲状腺的功能而是提示可能存在的潜在甲状腺疾病,多为自身免疫性疾甲状腺炎。约 80% 的桥本甲状腺炎(hashimoto's thyroiditis)病人存在甲状腺抗体升高,但这种情况也可见于 Graves 病、多结节性甲状腺肿以及偶尔见于甲状腺肿瘤。

血清甲状腺球蛋白　Tg 只能由正常或异常甲状腺组织产生。正常情况下不会大量释放入血,除非在甲状腺腺体被破坏时,例如甲状腺炎或高功能状态如 Graves 病和毒性多结节性甲状腺肿。血清 Tg 监测最重要的用途是用于分化型甲状腺癌的术后复发监测,特别是全甲状腺切除术后和 RAI 治疗后。因为升高的 Tg 抗体可能影响 Tg 检测值,因此在检测 Tg 时应当同时测定 Tg 抗体水平。

血清降钙素(基础值 0~4pg/ml)　降钙素是一种由 C 细胞分泌的 32 个氨基酸组成的多肽,作用为降低血清钙水平。在人类中其生理效应微弱。降钙素也是甲状腺髓样癌(medullary thyroid carcinoma,MTC)的敏感标志物之一。

甲状腺影像学检查

放射线核素成像　碘 123(^{123}I)和碘 131(^{131}I)都可用于甲状腺成像,前者发出低剂量射线,半衰期 12~14 小时,用于异位甲状腺(舌部甲状腺)或结节性甲状腺肿成像。相反,^{131}I 的半衰期为 8~10 天,可发射较高剂量的射线,因此该同位素被用于筛查和治疗有转移灶的分化型甲状腺癌病例。核素扫描所获得的成像资料不仅提供了腺体的大小形状,还提供了甲状腺和病灶的功能活动分布状态的信息。摄取放射性核素低于周围组织的区域被称为"冷结节"(图 38-10)。而摄取放射性核素高于周围组织的区域被称为"热结节"。和热结节相比,冷结节为恶性的风险更高(20%),锝^{99}(technetium Tc 99m pertechnetate,^{99m}Tc)能够被甲状腺摄取,因而在甲状腺检查中的应用逐渐增加。该同位素被线粒体摄取但并不有机化。它的另一个优点是半衰期短,从而减少病人放射线暴露。^{99m}Tc 对于淋巴结转移癌的检测尤为敏感。近年来,氟脱氧葡萄糖正电子发射层扫描(18-fluorodeoxyglucose positron emission tomography,FDG-PET)被日益在增多地应用于筛查其他影像学检查阴性的甲状腺癌病人的转移病灶[5]。PET 并不作为甲状腺结节的常规检查方法,但是可能显示临床上隐匿的甲状腺病变。近来数篇文献报道该类隐匿性甲状腺病变的恶性率为 14%~63%。这些意外发现的甲状腺结节应当结合超声检查和 FNAB 检查进一步明确。

甲状腺超声　超声是一种优秀的无创性便携式甲状腺影像学检查方法,它的另一个优点是没有放射线暴露的风险。

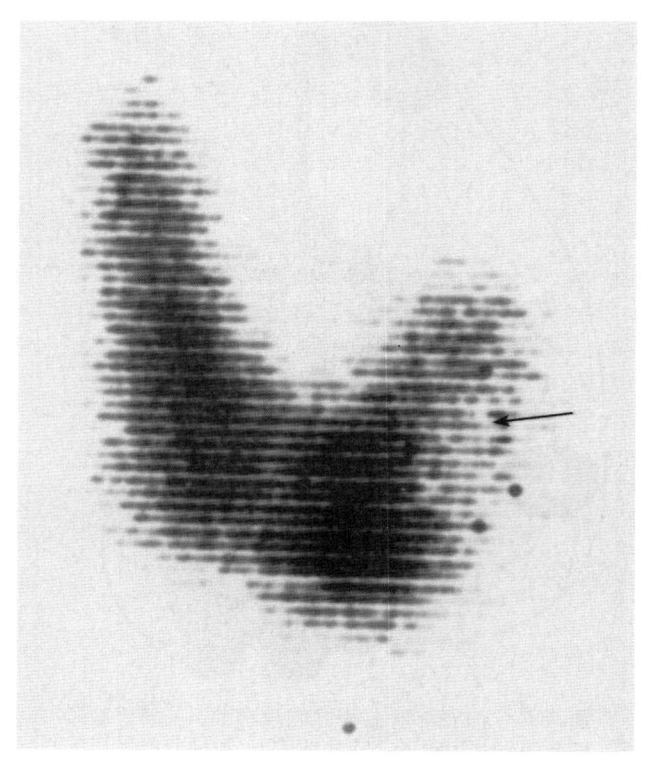

图 38-10　放射性碘扫描甲状腺,箭头所示为摄取减少区,冷结节

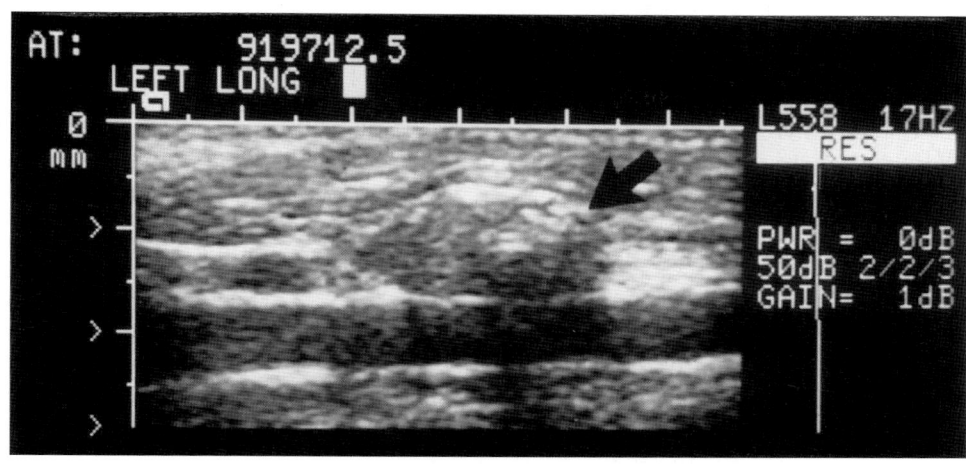

图 38-11　甲状腺超声检查显示颈动脉旁淋巴结(箭头所示)

超声能够鉴别甲状腺结节是实性还是囊性,提供肿块信息,包括肿块大小和数目。超声还可用于评估颈淋巴结病变情况(图 38-11)并引导 FNAB。对于有经验的医师,获取最好、最全面的信息是非常重要的。

计算机断层扫描(CT)和磁共振(MRI)　CT 和 MRI 可以获得清晰的甲状腺及其周围淋巴结的影像信息,而且在了解病变大小,是否固定,有无胸骨后甲状腺肿(超声无法检查)和病变与气管及血管的毗邻关系等方面极为有用。非增强 CT 用于那些可能需要接受 RAI 治疗的病人,如有必要行增强 CT,则 RAI 应当推迟数月。联合 PET-CT 在 Tg 阳性而放射性碘摄取阴性的肿瘤中的应用日益增加。

甲状腺良性疾病

甲状腺功能亢进

甲状腺功能亢进(简称甲亢)的临床症状是由于循环血中过多的甲状腺激素引起的。甲亢可由多种原因引起(表 38-1)。应当注意鉴别由甲状腺激素产生过多(如 Graves 病和毒性多结节性甲状腺肿)引起的甲亢和由于腺体损伤导致贮存甲状腺激素释放过多(如甲状腺炎)引起的甲亢。前者放射性碘摄取(RAI uptake,RAIU)增加,后者多为 RAIU 减少。

表 38-1	甲亢的鉴别诊断
激素合成增加 **RAIU 升高**	**激素释放增加** **RAIU 降低**
Graves 病(弥漫性毒性结节性甲状腺肿)	甲状腺炎——Hashimoto 甲状腺炎急性期,亚急性甲状腺炎
毒性多结节性甲状腺肿	医源性甲状腺毒症
Plummer 病(毒性腺瘤)	"Hamburger 甲状腺毒症"
药物源性——胺碘酮,碘剂	
甲状腺癌	
卵巢甲状腺肿	
葡萄胎	
TSH 分泌性垂体腺瘤	

RAIU = 放射性碘摄取;TSH = 甲状腺素刺激激素

在这些疾病中,外科医师关心最多的是 Graves 病、毒性多结节性甲状腺肿和甲状腺毒性结节。

弥漫性毒性结节性甲状腺肿(Graves 病)　尽管该病是由内科医师 Caleb Perry 于 1825 年在一篇遗稿中描述,该病仍被命名为 Graves 病,源于 1835 年由爱尔兰医师 Robert Graves 在文献中描述了三例病例。目前,Graves 病是北美最常见的导致甲亢的疾病,占总病例数的 60% ~ 80%。该病为自身免疫性疾病,具有强烈的家族易感性,女性病人占多数,(女:男≈5:1),发病高峰在 40 ~ 60 岁。Graves 病的特征性表现为甲状腺毒症,弥漫性腺体肿大以及腺外症状,包括眼部病变,皮肤病变(胫前黏液水肿),甲状腺杵状指,男性乳腺发育以及其他表现等。

病因、发病机制和病理　Graves 病的自身免疫反应过程的始动原因尚不清楚,但是,有些情况如产褥期,碘摄取过多,锂剂治疗以及细菌和病毒感染被认为是可能的始动因素。基因方面的因素也可能有关。单体型分析提示 Graves 病与某些人白细胞抗原(hguman leukocyte antigen,HLA)相关——单体型 HLA-B8 和 HLA-DR3 和 HLADQA1 * 0501 在高加索人群中,而 HLA-DRB1 * 0701 则有保护作用。细胞毒性 T 细胞抗原 4(cytotoxic T-lymphocyte antigen 4,CTLA-4)的多形性也可能与 Graves 病的进展相关[6]。一旦自身免疫反应开始,该反应将导致致敏辅助 T 淋巴细胞(T-helper lymphocyte)刺激 B 淋巴细胞产生针对甲状腺激素受体的抗体,其中 TSI 或 TSH-R 刺激抗体以及 TSH 结合抑制球蛋白或抗体曾有报道。甲状腺刺激抗体刺激甲状腺细胞生长并合成过多的甲状腺素,这正是 Graves 病的特征。Graves 病同时也可伴有其他自身免疫疾病,如 I 型糖尿病、艾迪生病、恶性贫血和重症肌无力。

大体下,Graves 病病人的甲状腺腺体呈弥漫性肿大,表面光滑,同时血管相应增加。镜下可见腺体增生,上皮细胞呈柱状并可见少量胶质。细胞核可见分裂相。增生上皮常见乳头状突起。有时可见淋巴滤泡样组织积聚,血管增生明显。

临床表现　Graves 病的临床表现可分为两类:一类是与甲亢有关的,另一类是 Graves 病特有的。甲亢症状包括怕热、多汗、烦渴,尽管热量摄入充分但仍有体重下降。肾上腺素能刺激症状包括心悸、紧张、疲劳、情绪异常、运动过度和震颤。最常见的胃肠道症状为大便次数增加和腹泻。女性病人可有停经、不孕和流产率增高。儿童病人出现生长过快伴骨骼早熟，老年病人可有心血管并发症如心房颤动和充血性心力衰竭。

体格检查 可见明显消瘦和面部潮红，皮肤温热而潮湿，非洲裔美国人多见肤色加深。心动过速或心房颤动多伴皮肤血管扩张，导致脉压增大和陷落脉。细微震颤，肌萎缩以及伴有腱反射亢进的近端肌群无力也可见到。

约50%的Graves病病人可有出现临床明显的眼病症状，皮肤病变见于1%～2%的病人。皮肤病变以由于葡糖氨基聚糖类沉积引起的皮肤增厚为特征表现(图38-12)。眼部症状包括瞬目减少(von Graefe征)，由于上眼睑痉挛导致角巩膜缘上方可见部分巩膜(Dalrymple征)和由于儿茶酚胺过多引起的眼球凝视。浸润性眼病导致眼球周围水肿，结膜肿胀和充血(球结膜水肿)，突眼，眼球向上运动和外侧视受限(分别由于下直肌和内直肌受累引起)。角膜炎，甚至由于视神经受累导致失明。Graves眼病的病因尚未完全明确，但是眼球纤维母细胞和眼肌被认为具有共同抗原——TSH-R。眼部病变被认为是由于致敏杀伤T淋巴细胞(killer T lymphocyte)释放的细胞因子引起的炎症的结果。男性乳腺发育常见于年轻病人。罕见的骨骼受累可引起骨膜下骨形成和手掌肿胀(甲状腺杵状指)。甲剥离或甲面从甲床分离临床上常可见到。体格检查甲状腺腺体多为弥漫性对称性肿大，表现为锥状叶也增大。在锁骨上区听诊可闻及震颤和杂音以及响亮的静脉嗡鸣音。

诊断性试验 甲亢的诊断依据为：伴或不伴有T₄升高的TSH抑制。如果出现眼部症状，其他检查一般不必再做。但是，如果没有眼部症状，应当行¹³¹I摄取试验。弥漫性腺体增大伴¹³¹I摄取可证实甲亢诊断并有助于鉴别其他原因引起的甲亢。如游离T₄水平正常应当检测游离T₃，因为Graves病和Plummer病(T₃毒症)早期多有T₃升高。抗Tg和抗TPO抗体升高可见于75%的病人但缺乏特异性。升高的TSH-R或甲状腺刺激抗体(TSAb)对于Graves病有诊断意义，见于90%的病人。MRI检查有助于评估眼部病变情况。

治疗 Graves病可以采用以下三种方式之一：抗甲状腺药物、¹³¹I消融和手术[7]。治疗方案的选择取决于几个因素，将在后文中讨论。

抗甲状腺药物 抗甲状腺药物通常可作为RAI或外科手术术前准备。常用药物有丙硫氧嘧啶(popylthiouracil，PTU 100～300mg 每天3次)和甲巯咪唑(Methimazole，10～30mg，每天3次，后改为每天1次)。两种药物都是通过抑制碘的有机化和碘酪氨酸的偶联(由TPO调控)发挥作用。此外，PTU还抑制外周组织中T₄向T₃转化，因此还可用于治疗甲亢危象。虽然PTU通过胎盘的风险较小，两种药物均可通过胎盘，抑制胎儿甲状腺功能并可分泌入乳汁。由于甲巯咪唑可能与遗传性发育不良有关，因此PTU更适用于孕妇和哺乳期女性。药物治疗的副作用包括可逆性粒细胞减少、皮疹、发热、周围神经炎、多动脉炎以及少见的粒细胞缺乏和再生障碍性贫血。治疗过程中应当注意监测这些并发症并警告病人如果出现发热或咽痛应当立即停药和及时就医。粒细胞缺乏的治疗包括住院，停药和应用广谱抗生素。手术应当推迟至白细胞计数达到1000cells/m³。

抗甲状腺药物的剂量应当根据TSH和T₄水平调整。大多数病人症状在2周内改善，6周后甲状腺功能恢复正常。有些医师采用阻断-替代方案，即加用T₄(50～100μg)以预防甲减和抑制TSH分泌，因为有些研究提示这种治疗可降低复发率。药物治疗时间长短仍有争议。抗甲状腺药物停药后复

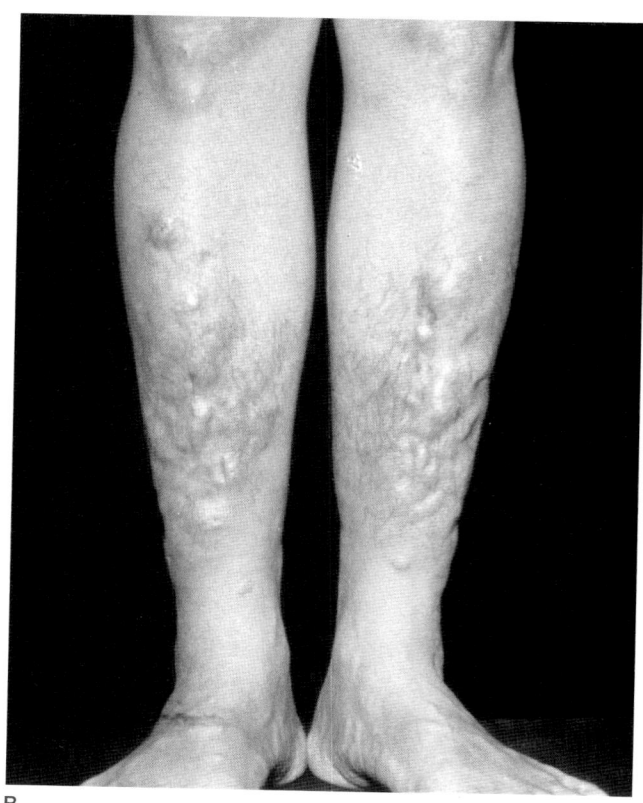

图38-12 **A.** Graves病的眼部病变。**B.** 胫前黏液水肿，病人表现为突眼，球周肿胀，充血和结膜水肿

发常见,停药后 1 到 2 年内复发率为 40% ~ 80% 。腺体较小者复发率较低,因此这类病人的适用于进行治愈性目的的治疗,包括:①小的非毒性结节,质量小于 40g;②甲状腺素轻度升高;③用药后腺体迅速缩小者。缓解甲亢引起的儿茶酚胺反应可给予 β 受体阻断剂。这类药物还可以降低外周组织中 T_4 向 T_3 转化。普萘洛尔是最常用的药物,剂量为 20 ~ 40mg,每天 4 次。由于药物清除率升高,有时可能需要加大剂量。

　　放射性碘治疗(^{131}I)　RAI 在北美是治疗 Graves 病的主要治疗方法,其主要优点包括:避免手术以及手术可能带来的风险,减少治疗费用和易于施行。服用抗甲状腺药物至甲状腺功能正常后停药,从而增加放疗药物摄取量。^{131}I 的剂量根据初次扫描的结果计算,一般为 8 ~ 12mCi,口服。在接受标准 RAI 治疗后,病人甲状腺功能一般在 2 个月内恢复正常。然而,仅有 50% 的病人在接受 RAI 治疗后 6 个月时甲状腺功能仍维持正常,其余病人则或者仍有甲亢,或者转为甲减[8]。治疗 1 年后,平均每年有 2.5% 的病人发生甲减。有报道,RAI 治疗后,Graves 病的眼部病变会加重(RAI 后为 33%,而手术治疗后为 16%),而且在吸烟病人中眼病更为常见。虽然尚无证据证明 RAI 对生育能力的远期影响,而且治疗后总的肿瘤发生率并无变化,但是罹患结节性甲状腺肿、甲状腺癌和甲状旁腺功能亢进(HPT)[10]的风险略有增加。和正常人群相比,接受 RAI 治疗的病人存在无法解释的升高的心血管疾病总死亡率。

　　RAI 因此多用于较小或中等大小结节病灶的老年病人,这些病人多为内科或手术治疗术后复发或者存在抗甲状腺药物或手术禁忌证。RAI 的绝对禁忌证包括孕妇和哺乳期妇女。相对禁忌证包括:年轻病人(特别是儿童和青少年),伴有甲状腺结节者以及伴有眼病者。^{131}I 的初始剂量越大,甲减出现的几率越高而且出现得越早。

　　外科治疗　在北美,外科治疗被推荐用于存在以下 RAI 禁忌的情况:①确诊甲状腺癌或可疑结节者;②年轻病人;③妊娠或者准备在治疗结束后短期内妊娠者;④曾发生抗甲状腺药物严重不良反应者;⑤肿块巨大伴有压迫症状者;⑥不愿接受 RAI 治疗者。甲状腺切除术的相对适应证包括,伴有中到重度眼病的 Graves 病病人,特别是吸烟者;有望恢复正常甲状腺功能的希望,尽快控制甲亢的病人以及服药顺应性差的病人。Graves 病外科治疗的目的是在死亡率最小化的前提下完全、永久地控制疾病。术前应当控制甲状腺功能正常直至手术当天。术前 7 ~ 10 天给予 Lugol 碘液或饱和碘化钾溶液(每次 3 滴,每天 2 次),目的是为了减少腺体血管和术后甲亢危象风险。碘剂的作用机制是抑制甲状腺素的释放。

　　甲状腺切除术的手术范围仍存在争议,主要取决于治疗期望(复发风险或维持甲状腺正常功能)和术者经验。对于伴有甲状腺肿瘤者,拒绝接受 RAI 治疗者,有严重眼病者以及服用抗甲状腺药物后出现危及生命的不良反应(血管炎、粒细胞缺乏或肝功能衰竭)者应当施行甲状腺全切或近全切除术。据报道,在接受甲状腺全切除术后,大多数 Graves 眼病病情能够稳定或改善,这可能与手术去除了抗原性刺激有关。其他病人则推荐采用甲状腺次全切除术,即保留 4 ~ 7g 腺体。儿童病人推荐保留 3g 腺体。保留腺体少于 4g 者术后复发率为 2% ~ 10%,但甲减的发生率较高(>40%)。甲状腺次全切除术后应当双侧均保留部分腺体(双侧甲状腺次全切除术)

或一侧腺叶全切加对侧腺叶次全切除术(Hartley Dunhill 术式)。两种术式的效果相似[11],但是理论上后者手术并发症率较低而且如果复发再次手术时只需显露一侧腺体。实际上,多数研究表明两种术式的并发症率没有差异。复发甲亢通常采用 RAI 治疗。接受甲状腺次全切除术的病人应当进行长期随访,包括临床复查和每年检测 TSH 以了解有无迟发性甲减或复发甲亢。

　　毒性多结节性甲状腺肿　毒性多结节性甲状腺肿多见于有非毒性结节性甲状腺肿病史的老年病人。数年以后,足够多的甲状腺结节变成自主功能结节导致甲亢发生。该病多起病隐匿,当病人因结节性甲状腺肿接受低剂量甲状腺素治疗后才变得明显。部分病人为 T_3 型甲亢,其他病人可能出现心房颤动或充血性心力衰竭。甲亢症状可能被含碘药物诱发,如对比造影剂,抗心律失常药物如胺碘酮。其症状和体征与 Graves 病相似,但多无甲状腺外症状。

　　诊断　血液检查结果和 Graves 病相似,表现为 TSH 下降和 T_3、T_4 升高。RAI 摄取增加,表现为多个摄取增加的结节以及其余腺体摄取受抑。

　　治疗　必须尽快控制甲亢症状。外科手术是毒性多结节性甲状腺肿的推荐治疗,标准术式为甲状腺次全切除术。非保留腺体的大小并非最重要的,因为术后常应用甲状腺素抑制复发。和甲状腺双侧次全切除术相比,更推荐 Hartley Dunhill 术式,理由如前文外科治疗部分中所述。术中应当注意辨认喉返神经(RLN),多见于甲状腺外侧而非后方,有时可从结节前方行走。有时无正常腺体可见,需要行甲状腺全切除术。RAI 仅用于手术风险极大的老年病人,而且不伴气道压迫症状和排除合并甲状癌可能。此外,由于摄碘率较低,治疗通常需要更大的 RAI 剂量。此外,RAI 治疗可能引起甲状腺炎,导致组织水肿和急性气道梗阻,对结节性甲状腺肿无治疗作用,有甲亢复发可能。

　　毒性腺瘤(Plummer 病)　由单发高功能结节导致的甲亢多见于年轻病人,表现为长期存在的结节近期增大并伴有甲亢症状。尽管 G 蛋白刺激基因(gsp)突变也有发生,毒性腺瘤的特点为 TSH-R 基因的 somatic 突变[12]。大多数高功能或自主功能结节在甲亢症状出现之前已达到至少 3cm 左右。体格检查发现孤立实质性结节,同侧腺体通常不可触及。这类结节罕有恶性者。小的结节可采用抗甲状腺药物和 RAI 治疗。外科手术(腺叶切除和峡部切除)使用于年轻病人和结节较大的病人。

　　甲状腺危象　甲状腺危象是甲亢伴有发热,中枢神经系统兴奋或抑制和心血管功能不全的临床情况,又由感染、手术或创伤激发。有时,甲状腺危象可因服用胺碘酮引起。以前,甲状腺危象死亡率较高,需在重症监护病房治疗。可应用 β 受体阻滞剂减少外周 T_4 向 T_3 转化和缓解甲亢症状。给氧和血流动力学支持治疗同样需要。非阿司匹林复合物可用于退热,Lugol 碘液或碘化钠(静脉用)应用于减少碘摄取和甲状腺激素的释放。PTU 治疗可以阻断新的甲状腺激素合成和减少外周 T_4 向 T_3 转化。糖皮质激素多有助于预防肾上腺衰竭和阻断肝脏内甲状腺素转化。

甲状腺功能减退(甲减)

　　循环甲状腺素水平不足将导致甲减发生,在新生儿中,甲减还可导致以神经功能不全和智力发育低下为特征的克汀病（cretinism）。甲减还可见于 Pendred 综合征（伴耳聋）和 Turner 综合征。可引起甲减的情况如表 38-2 所示。

表 38-2	甲减的原因	
原发性 **TSH 升高**	**继发性** **TSH 降低**	**其 他**
Hashimoto 甲状腺炎	垂体瘤	下丘脑功能不足
RAI 治疗 Graves 病	垂体切除或消融	甲状腺素抵抗
甲状腺术后		
碘摄取过多		
亚急性甲状腺炎		
药物：抗甲状腺药		
物，锂剂		
罕见：碘缺乏		

RAIU = 放射性碘摄取；TSH = 甲状腺素刺激激素

临床表现 胎儿宫内时期甲状腺发育或功能异常将导致克汀病和儿童类似唐氏综合征的面部发育异常以及侏儒症。生长和智力发育障碍常见。出生后立即行相关检查并及时给予甲状腺素可减少神经和智力发育缺陷。儿童和青少年期甲减除了引起发育延迟，还可引起腹部扩张、脐疝和直肠脱垂。在成人，症状多为非特异性的，包括易疲劳，体重增加，畏寒，便秘以及月经过多。严重的甲减或黏液水肿病人可出现特征性的面部改变，由于氨基葡聚糖原沉积引起，表现为颜面和眼球周围肿胀。皮肤将变得粗糙干燥，而且多由于胡萝卜素向维生素 A 转化减少而呈黄色改变。头发将变得干枯脆弱，可发生严重脱发。另外，眉毛的外侧 2/3 可发生特征性的脱落。舌肿大，可能影响发音，此时发音异常可能已经由于智力发育障碍而存在。病人可出现非特异性腹痛伴有腹胀和便秘。男性和女性的性欲和生育能力均受影响。甲减病人的心血管改变包括：心动过缓，心脏肥大，心包积液，心输出量下降和胸腔积液。当甲减由垂体病变引起时，还可出现垂体功能不全的症状，如苍白，蜡样皮肤，体毛脱失，生殖器官萎缩等。

实验室检查 甲减的特征性表现为低循环 T_3、T_4 水平。TSH 水平升高见于原发性甲状腺功能衰竭，而继发性甲减表现为低 TSH 水平且 TRH 刺激后 TSH 不升高。自身免疫性疾病（桥本甲状腺炎，Graves 病）病人的自身抗体水平最高，在结节性甲状腺肿和甲状腺肿瘤病人中也可见升高。心电图提示低电压和 T 波低平或倒置。

治疗 治疗应给予 T_4，剂量为每天 50～200μg，需根据病人体格和病情给予适当剂量。每天 100～200μg 的起始剂量多耐受良好，但对于老年病人和合并心脏疾病的严重甲减者因其多伴有高脂血症和动脉硬化，起始剂量应当减少，例如每天 20～50μg。甲状腺素的剂量可在数周或数月中逐渐递增至甲状腺功能正常。严重甲减病人在 T_4 治疗开始前应当行心电图检查。T_4 剂量应当根据临床症状，TSH 水平调整，TSH 应达到正常范围。亚临床甲减（T_4 正常，TSH 轻度升高）病人的治疗尚有争议。有些证据提示，存在抗甲状腺抗体升高的甲减病人应当接受治疗，因为他们日后将可出现临床甲减。有黏液性水肿的病人应当接受大的初始剂量 T_4 的紧急治疗，经静脉给药，同时在 ICU 严密监测。

甲状腺炎

甲状腺炎分为急性、亚急性和慢性型，临床表现和组织学特点各不相同。

急性（化脓性）甲状腺炎 基于以下特点，甲状腺本身较难发生感染：丰富的血供和淋巴回流，高碘含量和纤维膜包被。然而，感染仍然可通过以下途径发生：①经血行或淋巴道；②直接来自持续存在的窦道，瘘管感染或甲状舌管囊肿；③甲状腺穿通伤；④继发于免疫抑制。链球菌和厌氧菌感染占约 70% 的病例，但是其他种类细菌也曾见于培养[13]。急性化脓性甲状腺炎较常见于儿童，之前多有上呼吸道感染或中耳炎病史。临床特点为向下颌或耳部放射的严重颈部疼痛，发热，寒战，吞咽痛和发音困难。并发症包括败血症，气管或食管破裂，颈静脉血栓，喉软骨炎，还可能出现周围软骨炎或交感神经干麻痹。

实验室诊断依据包括血白细胞计数升高，FNAB 标本可见革兰阳性细菌，微生物培养和细胞学检查阳性。CT 检查有助于确定感染范围。对于反复发生急性甲状腺炎的儿童病人应当考虑持续感染性窦道或瘘管的存在。吞钡造影对于显示异常管道的敏感度为 80% 左右。治疗方法包括静脉应用抗生素和脓肿引流。存在慢性窦道或瘘管者应当彻底切除窦道或瘘管，包括管道终端的部分甲状腺腺体，以减少术后复发。

亚急性甲状腺炎 亚急性甲状腺炎可表现为疼痛或无痛两类。尽管其确切病因尚不明，但多认为源于病毒感染或病毒感染后的免疫炎性反应。基因易感性可能发挥一定作用，因其与 HLA-B35 单倍体型存在显著相关性。一个病因学模型提示在 HLA-B35 存在的条件下，病毒或甲状腺抗原被巨噬细胞提呈后可激活细胞毒性 T 细胞导致甲状腺滤泡细胞损伤。

疼痛性甲状腺炎多见于 30～49 岁女性，表现为突发或渐进性颈部疼痛并可能向下颌或耳部放射。病人多可被问出既往上呼吸道感染史。甲状腺肿大，触痛且质韧。该病的典型发展过程包括四个阶段。初始阶段表现为甲亢，由滤泡破坏释放出甲状腺素所致，接下来是甲状腺功能正常阶段，第三阶段为甲减阶段，发生于 20%～30% 的病人，其中约 90% 甲减可恢复至正常甲状腺功能状态。少数病人可复发甲状腺炎。

在该疾病早期，由于滤泡破坏，活性甲状腺素释放导致 TSH 下降，Tg、T_4 升高。典型病例的红细胞沉降率多大于 100mm/h。RAIU 下降（24 小时摄取率小于 2%），即使是甲状腺功能正常病人，这是由于甲状腺实质破坏释放出甲状腺激素所致。疼痛性甲状腺炎多为自限性，因此治疗以对症为主。阿司匹林和其他非甾体消炎药（NSAIDs）可用于缓解疼痛，但在严重病例可应用类固醇。可采用短期甲状腺替代治疗以缩短症状持续时间。甲状腺切除术仅用于极少数病程长，药物治疗无效或复发病例。

无痛性甲状腺炎被认为由自身免疫引起，为散发病例或见于产后，后者典型病例多在产后 6 周，发生于早孕期即存在高滴度 TPO 抗体的女性。该起病时间是与妊娠正常免疫抑制下降和抗体滴度反弹时间一致的。

无痛性甲状腺炎多见于 30～60 岁女性。体格检查提示甲状腺体积正常或轻度增大，质地略韧，无触痛。除了红细胞沉降率正常以外，实验室检查和 RAIU 结果与疼痛性甲状腺炎相似。临床过程同样和疼痛性甲状腺炎类似。有症状病人

可能需要给予 β 受体阻滞剂和甲状腺素替代治疗。甲状腺切除术和 RAI 治疗仅用于极少数复发病例和严重发作病例。

慢性淋巴细胞性甲状腺炎　淋巴细胞性甲状腺炎最早由 Hashimoto 与 1912 年描述为淋巴瘤性甲状腺肿——即甲状腺腺体组织转化为淋巴组织。这是最常见的甲状腺炎性疾病和导致甲减的首要原因。

病因、发病和病理　Hashimoto 甲状腺炎是由甲状腺抗原特异性 CD4$^+$T 淋巴细胞(helper)激活触发的自身免疫过程。一旦激活，T 细胞可招募细胞毒性 CD8$^+$T 细胞至甲状腺。甲减不仅由于细胞毒性 T 细胞，还由于自身抗体引起。后者通过介导补体结合固定和天然杀伤细胞(natural killer cells)破坏或阻断 TSH-R 发挥作用。自身抗体主要直接针对三种抗原——Tg(60%)，TPO(95%)，TSH-R(60%)以及较少见的钠碘载体通道(25%)。细胞凋亡(程序性细胞死亡)异常也见于 Hashimoto 甲状腺炎。慢性甲状腺炎也与碘摄取增多和某些药物有关，如 α 干扰素、锂剂和胺碘酮。支持遗传易感性的证据包括甲状腺炎病人一级亲属的多见自身抗体升高和某些特殊染色体异常疾病如 Turner 综合征、Down 综合征病人的自身抗体和甲状腺炎发病率高于对照组。甲状腺炎和主要组织相容性抗原复合物 HLA-B8，DR3 和 DR5 单倍体型的相关性也曾见报道。

大体检查下，甲状腺腺体多轻度增大，切面呈苍白偏灰色颗粒状，结节状外观，质地韧。显微镜下检查见腺体内弥漫性小淋巴细胞和浆细胞浸润，偶可见发育良好的生发中心。甲状腺滤泡较正常缩小，腺泡腔内胶体减少而间质组织增生。滤泡内衬 Hüthler 细胞或 Askanazy 细胞，表现为特征性的富含嗜酸性颗粒的细胞质。

Hashimoto 甲状腺炎　同样多见于 30～50 岁女性(男女比例为 1:10～1:20)。最常见表现为体格检查发现轻中度肿大的腺体、质韧、结节状或者病人自己发现无痛性颈前肿块，约 20% 病人伴有甲减，5% 病人伴有甲亢(桥本中毒症，Hashi-toxicosis)。典型的结节型 Hashimoto 甲状腺炎病例，体格检查提示弥漫性肿大腺体，质韧，但仍呈分叶状结构。常可触及肿大的锥状叶。

当临床怀疑 Hashimoto 甲状腺炎时，TSH 升高和甲状腺自身抗体的存在多可明确诊断。FNAB 由于伴有孤立甲状腺结节或迅速进行性增大的结节性甲状腺肿。甲状腺淋巴瘤是一种已被明确认识的慢性自身免疫性甲状腺炎的不良并发症，而且在慢性自身免疫性甲状腺炎人群中甲状腺淋巴瘤的预期发病率比未患甲状腺炎的对照组人群高 80 倍。最近的克隆相似性研究结果表明，淋巴瘤可能实际上由甲状腺炎发展而来[14]。

治疗　在有临床甲减病人中应当应用甲状腺素替代治疗，目的在于使 TSH 恢复正常。对于亚临床甲减(T_4 正常，TSH 升高)病人的治疗仍有争议。对于伴有心血管危险因素，例如高脂血症或高血压的中年病人和妊娠病人尤其建议进行治疗[15]。对于甲状腺功能正常者也建议治疗以缩小肿大的腺体。对于怀疑恶性结节或甲状腺肿块导致压迫症状者则有手术治疗指征。

Riedel 甲状腺炎　Riedel 甲状腺炎是一种罕见类型的甲状腺炎，又称 Riedel 淋巴瘤或侵袭性纤维化性甲状腺炎，其特征为部分或全部甲状腺组织被纤维组织替代，并且该纤维组织可侵犯至邻近组织。其发病原因仍有争议，有报道称该病见于患有其他自身免疫性疾病的人群。此外，淋巴样浸润和皮质激素

治疗有效提示该病可能存在原发性自身免疫性病因。Riedel 甲状腺炎还常伴随其他局灶硬化性综合征如纵隔、腹膜后以及球后纤维化和硬化性胆管炎，提示该病可能实际上是一种原发性硬化性疾病。该病主要见于 30～60 岁的女性病人。典型表现为无痛性、颈前坚硬肿块并在数周到数年时间进展至出现压迫症状，包括吞咽困难、呼吸困难、哽噎和声嘶。由于正常腺体被纤维组织替代，病人可出现甲减和甲状旁腺功能低下症状。体格检查提示坚硬的、"木样"质地甲状腺并与邻近组织固定。需要行开放甲状腺活检明确诊断，因为坚硬和纤维化改变的腺体使得 FNAB 无法为做出明确诊断。

手术是主要的治疗方法。主要目的是解除气管压迫，可行峡部切除术，同时也可获得组织学诊断。由于广泛纤维化病变可使得周围组织解剖标志和结构不清，因此不建议行广泛切除。甲减病人予以甲状腺激素替代治疗。有报道称有些症状持续存在的病人经皮质激素和他莫昔芬治疗后可获得戏剧性的病情改善。

结节性甲状腺肿

任何甲状腺的增大均可称为结节性甲状腺肿。非毒性结节性甲状腺肿的原因如表 38-3 所示。大多数非毒性结节性甲状腺肿被认为是继发于甲状腺素合成异常的 TSH 水平改变的刺激和其他旁分泌生长因子作用的结果。升高的 TSH 水平使得甲状腺腺体弥漫性增生，随之局灶性增生，导致聚碘或非聚碘结节，胶样结节或微小滤泡结节形成。TSH 依赖性结节可进展成自主结节。家族性非毒性结节性甲状腺肿是由于甲状腺素合成所必需的酶的遗传性缺乏引起，可以是完全性或部分性的。地方性非毒性结节性甲状腺肿(endemic goiter)一词是指在某一特定地理区域内发生的占人口相当比例的非毒性结节性甲状腺肿。在过去，食物中碘缺乏是导致地方性非毒性结节性甲状腺肿的主要原因。目前在北美，因为碘盐，含碘化肥和饲料的使用，该病已基本消失。然而在碘缺乏地区如中亚、南美和印度尼西亚，接近 90% 的人口存在结节性甲状腺肿。其他可导致结节性甲状腺肿的食物包括海藻、木薯和甘蓝。而许多散发病例的病因尚不清楚。

表 38-3	非毒性结节性甲状腺肿的病因
分　类	特殊病因
流行性	碘缺乏，致甲状腺肿食物(卷心菜，木薯)
药物性	碘剂，胺碘酮，锂剂
甲状腺炎	亚急性，慢性(Hashimoto 甲状腺炎)
家族性	酶缺乏所致的激素合成异常
肿瘤	腺瘤，癌
甲状腺素抵抗	—

临床表现　尽管病人常诉颈部压迫感，大多数非毒性结节性甲状腺肿病人是没有临床症状的。当结节性甲状腺肿长至非常大时，压迫症状如呼吸困难、吞咽困难会出现。病人还会诉频繁清嗓子(catarrh)。由于 RLN 受累所致的发声困难罕见，除非存在恶性病变。胸骨后甲状腺肿所致的胸廓入口静脉回流受阻可见 Pemberton 征阳性——当上肢高举过头时出现面部潮红和颈静脉扩张(图 38-13A)。合并出血时肿块

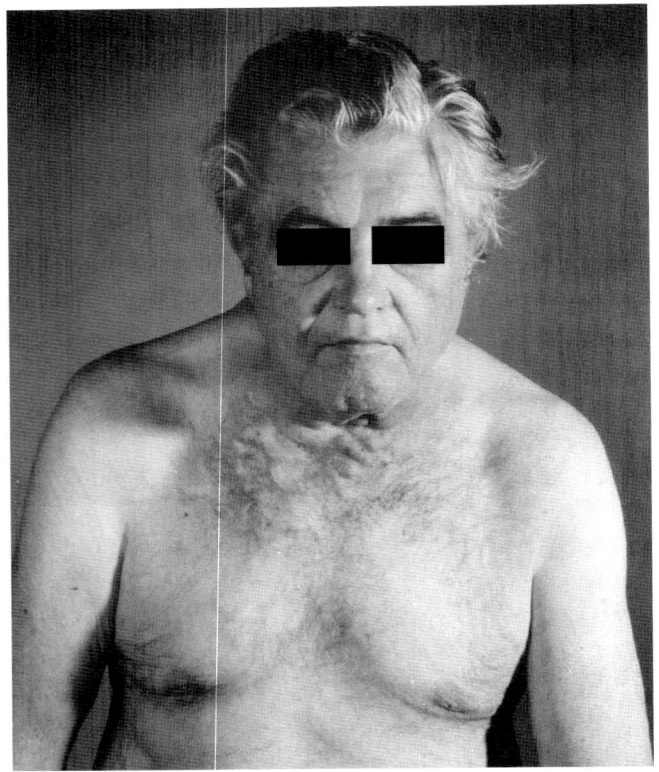

A

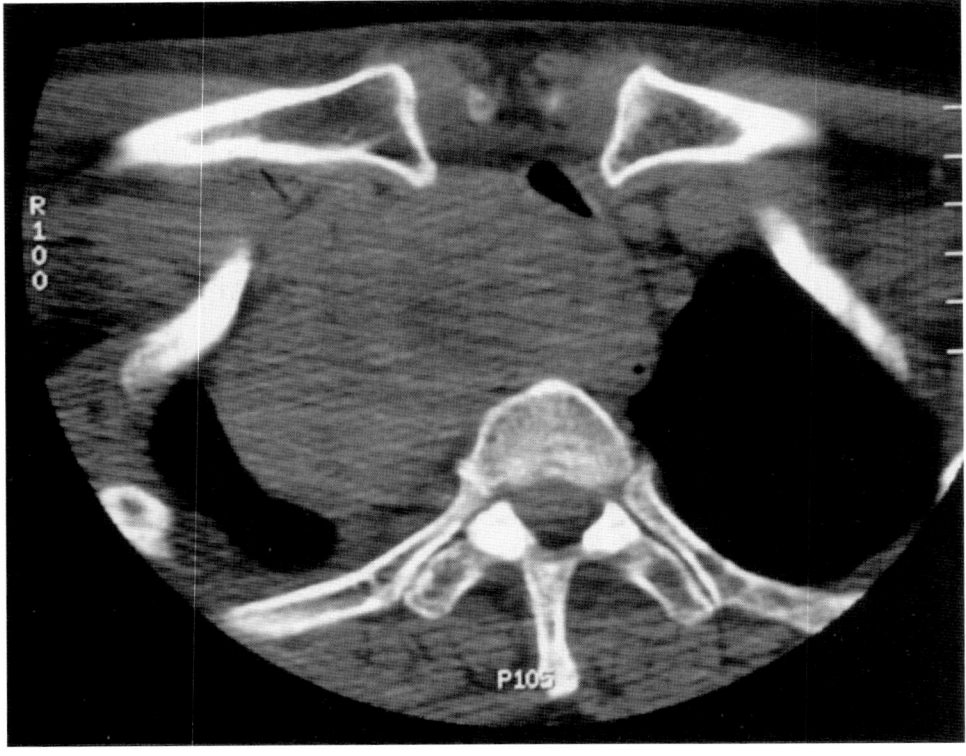

B

图 38-13   **A.** 甲状腺肿向胸骨后延伸可影响上腔静脉回流,导致胸壁静脉扩张,该症状在病
人举手过头时变得更明显——Pemberton 征。**B.** CT 扫描提示巨大甲状腺肿向胸骨后方延伸
以及气管受压移位

和囊肿可迅速增大并引起急性疼痛。体格检查可见腺体弥漫性肿大，质软（单纯结节性甲状腺肿）或大小质地不同的结节（多结节性甲状腺肿）。气管受压和移位有时也可以见到。

　　诊断　病人的甲状腺功能通常正常，TSH 正常范围，游离 T_4 正常或略低。如果继发自主结节，则 TSH 受抑制下降并出现甲亢。RAI 多提示片状摄取和热或冷结节。FNAB 推荐用于那些有主要结节和伴疼痛或增长迅速的结节，因为据报道 5%～10% 的多结节性甲状腺肿可以合并甲状腺癌。CT 检查有助于评估胸骨后甲状腺肿范围和气道受压状况（图 38-13B）。

　　治疗　大多数甲状腺伴小结节的弥漫性结节性甲状腺肿病人不需治疗。有些医师给大的结节性甲状腺肿病例服用甲状腺素以抑制 TSH 升高所刺激的腺体生长，这种治疗可使结节稳定或缩小，在小结节的弥漫性结节性甲状腺肿病例中更有效。地方性非毒性结节性甲状腺肿采用碘补充治疗。手术治疗适用于以下情况①在 T_4 抑制治疗的情况下肿块持续存在或增大；②出现压迫症状；③肿块向胸骨后延伸；④FNAB 怀疑或诊断为恶性病变；⑤影响美容。甲状腺次全切除术是首选术式，病人术后需要终身服用 T_4 预防复发。

甲状腺结节

　　在美国，实质性甲状腺结节可见于 4% 的人群，而甲状腺癌的发病率则低得多，为每 100 万人口中 40 例新发病例。因此，明确哪些甲状腺结节病人能够从手术治疗中获益是非常重要的。

病史

　　应当采集有关甲状腺结节的病史细节，例如发病时间，肿块大小变化以及伴随症状如疼痛、吞咽困难、呼吸困难或哽噎。疼痛是不常见症状，一旦出现，应当怀疑良性结节内出血，甲状腺炎或甲状腺癌。甲状腺髓样癌病人可能诉隐痛。有声嘶病史者不容乐观，可能继发于肿瘤累及 RLN。更重要的是，应当询问病人有无甲状腺癌的危险因素例如放射线暴露史，甲状腺癌家族史和其他甲状腺癌相关的恶性肿瘤病史。

　　外照射治疗　低剂量放射线可用作治疗目的，如治疗头癣（6.5cGy），胸腺增大（100～400cGy），扁桃腺和腺样体肿大（750cGy）和痤疮（200～1500cGy）以及其他疾病如血管瘤和瘰疬。放疗（约 4000cGy）也是治疗霍奇金病的综合治疗的一部分。现在已知暴露甲状腺于低剂量放射线会增加罹患甲状腺癌的风险。在 6.5～2000cGy 剂量范围内患病风险成线性增加，当剂量超过该范围后发病率因为甲状腺腺体受破坏反而下降。放射暴露后 20～30 年患甲状腺癌风险最大，但这些病人需要终身监测随访。在 1986 年切尔诺贝利核电站事故后，伴随 ^{131}I 的释放，放射暴露后 4 年内甲状腺良、恶性病变的发生率显著升高，儿童尤为明显[18]。大多数发生于放射线暴露后的甲状腺癌为乳头状癌，其中有些组织学上为实体癌且伴有 RET/PTC 基因转位者表现为更高的侵袭性。有放射线暴露史的甲状腺结节病人的甲状腺癌几率为 40%。在这类甲状腺癌病人中，癌灶为主要结节者占 60%，其余 40% 病人的癌灶见于主要结节以外的甲状腺结节。

　　家族史　甲状腺癌家族史是甲状腺髓样癌和非髓样癌的危险因素。家族性 MTCs 可孤立发生或作为 2 型多发性内分泌肿瘤综合征（multiple endocrine neoplasia type2，MEN2）的一部分合并其他肿瘤。非髓样癌可伴随其他已知家族性肿瘤综合征发生，例如 Cowden 综合征，Werner 综合征（成人早老性综合征）和家族性腺瘤样息肉病（表 38-4）。非髓样癌也可独立于以上综合征发生。这些肿瘤的易感性基因的可能位点已发现，但这只占所有家族性病例的一小部分[19]。

表 38-4　包括髓样癌的家族性肿瘤综合征

综合征	基因	临床表现	甲状腺癌类型
Cowden 综合征	PTEN	肠道血管瘤，乳腺良、恶性肿瘤	FTC,罕见 PTC 和 Hürthle 细胞癌
FAP	APC	结肠息肉和肿瘤，十二指肠肿瘤，硬纤维瘤	PTC，筛状生长型
Werner 综合征	WRN	成人早老综合征	PTC,FTC,未分化癌
复合 1 型 Carney	PRKAR1α	皮下或心脏黏液瘤，乳腺和肾上腺肿瘤	PTC,FTC
McCune-Alberight 综合征	GNAS1	骨纤维异样增生症，内分泌疾病，Café-au-lait 斑	PTC 透明细胞型

FAP＝家族性腺瘤样息肉病；FTC＝甲状腺滤泡状癌；PTC＝甲状腺乳头状癌

体格检查

　　甲状腺最合适在颈部略伸时从病人背后检查。环状软骨是一个重要的体表标志，因为锥状叶位于其正下方。坚硬，不规则且和周围组织固定多提示为恶性结节。颈淋巴结链和颈后三角淋巴结也应当检查。

　　实验室检查　大多数甲状腺结节病人的甲状腺功能正常。检测血 TSH 水平有助诊断。合并甲亢的甲状腺结节病人的恶性肿瘤风险约为 1%。血清 Tg 水平不能鉴别良、恶性结节，除非 Tg 水平非常高，而此时应当怀疑转移性甲状腺癌的可能。Tg 在接受了甲状腺切除术的病人术后随访中非常有用，也可用以连续评估接受非手术治疗的甲状腺结节病人。

在 MTC 病人，家族性甲状腺癌病人和 MEN2 病人中应当检测降钙素水平。所有 MTC 病人均应检测 RET 基因突变情况和收集 24 小时尿液检测香草扁桃酸（vanillylmandelic，VMA），甲氧肾上腺素和儿茶酚胺水平以排除合并嗜铬细胞瘤的可能。约有 10% 的家族性 MTC 和 MEN2 病人存在 novoRET 基因突变，因此他们的子女存在罹患甲状腺癌的风险。

　　影像学检查　超声检查有助于发现触诊不到的结节，鉴别实质性和囊性肿块，了解邻近淋巴结受累情况。超声检查还可发现一些提示恶性可能性大的征象例如细小钙化灶，局部淋巴结肿大，但是在行甲状腺切除术之前仍然需要获得组织学诊断。对于监测随访 FNAB 结果可疑的良性结节的大小和探查肿大淋巴结而言，超声不失为一种经济而且无创的检查手段。CT 和 MRI 不作为甲状腺癌的常规检查,除非肿块较大,固定或为胸骨后病变。[123]I 和 [99m]Tc 甲状腺扫描很少需要,目前仅推荐用于评估 FNAB 可见滤泡且伴 TSH 抑制的甲状腺结节。如前甲状腺影像学部分所述,PET 在甲状腺结节的初始评估中并非重要。

诊断

甲状腺结节的诊断流程如图 38-14 所示。

细针抽吸细胞学(fine-needle Aspiration Biopsy,FNAB) 已经成为甲状腺结节最重要的独立诊断手段,可以直接或在超声引导下施行[20]。超声引导适用于触诊困难结节或初次抽吸后再发的囊性或囊实性结节。通常采用 32G 针头穿刺如腺体,一边抽吸注射器一边在腺体内移动数次。在解除注射器负压后,抽出针头,立即将细胞涂布于已标记的干燥玻片上,随后浸入 70% 乙醇中或置于空气中干燥。一份抽吸标本还需置入 90% 乙醇用于细胞离心沉淀。图片采用 Papanicolaou 或 Wright 染色后置于显微镜下观察。如果抽吸物为血性,病人应当取直立体位用更细的针头(25 ~ 30G)重复穿刺抽吸。

通过 FNAB,大部分甲状腺结节可分为以下几类:良性(65%)、可疑(20%)、恶性(5%)和诊断不明(10%)。其中假阳性率为 1%,假阴性率接近 3%。如果 FNAB 结果为诊断不明,通常需重复检查。良性病变包括囊肿和胶样结节。这种情况下的恶性病变风险小于 3%。在 FNAB 可疑病例中的恶性病变风险约为 20%,多为滤泡状癌或 Hüthler 细胞癌。在这种情况下,依靠包膜或血管浸润的组织学表现做出肿瘤的诊断,而这些特点无法通过 FNAB 标本观察到。对于有颈部放射线暴露史或家族性甲状腺癌病史的病人,由于多中心性癌灶和隐匿性癌灶的可能性增加,FNAB 的诊断价值下降。

治疗

甲状腺癌采用甲状腺切除术,具体将在后文甲状腺恶性病变的外科治疗中讨论。75% 单纯性甲状腺囊肿抽吸后可缓解,尽管有的需要行第 2、3 次抽吸。如果 3 次抽吸以后囊肿仍然存在,建议行单侧甲状腺腺叶切除术。如果囊肿直径超过 4cm 或囊肿为囊实混合性也建议行甲状腺腺叶切除术,因为后者发生恶变的几率更高(15%)。对囊实性肿块性 FNAB 检查时,应注意对实性部分取材。即使 FNAB 提示为胶样结节,仍然需要对病人进行连续随访,内容包括超声检查和 Tg 水平检测。如果结节增大,常需要重复 FNAB。尽管还存有争议,给予左甲状腺片维持 TSH 水平在 0.1 ~ 1.0μU/ml 可以考虑。治疗后约 50% 的结节缩小,其余结节可能继续生长,对于 3cm 以下结节该治疗效果较好。手术治疗适用于在 TSH 抑制下仍然增大的结节,产生压迫症状和影响美容的结节。这一治疗原则不适用于有颈部放射线暴露史或甲状腺癌家族史的病人。因为 FNAB 检查结果的可靠性在以上人群中降低,因此推荐施行甲状腺全切或近全切除术。

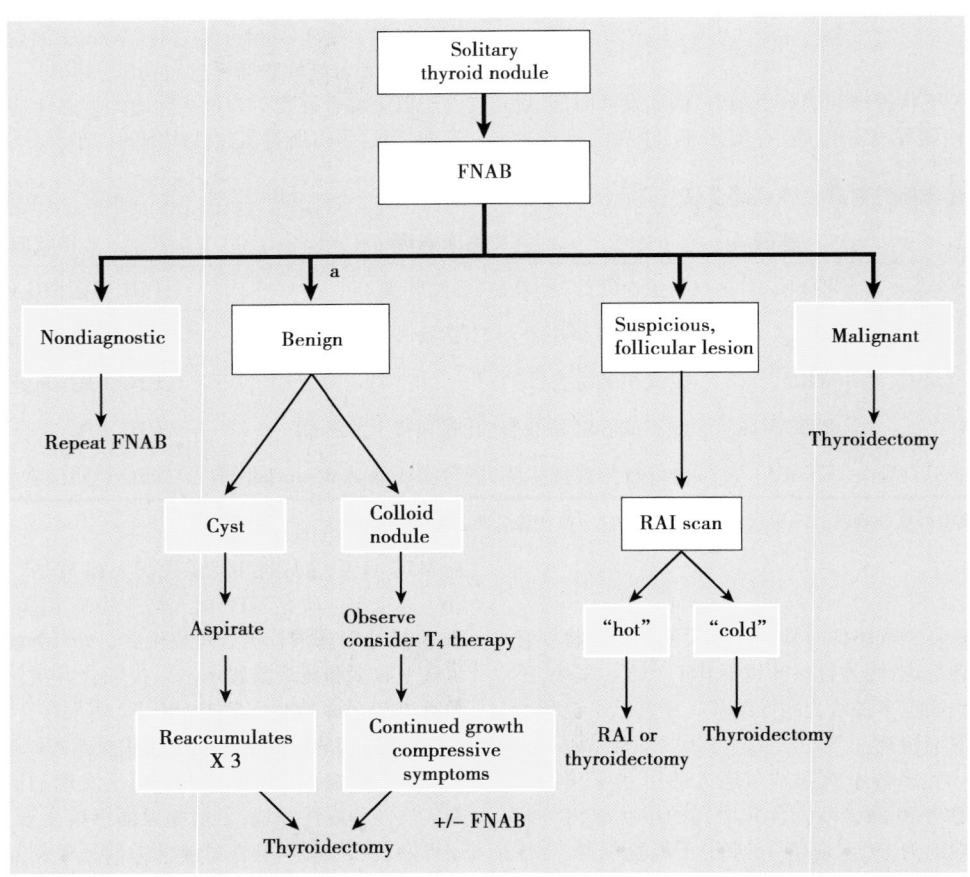

图 38-14   甲状腺结节的处理。a,除外有外照射放射线暴露史或甲状腺癌家族史的病人;FNAB,细针抽吸细胞学检查;RAI,放射性碘;T₄,甲状腺素

甲状腺恶性疾病

在美国，甲状腺癌占所有肿瘤发病的 1% 以下[9]（女性 2%，男性 0.5%），而且是女性中增长率最快的肿瘤之一。甲状腺癌的死亡率为每年 6/1 000 000。病人多表现为可触及的颈部肿胀，这将促使病人接受包括病史采集、体格检查和 FNAB 综合评估。

甲状腺肿瘤的分子基因学

和甲状腺癌的发生有关的癌基因和抑癌基因[22]已于表 38-5 中列出。RET 原癌基因在甲状腺癌的发生中起到重要作用。该基因位于 10 号染色体，编码一种受体酪氨酸激酶，与数种生长因子结合，如胶质细胞源性嗜神经因子和 neurturin。RET 蛋白表达见于源自胚胎神经和内分泌系统的组织中。因此，RET 基因损坏可以导致源自神经系统和内分泌系统脏器的发育异常，例如肠神经系统（Hirschsprung 病）和肾脏。已知生殖细胞系的 RET 原癌基因异常可导致 MEN2A，MEN2B 和家族性 MTCs 易感性，而某些体细胞中的突变可见于神经脊源性肿瘤，例如 MTCs（30%）和嗜铬细胞瘤。通过基因重排，RET 基因的酪氨酸激酶结构域可以和其他基因融合。这种融合基因也类似原癌基因并在 PTCs 的发病中发挥作用。至少已有 15 种 RET/PTC 重排被发现，而且为肿瘤发生的早期事件。低龄和放射线暴露史被认为是 RET/PTC 重排发生的独立危险因素。接近 70% 的因为 1986 年切尔诺贝利核事故发生甲状腺乳头状癌的儿童病人携带有 RET/PTC 基因重排，其中最常见的是 RET/PTC1 和 RET/PTC3。这种基因重排可激活酪氨酸激酶受体。RET/PTC3 与实体型 PTC 相关，这类 PTC 多表现为更高的组织学级别和侵袭性[23]。现在已证实 RET/PTC 信号转导包括通过其他信号分子如 Ras、Raf 和 MEK 转导的丝裂原激活蛋白激酶（mirogen-activated protein kinase，MAPK）信号途径。正常细胞中 Raf 的激活是通过与三磷酸鸟苷（guanosine triphosphate，GTP）偶联 Ras 的直接结合而发生，后者是一种膜结合小 G 蛋白。激活后的 Raf 作为一种丝氨酸-苏氨酸激酶将 MEK 磷酸化，MEK 也成为一种丝氨酸-苏氨酸激酶。这将导致 ERK/MAPK 磷酸化，后者可磷酸化细胞核内的调控分子从而改变基因表达。MAPK 的异常激活可导致肿瘤发生。除了 RET/PTC 改变以外，Ras 基因突变也可激活 MAPK 途径。突变的 ras 基因已被证实出现于多达 20%～40% 的甲状腺滤泡性腺瘤、癌、多结节性甲状腺肿、甲状腺乳头状癌和未分化癌。Raf 激酶有三种，A-Raf、B-Raf（BRAF）和 C-Raf。BRAF 突变也参与了异常 MAPK 途径激活和肿瘤发生。在已知 BRAF 突变中，最常见而且多见于甲状腺癌的为 T1799A 突变（V600E 氨基酸替换）。有趣的是，BRAF 突变可发生于甲状腺乳头状癌（44%）和未分化癌（22%）却未见于滤泡状癌，提示 BRAF 可能在这些肿瘤的发生过程中起到一定作用。研究还表明，BRAF 突变多与更具侵袭性的临床病理特点，如更大的肿瘤体积、局部侵犯以及淋巴结受累相关，并且还可能作为预后标记。

表 38-5　甲状腺癌发病相关癌基因和抑癌基因

基　因	功　能	肿　瘤
癌基因		
RET	酪氨酸激酶活性的膜受体	散发性和家族性 MTC（RET/PTC 重排），PTC
MET	同上	PTC 中过表达
TRK1	同上	某些 PTC 中激活
TSH-R	与异三聚体 G 蛋白偶联	高功能腺瘤
Gsα（gsp）	信号转导分子（GTP 结合）	高功能腺瘤，滤泡状腺瘤
Ras	信号转导蛋白	滤泡状腺瘤和癌，PTC
PAX8/PPARγ	肿瘤蛋白	滤泡状腺瘤/癌
B-Raf（BRAF）	信号转导	PTC，高细胞，分化差，未分化
抑癌基因		
p53	细胞周期调控因子，停止于 G1 期，诱导凋亡	PTC 去分化
p16	细胞周期调控因子，抑制细胞周期依赖性激酶	甲状腺癌细胞系
PTEN	蛋白酪氨酸磷酸酶	滤泡状腺瘤/癌

FTC=滤泡状甲状腺癌；GTP=三磷酸鸟苷；MTC=甲状腺髓样癌；PTC=甲状腺乳头状癌

p53 基因是一种抑癌基因，编码转录调控因子，可使细胞周期停止以便修复受损的 DNA，从而有助于维持基因组的完整性。PTCs 中 p53 突变罕见，但在未分化甲状腺癌和甲状腺癌细胞系中常见。其他细胞周期调控因子和抑癌基因，如 p15 和 p16 也可发生突变，而且其在甲状腺癌细胞系中的突变比原发癌中更常见。一种由甲状腺转录因子 PAX8 基因的 DNA 结合域和过氧化物酶增殖子激活 gamma1 受体（PPARγ1）融合而成的癌基因被发现在甲状腺滤泡状肿瘤，包括滤泡状癌的发展中发挥重要作用[25]。

特殊类型的甲状腺癌

乳头状癌　甲状腺乳头状癌占非碘缺乏地区甲状腺恶性病变的 80%，而且是有放射线外照射史的儿童甲状腺癌病人中最主要的病理类型。甲状腺乳头状癌女性多见，女/男性别比为 2:1，平均发病年龄为 30～40 岁。病人多表现为甲状腺功能正常和颈部缓慢增长的无痛性肿块。呼吸、吞咽和发音

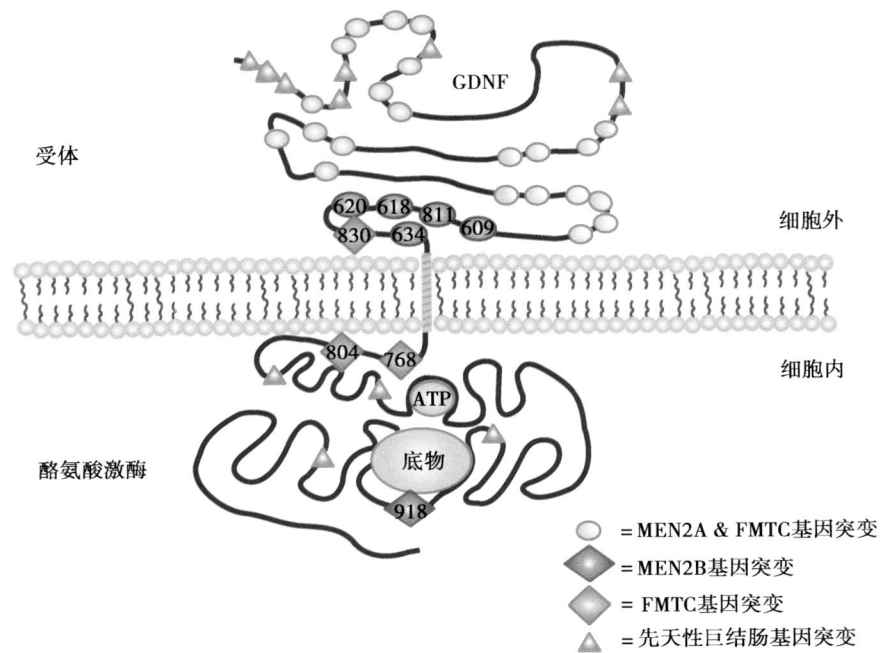

图 38-15　RET 酪氨酸激酶结构示意图。2A 型多发性内分泌腺瘤（MEN2A）、2B 型多发性内分泌腺瘤（MEN2B）、家族性甲状腺髓样癌（FMTC）和先天性巨结肠由 RET 中原癌基因种系突变导致。细胞外区域连接胶质细胞源性神经营养因子（GDNF）并包含 28 个半胱氨酸残基。半胱氨酸残基的突变位点在密码子 609、611、618、620 和 634，这些位点在受体近膜区域，与 2A 型多发性内分泌腺瘤和家族性甲状腺髓样癌相关。胞内的 ATP 结合位点靠近酪氨酸激酶活化区域的底物结合位点。密码子 918 的突变（甲氨酸变为苏氨酸）改变了底物在胞内的结合区域，从而导致 2B 型多发性内分泌腺瘤。家族性甲状腺髓样癌和密码子 768 和 804 的突变相关。ATP，三磷酸腺苷

困难多为局部进展性肿瘤表现。淋巴结转移常见，特别是在儿童和年轻病人中常为主诉症状。所谓"外侧异位甲状腺"几乎都是被转移性肿瘤侵犯的淋巴结。疑诊甲状腺癌的依据多来自颈部体检和病史所获信息。FNAB 阳性可诊断，但是强烈建议行超声检查了解对侧腺体和中央区和外侧区颈部淋巴结受累情况。远处转移最终可发生于 20% 病人，但作为首发症状者较少见。远处转移最常见部位是肺部，其次是骨、肝脏和脑。

　　病理　大体观察，和良性肿块较为松软的质地相比，PTC 肿块通常质硬，灰白色，切面为实质性，即使在切片上也能保持原有形状。肉眼可见明显钙化、坏死和囊性变。组织学观察，乳头状癌可见乳头状突起（图 38-16A），呈形态各异的乳头和滤泡结构或单纯滤泡结构（滤泡型）。根据特征性的细胞核特点可做出诊断。细胞呈立方状外观，苍白色，细胞质丰富，核排列拥挤呈凹槽状并可见核浆内包涵体（图 38-16B），如 FNAB 发现可做出诊断。砂粒体，即镜下见于坏死细胞团中的钙化沉积也可出现。混合乳头-滤泡型和滤泡型甲状腺乳头状癌之所以被归类为乳头状癌，是因为它们具备乳头状癌的肿瘤生物行为学特点。乳头状癌的多中心性常见，可见于高达 85% 的显微镜检标本。多中心性肿瘤的颈淋巴结转

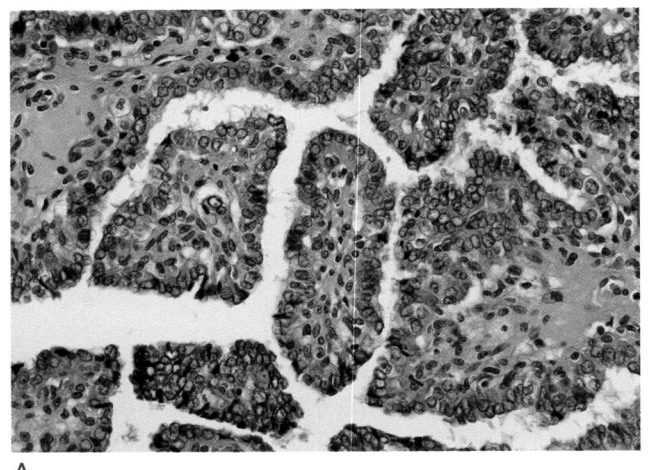

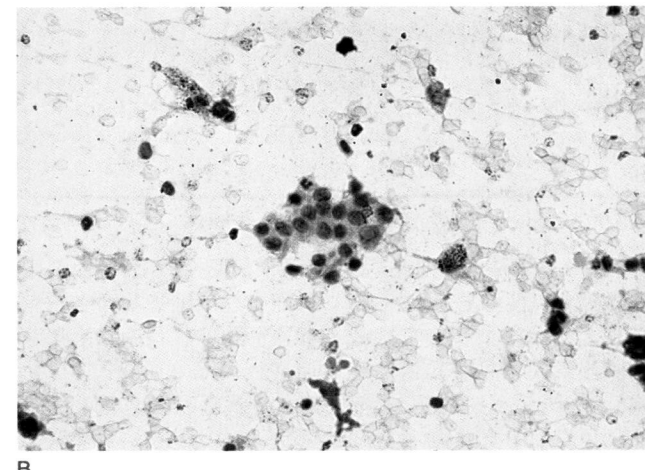

A　　　　　　　　　　　　　　　　　　　　　B

图 38-16　A. 甲状腺乳头状癌的组织学表现。B. 甲状腺乳头状癌的 FNAB 标本镜下显示典型的核内包涵体

移风险增加,但局部邻近结构受累罕见,包括气管、食管和 RLNs。其他类型甲状腺乳头状癌包括高细胞型、岛状型、弥漫硬化型、柱状型、透明细胞型、小梁型和分化不良型。这些类型占所有乳头状癌的 1% 而且通常预后更差。

隐匿或微小癌是指直径不超过 1cm,没有包膜侵犯或血管侵犯以及不伴颈部淋巴结肿大的肿瘤。体检无法触及,常在术中,组织学检查或尸检时意外发现。研究表明,尸检中隐匿性甲状腺癌的检出率为 2% ~36% 。这类肿瘤的检出率提高归功于超声检查的广泛应用。隐匿性肿瘤的预后一般比体积大的肿瘤要好,但其侵袭性可能较以前估计的要高[26]。

预后指标　一般来说,PTC 病人预后良好,10 年生存率达 95% 以上。有些预后因子可以整合入不同的分期系统,可据此将病人非为低危组和高危组。然而,所有这些分类系统所需资料均无法在术前收集到。

在 1987 年,Mayo 诊所的 Hay 及其同事[27]提出了 AGES 评分系统,它通过分析年龄,组织学分级,甲状腺腺外侵犯,远处转移和肿瘤大小指标评估病人死于甲状腺乳头状癌的风险大小。低危病人为年轻病人,肿瘤分化良好,没有远处转移和原发灶较小者;高危病人为年长病人,肿瘤分化差,局部侵犯,远处转移和原发灶较大者。MACIS 评分是一个改编自 AGES 系统的术后评估系统。该系统纳入指标包括远处转移,发病年龄(<40 岁或>40 岁),初次手术的彻底性,有无腺体外侵犯和原发肿瘤大小(cm 为单位)。根据评分结果可将病人分为四种风险组。Cady 提出的 AMES 系统根据年龄(男性<40 岁,女性<50 岁),远处转移,腺体外侵犯和肿瘤大小(<5cm 或>5cm)等指标将分化型甲状腺癌分成低危和高危组。其他分类系统有 TNM 系统(肿瘤大小,淋巴结状况和远处转移),见表 38-6,北美医疗机构多采用此系统。DeGroot 等提出了简化系统,将病人分为四组——Ⅰ类(腺体内病变)、Ⅱ类(颈淋巴结转移)、Ⅲ类(腺体外侵犯)和Ⅳ类(远处转移)来判断预后。

有些分子和基因标记与预后不良有关,包括肿瘤 DNA 非整倍性,对 TSH 刺激的环磷苷单磷酸反应水平降低,上皮生长因子结合增加,出现 N-ras 和 gsp 突变,c-myc 过表达,以及 p53 突变。BRAF 突变也被表明与淋巴结转移和高级别乳头状癌相关。

手术治疗　多数作者同意对高危病人(由前述任何一个评估系统判断)和双侧病变病人施行甲状腺近全或全切除术。在因其他原因切除的甲状腺标本中如发现微小癌,通常施行一侧腺叶加峡部切除即足够,除非肿瘤存在血管侵犯,多灶性病变和切缘阳性。低危病人(小病灶,单侧病变)的最佳手术方式仍有争议。争论的焦点在于这类人群的手术预后资料和甲状腺切除范围伴随的手术风险。

甲状腺全切除术的支持者的观点包括该术式能够:①使 RAI 有效地探查残余腺体和转移病灶;②使得血清 Tg 水平能更敏感地反映复发或持续存在的病灶;③消除对侧隐匿性癌成为复发根源的可能性;④减少复发风险和改善预后;⑤减少 1% 的可能进展至未分化癌的风险;⑥减少再次手术的几率以及再次手术相应增加的并发症风险。

甲状腺腺叶切除术的支持者则认为:①甲状腺全切除术的并发症风险高于腺叶切除术;②大部分病变可经腺叶切除术治愈,残余腺体复发病变并不常见(约 5%);③肿瘤的多中

表 38-6	甲状腺肿瘤的 TNM 分期
乳头状或滤泡性肿瘤	
分期	TNM
<45y	
Ⅰ	Any T, any N, M0
Ⅱ	Any T, any N, M1
≥45y	
Ⅰ	T1, N0, M0
Ⅱ	T2, N0, M0
Ⅲ	T3, N0, M0;T1-3, N1a, M0
ⅣA	T4a, N0-1a, M0;T1-4a, N1b, M0
ⅣB	T4b, any N, M0
ⅣC	Any T, any N, M1
甲状腺髓样癌	
分期	TNM
Ⅰ	T1, N0, M0
Ⅱ	T2-3, N0, M0
Ⅲ	T1-3, N1a, M0
ⅣA	T4a, N0-1a, M0;T1-4a, N1b, M0
ⅣB	T4b, any N, M0
ⅣC	Any T, any N, M1
未分化癌	
分期	TNM
ⅣA	T4a, Any N, M0
ⅣB	T4b, Any N, M0
ⅣC	Any T, Any M, M1

Definitions:
Primary tumor(T)
TX = Primary tumor cannot be assessed
T0 = No evidence of primary tumor
T1 = Tumor ≤2cm in diameter, limited to thyroid
T2 = Tumor >2cm but <4cm in diameter, limited to thyroid
T3 = Tumor >4cm in diameter, limited to thyroid, or any tumor with minimal extrathyroidal invasion
T4a = Any size tumor extending beyond capsule to invade subcutaneous soft tissue, larynx, trachea, esophagus, or recurrent laryngeal nerve, or intrathyroidal anaplastic cancer
T4b = Tumor invading prevertebral fascia, or encasing carotid artery or mediastinal vessels;or extrathyroidal anaplastic cancer
Regional lymph nodes(N)—include central, lateral cervical, and upper mediastinal nodes
NX = Regional lymph nodes cannot be assessed
N0 = No regional lymph node metastasis
N1 = Regional lymph node metastasis
N1a = Metastases to level Ⅵ(pretracheal, paratracheal, and prelaryngeal/Delphian lymph nodes)
N1b = Metastases to unilateral, bilateral, or contralateral cervical or superior mediastinal lymph nodes
Distant metastasis(M)
MX = Distant metastases cannot be assessed
M1 = No distant metastases

心性对预后的影响很小;④接受范围更小的腺叶切除术的病人预后同样优良。

尽管如此,回顾性资料分析提示有相当一部分(33%~50%)复发病人将死于该病[32],长期随访资料提示,接受甲状腺近全或全切除术病人的复发率更低因而预后有所改善[30~36],见图38-17。此外,一部分低危病人(10~20年死亡率为5%)的生存也有下降,而且在术前无法对病人进行准确的风险分层。综上所述,推荐即使是低危肿瘤病人也应当行甲状腺次全或全切除术,这种手术本身并发症也较低(<20%)[37]。

因此,当FNAB诊断为PTC时,可直接行确定性手术不需术中冷冻切片病理检查。对怀疑为甲状腺乳头状癌的病人应当施行腺叶切除加峡部切除并切除锥状叶或邻近淋巴结。如术中冷冻切片病理检查证实为原发癌或淋巴结转移性癌则应当行甲状腺全切或近全切除术。如果不能确定诊断或术者担心甲状旁腺和RLN的情况,则应当终止手术。当最终组织学检查确诊为癌以后,通常需继续完成甲状腺全切除术。对于局限于腺体内的不伴血管侵犯的微小癌(<1cm)病人,不建议进行更进一步的手术。

在甲状腺手术中如发现肿大的中央区淋巴结应当一并切除。有些研究者推荐常规行双侧中央区颈淋巴结清扫,因为可能存在的微小转移和有资料显示术后复发和生存均有改善(和历史对照相比)。然而,应当衡量常规行中央区颈淋巴结清扫引起的甲状旁腺功能不足风险的增加和术后复发及生存的改善。临床或影像学发现并活检证实肿瘤淋巴结转移的甲状腺乳头状癌病人应当接受改良或功能性颈淋巴结清扫[37],这将在后文甲状腺手术部分中介绍。颈后三角区和舌骨上区的清扫多非必要,除非存在广泛的Ⅱ、Ⅲ、Ⅳ区淋巴结转移,但该清扫在适当的情况下仍应当施行[38]。PTC病人无须行预防性颈淋巴结清扫,因为这类肿瘤从颈淋巴结转移至全身并不多见,而且微小转移多可采用RAI治疗。

滤泡状甲状腺癌　滤泡状癌占甲状腺癌的10%,并且在碘缺乏地区更为常见。在美国,滤泡状癌的总发生率在下降,可能与食物中碘的补充和组织学分类水平的提高有关。女性发生滤泡状癌的几率更高,女/男发病比例约为3:1,平均发病年龄为50岁左右。滤泡状癌多表现为实质性甲状腺结节,偶伴结节迅速增大病史,以及长期结节性甲状腺肿病史。除非结节内出血发生,疼痛一般少见。和乳头癌不同,尽管可见远处转移,但滤泡状癌初诊时颈部淋巴结转移并不常见(约5%)。不到1%的滤泡状癌病例可伴高功能状态,使得病人表现为甲状腺毒症的症状和体征。FNAB无法区别良性滤泡状病变和滤泡状癌。因此,除非发生远处转移,术前临床诊断较为困难。年长男性的滤泡状病变恶性可能性较大。

由于FNAB诊断滤泡状癌的限制性,许多研究聚焦于寻找能鉴别良性和恶性滤泡状病变的分子标记。异质性缺失分析(loss of heterozygosity,LOH)可以比较正常组织和肿瘤组织染色体上的特定DNA位点,以了解是否有成对基因中某个基因的缺失。有报道称,染色体3p25-26上von Hippel-Lindau位点附近的LOH在良、恶性滤泡型病变中存在较大差异[39]。其他研究采用互补DNA微阵列法比较肿瘤和正常组织中数千个基因的表达差异,在发现可用于诊断未知性质的病变的基因方面已取得的令人鼓舞的成果。这些研究已确认检测3~6种基因组合似乎有助于鉴别良、恶性滤泡型病变[40]。表达阵列法也被应用于研究microRNA的作用,microRNA是一种新分类的与肿瘤发生相关的非编码小RNA。在甲状腺滤泡型癌中,特定microRNA miR-197和miR-364被发现存在上调[41]。通过FNAB标本的检测可以获得许多基因改变的信息,因此有作为诊断和预后标志物的潜力。

病理　滤泡状癌通常为实质性病变,大部分有包膜。组织学上可见滤泡结构,但滤泡腔内可能没有胶质。细胞排列

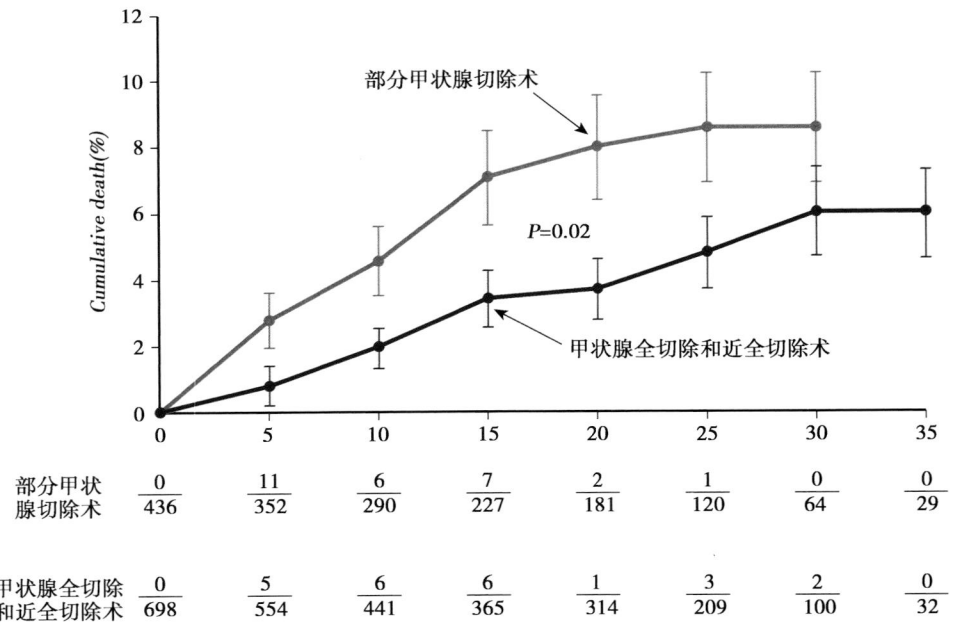

图38-17　和其他较小范围手术相比,甲状腺全切除和近全切除术的可以改善甲状腺乳头状癌和滤泡状癌病人生存

结构取决于肿瘤细胞的分化程度。恶性诊断是基于观察到包膜侵犯和血管侵犯做出的(图 38-18)。通常微小浸润肿瘤表现为大体可见包膜,镜下肿瘤浸润超出包膜但尚未累及周围腺体实质和(或)肿瘤仅侵犯包膜内、外中、小血管(静脉管径),但未侵犯肿瘤内部血管[42]。另一方面,广泛浸润性肿瘤证明存在大血管侵犯和(或)肿瘤已经广泛侵犯超出包膜。事实上,滤泡型癌可以无包膜。这里需要指出的是,在临床医师和病理医师中对于此定义存在广泛争议。肿瘤浸润和侵犯,以及甲状腺中静脉或颈静脉癌栓手术中也可以明显看到。

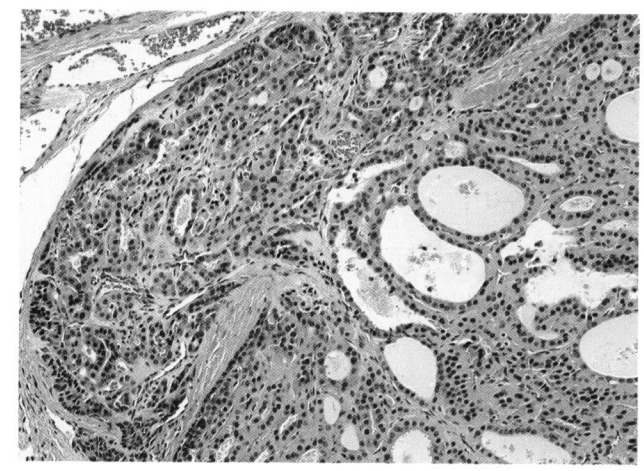

图 38-18　甲状腺滤泡状癌的 HE 染色切片,显示包膜侵犯

手术治疗和预后　FNAB 诊断为滤泡型病变的病人应当接受腺叶切除术,因为至少 80% 的这类病人实际上是良性腺瘤。有些外科医师建议在肿块直径大于 4cm 的老年病人中施行甲状腺全切除术,理由是这类人群患癌的风险更高(50%)。术中冷冻切片病检一般作用不大,除非术中探查发现包膜或血管侵犯或邻近淋巴结肿大。当诊断明确为癌后方可行甲状腺全切除术。对于微小浸润性癌病人是否应当接受甲状腺全切除术专家们仍有争议,因为该病预后较好。诊断明确的癌或者滤泡状癌伴血管侵犯,伴或不伴包膜侵犯者均因首先接受甲状腺全切除术,这样 131I 才可用于探查和毁损转移病灶。因为颈淋巴结转移不常见,不建议行预防性颈淋巴结清扫,但对于已知存在颈淋巴结转移的少数病人推荐采用治疗性颈淋巴结清扫。滤泡状癌的 20 年和 30 年累积死亡率分别为 15% 和 30%。远期预后差的预测因子包括,50 岁以上发病,肿瘤直径大于 4cm,高肿瘤分级,明确血管侵犯,腺体外侵犯以及确诊时已存在远处转移。

Hürthle 细胞癌　Hürthle 细胞癌约占甲状腺所有恶性肿瘤的 3%,而且根据世界卫生组织的分类,属于滤泡型癌的一个亚型。Hürthle 细胞癌也是以包膜或血管侵犯为特点,因此 FNAB 也不能做出诊断。肿瘤包括成层排列的充满线粒体的嗜伊红性细胞,来源于甲状腺嗜酸性细胞。和滤泡型癌不同的是,Hürthle 细胞癌多中心,双侧病变常见(约 30%),通常不摄取 RAI(约 5%),局部淋巴结(25%)和远处转移常见,死亡率更高(10 年死亡率 20%)。因此,有些研究组将其归为一种独立类型的甲状腺癌。

Hürthle 细胞癌的治疗和滤泡状病变相似。单侧的Hürthle 细胞良性腺瘤行患侧腺叶加峡部切除即可。当石蜡切片组织学检查发现存在侵犯特征的 Hürthle 细胞病变时,应当施行甲状腺全切除术。和 MTC 的治疗原则相似,需要常规施行中央区颈淋巴结清扫,如果颈侧淋巴结可触及,还需行改良根治性颈淋巴结清扫。尽管 RAI 扫描和消融通常效果较差,但仍然应当考虑 RAI 消除所有可能的残余病灶。因为除此之外也没有更好的治疗方法。再分化治疗(redifferentiating therapy)如维 A 酸、PPARγ 拮抗剂在体外实验中显示一定疗效,但是 Ⅱ 期临床试验的结果不一[43]。尚需要更进一步的试验明确这些治疗的作用。

分化型甲状腺癌的术后治疗

放射性碘治疗　因为尚无前瞻随机对照试验研究,RAI治疗是否对分化型甲状腺癌病人有利还存在争议。Mazza-ferri 等和 DeGroot 等所做的长期群组分析显示,RAI 能降低复发(图 38-19),即使是在低危病人中也可对生存质量有少许改善[30,33]。在探查转移灶方面,RAI 比胸部 X 线和 CT 检查更敏感,但是在检测除 Hürthle 细胞癌以外的分化型甲状腺癌的转移灶方面,RAI 不如 Tg 检测敏感。完全切除甲状腺是后续检查和治疗的前提,因为手术切除了可能竞争摄取碘的正常腺体组织。131I 可以检查和治疗 75% 的转移性分化型甲状腺癌病人。多个研究表明,RAI 治疗胸部 X 线阴性而RAI 阳性的肺部微小转移灶的有效率大于 70%,而对于大体可见的肺部转移灶,RAI 治疗的有效率低至 10% 以下。因此,早期发现转移灶对于改善预后非常重要。目前,131I 治疗推荐用于所有 Ⅲ、Ⅳ 期病人,所有 45 岁以下的 Ⅱ 期病人和大部分 45 岁及以上 Ⅱ 期病人以及包括以下特点的 Ⅰ 期病人,即侵袭性组织学表现,淋巴结转移,多灶病变和包膜外或血管侵犯[37]。

通常,在 131I 扫描前应停用 T4 6 周,在此期间病人应当接受 T3 治疗,以缩短甲减(如果有的)的时间。和 T4 相比,T3 的半衰期更短(1 天 vs 1 周),在开始治疗前须停药 2 周以提高 TSH 水平。非对照试验结果表明,TSH 最优值为高于30mU/L[37]。在这两周期间,推荐低碘饮食。常用操作步骤为,先给予 1 ~ 3mCi 的检查剂量,24 小时后检测摄取情况。在甲状腺全切除术后,摄取量应当低于 1%。初次检查出现的"热点"多提示为甲状腺床的残余正常腺体。有研究者建议取消扫描剂量以减少甲状腺细胞"stunning"和后续治疗剂量。其他推荐扫描检查的情况包括手术和术后超声无法确定残余组织的大小,或者该结果有可能改变治疗方案或治疗剂量。如果摄取明显,则给予低危病人 30 ~ 100mCi 和高危病人100 ~ 200mCi 的治疗剂量。如果病人 Tg 升高而 RAI 扫描为阴性,有专家建议行一次剂量为 100mCi 的 131I 治疗并在 1 ~ 2周后重复扫描。大约 1/3 的这类病人在治疗后出现碘摄取而且 Tg 下降,提示治疗有效。既往 RAI 扫描阳性和 Tg 高于2ng/ml 的病人应在 6 ~ 12 个月后再次接受 131I 治疗直至 1 ~ 2次扫描结果均为阴性。在激素撤退治疗和应用重组 TSH 后开始。后者价格较高但病人更喜欢。在未测定放射剂量的情况下,一次治疗所能给予的放射性核素给予的最大剂量为200mCi,累积剂量为 1000 ~ 1500mCi。合适的治疗前放射剂量可以给予高至 500mCi。RAI 治疗的近期和远期并发症见表 38-7。

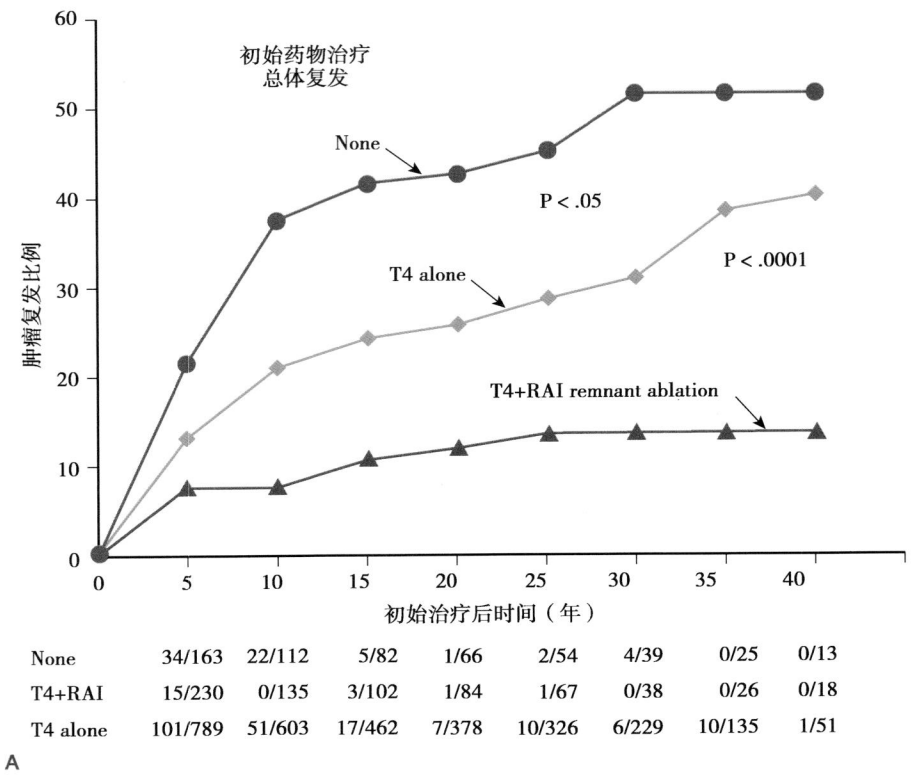

None	34/163	22/112	5/82	1/66	2/54	4/39	0/25	0/13
T4+RAI	15/230	0/135	3/102	1/84	1/67	0/38	0/26	0/18
T4 alone	101/789	51/603	17/462	7/378	10/326	6/229	10/135	1/51

A

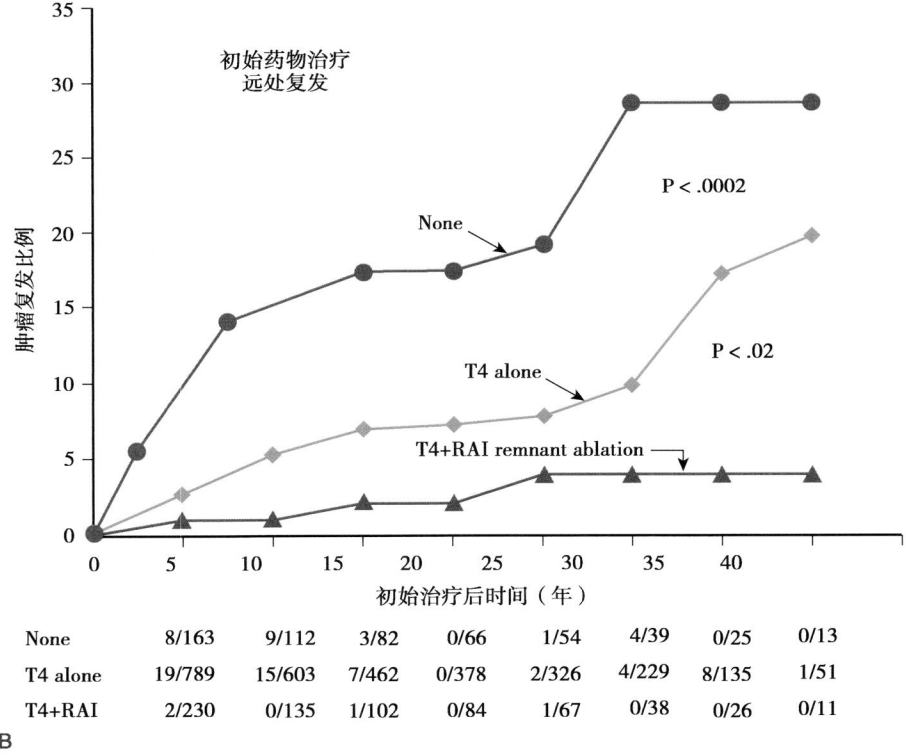

None	8/163	9/112	3/82	0/66	1/54	4/39	0/25	0/13
T4 alone	19/789	15/603	7/462	0/378	2/326	4/229	8/135	1/51
T4+RAI	2/230	0/135	1/102	0/84	1/67	0/38	0/26	0/11

B

图 38-19 甲状腺术后肿瘤复发的中位时间为 16.7 年。分子是复发的病人数,分母是每个时间段的病人数。P 值由 40 年生命表数据经时序检验得出。数据表明,接受放射碘治疗比接受甲状腺素治疗的患者的总体复发和远处复发降低。A. 远处转移情况。B. 甲状腺素(T4)治疗加用放射性碘(RAI)治疗可降低复发

表 38-7	RAI 治疗并发症及其剂量
急性并发症	**远期并发症**
颈部疼痛、肿胀和压痛	血液病
甲状腺炎（如果有腺体残余）	骨髓抑制（>500mCi）
	白血病（>1000mCi）
涎腺炎（50 ~ 450mCi），味觉障碍	生殖系统疾病
出血（颅内转移灶）	卵巢/睾丸损伤，不育
脑水肿（颅内转移灶，200mCi）	自发性流产率增加
	肺纤维化
声带麻痹	慢性涎腺炎，结节，味觉障碍
恶心、呕吐（50 ~ 450mCi）	肿瘤风险增加
骨髓抑制（200mCi）	甲状腺未分化癌
	胃癌
	肝癌
	肺癌
	乳腺癌（>1000mCi）
	膀胱癌
	甲状旁腺功能减退

外照射放疗和化疗　外照射治疗有时需要用于控制无法切除术的局部进展性或复发病例[44]以及用于治疗骨转移以减少病理性骨折的发生。外照射还可以在 RAIU 低下或无的情况下缓解骨转移引起的疼痛。扩散的甲状腺癌的单药和多药治疗效果不佳，因此不行常规化疗[37]。多西紫杉醇（Adriamycin）和紫杉醇（Taxol）是最常用的药物。前者是作为放射增敏剂在考虑行外照射治疗的病人中使用。

甲状腺激素　T$_4$ 不只是用于甲状腺全切或近全切除术后的替代治疗，T$_4$ 还可以通过抑制 TSH，降低 TSH 对可能残余的肿瘤细胞的生长刺激。TSH 抑制可以降低肿瘤复发率。T$_4$ 的应用剂量应在保持病人甲状腺功能正常的前提下，抑制 TSH 水平在低危病人中约为 0.1μU/ml 或在高危病人中低于 0.1μU/ml[37]。应当平衡肿瘤复发风险与 TSH 长期抑制的副反应，包括骨丢失、骨质减少和心脏问题，特别是老年病人。

分化型甲状腺癌病人的随访

甲状腺球蛋白的测定　Tg 水平在接受 T$_4$ 治疗的甲状腺全切除术后的病人中应当低于 2ng/ml，而在甲减病人中应当低于 5ng/ml。Tg 水平高于 2ng/ml 强烈提示存在转移癌或残余正常甲状腺组织，特别是这种升高出现在 RAI 检查前的准备期甲减致使 TSH 升高或接受重组 TSH 治疗后期间。约 99% 的残余或复发的滤泡细胞源性甲状腺癌病人的 Tg 高于 2ng/ml。Tg 和 Tg 抗体开始每半年检测一次，如临床无复发可每年检测一次[37]。近来，在 FNAB 标本中检测 Tg 被认为是一种检测淋巴结转移的有效方法[45]。

影像学检查　在治疗后的初次扫描时，TSH 刺激试验阴性、颈部淋巴结超声检查未见异常的低危病人无须行常规全身核素扫描。但是该检查对于行残余病灶清除术后 6 ~ 12 个月的中、高危病人有一定的价值。对于甲状腺切除术后 6 ~ 12 个月的病人，建议行超声检查了解甲状腺床和颈侧部区淋巴结情况，然后每年复查一次至少 3 ~ 5 年，取决于病人的复发风险和 Tg 情况。如果 RAI 和超声结果阴性而 Tg 持续升高，可行 FDG-PET 协助寻找病灶[37]。

髓样癌　MTC 约占甲状腺恶性疾病的 5%，起源于甲状腺滤泡细胞或 C 细胞，均由后鳃体演变而来。这些细胞集中于甲状腺腺叶的上外侧，这也是 MTC 的好发部位。C 细胞分泌降钙素，一种由 32 个氨基酸残基组成的多肽，尽管在人类中其效应并不明显，降钙素的主要作用是降低血清钙水平。大多数 MTC 为散发病例。但是，约有 25% 的其发生与具有遗传背景的综合征相关，例如家族性 MTC，MEN2A 和 MEN2B。所有这些综合征的发生是继发于生殖细胞系中 RET 原癌基因突变的结果。这些综合征的特点还包括基因型-表型相关性，即可出现特定临床表现的特殊突变。这些综合征最显著的临床特点和基因特点于表 38-8 中列出。

部分临床表现见图 38-20。

MTC 病人起病多表现为颈部肿块，可伴可触及的颈淋巴结肿大（15% ~ 20%）。疼痛在这类肿瘤病人中更常见，肿瘤局部侵犯可出现吞咽困难、呼吸困难和发音困难等症状。疾病晚期远处血行转移可至肝脏、骨骼（成骨性改变常见）和肺部。女性和男性患病比例为 1.5∶1。大多数病人在 50 ~ 60

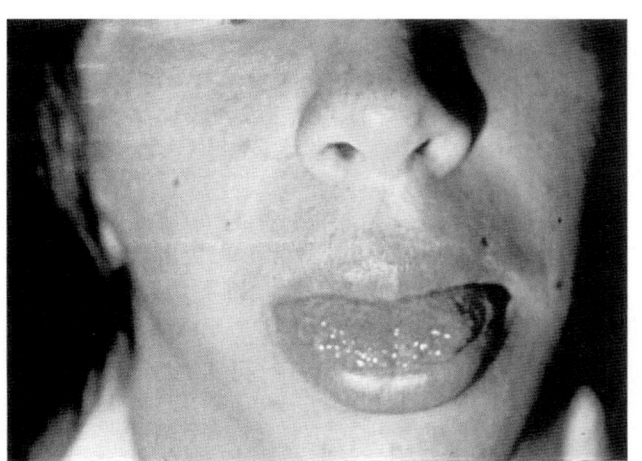

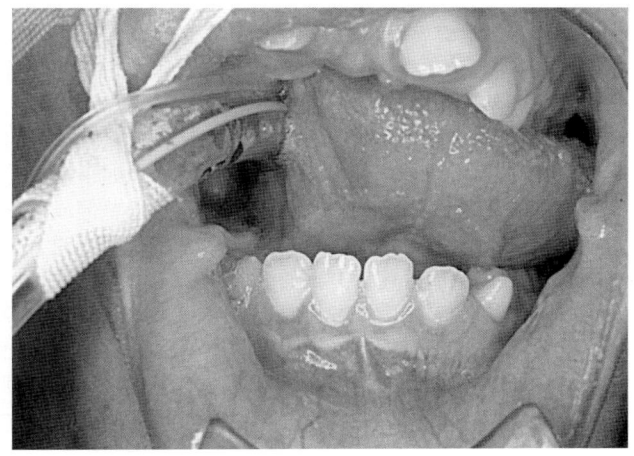

A　　　　　　　　　　　　　　　　　　　　　B

图 38-20　MEN2B 病人特征：嘴唇增厚（A）和黏膜神经瘤（A 和 B）

表 38-8　甲状腺髓样癌综合征的临床和基因特点

症　状	临床表现	RET 突变
MEN2A	MTC,嗜铬细胞瘤,原发性甲状旁腺功能亢进,扁平苔藓样淀粉样变性	Exon10——codons 609,611,688,620 Exon11——condons 634(嗜铬细胞瘤和原发性甲状旁腺功能亢进多见)
MEN2B	MTC,嗜铬细胞瘤,Marfan 样体型,节细胞样神经瘤病	Exon16——condons 918
家族性 MTC	MTC	Codon 609,611,618,620 和 634
MEN2A 和 Hirschsprung 病	MTC,嗜铬细胞瘤,原发性甲状旁腺功能亢进,Hirchsprung 病	Codon 609,618,620

MTC=甲状腺髓样癌

岁发病,而家族性疾病病人起病年龄较轻。甲状腺髓样癌细胞不仅分泌降钙素和癌胚抗原(Carcino-embryonic antigen,CEA),还分泌其他多肽,例如降钙素基因相关肽,组胺、前列腺素 E_2 和前列腺素 $F_{2\alpha}$ 以及血清素。伴有广泛转移的病人常常因为肠蠕动增强和肠腔水电解质吸收异常而出现腹泻。2% ~4% 的病人因为异位促肾上腺皮质激素(ACTH)分泌出现 Cushing 综合征。

病理　典型 MTC 散发性病例多为单侧病变(80%),而家族性 MTC 病例多为多中心性病变,双侧病变可见于90%以上的病人。家族性病例也伴有 C 细胞增生,这被认为是一种癌前病变。镜下观察,肿瘤由多层呈浸润性生长的肿瘤细胞构成,其间为胶原和淀粉样物质。细胞异质性明显,可呈多角形或纺锤形。淀粉样物质的存在具有诊断意义,但降钙素免疫组织化学染色作为肿瘤标志物检测更为常用。这些肿瘤的 CEA 和降钙素相关基因肽染色也呈阳性。

诊断　MTC 的诊断是通过病史、体格检查、血清降钙素或 CEA 升高以及肿块 FNAB 结果做出的。应当注意有无家族史,因为约25%的 MTC 病人存在家族性疾病。因为初诊时无法区别 MTC 为散发性还是家族性,所有新发 MTC 病人均应行 RET 基因点突变、嗜铬细胞瘤和 HPT 筛查。家族性 MTC 病人的 RET 基因筛查目前已大部分取代了五肽胃泌素激发试验或钙刺激下降钙素检测等诊断方法。降钙素和 CEA 检测用于诊断持续存在病变或复发病变。降钙素是更敏感的肿瘤标志物,CEA 是更合适的预后预测因子。

治疗　如果病人合并嗜铬细胞瘤,则必须首先处理该疾病。这些肿瘤多为双侧病变(>50%)。甲状腺全切除术为首选术式应为 MTC 病例多中心性病变多见,病程更具侵袭性,以及 ^{131}I 治疗通常效果不佳。中央区淋巴结在疾病早期即可受累,所以应当常规行双侧中央区淋巴结清扫。如果病人存在可触及的颈侧淋巴结或中央区淋巴结,建议行单侧或双侧改良性颈淋巴结清扫。预防颈侧部淋巴结清扫的作用尚有争议。但是,在肿瘤直径超对1cm 的病例,建议行同侧预防性改良性颈淋巴结清扫,因为这种情况下60%以上的病例存在颈淋巴结转移。如果同侧淋巴结阳性,应当同时清扫对侧淋巴结。对于局部复发或远处转移病例,减瘤术不仅可以减轻潮红和腹泻等症状,而且可以降低中央区和纵隔复发病变的死亡风险。是否性外放射治疗仍有争议,但推荐用于残余病灶无法切除和肿瘤复发病例。化疗通常无效。诊断 MTC 的靶向治疗有多种。酪氨酸激酶抑制剂 STI571(Imatinib)在体外试验中有效,但 II 期临床试验结果不尽人意[46,47]。另外一种酪氨酸激酶抑制剂同时具有抗血管内皮生长因子受体2 活性,ZD6474(Zactima)在 II 期临床试验中显示更加有效,27%的病人显示部分效果,表现为 CEA 和降钙素水平均下降。一种抗 CEA 单克隆抗体(Labetuzumab)在小组病例中也显示出抗肿瘤效应[48]。腹腔镜下病灶射频毁损在 1.5cm 以上的肝脏转移灶的姑息治疗中显示了一定效果。

在手术时存在高钙血症的病例中,只有那些明显增大的甲状旁腺需要切除。在血钙正常病人中,其余甲状旁腺应当保留并标记,因为只有约 20% 的 MEN2A 病人会出现 HPT。如果术中发现一个正常的甲状旁腺的血管蒂无法保证其血供,则应当切除活检证实其为甲状旁腺后,自体移植至前臂内。一旦确认 RET 基因突变,应当行甲状腺全切除术。在 MEN2A 病人中,手术应在 6 岁之前施行,在 MEN2B 病人中,手术应在 1 岁以前施行[49,50]。对于 RET 阳性,降钙素阴性而且颈部超声检查正常的儿童病人,可以不必行预防性颈淋巴结清扫。当降钙素升高或超声检查怀疑甲状腺癌时,应当行预防性颈淋巴结清扫。

术后随访和预后　病人随访每年一次,内容除了病史询问和体格检查以外,还包括降钙素和 CEA 检测。其他检测复发的方法有超声、CT、MRI 以及最近的 FDG-PET 检查。后者被一些研究者认为优于其他核素为基础的和常规影像学检查[51]。疾病的预后与病情分期相关。10 年生存率约为 80%,但有淋巴结转移者则降至 45%。预后还受到疾病分型的显著影响。预后最好的为非 MEN 家族型 MTC,其次为 MEN2A,再次是散发型 MTC。MEN2B 型 MTC 的预后最差,10 年生存率为 35%。在携带 RET 基因突变的人群中施行预防性手术治疗不仅改善了病人生存,还使得大多数病人不受降钙素异常的影响。

未分化癌　在美国,未分化癌占甲状腺所有恶性疾病的 1%,其发病率还在下降。女性最常受累,大多数肿瘤发病于 70 ~ 80 岁。典型病例为长期存在的颈部肿块生长迅速,可伴疼痛。伴随症状常见,包括发音困难、吞咽困难、呼吸困难等。肿瘤较大且与邻近组织固定或者因局部坏死形成溃疡(图 38-21)。起病时常可触及肿大淋巴结。远处转移证据也可发现。诊断通过 FNAB 提示特征性的巨大多核细胞证实。有时需行切除活检明确诊断,应当切除峡部加或不加气管造口术以缓解气管梗阻。

病理　大体检查,未分化癌呈坚硬、灰白色外观。镜下

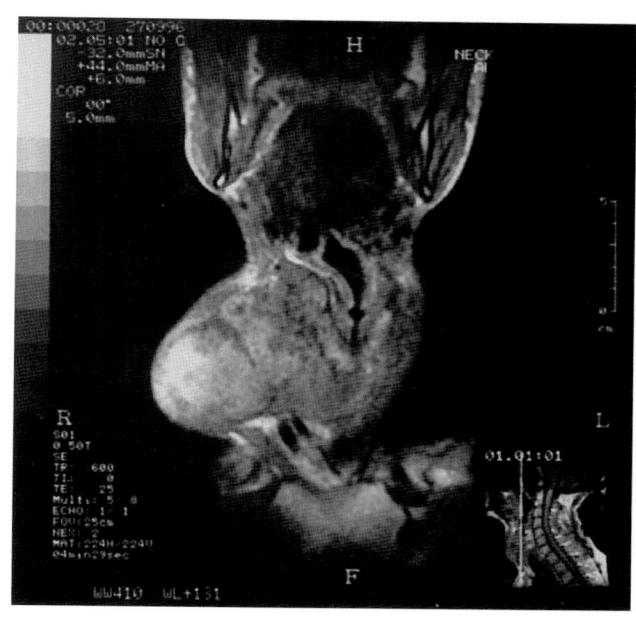

图 38-21　甲状腺未分化癌的 MRI 图像，肿瘤异质性合并坏死

可见明显异质性细胞呈层状排列。细胞可呈纺锤形、多角形或多核巨细胞。局灶性分化型甲状腺肿瘤组织，如乳头状、滤泡状可见，提示未分化癌可能起自分化型癌。需要将未分化癌与 MTC、小细胞淋巴瘤区分开来，因为其预后明显不同。

治疗和预后　未分化癌是最具侵袭性的甲状腺恶性肿瘤，极少数病人诊断后存活超过 6 个月。所有的治疗方式效果令人失望。如果能够切除，甲状腺全切除术可能带来少许生存获益，特别是较年轻的病人。可切除病人接受辅助性联合放疗、化疗可延长生存[52]，这些治疗也可以以新辅助治疗的形式施行。可能需行气管造口术缓解气道梗阻。

淋巴瘤　淋巴瘤占甲状腺所有恶性疾病的 1% 以下，绝大多数为非霍奇金 B 细胞型。尽管部分该病为全身淋巴瘤疾病的一部分，多数甲状腺淋巴瘤由慢性淋巴细胞性甲状腺炎发展而来。慢性抗原性淋巴细胞刺激已被证明可引起淋巴 B 细胞转化。病人症状通常与未分化癌相似，但迅速增大的颈部肿块多为无痛性的。病人可出现急性呼吸窘迫。FNAB 多可提示该诊断，但有时需行空心针或切除活检明确诊断。应尽快获得相关资料，了解肿瘤腺体外侵犯的范围。

治疗和预后　甲状腺淋巴瘤对化疗反应迅速（CHOP 方案——环磷酰胺、阿霉素、长春新碱和泼尼松）。推荐联合放疗、化疗。甲状腺全切加淋巴结切除常用于缓解对以上治疗反应不佳的病人的气道梗阻或那些在确诊前已经完成上述治疗的病人。预后取决于组织学分级和肿瘤是否局限于甲状腺还是已发生播散。总体 5 年生存率为 50%，有腺体外侵犯的病人生存率显著下降。

转移癌　甲状腺发生转移癌的极为罕见，转移肿瘤包括肾癌、乳腺癌、肺癌和黑色素瘤。临床检查和病史回顾通常可提示转移癌的原发部位，FNAB 通常可以提供确定性诊断。甲状腺切除，通常为腺叶切除可能在许多病人中有效，具体取决于原发肿瘤的状况。

甲状腺手术

甲状腺切除术的施行　具有任何近期或远期发音改变病史或既往颈部手术史的病人必须在甲状腺手术前行直接或间接喉镜了解声带功能。手术时病人取仰卧位，在两肩胛间垫以沙袋。头部置于垫圈上，颈部伸展以达到最大显露。在环状软骨下方 1cm 处做平行或重叠于颈横纹的 Kocher 横行领状切口，4 ~ 5cm 长（图 38-22A），有时根据病情需要延长切口。锐性切开皮下组织和颈阔肌，分离颈阔肌皮瓣上至甲状软骨，下至胸骨上切迹（图 38-22B）。沿游离皮瓣全长从中线切开，分离带状肌，显露甲状腺腺体。在拟行手术的一侧，钝性分离将胸骨舌骨肌自深面的胸骨甲状肌分离，直至显露颈内静脉和颈袢神经。很少需要切断带状肌来显露腺体。如需离断带状肌，应在其上端进行，以保留来自颈袢神经的分支支配。如肿瘤已累及带状肌，应将受侵犯部分和肿瘤一起整块切除。锐、钝性分离结合，将胸骨甲状肌和下方腺体分开。这样可以显露甲状腺中静脉。将甲状腺腺叶向内前方牵拉，以纱布球将其外侧组织从腺体后外侧部推开。切断并结扎甲状腺中静脉（图 38-22C）。接下来，注意力转移至中线，确认 Dalphian 淋巴结和锥状叶。离断锥状叶头侧和尾侧筋膜。通过向下、向内侧牵拉腺叶，显露甲状腺上部，向尾侧和外侧游离上极。保持分离平面尽可能靠近腺体，分别确认上极各血管，骨骼化分离，在靠近腺体处结扎并离断以避免损伤喉上神经的外侧分支（图 38-22D）。结扎离断完毕这些血管后，可在上极腺体向后内侧将其后外侧的组织钝性推开，从而减少损伤上甲状旁腺供血血管的风险。

接下来应当确认 RLN。和左侧相比，右侧 RLN 的行径更加倾斜。RLN 最固定的可以辨识的部位位于环状软骨水平。尽管有异位存在的可能，甲状旁腺通常可在距离甲状腺下动脉和喉返神经交叉处 1cm 范围内被发现。通过轻柔地将邻近组织向尾侧推开，可以显示并游离甲状腺下极腺体。分离，骨骼化，结扎并离断甲状腺下血管，应在靠近腺体表面结扎以减小损伤甲状旁腺血供和 RLN 的可能性。RLN 邻近 Berry 韧带处是最易被损伤的。RLN 经常穿过该部位并与小静脉、小动脉交叉（图 38-22E）。此区域的任何出血都应当先压迫止血，仔细辨认出血血管后再结扎。应避免在 RLN 邻近使用电凝。离断该带带后，即可锐性将甲状腺自气管表面游离。如果存在锥状叶，应向头侧游离，在甲状软骨切迹或略高处离断并与腺体一起移除。如行腺叶切除，应将峡部在对侧近气管处离断并结扎。如行甲状腺全切除术则在对侧重复该步骤。

如甲状旁腺位于甲状腺腺体表面，在切除甲状腺后无法保证其充分血供，则应当切除甲状旁腺，经冷冻病理检查确认为甲状旁腺后，切成 1mm 厚的小片再植入胸锁乳突肌表面的小袋内。植入部位以丝线或银夹标记。如行甲状腺次全切除术，在结扎切断上极后，将腺叶向前方牵引，以 Mayo 钳横向钳夹腺体，保留背侧约 4g 腺体。缝扎残余腺体，注意避免损伤 RLN。很少需要放置常规引流。确切止血，将分离的带状肌沿中线缝合靠拢。缝合颈阔肌。皮肤可钉合或行皮下缝合关闭。

微创手术　数种甲状腺微创手术技术已被报道。小切口技术是采用约 3cm 的小切口，在不游离皮瓣并行简单分离后

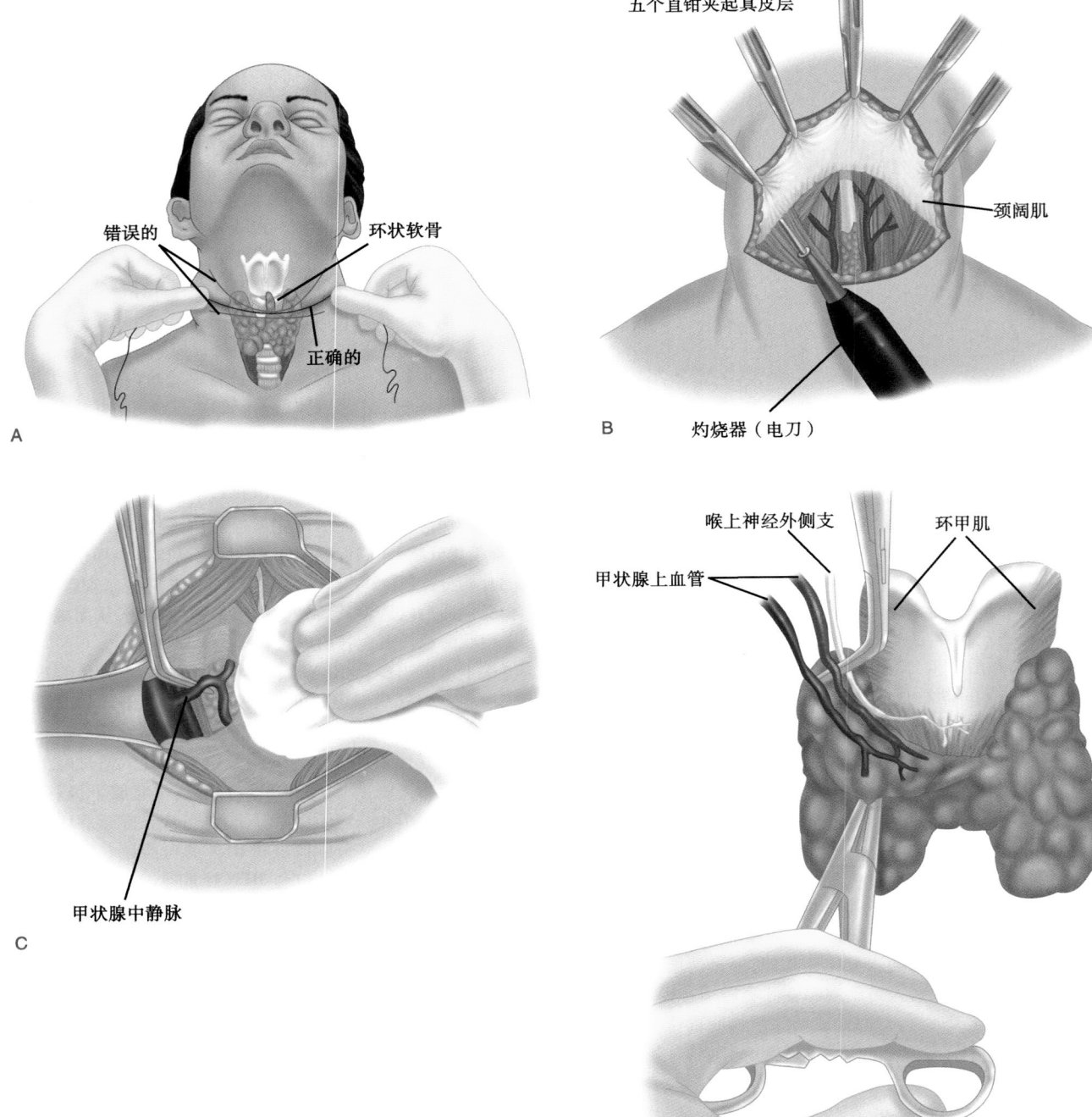

图 38-22　甲状腺切除术手术步骤。**A.** 手术切口的正确位置。**B.** 分离颈阔肌皮瓣。**C.** 分离甲状腺中静脉。**D.** 分离甲状腺上极血管

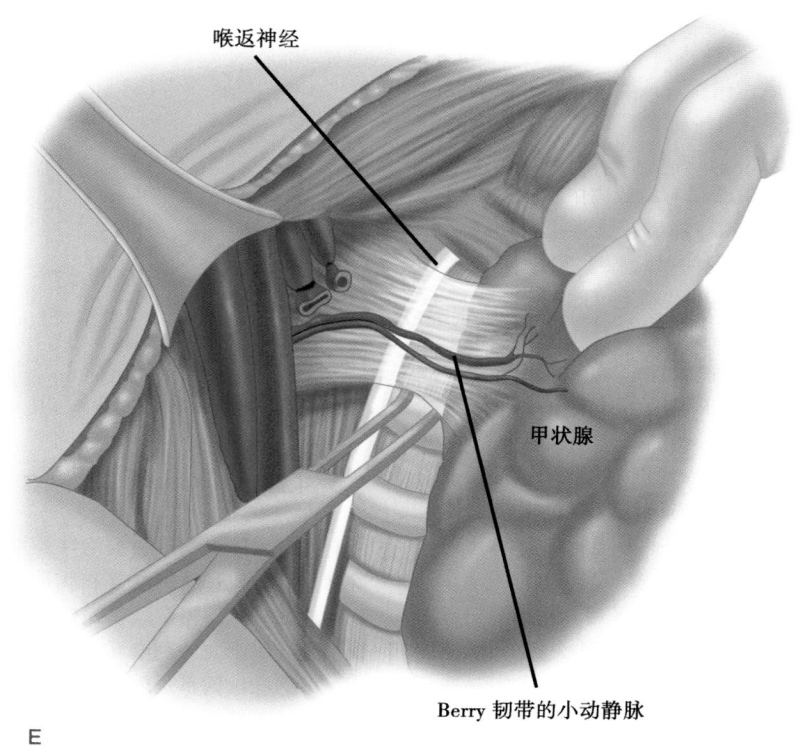

喉返神经

甲状腺

Berry 韧带的小动静脉

E

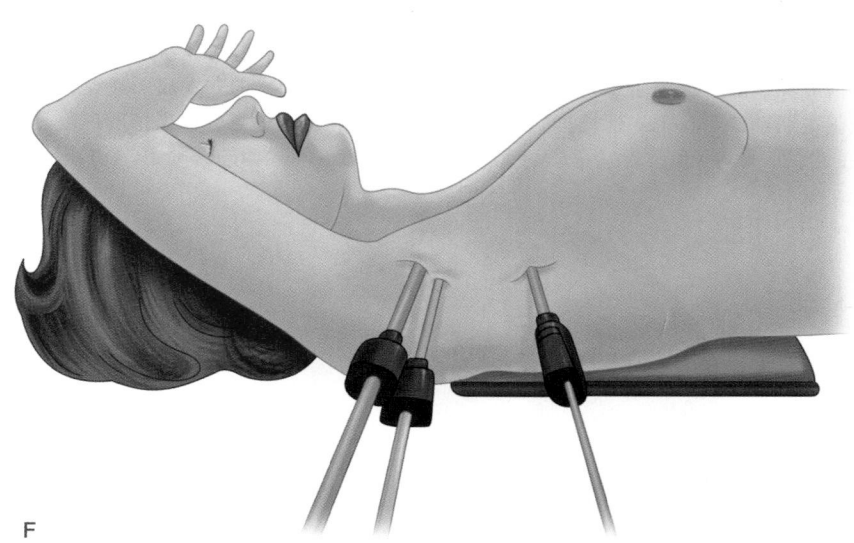

F

图 38-22（续） E. 分离 Berry 韧带,注意韧带内的小动脉和小静脉以及外侧行经的 RLN。F. 经腋窝切口行腔镜下甲状腺切除术

将腺体提至切口后,再进行气管前和气管旁分离。辅助电视影像设备可有助于改善小切口手术的显露。全腔镜技术也有报道,采用的入路包括经锁骨下、前胸壁、腋窝和乳腺途径。腋窝、胸壁和乳腺入路虽然避免了颈部切口,但其损伤更大。所有腔镜下甲状腺手术均采用全身麻醉。采用腋窝入路者,在腋窝做一个 30mm 切口,置入 12mm 和 5mm 套筒（图 38-22F）。在该切口附近再置入一个 5mm 套筒。采用前胸入路者,在同侧锁骨下缘下方 3~5cm 处胸壁做一个 12mm 皮肤切

口。在腔镜引导下,在同侧锁骨下方再做两个 5mm 切口,置入套筒,充入 CO_2 气体,压力为 4mmHg,建立操作空间。将胸锁乳突肌前缘与胸骨舌骨肌分开,显露胸骨甲状肌。分开胸骨甲状肌,显露腺体。将下极向上牵拉,将其与邻近脂肪组织分开,显露 RLN。确认 RLN 后,显露 Berry 韧带,以 5mm 夹子夹闭后离断或以腔镜电凝离断。将腺体上极从环甲肌分离并确认喉上神经的外侧分支。最后游离甲状腺上极。

以上方法固然可行,但和传统甲状腺手术相比,其明确的

优势尚有待证实。

胸腔内甲状腺肿的手术治疗　当有 50% 的甲状腺腺体位于胸腔内时，则可以诊断为胸腔内甲状腺肿。纵隔甲状腺肿分为原发性和继发性。原发性占所有纵隔甲状腺肿的约 1%，起源自胸腔的异位甲状腺组织。该类甲状腺肿由胸腔内血管供血，与颈部甲状腺组织无任何联系。绝大多数纵隔甲状腺肿为继发性，为颈部腺体沿筋膜向下延伸形成，其血供来自甲状腺上动脉和下动脉。几乎所有胸腔内甲状腺肿可自颈部切口切除。患有以下疾病者，可能需行胸骨正中切口切除病变：①浸润性甲状腺癌；②有既往甲状腺手术史，可能形成纵隔寄生血管；③原发性纵隔甲状腺肿且颈部甲状腺缺如[53]。胸壁应当做好手术准备，以备需要行正中开胸止血或完全切除尚未怀疑有浸润性的肿瘤所需。首先做颈部切口显露甲状腺肿，确认并结扎切断上极血管和中静脉。断开峡部有利于随后将胸骨后甲状腺肿从胸骨后游离。必要时可以 1-0 或 2-0 粗线缝扎牵引甲状腺肿，以便于游离。对于怀疑或确诊甲状腺癌的胸腔内甲状腺肿病人应注意避免损伤腺体包膜。如需行胸骨切开术，通常将胸骨劈开至第 3 肋间并向外侧延伸至第 3、第 4 肋间（图 38-23）。

颈淋巴结转移病例的中央区和外侧区颈淋巴结清扫　中央区淋巴结（颈动脉鞘内侧）受累在甲状腺乳头状癌、髓样癌和 Hüthle 细胞癌中较为常见，应当在甲状腺切除术中一并切除，但要注意保留 RLN 和甲状旁腺。在髓样癌和 Hüthle 细胞癌中，中央型颈淋巴结清扫尤为重要，因为该病颈淋巴结的高转移率和该肿瘤对 [131]I 治疗的不敏感。改良性颈淋巴结清扫的指征为可触及的颈淋巴结肿大和预防性地用于肿瘤超过 1cm 的髓样癌。

改良性颈淋巴结清扫可经颈部甲状腺手术切口完成，可将原切口向外侧延长至斜方肌前缘（MacFee 延长）。该手术范围包括颈内静脉沿线（Ⅱ、Ⅲ、Ⅳ区）和颈后三角（Ⅴ区）的

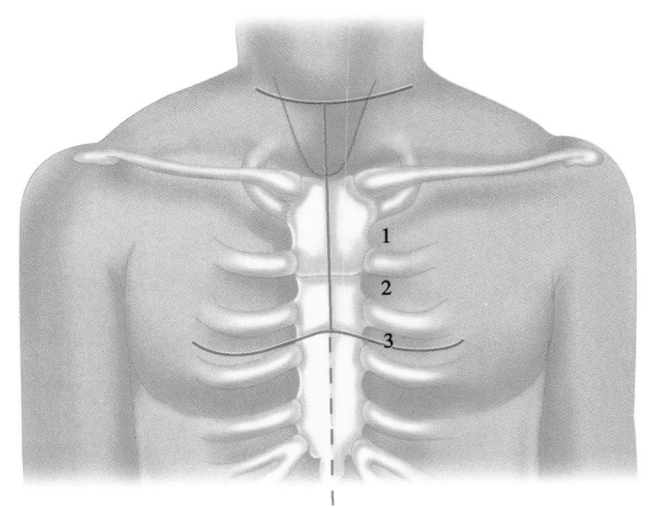

图 38-23　甲状腺手术——部分胸骨切开术示意图

所有纤维脂肪组织。和根治性颈淋巴结清扫不同的是，颈内静脉、副神经、颈丛感觉支和胸锁乳突肌均被保留，除非和肿瘤粘连或被肿瘤累及。首先打开分离平面，内至带状肌，外至胸锁乳突肌。向外侧牵开二腹肌前腹，向后分离直达颈动脉鞘。以静脉拉钩将颈内静脉向内侧牵开，锐、钝性分离结合切除邻近的纤维脂肪组织。外侧分离沿胸锁乳突肌的后缘进行，切除颈后三角的纤维脂肪组织。深部分离层面为前斜角肌，膈神经，颈丛和中斜角肌。大部分病人可在前斜角肌处保留膈神经和颈丛的感觉支（图 38-24B）。沿副神经向上分离十分重要，因为这里是转移的常见部位。

甲状腺手术的并发症　神经、甲状旁腺和其他邻近结构在甲状腺手术中均有被损伤的风险。RLN 可被切断，结扎或牵拉，但在有经验的医师中，手术损伤率应在 1% 以下。RLN

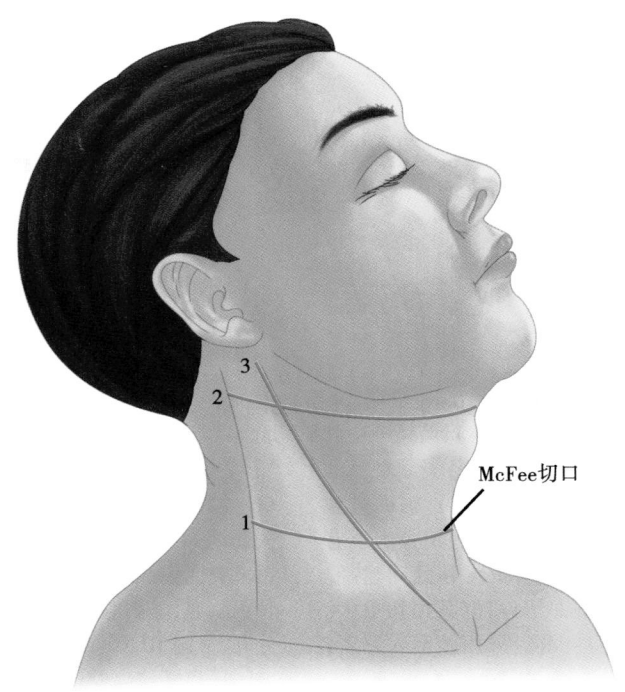

A

图 38-24　颈淋巴结清扫。**A.** 改良性颈淋巴结清扫的切口设计

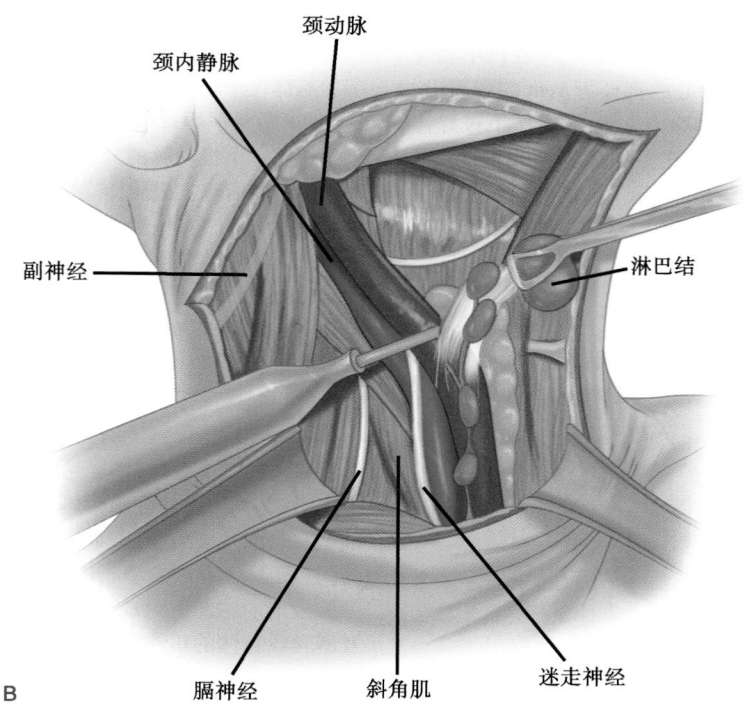

图 38-24（续）　**B.** 改良性颈淋巴结清扫术中所见各结构的解剖关系

行径的最后 2～3cm 是最易被损伤的部分。此外,如果术者未能注意到 RLN 的分支或非折返性 RLN,特别是右侧,也会导致 RLN 损伤。如果术中发现神经损伤,多数外科医师支持以不吸收线一期缝合神经外膜,靠拢断端。约 20% 的病人喉上神经可能被误扎,特别是在大束结扎上极血管时。术中 RLN 和喉上神经外侧支功能检测在甲状腺和甲状旁腺手术中的应用逐渐增加。采用气管内管状电极的连续监测法和间隔刺激加喉部触诊的间断检测法均有应用。尚无大规模研究表明神经检测是否同样减少神经损伤,特别是在手术由有经验的外科医师操作时[54]。在浸润性甲状腺癌和食管后甲状腺肿手术中,颈交感神经干损伤可导致 Horner 综合征。一过性低钙血症(由于术中损伤或误切甲状旁腺引起)有报道可发生于高达 50% 的病例,但仅有 2% 发生永久性甲状旁腺功能不足。甲状腺切除加中央型颈淋巴结清扫术后更易发生低钙血症。术后血肿或出血也是甲状腺手术的并发症,有时需要行急症手术清除血肿。双侧声带麻痹和气道梗阻需要急诊行气管插管或气管切开术。血肿有时需要抽吸以缓解病人的不适。切口蜂窝织炎和感染,邻近结构如颈动脉、颈内静脉或食管损伤较少见。

甲状旁腺

历史背景

　　早在 1849 年,伦敦动物学园艺馆的馆长 Richard Owen 先生在对印第安的一种朝天犀牛进行解剖分析后,第一次精确地描述了正常的甲状旁腺腺体。然而,直到 1879 年,瑞典乌普萨拉的一位名叫 Ivar Sandström 的医学生才从肉眼和显微角度对人类甲状旁腺进行了描绘。Sandström 建议将这些腺体命名为甲状旁腺,尽管它们的功能尚未知晓。

　　1903 年,人们发现了甲状旁腺功能亢进症(简称甲旁亢)与囊状纤维性骨炎(由 Recklinghausen 命名)之间的联系。1909 年,人们又获得了人体内钙离子的测定方法,继而血清钙离子水平与甲状旁腺之间的相关性得以浮出水面。1925 年,第一例成功的甲状旁腺切除术由 Felix Mandl 在一位 38 岁诉有严重骨痛的晚期囊状纤维性骨炎的男性病人身上进行。术后这位病人的身体状态得以改善,直至 7 年后因甲旁亢和肾衰竭而去世。1926 年,第一例甲状旁腺手术在美国马萨诸塞州总医院进行。主刀医师是 Edward Churchill,助手是一位实习医师,名叫 Oliver Cope,被施行手术的病人是一位患有严重原发性甲旁亢的海军船长,名叫 Charles Martell。然而直到第七次手术,其中包括甲状腺全部切除术,一个异位的腺体才在该病人的胸骨下发现。不幸的是,Martell 船长 6 周后死于喉头痉挛,以及肾结石和输尿管阻塞等并发症。在美国,针对甲旁亢病人的第一例成功的甲状旁腺切除术是在 1928 年于密苏里州圣路易斯市的 Barnes 医院由 Isaac Y. Olch 在一位 56 岁的女性病人身上进行的。他们在术中发现一枚甲状旁腺腺瘤附于甲状腺腺体的左叶下极。可是术后,该病人并发手足抽搐症,需要终身外源性钙替代治疗。

胚胎学

　　在人体内,甲状旁腺上极腺体与甲状腺腺体一样均起源于第四鳃囊。而甲状旁腺下极腺体则起源于第三鳃囊(图 38-25)。甲状旁腺腺体还和它们各自的鳃囊衍生体有着紧密的相关性。正常的甲状旁腺上极腺体的位置相对更加固定,80% 的上极腺体位于甲状腺中上极腺叶的后部,环状软骨水平[55]。另外,有接近 1% 正常的上极腺体位于食管旁和或者是食管后间隙。增大的上极腺体还可能在气管食管凹里下降至靠近甲状旁腺下极尾部水平。异位的甲状旁腺上极腺体确实很罕见,但是在中纵隔、后纵隔或者肺主动脉窗也有发现[55]。随着胚胎的逐渐成熟,胸腺和甲状旁腺下极腺体在颈尾部迁延聚合在一起。下极腺体最常见的位置是在以甲状腺下极动脉与喉返神经的交点为中心的直径为1cm的圆周内。另有接近15%的下极腺体位于胸腺内。然而,由于下极腺体相对较长的迁移途径,它们的位置也更加多变。未下移的下极腺体可出现在颅底、下颌角,亦可和未下移的胸腺一起位于甲状腺上极腺体之上。而甲状腺内甲状旁腺腺体出现的概率是2%。

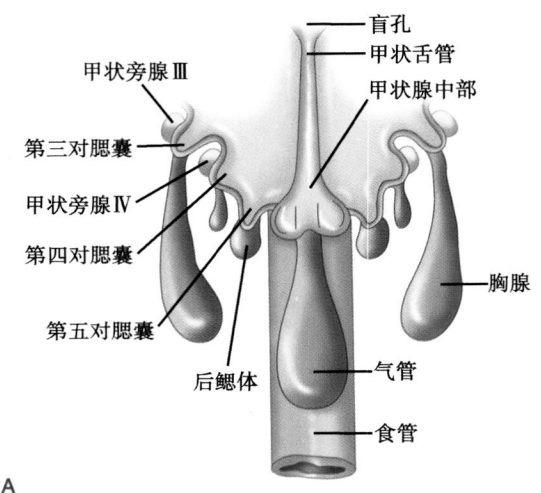

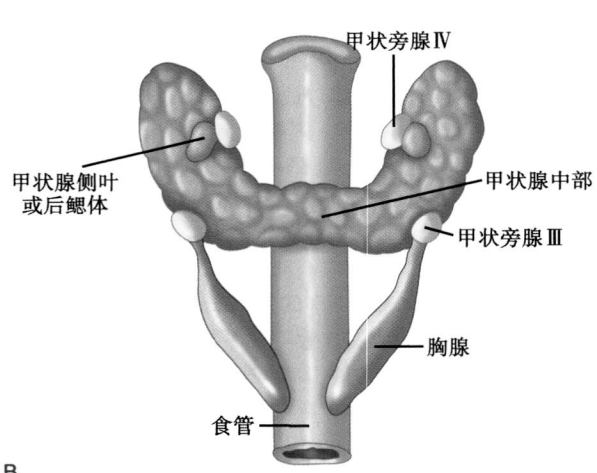

图38-25　甲状旁腺胚胎学。A. 一个8～10mm的胚胎咽部概要图解。B. 一个13～14mm的胚胎内部甲状腺,甲状旁腺和腮腺组织的位置图解。起源于第三鳃囊的下极甲状旁腺组织和胸腺一起发生迁移,而起源于第四鳃囊的上极甲状旁腺则和后鳃体紧邻

解剖学和组织学

大多数病人体内有4个甲状旁腺。上极腺体通常在环状软骨水平位于喉返神经的背侧,而下极腺体则位于喉返神经的腹侧。正常新生儿的甲状旁腺呈灰白色或是半透明色,到了成人就变成金黄色或浅棕色。甲状旁腺的色泽主要取决于

其细胞结构,脂肪含量和血管的丰富程度。此外,它们常常埋藏在脂肪组织里面,难以与周围的脂肪区别开。正常的甲状旁腺腺体位于疏松组织或是脂肪里面,呈椭圆形。大小上可达7mm,重量平均每个接近40～50mg。甲状旁腺的血供主要来自甲状腺下极动脉的分支,同时甲状腺上极动脉也为至少20%的甲状旁腺上极腺体提供血供。甲状腺最下动脉的分支也可到达气管、食管、咽部和纵隔。甲状旁腺回收身体同侧的上、中、下极甲状腺腺体的静脉血流。

Akerström和他的同事们[55]在对503个尸体进行解剖后发现有84%的人有4个甲状旁腺。另有13%的病人有4个以上的甲状旁腺,并且大多数存在在胸腺里面。仅有3%的病人的甲状旁腺不到4个。Gilmour在对428个人体组织进行分离解剖后也得到了同样的结果,他所报道的有超数甲状旁腺腺体的概率是6.7%[56]。

组织学上,甲状旁腺腺体主要由沿着小梁结构排列的主细胞和嗜酸性细胞组成,而主要由脂肪细胞组成的基质充斥其间(图38-26)。婴幼儿的甲状旁腺主要由可以分泌甲状旁腺激素的主细胞组成。由主细胞分化出的嗜酸性细胞以及富含线粒体的嗜酸性细胞在青春期时就已出现,而在成人期数目大大地增加。另一类称为明细胞的细胞也来自于主细胞,数目较少,且富含糖原。尽管嗜酸性细胞和明细胞均保有分泌甲状旁腺激素的功能,但是它们的重要性目前仍未得探知。

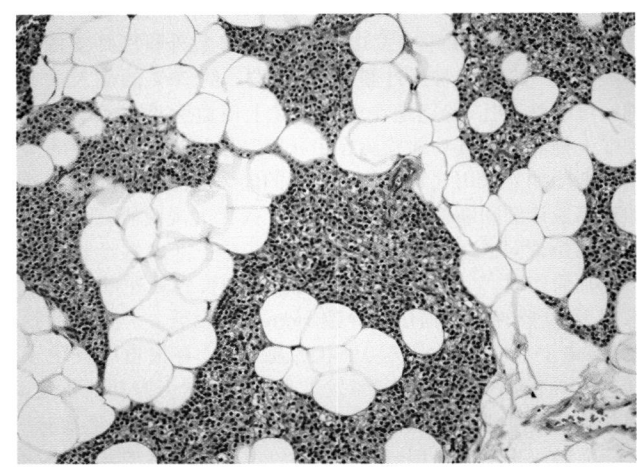

图38-26　正常的甲状旁腺组织学结构,显示由主细胞和相间的脂肪细胞组成

甲状旁腺的生理学和钙平衡

钙离子是人体内储备最为丰富的阳离子,发挥着各种关键的作用。细胞外的钙离子水平是细胞内的10 000倍,它们均受到严格的调控,各施其能。细胞外的钙离子对于肌肉组织的兴奋-收缩耦联,神经系统的突触传导,凝血功能以及促进体内其他激素的分泌至关重要。而细胞内的钙离子是在调控细胞分裂、流动、膜运输和分泌等生理活动中重要的第二信使。钙离子通常在小肠中以无机形式吸收入体内。钙离子体内稳态的流动如图38-27。

细胞外的钙(900mg)仅占机体内钙储备的1%,其他大多数聚集在骨骼系统里。血清里的钙有将近50%以其活性成

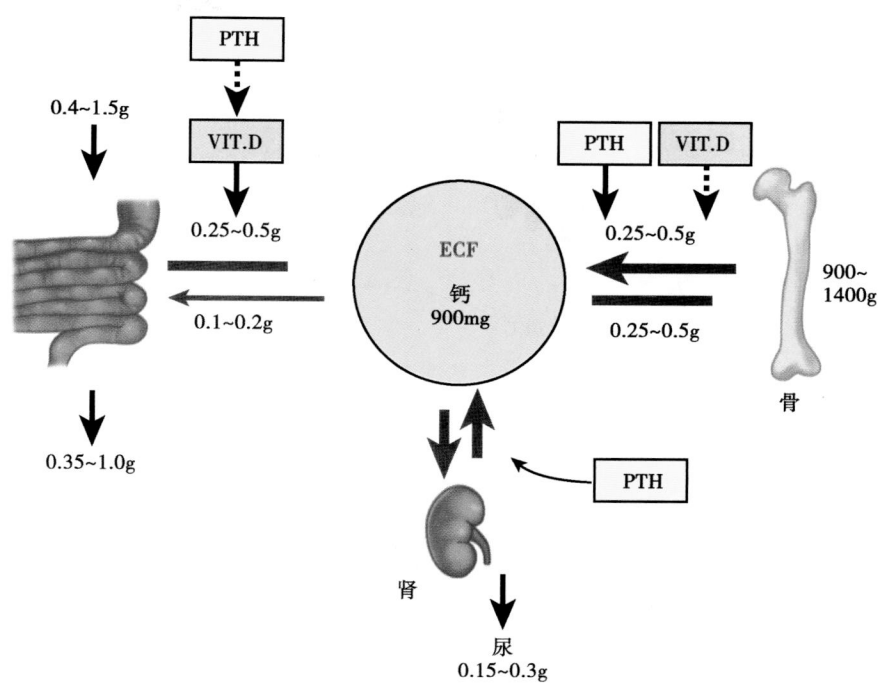

图 38-27　正常人体内的钙离子平衡和流动。实心箭头表示直接作用,而虚线箭头表示间接作用。箭头的宽度代表离子流的大小。ECF,细胞外离子流;PTH,甲状旁腺激素;VIT,维生素

分——离子形式存在。剩下的 40% 与白蛋白结合,10% 与有机阴离子如磷酸盐或是柠檬酸盐结合。血清中总的钙水平在 8.5 ~ 10.5mg/dl(2.1 ~ 2.6mmol/L) 内波动,而以离子形式存在的钙水平在 4.4 ~ 5.2mg/dl(1.1 ~ 1.3mmol/L)。钙离子的浓度无论以何种形式存在都受到严格的调控。通常认为,血清中总的钙水平与血浆蛋白水平,尤其是血清白蛋白有着密切的关系。当血清白蛋白在 4.0mg/dl 左右,每波动 1mg/dl 时蛋白结合钙的水平就会出现 0.8mg/dl 上下的变化,从而导致血清总的钙水平发生改变。总钙水平,尤其是离子钙的水平受到各种激素系统的作用影响。

甲状旁腺激素

依赖 G 蛋白耦合膜受体的甲状旁腺细胞引导钙离子感受器,通过感受细胞外钙离子的水平来调节甲状旁腺激素的分泌[56](图 38-28)。低浓度的 1,25-二羟维生素 D、儿茶酚胺以及低镁血症可以刺激甲状旁腺激素的分泌。甲状旁腺激素的基因位于 11 号染色体上。甲状旁腺激素最初是以前原甲状旁腺素的形式在甲状旁腺内合成,然后裂解成原甲状旁腺素,最后才形成 84-氨基酸甲状旁腺素。分泌形成的甲状旁腺激素的半衰期仅为 2 ~ 4 分钟。它在肝脏内代谢转化为有活性的 N-末端成分和相对无活性的 C-末端片段。C-末端成分通过肾脏排泄,长期累积可导致慢性肾衰竭。

甲状旁腺激素主要通过它在靶器官、骨骼、肾脏和肠道上的活动来调节钙离子水平。甲状旁腺激素可刺激成骨细胞来增加骨质的吸收,并且促进钙离子的释放,磷酸化进入血液循环。在肾脏,钙离子主要是和钠离子一起同时在近曲小管被吸收,而在较为末端的肾小管还会有更为细小的离子调节。甲状旁腺激素可以在远曲小管通过一种被激活的运输机制来

限制钙离子的分泌。它也可以抑制磷酸化重吸收的发生(于远曲小管)并碳酸化钙离子的重吸收。甲状旁腺激素还能够抑制 Na$^+$/H$^+$ 的逆向转运,从而导致甲状旁腺功能亢进状态中的轻微代谢性酸中毒。甲状旁腺激素和低磷血症还可以增强 25-羟维生素 D 的 1-羟基化作用,此作用可解释甲状旁腺激素能够间接增加钙离子在肠道重吸收的效应。PTH 半衰期 2 ~ 4 分钟。PTH 在肝脏内被分解为有活性的 N-端组分和失活的 C-残端。其中 C-端组分由肾脏排泄,在慢性肾衰竭时在体内累积。

PTH 通过影响骨、肾脏、肠三个靶器官活性来调节血钙水平。PTH 通过促进破骨细胞的作用,使骨钙溶解释放入血,致血钙和血磷浓度升高。肾内钙的吸收主要发生在近曲小管,同时伴随着钠的重吸收。但其有效的调控主要发生在远曲小管。PTH 限制钙排泄主要是通过远曲小管转运机制的激活来实现。甲状旁腺激素抑制磷的重吸收(在近曲小管)和碳酸氢钠重吸收。PTH 也抑制 Na$^+$/H$^+$ 反向转运体,致使甲旁亢时机体出现轻度代谢性酸中毒。PTH 和低血磷也可以促使 1,25-二羟基维生素 D 增加,该物质主要间接促进肠道内钙吸收。

降钙素

降钙素是由甲状腺 C 细胞产生,作为降钙激素通过抑制破骨细胞介导的骨质再吸收发挥其功能。钙、五肽胃泌素、儿茶酚胺、缩胆囊素和胰高血糖素均可刺激降钙素的生产。当将降钙素静脉注射到实验动物体内,可使其出现低钙血症。降钙素在肾脏内通过抑制磷吸收增加其排泄。降钙素主要作用就是调节人体内血钙水平。降钙素作为 MTC 标志并且可以用于急性高血钙症的治疗。

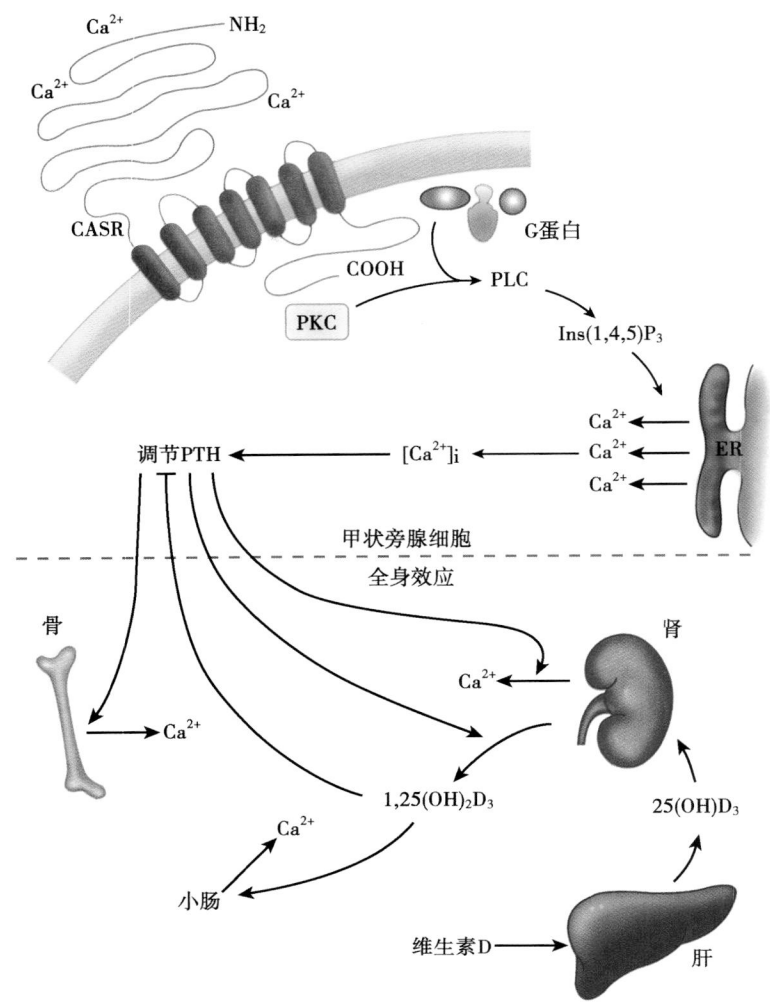

图 38-28 钙平衡的调控。钙离子感受器(CASR)在甲状旁腺细胞表面表达并感受细胞外钙离子浓度的变化。该感受器的激活可使细胞内钙离子水平升高,从而抑制甲状旁腺激素(PTH)通过转译后机制的分泌活动。甲状旁腺激素的分泌增多可通过提高骨质吸收和增加钙在肾的重吸收来升高血清钙水平。甲状旁腺激素同时也可激活 1-α-羟化酶,导致 1,25-二羟维生素 D 的升高,从而对甲状旁腺激素的分泌起到负反馈调节的作用。PKC,蛋白激酶 C;PLC,磷脂酶 C

维生素 D

维生素 D 包括维生素 D_2 和维生素 D_3,均有天然甾体分解而成。维生素 D_2 可作为药物制剂用作商业途径,而维生素 D_3 是由皮肤内的 7-脱氢胆固醇转化而来的最重要生理化合物。维生素 D 在肝内代谢转化为初级循环形式 25-羟维生素 D,接着转运至肾脏转化为 1,25-二羟维生素 D。维生素 D 有助于肠道内的钙磷吸收,并促进骨钙再吸收。

甲状旁腺功能亢进

甲状旁腺功能亢进(甲旁亢)分为原发性、继发性和自发性。原发性甲旁亢是由于异常的甲状旁腺分泌过多 PTH 以及血钙正常反馈调节紊乱所致。慢性肾衰竭血钙下降时出现甲状旁腺素水平代偿性升高,进而刺激钙的吸收。继发性甲旁亢可出现在如下情况:慢性肾衰竭肾移植时。然而,甲状旁腺受到慢性刺激可能转而出现自发性甲旁亢,即:肾移植后机体出现持续的或者反复发作的高钙血症。

原发性甲状旁腺功能亢进

原发性甲状旁腺功能亢进症(PHPT)是一种常见的疾病,在美国每年影响到 100 000 个人。甲旁亢发生率占总人口数的 0.1% ~ 0.3%,其中女性(1:500)较男性(1:2000)发生率高。甲状旁腺素可通过促进胃肠道对钙的吸收,促进维生素 D_3 形成,降低肾钙清除。PHPT 以促进甲状旁腺细胞增生以及非钙水平依赖性的 PTH 分泌。

病因 PHPT 的确切病因尚不清楚,但发现一些病例有过低剂量电离辐射暴露史和家族性倾向史。其病因可能与各种饮食习惯和间歇性阳光照射相关。其他原因包括肾钙排泄,随年龄变化而出现的肾功能下降以及甲状旁腺抑钙敏感性改变等。遭受电离辐射后发展为 PHPT 较发展为甲状腺瘤的潜伏期要长,其中大多数是在遭受电离辐射后 30 ~ 40 年成为 PHPT。有过电离辐射暴露史的病人与无电离辐射暴露史的病人均有相同的临床表现和血钙水平。然而,前者往往有较高的激素水平和较高甲状腺肿瘤发病率。锂剂治疗可促进甲状旁腺细胞分泌甲状旁腺素作用,进而致使甲状旁腺素水平升高以及轻度高钙血症。锂剂可以刺激异位甲状旁腺生长以及提升机体内环境对 PTH 的敏感性[58]。甲状旁腺功能亢进症病因有:80% 由于单发甲状旁腺腺瘤造成,15% ~20% 由多甲状旁腺腺瘤或增生所致,1% 甲状旁腺癌病人出现甲旁亢症状。生化指标(钙和甲状旁腺素),术中 PTH(IOPTH),分子和病理学资料可用于证实两个腺体增生或者腺瘤存在。这类肿瘤在年轻人中不常见,但是有接近 10% 老年病人伴有 PHPT。值得一提的是,除非证实病人有腺体增生(所有异常腺体),不然就得在术前或者术中辨别区分有无多个异常甲状旁腺存在。

基因学

大多数 PHPT 是散发的。但是 PHPT 也在一些遗传性疾病中频发,如 MEN1、MEN2A、孤立家族性 HPT 和伴有下颌肿瘤症状的 HPT。上述疾病都是常染色体显性遗传。PHPT(甲状旁腺功能亢进症)是 MENI 最早最常见的表现,80% ~100% MENI 病人在 40 岁左右出现 PHPT。这些病人也容易患胰腺神经内分泌肿瘤、垂体腺瘤、肾上腺皮质肿瘤、脂肪瘤、皮肤血管瘤以及支气管、胸腺或胃类癌的肿瘤。诊断发现约 50% 的病人患有胃泌素瘤,这往往较多发且伴随转移。有 10% ~15% 的病人患有胰岛素瘤,且都是无功能胰腺内分泌肿瘤。有 10% ~50% 的 MENI 病人患有泌乳素腺瘤,且绝大多数伴有垂体病变。已经证实 MENI 是基因突变所致。MENI 基因是染色体上编码脑膜炎蛋白的 11q12-13 肿瘤抑制基因,估计该蛋白与转录因子 JunD 以及核内因子 κB 相互作用可复制蛋白 A 和其他蛋白[60]。大多数 MENI 突变致使无功能蛋白产生且散布在转录基因的 9 个外显子上。这使得筛选突变携带者困难,MENI 突变在怀疑患有孤立家族HPT 的家庭人员中也有发现。接近大约 20% MEN2A 的病人出现并不严重的 HPT。MEN2A 是由于位于人 10 染色体的 RET 前原癌基因突变所致。通过比较基因 MEN1 的基因型与表型相关性,发现第 634 位密码子突变更可能发展为 HPT。有下颌肿瘤症状的 HPT 病人患副甲状腺瘤疾病概率较单纯的 HPT 病人要高。可能是肿瘤抑制基因 HRPT 2 的 1 号染色体所致。孤立 HOT 家族病人的也似乎与 HRPT 2 有关联。

25% ~40% 的甲状旁腺腺瘤和甲状旁腺增生病人有 LOH 出现于 11q13 位点,即 MEN1 基因。甲状旁腺腺瘤 1 号肿瘤基因(PRAD1)编码细胞周期蛋白 1,该蛋白在 18% 的甲状旁腺腺瘤表达。这是 11 号染色体区域重排所致即 PTH 启动子控制下 prad1 基因植入。甲状旁腺腺瘤内其他的染色体区域删除和遗失的肿瘤抑制基因包括 1p,6q,15q,另外扩增区域基因为 16p 和 19p。罕见甲状旁腺癌的特点是均匀损失的肿瘤抑制基因,这是参与细胞周期调控,并有 60% 个 HRPT 2 突变。上述改变在良性甲状旁腺肿瘤很少见且影响诊断。甲状旁腺肿瘤中约 30% p53 肿瘤抑制基因失活。甲状旁腺肿瘤中也可以检测到 HRPT2 基因突变[61]。

临床表现　甲状旁腺肿瘤病人多表现出"常见"的五大症状:肾结石,骨痛,腹胀,心律不齐,易疲劳。自 20 世纪 70 年代自动血液分析仪出现以及广泛使用以来,PHPT

典型的临床症状发生了改变。现在病人临床症状多不典型或者无明显表现。现在,大多数病人表现为:虚弱,疲劳,多饮、多尿、夜尿,骨和关节疼痛,便秘,恶心,食欲减退,胃灼热,瘙痒,抑郁症和记忆丧失。PHPT 病人的评分明显低于正常人,多使用的评分标准有如下:医学研究成果短形式的健康问卷(SF-36)[62],Pasieka 设计的特别调查问卷和甲状旁腺症状评估(PAS 评分)[63]。甲状旁腺切除术后这些症状和体征常常出现,但也不是一定出现。很少出现无症状的 PHPT,其概率低于病人总数的 5%,PHPT 并发症见下文。

肾脏并发症　将近 80% 的 PHPT 病人都有一定程度的功能紊乱症状。曾经有报道,80% 的病人会出现肾结石,但目前其发生率为 20% ~25%。且结石都典型地由磷酸钙或草酸盐组成。相比之下,PHAT 仅仅出现于 3% 的肾结石的病人中。肾实质钙化所致肾结石的病人数量常常低于总数的 5%,并且常会导致肾功能紊乱。慢性高钙血症会削弱肾的浓缩功能而引发多尿、烦渴、夜尿的症状。高血压发生率尚不确定,但有报道将近 50% 的 PHPT 病人都会发生。高血压在老人更常见,并且与肾功能紊乱程度密切相关,相比其他症状来说,它发生在甲状旁腺切除术后的几率是最少的。

骨病　包括骨质缺乏、骨质疏松、骨炎、囊性纤维性骨炎,其病人中 15% 都患有 PHPT 囊性纤维性骨炎,会出现骨更新变快,表现为血碱性磷酸酶水平升高。小于 5% 患有 PHPT 的病人患有囊性纤维性骨炎。这种病变可通过影像学得到诊断,在手的 X 线片中影像学特点为骨膜下再吸收(以第 2、第 3 指骨中段的桡侧最为明显),骨囊肿以及远端指骨 tufting。颅骨也可受影响,表现为内、外皮质失去明显的界限。此外,破骨细胞瘤也可见于 PHPT。现在临床中,已很少见到因骨痛及病理性骨折导致的严重骨病,而因骨密度减少导致的骨质疏松则更为常见。血碱性磷酸酶正常的 PHPT 病人几乎不表现出临床上明显的囊状纤维性骨炎。甲旁亢导致的典型骨质量减少见于致密骨如桡骨,而位于椎骨体的网状骨的质量减少则相对不大。然而,患有 PHPT 的病人,其腰椎的骨质疏松可通过甲状旁腺切除术得到明显改善。PHPT 病人更易发生骨折,骨折的发生率在甲状旁腺切除术后可也降低。总之,骨病与血清 PTH 及维生素 D 水平相关。

胃肠道并发症　PHPT 常伴发消化道溃疡。在动物试验中,向支配胃的血管中灌注 PTH 可导致高胃泌素血症,且不受血清钙水平的影响。有报道称,PHPT 病人的胰腺炎发病率有所上升,尽管仅见于严重高血钙症(Ca^{2+}>12.5mg/dl)的病人。患有 PHPT 的病人胆石症的发病率也有所升高,可能是因为胆汁中钙的升高导致胆红素钙结石。

精神神经病类并发症　严重的高钙血症可导致各种精神神经症状,如神经错乱、反应迟钝、昏迷。其他表现如精神抑郁、紧张、易疲劳则更常见于轻度高钙血症的病人。然而,这些症状的病因不仅仅是高钙血症。研究表明,和对照组相比,PHPT 病人的脑脊液中的某种神经递质水平(5-羟色胺和高香草酸的单胺代谢物)有所减少。脑电图异常可见于原发和继发的 HPT 病人中,在行甲状旁腺切除术后可恢复正常。

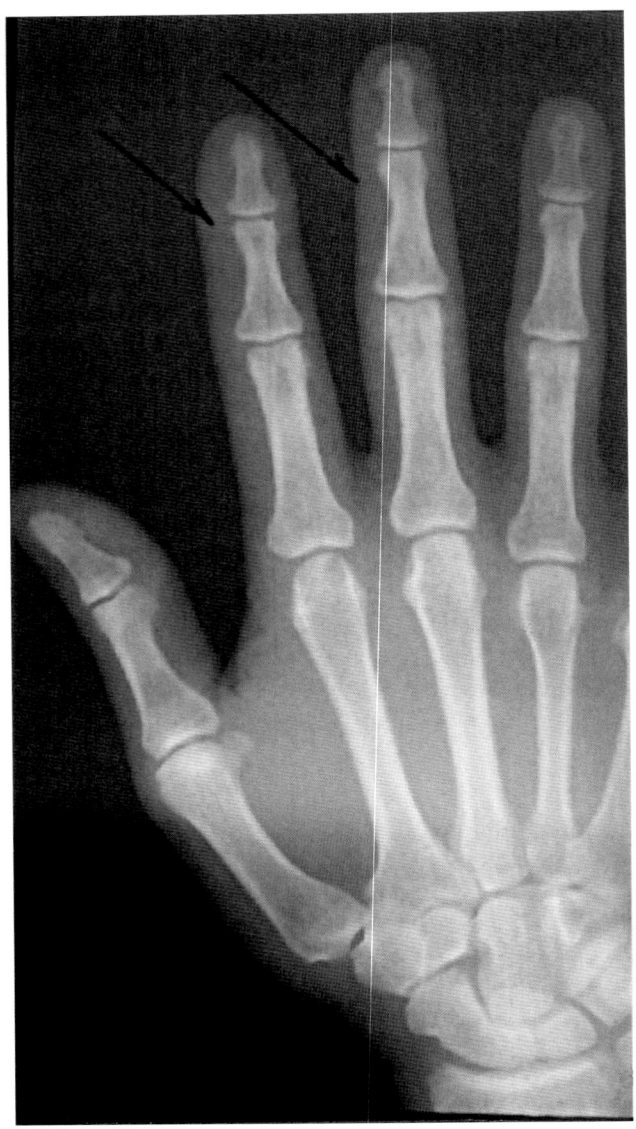

图 38-29　X 线片显示骨膜下骨吸收,以桡侧中节指骨明显,为囊性纤维性骨炎的特征线表现

其他特点 PHPT 也可导致易疲劳和肌无力,以近身体中央肌群为明显。尽管具体病因尚不明确,肌肉活检表明这种肌无力是一种神经源性病变,而不是原发性肌肉病变。由于尿酸焦磷酸钙晶体沉积在关节中,甲旁亢病人的软骨钙质沉着病、痛风和假痛风发病率也有所升高。异位钙化诸如血管、心脏瓣膜以及皮肤钙化也有报道,进而导致与高血压无关的左心室肥大。一些欧洲的大型研究提示,PHPT 甚至是轻度的甲旁亢,和心血管事件及癌症导致的死亡率升高相关[64,56],虽然这种发现没有被北美的研究证实[66]。

体格检查 除非在有明显的高钙血症的病人中,甲状旁腺肿瘤很少能被触及。颈部可触及肿块的 PHPT 病人更可能是甲状腺源性的或者甲状旁腺癌。有些病人可因钙沉积于前弹力膜而导致角膜病变。这种非特异性表现可有慢性眼病如葡萄膜炎、青光眼、外伤所致,也可能见于高钙或高磷水平。患有骨纤维化下颌肿瘤的 PHPT 病人中,不管有无相关家族病史,应提示临床医师考虑甲状旁腺癌可能。

鉴别诊断 高血钙症可由多种原因引起,如表 38-9。大约超过 90% PHPT 和恶性肿瘤的病例有高钙血症。PHPT 在门诊病人中更为常见,而恶性肿瘤则为住院病人高钙血症的主要原因。PHPT 可通过结合病史、体格检查以及相关实验室检验来与其他疾病所致的高钙血症相鉴别。

表 38-9　高钙血症的鉴别诊断
甲状旁腺功能亢进
恶性肿瘤——血液性肿瘤(多发骨髓瘤),实性肿瘤(由 PTHrP 所致)
肉芽肿疾病——肉瘤样疾病,结核病,铍中毒,组织胞浆菌病
乳碱综合征
药物——噻嗪类利尿药,锂盐,维生素 A 或维生素 D 中毒
家族性低钙尿高钙血症
Paget 病
长期制动

恶性肿瘤伴有的高钙血症包括三大明显的症状。尽管骨转移可导致高钙血症,肺、乳腺、肾、头颈部及卵巢的实性肿瘤通常表现为中度高钙血症且不伴有骨转移。此外,高钙血症也可与血液性的恶性肿瘤如多发骨髓瘤相关。恶性肿瘤的中度高钙血症被认为主要是由一种甲状旁腺激素相关肽(PTHrP)所调节,这种肽在恶性肿瘤骨转移及多发骨髓瘤所致的高钙血症中也起到一定的作用。

噻嗪类利尿药通过降低钙的肾清除率而导致高钙血症。一般人群在停止服用噻嗪利尿药后高钙血症被纠正到正常,而患有 PHPT 的病人则持续高钙血症状态。因此,噻嗪类利尿药可通过加剧亚临床型 PHPT 高钙血症从而检验出轻微高钙血症的 PHPT 病人。家族性低尿钙高血钙症(FHH)是一种常染色体显性遗传病,几乎 100% 的 CASR 基因位于第 3 常染色体上[57]。在这一基因位点的纯合子基因突变可致新生儿高钙血症,很快可致死亡。FHH 病人终身高钙血症,甲状旁腺切除术后不能得到纠正。高钙血症也可见于因位于淋巴组织及肺部的巨噬细胞中 25-羟基维生素 D1-羟化酶活性升高而继发的肉瘤样疾病,这种高钙血症不受血清钙的反馈调控抑制。甲状腺激素也具有骨重吸收特性,因此在甲状腺毒性状态时可导致高钙血症,尤其是制动的病人。血液浓缩可能是肾上腺功能不全和嗜铬细胞瘤相关的高钙血症的一个重要原因。有人认为,某些嗜铬细胞瘤是分泌性肿瘤,因其过度分泌 PTHrP 而致血钙升高。乳碱综合征是大量摄入治疗消化性溃疡的可吸收钙碱盐所致。

生化诊断学研究 血钙升高及总 PTH 升高,不伴有低尿钙及可确诊 PHPT。利用放射免疫测定或免疫荧光技术对 PTH 检验很敏感,可以确切地将 PHPT 与其他高钙血症相关病因鉴别出来。同时,这些检验不与 PTHrP 产生交叉反应。对于有转移性肿瘤的高钙血症的病人,总 PTH 水平可提示病人有无并发 PHPT。因异位肿瘤分泌 PTH 而导致高钙血症的病人很罕见。肿瘤细针穿刺活检可帮助明确诊断患有 PHPT 的病人可有血磷降低(约 50%)及 24 小时尿钙升高(约 60%)。轻度高氯代谢性酸中毒亦可发生(约 80%),进而导致氯磷比升高(>33)。除非病人以前从未检测出血钙正常或有高血钙病史无法排除 FHH,尿钙水平无须常规检测。患有 FHH 的病人,24 小时尿钙明显减少(<100mg/d)。同时,FHH 病人血清钙/血清肌酐比值通常<0.01,而 PHPT 病人则大于 0.02。大约 10% PHPT 病人的碱性磷酸酶水平升高,提示高转换型骨病。这类病人因骨长期缺钙而在术后表现出低血钙。血清和尿蛋白电泳可用于排除多发性骨髓瘤。

表 38-10	原发性甲状旁腺功能亢进的生化特点	
血清检测		**改 变**
钙离子		除血钙正常的原发性甲旁亢以外均升高
无活性 PTH		升高或异常增高
氯离子		正常偏高或升高
磷		正常偏低或降低
氯磷比值		升高(通常>33)
镁		无变化或降低
尿酸		正常或升高
碱性磷酸酶		正常或升高
酸碱平衡		轻度高氯性代酸
钙肌酐比值		>0.02(vs<0.01 在 BFHH)
1,25 二羟维生素 D		正常或升高
尿液检测		
24 小时尿钙		正常或升高

BFHH=良性家族性低尿钙高钙血症;PTH=原发性甲状旁腺功能亢进

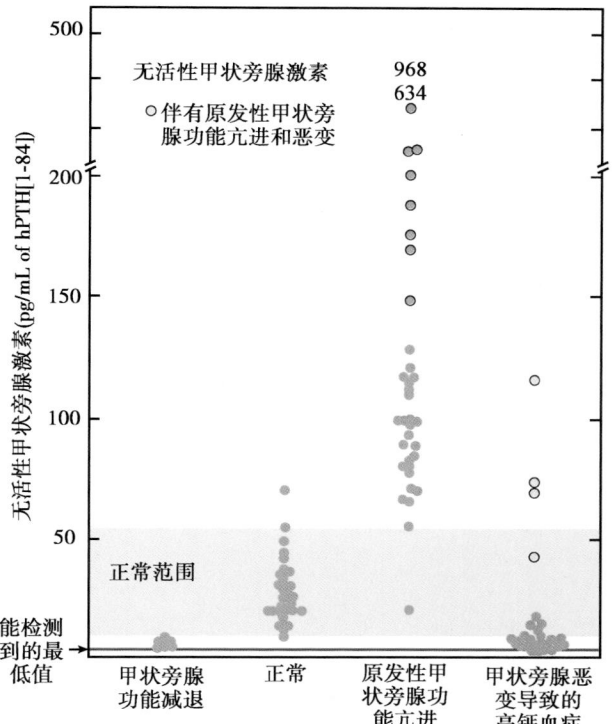

图 38-30　无活性 PTH 检测有助于不同原因的高钙血症的鉴别诊断

由于维生素 D 缺乏,低血清白蛋白,过度水合作用,高磷酸盐饮食,或者低血钙调节点,PHPT 病人偶见血钙正常。这类病人的 PTH 升高可伴有或不伴有血钙离子升高。由于肾漏出性高钙尿的病人的 PTH 因钙过度丢失而升高,所以这两类高 PTH 疾病必须相鉴别。通过服用噻嗪类利尿药后可以将这两种情况加以鉴别:特发性高钙血症的病人尿钙水平下降,且继发性升高的 PTH 升高也降至正常;然而正常血钙的甲旁亢病人依旧保持高尿钙和高血 PTH 状态,且可致高血钙。

放射学检查　严重高血钙或 PHPT 伴有维生素 D 缺乏的病人,其手和颅骨 X 线检查可表现出囊状纤维性骨炎。利用双能吸收测定骨密度正被越来越多地用来评估 PHPT 对骨的影响。腹部彩色多普勒超声用于检查有无肾结石。尽管甲状旁腺定位检查没有被用于 PHPT 的确诊,但对确实有利于肿瘤的定位。

手术指征和治疗原则　绝大部分专家认为,有并发症及典型症状的 PHPT 病人或小于 50 岁的病人应该行甲状旁腺切除术。然而对于无明显症状的病人是否行手术治疗则是争论的焦点,因为导致这部分病人无明显症状的原因没有统一意见。在 1990 年的国立卫生研究院年会上,将 PHPT 的"无症状"定义为"无 PHPT 的一般症状和体征,包括骨骼、肾脏、胃肠道及神经肌肉的异常"。基于既往的观察性研究,大会提倡对轻度 PHPT 病人以非手术治疗为主。这一观点最近被更多的研究证实,包括 Silberberg 及其同事的研究[66]。在他们的队列研究中,无症状病人未行手术组中,大部分病人十年内的血清钙、尿钙、PTH、碱性磷酸梅以及维生素 D 代谢保持相对稳定水平。然而,大会一致认为部分病人应该接受手术治疗[69]。这些指南最近在 2002 年国立卫生研究院的二次研讨会上被重新修订。指南除了关于甲状旁腺切除术的内容上有所改变外,基本没有变化。现在对于符合以下两种条件的病人推荐行手术治疗:血清钙水平高于正常高值的 1mg/dl;在桡骨、脊椎或髋骨的任意一个位置的骨矿物质密度和同龄同种族的相比标准差超过 2.5[例如,骨密度峰值或者 T 值(而不是 Z 值)小于 2.5]。会议仍建议除了把骨代谢升高作为甲状旁腺切除术的唯一手术指征的同时,应谨慎对待精神心理异常、心血管疾病、胃肠道症状、停经、血清及尿指标升高等临床表现。为了最好地治疗这部分病人,了解未治疗的 PHPT 病人的原病史及内外科治疗选择的结果尤为重要。需要指出的是,对于内科治疗,前面的队列研究已表明,相当比例的病人要么无法随访,要么病情进展到需行手术治疗[68]。Silverberg 及其同事们提出了无症状 PHPT 的一项新的手术指征(14/52,占 27%),使得有约 50% 的此类病人实施了手术治疗,

表 38-11	无症状原发性甲状旁腺功能亢进的手术指征(NIH 2002 年会共识指南)

- 血清钙超过正常值上限 1mg/dl 以上
- 危及生命的高钙血症发作
- 腹部平片提示肾结石
- 24 小时尿钙显著升高(>400mg/d)
- 腰椎、髋关节、脊柱或远端桡骨存在潜在性骨矿密度降低(>2.5SD 低于峰值骨量,T score<-2.5)
- 年龄 50 岁以下
- 不接受或无法进行长期医学监测随访者

NIH=美国国立卫生研究院;SD=标准差

并使总计75%的病人接受了手术治疗。Scholz 和 Purnell 也报道了类似结果:在10年的随访中,23%的病人(共147人,来自梅奥临床中心)被列入新的手术指征而实施了手术治疗。这些病人最后除了有可能影响其整体生存率以外,还有骨、肾等其他方面的恶化。

有效的甲状旁腺切除术后可缓解囊性纤维骨炎,改善骨密度(术后第1年有6%~8%,15年内共有12%~15%)[68],降低新生肾结石发病率,恢复肌张力,减轻左心室肥厚。此外,还可缓解大部分病人的消化性溃疡以及一系列非特异性PHPT表现如疲劳、易渴、多尿夜尿、骨关节痛、便秘、恶心及抑郁等[63]。症状调查问卷和各种相关标准化生活质量评估如SF-36和针对甲状旁腺切除术后症状评估也表明手术的有效性[62]。这一结果和一项轻度PHPT病人的随机对照试验结果相似。PHPT病人的死亡率在甲状旁腺切除术后可得到降低。总之,甲状旁腺切除术成功率可达95%以上,死亡率低,是能够治愈PHPT的唯一治疗方式。

一些药物治疗例如选择性雌激素受体修饰物和双磷酸盐类等可有效地降低PHPT病人的血清钙,增加骨密度。最近,在一项多中心随机对照试验中CAR拮抗剂(抑制CASR的敏感性)表现出可同时降低有症状和无症状PHPT病人的血清钙和PTH水平。尽管这些治疗表现出一定的前景,但缺少远期结果的数据,目前暂不提倡作为常规治疗方式。以往的调查也显示手术治疗比药物治疗更经济、有效,更易随访。因此,除非有手术禁忌,甲状旁腺切除术适用于几乎所有PHPT病人。

然而,至今尚无确切的标准指出对于哪些轻度PHPT病人的病情将进展。因此,对于那些未行手术治疗的轻度PHPT病人应进行随访,包括每年两次血钙检验及每年一次的骨密度测量和血清肌酐检验。

术前定位 需要强调的是,PHPT是一种代谢性诊断,定位检查不能作为PHPT的诊断确诊。定位检查可分为有创和无创两种。这些检查有不同的表现特征,如表38-12。

表38-12 常用的甲状旁腺定位方法研究

研究方法	优点	缺点
术前无创的放射性锝99-甲氧基异丁基异腈扫描	可行平面的和单光子发射计算机断层显像	甲状腺肿瘤,淋巴结病导致假阳性;对于复合、异位的甲状旁腺假阴性更常见
超声	对于识别甲状腺内和甲状腺旁肿瘤,费用相对便宜	甲状腺结节,囊肿、淋巴结、食管病变易导致假阳性;胸骨下的异位的和隐性肿瘤易导致假阴性
CT扫描	能定位异位的(纵隔的)腺体	不能用于识别甲状腺内和甲状腺旁腺体;淋巴结导致的假阳性;费用相对较高;检查有放射性;需要四张对比;易受肩膀和金属夹的干扰
磁共振扫描	定位异位的肿瘤;检查无放射性,无须四张对比;没有人工金属夹制品的干扰	费用高;淋巴结和甲状腺结节易导致假阳性;不能用于幽闭恐惧症病人
术前有创的细针穿刺细胞学检查	用甲状旁腺激素测定可区别甲状旁腺肿瘤和淋巴结病	需要检查者有细胞学医师的经验
血管造影	当出现栓塞,可为纵隔肿瘤提供选择性静脉抽样治疗路线图	费用高;需要检查者有放射科医师的经验;神经病学的并发症
静脉采样	可用于区分肿瘤定位模棱两可或阴性的情况	费用高;需要检查者有放射科医师的经验
术中甲状旁腺素的测定	迅速的确认肿瘤是否切除	费用高;延长手术时间;降低了多腺体疾病中的手术准确性

CT=计算机断层扫描;FNAB=细针穿刺细胞学;MRI=磁共振成像;PTH=甲状旁腺激素;SPECT=单光子发射计算机断层显像

大多数内分泌外科医师赞成在所有甲状旁腺二次手术之前定位诊断的重要价值,但是这种定位诊断在初次手术之前的意义尚有争议。良好的定位使得外科医师能够在局部麻醉下完成部分手术。这些"微创"程序包括单侧的和聚焦的颈部探测,放射标记的甲状旁腺切除术和一些内镜或视频协助的方法。定位的使用在一些研究中表明可以降低死亡率(甲状旁腺功能减低和喉返神经损伤)并减少手术时间,减少住院时间和提高美容效果;手术成功率与传统双侧颈部探查手术相似。有研究表明定位的使用可以获得更好的成本效益。

在定位的应用方面也有不同意见。^{99m}Tc标记的甲氧基异丁基异腈(图37-31A)最常使用,精确模式检验甲状旁腺腺瘤的敏感度>80%[73]。甲氧基异丁基异腈(商品名Cardiolite)最初用于心脏影像并且在线粒丰富的组织聚集。继而被注意并使用于甲状旁腺定位,是由于甲旁腺比甲状腺组织细胞多,而引起放射性核素排除的延迟。甲氧基异丁基异腈扫描由颈部超声完成(图38-31B),在经验丰富的检查中心确定腺瘤的敏感度>75%[73],特别是在确定甲状腺内的甲旁腺非常有用。单光子发射计算体层摄影,尤其和CT一起使用,比其他核医学显像更优越[74]。单光子发射计算体层摄影很专业地表明腺瘤是否在纵隔前或后(肺动脉窗),因此可以完善手术方

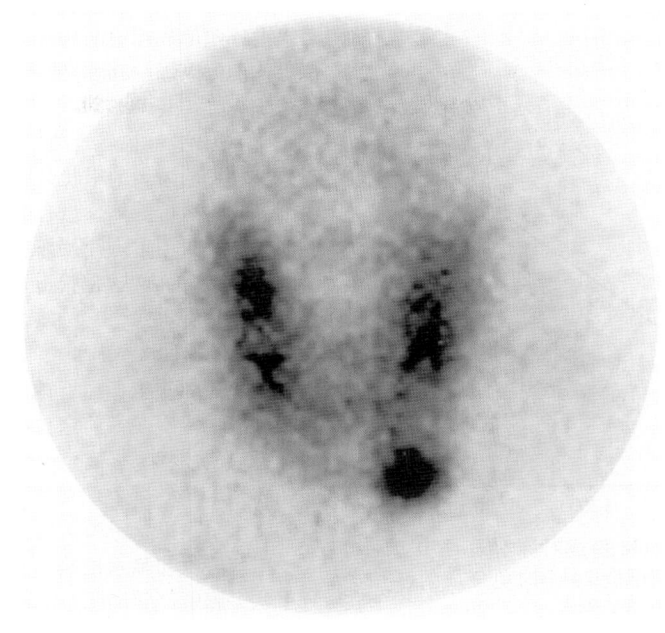

A

B

图 38-31　**A.** 甲氧基异丁基异腈扫描原发性甲旁腺功能亢进病人，显示持续的摄取，提示左侧低位多细胞的甲旁腺腺体。**B.** 颈部超声原发性甲旁腺功能亢进病人，提示左侧低位甲旁腺腺瘤

法[75]。CT 和 MRI 敏感性不如甲氧基异丁基异腈扫描，但在定位食管和纵隔周围的大的腺体方面有帮助。术中甲状旁腺素的测定（IOPTH）最早在 1993 年用于确定甲旁腺分泌情况（图 38-32）[76]。按照一般使用的标准，当除去甲旁腺肿瘤 10 分钟后，甲状旁腺素比肿瘤去除前的最高值减少 50% 或更多，这个测试是阳性的，手术可以结束。术中甲状旁腺素的测定（IOPTH），像定位一样，在多腺体疾病诊断中不太可靠。

虽然术前定位和术中甲状旁腺素的测定（IOPTH）在一开始就被广泛使用，但是缺乏直接的数据来比较使用或不使用这些方法的手术。此外，定位，包括术中甲状旁腺素的测定，在最必要的时候不是很敏感和精确，就像诊断多腺体甲状旁腺疾病一样。长期的数据结果和成本效益研究在常规使用定位技术之前是推荐的；然而，需要再手术时，它们是应该使用的[70]。

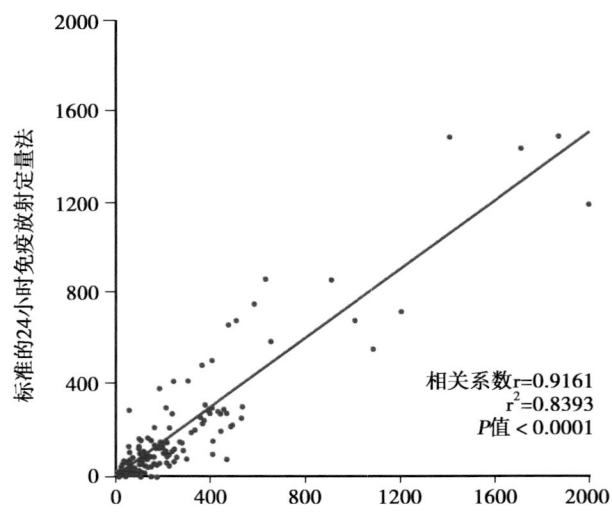

图 38-32　来自 38 例病人的 138 份成对标本采用 10 分钟快速孵育法的 PTH 检测试验 24 小时免疫放射定量法 PTH 测定试验结果的相关性

手术方法　单侧的甲旁腺探查最先被使用,利用术中正常甲旁腺腺体活检,苏丹黑染色法排除双侧腺瘤。最初,选择检查哪一侧是随机的,但是术前定位提供了直接的方法。相反,集中的方法只能找到扩大的甲旁腺腺体,没有尝试探明其他的正常大小的甲旁腺腺体。单侧的颈部探查比双侧探查有一些优点,包括减少手术时间和并发症,例如喉返神经损伤和甲状旁腺功能减低。但是,目前大多数研究比较两种方法是回顾性的,并且并没有分析意向性治疗的影响。单侧探查的另一个争论是有遗留颈部另一侧腺瘤的风险。双侧腺瘤的概率被报道占 0% ~ 10%,老年性病人风险大。遗留腺瘤的风险在多腺瘤病人更大,例如家族性甲状旁腺功能亢进病人、多发性内分泌腺瘤综合征和老年人。单侧探查另一个固有的困难是不能区别在手术的一侧非正常腺体和正常腺体结合成一个单独的腺瘤还是一个不对称的增生。最近 5 年发表的比较单侧和双侧颈部探查的随机试验的数据结果,在复发率和持续患病方面,两组病人没有任何区别[77]。这些发布的数据只能由大量的、预期的、多中心的研究或先进的分子分析技术完成。

放射性标记的甲旁腺切除术利用甲旁腺肿瘤持续保留 ^{99m}Tc-甲氧基异丁基异腈的优点。术前注射 1 ~ 2mCi 的同位素,使用手持的伽马探头引导确定增大的腺体,小心确保放射量在所有象限都是平均的。报道的优点有更容易定位,特别是再次手术的病例,局部麻醉手术的可行性或小切口镇痛。许多研究论证这项技术的可行性;但是,它现在很少应用,很大程度是因为它与术前甲氧基异丁基异腈扫描比较并没有优势,而且增加了手术时间。像术前扫描一样,它在多腺体疾病的诊断上准确性也很小。

腔镜方法包括视频协助的和完全腔镜的技术。完全腔镜甲旁腺切除术最早被 Gagner 在 1996 年报道[78],之后一些调查研究被报道。虽然手术开口的位置多种多样,但都涉及在颈部利用充入的 CO_2 气体制造操作空间,优点为美容效果良好性和理想的手术视野。虽然有可行性,这些技术都需要更长的手术时间,更多的手术人员,更高的费用,而且通常情况

下不适用于多结节性疾病,大的甲状腺肿块或既往有甲状腺手术史或颈部放疗史的病人。最合适该技术的病例为存在异位腺体例如纵隔中,此时胸腔镜下甲状旁腺切除能很好地取代传统胸骨切开术。

研究表明,如果各自独立的甲氧基异丁基异腈扫描和超声检查均提示增大的甲状旁腺且无其他腺体,在 95% 的病例中则确实为异位腺体。患有散发性原发性甲状旁腺功能亢进的病人适合采用重点性颈部探查,一种最常被称为“微创甲状旁腺切除术”的方法,据报道该方法为国际内分泌外科医师协会医师的首选术式[72]。如果没有定位条件或者定位失败,则在有 PHPT、MEN1、MEN2A 家族史的病人或同时伴有甲状腺病灶的病人中应当考虑行标准的双侧颈部探查术。此外,如果重点探查术中在术前定位一侧发现的甲状旁腺较小,则应当考虑双侧颈部探查或至少要在同侧找到一个正常的甲状旁腺。MEN1 病人中,在胃泌素瘤治疗之前应该纠正 HPT,因为胃泌素水平在甲状旁腺术后会下降。

甲状旁腺切除术的施行(标准双侧颈部探查)　具有充分甲状旁腺解剖学和胚胎学知识和细致的操作技巧的有经验的专科医师对于手术的成功非常重要。通常采用全身麻醉,病人取仰卧位,颈部充分伸展,对于双侧颈部探查,需在环状软骨尾侧做 3 ~ 4cm 切口,类似甲状腺手术。开始的分离和显露与甲状腺手术相似,分离带状肌后,从一侧颈部开始探查。和甲状腺手术不同的是,甲状旁腺探查应保持沿着甲状腺外侧进行,这样既易于寻找甲状旁腺又不影响甲状腺的血供。

确认甲状旁腺　一个无血手术野对于正确辨认甲状旁腺十分重要。切断并结扎甲状腺中静脉,这样能够向内前方牵拉甲状腺腺体,还可借助纱布球或以 2-0 丝线缝扎腺体协助牵拉。小心地锐、钝性分离颈动脉鞘和甲状腺之间的区域,分离上至环状软骨,下至胸腺,辨认并显露 RLN。约 85% 的甲状旁腺可在甲状腺下动脉与 RLN 交叉处的 1cm 以内区域找到。上甲状旁腺多位于交叉的上方,神经的尾侧(后方);下甲状旁腺多位于交叉下方,神经的腹侧(前方)。甲状旁腺周围常有脂肪组织包绕,因此其可能存在区域的所有脂肪组织必须仔细探查,正常或异常的甲状旁腺可能隐藏在其中。脂肪小叶表面的薄层筋膜可锐性切开,这样有时甲状旁腺会从其中“弹出”。或者采用纱布球轻柔地钝性分离颈动脉鞘和甲状腺之间区域,局部呈轻微隆起“浮样”改变处常提示异常甲状旁腺所在。正常甲状旁腺为浅棕色,颜色略深于脂肪组织。

甲状旁腺需要和淋巴结、甲状腺、褐色脂肪和异位胸腺鉴别。淋巴结通常为浅棕或灰白色,玻璃样外观,多个,而甲状腺血管较丰富,质韧,偏红或褐色,颜色混杂。术中可用充有 1ml 生理盐水的注射器抽吸可疑结节,如检测 PTH 明显偏高,则考虑为甲状旁腺可能。还可通过大小(>7mm)、重量和颜色区分增生甲状旁腺和甲状腺。细胞增生的腺体颜色多偏深,血管更多,质地较韧。没有哪一种方法可以 100% 鉴别甲状旁腺,因此医师除了依靠经验以外,有时还需要病理科医师的协助。尽管也有相关分子生物学方法鉴别甲状旁腺增生和腺瘤的研究报道,最终的鉴别还是需要手术医师术中探查是否存在正常甲状旁腺。

甲状旁腺的定位　绝大多数甲状旁腺位于靠近甲状腺下极处(图 38-33A)。如果该处未能找到,应当松解甲状腺胸腺

韧带和分离胸腺。将颈部胸腺部分钳夹向头侧牵拉,轻柔地以纱布球钝性向远端分离胸腺旁脂肪组织。可采用两把成角血管钳交替向下分离(图 38-33B)。可适当牵拉组织并略微旋转以利显露。应打开颈动脉鞘上至动脉分叉处下至颈根部探查。如果上述手法仍未能找到腺体,可采用术中超声探查有无甲状腺内异位腺体。切开甲状腺后外侧被膜或行通常甲状腺腺叶切除,逐条切开标本寻找甲状旁腺。术中或术前超声检查有助于确定甲状腺内异位甲状旁腺。极少数情况下,下降异常的第三鳃囊可于颈部较高处(未下降的副胸腺),颈

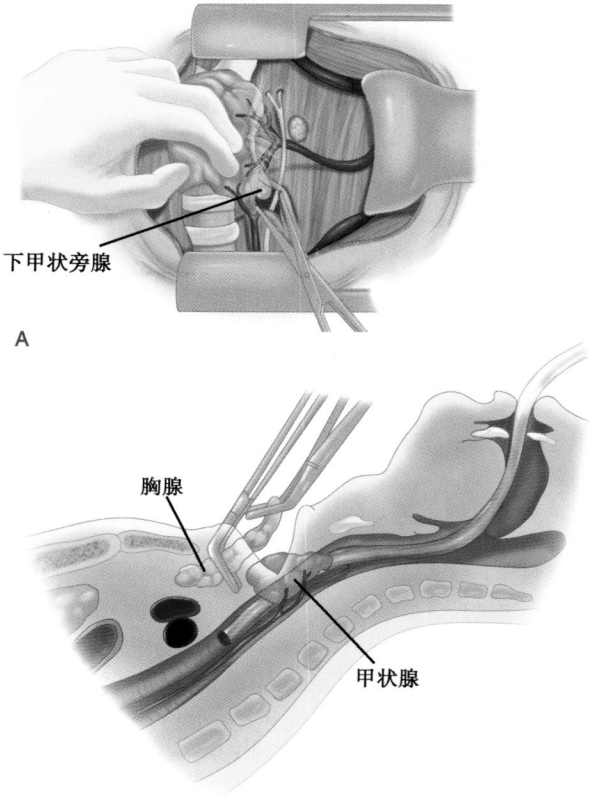

A

B

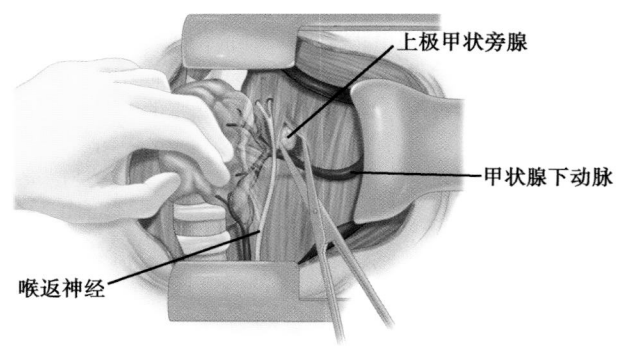

C

图 38-33 甲状旁腺切除术示意图。**A.** 在甲状腺下极附近喉返神经前方显露甲状旁腺。**B.** 如果未能在常见部位找到甲状旁腺或者病人有家族性原发性甲状旁腺功能亢进或继发性甲状旁腺功能亢进,需行胸腺切除。**C.** 在 RLN 入环甲肌处附近显露上甲状旁腺

动脉球前方伴随消失的甲状旁腺。上甲状旁腺的位置较固定,位于甲状腺上、中 1/3 交界处,环状软骨水平(图 38-33C)。异位的上甲状旁腺可见于颈动脉鞘内,气管食管沟,食管后或后纵隔。异位上、下甲状旁腺的位置如图 38-34 所示。必须找到所有 4 个甲状旁腺,治疗效果取决于找到异常腺体的个数。

1. 如果只有一个甲状旁腺腺体异常而且其他腺体均正常,则单发腺瘤可能是 PHPT 的原因,这种情况见于约 80% 的病例。腺瘤多可见峰样残余正常腺体,但也可缺失正常腺体。将腺瘤从邻近组织游离,注意紧靠腺瘤分离,避免弄碎。分离,钳夹,离断并结扎血管蒂。注意避免挤破腺体以减少甲状旁腺瘤病的风险。如对貌似正常的腺体有任何疑问,应当行冷冻切片检查。

2. 如果两个腺体异常,两个正常,可能为双腺瘤。如果有三个腺体异常则为三腺瘤。多发腺瘤老年病人多见,60 岁以上可见于高达 10% 的病人。在冷冻切片活检排除不典型增生时,方可切除异常腺体。

3. 如果全部腺体均呈细胞性增生性改变,则为甲状旁腺增生,见于约 15% 的病例。这类腺体多呈分叶状,缺少腺瘤常见的残余正常腺体的峰样结构而且大小各异。通常难以区别多发性腺瘤和大小不一的甲状旁腺增生。增生的类型可为主细胞型,混合型和透明细胞型。增生病人可采用腺体次全切除术或腺体全切加自体腺体移植治疗,手术方式的选择要考虑复发率,术后低钙血症和移植成功率等因素。早期研究显示,两种术式的治愈率和术后低钙血症发生率相似但后者似乎在降低颈部复发率方面更有优势。然而,5% 的自体腺体移植可能失败。

所有甲状旁腺腺体应当被找到并小心地分离。对于增生病人,可在外观最正常的腺体置一钛夹,注意保护血管蒂,锐性切除部分腺体,保留约 50mg 正常腺体。如有可能,建议行一个下甲状旁腺的次全切除术,因为其靠近 RLN 后方,在复发病例中更容易显露。切除的腺体需行冷冻切片或 PTH 检测。如果残余腺体活力良好,则切除其余腺体。如对首先次全切除的腺体活力有疑问,则另选择一个腺体再做次全切除术并切除之前的残余腺体。只要是多腺体切除,均应冻存腺体,以备术后甲状旁腺功能不足时行自体腺体移植用。甲状旁腺移植部位多选择非主要工作侧前臂。做肱桡肌表面横行切口,位于肘前窝下方数厘米。在肌腹内做数个小袋,每个袋内放入 1~2 片约 1mm 厚的甲状旁腺组织。总共移植 12~14 片腺体。有报道移植至脂肪中的移植物也可以存活发挥功能。

胸骨切开术指征 胸骨切开术通常不建议作为初次手术方式,除非血钙超过 13mg/dl。如果术前没有定位资料的话,更建议先行正常腺体活检并关闭颈部切口,获取定位资料。术中从大静脉采血检测 PTH 可能有一定帮助。当常规无创性定位检查失败或结果不明确时,可行术后高选择性静脉插管。下甲状旁腺容易游移到前纵隔的胸腺或甲状腺旁脂肪组织中,并且通过颈部的切口很容易触及。在 5% 的病人中需要经过胸骨切开才能移除这些肿瘤。通常来说,切开部分胸骨至第三肋间隙可到达此腺体。从正中线切开的胸骨可以根据需要向左或向右延伸。上甲状旁腺容易向后纵隔的气管食管沟游移。纵隔腺体也可以出现在主肺动脉窗或心包,或附

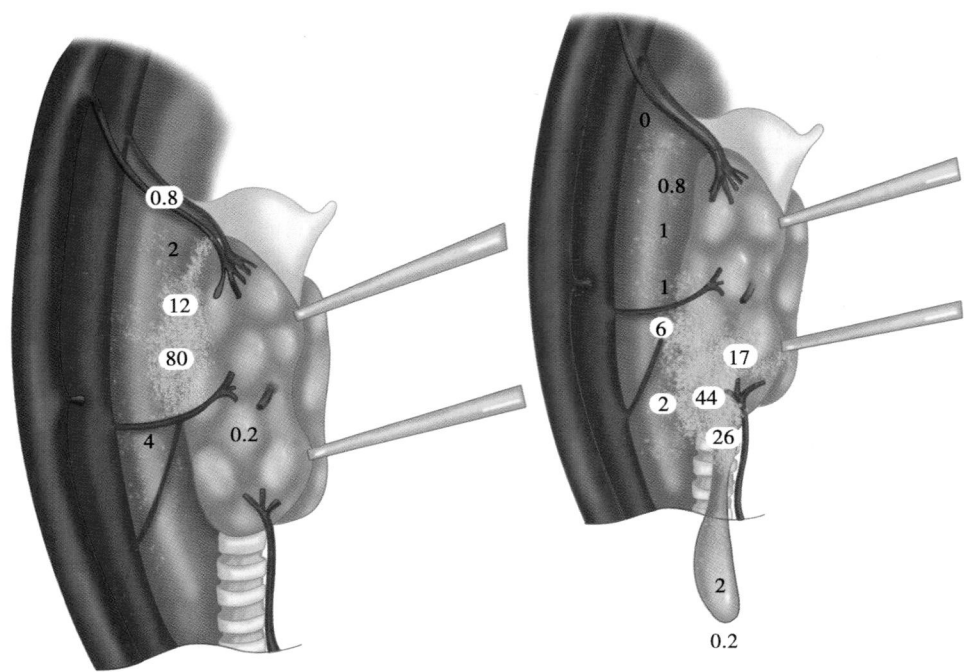

图 38-34 异位甲状旁腺

着于升主动脉、主动脉弓及其分支上。

特殊情况：甲状旁腺癌 大约 1% 的原发性甲旁亢是由甲状旁腺癌引起的。术前如果出现以下严重症状应该怀疑是否为甲状旁腺癌：血清钙>14mg/dl、显著增加的甲状旁腺激素水平(正常值的 5 倍)、可触及的甲状旁腺。局部侵袭是最常见的；大约 15% 的病人有淋巴结转移，33% 的病人有远处转移。术中如果发现有大的、灰白至灰棕色的肿瘤，粘附或侵袭至周围组织(如肌肉、甲状腺、喉返神经、气管或食管等)，应考虑是否为甲状旁腺癌。可能还会发现肿大的淋巴结。准确的诊断必须有组织学检查，以显示肿瘤对局部组织、血管或包膜的侵袭情况，小梁或纤维间质的形态以及细胞有丝分裂的情况。

甲状旁腺癌的治疗包括双侧颈部探查并整块切除肿瘤以及同侧的甲状腺叶。在有淋巴结转移的情况下建议行改良根治性颈淋巴结清扫术。不推荐行预防性的颈淋巴结清扫术，因为可能增加并发症的风险并且没有明显迹象显示其可以提高生存率。如果是在术后诊断为甲状旁腺癌，必须通过手术记录、病理报告、局部情况以及血钙和甲状旁腺激素水平判断此处手术的充分性。如果有任何疑问，由另一名经验丰富的病理科医师重新观察组织切片将会对诊治很有帮助。可以根据以上分析判断是否需要进一步处理。如果出现局部复发和转移，则为再次手术的适应证，以控制高血钙症状。对不能切除肿瘤的病人，可以进行放疗或化疗。对于甲状旁腺癌病人的高血钙，双膦酸盐有一定的疗效。盐酸西那卡塞，一种钙类似物，可以通过直接结合甲状旁腺上的 CASR 细胞降低甲状旁腺激素水平，可用于控制难治性甲状旁腺癌的高血钙。

家族性甲旁亢 原发性甲旁亢可能作为诸如 MEN1、MEN2A 等各种遗传性综合征的部分症状出现。遗传性的原发性甲旁亢也作为单独的家族性甲旁亢(非 MEN)出现，或与下颌肿瘤合并出现。术前有 85% 的病人诊断或怀疑有家族

性甲旁亢。此外，有遗传性甲旁亢的病人出现多腺体疾病、多余的腺体、病情复发或持续的可能性会更高。所以，这样的病人应该给予更激进的治疗，并且不适合各种局限性的手术治疗。

虽然并非绝对必须，对有遗传性甲旁亢的病人进行术前甲氧基异丁基腈扫描和超声检查有助于发现潜在的异位腺体。可行标准的双侧颈部探查，并行双侧颈部胸腺切除术，不考虑局部检查结果。双侧甲状旁腺次全切和甲状旁腺全切术及自体移植也是合理的，并且应该冷藏保存甲状旁腺组织。如果在家族性甲旁亢的病人中发现腺瘤，应切除腺瘤以及同侧的甲状旁腺。对侧形态正常的腺体组织应作活检并标记，所以在复发的时候只需要行单侧颈部探查。MEN2A 的病人需要甲状腺全切以及中部颈淋巴结清扫术以预防/治疗 MTC，但是这种术式使甲状旁腺被误切的风险提高。而且，甲旁亢在这些病人中相对较轻。所以，只有异常的甲状旁腺需要在颈淋巴结清扫的时候被切除。其他正常的甲状旁腺应该用夹子标记。

新生儿甲旁亢 有新生儿甲旁亢的婴儿表现为：严重的高血钙、嗜睡、肌张力低下以及智力障碍。这种疾病和 CASR 基因的纯合子突变有关。该病是行紧急的甲状旁腺全切(自体移植和冷藏)以及胸腺切除的适应证。次全切有很高的复发性。

甲状旁腺增生病 甲状旁腺增生病是一种罕见疾病，特点是可以在整个颈部和纵隔发现高功能甲状旁腺组织结节，通常会采取以前的甲状旁腺全切术。甲状旁腺增生病的真正病因不太清楚。有人提出假说，这可能是因为先天甲状旁腺剩余部分过度增长、在手术中甲状旁腺肿瘤破裂或者增生腺体次全切时种植所致。甲状旁腺增生病是持续性或者复发性 HPT 的罕见病因，并且是在手术时发现的。广泛地局部切除这些沉积物可以恢复正常血钙但是却很少被治愈。有些研究

提示,这些病人会有低级别的癌症,因为可见到其侵入肌肉组织以及远离被切除的甲状旁腺肿瘤的其他组织。

术后护理和随访　经过甲状旁腺全切术的病人还需经过术后 6 个月之内每 2 周一次,然后每年一次的血钙水平检测。复发率很低(<1%),除了那些有家族性 HPT 的病人。MEN1 病人两年的复发率为 15%,8 年的复发率为 67%。

持续性和复发性甲状旁腺功能亢进

持续性 HPT 被定义为在高钙血症不能被甲状旁腺全切术纠正而且持续性 HPT 高血钙比复发时更常见,复发性 HPT 是指在至少 6 个月的生化检查都为正常血钙后出现 HPT。这两种 HPT 最常见的原因有异位甲状旁腺,不被识别的增生,或者多余的腺体。更罕见的原因有甲状旁腺癌,在正常位置的错构腺瘤,异常腺体的不完全切除,甲状旁腺增生病,和经验不足外科医师。持续性和复发性 HPT 病人最常见的异位甲状旁腺位置为食管旁(28%)、纵隔(26%)、胸腺内(24%)、甲状腺内(11%)、颈动脉鞘(9%)、高颈段或者未降落者(2%)(图 38-35)。

一旦怀疑持续性和复发性 HPT,必须行必要的生化检查以确定。尤其需进行 24 小时尿液收集以排除 FHH。在重做甲状旁腺手术中,腺体更容易出现在异位区域,而且二次手术术后瘢痕也要求整个过程需要更多的技术。治愈率通常更低(初次手术为 95%~99%,而二次手术为 80%~90%),损伤 RLNs、持续性低血钙的风险也更高。因此,评估 HPT 严重程度和病人的麻醉风险至关重要。高风险并且肿瘤不能在局部检查中确定的病人可能从非手术处理中获益,例如,使用钙受体激动剂或者血管栓塞等方法。血管栓塞方法操作复杂,不能广泛接受;然而它可能对于有纵隔异位腺体而且风险较低的病人有好处。

术前局部检查现在常规执行。非创伤性检查例如甲氧基异丁基异腈扫描,超声和 MRI(用钆作对比剂)推荐使用而且报告显示这些检查对于持续性和复发性 HPT 诊断联合使用准确度为 85%。如果这些检查阴性或者可疑阳性,高选择性静脉插管检测 PTH 可以采用,这种方法可以增加准确度至 95%。在进行任何颈部再次探查之前必须仔细浏览以前的手术记录和病理报告,并且对比局部检查获得的信息。柱状图显示复发和持续性 HPT 病人的治疗情况(图 38-36)。

一般这些病人都要进行神经探查,侧面探查有时更能准确地暴露喉返神经。甲状旁腺组织常规需要冷藏。

高血钙危象

原发性甲旁亢的病人有时会出现严重的恶心、呕吐、疲劳、肌无力、烦躁、意识程度降低等高钙危象的表现。这些症状源自 PTH 不受控制的释放导致的高钙,多尿、脱水、肾功能降低可使这些症状加重,其他可能导致高钙血症的情况也可能出现这种症状。钙的水平显著升高,可高达 16~20mg/dl。甲状旁腺可以变大或变分叶,有可能触及肿瘤。甲状旁腺癌或家族型甲状旁腺功能亢进的病人更有可能会出现高钙危象。

治疗上首先降低血清钙水平,然后手术纠正甲状旁腺功能亢进。主要的治疗方法是用生理盐水水化保持尿量大于 100ml/h。一旦尿量稳定,即可用呋塞米(增加钙的肾脏清除率)利尿。如果症状没有明显改善,可用表 38-13 中的药物降低血清钙的水平。有时,对于一些危及生命的病人,血液净化

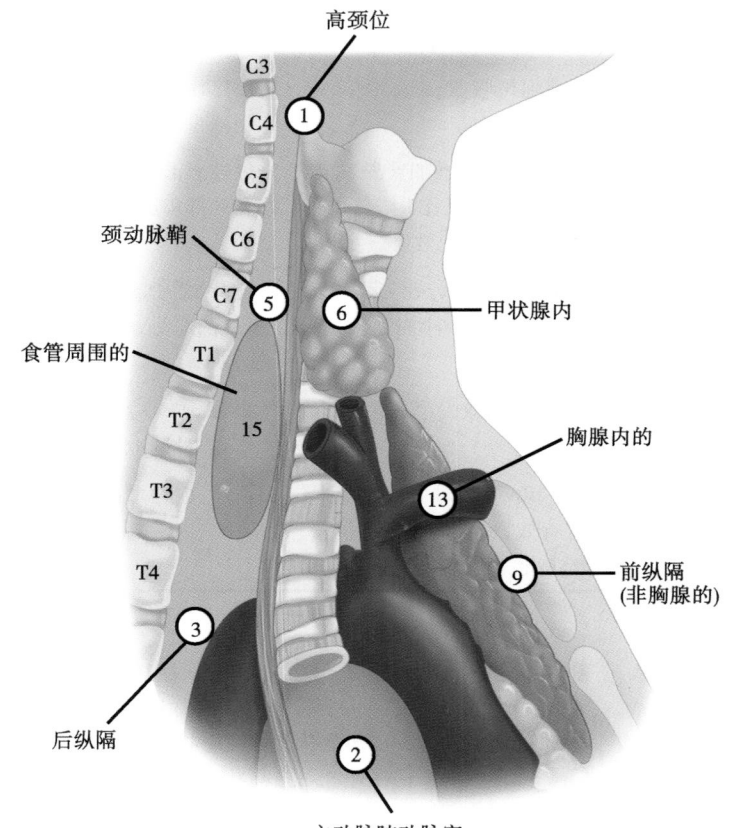

图 38-35　异位甲状旁腺可能出现的解剖部位,图中数字表示在每处检出甲状旁腺的个数,腺体总数为 54 个

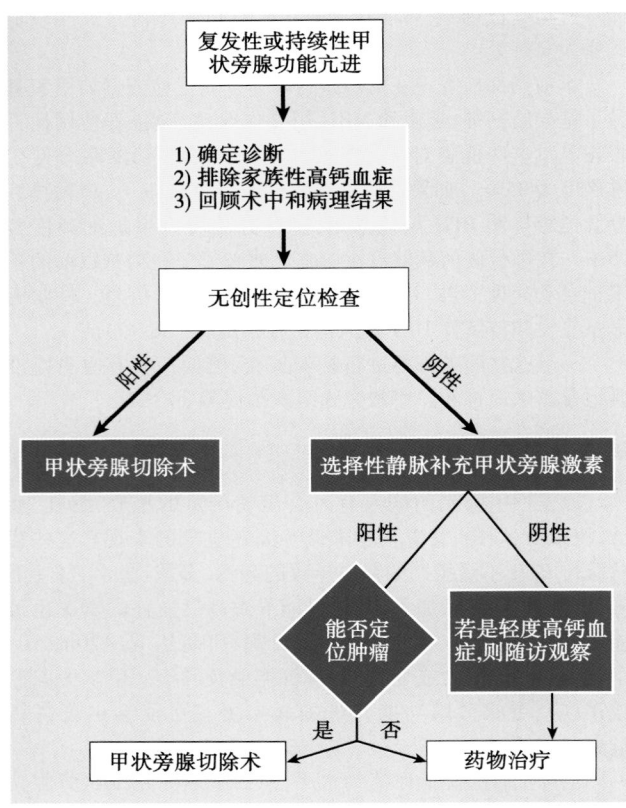

图 38-36 复发性和持续性甲状旁腺功能亢进的治疗

可能会有益处。

继发性甲状旁腺功能亢进

继发性甲状旁腺功能亢进一般出现在慢性肾衰竭病人以及钙或维生素 D 摄入不足或吸收障碍导致的继发性低钙的病人。对于慢性肾衰竭的病人,出现继发性甲状旁腺功能亢进的病生机制很复杂,与高磷血症、肾衰竭导致的 1,25-二羟维生素 D 缺乏、钙摄入减少、钙吸收降低、细胞外高钙或体内外维生素 D 导致的旁腺细胞异常均与其有关。病人一般均低钙或血钙异常。经常被用作磷酸盐粘合剂的氢氧化铝已被提出对于此病中可见的骨软化症有效。这些病人通常用低磷饮食、磷酸盐粘合剂、足够的钙及 1,25-维生素 D 摄入、高钙低铝透析治疗。钙剂已被用于控制旁腺增生、动物实验中继发性甲状旁腺功能亢进伴随的囊性纤维性骨炎和降低人体血清 PTH 和总钙、离子钙水平。

手术治疗传统上被推荐应用的病人有骨痛、瘙痒症和以下几点:①钙磷乘积大于 70;②钙大于 11mg/dl,PTH 显著升高;③钙化防御;④进行性的肾骨营养不良;⑤经过治疗后出现的软组织钙化、肿瘤钙质沉着症。旁腺切除在高钙血症治疗上的意义需要长时间的研究来证明,然而,经过最佳的治疗 PTH 水平居高不下时需要考虑应用甲状旁腺切除术。钙化防御是一种稀少的、有肢体和生命危险的继发性甲状旁腺功能亢进的并发症,其主要特点是:疼痛(有时为搏动性的)、肢体上紫罗兰色花斑样损伤。这种损伤经常变为坏死、进展为不愈性的溃疡、坏疽、败血症和死亡。对于这些病危的、高风险的病人,成功旁腺切除有时可以缓解他们的症状。

表 38-13 治疗高钙血症的常用药物

药物	剂量和用法	作用机制和时间	副作用
二磷酸盐	60~90mg 静注 4~24 小时	抑制破骨细胞再吸收,起效快,2~3 天	局部疼痛,肿胀,低热,淋巴细胞减少,电解质紊乱
降钙素	4IU/kg SC/IM	抑制破骨细胞功能,增加肾脏钙排泄,数小时起效但作用时间短暂,因此单药治疗无效	一过性恶心、呕吐,腹胀,潮红和局部皮肤反应
光辉霉素	25μg/d 静脉注射,3~4 天	抑制破骨细胞 RNA 分泌,起效快(12 小时),48~72 小时达峰值,持续数天到数周	可能导致肾、肝、血液系统并发症;恶心,呕吐
Gallium nitrate 硝酸镓	200mg/m² BSA/d 静脉注射,5 天	减少尿钙排泄,起效慢(5~7 天)	肾毒性,恶心,呕吐,低血压,贫血,低磷血症
糖皮质激素	氢化可的松 100mg 静脉注射 8 小时一次	起效慢(7~10 天),对血液系统恶性肿瘤有效,肉瘤样病,维生素 D 中毒,甲状旁腺功能亢进	高血压,血糖增高

BSA=体表面积

病人在手术前一天应当接受透析治疗以纠正电解质紊乱。定位诊断并非必须,但可能发现异位甲状旁腺。双侧颈部探查是有必要的。继发性甲状旁腺功能亢进的腺体特征性表现为不对称性腺体肿大和结节样增生。对这些病例可行甲状旁腺次全切除术,保留约 50mg 外观正常的腺体或者行甲状旁腺全切除术并将自体甲状腺移植如非主要运动一侧手臂

的肱桡肌内。行胸腺上部切除术是因为 15%~20% 的病人存在一个或以上的异位甲状旁腺于胸腺或胸腺周围脂肪内。75% 的病人的骨关节痛症状能够在甲状旁腺切除术后得到改善。大多数病人的瘙痒和乏力症状也能够改善。甲状旁腺手术还能够改善继发性甲状旁腺功能亢进病人的骨密度、性功能、肌力以及生存。

第三种甲状旁腺功能亢进

通常情况下,肾移植是治疗继发性甲旁亢的好方法,但是有些病人可能出现自主功能甲状腺和第三种甲旁亢。第三种甲旁亢的症状和 PHPT 相似,如病理性骨折、骨痛、肾结石、消化性溃疡、胰腺炎和精神症状等。移植肾也存在风险。手术指征包括有症状的疾病和成功肾移植后自主功能甲旁亢持续 1 年以上。所有甲状旁腺必须探查到。治疗这类病人的传统手术方式包括甲状旁腺次全切除或全切除加自体甲状旁腺移植和胸腺上部切除。也有医师认为病人通过仅切除明显增大的腺体也可获得类似收益而且可以避免传统手术导致的低血钙并发症。其他人建议探查所有甲状旁腺并行甲状旁腺次全切除术,理由是长期随访资料表明有限的手术范围将使得复发或疾病持续风险高达 5 倍。

甲状旁腺手术的并发症

由有经验的专科医师施行的甲状旁腺手术成功率可达 95% 以上而且死亡率和并发症率均较低。特殊并发症包括一过性或永久性声带麻痹和甲状旁腺功能减退。后者更常见于探查全部四个腺体并活检,腺体次全切除范围不当,或全腺体切除伴移植失败。此外,低钙血症更多见于存在骨更新加快疾病者,表现为术前血碱性磷酸酶水平升高。声带麻痹和甲状旁腺功能减退超过 6 个月则考虑为永久性。幸运的是,这些并发症较为罕见,在有经验的专科医师手中发生率不到 1%。

有症状的低钙血症病人或血钙低于 8mg/dl 者应当口服钙补充剂[可达 1~2g 每 4 小时]。需要给予 1,25-二羟维生素 D_3(calcitrol, Rocaltrol) 0. 25 ~ 0. 5μg/d],特别是术前有严重高钙血症和血碱性磷酸酶升高以及合并囊性纤维性骨病的病人。静脉补充钙剂很少使用,仅用于严重的有症状的低钙血症。

甲状旁腺功能减退

低钙血症的原因很多,详见表 38-14 所列。在 DeGeorge 综合征病人,可能存在遗传性甲状旁腺缺失,该病的特征性表

表 38-14　导致低钙血症的情况
甲状旁腺功能减退
● 手术
● 新生儿
● 家族性
● 重金属沉积
● 镁缺乏
甲状旁腺素抵抗
● 假性甲状旁腺功能减退
● 肾衰竭
● 药物——降钙素、二磷酸盐、普卡霉素
正常 1,25 二羟维生素 D 合成异常,1,25 二羟维生素作用抵抗
● 急性高磷血症
● 急性胰腺炎
● 大量输血(枸橼酸过量)
● "Hungry bones"

现为胸腺发育缺陷,因此胸腺依赖的淋巴系统缺乏。目前,甲状旁腺功能减退最常见的原因是甲状腺手术,特别是甲状腺全切除术加中央区淋巴结清扫术。病人经常因为甲状旁腺缺血出现一过性低钙血症,永久性甲状旁腺功能减退较罕见。该病也可发生于甲状旁腺手术术后,特别是腺体次全切除或腺体全切加自体甲状旁腺移植术。

急性低钙血症导致离子化钙减少和神经肌肉兴奋性升高。病人开始出现外周及指端麻木感和抽动。精神症状表现为焦虑,混乱和抑郁。体格检查提示 Chvostek 征阳性和 Trousseau 征阳性。抽搐,表现为强直-阵挛发作,腕足痉挛和喉喘鸣,重者可致命,应当注意避免。大多数低钙血症病人术后可予以口服钙补充剂治疗,静脉给予钙剂很少应用,除非病人术前即有囊性纤维性骨病。

肾上腺

研究概况

Eustachius 于 1563 年提供了准确的肾上腺解剖资料。多年后,在 1805 年由 Cuvier 将肾上腺分为皮质和髓质。之后,Thomas Addison 在 1855 年描述了肾上腺皮质功能不全的特征,至今还以此名为病名。DeCreccio 于 1885 年首次描述发生在一个女性假两性畸形的先天性肾上腺增生病例。1885 年 Frankel 发现嗜铬细胞瘤,但直到 1912 年才被 Pick 命名,他指出该肿瘤细胞有特征嗜铬染色反应。肾上腺素是从狗中提取到的一种升高血压的成分,很快在 1897 年命名为肾上腺素。Roux 在瑞典,Charles Mayo 在美国首次成功地为嗜铬细胞瘤病人进行肾上腺切除术。在 1932 年,Harvey Cushing 描述了 11 位病人有满月脸、向心性肥胖、高血压及其他特点的综合征,现以 Cushing 命名该综合征。尽管有人用肾上腺皮质提取物治疗肾上腺切除的动物,但还是 Kendall 首次合成了可的松。1952 年醛固酮被发现,Conn 在 1955 年首次描述了过度分泌该盐皮质激素的综合征。

胚胎学

肾上腺集两种内分泌器官腺体于一身;外层皮质和内层髓质,具有不同的胚胎学、解剖学、组织学和分泌特点。皮层来源于在第 5 周妊娠时靠近肾上腺生殖脊的生殖腺处的中胚层组织(图 38-37)。因此,异位肾上腺皮质组织可能会出现在卵巢、精索和睾丸中。皮质进一步分化为薄层成熟皮质和较厚的内在的胎儿皮质。后者是有功能的,在妊娠第 8 周将产生肾上腺类固醇激素。但它在胎儿出生后退化,以致肾上腺的重量在产后前 3 个月内减轻。成熟皮质一直持续到出生后,并形成前 3 年的肾上腺皮质。相反,肾上腺髓质起源于外胚层,来自于神经脊。大约在皮质的发育同一时间,神经嵴细胞迁移到主动脉旁和脊柱旁区域,朝着正在形成的皮质中间部位向内侧迁移,形成髓质。大多数肾上腺外神经组织会退化,但可能会在几处遗留;此类最大的遗留组织位于主动脉分叉的左边近肠系膜下动脉起始部,被命名为 Zuckerkandl 器官。肾上腺髓质也会在颈部、膀胱和主动脉旁组织中发现。肾上腺发育过程中涉及包括胰岛素样生长因子-2、胃抑肽和剂量敏感的性逆转肾上腺发育不全基因(DAX1)。

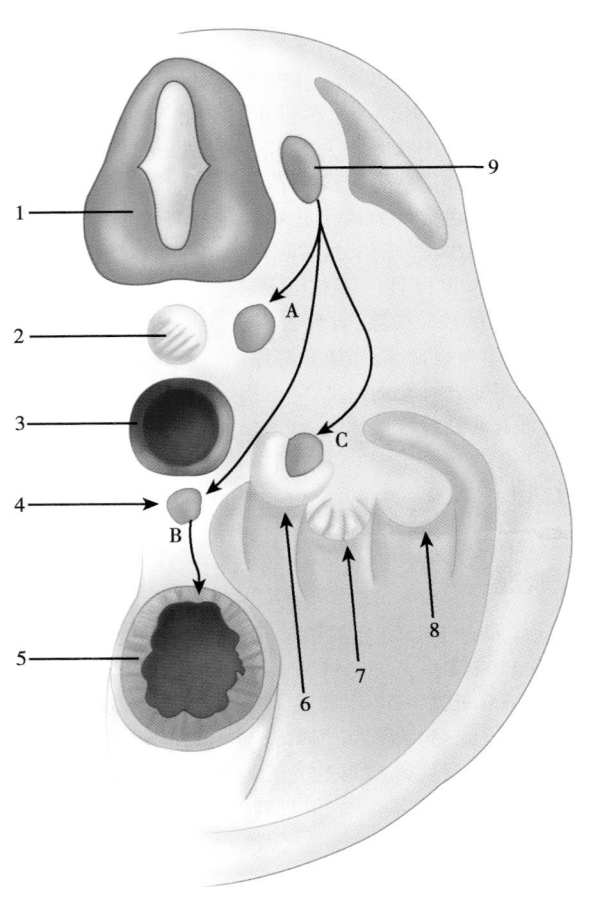

图 38-37   肾上腺发育的胚胎横截面图。1. 神经管;2. 索;3. 主动脉;4. 肠系膜基底部;5. 消化管;6. 肾上腺皮质;7. 未分化的性腺;8. 中肾;9. 神经嵴;细胞从神经嵴迁移,形成交感干的神经节;(A)交感神经丛;(B)肾上腺髓质嗜铬体

解剖

肾上腺是成对的腹膜后器官,位于第 11 肋水平肾脏的中上部。正常肾上腺大小约 5cm×3cm×1cm,重 4~5g。右侧肾上腺呈锥体型,毗邻右半膈、肝脏和下腔静脉(IVC)。左侧肾上腺毗邻腹主动脉、脾和胰尾。每个肾上腺都有三组动脉供应。肾上腺上动脉来源于膈下动脉,肾上腺中动脉来源于腹主动脉,而肾上腺下动脉来源于肾动脉。一些来源于肋间和性腺的血管也可能供应肾上腺。这些动脉大约发出 50 支小动脉形成网状进入肾上腺包膜下,肾上腺切除术时要进行游离、结扎和离断。不同于动脉供应,肾上腺静脉回流多为 1 支主静脉引流。右侧肾上腺静脉较短,直接汇入下腔静脉;而左肾上腺静脉较长,与膈下静脉汇合后汇入左肾静脉。5%~10% 的病人会出现副静脉,在右侧,此类静脉多汇入右肝静脉或右肾静脉;在左侧,此类静脉多直接汇入左肾静脉。肾上腺解剖关系及毗邻脏器如图 38-38。

肾上腺生理

胆固醇来源于血浆,也可以在肾上腺合成,是肾上腺皮质合成的所有固醇类激素的总前体。胆固醇最初是由线粒体合成的 5-δ-孕烯醇酮,然后转移到滑面内质网再形成多种生物合成通路的底物,最终形成类固醇(图 38-39)。

盐皮质激素

盐皮质激素主要有醛固酮、11-去氧皮质酮(DOC)和皮质醇。由于激素的降解,皮质醇对肾脏的效用最小。醛固酮的分泌是由肾素-血管紧张素系统调节的。肾脏血流的降低,血浆钠离子降低,交感神经系统紧张,都可以刺激球旁细胞分泌肾素。肾素进一步导致血管紧张素原转化为血管紧张素 I。血管紧张素 I 由肺部产生的血管紧张素转化酶转化成为血管紧张素 II;后者不仅仅是一种收缩血管的物质,也可以导致醛固酮的合成和释放增加。高血钾是另一个导致醛固酮合成的

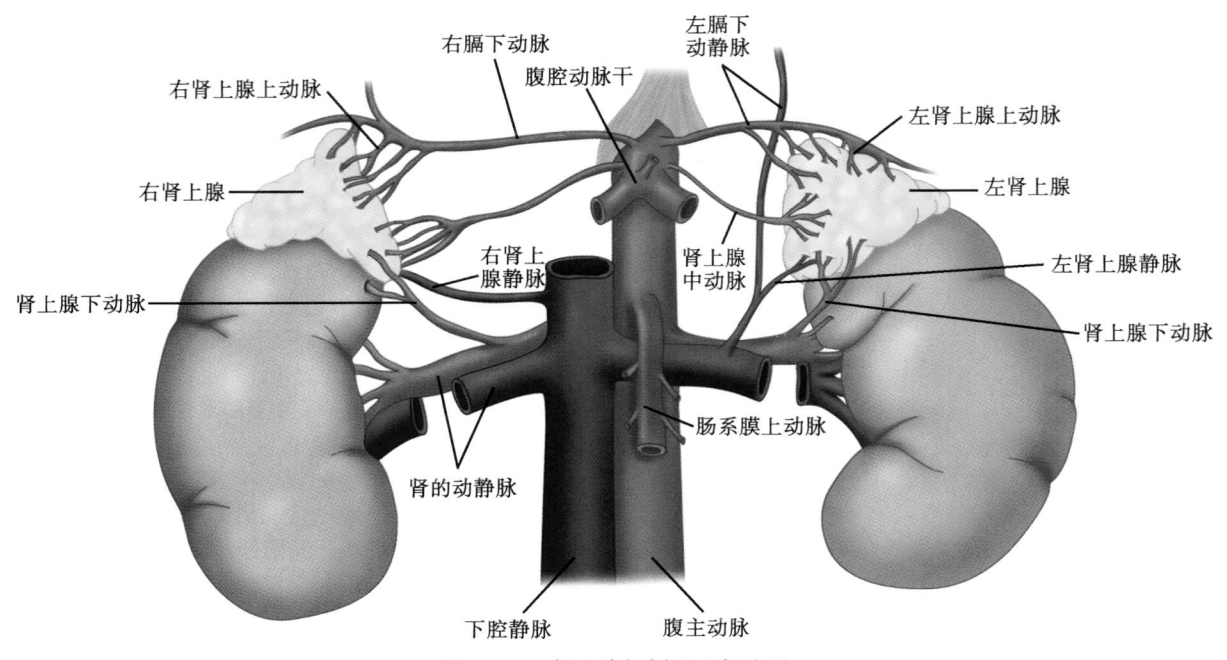

图 38-38   肾上腺解剖及毗邻脏器

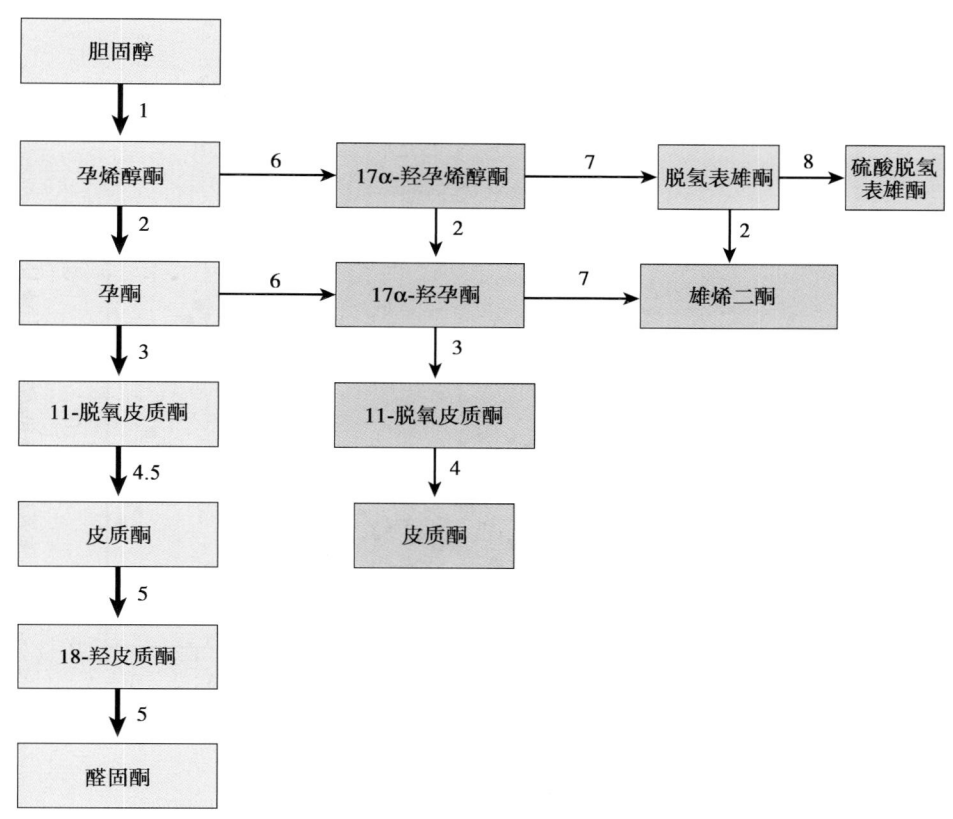

图 38-39 肾上腺类固醇的合成。酶包括:(1)p450scc(分解胆固醇侧链),(2)3β = 羟基类固醇脱氢酶,(3)p450c21(21β = 羟化酶),(4)p450c11(11β = 羟化酶),(5)p450c11AS(醛固酮合酶),(6)p450c17(17α 羟基活化酶),(7)p450c17(17,20 = 碳链分解活化酶),(8)硫化酶 DHEAS = 硫酸脱氢异雄酮

刺激因素,而 ACTH,垂体类吗啡样神经肽和抗利尿激素是较弱的刺激因素。醛固酮的分泌速率在 50 ~ 250μg/d(由钠的摄入量而定),与血浆白蛋白形成复合物进入血循环。少量醛固酮与皮质醇结合,再与球蛋白结合。30% ~ 50% 的醛固酮是以游离形式进入血循环。醛固酮的半衰期仅仅 15 ~ 20 分钟,很快从肝脏和肾脏排出。少量游离的醛固酮也会随尿液排出。盐皮质激素可以与细胞受体结合而跨过细胞膜,受体-配体复合物被转移到细胞核,再被诱导转录转化成某个基因。醛固酮的功能主要有增加钠离子重吸收,增加钾离子和氢离子在肾脏远曲小管的排出。极少数情况下,醛固酮也可以增加涎腺和胃肠道黏膜吸收钠离子。

糖皮质激素

分泌皮质醇(主要是肾上腺糖皮质激素)是受到腺垂体分泌的 ACTH 调节的,后者又基于下丘脑分泌的促肾上腺皮质激素释放激素的调节。ACTH 是一种 39 肽的蛋白质,从它的前体物质转化而成。ACTH 进一步转化成 α-黑色素细胞刺激素和促肾上腺皮质激素样的中间体肽类。ACTH 不仅仅刺激糖皮质激素、盐皮质激素和雄激素的分泌,同时还对肾上腺起到营养的作用。ACTH 的分泌可能诱发疼痛、紧张、缺氧、低体温、外伤和低血糖。ACTH 分泌有波动,早晨达到峰值,午后为最低点。因此,皮质醇的分泌一日之间也有变化,早晨皮质醇的分泌为最高峰,白天逐渐下降,到晚上达到最低值(图 38-40)。皮质醇对促肾上腺皮质释放激素(CRH)和促肾

上腺皮质激素(ACTH)都有负反馈。同样的原理,可以对 CRH 起到负反馈作用。皮质醇在血浆中的运输主要是与糖皮质激素结合蛋白(75%)和血浆白蛋白结合而实现的。大约 10% 血循环中的皮质醇是游离形式的,有生物活性。血浆中半衰期为 60 ~ 90 分钟,取决于结合的程度和失活的速率。皮质醇可以在肝脏和肾脏中转化为双羟或四羟皮质醇。绝大多数(95%)皮质醇和皮质酮与肝脏中的葡萄糖醛酸结合,在肾脏排泄。小部分没有代谢的皮质醇以原形随尿液排出。糖皮质激素进入细胞并与细胞内皮质醇受体结合。活化的受体配体复合物进而转入细胞核中,通过锌指结构 DNA 结合片段刺激特定基因的转录。皮质醇还可以与盐皮质激素受体结合而起到类似醛固酮的作用。然而,盐皮质激素的特异性作用由于生成 11β-羟基类固醇脱氢酶而保存,这种酶在肾脏中将皮质醇失活变为皮质酮。糖皮质激素对新陈代谢有重要的作用,同时也对结缔组织、骨骼、免疫系统、心血管、肾脏和中枢神经系统发挥重要的作用(表 38-15)。

性激素

雄激素是在 ACTH 的刺激下,由 17-羟孕烯醇酮束状带和网状带形成的。它们包括脱氢异雄酮(DHEA)以及相应的硫化物(DHEAS),雄烯二酮和少量的睾酮和雌激素。雄激素与血浆白蛋白的结合较弱。它们主要效应是可以在外周转化为更有效力的睾酮和二氢睾酮,但是也可以有较弱的活性。雌激素的代谢是与糖苷或硫化物结合并随尿液排出。在胎儿

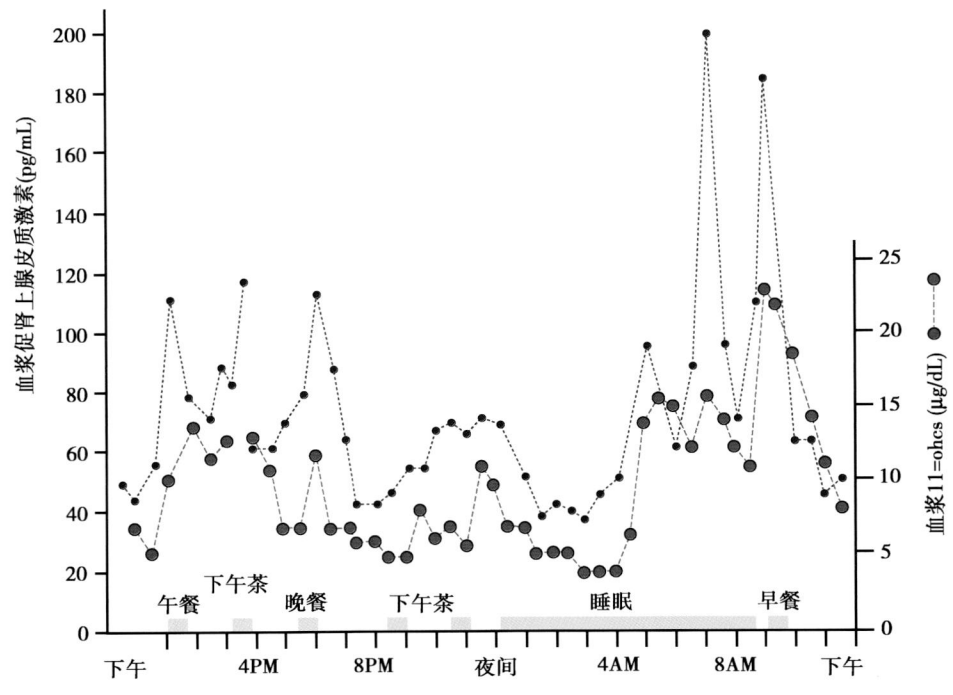

图 38-40　皮质醇水平的昼夜变化（由一位 16 岁女孩每半小时血样测得）

表 38-15	糖皮质激素的功能
功能/系统	**作用**
糖代谢	增加肝糖原的分解,糖异生,降低肌肉摄取和代谢糖
蛋白质代谢	降低肌肉的蛋白质合成,增加分解代谢
脂肪代谢	增加脂肪组织的脂类分解
结缔组织	抑制纤维母细胞,减少胶原生成,使皮肤变薄,形成细纹
骨骼系统	抑制骨组织形成,增加破骨细胞活度,加强 PTH 的作用
免疫系统	增加循环中的多形核白细胞,降低淋巴细胞、单核细胞和嗜酸性粒细胞,减少炎症细胞向受损部位的迁徙
心血管系统	减少心脏输出和外周血管张力
肾脏	钠潴留,低钾,高血压(类似盐皮质激素的作用),增加肾小球滤过(糖皮质激素作用)
内分泌系统	抑制 TSH 合成和释放,降低 TBG 水平,降低 T_4 向 T_3 转换

　　PTH = 甲状旁腺激素；TBG = 甲状腺素结合球蛋白；TSH = 促甲状腺激素

发育过程中,雄激素起到促进雄性生殖系统发育的作用。在正常成年男性中,雄激素的作用不大;然而,对于青春期第二性征的发育起到了重要作用。雄激素在男孩子中引起性早熟,在女性中引起女性男性化,痤疮和多毛。

儿茶酚胺

　　儿茶酚胺(肾上腺素,去甲肾上腺素和多巴胺)不仅仅在中枢系统和交感神经系统,同时也存在于肾上腺髓质。前体为酪氨酸,经过一系列的变化转变成为儿茶酚胺(图 38-41A)。苯基乙醇胺 N-甲基转移酶将去甲肾上腺素转为肾上腺素,只在肾上腺髓质和主动脉旁体出现。因此,儿茶酚胺的产生可以作为鉴别肾上腺髓质肿瘤与肾上腺外肿瘤的依据。儿茶酚胺与其他神经肽、ATP、钙离子、镁离子和水溶性蛋白相结合,以颗粒的形式储存。各种应激条件刺激激素分泌,此过程还受到神经节前神经末梢释放的乙酰胆碱调节。在血循环中,这些蛋白质与血浆白蛋白和其他蛋白质结合。儿茶酚胺的清除有几种机制,包括交感神经末端重新摄取,儿茶酚氧甲基转移酶和单胺氧化酶的外周失活作用,还有肾脏的排泄。儿茶酚胺的代谢主要发生在肝脏和肾脏,生成代谢产物包括 3-甲氧基肾上腺素,正甲基肾上腺髓素和 VMA,这些物质又进一步酸化和硫酸化,进而随尿液排出(图 38-41B)。

　　肾上腺素能受体是跨膜的分子,与 G 蛋白偶联。它们可以被分解为 α 和 β 亚型,在不同组织上分布。它们与儿茶酚胺的亲和性不同,产生不同的生物学效应(表 38-16)。与 α 受体亲和性的排序:肾上腺素>去甲肾上腺素>>异丙肾上腺素;$β_1$ 受体亲和性的排序:异丙肾上腺素>肾上腺素 = 去甲肾上腺素;$β_2$ 受体亲和性的排序异丙肾上腺素>肾上腺素>>去甲肾上腺素。

肾上腺皮质疾病

醛固酮增多症

　　醛固酮增多症可因肾动脉狭窄或者低速血流状态(如充血性心力衰竭、肝硬化等疾病)对肾素-血管紧张素系统的刺

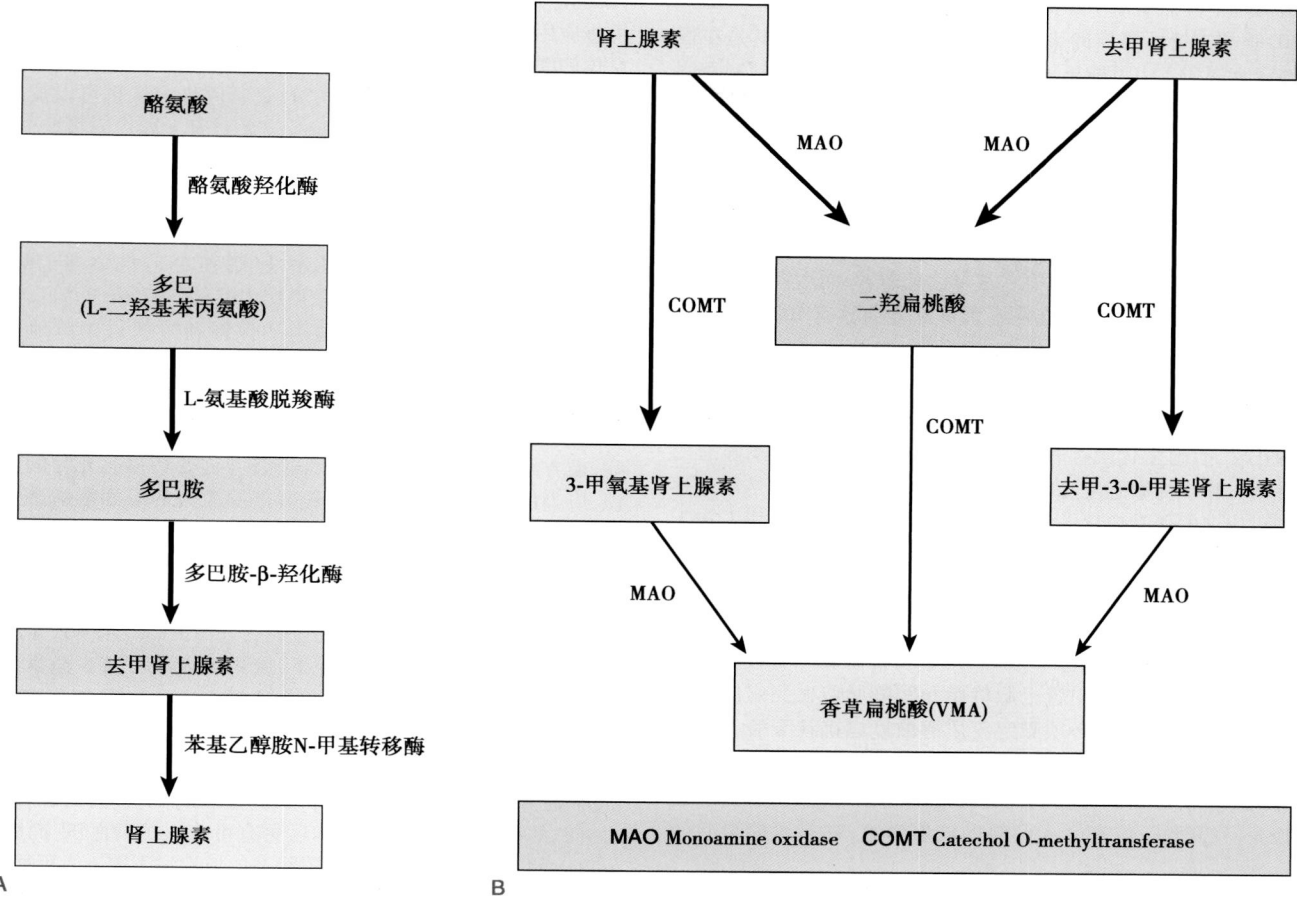

图 38-41　**A.** 儿茶酚胺的合成。**B.** 儿茶酚胺类激素的代谢

表 38-16	儿茶酚胺类激素受体及其介导的效应	
受体	**组 织**	**功 能**
α_1	血管	收缩
	肠	减少运动,增加括约肌紧张性
	胰腺	减低胰岛素和胰高血糖素的释放
	肝	糖原分解,糖异生
	眼	瞳孔散大
	子宫	收缩
	皮肤	出汗
α_2	突触(交感)	抑制去甲肾上腺素的释放
	血小板	聚集
β_1	心脏	变时性,变力性
	脂肪组织	脂解作用
	肠	减少运动,增加括约肌紧张性
	胰腺	增加胰岛素和胰高血糖素的释放
β_2	血管	舒张
	细支气管	扩张
	子宫	松弛

激而继发产生。因上述因素产生的醛固酮增多症可在治疗原发病因之后好转。原发性醛固酮增多症(简称原醛症)由醛固酮的自主分泌增多导致,可抑制肾素分泌。原醛症通常出现在 30~50 岁的个体中,约占高血压病人的 1%。原醛症通常与低钾血症相关,但是,更多的具有康恩(Conn)综合征(原醛症状)的病人血钾水平并无异常。大部分病人因孤立性肾上腺功能性腺瘤(约 70%)和特发性肾上腺双侧增生(约30%)导致。肾上腺皮质癌和糖皮质激素抑制型醛固酮增多症非常少见,约占不到 1% 的病人。糖皮质激素抑制型醛固酮增多症是一种常染色体显性遗传的高血压,病人体内醛固酮因促肾上腺皮质激素(ACTH)的异常调节而过度分泌。这种情况是由于与编码 11-β-羟化酶(CYP11B1)和醛固酮合酶(CYP11B2)这两种同工酶相关的连锁基因发生重组出现嵌合基因,从而引起醛固酮合成活性失调而导致。

　　症状和体征　病人通常出现中至重度的长期顽固性高血压,多种联合用药治疗均难以控制。其他症状包括无力、多饮、多尿、夜尿、头痛以及疲乏,其中无力和疲乏与低钾血症的出现有关。

　　诊断检查　实验室检查　低钾血症常见,任何与高血压共存,补钾无效的自发性低钾血症($K<3.2mmol/L$,利尿时为$K<3.0mmol/L$)均可疑原醛症。但是,需要注意的是,高达40% 的醛固酮腺瘤病人术前血钾正常。一旦可疑原醛症,就应当进一步检查以明确诊断。检查前,病人需适当补充钠和钾。如果可能的话,降压药应当维持,但是螺内酯、β 受体阻滞剂、血管紧张素酶抑制剂(ACEI)、血管紧张素 Ⅱ 受体阻滞剂应当避免。原醛症病人的血清醛固酮水平上升,而血清肾

素活性下降。血清中醛固酮浓度与肾素活性比值为1:(25~30)强烈支持原醛症的诊断[84]。假阳性的结果,尤其是在慢性肾衰竭病人中可能出现。病人在钠负荷后也不能抑制醛固酮的分泌,该检查可通过高盐饮食5天,或者低盐饮食2~3天后于仰卧位给予2L生理盐水,然后收集24小时尿测定皮质醇、尿钠以及醛固酮浓度而实现。血浆醛固酮浓度<5ng/dl或者钠负荷后24小时尿醛固酮浓度<14μg可排除原醛症。一旦血生化检查确诊,病人需进一步检查以明确是单侧腺瘤还是双侧肾上腺增生,因手术常可治愈前者,而后者则通常不能。没有任何血生化检查在鉴别诊断方面具有100%的特异度,因此必须进行影像学检查。

影像学检查　肾上腺区0.5层厚的CT扫描可显示90%的醛固酮腺瘤。单侧出现0.5~2cm肾上腺占位而对侧肾上腺正常,且血生化检查表现合理的病人可明确醛固酮腺瘤的诊断。MRI的敏感度相对低,但是特异度更高,尤其是可观察到对比期的化学位移图像时。MRI也可应用于妊娠病人和无法耐受静脉注射对比剂的病人。若怀疑增生,可按图38-42中所述的流程进行排查。选择性静脉导管置入和肾上腺静脉取样以测定醛固酮浓度在定位醛固酮腺瘤方面具有95%的敏感度和90%的特异度。在该方法中,肾上腺静脉被置入导管,在注射ACTH后对肾上腺静脉和腔静脉取血测定醛固酮和皮质醇浓度[85]。必须测定皮质醇浓度以确认导管是否插入肾上腺静脉。肾上腺静脉中醛固酮:皮质醇大于4倍以上可提示单侧腺瘤。有些研究者常规应用该检测,但其是有创检查,且需要一位有介入经验的放射学家,并且可能导致约

1%的病人出现肾上腺静脉破裂。所以,大部分机构仅仅将此检查应用于占位无法显示且双侧肾上腺增大的病人,以确认是单侧醛固酮分泌过多还是双侧醛固酮分泌过多。利用[131]I标记的碘甲基去甲胆固醇(NP-59)进行闪烁成像也可以被用于同样的目的。正如胆固醇,该化合物被肾上腺皮质摄取,且其滞留于肾上腺而不代谢。肾上腺腺瘤与较低摄取的对侧肾上腺相比呈现出"热结节"的表现,但是增生腺体可呈现双侧增强的摄取。但是,该实验适用性较低。

治疗　术前将血压和血钾控制在合适的水平(K>3.5mmol/L)非常重要。一般采用螺内酯(醛固酮拮抗剂)、阿米洛利(阻断远侧肾单位钠通道的保钾利尿剂)、硝苯地平(钙通道阻滞剂)、卡托普利(ACEI)。腹腔镜下(优先)或者背侧开放性手术切除肾上腺是治疗单侧醛固酮分泌性腺瘤的最佳治疗途径。如果病灶较大或者有多种激素分泌而怀疑癌症,前方经腹手术可确保对局部侵袭和远处转移有充分的认识,应当优先选择。继发于双侧肾上腺肥大的醛固酮增多症病人只有20%~30%经过手术获益,并且据报道,选择性静脉插管在预见哪些病人有疗效方面具有一定作用。对于另外的病人,螺内酯、阿米洛利以及氨苯蝶啶是主要的治疗手段。激素抑制型醛固酮增多症可通过注射外源性的地塞米松来治疗(0.5~1mg/d),在这种情况下,应用螺内酯可减少激素的需要量并且避免出现Cushing综合征的症状。术后,部分病人可能会出现短期的醛固酮减少症,需注射盐皮质激素多达3个月。肾上腺切除术可纠正90%的低钾血症,以及降低70%的高血压。那些螺内酯治疗有效、高血压时间较短因而肾损害轻微的病人在肾上腺切除术后更有可能纠正高血压,而50岁以上的男性,以及多发肾上腺结节的男性病人则不太可能。

Cushing 综合征

Cushing报道了病人出现特殊脂肪沉积、闭经、阳痿(男性)、多毛、紫纹、高血压、糖尿病等特征的综合征(图38-43)。他还发现有些病人患有垂体嗜碱性肿瘤,并得出结论,正是这些肿瘤产生的激素导致了肾上腺皮质增生,从而引起上述症状。目前,Cushing综合征泛指各种病因引起皮质醇分泌过多产生的综合症状。而Cushing病则特指引起双侧肾上腺增生和皮质醇增多症的垂体肿瘤(通常为腺瘤)。内源性Cushing综合征较为少见,患病率为1/100 000。该病更常见于成年人,也可发生于儿童。女性较男性更易发病,男女比例约1:8。大部分病人为散发,但是MEN1家族易患ACTH分泌性垂体肿瘤、肾上腺原发肿瘤、异位ACTH分泌性类癌(男性多见)以及支气管腺瘤(女性多见),而出现Cushing综合征症状。

Cushing综合征可分为ACTH依赖性和非ACTH依赖型(表38-17)。皮质醇增多症最常见的病因是外源性甾体类药物的注射,而约70%的内源性Cushing综合征病人是由于ACTH分泌性垂体肿瘤所致。约20%的病人由肾上腺的原发病(腺瘤、增生以及癌)引起,而由于异位ACTH分泌性肿瘤的病人占不到10%。支气管类癌、嗜铬细胞瘤等肿瘤也可分泌促肾上腺皮质激素释放激素(CRH),从而难以与ACTH异位分泌的病人相鉴别,只能通过测定CRH的水平来诊断。严重抑郁病人、酒精中毒病人、妊娠病人、慢性肾衰竭病人以及应激病人也可能会出现皮质醇水平上升,从而出现皮质醇增多症的症状。但是,这些表现均可因原发疾病的治疗而消失,这些病人被称为假Cushing综合征病人。

原发性肾上腺肥大可分为微小结节型、大结节型和巨大结

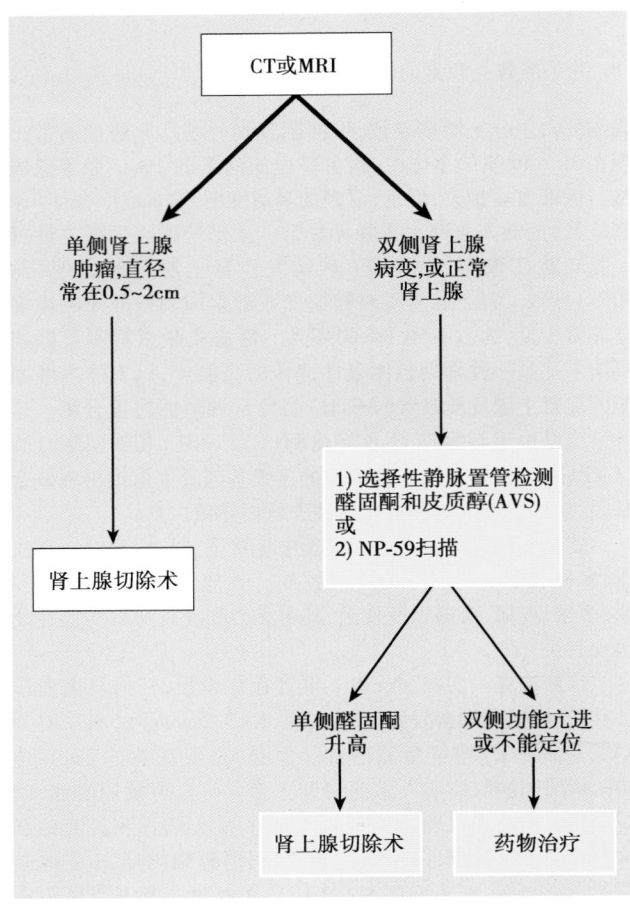

图38-42　肾上腺醛固酮腺瘤的治疗

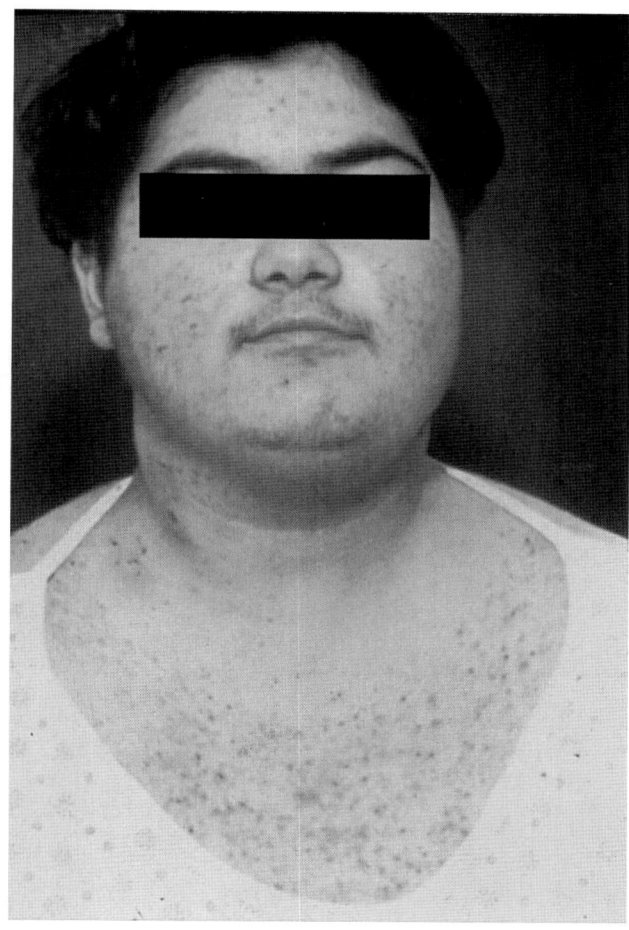

图 38-43　Cushing 综合征的部分表现：满月脸面容、
多毛、痤疮

节型，由于 ACTH 刺激而出现的肾上腺肥大通常为大结节型（结节大小约 3cm）。原发性色素沉着性结节型肾上腺皮质病是一种可引起非 ACTH 依赖型 Cushing 综合征的罕见疾病，主要特征为出现 5mm 以内的黑色肾上腺结节。该病可能与 Carney 综合征（动脉黏液瘤、神经鞘瘤以及色素痣）和免疫受累有关。

症状和体征　Cushing 综合征的典型症状如表 38-18 所

表 38-17	Cushing 综合征病因

ACTH 依赖性（70%）
- 垂体腺瘤或 Cushing 病（约 70%）
- 异位 ACTH 肿瘤[a]（约 170%）
- 异位 CTH 肿瘤（<1%）

ACTH 非依赖性（20%～30%）
- 肾上腺腺瘤（10%～15%）
- 肾上腺皮质癌（5%～10%）
- 肾上腺增生——色素沉着性小结节增生或胃抑肽敏感性大结节增生

其他
- 假 Cushing 综合征
- 医源性——外源性使用类固醇激素

[a] 来源于小细胞肺癌、胰岛细胞瘤、甲状腺髓样癌、嗜铬细胞瘤和发生于肺、胸膜、肠、胰腺及卵巢的类癌
ACTH = 促肾上腺皮质素；CTH = 促肾上腺皮质素释放激素

示。该疾病的早期诊断需要全面了解这些表现并且临床高度可疑。有些病人可能症状较轻，难以诊断，尤其是那些症状表现较为多样，缺乏定义标准时。进行性向心性肥胖是该病最常见的症状，约 95% 的病人会出现。该表现是由于过多皮质醇引起中心性脂肪沉积而外周脂肪和肌肉分解所导致的。脂肪还会沉积在一些较为少见的区域，比如锁骨上区和颈后区，被称为水牛背。隆起的腹部上常出现紫纹。面容肥胖引起满月脸面容，而皮下组织减少则引起多血质。颜面、上背和手臂毛发生长会增多，虽然男性化的表现更多出现在肾上腺皮质肿瘤的病人。内分泌性疾病包括葡萄糖耐受障碍、闭经以及性欲减退或消失。儿童 Cushing 综合征主要表现为肥胖和发育障碍。Cushing 综合征病人还可能出现头痛、视野受损以及垂体功能减退症。一旦出现皮肤色素沉着过多，就意味着异位 ACTH 分泌性肿瘤产生的循环内高水平的 ACTH。

表 38-18	Cushing 综合征的特点	
系统	**临床表现**	
全身	体重增加——向心性肥胖，水牛背，锁骨上脂肪垫	
体表	多毛症，多血质，紫纹，痤疮，皮肤淤血	
心血管	高血压	
肌肉骨骼	广泛性萎缩，骨质减少	
精神神经	情绪稳定，精神病，抑郁	
代谢	糖尿病或糖耐量降低，高脂血症	
肾脏	多尿，肾结石	
性腺	勃起功能障碍，性欲减退，月经不调	

诊断检查　Cushing 综合征可疑病人的检查目的包括两层：确定是否患有 Cushing 综合征以及其病因（图 38-44）。

实验室检查　Cushing 综合征以不能被外源性激素注射降低的高水平糖皮质激素为特征，且其水平不受昼夜变化而影响。隔夜低剂量地塞米松抑制试验应用该原理以筛查病人。在该实验中，病人于晚上 11 点注射 1mg 合成糖皮质激素（地塞米松）并于第二日清晨 8 点测定血清皮质醇水平。器质性正常的成年病人可维持皮质醇水平在 3μg/dl 以内，而大部分 Cushing 综合征病人则不能。轻症病人可能出现假阴性，因此，部分学者认为，该实验的阳性值应当为 1.8μg/dl。假阳性率为 3%，主要出现于慢性肾衰竭病人、抑郁病人以及服用苯妥英等药物（增强地塞米松代谢）的病人。高度临床可疑的阴性病人应当进行典型低剂量地塞米松抑制试验（0.5mg/6h 共 8 次注射，或者 48 小时内 2mg 注射）或者尿皮质醇水平测定。尿中皮质醇水平上升在诊断 Cushing 综合征方面的敏感度为 95%～100%，特异度为 98%，且在鉴别假 Cushing 综合征方面较为有用。尿中游离皮质醇浓度小于 100μg/dl（大部分实验室的标准）可排除皮质醇增多症。总的来说，在诊断 Cushing 综合征方面，24 小时尿游离皮质醇测定和地塞米松试验（临界值 5μg/dl）具有最高的特异度[86]。

一旦皮质醇增多症的诊断成立，就需要进行进一步检查以明确是否为 ACTH 依赖型 Cushing 综合征，最佳的实施方式是测定血浆内 ACTH 的水平（参考值 10～100pg/ml）。由于 Cushing 病和其 CRH 分泌性肿瘤而出现的肾上腺增生病人可出现 ACTH 升高（15～500pg/ml），但是在 ACTH 异位分泌病人体内最高（>1000pg/ml）。而原发性皮质醇分泌性肾上腺

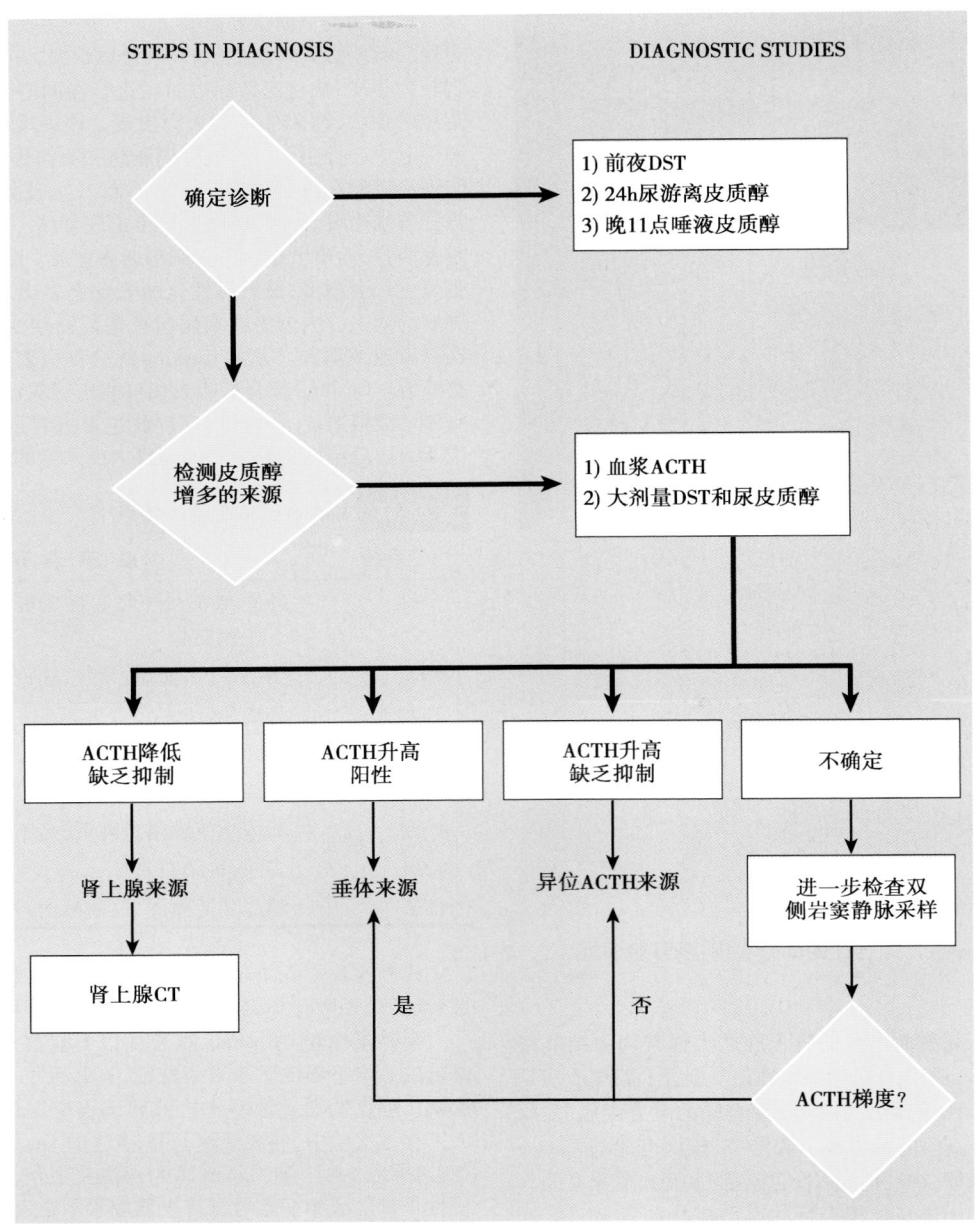

图 38-44 Cushing 综合征的诊断。ACTH,促肾上腺皮质激素;CT,计算机断层扫描;DST,地塞米松抑制试验

肿瘤的病人以体内 ACTH 水平下降为特征。高剂量地塞米松抑制试验可用来区分 ACTH 依赖型 Cushing 综合征的病因(垂体性和异位性)。可应用标准实验(2mg/6h,共 2 天)或者隔夜实验(8mg)检测 24 小时尿皮质醇含量和 17-羟甾体含量。不能将尿皮质醇抑制到 50% 以下可确定异位 ACTH 分泌性肿瘤的诊断。怀疑异位肿瘤的病人应该同时检查甲状腺髓质癌和嗜铬细胞瘤。双侧岩静脉取样对判定病人为 Cushing 病还是异位 Cushing 综合征方面也有帮助。

CRH 检测对于判定 Cushing 综合征的病因也很有帮助,方法是在静脉注射牛 CRH 后 1 小时内每隔 15 分钟测血浆中 ACTH 和皮质醇的含量。原发性肾上腺皮质醇增多症的病人的反应变钝(ACTH 峰值<10pg/ml),而 ACTH 依赖性 Cushing 综合征病人则出现 30pg/ml 以上的峰值。CRH 刺激试验也可提高岩静脉取样的意义。垂体肿瘤病人相较于异位 ACTH 分泌肿瘤病人具有更高的 ACTH 峰值。

影像学检查 腹部 CT 和 MRI 检查在发现肾上腺肿瘤方面具有 95% 的敏感度,且对于鉴别肾上腺腺瘤和癌症也有帮助(详见肾上腺皮质癌章节)。MRI 检查具有可评价血管解剖情况的优势。肾上腺腺瘤在 T_2 加权图像上较暗。利用 NP-59 进行肾上腺的放射闪烁成像同样可以区分肾上腺腺瘤和增生。虽然并不肯定,但是有报道认为,肾上腺冷结节有更大的恶性可能。NP-59 扫描在鉴别肾上腺源性的皮质醇增多症和原发性色素性微结节增生方面意义最大。

在发现垂体肿瘤方面,颅内 CT 薄层扫描具有 22% 的敏感度,而增强颅脑 CT 则具有 33% ~67% 的敏感度。CRH 注射前后进行岩下窦取样测定 ACTH 在垂体肿瘤方面的诊断有很大意义,具有 100% 敏感度。该方法将导管置入颈内静脉和某一外周静脉,两者 ACTH 浓度比在注射前>2 及注射后>3 可诊断垂体肿瘤。在可疑异位 ACTH 分泌的病人,首先应检查胸部及前纵隔 CT 和 MRI,若为阴性,再进行颈部、腹部和盆腔的检查。

治疗　腹腔镜肾上腺切除术是肾上腺腺瘤的首选治疗方式。较大肿瘤(≥6cm)或者可疑肾上腺皮质肿瘤的病人可采用开放性肾上腺切除术。双侧肾上腺切除术可治愈原发性肾上腺增生。

Cushing 综合征的首选治疗是经蝶骨垂体腺瘤切除术,该手术成功率为 80%。目前,术后放射治疗已被应用于顽固性或者复发性病人,但其与全垂体功能减退的发生具有较高的相关性,且部分病人可出现视力受损。因此,利用 CT 引导对肿瘤应用大剂量放射治疗(光子刀或者伽马刀)同时腹腔镜下双侧肾上腺切除的立体放射手术被越来越多地应用。对以上治疗均无法耐受的病人可进行肾上腺抑制剂的药物疗法(药物性肾上腺切除),如酮康唑、美替拉酮和氨鲁米特等。

异位 ACTH 分泌病人的最佳控制方式是治疗原发肿瘤,包括复发病人,如果可能。无法切除性疾病或者异位 ACTH 分泌性肿瘤无法定位的病人可应用药物性肾上腺切除或者腹腔镜下双侧肾上腺切除术。

由于对侧肾上腺功能受到抑制,分泌皮质醇的原发性肾上腺腺瘤病人术前及术后均需注射甾体激素。这些病人对于感染和血栓并发症(凝血因子Ⅷ和 Von Willebrand 因子复合体等凝血因子升高和纤溶受抑制导致血液高凝状态)也具有较高的易感性。外源性激素可能需应用长达 2 年。双侧肾上腺切除术后的病人需应用激素的时间不确定,且其需要盐皮质激素替代疗法,典型的替代剂量包括氢化可的松(10~20mg q A. M, 5~10mg q P. M)和氟氢可的松(0.05~0.1mg/d q A. M)。

肾上腺皮质癌

肾上腺癌的全球发病率为 2/1000 000。这类肿瘤有两个高发年龄峰:儿童时期和四五十岁。大部分肿瘤为散发,家族性病人主要与 p53 种系突变(Li-Fraumeni 综合征)和 MENIN(1 型多内分泌肿瘤)有关,主要涉及的基因座位于 11p(Beckwith-Wiedemann 综合征)、2p(Carney 复合体)和 9q。

症状和体征　约 50% 的肾上腺皮质癌无功能[87],其余病灶可分泌皮质醇(30%)、雄激素(20%)、雌激素(10%)、醛固酮(2%)以及多种激素(35%)。这些具分泌功能病灶的病人通常迅速出现 Cushing 综合征伴男性化表现。无功能肿瘤更多表现为增大的腹部占位和背部疼痛。体重减轻、厌食和恶心在极少数情况下也会出现。

诊断检查　此类病人的早期诊断试验应当包括测定血清电解质水平(排除低钾血症)、尿儿茶酚胺浓度(排除嗜铬细胞瘤)、隔夜 1mg 地塞米松抑制试验、24 小时尿皮质醇和 17-酮甾类测定。

CT 和 MRI 检查对于显示这类肿瘤非常有用(图 38-45)。在图像上,肾上腺占位的大小是诊断恶性最重要的单一标准。在 Copeland 报道的序列中,92% 的肾上腺癌病人病灶直径>6cm[88]。肿瘤大小≥4cm 和 6cm 预测恶性的敏感度、特异度和似然比分别为 96%、51%、2 和 90%、78%、4.1(基于 Surveillance、流行病学和 End results 数据分析)[89]。其他提示恶性的 CT 图像特征包括肿瘤异质性、不规则边界、出血、邻近淋巴结受累或者肝转移。肾上腺占位在 T_2 加权像上呈中等信号密度(与肝脏比值约 1.2:2.8)、明显强化、注射对比剂后消退缓慢也可提示恶性,在局部侵犯到邻近结构,如肝脏、血管(下腔静脉),发生远处转移时也会出现上述特征。一旦肾上腺癌确诊,应当进行胸部和盆腔 CT 扫描以确定肿瘤分期。肾

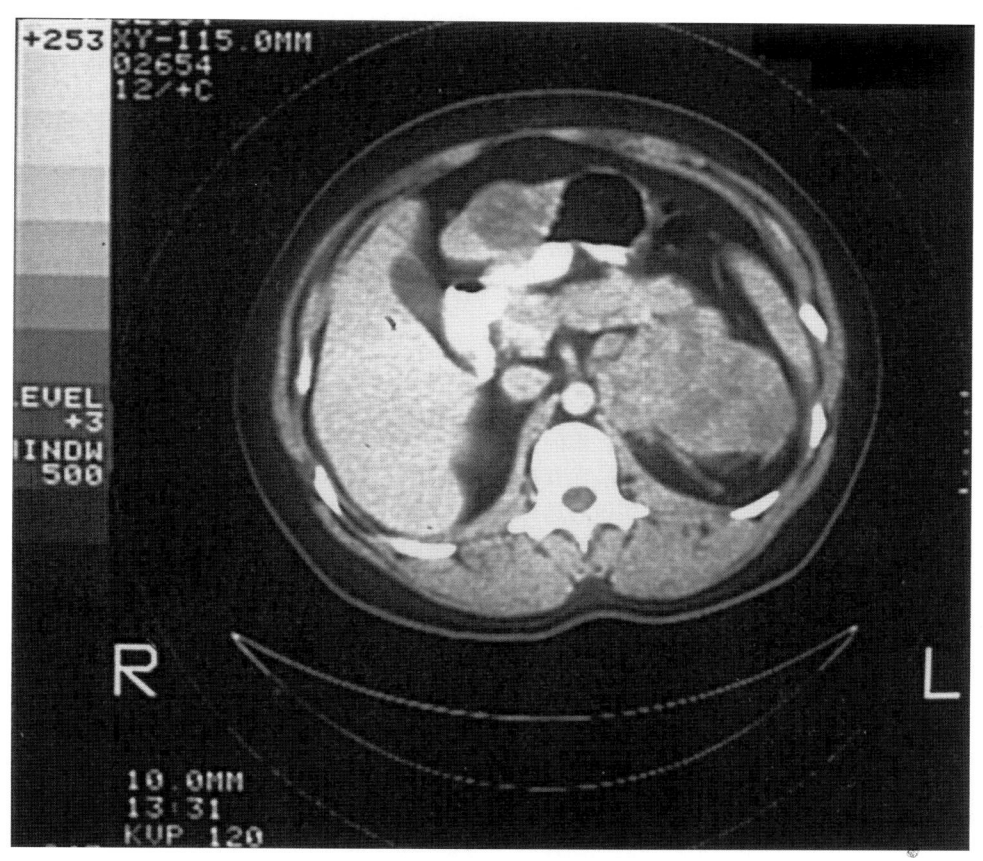

图 38-45　腹部 CT 显示左肾上腺皮质癌和肝转移病灶

上腺皮质癌的 TNM 分期系统如表 38-19 所示。多达 70% 的病人呈现Ⅲ期或Ⅳ期病程。

表 38-19	肾上腺皮质癌的 TNM 分期
分　期	TNM 等级
Ⅰ	T_1, N_0, M_0
Ⅱ	T_2, N_0, M_0
Ⅲ	T_3, N_0, M_0
	$T_{1\sim2}, N_1, M_0$
Ⅳ	$T_{3\sim4}, N_1, M_0$
	任何 T，任何 N，M_1

原发肿瘤（T）：T_1，<5cm 无局部浸润；T_2，>5cm 无局部浸润；T_3，不计大小，局部浸润但无累及周围器官；T_4，不计大小，浸润并累及周围器官；

淋巴结（N）：N_0，无局部淋巴结；N_1，局部淋巴结阳性；

转移（M）：M_0，无远处转移；M_1，远处转移

病理 部分肾上腺皮质癌较大，重 100～1000g。大体检查下肿瘤的出血区域和坏死区域明显。镜下肿瘤细胞呈深染，核大以及核仁突出的典型表现。单纯组织学检查在区分良性腺瘤和恶性癌症方面非常困难。包膜和血管侵袭是恶性肿瘤最可靠的指征。Weiss 等研究了以下共九种诊断标准在鉴别良恶性方面的意义：核等级Ⅲ或Ⅳ级，有丝分裂率大于 5/50 高倍镜视野，异型有丝分裂，透明细胞占肿瘤 25% 以下，弥漫性纹理，镜下坏死，侵犯血管、血窦以及包膜结构。具备以上四种或更多特征的肿瘤具有较大的转移和复发可能[90]。在少数情况下，病人肾上腺肿瘤全切多年后出现转移性疾病，通常这种情况下仅能回顾病理诊断为恶性。

治疗 病人生存率最重要的预测指征是切除的充分性。肿瘤全切的病人 5 年生存率为 32%～48%，而非全切肿瘤病人平均生存时间小于 1 年。因此，肾上腺皮质癌的治疗应当将肿瘤和所有相连的受累淋巴结或者器官（如膈肌、肾脏、胰腺、肝脏或者下腔静脉）一并切除。最佳的实施方式是通过肋下大切口或者右侧胸腹切口行开放性肾上腺切除术。切口应当保证足够宽暴露范围，最小的包膜破裂、肿瘤溢出几率，并允许在需要时对主动脉、下腔静脉和肾部血管的控制。

米托坦（o,p-DDD 或者 1,1-二氯-2-o-氯苯基-2-p 氯苯基乙烷），是杀虫剂 DDT 的衍生物，具有使肾上腺凋亡的活性，被用于无法切除肿瘤或者转移肿瘤的辅助治疗中。但是，该治疗方式的有效性尚存在一定争议，并且未产生生存率的上升。而且，该药具有明显的胃肠道和神经系统副反应，尤其在 2～6g/d 的有效剂量时。Terzolo 等回顾分析了利用该药进行的辅助治疗，发现治疗组的生存病人中无复发生存率明显升高[91]。但是，该药的常规应用尚需随机对照试验的研究。测定血中米托坦的浓度可确定该药当前是否产生疗效。肾上腺皮质癌通常转移至肝脏、肺和骨骼。

孤立性复发病灶更为适合采用外科斑块切除，该方法已被证明具有较长生存时间。应用于该肿瘤的系统化疗药物有依托泊苷、顺铂、多柔比星以及最近更多应用的紫杉酚，但是化疗持续效果较低，可能由于肿瘤内分泌表达多种药物耐受基因（MDR-1）。体外试验数据表明，化疗药物联合应用米托坦可有效地逆转抗药性。生长因子抑制剂舒巴坦的应用作为肾上腺皮质癌的治疗方式在近期受到关注，但是，该药物尚需进一步研究，尤其因为其可能具有严重的神经毒性。自然存在的杀虫剂（从棉属植物中提取）棉酚也似乎具有抑制肾上腺皮质肿瘤细胞系和体内肿瘤生长的作用。但是，在有限的临床研究中较低的有效率和较高死亡率减少了该药的使用率。肾上腺皮质癌对于传统放射治疗的外线束也相对不敏感，但是，该治疗被应用于骨转移的缓解中。酮康唑、美替拉酮和氨鲁米特对于控制皮质醇的高分泌状态也有效果。

性激素分泌过多

肾上腺腺瘤或者癌分泌肾上腺雄激素，可引起男性化综合征。该类肿瘤的女性病人可出现多毛、闭经、不孕及其他一些男性化的表现，比如肌肉发达、嗓音变厚、头顶渐秃。男性病人相对来说更难诊断，因此，发现时通常已经是进展期。儿童病人表现为生长发育过快、面容和阴毛早熟、痤疮、生殖器增大以及嗓音深厚。女性化肾上腺肿瘤较为少见，男性病人发生于 30～50 岁，可导致男性乳房发育、不育、睾丸萎缩等；女性病人则表现为经期不规则或者功能失调性子宫出血，闭经妇女出现阴道流血，女童可出现乳房增大、初潮早发等青春期早熟表现。

诊断检查 男性化肿瘤可分泌过多的雄激素前体，去氢表雄酮（DHEA），血浆中 DHEA 可直接测定，尿中以 17-酮甾类存在。女性化肿瘤病人尿中 17-酮甾类和雌激素水平均上升。雄激素分泌性肿瘤通常也分泌其他激素，如糖皮质激素。

治疗 男性化和女性化肿瘤的治疗通常为肾上腺切除术。组织学上很难诊断恶性病灶，但是可以通过局部侵袭、复发、远处转移等特点反应。米托坦、氨鲁米特和酮康唑等抗肾上腺素药物在控制转移病人的症状方面有一定作用。

先天性肾上腺增生

先天性肾上腺增生（CAH）涉及由肾上腺甾体类合成酶系缺少或缺乏导致的多种障碍。21-羟化酶（CYP21A2）缺乏症是最常见的酶缺乏疾病，占 90% 以上的 CAH 病例。该种酶的缺乏导致 11-脱氧皮质醇的合成及孕酮前体转化为 11-脱氧皮质酮（11-DOC）产生障碍。糖皮质激素和醛固酮的缺乏导致 ACTH 水平上升，从而产生过多的肾上腺雄激素前体和皮质类固醇前体，如 17-羟孕酮和 Δ^4 雄烯二酮。这些化合物在外周组织中被转化为睾酮，从而导致男性化症状。21-羟化酶完全缺乏的病人在出生后即出现男性化、腹泻、血容量不足、低钠血症、高钾血症、高色素沉着等症状。该酶部分缺乏可在出生时或之后出现男性化症状。这些病人不像酶完全缺乏的病人那样容易产生钠盐流失。11β-羟化酶缺乏症是 CAH 第二常见的原因，可引起高血压（由于 11-脱氧皮质酮积累）、男性化和高色素沉着。其他一些酶的缺乏包括 3β-羟化脱氢酶和 17-羟化酶。先天性肾上腺类脂质增生是 CAH 最严重的形式，由于胆固醇碳链酶缺乏症引起，该酶缺乏导致所有类固醇生物合成途径的破坏，所以导致女性显性病人致死性钠盐流失综合征。

诊断检查 特异性酶缺乏症可通过染色体组型分析和血浆、尿固醇含量测定诊断。最常见的酶缺乏症是 21-羟化酶缺乏症，可导致血浆内 17-羟孕酮和孕酮含量上升，其原因是上述化合物不能分别转化为 11-脱氧皮质醇和 11-脱氧皮质酮。11β-羟化酶缺乏症是第二常见的疾病，它可导致血浆中 11-DOC 和 11-脱氧皮质醇含量上升。地塞米松抑制试验（2～4mg/6h，7 天）可用于鉴别肾上腺增生和肿瘤。CT、MRI 和碘胆固醇扫描通常被用于定位肿瘤。

治疗 CAH 病人通常采用内科治疗,利用皮质醇和盐皮质激素替代疗法抑制下丘脑垂体肾上腺轴的功能。但是,甾体激素所需的剂量通常超过生理值且引起医源性皮质醇增多症。最近,腹腔镜下双侧肾上腺切除术被建议应用于 CAH 病人,且在不同形式的部分病例中得到成功实施。

肾上腺髓质疾病

嗜铬细胞瘤

嗜铬细胞瘤发病率较低,尸检结果显示发病率为 0.3% ~ 0.95%,生物化学筛查检出率约为 1.9%。任何年龄段均可发病,发病的高峰年龄为 40 ~ 50 岁和 50 ~ 60 岁两个年龄段,性别无差异。异位肾上腺肿瘤,亦称为功能性副神经节瘤,可以发生在交感神经节,如主动脉旁体、颈部、纵隔、腹部以及盆腔。嗜铬细胞瘤被称之为 10% 肿瘤,因为以下原因:10% 双侧发病,10% 是恶性的,10% 发生在儿童,10% 发生在肾上腺外,10% 是家族性的。

大约 50% 的嗜铬细胞瘤发生于 MEN2A 与 MEN2B 综合征。这两种综合征是常染色体显性遗传,是由 RET 原癌基因突变引起的。另外一种增加嗜铬细胞瘤风险的综合征是 von Hippel-Lindau(vHL)病,这也是一种常染色体显性遗传病。该综合征的症状包括:视网膜血管瘤,中枢神经系统成血管细胞瘤,肾囊肿,肾癌,胰腺囊肿和附睾囊腺瘤。嗜铬细胞瘤在 vHL 综合征中的发病率约 14%。导致 vHL 病的基因是抑癌基因染色体 3p 的缺失。嗜铬细胞瘤也可以伴随其他肿瘤如神经纤维瘤 1 型(NF1 基因)和其他神经外胚层疾病(Sturge-Weber 综合征和结节性硬化症)、Carney 综合征(胃上皮平滑肌肉瘤、肺软骨瘤和肾上腺外的副神经节瘤)、MEN1 综合征、家族性副神经节瘤和由于琥珀酰脱氢酶家族基因突变(SDHB、SDHC 和 SDHD)引起的嗜铬细胞瘤综合征。

症状和体征 头痛、心悸、出汗是嗜铬细胞瘤的典型三联征,另外,以下症状也可能会间歇出现:焦虑、震颤、感觉异常、潮红、胸痛、气短、腹痛、恶心、呕吐以及一些非特异性表现。心脑血管病变如心肌梗死和脑血管意外可能随之而来。这些症状可以被以下的刺激诱导:运动、排尿、排便。临床最常见的症状是高血压。嗜铬细胞瘤病人是少数可以治愈的高血压病之一,占高血压病人的 0.1% ~ 0.2%。与该肿瘤相关的高血压可能表现为:病人的血压可能在平稳状态下阵发性的增高,持续血压升高伴随阵发血压突然增高,持续增高血压升高。未诊断明确的病人接受外科手术或穿刺治疗时,有可能发生猝死。

诊断实验和生化检测 嗜铬细胞瘤是通过检测 24 小时尿液样本中儿茶酚胺及其代谢水平和血浆去甲肾上腺素水平诊断的。尿液中肾上腺素对于诊断嗜铬细胞瘤,灵敏度为 98%,同时特异度也高。而 VMA 的检测,灵敏度及特异度均稍差一些。造成假阳性的原因可能是摄入咖啡因、生瓜果或含 α-甲基多巴的药物。分段检测尿液中儿茶酚胺(去甲肾上腺素,肾上腺素和多巴胺)也非常敏感,但特异度不高。与肾上腺嗜铬细胞瘤主要分泌肾上腺素不同,由于肾上腺外肿瘤缺乏苯乙醇胺 N-甲基转移酶,因此这些肿瘤分泌去甲肾上腺素。许多生理和病理状态可以改变血浆儿茶酚胺水平。因此,它们往往被认为不如尿液测试准确。肿瘤常常分泌一种或多种激素,因此肾上腺素和去甲肾上腺素都应该进行检测。据报道,去甲肾上腺素 2000pg/ml,肾上腺素 200pg/ml 为截点时,灵敏度为 85%,特异度为 95%。可乐定是一种可以抑制神经介导的儿茶酚胺分泌过量的药物,但不能缓解嗜铬细胞瘤分泌。常规的可乐定抑制试验定义为口服可乐定 0.3mg,3 小时后,基底儿茶酚胺水平<500pg/ml。嗜铬粒蛋白 A 为单体酸性蛋白,这是存储于肾上腺髓质和其他神经内分泌肿瘤伴随儿茶酚胺释放的激素。据报道,将其与儿茶酚胺联合诊断嗜铬细胞瘤的灵敏度为 83%,特异度为 96%。最近的研究表明,血浆肾上腺素是最可靠的指标,其诊断嗜铬细胞瘤的敏感度接近 100%。

影像研究 一旦已经通过生物化学检验诊断为嗜铬细胞瘤,影像学检查对肿瘤定位及判断有无转移是很必要的。CT 扫描对嗜铬细胞瘤的诊断敏感度达 85% ~ 95%,特异度为 70% ~ 100%(图 38-46A)。尽管最近有些关于静脉造影剂增强扫描的报道,在扫描中应该尽量不用造影剂以降低发生高

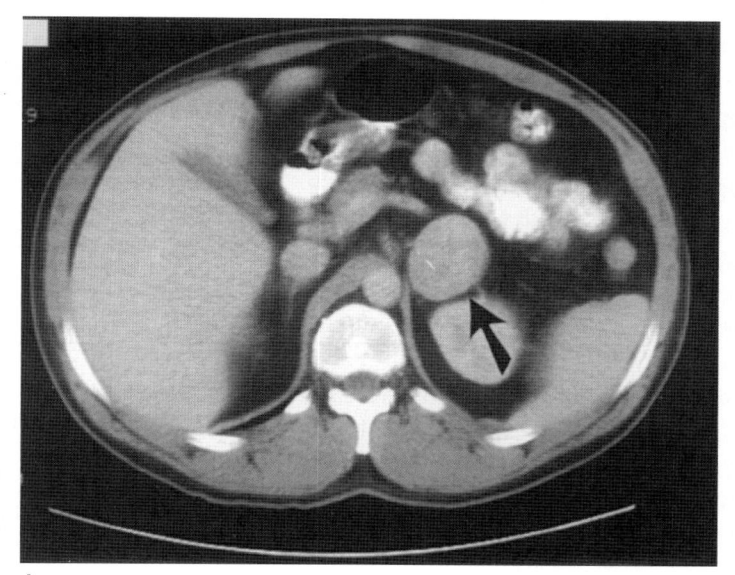

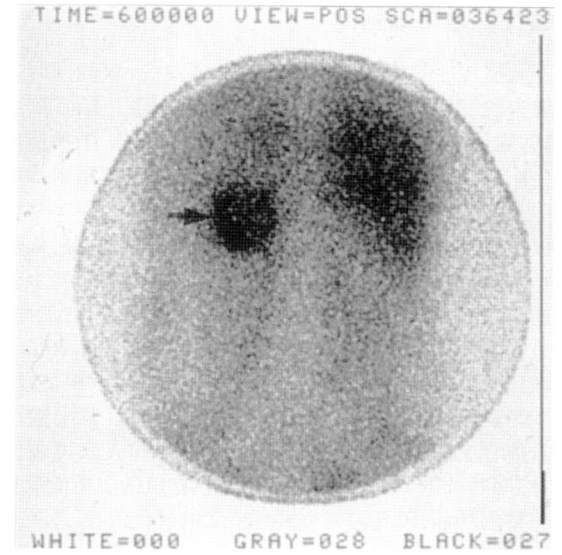

图 38-46 A. CT 示左侧肾上腺嗜铬细胞瘤(箭头所示)。B. 间碘苯甲胍

血压危象的概率。图像应该包括膈肌至主动脉分叉的区域以保证包括主动脉体旁的器官。CT 扫描不能提供功能方面信息,也不能确诊嗜铬细胞瘤。MRI 扫描诊断嗜铬细胞瘤,其敏感度为95%,特异度为100%。如此高的诊断水平得益于 T_2 加权像的特征表现和孕妇都可以注射的无辐射危害的对比剂钆的使用。间碘苯甲胍由于其结构与去甲肾上腺素结构类似,其在肾上腺髓质细胞的小囊泡中被吸收和浓缩。正常肾上腺髓质组织不能吸收间碘苯甲胍。因此,[131]I 标记间碘苯甲胍可以较好地定位嗜铬细胞瘤(图 38-46B),尤其是异位嗜铬细胞瘤。该诊断的灵敏度为77% ~89%,特异度为88% ~100%。

治疗   嗜铬细胞瘤的治疗目的主要在于控制血压和血容量。α 受体阻滞剂如酚苄明,术前 1 ~3 周开始,每天两次,一次 10mg,随着补水量的增加,剂量可能加到每天 300 ~400mg。应该提醒病人警惕直立性低血压。另外一个 α 受体阻滞剂如哌唑嗪和其他种类如 ACE 抑制剂和钙通道阻滞剂同样有效。β 受体阻滞剂如普萘洛尔,每 6 ~8 小时一次,每次剂量为 10 ~40mg,对于患有持续性心动过速和心律失常的病人往往需要术前增加剂量。β 受体阻滞剂仅用于足量 α 受体阻滞剂与水合之后,目的在于防止 α 受体激动作用(如高血压危象和充血性心力衰竭)。病人应当术前适当扩容,预防由于肿瘤切除术后血管舒张所造成的低血压。

肾上腺切除是首选的治疗。手术的目标在于完整的切除肿瘤并防止肿瘤包膜破裂。外科手术需要进行非侵入性和侵入性的监测,包括动脉和中央静脉插管。对于充血性心力衰竭或冠状动脉疾病的病人,Swan-Ganz 导管可能是必要的。麻醉过程中必须避免压力,吸入剂的使用,如异氟醚和安氟醚是首选,因为它们具有最小的心脏抑制作用。术中控制血压常用药物包括硝普钠、硝酸甘油和酚妥拉明。术中控制心律失常最好的药物是短效 β 受体阻滞剂如艾司洛尔。肾上腺手术通常是通过一个开放前方开口,这是为了便于探查双侧肿瘤、肾上腺外病灶或转移病灶。但是,对于直径<5cm 的嗜铬细胞瘤,可以通过腹腔镜安全地切除。术后,这些病人容易出现低血压,由于缺乏肾上腺素刺激和随之而来的血管舒张,因此需要大剂量扩容。

遗传性嗜铬细胞瘤

遗传性的嗜铬细胞瘤往往是多发的,双侧同时发生。一般来说,当肿瘤是一侧单发时,单侧的肾上腺切除是推荐术式,这是因为一旦病人接受双侧肾上腺切除术,所造成的艾迪生病(Addison disease)需要终身服用类固醇激素。对于肾上腺双侧肿瘤的病人,保留肾上腺皮质的肾上腺次全切除术可以最大限度地保留肾上腺皮质功能和减低双侧肿瘤病人的死亡率。与肾上腺全切相比,通过短期临床随访,肾上腺腹腔镜次全切除术已被证明其减低了手术死亡率[93]。然而,这些病人仍然面临着嗜铬细胞瘤复发的危险,据报道,20% vHL 病人在接受肾上腺次全切后,中位复发时间为 40 个月,33% 的 MEN2 病人复发时间为术后 54 ~88 个月。肾上腺全切后的自体肾上腺皮质组织移植可能对这些病人来说是另一个选择,同时减少了复发的危险。但是,移植的皮质组织很难提供完整的功能,因此需要类固醇激素的替代治疗。

恶性嗜铬细胞瘤

12% ~29% 的嗜铬细胞瘤是恶性的,这部分肿瘤病人的存活率比较低。并没有绝对的组织学标准诊断恶性嗜铬细胞瘤。事实上,核多形性、核异型和丰富的有丝分裂也可以出现在良性肿瘤。良性结节也可以表现包膜和血管的入侵。恶性肿瘤通常侵犯周围组织或发生远处转移。最常见的转移部位骨、肝、局部淋巴结、肺和腹膜,脑、胸膜、皮肤和肌肉偶尔也会被侵犯。一些研究还表明,年龄偏大的病人和体积较大的肿瘤其恶性程度较大。虽然随着肿瘤体积的增大,嗜铬细胞瘤的恶性程度增加,但是对于局限于本部位的肿瘤,体积对于预测其恶性程度并没有必然的联系[94]。鉴于临床上较难确定肿瘤的恶性(不存在转移的情况下),对一些其他的特征进行了研究,如 DNA 倍体,肿瘤大小,坏死,神经肽 Y mRNA 表达和血清神经元特异性烯醇化酶。恶性嗜铬细胞瘤更有可能表达 p53 和 bcl-2,激活端粒酶。最近的数据表明,流式细胞仪和分子标记如 Ki-67,金属蛋白酶组织抑制剂和 COX-2,在评估肿瘤的恶性方面有一定的价值。MEN 综合征中所表现出的嗜铬细胞瘤很少表现为恶性。与之相反,SDHB 种系突变的病人更易发生肾上腺外恶性肿瘤[92]。

肾上腺偶发瘤

在影像学检查中发现的,无明显病因的肾上腺病变称为肾上腺偶发瘤。这个定义不包括因激素分泌过多和已知罹患癌症病人所做的影像学检查。该病在 CT 检查中的发生率为 0.4% ~4.4%。

鉴别诊断

肾上腺偶发瘤的鉴别诊断可见于表 38-20。对于无肿瘤病史并且罹患肾上腺偶发瘤的病人,无功能性的肾上腺皮质腺瘤占绝大多数(36% ~94%)。在美国梅奥诊所就诊的一系列病人中,没有一例病人的无功能性病变发生进展,引起临床和生化指标异常。然而,其他研究表明,5% ~20% 罹患明显的无功能性皮质腺瘤的病人有潜在和轻微的糖皮质激素分泌异常,极少部分良性表现的偶发瘤其实是恶性肿瘤。

表 38-20	肾上腺偶发瘤的鉴别诊断
功能性病变	**无功能性病变**
良性肿瘤	**良性肿瘤**
醛固酮瘤	皮质腺瘤
皮质醇分泌性腺瘤	骨髓脂肪瘤
性激素分泌性腺瘤	囊肿
嗜铬细胞瘤	神经节细胞瘤
恶性肿瘤	**恶性肿瘤**
肾上腺皮质癌	转移瘤
恶性嗜铬细胞瘤	肾上腺皮质癌

从定义上看,偶发瘤病人没有临床上典型的 Cushing 综合征,但是据估计在8% 病人中却出现了亚临床型 Cushing 综合征。亚临床型 Cushing 综合征的特点是轻微的皮质醇分泌过量的表现,例如体重增加,皮肤萎缩,满月脸,糖尿病和高血压,同时伴有皮质醇分泌昼夜规律的变异,自主皮质醇分泌和对地塞米松抑制试验的抵抗性。总皮质醇产生量和 24 小时尿皮质醇水平可能是正常的。对于亚临床型 Cushing 综合征的自然病程检查表明,尽管绝大多数病人表现为无临床症状,

而一些病人却会发展为临床上典型的 Cushing 综合征。此外，有病例报告称，一侧肾上腺术后由于对侧肾上腺也出现不明原因的皮质醇分泌抑制，会导致肾上腺危象的发生，使得术前对激素水平的确定显得十分重要，特别是在腹腔镜肾上腺切除术后病人早期出院的地区。

肾上腺是很多恶性肿瘤的常见转移部位，有肺癌，乳腺癌，黑色素瘤，肾细胞癌和淋巴瘤。有报道称，对于有非肾上腺恶性肿瘤病史和发现有单侧肾上腺结节的病人，转移性肿瘤的发生率为 32% ~ 73%。肾上腺髓性脂肪瘤是由造血细胞和成熟的脂肪组织组成的无生化功能的良性病变，它很少见于肾上腺偶发瘤。其他一般来说更少见的病变包括肾上腺囊肿、神经节细胞瘤和出血。

诊断检查

对肾上腺偶发瘤的诊断目的在于明确病人能否从肾上腺切除术中受益（例如，罹患功能性肿瘤和肿瘤恶性发展倾向的病人）。对于一些有影像学检查支持是明显的囊肿，出血，髓样脂肪瘤或者广泛转移瘤的无症状病人，没必要做其他的检查。所有其他病人都应当进行激素分泌性肿瘤的相关检查：①小剂量（1mg）地塞米松抑制试验或者 24 小时尿皮质醇水平检测来诊断亚临床型 Cushing 综合征和 17-酮类固醇（如果有可疑的性类固醇分泌过量）；②24 小时尿液收集检测儿茶酚胺以及其代谢产物甲氧基肾上腺素、香草扁桃酸水平或者血浆中甲氧基肾上腺素的水平来诊断嗜铬细胞瘤；③在高血压病人中检测血清电解质、血浆醛固酮和肾素水平来诊断醛固酮瘤。确诊性试验建立在最初的筛查试验基础上。

测定肾上腺偶发瘤的潜在恶性程度更加困难。肾上腺病变的恶性危险程度与它的大小有关。直径大于 6cm 的偶发瘤大概有 35% 的恶性可能。然而，因为也有报道肾上腺恶性肿瘤的直径小于 6cm，所以通过大小来评估恶性程度不能绝对化。现如今，通过偶发瘤影像学特点来预测肿瘤恶性程度的方法越来越普及。良性肾上腺腺瘤有均质性，良好的包膜完整性，边缘平滑而规则。在 CT 扫描中，良性肾上腺腺瘤表现为低密度病变（小于 10Hu）。相比较而言，肾上腺恶性肿瘤在 CT 扫描中表现为高密度病变（大于 18Hu），不均质性，边缘不规整，还有可能出现局部浸润和邻近淋巴结肿大征象。在 MRI T_2 加权图像中，肾上腺腺瘤呈现出比肝脏低的信号密度（肾上腺组织/肝脏<1.4），而恶性肿瘤和转移瘤呈现出中等密度（肿块/肝脏 1.2：2.8）。嗜铬细胞瘤的信号密度远高于肝脏信号密度，比率是>3。不幸的是，比值范围有重合，信号密度对于预测病变的性质不能达到 100% 的准确。使用 NP-59 的放射性核素图像也被用于区别不同种类的肾上腺病变，一些专家的意见为 NP-59 的摄取能够 100% 地预测良性病变（腺瘤），而如果 NP-59 没有被摄取，则肿瘤一定是非腺瘤样病变。然而，这项技术还没有被广泛地接受，因为在做此项检查一周前病人需要摄入非放射碘来避免甲状腺的摄取，图像将在服用对比剂后 5 ~ 7 天获得，所以可能会发生假阳性和假阴性。FNAB 不能被用作鉴别肾上腺腺瘤和恶性肿瘤。如此而言，FNAB 对于有癌症病史并发现孤立的肾上腺结节病人的诊断很有帮助，在这种情况下，FNAB 的阳性预测值几乎达到 100%，虽然有报道称假阴性率也达到了 33%。活检通常在 CT 引导下进行而且对于可能的嗜铬细胞瘤需要完成周

的活检前检查，以避免高血压危象的发生。

临床处理

对于罹患偶发瘤的病人的诊断流程推理图如图 38-47。患有功能性肿瘤或者明显的恶性肿瘤病变的病人应当接受肾上腺切除术。亚临床型 Cushing 综合征的病患会出现血浆 ACTH 水平被抑制，尿液中皮质醇水平升高，有高度风险进展为 Cushing 综合征，对于此类病人，我们建议进行手术干预。如果病人血浆中 ACTH 和尿液中游离皮质醇水平正常，年龄<50 岁，最近体重增加，有高血压、糖尿病或者骨质缺乏，也应考虑对其进行肾上腺切除术。

对于无功能的病变，需要从手术的发病率和死亡率来权衡肿瘤的恶性程度。肾上腺切除术还适用于直径>6cm 或者那些在影像学检查上可疑的肿瘤，比如说混杂肿块密度，不规整的包膜，或者累及邻近的淋巴结。我们建议对于直径<4cm，在影像学上呈现良性病变特点的肿瘤进行非手术治疗并且严格地定期随访。然而，对于直径在 4 ~ 6cm 并且在影像学上表现为良性病变特点的肿瘤的诊疗仍存在争议（比如，这群病人既可以进行病情观察，也可以进行手术治疗）。来自不同地区的内分泌外科医师对于这样处于"中间区域"的病人给出了不同的建议，有的建议肾上腺切除适应证肿瘤直径大小临界值是 3cm，有的建议 4cm 或者 5cm。然而，在处理这些病人病情时候必须要考虑几个重要点：①以肿瘤大小标准来衡量恶性程度不是决定性的，因为它们来自于特定的一群病人；②肾上腺肿瘤的真实直径与 CT 和 MRI 图像上呈现的直径相比被低估了至少 1cm，因为肿瘤在从头至尾的轴上大得多；③偶发瘤的自然进程是多变的，依赖于基础诊断，研究人群的年龄和结节的大小。年长的病人很可能有无功能性腺瘤。与这些无功能病变长期转归相关的现有有限的数据表明恶性转变并不常见。此外，那些在两年随访时间里直径增大至少 1cm 的肿瘤和有细微的激素水平异常的肿瘤似乎更可能变大。激素明显产生过多很可能发生于直径>3cm 和 NP-59 摄取过多的肿瘤。外科医师更倾向于为一位病变直径大小为 4cm 的 40 岁病患手术，同时选择随访有着同样病变大小的合并多种疾病的 80 岁老人。

基于上述的考虑，在没有合并症的年轻人群中，选择均质肿瘤直径为 3 ~ 4cm 作为肾上腺切除术肿瘤直径临界值，而在有显著合并症的年长病患中，肿瘤的大小临界值是 5cm。在随访期间增大的病变也需进行肾上腺切除术。对于髓样脂肪瘤一般不需要肾上腺切除术，除非考虑有恶变的倾向，而这种情况很少见，或者出血渗入病变，这种情况在髓样脂肪瘤直径>4cm 时可能会发生。这些肿瘤，即使生长得很大，也能通过腹腔镜技术切除。对曾有非肾上腺肿瘤病史的孤立性肾上腺转移瘤病人进行手术切除术已经被证明能延长病人的生存率。如果可疑的肾上腺转移瘤比较大而且很典型，我们可以施行切除术以明确诊断或者为了单纯减少肿瘤细胞。

肾上腺功能不全

肾上腺功能不全是由原发性肾上腺疾病导致的，也可能是继发性 ACTH 缺乏导致（表 38-21）。原发性肾上腺功能不全最常见的原因是自身免疫系统疾病，感染和肿瘤转移灶的沉积。自发性肾上腺出血见于暴发性脑膜炎球菌败血症

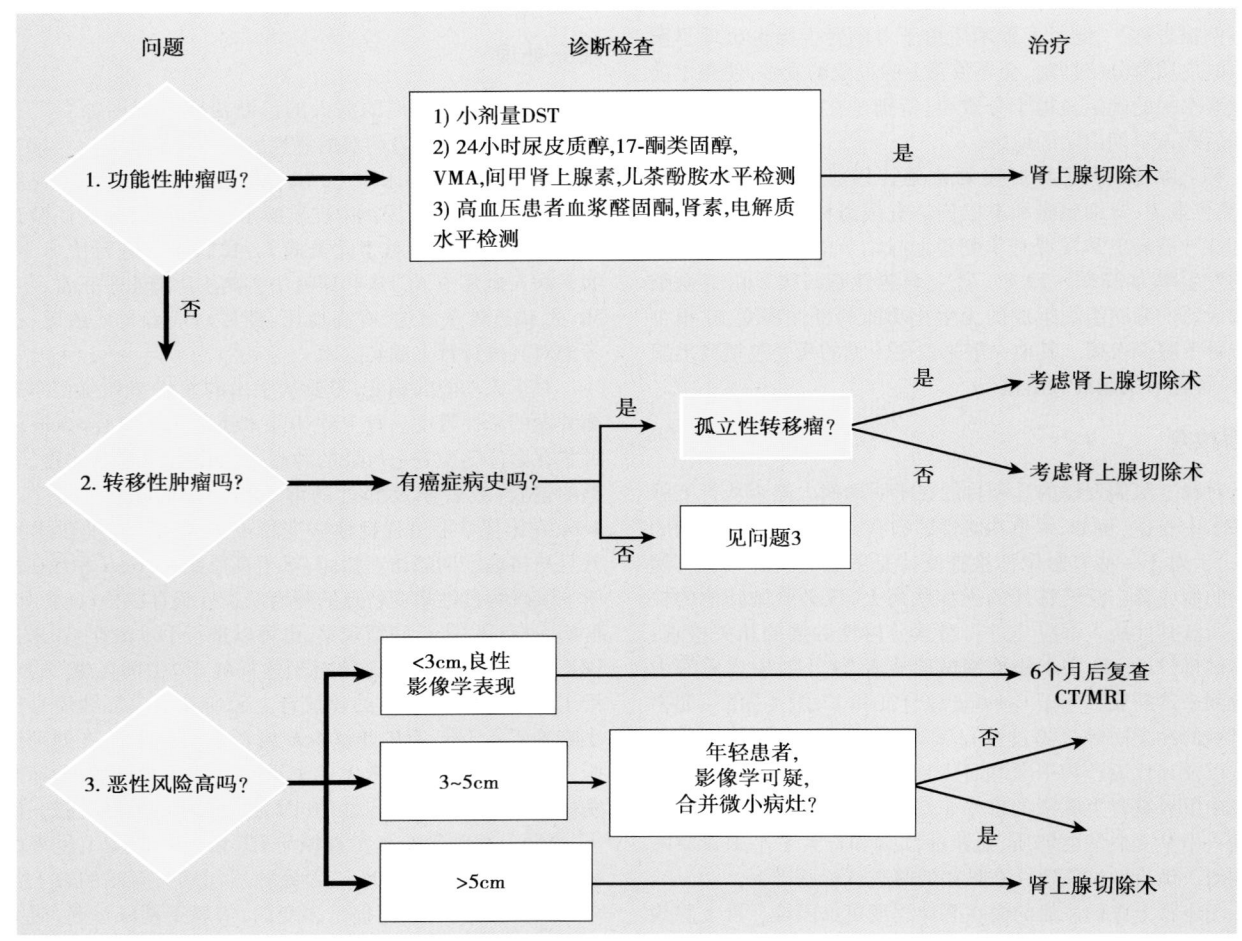

图 38-47 肾上腺偶发瘤的治疗算法。CT,计算机断层扫描;DST,地塞米松抑制试验;MRI,磁共振成像;VMA,香草基扁桃酸

(Waterhouse-Friderichsen 综合征)。双侧肾上腺出血也可继发于创伤、重度应激、感染和凝血障碍疾病,如果对此病认识不足,结果是致命的。外源性糖皮质激素治疗抑制肾上腺内分泌功能是最常见的肾上腺功能不全的原因。

表 38-21　肾上腺功能不全的病因

原发性	继发性
自身免疫系统疾病(Ⅰ型和Ⅱ型自身免疫性多腺体病)	外源性糖皮质激素治疗
感染—结核,真菌,巨细胞病毒,HIV 病毒	双侧肾上腺切除术
出血—自发性(暴发性脑膜炎球菌败血症)和继发性于应激、创伤、感染、凝血障碍或者抗凝剂的使用	垂体或者下丘脑肿瘤
肿瘤转移	垂体出血(产后 Sheehan 综合征)
浸润性疾病—淀粉样变性,血色沉着病	
肾上腺白质营养不良症	经蝶骨垂体切除术
先天性肾上腺增生	
药物—酮康唑　甲吡酮　氨鲁米特,米托坦	

症状和体征

凡是具有任何相关危险因素的应激病人,都应当怀疑可能出现急性肾上腺功能不全。临床表现类似败血症、心肌梗死或肺栓塞,病人出现发热、全身无力、思维混乱、恶心、呕吐、嗜睡、腹痛或严重的低血压。慢性肾上腺功能不全病人临床表现可能更加难以捉摸,比如出现于发生肿瘤全身转移的病人,症状包括疲乏、喜食盐、体重减轻、恶心、呕吐和腹痛。这些病人体内 CRH 和 ACTH 分泌增加,引起 α-促黑色素细胞刺激素副产物分泌增加,最终可能出现色素沉着过度。

诊断实验

典型的实验学诊断包括低钠血症,高钾血症,嗜酸粒细胞增多,轻微的氮质血症和空腹或反应性低血糖症。在大约 20% 的病人外周血涂片中能检查出嗜酸粒细胞增多。ACTH 刺激试验用来诊断肾上腺功能不全。通过静脉输注 ACTH,检测病人 0、30、60 分钟的皮质醇水平。皮质醇峰值<20μg/dl 提示肾上腺功能不全。ACTH 的水平也能被用来鉴别原发性和继发性肾上腺功能不全。ACTH 水平高而血浆皮质醇水平低是原发性肾上腺功能不全的诊断依据。

治疗

治疗必须开始于临床诊断怀疑的时候,即使检查结果还没出来或者病人存活的几率很小。治疗包括容量复苏,我们使用至少 2~3L 的 0.9% 生理盐水输入,或者在生理盐水中加入 5% 葡萄糖溶液。抽血检测电解质的水平(钠离子浓度降低和钾离子浓度升高),血糖水平(低),皮质醇水平(低),ACTH 水平(原发性肾上腺功能不全加重和继发性肾上腺功能不全减轻),嗜酸细胞数量定量计数。静脉给予地塞米松(4mg)。我们也可以给予氢化可的松(每 8 小时静脉注射100mg),但是此药可能会干扰皮质醇水平的检测。一旦病人的病情稳定,应当寻找、证实和治疗基础性疾病,例如感染。ACTH 刺激试验应当被用来明确诊断。糖皮质激素可以逐渐减少至维持剂量(晨起口服氢化可的松 15~20mg 和晚上氢化可的松 10mg),当生理盐水输注中断时,可以给予盐皮质激素(氟氢可的松每天 0.05~0.1mg)。

肾上腺外科手术

手术方式选择

肾上腺切除术手术方式为开放式或者腹腔镜手术。对于上述任何术式,肾上腺的暴露可以通过前入路、侧入路或者经腹膜后腔的后入路。手术入路的选择依据肿瘤的大小和性质以及外科医师的经验。腹腔镜肾上腺切除术已经快速成为切除直径<6cm 而且呈现良性外观肿瘤的标准化手术选择。腹腔镜肾上腺切除术在处理肾上腺皮质恶性肿瘤上存在争议。

无论术前或术后,关于因腹腔镜肾上腺切除术引起的局部肿瘤复发和腹腔内肿瘤种植的数据资料是存在争议的。尽管腹腔镜肾上腺切除术处理孤立性肾上腺转移瘤看上去似乎可行并且安全(假如肿瘤没有局部浸润以及肿瘤可以被完整地切除),但是开放性肾上腺切除术或者腹腔镜辅助开放性肾上腺手术对于怀疑或者已确诊的肾上腺皮质恶性肿瘤以及恶性嗜铬细胞瘤是最安全的术式。选择进行腹腔镜肾上腺切除术的肿瘤大小临界值通常由技术水平和医师经验决定,而不是肿瘤的绝对大小。手辅式腹腔镜肾上腺切除术可能在腹腔镜肾上腺切除术和中转为开放性手术之间提供一座桥梁。目前还没有直接比较开放性和腹腔镜肾上腺切除术的随机临床研究。然而,有研究表明腹腔镜肾上腺切除术能减少出血量,减轻术后疼痛,减少麻醉药的使用,缩短住院天数,能使病人回去后更快投入工作。

腹腔镜肾上腺切除术

手术在全身下进行。预计术中大量输液的病人(如肿瘤较大的功能性嗜铬细胞瘤病人),常规动脉置管,必要时留置中央静脉置管。建议留置鼻胃管和导尿管。术前无需常规使用抗生素,除非病人患有 Cushing 综合征。腹腔镜肾上腺切除术可通过经腹腔入路(前或侧)或者经腹膜后腔入路(外侧或后侧)。多数腹腔镜外科医师首选外侧入路,利用重力辅助牵开周围的器官。但双侧肾上腺病变病人需要在术中变换体位。前侧经腹腔入路优势在于提供传统的腹腔手术视野,且无需变换体位即可行双侧肾上腺切除术。外侧经腹腔入路经常被采用,下面详细介绍外侧经腹腔入路。

外侧经腹腔入路 病人采用外侧卧位,手术台在腰部屈曲以延展胸廓下缘与髂嵴之间的空间(图 38-48)。外科医师和助手站在同侧,面朝病人的正面。通过 Veress 气腹针技术或者 Hasson 开放技术进气来制造气腹。一般说来,4 个孔径为 10mm 的套管针被放置于锁骨正中线内侧与腋前线外侧之间,肋骨下 1~2 指宽(图 38-48),尽管可以在手术需要时另外建立腹壁通道。30°腹腔镜镜头经第二个或者正对锁骨正中线的通道进入,大多数手术中的分离操作通过最外侧的通道进行。然而,为了获得最佳手术视野,相应的器械和孔道也需要调整位置。

对于右侧肾上腺切除术,我们使用一个扇形的牵引器经最内侧的通道推开肝脏。一个无损伤的组织抓钳和 L 形电灼钩分别经两个外侧的通道放入用以分离组织。当右侧的三角韧带被切开,肝脏向内侧旋转(图 38-49A)。偶尔在右侧肾上腺切除术时可能需要游离结肠肝曲。术中我们通过手术中直视和采用无损伤组织抓钳轻触来识别右肾。肾上腺位于肾脏的内上方。用电灼钩打开 Gerota 筋膜。首先从内上方开始分离肾上腺,然后向下方进行,以顺时针方向分离肾上腺周围组织。我们用组织抓钳钳夹肾上腺周围组织,或者用钝性组织抓钳辅助肾上腺周围做圆周样分离。我们在右侧肾上腺静脉汇入下腔静脉处辨认右侧肾上腺静脉,用夹子结扎,然后用内镜剪刀离断。血管吻合器可以作为另外一种选择用来在内镜

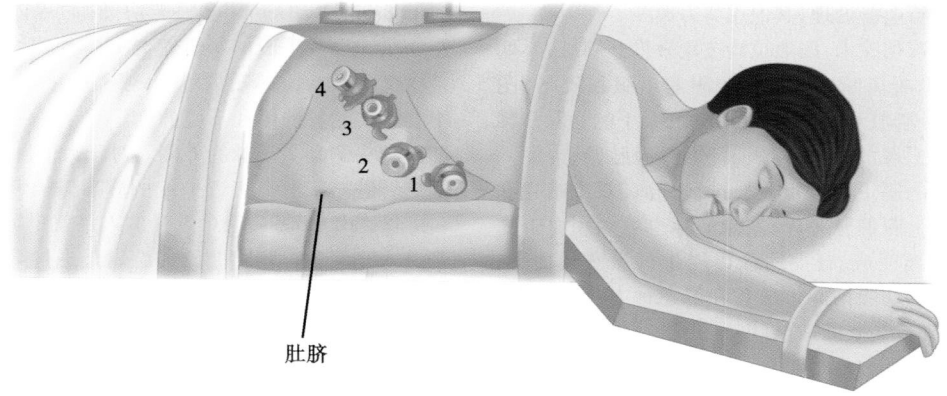

肚脐

图 38-48   病人体位及腹腔镜肾上腺切除术的套管针放置。4 个套(管)针从锁骨正中线至腋前线依次放置

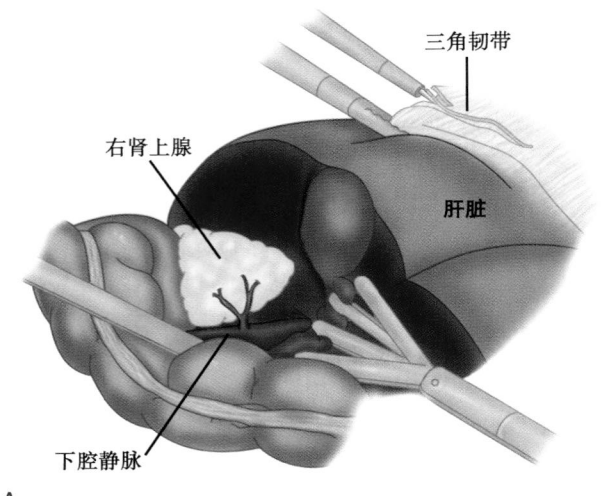

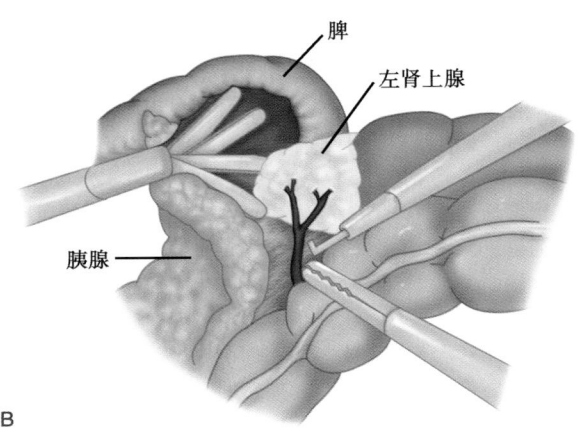

图 38-49   腹腔镜肾上腺切除术的技巧。通过离断三角韧带暴露右侧肾上腺(A),通过分离和翻转脾脏和胰尾来寻找左侧肾上腺(B)

下离断静脉。右侧可能存在第 2 根肾上腺静脉。一般说来,在腔静脉端采用两个夹子结扎。尽管手术早期明确肾上腺静脉的位置对于辅助游离和防止损伤有所帮助,但是只要确保是安全的,任何时候都可以离断肾上腺静脉。早期结扎肾上腺静脉可以更容易地移动腺体,但是却因为静脉充血,随后的离断会变得更加困难。关于靠近肾上腺的动脉分支,如果是小动脉的话可以进行电凝处理,其他用剪刀离断。

对于左侧肾上腺切除术,扇形拉钩被用来推开脾脏,早期游离脾曲,随后用电凝离断脾脏的外侧附着组织和胰尾(图 38-49B)。重力会使脾脏和胰尾向内侧下垂,余下的切除步骤类似于切除右侧肾上腺的步骤。除了肾上腺静脉,从内侧汇入左侧肾上腺静脉的膈下静脉也需要进行分离,双重结扎和离断。就像右侧肾上腺静脉一样,左侧静脉也可以用血管吻合器离断。一旦分离完成,肾上腺区可以进行灌洗和抽吸。几乎不需要引流。将切除的腺体放置在尼龙标本袋中,从其中一个通道取出,如果需要的话,可以先粉碎,再取出。

腹膜后入路   腹膜后入路能为到达肾上腺提供更直接的途径,而且能避免有过腹部手术史的病人发生腹部粘连。更重要的是,双侧肾上腺切除可以同时进行而无须再调整病人的体位。术中超声能够帮助辨认肾上腺但却使分离和暴露更

加困难,因为操作的空间是有限的。术中超声让止血变得困难而且也不适用于大的肿瘤病变(>5cm)。这项技术越来越多地被用于导致高醛固酮血症的小腺瘤。

病人被置于折刀状卧位,手术台在腰部弯曲以撑开肋后缘与骨盆之间的间隙。用触诊确定第 12 肋的位置。皮下超声被用来确定体内肾脏与肾上腺的轮廓。当施行腹腔镜手术时,外科医师站在要被切除的肾上腺一侧而助手则站在对侧。在 12 肋缘下 2cm 处平行做一个 1.5cm 的切口,其位置就在肾脏下极的外侧。用 12mm 孔径的套管针通过后腹壁的肌肉层进入,然后在 0°腔镜的直视下进入肾周间隙。另一种选择是外科医师用手指钝性分离来找到 Gerota 筋膜后的间隙。套管针随之被分离气囊替代,在腹腔镜直视下用手工打气筒向里面打气。然后用 12mm 孔径的套管针再次插入这个间隙,向里面吹入 CO_2 使压力达到 12 ~ 15mmHg。之后用 45°的腹腔镜替换 0°的腹腔镜。在建立的第一个通道两侧分别各置入一个 5mm 和 10mm 孔径的套管针。紧接着用腔镜超声帮助定位肾上腺及其血管。肾上腺从上极开始分离,再向外侧和下端分离。内侧的分离通常在最后进行,而血管的确认和分离则按照之前所描述的外侧经腹腔入路进行。

开放肾上腺切除术

开放肾上腺切除术可以通过 4 种入路,每种都有相应的优点和缺点。前入路可以做腹部探查也可以通过单个切口做双侧肿瘤的切除。后入路可以避免剖腹手术的切口,尤其是那些有心肺疾病和那些容易发生伤口并发症的病人(Cushing 综合征),同时也能避免有腹部手术史的病人发生腹腔粘连。恢复时间会加快,住院时间会缩短。然而,腹膜后手术的暴露是困难的,尤其对于肥胖的病人,狭小的空间使操作直径>6cm 的肿瘤是不易的。外侧入路对于肥胖病人和大肿瘤的病人是最佳选择因为它能提供更大的手术操作空间。胸腹联合入路对于大的恶性肿瘤(>10cm)的全切是最有效的。然而,这与有些显著的发病率有关,所以应该选择性的应用。

前入路   肾上腺应该沿着中线的切口或者双侧肋下切口被切除(图 38-50)。中线切口可以让脐下充分暴露以探测肾上腺以外的肿瘤,而双侧肋下切口则可以使肾上腺的上缘和外侧缘暴露得更好。在右侧,游离结肠肝曲的下方,三角韧带被切开而把肝脏向内侧和上侧推开。一般都用科赫尔手法从前侧游离十二指肠,然后暴露腹膜后脂肪和下腔静脉(图 38-51A)。Gerota 筋膜被切开,而腺体则和周围的纤维脂肪组织以及下面的肾脏游离开。外侧缘和上缘通常最先被游离。然后,右侧的短肾上腺静脉被切开结扎分离,注意不要损伤到肝静脉和下腔静脉。对于左侧来说,肾上腺位于胰尾的头侧和主动脉的外侧。对于大的肿瘤,最好通过向内侧旋转脏器来游离接近中线的脾、结肠、胰腺以暴露肾上腺(图 38-51B)。另一个可选择的入路就是通过分离胃结肠韧带进入小网膜。胰腺上侧的游离是通过切开其与下面腹膜的连接,从而暴露左肾和肾上腺。右侧的腺体也是同样的暴露方式。

后入路   病人俯卧置于手术台上,与腹腔镜的入路相似。需要做施行一个曲棍球杆形状的或是曲线切口,然后一直延伸到背阔肌和骶棘筋膜。第 12 肋通常从它的底部切断而第 11 肋向上牵引以暴露出胸膜和右侧肝上的外侧弓状韧带。

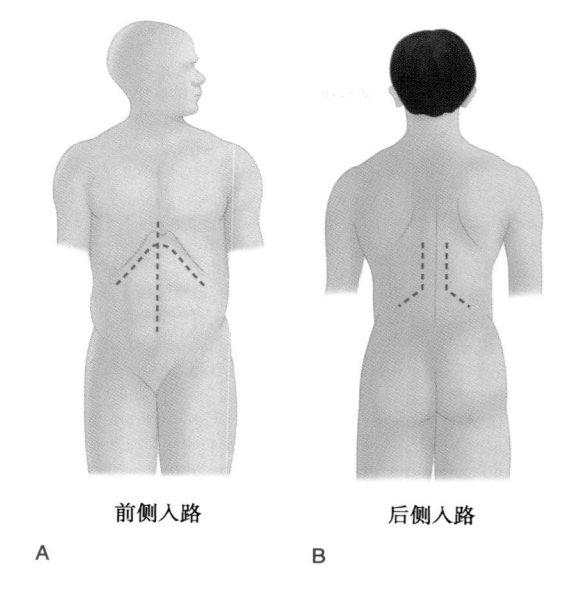

前侧入路　　　　　后侧入路

A　　　　　　　　B

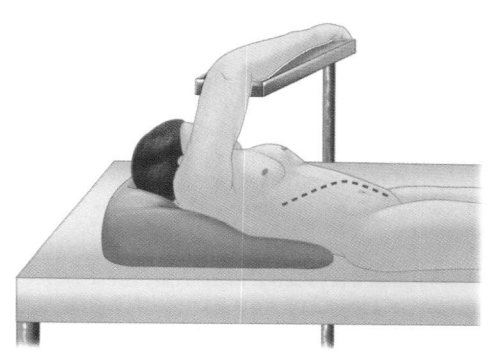

胸腹联合入路

C

图 38-50　开放性肾上腺切除术的切口。前侧入路（A）、后侧入路（B）和胸腹联合入路（C）

胸膜向头侧游离以至于暴露肾上腺和肾脏。首先游离肾上腺的上侧，然后找到上侧的血管并结扎。这样可以防止肾上腺被向上牵拉。腺体剩下的部分随之被游离，然后整个肾上腺和肿瘤都被切除。这个留下的间隙通常是被肾周脂肪逐层包裹。术后需拍胸部平片以排除气胸。

外侧入路　病人侧卧位置于弯曲的手术台上，切口位于在第 11 肋和第 12 肋之间或是第 12 肋缘下。之后的分离步骤则按照前入路所描述的进行。

手术并发症

Cushing 综合征的病人更易发生感染（切口处或腹腔内脓肿）和血栓并发症。气腹的建立过程，例如 Veress 针头和套管针的插入，皮下气肿，血流动力学的改变，这些都会导致许多内脏的损伤。过度的牵拉和分离会造成下腔静脉和肾血管的损伤，或是像肝脏、胰腺、脾和胃这样的周围脏器的损伤，这些会导致出血。术后血流动力学的不稳定会出现在罹患嗜铬细胞瘤的病人身上，双侧肾上腺切除的病人有发生肾上腺功能不全的危险，而有时单侧肾上腺切除也有可能发生（未被发

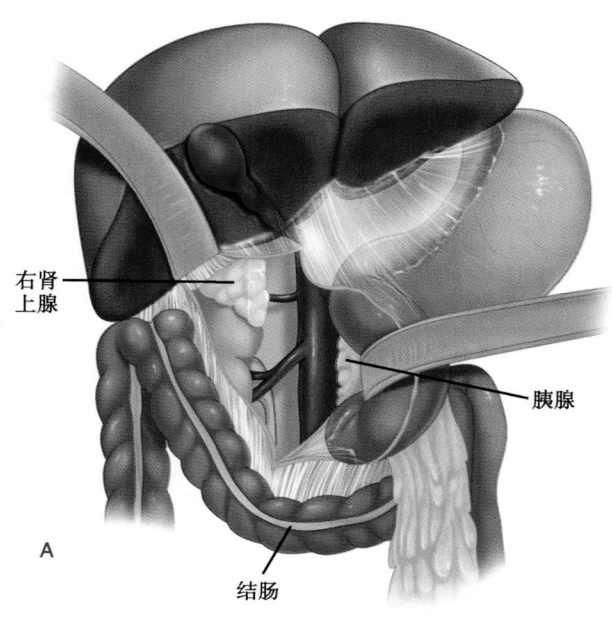

右肾上腺　　　　　　　　　　胰腺

结肠

A

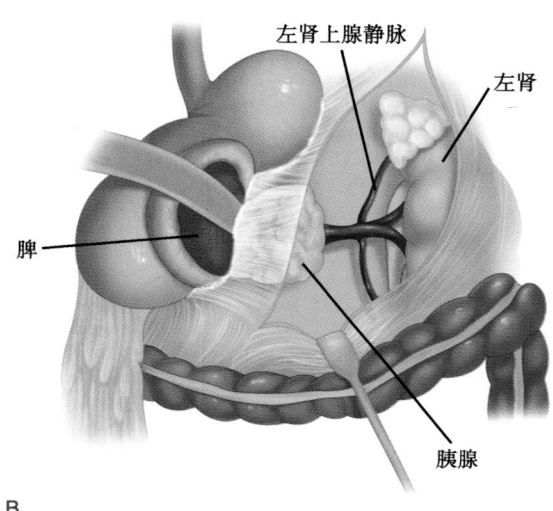

左肾上腺静脉　　左肾

脾　　　　　　　　胰腺

B

图 38-51　开放性肾上腺切除术的技巧。通过科赫尔手法游离十二指肠后肝脏自然向上回缩来暴露右侧肾上腺（A），通过脾脏和胰腺的内旋来暴露左侧肾上腺（B）

现的 Cushing 综合征病人或很少见的 Conn 综合征病人）。远期并发症主要是由于在放置套管针时损伤了神经根，这会导致慢性疼痛综合征和肌肉萎缩，尽管这更多发生于开放手术时。

因为 Cushing 综合征而做了双侧肾上腺切除术的病人中约有 30% 存在发生 Nelson 综合征的危险，这与先前存在的垂体肿瘤的过度生长有关。这会使 ACTH 的水平升高，色素沉着过度，视野缺损，头痛，眼外肌麻痹。经蝶骨垂体切除术是最早的治疗手段，而对于残留肿瘤或发生鞍外侵袭的病人可以使用外侧束放疗。

（殷茜　李兴睿　张旭　王保军 译）

参考文献

亮蓝色标记的是主要参考文献。

1. Plaza CP, Lopez ME, Carrasco CE, et al: Management of well-differentiated thyroglossal remnant thyroid carcinoma: time to close the debate? Report of five new cases and proposal of a definitive algorithm for treatment. *Ann Surg Oncol* 13:745, 2006.

2. Page C, Monet P, Peltier J, et al: Non-recurrent laryngeal nerve related to thyroid surgery: Report of three cases. *J Laryngol Otol* 122:757, 2008.

3. Cernea CR, Ferraz AR, Nishio S, et al: Surgical anatomy of the external branch of the superior laryngeal nerve. *Head Neck* 14:380, 1992.

4. Bouknight AL: Thyroid physiology and thyroid function testing. *Otolaryngol Clin North Am* 36:9, 2003.

5. Finkelstein SE, Grigsby PW, Siegel BA, et al: Combined [(18)F]fluorodeoxyglucose positron emission tomography and computed tomography (FDG-PET/CT) for detection of recurrent, (131)I-negative thyroid cancer. *Ann Surg Oncol* 15:286, 2008.

6. Vaidya B, Oakes EJ, Imrie H, et al: CTLA4 gene and Graves' disease: Association of Graves' disease with the CTLA4 exon 1 and intron 1 polymorphisms, but not with the promoter polymorphism. *Clin Endocrinol* 58:732, 2003.

7. Streetman DD, Khanderia U: Diagnosis and treatment of Graves disease. *Ann Pharmacother* 37:1100, 2003.

8. Hagen F, Chapman EM: Comparison of high and low dosage levels of I-131 in the treatment of thyrotoxicosis. *N Engl J Med* 277:559, 1967.

9. Singer RB: Long-term comparative cancer mortality after use of radioiodine in the treatment of hyperthyroidism, a fully reported multicenter study. *J Insur Med* 33:138, 2001.

10. Cundiff JG, Portugal L, Sarne DH: Parathyroid adenoma after radioactive iodine therapy for multinodular goiter. *Am J Otolaryngol* 22:374, 2001.

11. Muller PE, Bein B, Robens E, et al: Thyroid surgery according to Enderlen-Hotz or Dunhill: A comparison of two surgical methods for the treatment of Graves' disease. *Int Surg* 86:112, 2001.

12. Krohn K, Paschke R: Somatic mutations in thyroid nodular disease. *Mol Genet Metab* 75:202, 2002.

13. Brook I: Microbiology and management of acute suppurative thyroiditis in children. *Int J Pediatr Otorhinolaryngol* 67:447, 2003.

14. Moshynska O, Saxena A: Clonal relationship between Hashimoto's thyroiditis and thyroid lymphoma. *J Clin Pathol* 61:438, 2008.

15. Biondi B, Cooper DS: The clinical significance of subclinical thyroid dysfunction. *Endocr Rev* 29:76, 2008.

16. De M, Jaap A, Dempster J: Tamoxifen therapy in steroid-resistant Riedels disease. *Scott Med J* 47:12, 2002.

17. Knudsen N, Laurberg P, Perrild H, et al: Risk factors for goiter and thyroid nodules. *Thyroid* 12:879, 2002.

18. Ron E: Thyroid cancer incidence among people living in areas contaminated by radiation from the Chernobyl accident. *Health Phys* 93:502, 2007.

19. Kebebew E: Hereditary non-medullary thyroid cancer. *World J Surg* 32:678, 2008.

20. Bajaj Y, De M, Thompson A: Fine needle aspiration cytology in diagnosis and management of thyroid disease. *J Laryngol Otol* 120:467, 2006.

21. Nobrega LH, Paiva FJ, Nobrega ML, et al: Predicting malignant involvement in a thyroid nodule: Role of ultrasonography. *Endocr Pract* 13:219, 2007.

22. Nikiforova MN, Nikiforov YE: Molecular genetics of thyroid cancer: Implications for diagnosis, treatment and prognosis. *Expert Rev Mol Diagn* 8:83, 2008.

23. Thomas GA, Bunnell H, Cook HA, et al: High prevalence of RET/PTC rearrangements in Ukrainian and Belarussian post-Chernobyl thyroid papillary carcinomas: A strong correlation between RET/PTC3 and the solid-follicular variant. *J Clin Endocrinol Metab* 84:4232, 1999.

24. Xing M: BRAF mutation in papillary thyroid cancer: Pathogenic role, molecular bases, and clinical implications. *Endocr Rev* 28:742, 2007.

25. Lui WO, Foukakis T, Liden J, et al: Expression profiling reveals a distinct transcription signature in follicular thyroid carcinomas with a PAX8-PPAR(gamma) fusion oncogene. *Oncogene* 24:1467, 2005.

26. Roti E, Rossi R, Trasforini G, et al: Clinical and histological characteristics of papillary thyroid microcarcinoma: Results of a retrospective study in 243 patients. *J Clin Endocrinol Metab* 91:2171, 2006.

27. Hay ID, Grant CS, Taylor WF, et al: Ipsilateral lobectomy versus bilateral lobar resection in papillary thyroid carcinoma: A retrospective analysis of surgical outcome using a novel prognostic scoring system. *Surgery* 102:1088, 1987.

28. Cady B, Rossi R: An expanded view of risk-group definition in differentiated thyroid carcinoma. *Surgery* 104:947, 1988.

29. *AJCC Cancer Staging Manual*, 6th ed. New York: Springer-Verlag, 2002.

30. DeGroot LJ, Kaplan EL, McCormick M, et al: Natural history, treatment, and course of papillary thyroid carcinoma. *J Clin Endocrinol Metab* 71:414, 1990.

31. Lee JH, Lee ES, Kim YS: Clinicopathologic significance of BRAF V600E mutation in papillary carcinomas of the thyroid: A meta-analysis. *Cancer* 110:38, 2007.

32. Cady B, Sedgwick CE, Meissner WA, et al: Risk factor analysis in differentiated thyroid cancer. *Cancer* 43:810, 1979.

33. Mazzaferri EL, Jhiang SM: Long-term impact of initial surgical and medical therapy on papillary and follicular thyroid cancer. *Am J Med* 97:418, 1994.

34. Hay ID, Grant CS, Bergstralh EJ, et al: Unilateral total lobectomy: Is it sufficient surgical treatment for patients with AMES low-risk papillary thyroid carcinoma? *Surgery* 124:958; discussion 64, 1998.

35. Mazzaferri EL, Massoll N: Management of papillary and follicular (differentiated) thyroid cancer: New paradigms using recombinant human thyrotropin. *Endocr Relat Cancer* 9:227, 2002.

36. Bilimoria KY, Bentrem DJ, Ko CY, et al: Extent of surgery affects survival for papillary thyroid cancer. *Ann Surg* 246:375; discussion 81, 2007.

37. Cooper DS, Doherty GM, Haugen BR, et al: Management guidelines for patients with thyroid nodules and differentiated thyroid cancer. *Thyroid* 16:109, 2006.

38. Sivanandan R, Soo KC: Pattern of cervical lymph node metastases from papillary carcinoma of the thyroid. *Br J Surg* 88:1241, 2001.

39. Hunt JL, Yim JH, Tometsko M, et al: Loss of heterozygosity of the VHL gene identifies malignancy and predicts death in follicular thyroid tumors. *Surgery* 134:1043; discussion 7, 2003.

40. Carroll NM, Carty SE: Promising molecular techniques for discriminating among follicular thyroid neoplasms. *Surg Oncol* 15:59, 2006.

41. Weber F, Teresi RE, Broelsch CE, et al: A limited set of human MicroRNA is deregulated in follicular thyroid carcinoma. *J Clin Endocrinol Metab* 91:3584, 2006.

42. Thompson LD, Wieneke JA, Paal E, et al: A clinicopathologic study of minimally invasive follicular carcinoma of the thyroid gland with a review of the English literature. *Cancer* 91:505, 2001.

43. Short SC, Suovuori A, Cook G, et al: A phase II study using retinoids as redifferentiation agents to increase iodine uptake in metastatic thyroid cancer. *Clin Oncol (R Coll Radiol)* 16:569, 2004.

44. Keum KC, Suh YG, Koom WS, et al: The role of postoperative external-beam radiotherapy in the management of patients with papillary thyroid cancer invading the trachea. *Int J Radiat Oncol Biol Phys* 65:474, 2006.

45. Cunha N, Rodrigues F, Curado F, et al: Thyroglobulin detection in fine-needle aspirates of cervical lymph nodes: A technique for the diagnosis of metastatic differentiated thyroid cancer. *Eur J Endocrinol* 157:101, 2007.

46. Skinner MA, Safford SD, Freemerman AJ: RET tyrosine kinase and medullary thyroid cells are unaffected by clinical doses of STI571. *Anticancer Res* 23:3601, 2003.

47. de Groot JW, Plaza Menacho I, Schepers H, et al: Cellular effects of imatinib on medullary thyroid cancer cells harboring multiple endocrine neoplasia Type 2A and 2B associated RET mutations. *Surgery* 139:806, 2006.

48. Chatal JF, Campion L, Kraeber-Bodere F, et al: Survival improvement in patients with medullary thyroid carcinoma who undergo pretargeted anti-carcinoembryonic-antigen radioimmunotherapy: A collaborative study with the French Endocrine Tumor Group. *J Clin Oncol* 24:170, 2006.

49. Brandi ML, Gagel RF, Angeli A, et al: Guidelines for diagnosis and therapy of MEN type 1 and type 2. *J Clin Endocrinol Metab* 86:5658, 2001.

50. Skinner MA, Moley JA, Dilley WG, et al: Prophylactic thyroidectomy in multiple endocrine neoplasia type 2A. *N Engl J Med* 353:1105, 2005.

51. Iagaru A, Masamed R, Singer PA, et al: Detection of occult medullary thyroid cancer recurrence with 2-deoxy-2-[F-18]fluoro-D-glucose-PET and PET/CT. *Mol Imaging Biol* 9:72, 2007.

52. Brignardello E, Gallo M, Baldi I, et al: Anaplastic thyroid carcinoma: Clinical outcome of 30 consecutive patients referred to a single institution in the past 5 years. *Eur J Endocrinol* 156:425, 2007.

53. de Perrot M, Fadel E, Mercier O, et al: Surgical management of mediastinal goiters: When is a sternotomy required? *Thorac Cardiovasc Surg* 55:39, 2007.

54. Chan WF, Lang BH, Lo CY: The role of intraoperative neuromonitoring of recurrent laryngeal nerve during thyroidectomy: A comparative study on 1000 nerves at risk. *Surgery* 140:866; discussion 72, 2006.

55. Akerström G, Malmaeus J, Bergstrom R: Surgical anatomy of human parathyroid glands. *Surgery* 95:14, 1984.

56. Gilmour J: The gross anatomy of the parathyroid glands. *J Pathol* 46:133, 1938.

57. Raue F, Haag C, Schulze E, et al: The role of the extracellular calcium-sensing receptor in health and disease. *Exp Clin Endocrinol Diabetes* 114:397, 2006.

58. Awad SS, Miskulin J, Thompson N: Parathyroid adenomas versus four-gland hyperplasia as the cause of primary hyperparathyroidism in patients with prolonged lithium therapy. *World J Surg* 27:486, 2003.

59. Doherty GM. Multiple endocrine neoplasia type 1. *J Surg Oncol* 89:143, 2005.

60. Balogh K, Racz K, Patocs A, et al: Menin and its interacting proteins: Elucidation of menin function. *Trends Endocrinol Metab* 17:357, 2006.

61. Shattuck TM, Valimaki S, Obara T, et al: Somatic and germ-line mutations of the HRPT2 gene in sporadic parathyroid carcinoma. *N Engl J Med* 349:1722, 2003.

62. Talpos GB, Bone HG 3rd, Kleerekoper M, et al: Randomized trial of parathyroidectomy in mild asymptomatic primary hyperparathyroidism: Patient description and effects on the SF-36 health survey. *Surgery* 128:1013; discussion 20, 2000.

63. Greutelaers B, Kullen K, Kollias J, et al: Pasieka Illness Questionnaire: Its value in primary hyperparathyroidism. *ANZ J Surg* 74:112, 2004.

64. Vestergaard P, Mollerup CL, Frokjaer VG, et al: Cardiovascular events before and after surgery for primary hyperparathyroidism. *World J Surg* 27:216, 2003.

65. Hedback G, Tisell LE, Bengtsson BA, et al: Premature death in patients operated on for primary hyperparathyroidism. *World J Surg* 14:829; discussion 36, 1990.

66. Wermers RA, Khosla S, Atkinson EJ, et al: Survival after the diagnosis of hyperparathyroidism: A population-based study. *Am J Med* 104:115, 1998.

67. Scholz DA, Purnell DC: Asymptomatic primary hyperparathyroidism. 10-year prospective study. *Mayo Clin Proc* 56:473, 1981.

68. Silverberg SJ, Shane E, Jacobs TP, et al: A 10-year prospective study of primary hyperparathyroidism with or without parathyroid surgery. *N Engl J Med* 341:1249, 1999.

69. Proceedings of the NIH Consensus Development Conference on diagnosis and management of asymptomatic primary hyperparathyroidism. Bethesda, Maryland, October 29–31, 1990. *J Bone Miner Res* 6:S1, 1991.

70. Bilezikian JP, Potts JT Jr., Fuleihan Gel H, et al: Summary statement from a workshop on asymptomatic primary hyperparathyroidism: A perspective for the 21st century. *J Clin Endocrinol Metab* 87:5353, 2002.

71. Sheldon DG, Lee FT, Neil NJ, et al: Surgical treatment of hyperparathyroidism improves health-related quality of life. *Arch Surg* 137:1022; discussion 6, 2002.

72. Sackett WR, Bambach CP: Bilateral subtotal laparoscopic adrenalectomy for phaeochromocytoma. *ANZ J Surg* 73:664, 2003.

73. Johnson NA, Tublin ME, Ogilvie JB: Parathyroid imaging: Technique and role in the preoperative evaluation of primary hyperparathyroidism. *AJR Am J Roentgenol* 188:1706, 2007.

74. Lavely WC, Goetze S, Friedman KP, et al: Comparison of SPECT/CT, SPECT, and planar imaging with single- and dual-phase (99m)Tc-sestamibi parathyroid scintigraphy. *J Nucl Med* 48:1084, 2007.

75. Fujii H, Kubo A: Sestamibi scintigraphy for the application of minimally invasive surgery of hyperfunctioning parathyroid lesions. *Biomed Pharmacother* 56:7s, 2002.

76. Sharma J, Milas M, Berber E, et al: Value of intraoperative parathyroid hormone monitoring. *Ann Surg Oncol* 15:493, 2008.

77. Westerdahl J, Bergenfelz A: Unilateral versus bilateral neck exploration for primary hyperparathyroidism: Five-year follow-up of a randomized controlled trial. *Ann Surg* 246:976, 2007.

78. Gagner M: Endoscopic subtotal parathyroidectomy in patients with primary hyperparathyroidism. *Br J Surg* 83:875, 1996.

79. Silverberg SJ, Rubin MR, Faiman C, et al: Cinacalcet hydrochloride reduces the serum calcium concentration in inoperable parathyroid carcinoma. *J Clin Endocrinol Metab* 92:3803, 2007.

80. Carpenter JM, Michaelson PG, Lidner TK, et al: Parathyromatosis. *Ear Nose Throat J* 86:21, 2007.

81. Caron NR, Sturgeon C, Clark OH: Persistent and recurrent hyperparathyroidism. *Curr Treat Options Oncol* 5:335, 2004.

82. Elder GJ: Parathyroidectomy in the calcimimetic era. *Nephrology* 10:511, 2005.

83. Triponez F, Kebebew E, Dosseh D, et al: Less-than-subtotal parathyroidectomy increases the risk of persistent/recurrent hyperparathyroidism after parathyroidectomy in tertiary hyperparathyroidism after renal transplantation. *Surgery* 140:990; discussion 7, 2006.

84. Schirpenbach C, Reincke M: Primary aldosteronism: Current knowledge and controversies in Conn's syndrome. *Nat Clin Pract Endocrinol Metab* 3:220, 2007.

85. Rossi GP: New concepts in adrenal vein sampling for aldosterone in the diagnosis of primary aldosteronism. *Curr Hypertens Rep* 9:90, 2007.

86. Pecori Giraldi F, Ambrogio AG, De Martin M, et al: Specificity of first-line tests for the diagnosis of Cushing's syndrome: Assessment in a large series. *J Clin Endocrinol Metab* 92:4123, 2007.

87. Rodgers SE, Evans DB, Lee JE, et al: Adrenocortical carcinoma. *Surg Oncol Clin N Am* 15:535, 2006.

88. Copeland PM: The incidentally discovered adrenal mass. *Ann Surg* 199:116, 1984.

89. Sturgeon C, Shen WT, Clark OH, et al: Risk assessment in 457 adrenal cortical carcinomas: How much does tumor size predict the likelihood of malignancy? *J Am Coll Surg* 202:423, 2006.

90. Aubert S, Wacrenier A, Leroy X, et al: Weiss system revisited: A clinicopathologic and immunohistochemical study of 49 adrenocortical tumors. *Am J Surg Pathol* 26:1612, 2002.

91. Terzolo M, Angeli A, Fassnacht M, et al: Adjuvant mitotane treatment for adrenocortical carcinoma. *N Engl J Med* 356:2372, 2007.

92. Karagiannis A, Mikhailidis DP, Athyros VG, et al: Pheochromocytoma: An update on genetics and management. *Endocr Relat Cancer* 14:935, 2007.

93. Machens A, Brauckhoff M, Gimm O, et al: Risk-oriented approach to hereditary adrenal pheochromocytoma. *Ann N Y Acad Sci* 1073:417, 2006.

94. Shen WT, Sturgeon C, Clark OH, et al: Should pheochromocytoma size influence surgical approach? A comparison of 90 malignant and 60 benign pheochromocytomas. *Surgery* 136:1129, 2004.

95. Sippel RS, Chen H: Subclinical Cushing's syndrome in adrenal incidentalomas. *Surg Clin North Am* 84:875, 2004.

96. Strong VE, D'Angelica M, Tang L, et al: Laparoscopic adrenalectomy for isolated adrenal metastasis. *Ann Surg Oncol* 14:3392, 2007.

第 **39** 章

小儿外科

David J. Hackam, Tracy C. Grikscheit,
Kasper S. Wang, Kurt D. Newman,
and Henri R. Ford

关键点

1. 在 Bochdalek 型先天性膈疝患儿中,肺发育不良的严重程度以及由此产生的肺动脉高压是决定生存的关键因素。应尽量避免气压伤和缺氧。

2. 对于食管闭锁和远端气管食管瘘的婴儿,应尽一切努力以避免胃肠道的扩张,尤其是使用机械通气治疗时。应评估患儿的脊椎、肛肠、心脏、气管、肾、四肢的异常。手术的时机和范围取决于病人病情的稳定程度。

3. 肠旋转不良最常发生在出生的最初几周,应始终与胆汁性呕吐鉴别诊断。肠扭转是一种外科急症,因此一个病危的患儿必须及时手术,不应因任何原因拖延。

4. 评估一个呕吐的新生儿,关键是区分近端和远端肠梗阻,产前和产后的病史、体格检查和腹部 X 线片可以提供线索。

5. 坏死性小肠结肠炎(NEC)的危险因素包括早产、配方奶喂养、细菌感染及肠缺血。NEC 进展期和穿孔期治疗的关键是及时和充分地控制腹腔感染。NEC 早期并发症包括肠穿孔、败血症,甚至死亡。后期并发症包括短肠综合征和肠管狭窄。

6. 对于继发于先天性巨结肠症的肠梗阻患儿行肠造瘘术或直肠内拖出术时应采用有神经节细胞的肠管,即位于有神经节和无神经节肠道之间的移行区近端肠管。

7. 胆道闭锁的婴儿预后与诊断时的年龄和肝门空肠吻合术的时机直接相关。婴儿的确诊时年龄过大或行肝门空肠吻合术未出现胆汁引流征象的患儿通常需要肝移植。

8. 由于脐膨出合并其他先天性畸形和肺发育不全的发病率更高,所以脐膨出比腹裂有更高的死亡率。腹裂伴有肠闭锁,但可能没有其他的先天性畸形。有完整包膜的脐膨出可以择期修复,而腹裂需要紧急手术干预,以保护暴露的肠组织。

9. 儿童肾母细胞瘤的预后取决于诊断时的疾病发展阶段和病理类型(预后良好与预后不良)。双侧受侵、孤立肾、肿瘤侵及下腔静脉是术前化疗的指征。术中肿瘤破裂,则肿瘤分级上升到 3 级。

10. 外伤是导致 1 岁以上儿童死亡的主要原因。大部分为钝性损伤。中枢神经系统是最常见的受损部位,也是导致儿童死亡的首要原因。

引言

在 1953 年出版的经典著作《婴儿和儿童外科学》中,Robert E. Gross 这样描述小儿外科的挑战:"每天做成人手术的医师,即使他们技艺精湛,当要对婴幼儿实施手术时常会感到如履薄冰。恰当地使用按比例缩小的仪器和手术器械是非常必要的"。时至今日,外科住院医师和专科培训医师也常常带着谨慎和焦虑的心情来面对小儿外科的患儿。无论是在手术中还是在围术期都应秉承对患儿尊重和精准的原则来完成整个手术过程。几十年来,小儿外科取得了相当大的进步,我们开展新生儿手术的能力迅速增加。在特定情况下,即使宫内手术也可以顺利完成。同样,我们对小儿外科疾病的病理生理的研究已经上升到分子水平或者细胞信号通路层面。小儿外科不仅能有效地干预一系列疾病而且对儿童和他们父母的生活质量有长期的影响。小儿外科的疾病谱是非常广的,患儿年龄从胎儿到 18 岁不等,包括头部和颈部、胸部、胃肠道、泌尿生殖的畸形。本章的目的不是要覆盖小儿外科医师希望掌握的整个疾病谱,而是提供一个普通外科医师在其执业生涯中可能遇到的各种小儿外科疾病的简要大纲。

小儿外科经验与教训

本章着重介绍小儿外科疾病的诊断和治疗上的特点。许多外科住院医师在接触患儿时表现出某种程度的谨慎。所有儿科医护人员的经验证明,婴儿和儿童的手术治疗需要与他们的父母进行细致专业的交流。患儿的父母在医院面临的压力有时是巨大的。一部分原因是疾病预后的不确定性,感到无法很好地照顾自己的孩子造成了无助感,某些情况下因为没有提前就医或同意某个特定手术感到内疚或自责。因此,对待患儿和其父母不仅需要一定的技巧,也需要特殊的知识基础。本节在这方面总结一些重要的基本原则。

1. 儿童不是小大人。在实际工作中,经常听到儿童的输液、电解质和用药有特定需求。因此,药物的剂量和静脉输液的管理应以儿童的体重为依据。因为婴幼儿对其正常的生理干扰极为敏感,患儿很容易液体过量或出现脱水。

2. 儿童"耳语"早于他们"吵闹"。儿童的外科疾病可以迅速恶化。但在此之前,疾病的恶化往往表现出细微的体征改变。这些改变被称为"耳语",可能包括的迹象有心动过速、心动过缓、体温过低、发热、反复呕吐,或喂养不耐受等。仔细观察这些细微的改变,可能会揭示潜在病情的严重发展,甚至危及生命的生理变化。

3. 倾听父母之言。小儿外科疾病很难诊断,因为孩子往往很难交流,和他们做沟通的信息可能会是混淆的、矛盾的、或两者兼而有之。在任何情况下,倾听患儿父母是非常明智的,他们观察他们的孩子细致入微,最了解他们的孩子。

4. 儿童术后镇痛。外科干预后必须对儿童镇痛有足够的重视。

5. 小儿组织必须轻柔地处理。

概述

水和电解质平衡

在小儿外科病人的治疗中,掌握液体和电解质的平衡是至关重要的,因为脱水和液体过量的界限是相当小的。这在婴儿中尤为如此,因为婴儿很少有储备。如果没有一丝不苟的观察,可导致婴儿显著的液体过量或脱水。几个严重的小儿外科疾病,如腹裂和短肠综合征,一个重要的特点是体液丢失。其他需要注意的是保持有效循环血量,以防止心脏衰竭,特别是对于先天性膈疝及其相关的肺动脉高压的患儿。婴儿的活动时间一天约 8 小时。因此,仔细评估每个病人的体液平衡,包括前 8 小时液体摄入量和排出量,对防止脱水或液体过量是必要的。脱水的临床症状包括心动过速、尿量减少、皮肤干瘪、囟门塌陷、无眼泪、嗜睡、拒食。液体过量往往表现对氧气的需求增加,出现呼吸窘迫、呼吸急促、心动过速。每个患儿的体液评估必须包括一个完整的全身的评价,应注意判断波动是否在正常的生理范围。在妊娠 12 周,胎儿体内的水分大约是 94ml/kg。胎儿达到足月时,总体内的水分已降至约 80ml/kg。全身体液在出生后第一周会减少 5%,1 周岁后,全身体液接近成人水平，即 60~65ml/kg。伴随全身体液的减少，细胞外液相应减少。早产儿的这种变化会加速出现。伴有先天性畸形或者手术的患儿可造成额外的体液损失。大多数儿童正常的日常液体需要量可以使用下列公式计算：第一个 10kg 100ml/kg，第 11~20kg 加 50ml/kg，此后每千克体重加 25ml/kg。由于按毫升/小时（ml/h）计算，这可以很方便地换算为 10kg 体重内 4ml/（kg·h），11~20kg 加 2ml/（kg·h），此后额外每千克体重再补充 1ml/（kg·h）。例如，一个 26kg 的孩子，在大量的流体损失或休克的情况下，大致补液量为（10×4）+（10×2）+（6×1）=66ml/h。腹裂的新生儿体液将从暴露的肠管大量蒸发损失，所以补液要求将在 150~180ml/（kg·d）的范围内。

精细化管理新生儿的补液要求准确理解肾小球滤过率（GFR）和肾小管的功能。足月新生儿的肾小球滤过率大约是 21ml/（min·m²），而成人是 70ml/（min·m²）。在第一年肾小球滤过率稳步上升，第一年底它基本上达到成人水平。早产儿和足月儿浓缩尿液的能力是非常有限的。婴儿浓缩尿液至多 600mOsm/kg；相较而言，成人可以浓缩尿液 1200mOsm/kg。虽然婴儿能够分泌抗利尿激素，相较于成年人，婴儿的集合系统通过水通道调节渗透压的作用是极为有限的，导致其对抗利尿激素不敏感。

足月儿的钠需求是每天 2mEq/kg。危重早产儿由于盐消耗较大，钠需求是每天 5mEq/kg。钾的需求是每天 1~2mEq/kg。补充钙和镁是必不可少的，以防止喉痉挛、心律失常、手足抽搐。

酸碱平衡

急性代谢性酸中毒通常意味着组织灌注不足，这是儿童的严重疾病，必须找出可能危及患儿生命的潜在原因。它们包括新生儿坏死性小肠结肠炎引起的肠缺血、肠扭转、嵌顿疝。其他原因包括慢性消化道的碳酸氢盐损失以及慢性肾衰竭引起的酸积累。呼吸性酸中毒，意味着通气不足，其中的原因应该很明显。治疗急性代谢性酸中毒，应着眼于恢复组织灌注和寻找潜在的原因。对于严重的代谢性酸中毒，血清 pH<7.25，碳酸氢钠使用遵循以下原则：碱缺失×重量（kg）× 0.5（新生儿）。公式中的最后一个因子婴幼儿取 0.4，年龄较大的儿童取 0.3。因为碳酸氢钠是高渗性的，剂量应稀释至 0.5mEq/ml。当输液至预定纠正剂量的 50% 时，需再次测量血清中的 pH。在心肺复苏时，纠正剂量的 50% 可作为静脉注射，另 50% 缓慢滴注。

呼吸性碱中毒通常是由于过度通气造成的，这很容易纠正。最常见的代谢性碱中毒意味着胃酸丢失，在幽门狭窄或者过度使用利尿剂治疗时比较常见。对胃液丢失的患儿，可以用 5% 葡萄糖，0.9% 生理盐水和 20mEq/L 的氯化钾静脉输液纠正碱中毒。然而，必须有足够的尿量才开始补充钾。

血容量和血液置换

婴儿和儿童输血的标准仍然不确定。决定儿科危重病人输血可参考的临床特征包括病人的年龄、主要诊断、持续出血、凝血功能障碍、缺氧、血流动力学紊乱、乳酸性酸中毒、和（或）发绀型心脏病和全身性严重疾病。最近的一项儿科输血调查显示，根据血红蛋白基本水平，红细胞（RBC）输血介于 7~13g/dl。发绀型心脏病病人经常输血达到较高的血红蛋白值。输血临界值还有待进一步研究。要减少输血，还应该考虑其他方案。一项关于病危的成人和新生儿的研究表明，应用促红细胞生成素可减少红细胞输入。在一般情况下，只要条件允许，避免过多使用红细胞是一种趋势。因为目前的研究表明，许多患儿可以耐受较低的血红蛋白浓度，而过度使用红细胞则可能有意想不到的消极后果。此外，有越来越多的证据表明，无论成人还是儿童输浓缩红细胞会对宿主的免疫系统产生不利影响。

新生儿的血容量约 80ml/kg。当要输注浓缩红细胞时，通常要求增加量在 10ml/kg。这大约相当于给一个 70kg 的成年人 500ml 的输液量。下面的公式可用于确定要输血浓缩红细胞量（ml）：（目标血细胞比容－目前血细胞比容）× 体重（kg）× 80/65（65 代表 1 个单位的浓缩红细胞的大致血细胞比容）。一次输血比少量多次输血更好。儿童在大量输血后凝血功能缺陷可能会迅速出现临床表现。如果持续输血大于 30ml/kg，最好同时输注新鲜冰冻血浆和血小板。血浆剂量是 10~20ml/kg 和血小板剂量是 1U/5kg。每个单位血小板包含 40~60ml 的液体（血浆及血小板）。浓缩红细胞输血后，新生儿体液平衡很脆弱，少量利尿剂（如呋塞米 1mg/kg）可帮助促进排泄多余的液体。

肠内和肠外营养

新生儿手术病人的营养要满足患儿生长和手术伤口愈合的需求。如果蛋白质和碳水化合物提供的热量不足，患儿不仅不能从手术中恢复，而且也可能会出现生长障碍，甚至导致中枢神经系统发育受损。一般情况下，通过体重和头围来评估儿童生长发育情况。新生儿腹裂、肠闭锁，其他原因导致的胃肠功能不全如坏死性小肠结肠炎，尤其易患蛋白质热量营养不良。接受手术的新生儿蛋白质和热量的要求，如表 39-1 所示。

表 39-1　小儿外科病人的营养的要求

年　　龄	热量（kcal/kg·d）	蛋白质（g/kg·d）
0~6 月	100~120	2
6 个月~1 岁	100	1.5
1~3 岁	100	1.2
4~6 岁	90	1
7~10 岁	70	1
11~14 岁	55	1
15~18 岁	45	1

营养支持可通过肠内或肠外进行。只要有可能，肠内营养是首选，因为它不仅促进胃肠系统的生长，也确保婴儿知道如何进食。各种肠道喂养准备工作，都在表 39-2 中列出。选择标准是基于不同儿童的临床情况。小儿外科医师偶尔会面临着不能经口进食的患儿。常见于吸吮技能发育不良的早产儿或伴颅面畸形的婴儿。遇到这种情况，通过鼻空肠管或胃造瘘管进行肠外营养是非常必要的。

表 39-2   小儿外科新生儿营养配方

配料	热量 （kcal/ml）	蛋白质 （g/ml）	脂肪 （g/ml）	碳水化合物 （g/ml）
母乳	0.67	0.011	0.04	0.07
牛奶				
美赞臣奶粉	0.67	0.015	0.038	0.069
心美力奶粉	0.67	0.015	0.036	0.072
豆浆				
力培	0.67	0.02	0.036	0.07
爱心美	0.67	0.018	0.037	0.068
特别配方				
力培	0.67	0.019	0.028	0.091
艾利美	0.67	0.019	0.038	0.068
早产儿奶粉				
安尔宝	0.80	0.024	0.041	0.089
内尔康	0.71	0.023	0.035	0.081

当胃肠道机械性梗阻、缺血、炎症或胃肠道功能紊乱时，必须考虑肠外营养。长期肠外营养需要依赖中央静脉导管，并且应补充铜、锌、铁，以防止微量元素不足。其并发症是肠外营养相关的胆汁淤积，最终导致进行性的肝功能衰竭。为了防止此并发症，必须尽快实行下一步的肠内营养。当已经完成近端肠造瘘，应尽快恢复胃肠道的连续性。当肠道功能不全合并近端小肠扩张时，肠管裁剪或小肠延长可能是有益的。其他的最大限度地减少肠外营养相关肝脏疾病的措施包括细致的导管护理和避免感染，以防胆汁淤积的症状加重。对于那些可以耐受一段时间无葡萄糖输液的较大的患儿可行间断性肠外营养。对 18 例病人的研究的初步结果表明，将 ω-3 鱼油脂肪乳代替以大豆为基础的标准的肠外营养，可以防止全肠外营养相关的进行性胆汁淤积和改善原有的肝脏疾病。

静脉通路

在婴幼儿体表获得可靠的血管通路是小儿外科医师的重要责任。我们的目标应该始终是创伤最小、风险最低、痛苦最少、取得最方便和最有利于长期使用导管的合适血管。在婴幼儿中，通过在肘窝、颈外静脉、面静脉或近端大隐静脉采用切开的方式建立中央静脉通路。如果采用颈内静脉置管，则要加强护理，以防止静脉闭塞。对于大于 2kg 的婴儿和年龄较大的儿童，经皮锁骨下静脉、颈内静脉或股静脉穿刺在大多数情况下是可行的，一般采用 Seldinger 中心静脉置管技术。导管穿刺的退出点与静脉切开点是分开的。如果条件允许，通常通过肘窝行外周中心静脉置管。无论导管是通过静脉切开还是经皮穿刺，都需要胸部 X 线检查确认导管尖端的中央位置，以排除气胸或血胸的存在。当我们与患儿父母讨论中心静脉导管的位置时，我们必须向其交代中央静脉置管的并

发症的几率是很高的。导管相关的败血症或感染发病率高达 10%。上腔静脉或下腔静脉闭塞尤其是对于胎龄很小的早产儿是一个重大风险。

体温调节

合理调节婴儿和儿童的周围环境温度是至关重要的，因为这些患儿都非常依赖环境温度。早产儿对于环境温度的变化非常敏感。因为他们不能寒战和缺乏脂肪储备，产热潜能不足。由于这些患儿缺乏环境的适应机制，外周环境必须加以合理调节。在运输婴儿来往手术室的过程中注意保温。对于早产儿，转运系统必须安装供热装置。在手术室，婴儿通过加热灯、加热毯取暖，用密闭材料覆盖四肢和头保暖。腹部手术期间更应格外小心，以避免潮湿和寒冷。所有用于冲洗胸部或腹部的液体必须加热到体温相当的温度。由于的伤口很小，热损失较小，腹腔镜手术可能会使体温更稳定。一个漫长的手术过程中不断监测孩子的体温至关重要，而且医师要不断与麻醉师沟通病人的体温。婴幼儿体温过低的可能会导致心律不齐或凝血功能障碍。这些潜在的威胁生命的并发症完全可以通过监测体温加以避免。

疼痛控制

所有儿童，包括新生儿，都要经历痛苦。因此，谨慎认识和处理小儿疼痛是所有小儿外科患儿围术期管理的重要组成部分。控制疼痛的措施可以提高患儿及家属的舒适感，比如橡皮奶嘴蘸上蔗糖可以明显减少婴儿哭闹和新生儿小手术术后疼痛评分。其他的镇痛方式，包括使用外用麻醉软膏（含有一个局部麻醉剂的低共熔复合物），疝手术使用骶管麻醉，大型胸腹部手术采用硬膜外麻醉。研究表明，吗啡和芬太尼在安全界限内可以审慎地用于新生儿和儿童。最近的一项随机

试验表明,应用吗啡和人工通气麻醉,新生儿脑室内出血的发病率下降 50%。在新生儿手术中,已长期使用高浓度麻醉药后,短暂的生理依赖反应可能会出现。麻醉药停止后,麻醉撤退的症状就会出现,包括烦躁不安、高血压和心动过速。必须早期识别这些症状,及时采用纳洛酮和其他药品治疗处理。在术后期间,病人自控镇痛是一个极好的控制疼痛的方法。其他用于儿童的控制疼痛的措施包括使用硬膜外镇痛和椎旁封闭。通过给予患儿效果满意的镇痛,外科医师确保患儿接受最人道的和最全面的治疗,并向所有医护团队和家庭提供了重要保证:疼痛控制必须优先处理。

颈部包块

儿童颈部包块的治疗取决于生长的位置和时间。颈部包块一般位于中线和两侧。位于中线的颈部包块包括甲状舌管囊肿、甲状腺肿块、胸腺囊肿、皮样囊肿。颈部两侧的病变包括鳃源性瘘管、淋巴管瘤、血管畸形、涎腺肿瘤、斜颈、脂肪母细胞瘤(一种罕见的良性叶胚胎脂肪瘤,发生在婴幼),淋巴结病和罕见的恶性肿瘤,如横纹肌肉瘤可发生在中线或两侧。

淋巴结病

孩子颈部肿物最常见的原因是淋巴结病,通常可以发生在侧面或中线。患儿通常发病几周才来看小儿外科医师。详细的病史采集和体格检查可以帮助确定淋巴结病的原因以及需要的活检部位。肿大淋巴结通常是由于细菌(金黄色葡萄球菌或链球菌)感染引起。治疗上抗生素是非常必要的(如中耳炎或咽炎)。当所触及的淋巴结出现波动感,一般需要切开引流。在北美,日益流行皮肤和软组织的耐甲氧西林金黄色葡萄球菌感染,导致儿童罹患葡萄球菌淋巴结炎。慢性淋巴结炎,包括非典型分枝杆菌,以及猫抓热感染,诊断依据血清学结果或活检结果。传染性单核细胞增多症相关的淋巴结肿大根据血清学检测可以诊断。当颈部触及坚硬和固定的肿块,在腋下或腹股沟有同样肿大的淋巴结,或病史提示淋巴瘤,则必须切除活检。在这种情况下,有必要拍胸片以寻找纵隔肿块。如果采用全身麻醉,侵入纵隔的肿块可造成静脉回流受阻以及气管支气管树受压可导致心肺功能衰竭。因此,在这种情况下,活检应在局部麻醉下进行。

甲状舌管残留

病理和临床表现

在胚胎 3 周时,甲状腺从前肠憩室芽基生长出来。伴随胎儿颈部的发育,甲状腺组织更靠前、靠下并最终定位于正常位置。舌骨和甲状腺的发育是紧密联系的。残余的甲状腺组织在迁移过程中可能会持续残留,并随后在颈部中线出现甲状舌管囊肿,最常见于 2~4 岁的孩子。当"婴儿肥"消失,颈部的不规则形状变得更加明显。通常遇到的甲状舌管囊肿是在中线或低于舌骨水平,并且伴随吞咽和吐舌运动而上下移动。偶尔表现为甲状腺内的肿块。大部分甲状舌管囊肿无症状。如果管道与咽部连通,可能发生感染,并导致脓肿,需要切开引流。偶尔会导致涎瘘。颏下淋巴结肿大和中线皮样囊肿需要和甲状舌管囊肿相鉴别。罕见的是,位于中线异位甲状腺组织被误认为成甲状舌管囊肿,但它可能是病人的唯一甲状腺组织。因此,如果诊断有任何问题或不能在其正常的解剖位置摸到甲状腺,最好是行核医学扫描,以确认存在正常的甲状腺。在成年人的甲状舌管可能含有的甲状腺组织能够发生恶变。虽然这在儿童当中很少发生。在甲状舌管囊肿中,当囊肿增长迅速或超声成像显示复杂的无回声区或钙化的存在,应怀疑恶性肿瘤。

治疗

如果甲状舌骨囊肿出现脓肿,治疗应包括引流和应用抗生素。解决炎症问题后,完整切除囊肿和与咽管连接的舌骨的中央部分,再加上结扎盲孔(Sistrunk 手术),对于超过 90% 的病人的有确切疗效。手术切除不够会导致复发,感染后更易复发。据最近的一项调查,复发的因素包括两种以上的感染,手术前年龄<2 岁和初期手术切除范围的不足。

鳃裂异常

成对的鳃裂和鳃弓在妊娠第四周开始发育。第一裂和第一、第二、第三和第四袋发育为成人器官。胚胎期咽部和外界可能会通过瘘管相通。第二鳃裂的瘘管最常见,正常情况下随后消失。瘘管从胸锁乳突肌的前缘延伸,穿过颈动脉分叉处,进入后外侧咽部,到扁桃体窝下方。而第三鳃裂窦穿过颈动脉分叉的后缘。鳃裂的残余可能含有小块软骨和囊肿,但内部瘘是罕见的。当清亮液体从胸锁乳突肌前缘的下 1/3 引流时,可怀疑第二鳃裂窦道。在极少数情况下,鳃裂畸形常伴随胆道闭锁和先天性心脏畸形,被称为 Goldenhar 综合征。

治疗

治疗上必须完整切除囊肿及窦道。可以通过泪管探针解剖分离窦道,以此作为外部探入和分离解剖的指导。注射少量的亚甲蓝至窦道中也是有用的。一个、两个或三个小横切口呈阶梯状,比单纯一个颈部的长斜切口更好。长斜切口在美容学上是不可取的。鳃裂囊肿可出现脓肿。在这些情况下,最初的治疗包括切开引流和一个疗程的抗葡萄球菌和链球菌的抗生素,然后在感染控制后切除囊肿。

囊状水瘤

病因和病理

囊状水瘤(淋巴管瘤)由于淋巴管阻塞或闭合引起的,发病率大约是 1/12 000。虽然病变可发生在任何地方,最常见的部位在颈后三角、腋下、腹股沟和纵隔。囊肿由内皮组织排列而成,囊内充满淋巴液。偶尔出现单房囊肿,但常见的是多房囊肿向周围组织浸润,引起局部解剖关系的改变。一种特别复杂的淋巴管瘤,可以侵及舌头、口周和颈部深处的结构。相邻的结缔组织可能会出现大量的淋巴细胞浸润。出生时可见到肿块,由于淋巴液的累积,在数周或数月迅速增大(图 39-1A)。约 10% 的病例,病变延伸到腋下或纵隔,术前应行 X 线胸片、超声检查或计算机断层扫描(CT)。偶尔淋巴管瘤含有血管组织的团块。这些供给不足的血管组织可能出血,囊肿迅速增大、褪色,可能发生囊内感染,这通常是由链球菌或葡萄球菌引起。囊肿迅速增大可能会导致呼吸道受压。在极少数情况下,需要行经皮穿刺抽吸缓解呼吸道窘迫。

30孕周前产前超声诊断为淋巴管瘤可以发现潜在的致死疾病以及相关发育异常,包括核型异常和胎儿水肿。有时,巨大的病变可引起胎儿气道阻塞,减弱胎儿吞咽羊水的能力,可导致羊水过多。在这些情况下,气道通常明显扭曲,导致气道阻塞,除非在分娩时保护气道。若婴儿和胎盘连在一起,在所谓的宫外产时分娩疗法的过程中,可能需要行气管插管或紧急气管切开术以确保气道的畅通。

治疗

现代淋巴管瘤的治疗包括手术切除和影像引导下硬化剂注射疗法。初始治疗通常涉及手术,手术要求安全切除所有的病变组织而不要损伤周围重要结构。但完全切除所有病变组织是不可能的。囊肿紧邻重要的神经、肌肉、血管(图39-1B)。根治性外科手术切除对于这种疾病是不可取的。保守性囊肿切除和去顶手术以及采用硬化剂治疗,必须保存所有相邻的重要结构。术后伤口引流是重要的,最好的闭式引流。然而,液体可能会在手术切除处积聚,需要多次穿刺引流。一份报告指出,囊肿完全切除后复发率20%,复发主要是沿手术伤口。应当及时告知父母该病复发率较高,硬化剂和二次手术切除的联合疗法对于侵犯到舌或口底的淋巴管瘤特别有益。

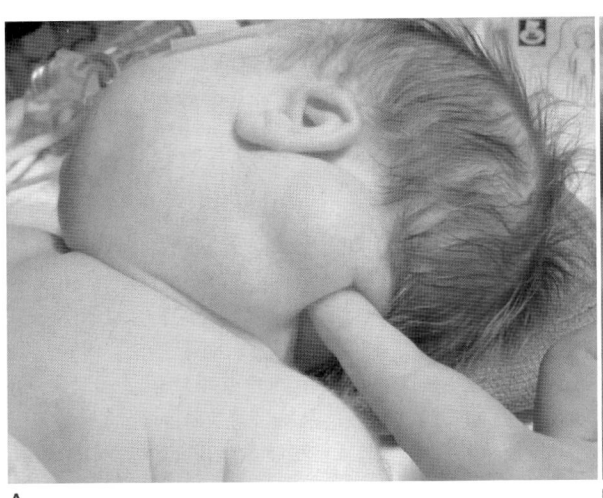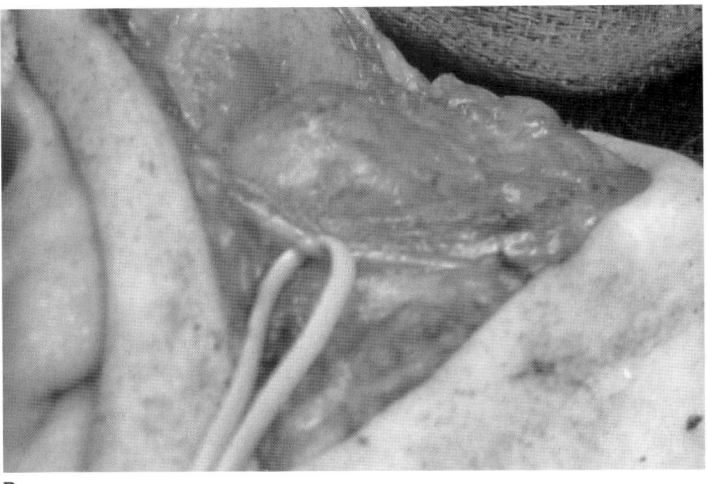

图39-1 **A.** 出生2天的婴儿左颈部囊状水瘤;**B.** 术中照片显示副神经

斜颈

当婴儿出现一侧颈部肿块伴头部扭向肿块一侧的对面,这就提示存在先天性斜颈。这种病变源于胸锁乳突肌的纤维化。大约2/3的患儿可以在受累的肌肉中触诊到肿块。其病理特点是肌肉细胞周围的胶原蛋白和成纤维细胞沉积萎缩。在绝大多数情况下,拉伸受累肌肉的物理治疗是有益的。在极少数情况下,需要切断胸锁乳突肌。

呼吸系统

先天性膈疝(Bochdalek疝)

病理

在胎儿发育时期原始横膈延伸将胸腔和腹腔分开。正常情况下,这种隔膜在此间源性结构的后外侧将体腔完整分隔成胸腔和腹腔。最常见的先天性膈疝(CDH)是膈肌的后外侧缺陷,也被称为Bochdalek疝。膈肌缺陷多发生于左侧(80%~90%病例)。连锁分析表明先天性膈疝存在基因突变。膈肌缺陷使腹部内脏填入胸腔。腹腔容积小和发育不全,出生后出现舟状腹。双肺发育不良,支气管和肺动脉分支减少,肺重量、肺容积和DNA含量也有所降,但这些变化在膈疝的同侧更加显著。有证据表明,在许多情况下肺表面活性剂缺乏,这会加重呼吸困难。羊膜穿刺术可显示染色体缺陷,特别是18-三体和21-三体。相关畸形一度被认为是不寻常的,40%的婴儿会合并其他系统的畸形,最常涉及心、脑、泌尿生殖系统、颅面或四肢。

产前超声诊断一般于妊娠第15周可以成功诊断先天性膈疝。超声发现包括疝入胸腔的腹部内脏、上腹部解剖结构的异常、疝入胸腔的内脏引起的纵隔移位(图39-2)。产前准确预测胎儿有膈疝是非常困难的。一个用于衡量左膈疝严重程度的有效衡量指数是患儿的肺头比(lung-to-head ration,LHR),这是心房水平右肺的长度乘以宽度然后除以头围(所有的测量以毫米为单位)。LHR值<1.0预后极差;但LHR>1.4预后相对较好。LHR预测结果的实用性最近受到了质疑,由于这个比例计算差异太大,特别是缺乏可靠的测量措施来确定产后疾病的严重程度。

分娩后,先天性膈疝可行X线胸片来进行诊断(图39-3)。鉴别诊断包括先天性肺气道畸形,先天性膈疝胸腔内的肠襻会与先天性肺气道畸形的多个肺囊泡相混淆。绝大多数的先天性膈疝婴儿可能立即出现呼吸窘迫,这受以下三个因素的综合影响。首先,胸腔内充满空气的肠襻压迫纵隔移动至对侧,造成对侧空气交换受限。其次,肺动脉高压的发展。这种现象造成持续胎儿循环,导致肺灌注下降,影响气体交换。最后,患侧肺往往是明显发育不良,因此,它本质上是无功能的。对侧不同程度的肺发育不良可能加重这些影响。因此,新生儿先天性膈疝的病情一般很严重,总死亡率约为50%。

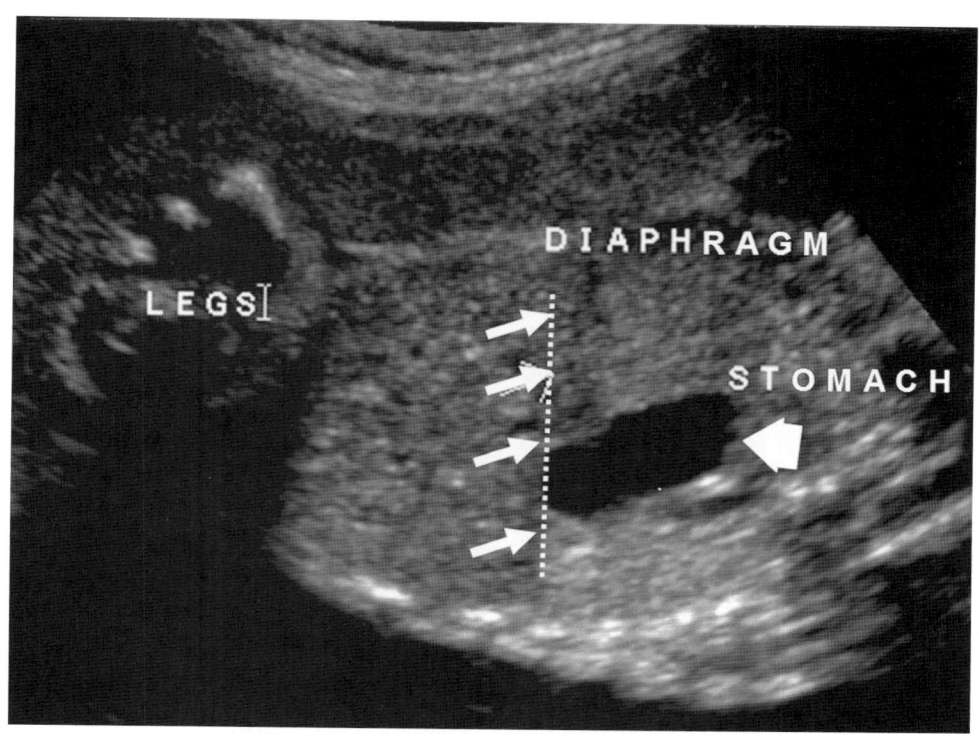

图 39-2　先天性膈疝的产前超声检查。小箭头示膈肌位置,大箭头示位于胸腔的胃

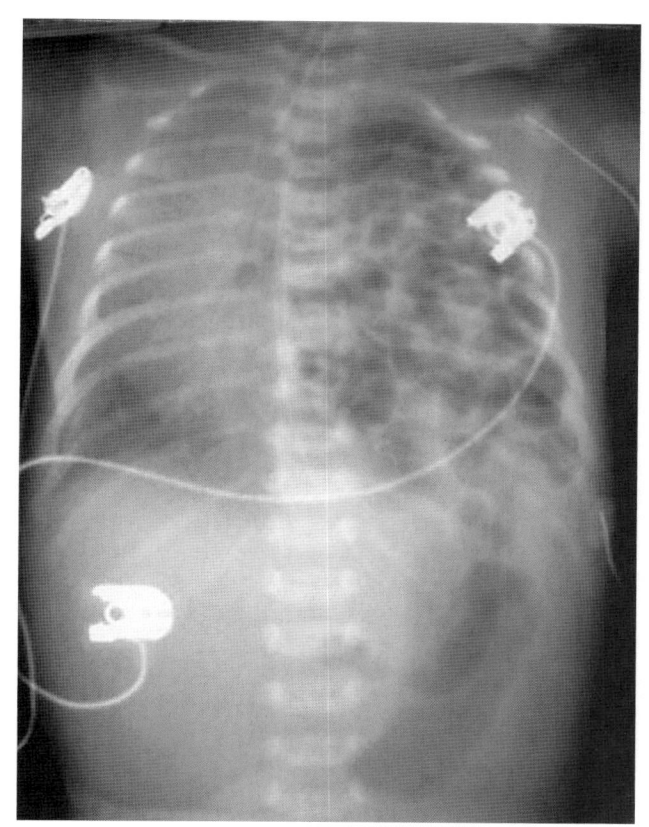

图 39-3　胸片示左侧膈疝

治疗

　　先天性膈疝的治疗已取得重大进展,这得益于有效改善通气的方法和及时使用体外膜肺氧合(ECMO)。许多婴儿在

出生时由于缺氧,出现低氧血症和高碳酸血症的症状,伴代谢性酸中毒。稳定心肺功能是必需的。值得注意的是,出生后的第 24 ~ 48 小时往往是一个相对稳定的时期:动脉血氧分压较高和通气弥散较好。这段时期被称为蜜月期。在大多数患儿伴随而来的是心肺功能恶化。过去,疝修补术被认为是外科急诊手术,并且这些患儿在出生后不久就接受手术。现在的观点是持续性肺动脉高压的存在会导致血液通过开放的卵圆孔或动脉导管由右至左分流。肺动脉发育不全是心肺功能不全的主要原因。因此治疗主要是防止或逆转肺动脉高血压和减少气压伤,同时保持恰当的氧气交换。为了实现这一目标,婴儿使用机械通气时设置参数相对较低或"温和",以防止塌陷肺过度通气。动脉二氧化碳氧分压可接受的范围在 50 ~ 60mmHg 或更高,只要 pH ≥ 7.25。如果这些目标不能通过常规通气实现,可以采用高频振荡通气,以避免传统通气影响潮气量。超声心动图用来评估肺动脉高压的程度,并找到存在的心脏异常。应用最小量的镇静剂,细致观察气管导管的通畅性。为了尽量减少肺动脉高压的程度,可吸入氧化亚氮。对某些病人,氧化亚氮显著提高了肺灌注,改善氧合表现。可将氧化亚氮混入通气循环中,使用浓度可高达 40×10^{-6}。使用碳酸氢钠溶液纠正酸中毒同样可降低肺动脉高压的程度。由于肺动脉高压可使血流动力学显著改变,右侧心力衰竭加剧,全身有效循环血量减少。过多的静脉输液将加重心脏衰竭的程度,并导致显著的周围性水肿。肾上腺素、多巴胺和米力农单独或合并使用有助于加强心肌收缩和维持平均动脉压。

　　尽管采用最大通气但先天性膈疝患儿仍严重缺氧,这是需要通过体外膜肺氧合(ECMO)治疗呼吸性衰竭的指征。可以采用静脉-静脉回路或者静脉-动脉回路。静脉-静脉回路通过建立一个通过颈内静脉单套管实现,血液通过各自独立的通道流出和回流到右心房。但很多医疗中心优先使用静脉-动脉回路,因为它可以提供常用的心脏支持。从颈内静脉置管,通过右侧的颈总动脉汇入主动脉弓到达右心房。右心房含氧量低的血液通过膜式氧合器,过滤二氧化碳,提供氧气,通过颈内动脉置管返回到婴儿体内。婴儿一直这样直到肺动脉高压逆转和肺功能(心肺测量参数)得到改善。这个过程通常需要 7~10 天,但一些婴儿需要长达 3 周。不论是使用静脉-静脉 ECMO 还是静脉-动脉 ECMO,因为病人需要全身抗凝,其相关的重大风险是出血等并发症,出血可能发生颅内或导管插入点,可危及生命。全身性败血症也是一个严重并发症,可能需要拔管。婴儿使用 ECMO 的指征包括通过超声心动图诊断的心脏结构正常,没有致命的染色体异常,如果不采用 ECMO 婴儿将死亡。尽管已经在体重低于 1.8kg 的婴儿身上取得成功,但 ECMO 治疗多用于体重大于 2.5kg 和胎龄大于 34 周的新生儿。必须强调的是,虽然 ECMO 在很多新生儿难治性肺动脉高压取得成功,但使用这种技术仍然存在争议。在拔管的问题上,需要考虑是否需要修复颈内动脉。对于插管小于 5 天的患儿修复颈内动脉是有益的。但最近的一项研究显示修复颈动脉没有任何好处,不过这一发现仍存在争议。

另一个方案不涉及使用 ECMO,但强调允许性的高碳酸血症和避免造成气压伤在先天性膈疝患儿的预后中有相等的作用。这可能说明死亡率与肺发育不全和先天性畸形相关,而与是否 ECMO 治疗无关。

膈疝修补的时机仍存在争议,尤其是当婴儿有了 ECMO 的支持。没有放置 ECMO 的患儿,应在血流动力学情况得到改善后进行手术。新生儿使用 ECMO 治疗,一些医师对回路存在的情况下行早期修复手术;而其他医师直到婴儿的肺部完全恢复和肺动脉高压已经消退才修复膈肌缺损,并在术中停止 ECMO 回路。还有就是修复完膈肌缺损后才关闭回路。膈疝的修复可通过腹部或胸部路径,可以采用开放式或微创技术。腹部入路是通过肋缘下切口,从胸部拉回腹腔脏器以便暴露缺损的膈肌。由于脾脏和肝脏位置下降,必须小心防止出血,这些器官出血可能是致命的。膈疝前缘往往是明显的,而后部肌肉难以辨认。如果婴儿的血液肝素化,要尽量少切除肌肉边缘。尽可能使用电凝以尽量减少术后出血。大多数需要 ECMO 支持的膈疝的缺损很大,往往缺乏内侧和后部边缘。在无 ECMO 治疗时,这些患儿大部分已经死亡。3/4 的 ECMO 回路建立后进行修复手术的病例需进行人工补片。在修复较大膈疝的手术中,使用的修复材料是生物补片,可将其缝在残余的膈肌或邻近的肋骨或肋软骨上。如果有足够的肌肉供关闭缺损,可采用不可吸收线水平褥式单层缝合来关闭缺损。在修复完成前,胸腔内须放置胸腔引流管。有作者在 ECMO 治疗后行修补手术时保留胸管,因为这些病人有进行性血胸的风险,血胸可能明显地影响通气。内脏复位后关闭腹壁也许是不可能的。有时可将生物补片缝合到筋膜上方以便关闭腹壁。该修片可以稍后取出,膈疝可当时或随后关闭。当患儿可以进行微创手术时(病情稳定,体重>2kg,无肺动脉高压),可以安全地进行胸腔镜修补术。如果使用 ECMO 的病人的膈肌得到修复,应尽快降低氧浓度和拔管。所有的婴儿都需要术后机械通气以保持管前动脉氧分压 100mmHg。非常缓慢地降低氧浓度有利于避免复发性肺动脉高压。

先天性肺气肿

先天性肺气肿(CLE)的临床表现是出生后最初数个月内一个或多个肺叶进行性过度膨胀。它可以在新生儿期危及患儿生命,但对较大的婴儿,它较少导致呼吸窘迫。吸气时空气进入肺叶,呼气时肺叶不能放气,逐步过度扩张,导致相邻肺叶不张。过度扩张的肺最终使纵隔移位到对面,挤压其他肺叶。先天性肺气肿通常发生在上叶肺(左比右更常见),其次在右肺中叶,但是它也可以发生于下叶。这是由于支气管软骨发育不全或外在压迫引起的支气管阻塞造成的。约 14% 的先天性肺气肿儿童有伴心脏缺陷,扩大的左心房或大血管造成同侧支气管受压。症状从轻度呼吸窘迫到呼吸衰竭,出现呼吸急促、呼吸困难、咳嗽和发绀。这些症状可能是平稳的,也可能会迅速进展或导致复发性肺炎。有时,先天性肺叶性肺气肿的婴儿发育停滞,这可能反映了过度扩张肺的工作负荷过大。同时,伴有同侧胸廓病理性的扩张。CLE 通常通过胸片诊断,扩张肺叶高度透亮,相邻肺叶压缩和肺不张。挤压的后果就是纵隔可能会偏移到对侧,造成对侧肺压缩和肺不张(图 39-4)。尽管胸部 X 线检查通常是足够的,胸部 CT 对于明确诊断也同样重要。只有在病人病情稳定时才能行这些检查。除非异物或黏液堵塞气管引起肺过度扩张,否则支气管镜检查是不可取的,因为它会导致更多的空气滞留以及稳定期婴儿出现危及生命的呼吸窘迫。治疗上可以安全地行开放手术或胸腔镜手术切除受累的肺叶。除非症状明显可在早期手术,通常在婴儿几个月的时候进行手术。该病预后良好。患儿持续的肺部发育会使余下的肺组织生成新肺泡,这不同于成年病人。

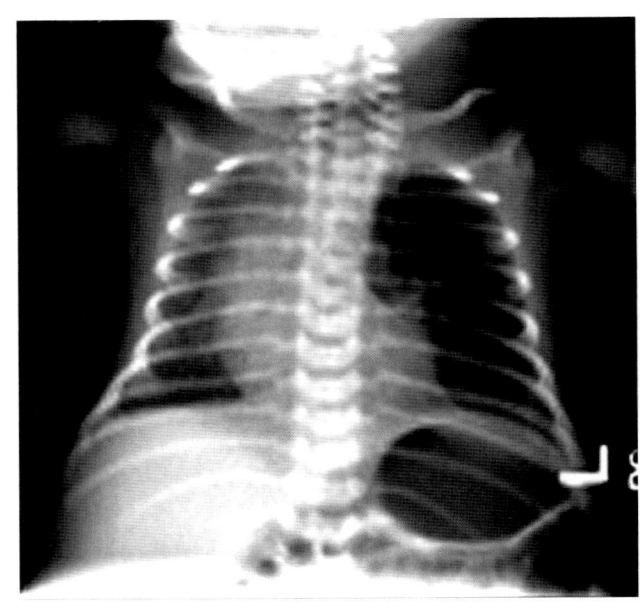

图 39-4　出生 2 周患儿左上肺先天性肺气肿,可见纵隔移位

先天性肺呼吸道畸形

先天性肺呼吸道畸形(CPAM)由终末呼吸道的囊性增生引起,形成由产生黏液的呼吸道上皮和无软骨的弹性组织构

成的囊泡。可能是含有平滑肌组织的单一囊泡,以前称其为先天性囊性腺瘤样畸形。CPAM 可能由一个单一的大囊肿或多个囊肿(Ⅰ型)构成,也可能由更小和很多的囊肿构成(Ⅱ型),或者可能类似于胎肺没有肉眼可见的囊肿(Ⅲ型)。先天性肺呼吸道畸形常出现在左下肺叶。然而,这种病变可以发生在任何肺叶或可能同时出现在双肺。在左下肺叶,Ⅰ型 CPAM 在出生时可能会与先天性膈疝混淆。临床可能从无明显症状到出生时严重的呼吸衰竭。单个或多个囊肿产生空气滞留,并可能与先天性肺气肿、肺膨出甚至肺隔离症相混淆。在年龄较大的婴儿和儿童,囊肿也可伴有反复感染、发热和咳嗽。诊断通常可以通过胸部 X 线片来获得。在某些情况下,超声或 CT 扫描可最终明确诊断(图 39-5)。产前超声检查可能可以推测诊断。在新生儿期,超声检查也可能有用的,尤其是区分先天性肺呼吸道畸形和先天性膈疝。手术切除可治愈 CPAM,严重的呼吸窘迫的患儿应行紧急切除手术。长远来说,这种疾病有可能发展成肺母细胞瘤。因此,通常需要切除受累的肺叶(图 39-6)。该病预后良好。

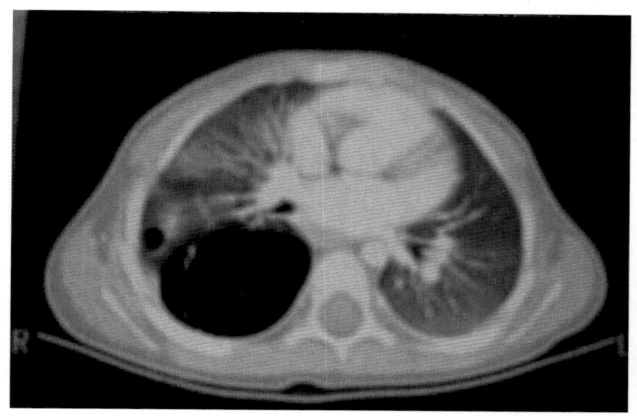

图 39-5 CT 扫描显示左下肺先天性肺呼吸道发育畸形

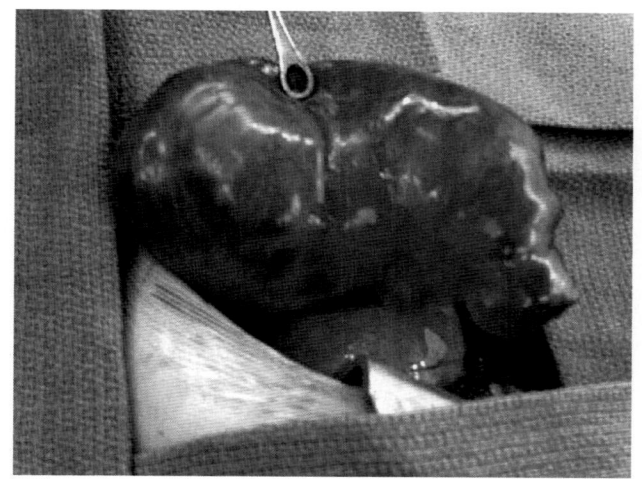

图 39-6 术中照片显示左下肺先天性肺气道畸形

肺隔离症

肺隔离症是指肺组织团块(通常在左下肺)与肺动脉和支气管树缺乏正常的连接,血液供应直接来源于主动脉。肺

隔离症分为两种。叶外型肺隔离症的一个小块肺组织从主肺分离,由体循环的血液供应,通常是位于左膈以上。叶内型肺隔离症通常发生在左下肺叶的实质内,但也可出现在右侧。它与气管支气管树没有原发性连接,但可以通过感染或通过邻近的肺内分流来建立继发性连接。大部分的血液供应来源于从腹主动脉,可能存在多条血供(图 39-7)。两种类型的肺隔离症的静脉引流可能是体循环或肺循环。肺隔离症的原因不明,但最可能与之相关的是肺组织发育中的异常芽生,血液供应来自体循环,并不会连接支气管或肺血管。肺隔离症可能在某些情况下表现出与先天性肺气道发育不良一致的病理特征。叶外型肺隔离症并无症状,通常在胸片中无意发现。经 CT 扫描可以确诊。除非有明显症状,否则没有必要手术切除病变组织。通过产前和产后的 CT 扫描可以诊断肺隔离症。另外,肺叶隔离症表现为反复感染、咳嗽、发热,左下肺叶后基底段的压缩。越来越多的病例在早期就可以通过超声诊断。彩色多普勒超声常有助于判断来自体循环的动脉供血。切除整个左下肺叶通常是必要的,因为在确诊前往往发生过多重感染。偶尔可以使用开放手术,但最好是胸腔镜手术部分切除隔离肺段。如果采用开放手术,最好通过低肋间(第 6 肋或第 7 肋)打开胸腔,因为此路径可接近主动脉血管的分支。这些分支可能会插入主动脉膈肌以下,在这些病例中必须分离横跨胸腔的血管。大部分预后良好。然而,未能牢固结扎的血管可能会回缩至腹部导致无法控制的出血。

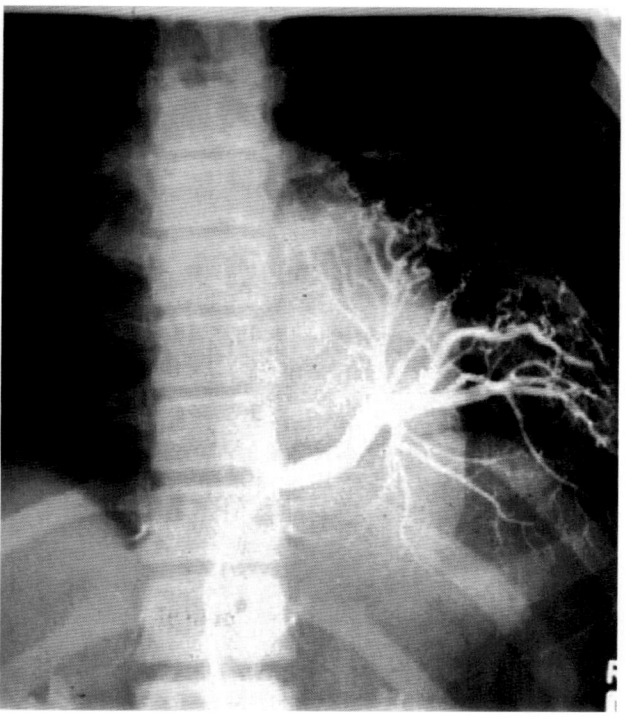

图 39-7 血管造影显示左下肺隔离症大的体循环供血

支气管源性囊肿

支气管源性囊肿可发生在从颈部到肺实质的任何一段呼吸道。它可能是前肠起源的胚胎残留,它从正在发育的支气管树的主要分支上被夹断,并且与来源于食管的其他前肠折叠产生的囊肿存在一定关系。简而言之,它被命名为前肠重

复囊肿时根据的是它的来源,而不是它的黏膜组织的类型,因此支气管源性囊肿可能包含胃肠道上皮细胞。尽管前肠重复囊肿是正确的医学术语,但它并不经常使用。支气管源性囊肿可以出现在任何年龄,可以通过产前超声扫描发现,但实际上主要是通过产后胸片发现。组织学上,它是一种错构瘤,通常是以呼吸道上皮细胞为内衬的单发囊肿,内含有软骨和平滑肌。虽然可能完全无症状,支气管源性囊肿的临床表现可能取决于它们的解剖位置。发生在颈部气管的支气管源性囊肿可以造成呼吸道压迫和呼吸窘迫。发生在肺实质的支气管源性囊肿,可能会感染而出现发烧和咳嗽。此外,它可能会导致支气管管腔阻塞和感染,致使远端肺不张,也可能会导致纵隔受压。很少发生囊肿破裂。胸片通常可见高密度影,CT扫描或磁共振成像(MRI)可以显示出病灶的精确解剖位置。治疗上采用囊肿切除术,术中因为呼吸道或心脏受压可能需要采取急救措施。可以采用开放手术,但胸腔镜手术更为常用。

支气管扩张症

支气管扩张症是一种异常的和不可逆转的支气管和细支气管扩张,伴有相关的呼吸道慢性化脓性疾病。通常情况下,患儿会有一个潜在的先天性肺部异常(肺囊肿纤维化),或免疫缺陷。支气管扩张症也可能继发于被忽视的支气管异物造成的慢性感染。症状包括慢性咳嗽,往往产生脓性分泌物,反复肺部感染和咯血。胸部X线片显示受累肺叶支气管影增加。胸部CT更清楚地显示出支气管扩张症。支气管扩张症的首选治疗方法包括抗生素、体位引流及支气管扩张剂治疗,因为许多患儿出现气道阻塞和气道高反应性的征象。肺叶切除或肺节段性切除术的适应证为对内科治疗不敏感的局灶疾病。在严重的情况下,可能需要肺移植来更换终末期损坏的化脓性肺。

异物

儿童与生俱来的好奇心和他们天生把新奇东西放入自己嘴巴的倾向,这使他们置于误吸的巨大风险中。异物在食管或者气道中可以找到,这两种情况都可能是致命的。

误吸

异物吸入最常发生在蹒跚学步的幼儿。花生是最常见的吸入物,也可能包括其他材料(例如爆米花)。坚实的异物往往会造成肺内空气滞留,受影响的肺叶表现为射线高透性。花生油非常有刺激性并可能导致肺炎。延误诊断可导致肺不张和感染。误吸最常见的解剖位置是在右支气管或右下叶。孩子通常会咳嗽或进食时呛咳,但也可能无症状。气管异物常常造成完全性呼吸道梗阻,如果存在梗阻,则通常出现轻度的呼吸窘迫。听诊经常听到单侧的哮鸣音。这哮鸣音常误诊为哮喘,并可能延迟正确诊断。胸片显示为不透X线的异物,但若是坚果、种子、塑料玩具等异物,唯一的线索就是透视下受累肺叶的过度扩张。支气管镜检查可确认误吸的诊断,并可以夹出异物。它可能是一个非常简单的操作,也可能是非常困难的,对于一个光滑的异物特别不容易操作。在所有情况下均可以使用刚性支气管镜,使用特制光学镊子可方便抓取吸入物。当异物已经存在很长一段时间,应往黏膜注射肾上腺素减少出血。通气不良的肺反复感染后出现支气管扩

张症的晚期征象,需要部分或全部切除受累及的肺叶。支气管异物的鉴别诊断包括气管腔内肿瘤(即类癌、血管瘤或神经纤维瘤)。

吞食异物和食管损伤

最常见的食管异物是硬币,其次是小的玩具零件。幼儿最常见。硬币最容易滞留在食管的三个位置:食管入口处、主动脉弓横跨食管处或胃食管交界处,正常解剖结构上这三个部位均缩窄。症状是由异物的解剖位置和梗阻程度决定的。吞食异物后往往有一个相对无症状期。最初是胃肠道症状,包括吞咽困难、流口水、呕吐等症状。异物在食管停留时间越长,呼吸系统发病率越大,症状包括咳嗽、喘鸣、喘息。这些结果可能是上呼吸道感染的迹象。异物停留时间较长,特别是有神经功能受损的孩子,可能出现慢性吞咽困难。胸片可以诊断误食硬币。诊断不透X线的异物必须使用消化道造影。硬币在食管上段停留时间小于24小时可能使用麦吉尔镊子取出。其他情况下,用食管镜夹出刚性或柔性的异物。在夹取尖锐异物(比如针)的情况下,需要格外小心,以避免伤到食管。在极少数情况下,需要切开食管取出尖锐的物体,例如可能造成液化性坏死的电池或可以损伤食管的尖锐物体。

食管

食管闭锁和气管食管瘘

食管闭锁(EA)和气管食管瘘(TEF)的修复手术成功率比过去有了显著的提高。最初,几乎所有的EA和TEF的婴儿均会死亡。1939年,William E. Ladd和N. Logan Leven首次成功地通过结扎瘘口、胃造瘘,二期手术重建食管。随后Cameron Haight博士在密歇根州安阿伯第一次成功进行一期EA吻合。至今这仍是这种疾病的主要治疗方法。尽管几种常见变异,疾病的原因也仍然不清楚,但采用认真细致的围术期治疗和注意手术操作的技术细节,在大多情况下预后良好。

解剖变异

EA和TEF的五种主要变异如图39-8所示。

最常见的变异是EA合并远端TEF(C型),约占85%的病例。其次常见的是单纯EA(A型),占8%～10%的病例。再次是没有EA的TEF(E型),发生在8%病例中,也被称为H型瘘,基本解剖结构形似字母H。EA伴有位于近端和远端的食管和气管之间TEF(D型),见于大约2%的病例。B型,即EA伴近端食管和气管之间的TEF出现在大约1%的病例。

病因学和病理学表现

食管和气管的胚胎起源相同。大约妊娠4周时在位于原始咽部、近端前肠的前部形成憩室。憩室向尾端延伸逐步形成喉气管沟,后者使气管和食管分离。这些结构的成功发育是由决定头尾和前后分化所必需的生长和转录因子共同完成的。虽然很难从EA-TEF中分辨出有决定意义的基因突变,但已经明确N-myc基因、SOX2、和CHD7在EA-TEF中有异常表达。

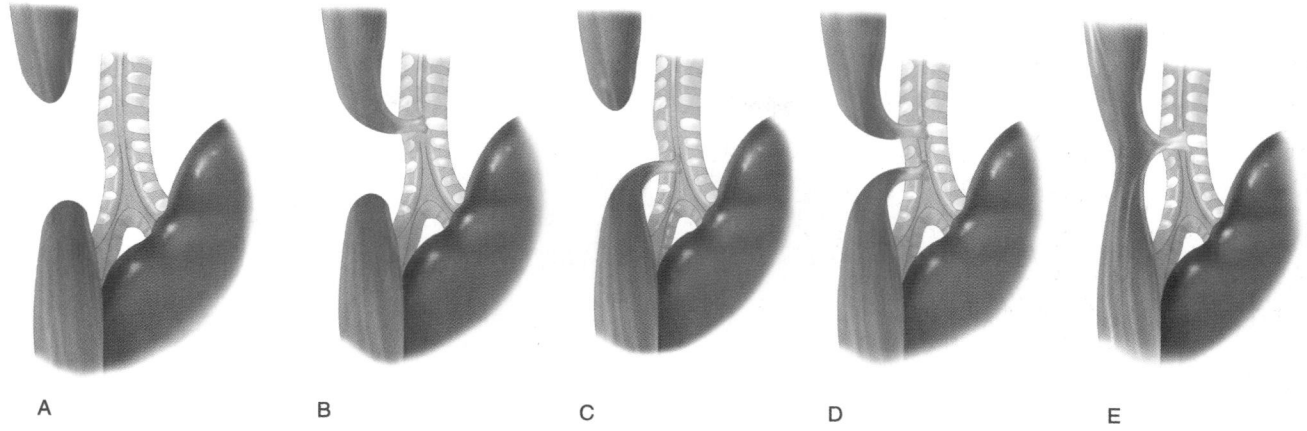

图 39-8　五种食管闭锁和食管气管瘘的变异。**A.** 单纯食管闭锁；**B.** 食管闭锁并近端食管气管瘘；**C.** 食管闭锁并远端食管气管瘘；**D.** 食管闭锁并远近端瘘；**E.** 食管气管瘘无食管闭锁（H 型瘘）

其他伴发的先天性异常有：VACTERL 综合征是伴有椎体异常（椎骨缺如或半椎体）、肛门直肠畸形（肛门闭锁）、心脏缺陷、气管食管瘘、肾脏异常（肾发育不全，肾脏畸形）、纵向肢体畸形（最常见是纵向肢体发育不良）。近 20% 的婴儿出生时患有 EA 伴有先天性心脏病。

临床表现

婴儿的 EA-TEF 的临床解剖变异类型提示其不同的临床表现。食管末端无论是一个盲袋还是气管瘘管（A、B、C 和 D 类型），婴幼儿多表现为大量流涎，以及由于通过食管气管瘘发生误吸导致喂奶后立即出现呛咳或咳嗽。远端小肠的积气表示食管未闭或者呼吸道瘘。在 C 型 TEF 中，出生后患儿咳嗽和哭闹，空气通过瘘管进入胃中，导致腹胀。由于腹部膨胀，婴儿呼吸变得越来越困难。这将进一步导致肺不张，加重通气功能障碍。在 C 和 D 型病人中，反流胃液通过瘘口聚集在气管和肺部，导致化学性肺炎，使肺部情况恶化。在多数情况下，实际上是由那些喂养婴儿护理人员注意到婴儿口腔分泌物的聚集而发现该病的。

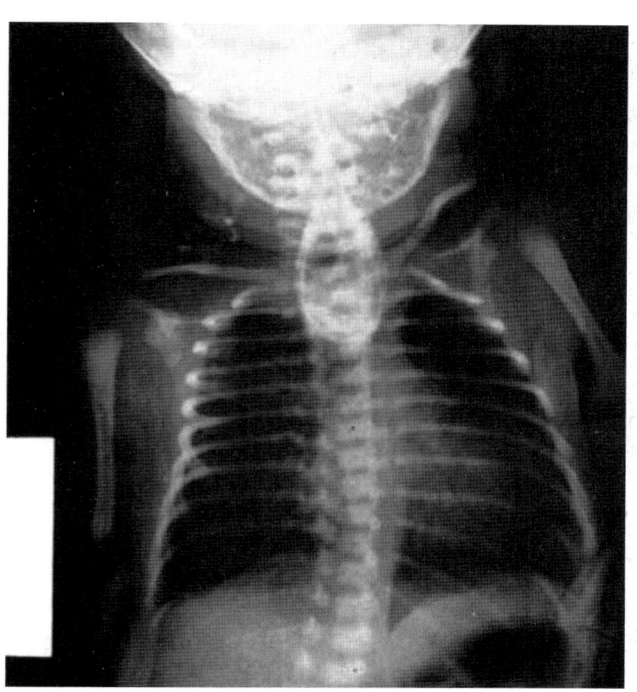

图 39-10　C 型食管闭锁伴有气管食管瘘。注意在上方食管囊的导管盘绕而且膈下积气，证实气管食管瘘的存在

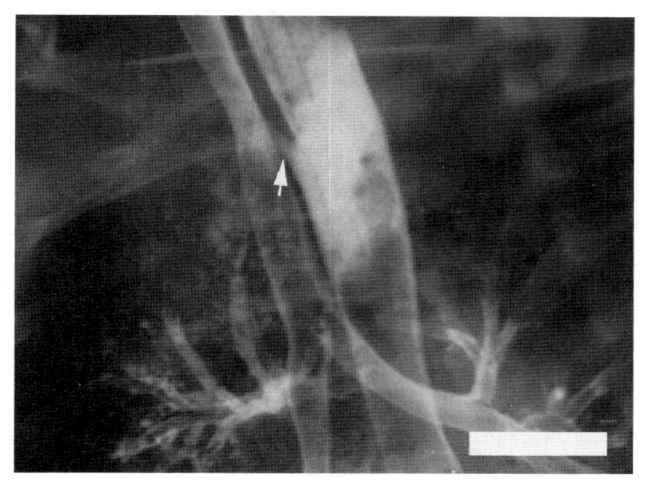

图 39-9　食管造影显示 H 型的气管食管瘘

食管闭锁是通过胃管不能进入胃来确诊（图 39-10）。胸部平片偶尔可能会发现上端扩张的食管囊。如果使用软鼻饲管，软管将会在上部食管囊内盘绕，这可以进一步明确诊断。同时必须考虑另外一个重要的鉴别诊断，当胃管不能进入胃，要考虑食管穿孔。这个情况发生在给婴儿插入鼻胃管或者口胃管时造成创伤以后。在这种情况下，穿孔经常发生在梨状窦水平，并且形成假道阻止胃管进入胃。每当诊断有任何的疑问时，消化道造影可以证实食管闭锁的诊断和偶然发现气管食管瘘，伴有盲端囊袋的误吸风险不会很大。消化道中发现积气可以在临床上证明气管食管瘘。这可以通过叩诊腹部和腹部平片来确诊。偶尔 EA-TEF 的诊断可以通过产前超声发现。典型特征包括辨认不清胃和羊水过多，这些超声结果说明胎儿不能有效吞咽。

对于食管闭锁的孩子，非常重要的是要确定是否共存其他异常。这些异常包括 38% 的患儿合并心脏缺陷，19% 的患儿合并骨骼缺陷,15%的患儿合并神经系统缺陷,15%的患儿合并肾功能缺陷,8%的患儿合并肛肠缺陷和13%的合并其他畸形。

心脏和大血管超声心动图检查对于排除心脏缺陷是非常重要的,因为这些往往是预测婴儿生存最重要的因素。超声心动图也可显示主动脉弓是偏左还是偏右,这可能会影响到手术修复方法。脊椎异常通过平片和脊髓超声扫描评估。临床上可以证实肛门有无闭锁。可触诊新生儿的肾脏来进行临床评估。腹部超声可显示异常的肾脏畸形,如果孩子一直无尿更应引起怀疑。当发现指头缺失和 X 线平片证实的手、足、前臂和腿部异常,应怀疑四肢畸形。肋骨畸形也常发生。其中也包括出现第 13 肋骨。

初步处理

婴幼儿的 EA-TEF 的初步处理包括注意呼吸状态、上部食管囊减压和选择合适的手术时机。因为存活率低的主要原因是存在其他的严重畸形,所以需寻找其他先天性畸形,包括先天性心脏疾病。确诊后的最初处理原则是把新生儿放入温箱,头部抬高至少 30°。上部食管囊插入导管持续抽吸。这些方案都旨在最大限度地减少误吸。给予抑酸剂以减少任何胃反流内容物的化学刺激。当唾液积聚在上部食管囊并吸入到肺部时,可出现咳嗽、支气管痉挛发作和氧饱和度下降。这些症状可以通过导管抽吸明显缓解。同时开始抗生素治疗,使用温热的电解质溶液。在可能的情况下,右上肢的位置要避免静脉输液,否则会影响患儿术中的体位。

手术修复的时机取决于病情的稳定程度。很少行急诊手术根治性修复 EA-TEF。如果孩子血流动力学稳定和氧合良好,根治性修复手术在出生后 1～2 天进行。这为仔细检查其他合并畸形和选择有经验的麻醉团队提供了充足的时间。

早产儿的管理

早产儿食管闭锁-气管食管瘘和与之相伴的肺透明膜病会发展成为严重的进行性的心肺功能不全。气管食管瘘可以使脆弱的肺呼吸功能恶化,腹胀加剧。此外,气道压力的升高会使更多空气从瘘管进入胃,加剧腹胀和影响肺扩张。在这种情况下,首要任务是尽量减少全量正压通气。可以使用高频振荡通气来完成。如果胃扩张严重,应放置胃造瘘管。这个手术可以在床边局部麻醉下进行。充满空气的胃很容易在左上腹部触及。一旦放置好造瘘管,腹压缓解,但肺通气反而会恶化。这是因为气体可能优先通过瘘口,该路径阻力最小,并绕过肺部,从而加剧低氧血症。要解决这个问题,胃造瘘管需要水封、抬高或间歇性地夹闭。如果这些措施无济于事,可能需要结扎瘘。如果婴儿的病情不稳定而不适宜转运到手术室,此手术可在新生儿重症监护病房施行。一些外科医师认为,根治前的初始时期,切断瘘管而不是结扎会减少复发率。这些干预措施可使婴儿潜在的肺透明膜病得到改善,肺部分泌物得以清除,婴儿的病情稳定,为最终的修复手术创造条件。

手术矫正

在婴儿稳定阶段,最终的修复手术主要采用食管吻合术。有两种手术途径:开胸手术和胸腔镜手术。采取开胸手术时,

婴儿被送入手术室,气管插管,右侧卧位,为右后外侧开胸手术做准备。如果通过超声心动图确定为右位主动脉弓,可考虑通过左侧入路行修复手术。虽然大多数外科医师认为,从右侧入路同样可以安全地手术。支气管镜检查可以排除食管闭锁存在额外的上部食管囊瘘(不同于 B、C 和 D 型),同时要确定喉气管食管裂。

主要的修复手术技巧描述如图 39-11。手术一般取胸膜腔后的路径,因为如果术后吻合口漏发生,该技术可防止胸部广泛污染。手术步骤的顺序如下:①游离胸膜,显露后纵隔。②分离瘘管,封闭气管瘘口。③充分游离食管上段,无张力吻合食管,并探查在上部食管和气管之间是否存在瘘管。麻醉师向上抽吸上部食管囊,这将极大地方便在这个阶段的手术操作。必须谨慎解剖,防止暴力损伤气管或食管腔。④充分游离食管远端。并审慎地避免切断血管,因为食管远端的血液供应来源于主动脉段。通过游离近端食管囊获得大部分食管长度,因为近端食管的血液通过黏膜下层供应。⑤食管-食管吻合术。大多数外科医师使用 5-0 缝线单层间断吻合。如果张力过大,可环状切开上部食管囊的肌层,这不会影响血液供应,但能增加它的长度。许多外科医师置入跨吻合口的鼻饲管,以便于术后早期进行鼻饲喂养。⑥放置胸膜腔后引流管,并逐层关闭切口。

微创手术一般是行右侧胸腔镜修复手术,步骤与先前所描述的开放手术相同。胸腔镜提供优良的视野。第一步是确定瘘管。然后采用胸腔镜缝合,可以很容易结扎和切断瘘管。然后单层吻合食管。胸腔镜手术修复气管食管瘘需要外科医师和麻醉师的良好沟通,突然出现的肺膨胀可影响手术视野,如果手术视野不佳,应转为开放手术。尽管胸腔镜手术的尚未建立明确的选择标准,但一般要求患儿体重超过 2.5kg,血流动力学稳定,没有合并其他疾病。

术后处理

EA-TEF 术后病人的处理原则很大程度取决于外科医师个人的偏好和医院文化。许多外科医师喜欢术后拔出气管插管,以避免正性气压影响气管吻合口。但是,早期拔管对于术前有肺部疾病的患儿是不可能的,无论是早产还是肺炎,或是声带水肿的婴儿。当跨吻合口鼻饲管被放入后,术后可以慢慢开始喂养。一些外科医师使用中央静脉置管实施肠外营养。每天评估胸膜后腔的引流物,有唾液意味着吻合口瘘。许多外科医师在术后 1 周安排患儿做消化道造影,以评估吻合口径,并确定是否存在吻合口漏。如果没有吻合口漏,则可开始喂养。胸腔镜手术的主要好处是术后疼痛减轻,术后镇痛的需要减少。

手术并发症

10%～15%的病人可能发生吻合口漏。术后可能立即看到吻合口漏,也可能术后几天才出现。早期吻合口漏(即第 24～48 小时内)表现为新的胸腔积液、气胸、败血症,需要立即探查。在这种情况下,吻合可能由于张力过大而完全破坏。修复吻合口是可能的。如果不行,需要行颈部食管造瘘术和胃造瘘术。下一步就是重新建立食管连续性。术后几天发现的吻合漏,一般不加以干预通常可以自行愈合,特别是放置了胸膜后腔后引流。在这种情况下,广谱抗生素的应用,肺引流

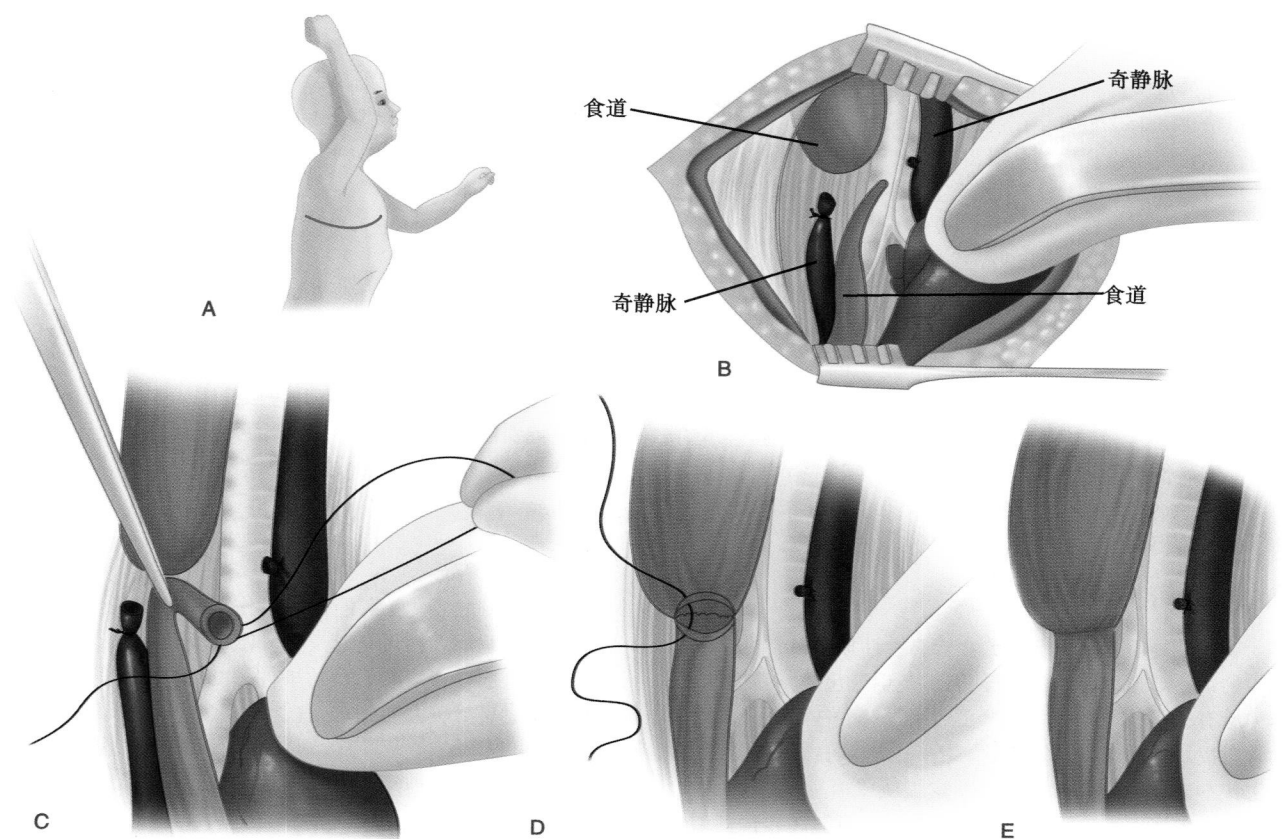

图 39-11　C 型气管食管瘘的初步修复。**A.** 右侧开胸切口；**B.** 横断奇静脉，证实近端和远端食管并确定瘘；**C.** 横断气管食管瘘和关闭气管缺损；**D.** 近端和远端食管吻合；**E.** 完成吻合

和加强营养是很重要的。约 1 周后，应再次行食管造影检查以确定是否已经解决了吻合漏的问题。

食管狭窄并不少见（发生率为 10% ~ 20%），特别是发生吻合口漏之后。狭窄可能会在任何时段变得很明显，从术后早期几个月到几年后。临床表现为窒息、呕吐、生长受限，随着进食固体食物，这种症状愈发明显。消化道造影或食管钡餐检查可以证实狭窄，简单地扩张狭窄处是可行的，偶尔需要反复扩张。这也可通过逆行手术实现：将丝线放入口咽，穿过胃管并从食管递出。将 Tucker 扩张器绑到丝线上，逆行通过胃造口管，从口咽出来。增大扩张器的尺寸，并且在该手术结束时取出丝线，一端贴在脸的一侧，另一端贴在胃造口瘘管口。另外，可使用影像引导的球囊扩张术辅以术中对比造影确定狭窄的精确位置，并评估扩张时患儿的即时反应。

复发性气管食管瘘可能意味着一个遗漏的上端食管囊或是真正瘘的复发。在吻合口瘘之后发生的复发瘘可能自行愈合，否则需要再次手术。

胃食管反流通常发生食管闭锁-食管气管瘘修复术后，这可能由于食管运动功能异常和食管胃连接处的解剖改变。其临床表现和其他胃食管反流病的婴儿是相似的。一个松弛的抗反流手术，如 Nissen 胃底折叠术，可用来防止进一步反流，但孩子经历抗反流手术后可能出现喂养问题，这是远端食管内在动力障碍的结果。为了尽量减少此类问题，有些医师喜欢做不完全包绕手术（如 Toupet 或 Thal 包绕），而不是一个 360° 的包绕。对于有经验的外科医师，腹腔镜下胃底折叠术是安全的，但需要注意确保包绕不能过紧。

特殊情况

气管食管瘘 E 型（通常被称为 H 型）病人往往在新生儿期以后出现临床症状。表现出来的症状包括反复肺部感染、支气管痉挛、生长受限。通过食管钡餐检查的结果和内镜下确认瘘管来明确诊断。手术矫正一般可以通过颈部入路，安置球囊导管跨越瘘口，游离和切开瘘管。预后通常是良好的。十二指肠闭锁合并食管闭锁-气管食管瘘的病人可能需要紧急手术，这是由于胃和十二指肠近端梗阻。如果在手术过程中婴儿的病情是稳定的，主要是行食管畸形的修复和处理十二指肠闭锁。如果患儿术中情况不稳定，应该分次手术，先结扎瘘管和放置胃造瘘管，一段时间以后行根治性修复。

单纯 EA 型（A 型）是一个具有挑战性的问题，特别是如果食管的上下两端相距甚远，以至于不可能行直接吻合。在这种情况下，治疗措施包括放置胃造口管及探头扩张术增加上部食管囊的长度。偶尔可以进行一期吻合。当两端不能安全的吻合时，需要使用胃或者结肠移植替代食管（见后）。

预后

各种分级系统被用来预测食管闭锁-气管食管瘘患儿的预后及制定不同的治疗原则。1962 年沃特斯顿设计的一个体系用来对新生儿分级，包括出生体重、肺炎、其他先天性畸形。随着新生儿护理的进步，1993 年，蒙特利尔儿童医院的外科医师提出了一个新的分级方案。根据蒙特利尔的经验只有两条指征独立地影响生存率：术前呼吸机的依赖和相关的严重畸形。肺疾病,定义为呼吸机依赖,是一种比肺炎更准确的预测指标。Spitz 和他的同事们分析食管闭锁-食管气管瘘死亡患儿的危险因素,发现两个标准是预后的重要影响因素:出生重量小于 1500g 和存在的主要先天性心脏病,由此一个新的预测食管闭锁预后的分级得以提出。

第一组:出生体重≥1500g,无主要的心脏疾病,生存率为 97%(283/293)。

第二组:出生体重<1500g 或重大心脏疾病,生存率为 59%(41/70)。

第三组:出生体重<1500g 和重大心脏疾病,生存率为 22%(2/9)。

一般来说,手术修复 EA-TEF 患儿的预后是令人满意的,大多数病人的食管功能接近正常,总体生存率已经大于 90%。但病情不稳定的婴儿死亡率增加(40% ~ 60%),这是因为并发了潜在致命的心脏畸形以及染色体异常。然而,分期手术显著提高了高危患儿的生存率。

腐蚀性食管损伤

腐蚀性物质的摄入造成的食管腐蚀性损伤最常见于蹒跚学步的幼儿。强碱、强酸可以使组织产生液化或凝固性坏死。因为所有的腐蚀剂有极强的吸湿性,腐蚀性的物质会吸附在食管上皮。其后在食管入口处、食管中段、和食管胃连接处会发生狭窄。吞食有害物质的孩子也可能没有症状,但通常会流口水和无法吞咽唾液。损伤可能会限于口咽部和食管或可能延伸到胃。目前尚无有效的即时的解毒剂。通过仔细检查口腔以及柔性或刚性食管镜明确诊断。内镜只能靠近灼伤处的第一层,以避免穿孔。早期吞钡试验可能显示出黏膜损伤的程度。医师应该知道,食管不像口腔一样有直接伤害的证据。虽然以前经常使用类固醇,但实践证明类固醇不能改变狭窄的发展或减轻损伤的程度。因此,类固醇不再治疗腐蚀性损伤。在急性期常规应用抗生素。

损伤在内镜下分为三度:轻度、中度或重度(Ⅰ、Ⅱ或Ⅲ级)。食管周围组织坏死则极有可能形成狭窄。如果在临床上病情稳定,这些病人应接受胃造瘘术。应当时或者几周后反复行食管镜检查时将扩张器置入食管。当狭窄形成后(一般是 3 ~ 4 周),就要开始实施扩张。最安全的是逆行扩张术,其中将带有刻度的扩张器通过胃造瘘口,并通过食管将扩张器进一步送入食管。对于不太严重的损伤,可以尝试使用顺行方式用不同宽度的探条或气囊扩张。扩张时食管穿孔的处理应包括抗生素、冲洗以及胸腔闭式引流,以防止全身败血症的发生。如果诊断延迟或病人有全身性疾病,可能需要以后进行食管改道和分阶段重建。

虽然在大多数情况下自身食管可以而且应该被保存下来,但对于扩张无效的严重狭窄,食管替代是最好的办法。食管替代常选结肠(右半结肠或横向/左半结肠)和胃(管状胃或胃上提)。带蒂空肠或无排斥反应的空肠移植很少采用。右半结肠移植是基于中结肠动脉蒂;左半结肠移植基于中结肠或左结肠动脉蒂;将胃弯曲成管状时,血供主要来源于胃网膜左动脉;采取胃上提术时胃的血供主要来源于胃右动脉。新食管可以沿胸骨下方,穿过胸腔通过纵隔到达颈部。手术时放置喂养用空肠造瘘管。术后肠道通畅后可以行导管喂养。最近的采取胃上拉术式的随访研究表明,病人的长期疗效很好。并发症包括食管胃吻合口漏(N = 15.36%),均未行干预治疗;狭窄形成(N = 20.49%),对扩张有反应。长期随访表明,食管替代方法,可以满足患儿正常的生长和发育,儿童可以享受合理的饮食习惯。由于潜在的晚期并发症,如溃疡和狭窄,必须随访至成年,但并发症会随着时间的推移而减少。

胃食管反流

胃食管反流(GER)可发生于所有儿童,是指胃内容物反流入食管。相比之下,胃食管反流病(GERD)则指出现明显的反流症状。典型的症状包括成长迟缓、出血、狭窄形成、高反应性气道疾病、吸入性肺炎和呼吸暂停。生长发育不良和肺疾病特别常见于 GERD 的婴儿,而狭窄和食管炎多见于较大的儿童和青少年。GERD 在有神经系统受损的患儿中问题尤为明显。

临床表现

因为所有的婴儿都可能偶尔发作 GER,所以必须仔细谨慎地诊断儿童病理性胃食管反流。呕吐反复发作,干扰孩子成长和发育或存在威胁生命的事件,此时必须明确诊断胃管反流。对年龄较大的儿童,食管出血、狭窄形成,严重的胃灼热,或出现 Barrett 三联症,则要明确诊断为病理性反流或胃食管反流病。在神经系统受损的儿童,胃食管反流引起的呕吐必须与慢性干呕相鉴别。

对于怀疑有胃食管反流病的患儿,应当记录反流发作情况和评估解剖结构异常。最初测试应做一个吞钡检查。检查是否有胃或十二指肠的梗阻(由于十二指肠或幽门狭窄),同时确定是否存在肠旋转不良。应使用 24 小时的 pH 监测评估反流的频率和严重程度。虽然这个测试是很难忍受的,但目前它是诊断胃食管反流病最准确的手段。食管镜检查活检可以确定食管炎的存在,同时对于确定腹腔内食管的长度和检测 Barrett 食管是非常有益的。一些外科医师通过放射性同位素"牛奶扫描"来评价胃排空情况,尽管极少有证据证实,当前面几种方法确诊了 GERD 后"牛奶扫描"会改变治疗方案。

治疗

大多数 GERD 的病人最初是用保守治疗。在婴幼儿,一般建议食用谷物支持孩子生长。年龄较大的患有严重的胃管反流的儿童,治疗上开始应使用 H_2 受体阻断剂和(或)质子泵抑制剂降低胃酸。药物治疗对于大部分神经功能正常的婴儿和年幼的孩子是很成功的。然而,有些特定的病人内科治疗无效,则具有外科手术指征。微创外科治疗是放置一个鼻空肠或者胃空肠喂养管。因为从旁路进入胃,食物不进入食管,症状通常有所改善。作为一个长期的补救措施,这种疗法仍存在几个问题。喂养管往往容易脱落,仍然出现反酸,固体食物的喂养一般是不可能的。胃底折叠术为彻底治疗胃管反流提供了确切的方法,并且在大多数情况下非常有效。胃底折叠可缠绕食管远端 360°(即 Nissen 胃底折叠术),或缠绕角度减少(即 Thal 或 Toupet 胃底折叠术)。目前,大多数儿童的标准治疗方法是采用腹腔镜行胃底折叠术式。在喂养困难的儿童和小于 1 岁的婴儿,应在手术时放置胃造瘘管。术后早期并发症包括肺炎和肺不张,往往由于肺引流不足和镇痛不佳造成。术后晚期并发症包括缠绕松解与反流复发,这可能需要重做胃底折叠。由于包裹太紧,还可出现吞咽困难和胃扩张,胃扩张一般会有不适。这些并发症在神经系统缺损的儿童更加常见。手术治疗胃食管反流症的关键是细致地选择病人和精确的手术技巧。

胃肠道系统

呕吐

大多数婴儿会出现呕吐。婴儿呕吐是很常见的,重要的是要区分正常呕吐和异常呕吐。正常呕吐几乎发生在所有婴儿身上,而异常呕吐可能是一个提示潜在的严重的基础疾病的指标。医师必须通过呕吐的颜色和儿童的整体状况来评估。呕吐物看起来像刚喂养的食物,这几乎总是胃食管反流。这可能如前面所述不值得多加关注。呕吐发生于喂奶后很短时间,甚至喷射性呕吐,则可能是幽门狭窄。相比之下,呕吐物中有任何的绿色物质总是令人担忧的。这可能提示肠扭转、潜在的感染或其他原因的肠梗阻。下面的章节详细阐述。

肥厚性幽门狭窄

临床表现

能够及时诊断和治疗婴幼儿肥厚性幽门狭窄(HPS)是小儿外科历史上的又一座里程碑。HPS 发生在约 1/300 的活产婴儿,被认为多发生在第一胎的男性,症状多发生在生后 3~6 周。随后的研究证实,这是一个统计上的错误,而这个年龄范围外的儿童肥厚性幽门梗阻也是常见的。有研究表明,在同一家庭的几代人发现肥厚性幽门梗阻,这意味着一些家族有遗传连锁。婴儿应用红霉素也被认为与 HPS 的发生相关。但 HPS 的发病率并没有因为减少红霉素使用而下降,所以这可能也是一个错误的结论。肥厚性幽门梗阻的婴儿呕吐物没有胆汁,在数天至数周的过程中,喷射性呕吐症状越来越明显。最终,婴儿发展成几乎完全的幽门梗阻,而不再能够容忍任何食物甚至透明液体的摄入。尽管经常呕吐,孩子通常有亢进的食欲,这导致喂养和呕吐的周而复始。如果未经处理,往往导致严重脱水。黄疸可能并发于幽门梗阻,但原因目前还不清楚。特别是细心的照顾者会注意到婴儿很少排气,这为幽门梗阻提供了进一步的线索。

肥厚性幽门狭窄的婴儿电解质呈现低氯、低钾和代谢性碱中毒。尿液的 pH 最初升高,但最终下降,因为氢离子优先于钠离子在远端肾小管重交换,形成严重的低氯血症。幽门狭窄触诊呈典型的橄榄形包块,右上腹可见胃蠕动波的存在。当不能触诊出来时,超声可以准确地诊断 95% 的病例。超声诊断包括:幽门管的长度大于 16mm 和幽门的厚度大于 4mm。

治疗

虽然脱水和电解质紊乱可能需要紧急处理,但幽门狭窄从来不是急诊手术。纠正电解质紊乱和代谢性碱中毒的液体疗法在全身麻醉诱导前是必不可少的。对于大多数婴儿,输液应包含 5% 的葡萄糖和 0.45% 的盐水与 2~4mEq/kg 钾,在

24 小时内从根本上纠正液体损失量。重要的是,要确保儿童有足够的尿量(> 1ml/kg·h),以此作为进一步补液的依据。液体疗法后,将施行 Fredet-Ramstedt 幽门肌切开术(图 39-12)。该手术可以使用开腹手术或腹腔镜手术进行。经脐或右上腹横切口。前者入路更为美观,而横切口更容易游离胃窦和幽门。近年来,腹腔镜手术已经得到了很大的普及。随机试验表明,开放和腹腔镜手术术后并发症的发生率相同,从美容效果看,腹腔镜具有明显的优越性。任何一种手术治疗幽门狭窄必须分离幽门肌直至黏膜下层向上凸起。切口从幽门静脉开始延伸到胃窦部,切口长度在 1~2cm。手术后,继续静脉输液。几个小时后,口服电解质溶液(Pedial 然后是配方奶或母乳),逐步增加至 60ml/3h。大多数婴儿可在手术后 24~48 小时内出院。近日几位作者都表明,术后即行喂食安全耐受性很好,新生儿在医院停留时间更短。幽门肌切开术的并发症包括黏膜穿孔(1%~3%)、出血、伤口感染、呕吐症状复发。当发生穿孔时,缝合黏膜层将其固定在撕裂区域,重新缝合浆膜层。鼻胃管放置 24 小时,防止再次损伤修复的黏膜。其预后一般都非常好。

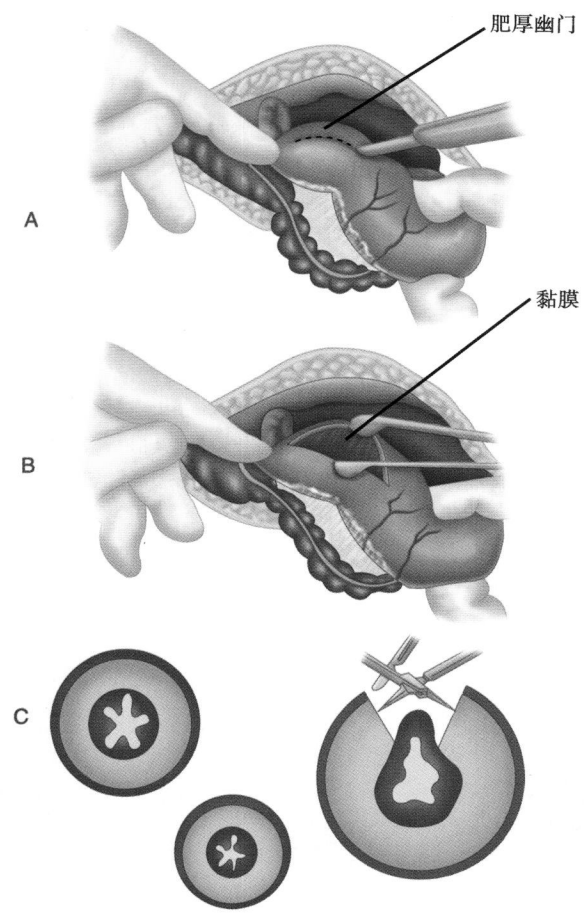

图 39-12　幽门环肌切开术。**A.** 暴露幽门,切开浆肌层;**B.** 浆肌层分离到黏膜下层,使黏膜从幽门切口向外凸;**C.** 横断面展示肥厚幽门,切口的深度,撑开肌肉,使黏膜通过切口向外凸出

新生儿肠梗阻

新生儿肠梗阻的主要症状是胆汁性呕吐。及时识别和治

疗新生儿肠梗阻能够真正拯救生命。肠梗阻基于不同的临床表现可分为近端和远端肠梗阻。近端梗阻表现为胆汁性呕吐与轻度腹胀。在完全阻塞的情况下,有可能气体很少,或根本没有,仰卧和右侧卧位腹部平片上基本看不到远端积气。在这种情况下,肠旋转不良和肠扭转的诊断必须排除。远端梗阻表现为腹胀和胆汁性呕吐。体格检查必须确定是否肛门闭锁。腹部 X 线平片检查钙化影可提示胎粪性腹膜炎;肠腔积气和(或)腹部有游离气体提示坏死性小肠结肠炎,伴或不伴肠穿孔。造影剂灌肠显示存在小结肠提示空肠回肠闭锁或胎粪性肠梗阻。如果小结肠不存在,则考虑诊断先天性巨结肠症、小左半结肠综合征或胎粪性便秘综合征。至关重要的是,要获得腹部仰卧和右侧卧位的平片。这是评估气液平面或游离气体来诊断近端或远端梗阻的唯一方法。此外,除非使用造影剂,否则很难确定扩张的肠襻是小肠还是大肠。因为新生儿肠道缺乏典型特征,如结肠带和结肠袋,而这特征出现在年龄较大的儿童或成人身上。出于这个原因,必须小心谨慎地采集一个完整的产前史,进行一次彻底的身体检查,并确定是否需要做进一步的消化道造影检查,而不是立即剖腹探查。

十二指肠梗阻

十二指肠梗阻的诊断必须排除肠旋转不良和肠扭转,这个问题将在后文详述。十二指肠梗阻的原因包括十二指肠闭锁、十二指肠蹼、狭窄、环状胰腺和十二指肠重复囊肿。十二指肠梗阻很容易通过产前超声检查诊断,显示为上腹部充满液体的胃和十二指肠近端作为两个独立的囊性结构。伴随有羊水过多在妊娠末 3 个月较为常见。85% 的十二指肠梗阻的患儿胆管入口位于梗阻水平的近端,因此会出现胆汁性呕吐。因为是近端水平梗阻,通常不存在腹胀。当梗阻近端接近胆管入口,呕吐是非胆汁性的。经典的腹部平片表现是上腹部"双泡"的征象,它代表扩张的胃和十二指肠(图 39-13)。结合适当的临床表现,足以证实十二指肠梗阻的诊断。如果有任何的不确定性,尤其是怀疑部分梗阻,可行上消化道造影辅以诊断。

治疗　插入胃管给胃和十二指肠减压。静脉输液维持足够的尿量。如果婴儿出现不适,或腹部压痛,应考虑诊断肠旋转不良和肠扭转,应立即手术。通常情况下,腹部是软的,婴儿病情稳定。在这种情况下,应彻底评估婴儿的其他相关畸形。约 1/3 的十二指肠闭锁的新生儿伴有唐氏综合征(21-三体综合征)。这些病人应评估相关心脏畸形。一旦术前准备完成后,婴儿病情稳定,送入手术室,一般采用气管内插管。行脐上横切口或右上腹切口进入腹部,术中探查相关的畸形。包括肠旋转不良、十二指肠前门静脉、第二个蹼以及胆道闭锁。十二指肠狭窄或十二指肠闭锁或者环状胰腺造成十二指肠梗阻,手术治疗可选取十二指肠与十二指肠吻合术。这个手术可以进行横向或远端近端纵向(菱形)吻合。如果十二指肠极度扩张,采用线性吻合器和一个大的尿管(24F 或更大)缩小十二指肠管腔。要强调的是,环形胰腺是绝对不能切开的。治疗十二指肠球部蹼包括垂直十二指肠切开术、蹼部分切除术(避免损伤胰管)、黏膜对缝、横向封闭切开的十二指肠。常规不放胃管。最近报道生存率超过 90%。十二指肠闭锁的术后远期并发症的发生率为 12% ~ 15%,包括巨大十二指肠、肠运动障碍和胃食管反流。

肠闭锁

肠闭锁造成的肠梗阻可发生在肠道任何一处。根据早期通过损伤血管制造肠闭锁犬模型的研究,大多数小肠闭锁(不是十二指肠闭锁)被认为是在子宫内肠系膜血管异常造成肠腔的节段性损失。通过对转基因小鼠模型的研究,目前对这一假说提出了质疑,并提出肠闭锁原因可能是多因素的。据估计肠闭锁发病率,在 1/2000 ~ 1/5000 活产儿,男女均等。婴儿空肠或回肠闭锁表现为胆汁性呕吐和进行性腹胀。梗阻越接近远端,腹部扩张越明显,腹部平片表现为更多的梗阻肠襻(图 39-14)。

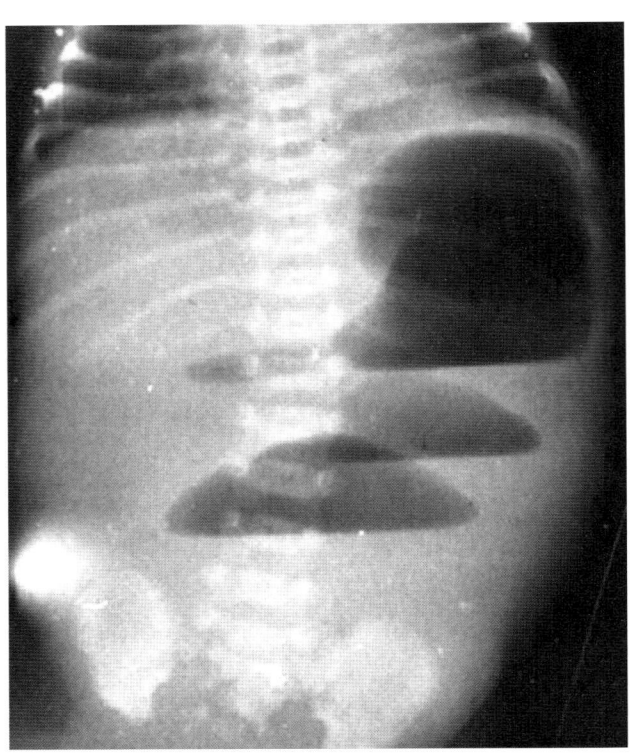

图 39-14　肠梗阻新生儿呈现出几个有气液平的扩张肠管襻。该患儿为空肠闭锁

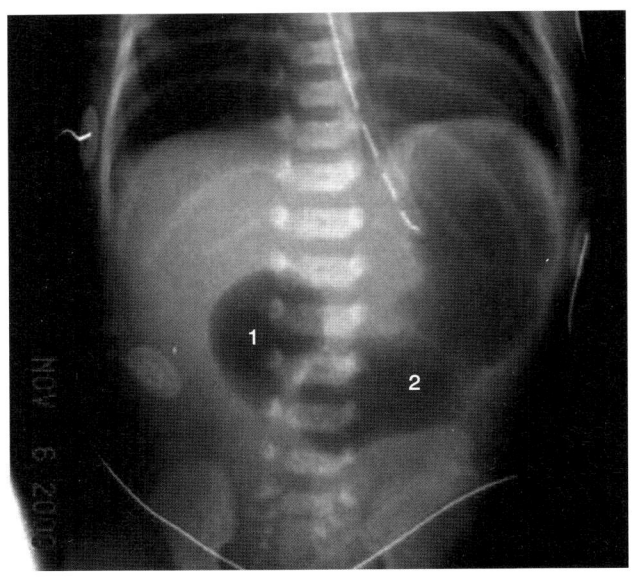

图 39-13　腹部平片的"双泡"征

完全性肠梗阻的诊断是基于临床表现和腹部平片上交错的气液平。适当的支持治疗后患儿可行手术治疗。在这种情况下，钡剂灌肠检查几乎不能提供更多的诊断信息。相反，当诊断不确定或远端肠梗阻明显时，钡灌肠检查是有帮助的，它可以确定是否是小结肠，也可用来诊断胎粪性便秘、小左半结肠综合征、先天性巨结肠症、胎粪性肠梗阻。因此，钡灌肠检查对于安全地治疗新生儿肠梗阻是必要的，有助于了解肠梗阻发生的大致水平。

肠闭锁应紧急进行手术矫正。在剖腹探查时会遇到几种不同类型的闭锁。1 型：黏膜闭锁而肌层完整。2 型：闭锁两端由纤维状环连接。3A 型：闭锁两端相隔一个 V 形的肠系膜的缺损；3B 型：是一种"苹果皮"畸形或"圣诞树"畸形，其小肠远端以逆行的方式受回结肠或右结肠动脉的血液供应（图39-15）。4 型：表现为"香肠串"或"串珠"状的多个闭锁。近端扩张的肠管和远端肠管直径管腔大小悬殊，从而形成一些吻合的创新技术。然而，在大多数情况下，吻合可以采用端背吻合的方式。在远端，受压肠襻的肠系膜对侧缘剪切呈"鱼口"形。如前面所述，近端扩张肠襻逐渐变细。由于近端肠管扩张很少，有正常蠕动，极度扩张的肠管应当在吻合前切除。

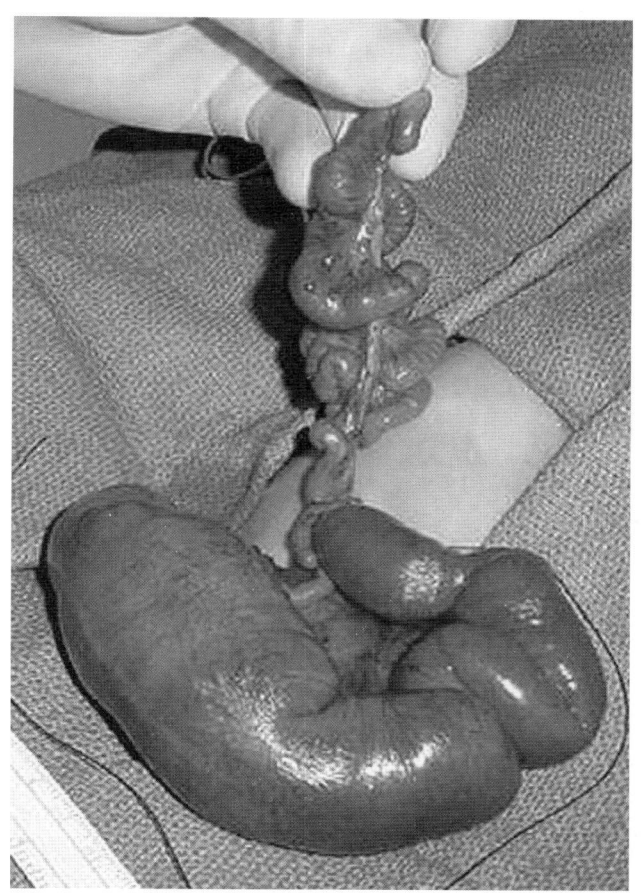

图 39-15　术中新生儿回肠闭锁，呈现"圣诞树"形

有时婴儿肠闭锁会引起有盲端的近端肠管扩张，导致近端肠管缺血或坏死。出现这种情况时应行回肠造口术，婴儿稳定后一段时间再行吻合手术。

肠旋转不良和中肠扭转

胚胎学　在胎儿发育的第 6 周，中肠在腹腔内发育过快，腹腔不能容纳如此多的肠管，因而肠管就突入脐带。第 10 周和第 12 周，中肠返回到腹腔，绕肠系膜上动脉发生 270° 逆时针转位。由于十二指肠也绕着动脉旋转，沿着这条路径，它获得了 C 环。盲肠围绕动脉头侧转位，这就决定了横结肠和升结肠的位置。随后，十二指肠的第三段固定在腹膜后。在Treitz 韧带处，盲肠被腹膜固定在外侧腹壁。肠系膜上动脉的分支延长并沿主动脉到盲肠线性固定于右下腹。虽然具体机制不甚清楚，基因突变可能是肠旋转不良的发病因素。例如，BCL6 基因突变或表达缺失会导致心脏转位、眼的发育缺陷和肠旋转不良。如果旋转不全、盲肠位于上腹部，而固定十二指肠到后腹膜腔的韧带及盲肠继续发育，就会在盲肠到侧腹壁间形成 Ladd 韧带，跨越十二指肠，造成潜在的梗阻。肠系膜仍局限于上腹部，通过窄蒂悬挂起所有肠系膜上动脉分支和整个中肠。因此，肠扭转可能发生于肠系膜周围。这种扭转不仅妨碍近端空肠，还切断中肠的血液供应。除非及时手术纠正，否则会发生肠梗阻和完全性肠梗死。

临床表现和处理

肠扭转可以发生于任何年龄，虽然它最常见于出生后几周内。胆汁性呕吐通常为首先出现的临床表现，所有婴儿胆汁性呕吐，必须进行迅速评估，以确保他们没有肠旋转不良。若孩子烦躁不安和呕吐胆汁，应高度怀疑此诊断。如果不及时治疗，肠血管受压，最初表现为血便，最终导致循环系统衰竭。肠道缺血的进一步表现包括腹壁红斑和水肿，进而休克死亡。必须再次强调，这种情况下必须高度怀疑肠扭转，因为新生儿在早期腹部体征表现轻微。腹部平片显示肠内积气，有数个气液平（图 39-16）。当诊断明确，病人应立即补液，以确保足够的灌注和尿量，然后及时行剖腹探查。

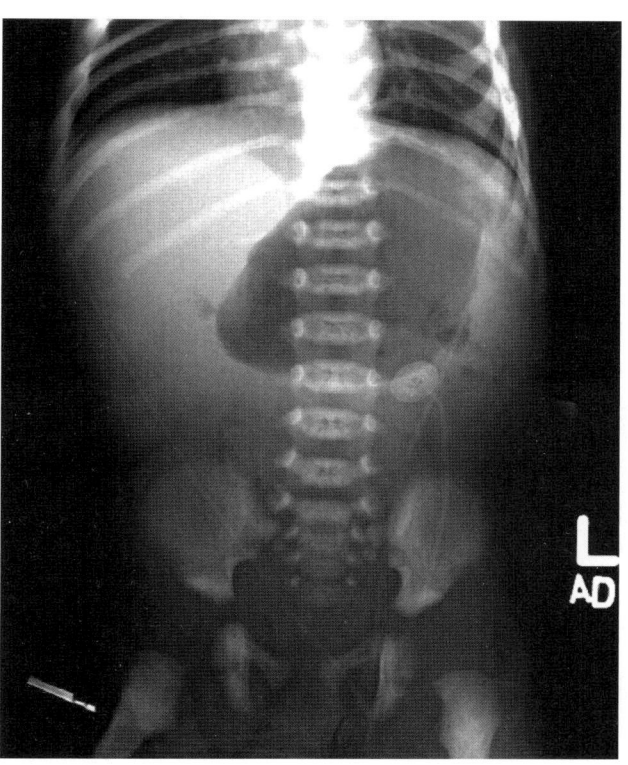

图 39-16　胆汁性呕吐 10 天的婴儿腹部平片。近端肠管扩张，远端肠管少气，此为肠旋转不良的特征

有时患儿未表现不适,腹部平片提示十二指肠部分梗阻。在这些条件下,患儿可能只有肠旋转不良而没有肠扭转。这时最好的诊断方法就是上消化道造影:在十二指肠空肠交界处显示不完整的旋转。十二指肠可能会表现一个螺旋形的外观,这是诊断肠扭转或完全性十二指肠梗阻的征象。钡灌肠可能会显示盲肠移位,但这个征象是不可靠的,尤其是小婴儿盲肠正常位置就比年龄较大的儿童位置偏高。如果肠扭转可疑,为避免和逆转缺血的发生,必须早期手术干预。肠扭转常以顺时针旋转,因此逆时针旋转复位。可以这样记忆:"拨回时钟的指针"。随后,施行 Ladd 手术。这种手术操作不是纠正旋转不良,但会扩大狭窄的肠系膜蒂,以防止再次发生肠扭转。手术过程(图 39-17):锐性切开盲肠和腹壁以及十二指肠和回肠末端之间的韧带,张开肠系膜动脉及其分支。游离

十二指肠到右下腹,盲肠到左下腹。切除阑尾以避免日后误诊。不缝合盲肠或十二指肠。当缺血加剧,肠扭转复位而未行 Ladd 手术,观察 24～36 小时往往可以发现一些血管已恢复。放置透明塑料膜,以方便持续评价肠道情况和拟定再次探查的时间,以尽可能减少切除坏死肠段的范围。由于早期诊断和治疗,预后往往良好。然而,延误诊断也可导致死亡或短肠综合征,需要小肠移植。

一部分旋转不良患儿表现出慢性梗阻症状。这些症状可能会导致 Ladd 韧带从十二指肠或偶尔从扭转间隙跨过。症状包括间歇性腹痛和间歇性呕吐,偶尔可能含有胆汁。婴幼儿肠旋转不良,可能生长发育不良,他们最初可能会被诊断为胃食管反流病。如前面所述,在许多情况下 Ladd 手术可以防止肠扭转复发,缓解症状。有一点必须注意的是,在 Ladd 手

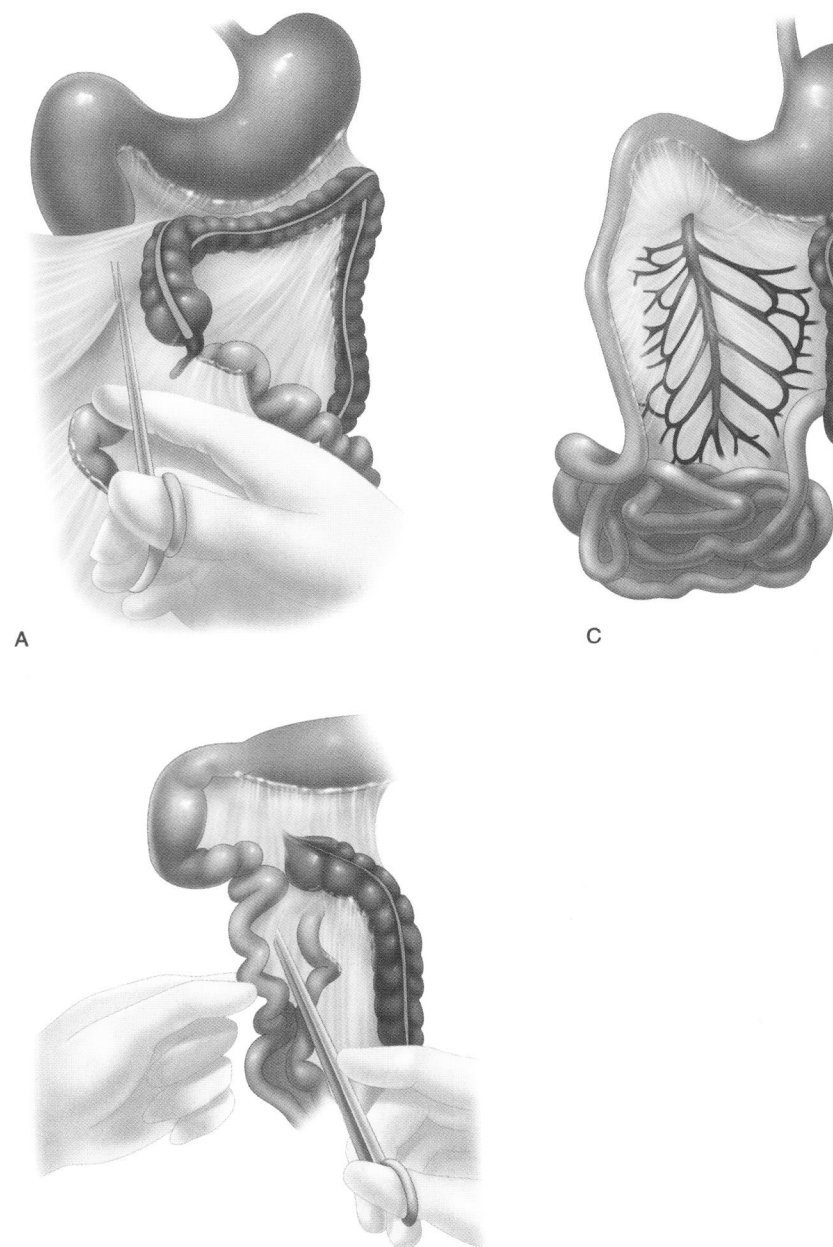

图 39-17　肠旋转不良的 Ladd 手术。A. 松解盲肠和十二指肠带。B. 扩大肠系膜。C. 切除阑尾

术后肠扭转仍可能复发,虽然这很罕见。

胎粪性肠梗阻

　　发病机制和临床表现　　囊性纤维化患儿的特征是胰酶缺乏和肠道内氯离子的异常分泌,导致产生的黏稠、干燥的胎粪。黏稠致密的胎粪堵塞回肠引起高位肠梗阻,即形成胎粪性肠梗阻。没有肠穿孔时病情较为简单;产前肠穿孔或远端回肠血管损伤加剧,病情就较为复杂。产前超声检查可以提示腹腔内或阴囊内钙化存在,或肿胀的肠襻。这些婴儿出生后不久就出现进行性的腹胀,间歇性的胆汁性呕吐,不能排出粪便。腹部 X 线片显示扩张的肠襻。由于肠内容很黏稠,即使完全梗阻,也没有形成液气平面。小气泡包裹在末端回肠的浓缩的胎粪中,特点就是毛玻璃样的外观。

　　胎粪性肠梗阻的诊断是通过造影灌肠检查确定的,通常会看到小结肠。胎粪性肠梗阻未出现并发症时,病人末端

回肠充满胎粪颗粒。在复杂性胎粪性肠梗阻患儿腹腔内形成钙化,在腹部平片中呈现蛋壳样征象。

　　治疗　　治疗方式取决于病人是复杂或简单的胎粪性肠梗阻。无并发症的胎粪性肠梗阻可以通过非手术治疗。在透视监视下水溶性造影剂通过结肠进入回肠的扩张部分。造影剂可以在一定程度上从肠壁吸收液体进入肠腔,此时保持婴儿有足够的体液量是非常重要的。灌肠可间隔 12 小时一次,反复数天,直到胎粪排出。若造影剂不能进入扩张的回肠证明并发有肠闭锁或复杂的胎粪性肠梗阻,需行剖腹探查术。如果造影剂灌肠不能解除梗阻,则需要手术治疗。术中使用稀释造影剂、N-乙酰半胱氨酸(Mucomyst)、生理盐水开放冲洗肠腔,再行荷包缝合。切除扩张的回肠末端,从远端小肠清除胎粪颗粒。此时可行回肠造口术或在近端和远端肠管间造瘘。另外,可行 Bishop-Koop 吻合或端-端吻合(图 39-18)。

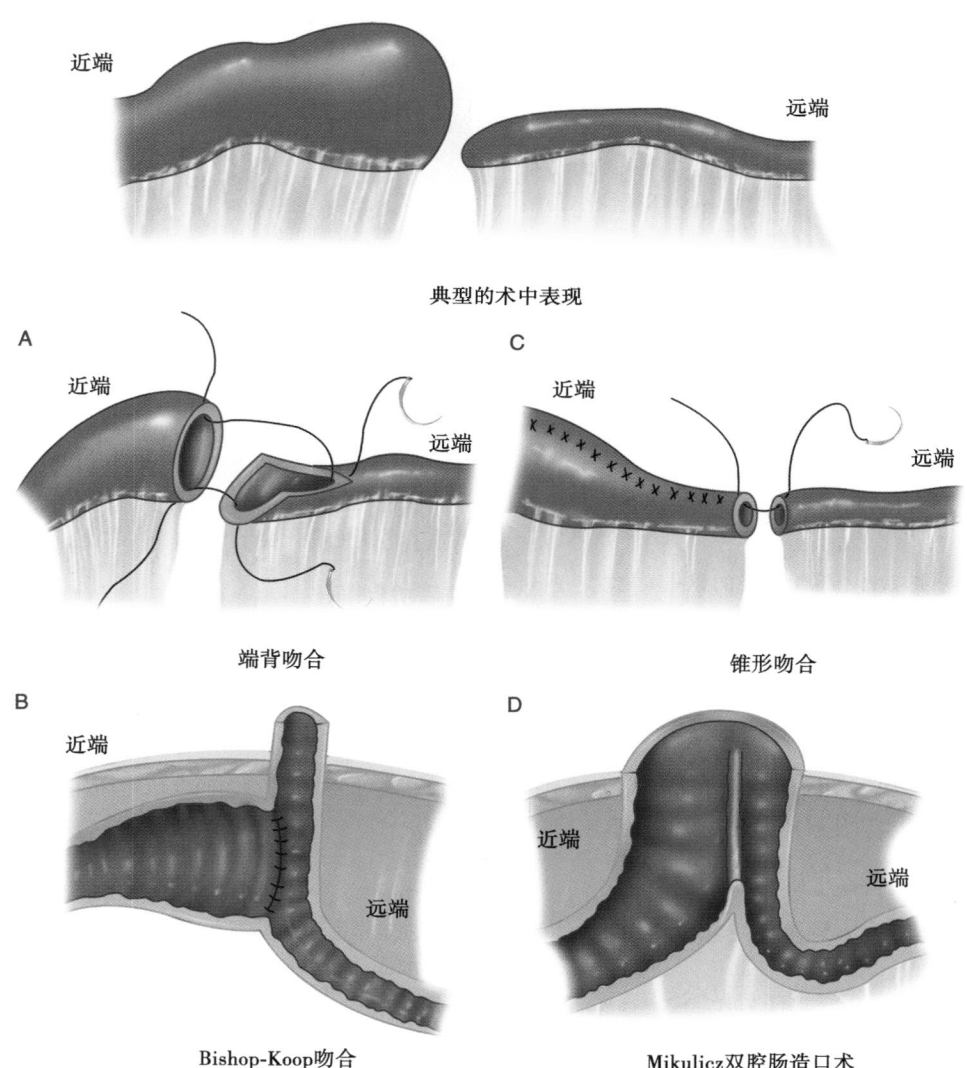

图 39-18　婴儿肠梗阻的肠道吻合技术。**A.** 端背吻合。远端肠管被切开,以创建一个"鱼口"扩大管腔。**B.** Bishop-Koop 吻合。近端扩张肠管与远端小肠的一侧吻合。类似于腹壁的"烟囱"。**C.** 锥形吻合。切除近端肠管肠系膜对侧肠壁,沿长轴缩小肠腔,和远端肠管吻合。**D.** Mikulicz 双腔肠造口术。将近端远端肠襻支缝合在一起,形成双腔造瘘,共有的肠壁可用特殊的钳夹形成一个大造瘘口。这个大造瘘口在腹膜外关闭

坏死性小肠结肠炎

临床特点　坏死性小肠结肠炎(NEC)是早产儿最常见和最致命的胃肠道疾病,常累及新生儿发育不全的肠道。每年有超过 25 000 例的 NEC 报道。总体死亡率在 10% ~ 50%。新生儿治疗水平的提高、应用表面活性物质以及机械通气的进步,使越来越多患有新生儿肺透明病的低体重新生儿得以存活。患呼吸窘迫综合征的婴儿的存活数目在增加,同时更多的婴儿面临 NEC 的风险。因此,据估计,坏死性小肠结肠炎将很快超过呼吸窘迫综合征成为早产儿死亡的主要原因。多种危险因素与 NEC 的发展相关。这些因素包括早产儿、初期肠内营养、细菌感染、出生时窒息引起的肠缺血、脐动脉插管、动脉导管未闭、发绀型心脏病以及产妇滥用可卡因。这些复杂的相互作用导致坏死性小肠结肠炎的机制仍然不明确。唯一受到广泛认可的流行病学因素是早产和人工喂养。值得注意的是,肠内营养也是坏死性小肠结肠炎重要致病因素,但关于此点仍存在争议。一项前瞻性随机对照研究表明,尽管现在采取积极的喂养方法,NEC 的发病率并没有升高。高达 10% 的 NEC 婴儿从来没有接受过任何形式的肠内营养。

天然的肠内微生物菌群可能在 NEC 的发病机制中发挥核心作用。细菌定植可能是本病发展的先决条件,因为口服万古霉素或庆大霉素降低了 NEC 的发病率。坏死性小肠结肠炎呈节段式分布,感染控制后症状减轻,而且 NEC 常在出生 10 天后发生,此时大肠菌群开始定植于胃肠道。这些事实都证实了细菌在 NEC 发病机制中的重要性。

最近,有报道 NEC 的暴发与婴儿奶配方中阪崎肠杆菌污染有关。从患儿血液、腹腔液和大便中分离出来的常见细菌包括大肠埃希菌、肠杆菌属、克雷白杆菌、偶尔凝固酶阴性葡萄球菌种。NEC 可能累及单个或多段肠道,最常见于末端回肠,其次是结肠。NEC 的临床症状包括肠管肿胀伴片状肠壁变薄、积气,坏疽甚至直接穿孔。镜下表现为肠壁全层坏死为特点的肠梗死。

临床表现　患有坏死性小肠结肠炎的婴儿可出现一系列疾病。在一般情况下,婴儿早产并存在一个或多个持续性应激,如出生时窒息或患有先天性心脏病。贝尔和他的同事根据坏死性小肠结肠炎临床表现的进展分级为轻度、重度和致命的败血症。虽然不是所有的婴儿与贝尔分级一样呈阶段进展,这种分级还是为描述 NEC 相关的临床表现提供了有用的模板。在贝尔第 1 级,婴儿出现喂养不耐受。表现为呕吐或者大量食物残留在胃内。如果他们接受适当的治疗,如肠道休息、静脉抗生素,其中许多婴儿不会向更严重的阶段恶化。这些婴儿被通俗地形容为"NEC 惊吓"。这些新生儿如果更长时间地处于应激状态,则可能向更严重的 NEC 阶段发展。

贝尔第 2 级的 NEC 患儿并非有生命危险。临床表现包括腹胀和腹部压痛,鼻胃管抽吸出胆汁,并出现血便。这些症状提示肠道梗阻和黏膜缺血进一步恶化。腹部体格检查触诊到巨大包块提示有炎症肠襻,表现为弥漫性腹部压痛、蜂窝织炎和腹壁水肿。婴儿可能出现全身不适、尿量减少、低血压、心动过速和非心源性肺水肿。血液学检查揭示白细胞增多或白细胞减少,中性粒细胞增加,血小板减少。血液中尿素氮和血浆肌酐水平可能会升高,这反映有肾功能不全。主要通过

腹部平片确诊坏死性小肠结肠炎。病理放射征象表现为 NEC 肠壁囊样积气,这是产气细菌侵入缺血黏膜造成的(图 39-19)。其他表现包括肠梗阻或门静脉积气。后者提示严重的 NEC 伴有肠道坏死。可能多次在腹部 X 线片看到固定肠襻影,提示病变肠襻有可能发生局部穿孔。尽管这些婴儿病情有恶化的可能,但如果及时和适当的治疗,他们往往还能恢复。

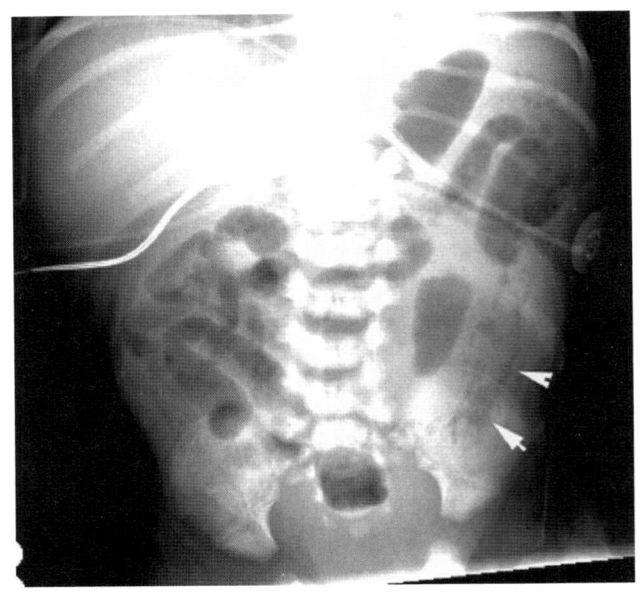

图 39-19　坏死性小肠结肠炎的腹部平片。箭头所指是肠壁积气

贝尔第 3 级的婴儿是最严重阶段的 NEC。腹部 X 线片往往表现出气腹,这表明已经发生肠穿孔。在这些 NEC 病人中将出现一个暴发病程:进行性腹膜炎、酸中毒、败血症、弥散性血管内凝血和死亡。

发病机制

已经存在几种理论来解释坏死性小肠结肠炎的发病机制。为了更准确地理解发病机制,几个研究小组集中研究从贝尔 1 级到 3 级进展中表现出来的隐藏线索。在一般情况下,第 2 级发生的小肠弥漫性积气可能是小肠肠道产气细菌释放到肠壁的气体,这表明细菌在坏死性小肠结肠炎的发病机制中有重要作用。进而,气腹表示严重的疾病进展,肠道屏障被严重破坏(肠穿孔)。最后,全身败血症伴弥漫性多系统器官功能障碍。这表明循环中的致炎因子在 NEC 发病机制中有一定作用。也有研究证明,早产儿的肠道对细菌产物反应非常敏感,这使宿主的屏障功能更为脆弱,由此易发生 NEC。

治疗

对怀疑有坏死性小肠结肠炎的所有婴儿,应该立即停止喂养,放置鼻胃管,应用肠外广谱抗生素。对婴儿进行液体疗法,给予正性肌力药物保持血液灌注。气管插管和机械通气以保持足够的供氧。予以肠外营养。后续治疗以 NEC 所处的阶段决定。贝尔第 1 级病人,予以密切监测和禁食水

（NPO）。给予静脉抗生素 7~10 天后继续肠内营养。经过这段时间，婴儿全面恢复，可以重新开始喂食。

贝尔 2 级患儿需要密切观察。全面体格检查，判断有无弥漫性腹膜炎、固定包块、进行性的腹壁蜂窝织炎或全身性败血症。如果婴儿经过数天的治疗没有改善，应考虑到剖腹探查术。可能需要腹腔穿刺，如果穿刺液革兰染色显示多种细菌和白细胞，应怀疑肠穿孔，病人应接受剖腹探查术。

在 NEC 最严重的阶段（贝尔第 3 级），病人有明确的肠穿孔，对保守治疗无效。关于进一步处理存在两个不同意见。其中一组倾向于剖腹探查。在剖腹探查术中，坏疽性或穿孔肠段可以直接切除。当有累及大量肠段，可保留尚有活力的肠组织，观察婴儿的病情（24~48 小时）再决定下一步的手术。对于肠管广泛坏死的病人，先行近端造口术，切除完全坏死的肠组织，保留尚有活力的肠管。如果肠管有活力，只有局灶性的穿孔没有弥漫性腹膜炎，而且婴儿的病情许可的情况下，可以进行肠吻合术。对不能安全切除穿孔肠管的病例，在病变肠管区放置引流管可帮助使婴儿病情达到稳定状态。

另一种方法通过腹腔引流来治疗穿孔 NEC。可在床边局部麻醉下进行，可以缓解腹压和改善通气，是稳定病重婴儿的有效手段。这种方法可以通过瘘管充分引流腹腔坏死物质，约 1/3 患儿可以生存下来而不需要手术。如果 48~72 小时患儿没有改善，应立即进行剖腹探查术。

婴儿坏死性小肠结肠炎

虽然 NEC 是一个典型的早产儿疾病，几个独立的研究组报道在足月和接近足月的婴儿中也有 NEC 发生。但与早产儿的疾病类型不同，具体来说，婴儿的坏死性小肠结肠炎通常位于小肠的末端和结肠的起始部，表现为缺血的病理生理改变。与足月婴儿坏死性小肠结肠炎有关的四个因素分别是：先天性心脏病、宫内生长受限、红细胞增多症以及围生期缺血缺氧。与早产儿 NEC 一样，较大年龄的婴儿 NEC 也与配方奶粉有关喂养，纯母乳喂养是非常罕见发生 NEC。足月婴儿NEC 常出现血便，疾病的特点是起病急骤和具有暴发性。所以，尽管 NEC 是早产儿的典型疾病，但在合适的条件下也可以发生于任何年龄。

自发性肠穿孔

除了坏死性小肠结肠炎，早产儿的肠道可能出现自发性肠穿孔（SIP）。SIP 的临床本质完全不同于 NEC，它本质上是一种回肠末端的穿孔。SIP 的组织病理学特征不同于 NEC。具体来说，黏膜没有坏死、没有缺血的标志和穿孔部位的黏膜下层很薄。不同于 NEC，SIP 没有肠壁积气。此外，在人口统计学数据上 NEC 和 SIP 也略有不同，往往 SIP 患儿的胎龄更小、婴儿体积更小，更有需要接受正性肌力药物支持。然而，NEC 和 SIP 在低出生体重婴儿有相同的发病率。在这两个病人的群体预后略有不同。由于自发性肠穿孔婴幼儿无坏死或全身性炎症的疾病，他们往往有更好的预后。简而言之，SIP与 NEC 的诊断对预后有着重要的意义。但 SIP 与 NEC 的治疗方法基本上是相同的。

预后　NEC 病人的存活依赖于 NEC 的分级、早产程度，以及相关的并发症。贝尔 1 级、2 级、3 级的生存率分别约为 85%、65%、35%。20% 的药物治疗或手术治疗的病人出现肠狭窄，此时必须先行肠造影再重新建立肠道的连续性。如果所有其他因素都较好，当孩子 2~2.5kg 时关闭回肠造口。在关闭造瘘口的时候，应该检查整个小肠，以寻找可能出现的狭窄或坏死肠壁。大量的肠坏死的病人有短肠综合征的风险，尤其是当可用的总肠段小于 40cm 时。这些病人需要全肠外营养为生长和发育提供足够的能量，但这可能引起肠外营养相关胆汁淤积和肝纤维化。这些病人中相当一部分需要肝脏和小肠移植。

短肠综合征

短肠综合征（SBS）是一项花费很高的病变，发病率逐渐升高。先天性和围生期疾病如腹裂、肠旋转不良、肠闭锁和坏死性小肠结肠炎可能导致短肠综合征。如前所述，NEC 是新生儿最常见的胃肠道急症，主要发生在早产儿。随着早产儿比率上升，SBS 和 NEC 的儿童数量都在增加。此外，其他的疾病发病率也在上升，如腹裂的诊断量增加了近一倍。SBS的药物及手术治疗消耗大量的财力人力，但死亡率居高不下，原因包括多重感染和住院接受血管置管、肠外营养相关胆汁淤积并肝衰竭以及死亡。小肠移植 5 年移植生存率为 48%，主要死亡原因为排斥反应、大型手术打击和终身需要服用抗排斥药物。小肠移植登记处的有关报告证实，989 中的 923 例病人移植后症状改善，但 1 年移植物和病人生存率分别是65% 和 77%。从 Lewis 大鼠 SBS 的模型研究的初步数据表明，将来某一天自体细胞移植可能可以造福病人。大量小肠切除后，组织工程小肠具有补救疗效。人类或自体细胞来源的组织工程肠道将解决移植供体的短缺和免疫抑制的问题。由于组织工程的小肠和大肠、食管、胃和消化道特定部分如胃食管交界处都是在同一过程中形成，所以其他肠道缺陷也可能得到解决。

肠套叠

肠套叠是婴幼儿肠梗阻的主要原因，指一段肠管卷入邻近肠管的管腔内。这一过程通常起始于在回肠末端区域，并延伸到升、横结肠以及降结肠远端。在极少数情况下，套叠肠管可通过直肠脱出。

肠套叠的原因尚不明确，有人提出在回肠末端因病毒感染而肿大的 Peyer 结可能是一个起始点，肠道蠕动可导致近端肠管经这个起始点卷入到远端的肠管内。原发性肠套叠多发生在 6~24 个月龄的小儿。在这个年龄范围外应考虑可能存在病理性套叠原因的可能性。这些病因包括息肉、恶性肿瘤（淋巴瘤）、肠重复性囊肿以及梅克尔憩室等。这些原因引起的肠套叠很少能被空气或造影剂灌肠所解除，而且肠套叠的起点病变多在手术复位时才能被证实。

临床表现　由于肠套叠之前常有消化道病毒感染，发病早期可能不容易确定。通常婴儿会出现阵发性腹部疼痛和间歇性呕吐。在腹痛发作间隔期患儿可进行正常活动，随症状的进展，逐渐出现嗜睡。直肠可排出黏液血便（暗红果冻样大便）。最后肠管如果没有完成复位，则形成坏疽性肠套叠，并随之发生肠穿孔。体格检查时右上腹或上腹部可触及条状包块而右下腹肠管缺如（Dance 氏征）。腹部 X 线片可见包块，但更容易在空气或造影剂灌肠中证实。

治疗　对肠套叠患儿首先应评估腹膜炎和全身性症状的

严重程度。对患儿进行初步处理和静脉给予抗生素后,应判断是适合进行放射学复位还是手术复位。在无腹膜炎的情况下,应采取放射学复位。如果存在腹膜炎,或患儿出现全身症状则应紧急剖腹探查。

对病情稳定的患儿空气灌肠既为诊断也为治疗手段。它是肠套叠的诊断和非手术治疗首选方法。在小心监测和控制下空气经一个压力计充入肠道,大多数情况下,压力不应超过120mmHg。成功复位的表现是空气顺利进入多个小肠襻、患儿突然疼痛缓解和症状得以改善。如果没有观察到这些现象,则不能确定肠套叠已复位。如果复位不成功而且患儿的病情尚保持稳定,婴儿应在几个小时后再次尝试复位。这一治疗方法在许多中心已显著提高了非手术复位的成功率。放射学复位的整个成功率通常在60%~90%。

如果非手术复位成功,对患儿可观察一段时间后进流质饮食。复位失败的肠套叠则需手术。常用两种手术方法,一种是开腹手术,经右下腹切口进行了探查并将套叠肠管托到伤口外,轻柔地自远端加压挤压,使套入肠管逐渐退出而达到复位(图39-20)。不应采取拉扯肠管的方法,因为这可能会造成肠壁损害。如果阑尾的血供受累则行阑尾切除术。如果肠管明显坏死,则行坏死肠管切除和一期肠吻合术。可进行腹腔镜复位术,在直视下检查肠管,轻柔地挤或牵拉套入肠管(在手法复位时不鼓励采用这种方法),也可采用非创伤性肠抓钳以避免伤害肠道。术后持续静脉输液直到肠梗阻消失。患儿术后早期开始无渣液体,再进饮食。值得注意的是,不论是放射学复位还是手术复位,有5%~10%的病人会出现复发性肠套叠,患儿在术后即刻出现复发症状。治疗可再次空气灌肠,在大多数情况下可成功。对于经过三次或更多次肠套叠发作的病人,应怀疑其有病理性原因存在,需进行详细的检查。对有三次以上肠套叠发作史的患儿,多数小儿外科医师都会采取剖腹探查以证实和去除病理性原因。

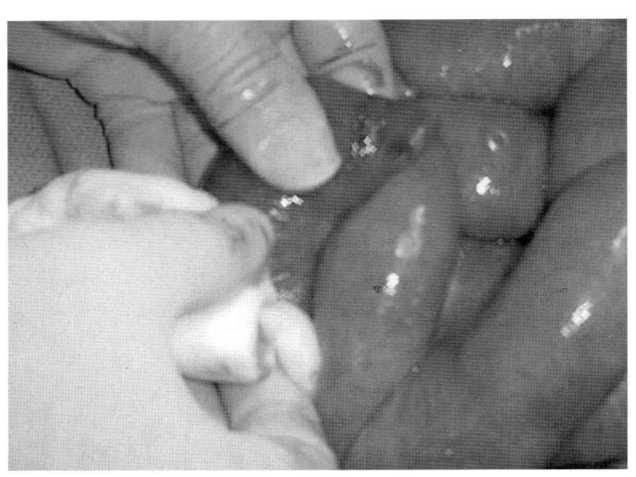

图39-20 肠套叠切开复位,将肠道轻柔地挤回以解除梗阻

阑尾炎

正确地诊断小儿阑尾炎是小儿外科医师所面临的最富有挑战性的任务之一。典型的临床表现是局限于右下腹的腹痛,并伴有恶心、呕吐、发热,以及在麦克伯尼点区域的腹膜刺激征。当患儿以这种方式就诊时,应该有一点诊断性延迟。先给予患儿静脉输液和广谱抗生素,再转入手术室行阑尾切除手术。然而,患儿们往往并非以此表现和方式而就诊,由于常共存有病毒感染情况以及幼童无法描述其疼痛的位置和性质,往往会造成诊断延误。因此,阑尾炎患儿(尤其是小于5岁的患儿)常易发生穿孔。穿孔增加了住院时间,使整个疾病过程更为复杂。

儿童阑尾炎的诊断 影像学检查在急性阑尾炎诊断中的作用存在争议。由于儿童阑尾周围的脂肪比成人少,CT的诊断可靠性要差些。此外,CT扫描造成的辐射可能有潜在的远期不利影响。同样,超声检查对于诊断阑尾炎也不够敏感或缺乏特异性,不过它对排除卵巢病变引起的腹痛非常有用。因此,在很大程度上诊断阑尾炎仍然依靠临床表现,每一个医师需依靠自己的经验做出患儿是手术还是观察的判断。诊治程序应为:当临床诊断明确时,应尽快行阑尾切除术。在男孩,局限性右下腹压痛伴低热和白细胞增多应及时手术探查。在女孩,还必须考虑到卵巢或子宫病变。如果诊断不确定,可以继续观察、输液并重新评估。对已到月经年龄的女孩,应做超声检查以排除卵巢病变(囊肿、扭转或肿瘤)。如果所有的研究结果为阴性,但疼痛持续而腹部体征不确切,可选用诊断性腹腔镜检查以确定腹痛的原因。此时除非明确有其他的导致腹痛的病因或者阑尾切除术风险极大,阑尾外表即使正常也应予以切除。

阑尾炎的手术治疗 急性阑尾炎的根本治疗方法是阑尾切除术。脱水常会导致阑尾炎病人发热和呕吐,故在手术前给予病人充分的静脉输液以纠正脱水十分重要。病人也应该开始给予抗生素(如第二代头孢菌素)。大多数医师采用腹腔镜阑尾切除术,脐部做一小切口,两侧下腹各做一辅助切口。也可通过一个单一的脐部切口切除阑尾。

阑尾可通过脐切口取出,然后用可吸收缝合线封闭所有的切口。如果阑尾没穿孔,患儿术后不久可开始进流质饮食,第二天可进固体饮食。开放途径进行的阑尾切除术也采取相同的步骤。阑尾切除手术后最常见的并发症是手术部位感染。其他并发症包括极其罕见的出血和腹内其他结构的损伤。手术后的恢复取决于患儿个体。大多数患儿约手术后1周返回学校,2~3周后才允许恢复完全的身体活动。

儿童穿孔性阑尾炎的处理 穿孔性阑尾炎的症状和体征类似于肠胃炎,包括腹痛、呕吐和腹泻。另外,患儿可能会出现肠梗阻症状,下腹部可出现包块。当症状持续存在4或5天以上时应怀疑脓肿形成,此时可采用静脉注射或口服造影剂的腹部和骨盆CT扫描以显示阑尾,了解阑尾是否有脓肿、蜂窝织炎或粪石(图39-21)。

对儿童穿孔性阑尾炎应采取个体化的处理方法。当有弥漫性腹膜炎、肠梗阻,或全身毒性症状时,患儿应在充分补液和应用广谱抗生素后尽早行阑尾切除术。手术可以采用开放式或腹腔镜方法进行。腹腔镜方法的一个明显的优势是它提供了对盆腔和腹部所有空间的极好视野。在手术时可轻轻分离粘连、吸净腹腔脓液及切除阑尾,外引流很少使用。如果CT确定阑尾外存在有粪石,应该尽力寻找并与阑尾一同去除。

症状存在4或5天以上的患儿常有缺乏弥漫性腹膜炎表

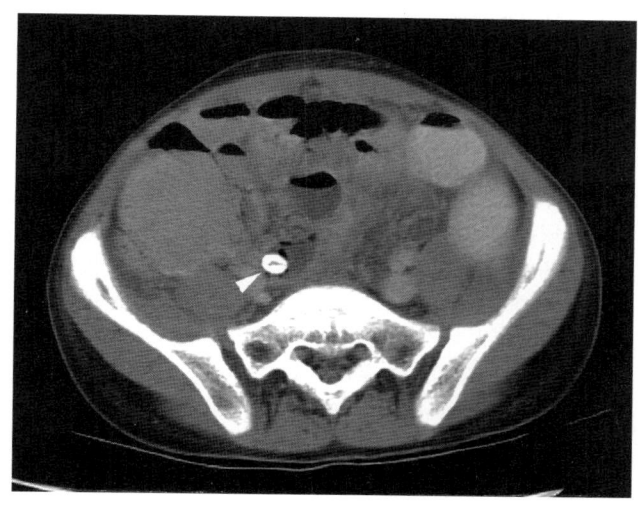

图 39-21 CT 腹部扫描显示破裂的阑尾伴有盆腔积液和粪石(箭头)

现的脓肿。在这种情况下,可在影像学引导下施行经皮穿刺脓肿引流术并辅以广谱抗生素治疗。炎症一般会在几天内消退,6 ~ 8 周后再安全地切除阑尾。如果患儿的症状不改善,或脓肿经皮引流效果不佳,则需要施行腹腔镜或开放阑尾切除术或脓肿引流术。阑尾穿孔部位存在有蜂窝织炎的病人也采用类似的方法处理。通常 4 或 5 岁以下的儿童对非手术治疗方法无效,因为他们的体质难以局限或隔离的炎症过程。因此,这类病人可能需要早期手术干预。对阑尾炎症状不超过 4 天的患儿也应该早期行阑尾切除术,因为此时炎症反应尚属早期且不广泛,手术的安全性也高。

需要与阑尾炎相鉴别的腹痛 如前所述,阑尾炎是儿童腹痛中最难以确定诊断的疾病之一,部分原因是大量的疾病也有类似的临床表现。尿路感染的病人可有类似于阑尾炎的症状和体征。但尿路感染的病人不太可能出现呕吐,而常有排尿困难、尿频和尿痛。便秘在其最初阶段也易与阑尾炎混淆,但便秘病人少有发热,血常规也不会出现改变。卵巢扭转也类似阑尾炎,但为剧烈的腹痛。卵巢扭转的病人在扭转前一般无症状,扭转后呈现急性发作的剧烈疼痛。相比之下,阑尾炎病人一般为逐渐发作的腹痛并伴有恶心和呕吐。最后,儿童和年轻人总是多发胃肠炎,但与阑尾炎不同的是,肠胃炎的病人普遍出现持续性呕吐,偶见腹泻,而且这些症状都出现在腹痛发作之前。

肠重复畸形

肠重复是指与胃肠道相延续的黏膜衬里结构。虽然它们可以发生在胃肠道的任何部位,但最多见的是在回肠段的肠系膜缘内。重复可以是长形、管状的,但通常呈囊性块状。在所有情况下,它们都与肠道共享一个壁。肠道重复性囊肿的症状包括反复发作的腹痛、肠梗阻性呕吐和便血。这种出血一般来自于重复部位的溃疡或相邻肠管,如果重复含有异位胃黏膜则更易发生出血。体格检查中常可触及肿块,儿童也可能发展成肠梗阻,发生扭转可产生坏疽和穿孔。

肠道重复囊肿的术前诊断依靠患儿家长的主诉。CT、超声检查、锝同位素扫描对诊断非常有帮助。有时小肠造影或钡灌肠检查也可以发现重复畸形。对短段肠重复,囊肿和

邻近小肠切除后行端-端肠吻合即可。而长段肠重复,如果切除过长的重复会损害到肠道的长度,可在重复段施行多处肠切开和黏膜剥离术,使肠壁塌陷形成粘连。另一种方法是使用直线切割吻合器切开共同肠壁以形成一个共同的管腔。不影响小肠的长度的肠重复可完整切除之并有良好的预后。

梅克尔憩室

梅克尔憩室是残余的胚胎脐肠系膜(卵黄)管的一部分。它位于回肠的系膜对侧缘,通常在距回盲瓣 60cm 以内(图 39-22)。它可能在手术时偶然被发现或可能发生炎症与阑尾炎相混淆。如果有食物充填其中而导致膨胀和坏死,梅克尔憩室可发生穿孔。有时,憩室上有组织索带附于前腹壁,可能围绕它形成腹内疝。在年龄较大腹部无瘢痕的儿童,这是一个引起肠梗阻的重要原因。与肠重复类似,憩室也会伴有异位胃黏膜,并会产生回肠溃疡和出血,导致出现栗色的粪便。也可能会有胰腺黏膜异位。病人呈现出血时可用锝盐同位素扫描做出诊断。治疗方法是手术,如果基底狭窄,憩室腔内没有包块,可以进行横向封闭回肠憩室的楔形切除。在这种情况下,线性缝合器特别有用。当可触及异位组织块、基底宽或伴有炎症时,则应行受累及肠管切除及回肠端端吻合术。

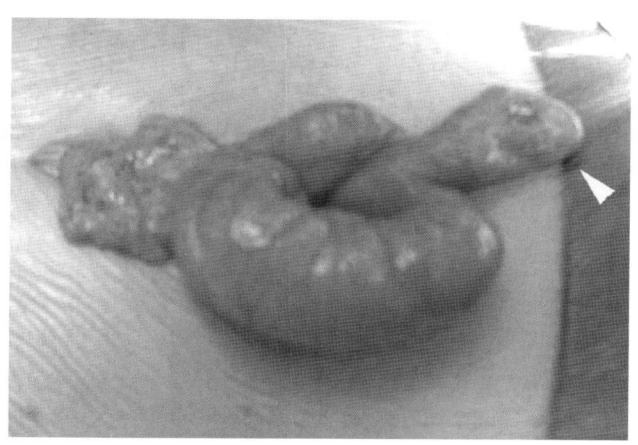

图 39-22 术中拍照示梅克尔憩室(箭头处)

肠系膜囊肿

肠系膜囊肿与肠重复相似,位于肠系膜内。但是它们不包含任何黏膜或肌肉壁。乳糜囊肿可能是由于先天性淋巴管阻塞。肠系膜囊肿可引起肠梗阻或出现腹部包块。用腹部超声或 CT 可做出诊断。治疗是手术切除。有可能需要切除相邻的小肠,尤其是对于广泛多房性的病变。对于囊肿接近于重要结构而无法完整切除的囊肿,可行部分切除术或袋形缝合术。

先天性巨结肠

病因 Swenson 是提出手术治疗先天性巨结肠经典方法的小儿外科医师之一,在他的经典教科书《小儿外科学》中对此病做了以下描述:"先天性巨结肠症是由盆腔交感神经系统的畸形而引起,其表现为在远端结肠段的肠肌神经丛(Auerbach 神经丛）中神经节细胞缺乏。不仅没有神经节细胞,神经纤维也增大和过量,这说明异常改变可能比没有神经节细胞更广泛"。50 年前对先天性巨结肠症的这种描述即使在今天也是准确的,它概括了本病的重要病理特点:在肠肌神经丛中神经节细胞缺如和相应的神经干肥大。先天性巨结肠症的病因仍然尚未完全明确,目前认为这种疾病是神经嵴细胞迁移缺陷的结果,而神经嵴细胞是肠道神经节细胞的胚胎前体。在正常情况下,神经嵴细胞从头端向尾端迁移入小肠,在妊娠第 12 周完成此过程,但从中段横结肠迁移到肛门则需要 4 周时间。在此期间后期,胎儿的神经嵴细胞迁移最易受影响而产生缺陷。这也许可以解释为什么大多数情况下无神经节细胞症只累及直肠和乙状结肠。因此,无神经节细胞段肠管的长度是由最远端区域迁移的神经嵴细胞是否达到而决定的。在极少数情况下,可出现全结肠无神经节细胞症。

最近的研究揭示了先天性巨结肠症的分子基础。先天性巨结肠症病人有几个基因的突变频率增加,包括胶质细胞源神经营养因子(GDNF)及其受体酪氨酸激酶(Ret)和辅助受体 Gfra-1 基因。此外,在这些基因的突变也会导致小鼠的无神经节巨结肠症,这种小鼠提供了研究其编码蛋白功能的机会。初步研究表明,GDNF 在培养中促进神经嵴细胞的生存、增殖和迁移。其他研究也发现,GDNF 于神经嵴细胞迁移之前在肠道表达,在培养中是神经嵴细胞的趋化因子。这些发现提示,GDNF 或 RET 基因的突变可能会导致子宫内神经嵴迁移的损害并发展成先天性巨结肠症。

临床表现   散发性先天性巨结肠病的发病率是在 5000 活产婴儿中有 1 个。有报告在先天性巨结肠症患儿的同一家庭(特别是长段型)后代中的发生率增加,这些家庭常有 RET 基因突变。由于在无神经节细胞的结肠不能产生正常蠕动,患儿常表现为功能性的低位肠梗阻。在新生儿期最常见的症状是腹胀、胎粪排出障碍、胆汁性呕吐。对于任何出生后 48 小时不排胎粪的婴儿都应进一步检查以排除先天性巨结肠症的存在。有时先天性巨结肠症患儿出现小肠结肠炎的并发症,其特点是腹胀和压痛,并且伴有全身中毒性表现,包括发热、体重不增和嗜睡等,患儿脱水及血液检查白细胞增多。此时常有大便积聚在梗阻的远端结肠,直肠指检时有恶臭液体粪便在压力的作用下喷出。先天性巨结肠症相关性小肠性肠炎一旦被诊断即开始补液、全身应用抗生素、鼻胃管减压、直肠灌洗等治疗措施。对非手术治疗无效的患儿需要做造口术减压,手术者术中必须确认造瘘口位于含神经节肠段,这通常由造瘘口处肠组织的冰冻切片来证实。

约 20% 的先天性巨结肠症病例在新生儿期之后才获诊断。这些患儿表现为需要经常用泻药和灌肠治疗的严重便秘,在就诊时有腹胀和生长发育障碍。

诊断   先天性巨结肠症的确切诊断方法是直肠活检。分别在距齿状线 1、2 和 3cm 处取黏膜和黏膜下层标本。新生儿期活检可在床边进行而不需麻醉,因为取样处肠管没有躯体神经支配,不会给患儿带来痛苦。在年龄较大的儿童,应当在使用镇静剂下扩开直肠活检。先天性巨结肠症的组织病理学特征是肌间神经丛中缺乏神经节细胞、乙酰胆碱酯酶染色阳性以及存在粗大的神经束。

对怀疑先天性巨结肠症的儿童也应做钡灌肠检查。这项检查可显示扩张的有神经节细胞结肠、远端收缩的无神经节细胞直肠段以及之间移形区的位置。作者的做法是在施行直肠灌洗之前做此项检查,这样可以保留近、远端肠管之间的差别形态。虽然钡灌肠检查一般只能提示先天性巨结肠症而并不能可靠地确诊,但这项检查对于排除其他远端肠梗阻的原因仍是非常有用的,这些原因包括细小左半结肠综合征(如发生于糖尿病母亲的婴儿)、结肠闭锁、胎粪堵塞综合征以及使用镁剂或宫缩抑制剂后的婴儿所见到的失用性结肠。在全结肠无神经节细胞症患儿,钡灌肠检查可显示明显缩短的结肠。一些外科医师发现直肠测压有助于诊断,尤其是对年龄较大的儿童,但结果不太准确。

治疗   所有诊断为先天性巨结肠症的患儿都需要手术治疗。经典的手术方法有多个过程,包括在新生儿期行造口术,到患儿的体重>10kg 后再行拖出根治手术。目前使用的有三种拖出术式。虽然个别外科医师可能推荐和喜爱某个术式,但有研究表明,每种类型术式的结果是相似的。在每种术式操作中,基本治疗原则包括确认肠道有神经节细胞和无神经节细胞肠之间的移行区肠管位置,切除无神经节细胞肠段,并行有神经节细胞肠段对肛门或袖套状直肠黏膜吻合术(图 39-23)。

目前,行之有效的一期拖出式根治手术即使在新生儿期也能安全地施行。这种方法遵循相同的治疗原则并可以一期完成以避免患儿多次手术。许多外科医师采用腹腔镜进行腹腔内解剖,这种方法在新生儿期特别有用,因为它提供了出色的盆腔内视野。如果在有明显结肠膨胀的患儿施行一期拖出手术,应使用直肠插管进行减压。在有严重扩张和肥厚结肠的年龄较大患儿,也可先施行结肠造口术使肠管减压,然后再施行拖出根治手术。但应该强调的是,一期行拖出手术没有年龄上限。

用于治疗先天性巨结肠症的三种拖出手术术式中,Swenson 术式最早使用。此术式在盆腔解剖无神经节细胞的直肠直至肛管,再于会阴将有神经节的肠段与肛管吻合。在 Duhamel 术式中,于直肠外解剖游离直肠后空间,再将有神经节细胞的结肠在肛管上与直肠后方吻合,即有神经节细胞的结肠前壁与无神经节细胞的直肠后壁用吻合器吻合。虽然这两个术式非常有效,但仍有可能损伤邻近直肠周围副交感神经的局限性。Soave 术式则是为了避免这种潜在的问题,它完全在直肠内游离解剖。此术式从肌鞘内剥离直肠黏膜,再将有神经节细胞结肠通过直肠鞘和肛门吻合,该术式可完全经肛门施行。不论哪种术式,至关重要的是要确定有神经节细胞肠段的位置。大多数医师认为吻合部位至少应在发现有神经节细胞肠管之上 5cm 处。这可以避免在移形部位做拖出术,因为在这种情况下由于拖出正常肠段不足将会导致很高的并发症发病率。在移形区行拖出术的病人有 1/3 以上需要再次手术。

所有术式的主要并发症包括术后小肠结肠炎、便秘复发和吻合口狭窄。如前所述,对于有经验的术者,三种术式的远期效果俱佳。这三种术式也可适用于全结肠无神经节细胞症,只是回肠被用作为拖出肠段。

肛门直肠畸形

解剖   肛门直肠畸形是一组先天性异常,包括先天性肛

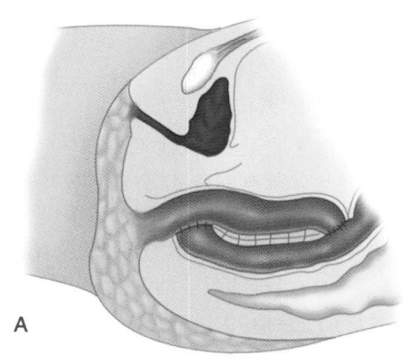

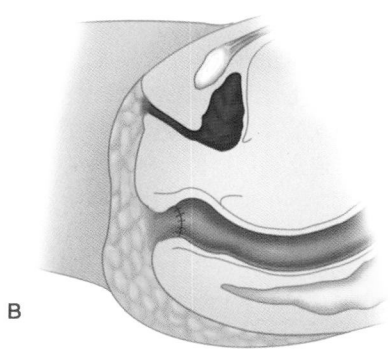

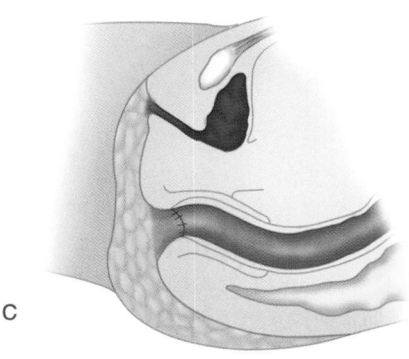

图 39-23　先天性巨结肠症的三种手术式式。**A.** Duhamel 术式,原位保留直肠,将有神经节细胞肠管拖入直肠后间隙。**B.** Swenson 术式,切除后将肠端经肛门拖出,行端-端吻合。**C.** Soave 术式,手术在直肠内进行,切除无神经节细胞的远端黏膜,然后在浆肌隧道将有神经节细胞的肠端拖到肛管内

门闭锁和永久泄殖腔异常(一穴肛)。肛门直肠畸形发生率约为 15 000 个活产婴儿中一个,男性和女性发生率相同。胚胎学基础为尿直肠隔下降受挫。尿直肠隔下降的水平决定畸形的类型,也影响之后的手术方式。

　　肛门闭锁患儿的直肠未能下降,通过外括约肌复合体、直肠盲端停留在盆腔或提肛肌的上方或下方。在大多数情况下,直肠盲端与泌尿生殖系统或通过瘘管与会阴部形成交通。传统上,肛门闭锁的解剖描述定性为“高”或“低”,这取决于直肠末端是在提肛肌复合体以上还是下降通过此肌群(图 39-24)。基于这一分类系统,男性高位肛门闭锁患儿直肠末

端通常有一瘘管进入尿道膜部。在女性,高位肛门闭锁可为一穴肛。在男性和女性,低位畸形多有会阴瘘。在男性中,瘘口连接于阴囊的中缝或阴茎。在女性,瘘口可在阴道前庭,即处女膜外或会阴部。

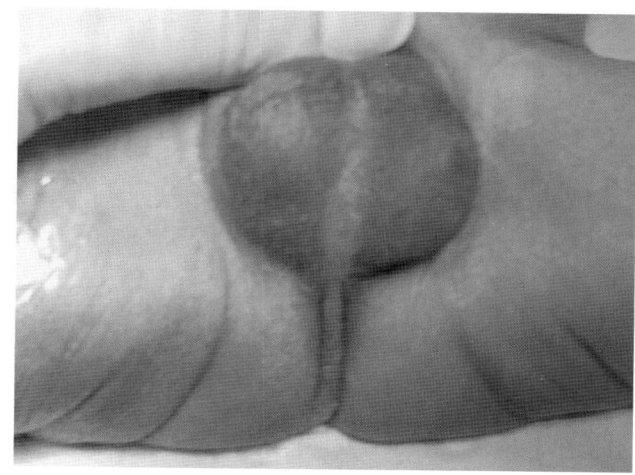

图 39-24　男性低位肛门闭锁。臀部发育良好,中线可见会阴瘘

　　由于这种分类系统有许多不足,Peña 提出了一个分类系统,此系统依据瘘口的位置。在男性,瘘可能与以下部位相交通:①会阴部(皮肤会阴瘘);②后尿道的最低的部位(直肠尿道球部瘘);③后尿道的上部(直肠尿道前列腺瘘);或④膀胱颈部(直肠膀胱瘘)。在女性,尿道可开口于女性生殖器和括约肌中心之间的会阴部(皮肤会阴瘘)或进入阴道前庭(前庭瘘)(图 39-25)。在男女性,直肠也可能会以盲端方式完全闭锁(无瘘肛门闭锁)。在极少数情况下,病人可能有一个正常的肛管,但直肠肠管完全闭锁或严重狭窄。

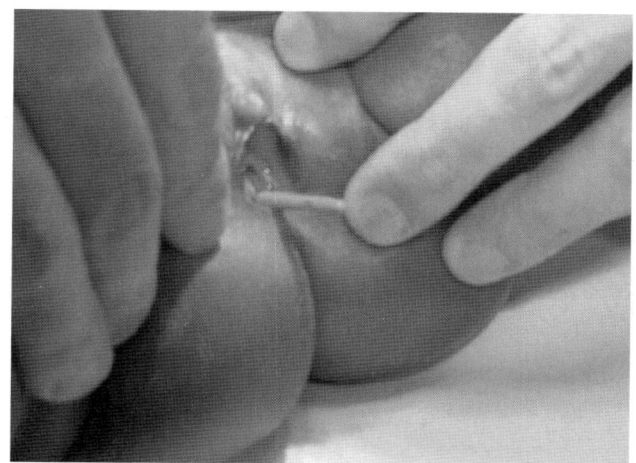

图 39-25　女性的肛门闭锁,导管已放入阴道前庭瘘

　　男性最常见的缺陷是肛门闭锁伴直肠尿道瘘,其次是直肠会阴瘘,再次是直肠膀胱或直肠膀胱颈瘘。在女性中,最常见的缺陷是直肠前庭瘘,其次是皮肤会阴瘘,再次是一穴肛。这种病变为一种严重广泛的畸形,其直肠、阴道和尿道融合成一个单一的共同通道,在体检中只能看到位于会阴部尿道正常开

口的地方有一个单一的孔,患儿也常有外生殖器发育不全。

合并畸形　肛门直肠畸形病人中,大约 60% 有其他畸形,最常见的是泌尿系缺陷,约 50% 的病人会发生。骨缺陷也可见,骶骨最常受累。脊髓异常(尤其是脊髓栓系)在有严重病变的患儿也常见。胃肠道异常也常发生,最常见的是食管闭锁。心脏也可能发生畸形,偶尔有病人的肛门直肠畸形表现为 Vacterl 综合征(如前所述)的一部分。

肛门闭锁的处理　肛门闭锁的患儿通常病情稳定,诊断一望即知。尽管会有肠梗阻,但在早期没有腹部膨胀,少有需紧急手术的情况。处理原则首先是要明确缺陷类型(高或低位畸形)并且对可能存在的合并畸形做出评估,在皮肤瘘出现之前这需要 24 小时,故对新生儿确定性手术前应观察一段时期。所有患儿应该上鼻胃管,观察会阴部周围或尿液中是否出现胎粪。发现伴随缺陷的检查应包括腹部超声以评估是否存在尿路异常。其他检查还有超声心动图和脊柱 X 线片。对脊柱进行超声检查排出是否有脊髓栓系的存在。为了进一步分类瘘口的位置的高或低,还应拍在会阴部贴上不透 X 线标记的侧腹部 X 线片,拍片时倒置婴儿,测量直肠最远端气体到会阴部表面标记的距离,但这项检查不太精确。

肛门闭锁患儿的手术方式依其解剖缺陷类型而定。如果为低位病变,只需在会阴部进行手术操作而且无需结肠造口术。高位病变的患儿需要在新生儿期行造口术,在大约 2 个月的年龄时再行拖出手术。如果为一穴肛,首先要做结肠造口以保证排便,同时需要仔细评估尿道情况,以确定是否需要做膀胱造口术以引流膀胱。如果对病变类型难以确定,最安全的是施行结肠造口术,而不是施行不明智的会阴手术,后者将会危害患儿的远期控制排便功能。

当今,多数小儿外科医师所青睐的拖出手术类型是 Peña 和 DeVries 医师提出的后矢状入路肛门直肠成形术。在此术式中,患儿取俯卧呈折刀位,在肛门后中线分开提肛肌和外括约肌复合体,分离消化道和尿路之间的交通(瘘管),游离足够长度的直肠后将其拖下。然后重建肌肉群并与直肠缝合。Peña 和 Hong 对 1192 例接受此术式的患儿进行了回顾分析,结果显示 75% 的患儿有自主排便,有近 40% 完全控制排便。一般的规律是,高位病变病人的大便失禁发病率较高,而低位病变更容易出现便秘。腹腔镜辅助的方法极大地促进了高位肛门闭锁的手术治疗,术中患儿取仰卧位游离直肠至瘘管到膀胱颈连接部,然后再分离瘘的管状连接部,直肠可完全游离到腹膜返折以下。之后转至会阴部继续操作,并使用神经刺激器确定肌肉复合体的位置。在确定好的位置经皮肤穿入一气腹针,用腹腔镜引导其方向以精确地通过盆腔,再沿气腹针置入直肠扩张器,将直肠拖出并进行肛门成形术。

黄疸

婴儿黄疸的诊断

60% 的足月儿和 80% 的早产儿在生命的第 1 周可出现黄疸。一般为非结合胆红素的积累,但也可能有结合胆红素沉积。在胎儿期,胎盘是清除非结合胆红素的主要途径。在新生儿,胆红素与活性葡萄糖醛酸转移酶结合。结合形式胆红素为水溶性的,使其排泄到胆道系统,然后进入消化道。新生

儿循环血红蛋白水平比较高而且结合机制相对不成熟的。这导致胆红素在组织中暂时积累,表现为黄疸。生理性黄疸在出生后第 2 或 3 天即可见,通常 5 ~ 7 天内消除。持续超过 2 周的黄疸被认为是病理性的。

病理性黄疸是由于胆道梗阻、血红蛋白负荷增加或肝功能不全所引起。因此对黄疸的婴儿应考虑以下可能性:①阻塞性疾病,如胆道闭锁、胆总管囊肿,胆汁浓缩综合征;②血液系统疾病,如 ABO 血型不合、Rh 不兼容,以及球形红细胞增多症;③代谢紊乱,如 α_1-抗胰蛋白酶缺乏症,半乳糖和丙酮酸激酶缺乏症;④先天性感染,包括梅毒和风疹。

胆道闭锁

发病机制

胆道闭锁是一种伴发病率和死亡率均高的疾病。本病的特征是胆管树纤维增生性闭塞,最终进展成肝纤维化、肝硬化和终末期肝功能衰竭。本病的发病率为 1/5000 ~ 1/12 000。胆道闭锁的病因可能是多因素的。在经典教材《婴幼儿腹部外科学》中,Ladd 和 Gross 提出胆道闭锁的原因为"胆管在形成实体阶段的发育停滞。"以前提出的关于胆道闭锁原因的理论都集中在肝脏形成缺陷、产前的血管生成缺陷、免疫失调、感染性病原体以及接触有毒物质等。最近,在胆道闭锁-脾脏畸形综合征的病人发现有 cfc1 基因突变。此外,还发现在男性胆道闭锁肝脏中,产妇的微嵌合体发生率较高,这提示随之而来的产妇抗原表达可能会导致自身免疫反应,进而导致炎症和胆管树闭塞。最近动物实验研究表明,如果围生期接触呼吸道肠道病毒或轮状病毒,也可能会导致干扰素-γ 等细胞因子介导的汇管区炎症。

临床表现

胆道闭锁的婴儿在出生时或出生后不久即出现黄疸。胆道闭锁的诊断通常难由儿科医师做出,这部分是因为新生儿的生理性黄疸非常普遍和胆道闭锁非常罕见。出于此原因,诊断延误十分常见。然而,胆道闭锁的婴儿由于胆汁流动受阻,表现为无胆汁的浅灰色大便,之后婴儿表现为不生长,若不及时治疗,可渐出现肝功能衰竭和门脉高压症状,特别是脾大和食管静脉曲张。

胆道闭锁的闭塞过程可涉及胆总管、胆囊管、一侧或两侧肝管以及胆囊。在冰冻组织切片上可观察到胆道闭锁患儿的组织病理表现,包括肝实质炎症改变以及汇管区的纤维沉积。有些情况下可看到胆管增生,此为相对非特异性的肝损伤标志。大约有 25% 的胆道闭锁患儿常合并有多脾、肠旋转不良、十二指肠前门静脉和肝内下腔静脉等畸形。

诊断

由于没有哪种单一检测方法是十分敏感或特异性的,一般情况下胆道闭锁的诊断通过采用多种方法相结合而做出。分离血清胆红素以确定相关的高胆红素血症是结合性还是非结合性的。检测还包括 TORCH(弓形体病、其他感染、风疹、巨细胞病毒感染以及单纯疱疹病毒)分析感染滴度以及检测病毒性肝炎。还需施行超声检查以排除是否存在其他原因引起的胆道梗阻,包括胆总管囊肿。

胆囊如果缺如则高度提示胆道闭锁的诊断。但胆囊存在也并不排除胆道闭锁的诊断，因为约 10% 的胆道闭锁的病人即使近端管闭锁，远端胆道也可存在并且可见胆囊。另一个重要的提示是，胆道闭锁患儿的肝内胆管从不扩张。许多中心也使用经苯巴比妥对病人进行预处理后的核医学 ^{99}Tc^m 扫描检查，此方法已被证明是准确和可靠的。如果放射性核素出现在肠道，提示胆管树存在并可排除胆道闭锁的诊断。如果经苯巴比妥预处理的病人放射性核素浓积在肝脏而不被排除，同时，其代谢水平尤其是 α_1-抗胰蛋白酶水平都正常，则可以推定胆道闭锁。经皮肝活检结果可以区分胆道闭锁和其他黄疸病因，如新生儿肝炎性黄疸。当这些检查的结果提示或不能排除胆道闭锁的诊断时，则应当手术探查。手术中尽可能施行经过胆囊的胆道造影，也可以用腹腔镜来施行。胆管造影显示胆管系统解剖，了解肝外胆管闭锁是否存在，并可显示远端胆汁是否进入十二指肠。胆管造影也可显示肝外胆管系统发育不全。这种情况多伴有引起严重肝内胆汁淤积的肝实质病变，包括 α_1-抗胰蛋白酶缺乏症和胆管发育不全（Alagille 综合征）。另外，造影也可粗略评估肝外胆管系以明确界定闭锁范围。

胆汁浓缩综合征 胆汁浓缩综合征患儿一般有正常的胆道系统但却有持久的阻塞性黄疸。其原因可能是胆汁黏度增加和毛细胆管阻塞，此情况可在接受肠外营养的婴儿中看到，也可在溶血性疾病病人和囊性纤维化病人中遇到。有些情况下不能确定病因。造影对胆汁浓缩综合征患儿可起到诊断和治疗作用。

新生儿肝炎 新生儿肝炎可能会有类似于胆道闭锁的表现。本病的特点是由于获得性胆道炎症引起的持续性黄疸，没有胆管闭塞，可能由病毒引起，通常是自限性的。

治疗

如果术中证实为胆道闭锁，则同时进行手术治疗。目前，首选术式为 Kasai 提出的肝门空肠吻合术，此术式的目的是使胆汁进入肠道。Kasai 认为，在肝门纤维组织中存在有微细胆管，并且与肝内胆道系统相连通（图 39-26）。如果在肝门部门静脉汇入分叉处切开这些纤维组织可打开这些通道，进而使胆汁流入手术建立的空肠 Roux-en-Y 肠管（图 39-27）。有些作者提出加做一个套叠的抗反流瓣防止胆汁反流，但数据表明它不影响结果。手术时应进行肝活检以确定肝纤维化程度。根据肝门部纤维板内胆管的直径可预测经肝门空肠吻合胆道引流的远期效果。许多研究还表明，手术成功的可能性与肝门空肠吻合术时的年龄成负相关。60 日龄前治疗的婴儿与较大婴儿相比更容易获得长期的胆道引流。尽管出生第 12 周后治疗的患儿疗效较差，但还是应该手术，因为病情继续发展最终结果为肝功能衰竭。值得注意的是，尽管有相当多的患儿在较大年龄时才得以诊断，但仍然在施行肝门空肠吻合术后获得满意结果。

尽早手术可使胆汁引流，但胆汁流出并不意味着治愈。大约有 1/3 的病人在肝门空肠吻合术后症状消失，剩余患儿由于逐渐发展成肝功能衰竭而需要肝移植。预测的手术失败的危险因素包括手术时即发生的肝纤维化和术后反复发作的胆管炎。最近，在日本胆道闭锁登记机构的 1381 例病人的结果显示，未移植患儿的 10 年生存率为 53%，移植患儿为 66.7%。常见的术后并发症是胆管炎，目前尚无有效的治疗方法以彻底消除这一并发症，长期的预防性应用抗生素的有效性也还没有得到完全确认。2002 年，国立卫生研究院（NIH）支持的多中心胆道闭锁研究协会（BARC）成立，以调查胆道闭锁的病因并确定影响肝门空肠吻合术效果的因素。BARC 先前曾报道，在未移植患儿，术后血清胆红素水平迅速正常和体重增加是存活的先兆。BARC 目前正在进行一项前瞻性随机对照试验，分析肝门空肠吻合术后糖皮质激素在促进胆汁持续引流的疗效。

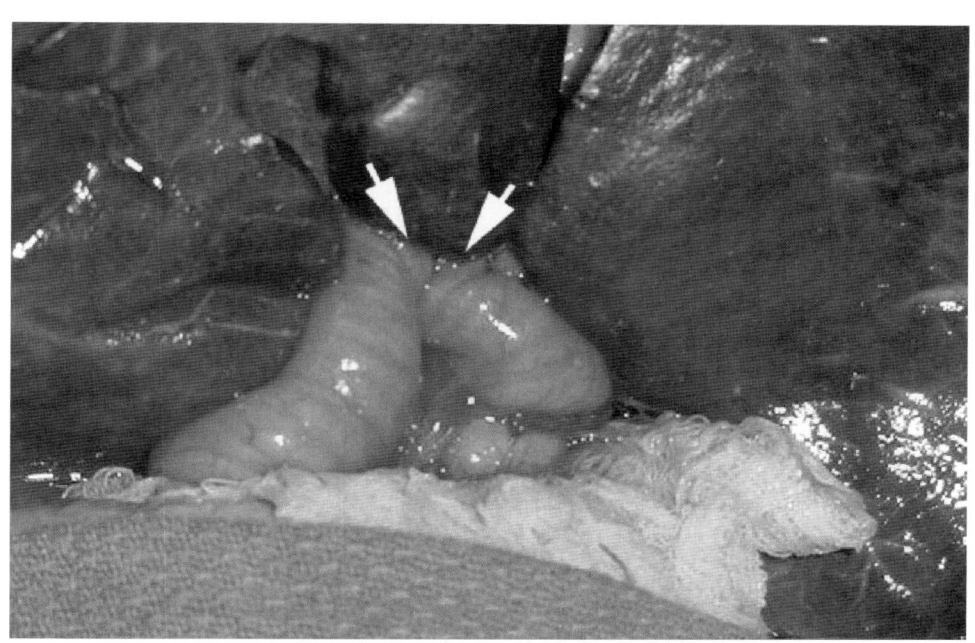

图 39-26 术中照片显示 Kasai 的肝门空肠吻合术。箭头表示吻合位置。请注意充血的肝脏

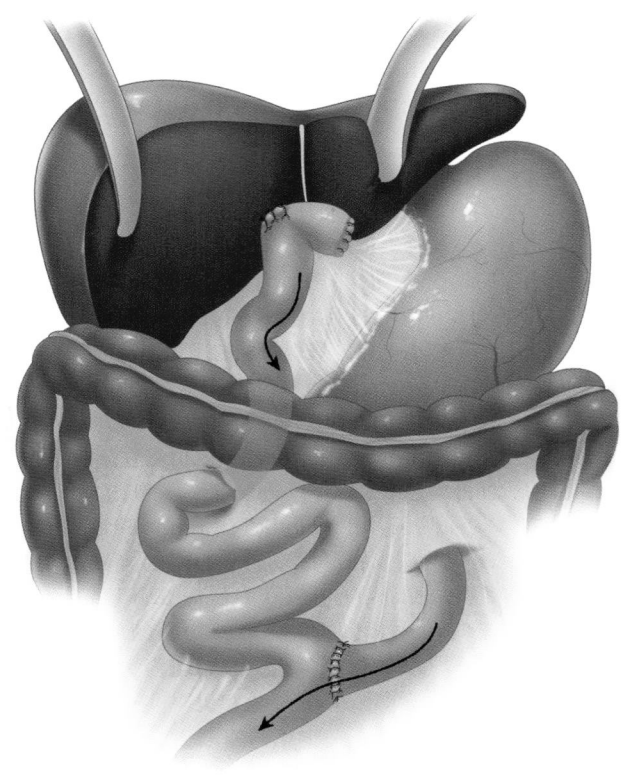

图 39-27 胆道闭锁的 Kasai 肝门空肠吻合术示意图。一段游离的空肠臂通过肝门部,吻合于肝板切开的管道上

胆总管囊肿

分型

胆总管囊肿是指以前被称为特发性胆总管扩张的一类先天性胆道疾病。Alonso-Lej 提出的分类系统有五种类型胆管囊肿。Ⅰ型囊肿的特点是胆管梭形扩张,这种类型是最常见的,占所有病例的 80% ~ 90%。Ⅱ型胆总管囊肿表现为一个从胆总管壁孤立凸出憩室,囊肿可由一条狭窄的柄与胆总管相连。Ⅲ型胆管囊肿来源于胆总管十二指肠部分,也为称为乏特壶腹部囊性扩张。Ⅳa 型囊肿为多发肝内和肝外胆管扩张。Ⅳb 型胆总管囊肿为只累及肝外胆管的多发扩张。Ⅴ型胆总管囊肿(Caroli 病)为仅限于肝内胆管的多发扩张。

胆总管囊肿是发生于胆胰系统内的病理性畸形中的重要病变。经常可发现胆总管囊肿的胰管和胆总管交界部有异常连接。胆总管囊肿的病因尚有有争议。Babbit 认为,由于有不正常的胰腺和胆管交界,形成一条可使分泌的胰酶进入的"共同通道"。此过程使胆管壁逐步被胰酶所破坏并变弱,从而导致扩张、发炎,最后形成囊肿。但并非所有胆总管囊肿病人都存在有一个解剖上的共同通道,对此该理论的准确性仍存疑问。

临床表现

胆总管囊肿病人女性多于男性(4∶1)。典型的症状包括腹部疼痛、肿块和黄疸。但只有不到 50% 的病人能见到这种三联症。更常见的表现是数月或数年中经常发生的阵发性腹痛,一般只有可能被忽视的轻微黄疸。如果未被诊断,病人可能形成胆管炎或胰腺炎。胆管炎可能导致肝硬化和门脉高压。新生儿期胆总管囊肿与胆道闭锁的症状十分相似,但前者常有腹部包块。

诊断

胆总管囊肿可在产前胎儿期超声筛查得到诊断。在年龄较大的儿童或青少年,腹部超声检查可显示来源于胆管系统的囊状结构,CT 检查可确诊。这些检查还可显示囊肿的大小,明确囊肿与肝门血管结构以及肝内胆管结构的关系。经内镜逆行胰胆管造影术可用于经非侵入性的成像方式评估后仍不能诊断的病例。磁共振胆管造影可更清晰详细地显示囊肿的解剖、囊肿与肝管分叉处以及胰管的关系。

治疗

囊肿壁由纤维组织组成,缺乏黏膜内层。因此,胆总管囊肿的治疗方法是手术切除囊肿再行胆肠重建。囊肿肠吻合内引流无作用,残留的完整囊壁将不可避免地导致胆管炎发展。在极少数情况下,胆总管囊肿可引发胆道恶性肿瘤,这也是需要完整切除囊肿术的理由。

囊肿切除术需要环其周围解剖。囊肿后壁与门静脉之间必须仔细解剖以保证完全切除。由于胰管可进入远端囊肿,在切除远端囊肿时有可能损伤胰管,这可以通过手术避免进入胰腺实质来预防。如果囊肿周围炎症的程度较严重,试图完整地切除囊肿可能是不安全的。在这种情况下,应当在囊肿的后壁内解剖,将后壁内层从外层上解剖游离下来,这样可以直接跨过覆盖门脉血管结构的外层。囊肿侧壁、前壁以及后壁内侧可切除,但后外壁保留。囊肿切除完成后,再行近端胆管与肠道吻合,经典方法是建立一个 Roux-en-y 空肠臂。最近,也有人报道了腹腔镜辅助胆总管囊肿切除术,在这些病例,端侧空肠对空肠吻合在体外施行,手术的其余部分是用微创技术来完成。

经历了胆总管囊肿完整切除患儿的预后良好。并发症包括吻合口狭窄、胆管炎、肝内胆管结石的形成。这些并发症可能在手术后很长时间发生。

腹壁畸形

腹壁胚胎学

腹壁是由四个独立的胚胎褶皱所形成,即头、尾、右和左外侧褶皱,每个褶皱包括躯体和内脏层。每个褶皱朝向体腔的前中心部分发育,连接形成一个大的脐环,脐环包绕两条脐动脉、脐静脉、卵黄囊或脐肠系膜管。这些结构的外层由羊膜覆盖,共同组成脐带。胎儿发育的第 5 ~ 10 周,在脐带的近端部分的肠道于腹腔外快速生长。生长完成后,肠道逐步返回到腹腔。脐环收缩从而完成腹壁形成过程。

如果头侧皱褶关闭失败,将导致胸骨缺损,如先天性无胸骨。尾侧皱褶关闭失败会引起膀胱外翻,极端的情况下引起泄殖腔外翻。外侧褶皱向中央迁移中断将引起脐膨出。腹裂被认为是一种变异的脐膨出,可能是胎儿在宫内出现意外的脐带疝破裂的结果。

脐疝

脐环未能关闭导致在中心白线出现的缺陷。脐疝被正常的脐部皮肤和皮下组织所覆盖,但筋膜缺陷使得腹内容物前突,即脐疝。出生时小于 1cm 的脐疝一般在 4 岁前可自己关闭。有的患儿疝非常大,前突明显,常令患儿和家庭不安。在这种情况下应早期做修复手术(图 39-28)。

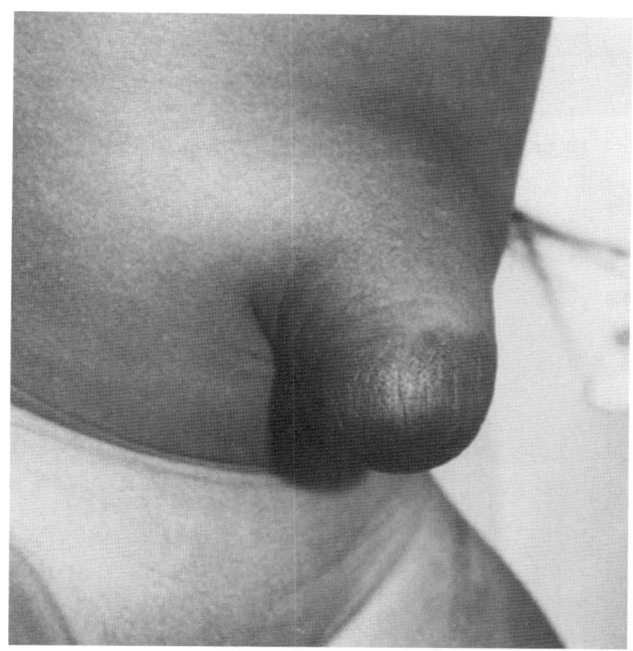

图 39-28 一位 1 岁女性的脐疝

脐疝一般表现为无症状的腹壁突起,通常在都是由父母或体格检查医师发现。由于可能会发生嵌顿,对这些患儿多建议手术。脐疝嵌顿相对少见,发生时儿童可出现腹痛、呕吐胆汁、乏力,从肚脐凸出硬的肿块。出现这些症状应立即手术探查并行疝修补。有时可能会发生肠管节段缺血或坏死,需要切除。多数情况下患儿无症状,治疗可根据缺损的大小、患儿的年龄,以及患儿的家长对患儿腹部美观的关注程度来进行。由于小的缺损可自发封闭,大多数外科医师将矫治手术延迟至 4 或 5 岁进行。如果到此时脐疝仍未关闭,则应行修补术。如果患儿年幼而且疝非常大,或者患儿及其家人为美观所困扰,应尽早行修复手术。

不复杂的脐疝修补术可以在全身麻醉下门诊进行。顺脐部的皮肤折痕做一小弧形切口,将疝囊自表覆皮肤上解剖游离下来。用不可吸收线在横向平面间断缝合修复筋膜缺损。经脐部皮肤底面将其收紧于邻近的筋膜以恢复脐的外观。使用皮下缝合皮肤。术后恢复常顺利,罕有复发。

脐尿管未闭

在体腔发育期间,膀胱和腹壁之间通过脐尿管连通,它的出口毗邻脐肠系膜管。此通道持续存在导致膀胱和肚脐之间形成交通。脐尿管未闭的主要迹象是肚脐潮湿或尿液流出,也可反复发生尿路感染。脐尿管可能被部分堵塞,其残留在肚脐下方的腹膜外形成一个孤立的囊肿,超声可确定其位置。

这种囊肿常表现为脐下的炎性包块。初始治疗为对感染囊肿引流,炎症控制后行囊肿切除。

对有持续脐部溢水的患儿,应考虑脐尿管未闭的诊断。鉴别诊断包括脐肉芽肿,对其局部应用硝酸银治疗效果良好。脐尿管未闭可用脐部探查术确诊,术中切除脐尿管并封闭膀胱。脐肠瘘(卵黄管未闭)也可能出现脐部溢水。此情况下,往往在梅克尔憩室位置有一个与小肠相通的通道。治疗包括脐部探查术以及切除累及的肠管(图 39-29)。

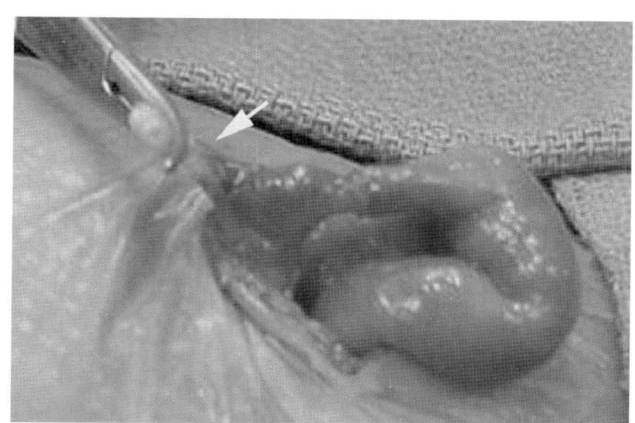

图 39-29 卵黄管未闭。注意肚脐和梅克尔憩室位置处小肠之间的通道

脐膨出

临床表现

脐膨出指由腹膜和羊膜覆盖在肠和实质性内脏上的先天性腹壁缺陷(图 39-30)。脐带插入囊内,腹壁缺损直径大于 4cm。脐膨出发病率约为在 1/5000,并常伴有某些特殊的综合征,如泄殖腔外翻(膀胱肠瘘),Beckwith-Wiedemann 综合征(巨舌症、巨大儿、低血糖、巨内脏以及脐膨出),Cantrell 五联征(胸壁畸形、异位心脏、腹壁脐膨出、前中线膈疝和心脏畸形)。缺陷可能非常小或非常大,大者可包含大部分腹腔脏器。合并畸形的发病率在 60% ~ 70%,尤其是心脏畸形(20% ~40% 的病例)和染色体异常。染色体异常在缺损小的患儿比较常见。脐膨出也常伴有早产(10% ~50% 的病例)和胎儿宫内生长受限(20% 的病例)。

治疗

脐膨出患儿的紧急处理包括检查生命体征和维持体温,膨出的脐部应用盐水浸泡过的纱布覆盖,周边环形包绕。不要试图减少其内容物体积而对脐膨出囊壁施压,因为这种尝试可能会增加囊破裂的危险或可能会干扰腹部静脉回流。如果囊壁破裂应给予预防性抗生素。后续治疗和效果取决于脐膨出的大小。一般来说,小到中型的缺陷比有肝脏脱出的大缺陷预后要好。在这种情况下,不仅处理腹壁缺损是一个重大挑战,而且这些病人往往伴随肺功能不全,可导致并发症发生率和死亡率明显增加。只要有可能,对脐膨出应采取一期修复。修复术涉及切除脐膨出膜和封闭筋膜。有时可能需要补片材料层来修补和封闭缺陷。在巨型脐膨出(缺损直径大于 7cm,肝脏脱入囊内)的婴儿,由于根本就没有空间以容纳

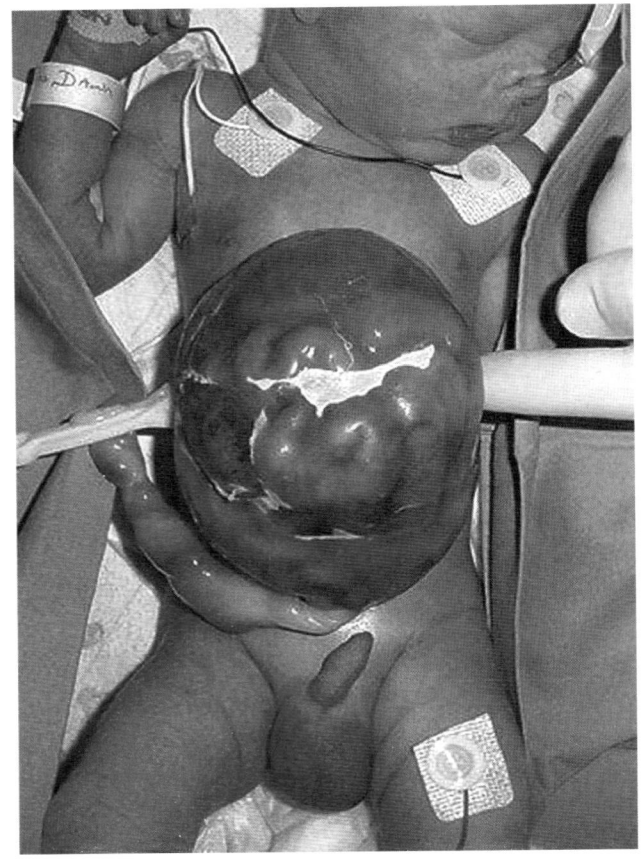

图 39-30　一个男性新生儿的巨大脐膨出

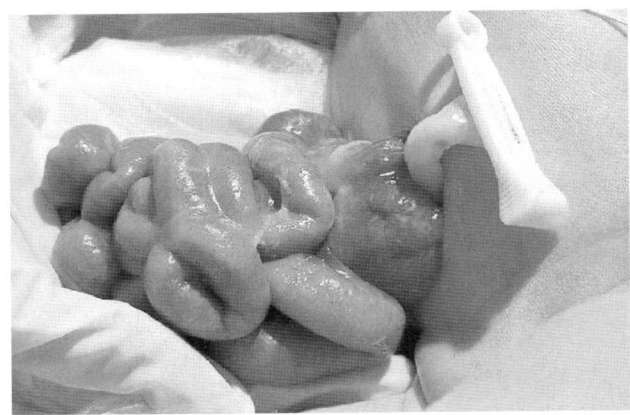

图 39-31　在一个新生儿的腹裂。注意脐带的位置以及水肿、增厚的肠管

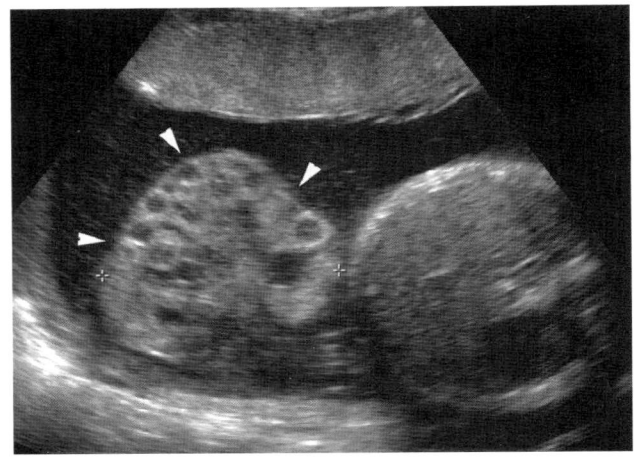

图 39-32　产前超声扫描显示胎儿在 30 周胎龄的腹裂。箭头指向羊水内的肠道外

还入腹腔的脏器(图 39-30),常不能一期关闭缺损。合并有其他先天性畸形的患儿也会使手术修复变得复杂,在这些情况下可以使用非手术方法。脐膨出囊可以使用干燥物质,如聚维酮碘(优碘)、磺胺嘧啶银(Silvadene)或柳氮磺吡啶治疗,通常 2~3 个月后可发生再上皮化。过去也使用汞化合物,但因为有全身毒性现已停用。上皮化发生后再尝试封闭前腹壁。这种手术常需要使用包括生物合成材料的多种措施以达到封闭缺损的目的。值得注意的是,由于缺少与囊壁的粘连,术中腹部血管很容易游离。

腹裂

临床表现

　　腹裂是一种以前侧腹壁缺损、肠道等腹腔内容物通过缺陷自由出入为特点的先天性发育异常。与脐膨出不同的是它没有覆盖的囊壁,缺损也小得多(<4cm)。腹壁缺损位于肚脐和正常皮肤交界处,几乎总是在脐的右侧(图 39-31)。脐部分分离,允许外界自由与腹腔交流。肠道外露提示了在宫内时缺陷即产生。小肠可有正常的外观,这表明破裂发生在妊娠期相对较晚的时间。但更常见的是肠道增厚、水肿、变色并被渗出物覆盖,这又提示其发展有一个较长期的过程。

　　与脐膨出的患儿不同,腹裂的患儿大多伴有畸形,如肠闭锁。这种缺陷可以很容易地在产前由超声检查诊断(图 39-32)。剖宫产并不比阴道分娩有优点。腹裂患儿的肠蠕动功能开始迟缓,在一定程度上可能是羊水对暴露肠管产生损害

作用的结果。这也导致在一些中心建议提前分娩生产,尽量减少肠道损伤以改善预后。一项长达十年的回顾性分析指出,提前分娩不影响肠管的厚度,但在 36 周前分娩的婴儿住院时间和开始经肠道进食时间明显要长。基于这些发现,腹裂胎儿的分娩时间主要应基于其安全,而不是考虑妊娠可能对肠管产生的有害影响。

治疗

　　所有出生时有腹裂的患儿都需要紧急手术治疗。同样重要的是,这些婴儿每天还需要 160~190ml/kg 液体输入以补充大量蒸发所导致的严重液体损失。多数情况下,肠道可还纳回腹腔并施行腹壁修补术。缝合技术包括机械拉伸腹壁、充分的胃肠道吸引减压以及直肠灌洗排出所有胎粪。手术中必须小心避免腹内压增高,这将导致下腔静脉受压和呼吸窘迫,在手术还纳肠道时监测膀胱或气道压力对避免这种并发症有一定的帮助。如果患儿的肠道增厚和水肿,想要在产后立即将肠道还纳入腹腔也是不可能的。此情况下可在肠管上使用塑料弹性加压套筒,下方与筋膜固定。套筒包绕肠道,在肠壁水肿减轻的基础上每天逐渐挤压还纳肠管(图 39-33)。通常可以在大约 1 周内再完成外科手术,为将筋膜边缘缝在一起有时需要补片材料。手术时如果发现肠闭锁,谨慎的做

法应该是在第一次手术时还纳肠道,数周后水肿缓解,再处理肠闭锁。腹裂患儿术后数周肠功能都不会恢复,尤其是肠管增厚和水肿者。因此,这些患儿需要中心静脉插管和全肠外营养来维持生长。

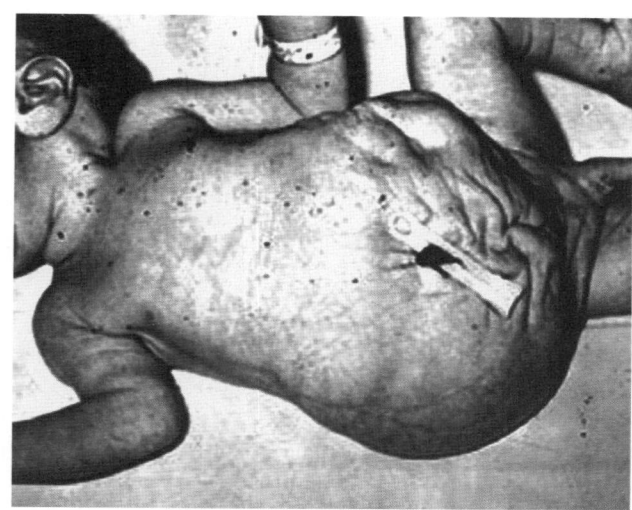

图 39-34 梨状腹综合征,腹部软弱

睾丸多存在于腹腔内,可在 6～12 个月龄时结合腹壁重建施行双侧睾丸下降术。由于未来精子产生不够充分,男性梨状腹综合征患儿即使行睾丸下降固定术其生育能力也不能确定。前列腺液生产不足和易发生逆行射精也可造成不育。手术可通过腹壁成形来修复腹壁,常需要做延伸到侧腹的下腹部横切口。

腹股沟疝

了解小儿腹股沟疝的处理是现代小儿外科实践的核心组成部分。腹股沟疝手术术是儿童最常见的手术之一。小儿腹股沟疝的存在总意味着需要手术修复,此手术在小儿称为疝囊高位结扎术,手术只需要封闭潜在的疝鞘状突通道。这与在成年人中进行的疝修补术不同,后者需要重建的腹股沟基底部。

胚胎学

要了解如何诊断和治疗小儿腹股沟疝,就必须了解它的胚胎起源。对患儿的家长解释清楚疝的起源也是十分有用的,他们往往误解疝是由无法控制患儿的哭吵或患儿的活动度太大所引起的。腹股沟疝的起因是由于腹膜鞘状突闭合失败。鞘状突是一个腹膜手指状突出结构,它伴随着睾丸下降到阴囊。鞘状突关闭通常发生在出生前几个月,这也是早产儿的腹股沟疝发病率很高的原因。如果鞘状突未闭,腹腔和腹股沟之间的交通仍然存在,则导致疝发生。如果局部封闭则可包裹液体,称之为鞘膜积液。交通性鞘膜积液是指鞘膜积液与腹腔相通,因此也可以被认为是疝。按成人腹股沟疝使用的分类系统,所有儿童先天性腹股沟疝属斜疝。儿童也会有腹股沟直疝和股疝,但很少见。

临床表现

男性腹股沟疝远比女性常见(10:1),右侧比左侧多见。由于腹股沟环狭窄,患儿腹股沟疝具有高的嵌顿风险。最常见的表现是父母为患儿换尿布时发现腹股沟有凸出(图 39-35),年龄较大的儿童可能会自己注意到凸起。体检时患侧精索变粗,在下腹施加压力患侧疝会显现。发生疝嵌顿时突

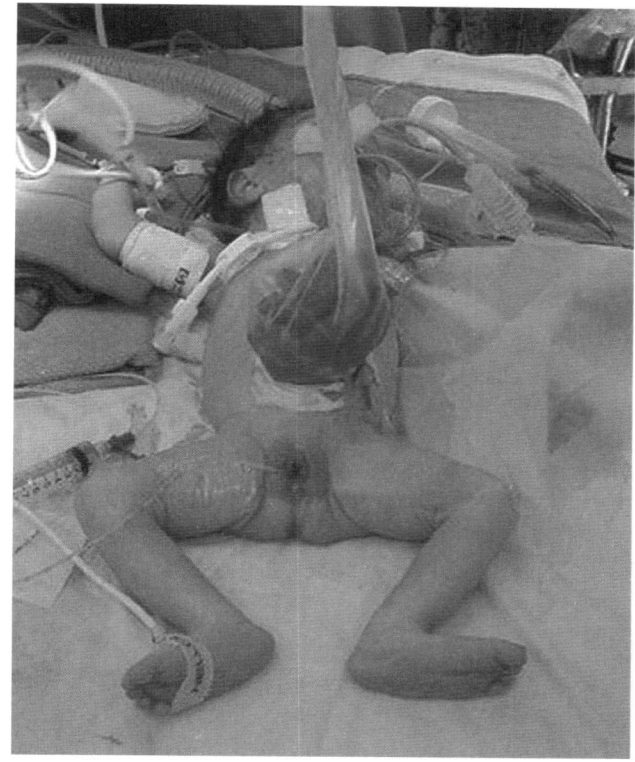

图 39-33 在腹裂的患儿使用筒袋使肠壁水肿缓解以便关闭腹壁

梨状腹综合征

临床表现

梨状腹综合征的症状特点包括极为松弛的下腹部肌肉、扩张的尿路和膀胱以及双侧睾丸未降(图 39-34)。梨状腹综合征的名称恰当地描述了这些病人前腹壁皱纹外观的特征。梨状腹综合征也被称为 Eagle-Barrett 综合征和 Eagle-Barrett 三联症。它的发病率在男性明显地高。患儿常表现出多种合并症、最重要的是肺发育不全,在重度病例会导致死亡。骨骼异常包括脱位、髋关节发育不良以及漏斗胸。

梨状腹综合征的泌尿生殖系统主要表现是输尿管扩张。输尿管长而迂曲,远端变得更加扩张,但很少有输尿管梗阻。扩张被认为是输尿管平滑肌减少和胶原蛋白增加所引起。大约 80% 的受累患儿有一定程度的膀胱输尿管反流,它可以诱发尿路感染。尽管尿路显著扩张,梨状腹腹综合征的大部分儿童仍有足够肾实质以维持生长和发育。如果超声或肾扫描检查可见肾脏异常和持久存在的肾盂肾炎,则可能远期形成肾衰竭。

治疗

除非形成阻塞,目前输尿管手术对输尿管扩张没有作用。

出包块变硬,不能自行还纳消失,同时患儿烦躁和易怒。发生绞窄性腹股沟疝的患儿腹股沟区水肿、隆起或有表面皮肤变化。患儿最终会形成肠梗阻、腹膜炎以及全身中毒症状。

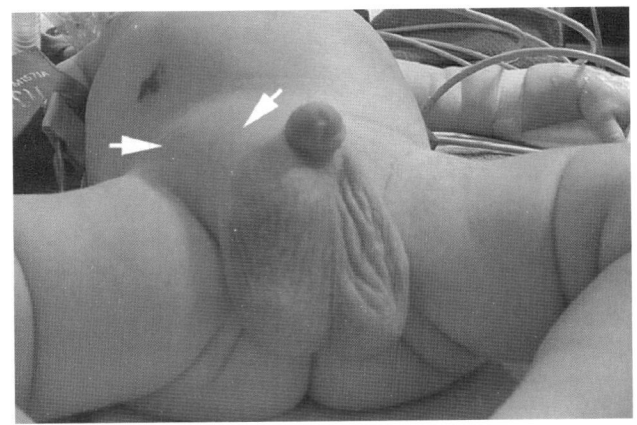

图 39-35　4 个月大男性的右腹股沟疝。箭头指向右侧腹股沟隆起

从下面向腹股沟内环方向温和施压后嵌顿疝常可以还纳,有时可能需要少量镇静剂。患儿嵌顿疝还纳后需观察一段时间,并在 24 小时内进行疝囊高位结扎术以防止反复嵌顿。患儿也可以择期安排手术。如果疝不能还纳,或有肠绞窄证据,需立即急诊手术,有时可能需要剖腹探查和肠切除术。

在正常儿童诊断出腹股沟疝时应计划安排修复手术。腹股沟疝不会自愈,非手术方法是不合理的。女性患儿的腹股沟疝疝出物经常含有卵巢而不是肠道,虽然温和加压可使性腺还纳入腹腔,但如不手术仍会反复脱出。在有些患儿,卵巢和输卵管构成疝囊壁(滑动疝),这类患儿的卵巢只有在手术时才可有效地还纳。如果卵巢不可还纳,提示应及时手术以防止卵巢扭转或绞窄。

如果在婴儿期诊断出鞘膜积液而且没有疝的证据,正确的治疗方法是观察,直到患儿 1 岁。如果在 1 岁后鞘膜积液仍没有消失,提示有鞘状突未闭而应手术治疗。如果鞘膜积液体征是 1 岁后出现,患儿可择期行经腹股沟切口的鞘膜积液切除术。不提倡行鞘膜积液抽吸术,因为几乎所有无鞘状突未闭的鞘膜积液都会自己吸收,而存在有与腹膜腔交通的都会复发,最终需要手术修复。

外科修复

小儿腹股沟疝的修复极具有挑战性,特别是在发生嵌顿的早产儿。手术在通过腹股沟内环部的皮肤折痕处做一小切口,显现和游离 Scarpa 筋膜。解剖腹外斜肌上覆盖组织,确认外环位置。然后沿外环方向打开腹外斜肌腱膜。从周围组织游离腹外斜肌底面。分开提睾肌纤维,从精索中找到疝囊并提出创面外,要特别注意保护输精管。游离疝囊至内环处双缝线结扎,远端疝囊打开以广泛地引流鞘膜积液。如果是小婴儿的巨大疝,收紧腹股沟管内环甚至是正规地修复腹股沟管都可能是必要的,但绝大多数患儿的治疗不需要采用任何超出疝囊高位结扎术的操作。

对儿童腹股沟疝是否需要探查无症状对侧存在争议。一些报告指出,单侧疝对侧也存在鞘状突未闭的频率大约为 30%,这个数字随患儿的年龄增加而降低。目前对此处理观点为:不必探查双侧或只在特定情况下(如早产儿或发生嵌顿的患儿)探查对侧。对侧可随时用腹腔镜检查,只用一个硬的 3mm 的套管置入患侧疝囊即可做到这一点。腹腔充气后将 2.7mm 的 70°摄像头通过套管置以显示对侧,确定对侧的鞘状突状态。然而,腹腔镜所显示的鞘状突存在并不总是意味着也存在疝。

现在也有作者报告完全用腹腔镜治疗小儿腹股沟疝,这种技术需要通过脐切口充气,置入腹膜缝合线结扎疝囊。提倡者强调此方法没有腹股沟切口而且精索结构受损伤的机会也减少。腹腔镜治疗的长期效果尚有待确定。

小于 1% 的患儿会复发,复发原因通常为第一次手术时未找到疝囊、直疝或股疝。所有患儿可采用局部麻醉,如骶管麻醉或直接伤口浸润麻醉。早产儿采用椎管内麻醉比全身麻醉术后呼吸暂停的风险低。

外生殖器

隐睾

胚胎学

隐睾是指正常的睾丸下降到阴囊过程中断。睾丸可能驻留在腹膜后、腹股沟内环、腹股沟管,甚至在外环部。睾丸在胚胎第 5～6 周起源于增厚泌尿生殖嵴,在第 7 和第 8 个月睾丸沿腹股沟管下降进入阴囊上部,随此睾丸迁移过程,鞘状突也形成并向下延续,大约 95% 的婴儿在出生时睾丸已定位在阴囊内。

应区分隐睾和异位睾丸。顾名思义,异位睾丸是一个已沿正常途径通过外环,然后停滞在不正常的位置的睾丸,这些位置如腹直肌、腹外斜肌,大腿内侧软组织或阴囊背后的会阴部。先天性无睾丸则是由于正常发育失败或宫内意外导致睾丸发育所需的血供障碍所引起。

临床表现

隐睾的发病率在早产儿约为 30%,在足月婴儿为 1%～3%。体格检查时患儿应取仰卧位,目视检查可见阴囊发育不全或缺少皱褶。通常单侧隐睾可在腹股沟管或在阴囊上部摸到睾丸。有时很难或者不能触及睾丸,表明睾丸位于腹部或先天性无性腺。如果在仰卧位不能触及睾丸,应让患儿取双腿交叉坐位检查,这样可减弱提睾反射以便于检查睾丸的位置。

治疗

现已明确隐睾有增加睾丸恶变的倾向。此外,睾丸没有在阴囊可使生育力下降。基于这些原因,有必要手术使睾丸下降到阴囊正常位置。手术尽管为非正常途径,但可提高生育能力。同时,术后睾丸仍有恶变的危险,而睾丸位于阴囊中有利于早期检测到可能的恶性肿瘤。行睾丸下降固定术的其他原因还有:位于耻骨结节处睾丸有受伤的风险、睾丸扭转的发病率升高以及发育中的男性由于阴囊空虚而产生的心理影响等。恶变的原因尚未确立，但有证据显示隐睾的下降不全和产生恶变是由于睾丸自身内在的异常而不是异常的环境所导致的。

患双侧隐睾的男性往往不育。不在阴囊内的睾丸易受到较高温度的影响，从而精子生成减少。Mengel 等用组织学分析研究了 515 例隐睾睾丸，发现 2 岁后他们的精原干细胞减少，因此现在建议隐睾的手术应在 2 岁进行。然而，接受单侧睾丸下降固定术病人的不育发病率几乎高出正常睾丸下降男性两倍。

在双侧睾丸未降病人，有时用绒毛膜促性腺激素治疗可能会有效。这表明与单侧隐睾患儿相比，这些患儿的激素水平可能更加不足。如果内分泌治疗一个月后睾丸仍没有下降则应行手术矫正。单侧隐睾手术可行腹股沟阴囊联合切口，充分游离精索血管并将睾丸放在阴囊部的肉膜囊袋中。隐睾往往伴有腹股沟疝，应同时修复。

对未触及睾丸的患儿在治疗上仍有挑战，现在可采用腹腔镜检查以确定睾丸的位置。如果发现精索穿过内环或在内环发现睾丸且可拖到阴囊，则行腹股沟切口和睾丸下降固定术。如果发现腹部的睾丸距离阴囊太远，则应该采用两期的 Fowler-Stephens 手术。一期手术可用剖腹手术或腹腔镜手术处理睾丸血管以促进沿输精管的神经血管生成。几个月后，再行二期手术，术中沿已形成血供并与输精管并行的腹膜游离腹腔内睾丸，也可采用腹腔镜进行。保存睾丸引带附件，因其侧支循环进入睾丸，这可在多于 90% 的睾丸下降固定术病例术后改善睾丸生存。但最好是保留睾丸血管，尽可能使血管完好无损地游离睾丸。一些外科医师主张，如果腹腔内的睾丸在距内环 1cm 或 2cm 以内应上抵肾门处游离睾丸血管，但其他医师认为分阶段睾丸下降固定的方式更为优越。迄今为止，尚无大规模临床试验回答此问题。不论哪种术式，细致游离腹腔内睾丸是睾丸存活和手术成功的关键。

阴道畸形

儿童阴道的外科疾病可以是先天性的，也可是后天性的。先天畸形包括多种疾病，从简单的缺陷（无孔处女膜）到较为复杂的阴道闭锁，包括远端闭锁、近端闭锁，以及最严重的完全闭锁。这些缺陷都是由苗勒管和（或）泌尿生殖窦发育异常而产生的，通过体格检查大多数可获诊断。分泌物进入受阻阴道产生阴道积水，可表现为一个大的痛性腹部包块。超声检查可确定其解剖形态，盆腔 MRI 检查可对盆腔结构做出最全面准确的评估。治疗取决于缺陷的严重程度。处女膜闭锁只需切开处女膜即可，复杂形式的阴道闭锁需要分离阴道残余和在会阴部吻合。腹腔镜在游离阴道、引流阴道积水以及评估内部生殖器管方面非常有用。完全阴道闭锁需要皮瓣或使用结肠段重建一个新阴道。

最常见的后天性阴道疾病是骑跨伤。最常发生在女孩跌于造成会阴部直接损伤的钝性物体之上时。典型的表现包括阴道出血和无力排便。除非损伤非常表浅，应在具有最佳照明和镇静条件的手术室中检查患儿。用可吸收缝合线修复阴道裂口，贴近尿道处更应审慎。出院前病人必须能够自主排便。对所有阴道损伤病例都必须评估其是否受到性虐待。对疑似病例应尽早与性虐待或儿童保护部门联系，以采取适当

的微生物学和照片证据。

卵巢囊肿和肿瘤

病理分型

卵巢囊肿和肿瘤可分为非肿瘤性或肿瘤性。非肿瘤性病变包括囊肿（单纯性、滤泡、包含体、卵巢冠或黄体性）、子宫内膜异位症、炎性病灶等。肿瘤性病变根据卵巢的三个胚胎原基来区分，即形成卵巢间质成分的泌尿生殖嵴、覆盖于泌尿生殖嵴的生殖上皮以及从卵黄囊移形来的生殖细胞。最常见的种类是生殖细胞肿瘤，其分类根据所涉及的细胞成分和分化程度。分化很少的肿瘤是无性细胞瘤，特点类似男性的精原细胞瘤。虽然都是恶性肿瘤，但它们都对放疗和化疗极为敏感。最常见的卵巢肿瘤病变是畸胎瘤，可能为成熟、不成熟或是恶性。肿瘤神经成分的分化程度决定了不成熟程度。性索间质肿瘤来源于泌尿生殖嵴间质成分，包括颗粒卵泡膜细胞瘤和卵巢支持-间质细胞瘤（Sertoli-Leydig cell tumors）。这些肿瘤往往会产生激素导致性早熟或多毛。上皮性肿瘤罕见发生于儿童，包括浆液性和黏液性囊腺瘤。

临床表现

儿童卵巢病变常伴有腹痛，其他的症状和体征包括可触及腹部肿块、尿路梗阻、肠梗阻症状以及内分泌失衡等。手术方式取决于术中所见肿块的外观（即是否为良性外观或怀疑为恶性肿瘤）。对于单纯卵巢囊肿，手术方式取决于囊肿大小和它所导致症状的严重性。通常大的囊肿（超过 4~5cm）应手术切除，因为它们不可能消失、有扭转和可能恶变的危险。手术切除可用腹腔镜进行，尽量保留卵巢组织。

外科治疗

如果卵巢病变表现为恶性，应检测肿瘤标志物的水平，包括甲胎蛋白（畸胎瘤），乳酸脱氢酶（无性细胞瘤），β-人绒毛膜促性腺激素（绒毛膜癌），CA125（上皮性肿瘤）。虽然这些标志物的诊断敏感性不确定，但可为术后随访和对治疗的反应提供信息。一旦怀疑是恶性肿瘤，病人应接受一个正规的恶性肿瘤切除手术。手术可用正中切口或普芬南施蒂尔（Pfannenstiel）切口。术中采集腹水及腹腔冲洗液做细胞学检测，仔细检查肝脏和膈肌以发现转移性病灶。如有肿瘤存在的证据应做大网膜切除。取盆腔及腹主动脉旁淋巴结活检并完全切除原发肿瘤。最后，仔细检查对侧卵巢，如果发现病变即做活检，15% 以上的无性细胞瘤和上皮性肿瘤病例是双侧的。有时可以保留患侧输卵管。

新生儿卵巢囊肿

越来越多的卵巢囊肿可在产前用超声检测发现。过去由于考虑到卵巢扭转的风险，对直径>5cm 的囊肿都建议手术切除。现在通过连续超声检查发现许多这类病变会自发地消失。因此，无症状、单纯性囊肿可以观察，只在囊肿不缩小或产生症状时再考虑手术治疗，一般囊肿消失大约发生在 6 个月年龄时，但任何形态的复杂囊肿需要手术干预。单纯性囊肿切除可用腹腔镜手术。

两性畸形

胚胎学

正常的性别分化发生在胎儿第 6 周。对于每一个胎儿，沃尔夫（男）和苗勒（女）管直到性分化开始才出现。正常的性分化是由 Y 染色体性别决定区（SRY 基因）所控制，它位于 Y 染色体短臂的末端。SRY 基因提供一个在哺乳动物的泌尿生殖嵴启动性腺分化的遗传开关。曲细精管支持细胞分泌的苗勒管抑制物质（MIS）引起苗勒管、子宫原基、输卵管和上段阴道的退化。因此，MIS 分泌的结果是导致男性表现型。如果 Y 染色体上缺乏 SRY 基因则不生产 MIS，苗勒管的衍生物将被保留，由此为女性表现型。

对于男性表型的发展，胚胎必须有一个 Y 染色体，SRY 基因应正常且没有点突变或缺失，分化的性腺应可产生睾酮和 MIS 而且组织应对这些激素起反应。如果性别分化的有序步骤有任何中断，在临床上就可能表现为两性畸形综合征，也被称为性发育障碍（DSDs）。

DSDs 可以被分为：①卵巢睾丸 DSD（卵巢和睾丸性腺组织都存在，以前称为真两性畸形）；②46，XY DSD，特点为一个 XY 染色体男性的雄性或男性化不足（只有睾丸组织，以前被称为男性假两性畸形）；③46，XX DSD，特点为一个 XX 染色体的女性过度雄性或男性化（只有卵巢组织，又称女性假两性畸形）；④46，XY 的完全性腺发育障碍（通常是不发育或形成不完全的生殖腺）。

卵巢睾丸性发育畸形（真两性畸形）

卵巢睾丸 DSD 是最罕见的外生殖器畸形形式，病人有正常的男性和女性性腺，一侧有卵巢而另一侧为睾丸。有时也会卵巢和睾丸同时存在于一侧或两侧。这些患儿大多数有 46，XX 核型（46，XX 睾丸 DSD）。睾丸和卵巢睾丸的睾丸部分应予以切除。

46，XY 性发育畸形（男性假两性畸形）

46，XY DSD 发生在 XY 染色体核型的婴幼儿，但缺乏男性化的外生殖器。双侧睾丸都存在，但排泄管结构部分分化为女性表型。畸形病变的原因包括由于生物合成错误使睾酮生成不足、5α-还原酶缺乏使睾酮无法转换为双氢睾酮或雄激素受体的缺陷。后者被称为睾丸女性化综合征。这些患儿为女性表型，有时是在行常规腹股沟疝修补术时发现睾丸才得到诊断。由于睾丸有恶变的危险，术中应切除，但需与家长充分讨论并征得其同意。

46，XX 性发育畸形（女性假两性畸形）

46，XX DSD 综合征的特点是 XX 女性过度雄性或男性化。对于女性最常见的原因是先天性肾上腺皮质增生症。这些患儿有 46，XX 核型，但在子宫内已经过多地暴露于雄激素。常见的酶缺陷包括 21-羟化酶缺乏、11β-羟化酶缺乏、3β-羟脱氢酶缺乏等。这些缺陷导致中间类固醇激素生产过剩，使 XX 的胎儿外生殖器男性化。这些患儿也不能合成皮质醇。21-羟化酶缺乏在 90% 的病例会引起促肾上腺皮质激素刺激过量的肾上腺雄性激素分泌，使女性男性化（图 39-36）。

这些婴儿容易失盐并需要补充皮质醇。盐皮质激素缺乏症的病人也需要补充氟氢可的松。

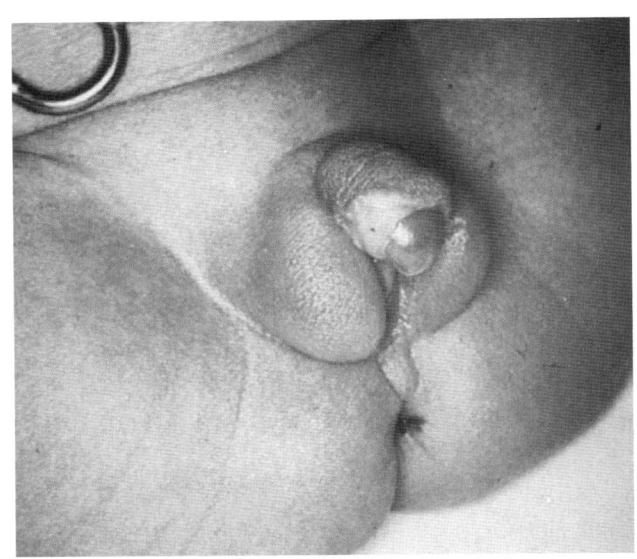

图 39-36　肾上腺综合征婴儿的外生殖器表现为肥大阴蒂和阴唇阴囊褶皱

混合型性腺发育不全

混合型性腺发育不全的特点是发育不全的性腺和残留的苗勒管结构共存。典型的染色体核型是嵌合型，通常为 45，XO 和 46，XY。发育不全的性腺中恶性肿瘤的发生率很高，最常见的是性腺胚细胞瘤，因此应予以切除。

治疗

对于 DSD 患儿的鉴别诊断应遵循下列诊断步骤：①遗传背景和家族史的评价；②体格检查和（或）超声检查评估患儿的解剖结构；③染色体核型分析；④测定血清和尿液中的生化指标以评价是否存在酶缺陷；⑤腹腔镜性腺活检检查。治疗应包括在先天性肾上腺皮质增生的患儿纠正电解质和体液的丢失以及补充缺乏的激素。第一次手术不必确定性别。虽然曾有专门设计为女性性别的手术方法，但有许多令人信服的证据表明，将一个基因型为男性的病人转变成女性在解剖上和社会心理上具有极坏的后果。产前和产后激素对性别印记和标识起重要作用。一般情况下，应在遗传因素完全发挥作用后再施行重建手术，同时还需有小儿内分泌医师、小儿整形外科医师、性别问题专家以及伦理学家的参与。与家长进行讨论也起着重要的作用，可减少与这些疾病相关的焦虑，有助于保证这些患儿正常的生理和情感发育。

小儿恶性肿瘤

恶性肿瘤是在创伤之后的第二位导致儿童死亡的原因，在美国它约占所有儿童死亡的 11%。小儿恶性肿瘤有些方面不同于成人，一些肿瘤主要发生于儿童，如神经母细胞瘤和生殖细胞肿瘤，许多小儿实体瘤即使有转移也对化疗反应良好。

肾母细胞瘤

临床表现

肾母细胞瘤是最常见的原发性儿童肾脏恶性肿瘤。美国每年大约有 500 个新病例,大多数是 1~5 岁儿童,发病高峰在 3 岁。肾母细胞瘤的治疗进展很快,即使已有转移扩散目前也可达到大约 90% 的总治愈率。肾母细胞瘤常表现为健康的患儿出现侧腹或上腹部无症状包块,包块多由家长在给患儿洗澡或穿衣时发现。其他症状包括高血压、血尿、顽固便秘和消瘦。有时包块在腹部闭合性损伤后被发现。

遗传学

肾母细胞瘤可能起源于生殖细胞和体细胞突变,可有或无家族史,近 97% 是散发性的,缺少遗传、先天或其他危险因素。如有明确遗传性则与基因突变有关。现已明确 WAGR 综合征患儿对肾母细胞瘤有遗传易感性,此综合征的构成包括肾母细胞瘤、无虹膜、泌尿生殖系统异常以及精神发育迟缓。此外,在某些过度生长情况中肾母细胞瘤发病率也有增加,特别是 Beckwith-Wiedemann 综合征和偏侧肥大症。已证实 WAGR 综合征来源于染色体 11p13 带上的肾母细胞瘤 WT1 基因和相邻的无虹膜 PAX6 基因拷贝的缺失。Beckwith-Wiedemann 综合征是一种生长过度综合征,特点为巨大内脏、巨舌和高胰岛素低血糖,它起自于 11p15.5 位点突变。有证据表明,分析 11p15 位点的几个基因的甲基化状态可以预测肾母细胞瘤发展的个体风险。但更重要的是,大多数病人的肾母细胞瘤不具有这些基因位点的突变。

外科治疗

所有怀疑有肾母细胞瘤的病人在手术之前应进行腹部和胸部 CT 检查。这些检查可了解包块的特征,明确是否存在转移,并了解对侧肾的情况(图 39-37)。CT 扫描也可发现是否存在肾源性残余组织,这常是肾母细胞瘤的癌前病变。也应进行腹部超声检查以评估肾静脉或腔静脉受侵犯。

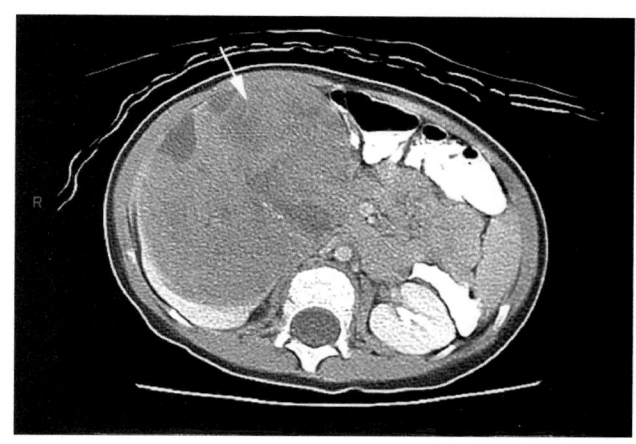

图 39-37　3 岁女孩的右肾肾母细胞瘤

一些涉及成千上万病人的大型研究对肾母细胞瘤病人的治疗进行了详细分析。这些研究由北美的国家肾母细胞瘤研究组(NWTSG)和欧洲国家的国际儿科肿瘤学会(SIOP)共同进行,结果表明两者治疗肾母细胞瘤的方法有明显的差别。NWTSG 支持在大多数情况下先手术再化疗的策略,而 SIOP 的方法是采用术前化疗使肿瘤缩小。这两个组织对有些情况都支持术前化疗,包括在双侧受累或扩展到肝静脉之上的下腔静脉受累,以及一个孤立肾的肾母细胞瘤。NWTSG 的支持者认为,术前化疗会失去重要的分期信息,因此病人复发的风险较高,或可能会导致对某些病例的过度治疗以及更高的发病率。不过,使用 NWTSG 或 SIOP 方法治疗的病人在整体存活率方面没有差别。

手术的目的是彻底清除肿瘤,避免肿瘤破裂或邻近器官的损伤是手术的关键。术中应进行区域淋巴结取检,应切除或活检所有可疑的结节。采用腹横切口和经腹腔入路途径,还应仔细检查对侧以确保没有病变存在。过去曾经需要完全游离对侧肾做检查,但现在术前的高分辨率 CT 扫描就足够准确地检测出有临床意义的病变并且发现对侧是否有病变存在。对于单侧病变,首先控制肾蒂,再行根治性肾输尿管切除术。如果肿瘤蔓延到肝静脉以上,则需要经胸腔入路。如果是双侧病变,先行化疗,再行保留部分肾的手术。如果患儿对初始化疗无效则可能需要活检。

化疗

肾母细胞瘤做肾输尿管切除术后是否需要进行化疗和(或)放疗治疗应由肿瘤的组织学特征和临床分期决定。局限于一个肾并被完全手术切除的患儿术后可短疗程化疗,这样的患儿预计 4 年生存率可达 97%,之后肿瘤罕有复发。在进行性肿瘤发展和有坏的组织学特征的患儿需接受更强的化疗和放疗。即使 IV 期的病人也可达到 80% 的治愈率,只有很小比例的病理类型极差的肿瘤病人存活率较差。

神经母细胞瘤

临床表现

神经母细胞瘤是儿科第三常见的恶性肿瘤,约占所有儿童恶性肿瘤的 10%,绝大多数患儿在就诊时呈现为进展性病变。与肾母细胞瘤病人不同,其总生存率小于 30%。超过 80% 的病例在 4 岁之前发病,发病高峰期是 2 岁。神经母细胞瘤起源于神经嵴细胞,并显示不同的分化程度。肿瘤最常发生于肾上腺、后纵隔、颈部或骨盆,但也可发生在任何交感神经节处。其临床表现取决于原发肿瘤的位置和是否发生转移。

2/3 的这类肿瘤首先以无症状腹部包块而被注意。肿瘤可能越过中线而且大多数病人已经显示转移迹象。有时,患儿可能会因肿块转移或骨转移感到疼痛。如果出现眼球后转移,则会发生眼球突出和眶周瘀斑。由于神经母细胞瘤起源于椎旁神经节,故可能会通过神经孔侵入和压迫脊髓,导致肌肉无力或感觉变化。在极少数情况下,患儿肿瘤分泌血管活性肠肽引起严重水样腹泻,也可表现出副肿瘤神经系统表现,包括小脑共济失调或眼阵挛/肌阵挛。

诊断评估

由于神经母细胞瘤产生于交感神经系统,儿茶酚胺及其代谢产物水平可升高。可见血清儿茶酚胺(多巴胺、去甲肾上腺素)或尿儿茶酚胺代谢物香草扁桃酸以及高香草酸水平升高。检测血清和尿液中的香草扁桃酸和高香草酸有助于诊断和监测治疗效果以及是否复发。诊断为神经母细胞瘤的最低标准是存在下列之一:①光镜下明确的肿瘤组织病理诊断(有或无免疫组织化学分析、电子显微镜,或血清儿茶酚胺水平增高或尿儿茶酚胺代谢产物水平增高);②骨髓抽吸或活检标本均含有明确的肿瘤细胞,同时血清儿茶酚胺或尿儿茶酚胺代谢物水平增高。

病人应进行腹部 CT 检查,可能会发现一个完整肾脏的输尿管位移或阻塞(图 39-38)。治疗前应在胸片、骨髓活检、核素扫描以寻找转移病灶的基础上对肿瘤进行分期。胸片上发现任何异常都应做胸部 CT 进一步检查。

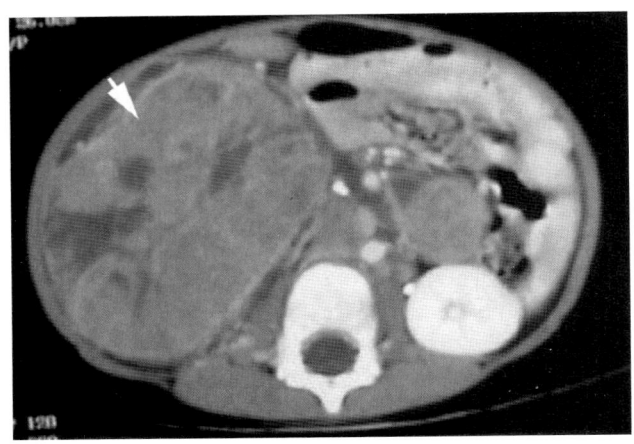

图 39-38 来自于右侧腹膜后(箭头)的腹部神经母细胞瘤

预后指标

神经母细胞瘤患儿有许多生物学变化,常需要开放活检以提供足够的组织进行分析。肿瘤超二倍体 DNA 存在提示预后良好,相反不论病人年龄多大,如果 N-myc 基因扩增则提示预后不良。Shimada 分类介绍了肿瘤的有利或不利的组织学特征,其依据有分化程度、有丝分裂-核碎裂指数、是否存在 Schwannian 基质。任何年龄的局部神经母细胞瘤、小于 1 岁的进展性肿瘤以及具有有利的病变特征的患儿,其无病生存的可能性极高。相比之下,年龄较大有进展性病变的患儿即使加强治疗,其治愈机会也显著低下。例如,在年龄较大的Ⅳ期肿瘤患儿中积极的多重药物化疗只可获得约 20% 的 2 年存活率。在多数情况下不论肿瘤的分期或部位,青春期的神经母细胞瘤长期预后更坏。

手术

手术的目的是彻底切除,但由于就诊时肿瘤广泛的扩散往往使其不可能进行。在这些情况下,应当进行活检并在肿瘤分期的基础上进行术前化疗,之后再行手术切除。手术的主要目标是在不危及主要结构的情况下至少切除 95% 的瘤体。腹部肿瘤选择横切口,胸部肿瘤可经后外侧开胸或通过胸腔镜的入路。对所有胸内神经母细胞瘤,特别是位于胸廓入口的病例,要意识到可能会出现霍纳综合征(无汗、眼睑下垂)。

婴儿神经母细胞瘤

已有报道婴儿的神经母细胞瘤可以自然消退,特别是Ⅳs期的肿瘤。自然消退一般只发生在三倍体染色体数目的肿瘤,同时它也缺乏 N-myc 基因扩增而且染色体臂 1P 丢失。最近的研究表明,在筛查中发现的无症状的、小的、低分期的婴幼儿神经母细胞瘤可能会自发消退。对这些患儿可无须手术干预或组织学诊断,可安全地观察。

横纹肌肉瘤

横纹肌肉瘤是一种来源于原始间叶组织的软组织肿瘤,虽然它能发生于几乎任何部位,但最常见的是头颈部(36%)、下肢(19%)、泌尿生殖道(21%)和躯干(9%)。肿瘤的临床表现取决于起源的部位。诊断依靠切取或切除活检、受累区域和胸部 MRI 及 CT 检查以及骨髓活检来确认。肿瘤生长可进入周围结构并广泛转移到肺、区域淋巴结、肝、脑和骨髓。儿童肿瘤学组的软组织肉瘤委员会根据肿瘤大小、淋巴结受累和是否转移(TNM)制定了横纹肌肉瘤的分期系统,如表 39-3 所示。手术是治疗策略中的一个重要组成部分,并且涉及病变的活检和淋巴系统的评价。应进行完整而不造成残疾的一期切除术,如果不可能做到,应对病灶进行活检和加强化疗。活检应有计划,以便它不会干扰随后切除。肿瘤体积减小后再切除残余病灶。对初步治疗局部已得到控制但仍存在镜下或肉眼残留的病灶放射治疗有效。肿瘤为胚胎组织类型而且已被完全切除的患儿可无须放射治疗,但对Ⅰ型肺泡肿瘤或未分化组织类型肿瘤的患儿放射治疗是有益的。

表 39-3 横纹肌肉瘤的分期
Ⅰ期:累及眼眶、头和颈(不包括脑膜旁位)或泌尿生殖系统区域(不包括膀胱/前列腺位置),或胆道的局部病灶
Ⅱ期:不包括Ⅰ期分类(不利位置)的任何其他部位原发的局部病灶。原发肿瘤直径必须≤5cm,并必须是临床上区域淋巴结无肿瘤累及
Ⅲ期:任何其他部位原发的局部病灶。不同于Ⅱ期病人的是其原发肿瘤>5cm 和(或)区域淋巴结受累
Ⅳ期:诊断时已转移

预后

横纹肌肉瘤的预后与起源位置、可切除性、有无转移、转移部位数量以及组织病理学特点相关。与较好预后相关的原发部位包括眼眶、非脑膜旁的头颈部、附睾、阴道(非膀胱、前列腺泌尿生殖系统)以及胆道。肿瘤<5cm 的患儿比较大肿瘤的患儿生存率要高,而在诊断时即已转移的患儿预后最差。肿瘤的病理类型影响预后,胚变型是良好的类型,而肺泡型为预后不良型。

畸胎瘤

畸胎瘤是由所有三个胚层组织组成的肿瘤,可呈良性或恶性,会出现在身体的任何部位,一般在中线处。胸腔畸胎瘤常表现为前纵隔肿块,卵巢畸胎瘤则表现为腹部包块,常伴有扭转、出血或破裂症状。腹膜后畸胎瘤可能表现侧面或腹部包块。

成熟畸胎瘤含有分化良好的组织并为良性,而未成熟畸胎瘤含有数量不等的未成熟的神经上皮或胚芽组织。根据不成熟神经胶质组织量的多少可将未成熟畸胎瘤分为 Ⅰ ~ Ⅲ 级。较高分级的肿瘤更可能有卵黄囊瘤灶。恶性生殖细胞肿瘤常含有生殖细胞源肿瘤组织(即卵黄囊瘤、胚胎癌、生殖细胞瘤以及绒癌)。卵黄囊癌产生甲胎蛋白,绒毛膜癌产生 β 人绒毛膜促性腺激素,血清中这些升高的物质可以作为肿瘤标志物。生殖细胞也能使血清 β 人绒毛膜促性腺激素升高,但达不到与绒毛膜癌相关的水平。

骶尾部畸胎瘤

骶尾部畸胎瘤常表现为在新生儿期从骶骨延长出来的大包块,产前超声检查可诊断。如超声检查发现胎儿有积液和大型的骶尾部畸胎瘤则预后较差,因此一直有人主张对此类患儿进行产前干预。包块可能会小到直径几厘米或大到婴儿大小(图 39-39)。肿瘤根据盆腔内扩展的程度和位置进行分类。骶前间隙为主的病变通常在较晚的童年才出现。鉴别诊断包括神经性肿瘤、脂肪瘤以及脊髓脊膜膨出。

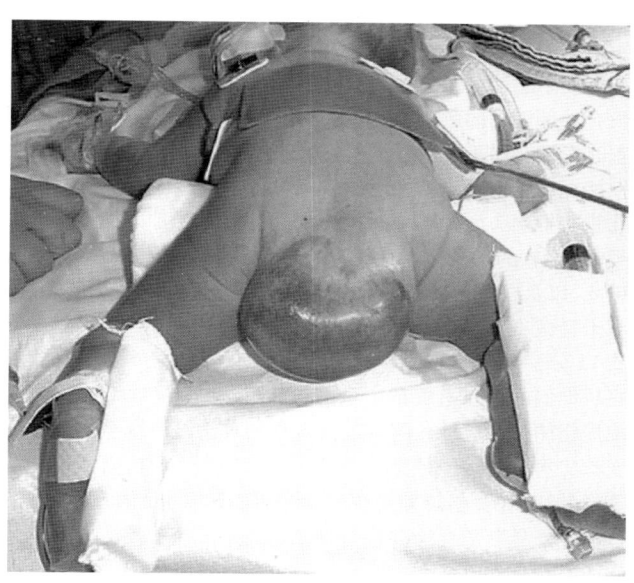

图 39-39 一个 2 岁大男孩的骶尾部畸胎瘤

大多数肿瘤在出生时即被发现而且是良性的。少数肿瘤具有恶性卵黄囊肿瘤组织。肿瘤应尽早完整切除。直肠和生殖器结构往往受肿瘤挤压而变形,但都可在切除过程中得以保留。巨大的肿瘤常会出现致命性的低温和出血等围术期并发症,对于巨大肿瘤的极低体重早产儿应特别注意。如果肿瘤切除彻底,治愈率非常好。大部分复发性肿瘤病人也可以辅加铂为基础的化疗而得到成功的治疗。

肝脏肿瘤

所有儿童肝肿瘤中超过 2/3 是恶性的,包括两个主要的病理类型:肝母细胞瘤和肝细胞癌。儿童肝脏恶性肿瘤的发病年龄与肿瘤的病理类型有关。肝母细胞瘤是儿童的肝脏最常见的恶性肿瘤,在 4 岁之前诊断的肝肿瘤大部分是此类。其次是肝细胞癌,发病高峰在 10 ~ 15 岁。其余的恶性肿瘤还

有恶性间质瘤和肉瘤,但很少见。发现肝脏肿块并不一定意味着是恶性肿瘤,近 50% 的肝脏肿块是良性的,血管瘤最常见。

大多数肝肿瘤患儿有腹部无痛包块,通常是由父母为患儿更换衣服,或在为患儿洗澡时发现。患儿很少有黄疸,但可能会出现厌食和体重减轻。大多数肝功能检查结果是正常的。90% 的肝母细胞瘤患儿甲胎蛋白水平增加,但在其他肝脏恶性肿瘤的患儿很少升高。影像学检查包括腹部 CT 扫描以确定病变部位及局部侵犯的程度(图 39-40)。对于表现为恶性的病变,除非病变可容易地完全切除,则应该进行活检。肝母细胞瘤多为单病灶,而肝细胞癌往往是广泛侵犯或多中心的。如果肝母细胞瘤完全被切除,大多数患儿可存活,但不幸的是只有少数患儿有适合在得到诊断时能完全切除病变。

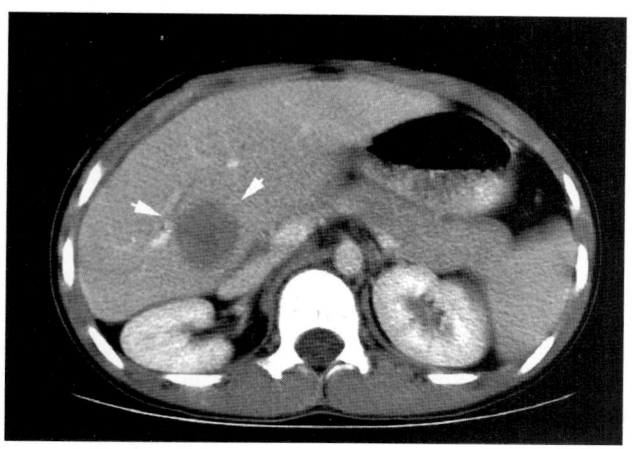

图 39-40 12 岁男孩腹部 CT 扫描显示肝细胞癌

根据手术后检查肿瘤的范围和手术可切除程度建立的分期系统表如表 39-4 所示。肝母细胞瘤的患儿的整体存活率为 70%,相比之下肝细胞癌只有 25%。诊断为 Ⅰ 和 Ⅱ 期的肝母细胞瘤患儿治愈率>90%,相比之下 Ⅲ 期肿瘤为 60%,Ⅳ 期大约为 20%。诊断为肝细胞癌的患儿,Ⅰ 期后果较好,而 Ⅲ 期或 Ⅳ 期肿瘤通常无法存活。纤维板层型肝细胞癌可能有较好的预后。

表 39-4	小儿肝脏恶性肿瘤的分期
Ⅰ 期:没有转移,肿瘤可完全切除	
Ⅱ 期:没有转移,肿瘤可大体切除但有微观残留病灶(即切缘阳性);或在手术时肿瘤破裂或溢出	
Ⅲ 期:无远处转移,肿瘤不能手术切除或肿瘤切除后有肉眼残留,或淋巴结肿大阳性	
Ⅳ 期:无论肝肿瘤大小,远处已有转移	

外科手术

有时只能在探查时才能确定病变能否切除,但一般通过腹部 CT 扫描就可确定病变的可切除性。完全手术切除肿瘤是首要目标并且对治愈至关重要。不能手术切除的肿瘤应给予术前化疗以减少肿瘤的体积和提高完全切除的可能性。化疗对肝母细胞瘤有效,但对肝细胞癌效果差。横隔膜局部受

侵犯的部位应在手术时切除。对于不能手术切除的肿瘤,部分的患儿可施行肝移植。纤维板层肝细胞癌的肝移植效果可能比其他类型的肝细胞癌要好些。

儿童创伤

创伤是导致1岁以上儿童死亡的主要原因。事实上,外伤几乎占了所有儿童死亡的50%,比癌症、先天性畸形、肺炎、心脏病、凶杀以及脑膜炎加在一起还多。在小于19岁的人群中,意外损伤死亡占所有损伤相关性死亡的65%。车祸是在1~19岁人群的主要死亡原因,之后分别是杀人或自杀(主要与枪支有关)以及溺水死亡。在美国,每年大约20 000名儿童和青少年死于创伤。据计算,对应于每名因创伤死亡的儿童,还有40名需住院和1120名需急诊室治疗。估计每年有50 000名儿童遭受永久残疾,其中大部分是头部受伤的结果。因此,小儿创伤仍然是儿童健康和福祉的主要威胁之一。

了解儿童创伤的特点也影响治疗和后果。与成人相比,这些与儿童相关的特点包括损伤机制、解剖差异和生理反应等。

损伤机制

大多数小儿创伤是钝性的。穿通伤见于枪支暴力、下坠跌落于尖锐物体或经窗户跌下被玻璃穿透。年龄和性别显著影响损伤模式。16岁以下的男性儿童多因运动和驾驶机动车。因此,他们的损伤模式与更年幼患儿相比有所不同,因而损伤的严重程度评分更高。在婴幼儿年龄组中,跌倒是严重损伤的常见原因。家庭损伤非常普遍,包括跌落、溺水、腐蚀性物质摄入以及故意伤害。

初步处理

小儿外伤病人的治疗目标类似于成人外伤,并与美国创伤外科医师学院委员会制定的高级创伤生命支持指导方针相一致。首先是气道控制,儿童的呼吸窘迫可以很快发展成为心搏骤停。必须清楚地意识到儿童和成人之间的呼吸道解剖差异,儿童颈部较短、喉部更小和靠前、会厌松软、气管短而且舌大。患儿的第五指可供参考以估计所需气管插管的大小。另外,(年龄+16)/4的公式也可使用。大于8岁的儿童应使用无袖套气管插管以减少气管受伤。评估气道后再评估呼吸,吞气引起的胃扩张可严重危及呼吸,因此早在复苏时就应放置鼻胃管,气胸或血胸也应及时治疗。在评估循环时应认识到心动过速通常是低血容量最早可测到的反应。其他提示儿童将发生的低血容量性休克的迹象包括精神改变、毛细血管充盈延迟、皮肤苍白和体温过低等。一旦病人到达急诊室应迅速建立静脉通道,首选是使用肘部静脉,如果不可能,则在腹股沟快速和安全地施行大隐静脉切开。在婴儿可以骨内插管提供临时输液,直到建立静脉通路。一般应避免使用颈部经皮通道。静脉通道建立后即抽血交叉配血,检测肝酶、脂肪酶、淀粉酶水平以及各项血液指标。

创伤评估

所有病人应进行颈椎、胸部、腹部和骨盆X线拍片检查。对怀疑骨折的四肢也应进行放射学检查。X线片要好于常规的儿童颈部CT扫描,因为对于临床诊断有明显颈椎损伤的患儿X线片已可提供充分的解剖细节,同时患儿受到的辐射也明显要比CT扫描低。检查还包括检测天门冬氨酸转氨酶、谷丙转氨酶、淀粉酶和脂肪酶的血液水平,它们有助于评估肝脏和胰腺损伤。如果这些酶的水平显著升高,就需要进一步做CT扫描检查。所有有明显腹部压痛和受到可能会导致腹内伤的机械性损伤的患儿都应该做静脉注射或口服造影剂的腹部CT扫描。诊断性腹腔灌洗在儿童作为筛查试验的作用有限,但它有时可用于为处理颅内出血而紧急送入手术室的患儿,在进行开颅手术时同时进行诊断性腹腔灌洗以检测是否有腹腔内出血。虽然腹部超声检查对评估成人腹部外伤非常有用,但它在小儿腹部闭合性损伤的处理上尚没有被广泛接受。这部分是由于对于小儿的大多数实体器官损伤即使在上腹部超声扫描有阳性发现,也广泛使用非手术治疗的缘故。

中枢神经系统损伤

中枢神经系统(CNS)是最常见的受损伤系统,中枢神经系统创伤也是导致受伤儿童死亡的主要原因。在初学走路的年龄组中,非意外性外伤最常见的是严重头部损伤。有些发现可提示患儿曾受虐待,包括眼底镜检查时发现有眼底出血、没有外部创伤的颅内出血(提示摇晃性伤害),以及在骨骼调查时发现存在不同阶段的骨折愈合。在年龄较大的儿童,中枢神经系统损伤最常发生于坠落、自行车或机动车碰撞后。儿童的早期头颅CT扫描往往会低估损伤程度。需要进行头颅CT检查的指征包括任何丧失意识或对创伤时情况失忆的患儿,以及在气管插管时无法评估中枢神经系统状态的患儿。对于轻微、单独的颅脑损伤(格拉斯哥昏迷量表评分为14分或15分)和CT扫描结果为阴性的病人,如果经6个小时的观察后他们的神经系统状态正常,可以安排出院。年幼和多系统损伤的患儿应该入院院过夜观察。对任何神经学状态的改变都应再进行神经神经外科的评估和重复CT扫描检查。在重型颅脑损伤(格拉斯哥昏迷量表评分≤8分)的患儿,需进行神经外科紧急会诊并进行评估,以确定是否需要监测颅内压或施行开颅手术。

胸部损伤

小儿胸廓由于肋骨和软骨钙化不全而较柔软,因此尽管肋骨骨折很少发生,但钝性胸部损伤常会导致肺挫伤,可拍胸片做出诊断,患儿可能会出现需要机械通气的严重缺氧。肺挫伤通常用呼吸机通气以及恢复血容量来治疗。受到严重闭合性胸外伤的患儿可形成创伤性窒息,其特点是颈部和面部瘀斑性出血或伴有血管怒张性发绀以及结膜下出血。处理包括保证通气、CNS或共存的腹部损伤的治疗。胸部穿透性损伤则可能会导致肺损害、支气管或大血管的断裂。

腹部损伤

儿童的胸肋狭小和覆盖腹部的肌肉微弱,看似轻微的外伤也会造成严重伤害,尤其是肝脏和脾脏相对未受保护,往往在直接腹部外伤后受伤。十二指肠损伤常由钝挫伤造成,如儿童受虐待或被自行车车把所伤。十二指肠血肿一般不需手术。小肠损伤通常发生在有 Treitz 韧带固定的空肠部位,乘车时佩戴安全带在迅速减速时易造成这种损伤。安全带可引起前腹壁血肿,即所谓的安全带征(图 39-41A)。此征提示有小肠损伤(图 39-41B)以及腰椎损伤的可能性。

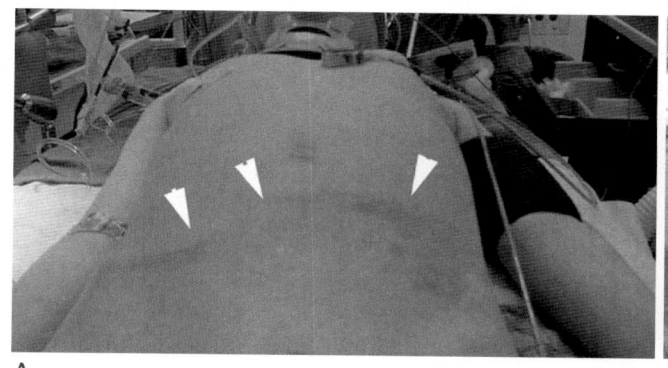
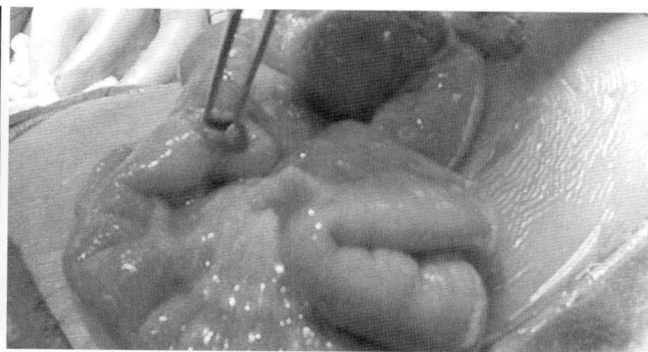

图 39-41　安全带损伤病人的照片。A. 箭头表示腹部腰带经过部位的青紫;B. 在剖腹探查中证实小肠穿孔

儿童闭合性腹部外伤中脾脏受伤比较普遍。脾脏损伤程度分级见表 39-5,治疗处理按损伤分级进行。目前的治疗观点为:如果患儿血流动力学稳定,即使为Ⅳ级损伤,在大多数情况下也可采用非手术方法。这种方法使许多病例避免了手术。所有患儿应置于监护病房,给予输血。大多数患儿非手术治疗成功后应予以长时间的卧床休息。这可使治疗效果更好并最大限度地减少再损伤的可能性。典型的方案是保持患儿严格限制活动的时间比脾损伤等级长两周(即Ⅳ级脾损伤的患儿要限制活动 6 周)。如果患儿的病情需持续输液或输血维持稳定,则应及时行探查手术,手术中尽量保存脾脏。如果需要进行脾切除,应预防性应用抗生素和免疫制剂以防止脾切除术后暴发性败血症。

表 39-5　脾损伤的分级

Ⅰ级:包膜下血肿,小于 10% 的表面区域包膜破裂,深度小于 1cm

Ⅱ级:包膜下非扩展性血肿,占 10% ~50% 的表面区域,非扩展性脑实质血肿,直径小于 2cm,包膜撕裂,活动性出血 1~3cm,不累及横膈导管

Ⅲ级:包膜下血肿,表面积大于 50% 或扩展性,脾实质血肿大于 2cm 或扩展性,裂伤深度大于 3cm 或涉及横膈导管。

Ⅳ级:有活动性出血的脾实质破裂性血肿,累及脾段或导致大于 25% 脾实质断流的脾门血管损伤

Ⅴ级:脾破碎,使脾脏失去血供的脾门血管损伤

在腹部钝性损伤中肝脏也常易受伤。表 39-6 为描述肝损伤的分级系统,肝外伤也可成功地采用非手术治疗(图 39-42)。最近的研究表明,在肝损伤患儿合并损伤是比实际肝损伤等级更为有意义的预后预测因素。手术标准类似于脾损伤,主要涉及血流动力学不稳定的患儿。儿童严重肝损伤的术中处理原则和成人相同。腹部闭合性损伤时可能会发生肾挫伤,除非由于活动性肾出血而病情不稳定,一般都可成功地进行非手术治疗,手术时应确认对侧肾为正常。

表 39-6　肝损伤分级系统

Ⅰ级:包膜破裂深度小于 1cm

Ⅱ级:包膜破裂深度 1~3cm,长度小于 10cm

Ⅲ级:包膜破裂深度大于 3cm

Ⅳ级:肝实质破坏占肝叶的 25% ~75% 或 1~3 个肝段

Ⅴ级:肝实质破坏大于肝叶的 75% 或一个肝叶中有 3 个以上的肝段,肝后下腔静脉损伤

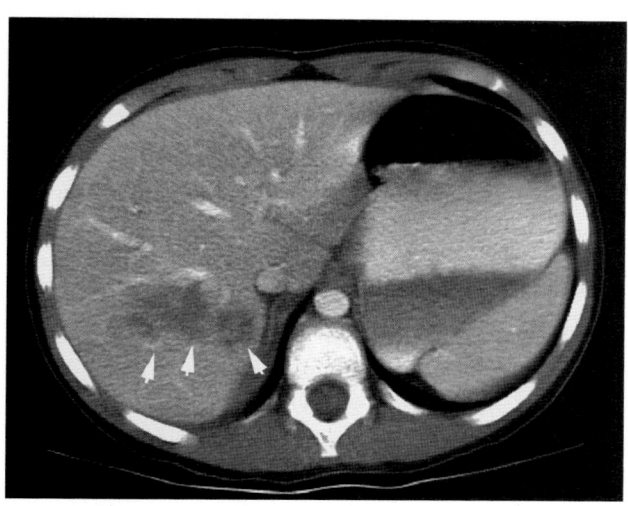

图 39-42　一例患儿的腹部 CT 扫描显示Ⅲ级肝裂口

胎儿外科

小儿外科领域最令人振奋的发展是实用性胎儿外科的出现。对于一个不处理将会给婴儿带来灾难性的后果的先天性缺陷,在胎儿期对其干预是合理的。对于绝大多数的先天性畸形,产后手术是首选方式,但在特定情况下,胎儿手术可能会提供最好的成功性结果。决定进行胎儿干预需要仔细地选择病人,也需要有一个有效的、致力于胎儿和母亲的手术治疗的多学科中心。病人的选择部分依赖于高度准确的产前影像学检查,包括超声和 MRI。胎儿外科手术中母亲和胎儿都可

能有重大风险。从产妇的角度来看,由于在操作过程中需要子宫松弛,开放式胎儿手术可能会导致子宫出血,这对以后妊娠的远期影响仍有待确定。对于胎儿,进行子宫内手术有早产和羊水漏出的风险。因此,只有当对胎儿干预的预期收益大于标准的产后治疗风险时才考虑施行这些操作。目前,开放性胎儿干预手术可能在某些情况下是有效的,如合并积液的大的先天性肺部病变、有积液的大型畸胎瘤、双胞胎间输血综合征、某些类型的先天性下尿路梗阻和脊髓脊膜膨出等。这个可能受益于胎儿干预的诊断列表比十年前明显缩短,部分原因是有几种疾病在产后时期治疗的效果也得到改善,也由于对胎儿手术在许多情况中的有利之处还相对缺乏了解。

下尿路梗阻的胎儿手术

下尿路梗阻是指远端泌尿系统梗阻的一些疾病。常见的原因有后尿道瓣膜、尿道闭锁以及其他的尿道和膀胱异常。下尿路梗阻的病理影响为引起巨大的膀胱膨胀,并由此可导致反流性肾积水,这可能会导致羊水过少、肢体挛缩、面部异常(Potter 面相)和肺发育不全。部分仔细挑选的下尿路梗阻的病人可以采用膀胱羊膜腔分流术,随着梗阻的解除和肾功能的改善,胎儿的生长和肺部发育可能会被保留。

先天性膈疝的胎儿手术

严重的先天性膈疝(CDH)病例死亡率高,这使许多研究者做出巨大的努力以确定是否胎儿干预可以改善对本病的治疗结果。1990 年,Harrison 和他的同事们报道了首个开放式胎儿 CDH 修复术。由于开放技术引起的并发症发生率高,也有人提出了一种作为治疗方法的胎儿气管闭塞技术。它基于在动物实验模型中所观察到的现象,即气管闭塞能够引起肺生长增加和胸廓内容物减少。气管闭塞可以通过在子宫内放置夹子来实现,夹子可在分娩时去除。最初对这种方法热衷,但最近的一项随机试验结果表明,在左侧 CDH,胎儿气管闭塞手术与标准的产后手术相比对病人的生存并无改善。

脊髓脊膜膨出的胎儿手术

脊髓脊膜膨出是指部分脊髓未被脊柱所覆盖的一类畸形。这使得神经组织暴露于羊水的有害影响并且遭受与子宫壁接触的损伤。神经损伤会造成不同程度的下肢瘫痪以及大小便功能障碍。初步观察显示神经损伤程度随整个孕期而增加,这也是胎儿期干预的理由。目前,脊髓脊膜膨出胎儿子宫内手术方法的重点在于覆盖暴露的脊髓。与产后修复相比,子宫内治疗的疗效仍有待确定。

产时子宫外治疗

产时子宫外疗法(EXIT)用于预计分娩时会发生气道阻塞的情况,例如胎儿有一个大的颈部囊状水瘤或畸胎瘤(图39-43),或有先天性气管狭窄。该方法成功取决于能否保持足够时间的子宫胎盘灌注以确保供氧不受影响。要达到这一点,需在全身麻醉下的剖宫产期间做到深度子宫松弛。子宫用温热生理盐水灌注也可促进松弛和增加到胎盘的血流量,平均可行 20 ~ 30 分钟胎盘灌注。可放置气管导管或施行气管切开术以确保胎儿气道安全。一旦气道安全,即可切断脐带并施行关键性的操作以缓解产后的梗阻。在一般情况下,

产时子宫外疗法用于颈部囊性包块(如淋巴管瘤)要比用于颈部固体肿瘤(如畸胎瘤)更有利,对早产儿尤其如此。

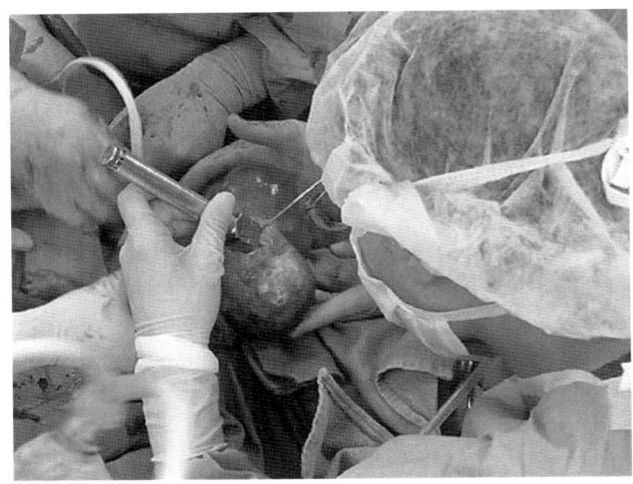

图 39-43　一例 34 周胎龄患有大的颈部畸胎瘤的婴儿在进行宫内治疗操作。在胎儿有胎盘支持时正在进行插管

（冯杰雄　孙晓毅　译）

参考文献

亮蓝色标记的是主要参考文献。

Ahuja AT, King AD, et al: Thyroglossal duct cysts: Sonographic appearances in adults. *AJNR Am J Neuroradiol* 20:579, 1999.

Andersen B, Kallehave F, et al: Antibiotics versus placebo for prevention of postoperative infection after appendicectomy. *Cochrane Database Syst Rev* Issue 2:CD001439, 2005.

Anderson KD, Rouse TM, et al: A controlled trial of corticosteroids in children with corrosive injury of the esophagus. *N Engl J Med* 323:637, 1990.

Azarow K, Messineo A, et al: Congenital diaphragmatic hernia—a tale of two cities: The Toronto experience. *J Pediatr Surg* 32:395, 1997.

Ballance WA, Dahms BB, Shenker N, et al: Pathology of neonatal necrotizing enterocolitis: A ten-year experience. *J Pediatr* 117:S6, 1990.

Bell MJ, Ternberg JL, Feigin RD, et al: Neonatal necrotizing enterocolitis: Therapeutic decisions based upon clinical staging. *Ann Surg* 187:1, 1978.

Billmire D, Vinocur C, et al: Malignant mediastinal germ cell tumors: An intergroup study. *J Pediatr Surg* 36:18, 2001.

Bohn D: Congenital diaphragmatic hernia. *Am J Respir Crit Care Med* 166:911, 2002.

Boloker J, Bateman DA, et al: Congenital diaphragmatic hernia in 120 infants treated consecutively with permissive hypercapnia/spontaneous respiration/elective repair. *J Pediatr Surg* 37:357, 2002.

Bouchard S, Johnson MP, et al: The EXIT procedure: Experience and outcome in 31 cases. *J Pediatr Surg* 37:418, 2002.

Branstetter BF, Weissman JL, et al: The CT appearance of thyroglossal duct carcinoma. *AJNR Am J Neuroradiol* 21:1547, 2000.

Bratton S, Annich G: Packed red blood cell transfusions for critically ill pediatric patients: When and for what conditions? *J Pediatr* 142:95, 2003.

Breneman JC, Lyden E, et al: Prognostic factors and clinical outcomes in children and adolescents with metastatic rhabdomyosarcoma—a report from the Intergroup Rhabdomyosarcoma Study IV. *J Clin Oncol* 21:78, 2003.

Bruner JP, Tulipan N, et al: Fetal surgery for myelomeningocele and the incidence of shunt-dependent hydrocephalus. *JAMA* 282:1819, 1999.

Callaghan WM, MacDorman MF, Rasmussen SA, et al: The contribution of preterm birth to infant mortality rates in the United States. *Pediatrics* 118:1566, 2006.

Cassady G, Crouse DT, Kirklin JW, et al: A randomized, controlled trial of very early prophylactic ligation of the ductus arteriosus in babies who weighed 1000 g or less at birth. *N Engl J Med* 320:1511, 1989.

Chertin B, De Caluwé D, et al: Is contralateral exploration necessary in girls with unilateral inguinal hernia? *J Pediatr Surg* 38:756, 2003.

Choi RS, Vacanti JP: Preliminary studies of tissue-engineered intestine using isolated epithelial organoid units on tubular synthetic biodegradable scaffolds. *Transplant Proc* 29:848, 1997.

Cikrit D, Mastandrea J, West KW, et al: Necrotizing enterocolitis: Factors affecting mortality in 101 surgical cases. *Surgery* 96:648, 1984.

Cohen J, Schanen NC: Branchial cleft anomaly, congenital heart disease, and biliary atresia: Goldenhar complex or Lambert syndrome? *Genet Couns* 11:153, 2000.

Cohn SL, London WB, et al: MYCN expression is not prognostic of adverse outcome in advanced-stage neuroblastoma with nonamplified MYCN. *J Clin Oncol* 18:3604, 2000.

Collins SR, Griffin MR, Arbogast PG, et al: The rising prevalence of gastroschisis and omphalocele in Tennessee. *J Pediatr Surg* 42:1221, 2007.

Coppes MJ, Haber DA, et al: Genetic events in the development of Wilms' tumor. *N Engl J Med* 331:586, 1994.

Cotterill SJ, Pearson ADJ, et al: Clinical prognostic factors in 1277 patients with neuroblastoma: Results of the European Neuroblastoma Study Group "Survey" 1982–1992. *Eur J Cancer* 36:901, 2000.

Crystal P, Hertzanu Y, et al: Sonographically guided hydrostatic reduction of intussusception in children. *J Clin Ultrasound* 30:343, 2002.

Darnell CM, Thompson J, Stromberg D, et al: Effect of low-dose naloxone infusion on fentanyl requirements in critically ill children. *Pediatrics* 121:e1363, 2008. Epub April 14, 2008.

Davit-Spraul A, Baussan C, Hermeziu B, et al: CFC1 gene involvement in biliary atresia with polysplenia syndrome. *J Pediatr Gastroenterol Nutr* 46:111, 2008.

DeRusso PA, Ye W, Shepherd R, et al: Growth failure and outcomes in infants with biliary atresia: A report from the Biliary Atresia Research Consortium. *Hepatology* 46:1632, 2007.

Doné E, Gucciardo L, Van Mieghem T, et al: Prenatal diagnosis, prediction of outcome and in utero therapy of isolated congenital diaphragmatic hernia. *Prenat Diagn* 28:581, 2008.

Dunn J, Fonkalsrud E, et al: Simplifying the Waterston's stratification of infants with tracheoesophageal fistula. *Am Surg* 65:908, 1999.

Ein SH, Njere I, Ein A: Six thousand three hundred sixty-one pediatric inguinal hernias: A 35-year review. *J Pediatr Surg* 41:980, 2006.

Evans GS, Flint N, Somers AS, et al: The development of a method for the preparation of rat intestinal epithelial cell primary cultures. *J Cell Sci* 101(Pt 1):219, 1992.

Ferrari A, Bisogno G, et al: Paratesticular rhabdomyosarcoma: Report from the Italian and German Cooperative Group. *J Clin Oncol* 20:449, 2002.

Fisher JC, Jefferson RA, Arkovitz MS, et al: Redefining outcomes in right congenital diaphragmatic hernia. *J Pediatr Surg* 43:373, 2008.

Freedman AL, Johnson MP, et al: Long-term outcome in children after antenatal intervention for obstructive uropathies. *Lancet* 354:374, 1999.

Gajewski JL, Johnson VV, Sandler SG, et al: A review of transfusion practice before, during, and after hematopoietic progenitor cell transplantation. *Blood* 112:3036, 2008 [Review].

Geisler DP, Jegathesan S, et al: Laparoscopic exploration for the clinically undetected hernia in infancy and childhood. *Am J Surg* 182:693, 2001.

Geneviève D, de Pontual L, Amiel J, et al: An overview of isolated and syndromic oesophageal atresia [review]. *Clin Genet* 71:392, 2007.

Georgeson K: Laparoscopic-assisted pull-through for Hirschsprung's disease. *Semin Pediatr Surg* 11:205, 2002.

Georgeson K: Results of laparoscopic antireflux procedures in neurologically normal infants and children. *Semin Laparosc Surg* 9:172, 2002.

Gollin GA, Abarbanell AA, et al: Peritoneal drainage as definitive management of intestinal perforation in extremely-low-birth-weight infants. *J Pediatr Surg* 38:1814, 2003.

Gorsler C, Schier F: Laparoscopic herniorrhaphy in children. *Surg Endosc* 17:571, 2003.

Grant D, Abu-Elmagd K, Reyes J, et al: 2003 Report of the intestine transplant registry: A new era has dawned. *Ann Surg* 241:607, 2005.

Grikscheit TC, Ochoa ER, Ramsanahie A, et al: Tissue-engineered large intestine resembles native colon with appropriate in vitro physiology and architecture. *Ann Surg* 238:35, 2003.

Grikscheit T, Ochoa ER, Srinivasan A, et al: Tissue-engineered esophagus: Experimental substitution by onlay patch or interposition. *J Thorac Cardiovasc Surg* 126:537, 2003.

Grikscheit TC, Ogilvie JB, Ochoa ER, et al: Tissue-engineered colon exhibits

function in vivo. *Surgery* 132:200, 2002.

Grikscheit TC, Siddique A, Ochoa ER, et al: Tissue-engineered small intestine improves recovery after massive small bowel resection. *Ann Surg* 240:748, 2004.

Grikscheit T, Srinivasan A, Vacanti JP: Tissue-engineered stomach: A preliminary report of a versatile in vivo model with therapeutic potential. *J Pediatr Surg* 38:1305, 2003.

Grikscheit TC, Vacanti JP: The history and current status of tissue engineering: The future of pediatric surgery. *J Pediatr Surg* 37:277, 2002.

Gross RE, Ladd WE: The Field of Children's Surgery, in: Gross RE (ed): *The Surgery of Infancy and Childhood: Its Principles and Techniques.* W. B. Saunders: Philadelphia, 1953, p 1.

Gura KM, Lee S, Valim C, et al: Safety and efficacy of a fish-oil-based fat emulsion in the treatment of parenteral nutrition-associated liver disease. *Pediatrics* 121:e678, 2008.

Guthrie S, Gordon P, et al: Necrotizing enterocolitis among neonates in the United States. *J Perinatol* 23:278, 2003.

Hackam DJ, Filler R, et al: Enterocolitis after the surgical treatment of Hirschsprung's disease: Risk factors and financial impact. *J Pediatr Surg* 33:830, 1998.

Hackam DJ, Potoka D, et al: Utility of radiographic hepatic injury grade in predicting outcome for children after blunt abdominal trauma. *J Pediatr Surg* 37:386, 2002.

Hackam DJ, Reblock K, et al: The influence of Down's syndrome on the management and outcome of children with Hirschsprung's disease. *J Pediatr Surg* 38:946, 2003.

Hackam DJ, Superina R, et al: Single-stage repair of Hirschsprung's disease: A comparison of 109 patients over 5 years. *J Pediatr Surg* 32:1028, 1997.

Hamner CE, Groner JI, Caniano DA, et al: Blunt intraabdominal arterial injury in pediatric trauma patients: Injury distribution and markers of outcome. *J Pediatr Surg* 43:916, 2008.

Harrison MR: Fetal surgery: Trials, tribulations, and turf. *J Pediatr Surg* 38:275, 2003.

Harrison MR, Keller RL, et al: A randomized trial of fetal endoscopic tracheal occlusion for severe fetal congenital diaphragmatic hernia. *N Engl J Med* 349:1916, 2003.

Harrison MR, Sydorak RM, et al: Fetoscopic temporary tracheal occlusion for congenital diaphragmatic hernia: Prelude to a randomized, controlled trial. *J Pediatr Surg* 38:1012, 2003.

Hedrick H, Flake A, et al: History of fetal diagnosis and therapy: Children's Hospital of Philadelphia experience. *Fetal Diagn Ther* 18:65, 2003.

Hilton EN, Manson FD, Urquhart JE, et al: Left-sided embryonic expression of the BCL-6 corepressor, BCOR, is required for vertebrate laterality determination. *Hum Mol Genet* 16:1773, 2007. Epub May 21, 2007.

Hirschl RB, Philip WF, et al: A prospective, randomized pilot trial of perfluorocarbon-induced lung growth in newborns with congenital diaphragmatic hernia. *J Pediatr Surg* 38:283, 2003.

Johnigan RH, Pereira KD, Poole MD: Community-acquired methicillin-resistant *Staphylococcus aureus* in children and adolescents: Changing trends. *Arch Otolaryngol Head Neck Surg* 129:1049, 2003.

Johnson MP, Sutton LN, et al: Fetal myelomeningocele repair: Short-term clinical outcomes. *Am J Obstet Gynecol* 189:482, 2003.

Kalapurakal J, Li S, et al: Influence of radiation therapy delay on abdominal tumor recurrence in patients with favorable histology Wilms' tumor treated on NWTS-3 and NWTS-4: A report from the National Wilms' Tumor Study Group. *Int J Radiat Oncol Biol Phys* 57:495, 2003.

Kamata S, Ishikawa S, et al: Prenatal diagnosis of abdominal wall defects and their prognosis. *J Pediatr Surg* 31:267, 1996.

Kantarci S, Al-Gazali L, Hill RS, et al: Mutations in LRP2, which encodes the multiligand receptor megalin, cause Donnai-Barrow and facio-oculo-acoustico-renal syndromes. *Nat Genet* 39:957, 2007. Epub July 15, 2007.

Kasai M, Suzuki M: A new operation for non-correctable biliary atresia: hepatic portoenterostomy. *Shujutsu* 13:733, 1959.

Katzenstein HM, Krailo MD, Malogolowkin MH, et al: Hepatocellular carcinoma in children and adolescents: Results from the Pediatric Oncology Group and the Children's Cancer Group Intergroup Study. *J Clin Oncol* 20:2789, 2002.

Kim HB, Fauza D, Garza J, et al: Serial transverse enteroplasty (STEP): A novel bowel lengthening procedure. *J Pediatr Surg* 38:425, 2003.

Kim HB, Lee PW, et al: Serial transverse enteroplasty for short bowel syndrome: A case report. *J Pediatr Surg* 38:881, 2003.

Kliegman RM: Models of the pathogenesis of necrotizing enterocolitis. *J Pediatr* 117:S2, 1990.

Kliegman RM, Fanaroff AA: Necrotizing enterocolitis. *N Engl J Med*

310:1093, 1984.

Konkin D, O'hali W, Webber EM, et al: Outcomes in esophageal atresia and tracheoesophageal fistula. *J Pediatr Surg* 38:1726, 2003.

Kosloske AM: Indications for operation in necrotizing enterocolitis revisited. *J Pediatr Surg* 29:663, 1994.

Kosloske AM: Operative techniques for the treatment of neonatal necrotizing enterocolitis. *Surg Gynecol Obstet* 149:740, 1979.

Kosloske AM, Lilly JR: Paracentesis and lavage for diagnosis of intestinal gangrene in neonatal necrotizing enterocolitis. *J Pediatr Surg* 13:315, 1978.

Ladd WE: Foreword, in Swenson, Orvar: *Pediatric Surgery*. New York: Appleton-Century-Crofts, 1958.

Ladd WE, Gross RE: *Abdominal Surgery of Infancy and Childhood*. Philadelphia: W. B. Saunders, 1941, p 263.

Langer J, Durrant A, et al: One-stage transanal Soave pullthrough for Hirschsprung disease: A multicenter experience with 141 children. *Ann Surg* 238:569, 2003.

Levitt MA, Ferraraccio D, et al: Variability of inguinal hernia surgical technique: A survey of North American pediatric surgeons. *J Pediatr Surg* 37:745, 2002.

Lille ST, Rand RP, Tapper D, et al: The surgical management of giant cervicofacial lymphatic malformations. *J Pediatr Surg* 31:1648, 1996.

Limmer J, Gortner L, Kelsch G, et al: Diagnosis and treatment of necrotizing enterocolitis. A retrospective evaluation of abdominal paracentesis and continuous postoperative lavage. *Acta Paediatr Suppl* 396:65, 1994.

Lintula H, Kokki H, et al: Single-blind randomized clinical trial of laparoscopic versus open appendicectomy in children. *Br J Surg* 88:510, 2001.

Lipshutz G, Albanese C, et al: Prospective analysis of lung-to-head ratio predicts survival for patients with prenatally diagnosed congenital diaphragmatic hernia. *J Pediatr Surg* 32:1634, 1997.

Little D, Rescorla F, et al: Long-term analysis of children with esophageal atresia and tracheoesophageal fistula. *J Pediatr Surg* 38:852, 2003.

Loeb DM, Thornton K, Shokek O: Pediatric soft tissue sarcomas [review]. *Surg Clin North Am* 88:615, 2008.

Luig M, Lui K: Epidemiology of necrotizing enterocolitis—Part I: Changing regional trends in extremely preterm infants over 14 years. *J Paediatr Child Health* 41:169, 2005.

Lynch L, O'Donoghue D, Dean J, et al: Detection and characterization of hemopoietic stem cells in the adult human small intestine. *J Immunol* 176:5199, 2006.

Mallick IH, Yang W, Winslet MC, et al: Ischemia-reperfusion injury of the intestine and protective strategies against injury. *Dig Dis Sci* 49:1359, 2004.

Marianowski R, Ait Amer JL, et al: Risk factors for thyroglossal duct remnants after Sistrunk procedure in a pediatric population. *Int J Pediatr Otorhinolaryngol* 67:19, 2003.

Maris JM, Weiss MJ, et al: Loss of heterozygosity at 1p36 independently predicts for disease progression but not decreased overall survival probability in neuroblastoma patients: A Children's Cancer Group Study. *J Clin Oncol* 18:1888, 2000.

Martinez-Tallo E, Claure N, Bancalari E: Necrotizing enterocolitis in full-term or near-term infants: Risk factors. *Biol Neonate* 71:292, 1997.

Mengel W, Wronecki K, Schroeder J, et al: Histopathology of the cryptorchid testis. *Urol Clin North Am* 9:331, 1982.

Meyers RL, Book LS, et al: High-dose steroids, ursodeoxycholic acid, and chronic intravenous antibiotics improve bile flow after Kasai procedure in infants with biliary atresia. *J Pediatr Surg* 38:406, 2003.

Miyano T, Yamataka A, et al: Hepaticoenterostomy after excision of choledochal cyst in children: A 30-year experience with 180 cases. *J Pediatr Surg* 31:1417, 1996.

Molik KA, West KW, et al: Portal venous air: The poor prognosis persists. *J Pediatr Surg* 36:1143, 2001.

Moss R, Dimmitt R, et al: A meta-analysis of peritoneal drainage versus laparotomy for perforated necrotizing enterocolitis. *J Pediatr Surg* 36:1210, 2001.

Moss RL, Das JB, Raffensperger JG: Necrotizing enterocolitis and total parenteral nutrition–associated cholestasis. *Nutrition* 12:340, 1996.

Moyer V, Moya F, et al: Late versus early surgical correction for congenital diaphragmatic hernia in newborn infants. *Cochrane Database Syst Rev* Issue 3:CD001695, 2002.

Nadler E, Stanford A, et al: Intestinal cytokine gene expression in infants with acute necrotizing enterocolitis: Interleukin-11 mRNA expression inversely correlates with extent of disease. *J Pediatr Surg* 36:1122, 2001.

Neville HL, Andrassy RJ, et al: Lymphatic mapping with sentinel node biopsy in pediatric patients. *J Pediatr Surg* 35:961, 2000.

Nio M, Ohi R, et al: Five- and 10-year survival rates after surgery for biliary atresia: A report from the Japanese Biliary Atresia Registry. *J Pediatr Surg* 38:997, 2003.

O'Donovan DJ, Baetiong A, Adams K, et al: Necrotizing enterocolitis and gastrointestinal complications after indomethacin therapy and surgical ligation in premature infants with patent ductus arteriosus. *J Perinatol* 23:286, 2003.

Olutoye OO, Coleman BG, et al: Prenatal diagnosis and management of congenital lobar emphysema. *J Pediatr Surg* 35:792, 2000.

Ortega JA, Douglass EC, et al: Randomized comparison of cisplatin/vincristine/fluorouracil and cisplatin/continuous infusion doxorubicin for treatment of pediatric hepatoblastoma: A report from the Children's Cancer Group and the Pediatric Oncology Group. *J Clin Oncol* 18:2665, 2000.

Panesar J, Higgins K, et al: Nontuberculous mycobacterial cervical adenitis: A ten-year retrospective review. *Laryngoscope* 113:149, 2003.

Pedersen A, Petersen O, et al: Randomized clinical trial of laparoscopic versus open appendicectomy. *Br J Surg* 88:200, 2001.

Peña A: *Atlas of Surgical Management of Anorectal Malformations*. Springer, 1989.

Peña A, Guardino K, et al: Bowel management for fecal incontinence in patients with anorectal malformations. *J Pediatr Surg* 33:133, 1998.

Peña A, Hong A: Advances in the management of anorectal malformations. *Am J Surg* 180:370, 2000.

Poenaru D, Laberge J, et al: A new prognostic classification for esophageal atresia. *Surgery* 113:426, 1993.

Potoka D, Schall L, et al: Improved functional outcome for severely injured children treated at pediatric trauma centers. *J Trauma* 51:824, 2001.

Potoka DA, Schall LC, et al: Risk factors for splenectomy in children with blunt splenic trauma. *J Pediatr Surg* 37:294, 2002.

Powers CJ, Levitt MA, et al: The respiratory advantage of laparoscopic Nissen fundoplication. *J Pediatr Surg* 38:886, 2003.

Pritchard-Jones K: Controversies and advances in the management of Wilms' tumour. *Arch Dis Child* 87:241, 2002.

Puapong D, Kahng D, et al: Ad libitum feeding: Safely improving the cost-effectiveness of pyloromyotomy. *J Pediatr Surg* 37:1667, 2002.

Quinton AE, Smoleniec JS: Congenital lobar emphysema—the disappearing chest mass: Antenatal ultrasound appearance. *Ultrasound Obstet Gynecol* 17:169, 2001.

Reyes J, Bueno J, Kocoshis S, et al: Current status of intestinal transplantation in children. *J Pediatr Surg* 33:243, 1998.

Rosen NG, Hong AR, et al: Rectovaginal fistula: A common diagnostic error with significant consequences in girls with anorectal malformations. *J Pediatr Surg* 37:961, 2002.

Rothenberg S: Laparoscopic Nissen procedure in children. *Semin Laparosc Surg* 9:146, 2002.

Rothenberg SS: Thoracoscopic pulmonary surgery. *Semin Pediatr Surg* 16:231, 2007.

Samuel M, McCarthy L, et al: Efficacy and safety of OK-432 sclerotherapy for giant cystic hygroma in a newborn. *Fetal Diagn Ther* 15:93, 2000.

Sandler A, Ein S, et al: Unsuccessful air-enema reduction of intussusception: Is a second attempt worthwhile? *Pediatr Surg Int* 15:214, 1999.

Sankaran K, Puckett B, Lee DS, et al: Variations in incidence of necrotizing enterocolitis in Canadian neonatal intensive care units. *J Pediatr Gastroenterol Nutr* 39:366, 2004.

Sarioglu A, McGahren ED, Rodgers BM: Effects of carotid artery repair following neonatal extracorporeal membrane oxygenation. *Pediatr Surg Int* 16:15, 2000.

Schier F, Montupet P, et al: Laparoscopic inguinal herniorrhaphy in children: A three-center experience with 933 repairs. *J Pediatr Surg* 37:395, 2002.

Section on Hematology/Oncology: Guidelines for the pediatric cancer center and role of such centers in diagnosis and treatment. *Pediatrics* 99:139, 1997.

Shamberger R, Guthrie K, et al: Surgery-related factors and local recurrence of Wilms tumor in National Wilms Tumor Study 4. *Ann Surg* 229:292, 1999.

Shimada H, Ambros I, et al: The International Neuroblastoma Pathology Classification (the Shimada system). *Cancer* 86:364, 1999.

Shivakumar P, Campbell KM, Sabla GE, et al: Obstruction of extrahepatic bile ducts by lymphocytes is regulated by IFN-gamma in experimental biliary atresia. *J Clin Invest* 114:322, 2004.

Simons SHP, van Dijk M, et al: Routine morphine infusion in preterm newborns who received ventilatory support: A randomized controlled trial. *JAMA* 290:2419, 2003.

Soffer SZ, Rosen NG, et al: Cloacal exstrophy: A unified management plan. *J Pediatr Surg* 35:932, 2000.

Spitz L, Kiely E, et al: Oesophageal atresia: At-risk groups for the 1990s. *J Pediatr Surg* 29:723, 1994.

Strauss RA, Balu R, et al: Gastroschisis: The effect of labor and ruptured membranes on neonatal outcome. *Am J Obstet Gynecol* 189:1672, 2003.

Suzuki N, Tsuchida Y, et al: Prenatally diagnosed cystic lymphangioma in infants. *J Pediatr Surg* 33:1599, 1998.

Teich S, Barton D, et al: Prognostic classification for esophageal atresia and tracheoesophageal fistula: Waterston versus Montreal. *J Pediatr Surg* 32:1075, 1997.

Teitelbaum D, Coran A: Reoperative surgery for Hirschsprung's disease. *Semin Pediatr Surg* 12:124, 2003.

Thibeault DW, Olsen SL, et al: Pre-ECMO predictors of nonsurvival in congenital diaphragmatic hernia. *J Perinatol* 22:682, 2002.

Tolia V, Wureth A, et al: Gastroesophageal reflux disease: Review of presenting symptoms, evaluation, management, and outcome in infants. *Dig Dis Sci* 48:1723, 2003.

Tsao K, St. Peter SD, Sharp SW, et al: Current application of thoracoscopy in children. *J Laparoendosc Adv Surg Tech A* 18:131, 2008.

Tulipan N, Sutton L, et al: The effect of intrauterine myelomeningocele repair on the incidence of shunt-dependent hydrocephalus. *Pediatr Neurosurg* 38:27, 2003.

Vargas JV, Vlassov D, Colman D, et al: A thermodynamic model to predict the thermal response of living beings during pneumoperitoneum procedures. *J Med Eng Technol* 29:75, 2005.

Wang KS, Shaul DB: Two-stage laparoscopic orchidopexy with gubernacular preservation: Preliminary report of a new approach to the intraabdominal testis. *J Pediatr Endosurg Innovative Tech* 8:252, 2004.

Wenzler D, Bloom D, et al: What is the rate of spontaneous testicular descent in infants with cryptorchidism? *J Urol* 171:849, 2004.

Wildhaber B, Coran A, et al: The Kasai portoenterostomy for biliary atresia: A review of a 27-year experience with 81 patients. *J Pediatr Surg* 38:1480, 2003.

Wilson J, Lund D, et al: Congenital diaphragmatic hernia—a tale of two cities: The Boston experience. *J Pediatr Surg* 32:401, 1997.

Yang EY, Allmendinger N, Johnson SM, et al: Neonatal thoracoscopic repair of congenital diaphragmatic hernia: Selection criteria for successful outcome. *J Pediatr Surg* 40:1369, 2005.

第40章

泌尿外科

Jeffrey La Rochelle, Brian Shuch,
and Arie Belldegrun

关键点

1. 对于浸润性膀胱癌的手术治疗,彻底的淋巴结清扫是非常重要的。

2. 无影像学转移证据的睾丸癌病人常存在隐匿的微小病灶,需要辅助治疗或密切监测。

3. 肾切除术是局部肾细胞癌病人的主要治疗方法,同时也可提高有转移灶病人的生存率。

4. 绝大部分肾损伤病人只需保守治疗,但如果存在持续性出血或肾血管损伤者,需行早期手术干预。

5. 输尿管-输尿管端端吻合术(uretero-ureterostomies)治疗远端输尿管损伤失败率较高,因此输尿管膀胱再植术(bladder reimplantation)是唯一的治疗手段。

6. 腹膜外膀胱破裂可行保守治疗,但腹腔内膀胱破裂应行膀胱修补术。

7. 几乎所有的急性尿潴留可行保守治疗,如减少麻醉药用量和增加活动等。

8. 睾丸扭转的成功治疗与扭转时间成负相关,因此临床上

解剖学

泌尿生殖系手术（genitourinary surgery）所涉及的解剖器官包括肾脏、肾上腺、输尿管、膀胱、前列腺、精囊、尿道、输精管和睾丸。虽然这些器官主要位于腹膜外,但是泌尿外科手术常常需要经腹腔到达肾脏、膀胱和腹膜后淋巴结。此外,泌尿外科医师必须熟练掌握肠道手术,以顺利完成尿流改道术和膀胱扩大术。

肾脏和肾上腺

肾脏(kidneys)是成对的腹膜后位器官,由纤维-脂肪层（Gerota 筋膜）包绕。肾脏的后方与腰方肌（quadratus lumborum）和腰大肌(psoas muscle)相邻,前方固定于后腹膜。脾位于左肾上外侧,由后腹膜隔开。肝脏位于右肾的上前方,也由后腹膜隔开。十二指肠（duodenum）降部紧贴右肾血管,因而在右肾手术时,应将其移向前内侧（Kocherized 方法）,以利于控制肾血管。典型的肾动脉（renal arteries）起自腹主动脉（aorta）,达肾门之前,分为若干肾段动脉。右肾动脉较左肾动脉长,经下腔静脉（vena cava）后方入肾。肾脏血供偶尔还由副肾动脉（second renal artery）支配,通常由肾上极进入。由于肾段动脉之间缺乏重要的吻合支,任何一条肾动脉发生血流障碍后,肾脏容易发生梗死。肾静脉（renal veins）走行于肾动脉前方,最后注入下腔静脉。其中,左肾静脉较右肾静脉长,走行于腹主动脉前方,与左肾上腺静脉、左睾丸静脉和腰静脉相连续。在下腔静脉阻塞时,这些静脉为左肾静脉回流提供了侧支循环。

肾脏的集合系统（collecting system）由若干个肾大盏和肾小盏组成,它们进一步汇合成肾盂（renal pelvis）,可呈肾内型或肾外型肾盂,自肾门开始逐渐变窄,形成输尿管肾盂连接处,后续于输尿管。

肾上腺（adrenal glands）位于两肾上端,由 Gerota 筋膜包绕。肾上腺与肾之间存在一层 Gerota 筋膜,但是受到肿瘤或炎症侵袭时,肾上腺会与肾发生粘连,难以分离。肾上腺的动脉供应起自腹主动脉和肾动脉的小分支。左肾上腺的静脉回流主要由膈下静脉（inferior phrenic vein）和左肾静脉（通过肾上腺下静脉引流至左肾静脉）完成。右肾上腺静脉很短（<1cm）,直接汇入下腔静脉,易因牵拉撕脱而发生难以控制的出血。

输尿管

输尿管（ureters）是起自肾盂,终于膀胱的肌性管道,沿腰大肌前方走行。输尿管近端血供来自于主动脉和肾动脉,主要从输尿管内侧进入,而输尿管跨过髂血管（iliac vessels）分叉处进入骨盆后,只接受同侧髂血管分支的血供。输尿管血供对输尿管损伤的处理具有重要意义。由于提起远端输尿管进行吻合（anastomosis）时会因游离周围组织而导致局部缺血,故输尿管下段损伤的经典处理方式是将近端输尿管与膀胱吻合。

女性输尿管沿盆腔侧壁走行,经过子宫动脉（uterine arteries）后方继续下行（这一解剖位置造成子宫切除时易损伤到输尿管）,在膀胱底外侧面进入膀胱,开口邻近膀胱出口。

膀胱和前列腺

膀胱（bladder）位于腹膜外的耻骨后间隙（retropubic space）。膀胱顶部分与腹膜相毗邻,故此处膀胱破裂可导致尿液外渗至腹腔。膀胱的解剖位置与尿液充盈程度有关,膀胱充盈时可达到脐水平以上。在正常生理容量（200~400ml）下,膀胱可膨胀至下腹部。膀胱的上外侧与乙状结肠相邻,当其发生憩室炎（diverticulitis）时,易与膀胱发生粘连或形成结肠膀胱瘘。在男性,膀胱后方为直肠;在女性,膀胱后方为子宫和阴道。

前列腺（prostate）是男性膀胱颈的延续,内有尿道通过。前列腺的重要组成成分为平滑肌,即使在无外括约肌（external striated sphincter）的情况下,仍可控制排尿。前列腺与耻骨联合（pubic symphysis）之间由耻骨前列腺韧带（puboprostatic ligaments）连接,而骨盆骨折常因牵拉这些韧带而导致近端尿道损伤。前列腺和直肠之间存在 Denonvilliers 筋膜,它是阻止前列腺癌直接浸润直肠的主要解剖屏障。前列腺尖部下方为尿道外括约肌,它构成了尿生殖膈的一部分。

阴茎

阴茎（penis）主要由两条阴茎海绵体和一条尿道海绵体,以及筋膜、神经血管组织和皮肤组成。阴茎海绵体（corpora cavernosum）是成对的圆柱体样组织,是勃起的主要结构。阴茎海绵体近端附着于会阴部耻骨下支（inferior pubic rami）内侧,远端内侧融合,形成下垂的阴茎体（pendulous penis）。阴茎海绵体主要由致密的纤维外膜即白膜（tunica albuginea）和海绵体窦（sinusoidal tissue）构成。当海绵体窦内充血时,阴茎即变粗变硬而勃起。两条阴茎海绵体间的血管相互交通,构成了一个功能整体。海绵体动脉（cavernosal arteries）为阴茎动脉分支,在海绵体窦组织中央穿行。窦状组织主要由海绵体神经（cavernosal nerves）支配,海绵体神经为起源于下腹神经丛（hypogastric plexus）的自主神经,在阴茎勃起中发挥着关键作用。由于海绵体神经在进入阴茎前,紧贴前列腺走行,因此根治性前列腺切除术（radical prostatectomy）时常常会损伤海绵体神经。阴茎海绵体腹侧为包绕尿道的尿道海绵体（corpus spongiosum）,末端膨大形成阴茎头。因尿道海绵体缺乏白膜层,其勃起时不如阴茎海绵体那样坚硬。

阴茎海绵体和尿道海绵体共同由外层肉膜(outer dartos)和内层 Buck 筋膜包绕。阴茎背神经(dorsal nerves of penis)由阴部神经(pudendal nerves)发出,在阴茎背部的 Buck 筋膜内与阴茎背动脉相伴行,支配阴茎皮肤感觉。在对阴茎损伤或重建进行手术探查时,应该避免损伤该神经血管束。

阴囊和睾丸

阴囊(scrotum)为一容纳睾丸(testes)和附睾(epididymes)的囊袋结构,由于位置较为特殊,体液过多病人可出现严重的阴囊水肿,而出血则可导致巨大血肿的形成。阴囊皮肤深面结构由浅至深依次为肉膜、精索外筋膜(external spermatic fascias)、提睾肌筋膜(cremasteric fascias)和精索内筋膜(internal spermatic fascias),它们彼此之间区分并不明显。睾丸鞘膜(tunica vaginalis)壁层和脏层位于精索内筋膜下方,其中鞘膜脏层紧贴于睾丸表面,两层鞘膜间的囊腔可积液,即鞘膜积液(hydrocele)。睾丸表面覆有一层坚韧的白膜,内面为生精小管(seminiferous tubules)。睾丸血供由精索经上极进入,精索内除输精管外,尚含有三条来源不同的动脉:①睾丸动脉,起自于肾动脉下方的主动脉;②提睾肌动脉;③输精管动脉。因此,输精管切除术或腹股沟手术时,阻断其中任何一条动脉不会导致睾丸缺血。除左侧睾丸静脉回流至肾静脉而非腔静脉外,睾丸的其他静脉回流与伴行动脉相似。精索静脉扩张亦称精索静脉曲张(varicocele),可在病人站立时发现。除非精索静脉曲张引起不适或影响生育,否则不能认为它是一种病变。

泌尿系恶性肿瘤

膀胱癌

在美国,膀胱癌(bladder cancer)最常见的病理类型为移行细胞癌(transitional cell carcinoma,TCC)。尽管病因尚不十分明确,导致膀胱癌最常见的危险因素为吸烟和各种职业致癌物质(如废气和工业溶剂)。其他类型膀胱癌如腺癌(adenocarcinoma)和鳞状细胞癌(squamous cell carcinoma)可在不同的人群发生。导尿管、膀胱结石或血吸虫病感染(schistosomiasis infection)的长期慢性刺激是发生鳞状细胞癌的危险因素,而脐尿管残留(urachal remnants)或膀胱外翻(bladder exstrophy)可诱发腺癌。

膀胱癌分为浸润性和非浸润性两型,其治疗方案因肿瘤的浸润深度不同而异。经尿道膀胱肿瘤切除术(transurethral resection of the bladder tumor)是治疗的第一步,它同时能对切除组织进行病理分期。大部分膀胱肿瘤以外生性生长方式凸向膀胱腔内,因此可以考虑在切除肿瘤时行膀胱壁肌层活检。对于女性病人,双合诊检查(bimanual examination)能确定膀胱是否与周围组织粘连。影像学检查对发现膀胱肿瘤及判断其大小或分期的准确性有一定局限性。但是,若膀胱肿瘤已确诊,单侧或双侧肾盂积水则是局部晚期肿瘤的征象;CT 检查还能判断肿瘤是否发生盆腔淋巴结、肝和肺转移。尽管目前临床上局部肿瘤病人长期治愈率仅达 50% ~60% ,膀胱切除术+扩大盆腔淋巴结清扫(cystectomy with extended lymph node dissection)是肌层浸润性膀胱癌(T_2 期)病人的最佳选择。新辅助化疗或辅助化疗可提高无明显转移病人的生存率,这一观点也逐渐被认可。局部淋巴结浸润的病人仅手术治疗就可能治愈,而广泛淋巴结转移的病人预后不佳。

病人可选择多种膀胱重建术,包括可控性和不可控性尿流改道(urinary diversion)。原位新膀胱术(orthotopic neobladder)已广泛用于无尿道浸润的病人,该手术需切开一段肠管(通常为末段回肠),重建为储尿囊后与近端尿道吻合。切开肠管可降低囊内充盈压,以增加尿液储存量。由于外括约肌完整,排尿可通过松弛括约肌和瓦尔萨尔瓦 Valsalva's 动作实现。最常用的不可控性尿流改道为回肠膀胱术(ileal conduit),即离断末段回肠,并将一端牵引至腹壁形成造瘘口。由于尿液不能够储存且与回肠的吸收表面接触时间短,故该术式主要适用于肾功能不全病人。回肠造瘘术也可用于不行膀胱切除的病人,如因顽固性出血或严重性排尿疼痛须行尿流改道术者。肠道代膀胱术中,使用不同的肠管存在着各自的优点和缺点。

非肌层浸润性移行细胞癌(局限于膀胱黏膜和黏膜下)病人可只行经尿道肿瘤切除术治疗,但有复发和发展为浸润癌的风险。肿瘤分级对疾病进展的评估极其重要,高级别或复发的肿瘤病人可给予膀胱内灌注化疗药物如卡介苗(bacille Calmette-Guerin,BCG)或丝裂霉素 C(mitomycin C)治疗,它们分别通过诱导有效的抗肿瘤免疫反应和直接的细胞毒性作用来降低肿瘤进展和复发率。对于肿瘤有进一步恶化可能的病人,保守治疗失败后应行膀胱切除术。由于上尿路肿瘤复发十分常见,病人必须定期做逆行肾盂造影或 CT 尿路造影等检查进行监测。

手术方式及并发症

膀胱切除术(cystectomy)常见的路径为脐至耻骨联合的低正中切口,可充分暴露盆腔内容物、髂血管和下腹腔。男性病人应同时切除膀胱和前列腺;而女性病人特别是绝经后病人应同时切除膀胱、子宫、卵巢和阴道前壁。根据肿瘤部位和分期情况,可以保留阴道,但易导致术中出血。另外,手术时还应切除脐正中韧带(脐尿管残余)间的腹膜。机器人膀胱切除术(robotic approaches for cystectomy)逐渐被推广,其优点是可减少盆腔清扫术时气腹(pneumoperitoneum)导致的失血和缩短开腹时间,但淋巴结清扫和尿流改道术常常仍需做开放切口完成。

膀胱癌手术的并发症包括经尿道膀胱肿瘤切除术导致的膀胱穿孔,较罕见。小的穿孔可置管导尿管引流数天,而与腹腔相通的大穿孔则需行开放性修补术。膀胱切除术和尿流改道术可导致肠闭塞(ileus)、肠梗阻(bowel obstruction)、肠吻合口漏(intestinal anastomotic leak)、尿漏(urine leak)或直肠损伤(rectal injury)。输尿管肠吻合口的尿漏是肠闭塞的常见原因,若引流不畅也可导致腹腔内尿性囊肿(urinoma)或脓肿(abscess)的形成。膀胱切除术后深静脉血栓(deep venous thrombosis)形成十分常见,这与大部分病人年龄较大、髂静脉邻近膀胱和淋巴结的切除部位以及恶性肿瘤的存在有关。

睾丸癌

睾丸癌(testicular cancer)是 15 ~35 岁男性最常见的实体

性恶性肿瘤。大部分病人临床表现为无痛性睾丸增大（图40-1）。隐睾（cryptorchidism）是发生睾丸癌的主要危险因素。尽管早期施行睾丸复位术能否减少睾丸癌的发生率存在争议，但有一点被大家所接受，即复位后可以更容易地观察到睾丸肿块的生长情况。

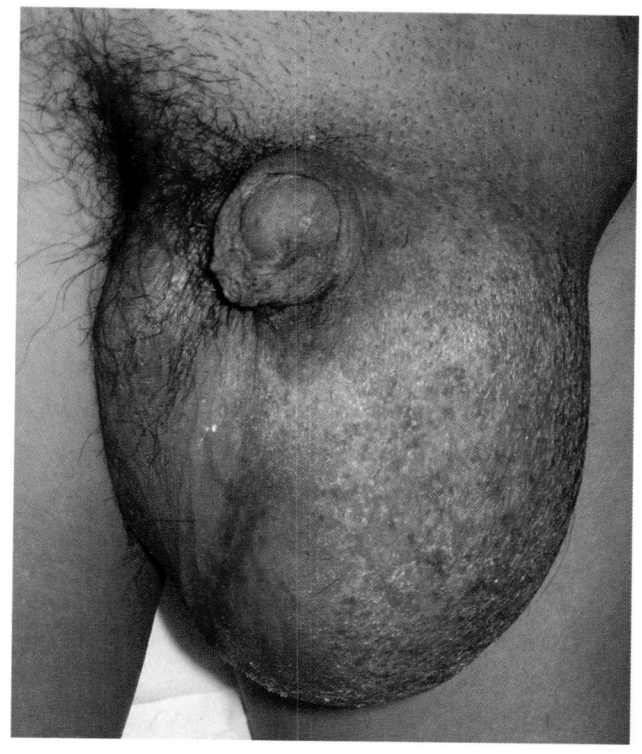

图 40-1　睾丸癌。睾丸增大数月，已为晚期病变

睾丸癌主要起源于生殖细胞（germ cells），而非生殖细胞肿瘤来源于间质细胞（leydig's cells）或支持细胞（sertoli's cells）。非生殖细胞肿瘤较为少见，预后良好。生殖细胞癌又分为精原细胞瘤和非精原细胞瘤，两者的治疗方法不一样。

体格检查及 B 超发现睾丸肿块，在不能确诊为其他疾病时，应首先考虑睾丸癌，因为睾丸肿块绝大多数为癌性病变。初步检查应包括肿瘤标志物，即甲胎蛋白（alpha-tetoprotein，α-FP）和 β-人绒毛膜促性腺激素（beta human chorionic gonadotrophin，β-hCG）。尽管极少数的精原细胞瘤可以导致 β-hCG 的轻度升高，但是肿瘤标志物的升高，基本上可以确定为非精原细胞瘤。进一步检查应包括胸部及腹部影像学检查，以明确肿瘤是否发生转移。肿瘤最常侵犯腹膜后淋巴结，从髂总淋巴结区到肾蒂淋巴结区，因而所有病人必须进行腹部影像学的检查。由于经皮睾丸肿块穿刺活检（open testicular biopsy）可能会将肿瘤种植到阴囊壁或改变固有的睾丸腹膜后淋巴引流路径，因此禁止施行。当怀疑为继发性睾丸肿瘤时，可考虑将睾丸从腹股沟管口牵拉出来以进行活检。淋巴瘤可累及单侧或双侧睾丸，并可能只在睾丸复发，但常常存在身体其他部位受累的证据。

尽管 I 期睾丸癌无增大的淋巴结，但常存在微小转移灶，所以辅助手术或辅助化疗是必要的。然而，目前越来越多的学者认为这类病人应该等待观察。腹膜后淋巴结清扫（retroperitoneal lymph node dissection，RPLND）对于局部淋巴结受累

的睾丸癌是可以治愈的，并且优先作为 I 期睾丸癌的辅助治疗；同时，也有些学者提倡该手术可用于 IIa 期及 IIb 期睾丸癌的辅助治疗。单纯性精原细胞瘤对放疗十分敏感，因而 I 期、IIa 期及 IIb 期睾丸癌可针对腹膜后淋巴结采用体外放射治疗。具有侵袭性或浸润大量淋巴结的生殖细胞肿瘤应首选化疗。然而，对于畸胎瘤，其腹膜后淋巴结转移很常见，但对化疗和放疗均不敏感且恶性程度呈进行性发展。对于残留的肿块，可考虑化疗后行 RPLND。大的转移灶可能会包裹大血管，有时需要在手术切除肿块后进行血管移植（vascular graft placement）。

手术方式及并发症

睾丸切除术（orchiectomy）可采用腹股沟切口，始于外环口处，止于内环口水平。切除睾丸时，不要损伤阴囊壁，以免改变睾丸的淋巴引流路径。行腹膜后淋巴结清扫术时，常选择从剑突至耻骨联合的腹正中切口，但也可选择胸腹联合切口。目前，腹腔镜手术进行腹膜后淋巴结清扫日趋规范化。

睾丸癌手术的并发症包括阴囊血肿（scrotal hematoma），但在术中认真止血，是可以避免的。RPLND 并发症包括肠梗阻、大出血（特别是腔静脉后腰静脉的出血）及乳糜性腹水（chylous ascites）等。对于行双侧根治性 RPLND 的病人，术后往往会出现不射精，这与下行支配精囊泌精的节后交感神经受损有关。因此，目前出现了单纯的左侧和右侧腹膜后淋巴结清扫术，可减少损伤和保留交感神经，而残留微癌灶的风险也不高。

肾癌

肾细胞癌（Renal cell carcinoma，RCC）是起源于肾单位任何部位的上皮细胞肿瘤（图40-2）。据估计，2008 年美国新发肾癌病人为 54 000 例，约 13 000 例死亡。随着影像学的广泛开展，小肾癌的检出率明显升高。肾癌有多种组织病理亚型包括透明细胞癌（clear-cell）、乳头状癌（papillary，I 型和 II 型）、嫌色细胞型（chromophobe）、集合管型（collecting duct）及未分化型（unclassified）。其中，集合管型及未分化型对各种

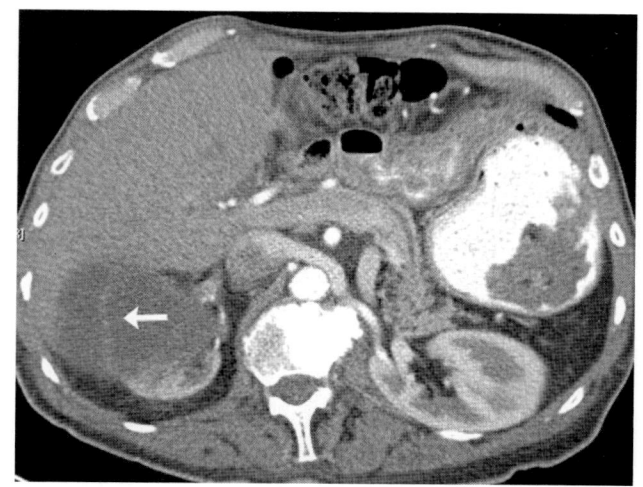

图 40-2　复杂性肾囊性病变。右肾为 Bosniak CT 分类 III 型囊性病变，囊壁强化（箭头所示）。右肾切除后病理检查为高级别的乳头状肾癌

治疗都不敏感且预后差。切除小的肿瘤后,往往会发现良性病变,包括肾血管平滑肌脂肪瘤(angiomyolipomas)和大嗜酸粒细胞瘤(oncocytomas)等。肾肿瘤大多数是实性的,少数呈囊性。单一的囊肿很常见,一般为良性,但是复杂的多个囊肿可能是恶性的。Bosniak 评分系统是基于囊肿是否有分隔(septations)、钙化(calcifications)及强化(enchancement)的情况而制定,用于对肾囊性病变恶性程度的评估(表 40-1)。

类型	特　　点	恶变几率/治疗
I	无分隔或钙化,呈水样密度的薄壁囊性病变	0%/无须手术
Ⅱ	少量发丝样分隔并可能呈细线样钙化的薄壁囊性病变;或者直径<3cm 的均一高密度的囊性病变	0%/无须手术
ⅡF	大量无强化的发丝样或轻度增厚的分隔,可能伴有结节样钙化;或者直径>3cm 的高密度囊性病变	~5%/需要观察其进展
Ⅲ	明显强化的不规则或平滑肌增厚的囊壁或分隔	~50%/手术
Ⅳ	和Ⅲ类似,但是有强化的实性成分	~100%/手术

表 40-1 肾囊性病变 Bosniak CT 分类

大多数肾癌是散发的,也有报道呈家族性发病的。这些家族性肾癌往往与生殖细胞系的肿瘤抑制基因突变有关。Von-Hippel-Lindau 病则与多种肿瘤如透明细胞癌相关(图 40-3),但在散发性肾癌中,也能发现 *vhl* 基因发生了突变或是高度甲基化。其他少见的家族性肾癌包括 Birt-Hogg-Dube 综合征,常常为大嗜酸粒细胞瘤或嫌色细胞癌,而家族性乳头状肾癌和家族性平滑肌瘤病(hereditary leiomyomatosis)常常为乳头状癌。

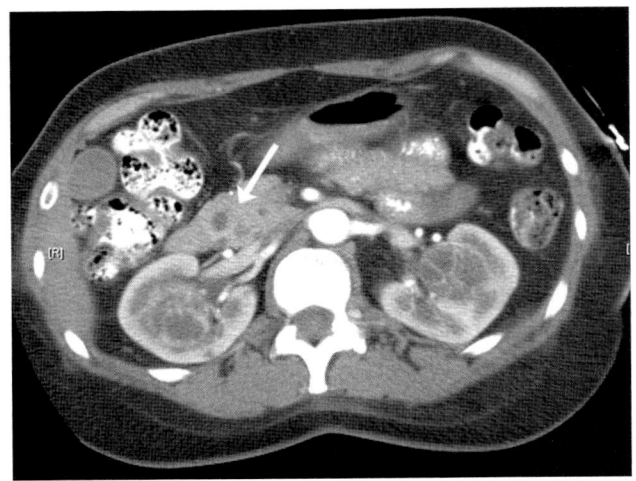

图 40-3　von-Hippel-Lindau 病。双肾 CT 示双侧肾肿瘤主要位于肾内,胰头部可见大量的囊性病变(箭头所示)

肾癌最常见的转移部位是腹膜后淋巴结和肺,其次是肝、骨和脑。高达 20%~30% 的病人可能有转移病灶,而临床随机对照试验表明手术切除肿块可以改善病人的生存率。即使是很小的肾脏肿块,也必须对病人进行胸部 CT、骨扫描及肝功能检查以明确是否有肾癌转移。

局限性肾癌者可采用部分肾切除术(partial nephrectomy)或是根治性肾切除术(radical nephrectomy)(图 40-4)进行治疗。肾部分切除术(保留肾单位)的肿瘤清除效果与根治性肾切除术基本一致。对于肾脏中央或较大的肿瘤,采用部分肾切除术可能会加大手术并发症的风险。如果可行的话,所有病人都应该考虑保留肾单位的手术,因为根治性肾切除术会加大病人未来发生慢性肾病的风险。但是,有学者发现肾捐赠者并没有发展为肾功能不全(renal insufficiency),因此推测根治性肾切除术并不会对机体造成伤害。然而,肾脏捐赠者属于一类特定的人群,而肾癌病人常常是老年人且合并多种疾病。此外,大部分病人一侧肾癌,对侧发生肾癌的几率为 2%~3%,因而肾部分切除术可以避免因对侧发生肾癌而导致肾衰竭。

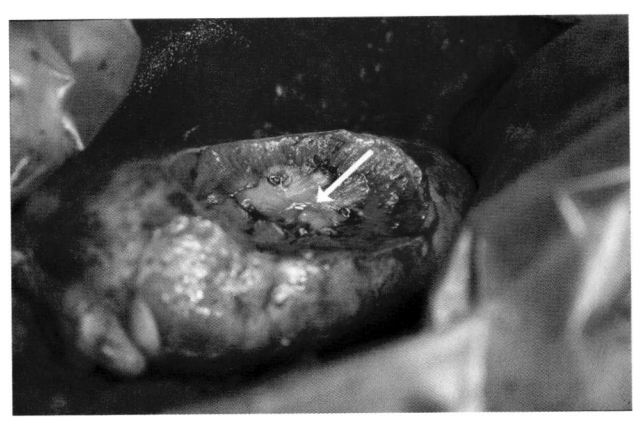

图 40-4　肾部分切除术。因小的肾肿瘤而部分切除肾脏,在切缘的基底部可见集合系统(箭头所示)

肾癌的微创治疗极大地改变了肾癌的治疗方式。行腹腔镜肾癌根治术病人,术后恢复更快,麻醉药用量明显减少。但是腹腔镜肾部分切除术有一定的难度且并发症较多,需要有经验的医师施行。冷冻消融(cryoablation)和射频消融(radiofrequency)等消融技术的应用也越来越广泛,由于它们是最近才发展起来,其长期疗效有待观察。等待观察也是小肾癌的可选治疗方法,特别是对于合并症较多、年龄大的病人。大多数小肾癌恶性程度低、生长缓慢,严密随访 2~3 年,肿瘤几乎不发生转移。

高达 10% 的肾癌会侵入肾静脉及腔静脉,而肿瘤在静脉内的蔓延程度直接影响手术方式。肝脏水平以下的癌栓可以钳夹癌栓的上端及下端的腔静脉后,取肾静脉入口处的腔静脉切口取出癌栓(图 40-5A)。通常情况下,癌栓与腔静脉无粘连。但是,对于肝静脉上方的癌栓,钳夹肝静脉上方的腔静脉会极大地减少心脏前负荷,因此多学科的配合(如静脉-静脉分流术或建立体外循环)往往是必要的。如果癌栓侵犯了腔静脉壁或心房,可采用深低温停循环(deep hypothermic circulatory arrest),以保证手术视野清晰。癌栓栓塞

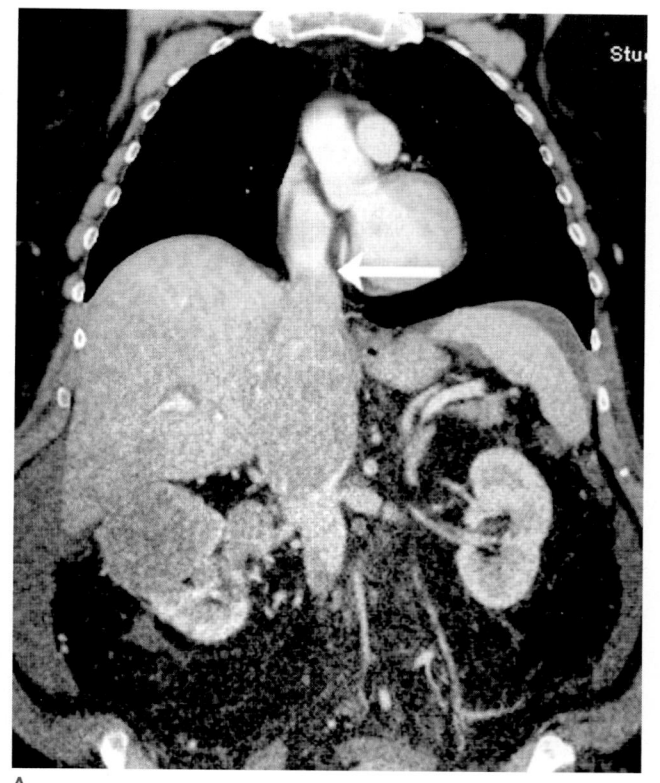
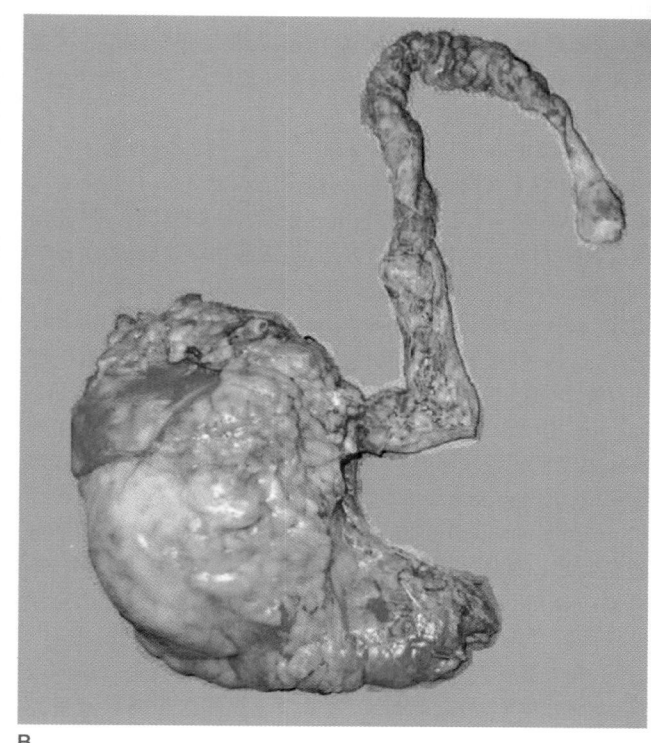

图 40-5　腔静脉内癌栓。**A.** 多层 CT 扫描示癌栓起源于右肾肿块一直蔓延到横膈以上。**B.** 将右肾肿块及延伸到肺动脉的癌栓全部取出，术后病人存活 6 年

肺动脉是很少见的一种并发症，但死亡率高（图 40-5B）。如果病人有广泛的癌栓形成，术中可以通过经食管心脏超声监测并评估癌栓栓塞肺动脉的可能性。一旦出现肺动脉栓塞，应立刻行胸骨切开，建立体外循环，取出癌栓，这可能会挽救病人的生命。

局限性肾癌切除后，复发几率较大，因此出现了很多预后指标。其中，常见的预后指标包括肿瘤分期、分级及大小，且任何一项都有独立预测肿瘤复发的价值。肾癌切除术后的监测策略（surveillance strategies）为每 6 个月至 1 年进行胸腹部影像学检查一次，持续 5 ~ 10 年，具体时间由原发肿瘤的性质决定。无论是原位复发或是远处转移的单发肿瘤，都可以切除，其远期无瘤率为 50%。

手术方式及并发症

部分或根治性肾切除都有很多手术路径。经第 11 肋或第 12 肋从腋前线至腹直肌外侧缘的侧腹切口可不经腹腔入路，但容易进入胸膜腔。如果胸膜损伤小，可以进行胸膜修补术，无须胸腔闭式引流管引流。肾切除也可采用经腹腔的前肋缘下切口，此入路无胸膜腔损伤的风险，但容易导致肠梗阻。目前，腹腔镜肾切除术（laparoscopic nephrectomy）的应用较为广泛，但腹腔镜肾部分切除术的应用却相对较少。对于巨大肿瘤，特别是位于右侧的肿瘤，因为肝脏的原因，手术视野暴露困难，应采用胸腹联合切口并经第 10 肋的侧腹切口入路。与典型侧腹切口相比，该切口可以向前后扩大，使手术视野得到了最大程度的暴露。同时，以圆形方式（circumferential fashion）分离部分横膈（diaphragm），以利于向头端牵拉肝脏。

术后，应采用胸腔闭式引流管引流。手术一般不切除肾上腺，除非其遭到肿瘤侵犯。对于无淋巴结转移证据的病人进行淋巴结清扫术是否有益，尚不确定。

肾癌根治术的并发症包括出血、气胸（pneumothorax）、脾损伤、肝损伤及胰尾损伤。肾部分切除术还会出现术后迟发型出血（delayed bleeding）及尿漏。如果手术路径不经腹腔，很少发生肠梗阻。

前列腺癌

前列腺癌（prostate cancer）是男性最常见的恶性肿瘤，每年新发病 250 000 ~ 300 000 例。多个组织（如美国癌症协会、美国泌尿外科学会等）均推荐 50 岁以上的男性每年行直肠指检（digital rectal exams）及血清前列腺癌特异性抗原（PSA）检查。而对于非裔美国人或有前列腺癌家族史者，应该从 45 岁开始进行筛查。直肠指诊或 PSA 检查发现异常者，需要进一步行前列腺病理活检（prostate biopsy）来明确诊断。PSA 筛查的普及使我们能够早期发现前列腺癌，目前大部分病人在诊断为前列腺癌时，病灶都局限在前列腺内。无论是否接受治疗，大部分病人在 10 ~ 15 年内均不会死于前列腺癌。但是，接受早期治疗的病人，前列腺癌特定存活率（cancer-specific survival）会显著提高[19]。

前列腺癌依据 Gleason 评分系统分级[20]。前列腺癌组织分为主要分级区和次要分级区（分别根据主要的组织学类型和次要组织学类型划分），每区的 Gleason 分值为 1 ~ 5 分，分值越高表明细胞分化越差。Gleason 评分为两区的 Gleason 分值总和，而评分<6 分的前列腺癌很少见。临床上，一般采用

Gleason 评分,术前 PSA 水平和直肠指诊情况,来评估肿瘤病灶是局部的、局部晚期的或发生转移。高 Gleason 评分(8～10分)或者高 PSA 水平(>20ng/ml)的病人发生肿瘤转移的可能性较大,常为微小的转移灶。经确定性治疗后,PSA 持续升高提示肿瘤可能复发。

前列腺癌最常见的转移部位是盆腔淋巴结和骨。对于中、高危病人(根据临床分期、活检分级和 PSA 水平来确定),临床分期应包括骨扫描(bone scan)及盆腔 CT 检查。局部前列腺癌病人可选择多种治疗方式,包括前列腺癌根治术(radical prostatectomy)、近距离放射治疗(brachytherapy)和外照射治疗(external beam radiation therapy)等。对于低危病人,各种治疗方式的效果相当,而在行前列腺癌根治术时可保留一侧或双侧海绵体神经,以减少术后勃起功能障碍(erectile dysfunction,ED)的发生。对于高危病人,可行不保留神经的前列腺癌根治术或者外照射+内分泌治疗。各种治疗方式的并发症不同,需向病人交代清楚。放射治疗后易出现尿路刺激症状(irritative voiding)和肠道症状(bowel syndromes),晚期还可能发生 ED。前列腺癌根治术可能发生早期尿失禁(early incontinence)和 ED(取决于是否保留神经)。在有经验的泌尿外科医师手术后,尿失禁通常会随着时间逐渐改善,只有<1% 的病人会长期无法控制排尿。同样,ED 也会随着时间改善,大部分年龄较轻(<55 岁)的病人(双侧海绵体神经得到保留)可以通过口服药物重新恢复勃起功能[21]。而老年人、未行单或双侧海绵体神经保留的病人,术后 ED 的发生率较高。

期待疗法(expectant management)适合于预期寿命<10年,低 Gleason 评分(≤6 分),早期前列腺癌(cT1c),以及病灶较小的病人。在第 1 年内,病人必须进行多次直肠指检、PSA水平检查及穿刺活检,以评估肿瘤的进展情况。同时,应告知病人随机对照试验结果:与观察等待相比,手术治疗能够改善生存率,并降低肿瘤转移的风险[19]。如果肿瘤一旦发生转移,病人则失去了治愈的机会。降低血清睾酮的药物或阻断雄激素受体的药物通常能控制前列腺癌的进展,但数年后,肿瘤会不可避免地转变成激素非依赖型。尽管如此,失去治愈机会的前列腺癌病人仍能生存多年,且大部分并非死于前列腺癌。

手术方式及并发症

耻骨后前列腺切除术(retropubic prostatectomy)采取下腹正中切口,从耻骨联合至脐下 5cm,不进入腹腔,常规清扫两侧髂外血管(external iliac)和闭孔血管(obturator vessels)间的淋巴结,当然对于这些淋巴结受累可能性很小的病人,可以不予清扫。一些研究者认为,扩大清扫范围能改善肿瘤的临床分期,但这能否提高疗效尚不确定。海绵体神经位于前列腺包膜后外侧,如果术前活检、PSA 水平和临床检查表明肿瘤未侵犯外侧包膜,则可行保留神经的手术。经会阴前列腺切除术(perineal prostatectomy)采取阴囊与肛门之间的横向切口,有出血少、恢复快的优点,但该术式不能够清扫淋巴结,且保留神经很困难。机器人前列腺切除术(robotic prostatectomy)具有出血较少、恢复快的优点,并因其学习时间短、更灵活,已经取代了腹腔镜前列腺切除术(laparoscopic prostatectomy)。有研究认为,机器人前列腺切除术后排尿功能恢复更快,ED

发生率更低,但需要更多的临床试验加以证实。

前列腺切除术的并发症因手术方式而异。耻骨后前列腺切除术可能导致尿外渗、淋巴囊肿(lymphocele),偶尔还会出现直肠或输尿管损伤。经会阴前列腺切除术发生直肠损伤情况相对较多。经腹膜的机器人前列腺切除术偶尔会发生肠梗阻,尤其是在膀胱尿道吻合口尿外渗的情况下。所有手术方式的尿失禁发生率均较低,而 ED 发生率较高。

外伤

肾脏

肾损伤(renal injuries)以挫裂伤常见,占肾脏外伤的90%,伴有严重的减速性损伤(deceleration injury)、休克(shock)或者肉眼血尿(gross hematuria)的病人都应进行肾脏的影像学检查。除病情不稳定或者需要立即进行手术探查外,侧腹或腹部穿通伤的病人都必须进行肾脏的影像学检查。

肾脏损伤根据损伤程度进行分级(表 40-2)。肾挫裂伤(blunt traumatic injuries)通常保守治疗即可,而肾脏的穿通伤(penetrating injuries)通常需要手术探查。单纯的尿外渗(urinary extravasation)无须手术探查,但需再次行影像学检查,如果尿漏持续存在,则应留置输尿管支架或肾盂造瘘管引流。所有 V 级血管损伤的病人应考虑立即行手术探查,因为拖延数小时将极大地降低保留肾脏的可能性。分级高的肾损伤常伴有大出血,如果病人病情稳定,无搏动性或继续扩大的血肿,可以进行观察治疗。由于大部分的 IV 级肾损伤病人可保守治疗,而即便是资深的泌尿外科专家手术,病人也面临着巨大的肾切除风险,因而术前必须慎重考虑(图 40-6)[22]。肾损伤病人应该绝对卧床休息,直到血尿消失。表 40-3 列出了肾损伤病人行手术治疗的指征。

如果必须对其他损伤施行手术探查,术中也可同时进行肾损伤分级。如果怀疑有肾损伤或腹膜后血肿,静脉肾盂造影(intravenous pyelogram,IVP)(单次注射造影剂,2ml/kg,10分钟显影)对双肾功能及肾损伤范围的评价很有价值。如果IVP 显示异常或血肿是搏动性的,应当施行手术探查。

表 40-2	美国创伤外科协会肾损伤分级	
分级	损伤类型	描　述
1	挫伤	影像学正常,镜下血尿或肉眼血尿
	血肿	包膜下,无扩散,不伴有肾实质裂伤
2	血肿	无扩散的肾周血肿,局限于后腹膜腔;肾实质裂伤<1cm,无尿外渗
3	裂伤	肾实质裂伤>1cm,无集合系统受损或者尿外渗
4	裂伤	肾实质裂伤,超过皮髓交界进入集合系统
4	血管损伤	肾动脉或静脉损伤并出血
5	裂伤	完全性肾碎裂
5	裂伤	肾蒂离断,肾失去血供

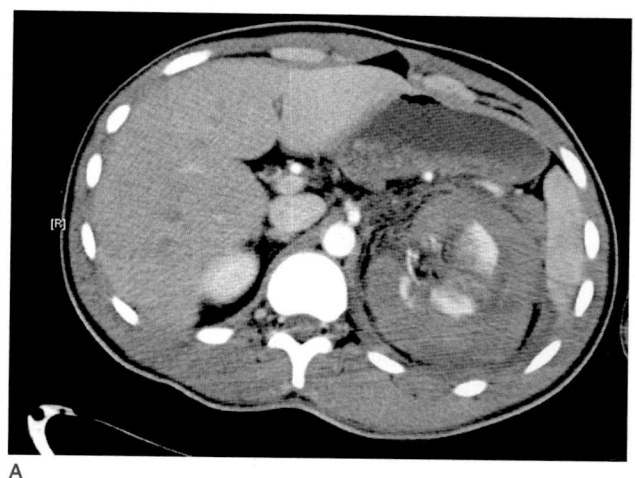

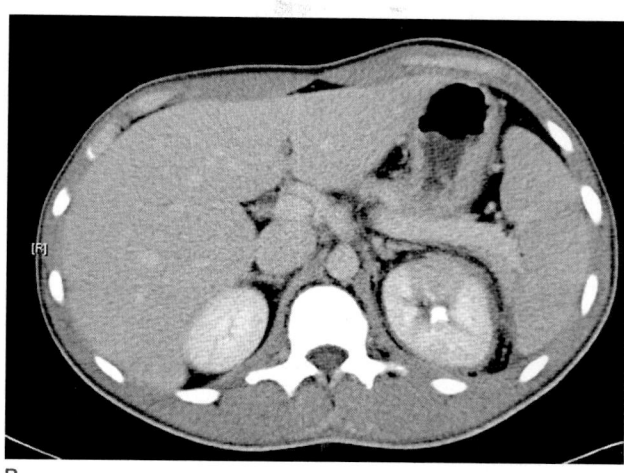

图 40-6　自行车车祸导致的肾挫裂伤。**A.** CT 影像显示左肾几处深的裂伤直达集合系统,伴肾周大血肿;延迟显像显示尿外渗。该病人采取了保守治疗。**B.** 治疗 45 天后,CT 影像显示肾外观明显改善

表 40-3	肾外伤的手术治疗适应证

绝对适应证
1. 很可能来自肾损伤的危及生命的持续性出血
2. 肾蒂离断(V 级损伤)
3. 扩散的、搏动的或不局限的腹膜后血肿

相对适应证
1. 肾盂严重裂伤或输尿管肾盂连接处撕脱
2. 合并肠道或胰腺损伤
3. 持续性尿漏、损伤后尿性囊肿或肾周脓肿,经皮造瘘或腔镜治疗失败
4. 术中单次静脉尿路造影显示异常
5. 肾实质坏死伴尿外渗
6. 双肾肾动脉血栓或者孤独肾肾动脉血栓,且肾灌注不足
7. 肾血管损伤经动脉介入处理失败
8. 肾血管性高血压

阻断肾蒂血管后,肾脏探查才可以进行。尽管临时阻断肾蒂血管并非必要,但当探查发现有严重肾损伤时,之前阻断

肾蒂血管可以降低肾切除的可能性。为了充分暴露视野,应清除掉所有的失活组织,并用 4-0 含铬的或者聚二噁烷酮缝线结扎肾叶动脉和叶间动脉,以评估损伤范围。如果发现肾集合系统受损,应该立即进行修复。为了防止尿性囊肿的形成,可以考虑留置输尿管支架和经皮肾造瘘管。肾动脉或肾静脉的部分损伤可使用 5-0 或 6-0 聚丙烯缝线进行缝合。如果肾动脉或肾静脉完全断裂,在端-端吻合术无法施行的情况下,可行血管移植术。

输尿管

输尿管位于腹膜后间隙,不易受到外界暴力所造成的伤害,但突然减速可对输尿管造成钝性损伤。穿通伤也可以损伤输尿管,但需要高度可疑的临床征象才能做出相应诊断。任何涉及后腹膜腔的穿通伤应该行手术探查、IVP 检查或 CT 尿路造影。逆行肾盂造影(retrograde pyelogram)是输尿管损伤最敏感的检查方法,如果发现有输尿管部分横断,可以留置输尿管支架。输尿管损伤也经常发生在手术中,主要是开放性或腹腔镜手术如子宫切除术(hysterectomy)、直肠低位前切除术(low-anterior colonic resections)或主动脉手术(aortic surgery)等。腔镜操作如输尿管镜也可导致输尿管损伤,如贯穿伤和撕脱伤。

手术治疗取决于输尿管损伤的位置和范围。输尿管被误扎后,如果立即去掉结扎线,一般不会产生严重后果。输尿管的部分损伤可以首先进行手术修补,尽可能清除所有失活组织(devitalized tissue),以避免迟发性组织分解(delayed tissue breakdown)及尿性囊肿的形成。术后,需留置输尿管支架,以防止输尿管狭窄(ureteral stricture)。低位输尿管损伤(在髂血管以下)易造成远端输尿管供血不足,导致远端输尿管端-端吻合口发生狭窄,故最好施行输尿管膀胱再植术(ureteral reim-plant)。中端输尿管损伤,在断端对合好、无张力修补能够实现的情况下,可行输尿管端端-吻合术。如果输尿管缺失过多,可以将膀胱上提至腰大肌或制成管状膀胱瓣(Boari 瓣)与输尿管吻合。另外,下移肾脏固定于腰大肌也可弥补输尿管缺损的长度。在输尿管损伤的紧急处理中,很少施行自体肾移植术(auto-transplantation)、经输尿管的输尿管造口术及回肠代输尿管术。

膀胱

膀胱损伤(bladder injury)可由穿通伤和钝性损伤造成,任何下腹部或盆腔创伤都应考虑合并膀胱损伤。腹膜内膀胱破裂(intraperitoneal ruptures)较腹膜外膀胱破裂(retroperito-neal ruptures)少见,前者通常发生在膀胱充盈状态下。膀胱损伤常伴有骨盆骨折,也可能合并尿道损伤。几乎所有病人都会出现肉眼血尿,少数情况下仅表现为镜下血尿(micro-scopic hematuria)。症状的迟发出现常与体内代谢产物蓄积有关,也可能由医源性损伤引起。这类病人常伴有电解质紊乱如代谢紊乱(metabolic derangements)、氮质血症(azotemia)和尿白细胞增多等,临床上表现为发热或持续的肠梗阻。

影像学检查包括 X 线或 CT 检查。膀胱灌注量是检查成功与否的关键,当膀胱灌注不足时可能会出现假阴性结果。膀胱灌注量视年龄而定,一般情况下成年人接近 300～400ml。操作中可将导尿管插入膀胱至耻骨支水平上 15cm,注入相当于膀胱充盈量的造影剂。抽出造影剂后再次拍片,观察造影剂是否漏到膀胱外,这对膀胱破裂的诊断十分重要。

腹膜外膀胱损伤可通过导尿管引流7～10天。如果需要腹膜内探查其他脏器损伤时,可同时进行膀胱修补。对于骨盆骨折需要行开放手术的病人,应尽可能地施行膀胱修补术。腹膜内膀胱损伤应立即进行探查和修补,但是很多漏诊的腹膜内膀胱损伤病人,仅留置导尿管引流就有较好的疗效。严重的膀胱破裂行修补术后,需留置耻骨上造瘘管引流,而对于小的损伤,也可留置大号导尿管。对于所有膀胱损伤的病人,尤其是保守治疗的病人,在撤掉导尿管之前应充分了解膀胱的愈合情况。

尿道

尿道损伤(urethral injuries)分为前尿道(阴茎部和球部)和后尿道损伤(膜部和前列腺部)。任何伴有骨盆钝性损伤、尿道出血、血尿、排尿困难或会阴部血肿的病人,在不能明确诊断为其他疾病时,都应考虑尿道损伤。耻骨弓骨折常伴随尿道损伤,10%的单侧耻骨弓骨折(unilateral pubic ramus fractures)和20%的双侧耻骨弓骨折(bilateral pubic ramus fractures)病人会发生尿道损伤。

逆行尿道造影(retrograde urethrography)可以显示尿道损伤部位及程度。此操作简单易行,病人取侧卧位,F12号导尿管放置于尿道口,缓缓地注入30ml造影剂,同时进行拍片。造影检查对于尿道损伤很有价值,但是如果条件不允许,此检查可以不做。部分或者完全尿道断裂病人可以通过近端尿道有无液体溢出进行诊断。部分尿道损伤病人可留置导尿管引流,而完全尿道损伤病人应留置耻骨上膀胱造瘘管引流。

前尿道损伤(anterior urethral injuries)常常由钝性骑跨伤(blunt straddle injuries)和穿通伤引起。前尿道钝性损伤有多种治疗方法,但文献很少比较这些方法的优缺点。除低速穿通伤外,在前尿道急性损伤的情况下,一般不推荐立即施行手术修补,但是如果血肿形成小且稳定,可考虑行手术修补。损伤造成前尿道缺损1～2cm,可在清除坏死尿道后,行尿道端-端吻合术。但是对于大的前尿道缺损,将延迟治疗,可能需要尿道移植或皮片进行手术修补,而感染也会影响手术的成功率。对于大部分病人,一般推荐采用导尿管引流。但有学者持反对意见,他们认为该操作可能会使前尿道由部分裂伤变为完全断裂。然而,泌尿科医师规范地使用软质导尿管进行

引流是安全的。对于前尿道完全断裂的病人,推荐使用耻骨上造瘘管引流,但是断裂部位将形成尿道狭窄。

后尿道损伤(posterior urethral injuries)是由骨盆冲击伤(pelvic crush injuries)和导致前列腺膜部撕裂(prostatomembranous disruption)的剪切样暴力引起,常常合并其他脏器损伤,需要泌尿外科的治疗。后尿道损伤病人一般不推荐立即开腹探查,这可能会导致解剖结构改变、出血、尿失禁及ED,而应留置耻骨上造瘘管引流并行二期尿道修复术。如有条件,可采用腔镜行一期尿道修复术,这可以减少尿道狭窄的发生率而不增加并发症。

尿道狭窄(urethral strictures)可由创伤或感染引起,应通过逆行尿道造影或排泄性膀胱尿道造影(voiding cystourethrogram,VCUG)进行程度分级。狭窄较轻的病人可能更倾向于尿道扩张(urethral dilatation)或尿道口切开(cystoscopic urethrotomy)治疗。但综合考虑狭窄的部位、长度及严重度后,可考虑施行开放性尿道修复术。狭窄较重的病人可能需要进行尿道移植以避免阴茎缩短。年轻病人应该考虑开放手术修复狭窄,因为尿道扩张常常会引起狭窄处疼痛。

睾丸

睾丸损伤(testicular injury)多数由钝性损伤所致,常在睾丸被暴力挤压至股部或耻骨,导致白膜撕裂时发生。对于阴囊创伤的病人,超声影像学检查是评估损伤程度的较好方法。超声检查可以评估睾丸血流(testicular blood flow)、睾丸挫伤(testicular contusions)、睾 丸 内 血 肿(intratesticular hematomas)、鞘膜积血(hematoceles)或白膜裂伤(disrupted tunica albuginea)的情况。在鞘膜积血的情况下,超声检查很难发现白膜裂伤,因此在鞘膜积血时应高度怀疑睾丸破裂的可能。

睾丸损伤手术治疗的目的是尽可能地挽救睾丸组织,以及避免迟发性并发症的发生,如缺血性睾丸萎缩(ischemic atrophy)或脓肿形成。巨大的鞘膜积血如不及时清除将会导致缺血性睾丸萎缩,因此需要手术引流。白膜裂伤可以一期修复,而失活的睾丸组织应予以清除。穿通伤导致的睾丸损伤应立即行手术探查,以准确地评估损伤程度并施行手术修复。该创伤常常导致主要血管血流中断和组织失活(特别是枪伤),尽管手术探查有挽救睾丸的可能,但是多数情况下需行

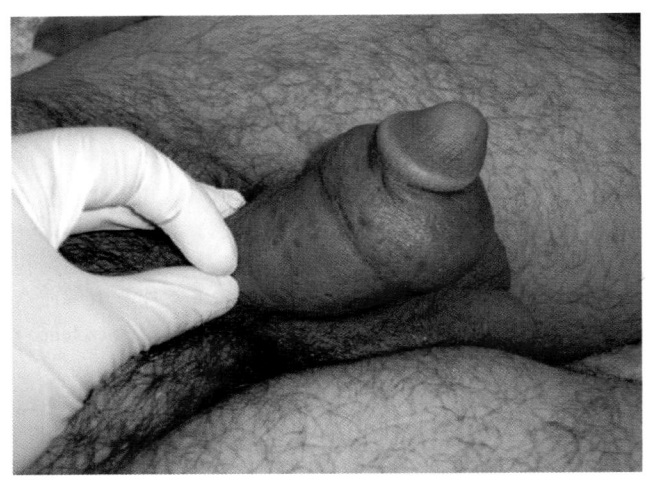

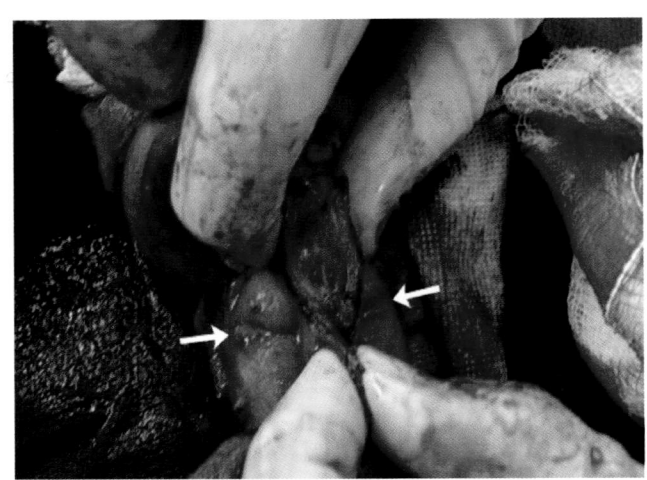

图40-7 阴茎断裂。**A.** 通过病史和检查高度怀疑为阴茎断裂。注意阴茎皮肤未出现典型"紫茄子"样改变。**B.** 术中发现双侧阴茎体在腹侧断裂(箭头处)。令人意外的是,位于手术者手指间的尿道未受到损伤

睾丸切除术。

阴茎

阴茎断裂伤(包括阴茎白膜创伤性破裂伤)较为罕见,常发生于性交过程中。充血的阴茎海绵体在足够力量下,挤压于性伴侣的耻骨联合或会阴部,可导致阴茎断裂(图 40-7)。病人常听到"嘭"的声响,随即阴茎迅速疲软,接着出现阴茎肿胀。如果 Buck 筋膜破裂,整个会阴部出现肿胀和瘀斑("蝴蝶征"),病人就诊时,阴茎常呈典型的"紫茄子"样(尽管并非总是如此)。对于这些病人,应行包皮环形切口探查并修复损伤,这可有效地避免持久性 ED 和阴茎畸形的发生,同时减少感染风险。手术时还应行逆行尿路造影以排除尿道损伤的可能。此外,可在术中压迫阴茎阴囊交界处,经尿道口注入稀释的亚甲蓝溶液(dilute methylene blue solution)。如果尿道断裂,可以看到亚甲蓝外渗,此时需手术修复。注意勿使尿道过窄,术后应留置 Foley 尿管数天。阴茎的穿通伤必须行手术探查,以修复阴茎海绵体或尿道。

急症

急性尿潴留

急性尿潴留(AUR)病因较多,男女均可发生,但最常见于良性前列腺增生(BPH)病人。其他造成膀胱排空障碍的慢性病如糖尿病神经病变,尿道狭窄,多发性硬化症及帕金森病常在膀胱过度充盈时导致完全性尿潴留。此种情况常见于医院内活动受限的病人以及使用降低膀胱收缩性药物(阿片制剂、抗胆碱能类药物)治疗的病人。仅这些药物常见副作用之一的便秘便可加重尿潴留。严重的血尿可形成血凝块,堵塞尿道导致尿潴留。

虽然某些接受大剂量麻醉剂治疗及长期膀胱失代偿者可无不适感,但大多数急性尿潴留病人可感到明显的疼痛。如果尿潴留持续数天(常伴发溢出性尿失禁),则可导致肾衰竭,此时要尽快实行导尿术治疗。但良性前列腺增生或尿道狭窄常导致导尿管插入困难。对于良性前列腺增生病人,使用弯型导尿管有助于顺利通过尿道前列腺部(图 40-8A)的异常弯曲。它的弯曲部分(与气囊部成角一致)应在通过尿道时始终保持 12 点钟方向。一种常见错误是使用较小号导尿管在增大的前列腺处形成旁路。而大号导尿管(18~20F)不易弯曲,更容易进入膀胱从而避免在尿道前列腺部卷曲。小号导尿管对尿道狭窄有利。大多数狭窄常发生于远端尿道,此处较近端要细,因此当导尿管接近尿道口处遇到阻力时就要怀疑存在尿道狭窄。

使用 12~14F 导尿管常可顺利进入膀胱。如导尿管插入不成功,则应在耻骨联合上方约两横指处行膀胱造瘘术。虽然在充盈膀胱占据骨盆时不宜造成肠损伤,但也应在造瘘前先用探针抽吸以确定进入膀胱,从而避免损伤腹内脏器。在血尿造成尿潴留时,应用有液体灌注口的大三通管做持续膀胱灌洗避免血凝块形成。应注意,灌洗液仅依靠重力进入膀胱,不可加压以避免在流出口堵塞时由于压力过大造成膀胱破裂。因膀胱排空不良导致感染,故应做尿液检查。同时也应通过测血肌酐水平对病人肾功能进行评估。血肌酐升高表明尿潴留已造成肾功能损害,此类病人存在去梗阻性利尿

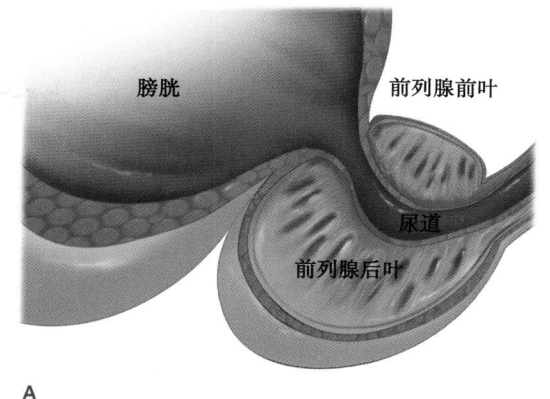

A

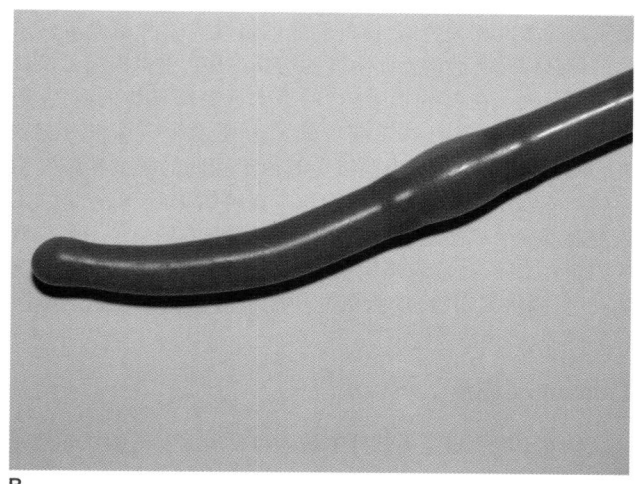

B

图 40-8 弯型导尿管。**A.** 尿道前列腺部侧视图,显示膀胱颈部尿道向上成角,此处弯型导尿管较易通过。**B.** 弯型导尿管末端。图示弯曲末端在插入时应始终指向 12 点钟方向

的风险。此时应密切监视由于含氮废物积聚造成的渗透性利尿或暂时肾浓缩障碍导致的尿量增加。如果尿量超过 200ml/h,则必须补充液体及电解质,尤其出现血流动力学改变或电解质紊乱时更要注意。典型补液方案为尿量在 200ml/h 以上时,每超过 1ml,就应补充 0.5ml 的 0.45% 盐液,钠钾的补充以病人电解质水平而定。

膀胱一经充分排空,则应查明病因。对怀疑有良性前列腺增生的病人,应给予 α 受体阻滞剂如坦索洛新的治疗。能使前列腺收缩的药物如非那司提、度他雄胺常在应用后数月起效,短期内并无明显作用。麻醉剂应逐渐减为耐受量,并对便秘进行治疗。急性脊髓受压伴鞍区感觉异常是神经系统急症,应请神经外科或整形外科医师会诊。除外较严重的神经损伤,多数病例可恢复排便,导管可在 1~2 天后拔除。在病人尽量排空膀胱后应测其残余尿量,可用便携式超声设备或直接插管测量。若排空无力或残余尿量超过 150~200ml,应考虑新发生的急性尿潴留。病人可选择留置导尿管数天继发排尿试验,或自己学习间断插管技术,借此在预定间期(4~6 小时)或自主尝试排空后将导管插入膀胱使之排空。这是理想的方法,因为它减少了因留置导管而发生感染的可能性,而且还可改善膀胱功能。但多数病人拒绝使用此法。

睾丸扭转

睾丸扭转为引起阴囊疼痛的原因之一。常发生于婴儿或青少年男性,但也可见于其他年龄段。由于鞘膜内精索扭转使睾丸血供发生障碍,导致附睾与睾丸缺血。在新生儿,鞘膜与精索共同扭转可形成鞘膜外型扭转。睾丸扭转的危险因素包括睾丸未降,睾丸肿瘤和由于睾丸与阴囊壁附着不良形成的钟摆畸形。

临床病史对诊断极为重要。病人描述突发疼痛,继而出现肿胀。体格检查发现肿胀不对称的阴囊,内为对痛觉敏感、提升的睾丸。儿童正常的提睾反射在发生扭转时消失。诊断需靠病史与体格检查,多普勒超声发现对侧睾丸血供减少的典型表现支持诊断。如未能行超声检查,应及时行手术探查以便确诊睾丸扭转。但超声检查除了排除其他病理诊断外,还可排除睾丸相关肿瘤,这些肿瘤的诊断需要肿瘤血清标志物的评估以及腹股沟而非阴囊的切开。及时手术探查可挽救缺血的睾丸。在 6 小时内施行的手术可挽救 80% 的病例,超过 12 小时则下降为 20% 或更低[28]。手术时应探查对侧睾丸,并将其固定在阴囊肉膜以免其由于相同的解剖缺陷发生扭转。应取中线或双侧横行切口。扭转纠正后,应评估睾丸恢复血供后的成活能力。睾丸的中间及侧方用小号不吸收缝线固定在肉膜,此前应确保精索未处于扭转状态。睾丸确定坏死时,应将其切除,双侧睾丸功能可由保留侧在适当延时(15 小时)后代偿[29]。

Fourniers 坏疽

Fourniers 坏疽是男性外生殖器与会阴部发生的坏死性筋膜炎,其进展迅速,如不及时诊治可致死亡(图 40-9A)。据报告死亡率可达 30% ~ 40%[30]。危险因素包括尿道狭窄,直肠周围脓肿,会阴部卫生不洁,糖尿病,肿瘤,艾滋病及其他免疫抑制状态[31]。感染沿肉膜,斯卡帕筋膜,科勒斯筋膜扩散。临床表现为发热,会阴及阴囊痛并伴有组织硬化。还可见蜂窝织炎,结痂,坏疽,脱皮,闻及捻发音。诊断主要依靠临床线索,很少依靠实验室与影像学检查。典型表现为病人所述疼痛与体格检查发现不符。

及时清除坏死组织及应用广谱抗菌药对阻止进一步扩散很重要(图 40-9B)。如病灶侵及肛管外括约肌,则可能需行结肠造瘘术[31]。由于睾丸有独立的血供,常不被侵及无须切除。可将其埋入大腿皮下(大腿囊袋),以方便术后处理。病人可能需要多次在手术室行清创术。严格的血糖控制及充足的营养对促进伤口愈合是必要的。大的组织缺损开始就应经常换药。当广泛皮肤损伤造成大面积组织缺损时,需行包括皮肤移植术在内的重建策略。

阴茎异常勃起

阴茎异常勃起是指在无性刺激时,阴茎持续勃起超过 4小时。病理学将其分为两种类型。最常见的类型为低流量/缺血性异常勃起,为临床急症。体格检查时,阴茎触痛敏感,海绵体充血而龟头柔软。血液持续流入以及流出的减少导致海绵体内压力增加,体积增大,这是正常勃起过程。海绵体内压的增加导致动脉血供减少这一过程在正常情况下是短暂的。阴茎异常勃起实质上是一种间隔综合征[32]。勃起时间的延长(异常勃起),动脉血供的持续减少最终引起组织缺

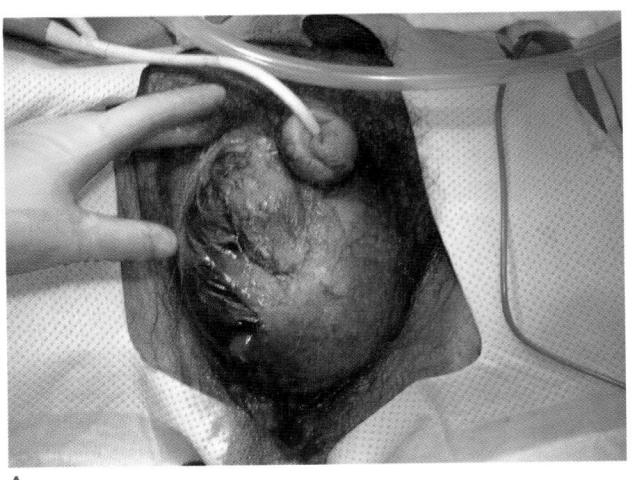

A

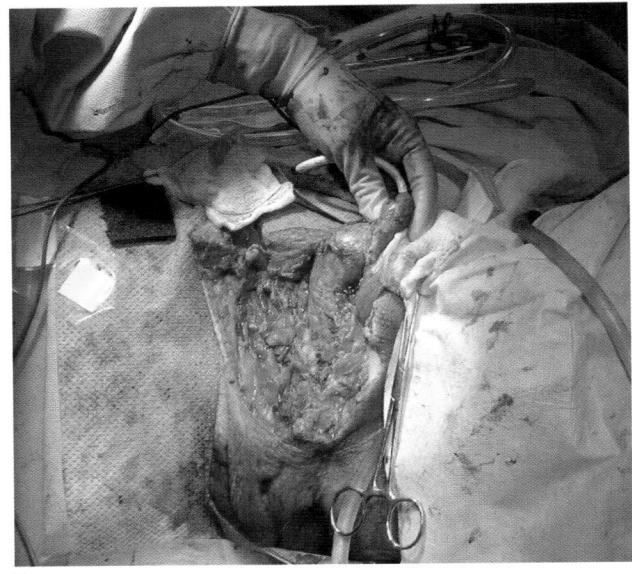

B

图 40-9　Fourniers 坏疽。**A.** Fourniers 坏疽坏死的阴囊皮肤。**B.** 清除坏疽的组织。注意通常需要广泛清创。此例需切除右侧睾丸(左侧由纱布包裹),但典型病例通常不伴睾丸坏死

氧,酸中毒,水肿和长期纤维化及阳痿,有时直接导致坏死。危险因素包括镰状细胞病或镰状细胞特性,恶性肿瘤,药物,可卡因滥用,某些抗抑郁药和完全肠外营养[33~35]。如未发现病因,则需行血液检查,以排除恶性肿瘤或血恶病质。

异常勃起的治疗为快速使其疲软,以保持其勃起功能。能否恢复到正常勃起功能与异常勃起持续时间有直接关系[32]。低流量阴茎异常勃起可由阴茎血气分析显示海绵体组织内低氧,酸中毒而确诊。初始治疗可以包括诸如伪麻黄碱或巴氯芬口服剂,但要实现快速消除充血就要施行更积极的治疗措施。可用粗针(18 号)刺入海绵体一侧,由于海绵体间有广泛交通,因此抽吸与灌洗应充分。还可能需要向海绵体内注射去氧肾上腺素(最大剂量为 20ml 生理盐水加入200mg)。对于镰状细胞病,应先行水合与氧合治疗,因其对此类病人有时有效[36]。

有时需行外科分流术以消除症状。应先行远端分流术,因其可在急救室应用 True-Cut 针迅速实施(Winter 分流)。如

治疗无效，可行改良式远端分流术（Al-Ghorab）。近侧分流术如 Grayhack 分流术（海绵体-隐静脉分流术）或 Quackel 分流术（近侧阴茎海绵体-尿道海绵体分流术）可用于重症病例。

　　另一种类型，高流量/创伤性阴茎异常勃起，较为罕见，与阴茎或会阴部外伤导致海绵体组织-海绵体动脉瘘有关。此种类型与缺血无关，因此无痛，可行保守治疗。多数可缓解，无效者可行选择性动脉栓塞治疗[37]。

包皮嵌顿

　　包皮嵌顿为发生在未行包皮环切术男性的急症。包皮嵌顿是一种常见病，是真正的临床急症的代表。当包皮长时缩窄，便会勒紧龟头，尤其于长期卧床或服用精神振奋药的住院病例。由于病人长期仰卧，生殖器常发生水肿。感觉减退的病人可能无法感到包皮嵌顿的痛感，从而导致无法及时发现此病。晚期可由于缺血导致阴茎坏死[38]。手法复位前常需行阴茎阻滞，止痛及镇静治疗。对水肿的阴茎远端施压数分钟虽然使病人感到痛苦，但其减轻水肿的作用是复位成功的关键。在将缩窄带拉向远侧的同时，拇指将龟头推至正常位置。如手法复位不成功，则应手术治疗。

气肿性肾盂肾炎

　　气肿性肾盂肾炎是一种危及生命的感染，由产气微生物引起的复杂性肾盂肾炎引起，为主要发生于糖尿病病人肾脏的急性坏死性感染[39]。病人常伴有脓毒血症和酮症酸中毒。大肠埃希菌为最常见的致病菌[40]。

　　病人需行支持治疗，静脉应用抗生素，解除尿路梗阻。气肿性肾盂肾炎可根据感染范围分类。局限于肾实质的感染可行保守治疗，使用肾盂引流管引流脓液。对感染侵及肾周的病人，保守治疗常不奏效，应着重考虑行肾切除术，尤其是有脓毒血症征象的病人[41]。

感染

膀胱炎

　　膀胱炎是以尿频、尿急、排尿困难为常见症状的膀胱感染。明确诊断需行尿培养（10^5 菌落形成单位），如果临床高度怀疑，较低数值也具有诊断意义。尿液分析可协助诊断，白细胞酯酶是一种炎症标志物，亚硝酸盐是硝酸盐的细菌降解产物。危险因素包括女性，尿路检查，尿路梗阻，糖尿病和神经性膀胱功能障碍。

　　非复杂性膀胱炎需行 3 日疗法。复杂性膀胱炎需行 7 日疗法及影像学分析。无症状细菌尿通常无须处理，但孕妇，尿路手术前，尿路梗阻病人除外。接受非泌尿系统手术的病人也应考虑治疗，尤其是涉及心脏瓣膜或整形手术的病人。

肾盂肾炎

　　肾盂肾炎是肾脏的细菌感染性疾病，常表现为发热与腰部疼痛。常由于细菌沿输尿管上行感染，偶有血行感染。典型表现为发热与腰痛。但小儿或老年人常无此类症状，但表现为易激惹，食欲下降，或精神改变。除怀疑有尿路梗阻或结石，及病人对抗生素治疗不敏感外，一般无须做尿路造影。不伴脓毒血症并能够大量饮水的病人可在家服用 2 周抗生素治疗。否则，需住院静脉用抗生素。发热时，在有效应用抗生素后 24～28 小时体温可下降。肾盂肾炎可导致肾瘢痕化，尿路梗阻可加速此过程。气肿性肾盂肾炎常危及生命，死亡率达 30%（见急症部分的气肿性肾盂肾炎）。

　　肾盂肾炎有时可形成脓肿。发生在肾实质的称为肾脓肿；发生在肾被膜与 Gerota 筋膜间的脓肿称为肾周脓肿。如抗生素治疗 72 小时后无效，则需行 CT 检查排除脓肿与梗阻的存在。治疗包括静脉应用广谱抗生素及经皮引流。

前列腺炎

　　急性前列腺炎是发生在前列腺的细菌感染性炎症，多有尿路细菌引起。病人表现为发热，尿痛及会阴部或背部不适。直肠指检可触及质硬伴触痛的腺体。但不宜行前列腺按摩，因病人会感不适并可引起感染扩散。病人需接受 4～6 周抗生素治疗，通常选用喹诺酮类。在治疗 48 小时后仍无改善的病人，应做影像学检查以排除前列腺脓肿。如脓肿存在，较大者可行经尿道去顶术或经皮穿刺术。

　　慢性前列腺炎表现为持续下尿路症状与盆腔疼痛。慢性前列腺炎可分为细菌性与非细菌性，可由前列腺按摩前后的尿液培养结果区分。慢性细菌性前列腺炎是男性反复尿路感染的常见原因之一，可行长疗程抗生素治疗。抗生素或其他大多数药物对慢性非细菌性前列腺炎无作用。生物治疗、物理治疗及其他非特异的前列腺治疗方法可能对此类病人有效[42]。

附睾-睾丸炎

　　附睾-睾丸炎通常是由泌尿道内细菌感染引起。但多数男性并无尿路感染征象。症状表现为一侧附睾和（或）睾丸肿痛，常伴发热。受累侧阴囊可见红斑。白细胞（WBC）计数常升高。起病较快，但不及睾丸扭转迅速。超声检查可提供如附睾血流增加的证据支持诊断。反应性阴囊水肿可同时存在。睾丸内感染可导致局部坏死性睾丸炎，超声可见睾丸血供减少。虽然逐渐发病的过程可能由于感染引起，但当睾丸血供减少时有必要做睾丸探查，以排除扭转的可能。若同时存在脓尿，白细胞计数增高或发热，则不应行此探查。

　　病人发热不明显或病情稳定时，可口服抗生素治疗。如病人高热，白细胞明显增多或血流动力学异常，则可能是附睾-睾丸炎引起的脓毒血症所致，应住院行肠外抗生素治疗。睾丸内可形成脓肿，此时常需切除睾丸。睾丸白膜顺应性差，因此睾丸内炎症引起压力增高可导致睾丸实质缺血性坏死。

下尿路梗阻

良性前列腺增生症

　　良性前列腺增生症是指由于前列腺引起的尿路梗阻症状，但前列腺增大程度与临床表现不具相关性。良性前列腺增生症的临床表现为尿频、尿急，排尿踌躇，尿流减慢和（或）夜尿增多。这些症状无特异性，可由感染、尿道狭窄引起，也可由糖尿病、帕金森病、多发性硬化、卒中、脊髓损伤导致的神经功能障碍引起。除排尿障碍外，良性前列腺增生症还可出现肉眼血尿，不完全排空导致的感染，膀胱结石及急性尿潴留。长期膀胱排空不全可导致慢性膀胱过度充盈，从而导致膀胱功能丧失，有时为永久性丧失。

前列腺增生症通常首先使用药物治疗。α受体阻滞剂作用于前列腺平滑肌的α受体，使其活性降低。5α-还原酶抑制剂，阻断睾酮转化为更具活性的双氢睾酮，在数月内使前列腺缩小。两者可单独使用，也可以联合运用治疗前列腺增生症。如果药物治疗无效，需行外科手术治疗。经尿道前列腺切除术是前列腺增生症内窥镜手术治疗的主要方式，其对改善尿流量减少残余尿量极为有效。并发症少见，包括尿失禁及大量低张灌洗液的吸收导致的经尿道切除综合征。低钠血症和体液增多，虽然罕见，但可导致死亡。重症病例精神状态的改变及肺水肿可经利尿，补充高张盐液治疗。由于这些罕见但严重的并发症，前列腺激光气化疗法逐渐被采用。它仅有极少的液体吸收，而且无须电切，可使用盐液，出血量少。效果与经尿道前列腺切除术相似[43]。若腺体过大(>100g)，内镜手术效果不好，应采用开放性手术。耻骨上前列腺切除术切除了大部分腺体，但保留被膜，从而对排尿控制力与勃起功能影响较小。

尿道狭窄

尿道狭窄的排尿症状与前列腺增生很相似。狭窄可能由

感染性尿道炎，器械检查，外伤，或癌症导致的瘢痕引起。尿道癌非常罕见，特别是男性，因此大部分狭窄是由良性原因引起。诊断是靠逆行性尿道或膀胱镜检查。可行尿道扩张或尿道切开治疗，但均有复发可能。开放性手术切除常用于较长与屈曲的狭窄，长期成功率较高[44]。

上尿路梗阻

部分或完全性上尿路梗阻的特点为肾积水(NH)，输尿管由于梗阻程度不同出现相应的扩张(图40-10)。HN可由CT或超声查见，病情轻重不一，慢性病例肾实质变薄。急性病例中，HN严重程度与梗阻程度间无必然相关性，原因可能为病情的进展需要较长时间。阻塞可由内在因素引起，如输尿管结石或肿瘤；或因外在压迫，如腹腔肿瘤、髂动脉瘤或妊娠子宫引起。血肌酐可升高，但对侧肾可代偿，因此血生化检查未必显示有肾功能损害。肾功能正常使治疗显得不太急迫，但即使是不全梗阻如数周内未纠正，将导致永久性功能丧失[45]。完全性梗阻在两周内便可引起永久性功能障碍[46]。

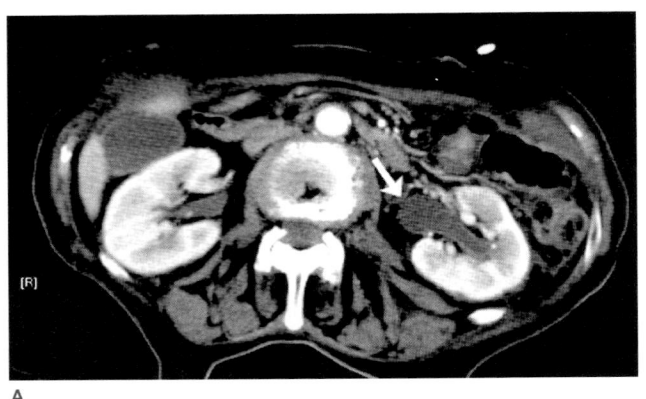
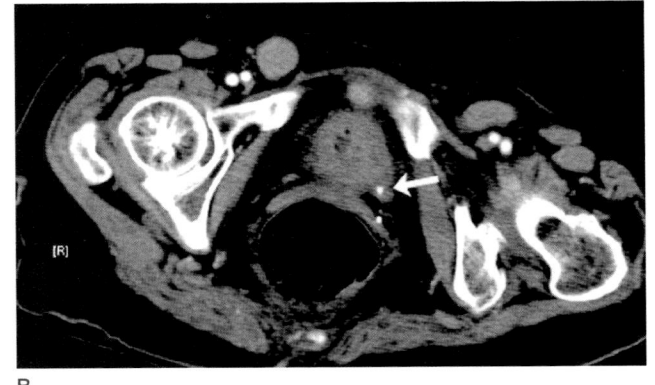

图40-10 肾积水和输尿管结石。**A.** 远端阻塞引起的左肾积水(箭头)。**B.** 一输尿管膀胱交界处4mm的结石(箭头)

输尿管梗阻的治疗为内镜下置入输尿管支架，该支架为两端均有卷曲的一次性塑料管，两端的卷曲可防止其移位。管腔内及其周围液体均可流通。若需长期植入支架，则应每3个月更换一次，以防止尿中沉积物严重结垢。支架常易滋生细菌，但感染症状并不常见[47]。一旦置入支架，由于输尿管蠕动停止与尿液回流，会发生轻微的肾积水，除非较为严重，否则并不表示仍存在梗阻。

如果支架置入失败或由于外在压迫引流不畅，则应施行经皮肾造瘘术(PCN)。如病人情况不稳定，应首选此法，因其不需较强麻醉并能快速有效降低肾集合系统的压力。

尿石症

尿石症或称泌尿系统结石症，可能有10%的人一生中受到其影响。结石可能是一种或多种成分的结晶，最常见为草酸钙。还可含有磷酸钙、磷酸镁铵(鸟粪石)、尿酸或胱氨酸。钙和鸟粪石在普通X线片往往是可见的，但CT扫描将显示除含有茚地那韦(抗反转录病毒药物)结晶的所有结石[49]。因此，CT扫描已成为评估尿路结石的首选研究方法。

尿路结石有多种成因。甲状旁腺功能亢进，结节病，肾漏钙，原发性过度吸收引起的高钙尿可导致含钙结石。病人在

胃分流术后常发生结石，因其尿中草酸盐排出增加[50]。术后，食物中的钙被未吸收的脂肪结合(皂化作用)，阻止其与草酸结合，从而促进草酸的肠道吸收。痛风病人由于其尿酸增加，尿液pH降低，使尿酸溶解度降低，增加了患尿酸结石的风险。

泌尿系结石可发生在泌尿道任何部位。通常结石在肾盂或膀胱中并无症状，但却是有症状的输尿管梗阻的常见原因。梗阻可分为部分性或完全性。较小的结石(6mm以内)可能会导致诸如腰痛和恶心的较重症状，但通常只需支持疗法便可缓解[51]。α受体阻滞剂，能松弛远端输尿管，以减轻肾绞痛[52]。≥7mm的结石更可能发生嵌顿，或需要较长时间才能通过输尿管。因此，较大结石(在极远端输尿管病例除外)常需手术治疗，以免出现严重症状时频繁急诊治疗。

泌尿系结石的治疗有几种方法可供选择，因结石位置而异。结石阻塞往往因置入的支架(使近侧集合系统减压)得以缓解。当尿路感染与结石梗阻同时存在，可植入支架，但如病人情况不稳定，应行经皮肾造瘘术。彻底治疗肾或输尿管结石(碎石术)是通过输尿管镜，经皮肾镜碎石术(PCNL)，或体外冲击波碎石术(ESWL)。输尿管镜检查较为普遍，其通过可屈曲，半刚性设备到达结石所在位置。直视下，激光束的

能量粉碎结石,取出碎片,也常可自行排出。经皮肾镜碎石术通过经皮孔道进入肾脏,可应用较大观察镜及多种能源(激光,超声)粉碎大块结石。此种方法尤其适用于鹿角形结石。体外冲击波碎石术完全无创,在透视引导下通过汇聚的冲击波能粉碎结石。

碎石术的并发症取决于所使用的治疗方法。输尿管镜检查可能偶尔导致输尿管损伤,产生瘢痕引起狭窄。若感染病例应用内镜灌洗,可使细菌扩散至肾实质,引起脓毒血症。经皮肾镜碎石术可引发大出血,如进入肾脏的孔道穿通胸膜腔下部,大量灌洗液可导致严重胸腔积液。体外冲击波碎石偶可导致肾脏血肿,在治疗左侧结石时曾有发现引起脾破裂[53,54]。

复发性结石病人如不能由病史找出原因,可根据结石成分分析和代谢检查来确定。充分水化对所有病例均有效。含钙结石病人除非有吸收性高尿钙(多数病人没有),否则减少钙的摄入对治疗无帮助。实际上,高钙饮食病人平均患尿石症概率较低[55]。

腹膜后纤维化

腹膜后纤维化是输尿管及周围血管被致密纤维物质包绕的过程。多数病人表现为急性肾衰竭,影像学显示腹膜后均质,斑片状影的输尿管向中线移位。此病多为原发性,但偶为肿瘤如组织细胞增多症、淋巴瘤引起,需排除[56]。许多药物如麦角新碱衍生物,甲基多巴,β受体阻滞剂可促进炎症过程[57]。双侧输尿管支架或 PCN 可临时解除梗阻。皮质醇类激素可逆转炎症过程,但仍需手术解除输尿管腹膜后纤维物质的包绕。为防止复发,需将输尿管移入腹膜,卷于网膜内。

小儿泌尿外科

输尿管肾盂连接处梗阻

输尿管肾盂连接处梗阻(UPJ)是产前超声检查最为常见的肾积水病因,也常见于小儿与青年。梗阻的形成有内因与外因,可由临床表现确定。内因引起的梗阻发生在出生婴儿,由近侧输尿管部分狭窄或收缩无力导致。可使肾进入输尿管受阻,尤其是流量高时,导致肾集合系统受压。久之,增高的肾盂内压及反复感染可损伤肾实质。异常的肾下极动脉与近侧输尿管缠绕是导致输尿管肾盂连接处梗阻的第二大原因。核素扫描(巯基乙酰三甘氨酸或$^{99}Tc^m$二乙烯三胺五乙酸)已取代静脉肾盂造影成为首选检查方法。对比或示踪剂排空延迟表示存在梗阻。侵袭性肾盂内压测定很少使用。

并非所有病人均需手术治疗。许多肾积水患儿输尿管肾盂连接处梗阻并不严重,可随时间推移好转。但伴有感染或肾功能损害的病例需手术以改善排尿。开放性肾盂成形术被认为是治疗的首选方法,尤其对于婴儿。在较大儿童或成人,腹腔镜或机器人肾盂成形术可以加快术后恢复和减少术后疼痛,内镜肾盂切开术也可被采用。手术方式包括输尿管镜检查及经激光或手术刀做患侧输尿管皮肤全层切开,应注意勿伤及肾门部血管。

膀胱输尿管反流

膀胱输尿管反流(VUR)是引起肾积水的第二大原因,排在输尿管肾盂连接处梗阻之后。高达 2/3 的尿路感染患儿可

并发 VUR[58],大多数病人为女性。原发性反流为膀胱输尿管连接处先天发育不良导致畸形所致,当输尿管解剖正常时,膀胱出口梗阻可导致一侧或双侧输尿管继发性反流。它最严重损害是发生反复性肾盂肾炎,可通过瘢痕化导致累积性肾损害。

产前超声检测的新生儿肾积水或有尿路感染的婴儿或儿童应使用排泄性膀胱尿道造影评估 VUR 程度。VUR 按照国际分类系统分级。可自发缓解的 VUR 为分类的标准,是 VUR 分级的功能之一[59]。大多数轻度反流(1~2 级),可自发缓解,而 30%~50% 的 III 级与 IV 级反流及 9% 的 V 级反流可获缓解[59,60]。VUR 的初期治疗方案尤其对中度病人仍有争议。外科手术行输尿管再植效果较好,但对可自然缓解的病例属过度治疗。但保守治疗包括预防应用抗生素,可能导致耐药菌的暴发感染。应用在输尿管口注入填充剂这一新的内镜技术,使得这一矛盾得到缓解。这一技术创伤极小,可使一部分病人免除开放性手术或长期使用抗生素。但此法并非适用每一病例,严重反流者仍需行输尿管再植术。

输尿管膨出

输尿管膨出是发生在输尿管末端的囊性扩张,有人认为由输尿管芽和泌尿生殖膈之间持续存在的隔膜导致。多数病人有泌尿生殖系统相关畸形,如双重集合系统或输尿管易位。病人常在幼年时期出现症状,随梗阻程度不同,表现各异。病人可存在肾积水与肾盂肾炎。较大而脱垂的膨出可引起膀胱出口梗阻,在新生儿偶可表现为阴唇内团块。可通过膀胱镜,排泄性膀胱尿道造影或静脉肾盂造影确诊。

对肾功能良好的病人可行内镜下切除膨出,但术后常出现膀胱输尿管反流。若膨出在无功能双重集合系统一侧,需行肾部分切除术以避免感染。

后尿道瓣膜

后尿道瓣膜是新生男婴双侧肾积水的独特损伤因素。该"瓣膜"是前列腺尿道部的组织褶皱,可导致膀胱出口梗阻。确诊靠排泄性膀胱尿道造影,可显示膀胱排空不良和后尿道扩张。应在膀胱置入 Foley 导管对泌尿系统减压,使肾功能有恢复的可能。治疗包括膀胱镜部分或完全切除瓣膜。即使在切除后梗阻得以解除,病人仍有很大可能发生肾衰竭,这取决于产前梗阻等级[61]。由于长期的产前梗阻存在,膀胱常受损并丧失部分功能,正常排尿模式发生改变。后尿道瓣膜最严重后果为羊水过少导致的肺发育不全,现已在产前经胎盘做膀胱减压以预防此重症。

(刘继红　林健 译)

参考文献

亮蓝色标记的是主要参考文献。

1. Wynder EL, Goldsmith R: The epidemiology of bladder cancer: A second look. *Cancer* 40:1246, 1977.
2. Canter D, Guzzo TJ, Resnick MJ, et al: Hydronephrosis is an independent predictor of poor clinical outcome in patients treated for muscle-invasive transitional cell carcinoma with radical cystectomy. *Urology* 72:379, 2008.
3. Stein JP, Cai J, Groshen S, et al: Risk factors for patients with pelvic lymph node metastases following radical cystectomy with en bloc pelvic lymphadenectomy: Concept of lymph node density. *J Urol* 170:35, 2003.
4. Grossman HB, Natale RB, Tangen CM, et al: Neoadjuvant chemotherapy plus cystectomy compared with cystectomy alone for locally advanced bladder cancer. *N Engl J Med* 349:859, 2003.
5. Lawrance WT, Rumohr JA, Chang SS, et al: Contemporary open radical cystectomy: Analysis of perioperative outcomes. *J Urol* 179:1313, 2008.

6. Bosl GJ, Motzer RJ: Testicular germ-cell cancer. *N Engl J Med* 337:242, 1997.

7. Donohue JP, Thornhill JA, Foster RS, et al: Retroperitoneal lymphadenectomy for clinical stage A testis cancer (1965 to 1989): Modifications of technique and impact on ejaculation. *J Urol* 149:237, 1993.

8. American Cancer Society: *Cancer Facts & Figures 2008*. Atlanta: American Cancer Society, 2008.

9. Hollingsworth JM, Miller DC, Daignault S, et al: Rising incidence of small renal masses: A need to reassess treatment effect. *J Natl Cancer Inst* 98:1331, 2006.

10. Israel GM, Bosniak MA: Follow-up CT of moderately complex cystic lesions of the kidney (Bosniak category IIF). *AJR Am J Roentgenol* 181:627, 2003.

11. Linehan WM, Walther MM, Zbar B: The genetic basis of cancer of the kidney. *J Urol* 170:2163, 2003.

12. Flanigan RC, Salmon SE, Blumenstein BA, et al: Nephrectomy followed by interferon alfa-2b compared with interferon alfa-2b alone for metastatic renal cell cancer. *N Engl J Med* 345:1655, 2001.

13. Mickisch GHJ, Garin A, van Poppel H, et al: Radical nephrectomy plus interferon-alfa-based immunotherapy compared with interferon alfa alone in metastatic renal cell carcinoma: a randomized trial. *Lancet* 358:966, 2001.

14. Huang WC, Levey AS, Serio AM, et al: Chronic kidney disease after nephrectomy in patients with renal cortical tumors: A retrospective cohort study. *Lancet Oncol* 7:735, 2006.

15. Rabbani F, Herr HW, Almahmeed T, et al: Temporal change in risk of metachronous contralateral renal cell carcinoma: Influence of tumor characteristics and demographic factors. *J Clin Oncol* 20:2370, 2002.

16. Bosniak MA, Birnbaum BA, Krinsky GA, et al: Small renal parenchymal neoplasms: Further observations on growth. *Radiology* 197:589, 1995.

17. Chin AI, Lam JS, Figlin RA, et al: Surveillance strategies for renal cell carcinoma patients following nephrectomy. *Rev Urol* 8:1, 2006.

18. Kavolius JP, Mastorakos DP, Pavlovich C, et al: Resection of metastatic renal cell carcinoma. *J Clin Oncol* 16:2261, 1998.

19. Bill-Axelson A, Holmberg L, Filen F, et al: Radical prostatectomy versus watchful waiting in localized prostate cancer: The Scandinavian Prostate Cancer Group-4 Randomized Trial. *J Natl Cancer Inst* 100:1144, 2008.

20. Gleason DF, Mellinger GT (Veterans Administration Cooperative Research Group): Prediction of prognosis for prostatic adenocarcinoma by combined histologic grading and clinical staging. *J Urol* 111:58, 1974.

21. Walsh PC, Marschke P, Ricker D, et al: Patient-reported urinary continence and sexual function after anatomic radical prostatectomy. *Urology* 55:58, 2000.

22. Buckley JC, McAninch JW: Selective management of isolated and nonisolated grade IV renal injuries. *J Urol* 176:2498, 2006.

23. Koraitim MM: Pelvic fracture urethral injuries: The unresolved controversy. *J Urol* 161:1433, 1999.

24. Moudouni SM, Patard JJ, Manunta A, et al: Early endoscopic realignment of post-traumatic posterior urethral disruption. *Urology* 57:628, 2001.

25. Mouraviev V, Coburn M, Santucci R: The treatment of posterior urethral disruption associated with pelvic fractures: Comparative experience of early realignment versus delayed urethroplasty. *J Urol* 173:873, 2005.

26. Corrales JG, Corbel L, Cipolla B, et al: Accuracy of ultrasound diagnosis after blunt testicular trauma. *J Urol* 150:1834, 1993.

27. Sawh SL, O'Leary MP, Ferreira MD, et al: Fractured penis: A review. *Int J Impot Res* 20:366, 2008.

28. Donohue RE, Utley WLF: Torsion of the spermatic cord. *J Urol* 40:33, 1978.

29. Taskinen S, Taskinen M, Rintala R: Testicular torsion: Orchiectomy or orchiopexy? *J Pediatr Urol* 4:210, 2008.

30. Tahmaz L, Eredemir F, Kibar Y, et al: Fournier's gangrene: Report of 33 cases and a review of the literature. *Int J Urol* 13:960, 2006.

31. Verit A, Verit FF: Fournier's gangrene: The development of a classical pathology. *BJU Int* 100:1218, 2007.

32. Pryor J, Akkus E, Alter G, et al: Priapism. *J Sex Med* 1:116, 2004.

33. Ekstrom B, Olsson AM: Priapism in patients treated with total parenteral nutrition. *Br J Urol* 59:170, 1987.

34. Dent LA, Brown WC, Murney JD: Citalopram-induced priapism. *Pharmacotherapy* 22:538, 2002.

35. Pecknold JC, Langer SF: Priapism: Trazodone versus nefazodone. *J Clin Psychiatry* 57:547, 1996.

36. Miller ST, Rao SO, Dunn EK, et al: Priapism in children with sickle cell disease. *J Urol* 154:844, 1995.

37. Hellstrom WJ, Derosa A, Lang E: The use of transcatheter superselective embolization to treat high flow priapism (arteriocavernosal fistula) caused by straddle injury. *J Urol* 178:1059, 2007.

38. Williams JC, Morrison PM, Richardson JR: Paraphimosis in elderly men. *Am J Emerg Med* 13:351, 1995.

39. Huang JJ, Tseng CC: Emphysematous pyelonephritis: Clinicoradiological classification, management, prognosis, and pathogenesis. *Arch Int Med* 160:797, 2000.

40. Aswathaman K, Gopalakrishnan G, Gnanaraj L, et al: Emphysematous pyelonephritis: Outcome of conservative management. *Urology* 71:1007, 2008.

41. Abdul-Halim H, Kehinde EO, Abdeen S, et al: Severe emphysematous pyelonephritis in diabetic patients: Diagnosis and aspects of surgical management. *Urol Int*; 75:123, 2005.

42. Capodice JL, Bemis DL, Buttyan R, et al: Complementary and alternative medicine for chronic prostatitis/chronic pelvic pain syndrome. *Evid Based Complement Alternat Med* 2:495, 2005.

43. Spaliviero M, Araki M, Wong C: Short-term outcomes of Greenlight HPS laser photoselective vaporization prostatectomy (PVP) for benign prostatic hyperplasia (BPH). *J Endourol* 22:2341, 2008.

44. Andrich DE, Mundy AR: What is the best technique for urethroplasty? *Eur Urol* 54:1031, 2008.

45. Leahy AL, Ryan PC, McEntree GM: Renal injury and recovery in partial ureteric obstruction. *J Urol* 142:199, 1989.

46. Vaughan ED, Gillenwater JY: Recovery following complete chronic unilateral ureteral occlusion: Functional, radiographic, and pathologic alterations. *J Urol* 106:27, 1971.

47. Paick SH, Park HK, Oh SJ, et al: Characteristics of bacterial colonization and urinary tract infection after indwelling of double-J ureteral stent. *Urology* 62:214, 2003.

48. Johnson CM, Wilson DM, O'Fallon WM, et al: Renal stone epidemiology: A 25-year study in Rochester, Minnesota. *Kidney Int* 16:624, 1979.

49. Daudon M, Estepa L, Kebede M, et al: Urinary calculi and crystalluria in HIV+ patients treated with indinavir sulfate. *Presse Med* 26:1612, 1997.

50. Cryer PE, Garber AJ, Hoffsten P, et al: Renal failure after small intestinal bypass for obesity. *Arch Intern Med* 135:1610, 1975.

51. Ueno A, Kawamure T, Ogawa A, et al: Relation of spontaneous passage of ureteral calculi to size. *Urology* 10:544, 1977.

52. Sayed MA, Abolysor A, Abdalla MA, et al: Efficacy of tamsulosin in medical expulsive therapy for distal ureteral calculi. *Scand J Urol Nephrol* 42:59, 2008.

53. Rashid P, Steele D, Hunt J: Splenic rupture after extracorporeal shock wave lithotripsy. *J Urol* 156:1756, 1996.

54. Marcuzzi D, Gray R, Wesley-James T: Symptomatic splenic rupture following extracorporeal shock wave lithotripsy. *J Urol* 145:547, 1991.

55. Curhan GC, Willett WC, Rimm EB, et al: A prospective study of dietary calcium and other nutrients and the risk of symptomatic kidney stones. *N Engl J Med* 328:833, 1993.

56. Koep L, Zuidema GD: The clinical significance of retroperitoneal fibrosis. *Surgery* 81:250, 1977.

57. Srinivas V, Dow D: Retroperitoneal fibrosis. *Can J Surg* 27:111, 1984.

58. Smellie JM, Normand IC: Clinical features and significance of urinary tract infection in children. *Arch Dis Child* 43:468, 1968.

59. Duckett JW: Vesicoureteral reflux: A "conservative" analysis. *Am J Kidney Dis* 3:139, 1983.

60. Arant BS: Medical management of mild and moderate vesicoureteral reflux: Follow up studies of infants and young children. A preliminary report of the Southwest Nephrology Group. *J Urol* 148:1683, 1992.

61. Kousidis G, Thomas DF, Morgan H, et al: The long-term outcome of prenatally detected posterior urethral valves: A 10 to 23-year follow-up. *BJU Int* 102:1020, 2008.

第**41**章

妇科

Joanna M. Cain, Wafic M. ElMasri,
Tom Gregory, and Elise C. Kohn

关键点

1. 为更充分的诊断和治疗妇科疾病,全面的妇科检查一定要包括全身体格检查。

2. 可以引起急性腹痛的妇科疾病包括盆腔感染性疾病,输卵管卵巢脓肿,卵巢扭转,异位妊娠破裂,感染性流产。当生育年龄的女性以腹痛或盆腔疼痛来就诊,一定要首先除外妊娠。

3. 妊娠会引起心血管系统和凝血功能的明显异常,对于妊娠期发生创伤的病人,处理过程中一定要牢记病人的这些变化。

4. 盆底功能异常非常常见,包括盆底器官脱垂,尿失禁和大便失禁,约 11% 的女性在其生命的某个阶段需要接受盆底重建手术。

5. 对于外阴、阴道和子宫颈的疾病,任何治疗前进行活检以明确诊断非常重要;绝经后出血的病人,一定要除外恶性疾病。早期子宫颈癌病人需要手术治疗,但是ⅠB期及以上病人,则需要放射治疗。

6. BRCA1 和 BRCA2 基因突变病人,可以考虑进行预防性输卵管卵巢切除术;而有遗传性非息肉性结肠癌病人,预防性输卵管卵巢切除的同时需要进行全子宫切除术。

7. 上皮性卵巢癌病人,完全的 debulking 手术对于治疗效果和预后非常重要;对于晚期卵巢癌病人,如果完成了理想的细胞减灭术,在腹腔没有明显粘连的情况下,首选的治疗措施是腹腔内化疗。

疾病的病理生理和发病机制

　　女性生殖系统是人体非常独特的组成部分,该系统内有许多非常缜密的功能调节机制。许多属于恶性肿瘤的行为,如血管生成和生理性浸润等,在生殖系统是器官完成其功能必需的;相反,这些行为一旦被剥夺,则会导致疾病的发生。胚胎着床、胎盘形成和发育必须躲避人体的免疫监视,而在此生理过程中人体免疫监督机能下降时通过多种机制来调节,以不同形式来实现。这种强大的免疫屏障破坏机制是如何参与相关疾病的发病机制,目前还不明朗。在月经周期的过程中,卵巢上皮和子宫内膜需要经历肿瘤样的破坏、愈合、血管生成和再生等生理过程,而这些生理过程所涉及的一系列的生物和生化过程与许多妇科疾病相同,如子宫内膜异位症、卵巢巧克力囊肿、成熟畸胎瘤、无性细胞瘤以及良性肿瘤恶性变等。基因异常,无论生殖细胞基因异常还是躯体细胞基因异常,都可能引起器官功能异常或引起疾病的发生,具体机制目前正在不断地研究中,其中重点的研究领域包括器官组织恶性变、基因药理学以及手术相关的危险因素,如出血和血栓形成等。在不久的将来,医学界将掀起将基因和基因组信息应用到疾病的诊断和评估过程中的热浪,我们将更清楚地认识到谁处于某种疾病的高风险下,如何更科学性地对疾病进行诊断和随访,对于不同病人如何更针对性地选择药物和治疗措施。上述观点将与手术方式结合,共同讨论解剖、诊断、感染、产科病人的手术和药物治疗、盆底功能异常以及肿瘤等各方面的问题。

解剖

骨盆的出口分成前后两部分,前面部分是坐骨耻骨支勾勒的范围,后面部分包括尾骨和骶结节韧带包括的范围[1]。骨盆出口可以进一步分为前后两个三角,这两个三角共同使用一个底边,即坐骨结节之间的连线。前三角表面覆盖的软组织与前腹壁的层次相似:最外面一层是皮肤;皮肤下面是脂肪组织;对于外阴,脂肪组织下面是称为会阴膜的筋膜;筋膜下面是肌肉层,即肛提肌。

外阴

大阴唇是与男性阴囊同源的女性组织结构,大阴唇是外阴的外侧皮肤边界,如图 41-1。成年女性,大阴唇由表面覆盖毛发的脂肪皱褶形成,前方在耻骨联合隆突表面融合,即阴阜。脂肪层的深处结构称为 Colles 筋膜,其延伸至会阴膜的下缘,这种融合有限制表浅血肿向下扩散的作用。大阴唇内侧与其邻近的结构称为小阴唇,小阴唇由较小的结缔组织皱褶组成,其外侧是没有覆盖毛发的皮肤,而内侧则覆盖阴道黏膜。小阴唇在前方融合后形成阴蒂包皮和阴蒂系带,在后方融合后形成舟状窝和阴唇系带。前庭是指两侧小阴唇内侧缘之间的区域,前方边界是阴蒂,后方边界是舟状窝,尿道和阴道都开口于前庭。Skene 腺体开口于尿道外口的侧下方,这些腺体可以形成囊肿、脓肿,甚至可以出现肿瘤。

如图 41-2 所示,勃起组织和相关肌肉位于会阴膜和外阴皮下组织之间的区域。阴蒂由两个阴蒂脚组成,被悬吊在耻骨。阴蒂脚的表面覆盖坐骨海绵体肌,后者走行于坐骨耻骨支的下缘。由坐骨海绵体肌下端向内侧伸展的肌肉是会阴浅横肌。这些肌肉都融合到会阴体,会阴体是阴唇系带后面和深处的结构。前庭球位于前庭的下方,两侧被球海绵体肌覆盖,这些肌肉由会阴体发出,终止于阴蒂。前庭球的下端有一对腺体称为 Bartholin 腺,该腺体通过导管开口于前庭。

盆底肌肉

如图 41-3 所示,骨盆的出口横跨着盆膈,这些肌肉处于一定的收缩状态从而保持相应的张力。由于盆底肌肉的复杂性,所以多数解剖学教科书都不能对盆底肌肉的水平特征提供一个真实的图谱。从前到后,再到两侧的次序,盆底肌肉可以分为耻尾肌、耻骨直肠肌、髂尾肌和尾骨肌。前两组肌肉发出部分肌纤维组成会阴体。尿生殖裂的两边是耻尾肌,前面是耻骨联合。尿道和阴道即穿过尿生殖裂。对于膀胱膨出、直肠膨出和子宫脱垂等盆底支持功能障碍性疾病,这些是研究的重点。

盆底神经

阴部神经由来自 $S_2 \sim S_4$ 神经发出的纤维组成,首先穿出髂骨大孔,然后弯曲地绕过坐骨棘和骶棘韧带,最后又通过髂骨大孔返回,如图 41-4。阴部神经通过 Alcock 管后,到达会阴,形成会阴的感觉和运动神经纤维。阴部神经的运动神经纤维来自骶髓的 Onuf 神经核,负责尿道和肛门括约肌的收缩。由 $S_2 \sim S_4$ 神经直接发出神经纤维,支配肛提肌。在分娩或者过度锻炼过程中,由于过度牵拉,会出现神经和肌肉纤维的损伤,对许多种类型的盆底功能障碍性疾病,上述损伤至少起到一定的作用。

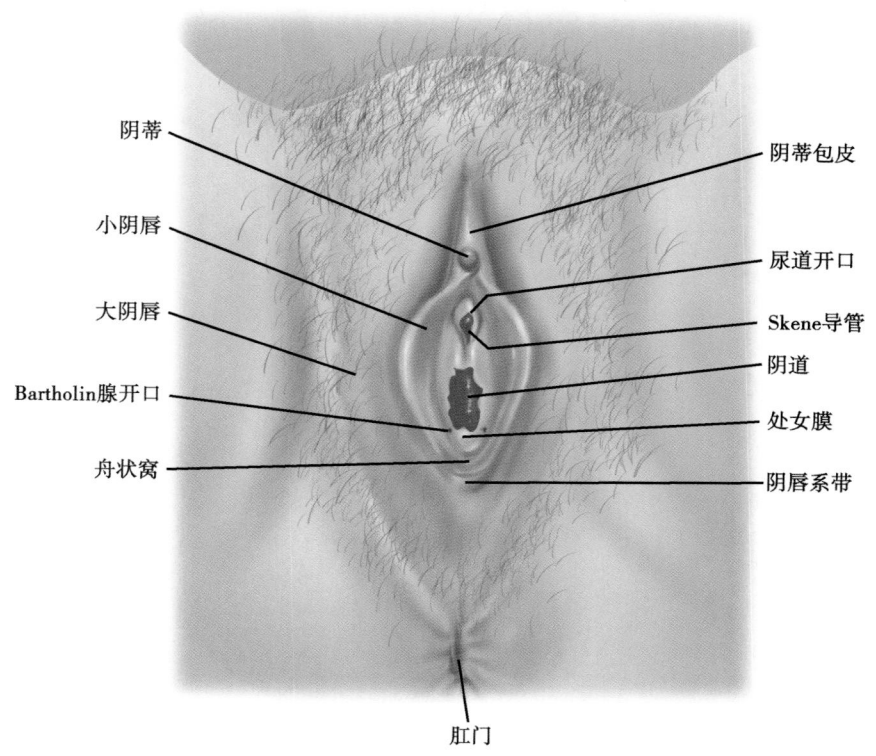

阴蒂 —

小阴唇 —

大阴唇 —

Bartholin腺开口 —

舟状窝 —

— 阴蒂包皮

— 尿道开口

— Skene导管

— 阴道

— 处女膜

— 阴唇系带

肛门

图 41-1 外生殖器

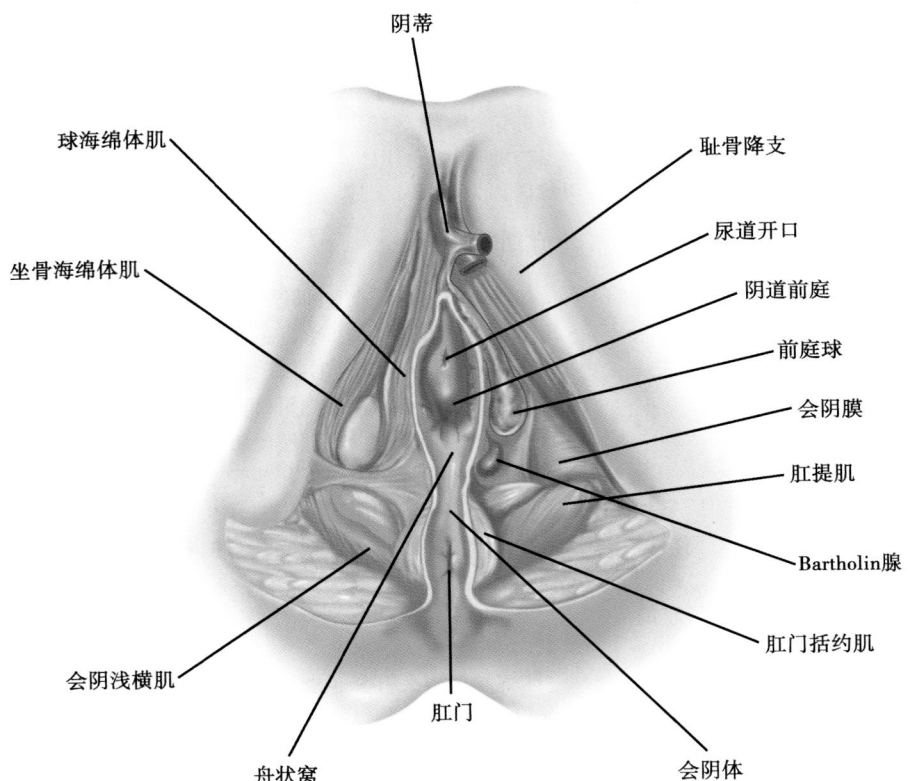

阴蒂

球海绵体肌

坐骨海绵体肌

耻骨降支

尿道开口

阴道前庭

前庭球

会阴膜

肛提肌

Bartholin腺

肛门括约肌

会阴浅横肌

肛门

舟状窝

会阴体

图 41-2　会阴浅层结构和会阴膜

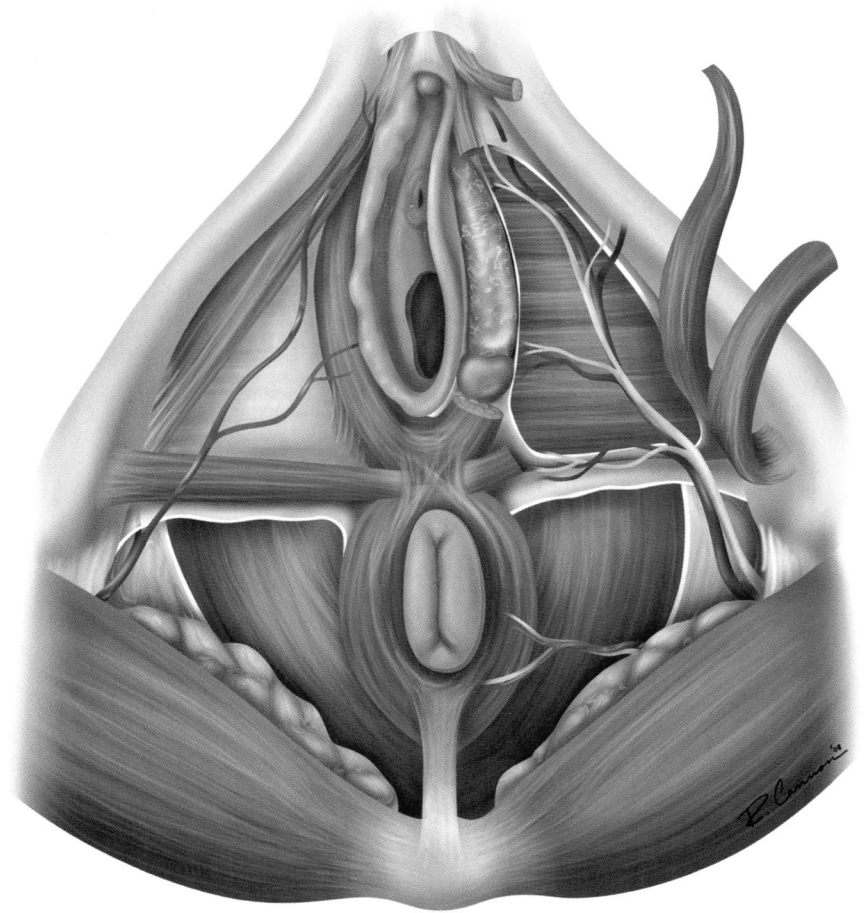

图 41-3　盆底深部肌肉以及神经

卵巢固定到同侧子宫角。圆韧带起自子宫角,进入并穿过腹股沟管,最后附着于阴阜的皮下组织。骨盆漏斗韧带由卵巢的血管组成,将卵巢悬吊在两侧盆壁。覆盖输卵管、圆韧带和卵巢的腹膜在子宫两侧形成皱折,称为阔韧带,与覆盖卵巢动静脉的腹膜一样,其实阔韧带也不是真正的韧带,仅仅是腹膜的皱折。

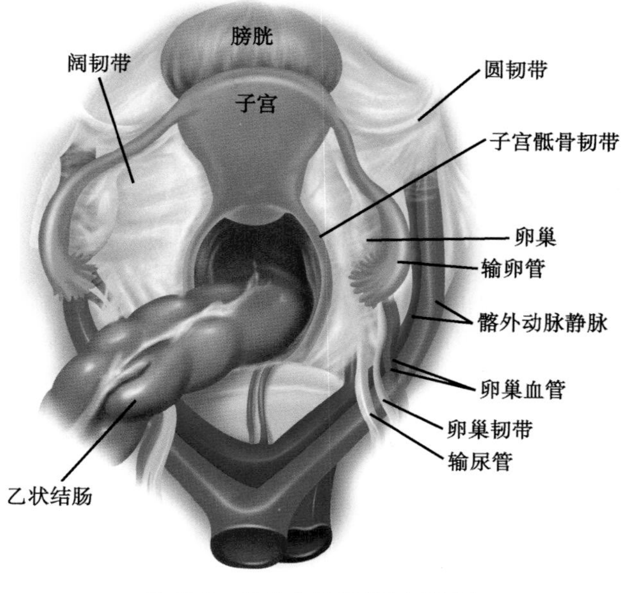

子宫前后方各有一个腹膜隐窝,前面的称为前隐窝,后面的称为后隐窝,后隐窝又称为 Douglas 窝。如图 41-6 所示,在横切面上,有几个对手术非常重要的无血管手术间隙,两侧是前面的膀胱侧窝和后面的直肠侧窝,中间由前向后依次为耻骨后间隙、膀胱阴道间隙、阴道直肠间隙和直肠后间隙。耻骨后间隙又称为膀胱前 Retzius 间隙,直肠后间隙又称为骶前间隙。骨盆缘将真骨盆和假骨盆区分开,真骨盆又称为产科骨盆,后者包括髂嵴所涵盖的空间。

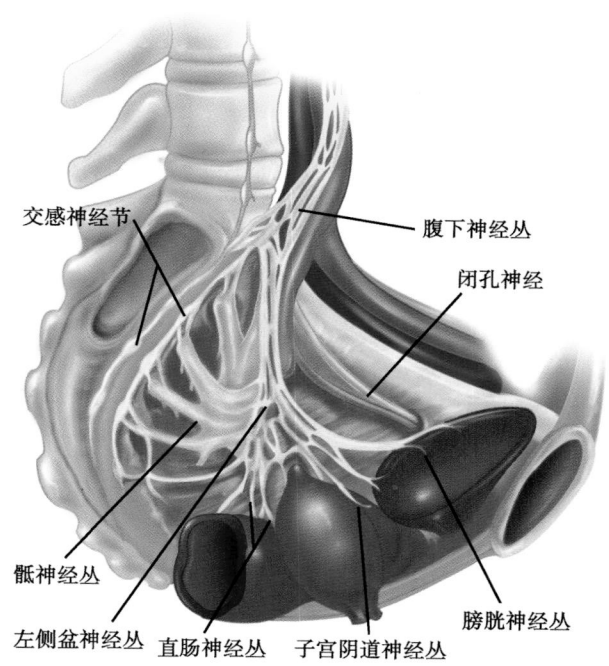

图 41-4　女性盆腔的神经系统

内生殖器

如图 41-5 所示,该图显示的是手术者通过下腹正中切口进入盆腔所能看到的盆腔的图像。子宫和子宫颈位于中轴线上,不但要通过盆底肌肉获得支撑,而且还要通过主韧带和宫骶韧带分别将子宫和子宫颈悬吊到两侧盆壁和后盆壁。主韧带又称为 Macknrodt 韧带,在内侧附着到宫颈周围筋膜,两侧融合到侧盆壁的肌肉。宫骶韧带从骶骨发出,通过直肠的两侧,到达并融合到宫颈周围筋膜,对子宫颈和阴道起悬吊作用。

输卵管起自两侧子宫角的上部,然后向侧后方走行;输卵管的外侧 1/3 发生膨大,形成壶腹部。卵巢固有韧带将两侧

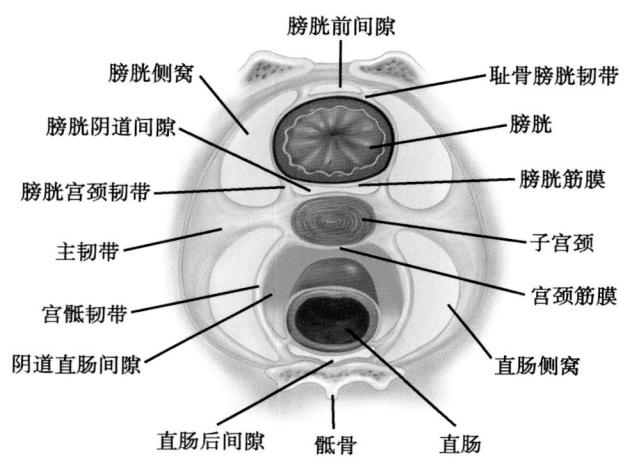

图 41-6　女性盆腔的无血管间隙

如图 41-7 所示,骨盆侧壁肌肉包括髂骨肌、腰大肌和闭孔内肌。骶正中动脉起自腹主动脉分叉的位置,卵巢动脉来自腹主动脉,除上述血管,盆腔器官和结构的供应血管都来自

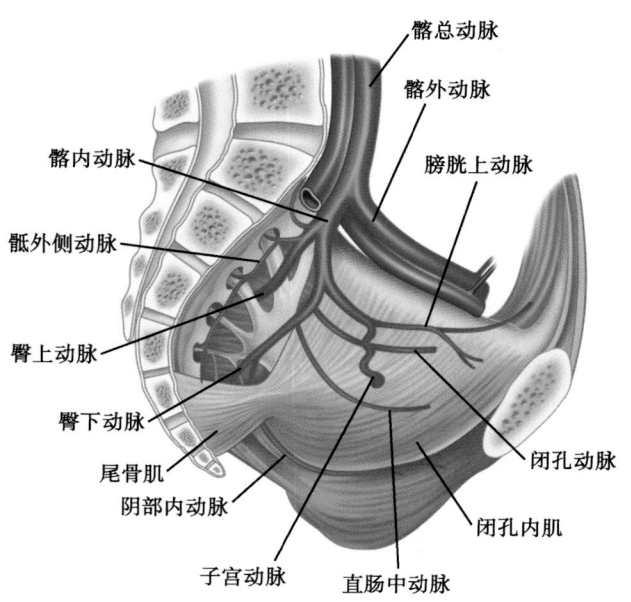

图 41-5　骨盆内部解剖(上面观)

图 41-7　盆腔肌肉和血管结构

髂内动脉的分支。髂内动脉又称为腹下动脉,分为前干和后干,后者供应腰和臀部,前者则有多个分支,重要分支为闭孔动脉、子宫动脉、阴部动脉、直肠中动脉、膀胱上和膀胱中动脉。如图 41-4 所示,盆腔内的神经包括坐骨神经、闭孔神经和骨神经。交感神经纤维伴随大血管走行,与副交感神经纤维形成盆上和盆下神经丛。输尿管进入骨盆,首先在侧面跨过髂总动脉远端,然后在卵巢动静脉的下方走行,直到子宫颈旁在子宫动脉的下方穿过;经过子宫颈后,输尿管在阴道前壁向下、向内继续走行,直至进入膀胱底。

诊断

妇科病史的要点

如表 41-1 所示,对于任何疾病的评价,全面的病史采集和分析是非常重要的部分。许多妇科疾病的首发症状表现出较多的体质上的问题,这些症状可以继发于其他疾病,也可以与某些药物有关系。所以在全面采集病史的过程中,一定要

表 41-1	妇科病史的要点	
内 容	**询 问 内 容**	**相 关 内 容**
月经史	初潮和绝经年龄,出血方式,绝经后出血,月经间期出血情况,药物的应用情况,包括华法林、肝素、阿司匹林或其他药物,以及个人或家族史中可以引起凝血时间延长的因素	通过特有的异常出血的方式,明确相关的内分泌因素、器官结构性异常、感染因素和肿瘤因素
产科病史	妊娠次数、时间、结束分娩方式、自然流产、人工流产和并发症	明确有无妊娠滋养细胞疾病可能,明确有无手术并发症的可能
感染性疾病	性传播疾病以及相关的诊断和治疗资料	同时需要除外可以与性传播疾病混淆的胃肠道疾病,如克罗恩病和憩室炎等
避孕史	是否避孕,现在和既往的避孕方式、时间	明确妊娠是否受既往避孕措施以及相关并发症的影响
宫颈细胞学资料	频率,结果(正常或异常的巴氏染色结果),既往手术或诊断方式,人乳头瘤病毒检查资料	间隔时间过长增加宫颈癌的发病几率;明确是否与肛门、阴道和外阴肿瘤相关
既往妇科手术史	手术方式(腹腔镜、阴式手术和开腹手术),诊断(子宫内膜异位症、卵巢囊肿? 输卵管卵巢脓肿?)和病理结果	明确现有疾病是否与既往疾病有关,如病人既往病理结果是颗粒细胞瘤,明确目前是否出现复发
疼痛史	疼痛位置、相关因素(排尿,月经期,性交和肠道运动等),性交相关者要询问疼痛在起始阶段发生还是在深部性交时出现)以及是否治疗	评价是否与其他器官系统有关或潜在关系的可能性;输尿管结石和子宫内膜异位症通常都表现盆腔疼痛,子宫内膜异位症的疼痛与肠道运动有关系

特别注意病人家族史、全身器官系统疾病史(包括乳腺、胃肠道、泌尿系统症状)以及详细的麻醉和手术资料。妇科病史更要详细,要点如下:①初潮和绝经年龄;②现在和既往月经情况;③产科病史;④盆腔检查情况,包括宫颈涂片检查;⑤有指征的病人,需要采集盆腔感染情况和 HIV 感染情况;⑥妇科手术史。

妇科检查

许多女性将妇科医师作为她们的保健医师,对于这些病人,采集病人的内科和外科资料非常必要。在对病人进行体格检查的过程中,除进行妇科检查外,必须进行初步的全身的体格检查,包括甲状腺、乳腺、心脏和肺脏等。盆腔检查前一定要进行一个全面的腹部检查,在病人仰卧于检查床上后,屈曲下肢前对腹股沟进行检查。检查过程中,不但必须有可以调整并聚焦的光源,而且一定要配备各种类型的阴道检查设备,主要要配备各种尺寸和形状的窥器,包括儿童用窥器。只有这样,我们才能清楚地暴露病人的局部解剖结构并有良好的视野。

检查外生殖器的过程中,要注意病人的毛发分布,注意皮肤的颜色和外观,仔细检查 Bartholin 腺和 Skene 腺,最后要对肛门周围仔细检查。发现异常要进行记录,同时要按照异常病灶的大小绘图以进行描述。将温暖和润滑的窥器伸入阴道,边进入边打开,直到暴露子宫颈,如果无子宫颈者,要暴露阴道穹隆。如果考虑病人存在恶性肿瘤,在使用窥器进行阴道检查之前,首先对病人仔细地进行阴道指检,通过指检确定肿瘤的位置和基本性质。如果先用窥器检查可能撕裂肿瘤表面的血管,一旦出血则妨碍检查。根据指检肿瘤的位置确定窥器检查时窥器深入阴道的深度,在到达肿瘤前打开窥器,对肿瘤进行检查,必要时在继续深入一部分。具体检查内容包括如下方面:仔细检查阴道侧壁;检查阴道分泌物,必要时搜集分泌物进行细菌培养;宫颈细胞学标本采集。将采集宫颈脱落细胞的特制刷子放入宫颈外口,旋转刷子,将刷子放入液基内或涂抹并固定在载玻片上,如何操作根据所使用的宫颈细胞学检查方法。

如图 41-8 所示,双合诊检查时要将一手的两个手指深入阴道,如果病人因为放疗、化疗或其他原因出现阴道狭窄,则

只将一个手指伸入阴道。阴道内的手指将子宫上举至前腹壁，通过腹壁上的手仔细触摸子宫的大小和形态；腹壁上的手向子宫两侧滑动，然后对附件区进行触诊。将一个手指放入阴道，另外一个手指伸入直肠，按照上述相同的方式进行检查称为直肠阴道检查。直肠阴道检查可以进一步对子宫、附件和子宫颈的位置、形态、活动度、大小和质地进行评估，同时还可以对子宫前后陷窝进行检查。将直肠内的手指自子宫后壁向直肠侧壁及骶骨方向滑动，可以对宫骶韧带进行检查。

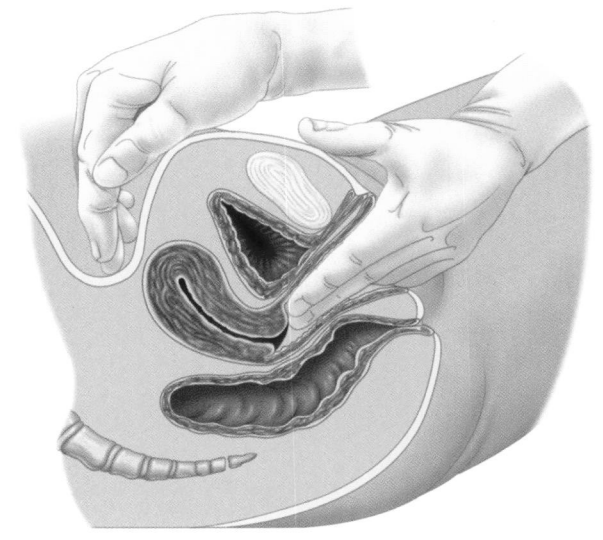

图 41-8　子宫双合诊检查

病人手术前进行全身检查非常重要，对于恶性肿瘤或感染的病人尤为重要，目的是判断手术是否安全，对病人是否恰当。肿瘤或感染病灶发生转移、发生出血或血栓形成的并发症或病史、吸毒、过敏、当前应用的药物等等资料必须仔细记录和评价。

筛查程序

宫颈细胞学

当前，宫颈细胞学筛查常规中规定：对于性生活活跃的女性，每年进行一次宫颈细胞学检查，直至 30 岁；30 岁之后，如果病人既往宫颈学检查保持阴性和（或）高危 HPV 检查阴性，宫颈细胞学检查可以延长到每 2～3 年一次。上述规定既适合于液基细胞学检查结果，也适合于过去的涂片检查技术，但目前多倾向于液基技术。对于同一个标本，液基技术不但可以进行细胞学检查，还可以对必要的病人进行高危 HPV 病毒亚型检测。对于宫颈细胞学检查结果异常的病人，根据病人的年龄和既往病史，有不同的随诊方法，在本章节不进行描述。对宫颈疾病诊断后，如果计划对病人进行手术，涉及子宫颈一定要考虑上述问题。对于宫颈细胞学检查异常的病人，需要按照图 41-9 所规定的方案进行进一步诊断。

人乳头瘤病毒检查

如果使用液基细胞学技术进行宫颈细胞学检查，可以使用同一份标本进行高危人乳头瘤病毒（HPV）亚型的分析[2]。对于 20 岁以上的 ASCUS 病人，HPV 检查可以非常有

效地将这些病人分为两类，一类进行阴道镜检查，另一类临床观察。接近 50% 的 ASCUS 病人会诊断 HPV 高危亚型阳性，这些病人建议进行阴道镜检查；而阴性的那部分病人则建议常规临床观察，定期宫颈细胞学检查。对于 30 岁以后的病人，HPV 检测对于这类病人制定宫颈细胞学检查的间隔时间非常重要。如果病人 HPV 检查结果和宫颈细胞学检查结果均为阴性，宫颈细胞学筛查的间隔可以延长到 3 年。对于 LGSIL 的病人，多数合并 HPV 高危亚型阳性，对于这类病人使用 HPV 检测结果进行分类的性价比太低，建议直接进行阴道镜检查。

阴道分泌物检查和培养

见下生殖道感染部分。

β-HCG 检查

对于生育年龄的女性，手术前定量检测尿 β-HCG 除外妊娠已经作为常规，无论病人是否采用避孕措施和方法。另外，血 β-HCG 的定量检测还用于异位妊娠、妊娠滋养细胞疾病以及年轻的卵巢肿瘤病人的诊断。对于异位妊娠病人，如果不能确定宫内妊娠，需要连续检测血 β-HCG。通常情况下，如果病人为宫内存活妊娠，则血 β-HCG 水平在 48 小时内至少升高 66%。

普通门诊诊断方法

外阴活检

外阴发现的任何异常都要进行活检，包括皮肤色素改变、局部隆起病变以及溃疡等。活检前可以局部注射长效麻醉剂，打孔活检的方法适合外阴病变的活检。先用 Adson 钳上提活检组织，然后使用虹膜剪刀自基底部剪掉组织即可。

阴道活检

阴道病变活检可以按照外阴病灶活检的方式进行，但阴道病变由于角度的问题，活检过程通常较困难。首先局部注射麻醉剂，然后用 Allis 钳牵拉病灶，最后用 Metzenbaum 剪刀直接切除病灶即可。切除病灶时还可以采用其他器械，如宫颈组织活检器械，同样可以获得足够的标本。

不使用拉钩的条件下，宫颈表面涂抹 4% 利多卡因进行麻醉后，可以直接进行宫颈组织活检，成功进行宫颈组织活检的关键是保证宫颈活检钳的锋利。如果宫颈病灶范围广泛或者表面血管丰富，可以采用宫颈高频电切技术（LEEP），使用球形头进行电凝止血。

如果需要止血，上述病灶都可以采用如下方法进行凝固，如枸橼酸银溶液、Monsel 溶液和直接电凝等。如果止血效果仍不满意，可以采用缝合技术止血。

子宫内膜活检

对于存在异常子宫出血的病人，计划全子宫切除手术前，一定要进行子宫内膜活检，这类异常出血包括月经间期出血、非月经中期出血、阴道大出血、频发阴道出血以及绝经后阴道出血等。对于有妊娠可能的病人，手术前都要常规进行妊娠试验检查。直视下在宫颈前唇涂抹 4% 利多卡因，手术

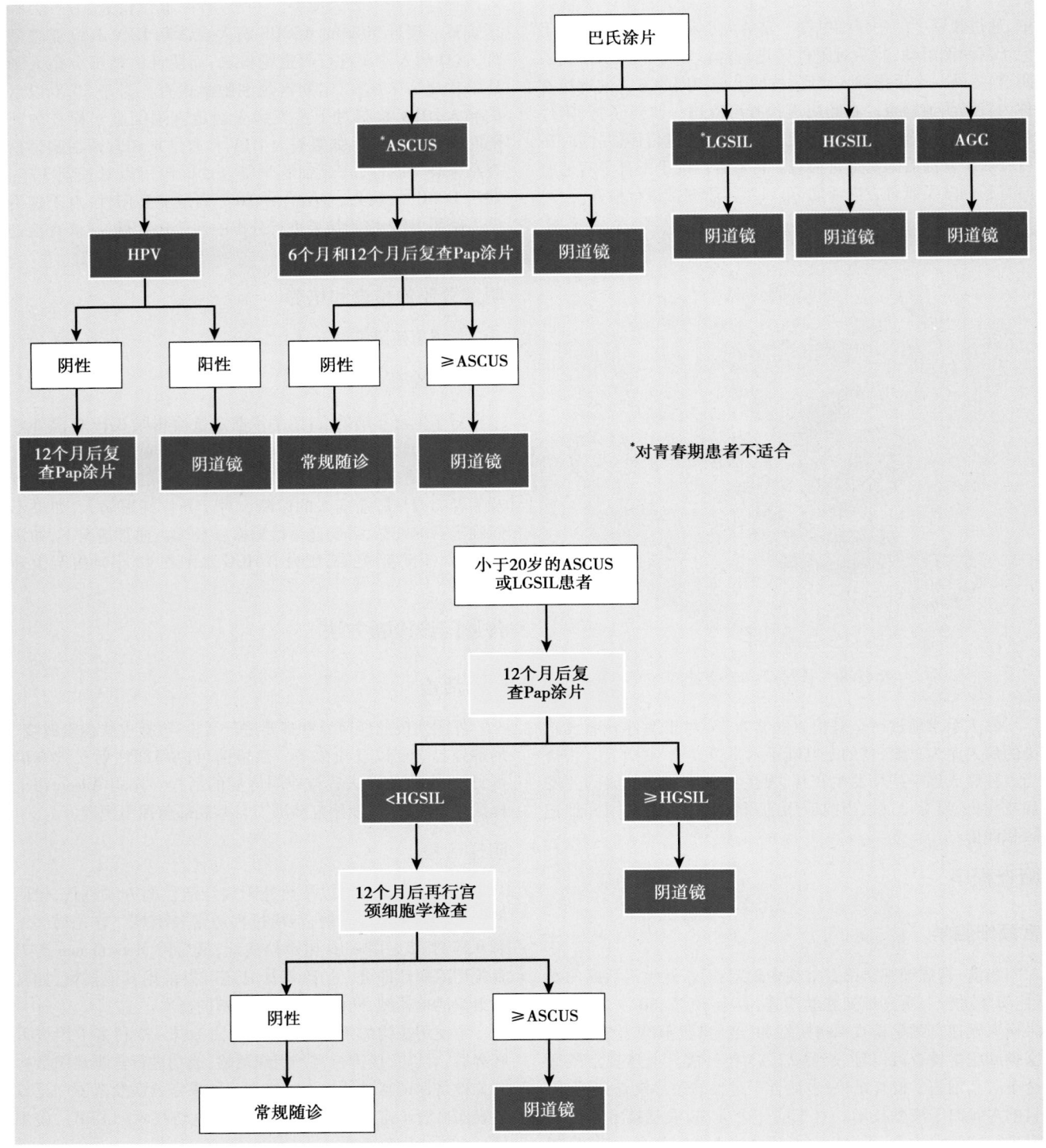

图41-9　子宫颈上皮非典型增生的诊断程序。AGC,非典型腺细胞;ASCU,未确定性质的非典型细胞;HGSIL,高级别鳞状上皮内病变;HPV = human papillomavirus,人乳头瘤病毒;LGSIL,低级别鳞状上皮内病变

过程中拉钩即放置于涂抹利多卡因的部位以减少对病人的刺激;拉钩只在子宫颈活动度过大或者子宫过度屈曲的病人使用。使用棉签对宫颈管进行利多卡因麻醉和消毒后,将子宫内膜活检用的细导管插入子宫腔,注意插入深度;负压抽吸,则管内会出现少量的宫腔分泌物,同时注意移动活检导管,对子宫腔的不同位置进行抽吸。如果标本量不够,可以再重复几次。

瘘的评估

在门诊检查室可以对膀胱阴道瘘进行评估;首先将阴道棉塞塞入阴道,然后经尿道的导尿管向膀胱内注入消毒的牛奶或亚甲蓝。对于可疑输尿管阴道瘘的病人,最好采用静脉注射造影剂的方法进行放射诊断;确诊后,静脉注射亚甲蓝,然后对可疑瘘管的位置直接进行检查。直肠阴道瘘可以采用相似的方法进行检查,首先在直肠远端插入 Foley 尿管,然后注入亚甲蓝溶液。直肠阴道瘘还可以采用口服碳粉的方法,服用碳粉后需要定时观察。瘘最常见的位置包括阴道顶端、手术切口周围、会阴侧切口周围以及阴道分娩后会阴修补的瘢痕周围。

妇科感染

下生殖道感染

外阴阴道症状非常普遍,美国有超过 1000 万的病人因为外阴瘙痒来门诊就诊。阴道不适最常见的原因是感染因素,但也有其他多种非感染因素,包括化学或刺激物,激素缺乏,异物,全身疾病和恶性肿瘤等。外阴和阴道的症状通常没有特异性,常见的症状有异常阴道分泌物、瘙痒、刺痛、烧灼感、异味、性交痛、出血以及溃疡。

培养

阴道分泌物的细菌培养有两项非常重要,即淋菌和衣原体。妇科检查的过程中,如果宫颈口有脓性分泌物,则高度怀疑上述病原体感染,即使病人无盆腔疼痛和其他表现。取分泌物进行上述培养前,首先要去除宫颈阴道部表面的分泌物和血,然后使用无菌棉拭子在宫颈管内刮取分泌物,放入运送培养基转入实验室进行检测。检测方法包括 Thayer-Martin 培养基培养,酶联免疫吸附试验(ELISA)分析或直接荧光抗体分析。

阴道炎

正常阴道分泌物是白色或透明的、黏稠的、无味的液体,妊娠期、应用雌-孕激素避孕药物以及月经中期排卵期前后阴道分泌物增多。如果病人阴道分泌物出现异味或者出现异常阴道分泌物,则需要进行相应检查。如表 41-2 所示,念珠菌阴道炎、细菌性阴道炎(BV)和滴虫阴道炎等三种阴道炎性疾病大约占阴道炎的 90%。最初的检查内容包括妇科检查、阴道 pH 检测和显微镜检查,少数病人还要进行外阴阴道和子宫颈细胞学检查[4]。正常阴道分泌物的 pH 在 3.8 ~ 4.4,这种酸性环境不利于阴道致病菌的生长。如果阴道分泌物的 pH 超过 4.9,则提示 BV 和原虫感染的可能。阴道分泌物 pH 检测方法简单,将检测试纸的一段插入窥器上的阴道分泌物即可。阴道分泌物显微镜检查需要制备生理盐水和氢氧化钾(KOH)湿片,即将少许阴道分泌物转移到载玻片上,然后滴加一滴生理盐水或者 10% 的 KOH 溶液即可。显微镜检测湿片时,如果发现可以运动的滴虫,则诊断滴虫性阴道炎;如果发现线索细胞,则诊断 BV;KOH 可以溶解掉阴道分泌物内的细胞成分,有助于发现呈菌丝状生长的念珠菌。计划手术前治疗阴道炎非常重要,特别是 BV 感染,如果处理不当,手术后容易发生阴道断端感染。如图 41-10 所示,应该按照图中所列程序对外阴阴道炎进行诊断和治疗。

表 41-2	常见阴道炎的特征		
	细菌性阴道炎	外阴阴道念珠菌病	滴虫阴道炎
病原菌	厌氧菌	白色念珠菌	阴道毛滴虫
占阴道炎的比例(%)	40	30	20
pH	>4.5	<4.5	>4.5
症状和体征	异味、黏稠分泌物	白色分泌物、外阴红肿、瘙痒、性交痛	异味脓性分泌物,外阴阴道红肿,性交痛
湿片	线索细胞	40% 发现假菌丝或芽状酵母菌	运动的阴道毛滴虫
KOH 湿片		70% 发现假菌丝或芽状酵母菌	
氨试验	+	−	−
治疗	甲硝唑 500mg bid×7d 或 2g 单剂量;甲硝唑或者克林霉素阴道软膏	氟康唑 150mg,口服单剂量,抗真菌的阴道外用药物	甲硝唑 2g,口服单剂量,性伴侣治疗

细菌性阴道炎

细菌性阴道炎(BV)是阴道分泌物异常最常见的原因,约占 50%。导致 BV 的原因是阴道内的正常优势菌乳酸杆菌浓度下降,而一些厌氧的微生物浓度增加,这些厌氧微生物包括阴道加德纳菌、人型支原体、类杆菌和其他细菌[5,6]。病人的就诊原因、症状、病因、诊断和治疗见表 41-2。疾病的诊断主要依靠在显微镜下检测到线索细胞。线索细胞是阴道的脱落上皮细胞,细胞表面黏附大量细菌,镜下细胞边界消失。阴道分泌物滴加 10% KOH 溶液,则发出鱼腥味,称为氨试验阳性或者 Whiff 试验阳性,也可以辅助诊断。

外阴阴道念珠菌病

外阴阴道念珠菌病是外阴阴道瘙痒的最常见原因,通常由白色念珠菌引起,少见致病菌是念珠菌。外阴阴道念珠菌病常见于如下病人:妊娠期女性、糖尿病病人、长期应用抗生

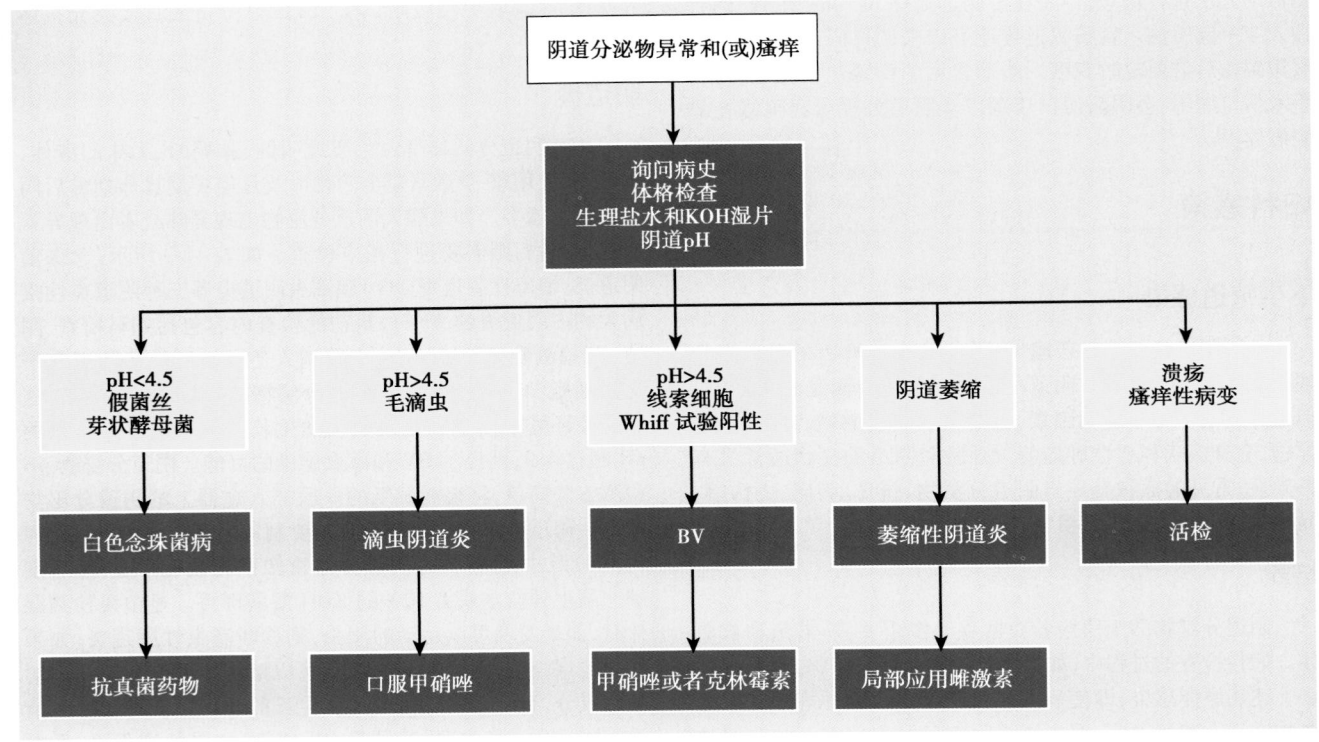

图 41-10 外阴阴道炎的治疗。KOH,氢氧化钾

素的病人以及免疫抑制病人。75%的女性一生中要经历一次外阴阴道念珠菌病,40%~45%的女性一生中经历外阴阴道念珠菌病2次及以上。外阴阴道念珠菌病的确诊方法是显微镜下发现假菌丝或者酵母菌。

滴虫阴道炎

阴道毛滴虫的最初感染部位是阴道,由于产生大量阴道分泌物,会继发外阴感染并引起外阴炎。滴虫阴道炎的确诊方式是将阴道分泌物制作生理盐水湿片,镜下发现运动的毛滴虫。

生殖道溃疡综合征

由于感染因素导致的生殖器溃疡的原因具有地域差异性。在美国,年轻的成年病人,生殖器溃疡按照发病原因有多到少的次序排列结果如下:单纯疱疹病毒(HSV)、梅毒和软下疳[7]。其他的生殖系统感染性溃疡还有性病淋巴肉芽肿和腹股沟肉芽肿。非感性生殖系统溃疡性疾病包括Behçet病、肿瘤和损伤。如表41-3所示,对于首次就诊的生殖系统溃疡的病人,必须在掌握所有外阴溃疡性疾病的基础上,才能根据病人的自身临床特征做出正确诊断以及符合病人的科学的治疗方案[8]。

表 41-3　生殖器溃疡性疾病的临床特征

	单纯疱疹	梅毒	软下疳	性病淋巴肉芽肿	腹股沟肉芽肿
致病菌	常见 HSV Ⅱ 型,少见 HSV Ⅰ 型	梅毒螺旋体	杜克雷嗜血杆菌	沙眼衣原体 L1 ~ L3 型	肉芽肿荚膜杆菌
潜伏期	2~7 天	典型的 2~4 周,可以在 1~12 周	1~14 天	3 天~6 周	1~4 周(可以到 6 个月)
初始病灶	水疱	丘疹	丘疹或脓疱	丘疹、脓疱或水疱	丘疹
病灶数量	多发,可以融合	通常单发	通常多发,可以融合	多数单发	多种多样
病灶直径(mm)	1~2	5~15	2~20	2~10	多种多样
病灶边缘	红斑	边缘整齐,隆起,圆形的或椭圆形	深部破坏、破碎和边缘不规则	隆起,圆形的或椭圆形	隆起,不规则
病灶深度	浅表	浅表和深	凹陷	表浅或深	隆起
病灶基底	有渗出,红斑	平滑,无脓性分泌物	脓性分泌物	不同	红色的、硬的

表 41-3	生殖器溃疡性疾病的临床特征(续)				
	单纯疱疹	梅毒	软下疳	性病淋巴肉芽肿	腹股沟肉芽肿
硬结	无	坚硬	柔软	偶尔坚硬	坚硬
疼痛	常见	少见	通常触痛明显	不同	少见
淋巴结	坚硬、触痛,通常双侧	坚硬,无触痛,通常双侧	触痛,通常单侧,可以化脓	触痛、局限、单侧、可以化脓	假性淋巴结肿大
治疗	初发病人:无环鸟苷 400mg PO tid ×7~10d 复发病人:无环鸟苷 400mg PO tid ×5d	(1) Ⅰ、Ⅱ期梅毒和早潜伏期(<1年):青霉素 G 24 万单位 IM×1 (2) 晚潜伏期(>1)或不知道潜伏期的病人:青霉素 G 24 万单位 IM 1 次/周×3	(1) 阿齐霉素 1g PO 或头孢曲松 250mg IM ×1 (2) 环丙沙星 500mg PO bid ×3d (3) 红霉素 500mg PO tid×7d	(1) 多西环素 100mg PO bid ×21d (2) 红霉素 500mg PO qid×21d	多西环素 100mg PO bid × 21d(直至所有病灶治愈)
疾病预防	对于频发发作的病人:无环鸟苷 400mg 口服, bid ×7~10d				

生殖器疱疹

疱疹是一种反复发作的、不能治愈的性传播疾病,目前已经达到了流行的水平,在美国,5 个人中至少有 1 个疱疹病人。单纯疱疹病毒感染具有很强的传染性,最常见的是 HSV2 型,少见的是 HSV1 型。最初感染疱疹病毒,病人会表现出生殖系统和全身反应。病人通常会表现出多发的、疼痛性水疱,然后相互融合并形成浅表溃疡,这些溃疡可以出现在外阴、阴道和子宫颈等位置[9]。另外,病人还可以表现出尿痛、发热、不适、腹股沟淋巴结肿痛和头痛等。少数病人为亚临床感染,病人无任何临床症状。一旦感染单纯疱疹病毒,则在病人的一生中的不同时段都有再次发作的可能。在每次发作的间期,病毒隐藏在 S_{2-4} 的背侧神经根的神经节内。复发性单纯疱疹为局部疾病,比首次发作发热轻,疾病持续时间短。复发性疱疹的病人都有一个共同特征,即前驱症状,包括外阴烧灼感、触痛和瘙痒等,这些症状可以持续数小时至数天。诊断外阴疱疹主要靠直视下观察,细胞学(Tzanck 涂片)有一定的辅助诊断作用,病毒培养可以确定诊断。外阴疱疹的治疗方法列在表 41-3 中,还有其他的方法,如泛昔洛韦和伐昔洛韦。生殖器疱疹发作期的孕妇,需要剖宫产终止妊娠,但禁忌阴道分娩,目的是避免出现严重的新生儿感染。

梅毒

梅毒是一种慢性的、全身性的性传播疾病,是生殖系统溃疡性疾病第二常见原因,致病菌是梅毒螺旋体,一种厌氧性螺旋体[12]。2006 年,美国共发现 36 000 例梅毒病人,其中 9756 例是一期和二期梅毒。梅毒在 20~24 岁女性发病率最高。

临床上将梅毒分为一期、二期、三期和先天性梅毒等四种类型。一期梅毒的特征是出现硬下疳,是单发、坚硬、圆形以及无痛的溃疡,溃疡通常在病原体侵入的位置发生,可以伴有局部腺病。一期梅毒通常持续 3~6 周,可以不治自愈。尽管如此,未经过治疗的一期梅毒会逐渐进展到二期梅毒,最后 30% 进展为三期梅毒。这个疾病进展过程的潜伏期不同,通常为数年。妊娠期,梅毒可以传播到宫内胎儿,导致各种表现的先天性梅毒综合征,包括胎儿水肿和宫内死胎等。梅毒的诊断依靠体格检查和血清学检查。非特异性的非密螺旋体的试验作为梅毒的筛查方法,包括快速血浆反应素试验以及性病研究实验室试验等;特异性密螺旋体检测方法则作为确证试验,包括荧光标记密螺旋体抗体吸附试验以及检测苍白螺旋体抗体的微血凝集试验等。

软下疳

软下疳是外阴的传染性、溃疡性性传播疾病,致病菌是杜克雷嗜血杆菌,一种小的革兰染色阴性菌,镜下细菌像群鱼一样平行排列[13]。感染致病菌后,经过很短的潜伏期,外阴会出现多个疼痛的软溃疡,主要分布在大阴唇,少数出现在小阴唇或肛门周围。软下疳的溃疡边缘破碎、不规则,基底部容易出血并覆盖灰色渗出物。如果不给予治疗,50% 的病人在两周内会出现腹股沟淋巴结炎并伴有淋巴结疼痛;这些淋巴结会进一步发生液化,表现为淋巴肉芽肿。

性病淋巴肉芽肿

性病淋巴肉芽肿(LVG)是由沙眼衣原体 L1~3 型引起的淋巴结感染性性传播疾病。在美国,LVG 少见。病原体侵入机体,经过 3~30 天的潜伏期,在侵入部位会出现溃疡,即一期 LVG;不给予治疗,溃疡会在数天内自然愈合。2~4 周后,疾病会进展到二期,此时病原菌已经直接扩散到腹股沟和直肠周围淋巴结。这些疼痛的、肿大的淋巴结形成了典型的腹股沟"groove"征,也可以形成淋巴肉芽肿和破溃。如果不接受充分的治疗,疾病将进一步进展到三期,表现为广泛的感染和瘢痕。临床诊断需要血清学资料和细菌培养资料。并发症包括生殖器象皮病、结肠直肠瘘或狭窄等。恰当的治疗不但可以控制感染,而且可以制止疾病进展,避免进一步组织损伤。淋巴肉芽肿在必要的情况下可以进行穿刺抽吸或切开引流。

腹股沟肉芽肿

腹股沟肉芽肿又称为 Denovan 病,是一种由细菌感染引起的外阴和肛周的溃疡性疾病,多数病例通过性接触传播,其致病菌是肉芽肿克雷白杆菌,是一种细胞内寄生的革兰阴性杆菌。这种疾病在热带的某些地区局部流行,美国非常少见。经过不同时限的潜伏期,病人会出现多发性结节,结节进一步出现溃疡,为坚硬的红色溃疡,表面覆盖肉芽组织。这些溃疡不但容易出血,而且还可以互相融合,导致外阴结构破坏。致病菌培养非常困难,明确诊断需要在病变部位的刷落组织或活检组织上发现 Donovan 小体。Donovan 小体位于巨噬细胞内,由细胞质内成团的细菌形成。

传染性软疣

传染性软疣(molluscum contagiosum)是局部病毒感染引起的皮肤疾病,典型特征是不累及手掌和足底。该病可以累及生殖系统,表现为小的、发亮的丘疹,丘疹中心有一个凹陷。该病为一种自限性疾病,可以自然愈合。恰当的治疗措施可以减少通过性行为的传播,具体方法包括刮除术、冷凝术和激光切除术等。

巴氏腺囊肿和脓肿

Bartholin 腺又称前庭大腺,位于阴道口 4 点和 8 点的位置,正常情况下很难触摸到。Bartholin 腺的腺体内衬立方上皮,后者分泌黏液,保证外阴湿润。腺体的导管为移行上皮,由于炎症等原因,导管可以梗阻,梗阻后会出现囊肿或脓肿。Bartholin 腺囊肿通常 1~3cm,妇科检查时发现,部分病人自己发现。部分 Bartholin 腺囊肿病人会有局部不适或者性交困难,所以需要进行治疗。Bartholin 腺囊肿和导管可以因为感染而形成脓肿,而且往往是混合感染,有时性病奈瑟菌和沙眼衣原体也是 Bartholin 腺脓肿的原因。Bartholin 腺脓肿为急性临床感染性疾病,Bartholin 腺位置出现边界清楚的、触痛包块。治疗措施是脓肿切开和引流。Word 导管是一个一端设计气囊头的、小的引流装置,可以在 Bartholin 腺脓肿切开后作为引流装置,需要放置 2~3 周,目的是使局部上皮化,形成新的导管。治疗需要使用抗生素,并根据细菌培养结果进行调整。对于 Bartholin 腺囊肿或囊肿反复发作的病人,需要进行造袋术,部分病人需要切除腺体。造袋术是直接切开囊肿或者脓肿壁,然后间断缝合切开的囊肿或脓肿壁的边缘[16]。Bartholin 腺囊肿或者脓肿经过引流后不消退或者病人年龄超过 40 岁,需要进行活检以除外恶性疾病。

外阴尖锐湿疣

尖锐湿疣是 HPV 感染所致的感性性疾病,可以累及生殖系统及肛周[2]。在美国,生殖器湿疣是最常见的性传播疾病,据估计,当前接近 1% 性生活跃期的个体患有生殖器尖锐湿疣。HPV 病毒有 100 多种亚型,不同类型的病毒所侵犯的人体的上皮不同。超过 30 种类型的病毒可以感染肛周和生殖器上皮,包括子宫颈、阴道、外阴、尿道、直肠和肛门。这些病毒被分为高危型和低危型两种,其中 6 型和 11 型是典型的低危型病毒,约占生殖器湿疣的 90%[17];高危型 HPV 往往与浸润性癌有关。

生殖器疣往往与皮肤颜色相同或者粉红色,可以表现为平滑的丘疹,也可以表现为疣状或乳头状。病灶可以单发,也可以多发,而且广泛分布。生殖器湿疣可以通过直接视诊进行诊断,但对病灶要进行活检,疣状或其他类型的外阴癌可以在大体上误诊为尖锐湿疣[18]。治疗方法差异很大,有供病人自己应用的软膏,有社区保健医师使用的药物,有妇科门诊用的方法以及门诊手术等。可以建议病人在每天睡前自行应用 5% 的咪喹莫特软膏,第 2 天早晨清洗,每周 3 次,持续 16 周。妇科门诊通常采用三氯醋酸溶液,必要时每周重复一次。手术治疗方法包括冷冻技术、激光切除术、电凝术和手术切除等,根据病灶的严重程度和范围来选择上述方法。

上生殖道感染

盆腔感染性疾病(pelvic inflammatory disease,PID)是女性上生殖道感染性疾病,受累部位包括子宫、输卵管和卵巢,导致子宫内膜炎、输卵管炎和卵巢炎。PID 可以累及邻近的盆腔器官并形成腹膜炎和输卵管卵巢脓肿,偶尔会形成肝周围炎(FHC 综合征)。长期并发症包括不孕症、慢性盆腔疼痛以及异位妊娠等[19,20]。PID 多数是性传播的、上行性感染,致病菌多为淋病奈瑟菌和沙眼衣原体,但目前也证实许多种其他微生物也可以引起 PID,包括阴道正常菌群。强烈推荐临床医师在对 PID 病人的诊断和治疗过程中进行 HIV 检查。少数情况下,PID 由其他盆腔或者腹腔的感染性疾病扩散形成,包括阑尾炎和憩室炎。另外,PID 可以由一些医源性因素诱发,如子宫输卵管造影术、子宫内膜活检术以及诊断性刮宫等。

PID 的危险因素包括年龄小于 25 岁、性生活过早、非屏障性避孕措施、既往 PID 发作史、其他性传播疾病以及新的或多个性伙伴。由于盆腔炎的临床表现复杂,所以诊断是一个挑战。PID 需要与阑尾炎、胆囊炎、感染性肠道疾病、肾盂肾炎、肾结石、异位妊娠和卵巢囊肿扭转等疾病进行鉴别[19,20]。PID 常见的症状包括发热、恶心、呕吐、下腹疼痛和脓性阴道分泌物等。初步诊断 PID 可以依靠如下"三联症",即下腹压痛、宫颈举痛和附件区压痛。阴道宫颈分泌物培养、阴道 B 超、CT 和腹腔镜检查等方法可以辅助诊断。阴道 B 超检查通常可以发现增粗、积液的输卵管,可以同时发现盆腔游离液体;腹腔镜检查往往会发现渗出、肿胀和充血的输卵管。PID 病人收入院治疗以及抗生素治疗的标准如下,具体抗生素使用方案见表 41-4[7,21,22]。下列病人需要住院并使用抗生素治疗:妊娠病人,发热,严重疼痛,由于恶心、呕吐不能使用口服药物,腹膜炎和体征,药物治疗无效,口服药物治疗失败,盆腔或输卵管卵巢脓肿。

表 41-4		美国疾病预防和控制中心推荐的 PID 的治疗方案
		具 体 方 案
口服药物方案	方案 1	头孢曲松　250mg IM 单次剂量 辅以多西环素　100mg PO bid×14d 增加或不增加甲硝唑 500mg PO bid×14d
	方案 2	头孢西丁　2g IM 单次剂量+丙磺舒　1g PO　同时单次应用 辅以多西环素　100mg PO bid×14d 增加或不增加甲硝唑　500mg PO bid×14d
	方案 3	其他非肠道应用的第三代头孢菌素,如头孢唑肟或头孢噻肟 辅以多西环素　100mg PO bid×14d 增加或不增加甲硝唑　500mg PO bid×14d
非口服药物方案	推荐方案 1	头孢替坦　2g IV q12h 或者头孢西丁　2g IV q6h 辅以多西环素　100mg PO 或者 IV q12h
	推荐方案 2	克林霉素　900mg IV q8h 辅以庆大霉素　冲击量 2mg/kg IV 或 IM,继续给予维持量 1.5mg/kg q8h,每天单次剂量 的给药方式应该取消
	替代方案	氨苄西林/舒巴坦　3g IV q6h 辅以多西环素　100mg PO 或者 IV q12h

如果内科方法治疗输卵管卵巢脓肿无效或者脓肿破裂,则需要手术治疗。脓肿破裂需要急症手术,如果治疗不及时或者漏诊,病人会出现很高的死亡率。除了积极治疗感染性休克外,要准备对病人进行全子宫和双侧附件切除术,对于年轻的、有生育要求的病人,需要考虑进行保守性手术。开腹探查时要对盆腹腔全面探查,确定有无转移性脓肿;由于盆腹腔存在粘连,在炎症刺激下盆腹腔组织都非常糟脆,所以手术中要小心,避免肠道、膀胱和输尿管损伤。手术后要放置盆腔引流。建议使用延迟可吸收线或者不可吸收线全层缝合腹壁,包括腹膜、肌肉和肌肉筋膜;如果手术中发现明确的脓肿,皮肤和皮下组织可以不做一期缝合,而是二期缝合,一期缝合伤口感染的可能性非常大。可能的条件下,可以通过腹腔镜进行保守性手术,可以切除一侧输卵管卵巢或单纯进行脓肿引流,盆腹腔要充分冲洗。

产科手术

在孕期产前诊断过程中,许多孕妇都要接受侵入性检查措施;0.2%～2.2%的病人会因为妊娠相关或不相关的疾病接受手术治疗[23~26];25%～30%的病人需要接受剖宫产结束妊娠[27],剖宫产本身又增加了病人再次妊娠后相关的急症全子宫切除的几率。多数情况下,这些手术由妇科或者产科医师完成,少数情况下是外科医师手术,手术过程中或手术后因为各种原因请妇产科医师援助。如表 41-5 所列出的妊娠期病人生理改变情况,临床医师一定牢记在心。

产科病人发生外伤,首先要保证孕妇的生命体征稳定,其次要考虑胎儿的安全。保证孕妇循环稳定和携氧能力非常重要。由于妊娠子宫增大,会压迫下腔静脉,导致下腔静脉向右心的回流血下降,所以尽可能让病人左侧卧位,这样可以减少

子宫对下腔静脉的压迫。妊娠期,多种凝血因子浓度增加,结果会增加妊娠期病人静脉血栓栓塞性疾病的可能;妊娠期病人复苏的过程中,如果病人凝血因子处于正常低限的水平,缺乏经验的医师可能会忽略其重要性,忽略病人的危险性,结果可能导致严重错误。

表 41-5	妊娠期病人的生理改变
系统	**改 变 内 容**
心血管系统	(1) 心脏输出量增加 (2) 血容量增加 (3) 全身血管阻力下降 (4) 下肢静脉回流下降
呼吸系统	(1) 每分钟换气量增加 (2) 功能残气量下降
消化系统	(1) 胃动力下降 (2) 胃排空下降
凝血功能	(1) 凝血因子 I、V、Ⅶ、Ⅷ、Ⅸ、X 和 Ⅻ增加 (2) 纤维蛋白原增加 (3) 静脉血栓栓塞疾病增加
泌尿系统	(1) 肾脏血流量和肾小球滤过率增加 (2) 输尿管扩张 (3) 膀胱起始容量增加

胎儿形成前的手术

羊膜腔穿刺/绒毛活检

产前基因诊断通常需要获得胎儿的组织或者细胞,获得

胎儿组织或细胞的传统方法包括羊膜腔穿刺技术以及绒毛抽吸术。目前,较新的技术是从孕妇血液中获得胎儿的成分,从而代替上述方法。绒毛抽吸术通常在妊娠 10~12 周时进行,在 B 超监视下,将一个可弯曲地导管经子宫颈伸入到妊娠囊周围的滋养细胞组织并抽吸。羊膜腔穿刺在妊娠 13 周后进行,同样是在 B 超监视下,22 号腰椎穿刺针经过腹壁直接向羊膜腔穿刺。经过特殊的分离技术,可以获得胎儿的细胞;与染色体异常及神经管缺欠的标志物存在于羊水内。与上述手术相关的流产率接近 0.5%。

终止妊娠

现代避孕技术非常有效,但仍然有 0.5%~5% 的失败率。另外,当胎儿的状态不适合继续妊娠时,也需要终止妊娠。在美国,通过流产终止妊娠的病人的总的死亡率约 1/10 万,随着妊娠月份的增加,孕妇死亡率会增加,孕妇正常妊娠和分娩的死亡率则为流产的 9 倍[28]。尽管法律上传统宫颈扩张以及负压吸引技术进行流产安全性最高,应用最普遍,但对于早期妊娠,目前也可以采用非手术技术。首先钳夹子宫颈,然后用宫颈扩张棒扩张子宫颈,也有使用米索前列醇辅助扩张宫颈的方法。宫颈扩张后,选择适当尺寸的吸管,深入子宫腔,清除妊娠组织;必要时,可以进行钳夹清除妊娠组织。最常见的并发症包括感染、出血、宫颈裂伤、子宫穿孔以及肠管损伤。子宫出血多因为子宫收缩乏力,而肠管损伤多因为子宫穿孔后负压吸引或钳夹所致。

宫颈环扎术

对于选择恰当的宫颈机能不全的病人,宫颈环扎术可以有效地提高妊娠结局。Shirodkar 和 McDonald 手术是常用的手术方式,两种手术的共同点是应用不可吸收线经阴道在宫体和宫颈的结合部缝合,关闭子宫颈。对于子宫颈特别短或者宫颈阴道部缺乏的病人,可以进行开腹手术,在子宫下段缝合并关闭子宫颈。

异位妊娠

宫外孕通常位于输卵管的任何位置以及卵巢上,少数情况还可以出现在腹腔内其他位置,既可以是受精卵直接种植,也可以继发于异位妊娠或者子宫妊娠的破裂。过去,异位妊娠的死亡率很高,早期诊断是降低其死亡率和发病率的关键。β-HCG 敏感测定方法的出现以及超声技术的提高使得异位妊娠早期诊断成为可能。早期异位妊娠可以采用氨甲蝶呤(MTX)进行治疗,而晚期异位妊娠或者因为失血而生命体征不稳定的病人则需要腹腔镜手术或者开腹手术。输卵管线性切开术是在输卵管系膜对侧线性切开输卵管,清除妊娠组织,这种手术方式可以选择;如果病人输卵管已经发生破裂或者病人已经发生腹腔内大出血,则需要进行输卵管切除术。

胎儿出生的手术

产科裂伤和修补术

足月胎儿的平均双顶径为 10cm,而未生育的女性的阴道外口的测量长度仅 2cm,阴道分娩过程中会阴裂伤非常常见。目前会阴切开术非常普及,随之外阴裂伤发病率下降。会阴裂伤的程度不同,阴道黏膜、融入会阴体的肌肉、肛提肌以及肛门括约肌甚至肛管直肠黏膜,后者在阴道分娩的发生率为 4%~5%。会阴裂伤往往很直观,可以简单地逐层缝合,但对局部解剖的理解仍然非常重要。如果手术修复不完善,则可以在将来发生盆底功能障碍,甚至出现瘘。

剖宫产

现在,经剖宫产分娩婴儿不断增加。2004 年,美国有 12 万婴儿经剖宫产出生,约占全部婴儿的 29%,而且这个比例仍然在增长[27]。目前剖宫产的手术指征如下:胎儿状态危险,臀位或其他不正常胎先露,三胞胎,头盆不称,产程进展停滞,前置胎盘,以及生殖器疱疹的活跃期。既往子宫下段横切口剖宫产不是再次妊娠阴道分娩的禁忌,但在过去 10 年,因为既往剖宫产而进行择期重复剖宫产的病例越来越多。由于失血少、再次妊娠子宫破裂风险只有 0.5%,所以经典的剖宫产切口选择子宫下段前壁横切口,如图 41-11。腹壁切口可以选择 Pfannenstiel 或 Maylard 两种;进入腹腔后,如果要采用子宫下段横切口剖宫产,则需要打开膀胱子宫腹膜反折;按要求横行切开子宫下段,向两侧扩大,避免损伤子宫血管;最后,切开羊膜,娩出胎儿,缝合子宫。一台剖宫产手术,手术过程中失血一般接近 1000ml。在快速缝合子宫切口的过程中,可以同时经静脉给予催产素,刺激子宫收缩。在某些特别早期的存活儿剖宫产或者部分既往横切口的剖宫产的病人,可以采用子宫体纵切口剖宫产,即古典式剖宫产。古典式剖宫产手术病人,再次妊娠子宫破裂的可能性在 8% 以上,所以这类病人再次妊娠需要剖宫产分娩。感染、继发于子宫收缩乏力的大出血、泌尿系统和肠道损伤是剖宫产常见的并发症,阴道分娩失败后的上述剖宫产并发症将增加。另外,随着病人剖宫产次数增加,不但上述并发症的发生率增加,而且胎盘植入问题也会升高,如胎盘粘连、胎盘植入和胎盘穿透等。对于部分病人,控制出血的唯一方法是子宫切除。

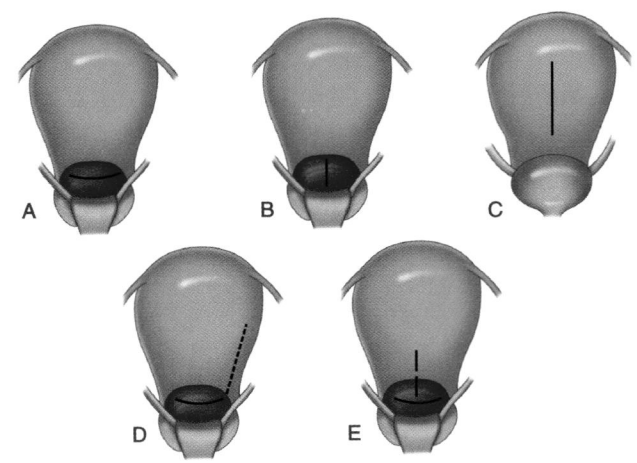

图 41-11　剖宫产子宫切口。A. 子宫下段横切口。B. 子宫下段纵切口。C. 古典式剖宫产。D. J 形切口。E. T 形切口

围生期子宫切除术

剖宫产或者产后全子宫切除术的手术步骤除了剖宫产相关的步骤外,与非妊娠期病人的手术步骤相同,不同的是宫旁

迂曲、增粗的血管以及脆弱的子宫肌层。如果剖宫产后进行子宫切除、剖宫产切口可以用作牵拉子宫，以便使血管和子宫组织变细。钳夹子宫血管蒂，只有在确定子宫的血管完全钳夹，出血完全控制的情况下才能进行结扎。由于缺乏明确的解剖标志，所以需要仔细确定输尿管以及扩张的子宫颈，或者通过触诊将其与膀胱和阴道分离，如图 41-12。由于这种术式的目的是控制致命的子宫出血，通常需要准备恰当的血液制品，包括浓缩红细胞、新鲜冻存血浆和纤维蛋白原等，需要时随时可以使用。由于妊娠期病人血纤维蛋白原会增加，如果病人的纤维蛋白原处于正常低限，医师需要提高警惕，病人在各种消耗性凝血功能异常逆转前，仍然需要给予纤维蛋白原。这样的病人通常需要一个大量的输液治疗方案。

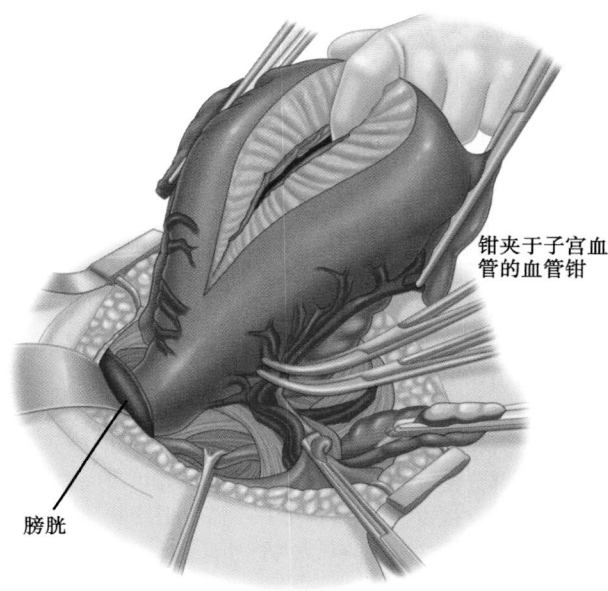

图 41-12 输尿管远端和膀胱与子宫血管的关系

妊娠滋养细胞疾病[31,32]

妊娠滋养细胞疾病（gestational trophoblastic disease，GTD）是非常常见的妇科疾病，当一名孕妇的子宫大小超过妊娠月份、妊娠期出血、各种类型妊娠结束后异常阴道出血（流产后、引产后以及足月分娩后），都要考虑 GTD 的可能。诊断 GTD 的依据包括超声检查、血 β-HCG 定量测定以及诊刮标本病理检查结果。有两种亚型的 GTD，即完全性型和部分型。完全型 GTD 大体组织检查无胎儿成分，细胞核型为二倍体；部分型 GTD 组织中有胎儿成分，核型为三倍体。GTD 的染色体结构显示其来源于父亲。GTD 病人常常合并卵巢黄素囊肿，直径常常超过 6cm，但往往不需要手术干预，因为当 GTD 组织去除或者治疗后，囊肿会自然消失。GTD 病人可以在子宫颈、阴道、肝脏或者肺发生转移，但并不需要手术治疗，首选治疗方法是化疗。病灶或者转移灶出血是非常严重的并发症。

宫颈扩张和吸宫术既是首选诊断，又是初始治疗方法。在麻醉前或者宫颈扩张的过程中，通过静脉应用催产素。使用最大号的（12 号）吸管轻轻地通过宫颈管进入子宫腔，负压吸引，边吸边转动吸管，随着 GTD 组织的吸出，子宫体积迅速

变小，伴随少量出血；然后使用大号刮匙，进行锐性搔刮，此时注意预防子宫穿孔。确诊后，要每周监测血 β-HCG，直至正常后 3 周；然后，每周复查血 β-HCG，至少 6 个月。任何时期出现血 β-HCG 升高，都要进一步对病人进行评估，同时要给予化疗。

盆底功能障碍

从泌尿妇科学的角度，盆底功能障碍分成如下三类，即女性尿失禁和排尿困难，盆腔器官脱垂以及排便障碍[33]，大约 11% 的女性一生中需要接受尿失禁或者盆腔器官脱垂手术[34]。无论中枢性、周围性的神经肌肉损伤，还是结缔组织继发性损伤，都会对盆底的支持功能、器官的储存和排泄功能造成影响。盆底重建外科医师一直在努力修复或者弥补上述损伤。

评价

在妇科检查学规定的病史采集以及体格检查的基础上，特异性的诊断技术有助于明确多种盆底功能异常。膀胱镜、多通道尿流动力学测定和（或）尿道荧光镜检查等技术有助于对尿失禁和排尿困难进行诊断；排便图像、肌力测定和直肠内超声检查有助于诊断排便功能障碍；盆腔器官脱垂定量分析[35]是子宫和阴道脱垂的标准检查方法，可以从阴道的角度对盆腔器官脱垂进行评价。阴道是一个非常特殊的结构，其解剖结构整体性的破坏导致子宫阴道脱垂。最后，动态 MRI 和盆底肌电图等技术对上述三种疾病的诊断作用越来越大。

盆底器官脱垂手术

经阴道手术[36]

对于一名盆底器官脱垂的病人，如何选择最佳的重建手术方案需要根据许多因素来决定。手术的选择没有统一标准，往往由病例群体特征以及医师的观点来决定。但少数几个最高水平证据的研究发现经阴道重建手术的复发率至少相当于经腹手术的 2 倍[36,37]。

阴道缝合术

阴道前壁修补术由阴道前壁正中纵向切口开始，然后将阴道壁从其下的肌层分离开。尽管许多外科手术仍将下面的操作描述成盆内筋膜折叠或者耻骨宫颈筋膜折叠术，但组织学上不存在那么清晰的组织层次。应用延迟可吸收线间断缝合阴道筋膜层，然后修剪阴道壁，拉近并对应缝合阴道壁。手术后阴道会不同程度地变短、变窄，由切除的阴道壁组织的多少来决定。阴道后壁修补术手术步骤与前壁修补相似，通常折叠缝合时要包括远端耻尾肌。上述手术操作不但导致阴道变短和手术野神经病变，肛提肌的折叠还会有增加手术后性交痛的风险。这些问题都会影响病人选择阴道壁修补术。

骶棘韧带固定术

骶棘韧带可以从单侧固定阴道穹窿。骶棘韧带固定术首

先要进入阴道直肠间隙,切口通常选择在阴道后壁与会阴体的固定部位;阴道壁切开后要充分分离阴道直肠间隙,上端达阴道顶端;进一步分离穿过直肠柱,进入直肠旁间隙。骶棘韧带与尾骨肌延续,连接在坐骨棘和骶骨侧面之间。使用长针持在坐骨棘内侧缝合,缝线要穿过局部的肌肉和筋膜组织;缝合时注意保护阴部内神经血管束、腰骶丛和坐骨神经。缝线固定后,将游离端缝合到阴道穹窿。拉紧缝线,将骶棘韧带和阴道穹窿拉近,结扎,松紧度以在骶棘韧带和阴道断端间不形成缝线桥为宜。最后,缝合阴道壁。

子宫骶骨韧带悬吊术

在阴式全子宫切除术后或者既往子宫切除的病人,如果存在阴道穹窿脱垂,可以选择骶棘韧带固定术或者子宫骶骨韧带悬吊术两种术式进行治疗。手术的理论基础是宫骶韧带为阴道顶端和子宫颈的天然悬吊机构。当计划使用宫骶韧带作为阴道脱垂的悬吊结构时,有一个观念也很重要,即术者一定不要将宫骶韧带看作真正的韧带,而是局部的平滑肌、胶原蛋白和弹性蛋白的增厚。不同病人,上述结构的整体性差异非常大。手术时,应该选择韧带中 1/3 的位置进行缝合,不但组织结实,适合拉近不同组织并进行固定,而且可以避免将输尿管向内侧牵拉。手术中需要缝合数针,要将阴道断端最外侧部分固定到韧带的最远端,而阴道断端的中心部分固定到韧带的近端。手术中要对泌尿系统下部分进行探查,避免输尿管损伤。

阴道闭合术

阴道闭合术需要切除部分或全部阴道壁,手术后封闭了阴道穹窿,但阴道外口不发生改变。阴道闭合术适合于老年人,无性生活要求,因为各种原因不适合进行复杂重建手术的病人。阴道闭合术的主要优点是简单、快速以及高效。LeFort术式适合于子宫阴道完全脱垂的病人,手术中首先在阴道前后壁分别切除位置对应、大小相似的、正方形阴道壁,然后前后阴道壁对应缝合,关闭阴道;不处理子宫。手术后闭合的阴道两侧各形成一个沟,目的是引流子宫分泌物。相反,全阴道闭合术则需要首先切除子宫,然后要切除全部阴道壁;连续荷包缝合阴道的肌层结构,降低盆腔器官脱垂的程度,保证盆腔器官位于肛提肌水平以上。手术后病人膀胱颈位置会后移,有引起张力性尿失禁的可能,所以手术中应该进行尿道膀胱结合部固定术。医师可以根据手术前尿流动力学的结果选择不同术式,包括阴道前壁肌层折叠术(Kelly 折叠术)、耻骨尿道韧带折叠术以及吊带等技术。

经腹手术

骶骨阴道固定术

经腹进行盆腔重建手术的主要优点是可以使用移植物支持阴道顶端。阴道顶端的支持结构是主骶韧带复合体,对于脱垂的病人一定存在着阴道支持结构的损伤或衰弱。目前,应用移植物加强阴道壁的支持结构已经发展得非常完善[38]。阴道顶端支持缺欠很少独立出现,所以该手术也进行了适当调整,手术中同时对阴道前壁、阴道后壁以及会阴体进行悬吊。骶骨阴道固定术不但可以开腹手术进行,而且还可以在

腹腔镜下完成。与直肠固定术和下段前壁切除相似,需要在盆腔深部建立通道,需要有不同角度的缝合操作。随着机器人腹腔镜技术的出现,在盆腔深部进行分离、放置补片和缝合都变得更容易。

手术时阴道内需要放置一个支架,不但有助于将直肠和膀胱从阴道壁分离,而且有利于在阴道壁铺开补片。首先将一片合成补片固定到阴道前后壁;然后打开骶前的腹膜并延伸到直肠子宫陷凹;将乙状结肠向内侧牵拉,分离并暴露骶骨;在骶前纵韧带上应用不可吸收线缝合 2 ~ 4 针,上端在 S_2 水平,然后逐渐向远端移动;将缝线穿过补片,结扎后无张力作为选择固定位置的标准;可吸收线连续缝合腹膜。骶骨阴道固定术的重要并发症是骶前出血,这种出血可以危及生命。

张力性尿失禁手术

目前,有许多研究探讨不同手术方式对张力性尿失禁的治疗效果,由于缺乏标准定义和手术方式,所以结果非常难以统一。张力性尿失禁的原因包括尿道阴道支持组织欠缺和尿道内括约肌功能不全(ISD)等两种,前者又称为尿道活动过度。ISD 是张力性尿失禁的一种类型,病人往往有特别严重的症状,病人轻微的活动即可以发生漏尿。临床检查时也可以发现类似问题,检查过程中稍微加压,病人则出现漏尿现象。这类病人的尿道括约肌的功能严重受损,影响了尿道的闭合。目前,ISD 还没有一系列特异性的或者客观的诊断标准,尿流动力学检查有支持诊断的作用。治疗张力性尿失禁的手术方式很多,各种标准术式都具有一个共同的特征:手术造成尿道部分梗阻,在有张力的条件下,尿道可以闭合。过去的文献的观点认为"手术过程中并不需要把膀胱颈提高到耻骨后的水平",本文作者的观点与此相反。

经阴道腹壁尿道悬吊术

1959 年,Pereyra[40]首先提出了经阴道腹壁尿道悬吊术,之后又相继出现多种相似的术式,如 Stamey 术式、Gittes 术式以及 Raz 术式等。首先,在膀胱颈位置切开阴道前壁;然后,分离阴道壁与周围的筋膜组织,直到耻骨降支;使用钝血管钳或者闭合的、重的 Mayo 剪刀沿耻骨降支的下面穿过会阴膜,从尿道两侧进入 Reitzius 腔隙;不可吸收缝线缝合尿道旁的阴道肌层,尿道两旁各一针,备用;在下腹壁耻骨上方的皮肤上中线两旁做两个小切口;将带有一定弯度的长针穿过腹直肌前鞘,穿过 Reitzius 腔隙;通过缝针将备用的缝线向上拉出腹壁切口。同类手术彼此间存在差异,主要表现在缝合阴道旁组织以及腹壁固定的方式不同。对这种术式治疗的病人进行长期临床观察,发现手术失败率稳定增加,复发的原因可能与尿道旁固定缝线脱落有关。

耻骨后阴道悬吊术

该术式经腹膜外进入 Reitzius 腔隙,将膀胱从周围的脂肪组织和侧盆壁游离。分离后,膀胱颈周围的区域内覆盖的脂肪组织和血管就会被游离。

Marshall-Marchetti-Krantz 手术

Marshall-Marchetti-Krantz 手术的要点如下:首先用不可吸

收线缝合尿道两侧组织,然后将其缝合固定到同侧耻骨支的骨膜或者耻骨联合的软骨周围。手术的目的是将尿道向耻骨联合的后面拉近,幅度控制在 1~2cm。耻骨炎是少见的并发症,但由于手术损伤后者缺血,耻骨联合有出现严重并发症的可能性。由于上述并发症以及固定于耻骨联合的缝线发生脱落等问题,促使医师不断地探索新的方法。

Burch 手术

1976 年,Tanagho[41]对 Burch 手术进行了描述,目前相关资料中引用最多。手术中需要两对粗的延迟可吸收线,膀胱颈两侧每侧一对,上面的缝合到尿道膀胱结合部,下面的固定到尿道中段;最后 4 根缝线都要固定到同侧的 Cooper 筋膜上。术者的非优势手通过阴道适当上托尿道膀胱结合部,注意其与阴道前壁的相对位置,不要过度矫正,然后结扎缝线。接受 Burch 手术的病人,通过近 10 年的长期临床观察,其有效率达 80%~85%。

尿道下吊带手术

目前,有许多种有机或者合成材料用来制作尿道下吊带。应用合成材料制作的吊带,手术后尿潴留和尿道损伤的发生率高,所以目前已经不受临床医师青睐。目前,最常用的吊带是腹直肌筋膜制作的自体组织吊带以及经过处理尸体来源地异体组织吊带,后者主要来自阔筋膜。尿道下吊带手术需要经腹阴道联合手术,具体步骤如下:首先在耻骨上腹壁皮肤做一个横行的小切口;在尿道中断和膀胱尿道结合部之间的阴道前壁中线纵向切开阴道前壁,膨大的膀胱内导尿管的水囊有助于确定切开的位置;向两旁锐性分离阴道壁与其下的肌肉组织;使用钝血管钳或者闭合的重的 Mayo 剪刀沿耻骨降支的下面穿过会阴膜,从尿道两侧进入 Reitzius 腔隙;注意保持进入的角度,这样可以降低邻近的闭孔神经血管束、外侧的髂腹股沟神经以及内侧的膀胱和尿道损伤的风险;使用 Bozeman 钳或者长的、特定弯度的缝线牵引器在耻骨联合上方两横指、耻骨结节的内侧穿过腹直肌筋膜;在经阴道的手指的引导下,穿过耻骨后间隙进入阴道切口;将吊带的一端固定在牵引器上,向上抽出牵引器并将吊带拉出腹壁切口;同法处理对侧吊带;两个吊带都牵出后,确定无膀胱和尿道损伤,结扎固定。吊带的固定方法不同,有些是固定于腹直肌前鞘,有些是两个吊带互相结扎,还有些是将吊带通过耻骨钉固定到耻骨。吊带的基底部要放在膀胱尿道结合部。各种不同的吊带手术,经过观察,有效率在 75%~95%。张力性尿失禁吊带手术的术后并发症高于其他类型的尿失禁手术,最多见的是排尿困难、尿潴留、术后新出现的尿急、尿失禁以及异物导致的局部溃疡等。

无张力吊带手术

无张力阴道吊带(TVT)是由一片聚丙烯补片经过修剪制成。与传统的吊带手术不同,TVT 术式的吊带放置在尿道中段,而不是膀胱尿道结合部;另外,这种吊带不需要固定在任何位置。因为只需要局部麻醉,所以局部麻醉 TVT 手术可以在门诊条件下完成,这也是该术式的优点。手术步骤如下:在尿道中段下方纵行切开阴道前壁;在阴道壁下打小洞,直至两侧耻骨降支;将装在手柄上的特制的圆形金属针自阴道切口

穿刺,经过尿道旁、会阴膜、耻骨后间隙和耻骨上小切口,并将吊带的一端从同侧腹壁切口牵出;同法处理对侧;然后调整吊带,无张力放置在尿道中段下方。最近,又出现多种改良方法,吊带不经过下腹壁,而是经过闭孔内侧缘穿刺并无张力放置在尿道中段下方。这种手术方式的并发症包括盲穿刺导致的膀胱损伤、出血以及闭孔周围的神经肌肉损伤。另外,手术后可以出现排尿困难以及迟发的补片引起的膀胱和尿道溃疡,补片可以进入膀胱或尿道。

胶原蛋白注射疗法

对于尿流动力学检查符合 ISD,而无存在尿道过度活动的张力性尿失禁病人,可以选择膨胀剂进行注射,目前与牛皮肤胶原交联的戊二醛是使用最广泛的注射性药物。其他类物质也有报道,包括多聚硅胶和碳包裹的锆珠。手术麻醉非常简单,既可以使用 2% 利多卡因乳膏在尿道内涂抹,也可以经阴道在尿道旁注射 1% 利多卡因 5ml。在妇科 30°腹腔镜的监视下,可以经阴道或者尿道直接注射。将膨胀剂注射到膀胱镜和近端尿道的周围,最好注射到 4 点和 8 点的位置,注射后需要看到尿道黏膜移位。手术前,一定要对病人进行检查,检查是否对胶原蛋白有反应,无反应者才能应用。研究发现,该种方法的长期治愈率为 20%~30%,症状改善率为 50%~60%[31]。由于注射药物本身移位或者胶原物质的降解,往往需要重复注射。

盆腔肿瘤

外阴阴道肿瘤

良性外阴疾病

许多妇女都忍受外阴疾病所导致的不适,但并没有正确诊断。病人需要忍受外阴瘙痒和疼痛,最后不得向医师寻求帮助,但多数仅得到错误诊断,反复接受抗真菌药物治疗。多种外阴疾病并不常见,如接触性皮炎、萎缩性外阴阴道炎、硬化性苔藓、扁平苔藓、单纯慢性苔藓、Paget 病、Bowen 病和浸润性外阴癌。一些全身性疾病如牛皮癣、湿疹、克罗恩病、Behçet 病、白斑和脂溢性皮炎也可以累及外阴皮肤。如果病人有慢性外阴不适,需要仔细询问病史和检查,在下列情况下进行组织活检:①诊断不明确;②病人对治疗措施无反应;③怀疑癌前病变或者怀疑恶性肿瘤。

萎缩性外阴阴道炎 萎缩性外阴阴道炎在绝经后女性常见,主要原因是绝经后雌激素缺乏导致外阴皮肤和阴道黏膜的变薄和萎缩。病人可以无症状,也可以长期外阴瘙痒、烧灼感和(或)性交痛。通常,在外阴局部应用雌激素软膏,每周 1 次或 2 次,即可治愈。

外阴接触性皮炎 外阴接触性皮炎是急性或者慢性外阴瘙痒的常见病因,通常是接触刺激性物质或者过敏性物质所致[42]。刺激性外阴炎通常由过度的卫生习惯所致,如苛刻的刷洗和频繁冲洗;另外,尿或大便失禁的病人亦常见,特别是老年人和瘫痪的女性。过敏性外阴炎由各种不同类型的过敏源引起,常见的有香料和局部使用的抗生素。治疗的关键是确定并远离损伤因子或生活习惯,对于尿或大便失禁的病人

可以使用皮肤保护膜。

外阴白斑　外阴白斑是外阴皮肤的一种扁平的、白色病变，主要由三种疾病引起。硬化性苔藓是最常见的外阴白色病变，通常累及 30～40 岁的女性[42]。病变常常出现在外阴和肛门周围，形成典型的 8 字形状；病人往往为表现不同程度的瘢痕和瘙痒，少数病人会出现外阴疼痛；组织活检可以明确诊断。该病的治疗是外用含有皮质激素的软膏，如 0.05% 氯倍他索，每天 1 次，持续 12 周。扁平苔藓见于 50 岁和 60 岁的女性，与硬化性苔藓不同，该病的病变不仅局限于外阴和肛周，还可以出现在阴道黏膜以及口腔黏膜，多数病人会出现皮肤和黏膜的破溃，导致不同程度的瘢痕形成。病人通常有排尿疼痛和性交痛的历史，还可以有不同程度的外阴烧灼感。病史对诊断缺乏特异性，建议进行外阴活检以明确诊断。通常建议使用含有激素的软膏进行外用治疗，对于严重的病人或者对外用药物治疗无反应的病人可以选择全身应用皮质激素。单纯慢性苔藓是第三种外阴白斑的病因，与其他类的疾病进行鉴别的要点如下：该病表皮增厚，但无瘢痕形成；病人往往有难以忍受的瘙痒[42]。强烈的搔抓并非少见，用力搔抓会导致局部瘙痒加重，而且还会由于抓伤而继发感染。治疗方法如下：停止搔抓，必要时应用镇静剂；远离各种刺激物和过敏原；应用强效皮质激素软膏控制局部炎症；治疗伴发的感染病灶。

外阴 Paget 病　外阴 Paget 病是一种病因不明的外阴上皮内疾病，多发生在 60 岁后、绝经期的白人女性。该病可以引起长期的外阴瘙痒症状。少数外阴 Paget 病病人不但可以合并外阴浸润性腺癌，而且还可以其他恶性肿瘤，如乳腺癌、子宫颈癌以及肠道恶性肿瘤。外阴大体检查多种多样，但通常表现为融合的、隆起红色至紫色以及外观如蜡样的病变。明确诊断需要外阴活检，镜下病变局限在上皮内，特征性改变是发现大的白色细胞质的 Paget 细胞。治疗方案的要点如下：①除外全身其他器官系统并发的腺癌的可能；②广泛病灶区域局部切除，切除范围要超过病灶范围的 2cm。切除边缘无病灶非常困难，因为实际病变范围往往超过临床上大体观察的范围[43,44]。手术中冰冻检查有助于确保病灶完全切除。不幸的是，外阴 Paget 病有很高的复发倾向，即使手术中游离缘阴性。

外阴上皮内瘤变

外阴上皮内瘤变（VIN）与子宫颈上皮内瘤变（CIN）相对应，根据病变累及外阴上皮的深度，分为轻度（VIN Ⅰ）、中度（VIN Ⅱ）、重度（VIN Ⅲ）或外阴原位癌（vulvar carcinoma in situ）等四种，后者又称为 Bowen 病[45]。VIN 的危险因素包括 HPV 感染、既往 VIN 病史、HIV 感染、免疫抑制、吸烟、硬化性苔藓等外阴病、CIN 和宫颈癌等。VIN 分单发和多发两种。单发型 VIN 常见于绝经后女性，无 HPV 感染史；多发型 VIN 病人往往是年轻的生育年龄女性，往往有 HPV 感染史。50% 的 VIN 病人无临床症状，有临床症状者最多见的是外阴瘙痒。病灶既可以边界不清，也可以局部隆起，还可以是边界清晰的天鹅绒状改变。确诊方法是外阴皮肤活检，部分病人需要进行多点活检；对于微小的病灶，可以应用 5% 醋酸涂抹局部皮肤，阴道镜下检查有无醋白病灶，这种方法有助于指导活检；对肛门和肛门周围皮肤仔细检查，VIN 容易累及这些区域，特别是免疫抑制以及尼古丁依赖的病人。一旦除外浸润癌，则

对病人进行扩大的病灶切除术；最初还可以配合其他治疗方法，如局部应用 5% 咪喹莫特软膏，二氧化碳激光切除，超声技术切除，具体选择哪种方法需要根据病人病灶数目和严重程度。如果使用激光切除，在无毛发的区域，1mm 深度以足够；对于毛发覆盖的区域，则至少 3mm 深，因为毛囊的深度至少 2.5mm。不幸的是，VIN 的病人治疗后大约 30% 会复发，而重度 VIN 病人（VIN Ⅲ 和外阴原位癌），如果不进行治疗，约 10% 进展为外阴浸润癌[46]。

外阴癌

外阴癌是第四种常见的妇科恶性肿瘤，占女性生殖道恶性肿瘤的 4%，占女性全身恶性肿瘤的 0.6%[47]。多数病人为绝经后女性，平均年龄 65 岁。外阴癌的高危因素与 VIN 类似，高危型 HPV 持续感染是外阴癌的主要致病因素。病人最常见的临床表现是外阴出现溃疡或包块，病人往往感到外阴瘙痒，病灶出血或者腹股沟淋巴结肿大是肿瘤转移的标志。外阴癌有合并阴道癌或者宫颈癌的可能，所以检查外阴的基础上要仔细对阴道和子宫颈进行检查，除外同时发生恶性肿瘤的可能。外阴癌的明确诊断需要局部组织活检，活检标本可以判断局部肿瘤侵犯深度。外阴癌的组织学类型 90% 是鳞癌，其余组织学类型及所占比例如下：黑色素瘤 5%，基底细胞瘤 2%，软组织肉瘤 1%～2%。

外阴癌的转移方式主要有局部直接扩散和淋巴途径转移两种方式，除了黑色素瘤，血液途径转移非常少见。如图 41-13 所示，外阴癌的淋巴途径转移是以一种可以预测的阶梯式转移方式，具体如下[48-50]：①浅表腹股沟淋巴结，腹股沟韧带表面的皮下组织内；②腹股沟深淋巴结，沿着腹股沟管内圆韧带的表面分布；③股浅淋巴结，聚集在大隐静脉周围、卵圆窝的表面；④股深淋巴结，包括最靠近头侧的淋巴结，即 Cloquet 或 Rosenmüller 淋巴结；⑤髂外淋巴结。Cloquet 淋巴结是重要的前哨淋巴结，位于肿瘤扩散到盆腔淋巴结的通道上。外阴癌采用手术分期，腹股沟股淋巴结是否转移为最重要的预后因素。如表 41-6 所示，国际妇科和产科联盟外阴癌分期被广泛使用，它提供了病人的完整规划，病人的治疗方法和预后都与分期密切相关[51]。早期外阴癌病人预后好，Ⅰ期病人治疗

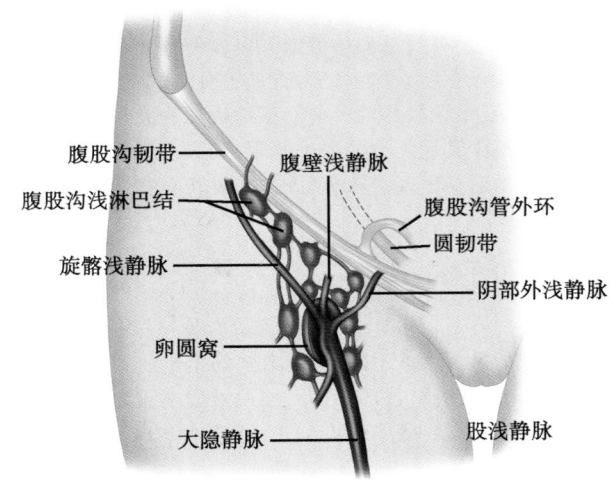

图 41-13　外阴的淋巴引流

后 5 年生存率接近 90%;Ⅲ期和Ⅳ期病人预后差,5 年生存率仅 15% ~30% 。外阴黑色素瘤例外,根据原发病灶浸润的深度进行病理分期;如果临床证实黑色素瘤发生转移,则提示病人有复发的风险。

表 41-6	国际妇科和产科联盟外阴癌分期	
分期		
0 期		原位癌,上皮内癌
Ⅰ 期	Ⅰ A	肿瘤局限于外阴或会阴;肿瘤最大直径≤2cm;淋巴结阴性;间质浸润≤1mm
	Ⅰ B	肿瘤局限于外阴或会阴;肿瘤最大直径≤2cm;淋巴结阴性;间质浸润>1mm
Ⅱ 期		肿瘤局限于外阴和(或)会阴;肿瘤最大直径>2cm;淋巴结阴性
Ⅲ 期		任何大小的肿瘤,侵及邻近的下尿道或肛门和(或)单侧局部淋巴结转移
Ⅳ 期	Ⅳ A	肿瘤侵犯如下任何结构:上尿道、膀胱或直肠黏膜、盆腔骨骼或双侧局部淋巴结转移
	Ⅳ B	任何位置的远处转移,包括盆腔淋巴结

外阴癌的治疗要遵循个体化原则,特别是早期外阴癌。早期外阴癌的主要治疗手段是手术切除,由于扩大性手术治疗并发症过高,所以尽可能地选择最保守的手术方案[48~50]。一期根治性全外阴切除术首先由 Way 和 Taussig 创立,如图41-14,取而代之的是改良外阴癌根治术以及双侧腹股沟股淋巴结切除术,整个手术在外阴即两侧腹股沟共切 3 个切口。Ⅰ A 期外阴癌仅按照外阴活检的方式切除病灶就足够了,要求切除病灶外 1cm 的皮肤;对于 Ⅰ B 期以及 Ⅱ 期病人,需要扩大切除范围,要求切除病灶外 2cm 的皮肤或者进行如图 41-15所示的改良的根治性外阴切除术。

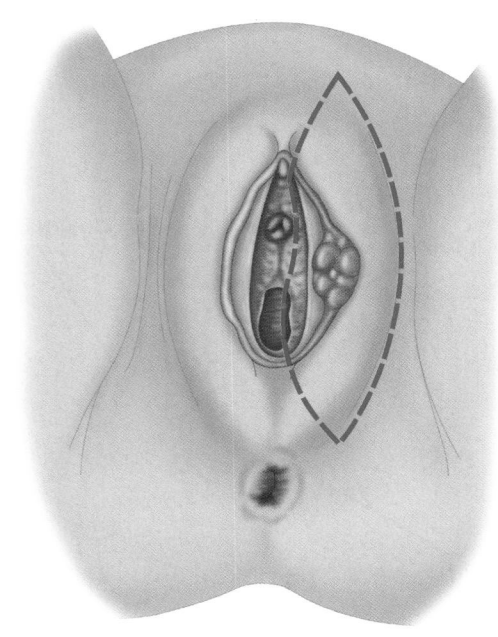

图 41-15　改良的单侧根治性外阴切除术(适合 Ⅰ 期和 Ⅱ 期外阴鳞癌)

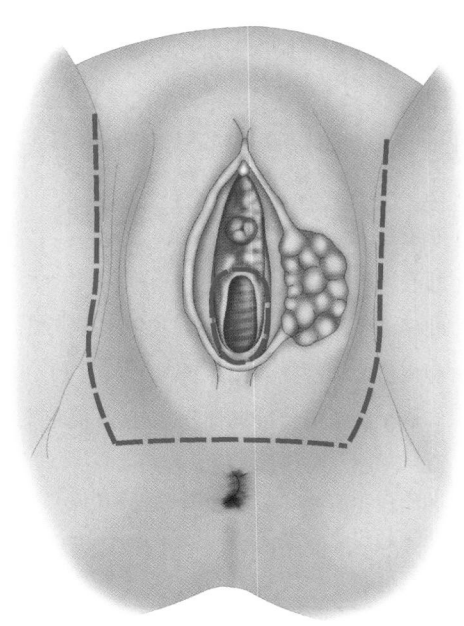

图 41-14　根治性全外阴切除术

对于Ⅲ期和Ⅳ期病人,可以选择的治疗方案如下:①放化疗,放化疗后如果需要可以进行限制性病灶切除;②根治性外阴切除术;③根治性外阴切除术并进行盆腔除脏术。最近,对于晚期外阴癌主要采用下述治疗方案:盆腔外放疗辅以顺铂和 5-FU 放疗增敏化疗作为初始治疗;上述治疗后对残留病灶进行限制性手术切除[52,53]。治疗后,如果需要,可以利用皮

肤肌肉瓣进行外阴和腹股沟重建手术,可以用来重建手术的组织有股薄肌、缝匠肌和阔筋膜张肌。

对于外阴癌病人,是否进行如图 41-16、图 41-17 所示的腹股沟淋巴结清除术,需要根据疾病的范围;腹股沟淋巴结清除术能否为疾病治愈提供更好的机会是决定是否将其加入治疗总体方案中的关键。Ⅰ A 期外阴癌病人发生淋巴结转移非常罕见,所以没有必要进行淋巴结清除术。超过 Ⅰ A 期的病人要求进行淋巴结清除术,如果病灶局限于外阴一侧,则只进行单侧淋巴清除术;如果病变越过中线或者累及阴蒂,需要进行两侧腹股沟淋巴清除术。腹股沟淋巴结清除术的范围不同:对于临床检查淋巴结阴性的病人,可以只进行浅淋巴切除术;个别病人可以触及淋巴结肿大,但不确定为转移病灶,可以仅切除可以触及的淋巴结;最后,如果需要还进行完全的腹股沟淋巴结清除术。GOG 对外阴癌病人的前哨淋巴结活检(sentinel lymph node biopsy)资料进行了针对性研究,前哨

淋巴结的观念在乳腺癌和黑色素瘤等疾病的研究中也被广泛采用。对于多数病人,为方便手术中确定前哨淋巴结,医师在肿瘤周围注射亚甲蓝或放射活性示踪剂,部分医师联合使用两种方法。初步的研究结果鼓舞人心,对于前哨淋巴结阴性的病人可以避免进行全腹股沟淋巴结清除,这样明显减少了并发症的出现,如下肢淋巴水肿。

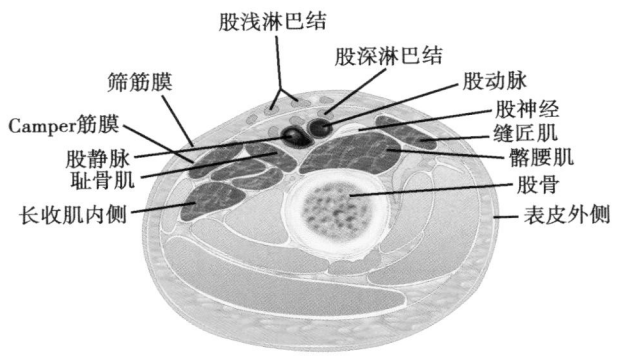

图 41-16　腹股沟浅淋巴结切除术

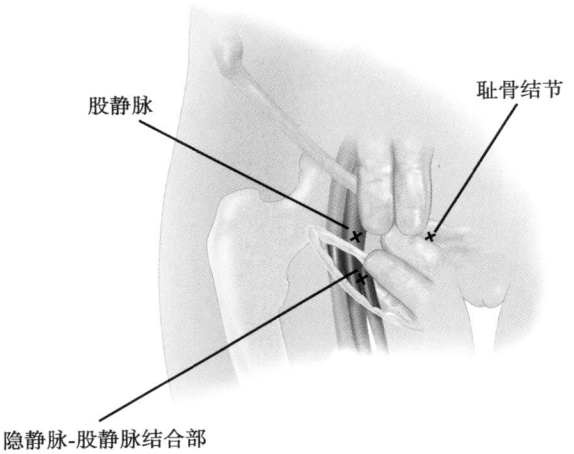

图 41-17　推荐的腹股沟浅淋巴结切除术手术切口

腹股沟或者盆腔淋巴结转移的治疗非常困难,这些区域的最初治疗方案是治疗效果好坏的关键。腹股沟淋巴结阳性的病人,手术后要进行腹股沟和盆腔的辅助放疗,效果好于盆腔淋巴结清除术,后者已经被基本放弃。对于外阴切除标本边缘肿瘤阳性或者边缘距离肿瘤距离近,局部解剖又不适合进一步手术的病人,同样需要进行腹股沟和盆腔放疗。

阴道癌

阴道癌是少见的妇科恶性肿瘤,占女性生殖道恶性肿瘤的 2% ~ 3%[54]。阴道癌中,鳞状细胞癌占 85% ~ 90%,腺癌、恶性黑色素瘤以及软组织肉瘤共占 10% ~ 15%。另外,2/3 的外阴癌病人发病时的年龄≥60 岁。阴道癌的危险因素包括阴道上皮内瘤变(VAIN)、持续的高危型 HPV 感染、VIN、CIN、宫颈癌、宫内接触己烯雌酚(DES)、吸烟、HIV 感染和免疫抑制等。阴道癌病人通常因为绝经后出血和(或)性交后出血就医,也有病人出现阴道分泌物、阴道包块、尿痛、血尿、直肠出血或盆腔疼痛,而这些往往暗示疾病进入晚期。明确

诊断依靠对可疑病灶的活检,最好在阴道镜下进行。

过去,DES 是用来治疗反复流产的药物。研究发现宫内接触 DES 不但与女性宫颈和阴道透明细胞腺癌有关,而且还与阴道、子宫颈和子宫发育异常有关[55,56],1971 年,DES 就从市场上消失了。宫内接触 DES 的女性发生透明细胞腺癌的几率为千分之一,诊断时平均年龄 19 岁(7 ~ 33 岁)。目前透明细胞癌的发病率在下降,原因是多数宫内暴露 DES 的女性已经超过 35 岁,超过了疾病的高发年龄。

阴道上皮内瘤变　VAIN 与 VIN 相似,根据病变累及阴道上皮的深度,分为轻度(VAIN Ⅰ)、中度(VAIN Ⅱ)、重度(VAIN Ⅲ)或阴道原位癌(vulvar carcinoma in situ)等四种[45]。超过 65% ~ 80% 的 VAIN 或者阴道癌的病人与 HPV 感染有关。VAIN 的病灶多数位于阴道的上 1/3。多数 VAIN 病人是无症状的,因为阴道细胞学检查意外发现。VAIN 确诊需要局部组织活检,活检要在阴道镜监视下进行,有目的地切除醋白上皮,以提高活检的阳性率。VAIN 病灶可以是扁平的,也可以是界限清楚地隆起的白色病灶,同时病灶还会表现一定的血管变化。如果病变有明显的异形血管并伴有明显的分支,则提示浸润性肿瘤的可能。VAIN 的治疗方法有激光病灶切除、手术切除以及 5-FU 表面治疗。

阴道癌的临床分期需要根据盆腔检查、胸片、膀胱镜和直肠结肠镜的检查结果,如表 41-7[51]。另外,静脉肾盂造影、钡灌肠和 CT 扫描等检查对确定疾病的范围也有一定作用。阴道癌主要通过局部直接播散侵犯周围邻近的盆腔结构,也可以通过淋巴管转移到局部淋巴结,但很少通过血液途径转移到肝脏和肺等器官。阴道上段的肿瘤可以直接通过淋巴回流途径转移到盆腔淋巴结甚至腹主动脉旁淋巴结,而阴道下 1/3 的肿瘤则首先转移到腹股沟股淋巴结,然后再转移到盆腔淋巴结。

表 41-7	国际妇科和产科联盟的阴道癌分期
分期	
0 期	原位癌,上皮内癌 3 级
Ⅰ 期	肿瘤局限于阴道壁
Ⅱ 期	肿瘤已经侵犯阴道壁下组织,但未扩散到盆壁
Ⅲ 期	肿瘤扩散到盆壁
Ⅳ 期	肿瘤扩散范围超过真骨盆,或已经侵犯直肠或膀胱黏膜
Ⅳ A	肿瘤侵犯膀胱和(或)直肠黏膜和(或)直接扩散,范围超过真骨盆
Ⅳ B	远处转移

阴道上段的 Ⅰ 期阴道癌,既可以手术切除,又可以进行腔内放射治疗[48~50];手术切除的范围包括根治性子宫切除术、上段阴道切除术以及双侧盆腔淋巴结清除术。阴道中、下 1/3 的阴道癌通常选择放疗和同步化疗。Ⅱ ~ Ⅳ期的阴道癌的主要治疗手段是全盆外照射治疗,继以腔内放射治疗和/或组织内放疗。经过治疗,早期阴道癌的预后很好,5 年生存率超过 90%;但是,晚期病人预后差,Ⅲ ~ Ⅳ期病人,5 年生存率仅 15% ~ 40%。

宫颈肿瘤

宫颈良性疾病

宫颈良性疾病包括宫颈管息肉、纳氏囊肿、宫颈损伤后畸形和宫颈湿疣。宫颈纳氏囊肿是宫颈阴道部表面光滑的充满清亮液体的小囊肿。宫颈损伤后畸形指宫颈损伤后畸形愈合,这种损伤常继发于阴道分娩的宫颈裂伤以及既往宫颈手术所致的宫颈损伤。如果病灶小,诊断不明确,需要在门诊进行组织活检。对于宫颈管息肉,应该首先用棉签检查息肉和息肉的蒂,不但要明确息肉来自宫颈管,而且要明确蒂的特征,这样才能制订恰当的手术方案。如果息肉小,基底部位于子宫颈管,则可以用卵圆钳钳夹息肉,同一个方向转动,直至息肉从基底部断裂。如果息肉过大,阴道镜下或者直视下发现病变区域异常,则需要使用 LEEP。活检证实为宫颈湿疣,LEEP 或者激光切除是恰当的。

宫颈癌

在美国,每年大约有 17 000 例宫颈癌的新发病例,大约5000 人死于宫颈癌;全世界每年因宫颈癌死亡的病人达250 000 人,所以它是世界范围内的一个杀手。宫颈癌筛查不但可以早期诊断宫颈癌,而且可以在浸润癌前进行治疗[57]。宫颈癌常发生于宫颈筛查间隔时间过长或者无筛查经历的妇女。遗传基因的变异可能会提高宫颈癌的发生,目前研究最多的是 HPV 致癌高危亚型感染的问题。

高危型 HPV 的致癌基因不但可以发动宫颈细胞癌变,而且有刺激疾病进展的过程。宫颈癌的其他危险因素包括 HIV感染发病期免疫抑制的病人;吸烟以及其他基因异常。在感染 HPV 病毒前接种疫苗是非常值得期待的预防宫颈癌的措施,不但可以预防高级别 CIN 的发生,而且明显降低宫颈癌的发病,具体效果如何还需要 20 ~ 40 年的临床观察时限。2009年,美国推出了两种 HPV 疫苗,但并不能包括所有的高危型HPV 基因;根据美国宫颈癌的致癌基因的基因谱以及疫苗的基因,估计其能预防 70% 宫颈癌的发生。9 ~ 26 岁的女孩都可以接种疫苗,但最好应用于有强的免疫反应的个体。

分期和治疗　宫颈癌的诊断依靠宫颈活检,既可以对肉眼下明显的大体病灶进行活检,也可以在阴道镜监视下进行。绝大多数宫颈癌的组织类型是鳞状细胞癌,腺癌约占 20%,偶尔还有其他恶性度高的组织类型,如神经内分泌肿瘤。宫颈癌采用临床分期而不是手术分期,目前执行国际妇科和产科联盟宫颈癌分期该分期标准与 TNM 分期彼此交织。宫颈癌的临床分期和治疗方法见表 41-8。

表 41-8	国际妇科和产科联盟宫颈癌分期和治疗	
分期	**标　　准**	**治　疗　措　施**
0 期	原位癌	(1) 原位腺癌:全子宫切除术,尽管部分病人宫颈椎切标本边缘阴性 (2) 原位鳞癌:使用 LEEP、激光或者椎切技术进行局部切除
I 期	病变局限在子宫颈 A1:微小浸润 A2:基底部浸润<5mm,宽度≤7mm B1:超过 A2 的范围并且肿瘤直径<4cm B2:肿瘤直径超过 4cm	A1 和部分 A2:保留生育功能,进行扩大的宫颈椎切术,手术严密随诊;必要时全子宫切除术 B1 和 B2:根治性全子宫切除术或放化疗;保留子宫和生育功能的根治性子宫颈切除术,病人必须经过严格筛选并严密随诊
II 期	A. 肿瘤侵犯阴道上 2/3,但无宫旁浸润 B. 肿瘤侵犯阴道上 2/3,伴宫旁浸润	(1) 部分 II A 病人可以进行根治性子宫切除术 (2) II A 和 II B 病人选择放化疗
III 期	A. 阴道下 1/3 受累 B. 宫旁侵犯达盆壁或者肾盂造影显示单侧或者双侧输尿管梗阻	放化疗
IV 期	A. 膀胱和直肠受累 B. 远处转移	IV A 期放化疗 IV B 化疗,适合的病人可以进行姑息性放疗

手术治疗　根治性全子宫切除术　多数经腹壁切口进行,既可以横向切口又可以纵向切口,尽管目前接受腹腔镜下或机器人腹腔镜进行根治性子宫切除的病人的数量不断增加[58]。手术的要点如下:①切除盆腔和主动脉旁淋巴结;②从盆壁上分离宫旁组织,保证在局部完整切除肿瘤。手术中,有两个独特的位置与手术风险密切相关:①在子宫动脉水平以下,将输尿管自隧道内游离,这样才能在尽可能地接近髂内动脉的位置结扎子宫动脉,如此操作有增加手术后输尿管阴道瘘的可能,手术导致输尿管瘘的风险与放疗相当。②为

充分切除宫骶韧带,需要打开阴道直肠间隙,下推直肠,手术后便秘的风险增加。根治性全子宫切除术的两个关键点如图41-18 所示。无论是开腹还是腹腔镜下根治性子宫切除术,都可以保留卵巢,因为宫颈癌病人发生卵巢转移的可能性非常低。就保留卵巢而言,手术治疗明显好于放疗。

手术步骤:①探查盆腔,仔细触摸淋巴结和宫旁,再次检查是否有肿瘤转移,是否适合和可以进行根治性全子宫切除术;②在圆韧带进侧盆壁的位置切断,如图 41-18C 所示,进入腹膜后间隙,向两侧延长腹膜切口达骨盆漏斗韧带的外侧

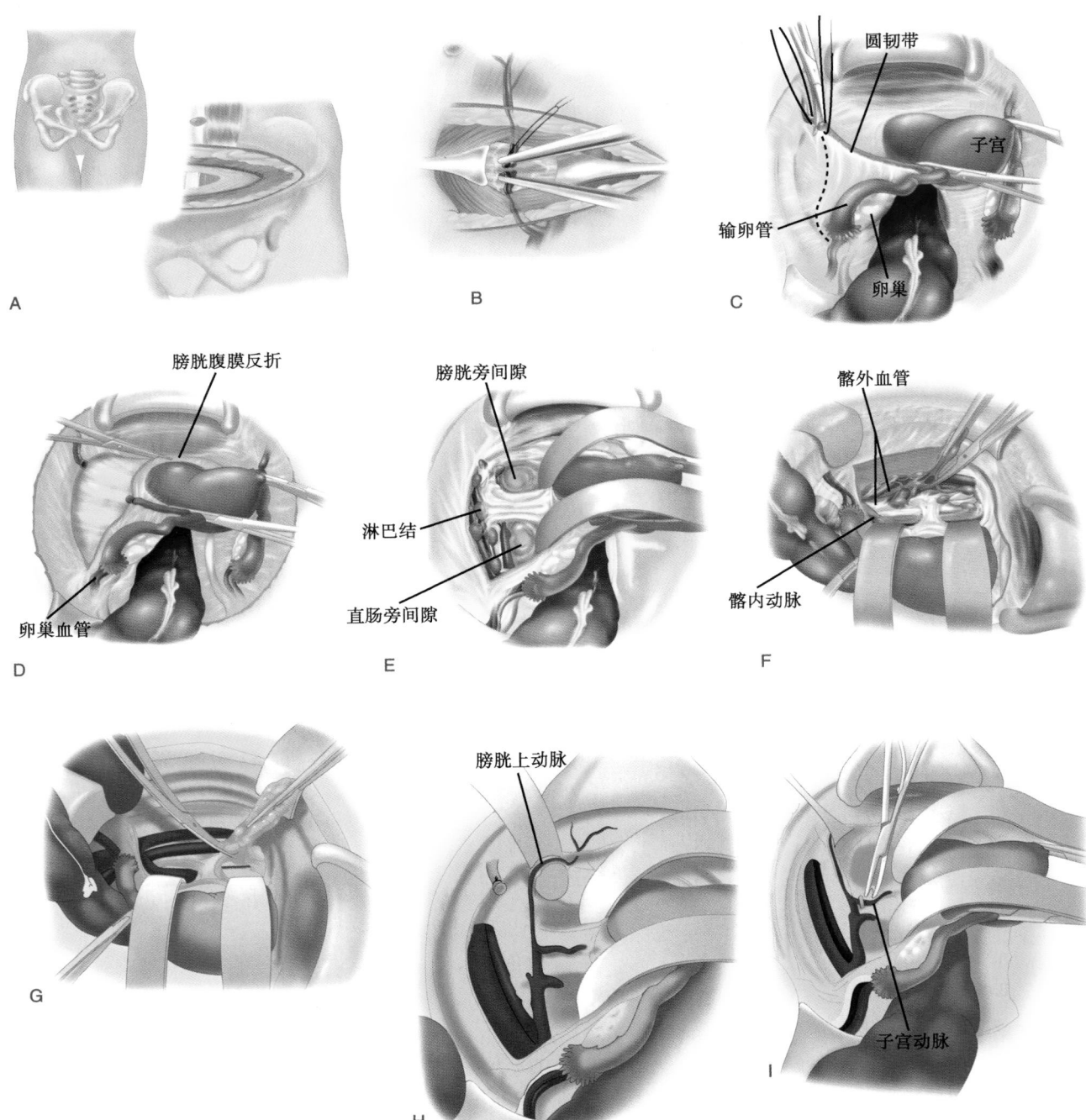

图 41-18   根治性全子宫切除术。**A.** 分离腹直肌前暴露腹壁下动脉。**B.** 分离腹直肌前结扎腹壁下动脉。**C.** 进入腹腔,结扎和分离圆韧带。**D.** 卵巢血管外侧并超过膀胱腹膜反折的腹膜切口。**E.** 使用窄的、延展性好的拉钩(Indiana 拉钩)放入膀胱旁间隙和直肠旁间隙,扩大对侧盆壁和淋巴结进行手术的空间。**F.** 盆腔淋巴结切除术(髂内、髂外血管)。**G.** 盆腔淋巴结清除术(闭孔窝)。**H.** 分离子宫和膀胱上动脉。**I.** 子宫动脉起始位置钳夹、切断

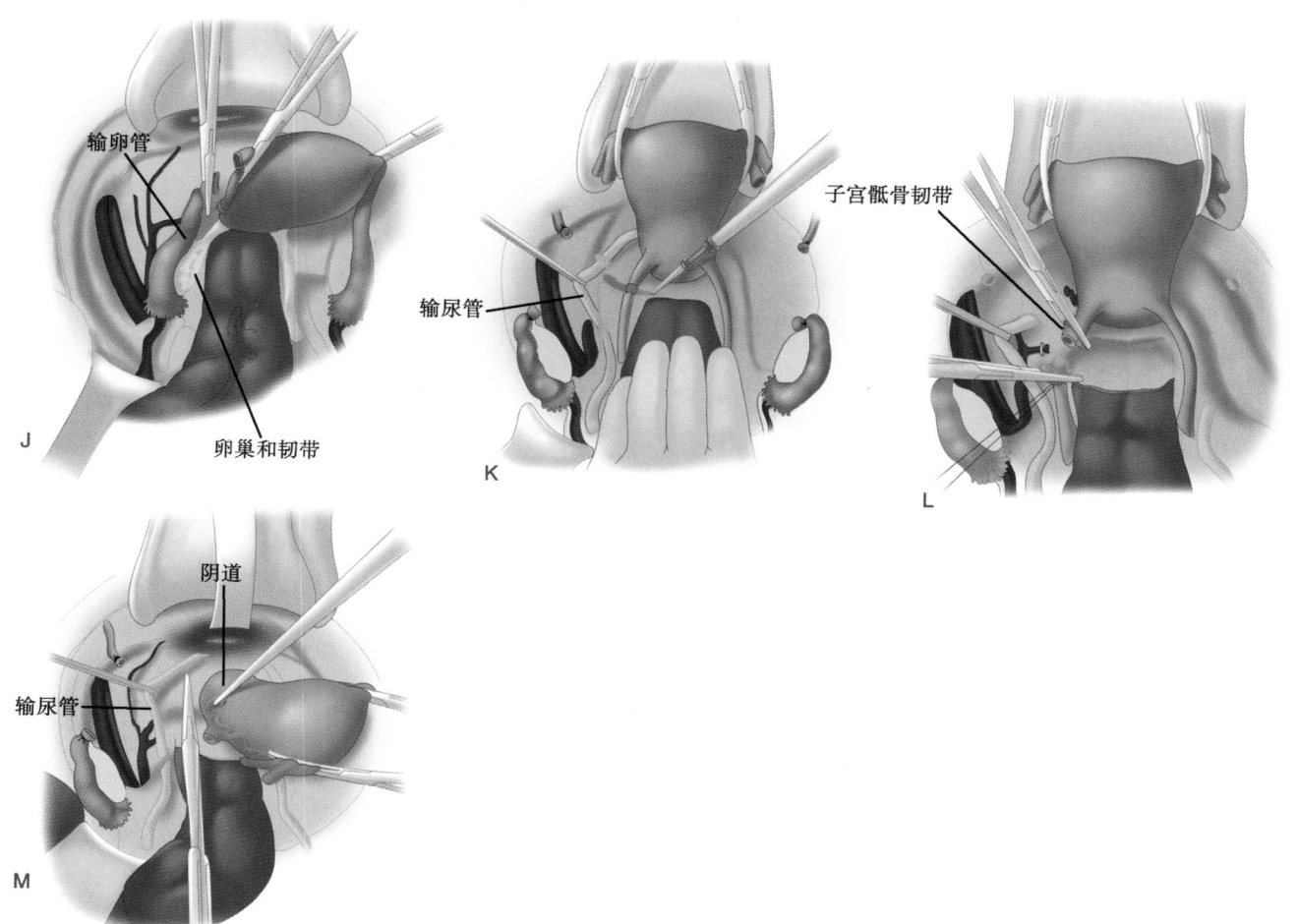

图 41-18（续） **J.** 如果保留卵巢,钳夹、切断卵巢固有韧带和输卵管。**K.** 将输尿管自阔韧带后叶分离,向侧方牵拉;使用手指钝性分离直肠阴道间隙。**L.** 切断子宫骶骨韧带。**M.** 钳夹阴道侧壁,注意切除 3~4cm 的阴道上段

面,向内打开膀胱表面腹膜。③钝性分离进入膀胱旁间隙,间隙的外侧是盆壁,盆底的形态就像向下倾斜的碗,间隙内侧是膀胱。④沿着碗状后骨盆的形态,应用同样的方法分离并进入直肠旁间隙,将宫旁组织放置在两个间隙之间,便于手术中触摸和切除,如图 41-18E。⑤根据是否保留卵巢,进行骨盆漏斗韧带或子宫卵巢韧带的断扎。⑥输尿管位于阔韧带的内侧叶,游离,用止血带标记、牵拉,同时有利于将输尿管从子宫血管、宫旁组织以及子宫血管以下至膀胱间的隧道内充分游离。⑦向侧方牵拉膀胱上动脉,明确输尿管上方穿行于宫旁组织内的子宫动静脉,应用直角钳在子宫血管和输尿管之间进行分离,并在输尿管外侧钳夹子宫动脉,在内侧剪断;按照上述方式继续分离,直到输尿管从宫旁组织完全游离,直至输尿管进入膀胱的水平以下。⑧将输尿管从阔韧带后叶分离,剪开阔韧带后叶以及直肠子宫陷凹腹膜,进入子宫阴道间隙,钝性分离阴道直肠间隙的方向应该与直肠或者盆底方向平行;宫骶韧带位于直肠旁间隙和阴道直肠间隙之间,可以使用ENDO GIA 或者连续钳夹进行结扎。⑨前面充分将膀胱从阴道游离,钳夹并切开阴道,切除子宫。⑩淋巴清除术可以在子宫切除前或切除后进行,范围包扩髂外、髂内、闭孔和腹主动脉旁淋巴结;髂外淋巴结的清除要到达旋髂静脉的水平,闭孔淋巴结要充分游离闭孔神经。

保留宫体的根治性子宫颈切除术　临床分期ⅠA1、ⅠA2和ⅠB1 的部分病人,对保留保留生育功能有要求,随之发展出一种新的手术方式,保留宫体的根治性子宫颈切除术(radical trachelectomy with uterine preservation)。切除子宫颈后,卵巢动脉的侧支循环会继续对子宫供血,这是这种术式的生理基础。子宫颈切除后,子宫下段断端环形缝合,并直接与阴道断端缝合。该种术式术后的复发率、妊娠结局以及手术的最佳适应证等还需要进一步研究。

既往次全子宫切除术后的根治性子宫颈切除术　随着次全子宫切除术病人的增多,子宫颈切除术以及根治性子宫颈切除术的病人数量也随之增加。手术步骤和要点与上述根治性全子宫切除术相似,只是由于瘢痕的存在,输尿管、膀胱以及肠道损伤的几率更高。尽管如此,对于年轻女性病人,手术的治疗效果仍然优于放疗。

复发病例的盆腔除脏术　经过手术治疗的宫颈癌病人,一旦复发,一般只能进行放疗。如果复发病灶出现在既往已经接受最大剂量放疗的位置,则可以考虑手术治疗。如果只是局部非常局限的复发,确实没有播散或者远处转移,可以考虑盆腔脏器切除术。目前这种术式越来越少,原因如下:①放化疗对局部病灶的控制率增加;②复发的病人,远处转移的诊断越来越频繁。盆腔脏器切除,手术伊始进行盆腹腔探查,如

果发现远处转移,原则上放弃除脏术。盆腔脏器切除术需要根据病灶的大小和位置决定手术范围,既可以在肛提肌上方,也可以累及肛提肌平面以下,后者手术时要同时切除外阴,如

图 41-19。盆腔重建需要一个节制排尿机制的陷窝(如果放射性结肠炎局限),或采用回肠管道和结肠造口等;手术中还可以使用股薄肌或其他移植物进行盆底和阴道重建。

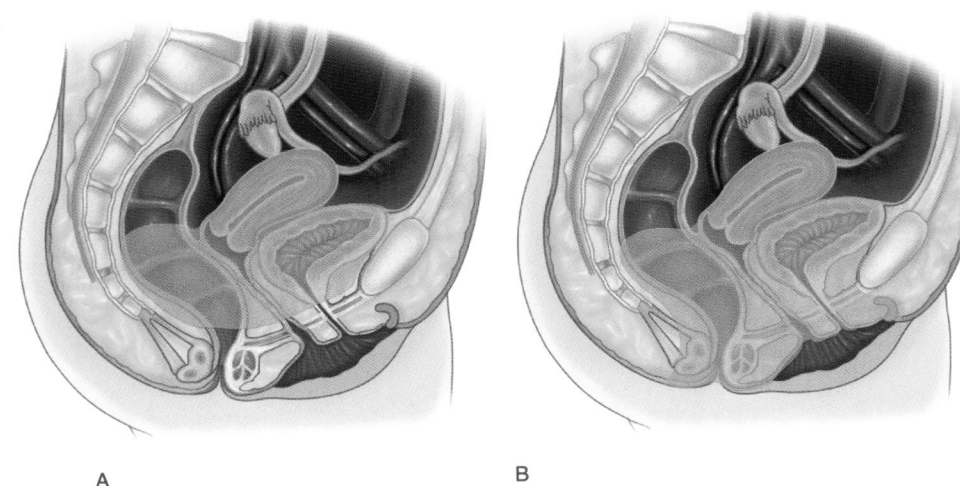

A   **B**

图 41-19   盆腔脏器清除术(阴影部分为切除范围)。**A.** 肛提肌水平以上。**B.** 肛提肌水平以下

子宫体肿瘤

子宫良性疾病

在美国,初潮的平均年龄是 12 岁 5 个月,正常的月经周期应该持续 2~7 天,流血量少于 80ml,周期 21~35 天。各种女性生殖系统疾病都可以表现出异常的子宫大出血,如功能失调性子宫出血(DUB)、流产、子宫平滑肌瘤、子宫内膜息肉、子宫腺肌症、子宫内膜增生过长和子宫内膜癌等[59]。对于子宫大出血的非妊娠妇女,如果年龄超过 35 岁或者具有子宫内膜癌的高危因素,临床处理过程中的第一步是除外子宫恶性疾病。子宫异常出血有多种,可以按照下列方式进行命名和分类:

- 月经过多(menorrhagia):月经期超过 7 天,或者每天出血量超过 80ml,但月经周期规律。
- 子宫出血:月经周期不规律,通常伴有月经频发。
- 月经过多(menmetrorrhagia):月经期延长,月经量过多,月经周期不规律,通常伴有月经频发。
- 月经间期出血:规律月经,周期间出现量不等的子宫出血。
- 月经频发:月经周期规律,但间隔<21 天。
- 月经稀发:月经周期规律,但间隔>35 天。
- 闭经:6 个月无子宫出血或者相当于 3 个月经周期无月经。

功能失调性子宫出血(DUB)   女性生育年龄阶段,DUB是最常见的子宫异常出血的原因。DUB 的定义:不能用明确的解剖或者结构异常,如息肉和肌瘤等,来解释的子宫出血。DUB 在青春期和围绝经女性常见,病人者常常表现为间断的月经稀发或者闭经,然后出现大量子宫出血。部分病人出血非常严重,出现贫血和低血容量的表现,需要进行输血治疗。DUB 的原因是无排卵,通常可以通过口服避孕药物即人工周期进行治疗,也可以放置释放孕激素的宫内节育器(Mirena IUD)治疗。

子宫内膜息肉   子宫内膜息肉是以血管为轴心的、局灶性子宫内膜和间质过度增生而形成的带蒂的、突入子宫腔的子宫内膜病变[60]。子宫内膜息肉既可以单发,也可以多发。多数子宫内膜息肉无临床症状,但 25% 的子宫出血是由息肉引起的,常常表现为不规则子宫出血。息肉常见于如下病人:30% 应用他莫昔芬的病人,围绝经期女性和绝经后女性。子宫内膜息肉很少是恶性的,仅占 1%;30% 的息肉会伴有子宫内膜灶性增生。子宫内膜息肉的诊断往往依靠生理盐水灌注下的子宫超声检查,子宫输卵管造影检查以及宫腔镜检查等。在证实没有恶性疾病存在的情况下,子宫内膜息肉可以在宫腔镜下切除或者直接锐性刮除。

子宫腺肌症   子宫腺肌症是指异位的子宫内膜和间质组织出现在子宫肌层。如果病灶弥漫分布,病灶周围子宫肌层增生、肥大,导致子宫体成球形增大。子宫腺肌症非常普遍,往往发生在经产妇,经常在手术中意外发现。有症状的子宫腺肌病人,往往表现为严重的痛经。对于经产妇,如果有月经量增多,痛经以及子宫球形增大等临床表现,则应该考虑有子宫腺肌症可能。MRI 可以显示位于子宫肌层内的异位腺体,病灶位置信号异常增高[61]。明确诊断依靠全子宫切除后的子宫组织病理检查,全子宫切除术也是唯一明确的治疗方法。

子宫内膜异位症(EM)   EM 是在子宫以外发现异位的子宫内膜和腺体。EM 是非常常见疾病,总体人群中约占10%;无症状的病人进行腹腔镜手术,超过 20% 的病人会意外发现 EM;EM 在下列病人中所占比例非常高,慢性盆腔疼痛病人中占 80%,而不孕症病人中占 20%~50%[59]。目前,对 EM 的病理生理机制的理解还非常少,病因学机制主要集中在子宫内膜腺体是如何扩散的。目前,子宫内膜异位症病因学主要集中在如下几点,即经血逆流、子宫内膜腺体经过淋巴和血液途径播散以及腹腔上皮化生等。EM 常见的位置是卵巢、盆腔腹膜表面以及子宫骶骨韧带;其他少见的位置包括阴道直肠隔、乙状结肠、腹膜内器官、腹膜后间隙、输尿管、切口、脐甚至胸腔。当输卵管受累时,由于瘢痕形成,可以导致输卵管梗阻,最后可以导致不孕。卵巢 EM 可以是浅表的种

植病灶,也可以形成大的、复杂的卵巢包块,称为卵巢子宫内膜肿瘤,又称为巧克力囊肿。30% 的 EM 的病人会有卵巢巧克力囊肿,而且通常是双侧的。

　　EM 病人可以无任何临床症状,有症状者往往表现差异很大,既可以表现为轻微的性交痛和周期性痛经,也可以是令人衰弱的慢性盆腔疼痛,并在月经期畸形加重。其他少见的症状包括大便疼痛;如果病灶累及直肠和膀胱,病人还可以表现血便和(或)血尿。对于有症状的病人,盆腔检查通常表现为全盆腔压痛、宫骶韧带表面结节以及盆腔包块(如果存在卵巢巧克力囊肿)。EM 的病人的临床症状的严重程度与疾病的严重程度不一致。血清 CA125 是用来监测卵巢上皮性肿瘤对治疗反应的标志物,在 EM 病人也会出现升高。CA125 对于卵巢癌诊断的敏感性和特异性都不高,CA125 在不但累及女性生殖系统的炎症和肿瘤会升高,而且还会在所有对腹膜和(或)浆膜产生刺激的疾病中升高。EM 病人的血清 CA125 会升高,可以超过其正常值上限 35U/ml,这种情况下并不要过多地怀疑上皮性卵巢癌。EM 明确诊断需要腹腔镜检查,手术中可以发现特异性子宫内膜异位种植病灶。EM 病灶可以表现为蓝色、棕色、黑色、黄色和白色,病灶既可以外突又可以形成腹膜皱褶,所以有人用"炮灰"来形容腹膜病灶。组织活检并不是必需的,但诊断不明确时需要进行活检。

　　EM 的治疗要根据病人的症状以及对生育功能保留的渴望,具体方法包括期待疗法、药物治疗以及手术治疗[62,63]。对于无症状的病人,可以选择期待疗法。只有轻微症状的病人,可以周期性或连续应用口服避孕药物,如果需要的话还可以给予 NSAIDs 等止痛药物。中度疼痛者可以使用醋酸甲羟孕酮,一种方法是口服,每天一次,一次 10~20mg;另一种方法是 150mg 肌内注射,3 个月一次。应用这种药物不能超过两年,因为它可以引起骨代谢异常。严重疼痛的病人需要使用丹那唑或者性激素释放激素抑制剂类(GnRHa)药物,药物的作用是引起药物性假绝经。因为能引起明显的痤疮和多毛症等副作用,丹那唑目前基本被取消。GnRHa 的作用机制是降低垂体分泌性腺激素,包括卵泡刺激激素(FSH)和黄体生成素(LH),可以通过肌内注射或者鼻腔喷雾装置使用。GnRHa 类药物可以使病人处于低雌激素状态,常见副作用包括潮热、阴道干涩以及骨密度下降等,所以通常使用不能超过 6 个月。保守性手术比较流行,因为在诊断性腹腔镜检查过程中即可以进行手术,包括分离粘连、切除子宫内膜种植病灶以及切除深部种植病灶[62]。腹膜种植病灶可以通过二氧化碳激光或者直接电凝破坏。中度和重度疼痛的病人,手术后连续应用 6 个月 GnRHa,经过上述治疗可以获得很长时间的缓解期。卵巢巧克力囊肿通常对药物治疗无效,应该选择手术治疗,术中要求完整剥除囊肿壁。输卵管通畅的病人,保守性手术治疗后自然妊娠率约 50%。不幸的是,EM 是慢性疾病,期待疗法、药物治疗以及手术治疗等措施都只能让病人的病情暂时得到缓解,多数病人会在 1~2 年内复发。严重盆腔疼痛又无保留生育要求的病人,如果经过各种保守性治疗措施无效,可以进行根治性手术,手术范围包括子宫、卵巢和输卵管,根治性手术可以治愈 EM。

　　子宫平滑肌瘤　子宫平滑肌瘤(ULM)是来源于子宫平滑肌细胞的肿瘤,又称为纤维瘤。ULM 是生育年龄女性的常见肿瘤,50 岁时,白人女性的 60% 以及黑人女性的 80% 将有

ULM 的问题。ULM 的大小、位置、数目以及临床表现不同,通常按照肌瘤的位置进行描述,如图 41-20,有肌壁间、浆膜下、黏膜下、带蒂、宫颈以及寄生等多种肌瘤[59]。多数 ULM 病人无任何临床症状,在美国,ULM 引起的子宫出血是子宫切除最常见的手术指征。ULM 引起的其他临床问题还有疼痛、妊娠并发症以及不孕症等。ULM 生长过快,血液供应不足而出现肌瘤变性可以引起疼痛;ULM 压迫直肠、膀胱和输尿管等盆腔器官也可以引起疼痛。妊娠期,母体水平异常增高的激素会刺激原有的 ULM 快速增长,结果会导致子宫腔明显变形,引起反复流产、胎先露异常、胎儿宫内生长受限、产道梗阻及剖宫产、子宫破裂、早产和肌瘤变性相关疼痛。

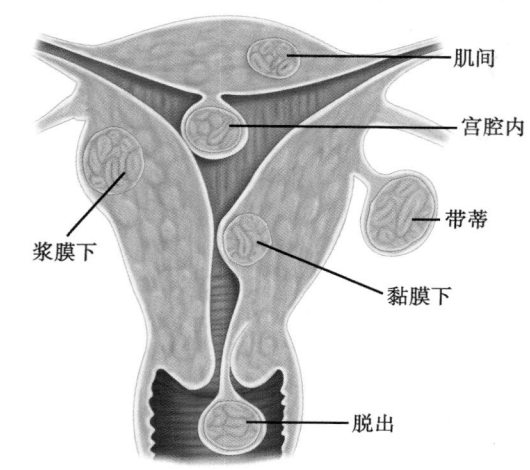

图 41-20　子宫肌瘤分型

　　ULM 往往引起不规则阴道出血,量多,个别病人非常严重,需要住院治疗。妇科检查,子宫增大,形态不规则;严重病人,增大的子宫可以达到上腹部,形成巨大的实性包块。通常通过 TVUS 就可以进行 ULM 的诊断,尽管也可以利用 CT 和 MRI 等手段。子宫输卵管造影和生理盐水灌注下子宫超声检查对诊断黏膜下 ULM 和宫腔内 ULM 非常有价值。多数 ULM 为良性,恶性者不足 1%,而且多发生于绝经后女性。绝经后女性出现阴道出血并伴随着迅速增长的子宫肿物,必须除外子宫平滑肌肉瘤的可能。ULM 的处理方案要遵循个体化原则,需要根据病人的年龄、有无保留生育功能的要求、肿瘤位置、大小以及肌瘤引起的症状等制订个体化治疗方案。保守性治疗措施包括口服避孕药物、醋酸甲羟孕酮、GnRHa、子宫动脉栓塞(UAE)以及 ULM 剥除等[64~66]。如果病人有生育要求,UAE 治疗是禁忌证。UAE 后,肌瘤会因急性缺血、变性和坏死而引起急性腹痛,必要时需要住院缓解疼痛。对不孕的、要求保留生育功能的病人进行子宫肌瘤剥除术,可以通过腹腔镜、宫腔镜和开腹手术等三种方式完成。

　　不幸的是,药物治疗只能使病情得到暂时缓解。保守性手术后,ULM 可以复发,既可以在原来的位置,也可以由新的肌瘤生长而成,这些肌瘤在前次手术时体积小,难以发现。ULM 唯一准确的治愈方法是全子宫切除术,可以通过腹腔镜、经阴道以及开腹等三种方式完成。对于贫血的 ULM 病人,手术前应用 3 个月的 GnRHa,优点如下:①恢复病人的血细胞比容,避免输血;②减少手术中的失血量;③缩小肿瘤体积近 30%,更有利于选择并成功进行经阴道子宫切除手术。

肌间　宫腔内　带蒂　黏膜下　浆膜下　脱出

子宫内膜增生过长和子宫内膜上皮内瘤变

子宫内膜增生（EHP）是由长期的、无对抗的高雌激素状态，即相对缺乏孕激素的状态所引起，组织学特点是子宫内膜腺体增生，结果导致子宫内膜腺体和间质的比例上升。EHP 可以无任何临床症状，但多数病人会表现异常阴道出血。EHP 的组织学诊断需要子宫内膜活检病理结果，根据 WHO 的 EHP 分类，EHP 分为单纯性增生、复杂性增生以及非典型增生[67]。WHO 的 EHP 分类及标准如下：①单纯性增生，腺体囊性扩张；②复杂性增生，拥挤的、背靠背并带有分支的腺体，腺体间有少量间质组织；③非典型增生，出现非典型细胞核。

子宫内膜单纯性增生、复杂性增生、伴有非典型增生的单纯性增生以及伴有非典型增生的复杂性增生不经过治疗，则分别有 1%、3%、8% 和 29% 进展成子宫内膜癌[68]。单纯性和复杂性增生可以通过孕激素治疗，如醋酸甲羟孕酮 10～20mg/d 共 14 天，治疗后随诊过程中要进行子宫内膜活检。非典型增生是一种癌前病变，最佳的治疗方案是全子宫切除。但是对有强烈的保留生育功能的病人或者有手术禁忌证的病人，可以使用高剂量孕激素治疗，如醋酸甲地孕酮 40～160mg/d，通常可以将疾病逆转，但治疗过程中需要严密随诊并进行子宫内膜活检。

随着现代分子癌前诊断技术的进步，我们可以对临床前期的疾病进行研究，对子宫内膜癌的发生有更深入的探索。散发性肿瘤的早期需要有启动基因的突变，子宫内膜癌癌变的早期阶段就有频发的启动基因突变，如磷酸化酶丢失以及张力蛋白同源物肿瘤抑制功能不良等等。一旦突变的克隆细胞扩增并积累其他的基因损伤，病变就会表现出最早期的、可以从细胞形态上进行鉴别的形态异常，即子宫内膜上皮内非典型增生（EIN）[69,70]。EIN 的诊断标准如下：①出现细胞分界；②腺体聚集，间质组织的比例少于 55%；③至少 1mm；④除外癌、息肉、类似物和切片过程中产生的结构异常。

EIN 可以来自各种类型的子宫内膜增生病变，在子宫内膜增生病变进展为 EIN 的过程中，无对抗的高雌激素状体至少起到部分的促进作用。

子宫内膜癌

子宫内膜癌（EC）是最常见的妇科肿瘤，是女性第四大恶性肿瘤。EC 在绝经后女性最常见，多发生于 50～60 岁，15%～25% 的病人在绝经前发生，仅 1%～5% 出现在 40 岁之前。EC 的危险因素包括无对抗的雌激素状态、未产妇、长期无排卵、晚绝经、高血压、糖尿病、子宫内膜增生伴有非典型增生、Lynch Ⅱ 综合征以及使用他莫昔芬等等。EC 的保护因素包括吸烟和使用复合口服避孕药物。子宫内膜腺癌是 EC 最常见的组织学类型，肉瘤少见，盆腔放射性治疗以及应用他莫昔芬是肉瘤的危险因素。

遗传性非息肉性结肠癌　遗传性非息肉性结肠癌（HNPCC）是一种家族性肿瘤综合征，又称为 Lynch Ⅱ 综合征，常染色体显性遗传，受累家族成员不但有出现结直肠癌的倾向，同时还容易发生其他的结肠外肿瘤，主要是卵巢癌和子宫癌，少见但非常明确的是乳腺癌[71]。家族成员出现结直肠癌的风险很高，75 岁时可以高达 75%；一生中发生 EC 的危险性为 40%；发生卵巢癌的风险为 10%。这些病人需要进行系统监测，虽然仍然不能实现早期诊断，但也得到初步共识，具体

方法包括每年进行宫颈细胞学检查、乳房检查、阴道 B 超、CA125 以及一次子宫内膜活检。

子宫内膜腺癌（EAC）可以分为 Ⅰ 和 Ⅱ 两种类型。Ⅰ 型 EAC 是雌激素依赖型的子宫内膜样腺癌，预后相对好；Ⅰ 型 EAC 的最高危险因素包括病理性肥胖（BMI>30kg/m²）以及代谢性综合征相关的腹部肥胖。Ⅱ 型 EAC 是非雌激素依赖型、恶性度高的非子宫内膜样腺癌，最常见的类型是子宫内膜浆液性乳头状腺癌。Ⅰ 型 EAC 最常见的临床首发症状是绝经后阴道出血，病人多可以早期诊断，这也就能解释为什么子宫内膜样腺癌能够获得较好的临床预后。异常子宫出血会促使病人进行子宫内膜评估和活检，最常见的方法是门诊进行子宫内膜活检，有时还可以进行诊断性刮宫或者宫腔镜检查。TVUS 常常发现增厚的子宫腔波；绝经后妇女子宫腔波厚度≥5mm，需要引起注意并进行子宫内膜活检；子宫腔波≤4mm，很少有恶性肿瘤的可能。所以，TVUS 可以在侵入性子宫内膜活检前对子宫内膜进行分类。如表 41-9 所示，子宫内膜癌的手术分期和病理分级以腺体成分的组织学分化程度来确定[51]。

表 41-9　国际妇科和产科联盟宫体癌分期

分期	特　　征
Ⅰ A G123	肿瘤局限在子宫内膜
Ⅰ B G123	肿瘤侵犯子宫肌层厚度<1/2
Ⅰ C G123	肿瘤侵犯子宫肌层厚度>1/2
Ⅱ A G123	仅子宫颈管腺体受累
Ⅱ B G123	子宫颈间质受累
Ⅲ A G123	肿瘤侵犯浆膜层或附件或腹水细胞学阳性
Ⅲ B G123	阴道转移
Ⅲ C G123	盆腔淋巴结或腹主动脉旁淋巴结转移
Ⅳ A G123	膀胱或结肠黏膜受累
Ⅳ B	远处器官转移，包括腹腔内和（或）腹股沟淋巴结转移

组织病理学分化程度

G₁	非鳞状上皮或者非桑葚状实性生长的结构≤5%
G₂	非鳞状上皮或者非桑葚状实性生长的结构 6%～50%
G₃	非鳞状上皮或者非桑葚状实性生长的结构>50%

病理分级的要点

（1）特别明显的细胞核异性，不适合用来分级，则将 1 和 2 级提高一级
（2）对于浆液性腺癌、鳞状细胞癌、透明细胞癌，细胞核分级优先
（3）伴有鳞状细胞分化的腺癌，病理分级按照腺癌成分进行

手术分期的规则

（1）现在，EC 采用手术病理分期，过去用来分期的技术已经不再应用，如采用分段诊刮技术进行 Ⅰ 和 Ⅱ 期的鉴别
（2）对于少数初始接受放疗的病人，延用 1971 年国际妇科和产科联盟的临床分期，但应该注意该分期体系的设计。能够同时获得子宫肌壁的厚度以及肿瘤侵犯的深度，则非常理想

EC 的治疗方法是手术,包括开腹手术、全子宫切除术、双侧附件切除术、腹腔细胞学检查、盆腔和副主动脉旁淋巴结活检及切除、切除任何肉眼可见病灶[48~50]。手术后辅助放疗或者化疗应该以肿瘤的手术分期以及病理类型等资料决定。如果手术分期为 I A,G_1 级和 2 级病人,不需要任何辅助治疗;手术分期为 I B,G_1 级和 2 级病人,手术后辅以经阴道的放射治疗,目的是减少阴道断端的复发率;手术分期 II C 病人,需要盆腔放疗;晚期浆液性乳头状腺癌病人,手术后应该进行铂类药物为基础的化疗。最后,淋巴结转移与治疗后生存率成负相关,腹主动脉旁淋巴结阳性者,需要扩大放疗范围。

常用妇科手术技术

宫颈扩张和诊断性刮宫

曾经有一段时间,宫颈扩张和诊断性刮宫(诊刮)是这个国家里最常见的手术。简单的门诊进行的子宫内膜活检以及内科治疗方法对异常出血的有效控制,大量诊刮术被取代。目前,诊刮术还可以在如下少数疾病中应用:①用来控制大量子宫出血;②子宫内膜息肉切除;③治疗性终止妊娠;④流产或产后胎盘残留。

病人取膀胱截石位,按照其他阴式手术的方法准备阴道和宫颈。钳夹子宫颈前唇,适当牵拉可以使子宫腔和子宫颈管的连线更直,这步操作非常必要。子宫探针深入宫腔,探测子宫腔深度。系统地扩张子宫颈,从小号子宫颈扩张器开始,逐渐增加扩张器的尺寸。多数情况下要扩张到 Hegar 扩张器的 8 ~ 9 号或者相当的大小。扩张器维持在子宫轴的方向,用力对宫颈管进行持续施压,宫颈管就会逐渐扩张,如图 41-21。

子宫颈管扩张到刮匙的大小后,首先要搔刮子宫颈管,刮出的标本要与接下来宫腔的标本分开。应用刮匙对子宫腔进行全面搔刮,完成后使用输尿管取石钳,探查子宫腔,检查有无子宫内膜息肉或者带蒂的肌瘤。手术结束后,去掉宫颈钳,检查钳夹的位置有无出血。

诊刮手术的主要并发症是子宫穿孔,当用扩张器或者刮匙探测宫腔,发现无阻力即可诊断。穿孔时可以通过腹腔镜进行检查,要对血管和肠管进行全面评估。对产后子宫的操作需要多加小心,因为产后子宫非常柔软,几乎没有任何警告的情况下即可发生穿孔。所以在可能的情况下尽可能选择最大号的刮匙或者吸管,比小号的安全性高,小号器械在较小的力下就可以发生穿孔。

宫腔镜

和腹腔镜一样,目前宫腔镜也得到广泛支持和使用,适应证是对宫腔内疾病进行诊断和治疗。对于异常子宫出血的病人,进行子宫内膜切除就相当于子宫切除。

常用宫腔镜技术

器械 宫腔镜可以分为诊断性宫腔镜、手术性宫腔镜以及电切宫腔镜等三种;三种类型宫腔镜的镜头都相同,由光导纤维和光源组成,外径 3mm,镜头的物镜与镜体长轴呈 30°

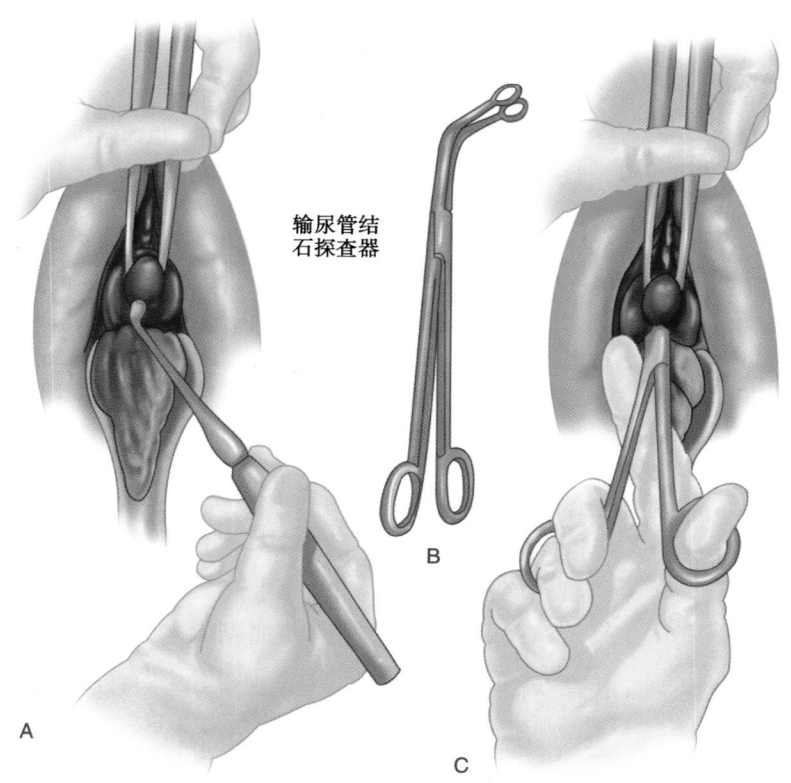

输尿管结石探查器

图 41-21 A ~ C. 子宫颈管扩张和诊断性刮宫

角;三种宫腔镜在外鞘上存在明显差异。诊断性宫腔镜的外鞘直径5mm,仅具有单向水流的功能。由于水外流受限,所以出血可能造成宫腔内视野模糊。手术性宫腔镜的外鞘直径通常小于10mm,但设计三个分开的通道,即膨宫介质流入通道、膨宫介质流出通道以及器械进出通道。最后一种是电切宫腔镜用外鞘,不但包括分开的膨宫介质流入和流出通道,而且有内置的单极电切环和电切膀胱镜相同。电切环也可以换成滚动球,用来进行子宫内膜切除。

膨宫介质和泵　目前已经发现几种膨宫介质,并且被广泛应用。对于诊断性宫腔镜,最常使用的膨宫介质是30%的葡聚糖和70%的葡萄糖混合液,这些淀粉样介质常常需要装在注射器内,然后用手推入。这种方法具有使用方便、价格低廉等优点。在没有出血干扰的情况下,所得到的镜下图像是非常清晰的。缺点是从器械上彻底清除非常困难。最近,最常使用的膨宫系统是水溶性电解质以及压力可以调控的压力泵。对于手术性宫腔镜,由于不需要使用电外科技术,所以使用平衡盐溶液是安全的。对于健康的个体,中等量的溶液进入血管不会引起任何后果;但当大量的溶液进入血管,则会引起液体过负荷,特别是对有任何心脏功能异常的病人。为降低风险,使用可控制度的膨宫介质压力泵要好于袖带加压的技术,泵的压力控制要小于80mmHg。当使用电切镜进行子宫肌瘤切除或者滚动球技术子宫内膜切除,则需要使用非导电的溶液,如甘油。膨宫介质进入血管后,严重者可以引起低钠血症(hyponatremia),后者会引起脑水肿、昏迷,甚至死亡。所以,当使用这种膨宫介质,一定要严格遵守操作流程,及时监测并处理膨宫介质进入血管的问题。在手术过程中,要每隔15分钟计算一次流出和流入膨宫介质的容量差,超过500ml,需要使用利尿剂并明确丢失膨宫介质的原因;超过1000ml,则应该立即停止手术。如果怀疑有严重的膨宫介质进入血管的问题,不但在手术后立即检测血钠水平,并且在手术后数小时内复查。根据现有报道,目前推测,由于腹膜对膨宫介质的吸收,可以发生迟发性低钠血症。

宫腔镜手术步骤

诊断性宫腔镜　确定子宫位置后,钳夹子宫颈前唇,适当牵拉,目的是拉直子宫颈管。镜体和诊断性宫腔镜的鞘插入子宫颈管,80~90mmHg的压力下进行宫腔灌注。缓慢而小心地向宫底方向推进镜体,运用感觉和视觉提示避免穿孔。全面观察子宫腔,记录下任何解剖异常。撤出宫腔镜镜体的过程中,仔细检查宫体宫颈结合部以及宫颈管。

直视下子宫内膜活检　如果发现局灶性子宫内膜异常,直接进行活检比简单的诊断性刮宫更准确。宫颈扩张到8~10号,可以容纳手术性宫腔镜通过,并用平衡盐溶液作为膨宫介质。一旦镜体进入宫腔,我们可以在宫腔镜监视下直接对可疑部位进行活检。

息肉切除术　如果宫腔镜检查后发现子宫内膜息肉,息肉的蒂部可以直接用宫腔镜剪刀剪断,或者用抓钳钳夹。宫腔镜、外鞘以及息肉同时取出宫腔,因为多数息肉并不能通过外套管。特别大的息肉,可以分成小块后分别取出。任何残留的息肉的基底部都可以通过息肉活检钳切除。

子宫纵隔切除术　子宫纵隔可以使用剪刀、电外科器械以及激光切除。因为纵隔缺乏血管,所以常常用剪刀直接剪断纵隔。另外,直接剪断可以减少子宫穿孔及肠道损伤的风险。将手术性宫腔镜放入子宫腔,可以看到两个管状结构,而不是正常子宫宽阔的宫底。将纵隔从最低点开始剪断,直至子宫底部。如果使用剪刀而不是电外科器械,从下缘剪断纵隔,如果剪切的组织出现出血,说明已经从无血管的纵隔到达了富含血管的子宫底部肌层。

子宫内粘连切除术　切除宫腔粘连的手术方式与上一节切除子宫纵隔的方法类似,但局部解剖方面不同病人间存在较大差异,有时通过直视下的线索预测子宫壁的位置都非常困难。对于特别困难的病人,在经腹B超的监视下进行手术非常有利,不但可以引导切口的方向,而且可以指明切开的界限。因为可能发生穿孔,所以准备腹腔镜,并且随时可以使用。手术后,为预防粘连再次形成,可以在子宫腔内放置一些防粘连结构,如宫内节育器和导尿管的球囊。病人通常要接受1个月的雌激素补充治疗。宫内预防粘连器械在手术后1~2周取出,在此期间最好预防性应用抗生素。

子宫肌瘤切除术　带蒂的宫腔内肌瘤或者黏膜下肌瘤可以安全地在宫腔镜下切除,切除后可以改善病人异常阴道出血以及不孕症的情况。由于子宫肌瘤组织相对较致密,所以需要有力的切割器械,可以选择激光技术,但多数选择电外科设备。带蒂肌瘤或者黏膜下肌瘤通过激光技术或者电切宫腔镜的电外科器械削成小的碎片。对于一个带蒂的肌瘤,开始即努力直接切断瘤蒂的做法是错误的,除非肿瘤直径小于1cm。除非有非常充分的宫颈扩张,否则在宫腔镜下将直径超过1cm的肌瘤直接完整取出是非常困难的。维持瘤蒂完整,直接对瘤体进行碎切,削成小片,这样比瘤蒂断裂后更容易。

子宫内膜切除术　在不存在子宫内膜增生的情况下,治疗子宫内膜异常出血的常用方法是子宫内膜切除术。不久前,这种术式既可以通过激光纤维在手术性宫腔镜下完成,也可以应用电外科器械在电切宫腔镜下完成,如滚动电凝球或棒;如果使用激光技术,所用膨宫介质是电解质溶液,而电外科器械的介质是不含电解质的溶液。手术过程中,每次都从宫角开始,在子宫下段结束,要求全面切除,切除深度达子宫肌层。最近,上述技术已经被热球子宫内膜切除术取代,步骤如下:①将顶端连接各种类型球囊的导管放入子宫腔,非直视下进行;②加热的生理盐水注入球囊,破坏子宫内膜。与宫腔镜技术比较,热球技术手术技巧性差,并发症的风险小。经热球子宫内膜切除术或宫腔镜下子宫内膜切除术的病人,大约1/2的病人会出现闭经,另1/3的病人在治疗后的1年内月经量减少。

子宫肌瘤剥除术

子宫肌瘤剥除术可以通过开腹和腹腔镜下两种方式完成。手术过程中可以选择下面两种方法减少出血量。第一种方法是在肌瘤的基底部直接注射稀释的血管加压素。第二种方法如图41-22所示,在子宫基底部、子宫动脉的外侧阔韧带各打一个小洞;将彭罗斯引流管穿过两孔,环绕在子

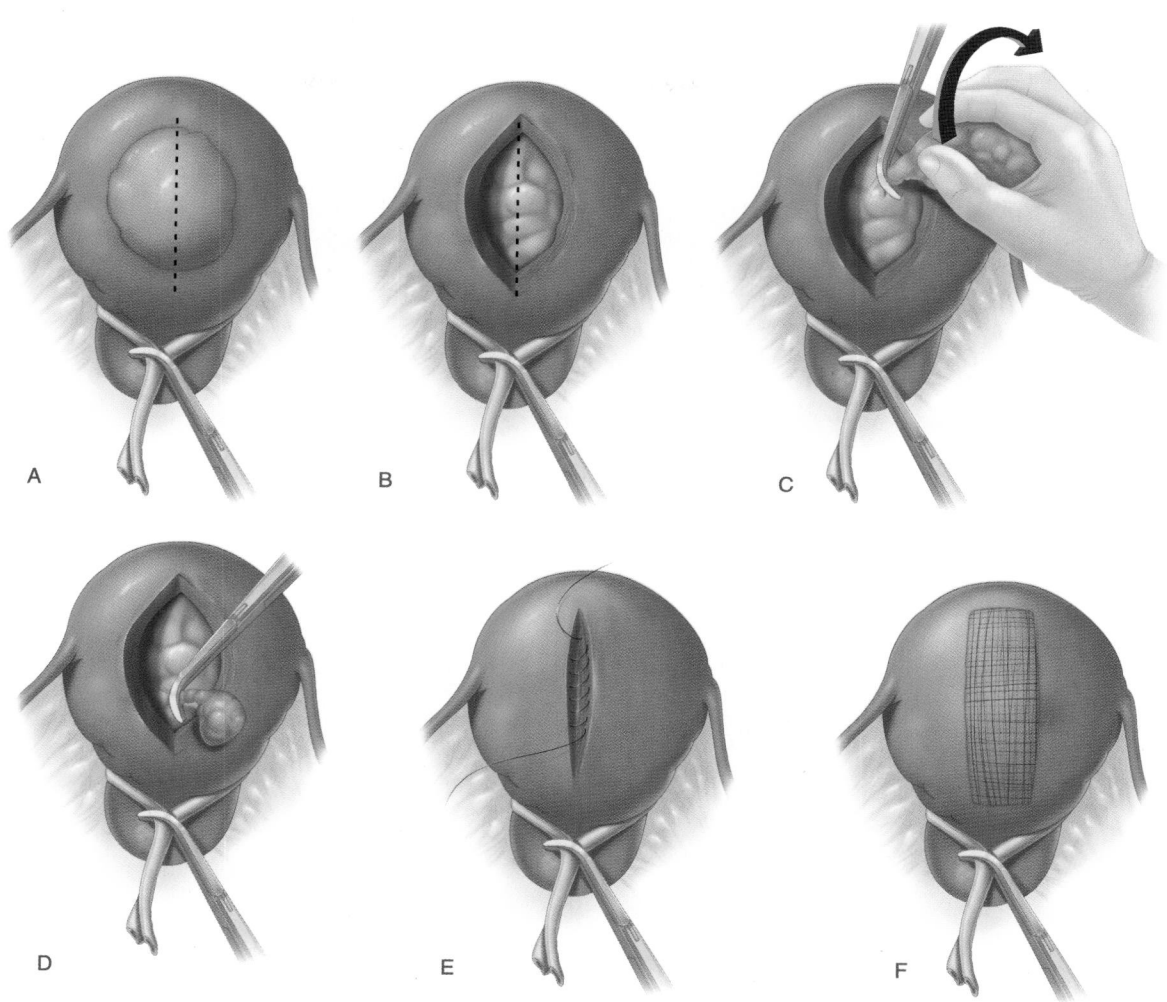

图 41-22　子宫肌瘤剥除术。**A.** 剥除肌瘤前放置止血带。**B.** 切开肌瘤表面肌层。**C.** 剥除子宫肌瘤。**D.** 通过一个切口剥除多个肌瘤。**E.** 可吸收线缝合子宫切口。**F.** 覆盖切口,预防粘连

宫基底部;勒紧,钳夹固定,则形成子宫血流的一个止血带装置。

　　切开肌瘤表面肌层,进入子宫肌瘤;确定肌瘤周围的假包膜,进行锐性或钝性分离;将肌瘤从侧面的结构中游离后,扭转肌瘤,暴露其下的组织,其内包含肌瘤的主要供应血管。有时,从一个切口可以同时剥除多个肌瘤。肌瘤剥除后的创面采用可吸收线缝合,目的是关闭死腔,完成止血。肌瘤浆膜面采用 3-0 可吸收线缝合,尽可能采用浆膜下的缝合方式。手术后在子宫创面放置一块 Interceed,可能会预防手术后粘连形成。

良性子宫切除术:经腹子宫切除术

　　通过适当的下腹部切口进入腹腔;拉钩拉开腹壁,对上腹部进行探查,除外盆腔外疾病;如图 41-23 所示,两把 Kicher 钳分别钳夹两个子宫角,将子宫上提至腹壁切口;辨别并切断圆韧带;如果计划切除卵巢,从圆韧带切开的位置的腹膜切口向同侧盆壁延长,达骨盆漏斗韧带外侧 2.5cm,钝性分离腹膜后间隙,在阔韧带的内侧叶上寻找输尿管;分离骨盆漏斗韧

带,钳夹、切断并结扎;同法处理对侧;如果保留卵巢,在阔韧带内叶确定输尿管位置后,在卵巢固有韧带下方打孔,钳夹、切断、缝扎输卵管和卵巢固有韧带;切开已经断开的圆韧带间和膀胱上的腹膜,将膀胱从子宫下段和子宫颈上锐性分离;将输尿管从阔韧带后叶游离,剪断阔韧带后叶;在子宫体和子宫颈结合部位钳夹、切断、缝扎子宫血管;连续钳夹、切断和缝扎主韧带,随着主韧带的切断,子宫位置被提高;钳夹阴道或者直接切开;应用剪刀或者手术刀将宫颈自阴道切除;在阴道的两个侧角各缝合一针,其余阴道壁连续缝合,中间留孔,阴道壁缝合使用可吸收线。盆底腹膜化没有必要,可以不缝合。

阴式子宫切除术

　　阴式全子宫切除术(VH)有一定的限制,下列病人可以接受 VH:子宫脱垂、骨性骨盆条件允许阴式手术、子宫肿瘤的大小可以从阴道取出以及病人的条件适合阴道手术。对于子宫肌瘤过大者,过去不能进行阴道手术,现在可以先使用 Gn-RHa 类药物,缩小子宫和肌瘤体积,然后经阴式手术。病人取

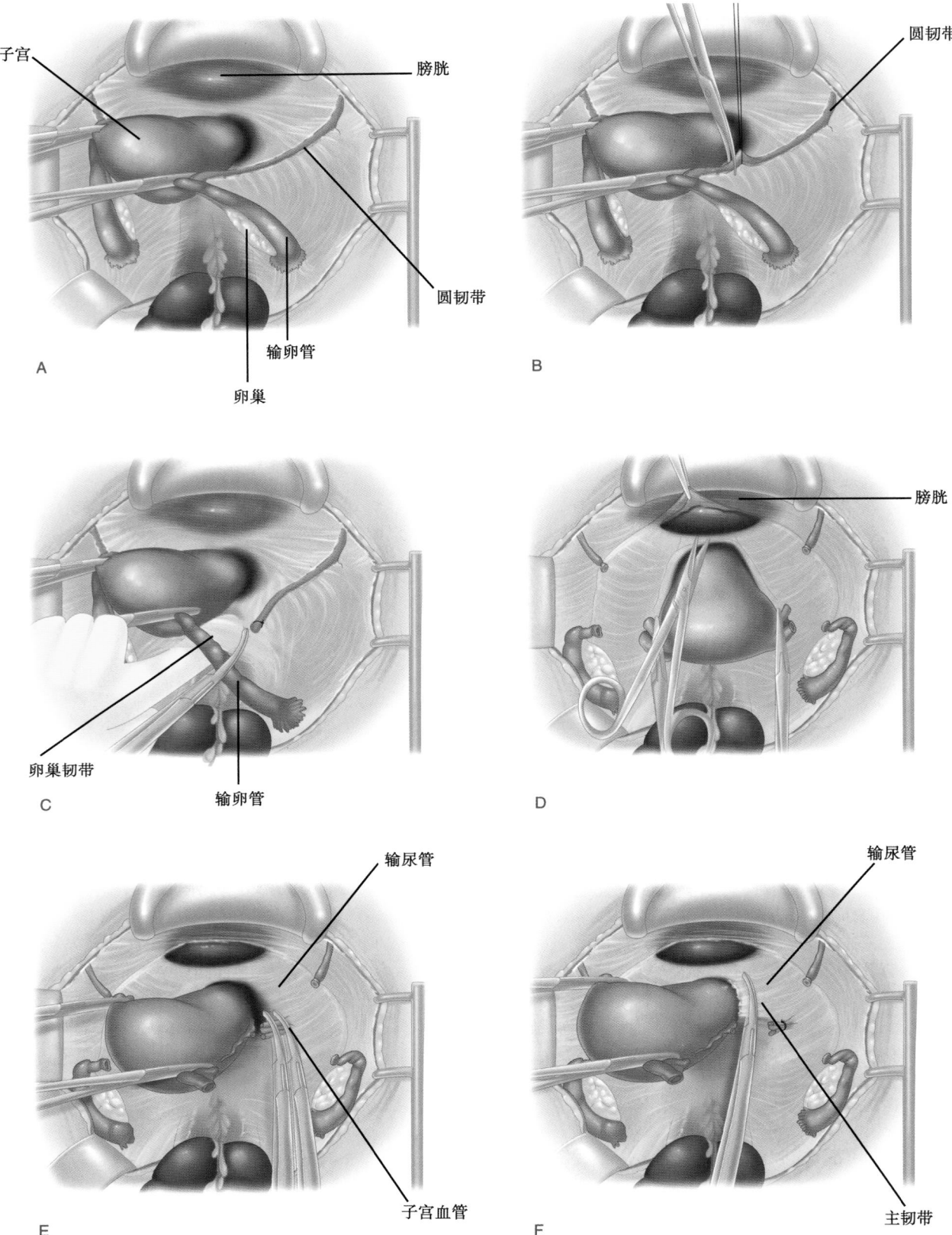

图 41-23　全子宫切除术。**A.** 钳夹子宫角。**B.** 切断圆韧带。**C.** 切断输卵管和卵巢韧带。**D.** 游离膀胱。**E.** 钳夹子宫血管。**F.** 钳夹主韧带

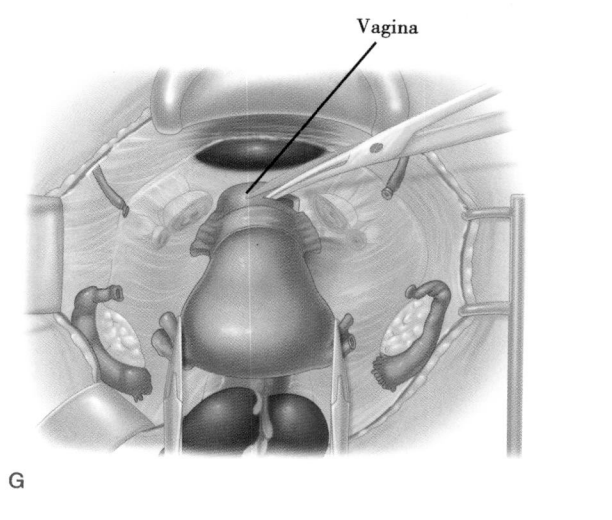

Vagina

G

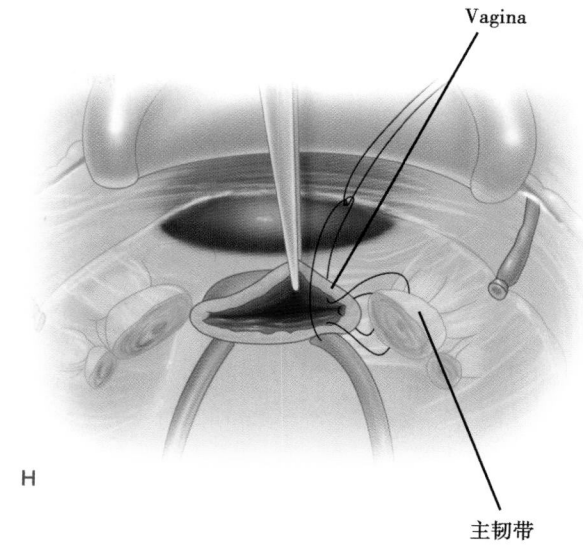

Vagina

主韧带

H

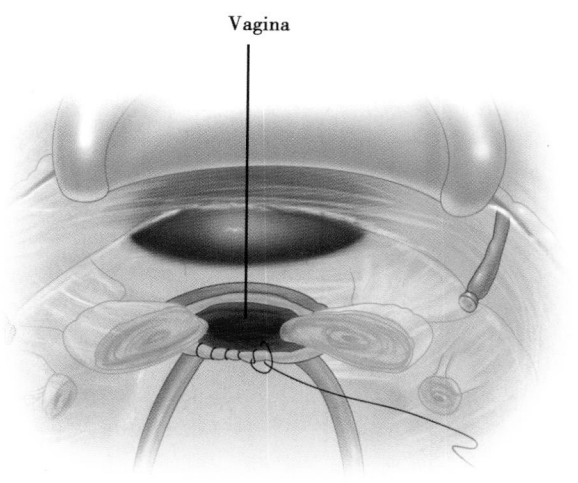

Vagina

I

图 41-23（续）　G. 进入阴道。H. 将主韧带缝合到阴道。I. 关闭阴道，中间留孔

膀胱截石位；手术前可以放置导尿管；加重的阴道拉钩牵拉阴道后壁；钳夹宫颈前唇并沿阴道轴的方向向外牵拉，如图 41-24、图 41-25；在子宫颈和子宫颈周围组织内注射麻醉药物和肾上腺素的混合溶液，不但可以减少出血，而且使宫颈周围层次更清晰；使用手术刀或者剪刀环形切开阴道壁；确定直肠子宫陷凹，剪刀剪开腹膜，进入腹腔，拉钩进入并牵拉；Mayo 剪刀进入耻骨宫颈膀胱筋膜，通过钝性和锐性分离的方式将膀胱和阴道从子宫颈和子宫下段分离；确定子宫膀胱陷窝腹膜，剪刀剪开腹膜，拉钩进入腹腔；确定宫骶韧带、双重钳夹、切断并缝扎；连续钳夹、切断并缝扎宫底韧带上方的宫旁组织；宫角部位，钳夹、切断并双重缝扎圆韧带、输卵管以及卵巢悬韧带；上述操作通常在子宫两侧同时进行，这样即切除子宫；检查盆腔止血情况，发现出血点，这时要彻底止血。

　　连续荷包缝合盆底腹膜，包括相连的血管蒂、宫骶韧带以及卵巢的断端，这种缝合方式有减少盆腔创面出血的可能性；剪断标记在卵巢断端的缝线；间断 8 字缝合阴道断端，阴道两侧角分别缝合，缝合时应该包括同侧的宫骶韧带。少数情况下，子宫体积过大，不能完整从阴道取出，可以边进行碎切，边分块取出：子宫血管钳夹并结扎后，连续在子宫体的中间位置

进行楔形切除，缩小子宫体积。这种方法可以通过阴道切除非常大的子宫。

内镜手术

Veress 针和第一个 Trocar 的穿刺

　　妇科腹腔镜的标准方式和其他微创手术一样，通常选择 4 个穿刺孔，脐周一个，两侧下腹部各一个，耻上一个。腹壁透亮试验检查腹壁浅血管位置，目的是穿刺时避开腹壁浅血管。在腹腔镜监视下进行第二个套管的穿刺，下腹中线耻骨联合上 3 ~ 4cm 或耻骨联合上 8cm，两侧旁开 8cm。右侧腹壁的切口定位在麦克伯尼点。手术结束后，抽出套管，检查有无出血。任何超过 5mm 的切口都要进行全层缝合，包括腹直肌前后鞘，目的是预防切口疝形成。

诊断性腹腔镜

　　手术中通常在脐周建立一个 5mm 或 10mm 的穿刺孔，放入镜体；另外，诊断性腔镜会在耻骨上放置一个 5mm 穿刺孔，以便进出拔棒或者 Babcock 抓钳。全面检查盆腔器官，检查

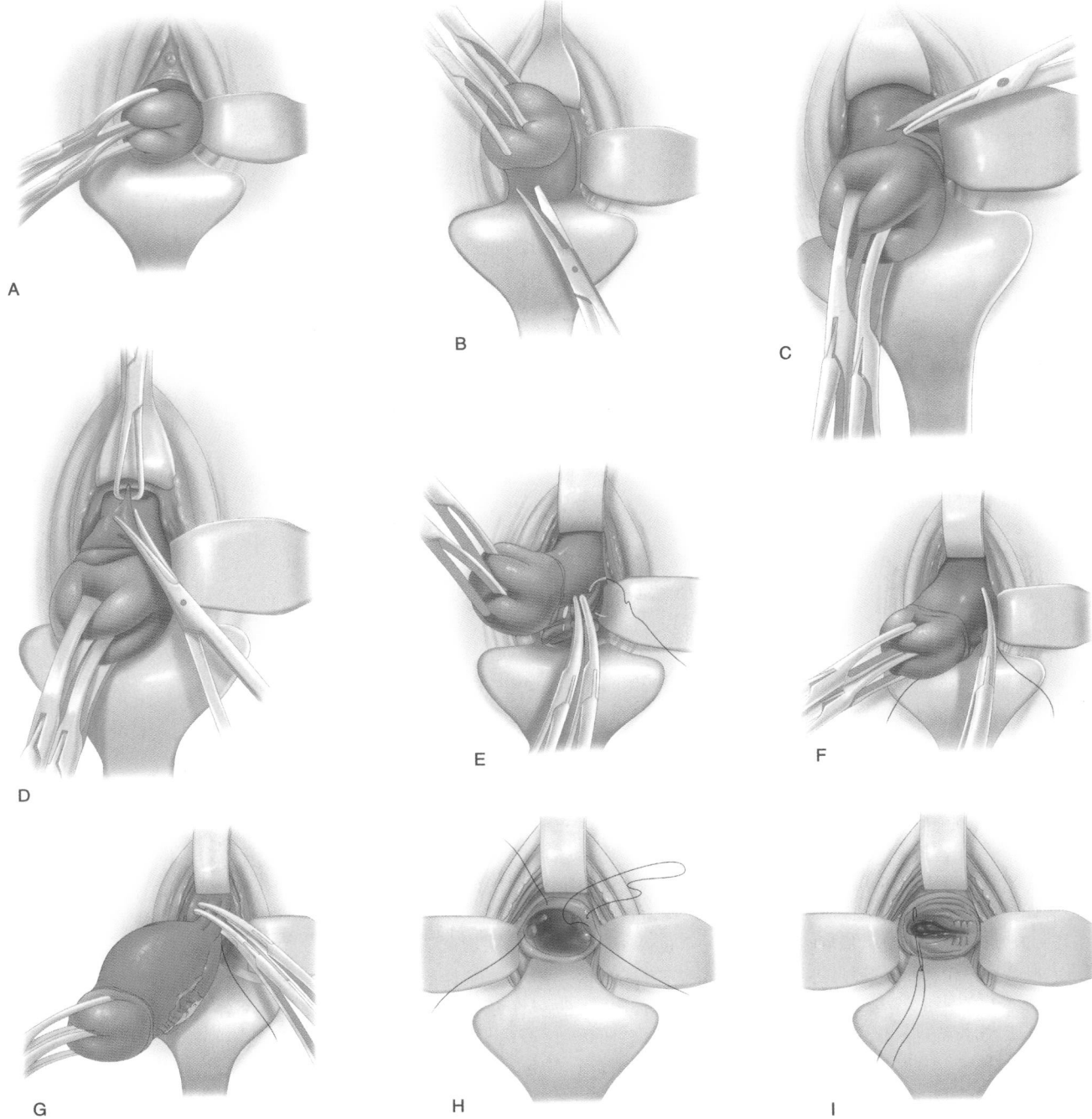

图 41-24 阴式子宫切除术。**A.** 牵拉子宫。**B.** 进入子宫直肠陷窝。**C.** 环形切开阴道壁。**D.** 进入膀胱子宫陷窝。**E.** 钳夹宫骶韧带。**F.** 结扎宫骶韧带。**G.** 结扎输卵管、卵巢韧带。**H.** 关闭盆底腹膜。**I.** 缝合阴道壁

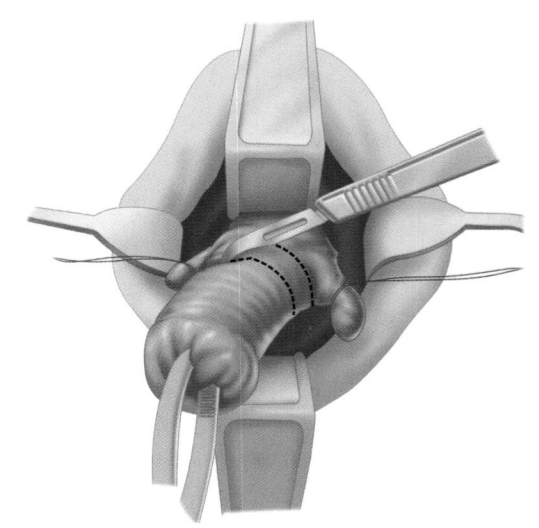

图 41-25　经阴道碎切子宫

有无疾病表现;如果同时检查输卵管是否通畅,需要通过宫颈管注射亚甲蓝。

输卵管绝育手术

　　和诊断性腹腔镜一样,该手术可以通过 1 ~ 2 个器械套管完成。输卵管绝育的位置在输卵管峡部中段,可以通过钛夹、弹性胶带和双极电凝等技术。如果电凝输卵管,至少处理 2cm 长。无论采用上述的何种技术,手术后的妊娠率在 0.3% 。

粘连松解术

　　盆腔粘连通常与前次手术史、EM 或感染有关。感染既可以来自生殖系统,如盆腔炎,又可以生殖系统以外来源,如阑尾炎穿孔。如果是无血管粘连,可以通过剪刀剪断,还可用超声刀和其他微创的电外科器械进行粘连松解。有些粘连手术后难以避免复发。应用电外科技术彻底止血,可能可以减少粘连的复发。手术后可以使用组织粘连的物质预防粘连,在动物和人体研究都得到证实,但并没有证实会提高妊娠率和疼痛缓解率。

卵巢囊肿切除术

　　对于绝经前女性,小于 6cm 的卵巢囊肿通常进行囊肿剥除术。建立多个腹壁通道,对腹腔进行全面探查检查有无恶性表现,包括腹水、腹膜和膈肌的种植、肝脏受累情况以及难以解释的卵巢的恶性表现。缺乏恶性表现的病人,可以进行腹腔冲洗;剪刀剪开卵巢囊肿表面包膜,或者用电器械;仔细剥除囊肿,放入标本袋,尽量保证囊肿完整;标本袋从下腹部的 10mm 穿刺孔拉出;切开囊肿,抽出囊内液,有利于囊肿取出,但整个过程不要使囊内液外溢,污染腹腔;双极电凝止血,止血后不需要缝合卵巢,缝合后会增加粘连。除了明显的单纯囊肿、子宫内膜异位囊肿和皮样囊肿,其余的囊肿壁都要送冰冻检查以除外恶性疾病。如果明确恶性疾病,需要手术中制订明确的手术方案,最好进行开腹手术。所有标本送检进行石蜡切片检查,进行明确的病理诊断。如果手术中囊肿破裂,要充分吸出囊内液,取出囊肿壁送病理检查;应用乳酸林格溶液充分冲洗盆腔。如果皮样囊肿破裂,采用大量液体冲洗非常重要,肿瘤内的皮脂腺物质可以引起化学性腹膜炎,所以不能残留肉眼可见的皮脂或油滴。

　　如果按照本章的规范进行各种围术期工作,恶性肿瘤非常少见,但肿瘤一旦破裂,可能影响预后或者增加穿刺孔复发的几率。如果确实诊断恶性肿瘤,手术时机非常重要,最好在腹腔镜诊断后即进行手术治疗,可以降低穿刺孔复发的风险。如果卵巢囊肿直径超过 6cm 或者绝经后女性,同样可以经过腹腔镜切除;由于这样的病人恶性疾病的几率增加,更多的病人进行开腹手术。通过标准的肿瘤分期方法以及恰当的冰冻结果对肿瘤进行综合评价,部分恶性肿瘤病人可以在腹腔镜下直接进行适合病人的手术。

附件切除术

　　使用多穿刺孔技术,双极电凝附件的供应血管,使用超声剪刀切断。操作时要特别注意输尿管,输尿管位于后腹膜上,跨过卵巢血管,然后穿过卵巢窝,如图 41-26。只有看到邻近的输尿管,才能电凝骨盆漏斗韧带。使用电外科器械从漏斗韧带向子宫方向剪断卵巢周围腹膜,电凝切断附件与子宫的附着结构。

　　附件切除后,充分止血,然后就要集中精力将肿瘤取出。小的标本可以使用标本袋通过 12mm 的套管取出;套管和标本袋一起取出,必要时需要扩大筋膜的切口。

　　对于大的标本,标本袋外口拉出腹壁切口后,标本仍然在腹腔内。囊性标本可以切开并抽出囊内液,其余标本分块取出,注意不要污染腹腔。对于取出困难的病人,可以采用后穹窿切开标本取出的方法,步骤如下:12mm 套管直视下进行后穹窿穿刺;通过套管送入标本袋;标本袋和套管共同牵出,由于后穹窿腹膜和阴道壁弹性好,所以通过较小的切口即可以取出大的标本;标本取出后,缝合后穹窿穿刺孔。预防性使用抗生素可以降低感染的风险。

子宫肌瘤剥除术

　　子宫肌瘤通常可以通过腹腔镜进行剥除,手术前在切开的位置注射稀释的血管加压素可以减少手术中出血。带蒂的肌瘤可以通过剪刀或者电器械直接在蒂部切除;肌间肌瘤需要首先切开肌瘤表面浆肌层,肌瘤播出后需要缝合肌层切口。由于肌瘤剥除后可能出现严重的盆腔粘连,必须使用预防粘连的物质减少粘连形成。肿瘤通常需要碎切后才能取出,目前随着电碎切器的使用,这种技术已经明显改善。

子宫切除术

　　腹腔镜的出现可以对经阴道手术后进行辅助,这样可以避免一些开腹手术,常见的情况包括盆腔粘连、EM 或者因为肌瘤而过大的子宫。尽管目前存在各种各样的技术,但目前基本分为三种类型,即腹腔镜辅助阴式子宫切除术(LAVH)、腹腔镜下全子宫切除术(LH)和腹腔镜次全子宫切除术(LSH)。技术掌握最简单,使用最广泛的术式是 LAVH。LAVH 手术步骤如下:采用多孔腹腔镜技术;首先腹腔镜下对盆腔进行探查并对粘连进行松解;电凝切断双侧圆韧带;打开膀胱子宫陷窝腹膜和卵巢韧带外侧膜;注意输尿管走行,子宫内膜种植病灶或粘连都可以改变输尿管走行路径,所以要将输尿管游离出手术野;确定子宫动脉上行支,电凝,电剪刀

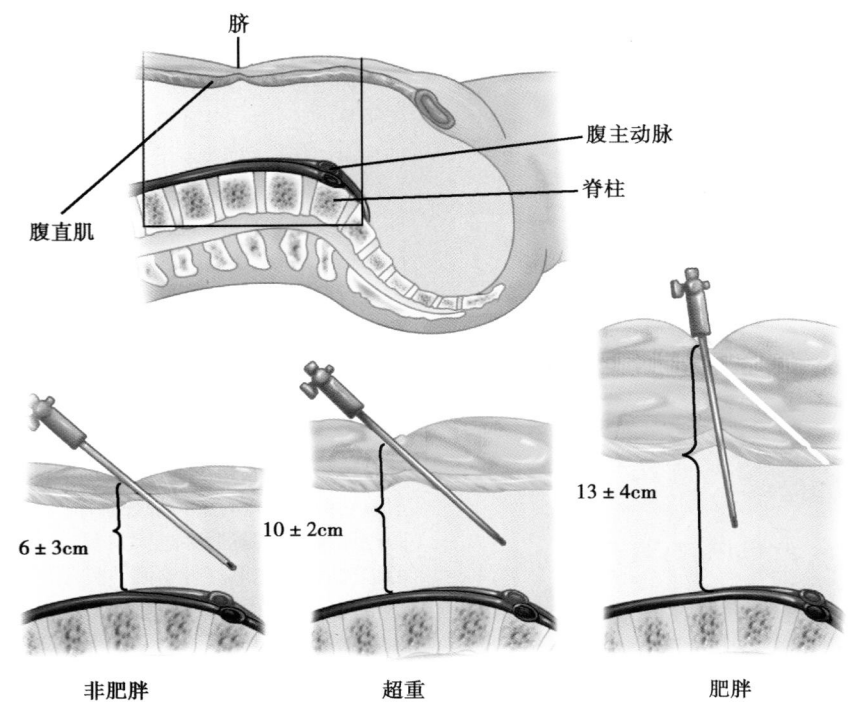

图 41-26　不同体重病人前腹壁的变化

剪断;如果需要切除卵巢,则需要电凝、切断骨盆漏斗韧带;保留卵巢者,需要切除卵巢韧带,以阻断血流;多数病人子宫直肠陷窝和宫骶韧带也在腹腔镜下通过电外科器械进行处理;在转阴道手术前,腹腔镜下进行的手术范围需要根据病人的自身特征,少到腹腔镜下可以仅处理卵巢或粘连,多到仅需要经阴道切开阴道壁,后者实际上是 LH。这种术式不但适合上述经阴道手术适应证病人,而且还可以适合于单纯阴式手术不适合的、不脱垂的子宫。

第三种常用的腹腔镜下子宫切除的手术方式是 LSH,这种术式适应证包括所有的子宫良性疾病。手术的前部分步骤与 LAVH 和 LH 相同,近端子宫血管阻断后,将膀胱自子宫前壁分离,然后电凝阻断子宫动脉上行支,最后将子宫体从宫颈切除。子宫颈管通过电凝破坏或者直接切除。子宫体既可以通过腹壁上的 12mm 的套管通过旋切器取出,也可以通过子宫颈管的旋切器取出。手术后会留下完整的子宫颈和阴道,在子宫动脉和输尿管附近根本就不进行任何手术操作。这种术式既避免了一个大的腹壁切口,又没有阴道切口。这种手术的优点如下:手术时间短、恢复时间快、感染和输尿管损伤的风险低。但是这种手术方式目前还没有完全普及,主要是残端宫颈以后有发生宫颈癌的危险。另外,这种术式可能残留部分子宫下段,部分病人手术后还会出现阴道出血,有时会给病人带来不便。尽管医师采取了各种方法,这种情况仍然难以完全避免。

腹壁血管损伤

随着腹腔镜手术越来越复杂,增加了大量的侧腹壁套管和大的穿刺套管,所以腹壁血管损伤的几率越来越高。腹腔镜手术常见受损的腹壁血管有腹壁浅动脉、旋髂浅动脉以及腹壁下动脉,如图 41-27。腹壁下动脉损伤可以导致致命的出血。这些血管损伤后,如果未能及时发现和处理,可以形成血

肿和严重的失血。

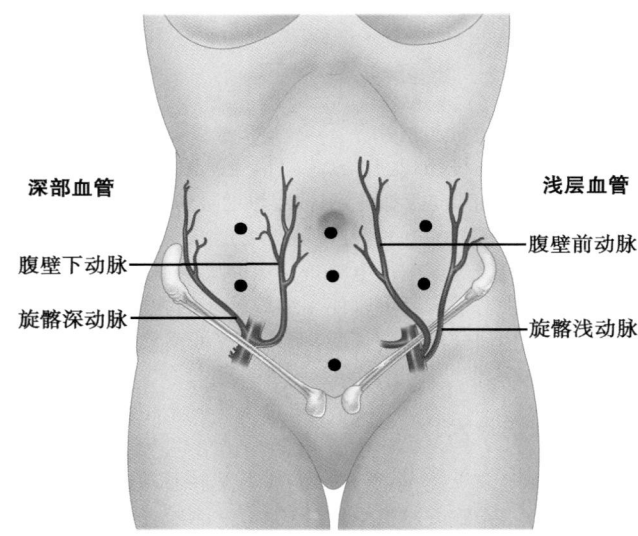

图 41-27　前腹壁血管解剖

避免上述血管损伤的最基本的措施熟悉这些血管的解剖,在进行套管穿刺前最好能够直接观察这些血管。腹壁浅层血管损伤可以在腹腔镜进入腹腔后,通过透亮试验确定位置和走行,切开皮肤和穿刺时需要避开。深部大的血管位置较深,不能通过透亮试验发现,但可以在腹腔镜下直接定位并避免损伤。深部血管通常沿腹膜走行,位于膀胱侧脐皱褶和圆韧带进入腹股沟管的位置之间。

由于部分病人的腹壁血管既不能通过透亮试验又不能在腹腔镜下直接观察,所以必须掌握这些血管的可能的位置,进行侧腹壁穿刺时小心避开。常用的侧腹壁的穿刺孔通常在中线旁开 5cm,但最安全的穿刺部位是耻骨联合上 8cm 和中线

旁开 8cm 的位置,因为按照图 41-27 所示,腹壁深和浅血管都接近下腹中线旁开 5.5cm 的位置。

由于解剖变异和血管交通支的存在,要彻底掌握病人腹壁血管的解剖是不可能的,因此必须应用其他方法来避免腹壁血管损伤,如:①使用锥形穿刺器而不是棱形穿刺器;②使用尽可能小的穿刺器作侧腹壁穿刺。

肠道损伤

腹腔镜手术的另一个严重的并发症是小肠和结肠损伤。在进行套管穿刺的过程中,会出现可能被忽略的肠道损伤,特别是有前次腹部手术史的病人,病人的肠道可能与前腹壁粘连,穿刺时发生损伤。为减少前次手术史病人手术中发生肠道损伤的风险,第一个套管穿刺最好以开放的方式进行,成功后再进行其他腹腔镜操作。

由于手术野的限制,有些肠道损伤在手术过程中仍然不能发现,术后 1~3 天才出现临床表现,刚好是这些病人手术后出院进行门诊观察的时限;一旦考虑有肠道损伤的可能,需要立即通知医师和病人,进行紧急处理。

泌尿系统损伤

膀胱损伤在腹腔镜手术损伤中并不常见,主要发生在下腹部套管穿刺过程中发生膀胱的腹膜后穿孔,还可以见于全子宫切除过程中将膀胱自子宫分离的锐性损伤。后面的两种情况常常在手术过程中发现,第一种情况的首发表现往往是出现腹壁血肿和下腹壁穿刺孔渗出。一旦诊断,需要根据损伤程度选择处理方法,大的损伤需要分层缝合,小的损伤往往在数天内或数周内自然愈合,所以只需要保留一定时间的尿管即可了。

输尿管损伤可以来自任何切除或结扎侧盆壁血管的手术操作,如附件切除,因为输尿管经过卵巢窝处腹膜,如图 41-5 所示。有文献报道,手术中电凝侧盆壁的 EM 病灶,最后出现输尿管损伤。

另外一种常见的输尿管损伤来自全子宫切除术,因为输

尿管与宫颈的距离小于 2cm。LH 造成输尿管损伤的几率高于开腹或者经阴道全子宫切除术,主要原因是 LH 的手术步骤与另外两种方式不同。

输尿管损伤包括完全结扎、部分切断以及热损失等,通常在手术后数小时内即数天内发现。输尿管完全梗阻的常常表现出腰肋部疼痛,而输尿管部分或者完全断裂会出现漏尿,所以临床表现往往是尿液引起的腹膜刺激症状。对子宫内膜异位症电凝导致的输尿管的热损伤是经过腹膜传递的,手术后数天输尿管组织出现坏死后发生漏尿,所以尽管临床表现与输尿管断裂相似,但具有迟发性的临床特征。

输卵管上皮和卵巢肿瘤

输卵管和卵巢上皮性肿瘤的临床表现和筛查方法

卵巢癌(OC)是妇科致死率最高的妇科恶性肿瘤,2007年美国有 22 400 例新发 OC 病例,有 15 280 例因 OC 死亡,死亡比例达 68%[72,73]。发现一种早期或准确的诊断方法可以不仅能够而且也会挽救一些生命。妇科肿瘤会表现一些症状,但针对疾病的过程,这些症状都缺乏特异性和敏感性。良性和恶性肿瘤都常见的症状包括盆腔不适、腹部绞痛、腹部疼痛、腹胀、头痛、后背痛和其他症状。这些症状可以由多种疾病引起,包括感染、妊娠、肠易激惹综合征以及肿瘤等。如表 41-10 所示,目前总结了一套卵巢癌提示症状,已经得到美国卵巢癌联盟、妇科肿瘤基金会、妇科肿瘤协会和美国癌症协会的采纳和支持。这套提示症状是以 2007 年 Goff 及同事们发表的文章为基础,包括腹胀、盆腹腔疼痛、进食困难或者饱腹感以及尿频、尿急等泌尿系统症状[74]。卵巢癌病人的上述症状往往表现出如下三种形式,如新出现的症状、持续存在的症状以及个人日常表现的明显改变等。目前一致的说法是上述情况持续几周,病人就要去看医师。医师要对病人进行评估,特别是有目的针对妇科恶性肿瘤进行评估。

表 41-10 卵巢癌提示症状(2007)以及 ACOG 的进行妇科肿瘤咨询的规定

卵巢癌提示症状	绝经前妇女盆腔包块可疑卵巢癌的 ACOG 规定	绝经后妇女盆腔包块可疑卵巢癌的 ACOG 规定
下列症状出现、变化或持续存在:	下列一项或多项:	下列一项或多项:
(1) 腹胀	(1) CA125>200U/ml	(1) CA125 升高
(2) 腹痛或盆腔疼痛	(2) 腹水	(2) 腹水
(3) 进食困难或者饱腹感	(3) 腹腔转移或远处转移	(3) 盆腔结节或者盆腔包块
(4) 泌尿系统症状,如尿急、尿频	(4) 有家族史,或有一个或以上的一代血亲患有卵巢癌或乳腺癌	(4) 腹腔转移或远处转移
		(5) 有家族史,或者有一个或以上的一代血亲患有卵巢癌或乳腺癌

ACOG:美国妇科和产科协会

卵巢癌和输卵管癌早期诊断的可靠的、高敏感性和特异性的方法确实不存在。CA125 是最常用的,但美国药品和食品局也仅仅将其作为卵巢癌和输卵管癌治疗反应性的指标[75]。目前有一项纵向研究正在进行中,观察人群中血 CA125 的变化作为推荐病人进行经阴道 B 超或者进一步诊断

的价值[76]。CA125 在 EM 病人会升高,所以既不能鉴别良性和恶性肿瘤,也不能发现早期疾病,而这些疾病在早期诊断后可能有治愈的可能。所以,目前需要一种能够发现有卵巢癌高风险人群的方法,同样也需要能够早期诊断卵巢癌的方法。

对于卵巢或输卵管肿瘤的病人,能够接受正确的、专业的

处理的关键点是医师接触病人后考虑到上述疾病的可能。如表41-10所示，对于这些病人，美国妇科和产科联盟（ACOG）不同意病人直接找妇科肿瘤医师咨询。最近的一项研究显示，对于绝经后女性，ACOG 推出的咨询规则的敏感度是93%，特异度是60%，阳性预测值是64%；对于绝经前妇女，敏感度是80%，特异度是70%，阳性预测值是40%。这项研究结果说明，如果按照上述标准进行妇科肿瘤咨询，那么会有许多妇女从中受益[77]。多项研究显示，仅25%～33%的输卵管/卵巢癌病人的诊断和 Debulking 手术是由妇产科肿瘤专家进行的，其余的病人的诊断和手术由普外科医师以及普通妇科医师完成；结果，非妇科肿瘤医师进行手术病人的治疗结果明显不佳。因此，建立一套可靠的、能够指导适应的病人咨询妇科肿瘤专家的工具非常重要；对上述卵巢癌提示症状也要进行前瞻性研究来证实其价值。严格的以肿瘤大小为基础建立的标准既不符合逻辑，又不适合卵巢癌/输卵管癌的诊断。

危险因素

目前，多数卵巢和输卵管良性肿瘤以及低恶性潜能（LMP）肿瘤都没有发现常见的危险因素。卵巢子宫内膜异位症可以出现类似输卵管/卵巢肿瘤的症状，同时也可以表现为血 CA125 的升高，研究发现卵巢子宫内膜异位症与卵巢子宫内膜样癌和透明细胞癌相关，相对危险系数为 1.4。子宫内膜异位症的原因以及引起卵巢恶性肿瘤的机制目前不清，正处于研究中。输卵管/卵巢恶性肿瘤的危险因素如表 41-11 所示，但没有一个与低恶性度肿瘤有关系。

表 4-11　卵巢癌和输卵管癌的危险因素和预防因素

预 防 因 素	危 险 因 素
（1）应用口服避孕药物 5 年以上	（1）原发和继发不孕症
（2）输卵管绝育术	（2）无生育史
（3）哺乳	（3）BRCA1、2 突变和 HNPCC 综合征
（4）妊娠	（4）无基因风险的家族史
（5）输卵管卵巢切除术	（5）子宫内膜异位症
	（6）乳腺癌个人史或者一代血亲中有乳腺癌病人
	（7）激素替代治疗？

能够预示病人一生中患乳腺或卵巢癌的高危险因素有几个，乳腺癌和（或）上皮性卵巢癌家族史是其中一个。卵巢癌病人中，90% 为散发病例；剩余的 10% 中有 75% 为遗传性卵巢癌，与 BRCA1 和 BRCA2 基因突变有关系，7% 属于 HNPCC 综合征，其余的属于家族性癌症，基因来源不清[78]。对于 BRCA1 基因突变者，一生中患卵巢癌的几率估计达 40%～60%；BRCA2 基因突变携带者，患卵巢癌的几率为 15%～45%。口服避孕药物对卵巢癌有保护作用，目前也存在争议，唯一没有争议的是降低风险性输卵管卵巢切除术（RRSO）[79,80]。RRSO 手术后，卵巢癌/输卵管癌的风险降低到原来的 5%，原因是不能预防腹膜癌的发生。RRSO 的手术范围至少应该包括双侧卵巢以及双侧输卵管，如果不切除子宫，则会保留输卵管的子宫壁内段，有人会提出这段输卵管出现癌症的可能性。这种手术在腹腔镜下即可以完成，除非发生一

些腹腔镜手术的特有并发症，否则病人的损伤最轻。最新的研究又发现，输卵管癌主要起源于伞端的输卵管上皮，预示上述手术对于预防输卵管癌已经非常有效。部分病人目前仍然选择全子宫和双侧输卵管卵巢切除作为最终的预防手段。手术后是否应用激素替代治疗存在争议，研究显示激素替代治疗可能在一定程度上减弱了上述手术的保护作用，但不可能影响输卵管/卵巢癌手术后的风险。

输卵管和卵巢上皮性恶性肿瘤的分类

良性肿瘤

我们已经对输卵管/卵巢良性肿瘤进行了描述，良性肿瘤进展为恶性肿瘤的过程目前不清楚。囊性包块通常是良性的，包括卵巢囊肿，子宫内膜异位囊肿，囊腺瘤和囊腺纤维瘤。这些肿瘤应该来自于卵巢的表面上皮、上皮的包涵囊肿以及子宫内膜异位症上皮；这些病变是如何进展为恶性的是目前争议之一。绝大多数这类肿瘤是在超声检查时意外发现，表现为低回声单纯囊性包块，主要是年轻病人。（注：原书此处有问题，应该是 hypoechogenic，不是 hyperechogenic，所以翻译成"低回声"而不是高回声）

输卵管上皮内肿瘤

与结直肠癌和肺癌一样，有学者认为输卵管/卵巢癌是逐渐进展而来的，但目前没有支持这种观点的资料，目前还没有一个关于癌前病变的统一说法。卵巢的上皮是非常有限的，包括卵巢表面的单层立方上皮以及包涵囊肿内衬上皮。在早期卵巢癌病人或者低度恶性潜能的病人，在上皮内已经发现移行区细胞，说明表面上皮可能是恶性疾病的一种来源。对于女性生殖系统，输卵管上皮是各个位置上皮面积最大的解剖结构，正常情况下为浆液性乳头状结构，而这种结构经常在高分化的输卵管/卵巢癌组织中发现；随着肿瘤恶性度升高，分化也越来越差。

最近的研究提示，输卵管可能是 BRCA1/BRCA2 基因突变的病人的浆液性肿瘤的来源，扩大来说，可能是所有浆液性肿瘤的来源[81]。过去，对于附件区发现的浆液性癌，如果卵巢和输卵管没有清楚的界限，则病理角度将其考虑为卵巢来源。这种情况在晚期肿瘤非常常见，附件的解剖结构被严重破坏。对 RRSO 的附件标本进行仔细研究，发现输卵管上皮可以出现移行区上皮、原位癌病变以及进展为恶性疾病的镜下浸润病灶。分子生物学研究发现 p53 标志，这种标志能够支持"从良性疾病到上皮内肿瘤中的进展"这种观点，后者会发生 p53 突变、DNA 损伤（γ-H2AX 表达）、MiB1 指数增加、上皮细胞极性改变以及细胞假复层化。研究提示，输卵管上皮内瘤变可能是恶性度更高、播散更广泛的恶性肿瘤的前身。

低恶性潜能肿瘤（LMP）

LMP 肿瘤也称为交界性肿瘤，从组织学上与真正的恶性肿瘤不同。LMP 肿瘤在卵巢肿瘤中常见，约占卵巢肿瘤的15%，而在输卵管中仅为个案报道。WHO 将 LMP 定义为卵巢上皮增生超过良性肿瘤，但缺乏间质侵犯。LMP 肿瘤的平均发病年龄较早，与上皮性卵巢癌比较年轻 20 岁。LMP 肿瘤诊断时多为Ⅰ、Ⅱ期疾病，组织学类型和卵巢恶性肿瘤相似，

多种多样,包括乳头状浆液性肿瘤、黏液性肿瘤、透明细胞瘤、子宫内膜样肿瘤、移行细胞瘤或者 Brenner 肿瘤等[82,83]。LMP 肿瘤的推荐治疗方法是手术治疗,10 年生存率接近 100%。

目前已经明确 LMP 乳头状瘤的一种亚型,即微乳头瘤[84,85]。微乳头瘤有大量的簇状生长的微乳头,部分病人可以发现结构破坏。所以目前仍然存在争议,微乳头瘤是良性疾病进展为恶性疾病的中间过程,还是其本身就是浆液性癌的一种形式。关于这些问题,2004 年达成共识,微乳头瘤的诊断标准和组织学定位得到确认,微乳头瘤病人预后不错,手术后不需要辅助治疗。也有一些研究结果显示微乳头瘤具有不良结果的潜能,但这些研究中所选择的 LMP 肿瘤的类型可能存在偏向。

LMP 和 LMP 微乳头瘤可能发生转移,出现 Ⅱ 期和 Ⅲ 期疾病。卵巢癌和输卵管肿瘤可以向腹腔播散,但最早的种植部位是浆膜的表面。LMP 肿瘤的扩散部位既不会出现单个或者团状细胞的侵犯,也不会出现局部结构的破坏,因此称这种转移为种植而不是实际的肿瘤侵犯性转移。有一种亚型的 LMP 肿瘤确实存在微小的浸润病灶,这类病人是否在手术后需要辅助治疗也存在争议。微小浸润 LMP 浸润卵巢实质,浸润的部位既可以是病灶下面的卵巢皮质,也可以是包涵囊肿上皮的基底膜。目前,得到广泛认同的是,微小浸润瘤的预后差。其他的提示不良预后的疾病特征包括结节状侵犯、非二倍体肿瘤以及手术后有残余病灶。手术后,化疗并非常规治疗措施,需要根据病人的不同情况决定是否采用术后化疗。

浸润性输卵管和卵巢上皮性肿瘤

输卵管癌的组织学类型主要是浆液性乳头状癌,上皮性卵巢癌则包括浆液性乳头状癌、子宫内膜样癌、透明细胞癌、移行细胞癌以及黏液癌。不同组织类型的肿瘤表的基因类型不同,但并不是说细胞来源不同。在如下五种情况下,可以考虑对输卵管/卵巢癌进行手术治疗:①进行分期和细胞减灭术,见表 41-12、表 41-13;②间隔细胞减灭术;③二次探查手术;④二次细胞减灭术;⑤缓解疾病的并发症。

间隔细胞减灭术是在病人接受几个疗程的化疗后再进行的手术,可以是新辅助化疗,也可以在开腹诊断和分期手术之后进行的化疗。卵巢癌诊断后,如果妇科肿瘤医师对病人进行细胞减灭术把握性不大,可以先进行化疗,然后化疗间进行手术。妇科肿瘤组的 152 号研究显示,首先进行最大限度的初始细胞减灭术治疗,然后辅以铂类/紫杉醇药物化疗,最后再进行间隔细胞减灭术的病人,治疗后生存方面并没有改善,所以部分研究所只对于个别病人采取上述治疗方案。二次探查术是在化疗之后进行的手术,目的是对前次手术的残余病灶进行评估,同时对治疗效果进行评价,这种手术方式目前采用得非常少。化疗后残余病灶的数目对预后非常重要,这是一个已经被认可很久的事实,但目前越来越多的敏感的、非侵入性的检查技术不断地减少着二次探查手术例数。卵巢癌病人在初次细胞减灭术和化疗后,病情缓解,无病生存至少 12 个月,肿瘤复发,而再次进行的细胞减灭术称为二次细胞减灭术。对于这种病人,如果通过体格检查和影像学检查,没有发现弥漫性病灶或者粟粒状病灶,而只是局限性的病灶,这样的病人最适合进行二次细胞减灭术治疗。回顾性分析发现二次细胞减灭术对符合上述条件的病人能够明显改善生存率,为证实这个结论,一些前瞻性的研究正在进行中。总的来说,再

次复发,再次进行细胞减灭术对治疗结果并没有发现有什么好处。随后,针对疾病并发症而进行的姑息性手术,最常见的是因为发生肠梗阻而进行的姑息性改道手术。

表 41-12　FIGO 上皮性卵巢癌分期

分期	特　征
Ⅰ 期	肿瘤局限在卵巢
Ⅰ A	肿瘤局限在一侧卵巢,无腹水,外表面无肿瘤,包膜完整
Ⅰ B	肿瘤局限在两侧卵巢,无腹水,外表面无肿瘤,包膜完整
Ⅰ C	Ⅰ A 和 Ⅰ B 期肿瘤,一个或者两个卵巢表面有肿瘤,或肿瘤包膜破裂,或腹水或者腹腔冲洗液中发现肿瘤细胞
Ⅱ 期	肿瘤生长在一侧或者两侧卵巢,伴盆腔扩散
Ⅱ A	扩散或转移的子宫或输卵管
Ⅱ B	扩散到其他盆腔组织
Ⅱ C	Ⅱ A 或 Ⅱ B 期疾病,单侧或者双侧卵巢表面有肿瘤,或包膜破裂,或腹水、腹腔冲洗液中发现肿瘤细胞
Ⅲ 期	肿瘤在一侧或者双侧卵巢生长伴盆腔意外腹膜种植或腹膜后淋巴结阳性或腹股沟淋巴结阳性或表浅的肝转移;肿瘤局限于真骨盆,但组织学证实有小肠或者大网膜转移
Ⅲ A	肿瘤大体局限于真骨盆,淋巴结阴性,但有组织学证实的腹膜表面的种植病灶
Ⅲ B	肿瘤生长于一侧或者单侧卵巢,组织学证实有盆腔腹膜表面转移,最大径线不超过 2cm;淋巴结阴性
Ⅲ C	腹腔种植病灶径线超过 2cm 或腹膜后淋巴结阳性或腹股沟淋巴结阳性
Ⅳ 期	肿瘤生长在单侧或者双侧卵巢,伴有远处转移;腹水出现,腹水肿瘤细胞阳性;肝脏实质转移

表 41-13　上皮性卵巢癌手术分期和细胞减灭术的内容

(1) 腹部纵向切口,要求可以直视下探查膈肌
(2) 腹水评估
(3) 腹腔冲洗液,包括别个盆腔陷窝和膈肌
(4) 全子宫和双侧附件切除术
(5) 腹膜后和盆腔淋巴结清除术
(6) 全肠道探查
(7) 对明显无受累的区域如腹膜、结肠侧沟和膈肌进行活检

与其他妇科肿瘤不同,卵巢癌的转移缺乏逻辑性。肿瘤局部侵犯或侵犯到侧盆壁即为 Ⅱ 期,而肿瘤播散到腹腔或者超过腹腔,则为 Ⅲ 期和 Ⅳ 期,超过 75%。常见的扩散部位包括结肠侧沟、膈肌表面腹膜、肠道浆膜面、腹主动脉旁和盆腔淋巴结。盆腔淋巴结阴性不能除外腹主动脉旁淋巴结阳性的可能性,一旦淋巴结阳性,则疾病分期迅速升为 Ⅲ 期,对制订治疗计划非常重要。

初次肿瘤细胞减灭术(debulking 手术)

对于可疑的卵巢癌病人，第一次手术的首要目的是完全切除原发和转移病灶。如表 41-13 所示，如果手术中冰冻检查证实为卵巢癌，需要进行淋巴结清除术。在决定细胞减灭术对病人的好处和风险的过程中必须以个体化为原则，要根据病人的年龄、身体健康状况以及肿瘤的组织病理类型等等。保守的、保留生育功能的手术只适合Ⅰ期，1、2 级分化的上皮性卵巢癌病人，或者无明显转移的生殖细胞肿瘤病人。我们以疾病的组织病理学类型以及充分掌握肿瘤的进展过程为基础制订肿瘤的治疗计划，这个治疗计划进一步决定我们进行手术的类型和范围，而不是由手术技术本身决定。

上皮性卵巢癌的标准细胞减灭术的手术范围包括全子宫、双侧附件以及大网膜切除。如果腹腔内没有超过 2cm 的大体病灶，可以进行盆腔和腹主动脉旁淋巴结清除术；如果病人已经列入一项合作组研究计划，组间手术方案统一，或者有一个大的淋巴结需要切除，这两种情况下可以进行淋巴清除，但从临床角度讲，没有切除的指征。全子宫和双侧附件切除按照标准手术技术进行，但为尽可能且切除盆腔病灶，还可以扩大切除膀胱表面腹膜、直肠子宫陷凹腹膜甚至扩大切除子宫旁的组织。腹膜后通常不会受累，所以可以从腹膜后进行切除，包括直肠子宫陷凹、结肠侧沟以及盆腔腹膜，以实现整块切除。大网膜位于结肠上方，大网膜切除应该有横结肠开始：首先在大网膜与横结肠间的无血管区从横结肠表面切除大网膜后叶；将肠系膜从大网膜前叶分离，打开小网膜囊，这样可以确保大网膜从肠系膜、粘连的肠道以及肿瘤转移的肠道分离；最后依次断扎走行在大网膜内血管，左右胃网膜血管以及胃短动脉，切除大网膜。根治性手术还应包括脾切除、肠道切除、肝切除和(或)膈肌切除，这种手术的前提是完成上述手术后可以达到完全细胞减灭术的水平以及病人身体条件的允许，因为这种手术有严重的手术并发症和死亡率。

放置腹腔化疗港

手术后，如果已经达到了完全细胞减灭术的水平，盆腹腔内没有明显的残留病灶妨碍腹腔内的液体在全腹腔内扩散，可以放置腹腔内的化疗港；当然，手术前已经向病人说明关于化疗港的问题，而且病人同意腹腔化疗。通常选择 9.6F 的静脉港，将港放置在左或右下腹壁，潜行穿过下腹壁筋膜，港的末端应该放在盆腔的左侧或右侧。如果在手术后放置，则需要两个切口，一个用来放置化疗港的小袋，另外一个则用来直视下将化疗港经过腹壁筋膜、腹膜放入盆腔；放入后缝合固定，要求既牢固，又不会发生扭曲和狭窄。

手术后辅助治疗和肿瘤复发的治疗

早期病人的手术治疗

早期输卵管卵巢肿瘤，特别是Ⅰ期肿瘤，预后非常好。如表 41-12 所示，对于ⅠA 和ⅠB 期输卵管癌/卵巢癌，即病变局限在单侧输卵管或卵巢者，即使低分化肿瘤，经过全面分期手术，临床治愈率达 90%~95%。在美国，目前观点认为对于ⅠA 或ⅠB 期病人，如果组织学分化为 1 级和 2 级，不需要化疗；这种观点主要来自 GOG-7601 项研究结果，该研究发现与对照组比，这类病人应用米尔法兰进行辅助化疗的临床结局无差异[87]。对于ⅠC 期和Ⅱ期病人，组织分化 3 级的所有病人以及透明细胞癌病人，需要辅助化疗。现在流行的治疗方案见表 41-14，顺铂加紫杉醇或者多西他赛，3~6 个疗程。GOG-157 项研究将病人随机分为 3 个疗程和 6 个疗程组进行比较研究，以无疾病进展和总的生存时间为指标，发现两组间无显著差异[88]。GOG-175 项研究也是一项随机研究，将病人分为两组，一组进行 3 个周期的卡铂和顺铂的联合化疗，另外一组是 3 个周期的卡铂和顺铂的联合化疗后辅以 6 个月的 40mg/m² 的紫杉醇治疗，目前该研究基本完成，只是结果尚未公布。根据肿瘤的自然发展过程，欧洲有几项针对于Ⅰ期肿瘤的延迟干预研究，在发现复发前不进行化疗，病人的治疗结果很好[89,90]。复发后采用铂类药物进行化疗，有治愈的可能，但总的治愈率达不到曾接受过化疗的病人。目前，GOG 已经建议将Ⅱ期病人归入晚期肿瘤组进行临床研究。

表 41-14　上皮性卵巢癌或输卵管癌的标准化疗计划

	铂　类	紫　杉　醇	疗程数
早期病人	卡铂 AUC 5~7.5 IV	紫杉醇 175mg/m² IV 3h	3~6
满意细胞减灭术(残留灶小于 1cm)	卡铂 AUC 5~7.5 IV 或参照表 41-15 进行腹腔化疗	紫杉醇 175mg/m² IV 3h 或紫杉醇 75mg/m² IV 1h	6
不满意细胞减灭术	卡铂 AUC 5~7.5 IV	Paclitaxel 175mg/m² IV 3h 或多西他赛 75mg/m² IV 1h	6

AUC=曲线下面积(Calvert 公式)

输卵管癌和卵巢癌晚期病人的辅助治疗

定义满意和不满意的细胞减灭术　初次手术完成肿瘤分期和去除病灶是输卵管、卵巢癌预后的重要因素，而不单单是以分期为目的。20 世纪中期的资料显示，手术中肿瘤病灶切除越彻底，病人预后越好。因此，以治疗为目的，将细胞减灭术分为满意和不满意两种；最初，满意的细胞减灭术的手术后残留病灶的最大径线≤2cm；在卵巢癌中，一直没有将肿瘤总量或者估计的肿瘤的总体积作为手术是否满意的标准。以 GOG-111[91]项研究开始，不但紫杉醇开始进入卵巢癌的化疗方案，而且满意细胞减灭术的标准也由原来的残留病灶直径≤2cm 缩小到残留病灶的径线≤1cm。最近的 GOG 的研究都已经开始采用这个标准对细胞减灭术进行满意或不满意的分类。

满意的Ⅲ期细胞减灭术后腹腔化疗　2006 年，美国国家癌症研究所发表了一项临床警示,对于达到满意细胞减灭术的上皮性卵巢癌病人,首选腹腔化疗。该临床警示是对3项独立的、随机临床试验研究的结果进行总结和分析的基础上做出的、3项研究都发现腹腔化疗可以明显提高生存率;建议对满意细胞减灭术病人,施行顺铂100mg/m² 腹腔化疗辅以紫杉醇的治疗方案,按照表41-15 所示 GOG-172 提供的方案进行[92,93]。如果病人不适合进行腹腔化疗,则进行静脉标准方案化疗,适合所有其他晚期卵巢癌病人。腹腔化疗有多种方法,包括 Tenckhoff 导管以及 Port-A Cath 腹腔化疗导管。临床医师更倾向于选择血管港来进行腹腔化疗,与末端多孔的腹腔导管比较,肠道以及粘连所致的并发症更低。如果病人在术前或术中已经诊断卵巢癌,有较大的把握实现满意细胞减灭术,最好提前得到病人认可,在手术中放置腹膜化疗的装置。如果治疗过程中,需要更改其他方案,可以在床旁或者门诊通过简单的操作将其取出。

晚期病人的化疗 手术后为非满意细胞减灭术的病人以及不适合进行腹腔化疗的病人,需要进行静脉辅助化疗。过去10年进行的随机临床研究支持顺铂和紫杉醇联合的化疗方案,如表41-14 所示。尽管国际联合组间研究建议应用8个疗程,但 GOG-182 则建议使用6个疗程的方案,该研究共有5个分支,以顺铂和紫杉醇作为对照。该研究以顺铂和紫杉醇为基础,引进第三种药物形成三联治疗、双联和三联交替

以及不同两联连续治疗等多种方案。与对照组比较,目前并没有发现这些方案有什么优点,而且不能证明哪些药物可以达到顺铂和紫杉醇的作用,并将其列入初始治疗方案中。另外,目前还没有以药物敏感试验为基础选择化疗药物的随机研究资料。化疗的第3个疗程,如果病人的血 CA125 降至正常,则提示病人复发晚。靶向治疗对新诊断的输卵管和卵巢癌的价值正在研究中,GOG-218 就引进了贝伐单抗这种药物,分组后相应组在辅助化疗期间用药,也有的组在辅助化疗后维持用药,剂量是 15mg/kg。欧洲也正在进行一项类似的多中心联合研究,贝伐单抗的剂量是 7.5mg/kg。

复发病人的治疗 对于复发的输卵管和卵巢癌病人,化疗是主要的治疗方法,选择化疗方案的基础是肿瘤是否对铂类药物敏感,如表41-16 所示[94]。下列情况除外:①有超过12个月的无病生存期,肿瘤复发,复发病灶为单个可以切除的病灶;②晚期复发,复发病灶明显危及受累器官功能;③对肿瘤并发症进行姑息性治疗。放疗对卵巢癌和输卵管癌是有效的,但在美国很少使用,除非复发病灶局限,手术又不能切除的情况下采用。肿瘤复发病人,找到一名卵巢癌化疗经验丰富的、有能力进行临床试验研究的肿瘤专家非常重要,在决定以后的治疗方案时,一定要考虑到病人的诸多因素,包括既往治疗方案、肿瘤的位置、肿瘤所危及的器官、既往治疗所造成的持续存在的器官损伤以及病人对生活质量的要求等等。

表 41-15	满意的细胞减灭术病人腹腔化疗			
研 究 项 目		例数	无病生存时间	总生存时间
SWOG-8501/GOG-104@		654		41 vs 49mo
C100mg/m² IV+CTX 600mg/m² IV				*P*=0.02,
vs				HR 0.76
C100mg/m² IP+CTX 600mg/m² IV				
GOG-114		462	22 vs 28mo	52 vs 63mo
P 135mg/m² IV 24h,C 75mg/m² IV d2			*P*=0.02,	*P*=0.05,
vs			RR 0.78	HR 0.81
Carb AUC9 IV ×2 周期+ C 100mg/m² IP+ P 135mg/m² IV 24h				
GOG-172		415	18.2 vs 23.8mo	49.7 vs 65.6mo
P 135mg/m² IV 24h,C 75mg/m² IV d2			*P*=0.05,	*P*=0.03,
vs			RR 0.8	RR 0.75
P 135mg/m² IV 24h,C 100mg/m² IP d2,				
P 60mg/m² IP d8				

@ 手术后残留灶小于2cm 为满意减灭术

　　AUC=area under curve using Calvert formula,曲线下面积(Calvert 公式);C=cisplatin,顺铂;Carb=carboplatin,卡铂;CTX=cyclophosphamide,环磷酰胺;GOG=Gynecologic Oncology Group,妇科肿瘤组 HR=hazard ratio,危险系数 IP=intraperitoneal,腹腔化疗;P=paclitaxel,紫杉醇;RR=relative risk,相对危险系数 SWOG=Southwest Oncology Group,西南肿瘤组

表 41-16	肿瘤复发病人铂类耐药的判断规则	
铂类敏感性	**定 义**	**处 理 方 案**
难治性	接受铂类药物治疗过程中,疾病进展	(1) 无铂类药物的化疗 (2) 铂类药物+吉西他滨
耐药	完成治疗后6个月内疾病进展	(1) 无铂类药物的化疗 (2) 铂类药物+吉西他滨
敏感	完成治疗后6个月以上疾病进展	(1) 如果无病生存期超过12个月,可以考虑再次细胞减灭术 (2) 铂类药物或者辅以泰素的化疗 (3) 无铂类药物的化疗

卵巢和输卵管的非上皮性肿瘤

生殖细胞肿瘤

生殖细胞肿瘤（GCT）常见于 30 岁以下的女性，生长和转移迅速，可以伴有不同的临床症状。肿瘤快速生长可以引起肿瘤扭转，出现急腹症并需要紧急处理。GCT 最常见的类型是畸胎瘤，良性肿瘤；在恶性肿瘤中，最常见的类型是无性细胞瘤，肿瘤完全由未分化的生殖细胞组成。双侧卵巢受累的病人占 15%，可能伴有血 β-HCG 的升高。初次手术要进行全面分期手术，包括切除受累卵巢、任何可疑区域活检、淋巴结清除和大网膜切除等，如果病人需要保留生育功能，子宫和对侧卵巢无肿瘤侵犯，不需要切除子宫和对侧卵巢。手术后证实卵巢外有转移，如伴有淋巴结转移，需要化疗。目前化疗是最常用的辅助治疗措施，部分情况下还可以选择过去的标准治疗措施，即放疗。生殖细胞肿瘤的治愈率非常高，即使有转移的病人，治愈率达 90%。对于复发的生殖细胞肿瘤的根治非常困难。

少见的生殖细胞肿瘤包括未成熟畸胎瘤、内胚窦瘤或者卵黄囊瘤、混合细胞瘤、恶性畸胎瘤（胚胎癌）和绒癌等。内胚窦瘤可能伴有血 AFP 的升高，混合性生殖细胞肿瘤血 β-HCG 可能升高。两种肿瘤标志物在治疗的过程中可以用来监测治疗效果。生殖细胞肿瘤转移早，除了I期分化 1 级的肿瘤手术中完全切除病灶，其余的各种类型都需要化疗，也是以铂类为基础的化疗方案。生殖细胞恶性肿瘤常见于 30 岁女性，对于超过 30 岁的病人，可以发生一种人体中轴线上的生殖细胞瘤。在对盆腔进行仔细评估后，除外盆腔疾病，这些病人需要化疗，但治疗效果远不能达到盆腔生殖细胞瘤的水平。

性索间质细胞肿瘤

尽管非常少见，性索间质肿瘤确实可以表现为内分泌活性的症状的肿瘤，不但包括间质细胞来源和性索细胞来源两种，前者有纤维瘤和肉瘤，后者有颗粒细胞瘤、卵泡膜细胞瘤、Sertoli 和 Leidig 细胞瘤。这组类型的肿瘤中，颗粒细胞瘤是最常见的，低度恶性肿瘤，与生殖细胞肿瘤一样可以进行保守性手术治疗，双侧受累 3%。如果广泛转移，首选治疗是进行细胞减灭术。这些肿瘤和卵泡膜细胞瘤属于同一类型，分泌雌激素，5% 的病人会合并子宫内膜增生或者子宫内膜癌。颗粒细胞瘤生长速度慢，所以治疗后经过很长时间才复发，复发病灶多为局部或腹腔内复发。抑制素由该肿瘤分泌，所以已经用于监测这类肿瘤的复发。Sertoli 和 Leidig 细胞瘤可以以男性化为首发症状，对于出现上述问题的病人，首先要对卵巢进行检查。多数病人的肿瘤位于一侧卵巢，单纯手术切除就已达到要求。

（岳天孚　罗营　译）

参考文献

亮蓝色标记的是主要参考文献。

1. Anson B: *Atlas of Human Anatomy*. Philadelphia: WB Saunders, 1950.
2. Stanley M: Genital human papillomavirus infections—current and prospective therapies. *J Natl Cancer Inst Monogr* 31:117, 2003.
3. Mutch DG, Powell MA, Allsworth JE, et al: How accurate is Pipelle sampling: A study by Huang et al. *Am J Obstet Gynecol* 196:280, 2007.
4. Anderson MR, Klink K, Cohrssen A: Evaluation of vaginal complaints. *JAMA* 291:1368, 2004.
5. Eschenbach DA, Davick PR, Williams BL, et al: Prevalence of hydrogen peroxide-producing Lactobacillus species in normal women and women with bacterial vaginosis. *J Clin Microbiol* 27:251, 1989.
6. Hill GB: The microbiology of bacterial vaginosis. *Am J Obstet Gynecol* 169:450, 1993.
7. Workowski KA, Berman SM: Sexually transmitted diseases treatment guidelines, 2006. *MMWR Recomm Rep* 55:1, 2006.
8. Morse SA, Trees DL, Htun Y, et al: Comparison of clinical diagnosis and standard laboratory and molecular methods for the diagnosis of genital ulcer disease in Lesotho: Association with human immunodeficiency virus infection. *J Infect Dis* 175:583, 1997.
9. Kimberlin DW, Rouse DJ: Clinical practice. Genital herpes. *N Engl J Med* 350:1970, 2004.
10. Brown ZA, Wald A, Morrow RA, et al: Effect of serologic status and cesarean delivery on transmission rates of herpes simplex virus from mother to infant. *JAMA* 289:203, 2003.
11. Stone KM, Brooks CA, Guinan ME, et al: National surveillance for neonatal herpes simplex virus infections. *Sex Transm Dis* 16:152, 1989.
12. Hook EW 3rd, Marra CM: Acquired syphilis in adults. *N Engl J Med* 326:1060, 1992.
13. Morse SA: Chancroid and Haemophilus ducreyi. *Clin Microbiol Rev* 2:137, 1989.
14. Ernst AA, Marvez-Valls E, Martin DH: Incision and drainage versus aspiration of fluctuant buboes in the emergency department during an epidemic of chancroid. *Sex Transm Dis* 22:217, 1995.
15. Mabey D, Peeling RW: Lymphogranuloma venereum. *Sex Transm Infect* 78:90, 2002.
16. Downs MC, Randall HW Jr. The ambulatory surgical management of Bartholin duct cysts. *J Emerg Med* 7:623, 1989.
17. Habel LA, Van Den Eeden SK, Sherman KJ, et al: Risk factors for incident and recurrent condylomata acuminata among women. A population-based study. *Sex Transm Dis* 25:285, 1998.
18. Brodell LA, Mercurio MG, Brodell RT: The diagnosis and treatment of human papillomavirus-mediated genital lesions. *Cutis* 79:5, 2007.
19. Bernstein R, Kennedy WR, Waldron J: Acute pelvic inflammatory disease: A clinical follow-up. *Int J Fertil* 32:229, 1987.
20. Chow JM, Yonekura ML, Richwald GA, et al: The association between Chlamydia trachomatis and ectopic pregnancy. A matched-pair, case-control study. *JAMA* 263:3164, 1990.
21. Update to CDC's sexually transmitted diseases treatment guidelines, 2006: Fluoroquinolones no longer recommended for treatment of gonococcal infections. *MMWR Morb Mortal Wkly Rep* 56:332, 2007.
22. Ness RB, Soper DE, Holley RL, et al: Effectiveness of inpatient and outpatient treatment strategies for women with pelvic inflammatory disease: Results from the Pelvic Inflammatory Disease Evaluation and Clinical Health (PEACH) Randomized Trial. *Am J Obstet Gynecol* 186:929, 2002.
23. Gabbe S, Niebyl J, Simpson J: *Obstetrics: Normal and Problem Pregnancies*, 4th ed. Philadelphia: Churchill Livingstone, 2002.
24. Allen JR, Helling TS, Langenfeld M: Intraabdominal surgery during pregnancy. *Am J Surg* 158:567, 1989.
25. Brodsky JB: Anesthesia and surgery during early pregnancy and fetal outcome. *Clin Obstet Gynecol* 26:449, 1983.
26. Brodsky JB, Cohen EN, Brown BW Jr., et al. Surgery during pregnancy and fetal outcome. *Am J Obstet Gynecol* 138:1165, 1980.
27. National Institutes of Health state-of-the-science conference statement: Cesarean delivery on maternal request March 27–29, 2006. *Obstet Gynecol* 107:1386, 2006.
28. Jones R: Abortion in the United States: Incidence and access to services, 2005. *Perspect Sex Reprod Health* 40:6, 2008.
29. McDonald IA: Suture of the cervix for inevitable miscarriage. *J Obstet Gynaecol Br Emp* 64:346, 1957.
30. Shirodkar V: New method of operative treatment for habitual abortions in the second trimester of pregnancy. *The Antiseptic* 52:299, 1955.
31. Shih IeM: Gestational trophoblastic neoplasia—pathogenesis and potential therapeutic targets. *Lancet Oncol* 8:642, 2007.
32. Garner EI, Goldstein DP, Feltmate CM, et al: Gestational trophoblastic disease. *Clin Obstet Gynecol* 50:112, 2007.
33. Walters M, Karram M: *Urogynecology and Reconstructive Pelvic Surgery*, 3rd ed. Philadelphia: Mosby, 2007.
34. Olsen AL, Smith VJ, Bergstrom JO, et al: Epidemiology of surgically

managed pelvic organ prolapse and urinary incontinence. *Obstet Gynecol* 89:501, 1997.

35. Bump RC, Mattiasson A, Bo K, et al: The standardization of terminology of female pelvic organ prolapse and pelvic floor dysfunction. *Am J Obstet Gynecol* 175:10, 1996.

36. Benson JT, Lucente V, McClellan E: Vaginal versus abdominal reconstructive surgery for the treatment of pelvic support defects: A prospective randomized study with long-term outcome evaluation. *Am J Obstet Gynecol* 175:1418; discussion 21, 1996.

37. Maher CF, Qatawneh AM, Dwyer PL, et al: Abdominal sacral colpopexy or vaginal sacrospinous colpopexy for vaginal vault prolapse: A prospective randomized study. *Am J Obstet Gynecol* 190:20, 2004.

38. Nygaard IE, McCreery R, Brubaker L, et al: Abdominal sacrocolpopexy: A comprehensive review. *Obstet Gynecol* 104:805, 2004.

39. Rock J, Jones H: *TeLinde's Operative Gynecology*, 10th ed. Philadelphia: Lippincott, Williams and Wilkins, 2008.

40. Pereyra AJ: A simplified surgical procedure for the correction of stress incontinence in women. *West J Surg Obstet Gynecol* 67:223, 1959.

41. Tanagho EA: Colpocystourethropexy: The way we do it. *J Urol* 116:751, 1976.

42. Margesson LJ: Vulvar disease pearls. *Dermatol Clin* 24:145, 2006.

43. Fanning J, Lambert HC, Hale TM, et al: Paget's disease of the vulva: Prevalence of associated vulvar adenocarcinoma, invasive Paget's disease, and recurrence after surgical excision. *Am J Obstet Gynecol* 180:24, 1999.

44. Tebes S, Cardosi R, Hoffman M: Paget's disease of the vulva. *Am J Obstet Gynecol* 187:281; discussion 83, 2002.

45. Cardosi RJ, Bomalaski JJ, Hoffman MS: Diagnosis and management of vulvar and vaginal intraepithelial neoplasia. *Obstet Gynecol Clin North Am* 28:685, 2001.

46. Modesitt SC, Waters AB, Walton L, et al: Vulvar intraepithelial neoplasia III: Occult cancer and the impact of margin status on recurrence. *Obstet Gynecol* 92:962, 1998.

47. Beller U, Quinn MA, Benedet JL, et al: Carcinoma of the vulva. FIGO 6th Annual Report on the Results of Treatment in Gynecological Cancer. *Int J Gynaecol Obstet* 95:S7, 2006.

48. Berek J, Hacker N: *Practical Gynecologic Oncology*, 4th ed. Philadelphia: Lippincott, Williams and Wilkins, 2004.

49. Disaia P, Creasman W: *Clinical Gynecologic Oncology*. St Louis: Elsevier Mosby, 2007.

50. Hoskins W, Perez C, Young R. *Principles and Practice of Gynecologic Oncology*. Philadelphia: Lippincott, Williams and Wilkins, 2000.

51. Benedet JL, Bender H, Jones H 3rd, et al: FIGO staging classifications and clinical practice guidelines in the management of gynecologic cancers. FIGO Committee on Gynecologic Oncology. *Int J Gynaecol Obstet* 70:209, 2000.

52. Montana GS, Thomas GM, Moore DH, et al: Preoperative chemoradiation for carcinoma of the vulva with N2/N3 nodes: A Gynecologic Oncology Group study. *Int J Radiat Oncol Biol Phys* 48:1007, 2000.

53. Moore DH, Thomas GM, Montana GS, et al: Preoperative chemoradiation for advanced vulvar cancer: A phase II study of the Gynecologic Oncology Group. *Int J Radiat Oncol Biol Phys* 42:79, 1998.

54. Beller U, Benedet JL, Creasman WT, et al: Carcinoma of the vagina. FIGO 6th Annual Report on the Results of Treatment in Gynecological Cancer. *Int J Gynaecol Obstet* 95:S29, 2006.

55. Herbst AL, Ulfelder H, Poskanzer DC: Adenocarcinoma of the vagina. Association of maternal stilbestrol therapy with tumor appearance in young women. *N Engl J Med* 284:878, 1971.

56. Herbst AL, Ulfelder H, Poskanzer DC, et al: Adenocarcinoma of the vagina. Association of maternal stilbestrol therapy with tumor appearance in young women. 1971. *Am J Obstet Gynecol* 181:1574, 1999.

57. Wright TC Jr., Massad LS, Dunton CJ, et al: 2006 consensus guidelines for the management of women with cervical intraepithelial neoplasia or adenocarcinoma in situ. *J Low Genit Tract Dis* 11:223, 2007.

58. Pikaart DP, Holloway RW, Ahmad S, et al: Clinical-pathologic and morbidity analyses of Types 2 and 3 abdominal radical hysterectomy for cervical cancer. *Gynecol Oncol* 107:205, 2007.

59. Stenchever M, Droegemueller W, Herbst A, et al: *Comprehensive Gynecology*, 4th ed. St Louis: Mosby, 2001.

60. Van Bogaert LJ: Clinicopathologic findings in endometrial polyps.

61. Byun JY, Kim SE, Choi BG, et al: Diffuse and focal adenomyosis: MR imaging findings. *Radiographics* 19:S161, 1999.

62. Boing C, Kimmig R: [Surgical management of endometriosis—an overview]. *Gynakol Geburtshilfliche Rundsch* 47:124, 2007.

63. Petta CA, Matos AM, Bahamondes L, et al: Current practice in the management of symptoms of endometriosis: A survey of Brazilian gynecologists. *Rev Assoc Med Bras* 53:525, 2007.

64. Filicori M, Hall DA, Loughlin JS, et al: A conservative approach to the management of uterine leiomyoma: Pituitary desensitization by a luteinizing hormone-releasing hormone analogue. *Am J Obstet Gynecol* 147:726, 1983.

65. Matsuo H, Maruo T: [GnRH analogues in the management of uterine leiomyoma]. *Nippon Rinsho* 64:75, 2006.

66. Szabo E, Nagy E, Morvay Z, et al: [Uterine artery embolization for the conservative management of leiomyoma]. *Orv Hetil* 142:675, 2001.

67. Mutter GL: Diagnosis of premalignant endometrial disease. *J Clin Pathol* 55:326, 2002.

68. Kurman RJ, Kaminski PF, Norris HJ: The behavior of endometrial hyperplasia. A long-term study of "untreated" hyperplasia in 170 patients. *Cancer* 56:403, 1985.

69. Mutter GL: Endometrial intraepithelial neoplasia (EIN): Will it bring order to chaos? The Endometrial Collaborative Group. *Gynecol Oncol* 76:287, 2000.

70. Mutter GL, Zaino RJ, Baak JP, et al: Benign endometrial hyperplasia sequence and endometrial intraepithelial neoplasia. *Int J Gynecol Pathol* 26:103, 2007.

71. Aarnio M, Mecklin JP, Aaltonen LA, et al: Life-time risk of different cancers in hereditary non-polyposis colorectal cancer (HNPCC) syndrome. *Int J Cancer* 64:430, 1995.

72. Heintz AP, Odicino F, Maisonneuve P, et al: Carcinoma of the ovary. FIGO 6th Annual Report on the Results of Treatment in Gynecological Cancer. *Int J Gynaecol Obstet* 95:S161, 2006.

73. Bhoola S, Hoskins WJ: Diagnosis and management of epithelial ovarian cancer. *Obstet Gynecol* 107:1399, 2006.

74. Goff BA, Mandel LS, Drescher CW, et al: Development of an ovarian cancer symptom index: Possibilities for earlier detection. *Cancer* 109:221, 2007.

75. Bast RC, Klug TL, St. John E, et al: A radioimmunoassay using a monoclonal antibody to monitor the course of epithelial ovarian cancer. *N Engl J Med* 309:883, 1983.

76. Jacobs IJ, Skates SJ, Macdonald N, et al: Screening for ovarian cancer: A pilot randomised controlled trial. *Lancet* 354:509, 1999.

77. Dearking AC, Aletti GD, McGree ME: How relevant are ACOG and SGO guidelines for referral of adnexal mass? *Obstet Gynecol* 110:841, 2007.

78. Lu KH: Hereditary gynecologic cancers: Differential diagnosis, surveillance, management and surgical prophylaxis. *Fam Cancer* 7:53, 2008.

79. Kauff ND, Satagopan JM, Robson ME, et al: Risk-reducing salpingo-oophorectomy in women with a BRCA1 or BRCA2 mutation. *N Engl J Med* 346:1609, 2002.

80. ACOG Practice Bulletin No. 89. Elective and risk-reducing salpingo-oophorectomy. *Obstet Gynecol* 111:231, 2008.

81. Callahan MJ, Crum CP, Medeiros F, et al: Primary fallopian tube malignancies in BRCA-positive women undergoing surgery for ovarian cancer risk reduction. *J Clin Oncol* 25:3985, 2007.

82. Seidman JD, Kurman RJ: Ovarian serous borderline tumors: A critical review of the literature with emphasis on prognostic indicators. *Hum Pathol* 31:539, 2000.

83. Bell DA, Longacre TA, Prat J, et al: Serous borderline (low malignant potential, atypical proliferative) ovarian tumors: Workshop perspectives. *Hum Pathol* 35:934, 2004.

84. Ayhan A, Guvendag Guven ES, Guven S, et al: Recurrence and prognostic factors in borderline ovarian tumors. *Gynecol Oncol* 98:439, 2005.

85. Deavers MT, Gershenson DM, Tortolero-Luna G, et al: Micropapillary and cribriform patterns in ovarian serous tumors of low malignant potential: A study of 99 advanced-stage cases. *Am J Surg Pathol* 26:1129, 2002.

86. Secondary surgical cytoreduction in advanced ovarian carcinoma: A Gynecologic Oncology Group study. *N Engl J Med* 351:2489, 2004.

87. Young RC, Walton LA, Ellenberg SS, et al: Adjuvant therapy in stage I and stage II epithelial ovarian cancer. *N Engl J Med* 322:1021, 1990.

Obstet Gynecol 71:771, 1988.

88. Bell J, Brady MF, Young RC, et al: Randomized phase III trial of three versus six cycles of adjuvant carboplatin and paclitaxel in early-stage epithelial ovarian carcinoma: A Gynecologic Oncology Group study. *Gynecol Oncol* 102:432, 2006.

89. Trimbos JB, Parmar M, Vergote I, et al: International Collaborative Ovarian Neoplasm trial 1 and Adjuvant ChemoTherapy In Ovarian Neoplasm trial: Two parallel randomized phase III trials of adjuvant chemotherapy in patients with early-stage ovarian carcinoma. *J Natl Cancer Inst* 95:105, 2003.

90. Colombo N, Guthrie D, Chiari S, et al: International Collaborative Ovarian Neoplasm trial 1: A randomized trial of adjuvant chemotherapy in women with early-stage ovarian cancer. *J Natl Cancer Inst* 95:125, 2003.

91. McGuire WP, Hoskins WJ, Brady MF, et al: Cyclophosphamide and cisplatin compared with paclitaxel and cisplatin in patients with stage III and stage IV ovarian cancer [see comments]. *N Engl J Med* 334:1, 1996.

92. Armstrong DK, Bundy BN, Wenzel L, et al: Intraperitoneal cisplatin and paclitaxel in ovarian cancer. *N Engl J Med* 354:34, 2006.

93. Walker JL, Armstrong DK, Huang HQ, et al: Intraperitoneal catheter outcomes in a phase III trial of intravenous versus intraperitoneal chemotherapy in optimal stage III ovarian and primary peritoneal cancer: A Gynecologic Oncology Group Study. *Gynecol Oncol* 100:27, 2006.

94. Markman M, Reichman B, Hakes T, et al: Responses to second-line cisplatin-based intraperitoneal therapy in ovarian cancer: Influence of a prior response to intravenous cisplatin. *J Clin Oncol* 9:1801, 1991.

关键点

1. 神经外科专业主要是手术治疗中枢、外周和自主神经系统疾病。
2. 虽然临床检查是至上的,但是神经外科诊断和治疗很大程度上需要很多设施的协助,比如 MRI 和颅内压监测。
3. 颅脑外伤和脊髓损伤的总的治疗目标是帮助预防缺氧和低血压造成的继发性损伤。
4. 动脉瘤性蛛网膜下腔出血仍然是一种常见的重症神经外科疾病,血管内治疗是正在成长的技术,使得治疗破裂动脉瘤更安全。
5. 脑肿瘤可以是原发的,也可以是转移组织而来的。治疗主要是切除,紧接着放疗和或化疗,这些都取决于肿瘤的类型和分级
6. 脊柱的退行性疾病主要影响颈椎和腰椎,颈椎椎管狭窄可造成脊髓病或神经根病,而腰椎狭窄引起神经根病、神经性跛行或马尾综合征。
7. 脊柱内固定用来做外科学稳定加固很多类型的脊柱不稳定,包括外伤性、感染性、肿瘤性和退行性。
8. 神经系统感染是一种严重而且常见的医学难题,在很多有症状的神经系统结构受压迫的情况下是有外科治疗指征的。
9. 通过植入装置的功能神经外科是一种快速发展的学科,并且已经成为内科难治性帕金森病和特发性震颤的标准治疗。更多样的深部脑刺激器靶点将治疗更多的神经精神疾病。
10. 立体定向放射外科是颅内不论是原发的还是附属结构疾病的一个强有力的治疗选择,伽马刀外科能用来治疗肿瘤、血管畸形和颅神经痛。

概述

神经外科是一门结合医药和外科技术的专业学科,它提供中枢、外周和自主神经系统的手术和非手术治疗(例如预防、诊断、评估、治疗、病危护理和康复)。治疗还包括神经系统相关的支持结构和血管供应;通过评估和治疗疾病病理过程从而改善神经系统功能和活性,例如垂体;以及手术和非手术治疗疼痛。还包含来自于脑、硬脑膜、颅骨和颅底,以及它们的血液供应的疾病,包括手术和血管内治疗供应脑和脊髓的颅内和颅外的血管结构的疾病;垂体腺的病变;脊髓、脊膜和椎体的疾病,尤其是需要融合、内固定或者血管内治疗的疾病;以及全身分布的颅脑和脊髓神经的疾病。

准确的病史是朝向神经学诊断的第一步。外伤或神经症状的病史十分重要,但是全身的症状也不容忽视。神经疾病可能会有系统性的效应,而其他系统的疾病也会影响神经功能。病人承受麻醉和外科手术压力的身体能力必须得到了解。病人及其家人的详细病史,以及可靠的体格检查会明确这些情况。

神经解剖

神经解剖的知识是神经学检查和诊断的基础。应该考虑到从头到尾的重要特点。大脑半球包含有脑皮质、其下的白质、基底核、海马和杏仁核。大脑皮质是神经系统最新进化的部分,它的功能根据解剖区域被图谱化。额叶参与高级功能、决策和控制情绪。运动带或者中央前回,是额叶最后的部分,按着头在侧下、下肢在内上的小人分布。运动性语言区(Broca 区)位于几乎所有右利手和将近 90% 左利手人的左额叶后下方。顶叶位于中央回(前)和枕叶(后)之间,中央后回是感觉条带,也按照小人分布。顶叶的其他部分参与感知身体的空间以及和目前环境的相互关系、身体定位和三维关系。枕叶在最后方,视觉皮质沿着并列的枕叶内侧表面。左侧枕叶接受和整合来自每侧视网膜左侧半的信息,所以左侧枕叶的病变会造成不能看到右侧的目标。颞叶位于侧裂下方,海马、杏仁核和下视放射(Meyer 回路)是颞叶重要的组成部分,分别参与记忆、情绪和视觉通路。感觉性语言区(Wernicke 区)位于颞叶后上区和下顶叶,通常在左侧。基底核包括尾状核、壳核和苍白球,基底核结构通过抑制运动通路来参与调节运动。

在大脑半球的深部是间脑,包括丘脑和下丘脑。丘脑是一个关键的处理器,中转大多数来或去皮层的运动和感觉的信息。下丘脑位于脑底,是体内平衡的关键调节器,通过自主和神经内分泌系统来实现。

脑干由中脑、脑桥和延髓组成。长束纤维从脑干经过,携带着大脑半球和脊髓之间的运动和感觉信息。皮质脊髓束是主要的运动束,而内侧丘系和脊髓丘脑束是主要的感觉束第 Ⅲ ~ Ⅻ 对脑神经核也位于脑干。这些神经转达眼、面、嘴和喉的运动、感觉和特殊感觉功能。小脑从脑干背侧长出来,它为协调和运动节奏来整合躯体感觉、前庭和运动信息。中线或蚓部的病变引起躯干共济失调,外侧或半球病变造成震颤和肢体协调能力差。

脑室系统是包含脑脊液的脑内的相接的空间,和脑外的蛛网膜下腔相延续。成对的侧脑室由颞角、枕角和额角以及体部组成。脑脊液从每侧脑室经过室间孔到达位于左右丘脑间的第三脑室,然后通过中脑导水管到达内脑干的第四脑室。然后从正中孔和双侧侧孔引流到蛛网膜下腔。脉络丛产生脑脊液,大多数来自侧脑室。成年人平均有大约 150ml 的脑脊液容量,每天大约产生 500ml。

脊髓从延髓下方开始通过椎管延伸到大概第一腰椎的位置。运动束(下行通路)从脑干延续向下通过外侧和前方的皮质脊髓束到达前角细胞,然后通过腹侧神经根出来。感觉信息(上行通路)通过背根神经节进入脊髓,通过背侧柱(本体感觉和精细触觉)或脊髓丘脑束(痛觉和温度觉)向上传递,进入脑干。成对的神经从每一水平脊髓发出,共 31 对,颈部 8 对,胸部 12 对,腰部 5 对,骶部 5 对和 1 对尾神经。

在每一个水平的背侧和腹侧神经根融合成的肌肉和感觉器官。$C_5 \sim T_1$ 脊神经在臂丛交叉然后形成上臂的主要神经分支,包括正中神经、尺神经和桡神经。$L_2 \sim S_4$ 脊神经交叉成腰骶神经丛形成支配下肢的主要神经分支,如腓总神经、胫神经和股神经。

主要的运动束是皮质脊髓束。它是双神经元通路,包括一个上神经元和一个下神经元。上神经元的胞体位于大脑皮质的运动区,轴突沿着内囊到脑干,在脑干脊髓交界处交叉,然后下行到对侧皮质脊髓束到相应水平的前角下运动神经元。下运动神经元轴突通过外周神经到达目标肌肉。上运动神经元损伤会引起反射亢进和轻微萎缩,下运动神经元损伤则引起软瘫和明显的萎缩。

两个主要的感觉束是三神经元通路,精细触觉和本体感觉通过背根神经节进入脊髓,通过后柱在同侧上升。然后形成突触并在延髓下方交叉,向上行到对侧内侧丘系到丘脑形成第二个突触,最后向上到达感觉皮质。疼痛和温度感觉纤维首先在它们进入脊髓后角的水平形成突触,然后交叉后上行到对侧脊髓丘脑束到达丘脑,第二突触形成在丘脑,然后输出轴突上行至感觉皮质。

上述的运动和感觉束在一起组成躯体神经系统。除了这一系统,自主神经系统是另外一种神经系统成分。自主神经系统从中枢神经系统携带稳态和内脏调节的信息到达目标结构,比如动脉、静脉、心脏、汗腺和消化道。中枢神经系统对于自主神经的控制主要来自下丘脑和孤束核。自主神经系统分为交感神经、副交感神经和内脏系统。交感神经系统驱动"战斗和飞行"反应,应用肾上腺素提高血压、心率、血糖和体温,还有扩大瞳孔。它起源于胸腰段脊髓。副交感神经系统促进"休息和消化"状态,并在非应激情况下应用乙酰胆碱保持基本的代谢功能。它起源于脑神经Ⅲ、Ⅶ、Ⅸ和Ⅹ,还有第 2 ~ 4 骶尾阶段。内脏神经系统控制复杂的消化道的同步性,特别是胰腺、胆囊和大小肠。它可以是自主的,但是受交感和副交感神经系统调节。

神经系统检查

神经系统检查分成若干组成部分,通常从头到脚。首先评估意识状态,病人可能是清醒的、嗜睡的(可遵照命令和回答问题,但是然后又回到睡眠状态)、昏迷(很难唤醒)或昏睡

（对于声音或疼痛无有目的的反应）。脑神经可能对于清醒的病人能全面检查,但是瞳孔反射、眼球运动和面纹对称,还有恶心在病人意识状态受损时是最有价值的检查。运动检查是以那些能遵照命令的病人的主要肌肉群最大的力量为基础的,而评估深部中心疼痛所引起的运动的幅度和对称性则可能适合于昏迷病人。表 42-1 详述了运动评估检查的评分。意识抑制状态的病人对于疼痛的特征性的运动反射包括刺激回缩、刺激定位、过屈姿势（去皮质）、过伸姿势（去大脑）或者无反应（按顺序病理上恶化）。图 42-1 图解姿势的临床特征。这就形成了格拉斯哥昏迷评分（GCS）运动评分的基础,详见表 42-2。轻触觉、本体感觉、温度和疼痛检查对于清醒的病人是有用的,但是没有良好的配合是不可能完成的。对于脊髓损伤（SCI）的病人记录感觉特征是至关重要的,应该检查肌肉牵张反射。经常比较左侧和右侧或上肢到下肢的反射的对称性对于病灶定位最有意义。检查踝阵挛或蹈趾上翘（巴宾斯基征检查）,任何一个阳性都是病理性的并意味着上运动神经元疾病。

表 42-1   运动评分系统

分级	描述
0	没有肌肉收缩
1	可见肌肉收缩但是不能移动关节
2	水平面移动,不能克服重力
3	运动可以克服重力
4	运动可以克服阻力
5	正常力量

表 42-2   Glasgow 昏迷评分[a]

运动反应		语言反应		睁眼反应	
遵嘱活动	6	回答正确	5	自行睁眼	4
疼痛定位	5	回答错误	4	呼之睁眼	3
刺痛回缩	4	回答混乱	3	刺痛睁眼	2
刺痛屈曲	3	仅能发音	2	不能睁眼	1
刺痛过伸	2	不能发音	1		
刺痛无反应	1				

a 将三项分值相加获得 Glasgow 昏迷（Glasgow Coma Scale,GCS）评分,其分值范围为 3～15 分。如果病人气管内插管,导致不能进行语言评分,就在 GCS 后加 T。这些病人的 GCS 分值范围为 3T～10T。

辅助诊断

X 线平片

颅骨 X 线平片可以显示骨折、溶骨性或成骨性病变,或者气颅（颅内积气）。由于头部计算机断层（computed tomography,CT）扫描能快速应用并显著增加细节的显示,颅骨平片的应用已经减少。颈椎、胸椎和腰椎的平片被用于评估创伤,包括骨性创伤或者提示骨折的软组织肿胀。脊柱畸形和

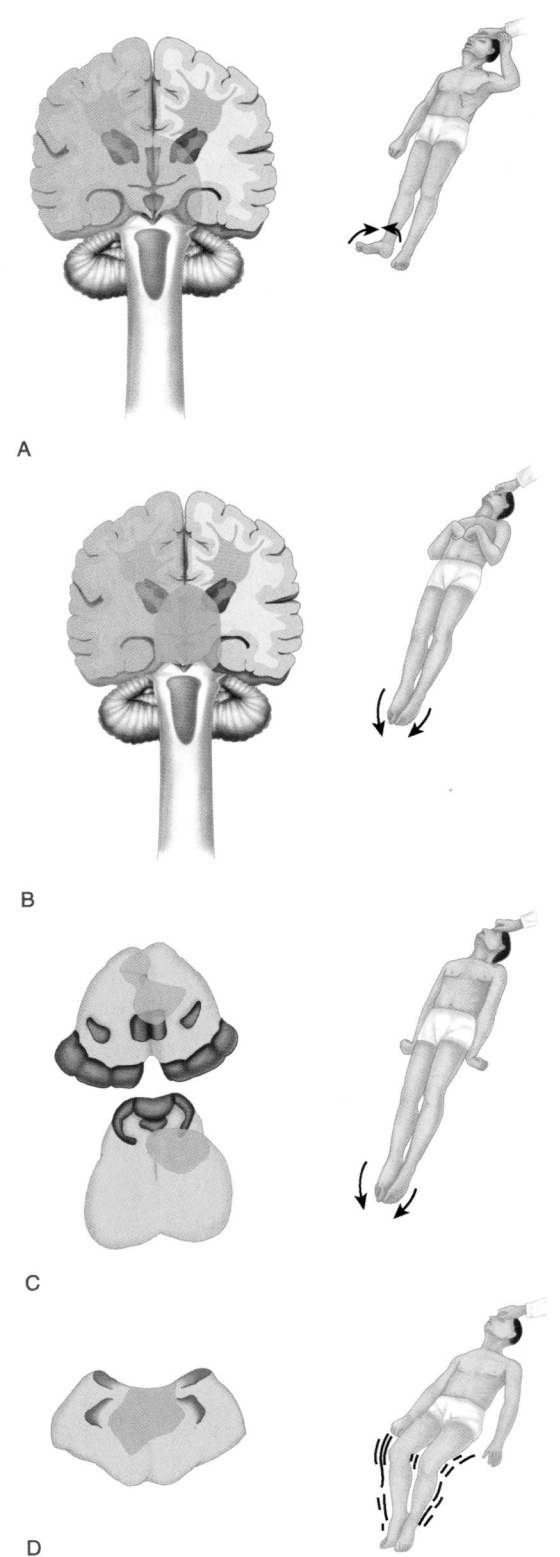

图 42-1   与不同病变部位相关的运动反应模式。A. 左侧半球病变有右侧偏瘫和左侧定位。B. 深部大脑或者丘脑病变有双侧屈曲姿势。C. 中脑或脑桥病变有双侧过伸姿势。D. 延髓病变伴有全身软瘫

溶骨性或成骨性病理进程也将会被清楚显示。上肢带骨通常使得颈胸交界区域显示困难。

计算机断层(CT)

头部非增强 CT 扫描对于新发的局灶神经功能障碍,意识水平下降或者创伤,是极为有用的诊断工具。CT 扫描快速并且几乎在美国的医院均能实现。其敏感性可以检测出急性出血。增强 CT 扫描有助于显示肿瘤或者感染进程。在目前时代,增强 CT 主要用于因有起搏器或眶内金属而不能接受磁共振成像(magnetic resonance imaging, MRI)扫描的病人。脊柱的薄层 CT 扫描有助于明确骨质解剖和病理,通常在平片上见到异常后或者由于平片不能清晰显示时(特别是显示 C_7 和 T_1 椎骨时)进行 CT 扫描。最后,高速多层扫描联合时间脉冲增强注射(high-speed multislice scanners, combined with timed-bolus contrast injections)可以进行 CT 血管造影。在造影剂经过脑动脉期间进行薄层轴位扫描,然后在三维空间进行重建以评估血管病变。CT 血管造影不能可靠地检测到例如小于 3mm 的脑动脉瘤,但是可以提供较大动脉瘤的详细形态资料。更新的多层扫描技术的分辨率正在接近常规的血管造影。

磁共振成像(MRI)

MRI 提供了头部和脊柱软组织结构的极好影像。它是一个复杂并在发展中的科学。几个临床最常使用的 MRI 序列值得叙述。钆增强先后的 T_1 序列用于检测肿瘤和感染进程。通过显示脊髓或神经根周围明亮的 T_2 脑脊液信号的存在或消失,T_2 序列有助于评估脊柱的神经压迫。弥散加权成像可以比 CT 更早地检测出缺血性卒中。薄层飞行时间轴位扫描成像可以在三维空间重新格式化以重建磁共振动脉成像和磁共振静脉成像。磁共振动脉成像可以检测出颈动脉的狭窄或者直径大于 3mm 的颅内动脉瘤。磁共振静脉成像可以评估硬膜静脉窦的通畅或者血栓。

血管造影

经动脉插管血管造影仍是评估脑和脊柱血管病变的金标准。目前,操作技术是双平面成像以减少造影剂负荷病,有助于介入操作。数字减影技术使得最终图像的骨性干扰最小。双侧颈动脉和双侧椎动脉注入造影剂后经过的动脉、毛细血管和静脉期获得完整的脑血管造影。

肌电图和神经传导检查

肌电图和神经传导检查(electromyography and nerve conduction studies, EMG/NCS)用于评估周围神经的功能。EMG 记录运动神经近端刺激后的肌肉活动。NSC 记录神经运动电位的速度和幅度。因为直到远端神经退行性改变进展前,损伤远端的神经仍能正常传导电脉冲,所以 EMG/NCS 一般在急性损伤 3~4 周后进行。

侵袭性检查

监测颅内生理状态的方法有多种。这里描述的三种是床边的重症监护(intensive care unit, ICU)操作,并可以进行持续的监护。所有的三种方法均需要用手钻在颅骨上钻一个小孔。其经常被置于右额以减少如出血等可能的并发症所导致的神经功能影响。最可信赖的监测总是清醒病人可靠的神经查体。如果由于存在脑外伤,镇静剂或者瘫痪的病人不可能进行可靠的神经查体,或存在活动性的不稳定的颅内病变,就需要进行侵袭性监测。

脑室外引流

脑室体外引流也被称为脑室穿刺(ventriculostomy)。有孔的塑料导管被置入侧脑室额角。经过硬质导管的连续液柱可以传导颅内压力(intracranial pressure, ICP)。脑脊液也可以引出以降低 ICP 或者留样送实验室检查。

经脑实质光导纤维压力传感器

经脑实质光导纤维压力传感器,经常被称为 bolt(螺杆),也同样需要颅骨上钻一个小孔。一个带线的杆安全锁入颅骨将光导纤维导管固定在位。Bolt 只能进行 ICP 监测,但是其较小并且比脑室穿刺具有更小的侵袭性,另外可能和较少的并发症相关,尽管资料不能清晰地支持这一点。

脑组织氧感受器

最近发展的脑组织氧感受器已经显示出在创伤性脑损伤病人病死率上的优点。这一装置和螺栓一样旋入颅骨。但是,感受器导管是一个电化学氧气张力敏感膜。单独一个螺栓可以被设计为接受压力感受器、氧气感受器和脑温度感受器。因创伤或动脉瘤脑出血所致严重脑损伤的病人可以受益于安放这三种感受器和脑室穿刺引流脑脊液以控制 ICP。这一治疗需要两个骨孔,其可以相邻放置,也可以安放于头的两侧。

神经内科和神经外科急诊

颅内压增高

颅内压正常范围为 4~14mmHg,颅内压水平持续高于 20mmHg 导致脑组织损伤。门-克里二氏学说(Monro-Kellie doctrine)指出,颅骨是刚性结构,因此颅腔内容物的体积决定颅内压值。颅腔内正常内容物包括脑组织、血液和脑脊液三种。外伤性脑损伤、卒中或者反应性脑水肿导致脑肿胀,引起脑体积扩张;血液外渗形成血肿,或者低通气高碳酸血症导致的反应性血管扩张,都可引起颅内血容量增加;脑积水病人脑脊液容量增加,图 42-2 所示为脑积水的典型 CT 表现。除以上三种正常内容物之外的第四种成分如肿瘤或脓肿也将引起颅内压增高。图 42-3 描绘的是压力-容量曲线,代偿区域 $\Delta P/\Delta V$ 值小,非代偿区域 $\Delta P/\Delta V$ 值大。在代偿范围内,颅内增加的容量被脑脊液和血液容量的减少所抵消。

颅内压增高通过以下几种途径损伤脑组织。局部占位病变引起脑组织移位和脑疝。颞叶病变将钩回向内侧推移压迫中脑,这种现象称之为颞叶钩回疝。大脑后动脉走行于钩回和中脑之间,可能被压闭,导致枕叶脑梗死。位于半球上较高的占位推挤扣带回至大脑镰下,这个过程称之为镰下疝。大脑前动脉分支走行于扣带回的内侧面,可能被压闭,导致额顶叶内侧梗死。弥漫性大脑半球的压力升高能引起中央性疝或者小脑幕疝。后颅凹的压力升高会引起向上的中央性疝或向下的通过枕大孔的小脑扁桃体疝。钩回、经小脑幕和扁桃体

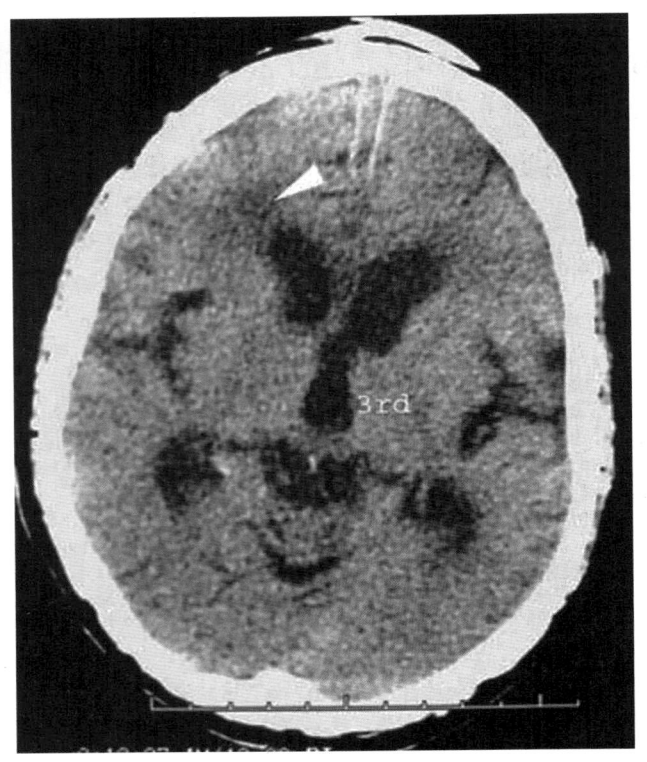

图 42-2　头 CT 扫描示脑积水。第三脑室增宽变圆,侧脑室前角圆满,压力使脑脊液向脑室周围的脑实质流动(箭头所示),称之为脑脊液跨室管膜流动

疝能直接损伤精细的脑干。图 42-4 图解了脑疝的形式。有颅内压(ICP)增高的病人,也称作颅内高压(ICH),经常表现为头痛、恶心、呕吐和进行性意识减退。库欣三联征(Cushing's Triad)是典型的颅内高压的表现:高血压、心动过缓以及呼吸不规则。这一三联征通常是晚期表现。如果有局部的占位病变,局部的神经缺失(如偏瘫)可能会存在。有这些症状的病人应该尽快做头颅 CT 检查。

颅内高压的最初的治疗包括气道保护和足够的通气量。甘露醇 1g/kg 可造成自由水利尿、增加血清渗透压,并将水从脑阻止移出。这种效果有 20 分钟的延迟并存在一过性获益。让血清渗透压高于 300mOsm/L 有不确定的益处,并可能加重心血管的副作用,例如低血容量血症可引起低血压和脑灌注不足。ICH 的病人通常需要快速神经外科评估。脑室切开术、开颅术或颅骨切除术对于明确的减压可能是需要的。

必须密切注意的是,嗜睡和昏迷的病人常常有呼吸驱动下降。这会引起动脉二氧化碳的部分压力升高,造成脑血管扩张和加重颅内高压。这一循环造成一种特征性的"crashing病人",快速丧失呼吸道保护,变成窒息和脑疝。急速气管插管和通气来降低 $PaCO_2$ 到大概 35mmHg 可能逆转这一过程并挽救病人生命。

脑干压迫

后颅凹的减少(脑干和小脑)需要特殊考虑。后颅凹的容积小,后颅凹的出血或卒中引起占位效应能很快通过两条途径杀死病人。第四脑室的梗阻引起急性梗阻性脑积水、颅

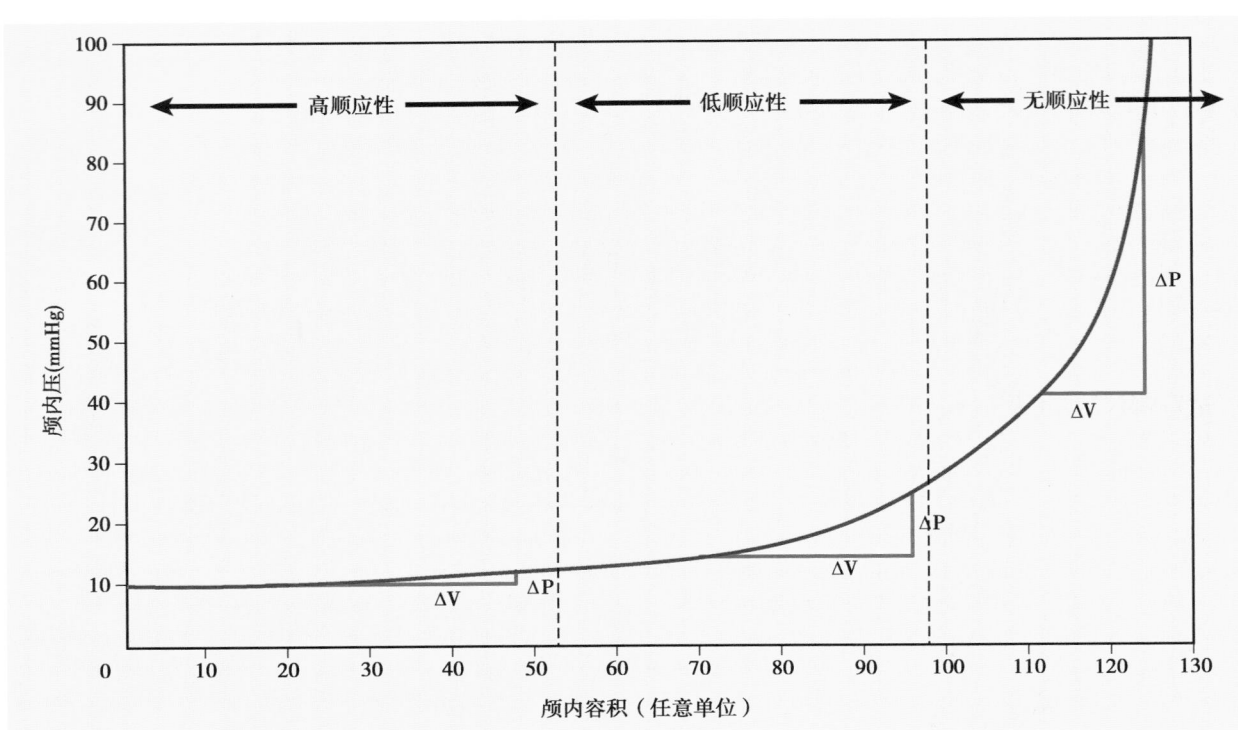

图 42-3　压力-容量曲线示颅腔内容物容量变化和颅内压的关系。注意观察,在代偿区域内,容量改变仅引起微小的压力变化,而在非代偿区域,容量改变引起明显的压力变化

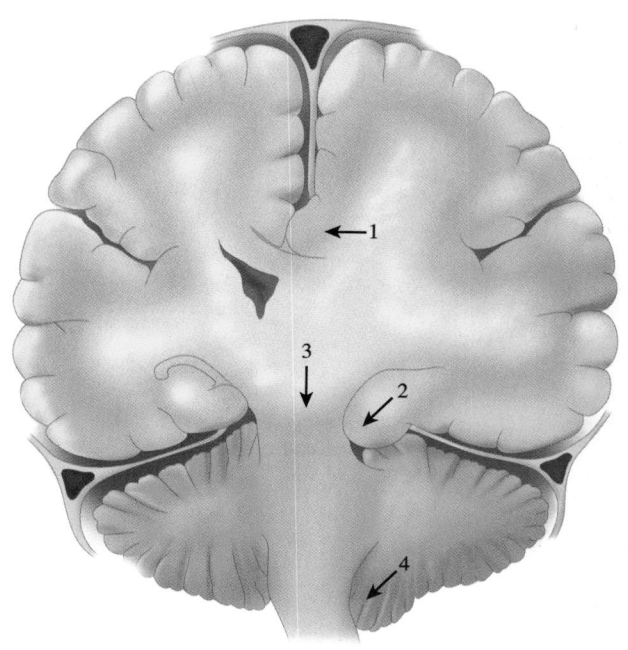

图 42-4　图解脑疝模式。1. 大脑镰下疝。扣带回在大脑镰下移位穿过中线。2. 钩回疝。钩回（内侧颞叶回）向内侧移位,压迫中脑和大脑脚。3. 中央性经小脑幕疝。间脑和中脑向下移位通过小脑幕。4. 扁桃体疝。小脑扁桃体向下通过枕骨大孔

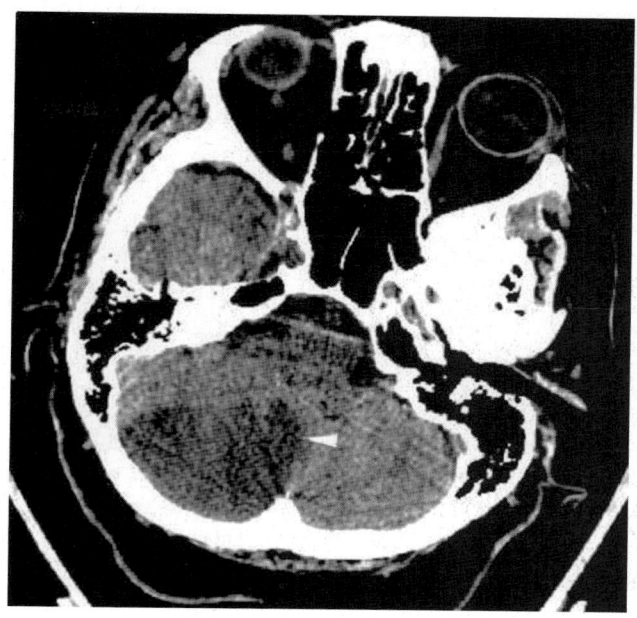

图 42-5　成熟的小脑卒中在头颅 CT 上可以看到在右侧小脑半球的低密度区（箭头）,病人从发病后 2 天迅速进展为昏迷。梗死组织肿胀引起后颅凹的占位效应,第四脑室梗阻不能辨认,脑干受压

内压升高、脑疝和死亡。占位效应也能直接造成脑干受压（图 42-5）。脑干压迫的症状包括激惹、进行性昏迷、高血压,然后紧接着病人脑死亡。病人表现任何这样的症状都需要神经外科的紧急评估,决定可能的脑室切开或枕下颅骨切开术（去除覆盖小脑的颅骨）。这种情况格外重要,迅速减压能明显提高接近脑死亡的病人的功能恢复。

卒中

病人在明确的发病时间（例如,在何时病人被最后看到处于正常健康状况）表现为急性的局部神经缺损,这种病人应及时评估。应该急诊行头颅 CT 检查。但是检查常常正常,因为从缺血性卒中到 CT 变化需要 24 小时才表现出来（图 42-6）。病人诊断急性脑卒中小于 3 小时,CT 没有出血,可能是应用组织纤溶酶激活物（tPA）溶栓治疗的候选者。急诊 MRI

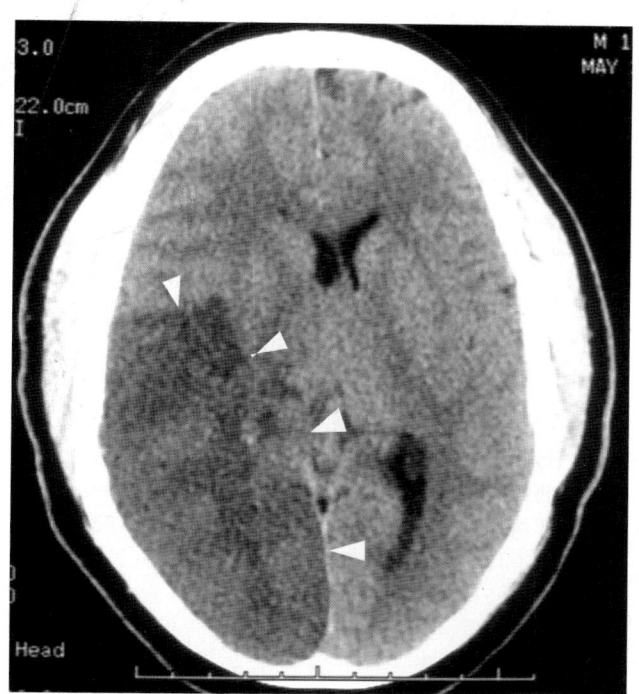

图 42-6　A. 右侧大脑中动脉和后动脉闭塞卒中 4 天病人头颅 CT 扫描。箭头所指为梗死组织是低密度（黑）区。病人表现为左侧肢体力弱和左视野缺损,逐渐反应迟钝,行 CT 检查,注意中线右向左移位

A

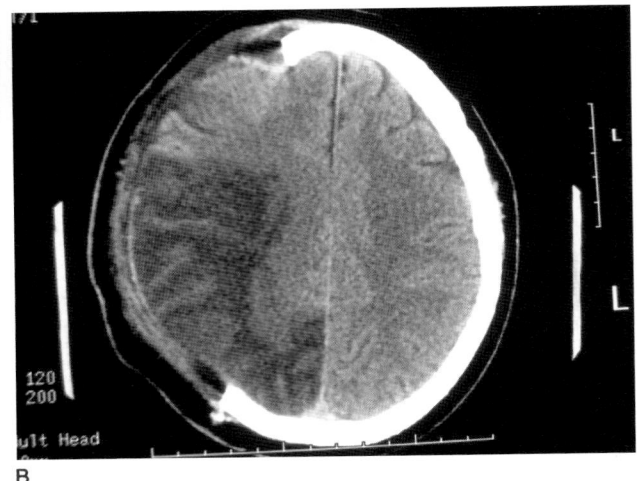
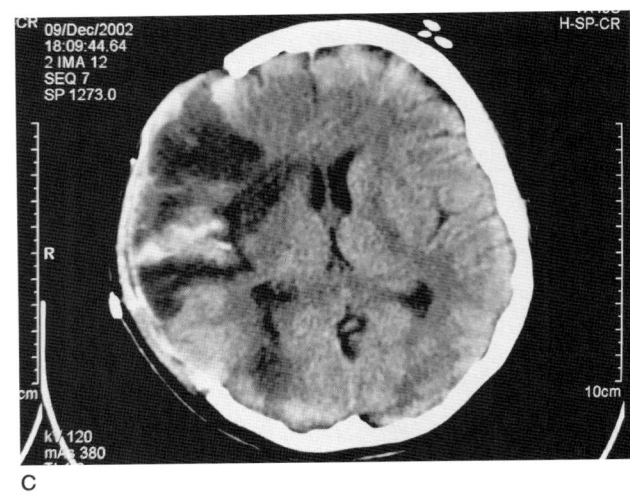

图 42-6（续）　**B.** 同一病人右侧颅骨切除减压术后状态,注意肿胀的脑组织向颅骨界限外自由膨胀。**C.** 右侧大脑中动脉缺血卒中病人有出血性转变,可见高密度(亮)区在梗死的组织中。这一病人由于重度的占位效应也需要半球颅骨切除。注意术后中线移位消失了

会有帮助但是并非诊断必需。

癫痫发作

　　癫痫发作定义为不能控制的同步神经元电活动。新发作的癫痫常表明脑内有刺激性的占位病变,特别是成年人,肿瘤常表现为癫痫。有外伤性颅内出血的病人有癫痫的风险。除了呼吸道和通气问题,癫痫病人如果持续时间长也有神经兴奋性中毒风险,例如癫痫持续状态。任何病人有新发生的癫痫都应该做脑部成像检查,例如头颅 CT 扫描,癫痫控制后,病人会苏醒。

外伤

　　外伤是导致儿童及青年人死亡的重要原因,但是因外伤导致的死亡和残疾发生率在逐渐降低,这种改善部分归功于对安全保护措施重要性的认识在提高,例如安全带的使用及机动车头盔的佩戴等。即使如此,外伤仍然是致死致残的主要原因,可以影响到全身的每一个主要的器官系统。神经外科所关注的部分主要有三个:外伤性脑损伤、脊柱脊髓损伤和周围神经损伤。

头颅外伤

格拉斯哥昏迷评分

　　外伤病人的初步评估包括首诊、复苏、进一步诊治及最终治疗。神经系统评估始于首诊过程中,对病人进行格拉斯哥昏迷评分。格拉斯哥昏迷评分是分别对病人的运动、语言及睁眼反应三个部分评分,运动反应 1～6 分,言语反应 1～5 分,睁眼反应 1～4 分,然后累加即为最终评分 3～15 分(表42-2)。

头皮损伤

　　头部受到钝性伤或穿透伤,可以使致密的且富于血供的头皮受损,并可能导致大出血。出血时可以先采取直接压迫止血,以利于仔细检查伤口。如果是简单的裂伤,应当大量冲洗,一期闭合伤口;如果裂伤较短,可以仅行头皮全层缝合;如果裂伤很长或者形状不规则有多处分支,则需要在照明更好、器械及缝合材料有更多选择的手术室进行伤口清创缝合术,认真对合帽状腱膜可以使伤口闭合及止血更可靠。钝性伤可以引起头皮挤压伤,导致头皮坏死,这种伤口需要清创,并且可能需要前徙皮瓣修复头皮缺损。

颅骨骨折

　　骨折通常的分类方法可以用于颅骨骨折分类,颅骨 X 线或 CT 检查可辨别出骨折[3]。闭合性骨折皮肤完整,而开放性或复合性骨折则伴有不完整的皮肤。骨折线呈线性、多发性或放射性,或多发性以至于形成碎骨片。闭合性颅骨骨折通畅不需要特殊治疗,开放性骨折则需要清创术及头皮修复。开颅手术指征包括:颅骨凹陷深度超过颅骨厚度,颅内血肿,累及额窦[4]。颅骨骨折通常意味着很大的外力传递至头部,应怀疑存在颅内损伤。通过脑膜动脉的骨折能使动脉破裂,形成硬膜外血肿。

　　凹陷性骨折是由明显的局限性外力所致,颅骨内外板断裂,骨折片压向邻近未碎裂的颅骨相毗连的脑组织。骨折碎片可位于未碎裂的颅骨骨缘之下,或者完全位于其下。骨折片内板常有多个锋利的边缘,能撕裂硬膜、脑组织及血管,这样的病人常需要开颅手术撬起骨折片,修补硬膜以及止血(图42-7)。但是,通过静脉窦的骨折开颅手术治疗应谨慎,手术探查可能因静脉窦撕裂而导致致命的大出血。

　　头部外伤病人常发生颅底骨折,提示外力作用明显。常规头颅 CT 可显而易见,但是需要薄层冠状 CT 扫描以确认骨折范围及累及的结构。如果无症状,则无须治疗;颅底骨折引起的症状包括脑神经麻痹和脑脊液漏。例如,颞骨骨折能破坏面神经或前庭蜗神经,导致眩晕、同侧耳聋或面瘫;也可能使中耳和蛛网膜下腔相交通,导致脑脊液经咽鼓管引流至咽部或经耳引流至外耳道形成脑脊液耳漏;血液外渗形成耳后皮肤瘀斑,称作 Battle 征。前颅底骨折可能导致嗅神经损伤引起嗅觉丧失、脑脊液鼻漏、眶周瘀斑(浣熊眼)。

　　当大量清澈的液体经耳鼻流出时,很容易诊断脑脊液漏;但是,引流液常被血液污染变色或因引流至咽喉部而仅少量

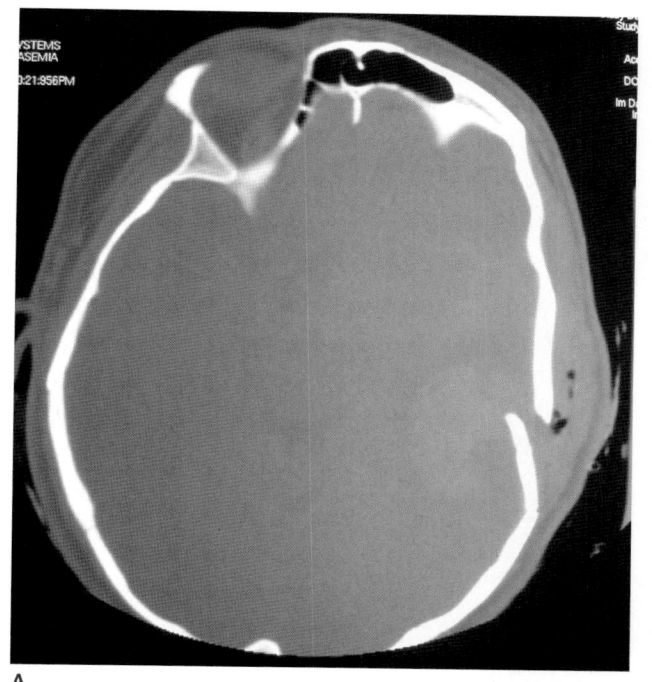 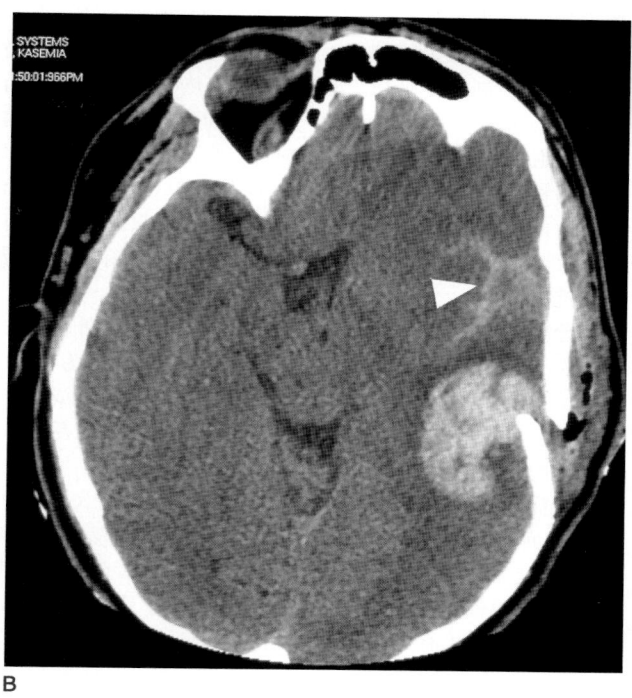

图 42-7　**A.** 被啤酒瓶底击伤后失语病人的头 CT 轴位骨窗像。头 CT 显示左侧颞顶后部凹陷性颅骨骨折。**B.** 头 CT 脑组织窗显示被骨折碎片边缘撕裂的皮质血管所致的脑实质内血肿。箭头所示为侧裂的外伤性蛛网膜下腔出血

流出,这时"晕环试验"有助于鉴别诊断。将一滴引流液滴于吸水性物表面,比如面巾纸,如果是混入了血液的脑脊液,则形成双环,中心为血性成分形成的深色斑点,外周为脑脊液形成的浅色晕环;如果晕环试验结果不明确,则可将引流液送检 β 转铁蛋白,阳性即提示存在脑脊液。

　　许多脑脊液漏可以经过抬高床头几天而愈合,腰大池引流能增强其治疗效果。腰大池内放置引流管能够降低颅内压,通过消除流体静压使瘘口愈合。在脑脊液瘘病人中,目前尚未证实抗生素能有效地预防脑膜炎。

　　外伤性颅骨病变通常保守治疗,记录功能损害程度及恢复情况。激素治疗可能对外伤性面神经麻痹有效,但其作用尚未被证实;对于突然起病的面神经麻痹病人,且经激素治疗 48 ~ 72 小时后无效者,可以考虑面神经岩骨段减压术;也有病人面神经麻痹症状缓慢出现,这时同样需要考虑激素和手术治疗,但预后各不相同。

闭合性颅脑损伤

　　在美国,闭合性头部损伤是外伤性脑损伤的最常见的类型,也是重要的致死致残原因。通常有两个重要的因素影响闭合性头部损伤和外伤性脑损伤的预后。受伤初始导致原发性损伤,即外力作用头部时立即出现的损伤。神经轴突很长、很娇弱,当其不同部分在其投射方向上发生有差别的加速或减速时会因剪切力而断裂。预防措施仍然是降低原发性损伤致残程度的最好方法,比如穿戴头盔。受伤之后随之而来的神经细胞损伤被称之为继发性损伤,其机制包括缺氧、低血压、脑水肿、颅内高压及颅内血肿。脑外伤基础研究、重症医学和外科手术干预研究的焦点都集中于减轻继发性损伤的影响。

　　脑外伤基金会最新的脑损伤治疗建议发表于 2007 年,也

经过了美国神经外科医师协会、神经外科医师大会以及世界卫生组织的核准。指南使脑外伤病人的治疗标准化,并且有希望改善预后。闭合性头部损伤的一些常见类型包括脑震荡、脑挫裂伤和弥漫性轴索损伤,将在"闭合性头部损伤的类型"一节中讨论。

　　初始评估　无论首诊是否存在可疑头部损伤,外伤病人都要做同样的初始评估。复苏 ABCD 中的前三项,即气道、呼吸、循环必须评估,并且要使其保持稳定。由于继发性损伤,缺氧及低血压会加重外伤性脑损伤病情,因此保证心肺功能稳定很关键。对于无应答无反应的病人需要气管插管,以保护气道及控制通气。接下来要评估"D",即活动能力,快速评估运动、语言及睁眼反应,并得出 GCS 评分。

　　以下是一个关于首诊如何有效地评估活动能力和 GCS 的例子:靠近病人并且进入其视野,观察病人是否有可见的注意力,清晰的命令:"告诉我你的名字!"接着要求病人每一只手连续地伸出两指,活动脚趾。如果病人对视觉及语言刺激无反应,则需要评价对末梢刺激(如压迫甲床)或深部疼痛刺激(如用力地拧掐敏感的锁骨上皮肤)的反应。注意观察睁眼反应和肢体活动情况,并且注意区分是有意识的还是反射性的。接着评价言语反应。用这种检查法可以快速地评价运动、言语及睁眼反应并赋予正确的分值。假设没有药物或毒物掩盖病情,明显头外伤可能会有初步判断。因此,检查者也必须注意头部外伤的外部特征,包括头皮、耳鼻出血和颅面部变形。

　　治疗　头部外伤后一些医学处理可能降低继发性损伤和全身反应程度。已经明确诊断的闭合性头部损伤且有颅内出血的证据或存在凹陷性颅骨骨折的病人应给予苯妥英 17mg/kg 的负荷剂量,然后给予 1 周的维持剂量,通常 300 ~ 400mg/d。预防性应用苯妥英钠可以降低早期外伤后癫痫的发生

率[6],没有证据表明需要长期预防性应用抗癫痫药物。通过检测血中游离血糖密切监测血糖水平,用小剂量胰岛素缓慢降低血糖,控制血糖平稳。监测体温,发热可以应用解热药物,如果可能应针对病因治疗。高血糖和高热对已经受损的神经细胞是有害的,导致继发性损伤。头部外伤的病人消化性溃疡和胃肠道出血的几率较高,头部外伤或高颅压病人出现的消化性溃疡称作 Cushing 溃疡,可能与高胃泌素血症有关,应给予预防性治疗。如果病人活动不利,应当穿弹力袜或压力抗栓泵。

分类 头部外伤分为轻型、中型和重型。有头外伤病史的病人,依照如下分类:GCS3~8 分为轻型,9~12 分为中型,13~15 分为重型。当许多头外伤病人被送至急诊室或外伤室时,应进行伤员鉴别分类,以最大程度地利用资源,尽量减低误诊隐匿伤情或进展性伤情的可能性。

无症状或仅有头痛、头晕、头皮裂伤或无意识丧失的头外伤病人,颅内损伤的风险较低,可以离院回家而不需要头 CT 检查[7~8]。离院的头外伤病人应由可靠的陪伴者陪伴观察 1 天,并且书面告知其注意观察意识、持续的恶心、肢体无力,或者言语困难,如果有上述症状发生,应及时返回急诊室。

如果病人有意识变化、遗忘、进展性头痛、颅面骨折、呕吐,或者癫痫发作,提示有中等程度的颅内损伤风险,应立即做头颅 CT 检查。如果 CT 检查正常,且神经系统检查除遗忘之外,其他均正常,病人可以在有行为能力的成人照看下离院,同样要书面告知其注意事项,病情恶化时及时返回急诊室。除此以外,病人均必须留院观察 24 小时。

如果病人存在意识水平下降、局灶性神经功能障碍、穿通伤、凹陷性骨折,或者神经体统检查体征变化,均提示有较高的颅内损伤的风险,这些病人应立即做头颅 CT 检查,留院观察,或者进行必要的治疗。

闭合性颅脑损伤类型

脑震荡 非穿通性头部外伤后出现的短暂性神经细胞功能障碍称作脑震荡。头部 CT 检查正常,神经细胞功能障碍在数分钟至数小时内恢复。脑震荡定义各不相同,有的要求有短暂性意识丧失,而有的则将有任何精神状态改变的病人也归入其中。记忆困难,尤其是对该事件的遗忘非常常见。脑震荡也可以分级,其中一种就是科罗拉多分级[9]。头部外伤病人若仅有精神错乱,列为 1 级,有遗忘表现者列为 2 级,意识丧失者列为 3 级。有研究表明伤后脑组织保持高代谢状态,约持续 1 周。脑震荡伤后 1~2 周,脑组织非常易于受到损伤,即使是遭受极微小的头部外伤。这被称作二次损伤综合征,因此应告知病人,即使是轻度头部外伤后,可能会出现记忆障碍或者持续性头痛。

脑挫裂伤 脑挫裂伤即外伤时脑组织的擦挫伤,且外力足够大以至于血管破裂,血液渗入脑组织。挫裂伤区域的脑组织在 CT 上表现为高密度,如图 42-8 所见。最常见于额叶、枕叶及颞极,当脑组织与粗糙不平的骨表面碰撞时会受到损伤。脑挫裂伤表现为受伤脑实质内少量出血,而不是黏附于其上的血凝块,因此其本身几乎不表现为明显的占位效应,但脑挫裂伤也可能扩大或进展为血肿,尤其是在第 1 个 24 小时内。脑挫裂伤也可以发生在外力作用部位的对侧脑组织,称作对冲伤,其是由于减速伤中脑组织与颅骨之间的碰撞导致的。

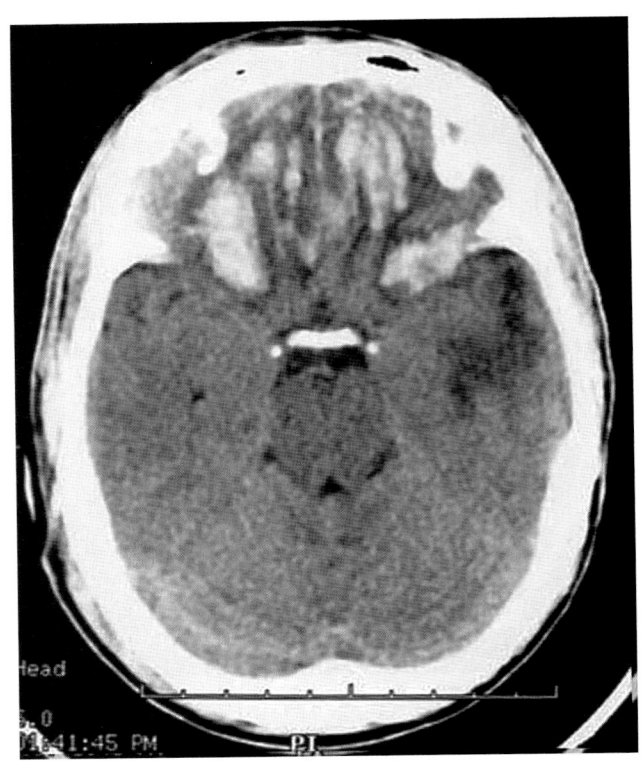

图 42-8 双侧额叶底面严重的脑挫裂伤,由头颅突然加速,脑组织在粗糙、不规则的颅底表面移动所致

弥漫性轴索损伤 弥漫性轴索损伤是由于头部受到加速性旋转外力,然后减速,导致脑内神经轴索损伤。神经轴索可能完全断裂,变性回缩,断端形成轴索球。更严重者可见小出血灶,尤其是在 MRI 上。出血的典型部位位于胼胝体、中脑背外侧。

穿通伤 穿通伤较复杂,需要个体化分析,分为火器伤(如子弹、爆破物)和非火器伤(如刀、冰锥)两个主要类型,但都适用于一些基本处理原则。如果有颅骨 X 线检查和 CT 检查,这些检查有助于了解损伤情况;如果致伤物经过主要动脉或硬膜静脉窦附近,必须考虑行脑血管造影检查。任何进入颅内且延伸至颅外的致伤物都应手术探查取出,清创,冲洗,止血,可靠的闭合创伤;而脑实质内的小的致伤物常留在原位,避免造成医源性脑损伤。应用抗生素以降低脑膜炎或脑脓肿形成的几率。高速弹道伤(高性能猎枪或军事武器)非常致命,因为高速投射物相关的冲击波造成脑组织破坏、空洞形成的范围远远大于投射物本身所造成的破坏。如果投射物穿透两侧大脑半球或横越脑室,几乎是致命的。

外伤性颅内血肿

继发于头部外伤的死亡和残疾常是由于各种外伤性颅内血肿导致的。血肿能迅速增大,导致脑组织移位,接着脑疝形成,常需要神经外科紧急检查治疗。

硬膜外血肿 硬膜外血肿即血液积聚于硬膜与颅骨之间,通常是由动脉破裂尤其是脑膜中动脉的破裂导致的。硬膜与颅骨内板粘连,分开这两层需要一定的压力。硬膜外血肿典型表现为 3 期,但仅可见于其中 20% 的病例,首先表现为

头部外伤后脑震荡导致的意识丧失,清醒后有一段中间清醒
期,这一时期血肿逐渐增大,但尚不足以引起临床表现。当血
肿量增大,达到容量-压力曲线的失代偿区域,颅内压力增高,
病人出现昏睡、脑疝。硬膜外血肿导致颞叶钩回疝典型表现
为同侧动眼神经麻痹和对侧偏瘫。

　　头 CT 血肿表现为高密度、双凸透镜形、边界清楚,通常
为颅缝处。多位于凸面,极少数位于后颅窝。

　　硬膜外血肿一般需要开颅手术清除凝结的血块和止血。
如果病人满足以下所有条件者可以保守治疗:血肿容量<
30cm³,最厚处<1.5cm,GCS>8 分[10]。硬膜外血肿成功清除
血肿者预后好于硬膜下血肿,硬膜外血肿者受到的外力较小,
因而其原发性脑损伤较轻,如果能及时做 CT 检查和治疗,
85% ~90% 的病人预后较好[11]。

　　急性硬膜下血肿　急性硬膜下血肿即血液积聚于硬膜与
蛛网膜之间,一般是静脉出血,典型者是由于引流脑皮质至硬
膜静脉窦的桥静脉撕裂导致的。在头部加速减速过程中,由
于脑组织相对于紧贴颅骨的硬膜移位,桥静脉容易被拉伸撕
裂。老年及酗酒者脑萎缩,其相对于颅腔有较大的活动度,头
部外伤后有更高的风险形成急性硬膜下血肿。

　　急性硬膜下血肿 CT 表现为高密度或混杂密度,新月形,
可能有较明确的边界,由于存在大脑镰血肿不会超过中线。
大多数血肿位于大脑半球表面,但也有位于大脑半球之间或
小脑幕上的。

　　符合以下任意一条标准,都是开颅手术清除血肿的指征:
血肿厚度>1cm,中线移位>5mm,或入院时 GCS 评分比受伤时
下降 2 ~3 分。非手术治疗者血肿可保持稳定并最后被重吸
收,或进展为慢性硬膜下血肿[12]。保守治疗需要密切观察神
经系统体征,直至经连续的头部 CT 检查证明血肿已经稳定。

　　由于受到的外伤作用力较大,相对于硬膜外血肿者,硬膜
下血肿者原发性脑损伤更重,功能恢复明显不如硬膜外血肿
者。及时识别并且给予治疗能最大程度地减轻继发性损伤。
年老者、入院时 GCS 评分低,或者术后高颅压者预后差,不到
5% 的病人恢复功能[13]。

　　慢性硬膜下血肿　慢性硬膜下血肿是血细胞崩解产物的
集群,血细胞崩解至少需要 2 ~3 周,急性血肿 CT 表现为高密
度,约 3 天后逐渐变成等密度,2 ~3 周后变成低密度。真正
的慢性硬膜下血肿 CT 表现与脑脊液类似,呈黑色,但常能发
现呈白色的微小部分,这是由于少量出血进入血肿腔,但其能
使血肿不断增大以至于引起症状。这种现象称之为慢性基础
上的急性 SDH。图 42-9 显示了慢性基础上的急性硬膜下血
肿的 CT 表现。当慢性硬膜下血肿最终形成,其内壁形成血
管化的包膜,这可能是急性出血的来源。

　　慢性硬膜下血肿常没有明确的头部外伤史,因为其可能
来源于轻微外伤。酗酒、年老者,以及抗凝治疗的病人发生慢
性硬膜下血肿的风险较高。临床表现为头痛、癫痫、糊涂、对
侧偏瘫,或者昏迷。

　　血肿厚度>1cm 或者有症状者应当手术引流。与急性硬
膜下血肿稠厚的血凝块不同,慢性硬膜下血肿为棕黑色机油
样黏稠液体,大多数可通过简单的钻孔得到有效的引流,但是
慢性硬膜下血肿的合适治疗仍然存在争议[14]。大多数专家
认为,应当首先尝试钻孔引流以避免常规开颅的风险。在血
肿的边缘钻第 1 个孔,血肿腔内用大量的液体冲洗直至清亮。

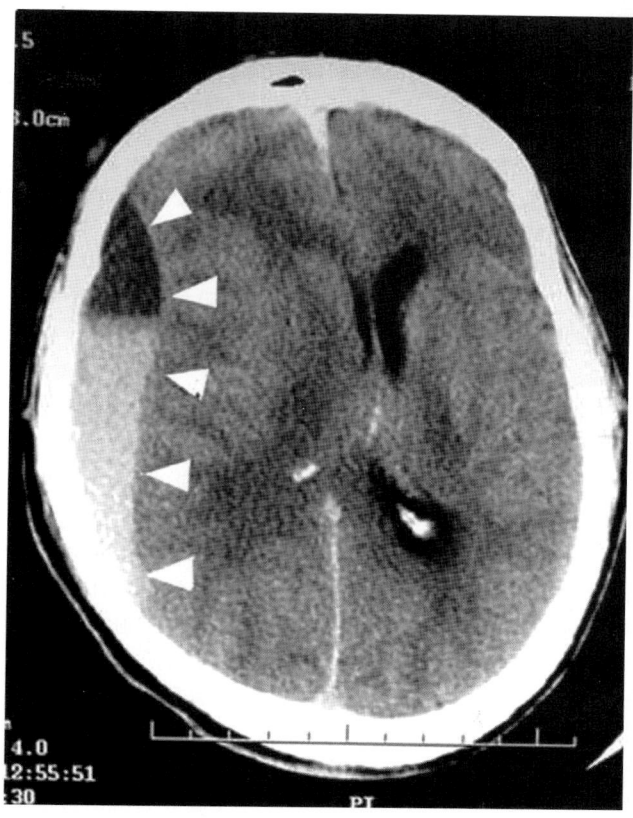

图 42-9　进展性左侧偏瘫和嗜睡的老年病人的头 CT 扫
描。显示了慢性基础上的急性(acute-on-chronic)硬膜下血
肿。病史提示有症状前 4 周跌倒史。箭头为血肿轮廓,
急性成分密度略高,见于下面的高密度区域

如果因为包膜的限制血肿引流不满意,可以在偏前的位置钻
第 2 个孔;如果血凝块难以冲洗出来,或者包膜分隔限制有效
引流,或者持续出血而双极难以通过骨孔够到出血部位时,则
需要转为开颅手术。因此,需要提前做好开颅手术准备以及注
意铺单,以方便术中转为开颅手术,钻孔位置和头皮切口应方
便形成问号形皮瓣。

　　术后防止血液再积聚有多种不同的方法。硬膜下或帽状
腱膜下留置残腔引流 1 ~2 天;轻度水化治疗,保持卧床,床头
放平,可促使脑膨胀;吸入高浓度氧气有助于残腔排出氮气。
无论使用哪种方法,术后都需要定期复查头部 CT,约 1 个月
后残腔才能消失。

　　脑实质内出血　脑实质内孤立血肿更常见于高血压性血
肿或者动静脉畸形,脑挫裂伤也可能出现出血,进展性血肿引
起占位效应,可能表现为迟发性神经功能障碍。外伤后迟发
性脑内血肿大多数出现在第 1 个 24 小时内,脑挫裂伤病人在
初次头部 CT 扫描后 24 小时应当复查 CT,直至证明病情稳
定。开颅手术指征包括:血肿量>50cm³,或者血肿量>20cm³,
导致神经功能恶化(GCS 评分 6 ~8 分)和中线移位>5mm,或
者基底池受压[15]。

血管损伤

　　头颈部外伤可能导致颈内动脉或椎基底动脉系统受伤。
通常,分离是指血管壁内膜的破裂,在动脉压的作用下,血液

通过这个裂口在血管内膜和中层之间、中层内、或者中层和外膜之间冲击形成一个腔隙，这个血管壁内新生的空间被称作夹层，由这些血管供应的器官组织可能会受损。损伤机制可能有以下几种。血管壁内的血肿增大导致真正血管腔的狭窄，远端血流减少或中断；缓慢流动或者静止于夹层中的血液暴露于具有促进血栓形成的血管壁成分，可能致血栓形成；血栓碎片可能脱落，引起远端动脉血栓性梗阻；变薄的血管壁也可能破裂，破坏邻近结构。

外伤性血管壁夹层可能发生于颈动脉(前循环)或者椎动脉、基底动脉(后循环)，可位于硬膜外也可位于硬膜下，硬膜下者可有蛛网膜下腔出血表现，而硬膜外者不会出现。

传统的血管造影依然是显示和诊断动脉壁夹层的基础，异常情况包括血管腔狭窄或线样征，可见的内膜瓣以及夹层强化。当怀疑血管壁存在夹层的时候，应当行全脑血管造影。

过去，有明确动脉夹层的病人顺次给予肝素和华法林抗凝治疗，以预防血栓栓塞性卒中。外伤病人常伴有绝对或相对抗凝治疗禁忌证，使治疗更加复杂。抗血小板治疗常代替完全抗凝治疗，但是，现在还没有这两种治疗的临床随机对照试验[16]。长期的栓塞性疾病和有蛛网膜下腔出血的椎动脉夹层应考虑手术治疗，手术方法包括血管结扎和旁路血管移植。介入放射学技术包括支架和血管栓塞，栓塞的前提是被栓塞的血管供应区域有丰富的侧副循环灌注。

颈动脉分离 后伸伴向对侧侧屈，或车祸中位置不正确的安全带紧紧勒颈都可导致颈动脉夹层。后伸或屈曲使颈动脉受到拉伸而卡压于颈椎横突上，座椅安全带损伤是直接性损伤。颈动脉夹层临床症状表现为因脑缺血引起的对侧神经功能障碍、头痛和因上行于颈动脉表面的星状神经节的交感纤维束中断所致的同侧霍纳综合征，病人也可述及听到或感觉到杂音。

穿行于海绵窦部分的颈动脉外伤性血管壁损伤可能导致颈动脉-海绵窦漏(CCF)，形成高压力、高流量的病理性血流。CCF的典型表现为搏动性突眼(眼球随着动脉搏动而向外突出)、眶后疼痛以及视力下降或眼球活动障碍(源于穿行于海绵窦的第Ⅲ、Ⅳ、Ⅵ对脑神经损伤)。有症状的CCF应当治疗以保护眼功能，可以用介入放射学技术球囊栓塞闭合瘘口，如果瘘口为宽颈而难于治疗，那么可能需要完全闭塞供养动脉。

椎基底动脉分离 颈部突然的旋转或屈伸、推拿按摩或直接打击可能导致椎基底动脉夹层，常见症状为颈部疼痛、头痛，脑干卒中症状或蛛网膜下腔出血。椎动脉夹层延伸至颅内者阿司匹林治疗的风险和益处尚不明确。从理论上讲，抗血小板药物致血管壁易碎裂，增加了蛛网膜下腔出血的风险，这时应当请卒中方面的神经科医师会诊。

脑死亡

脑死亡是指在排除损害脑功能的药物或全身性疾病的前提下，脑干功能或对中心性深部疼痛刺激引起的运动反应丧失。

临床检查 脑死亡临床检查通常是由神经内科医师、神经外科医师或ICU科医师完成。两项检查符合脑死亡标准且持续12小时，或一项检查符合标准加一项确认检查即足以宣布脑死亡(见下面)。但是，应当严格执行医院和当地法律关于脑死亡判定的规定。

检查开始之前应当确认无并发症，病人必须是血压、体温及氧合均正常，无镇静或肌肉松弛药物。

脑干功能消失的判定需要以下条件：瞳孔对光反射、角膜反射、头眼反射(玩偶眼)、眼前庭反射(冷热试验)均消失；无主动呼吸(呼吸停止试验)。呼吸停止试验表明即使$PaCO_2$上升至60mmHg时也无自主呼吸。

中心性深部疼痛刺激是指双侧用力地拧掐锁骨上皮肤和内眦切迹按压。病理性反应如屈曲或伸直姿势不符合脑死亡状态，而脑死亡状态下可以有脊髓反射，如疼痛刺激引起下肢的三联反射。

确认检查 临床检查明确符合脑死亡后需做确认检查。一项确认检查符合脑死亡标准可避免等待12小时后做第二次检查，这对于病人是一个潜在器官供者来说非常重要，因为脑死亡者常有血流动力学不稳定。无脑血流符合脑死亡标准，可以通过脑血管造影或放射性核素锝检查证实。经颅多普勒超声"折返模式"提示脑血管内无净向前的血流，符合脑死亡。脑电图可以证实无脑电活动，但是通常不采用，因为其记录时常有假象或干扰，可能会引起混淆，尤其使家属难以理解。

脊柱外伤

脊柱有复杂的生物力学结构和神经结构，其作为中轴骨骼，为身体提供结构性支撑，同时也保护脊髓和神经根。外伤可以导致骨折或韧带断裂，常相伴发生。脊柱这些基本组成部分的损伤降低了脊柱的力量，导致不稳定，其担负着支撑和保护的功能。脊柱外伤可以伴随或不伴神经功能损伤。脊柱外伤性神经功能损伤分为完全性和不完全性。临床检查评估，在损伤部位平面以下残留运动或感觉功能，则为不完全损伤[17]。完全性神经功能障碍持续至伤后24小时者，受累区域功能恢复的可能性很低。

脊柱外伤性神经功能损伤可立即出现或延迟出现，立即出现的神经功能损伤可能是由于脊髓的直接损伤或神经根的穿刺性损伤，尤其是刺伤或枪伤。钝性伤可传递足够的外力至脊柱导致骨折和韧带断裂，致使脊柱半脱位，即一个椎体相对于邻近椎体的移位。半脱位降低了椎管和神经孔的大小，引起脊髓和神经根压迫，骨折碎片向后进入椎管也能引起这样的神经损伤。横断伤、挤压伤，以及局部卡压致灌注降低，都是导致脊髓损伤的原因。迟发性损伤可能发生于转运、对未恰当固定者检查的过程中，或有低血压发作。

脊柱外伤发生机制

脊柱生物力学复杂，外伤可引起多种不同的损伤。力学方法使得对损伤模式的理解更容易，因为仅有几种类型的力作用于脊柱。虽然分别讨论每种力，但其常共同起作用。因此，几种常见的损伤模式通过这些力的病理性作用结果表现出来。

屈／伸　头和躯体向前弯曲至胎儿姿势使脊柱弯曲,屈曲使脊柱前部负重,后部分离(棘突和棘间韧带)。强大的屈曲力量发生于机动车前面撞击和向后跌倒头部首先着力的过程中;颈部和背部向后弯曲即脊柱背伸,其使脊柱后部负重,前部分离,强大的背伸力发生于机动车追尾(尤其没有头部靠垫的情况下)、向前跌倒头部首先着力,或俯冲至浅水。

压缩／牵拉　作用力沿脊柱中轴(轴向负重)压迫脊柱即压缩,使脊柱前后部分都负重,强大的压迫力量发生于坠落物击中头部或肩膀,或者是高处坠落,足、臀或头部着地;作用力沿脊柱中轴牵拉脊柱即牵拉,脊柱前后部分均不负重,分离力发生于悬吊、坠落时下颌或枕部撞击到某物体,或者是机动车前面撞击过程中乘客滑到松弛的座椅安全带下面。

旋转　作用力沿脊柱中轴切线方向旋转脊柱,旋转的程度与椎体间关节突关节的活动范围有关。强大的旋转力发生于头部或躯体不正的撞击,或者是斜向撞击的机动车事故。

损伤模式

上述提及的各种力联合作用所致的某种损伤常发生,脊柱平片检查即应当识别出来。检查脊柱应当全面,一个节段受损,则其他节段受损的风险很高。

颈椎　颈段脊椎较胸腰段活动度大,相邻椎体依赖于多条韧带连接维持其稳定,颈椎韧带断裂可以导致颈椎不稳定,即使无颈椎骨折。在突然的加速减速运动中,头部能量传递至颈椎使其受到明显的外力作用,增加损伤风险。

寰椎前后弓骨折　即 Jefferson 骨折,是指 C_1(寰椎)受到压缩力的作用所致的爆裂性骨折,通常前后弓有 2 块或更多的骨折。张口齿状突位可见 C_1 侧块向侧方移位。Spence 法则指出如果移位≥7mm 提示维持 $C_1 \sim C_2$ 间连接稳定的横韧带断裂,需要 Halo vest 固定;移位<7mm 时,通常用硬性颈托固定。不建议手术治疗。

齿状突骨折　齿状突是 C_2(枢椎)前部的椭圆形突起向上伸至 C_1(寰椎),数条强健的韧带将其连接至 C_1 和颅底。齿状突骨折通常是由屈曲作用力所致,分为 I、II、III 型。I 型骨折仅累及齿状突顶端,II 型骨折为经齿状突基底骨折,III 型骨折为经 C_2 椎体骨折。II、III 型为不稳定骨折,应当用 Halo vest 外固定或行融合手术。移位较大的骨折(融合几率低)和外固定失败者,应当手术。I 型骨折通常仅需要外固定即可融合。

绞刑者骨折　传统观点认为放置于下颌角之下的绳索致使颈部过伸牵拉,也可能是由于过伸压缩,如车祸,或者是过度屈曲。绞刑者骨折即双侧 C_2 椎弓根峡部骨折。椎弓根峡部即上下关节突关节之间的部分。因此,C_1 和 C_3 之间后部的骨性连接被破坏。外固定后骨折可以愈合。如果压迫脊髓或外固定治疗失败,应当手术。

跳跃的关节(关节交锁)—过屈性损伤　即颈椎关节突关节向前滑脱。颈椎过度屈曲时,如果关节囊撕裂,上关面可向前上移位而越过下关节面。过屈伴旋转导致单侧关节交锁,而过屈伴牵拉导致双侧关节交锁。单侧者神经功能常正常,而双侧者常损伤脊髓。双侧关节交锁者椎管前后径明显减小,致使脊髓受到压迫(图 42-10)。

胸腰椎　胸段脊椎因胸廓而更稳固,而腰段椎体相对较大,因此,胸腰段脊椎较颈椎不易受损。三柱模型有助于胸腰椎损伤分类[18]。前柱包括前纵韧带和椎体的前半部分,中柱包括椎体后半部分和后纵韧带,后柱包括椎弓根、关节突关节、椎板、棘突以及棘间韧带。

压缩性骨折　即压缩屈曲所导致的单纯前柱骨折,为稳定性骨折,无神经功能障碍,但可能有明显的持续疼痛(图 42-11)。

爆裂性骨折　即仅存在轴向压缩所导致的前中柱骨折,为不稳定骨折,约 50% 病人因骨折碎片向后突出进入椎管压迫脊髓或马尾而伴有神经功能障碍。

屈曲牵拉性骨折(Chance 骨折)　即屈曲牵拉所致的中后柱骨折,有时伴有前柱劈裂。典型的损伤是膝上的座位安全带所致的过屈性损伤伴腹部损伤。Chance 骨折多为不稳定骨折,且伴有神经功能障碍。

骨折-脱位　即屈曲牵拉、剪力或压缩所致的前中后柱骨折。中柱骨折碎片向后突入椎管或关节半脱位引起椎管直径减小,可导致神经功能障碍(图 42-12)。

初始评估和治疗

所有外伤病人均应考虑存在脊柱损伤的可能性。如果病人无神经损伤相关症状,神经系统检查正常,无颈部或腰背部疼痛,明确的不会损伤到脊柱的受伤机制,则明显脊柱损伤的风险性较低。中度或重度外伤的受害者,尤其是伴有其他器官系统损伤者,通常难以满足这些标准,或者难以全面评估。后者常常是因为意识障碍或剧烈疼痛所致。对于神经功能完好的病人,漏诊隐匿的脊柱不稳定可能导致灾难性的后果,因此在完善临床和放射学评估之前,应当按照高度怀疑脊柱损伤的处理方法处理病人。

外伤病人应当用硬质平板转运,绑带及护垫制动,硬质颈托保护颈椎使其保持合适的位置。这些步骤可以降低传递至脊柱的力量,因此减少了搬运至创伤室过程中脱位、半脱位或者神经压迫的机会。接着病人被转至平面的担架上,完成初步检查和复苏,接下来进行体格检查和初步 X 线检查。

对于体格检查,按照本章前述的神经系统检查那样进行。清醒病人脊柱或脊髓损伤的评价较容易,也能获得较多的信息。如果病人清醒,询问其是否能记起受伤时的细节,是否有意识丧失、麻木,或者不能活动任意或所有的肢体。命令或适度的疼痛刺激以评价运动反应。如果可能,评价痛觉、轻触觉及关节位置觉。辨别感觉障碍平面可以确定脊柱损伤节段。从下至上的检查感觉可以使病人更清楚地辨别出刺激变化,与此相反,当感觉消失时,不容易辨别出这种变化。检查肌肉牵张反射、较低的骶髓反射(如肛门反射和球海绵体反射)以及直肠张力。

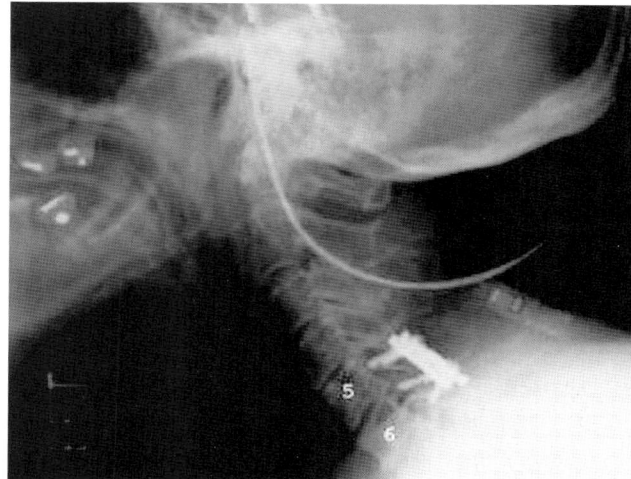

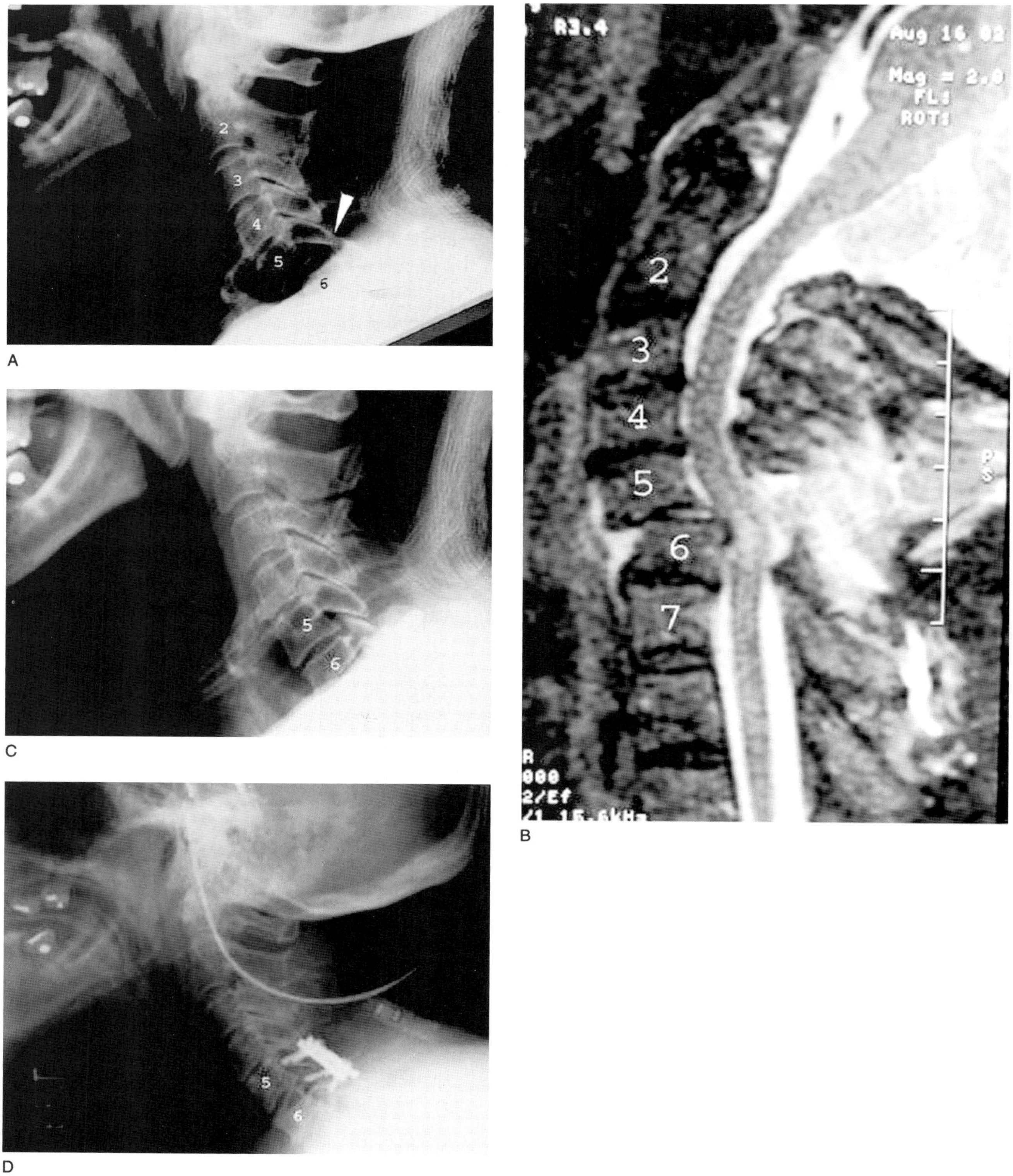

图 42-10   **A.** 颈椎 X 线侧位,一位老年妇女向后跌倒时撞击到头部,箭头所示为 C₅ ~ C₆ 关节交锁(跳跃的关节)。注意 C₅ 椎体相对于 C₆ 椎体向前移位。**B.** 同一个病人的 MR 矢状位 T₂ 相,显示危及椎管并且压迫脊髓。注意压迫水平脊髓内的明亮信号提示脊髓损伤。**C.** 同一个病人颈椎牵引和手法复位后的 X 线侧位。注意恢复了正常序列。**D.** 颈椎后部融合,重建 C₅ ~ C₆ 稳定后的颈椎侧位 X 线

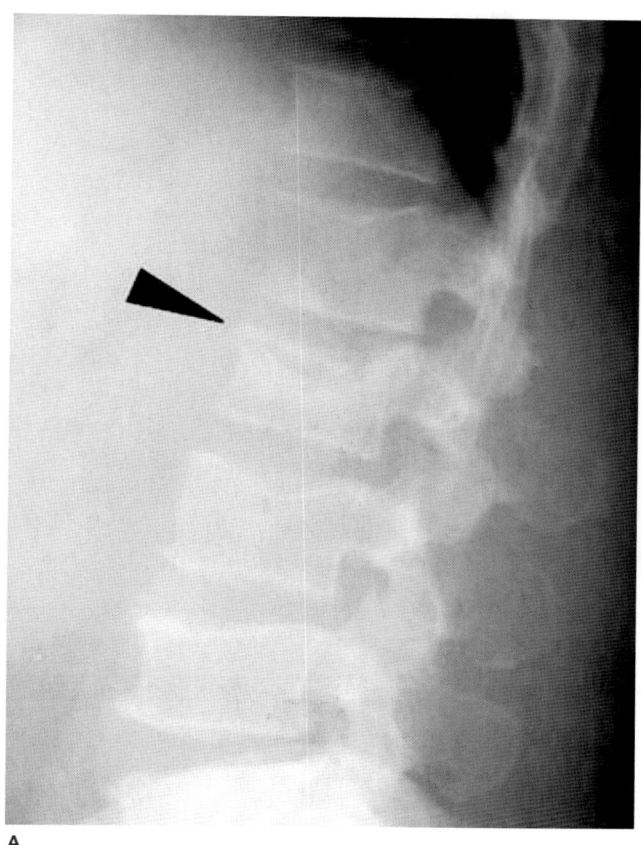

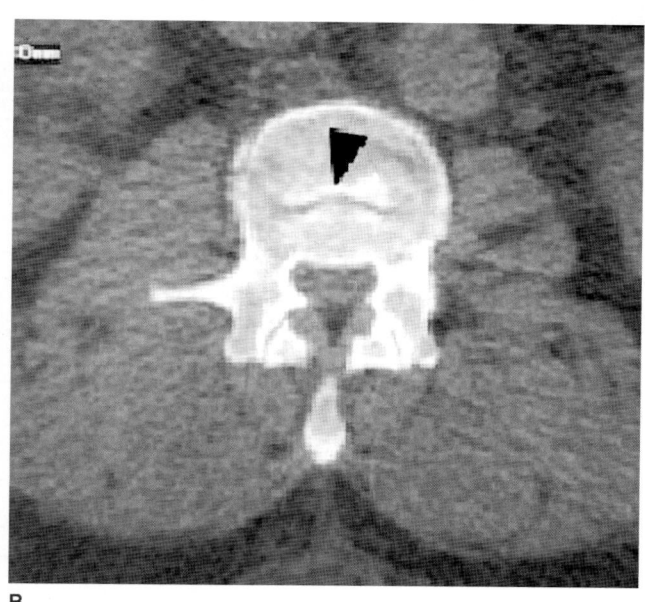

图 42-11　**A.** 腰椎侧位 X 线示 L₂ 压缩性骨折。箭头所示为前面楔形变形部分。注意椎体后部高度及序列正常。**B.** 同一个病人，通过骨折部位的轴位 CT 扫描，箭头所示 L₂ 椎体上面骨质不连续

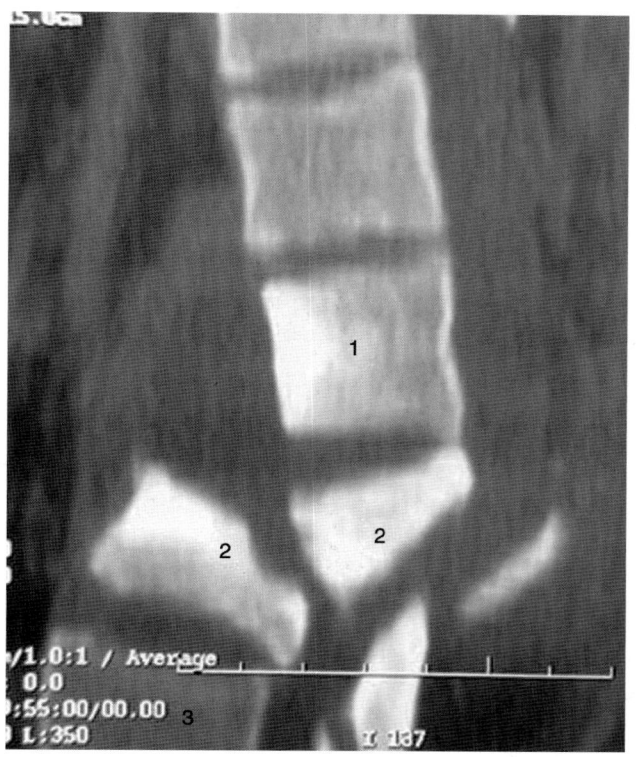

图 42-12　腰椎 CT 轴位薄层扫描后矢状位重建示 L₂ 椎体严重骨折伴脱位

美国脊髓损伤协会（ASIA）分类　ASIA 制定了脊髓损伤的分类标准，其提示了损伤的程度和水平以及相关的功能障碍。对于任何脊柱损伤的病人，图 42-13 那样的表格应当在外伤时使用并完成。ASIA 已经制定了推荐和指南，使脊髓损伤病人的治疗标准化以其努力提高治疗水平。

神经学综合征

依据损伤的解剖部位，穿刺、压迫或者缺血性脊髓损伤可具有特征性的临床表现。神经功能障碍可以通过感觉运动纤维长束的解剖和对纤维束交叉的理解推断出来（图 42-14）。分四种模式进行讨论：①某一确定水平的脊髓完全损伤导致解剖和功能横断，损伤水平以下运动感觉功能完全丧失。典型受伤机制为外伤性脊椎滑脱导致椎管狭窄，压迫脊髓。②某一确定水平的脊髓 1/2 损伤导致脊髓半切综合征，同侧运动和本体感觉以及对侧伤害性感觉和温热觉丧失。典型受伤机制为刺伤或枪伤。③颈髓内部灰质损伤导致中央脊髓综合征，上肢无力重于下肢，伴有不同程度的麻木。典型受伤机制为外伤性颈部过伸导致黄韧带弯曲突起，对颈髓产生一过性压迫，发生于已经存在颈椎管狭窄的病人。④脊髓前半部分受损导致前脊髓综合征，出现瘫痪和双侧伤害性感觉、温度觉丧失。典型机制为急性椎间盘突出或脊髓前动脉堵塞导致缺血。

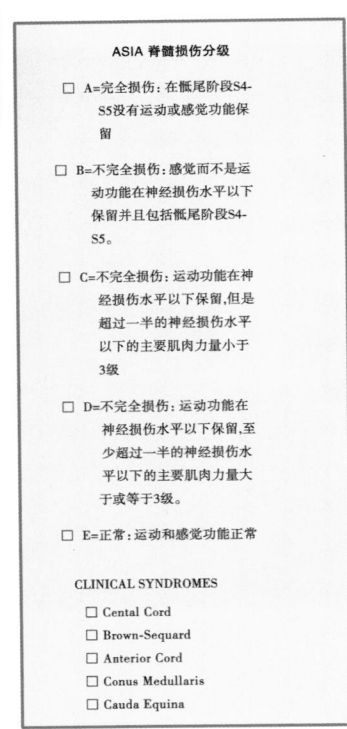

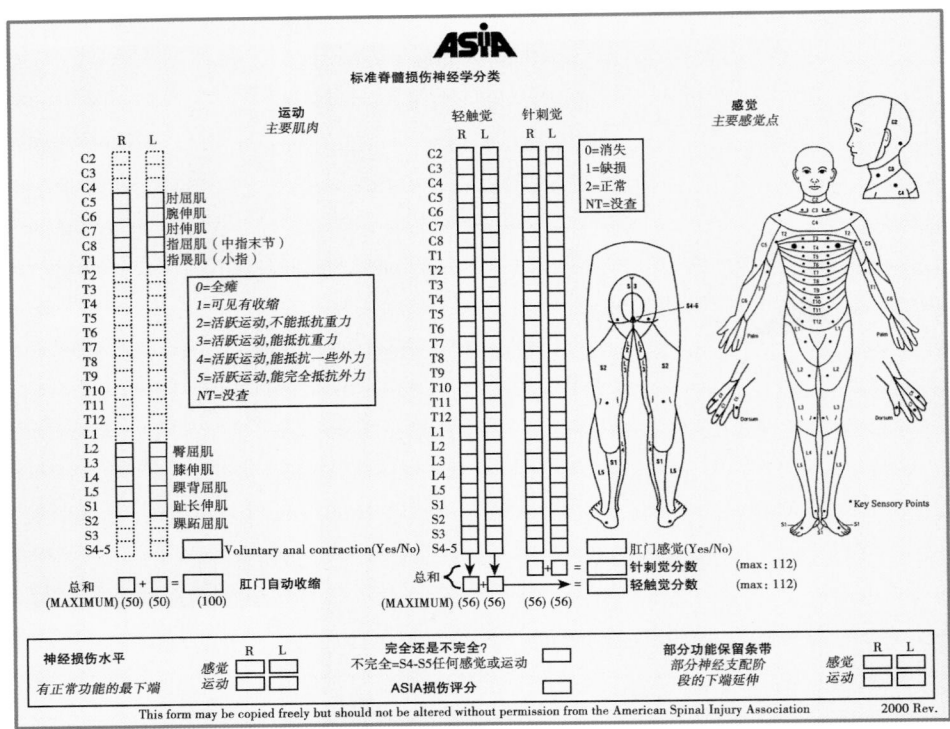

图 42-13   美国脊柱损伤协会关于脊髓损伤的分类系统,依据神经功能障碍程度和水平制定

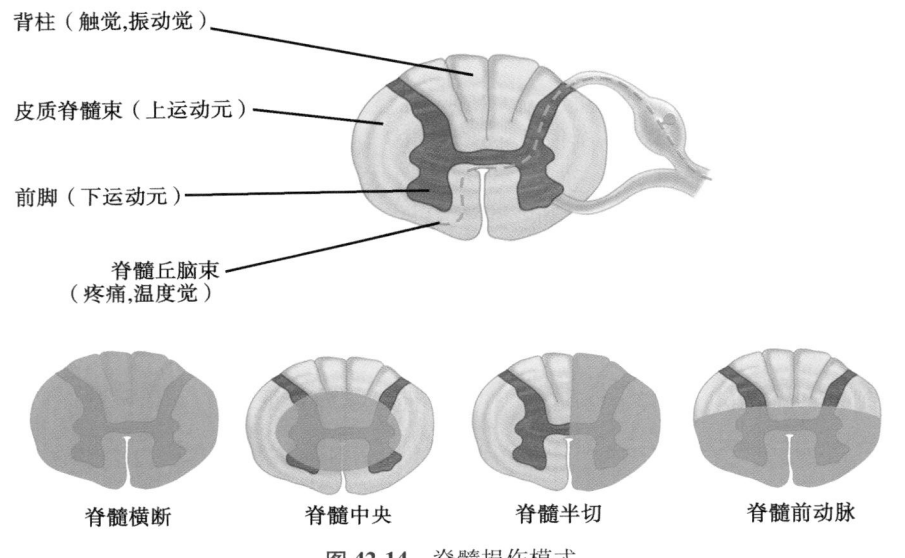

图 42-14   脊髓损伤模式

检查

前后位和侧位平片检查可以对快速了解脊椎,平片检查对于骨折和脱位显示良好,但是因为肩带骨的影响下端颈椎和上段胸椎显示不良。全颈椎平片检查包括张口位以评估齿状突和 C_1 侧块,薄层 CT 扫描加矢状位和冠状位骨窗可以好地显示骨骼解剖细节,平片所见的骨折特征以及平片不能很好地显示的 $C_7 \sim T_1$ 可以得到很好地显示。MRI 对软组织显示良好,半脱位、急性椎间盘突出或韧带断裂等影响椎管的损伤可以清晰地显示出来,也可以检查出硬脊膜外血肿或脊髓本身的损伤,包括挫伤或缺血区域。

确定的治疗

脊髓治疗剂量的激素   国家急性脊髓损伤研究(NASCIS Ⅰ 和 Ⅱ)为急性脊髓损伤病人处方高剂量激素提供了实践基础。甲泼尼龙首剂为 30mg/kg,静注时间超过 15 分钟,45 分钟后以 5.4mg/kg·h 持续静脉注射,如果伤后 3 小时内给予甲泼尼龙,则持续 23 小时;如果伤后 8 小时内给予,则持续 47 小时。研究显示接收甲泼尼龙治疗的脊髓损伤病人在 6 周、6 个月、1 年运动和感觉会有更好的恢复[19,20]。但是,NASCIS 的实验数据被广泛质疑,许多人认为入选标准和研究设计存在缺陷,致使结果模棱两可。病人接受如此大剂量的激素治疗以至于增加了药物及 ICU 并发症的几率,比如肺炎,对预后产生不良影响。对于脊髓治疗剂量激素的使用目前未达成一致意见[21]。是否使用脊髓治疗剂量激素应由地区行医规范规定,尤其是由合法的关于脊髓损伤的责任刊物规定。NASCIS 研究排除了枪伤或神经根(马尾)损伤、孕妇、年龄<14 岁,或长期使用激素者,这些均为不接受脊髓治疗剂量的激素。除了激素治疗,低体温治疗 SCI 也受到关注,但是只有很少的证据支持这项治疗,因此不推荐低温治疗[22]。

矫形装置　刚性外固定装置可以稳固脊柱,降低活动范围,缩小应力传递至脊柱。通常,硬性颈椎矫形装置包括 Philadelphia 和 Miami-J 形围领,不足以固定 C_1、C_2 或颈胸椎的不稳定。颈胸矫形器支撑上胸椎和颈椎,增加了颈胸区域的稳定性。Minerva 型矫形器支撑着上段胸椎到下颌和枕骨,增强了高颈段的稳定性。Halo-vest 为最外层的颈椎外固定装置,四根钉子将 Halo 环固定在颅骨上,硬性塑料背心紧紧地固定于躯干上,从其伸出 4 根柱子固定 Halo 环。腰椎固定需要腰腿骶矫形器。不同的公司生产了一系列的矫形器。熟悉这种技术的医师应当安装 Halo-vest,在受过矫形装置安装训练的技术人员的帮助下可以改善其他装置安装和调整。

手术　神经外科治疗有两个目标。首先,不完全神经功能障碍者应解除脊髓或神经根压迫,而且应当迅速解除压迫,尤其是存在神经功能恶化的证据时。其次,如果考虑单纯外固定不能使其稳定以至于不能愈合,则要使其固定。脊柱外伤伴有完全性神经功能障碍而完全无恢复的可能,或者无任何神经功能障碍但存在骨骼或韧带损伤需要切开固定者,在手术之前应当用保守的固定治疗。外科手术固定可能适用于那些可以最终通过保守治疗治愈的损伤。外科手术固定可以使病人早期活动,得到积极的护理和物理治疗。坚强的外科固定者可能需要硬性颈托,可能还需要 Halo-vest 制动。

后续的康复护理

在区域性脊髓损伤治疗中心,由经过专科训练的护士、呼吸治疗师、肺脏疾病医师、康复理疗师及神经外科医师照顾病人,可能改善治疗效果,可能会经常遇到一些 ICU 问题,包括低血压和吸入性肺炎。慢性阶段,重要的是预防和治疗深静脉血栓、自主神经反射亢进和压疮形成。颈段和高胸段脊髓损伤者需要较长的通气支持,直到胸壁足够强健能经受住腹式呼吸。高颈段脊髓(C_4 及以上)损伤可能需要永久的通气支持。病人内外科病情稳定后应当转至脊髓损伤康复中心。

周围神经损伤

周围神经系统遍布全身,易于因各种外伤而受到损伤。周围神经在中枢神经系统和躯体之间传递着感觉和运动信息,单个神经可能是纯运动、纯感觉或者是感觉运动混合性神经。神经中负责信息传递的关键结构是轴索,其传递来自神经细胞包体的信息,长度从小于 1mm 到大于 1mm 不等。较长的轴索表面常包裹髓鞘,髓鞘为施万细胞形成的富含脂质、电绝缘鞘膜,有髓轴索传递信号的速度比无髓轴索快很多,因为由电压变化和电流所定义的动作电位跨过轴索表面呈节段性分布的绝缘层,而以效率高的跳跃式传递。

无论有髓轴索还是无髓轴索,均走行于被称作神经内膜的胶原结缔组织中。许多轴索和神经内膜形成束称作神经纤维束,包围神经纤维束外呈管状的胶原结缔组织称作神经束膜,神经纤维束被中膜分隔,包围在其外面的是另一个管状的胶原结缔组织,称作外膜,外膜及其内的结构形成神经。

周围神经损伤机制主要有四种:断裂、牵拉、压迫及挫伤。刀、子弹,或者不规则的骨折碎片可能使神经断裂;附近逐渐增大的血肿或骨折移位可能会牵拉神经;逐渐增大的血肿、外固定装置如石膏或支具,或者钝性伤,可能会压迫或挤压位于浅表部位的神经;而高速子弹产生的震荡波可能挫伤神经。不同的机制损伤神经的不同部分,损伤模式归类如下。

神经的某些特定部位较容易受损,具有下面的四个特性的神经较容易受损:关节附近、部位浅表、经过某一限定的空间、固定不动。

损伤类型

周围神经损伤的传统分类方法是 Seddon 分类,其描述了以下三类损伤模式:神经震荡、轴索中断和神经断裂,是一种基于解剖的简单周围神经损伤分类方法[23]。

神经震荡　神经震荡是暂时性的神经功能丧失,无轴索中断,不会发生轴索变性,数小时至数月后即可恢复正常功能,常在 2~4 周内。

轴索中断　轴索中断是轴索及其髓鞘中断,而周围的结缔组织包括神经内膜完好。从受损部位开始向远近两端发生变性,远端变性称作沃勒变性。在包围轴索的结缔组织形成的通道内轴索可以再生,且恢复功能,再生速度每天 1mm,直到 18 个月才可能有明显的功能恢复。损伤部位因结缔组织反应形成瘢痕,进而导致神经球,干扰其再生。

神经断裂　神经断裂是轴索及其神经内膜中断,而其外的胶原成分如神经外膜,可能完整,也可能不完整。远近端轴索再生,是否通过损伤部位的有效的轴索再生依赖于神经球形成的范围和结缔组织解剖结构的连续程度。例如,轴索、髓鞘和神经内膜受损,而神经外膜完整,这个病例纤维束鞘完整,轴索再生比纤维束鞘不完整者更有可能发生。

周围神经损伤的治疗

感觉和运动功能障碍应当精确的记录。功能障碍的出现常是立即发生,逐渐加重者提示可能为一过程如逐渐增大的血肿,则有理由早期手术探查,早期手术探查和吻合对整齐的锐器伤也有好处。伤后 3~4 周,如果神经功能障碍依然存在,应当做肌电图/神经传导速度检查。在华勒变性发生之前,受伤部位远端轴索可以正常传导动作电位,致使前 3 周肌电图/神经传导速度检查不能提供有效的信息。如果功能改善则继续观察。如果 3 个月后功能仍无改善,则可以手术探查,术中电生理检查提示电传导可通过受伤部位,则继续观察;如果无电传导,则切除受伤部位,尽可能一期端-端吻合。但是,有张力的吻合,神经不能愈合。这时需要移植神经以连接神经的两端,常切取腓肠神经,因为其为纯感觉纤维,即使切除也仅留下微小的功能障碍。移植神经的结缔组织结构为轴索有效再生通过受伤部位提供了通道。

损伤模式

臂丛　臂丛可能因多种原因受损,产伤或摩托车事故引起肩关节脱位可导致臂丛损伤,跌倒时企图用一只手撑住,由于肩带骨的突然运动而牵拉臂丛,肺尖肿瘤(Pancoast)能压迫臂丛神经。臂丛神经的不同部分受损会产生多种不同的神经功能障碍,完全理解这些需要对神经解剖进行广泛的讨论学习。Erb 麻痹和 Klumpke 麻痹是两个以人名命名的综合征。肩关节脱位损伤 C_5 ~ C_6 神经根致上臂丛损伤引起 Erb

麻痹,其特征为侍者倾斜姿势,手臂垂于身体一侧,向内旋转。手部运动不受影响;牵拉或压迫损伤 $C_8 \sim T_1$ 神经根导致下臂丛损伤引起 Klumpke 麻痹,其特征为爪形手畸形,手内肌无力,与尺神经损伤相似。

桡神经 桡神经出腋窝向外向后沿螺旋状肱骨桡神经沟走行。拐杖使用不当可以损伤腋窝部分,肱骨骨折或睡眠姿势不当压迫可导致桡神经沟部分损伤,典型发生于醉酒者,被称之为"周六之夜麻痹",主要表现为垂腕(手和手指伸肌无力)。腋窝部分(近端)损伤表现为除垂腕外,还有肱三头肌无力。

腓总神经病 腓总神经是坐骨神经延续的外侧部分(内侧部分是胫神经),其由 L_4、L_5、S_1 和 S_2 组成。由腘窝穿出后成为一支独立的神经,向外侧绕腓骨颈走行,之后分成腓深神经和腓浅神经。腓总神经在腓骨颈处位置表浅,固定不动,使其易于因压迫而受伤。外伤性腓神经病变的典型原因是汽车保险杠撞击膝关节外侧引起的挤压伤。腓总神经病的症状包括足下垂(胫骨前肌无力),足外翻无力,小腿前外侧和足背麻木。相反,L_5 神经根病导致的足下垂不伴足外翻,因为 S_1 神经纤维完好无损。腓总神经压迫性病变手术探查大多不能改善预后,只有少数病例由于压迫或粘连,功能可能恢复。

脑血管疾病

脑血管疾病是新发、急性、非外伤性神经功能缺失的最常见病因。其比癫痫及肿瘤更常见。血管结构会遭受各种损害血管壁完整性的慢性病理过程影响。糖尿病、高胆固醇、高血压、吸烟是血管病的危险因素。这些情况会通过以下机制导致血管损伤:导致血管腔狭窄的动脉粥样沉积,内膜损伤继发血栓,血管壁的损伤导致动脉瘤形成或动脉夹层。这些机制可能同时存在。例如,含有动脉粥样斑块的血管内径会变小。斑块可能已经损害内膜,提供了血栓形成的机会,血栓可能导致剩余管腔的急性完全闭塞。动脉瘤及动脉夹层经常发生于动脉粥样硬化的血管。与脑血管病相关的特定疾病类型包括:近端栓子性疾病导致动脉粥样硬化性和血栓性颈动脉闭塞及脑缺血;血管破裂、异常薄壁结构的血管特别是动脉瘤及动静脉畸形破裂均会导致出血。

缺血性疾病

缺血性卒中大约占急性脑血管事件的 85%。缺血性卒中的症状基于闭塞血管支配的神经组织的功能及是否有侧支循环形成而有所不同。Willis 环提供了广泛的侧支循环,因为它连接了左右颈动脉,并分别将它们与椎-基底系统相连。如果对侧的颈动脉及基底动脉改变血流方式提供足够的侧支循环到同侧大脑半球,Willis 环近端的颈动脉完全闭塞的病人可能无临床症状。但是 Willis 环的解剖多变。病人可能交通动脉发育不良或缺失导致双侧大脑前动脉由一侧颈动脉供血。或者大脑后动脉由颈动脉供血而不是基底动脉。同样,一侧椎动脉往往是优势动脉而另一侧发育不良。这些变异使得特定的血管病变导致的神经损伤要比那些侧支循环健全的病人严重。Willis 环远端的闭塞通常导致血管支配区域的卒中。

闭塞性疾病导致的神经功能缺失可能是暂时的或永久的。突然发作的局限性的神经功能缺失 24 小时内完全恢复为短暂性脑缺血发作。病人遗留永久性功能缺失的为完全

卒中。

血栓性疾病

神经学重要血管的血栓最常见部位是颈部的颈动脉。血栓发生在颈动脉分叉。颈动脉血栓使已经缓慢被动脉粥样斑块变窄的颈动脉发生急性闭塞。如以上讨论,这可能是无症状的。更加应该关注的是血栓栓子。局部血栓形成导致的颅内动脉闭塞可能发生,但与栓子性闭塞相比其很少见。

治疗

颈动脉的完全闭塞但没有相关的神经功能缺失无须治疗。有新的神经功能缺失并有血管造影证实对侧颈动脉完全闭塞的病人应该考虑急诊颈动脉内膜剥脱[24]。手术应该在症状发生 2 小时内进行。这个时间限制显著降低了入选病人的数量。反应迟钝或昏迷的病人不应行手术治疗。

栓塞性疾病

导致卒中的栓子来源很多包括:心房颤动、左室功能减退时的左心房,瓣膜赘生物,动脉粥样化的主动脉弓,狭窄/动脉粥样化的颈动脉分叉,或者存在右向左分流的全身静脉系统,比如说卵圆孔未闭。大部分栓子进入前循环(颈动脉)而不是后循环(椎-基底动脉)。栓子堵塞不同的血管会导致相应的特征性的综合征。

常见卒中类型

大脑前动脉卒中 大脑前动脉支配额叶和顶叶的内侧,包括运动区,因为它沿着大脑纵裂走行。大脑前动脉卒中导致对侧下肢力弱。

大脑中动脉卒中 大脑中动脉支配额、顶叶的外侧及颞叶。大脑前动脉卒中导致对侧面部及上肢力弱。优势半球大脑中动脉卒中会导致语言障碍。大脑中动脉近端的闭塞可以导致其整个支配区域的缺血和肿胀产生明显颅内容积效应和中线移位(如图 42-6)。

大脑后动脉卒中 大脑后动脉支配枕叶。大脑后动脉卒中会导致对侧同向性偏盲(如图 42-6)。

小脑后下动脉卒中 小脑后下动脉支配外侧延髓及小脑半球下半部分。小脑后下动脉卒中导致恶心、呕吐、眼震、同侧的霍纳综合征及同侧肢体的共济失调。这个小脑后下动脉闭塞导致的综合征被称为延髓外侧或 Wallenberg 综合征。

治疗

缺血性卒中的治疗有两个目标:闭塞血管的再通和维持血管支配区域周边的缺血半暗带的血流。血管再通可以尝试重组组织纤溶酶原激活物(tPA)[25]。神经功能缺失的首发症状出现 3 小时内使用 tPA 会改善 3 个月时的预后。疑似缺血性卒中的病人需要立即行头部 CT 与出血性卒中相鉴别。颅内出血、2 周内大手术、3 周内胃肠道或泌尿生殖系统出血、血小板计数少于 100 000/μl 和收缩压>185mmHg 等是 tPA 治疗的禁忌证。不适合 tPA 治疗的病人需要血流动力学最佳状态和神经功能监测。可将病人收入卒中 ICU 进行控制血压和频繁神经查体。适度的高血压可以提供最大程度的脑灌注。收缩压>180mmHg 需要治疗,但是最佳平均动脉压目标是 100 ~

140mmHg。使用生理盐水,不要使用葡萄糖(葡萄糖会损伤缺血半暗带的神经元),保证正常血容量。临床上加重的卒中病人需要复查头颅 CT 看是否有出血或评价因为水肿造成的占位效应的增加情况,典型水肿高峰出现在卒中后 3 ~ 5 天。因为 MCA 或小脑卒中造成的显著水肿可以导致脑疝和脑干损伤。为了挽救这些病人的生命可以行半球或枕下减压术。

出血性疾病

因为异常的或患病的血管结构造成的颅内出血大约占急性脑血管事件的 15%。高血压和淀粉样变性是最多的脑实质内出血的原因,但是动静脉畸形、动脉瘤、静脉血栓、肿瘤、缺血性梗死后出血、真菌感染也可能是其原因。"颅内出血"这个名词通常指脑实质内出血,在这里我们也如此使用。颅内出血会导致局部的神经损伤和功能障碍,同时当占位效应足够大的时候也会导致整体功能障碍。动静脉畸形和动脉瘤的破裂会导致 SAH,因为主要的脑和皮质的血管在位于软脑膜和蛛网膜之间的蛛网膜下腔走行。因为出血时脑组织暴露于血管内的压力搏动,SAH 会导致立刻的震荡样神经功能障碍;因为脑动脉痉挛,SAH 会导致迟发的缺血。颅内出血的病人如果不是典型的出血类型应该行血管造影或 MRI 以排除是否有潜在的病变,例如 AVM 或肿瘤。

典型的出血性卒中位于基底核和小脑。病人就诊时往往血压高并有高血压控制不良病史。与缺血性卒中病人相比,出血性卒中病人更容易出现嗜睡或反应迟钝。因为脑组织移位和深部组织血肿的占位效应所致的脑疝导致意识状态的下降。缺血性卒中不会致急性占位效应;所以病人更可能表现为正常意识状态和局部神经功能缺失。出血性卒中倾向于表现为随血肿扩大神经功能相对逐渐地下降,而不是像缺血性卒中那样马上导致最大的症状。表 42-3 根据解剖分布罗列了颅内出血的相对发生率。

表 42-3	颅内出血的解剖分布及相关症状	
颅内出血百分比(%)	部位	典型症状
50	基底核(壳核、苍白球)、内囊	对侧偏瘫
15	丘脑	对侧半身感觉丧失
10 ~ 20	脑白质(脑叶)	取决于位置(运动障碍、麻木、视野部分缺失)
10 ~ 15	脑桥	偏瘫;可能非常严重
10	小脑	因脑干受压和(或)脑积水导致的嗜睡或昏迷
1 ~ 6	脑干(除外脑桥)	往往非常严重

高血压

高血压将颅内出血的相对风险大约增加了 4 倍,这可能是因为血管的慢性退行性变。高血压脑出血通常发生于基底核、丘脑或脑桥,出血是因为那些发自于很大血管的小穿支动脉破裂(图 42-15)。

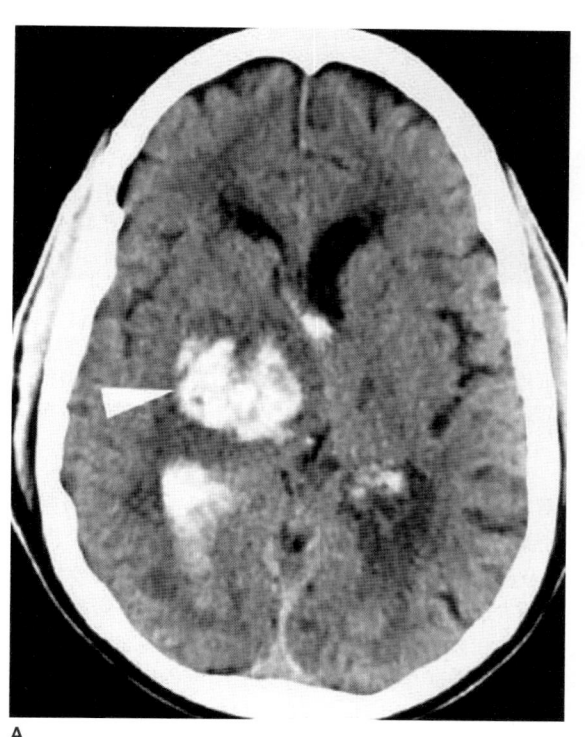

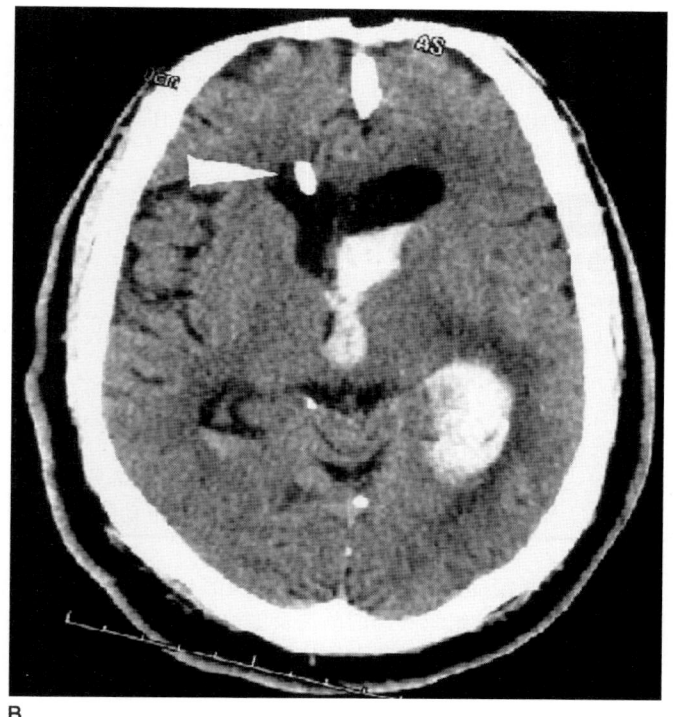

图 42-15 **A.** 左侧肢体力弱和进行性嗜睡的病人头部 CT 示右基底核出血(箭头所示)。血块为高亮。血块周围低密度脑水肿。脑室系统内可见血液。**B.** 另外一个基底核出血破入脑室病人。病人进展性右侧肢体力弱,进而嗜睡。头部 CT 示脑积水。行脑室穿刺外引流(箭头显示引流管进入右侧脑室前角的图像)

大多数高血压脑出血需要医学治疗。血肿内往往含有完整的、可挽救的轴突,因为血液穿过神经束并沿其扩散,外科手术血块的移除破坏了这些轴突。适合手术的因素包括:表浅的血块、年轻病人、非优势半球、病情快速恶化、明显的占位效应。但是,除了皮质表面<1cm 血块外,到目前为止,大多数大宗的随机临床试验不能证明手术清除颅内血肿会有一个总体较好的预后[26]。医学治疗包括:适度的血压控制、保持正常血小板和凝血功能、苯妥英和平衡电解质。不能明确遵嘱的病人行气管插管以防止误吸和高碳酸血症。神经查体并记录,同时和家属交流康复费用或临终关怀。

淀粉样血管病

小皮质血管病理性淀粉样沉积破坏了血管的完整性,倾向于导致比高血压脑出血表浅(脑叶)的出血。淀粉样变的血管可能多次出血。淀粉样出血的部位表浅与典型的深部的高血压出血相比手术清除的弊端要少。虽然如此,医学治疗和家庭咨询同高血压脑出血病人相同。

脑动脉瘤

动脉瘤是血管壁的局部扩张,大多数是像气球样的囊样外凸,但是也可能是梭形的。动脉瘤经常发生于主要血管的分叉部位(如颈内动脉分叉),或小血管的起始部(如后交通动脉或眼动脉)。大约 85% 动脉瘤来自前循环(颈动脉),15% 动脉瘤来自后循环(椎-基底动脉)。表 42-4 展示了各部位动脉瘤的百分比。动脉瘤壁薄有破裂风险。主要的脑血管在蛛网膜下腔,所以动脉瘤位于蛛网膜下腔。破裂导致 SAH。动脉瘤破口可能很小并很快闭合,也可能不是。SAH 可能是包含在脑脊液腔隙内的薄层出血,也可能是脑周围的厚层出血并侵入脑实质,导致有占位效应的血块。因为被覆脑的脑膜很敏感,SAH 会导致突然的严重的"晴天霹雳"样的头痛。病人会经典地描述为"我一生中最糟糕的头痛"。神经症状可以表现为从轻微头痛到昏迷到突然死亡,Hunt-Hess 分级系统将病人按临床分类(表 42-5)。

表 42-4 脑动脉瘤患病率部位分布

患病率	
前循环(85%)	前交通动脉 30%(A-Comm)
	后交通动脉 25%(P-Comm)
	大脑中动脉分叉 20%
	其他 10%
后循环(15%)	基底动脉 10%,基底动脉顶端最常见 椎动脉 5%,通常位于小脑后下动脉

有 SAH 可疑症状的病人应该立刻行头部 CT 检查。急性SAH 表现为围绕脑组织底部的脑裂及脑池的高信号(图 42-16)。CT 迅速、无创,敏感度大约 95%。有可疑症状但头部CT 阴性的病人须行腰椎穿刺检查。腰椎穿刺为黄色和高红细胞计数(通常 100 000/ml)并且第 4 管不比第 1 管降低,符合 SAH 诊断。诊断为 SAH 的病人需要在 24 小时内行 4 根血管的脑血管造影来评估动脉瘤或其他的血管畸形。导管血管造影仍然是评价病人脑血管系统、相关异常和脑动脉瘤存在

表 42-5 蛛网膜下腔出血 Hunt-Hess 分级系统

Hunt-Hess 分级	临床表现
0	无症状,未破裂动脉瘤
1	清醒;无症状或轻微头痛及轻度颈项强直
2	清醒;中度到重度头痛脑神经麻痹(如第 Ⅲ 或第 Ⅳ 脑神经),颈项强直
3	嗜睡;轻微灶性神经功能缺失(如旋前肌漂移)
4	昏迷;显著神经功能缺失(如偏瘫)
5	深昏迷,去脑强直

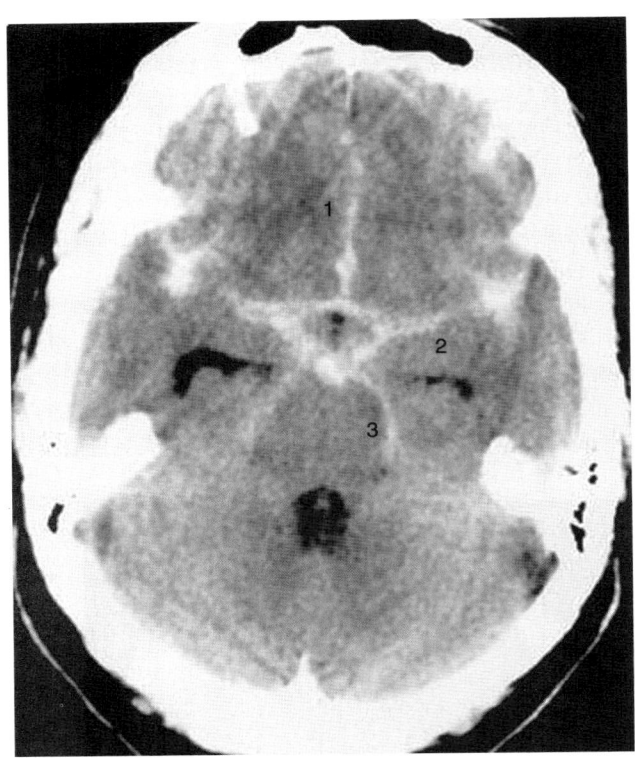

图 42-16 一位突然、剧烈头痛的病人行头部 CT 扫描。大脑纵裂(1)、双侧外侧裂(2 示左外侧裂)和环绕中脑的环池(3)可见高密度信号的蛛网膜下腔出血。这是典型的五角星形的蛛网膜下腔出血。侧脑室颞角可见提示脑积水

与否、位置、形态的金标准。图 42-17A、图 42-17B 展示了典型的脑动脉瘤数字减影血管造影图像。图 42-17C 在一个简图上展示了 Willis 环的解剖来帮助显示各种部位的脑动脉瘤。

SAH 病人应该收到神经 ICU。Hunt-Hess4 ~ 5 级的病人应该气管插管和血流动力学监测并保持稳定。目前标准的破裂动脉瘤的治疗需要早期动脉瘤闭塞。闭塞动脉瘤有两个选择。病人可行开颅显微外科剥离并在动脉瘤颈部放置钛夹以将动脉瘤与血液循环隔离并重建了载瘤血管的血管腔。第二个选择是通过血管内途径"线圈化"动脉瘤。将病人送至神经介入放射科在动脉瘤腔内放置钛的弹簧圈。弹簧圈有助于血栓形成并阻止血流进入动脉瘤。适合开颅夹闭的因素包括

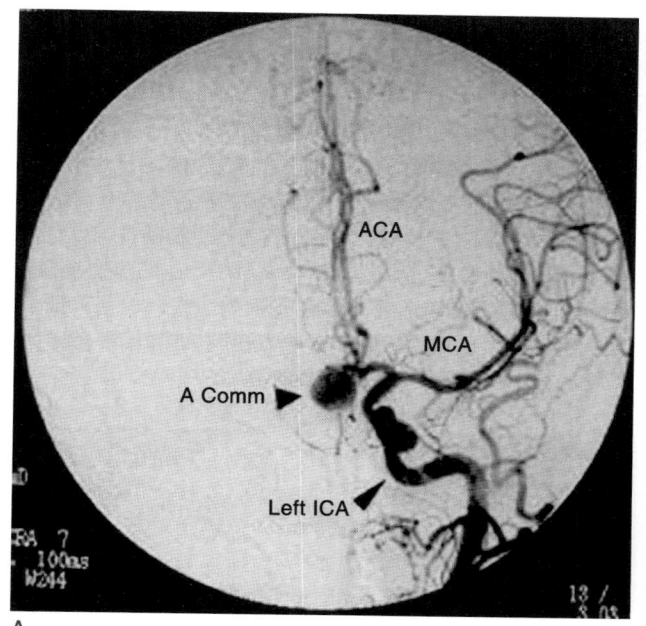

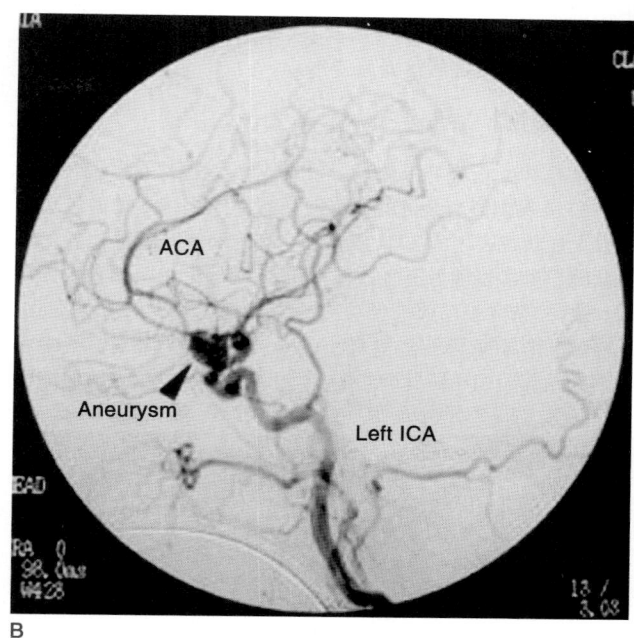

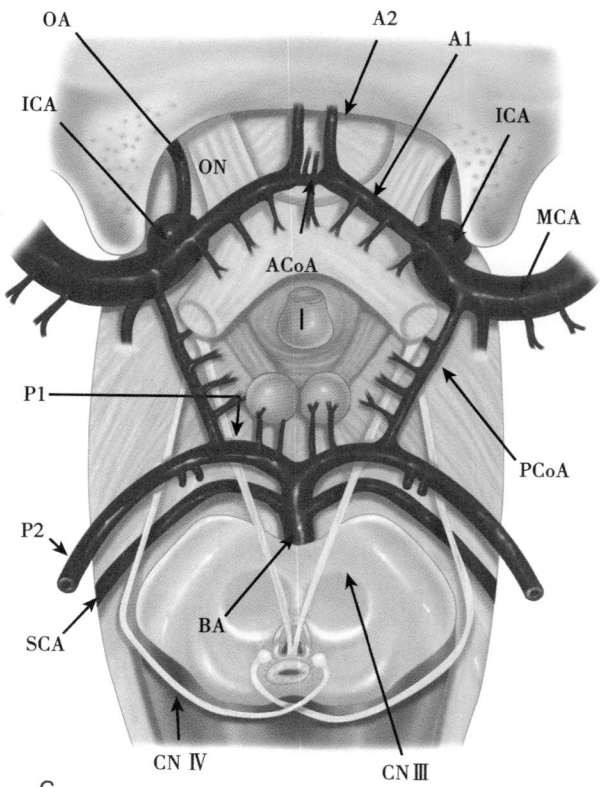

图 42-17　**A.** 左侧颈内动脉注射对比剂染色剂后前后位示直径 13mm 的前交通动脉瘤（A Comm）。左侧颈内动脉、大脑中动脉和大脑前动脉均清晰可见。**B.** 同样的注射侧位显示动脉瘤。**C.** 图像显示了 Willis 环的解剖及相关的脑底主要结构。A1，大脑前动脉第一段，前交通脉前；A2，大脑前动脉第二段，前交通脉后；ACA，大脑前动脉；ACoA=前交通动脉；BA，基底动脉；CN Ⅲ，第 Ⅲ 对脑神经（动眼神经）；CN Ⅳ，第 Ⅴ 对脑神经（滑车神经）；I，漏斗（垂体柄附着处）；ICA，颈内动脉；MCA，大脑中动脉；OA，眼动脉；ON，视神经；P1，大脑后动脉第一段，后交通动脉前；P2，大脑后动脉第二段，后交通动脉后；PCA，大脑后动脉；PCoA，后交通动脉；SCA，小脑上动脉

年轻、好的医疗状态、宽颈动脉瘤。适合线圈治疗的因素包括年龄、合并症、窄颈动脉瘤。因为随时间线圈会移位或压实，手术夹闭被认为是更确切的治疗。决定夹闭或用线圈是很复杂的事，需要很好的探索。国际蛛网膜下腔动脉瘤试验研究人员建议对于某些动脉瘤类型血管内闭塞会有较好的结果，但是该试验毁于差的选择性和随机性，其结论的有效性已经被质疑[27]。年轻的夹闭动脉瘤的病人远期结果会较好[28]。关于未破裂颅内动脉瘤的处置仍然是有争议问题。

因为与神经损伤伴行的并发症，SAH 病人在动脉瘤闭塞后一般需要在 ICU 监护 1～3 周。除了常规 ICU 问题，SAH 病人也有脑血管痉挛的风险。SAH 后 4～21 天血管痉挛时，脑血管病理性收缩可导致缺血或卒中。目前，脑血管痉挛预防包括通过高血压和轻微的高血容量维持适当的灌注，同时使用尼莫地平，它是一种钙离子通道阻滞剂，会降低痉挛的发生和程度。治疗症状性血管痉挛神经介入方法包括动脉内使用罂粟碱或尼卡地平和较大血管的球囊成形术。

动脉瘤性 SAH 第 1 个月内大约死亡率是 50%，大约 1/3 生存者恢复到 SAH 前的功能状况，剩下的 2/3 会有轻至重的残疾。大多数出院后需要康复治疗。

动静脉畸形

动静脉畸形是扩张的动脉和静脉，动静脉间无毛细血管床。AVM 巢内含有杂乱的血管但没有神经组织。动静脉畸形可以无症状或表现为 SAH 或癫痫。小的动静脉畸形比大的动静脉畸形更常表现为出血，大的动静脉畸形更倾向于表现为癫痫。头痛、杂音或局部神经功能缺失是相对较少的常见症状。动静脉畸形年平均出血率 2%~4%。图 42-18 展示了一个动脉期和静脉期的动静脉畸形。与动脉瘤相比动静脉畸形的治疗有些不同。动静脉畸形确切的治疗通常延迟 3~4 周以使脑组织从急性损伤恢复。动静脉畸形严重的早期再出血的风险较低，相关的血管痉挛较少发生。高流量的动静脉分流被切除后，邻近的脑组织可能充血，这使得高血压和高血容量有害无益。目前动静脉畸形广泛应用的治疗方式有三个：显微外科切除、血管内胶水栓塞和立体定向放射外科（SRS）。大的、邻近功能区或引流到深部静脉结构的动静脉畸形被认为是高级别的，做到无明显的神经功能缺失的外科切除更加困难。放射外科可以治疗这些病变，但是它限于 <3cm 的病变，并且有两年的滞后时间（即动静脉畸形有可能在间期内出血）。栓塞降低了通过动静脉畸形的血流。通常考虑为辅助治疗，但是对于深的、无法达到的病变，可以作为单独的治疗方法。

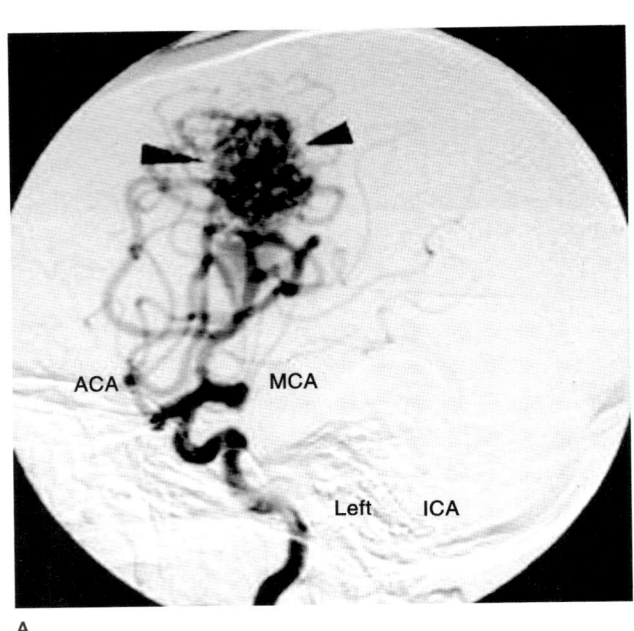

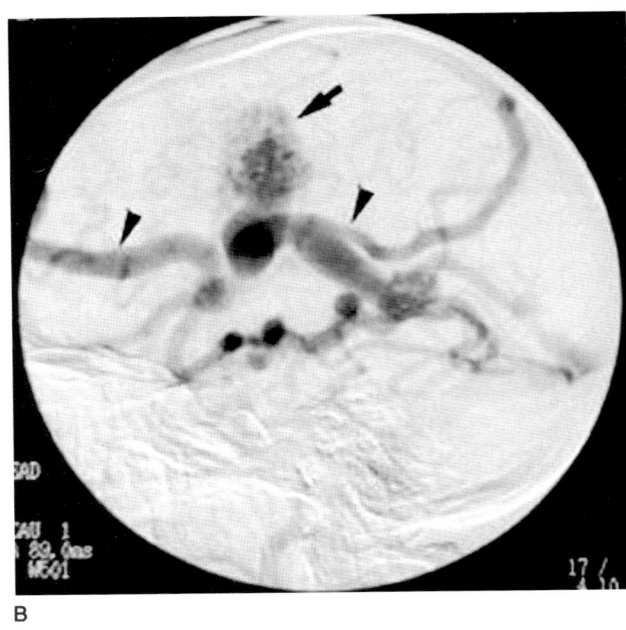

图 42-18　**A.** 左侧颈内动脉注射对比染色剂后侧位示 3cm×4cm 左额动静脉畸形，箭头所示。此图是注射对染色剂后 1.06 秒获得的图像，是动脉期图像。**B.** 相同侧位注射染色剂后 4.10 秒获得的图像，是静脉期图像。箭所指的是动静脉畸形团。箭头示病理性扩张的引流静脉。ACA，大脑前动脉；ICA，颈内动脉；MCA，大脑中动脉

中枢神经系统肿瘤

侵及脑及脊髓的肿瘤类别繁多。原发的良性和恶性肿瘤可起源于中枢神经系统各种成分，包括神经元、神经胶质和脑膜。很多原发病灶可转移到中枢神经系统。因相关神经解剖位置的不同，临床的表现差别很大。诊断依赖于病史和解剖位置。现代脑肿瘤中心采用团队合作来治疗中枢神经系统肿瘤，因为病人可能需要手术、放疗、SRS、化疗，并研究入组方案。周围神经系统肿瘤在周围神经章节中讨论。

颅内肿瘤

颅内肿瘤可以通过占位效应、邻近神经结构的功能障碍或损伤、水肿或异常电活动（癫痫）导致脑损伤。幕上肿瘤一般表现为局灶神经功能缺失，比如对侧肢体力弱、视野缺失、头痛或癫痫。幕下肿瘤往往因四室受压导致脑积水引起颅内压升高，导致头痛、恶心、呕吐、复视。小脑半球或脑干功能障碍会导致共济失调、眼震、脑神经麻痹。幕下肿瘤很少引起癫痫。

所有出现与脑肿瘤相关症状的病人应行 MRI 检查，可有或无增强检查。症状性脑肿瘤病人的首步措施一般包括控制血管源性水肿的地塞米松，如果有癫痫使用苯妥英。有显著力弱、嗜睡或脑积水的病人在确切治疗前应收入院观察。

转移瘤

癌症病人生存时间的延长和先进的神经影像增加了诊断脑转移灶可能性。脑转移灶的来源有（频率从高到低）：肺、乳房、肾、胃肠道和黑色素瘤。肺和乳房肿瘤占颅内转移瘤的 1/2。转移瘤细胞通常经血液途径到达脑组织并常常定植于灰白质交界处。其他常见部位是小脑和脑膜，也被称为软脑膜癌病。平扫及增强 MRI 是应选的评估方法。图 42-19 示双侧小脑转移瘤。这些占位是很典型的环形、圆的、多发的。若发现这种情况应立即行转移瘤筛查，包括胸部、腹部、盆腔、骨的 CT 扫描。治疗主要取决于原发肿瘤、总体肿瘤负荷、病人的医疗状况和转移灶的位置和数量。必须考虑病人及家属关于积极治疗的信念。对于单一的手术可切除的转移病变，与

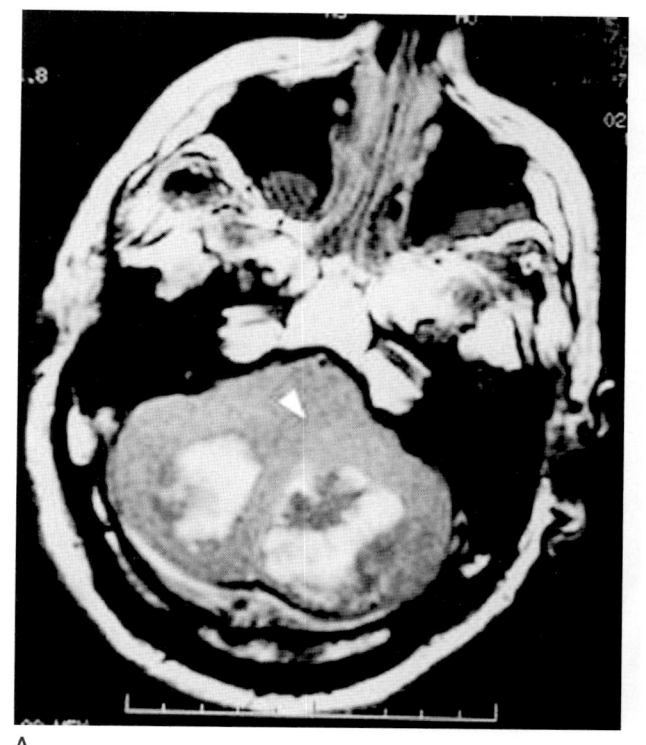

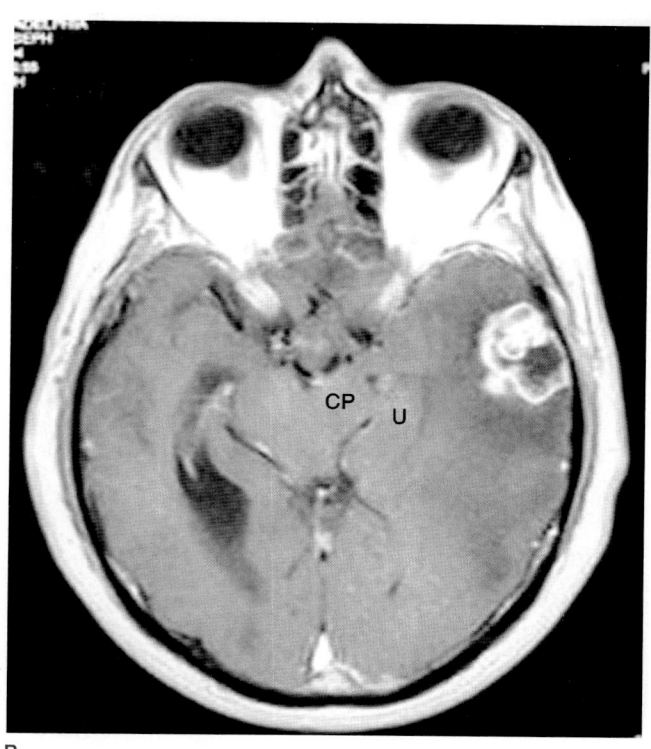

图 42-19　A. 增强前 MRI 轴位 T_1 加权像示双侧出血性脑转移灶。病人表现为共济失调,随后嗜睡并进展到深昏迷。病人四脑室完全消失并有严重的脑干压迫。第四脑室脑脊液空间应该在箭头所指的尖端。急诊后颅窝开颅术后病人清醒到正常意识水平。**B.** 增强后 MRI 轴位 T_1 加权像示左颞叶外侧环形强化病变并有中等程度的水肿。海马钩回(U)压迫左侧大脑脚(CP)并将脑干推向右侧

单纯放疗相比,开颅手术加全脑放疗(WBRT)对病人更有益。在一个随机试验中,中位生存时间增加 15 ～ 40 周[30]。术后放疗不能增加总体生存率但可以显著降低原发部位的复发[31]。除非能全部切除所有发现的转移灶,目前研究不支持开颅手术。最近资料建议 SRS 可以(例如伽马刀)一次性处理多个转移灶会有一个较好的结果。

胶质瘤

胶质细胞给神经元及其在脑内发挥功能提供解剖上和生理上的支持。几种类型的胶质细胞使原发神经系统肿瘤易于区分。

星形细胞瘤

星形细胞瘤是最常见的原发神经系统肿瘤。除了其他胶质瘤,胶质瘤这个词通常用来特别指星形细胞瘤。星形细胞瘤分为 Ⅰ ～ Ⅳ 级。Ⅰ 级和 Ⅱ 级是指低级别星形细胞瘤,Ⅲ 级是指间变星形细胞瘤,Ⅳ 级是指多形性胶质母细胞瘤(GMB)。Ⅰ / Ⅱ、Ⅲ 和 Ⅳ 级的预后明显不同,但 Ⅰ 和 Ⅱ 级无明显不同。诊断低级别肿瘤后的中位生存时间是 8 年,间变星形细胞瘤是 2 ～ 3 年,GMB 大致是 1 年。GBM 几乎占所有行星细胞瘤的 2/3,间变星形细胞瘤占剩下部分的 2/3。图 42-20 显示了典型的 GBM 表现。绝大部分星形细胞瘤浸润邻近脑组织。青少年毛细胞星形细胞瘤和多形黄细胞星形细胞瘤除外。这些肿瘤是局限的、低级别的、会有好的预后。较高级别胶质瘤的组织学特征包括细胞过多、核异形、血管内增生。

只有 GBM 才会发生坏死;这是诊断必需的。怀疑星形细胞瘤应该力争总体的全切除。运动皮质、语言中枢、深或中线结构或者脑干部位不可能做到总体全切除后不出现不能接受的、严重的神经功能缺失。这样的病变可限于立定向针刺活检。总体全切除后接着放射治疗提高了各种级别的星形细胞瘤生存时间。但是,对于低级别肿瘤放疗可延迟到肿瘤复发再进行。化疗如替莫唑胺疗效有限,并仍作为 GBM 的典型治疗。目前对于 GBM 辅助治疗有各种各样的肿瘤研究;这些方法应该和病人及家属进行讨论。其他选择包括包含使用液态[125]Ⅰ(Iotrex)球囊进行近距离适形放疗,手术时将球囊将放入切除的瘤腔中以防止复发,辅助治疗仍然效果较小,在过去的几十年生存时间改变较小。

少突胶质细胞瘤

少突胶质细胞瘤大约占胶质瘤的 10%。它们通常表现为癫痫。钙化和出血提示此诊断。少突胶质细胞瘤也分为 Ⅰ ～ Ⅳ 级;级别预示预后。总体预后比星形细胞瘤好。中位生存期从最高级别到最低级别肿瘤分别是 2 ～ 7 年。积极手术切除可延长生存时间。很多少突胶质细胞瘤对化疗药丙卡巴肼、洛莫司汀(CCNU)、长春新碱(PCV)有反应。特殊的染色体缺失,1p19q,与是否对化疗药物替莫唑胺敏感相关。没有证据表明放疗会延长生存期。

室管膜瘤

脑室系统被覆立方/柱状室管膜细胞,室管膜瘤可起源于

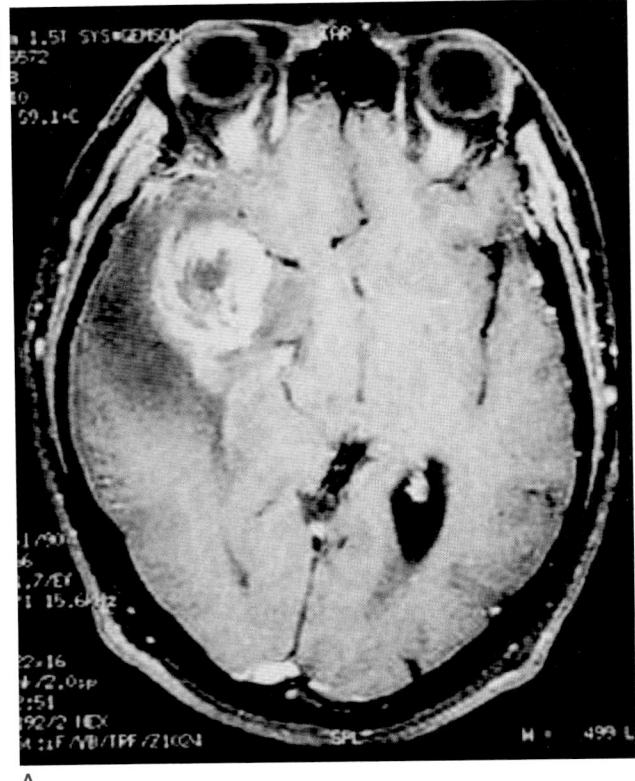
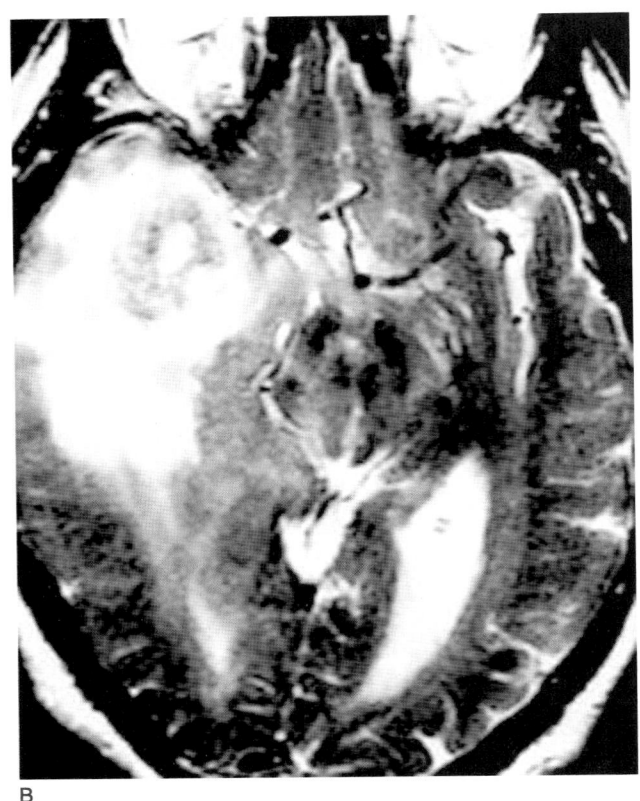

图 42-20 **A.** 增强后 MRI 轴位 T_1 加权像示右颞叶前内侧环形增强病变并有中心性坏死(黑色区域),这与多形性胶质母细胞瘤符合。**B.** MRI 轴位 T_2 加权像广泛高信号示多形性胶质母细胞及其瘤周围水肿

这些细胞。虽然大多数儿童室管膜瘤位于幕上,但是 2/3 的成人室管膜瘤位于幕下。幕上室管膜瘤起源于侧室或三室。幕下室管膜瘤起源于四室底(即脑干后向后生长)。最常见症状是头痛、恶心、呕吐、眩晕,继发于因阻塞了脑脊液通过四室所致的颅内压增高。肿瘤可自四脑室侧孔长出形成桥小脑角占位。它们也可能通过脑脊液播散形成在脑脊液通道形成"掉落转移灶"。主要的两个组织学分型是乳头型和间变性,后者以有丝分裂增多和区域坏死为特征。总体全切通常不可能因为肿瘤起源于脑干。手术目的是在没有损伤特别精细的脑干情况下获得最大程度的切除。枕下开颅并沿中线分离小脑半球可达到四室内肿瘤。术后放疗显著提高了生存时间。腰椎穿刺或增强 MRI 证明播散还应行全脊髓放疗加可见转移灶的局部剂量。

脉络丛乳头状瘤

脉络丛由很多被覆立方上皮的小血管丛组成。它表现为介于血管和脑组织之间。脉络丛细胞从血液形成脑脊液并释放到脑室系统中。脉络丛乳头状瘤和脉络丛癌(少见,主要见于儿童)可以起源于这些细胞。乳头状瘤通常发生于婴儿(典型地位于幕上侧脑室)但也可见于成人(通常在幕下四脑室)。乳头状瘤界限清楚,因富含血管显著强化。如室管膜瘤,成人室管膜瘤通常表现为颅内压增高症状。治疗是手术切除。全切可治愈;复发乳头状瘤应再行切除。不建议放疗和化疗。放疗是乳头状癌积极手术治疗的辅助治疗,但结果一般很差。

神经性肿瘤和混合肿瘤

神经性和混合性肿瘤包括一大类肿瘤。这些肿瘤包含正常或非正常的神经元和(或)正常或非正常的胶质细胞,原始神经外胚层肿瘤起源于能分化为神经元和胶质细胞的双重潜能细胞。

髓母细胞瘤

髓母细胞瘤是原始神经外胚层肿瘤最常见的类型。大多数发生于 10 岁以内,但是第二个高峰在 30 岁左右。髓母细胞瘤是最常见的恶性儿童脑肿瘤。它们通常位于中线。大多数发生于小脑并表现为颅内压增高的症状。组织性特点包括紧密的小圆细胞,细胞巨核并缺乏细胞质。它们通常没有包膜,往往在中枢神经系统内播散,应该行手术切除并行放化疗。

神经节细胞瘤

神经节细胞瘤是包含神经元和胶质细胞的混合性肿瘤。它们发生在 20~30 岁,往往位于颞叶内侧,局限性占位,可能含囊变或钙化,可能强化。因为位于颞叶内侧,症状通常是癫痫。完全手术切除,病人会有很好的预后。

神经嵴肿瘤

多潜能的神经嵴细胞分化为各种各样的细胞类型,包括平滑肌细胞、交感和副交感神经元、黑色素细胞、施万细胞、蛛网膜帽细胞。在早期发育阶段,它们从早期的神经管转移到遍及全身。

其他肿瘤

脑膜瘤

脑膜瘤起源于蛛网膜的蛛网膜帽状细胞。它们大体看上去像从硬膜起源,通常被称作以硬膜为基底的肿瘤。最常见的颅内部位是镰旁(图 42-21)、凸面(即大脑半球之上)和蝶骨翼。其次常见的是枕骨大孔、嗅沟和侧脑室内。大多数是缓慢生长、有包膜、良性肿瘤。侵袭性非典型或恶性脑膜瘤会侵犯邻近骨或脑皮质。以前颅脑的辐射增加了脑膜瘤的发生率,大约 10% 的脑膜瘤病人会是多发脑膜瘤。全切可治愈,但是颅底侵犯小穿支动脉或脑神经的肿瘤,要做到没有神经功能缺失的全切除是不可能的。小的、无症状的脑膜瘤可以随访,直到症状出现或直到一系列影像学检查证实肿瘤显著生长。非典型和恶性脑膜瘤可能需要术后放疗。病人可能进一步复发,可能是手术床或远处新发肿瘤。

前庭神经鞘瘤(听神经瘤)

前庭神经鞘瘤主要起源于前庭蜗神经(第Ⅷ对脑神经)前庭部分的上部(图 42-22)。通常,病人表现为进行性听力丧失、耳鸣或平衡困难。大的肿瘤会产生脑干压迫和梗阻性脑积水。双侧听神经瘤是神经纤维瘤病 2 型(NF2)的特征性表现,NF2 是 22 号染色体突变所致的综合征。NF2 的病人椎管和颅内脑膜瘤及胶质瘤的发病率增加。

前庭神经鞘瘤可行显微外科切除或适形 SRS(伽马刀或直线加速器技术)。治疗的主要并发症是和前庭蜗神经一起通过内听道的面神经(第Ⅶ对脑神经)损伤。随肿瘤直径增加面神经功能障碍风险增加。

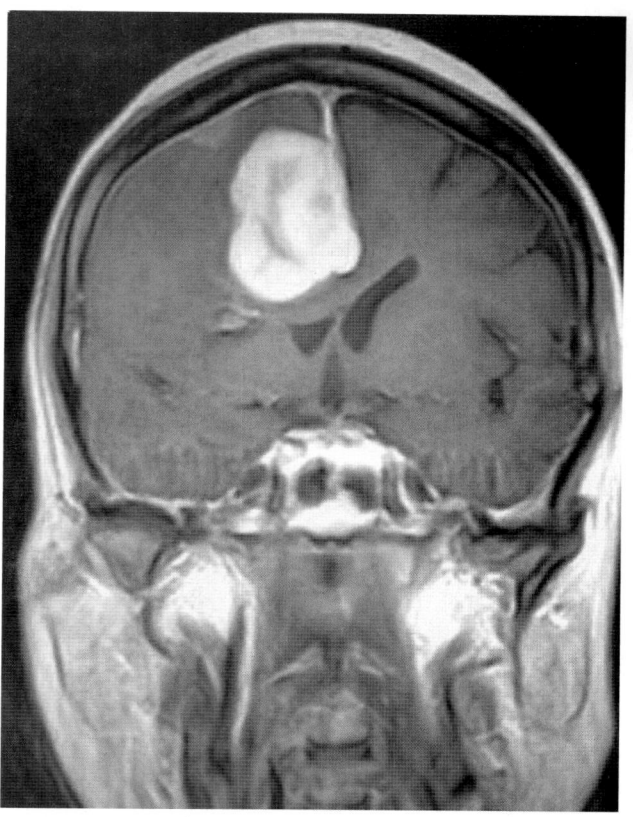

图 42-21 增强后 MRI 冠状位 T$_1$ 加权像显示起源于大脑镰的明显强化的病变,病变周围有中度的水肿并对右侧脑室有占位效应。这是一个镰脑膜瘤。注意还有一个小的独立的起源于大脑凸面硬膜的脑膜瘤

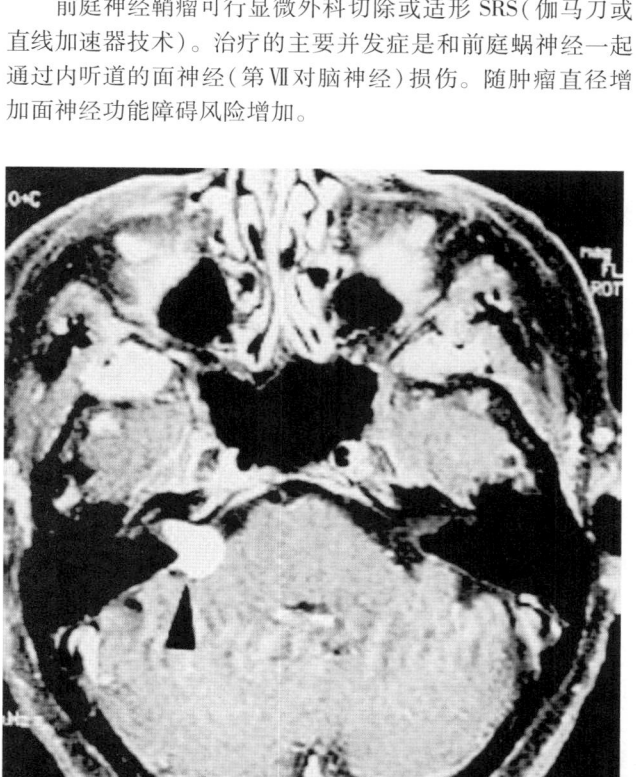

A

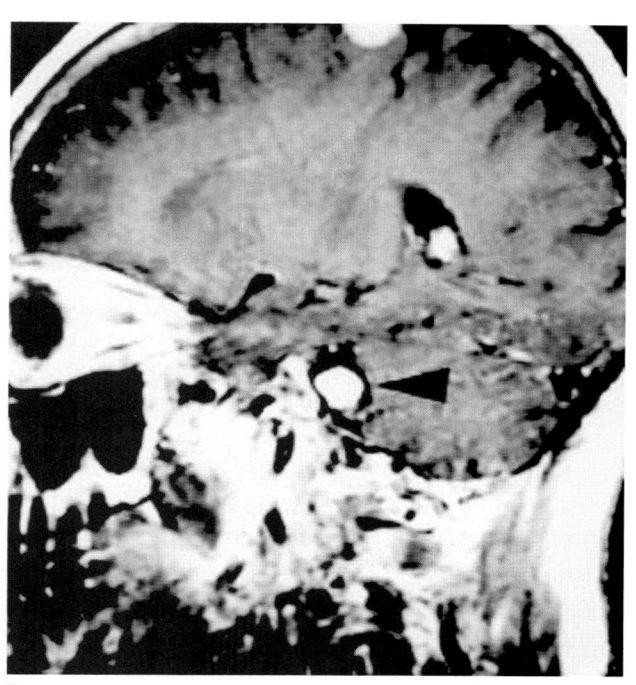

B

图 42-22 **A.** 增强后 MRI 轴位 T$_1$ 加权像示位于右侧前庭神经上的明显强化肿物,增强的尾端进入内听道(箭头)。病理为前庭神经鞘瘤。**B.** 增强后矢状位 T$_1$ 加权像示相同病变,箭头所示。注意图片顶端小的偶然发现的脑膜瘤

垂体腺瘤

垂体腺瘤起源于垂体前叶（腺垂体）。直径<1cm 的肿瘤被认为是微腺瘤；直径≥1cm 的是大腺瘤。垂体瘤可能是有功能的（即分泌的内分泌活性成分在病理水平）或无功能的（即不分泌或分泌无活性成分）。有功能肿瘤由于内分泌功能障碍往往在很小时就被诊断。最常见的内分泌综合征是肾上腺皮质激素分泌造成的 Cushing 病、泌乳素分泌造成的 Forbes-Albright 综合征、生长激素分泌造成的肢端肥大。一般诊断非功能肿瘤是因为变大的病变引起占位效应如视交叉压迫造成视野缺损或腺体压迫造成全垂体功能减退。图 42-23 所示为大垂体腺瘤。垂体瘤内出血导致突发的头痛、视力障碍、意识情况下降和内分泌功能障碍等症状。这被称为垂体卒中。

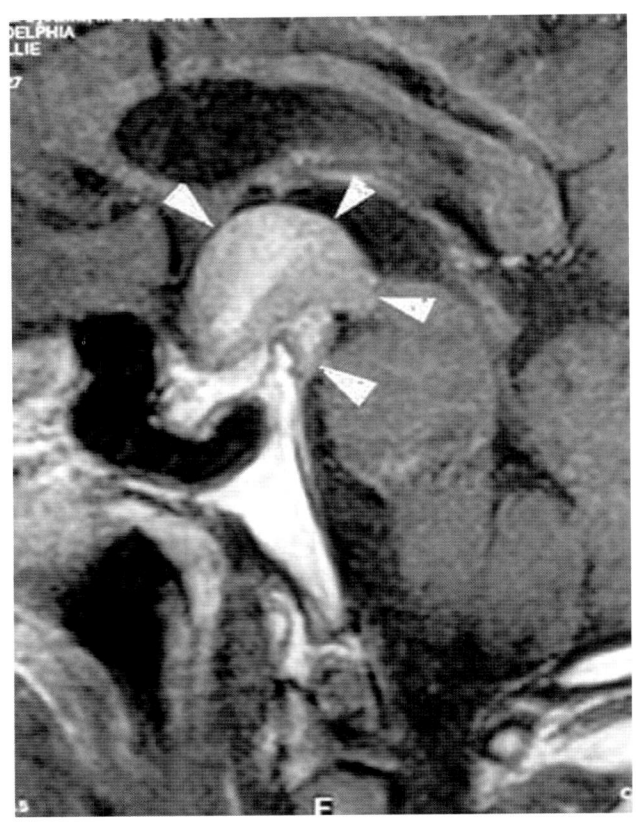

图 42-23　增强后 MRI 矢状位 T_1 加权显示大的蝶鞍/鞍上病变（箭头），向上进入第三脑室，后方靠近中脑和脑桥。病人表现为进展性视力视野缺损。病理和化验提示为无功能垂体腺瘤

有症状垂体瘤应行手术减压消除占位效应和（或）尝试内分泌治疗。分泌泌乳素的肿瘤（泌乳素瘤）只是经多巴胺能药物即溴隐亭的治疗经常会缩小，溴隐亭会抑制泌乳素的产生和分泌。有持续性占位效应或虽经足够多巴胺激动剂治疗仍有内分泌功能障碍的泌乳素瘤考虑手术。大多数垂体瘤可经鼻经蝶切除。侵袭性最小的内镜经蝶手术技术应用的越来越多。

血管母细胞瘤

血管母细胞瘤几乎都出现在后颅窝。20% 发生在 von

Hippel-Lindau 病的病人（VHL），VHL 病是多系统肿瘤性疾病。与 VHL 相关的其他肿瘤有肾细胞癌、嗜铬细胞瘤和视网膜血管瘤。很多表现为囊性肿瘤，囊壁上有一强化的肿瘤，被称为"瘤结节"。手术切除可以治愈散发（非 VHL 相关性）肿瘤。病理示丰富的薄壁血管腔，剖开内部可见血液。只是整体切除瘤结节留下囊壁就足够了。

淋巴瘤

中枢神经系统淋巴瘤可以原发于中枢神经系统或继发于系统性疾病。最近发病率增长可能由于移植和 AIDS 数量增加所致。表现症状包括意识状态变化、颅高压增高所致头痛和淋巴瘤性脑膜炎（与癌性脑膜炎相似）所致脑神经麻痹。通常淋巴瘤由高密度细胞构成，在 CT 上表现为高密度，大多数病变典型对比强化。不建议手术切除。立体定向针刺活检通常可明确诊断。接下来的治疗包括类固醇激素、全脑放疗和化疗。鞘内注射甲氨蝶呤是一种选择。

胚胎性肿瘤

胚胎性肿瘤因在发育过程中未完全退化或正确分化的胚胎残留引起。

颅咽管瘤

颅咽管瘤是良性的囊性占位，其最常见于儿童。第二个发病高峰在 50 岁左右。所有的小儿和大约 50% 的成人颅咽管瘤会发生钙化。症状因邻近结构特别是视交叉压迫引起。垂体或下丘脑功能障碍或脑积水可能发生。治疗首选手术。在儿童病例手术较容易，因为肿瘤通常软和易于吸除。成人肿瘤通常坚硬与周围重要结构粘连。视力丧失、垂体内分泌功能障碍、尿崩、因额底损伤所致的认知缺损是常见手术并发症。

表皮样囊肿

表皮样囊肿是囊性占位，其壁由复层鳞状上皮构成，来源于外胚层细胞残留，鳞状上皮脱屑导致其缓慢、直线性生长。囊内含有角蛋白、胆固醇和细胞碎片（图 42-24）。它们最常见于桥小脑角，因脑干受压而引起临床症状。因刺激性的囊内容物释放到蛛网膜下腔可能发生反复的无菌性脑膜炎（Mollaret 脑膜炎）。治疗方法是手术引流和清除囊壁。术中囊内容物的溢出会导致严重的化学性脑膜炎，限制其溢出并不断抽吸来避免化学性脑膜炎。

皮样囊肿

皮样囊肿比表皮样囊肿少见。它们除了包含鳞状上皮还包含毛囊和皮脂腺。皮样囊肿可能出现在颅脊柱轴的任何部位。它们更常见于中线结构，与畸形的相关性比表皮样囊肿大。它们可能是外伤性的，如通过腰椎穿刺将皮肤结构带入到中枢神经系统。当伴发的皮窦管沿脊柱通向皮肤可能会发生细菌性脑膜炎。症状性占位的治疗是手术切除，同样要注意内容物溢出。

畸胎瘤

畸胎瘤是起源于中线的生殖细胞肿瘤，经常位于松果体

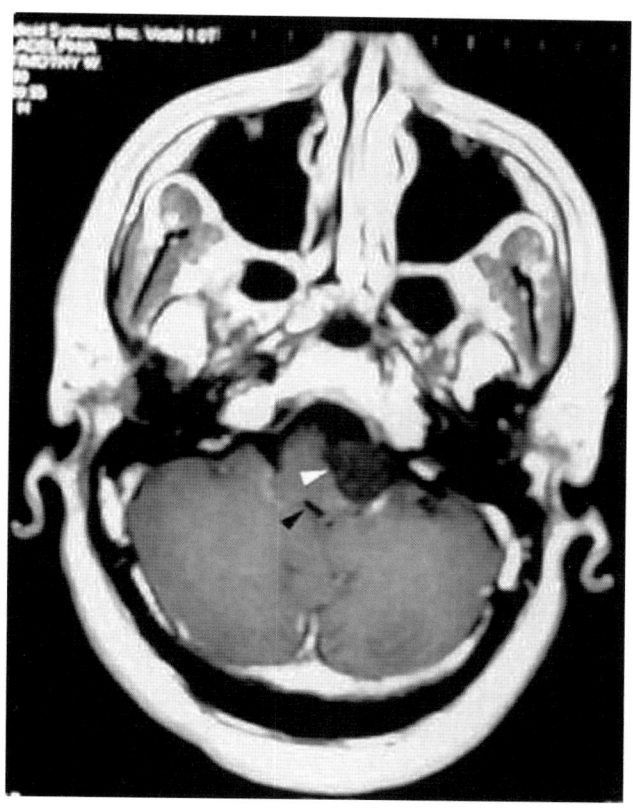

图 42-24　增强后 MRI 轴位 T_1 加权像示左侧桥小脑角压迫脑干的无强化肿物。白色箭头示肿瘤和脑干的分界面。黑色箭头示变形的四脑室。病理为表皮样瘤

区（三室后区域，位于中脑和小脑上方）。它们包含来源于三个胚层的元素：外胚层、中胚层和内胚层。畸胎瘤可能包含皮肤、软骨、胃肠腺体和牙齿。有更多原始特征的畸胎瘤就越恶性，而有分化越好组织的畸胎瘤越良性。手术切除可以尝试。但是恶性畸胎瘤的预后非常差。

脊柱肿瘤

很多种肿瘤会侵及脊柱。约 20% 中枢神经系统肿瘤发生在脊柱。不像颅内肿瘤，大部分脊柱肿瘤是组织学良性的。理解了两个主要的脊柱概念——稳定和神经压迫，就更易于理解脊柱肿瘤效应。破坏了骨质和韧带会导致脊柱的不稳定，导致畸形如脊柱后突、半脱位或可能继发的神经压迫。生长在椎管内或神经孔内的肿瘤会导致对脊髓或神经根的直接压迫，导致疼痛和功能缺失。典型的疼痛夜间更重。对于这些肿瘤解剖学分类是更逻辑的方法。某些肿瘤出现在特有的部位。对于解剖的理解利于对临床症状和可能的治疗选择的理解。

硬膜外肿瘤

硬膜外肿瘤占脊柱肿瘤的 55%。分类包括来源于骨性脊柱结构的肿瘤和来源于硬膜外腔内的肿瘤。骨质的破坏会导致不稳定和骨折，引起疼痛和（或）畸形。硬膜外扩张会导致脊髓或神经根的压迫引起脊髓病变、神经根病变或同时合并以上两种病变。

转移性肿瘤　转移性肿瘤是最常见的硬脊膜外肿瘤。脊柱转移瘤最常发生于胸和腰椎体，因为在这些部位有最大量的红骨髓。最常见主要的脊柱转移瘤来源于淋巴瘤、肺癌、乳腺癌和前列腺癌。其他来源包括肾癌、结肠癌、甲状腺癌、肉瘤和黑色素瘤。大多数脊柱肿瘤产生溶骨性病变。成骨细胞性、硬化性病变在男性提示前列腺癌，在女性提示乳腺癌。

因转移性病变导致进展性神经功能障碍的病人需行急诊手术，随后行放射治疗[33]。可使人削弱的疼痛的病人可行放射治疗并密切观察神经功能的恶化。术前神经功能和术后功能相关。病人可能几个小时后就失去功能。这样的病人应该给予大剂量地塞米松，立刻行 MRI 检查，然后送手术室或放疗室。手术指征包括放疗失败、脊柱不稳、放疗后复发和需要诊断的未知原发肿瘤。有显著累及骨质的大多数病例需要减压同时融合。骨融合需要 2 ~ 3 个月。预后决定手术选择。手术不可能改善预期寿命 3 个月或更少的病人的生活质量，但可能改善预期寿命 6 个月或更多的病人的生活质量。是否对预期寿命为 3 ~ 6 个月的病人有好处还不清楚，需要和病人及家属坦白地讨论。不可能耐受全身麻醉、已经完全瘫痪或对放射线非常敏感的肿瘤如骨髓瘤和淋巴瘤通常不应该行手术。

原发性肿瘤　海绵状血管瘤是良性肿瘤，尸检中 10% 的人发现有此肿瘤。它们发生于胸腰段脊柱的椎体，时常是无症状的。它们通常是血管性的，可能出血，导致疼痛或神经功能缺失。大的海绵状血管瘤可使脊柱不稳并易于骨折。成骨细胞性病变包括骨样骨瘤和成骨细胞瘤。后者更大、更有破坏性。动脉瘤样骨性囊肿是非肿瘤性、膨胀性、溶骨病变，其包裹薄壁血管腔，它经常发生于颈胸椎的椎板和棘突。它们可导致疼痛或充分削弱骨质导致骨折。起源于脊柱骨质的癌变包括尤因肉瘤、骨肉瘤、软骨肉瘤和浆细胞瘤。

硬膜下髓外肿瘤

硬膜内髓外肿瘤约占脊柱肿瘤的 40%，起源于硬脊膜或神经根元素。它们可能压迫脊髓导致脊髓病变或压迫神经根导致神经根病变。最常见的硬膜内髓外肿瘤一般是良性的，生长缓慢，很局限。少见的良性的硬膜外占位包括蛛网膜囊肿、皮样囊肿和表皮样囊肿。少见的恶性的硬膜外肿瘤包括转移癌和高级别胶质瘤或后颅窝胶质瘤"掉落"转移灶。

脊膜瘤　脊膜瘤起源于蛛网膜。它们表现为以硬膜为基底在 MRI 上强化。可见强化的"硬膜尾"。它们最常发生于胸椎（图 42-25），但也可起源于胸椎和腰椎部位。一些脊膜瘤生长到硬膜外腔。生长导致脊髓压迫和进行性脊髓病变导致反射亢进、痉挛和步履艰难。治疗选择是手术切除。术者通常会找到肿瘤、硬膜和脊髓的边界，可以整体切除并不损害脊髓。

神经鞘瘤　神经鞘瘤起源于周围神经髓鞘施万细胞。它们是良性的、有包膜的肿瘤，很少恶性变。2/3 完全位于硬膜内，1/6 完全位于硬膜外，1/6 含从硬膜内到硬膜外两部分，有典型的"哑铃形"形状。症状由神经根病变引起，经常表现为疼痛或脊髓病变。症状性病变应行手术切除。母体神经根通常可以保留。多发神经鞘瘤的病人可能有 NF2。

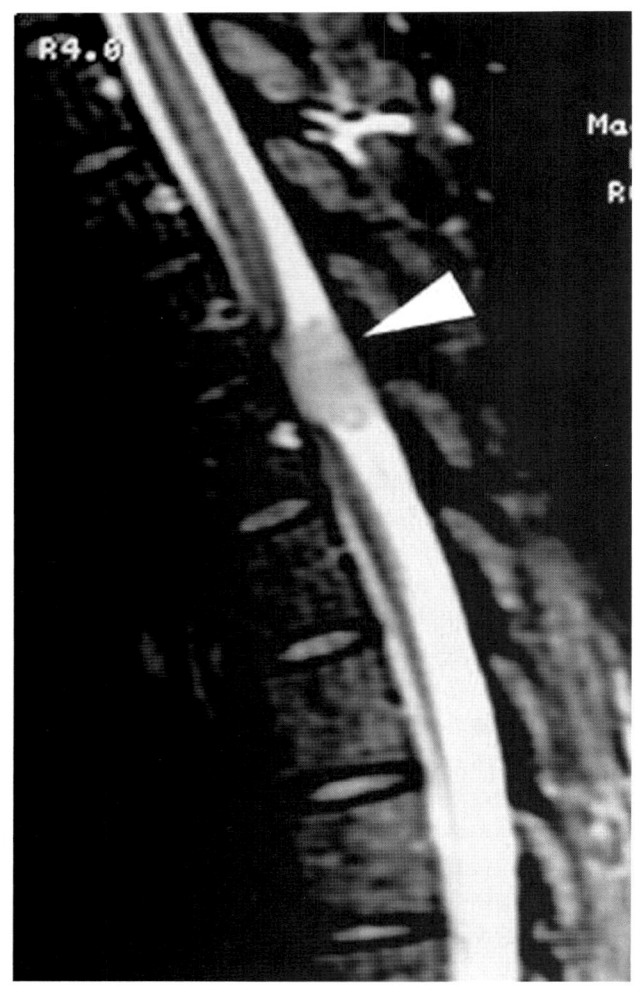

图 42-25 MRI 胸椎正中矢状位 T$_2$ 加权像显示有完整包膜起源于硬膜后方并压迫脊髓的肿瘤。箭头指向肿瘤背侧部位。病人变现为步态变差和下肢痉挛。病理示脊膜瘤

这些病人需要细致的神经检查来确定哪些病变是有症状并需要切除的。

神经纤维瘤　与神经鞘瘤不同,神经纤维瘤倾向于表现为梭形并生长在母神经内,而不是从神经分支出去的有包膜的肿块。神经纤维瘤是良性的但没有包膜。它们表现与神经鞘瘤相似,这两个很难在影像上区分。神经纤维瘤手术保留母体神经更具挑战性。为了提高全切除的可能性,胸和高颈的神经根可以牺牲并只有很小的缺失症状。多发神经纤维瘤的病人可能有 NF1,也被称为 von Recklinghausen 神经纤维瘤病。应该切除症状性病变。

髓内肿瘤

髓内肿瘤约占脊柱肿瘤的 5%。它们起源于脊髓内的实质。常见的表现症状是局部感觉迟钝、灼痛、神经根痛、感觉缺失、力弱或括约肌功能障碍。有如此症状的病人应行全脊髓 MRI 平扫及增强。

室管膜瘤　室管膜瘤是成人最常见的髓内肿瘤。它有几种组织学类型,黏液乳头型发生在腰段脊髓圆锥或终丝,手术

切除预后最好。细胞型更常发生于颈髓。很多室管膜瘤有囊性区域并可能包含出血。手术切除可改善功能。通常存在清楚的肿瘤边界,使手术切除更安全。次全切术后放疗可以延长疾病控制时间。

星形细胞瘤　星形细胞瘤是儿童最常见的髓内肿瘤,但其也可发生在成人。它们可发生在所有的水平,但更常见于颈髓。肿瘤可能侵及含脑脊液的脊髓中央管导致中央管的扩张,被称为脊髓空洞症。脊髓星形细胞瘤通常是低级别的,但是因肿瘤无包膜及浸润性特点,完整切除可能性很小。星形细胞瘤病人总体结果较室管膜瘤差。

其他肿瘤

其他类型的少见肿瘤包括高级别的星形细胞瘤、皮样囊肿、表皮样囊肿、畸胎瘤、海绵状血管瘤、血管母细胞瘤和转移瘤。病人经常变现为疼痛。预后通常取决于术前功能和病变的组织学特性。

脊柱:基本概念

脊柱是一个复杂结构,容易受到包括退行性变、炎症、感染、肿瘤和创伤在内的相当广泛的病理过程的影响。我们已经分别在本章的感染-脊柱、脊柱肿瘤和脊柱创伤节段讨论过脊柱创伤、肿瘤和感染。在本节将论述一般概念、常见疾病模式和基本的手术干预。

脊柱由一系列叠放的椎骨、其间的椎间盘和纵行的韧带组成。椎骨由前方的椎体与后方的椎弓根、关节突、椎板和棘突构成。椎间盘有两部分。坚韧的纤维状的环沿着两个相邻椎体的外径走行,被称为纤维环。纤维环内侧的海绵样物质被称为髓核。纤维环和髓核为为相邻椎体提供了一个缓冲垫,吸收传导至脊柱的力量,并容许椎体间一定程度的活动。韧带通过限制相邻椎骨的活动稳定脊柱。

稳定和神经压迫是理解影响脊柱的机制和病理过程的两个关键概念。

稳定性

脊柱是轴向脊椎的主要结构,其必须承担显著负荷。越向尾侧椎体必须承担总负荷逐步增加,从脊柱头端至尾端椎骨大小也相应增大。颈椎的活动度最大。其稳定主要依靠走行于节段之间韧带的完整性。由于胸廓的稳定作用,胸椎的活动度最小。腰椎具有相对粗大的椎骨,承担沉重的负荷,并具有中等的活动度。骶椎被融合在一起,内部无活动度。由腰椎承担的负荷被传递给骶骨,然后通过骶髂关节传递至骨盆。尾骨是脊柱的最低部分,对于承担负荷或者活动性无显著贡献。

稳定的脊柱在维持正常结构和对线的同时,可以承担正常因体重、运动和肌肉收缩所经受的力量。不稳定的脊柱在这些力的作用下将会移动或者半脱位。脊柱不稳定的决定因素随颈段、胸段和腰段不同而异。一般来说,稳定既依靠脊柱坚硬的骨性成分在结构上的完整性,也依靠支持性韧带附件的抗拉性完整和可靠。X 线平片和 CT 扫描可以敏感检测骨质缺损,例如骨折或者半脱位,而 MRI 能更好地探测包括韧带和椎间盘在内软组织的破裂。影像上所见的特定异常模式

可能提示或者诊断脊柱不稳。

一种常见的非创伤性脊柱不稳定是腰椎滑脱,其典型的为腰椎相对于下方低位椎骨向前滑移。这是由于椎弓峡部,其为跨越相邻小关节的重要骨性桥梁的先天性或者退行性断裂所导致的。在这种椎弓峡部缺损的情况下,在相邻椎骨之间没有牢固的骨性连接。脊柱是不稳定的,可能导致向前滑动(滑脱)。病人典型表现为严重的腰痛,症状因运动和负重(机械性腰痛)而加重。神经根病在这一情况下提示神经根管压迫。图 42-26 所示为 $L_4 \sim L_5$ 脊柱滑脱。

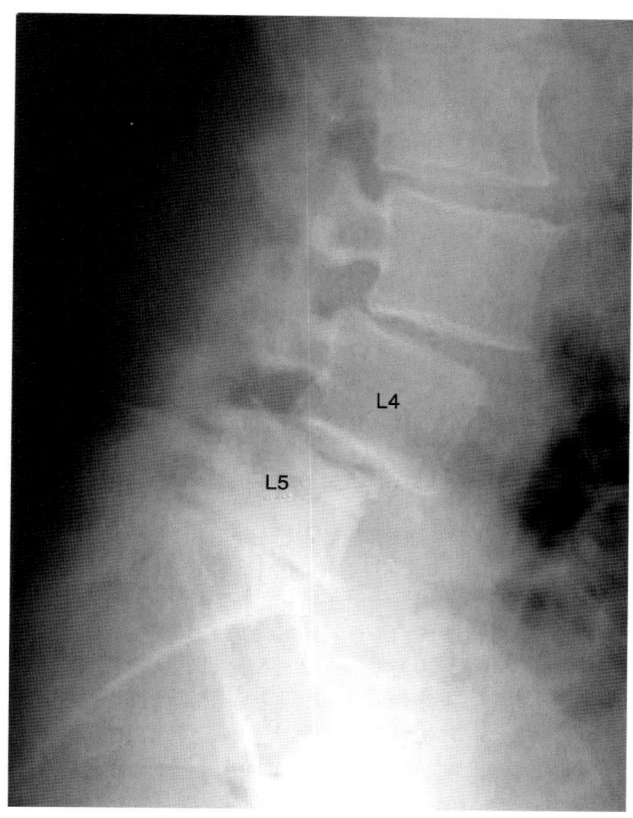

图 42-26 腰椎侧位 X 线提示因 L_4 椎弓峡部缺陷所致的 L_4 相对于 L_5 的 25% 的前向滑脱。这被称作脊椎滑脱

神经压迫

除了提供稳定的身体支撑结构的中央要素,当脊髓沿着中央管下降和神经根自中央管穿出至神经根管形成周围神经系统时,脊柱也必须为其提供保护。在正常脊柱,脊髓和神经根悬浮于脑脊液,不受机械压迫。能导致脑脊液空间受侵犯和神经受压的病理过程包括:椎间盘和椎间关节的增生性退

行性改变,硬膜外肿物的扩展,例如肿瘤或者脓肿,以及相邻椎体的半脱位(例如滑脱)。半脱位可能是由于创伤,其强度超过了脊柱负荷承受能力进而导致结构损伤,或者退行性疾病、感染或肿瘤所导致的慢性结构退变。半脱位减少中央管和神经根管的横截面积(图 42-10B),减少中央管面积可以导致脊髓病。减少神经管面积可以导致神经根病。

脊髓病

压迫脊髓可以产生功能障碍,被称为脊髓病。这一功能障碍可能继发于压迫的直接效应,因灌注减少所致的脊髓缺血,或者因反复脊髓创伤所致的病理改变。这些机制导致皮质脊髓束的脱髓鞘,该神经束是长的下行运动神经纤维束。皮质脊髓束的损伤导致上运动神经元的症状和体征,包括反射亢进、阵挛和无力。这些机制也可以导致背柱的损伤,其主要传递上行的本体感觉、震动和两点辨别的信息。本体感觉的丧失使得精细运动任务和步行变得困难。

神经根病

神经根受压产生神经根功能障碍,被称为神经根病。神经根病变的特点包括下位运动神经元症状和体征(反射减弱、萎缩和无力)以及感觉障碍,例如麻木或者针刺感(感觉异常),烧灼感(感觉迟钝)和放射(根性)痛。在累及中央管和神经孔的病例中,脊髓病和神经根病经常一同出现。二者联合出现可导致在疾病水平出现下位运动神经元功能障碍和低于该水平的上位运动神经元功能障碍。

疾病模式

颈髓神经根病

颈髓神经根在相同序数椎骨的椎弓根上方和较高的相邻椎间盘水平离开中央管。例如,C_6 神经根经过 C_6 椎弓根的上方,在 $C_5 \sim C_6$ 椎间盘水平。颈髓神经根可能被急性椎间盘突出所压迫,或者慢性的由椎间盘、关节突和韧带的增生性退行性改变所挤压。表 42-6 总结了各种椎间盘突出的效应。大多数急性椎间盘突出病人无须手术就会获得改善。非甾体抗炎药物或者颈椎牵引有助于缓解症状。症状不缓解或者显著力弱的病人应该接受减压手术。神经根减压的两种主要可选手术方式为前路颈椎间盘切除和融合(ACDF)和后路颈椎开窗椎间孔切开(锁孔椎间孔切开)。ACDF 能更为直接地达到和移除病变(神经根的前方)。但是,操作需要融合,因为椎间盘切除引起椎体间空间的塌陷,进而容易发生不稳定。图 42-27 所示为 $C_6 \sim C_7$ 的 ACDF,具有典型的内植入物和接骨板系统。锁孔椎间孔切开减压时不必融合,但是,其对于切除椎管中央位置的病变效果较差。

表 42-6	颈椎间盘突出的症状与水平关系				
节段	频率(%)	受损神经根	反射	力弱	麻木
$C_4 \sim C_5$	2	C_5	—	三角肌	肩部
$C_5 \sim C_6$	19	C_6	肱二头肌反射	肱二头肌	拇指
$C_6 \sim C_7$	69	C_7	肱三头肌反射	腕伸肌群(垂腕)	第 2、3 指
$C_7 \sim T_1$	10	C_8		手固有肌	第 4、5 指

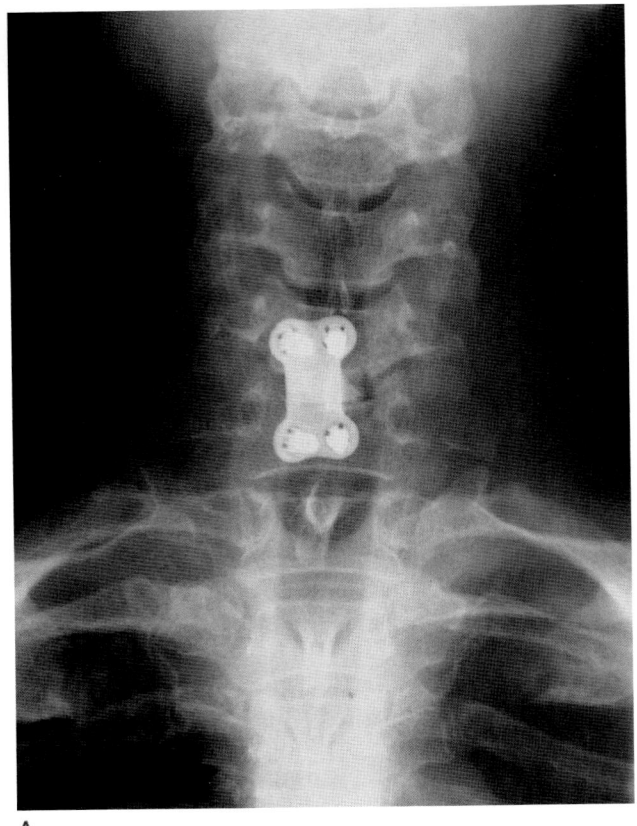
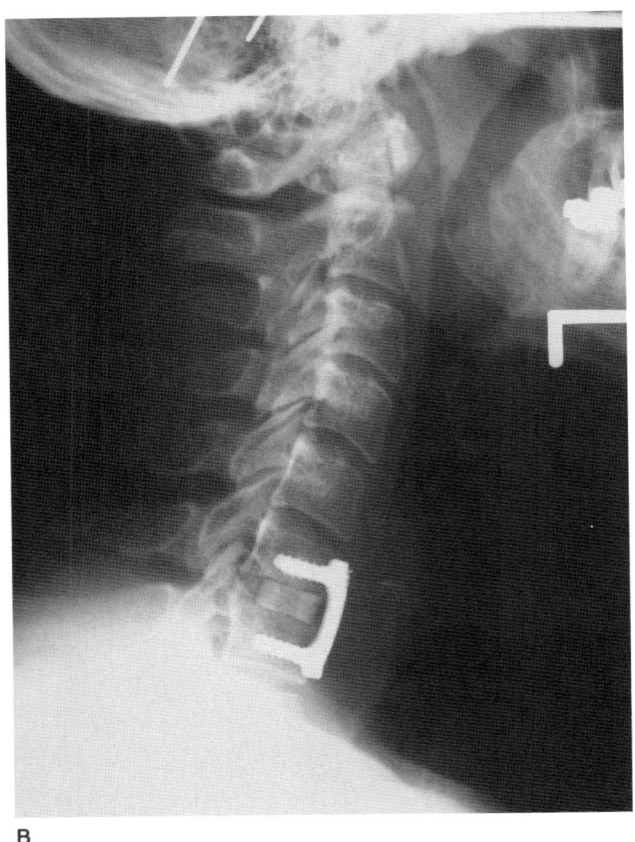

图 42-27　**A.** 前后位颈椎 X 线片显示前方的颈椎接骨板,在 $C_6 \sim C_7$ 椎间盘切除后被用于稳定脊柱。病人表现为右侧肱三头肌力弱和右侧小指感觉迟钝。MRI 提示 $C_6 \sim C_7$ 椎间盘向右侧旁中央突出,压迫穿出的 C_7 神经根。**B.** 同一病人的侧位颈椎 X 线片清楚表明接骨板和螺钉的位置,也可以很明显地见到被置于钻空椎间盘内的异体骨填充物

脊髓型颈椎病

　　关节强直是指椎间盘、椎间关节和韧带的弥漫性退行性和增生性改变,上述原因共同导致脊柱狭窄。由于颈椎退行性疾病压迫所导致的脊髓功能障碍(脊髓病),因此被称为脊髓型颈椎病(CSM)。CSM 典型表现为由于皮质脊髓束功能障碍所导致的痉挛和反射亢进,源于脊髓灰质的前角内运动神经元变性的上肢力弱和萎缩,以及由于背柱损伤导致的下肢本体感觉的丧失。图 42-28 所示为典型所见。病人主诉系扣困难,使用工具不能和步行困难。关节强直通常弥散性,因此 CSM 的常用治疗为多节段的颈椎椎板切除(通常 $C_3 \sim C_7$),尽管病变累及 $1 \sim 3$ 个节段的病人可选择前路减压和融合。图 42-29 所示为 CSM 病人椎体切除和融合术后表现。彻底的颈椎椎板切除使得脊髓后方减压。病人经常因颈髓的慢性广泛改变而恢复缓慢,康复计划可能会使他们受益。另一种表现为典型的上下位运动神经元症状的疾病是肌萎缩侧索硬化(ALS)。必须小心避免为未能诊断的 ALS 病人行颈椎椎板切除术。两点有助于鉴别 CSM 和 ALS:颅神经功能障碍,如吞咽困难(不是典型的颈椎疾病)和感觉障碍(不见于 ALS)。

胸椎间盘突出

　　胸椎椎间盘突出占椎间盘突出的不足 1%。病人可能由于脊髓受压表现为神经根痛或者感觉运动改变。应该避免经中线切口的后方入路切除椎板,因为操作和牵拉所致脊髓损伤的发生率高。经过开胸的前方入路使得脊髓的风险最低,并允许良好的椎间盘暴露。如果可能的话,应该保留自主动脉走行至胸髓的根动脉,以避免缺血的发生。也可以选择切除肋骨头和关节突关节的侧后方入路。最后,对于侧方的椎间盘突出,可以采用经椎弓根入路[34]。

腰椎神经根病

　　腰神经根穿出硬膜囊,经过上位相邻的椎间盘附近,然后在同一序数椎体椎弓根的下方离开中央管。因此,L_5 神经根经过 $L_4 \sim L_5$ 椎间盘附近,在 L_5 椎弓根下方穿出(图 42-30)。腰椎间盘的突出可伴有或者无创伤或者劳损病史。其一般产生向腿部放射的剧烈(根性)疼痛。(表 42-7)大多数畸形突出的腰椎间盘无须手术可获得症状上的改善。症状持续超过 $6 \sim 8$ 周,进行性运动缺陷(例如足下垂),或者具有止痛药物无法控制的使病人丧失工作能力的疼痛,上述病人需要手术治疗。椎间盘切除经后正中切口,部分切除覆盖的椎板(半椎板切除或者椎板切开),术中确认硬膜囊和神经根,摘除椎间盘碎片。术中可能发现游离漂浮的椎间盘碎片。经常地,但是,突出的椎间盘物质仍旧包含在纤维环内,需要切开后纵韧带和刮除椎间盘区域。腰椎间盘切除后,大约 2/3 的病人疼痛将会完全缓解,而高达 85% 将会显著改善。

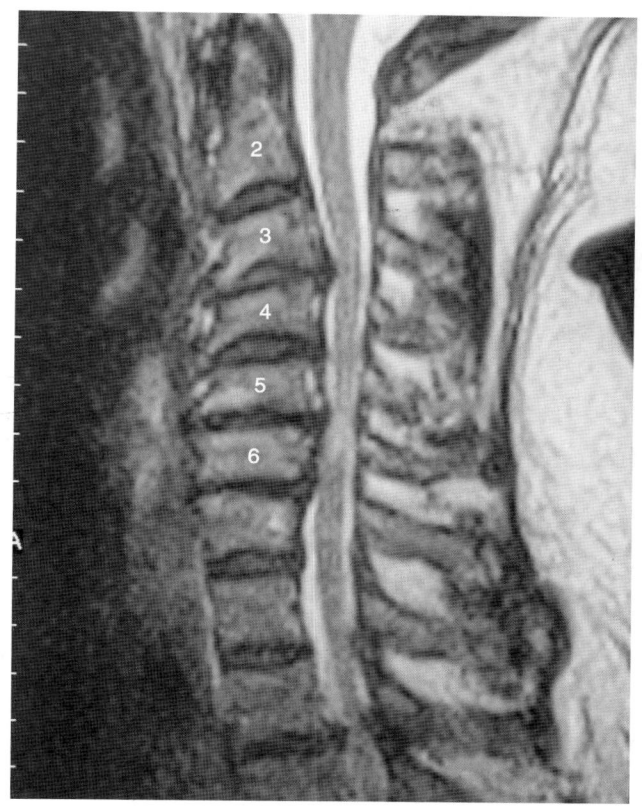

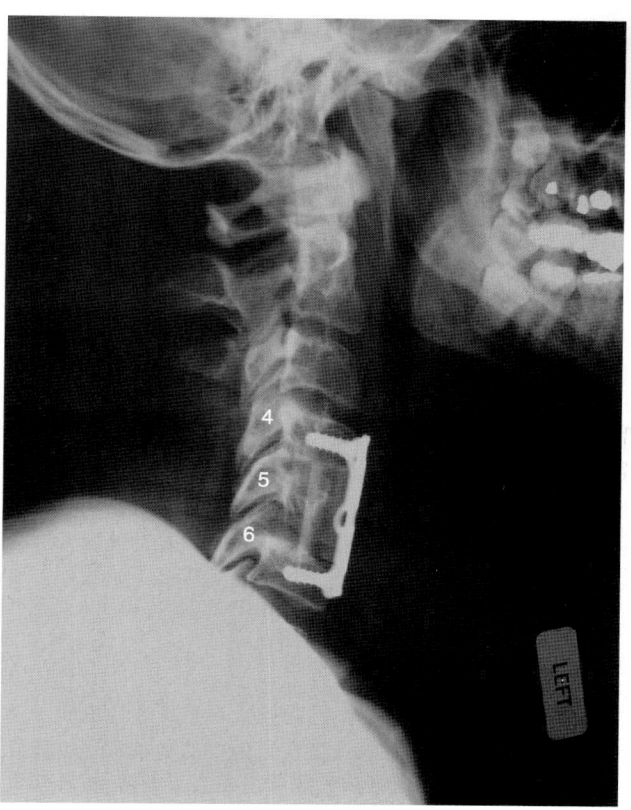

图 42-28　颈椎的 T2 加权矢状位 MRI 表明产生脊柱狭窄的多节段退行性改变,其中以 $C_5 \sim C_6$ 节段最为严重。注意在该节段的脊髓内的高信号,和脊髓病一致

图 42-29　脊髓型颈椎病病人 C_5 椎体切除术后的侧位颈椎 X 线片。切除范围涉及 $C_4 \sim C_5$ 椎间盘,C_5 椎体和 $C_5 \sim C_6$ 椎间盘,该两个节段减压。可见桥接 $C_4 \sim C_6$ 的骨性支撑。接骨板和螺钉稳定这些节段

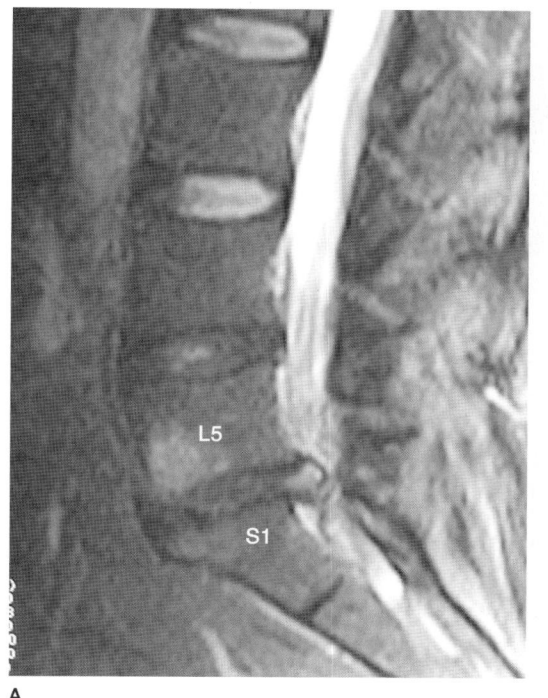

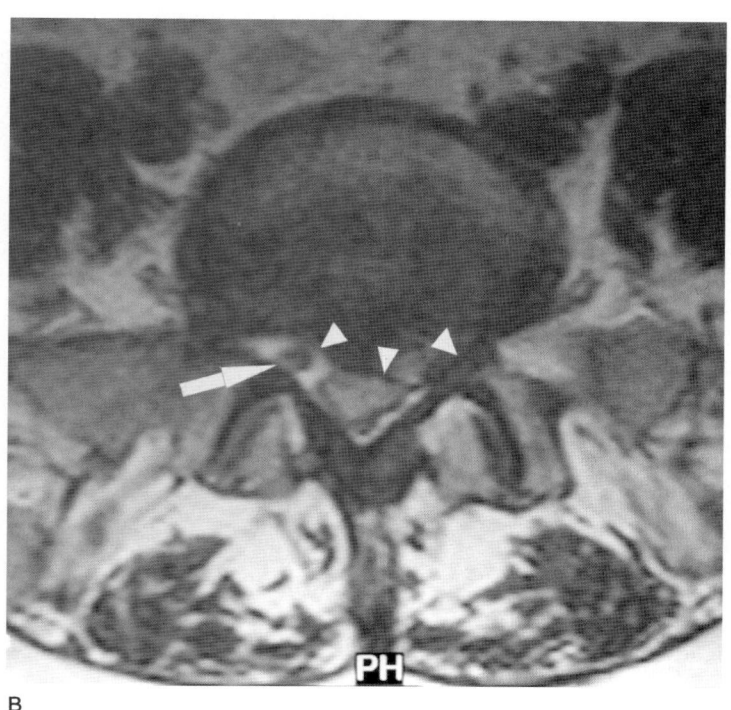

A

B

图 42-30　**A.** T_2 加权的矢状位 MRI 提示 $L_5 \sim S_1$ 椎间盘突出,产生显著的椎管受压和神经根移位。**B.** 同一病人的 T_2 加权轴位 MRI 可见在 $L_5 \sim S_1$ 节段左侧旁中央突出的椎间盘。箭头描绘出突出的程度。大箭头提示右侧 S_1 神经根经过而未受压。左侧 S_1 神经根严重受压而不能看到

表 42-7   腰椎间盘突出的症状与水平关系

节段	频率%	受损神经根	反射	力弱	麻木
$L_3 \sim L_4$	5	L_4	膝反射	股四头肌	股部前方
$L_4 \sim L_5$	45	L_5	—	胫骨前肌（足下垂）	蹬趾
$L_5 \sim S_1$	50	S_1	踝反射	腓肠肌	足外侧

神经源性跛行

　　神经源性跛行典型表现为发生于行走时的腰腿痛，而停止、前倾和坐下后可缓解。其一般的由于退行性腰椎狭窄压迫马尾所致。神经源性跛行必须和血管性跛行相互鉴别，前者停止行走后迅速缓解。而后者典型的不需要改变体位，并且疼痛沿着袜状分布而不是皮区分布。足部苍白和皮肤温度低，以及正常的神经检查结果也为典型表现，但是鉴别微血管神经的糖尿病病人可能存在挑战。神经源性跛行的病人病程缓慢进展，当其疼痛影响生活方式是可能需要手术治疗。通常的手术方式是 $L_3 \sim L_5$ 腰椎椎板切除减压神经根。

马尾综合征

　　马尾综合征是由于马尾受压所致，包括大块的椎间盘突出、EDH、硬膜外脓肿、肿瘤或者源自创伤的半脱位均可能导致该综合征。马尾受压的病人经常表现为尿潴留，鞍区感觉缺失，或者进行性腿部力弱。鞍部感觉缺失是指会阴、外生殖器、臀部以及大腿上内侧的麻木。怀疑具有马尾综合征的病人应立即行腰椎的 MRI 检查以评估是否为需要手术的病变。应经过椎板切除紧急手术切除大块病变，以保留括约肌功能和行走能力。

脊柱融合手术

　　脊柱不稳的病人经常需要融合手术，而不稳定可能由于疾病、手术干预或者二者兼有。融合操作将相邻椎体锁定在一起。当机体整合邻近椎体形成牢固一块的时候，融合就发生了，其消除了正常椎体间的活动。稳定和制动促进骨性融合。内部固定器械和外部支具经常用于稳定和制动融合的脊柱节段。

脊柱内固定

　　已经研发出用于所有脊髓节段制动的内固定装置。大多

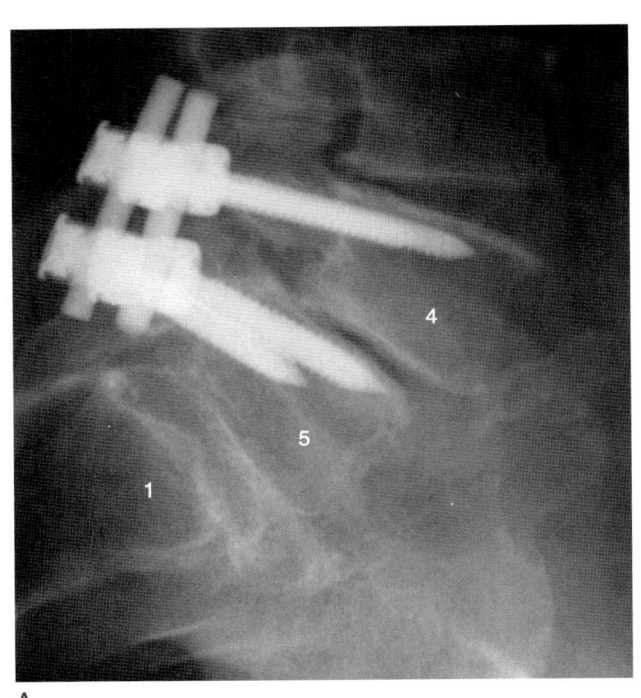

A

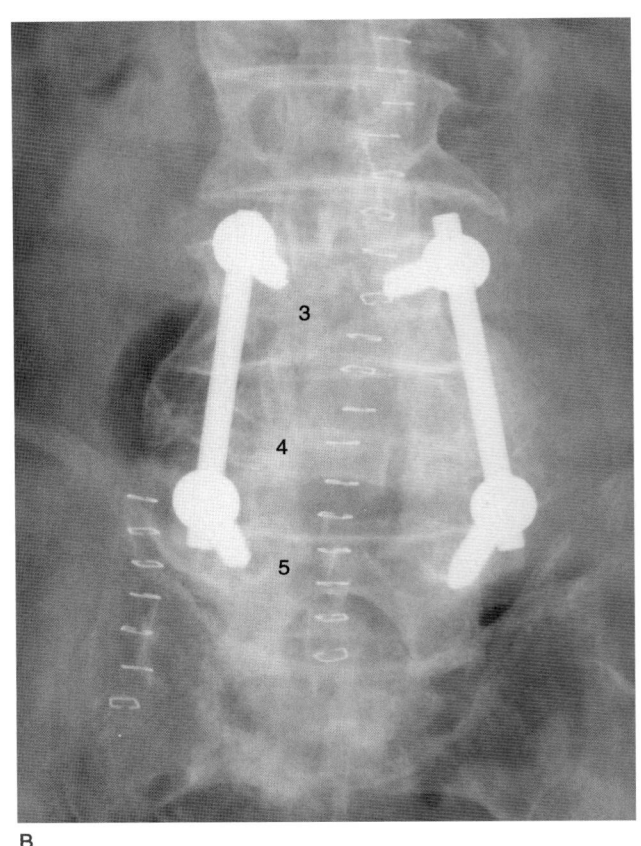

B

图 42-31　**A.** 侧位腰椎 X 线片可见椎弓根螺钉和连杆，被用于将 L_4 稳定在 L_5 上。这一内固定作为融合手术的一部分，来稳定有顽固性腰痛的进展性 $L_4 \sim L_5$ 的脊椎滑脱。**B.** 前后位脊柱 X 线所示为 $L_3 \sim L_5$ 的内固定，包括椎弓根螺钉和连杆。病人先前遭受 L_4 爆裂骨折。注意与邻近节段相比 L_4 椎体高度的降低。右侧一小排的皮钉描绘出髂嵴的切口，获得松质骨作为无结构的骨诱导自体融合，以诱导从 L_3 至 L_5 形成牢固的骨性桥梁（关节融合）

数脊柱内固定结构包括两个部分。第一个部分是牢固与椎体固定的装置。选项包括缠绕椎板或者棘突的钢丝，放置于椎板下或者围绕椎弓根的弯钩，或安放于椎弓根或者椎体的螺钉。第二部分是横跨椎体节段的装置。选项包括棒和接骨板，其在每一椎体水平直接和钢丝、弯钩或者螺钉锁定。脊柱内固定装置可应用于颈段、胸段和腰段的前路和后路融合。大多数现代脊柱内固定装置由钛制成，以减少将来 MRI 扫描的问题(图 42-31)如果骨性融合没有发生，所有的脊柱内固定装置将最终因松动或者断裂而失效。

关节融合

　　关节融合是指通过将相关部分整合成为一个牢固的骨块来消除活动或者不稳定。关节融合必须发生于任何融合的节段以获得长期的稳定。关节融合的不成功导致融合的失败，经常表现为纤维性不连接。颈椎成功融合的比例要高于腰椎。关节融合需要由病人的成骨细胞形成新的向内生长的骨质跨越不稳定的缺损区。在缺损处植入的移植材料，例如自体或者异体骨，为成骨细胞提供了桥梁，可以促进融合。自体骨指病人自己的骨质，经常取自髂嵴。髂嵴既可以提供皮质骨也可以提供松质骨。皮质骨提供了结构支撑，而松质骨提供了骨性内向生长的基质。异体骨是指源自人类组织库的灭菌骨。异体骨也可以是皮质骨、松质骨或者二者兼有。异体骨缺少自体骨固有的内源性骨诱导化合物系列，尽管补充产品，如去矿物质骨基质膏可被加入以促进新骨形成。其他增加融合成功率的技术正在研发中，包括将骨诱导的骨形成蛋白，被称为 BMPs，整合入融合结构中。动态稳定是指不通过达到骨性融合而创造脊柱稳定。这一概念被应用于颈椎和腰椎活动节段。人工腰椎和颈椎间盘置换治疗最近被发展用于治疗退行性脊柱疾病，同时介绍了这一概念。但是，这种治疗被限定于严格选择的病例。另一个可能有潜力的活动保留技术是节段性"软"稳定[35]。在退行性滑脱的病例中，这一系统允许腰椎的减压性椎板切除而不增加滑脱。理论上，邻近节段的关节突和椎间盘免受附近骨性融合的力臂作用。

周围神经

　　常见的累及周围神经系统功能的病理过程包括机械性压迫、缺血、炎症和肿瘤。

周围神经肿瘤

　　大多数周围神经肿瘤良性并且生长缓慢。显著的疼痛增加了病人患有恶性肿瘤的可能性。周围神经肿瘤的治疗是手术切除肿瘤以明确诊断和评估恶性征象。这些肿瘤累及载瘤神经的程度不同。一些肿瘤切除后对神经的损伤很小或是没有。生长在神经的肿瘤经常包含有功能的神经束。全部切除这些肿瘤需要牺牲载瘤神经。选择部分切除，保留神经和观察随访的方案还是牺牲神经全部切除要靠肿瘤的病理和载瘤神经的功能来确定。

神经鞘瘤

　　神经鞘瘤是最为常见的周围神经肿瘤，也被称为 neurile-momas 或者 neurinomas。多数病例发生在 30~40 岁。这些良性肿瘤起源于形成周围神经髓鞘的施万细胞，最为特征性的表现是当直接触诊肿块时，出现压痛和放射痛。自发的或者持续的疼痛提示恶性。神经鞘瘤倾向于生长缓慢，在载瘤神经上偏心生长。这些肿瘤的偏心位置和离散包裹的本质经常允许全切肿瘤而不遗留对载瘤神经严重的损伤。次全切除和随访观察，对于缠绕重要神经的神经鞘瘤是合理的，因其恶性转化的发生率极低。

神经纤维瘤

　　神经纤维瘤起源于神经内，倾向于形成纺锤形肿块，而不和神经鞘瘤一样，倾向于生长在神经外。神经纤维瘤经常表现为触诊是疼痛的肿块。其通常缺少神经鞘瘤的特征性的放射痛。神经纤维瘤经常难于全部切除而不牺牲载瘤神经。神经纤维瘤具有较高的恶性转化率，因此，已经知道具有残余肿瘤的病人需要密切观察。NF1 病人的神经纤维瘤经常多发。这些病人应该切除有症状的肿瘤。恶性变的风险达到 10%。恶性神经纤维瘤具有肉瘤的病理学特点。

恶性神经鞘瘤

　　恶性神经鞘瘤包括单发的肉瘤，恶性变的神经纤维瘤，和神经上皮瘤。恶性周围神经肿瘤的病人典型主诉为持续性疼痛，而不是仅在触诊时疼痛，并且更常见到在载瘤神经分布区的运动和感觉缺失。这些肿瘤的治疗是根治性切除。这经常需要牺牲载瘤神经。肿瘤可能侵犯附近软组织，为了防止全身转移，必须广泛切除或者截肢。

神经卡压

　　神经卡压是当神经通过病理上狭小而固定空间时出现的神经功能障碍。神经功能障碍可能直接由于慢性的反复作用于神经的压力，或者由于受损的灌注所致的缺血损伤[36]。卡压产生的神经信号障碍可能导致麻木、感觉异常，力弱或者肌肉萎缩。两个最为常见的神经卡压的点分别是肘关节内侧的尺神经和腕部的正中神经。EMG/NCS 通常提示神经卡压节段传导速度减慢。因创伤所致机械性周围神经疾病(臂丛神经断裂，肱骨骨折所致桡神经损伤和腓总神经挤压伤)在创伤一节讨论。

尺神经病

　　尺神经来自 C_7、C_8 和 T_1 神经根，发于臂神经丛的内侧束，支配大多数手固有肌(骨间肌与第三和第四蚓状肌)和第四和第五指的感觉。在肘部髁沟，尺神经行经内上髁后方。这一节段位置表浅，并且易于受到外部压迫和反复较小冲击。尺神经肘部卡压的病人表现为手掌内侧的麻木和刺痛，也包括第 4、第 5 指。运动缺失包括手固有肌的无力和废用。症状性的尺神经卡压病的治疗是手术探查和切开神经表面的纤维腱膜弓。以内上髁和鹰嘴之间为中心的长约 6cm 的曲线切口，可允许探查长达 10cm 的神经，并切开松解压迫组织。

腕管综合征

　　正中神经源自 C_5~T_1 神经根，发自臂神经丛的内侧和外侧束,支配腕部肌肉和指屈肌与第 1、第 2 和第 3 指的掌侧感觉。正中神经在腕部穿过腕管,位于四条指浅屈肌和四条指深屈肌腱的浅面。腕横韧带是一个强韧的纤维带,形成了腕管的顶部韧带内侧附着在豌豆骨和钩状骨,外侧附着在大多角骨和舟状骨。病人主诉支配手指的麻木和刺痛,笨拙,在睡眠和反复腕部活动时加重。病人可能会注意到鱼际肌隆起的废用萎缩。治疗对于夹板、止痛药和休息无反应的症状性腕管病例的病人,手术方案是手术切断屈肌支持带,术后经常疼痛综合征迅速缓解与麻木和力量缓慢恢复。

自身免疫和炎性疾病

这些不是外科疾病,但是因为其包括在新发无力疾病的鉴别诊断中,所以值得简要提及。它们的特征性表现有助于将其和结构性病变所致的无力相互鉴别。

吉兰-巴雷综合征

吉兰-巴雷综合征是急性炎症性脱髓鞘多发神经根病变,经常发生在病毒感染、手术、预防接种或支原体感染之后。病人经典表现为自下肢向上至躯干、上肢和甚至脑神经的无力。症状通常进展超过 2~4 周,然后缓解。治疗是支持性的。呼吸肌无力可能需要通气支持。

重症肌无力

重症肌无力是一种自身免疫疾病,形成肌肉乙酰胆碱受体的抗体,导致波动性无力。大多数病人患有胸腺增生或者胸腺瘤。最为常见的症状是复视,上睑下垂,构音障碍和吞咽困难。更为严重的病例有肢体或者呼吸系统的受累。反复活动后无力加重。治疗是乙酰胆碱酶抑制剂和可能的胸腺切除。

伊顿-兰伯特综合征

伊顿-兰伯特综合征是一种形成突触前钙通道抗体的自身免疫过程。这是一种最常与燕麦细胞癌相关的副癌综合征。病人具有肢体近端的力弱,而反复活动后可改善。这一诊断必然提示进行肿瘤学评估。

感染

神经外科医师感兴趣的中枢神经系统感染包括因占位效应产生局灶神经功能缺失的,由于抗生素单独治疗无效需要手术抽吸或引流的,导致脊柱机械性不稳定的,或者发生在神经外科操作后的病例。

颅脑

颅骨骨髓炎

颅骨富含血管,具有抗感染的能力。颅骨骨髓炎可能发展自化脓性鼻窦炎或穿透性创伤污染的连续播散,金黄色葡萄球菌和表皮葡萄球菌是最为常见的致病菌。病人通常具有红、肿和疼痛的表现。增强头部 CT 有助于诊断,显示颅骨受累程度以及合并的脓肿或者积脓。骨髓炎的治疗必须进行受累颅骨的手术清创,术后使用抗生素 2~4 周。因为开颅手术造成了一个无血供的游离骨瓣,易于感染并且抗生素不容易穿透,所以开颅伤口感染需要特别关注。这些伤口必须清创,骨瓣移除丢弃。随后的治疗包括合适的抗生素治疗,观察停用抗生素后感染复发的征象,和 6~12 个月后回到手术室进行钛或者甲基丙烯酸甲酯的颅骨成形术。

硬膜下积脓

硬膜下积脓是快速进展的化脓性感染。硬膜下腔缺少阻碍感染播散的明显障碍物,例如区域化和分隔。硬膜下积脓通常发生在大脑凸面。潜在的感染源包括鼻窦疾病、穿透性损伤、和耳炎。链球菌和葡萄球菌是最常被发现的微生物。表现的症状包括发热、头痛、颈部强直、癫痫或局灶神经功能缺失。神经功能缺失源自皮层血管的炎症,导致血栓形成和卒中。最常见的功能缺失是对侧偏瘫。有提示性症状的病人应接受快速增强 CT 扫描。腰椎穿刺经常难以发现致病微生物,并且由于占位效应存在脑疝风险。典型治疗是广泛的半侧开颅,硬膜敞开和灌洗。脓肿可能浓稠或分隔,钻孔引流或者小骨瓣开颅是不够的。随后病人需要抗生素治疗 1~2 个月。硬膜下积脓有 10%~20% 的死亡风险,并且常见慢性后遗症包括癫痫和残留偏瘫。但是许多病人恢复良好。

脑脓肿

脑脓肿是脑实质内包裹的感染。其可能来自心内膜炎或者心内或肺内存在右-左分流病人的血源性播散,鼻窦或者耳部的转移,或经过穿透性损伤的直接种植。杂乱的脑炎经常在有组织的囊壁隔离的脓肿之前出现。病人可能表现为非特异性症状,如头痛、恶心或者嗜睡,或者局灶神经功能缺失,如偏瘫。另外,如果脓肿破入脑室系统,病人可能极度危险。脓肿在 CT 扫描和 MRI 上表现为界限清楚的,环形强化的薄壁病变,经常伴有水肿和占位效应。病人在针刺抽吸或者手术切除之后需要使用抗生素。脓肿体积小、多发或者位于危险部位可以考虑仅使用抗生素治疗而不手术。大型的,导致占位效应的,意识水平下降,或者抗生素治疗 1 周后体积无缩小的脓肿,应该手术。非手术治疗仍然需要抽吸或者活检来进行微生物培养和药物敏感性检验。血和脑脊液培养极少获得确定诊断。切除包裹的脓肿显著缩短所需的清除所有微生物的抗生素使用时间。成功治疗后,常见的慢性后遗症包括癫痫或者局灶神经功能缺失。

脊柱

化脓性脊椎骨髓炎

化脓性脊柱骨髓炎是椎骨的破坏性细菌感染,通常发生在椎体。脊椎骨髓炎经常源自远隔疾病的血源性播散,但是也可发生于邻近疾病的扩展,例如腰大肌脓肿或者肾周脓肿。金黄色葡萄球菌和肠杆菌是最常见的致病微生物。病人通常表现为发热和背痛。糖尿病,静脉药物滥用和透析病人脊椎骨髓炎的发病率增加。硬膜外扩展可能导致脊髓或者神经根的受压,产生相应的神经功能缺失。骨髓炎在影像上表现为溶骨性改变,必须与肿瘤疾病相鉴别。相邻椎间盘的受累经常发生在化脓性骨髓炎。但是极少发生于肿瘤。平片和CT有助于确认骨质破坏程度或畸形例如脊柱后凸。MRI显示邻近软组织,或者硬膜外的疾病。尽管微生物必须被分离以指导抗生素选择,多数病例还是经过单独的抗生素治疗而成功治愈。血培养可能阳性。当单独用抗生素治疗失败,或者在不稳定和畸形情况下进行稳定和融合,需要手术干预进行清创。

结核性脊椎骨髓炎

结核性脊椎骨髓炎,也被称为Pott病,最常见于欠发达国家和免疫抑制的病人。几个特点区分结核性骨髓炎和细菌性骨髓炎。感染是无痛的,症状经常缓慢进展数月。结核菌极少累及椎间盘。受累椎体可能硬化而不是溶骨性改变。多个非相邻的脊椎可能受累。上位腰椎和下位胸椎是最常见的发病部位。诊断需要抗酸杆菌的证据。治疗涉及长期的抗分枝杆菌药物。脊柱不稳定或者硬膜外炎性组织压迫神经的病人需要接受清创和根据需要进行融合。

椎间盘炎

椎间盘部位的原发性感染或者椎间盘炎,是最常见的继发于术后的感染。自发性椎间盘炎更常见于儿童。表皮葡萄球菌和金黄色葡萄球菌引起多数病例。首要症状是背痛。其他症状和体征包括根性痛、发热、椎旁肌肉痉挛和局部触痛。许多病例不使用抗生素也将会缓解,而抗生素一般用于血或活检培养阳性或者持续躯体症状的病例。多数病人将会产生跨过受累椎间盘的自发融合,不需要清创或融合。

硬膜外脓肿

硬膜外脓肿可能源自或者播散至相邻的骨或椎间盘,所以脊柱硬膜外血肿和脊椎骨髓炎或椎间盘炎可能难于区分。最常见的症状和体征是背痛、发热和脊柱的触痛。硬膜外脓肿最严重的风险是由于脊髓或神经根损伤所致的无力进展为瘫痪。脊髓和神经损伤可能由于直接压迫或者炎性血栓形成导致静脉梗塞。金黄色葡萄球菌和链球菌是最常见的微生物。耐甲氧西林金黄色葡萄球菌占构成这些感染的很大部分,达到40%[37]。感染来源可能是血源性播散,局部扩展,或者手术污染。MRI最能显示硬膜外间隙和神经受累。脊柱硬膜外脓肿和神经受累的病人应该接受手术清创来达到减压和诊断的目的,随后进行培养指导的抗生素治疗。相关的手术禁忌证包括严重的伴随疾病或者受累节段以下完全缺失神经功能。无神经功能缺失而病原确定的病人,可以只用抗生素治疗并且非常严密地观察。但是,这一治疗策略仍有某种程度的争论,因为这些病人可能出现快速的不可逆的神经功能减退。大多数硬膜外脓肿可以通过椎板切除达到,而不必融合。主要位于前方颈髓或胸髓的积脓可能需要前方入路和融合。

功能神经外科学

癫痫外科

痫性发作起源于不能控制的神经元电活动。其可能源自脑的刺激病变,例如肿瘤或者血肿,或者源自生理上或结构上异常。痫性发作可能累及部分脑组织(局灶性)或全脑(全面性)。局灶性发作可能伴有意识正常(单纯性)或意识水平下降(复杂性)。所有的全面性发作导致意识的丧失。局灶性发作可能继发为全面性发作。病人一段时间内多次的无原因的痫性发作被认为是患有癫痫。癫痫的类型取决于如下因素:如痫性发作的类型,脑电图(EEG)所见,相关综合征和可识别的病因。所有具有无法解释的痫性发作的病人(例如,无明显原因如头部创伤或酒精戒断)需要全面的神经学评估,包括影像学评估占位病变。抗癫痫药物(AED)是一线的癫痫治疗方法,起始为单药治疗,随后可联合治疗。多种AED联合方案治疗疗效不满意的病人是手术干预的候选者。癫痫控制不满意或者病人不能耐受药物构成失败。癫痫手术可以通过切除痫性放电源减少发作频率,或者通过切断异常电活动的传播白质纤维束降低痫性发作的严重程度。我们讨论三种癫痫手术。已知该手术相对低的手术风险,和未能控制或者部分控制的癫痫的严重社会和经济效应,因此癫痫手术显得应用极少[38]。存在癫痫症状,影像学上的异常,和EEG分析一致的特定的癫痫灶,上述病人接受癫痫手术最有可能获得良好的疗效。

颞前叶切除术

颞叶内侧结构异常可以导致复杂性部分性发作(CPS)。许多CPS的病人用药控制发作效果不佳。CPS病人在颞前叶切除后癫痫发作频率显著减少或者停止。杏仁核和海马头作为颞叶切除术的一部分一并切除。在语言优势半球切除范围为颞极后约4.5cm,而在非优势半球为6.0cm,从而降低明显的神经功能障碍的风险[39]。颞前叶切除术的两个主要风险是记忆问题和视力问题。对侧海马萎缩或者无功能的病人切除同侧海马后引起全面的记忆缺失。切断传递双眼对侧上方视野信号的视放射导致对侧上方象限盲,被称为天空中馅饼样的视野缺失。

胼胝体切开术

病人表现为全面发作,失张力伴有跌倒发作,或者失神发作,其脑电图为双侧协同的病理性皮质放电而AED治疗无效,是胼胝体切开术的适应证。胼胝体是巨大的白质纤维束,连接着大脑半球。意识丧失需要双侧半球的同步痫性活动。局灶性或者部分癫痫发作可通过胼胝体播散到对侧半球,导致全面发作和意识丧失。切开胼胝体可以阻断这种传播。病人可以减少发作次数和(或)减少丧失意识的发作事件。通常只有前半或者2/3胼胝体被切开,因为更为广泛的切开增加失连接综合征的风险。失连接综合征的病人不能匹配在对侧半视野的物体,不能用对侧视野辨认握在同侧手内的物体,不能用左手写字或不能命名左手的物体(在左侧半球优势的病人)。

大脑半球切除术

难治性癫痫的儿童,一侧半球存在结构性异常而对侧偏瘫,在切除大脑半球(解剖性半球切除术)或者切断大脑半球的所有连接(功能性半球切除术)后,可能会改善发作的控制。功能性大脑半球切除术经常被认为优于半球切除术,因为后者具有高的并发症发生率,如血肿形成和脑室腹腔分流依赖。

脑深部刺激术

特发性震颤和药物治疗困难的帕金森病的病人,其基底核核团的活动异常。基底核是调控皮质脊髓束(锥体束)信号的锥体外系结构。异常的锥体外系活动导致正常运动调节的丧失,从而引起疾病的临床表现。放置于这些深部基底核核团,连接到脉冲发生器的精细电极可以调制病理信号。脉冲发生器通常像心脏起搏器一样放置于胸壁。连接导线自发生器,经颈部皮下和头部帽状腱膜下,连接至电极。正确的电极安放依靠立体定向指引下完成。框架被牢固地固定于病人头部,然后行 MRI 检查。根据固定框架所确定的三维空间计算毫米大小的脑深部核团的坐标,以确定精细电极的准确靶点(图 42-32)。术后脉冲发生器根据症状控制的需要,可以用手提式经皮无创装置进行查询和调节。

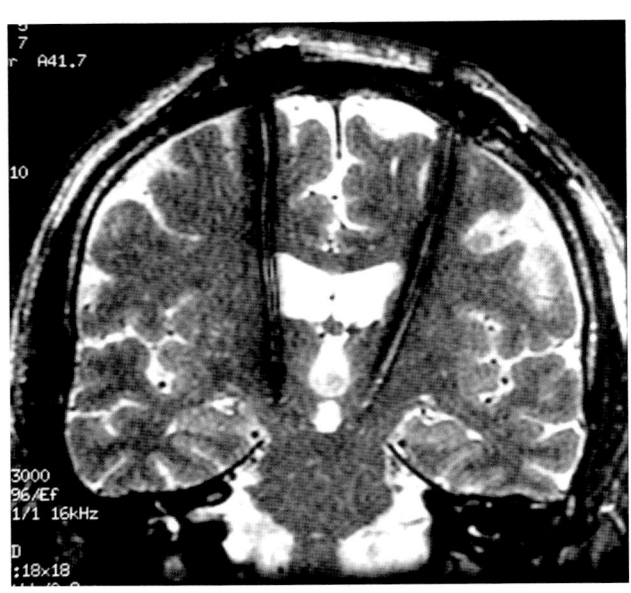

图 42-32 快速自旋回波冠状位 MRI 显示位于双侧丘脑底核的脑深部电刺激电极的位置。由于磁敏感性伪迹电极显得粗而且波浪样

特发性震颤

特发性震颤是经常累及一侧上肢或者头部的 4~8Hz 节律的动作震颤。特发性震颤经常发病在 30~40 岁,随着年龄增加而频率和幅度增大。β 受体阻滞剂减轻症状。药物疗效差而功能显著缺陷的病人可以通过将脑深部电刺激器置于对侧丘脑的腹中间核而显著获益。在正确选择的病人中,安放腹内侧核刺激器治疗特发性震颤可以获得持久的症状控制和良好的术后神经心理预后[40,41]。

帕金森病

帕金森病是由于黑质和蓝斑分泌多巴的神经元丧失所导致的,以强直、运动迟缓和静止性震颤为特点的进行性疾病,其也被称为震颤麻痹。多巴能药物,如左旋多巴/卡比多巴,和抗胆碱能药物,如金刚烷胺和司来吉兰组成药物治疗的基础。药物疗效差或者严重药物副作用的病人可以通过在双侧丘脑底核安放脑深部电刺激器而显著获益。虽然苍白球内侧也是被广泛使用的靶点区域,但是丘脑底核现在是帕金森病脑深部电刺激术最为接受的靶点[42]。适当选择的病人中,脑深部电刺激提供了持久的症状缓解和良好的术后神经心理功能。

三叉神经痛

三叉神经痛,也被称为 tic douloureux,是三叉神经(第 V 对脑神经)的分支,典型病例为第二支,有时是第三支分布区出现反复单侧锐性剧烈疼痛为特点。病人可能描述一个"扳机点",当触摸脸部的这一区域时候会引起疼痛。三叉神经痛目前主流的病因假说是在后颅窝由动脉激惹和搏动性压迫神经的神经根进入区所致,通常压迫动脉为小脑上动脉的一个襻。疼痛是难以忍受并使人疲乏。药物治疗,包括卡马西平和阿米替林,可以减少发作频率。药物治疗顽固的病例可以选择经皮注射甘油至神经走行路径,神经分支的外周切断,SRS,和微血管减压(MVD)。

MVD 时,在症状侧行小的后颅窝开颅,牵开小脑半球,探查第 V 对脑神经。如果神经附近发现动脉,充分游离血管粘连,在神经根和动脉之间放置不可吸收材料。MVD 仍是确定的治疗方法,因为 SRS 有面部麻木的大量发生率[44,45]。

立体定向放射外科

立体定向放射外科(SRS)是指适合于靶点外形和快速等剂量下降,使得邻近神经结构损伤最小的大剂量放疗技术。用于颅内病变的两种最常用的适形 SRS 装置是 LINAC(直线加速器)和伽马刀。LINAC 从部分弓形围绕病人头部的端口发出聚焦的 X 线辐射。直线加速器常用来提供治疗 CNS 外病变的分割放疗。其常见于多数放射肿瘤科。在软件和准直器升级后,这些现有单元可以进行 SRS。伽马刀将源自钴源的聚焦的 201 束伽马射线通过特别设计的滤器样的头盔发出。伽马刀单元仅用于颅内肿瘤疾病,花费达 500 万美元;这样,它们更适用于病人数目多的中心。文献中对于这两种技术还存在争论[46~48]。这两种技术都在进步,容许对复杂病变更为准确和复杂的等剂量适形。两种技术之一对多数病变治疗同样良好。毗邻延髓或脊髓的病变不应该采用 SRS 治疗,因为这些结构不能耐受靶点周围数毫米范围内结构的放射剂量。并且,放疗剂量后的水肿可导致延髓和脊髓的受压,从而引起破坏性的神经功能障碍。

质子束是一种发展中的 SRS 技术,其在治疗因靶点后射出辐射限制了以光子为基础治疗的病变上发挥了专门的作用[49]。例如,光子的物理特性引起射入和射出组织时的损伤,这一损伤尤其对于颅底和斜坡病变(例如脊索瘤)有害,在这时射出路径行经脑干。质子束治疗采用加速的质子,在撞击时放出能量,而不引起额外的射出损伤。目前,很少的中心采用这一技术。

Cyberknife 是另外一种可应用于神经外科放射治疗的系统。其以 LINAC 为基础的无框架机器人系统,该系统允许比常规体外放射治疗更高分辨率来确定椎管肿瘤的靶点[50]。采用实时影像追踪技术,Cyberknife 能够调整呼吸伪迹和病人活动。这一技术的应用范围快速扩大。

动静脉畸形

SRS 被发现是治疗直径达到 3cm 的 AVMs 的独立有效的方法。SRS 最适用于因术后高度可能出现神经功能缺失的手术困难的病变。SRS 对于直径>3cm 的病变无效。有效的闭塞和消除出血的风险需要 2～3 年。总体上,AVM 出血的年发生率约为 2%[51],尽管一项研究发现在血管造影闭塞之前的等待期,出血率下降了 50%[52]。不过,手术切除仍是首选的治疗方法,而 SRS 被保留于因病变部位或病人因素被认为手术风险很高的病例[53]。一些巨大 AVMs 的病人接受手术将会有难以切除的残余病变。SRS 可用作这些病人有效的辅助治疗。

前庭神经鞘瘤

SRS 可以作为显微手术的替代治疗方法,治疗最大直径为 2.5cm 的前庭神经鞘瘤。SRS 肿瘤生长停止和可能体积缩小的比例高,而面神经瘫痪发生率低。治疗前同侧有功能性听力的病人,SRS 治疗比显微手术术后更可能保留功能性听力。SRS 治疗的限制包括不能治疗>2.5cm 的肿瘤,放射诱导良性肿瘤恶性转化的可能性,和缺少长期的随访观察。SRS 治疗中心正在积累治疗这些肿瘤的经验和长期随访结果的资料[54,55]。显微手术和 SRS 治疗的指征将会继续发展。任一个治疗方法应该在病人数量多的中心采用,因为研究表明病人的预后随着术者经验的增加而改善[56]。

颅内转移瘤

颅内单发或者多发转移瘤的病人可以主要以 SRS 治疗[57]。与无治疗或 WBRT 相比,SRS 治疗的病人存活改善,而与全部手术切除的病人相似。病变直径大于 3cm 或有 ICH 证据的病人应该接受手术减压而不是 SRS。有些研究表明多达 7 个颅内占位的预后改善。多发颅内占位的病人长期存活率几乎为 0,多数将死于其颅内疾病。颅内转移癌的病人治疗和 WBRT 后平均生存 3～6 个月。SRS 或手术可以使之延长至 9～16 个月,因肿瘤类型、年龄和病人状态而异[58]。

先天性和发育性异常

闭合不全

闭合不全描述的是神经管融合缺陷,涉及神经管本身,或被覆其上的骨和皮肤。闭合不全可能发生在脊柱或者头部。神经管缺陷是最为常见的先天异常之一。出生前维生素,特别是叶酸,能减少神经管缺陷的发生率。

隐形脊柱裂

隐形脊柱裂是先天性的缺少椎体后部结构。棘突总是缺失,椎板可能不同程度的缺失,但是其下的神经组织并未受累。隐形脊柱裂发生于总人口的 25%,除非合并其他发育异常,隐形脊柱裂是无症状的。

脊柱裂伴脊髓脊膜膨出

脊柱裂和脊髓脊膜膨出描述的是先天性脊椎后部结构缺如,脊膜经缺损隆起,伴有其下神经结构异常。常见发现包括下肢的无力和萎缩、步态障碍、尿失禁、便秘和足部畸形。起自高位腰髓的脊髓脊膜膨出通常引起完全瘫痪和尿失禁,而起自骶髓的可能只是足部爪形和部分排尿功能丧失。脊膜膨出的病人经常患有脑积水和 Chiari II 畸形,一种异常的小脑和脑干经由枕骨大孔的向下疝出。脊膜经由骨性缺损膨出而没有其下方神经组织异常的病人患有脊膜膨出。多数这些病人神经功能正常。

脑膨出

脑膜包裹脑组织经颅骨疝出而形成颅内占位被称为脑膜脑膨出。仅有脑膜而无脑组织的疝出被称为脑膜膨出。大多数发生在颅骨的凸面。更为罕见的是,组织经过颅底突入鼻窦。治疗包括切除疝出的组织和关闭缺损区域。大多数脑膜膨出和脑膜脑膨出的病人有认知力发育的不足。疝出神经组织更多的病人其认知缺损更严重。

颅缝早闭

颅缝早闭是颅缝异常早期闭合,导致受影响区域的颅骨生长受限和其他颅缝的代偿性隆起。在颅缝的颅骨生长发生在 2 岁以内,在 2 岁末时,颅骨达到其最终成年大小的 90% 以上。矢状缝的融合,或者矢状缝骨性连接,导致船样外观的头颅,被称为舟状颅。单侧冠状缝早闭导致同侧额头扁平和眼眶向外偏斜,被称为斜头畸形。对侧正常的额头因为对比显得隆起。双侧冠状缝早闭导致宽平的前额,被称为短头畸形,其经常合并上颌骨发育不全和突眼。单侧或者双侧人字缝早闭导致枕部扁平。枕部扁平可能源自异常的骨缝闭合(融合),或者由于总是将婴儿摆放为平卧位睡眠所致的颅骨自然重构(被称为位置性斜头畸形)。在多数人字缝早闭的病例,将婴儿摆放为俯卧位或者斜向对侧可能重建接近正常的颅骨外形,从而避免手术。总体上,颅缝早闭的治疗是手术,涉及切除融合的骨缝,或者更为复杂的重建技术用于严重的或顽固的病例。

脑积水

脑内过多的脑脊液集聚导致脑室扩大被称为脑积水。成人每天大约形成 500ml 脑脊液,大部分位于侧脑室。脑脊液自脑室流向蛛网膜下腔,然后通过蛛网膜颗粒吸收进入静脉血中。脑积水可被分为交通性或梗阻性(在随后两节中概述),和先天性或获得性。与脑积水相关或者导致脑积水的先天性疾病包括中脑导水管的狭窄,Chiari 畸形,脊髓脊膜膨出

和宫内感染。获得性脑积水可能源自脑膜炎、生发基质出血或者 SAH 所致蛛网膜颗粒阻塞。脑脊液通路可能被邻近的

肿瘤所堵塞(图 42-33)。

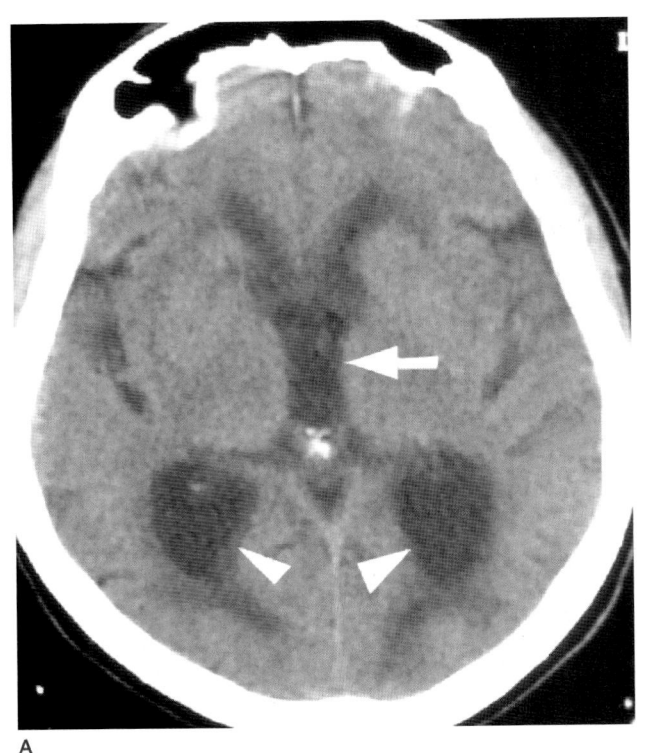

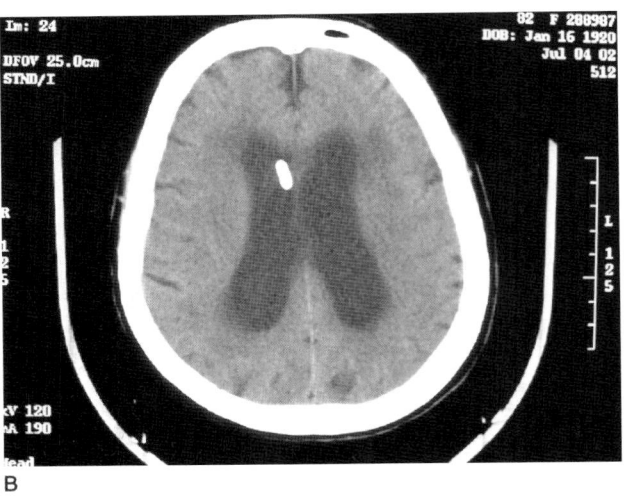

图 42-33 A. 轴位 CT 扫描显示扩大的脑室系统。注意扩大的侧脑室(箭头)和变圆的第三脑室(大箭头)。巨大的脑室和经室管膜流动的缺乏提示为慢性过程(和图 42-2 相对照)。病人为正常颅压脑积水,在侧脑室腹腔分流术后步行改善。B. 更高的层面显示分流管脑室端置于右侧脑室额角

交通性脑积水

在蛛网膜颗粒水平的阻塞形成交通性脑积水。这通常同等的引起侧脑室、第三脑室和第四脑室的扩大。成人最为常见的原因为脑膜炎和 SAH。在 SAH 后的脑积水可能是暂时的,在脑脊液中蛋白成分恢复正常和蛛网膜颗粒的重新开放,正常的脑脊液吸收可以重新建立。

梗阻性脑积水

脑脊液循环通路的梗阻被称为梗阻性脑积水。梗阻近段的脑室扩大,而梗阻远端的脑室大小正常。典型的模式包括因胶样囊肿阻塞 Monro 孔所导致的侧脑室扩大,因顶盖(中脑)胶质瘤或者松果体区肿瘤阻塞中脑导水管所致的侧脑室和第三脑室扩大,或者第四脑室内肿瘤阻塞第四脑室所致的侧脑室和第三脑室扩大。梗阻性脑积水可以表现危重,需要紧急分流以避免脑疝。

Chiari I 型畸形

Chiari I 型畸形小脑扁桃体下移低于枕骨大孔。无症状的病人行头部 MRI 扫描时偶然发现。有症状的病人通常表现为头痛、颈痛或者脊髓病变的症状,包括肢体的麻木或者无力。可能合并瘘管,但是脑干和低位脑神经在 Chiari I 型畸形中是正常的。Chiari II 型畸形更为严重,涉及低位脑干的下移和低位脑神经的牵拉,有症状者可能需要行枕下开颅来切除枕骨大孔的后弓,同时切除 C₁ 的后弓。切除这些骨性结构减轻小脑

扁桃体和颅颈交界的压迫,可以容许重建正常的脑脊液流动模式。图 42-34 所示为典型的 Chiari I 型畸形的 MRI 表现。

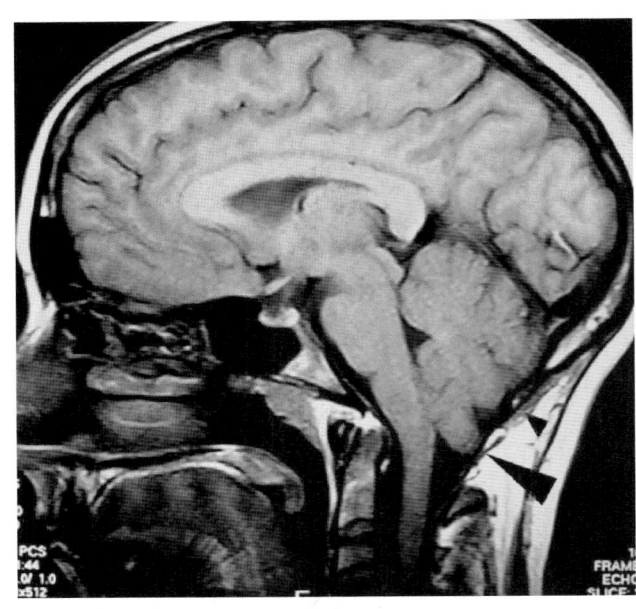

图 42-34 Chiari I 型畸形病人的矢状位 T₁ 加权像 MRI。大箭头指向小脑扁桃体。小箭头指向枕骨大孔后弓

(赵继宗 张东 韩小弟 译)

参考文献

亮蓝色标记的是主要参考文献。

1. Kandel E, Schwartz J, Jessell T: *Principles of Neural Science*, 4th ed. New York: McGraw-Hill Professional, 2000.
2. Stiefel MF, Spiotta A, Gracias VH, et al: Reduced mortality rate in patients with severe traumatic brain injury treated with brain tissue oxygen monitoring. *J Neurosurg* 103:805, 2005.
3. Masters SJ, McClean PM, Arcarese JS, et al: Skull x-ray examinations after head trauma. Recommendations by a multidisciplinary panel and validation study. *N Engl J Med* 316:84, 1987.
4. Bullock MR, Chesnut R, Ghajar J, et al: Surgical management of depressed cranial fractures. *Neurosurgery* 58:S56, 2006.
5. Brain Trauma Foundation, American Association of Neurological Surgeons, Congress of Neurological Surgeons. Guidelines for the management of severe traumatic brain injury. *J Neurotrauma* 24:S1, 2007.
6. Temkin NR, Dikmen SS, Wilensky AJ, et al: A randomized, double-blind study of phenytoin for the prevention of post-traumatic seizures. *N Engl J Med* 323:497, 1990.
7. Ingebrigtsen T, Romner B: Routine early CT-scan is cost saving after minor head injury. *Acta Neurologica Scandinavica* 93:207, 1996.
8. Stein SC, Ross SE: The value of computed tomographic scans in patients with low-risk head injuries. *Neurosurgery* 26:638, 1990.
9. Kelly JP, Nichols JS, Filley CM, et al: Concussion in sports. Guidelines for the prevention of catastrophic outcome. *JAMA* 266:2867, 1991.
10. Bullock MR, Chesnut R, Ghajar J, et al: Surgical management of acute epidural hematomas. *Neurosurgery* 58:S7, 2006.
11. Jones NR, Molloy CJ, Kloeden CN, et al: Extradural haematoma: Trends in outcome over 35 years. *Br J Neurosurg* 7:465, 1993.
12. Bullock MR, Chesnut R, Ghajar J, et al: Surgical management of acute subdural hematomas. *Neurosurgery* 58:S16, 2006.
13. Howard MA 3rd, Gross AS, Dacey RG Jr, et al: Acute subdural hematomas: An age-dependent clinical entity [see comment]. *J Neurosurg* 71:858, 1989.
14. Hamilton MG, Frizzell JB, Tranmer BI: Chronic subdural hematoma: The role for craniotomy reevaluated. *Neurosurgery* 33:67, 1993.
15. Bullock MR, Chesnut R, Ghajar J, et al: Surgical management of traumatic parenchymal lesions. *Neurosurgery* 58:S25, 2006.
16. Lyrer P, Engelter S: Antithrombotic drugs for carotid artery dissection. *Stroke* 35:613, 2004.
17. Maynard FM Jr, Bracken MB, Creasey G, et al: International standards for neurological and functional classification of spinal cord injury. American Spinal Injury Association. *Spinal Cord* 35:266, 1997.
18. Denis F: The three column spine and its significance in the classification of acute thoracolumbar spinal injuries. *Spine* 8:817, 1983.
19. Bracken MB, Shepard MJ, Collins WF, et al: A randomized, controlled trial of methylprednisolone or naloxone in the treatment of acute spinal-cord injury. Results of the second national acute spinal cord injury study [see comment]. *N Engl J Med* 322:1405, 1990.
20. Bracken MB, Shepard MJ, Collins WF Jr, et al: Methylprednisolone or naloxone treatment after acute spinal cord injury: 1-year follow-up data. Results of the second national acute spinal cord injury study [see comment]. *J Neurosurg* 76:23, 1992.
21. Hugenholtz H, Cass DE, Dvorak MF, et al: High-dose methylprednisolone for acute closed spinal cord injury—only a treatment option. *Can J Neurol Sci* 29:227, 2002.
22. Resnick DK, Kaiser MG, Fehlings M, et al: *Hypothermia and Human Spinal Cord Injury: Position Statement and Evidence Based Recommendations from the AANS/CNS Joint Section on Disorders of the Spine and the AANS/CNS Joint Section on Trauma.* Washington, DC: AANS/CNS Joint Section of Disorders of the Spine and Peripheral Nerves, 2007.
23. Seddon HJ. Three types of nerve injury. *Brain* 66:237, 1943.
24. Anonymous. Beneficial effect of carotid endarterectomy in symptomatic patients with high-grade carotid stenosis. North American Symptomatic Carotid Endarterectomy Trial Collaborators [see comment]. *N Engl J Med* 325:445, 1991.
25. Anonymous. Tissue plasminogen activator for acute ischemic stroke. The National Institute of Neurological Disorders and Stroke rt-PA Stroke Study Group [see comment]. *N Engl J Med* 333:1581, 1995.
26. Mendelow AD, Gregson BA, Fernandes HM, et al: Early surgery versus initial conservative treatment in patients with spontaneous supratentorial intracerebral haematomas in the International Surgical Trial in Intracerebral Haemorrhage (STICH): A randomised trial. *Lancet* 365:387, 2005.
27. Molyneux A, Kerr R, Stratton I, et al: International Subarachnoid Aneurysm Trial (ISAT) of neurosurgical clipping versus endovascular coiling in 2143 patients with ruptured intracranial aneurysms: A randomised trial [see comment] [reprint in *J Stroke Cerebrovasc Dis* 11:304, 2002]. *Lancet* 360:1267, 2002.
28. Mitchell P, Kerr R, Mendelow AD, et al: Could late rebleeding overturn the superiority of cranial aneurysm coil embolization over clip ligation seen in The International Subarachnoid Aneurysm Trial? *J Neurosurg* 108:437, 2008.
29. Raftopoulos C, Goffette P, Vaz G, et al: Surgical clipping may lead to better results than coil embolization: Results from a series of 101 consecutive unruptured intracranial aneurysms. *Neurosurgery* 52:1280; discussion 1287, 2003.
30. Patchell RA, Tibbs PA, Walsh JW, et al: A randomized trial of surgery in the treatment of single metastases to the brain. *N Engl J Med* 322:494, 1990.
31. Patchell RA, Tibbs PA, Regine WF, et al: Postoperative radiotherapy in the treatment of single metastases to the brain: A randomized trial. *JAMA* 280:1485, 1998.
32. Aoyama H, Shirato H, Tago M, et al: Stereotactic radiosurgery plus whole-brain radiation therapy vs stereotactic radiosurgery alone for treatment of brain metastases: A randomized controlled trial. *JAMA* 295:2483, 2006.
33. Patchell RA, Tibbs PA, Regine WF, et al: Direct decompressive surgical resection in the treatment of spinal cord compression caused by metastatic cancer: A randomised trial. *Lancet* 366:643, 2005.
34. Le Roux PD, Haglund MM, Harris AB: Thoracic disc disease: Experience with the transpedicular approach in twenty consecutive patients. *Neurosurgery* 33:58, 1993.
35. Mulholland RC, Sengupta DK: Rationale, principles and experimental evaluation of the concept of soft stabilization. *Eur Spine J* 11:S198, 2002.
36. Dawson D, Hallett M, Wilbourn A. *Entrapment Neuropathie*, 3rd ed. Baltimore: Lippincott Raven, 1999.
37. Darouiche RO: Spinal epidural abscess. *N Engl J Med* 355:2012, 2006.
38. Benbadis SR, Heriaud L, Tatum WO, et al: Epilepsy surgery, delays and referral patterns—are all your epilepsy patients controlled? *Seizure* 12:167, 2003.
39. Rausch R, Kraemer S, Pietras CJ, et al: Early and late cognitive changes following temporal lobe surgery for epilepsy [see comment]. *Neurology* 60:951, 2003.
40. Fields JA, Troster AI, Woods SP, et al: Neuropsychological and quality of life outcomes 12 months after unilateral thalamic stimulation for essential tremor. *J Neurol Neurosurg Psychiatry* 74:305, 2003.
41. Rehncrona S, Johnels B, Widner H, et al: Long-term efficacy of thalamic deep brain stimulation for tremor: Double-blind assessments. *Mov Disord* 18:163, 2003.
42. Kleiner-Fisman G, Herzog J, Fisman DN, et al: Subthalamic nucleus deep brain stimulation: Summary and meta-analysis of outcomes. *Mov Disord* 21:S290, 2006.
43. Perozzo P, Rizzone M, Bergamasco B, et al: Deep brain stimulation of the subthalamic nucleus in Parkinson's disease: Comparison of pre- and postoperative neuropsychological evaluation. *J Neurol Sci* 192:9, 2001.
44. Barker FG 2nd, Jannetta PJ, Bissonette DJ, et al: The long-term outcome of microvascular decompression for trigeminal neuralgia. *N Engl J Med* 334:1077, 1996.
45. Kondo A: Microvascular decompression surgery for trigeminal neuralgia. *Stereotact Funct Neurosurg* 77:187, 2001.
46. Bova FJ, Goetsch SJ: Modern linac stereotactic radiosurgery systems have rendered the gamma knife obsolete. *Medical Physics* 28:1839, 2001.
47. Konigsmaier H, de Pauli-Ferch B, et al: The costs of radiosurgical treatment: Comparison between gamma knife and linear accelerator. *Acta Neurochirurgica* 140:1101; discussion 1110, 1998.
48. Suh JH, Barnett GH, Miller DW, et al: Successful conversion from a linear accelerator-based program to a gamma knife radiosurgery program: The Cleveland Clinic experience. *Stereot Funct Neurosurg* 72:159, 1999.
49. Chen CC, Chapman P, Petit J, et al: Proton radiosurgery in neurosurgery. *Neurosurg Focus* 23:E5, 2007.
50. Gerszten PC, Ozhasoglu C, Burton SA, et al: CyberKnife frameless stereotactic radiosurgery for spinal lesions: Clinical experience in 125

cases. *Neurosurgery* 55:89; discussion 98, 2004.

51. Karlsson B, Lax I, Soderman M: Risk for hemorrhage during the 2-year latency period following gamma knife radiosurgery for arteriovenous malformations. *Int J Radiat Oncol Biol Phys* 49:1045, 2001.

52. Maruyama K, Kawahara N, Shin M, et al: The risk of hemorrhage after radiosurgery for cerebral arteriovenous malformations. *N Engl J Med* 352:146, 2005.

53. Pan DH, Guo WY, Chung WY, et al: Gamma knife radiosurgery as a single treatment modality for large cerebral arteriovenous malformations. *J Neurosurg* 93:113, 2000.

54. Regis J, Pellet W, Delsanti C, et al: Functional outcome after gamma knife surgery or microsurgery for vestibular schwannomas. *J Neurosurg* 97:1091, 2002.

55. Shin M, Ueki K, Kurita H, et al: Malignant transformation of a vestibular schwannoma after gamma knife radiosurgery. *Lancet* 360:309, 2002.

56. Elsmore AJ, Mendoza ND: The operative learning curve for vestibular schwannoma excision via the retrosigmoid approach. *Br J Neurosurg* 16:448, 2002.

57. Gerosa M, Nicolato A, Foroni R, et al: Gamma knife radiosurgery for brain metastases: A primary therapeutic option. *J Neurosurg* 97:515, 2002.

58. Pollock BE, Brown PD, Foote RL, et al: Properly selected patients with multiple brain metastases may benefit from aggressive treatment of their intracranial disease. *J Neurooncol* 61:73, 2003.

第43章

骨科

Michael H. Heggeness, Francis H. Gannon, Jacob Weinberg, Peleg Ben-Galim, and Charles A. Reitman

关键点

1. 评估任何一个肌肉骨骼系统不适或损害的病人必须包括详细的病史及包含神经系统、血管及肌肉和骨质方面评估的全面体格检查。
2. 骨折通常包含明显的软组织损伤和骨质破坏。
3. 开放性骨折(骨折处血肿通过皮肤伤口与外界相通)需要紧急手术进行冲洗并清创。
4. 大部分骨折可以通过使用管型石膏或矫形架固定来进行非手术处理。
5. 儿童矫形外科损伤的处理原则与成人有所不同。骺板(生长板)损伤较常见且需要特殊处理。由于年轻骨损伤病人恢复很快,紧密的随访是非常重要的。

生长特性

矫形外科是一门广泛且发展迅速的外科学专业。它涉及骨骼肌肉系统疾病的非手术治疗和手术治疗,包括骨骼、关节、肌肉、肌腱、韧带和神经等。矫形外科医师必须熟悉正常肌肉骨骼系统的生长和发育,同时也要熟悉由于遗传、发育异常、外伤、感染、炎症、退变和肿瘤等引起的疾病。对每一个病人,矫形外科医师都应当根据具体情况努力找出非手术治疗方案。然而,通常还是需要手术治疗来保持肌肉骨骼的功能,协助康复或减轻痛疼。

长骨解剖

许多矫形外科医师在临床实践中比较关注长骨的治疗。长骨一般都有一个骨骺端(包含一个骨关节面)。骺是由骺骨化中心形成的,骺板将骺和长骨干骺端分隔(图 43-1)。骨骼发育成熟后,骨端仍被看作是骨骺端。长骨干骺端是指紧接着骺板或其残留部分的区域,干骺端逐渐变细成为长骨的骨干。长骨包括一个或多个关节面,关节面的表面覆盖透明软骨,皮质骨厚且致密耐磨,内部有松质骨和骨髓。

很重要的一点,那就是随着吸收与新骨形成,全身的骨骼都在不停地循环更新,无论是松质骨还是皮质骨都在发生这种变化。当然,皮质骨要比松质骨更新得慢些,松质骨更新的速度大概是皮质骨的 7~8 倍(图 43-2)。除了机械性能外,骨的另一大作用是调节血钙浓度。另外血细胞也是在骨髓中生成的。

合成骨基质(类骨质)的细胞称为成骨细胞。基本上,骨的整个表面都覆盖着成骨细胞或骨细胞。合成骨基质活跃的成骨细胞在结构上的表现为体积较大,细胞质丰富,而静止期的成骨细胞则较薄而扁平。

关节解剖

活动关节被称为可动关节,这种关节骨与骨之间没有直接连结,其承重及活动有赖于关节面的凸凹和透明(关节)软骨来实现。关节通过肌腱韧带以及关节囊自身来保持稳定。关节囊内能产生滑液,为关节软骨提供营养,并且减小了活动时两个软骨面之间的摩擦力。

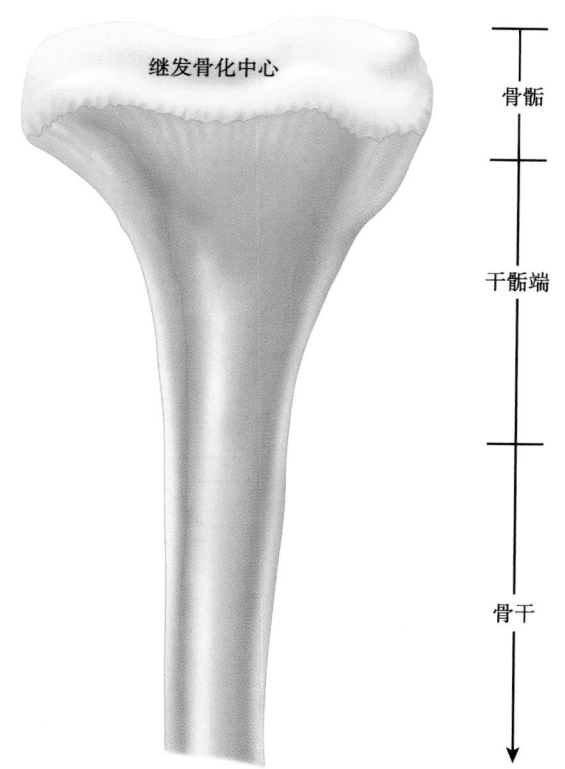

图 43-1 长骨有三个部分。末端是骨骺或继发骨化中心,相邻部分是干骺端,而骨的中间部分是骨干。干骺端比骨干要宽,骨皮质较薄,干骺端主要组成部分是松质骨

肌肉解剖

按重量来说,骨骼肌是人体最大的组织。骨骼肌的结构如图 43-3 所示。肌肉收缩是由肌动蛋白组成的细肌丝和由肌球蛋白组成的粗肌丝之间的滑动过程,是在肌动蛋白分子中的腺苷三磷酸的驱动下完成的。精妙排列的肌动蛋白细肌丝和肌球蛋白粗肌丝组成了肌小节,肌小节再组成基本的肌肉收缩装置——肌原纤维。大量的肌原纤维再组成肌纤维,大量的肌纤维又组成肌束,大量的肌束最终组成肌肉。

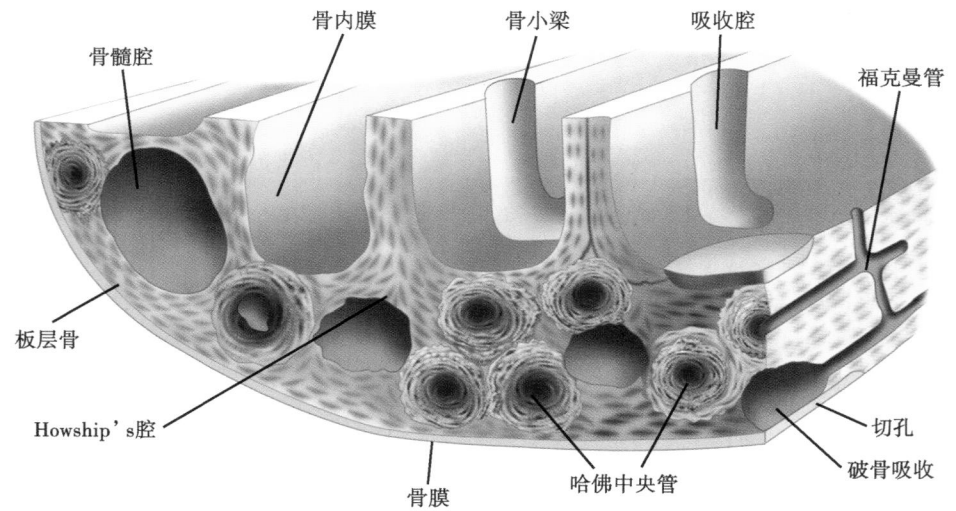

图 43-2 骨的细胞组织结构

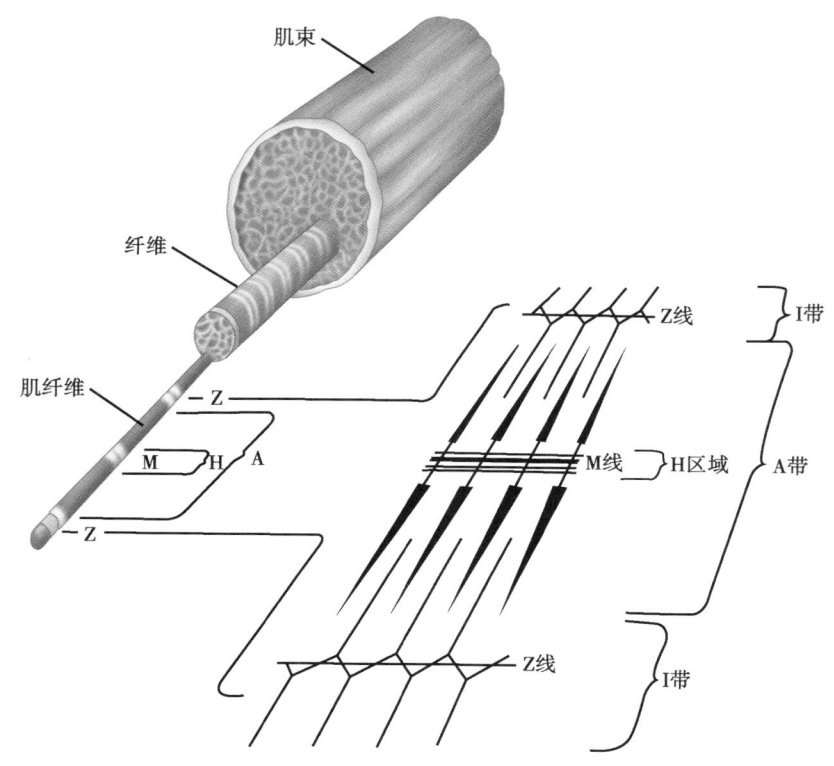

图 43-3 显微镜下骨骼肌的超微组织结构

基础生物力学

了解基本的生物力学知识对一个矫形外科医师来说是非常重要的。骨骼被普遍认为是一个相当稳固的结构,然而这是一个错误的看法。不仅细胞和骨基质在不断更新,而且骨自身经常会弯曲至让人难以置信的角度。生物力学工程师用压力和张力两个词来描述骨组织以及矫形外科填充物的物理性质。压力是指单位面积上所承受的力量;张力则用来描述物体在受到压力时的形态变化。大部分物质的力学性能可以通过压力/张力曲线表现出来,曲线的斜率表示硬度。在低负荷情况下,骨或其他物质的张力通常是指有弹性(或者完全可逆的)。当施压的压力引起物体不可逆性变化时,弹性变形或力学破坏(骨折)则都可能发生。

物体的力学性能可能因为局部的缺陷而被突然改变,如骨裂缝及邻近区域比较容易骨折,这是因为压力会集中在这个区域,即所谓的高压孔。这会发生在原本有损伤的地方,如肿瘤,更重要的是,由于外科手术而造成的螺钉孔也可能会导致骨折(图 43-4)。

骨骼运动的生物力学

关节的活动是依靠肌腱附着在骨上的肌肉的活动来完成的。肌肉收缩的效果取决于肌肉的起点、止点和相关关节的

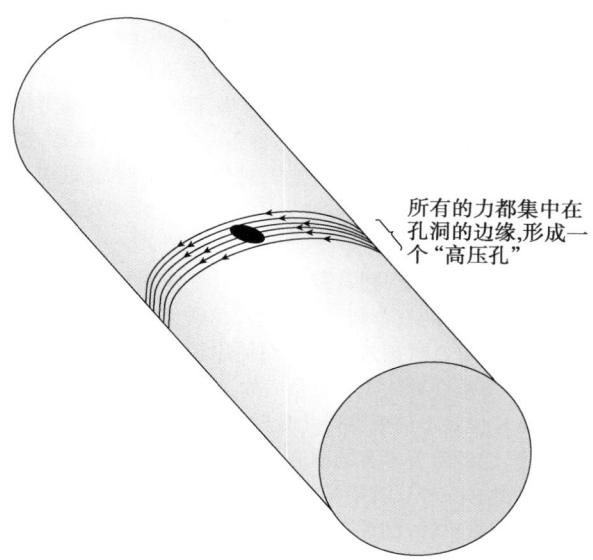

图 43-4　"高压孔"是指一个物体上的应力集中的孔或缺陷。这将会增加在无高压孔情况下本身不会破坏的物体发生破坏的风险

约束和几何结构。大部分肌肉的作用可以相当于一个杠杆臂,移动一个物体所需要的力量与杠杆臂的长度有很大关系(图 43-5)。一个肌肉单元收缩,杠杆臂较短,则一般使用的力量较大,速度较慢,如果杠杆臂较长,则会减小所需要施加的力量且会加快运动的速度。因此,由于肘部和肩部都存在杠杆臂,用手抛出一个物体的速度可以比肌肉收缩的最大速度快很多倍。

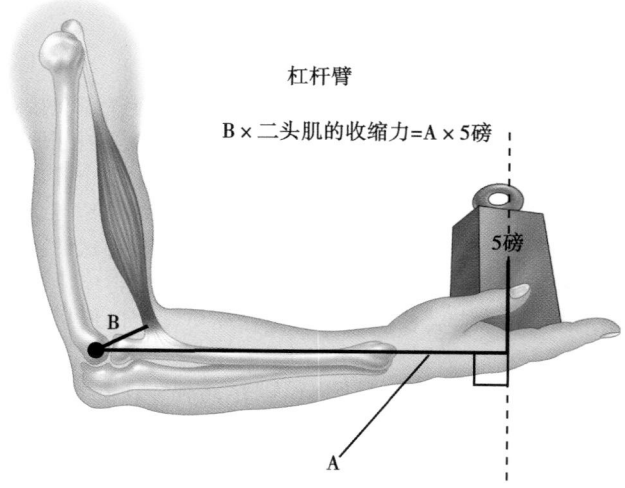

杠杆臂

B × 二头肌的收缩力 = A × 5 磅

5 磅

图 43-5　止于桡骨粗隆的二头肌的杠杆臂相对于前臂的长度较短,前臂是手中法码重力的杠杆臂。因为两个杠杆臂的长度不一样,二头肌的收缩力必须远大于法码的重力

创伤性骨损害

骨折愈合

骨折愈合的生物学及组织学过程可以分为三个阶段。

每个阶段的分期及时间因年龄、身体健康状况及其他因素有所差异,另外,这三个阶段可能相互重叠,从一个阶段到另一个阶段没有明显的界定特征。这三个阶段分别是:①循环期:包括伤口闭合和原始骨痂形成;②塑形期:在这个阶段,原始骨痂得以强化,骨折达到临床愈合;③机械愈合期:在这个阶段,骨痂沿应力轴得到进一步的塑形。

一旦骨折发生,周围肌肉、血管及其他软组织都会有损害。伤后 3～5 天,由炎症细胞和未分化间充质细胞介导的细胞反应很显著。

骨折愈合的生物学过程很复杂,而且仍没有被完全了解。大部分骨折愈合都是以骨痂形成的方式完成的。在一些罕见例子中,骨折复位后,骨折断端直接发生骨性连接,这一过程被称为一期愈合。一般长骨骨折的愈合过程分为四个阶段:炎症反应期,软骨痂期,硬骨痂期,骨塑形期。

间充质细胞是骨折愈合循环期的标志,会促进软骨细胞、成骨细胞及血管内皮细胞的生成,这些成分形成了原始骨痂。肉芽组织从周围侵入血肿,增加并促进了骨痂的形成。

炎症细胞期之后紧跟着是血管生成期,血肿逐渐变成细胞和血管床。随后导致被动性充血和缺氧,促进了软骨的形成。在这之后,破骨细胞开始清除坏死骨组织,为新生骨组织清除道路。随着大量的软骨形成及软骨化骨,原始骨痂形成。骨折处邻近骨膜也在发生变化,骨膜细胞活化并产生一种促进骨膜形成的细胞外基质,并促进了原始骨痂的形成。至此,循环期结束。

第二阶段主要是骨痂的强化。原始骨痂被吸收或被编织骨所取代,变成更加成熟的板层骨。这个阶段板层骨不断强化,坏死碎屑和炎症反应已经没有了,骨痂变成了骨板并被塑形。

通过塑形期骨板塑形及应力轴上骨和骨痂的重建最终进入机械愈合期。由于某些因素,这个过程会持续达 2 年。

随着这个过程不断进展,具有板层哈佛系统结构的新生皮质骨出现了。骨折愈合部位内部也会有网状骨小梁结构及含脂肪和造血成分的正常骨髓组织。

通过硫酸软骨素及 II 型胶原的含量可以反映出,在骨折愈合过程早期,软骨组织是由骨痂内的软骨细胞生成的。随着愈合过程继续进行,I 型胶原会占绝大部分,而基质蛋白胶原的含量也会逐渐减少。

生长因子

自从 1974 年 Marshall Urist 首次描述骨形成蛋白,多种小分子蛋白和多肽生长因子的存在已经被证实了。目前,这些生长因子成为热门研究对象,因为它们可能在骨折愈合过程中发挥着重要的作用。有可能这些蛋白的正常生物学功能就是调整骨的形成及骨吸收。骨形成蛋白是一种能影响间充质细胞向成骨细胞分化的小分子蛋白。

其他影响骨折愈合的蛋白因子包括胰岛素样生长因子、转化生子因子 β、血小板来源生长因子(PDGF)。胰岛素样生长因子刺激骨细胞增殖及促进软骨基质的生成。转化生长因子 β 则可以促进软骨、蛋白聚糖类及 II 型胶原的合成。PDGF 刺激成骨细胞增殖,提高 I 型胶原的合成率,PDGF 也是促进炎症细胞向骨痂迁徙的趋化因子之一。这一过程在长骨骨折一期愈合过程中比较突出,骨折断端边缘逐渐延伸,通过哈佛系统重建直接发生连接。断端前缘的破骨细胞吸收骨的柱状管,并不断地被含有中央导管的同心板层骨所替代。

骨折及脱位的治疗

大部分骨折都是使用非手术方法处理的。最适治疗方案的制订要从多个方面因素考虑,包括骨折的部位及类型。在一些情况下,如某个次要足趾跖骨的轻微移位性骨折,最需要的治疗措施就是对症止痛治疗(图43-6)。在大多数其他类型骨折中,某种形式的固定被作为治疗方案,这涉及简单的悬吊(比如锁骨中段骨折)或小夹板或支撑架固定。如要需要更加彻底的固定,管形石膏或管形纤维树脂的效果比较理想。

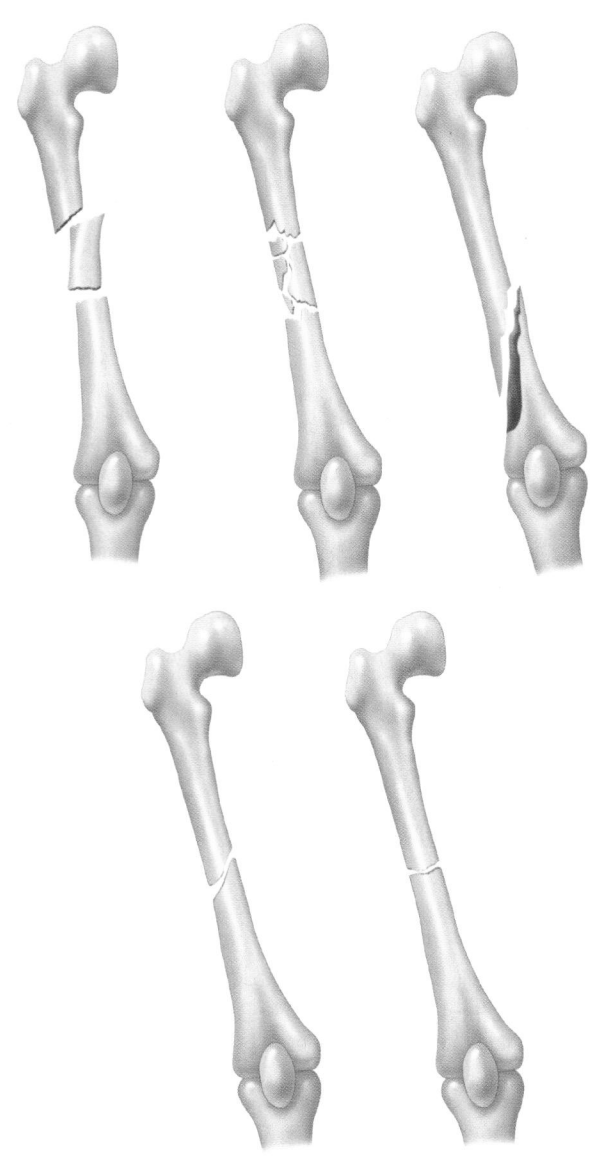

图43-6　骨折类型。上图:节段性,粉碎性和螺旋性骨折;下图:斜形骨折和横形骨折

制作管型固定架的技术要领往往被低估了。一个合适的管型固定架是经过精心制作以达到骨折处制动及防止肢体短缩、神经血管退变、皮肤溃疡和关节挛缩的目的。非移位性骨折一般只需简单固定即可。对于移位性骨折,直接加压、牵引或其他对抗方式的闭合复位术效果比石膏固定较果好,而这往往需要在局部麻醉或全身麻醉的情况下进行。制作管型石膏时,患肢表面常常要有足够厚的衬垫,而对石膏管型制作没有经验的人加的衬垫往往太薄。覆盖一层棉垫或袜套,严格来讲,患肢表面要覆盖一层衬垫。衬垫太薄会导致制动部位皮肤特别是骨性突起部位皮肤发生潜在损害性并发症——皮肤糜烂。

局部衬垫足够厚,则石膏模型或纤维树脂可以温和地包裹患肢。刚做好的石膏模型是湿的,在硬化过程中会释放热量,而放热反应有时被忽视了。在使用较厚的石膏管型或夹板时,病人可能会被灼伤。正是因为这个原因,在使用石膏来维持骨折复位状态前要等待几分钟。这个过程不仅考验着术者的技术,也考验着术者的耐心。

石膏的另一种代替物是纤维树脂固定带。它在强度上优于石膏而重量更轻,已经在临床大规模应用了。然而,纤维树脂固定带自身有一定弹性,这会导致额外的潜在危害,那就是固定过紧,过度压迫肢体。

总之,石膏下的肢体肿胀是一个棘手的问题。很多轻微移位的骨折,管型石膏或纤维树脂固定可以安全迅速地使用。但在很多其他类型的损伤中,最终的塑形固定只能在24～72小时后才能应用,因为患肢可能持续肿胀,而这常常会引起皮肤问题或神经血管受损。

一般来讲,石膏固定,特别是经过手法复位后的石膏固定要进行X线拍片来确认骨折端是否达到满意的复位效果。在骨折愈合期间也应常规拍片复查以确认石膏模型可以维持良好的复位状态。

内固定

普通螺钉固定术

内固定术即通过外科手术方法置入装置使骨折直接达到复位状态。然而,螺钉固定的技术要求往往被忽视了。外科医师必须选择大小合适的螺钉并放置在正确的位置以达到较好的固定效果。不同骨折内固定所需的螺钉种类也大不相同。皮质骨螺钉内径较大而螺纹较浅,这种螺钉由于直径较大而具有较高的抗断强度,螺纹较浅,与皮质骨紧紧地结合在一起。浅螺纹的螺钉在皮质骨上的使用效果非常好。

松质骨螺钉螺纹较深而内径细小,这种螺钉用于密度较低的松质骨。拉力螺钉的应用也较普遍,这种螺钉只有远端带螺纹。拉力螺钉无螺纹部分穿透一侧骨折端,带螺纹的头部与骨折的另一端相结合,拧紧一侧骨折端的螺钉头至骨质皮则会将远侧骨折端向螺钉头方向拉紧,结果使骨折端相互压紧。

髓内钉固定

长骨干骨折通常使用髓内钉固定。髓内钉插入骨髓腔,使骨折断端连接更加紧密,达到更好的制动效果。骨髓腔时常要经导针扩髓才能容入较粗的髓内钉,如股骨。一般要插入加锁螺钉使髓内钉更加稳固,加锁螺钉经骨皮质穿过髓内钉的孔洞,可在近端或远端,或两端都有。

开放性骨折

　　幸运的是,骨折断端刺穿皮肤并不多见。如骨折时,骨折处血肿没有通过伤口与皮肤相通则为闭合性骨折。这种血肿可能继发感染,但并不常见。

　　如骨折处血肿通过伤口与皮肤相通则情况要严重多了,这种损伤称为开放性骨折。在损伤瞬间,骨折断端常常穿透皮肤,导致皮肤表面小的伤口。穿透伤也可以导致开放性骨折,而且一般都有细菌污染。这种损伤发生感染和骨髓炎的几率很高。

　　除了特殊情况,所有开放性骨折都要先在手术室进行冲洗和清创。根据损伤的具体情况,清创后进行简单的夹板固定、外固定或内固定。重度伤伴广泛软组织损伤的骨折治疗要分步实行。在治疗这类病人时,强调对开放性骨折的紧急清创是非常重要的一个环节。

骨筋膜室综合征

　　骨筋膜室综合征是一种临床紧急情况,是指包扎过紧使肌肉组织和骨筋膜水肿,导致骨筋膜室压力不断升高使小血管血流中断的临床综合征。当骨筋膜间室内的压力达到或超过小血管床的压力时会导致严重问题。在这种情况下,肌肉的血液灌溉减少,肌肉开始坏死。临床上,骨筋膜室综合征的诊断基于无明显外伤的局部疼痛,结合相关肌肉的被动牵张。骨筋膜室综合征可发生于局部缺血,局部钝性损伤,而且也常常在急性骨折时发生。用针管刺入骨筋室中来测量肌筋膜室中的压力是一个经济有效的方法。单独压力测量并不能诊断有或无骨筋膜室综合征,但对其临床诊断有很大的辅助作用,特别是对进行性发展或不易察觉病人的诊断。测量的压力高于舒张压 30mmHg 及以上是诊断骨筋膜室综合征的必要条件,但还不足以完全诊断有骨筋膜室综合征,其诊断必须基于临床症状。骨筋膜室综合征一般通过外科手术行皮肤切开,并对可疑肌筋膜室内肌筋膜进行松解减压术。

　　骨筋膜室综合征如没有得到及时治疗会导致肌筋膜坏死,随之肌肉挛缩,患肢功能丧失。

跟骨骨折

　　跟骨骨折很常见且一般是因高处坠落伤所致。在评估跟骨骨折病人时,矫形外科医师应该同时考虑有脊柱骨折的可能性,因为这两者经常同时发生(图 43-7)。

　　跟骨骨折可仅发生在关节外。跟骨骨折常常累及距下关节或跟骰关节,有时也会累及跟舟关节。一般实习医师要根据 CT 及 X 线影像来全面评估跟骨骨折的损伤情况。

不累及关节的跟骨骨折

　　不累及关节的跟骨后 1/3 骨折多见于跌落伤或挤压伤。其他的关节损伤有跟腱附着处撕裂伤。所有这些情况中,如骨折断端较低且有移位,则常考虑使用螺钉内固定(图 43-8)。跟骨骨折螺钉内固定对技术要求较高,因为跟骨骨皮质很薄而松质骨异常疏松多孔。

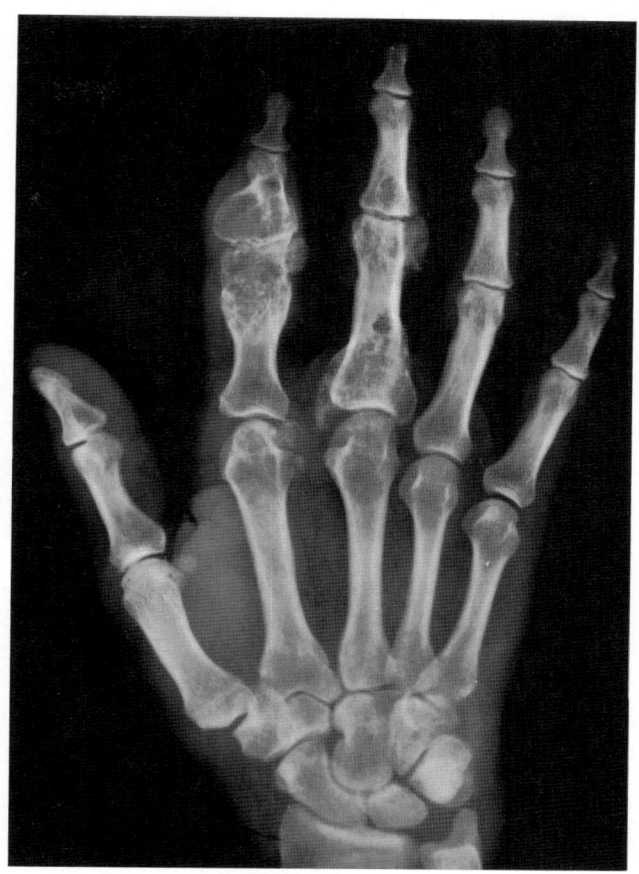

图 43-7　手部多发性内生软骨瘤

累及距下关节的跟骨骨折

　　累及距下关节的跟骨骨折需要根据 CT 及 X 线影像来进行全面评估。如果有移位,最好行开放性手术复位及螺钉、钢板内固定治疗。

距骨骨折

　　距骨骨折很常见,多由足踝过度背曲所致。由于大多伴有跗骨骨折,需要 CT 扫描及 X 线片来全面评估病情。距骨表面从胫距关节至跟距关节都覆盖大量关节软骨,因此距骨的血液供应很少。由此,许多距骨骨折因为发生缺血性坏死而变得更加麻烦。距骨颈的主要血液供应来源于足背动脉和腓动脉的分支。跗骨管动脉是距骨体的主要血液来源。因此,移位性距骨骨折发生缺血性骨坏死的几率很大。缺血性骨坏死也可发生在非移位性骨折。非移位性距骨骨折通常采用矫形架或石膏固定进行保守治疗,移位性距骨骨折则一般需要进行开放性手术复位及内固定治疗。

距骨颈骨折

　　距骨颈骨折可以使用矫形架或石膏固定保守治疗,足踝部严格不负重。非移位性距骨颈骨折发生缺血性骨坏死的几率为 14%。移位性距骨颈骨折一般必须进行开放性手术复位和内固定治疗。据文献报道,移位性距骨颈骨折发生缺血性骨坏死的几率是 30% ~100%。

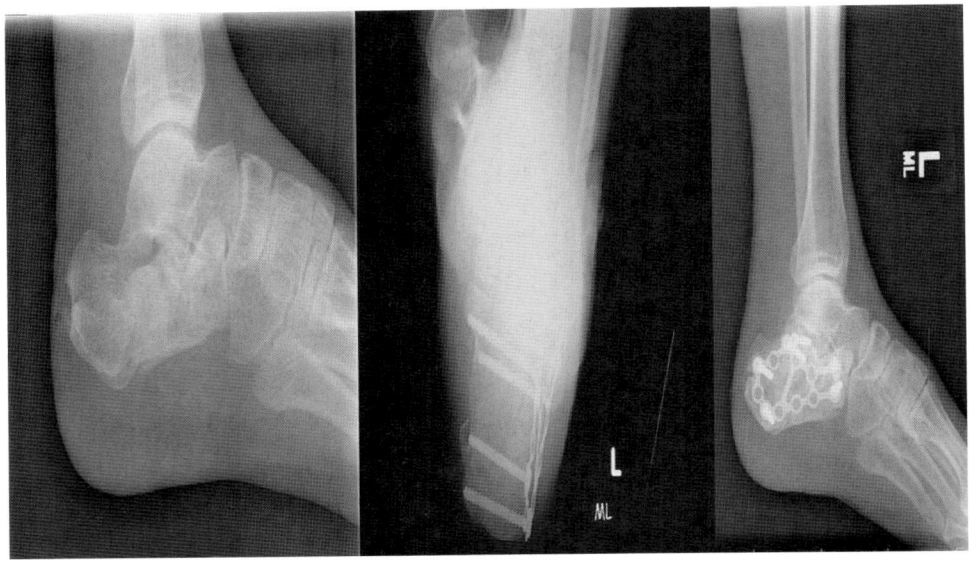

图 43-8   粉碎性关节内跟骨骨折的内固定术前及术后 X 线片

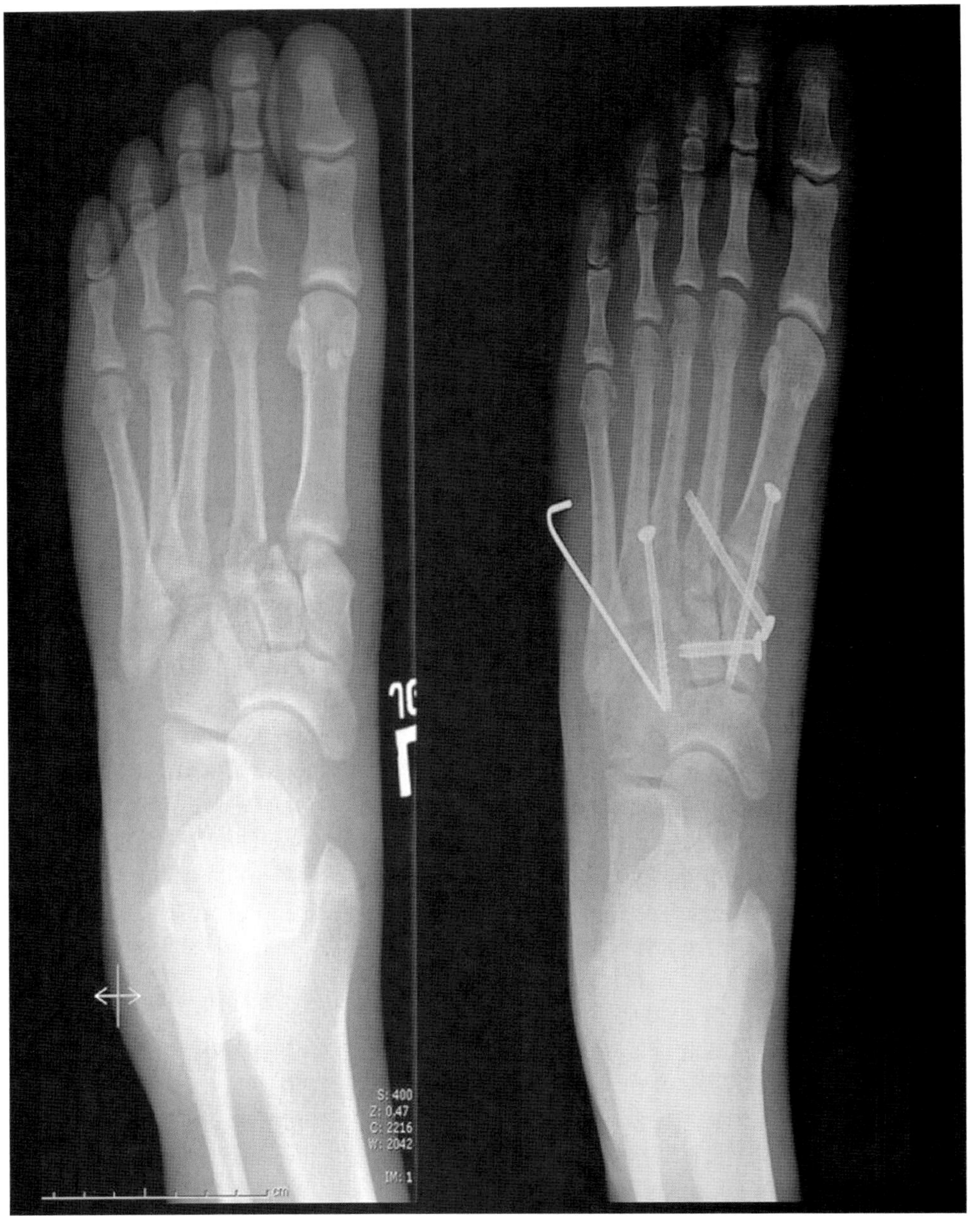

图 43-9   足部跗跖关节骨折脱位的病人内固定术前及术后 X 线片

足中部损伤所致的跗骨骨折

跗骨(包括足舟骨、骰骨和三块楔状骨)将后足与距骨相连,这些骨的精密排列为足弓的机械稳定提供保障。然而,这些骨的关节面在遭遇任何骨折时都可能并发缺血性坏死。孤立性跗骨骨折不常见。导致这些骨骨折的力量一般非常大。某些创伤会伴有邻近结构的损伤,比如跗跖关节脱位。跗骨与距骨之间的关节连接称为利斯弗朗(Lisfranc)关节。当足部处于背曲状态时,强大的扭力传递至足中部导致足部这个区域骨折及脱位。这种脱位常伴有多发性骨折,可累及多个跖骨。这些关节的任何移位性关节脱位都必须经手术内固定(图 43-9)。

跖骨骨折

跖骨基底部骨折的机制与利斯费朗骨折或关节脱位相类似,但不伴有关节畸形。这往往通过简单制动即可。远端跖骨骨干骨折,特别是第一跖骨,大多直接内固定以确保负重部分骨的完好连接。

第五跖骨骨折

第五跖骨骨折需要单独讨论。第五跖骨后外侧粗隆的极近端骨折常常是由撕脱伤所致。这种骨折不会横贯跖骨体,可以通过简单的制动处理。然而,稍远一点的近端楔骨骨折则需要长期观察,因为常常容易发生畸形愈合或骨不连,有时需要进行内固定治疗。

跖趾关节骨折

跖趾关节骨折较常见,多由于直接损伤。跖趾关节及近节趾骨损伤多可以通过将受损的趾骨与相邻正常脚趾一起捆扎的方法来治疗。

第一跖趾关节损伤很好处理,穿底部较紧的鞋即可,但累及关节面的第一跖趾关节损伤一般最好手术复术及内固定治疗。

踝关节骨折

踝部骨折非常多见,一般是关节内骨折。由于踝关节是一个较大的负重关节,易遭受强大的旋转力负荷,良好的关节重建非常重要。

踝关节解剖

踝关节由距骨、胫骨和腓骨组成。距骨一般在胫骨远端的下面,内踝构成的内侧壁限制了关节内侧的活动度,外侧部则受限于腓骨关节面。距骨滑车与胫骨关节面的精确咬合使得踝部可以屈伸。内踝的稳定是依靠附着于内踝的内侧韧带,距腓关节的稳定则是依赖距腓前韧带(踝关节损伤常见部位),跟腓关节和距腓后韧带。

踝关节脱位

踝部脱位很常见,发生时常合并胫骨或腓骨骨折。单独韧带损伤导致前脱位或后脱位很少见。

不管有没有骨折,踝关节脱位都会影响足部血液供应,需要紧急的神经及血管状况评估。不管有没有发生感觉缺失或

血供减少,应尽早将距骨复位至胫骨下解剖位置。踝关节持续脱位状态会有导致病人发生神经血管损伤和骨筋膜室综合征的风险。

无骨折的踝关节脱位,要么手术修复维持关节稳定的主要韧带,要么通过体格检查,拍片及评估复位后处于胫骨下的距骨的稳定性来确定非手术制动治疗。

外踝骨折

孤立性腓骨远端骨折,即外踝骨折,在任何时候都应该解剖复位。这可以通过手法复位和石膏固定来实现(图 43-10,图 43-11)。

如果手法复位不能使踝关节达到解剖复位或接近解剖复位,则必须进行精确的手术复术和内固定治疗。即使外踝的位置仅错位 1mm,也会导致距骨向外侧移位,并使胫骨和距骨关节接触面减小差不多 50%,明显加速关节退化。外科手术采用外侧切口,使用螺钉和钢板将骨折断端精确紧密连接并固定。只有精确复位及内固定才能保障良好的关节功能。

孤立性中踝骨折

踝关节撕脱伤常常会导致孤立性中踝骨折。如果骨折没有移位,或者可以通过手法复位达到解剖复位,则适合用矫形架或石膏固定。孤立性中踝骨折的外科手术治疗采用中路切口来暴露骨折处,使用螺钉及钢板内固定以达到精确的解剖复位。术后处理一般为术后的石膏固定或矫形架固定。

双踝骨折

双踝骨折是指同时损伤胫腓骨远端的踝关节骨折。这种

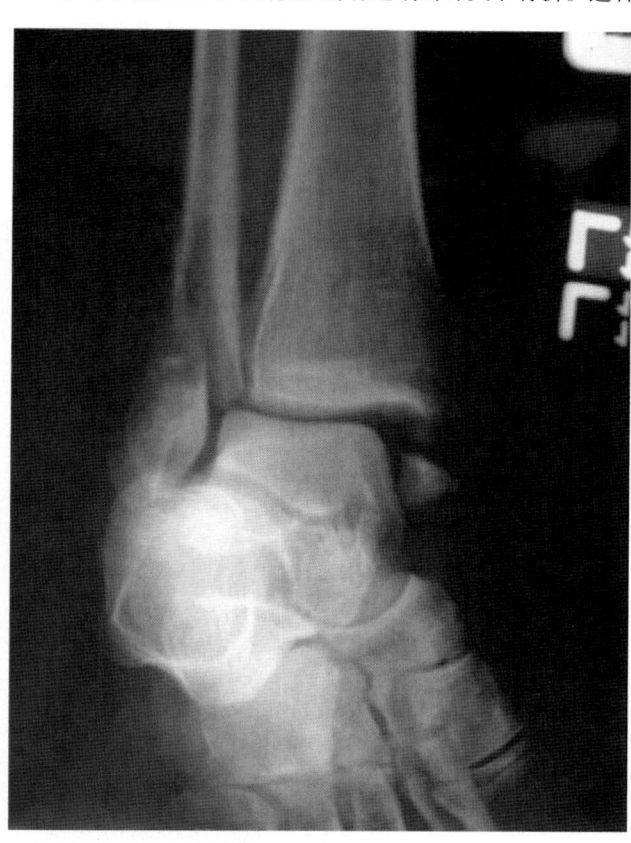

图 43-10　双踝骨折病人前后位 X 线片

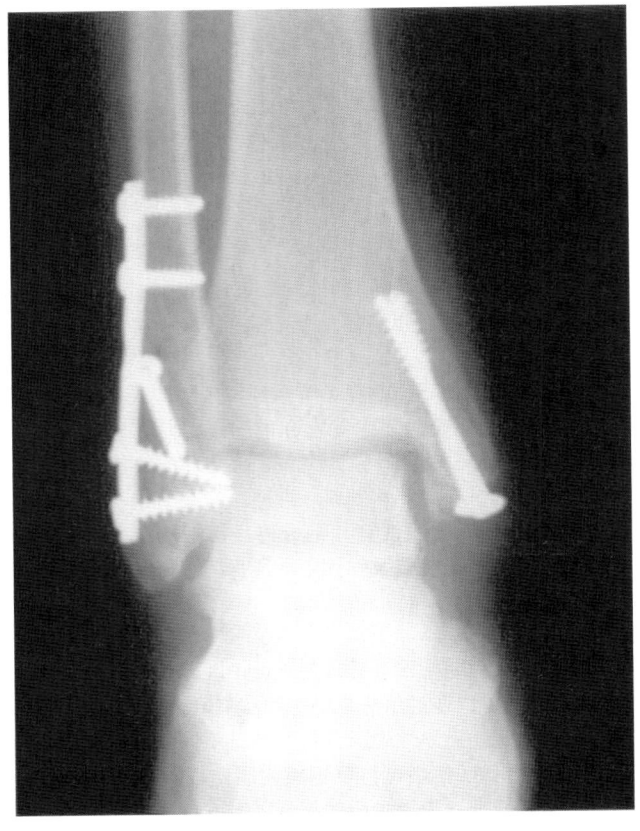

图 43-11 双踝骨折病人手术复位及内固定后前后位 X 线片

骨折一般伴有明显的胫距关节半脱位或完全脱位,必须迅速复位。几乎所有此类骨折都要手术治疗以达到良好的骨重建及关节的解剖复位。

后踝骨折

　　远端胫骨后部(胫距关节面后 1/3)骨折称之为后踝骨折。孤立性后踝骨折很少见。然而胫距关节负重关节面骨折的病人常常发现有双踝骨折,这种损伤可称之为三踝骨折。如骨折线超过胫距关节的 1/3 或者有明显移位,则后踝骨折片必须手术内固定。

胫腓联合韧带

　　胫腓骨的精密连结对踝关节的功能非常重要。胫腓骨之间有粗壮的韧带连结,是踝部非常重要的稳定结构,一般在踝关节上部,宽度达 4cm 以上。胫距关节损伤常常累及胫腓连结,导致胫腓间距变大。这种损伤一般使用"连接螺钉"由外至内,贯穿胫腓骨来固定。韧带的修复一般比骨折愈合慢,因此这种螺钉要留置 8~12 周。一般按时取出螺钉,如留置时间超过 3 个月会导致螺钉断裂。此处由螺钉断裂引起的疾病比较少见。

急性跟腱断裂

　　腓肠肌和比目鱼肌群通过跟腱作用于跟骨可以产生很大的力量,特别是当人体在做跳跃动作或跑步时急速转弯跟腱可能发生断裂。临床症状很明显,跖屈力量变弱。病人常描述在受伤时可以听到"砰"的一声。一般需要使用修补材料(尸体来源的韧带或自体来源的跖韧带)进行肌腱重建。然而,肌腱修补术发生并发症的几率很高,比如局部感染或皮肤坏死。因此,很多实习医师采用石膏或矫形架固定保守治疗。每种处理方法都是有道理的。

胫骨远端关节面骨折(Pilon 骨折)

　　胫骨远端和腓骨远端暴力性骨折,远端胫骨干和承重关节面都有骨折,称之为胫骨远端关节面骨折,更为普遍的叫法是 Pilon 骨折。由于胫骨表浅,暴力性骨折所致的皮肤损伤,骨筋膜室综合征,伤口愈合问题和骨不连等给 Pilon 骨折病人的护理工作带来了很大麻烦。Pilon 骨折是矫形外科创伤领域中最棘手的问题之一(图 43-12)。

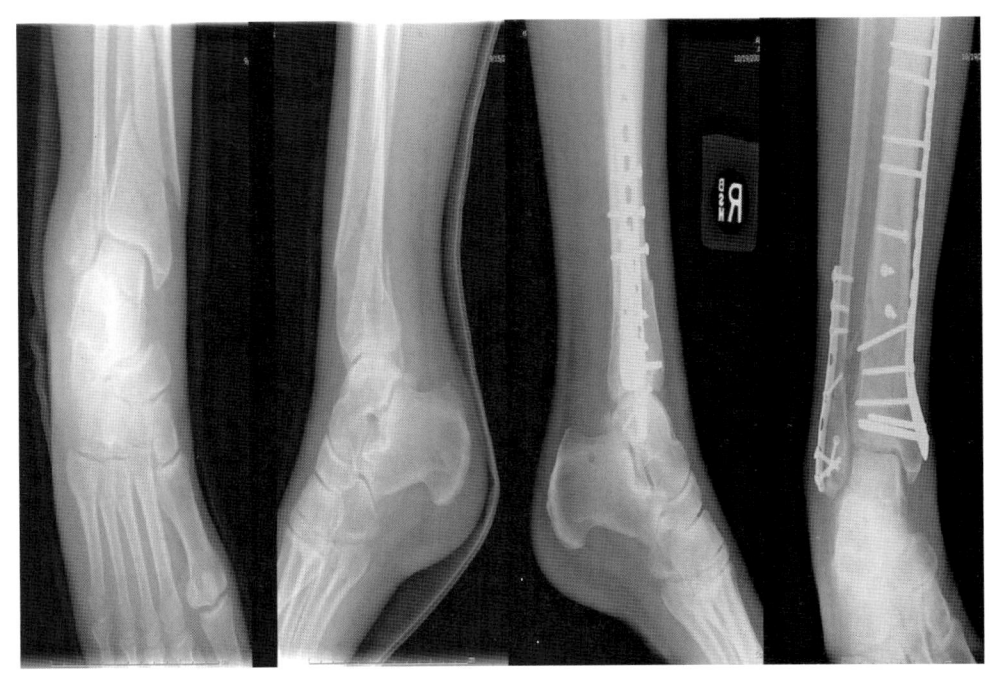

图 43-12 严重胫腓骨远端骨折手术复位及内固定术前后 X 线片。小腿远端暴力性损伤常常导致神经血管损伤,骨筋膜室综合征及伤口愈合问题

Pilon 骨折大部分有移位且普遍伴有严重的软组织损伤。一般要进行手术复位和内固定术,精确重建踝关节的功能。由于很容易发生软组织损伤,一般不能马上进行手术重建。在大多数情况中,远端肢体使用外部固定进行有限的复位,腓骨骨折则采用内固定以维持其解剖长度。胫骨的最终重建过程要推迟至肢体消肿后,这种方法可以减少软组织并发症的几率。不论骨折有没有及时得到正确的固定,创伤并发症还是很常见。在这种创伤中伤口破裂的比例大于 10%,伤口感染的几率很高,而骨不连的比例也很高,创伤性关节炎更是常见。

胫骨干骨折

胫骨干骨折常发生于直接暴力或扭伤。由于胫骨位置表浅,骨折多为开放性骨折,因此皮肤感染很容易发生,特别是小腿前部。直接暴力所致的胫骨损伤多为横形或斜形骨折,腓骨多无骨折。扭伤(滑雪者常见)多导致胫骨螺旋形骨折,常伴有膝部或踝部腓骨损伤。严重暴力可致粉碎性骨折和广泛软组织损伤。

胫骨干骨折可采用手法复位和小腿石膏固定,建议病人在 4~6 周内佩戴功能矫形架。手法复位后骨不连是非常严重的问题,石膏固定必须持续 3~4 个月。胫骨髓内钉固定现在比较常用,且治疗效果的确比不用髓内钉强。髓内钉穿越骨折处,贯穿近端和远端。小直径髓内钉("不扩髓钉")可以直接紧密地穿越骨折处,在其他情况下,特别是更不稳定的骨折中,常需要使用扩髓的方法使较粗的髓内钉容入骨折处骨髓腔内。这些较粗的髓内钉在远端和近端都有小孔,可以使螺钉通过以达到交锁的作用使骨维持自身的长度及防止旋转。

胫骨平台骨折

胫骨上端关节面与股骨髁相连接,由于关节面较平坦,被称之为胫骨平台[8]。由于胫骨平台是膝的重要负荷结构,坠落时易发生骨折,常伴有半月板及下面松质骨损伤,部分胫骨平台可发生塌陷,而这给膝关节的重建愈合带来了难题(图43-13)。骨折可导致内侧或外侧甚至内外双侧胫骨平台骨折,而且常常伴有膝关节发生外翻或内翻畸形。单纯劈裂骨折若无明显移位,可采用下肢石膏托固定保守治疗。保守治疗的适应证为伸膝时韧带拉紧,骨折移位小于 3mm。骨折明显移位时一般需要通过前侧、内侧、外侧入路或多入路来手术切开固定治疗。可以使用拉力钉固定或钢板固定,二者常常结合使用。由于干骺端塌陷,常常需要取自体髂骨或异体移植物来进行骨移植术以恢复原有解剖结构。有时还需要进行韧带重建及半月板修复。

胫骨平台骨折常导致早期骨关节炎及后期关节僵硬。医师应警惕腿部可能伴有骨筋膜室综合征及神经损伤。

膝关节脱位

膝关节脱位(不能与髌骨脱位相混淆)是一种破坏性损伤,常由暴力损伤所致。大量的韧带损伤可致脱位,脱位可发生在任何方向,前脱位、后脱位、外侧脱位、内侧脱位或旋转性脱位都可能发生。如脱位后自发性复位或被之前的医务人员复位,这种损伤可能没有被意识到以致漏诊。尽管如此,紧急

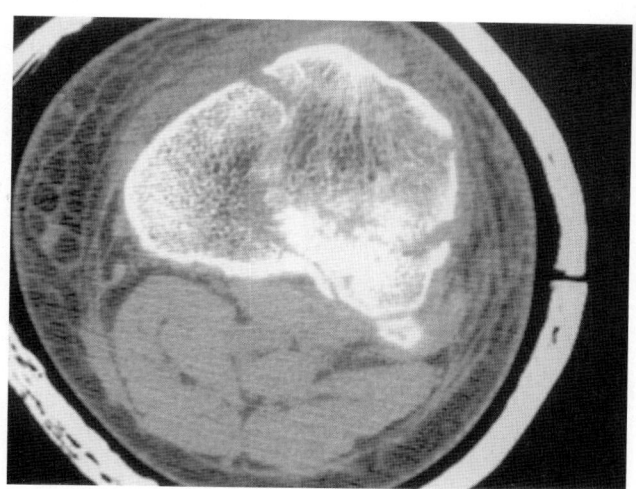

图 43-13 胫骨近侧端骨折 CT。CT 扫描可以使骨折细节更容易被看到,这使术前诊断得到改善

情况下首先还是要快速准确地进行复位。膝关节脱位并发神经血管损伤及骨筋膜室综合征的几率很高。即使没有动脉损伤,由脱位所引起的血管扭曲或受压及内皮撕裂会影响患肢的血液供应。因此,复位后需尽快检查血管搏动情况,如搏动虚弱则需要尽快对患肢施行动脉造影。同时要警惕骨筋膜室综合征的发生。根据临床检查及韧带损伤的程度,有时可通过简单的制动来进行保守治疗,但多数情况下,还是要进行韧带结构修复。

膝关节僵硬、关节不稳都是可能发生的远期并发症。如果没有特别注意防止骨筋膜室综合征的发生,患肢可能出现坏死。

髌骨脱位

髌骨常向外侧脱位,多见于成人损伤,特别是运动员。治疗采用完全伸膝状态下手法复位,制动约 6 周。常见并发症为复发性脱位。

髌骨骨折

髌骨受到强力牵拉常发生骨折,为无明显移位或轻微移位的横形骨折。上极撕脱性骨折也可能发生。直接暴力撞击,如没系安全带的乘客撞击仪表板,可导致累及大片关节面的粉碎性骨折。无明显移位者,可使用支架固定维持在伸膝位。粉碎性骨折特别是移位明显的骨折必须手术复位及内固定治疗。

股骨远端骨折

股骨远端骨折是矫形创伤外科医师的难题。不累及关节的单纯性干骺端横形骨折当然也可以发生(图 43-14),但累及股骨内外髁的骨折更常见。对于关节内有骨折的股骨远端骨折,要尽量使骨折端达到解剖复位,并使关节面恢复平整。大部分此类骨折都需要内固定治疗,且大多使用拉力钉结合内侧或外侧钢板固定。并发症有复位不良、骨不连或畸形愈合。最常见的远期并发症是骨关节炎。

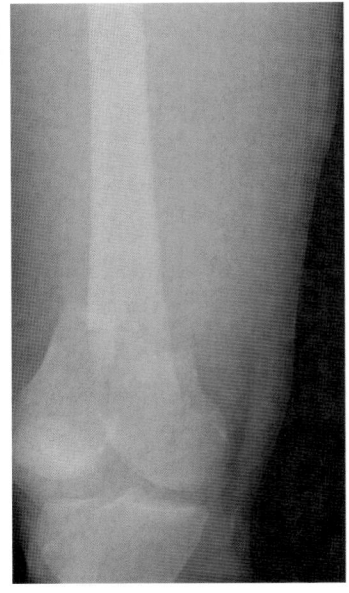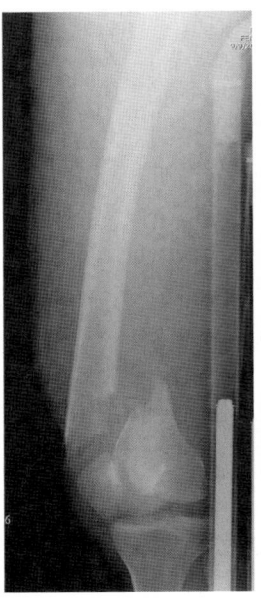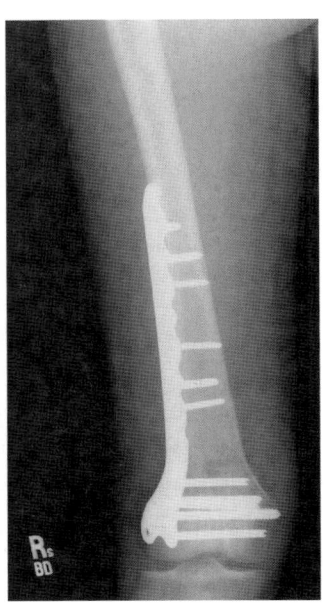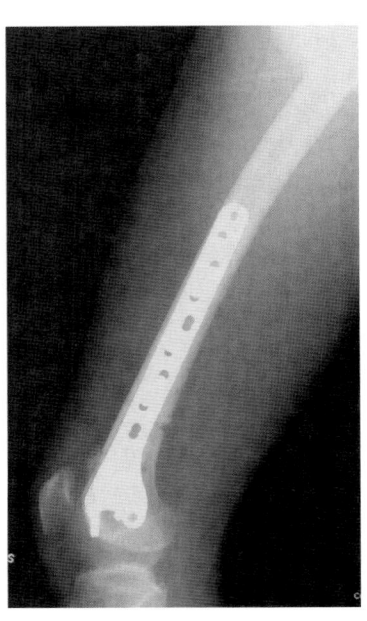

图 43-14　股骨髁上骨折手术复位内固定前后 X 线片提示股骨髁裂开,需要重建远端关节面

股骨干骨折

股骨干骨折绝大多数发生于暴力损伤,且病人多半有并发症。几乎所有的股骨干骨折都需采用手术治疗,常常用髓内钉固定。髓内钉一般要经扩髓后才能使用。通过大转子内侧或股骨近端插入,贯穿股骨近端到远端(图 43-15)。在一些情况下,逆向由远端至近端插入髓内钉比较方便,插入点在膝关节(这一过程需要进行关节切开)。髓内钉一般足以维持股骨的

及防止旋转。在一些严重粉碎性骨折中,髓内钉的近端和远端用拉力钉加锁,使防止旋转和维持轴线稳定的效果更加突出。

在少数情况下,也可用外固定器来治疗股骨干骨折。这种方法适用于多发性损伤的病人,伴有其他严重威胁生命安全的损伤。在这种情况下,其他外科治疗过程比维持肢体安全更重要。对于需要进行伤口护理及评估的严重的开放性股骨干骨折,外固定也是很好的选择。外固定还适用于有同侧肢体大血管损伤的病人。

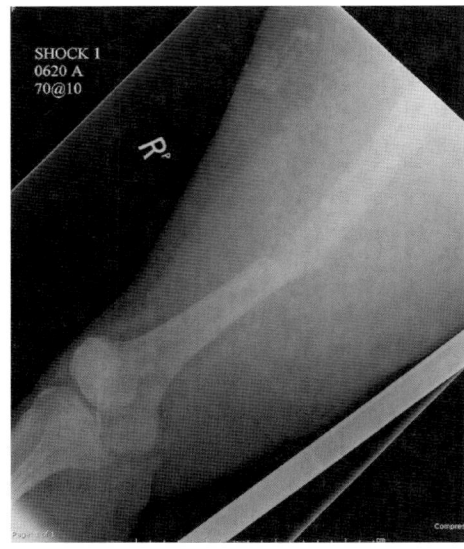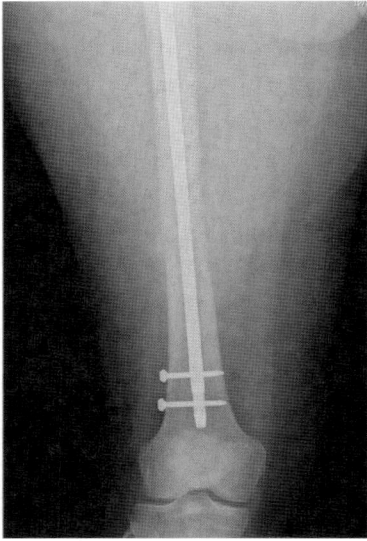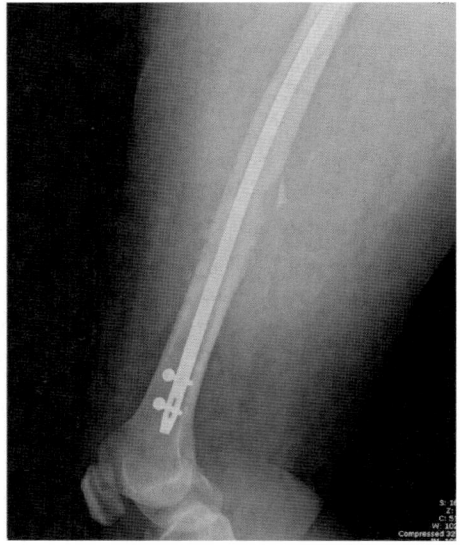

图 43-15　股骨干斜形骨折使用坚固的髓内钉及加锁螺钉内固定前后的 X 线片。这种治疗方法可使病人能尽早地下床活动

髋部骨折

髋部骨折(股骨近端)极其常见,具有很高的发病率和死亡率。髋部骨折的严重程度不可低估,所有医护人员都应不遗余力地抢救病人,这种急性损伤的存活率为约 90%。也有

学者报道髋部骨折病人一年后死亡率高达 25%~50%。

众所周知,髋部骨折病人很容易发生骨质疏松。骨质疏松、高龄及其他并发症使得髋部骨折病人的病情愈加复杂。医师在处理这类病人时必须仔细评估病情及随访医疗并发症,并要考虑到病人出院后的社会福利问题。活动过少、疼痛

及作息紊乱可以导致深静脉血栓形成、肺炎、应激性溃疡及抑郁症。髋部骨折使病人遭受巨大痛苦，有可能使病人以后生活不能自理，必须有家人照顾。

骨质疏松虽然并不需要紧急处理，所有髋部骨折病人都应考虑到有发生骨质疏松的可能性，术后也应做对应的抗骨质疏松治疗。

髋关节骨折的分类

髋关节骨折一般被划分为三个不同的类型：股骨颈骨折、股骨转子间骨折、股骨转子下骨折。

股骨颈骨折

股骨颈骨折大约占股骨近端骨折的1/2。他们在中老年病人中最常见。在处理该类型骨折时，髋关节的解剖结构是一个重要的考虑因素。髋关节囊从髋臼边缘延伸至股骨颈基底部。因此，股骨颈骨折是完全的关节囊内骨折。股骨颈的血液供应相当不稳定。在一些成年病人中，发自闭孔内动脉的髋臼圆韧带动脉对股骨颈的血液供应是有限的。所有病人股骨头血液供应（大多数病人股骨头唯一的血液供应），主要来自股骨颈的内部和表面血管。

因为股骨颈骨折是完全的关节囊内骨折，它通常没有明显的出血。骨折血肿局限在髋关节囊。当股骨颈骨折发生移位时，股骨头的血供肯定受到影响。因此，在移位骨折中，股骨头缺血性坏死，几乎是不可避免的[10]。直接进行假体置换更换股骨头对病人是更好的办法。这个手术被称为半髋关节成形术，它是用适合于人体髋臼的金属和塑料假体代替股骨颈和股骨头。这通常是通过髋关节后路进入关节囊，切除坏死的股骨头及残留的股骨颈，近端髓腔扩孔，并插入一个大小适当的假体。安置假肢后，人工股骨头与人体髋臼相吻合，组织覆盖，并关闭切口。虽然这种技术允许患肢立即负重，但它对病人会产生一定的心理压力。可以使用聚甲基丙烯酸甲酯的骨水泥，安全地代替股骨干近端内部的股骨附件，这为假体干构建了一个骨壳。这有利于股骨附件迅速、安全的固定。这种技术的缺点是，骨水泥对细菌细胞膜是一种吸引底物，可致病人围术期感染。使用聚甲基丙烯酸甲酯水泥的另一种情况是"嵌入式"假体的使用。在这种无水泥技术中，以精确地塑形使假体被嵌入股骨近端以获得紧密的结合。这种类型的假体治疗髋关节骨折有一个缺点是，为了达到使假体嵌入比较牢固的目的，可能导致一些医源性股骨骨折的风险（图43-16）。

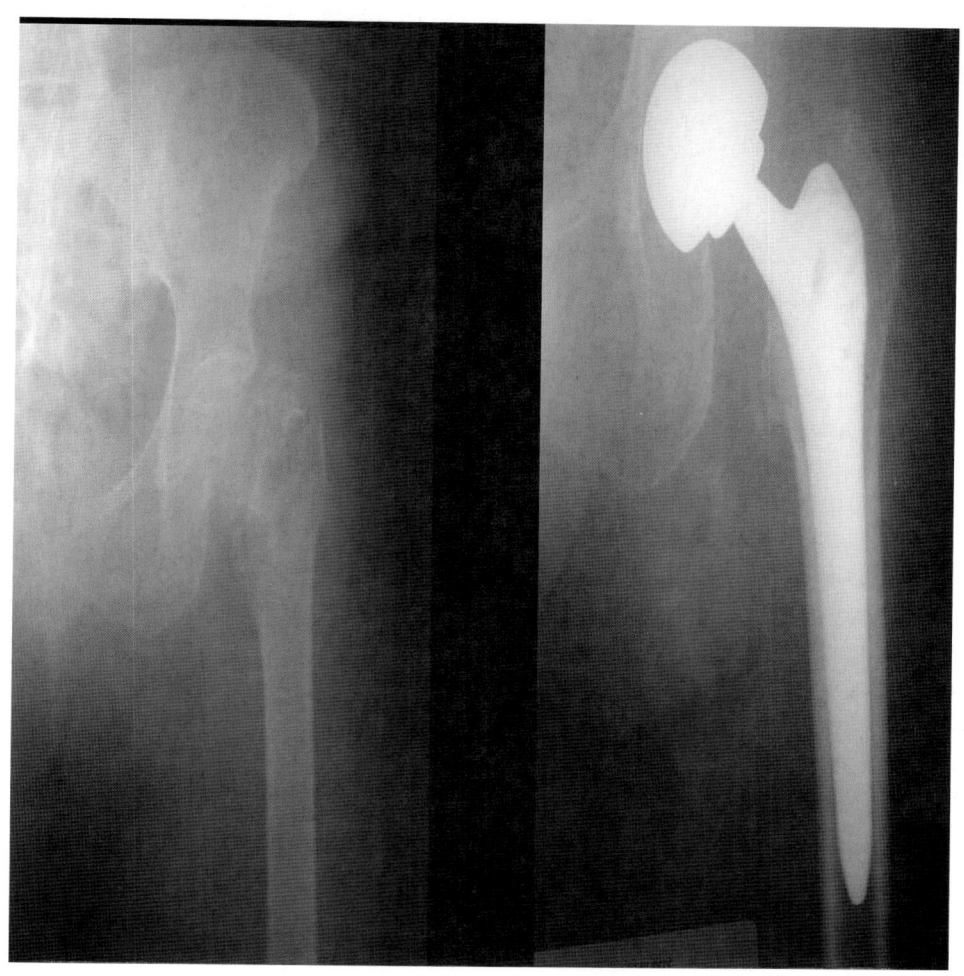

图 43-16　有移位的股骨颈骨折。可以预见，这种损伤将导致股骨头坏死，最好的处理是半关节成形术（如图所示），在这种情况下，可选择无水泥型假体置换

半髋关节成形术,即用假体置换股骨近端,这对髋臼良好的病人将是一个不错选择。如果病人患有骨关节炎,那么假体对髋臼磨损所带来的痛苦将是无法忍受的。因此,此类病人适应于全髋关节置换术,该手术在本章具有详细讨论。

无移位型和嵌插型的股骨颈骨折,不影响营养股骨头的血供。因此,此类骨折的最佳处理是原位固定。自股骨近端外侧皮质,置入 3 或 4 个螺钉(图 43-17),通过骨折线到达股骨头。在多数情况下,该类手术切口小,出血少,术后恢复快。

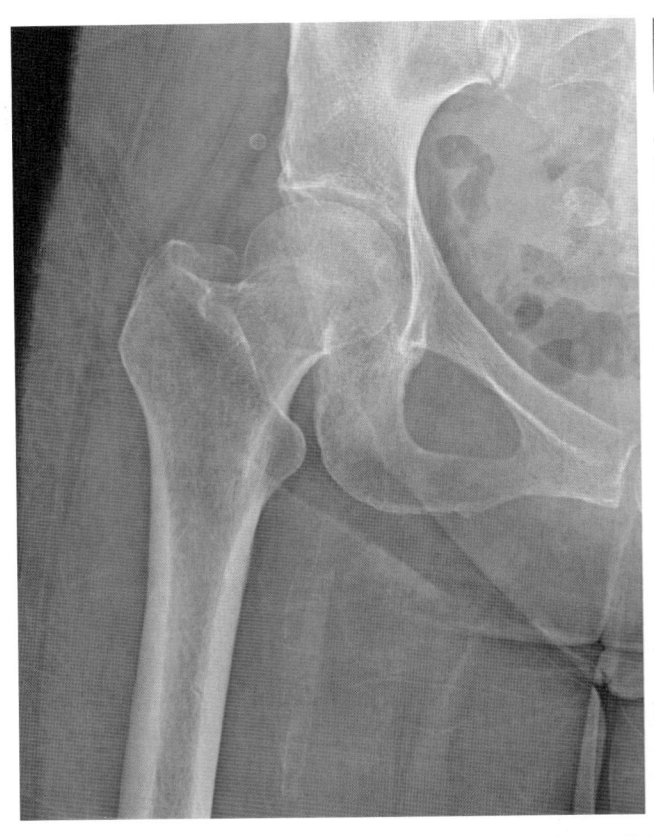
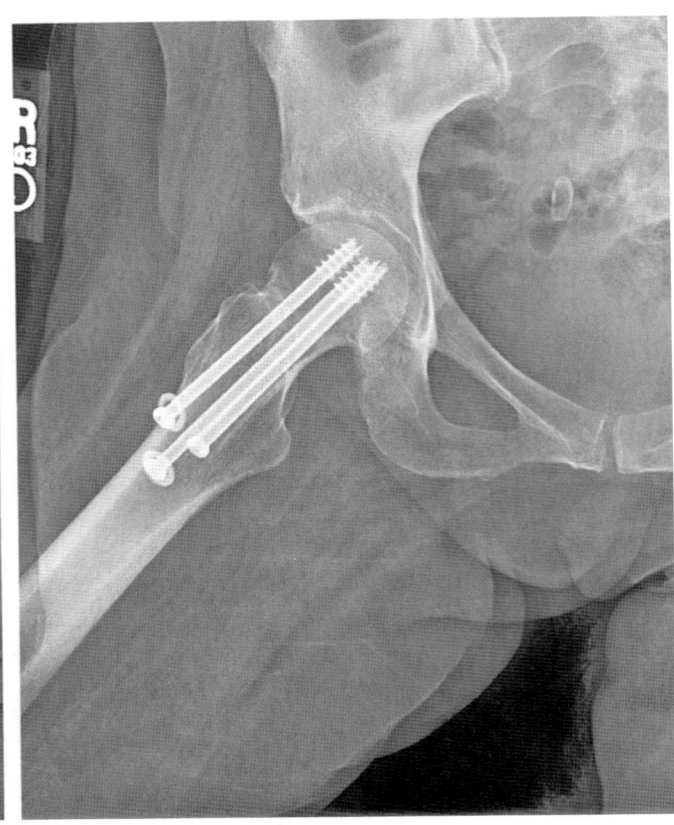

图 43-17   骨性关节炎病人股骨颈骨折,进行全髋置换术前后 X 线片

股骨转子间骨折

髋关节骨折也经常发生在股骨大小转子之间。发生在这个位置的骨折通常被称为股骨转子间骨折。它们代表的可能是一个骨折线,或者引起的几个游离骨块。一个单独的游离骨块通常指的是股骨小转子骨折。和股骨颈骨折不同,股骨转子间骨折常常会引起大出血,导致机体血流动力学改变。因此,对于任意一个股骨转子间骨折的病人,进行血流动力学指数和血细胞比容检测是非常重要的。和股骨颈骨折一样,几乎所有的股骨转子间骨折都需要手术处理,因为非手术治疗的并发症发生率极高。股骨转子间骨折基本上都需要进行内固定。当进行手术时,把病人放置在专业的骨折牵引床上,以校正患肢,并将其牢牢地固定在复位状态。另外,可以采取仰卧位,在透视屏上进行手法复位。

在多数情况下,可以采用髋关节外侧入路,用一较大螺钉贯穿转子和股骨颈及股骨头来固定骨折部位。螺钉和钢板可联合使用(合称为"动力髋螺钉")。另一种选择是利用髓内设备将一个短髓内钉通过近端粗隆或者梨状肌窝以固定近端和远端。无论选择何种固定装置(通常视骨折情况而定),病人术后即可负重。

转子下骨折和股骨干骨折

与股骨颈骨折和转子间骨折相比,髋关节转子下骨折是更高强度暴力损伤的结果。因此,这类骨折同时伴有其他骨或者软组织损伤。在多数情况下,转子下骨折需要髓内装置固定。因为肌肉附着的近端骨块常因肌肉牵拉发生移位,所以需要打开切除。几乎所有的股骨干骨折都需要经过髓腔扩大后,置入髓内钉。在通常情况下,使用拉力钉或者用于股骨颈骨折的髓内钉固定。这样术后即可负重。

髋关节脱位

髋关节脱位是一种严重的高强度损伤,常发生于复合伤病人。最常见的髋关节脱位是后脱位。通常伴有神经血管损伤。事实上,一个髋关节脱位可能会危及生命,需要积极处理。通常可以闭合复位,如果不成功,建议及时切开复位。

髋关节脱位常常伴有相应髋臼骨折和股骨头骨折,后者虽然少见但很重要(图 43-18)。显然,股骨头骨折合并髋臼损伤是一个非常严重的损伤。这些损伤常见的并发症是创伤性关节炎,股骨头坏死,反复性脱位。相关的血管神经损伤是常见的[11]。髋臼骨折常常合并有骨盆其他部位骨折,但不一定伴有髋关节脱位(图 43-19)。这些损伤常导致骨骼出血,进而引起大量血液丢失。

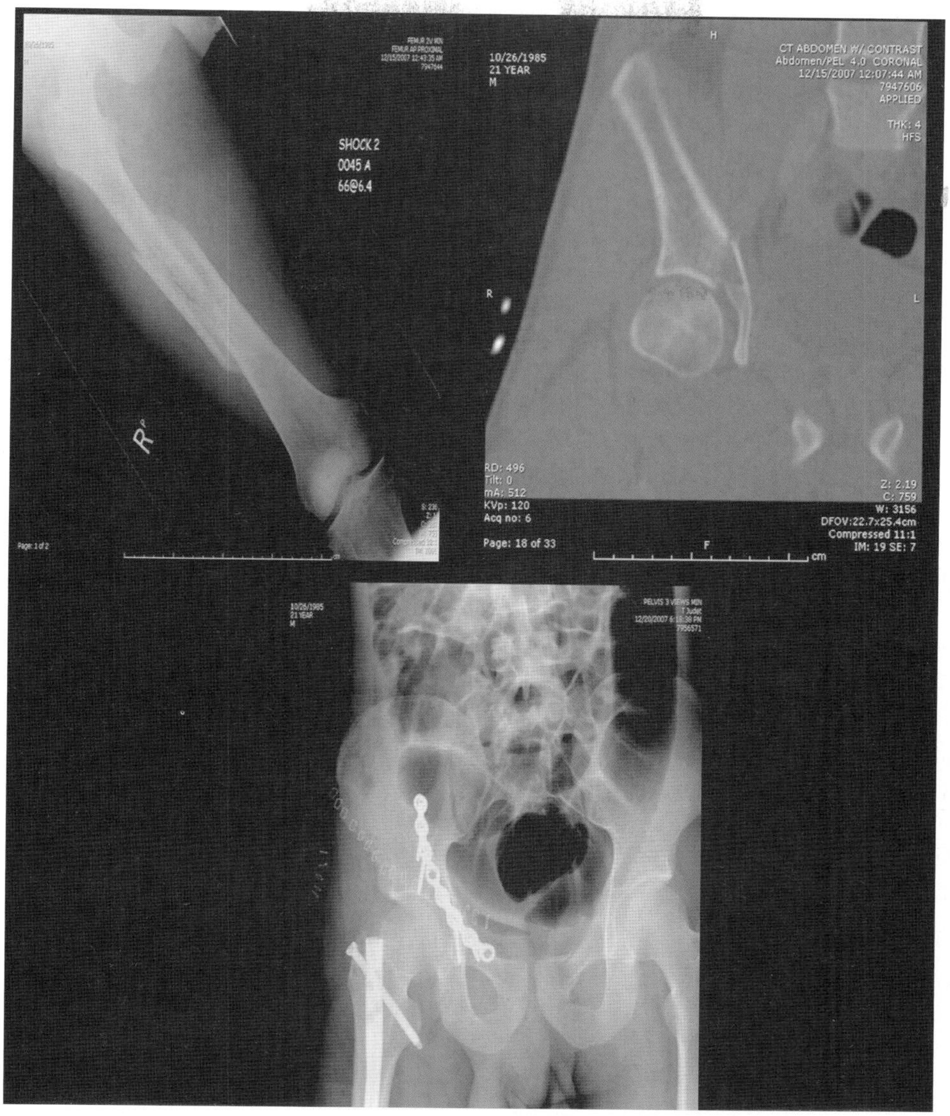

图 43-18　右股骨螺旋形骨折伴同侧髋臼骨折病人 CT（上）和 X 线平片（下）。扩髓钉与锁定螺钉固定股骨以及髋臼钢板内固定的术后 X 线片。注意耻骨支骨折并不需要手术治疗

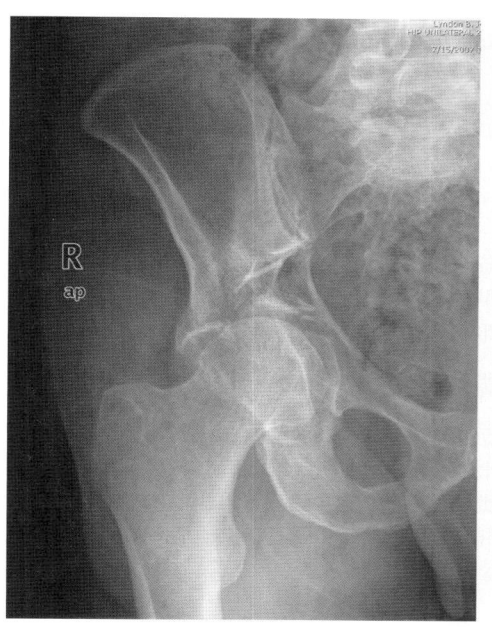

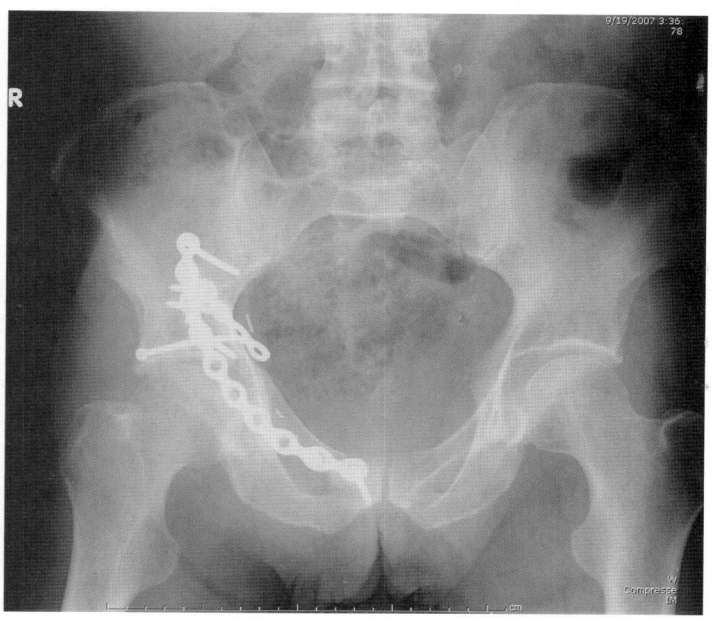

图 43-19　右侧髋臼骨折手术前后 X 线平片。注意手术前嵌入髋臼的股骨头

髋臼骨折的手术目的要求达到解剖复位及构建一个牢固的髋关节[12]。依据损伤情况,可选择前路、侧路或者后路手术暴露髋臼。髋臼骨折的手术治疗,需要经过特殊培训和经验丰富的外科医师来实施。

骨盆损伤

耻骨支骨折

耻骨支骨折通常发生于患有骨质疏松症的老年病人。这种骨折通常出现弥漫性盆腔前部疼痛,不一定伴有严重的创伤性事件发生。对疼痛最敏感的部位进行触诊,是一种有效的体格检查。耻骨支骨折经常合并骶骨骨折。通过骶骨翼的纵行骨折,往往涉及多个骶孔,经常与这种损伤同时发生。有趣的是,骶骨骨折往往未发生移位,并且在 X 线平片上也很难看到或者根本看不到。未移位的骶骨骨折和轻微移位的耻骨支骨折通常可以采用止痛药物和适度活动处理。损伤后可以完全负重。然而,如果是一个没有骨质疏松的年轻病人,发生了明显的骨盆骨折,那么就要认真考虑是否有重大疾病或者恶性肿瘤所致的可能性。

骨盆环骨折

骨盆环骨折是很不幸的,常常由高强度损伤所致[13,14]。通过骨盆后部或者是骶骨相连的前环的纵行裂隙可导致明显的骨盆骨折。伴有这种损伤的骨盆大部分纵行移位,常常合并有内脏损伤和潜在的失血过多,也可导致膀胱、输尿管、尿道和肾脏损伤。如果发生血尿,必须引起足够的重视。不幸的是,这些病人常常由于血容量减少和血液丢失而导致血流动力学改变。有时,通过紧急使用外固定架连接两侧髂骨来改善此症状。加压和稳固骨盆可以限制骨骼出血。受损骨盆的修复是一个复杂的过程,从最初受伤到骨骼出血停止,需要 3 ~ 10 天[15]。这些重建手术在临床上非常具有挑战性,必须积极地做好术前准备。这些手术必须由经过专业培训和具备这方面经验的医师去做(图 43-20)。

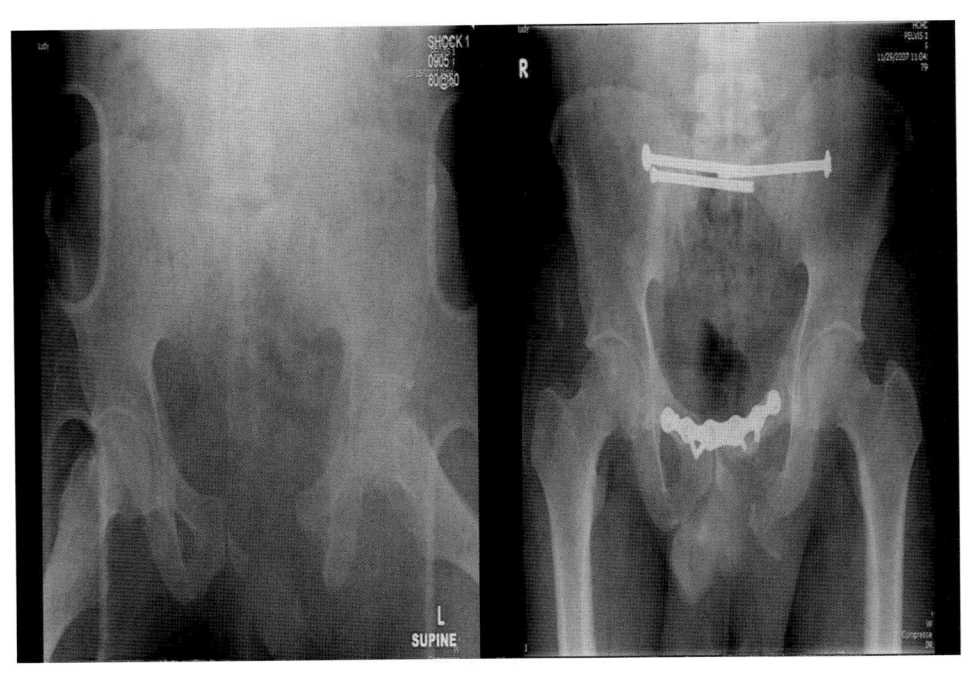

图 43-20   有移位的耻骨支及骶髂关节骨折术前及术后 X 线平片。这种损伤为暴力所致,通常伴有内脏损伤及严重失血

肩部骨折

锁骨骨折

锁骨近端 1/3 骨折比较罕见。锁骨近端骨折实际上常常是胸锁关节脱位。当向前脱位时只需要对症治疗。相比之下,胸锁关节向后脱位会损伤大血管,可采取手法复位。在全身麻醉下,将上臂外展外旋,在锁骨前面使用毛巾、夹板或骨折固定夹向后施压,从而使关节达到复位。只有当合并大的血管损伤,才需要手术治疗,不过这种情况很少见(图 43-21)。

锁骨中段 1/3 骨折是比较常见的。事实上,它们是最常见的骨折之一。锁骨骨折往往很容易通过肉眼看到,锁骨中段 1/3 位置表浅,几乎只有皮肤覆盖。幸运的是,这种骨折很少刺破皮肤。极少情况下,会出现骨折不愈合。因此,此类骨折通常采取保守治疗。

锁骨远端骨折

锁骨远端 1/3 骨折往往比较复杂。当喙锁韧带断裂时,常常导致骨折端移位,损伤周围肌肉,软组织嵌插致使骨折不愈合。因此,建议手法复位、钢板螺钉固定或者切开复位内固定。任何锁骨手术治疗,必须注意保护周围肺组织、大血管及臂丛神经。

肩胛骨骨折

肩胛骨骨折通常是由暴力直接作用于肩部或者跌倒时手

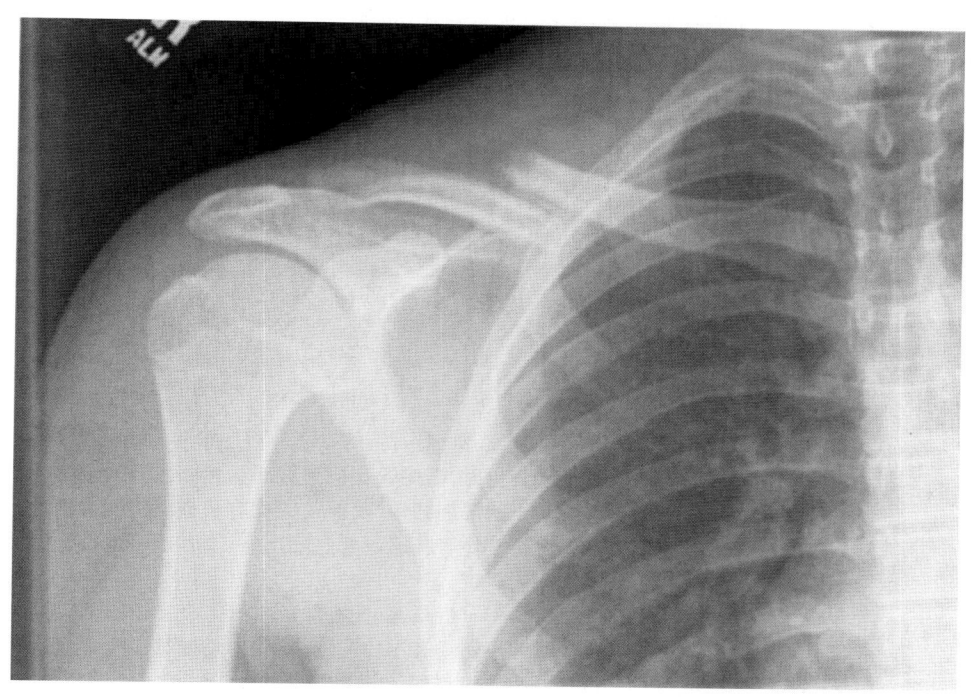

图 43-21　锁骨骨折病人正位 X 线平片。通常骨折近端升高,锁骨缩短,通过采用吊带保守治疗,骨折能够愈合,并且不影响功能

臂撑地所致。多数情况下,该类骨折只需保守治疗,而波及关节盂时,通常建议采取肩部后方入路,切开复位,用螺钉和小钢板内固定。

肱骨近端骨折

　　肱骨近端骨折比较常见[16]。中老年病人常合并骨质疏松症,但年轻病人常由重大损伤所致。

　　轻度移位骨折或者嵌插型骨折最好的处理办法是局部制动。有移位,但无严重粉碎性肱骨颈骨折通常的处理时由骨折远端向近端进行髓内固定。这种方法不适合有骨质疏松症的病人,因为他们的肱骨干骺端往往是相当疏松多孔的。

　　累及肱骨头的肱骨近端骨折,是一个特别麻烦的问题。

因为肱骨头上有大量关节软骨覆盖,按照 Dr. Neer 的分类,这样的骨折往往会导致多达四个骨折块[17]。当这些骨折块有明显移位时,将影响关节周围骨的血供,可能导致骨坏死的发生。因此,此类骨折的最佳处理办法是半关节成形术,肱骨干扩髓后用假体置换肱骨头。不幸的是,半关节成形术不能够完全恢复肩部的正常强度和活动范围,但是它可以维持一般功能,当然最严重的并发症是肱骨头坏死。

肱骨干骨折

　　肱骨干骨折通常是由跌倒或者直接暴力所致。常用的处理办法是开放复位,用钢板固定。髓内针固定也是一种方法。由于肘部和肩部特殊的解剖结构,因此肱骨髓内固定与其他长骨骨折相比,更具有挑战性(图 43-22)。

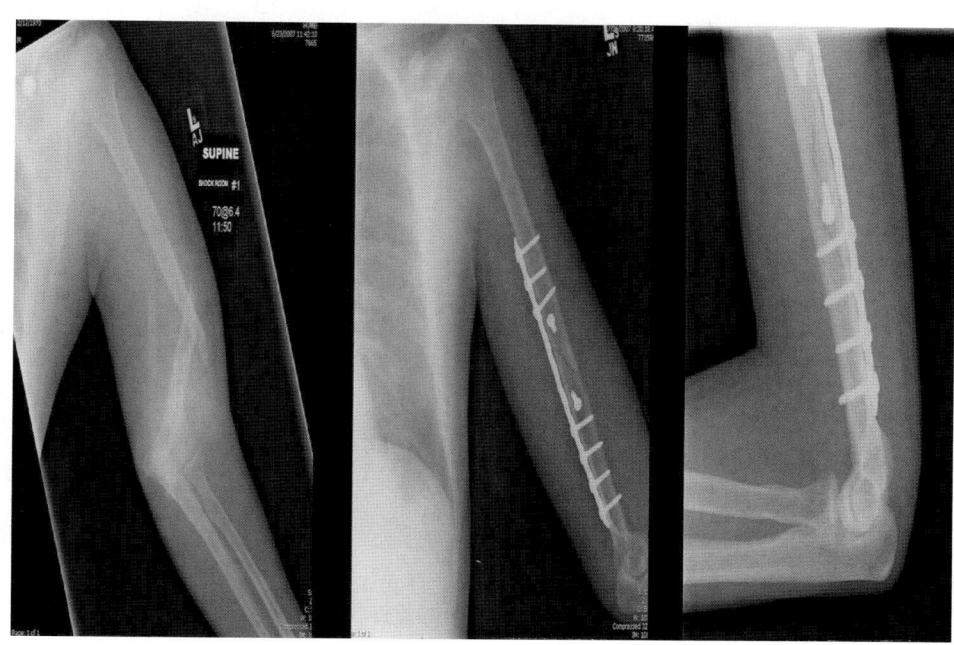

图 43-22　肱骨干粉碎性螺旋形骨折,行开放复位内固定手术前后 X 线平片。这种骨折通常伴有神经血管损伤,尤其是桡神经损伤

肱骨干骨折的治疗,必须小心地处理桡神经。无论是外伤,还是手术治疗都容易损伤桡神经[18]。正确分离肱骨上的神经血管,尤其是桡神经,是非常重要的[19]。

肘关节及前臂骨折

肱骨远端骨折

幸运的是,成人肱骨远端骨折不像儿童病人那样累及肱骨关节面。虽然为了防止骨折端移位,对肱骨外上髁骨折进行局部制动是有利的,但是此类骨折最常见的处理方法是进行内固定。依据骨折的类型,手术可以选择后内侧或者外侧方入路,也可以二者联合入路。当合并肱骨内上髁骨折,要优先考虑进行精确复位。肘关节由桡骨、尺骨和肱骨三个长骨组成,因此进行复位是非常困难的。在大多数情况下,分别用螺钉对关节进行准确的解剖复位是非常重要的,用合适的钢板将远端碎片固定到肱骨干。

应该指出的是,一些比较复杂的肱骨远端骨折累及关节面,尺骨鹰嘴截骨术(人造鹰嘴骨折)对外科医师来说,是一个很好的手术方法。当肱骨远端关节内骨折处理后,再将尺骨鹰嘴复位。具体在下面的尺骨鹰嘴骨折中讨论。

尺骨鹰嘴骨折

尺骨近端和肱骨远端的鹰嘴窝构成了稳定的肘关节。鹰嘴骨折比较常见,通常是撕脱和跌倒所致,极少数情况是直接撞击肘部造成。少数发生轻度移位的骨折块可以单独固定。多数情况下,可以采用单侧螺钉由近端插入远端或者用钢丝和克氏针进行关节复位。在严重的粉碎性骨折,切除骨折碎块不影响关节功能。即使骨折块还原,由于内植物位置表浅,

也会产生某些症状。因此,适当去除某些不重要的骨折块,有利于骨折愈合。

桡骨头骨折

桡骨小头骨折是比较常见的。在许多情况下,单纯桡骨小头骨折可以用1或2个拉力螺钉给予恰当固定。当复位困难时,可以考虑切除桡骨小头。有些病人,切除桡骨小头后会导致桡骨近端不稳,甚至出现腕部症状。重建的桡骨小头或者用假体置换,现在受到许多的关注,但对此仍然存在一些争议。

尺骨干骨折

桡骨或者尺骨骨折的诊断和治疗非常具有挑战性。当处理此类骨折时,需要认真检查肘部和腕部。必须熟悉桡骨干和尺骨干的解剖结构,及前臂的旋前和旋后功能。桡骨或者尺骨骨折常伴有腕部或者肘部损伤,或者是邻近长骨的细微骨折或者脱位。

尺骨干骨折很常见,通常是由暴力直接击打前臂尺侧造成。前臂尺侧只有皮肤覆盖,所以容易受损。夜盗骨折指的就是暴力直接作用于尺骨干所致骨折。它们都有共同的机制,即暴力直接作用于尺骨。

尺骨骨折通常可以采用石膏固定保守治疗。当发生尺骨近端骨折或者有成角畸形时,需要采取切开复位内固定。

尺桡骨双骨折(前臂的两个长骨骨折)

尺桡骨干双骨折比较常见,多为暴力直接作用所致(图43-23)。儿童病人多采用骨骼矫形的非手术治疗。然而,在成人病人需要对位对线良好,以保持前臂旋前和旋后功能。因此,尺桡骨双骨折最常见的治疗切开复位,钢板螺丝钉内固定。

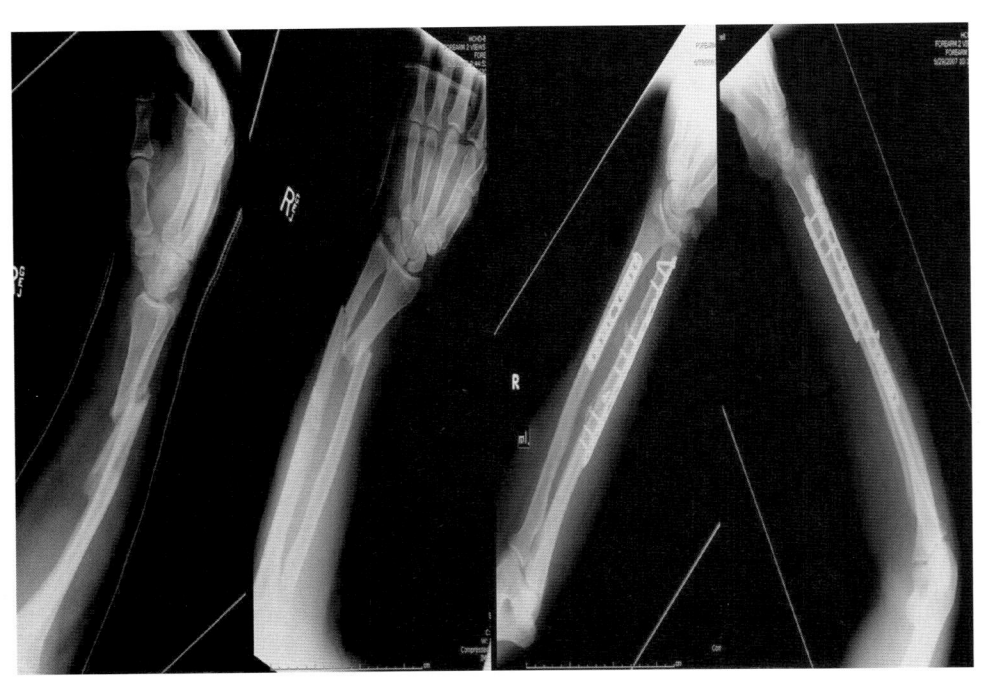

图43-23   前臂尺桡骨双骨折病人,行开放复位内固定手术前后的X线片。注意尺骨是分段骨折。尺桡骨干精确对线,对前臂旋前和旋后功能非常重要

尺骨近端骨折合并桡骨头脱位（Monteggia 骨折脱位）

这种损伤比较常见,不过有时桡骨小头脱位不易诊断[20]。在几乎所有情况下,都是采取尺骨内固定和桡骨小头闭合复位治疗。必须注意,神经血管损伤及骨筋膜室综合征的发生。这种损伤的晚期并发症包括异位骨化和桡骨小头再脱位。

桡骨远端骨折合并远端桡尺关节脱位（Galeazzi 骨折脱位）

桡骨干骨折往往伴有远侧桡尺关节韧带损伤[21]。如果忽视这种损伤,可导致腕关节不稳。远侧桡尺关节损伤可能是单纯的韧带损伤,也可合并尺骨茎突骨折。外科医师必须警惕远侧桡尺关节的间隙增宽,必须保持该关节的稳定,以免导致腕部慢性疼痛。

手腕部骨折

尺桡骨远端骨折和手腕部骨折在第 44 章讨论。

肌肉骨骼感染

骨骼感染

骨骼感染(骨髓炎)的诊断非常有难度。导致骨性感染的病原微生物多种多样,包括革兰阳性菌、革兰阴性菌和细杆菌,甚至真菌。免疫功能不全的病人(特别是接受免疫抑制药物、皮质类固醇激素治疗的病人,以及 HIV 病毒感染者)可感染十分罕见的病原体,从而导致骨骼系统感染。因此,当怀疑有骨骼感染时,需要常规做组织活检。事实上,骨骼感染引起的骨骼改变与肿瘤外观非常相似。因此,在怀疑感染的病例中,应建议将标本进行病理检查。同样,怀疑骨肿瘤的病例中,组织标本也需要行病理检查。

骨髓炎是骨的炎症,通常由感染引起的骨髓腔内炎症。感染包括局部骨组织感染和骨髓周围感染。发生在骨膜下的炎症称为骨膜炎。骨骼感染在形态学特征上和其他组织系统感染类似,具有同样的炎症细胞。

虽然骨髓炎与其他组织的感染类似,但它的发展过程是特有的。正常炎症过程中伴有局部压力增加,骨皮质阻止了局部压力的释放。在软组织中,这种压力可以释放到周围组织中去,但是在骨髓腔内,由于毛细管和窦状隙受压,造成脂肪栓塞。这种髓内梗塞最初由坏死的凝集物产生,随后由肌原纤维基质所取代。网状的骨小梁同样由于血管的坍塌产生梗塞,紧接着坏死。这些坏死的骨片常常不能被吸收,术语称为死骨。这些死骨会钙化并且定位在中央,因为在这一过程中会发生部分溶解变化,以致在致密区域会产生放射状变化。在死骨周围会反应性产生新骨,称为包壳。

随着压力的增加,骨内膜表面和坏死骨小梁中的破骨反应就会增加。然而,如果这种潜在的感染未予处理或者未予诊断,这种压力就会使破骨细胞不堪重负,不能有效地重建骨髓腔,这导致蔓延至骨膜的炎症就通过福克曼管（Volkmann canals）穿透骨皮质。骨膜破坏所致新骨形成在影像学检查上清晰可见。这种骨膜反应可以进展的相当快,类似肿瘤样增

殖,青少年病人尤其明显。

对于急性骨髓炎病人,在出现症状后的 1～14 天,才有影像学表现。由于坏死骨小梁的骨膜内吸收,因此早期的 X 线表现是模糊的,呈骨质疏松样。当更多的骨质被吸收时,X 线平片上呈现一个含有或者没有死骨的溶解区域。

随着感染的进展,影像学和形态学上逐渐呈慢性炎症表现,骨髓被纤维组织和炎性细胞取代,炎性细胞主要是单核细胞(即淋巴细胞和浆细胞)。影像学上骨髓内表现为斑片状硬化灶,CT 和磁共振成像（MRI）显示有窦道形成,层状的骨膜反应明显。

病原微生物不易在活检中发现,即使污染特别严重,最好的方法是对组织进行病原微生物培养。

血源性骨髓炎

细菌通过血液播散到骨骼是比较常见的[22]。虽然这种情况经常发生在菌血症病人身上,但由于儿童骨骺尚未愈合,因此儿童病人最多见。该疾病没有很明显的诱因。骨骼感染的临床表现是疼痛,有时甚至是剧烈疼痛。儿童病人常不能明确描述症状。

局灶性骨髓炎

严重骨感染的抗生素治疗,一般不如软组织感染的治疗那么有效。因此,骨感染推荐四联抗生素长期治疗(6 周以上),严重的骨感染可考虑行清创手术。如果可能,死骨可以完全清除。儿童骨骼感染的致病菌几乎都是金黄色葡萄球菌,需要使用敏感抗生素对症治疗。相反,成年病人的致病菌种类繁多,建议进行组织活检,并在药敏试验后使用敏感抗生素。

许多病人都是由免疫功能低下引起,其中包括长期使用皮质类固醇激素、HIV 感染、癌症化疗和器官移植的病人。对于任何一位病人,尤其是免疫功能低下的病人,引起骨髓炎的病原微生物很多,包括需氧菌、厌氧菌、嗜酸杆菌以及真菌。儿童易发骨髓炎可能与处于生长阶段的骺板的解剖结构有关。大血管特别是静脉,为成骨作用及代谢旺盛的骺板供血,因为处于生长阶段的骺板,血流比较丰富。研究表明,这些大血管在骨骺端回环分布,血流变慢,细菌在这里积聚。有人提出,干骺端一过性血栓形成可引发感染。在任何情况下,骨骺紧邻的区域是一个频繁感染的重点。

慢性骨髓炎可能导致瘘管或慢性窦道形成,这在糖尿病病人中非常常见,但完全治愈的可能性不大。因此,成功治疗骨髓炎是一项挑战。慢性感染一旦确诊,仅靠窦道本身组织培养来揭示处在深部组织的致病微生物是不可信的。如果想彻底治愈,必须对深部的病变组织进行培养。

如果慢性骨髓炎病人窦道有液体流出,可能会发生癌变,尤其是鳞状细胞癌。因此,在治疗时,必须引起注意。

肉芽肿性骨髓炎

肉芽肿是一种慢性炎症过程,它由位于中央的巨核细胞

和巨噬细胞与外周血淋巴细胞和浆细胞组成。X 线平片一般可以看到不同程度透亮骨化影和钙化灶。组织学显示肉芽肿在许多部位都可以形成。骨骼系统疾病中形成肉芽肿最常见于结核病。

结核病更常见的表现为关节炎而不是骨髓炎。然而,肉芽肿常见于脊柱结核,畸形往往由感染造成椎体严重破坏所致。在成人病人中,感染更多是从骨膜下方开始,并可能蔓延到前纵韧带及椎体。慢性骨髓炎的组织学特征是纤维化,骨质破坏,而干酪样坏死最为典型。

化脓性关节炎

化脓性关节炎,顾名思义,是一个活动性关节感染。病原微生物通常是细菌,其在关节腔内扩散,几乎所有情况下,都会造成关节活动明显受限,并且关节承受负荷或运动时会产生剧烈疼痛。化脓性关节炎病人往往表现为高热,白细胞增多,严重不适。受累关节通常会肿胀,皮温增高和触痛明显。自发性化脓性关节炎可以发生在所有年龄组,但最常见于儿童。通常认为,大多数情况下,儿童急性化脓性关节炎是由干骺端的急性骨髓炎"破入"关节引起。一些骨的干骺端常被关节囊包裹(肱骨及股骨近端)。关节感染通常使关节软骨承受不可逆转损害的风险。因此,及时明确诊断及治疗是非常重要的。必须还要认识到,一些非感染性疾病的某些症状与关节感染非常相似,常见的包括急性痛风性关节炎,非感染性炎症性如类风湿关节炎的急性发作,或急性关节积血。一般来说,在怀疑病人为化脓性关节炎时,首先进行关节穿刺,检查关节液中的细胞种类,是否存在血液和尿酸或焦磷酸钙晶体。

如果仅仅是白细胞增多,而没有其他症状,可以采取关节清创和快速冲洗联合治疗。对于一些操作起来比较方便的关节如膝关节,可以用关节镜进行冲洗和清创。而对于其他关节,需要将其切开,手术探查后实施清创和冲洗联合治疗。在和抗感染专家讨论后,制订详细的抗生素治疗方案。该方案是针对感染群体和个体的临床情况而制订。

足及踝关节疾病

骨骼解剖

踝关节由胫腓骨远端和距骨组成。踝关节的主要运动形式是屈曲和背伸,正常足弓的活动范围约为60°,背伸约20°,跖屈约40°。胫距关节在行走特别是剧烈运动时要承受很大的重力。距骨下面的距跟关节,也称为距下关节,很容易发生内翻和外翻(正常角度在5°和20°之间)。跗趾关节一般不能运动。跖趾关节和趾间关节主要参与屈曲和伸展运动。

病情评估

体格检查

步态异常,应予以注意。水肿或皮肤损伤是患有血管功能不全或炎症性疾病的迹象。足背动脉和胫前动脉一般比较容易触摸。以往伤口所遗留的瘢痕常提示为慢性疾病。关节触痛提示退化性关节炎或者炎症性疾病。显著的关节畸形通常是炎症性关节病的特征,例如类风湿关节炎。踝关节的主要韧带都能够触及,而距腓骨前韧带和胫骨跟骨韧带在踝关节扭伤中经常受损。应该正确检测关节的运动幅度。慢性距腓韧带损伤比较常见的,可以通过在距距关节处向前牵拉后足来检测前抽屉征。当急性扭伤时,检测时病人将很痛苦,而慢性扭伤则不会。

影像学检查

足的影像学检查应包括关节水平前后正侧位和斜位及"关节间隙位"。关节间隙位的意义重大,是在轻度斜位所摄,可暴露距骨周周关节间隙,这样可以测量胫、距骨和胫、腓骨关节间隙。CT、MRI、骨扫描、血管造影以及其他影像学技术都可用于足和关节疾病的诊断和治疗。

常见的踝关节退化性疾病

跗外翻是足部的一种常见畸形,它的特征是跗趾与第一跖趾骨关节成一定角度的外翻。导致跗外翻的因素有很多,最常见的原因是鞋太紧对跗趾外翻产生一种额外压力。长时间穿比较紧的鞋子,可导致永久的疼痛,并且形成相当难看的跗趾畸形。跗外翻一旦形成,关节周围的肌腱呈紧绷状态,使跗趾不断变形,最常见的是跗肌和向外变形的跗趾外展肌腱。由于相同的原因,小趾也通常伴有畸形。往往发生畸形的脚趾相互挤压会造成皮肤问题。

治疗

退行性关节炎及相关畸形一般采取保守治疗。穿合适的鞋是各项治疗措施的第一选择。

外翻的手术治疗一般是解决外观问题和缓解疼痛[23]。一个成功的手术必须同时解决几个问题。具体来说,趾外翻必须予以纠正,第一跖骨内翻也必须解决。屈肌装置的修复和籽骨的复位同样重要(以减缓变形力,防止反复畸形)。通常也可切除内侧骨性隆起(跗趾关节骨赘)。重建过程通常包括是紧缩关节囊和调整关节内肌腱的位置结构。通常可以通过多种方式施行跗骨截骨术。

跗僵硬

跗僵硬是一种常见临床疾病,主要影响运动员及经常穿高跟鞋的病人。僵硬的症状为跗趾跗趾关节的背曲受限,及趾跗趾关节背面骨赘生成。当症状加重到无法忍受时,必须通过骨移植和关节融合的方式进行治疗。

小趾畸形

小趾畸形中的成角畸形一般被归类于"交叉脚趾"。小趾成角畸形主要并发于外翻畸形,多是由于穿鞋造成的。另外,常见的小趾畸形是槌趾、锤趾、爪趾畸形,所有这些都涉及病人脚趾的屈曲畸形。小趾畸形中的多爪趾畸形是常见的神经系统疾病,他们的存在可能表示病人有更明显的全身神经病变。一般情况下,更换适当的鞋子等保守治疗有效。严重的棘手病例需要手术治疗,一般涉及伸趾短伸肌肌腱延长偶尔伴随着趾长伸肌延长和切断。在极个别病例,趾间关节融合术能够获得较好的效果。

神经卡压综合征

莫顿神经瘤是足趾神经的常见病变,好发在第 1、2、3 足趾骨表面。虽然一般称其为"神经瘤",但其实际是一种神经退行性疾病。反复轻微创伤和长期压迫可能是莫顿神经瘤的病因。莫顿神经瘤好发于女性病人,其主要诊断依据是体格检查,特别是足的局部疼痛及足中外侧压痛。保守治疗方法是长期穿较宽松的鞋,并在跖骨近端部位垫鞋垫。保守治疗不理想,可以选择神经切除术进行适当治疗。

跗管综合征

内踝与相邻跟骨表面之间的空间被称为跗管。在一层致密的韧带下,跗管包含屈踇长肌及屈趾长伸肌,以及胫后肌腱和血管神经束。类似于腕管综合征,神经受压可引起明显的不适。症状的范围往往大于胫后外神经的正常分布。跗管综合征的症状几乎都包括跗管部位的压痛。其症状需要同神经瘤、炎症性疾病或陈旧性创伤等疾病症状相鉴别,偶尔可使用电生理学方法研究鉴别。穿着适合的鞋子是一种有效的保守治疗方法。也可通过手术方法切开筋膜进行治疗,但许多病人不愿接受手术治疗。

足部类风湿关节炎

全身性疾病如类风湿关节炎常累及足和踝关节,还有手及腕关节。在手及腕关节,炎症常侵蚀韧带和肌腱(包括断裂),以及骨和关节。

类风湿关节炎是造成足部功能障碍的主要原因,事实上,北美的类风湿关节炎大约为 1%,矫形外科医师必须对足部炎症性疾病(关节肿胀,关节畸形和滑膜炎)保持警惕,所以,对类风湿关节炎的早期诊断成为矫形外科医师的主要职责。

足部炎症性疾病一开始常累及跖趾关节,并导致跖趾关节与周围脚趾骨的脱位与半脱位,畸形和跖骨头下的疼痛是常见的症状,体格检查可以发现足背的软组织肿胀。在炎症性疾病中,由于距跟关节和韧带受到累及,所以常常出现足部外翻畸形。关节的外翻成角和侧方半脱位可能会导致足弓消失。轻至中度的足部类风湿疾病可以通过药物和改良鞋来处理,重度足部外翻畸形则需要骨融合治疗(通常是三关节融合术:距骨,跟骨及舟状骨融合)。

足跟疼痛综合征-跖筋膜炎

足跟疼痛症是引起足部剧烈疼痛,有时导致足功能几乎丧失的一个较常见的因素,疼痛常常发生在跟骨前侧的跖肌面。足部区域很容易触诊,病人常自诉从床上或椅子上起来——当脚负重的时候的几分钟常感到剧烈的疼痛。一般来说,经过一段休息,严重的疼痛开始减轻,随着负重的持续,严重的疼痛又开始了。症状的潜在病理生理学机制一直存在争议。足底筋膜的炎症是一个潜在的因素得到了大家的一致认

可。在一些病人当中,可以发现足底背侧神经的一个分支受压迫,在这种情况下,松解深筋膜释放该神经可以得到实质性的缓解。

跟腱止点跟疼痛

在跟骨跟腱止点出现疼痛很常见,这可能是滑囊炎引起的,无论是在跟腱前或者后,都表现为脚后跟疼痛,并随活动而加重。体格检查时会发现跟腱前部有压痛,可以通过非手术治疗如制动和抗炎治疗来控制。

跟腱附着处肌腱炎常见于 40 岁以上的病人,且病人常伴有肌腱紧张。跟腱病变会使局部功能丧失,可以采用制动休息,牵张腓肠肌、比目鱼肌及肌腱和使用矫正鞋来进行治疗。如果疼痛很严重并持续存在,可以通过手术清除受损肌腱,如果跟骨上跟腱止点处严重受损,则必须进行手术重建。

运动医学

运动损伤包含肌肉骨骼系统的多个方面。矫形外科有一个运动医学分支,主要针对运动员和经常运动的人,这些人软组织损伤的发生率较高。最容易受伤的关节是肩关节和膝关节。矫形外科学治疗包括详细的病史,细致的体格检查,并要关注个体病人的需求和愿望。韧带和软骨损伤的外科手术治疗主要是通过关节镜来完成的。

膝关节解剖

膝关节的主要力学功能是作为枢纽关节,它承受了巨大的轴向负荷,旋转力和剪切力。膝部的主要稳定结构经常受损:前交叉韧带位于膝关节中间,它是一条非常结实的韧带,它的力学功能很复杂,但是它的主要功能是防止胫骨向前偏移;后交叉韧带在前交叉韧带后面,后交叉韧带毫无疑问也有很多功能,它最主要的功能是防止胫骨向后偏移;内侧副韧带位于关节囊外边,防止膝关节外翻;外侧副韧带和内侧副韧带相似,它连接股骨外上髁和腓骨小头,防止膝关节内翻,这些韧带都很容易受损伤。

半月板

在膝关节内,股骨内髁关节面和胫骨平台软骨面相互连结形成关节。新月形的纤维软骨半月板位于关节内侧和外侧,它传导股骨髁的运动并使关节内负荷分布均匀。半月板是重要的稳定结构。半月板仅外侧 1/3 有血液供应。由于其重要的力学作用,半月板不仅容易受到急性损伤,还容易发生渐进性退变(退变性断裂)。

内侧半月板撕裂较外侧半月板更常见,一侧半月板损伤可以是隐匿的,也可以有明显的临床症状。事实上,半月板的各个部分的损伤都有报道[25]。放射状和纵形损伤较为常见。一种纵形撕裂的特殊类型是"桶状撕裂",它类似 C 形半月板的轮廓,如发生移位,可以导致严重的关节不稳。

半月板撕裂的主要症状包括局部疼痛,间歇性膝关节

肿胀和负重时疼痛。半月板移位性撕裂可以影响关节的运动，在一些情况下可导致膝关节不能完全伸展，这就是所谓的膝关节交锁。膝关节局部制动可以减少半月板的撕裂程度。更多情况下，病人需要及时手术治疗来缓解关节不稳。

半月板撕裂的治疗包括切除和修复，后者特别适用于小面积撕裂(图 43-24)[26]。由运动过多所致的大面积撕裂经常通过内镜修复(图 43-25)，完全性半月板摘除以前经常采用，现在则较少采用，因为膝关节会失去力量传递功能，致使膝关节关节炎加重[27]。在一些情况下，由于运动过多所致的半月板严重撕裂可以通过同种异体移植来治疗，但远期的疗效还不明确。

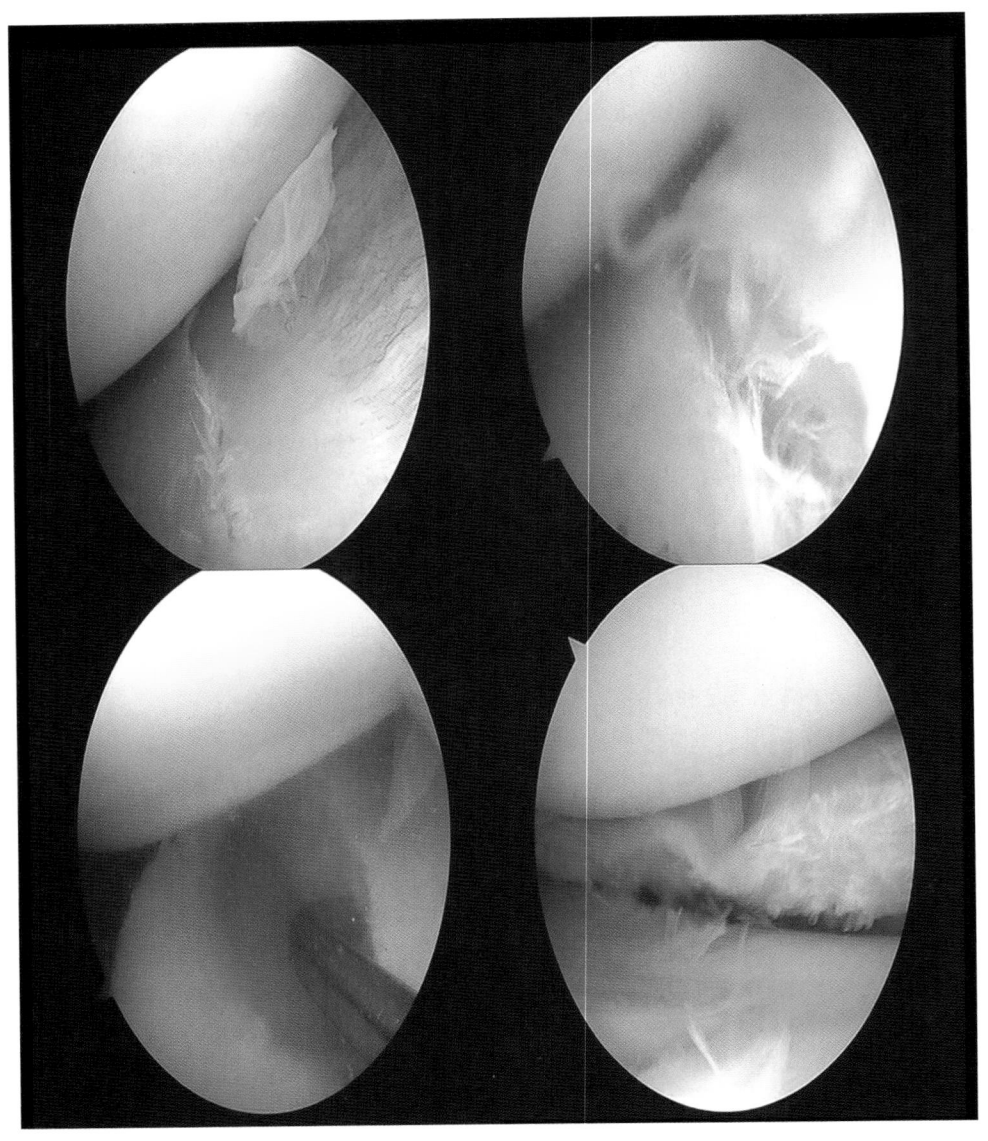

图 43-24　膝关节内侧半月板撕裂，关节镜清创术前(上)和术后(后)

膝关节韧带损伤

内侧副韧带损伤可发生在膝关节过度外翻，而且常伴有一侧半月板受损。单纯内侧副韧带损伤首先考虑非手术治疗。在大多数情况下，可使全部功能得以恢复。

外侧副韧带损伤比内侧副韧带受伤更常见，也通常采用非手术治疗方案。膝关节前交叉韧带损伤可表现为孤立性损伤，但往往伴有外侧副韧带断裂和内侧或外侧半月板撕裂。外侧副韧带，内侧半月板和前交叉韧带三联伤是接触性运动(如足球)或跳跃运动(如篮球)最常见的。

前交叉韧带损伤

前交叉韧带损伤和其他相关的膝关节内部损伤的诊断通常可由受损关节的 MRI 图像所证实。交叉韧带重建技术方法有多种，大多通过胫骨和股骨制造骨道来进行自体或异体韧带移植[29]。多使用髌腱中 1/3，附带邻近胫骨和髌骨骨块，腘绳肌作为移植物也很常见，其他来源的移植物也可使用。将移植物精确置入骨道内并保持韧带适当的张力是移植过程的关键部分。移植之后通常必须经历一个漫长的康复过程(图 43-26)。

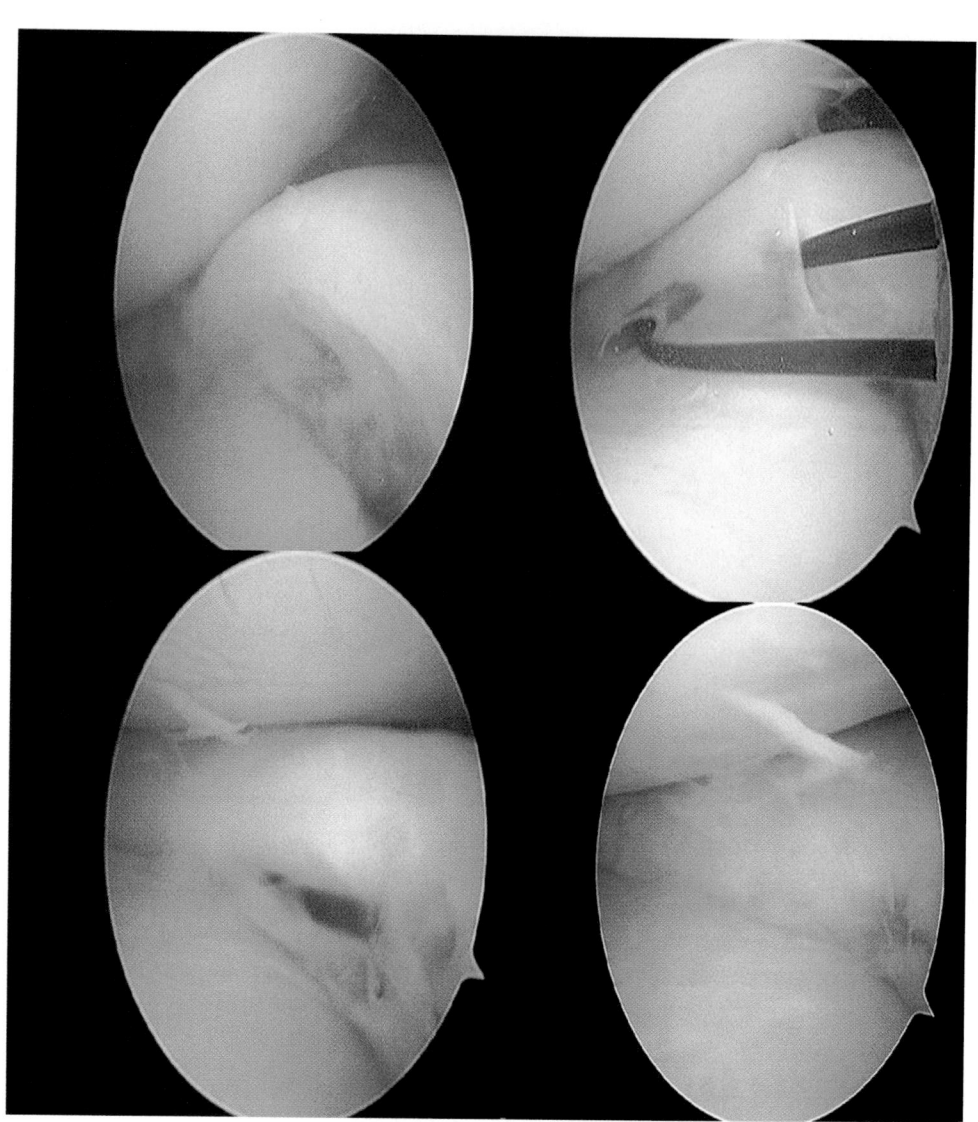

图 43-25　半月板横向撕裂的关节镜图像。用"包埋缝合"技术进行撕裂修复的关节镜图像

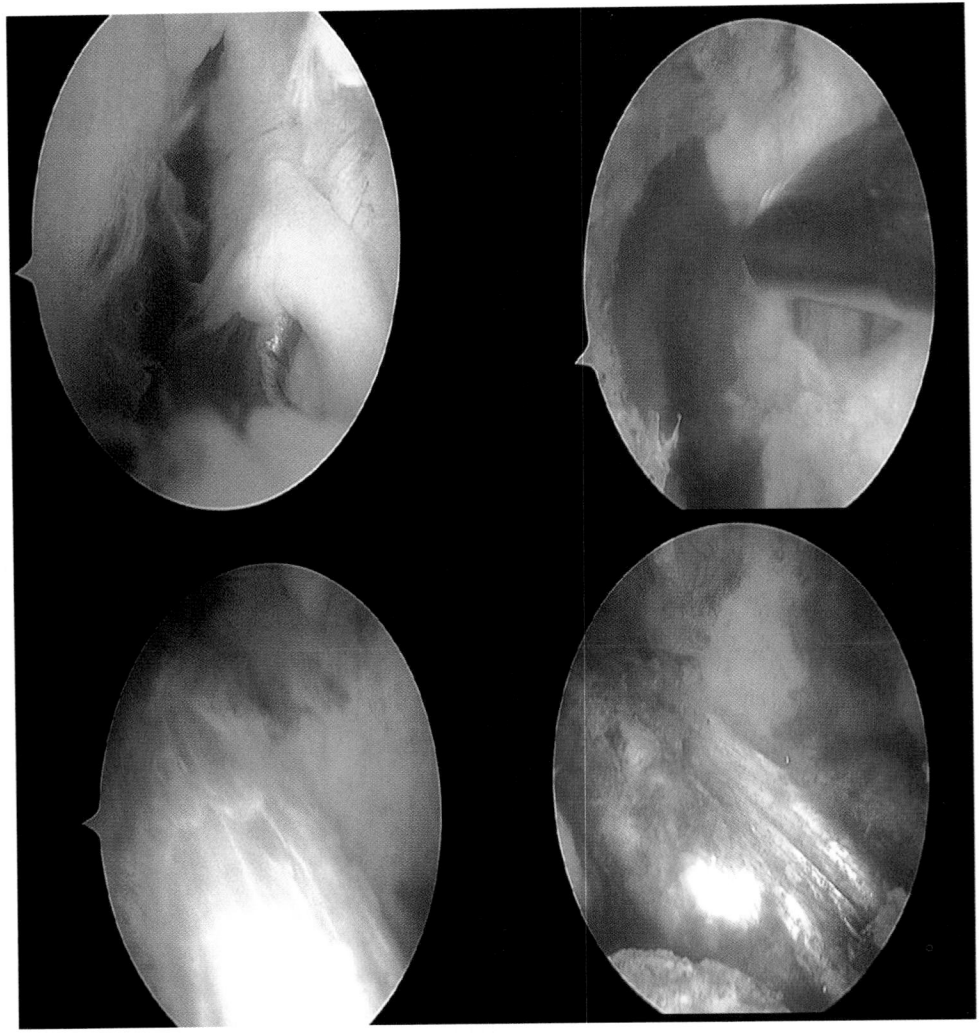

图 43-26 前交叉韧带断裂,肌腱移植,韧带重建手术前(上)和术后(下)

后交叉韧带损伤通常比前交叉韧带损伤的发生率低。在一般情况下,后交叉韧带断裂比前交叉韧带缺失具有更好的耐受性。一个有效测试后交叉韧带功能的试验是后抽屉试验,它事实上和 Lachman 试验是相反的,让被检查者膝关节轻度屈曲以检测股骨下方胫骨的稳定性。相对于前交叉韧带损伤,后交叉韧带损伤重建并不常见,尽管手术治疗对于因后交叉韧带损伤导致的功能缺陷的运动员病人是可能有益的[30]。慢性后交叉韧带缺陷可使骨性关节炎的发病率增加,特别是在髌股关节和膝关节内侧部位。

肩部损伤

肩关节脱位及肩关节不稳

肩关节属于球窝关节,虽然关节唇在一定程度上维持了关节盂的稳定性,但是作为人体活动度最大的关节,肩关节也是最容易脱位的。重大或轻微外伤可导致肩关节脱位,如前脱位或后脱位,但最常见的是前脱位。对于前脱位的病人来说,会出现局部疼痛和肩关节内旋,该部位的肱骨头前方

也可出现影像学改变。这类病人应摄肩关节前后位,关节盂位(腋窝位)和 Y 位以评估损伤程度。肩关节前脱位并发神经血管损伤的情况很少见。如果仔细检查,常发现有短暂的腋神经麻痹(≥30%)。肩关节复位时,一般病人仰卧,术者握住患肢于外展位牵引复位。在复位前可给予病人镇静剂,复位成功后,常规将患肢绷带悬挂固定,但不要长时间制动肩关节(例如超过一年),否则会导致关节僵硬。长期制动并不能有效地降低再次脱位的发生率。不幸的是,很多肩关节前脱位的患肢复位后会再次出现脱位[32]。如果演变为习惯性脱位的话,应考虑手术固定。现有很多重建和加固肩关节囊的手术方式,其中很多需要使用关节内镜来操作。

肩峰下撞击综合征

轻微、反复损伤以及有时不确定性突发事件过后,很多病人会出现肩关节疼痛,常出现在肩关节前侧,当肩关节外展时疼痛加重,主要是由于刺激了肩峰下腔滑囊组织。

肩关节撞击综合征可表现为很多疾病的症状,包括单一的滑囊炎,肱二头肌腱鞘炎和冈上肌腱鞘炎。在许多情况下,

撞击综合征可致冈上肌肌腱直接撕裂,冈上肌肌腱是最靠近头部的回旋肌肌腱,诊断可通过肩关节内造影缺失来确定。MRI可以确诊,B超诊断也准确可行。

很多回旋肌撕裂的病人并无临床症状,而且能够正常工作,未感觉到疼痛不适或活动困难,然而也有很多病人会出现难以忍受的疼痛以及最终不能参加体育运动。因此,对此类病人可采用外科手术方法一期修复回旋肌功能,大多数情况是在关节镜下进行的[34]。因手术需要,有时需要咬除肩峰下部分骨质。

肩锁关节损伤

肩锁关节比较结实且一般不能活动。这个关节容易韧带损伤(扭伤),尤其是在运动时。受损程度轻则仅单纯局部损伤(1级扭伤),重则肩锁喙肩韧带撕裂和肩锁关节脱位。这种损伤常发生于有身体接触的体育活动,如足球、冰球运动。肩锁关节扭伤通常是指肩部分离,不能与盂肱关节脱位相混淆。通常,肩部分离(肩峰锁骨关节扭伤)需要对症治疗。如果发生移位,喙锁韧带撕裂则需要进行手术重建。

脊柱损伤

脊柱创伤

脊柱损伤的治疗是矫形外科中最具挑战性的领域之一。有时是非常具有挑战性,因为好多病人不仅有脊柱损伤,而且还伴有内脏和其他肌肉骨骼系统损伤。在这些情况下,处理顺序的安排非常具有挑战性。对于一个单纯脊髓损伤病人,骨科医师主要关注的问题是病人的神经功能状态,可能存在的进行性脊髓压迫以及脊柱的稳定性[35]。

病人神经功能状态的评估主要在第42章神经外科中讨论。对这些病人进行早期评价时,不仅要对神经症状进行全面评估,也要对其他损伤进行详细探查[36]。护理的重点主要是呼吸气道是否通畅。如果病人神经功能完好,那么首要关注的是脊柱的稳定性,以确定病人活动是否安全(通常需要其他治疗),一般来说,如不采取手术治疗脊髓损伤可能不会成功自愈。

对于一个有着明显神经病学缺陷的病人,应该关注的是病人脊髓是否进行性受压,是否需要对神经根采取减压措施。在脊髓损伤的大多数情况下,无论何时,都要对受损的神经进行迅速减压。不幸的是,很难对这种干预的真正好处进行客观地评估。有越来越多的证据表明,在急性脊髓受损进行迅速减压能明显改善急性和亚急性神经症状。在神经受损后,治疗6个月还是一年,哪一个效果更好,仍存在一定的争议。

通过建立脊髓受损动物模型做进一步实验研究,结果表明,对局部脊髓损伤进行早期减压可客观有效地改善症状。人体脊髓损伤的最佳减压时机尚不清楚。大量动物实验数据表明,早期干预是优于晚期干预。

寰枕关节脱位

寰枕关节脱位(C_1)是一种常见的暴力性损伤,特别常见于车祸创伤。不幸的是,这种病人中只有一小部分能生存下来,因为它几乎总是伴随着高位颈椎或脑干损伤。对于能在这种损伤中存活下来的少部分病人来说,脊柱牵引是禁忌的。确定性的治疗,包括使用钉板或钉棒装置,从枕骨到颈椎中段的原位固定和融合[37]。

寰椎骨折(Jefferson 骨折)

Jefferson 骨折是寰椎(C_1)椎体环的骨折,Jefferson 博士曾经在1920年详细地讨论过[38]。寰椎椎体不像所有其他的椎体一样,没有一个真正的前体。椎体环薄的前部和后部很容易损伤,特别是在轴向损伤中。Jefferson 骨折导致寰椎侧块的横向拉伸,这在上部颈椎的前后正位(经口)X线片中是容易看到的。这种损伤实际上可以引起椎管大小的增加,因此很少会导致神经损伤。幸运的是,骨折愈合的相当牢固。Jefferson 骨折的首选治疗是颈胸矫形器或 halo 环或 halo 背心支撑固定。

枢椎齿状突骨折(Odontoid 骨折)

齿状突是枢椎椎体中央的骨性突起,与寰椎椎体前环形成骨性关节。颈椎的水平旋转活动正是依靠枢椎齿状突与寰枢关节面之间形成的关节。齿状突是一个较小的结构,然而它很容易骨折。齿状突骨折的类型由 Anderson 和 D'Alonzo 在其专业论文中详细讨论过,其中描述了一种良性的 I 型在齿状突尖端发生的撕脱性骨折[39]。这种 I 型骨折被认为是由跨越齿状突尖端到颅骨(经过寰椎椎体)的翼状韧带引起的。这种单纯的撕脱性骨折,虽然会引起疼痛,但不会对病人造成任何的危险。I 型骨折一般情况下对症处理且预后良好。

在脊柱关节面水平,齿状突基底部的骨折,在 Anderson 和 D'Alonzo 的分类表中被称为 II 型骨折(图 43-27)。这些骨折来自于对齿状突的斜向或横向作用力。这种作用导致的小的断裂面和齿状突松质骨的表面积太小,可能是各种齿状突骨折愈合不佳的直接原因。据报道,此类骨折使用颈胸矫形器或头胸架或头环石膏背心固定的骨折不愈合率为20%~80%。因此,II 型齿状突骨折最通常采用手术治疗。由颈椎前方手术入路经骨折部位从枢椎椎体的前下缘到齿状突的置入螺钉可以直接固定齿状突,从而实现骨折部位的固定。这种螺钉置入术对技术要求较高,而且要有术中的优秀成像技术。这种骨折的直接固定的另外一种方式是经后侧入路行寰枢椎融合术。这可以通过椎板下钢丝内固定术或后路螺钉固定实现。经颈椎前路齿状突螺钉固定使寰、枢椎之间仍可能旋转活动。寰环和枢椎的颈椎后路融合,可维持关节的安全稳定,但也导致了颈椎运动范围明显减少。Anderson 和 D'Alonzo 的 III 型骨折是指那些齿状突骨质以下,延伸至枢椎椎体的骨折。骨折面大,血管重建良好。III 型骨折在头胸架或者其他支撑装置的辅助下愈合良好,很少需要手术治疗。

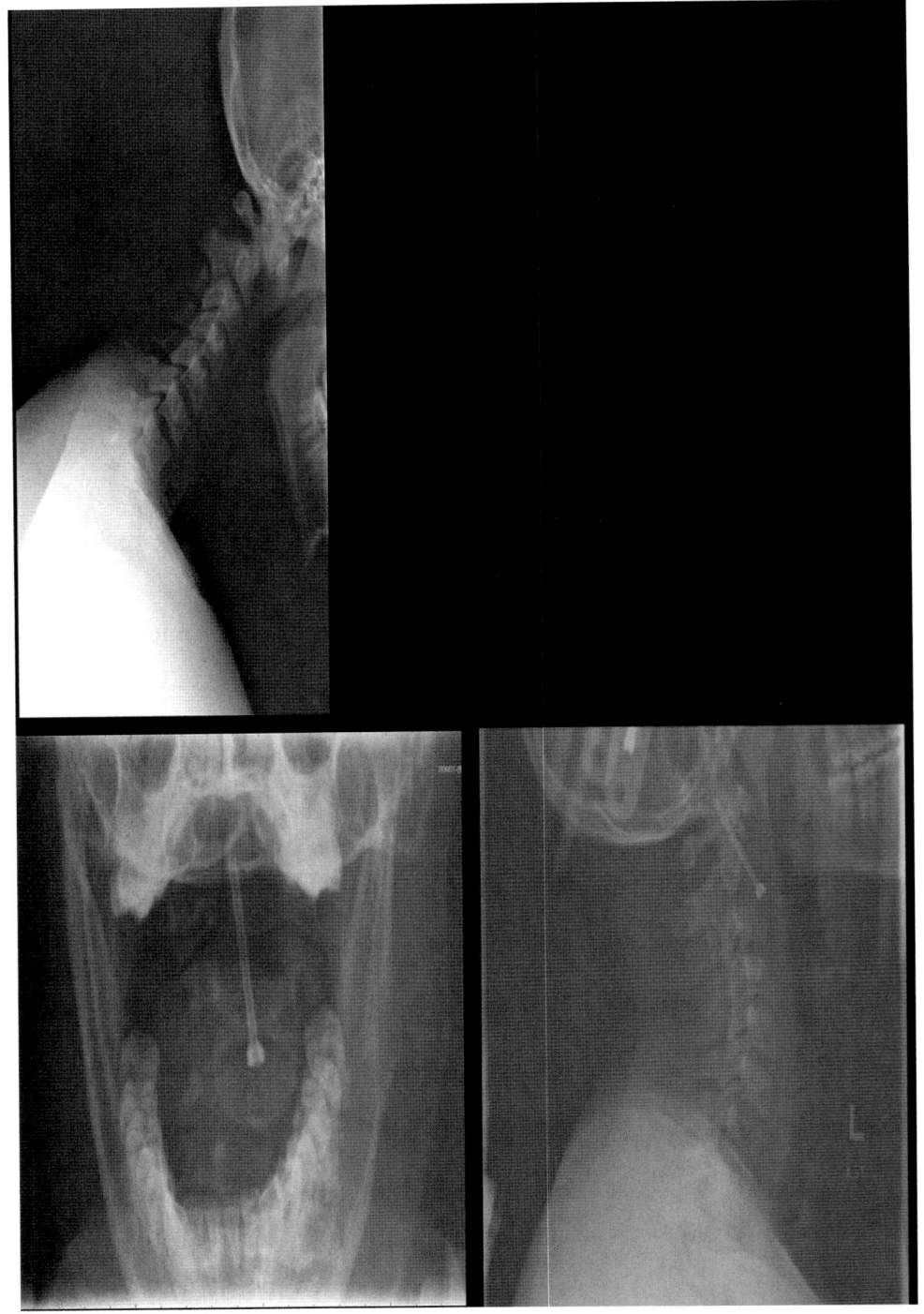

图 43-27   X 线平片显示了 C_2 齿状突的移位骨折,减压内固定术前后的图片。非手术治疗齿状突横向骨折(II 型骨折)发生骨不连的几率很高

枢椎"刽子手"骨折

"刽子手"骨折或枢椎椎体的外伤性脱位是枢椎关节突间部分的骨折(指枢椎上下关节突之间的骨质连接的部分)。这种骨折是由对颈部的突然扩张力造成的,引起枢椎椎体后部较薄区域的骨折。在大多数情况下,这类骨折不会导致椎管狭窄。绝大多数有轻微"刽子手"骨折的病人神经功能都是完好的。这种损伤的治疗方法大部分采取非手术治疗,即用颈胸矫形器或 halo 背心制动。一些高能量损伤中(如绞刑中刻意造成的),更严重的扩张力可以造成 $C_{2/3}$ 关节面脱位,$C_{2/3}$ 椎间盘损伤错位。这种移位的骨折会影响到椎管。当发生显著移位,呼吸抑制会引起死亡。有明显移位的"刽子手"骨折病人很少见到神经功能完好的。这些病人的治疗方式是 C_2 和 C_3 之间的内固定和植骨术(图 43-28)。

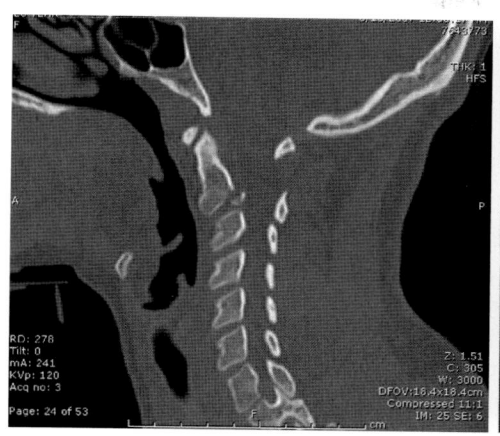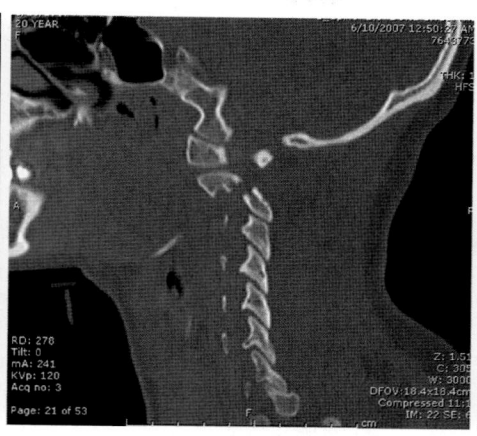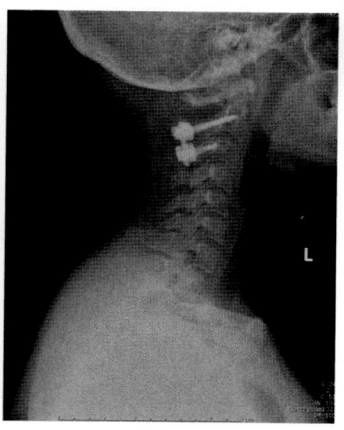

图 43-28　C_2 伴移位的"刽子手"骨折(创伤性椎体滑脱)术前 CT 图像和术后 X 线平片。大多数"刽子手"骨折都采取非手术治疗,但对于严重的移位性骨折,还是需要植骨内固定和减压术,可以通过前路(如图所示)或后路实现

颈椎压缩性骨折

颈椎压缩性骨折是指由轴向应力引起的终板损伤,但椎体后皮质完好。这种骨折发生在 $C_3 \sim C_7$ 的椎体,伴或者不伴前皮质的骨折。在这种病例中,椎体后皮质完好,不会引起神经症状。这些骨折的愈合可能性很大,所以这类病人一般采用非手术治疗。可以给予镇痛,戴颈围以缓解病人的症状。

颈椎粉碎性骨折

颈椎粉碎性骨折是在轴向应力作用下产生的。未系安全带的汽车驾驶员撞到挡风玻璃和跳水事故是常见的事故原因。粉碎性骨折与压缩性骨折的不同在于椎体后皮质的断裂。这经常会导致骨碎片的移位(后退)进入椎管,从而导致神经损伤和功能障碍。暴力所致的粉碎性骨折也会导致颈椎后部的骨折,然而,这并不太常见。神经功能完好的粉碎性骨折病人可以保守治疗,例如卧床休息,牵引。依从性较好的儿童病人适合保守治疗,骨折可以在较短时间内愈合。然而,颈椎粉碎性骨折更为普遍发生在成年病人身上,长期卧床对他们来说不仅不方便,而且风险很高。因此,绝大多数此类病人采用颈前手术入路进行骨折病灶清除(如有神经损伤则必须这样),骨移植及应用钉板装置。骨移植和减压术及钢板内固定术后一般可以使病人恢复活动,但病人不能剧烈运动,直到骨折愈合 6 ~ 15 周后。

单侧及双侧关节突关节脱位

暴力性的牵张俯屈(如在车祸中可能发生在系着安全带的司机)可导致颈椎与其下方椎体向前半脱位,伴有一个或两个关节突的脱位。有趣的是,侧位 X 线平片可以明确诊断,因为关节突脱位常会导致椎体向前移位,距离达前后径的 1/2。

典型的双侧关节突脱位是由向前移位 50% 造成的。有时关节突的脱位还会发生骨折。单侧关节突脱位很少造成脊髓损伤;然而双侧关节突脱位常会引起脊髓损伤。单侧或双侧关节突脱位常会出现神经根症状,因为脱位的关节面会使神经根出口狭窄和影响其中的神经根。

这种损伤的治疗方法主要是使用颅骨牵引弓进行轴向牵引,再逐渐给予重力牵引,同时要定期复查 X 线平片。为了

安全起见,这些步骤都要在病人清醒的时候进行。症状减轻以后,由于脱位复发的风险很高,所以大多数病人都会行后路椎体融合术。可以通过棘间钢丝固定,或由将螺钉插入侧块内的钉板或钉棒装置实现。术后由手术医师调整颈托固定。远期预后良好。

Clay Shoveler 损伤(铲土工人损伤)

Clay Shoveler 损伤是一种发生在低位颈椎或高位胸椎的棘突的损伤,较常见的但易被忽略。多见于 C_6、C_7、T_1 和 T_2 水平,由椎旁肌肉的作用力导致的棘突撕脱骨折。最初是在铲黏土和土壤的犯人身上被发现并描述的。现如今最常见于车祸创伤后。这些骨折有时在 X 线片上很难观察到(因为病人的肩膀密度影遮挡)。骨折本身一般只需要对症治疗(止痛药以及软领衣物),然而,当怀疑此损伤时有必要进行检查确诊。

胸椎及腰椎骨折

胸腰椎损伤

胸腰椎骨折一般都放在一起讨论,因为这些不同的解剖区域的骨折机制是类似的。因为肋骨所提供的稳定作用,相对于腰椎相似的损伤,胸椎骨折一般都比较稳定。此外,神经损伤的模式在胸椎和相近的腰椎中也是不同的,因为脊髓正常情况下只存在于 L_2 水平以上。因此,危及椎管的损伤中,胸椎比腰椎更易于出现神经功能症状。然而,一般受伤的模式以及它们的治疗都是比较近似的。

压缩性骨折

急性胸椎和腰椎压缩性骨折是相对较为常见的事故。骨密度正常的外伤性压缩性骨折病人可能会发生上终板或下终板的骨折,其中上终板骨折更为常见,伴或者不伴后皮质骨折。压缩性骨折的损伤区域只限于"前柱",这是被 Francis Denis 博士[40] 在他 1983 年的经典论文中定义的(图 43-29)。单纯前柱损伤不会导致神经功能缺损,因为椎体后皮质的存在,椎管的边缘还是完整的,这些损伤不是导致不稳定的因素。一般情况下,给予镇痛及对症支持治疗。在大多数情况

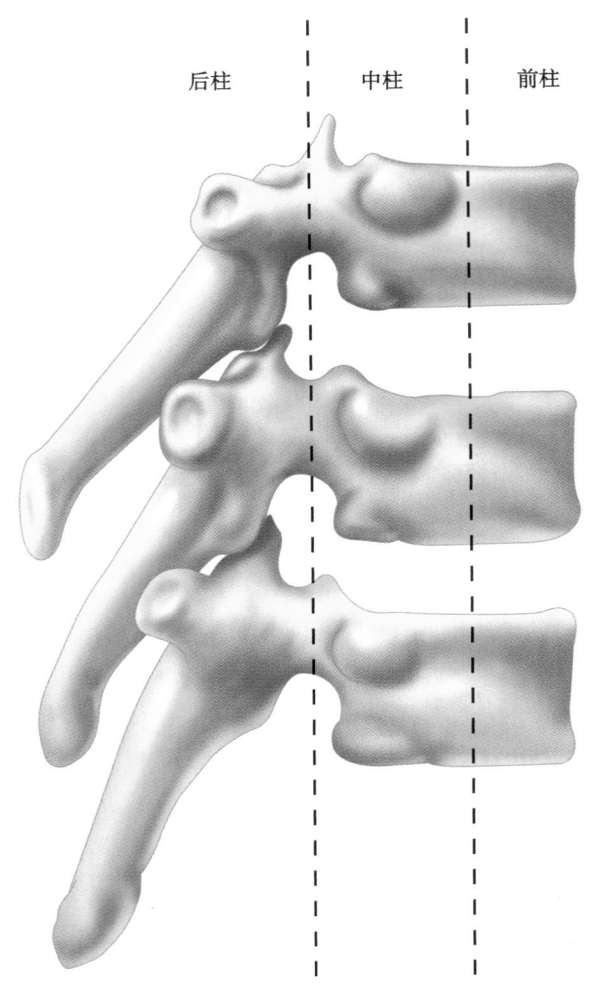

后柱　　中柱　　前柱

图 43-29　可以把脊椎想象成三个柱体。三个柱体中的两个就可以保持稳定

下,骨折一般在 4~10 周内愈合,以疼痛的消失为依据。

粉碎性骨折

由严重的轴向暴力作用引起的粉碎性骨折,常见于跌落伤及车祸创伤。粉碎性骨折包括胸椎单终板或双终板骨折以及前皮质的骨折,还有后皮质的相关损伤。通常情况下,后骨皮质骨折可能会导致骨质后退进入椎管,从而引起神经症状和急性神经功能缺损。粉碎性骨折损伤导致的典型后退性骨片呈梯形,反映出骨折发生部位的骨小梁解剖结构[41]。有时,严重的损伤发生时常有后柱骨折,通过关节面传导至后柱的力量方造成椎板纵形骨折。由于这种椎板纵形骨折发生频繁,因此应当受到重视。这种骨折可有硬脊膜的局部内陷,有时还伴随有神经根受累。骨折的外科手术治疗可以导致医源性硬脊膜撕裂或神经根损伤。

神经功能完好的粉碎性骨折病人通常采用稳固的矫形器及镇痛治疗等非手术治疗,这种治疗方法是相当成功的。但当有明显的神经损伤史时,则推荐使用手术治疗。最常见的手术治疗方案为先暴露骨折椎体然后去除骨折椎体前部分,这个过程就称为椎体切除术。在术中(如颈椎粉碎性骨折),将相邻两个椎间盘均切断,暴露出骨性运动终板,植入一个支架支撑。这个植入支架可以是自体取材或者异体取材,也可

以用钛或者陶瓷材料的人工支架。通常要水平放置的棒状或者圆盘状系统以保证其稳定性。经前侧手术入路可以直接为椎管减压并去除后移骨块。

另一种方法是后侧手术入路,视具体情况可保留椎板或者行椎板切除术及神经减压。由于压力来源于前侧,很难通过后侧入路使椎管内骨折块得到较好的暴露,通常使用撑开牵引装置来进行减压。牵引钩和螺钉置入骨折处上方和下方的椎骨中,用一个附加连接杆提供纵向牵引力,这通常会适量减少神经所受的压力。当后纵韧带紧张时就会产生矫正力使椎管中的碎片往回移行接近它们正常的解剖位置。经后侧手术入路采用牵张的方法来为椎管减压的效果不是绝对肯定的。一般来说,这种方法都可改善椎管内径,但是在一些病例中,尽管手术操作过程很成功,但是进行性压力可能仍然持续存在。

安全带损伤(牵张屈曲损伤)

牵张屈曲损伤是由于脊柱受到过度牵张所致。急性向前弯曲的躯干受到腰式安全带的阻力是这种损伤的发生机制。骨盆及其躯干上部向前移动形成了一个支点,从后侧出现并沿脊柱扩散的张力作用造成了脊柱损伤。发生在软组织的损伤包括背部筋膜、棘间韧带撕裂伤,关节面脱位和椎间盘撕裂。损伤也可能直接发生于承受张力的骨质上,如棘突、椎板、椎弓根与椎体自身。这种“全骨”骨折被称为 Chance 骨折,这样命名并不是因为其独特的形态,而是为了纪念1958 年第一次描述它的 Chance 博士[42]。

幸运的是,这种牵张屈曲损伤通常不会导致神经损伤,因为脊神经相对于压迫损伤来讲更能耐受牵张损伤。不幸的是,当屈曲牵张损伤主要对软组织造成伤害时,软组织的完全愈合是不能预期的,通常会采用内固定和相关植骨术来实现后部固定,从而恢复脊柱的稳定性。

有趣的是,因为骨质粗糙,表面不规则,Chance 骨折通常都相当稳定。建议使用矫形架固定,但“全骨”型 Chance 损伤通常经过非手术治疗可以成功治愈。

脊柱脱位骨折

脊柱脱位骨折是一种严重的损伤,伴有水平移位或旋转移位的骨质损伤。水平移位或旋转移位的骨块必然会造成椎管的压迫。这种受损严重的病人多有神经功能损害,通常都比较严重(图 43-30)。

一般将占位性骨块取出以减压治疗,同时也是改善椎管狭窄的最好方式。神经功能完全性缺失的病人预后不佳。神经功能部分损害的病人则常可以取得显著改善。脊柱骨折或脱位病人基本都采取手术治疗方案,维持脊柱稳定性,保留神经功能,或者让病人可以早期下床活动和康复。

椎间盘突出

椎间盘突出症好发于 20~50 岁的人群,包括颈椎、胸椎与腰椎间盘突出。椎间盘突出是由于椎间盘的纤维环有裂口或磨损导致髓核突出至椎管内所致。症状通常很明显。但幸运的是,大多数情况下,症状并不是很严重,症状经过 1~4 天的进展后,将会出现上肢或下肢的放射性疼痛。突出的髓核长期压迫相应节段的神经根,将会损伤神经根。在颈椎,有可能会出现脊髓压迫,但并不是很常见。当椎间盘突出有脊髓压迫症状时,必须进行外科手术治疗。

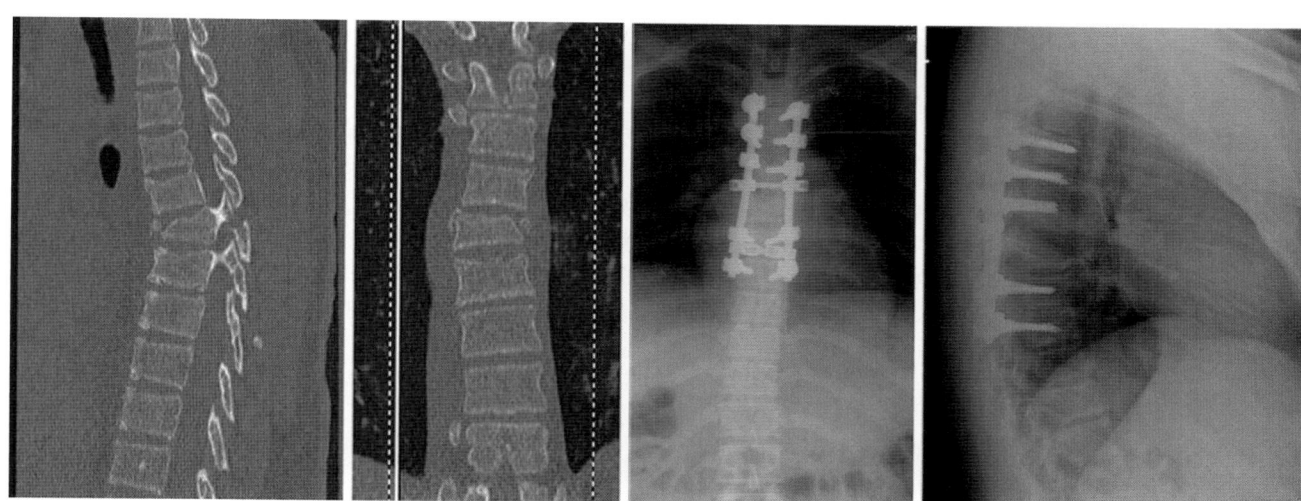

图 43-30　一例 T_5 及 T_6 骨折并不完全脊髓损伤的病人术前 CT 和术后 X 线片。使用了椎弓根螺钉系统使椎管减压并固定骨折

椎间盘突出症的症状会自发性消失。这可能是由于压迫神经根的髓核因急性炎症反应而溶解,使得神经根的压迫解除所致。有研究表明,突出的髓核组织随着时间的推移会被溶解吸收。因此,至少有大约 90% 的椎间盘突出的神经根性疼痛会在 8 周内改善。因此,对于初发的 6～8 周内椎间盘突出,并发严重神经根疼痛的病人,我们并不推荐进行手术干预。如果疼痛超出了 8 周的时间,这时可以考虑进行手术干预。如果选择进行手术治疗,切除突出的椎间盘,给相应的神经根减压,病人的预后都很好。因此,绝大部分病人都会对手术效果表示满意。

颈椎间盘的手术,通常会选择脊椎的前方入路。在颈前做一横切口,从食管、气管与颈动脉鞘之间进入颈椎前方,暴露椎体与椎间盘。从前至后完全切除椎间盘,这种方法能直视到硬脊膜与脱出的椎间盘。大多数情况下,还需在摘除椎间盘的上下椎体间做植骨融合术,并用钛板固定上下椎体。前路手术的优点是能在直视下进行手术操作。

另一手术入路为后路椎板切除减压术。做一后方正中竖切口,暴露椎体后方,适当咬除相应椎体的后方骨质,显露椎管。这种手术入路非常适合椎间孔压迫与侧面的椎间盘突出。后路手术由于存在不能进行操作的脊髓导致无法直视到相应的突出的椎间盘,但这种术式有一个很大的优点,不用进行椎体融合与固定。

腰椎间盘突出的手术入路与颈椎后路手术相似。选择腰椎后方正中竖切口,暴露椎体后方结构,适当咬除椎体后方骨质直到可见外侧隐窝。与颈椎不同的是,在低位腰椎处的硬脊膜可以适当牵开,这就可以直视到压迫神经根的椎间盘。因此,就算是中央型的椎间盘突出,都可以在直视在进行切除,且可以用小切口进行手术,而且绝大部分病人都不需要进行融合与固定。

椎管狭窄

椎管狭窄多为后天性,可见于颈椎、胸椎与腰椎。多是由于椎体退变,椎间盘变薄,黄韧带等组织变厚所致。关节面的退变,骨赘的形成可导致严重的神经压迫。颈椎椎管狭窄的病人会出现脊髓症状,包括反射亢进、共济失调、走路不稳与四肢无力等。有时,伴发根性压迫可能会出现上肢放射性疼痛。

腰椎椎管狭窄有一个常见的症状——"间歇性跛行"。病人在休息时没有症状,下床活动后,会出现进行性不适,无力与下肢麻木。下肢的症状在病人下蹲或前屈时会迅速消失。增加腰椎前凸会致黄韧带皱缩并且加重小关节的关节炎,从而导致更加严重的椎管狭窄。

皮质类固醇类药物可以暂时缓解颈椎与腰椎椎管狭窄的症状。但如果要彻底消除症状必须进行减压手术。如果切除的骨质较多,尤其是颈椎,最好能进行骨移植与内固定。

椎管狭窄在临床上多见于 50 岁以上的人群,有时年龄更大。不幸的是,这些病人,通常会患有退变性脊椎前移或退变性脊椎侧弯。合并脊椎前移或脊椎侧弯的椎管狭窄的病人会导致一些无法处理的问题,比如单纯的减压手术可能会导致病人脊椎变形进展。因此,大多数这种病人,我们推荐在减压之后把变形的脊椎进行融合并内固定。然而,这种手术损伤较大,对于体质较弱的病人来说属于禁忌证。

腰背痛及椎间盘退行性疾病

腰背痛的原因复杂且大多数为慢性疼痛,对病人的生活影响较大。对于主诉为腰背痛的病人,我们必须时刻谨记有肿瘤的可能性。脊柱的转移性肿瘤发生率较高。

脊柱的退行性疾病非常常见,且可能会导致致残性腰背痛。迄今,我们无法阐明退行性疾病的影像学表现与腰背痛之间的联系。许多病人存在严重性的退行性疾病,但却完全没有任何疼痛症状;而有些病人在影像学上只表现为轻微的退行性病变,却可能有非常严重的症状,甚至残疾。对后者的治疗方法存在较大的争议,有一种方法是进行脊柱的融合手术。

对于四肢骨关节炎的关节进行融合手术的效果非常好。虽然这类有手术指征的病人都没有选择做融合手术而是选择行关节髋、膝关节置换术,但大家都认为膝关节、髋关节、腕关节、肘关节和肩关节融合术会非常有效地缓解疼痛。而对于脊柱来说,融合术的手术效果并不好。在术后的并发症,精神上的问题以及疼痛原因的定位这些问题上,大家争议较大。

很多医师建议进行椎间盘造影术,在病人清醒的情况下经皮注射造影剂到椎间盘处进行激发试验。对于病变的椎间盘,造影剂会显示出来。同时可以激发出"典型的"疼痛,这就可以确认病变位置。但是就算进行椎间盘造影,融合术的成功率也不高。文献资料显示一些小的支配纤维环的神经是引起疼痛的原因。硬膜外腔有着广泛的神经支配,这使得这些病人疼痛原因复杂化。这方面的工作仍在继续。

退行性椎间盘病也可以进行人工椎间盘置换术。现在有多种人工椎间盘可选择,但是这种手术也面临着许多问题,比如真正的手术效果不好,有可能发生松动,产生磨屑,且再次手术置换比较困难等。假体位于离大血管及脊髓很近的地方,手术的远期临床效果并不清楚。

脊柱侧弯

脊柱侧弯是一种脊柱向侧面弯曲的疾病。这很容易在X线平片上发现。由于脊柱的解剖结构,侧弯与旋转畸形常同时发生,这种现象称为联合畸形。脊柱侧弯大多伴有部分旋转。脊柱侧弯是一个三维的立体结构。

脊柱侧弯在机械学和解剖学领域被广泛研究,在一些用来测量和定义侧弯的方法中,最常见和最实用的方法是Cobb法,1948年Cobb描述了这种方法。沿着椎体的运动终板画线,这些线形成的夹角是侧弯的程度的标准。这个方式没有把旋转畸形考虑进去,但旋转畸形可以用别的方法测量出来。

脊柱侧弯不仅可按程度分类,还可按病因分类。脊柱侧弯可分为先天性的(发育所造成的骨骼形状异常),退行性的(一种由脊柱关节的退行性变引起的脊柱弯曲),代谢性的(由遗传性的全身代谢性疾病引起的如黏多糖贮积症),神经源性的(原发的神经病变造成的脊柱畸形如脑瘫和脊髓损伤)和肌源性的(这些弯曲与原发的肌肉疾病有关)。这些脊柱侧弯也常

见于肌营养不良的病人。特发性的脊柱侧弯是最常见的类型。现在发现特发性脊柱侧弯和一些不同外显基因率的遗传性疾病有关,本书主要讨论退行性和特发的脊柱侧弯。

退行性脊柱侧弯多见于50岁以上的病人。很多时候,原发性脊柱侧弯和退变相关的特发性脊柱侧弯是很难区分的。无论如何,患有脊柱侧弯和进行性脊柱关节疼痛的病人有残疾症状,不仅有轴向的疼痛,而且侧曲造成的姿势上的不平衡。对症治疗包括药物治疗和功能锻炼,在很多情况下效果是不太令人满意的。一些侧弯畸形很明显的病人适合外科手术治疗,采用钉棒系统固定,可以实质性地改变病人的生活质量。一定要在病人充分了解病情和详细的术前及围术期检查后才能进行手术。脊柱侧弯矫形手术并发症的发生率很高,因此非常具有挑战性。

特发性脊柱侧弯

特发性脊柱侧弯包括婴幼儿、青少年、青春期几个阶段。大部分的病人是在青春期发病。这些弯曲,显然是由于一种遗传的可变外显率的疾病,一般表现在青春期早期,并在骨骼生长期间迅速进展。一般来说,明显的进展在脊柱发育成熟后停止。在脊柱活动生长期,可能出现畸形的快速发展。开始的处理可能是简单的观察。背带被用于治疗弯曲的发展可能导致的严重的畸形。背带可以使脊柱主干位于正确的位置。背带不能校正脊柱弯曲,但可以积极地减慢或阻止弯曲的进展。背带常用于按Cobb的分类弯曲20°~40°的病人。如果背带不起作用或是侧弯很严重的病人是可以考虑手术的。手术包括在良好的位置使用探测棒截骨和融合,可以很好地校正弯曲(图43-31)。但手术也有潜在的严重的并发症和显著地减少躯干的活动度。青春期的脊柱侧弯的手术治疗

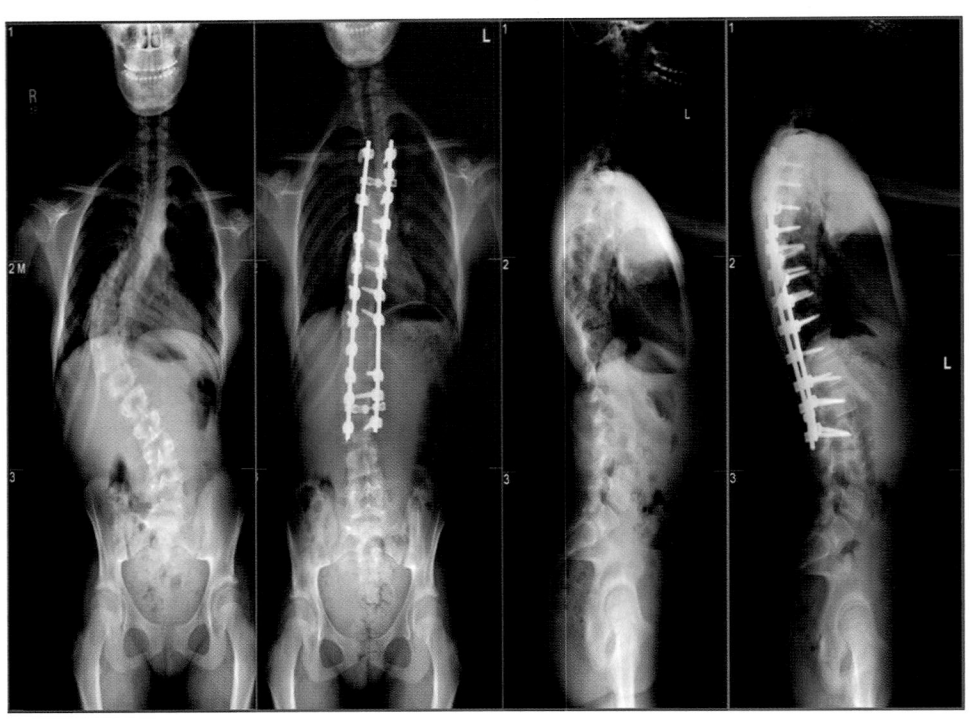

图43-31 一名13岁的特发性脊柱侧弯病人术前和术后X线平片,呈进行性发展的特发性脊柱侧弯,背带不易控制。经后路探测和融合后矫正效果很好

一定要慎重考虑,而且一定是在病情持续进展的情况下才考虑手术治疗,这需要手术医师、父母和病人共同决定。

神经肌肉型脊柱侧弯

神经源性的脊柱侧弯一般发生在幼年。多达几百种的神经性疾病都可以造成脊柱侧弯如脊髓灰质炎和脑瘫。这些侧弯一般是不能代偿的,即意味着病人不能依靠自身保持平衡。因此,这些侧弯经常造成站立不稳,甚至是坐姿不稳(图 43-32)。不能下床活动的病人一般需要进行矫形手术治疗才能维持坐姿平衡,避免由于骨盆倾斜所造成的皮肤溃烂。

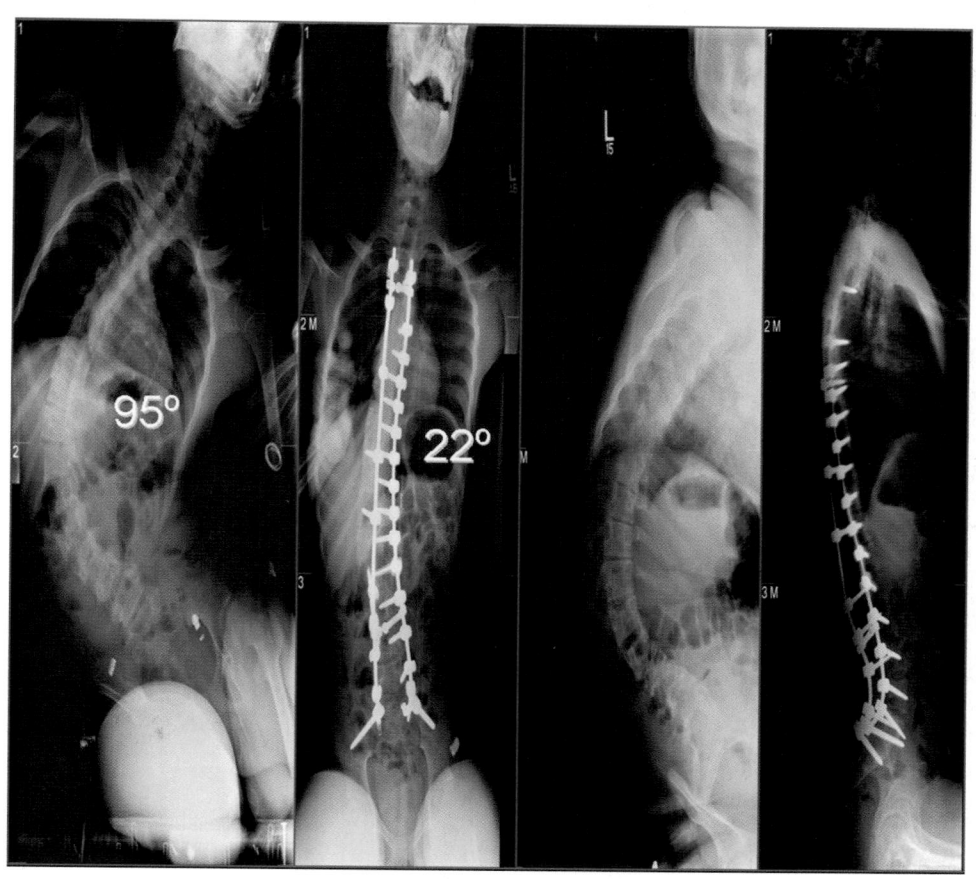

图 43-32 进展性特发性脊柱侧弯的脑瘫病人的术后图像。矫正融合手术防止了侧曲的进一步发展,解决了坐姿平衡问题

矫形外科病理学和肿瘤学

简介

矫形外科医师经常要面临良性和恶性肿瘤的处理问题。鉴于这些疾病的复杂性,其诊断和治疗均需要外科医师、放射科医师和病理学医师的协同合作,在病理检查和确定治疗方案前后要经过认真讨论和反复思考。如考虑不周常导致误诊和漏诊。

骨科医师经常碰到的肿瘤问题是肿瘤的骨转移。很多癌症,特别是肺癌、前列腺癌、甲状腺癌、乳腺癌、肾癌,经常转移到骨骼。这些骨转移经常出现疼痛和发生病理性骨折。不幸的是,骨科医师比内科医师更容易首次诊断癌症转移,因为这些癌症病人经常出现疼痛和病理性骨折。

当第一次评估一个有骨损害的病人时,骨科医师会使用影像学检查,常常包括 X 线平片,也有其他的影像学检查,如 MRI、CT 扫描和骨扫描。实验室检查和病史对鉴别诊断是很重要的。观察到骨骼中的非正常组织时要考虑恶性肿瘤或感染可能。医师应考虑到发生的骨损害可能为远处原发病变的转移灶,可能是感染,也可能是一个非肿瘤或是发展性病变,抑或是良性肿瘤,还可能是淋巴瘤或是骨髓瘤。最终,也可能是原发性间叶组织恶性肿瘤(肉瘤)。怀疑肿瘤转移的病人,实验室检查、X 线、体格检查和病史经常提示有肿瘤原发灶。一般来说,肿瘤转移的病人是不建议手术的,但是不幸的是,骨转移所致的大量骨质损害常造成病理性骨折。如果已经出现骨折,也建议手术治疗以稳定和减少疼痛。常建议采取预防措施,即使肿瘤转移灶骨折也可能愈合。这种疾病的病人应首先考虑恢复机体功能,通常需要手术内固定和植骨治疗。

有一些类似骨肿瘤的非肿瘤性损害。对于这些疾病,首先要做的是明确诊断。恶性骨肿瘤漏诊的后果是灾难性的。

良性非肿瘤性的骨病是相对比较常见的,需与恶性肿瘤严格区别开来。良性肿瘤可能是无痛的,但一些良性肿瘤有局部侵袭破坏性。某些具有侵袭性的良性肿瘤发生在危险部位如脊柱,可能会导致瘫痪或死亡。

骨肿瘤

肉瘤是间质细胞恶性变的结果。一些肉瘤生长缓慢,而某些肉瘤生长速度非常迅速。下面将分别讨论。

转移性肿瘤

不幸的是,病理性骨折是较常见的。手术治疗这类损害过程中都应行异常组织进行活检。另一种经常遇见的问题是转移性肿瘤的病人存在较大范围的骨缺损,但并未发生骨折[47]。明确诊断这些疾病是相当有困难的。在上述病变能被传统 X 线检查发现以前,可能就有超过 50% 的长骨骨质发生了破坏(图 43-33)。一个发生在长骨的大范围病损可能需要进行预防性内固定。手术通常并不需要打开骨折部位,而只需从远端并跨过病损部位逆行植入髓内钉即可。这种内固定手术可以用最小的手术达到有效地防止骨折发生的目的。

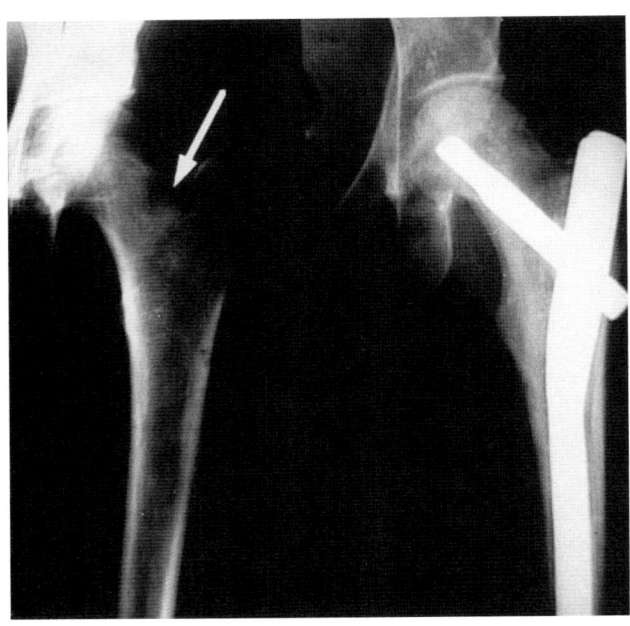

图 43-33 转移性乳腺癌病人股骨近端即将发生骨折。应用髓内固定器械(Zickei 钉)进行内固定并联合放疗,以控制肿瘤在局部的生长并促进骨折的愈合

骨肉瘤的治疗

对骨肉瘤病人,首先要进行完整的医学评估,包括实验室检查、可能发生转移的部位如肺部的检查,以及其他可能的骨骼病变的评估(图 43-34)。在大多数情况下,在其他外科干预开始之前,最初的活组织检查是必须进行的[48]。手术计划和实施应当由熟练的肿瘤外科医师进行。活组织检查切口必须小心设计,尽量减少可能经过的组织平面,这样有利于下一步可能进行的肿瘤根除术时能将包括皮肤在内的所有活检组织完整地切除[49,50]。因此,切口应当尽量小而直[51,52]。强烈建议在活检前,应与病理科医师共同讨论活检的相关事宜[53]。无论在什么时候活检组织的获取都应当尽量以能得出明确的病理结果为前提(图 43-35)。术中的冰冻切片无论何时都应当尽可能地进行[54]。冷冻切片的目的并不是为了诊断,事实上对肉瘤来说冷冻切片是很少确诊的,其目的通常是为了保证活检所获得的组织可以代表病变组织的特性。也就是说,冰冻切片的最重要目的是确定活组织检查确实取到了病变组织。如果达到了这个目的,活检切口就可以关闭了。在病理诊断还没有确定之前,其他的任何外科治疗都不应当进行。

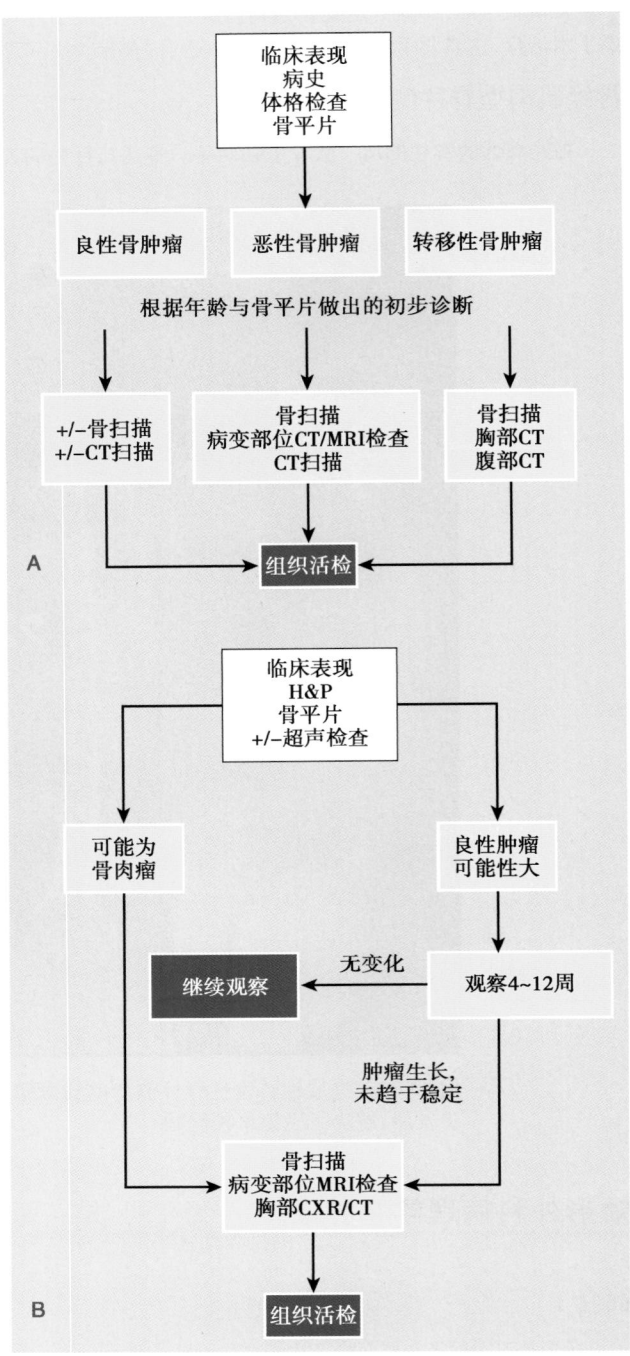

图 43-34 骨肿瘤(A)和软组织肿瘤(B)的分期。Adb,腹部;CT,计算机断层扫描;CXR,胸部 X 线;H&P,病史和体格检查;MRI,磁共振成像

转移性肉瘤

来自肉瘤的转移灶可能会发生在许多不同的部位,但绝大多数均发生在肺部。当怀疑肉瘤时,肺部的体格检查和影像学检查是应当尽早进行和重点考虑的。

骨肉瘤的化疗

在根治术前,进行辅助化疗目前已经成为大多数肉瘤治疗方案中的一部分[55]。近 30 年来,有效的化疗药物不断被发现,它们可以有效地减少恶性病变的大小。单独化疗对任

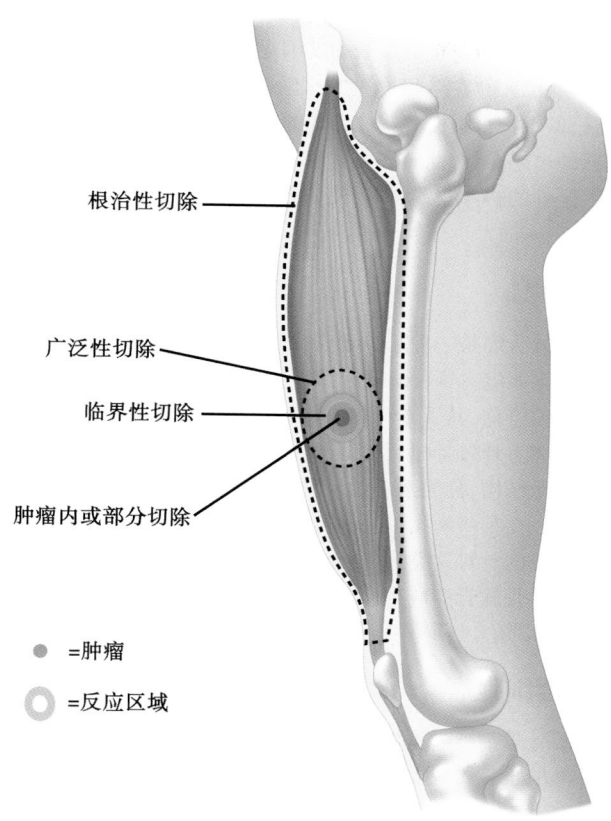

图 43-35　骨和软组织肉瘤手术边界的确定

何肉瘤治疗来说疗效都不太令人满意,但是化疗和手术的联合治疗却显著地提高了病人的远期生存率。

成骨性肿瘤——骨样骨瘤(良性)

骨样骨瘤是一种病因不明的良性成骨性病变,其特点由致密骨包绕的小病灶,中央呈密度较小的透射线区(<1.5cm)。这种病变发生于年龄在 20 岁以下的病人(通常在 12 岁以下),但是偶尔在年长的病人身上也能见到。骨样骨瘤主要位于骨皮质内,但当发生于手和足的短骨时也可位于髓内。影像学特点在平片上表现为致密的皮质骨硬化。瘤巢有时在 X 线平片上是难以发现的,CT 通常会有所帮助。组织学上瘤巢表现为大量的纤维血管组织增生伴随大量新生骨形成,活跃的成骨和破骨活动。周围组织骨化变得非常致密,接近正常骨皮质。

骨样骨瘤会引起的非常明显的疼痛。有趣的是,这种疼痛可以被阿司匹林或 NSAID 类药物所缓解。事实上,合理地应用抗炎药可以达到根治性效果,因为大多数这种病人通常在 1~7 天内都会自行缓解。如需更进一步治疗,表浅的病变可以采用经皮瘤巢射频消融术(通过高频交流电的热疗),而其他类型病变则可以进行手术切除。

骨母细胞瘤(良性)

骨母细胞瘤是一种相对少见的原发性骨肿瘤,它可以在局部较大范围的生长但并不发生转移。病人通常表现为局部疼痛,有时可以发现肿块。骨母细胞瘤的组织学表现为出血性组织中可见到较多的正常核细胞和异常沉积的骨质。

骨母细胞瘤的组织学特征与骨样骨瘤的瘤巢一致,但直径大于 1.5cm。尽管骨母细胞瘤在全身骨骼均可发生,但更经常发生于下段脊柱,影像学上与恶性肿瘤相似。影像学表

现可以仅仅为溶骨性病变,或其中偶伴斑块样钙化。在更小更细的骨头上,骨母细胞瘤可以"破碎"进入周围软组织中,类似于恶性病变。骨母细胞瘤在组织学上表现为不规则的新生骨形成以及丰富的纤维血管基质。有丝分裂象可以被发现,特别是在病变部位骨折或者病人妊娠时,但是恶变是非常少见的。骨母细胞瘤的治疗通常为切除或局部刮除。

成骨性肉瘤

成骨性肉瘤是恶性的。骨肉瘤有很多亚型,它们的转移潜能是不一样的。骨肉瘤的特征是由肿瘤性成骨细胞所形成的类骨质。低度恶性骨肉瘤是骨膜骨肉瘤,其生长缓慢,常发生于长骨皮质的外表面,最常见于股骨远端。骨膜骨肉瘤通常表现为可以长到很大、境界清楚的、从皮质长出的质地较硬的包块,其通常与骨相连续。骨膜骨肉瘤的治疗(在经过仔细活检确诊之后)通常是大范围根治性切除。辅助性放疗和化疗可能会提高骨膜骨肉瘤的疗效。骨膜骨肉瘤经过理想的治疗后,其长期生存率可超过 90%。

典型骨肉瘤(恶性)

高度恶性骨肉瘤通常原发在骨髓腔内,也是最常见的骨肉瘤类型(图 43-36)。高度恶性骨肉瘤为儿童最常见的骨恶性肿瘤,最常发生于股骨远端、胫骨近端和肱骨近端。骨肉瘤可能伴有局部软骨形成,偶见脂肪或肌肉等其他间质,但是肿瘤性成骨才是诊断骨肉瘤的标准。

高度恶性骨肉瘤的治疗通常包括大范围广泛根治性切除联合手术前后化疗[56]。截肢术有时是必要的。在某些病人,有可能通过切除长骨如胫骨和腓骨的一大段来重建肢体。骨科的这个专业领域需要使用特殊的假体(通常是定制的)。大段同种异体骨移植可能有助于保留病人的肢体功能。化疗和局部放疗也经常被使用。高度恶性骨肉瘤成功的局部切除以后,其长期生存率可以达到 60% 以上。

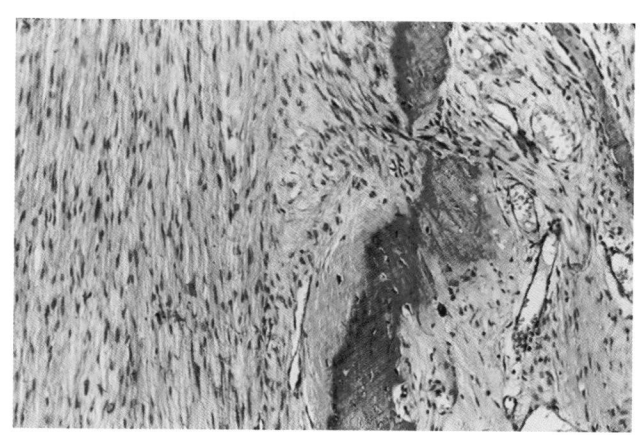

图 43-36　低倍镜下显示软骨基质包裹并破坏骨质。黏液样的基质提示病变为 II 级

成软骨肿瘤

成软骨瘤

成软骨瘤也是一个临床难题。同成骨肿瘤一样,成软骨

瘤也有良性和恶性之分。处理恶性病变的时候,骨科医师在进行任何确定性活检和治疗之前应当尽量查找有无可能的转移灶。与成骨性病变类似,应当特别注意排除有无其他骨或器官如肺的转移。如同成骨性肿瘤所描述的一样(图43-44),对软骨病变的活检的基本原则也是要取得满意的病变组织。应当仔细地设计一个小的切口,这样以便于下一步进行一个扩大肿瘤切除术或者广泛切除手术。与成骨性病变的治疗一样,强烈建议肿瘤的活检和根治性手术都应当由熟练的外科医师操作。术前与病理医师分析以及术中冰冻切片是保证取得满意标本的重要步骤。

良性软骨病变

软骨瘤是良性成软骨肿瘤。当软骨瘤发生在骨髓腔内时,通常被称为内生软骨瘤。当发生在骨皮质时,通常被称为骨膜软骨瘤。这两种软骨瘤大多见于长骨。当他们发生在手骨上时,经常会导致病理性骨折。软骨瘤另一个常见部位是股骨和肱骨的近端。大多数内生软骨瘤是在为其他目的做 X 线检查时意外发现的。内生软骨瘤的影像学表现是骨干内的一个圆形或椭圆形的病变,无明显骨膜反应。所有成软骨肿瘤都有一些钙化灶。内生软骨瘤的镜下表现与正常透明软骨类似。病变中包含少量的不增殖、无异形性的软骨细胞。内生软骨瘤在 X 线上是非常常见的良性病变。仅在病变较大、疼痛或出现任何不典型的影像学表现时,才需要进行进一步的检查和活检。在大多数情况下,活检术通常被刮除加植骨术所取代。

Ollier 病是指多发性内生软骨瘤,也称为多发性内生软骨瘤病。马方综合征的病人可以发生多发性软骨瘤和多发性软组织血管瘤。马方综合征和 Ollier 综合征病人的内生软骨瘤有恶变的可能,所以这类病人终身都应当进行定期观察(图43-7)。

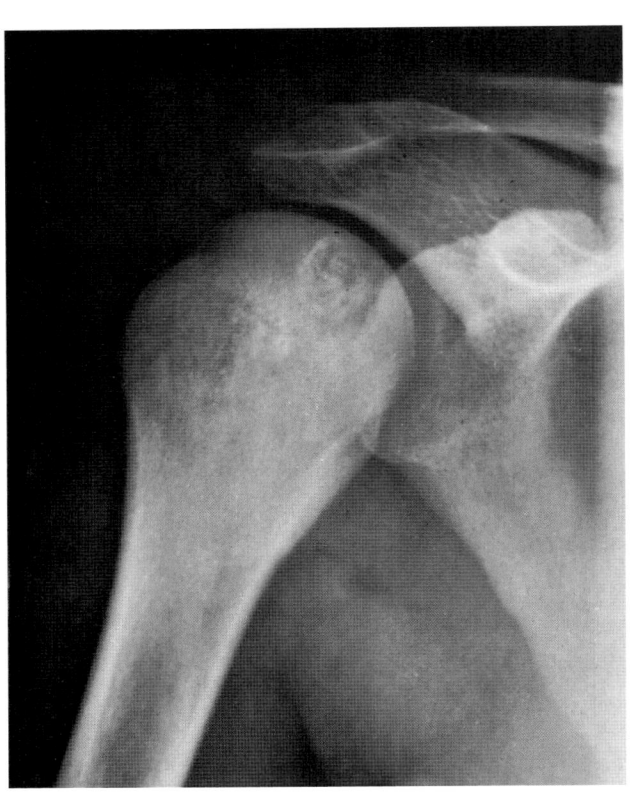

图 43-37 肱骨的软骨母细胞瘤(Codman 肿瘤)

内生软骨瘤起源于软骨,可以发生在任何骨头上。通常见于手足骨,但是也见于长骨和骨盆。内生软骨瘤被认为起源于软骨岛,并在生长过程中逐渐脱离。这些岛可以独立地生长,但生长很缓慢。它们出现的时间越长,通过骨化和钙化成熟的也越充分,此时在平片上就表现为弧形或环状。发生在手足骨的内生软骨瘤会使骨皮质变薄,增加了骨折的发生率。

骨软骨瘤

骨软骨瘤是一种起源于骨皮质的良性的成软骨病变,通常见于干骺端。这种病变起源于异常的骨骺骺板。病变有一个软骨帽结构,其下方可以有由组织学上正常的骨所形成的骨性瘤体。骨软骨瘤可以是宽广的基底(无蒂),或有一个独立的柄状结构,称为蒂。如果发现上述的特征性表现,就可以确认了。在某些病人,病变可以发生疼痛,这通常是由机械原因所导致的。对这类病人行外科手术治疗往往是必要的。伴有疼痛的骨软骨瘤应当引起密切关注,因为它有一定的恶变率(约 1%)。

软骨母细胞瘤

软骨母细胞瘤是良性的软骨状的肿瘤,经常在年轻病人骨成熟前于骨骺区域附近发现。软骨母细胞瘤的病人常见出现疼痛。通常,关节正位 X 线片可以看到骨质的溶解和吸收,周围有硬化的反应性骨质(图43-37)。病变溶解的部分可以看见增殖细胞,有可能是成软骨细胞。值得注意的是,一小部分软骨母细胞瘤有转移的能力。一般情况下,可以通过骨刮除术和植骨术来治疗。

软骨肉瘤

软骨肉瘤是一种恶性软骨肿瘤(图43-38,图43-39),多发于成人,好发于骨盆、脊柱、肱骨近端及膝。最常见的主要症状为局部疼痛。X 线可见伴有肿瘤内钙化的膨胀性骨质破坏(图43-40,图43-41)。需重点区分如成骨肉瘤的成骨肿瘤所形成的骨化与软骨肿瘤内钙化的不同:在 X 线片上可以直观地看到软骨肉瘤的软骨密度不等,且没有骨皮质或者骨小梁结构。

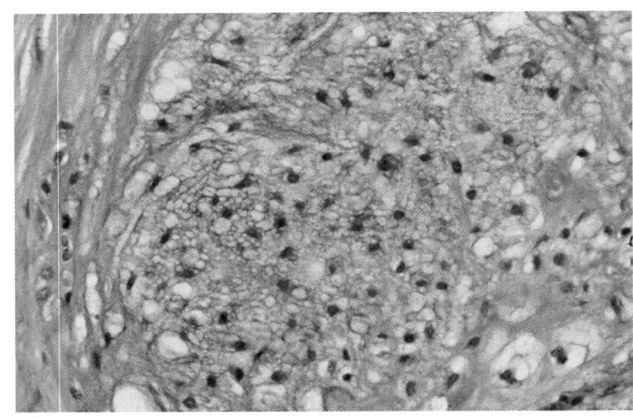

图 43-38 中倍镜下观察到有梭状细胞的不规则的骨质增生性病变

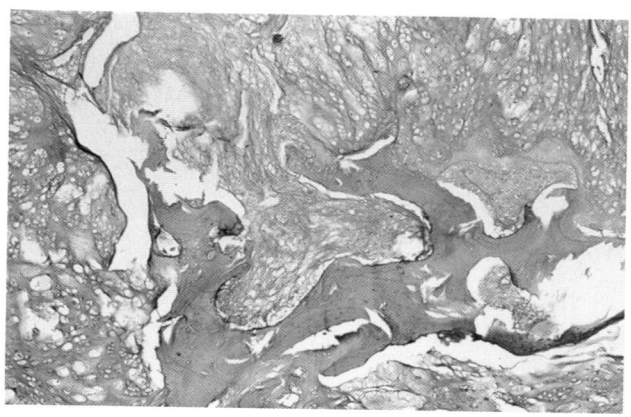

图 43-39　高倍镜下观察到三级软骨肉瘤的增殖细胞结构

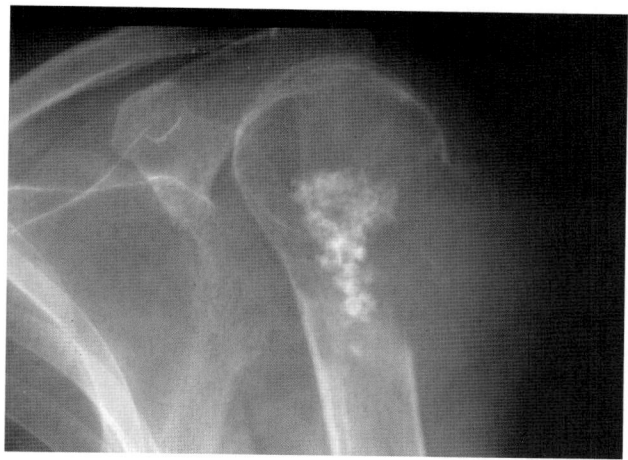

图 43-40　肱骨近端平片示干骺端基质破坏并伴有与软骨形成一致的弧形和环形生成物。该侧位片可见皮质骨被软组织块破坏,符合低分化软骨肉瘤的诊断

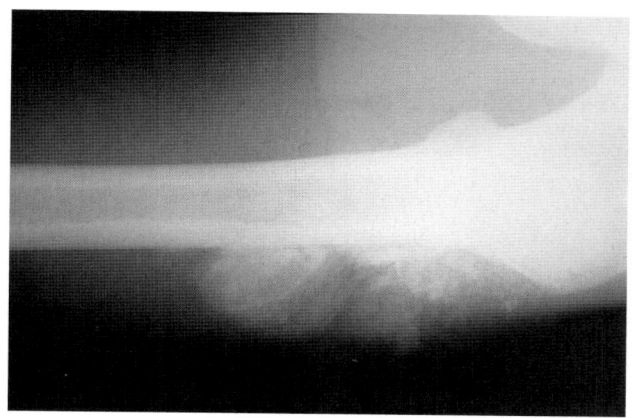

图 43-41　肱骨近端的平片可见近端骨干伴有典型骨膜反应的象牙样病变

对软骨肉瘤的治疗经常比较困难。许多软骨肉瘤发病于骨盆或脊柱,使得切除手术或者截肢术非常困难,甚至不可能。另外,就算不是绝大部分,也有相当多的软骨肉瘤生长缓慢,因而比其他许多肉瘤对放化疗更不敏感。软骨肉瘤的治疗通常必须进行大范围的手术切除。

骨纤维样变

动脉瘤样骨囊肿

动脉瘤样骨囊肿并非肿瘤而是一种条件反应性囊肿。常见于病理性骨折后,以局部包块伴疼痛为主要症状。组织学表现为充满血液的巨大腔隙,内层覆盖内皮细胞,巨型异质细胞,偶尔还有编织骨样改变。这种动脉瘤样改变常常是继发性的,应重视各项检查,事实上许多诊断为动脉瘤样骨囊肿样病变是继发于另一种伴有广泛囊肿形成的病变。一些小的病变仅需定期观察,但是如果发生病理学骨折就要进局部病灶清除植骨术。

单房性骨囊肿

单房性骨囊肿是一种良性病变,多发于长骨干骺端(常见于生长期儿童的肱骨)。该病变可见于病理性骨折后,而且偶尔会伴有局部疼痛或者包块。对这种情况的病因未知。影像学显示骨内巨大的、独立囊肿结构。组织学表现为内部液体充盈的囊肿区。单方性骨囊肿的内面由伴有少量巨细胞的纤维组织组成。轻微病变可能只需要简单的定期观察,然而对大的病变,其骨折风险常较大,需要进行局部刮除植骨术。

骨纤维异样增生症(骨纤维结构不良)

骨纤维异样增生症常见于儿童。通常是由骨与纤维组织混合形成的单发性、慢性增生性血肿。骨纤维异样增生症是由纺锤形伴有单核基质的编织骨组成的病变。可累及单个骨头(单骨性)或者多块骨头(多骨性)。影像学特点表现为区域性的混沌弥散基质改变,即毛玻璃样变。组织学特征是伴有不规则编织骨形成的缓慢的纺锤样细胞增生。骨密度较基质背景高。有时骨折病人有巨细胞,出血及黏液样变性。骨纤维异样增生症通常没有症状,但是对某些不幸的病人,干骺端的巨大病变可致局部生长异常及畸形。有时也可见病理性骨折。没有骨折或畸形的病人常无痛,没有症状,通常是因为偶然 X 线检查而发现。如果股骨近端发生连续性骨折可致股骨近端的典型的"牧羊杖畸形"。平片通常可以确诊,微小病变只需要简单的定期观察。如果伴有典型症状或者有病理性骨折,则需要局部刮除及植骨固定。

非骨化性纤维瘤

非骨化性纤维瘤是一种极常见的骨性病变,常在尸检时偶然发现。于干骺端呈离心性、放射状排列的小叶或泡状的病变。增生为密集的继发性硬化,可伴有或不伴有骨折。组织学上可见大量纺锤状基质细胞呈漩涡状排列并混有巨细胞和泡沫细胞。如果伴有骨折则可见含铁血黄素颗粒。对这种疾病通常保守治疗。如果有骨折,则需要行刮除植骨术。

骨血管病变

骨血管瘤

骨血管瘤是一种良性的继发性病变,表现为骨内的膨大的静脉结构。血管瘤不是肿瘤。血管瘤多发于椎体,其特征性表现为硬化伴骨内垂直交叉的粗糙骨小梁。这种典型改变可以用于确诊。血管瘤极少需要治疗。

造血组织肿瘤

　　造血组织肿瘤包括淋巴瘤和骨髓瘤。对淋巴瘤的手术治疗见于第 10 章。

　　骨髓瘤是一种恶性肿瘤，来源于浆细胞系的变异。多发性骨髓瘤是一种系统性疾病。增生的产生抗体的恶性浆细胞浸润至多块骨基质。可导致局部骨质吸收，常伴有分布不均匀，形成虫蚀样改变。这个过程通常为弥漫性和系统性，对影像学检查示骨质疏松的病人可致弥漫性骨缺损。主诉常为全身性不适，例如虚弱、疲倦或体重减轻。这种情况常表现得像病理性骨折。

　　骨髓瘤常见于 50 岁以上病人，而且即使到了八九十岁仍然存在。正因为如此，凡有临床症状的骨密度减小者，尤其是发生过骨折的病人，有可能患有多发性骨髓瘤。通常需要实验室检查来确诊此病。

　　对大多数病人，其浆细胞产生的单克隆抗体通过血清蛋白电泳检测出来。特征性的单克隆抗体可确诊本病。对一些病人，抗体分泌［可能源自任何抗体群 IgG、IgA、IgM］明显，血液中的抗体很快被清除掉，但总能在尿蛋白电泳中被发现。这些病人常常因为血清蛋白成分的改变会出现红细胞沉降率加快。

孤立性骨髓瘤（浆细胞瘤）

　　一些病人的骨髓瘤仅表现为单一孤立性的骨病变，称之为浆细胞瘤。如病人体格检查显示孤立的骨病变很可能是唯一的骨髓瘤病灶时，比较适合采用局部放疗。对这些骨髓瘤的治疗主要以化疗为主，经常还需要综合治疗。

脊索瘤

　　脊索瘤是一种来源于胚胎脊索细胞的增长缓慢的恶性肿瘤。脊索瘤几乎只发生于脊柱而且常累及枕骨或者骶骨。脊索瘤可见于椎骨，未见于四肢。

　　约 1/3 脊索瘤发在颅内（颅底），约 1/2 发于骶骨，其余则见于脊柱。影像学上，颅内脊索瘤位于颅底中线，可破坏蝶枕区和垂体区。当骶尾部脊索瘤突破骶骨长入骨盆后呈卵圆形或圆形。镜下可见巨大含空泡细胞，其细胞质充满空泡呈肥皂泡样改变。由于还含有嗜酸性多面形细胞，病变呈现出二相性特点。

　　脊索瘤病人常表现为局部疼痛，由于与脊柱比较近，症状常与脊髓根性症状相似。骶骨肿瘤可能表现为直肠或泌尿系统的括约肌功能失常，偶尔还会出现胃肠道梗阻。X 线平片上常能发现病变。特征性表现为中心区的骨质破坏伴有软组织肿块。脊索瘤常常是致命的，因为不能进行局部控制，这些中央型肿瘤可能影响生活机能。治疗手段主要以扩大手术边界来行局部的广泛切除术。在一些罕见病例中，可能需要放疗。一般来说，脊索瘤对化疗不敏感，是一种生长缓慢、伴有局部破坏和侵蚀，可发生局部转移的恶性肿瘤。

骨巨细胞瘤

　　骨巨细胞瘤是一种具有局部侵袭和破坏可能性的良性骨肿瘤。该肿瘤的细胞来源尚不清楚。骨巨细胞瘤最多见于长骨，儿童罕见。根据病人局部疼痛症状可大致诊断此病。X 线平片上常常可见长骨干骺端局限性溶骨性破坏。病理学检查示圆形、椭圆形、纺锤体形细胞和多核巨细胞混合物。骨巨细胞瘤的治疗为积极完全的局部切除术。不完全切除常导致

复发，可能导致进一步的功能障碍，甚至需要截肢。

　　成人骨巨细胞瘤多发生在长骨干骺端，具有局部侵袭性和破坏性。骨巨细胞瘤常见于膝关节附近，也可见于其余部位。X 线平片示干骺端偏心性放射线可穿透病变区。大多数病变都有骨皮质破坏并伴有软组织肿块。形态学上，这些病变由掺杂巨细胞的圆形单核细胞、含铁血黄素及新生骨组成。这些病变具有复发倾向。

骨尤因肉瘤

　　骨尤因肉瘤，或称尤因肉瘤，是一种小型的圆形细胞肉瘤，常见于儿童和青年人。尤因肉瘤多发于长骨，尤其是股骨、胫骨和肱骨的干骺端。病人常以局部疼痛为主要症状，且多伴有发热。

　　尤因肉瘤是一种发生于儿童的低分化肿瘤，最初累及长骨骨干。早期影像学上尤因肉瘤可能不是很明显。该肿瘤表现为边界不清的虫蚀样溶骨破坏。随着肿瘤的进展会变得更加明显并经常有较强的骨膜反应。典型镜下观可见大片区域的蓝色小圆形细胞，核仁不明显。肿瘤内部一般没有基质生成，除非伴有骨折。这些细胞内有糖原沉着，过碘酸-希夫组织化学染色呈阳性。尤因肉瘤具有特征性的 11 号和 22 号染色体易位现象，对疾病的正确诊断有很大帮助（图 43-42）。

　　尤因肉瘤的治疗前首先要进行仔细的活检。确定性治疗

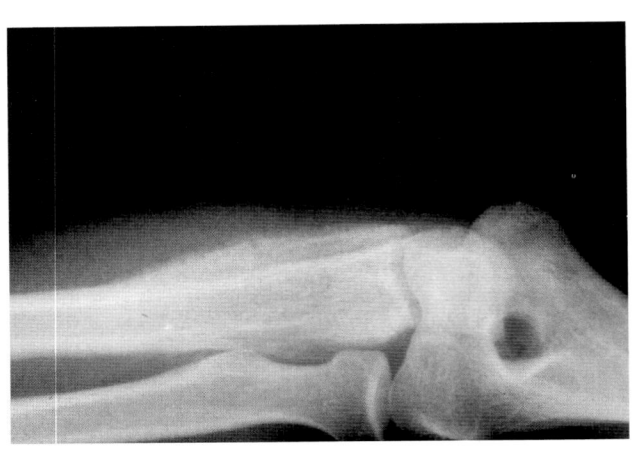

A

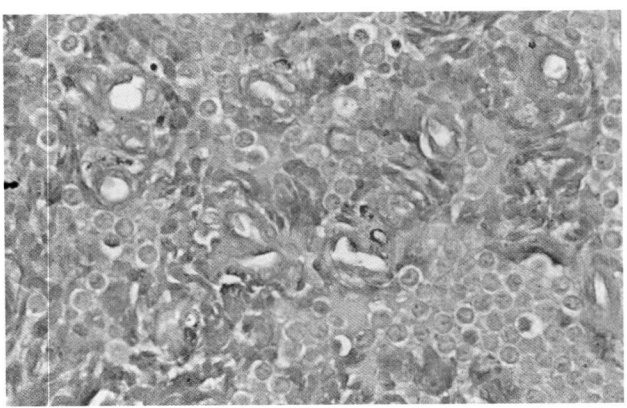

B

图 43-42　A. 肘关节的平片示伴有呈"洋葱皮"样骨膜反应的尺骨的浸润性病变。B. 中倍镜下示淡染小圆形蓝色细胞和尤因肉瘤特征性血管（HE，放大倍数×40）

方案可能包含或不包含手术切除,但化疗和放疗是治疗的主要手段。

甲下外生骨疣

甲下外生骨疣是一种骨膜下的骨软骨增生,常见于脚趾远端,但也可发病于手指。X 线示矿化结构,远节趾骨常伴有软组织肿胀偶尔还有溃疡形成。另外,甲下外生骨疣与骨髓腔不相通,可以与骨软骨瘤相区别开来。

组织学上这些病变是由突入到周围软组织的骨软骨基质组成。细胞增殖反应活跃,易被误认为更加具有侵犯性。外科手术切除是确定性治疗方案。如果覆盖的纤维帽没有完全切除这些损害可以复发(图 43-43,图 43-44)。

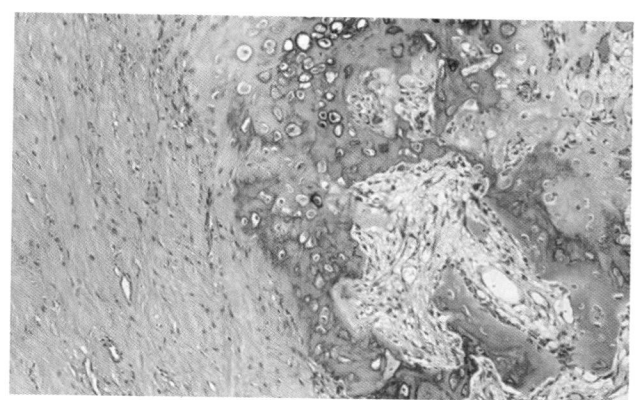

图 43-43　中倍镜下示成熟中的骨组织和软组织密切结合(苏木紫-伊红染色,放大倍数×100)

骨化性肌炎

骨化性肌炎是软组织创伤后血肿机化的结果。通常发生在肌肉中,但也可发生在韧带、肌腱、关节囊,偶尔发生在脂肪组织中。骨化性肌炎的病例中软骨内骨化的过程本质上与骨折后骨痂形成的过程是相同的。损害的软组织被清除然后血肿开始形成并伴随间质细胞分化为成骨细胞、成软骨细胞、血管样细胞。放射学表现为病变主要发生在软组织,软组织内部及病变周围可见大量骨及软骨形成。这导致了"鸡蛋壳"样钙化或骨化。组织学特点是病变周围出现骨和软骨以及纤维血管中心。随着病情的发展,外围软骨环将重塑为板状骨,内部含有一个纤维脂肪中心。

佩吉特病(Paget 病)

佩吉特病是相对常见的骨骼疾病,大多发生在 40 岁以上的病人。佩吉特病可以是单发性的,也可以是多发性的,通常发生在骨盆和脊柱上,但是也经常发生在肱骨、股骨和胫骨上。病变是由骨重塑异常所造成的,即破骨细胞功能异常所致。X 线表现为特征性的骨小梁增粗、硬化,骨皮质增厚且通常有骨皮质扩张。骨骼影像学上也可以有硬化区域的溶解表现。

佩吉特病骨骼病变镜下观表现为广泛骨小梁结构异常,通常呈线状结构(提示矿化不完全)。有时可以呈现"马赛克骨"的典型特征,这意味着大范围的骨未完全矿化,从而造成马赛克片状表现。然而佩吉特病的主要组织学特征并不是骨矿化不完全,而是有异常的多核巨破骨细胞的出现。正常的

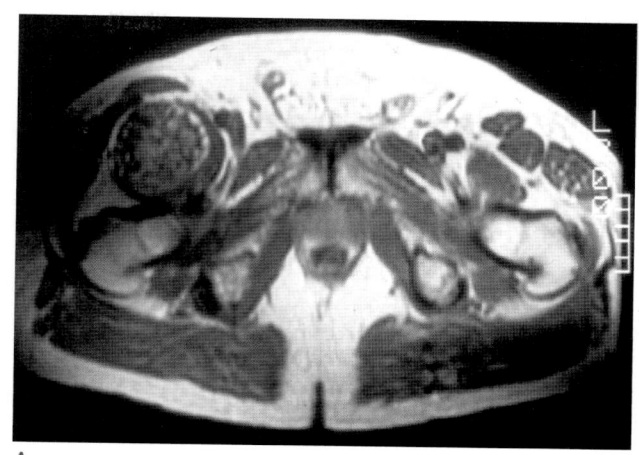

A

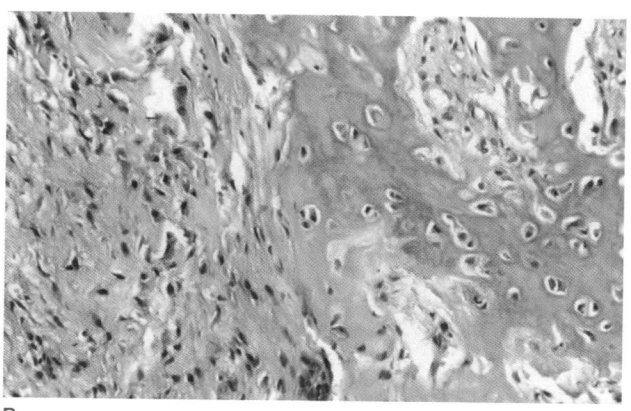

B

图 43-44　A. 髋关节 MRI 提示,在正常髋关节前面有一个大的软组织肿块,肿块信号异常与周围组织界限清楚。B. 中倍镜下显示软骨生成及软骨内化骨,周围软组织毛细血管生成

破骨细胞有 2~4 个核,在佩吉特骨病中经常可以看到破骨细胞有 5~50 或者更多的核。

据推测,大的非正常破骨细胞是由于早期存在的副黏病毒感染的晚期效应。这些非正常的破骨细胞增加了骨质吸收,造成局限性骨溶解。随后的快速修复过程导致骨小梁结构紊乱和骨质粗糙。

进展期佩吉特病骨骼可以发生病理性骨折。关节周围骨质异常可加速的关节炎改变。佩吉特病易发生在脊柱,特别是腰椎。脊柱中特征性的骨质增生和关节炎的改变经常造成椎管狭窄的临床综合征。

佩吉特病的治疗通常是采取非手术治疗,应用抗骨质吸收药物,例如双磷酸盐类或降钙素。这种临床治疗对大部分的患有佩吉特病的病人是有效的。漏诊病人或长期病人偶然会因为椎管狭窄进行外科椎管减压切除术,或关节置换时被发现。由于佩吉特病病人骨骼常出现动静脉分流,其外科手术治疗前必须进行抗骨质吸收药物治疗。如未经药物治疗,佩吉特病病人常可出现骨出血这一严重问题。

应力性骨折

应力性骨折是骨重塑活跃的结果,通常是由于体育活动

中应力突然增加所造成的。这在军队新兵日常训练中经常发生,但是可以发生在突然增加体育活动的任何人身上。典型症状为局限性的疼痛和压疼,局部皮肤可以发红。X 线检查早期可能无异常表现,但是后期 X 线应力性骨折最常见的发生部位是胫骨近端,但其他部位也可发生。随着骨折的进展,X 线平片上将会发现垂直于受累骨骼长轴的半透亮线。组织学上,这个过程是由破骨细胞聚集吸收骨组织,少量的反应性成骨细胞和不同数量的骨膜反应组成。

关节重建

关节炎的外科治疗

矫形外科医师面临的一个重大的挑战性问题是治疗关节的退变性和炎症性疾病。对于所有病例,首要目的是减轻疼痛,维持关节活动和功能。在处理任何关节疾病时,必须充分评估病人的症状、病史及进行仔细的体格检查。矫形外科医师必须能区分炎症性疾病和退变性疾病。实验室检查和影像学资料也是非常有用的。最好是能用非手术方式来治疗病人。药物、物理治疗、休息、支架及治疗时间通常对帮助关节炎病人都很重要。然而,对反复发作的病人,要采用更加积极的治疗措施。

关节腔内注射

几十年来,对关节疼痛的治疗方法包括向关节腔内注射不同的物质。为了达到诊断目的可向关节腔内注射局部麻醉药物。向关节腔内注射皮质类固醇类药物通常可缓解症状(这既可以用于炎症性疾病,也可用于骨关节炎)。关节内注射皮质激素是有争议性的,通常可以短期缓解疼痛及肿胀症状。然而,这种治疗方法的远期后果是有争议的。

近来,注射高分子多糖如透明质酸(hyaluronic acid)治疗大关节的退变性疾病变得普遍。这项技术的应用在循证医学中并不十分清楚,但是这项技术确实至少可以使一些病人得到明显缓解或者某种程度上的长期缓解。

滑膜切除术

滑膜切除术是指通过手术切除关节内层滑膜的主要部分。有时,这是另一种缓解病人痛苦的有效方法。通常用来治疗血友病所致的关节损害。对于症状严重疾病如风湿性关节炎,关节内滑膜切除术也很有效。

关节周围截骨术

关节炎通常最终发展为关节畸形。其原因可能源于过度磨损致使关节软骨部分缺失,也可能源于力线不齐,或者源于先天性或后天性损伤。这是非常普遍的,例如膝关节的骨关节炎在关节的胫骨股骨内侧部分是严重的,而外侧是较轻的。近端胫骨的截骨术使体重选择性转移到健侧,病人通常可以获得较长时间的缓解。同样,患有髋关节脱位的年轻成年病人通常可以采用近端股骨截骨术使股骨与髋臼达到更好的吻合而缓解症状。

关节融合

许多关节炎的外科治疗方式为关节融合而不是关节置换。这大部分用于活动不是非常重要的关节。足部的特定关节融合(包括第一跖骨和大多数足中骨的疼痛性退行性关节炎)可以通过关节内植骨,使用螺钉、关节周围钢板内固定达到满意的疗效。

腕关节炎通常采用关节融合治疗,因为一般肩、肘和手指的运动可以很好地代偿腕部功能。

相对于肩关节成形术,肩关节融合术较少采用,但是它是一种确切有效的方法。尽管如此,肩关节融合术由于躯干、肩胛胸壁关节、肘关节及腕关节的代偿性活动通常可得到满意的功能代偿,特别是参与重体力劳动。

关节成形术(关节置换术)

那些患有严重的难治的关节疼痛的病人可以用由金属和塑料组成的人工关节进行疾病关节的关节假体置换治疗。这项技术是在 20 世纪 60 年代由 John Charnley 成功引进的,他成功地发明并第一次开展了髋关节的全关节置换术。Charnley 的手术方式已经得到了广泛的认同。

几乎所有的关节假体都包含一个关节面,绝大多数是由高分子聚乙烯材料(最初由 Charnley 开始使用)组成,关节面附着在金属体上,与自身骨骼相吻合。关节假体的金属部分可以通过精确地嵌入锚定在自体骨上。这类金属移植物通常有多孔金属面,这些多孔面允许骨质向内生长(多孔涂层填埋剂)。Dr. Charnley 最初在手术中用甲基异丁烯酸的聚合物来黏固金属部分到移植部位。虽然现在大部分的髋关节和膝关节置换使用非黏固剂技术,但是聚甲基甲丙烯酸盐黏固材料今天仍然得到广泛应用。

全髋关节置换术

全髋关节置换术的手术影像资料如图 43-6,图 43-13,图 43-33,图 43-45 ~ 50 所示。

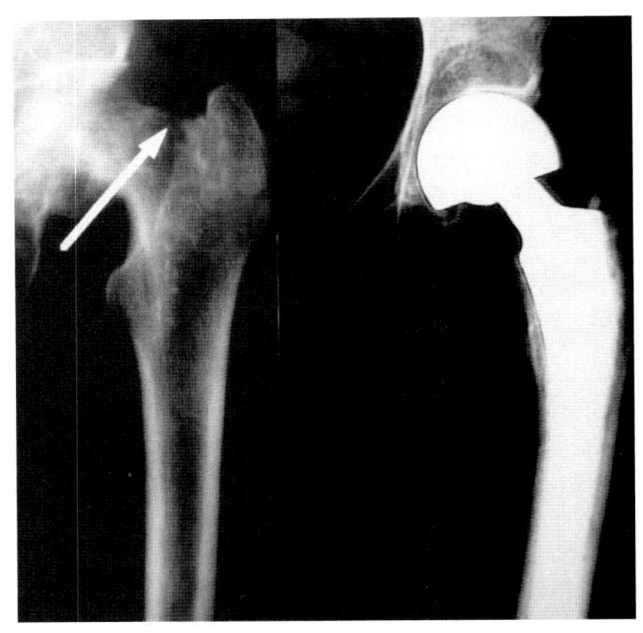

图 43-45   股骨颈病理性骨折(箭头)采用股骨头切除和体内人工髋关节置换治疗。如髋臼受累,也必须更换

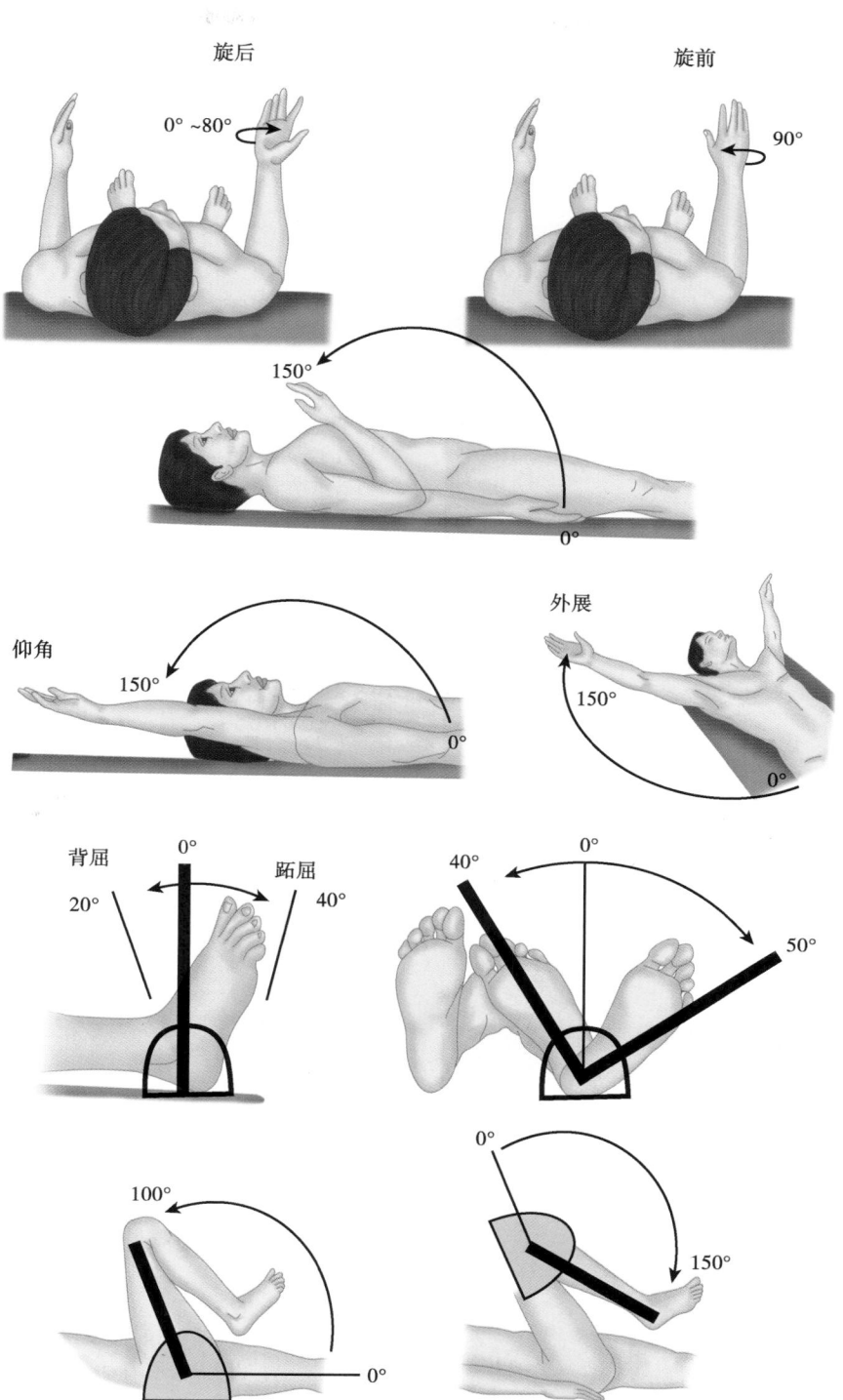

图 43-46　测量运动范围的度数。每个关节有个正常活动范围,当检查患有关节或者一个肢体异常的病人时,应该测量记录涉及的关节活动范围

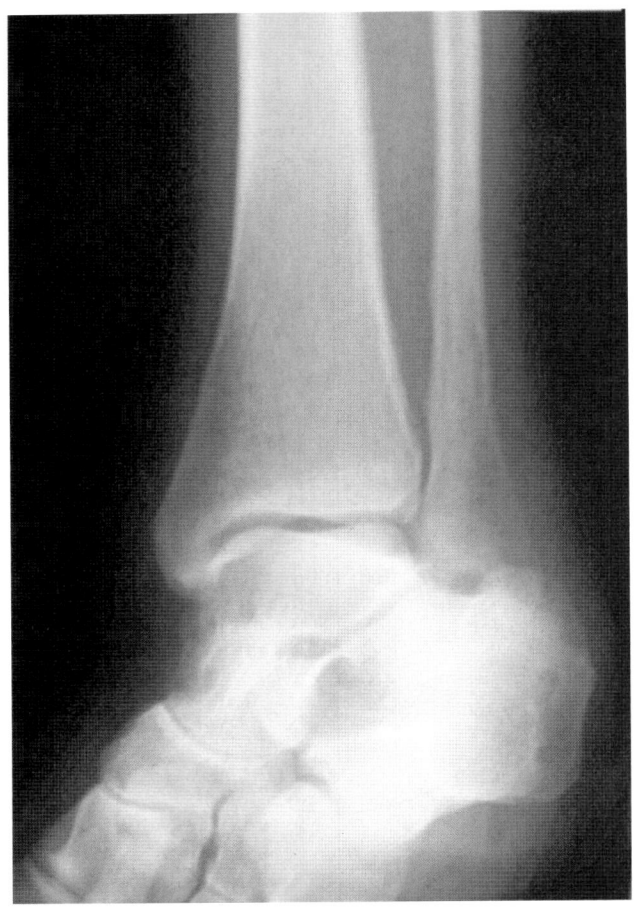

图 43-47　正常踝关节的影像。这个平片提供了远端胫腓骨关系的可见图像

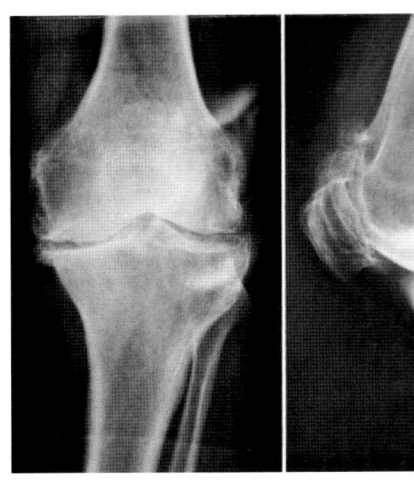

图 42-48　膝关节严重骨关节炎表现。前后位和侧位片示膝关节内翻畸形，伴有关节间隙变窄，胫骨的中间、侧方、后部，股骨髁前方，髌骨的上下极骨刺产生。关节中间间隙有小囊肿形成和软骨下骨硬化

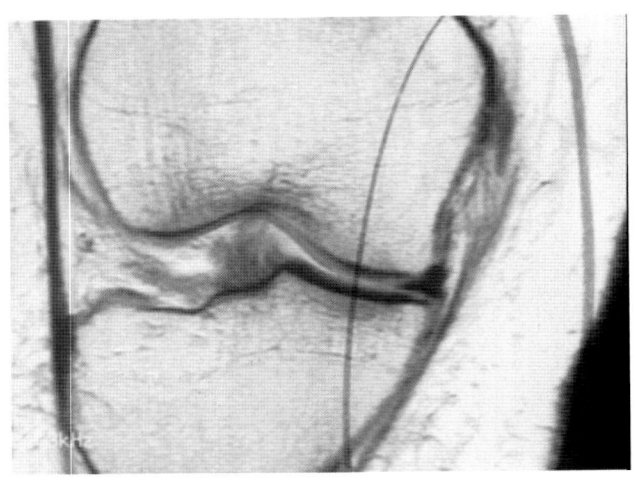

图 43-49　膝关节 MRI 冠状面。关节盘作为黑色（没有信号）的三角形结构容易看到，在股骨髁和胫骨之间。内侧副韧带断裂。MRI 对检查部位的软组织损伤是有用的评估方法

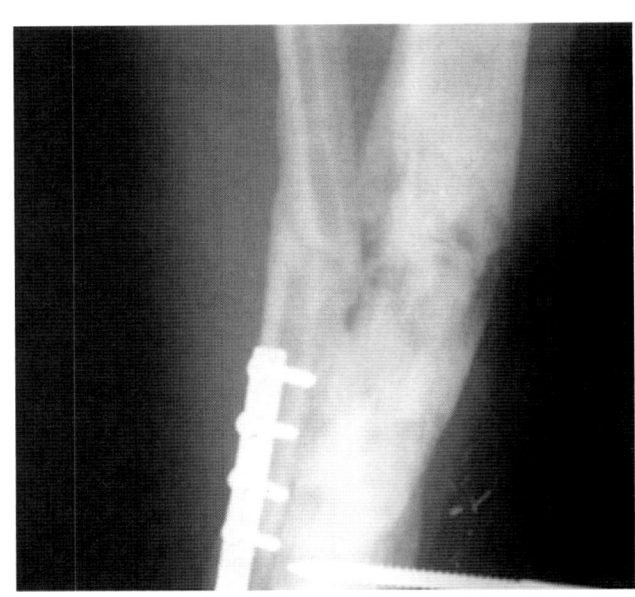

图 43-50　慢性骨髓炎病人的后前位 X 线平片。病人有胫骨的复合性（开放性）骨折用切开复位内固定治疗。他已经发展为慢性骨髓炎。胫骨上的钢板已经发生移位，胫骨比正常密度高，不能看到髓腔。这提示如果要控制感染，需要清除死骨

　　病人有股骨和髋臼表面严重的关节炎，关节表面有硬化和囊性变；病人每天的所有活动基本上经受严重痛苦并且丧失了正常活动能力；经过保守治疗改善功能失败。这些病人可以进行髋关节置换手术。

　　髋关节手术入路有多种，最常用的是臀部后方入路。切口经过大腿近端侧面的皮肤筋膜，继续深入剥离暴露近端股骨的后外侧部分、大转子和周围的肌肉。从大转子近端切开短回旋肌，进入髋关节囊暴露股骨颈。使股骨头脱位，用电锯横断股骨颈去除股骨头。逐次去除股骨近端骨髓腔中的骨质。插入特定形状的扩髓钻和骨锉刀为股骨假体柄提供合适的空间。同样，从小到大依次用不同型号的扩髓钻从髋臼上

去除残留的关节软骨直至暴露骨松质。将含有高分子量聚乙烯关节面的假体的髋臼部分固定在金属帽上。股骨头假体（通常是金属或者陶瓷材料）然后被嵌入其中。关节就被组装好了，然后缝合伤口。

进行这个手术要极其注意尽量恢复股骨和髋臼部分的解剖位置以达到功能恢复。任何一个部分的位置不正确可能导致旋转畸形、早期磨损或者脱臼。显而易见的是，在手术暴露过程中，许多髋关节的内在的稳定性结构在需要进行手术分离过程中被破坏掉。相应地，全髋关节置换手术后要限制病人的活动范围，直到形成足够的瘢痕组织来帮助保持关节的长期稳定为止。

全膝关节置换术

全膝关节置换涉及从股骨、胫骨和髌骨上切除原来的关节面和软骨下骨。类似于髋关节置换术，股骨远端被形状类似股骨髁的表面金属所替代。胫骨平台被替换成高分子量聚乙烯材料面，通常附着一个平的金属面上，然后通过一个茎杆或者螺钉固定于胫骨近端。髌骨面通常使用高分子量的聚乙烯关节面替代。

就像髋关节置换一样，虽然应用不同的表面处理促进骨黏附和骨长入的压力适应成分被广泛应用，但是这些假体部分仍可以用聚甲基甲丙烯酸盐骨水泥固定在骨上。

全膝关节置换主要通过前路髌周手术入路来完成，可以使膝关节获得充分暴露。在使用模具的情况下，精确地将膝关节面切除掉。组件连结良好是手术成功的关键。膝关节的韧带张力平衡也是重要的，只有这样，内、外侧的稳定支持韧带和髌腱才能正常发挥出作用。

特殊设计的膝关节假体还以可利用原来的交叉韧带达到类似功能。其他含这种稳定功能的全膝关节假体在置换时则切除这些韧带。

全关节置换术的并发症

人工关节可用来替换磨损和损害的人体自身关节。令人遗憾的是，人工关节本身也要遭受磨损，而且可能由于一系列的原因而导致置换失败。全关节假体可能发生松动、断裂或者分解。

人工关节可能由于腐蚀或者仅仅磨损而损坏。其他的并发症包括感染（急性，延迟性，慢性）、挛缩、人工假体周围骨折。

由于关节炎和骨质疏松是老年病人的两个常见疾病过程，它们经常相伴发生。在骨质疏松的病人植入人工关节需要特别注意以避免手术中的骨折。人工关节的目的是在关节假体和骨界面之间制造高的应力。不幸的是，靠近全关节移植物的骨折并不少见。遇到此类情况，治疗必须个体化，可能需要内固定、假体翻修或者两者都需要。

腐蚀、磨损及骨质溶解

骨质溶解是全膝关节手术中的主要问题。骨质溶解这个词可以用来描述包括肿瘤转移或者炎症相关病的任何形式的骨质吸收过程。在关节置换中发生骨质溶解主要指两种情况：假体和骨质接触面的或者骨水泥和骨接触面的局部骨质吸收，两种情况都不希望被看到。松动的假体在骨接触面上活动可以发生骨质吸收，并且不幸的是，如果不经过手术修复的话，在膝关节或髋关节发生疼痛部位的骨质吸收会越来越严重。假体周围骨质吸收区域增加的是进行假体翻修术的明显适应证。

一个更加严重的、令人困惑的骨质溶解形式是非感染性炎症反应所导致的磨损碎片骨质溶解。高分子聚乙烯关节面的磨损可以产生并散布高分子聚乙烯微粒，这些微粒经常导致组织局灶性的炎症反应。网状内皮细胞增殖和其他炎症细胞的作用可以导致非常迅速的骨质重吸收。这个过程经常伴有疼痛。当这种形式的大量骨质溶解进行到足够的时间长度，关节周围严重骨质丢失，致使翻修手术格外地困难。甲基异丁烯酸骨水泥微粒也可以引起这种形式的骨质丢失。

由于存在骨质丢失问题，关节假体设计者们必须花大量的精力放在设计更加精细的关节面及探索其他的耐磨关节表面材料。金属对金属面及应用其他的塑料或者陶瓷制品是正在发展的热门的研究领域。

所有的关节置换假体都有发生磨损和松动的可能性，因此它们很少能适应活动较多的年轻病人，这些病人对关节假体的机械强度有较高的需求。即使如此，关节置换或许非常适合于伴有全身性炎性疾病的"低需求"病人。

松动感染或者磨损的关节假体的修补或者置换是很棘手的问题，并且在技术上很具有挑战性。这些手术经常涉及范围广泛，去除骨水泥也很困难，并且或许需要大量的骨移植。对这种些情况通常要使用量身定做关节假体。

儿童矫形外科

儿科病人的肌肉骨骼疾病的治疗在许多方面与成年病人的治疗是不同的。矫形外科医师治疗儿童病人必须意识到大量的先天性疾病和发育情况，确切地说，他们的骨骼系统正在发育。保持正常的生长发育对这类病人群体来说是非常重要的和首要的。

儿科矫形外科医师必须能够鉴别和治疗大量的遗传性先天性疾病，这包括遗传性代谢性疾病、遗传性神经系统疾病和遗传性肌肉骨骼解剖异常。诊断和治疗这些遗传性综合征和异常是超出这一章节的范围的。

产伤导致的神经功能缺损

臂丛神经麻痹

分娩中臂丛神经损伤曾经是经常遇到的问题。有臂丛损伤的病人可以表现为轻度、中度或重度的累及上肢的损害，这些可以偶然累及上根、下根或者臂丛干。现代产科实践已经明显降低这种疾病的发病率，不幸的是，在出生婴儿的发生率仍然接近 0.2%。这些损伤主要发生在高出生体重、产钳分娩、臀先露和产程延长的情况下，臂丛损伤有时为牵拉伤，有时为神经根的弗兰克撕脱伤。大部分病人的治疗应先采用非手法方法，如无效再采用手术治疗，并且在神经功能恢复过程中，主动活动肩关节。在罕见病例中，臂丛神经的神经根或神经干损伤需要进行手术修复。

脑瘫

脑瘫是非进展性神经肌肉障碍，通常在两岁以前发现。

它被认为是由大脑的发育过程中损伤所引起的。通常,不能发现特殊的病因,脑瘫有多种后果,这些与精神损害有关或者没用关系。脑瘫按照生理学和解剖学分为强直性脑瘫(最常见),手足徐动症,共济失调性(上肢或下肢)或者双侧偏瘫,这时下肢问题大于上肢问题。脑瘫的病人通常伴有脊柱畸形,这在脊柱侧突章节有单独介绍。矫形外科治疗主要集中在维持功能和活动上。上肢及下肢肌腱延长术,挛缩松解术和肌腱转移术是很有帮助的。步态障碍是大家主要关注的问题,通常可用采用肌腱延长术和挛缩松解术使病人取得明显改进。

由于髋关节功能障碍和挛缩伴有肌肉力量不平衡,从而导致很多脑瘫病人髋关节脱位或者半脱位。初步治疗通常为松弛外展肌腱,而这是很有益处的。对一些延误诊断的病例或者软组织松解不成功的病例要进行肌腱平衡术联合髋关节切开复位术,有时要进行髋臼重建或者近端股骨切除术。

由于腘绳肌紧张造成的膝关节挛缩是另一个常见问题。腘绳肌延长术和其他的肌腱松解术是有帮助的。

脑瘫也可以导致足踝关节变形,可以穿矫形鞋得以纠正,甚至对卧床不起病人也可以使用此方法。对非卧床病人维持正常的足部解剖是非常重要的。脑瘫造成的最常见的足部畸形是马蹄外翻足,这是由于跟腱挛缩和小腿挛缩造成的。维持肌腱张力平衡是很有帮助的。对严重病例,可采用骨骼重建方法处理。

骨骼的生长发育

儿童病人获得性骨骼肌肉疾病种类较多,包括损伤、炎症性疾病和发育障碍。在所有这些情况中经治医师必须注意到未成熟的骨骼生长活跃,保持骨骼生长发育是治疗中首要考虑的一个问题(图43-51)。另外,未成熟骨是不完全骨化的。由于骨骼的大部分仍然是软骨并且X线片上看不见骨骼肌肉损伤情况,使得精确诊断更加困难。如图所示,干骺端一般包括一个关节面,位于所在长骨的末端,内含骺板或生长板。正常的骨骺是长骨的纵向生长位点。骺板较厚,在X线片上清晰可见。邻近骨骺的生长骨骺板有特殊板层或者区域被认为是多能干细胞的储备区域。从储备区域向外是分化线,这里首先发现软骨分化。分化区域以下是增殖区域,这里以广泛细胞分裂为特征。增殖区域以下是成熟区,这里表现出更加成熟的软骨细胞形态。成熟区以下是肥大区,这里细胞体积增大。软骨基质的细胞凋亡钙化出现在钙化区。

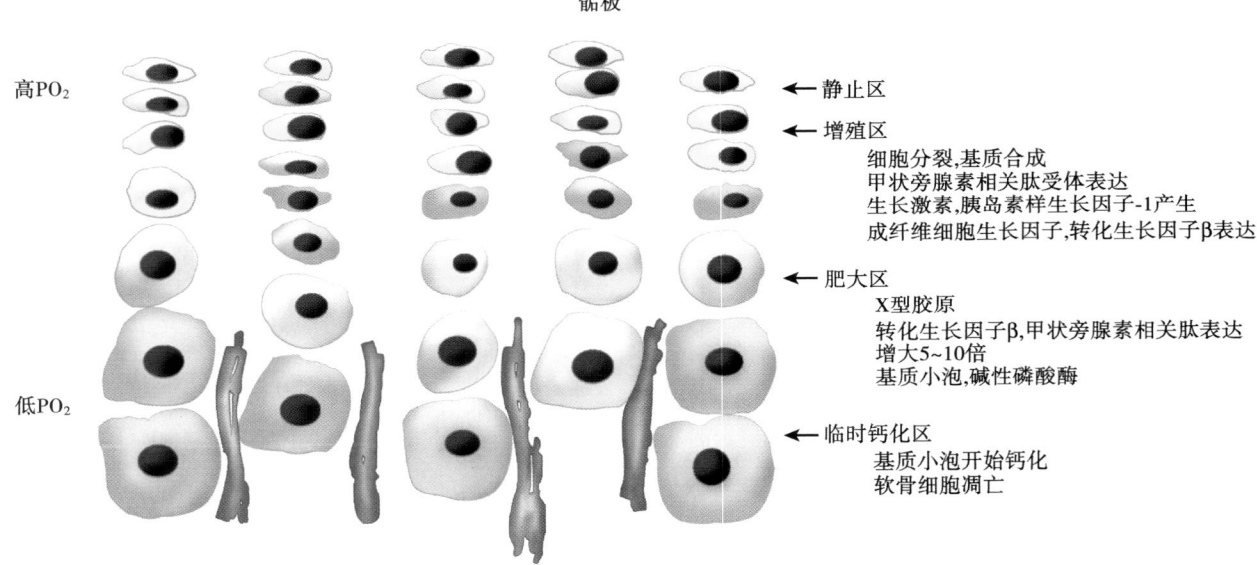

骺板

高 PO_2

← 静止区

← 增殖区
　细胞分裂,基质合成
　甲状旁腺素相关肽受体表达
　生长激素,胰岛素样生长因子-1产生
　成纤维细胞生长因子,转化生长因子β表达

← 肥大区
　X型胶原
　转化生长因子β,甲状旁腺素相关肽表达
　增大5~10倍
　基质小泡,碱性磷酸酶

低 PO_2

← 临时钙化区
　基质小泡开始钙化
　软骨细胞凋亡

图 43-51　骺板的结构和功能关系。钙化软骨区形成支架为成骨细胞形成新骨起作用。破骨样细胞通过重建重吸收钙化软骨

维持干骺端正常生长发育是很重要的。骺板的损伤可以导致过早生长停滞或者下肢关节畸形和重大外观性功能性问题。干骺端和骨干周围是骨膜层。未成熟个体的骨膜层比成人的更厚、更松软。代谢活动旺盛的骨膜对骨干和干骺端的新生骨合成起促进作用并促进骨骼变粗。幼年病人干骺端和骨骺或许完全没有骨化。

干骺端的骨化中心将顺序出现。了解骨化预期顺序及其相应年龄段对儿童病人的合理治疗是非常重要的。必须要注意到有些骨,特别是脊柱,在正常情况下可以有多个骨化中心。

儿科骨折的一般注意事项

儿科骨折的治疗中可能遇到成年人骨折发生的所有问题。然而对一个孩子来说,医师进行治疗时必须考虑到骺板的状态。不幸的是,骨骺骺板是发生骨折的常见部位,这是因为骨骼非骨化部位很脆弱,易于骨折。骺板损伤的谨慎处理是治疗中首要考虑的问题,在处理骺板处骨折片时必须格外小心和仔细。

骺板损伤的分类

骺板损伤的分类对医师交流的病人治疗情况有重要意

义。骨骺损伤的确切类型对骨折的治疗和预后是很重要的。Salter 和 Harris 描述了一个非常实用的骺板损伤分类方法。Ⅰ 型损伤是骺板的单纯性横断骨折没有累及骨化骨骺或者干骺端。Salter-Harris Ⅱ 型骨折的骨折线穿越骺板并且持续到干骺端。Salter-Harris Ⅲ 型骨折一部分通过骨骺,一部分通过骺生长板,这些骨折实质上总是发生在关节内。Salter-Harris Ⅳ 型骨折是骨折线从干骺端通过骨骺延伸到生长骺板。Salter-Harris Ⅴ 型损伤是轻微的损伤,损伤发生于骺板自身但是没有移位。

儿童骺板损伤的治疗是以骺板和骨折碎片的精准复位为核心。骺板损伤的内固定操作要仔细小心使骨折碎片精确复位以达到最佳治疗效果。如果可能的话,尽量避免放置通过骺板的内固定,否则未成熟的骺板有过早闭合的可能性。

儿童骨干损伤

儿童长骨骨干骨折通常采取手法复位保守治疗。有趣的是,有时这类儿童骨折的精准复位不像成年病人那么重要,因为儿童有强大的重建恢复能力。毗邻关节面的成角畸形常可以通过儿童的适应性生长得到完全矫正。在对儿童病人进行股骨干骨折切开复位内固定时,应避免伤及生长骺板。

儿童髋关节骨折

儿童髋关节骨折导致生长停滞和发育畸形的风险性很高。儿童髋关节骨折通常通过石膏固定治疗,包括腹部、下背部、骨盆和下肢的大管型石膏经常是比较好的选择。儿童病人对人字绷带和管型石膏的耐受较好。在某种程度上,由于他们的快速愈合潜能,幼年病人的制动时间可以相对缩短。较大年龄儿童的移位性髋关节骨折通常采取手术治疗。如果移位是轻度的,或许可通过人字绷带石膏管型治疗。在某些病例中,可以通过小的皮肤切口置入螺钉,通过股骨转子横贯骨折骺板达到股骨头。做这个手术必须在荧光透视影像指引下进行。必须仔细观察两个骨板中螺钉的位置以确保没有穿出股骨。

儿童髋部股骨粗隆间骨折

对于非常年幼的病人,可采用人字绷带固定。大龄儿童患则也需要切开内固定治疗。

股骨干骨折

与成人股骨骨折相比,儿童病人,股骨骨折经常是低能量损伤。小于 6 岁的儿童病人股骨干骨折可以通过人字绷带固定治疗,较小程度的成角畸形可以接受并且可以恢复正常。由于这些年轻病人的生长潜力,更大程度的成角畸形(矢状面上达到 30°)也可接受。大于 6 岁儿童的骨折可以通过局部内固定治疗(图 43-52)。普遍使用柔韧的骨髓内固定针治疗。骨骼接近发育成熟的病人(14 岁或以上)可以通过坚硬的髓内扩髓钉治疗,这在成人中使用得更多。股骨远端骨折或者胫骨近端骨折除非有严重移位或者成角通常采用长骨石膏管型保守治疗。

儿童踝部骨折

事实上,儿童踝关节骨折常常累及骺板。Salter-Harris Ⅰ

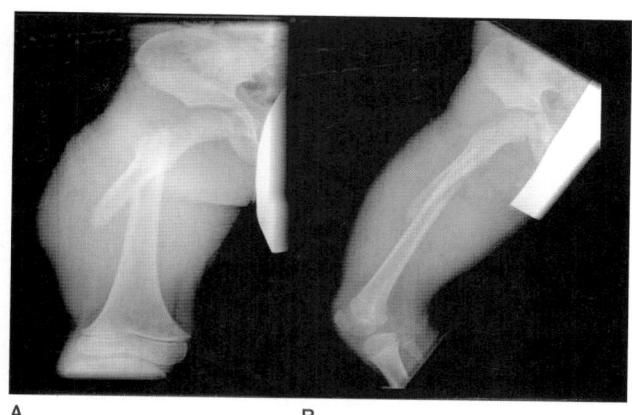

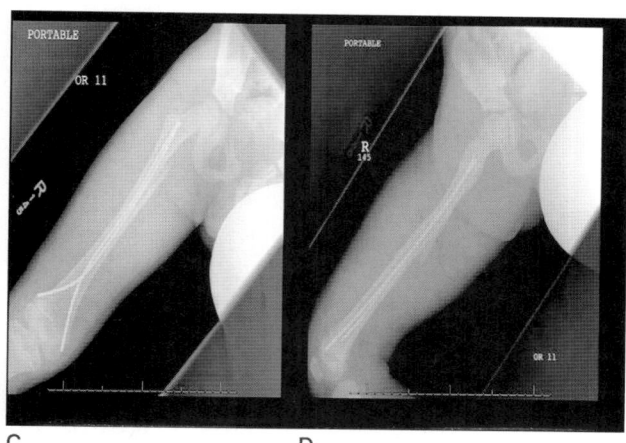

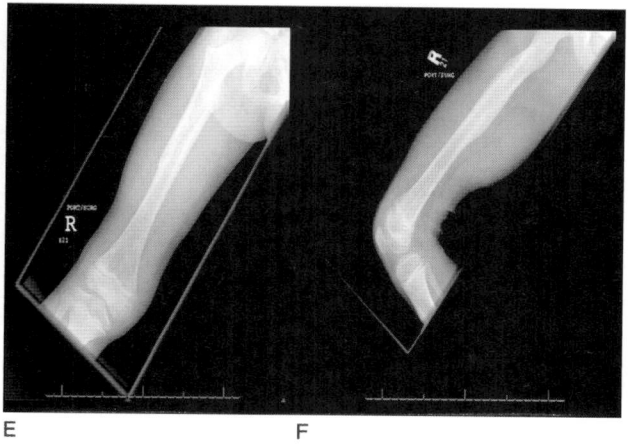

图 43-52 儿童股骨干的螺旋骨折。**A** 和 **B** 记录骨折移位,**C** 和 **D** 提示闭合复位并植入柔韧髓内钉的 X 线表现,**E** 和 **F** 提示骨折已愈合,除内固定后,股骨骺板保存完好

和 Ⅱ 型骨折(没有骨骺骨折)通常采用单纯石膏固定治疗(图 43-53)。通过关节面的骨折(Salter-Harris Ⅲ 和 Ⅳ 型)经常采用手法复位和经皮螺钉或者髓内针内固定治疗。总的来说,应用光滑的非螺纹髓内针,注意不要穿过生长骨骺板,除非必须穿过骺板才能达到稳定的固定。

通常,胫骨远端骨骺的内侧部分融合早于外侧部分。在这些病人中,一种称之为青少年 Tillaux 骨折的骨折可以发生。此型骨折属于 Salter-Harris Ⅱ 型骨折,骨折线经过骨骺侧面和生长骨骺板侧面。对这些伴有生长骺板正在闭合的病人,

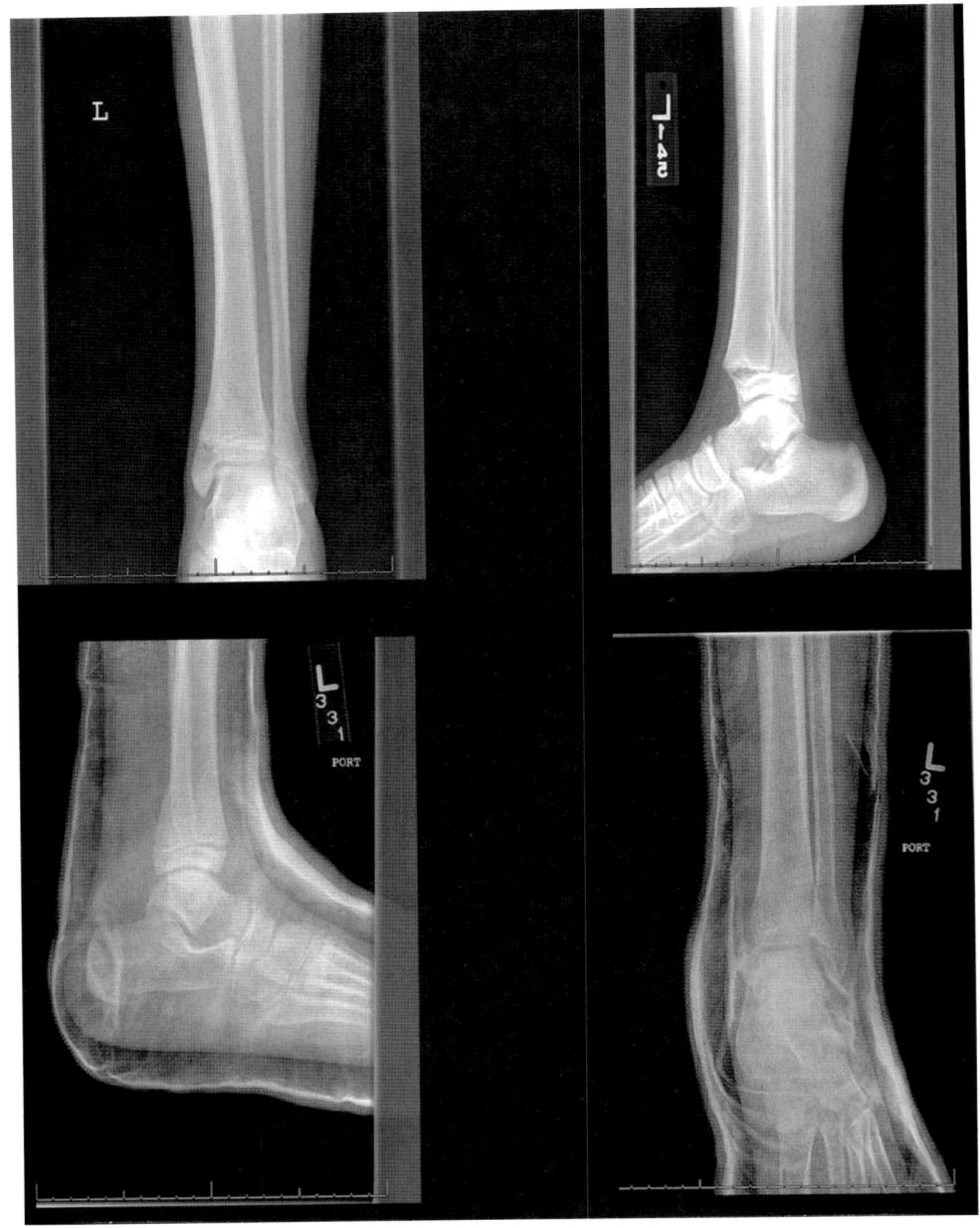

图 43-53   儿童远端胫骨 Salter-Harris Ⅱ 型骨折的前后位和侧位 X 线平片。累及骺板的移位性骨折打采用石膏固定

通常推荐切开复位精确内固定。另一个具有挑战性的儿童骨骺损伤为"三平面损伤"。这是一个复杂的 Salter-Harris Ⅳ 型骨折,涉及生长骨骺板、干骺端和骨骺的骨折。通常这三个骨折发生在三个正交平面。此类骨折通常采用手法复位保守治疗或使用经皮髓内针固定治疗。此类骨折常常需要使用 CT 评估关节轴移位的程度。

儿童肘部骨折

儿童肘部骨折对矫形外科医师来说很棘手。肘部是在肱骨远端与尺骨桡骨之间的复合关节。另外,有一个单独的桡骨头骨化中心及尺骨鹰嘴和肱骨内外侧骨骺。在幼小病人中,骨折线经过肱骨远端骺板的骨折通常被误认为肘关节脱

位(一种非常少见的损伤)(图 43-54)。完全了解肘部骨化中心和它们的表观骨化时间对损伤的明确诊断是必要的。这些涉及尺骨桡骨损伤的骨折,相当于在以前尺骨桡骨骨折章节中描述的儿童 Monteggia 和 Galeazzi 骨折。复位和关节面的精确调整及桡骨头的精确复位(在损伤中经常移位)是在治疗中首要考虑的问题。总的来说,手法复位及髓内钉置入(通常必须穿过骺板)常常是最适合的治疗选择。

在这些损伤的评估和治疗中,必须了解肘关节的神经血管解剖。常伴有肱动脉,尺桡骨及正中神经损伤。在治疗前、中、后期对神经血管功能进行评估是必需的。甚至在成功的手法复位、髓内钉、外固定之后密切观察肢体复位情况和神经血管状态是很重要的。

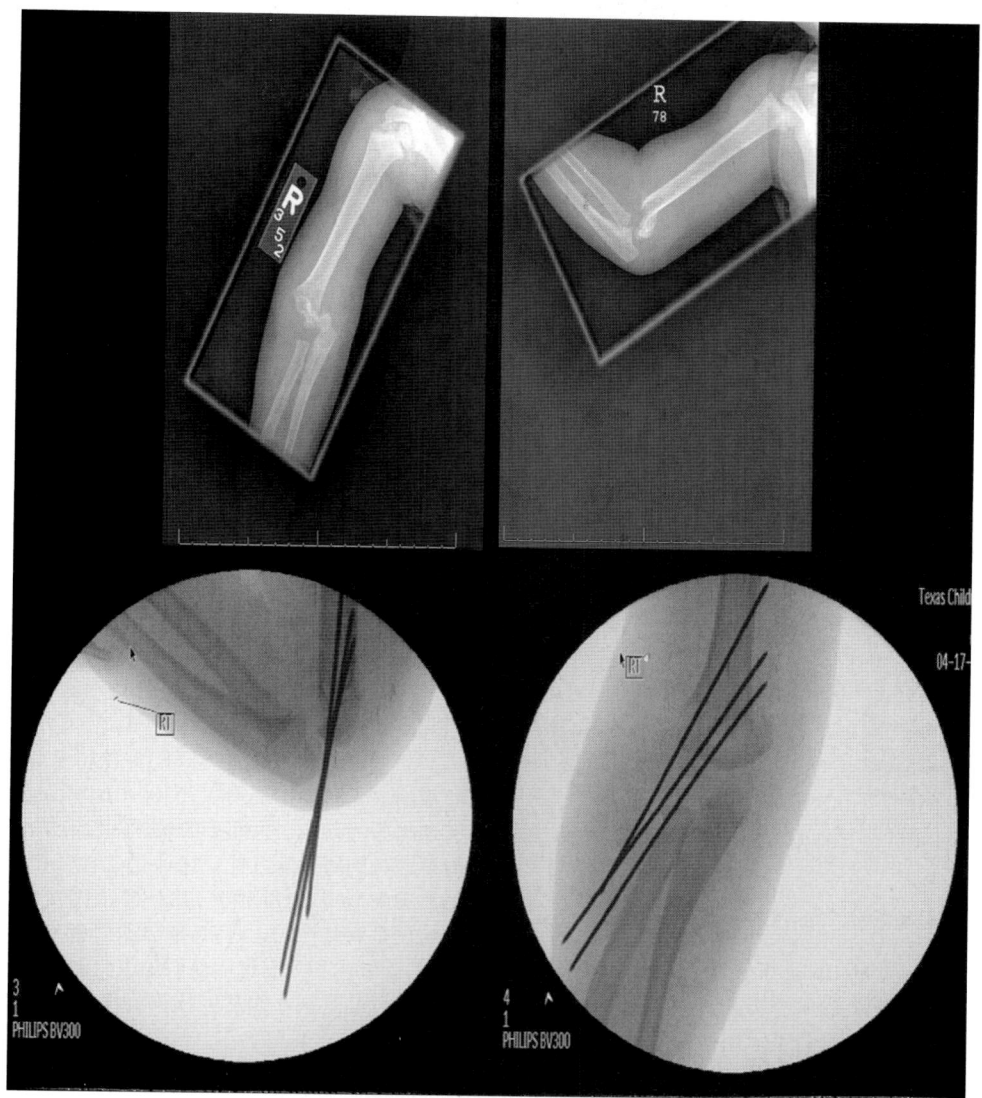

图 43-54 　儿童移位性髁上骨折,在手法复位髓内钉固定前后的 X 线平片

儿童发育异常

发育性髋关节发育不良

发育性髋关节发育不良(DDH)以前称为先天性髋关节发育不良。此发育异常是以髋关节的不稳定和进展到慢性实质性髋关节脱位为特征。DDH 大部分出现在新生儿并有阳性家族史,他们一般是臀位产,女性,初次生产。此发育异常没有发现强有力的遗传病因。

在 DDH 病人中的最不幸的是那些晚期诊断的病人。慢性髋关节异常是临床治疗中的很具有挑战性的问题。未经治疗的脱位最终导致髋关节周围肌肉挛缩,髋臼发育不良和丘脑样纤维的形成,这些纤维可以占据髋臼阻止复位。由于这些是潜在的严重后果,因此要积极进行 DDH 的早期诊断。新生儿,一般出生后 3 天内要进行髋关节稳定性检查。进行两组对抗试验,其中一个是 Ortolani 试验,它包括缓慢抬高并外展股骨。进行外展操作时如果可以触及弹响和响声则表明脱

位的髋关节再复位。另一个方法是 Barlow 试验,通过缓慢内收股骨和按压(后方按压),当髋关节从它的正常位置滑到非正常位置时可以导致类似的关节弹响。这些手法一定要柔和地进行并且一定要由有经验的人进行操作。有髋关节脱位或者易脱位的婴儿,当髋关节屈曲 90° 时有时有腿部股骨的不等长。也可以依据臀部皮纹的表现做出一个初步诊断。X 线图像可以有帮助,但是对于新生儿病例,髋臼和股骨头相关部分还没有骨化,X 线诊断并不可靠。更有效的是臀部的超声显像。一位有经验的超声波医师对髋关节脱位或者可能脱位可以提供足够详细的大量的证据。一旦早期确定诊断,通过治疗,大部分病例基本上可以恢复正常髋关节功能。如果确诊时间延期,预后将不是很好。对已达步行年龄(9 ~ 14 个月)病人的治疗是非常具有挑战性的。

发育性髋关节发育不良的治疗

对髋关节脱位或者易脱位的新生儿的治疗措施通常依赖于维持股骨头在髋臼中的解剖位置并且有一定的向心性牵引力。在大部分的有习惯性髋关节脱位的儿童病人,采用

Pavlik 背带固定,可以保持髋关节俯屈和轻微的外展。一定要避免过分外展,因为保持髋关节在过度外展位可以导致股骨头缺血性坏死(图 43-55)。经过 1 ~ 3 个月的治疗,Pavlik 背带通常可取得疗效。对严重病人适合采用内收肌选择性肌腱切断术。

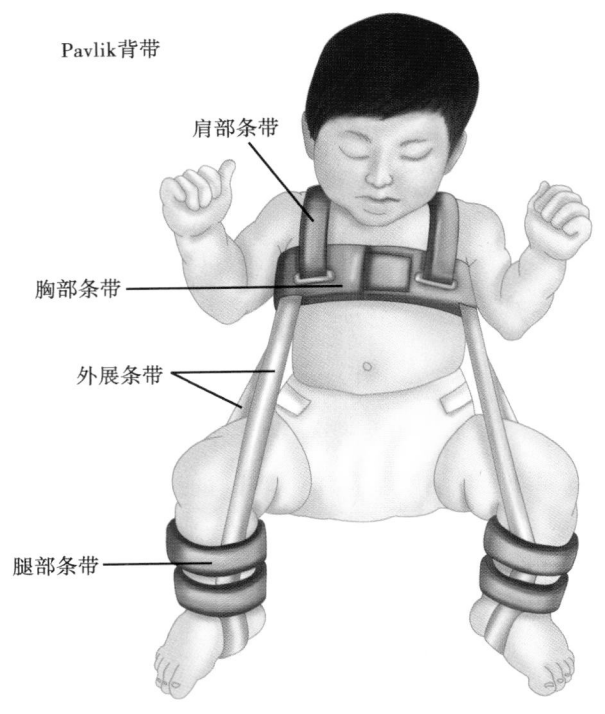

Pavlik背带

肩部条带

胸部条带

外展条带

腿部条带

图 43-55　应用 Pavlik 背带治疗有髋关节发育异常的新生儿

对于阴性的或者漏诊的 DDH,当病人达到走路的年龄没有获得稳定的髋关节,通常必须进行切开复位治疗(图 43-56)。对这些病例,通常采用前路手术到达髋关节,去除髋臼中的任何丘脑状枕,复位股骨头。通常这个手术联合关节囊松解和内收肌腱切开。对有明显肌肉挛缩的病例,股骨缩短(缩短股骨的截骨术)是适合的。

切开复位后可能并发股骨头坏死。要使髋关节的完全无痛恢复正常运动通常是不可能的。在极少切开复位病例中,不能形成稳定的髋关节,一些有严重 DDH 病人可以通过骨盆截骨治疗,这时要进行髋臼重建或者髋臼架改建。对一些病例要考虑进行近端股骨的内翻切除。

Legg-Calvé-Perthes 病

Legg-Calvé-Perthes 病,也被称为扁平髋,是一种儿科髋部疾病状态,以扁平畸形的股骨头为特征。这个疾病的病因与近端股骨骨骺的骨坏死相关并且由血管损害引起。Legg-Calvé-Perthes 病通常出现在 4 ~ 8 岁的男性儿童。症状主要包括腹股沟和膝关节疼痛,髋关节的活动范围降低和跛行。Trendelenburg 步态(骨盆倾斜)也经常出现。对症治疗有包括牵引、物理疗法、外展运动练习、腋部拄拐杖,有时候股骨盆截骨术也经常作为治疗方式。不幸的是,迄今为止没有很好的治疗 Legg-Calvé-Perthes 病的方法。

股骨头骨骺滑脱症

股骨头骨骺滑脱症(SCFE)是获得性骨骺异常,被认为与骺板的软骨膜环薄弱有关。10 ~ 16 岁的儿童可以发现有股骨颈骨骺的移位。大部分的病例并没有明确的外伤史。尚不清楚该病到底是隐匿性获得还是急性获得(图 43-57)。它与非洲美洲遗传、肥胖相关,并且男孩比女孩更多见。有 25% 的病例是双侧性的。通常,股骨头骨骺滑脱症的主要症状为疼痛,腹股沟和大腿近端前面是主要疼痛部位,膝关节疼痛也很常见。儿童病人如发生膝关节疼痛,也需要评估同侧髋关节的状态。

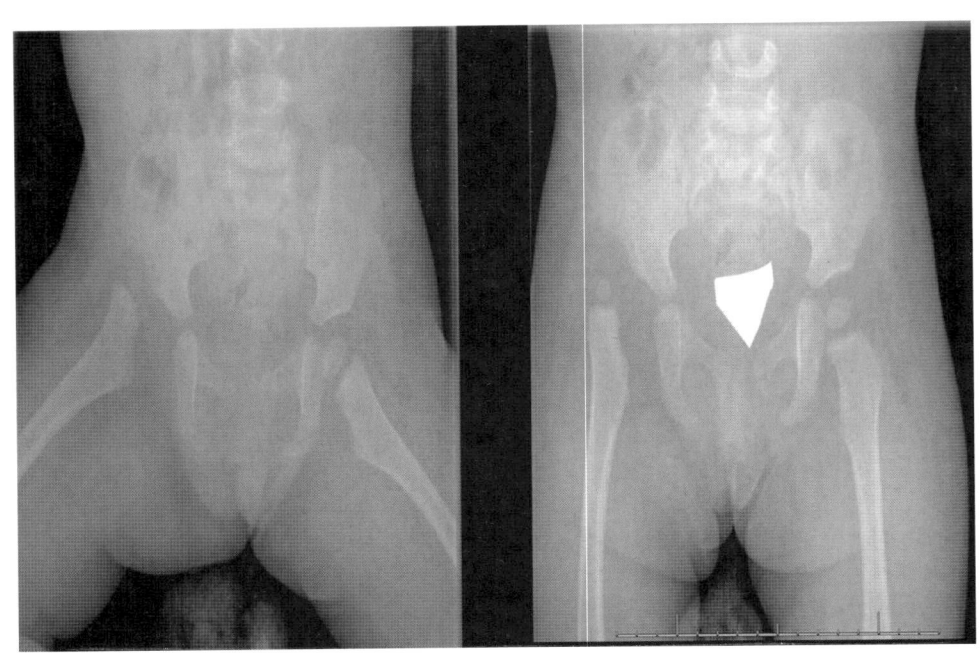

图 43-56　患有进行性髋关节发育不良的儿童的 X 线平片。注意他的右髋关节脱位,右髋臼浅并且畸形

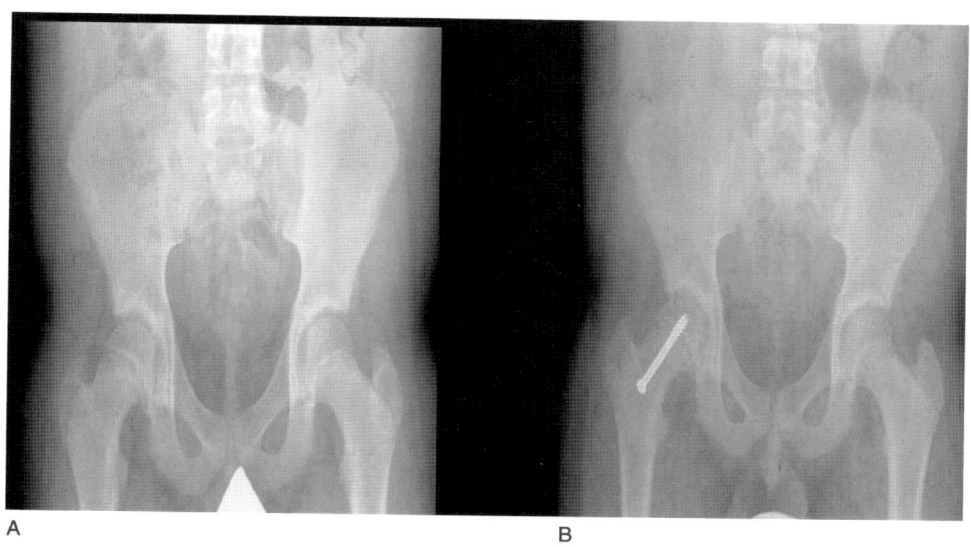

图 43-57　有股骨骨骺滑脱的年轻病人髓内钉固定前(**A**)和固定后(**B**)的 X 线影像

股骨头骨骺滑脱症病人的治疗方法为经皮髓内针固定。这个手术通过一个很小的皮肤切口，置入螺钉通过股骨颈连接股骨骨骺。禁忌复位滑脱的骨骺，因为可以增加股骨头缺血坏死的可能性。对大部分的病人来说一枚螺钉足以阻止进一步滑脱。

下肢旋转畸形

患有下肢旋转畸形的儿童病人表现为下肢的异常旋转，经常导致跆外翻站姿和步态。大腿前倾、胫骨扭转和跖内收体征学常用来描述各个解剖位置的旋转异常。应该注意的是，大部分儿童在正常发育阶段可以有轻微的跆外翻。

股骨的过度内旋转，大部分在 3~7 岁的儿童出现，往往在 8 岁前恢复正常。伴有功能损害的严重程度的旋转并且在 10 岁或者 11 岁后没有得到矫正的病人，或许需要通过旋转股骨截骨术治疗。

胫骨扭转是跆外翻步态的最常见原因。这大部分发现于 1~2 岁儿童，经常为双侧性。虽然跆外翻偶尔很明显，但是几乎在所有的儿童胫骨扭转病人都可以不治自愈。

跖内收是前脚内收的原因之一，经常在新生儿中发现。值得注意的是，这种疾病可能与髋关节的先天性发育不良有关。对于旋转异常病人，绝大部分病例可自行缓解。

先天性马蹄内翻足

先天性马蹄内翻足常被称为畸形足，是儿童矫形外科中的常见问题(图 43-58)。病人中男性稍多于女性，多伴有脚内侧肌腱挛缩及跟腱紧张，也可发现踝关节、后足部中足部关节囊的挛缩。对这些病人进行治疗前期、中期和后期用影像学评估。大部分病人的畸形可以通过使用精确、连续的足部矫正石膏绷带矫正。有效的石膏绷带治疗可以在 1~5 个月中完成，步行年龄前患儿通常可以经治疗后基本恢复正常。对那些严重的或者是治疗较晚的病人必须进行手术松解挛缩的软组织。大部分 6~8 个月以内的儿童病人不考虑手术松解治疗。

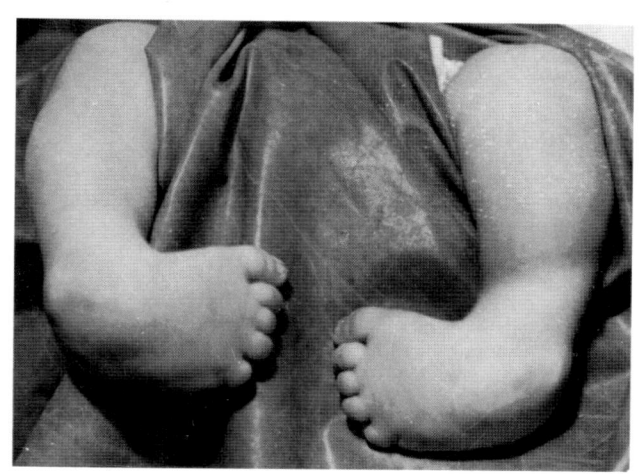

图 43-58　马蹄内翻足或畸形足的特征性异常

奥-施病(Osgood-Schlatter 病)

奥-施病是一种很常见的疾病，经常出现在体育活动频繁的青少年儿童。它是以髌韧带远端附着于胫骨隆突出处的钙化为特征。这个疾病被普遍认为是肌腱附着处的机械应力造成的。涉及的膝关节的 X 线影像显示附着点的特殊异常，肌腱内经常出现分离的孤立小骨块。这个疾病将会出现严重的局限性疼痛和胫骨结节处的压痛。

这种疾病的有效治疗方法为制动，但这经常不被病人接受。如果症状改善，则可以参加体育运动。几乎每一个病人的症状在骨骼发育成熟或者停止体育活动后可消失。罕见的病例中可以出现一直持续到成人期的症状。可以通过切除成人肌腱中的小骨块获得一定的疗效。

矫形外科的发展前景

肌肉骨骼疾病的治疗手段发展迅速。应用损害性更小的外科技术是强烈的趋势，并且微创外科手术技术发展正在迅猛发展。

在未来十年中，分子医学技术应用到大量骨骼肌肉疾病将成为可能。可以使用分子遗传技术来增强或取代目前的许多手术治疗方法。

（邱贵兴 吴华 译）

参考文献

亮蓝色标记的是主要参考文献。

1. Gustilo RB, Anderson JT: Prevention of infection in the treatment for one thousand and twenty-five open fractures of long bones. *J Bone Joint Surg Am* 58:453, 1976.
2. Weiland AJ, Moore FR, Daniel RK: The efficacy of free tissue transfer in the treatment of osteomyelitis. *J Bone Joint Surg Am* 66:181, 1984.
3. Hawkins LG: Fractures of the neck of the talus. *J Bone Joint Surg Am* 52:991, 1970.
4. Lauge-Hansen N: Fractures of the ankle. II. Combined experimental-surgical and experimental-roentgenologic investigations. *Arch Surg* 60:957, 1950.
5. Tejwani NC, McLaurin TM, Walsh M, et al: Are outcomes of bimalleolar fractures poorer than those of lateral malleolar fractures with medial ligamentous injury? *J Bone Joint Surg Am* 89:1438, 2007.
6. Saltzman C, Terusch DS: Achilles tendon injuries. *J Am Acad Orthop Surg* 6:316, 1998.
7. Nicoll EA: Fractures of the tibial shaft: A survey of 705 cases. *J Bone Joint Surg Br* 46:373, 1964.
8. Schatzker J, McBroom R, Bruce D: The tibial plateau fracture: The Toronto Experience 1968–1975. *Clin Orthop* 138:94, 1979.
9. Winquist RA, Hansen ST, Clawson K: Closed intramedullary nailing of femoral fractures. A report of five hundred and twenty cases. *J Bone Joint Surg Am* 66:259, 1984.
10. Garden RS: Malreduction and avascular necrosis in subcapital fractures of the femur. *J Bone Joint Surg Br* 53:183, 1971.
11. Shin SS: Circulatory and vascular changes in the hip flowing traumatic hip dislocation. *Clin Orthop* 140:255, 1979.
12. Letournel E: Acetabulum fractures: Classification and management. *Clin Orthop* 151:81, 1980.
13. Burgess AR, Eastridge BJ, Young JWR, et al: Pelvic ring disruptions: Effective classification system and treatment protocols. *J Trauma* 30:848, 1990.
14. Tile M: Acute pelvic fracture: I. Causation and classification. *J Am Acad Orthop* 4:143, 1996.
15. Tile M: Acute pelvic fracture II. Principles of management. *J Am Acad Orthop* 4:152, 1996.
16. Rockwood CA, Matsen FA: *The Shoulder*, 2nd ed. Vol. 1. Philadelphia: WB Saunders, 1998, p 495.
17. Neer CS II: *Shoulder Reconstruction*. Philadelphia: WB Saunders, 1990.
18. Holstein A, Lewis GB: Fractures of the humerus with radial nerve paralysis. *J Bone Joint Surg Am* 45:1382, 1963.
19. Sarmiento A, Kinman PB, Galvin EG, et al: Functional bracing of fractures of the shaft of the humerus. *J Bone Joint Surg Am* 59:596, 1977.
20. Ring D, Jupiter JB, Simpson NS: Monteggia fractures in adults. *J Bone Joint Surg Am* 80:1733, 1998.
21. Mikic ZDJ: Galeazzi fracture-dislocations. *J Bone Joint Surg Am* 57:1071, 1975.
22. Trueta J: Acute hematogenous osteomyelitis: Its pathology and treatment. *Bull Hosp Jt Dis* 14:5, 1953.
23. Richardson EG, Donley BG: Disorders of hallux, in Canale ST (ed): *Campbell's Operative Orthopaedics*, 10th ed. St. Louis: CV Mosby, 2003.
24. Krause JO, Brodsky JW: Peroneus brevis tendon tears: Pathophysiology, surgical reconstruction, and clinical results. *Foot Ankle Int* 19:271, 1998.
25. Mackenzie R, Palmer CR, Lomas DJ, et al: Magnetic resonance imaging of the knee: Diagnostic performance studies. *Clin Radiol* 51:251, 1996.
26. Shirakura K, Terauchi M, Kizuki S, et al: The natural history of untreated anterior cruciate ligaments tears in recreational athletes. *Clin Orthop* 317:227, 1995.
27. Fairbank TJ: Knee joint changes after meniscectomy. *J Bone Join Surg Br* 30:664, 1948.
28. Clancy WG, Ray JM, Zoltan DJ: Acute tears of the anterior cruciate ligament: Surgical versus conservative treatment. *J Bone Joint Surg Am* 70:1483, 1988.
29. Fu FH, Bennett CH, Lattermann C, et al: Current trends in anterior cruciate ligament reconstruction, Part I. *Am J Sports Med* 27:821, 1999.
30. Harner CD, Hoher J: Current concepts: Evaluation and treatment of posterior cruciate ligament injuries. *Am J Sports Med* 26:471, 1998.
31. Goldberg BA, Scarlet MM, Harryman DT II: Management of the stiff shoulder. *J Orthop Sci* 4:462, 1999.
32. Silliman JF, Hawkins RJ: Classification and physical diagnosis of instability of the shoulder. *Clin Orthop* 291:7, 1993.
33. Bigliani LU, Levine WN: Current concepts review: Subacromial impingement syndrome. *J Bone Joint Surg* 79:1854, 1997.
34. Gartsman, GM: Arthroscopic management of rotator cuff disease. *J Am Acad Orthop Surg* 6:259, 1998.
35. Cotler JM, Silveri CP, An HS, et al: *Surgery of Spinal Trauma*. Philadelphia: Lippincott, Williams and Wilkins, 2000.
36. Vaccaro AR: *Fractures of the Cervical, Thoracic, and Lumbar Spine.* New York: Marcel Dekker, 2003.
37. Ben-Galim PJ, Sibai T, Hipp JA, et al: Internal decapitation: Survival after head to neck dissociation injuries. *Spine* 33:16, 2008.
38. Jefferson G: Fracture of the atlas vertebra: Report of four cases and a review of those previously recorded. *Br J Surgery* 7:407, 1920.
39. Anderson LD, D'Alonzo RT: Fractures of the odontoid process of the axis. *J Bone Joint Surg Am* 86:2081, 2004.
40. Denis F: The three column spine and its significance in the classification of acute thoracolumbar spinal injuries. *Spine* 8:817, 1983.
41. Heggeness MH, Doherty BJ: The trabecular anatomy of thoracolumbar vertebrae: Implications for burst fractures. *J Anat* 191:309, 1997.
42. Chance GQ: Note on a type of flexion fracture of the spine *Br J Radiol* 21:452, 1948.
43. Weinstein JN, Tosteson TD, Lurie JD, et al: Surgical vs nonoperative treatment for lumbar disk herniation. *JAMA* 296:2441, 2006.
44. Katz JN, Lipson SJ: Seven to ten year outcome of decompressive surgery for degenerative lumbar spinal stenosis. *Spine* 21:92, 1996.
45. Herkowitz HN, Kurz LT: Degenerative lumbar spondylolisthesis with spinal stenosis: A prospective study comparing decompression with decompression and intertransverse process arthrodesis. *J Bone Joint Surg Am* 73:802, 1991.
46. Cobb JR: Outline for the study of scoliosis, in *The American Academy of Orthopaedic Surgeons: Instructional Course Lectures*, Vol. 5. Ann Arbor: J.W. Edwards, 1948, p 261.
47. Snyder BD, Hauser-Kara DA, Hipp JA, et al: Predicting fracture through benign skeletal lesions with quantitative computed tomography. *J Bone Joint Surg Am* 88:55, 2006.
48. Simon MA, Finn HA: Diagnostic strategy for bone and soft-tissue tumors. *J Bone Joint Surg Am* 75:6222, 1993.
49. Bell RS, O'Sullivan B, Liu FF, et al: The surgical margin in soft tissue sarcoma. *J Bone Joint Surg Am* 71:370, 1989.
50. Simon MA: Current concepts review: Limb salvage for osteosarcoma. *J Bone Joint Surg Am* 70:301, 1988.
51. Mankin HJ, Lange TA, Spanier SS: The hazards of biopsy in patients with malignant primary bone and soft tissue tumors. *J Bone Joint Surg Am* 64:1121, 1982.
52. Mankin HJ, Mankin DJ, et al: The hazards of the biopsy, revisited. Members of the Musculoskeletal Tumor Society. *J Bone Joint Surg Am* 78:656, 1996.
53. Heare TC, Enneking WF, Heare MJ: Staging techniques and biopsy of bone tumors. *Orthop Clin North Am* 20:273, 1989.
54. Simon MA, Bierman JS: Biopsy of bone and soft tissue lesions. *J Bone Joint Surg Am* 75:616, 1993.
55. Yasko AW, Lane JM: Current concepts review: Chemotherapy for bone and soft-tissue sarcoma of the extremities. *J Bone Joint Surg Am* 73:1263, 1991.
56. Enneking WF, Spanier SS, et al: A system for the surgical staging of musculoskeletal sarcoma. *Clin Orthop* 153:106, 1980.
57. Charnley J: *Low Friction Arthroplasty: Theory and Practice*. London: Churchill-Livingstone, 1979.
58. Salter RB, Harris WR: Injuries involving the epiphyseal plate. *J Bone Joint Surg Am* 45:587, 1963.
59. Bone LB, Johnson KD, Weigelt J, et al: Early vs. delayed stabilization of femoral fractures. A prospective randomized study. *J Bone Joint Surg Am* 71:336, 1989.
60. Skaggs DL, et al: Operative treatment of supracondylar fractures of the humerus in children. The consequences of pin placement. *J Bone Joint Surg Am* 3:735, 2001.
61. Weinstein SL, Mubarak SJ, Wenger DR: Developmental hip dysplasia and dislocation. Part I. *J Bone Joint Surg Am* 85:1824, 2003.

62. Weinstein SL, Mubarak SJ, Wenger DR: Developmental hip dysplasia and dislocation. Part II. *J Bone Joint Surg Am* 85:2024, 2003.

63. Willis RB: Developmental dysplasia of the hip: Assessment and treatment before walking age. *Instr Course Lect* 50:541, 2001.

64. Herring JS, Neustadt JB, William JJ, et al: The lateral pillar classification of Legg-Calvé-Perthes disease. *J Pediatr Orthop* 12:143, 1992.

65. Catterall A: The natural history of Perthes' disease. *J Bone Joint Surg Br* 53:37, 1971.

66. Crawford AH: Current concepts review: Slipped capital femoral epiphysis. *J Bone Joint Surg Am* 70:1422, 1988.

67. Lichtblau S: A medial and lateral release operation for clubfoot: A preliminary report. *J Bone Joint Surg Am* 55:1377, 1973.

68. Cummings RJ, Davidson RS, Armstrong PF, et al: Congenital clubfoot. *J Bone Joint Surg Am* 84:290, 2002.

69. Ponseti IV: *Congenital Clubfoot. Fundamentals for Treatment*. Oxford: Oxford University Press, 1996.

70. Turco VJ: Surgical correction of the resistant clubfoot: One-stage posteromedial release with internal fixation: A preliminary report. *J Bone Joint Surg Am* 53:477, 1971.

71. Cummings, RJ, Davidson RS, Armstrong PF, et al: Congenital clubfoot. *Instr Course Lect* 51:385, 2002.

手外科

Scott D. Lifchez and Subhro K. Sen

关键点

1. 手外科是一门有其特色的专科,为神经、骨科、整形、血管外科等多学科交叉学科。
2. 掌握手的解剖是诊断手外伤、感染及其退行性疾病的关键。
3. 在检查和(或)治疗之后,手外伤病人应当施以固定以保护患指及保护损伤关节的侧副韧带,使其处于紧张状态(掌指关节屈曲,指间关节伸直)。
4. 临床检查应注意压痛和(或)炎症明显的区域,这是诊断

手部感染最实用的方法。

5. 如果一名病人被诊断为蜂窝织炎,经过 24~48 小时抗生素保守治疗不见好转,一定要考虑到有脓肿形成。
6. 血管损伤导致热缺血(不完全截肢/指或者直接血管损伤累及远端组织血液灌注)需要立即处理,以防止组织不可逆损害。
7. 损伤的组织结构的愈合不是手外科治疗的终点,治疗的目标包括组织愈合,疼痛的缓解,功能最大程度恢复三个方面。

治疗原则

人类的手具有活动灵巧、功能强大、强壮有力等特征,是和其他灵长类动物的主要区别点。手在人们日常生活、工作以及业余活动中发挥着重大作用,甚至可以帮助盲人阅读,帮助聋哑人说话等。手外科疾病采取手术治疗的目的是最大程度恢复手运动的灵活度、感觉的敏感性、骨与关节的稳定性及手的力量,与此同时尽可能地减少疼痛。尽管不同疾病的损伤机制不同,但都应当达到这一目的。

骨

手灵巧的活动取决于手的骨关节结构的运动在空间上有很大的移动性。要研究手的运动,我们首先需要定义手部骨关节结构的运动方向,尤其是手的位置、动作等[1]。一般来说,掌侧指是手在解剖位时的前侧部分,背侧指手在解剖位的后部分。手在腕关节水平的旋转运动,使手掌侧在中立位侧转向下方的动作称为旋前,使手掌侧在中立位转向上方的动作称为旋后。手结构的桡侧和尺侧分别表示手掌及手指的外侧和内侧,从而使得解剖位置的描述不受手旋前、旋后动作的影响。而外展和内收分别指其他手指远离或者接近中指的运动(图 44-1)。

手由 19 块长骨呈射线状纵向排列组成[2]。射线状指的是指骨(手指或者拇指)从掌骨基底至指尖(图 44-2A)。掌指骨从拇指开始被编号为 1~5。按照传统命名方法,1~5 指分别称为拇指、示指、中指、环指以及小指。手掌由 5 块掌骨组成,掌骨通过掌指关节同指骨相连。1~5 指都有近节和远节指骨,除拇指外其余手指还有中节指骨。在外在肌及内在肌的驱动下,掌指关节能屈曲 90°,有少量的过伸。手指在内在肌的作用下可以做主动外展(远离中指),以及内收(接近中指)动作。虽然拇指在 1~5 指中最为灵活,但是在掌指关节水平只能做屈伸活动,而不能做内收和外展。近指间关节(PIP)对手指的活动很重要,

一般活动范围为 0°~95°(完全伸直到完全屈曲)。远指间关节(DIP)屈伸活动平均为 0°~90°。拇指指间关节同样只能做伸屈活动,活动范围在不同个体之间存在差异,但平均能达到 0°~80°。

掌指关节以及指间关节都有桡侧、尺侧副韧带支持。在生理情况下,掌指关节侧副韧带在屈曲 90° 时达到最大的紧张度,而指间关节侧副韧带在关节完全伸直时最为紧张。侧韧带在放松状态时有紧缩趋势,因此了解在什么程度下侧副韧带紧张对决定手外伤后手制动位置有重要的参考价值(见下面创伤夹板制动章节)。

腕由两列 8 块腕骨排列组成(见图 44-2B)[2]。近侧列有舟状骨、月骨、三角骨。月骨是位于前臂和手之间的中轴线上,传递着大约 35% 的手作用于前臂的载荷。舟状骨是一块形状特异的骨,它承受着 55% 的手传向前臂的力,并同时起着维系远、近排腕骨的重要作用,在手腕关节运动的同时兼顾稳定。舟状骨和月骨与桡骨关节构成桡腕关节。三角骨位于月骨的尺侧,其近端并未直接与尺骨相连,由一块软骨悬浮于尺骨茎突及三角骨之间,我们称之为三角纤维软骨复合体(见图 44-2B)。10% 的载荷通过三角纤维软骨传导到前臂[3]。

远排腕骨由 4 块骨组成,大多角骨位于舟状骨和拇指掌骨之间,在远端为一鞍状关节,同拇指掌骨的鞍状基底相互关节,确保了拇指腕掌关节在尺-桡、掌-背以及对指方向都能活动。小多角骨位于舟状骨和第 2 掌骨之间。头状骨位于月骨和第 3 掌骨之间,同时与舟状骨桡侧面相关节,在腕骨中体积最大,也是在儿童时期最早开始骨化的腕骨。第 4、第 5 掌腕关节非常稳定只有很小的活动度。钩骨为远排最尺侧的腕骨,位于三角骨以远,第 4、第 5 掌骨以近。环小指腕掌关节(CMC)是可以活动的,但是主要是屈-伸方向的活动。

豌豆骨只是一块占有特定位置的腕骨,它只是作为一块籽骨位于尺侧腕屈肌之内,并不承载负荷。必要时可以被摘除,而不会留后遗症。

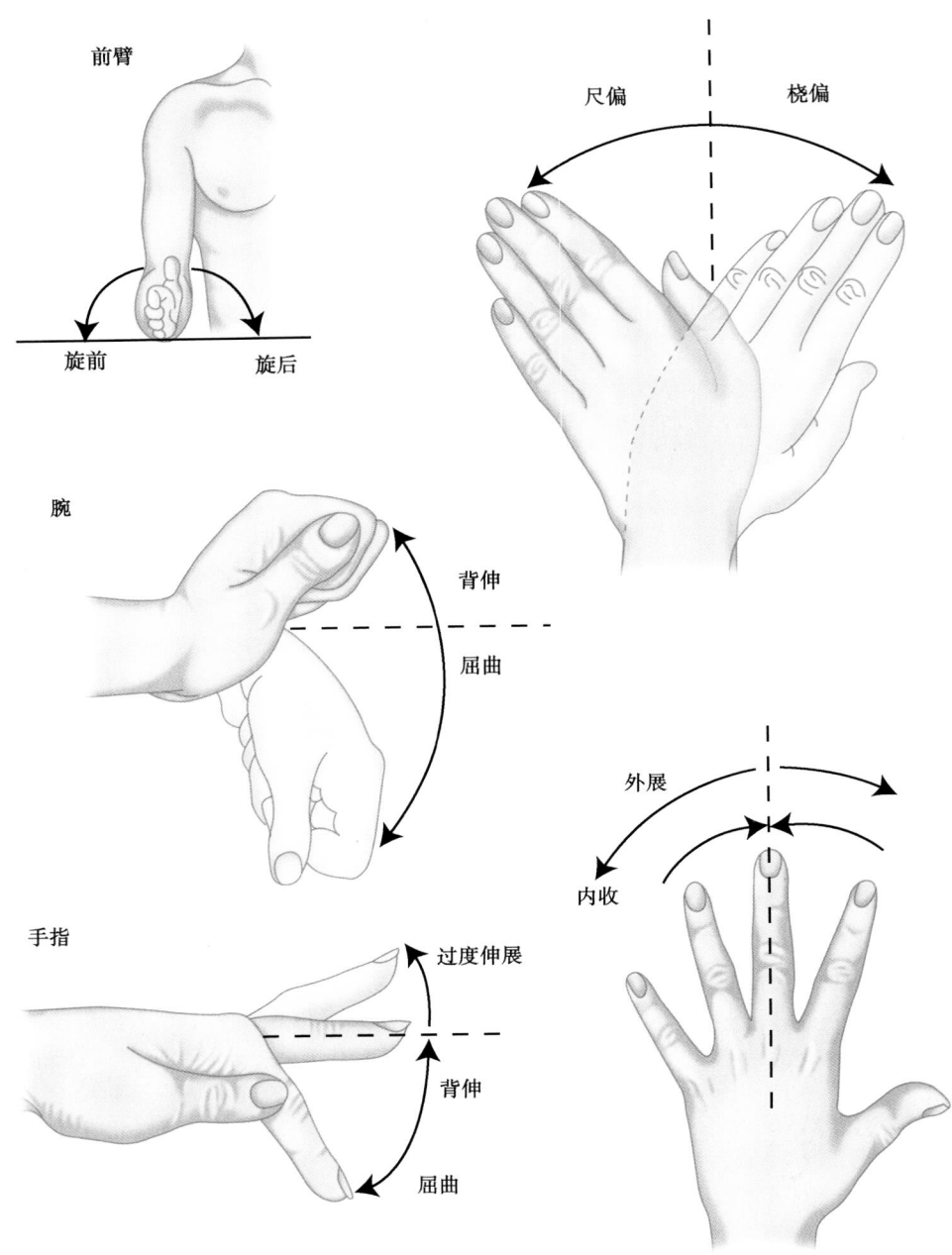

前臂

旋前　旋后

尺偏　桡偏

腕

背伸

屈曲

手指

过度伸展

背伸

屈曲

外展

内收

图 44-1　手部常见运动

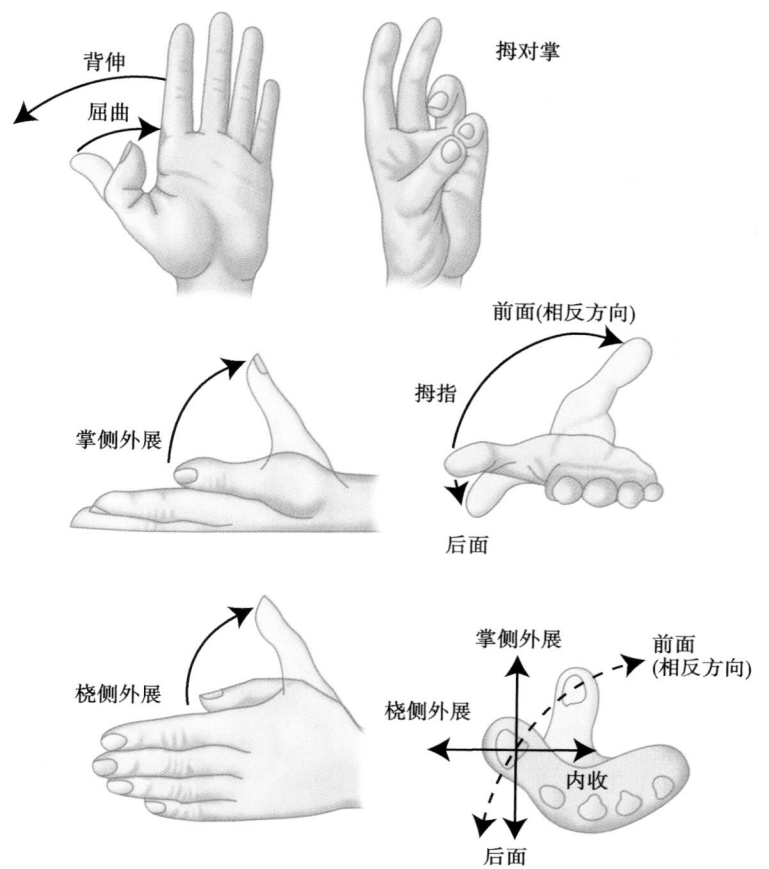

图 44-1（续）

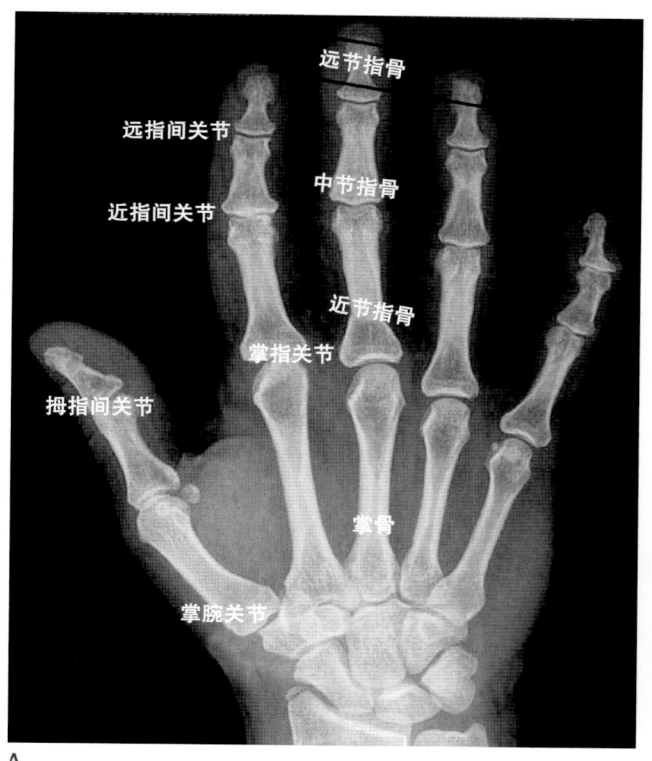

A

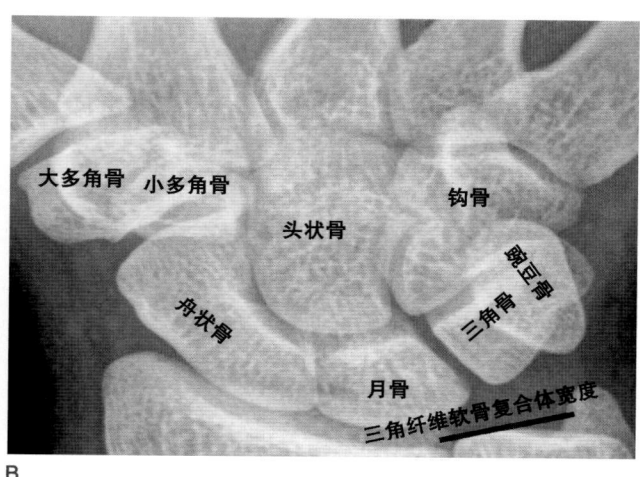

B

图 44-2 手及腕部骨的结构。**A.** 所有掌指骨都有掌指关节（MP），2～5 指有近指间关节和远指间关节（PIP 和 DIP），拇指只有指间关节（IP）。**B.** 腕骨：近侧列包括舟状骨、月骨、三角骨、豌豆骨，远侧列与掌骨相连：大多角骨同拇指关节，小多角骨同示指，头状骨同中指，钩骨同环指及小指。豌豆骨为一籽骨位于尺侧腕屈肌腱内，位于三角骨及钩状骨之上，但是并不组成远侧列

影响手和腕部的肌肉

腕是在多个起源于前臂和肘部的肌肉牵引下活动的。手指的活动则取决于起源于手的内在肌以及起源于前臂的外在肌。这些肌肉受正中神经、桡神经及尺神经或它们的分支支配(图44-3)。

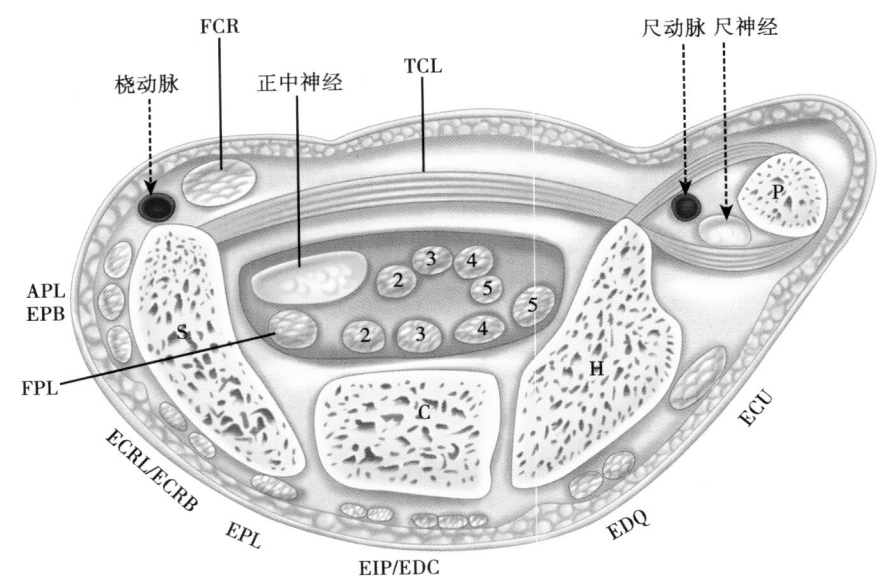

图 44-3 腕中部横断面。神经、肌腱等结构的毗邻关系清晰可见。腕横韧带(TCL)在腕管的顶部,腕管有正中神经和长屈肌腱通过。它的延续部分组成尺管或称 Guyon 管的底部,其内有尺动脉和尺神经分支通过。腕部数条伸肌腱在尺、桡侧分别延伸到各自的末端。骨骼:C,月骨;H,钩骨;P,豌豆;S,舟状骨。筋腱(指浅屈肌在腕管内位于深屈肌的掌侧):2,示指;3,中指;4,环指;5,小手指。APL,拇长展肌;ECRB,桡侧伸腕短肌;ECRL,桡侧伸腕长肌;ECU,尺侧伸腕肌;EDC,指伸肌;EDQ,小指伸肌;EIP,食指固有伸肌;EPB,伸拇短肌;EPL,拇长伸肌;FCR,桡侧腕屈肌;FPL,拇长屈肌

屈腕的肌肉有三块,都起源于肱骨内上髁,其中桡侧腕屈肌(正中神经支配)止于第2掌骨基底掌侧,尺侧腕屈肌(尺神经支配)起源于尺骨近端,止于第5掌骨基底掌侧。掌长肌没有骨性止点,它止于手掌皮肤中心深层的筋膜,有研究表明大约有15%的人掌长肌缺失。桡侧腕屈肌和尺侧腕屈肌收缩除了可以屈腕,还分别可以使腕桡偏及腕尺偏。

腕部的三条伸肌腱都由桡神经或其分支支配。桡侧腕长伸肌(ECRL)起源于肱骨干远端止于第2掌骨基底背侧。桡侧腕短伸肌(ECRB)起源于肱骨外上髁,止于第3掌骨基底背侧。尺侧腕伸肌,起自肱骨内上髁,止于第5掌骨基底背侧。桡侧腕长伸肌有使腕桡偏倾向,尺侧腕伸肌有尺偏倾向。

指屈肌大多起源于肱骨内上髁。指浅屈肌(FDS)止于每根手指中节指骨基底,主要作用为屈曲近指间关节。指深屈肌止于远节指骨基底,主要作用是屈曲远指间关节。拇长屈肌起源于前臂远端的尺骨、桡骨,以及二者之间的骨间膜,止于拇指远节指骨基底,作用是屈曲拇指指间关节(IP)。值得注意的是,所有的屈肌腱都可以屈曲各自附着点以近的关节。屈指的肌肉除了环指、小指屈指深肌腱外都受正中神经(或其分支)支配,环小指屈指深肌腱受尺神经支配。

伸拇及其伸指的外在肌肉受PIN(桡神经分支)支配。其中伸指总肌腱(EDC)起自肱骨外上髁,伸指总肌腱发挥伸直掌指关节的部分并不止于近节指骨背侧,而是止于软组织支持带,它像吊床一样,包绕在近节基底周围并止于掌侧,我们一般称之为指背腱膜。在前臂更远侧,示指固有伸肌以及小指固有伸肌起源于尺骨、桡骨、骨间后筋膜,分别止于示指和小指的指背腱膜。

拇指有3条独立的伸肌肌腱,均起源于前臂中部背侧,受桡神经分支支配。拇长展肌(APL)止于第一掌骨基底,作用为伸直以及外展拇指,主要功能为外展拇指。拇短伸肌(EPB)止于拇指近节指骨基底,拇长伸肌(EPL)止于远节指骨基底。

手部的内在肌肉使手可以做精细微妙的动作。如果内在肌肉损伤,显微外科手术、打字,甚至电视游戏等都有困难。

手部的鱼际肌起自舟状骨、大多角骨以及屈肌支持带桡掌侧。拇短展肌止于拇指近节指骨基底桡侧,收缩可以带动拇指向掌桡侧方向运动。拇对掌肌止于第一掌骨头桡侧面,使拇指能向小指掌侧方向运动。拇短屈肌止于拇指近节指骨,能够使拇掌指关节屈曲。拇短展肌、拇对掌肌、拇短屈肌浅头受鱼际处正中神经运动支支配。

蚓状肌是人体非常特殊的肌肉,它发自肌腱,起点位于指深屈肌手掌部。蚓状肌向前走行经过指骨指的桡侧面,发挥屈掌指关节、伸指间关节的作用。示指和中指的蚓状肌受正中神经支配,环指、小指的蚓状肌受尺神经支配。

骨间肌填充于掌骨及肌腱之间的空间,其止点位于近节指骨基底。骨间肌收缩时可以协同屈掌指关节同时伸指间关节。但主要作用为使掌侧骨间肌(3块)内收各指,背侧骨间肌(4块)外展各指。拇收肌起于拇指掌骨中部,止于拇指近节指骨尺侧,它的作用是使拇指内收。7块骨间肌以及拇短

屈肌深头都受尺神经支配。

腱鞘和滑车

在手部有多个腱鞘经过或者环绕外在肌腱,它们的作用是避免肌腱弓弦,以保证肌腱的滑动的效率。

腕关节水平最明显的滑车结构为屈肌支持带,我们又称其为腕横韧带。该韧带在桡侧与舟状骨结节、大多角骨相连,在尺侧与钩骨、豌豆骨相连。在韧带的深部,舟状骨桡侧和钩骨尺侧有指浅屈肌、指深屈肌、掌长肌以及正中神经经过,这一区域我们称之为腕管(见图 44-3)。

在腕背侧,伸肌支持带被分隔成 6 个间隔:从桡骨桡侧开始,第 1 个间隔内有拇长展肌腱和拇短伸肌腱走行,第 2 个间隔包含有桡侧腕长伸肌腱、桡侧腕短伸肌腱,拇长伸肌腱经过第 3 个间隔,第 4 个间隔包含有伸指总肌腱,第 5 个间隔包含示指固有伸肌腱,第 6 个间隔位于尺骨远端的尺侧面,有小指固有伸肌经过。虽然间隔止于在桡腕/尺腕关节远端,但是肌腱间的解剖学毗邻关系在腕骨以远还是一样的(图 44-3)。

每根手指有 5 个环状滑车和 3 个交叉滑车,滑车保证指深屈肌紧密贴附于手指或者拇指。而伸肌腱缺乏滑车结构(图 44-4)。第 2 和 4 个(A2 和 A4)滑车是防止手指肌腱弓弦的非常重要的结构[4]。其余的滑车在手术或者松解狭窄结构时候可以被划开。

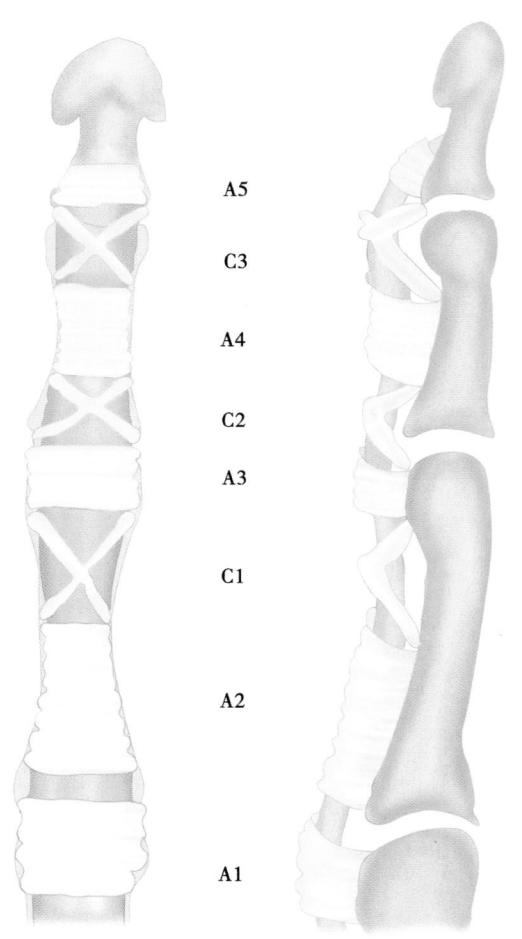

图 44-4 前、后滑车绘制图

血管

手部组织血供主要来源于尺动脉及桡动脉两条营养血管。在前臂,桡动脉走行于肱桡肌之下,至前臂中远 1/3,桡动脉趋于表浅和明显,走行于桡侧腕屈肌桡侧。在腕水平,桡动脉分为两条分支:小的、表浅的分支在掌侧至手掌,参与掌浅弓的形成;较大的分支经过舟状骨背侧,在拇长伸肌腱、拇短伸肌腱(鼻烟窦)之间深面走行,在拇指、示指掌骨近侧之间返回手掌浅面,组成掌深弓。

尺动脉在前臂紧邻尺侧腕屈肌走行,在尺侧腕屈肌腱腹交界处,尺动脉开始走行于其深面及偏桡侧。在腕部,尺动脉于钩骨和豌豆骨表面穿越腕韧带(腕尺管)至手掌。较粗的、表浅的分支参与构成掌浅弓,而深的分支参与掌深弓组成(图 44-5A)。有学者研究表明,97% 的人其掌浅弓或掌深弓至少有一条是完整的,从而保证整只手的血液供应[5]。

每根手指在尺侧和桡侧分别有两根指动脉供血。拇指的桡侧指动脉可能来源于掌深弓或者桡动脉的主要分支。拇指尺侧动脉较粗,发自掌深弓单独的分支-拇指主要动脉,少部分人群来源于第 1 指总动脉。第 1 指总动脉分出示指桡侧指动脉、拇指尺侧指动脉供应相应区域血供。第 2、第 3、第 4 指总动脉一般情况下从掌浅弓分出,向远端走行最终分为两条指动脉,分别供应示指/中指,中指/环指,以及环指/小指。小指尺侧指动脉也直接来源于掌浅弓。在手指部,指动脉走行于指骨和指深/浅屈肌腱的两侧,相应指神经背侧(图 44-5B)。

神经

前臂、腕及手部由正中神经、桡神经、尺神经这三条主要的神经支配。从感觉的角度来分析,正中神经最为重要,它是臂丛神经中间束和侧束的终支,主要含有源自 $C_5 \sim T_1$ 节段的神经纤维。正中神经感觉支在手掌部分布于近端、掌桡侧皮肤。正中神经的主干在进入腕管后有以下分支:分布于拇指桡、尺侧的拇指神经支,示指桡侧的示指神经支(有时该神经支来源于第 1 指总神经),中指桡侧感觉的第 2 指总神经,环指桡侧的第 3 指总神经。指神经从掌骨头水平以远分布到指末端掌侧,同时通过背侧支支配手指中节指骨以远的背侧皮肤的感觉。正中神经的运动支在一般情况下会穿过腕管再向近端折返进入鱼际肌,在有些人该分支穿过或者在其近端通过腕横韧带进入鱼际肌。

在前臂,正中神经发出的肌支支配除尺侧腕屈肌及环小指指深屈肌之外的屈肌群,正中神经在前臂中段发出一条较大的分支支配这些肌群称为骨间掌神经。

尺神经是臂丛神经中束的终支,来源于 $C_8 \sim T_1$ 神经丛,支配尺侧腕屈肌及环小指指深屈肌。在前臂远端,尺骨头上 5cm,尺神经发出一根背侧感觉支。到达手部之后,尺神经发出运动和感觉纤维。肌支迂曲着经过钩骨来支配在前一章节中提到的内在肌。感觉支又分支为小指尺侧指神经及其分布于小指桡侧、环指尺侧的指神经。感觉神经纤维在背侧皮肤的分布与正中神经的感觉支相似。

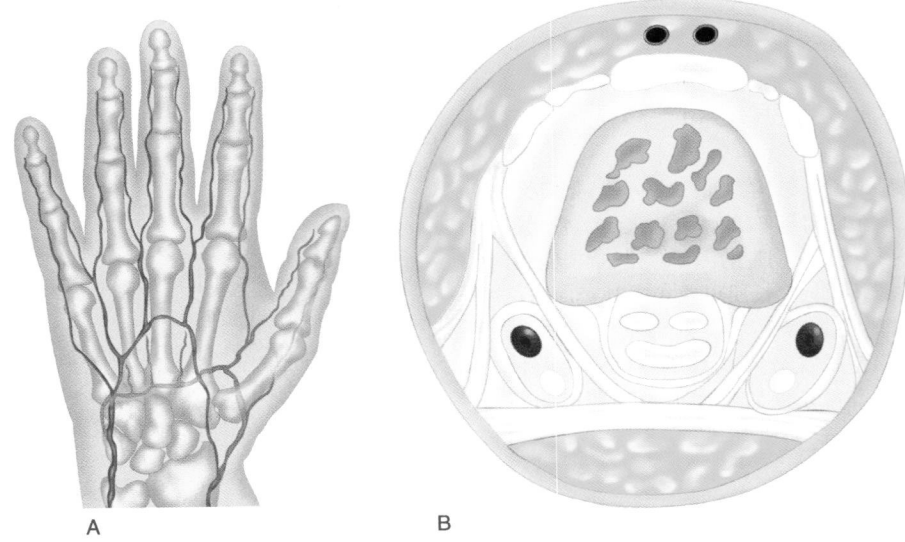

图 44-5　手和手指的动脉。**A.** 可以看到掌深弓和掌浅弓的组成和走行,桡动脉末端在第一掌骨基底分为两支,分别组成两血管弓。**B.** 手指横截面,可以看到位于掌侧的神经血管束,动脉靠近背侧,神经靠近掌侧,静脉主要位于指背。位于掌侧的 Grayson 韧带和位于掌侧的 Cleland 韧带包围这些神经血管束,同周围的组织联系在一起

桡神经是臂丛后束两条终末支中较大的一根,含有来自 $C_5 \sim T_1$ 神经丛的神经纤维。通过骨间背支支配所有前臂和腕部的伸肌,但不包括桡侧腕屈肌,桡侧腕屈在上臂远端水平受桡神经主干支配。和屈肌不同,没有尺神经分支支配伸腕、伸指、伸拇。正如前述,尺神经支配手内在肌是伸指间关节的主要伸肌,发挥着次要的作用。

在前臂近端背侧,桡神经浅支(SRN)是桡神经的另一终支。它走行于肱桡肌深面,在桡骨茎突以上 6cm 位置变得表浅。桡神经浅支支配手掌背侧感觉,桡侧 3 个半指中节指骨中部以近的感觉。尺神经的背侧支支配尺侧一个半手指及其手背侧的感觉。

手外科检查

急诊/入院病人就诊

手外伤病人来就诊时,应当告知病人手外科疾病常规的治疗方案。对病人应常规进行视诊、触诊以及诱发实验等检查。视诊过程中,医务人员应首先观察病人手的姿势,在手的休息位时,手指自然屈曲,且屈曲角度由示指到小指逐渐增大。休息位的改变可提示肌腱或者骨骼出现问题(图 44-6)。记录病人手部所有的外观畸形、伤口以及开放损伤中外露的深部组织。观察手局部或者整个手部范围内的皮肤颜色异常(可以被环境温度及其损伤掩盖)、有无水肿和(或)锤状指。

触诊应当从检查腕关节水平尺、桡动脉的搏动开始。多普勒超声可以用来检测及评估远端血液供应情况。搏动的信号可于指纹处被多普勒超声仪检查到。手指间的差异应当被记录下来。如果其他的测量结果不确定,25 号针刺手指应当导致毛细血管出血。如果出血不明显或者不出血(热缺血),迅速结束检查,立即予以干预治疗。

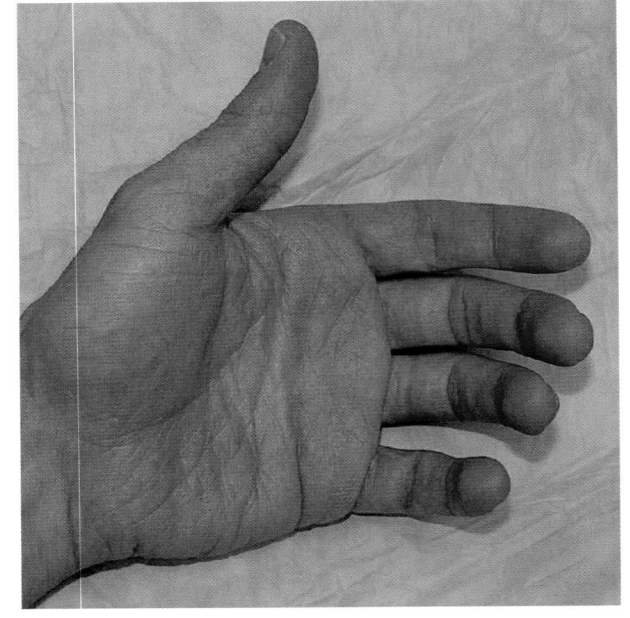

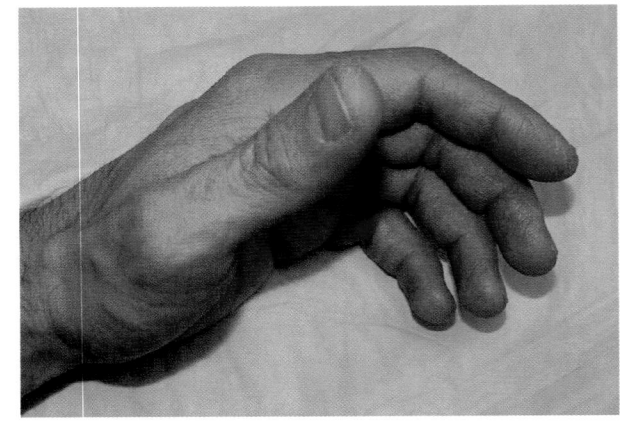

图 44-6　手的静息位姿势,从拇指到小指各关节大多数成微屈曲姿势

感觉功能的检查必须在注射局麻药物之前进行。至少应检查及记录手指指尖两侧的轻触觉和针刺觉。在书写病历过程中避免使用"感觉完整存在"这样的表述方法，在医学法规里，完整意味着并没有受到损害，如经过再进一步深入的检查发现感觉功能存在损伤，那么首诊的医务人员就要承担法律责任。因此，接诊医师应当详细记录查体实际情况（如轻触觉和刺痛觉存在，患手各手指指尖感觉双侧对比有无差异）。锐器伤的病人出现感觉功能障碍，在没有进一步证据证明之前可以诊断为神经撕裂或断裂。当感觉功能检查并完整记录后，应尽快对病人使用适当的麻醉以使减轻病人在进一步检查过程中的痛苦（麻醉方法见后述的局部麻醉章节）。

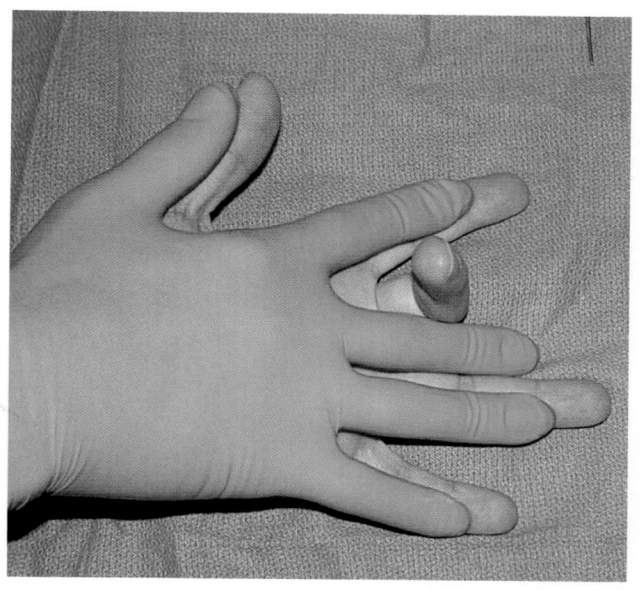

图 44-7　检查者展开未测试手指，避免其指深屈肌挛缩对测试造成影响。在这个姿势时，嘱被测试者弯曲测试手指，只存在指浅屈肌的手指能够弯曲。如果浅、深肌腱都存在则测试指保持伸直姿势

感觉功能检查完毕后需要继续检查腕和手指关节的运动功能。需要注意在腕关节水平屈腕时桡侧腕屈肌和尺侧腕屈

肌隆起，可以被触及，而伸腕肌肉在伸肌支持带存在时不很明显。远指间关节屈曲（FDP）的活动要固定手指中节以近的部分再检查。检查每根手指的指浅屈肌（FDS），应当使其余三指处于轻微的伸直状态然后要求病人屈相关的手指（图 44-7）。这种手法是基于指深屈肌共享同一块肌肉的理论。使其他手指处于伸直状态，从而避免了指深屈肌发挥作用，使得指浅屈肌独立的使用肌腱，来收缩指间关节。握力、手指外展、拇指的对指运动均要被检查，并且要和健侧对比。腕、掌指关节及其指间关节活动的范围（ROM）应当被记录并且和健侧对比。

如果怀疑有闭合性感染，应当针对手部的红疹、肿胀、波动感、局部压痛进行评估。手背侧没有筋膜间隔，因此手背部感染比手掌侧传播更远。应当触诊检查肱骨内上髁和腋部的淋巴结有无肿大和压痛。对于特殊感染的查体将在以下有关感染的章节中讲到。

其他的查体及其记录会在以下此章各论中涉及。

手部影像学检查

X 线平片

所有手外伤病人都应进行患手的 X 线平片检查。手部常规 X 线平片检查系列应当包括手及腕部的正位、斜位、侧位。这种检查方法快速、经济，而且能够提供充分的骨关节结构的信息，结合症状体征以确定诊断[6]。

阅片时，应注意骨透亮区。一般情况下，骨折的部位会透亮，但也可以存在于肿瘤及其退行性病变的部位。阅片顺序一般先从病人主诉不适的区域开始，注意其手及腕部其他部位有无合并伤，这些合并的损伤有可能会影响治疗方案的选择及其最终的治疗结果。

邻近关节的对位也应当注意。在一张平片里应当包括掌指关节、指间关节。一根手指关节的不一致意味着骨折发生了旋转。在腕关节水平，近排腕骨的近端和远端及远排腕骨的近端应当是平滑的弧线，称之为 Gilula 弧（图 44-8A）[7]。这些弧线的破坏暗示了韧带的损伤或者骨的脱位（图 44-8B）。

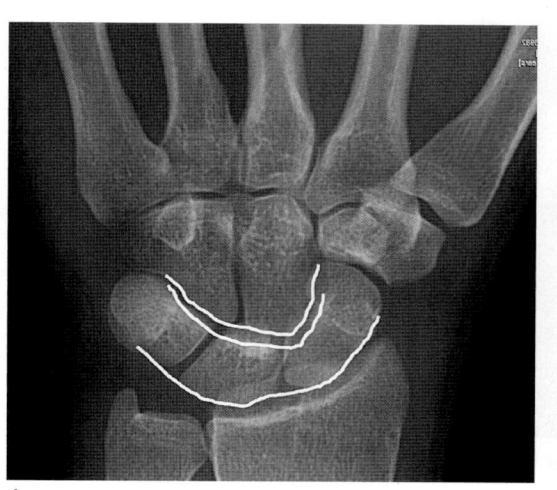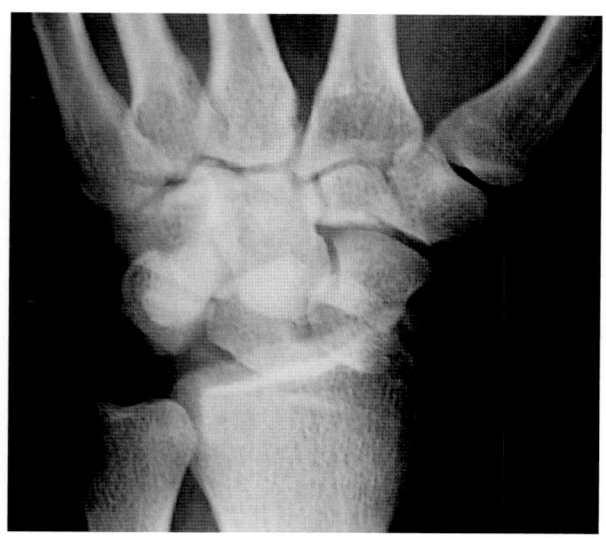

A　　　　　　　　　　　　　　　B

图 44-8　**A.** 这是正常人的 Gilula 弧。**B.** 舟状骨骨折伴月骨周围脱位

计算机断层扫描

当X线平片显像不清时候,计算机断层扫描(CT)扫描可以提供给我们更多关于骨及软组织结构的资料。如桡骨远端粉碎性

骨折的数量及碎片的移位可以被清晰地显像出来,舟骨骨折可以通过CT在术前评估骨移位和骨碎片情况,术后也可以通过CT来评估骨桥的形成(图44-9)。CT扫描同样被用于扫描手部第1掌骨骨折,该骨折在X线平片上由于骨组织间重叠存在阅片困难问题。

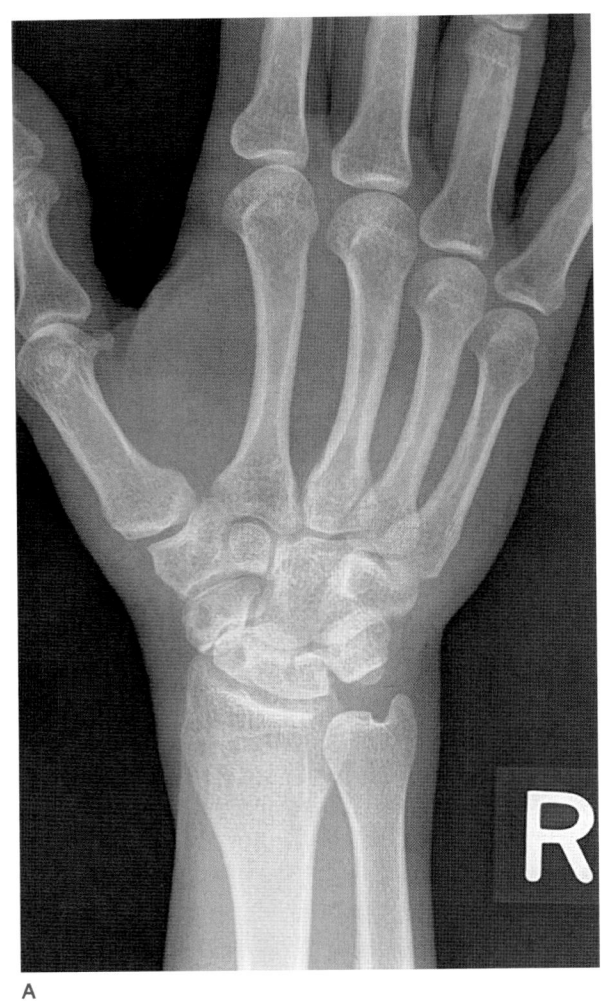

A

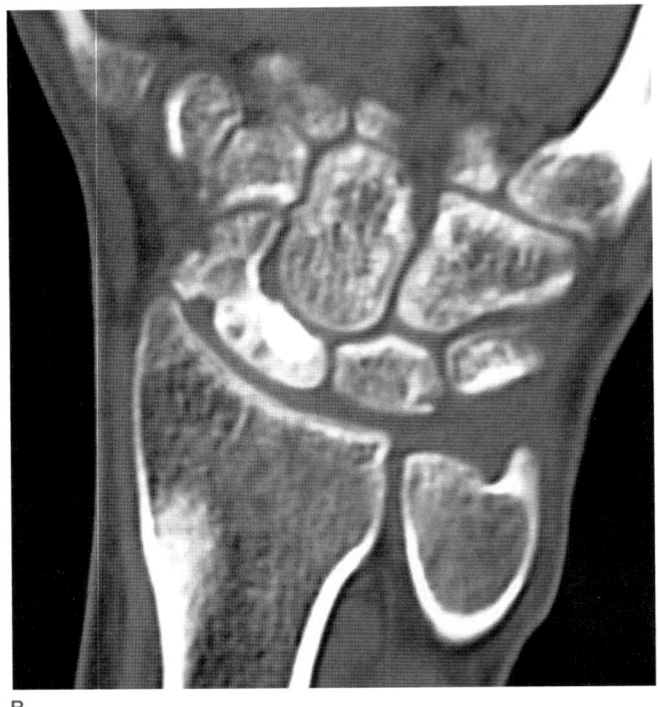

B

图44-9　A. 舟状骨骨折不愈合4年后术前X线平片。B. 术后对骨折线处做CT冠状面扫面,可以清晰看出骨折愈合情况。如果使用X线平片很难达到这种效果

与四肢长管状骨及其近端脓肿不同,CT扫描不推荐常规用于检测手及腕部脓腔。

多普勒超声

超声检查可以显示某些软组织结构,并可在夜间及周末使用。但是对操作者有较高的要求。在夜间,当磁共振成像不能使用时,超声可以被用来检测手深部组织感染,但是很少在手的临床检查中使用。

磁共振成像

磁共振成像(MRI)无创,并能提供最佳的软组织结构成像。通过设置参数对比,MRI可以清楚的显示隐蔽的脓肿。在临床实践中,夜间及周末时无法使用。MRI可以显示软组织例如软骨或者韧带,以及肌腱损伤(常常通过显示在有问题的区域存在水肿)。它可以检测在X线平片及其CT检查不到的隐匿性骨折(通过水肿影)。此外,MRI还可以显示骨骼血管紊乱,如图44-10所列的舟状骨缺血性坏死的病人。

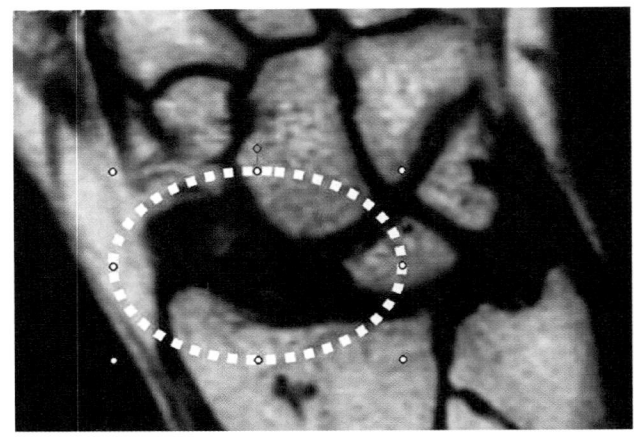

图44-10　舟状骨缺血性坏死T1加权MRI影像图,可以清晰看到舟状骨区域大部分低信号,考虑缺血性坏死,其中的高信号是正常骨

血管造影

　　上肢的血管造影很少使用。磁共振血管成像技术以及 CT 血管成像技术在许多创伤中心开始试用,目前该技术对血管结构能够达到的分辨率,使得上肢血管造影成为可能,但是上肢主要血管病变相对的少见,上肢创伤时,血管的损伤一般能够被手术探查,或者发生问题的血管结构能够直接被肉眼发现,因此,血管造影在手外科临床实践中并非必要的检查手段。但对于上肢末端有血管问题的病人比较实用。血管造影一般通过和下肢造影一样的股部入口,通过动脉导管可以注入溶栓类药物来治疗血管的血栓性闭塞。

创伤

　　上肢损伤的病人可能合并身体其他部位的损伤。所有损伤的病人都应该接受必需的全身查体来确定有无合并损伤。虽然手的功能对病人很重要,但是生命体征的维持,以及肢体近端的治疗应优先进行。

　　上肢损伤病人的查体在前述手部检查章节已经提到。首先进行必要的感觉功能检查,当感觉检查被记录后,局麻药物的应用可以使病人在接受其他检查及接下来系列治疗时会感觉舒服。常规使用破伤风疫苗,指征为所有未注射或者注射超过 5 年的创伤病人。

局部麻醉

　　根据不同需要选择不同平面及不同方法的麻醉,包括在腕平面,手指平面,或者局部皮肤浸润麻醉。注意在肢体存在炎症时,局部麻醉效果会降低。注射药物一般为利多卡因和布比卡因。利多卡因的优点是起效快而布比卡因的优点是长效(平均 6 ~ 8 小时)[8]。虽然高剂量的布比卡因可以导致不可逆的心脏传导阻滞,但在手外科实践中很少用到产生该不良反应的剂量。对小儿科病人,可耐受的剂量为 2.5mg/kg。当使用的布比卡因的浓度为 0.25% 时,方便医务人员记忆,1ml/kg 即为可以接受的安全剂量。

　　虽然对于手外伤病人不推荐使用肾上腺素,但最近一系列研究并不支持这一观点[9]。最新观点认为肾上腺素不能用于指尖,且最高剂量不能超过 1:100 000(目前市场上销售的局麻药物都含有肾上腺素)。除了这两点,肾上腺素是可以使用的,而且在手外科急诊没有止血带时非常实用。同样,正如大多数急诊的程序是在局麻下进行的,许多病人对止血带不适感的耐受不会超过 30 分钟[10]。肾上腺素不仅能够止血,而且能够延长局麻药物的效果。

　　简单的撕裂伤,尤其是在手背部,可以仅使用局部浸润麻醉,这是一种标准但又前沿的做法。

　　在掌骨水平麻醉指神经对该平面以远掌侧,以及中节指骨中部以远背侧的损伤有效(通过相应指神经背侧支)。这一麻醉方法尤其适用于指尖损伤病人。麻醉指神经的方法有两种(图 44-11A、B)。屈肌腱鞘技术是在掌骨水平感觉灵敏的掌侧皮肤刺入;掌骨间穿刺技术是在感觉相对不灵敏的背侧皮肤刺入,但需要在一根手指上注射两次。

　　腕部一根或多根神经阻滞术有许多优点:例如可以用于多指损伤的麻醉;避开了局麻时麻醉效果差的炎症区域;避免了大剂量液体注射影响治疗操作(例如骨折复位)。腕部有 4 条神经通过:正中神经、桡神经浅支、尺神经和尺神经腕背支(见图 44-11C、D、E)。当注射阻滞正中神经和尺神经时避免神经内注射,注射在神经内部会造成不可逆的神经瘢痕。如果病人抱怨注射时或者遇到较大的阻力,应重新选择进针点。

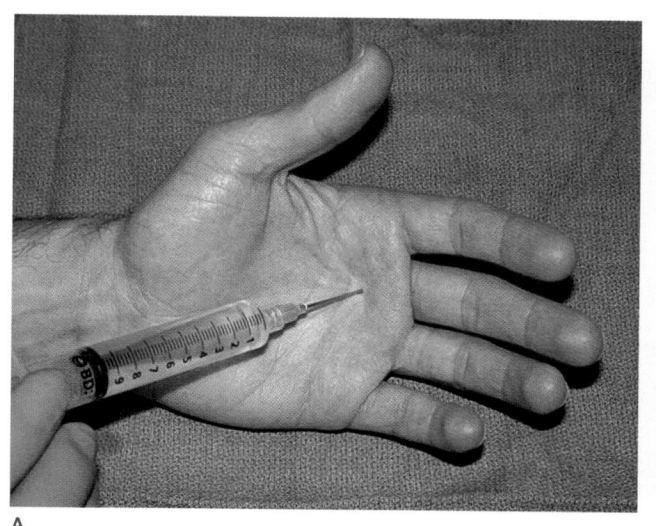

A

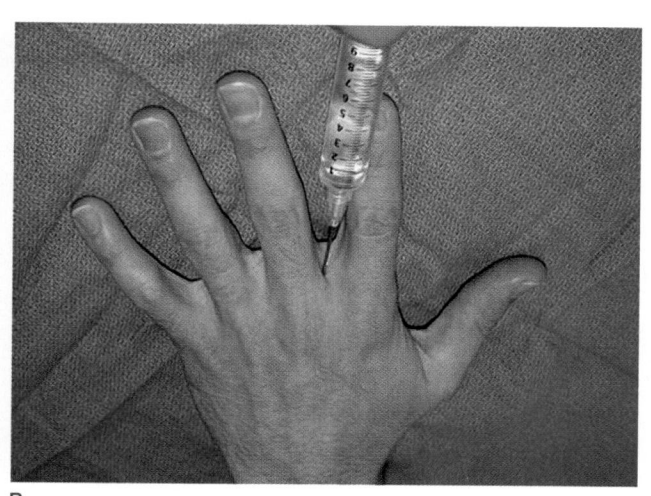

B

　　图 44-11　可以在手指或腕部进行局部麻醉。**A.** 单纯在掌骨头屈肌腱鞘旁注射指总神经麻醉可以麻醉整根手指。**B.** 同样,也可以在背部指蹼间隔注射到相同位置来麻醉

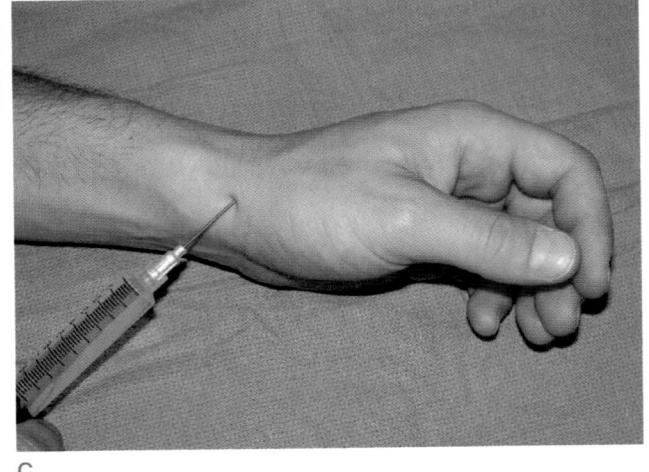

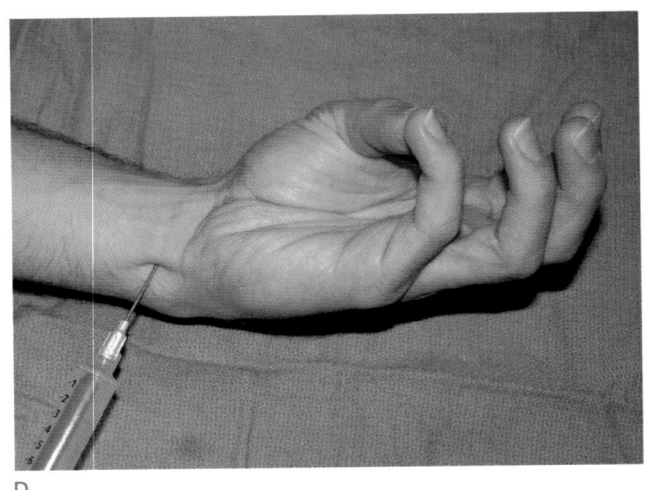

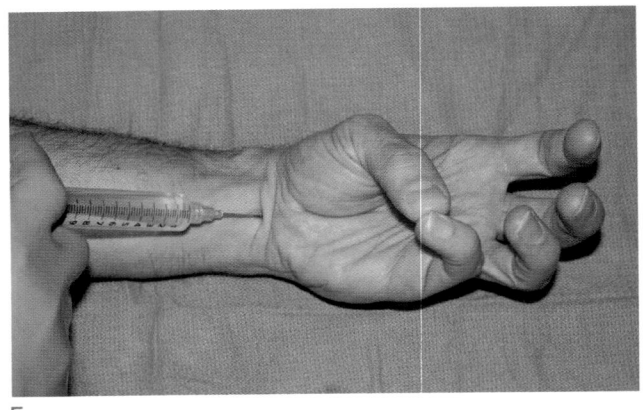

图 44-11（续）　**C.** 在桡骨远端桡动脉和下尺桡关节之间进行皮下注射浸润来麻醉桡神经浅支，这种麻醉方式也可以在尺背侧麻醉尺神经的感觉支。**D.** 麻醉尺神经时，针头从尺侧腕屈肌肌腱尺侧进入其深面后回抽注射器确保针头没有进入尺动脉。**E.** 正中神经的麻醉进针点在掌长肌腱尺侧直到腕管。刺入时要突破两处阻力：一处是刺入皮肤时，一处是刺入筋膜时

骨折与脱位

关节脱位与骨折移位后，会存在明显的畸形。未移位的骨折畸形可能不明显，但是在骨折部位会有水肿和压痛。书写病历时应对骨折的移位、旋转、成角进行详细记录，要同时描述骨折的粉碎情况，包括骨折块的数量及其粉碎性骨折的复杂程度。脱位一般要描述脱位宽度占骨直径的百分比，旋转要描述旋转的角度。为避免描述不清，一般要描述为骨折成角的方向。所有的损伤都要注意附近的伤口（开放性），这些伤口可能造成骨折端及关节间隙细菌感染（图 44-12）。

当导致骨折的原始暴力停止后，跨越骨折端的肌腱会对骨支架施加导致畸形的作用力。这些力直接作用于近端小范围，大多位于掌侧。因此，骨折的稳定性是由骨折线与掌指骨长轴的方向决定。横行骨折较稳定，斜行骨折一般会发生短缩畸形。螺旋骨折除短缩外还会发生旋转，因此需要手术治疗。

远节指骨尖端骨折，被门夹住手指是常见的损伤机制。这些骨折较少移位，因此在治疗过程中只需要制动远节指骨，保证在骨愈合过程中不再受额外创伤即可。

移位的横行指骨骨折可以在牵引下复位，使远骨折端远离手的主体，接着向手指纵轴方向施加压力，然后停止牵引。术后要复查 X 线平片，观察复位的效果如何。斜行和螺旋性骨折在复位后是不稳定的，患指应当用夹板固定直到采取手术干预措施。

指骨关节及其掌指关节的关节内骨折让人担忧，因为它会损害运动功能[11]。关节内骨折后一定要检查是否合并有侧副韧带损伤。如果关节是稳定的，石膏固定患处首先考虑病人的舒适度。应当早期予以康复锻炼（理想的条件下要在第 1 周之内），以防止关节僵硬。对于较严重的骨折，术前予以夹板固定。术中切开复位内固定，病人可以早期活动，这同样是为了达到减少关节僵硬的目的。

指尖关节脱位时神经血管结构受到牵拉，但是不会撕裂。一般情况下，病人关节脱位时不能够予以出院。大多数情况下，脱位远端位于近端长轴的背侧，处于过伸的位置。对于这种病人，检查者轻轻地对远端部分施加牵引，使得远端超过脱位近端指骨的位置。这种情况下，重新归位的近指间关节轻度屈曲，表明关节复位成功。有些情况下，近节指骨会脱位至指浅屈肌两侧束之间，这种情况不可能在闭合条件下复位，需要手术切开复位。

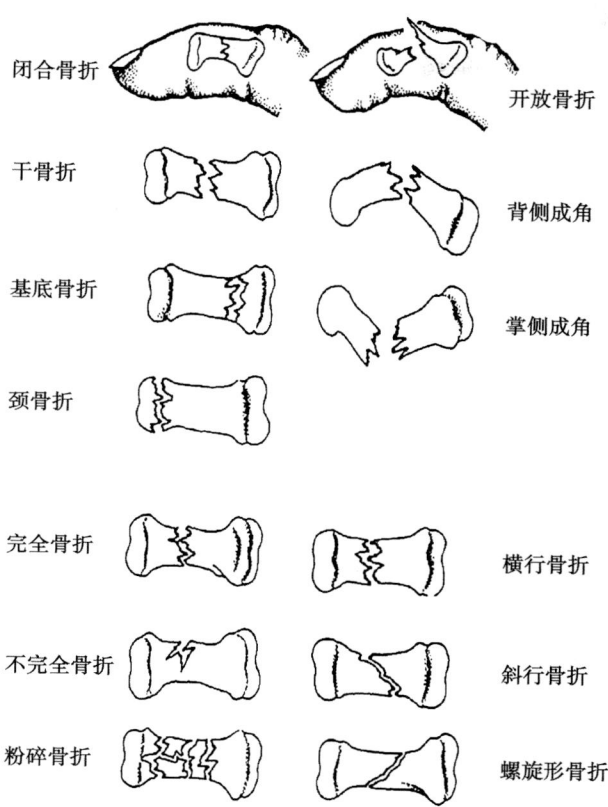

图 44-12　骨折的类型概要,主要根据附近组织损伤情况、骨折具体位置、复杂性和骨折线的方向

第 5 掌骨骨折并成角畸形("拳击手骨折")是在急诊手外科另一常见的损伤。典型的病史是病人以一记勾拳击打他人或者硬性物体。这种骨折可使用 Jahss 手法复位,复位后比较稳定(图 44-13)。

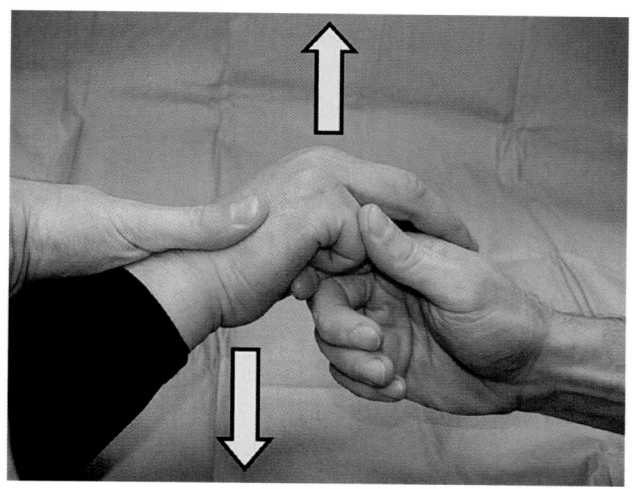

图 44-13　Jahss 手法复位示意图。用一手拇指在背部顶住骨折成角处并向下按,同时,另一手弯曲小指向相反方向推住

第 1 掌骨基底的骨折通常是不稳定的,在 Bennett 骨折中,掌骨基底向掌尺侧移位。关节面及掌骨其他部分会向桡背侧移位,并发生短缩。在 X 线平片中,拇指长度缩短,第 1

掌骨基底移位至大多角骨甚至是舟状骨。在 Rolando 骨折中,第 2 条骨折线发生于剩余的关节面骨质和远端掌骨骨干间,这些骨折都需要切开复位内固定。

一般情况下,大多数未移位的骨折不需要手术治疗,但是腕关节内的舟状骨骨折例外。因为它有独特的血液供应,尤其是近端终末部位非常脆弱,即使在稳定的固定下,仍有 20% 未移位的舟状骨骨折会出现骨折不愈合。随着骨科器械和手术技术的发展,我们可以使用微创手术治疗该骨折,使其得到稳定的固定。一项对舟状骨腰部骨折的前瞻随机性研究指出,手术治疗组能够使骨折愈合的时间缩短到 6 周之内,但是与保守治疗组相比骨折的愈合率没有明显差异[12]。手术治疗不能用于所有的未移位的舟状骨骨折病人,但是对于活动量大的年轻病人来说,手术治疗可以使其更早的恢复活动。

腕部韧带的损伤很难被发现。病人往往就诊较晚并且不能准确说明哪里疼痛。在一些病例中,腕部韧带可以撕裂到头状骨从月骨脱位,或者月骨从桡骨脱位。Mayfield 和他的同事将这一损伤的进展分为 4 组[13]。月骨从桡骨脱出到腕管中在最严重的一组中,某些情况下,舟状骨会骨折,而不是舟月韧带撕裂。注意 Gilula 弧的存在与破坏可以帮助检查者识别这种损伤。对于 4 型损伤的病人(最严重)以及一些 3 型损伤的病人,医务人员应当检查正中神经分布区域的感觉受累情况。感觉麻痹等症状的出现可能提示发生急性腕管综合征(CTS),需要更积极的介入治疗。

在骨折与脱位复位后(或者手术修复这些或其他损伤后),必须对患手施以保护位的夹板外固定。对于手指来说,掌指关节固定于屈曲 90°,指间关节 0°。腕关节一般背伸 20°,因为这使手位于更有功能的位置。这些使得侧韧带处于紧张状态,有助于防止二期挛缩。一般来说,1/3 夹板固定应用于急诊病人(图 44-14)。尺侧勾型夹板使石膏围绕手尺侧,尤其适用于小指损伤。背侧石膏夹板对任何手指损伤都适用。石膏在手的背面比掌面更容易塑型,尤其适用于由创伤造成的水肿。对于拇指损伤来说,拇指人字形石膏用来使拇指垂直外展。对于波及拇指掌指关节以远的损伤,指间关节应当固定于石膏内。对于近端的损伤则不需要。

肌腱

伸屈肌腱的损伤会给手指的灵活和力量带来负面影响。视诊时,手休息位的改变会提示肌腱损伤。所有手外科急诊或者住院的病人,所有可能受累肌腱功能应当被仔细检查并详细记录。如果病人已不能配合,可以通过正常情况下腕部背伸时手指会被动屈曲来检查肌腱损伤,这又叫做肌腱固定检查法。

屈肌腱损伤的病人要按分区来检查、记录(图 44-15)。40 余年来,屈肌腱Ⅱ区的损伤考虑到腱鞘内修复因为术后粘连的问题会妨碍肌腱滑动,而被认为无法做修复而只能重建。Kleinert 医师及其同事的研究及临床实践改变了这一的看法,确定了Ⅱ区损伤行一期修复、早期积极功能锻炼的原则[14]。屈肌腱损伤应予以手术治疗恢复其连续性。虽然他们不需要在受伤的当日修复,但治疗的时间越早,回缩的肌腱近端越容易被找到。修复完成后切口用大量盐水冲洗干净,缝线缝合关闭皮肤切口后,手应当被固定在前述的适宜位置。腕应当被固定于轻微屈曲(大约 20°)以助于减少施加在近端损伤肌腱的回缩力。

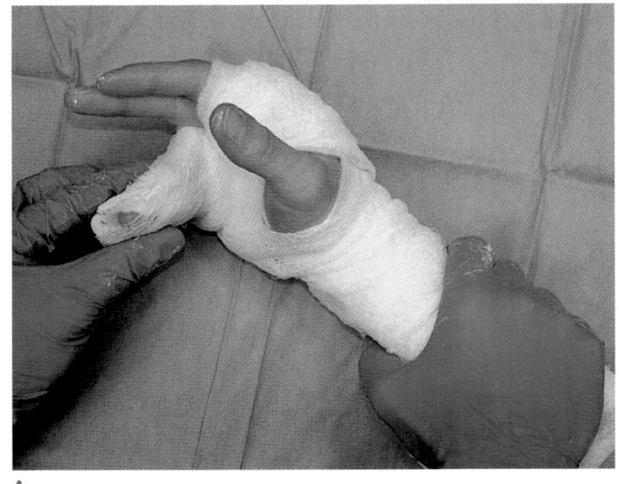
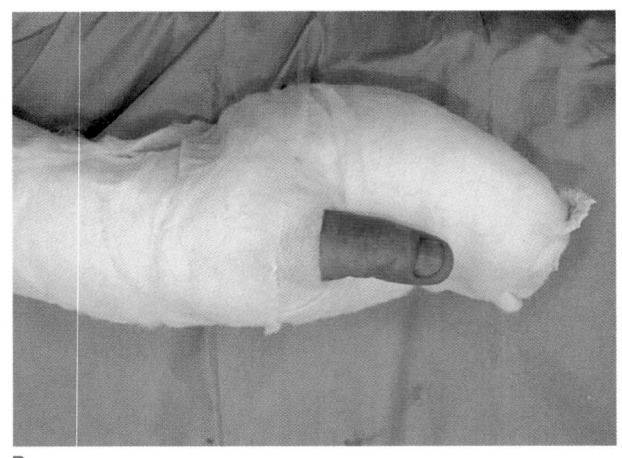
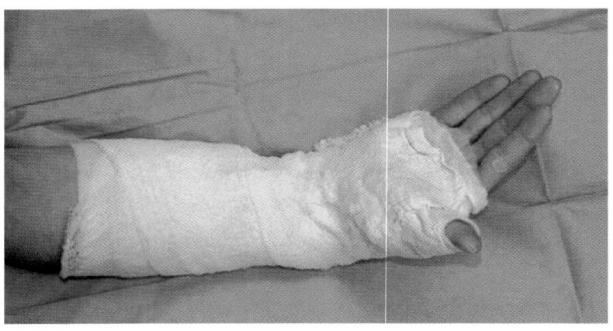

图44-14 手部骨折时石膏的应用。**A.** 尺侧槽型石膏。可用于固定环指和小指。医师应该用石膏固定在患指背侧,直到跨过远端关节,使掌指关节成90°,指间关节成0°。近端过腕,防止活动。**B.** 背部四指宽度石膏。同尺侧槽型石膏,使掌指关节成90°,指间关节成0°。**C.** 拇指人字绷带石膏。一个简单的方法是:近端过腕平放石膏一端,另一端保持拇指和鱼际隆起成直角固定。这名病人远端关节没有包裹石膏,因为这名病人掌指关节没有受伤,如果损伤累及此关节,那么石膏就应该延续通过远端指间关节

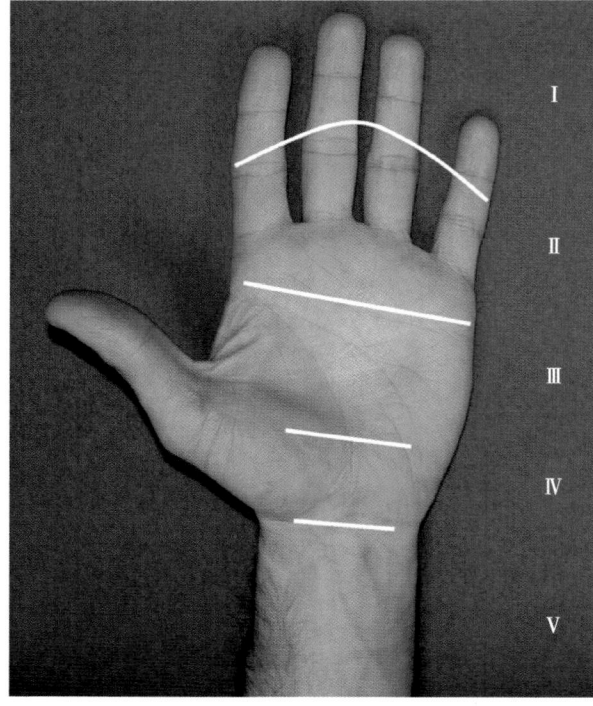

图44-15 屈肌腱损伤分区。Ⅰ区:指深屈肌腱止点到指浅屈肌腱止点;Ⅱ区:指浅屈肌腱止点到A1滑车处;Ⅲ区:A1滑车到腕管远端;Ⅳ区:腕管范围;Ⅴ区:腕管近端

伸肌腱在手指没有腱鞘结构,因此,修复时不予考虑修复的肌腱处臃肿影响活动的问题。应用合适的监护/经验及其设备,一期肌腱修复可以在急诊手术时施行。

靠近远端伸肌腱止点处的伸肌腱损伤可能缺乏足够的腱性组织用于缝合。闭合性损伤,我们又称之为锤状指,可以采用使远指间关节持续伸直位夹板固定6周。对于开放损伤的病人,可使用腱皮缝合术,用2-0或者3-0的缝线将近端的肌腱与远端的皮肤及剩余的肌腱做褥式缝合。注意使用与皮肤缝合线不同颜色的缝线,以防止被过早地拆除。这类损伤术后远指间关节固定于伸直位。

近节指骨及其近端的伸肌腱损伤应用3-0尼龙编织缝合线,行水平褥式或者8字缝合,尽可能缝合两层。要注意确保近端和远端的肌腱断端要对合紧密。术后对病人指间、腕关节采取伸直位夹板制动。但在某些特殊条件下,需要采用掌指关节屈曲45°夹板外固定。虽然这一姿势有可能导致掌指关节侧副韧带挛缩,但是保证修复肌腱的松弛是更为重要。病人要在接受首诊治疗后的第1周复查。

神经损伤

锐器损伤的病人感觉功能出现障碍,排除其他原因后一般提示神经断裂。对于钝性损伤病人,不论骨折移位与否,神经都会受到牵拉及挫伤,但是很少断裂,有完全恢复的可能。修复神经需要合适的显微设备及其缝线;修复过程不宜在急诊完成。和肌腱损伤一样,神经损伤不需要急诊探查修复。尽管如此,尽早

地探查修复能够早期确认受损部位,而且可以避免二期手术时瘢痕组织形成的干扰;在神经断端缝合前,神经必须修剪至正常神经束。延迟修复的不同在于修复神经的能力及其神经移植的需求。患手应当被固定于掌指关节屈曲90°,指间关节0°。

血管损伤

血管损伤有使手指和肢体潜在截肢/指的危险。腕平面动脉的断裂伤会导致大量出血。对这类损伤要在急诊仔细处理,对于活动性出血的伤口首先要予以局部加压止血。若止血不成功,可以在伤口上部结扎高于收缩压100mmHg的止血带。止血带止血时间不能超过2小时以防止组织坏死。当出血被控制以及检查伤口之后,要谨慎的暴露以检查出血点。需要结扎血管时候应注意,保证邻近的组织结构尤其是神经没有包含在结扎线之内。血管损伤会对肢体或者手指造成潜在威胁。在腕关节水平的动脉不全断裂甚至可能造成大出血。对于这类损伤程度的评估,时间上应当更加急迫。

手的血运情况不仅要注意单个手指的情况,而且应该把手作为一个整体来进行恰当的评估。毛细血管充盈、膨胀;血管的多普勒信号;针刺后活动性出血,这些都是对显示血管的状态很有帮助的信息。手或手指的血管损伤需要紧急有效的手术探查,不同于完全的肢体离断,离断的肢体可以被低温保存(请查阅肢体离断和再植的章节),但是那些血流阻断却没有离断的肢体由于不能进行低温保存,会导致热缺血,这些肢体在这种条件下只能存活几个小时。

对于不紧急的血管损伤。现在有两种治疗的意见。一种是简单的结扎,它能够控制出血。97%的病人至少有一条掌心动脉弓是完好的,所以一般不会危及手的灌注。每根手指都有两条动脉血管营养,只有一条动脉它也能存活(请查阅下面关于肢体离断和再植的章节)。但是在那些注重学术研究的医院环境里,有些人有第二种意见,他们认为每条受损的血管都应当被修复。在血管非紧急损伤情况下指导一个住院医师去进行血管修复将会训练出经验更加丰富、技巧更加娴熟的住院医师,那么这样就可以为紧急性血管损伤情况增多时做准备了。

特殊注意事项

截肢术与再植术

自第一例再植手术被报道以来[15],再植术已经在大多数的离断病例上开展了。在接下来的十年里,关于什么情况下离断物应该被再植而什么情况下不该再植的指导方针被严格地建立起来。再植的适应证包括拇指离断、各种各样的手指离断,还有小孩肢体的离断。相对禁忌证包括挤压伤、单纯远指间关节以远的一根手指离断,还有那些不能长时间忍受外科手术的病人。就像所有指导原则一样,医师还要关注病人的特殊需求。在东方文化里,有个重要的观念就是尽可能地保存手指。因为这个原因,单纯一根手指的远端离断也常常被再植。

在再植的准备阶段,应该对离断的部分和残端进行适当处理。应该用湿纱布包裹离断的部分并且放置在一个密封的塑料袋里。然后把袋子放在盛满冰水的器皿里。不要用干冰,也不允许残肢的一部分直接接触冰块。那样的话离断的部分就会发生冻疮,会降低再植的存活率。活动性出血尽量只用一种方法控制靠近残端的地方,同时残端要用不粘连的纱布厚厚的包裹起来。

如果离断的手指不能再植的话,在条件允许的情况下,我们可以在急诊手术室完成残端的修整。残端的骨突应当先用

咬骨钳或者是锉子咬平或者锉平。寻找指神经的时候一定要集中精力,向近端尽可能地切除残端的神经,这样可以减少残端皮肤内神经瘤产生的机会。皮肤可以用可吸收或者不可吸收线缝合。可吸收缝线可以避免病人再受一次拆线的痛苦。随着越来越多的靠近肢体近端的不可再植的离断发生,修整术应当在手术室开展以便可以更好地修整血管神经。

假肢可以替代被截掉的部分。截掉的部分越是靠近肢体的近端,功能就越重要,相应的假肢也越重要。我们一般认为手指水平的假肢只是起一个装饰作用,但是对于那些多个手指截肢的病人,如果截肢的平面靠近指间关节,那么假肢的作用就显而易见了[16]。

指端损伤

指端损伤是急症手术室最常见的损伤。最常见的病因是手被门夹伤,或者是被重物砸伤。

对伤情的评估应该包括:受伤的范围、甲床情况、血运情况、皮肤感觉,以及是否当前存在严重骨折。对于一般的复杂撕裂伤伴随骨折移位小、血运好,就可以在急诊手术室清理创面,并且用夹板固定。为了评估甲床的情况,指甲需要拔出,这时候就需要用到骨膜起子。撕裂伤用6-0的缝合线来修复。当缝合过多的时候就可能对组织造成更大的伤害,那么就需要更加小心。修复完了之后,甲床皱褶可以用病人自己的指甲或者铝板缝合固定。这样可以防止甲床翻折的部分产生瘢痕,否则会阻碍指甲的恢复。

在一些情况下,软组织从伤口撕裂,不宜再修复。治疗方法的选择取决于组织缺损的部位和数量(图 44-16)。对于小于1cm²的伤口,并且未见暴露的骨头的损伤,主要是修复良好的功能和外形。对于那些较大的损伤或者创口有骨头暴露的情况,那么就需要考虑是保留残肢的现有长度,还是缩短一点争取原损伤的闭合。一个比较有参考价值的指导方针就是看现存甲床的面积。如果多于50%,那么原位或者局部的皮瓣覆盖是很好的选择。

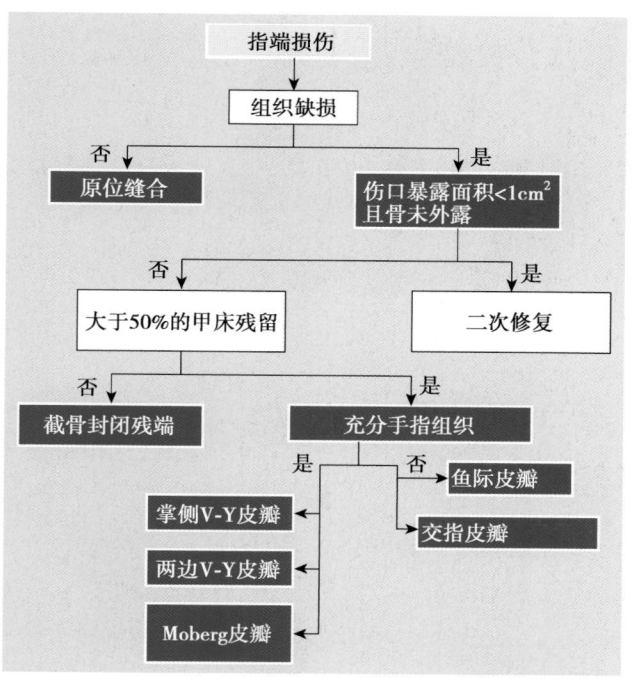

图 44-16 指端损伤的治疗准则。请看图像的文字说明

如果有足够多的原位组织,就可以考虑 V-Y 成形术。如果手指的皮肤富余的话,那么掌侧面的 V-Y 成形术可以覆盖较远

的区域。如果皮肤不富余,那么两侧的 V-Y 成形术就可以覆盖远侧缺损并且在中线会合。同时双侧推移的皮肤需要全厚皮层。皮瓣的近端切口不要横跨远指间关节的皮肤皱褶。病人常常诉说指端过于敏感,不能耐受寒冷[17]。全部手指中只有拇指是个特例,它的皮肤包括两侧神经血管束可以前移 1.5cm[18]。拇指背侧的皮肤是由桡动脉的一个分支单独供血的。对手指来说不建议用这种皮瓣。病人远端的皮肤保持着所有的敏感性并且在手术时能够全部被调动起来(图 44-17A 、B 、C)。

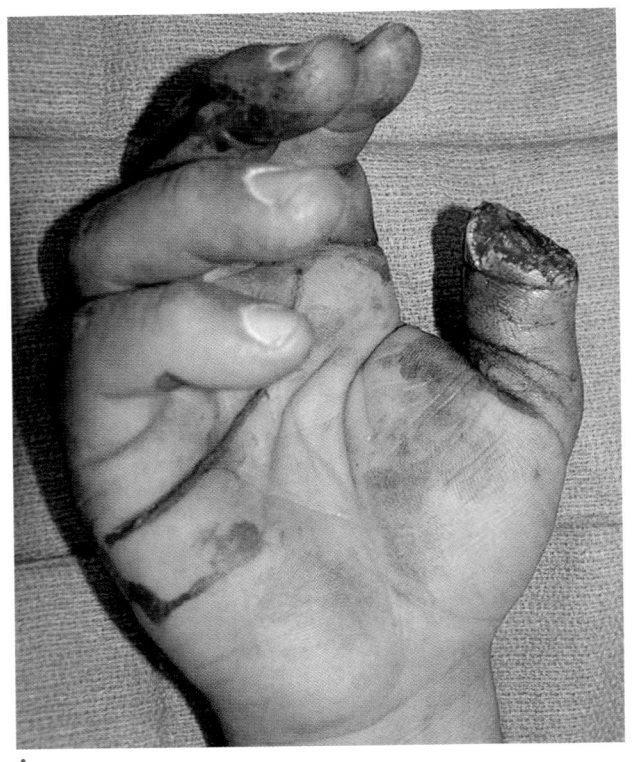

A

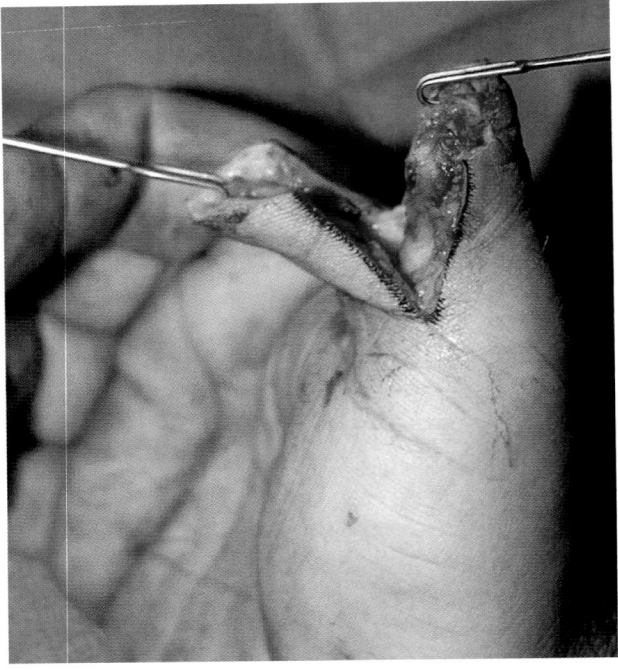

B

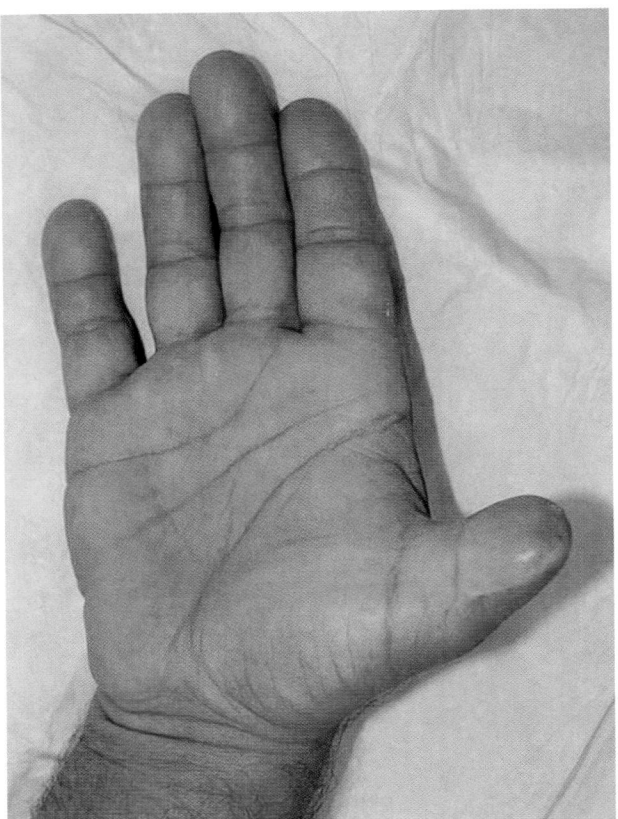

C

图 44-17 覆盖手指尖端的各种皮瓣。A ~ C. 对于拇指损伤,Moberg 报道了用带有双侧神经血管束的掌侧皮肤推移覆盖,推移皮肤的感觉功能还是保留的

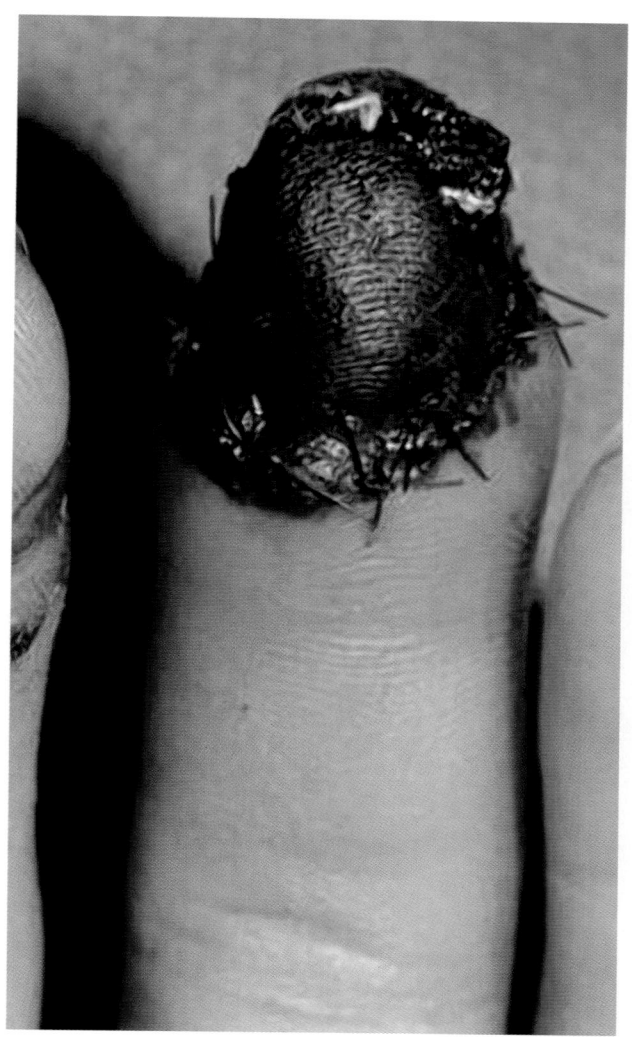

D

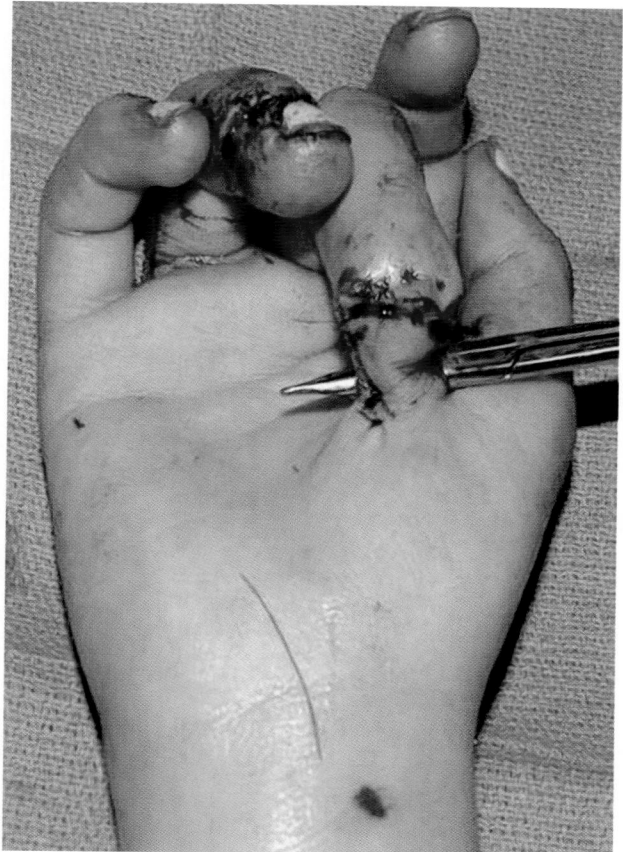

E

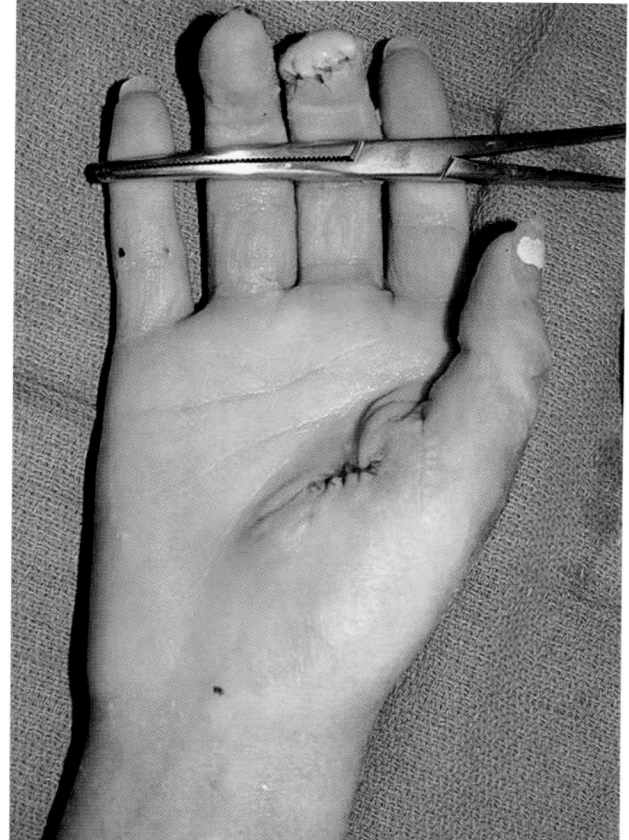

F

图 44-17(续) **D ~ F.** 一个 8 岁的小女孩指端皮肤移植失
败,用手掌的皮肤去修复。许多学者认为这种皮瓣不要用
在大于 30 岁的病人

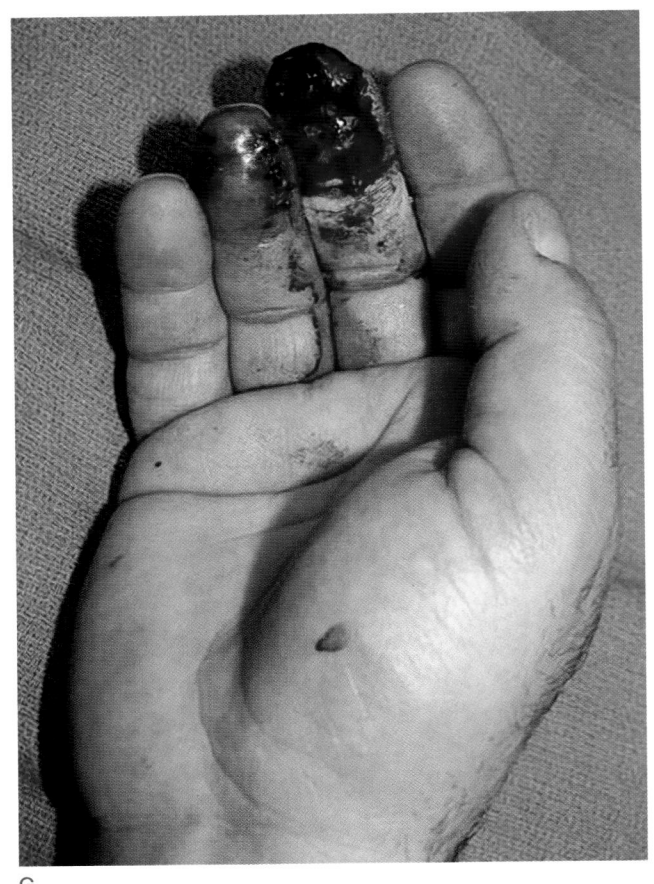

G

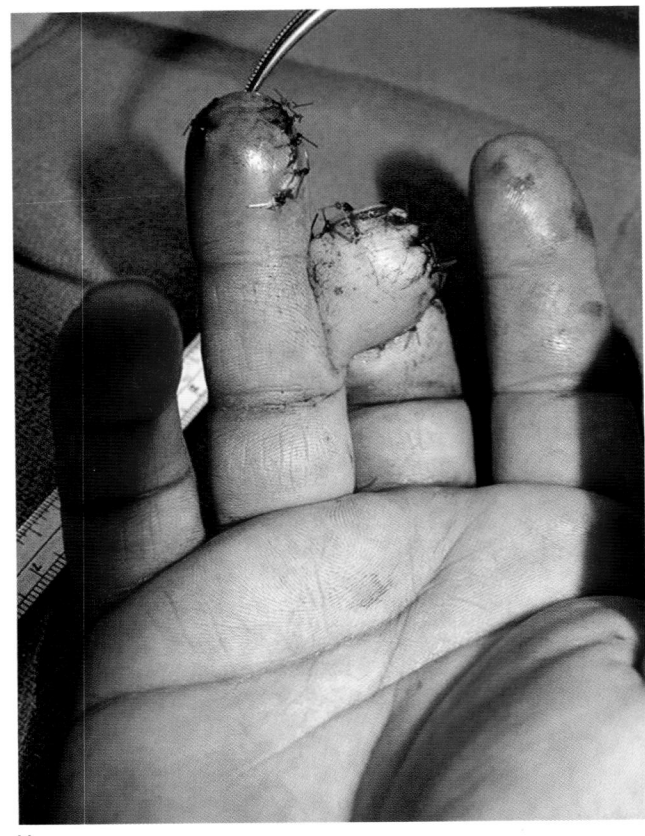

H

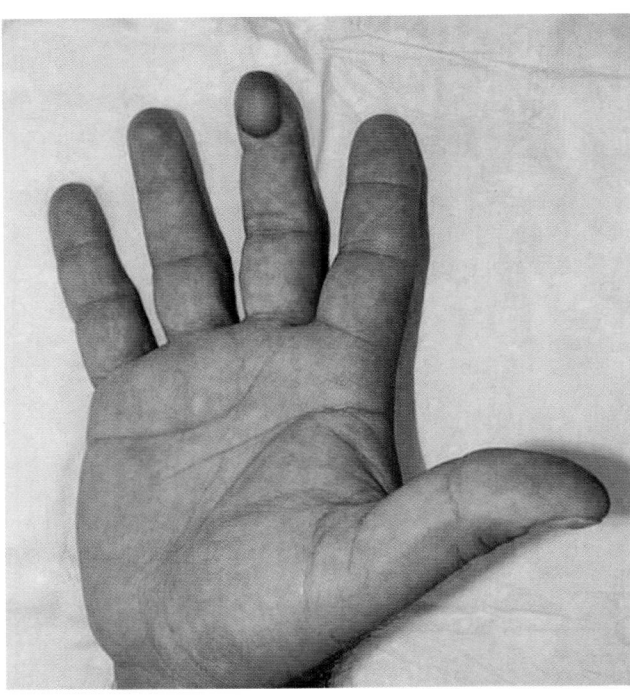

I

图 44-17(续)　**G ~ I.** 这是一名 45 岁的男性病人,他的远节指骨掌侧面的皮肤都已经被剥离了。运用了一个邻指皮瓣去修复创口,修复后皮肤很完美并且耐磨。但是 4.5 个月后,皮瓣的边界及边界处的皮肤与周围相比仍然有明显的区别

如果创口太大而不能用带血管的组织来覆盖,那么就可以考虑局部皮瓣。来自桡侧鱼际的放射状皮肤可以选取各种形状的皮瓣(图 44-17D、E、F)。指头被固定在屈曲位 14~21 天直到离断皮瓣的蒂。有些学者报道了一些病人在皮瓣术后皮肤僵硬长达 30 年,但是精细的皮瓣可以减少这种可能[19]。邻近手指中节背侧的皮肤也是皮瓣的一个选择,它可以覆盖受损手指的掌侧面(图 44-17G、H、I),这种皮瓣蒂可以在 14~21 天再断蒂。大量研究表明这种皮瓣可以随着时间推移恢复感觉功能[20]。

对指端有损伤病人的伤情评估要考虑到病人对手指功能恢复的期望和要求。外科手术为满足病人的需求提供了选择的余地(图 44-16)。

高压注射伤

高压设备已经被广泛地运用在清理行业或作为添加润滑油和颜料的装备。这种损伤常见于没有经验的员工用这种设备射伤自己手指的基底部。损伤的严重程度取决于液体摄入的量及成分,混合的液体能导致更大的损伤。

这种损伤最大的特点就是表面看上去没什么大碍,但是相反的是手指存在着很危急的伤情。病人应当被告知这种损伤的严重性,在 6 小时内探查伤口是最佳时间。尽管现在关于早期发现和早期治疗理论已经减少了截指的可能,但还有高达 50% 的病例最后不得不截去手指[21]。尽早和病人交代病情以及早期制订合理的治疗计划,也为自己提供了法律证据。

筋膜室综合征

筋膜室综合征(compartment syndrome)可以发生在前臂或者是手部。就像在其他部位一样,这种综合征是肢体损伤的潜在威胁。主要的症状就是受影响的部位疼痛,皮肤紧张、肿胀,叩击该部位的时候有压痛,肌肉紧张疼痛[22]。脉搏的变化是后期的表现,正常的脉搏搏动也不能排除筋膜室综合征。

前臂有 3 处好发筋膜室综合征的部位,手部有 4 处。前臂的掌面就是一处。在前臂背侧有背侧间室和发起于肱骨外上髁近端的 Mobile wad 间室。在手部,大鱼际和小鱼际的肌肉就像两个分开的腔隙,7 块骨间肌每一个又像是一个腔隙。

筋膜室综合征可由内部或者外部的因素引起。内部因素包括骨折引起的水肿和血肿;外部的因素包括夹板和辅料太紧、输注的药品等。输注高渗的液体(例如 X 线显影剂、右旋糖-50)是非常危险的,因为肿胀的组织吸收了更多的水分。

测量腔隙内压是评估病人伤情的一种有效的方法。Stryker 压力测量仪或者一个简单的测量设备在很多手术间内都要提前准备。用注射器针头插入腔隙中,注入 0.1~0.2ml 的盐水,然后读取压力的变化。目前的研究还没有达成一致是固定的压力(35~45mmHg)或者是达到部分舒张压来作为评估标准[23]。

腔隙的减压需要在手术室里绑定止血带下进行。前臂腔隙的减压包括屈肌腱鞘内的减压。在切口延伸的过程中,应该先向尺侧弯曲向下,然后向桡侧弯曲直到腕管入口,这样可以避免损伤正中神经掌皮支。同时会降低损伤支配皮肤神经的几率。手背侧的一个切口会减轻背侧腔隙的压力。在手部,大鱼际和小鱼际的腔隙可以用一个切口来减压。掌中腔

隙减压首先是沿着示和环指纵轴间隙切开,然后分别继续沿着两指的桡侧和尺侧向下切开,直到第 2、4 掌骨间隙。清理坏死的肌肉和组织,开放伤口,以油纱覆盖。腕和手应当用夹板固定在保护的位置上,就像上文的骨折后固定一样。术后 2~3 天再次探查伤口,评估肌肉的坏死程度。通常,伤口可以关闭,如果需要可以在前臂取皮覆盖手部暴露组织。

如果医师觉得病人没有筋膜室综合征,那么就需要一系列的特殊检查。当有疑问的时候,最好去松解它,毕竟早期松解筋膜室综合征比治疗肌肉坏疽的效果好。随着筋膜室综合征病情的发展最终会导致发生 Volkmann 缺血性痉挛,并且会有肌肉的萎缩。瘢痕组织可能压迫神经和其他重要结构。因此对于早期筋膜室综合征的防治要比延迟治疗直到发展成坏疽或者更严重的情况要容易得多。

并发症

骨折不愈合

任何骨折都有可能不愈合,但是幸运的是在手指和手部骨折很少发生。指端的骨折由于软组织的嵌入容易产生骨折不愈合。指端的骨折不愈合根据病人的愿望,可以通过再次清创植骨或者改良截指术来治疗。掌骨和指骨的骨折不愈合也非常少见,如果出现也可由通过再次清创植骨和稳定固定来治疗。舟骨的骨折尽管没有明显的移位也容易形成不愈合。所以怀疑舟骨骨折的病人,特别是有鼻烟窝触痛的患者,都应该使用人字夹板(spica)固定,并在 2 周后复查。舟状骨骨折如果发生不愈合将会很难处理[25],所以用人字支具在损伤期间固定是非常必要的。

关节僵硬

我们希望每一处手部创伤恢复良好,没有疼痛,活动灵活,功能健全。许多因素可以导致患者灵活性下降,包括复合性的软组织和骨折的损伤、病人不配合治疗、不恰当的固定等。外科医生在受伤早期分析病情并给予恰当的固定是十分重要的。需要再次强调的是,夹板外固定的目的是维持侧副韧带的张力(掌指关节 90°,指间关节伸直)。对于严重的关节僵硬,可以考虑肌腱及关节囊松解术,但是这些手术并不能达到正常的活动度[26]。早期正确进行外固定,既有保护作用,又灵活地锻炼患手,这是恢复关节活性最好的选择。

神经瘤

任何一条神经的损伤都有可能引起神经瘤(neuroma)。一条神经瘤由瘢痕和受损神经的轴突末端组成[27]。在一定条件下,神经瘤就会变得很疼。腕部桡神经浅支(SRN)是典型的好发部位。只要为近端神经轴突提供一个生长方向的环境,神经修复是一种很好的保护性技术。在一些情况下,例如说有些损伤需要截肢,那么此技术就不可能施行了。就如同在截肢和再植部分提到的那样,外科医师必须尽可能多的切掉伤口内变形的神经,这样就可以避免神经轴突和瘢痕混合生长成神经瘤的风险了。

对于那些已经存在神经瘤的病人,开始要用非手术治疗方法。神经瘤可以用 Tinel 征的方法来鉴别。对神经瘤的脱敏治

疗包括超声和电刺激,这些方法已经被证实是有效的。在有些病例里激素定点注射神经瘤已经被证实是有效的。当这些方法都不奏效的时候,就要进行外科手术治疗。神经瘤可以被切除,但易形成一个新的瘤子。神经的末端可以放置在肌肉或者骨头里,以防止神经瘤再次在表浅的位置形成从而反复造成伤害。

局部疼痛综合征

上肢高位损伤有时导致在原始受伤部位以外的地方感觉疼痛。过去描述这种现象称作交感神经介导的疼痛和反射型交感神经性萎缩,但两者都是错误的。因为交感神经不是总参与这种现象的发生。现在新的命名是复杂区域疼痛综合征(complex regional pain syndrome,CRPS)。分为两型:Ⅰ型发生在那些没有明确神经损伤的病例上[28];Ⅱ型发生在一型的基础上[28]。

CRPS 被证实发生在最初损伤的区域之外。发生疼痛的区域经常会出现牵涉性水肿、毛发的变化和发汗的减少。与正常部位的比较可以明显地发现这些变化。多方面评估成为诊断CRPS 的可靠方法,现在还没有诊断 CRPS 的特异方法[29]。

对于诊断 CRPS 并不明确的患者,并没有可以确诊的诊断方式存在。这些患者应该进行一些具有侵袭性的手部治疗方式。口服糖皮质激素在一些简单的临床实验中被证明有效。星状神经节的阻滞也经常在那些被推荐到疼痛专家处的病人身上使用。

神经卡压

神经产生的信号通过它的轴突传递至它的靶器官。感觉神经末梢把从远端来的感觉传到近端。来自 Schwann 细胞的磷脂可以提高传导的速度。信号从最开始的 Schwann 细胞跳跃到最后的细胞仅仅需要这些区域的缓慢去极化。

神经压迫产生了一个机械性质的扰乱[30]。在疾病的早期,产生的信号仅仅是被压迫的区域变得缓慢。当压迫到了一个明显的程度,并且经过了很长的时间,个别的神经轴突可能会死亡。在神经传导学上讲,这表现为振幅的衰减。当运动神经元传出信号减少时就可以在肌电图上显示出来。

作用于感觉神经上的压迫可以产生一些合并症状:麻木、感觉异常、疼痛等。周围神经的解剖知识可以帮助诊断。如果感觉干扰区域在特别的神经支配区域之外,我们认为很可能不是因为神经压迫造成的。而某些疾病(如糖尿病)导致的系统性神经系统病变使诊断更加困难。

神经压迫理论上可以发生在周围神经走行路径的任何一点。上肢神经压迫最常见的发生部位是腕管处的正中神经,以及肘管和腕尺管处的尺神经。同时在一些不常见部位的神经压迫也被报道。同时,神经也可以被瘢痕压迫。

腕管综合征

最常见的上肢神经压迫是正中神经在腕管的压迫。腕管是位于小鱼际肌区的近端,豌豆骨和钩骨钩之间的一个狭窄的间隙。入口处边界组成是:上方为腕掌侧韧带,下方为腕横韧带的延续纤维,内侧为尺侧腕屈肌腱和豌豆骨。在管内,管壁的底部在桡侧是由腕横韧带组成,在尺侧是由豆钩韧带和豆掌韧带组成;管壁的顶部由腕掌侧韧带组成,韧带向远端延续为小鱼际肌筋膜,管的内侧壁由豌豆骨和小指展肌的腱性起点构成;管的外侧壁则由被覆有腕横韧带的钩骨钩和联系掌短肌筋膜与小鱼际肌筋膜之间的筋膜组织构成。在远端的出口处,可有从钩骨钩的顶部发出的腱弓样结构向内侧和近

侧跨行至豌豆骨,并加入到小鱼际肌的腱性起点(图 44-3)。拇长屈肌、4 条指深肌腱、4 条指浅肌腱和正中神经通过这条通道,其中正中神经相当的表浅。

有证据表明,10 000 名工作者中就有 53 名患有腕管综合征(carpal tunnel syndrome,CTS)。国家职业安全和健康网站声明:有很明确的证据表明一些危险因素和此疾病有很大相关性(重复做同样的动作,重复做同样的姿势)[31]。在外科医师中存在一个争议:腕管综合征是否由病人在工作中做重复动作引起,是否可以作为职业病的一个代表。

对病人病情的初步评估包括临床表现:症状所在的位置和特征、干扰睡眠的情况,捏拿和做精细动作的困难程度,例如系扣子、拾硬币、戴戒指等。体格检查首先是观察鱼际肌肉的萎缩。Tinel 征需要从腕掌侧向手掌叩击。Phalen 征即最大程度屈曲腕部 1 分钟和反向 Phalen 征可以被用来诊断 CTS。在一个研究中,作者证明当腕部屈曲时给腕管施加压力比 Tinel 征和 Phalen 征具有更好的诊断敏感性[32]。大拇指的对抗能力也应当被测试。

早期腕管综合征的治疗包括保守治疗。在晚上睡觉的时候给病人外固定一个夹板去保持腕关节在 20°伸直位。许多病人可以用这种方法减轻多年的症状。类固醇激素的腕管内注射可作为一种治疗和诊断的方法。在里面通过混合一些麻醉剂可以缓解早期症状(注射疗法通常需要 3~7 天才能取得显著的疗效)。注射后正中神经支配区域出现麻醉效果可以证明注射在正确的位置。许多作者已经表明了正确注射药物与症状的减轻有很大的关系[33]。

当上述方法失败或不再起效的时候,就有进行腕管减压手术的指征了。时间验证了打开腕管进行减压是可以长期缓解症状的一个方法。直接在腕管上面做一个切口,手术切口线的起点是环指屈曲时接触掌面的地方。分开皮肤和掌腱膜,课件腕管内容物在腕管出口处。把腕横韧带打开之后就可以看到正中神经,在手术过程中需要全程保护。缝合切口时只缝合表皮皮肤,然后用夹板固定腕关节。症状的改善往往在术后的第一次查房就可以见到,但在部分长时间患病及系统性疾病如糖尿病患者中,症状的缓解可能并不一定很完全。

在最近几年,内镜技术运用在腕管综合征的治疗中,避免了在腕管部位皮肤的直接切开。允许病人在术后小心地活动自己的腕关节。熟练的外科医师在内镜下进行腕管减压可以减少病人的紧张情绪和疼痛[34]。在 3 个月之后,手术的效果相当于切开减压。对不熟练的外科医师,可能会增大对正中神经损害的风险性。所以很少做松解手术的外科医师不适合做这个手术。

肘管综合征

在上肢,最容易被卡压的第二条神经是尺神经,它在肘后肘管内走行。肘后韧带在肱骨内踝中部和尺骨鹰嘴之间,在腕关节运动时对尺神经有固定作用。随着关节的老化或受创伤,使尺神经在这个区域的稳定性受损。

肘管综合征(cubital tunnel syndrome)可能导致感觉和运动功能障碍[35]。小指和环指的尺侧半可能会麻木,感觉异常。肘部的尺神经损伤可以解释小指、环指的手掌和手背麻木、感觉异常。因为小指和环指的指深屈肌和手的内在肌的受损,从而手的握力减弱。随着病情的加剧,病人的小指和环指均不能伸直。

肘管的体格检查应该从视诊开始。观察小鱼际和骨间肌是否萎缩。手掌向下平放在桌面上,小拇指成外展姿势,这显

示是 Wartenberg 征。肘管的弯曲试验（保持肘部最大限度地弯曲，并且保持 1 分钟）往往是阳性。Tinel 征在肘管处往往也是阳性的。手的握力和手指的外展力量的减弱可以和健侧对比。Froment 夹纸试验是病人用拇指和示指夹住一张纸，检查者拉这张纸的时候，病人的拇指不弯曲。当病人指间关节屈曲才能保持拇指和纸接触的时候，这就是阳性表现。

对肘管综合征的早期治疗就是避免肘关节的过度弯曲。这时就需要用到夹板。类固醇激素很少用在这种疾病。不同于腕管，肘管的骨性管道除了神经之外留有很少的空间。所以在此部位注射激素就会造成神经的永久性损伤和功能失调。

当保守治疗无效时，需外科手术治疗。据报道，单纯肘管减压是去除或者不去除内髁，此手术方法不常见。对于体重较重并对手臂活动要求较低的病人，较为常见的手术是尺神经前移术，将神经通常放置在皮下。术后护理很重要，防止前移的神经在筋膜处出现新的卡压。对于较瘦弱或那些预后要求很高的病人，就可以旋前及屈肌肌群组成的口袋来放置神经。筋膜可以切成楼梯踏步的样式。接下来便是进行肌群的切开，肌群内的肌间隔可以切开或者适当部分切除。完成后，神经被放置在肌袋中。关闭筋膜时，可以用 Z 成形术，防止对神经的压迫。切口按层次关闭，然后曲肘 90° 固定。有些外科医师固定腕关节和手指，但治疗重点首先考虑的是关节的活动度，一般在术后 1 周开始活动患手。

其他部位的神经压迫

所有神经在穿过前臂时都有受到压迫的可能性[35]。正中神经穿过旋前圆肌时易被压迫。正中神经的骨间前支可以在远心端被压迫，造成运动功能受限。尺神经在穿过腕尺管时易被压迫。桡神经的分支-骨间背神经在通过桡神经沟（旋后肌管）的时候易被压迫。前臂远端浅出肱桡肌肌腱时易被受压，称作 Wartenberg 综合征。前面已经提到，神经也易在创伤瘢痕处受压。

退行性关节病

和全身的其他关节一样，手部和腕部的关节可以发生退行性变化。一般在 50 岁左右开始出现症状，如关节的疼痛和僵直，而且易受天气的影响。任何关节都可能受累。关节软骨退变后，疼痛开始增加，关节活动度减小。病人经常会被问及哪种程度的症状会对活动产生影响。

从疾病最早发生开始，机体发生一系列的变化。关节负重时会出现疼痛，随着疾病的发展关节活动度减小。侧副韧带的不稳定只有在炎症性关节炎中才出现。

X 线平片对关节炎的诊断非常有意义。最初，可通过 X 线平片发现病变的关节间隙变窄；随着骨骼的退化，关节间隙变得更加狭窄。在关节间隙中骨刺、游离体、囊性变很常见。X 线的表现不一定与症状一致。病人的 X 线表现很严重，但其症状很轻微，反之亦然。相应的治疗主要依据病人的症状来制定，而不是依据 X 线平片的表现。

最初的治疗是休息疼痛关节。可用夹板外固定治疗，但是可能会对病人关节的活动造成影响，因此只能晚上使用。口服的非甾体消炎药（例如异丁苯丙酸、甲氧萘丙酸）同样很有效。那些依靠血液稀释剂的病人可能不能使用这些药物，甚至当药物和食物一起进食的时候，有些病人也不能忍受对胃的刺激。

对那些病变局限在一个关节或几个关节的病人，可以考虑激素注射。因为关节间隙非常的狭窄，注射针不易插入关节腔，甚至在退行性病变发生之前。而且激素是悬浮液，注射的类固醇激素可能聚集在关节腔内，在之前注射激素的关节手术时可以发现原来注射的激素形成白色膏状物聚集在关节腔内。由于这些因素，一个关节如果注射两次或者更多的激素是不明智的。

小关节（掌指关节与指间关节）

当保守治疗无效时，主要选择两种外科治疗方法：关节固定术和关节成形术。外科医师和病人必须一起探讨保守治疗是否已经失败。对于治疗关节炎的手术，是采取关节固定还是关节成形术主要依据减轻疼痛的目的来实施的。关节融合术使疼痛减轻并且可以长时间稳定。但是它的代价是患手关节活动度的丧失。

硅胶假体植入的关节成形术开展超过 40 年[36]。硅胶假体植入是起到骨与骨之间垫片的作用而不是对关节的替换。这样就提供了活动度，而且不会使骨与骨直接接触，可以避免疼痛。长期的研究表明植入物术后可能破裂，但还是能提供活动度和减轻疼痛[37]。

在过去的十年里，植入性关节成形术已经在手部的小关节内开展了。金属、陶瓷、碳的化合物已经被用作制作这种植入物了。它们被设计的和其他部位的关节成形术一样。这已经在短期和中期研究中证实了[37]。无论是硅胶假体还是其他成分的假体，在手术后都不能保留或者重新得到全部的关节活动度，这是在手术前必须被考虑到的。

腕关节

拇指掌腕关节，也称拇指基底关节，同样是关节炎疼痛的好发部位。在这个部位的疼痛可以干扰掌腕关节的功能，而腕关节对于手部对掌和抓握功能很重要。病人通常口述是做开一个比较紧密罐子或者拧门把手动作时出现疼痛时，或者是缝东西的时候用力捏东西感觉疼痛。在描述关节退化的开始阶段，应当进行保守治疗。对于很多病人来说，预制的可以拆卸的拇指夹板可以提供良好的减轻疼痛的作用。

对于拇指掌腕关节炎病人来说，有很多可以选择的手术方式。许多植入物在过去可以应用，通常它们可以表现出良好的近中期结果和比较糟糕的远期结果。切除大多角骨后可以较好地缓解疼痛。然而，大多数学者认为拇指掌腕关节的固定对于防短缩和不稳定是非常必要的[38]。近来，一位学者证明通过大多角骨的切除但是不行腕掌关节固定术也可以得到良好的长期效果。对于这两种手术，拇指可能不能忍受负重。对于这些病人，融合关节反而能够让疼痛减轻和可以忍受[39]。这些病人在手术之前已经被告知，在外科手术之后手可能不能伸直了。当病人尝试着去卷衣服或者手伸进一个狭窄的地方的时候，将导致这部分的活动度减少。

舟月韧带的损伤常常会使桡腕关节和舟月关节退变。常常来说，初次受伤不会去治疗，因为病人会认为这只是一个扭伤。很多年之后病人由于忽视最初的伤情而出现退变性变化。

多年以来认为腕舟关节的退行性变和舟月韧带的损伤有相关性，被称作舟状骨进行性塌陷或 SLAC（scapholunate advanced collapse）腕[40]。这是一种缓慢的骨关节退变过程。我们常常通过保留活动度（motion sparing）的疗法来治疗此类病人（图 44-18A）。如果那里没有关节炎的改变，患者可以通过舟月韧带重建来治疗。

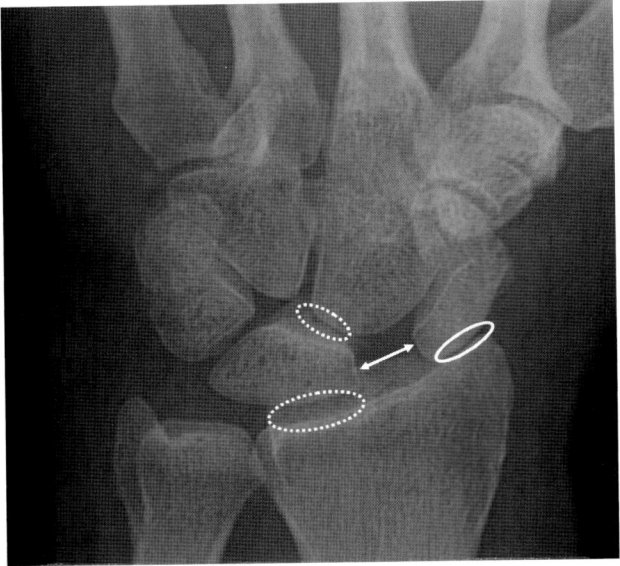

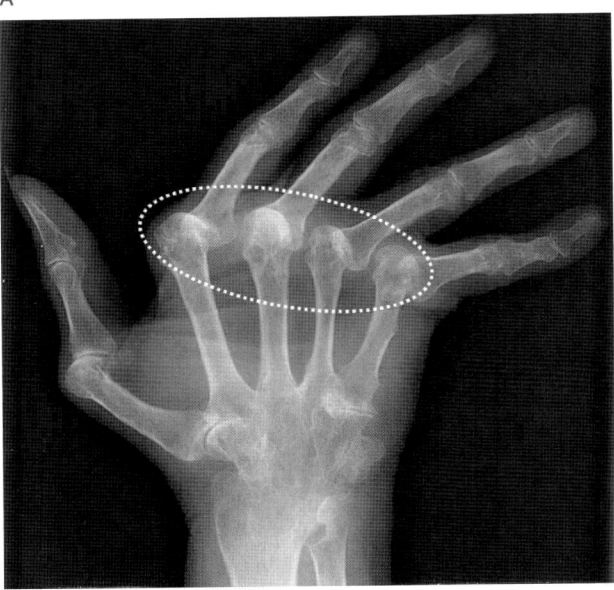

图 44-18 手和腕关节炎。**A.** 这位病人在数年前损伤了舟、月韧带。舟、月骨之间的空隙增大，从而使桡、舟关节间隙变窄，关节面退化。而桡、月和头、月关节间隙没有太大变化。**B.** 这位病人患有类风湿关节炎长达 12年，出现了典型的掌腕关节半脱位和径向偏差

如果关节炎局限在桡腕关节，两种保留活动度方法是有效的。首先是近排腕骨去除，由于之前这个关节面是和月骨相连接的，去除近排腕骨后，使桡腕关节面和头状骨的基底相连接。许多研究表明，如果和对侧相比，这种方法保留了 66% 的关节活动度和手的力量或者更多[41]；另外一种选择是切除舟状骨，其余 4块腕骨融合在一起，这就保持了手的长度和保留了月骨在桡骨的月骨窝内。许多研究表明这种选择可以保持强度，但是丧失了移动性。其他方法的结果和月骨切除术相同[42]。4 块腕骨的融合对于年轻人和从事体力劳动的人来说更容易接受。

当病人全腕患有关节炎的时候，或者保留活动度的疗法不能减轻疼痛，那么最后的治疗方法只能是全腕的融合。把桡骨的远端、腕部近、远排腕骨和第 3 掌骨融合在一起，典型方法是用背侧板和螺钉融合。多角度、长时间随访研究表明

这种方法能很好地缓解疼痛，长时间有效，但是腕部活动度大幅下降。如果对侧手腕活动良好，大多数病人对这种术式非常赞同和满意。术后唯一受影响的是日常个人如厕。

风湿性关节炎

风湿性关节炎是一种炎症性关节炎，可以累及全身各个关节。滑膜炎是引起关节软骨破坏进而导致关节疼痛及活动度下降的原因。风湿性关节炎手术治疗的目的是缓解疼痛、改善功能、减缓疾病进展及改变肢体形态[43]。另外，炎症引起关节部位肿胀是引起关节支持副韧带松弛，甚至破坏的原因。近十年来医疗的进步大大减少了风湿性关节炎手术治疗的需要。

风湿性关节炎常累及手指掌指关节。基本表现为近节指骨进行性半脱位甚至全脱位。特别是以手指尺偏为特征的类风湿手，桡侧副韧带伸展是引起这种特征的原因。病变早期，可以进行滑膜切除。对于一些病变严重的病人，不必保留关节（图 44-18B）。对于这些病人，植入物关节成形术是主要的手术方法。硅树脂类植入物的临床应用已有 40 年历史，并取得了满意的临床效果[44]。硅树脂植入物不仅仅是关节表面成形术，更好的充当了近端与远端骨之间的隔垫。桡侧副韧带需要修复到合适的长度以纠正术前掌指关节尺偏的角度。如有必要，最后修复伸肌肌腱。

对于掌指关节及近端指骨间关节，融合术是合适的选择。但是，风湿性关节炎累及多个关节，关节融合通常并不推荐，因为手指功能在融合后会严重受损。

远端桡尺关节失去韧带支持后导致腕关节处尺骨头向背侧突出明显。伴随着尺骨头向背侧突出，充当缓冲器的裸露软骨侵蚀叠加的伸肌肌腱，引起伸肌肌腱炎，最终导致肌腱断裂。开始时，尺侧腕伸肌肌腱断裂，但由于桡侧腕长伸肌和桡侧腕短伸肌可以使腕关节伸展正常，因此表现不明显。第 5 指伸肌肌腱断裂时，由于指总伸肌肌力较强可能表现不明显。一旦指总伸肌失去功能时，活动功能的丧失常会引起病人注意。

手术需要解决肌腱断裂及引起肌腱断裂的原因，如远端桡尺滑膜炎、尺骨头破坏及不稳定等[43]。切除尺骨头及骨性突起物是必须的，而且远端桡尺滑膜必须切除。最后，保留的尺骨必须固定。很多技术可以使用，包括使用部分尺侧腕屈肌、尺侧腕伸肌、腕关节囊或者以上结构的组合。

伸肌肌腱断裂常伴有明显的短缩变性。一期修复不可取，而且多处肌腱损伤时需要多个供体[43]。Feldon 和同事推荐以下伸肌肌腱断裂的处理策略：单个手指肌腱断裂（通常是小拇指），示指固有伸肌转移；2 根手指肌腱断裂（小拇指和环指），示指固有伸肌转移至小拇指，环指内侧末端修复至未受损的中指伸肌上；3 根伸肌肌腱断裂，示指固有伸肌腱修复小指和环指，中指的肌腱断端通过端侧吻合到食指或者指浅屈肌腱（中指或环指）移植修复环指和小指（如果示指固有伸肌腱缺如）中指通过端侧吻合到示指伸肌腱。4 个伸肌腱断裂时，环指的指浅肌腱移植修复到环指和小指的伸肌腱，小指的指浅屈肌腱移植修复中指和环指的伸肌腱。

术后病人严谨的依从性是获得良好结果的根本保证。因为风湿性关节炎伴有慢性炎症，肌腱和韧带只能慢慢地达到最大拉伸强度。延长夜间夹板疗法并持续数月，可以防止复发。最后，风湿性关节炎是进行性发展的疾病，不完全的重建术初始可能效果良好，但随着疾病的发展最终可能疗效失败。

腱膜挛缩症

1614 年，一位名叫 Felix Plater 的瑞士外科医师首先描述多

指挛缩为手指及手掌表面可触及的条索状结构,他描述的这种疾病最终证实为迪皮特朗挛缩(Dupuytren's contracture),即腱膜挛缩症。1831 年 Dupuytren 在条索状结构病人实施开放性筋膜切开术证实此疾病,并以他的名字命名[45]。

　　掌筋膜由多个位于手指及手掌的胶原束组成。最初这些胶原束是纵向排列的,是覆盖在皮肤、肌腱及神经血管之上的一层组织,而且与深部结构及皮肤相连。这些结构由正常转变为挛缩已经很清楚,但是怎样退变或退变的机制还不明确。

　　迪皮特朗结节是此病的特征性病变[46]。逐渐增加的胶原沉积导致了手掌面结节形成。随着时间的推移,手指逐渐出现胶原沉积并形成迪皮特朗结节。这些结节逐渐机化并成条索状。这些胶原束在成纤维细胞的协助下收缩成束是引起临床症状的标志。关于迪皮特朗结节的分子学及细胞学在本章中不再阐述,但是可以在手外科的患者中查找[47]。

　　一些非手术疗法不会延缓迪皮特朗病的进展。注射皮质类固醇可以使结节软化,减轻这些结节引起的不适症状,但是对于胶原束是无效的。夹板疗法也不能延缓迪皮特朗病的进展。临床上部分病人注射梭状芽孢杆菌胶原酶有效,但还未大量应用且无长期随访的病例[48],而且目前也没有商业化的产品。

　　在病情较严重的病人中,特别是手指功能因为挛缩而受限的病人,手术是主要的治疗方法。术前根据病人病情进展的程度,认真评估是否需要手术,基本原则为掌指关节挛缩≥30°或近端指骨间关节挛缩≥20°[49]。

　　通过开放的皮肤切口逐层到达胶原束,皮肤隆起的部位即为胶原束所在的位置。术中需保护隆起部位皮下的血管及神经组织,从而降低术后皮肤坏死的发生率。术野中所有的神经、肌腱、血管需认真分离。当胶原束切除后,可见深层组织结构,然后缝合皮肤,有时需要局部皮瓣移植,从而使缓解后的手指可以完全伸展(图 44-19)。

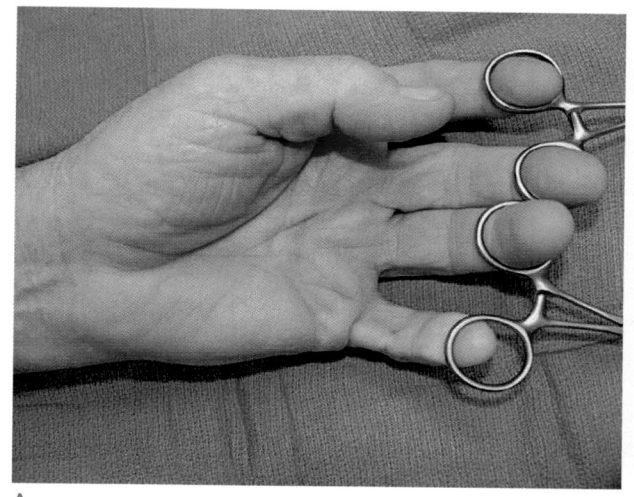

A

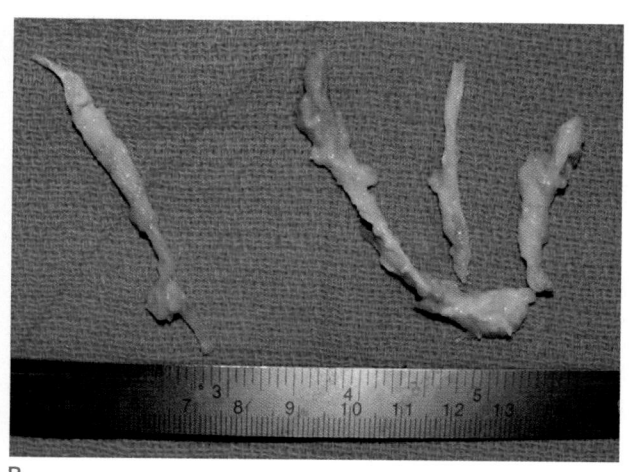

B

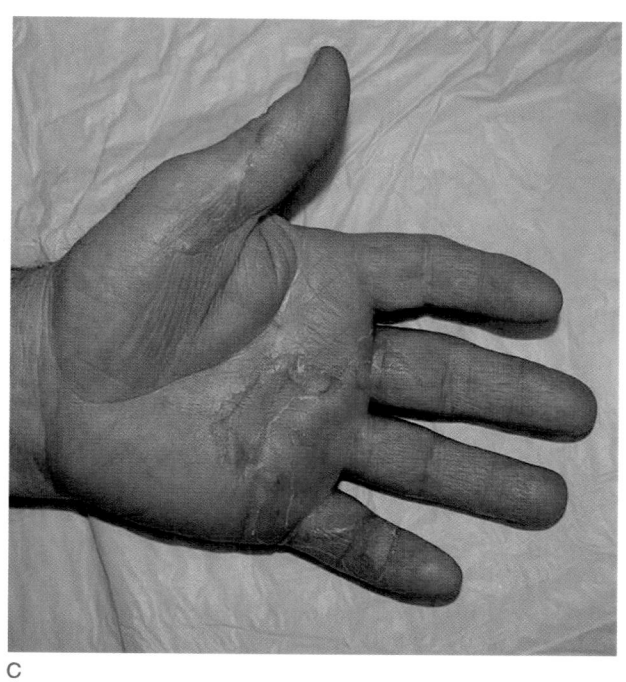

C

图 44-19　迪皮特朗病。A. 胶原束累及大拇指、中指、环指、小拇指。B. 切除后的胶原束。C. 术后伤口愈合良好,经过几周的手康复治疗,手指恢复了正常活动

皮肤-筋膜切除术也是一种可选择的方法,包括迪皮特朗结节与其周围皮肤一并切除,皮肤缺口需要皮肤移植。此手术方法适用于胶原束很难与皮肤分离的病人。皮肤移植只适用于胶原束切除后局部皮肤不能覆盖伤口而且通过局部皮瓣转移也无法覆盖伤口的病人。

过去,一些学者提倡手部全筋膜切除术可以防止迪皮特朗病的复发和进展。不幸的是,这些病人仍然复发,而且翻修手术更为复杂。

迪皮特朗病手术后并发症发生率为17%[50],包括指神经撕裂伤、指动脉损伤、血肿、局部肿胀,部分病人常伴有复杂性局部痛综合征(参见上一节的"局部疼痛综合征")。指神经损伤是严重的并发症,最好的情况是局部麻木,最坏的情况是局部形成疼痛性神经瘤。术中外科医师需要分离神经及一些重要的组织结构,但有时胶原束可能被误认为神经束。最好的方法是分离迪皮特朗结节近端的神经结构,并逐渐分离至远端,跨过迪皮特朗结节累及的区域。

术后患手用夹板固定并处于完全伸展状态,术后1周内开始活动手指。康复治疗师需仔细观察早期的任何伤口问题。手伸展位夹板固定需持续4~6周,夜间夹板固定持续6~8周。最后,病人需定期随访,以免发生复发及与伸肌相关的疾病。

肌腱炎/腱鞘炎

扳机指

屈肌腱鞘的狭窄性腱鞘炎(Stenosing tenosynovitis),也被称为扳机指(trigger finger,TF),是手外科手术最常见的上肢疾病之一。这种情况通常起始于受累手指活动时伴随的手掌不适。而后,当病人屈伸手指时,屈肌腱会出现伴随疼痛的弹响声。致使病人经常会将手指固定在一个屈曲位,这可能需要人为的被动活动,才能使手指重新获得充分的伸展。

该症状是由于受累屈肌腱和韧带滑车尺寸大小差异造成的。主要原因是由于在掌骨头附近的A1滑车处形成了屈指浅肌腱结节(见图44-4)。也有少数是由于屈指深肌腱结节造成。

TF最常见的病因是特发性结节的形成,阻碍屈肌腱在A1滑车顺畅滑动。鉴别诊断包括:因部分撕裂而局部肿胀的屈肌腱在A1滑车的活动障碍、屈指浅肌腱结节造成在A3滑车处活动障碍、由于掌骨头部形状异常阻碍韧带正常活动、掌指关节异物、腱鞘囊肿、指总伸肌牵拉掌骨头部向后矢状面半脱位造成的锁定。

多项研究表明TF和活动之间的相关性,在进行强力握抓或重复手指屈曲活动时,需要在手掌施加压力。在用力握拳时近节指骨屈曲时A1滑车的边缘承载高负荷[51]。一些学者认为术中观察到的反应性增生囊肿是由成束的屈肌腱纤维交织导致的[52]。

在狭窄性腱鞘炎病人中,女性普遍多于男性[51],发病高峰出现在50~60岁。优势手受影响更为明显,而且常波及数个手指。最普遍受到影响的手指是大拇指、环指、中指、小指次之,最后是示指[53]。

体征和症状主要包括明显的弹响声,咔嚓声或位于A1滑车处的触电感,固定于屈曲位(在后期,手指的伸展需要被

动的操作),手指的僵硬,A1滑车的压痛,晚期出现屈曲畸形或关节挛缩,特别是近侧指间关节。

非手术治疗包括限制加重病情的活动。夹板固定和(或)口服抗炎药物可有助于治疗。如果症状持续,腱鞘内注射激素可有效地减轻扳机指的症状。笔者更倾向于曲安奈德(40mg/ml)和0.5%布比卡因混合注射。将针头插到掌骨头处,直至骨头,然后撤回约0.5mm,待阻力消失,然后注入药物。注入约1ml药物入腱鞘。撤出针头并稍作按压。手指屈曲挛缩与不能复位者应手术治疗,而不应给予激素注射治疗。

多项研究提倡应用经皮行扳机指松解术,该术中的一项重要步骤是利用穿刺针的斜面切开A1滑车[54]。该项技术已被报道比切开技术更安全。Gilberts和其同伴通过对切开治疗与经皮治疗结果比较,发现经皮疗效与切开相似,但经皮治疗组恢复更快[55]。虽然有滑车不完全松解的风险,尤其是在严重病例,但尚无报道显示使用这项技术治疗后有严重并发症。但该项技术不建议在拇指上使用。

如果非手术治疗不能减轻症状,则应选择手术治疗。该手术一般于门诊进行的,通常只需要简单的局部麻醉。手术的目的是要切开指底部的A1滑车以便肌腱能更自由地滑动。跨过受累掌骨做10~15mm的切口。钝性分离皮下组织和掌侧的筋膜,暴露屈肌腱及鞘管。找到A1滑车并纵向锐性切开。术中应鉴别A1和A2之间的滑车界限,使A2滑车不受损伤。手术完成时,逐个排查手指,以确保没有残留扳机指。轻柔的牵拉屈肌腱即可证实A1滑车是否完全松解。有时,如果有大结节存在(如在RA)可做肌腱短缩缝合成形术。皮肤切口应闭合并用敷料包扎。

一般手术后立即开始活动手指。一旦条件允许,通常就可以恢复手的正常使用。有时,术后需要更好的手部治疗。

非手术治疗通常被认为更安全,无主要的并发症风险。开放技术,切口可能会出现持续的压痛以及一些少见的并发症,包括神经损伤、复发和由于切除A2滑车导致的屈肌腱弓弦。

De Quervain 腱鞘炎

De Quervain病于1895年由瑞士医师De Quervain第一次描述,是导致手腕第一背侧室肌腱卡压的一种肌腱狭窄性腱鞘炎。它是引起腕及手部疼痛,特别是拇指运动性疼痛的一种常见疾病。

拇长展肌(APL)和拇短伸肌(EPB)穿过第一背侧室。这些肌腱通过伸肌支持带紧紧贴附着桡骨茎突。手腕的尺偏和频繁拇指外展被认为是引起APL和EPB的腱鞘周围肌紧张和摩擦的原因。摩擦导致腱鞘发炎和肿胀以及增厚,从而阻碍的肌腱滑动。

鉴别诊断包括:伸肌支持带腱鞘囊肿、拇指掌指关节骨性关节炎、桡舟关节退行性骨性关节炎、腕管综合征(CTS)、腕部桡神经浅支(SRN)病变、舟状骨骨折、交叉综合征(见"交叉综合征"一节)。

发病的平均年龄在50~60岁,女性比男性常见,女性发病比率是男性的6倍[51]。该疾病多见于孕妇或产妇,重复的抱婴儿被认为是其病因。通常双腕受累[56]。De Quervain病通常也被认为与类风湿病等炎症性疾病有关。

病人通常会有疼痛主诉,持续数周到数月时间,拇指活动时加重,并向手腕部辐射。最主要的症状是握拳或捏指时,在拇

长展肌和拇短伸肌跨过腕关节所在的第一背侧室出现压痛（见图44-3）。在某些病人中，在近端桡侧茎突1~2cm处可以触及肿块或增厚的质块。让病人首先屈曲大拇指，其余4指握拳，腕部尺偏时可引起剧烈的疼痛（Finkelstein 试验）（图44-20）[57]。在前臂接近第一背侧室处不应该有压痛。拇指的轴向压迫不应引起疼痛和压痛，除非伴随拇指掌指关节炎。

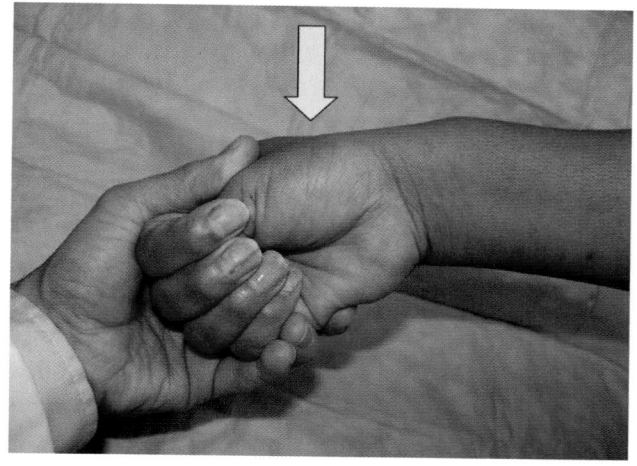

图44-20 Finkelstein 试验。病人拇指置于手掌中，轻握拳头。检查者将病人手腕尺偏（如箭头所示）。该动作引起第一背侧室的疼痛则为阳性反应

如果及早治疗，通过拇指休息位夹板固定，以及旨在改善肌腱滑动的练习，有些病例短期即可得到改善。病人也应改变活动避免出现扳机指症状。其中的一个问题是依赖夹板，症状往往在夹板拆除后以及诱发活动出现时复发。口服非甾体消炎药物（NSAIDs）可改善症状。

如果夹板固定和 NSAIDs 均不奏效，可采用皮质类固醇注射治疗。该技术与在 TF 中通常采用的方法类似。经第一背侧室腱鞘注射已经证明，可以减少肌腱增厚和炎症[58]。有报道在1~2次皮质类固醇注射后，50%~80%的病人症状可得到改善[51]。

皮质类固醇注射可能出现的并发症包括：手背第一网间隔 SRN 的短暂麻痹，直接注射造成桡神经损伤引起神经炎性疼痛，深色皮肤的病人皮肤色素减退，皮下组织萎缩，肌腱退化、断裂（罕见）。

较严重者或经保守治疗无效的病人需要手术松解第一背侧室。在手术过程中，在第一背侧室做一约1cm横切口至背桡侧茎突。纵向钝性分离暴露第一背侧室。在这一区域行锐性或横向切开增加了损伤走行于韧带表面的 SRN 的可能性。沿其纵向背缘锐性切开韧带覆盖的背侧室时，必须注意该区域解剖学变异[59]。通常情况下，EPB 和 APL 肌腱之间有一间隔[60]；找到并松解该间隔，否则症状不会减轻。封闭皮肤切口及敷料包扎。

虽然 De Quervain 腱鞘炎手术治疗很简单，但并发症的处理却很麻烦。由于第一背侧室不完全松解而引起的持久性症状，需二次手术治疗。可能会出现肌腱的掌侧或背侧半脱位，如果有症状，可利用肱桡肌滑动或相邻背支持韧带行腱鞘重建。SRN 的损伤虽然罕见，但却是严重的并发症。神经的撕裂伤或牵拉伤可引起神经炎或疼痛性神经瘤。通过仔细钝性分离和轻柔操作可以避免并发症的出现。对于医源性桡神经感觉损伤如何做最佳处理方面仍然存在争议。

交叉综合征

交叉综合征是第二背侧室的桡侧腕长伸肌（ECRL）和腕短伸肌（ECRB）肌腱，以及穿过第一个背侧室的拇长展肌（APL）和拇短伸肌腱（EPB）的腱鞘炎。交叉综合征的特征是由肌腱感染发炎导致的前臂远端桡背侧疼痛。疼痛类似于 De Quervain 腱鞘炎引起的尺侧疼痛，可能与局部肿胀有关[61]。

虽然这种情况发生在第1和2伸肌间隔（接近伸肌支持带）肌腱交叉处，但许多主张认为，这种情况是 ECRL 和 ECRB 肌腱的腱鞘炎。交叉综合征也可能是由第二背侧室直接损伤造成。鉴别诊断包括 De Quervain 腱鞘炎、拇指 CMC 关节炎、桡神经感觉过敏（Wartenberg 综合征）和拇长伸肌（EPL）肌腱炎。

交叉综合征被认为与反复腕屈伸的活动有关。举重、赛艇运动员和其他运动员特别容易出现这种情况。

交叉综合征病人主诉背桡侧手腕或前臂疼痛。重复手腕屈伸与拇指运动症状加剧。在检查时，在交叉口区域常常存在一个肿胀点。严重病例在主动或被动腕关节活动时可能会产生一个特征性的捻发音。

保守治疗包括固定、限制活动以及药物治疗。拇指夹板能有效限制腕伸肌和拇指伸肌的活动。经过几个星期的固定后，建议通过随访逐步松解夹板。在家里和（或）工作的动作修正也很重要。NSAIDs 药能帮助减轻疼痛和炎症。

在迁延不愈的情况下，可行第二背侧室类固醇注射治疗。一旦症状得以控制，则着手开始患手的长期治疗恢复方案。

保守治疗无效可应用手术治疗。在第二伸肌隔间做一背侧纵切口，自腕部开始，至发炎部位近端3~4cm[62]。纵向剥离背侧前臂筋膜。找出桡神经分支并加以保护。借着纵向切开跨过第二个背侧室的伸肌支持带，松解 ECRL 和 ECRB 肌腱。为了保护肌腱，有时可以施行完全的腱鞘切除。伸肌支持带不需修复。例行闭合皮肤切口，将手放置在大拇指掌面人字夹板中，手腕保持在15°~20°的伸展位1周。之后进行早期活动范围（ROM）练习。

文献中没有大型系列治疗结果记录。有报道称，大约60%的病人保守治疗有效，手术治疗的病人100%获得长期症状缓解[62]。第二背侧室的松解在理论上可以导致在极端背伸手腕时 ECRL 和 ECRB 肌腱出现弓弦样紧张；然而，并没有文献报道该并发症。

感染

手部感染最常见的原因是创伤。其他易感因素包括糖尿病和神经病变。90% 感染是由革兰阳性菌如金黄色葡萄球菌、草绿色链球菌、A 群链球菌、表皮和 S-表皮葡萄球菌引起。手部感染，如同人体其他部分，可出现五个基本症状：红、热、肿、痛和功能受限。任何手部感染处理的重点为排脓、抗炎、

夹板固定和抬高患肢[63]。

蜂窝织炎

手部蜂窝织炎是一种皮下组织的非化脓性炎症。它的特点是红、肿、硬结和局部温度升高,以及疼痛和压痛。最常见的病原微生物是金黄色葡萄球菌和链球菌。治疗主要是抬高患肢,夹板固定,并正确地使用抗生素。根据定义,诊断蜂窝织炎并没有化脓存在。如果病人在 24 ~ 48 小时症状不改善,则应怀疑脓肿的存在。

甲沟炎

甲沟炎是甲床或甲周软组织感染。它通常开始表现为倒刺和出现在甲床侧一个化脓性病灶。急性甲沟炎的致病微生物通常是金黄色葡萄球菌或链球菌,假单胞菌或变异的菌种较少见。微生物往往通过因咬指甲或指甲修的过短时损伤的表皮侵入。慢性甲沟炎感染(通常由念珠菌引起)发生于手长时间接触潮湿环境的情况,如洗碗工等。

甲沟炎沿指甲边缘发展(横向和近端皱襞处),表现为长时间的持续疼痛、发热、发红和肿胀。脓肿通常沿指甲边缘发展,极少起始于指甲下方。极少数会出现手指深部感染以及感染性屈肌腱鞘炎(FTS)。

早期治疗为加压包扎或湿敷以及应用抗生素。传统使用第一代头孢菌素,但由于耐药金黄色葡萄球菌日益普遍,可先行万古霉素的经验治疗[64]。可触及波动感的肿胀或可见脓肿应给予排尽并抬高患肢,或用 18 号针头插入指甲和甲沟间抽脓(图 44-21)。如果脓肿存在于甲床皱襞下,做甲上皮蒂皮瓣可更好地排脓。脓肿蔓延至指甲下方的就必须部分切除甲体。填入细纱布 24 ~ 48 小时,以维持排脓道畅通。

疼痛剧烈,如果不及时治疗,可导致局部缺血坏死。拇指和示指感染最常见。

指腹被连接远节指骨和皮肤的皮下纤维分隔成无数小间隙。感染可使这些间隙产生脓肿,使密闭的空间压力迅速上升形成巨大的水肿。这些迅速增大的压力可影响血运,导致皮肤和指骨坏死。

木屑刺伤或小切口是常见的诱发原因,但是,50% 病人的病情为特发性。最初的小伤口引起炎症,这是指腹纤维条索间隔浆液的第一个限制。早期感染即可引起疼痛和压痛。在这一阶段,使用抗生素可以治愈感染。如果未能痊愈,肿胀加重和跳痛预示着脓肿的形成。

脓性指头炎的特点是指腹肿胀饱满、跳痛。金黄色葡萄球菌是最常见的致病菌。越来越多关于社区获得性耐药性金黄色葡萄球菌感染的报告。亦有免疫抑制病人和糖尿病病人感染革兰阴性病原菌的报道。指尖血糖测量被认为与感染有关。已有关于糖尿病人咬食自己指甲感染侵蚀艾肯菌的报道[63]。

适当的早期治疗可以防止脓肿形成。应该给予破伤风进一步治疗。应限制频繁应用抗生素治疗葡萄球菌和链球菌。在严重的情况下,必须给予指腹减压以保证供血,不论脓肿形成与否,均应保证液体的排出通畅。排出液应送做细菌培养。

脓性指头炎排脓是比较简单的(图 44-22)。固定手指后做皮肤短切口,只切开皮肤,而后用钝器分离排脓,这样可以减少手指神经或腱鞘损伤。将纱布松散置入伤口内以防止皮肤闭合。手指夹板固定并稍作包扎,不宜过紧。抬高患肢并固定。

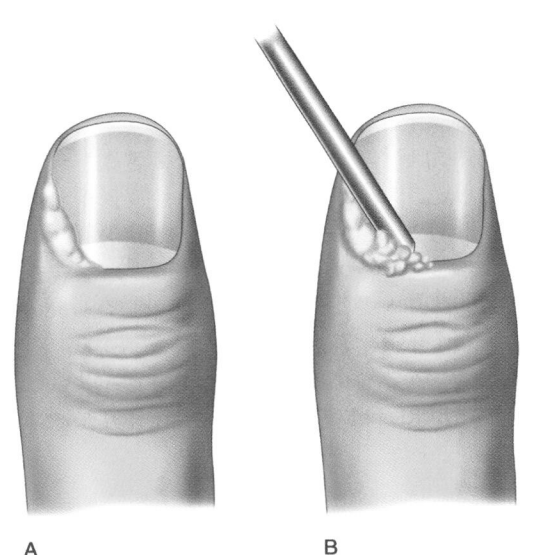

图 44-21　甲沟炎。**A.** 指甲皱襞脓肿是这种感染的标志。**B.** 甲床与指甲皱襞间脓肿的排脓手法

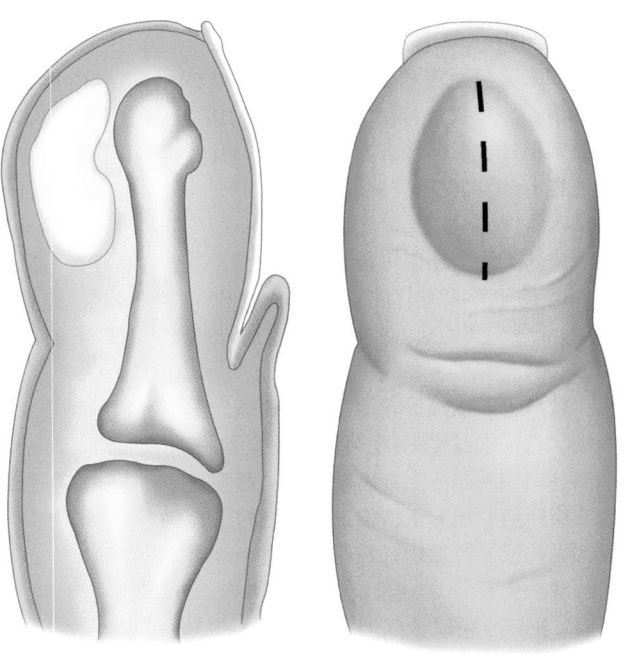

图 44-22　**A.** 如图所示脓性指头炎的脓肿被局限于远端指骨指腹。**B.** 沿脓肿最大直径做纵向切口,切口不应跨过远端指间关节横纹。见文本更多的细节

脓性指头炎

脓性指头炎是手指掌侧指腹的密闭、化脓性感染。通常

关于切口的选择尚存在一些争论。经脓肿最大直径做纵向切口(图 44-22)有效地避免了由横切口或手指的侧面切口引起的严重的医源性并发症。切口不应该跨过远指间关节横纹,以防止屈曲挛缩的形成。不应扩大切口,以避免感染向腱鞘扩散。曾有人推荐做侧向切口,掌侧横行切口、曲棍切口和鱼嘴切口;然而,但这些切口无益并增加潜在的严重伤害。特别是传统的外侧切口可损伤神经血管束引起局部缺血和麻木。鱼嘴切口可导致指尖的间断疼痛。未经处理或感染治疗不完全可导致骨髓炎、腱鞘炎和化脓性关节炎。

咬伤

人类口腔内发现的众多微生物均能导致人咬伤的手发生严重感染。这些感染通常是在双方发生争吵时,通过对方的牙齿造成的皮肤和肌腱在 MP 和(或)PIP 关节磨损和撕裂伤口感染。这些"争斗咬伤"最初的临床表现往往具有迷惑性,从而导致延误治疗和更严重的感染。

人咬伤需要积极评估与治疗。了解损伤的机制是很重要的:对方皮肤和关节囊都被钳夹在牙齿和骨骼之间。一个 3mm 的伤口即可将口腔的微生物接种到手关节中。治疗措施包括灌洗和化脓或坏死组织的彻底清创。患肢应固定和抬高。病人应用广谱抗生素,以杀灭葡萄球菌、链球菌和厌氧菌,如阿莫西林/克拉维(以对抗金黄色葡萄球菌对于青霉素敏感性下降的趋势)。不发酵糖类的革兰阴性菌是人咬伤中一种常见的病原菌。皮肤裂伤应保持开放,以利于后期愈合。狗、猫和其他动物咬伤的处理与此类似。

疱疹性化脓性指头炎

疱疹性化脓性指头炎是远端手指的自限性单纯疱疹病毒(HSV)感染。在美国,每年单纯疱疹病毒感染的发生率为2.4/10 万人[65]。手部最常见的病毒感染和 HSV1 或 HSV2 病毒感染在临床上难以区分。伤口直接感染是该病毒感染的普遍机制。疱疹性化脓性指头炎常出现于患有生殖器疱疹的成年女性、疱疹性龈口炎儿童以及暴露于气管分泌物的医护人员。

这种感染通常累及单个手指,手指出现疼痛、红斑、肿胀等症状。早期出现水疱为疾病的特点。经过约 2 周,囊泡合并,该感染易被误认为是甲沟炎或化脓性指头炎。

诊断通常通过需要详细的询问病史和体格检查得出。体格检查有压痛存在,但无细菌感染所致的压痛严重。这种差异是非常重要的,因为施行疱疹引流时可导致继发性细菌感染以及疱疹病毒传播。如果是囊泡尚不成熟,可以取些囊液做 Tzanck 涂片和(或)病毒培养以确认诊断。但是通常无须累及手指做有创检查即可得出诊断。

疱疹性化脓性指头炎通常在 2~3 周即可自愈。治疗的主要目的是防止口头传染和传播,以及缓解症状。所累及手指应保持用干敷料覆盖。如果根据症状做出早期诊断,虽然没有证据显示阿昔洛韦可缩短这种自限性感染的病程,但一些学者建议口服 10 天阿昔洛韦治疗。但更有力的证据建议在复发感染的前驱阶段,以及在免疫功能低下的病人口服阿昔洛韦。虽然 30%~50% 病人会复发感染,但最初的感染通常是最严重的。

屈肌腱鞘炎

屈肌腱鞘炎(flexor tenosynovitis,FTS)是一种严重的病理生理状态造成正常的手屈肌腱功能的破坏。多种病因可导致这个病理生理过程。最严重的 FTS 是由化脓性感染引起的。FTS 也可继发于一些慢性炎症如糖尿病、类风湿关节炎、结晶沉积、过度使用综合征、淀粉样变性、银屑病关节炎、系统性红斑狼疮和结节病。

化脓性 FTS 能够迅速摧毁一根手指的功能,被认为是外科急症。20 世纪初就已有很多关于感染性 FTS 的独创研究[66]。在 20 世纪 40 年代,推荐术后腱鞘灌洗[67]。Besser、Carter、Burman 和 Nevaiser 在 60 年代描述了封闭连续灌溉和(或)清创等多项技术[68]。

化脓性 FTS 主要是由细菌在含有屈肌腱鞘和丰富的关节液的封闭空间里繁殖引起。自然免疫反应机制引起肿胀、炎性细胞迁移和炎性介质的出现。腱鞘化脓性感染过程以及肌腱炎症反应迅速侵蚀腱鞘旁组织,导致粘连和瘢痕。最终的结果是肌腱坏死,腱鞘破坏和手指挛缩。

感染性 FTS 的主要机制通常是锐性创伤。大多数感染由皮肤菌群引起,包括葡萄球菌和链球菌。不同的病因涉及不同的细菌感染:咬伤[巴氏杆菌-猫,革兰阴性菌(E. corrodens)-人];杆菌、梭杆菌、嗜血杆菌、革兰阴性菌感染—糖尿病病人;血行传播(结核分枝杆菌、淋病奈瑟菌)与液体相关穿刺[创伤弧菌(M. marinum)]。任何手指的感染均可能蔓延到邻近的手腕、腕管、前臂[69]。

随着屈肌腱鞘脓液的积累,密闭的空间压力增加并抑制炎症反应。增加的压力也能抑制血供和加速破坏进程。肌腱缺血增加了肌腱坏死和断裂的可能性。

感染性 FTS 病人主诉疼痛、发红和发热。体格检查发现显示屈肌腱鞘感染的 Kanavel 征阳性,即手指轻度前屈,弥漫性肿胀,沿屈肌腱鞘分布区压痛,手指活动时腱鞘分布区疼痛(图 44-23A)。

免疫缺陷、有感染早期表现、最近接受抗生素治疗或有慢性无症状感染的病人可能不出现 Kanavel 征。鉴别诊断包括炎性(非化脓性)FTS、疱疹性瘭疽、化脓性关节炎、痛风、骨折、退行性关节炎或类风湿性关节炎、籽骨炎和血管脂肪瘤(有时误诊为 FTS)。

如果病人表现为疑似感染性 FTS,可行经验性抗生素静脉输注治疗。早期及时的治疗可以避免手术引流。对于健康个人,经验性抗生素治疗应覆盖金黄色葡萄球菌和链球菌。对于免疫功能低下病人(包括糖尿病病人)或咬伤感染,经验性治疗也应包括革兰阴性菌。

抗生素治疗的辅助治疗包括夹板固定(首选内上位)和抬高患肢,直到感染得到控制。一旦疼痛和炎症得到控制即应该开始手的康复训练。

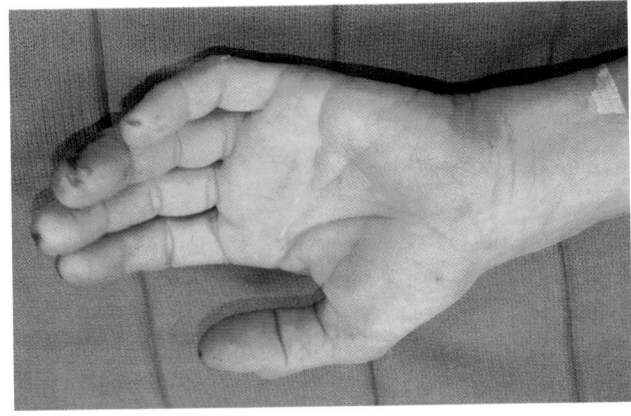

A

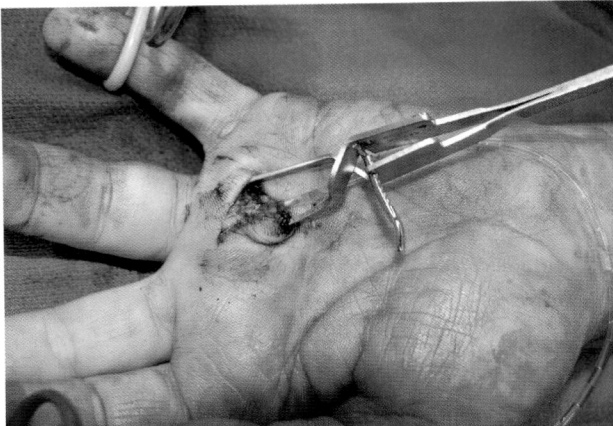

B

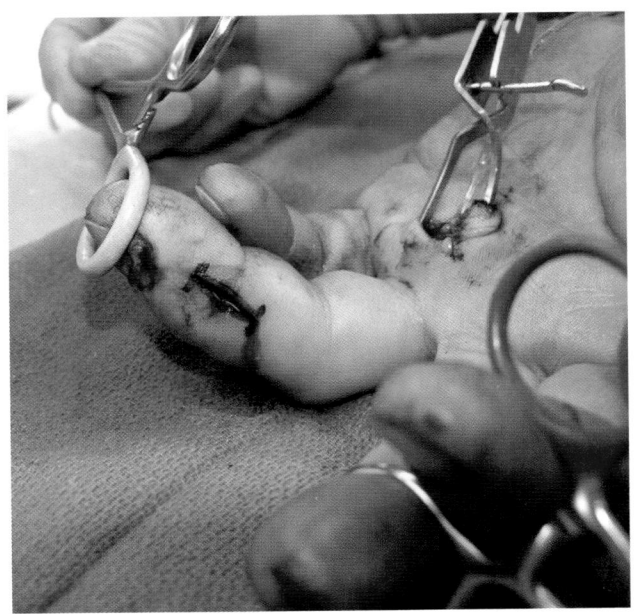

C

图 44-23　环指化脓性屈肌腱鞘炎。**A.** 手指呈梭形肿胀,屈曲位。**B.** 近端脓肿暴露。**C.** 远端引流切口

如果尝试单独药物治疗,必须住院观察 48 个小时以上。如果 12～24 小时内症状没有明显的改善,必须行手术治疗。此外如果是免疫缺陷或糖尿病病人,则必须予以手术。

感染性 FTS 的排脓有几种常用术式。根据感染的程度采用不同的方法。Michon 设计了一个分类方案[70]对于手术治疗方面可能具有指导作用。

第一阶段结果:鞘液增加,主要是浆液性渗出。

治疗:导管灌洗。

第二阶段调查结果:化脓性液体,肉芽肿性滑膜。

治疗:微创置管引流+灌洗。

第三阶段结果:坏死的肌腱、滑轮或腱鞘。

治疗:尽可能广泛地切开清创甚至截肢。

对于感染的第一、二阶段,目前的建议提倡近端和远端切口充分引流灌洗。A1 滑车处做一近端切口(见图 44-23B)。在该手指做掌侧 Z 形切口或做中轴切口。在 A5 滑车附近做远端切口(见图 44-23C)。Brunner 切口可以更好地起始暴露,但如发生皮肤坏死可能会产生肌腱覆盖困难。如果使用,应在神经血管束背侧做中轴切口。将 16 号导管或 5 号小儿喂食管插入到腱鞘通过近端切口。大量生理盐水灌洗腱鞘。避免过多的液体外渗到软组织,因为渗液可以使组织压力增加导致手指坏死。灌洗后移除导管。放置一个小引流管在远端切口,切口保持开放。一些外科医师建议连续灌洗 24～48 小时。缝合固定导管,并在远端切口放置一个小引流管。每 2～4 小时通过留置的引流管进行用无菌生理盐水连续或间歇灌洗。

腱鞘切开清创的适应证包括第三阶段感染、慢性感染和非典型结核分枝杆菌引起的感染。为了暴露腱鞘,沿手指指节行 Brunner 切口或中轴纵向切口。拇指和小手指做桡侧切口,其余手指由尺侧做切口。切口远端起始于 A5 滑车水平,或仅仅超过远端指横纹,并延长到网间隙。对于广泛感染者,保留 A2 和 A4 滑车打开其余所有的十字滑车腱鞘。脓性液体应送去做需氧、厌氧、真菌、耐酸杆菌和非典型抗酸杆菌化验。在已知结核分枝菌感染的情况下,广泛腱鞘切除是必要的。如果累及小指或拇指,或有证据证实涉及掌侧滑囊,需在腕横韧带近端增加切口,以确保桡侧和尺侧滑囊的通畅排脓。进行大量腱鞘灌洗,保持切口开放并放置引流。

手术后,使用夹板固定,患肢抬高,以及在等待培养结果时适当的制订经验性抗生素治疗方案。次日,再次检查患肢。开始功能锻炼,出院之前拔除引流条。切口开放做二期愈合。严重病例可能需要重复灌洗和手术清创。

使用静注抗生素的治疗时间取决于培养和药敏结果及病人具体的情况。从静注过渡到口服抗生素不仅要基于培养,结果而且要结合临床进展。口服抗生素应持续 7～14 天。而后应继续口服至感染得到控制、所有的伤口闭合、疼痛消失以及活动恢复。感染性 FTS 症状出现早以及没有合并症的病人预后较好。暴发性感染、慢性感染、免疫功能低下的病人会增加长期并发症和损伤的风险。最常见的并发症是继发性腱鞘粘连导致手指僵硬。如果手指丧失功能的情况持续存在,术

后 4 个月可以考虑施行肌腱松解术。其次主要的并发症是软组织坏死,这种情况多见于糖尿病病人[71]或疾病的进展过程中症状表现较晚者。

关节间隙感染

　　手指的关节很容易遭受穿透伤。在背面,它们只覆盖皮肤和伸肌腱,而侧面的侧副韧带位于皮肤的正下方。因此,锋利的物体可以很容易地传染微生物入关节。化脓性关节炎的常见原因是人类或动物咬伤掌指关节。化脓性关节炎可以发生在牙齿、针或棘刺引起的创伤,或伴发于腱鞘炎或骨髓炎。症状是局部疼痛,压痛和关节肿胀。被动运动和轴向联合运动会导致剧烈疼痛。在早期阶段,X 线平片可能显示关节间隙略有增宽。数周后可发现关节破坏。在这种情况下,最可能存在骨髓炎。要排尽感染和预防化脓性关节炎的后遗症,早期手术治疗是最重要的。

　　化脓性关节炎的治疗取决于累及哪个关节。对于 IP 关节,做背侧横切口打开关节,并延长至伸肌腱末端(DIP 关节)或延长至中央腱和侧副韧带之间(PIP 关节)。灌洗关节以及皮肤保持开放。对于 MP 关节,则需做一个背侧切口,纵向切开伸肌腱,切开关节囊并部分切除,进行彻底的关节灌洗。关节囊和皮肤保持开放,但伸肌腱做连续、锁边、可吸收缝合。即使行早期治疗的病人,也不能完全避免关节炎和纤维强直。

　　病人疑似腕关节化脓性关节炎或结晶关节病,可先尝试关节穿刺,然后才考虑外科手术治疗。触诊 Lister 结节[桡骨背侧远端骨头隆突充当拇长伸肌(EPL)的一个滑车],然后从这一点远端约 1cm 处用一个 18 号针头,向皮肤倾斜 10° 插入(而不是真正的垂直)。抽取液体送革兰染色、晶体分析以及细菌培养。如果无法抽出液体,则应注入 3ml 无菌生理盐水,然后抽取液体送检。如果革兰染色或细菌培养阳性,或病人的临床干预过程有效,则行腕关节手术引流。在第 3(EPL)和第 4(EDC 和 EIP)间隙间做一个纵切口,通过桡腕关节舟月隔打开腕关节囊。谨慎操作以避免伤及连接舟状骨和月骨的韧带。放置烟卷样引流管,同时皮肤保持开放。夹板固定腕关节和抬高患肢。术后第 1 天开始功能锻炼治疗。

指蹼间隙感染

　　第 2 ~ 4 指蹼间隙是感染的潜在部位。在指蹼间隙中存在的筋膜支持结构称为指蹼韧带。在 Dupuytren 病中,该韧带可发生牵拉挛缩,阻断了掌、背侧的间隙,可以预防指蹼间隙感染的发生和扩散。在背侧和掌侧脓腔通过狭窄的指蹼连接在一起形成的典型脓肿,称之为哑铃状脓肿或领口状脓肿。检查时病人通常有典型的疼痛、肿胀,掌侧和(或)背侧掌间隙表面可触及波动感。邻近手指在外展(图 44-24A)及用力内收时可引起疼痛。这些感染各自通过背部和掌侧切口排脓。在网间隙中留下大于 1cm 的完整皮桥。两个切口分别放置烟卷样引流管(图 44-24B)并在出院前拔除。

掌中间隙感染

　　穿刺伤后深部掌间隙可能会产生脓肿。这些感染可引起红肿、波动感和疼痛。手的深筋膜间隙都是一些潜在的间隙包括所有的小鱼际,掌中和鱼际间隙。小鱼际间隙起始于小鱼际肌筋膜桡侧,并穿过手的尺侧边缘。掌中间隙以掌骨间肌背部和手指屈肌腱掌侧为界。最后,大鱼际间隙由拇内收肌背部和示指屈肌腱前侧之间的区域构成。在某些病人,鱼际间隙感染可能扩散到远端第一网间隙,而后蔓延至第一骨间背侧肌,被称为 Pantaloon 脓肿。

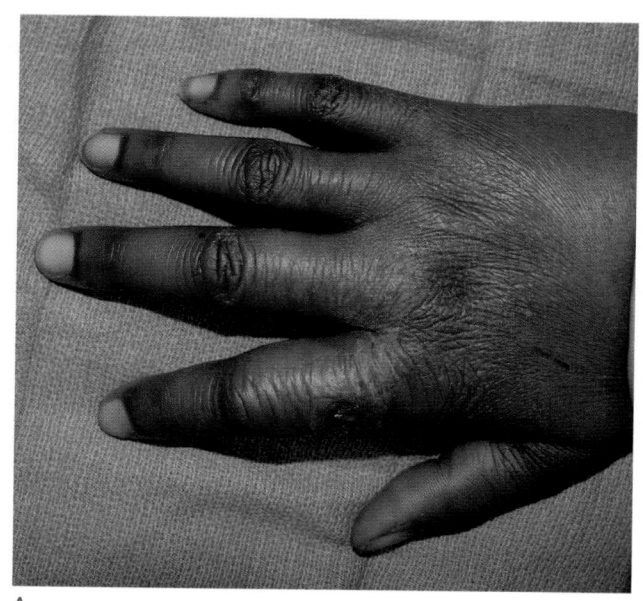

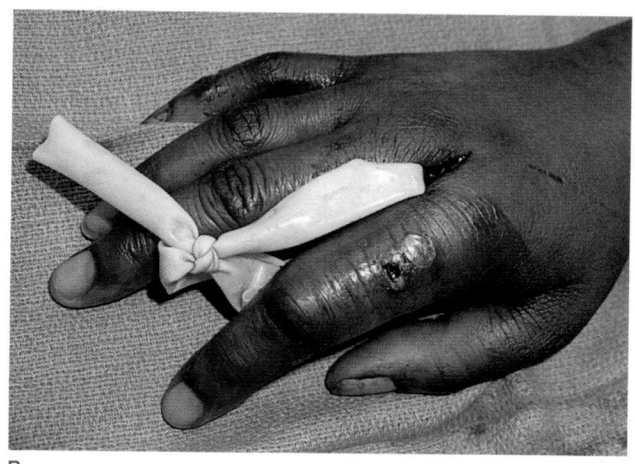

图 44-24　**A.**(第二)指蹼间隔周围的手指较其他手指横向外展。**B.** 背侧与掌侧做引流切口,由指蹼间隔皮桥分隔;放置 Penrose 引流管防止皮肤过早闭合

　　这些间隙很容易受到直接穿透伤、邻近间隙感染蔓延或血行播散的感染。由于手背侧淋巴管相通,即使手掌受伤,手背也经常出现红斑、肿胀。治疗包括仔细切开引流和常规的术后治疗。对于 Pantaloon 脓肿,需在网间背侧隔做第二个切口。指蹼间隔皮肤必须保留完整皮桥,以防止术后指蹼韧带的挛缩。哑铃状脓肿通常也用烟卷样引流管行引流治疗。

对于怀疑病人手部有炎症或感染的病人，临床体格检查最常用。普通 X 线平片有助于排除骨折及异物。临床检查

结果可根据每个脓肿的位置用于支持或排除特定的诊断（图44-25）。

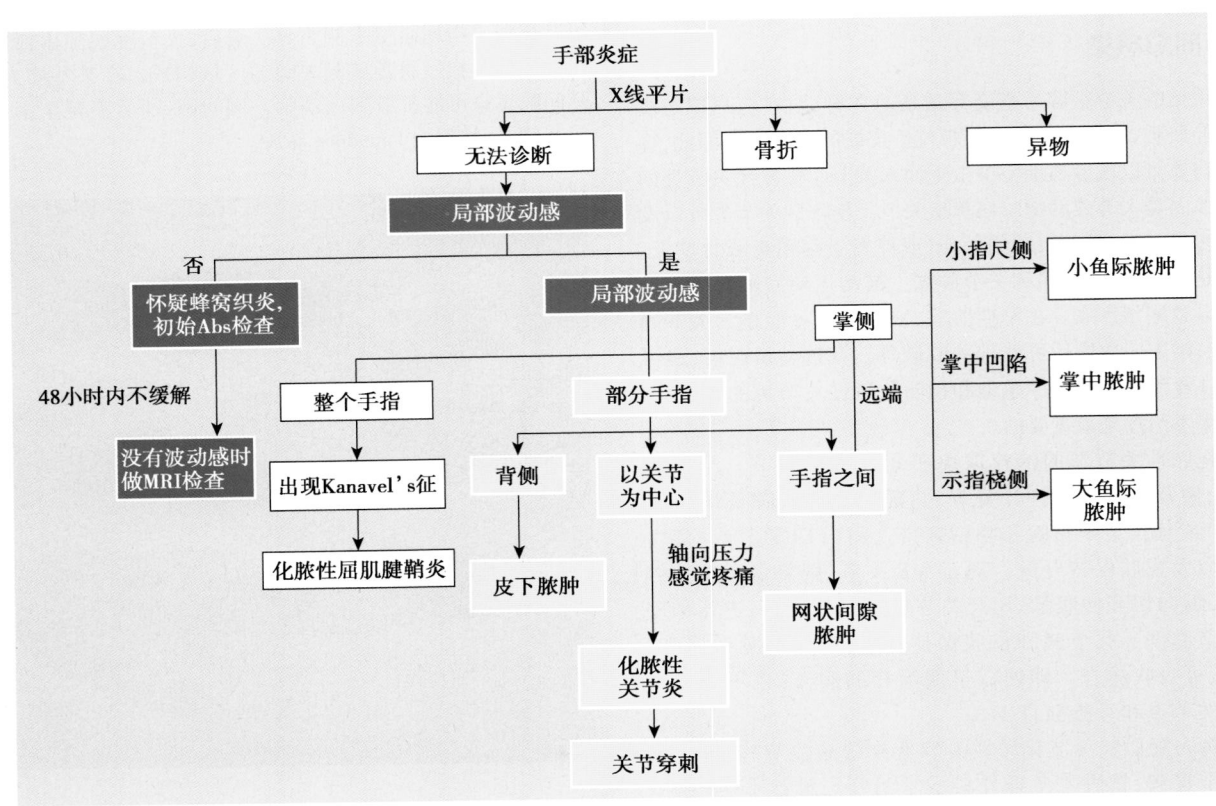

图 44-25   诊断法则。对于手发炎病人的诊断做感染评估。详情请参考文本关于特定传染病的诊断。Abx，抗生素；FTS，屈肌腱鞘炎；IF MC，示指掌骨；MRI，磁共振检查；SF MC，小手指掌骨

肿瘤

手上的异常肿块和突起是极为常见的，被认为是肿瘤。它们可能与良性增生有所不同，极易发生恶变而需要紧急治疗。幸运的是，手部的肿瘤大多数是良性的。通常可从病人提供的病史和病变的检查得出诊断。组织病理检查可确诊。

肿瘤可来自任何骨骼或软组织。大多数病灶可以切除治愈，但是往往因为解剖因素而难以达到。肿瘤往往紧邻手的重要结构，如神经和血管，术中必须加以识别和保护。手部肿瘤大致可分为良性和恶性，最常见的病变在下述良性病变和恶性肿瘤中加以描述。

良性病变

腱鞘囊肿是最常见的手部软组织肿瘤[72]。这些病变可引起疼痛，通常都发生在腕背侧，其次是腕关节掌侧、屈指肌腱鞘和远指间关节背侧（黏液囊肿）。这些假性肿瘤为黏液囊肿，充满液体的囊泡均由关节滑膜、韧带和肌腱鞘滑膜的过敏和炎症引起。因为它们没有上皮组织，比起囊肿本身，产生或漏出滑液的位置才是治疗的重点。囊液可被吸出；囊肿压力的突然下降可以使两边的囊壁结痂并且闭合。明确的治疗方法是手术清创切除结痂和滑液。在常见的腕部背侧囊肿

中，自腕关节囊至舟、月韧带的清创是被认为是实现低复发率一个最重要的方面。腕部掌侧腱鞘囊肿常发生在桡、舟、头韧带跨过桡舟关节处。切除时需要完整地剥离和保护毗邻的桡动脉以及桡动脉浅支的分支（SRN）。对于屈肌腱鞘囊肿切除，走行于其下的环形滑车和邻近的手指神经血管束，在剥离过程中必须加以保护。

脂肪瘤是人体非常见的肿瘤。然而，尽管它们是良性肿瘤，脂肪瘤仍可压迫邻近的周围神经造成手的神经病学改变。脂肪瘤可以压迫正中神经引起类似于腕管综合征（CTS）的症状；压迫尺神经和桡动脉浅支也可引起手部的感觉减退[73]。

内生软骨瘤来源于软骨，是最常见手部原发性骨肿瘤[74]。以上这些病变占手部骨肿瘤 90% 以上[75]。近端指骨是最常见的发生部位，其次是掌骨。在 X 线平片上，软骨瘤病人通常在骨干或干骺端病变部位发现一个明显的透亮区，或一个明显的钙化缘。虽然这些肿瘤是良性的，局部的骨破坏可导致病理性骨折。

腱鞘巨细胞瘤的是手部的第二常见肿瘤。该肿瘤起源于腱鞘并影响手指的功能，分为离散、结节或息肉型。虽然关于反应性增生与炎症过程的学说被广泛接受，但病因未明[76]。肿瘤通常无明显疼痛和临床症状，如果它压迫附近手指神经，偶尔会出现远端麻木。这些肿块通常出现在手和手指的掌

面,最常见于远指间关节周围。肿瘤为坚硬分叶状、生长缓慢的肿块,并牢牢固定在底层结构上。手指近端肿块上覆盖的皮肤往往可自由滑动。肿瘤的压迫可侵蚀邻近骨皮质结构。可行骨巨细胞瘤切除治疗。

骨巨细胞瘤多见于 20 ~ 40 岁的病人。Jaffe 提供的临床描述和分级制度沿用至今[77]。其病理特点是存在多核巨细胞。疼痛是较常见的主要症状[78]。肿块主要出现在骨骺,并不断扩大,导致皮质破坏,最终发生病理性骨折。巨细胞瘤主要出现在桡骨远端,较少发生于指骨。非手术治疗包括放疗和栓塞。手术治疗包括病灶清除,但这可导致疾病的复发。目前,辅助治疗如冷冻和骨水泥填充已经降低了病灶清除的复发率[79]。

化脓性肉芽肿可单个发生于皮肤,合并充血和溃疡的特点。反复的感染和(或)炎症损伤被认为是该病变最可能的原因,但并非真正的肿瘤。血管因素也被认为是其病因[80]。彻底治疗化脓性肉芽肿须一并切除大量周围的正常组织。另一种有效的治疗方法是清除病变皮肤和凝固病变基底。

恶性肿瘤

鳞状细胞癌(SCC)是手部最常见的原发性恶性肿瘤,占恶性肿瘤的 75% ~ 90%。男性中较普遍,为女性 2 ~ 5 倍以上。危险因素包括阳光暴晒、X 射线辐射、慢性溃疡、免疫抑制、色素性皮肤干燥症和阳光角化病。太阳辐射是鳞状细胞癌的最危险因素。烧伤或创伤性瘢痕发展的溃疡可能发生恶变(Marjolin 溃疡),为更具侵袭性的鳞状细胞癌。正进行免疫抑制治疗的器官移植病人患皮肤癌的风险增加 4 倍,而色素性皮肤干燥症的病人发展成非黑色素性鳞状细胞癌的风险增加了 1000 倍。这些肿瘤往往表现为小而结实的结节或边界不清的斑块。病灶表面可能出现从光滑的疣状到溃烂(图 44-26)等各种变化。剥落、出血、结痂均常见。通常情况下,SCC 仅局部蔓延,但是,报道显示辐射病灶和烧伤瘢痕转移率高达 20%。治疗方法包括病灶刮除术、电凝疗法、冷冻及放射治疗。标准的手术治疗是切除至肿瘤边缘外0.5 ~ 1cm[81]。

基底细胞癌(BCC)占手部恶性肿瘤的 3% ~ 12%。风险因素类似于鳞状细胞癌,包括长期太阳暴晒、光肤色和免疫抑制作用。其他相关因素包括接触无机砷与 Gorlin 综合征。基底细胞癌的典型表现为手部的一个小结节,半透明、易辨认,界限清楚且瘤体周围毛细血管扩张。远处转移十分罕见。基底细胞癌的治疗选择包括电凝疗法、冷冻以及放疗。标准疗法是手术切除至肿瘤边缘外 0.5cm。虽然常规用于面部基底细胞癌,但莫氏显微手术很少用于手部病变。

尽管原发性恶性黑色素瘤约只占手部恶性肿瘤的 3%,但发病率呈上升趋势[82]。危险因素包括长期太阳暴晒、发育不良痣、白化病、家族性黑色素瘤和先天性痣。侵蚀性生长,颜色或形状的变化,边界不规则,加速增长等均提示黑色素瘤。甲床的色素病变必须积极寻求活检,以确定是否为甲下黑色素瘤。存活率与肿瘤侵及程度有关。主要的治疗手段是手术切除或截肢,对病灶侵蚀达 1mm 者,清创至边缘外 1cm,对于较厚的病灶则切除 2cm 的边缘[83]。临床上可触及的结节均应切除,以便分期。虽然选择性淋巴结清扫起一定作用,

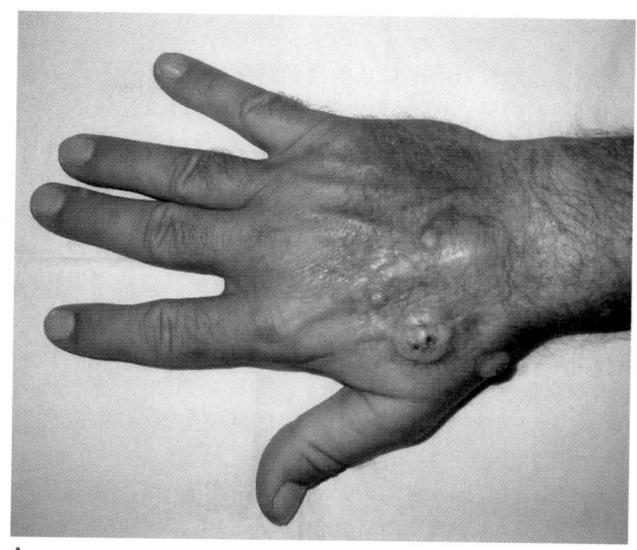

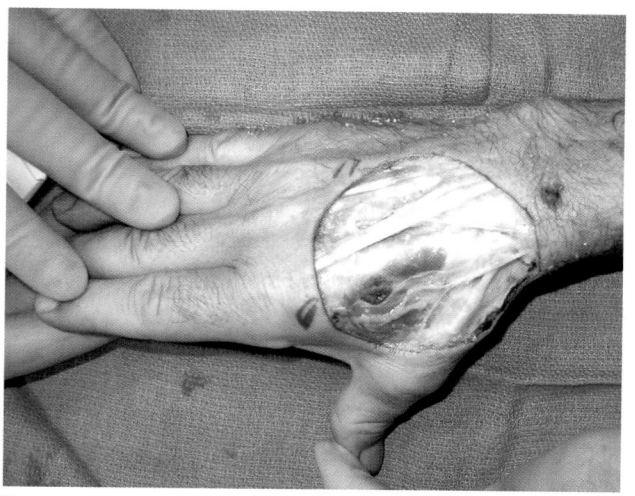

图 44-26　手背侧鳞状细胞癌。**A.** 病人先前切除的鳞状细胞癌沿切口复发。**B.** 沿边缘外 1cm 切除,出现术后缺损,腱旁组织是完整的。伤口暂时有异体移植物覆盖,一旦最后确定边缘阴性,厚片分离皮肤(皮瓣)移植

但已有报道证明前哨淋巴结是一个非常重要的预后因素。阻断血流灌注有望用于治疗转移性疾病。甲下黑色素瘤的治疗通常采用 DIP 关节水平的截肢。已有研究报告显示甲下黑色素瘤病人 5 年生存率达 66%[84]。

烧伤

尽管手掌只占 1% 人体的体表面积,手部烧伤可以导致严重的短期或长期的残疾。手部烧伤被认为是需要在烧伤中心进行专门治疗的严重伤害。手部烧伤的管理涉及多学科并且需要专业的手外科医师,护士和职业理疗师。自手部烧伤之日起即开始综合治疗,并可以同步进行其他复苏治疗。处理包括水肿控制,避免长时间固定,预防感染,保护可再生组织和预防挛缩。

急性期处理

呼吸道和呼吸问题在基本得到解决后,需要对手部的血液循环进行评估。桡、尺以及掌弓动脉搏动可通过触诊或多普勒超声进行初步评估,之后还要经常进行评估。客观证据显示灌注不足(如临床检查不断提示恶化转变或搏动消失或多普勒信号消失)表示需要切痂,特别是手和(或)手臂全层皮肤烧伤。切痂可在床边进行,在局部麻醉下和(或)静脉镇静下使用手术刀或电刀切痂。在前臂全层皮肤烧伤需做桡侧和尺侧纵向切口。切痂要逐步切至远端(自手腕至手掌,然后是手指)以恢复血流灌注。手指的切痂通常在大拇指和小手指取桡侧纵向切口,而示指、中指和环指取尺侧纵向切口[85]。以上手指切口位置为首选,以避免生成瘢痕,造成手指抓捏时和接触手指产生疼痛。

手部烧伤后的水肿阻碍手部活动,并可能是术后形成挛缩的一个因素。患手必须抬高至心脏水平以上,以尽量减少水肿的形成。这是在手部烧伤处理中最重要的一步,并可以用在任何程度的烧伤中,但又不妨碍心肺复苏或其他重症监护。

初步清创失活组织后,烧伤手应每天清洗两次。部分全层烧伤的皮肤可用磺胺嘧啶银乳膏处理。某些部位还需联合使用磺胺米隆醋酸盐和磺胺嘧啶银乳膏。一些已经完全清创的全层烧伤需做包扎治疗。异体移植(人类尸体皮肤)虽然价格昂贵,但却起到了很好的临时包扎作用。另一种选择是人工合成伤口敷料(Bertek 制药,Morgantown,WVa),半合成双分子层敷料,是由弹性尼龙纤织物粘合半透硅橡膜并涂覆一层胶原蛋白多肽组成。由这种材料制成的手套是可用于各种大小和全皮层完全清创的烧伤手的理想敷料。也有报道示体外培养的自体角化细胞有助于伤口覆盖。

烧伤手的不正确放置、夹板固定或摆放均可导致挛缩。这些挛缩预示严重的残疾并难以在随后的重建手术中得以纠正。一个典型的挛缩是"内在肌挛缩",即掌指关节过伸僵直,而指间关节屈曲僵直[86]。掌指关节周围韧带是烧伤手最重要的结构,因此烧伤手应摆放在掌指关节能够最大限度屈曲和伸展这些相关韧带的位置上。夹板固定的理想解剖位置是拇指完全外展位。矫形夹板可有助于前臂烧伤的稳定包扎;用 Velcro 绷带绑定夹板允许有少许松动,以适应水肿加重。在特殊情况下,不稳定的掌指关节和指间关节可行临时克氏针关节固定,维持烧伤手在功能位上。

专业治疗在烧伤后对于手的功能有重大影响。注意早期的专业治疗可以最大限度地减少术后重建的需要[87]。功能重建是病人的最终目标,这有赖于病人在专业治疗过程中付出的努力。有些医师认为,伤后 1 年是功能康复的最佳时期。

在许多情况下,在良好的伤口护理下,皮肤会自发愈合,而无须手术治疗。在其他情况下,则要手术切除烧伤皮肤以及植皮。植皮应及早进行,因为烧伤后 14 天症状会变得明显而使伤口不能完全愈合。

围绕着烧伤手是否进行皮肤移植的必要、时机和方法存在相当大的争议。多个前瞻性对比研究表明晚期的手术治疗和非手术的单纯护理治疗对烧伤手功能的恢复没有实质影响。同样,功能也不受薄片移植或是网状移植选择的影响,而还有学者称烧伤手的非网状移植和网状移植的效果差异不大。针对手皮肤移植的时机也存在着争议。对于烧伤病人,

皮肤移植的首要目标是存活,第二是功能,第三是美观[88]。当计划行烧伤手皮肤移植时均应考虑到这些。如两只烧伤手都要行全覆盖皮片移植,可能需要取几个大片的自体皮肤移植。同样是自体移植,网状移植可涵盖更大的面积,从而降低烧伤总面积。然而,因要等残余的皮肤愈合而推迟移植,这对于烧伤者手的功能恢复没有什么意义。因此存活与功能之间的平衡必须审慎考虑[89]。

手烧伤削痂应该在止血带下进行,以便将潜在的血液丢失造成的影响降至最低。使用皮肤钉,缝合或纤维蛋白胶做皮肤移植较为安全可靠。一些外科医师在移植开始之前用夹板固定烧伤手,以尽量减少剪刀手的出现。1 周后夹板移除并开始治疗。鼓励病人在日常活动中使用双手,并嘱咐其积极进行功能锻炼。

真空辅助闭合装置(V. A. C.,KCI,San Antonio,TX)是先进的伤口护理装置,并对于手具有特殊的帮助。治疗中会用到为烧伤手特制的海绵,目前已被许多中心用于烧伤手的治疗(图 44-27)。现在正在研究通过早期应用真空治疗是否能限制烧伤的进展和减少水肿。V. A. C. 海绵也为烧伤手的功能位夹板固定提供了一个很好的方法。

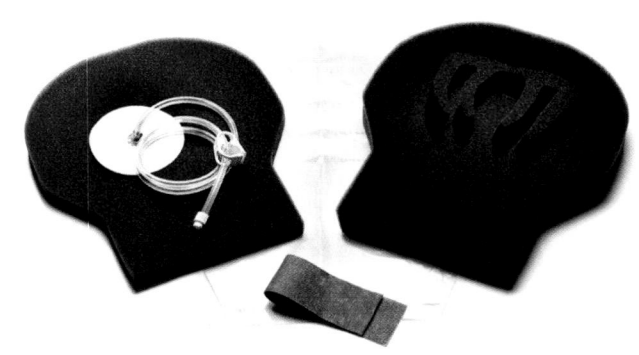

图 44-27　V. A. C. 海绵手套

重建

烧伤后需要重建的最常见的上肢畸形均为手背伸畸形和指蹼间隙出现挛缩。理想的情况下,适当的处置可以防止手背挛缩。如果最初不是切除筋膜,那么有些背部皮下脂肪将得以保留,便可行瘢痕松解。松解的瘢痕移至远端,这时可行植皮以填充其造成的缺损。任何的松解必须保持 MP 关节的完全活动范围。正确的早期手术和辅以压缩手套补充网间隔结构可以降低指蹼间隙挛缩可能性。在正常的指蹼间隙中,指蹼间隙掌面的前缘是背面远端。典型的背侧指蹼间隙挛缩,由于背侧并指,这种情况是相反的。严重时,手指外展受限。可以通过局部皮瓣和 Z 字成形术(图 44-28)修复。

当手烧伤较深时,初步清创可暴露具有活力的肌腱或关节。然后做皮瓣覆盖。局部皮瓣可选择前臂扭转皮瓣。广泛的损伤可能需要移植游离组织如股前外侧游离皮瓣(图 44-29)或上臂外侧游离皮瓣。在某些情况下,由于受伤广泛而无法使用局部皮瓣和因为整体医疗条件不足或血管供应不足禁忌游离组织移植者,则需要使用带蒂皮瓣,如腹股沟皮瓣。如必须行皮瓣或全层皮肤移植,但对于病人来说难以获得或不适合时,可用真皮替代物覆盖[90]。

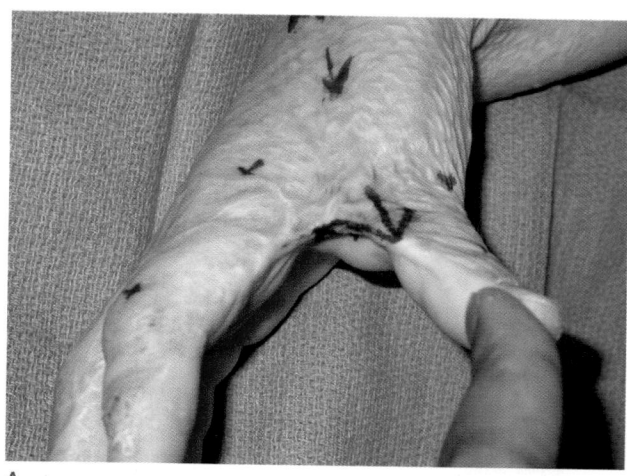

A

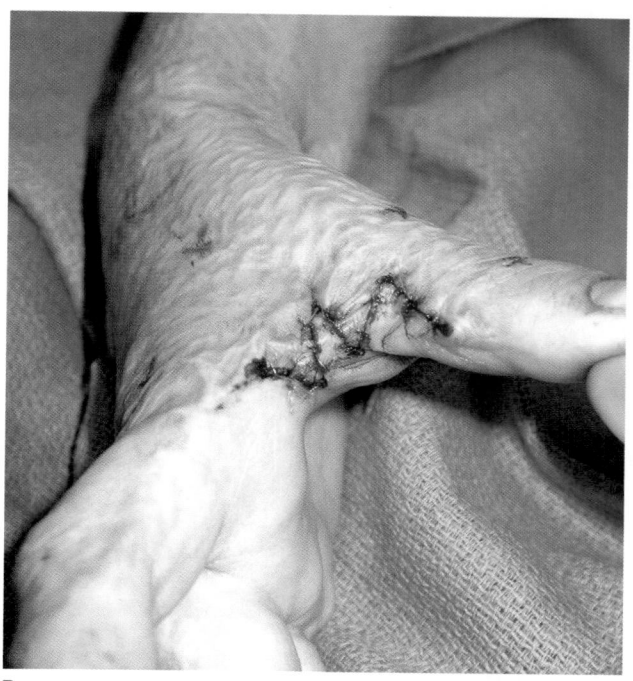

B

图 44-28　指蹼间隙挛缩 Z 字成形术松解。**A.** 虎口区烧伤挛缩。**B.** 术后效果

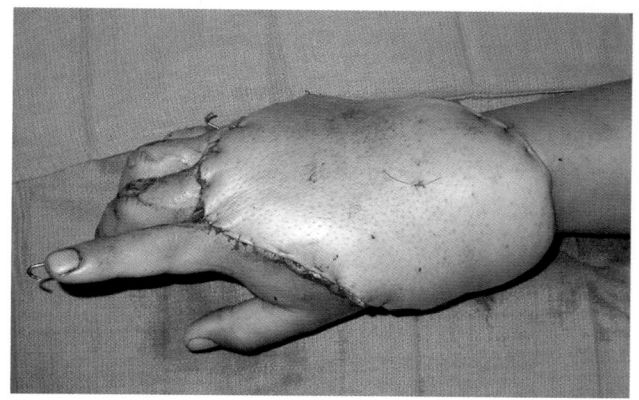

图 44-29　股前外侧皮瓣重建手背较大伤口。伤口覆盖成活,条件成熟需要对皮瓣进行外科手术修饰,以达到美观

特殊情况

化学烧伤的双手要持续用清水冲洗直到疼痛明显减轻才停止。酸灼伤可能需要灌洗 20 分钟,而碱烧伤可能需要灌洗几个小时。氢氟酸烧伤是一种特殊情况,这种烧伤类型的特点是当化合物侵蚀至深层组织时才感觉剧烈疼痛。氢氟酸迅速地结合组织中的游离钙,引起低钙血症导致心律不齐和心搏骤停。生理盐水冲洗后,混合葡萄糖酸钙胶体放入手术手套中,然后套到烧伤手上。如该治疗不能缓解疼痛,则需要局部动脉内注射钙离子。

当电流通过组织时,肌肉和骨骼中会产生大量热量,导致这些组织损坏和坏死。而皮肤由于处于外部可散热而未受损害。主治医师必须高度怀疑更深层的病变,包括筋膜室综合征和前臂横纹肌溶解。虽然有些外科医师基于损伤的机制和经验施行筋膜室切开,筋膜室切开原则与其他筋膜室综合征情况类似。在上肢,需要切开掌侧,外侧和背侧筋膜室,两个切口平行成 180°。腕管减压也是前臂减压的一部分。是否行大鱼际、小鱼际和骨间隙筋膜切开,主要依据切口的位置和临床检查结果而定[91]。

血管疾病

血管病变包括广泛的病理生理状态,其导致微血管异常灌注,潜在威胁手或手指的发育。上肢和手的血管疾病可分为急性或慢性病变。

手的急性血管损伤可由外伤或医源性的原因引起。创伤性血管损伤已经在本章前面的血管损伤一节讨论过。医源性原因包括桡侧动脉导管或药物注射。随之可能发生急性血管栓塞,造成远端缺血。手血管损伤程度主要依据其远端灌注是否充分而定。临床检查和彩色多普勒超声评估可提供充分的信息。如果不做这些检查,对比血管造影是评价血管灌注的金标准。当有指征时,也可直接行局部溶栓治疗和球囊取栓术或血管重建。

慢性血管疾病往往发展缓慢,并多见于老龄人群。这一类病变包括动脉粥样硬化、缓慢血栓形成(包括小鱼际锤击综合征)、血栓闭塞性脉管炎(脉管炎病)、栓塞、血管痉挛性疾病。

肱、桡、尺动脉粥样硬化急性血栓形成需要手术探查,取栓和可能需做大隐静脉移植。虽然血管成形术通常用于治疗其他血管床的动脉粥样硬化病变,但桡动脉和尺动脉粥样硬化最好行手术治疗。桡和尺动脉两者损伤,病人通常呈现出相应的症状。具有良好远端血运的完整掌动脉弓的存在,即使仅仅修复尺或桡动脉,其预后也较好。手和手指动脉粥样动脉硬化改变难以治疗,并且常常合并严重的全身性疾病和糖尿病。行旁路移植的远端血管必须做血管造影,以考虑完善的旁路移植步骤。在疼痛或坏疽等极端情况下截肢可能是最好的选择。动脉瘤以切除和大隐静脉移植修复为主。

小鱼际锤击综合征

尺动脉在钩状骨的钩状突处形成动脉瘤血栓在是手血管闭塞疾病的一种常见类型。这就是所谓的小鱼际锤击综合征,它通常是体力劳动者手掌尺侧受到重复的创伤与冲击的结果[92]。症状包括疼痛、麻木及刺痛感、握持无力、手指颜色改变,甚至出现坏疽或指尖溃疡。尺动脉血栓可移动,导致掌弓或手指血管栓塞。

如果遇到急性发作,近端栓塞可通过球囊导管实现再通,或有时通过动脉切开术直视取栓再通。远端栓塞则需要溶栓药物溶解血栓和恢复再灌注。大血管栓塞和急性再灌注损伤可能会导致水肿和筋膜室综合征,需行筋膜切开术。因此,必须对此保持高度的警惕性。

对于较常见的慢性渐进栓塞,应切除尺动脉被累及部分。对于有丰富远端血运病人简单结扎和切除是否足够,或者所有病人均应进行血管重建,这在文献上的尚有分歧[93]。作者的个人偏好是所有病人均做重建。

血管痉挛性疾病

雷诺现象是由于过度刺激交感神经系统引起。动脉灌注减少往往导致手指呈发绀。虽然发病的症状是良性的,长期发作可导致萎缩性变化、疼痛性溃疡或手指坏疽。雷诺病当前仅有雷诺现象出现,而无其他相关疾病的发生。这种疾病影响年轻女性为主,并往往是双侧。相比之下,在雷诺现象与一个潜在的结缔组织疾病如硬皮病相关时,往往会出现雷诺综合征(Raynaud's Syndrome)。动脉狭窄是由特定的医学紊乱导致血管病变引起的。

硬皮病是一种自身免疫性结缔组织纤维化及胶原在组织异常沉积导致的疾病。许多器官均受到影响,以皮肤最常见和显著。这种疾病因内膜纤维化损伤血管导致微血管疾病。血管受雷诺现象的影响,病人出现疼痛、溃烂,有时出现手指的坏死。

对于硬皮病和雷诺现象,病人行交感神经阻断可以减轻疼痛和促进溃疡愈合。在这个过程中,根据手指所受影响而剥离桡动脉、尺动脉、掌浅弓和指动脉的外膜。交感神经张力降低可使血管扩张而增加血流量。要行交感神经阻断术的病人通常要对即将施以交感神经阻断术的血管进行附近血管利多卡因渗透试验。如果病人感到远端疼痛明显缓解或以前缺血组织颜色改善,则交感神经阻断术可以起到长期相同的效果[94]。

先天性畸形

当孩子学会了通过使用他/她的手与环境的互动时,新生儿先天性畸形极易导致残疾。异常程度可以是轻微的,如一根手指不相称,严重的如骨完全缺失。近年来,随着对胚胎肢体发育分子基础知识了解,大大地提高了对于先天差异的认识。手部先天性畸形有 1:1500 的发病率。最常见的两种畸形为并指畸形和多趾[95]。

手部畸形的分类有很多。美国手外科协会采用 Swanson 分类法,它被分成七组(以下黑体标题),根据胚胎发育障碍的类型对解剖部位的影响进行分类[96]。

组织形成障碍

组织形成障碍是一组先天性畸形,是由于横向或纵向发育遏制的结果。这组情况包括手桡联合畸形,为前臂和手桡侧部分或所有的组织的畸形;或手尺联合畸形,为尺侧骨不发育或缺失。

组织分化障碍

组织分化障碍包括在胚胎发育过程中手组织分离障碍。

并指畸形是指其中两个或更多的手指融合在一起,是最常见的手先天性畸形。每 10 000 名活产儿中就有 7 名发生并指畸形。这种畸形有家族遗传倾向。畸形往往涉及双手,男性比女性更经常受到影响。外科分离并指畸形需要局部皮瓣来创建一个供指间供血网络以及邻指(图 44-30)分隔表面。分离后的手指残缺面都覆盖上全层移植皮肤。瘢痕蔓延至手指远端或瘢痕限制手指功能时则提示需行手术。手术通常在婴儿6 ~ 12 个月时施行。

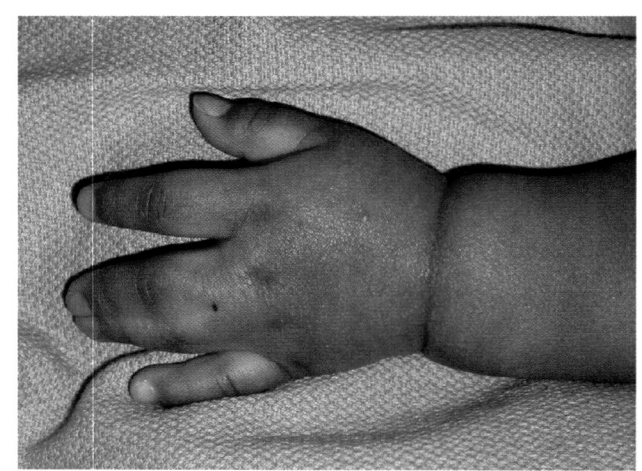

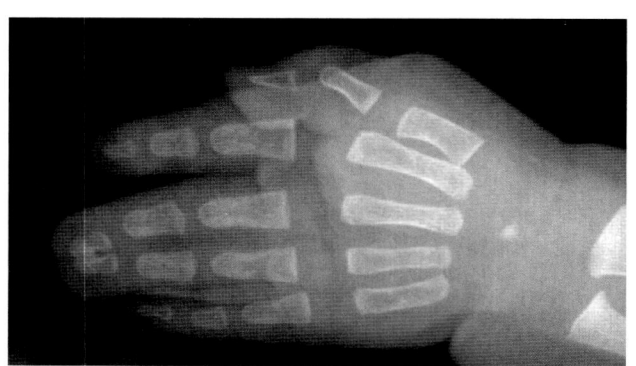

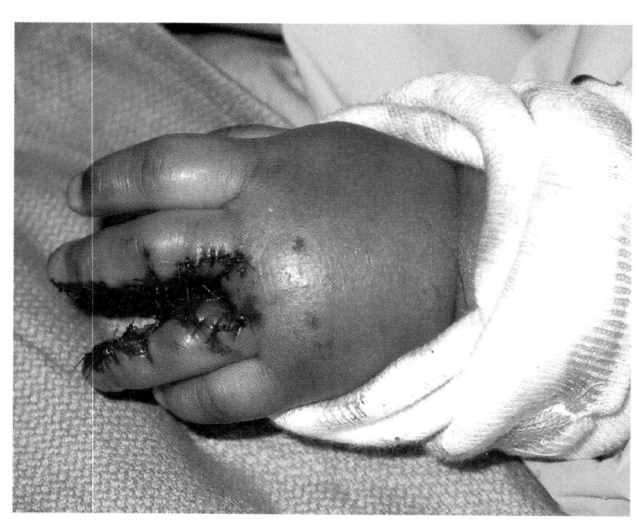

图 44-30　并指畸形。1 岁患儿的中指与环指复杂并指畸形。复杂并指畸形是由骨或软骨连接,通常为远端指骨侧面-侧面连接。通过交错全层皮瓣,背侧梯形皮瓣覆盖指蹼间隙底部,以及全层皮肤移植行并指畸形分离。注意新的指蹼间隙尺侧和桡侧两边的皮肤移植

多指畸形

手指的重复也被称为多指。桡侧多指通常以拇指多指常见。Wassel 根据多指分叉水平描述了拇指多指分类系统[97]。当两个大拇指都出现在同一只手时,无论大小,其对齐和机动性很少正常。拇指畸形是最常见的类型,为一个宽大的掌腕关节支持两个近端指骨,并各自支持远端指骨。最佳的重建方法是考虑两指因素组合成一指。通常保留尺侧拇指。如果多指发生在掌指关节,保留掌指的桡侧副韧带并将其固定到尺侧拇指近端指骨上。手术年龄通常在 6 ~ 12 个月。尺侧多趾通常可通过简单的手术切除治疗。

过度生长

手指的过度生长也被称为巨指畸形,这会导致一个巨大的异常手指出现。在这种情况下,也可以涉及手和前臂。在这种罕见的情况下,所有手指都受到影响,但在大多数情况下,只发生于一根手指,而这通常是示指。多见于男性。这种情况的手术治疗比较复杂,而且效果可能不够理想。有时建议截除增大手指。

发育不良

手指或拇指发育不全与许多先天性手畸形因素关联。并不总是需要手术治疗纠正这些畸形。发育不全的手指可能包括:手指短小(短指)、缺少肌肉、骨骼不发育或缺失或缺指。

缩窄带综合征

缩窄带综合征是一种先天性的畸形,当缩窄带在子宫内手指上臂周围时,会影响血液的流动和正常生长。这种情况可能与其他问题相关联,如马蹄内翻足、唇裂、腭裂或其他颅面畸形。该环收缩的原因不明。一些理论认为羊膜中折叠或联合可能与此有关。

一般的骨骼疾病综合征

这是一个罕见和复杂的问题。

治疗方案

除了上述的治疗办法,先天性畸形治疗还可包括:伸展四肢,肌腱转移,夹板固定患四肢,应用外部器具(帮助重新调整畸形的手指或手),物理治疗(帮助增加强度和手功能),矫正挛缩,皮肤移植和安装假肢等[98]。

(陆芸 张滋洋 译)

参考文献

亮蓝色标记的是主要参考文献。

1. American Society for Surgery of the Hand, in: *The Hand: Examination and Diagnosis*, 3rd ed. New York: Churchill Livingstone, 1990, p 5.
2. Moore KL: The upper limb, in Moore KL (ed): *Clinically Oriented Anatomy*, 3rd ed. Baltimore, Md: Williams & Wilkins, 1992, p 501.
3. Schuind F, Cooney WP, Linscheid RL, et al: Force and pressure transmission through the normal wrist. A theoretical two-dimensional study in the posteroanterior plane. *J Biomech* 28:587, 1995.
4. Doyle JR: Anatomy of the flexor tendon sheath and pulley system: A current review. *J Hand Surg [Am]* 14:349, 1989.
5. Dumanian GA, Segalman K, Buehner JW, et al: Analysis of digital pulse-volume recordings with radial and ulnar artery compression.

Plast Reconstr Surg 102:1993, 1998.
6. Green DP: General principles, in Green DP, Hotchkiss RN, Pedersen WC, et al (eds): *Green's Operative Hand Surgery*, 5th ed. Philadelphia, Pa: Churchill Livingstone, 2005, p 3.
7. Gilula LA: Carpal injuries: Analytic approach and case exercises. *AJR Am J Roentgenol* 133:503, 1979.
8. Cousins MJ, Mather LE: Clinical pharmacology of local anaesthetics. *Anaesth Inten Care* 8:257, 1980.
9. Lalonde D, Bell M, Benoit P, et al: A multicenter prospective study of 3,110 consecutive cases of elective epinephrine use in the fingers and hand: The Dalhousie Project clinical phase. *J Hand Surg [Am]* 30:1061, 2005.
10. Yousif NJ, Grunert BK, Forte RA, et al: A comparison of upper arm and forearm tourniquet tolerance. *J Hand Surg [Br]* 18:639, 1993.
11. Hastings H 2nd, Carroll C 4th: Treatment of closed articular fractures of the metacarpophalangeal and interphalangeal joints. *Hand Clin* 4:203, 1988.
12. Bond CD, Shin AY, McBride MT, et al: Percutaneous screw fixation or cast immobilization for nondisplaced scaphoid fractures. *J Bone Joint Surg [Am]* 83:483, 2001.
13. Mayfield JK, Johnson RP, Kilcoyne RF: The ligaments of the wrist and their functional significance. *Anat Rec* 186:417, 1976.
14. Kleinert HE, Kutz JE, Atasoy E, et al: Primary repair of flexor tendons. *Orthop Clin North Am* 4:865, 1973.
15. Komatsu S, Tamai S: Successful replantation of a completely cut-off thumb: Case report. *Plast Reconstr Surg* 42:374, 1968.
16. Lifchez SD, Marchant-Hanson J, Matloub HS, et al: Functional improvement with digital prosthesis use after multiple digit amputations. *J Hand Surg [Am]* 30:790, 2005.
17. Frandsen PA: V-Y plasty as treatment of finger tip amputations. *Acta Orthop Scand* 49:255, 1978.
18. Moberg E: The treatment of mutilating injuries of the upper limb. *Surg Clin North Am* 44:1107, 1964.
19. Melone CP Jr., Beasley RW, Carstens JH Jr.: The thenar flap—an analysis of its use in 150 cases. *J Hand Surg [Am]* 7:291, 1982.
20. Johnson RK, Iverson RE: Cross-finger pedicle flaps in the hand. *J Bone Joint Surg Am* 53:913, 1971.
21. Bekler H, Gokce A, Beyzadeoglu T, et al: The surgical treatment and outcomes of high-pressure injection injuries of the hand. *J Hand Surg Eur Vol* 32:394, 2007.
22. Mubarak SJ, Hargens AR: Acute compartment syndromes. *Surg Clin North Am* 63:539, 1983.
23. Gulgonen A: Compartment syndrome, in Green DP, Hotchkiss RN, Pedersen WC, et al (eds): *Green's Operative Hand Surgery*, 5th ed. Philadelphia, Pa: Churchill Livingstone, 2005, p 1985.
24. Wray RC Jr., Glunk R: Treatment of delayed union, nonunion, and malunion of the phalanges of the hand. *Ann Plast Surg* 22:14, 1989.
25. Munk B, Larsen CF: Bone grafting the scaphoid nonunion: A systematic review of 147 publications including 5,246 cases of scaphoid nonunion. *Acta Orthop Scand* 75:618, 2004.
26. Curtis RM: Capsulectomy of the interphalangeal joints of the fingers. *J Bone Joint Surg Am* 36:1219, 1954.
27. Nath RK, Mackinnon SE: Management of neuromas of the hand. *Hand Clin* 12:745, 1996.
28. Stanton-Hicks M, Jänig W, Hassenbusch S, et al: Reflex sympathetic dystrophy: Changing concepts and taxonomy. *Pain* 63:127, 1997.
29. Schürmann M, Zaspel J, Löhr P, et al: Imaging in early posttraumatic complex regional pain syndrome: A comparison of diagnostic methods. *Clin J Pain* 23:449, 2007.
30. Mackinnon SE: Pathophysiology of nerve compression. *Hand Clin* 18:231, 2002.
31. http://www.cdc.gov/niosh/docs/97-141/ergotxt5a.html: National Institutes for Occupational Safety and Health. Hand/Wrist Musculoskeletal disorders (Carpal Tunnel Syndrome, Hand/Wrist Tendinitis, and Hand/Arm Vibration Syndrome): Evidence for Work-Relatedness. NIOSH Publication No. 97-141 [accessed Feb. 11, 2009].
32. Williams TM, Mackinnon SE, Novak CB, et al: Verification of the pressure provocative test in carpal tunnel syndrome. *Ann Plast Surg* 29:8, 1992.
33. Green DP: Diagnostic and therapeutic value of carpal tunnel injection. *J Hand Surg [Am]* 9:850, 1984.
34. Trumble TE, Diao E, Abrams RA, et al: Single-portal endoscopic carpal tunnel release compared with open release: A prospective, randomized

trial. *J Bone Joint Surg Am*; 84:1107, 2002.

35. Mackinnon SE, Novak CB: Compression neuropathies, in Green DP, Hotchkiss RN, Pedersen WC, et al (eds): *Green's Operative Hand Surgery*, 5th ed. Philadelphia, Pa: Churchill Livingstone, 2005, p 999.

36. Swanson AB: Implant resection arthroplasty of the proximal interphalangeal joint. *Orthop Clin North Am* 4:1007, 1973.

37. Branam BR, Tuttle HG, Stern PJ, et al: Resurfacing arthroplasty versus silicone arthroplasty for proximal interphalangeal joint osteoarthritis. *J Hand Surg [Am]* 32:775, 2007.

38. Burton RI, Pellegrini VD Jr.: Surgical management of basal joint arthritis of the thumb. Part II. Ligament reconstruction with tendon interposition arthroplasty. *J Hand Surg [Am]* 11:324, 1986.

39. Gray KV, Meals RA: Hematoma and distraction arthroplasty for thumb basal joint osteoarthritis: minimum 6.5 year follow-up evaluation. *J Hand Surg [Am]* 32:23, 2007.

40. Watson HK, Ballet FL: The SLAC wrist: Scapholunate advanced collapse patter of degenerative arthritis. *J Hand Surg [Am]* 9:358, 1984.

41. Stern PJ, Agabegi SS, Kiefhaber TR, et al: Proximal row carpectomy. *J Bone Joint Surg Am* 87:166, 2005.

42. Goldfarb CA, Stern PJ, Kiefhaber TR: Palmar midcarpal instability: The results of treatment with 4-corner arthrodesis. *J Hand Surg [Am]* 29:258, 2004.

43. Feldon P, Terrono AL, Nalebuff EA, et al: Rheumatoid arthritis and other connective tissue disorders, in Green DP, Hotchkiss RN, Pedersen WC, et al (eds): *Green's Operative Hand Surgery*, 5th ed. Philadelphia, Pa: Churchill Livingstone, 2005, p 2049.

44. Swanson AB: Finger joint replacement by silicone rubber implants and the concept of implant fixation by encapsulation. *Ann Rheum Dis* 28:47, 1969.

45. Elliot D, Ragoowansi R: Dupuytren's disease secondary to acute injury, infection or operation distal to the elbow in the ipsilateral upper limb—a historical review. *J Hand Surg [Br]* 30:148, 2005.

46. Luck JV: Dupuytren's contracture: A new concept of the pathogenesis correlated with surgical management. *J Bone Joint Surg Am* 41:635, 1959.

47. McGrouther DA. Dupuytren's contracture, in Green DP, Hotchkiss RN, Pedersen WC, et al (eds): *Green's Operative Hand Surgery*, 5th ed. Philadelphia, Pa: Churchill Livingstone, 2005, p 159.

48. Badalamente MA, Hurst LC: Efficacy and safety of injectable mixed collagenase subtypes in the treatment of Dupuytren's contracture. *J Hand Surg [Am]* 32:767, 2007.

49. Saar JD, Grothaus PC: Dupuytren's disease: An overview. *Plast Reconstr Surg* 106:125, 2000.

50. Prosser R, Conolly WB: Complications following surgical treatment for Dupuytren's contracture. *J Hand Ther* 9:344, 1996.

51. Wolfe SW: Tenosovinitis, in: Green DP, Hotchkiss RN, Pederson WC, et al (eds): *Green's Operative Hand Surgery*, 5th ed. Philadelphia, Pa: Churchill Livingstone, 2005, p 2137.

52. Hueston JT, Wilson WF: The aetiology of trigger finger explained on the basis of intratendinous architecture. *Hand* 4:257, 1972.

53. Fahey JJ, Bollinger JA: Trigger-finger in adults and children. *J Bone Joint Surg Am* 36:1200, 1954.

54. Eastwood DM, Gupta KJ, Johnson DP: Percutaneous release of the trigger finger: An office procedure. *J Hand Surg [Am]* 17:114, 1992.

55. Gilberts EC, Beekman WH, Stevens HJ, et al: Prospective randomized trial of open versus percutaneous surgery for trigger digits. *J Hand Surg [Am]* 26:497, 2001.

56. Moore JS: De Quervain's tenosynovitis: Stenosing tenosynovitis of the first dorsal compartment. *J Occup Environ Med* 39:990, 1997.

57. Finkelstein H: Stenosing tendovaginitis at the radial styloid process. *J Bone Joint Surg* 12:509, 1930.

58. Weiss AP, Akelman E, Tabatabai M: Treatment of de Quervain's disease. *J Hand Surg [Am]* 19:595, 1994.

59. Jackson WT, Viegas SF, Coon TM: Anatomical variations in the first extensor compartment of the wrist. A clinical and anatomical study. *J Bone Joint Surg [Am]* 68:923, 1986.

60. Littler JW, Freedman DM, Malerich MM: Compartment reconstruction for de Quervain's disease. *J Hand Surg [Br]* 27:242, 2002.

61. Hanlon DP, Luellen JR: Intersection syndrome: A case report and review of the literature. *J Emerg Med* 17:969, 1999.

62. Grundberg AB, Reagan DS: Pathologic anatomy of the forearm: Intersection syndrome. *J Hand Surg [Am]* 10:299, 1985.

63. Hausman MR, Lisser SP: Hand infections. *Orthop Clin North Am* 23:171, 1992.

64. Bach HG, Steffin B, Chhadia AM, et al: Community-associated methicillin-resistant *Staphylococcus aureus* hand infections in an urban setting. *J Hand Surg [Am]* 32:380, 2007.

65. Gill MJ, Arlette J, Buchan KA: Herpes simplex virus infection of the hand. A profile of 79 cases. *Am J Med* 84:89, 1988.

66. Kanavel AB: The treatment of acute suppurative tenosynovitis—discussion of technique, in: *Infections of the Hand; A Guide to the Surgical Treatment of Acute and Chronic Suppurative Processes in the Fingers, Hand, and Forearm*, 5th ed. Philadelphia: Lea and Farbinger, 1925, p 985.

67. Dickson-Wright A: Tendon sheath infections. *Proc Roy Soc Med* 37:504, 1943.

68. Gosain AK, Markison RE: Catheter irrigation for treatment of pyogenic closed space infections of the hand. *Br J Plast Surg* 44:270, 1991.

69. Boles SD, Schmidt CC: Pyogenic flexor tenosynovitis. *Hand Clin* 14:567, 1998.

70. Michon J: Phlegmon of the tendon sheaths. *Ann Chir* 28:277, 1974.

71. Kour AK, Looi KP, Phone MH, et al: Hand infections in patients with diabetes. *Clin Orthop Relat Res* 331:238, 1996.

72. Nelson CL, Sawmiller S, Phalen GS: Ganglions of the wrist and hand. *J Bone Joint Surg [Am]* 54:1459, 1972.

73. Leffert RD: Lipomas of the upper extremity. *J Bone Joint Surg [Am]* 54:1262, 1972.

74. Athanasian EA: Principles of diagnosis and management of musculoskeletal tumors, in Green DP, Hotchkiss RN, Pederson WC, et al (eds): *Green's Operative Hand Surgery*, 3rd ed. New York, NY: Churchill Livingstone, 1993, p 2206.

75. Bauer RD, Lewis MM, Posner MA: Treatment of enchondromas of the hand with allograft bone. *J Hand Surg [Am]* 13:908, 1988.

76. Jaffe HL, Lichtenstein HL, Elsutro CJ: Pigmented villonodular synovitis, bursitis, and tenosynovitis. *Arch Pathol* 31:731, 1941.

77. Jaffe HL, Lichtenstein L, Portis RB: Giant cell tumor of bone. Its pathologic appearance, grading, supposed variants and treatment. *Arch Pathol* 30:993, 1940.

78. Campanacci M: Giant cell tumor, in: *Bone and Soft Tissue Tumors: Clinical Features, Imaging, Pathology and Treatment*, 2nd ed. New York, NY: Springer-Verlag, 1999, p 99.

79. Cottalorda J, Bourelle S, Stephan JL, et al: Radiologic case study. Giant-cell tumor of the wrist in a skeletally immature girl. *Orthopedics* 25:550, 2002.

80. Witthaut J, Steffens K, Koob E: Reliable treatment of pyogenic granuloma of the hand. *J Hand Surg [Br]* 19:791, 1994.

81. TerKonda SP, Perdikis G: Non-melanotic skin tumors of the upper extremity. *Hand Clin* 20:293, 2004.

82. Glat PM, Shapiro RL, Roses DF, et al: Management considerations for melanonychia striata and melanoma of the hand. *Hand Clin* 11:183, 1995.

83. Balch CM, Soong SJ, Smith T, et al: Long-term results of a prospective surgical trial comparing 2 cm vs. 4 cm excision margins for 740 patients with 1-4 mm melanomas. *Ann Surg Oncol* 8:101, 2001.

84. Heaton KM, El-Naggar A, Ensign LG, et al: Surgical management and prognostic factors in patients with subungual melanoma. *Ann Surg* 219:197, 1994.

85. Sheridan RL: Acute hand burns in children: Management and long-term outcome based on a 10-year experience with 698 injured hands. *Ann Surg* 229:558, 1999.

86. Robson MC, Smith DJ: Burned hand, in Jurkiewicz MJ (ed): *Plastic Surgery: Principles and Practices*. St Louis, Mo: C.V. Mosby Co, 1990.

87. Achauer BM: *Burn Reconstruction*. New York, NY: Thieme Medical Publishers, 1991.

88. Sheridan RL: Comprehensive management of burns. *Curr Prob Surg* 38:641, 2001.

89. Goodwin CW, McGuire MS, McManus WF, et al: Prospective study of burn wound excision of the hands. *J Trauma* 23:510, 1983.

90. Haslik W, Kamolz LP, Nathschläger G, et al: First experiences with the collagen-elastin matrix Matriderm as a dermal substitute in severe burn injuries of the hand. *Burns* 33:364, 2007.

91. Hatzifotis M, Williams A, Muller M, et al: Hydrofluoric acid burns. *Burns* 30:156, 2004.

92. Conn J Jr., Bergan JJ, Bell JL: Hypothenar hammer syndrome: Posttraumatic digital ischemia. *Surgery* 68:1122, 1970.

93. Zimmerman NB, Zimmerman SI, McClinton MA, et al: Long-term recovery following surgical treatment for ulnar artery occlusion. *J Hand Surg [Am]* 19:17, 1994.

94. Ruch DS, Holden M, Smith BP, et al: Periarterial sympathectomy in scleroderma patients: Intermediate-term follow-up. *J Hand Surg [Am]* 27:258, 2002.

95. Giele H, Giele C, Bower C, et al: The incidence and epidemiology of congenital upper limb anomalies: A total population study. *J Hand Surg [Am]* 26:628, 2001.

96. Swanson AB: A classification for congenital limb malformations. *J Hand Surg [Am]* 1:8, 1976.

97. Wassel HD: The results of surgery for polydactyly of the thumb. A review. *Clin Orthop Relat Res* 64:175, 1969

98. McCarroll HR: Congenital anomalies: A 25-year overview. *J Hand Surg [Am]* 25:1007, 2000.

第45章

整形与重建外科

Joseph E. Losee, Michael Gimbel, J. Peter Rubin,
Christopher G. Wallace, and Fu-Chan Wei

关键点

1. 整复外科是一门治疗先天或后天畸形,使其恢复正常形态和功能的学科。
2. 患有唇裂或颅颌面畸形的患儿常受益于特殊专业团队护理中心提供的跨学科的护理,在他们生长和发育过程中的长期随访对于其良好的预后有至关重要的作用。
3. 重建外科通过诸如皮瓣移植、肌皮瓣移植、骨移植、组织扩增、显微外科辅助的游离皮瓣移植以及再植等技术来修复(受损组织的)形态和功能。
4. 美容外科是通过重塑身体的正常结构来改善病人的外观,以增加其自信的外科。每个美容手术病人都是不同的个体,最重要的疗效指标是病人的满意度,因此全面了解病人的需求、目标和期望值是至关重要的。
5. 整形外科是一个创新的领域,未来的专业领域可能包括再生医学领域的进步、胎儿手术和重建以及同种异体的复合组织移植。

历史背景

　　整形外科致力于对先天性或者获得性畸形外形及功能的重建。整形外科通常会面对新的问题和挑战。因此,整形外科医师必须精通解剖学和外科技术以应对这些新的挑战。

　　"plastic"一词源自希腊语"plastikos",意味着"塑形"。尽管在 18 世纪到 19 世纪的几部医学著作中可以找到"plastic surgery"一词,但是是由 John Staige Davis 在 1919 年发表的《整形外科——原则与实践》中确立了这个专业的名称。

　　当然,整形外科手术已经做了几个世纪了。在公元前六七世纪 Sushruta 所写的 Sushruta Samhita《苏胥如塔·妙闻集》是关于重建外科手术的最早记录之一。这本著作记录了利用额部带蒂皮瓣进行断鼻再造及应用颊部皮瓣进行外科再造。另外,在公元一世纪,罗马医师 Aulus Cornelius Celsus 和 Paulus. Aegineta 描述了修复面部创伤性损伤的手术。

　　Gaspara Tagliacozzi's 在 1597 年出版的 De Curtorum Chirurgia per Insitionem 是最早的整形外科教科书。这本书描述了用带蒂的上臂皮瓣再造鼻。重建外科在 19 世纪取得了进步,这包括 Giuseppe Baronio 成功地进行了羊皮移植。在 19 世纪后期,人类皮肤移植的技术逐步完善。

　　第一、第二次世界大战使整形外科得到了飞速的发展。在牙科,耳鼻喉外科和普外科的基础上,整形外科这个新的学科诞生了。这个新学科的创立者包括:耳鼻喉科医师 Sir Harold Gillies,他在英国建立了颌面损伤治疗中心;来自波士顿的牙科医师 V. H. Kazanjian,他在法国建立了治疗二战后面部损伤的中心;来自圣路易斯 Vilray P. Blair,他为美国军队建立了数个治疗软组织损伤及颌面部再造的中心。随着第二次世界大战的开始,也出现了一些顶尖的手再造中心。

　　在过去的 50 年里,整形外科领域的进展包括:自体组织与同种异体组织移植、组织扩张、使用肌瓣和肌皮瓣进行局部组织转移、使用显微外科技术进行远位游离皮瓣移植、创伤性断肢再植及断指再植以及颅颌面外科的诞生。整形外科未来很可能在再生医学、胎儿外科和应用复合组织进行同种异体移植重建领域有更广阔的发展。

总论

皮肤切口

　　由于内在和外在作用力的因素,人体皮肤保持一种有张力的状态。重力和覆盖作为外在因素作用于皮肤和皮下组织。皮肤同时受到内在因素的作用,包括皮下的肌肉、关节伸缩和纤维组织附着区的限制作用。因此,做一个线性切口,它会不同程度地裂开。如果切除一块圆形的皮肤,伤口将会变成椭圆形,其长轴平行于最大张力线。19 世纪中期,维也纳解剖学家 Carl Langer 根据其对新鲜尸体的研究首先完整描述了皮肤的张力线。不同于 Langer 线,A. F. Borges 描述了另一套皮肤张力线系统。这些皮肤张力线反映了松弛状态下皮肤张力的矢量。尽管 Langer

线通常可以和松弛状态下的皮肤张力线通用,但是 Langer 线通常用来描述尸僵的尸体表面的拉伸状态的皮肤张力矢量,而松弛状态下的皮肤张力线垂直于深层的肌肉方向,更能精确地反映深层肌肉的运动。Kasissl 线是沿着自然皱纹和皮肤皱褶走形的线,它和松弛状态的皮肤张力线类似(图 45-1)。整形外科手术的切口可以设计在松弛状态下的皮肤张力线上,这样可以尽量减少解剖结构的变形并达到最佳的美容效果。在颈部或关节这样经常活动的区域,美学效果则不是首要考虑的问题,而应更多地考虑如何了避免瘢痕挛缩和继发的功能障碍。通常情况下,切口应垂直于关节活动的方向。然而,在像急性撕裂伤、烧伤和陈旧性瘢痕挛缩畸形这样的情况下,皮肤切口是早已存在的。在这种情况下,合理的切口设计包括使用一些简单的外科手术技术来改变瘢痕的方向并减轻畸形。Z 成形术通过易位两个任意皮瓣,既打断了线性瘢痕,也通过延长组织长度松解了瘢痕挛缩(图 45-2;表 45-1)。

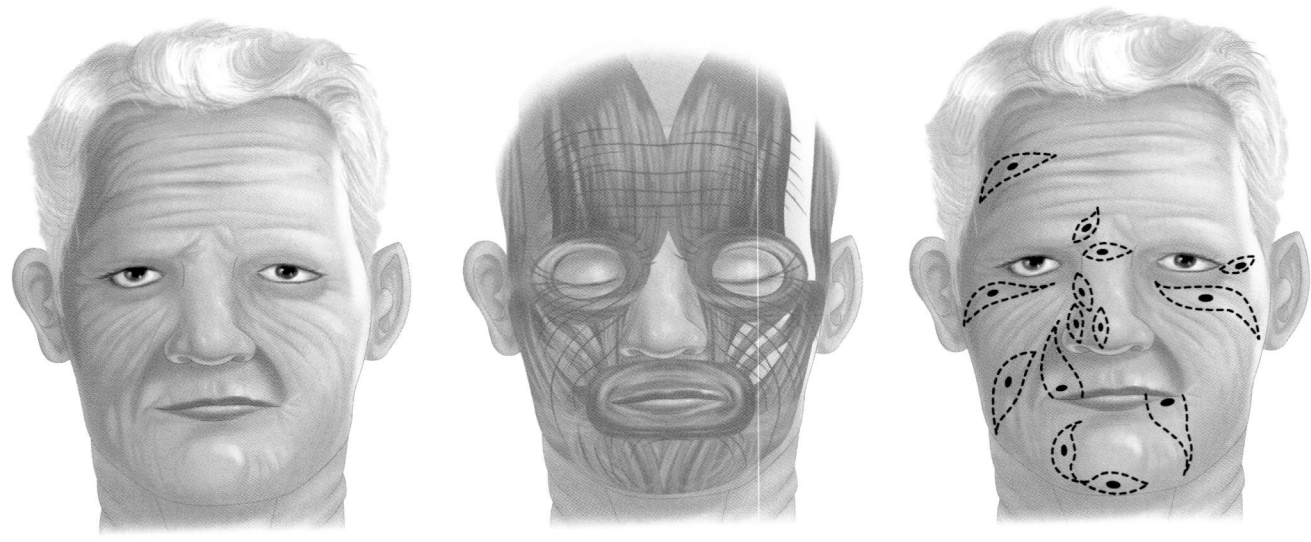

图 45-1　松弛的皮肤张力线

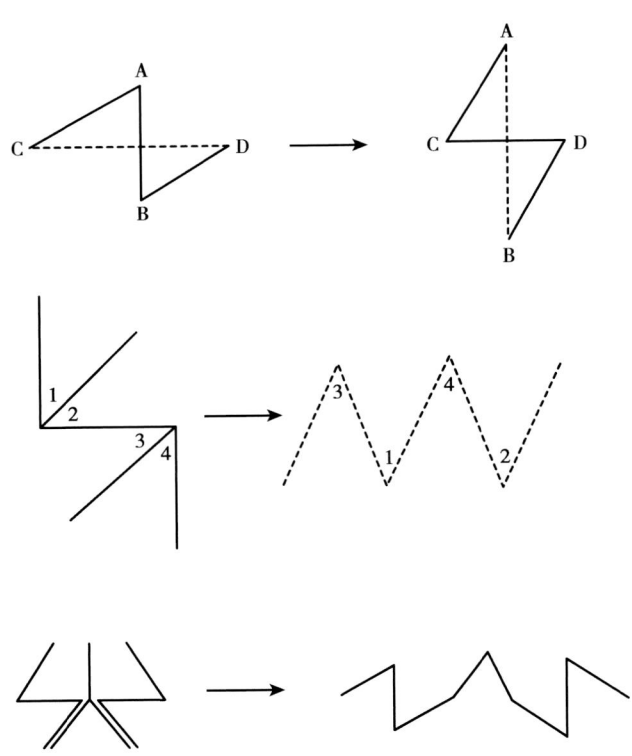

图 45-2　Z 成形术的示意图。上:简单 Z 字成形;中:4 瓣字 Z 字成形;下:5 瓣 Z 字成形

表 45-1	Z 成形术组织延长
Z 成形术种类	中心臂延伸长度百分比(%)
单纯 45°法	50
单纯 60°法	75
单纯 90°法	100
带 60°角四瓣法	150
双对法	75
五瓣法	125

W 成形术是通过切除锯齿形组织来掩饰切口的一种瘢痕切除技术。在承受压力和剪切力的部位,如承重的部位,我们应谨慎地设计切口以避免外力对切口愈合产生的拮抗作用。这一点将在“压疮治疗”中进一步讨论。

伤口愈合

伤口愈合的生理规律是整形外科的基础。伤口愈合是分子和细胞共同作用,使局部组织环境恢复到创伤前正常状态的高度协调的过程。伤口微环境中的代谢失衡驱动了伤口愈合的过程,直到伤口机械和代谢的异常得到恢复。尽管在本文的其他地方将会详细的介绍伤口愈合的生理,但是还是很有必要强调以下几点。

机械性或代谢性的组织损伤,立即会严重地影响组织微环境,并导致一系列的生理变化以恢复正常的组织微环境。受损血管中的血细胞和血浆充满了伤口间隙。受损细胞释放因子Ⅲ(促凝血酶原激酶),其可加速凝血反应。血浆中的凝血因子被激活,凝血反应形成了凝血酶并最终变为纤维蛋白。同时补体系统激活并产生趋化补体蛋白片段。血小板被凝血酶和暴露的胶原蛋白激活后释放出大量的生长因子和细胞因子。在直接的物理性刺激(由自主神经系统调节)和血小板释放的前列腺素的作用下,受创血管收缩。在组胺、激肽、5-羟色胺这样的炎症因子的作用下,局部未受损的微血管扩张并渗出血浆。这些早期变化和其他的变化构成了止血过程和炎症反应[3]。

血小板的激活启动了炎症反应的第一个主要步骤。数分钟内,血小板的 α-颗粒释放出许多信号分子以吸引巨噬细胞、中性粒细胞、成纤维细胞和血管内皮细胞。损伤后的几小时内,中性粒细胞和巨噬细胞进入伤口间隙,开始清除组织碎片、凝血蛋白和细菌。虽然中性粒细胞和巨噬细胞都在早起迁入,但是在前几天的反应中,中性粒细胞起主导作用。中性粒细胞同时也构成了防护病原微生物通过上皮屏障入侵的主要防线。中性粒细胞、巨噬细胞和补体系统一起构成了天然或者非特异性免疫的基础。如果没有发生感染或者异物,从第二天起中性粒细胞的数量就迅速减少,但是巨噬细胞数量继续增加[3]。

在损伤后的第 3 天,巨噬细胞成为主导细胞,并在之后的数天至数周内,在伤口区域起主导作用。伤口愈合期的特点是复杂的精细调节的修复过程,而巨噬细胞被认为是这一过程中的"决策者"。像中性粒细胞一样,激活的巨噬细胞继续执行伤口清创的任务。巨噬细胞拥有丰富的降解酶,可以消化细胞外基质,为组织重构提供空间。大量生长因子、集落刺激因子、白细胞介素、干扰素和细胞因子等紧密协调地释放,这使巨噬细胞有能力调节多个细胞系的迁移、增殖和特异蛋白的合成。在新组织长入伤口死腔特殊过程中巨噬细胞起着重要的作用。未成熟的复制阶段的成纤维细胞紧随其后。然后成熟的成纤维细胞进入伤口间隙,随后新的毛细血管芽生成,伤口愈合结束[3]。

如前所述,外伤扰乱了微环境,导致了能够产生自我放大效应的炎症反应。这些过程的结果是伤口发生三种改变:微环境变得含氧量低、酸中毒、高乳酸。这种低氧化还原能力状态至少可以通过一种生化通路发送信号至细胞产生生物学反应——二磷酸腺苷核糖系统(ADPR)。特别的是,最近的证据表明多 ADPR 系统的改变影响对胶原和血管内皮生长因子转录的调节[3]。这样,伤口微环境如此杂乱的代谢状态和细胞功能的改变联系起来,并导致了各种修复性细胞表型的出现。

炎症开始后,成纤维细胞被很多刺激因子吸引、增殖并移入损伤区域。成纤维细胞是修复反应中胶原的主要生产者。乳酸、氧和生长因子能够增加胶原沉积和促其成熟,缺乏这些物质和使用类固醇治疗会起负面作用。

巨噬细胞主要通过释放 VEGF 引导血管生成。促进胶原产生的伤口代谢环境也能上调 VEGF 的产生。像胶原合成一样,高氧时 VEGF 的释放增加。伴随新的血管化发生,很多介导炎症和增殖的条件消除,伤口愈合反应也就减退了。

吸引其他细胞的相同细胞因子也吸引上皮细胞进入正在愈合的伤口。高氧湿润的环境最利于上皮化[3]。

外科医师应该在术前、术中、术后采取措施以减少感染,促进伤口愈合(表 45-2 至表 45-4),其理论基础源于伤口愈合的生理过程。

表 45-2	术前处理

- 评估和优化心肺功能:纠正高血压
- 应对血管紧缩:注意血容量、温度调节的血管紧张、疼痛和焦虑
- 评估近期营养状况并提供合理治疗
- 控制已存在的感染
- 评估伤口风险(SENIC 指数)
- 正在服用糖皮质激素的病人应开始使用维生素 A
- 保持严格的血糖控制

SENIC(Study on the Efficacy of NosocomialIncection Control)= 院感控制疗效研究

表 45-3	术中处理

- 术者在操作开始时合理预防性使用抗生素,在长时手术中维持抗生素高水平
- 保持病人体温
- 秉持操作轻柔,尽量减少使用打结和电灼
- 保持创面湿润
- 用冲洗法减少污染
- 提高吸入氧浓度来升高组织氧分压
- 延迟关闭污染较重的创面
- 使用合适的缝线(和皮肤胶带)
- 使用合适的敷料

表 45-4	术后处理

- 维持病人体温
- 应用镇痛药缓解或避免病人疼痛
- 平衡第三间隙丢失量,记住发热会增加液体丢失
- 评估异常部位的灌注和反应
- 在疼痛缓解和病人体温正常前避免使用利尿剂
- 有开放性创面时评估丢失量(包括热损失)
- 评估肠内和肠外营养的需求和反应
- 继续控制高血压和高血糖

皮肤移植物和皮肤替代物

讨论皮肤移植之前需要简单回顾一下皮肤的解剖结构。皮肤由 5% 的表皮层和 95% 的真皮层构成。皮脂腺位于真皮内,而汗腺和毛囊位于皮下组织。身体不同部位的真皮厚度和皮肤附属物的密集程度差异很大。皮肤的血管系统位于浅筋膜系统的浅面并且平行于皮肤表面。皮肤血管分支后垂直穿入皮下组织并在真皮层分叉,最终在真皮乳头间形成毛细血管网[4]。

皮肤移植可以追溯到三千年前的印度。当时盗窃犯会受到割鼻的惩罚,这项技术用于修复鼻缺损。现代的皮肤移植方法包括断层皮片移植、全厚皮片移植和复合组织移植(表45-5)。各种技术都有优缺点。选择哪种技术取决于待修复区的要求、受床的质量和供区组织的可用性。

表 45-5	皮瓣的分类	
类型	**描述**	**厚度（英寸）**
分裂厚度皮瓣	刃厚（Thiersch-Ollier）	0.006 ~ 0.012
	中厚（Blair-Brown）	0.012 ~ 0.018
	厚（Padgett）	0.018 ~ 0.024
全厚皮瓣	真皮全层	可变
复合组织瓣	皮肤全层以及附属器（如皮下脂肪、软骨、肌肉）	可变

注:1 英寸=2.54cm

断层皮片移植

断层皮片移植是整形外科进行浅表组织修复中最简单的方法。断层皮片移植的很多特征取决于真皮量的多少。真皮量越少，那么初期的挛缩越少（移植物在切取后和移植前相比尺寸缩小的程度），后期挛缩越多（愈合过程中移植物挛缩的程度），移植物更容易成活。刃厚皮片移植的初期挛缩较轻，后期挛缩较重，即使在受床不理想的情况下也有较高的存活率。但是相对于中厚皮片和全厚皮片，刃厚皮片移植往往色泽差并且不耐磨。厚中厚皮片初期挛缩高，但后期挛缩低，生存率较前者低。断层皮片可以制成网状以扩大可以覆盖的面积。这种技术对于大面积烧伤中较大区域的创面覆盖非常有用。网状的移植物通常成活率也会增高，因为打孔后利于伤口液体的流出及移植物和受床更好地贴附。网格状移植物中的打孔区域通过周围移植皮肤的二期愈合再上皮化。网状移植物的主要缺点是美学效果差和较重的后期挛缩。应用的网状比例为 1∶1.5 ~ 1∶6，比例越高缺点越明显。

全厚皮片

按照定义，全厚皮片包括供区皮肤的表皮和真皮全层，需要小心地沿真皮深层剪除皮下组织以保证皮片的成活。全厚皮片在愈合过程后后期挛缩率最低、美学效果最好、最耐磨。正因如此，他们通常用于修复面部和手的浅表创面。全厚皮片移植需要新鲜的、血运条件好的受区，不能在有细菌生长、既往放疗、萎缩性创面上进行。

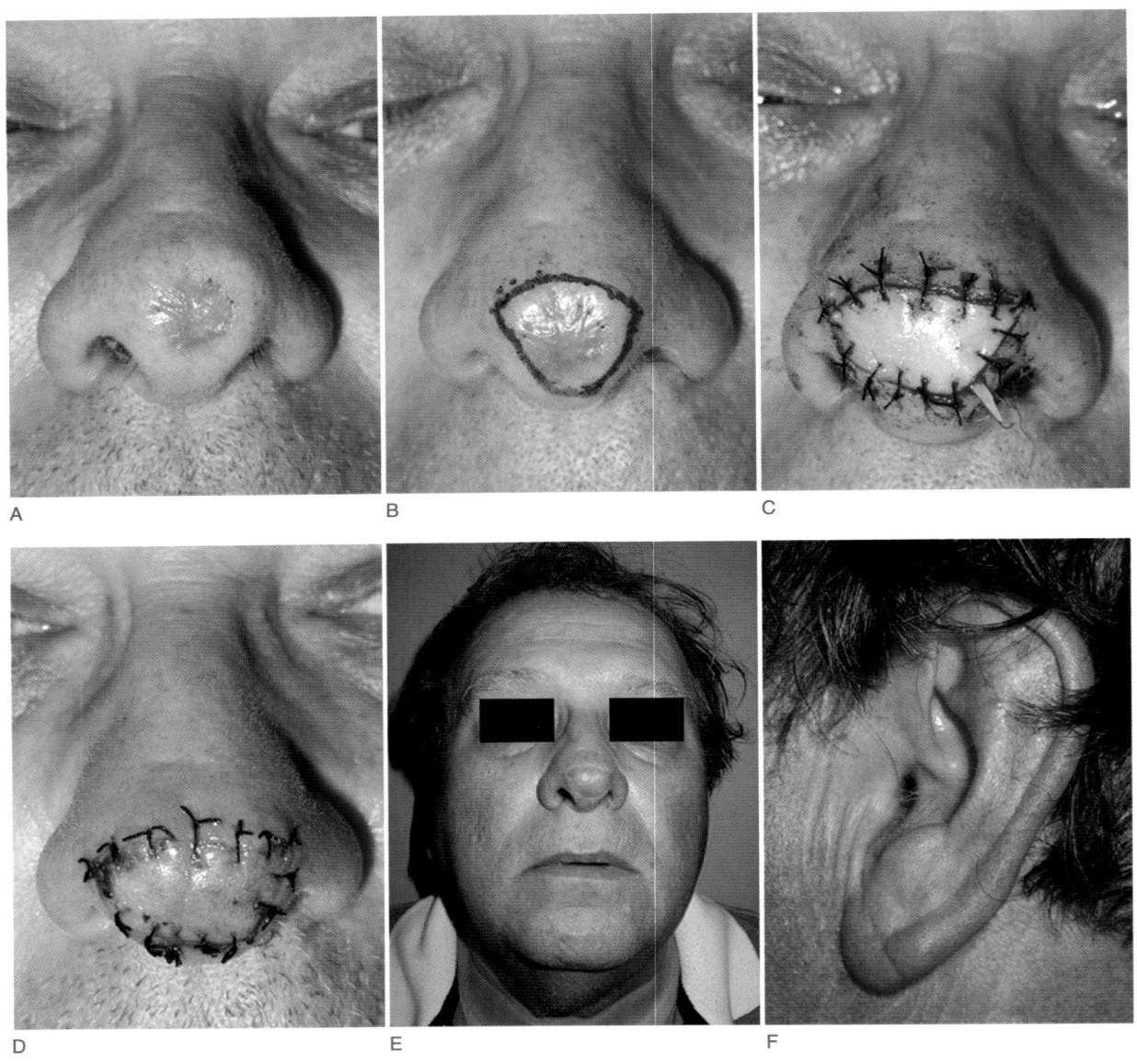

图 45-3　复合移植法重建鼻尖。**A.** 切除患处鼻尖部组织。**B.** 标记切除部位。**C.** 植入入皮肤和皮下脂肪移植复合耳垂。**D.** 术后第 3 天，注意有否呈现血管再生的粉红组织。**E.** 术后 5 周正面观。**F.** 供区术后 5 周侧面观

皮片的成活

皮片成活要经过三个阶段:渗液吸收、黏合和再血管化。皮肤移植后 24 ~ 48 小时内血浆渗出,同时纤维蛋白和血浆薄层将移植物与其下的受床分隔开。对于这个薄层的作用目前存在争议。有人认为其为移植物提供营养和氧气,也有人认为它仅是在血供重新建立前给缺血细胞提供一个湿润的环境。48 小时后,纤维层中细小的血管网开始形成。这些新的毛细血管芽与真皮深层相连并运送营养物质和氧气。这一过程成为黏合期,之后过渡为再血管化阶段。在该阶段,新生血管要么直接长入移植物,要么与开放的真皮血管管道相吻合。皮肤重新恢复粉红色。移植后 4 ~ 5 天这些过程基本完成了。在移植的初期,移植物容易受到很多有害因素的影响,如感染、机械性剪切力、血肿或血清肿[4]。

复合组织移植

复合组织移植指的是包括是表皮和真皮外的组织。他们通常包括皮下脂肪、软骨、软骨膜和肌肉。尽管不如皮肤移植常用,这种移植物在某些鼻再造的病例中非常有用。切除较厚的鼻前庭皮肤后缺损太深,不能用全厚皮片覆盖。耳垂复合物移植色泽相似,供区瘢痕隐蔽(图 45-3)。同样,耳轮复合组织可以用来再造鼻翼,一次性提供皮肤覆盖,软骨支持和衬里。

皮瓣

皮瓣(英文 Flap 我们中文一直翻译为皮瓣,其实它所指的是广义的带血管供应的移植物,并非必须带有皮肤的移植物。而目前中文中没有一个对应 flap 的词,因此本文译文中还是用皮瓣对 flap 进行翻译。译者注明)是一块有血管供应,可以从供区转移到其他部位用于重建修复,既可进行邻近部位转移,也可进行远位转移。皮片和皮瓣的区别在于皮片没有血管蒂,需要从受床获得再血管化,而皮瓣自身就带有血管供应。

随意皮瓣

随意皮瓣的血供来源于真皮下血管网细小的无名血管,与之相对应的是血供来源于特定知名血管的轴型皮瓣(图 45-4)。随意皮瓣通常用来修复相对较小,不适合植皮的缺损。与轴型皮瓣不同,随意皮瓣受到自身长宽的限制。通常情况下随意皮瓣能够接受的长宽比是 3:1。但是也有很多例外。随意皮瓣的设计各式各样,其长宽比和移动性也不同。易位皮瓣是一种沿轴点旋转至邻近缺损的皮瓣(图 45-5)。Z 改形是一种易位皮瓣,两个皮瓣旋转至对方的区域,这样延长了中央长轴的距离(图 45-2)。另一个常用的易位皮瓣是菱形皮瓣(Limberg)(图 45-6)。双蒂皮瓣由两个互为镜像的,共用不切断远端的易位皮瓣构成。旋转皮瓣与易位皮瓣类似,但是区别在于前者是半圆形的(图 45-7)。推进皮瓣沿长轴向前或向后滑行。两种常用的推进皮瓣包括矩形推进皮瓣和 V-Y 推进皮瓣(图 45-8)。与易位皮瓣类似,插入皮瓣也是沿一个点旋转,但不同的是皮瓣插入附近的区域,而不是相邻

的区域或供区,可参见大鱼际皮瓣修复指尖缺损的临床病例(图 45-9)。

筋膜皮瓣与肌皮瓣

皮瓣由所包含的组织构成。例如,皮肤瓣包括皮肤和不同量的皮下组织。筋膜皮瓣包括皮肤、深筋膜及介于两者之间的皮下组织。肌瓣只包括肌肉,但是肌皮瓣则包括肌肉、其上覆盖的皮肤和两者之间的组织。骨瓣只包括血管化的骨组织,然而骨肌皮瓣还包括肌肉、皮肤和皮下组织。

皮瓣相连的部分决定了它的来源。局部皮瓣是指从缺损相连位置转移过来的皮瓣。邻位皮瓣取自与缺损部位相同的解剖区域(例如下肢或者头颈部)。远位皮瓣是指从不同的解剖区转移到缺损区域的皮瓣。局部、邻位和远位皮瓣都可以带蒂移植,这样他们保持和蒂部血管来源的区域相连。远位皮瓣可以通过显微外科技术作为游离皮瓣移植。游离皮瓣彻底地与机体分离,然后通过和缺损附近的受区血管吻合恢复血供。

轴型皮瓣以解剖学明确的血管结构为基础[6]。从主动脉发出的动脉供给内脏,并发出其他的深层血管供应躯干、头和四肢。他们最终流入互通的血管以供应筋膜、皮下组织和皮肤的血管网。这些互相交通的血管要么通过穿过筋膜间隔的筋膜皮肤血管(也被称为间隔皮肤血管)达到皮肤,要么通过穿过肌肉的肌皮穿支血管到达皮肤,要么通过既不穿过肌肉也不穿过筋膜间隔的直接皮肤血管到达皮肤[7]。带有筋膜浅面组织的轴型皮瓣由筋膜皮肤动脉(间隔皮肤动脉),肌皮动脉或直接皮肤动脉提供血供。

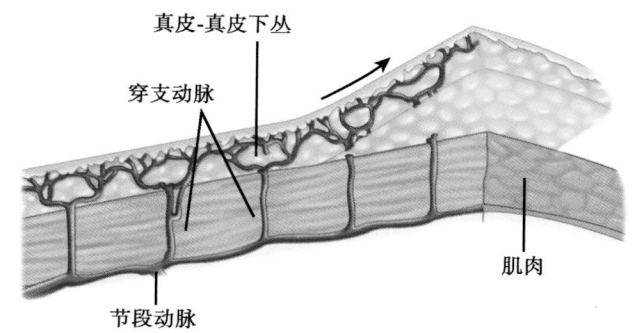

图 45-4　任意皮瓣的构建

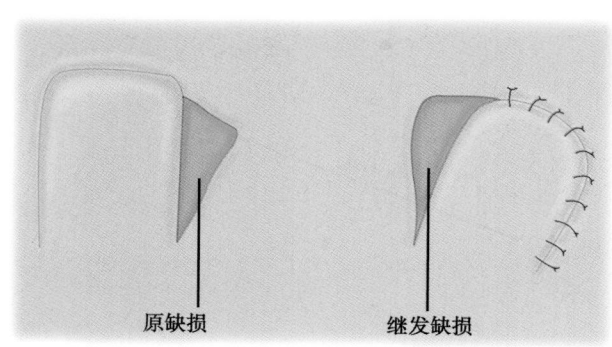

图 45-5　任意邻位皮瓣

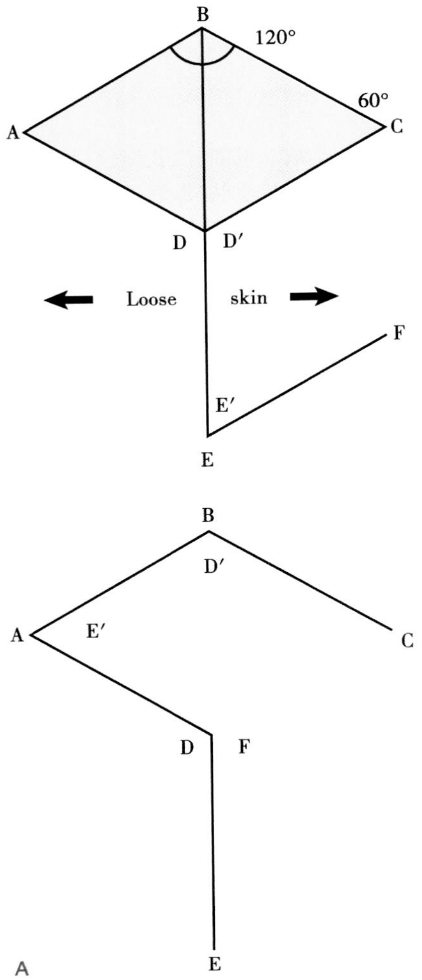

B ─ 120°

60° C

A

D D′

← Loose skin →

F

E′

E

B

D′

A E′

C

D F

E

A

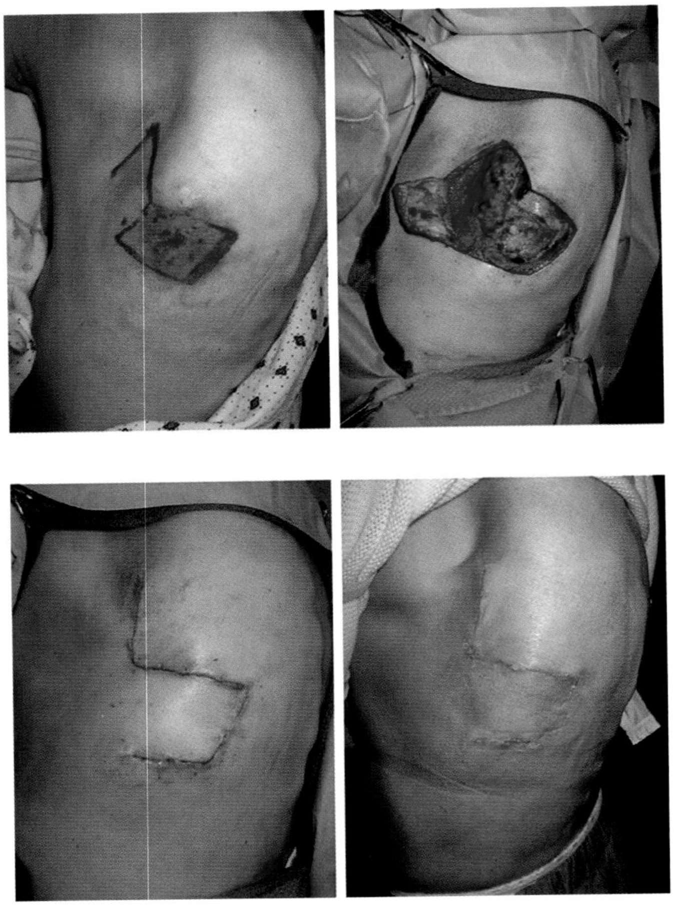

图 45-6 **A** 和 **B.** 任意邻位皮瓣,菱形皮瓣

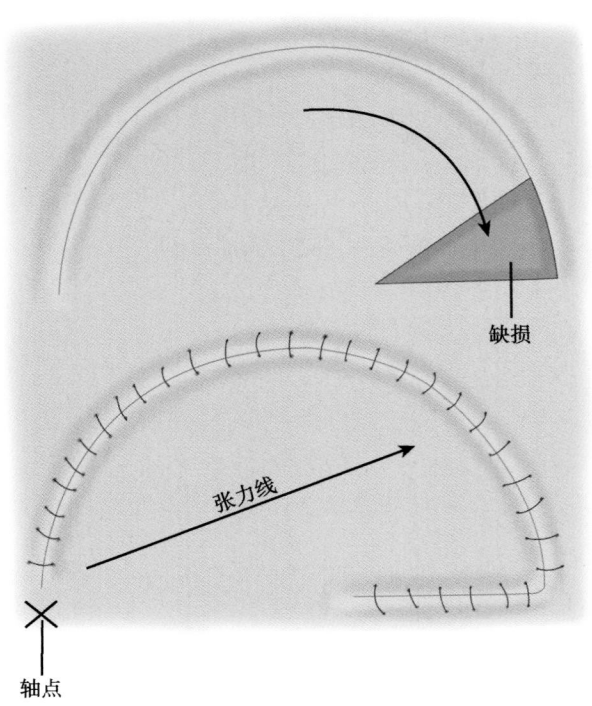

缺损

张力线

轴点

图 45-7 旋转皮瓣的随意模式

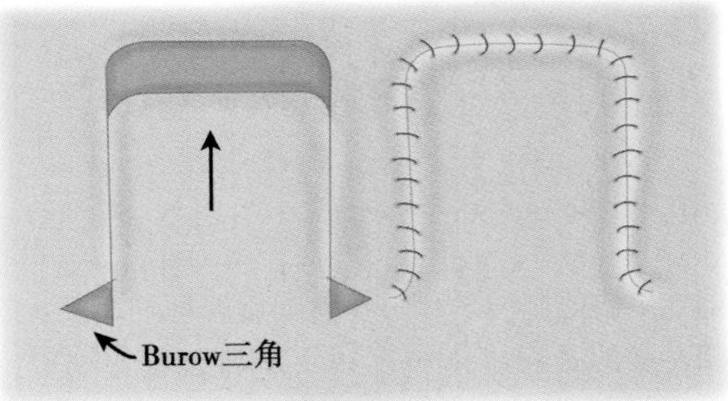

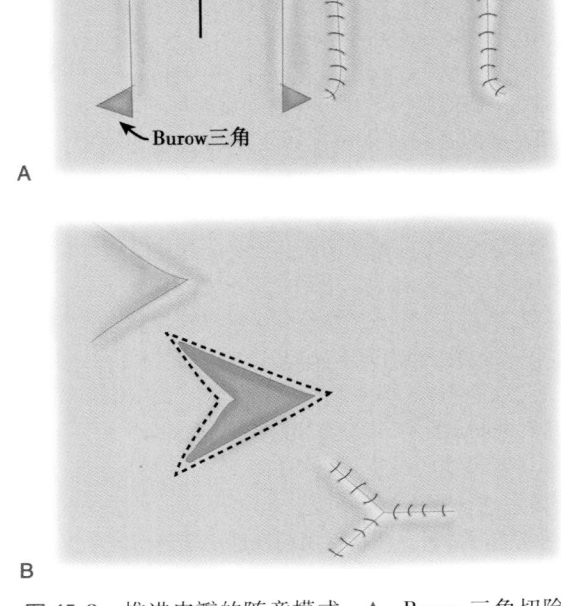

← Burow三角

A

B

图 45-8 推进皮瓣的随意模式。**A.** Burow 三角切除
的矩形推进皮瓣。**B.** V-Y 推进皮瓣

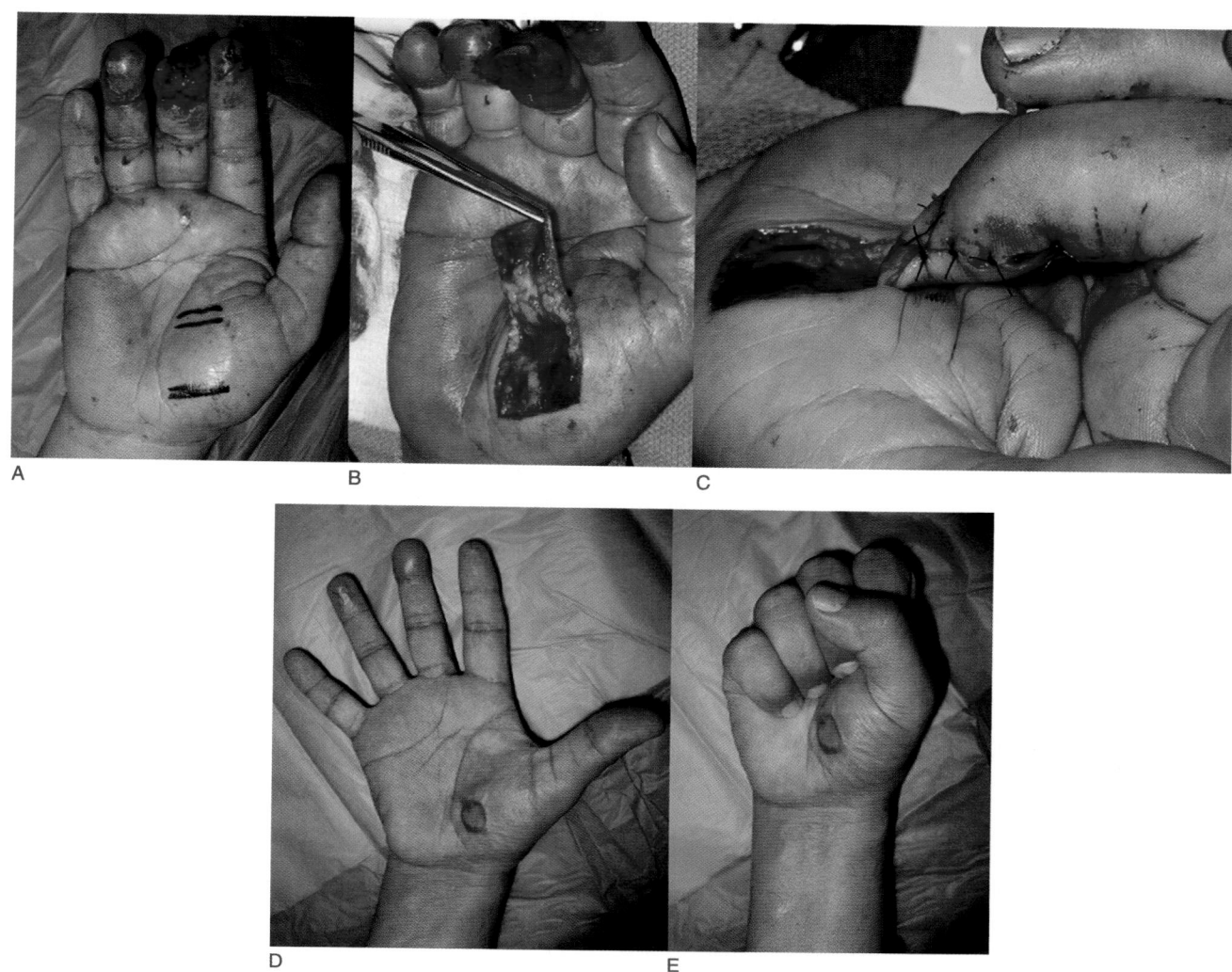

图45-9　插补皮瓣的随意模式。**A.** 大鱼际皮瓣骨和肌腱暴露的中指尖损伤。**B.** 随意的大鱼际皮瓣远端评估。**C.** 插入。**D** 和 **E.** 术后 3 个月功能和外形,供区植皮

内脏也可以作为轴型瓣的来源,例如空肠瓣和网膜瓣。骨瓣和肌肉瓣的血管也主要是轴型的,但也可以按照局部皮瓣来设计,如 V-Y 推进或菱形皮瓣,但是作为轴型皮瓣使用。动脉灌注(静脉回流)决定了轴型皮瓣能够存活的组织量,而不是长宽比,这可以通过其定义进行区分。动脉分支可以用血管供应区域、支配范围(解剖学的、动态的、潜在的)和吻合血管描述[8]。每一支动脉供应的一整块组织被称为这一支动脉的血管供应区域(angiosome),相邻的动脉供应区域之间有重合的部分。一支动脉的解剖学支配范围(territory)边界为其分支的最远端,在那里与相邻动脉解剖学支配范围形成吻合。在解剖学支配范围之间的血管被称为吻合支血管(choke vessels)。动脉的动态支配区域指的是通过动脉注射荧光素后染色的组织。动脉的潜在支配范围(potential territory)指的是通过预处理(conditioning)能够被包括在皮瓣中的组织。动态支配范围和潜在支配范围都超过了动脉的解剖学支配范围。虽然这些动脉供应轴型皮瓣的支配范围概念可以指导我们在切取皮瓣的时候确定皮瓣的边界,但是我们还是没有可量化的方法来准确地预测皮瓣的安全边界。由于

轴型皮瓣的血供是明确的,它的转移方式和随意皮瓣不同,因此可以形成局部皮瓣,邻位皮瓣或远位皮瓣,带蒂皮瓣或者游离皮瓣进行转移。轴型皮瓣也可以在其远端以随意皮瓣的形式带上一些组织进行移植。

皮瓣的预处理(conditioning)指的是任何可以增加皮瓣存活的方法。比如说延迟现象,它可以增加皮瓣的存活,但是也常常会出现无法预测的部分坏死,例如带蒂的横行腹直肌肌皮瓣(TRAM)。延迟技术在一些高危病人中特别有用,例如肥胖、吸烟或接受过放疗的病人。对于带蒂 TRAM 皮瓣的一种延迟的方法是切断其主要的血供来源之一,即双侧腹壁下动脉,两周后再进行皮瓣转移。延迟的结果是腹壁上动脉解剖学支配范围的血流逐渐通过吻合支血管流向腹壁下动脉支配的范围,这样皮瓣经过预处理后完全依靠腹壁上动脉供血,转移后远端出现缺血坏死的机会变小。解释延迟现象的学说包括相对缺血后代谢代偿学说和吻合支血管扩张学说,但是延迟的机制还没有完全阐明[9]。

肌瓣和筋膜皮瓣可以根据供应血管分布特点进一步分类[10]。Mathes 和 Nahai 根据血供的特点将单个肌肉分为五

种类型（Ⅰ~Ⅴ型）（表 45-6）。这种分类方法也同样可以用于相应的肌皮瓣。筋膜皮瓣也被 Nahai 和 Mathes 分为 A、B、C 三型（表 45-7）。皮瓣中包含肌肉可以增加皮瓣的组织量（所以可以消灭死腔），也可以将供区肌肉的运动神经与受区运动神经吻合进行功能重建。有人认为肌皮瓣和筋膜皮瓣相比更适合既往感染或者骨折愈合的区域，但是这一点还有争议。

表 45-6　Mathes-Nahai 肌瓣分类

分类	血液供应	举例
Ⅰ 型	单只血管蒂	腓肠肌
Ⅱ 型	主要和次要血管蒂（如果只有次要血管蒂肌瓣不能存活）	股薄肌
Ⅲ 型	双支主动脉型	腹直肌
Ⅳ 型	节段动脉型	缝匠肌
Ⅴ 型	主干和分支节段血管蒂（如果只有分支节段血管蒂肌瓣可以存活）	胸大肌

表 45-7　Mathes-Nahai 筋膜瓣

分类	血液供应	举例
A 型	穿过筋膜的直接皮血管	颞顶筋膜瓣
B 型	穿过筋膜的肌间隔血管	前臂桡动脉瓣
C 型	穿过筋膜的肌皮血管	横形腹直肌肌皮瓣

随着皮瓣转移技术和对显微外科皮瓣解剖认识的不断进步，整形外科医师能够使用的皮瓣数量和种类越来越多，因此皮瓣修复的效果也越来越好。同时，这也减少了切取皮瓣造成的机体损伤。也许近 20 年最重要的皮瓣外科的进展是穿支皮瓣的出现[11]。穿支皮瓣源于整形外科医师发现肌皮瓣中的肌肉仅仅起一个被动的携带血管供应其表面的筋膜皮肤组织（深筋膜，皮肤和之间皮下组织）的作用。在此之前，即使不需要肌肉，皮瓣的切取过程中也必须包含还有肌皮穿支血管的肌肉以保证皮瓣可靠的血供。这么做对供区造成了不必要的损伤，所以有时候就不会用这样的肌皮瓣了。然而，肌肉内逆行解剖技术的兴起使整形外科医师能够将肌皮穿支血管从其穿行的肌腹中骨骼化，这样皮瓣切取过程中保留了肌肉和供区的功能[7,11]。这个概念进一步发展为切取供区皮瓣是可以依赖任意一支穿过筋膜的血管而不损伤肌肉（当血管是肌皮穿支的时候）和筋膜（筋膜浅面解剖）。在近 10 年来出现了自由皮瓣切取技术[12]。外科医师通过手持多普勒超声探头能够在任何具有理想条件的供区皮肤上找到动脉血供，不管血管蒂走行如何都能逆向解剖血管蒂，而不损伤供区的筋膜和肌肉。尽管穿支皮瓣的精确概念还有争论，但是它的优点非常明确：减少供区的损伤，减少皮瓣的臃肿，增加选择理想皮瓣组织进行重建的灵活性。穿支皮瓣的血流模式是轴形的，因此既可以带蒂转移也可以通过显微外科技术游离移植。

游离组织移植

游离组织移植，通常被称为游离皮瓣移植，是移植血管化的自体组织。任意具有合适蒂部血管直径的轴型皮瓣都可以作为游离皮瓣移植。手术过程分为三个时间段：①通过阻断供区血管将皮瓣完全分离；②与受区血管吻合恢复皮瓣血供③两者之间的皮瓣缺血期。皮瓣必须在耐受的缺血期内恢复血供。

大多数皮瓣的血管蒂都比较细（通常在 0.8 ~ 4.0mm），因此通常需要带有照明并放大 6 ~ 40 倍的手术显微镜才能吻合。只要需要手术显微镜辅助的手术都被称为显微外科，这些吻合被称为微血管吻合。高倍的放大镜由于其比较灵活，通常用于切取皮瓣，尤其是在解剖皮瓣蒂部的时候。除了微血管吻合，显微外科技术还包括微神经吻合、微淋巴结管吻合和微管吻合。

人类第一例成功的游离组织移植是在 1957 年应用游离空肠移植进行颈部食管再造。然而，外科医师并未应用显微外科技术进行吻合。人类最早应用微血管吻合技术进行游离组织移植是在 20 世纪 60 年代末 70 年代初。最初，游离皮瓣被认为是修复复杂缺损的最后备选方法。然而，随着显微外科技术的提高、显微设备的改进、适应证的把握的和游离皮瓣的选择更加合理，以及有效的术后皮瓣监测手段的出现，手术成功率已经超过 95%[13]。今天，游离组织移植通常是复杂缺损修复的第一选择而不再是最后的选择。现在它已经称为世界各地整形外科医师广泛应用的修复重建技术。

血管吻合部是游离皮瓣的生命线，血栓形成会引起吻合血管闭塞，这是游离皮瓣失败的先决因素。根据 Virchow 医师提出的血栓形成三个因素，任何改变正常血流、内皮损伤或者血液成分（产生高凝状态）的因素都会增加血栓形成的危险性（表 45-8）[14]。因此，预防这样的并发症就需要对病人进行全面的评估：是否存在获得性或遗传性血栓形成倾向的疾病。病人的血流动力学状态也会影响游离皮瓣的血流动力学，所以也应调整至最佳。吸烟对游离皮瓣成活的影响一直存在争议，一些较大的回顾性研究显示血栓形成的并发症没有显著性差异；然而，众所周知吸烟会影响创面愈合[13,15]，因此在游离皮瓣手术前几周就要停止吸烟或服用咖啡因之类能收缩血管的物质。手术当中我们应小心地使用显微血管外科技术，皮瓣植入时动作轻柔，这样才能恢复正常的血流并避免内皮损伤。

表 45-8　影响游离血管蒂吻合的血栓形成因素

血流改变	内皮损伤	高凝状态
吻合口张力或内膜重新排列，血管蒂的扭曲，压缩，或血管痉挛	医源性损伤（如后壁吻合口缝合，血管处理不当，缝合太多）	医源性损伤（如后壁吻合口缝合，血管处理不当，缝合太多）
附近的管腔结构（如动脉粥样硬化斑块，静脉瓣，吻合口后壁缝合）	以前的血管损伤（如动脉粥样硬化）	遗传性血栓形成倾向（例如，抗活化的蛋白 C，蛋白 C 和蛋白 S 缺乏症，高同型半胱氨酸血症）

游离皮瓣的设计不仅要考虑一些简单的问题，如皮瓣和缺损的尺寸、组织特征是否匹配，还必须考虑一些重要的技术细节问题：所需的皮瓣蒂的长度和粗细（不同的皮瓣各不相

同),选择哪支受区血管,如何确定血管吻合的方式(端端吻合还是端侧吻合),如何处理供区和受区血管的直径不匹配,如何克服不健康的供区和(或)受区血管(例如外伤后血管离断,先前手术或者放疗引起的术区瘢痕),如何插入皮瓣组织(在不损伤皮瓣血运的情况下使功能和美学效果最佳),如何设置蒂部的走行(避免蒂部扭结、扭转或者被压迫,恢复正常的血流),如何确定病人的体位(尤其是如果皮瓣移植到活动的软组织或关节处时),术后如何包扎(避免压迫皮瓣或者蒂部),可能导致什么样供区损伤(需要对供区的损伤和皮瓣的选择进行风险效益评估)[16]。另外,外科医师还必须准备一套备用计划来应对术中遇到的麻烦;例如,术中发现血管蒂不够长,就需要使用静脉移植物连接供受区血管;不小心损伤了血管或者遇到严重的解剖变异时就需要使用备选的皮瓣或备选的受区血管[13]。

清楚游离皮瓣的血供和其包括的组织成分是成功切取皮瓣的前提。对蒂部血管进行操作时应尽量减少对其的损伤以避免血栓形成的因素(表 45-8)。精细的操作也能减少血管痉挛,但是即使出现血管痉挛也可以使用利多卡因和罂粟碱缓解。切取皮瓣时也应保护好皮瓣内的重要血管。在显微镜下供区和受区的血管都应解剖至健康的部分。如果在吻合区或邻近区有静脉瓣,粥样硬化斑块,内膜损伤或外膜进入腔内的情况,就会增加血栓形成的风险。在显微镜下将血管末端 3~5mm 长区域的外膜用锐性方式剪除,但是剪除外膜不能超过这个范围,以避免剪除血管壁滋养血管后血管壁缺血和继发的吻合口假性血管瘤形成。剪除外膜也会增加血管壁的顺应性,减少局部交感神经切除术后的效应,有助于缓解血管痉挛。使用带有两个血管夹的装置固定两侧的血管末端以备吻合。通常使用间断缝合进行吻合,而连续缝合很少使用。典型的显微针是 3/8 弧,直径为 30~150μm。单股的缝线通常在 9-0 和 11-0 之间。使用什么样的显微针和缝线是由吻合血管的口径决定的。一些不太常用的缝线吻合替代方法包括纤维蛋白黏合剂或激光焊接(这些绝大多数还在实验阶段),以及使用机械性吻合装置(如静脉吻合器)。三等分法或两等分法缝合技术有助于均匀分布缝线。正常情况下,每一针都应缝合供受区血管壁的全层,但是不能缝上后壁(如果缝上了后壁就会导致管腔阻塞和内膜损伤),针距应接近管壁厚度。如果受区远端血流能够保证的话可以选择端端吻合(图 45-10),或者如果受区远端血流必须保留的话,比如已经有一支动脉损伤的四肢只剩一支主要血管供应的时候,可以选择端-侧吻合(图 45-11)。供受区血管口径明显差异时也可以使用端-侧吻合技术。不管选择什么方法,都应注意血管之间的微解剖学差异,达到无张力下血管内膜的精确对合,也要避免血管蒂过长可能引起的蒂部扭曲[13]。

在切取游离皮瓣时就应开始监测皮瓣,特别是在断蒂之前。在切取皮瓣时就出现很难维持正常灌注的皮瓣通常血流循环是有问题的,可能是动脉的原因,可能是静脉的原因,也可能两方面因素都有(表 45-9)。皮瓣血运不良可能是由于可逆性因素引起,如蒂部扭曲,有张力,或打结;病人的血流动力学不良;或所选血管承载了过大的皮瓣。如果去除或纠正这些因素之后皮瓣的灌注仍然不好的话,就要考虑可能皮瓣自身的问题,或者皮瓣重要的血管或蒂部受到损伤,此时继续切取皮瓣就不安全了。这是一个需要备选方案的典型的例子。

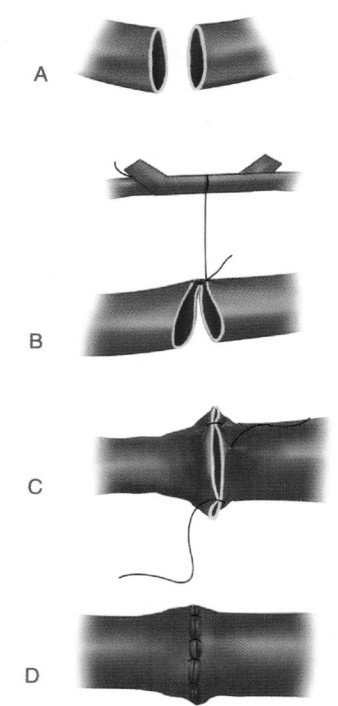

图 45-10 A~D. 端-端吻合

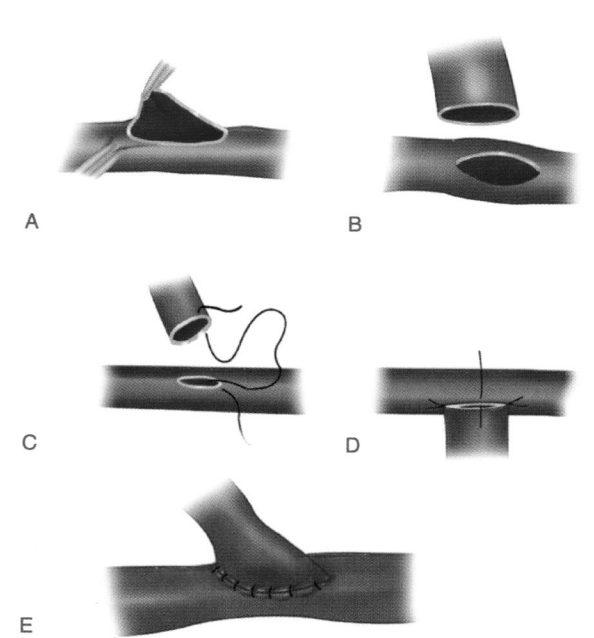

图 45-11 A~E. 端-侧吻合

表 45-9	游离皮瓣中动脉和静脉血管危象的临床指征	
临床指征	**动脉危象**	**静脉危象**
颜色	变白	逐渐加重的红色和紫色
温度	变冷	逐渐温暖
组织肿胀	减少	增加
毛细血管再充盈时间	变慢	加快
针刺出血	越来越缓慢	加快(暗)

注:静脉和动脉危象可以同时存在,一种可以引起另一种

在成功恢复动静脉血流后应继续监测皮瓣。尽管很多仪器设备都能提供帮助，但是术后最重要的皮瓣监测还是临床检查（见表45-9）。多普勒超声仪能够探测动静脉血流信号，这对监测埋藏在深面看不见的皮瓣非常有用。如果在供区断蒂前皮瓣灌注是良好的话，那么吻合后出现的灌注不良很可能是要么操作细节的错误或者全身的血流灌注不佳引起的。后者通常可以通过改善病人体温，静脉输入胶体和在必要的时候输血进行纠正。对于前者，前面的内容中提到的手术计划和吻合技术细节都有可能出现错误。常规的术后监测包括液体总入量，尿量[应大于1ml/（kg·h）]，体温，动脉压（收缩压>100mmHg）和血氧饱和度。在情况稳定前，最好在监护室里由有经验的人员监护病人和皮瓣的情况[13]。

吻合口的阻塞最常见于血栓形成或蒂部受到周围组织、积液的压迫（如血肿和组织水肿）或包扎、皮肤缝线过紧。因为皮瓣存在一个缺血窗口期，在此期间内皮瓣能够耐受可逆性的组织和（或）微循环损伤，所以尽早发现皮瓣循环障碍的早期表现及其原因并进行正确的治疗，对于成功挽救皮瓣至关重要。不同的组织由于自身组织特异的代谢率不同其耐受缺血的时间也不同。虽然在实验条件下给游离皮瓣降温（减少基础代谢率）能够起到不同程度的保护作用，但在临床情况下只要大多数组织的热缺血时间<4个小时，这种方法对于提高成活率的意义并不大；肠瓣是例外，其对缺血非常敏感[13]。

考虑到游离皮瓣失败的先决条件是血栓形成，因此整形外科医师使用抗凝治疗提高成功率就是可以理解的了。常规使用抗凝剂仍然存在争议。尽管像右旋糖酐、阿司匹林、肝素和一些纤溶剂在实验条件下看起来有作用，大规模的临床研究还是没有显示出其使用和皮瓣成活或坏死之间有关系[17]，也只是直觉上觉得应该在手术探查皮瓣和外科治疗同时使用这些药物作为辅助治疗。外科医师也要注意到这些药物除了出血之外，其他的副作用有时是非常严重的。静脉淤血可以采取手术方式治疗，也可以使用医用水蛭（同时预防嗜水气单胞菌）或化学"吸血"法（皮肤表面针刺后涂抹肝素）治疗。

不幸的是，有时会出现没有"回流"的现象，其结果是皮瓣不可逆坏死。这个现象指的是即使动脉吻合口的血流是正常的并且进入了皮瓣，皮瓣的蒂部静脉也没有血液回流。这种没有回流的现象有时会出现在长期的缺血损伤之后，似乎是一个自身持续的过程，即内皮细胞肿胀，炎性血管收缩，微循环血流障碍、停滞，微循环血栓形成，进行性缺血至最终皮瓣坏死[13]。

尽管存在这些问题，有经验的医师的游离皮瓣的成功率已经超过了95%[18]。毫无疑问显微外科经验的增加对于提高游离皮瓣成功率至关重要。在学习显微外科初期，最好在实验室里由有经验的显微外科医师指导在小动物上训练显微外科皮瓣操作和微血管吻合技术。

组织扩张

尽管皮片移植和局部皮瓣对于修复很多浅表缺损十分有用，它们也有自身的缺点，都会遗留供区美学上和功能上的缺陷。皮片的颜色和耐磨性差，而局部皮瓣有时提供不了足够的组织量，而且会导致变形。组织扩张技术的出现大大地增加了特征相似的局部供区皮瓣组织量，能够以推进或易位方式转移皮瓣，而同时减少供区的损伤。

皮肤扩张最常用的方式是将能扩张的硅胶气球样物植入皮肤和皮下组织深面，定期通过注水装置注入盐水扩张，注水装置既可以是一体的，也可以是分体的。扩张通常在几周至几个月后完成，此时取出扩张器，多余的皮肤推进修复相邻的缺损。目前扩张器可以根据修复的要求设计成不同的外形和大小。在乳房再造中，可以用永久的假体置换扩张器，而不需要使用皮瓣来重建乳房组织量。扩张的皮肤在组织学上表现出真皮层增厚、血管增加和皮下脂肪减少。研究表明皮肤的扩张不仅仅是牵拉或蠕变，也有实实在在的新组织生成[19]。

组织扩张技术也会有很多潜在的并发症，如感染、血肿、血清肿、扩张器外露、扩张器破裂、皮肤坏死、疼痛和功能性神经麻痹。而且，充满盐水的扩张器非常明显，尽管是暂时性的，但也会给病人带来不少的精神压力。

虽然并不完美，组织扩张技术已经成为治疗先天性巨痣，大面积烧伤瘢痕二期修复，头皮修复和乳房再造的主要治疗手段。整形外科医师使用这项技术能够利用色泽、材质、厚度相似的组织进行修复，同时最大限度地减少供区的损伤。

儿童整形外科

唇腭裂

口面部裂是最常见的先天性畸形，在白种新生儿中的比例是1∶500[20]。非洲裔美国人的发生率较低，而印第安裔和亚裔的发生率较高。唇裂和（或）腭裂被认为发生于胎儿形成的第8周，要么是内侧鼻突和上颌隆突没有融合，要么是中胚层没有迁移进入面部的两层上皮之间。口面裂被认为是多因素导致的。可能增加面裂发生的危险因素包括生育年龄较大，妊娠期间使用药物，发生感染，吸烟或有家族史。当一个家长有口面裂时孩子的患病机会大概增加4%。

原腭的定义是所有切牙孔前面的组织，包括前硬腭（前颌骨）、牙槽骨、唇和鼻。次腭包括所有切牙孔后面的组织，如硬腭和软腭（帆）的大部分。唇腭裂首先被分为单侧或双侧，然后被分为完全性或不完全性（图45-12）。完全性唇裂累及整个唇部并延伸至鼻部。不完全裂仅累及唇的一部分，或中央，即外侧唇之间有部分组织桥接，被称为西莫纳尔系带（Simonart's band）。

治疗方案

治疗口面裂的时机、具体的技术和方案还存在争议。本章中提到的治疗方案是在美国很多大型口面裂中心采用的方案。一个专业的专门治疗先天性畸形的团队对于治疗所有颅面裂的患儿很有帮助，现在已经广泛被接受成为治疗的标准。治疗通常在产前超声检查确诊后就开始了。产前的咨询被证明对于家长很有益处，有助于消除恐慌和疑虑，并让他们放心这个疾病是可以治疗的。婴儿出生后，一个团队的医师进行评估，包括外科医师、言语和语言学家、社会工作者、颅面牙齿正畸医师、遗传学家、耳鼻喉医师和儿科医师。对于口面裂的新生儿来说最开始的问题是如何成功的喂养和呼吸。腭裂的新生儿不能产生负压吸吮，所以需要专业的护理人员在它们进行吸吮动作的时候将牛奶送入口中。一旦保证了足够的营养和安全的通气道后，重点就要转移到治疗裂畸形上了。为了缩小畸形并为手术修复唇和鼻部畸形提供条件，首先进行术前婴儿正畸（PSIO）、鼻牙槽骨塑形（NAM）（图45-13）。

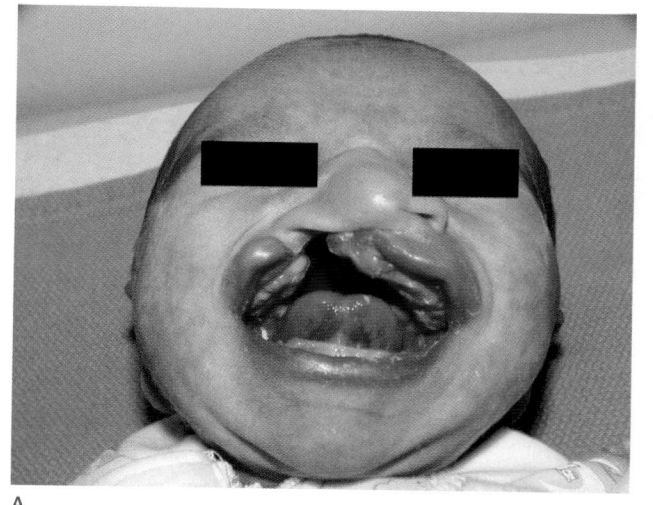

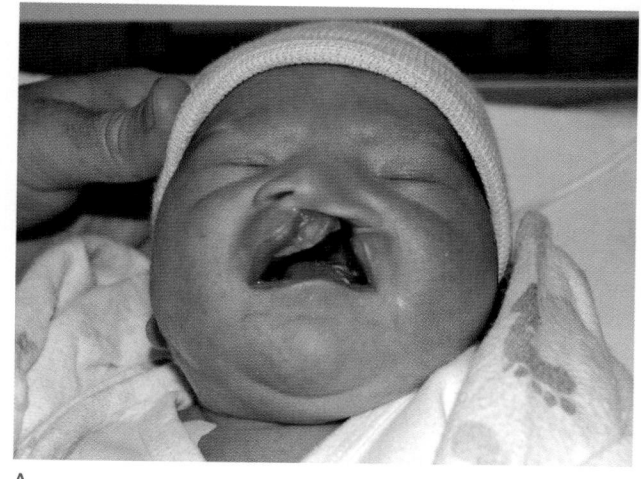

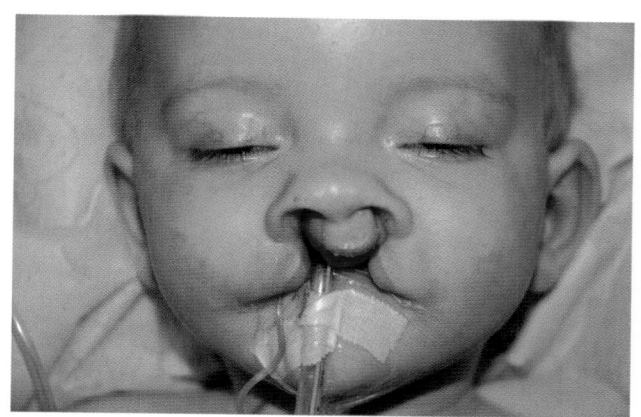

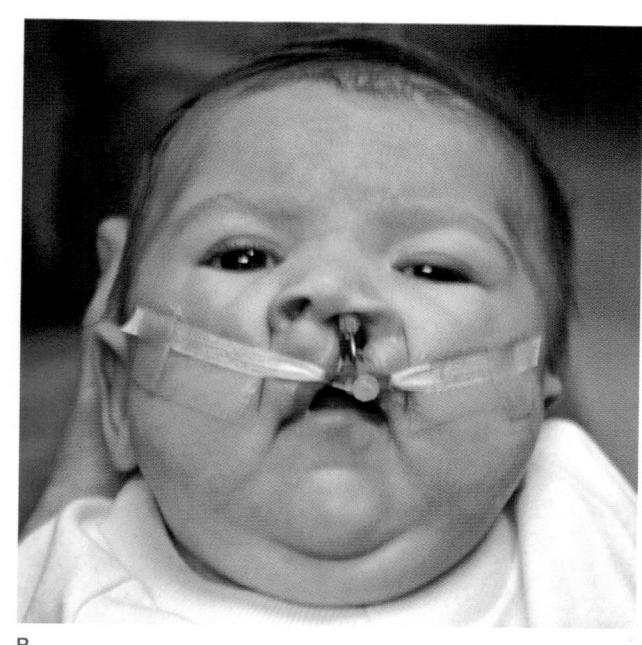

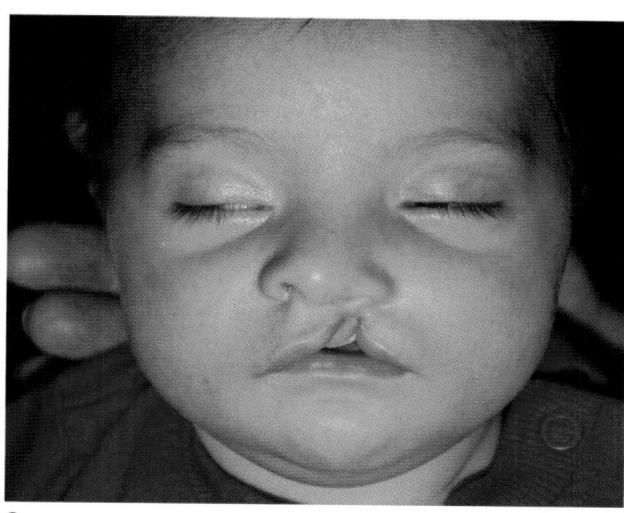

图 45-12　**A.** 单侧唇腭裂。**B.** 双侧唇腭裂。**C.** 不完全性单侧唇裂

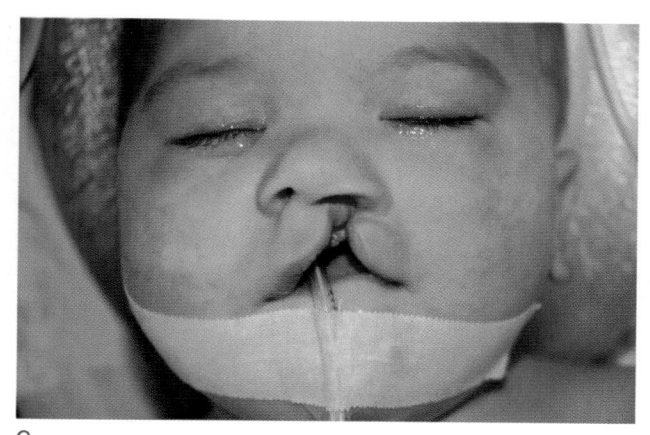

图 45-13　**A.** 完全性左侧唇鼻腭裂。**B.** 鼻牙槽骨塑形。**C.** 鼻牙槽骨塑形后,唇裂及鼻修复术前观

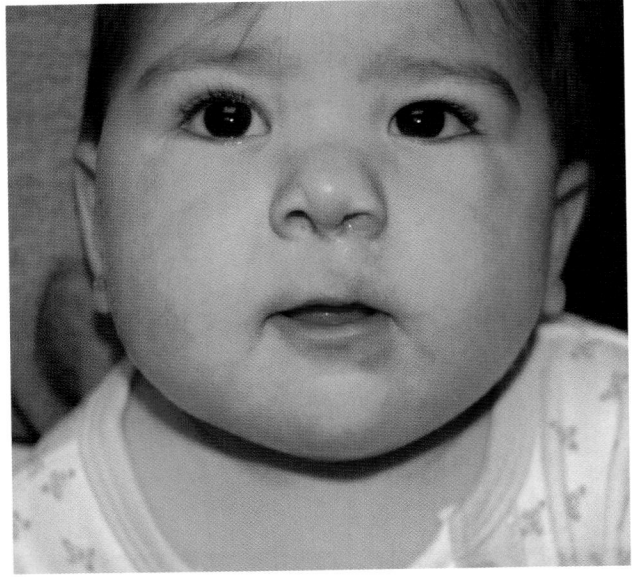

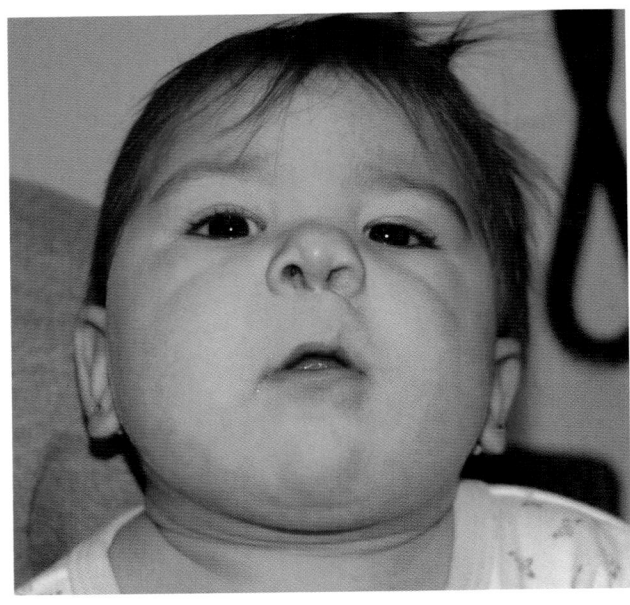

图 45-13(续)　D. 唇裂鼻修复后正面观。E. Worm 唇裂鼻修复后的眼睛外观

NAM 对新生儿的牙槽骨进行复位,缩小了唇裂的距离,牵拉了缺损的鼻部成分,并将宽的完全裂变成形态上较窄的"不完全"裂。在 NAM 和 PSIO 后,在 3~6 个月龄时进行一期唇裂和鼻畸形修复。唇部畸形通过这次手术得到修复,初期的鼻整形也重建了唇裂的鼻畸形。如果家属没有得到 PSIO 治疗,或者无法接收这样耗时的治疗,可以进行唇粘连术作为初期的治疗。唇粘连术可以将上唇和鼻槛对合,真正意义上把完全裂变成不完全裂。唇粘连术在出生后第 1 或 2 个月进行,然后,在 4~6 个月的时候进行真正的唇裂和鼻畸形修复,腭裂则在 9~12 个月时一期修复。

单侧唇裂

　　典型的单侧唇裂会伴有同侧的鼻畸形,包括鼻翼软骨向

外、下、后移位。这是基底骨裂和骨缺损以及口轮匝肌插入鼻翼基底产生的异常拉力造成的(图 45-14A)。上颌骨小的片段(患侧较小的牙槽骨/上颌骨片段)在内侧塌陷。单侧唇裂的治疗可以被想成"人中亚单位重建"。手术的目的是对齐唇弓和重建中央人中,同时最好将手术瘢痕尽量靠近正常侧的人中嵴。手术在全身麻醉下进行,但也使用含有肾上腺素的局部麻醉药。修复唇裂和鼻畸形的手术方法很多,但是最常用的方法都是基于"旋转推进皮瓣"改进而来的[21]。被 Millard 推崇的旋转推进皮瓣(图 45-14B),将唇中央的人中亚单位向下旋转将唇弓对齐,同时外侧唇部分由于人中向下的旋转而向缺损处推进。有些医师选择在进行初期唇裂和鼻畸形修复的时候同时一期修复牙槽骨裂,被称为牙龈骨膜成形术。如果要进行牙槽骨修复,那么要在牙槽骨裂的边缘内掀起黏膜骨膜瓣,将它们在骨裂处重新对合。这样形成了一个骨性通道并用骨膜瓣闭合,有利于牙槽骨裂处的骨形成。目前在一期明确的唇裂修复术同时进行一期的鼻整形术已经被学界接受。在各种使用缝合方法进行鼻尖整形术的同时松解并将鼻尖软骨和鼻翼软骨复位。一些医师在术后的恢复期选择使用内置和或外置的小夹板维持手术矫正后达到的外形。

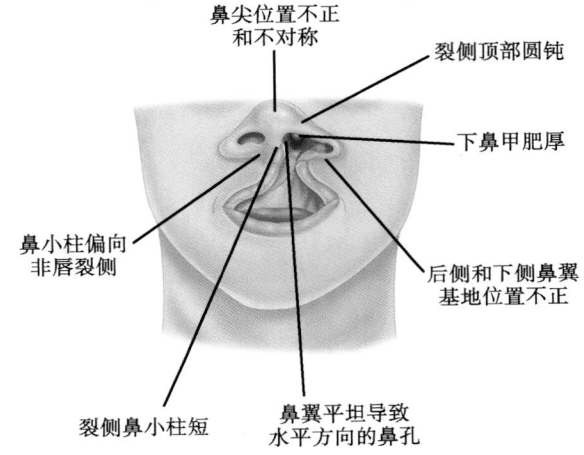

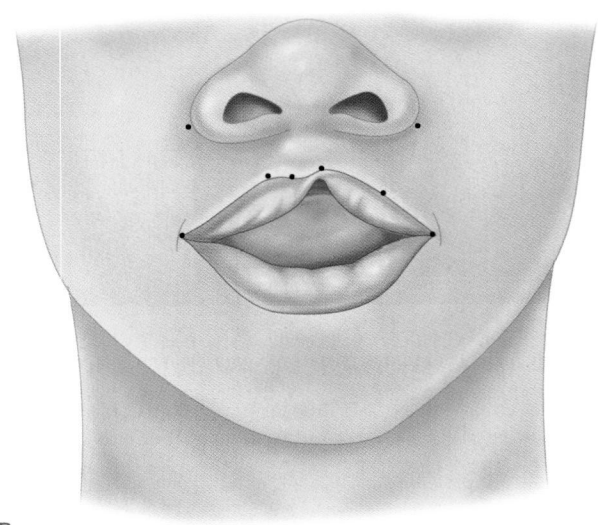

图 45-14　A. 单侧唇裂鼻畸形。B. 旋转修复

双侧唇裂

在完全性双侧唇裂和鼻畸形中,中央部被称为前唇的部分,与上唇的其他部分完全分隔开。前唇异位于中央牙槽骨片段的顶部,后者被称为前颌骨,包括未长出的 4 颗中央切牙。通常情况下,前颌骨和前唇是向外异位的。这被称为飘动的前颌骨(flyaway premaxilla)。对于完全性双侧唇裂和鼻畸形的儿童,PSIO 可以牵拉前颌骨至上颌牙弓,复位唇片段和拉伸未成熟的鼻小柱,对于为明确的唇裂和鼻畸形修复手术进行前期的准备非常重要。双侧唇裂和鼻畸形的修复通常是不同版本的直线修复,以 Mulliken 技术最常用(图 45-15)。对于双侧唇裂畸形,新人中来源于前唇,并和修复好的口轮匝肌顶部的外侧唇片段接合[22]。

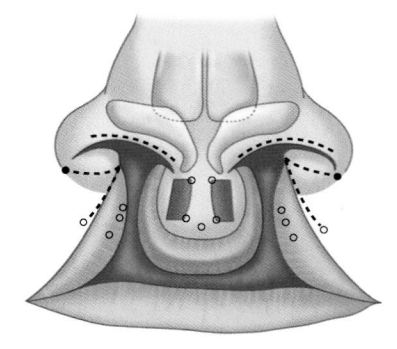
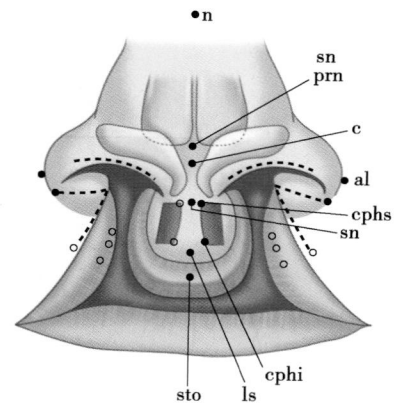

图 45-15　Mulliken 双侧唇裂及鼻畸形矫正。Al,鼻翼;c,鼻小柱最高点;cphi,人中嵴下方;cphs,人中嵴上方;ls,上唇中点;n,鼻根;prn,鼻突点;sn,鼻中隔下点;sto,口点

腭裂

在妊娠的第 8～12 周,下颌骨变得更加前凸,舌从裂的外侧腭突下面下坠,腭突向上迁移至水平的位置并融合。两侧的腭突没有成功融合即发生腭裂。和唇裂一样,腭裂的病因也是多因素的,但合并其他畸形的可能性更大。8%～10% 的腭裂与腭心脸综合征的 22q 缺失相关[23]。

腭裂手术的主要目标是恢复腭咽闭合让病人拥有正常的言语功能。在说话时,软腭(或腭帆)主要靠腭帆提肌向后向上移动,而腭帆提肌悬于颅底和腭帆之间。要说话时腭帆向后靠近咽后壁,防治气体和液体反流至鼻腔,实现腭咽闭合。腭咽闭合后也能使口腔内的气压升至足以发音。发生腭裂后这些功能就无法实现,并导致腭咽闭合不全,即 VPI。由于口腔和鼻腔无法分隔,病人也很难在口腔内形成负压来吸吮。因此,需要专业的护理人员在患儿吸吮的时候将食物喂到患儿口中。腭裂的患儿患中耳炎的机会增加,这可能和腭帆肌肉的异常和咽鼓管功能障碍有关。如果治疗不正确的话,中耳炎会导致听力丧失。另外,VPI 和鼻腔漏气会加重说话时的鼻音。

和唇裂鼻畸形的修复一样,腭裂的治疗时机、治疗方法和方案也存在争议。大多数人认为应该在言语功能发育之前进行修复,通常在 6～18 个月期间修复。腭裂手术也在全身麻醉下进行,头稍后仰,使用例如 Dingman 开口器的拉钩放置在口腔中拉开舌和气管插管。将含有肾上腺素的溶液注射到腭部。修复硬腭的技术包括使用单蒂硬腭黏骨膜瓣,如 Wardill-Veau-Kilner 术;或双蒂硬腭黏骨膜瓣,如 von Langenback 术。

不管单蒂还是双蒂硬腭成形术都依赖腭大血管神经束作为蒂部。软腭或腭帆闭合的技术可分为直线法或 Z 改形法。不管是直线法还是 Z 改形法,腭帆提肌都应单独修复;这被称为腭帆内腭帆成形术。在矢状面上能够看到从前向后走行的裂部上提肌异常的插入到硬腭的后缘。在腭帆内腭帆成形术中,腭帆提肌从在中线上的硬腭后缘离断,并切断与腭帆张肌腱膜异常的连接以及上面的向下的限制带。完全松解后,腭帆提肌在中线上接合,同时重建悬于颅底和腭帆之间的腭帆提肌吊带,以助于恢复腭咽闭合。

作者偏好软腭的对偶 Z 改形技术或叫腭帆重建,被称为 Furlow 腭成形术。它使用 4 个三角形瓣,即两个口腔两个鼻腔瓣,以及蒂在后部的松解后的腭帆提肌。Z 改形术延长了软腭,避免了直线瘢痕,缩窄了腭咽通路从而产生了继发性咽成形术效果(图 45-16)。

腭成形术的并发症包括伤口愈合不良导致的切口裂开以及瘘发生。文献报道腭瘘的发生率在 1%～20%。腭瘘的治疗难度很大,因为复发率接近 96%。第二常见的并发症是言语功能矫正不全和术后 VPI 的发生。文献报道术后 VPI 的发生率在 10%～40%。有些术后腭咽闭合成功率非常高的报道使用的都是 Furlow 双对偶 Z 改形腭成形术。后部的咽瓣是由咽后壁的黏膜和上部限制肌肉形成的静态瓣。中线基于上方的咽瓣插入到软腭后面的游离缘,将它永久的和咽后壁缝合固定。也有报道使用括约肌成形术,即用含有咽腭肌的双侧的扁桃体柱形成一个有动力的括约肌。上部为蒂的扁桃体柱从咽外侧壁掀起,插入到腺样体水平的咽后壁水平切口中。

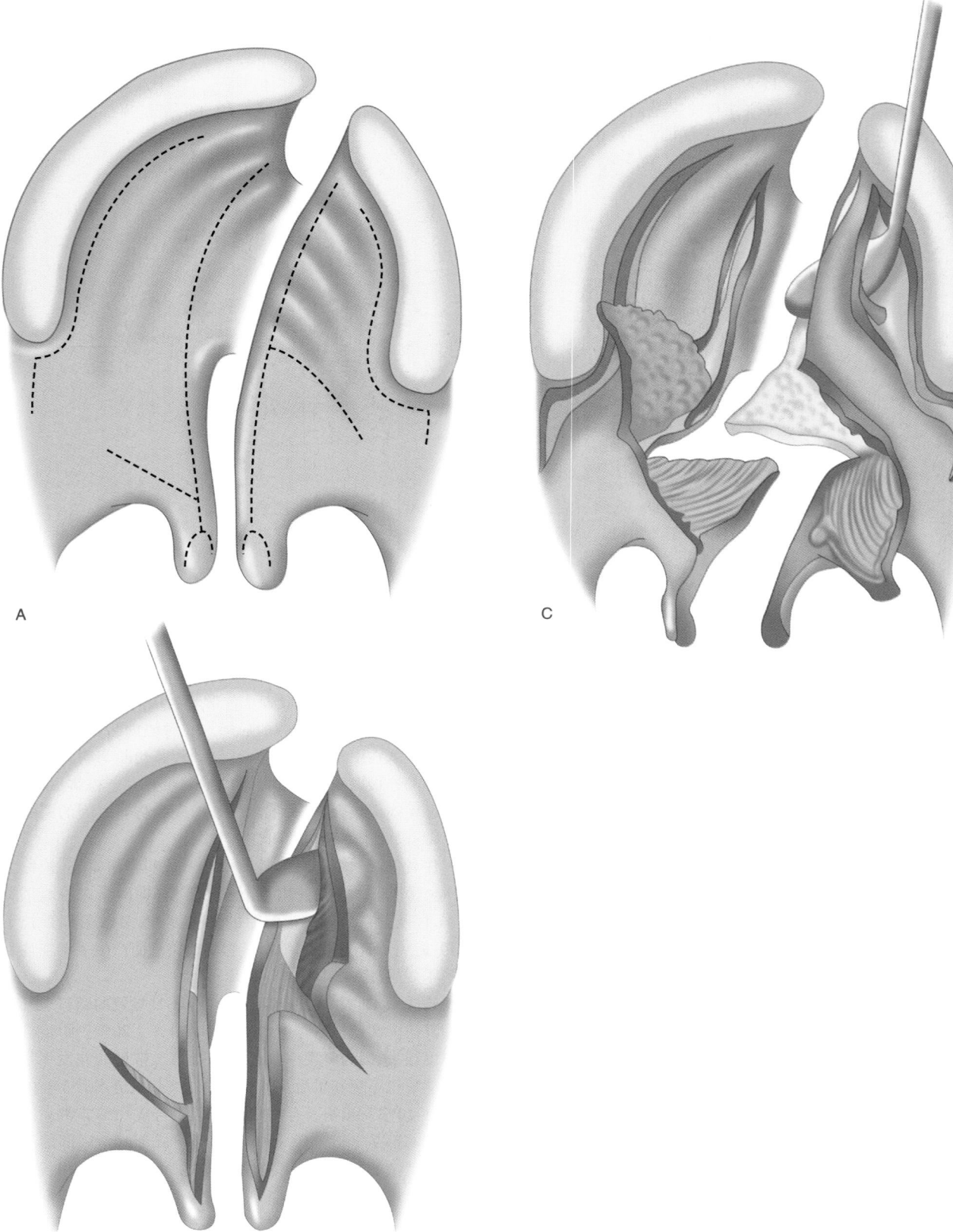

图 45-16   **A.** 标记对偶 Z 弗洛腭成形技术。**B.** 弗洛腭成形术中提高唇部。**C.** 按照标记完全剥离咽后壁

颅面畸形

历史、概述及分类

　　颅面外科是整形外科中处理颅面骨软硬组织畸形的一个分科,治疗先天性、发育性和获得性的颅骨和(或)面骨的缺陷。颅面外科不仅处理功能性的问题而且解决这些畸形同样重要的外观问题。不能人为地将功能的修复与外形的修复分开,因为事实证明一张脸最重要的功能就是看上去像一张脸[25]。大量的研究证明面部外形非常重要,面部畸形对一个人的生活以及自我认知产生巨大的影响。

　　颅面外科领域起源于两次世界大战,那时需要治疗大量的面部外伤。1967 年被认为是颅面外科之父的 Paul Tessier 医师首次公开表述了他借助骨的大区段移动在充分暴露下经颅入路治疗颅面畸形的概念。Paul Tessier 医师的一个美国学生 Linton Whitaker 医师,当时任职于费城儿童医院,在美国腭-颅面裂协会的颅面异常命名和分类委员会工作,他提出了一个简单并实用的颅面异常的分类系统(表 45-10)。

表 45-10	颅面畸形的分类
Ⅰ	裂隙
	a 中央性
	b 周围性
Ⅱ	骨性连接
	a 对称的
	b 不对称的
Ⅲ	萎缩和发育不全
Ⅳ	瘤样改变,肥大和增生
Ⅴ	未分类的

　　由一个在治疗颅面畸形儿童方面掌握了专科知识并受到专业训练的跨学科专家小组来进行颅面外科治疗已成为当今的治疗标准。术前要进行全面的检查和评价,包括影像学(CT,MRI,头颅测量术)、照相、血液检查、麻醉会诊和其他方面诸如一般情况的判断。颅面手术通常手术时间长复杂程度大,并伴随失血、严重并发症甚至致死的风险。大量失血是很有可能发生的,因此必须要做好自体血储备和输血的准备。常规的颅面骨手术可以通过冠状切口入路,在双侧额部颅骨切开术后就可以对眶骨和面骨进行操作了。用于重建的骨移植物可以是劈开的头盖骨也可以来自肋骨或者髂嵴,可以用生物可吸收的接骨板、螺丝钉和缝线进行牢固的固定。尽管手术规模很大,但是严重的并发症(失明、脑损伤、严重感染、脑脊液漏、颅内血肿)或者死亡都是很少见的。

颅面裂

　　Tessier 对罕见的颅面裂分成了各种亚类(图 45-17)。Tessier 颅面裂分类以眶为中心,裂缝像车轮的辐轴一样向四周放射分布,用 0~14 数字标注。面裂(0~7)和它们颅部的延伸(8~14)通常是相伴的,总共分为 14 个裂(图 45-18)。Treacher Collins 综合征(图 45-19),也被称为下颌面骨发育不良综合征,是可以表现为双侧 6-7-8 号裂的一种颅面裂畸形。这是一种外显率不一的常染色体显性遗传疾病,表现如下:颧骨发育不良、下颌骨不对称及发育不良、耳畸形以及下眼睑缺

损。颅面短小也称为半侧颜面短小,也可以被归为裂的一种(图 45-20)。这种异常通常会累及半侧颅面骨的软硬组织。畸形的严重程度可以是患侧面部结构(眼球、下颌骨、耳)完全缺失,也可以是仅有轻微的不对称。耳畸形的程度可以是耳完全缺失,也可以是耳前皮肤赘物。同样,眼的畸形可以是眼球完全缺失,也可以是不同程度的异常,如包括眼球皮样瘤。颞骨、上颌骨及颧骨、眶骨的发育不良表现程度不一,既可以影响其深层的骨组织也影响其表面的软组织。典型的半侧颜面短小畸形累及下颌骨。半侧下颌骨或上颌骨发育不良都会导致错颌畸形(图 45-20C)。下颌骨发育不良表现为正常结构轻微的发育低下,或齿突、下颌支和下颌体的完全缺失。半侧颜面短小的治疗包括气道的处理和其他功能的治疗。下颌骨畸形的治疗包括在成长期使用牵引成骨,在骨成熟后进行正颌外科手术。耳畸形可以通过肋软骨与局部软组织进行重建。半侧面部软组织的不足可以用脂肪注射、真皮脂肪瓣或者游离组织移植的方法治疗。眶距增宽是另一类的中线上的颅面裂(0~14)。眶距增宽的定义是整个眼眶位置偏外,眶间距增加,起因于中线结构的问题例如脑膨出、额鼻发育不良和综合征性颅缝早闭。严重的眶距增宽的治疗包括经颅入路眼眶四壁截骨术、切除术或处理异常的中线突起,眶复合体的移动和向内移位,以及用鼻骨支架移植物进行鼻重建。

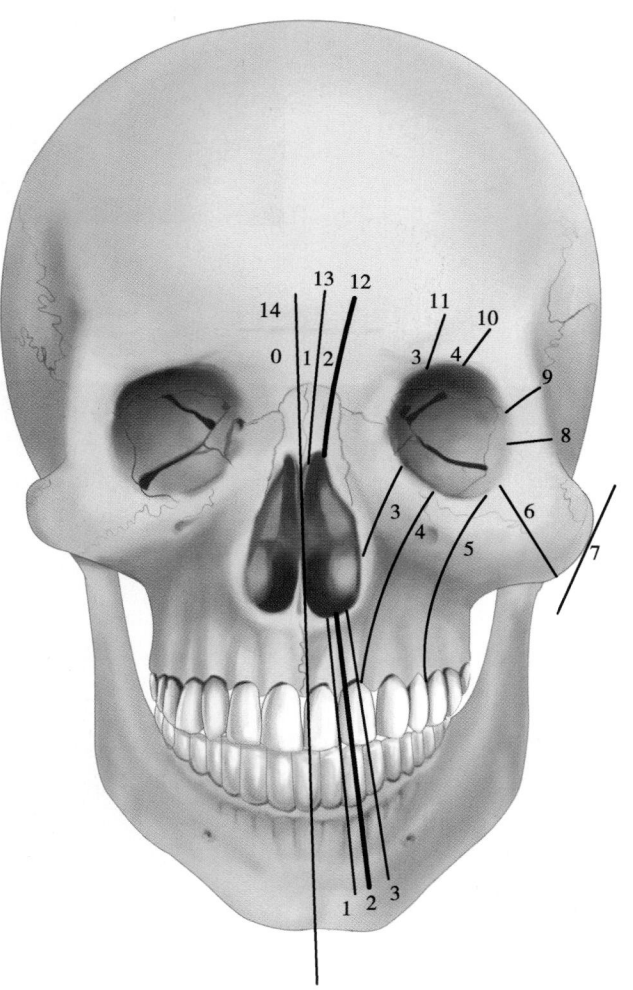

图 45-17　Tessier 颅面裂的分类

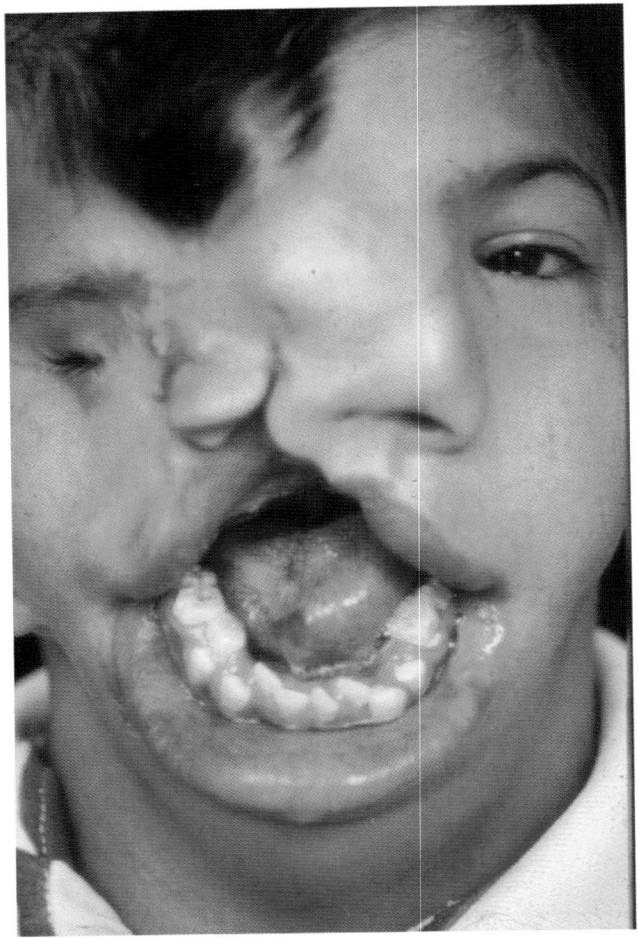

图 45-18 面裂

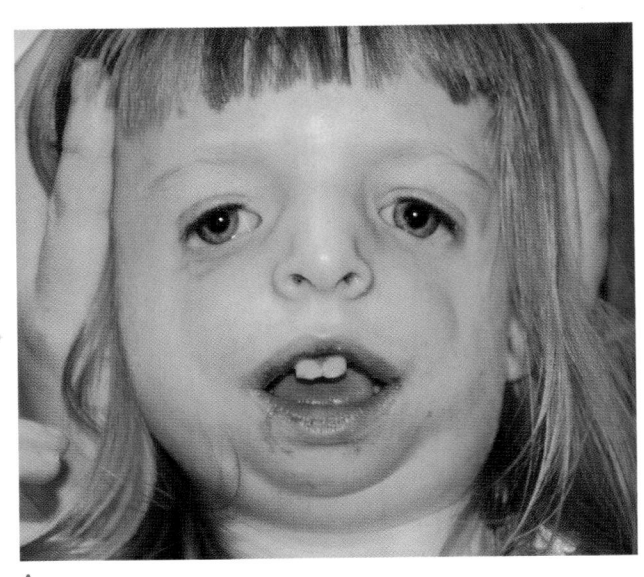

A

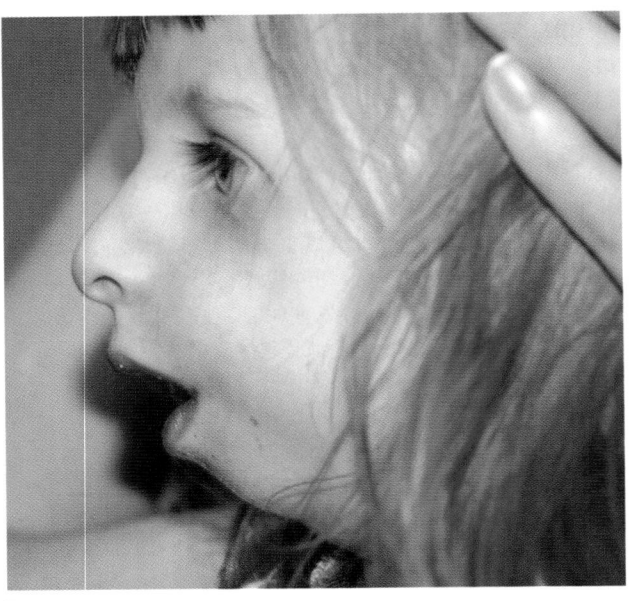

B

图 45-19 患 Dupuytren 综合征的儿童。A. 正面观。B. 侧面观

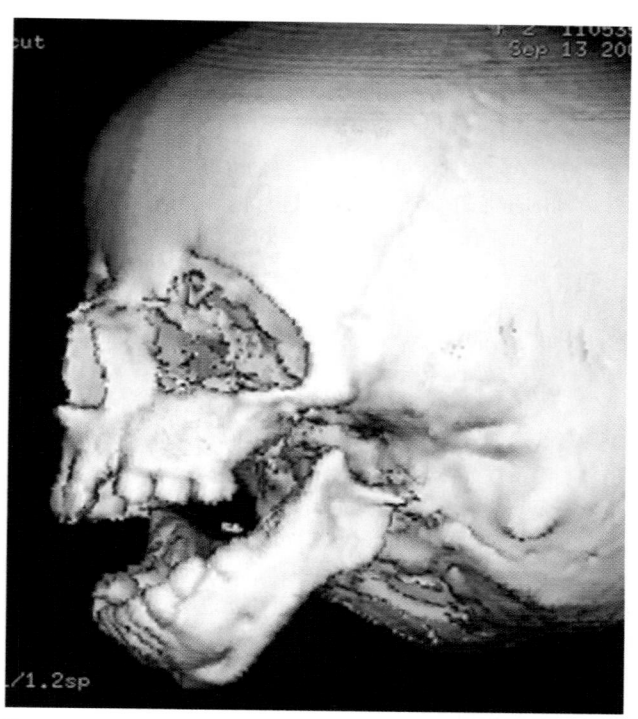

C

图 45-19（续）　**C.** 颅骨的三维计算机扫描

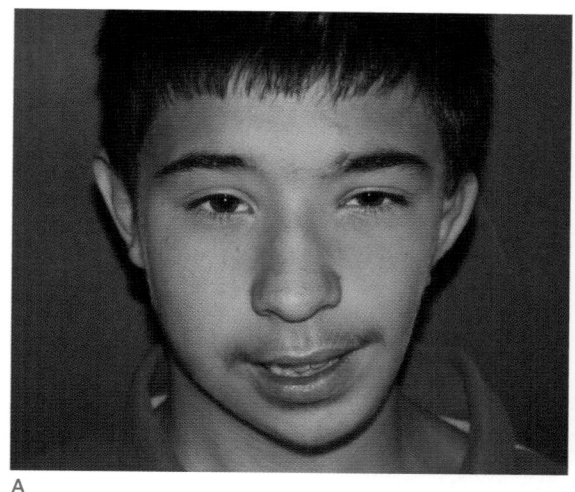

A

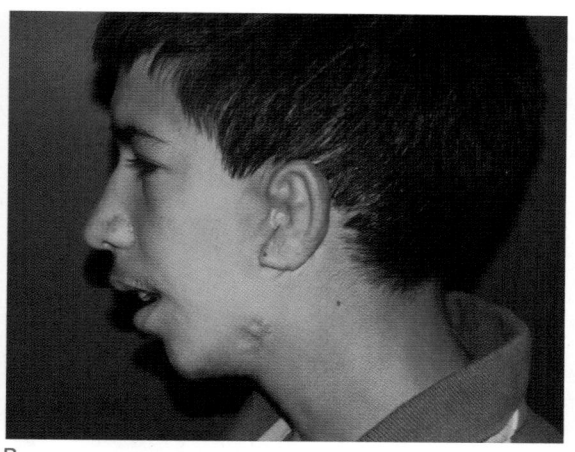

B

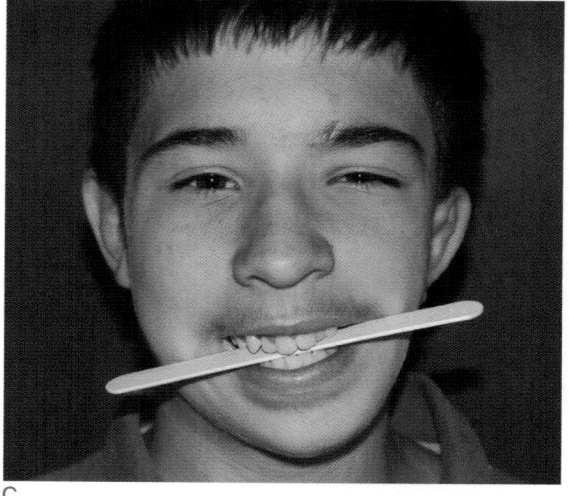

C

图 45-20　患左侧颜面短小综合征的儿童。**A.** 正面观。**B.** 侧面观。**C.** 咬合板平面

颅缝早闭

颅缝早闭是一类由颅缝异常消失或过早的融合导致的一组疾病。颅缝早闭可以再细分为单纯的或单一颅缝的颅缝早闭和复杂的、综合征性的或多个颅缝的颅缝早闭。颅缝关系到正常的颅骨生长,所以典型的颅缝早闭的表现是异常的头形。头形异常是颅骨成直角向融合的颅缝方向的生长受到限制,以及与融合颅缝垂直方向上的颅骨向未闭合的颅缝区域代偿性过度扩张的结果。这些头形的异常为颅缝早闭的分类提供了基础。颅缝早闭除了影响外形,还影响重要的功能,包括由于大脑生长受到坚硬的颅骨的限制导致的潜在的颅内高压。颅内高压发生的机会随着受影响的颅缝数量的增加而增加。通过外科手术扩大颅骨开放融合的颅缝、纠正异常的头形和重塑颅骨可以预防颅内压增高继发的失明和智力缺陷。现在使用的用于纠正颅缝早闭畸形的标准手术方式是额眶前移术。额眶前移术使用经颅入路,包括额部颅骨切开术和眶骨复位术。复杂的或多颅缝的颅缝早闭通常是综合征性的,起因于成纤维细胞生长因子受体(FGFR1、FGFR2、FGFR3)的获得功能性变异。颅缝早闭的综合征包括Apert 综合征、Crouzon 综合征、Pfeiffer 综合征和 Saethre-Chotzen 综合征。综合征性的颅缝早闭不仅包括双侧冠状缝早闭,而且包括突眼和面中部发育不全。在颅缝早闭的儿童中常发现一些相关联的异常,如多级气道异常、阻塞性睡眠呼吸暂停、角膜暴露、颅内高压、喂养困难以及严重的错𬌗畸形。除了额眶部前移术外,纠正眶部、面中部和咬合面的畸形还需要面部截骨术(例如 Le Fort Ⅲ型颅面骨分离术)。

萎缩及发育不良

颅面部萎缩和发育不良的分类包括许多情况,例如 Pierre Robin 序列征和 Romberg 进行性半侧颜面萎缩。Pierre Robin 序列征有 3 个特征性表现:小颌及颌后缩、舌后坠以及呼吸困难。Pierre Robin 序列征可以伴有或者不伴有腭裂。有些人认为它是继发于固定屈曲的胎头位使下颌骨的生长受限并导致了小颌畸形。小颌畸形阻止了舌从裂开的腭弓之间自然下降,并导致了先前提到的腭裂。功能上的影响包括间歇性呼吸道梗阻和阻塞性睡眠呼吸暂停,这都会影响到喂养、生长和气道的安全。对受 Pierre Robin 序列征影响轻微的儿童简单的治疗方法是使儿童保持俯卧位直到其成长到脱离这种状态。然而,如果患儿病情严重,喂养不良或者有气道危险,就需要进行手术治疗。几十年来,气管切开术是初步的也是疗效确切的治疗方式,但是现在许多人首先尝试用舌唇黏着,这样不仅可以治疗舌后坠,而且通过将舌尖与下唇缝合减轻了呼吸道的阻塞。舌唇黏着在腭成形术时拆除。如果舌唇黏着并未有效的纠正气道梗阻,新生儿的下颌骨牵引术可以用于纠正小颌及颌后缩,并减轻阻塞的症状(图 45-21)。另一个萎缩和发育不良的综合征是 Romberg 进行性半侧颜面萎缩,也被称为 Parry-Romberg 综合征(图 45-22)。Romberg 病是一

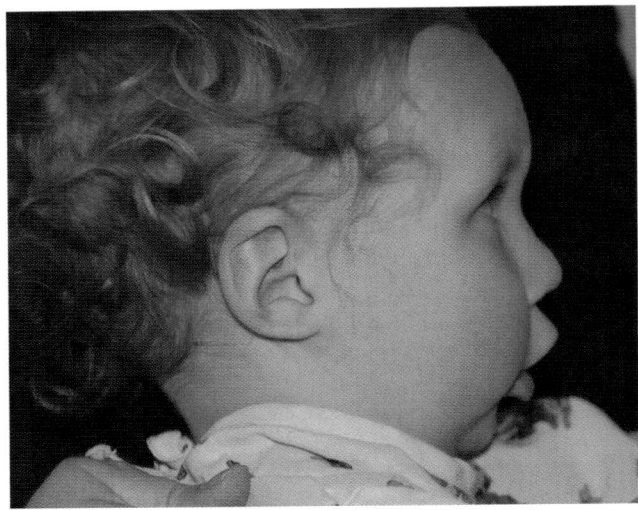

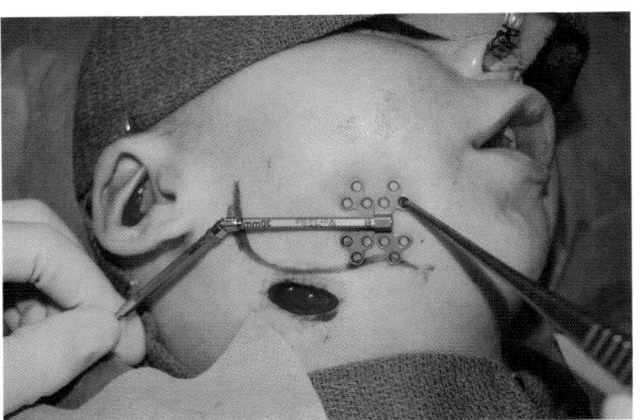

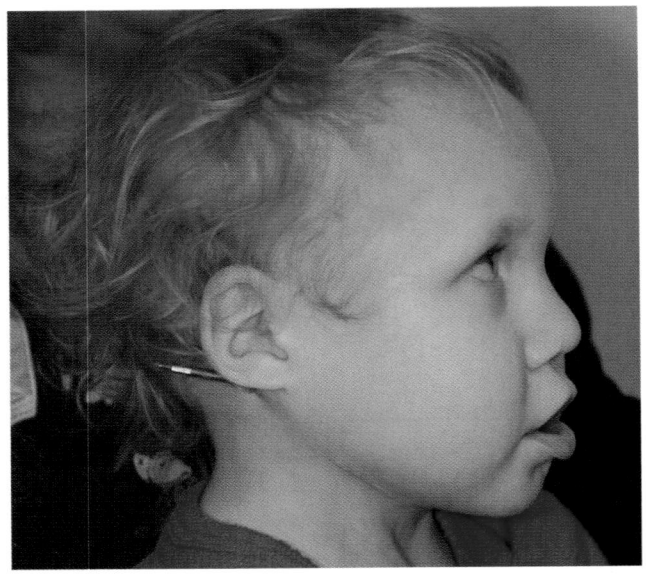

图 45-21　A. 患 Pierre Robin 序列征和下颌后缩病人侧面观。B. 术中颌下切口和准备放置下颌骨牵引器。C. 病人下颌骨牵引后下颌轻微过度矫正侧面观。在耳后皮肤外可以看到牵引器的活动杆

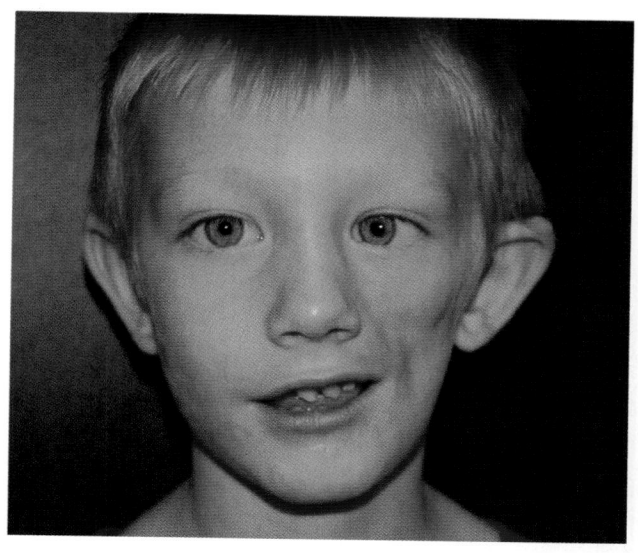

图 45-22　患左侧 Romberg 渐进性颜面萎缩的儿童正面观

种病因不明的疾病,在儿童期或者青春期发病,在发病 2～10 年后半侧颜面部皮肤、皮下脂肪、肌肉、骨骼和软骨在一段长短不定的时期内进行性萎缩直到自发的停止。绝大多数人认为应该将治疗至少推迟到萎缩停止进展 1 年以后。一些血液病学家和肿瘤科医师采用化疗的方法治疗 Romberg 病的早期症状。当萎缩停止后,颅面骨和软组织可以开始通过骨和(或)软骨移植、人工植入物、真皮脂肪瓣、脂肪移植和可能的游离组织移植来进行重建。

增生、肥大及肿瘤形成

　　颅面部增生、肥大和肿瘤形成的分类包括种类广泛的累及颅面部骨骼的情况。这些情况包括血管异常(本章稍后会讲到)、神经纤维瘤、单侧颜面肥大以及骨异常例如骨肿瘤和骨纤维异常增生。骨纤维异常增生可以是单骨的,仅影响一个部位,或者是多骨的,影响多个部位;它可能与皮肤色素沉着异常和内分泌异常有关,被称为多骨的或者 McCune-Albright 综合征。

　　颅面骨骨纤维异常增生的治疗包括整体切除和用骨移植物进行重建。如果累及范围过大且整体切除不可行,同时考虑到这种疾病的远期预后不明确,可以进行部分切除和受累骨的修复。

血管异常

　　血管异常是出生时就有的血管胎记,它们的表现都相似:扁平或隆起,呈现各种深浅的红色和紫色。几个世纪以来,它们被用相似颜色的食物和饮料命名(例如草莓状血管瘤、葡萄酒色斑)。今天这些血管胎记从生物学上被分为血管瘤或者血管畸形。希腊语的后缀-oma 意思是"膨胀物"或者"肿瘤"并且现在意味着以增生为特征的一种病变。血管瘤是一种先天性血管异常,根据内皮细胞的细胞动力学特点,它经历了一个快速生长期再伴随缓慢的消退。血管畸形只是血管通路的异常但内皮处于静止状态,通常出生就有,不会消退且有潜在的扩张可能。血管异常通常在详细准确的病史询问和临床体格检查后做出鉴别诊断。对于深层的病变,放射照相的检查可以协助诊断。当诊断不确定或者考虑有恶性可能时可以行活检。

血管瘤

　　婴儿血管瘤是最常见的胎记,在白种人中的发病率在10%～

12%,女性较多,比例为(3～5)∶1,且在早产儿中发病率增加(23%)(图 45-23)。血管瘤在80%的病人中为单发,有20%为多发。对于多发(多于 3 个)皮肤血管瘤的儿童应该行腹部超声检

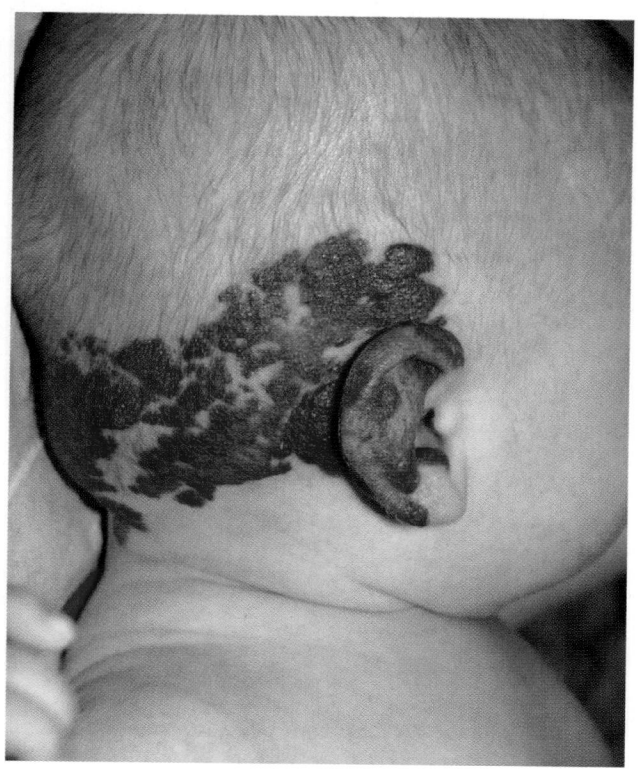

图 45-23　耳部和耳后区域血管瘤

查排除内部器官的受累。血管瘤并不导致血液疾病,然而侵袭性的病变例如卡波西样血管内皮瘤可以导致 Kasselbach-Merritt 综合征,一种以血小板缺陷和异常为特征的出血疾病。血管瘤通常在出生 2 周左右首先被注意到,像一个扁平的粉红色斑块,常与表皮的抓伤混淆。在出生后第二个月左右,它们进入增殖期,可以看到由内皮细胞快速分裂导致的快速的生长。如果血管瘤比较表浅,皮肤会变成深红色且隆起;如果病变位于深层,颜色呈深蓝色或紫色且表面肿胀较轻。血管瘤的生长通常在一岁前达到高峰,随后病变进入退化期,生长与儿童成长同步。退化期以内皮活动减退和腔隙增大为特征。血管瘤变"灰",失去了它鲜艳的红色呈紫灰色且表面皮肤像"皱纹纸"样。退化期持续到 5～10 岁,然后血管瘤的消退就结束了。有50%的儿童在 5 岁前进入消退期,70%的儿童在 7 岁前开始。如果在增殖期皮肤有溃疡形成,就会留下一个皮肤瘢痕,在黄灰色皱纹纸样的皮肤上形成纤维脂肪沉积。有50%的儿童会恢复成接近正常的皮肤。血管瘤的治疗主要是密切观察,并向父母说明会发生消退和退化。5%的病例中会发生继发于增殖期血管瘤的皮肤溃疡,且在嘴唇和泌尿生殖器部位的血管瘤更常见。局部创面的护理、表面涂抹利多卡因止痛和激光烧灼是有效的治疗方式。10%的病例会出现难治的或是有危险的血管瘤(例如有导致弱视危险的眼周的血管瘤、呼吸道血管瘤、损害面部容貌的血管瘤)。难治性血管瘤的一线治疗是系统的皮质类固醇疗法,此疗法效果显著(应答率达85%)。二线治疗包括干扰素和长春新碱,但两者都有与疗效相伴随的副作用。有些人认为激光治疗对早期血管瘤有效,然而还没有确切的证据表明激光疗法可以减小血管瘤的体积或者促

进消退。激光疗法可以有效地使受累皮肤颜色变浅。外科手术治疗增殖期血管瘤主要限于难治性血管瘤（例如有导致弱视危险的眼周的血管瘤）。血管瘤的手术治疗通常用于治疗继发畸形和遗留的纤维脂肪沉积以及其他适应证。

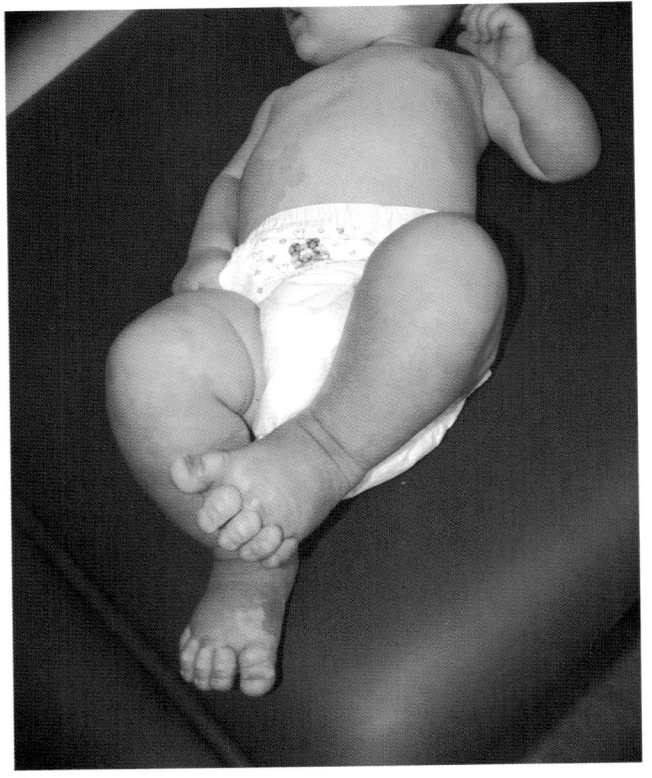

A

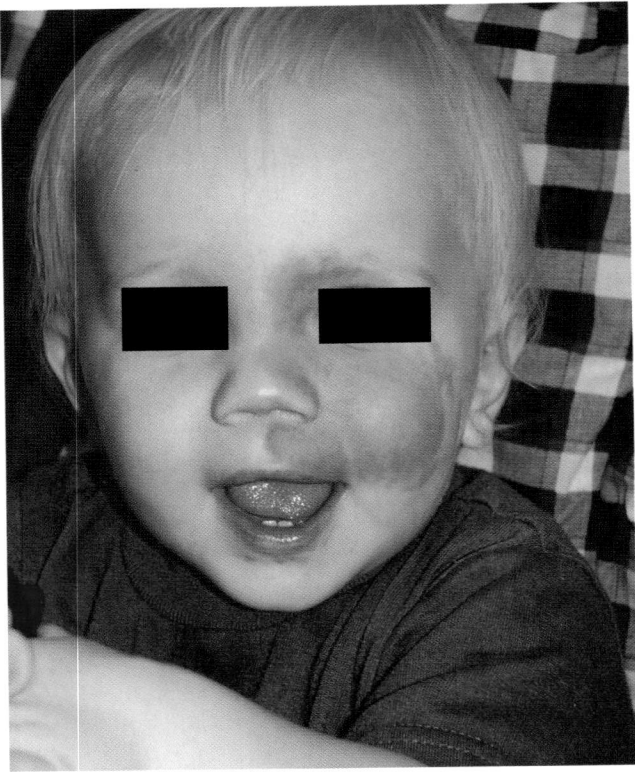

B

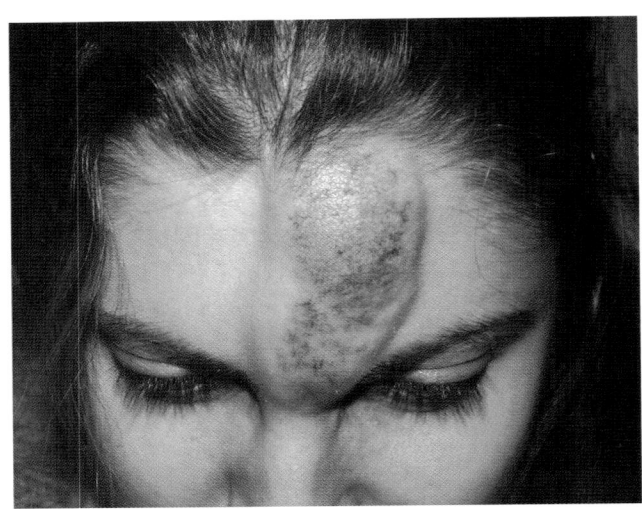

D

C

图 45-24　**A.** Kippel-Trenaunay 综合征，伴有腿部血管异常（毛细血管畸形、淋巴管畸形、静脉畸形）。**B.** Sturge-Weber 综合征，伴有左面部 V1 和 V2 区毛细血管畸形。**C.** 颈部淋巴管异常，之前被称为先天性囊肿状水瘤。**D.** 前额静脉异常

血管畸形

血管畸形按照脉管类型可分为淋巴管型、毛细血管型、静脉型和动脉型,按照流变特点可分为缓流型和急流型。缓流型包括毛细血管畸形(CMs)和毛细血管扩张症、淋巴管畸形(LMs)和静脉畸形(VMs)。急流型包括动脉畸形(AMs)和动静脉畸形(AVMs)。此外,还有复合型畸形。有一种复合畸形发生于 Klippel-Trenaunay 综合征,该病有 CMs、LMs 和 VMs 并可能伴有一个或多个肢体的软组织和骨骼肥大(图 45-24A)。

CMs 是粉红色斑块样血管印记,从出生开始就终生存在。这些病变会随着成长更加突出、颜色更深。脉冲-染料激光治疗对 CMs 有效,在婴儿期和儿童期治疗效果更好。激光疗法通常需要反复长期进行。头颈部的 CMs 过去称为葡萄酒色斑,可伴发于 Sturge-Weber 综合征,即累及血管系统的软脑膜病和眼部病症(图 45-24B)。

LMs 是淋巴管道的异常,不会消退并有可能累及其下方的肌肉和骨骼,导致严重的肿胀和骨过度生长。LMs 过去被称为水囊状淋巴管瘤或水囊瘤(图 45-24C)。LMs 可以分为微囊型、大囊型和混合型。LMs 会随着淋巴液的流动、感染或者病变内部的出血而扩张或收缩。累及皮肤的浅表的 LMs 常产生皮肤的囊泡可以融合并渗出淋巴液。硬化疗法仍然是 LMs 的主要治疗方式,大囊型的可以抽吸后再行硬化疗法。虽然手术几乎不能完整切除淋巴管畸形,但手术切除仍然是唯一治愈的可能。切除手术常是富于挑战的,手术时间长并可能导致严重的失血,手术后因淋巴管再生有可能导致淋巴管畸形的复发。

VMs 通常是色淡蓝、质软、可压缩的、在下垂时会肿胀(图 45-24D)。VMs 随儿童的成长面积缓慢增大,在青春期体积也会增大。病人常主诉与血栓形成相伴的发硬和疼痛。VMs 可以累及皮肤、肌肉和骨骼。MRI 是此病的影像学检查方式。对产生功能或外表障碍的 VMs,术前硬化后行摘除手术是治疗选择。VMs 有再形成通道、再次扩张的趋势。用弹力袜和低剂量阿司匹林疗法是腿部的 VMs 重要的辅助治疗。

单纯的 AMs 罕见,更多是表现为 AVMs。AVMs 呈现紫红色的皮肤,伴有深面可触及的肿块。常有局部温度高、杂音和震颤的表现。AVMs 可能有缺血性改变、溃疡形成、顽固的疼痛和间歇性出血等后果。AVMs 的自然病程包括四期:静止期、扩张期、破坏期和失代偿期。通常当伴有下列症状和体征:如缺血性疼痛、溃疡形成、出血或者被证实有血流动力学的不稳定时(第三期和第四期)开始对 AVMs 进行治疗。外科治疗包括通过动脉栓塞暂时阻断血管巢 24～72 小时后进行手术摘除。血管巢和其上方受累的皮肤必须广泛切除,然后进行重建。

先天性黑素细胞痣

先天性黑素细胞痣(CMNs)含有痣细胞,常在出生时就存在。病变常呈浅棕或深棕色、圆形或卵圆形,在大小、外观和解剖学位置上变化很大。CMNs 最常见的位置是躯干,其次是四肢、头颈。通常较大的病变会伴随多个较小的卫星病灶。随着时间的推移,这些病变可能颜色变浅(有时会变深)、出现多毛症和杂色的纹理,并伴随结节。小的 CMNs 直径小于 1.5cm,大的直径大于 10cm。巨型 CMNs 通常在成人是指在最大径线上大于 20cm,在婴儿是指头皮病变达 9cm 或者躯干部病变达 6cm。所有的 CMNs 都应当监测那些需要做活检的变化,包括溃疡形成、色素沉着不均、形状改变和结节形成。关于 CMNs 恶性转变的实际发病率存在争论,然而,大多数专家认为黑色素瘤可以直接由 CMN 转变而来。至今没有可信的研究证实切除 CMN 会减少黑色素瘤的恶性转变率,然而一些临床医师认为切除至少有消灭病变的作用。据报道,或大或小的 CMNs 发展成黑色素瘤的终生风险在 0～5%;巨型 CMNs 的风险在 5%～10%。除了有发生黑色素瘤的风险,大型或巨型 CMNs 的病人还有发生神经皮肤黑素细胞增多症(脑膜黑变病)的风险。这个情况包括软脑膜上黑素细胞的聚集。神经皮肤黑素细胞增多症有终生不会降低的发生中枢神经系统黑色素瘤的风险,以及由癫痫、脑积水和其他中枢神经系统状况引起的致病和致命风险。建议有大型或巨型 CMNs 的婴儿行 MRI 筛查来诊断神经皮肤黑素细胞增多症。

对 CMN 的儿童有许多不同的治疗建议,然而首要的目标是消除(或至少是降低)恶性转变的风险、保留功能和改善美观。有报道称皮肤磨削术、化学剥脱术和激光疗法可以改善外观,然而,这些方法都不能完全消除痣细胞。对于恶性潜能的处理只有完全切除才是可能的解决方法,但这是困难的,因为痣细胞可以延伸超过皮肤并到达深层皮下组织甚至下方的肌肉。外科手术的选择包括直接切除一期缝合、分次切除、切除植皮、分期组织扩张以及随后的病变切除和皮瓣重建(图 45-25)。

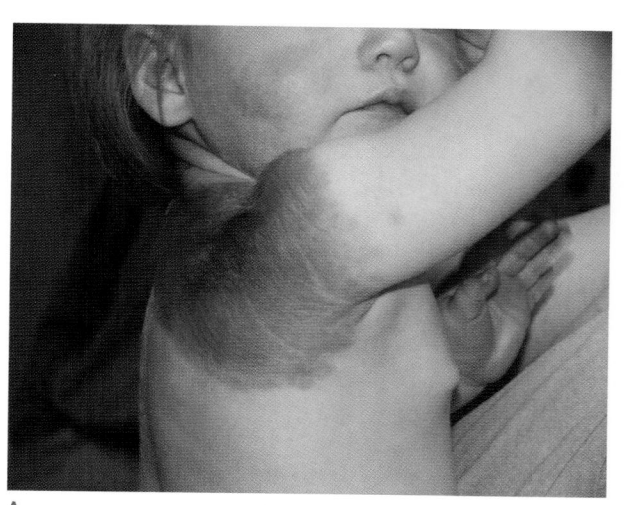

A

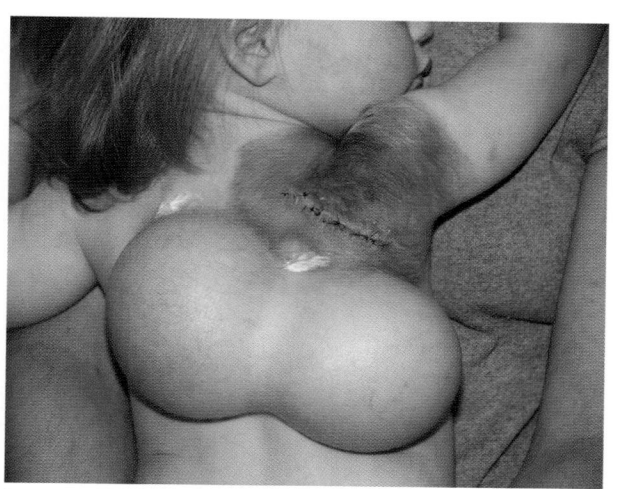

B

图 45-25　A. 后肩部先天性黑色素细胞痣(CMN)。B. 组织扩张治疗后肩部黑色素细胞痣(CMN)

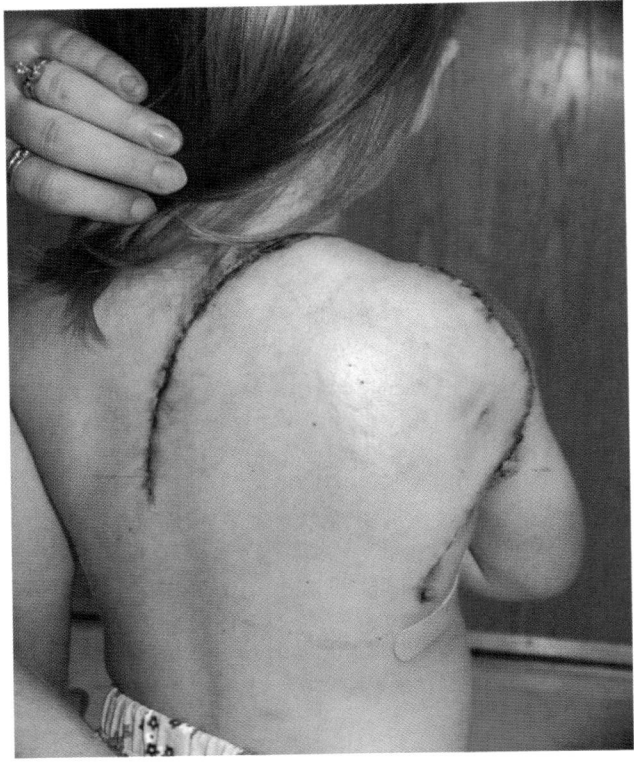

C

图 45-25(续) **C.** 组织扩张器取出后肩部的外观,黑色素细胞痣(CMN)切除,皮瓣覆盖

根据痣的位置,治疗方案都有其特殊的适应证。头皮病变最好用组织扩张的方法治疗。全厚皮片移植是耳和眼睑重建的最好方法。组织扩张在下肢重建中会增加并发症,因此切除植皮、甚至用预先扩张的全厚皮片移植常作为治疗选择。总而言之,CMNs 通常用外科方法治疗,其目的是减少黑色素瘤恶变的风险和矫正明显的外观畸形。

重建外科

面部骨折后重建

一般原则

随着科技的发展,交通工具、娱乐设施和武器装备中包含的能量级别增加,于是与这些科技引发的灾难相关的颌面部的破坏程度也随之增加。颌面部创伤的病人的一期治疗是启用高级创伤生命支持方案。面部以外的伴随创伤比起畸形是更重要的。面部创伤的病人最常见的威胁生命的考虑有气道支持、控制出血、鉴别并处理误吸,以及鉴别其他创伤。一旦病人的情况稳定了,危及生命的创伤得到了处理,注意力就会集中到诊断和处理颅面部的创伤。

面部专科查体要注意撕裂伤、骨的错位、不稳定、压痛、瘀斑、面部不对称和畸形都是提示检查者深部硬组织的损伤。传统的专科放射成像很大程度上已经被广泛应用的高分辨率的 CT 所取代。冠状位、矢状位和三维重建的图像可以进一步表明复杂的损伤。

下颌骨骨折

下颌骨骨折是一种常见的损伤,如果不能诊断并适当的治疗可以导致永久的残疾。下颌角、下颌支、冠突和髁突是咀嚼肌的附着点,其中包括咬肌、颞肌、翼外肌和翼内肌(图 45-26)。这里的骨折通常是复合的,而且牙齿咬合的紊乱是众多咀嚼肌作用在骨折碎块的结果。牙齿咬合可能是理解中面部和下颌骨骨折最重要的基本关系。Angle 分类系统描述了上颌和下颌牙齿的关系。Ⅰ 类是正常咬合,第一上磨牙的近中颊尖刚好咬入第一下磨牙的中尖窝。Ⅱ 类错𬌗是上颌牙齿相对于下颌牙齿向前移位,Ⅲ 类错𬌗是上颌牙齿相对于下颌牙齿向后移位(图 45-27)。

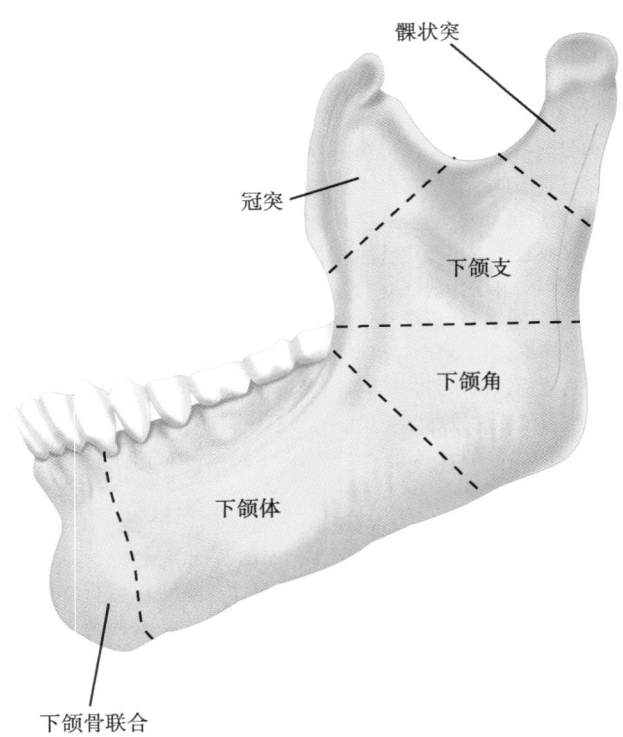

图 45-26 下颌骨的解剖

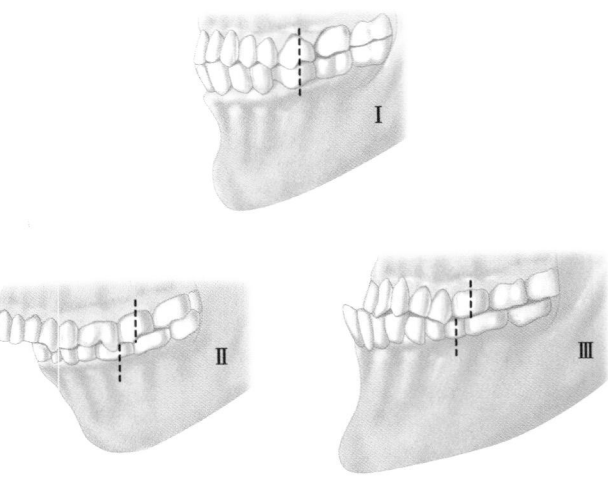

图 45-27 Angle 分类。Ⅰ 类:第一上磨牙的近中颊尖刚好咬入第一下磨牙的中尖窝;Ⅱ 类:第一上磨牙的近中颊尖相对于第一下磨牙的中尖窝向前移位;Ⅲ 类:第一上磨牙的近中颊尖相对于第一下磨牙的中尖窝向后移位

非手术治疗用于那些没有移位或者只有很少移位的情况，保留了创伤前的咬合关系，有正常的活动度。外科治疗的目的包括恢复创伤前的牙齿咬合、还原并坚强内固定骨折、修复软组织。手术修复包括使髁突位于关节窝内，通过拱板或上颌内螺钉达到上颌-下颌的固定以建立正确的牙齿咬合，以及口内、口外或者联合入路暴露骨折线。下颌骨板入路来源于两种学说中的一种：内固定组织协会（AO/ASIF）支持的坚强固定和不那么坚强但功能性稳定的固定（Champy 技术）。不管用什么途径获得稳定，术后目标之一就是摆脱上颌-下颌的固定，尽快恢复活动度使关节僵硬的风险降到最低。其他可能的并发症包括感染、骨折不愈合、错位愈合、咬合不正、面神经分支损伤、齿槽神经或颏神经损伤以及牙齿断裂。

眶部骨折

眶部创伤的首要处理也是最简单的处理就是要有一名眼科医师的检查：评价视力并除外球体的损伤。眶部骨折可能包括眶顶、眶底、外侧壁或内侧壁。最常见的眶部骨折是眼球直接受压且眶内压突然增加导致的眶底爆裂骨折。因为眶底内侧和内侧壁下部骨质最薄，所以骨折最常发生在这些位置。如果这些损伤足够小且没有并发症可以采用期待疗法。然而，较大的爆裂骨折、眼球内陷（眶内体积增加）、眶下组织卡压（通过眼球牵拉试验诊断）或持续超过两周的复视是需要进行外科治疗的[28]。有许多手术入路可以通至眶底，包括经结膜、睫毛下和较低的睑成形术切口。上述的入路都可以到达眶底并可以应用大量不同的自体和人工合成材料进行修复。迟发的并发症包括持续复视、眼球内陷、睑外翻和睑内翻。眶缘外侧和下方的骨折也不少见，常与颧上颌复合骨折相关，稍后会讨论。

要特别提到两种不常见的眶部骨折的并发症。眶上裂综合征是由于位于眶后部眶上裂内的结构受压所致。包括第 II、第 IV 和第 VI 对脑神经，以及第 V 对脑神经的第一感觉分支。这些结构的受压导致上睑下垂、眼球前突、眼外肌麻痹以及第 V 对脑神经第一感觉支分布区域的感觉缺失等症状。如果视神经（第 II 对脑神经）也包括在内，还会失明，这一综合征被称为眶顶综合征。这两种综合征都是急诊，要考虑行激素治疗或者手术去除压迫。

颧骨和颧上颌复合体骨折

颧骨构成了眶的侧边和下缘。它在眶外侧与蝶骨相连，在中间和下方与上颌骨相连，上方与额骨相连，外侧与颞骨相连（图 45-28）。颧骨骨折可以仅是颧弓骨折或者包括许多它的骨性关系。单独颧弓的骨折表现为面部平而宽，伴有周边的水肿和瘀斑。无移位的骨折可以行非手术治疗，然而有移位的和粉碎性颧弓骨折可以间接的处置和固定（Gilles 法），更复杂的骨折则直接采用冠状切口。

颧上颌复合体（ZMC）骨折包括颧弓、眶下缘支撑、颧上颌支撑的破坏。骨折的碎片会向外侧和下方旋转，使眶部体积扩大，有限的下颌偏移、睑裂下方的斜坡以及颧骨隆起处变平。ZMC 骨折几乎总是伴随眶下神经分布区域的麻木和结膜下血肿。治疗有移位的骨折时要通过多个切口充分暴露所有需要固定的支撑物。这些切口包括上睑切口（颧额支撑和

眶外侧壁）、跗骨下或经结膜切口（眶底和眶内缘）以及上颌骨齿龈颊沟切口（颧上颌骨支撑物）。此外，严重复杂的颧骨骨折需要通过冠状切口广泛暴露。

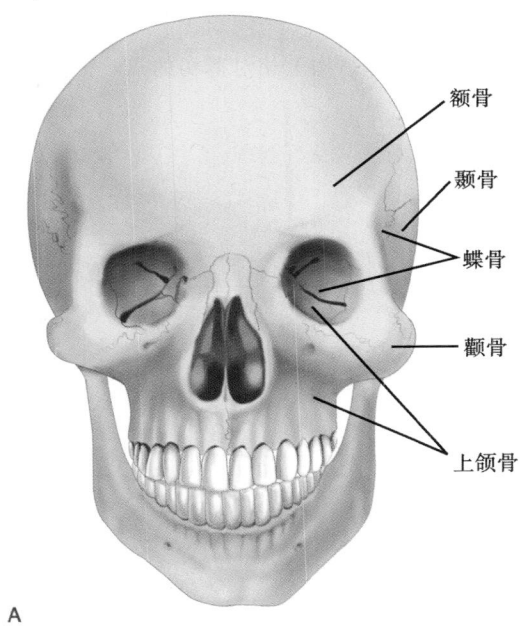

A

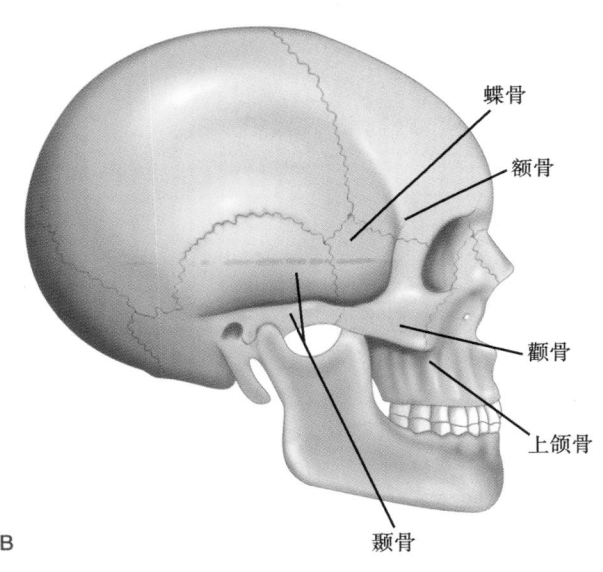

B

图 45-28　面部骨骼解剖

鼻-眶-筛骨骨折

鼻-眶-筛骨（NOE）骨折常是全面部骨折和颅内损伤相关的一个部分。解剖学上，骨折的模式包括眶内侧、鼻骨、额骨鼻突和上颌骨的额突。这些损伤导致严重的功能障碍和美观上的畸形，包括鼻、筛骨和眶内侧壁的塌陷；内眦韧带移位；鼻泪管破坏。内眦距增宽是由于附着内眦韧带的鼻上颌支撑物端间距增大所致。代表性的治疗包括一期骨移植后尽可能将全部骨碎片细致地连接起来，恢复它们正常的结构。NOE 骨

折成功修复的关键是仔细地重新建立鼻上颌支撑物并恢复内眦韧带在创伤前的附着点。如果粉碎的很严重，就要通过经鼻的韧带连接来完成。

额窦骨折

额窦区域是上面部结构上相对薄弱的点。由于这个

原因，它是面部创伤时骨折的多发位置。成对的窦中每一个前方都有一个骨板确定了前额的轮廓，后方有一个骨板将窦与硬脑膜分开。每个窦都从基底部中间引流到额鼻管，注入中鼻道。额窦骨折的治疗取决于骨折的特点（图45-29）。

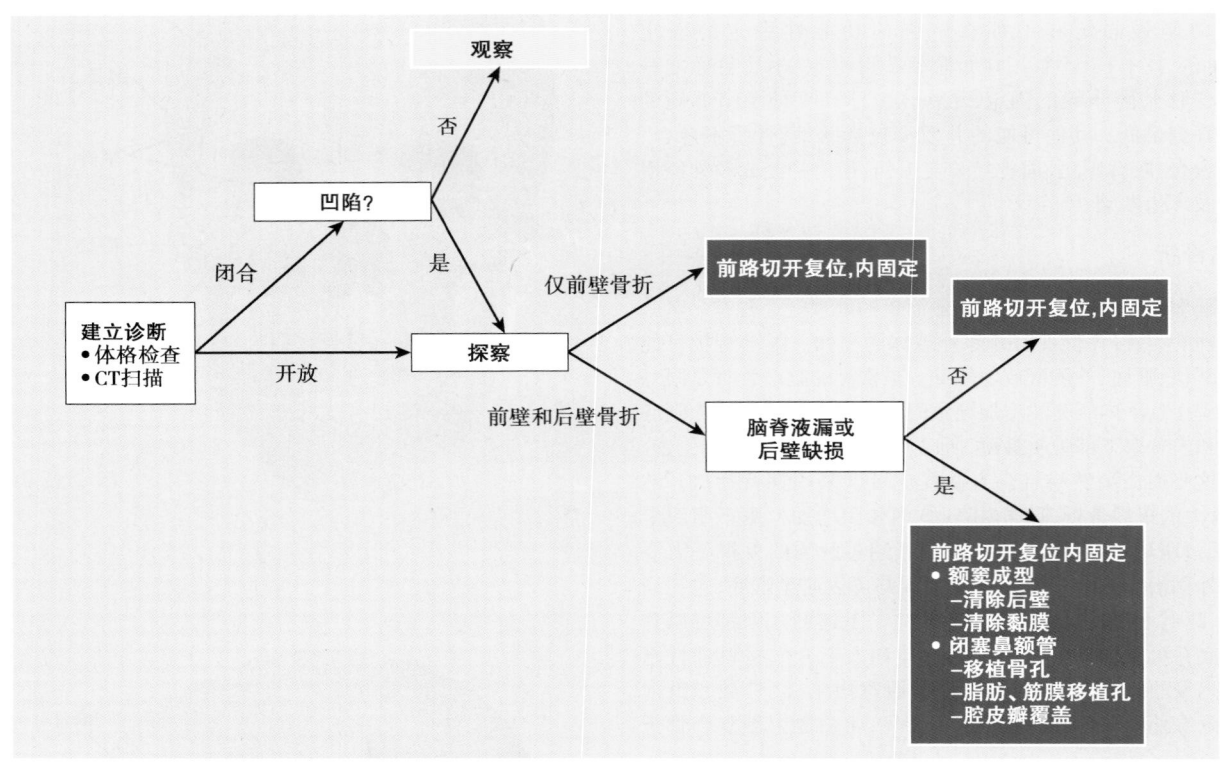

图 45-29　额窦骨折的治疗方法

鼻骨骨折

由于鼻突出的位置使它成为最常发生面部骨折的部位，这种骨折包括鼻中隔软骨、鼻骨或两者都有。进行鼻内查体明确有无中隔血肿发生是很重要的。如果出现血肿，必须切开、引流、压迫防止鼻中隔受压坏死以及远期中间拱顶的塌陷。鼻骨骨折的封闭性复位术可以在局部麻醉或者全身麻醉下进行。不幸的是，总有一些最终愈合后出现畸形。如果有气道阻塞或者要求改善外观时需要进行鼻整形。

全面部骨折

不同位置的多块骨的骨折被归类为全面部骨折。这些包括额和上颌窦骨折、NOE 骨折、眶及 ZMC 骨折、上腭骨折以及复杂的下颌骨骨折。修复这些损伤的困难不在于固定的技术，而是在失去全部创伤前参考点的基础上重新建立面部特征间的正常关系。没有了骨性片段之间正常的关系，面部宽度变大，面部凸度消失。全面部骨折的病人修复的关键点是首先削减和修复颧弓和前额，以建立面部的框架和宽度。鼻上颌和颧上颌支撑物可以随后在这个正确的框架内修复。接

下来，上颌骨可以在这个框架内还原，如果需要就接着进行腭部的固定。最后，中面部的关系已经纠正了，在接骨板固定下颌骨的骨折后可以在下颌处于正确的咬合关系下将上下颌固定[29]。

外耳再造

获得性耳廓缺陷的原因很多，也有很多再造的方法可供选择。再造的方法经常是由缺陷的大小及部位决定的。小的耳轮的病变可以简单地行楔形切除再进行一期缝合。耳廓中上 2/3 较大的缺损可以通过缩减对耳轮和耳廓软骨来减小耳轮的周长来达到一期闭合。当耳轮缺损太多不适合上述方法时，可以借助局部皮瓣来闭合或者重建缺损的组织。通过分期手术创建的耳后皮瓣可以模仿弯曲的耳轮建立一个皮管来缩小缺陷。另一种方法是运用 Antia-Buch 软骨皮肤推进皮瓣结合缩减软骨来完成对缺损的闭合（图 45-30）[30]。即使是中上 2/3 较大的缺损也可以通过大的局部皮瓣结合对侧软骨移植或者对侧复合移植物来进行重建。尽管耳垂的缺损相对容易进行一期闭合，累及耳廓下 1/3 的缺损较单纯耳垂缺损为复杂，需要软骨的支撑，通常还要用到局部的皮瓣。

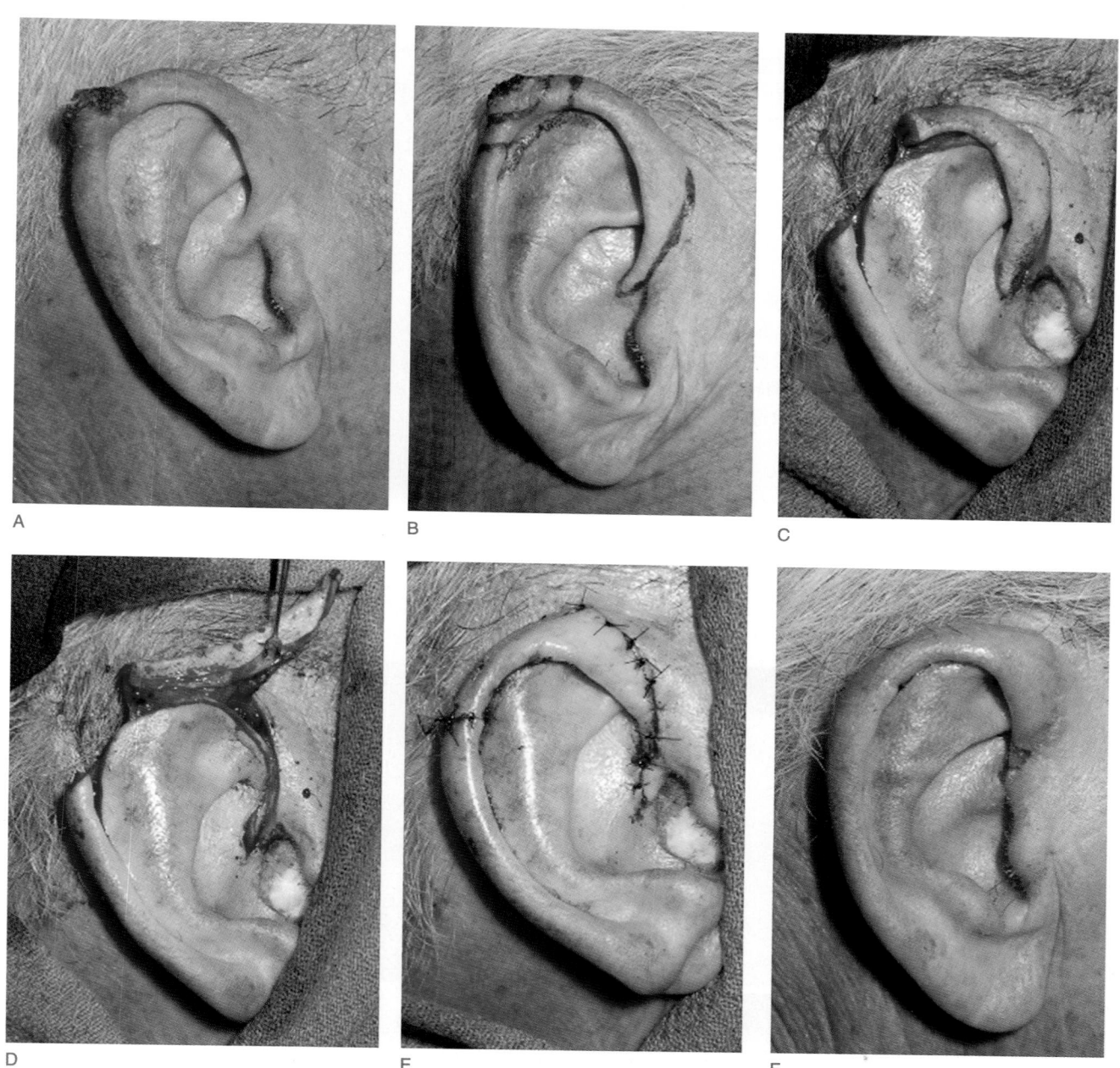

图 45-30 改良的 Antia-Buch 耳再造术。**A.** 耳轮上损伤。**B.** 切除图形和再建标记。**C.** 缺陷皮瓣提升和软骨复位。**D.** V-Y推进皮瓣术。**E.** 皮瓣嵌入。**F.** 术后 1 个月耳外观

鼻再造

鼻再造时需要对其美学上的九个单元进行鉴赏,这些单元是由鼻的正常解剖轮廓及光学明暗决定的(图45-31)。总的来说,如果缺损超过一个单元的50%,可以将其剩余的部分切除并进行重建。鼻可认为由三层构成:表面的皮肤、结构支持物及黏膜衬里。当对缺损或预期的缺损进行评估时,考虑组织缺损的层次是很重要的,这有利于重建时对每一层进行设计。鼻再造的方法利用了全面的再造技巧。二期愈合已成功地运用到诸如鼻翼沟等凹面的再造中。在鼻背或者侧壁表浅的缺损可以通过刃厚或全厚皮片移植进行修复。鼻尖或者鼻翼边缘的缺损可以通过复合移植物进行修复(图45-3)。局部任意皮瓣在闭合鼻背及鼻尖小的缺损时非常有用,并可结合软骨移植对鼻的支持结构进行修复。轴型皮瓣在修复较大的缺损时经常用到。这些皮瓣的优点是能够对其下方移植的软骨提供覆盖和血液供应,并且与周围皮肤颜色相近。在鼻再造中经常应用的皮瓣包括鼻唇皮瓣及前额旁正中皮瓣(图45-32)。更大的缺损则需要借助于头皮瓣或者前臂桡侧的游离皮瓣进行修复。分离的颅盖悬臂形骨移植可以为鼻背提供支撑。衬里一般是通过瘢痕组织翻转皮瓣、鼻前庭的黏膜软骨瓣及转换皮瓣下方的皮肤移植取得的。

唇重建

唇对清晰的语言表达,进食和保持口腔闭合,面部表情和下面部的和谐美至关重要。上下唇都由三层组织构成:皮肤、肌肉和黏膜。面动脉和其分支供血至唇部,即上唇和下唇动脉。唇部的缺损可以源于外伤、烧伤、肿瘤、先天性病变、唇裂

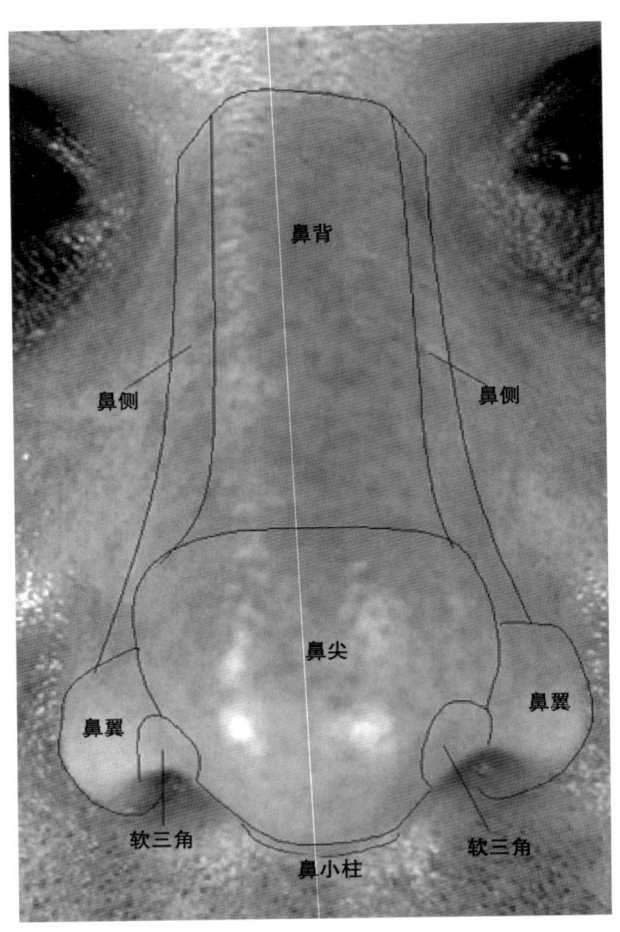

图 45-31　鼻美学亚单元

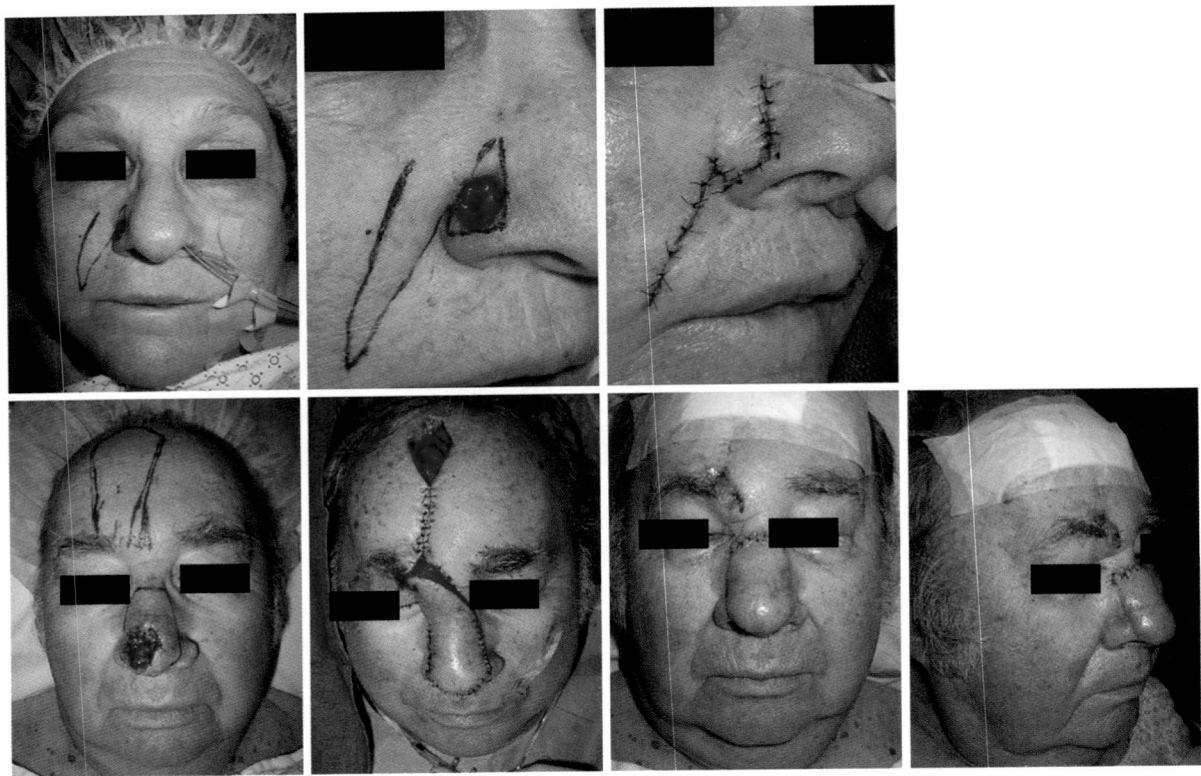

图 45-32　轴型皮瓣鼻再造。上排:鼻唇沟皮瓣修复鼻翼缺损。下排:旁正中前额皮瓣修复鼻小叶

或感染。上唇最常见的恶性肿瘤是基底细胞癌,下唇最常见的恶性肿瘤是鳞状细胞癌。和其他所有重建一样,技术的选择很大程度上依赖于缺损的大小、位置和结构。唇重建的目的是恢复口括约肌的闭合功能,红唇对齐,保留感觉功能,避免小口畸形,保持接近正常的静态和动态外观。上下唇唇红的缺损可以通过唇黏膜的推进进行修复,被称为唇刮术。小于水平长度 1/3 的缺损,如果组织量足够的话可以进行一期缝合闭合。对于介于 1/3~2/3 的缺损,修复方法的选择就有些复杂了。有两类唇瓣可以使用,一种是交叉唇瓣,另一种是口周推进皮瓣。Abbe 瓣最早是使用由唇动脉支配的下唇全

层组织(图 45-33)修复上唇中央缺损(唇珠)。这项技术需要二期手术断蒂。Estlander 瓣在原则上相似,但是蒂位于外侧的口角,用于修复上下唇外侧的病变。Estlander 和 Abbe 瓣都是没有神经支配的,但是感觉,甚至是运动功能可能会在几个月后恢复[31]。Karapandzic 法是使用推进-旋转皮瓣修复下唇中央缺损。尽管保留了良好的功能,感觉和运动功能,其缺点是口孔变小。Webster-Bernard 法使用颊组织推进瓣修复缺损,其切口可以是全层也可以是部分全层,向口角外侧延伸(图 45-34)。如果是做双侧皮瓣的话,Karapandzin 和 Webster-Bernard 瓣都可以用于重建整个上唇或下唇。

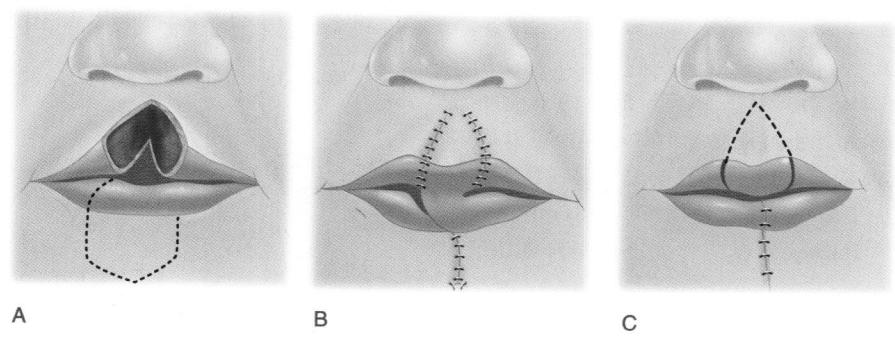

图 45-33　Abbe 皮瓣重建上唇。**A.** 缺损,皮瓣设计。**B.** 旋转皮瓣缝合供皮区。**C.** 断蒂(2~3 周后)和最终形态

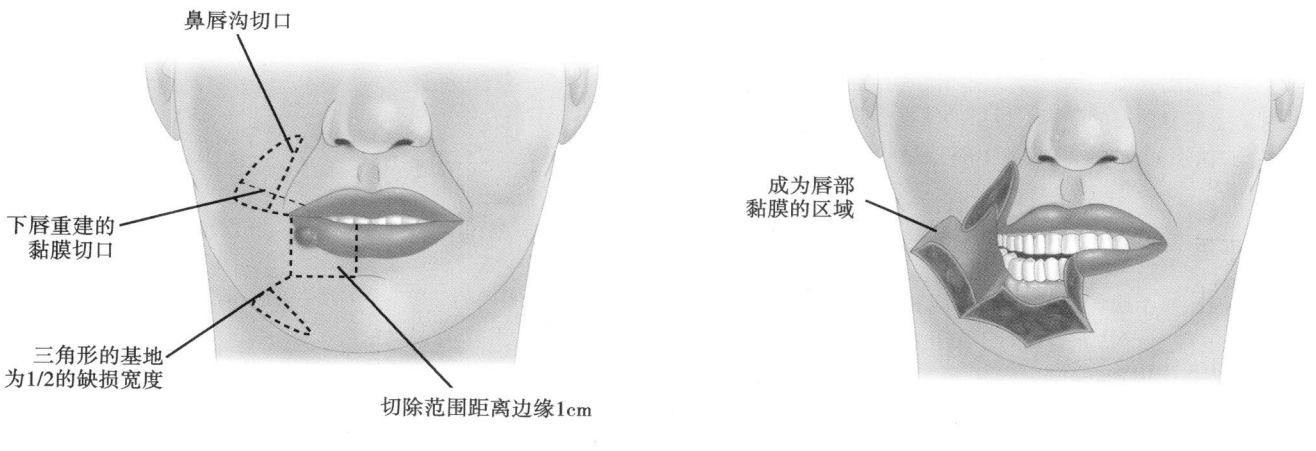

鼻唇沟切口

下唇重建的黏膜切口

三角形的基地为1/2的缺损宽度

切除范围距离边缘1cm

成为唇部黏膜的区域

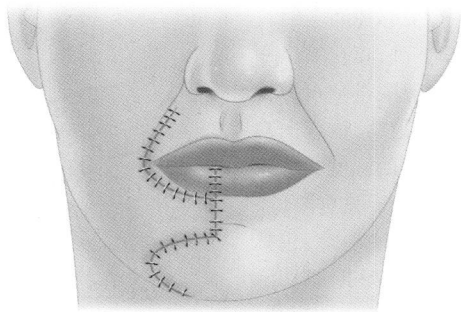

图 45-34　Webster-Bernard 唇重建术

另外,当没有残余唇组织的时候也可以使用显微外科游离皮瓣进行再造。前臂皮瓣是最常用的皮瓣,通常连带掌长肌腱一起转移。

眼睑重建

眼睑保护眼球以免暴露,也是面部重要的美学结构。它包括前层组织(皮肤,眼轮匝肌)和后层组织(睑板和结膜)。眼睑的血供十分丰富,重建时皮瓣缺血通常不是问题。

上睑

小于25%全长的上睑缺损通常可以通过五边形的方式一期缝合关闭(图45-35)。对于25%~50%的上睑缺损,做外眦肌腱松解术和外眦睑板肌腱上臂松解术可以提供更多的推进皮瓣,通常和外侧半圆形皮瓣一起使用(图45-36)。大于50%的上睑缺损可以使用Cutler-Beard全层推进皮瓣或者改良的Hughes睑板结膜推进皮瓣修复(图45-37)。

下睑

下睑重建和上睑重建类似,但是需要特别注意防止巩膜外露和下睑外翻,其通常是由于手术本身或瘢痕形成在垂直方向上产生过大的张力造成的。相同的方法也可以用于下睑重建,包括直接缝合、半圆形皮瓣和眦部松解,以及推进皮瓣。如果不是全层缺损的话可以使用皮片移植。对侧上睑全厚皮片适合修复前层的缺损。后层的缺损需要坚固的未角化的移植物,如软骨(睑板,耳或鼻中隔)或硬腭黏膜,这样眼球可以贴附[32]。

上睑下垂

正常眼睑由眼轮匝肌、Muller肌和上睑提肌共同作用于睑裂的开闭,并保持上睑相对于瞳孔的水平。上睑下垂是由于这种协调作用紊乱引起的。上睑下垂可以是先天性的也可以是获得性的。先天性的上睑下垂可以由上睑异常,眼肌麻痹和联带运动引起。获得性上睑下垂可以是神经源性的,肌源性的或创伤性的。Horner氏综合征是一种交感神经支配被打断引起的神经源性上睑下垂,表现为上睑下垂,瞳孔缩小和无汗症。对上睑下垂病人全面的检查包括一般眼科和视力检查,是否存在外露或刺激症状,测量边缘反射距离,检查上睑皱襞的高度和评价上睑提肌的功能。上睑下垂的程度和上睑提肌功能降低的程度对于选择合适的治疗方法至关重要(表45-11)。轻度的下垂可以使用Fasanella-Servat法治疗,包括切除上睑板的边缘、结膜、上睑提肌腱膜以及Mulle肌切除术。其他治疗轻度上睑下垂的术式通常是上述术式的变异。上睑提肌肌力较差的重度下垂需要其他的眼睑动力来源。额肌筋膜悬吊术通过将一条筋膜组织缝合到额肌上实现这个功能。

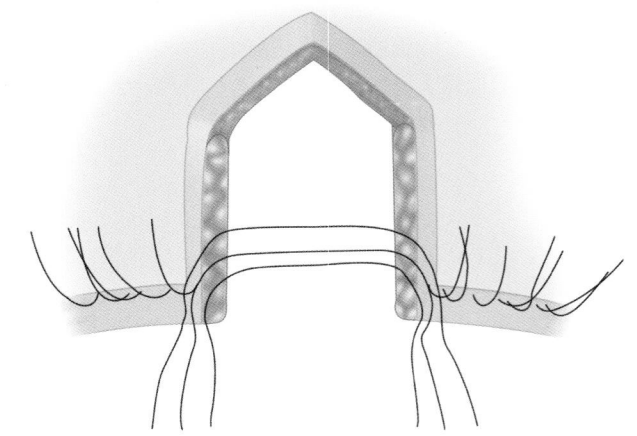

图45-35　小于25%的上眼睑缺损,直接缝合

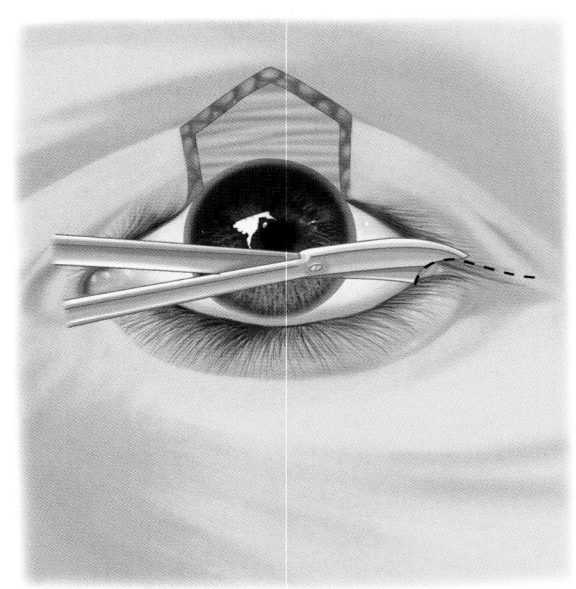

A

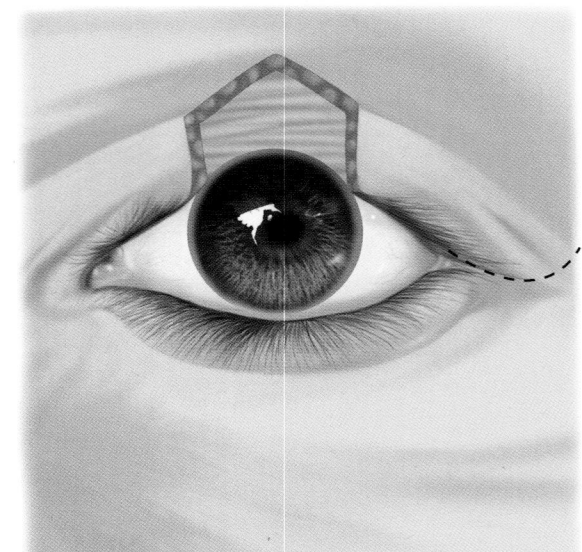

B

图45-36　上眼睑缺损25%~50%。**A.** 横向眦切开术。**B.** 半圆形皮瓣

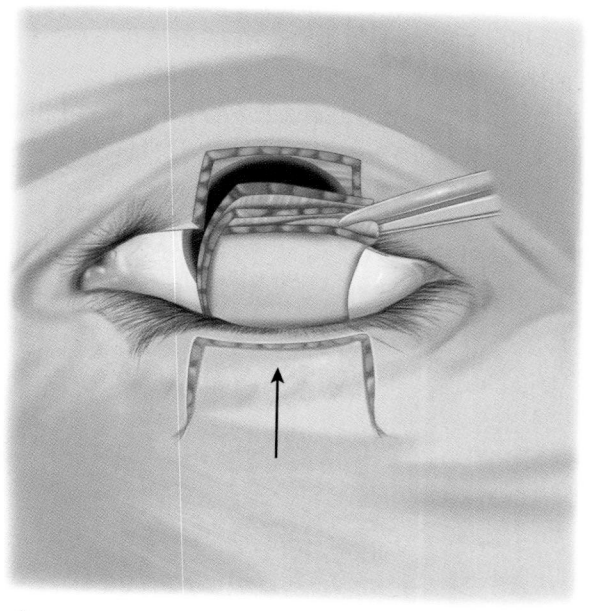

A

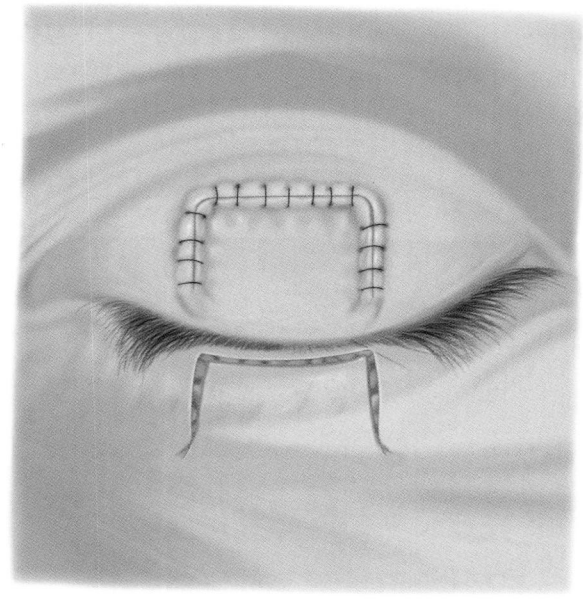

B

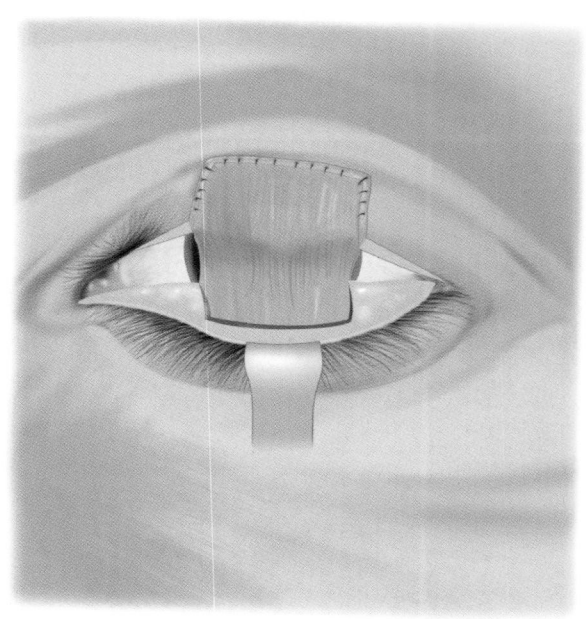

C

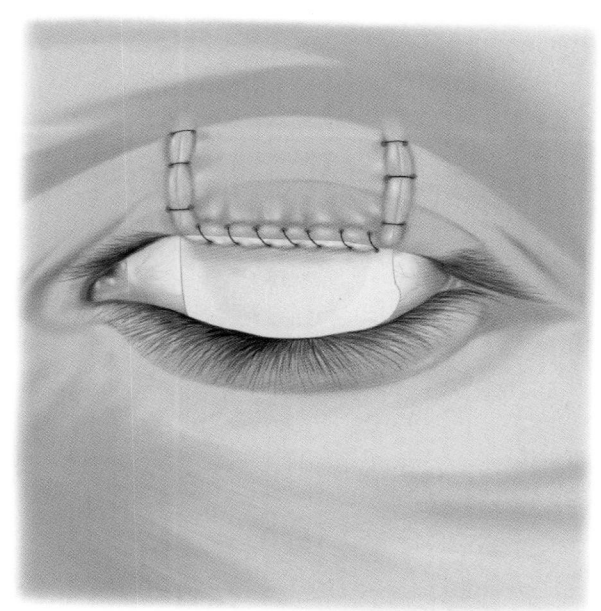

D

图 45-37　上睑缺损>50%。**A** 和 **B.** Cutler-Beard 全层下睑移行瓣。**C** 和 **D.** Hughes 下睑睑板结膜移行皮瓣

表 45-11	上睑下垂的分类
依据下垂的程度分类	
轻度	1～2cm
中度	3cm
重度	>4cm
依据上睑提肌的功能分类	
非常好	12～15cm
好	8～12cm
一般	5～7cm
差	2～4cm

颅骨及头皮重建

头皮重建

　　头皮由五层组织构成:皮肤、皮下组织、帽状腱膜、疏松蜂窝组织和骨膜(SCALP 是五层组织英文单词的首字母)。两侧的颈外动脉分支,包括颞浅动脉,枕动脉和耳后动脉给头皮提供了充沛的血供。另外,双侧的眶上动脉和滑车上动脉也提供额部和前部头皮的血供。这些血管走行于帽状腱膜前面的皮下组织中。由于血供丰富,头皮撕裂伤可以造成大量失血,但可以通过简单的连续锁边缝合减少出血。

外伤性非全层头皮缺失通常发生在疏松蜂窝组织层,最初的治疗是清除失活的组织。如果非全层头皮缺失比较小的话,可以一期缝合或者植皮修复。头皮的所有层次,包括颅骨的板障,都可以进行植皮,但就是美学效果不理想。植皮区域可以后期用带有头发的头皮瓣或组织扩张术进行修复。由于头皮相对没有弹性,所以可以在帽状腱膜层条形切开以利于关闭全层缺损,但是要小心不要损伤帽状腱膜浅面的血管。

大面积的缺损(4~8cm)如 Orticochea 所述可以用较大的头皮瓣修复[33]。植皮区或供区会留下明显的脱发区。组织扩张技术在使用带头发区域修复脱发区方面非常成功。大于8~10cm 的缺损最好使用显微外科游离皮瓣修复。全头皮或亚全头皮撕脱伤很罕见,通常是因为长发卷入旋转机器中引起的。这种严重的创伤最好的治疗方式是头皮再植,因为撕脱的部分常常带有未损伤的血管(图45-38)。

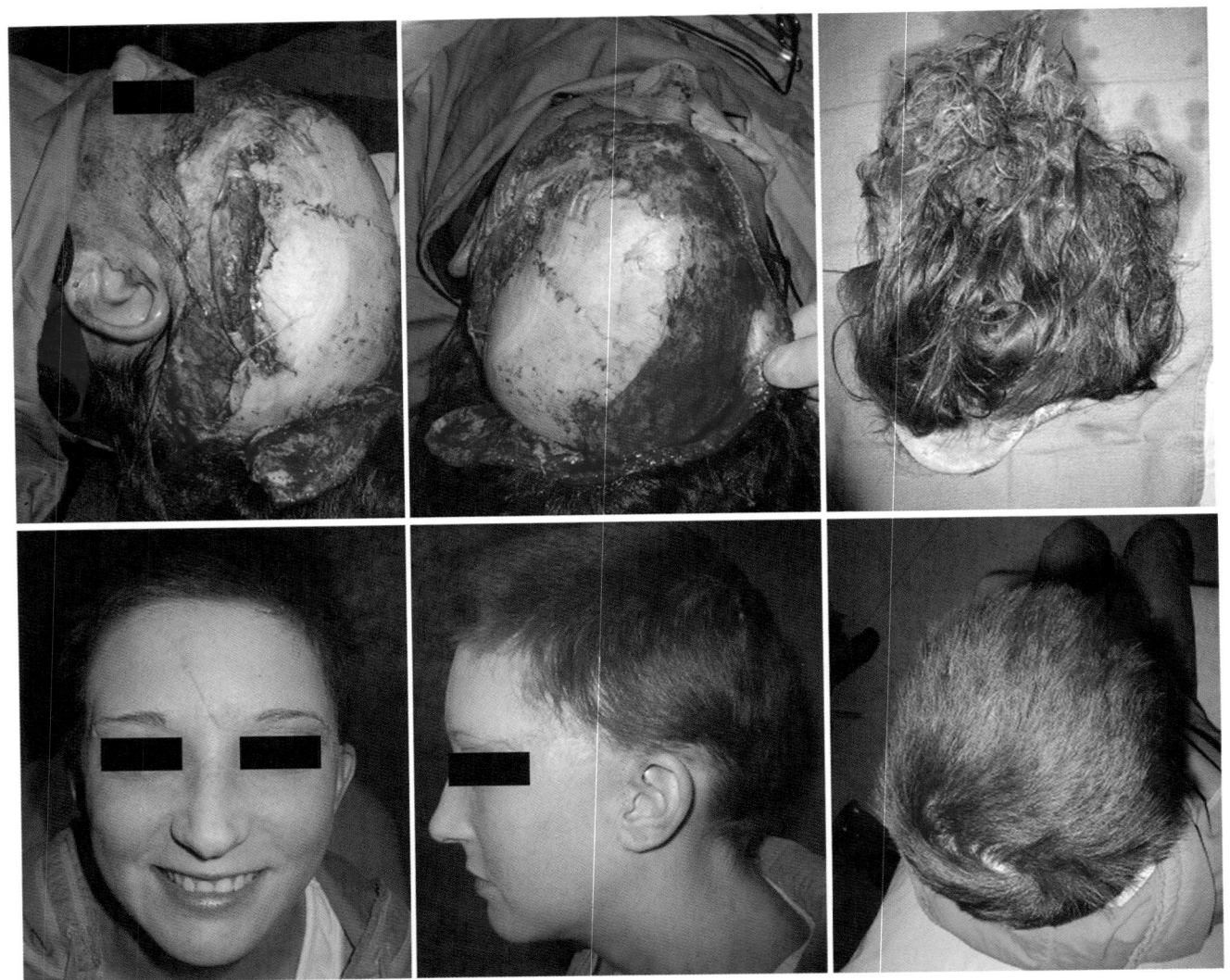

图45-38　25 岁女性,步行时发生车祸导致70%头皮撕脱伤。上排:缺损和术中标本;下排:显微头皮再植9 周后的外观

颅骨重建

颅骨缺损再造主要使用自体骨移植,其优点包括抗感染能力强,愈合后强度大。但是所有的自体骨移植都存在供区损伤的缺点。骨移植物可以从正常颅盖骨区域获得,颅骨外板可以用于修复小面积的缺损。切取外板时应注意不要损伤到内板。肋骨既可以做成肋骨片也可以通过显微外科游离骨瓣修复缺损。但遗憾的是,使用肋骨进行颅骨再造时会出现难看的“洗衣板”样外形。游离骨移植物另一个缺点是远期骨吸收。

其他替代自体骨修复颅盖骨的材料包括甲基丙烯酸甲酯、钛板和羟磷灰石(带或不带骨形成蛋白)。尽管使用这些材料不会造成供区损伤,但是这些材料发生感染并取出的风险较高。目前研究的热点是不同配方的羟基磷灰石磷酸钙用于骨替代材料。

头颈重建

头颈部含有如消化道和呼吸道这样的重要复杂结构。面部组织、嘴和口腔通过面部表情和语言表达和外界环境进行交流。肿瘤的切除需要保证切缘安全,这样也会导致身体更加虚弱。头颈部恶性肿瘤的治疗需要多学科专业人员的协作，包括手术切除医师和重建修复医师、内科医师和肿瘤放疗医师、病理医师、营养学家，以及功能和心理恢复专家。

肿瘤切除手术

在某种程度上，肿瘤外科医师能够完整切除肿瘤的自由度受到重建外科医师修复解剖学缺损、实现创面愈合能力的限制。颈部淋巴管和淋巴结切除术可以是预防性或治疗性的，可以用于协助手术分期以达到准确预后和（或）用作明确辅助治疗的方案的目的。熟悉肿瘤的 TNM 分期和头颈部恶性肿瘤分期很重要。参数 N 和 M 对于大多数头颈部恶性肿瘤来说变化不大，但是参数 T 根据肿瘤位置的不同而变化。

重建的原则

重建外科的目的是恢复缺损的解剖学结构。遗留的缺损看起来似乎无关紧要，但是会逐渐造成心理上的创伤，无法被社会接受和远离社会活动。伤口及时愈合而不伴并发症对于及时的放疗，顺利出院回家以及工作都非常重要。

每种缺损的治疗方法都很多，但是需要根据病人的个体情况进行选择。虽然使用较复杂的重建手术也许会效果更好，但是并发症的风险也会增加。因此对于有些病人来说，使用简单方法，达到基本的美学效果并且能够控制并发症风险在可以接受的水平，要比一个金标准的重建方法更加适合。比如对于一个 T4 的晚期癌症老年病人，预期寿命不是很长，就应选择相对简单一些的方法。对于某些功能缺失无法实现功能重建，如眼摘术后，但是放置一个符合美学要求的假体是可以做到的[34]。

不同部位的重建方法

在 20 世纪 70 年代以前，自体组织重建绝大部分限于局部或邻位带蒂皮瓣，包括斜方肌，胸大肌和胸三角皮瓣。有了显微外科游离皮瓣移植技术后，以往看起来几乎不可能修复的缺损现在可以通过一次手术完成。所以，以往不可能切除的头颈部肿瘤现在也可以切除了。

口内结构　口底、舌和其他口内结构的缺损需要根据缺损的面积，体积以及残留舌的活动能力来决定重建的方法。舌和相邻黏膜的缺损愈合得非常快，所以小的缺损直接缝合或者任其自然愈合即可。小于 1/4 舌切除术的小缺损，如果舌功能还保留的话，可以用植皮修复，也可能一期缝合就可以。大于 1/3 舌切除术的较大的缺损就需要游离皮瓣移植来修复了，通常选择游离前臂皮瓣修复稍小的缺损，游离股前外侧皮瓣修复较大的缺损。全舌切除术后是一个大的挑战，目前还没有理想的方法恢复舌的运动功能。治疗的主要目标是防止气道误吸。全舌切除术后重建后的吞咽功能和发音功能常常不是很理想。皮瓣的选择包括来自大腿前外侧、背部（背阔肌）或腹部（腹直肌）的游离肌皮瓣，或带蒂的临位皮瓣（背阔肌）[35]。

其他口内软组织的缺损也要根据其特点选择皮瓣，比如厚度和面积，是否涉及口裂、面部和或颈部皮肤。比如颊部缺损，可以用前臂皮瓣或薄的股前外侧皮瓣修复。较厚的缺损更适合于用游离的股前外侧筋膜皮瓣修复。贯穿颊部并涉及面部皮肤的缺损可以将游离的股前外侧皮瓣或肌皮瓣折叠同时修复口内的黏膜，外面的皮肤以及中间的软组织[36]。对于颈部术后出现的凹陷畸形和不对称，可以通过将皮瓣的部分插入颈部来改善不对称。这样也可以消灭死腔和协助保护相邻的重要神经血管结构。

下颌骨和中面部　下颌骨的缺损可以源于骨肿瘤切除术后，也可以源于保证相邻软组织肿瘤切缘安全而对下颌骨的切除。下颌骨节段性缺损可以被分为孤立骨缺损，复合组织缺损（骨和口腔衬里或皮肤），多组织缺损（骨、口腔衬里和皮肤）或广泛组织缺损（骨、口腔衬里、皮肤和软组织）[37]。下颌骨重建的主要目标是恢复骨连续性、咀嚼功能（准确的咬合关系）、言语功能、面部外形和舌的功能。早期的下颌骨重建使用不同的假体材料，联合或不联合使用传统的骨移植物，和局部或邻位软组织皮瓣。尽管小的节段性缺损仍然使用自体骨移植物修复，但是他们是没有血管化的，所以特别是在放疗之后会坏死。对于大多数下颌骨缺损来说最好的治疗方法是携带可靠间隔皮肤血管的游离腓骨骨岛状皮瓣（偶尔是肌皮穿支动脉），穿支血管来源于腓动静脉；这被称作游离腓骨骨间隔皮瓣（图 45-39）[38]。它的优点包括：①能够耐受多处截骨术（只要骨膜的血供没有被影响），这样就可以折叠重塑下颌骨的外形；②充沛血供供给的足够长的骨组织（成人是22～26cm），足以重建甚至是角到角的下颌骨区域；③双侧骨皮质骨组织可以进行牙种植；④如果皮瓣切取正确的话，供区损伤可以在接受的范围内；⑤供区手术可以在肿瘤切除的同时由另一组医师进行[39,40]。其他合理的替代方法包括取自髂嵴，桡骨或肋骨的带有血供的骨瓣。下颌骨广泛组织缺损需要一个以上的游离皮瓣（如股前外侧游离皮瓣加上游离腓骨间隔皮瓣）来一次性修复整个解剖学缺损[41]。这些原则也适用于头颈部其他的骨缺损，包括上颌骨和其他中面部的缺损。中面部的重建包括恢复面部的轮廓和凸度，上颌骨牙列的正确咬合关系，提供合适的眶下支持和分别封闭相邻的鼻腔和口腔。

食管和下咽部　食管和下咽部的缺损，不管是环周缺损还是部分缺损，其重建的目的是保持管道通畅，恢复言语和吞咽功能，避免管道狭窄，瘘管形成和肠道吻合口漏。部分缺损的重建方法包括：如果管腔狭窄不明显的话一期缝合，植皮（或真皮）修复部分衬里缺损。小的全层缺损可以用局部的肌肉瓣修补，但是大的缺损需要游离空肠瓣或管状筋膜皮瓣来修复[42]。空肠瓣手术是人类第一个成功进行游离移植的组织，施行于 1957 年的一次颈部食管再造手术。从那以后就成了食管再造的良好选择。基于肠系膜血管的近段空肠切取后以同向蠕动方向植入颈部。空肠瓣的缺点包括口臭，吞咽适应时间长和进食完出现"咕噜"的响声。管状游离筋膜皮瓣也很受欢迎，但是和游离空肠瓣相比发生狭窄的机会更大。尽管如此，这些皮瓣的倡导者偏爱其术后良好的音质和更快的吞咽适应时间。

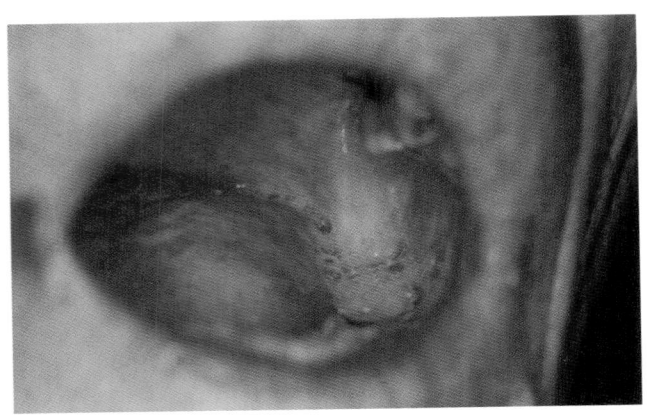

A

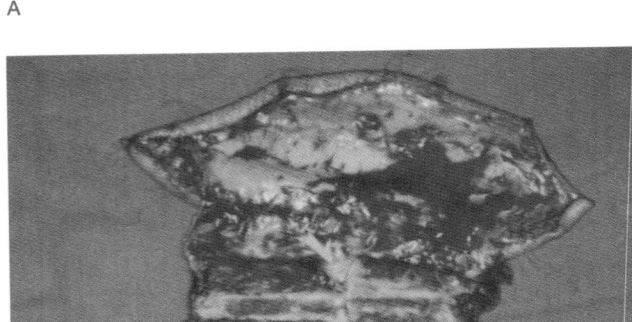

C

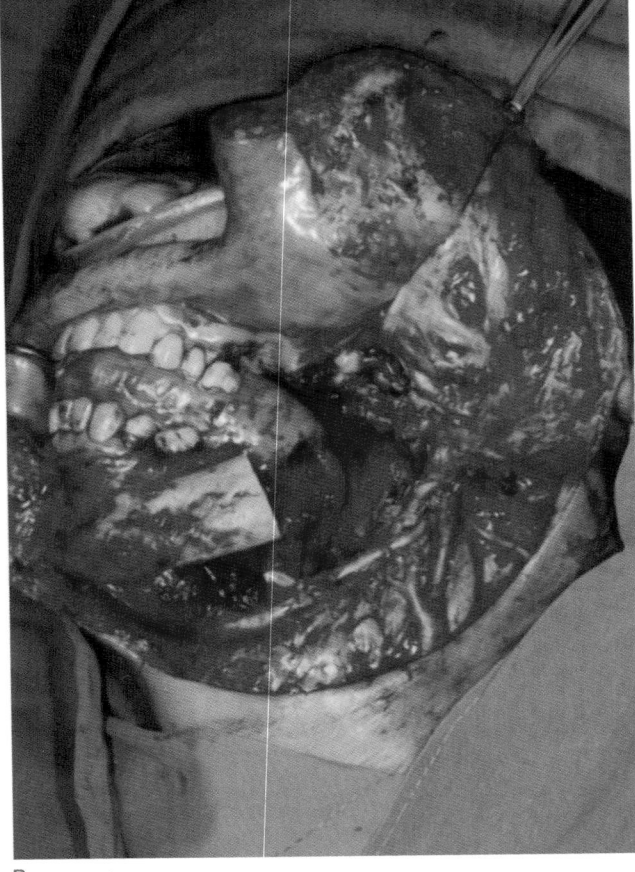

B

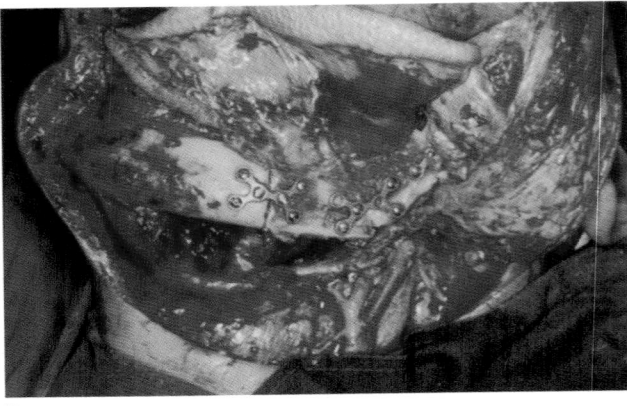

D

图45-39　应用带血管蒂的小腿外侧复合皮瓣对部分下颌骨混合缺损进行软组织和骨重建。A. 左颊黏膜鳞状细胞癌。B. 因广泛切除侵犯骨与软组织的肿瘤造成的左侧下颌骨混合性局部缺损。C. 带血管蒂的小腿外侧复合瓣；动脉蒂（红色箭头），静脉蒂（蓝色箭头），以及截骨部位（黄色箭头）表示。D. 对位并微型钢板内固定后，带血管蒂的小腿外侧复合瓣插入左侧下颌骨缺损,皮桥用于重建口腔软组织

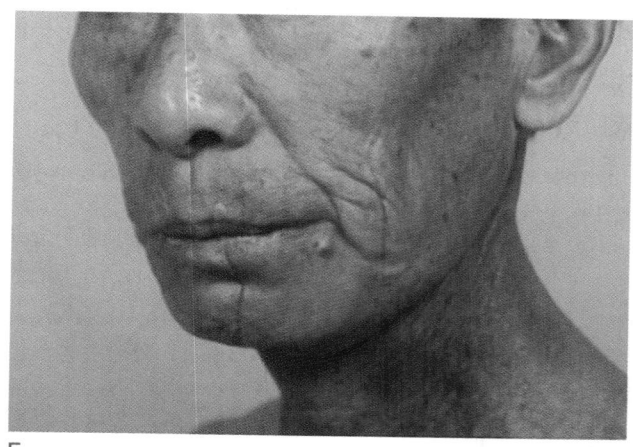

E

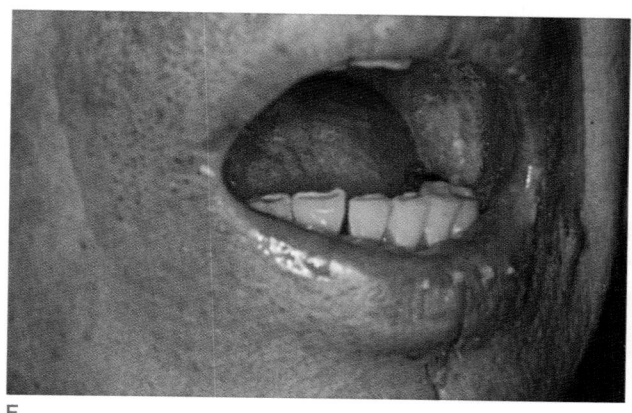

F

图 45-39（续）　E 和 F. 重建术后 4 个月，病人口腔外观良好，可以很好地张口；注意口腔内可见的游离皮瓣的皮肤纹理

　　头颈部游离皮瓣的受区血管　头颈部游离皮瓣移植常用的受区血管包括同侧的甲状腺上动脉、舌动脉、面动脉、颞浅动脉和颈横动脉。和颈动脉进行端-侧吻合存在潜在致死性颈动脉破裂的风险。当同侧血管不可用时，如既往进行过游离皮瓣移植但是肿瘤复发的病人，或同侧手术困难的病人，可以使用对侧血管吻合[7,12,17,22]。偶尔需要静脉移植来弥补血管蒂不够长。颈静脉的深浅系统都可以方便的作为回流静脉。最后，将剩下的游离皮瓣部分盖在颈部就可以保护主要的血管和神经。这样也有助于改善颈部轮廓外形和对称性以及消灭死腔。

　　并发症　除了和其他大型手术或长时间麻醉一样伴有的并发症之外，还有一些头颈部肿瘤切除手术和修复重建手术特有的潜在并发症。术中特殊的并发症包括气体栓塞、气胸、损伤重要的血管、淋巴管或脑神经。围术期特殊的并发症包括颈动脉破裂、皮瓣坏死、感染、涎漏或乳糜漏，气道问题和急性精神障碍。后期并发症包括长期疼痛、瘘管形成、瘢痕挛缩和放疗相关的问题，如皮瓣缩小（可能引起金属材料外露）和放射性骨坏死。

面瘫修复重建

　　面神经麻痹是一种能造成病人虚弱并且情绪低落的状态，可以表现为很多功能和美学的问题。表情肌功能的丧失可以导致言语表达能力下降，口闭合不全引起的流涎，流泪功能障碍引起的暴露性角膜病，麻痹性睑外翻，由于面部容貌损伤引起的社交功能障碍和情感表达困难。面神经功能障碍有很多可能的原因，包括肿瘤切除、颞骨或颅底手术、外伤、先天性疾病（Mobius 综合征）以及原发性面神经功能障碍。治疗主要目的是恢复额部和眉的对称，眼睑闭合，口闭合和口角对称，以及微笑的功能。长期的目标包括正常的静态外观，活动时对称和恢复对随意肌的有效控制。尽管需要多期的手术和复杂的手术才能获得最佳的效果，对于老年病人还是最好通过一期手术做到即刻的改善。

神经吻合技术

　　没有节段性神经缺失的外伤性面神经损伤最好通过一期面神经残端端端吻合术修复。修复的成功取决于神经末端的精确对合，以及通常用 8-0 或更细的尼龙线进行无张力神经外膜缝合。如果是由于外伤或者肿瘤切除术后的节段性面神经缺失，那么需要神经移植才能修复成功，达到一期修复的效果。神经移植最好在损伤后立即进行，而不是延期进行。供区神经包括颈神经丛、耳大神经和腓肠神经。神经修复后面瘫的治疗时机取决于从运动神经终板到修复处的距离。轴突的再生速度大约是每天 1mm，但是运动神经终板功能丧失的速度是每周 1%，2～3 年后功能完全丧失。一般来说，面部张力在修复术后约 6 个月恢复，再过几个月后随意运动恢复[43]。面神经修复和移植相关的问题包括肌力弱，面肌运动过度（联带运动）和运动障碍。当近端面神经残端可用但是远端残端不可用时，可以取部分颈丛神经，近端和面神经残端近端吻合，远端植入表情肌中等待神经再生和部分功能恢复。

　　如果神经移植无法进行的话，可以借用其他脑神经与面神经残端远端吻合，这称为神经移位技术。但前提是面神经残端远端存在。神经移位技术常用的供区神经包括同侧舌下神经，副神经和对侧面神经分支（多余的颊神经或颧神经分支）桥接腓肠神经。这些技术的缺点包括和神经修复、移植相同的问题，以及供区神经功能丧失和面肌张力增高。全舌下神经移位会造成同侧舌麻痹，半侧舌萎缩，轻到中度的口内功能障碍[43]。

肌肉转位技术

　　前述的神经技术的使用前提是远端神经肌肉单元功能存在。当远端神经肌肉单元缺失时，比如先天性面神经麻痹或面神经损伤后未进行一期修复而等到 2～3 年后，这时需要使用肌肉转位技术。肌肉转位技术需要进行强化的肌肉再训练才能达到预期的动力学效果。经典的肌肉动力性悬吊方法使用由三叉神经和上颌内动脉的分支颞深动脉支配的颞肌，将肌肉和其腱膜从颞融合线处离断，向下内侧反折，缝合至口角轴，鼻唇沟和眼轮匝肌（可能的话）。缺点包括没有自发运动,颞下颌关节功能障碍和颧弓处软组织过多。其他可以进行转位的肌肉包括咬肌和二腹肌前腹。后者在面神经下颌缘支孤立性麻痹恢复下唇的降唇功能时很有用[43]。

带有神经支配的游离组织移植

带有神经支配的显微外科游离组织移植的适应证和局部肌肉转位的适应证相同,但是更适合与同时需要软组织填充的情况。用于这一目的的肌肉包括股薄肌、背阔肌、前锯肌和胸小肌。如果面神经残端近端可用,或供区肌肉的神经足够长可以达到对侧面神经分支,那么手术可以同期完成。但是,通常情况下手术是分期进行的,首先通过跨面部的神经移植建立局部的神经来源。神经移植后轴突的再生的程度通过Tinel试验来监测。6~12个月后已经有足够的轴突再生,这时进行游离肌肉组织移植,与颞浅或面血管吻合,供受区神经

吻合,将肌肉固定于颧骨上外侧、鼻唇沟、上唇口轮匝肌和下内侧的口轮匝肌。游离肌肉移植的缺点包括供区损伤,手术时间长和需要专业的显微外科技术。

辅助治疗

面神经麻痹治疗最重要的目标之一是眼周区域的功能康复。在上睑植入用金或钛金属做成的特殊装置,这样由于重力的作用可以协助上睑闭合。当情况不允许进行大手术或分期手术时,可以使用静态悬吊技术。悬吊的材料包括阔筋膜张肌,Gore-Tex 和异体脱细胞真皮。非手术治疗不管作为主要的治疗方法还是手术的辅助治疗都对改善面部的对称性起着重要的作用。对侧表情肌张力过高可以使用肉毒毒素注射治疗。最后,软组织年轻化手术,如面颈部除皱术,眼睑整形术,眉上提术和中面部提升术都可以改善面神经麻痹引起的软组织缺陷问题(图45-40)。

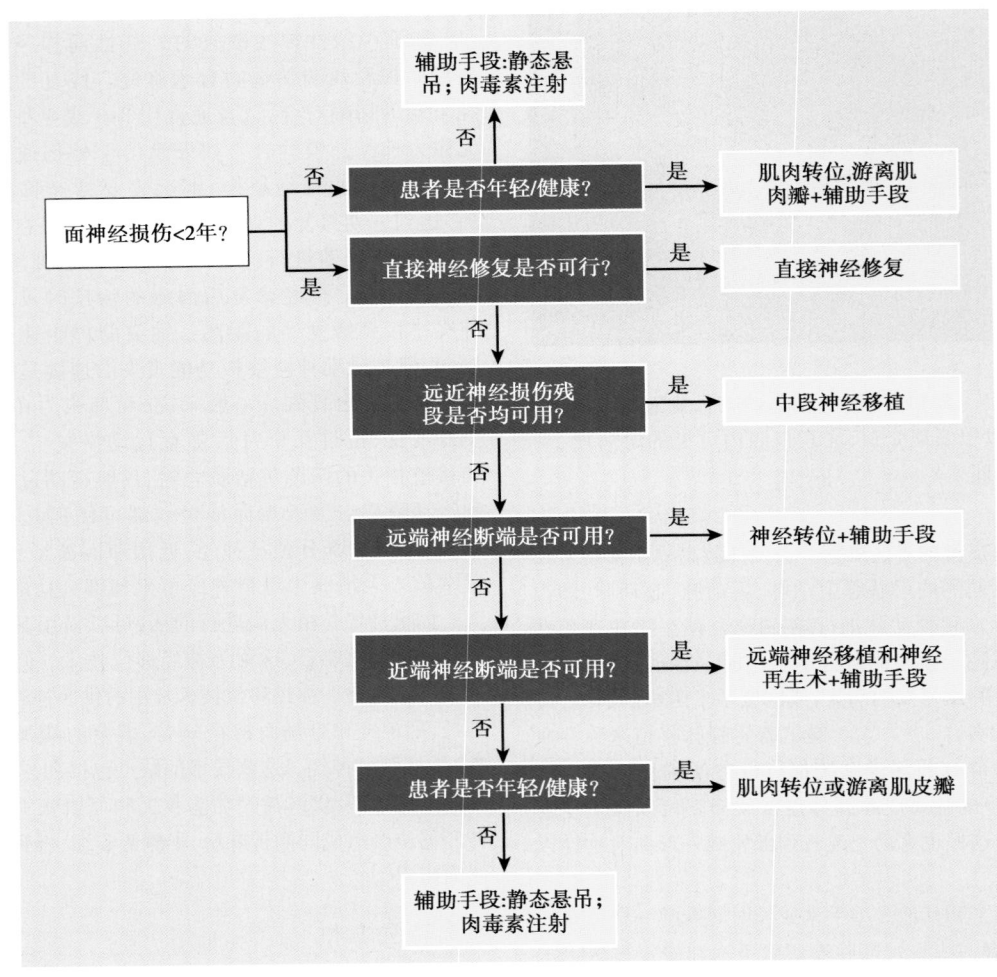

图 45-40　颜面部修复重建原则

乳房再造

在美国,乳腺癌是女性发病率最高的恶性肿瘤,并且在癌症相关死亡原因中列第二位。1/8 的女性会患乳腺癌(终生风险)。为了解决乳腺癌切除术后胸壁的并发症和遗留的畸

形,乳房再造术应运而生。相关研究证实,乳房再造有利于乳腺癌病人的心理健康并改善病人的生活质量[44]。乳房再造的目标是在不干扰癌症辅助治疗的基础上,重建病人的正常外观和对称性。大量的研究证实,无论是即刻乳房再造术还是延迟乳房再造术,都不会影响乳腺癌的肿瘤学治疗,不会影

响癌症复发的诊断,也不会影响该疾病的死亡率[3,45-47]。

对于要求行乳房重建的乳腺癌病人,术前的评估包括讨论手术的时间,手术的类型,可以采用的再造术式,以及现实的手术预期。整形科医师和肿瘤科医师必须保持密切沟通以获得最佳的手术效果。

再造的时机

即刻乳房再造是指在进行乳腺肿瘤切除手术的同时进行乳房的重建。该术式多用于早期乳腺癌病人,这类病人做术后放射治疗的可能性较低。保乳手术可以保留足够的胸部皮肤覆盖,这为即刻乳房再造提供了良好的局部组织条件。因此,采用这种方式可以再造出更加美观、对称的乳房。即刻乳房再造也可以避免病人经历乳房缺失或者乳房畸形的痛苦,而这一过程是延迟乳房再造病人所必须承受的。此外,相比于分期乳房再造,即刻乳房再造因其手术次数较少,其医疗花费也相对较低。即刻乳房再造的缺点包括手术部位的并发症、乳腺切除术后的局部皮瓣坏死等影响肿瘤的辅助治疗,有时候需要根据病理学结果对病人进行术后放射治疗,而放射治疗对任何方式的乳房再造手术都会造成不利影响,因此很多外科医师认为乳房再造手术至少要在乳腺癌治疗结束后6个月后进行。

延迟乳房再造手术至少要在乳腺切除术后 3～6 个月后进行。这种手术方式可以避免乳腺癌切除术后皮瓣的局部坏死以及放疗的不确定性造成的影响。然而,病人必须接受另外一次手术过程,而且该手术最终的美学效果往往不如即刻乳房再造的效果(尤其是采用自体组织乳房再造的病人)。

部分再造

在过去十年时间里,很多病人选择了保乳手术,包括乳房的区段切除及前哨淋巴结活检和(或)腋窝淋巴结清扫并结合术后全乳腺组织的放射治疗。尽管这种损伤较小的手术给很多女性带来了好处,但是有时候局部组织的切除和放疗带来的损伤会给病人造成明显的乳房畸形,特别是对于那些乳房较小的病人。

肿瘤整形外科技术是指减少乳房局部切除术后乳房畸形的技术,这种技术的应用可以是即刻的,也可以是延期的。对于乳房比较大的病人来说,为了减少手术造成的畸形,最常用的手术方式是在切除肿瘤病灶的同时进行乳房腺体的重塑,这种重塑可以采用乳房缩小整形的方式来完成。为了避开缺损部位,我们可以设计任何方向的皮肤-腺体蒂来为乳头乳晕复合体提供血运。这种病灶侧腺体重塑结合健侧乳房缩小整形术的手术方式,可以达到非常良好的美学效果,其手术效果通常比术前更加美观(图 45-41)。外侧胸背皮瓣以位于乳房下皱襞区域的外侧肋间动脉穿支为血供,特别适用于矫正乳房外侧缺损[48](图 45-42)。

肿瘤整形外科技术的缺点之一是当进行区段乳房切除即刻重建的时候,如果肿瘤学证实切除的标本的边界不清楚,重建的组织必须移除以进行病灶部位的再次切除,而再造皮瓣再次利用的肿瘤学安全性目前尚不可知。该技术的另一个缺点是这些非轴型皮瓣的远端部位可能会发生脂肪坏死。

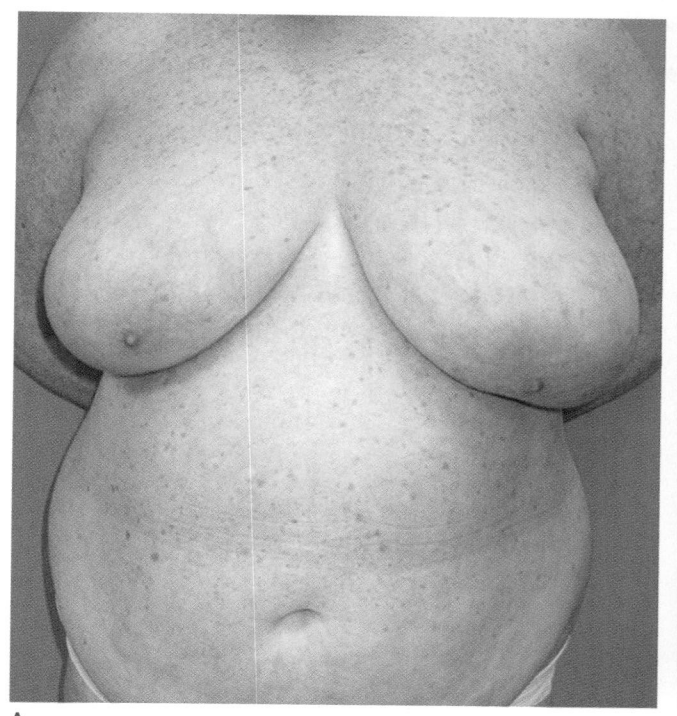

A

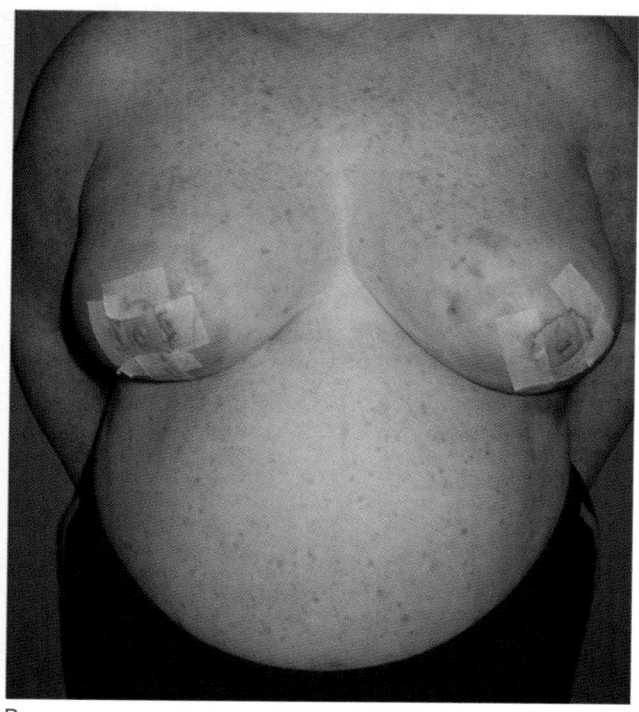

B

图 45-41　术前照片(A)和术后 1 周照片(B)。病人 52 岁,癌灶位于左侧乳房 6 点部位。在进行左侧乳房区段切除的同时进行了内上蒂的乳房缩小整形术,右侧进行了对称性缩小

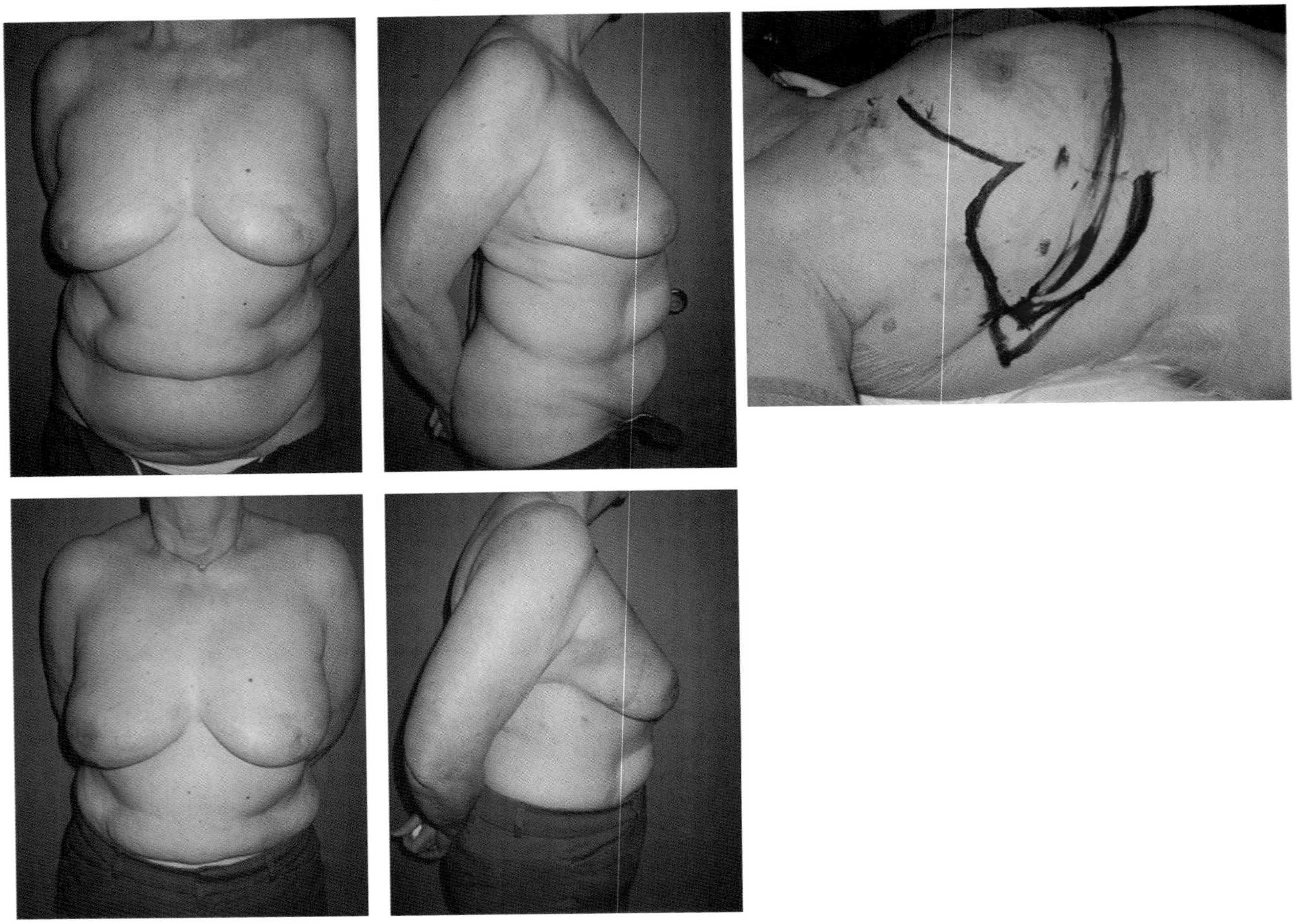

图 45-42   术前、术中照片以及术后 4 个月照片。病人 66 岁,癌灶位于右侧乳房 10 点。右侧乳房区段切除的同时进行了右侧乳房外侧的胸背皮瓣修复

假体再造

鉴于治疗的需要或者病人的选择,为了对乳腺癌进行局部的控制,很多女性接受了乳房切除手术。实际上,近期由于多病灶的乳腺癌越来越常见,以及保乳手术对乳房较小的病人造成的不良美学效果,很多可以进行保乳手术的女性病人最终也选择了乳房切除术。最简单的乳房重建方式莫过于在缺损部位放置一枚乳房假体。个别情况下,假体的放置可以和肿瘤切除手术同时完成。然而,大多数情况下,一期手术往往在胸壁的肌肉(胸大肌、前锯肌、腹直肌前鞘上部)下植入以硅胶囊制成的扩张器,在接下来的 3 个月时间里进行每周一次的注水扩张,然后病人再次进入手术室进行扩张器取出手术并同时植入盐水或者硅凝胶假体(图 45-43 、图 45-44)。经过详尽的研究,硅凝胶假体已被证明在隆乳手术及乳房再造手术的应用中,具有和盐水假体一样安全性及有效性。乳房再造手术后 3 个月,可以在局部麻醉下进行乳头再造手术。

组织扩张器/假体植入乳房再造的优点是避免了对供区的损伤,手术时间较短,恢复较快。缺点是需要进行的步骤较多,完成所有再造步骤的时间较长。假体再造的乳房手感欠佳且缺乏自然的下垂感。在进行单侧乳房再造时,该缺点尤

为明显。和组织扩张器和假体相关的并发症包括感染、异位、血肿、血清肿、破裂和渗漏。最常见的需要二次手术处理的远期并发症是假体周围形成致密的瘢痕组织(薄膜挛缩),导致再造乳房变硬、畸形,甚至不适的感觉。此外,假体属于医疗器

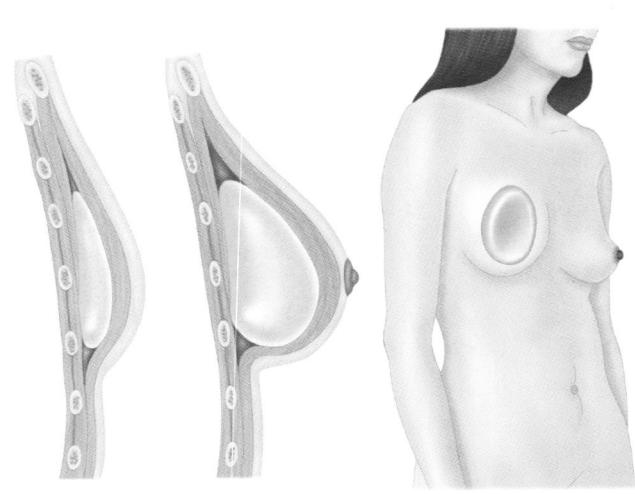

图 45-43   组织扩张和假体植入乳房再造术

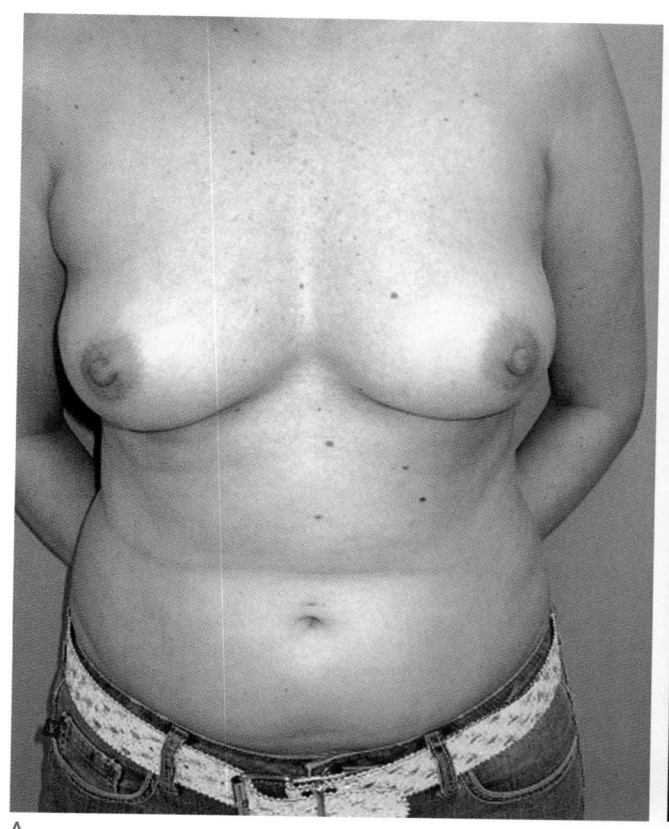
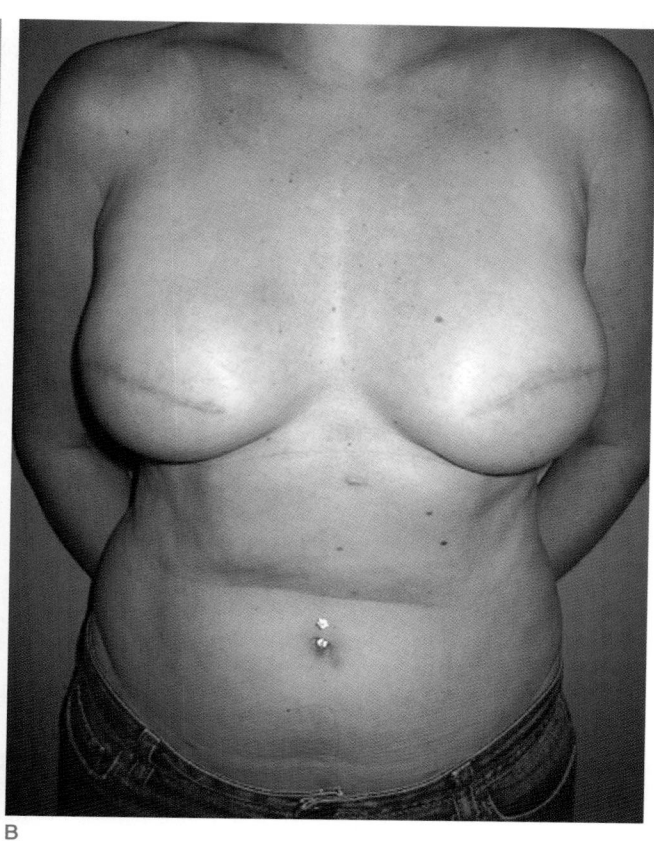

A
B

图 45-44　双侧乳房扩张器/假体植入乳房再造术。图为术前照片(A)和术后 2 个月盐水假体置换术后照片(B)

材会发生机械磨损,最终也会出现渗漏。综合所有可能的因素,假体再造病人 5 年内进行二次修复手术的几率接近 35%[49]。在病人接受过胸部的放射治疗的情况下,无论放疗是在再造手术之前还是再造手术之后,假体乳房再造手术的效果都要差得多,并发症发生率也会明显提高。因此,对于需要放射治疗的病人,通常不建议使用假体对其进行乳房再造。

自体组织再造

自体组织乳房再造和假体植入乳房重建是截然不同的手术方式,该方式是指在不依赖于假体植入的情况下,完全利用病人自身的多余组织对乳房的形态进行乳房重建。自体组织乳房再造的适应证很多并且各不相同,包括病人的喜好,已经或者准备进行胸壁放射治疗,对侧乳房下垂,以及假体植入再造手术的失败病例。禁忌证包括由于瘢痕或者脂肪组织较少而没有合适供区,病理性肥胖,或者由于其他疾病无法耐受长时间手术或者较长的恢复期。

腹部是最常用的组织供区。大多数患有乳腺癌的病人在下腹部都有多余的腹部皮肤和脂肪组织,这些组织可以用来移植到胸部并且再造出乳房的外形。组织转移的过程可以采用多种方式来完成,例如带蒂的肌皮瓣或者游离皮瓣。在腹部皮瓣当中,最常被用到的是横行腹直肌肌皮瓣(TRAM)。该皮瓣是由走行于腹直肌下面的腹壁上动脉供血的。这一横行的皮肤脂肪瓣是由穿支血管供血的,这些穿支血管穿过肌肉最终汇入腹壁上血管。皮瓣,连同肌肉和血管蒂,一起通过前胸壁的皮下隧道转移至乳腺切除术后的缺损部位,然后

将其塑造成乳房的形态。腹部供区按照和腹壁整形相似的步骤进行关闭。对于这一皮瓣以及所有的自体组织再造技术来说,其优点是再造的乳房看上去更为自然,并且再造乳房可以随着病人体重的改变而变化(和对侧的正常乳房一起变化),也避免了乳房假体植入可能带来的并发症。此外,病人往往也很满意自己在完成再造手术的同时,也达到了腹壁整形的效果。对于自体组织乳房再造来说,横行腹直肌肌皮瓣的手术时间也相对较短。该术式的缺点包括可能出现部分或者全部的皮瓣坏死,脂肪液化坏死,上腹部皮下隧道臃肿,腹壁膨出或者腹壁疝,以及腹壁薄弱。

带蒂的 TRAM 皮瓣由腹壁上血管间接供血,因此有时候可以携带的腹部组织量有限,而游离 TRAM 皮瓣则可以很好地解决这个问题。游离 TRAM 皮瓣和带蒂 TRAM 皮瓣相似,只是前者是由腹壁下动脉供血的,而腹壁下动脉也是下腹部的主要供血血管。该皮瓣按照游离皮瓣的方式切取,然后转移至胸部并将腹壁下动、静脉和胸部受区的血管吻合,而受区血管多选择胸廓内血管或者胸背血管。该术式的一个改进是保留肌肉的游离 TRAM 皮瓣,该皮瓣通过切取较少的腹直肌及其前鞘组织来减少供区并发症的发生率。保留肌肉的游离 TRAM 皮瓣最终发展成为腹壁下动脉穿支皮瓣(图 45-45)。该手术方式需要切开腹直肌前鞘,然而该皮瓣并不携带肌肉组织,而是将腹壁下血管的穿支血管从腹直肌纤维当中分离出来作为血管蒂。对于合适的病人来说,保留肌肉的技术可以减少对腹部供区的损伤,同时在不影响皮瓣血运的情况下,获得较长的有效血管蒂长度以利于显微吻合[50](图 45-46)。

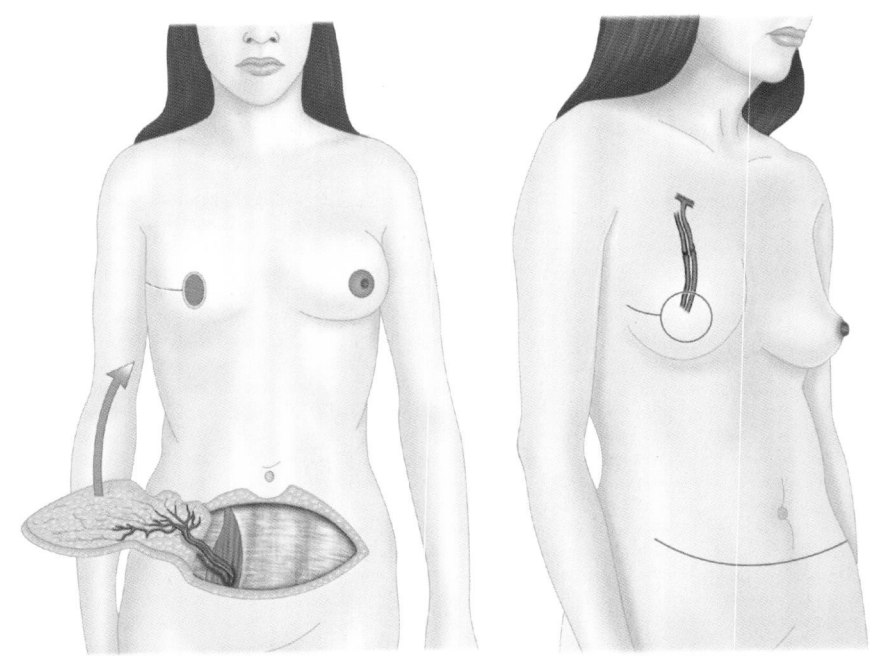

图 45-45   腹壁下动脉穿支皮瓣乳房再造术

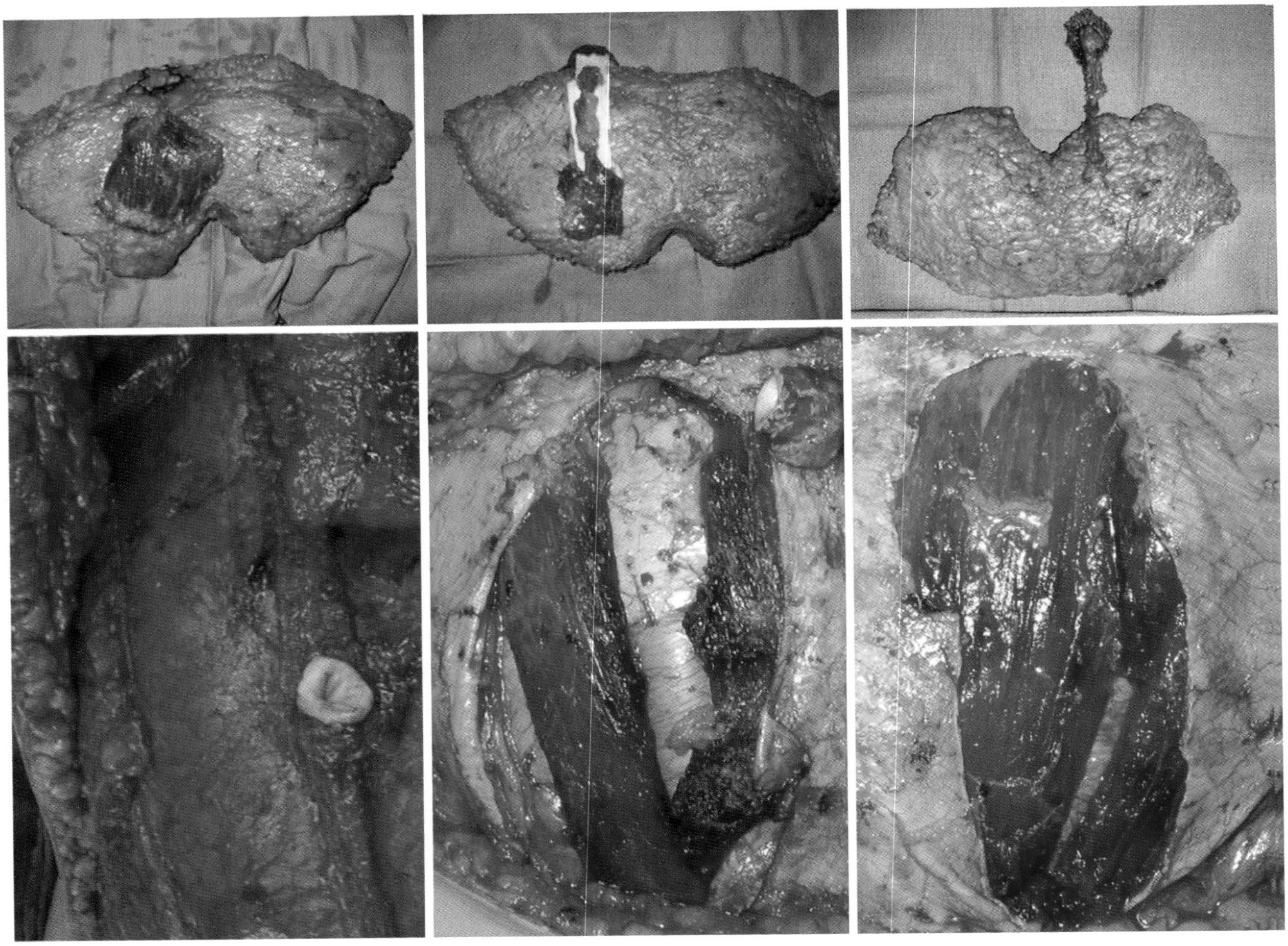

A

图 45-46   A. 左上、下图示游离的横行腹直肌肌皮瓣（TRAM）及其供区缺损。中间上、下图示保留部分腹直肌的游离的横行腹直肌肌皮瓣及其供区缺损。右侧上、下图示腹壁下动脉穿支皮瓣及其供区缺损

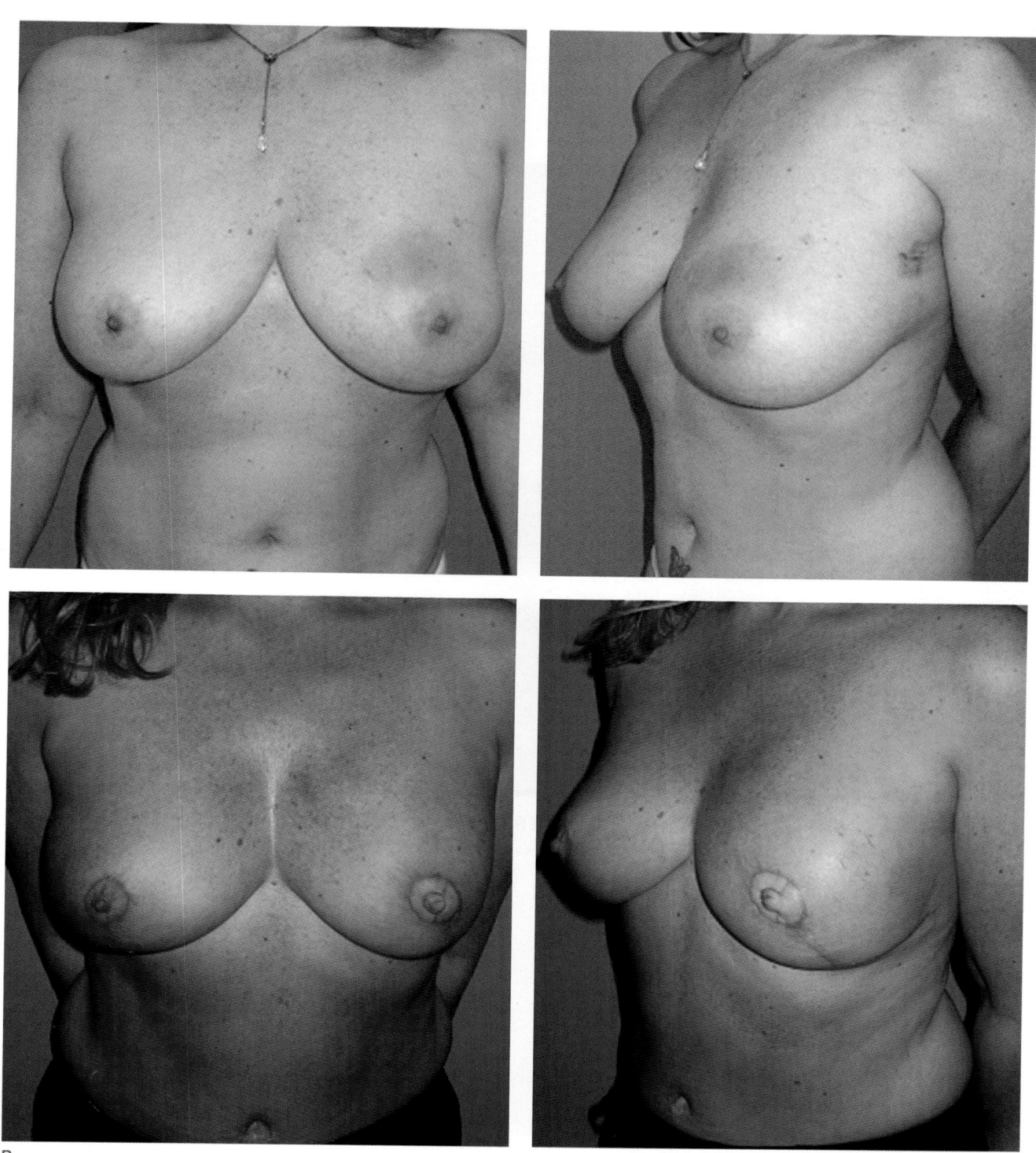

图 45-46（续）　B. 术前及术后照片。病人女性,43 岁。左侧乳房行保留部分腹直肌的游离横行腹直肌肌皮瓣乳房再造术。右侧乳房行对称性的缩小整形术

最后,对于某些病人来说,下腹部的组织可以作为游离皮瓣被转移至胸部而完全不必损伤腹壁筋膜。利用腹壁浅动脉的血供可以获取足够的组织量来重建一个乳房。由于腹壁浅动脉及其伴行静脉不穿过腹直肌前鞘,因此,切取该皮瓣对腹部供区造成的损伤不会超过腹壁整形手术。然而,不幸的是,腹壁浅动脉经常缺如或者管径太细而不足以进行可靠的显微外科

吻合。尽管显微皮瓣乳房再造术有着很多的优点,然而和带蒂的 TRAM 皮瓣相比,其手术时间较长,需要专业的显微外科技术,并且有可能因为微血管血栓而导致整个皮瓣坏死。

假体联合自体组织再造

带蒂的背阔肌肌皮瓣是直接,可靠的乳房再造方式。该

皮瓣往往作为其他手术方案失败后的补救措施。由于兼有自体组织乳房再造的弊端(供区损伤)和乳房假体相关的并发症,因此背阔肌皮瓣通常被当作乳房再造的第二选择。从另一个角度来讲,背阔肌皮瓣/假体植入乳房再造可以获得很好的美学效果,同时供区损伤也相对较小(图 45-47)。背阔肌

以及其上的皮肤组织以胸背血管为蒂,从腋窝的皮肤隧道转移至胸部乳房缺损部位。为了给再造乳房提供足够的体积,当皮瓣部分植入后,可以在肌肉下放置组织扩张器或者永久的假体(图 45-48)。该术式的缺点包括背部外形改变,较高几率的手术后血清肿,以及明显的肩部无力(不常见)。

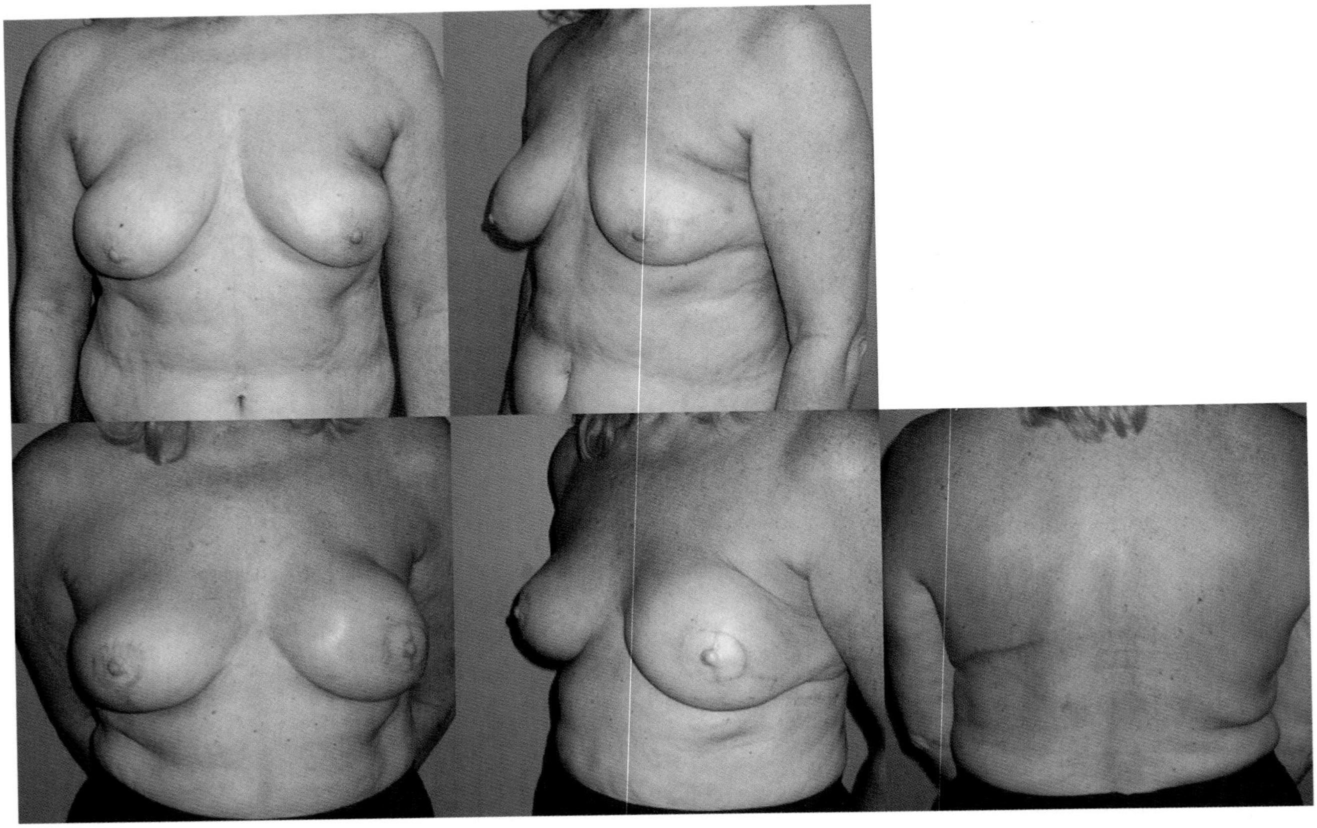

图 45-47 术前及术后照片。病人女性 58 岁,左侧背阔肌肌皮瓣/假体乳房再造术,右侧乳房行对称性缩小术

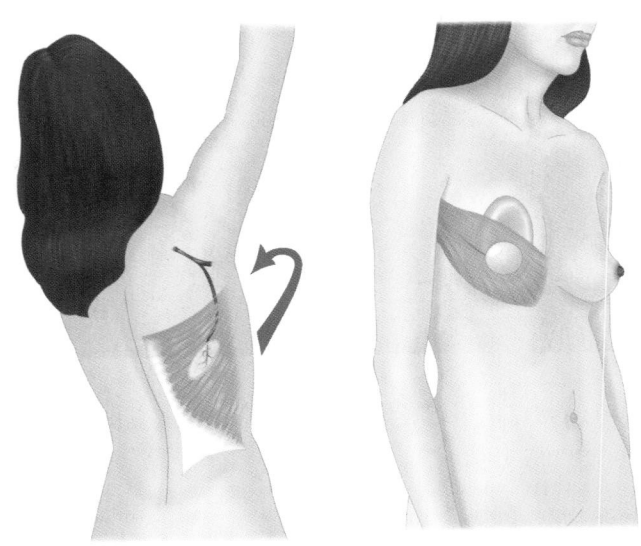

图 45-48 背阔肌肌皮瓣/假体植入乳房再造术

再造后的相关治疗

在乳房外形重建手术结束后,大约 3 个月可以进行再造

乳房的修整手术。修整手术包括通过脂肪抽吸或者直接切除进行再造乳房外形的修饰,瘢痕修整,脂肪移植和乳头乳晕复合体的再造。关于乳头再造的手术方式有诸多报道,包括局部皮瓣(星形瓣、三叶瓣、C-V 瓣),组织移植(对侧乳头/乳晕部分移植、腹股沟皮肤移植、小阴唇移植),以及皮肤文刺。在最初的 6 个月时间里,再造乳头往往要失去 50% 左右的凸度,因此在进行乳头再造时要保留足够的乳头凸度。

放疗相关的手术选择

除了极个别情况外,对于已经接受了胸壁放疗或者准备进行放疗的病人,大部分医师建议不采用假体进行乳房再造,因为这类病人采用这种手术方式的并发症发生率较高,手术效果也无法令人满意。对于这类病人来说,二期进行自体组织乳房再造更容易被人接受,因为该术式可以采用未经放射治疗的健康组织替换已经受到损伤而发生纤维化的组织。同样,受损皮肤也可以用背阔肌结合假体的方式来进行替代,这也可以解释为什么对于已经接受过放射治疗的病人,有肌肉覆盖情况下的假体植入要优于没有肌肉覆盖的情况。

关于自体组织乳房再造的时机选择(在放疗前进行还是放疗后进行)问题目前仍然存在争论。认为应该在放疗结束后进行再造的人辩称,放疗可以导致皮瓣的收缩和纤维化,最

终将影响乳房再造的美学效果。而主张进行即刻乳房再造的一方则认为,即刻再造自然可以获得更好的美学效果,即使受到放射治疗的影响其手术效果仍然比没有经过修整手术的二期再造要好。迄今为止,还没有前瞻性研究对两种手术方式进行比较。

躯干和腹部重建

躯干和其他部位一样,要进行重建首先要考虑缺损的部位和大小,以及缺损部位的组织特点。根据缺损深度(部分或者全层组织缺损)的不同,选择的手术方式也不同,包括组织移植、皮瓣、合成材料或者多种措施的联合应用。和头部以及小腿不同,躯干部位有很多可供转移的局部轴型皮瓣,具备可靠的血运,可以进行局部缺损的重建,只有少数情况下需要远位的游离组织移植。实际上,躯干部相当于人体的组织储备库,可以为身体的大面积缺损提供最为可靠的皮瓣组织。

胸壁重建

胸壁为硬质的结构,可以对抗有吸气产生的负压以及由咳嗽和腹部压力传导产生的正压。此外,胸壁还可以保护心脏,肺脏以及大血管免受外力的损伤。胸壁的重建必须使这些功能得以重建。

带蒂的胸大肌皮瓣是覆盖胸骨,胸廓上部以及颈部最为常用的皮瓣,该皮瓣属于 V 形皮瓣的一种,由一个主要血管蒂(胸肩峰动脉的胸肌支)和几个次要的血管蒂(肋间穿支血管和胸外侧动脉的胸肌支)供血[51]。胸大肌皮瓣可以以其主要的血管蒂供血进行推进或者转移,或者由胸廓内动脉穿支血管供血而形成翻转皮瓣。对于由切口裂开或者感染造成的胸骨部位的创面,这两种方式都可以进行有效地覆盖。在进行翻转皮瓣的剥离之前,需要做详细的病史调查,了解胸廓内动脉是否还是可靠的供血血管,因为胸廓内动脉,尤其是左侧,经常被心脏搭桥手术所利用。而在胸大肌肌皮瓣进行头颈部再造时,胸大肌也可能被用于填塞胸廓内感染性死腔。尽管该皮瓣效果可靠,但失去胸大肌有可能造成患侧上臂的无力,而腋前皱襞的丧失也会影响美观[52]。

腹直肌皮瓣属于第三类轴型皮瓣,该皮瓣可以有腹壁上血管或者腹壁下血管供血[51]。当作为肌皮瓣进行剥离的时候,该皮瓣的皮肤组织可以设计成横行(TRAM)或者纵行。纵行的腹直肌皮瓣由于纵向分布的穿支血管而拥有更好的血液供应,而横行腹直肌肌皮瓣可以携带更多的腹部组织,并且该皮瓣的切口关闭更为简便美观。对于胸骨下部的缺损来说,当胸大肌组织量不足时,经常采用腹直肌皮瓣进行修复。该皮瓣也可以采用带蒂或者游离的方式修复肿瘤切除术后遗留的大面积胸壁缺损(图 45-49)。

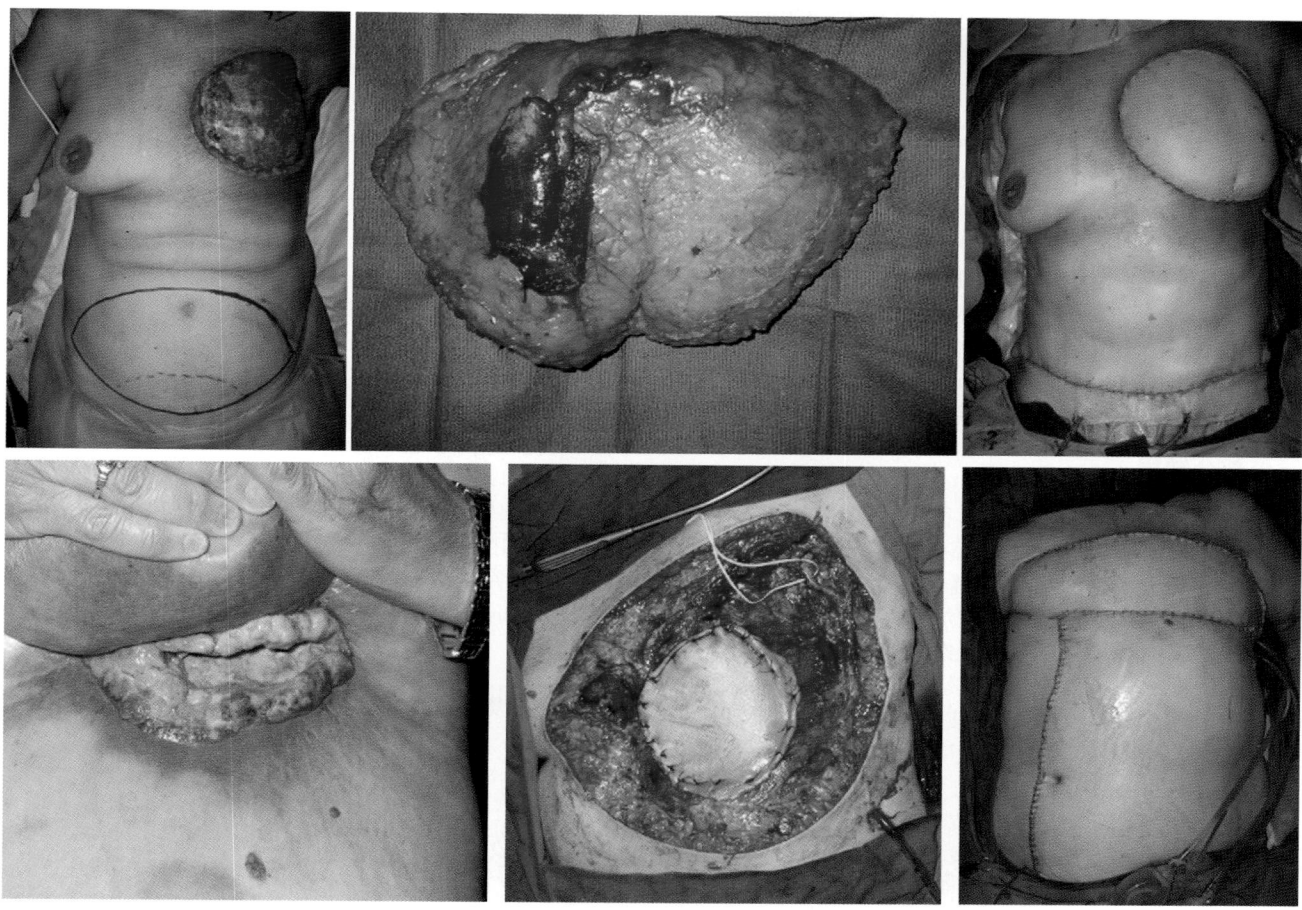

图 45-49　上排图片示游离的横行腹直肌肌皮瓣修复大面积的非全层胸壁缺损。下排图片示胸壁的全层缺损,采用两层组织进行修复,下层为脱细胞异体真皮,上层为纵行腹直肌皮瓣

背阔肌肌皮瓣因为面积较大,位置合适,血供可靠以及血管蒂较长等特点,对于非胸骨区域的胸壁缺损来说是应用最为广泛的再造方式。该皮瓣的血供来自于由肩胛下血管发出的胸背血管系统。其次要的血供来自于肋间后血管和腰部的血管[51]。在旋转的情况下,该皮瓣可以延伸至同侧躯干的大部分区域,也可以达到腹部,头颈部以及上肢等区域。基于该皮瓣的血管蒂,为了增加皮瓣的面积,前锯肌也可以同时切取。利用该皮瓣在大多数情况下是安全可靠的,但是肩部无力有时却很明显。背阔肌皮瓣的主要缺点是其显著的瘢痕和较高几率的血清肿[52]。

斜方肌皮瓣由颈横血管供血,经常被用作带蒂皮瓣来覆盖中上背部的缺损,以及颈、肩部的缺损。切取该皮瓣的时候注意保留斜方肌的上部,胸肩峰韧带以及副神经的完整,以保持肩部的上提功能。胸部的其他有用的皮瓣包括肩胛/肩胛旁筋膜脂肪瓣、腹外斜肌皮瓣、内侧或者外侧胸腹皮瓣以及大网膜瓣。

当胸壁的全层缺损的范围超过两个相邻肋间隙的时候,软组织皮瓣自身的强度以及不足以提供足够的胸壁强度来保持其完整性。尽管以往有应用异体骨或者自身骨移植来重塑支持结构,然而现今组织相容性良好的合成材料和生物材料的应用更加广泛。这些材料包括聚丙烯(普里灵)、聚乙烯(马来克斯)以及聚四氟乙烯(戈尔)材质的补片,甲基丙烯酸甲酯,以及脱细胞异体真皮。尽管有时候这些脱细胞的植入体由于慢性感染而必须从体内取出,其形成的厚实的纤维薄膜往往可以保持胸壁的稳定性[52]。

腹壁重建

和胸壁一样,腹壁也可以保护内部的重要器官免受创伤,不同的是这种保护是依靠强大的躯干肌肉建立的而不是骨性结构。腹壁重建的目的是重建其结构的完整性,防止腹部脏器突出以及恢复腹部肌肉的动力性支持。腹部缺损的原因有多种,包括外伤、肿瘤切除、先天性畸形和感染等。到目前为止,造成腹壁损伤的原因主要是术后筋膜裂开和开腹手术后腹壁疝的形成。在确定重建方式之前,必须详细的进行体格检查并且回顾病人的病史,这样才可以避免因为该病人先前的手术损伤或者外伤导致而本次手术的失败。

腹壁部分缺损

腹部皮肤及皮下组织的大面积缺损可以简单地利用植皮,局部皮瓣转移或者组织扩张器而修复。而肌肉筋膜缺损的修复则比较困难,腹壁筋膜的缝合需要在较小的张力下进行,否则可能发生切口裂开,复发的切口疝以及腹腔间隔室综合征[53]。对于清洁手术造成的肌肉筋膜缺损,经常采用人工Mesh补片进行修复。但是当筋膜缺损部位已经发生感染,比如应用补片修补后继发感染,肠-皮肤瘘,腹腔脏器穿孔等,这种情况下为了避免感染则不能使用人工Mesh补片。这种情况可以采用延期的手术进行修补,可吸收的补片(微乔)植入后可以生成肉芽组织,最后以植皮覆盖创面。局部环境干洁后,可以采用人工材料来处理伴发的腹壁疝。分步的处理方法可以更好地处理中线部位的大面积缺损,而不必依赖于人工补片。该手术步骤涉及双侧的肌肉筋膜瓣的推进,包括腹直肌前鞘/腹直肌/腹内斜肌/腹横肌复合组织。该肌肉筋膜复合组织的移动度源自于对腹外斜肌在半月线处的松解。对于中线部位的缺损来说,只要缺损局限在上部10cm以内,内

侧18cm以内以及下部8cm以内都可以采用该复合组织剥离的方式进行修复[54]。而对于腹部外侧的缺损作用较小,因为外侧的局部肌肉和筋膜瓣比较固定而难以推进(腹直肌瓣,腹内斜肌瓣,腹外斜肌瓣)[53]。

腹壁的全层缺损和大面积缺损的修复需要采用可靠的大的带蒂皮瓣或者游离皮瓣。带蒂的阔筋膜张肌皮瓣由股动脉外旋支的升支供血,该皮瓣对于修复腹部下2/3的缺损效果较好。双侧的皮瓣可以用来修复大面积的缺损,并且植皮以后供区损伤并不明显。股直肌皮瓣和股外侧肌皮瓣可以修复下腹部的小面积缺损。"羊排"皮瓣,也就是在皮瓣远端携带阔筋膜的股直肌皮瓣,对于关闭巨大缺损十分有效[55,56]。位于腹壁上部的大面积缺损,可以采用扩大的背阔肌皮瓣结合股前筋膜带蒂转移进行修复。对于非常巨大的缺损,尤其是处于较高位置的,最好采用大面积的肌肉筋膜瓣游离移植进行修复,比如游离背阔肌皮瓣或者阔筋膜张肌皮瓣。这些皮瓣也可以做成携带神经的皮瓣,以重建腹壁的收缩功能以及增加腹壁的强度。

四肢重建

创伤后重建

历史上,源于战争的需要,创伤治疗取得了重大的进步。第一次世界大战催生了无菌术和麻醉技术,同时也树立了伤口处理和创伤手术的里程碑。随着现代矫形手术和整形手术的开展;对麻醉、创伤复苏、感染的深入理解;以及早期抗生素的使用,这些时代见证了四肢创伤治疗的转变轨迹,从对所有四肢的复合性骨折进行截肢到更多地尝试挽救患肢。显微外科技术的提出和成熟大大地提高了肢体远端再植和游离皮瓣重建的成功率。软组织的重建也随着骨折固定,关节重建和大血管外科技术的进展而进步。今天,对于下肢缺损的重建整合了有血供的骨,复合组织以及功能良好的肌肉组织[57]。四肢重建的未来可以寄希望于带血供的组织工程化复合组织移植和尸源性的同种异体复合组织移植。

造成下肢高能创伤的原因除了战争以外,还包括交通事故、高处坠落、冲击伤、运动伤以及枪伤。为了很好地对下肢的骨骼和软组织进行外观以及功能的重建,必须充分地了解其解剖特点,包括下肢的组成部分,神经和血管,肌肉的功能,骨骼的结构以及运动的机制。对于不同的情况是否需要截肢,有几个保留肢体的评分系统可以帮助我们做出抉择,但对其常规使用仍然存在争议;然而,无论如何,这些评分系统可以在生死关头给我们提供指导[58]。开放性(复合性)骨折通常按照Gustilo及其同事制定的系统进行划分[59](表45-12)。

表45-12	复合骨折的 Gustilo 和 Anderson 分级
分级	描述
Ⅰ级	伤口<1cm;轻微污染,粉碎以及软组织损伤
Ⅱ级	伤口>1cm;中度软组织损伤和轻度骨膜撕脱
Ⅲa级	有确定的感染和严重的软组织损伤但是骨折的覆盖充足;通常由高能量创伤引起
Ⅲb级	有确定的感染,骨膜撕脱,严重的软组织损伤以及骨折覆盖不足,通常由高能量创伤引起
Ⅲc级	开放性骨折伴有需要进行手术修复动脉损伤

依照标准的多发创伤评估和复苏的指导,多学科人员组成的团队必须对病人的周围神经血管状况,软组织缺损以及骨折的分型进行评估[57,60]。骨折的固定对于控制骨折造成的出血至关重要。血管造影或者超声多普勒检查可以协助评估血管的完整性。对于间隔综合征必须进行严密监视,必要时进行筋膜切开减压。按照当代的准则要求,破伤风疫苗和抗生素也应该尽早使用[61]。对病人进行全面的评估才可以对其制订治疗计划,该计划需综合考虑其并发疾病,社会经济效益及其康复能力。跖感觉的丧失会出现截肢的感受。肢体大血管的再通可能造成严重的缺血-再灌注损伤并导致多器官功能衰竭。

按照外科处理的规律,创伤的修复应该先进行骨折的固定,然后是血管的修复和软组织覆盖的重建。软组织修复方法的选择要依照损伤的部位和范围来定(表45-13)。负重部位需要耐磨的,稳定的(不易撕裂),有感觉的组织进行覆盖。合脚的鞋子可以为组织提供良好的保护,并减少由压力造成的并发症。刃厚皮片移植可以用来覆盖暴露的健康的肌肉组织或者软组织。局部皮瓣可以修复较小的缺损。对于大面积的或者是造成骨暴露的复杂缺损,尤其是局部软组织有限的小腿中下1/3的缺损,游离组织移植是上佳选择。游离皮瓣并不仅限于修复软组织缺损,其可以携带血管化的骨,比如腓骨或者髂骨,一起进行骨折的修复。嵌合皮瓣可以改善皮瓣在修复复杂缺损过程中皮瓣的植入方式。桥式皮瓣,如股前外侧桥式皮瓣,可以像桥梁一样连接由损伤造成的不同血管节段,为下肢的远端供血。肌瓣可以携带运动神经,重建受区的功能性肌肉缺失(图45-50)[62~64]。其他技术,如软组织扩张术和真空负压装置,可以应用于特殊的状况下。传统的交腿皮瓣现今几乎被废弃了,该术式造成完全性制动,并增加深静脉血栓和瘢痕挛缩的风险。

表 45-13	下肢骨折后的几种软组织重建方法
缺损区域	**重建方法**
股骨	缝匠肌/MC 皮瓣(前方缺损)
	阔筋膜张肌/MC 皮瓣(后方缺损)
	股外侧肌/内侧肌/MC(中间至下方的缺损)
	股前外侧筋膜脂肪瓣
	用来修复节段性股骨缺损的游离骨瓣
膝部和胫骨的近端 1/3	腓肠肌(内侧头或者外侧头,或者全部)和 SSG
	以远端为蒂的股前外侧皮瓣
	长屈肌
	游离组织移植修复大面积缺损
	胫前肌书状瓣
胫骨中 1/3	比目鱼和 SSG
	腓肠肌头和 SSG
	大面积缺损以游离组织移植修复
胫骨远端 1/3	第一选择为游离组织移植
	逆行腓肠动脉皮瓣
	由穿支血管供血的腓骨筋膜脂肪瓣
	局部肌肉瓣修复较小缺损

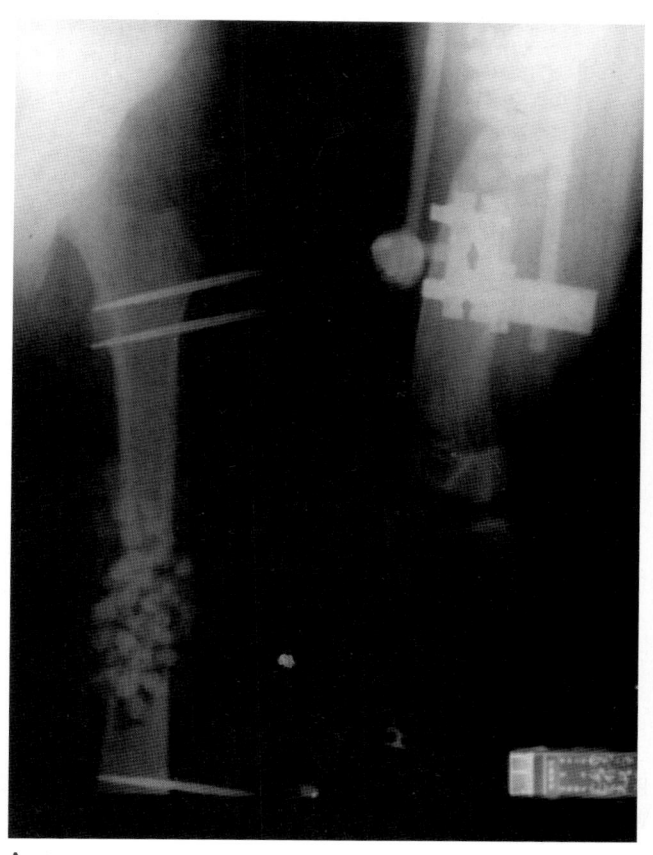

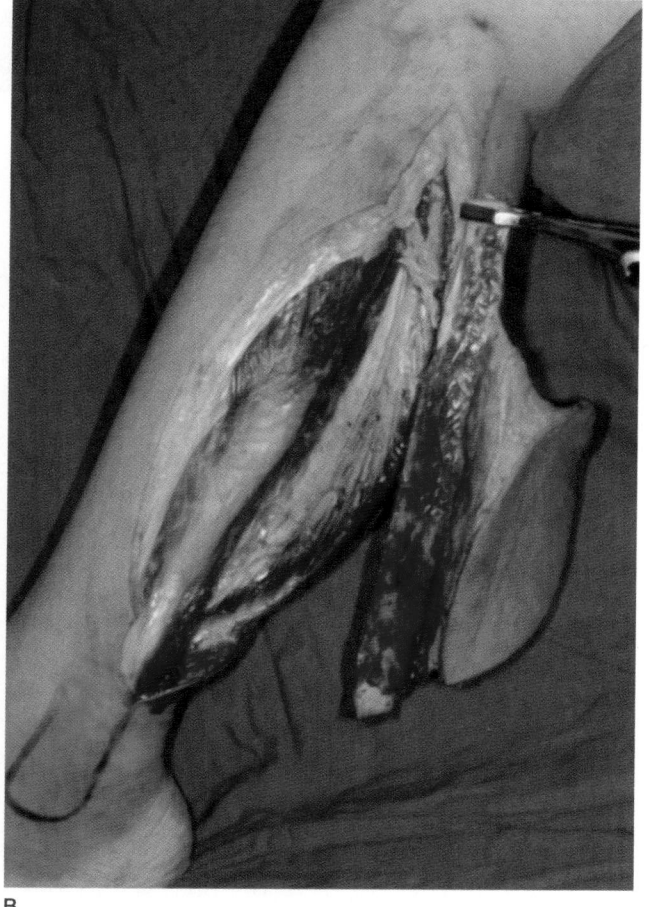

A   B

图 45-50 右侧股骨的 Gustilo Ⅲb 开放性区段骨折,应用游离腓骨的双管骨间隔皮瓣进行软组织和骨重建。**A.** 第一次清创手术后,以抗生素骨水泥作为临时性填充物填充骨间隙,外面加以外固定。**B.** 两周后,切取游离的左侧腓骨骨间隔皮瓣,形成双管状,利用显微外科技术移植至对侧肢体

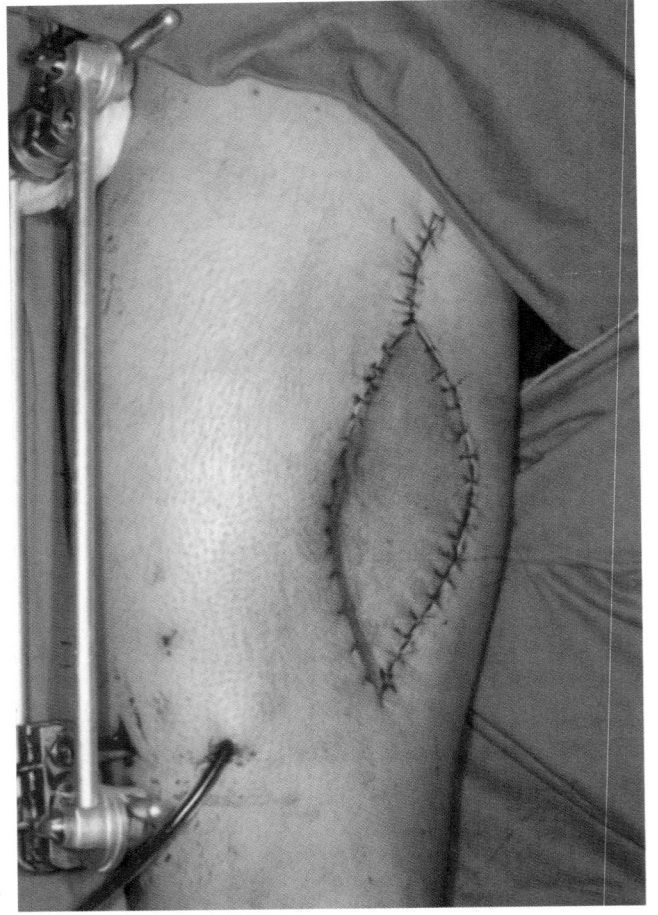

C

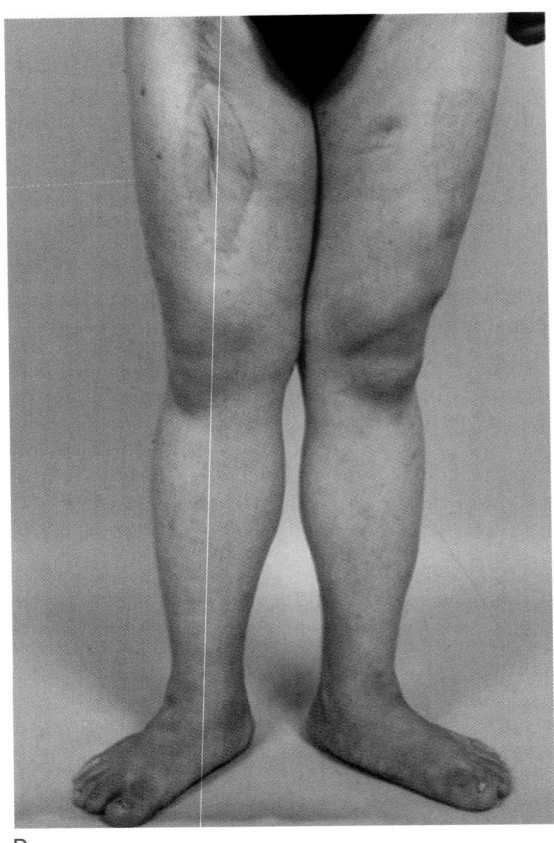

D

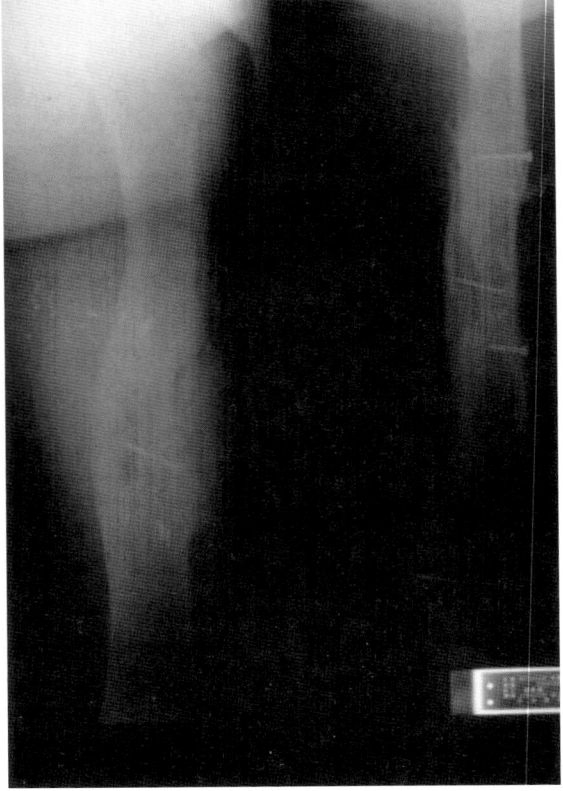

E

图 45-50(续) C. 通过游离皮瓣的皮岛可以在术后很好地
监测皮瓣下方腓骨的血运。D 和 E 重建术后 20 个月,病人可
以不用辅助措施而承受体重。放射图像示双管的腓骨肥大

在显微血管吻合的组织移植基础上,即使遇到再大的创面我们也可以进行彻底的清创。大部分人主张在可能的情况下,尽早地进行一期的伤口关闭和骨骼的重建[2,57,60,61]。然而,当组织的活力无法判定时,重建手术可以适当推迟,这样才可以对组织活力进行进一步判定并根据需要进行清创。对于活力不明的组织来说,临时的生物敷料覆盖不失为一个好办法,可以进一步观察组织的活力和坏死的界限;如果在不健康的组织上植皮的话,便会导致手术的失败。如果清创手术造成了难以关闭的不规则死腔,或者在二次清创后仍不确定是否清洁的情况下,在最终的再造措施实施以前,残留的腔隙可以用浸渍了抗生素的珠链或者有血运的软组织进行填塞。同样的措施也适应于节段性骨缺损而覆盖软组织活力不明的情况下。在这些情况下,软组织的覆盖仍需尽早处理;骨性结构的重建可以稍作推迟,等待骨和软组织都已稳定和健康时进行。尽管关于应用筋膜瓣或肌瓣(肌皮瓣或者单纯肌瓣)治疗复合性骨折是否优于其他方法的问题仍然存有争议,但是毫无疑问,用新鲜组织关闭死腔是至关重要的,而这一点对于肌瓣来说更为容易。

骨髓炎清创不彻底经常并发腿部的复合骨折。而创面的二期覆盖也可以增加这种可怕并发症的发生风险。反复大量冲洗,清创,清除死骨(包括区段骨),有效的抗生素应用,以及健康的软组织覆盖对于急性复合性骨折以及创伤后骨髓炎的治疗都很重要。大的区段骨缺损可以通过吻合血管的游离骨瓣移植修复或者用骨牵拉延长术进行修复[57,60]。

如果情况不允许进行肢体保留或者病人并不在意保留肢体的话,应该转移注意力至残肢创面的软组织覆盖,为肢体断端提供合适的软组织覆盖,使之能承重并可以佩戴合适的假肢。理想的情况是采用局部组织进行覆盖,然而,当局部组织不可用或者不足时,截下的肢体部分也可以作为皮肤移植或者游离组织移植的来源,这样可以尽量长地保留肢体组织而不至于使截肢平面过高。

肿瘤切除术后缺损重建

随着外科切除技术,放、化疗技术,以及肢体重建技术的改进,保留肢体的治疗手段已逐步代替了截肢手术。时至今日,对于肿瘤切除导致的大面积软组织缺损和节段性长骨缺损以及放疗后的创面,都可以用新鲜组织的微血管吻合游离移植进行修复。

糖尿病溃疡创面

糖尿病下肢并发症的病理生理学表现主要有以下三个组成部分:周围神经病变(运动神经、感觉神经、自主神经),周围血管病变和免疫缺陷。由于支撑韧带,足部关节和足弓的无痛性病变导致了足部生物力学和步态改变,进而改变了肢体的承重方式。疼痛的迟钝使得皮肤的龟裂和溃疡得意进展。局部的免疫缺失和微血管病变也会引起多菌群的感染。最终会导致神经关节病-夏科足。皮肤的溃疡会促使感觉迟钝的加剧,并侵袭深部组织,包括骨骼。持续的软组织感染和骨髓炎会因为周围血管病变以及免疫缺陷的存在而加重,通常会发生坏疽并最终截肢。以往,有50%~70%的非创伤性截肢手术是由糖尿病引起的[13,31]。随着对病人教育的加强,医疗的进步,糖尿病足的早期诊断和及时治疗,以及伤口处理技术的进步,保留肢体的几率也有了显著增加。

患有下肢疾病的糖尿病病人多伴有严重的多系统疾病,这些疾病在术前必须被了解;术前必须严格控制病人的血糖。临床记录必须包括知觉,血管病变以及骨髓炎的证据。术前检查可以采用X线平片、MRI、核素骨扫描以及血管造影检查或者多普勒检查。患有严重血管疾病的病人可以进行下肢分流。神经传导实验可以诊断病人承重部位的可逆性神经疾病,据此我们可以决定是否进行感觉神经的移植以恢复足跟的感觉。抗生素和抗真菌药物的使用需要以组织培养的结果为准。

整形外科的手术,需要在对坏死组织和感染组织,脓腔以及患有骨髓炎的骨骼进行彻底清创以后进行。创面覆盖的方式需要根据清创术后缺损的范围和部位来定(表45-14)。表浅的创面可以采用负压辅助装置进行关闭。植皮手术的适应证应该谨慎选择,其并不适用于承重部位。局部皮瓣和临位皮瓣的采用需要仔细评估血管情况,因为伴发的周围血管疾病以及可能已经进行的远端血管分流手术会对其造成影响。当缺损面积过大或者局部皮瓣无法获取时,显微皮瓣是一个很好的选择。联合采用下肢分流和游离皮瓣移植的方式对糖尿病足进行治疗可以收到良好的治疗效果,有助于促进局部的组织愈合并延缓病情的进展。整形外科医师应注意改善足部的生物力学特点并对其骨性承重点进行重新排布,以降低溃疡再发的风险。合适的足部保护措施(包括矫形器械和鞋子的缓冲装置),个人卫生以及趾甲和皮肤的护理很重要[65]。

表 45-14　修复糖尿病足的方法

缺损部位	重建方法
足前部	V-Y 推进
	趾尖岛状皮瓣
	单纯指尖截断
	Lisfranc 截趾
足中部	V-Y 推进
	趾尖岛状皮瓣
	足底中动脉皮瓣
	游离组织移植
	经跖离断术
足后部	跟骨侧动脉皮瓣
	逆行腓肠动脉皮瓣
	足底中动脉皮瓣+趾短屈肌
	拇趾展肌皮瓣
	小趾展肌皮瓣
	游离组织移植
	Syme 离断术
足背部	踝上皮瓣
	逆行腓肠动脉皮瓣
	超薄游离皮瓣(颞顶筋膜,前臂桡侧,腹股沟皮瓣)

淋巴水肿

淋巴系统承担着高流量的运输工作,通过压力差清除组织间隙中的蛋白质和脂类并运输至体循环的血管中。影响淋巴循环的因素有区段淋巴管的收缩,骨骼肌的活动以及单向阻止反流的瓣膜[66,67]。人体淋巴管沿着静脉系统分布,并最终通过胸导管和颈总管汇入静脉系统。当有淋巴管阻塞时,随之将会产生深浅淋巴管间以及淋巴管和静脉系统之间的吻合支。淋巴淤滞,高压以及瓣膜失效将会引起水肿,感染性纤维血管增生以及胶原沉积,引起组织变硬,不可压陷性水肿伴橘皮样变。淋巴核素显像可以观察淋巴管的解剖并检测淋巴管的流量。通过磁共振显像可以观察淋巴管的解剖信息,包括淋巴管的主干,淋巴结以及阻塞性病变。对于引起继发性淋巴水肿的原因,排除新生肿瘤的淋巴管侵袭十分重要,特别是在肿瘤切除术后。淋巴肉瘤导致的淋巴水肿的并不常见,如果该病诊断较晚则病人已濒临死亡[68]。

原发性淋巴管阻塞可由先天性的淋巴系统畸形引起,例如淋巴管发育不全,功能不足,或淋巴管瓣膜缺失。已被证实的遗传因素包括常染色体显性米尔罗伊病。早发型淋巴水肿的病例数占原发性淋巴水肿的90%以上,该疾病通常发生于青春期至30岁之间,并且女性病人居多。早发型淋巴水肿多发生于单侧,并局限于足部及小腿。该型淋巴水肿发生于35岁以后的情况较为少见。继发性(后天性)淋巴水肿相对较为普遍,丝虫病是全世界导致继发性淋巴水肿的主要原因。在西方国家,继发性淋巴水肿更多情况下是由肿瘤,外科手术及放射治疗所引起的[13,67]。

非外科手术是治疗下肢淋巴水肿的主要方法,包括单独或联合应用下列措施:外部压力衣和压力装置,肢体抬高,抗生素预防蜂窝织炎的发作,以及专科综合性物理治疗[69]。目前可用于治疗淋巴水肿的外科手术其效果往往不理想,并且这些外科手术通常在有力的非外科治疗措施失败后才会被采用。经典的Charles手术方法是指将淋巴水肿累及的筋膜及浅层组织行根治性切除,创面用移植的皮肤组织覆盖;该方法的美学效果往往令人沮丧,较高的挛缩率常引发功能性问题,伤口裂开及溃疡形成。该方法随后被改进成分次的皮下组织切除。其他治疗方法包括吸脂术及分流术。目前,显微外科淋巴管吻合,淋巴管-静脉吻合,淋巴管-静脉-淋巴吻合以及淋巴结-静脉吻合已成为缓解阻塞性淋巴水肿的有效方法,所有这些技术在术后早期均显示出一定的治疗效果;然而,远期效果并不稳定。因此,非外科治疗措施通常与外科方法联合应用。

压疮的治疗

压力性溃疡通常指的是在骨骼的凸起部位由于压力或者压力和剪切力共同导致的组织损伤。这些损伤的发生和病人的年龄、疾病、矫形手术的术后固定或者脊髓损伤有关。压力性溃疡的预防首要确定其易感人群。确定这类人群以后,则需对其进行压力性溃疡的预防,这些预防措施包括经常性的体位变化(包括主动活动和被动活动),减压设备的使用(低漏气性床垫和缓冲垫),脚跟部的保护垫),营养支持,性生活清洁以及肌肉痉挛和关节挛缩的医疗和(或)外科治疗。一旦发生了溃疡,则需要详细评估以上因素,在实施复杂的重建治疗方案以前先进行以上情况的纠正。压力性溃疡的成功治疗需要病人有足够的社会支持确保其医疗状况稳定、愿意合作,并积极配合治疗。

压力性溃疡是依照组织损伤的深度来进行分期并描述的(表45-15)[71]。如前所述,Ⅰ期和Ⅱ期的溃疡可以采用换药和一些压力溃疡的预防措施进行处理。而对于Ⅲ期和Ⅳ期的病人,则应该考虑手术治疗。损伤部位的检查包括软组织感染或者脓肿情况,是否有骨髓炎以及深部组织或者腔隙(如关节腔,尿道,髓腔)的受累情况,以此判断其严重性以及是否需要特殊处理。实验室检查及影像学检查有助于我们判断软组织或者骨组织是否存在感染。放射科医师通常可以协助我们判断是否存在骨髓炎;当X线平片意义不明确时,CT和MRI可以帮助我们做出诊断。当出现湿性坏疽和脓肿时,必须立即行清创手术以预防或者治疗败血症。对于达不到重建标准的病人来说,先清创至正常组织而不予重建是最好的选择。如果创面的基底为骨组织时,对骨组织进行清创至出血,并同时保持骨面的平滑。由卧床引起的压力性溃疡不能通过整个的坐骨切除术来治疗,因为这样仅仅是将一侧的压力性创面转移到对侧或者会阴区域。确诊骨髓炎最好的方式是通过术中的骨活检的培养,如果确诊了骨髓炎,应根据微生物培养以及药敏结果长期应用抗生素治疗。对于第五颈椎或者更高节段脊髓损伤的治疗要给予特别的重视。对于这类病人,进行压力性溃疡治疗甚至是单纯的尿潴留都会引发自主神经的高反应性。这一危险情况表现为血压急剧升高以及交感神经的失禁。有效的处理措施是早期发现逆转促发因素,并立即注射拮抗剂来防止颅脑和视网膜出血、癫痫发作、心律失常甚至死亡等并发症的发生。

表45-15 美国国家压力性溃疡分级系统

分类	描述
第一级	皮肤虽完整但皮肤出现红斑且指压不变白
第二级	部分真皮层缺失,可出现水疱
第三级	真皮全层缺失,可见皮下脂肪(无其他更深结构暴露)
第四级	真皮全层缺失,可见骨组织、肌腱或肌肉
未分级	真皮全层缺失且溃疡底部被痂皮覆盖

压力性溃疡的创面通常不能直接缝合,因为这样会对已经受到非生理性外部压力的组织带来切口张力,从而导致切口裂开。对于基底血运良好而不必承受较大机械性压力的表浅溃疡创面来说,皮肤移植是个不错的选择。然而,能满足以上条件通过皮肤移植进行治疗的压力性溃疡的病人并不多。治疗深部的压力性溃疡的主要方法是应用血运丰富的局部皮瓣进行覆盖。对于承受压力部位的创面覆盖来说,肌皮瓣是否比皮瓣效果好移植存有争论。尽管肌皮瓣可以提供充足的

组织量和血液供应,肌肉组织的耐缺血能力却很差。从解剖学角度来说,正常人体承力部位的骨骼都没有肌肉包绕。但是从另一个角度来说,尽管皮肤脂肪瓣可以提供可观的组织量并且符合手术的目的要求,但是有反对观点认为脂肪和筋膜组织对于压力和剪切力的耐受力较差,并且和肌肉组织相比其血运较差[72]。

压力性溃疡所处的解剖位置在很大程度上决定了我们对皮瓣的选择。然而,无论创面位于什么位置,都应该设计比较大的皮瓣,而不仅仅只限于关闭切口,这样做的好处是一旦出现了溃疡复发的情况还可以采用皮瓣推进的方式进行修复。此外,切口的选择也应给予重视,作为组织重建的最薄弱部位,切口线应避开压力区。在过去的几十年时间里,对于特定的压力性压疮应用特定的皮瓣来进行修复以及形成了固定的模式。骶骨的压疮可以利用臀大肌肌皮瓣进行很好地修复(图 45-51)。对于截肢的病人来说,臀上和臀下的肌肉都可以用来保护髋部的外展

功能。应用臀部肌肉的并发症是进行剥离操作时出血较多。对于这类缺损的修复还有一个常用的皮瓣是臀部的皮肤脂肪瓣的推进或者旋转。坐骨部位的压力性压疮通常是由乘坐缓冲不良的轮椅或者没有经常变换体位引起的。对于这类创伤修复的第一选择是大腿的 V-Y 肌皮瓣。臀大肌皮瓣也可以向下方转移来修复这类创面。此外,以臀下动脉延续支供血的股后侧皮瓣也可以用来修复类似缺损。股骨转子区的溃疡通常是由长期侧卧位卧床或者乘坐不合适的座椅或者轮椅引起。阔筋膜张肌肌皮瓣拥有可靠血运,可以用来修复截肢病人的缺损。在转移过程中可以将其向上方推进,或者沿其长轴旋转进行转移(图 45-51)。修复该类缺损的良好的第二选择是股直肌皮瓣和股外侧肌肌皮瓣。在没有对压力性溃疡给予足够重视的情况下,它会带来巨大的破坏,造成大面积的深部组织损伤。在这种恶劣的情况下,需要进行关节离断术,并将大腿的软组织作为整体的股部皮瓣来进行创面覆盖。

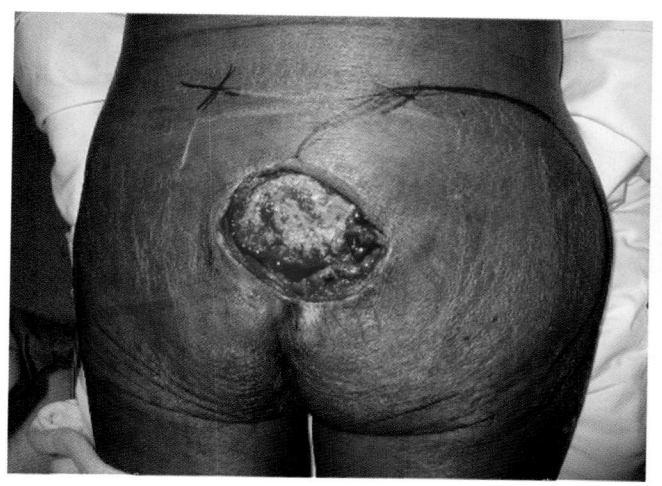
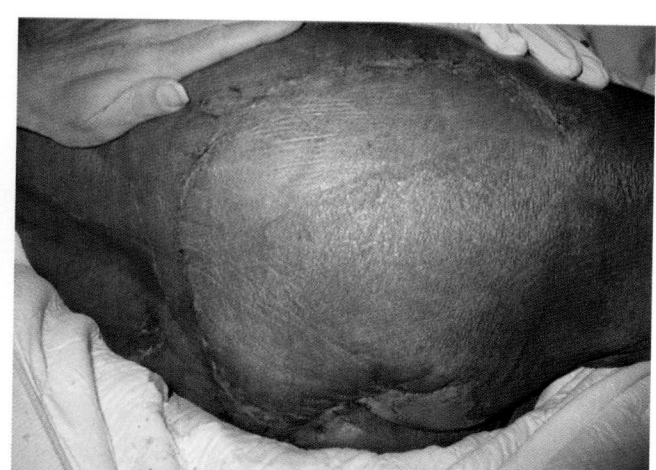
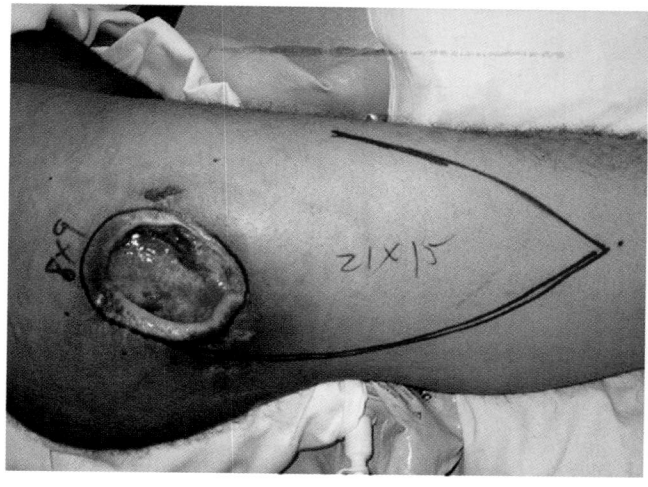
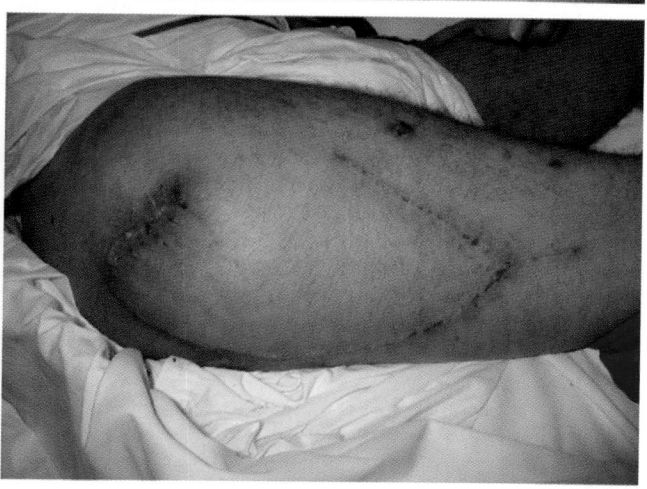

图 45-51　压力性溃疡的皮瓣修复。上排图片示术前照片和应用臀大肌肌皮瓣修复的坐骨部位的Ⅳ级压疮术后 1 个月的情况。下排图片示术前照片和应用阔筋膜张肌皮瓣的 V-Y 推进修复转子部位的Ⅳ级压力性溃疡

压力性溃疡利用皮瓣修复术的术后护理和手术本身同等重要。作者建议手术结束后将病人从手术室转移至气垫床,病人接下来的 7~10 天住院时间都在那里度过。在进行这些操作时,必须给予护理人员和治疗者详细的交代,确保其关注

病人的体位,并进行适当的滚动,以免切口承受过大的张力。治疗过程中同时需要密切注意病人的营养状况并控制其肌肉痉挛。在手术前即需要制订病人的出院护理计划,在其出院时要和病人再次强调,以防止出现护理上的差错。对于患有

坐骨部位压疮的病人,应建议其避免坐位6周,以使伤口彻底痊愈。压力性溃疡病人的术后护理是一项非常耗费精力的工作,需要医师、护士、治疗人员、护工以及病人家属的密切配合才能做好。稍有疏忽便会对病人的治疗效果造成很大的影响。

移植重建外科

同种异体复合组织移植(CTA),如手移植术及颜面移植术,已经在临床上取得了成功,这也为如截肢病人等很多再造难题的解决带来了曙光。然而,像实质器官移植一样,同种异体移植物排斥的发生不可避免。和内脏器官移植的单一组织学类型相比,CTA含有多种组织类型的抗原,包括皮肤、皮下组织、神经、血管、肌肉、肌腱以及骨组织。CTA借鉴了其他实质器官移植抗免疫排斥的基本原则,包括多种T细胞抑制剂、单克隆抗体、神经钙蛋白抑制剂、抗代谢药物以及雷帕霉素。免疫抑制的并发症众所周知,包括机会性感染、代谢紊乱以及恶性肿瘤的发生。接受CTA的病人,尤其是进行手移植的病人,通常比较年轻健康,和实质性器官移植的病人相比更加强壮,因此这些病人他们对免疫抑制并发症的耐受力也更强。

和其他所有外科手术一样,我们需要了解其益处,成功率以及相关的并发症。和实质性器官移植不同的是,CTA不是为了挽救病人生命而进行的。因此,对于是否值得冒险对一个并没有生命危险的病人终身使用免疫抑制剂仍存在争议。进行CTA研究的终极目标即是免疫耐受,也就是使受体产生免疫适应,对异体移植物不产生免疫排斥反应。如果达到了这个目标,我们便可以降低免疫抑制剂的用量,甚至取消其使用。如果免疫耐受获得成功,CTA的临床应用将会大大地增加,使其成为重建外科的下一个首选方案(图45-52)。

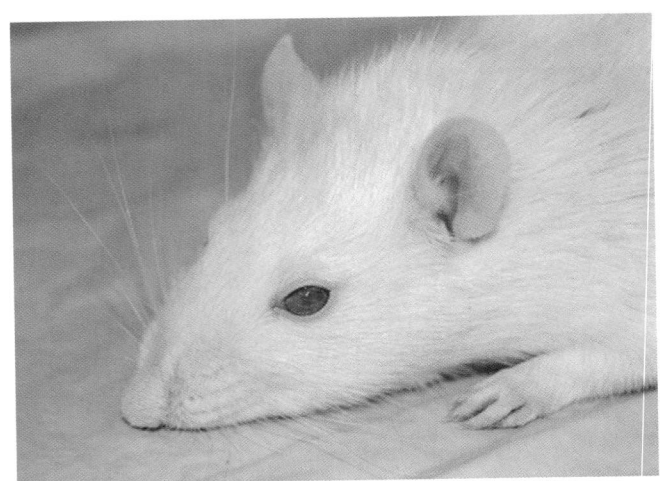
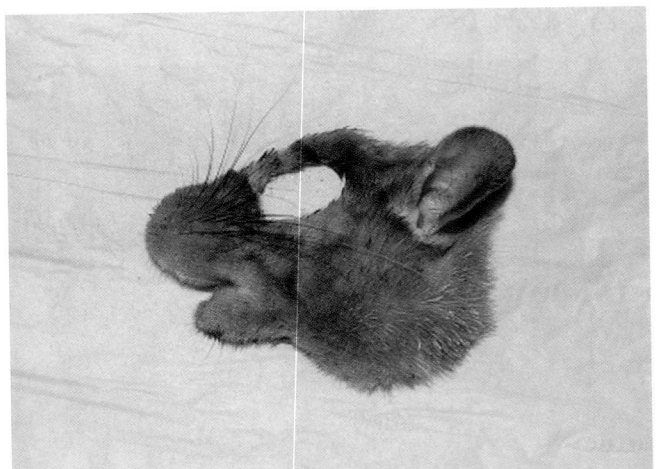
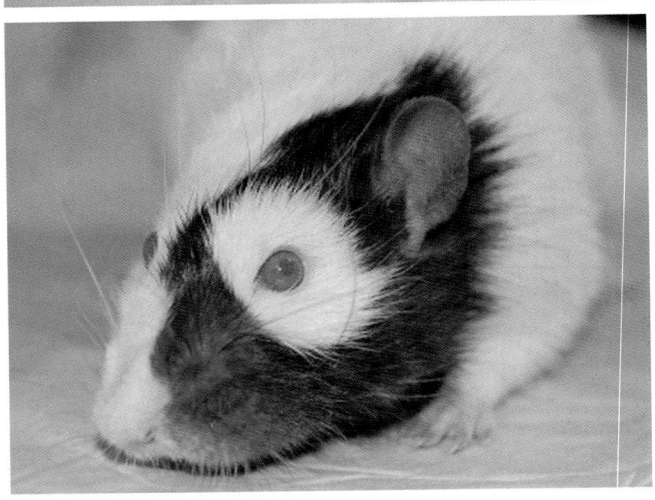

图45-52 半侧颜面复合组织移植的小鼠模型

美容外科

美国医师协会将美容外科定义为"对人体的正常结构进行重塑以改善病人外貌和信心的外科手术"。重建外科是修复先天缺损、发育畸形、创伤、感染、肿瘤或者疾病。此类手术的核心目的是改善功能,但是也可以获得正常的外形[74]。对于临床实践来说,对每个整形外科病例的治疗几乎都需要兼顾重建和美容元素。而对于"正常"结构的定义往往很难界定。无论如何,有的病人患有明显的功能障碍,这类病人就必须通过外科手术对其身体进行重塑。美容外科病人给整形外科医师出了一道相同的难题,因为美容手术成功与否最重要的判断标准不是外形,而是病人的满意度。最好的状况是,良好的手术效果可以得到病人的高度满意。为了做到这一点,整形医师必须详细分析病人的求术动机,包括其目标和期望值。医师必须进行合理的分析以判断手术的效果能否得到病人的预期。医师必须详细地告知病人恢复过程的快慢,瘢痕的具体位置以及可能出现的并发症。一旦发生并发症,医师需解决问题,以维系良好的医患关系。

面部美学评估

对于面部美容的求术者来说,整体的分析应该从询问病人的主诉开始,检查应该围绕病人不满意的部位进行。对于整个面部的查体包括观察皮肤的质地以及松弛度,尤其是颈部、颊部以及眼睑。对于鼻唇沟的深度,下巴的"木偶"线也应该给予关注。眉毛的位置也需要进行评价,包括眉毛到发髻线的距离。下睑的脂肪凸起,"泪槽"畸形或者,睑面结合部较深的皱褶都应该给予注意。面部脂肪萎缩和下垂,象征着面部老化,也应该关注。

眼睑整形和眉上提

上睑的皮肤松弛和脂肪堆积可以通过睑板上皱褶切口进行处理。手术中需要注意的是避免切除的组织过多。通常需要切除一条眼轮匝肌以使睑板上皱襞更加明显。深入眶隔中的脂肪需要有取舍的切除。对于下睑来说,通常取睫毛下缘切口行多余皮肤切除术,下睑袋的脂肪既可以切除也可以重布。并发症包括血肿、下睑外翻以及眼肌损伤。如果在球后区形成血肿的话,应紧急治疗。如果不立即减压可能导致终身失明。眉下垂,可以通过和眉弓的比较来进行诊断,可以采用不同的切口来解决(图 45-53)[75]。

面部提升术

颊部下垂、鼻唇沟以及颈部皮肤松弛的矫正可以通过除皱手术来解决,该手术不仅能够去除多余的皮肤,还能收紧浅表的肌肉筋膜脂肪层(SMAS)。SMAS 位于皮下脂肪组织深面,包括面部表情肌在内。面神经则位于 SMAS 的深面。SMAS 很好折叠,也容易进行部分切除和缝合。在 SMAS 下进行剥离可以游离这一层次,但术中应该注意避免损伤面神经。大部分的除皱切口均选择在耳前并向上方延续至颞部的发髻线,向后下方延续至耳后区(图 45-54、图 45-55)。颈阔肌是 SMAS 的延续,可以通过颈部的小切口对颈阔肌进行折叠,从而消除肌肉边缘在垂直方向上的褶皱。除皱术最常见的并发症是血肿的形成,发生此类并发症往往需要手术引流来避免皮瓣坏死。面神经损伤的发生率大约为 1% ,大部分是面神经颞支和下颌缘支的损伤。

鼻整形术

理解鼻整形的关键是掌握鼻部的解剖(图 45-56)和手术方法,从而通过改变鼻部的支架结构而改善其外形。对于鼻整形病人的评估不仅包括其美容方面的主诉,也应该考虑其鼻腔的通气功能。严重的结构问题可能导致鼻部气道的阻塞。鼻中隔偏曲可以严重的影响气道通气,并且可以影响内鼻阈。内鼻阈处的阻塞,位于上方外侧软骨与鼻中隔连接处,其确诊可以通过将颊部的皮肤向外侧牵拉以打开内鼻阈观察通气是否改善(Cottle 征)。气道的阻塞可以在进行鼻整形时进行校正。鼻背的畸形校正需要进行联合的截骨术,涉及鼻骨的位置改变以及形态重塑。鼻尖的畸形修复可以采用缩窄下方的鼻侧软骨和(或)将其缝合以缩窄鼻尖宽度的方法。鼻尖过小的病人可以采用鼻中隔软骨或者耳廓软骨进行填充修复(图 45-57)。鼻整形的并发症包括引起新的气道阻塞以及各种鼻部畸形[77]。

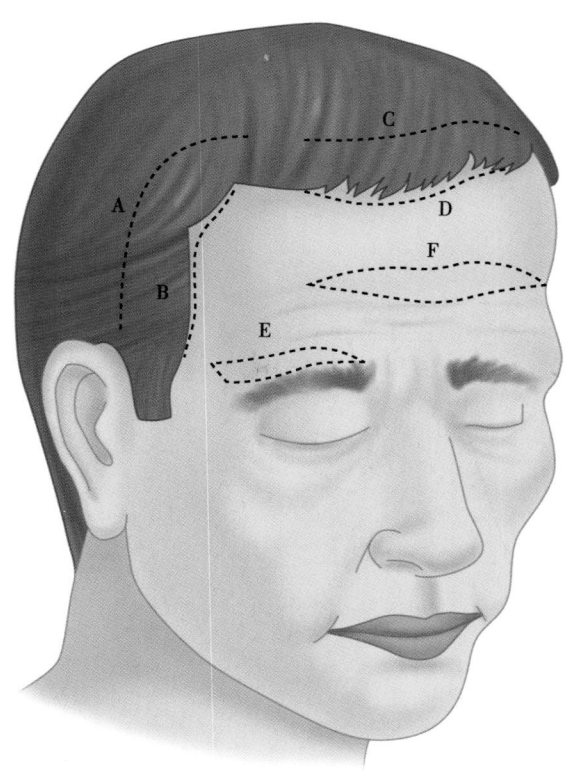

图 45-53　眉上提的切口。A. 颞部头皮切口。B. 颞部发际切口。C. 中间头皮切口。D. 中间发际切口。E. 直接眉切口。F. 直接前额切口

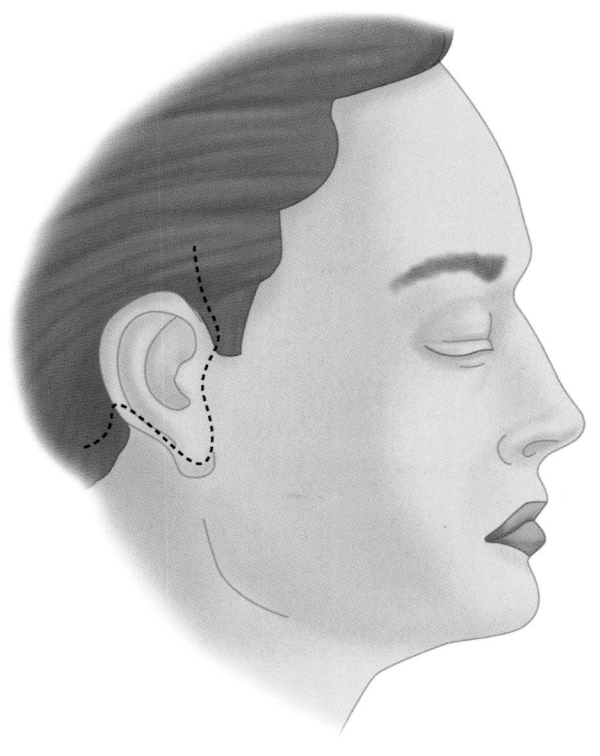

图 45-54　面颈部除皱切口

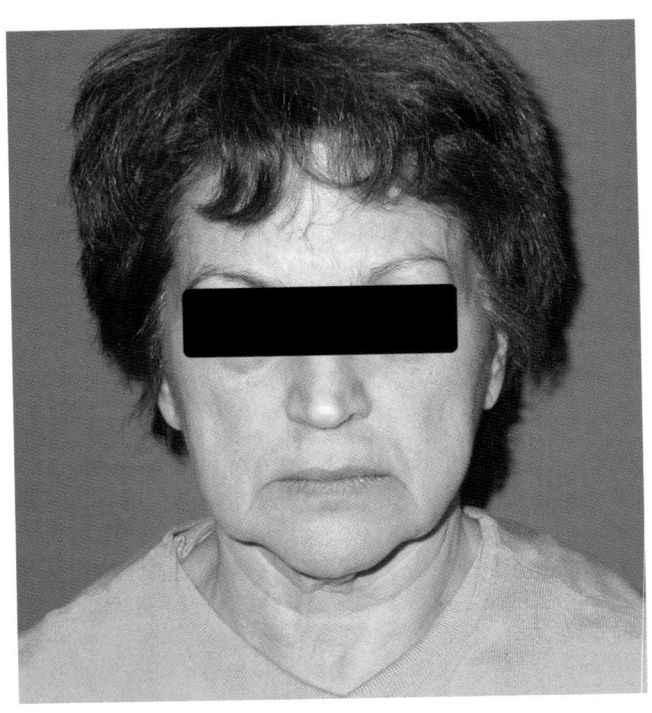

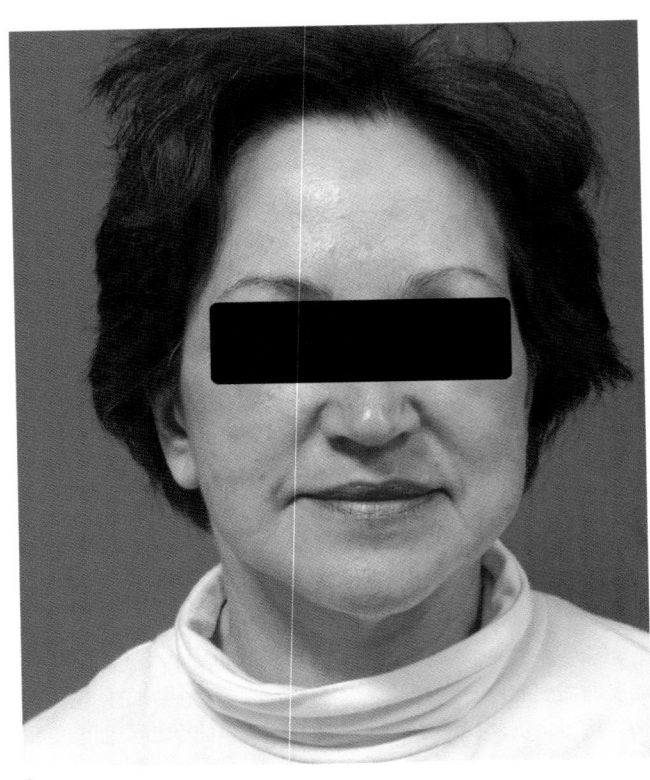

图 45-55   面部除皱术。**A.** 术前照片。**B** 术后照片

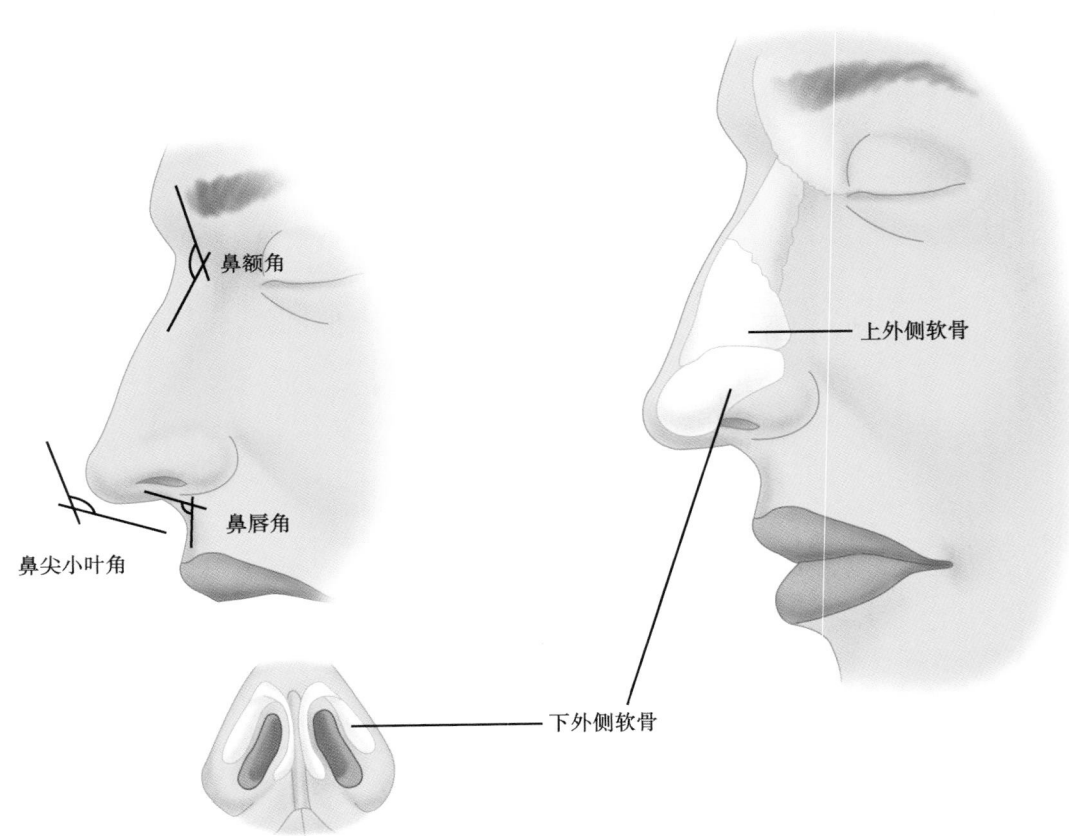

图 45-56   鼻整形的解剖

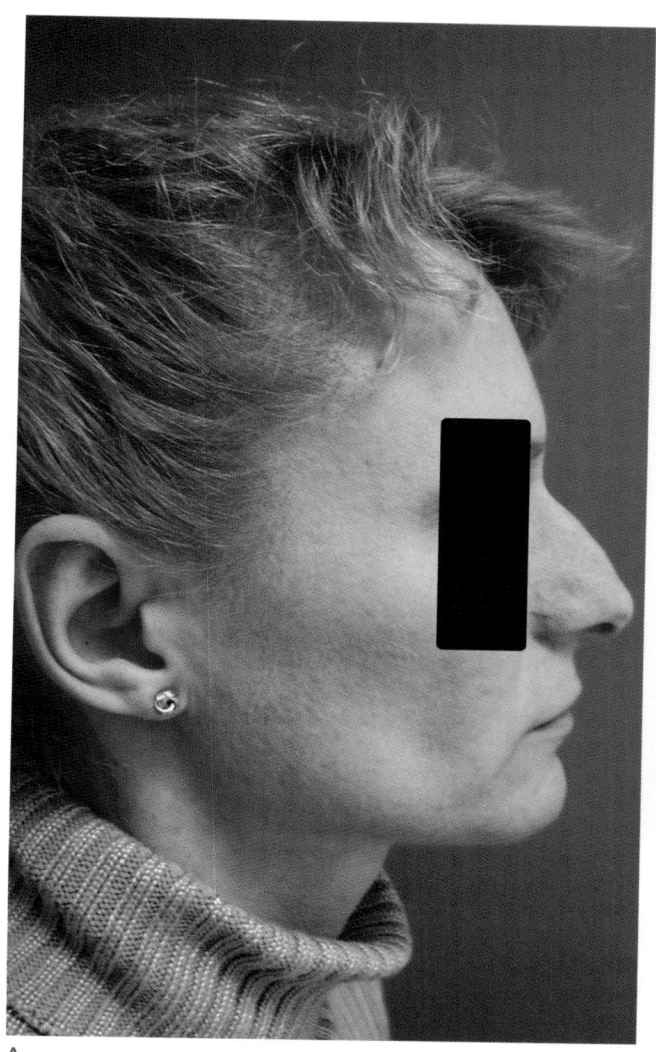
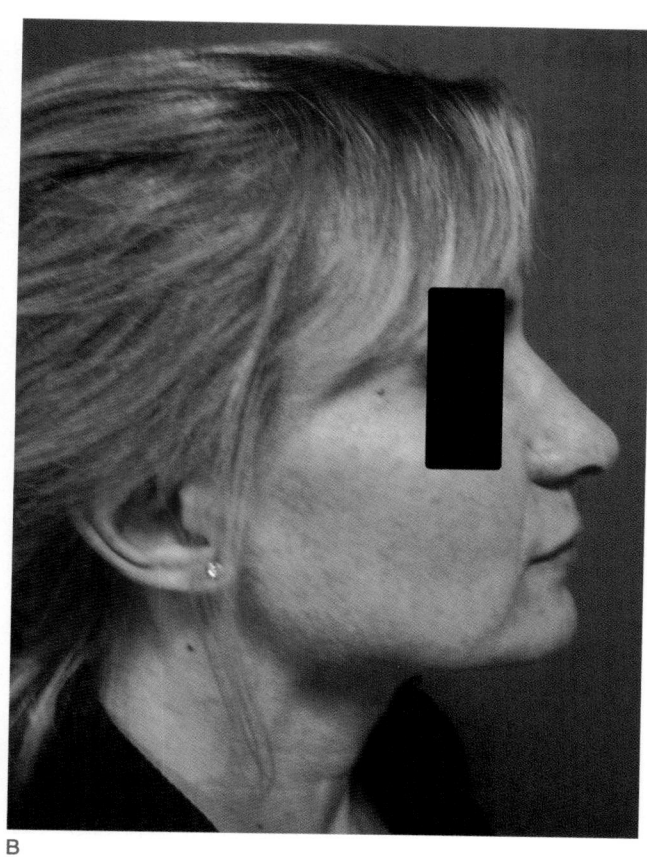

图 45-57　鼻整形术。**A.** 术前照片。**B.** 术后照片

脂肪抽吸术

脂肪抽吸术是指利用小切口通过空心管道将脂肪组织移除。尽管瘢痕很小,然而脂肪抽吸的原则是在吸脂的过程中不进行皮肤的紧缩。因此,在吸脂过后,吸脂区的恢复依赖于皮肤自身的回缩力。对于吸脂手术来说,对病人进行皮肤张力的评估很重要。如果在拟吸脂部位存在皮肤松弛,那么吸脂过后该情况会更加严重。需要注意的是,脂肪抽吸是进行局部脂肪堆积的修饰手段而非减肥方案。对于脂肪抽吸术来说,最好的适应证是那些接近目标体重,但是存在局部脂肪堆积,且饮食控制和运动对该部位的脂肪堆积无效(图 45-58)。脂肪抽吸是通过吸脂针的尖端对脂肪颗粒造成破坏,使其进入吸脂针中而移出体外。在标准的脂肪抽吸术中,只有当吸脂针在组织层内有效活动的时候脂肪才会被吸除。当吸脂针保持不动时,只有很小的组织反应。一般来说,大口径的吸脂针吸脂速度更快,但是同时其造成外形不良如沟状畸形和局部凹凸不平的危险性也更高,新的脂肪抽吸技术采用了超声探头在脂肪抽吸前通过空泡化来乳化脂肪。提倡者认为该技

术可以更平整更均匀地去除脂肪组织。由于没有任何一项技术适用于所有病人的所有解剖部位,因此,很多医师也是有选择性地使用超声能量仪进行脂肪抽吸。局部肿胀麻醉的应用是脂肪抽吸领域的一个重要进展。这一方法是应用大量稀释的利多卡因和肾上腺素(0.05% 利多卡因和 1∶1 000 000)进行皮下组织的浸润。肿胀的体积通常为预期抽吸脂肪的 1～3 倍。稀释的利多卡因足以保证脂肪抽吸的麻醉效果而不必采用其他麻醉药物,尽管有些医师在吸脂体积较大时喜欢应用镇静甚至是全身麻醉。当应用全身麻醉时,应降低甚至取消利多卡因的用量,稀释的利多卡因在皮下组织中的吸收非常缓慢,其血浆浓度在术后 10 小时达到高峰[78]。因此,超过利多卡因 7mg/kg 的限量也可以是安全的。目前肿胀麻醉的建议极限量是 35mg/kg[79]。肿胀麻醉剂的一个重要组成部分是肾上腺素,它可以减少手术当中的出血。

对于吸脂术来说,安全性尤为重要,因为该手术结束后可能出现体液丧失和体温过低。如果一次抽吸的量 ≥5000ml,该手术则需要在具备急诊条件的医院进行。手术结束后,夜间应该由熟悉该病人病情的有资质的专业人员进行护理,同时需要监测其生命体征以及尿量变化[79]。

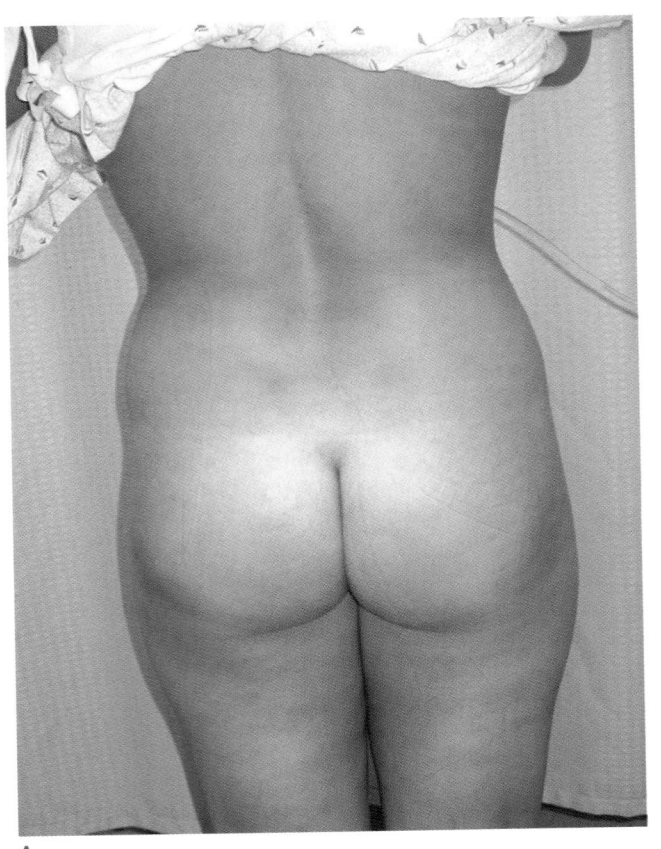

A

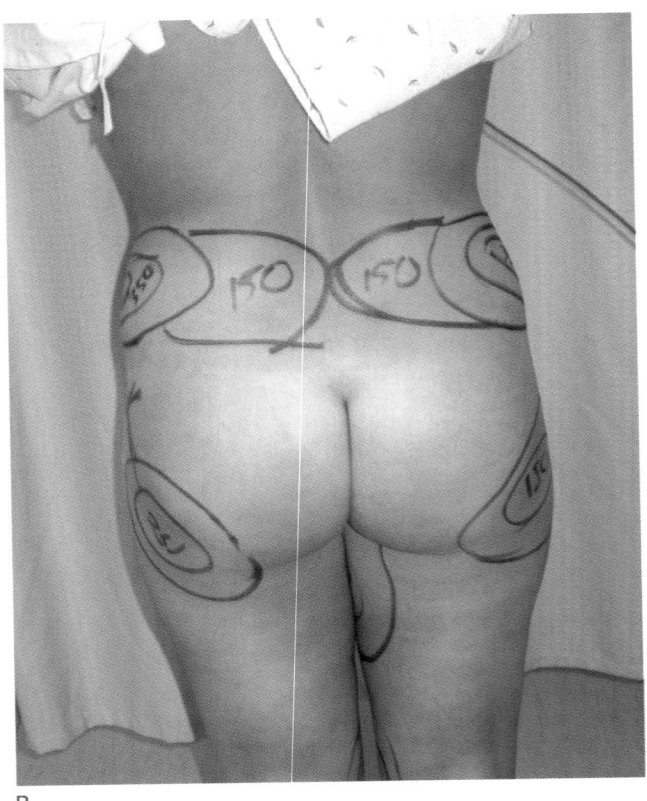

B

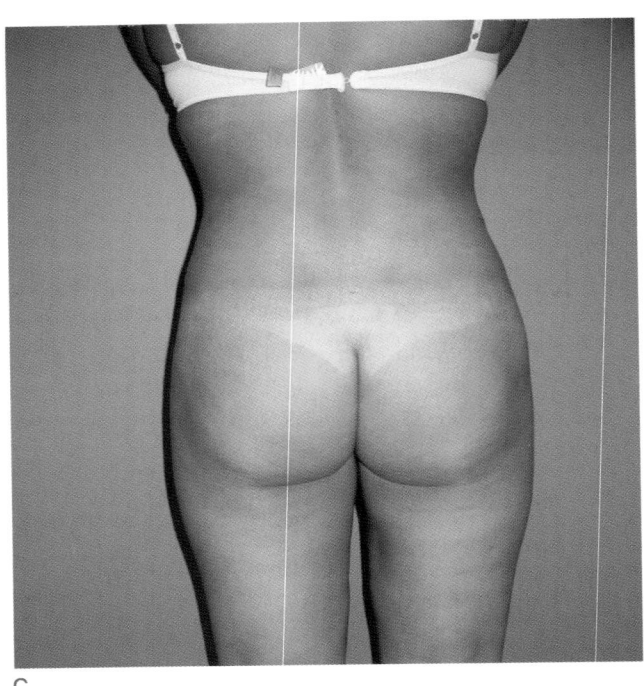

C

图 45-58　病人,女性,22 岁。A、B. 示术前躯干及下肢局部脂肪堆积。C. 手术后 3 个月

切除性的体型重塑

　　当出现严重的皮肤松弛时,只能依靠切除多余皮肤对体型进行重塑。因此,切除过多的皮肤会留下手术瘢痕,这一点必须在病人咨询的时候便向其交代清楚。那些愿意接受瘢痕而重塑体型的人可以采用该类手术。随着肥胖治疗手术在过去几十年中应用的日益广泛,体型雕塑手术越来越流行,而逐渐成为整形外科的一个新的亚专科。

腹壁整形术/脂膜切除术

　　腹壁整形术/脂膜切除术是最常见的体型雕塑手术,该手术可以通过下腹部的局限性切口经过脐的移位而切除大范围的皮肤组织并且可以收紧腹直肌以维持其远期效果[80]。

　　某些病人需要同时采用垂直切口进行两个方向上的皮肤紧缩(图 45-59)。可能的并发症包括皮肤坏死,腹壁的持续性感觉异常,血清肿以及切口裂开。保留的脐蒂过长或者脐疝修补术后可能并发脐部坏死。作纵向的附加切口会增加皮肤坏死的风险,尤其是下腹部切口的汇合处风险更高。

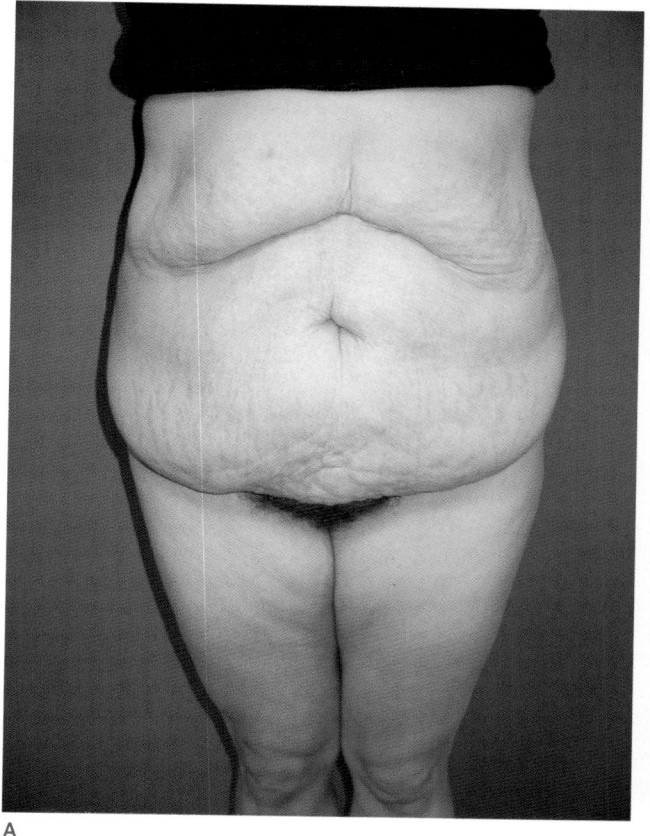

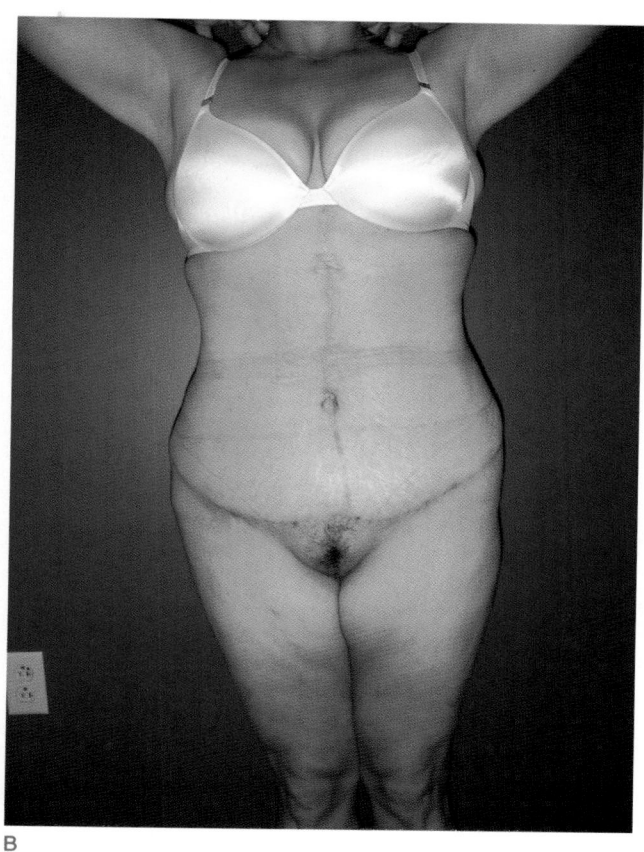

图 45-59　病人,女性,35 岁,行胃分流术后体重减轻。**A.** 术前照片。**B.** 腹壁整形术后 12 个月

臂上提术

　　臂上提术会在上臂留下显著的纵行瘢痕。因此,对于在上臂有皮肤松弛的病人来说,该术式需要慎重选择。可以接受手术瘢痕的病人才会对手术效果比较满意。并发症包括远端的血清肿和切口裂开。上臂和前臂发生的感觉异常可以由通过切除区域的感觉神经的损伤引起,但是这种感觉异常很少影响上臂的功能。在极少的情况下,腋窝的瘢痕挛缩可能会影响肩部的活动而需要进行矫正。

大腿和臀部的上提手术

　　对大腿部和臀部多余皮肤的治疗包括了一系列针对不同病人的个性化手段。大腿外侧的提升手术可以和腹壁整形术同时进行,手术切口沿着腰带线的方向延续走行。同样的切口也可以整个环绕后背,以此进行臀部的提升手术。腹壁整形术和大腿提升术以及臀部提升术的联合应用也称为下腹部环形提升。大腿内侧的外形雕塑可以将切口设计于腹股沟区域通过皮肤的提升来实现。将大腿的深筋膜妥善地悬吊于Colle 筋膜上很有必要,这样可以防止阴唇外翻。对于大腿内侧皮肤严重松弛的病人,有必要增加垂直切口进行矫正。大腿和臀部提升手术的并发症包括血清肿,切口裂开,皮肤坏死

以及生殖器变形(可能引起性功能障碍)。

　　对于出血较多的情况术中可能需要输血。

乳房缩小术

　　乳房缩小术是对巨乳症的一系列症状的治疗,最多见的是上背部疼痛,胸罩带子勒痕以及乳房反折部位的皮疹。尽管该手术有重建手术的适应证,但是其美学效果同样很重要。这类手术成功的关键在于对乳头进行对称的、合适的定位。乳头下移的分级是按照乳头到乳房下皱襞(IMF)的距离进行划分的。1 级是指乳头位于乳房下皱襞下方 1cm 以内。2 级是指乳头位置位于乳房下皱襞下方 1~3cm。3 级是指乳头位于乳房下皱襞下方超过 3cm。

　　假性下垂或者下极突出是指乳房组织下移至乳头下方,这是乳房缩小术后一个潜在的远期并发症。为了更好地界定乳头的下移程度,完整的术前评估除了测量乳头到乳房下皱襞的距离以外,还应该包括胸骨切迹到双侧乳头的距离。乳房基底的宽度同样需要考虑。很多病人在以上径线的测量上有严重的不对称。当进行乳腺塑性手术的时候,手术前我们要按照美国肿瘤协会的标准对所有的病人进行乳腺癌的筛查。新的乳头位置应该被设计在位于乳房中线上的乳头下皱襞的对称位置。乳房缩小术式繁多,但是几乎所有的术式都

有相同的组成部分,那就是对乳房皮肤的三维塑形以及带有蒂部血供的乳头的移位。该蒂部在去除表皮的同时注意保留真皮下的毛细血管网。图 45-60 表示经典的"锁孔"Wise 式乳房缩小术。去除的皮肤被设计成圆锥形,乳头的蒂部设计于下方[81]。最终的瘢痕形态呈倒 T 形。图 45-61 为应用该术式治疗的病人照片。所有的乳房缩小术式都将瘢痕设计于乳房的下半,以使其能够被衣物遮盖。人们设计了很多术式来缩短瘢痕的长度,甚至消除下皱襞部位的横行瘢痕。图 45-

62 为垂直切口的乳房缩小术,该术式将乳头的蒂部设计于上方[82,83]。对于严重的乳房肥大病人来说,其过长的蒂部可能会影响乳头的血液供应,对于这部分病例,应该将乳头进行游离移植至合适的位置。乳房缩小术的并发症包括乳头的感觉减退,乳头坏死(少见),皮肤坏死,血肿以及脂肪坏死。其中脂肪液化坏死可能导致乳房内的瘢痕性硬块,该硬块需要严密随访,以和新生肿物相鉴别。乳房缩小术的远期并发症包括无法哺乳以及前面提到过的假性下垂。

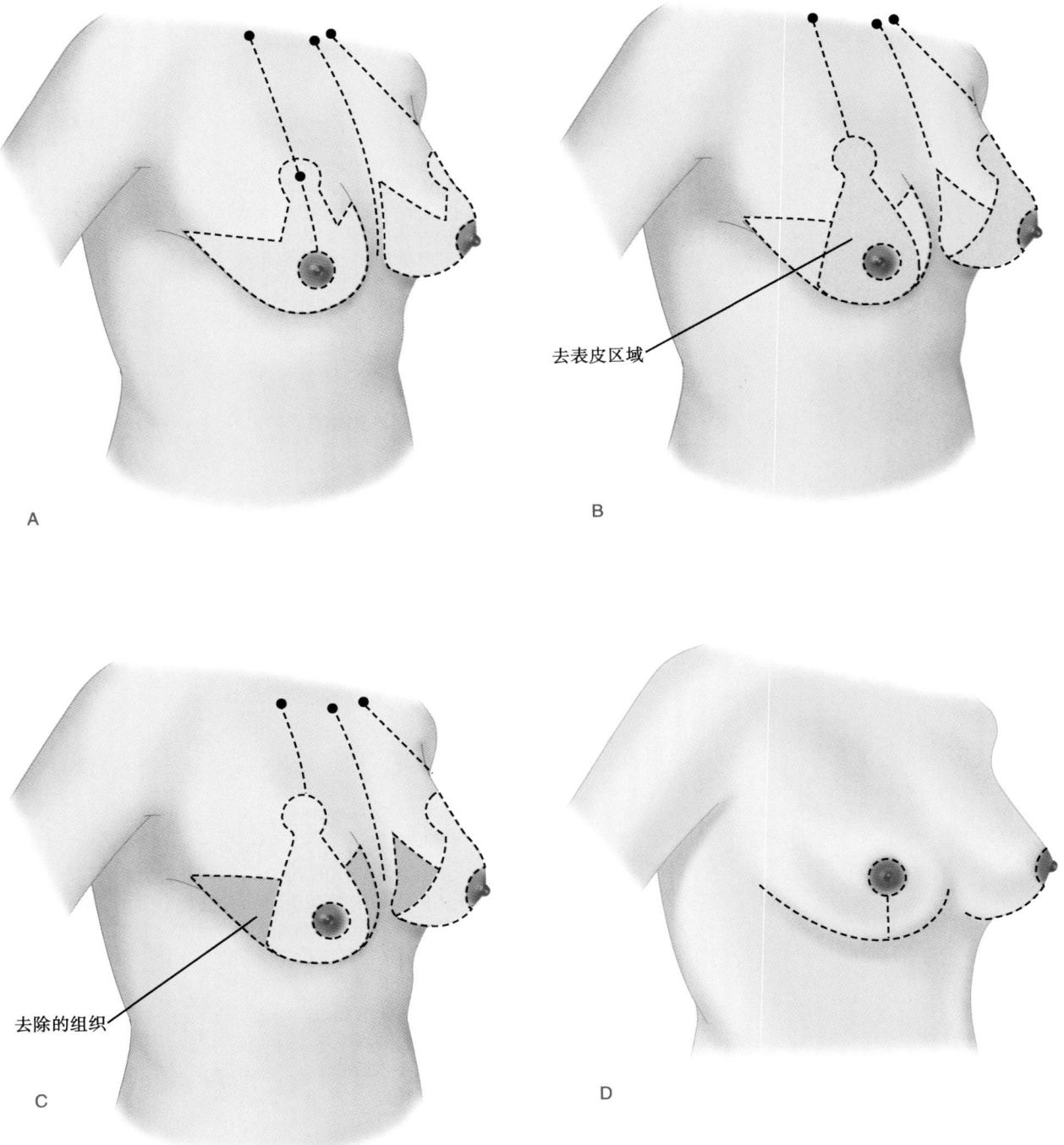

图 45-60　下蒂法乳房缩小术。**A.** Wise 式乳房缩小术的术前画线。**B.** 紫色区域为去除表皮的范围。**C.** 深蓝色的区域为拟去除的组织。去除下蒂的部分区域表皮。沿下蒂直接向下剥离至胸壁,保留蒂部宽度为 8～10cm。切除蒂部内外侧的组织。将上部的皮瓣剥离至锁骨,切除上极的皮下组织和腺体组织,在下皱襞水平将两侧的皮肤垂直臂对合于乳房中线。将乳头移位至新确立的较高位置。**D.** 最终的切口呈倒 T 形

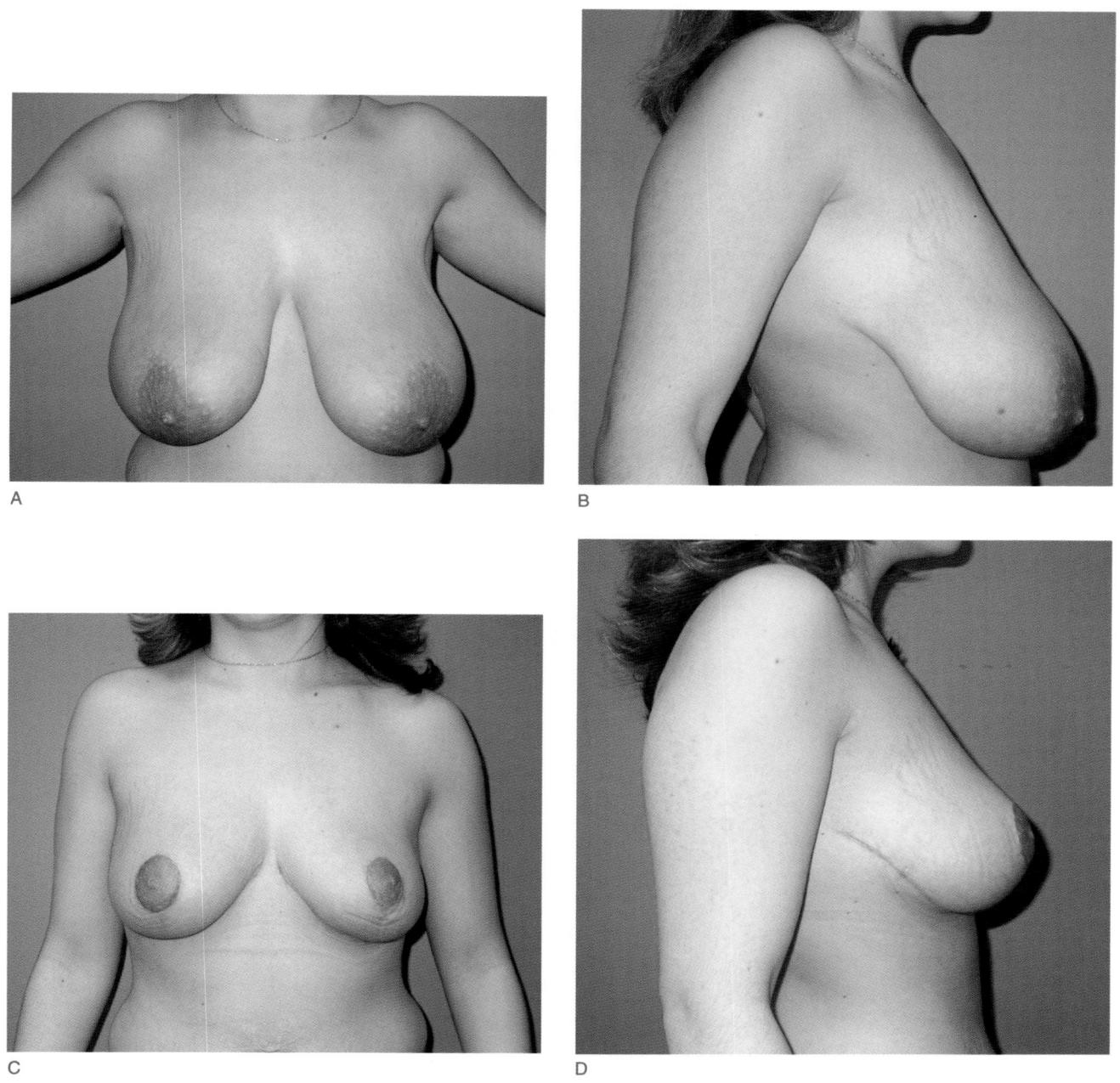

图 45-61　25 岁,女性,上肩部疼痛,乳罩带状勒痕,乳房下皱襞皮疹,采用 Wise 式乳房缩小术。A 和 B 为术前照片。C 和 D 为手术后 6 个月照片

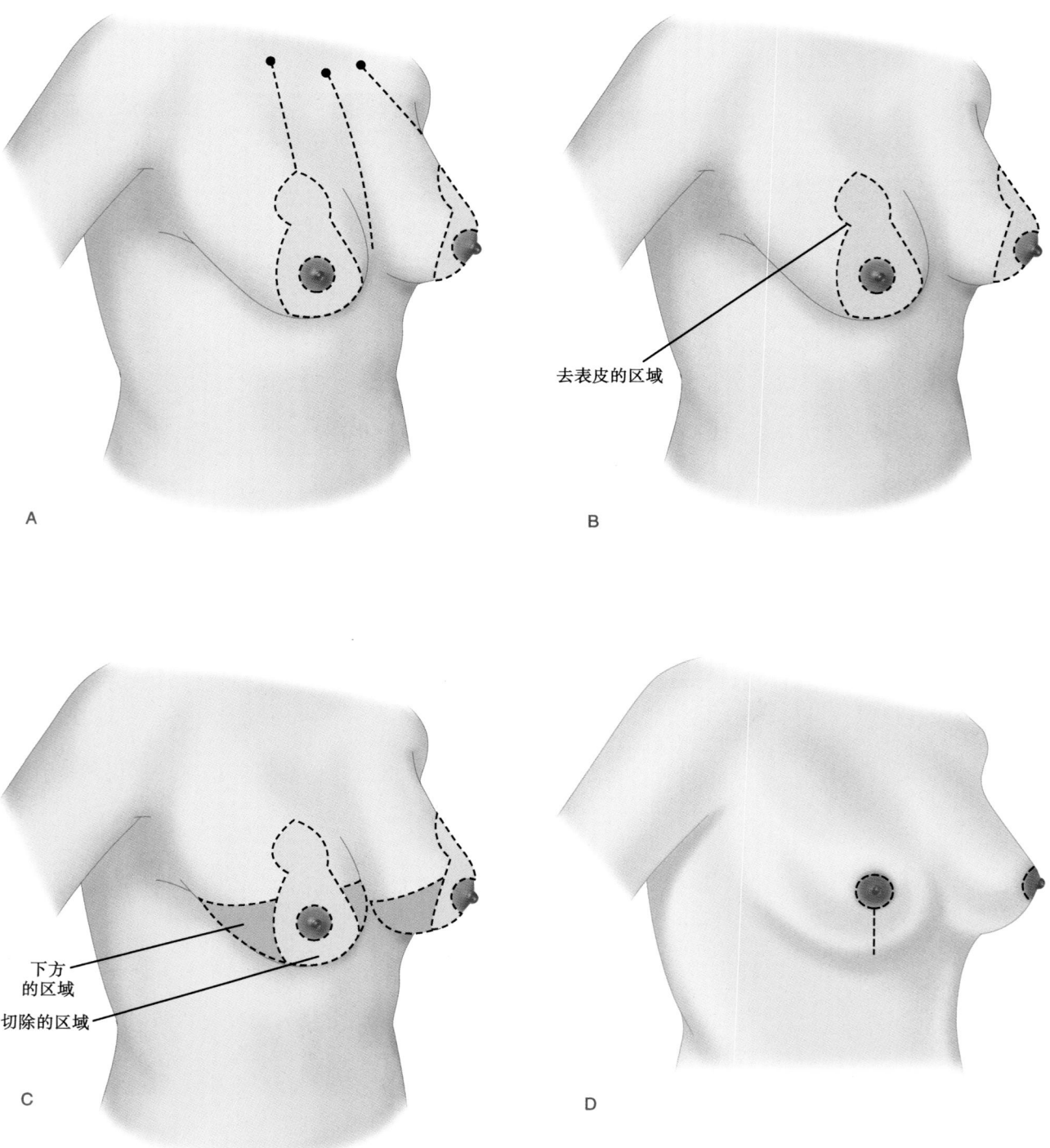

去表皮的区域

下方
的区域

切除的区域

图 45-62　垂直切口乳房缩小术(Lejour 法)。**A.** 垂直切口的术前设计。**B.** 紫色区域代表拟去除表皮的范围。**C.** 深蓝色区域表示下极拟切除的区域。阴影区代表内外侧标记区;这些区域也可以进行脂肪抽吸。将上方的蒂部去除表皮后剥离至胸壁。切除乳房下极的皮下组织和腺体组织,将内外侧的皮肤切缘进行拉拢缝合并将乳头带蒂转移至新的乳头位置。**D.** 缝合乳房切口。沿着纵切口的方向会产生由皮肤和组织过多导致的皱褶,随着时间的推移该皱褶会慢慢消失。此外,新的乳房下皱襞位置应该位于原有乳房下皱襞的上方

乳房上提术

乳房上提术和乳房缩小术不同,后者是为了矫正过大过重的乳房,而乳房上提术则是对乳房进行三维形态的重塑,不切除或者仅切除小部分腺体组织。但是其手术原则相同,都要对皮肤进行塑形,并且矫正乳头的位置。因为和乳房缩小的病例相比,乳房上提术病人的乳房下垂程度较轻,因此皮肤切口的设计变化很大。较小的切口设计是仅仅在乳晕上方作新月形切口或者环乳晕切口去除皮肤。Wise 的锁孔术式则适合于较大面积的皮肤切除。

隆乳术

尽管乳房假体的植入可以成功地增大乳房的体积,外科医师必须相信了解该生物材料的危险性以及如何将一个固定形状和大小的假体植入病人的乳房,并且获得预期的效果[84]。为了做到后面这一点,医师必须首先考虑假体植入的可选入路。乳房假体植入最常用的切口选择有三个,乳房下皱襞切口,乳晕切口以及腋窝切口(图 45-63)[85]。近期一些医师报道了经脐切口的隆乳手术,但是反对意见认为该入路无法对假体植入腔隙的剥离进行有效控制,并且通过该切口无法控制出血。此外,只有盐水假体可以采用经脐部的切口,而提前充注的硅凝胶假体由于体积过大而不能通过该狭小通路。假体的植入层次可以选择乳腺后或者胸大肌下(图 45-64)。很多医师喜欢选择胸大肌后间隙植入假体,因为该间隙可以提供乳房上极更为充足的软组织覆盖,并且可以掩盖假体导致的形状不规则。软组织覆盖对于盐水假体来说更为重要,因为盐水假体植入后可以闻及水声。另外一个需要注意的方面是乳头的位置,如果病人伴有轻度的乳房下垂,乳房假体在垂直方向上的体积会将乳头提升到一个满意的高度。但是对于更多的较为严重的乳房下垂病人来说,在放置假体的同时需要进行乳房上提矫正。有的医师建议,在假体隆乳术完成后进行二期的乳房上提手术。

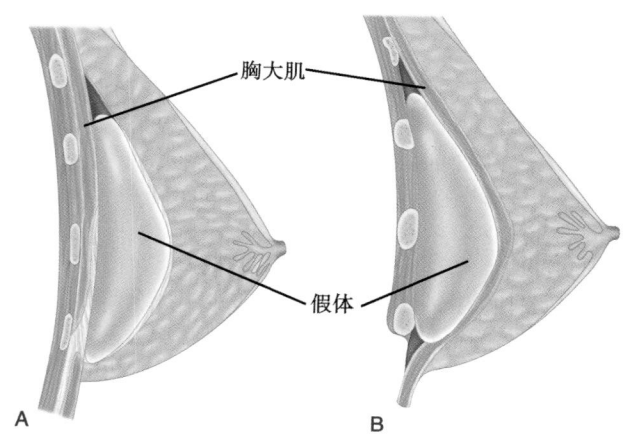

图 45-64　乳房假体的放置。**A.** 如先后间隙。**B.** 胸大肌后间隙

乳房假体本身的潜在的并发症有很多,而在病人接受假体植入术前,必须让其完全了解这些可能出现的并发症。很重要的一点是,为了解决术后出现的相关的假体问题,病人很有可能需要进行再次手术。假体相关的并发症基本上都是局部并发症。尽管以前曾设计全身性结缔组织紊乱,但是大量的流行病学调查并不支持其相关性。由于人们对假体的安全性很担忧,因此美国食品药品监督管理局(FDA)于1992 年暂停了硅凝胶假体的使用。在那期间,盐水假体仍可以应用于普通美容手术。2006 年,数据证明了硅凝胶假体的安全性,FDA 允许了这一类器械的常规应用[86]。假体潜在的并发症包括假体破裂。对于盐水假体来说,其表现是体积急剧缩小,对于硅凝胶假体来说,假体破裂的表现可能并不明显,但是可以用 MRI 予以确诊。另一个并发症是包膜挛缩,它可以引起瘢痕性包膜腔过紧,从而导致假体变形,对于严重的病例尚可导致疼痛。对于盐水假体来说,较为常见的并发症是假体上极的振水音。假体异位同样可以导致乳房外形不良而需要再次手术调整。FDA 官方认证的盐水假体包装上显示了其安全性指标,对 901 例初次盐水假体隆乳手术的病人进行了 7 年的随访,其中再次手术发生率为29.9%(产品认证后调查)。严重包膜挛缩(4 级分级标准中的 3 级或者 4 级)的发生率为 15.7%,假体破裂的发生率为9.8%[87]。对于硅凝胶假体来说,455 例初次隆乳手术病人的4 年随访中,再次手术发生率为 23.5%。严重包膜挛缩(4 级分级标准中的 3 级或者 4 级)发生率为 13.2%,假体破裂(诊断方法为 MRI)发生率为 2.7%。三个最常见的手术原因按顺序排列为,包膜挛缩(28.9%),假体异位(15.6%),乳房下垂(14.1%)。对于二次手术来说,并发症发生率显著升高,4年的再次手术率升至 35.2%。包膜挛缩发生率 17.0%,假体破裂为 4.0%[88]。

对于乳房假体需要关注的另一个问题是隆乳术后的病人能否接受有效的乳腺钼靶造影检查。进行造影的医师可以采用假体的推移技术来进行乳房腺体的检查。尽管病人被告知乳房假体可能影响钼靶造影,但是按照是否接受过隆乳手术而划分的两组病人,其在寿命和癌症检出率方面都没有统计学差异[89]。

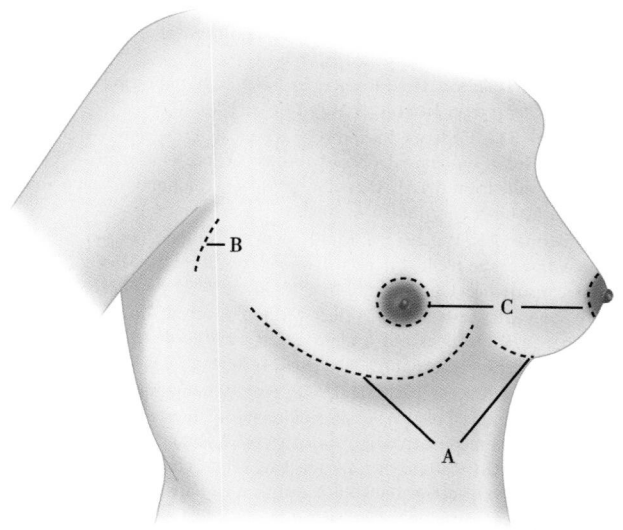

图 45-63　隆乳手术的切口。**A.** 乳房下皱襞切口。**B.** 腋窝切口。**C.** 环乳晕切口

男性乳房发育

男性乳房肥大或者男性乳房发育可以由很多的疾病和药物引起。和男性乳房发育有关的病理状态包括肝功能障碍、内分泌紊乱、Klinefelter 综合征、肾病、睾丸肿瘤、肾上腺或者垂体腺瘤、分泌性肺癌以及男性乳腺癌。可引起该疾病的药物包括大麻、地高辛、螺内酯、西咪替丁、茶碱、地西泮和利血平。尽管以上病因必须引起重视，但大部分病人的就诊原因是因为原发性乳腺腺体增大（多见于青少年）或者单纯性的皮肤下垂或者胸壁脂肪过多（假性男性乳房肥大；多见于成年男性）。为了获得胸壁扁平的手术效果，可以采用脂肪抽吸术和（或）皮肤切除术[90]。

（曹谊林　吴毅平　译）

参考文献

亮蓝色标记的是主要参考文献。

1. Wilhelmi BJ, Blackwell SJ, Phillips LG: Langer's lines: To use or not to use. *Plast Reconstr Surg* 104:208, 1999.
2. Borges AF: *Elective Incisions and Scar Revision*, vol. 1. Boston: Little, Brown, 1973, p 2.
3. Gimbel ML, Hunt TK: Wound healing and hyperbaric oxygen, in Kindwall EP, Whelan HT (eds): *Hyperbaric Medicine Practice*, 2nd ed. Flagstaff, Ariz: Best Publishing Company, 1999, p 169.
4. Kelton PL: Skin grafts and skin substitutes. *Selected Readings Plast Surg* 9:1, 1999.
5. Aston JS, Beasley RW, Thorne CHM (eds): *Grabb and Smith's Plastic Surgery*, 5th ed. Philadelphia: Lippincott–Raven Publishers, 1997.
6. McGregor IA, Morgan G: Axial and random pattern flaps. *Br J Plast Surg* 26:202, 1973.
7. Wei FC, Jain V, Suominen S, et al: Confusion among perforator flaps: What is a true perforator flap? *Br J Plast Surg* 107:874, 2001.
8. Taylor GI, Palmer JH: The vascular territories (angiosomes) of the body: Experimental study and clinical applications. *Br J Plast Surg* 40:113, 1987.
9. Ghali S, Butler PE, Tepper OM, et al: Vascular delay revisited. *Plast Reconstr Surg* 119:1735, 2007.
10. Mathes SJ, Nahai F: *Reconstructive surgery: Principles, anatomy, and technique*, 1st ed, vol. 1. New York: Churchill Livingstone, 1997.
11. Koshima I, Soeda S: Inferior epigastric artery skin flaps without rectus abdominis muscle. *Br J Plast Surg* 42:645, 1989.
12. Wei FC, Mardini S: Free-style free flaps. *Plast Reconstr Surg* 114:910, 2004.
13. Wei FC, Souminen S: Principles and techniques of microvascular surgery, in Mathes SJ (ed): *Plastic Surgery*, 2nd ed. Philadelphia: Elsevier, 2006, p 507.
14. Widmaier EP, Raff H, Strang KT: Cardiovascular physiology, in *Vander, Sherman, and Luciano's Human Physiology—the Mechanisms of Body Function*, 9th ed. New York: McGraw-Hill, 2004, p 375.
15. Chang DW, Reece GP, Wang B, et al: Effect of smoking on complications in patients undergoing free TRAM flap breast reconstruction. *Plast Reconstr Surg* 105:2374, 2000.
16. Lutz BS, Wei FC: Microsurgical workhorse flaps in head and neck reconstruction. *Clin Plast Surg* 32:421, 2005.
17. Kroll SS, Miller MJ, Reece GP, et al: Anticoagulants and hematomas in free flap surgery. *Plast Reconstr Surg* 96:643, 1995.
18. Kildal M, Wei FC, Chang YM: Free vascularized bone grafts for reconstruction of traumatic bony defects of mandible and maxilla. *World J Surg* 25:1067, 2001.
19. Kayser MR: Surgical flaps. *Selected Readings Plast Surg* 9:1, 1999.
20. Centers for Disease Control and Prevention: Improved national prevalence estimates for 18 selected major birth defects—United States, 1999–2001. *MMWR Morb Mortal Wkly Rep* 54:1301, 2006.
21. Salyer KE, Marchac A, Chang MS, et al: Unilateral cleft lip/nose repair, in Losee JE, Kirschner RE (eds): *Comprehensive Cleft Care*. New York: McGraw-Hill Professional, 2008.
22. Mulliken JB: Mulliken bilateral cleft nasolabial repair, in Losee JE, Kirschner RE (eds): *Comprehensive Cleft Care*. New York: McGraw-Hill Professional, 2008.
23. McDonald-McGinn D, Zackai EH: 22q11.2 deletion syndrome, in Losee JE, Kirschner RE (eds): *Comprehensive Cleft Care*. New York: McGraw-Hill Professional, 2008.
24. LaRossa D, Kirschner RE: Modified Furlow cleft palate repair, in Losee JE, Kirschner RE (eds): *Comprehensive Cleft Care*. New York: McGraw-Hill Professional, 2008.
25. Whitaker LA, Barlett SP: Craniofacial anomalies, in Jurkiewicz MJ, Krizek TJ, Mathes SJ, et al (eds): *Plastic Surgery: Principles and Practice*, vol. 1. St. Louis: Mosby, 1990, p 99.
26. Mulliken JB: Vascular anomalies, in Thorne CH (ed): *Grabb and Smith's Plastic Surgery*, part III. Philadelphia: Lippincott Williams & Wilkins, 2007, p 191.
27. Jenson J, Gosain A: Congenital melanocytic nevi, in Thorne CH (ed): *Grabb and Smith's Plastic Surgery*, part II. Philadelphia: Lippincott Williams & Wilkins, 2007, p 120.
28. Hollier L, Thornton J: Facial fracture I: Upper two-thirds. *Selected Readings Plast Surg* 9:1, 2002.
29. Gruss JS, Bubak PJ, Egbert MA: Craniofacial fractures: An algorithm to optimize results. *Clin Plastic Surg* 19:195, 1992.
30. Antia NH, Buch MS: Chondrocutaneous advancement flap for the marginal defect of the ear. *Plast Reconstr Surg* 39:472, 1967.
31. Anvar BA, Evans BC, Evans GR: Lip reconstruction. *Plast Reconstr Surg* 120:57e, 2007.
32. Chandler DB, Gausas RE: Lower eyelid reconstruction. *Otolaryngol Clin North Am* 38:1033, 2005.
33. Orticochea M: New three-flap reconstruction technique. *Br J Plast Surg* 24:184, 1971.
34. Tanner PB, Mobley SR: External auricular and facial prosthetics: A collaborative effort of the reconstructive surgeon and anaplastologist. *Facial Plast Surg Clin North Am* 14:137, 2006.
35. Yu P, Robb GL: Reconstruction for total and near-total glossectomy defects. *Clin Plast Surg* 32:411, 2005.
36. Wei FC, Jain V, Celik N, et al: Have we found an ideal soft-tissue flap? An experience with 672 anterolateral thigh flaps. *Plast Reconstr Surg* 109:2219, 2002.
37. Daniel R: Mandibular reconstruction with vascularized iliac crest: A 10-year experience [discussion]. *Plast Reconstr Surg* 82:802, 1988.
38. Wei FC, Chen HC, Chuang CC, et al: Fibular osteoseptocutaneous flap: Anatomic study and clinical application. *Plast Reconstr Surg* 78:191, 1986.
39. Wei FC, Santamaria E, Chang YM, et al: Mandibular reconstruction with fibular osteoseptocutaneous free flap and simultaneous placement of osseointegrated dental implants. *J Craniofac Surg* 8:512, 1997.
40. Wei FC, Seah CS, Tsai YC, et al: Fibula osteoseptocutaneous flap for reconstruction of composite mandibular defects. *Plast Reconstr Surg* 93:294, 1994.
41. Wei FC, Yazar S, Lin CH, et al: Double free flaps in head and neck reconstruction. *Clin Plast Surg* 32:303, 2005.
42. Archibald S, Young JE, Thoma A: Pharyngo-cervical esophageal reconstruction. *Clin Plast Surg* 32:339, 2005.
43. Tate JR, Tollefson TT: Advances in facial reanimation [review]. *Curr Opin Otolaryngol Head Neck Surg* 14:242, 2006.
44. Wilkins EG, Cederna PS, Lowery JC, et al: Prospective analysis of psychosocial outcomes in breast reconstruction: One-year postoperative results from the Michigan Breast Reconstruction Outcome Study. *Plast Reconstr Surg* 106:1014, 2000.
45. Alderman AK, Wilkins EG, Kim HM, et al: Complications in postmastectomy breast reconstruction: Two-year results of the Michigan Breast Reconstruction Outcome Study. *Plast Reconstr Surg* 109:2265, 2002.
46. Wilson CR, Brown IM, Weiller-Mithoff E, et al: Immediate breast reconstruction does not lead to a delay in the delivery of adjuvant chemotherapy. *Eur J Surg Oncol* 30:624, 2004.
47. Newman LA, Kuerer HM, Hunt KK, et al: Presentation, treatment, and outcome of local recurrence after skin-sparing mastectomy and immediate breast reconstruction. *Ann Surg Oncol* 5:620, 1998.
48. Munhoz AM, Montag E, Arruda EG, et al: The role of the lateral thoracodorsal fasciocutaneous flap in immediate conservative breast surgery reconstruction. *Plast Reconstr Surg* 117:1699, 2006.
49. Handel N, Cordray T, Gutierrez J, et al: A long-term study of outcomes, complications, and patient satisfaction with breast implants. *Plast Reconstr Surg* 117:757; discussion 768, 2006.
50. Nahabedian MY, Manson PN: Contour abnormalities of the abdomen

after transverse rectus abdominis muscle flap breast reconstruction: A multifactorial analysis. *Plast Reconstr Surg* 109:81, 2002.

51. Mathes SJ, Nahai F: *Reconstructive Surgery: Principles, Anatomy, and Technique.* New York: Churchill Livingstone, 1997.

52. Skoracki RJ, Chang DW: Reconstruction of the chest wall and thorax. *J Surg Oncol* 94:455, 2006.

53. Rohrich RJ, Lowe JB, Hackney FL, et al: An algorithm for abdominal wall reconstruction. *Plast Reconstr Surg* 105:202, 2000.

54. Shestak KC, Edington HJ, Johnson RR: The separation of anatomic components technique for the reconstruction of massive midline abdominal wall defects: Anatomy, surgical technique, applications, and limitations revisited. *Plast Reconstr Surg* 105:731, 2000.

55. Brown DM, Sicard GA, Flye MW, et al: Closure of complex abdominal wall defects with bilateral rectus femoris flaps with fascial extensions. *Surgery* 114:112, 1993.

56. Dibbell DG, Mixter RC, Dibbell DG Sr.: Abdominal wall reconstruction (the "mutton chop" flap). *Plast Reconstr Surg* 87:60, 1991.

57. MacKenzie DJ, Seyfer AE: Reconstructive surgery: Lower extremity coverage, in Mathes SJ (ed): *Plastic Surgery*, 2nd ed. Philadelphia: Elsevier, 2006, p 1355.

58. Bosse MJ, MacKenzie EJ, Kellam JF, et al: An analysis of outcomes of reconstruction or amputation after leg-threatening injuries. *N Engl J Med* 347:1924, 2002.

59. Gustilo RB, Merkow RL, Templeman D: The management of open fractures. *J Bone Joint Surg Am* 72:299, 1990.

60. Harvey EJ, Levin LS: Reconstructive surgery: Skeletal reconstruction, in Mathes SJ (ed): *Plastic Surgery*, 2nd ed. Philadelphia: Elsevier, 2006, p 1383.

61. Crowley DJ, Kanakaris NK, Giannoudis PV: Débridement and wound closure of open fractures: The impact of the time factor on infection rates. *Injury* 38:879, 2007.

62. Tseng WS, Chen HC, Hung J, et al: "Flow-through" type free flap for revascularization and simultaneous coverage of a nearly complete amputation of the foot: Case report and literature review. *J Trauma* 48:773, 2000.

63. Lin CH, Wei FC, Lin YT, et al: Lateral circumflex femoral artery system: Warehouse for functional composite free-tissue reconstruction of the lower leg. *J Trauma* 60:1032, 2006.

64. Yazar S, Lin CH, Wei FC: One-stage reconstruction of composite bone and soft-tissue defects in traumatic lower extremities. *Plast Reconstr Surg* 114:1457, 2004.

65. Colen LB, Uroskie T: Foot reconstruction, in Mathes SJ (ed): *Plastic Surgery*, 2nd ed. Philadelphia: Elsevier, 2006, p 1403.

66. Szuba A, Rockson SG: Lymphedema: Anatomy, physiology and pathogenesis. *Vasc Med* 2:321, 1997.

67. Szuba A, Rockson SG: Lymphedema: Classification, diagnosis and therapy. *Vasc Med* 3:145, 1998.

68. Chung KC, Kim HJ, Jeffers LL: Lymphangiosarcoma (Stewart-Treves syndrome) in postmastectomy patients. *J Hand Surg [Am]* 25:1163, 2000.

69. Beahm EK, Walton RL, Lohman RF: Vascular insufficiency of the lower extremity: Lymphatic, venous, and arterial, in Mathes SJ (ed): *Plastic*

Surgery, 2nd ed. Philadelphia: Elsevier, 2006, p 1455.

70. Gloviczki P: Principles of surgical treatment of chronic lymphoedema. *Int Angiol* 18:42, 1999.

71. Black J, Baharestani MM, Cuddigan J, et al: National Pressure Ulcer Advisory Panel's updated pressure ulcer staging system. *Adv Skin Wound Care* 20:269, 2007.

72. Sorensen JL, Jorgensen BJ, Gottrup F: Surgical treatment of pressure ulcers. *Am J Surg* 188:42S, 2004.

73. Hettiaratchy S, Randolph MA, Petit F, et al: Composite tissue allotransplantation—a new era in plastic surgery? *Br J Plast Surg* 57:381, 2004.

74. American Medical Association: H-475.992 definitions of "cosmetic" and "reconstructive" surgery. Chicago: American Medical Association, 2002. Available at *http://www.ama-assn.org/* [accessed January 15, 2008].

75. Paul MD: The evolution of the brow lift in aesthetic plastic surgery. *Plast Reconstr Surg* 108:1409, 2001.

76. Thorne CM, Aston SG: Aesthetic surgery of the aging face, in Aston SG, Beasley RW, Thorne CH (eds): *Grabb and Smith's Plastic Surgery*, 5th ed. Philadelphia: Lippincott–Raven Publishers, 1997, p 633.

77. Sheen JH: *Aesthetic Rhinoplasty.* St. Louis: Mosby, 1987.

78. Rubin JP, Bierman C, Rosow CE, et al: The tumescent technique for local anesthesia: The effect of high tissue pressure and dilute epinephrine on absorption of lidocaine. *Plast Reconstr Surg* 103:990, 1999.

79. Iverson RE, Lynch DJ: Practice advisory on liposuction. *Plast Reconstr Surg* 113:1478, 2004.

80. Ramirez OM: Abdominoplasty and abdominal wall rehabilitation: A comprehensive approach. *Plast Reconstr Surg* 105:425, 2000.

81. Courtiss EH, Goldwyn RM: Reduction mammaplasty by the inferior pedicle technique. *Plast Reconstr Surg* 59:64, 1977.

82. Lassus C: A 30-year experience with vertical mammaplasty. *Plast and Reconstr Surg* 97:373, 1996.

83. Lejour M: Vertical mammaplasty without inframammary scar and with breast liposuction. *Perspect Plast Surg* 4:64, 1990.

84. Tebbetts JB: A system for breast implant selection based on patient tissue characteristics and implant–soft tissue dynamics. *Plast Reconstr Surg* 109:1396, 2002.

85. Hidalgo DA: Breast augmentation: Choosing the optimal incision, implant, and pocket plane. *Plast Reconstr Surg* 105:2202, 2000.

86. *http://www.fda.gov/cdrh/breastimplants/index.html*: Breast Implants Home Page, 2006, U.S. Food and Drug Administration [accessed January 15, 2008].

87. Allergan saline-filled breast implants [package insert]. Santa Barbara, Calif: Allergan, 2007.

88. Allergan silicone-filled breast implants [package insert]. Santa Barbara, Calif: Allergan, 2007.

89. Miglioretti DL, Rutter CM, Geller BM, et al: Effect of breast augmentation on the accuracy of mammography and cancer characteristics. *JAMA* 291:442, 2004.

90. Braunstein GD: Gynecomastia. *N Engl J Med* 328:490, 1993.

第46章

老年病人的外科手术

Rosemarie E. Hardin and Michael E. Zenilman

关键点

1. 老年病人行急诊手术的死亡率是择期手术的 3~4 倍。
2. 由于老年病人合并症造成身体功能储备减弱,其生理年龄与实际年龄会有所差异,而生理年龄才是老年病人围术期发病率和死亡率的主要预测指标。
3. 有超过 50% 的老年病人术后死亡是由于心功能受损所致,因此围术期必须特别注意病人的血容量状态。
4. 除了心脏受损以外,肺功能、肾功能、营养状况和认知功能的减退也是老年病人发生术后并发症的主要因素。
5. 急性阑尾炎或急性胆囊炎的老年病人中 1/3 并无发热症状、1/3 无白细胞计数升高、1/3 无腹膜炎的体检征象。
6. 对老年病人采用腹腔镜手术进行治疗(包括用腹腔镜探查来排除外科疾病),并发症更少、恢复速度更快。
7. 老年病人使用镇痛剂应减量,并小心调整至目标剂量以避免发生谵妄;哌替啶不得用于老年病人的疼痛控制。
8. 姑息治疗的目的是缓解症状、保持身心健康。

概述

小儿外科有句老话:"小儿科无小事"。这句话同样适用于年龄分层的另一端——日益增长的老年外科病人人群。随着美国人口的老龄化以及总人口的增加,老年病人的数量将出现惊人增长,对多种外科手术的需求也会日益增多。截至 2030 年,65 岁以上人口将占总人口的 20%[1]。此外,目前尚在世的美国人有 50% 可活到 90 岁以上[2]。老龄病人往往具有复杂的病况和生理变化,因此老年病人的手术也存在独特

的挑战。老龄所致生理变化导致生理储备降低,认知及功能缺损,而且经常会引发多种病况。在对老年外科病人进行围术期管理时,生理年龄比实际年龄更为重要,因为它涉及了并存疾病的负担。因此,生理年龄可较为准确地预测术后并发症发病率和死亡率。生理老龄化或"衰老"的特征是关键器官系统的储备功能降低,从而导致这些系统应对挑战的能力降低。手术应激就是个典型例子。衰老通常始于 70 岁,因为与年龄相关的器官功能障碍以及疾病的发生率在 70~75 岁急剧增长[3]。针对极高龄病人的外科干预已有了更先进的技术和更广的适应证,但尤需增强对该人群特殊需求的认知,确

保开展全面的术前评估,提供最佳的手术诊疗,尽可能地减少术后并发症。最重要的是,要综合衡量医师的手术技术能力和术后能否保留病人的生理和认知功能。因此,应采取多学科协作向老年病人提供高质量的外科服务,参与其中的包括病人及其家属、老年科内科医师、外科医师,有时还包括重症监护科医师。

据估计,在 2000 年以后,65 岁以上人口突增 3500 万人以上,至 2030 年将有 7000 万人超过 65 岁[4]。这些新增老年人口对外科门诊及手术的需求量将不断提高。目前,超过 65 岁的病人约占基本外科医师工作量的 60%,占急诊手术的 50%,占手术死亡人数的 75%[4]。由此,外科医师需要深刻理解围手术期评估的重要意义;在老年人中,由于病人的生理储备及疾病状况所发生的独特变化,使其更易罹患术后并发症,因此更需开展个体化手术干预。毕竟,老年病人即使能承受外科干预,但未必能承受术后并发症。因此,认真的围术期评估将改善老年病人的转归,进而提高手术适用对象的年龄上限。

本章着重阐述了向老年外科病人提供强化管理策略的重要性,以提供最佳治疗,减少术后并发症。在老年病人中的一个特殊问题是手术治疗的潜在延迟。这种延迟有时是因为临床表现不典型而被漏诊,有时是因为误诊而推迟了择期手术。仅仅因为高龄的原因,这类问题都将使老年病人罹患更多并发症,并承受较差的转归。例如,择期腹股沟疝和脐疝修补术往往因为年龄偏倚而拖延,由此可导致一些危害性极大的结果,如肠缺血、坏疽、穿孔等,再行治疗往往效果不佳(图 46-1)。

紧急疝修补术是老年病人中最常接受的手术之一。在 65 岁以上的老年病人中,约 40% 是因嵌顿或肠梗阻而接受疝修补术[5]。紧急疝修补术可导致并发症发病率增加约 50%,死亡率达 8% ~ 14%;相比之下,择期疝修补术的死亡率仅为 2%[5]。当然,也有人指出适宜的术前评估和及时的干预有望预防这些并发症,从而避免因腹腔脓毒症而行复苏术、长期住院或因长期卧床致机体渐进性乏力而需要接受物理康复治疗。本章探讨了与老龄相关的生理变化、围术期评估的重要性以及针对老年病人的具体疾病所开展的个体化手术治疗。

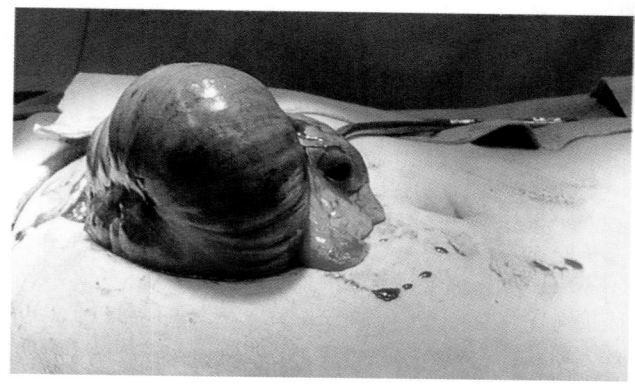

图 46-1　对于情况稳定的外科老年病人,及时进行手术干预极为重要。老年病人行择期手术安全性高,可避免急诊手术的各种潜在严重后果(如缺血、穿孔,甚至死亡)。这是一例因脐疝造成肠绞窄的老年病人,其并发症较为严重

老年病人的生理特点

外科老年病人来源各异,功能受损状况和疾病负担也各不相同。"年轻的老年病人"往往拥有丰富多彩的生活方式,基本没什么疾病。但即便是在这些看起来很健康的人群中,因老龄化而出现生理变化是不可避免的,各器官系统也会受到相应影响。这些生理变化可变得日益明显,并且在临床上与重大疾病的其他应激源和手术干预也存在因果关系。因此,尽管实际年龄并不能很好地预测手术干预的并发症和死亡率,但能准确衡量生理储备的下降及并发疾病的存在。而后者反过来又使老年病人因心、肺、肾和神经储备受损而处于高危状态,进而增加了手术干预的患病率和死亡率。除并发疾病的状况外,生理年龄要比实际年龄能更准确地预测老年病人的手术转归。老龄病人的生理变化总结于表 46-1。

表 46-1　外科老年病人中因老龄造成的生理性制约、临床结果和"最佳规范"

年龄相关的改变	临床结果	最佳规范
身体构成		
肌肉体积显著下降,主要是瘦肉组织减小脂肪组织增加	在急性疾病期肌肉质量变差 导致肌肉力量急剧降至临床阈值之下(如咳嗽无力、行动能力下降、静脉血栓形成风险增加) 药物分布量改变	通过缓解疼痛、避免使用导管、引流管等限制性手段、及早下床活动和辅助活动等手段,保持身体的活动能力 尽可能减少禁食,提供早期营养性补充或营养支持(蛋白质-热量和微营养素) 调整药物剂量使之适应分布状况
呼吸系统		
肺活量降低 闭合气量增加 气道敏感性和清除能力下降 氧分压下降	咳嗽效果不佳 易发生吸入性肺炎 在潮式呼吸期间小气道闭合增加,尤其是在术后和在仰卧体位时,可导致肺不张和分流 易发生低氧血症	及早下床活动,采取直立体位而非仰卧位 通过有效的缓解疼痛使病人能活动和深呼吸 术后立即常规吸氧,此后改为必要时吸氧 尽可能减少鼻导管的使用

表 46-1 外科老年病人中老龄造成的生理性制约、临床结果和"最佳规范"（续）

年龄相关的改变	临床结果	最佳规范
心血管系统		
降低最大心率、心排出量和射血分数	更加依赖心室充盈和增加每搏排出量（而非射血分数）来增加心排出量	采取强有力的液体复苏，以实现最佳的心室充盈
需要借助提高舒张末期容积来增加心排出量	不能耐受血容量不足	如需用药，使用不会导致血管收缩的强心剂和降低后负荷可能更有效
心室充盈变慢，对心房充盈的依赖度提高	不能耐受心动过速、心律失常（含心房纤颤）	术中主动采取措施以维持正常体温，创伤后复温：加温静脉注射液、加湿气体、温暖空气
压力感受器敏感度下降	易发生体温过低（如未采取预防性措施，此类病人在术间更易发生体温下降）	保持术中正常体温可减少伤口感染、心脏不良事件的发生，缩短住院时间
温度调节		
对环境温度的敏感性下降，保持、生成和发散热量的效率下降	如存在体温过低，病人可出现寒战，并伴有耗氧量和心肺负担的显著增加	在创伤复苏时注意体温过低的可能性
虚弱或营养不良的老人及高龄老人对感染的发热反应变得迟钝	即使存在严重感染，病人（尤其是虚弱老人）可无发热	
肾功能、水-电解质平衡		
对水-电解质波动的敏感性下降	易发生血容量不足	要特别注意液体和电解质管理
稀释、贮存和排泄的效率下降	易发生电解质紊乱（如低钠血症）	要认识到："正常的"血清肌酐值反映了肌酐清除率的下降，因为同期肌肉量（即肌酐生成）也在下降
肾实质、肾血流和肾小球滤过率降低	易发生高血糖症	审慎选择药物：避免选择肾毒性（如氨基糖苷类）或对肾血流有不良影响的药物（如NSAIDs）
肾糖阈升高	易出现高渗性状态	调整药物剂量，使其适应老人已发生改变的药代动力学

老年病人的手术

在评估外科老年病人时，应当评估其生理年龄，并高度警惕手术病理征象；应切记老年病人的症状通常可不典型，腹部体征可不明显，而这些可能完全掩盖腹腔内部的严重病变。器质性脑疾病（如老年痴呆症）、用药、感染或脱水等所致的合并症和心理状态改变可使病情恶化。急性阑尾炎和急性胆囊炎是常见的急性手术病症，但对老年病人延误诊断或误诊的例子仍不鲜见。这常可导致穿孔和并发症的发生率升高，从而影响并发症和死亡率[6]。实际上，胆道疾病（包括急性胆囊炎）是老年病人最常见的手术干预指征。这可能与胆道系统的年龄相关变化有关，尤其是胆石生成增多和胆石症患病率升高[7]。延误诊断可能导致并发症，如逆行性胆管炎和胆石性肠梗阻等。

老年病人可能没有急性腹痛、发热或白细胞增多的典型症状，这种情况也可能继发于免疫反应抑制病人。仔细评估是及时行手术干预前至关重要的一环。事实上，急性阑尾炎的老年病人中初步诊断正确者不足50%[7]。

评估老年急腹症病人首先应确保血流动力学稳定，进行适当的复苏措施，因为这些病人往往伴有重度脱水。气道、呼吸、循环三项初步评估仍然是重点。随后采集病史、体检，仔细查找潜在病因的线索。详细询问主诉以及之前的住院史，判断是否为疾病复发（如急性憩室炎等），如病人曾接受过手术，则可能重点提示粘连性小肠梗阻。同时，还应详细询问病人的合并症病史以及当前所用的药物。初步评估可包括心电图（排除冠状动脉缺血）和胸部 X 线检查（排除充血性心力衰竭和肺炎）。基础实验室检查有助于排除腹痛的常见病因，如冠状动脉缺血、急性胰腺炎、肝炎和尿路感染等。此后进行影像学检查有助于明确诊断、及时进行手术干预。无论如何，都应当时刻保持高度的临床警惕性。

术前评估

随着病人年龄的增加，其生理机能下降，各种并发症相应出现，手术风险也随之增加，因此老年病人更易发生术后并发症。并且由于生理储备下降，老年病人不能很好地耐受这些并发症。美国麻醉医师协会（ASA）以病人的合并症情况为基础制定了身体状况分级[8]（表 46-2）。该分级依据的是器官系统功能障碍和功能障碍的严重程度，因此有利于确定术后并发症高风险的老年病人。它可帮助医师确定高危病人亚组，并采取相应措施减少不良结局的风险。重要的是，它还将急诊手术列为围术期发病和死亡的高度危险因素。伴随正常老化过程发生的生理改变可增加麻醉和手术的相关风险。不过，围术期仔细评估潜在问题并结合相应的预防措施，可显著降低老年病人全身麻醉相关并发症的发生[9]。同时，在术前评估中充分控制和认识合并症对手术结局的潜在负面影响，也可将发病率和死亡率控制在满意水平。老年外科病人术前

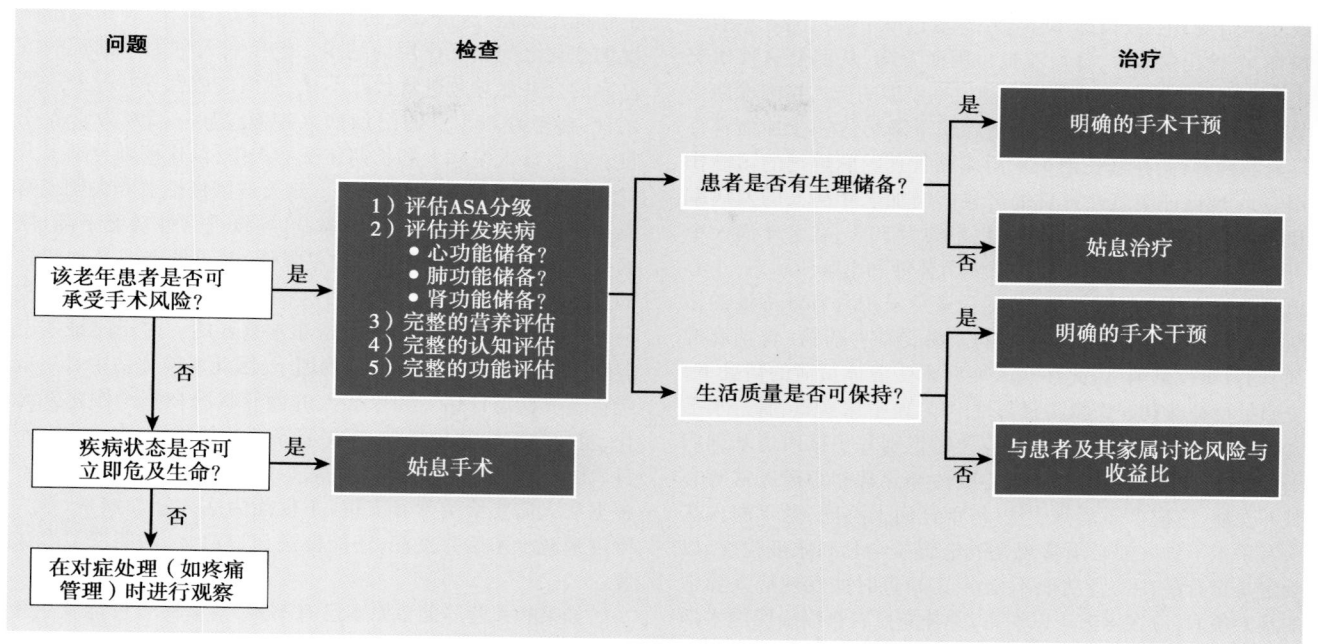

图 46-2　用于确定老年病人是否适合接受确定性手术干预的一种行之有效的术前流程图。该图将备选的姑息治疗和手术与治疗目标、生理储备和生活质量进行了综合考虑。ASA＝美国麻醉医师协会

评估的示意流程图如图 46-2 所示。

表 46-2	美国麻醉医师协会（ASA）制定的身体健康状况分级和 ASA 麻醉/手术风险分层
1 级	健康病人
2 级	轻度系统性疾病
3 级	严重（但不失能）的系统性疾病
4 级	严重的系统性疾病，对生命构成持续威胁
5 级	生命垂危，预期生存期不超过 24 小时（无论手术与否）
6 级	器官捐献者

注：如系紧急手术，则在每个级别后加后缀"e"

心脏并发症是所有年龄组手术病人围术期并发症和死亡的首要原因，但其中尤以老年病人为甚。这是因为他们可能在术前已存在心功能不全，并伴有正常生理机能下降、功能储备较差的情况。血容量不足、对儿茶酚胺的反应随年龄增加而减弱、心肌松弛时间增加这三者的综合效应会对老年病人在围术期应激下的心脏功能产生不利影响[10]。现已证实年龄增加可导致心排出量以每年约 1% 的幅度减少。老年病人无法像年轻个体一样将心率提高到同等程度。更重要的是，心输出量随年龄增加的能力依赖于心室扩张，而心室扩张能力又由前负荷所决定[11]。这正是围术期必须格外注意容量状态的原因。各种原因都可能导致老年手术病人出现脱水或复苏不满意，而病人对这两种情况的耐受性都很差。在老年病人中，有超过 50% 的术后死亡和 11% 的术后并发症都是由于生理应激下心脏功能受损所导致的。老年个体的心脏特点是心室收缩末期排空不完全，因而心室射血分数减少[10]。扩张性（即前负荷）降低，再加上急性应激因素，可能会导致冠状动脉灌注受损和心肌缺血。因此，老年病人较差的心功能储备在全身麻醉和外科干预的生理应激下暴露无遗。例如，许多全身麻醉剂都有血管舒张作用，在麻醉过程中随着心肌耗氧量增

加，心功能储备的不足可变得更加明显，导致心动过速或血管张力降低[1]。老年病人手术结局和心脏并发症的另一个重要预测因素是慢性心力衰竭（CHF）。CHF 为术后并发症和死亡的首要原因，目前年龄超过 65 岁的病人中大约 10% 患有此病[12]。由于经皮介入和他汀类药物有效预防了急性心肌梗死的发生并延长了此类病人的存活期，这个数字在未来几年可能会继续上升。因此，择期手术前干预的关键是确定病人的心血管疾病是否可经治疗纠正。维持适当的体液平衡、降低心肌负荷等简单步骤将有利于最大限度地减少并发症。

肺部并发症是老年手术病人发病和死亡的主要原因之一。随着年龄的增长，呼吸系统将发生一系列变化。到 70 岁时，人的最大呼吸量仅为 30 岁时的 50%[12]。此外，随着年龄的增长，第 1 秒用力呼气容积（FEV1）也会下降。据估计，人类 35 岁之后 FEV1 每年将减少 35ml。35～65 岁时下降幅度较缓，到大约 75 岁时又将大幅下降[13]。肺部并发症与 50% 的术后并发症和 20% 可预防的死亡有关[14]。肺部并发症的危险因素包括有吸烟史、呼吸急促或有慢性阻塞性肺疾病的临床证据。所有老年病人进行大型手术干预之前都应当拍摄基础胸片，还可以进行肺活量测定以确定病人的用力肺活量和 FEV1。基础动脉血气分析也有助于识别低氧血症和高碳酸血症，这两者都可能增加术后并发症发生率。如果上述检查发现异常，那么围术期使用支气管扩张剂和诱发性肺活量测定就可能发挥极为重要的作用。如有可能，可采用局部麻醉来达到良好镇痛效果，同时还有助于减少全身麻醉和气管插管相关的术后肺部并发症。

老年外科病人围术期的肾脏并发症风险也较高。肾脏大小和容量会随年龄增加而减少，同时还伴有肾内血流改变。肾小球数量和肾单位的减少导致肾滤过面积减少。因此，对于老年病人，血清肌酐浓度并不是肾功能的敏感指标[10]。肾功能的生理变化使老年病人易在肾毒性药物的作用下发生肾缺血。进行性肾小球硬化和肾单位减少等年龄相关的肾功能

改变将造成肾肌酐清除率和肾小球滤过率下降。随着年龄的增加，心输出量减少，肾血流量也因而下降，从而使这种情况进一步恶化。现已证明肾小球滤过率受损的病人在围术期更易发生容量变化。此外，药物清除率下降可进一步加强肾毒性药物的毒性，并延长用于术后疼痛管理的麻醉剂的镇静作用[12]。现已证明急性肾衰竭可显著增加老年病人的发病率和死亡率。围术期肾衰竭的死亡率约为50%，在老年病人中可能更高。因此，围术期应注意调节体液和电解质状态，小心地避免体液及电解质失衡，并尽量避免采用含有肾毒性的诊断检查和药物。年龄>70岁的病人易受某些药物（包括麻醉剂）的肾毒性影响，因此在病人能够耐受液体负荷的情况下，应当尽量补液利尿来预防肾毒性[10]。血中尿素氮、肌酐水平升高或少尿提示肾功能不全，应及时识别并积极纠正基础病因。此外，电解质失衡可导致心脏传导异常和心律失常等心脏并发症，造成严重后果[12]。与年轻病人不同，老年病人在所有手术干预之前必须常规完成电解质全套和尿液检查，以确定是否有潜在的肾功能不全[15]。筛查时如发现病人异常的基础疾病，应在术前予以纠正，并补充血容量以确保围术期肾灌注充分。

彻底的术前评估十分重要，医师必须对病人功能状态及其对自身功能状态的了解程度有准确的判断。这样能够确保手术干预对老年病人的生活质量不会造成显著影响。病人对手术干预应激的承受能力取决于两点：病人自身的功能储备，以及病人对围术期的应激产生适当反应的能力[10]。现已证实病人完成进食、穿衣、洗澡、如厕等日常生活活动（ADL）的能力与术后发病率和死亡率存在相关性。术前功能评估可通过手握力测量、行走计时测试和功能性伸展试验来完成。各个测试均能独立预测病人在大型手术后恢复状况更好、恢复ADL能力的时间更短。此外，这些测试还能准确评估病人的肌肉量、营养状况、协调能力、步行速度、平衡性和肢体活动水平[5]。适当的功能性评估可准确地预测病人的康复需求、估计生理储备，甚至提示并发症的发生[10]。

老年病人的功能状态与其手术干预后的心肺并发症相关，并且可作为此类并发症的预测因素。例如，功能受损的病人术后通常需要肢体制动，这可能增加术后肺不张、肺炎、深静脉血栓（DVT）和肺栓塞的风险。此外，现已证实适当的功能性评估不仅能够改善诊断和治疗结果，还能够帮助识别此前未确诊的疾病，在术前或围术期加以治疗[10]。

不过，医师在术前评估时往往会忽视病人的认知功能，因为术前通常不会进行这方面的正式评估（即简易精神状态检查）。但是，基础认知功能评估实际上能够提供宝贵的信息，因为病人认知功能方面的细微变化往往可提示术后的潜在感染等并发症。老年病人术后早期较常发生的认知功能损害包括谵妄和精神错乱，可导致并发症发生率升高、功能恢复延迟以及延长住院时间。术后认知功能障碍可能由多种原因造成，现已证实高龄、酗酒、基础认知功能紊乱、缺氧和低血压病史都是该病的促成因素[16]。因此，医师应当格外重视在术后充分镇痛、促进病人恢复的同时，避免病人认知功能受损。另外，目前还已知老年痴呆症是长期生存率低的预测因子。

正式的营养评估在老年病人围术期评估中具有极为重要的意义。当今老年病人的营养状况普遍比人们先前认为的情况还要差，这是衰老过程所伴随的生理、心理和经济状况的变化之间相互作用的结果。老年病人可因基础疾病或已有的合并症导致进食状况不佳，从而造成营养状况差。据估计，在年龄>65岁的门诊病人中有9%～15%为营养不良。在急诊入院病人和长期住院病人中，该比例则分别上升12%～50%和25%～60%[17]。该人群因慢性营养失调或营养不良而造成身体周期性虚弱，可导致进行性功能下降、肌肉量损失，以及耗氧量和代谢率降低，并可能造成其他潜在的严重后果[17]。因此，术前对这些病人的营养状况进行充分评估并及时建立营养支持是非常重要的。由于已证实营养状态是手术预后的独立预测因子，因此术前评估中自然应包括营养状态评估。如果病人的营养状况在整个围术期恶化，将导致院内感染增加、多器官系统功能障碍、伤口愈合不良、功能恢复障碍等多种不良后果。因此，进行营养评估并根据病人需要给予营养支持，不仅能为病人增加储备、最大限度地减少术后并发症，还能促进伤口愈合、功能恢复和康复。

如果病人营养储备原本已有不足，禁食后也可能发生蛋白质能量营养不良（PEM）。营养不良的老年手术病人在疾病和手术应激的诱导下处于高代谢状态，短期内也可能发生这种情况。PEM可对生理功能产生多方面的影响，包括厌食、肝功能不全、黏膜再生和肌肉减少[17]。低蛋白血症是PEM的良好标志物，它还被证明是手术预后的预测因子，准确度极高。当病人的血清白蛋白水平<35g/L时，术后并发症的发生率增高[17]。事实上目前的建议表明，如果病人出现营养状况不良（定义为体重减轻>10%、血清白蛋白水平<25g/L），则术前应考虑予以营养补充治疗至少7～10天[10]。

老年病人营养状况对手术预后和功能恢复的重大影响凸显了术前准确评估的重要性。在繁忙的外科实践中，应当寻找一种简单、快速、可重复、成本效益高，同时又能获取重要信息的评估方法。营养状况评估有若干种方法，包括模拟人测量（即身体质量指数测定）、生化实验室检查（即转铁蛋白、白蛋白和前白蛋白）和临床评估[17]。

简易营养评估（MNA）是一种经过多年实践验证的营养评估方法，它可在老年手术病人术前评估中起到重要作用。MNA如图46-3所示。很显然，该评估表只需较短时间即可完成。MNA筛查评估病人的身体质量指数、食物摄入量和体重减轻水平、肢体活动性和是否存在应激源、抑郁或痴呆，所有这些因素都将加重老年病人的营养失调或营养不良。该表旨在识别营养不良的高危病人以便实施进一步评估，后者包括更完整的心理评估、确定营养支持方案，以及上臂和小腿周径的客观测量等。此工具有助于识别年龄>65岁的营养失调和营养不良的老年病人，为术前及时干预提供指导，进而也可帮助减少术后并发症和改善这些病人的功能恢复。在营养状况差、认知能力下降，以及由于营养或药物因素造成的免疫损伤的综合影响下，老年病人易发生不典型症状、疾病发展至晚期，病情较难以预料。在急腹症（如急性阑尾炎和急性胆囊炎）的老年病人中，1/3无白细胞计数升高、1/3无发热、1/3无局部腹膜炎体征。这些不典型表现使得老年病人阑尾炎穿孔和胆囊坏疽的发生率比年轻病人高3倍。因此，腹痛急性发作的老年病人如体检"无特殊"，千万不要轻易认定无需手术。

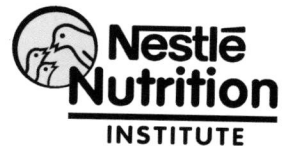

简易营养评估
MNA®

姓名:		性别:	日期:
年龄:	体重kg(公斤)	身高cm(公分)	住院号

请于方格内填上适当的分数以完成筛选。将筛选的分数加总,如分数相等于11分或以下,请继续完成所有评估以得出「营养不良指标值」。

筛选

A 过去三个月内有没有因为食欲不振、消化问题、咀嚼或吞咽困难而减少食量?

　0=食量严重减少
　1=食量中度减少
　2=食量没有改变 ☐

B 过去三个月内体重下降的情况

　0=体重下降大于3kg
　1=不知道
　2=体重下降1~3kg
　3=体重没有下降 ☐

C 活动能力

　0=需长期卧床或坐轮椅
　1=可以下床或离开轮椅,但不能外出
　2=可以外出 ☐

D 过去三个月内有没有受到心理创伤或患上急性疾病?

　0=有　　　　2=没有 ☐

E 精神心理问题

　0=严重痴呆或抑郁
　1=轻度痴呆
　2=没有精神心理问题 ☐

F 身体质量指数(BMI)(kg/m^2)

　0=BMI低于19
　1=BMI 19至低于21
　2=BMI 21至低于23
　3=MBI 23或以上 ☐

筛选分数　　　　(最高14分) ☐☐
12~14分:　　　　正常营养状况
8~11分:　　　　有营养不良的风险
0~7分:　　　　营养不良
如需要作深入营养评估,请继续完成问题G-R

评估

G 是否独立生活(非居住于疗养院或医院)?
　1=是　　　　0=否 ☐

H 每天服用三种以上的处方药物?
　0=是　　　　1=否 ☐

I 是否有褥疮或皮肤溃疡?
　0=是　　　　1=否 ☐

J 每天吃多少次主餐?
　0=1餐
　1=2餐
　2=3餐 ☐

K 蛋白质摄取量指标
　·每天进食至少一份乳制品
　　(牛奶、芝士或乳酪) 是☐ 否☐
　·每周进食两份以上干豆类或蛋类 是☐ 否☐
　·每天均进食肉类、鱼类或家禽类 是☐ 否☐
　0.0=0或1个[是]
　0.5=2个[是]
　1.0=3个[是] ☐.☐

L 每天有进食两份或以上水果或蔬菜?
　0=否　　　　1=是 ☐

M 每天喝多少流质(水、果汁、咖啡、茶、牛奶……)?
　0.0=少于3杯
　0.5=3至5杯
　1.0=多于5杯 ☐.☐

N 进食模式
　0=需辅助才能进食
　1=能自行进食但稍有困难
　2=能自行进食 ☐

O 自我评估营养状况
　0=自觉营养不良
　1=不清楚自我的营养状况
　2=自觉没有营养问题 ☐

P 与同龄人士相比,病人如何评价自己的健康状况?
　0.0=比别人差
　0.5=不知道
　1.0=和别人一样
　2.0=比别人更好 ☐.☐

Q 上手臂中点臂围(MAC)(cm)
　0.0=MAC低于21
　0.5=MAC21至低于22
　1.0=MAC22或以上 ☐.☐

R 小腿围(CC)(公分,cm)
　0=CC低于31　　　1=CC31或以上 ☐

评估分数(最高16分) ☐☐.☐
筛选分数 ☐☐
总评估分数(最高30分) ☐☐.☐

「营养不良指标值」

总评估分数24至30分 ☐ 正常营养状况
总评估分数17至23.5分 ☐ 有营养不良的风险
总评估分数少于17分 ☐ 营养不良

Ref. Vellas B, Villars H, Abellan G, et al. Overview of the MNA® - Its History and Challenges. J Nutr Health Aging 2006;10:456-465.
Rubenstein LZ, Harker JO, Salva A, Guigoz Y, Vellas B. Screening for Undernutrition in Geriatric Practice: Developing the Short-Form Mini Nutritional Assessment (MNA-SF). J. Geront 2001;56A: M366-377.
Guigoz Y. The Mini-Nutritional Assessment (MNA®) Review of the Literature - What does it tell us? J Nutr Health Aging 2006;10:466-487.

图 46-3　经校准的"简易营养评估"复制件。该表提供了一种快捷方便的评估方法,在老年外科病人的营养评估方面非常有用

具体注意事项

心血管疾病

据估计,到 2025 年,美国人口中的 2500 万名 80 岁以上老人将有约 40% 患严重心血管疾病[18]。随着人口老龄化,无疑将有更多的病人需要接受心血管外科干预。随着体外循环技术的发展和围术期护理水平改善,老年病人已经可以安全接受心肌保护、冠状动脉旁路移植术(CABG)和瓣膜置换手术。在这一人群中,老年病人主动脉瓣钙化性狭窄较为常见,转诊接受主动脉瓣置换术的人数也逐渐增加,其中包括许多年龄>75 岁的超高龄病人(图 46-4)。有趣的是,尽管部分医师对老年病人接受重大心脏手术持谨慎态度,但与年轻病人相比,单纯"年事已高"这一指标并不能预测预后较差或死亡率增加。现已证明急诊手术、术前纽约心脏协会(NYHA)心功能分级 3 级以上以及慢性肾衰竭是手术死亡率增加的主要预测因素[18]。一项研究发现术前肾功能不全、脑血管疾病、心脏瓣膜手术和危急状态是老年病人死亡率增加的独立预测因素[19]。在 5 年随访期间,肾功能不全但不依赖透析的老年病人死亡率为 60%,而无肾功能不全史的病人仅为 25%。同样,脑血管疾病的存在也可使老年病人死亡率增加 2 倍[19]。即使病人年龄在 80 岁以上,其手术风险也不会有显著增加。这一人群的 4 年生存率约为 70.5%,4 年无事件生存率为 60.6%[19]。

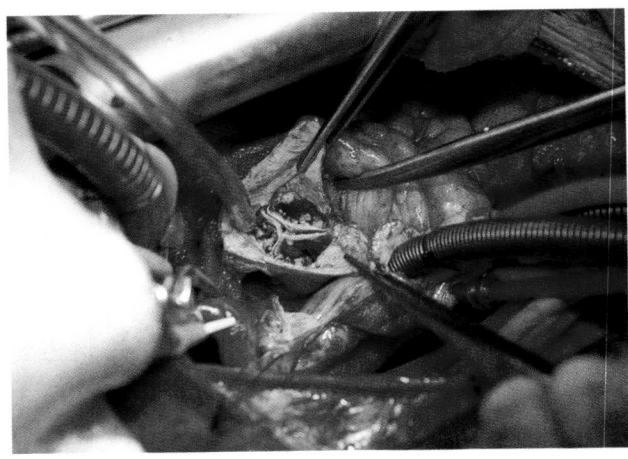

图 46-4　一名主动脉中度钙化狭窄的老年病人接受人工主动脉瓣置换手术,图为主动脉瓣环的术中照片。钙化沉积明显可见

目前的一个明显趋势是给需要 CABG 的老年病人实施确定性手术干预。虽然年龄较大的病人在心脏手术后发病率和死亡率均高于年轻病人,但这两个数字正在明显下降。根据胸外科医师协会的报告,围术期死亡率在 51～60 岁病人中为 1.6%,而在 81～90 岁病人中则为 7.7%[20]。发病率和死亡率的下降可能反映了术前评估和选择病人水平的提高。此外,尽管心脏病病人的住院年龄不断提高、晚期疾病更多见、合并症也越来越多,但是发病率和死亡率依然在

下降。老年病人比年轻病人更容易出现明显的三支病变伴射血分数下降、左心室肥厚、严重瓣膜病变和心肌梗死病史[20]。他们的 NYHA 心功能分级往往在 3 级以上,也更容易发生急诊入院,其中部分是由于医师认为预后可能较差而不愿给病人进行择期手术。虽然老年病人的手术并发症和死亡风险高于年轻病人,但即使病人年龄>80 岁也依然可以接受 CABG,死亡风险也仍在可接受范围内。连同急诊 CABG 的病人在内,老年病人的总体死亡率为 7%～12%。在经过严密的术前评估后再择期行 CABG 的情况下,死亡率可下降到 2.8% 左右[21]。

瓣膜置换术

因瓣膜病症状显著,需要手术干预治疗的老年人口比例也在不断提高。目前老年病人中最常见的心脏瓣膜异常是主动脉瓣钙化性狭窄,该病可导致心绞痛和晕厥[22]。主动脉瓣置换手术的死亡率估计为 3%～10%,平均约 7.7%[20]。如果不加以手术干预,任由主动脉瓣狭窄进展,最终将发生慢性心力衰竭。这些病人的平均存活时间为 1.5～2 年。如果病人适宜接受手术干预,则不应过多考虑年龄问题,尤其是当手术可能增加预期寿命时更不应过分谨慎。根据最新建议,对于 80 岁以上的主动脉瓣狭窄病人,如果没有明显症状,应将其认定为低风险病人。此类病人预计术程平稳、无并发症、恢复顺利,而经过谨慎挑选的病人则预后更佳。更重要的是,如果推迟择期手术,等到病人出现症状或发生左心室功能不全时,病人可能面临不必要的手术风险和死亡率增高[18]。此外,现已证实这些病人术后的生活质量有明显提高,许多病人的心功能分级也有所改善。

伴有二尖瓣病变的老年病人如出现缺血性二尖瓣关闭不全则需要手术治疗。二尖瓣病变手术的发病率和死亡率高于主动脉手术,死亡率估计高达 20%[20]。需要手术的病人多有左室功能不全,因此预后也较差。二尖瓣手术的预后取决于病变程度、病人年龄、是否有肺动脉高压,以及冠状动脉疾病的严重程度。由于有很大比例的老年病人存在合并症而且接受的是急诊手术,使得其手术结局更加不尽如人意。因此,二尖瓣病变的治疗方案必须综合考虑以上各个因素,根据病人的具体情况决定。对于需要接受瓣膜手术的老年病人,还要注意的一个问题是冠状动脉血运重建的需要。这会增加手术干预的并发症和死亡率。对于存在多个并发病、需要接受联合手术的老年病人,医师应当只针对其严重狭窄的血管进行搭桥治疗[22]。因此,尽管高龄并不是联合手术的禁忌,但医师仍应考虑到联合手术死亡率较高的问题。瓣膜手术的神经系统并发症在老年病人中尤为常见。据估计,在接受瓣膜手术的年龄>70 岁的病人中,大约有 30% 发生短暂或永久性的神经功能障碍[22]。这往往是因为术中瓣膜上脱落的血栓碎片发生栓塞,或者右心房血栓形成所导致的。

人工瓣膜的类型是老年病人瓣膜置换术中需要考虑的重要因素。老年病人发生抗凝相关的出血并发症风险也较高。这对于曾因跌倒或轻微外伤而造成明显颅内出血的病人具有特别重要的意义。为了避免病人终身使用抗凝剂,应

尽可能采用人工生物瓣膜代替人工机械瓣膜[22]。虽然人工生物瓣膜的耐久度不如机械瓣膜，但有研究表明前者在术后10年仍可保持优异的结构完整性，因此是老年病人的最佳选择。

肾移植

因终末期肾病（ESRD）需接受治疗的病人数量持续大幅增加，老年病人中的这个增幅尤为显著。2000 年，美国有超过51%的血液透析病人年龄在65 岁以上[23]。虽然美国目前并未对移植手术的接受者做出年龄限制，但是医师多因担心移植失功而对老年肾脏捐赠者以及老年病人接受稀缺器官移植持保留态度。因此，一直到最近，有关老年病人肾移植的短期和长期结果数据都十分有限。

成功肾移植是终末期肾病的首选治疗，而接受移植的老年病人长期生存率要高于仍然依靠血液透析的老年病人。目前在移植等候名单上的年龄60~74 岁病人的预期寿命大约是6 年。移植后，其预期寿命将增至10 年[23]。与此相比，在一般人群中70 岁病人的预期寿命为13.4 年。肾移植能够改善包括老年病人在内所有病人的生活质量、延长寿命，而且病人的总体并发症、死亡率和移植肾存活率并无显著差异。在年龄70 岁以上的透析病人中，接受肾移植者的死亡风险将比同年龄的等候病人低41%。经过精心挑选的75 岁以上病人接受肾移植也将获得明显的生存优势。现已发现寿命有望超过1.8 年的病人能够从肾移植中获益[24]。虽然长期预后的相关研究仍然没有定论，不过目前已经证实接受肾移植的老年病人之间的短期预后没有显著差异，特别是原发性移植物无功能、移植肾功能延迟、院内死亡率和住院时间均无差异[23]。

近十年来，情况已逐步朝着有利于老年肾脏捐赠者以及老年病人接受移植的方向发展。目前有一项名为"扩大标准供体"（extended criteria donors，ECD）的新策略，目的是为老年病人提供双侧肾移植以增加净总肾单位量，从而实现较好的预后。其中一名70 岁男性接受了双侧 ECD 肾移植，术后不久其肌酸水平即恢复正常（图 46-5）。ECD 肾的使用率始终

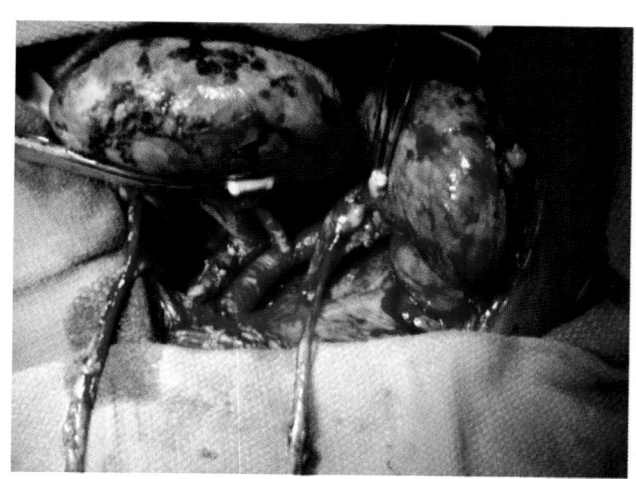

图 46-5　接受"扩大标准供体"双侧肾移植的老年病人，肌酐水平在术后短时间内恢复正常，图为术中照片

在不断增加，2003 年该类供体占全部死者器官移植的16%，而这些器官中有33% 左右被用于老年病人移植。自开展肾功能低下老年病人的双侧肾移植之后，捐赠人群扩大到年龄>75 岁病人，其中15% 以上存在明显的肾小球硬化[25]。通过双侧肾移植增加肾单位量可弥补高龄肾脏的肾功能不足。其最终结果是接受双肾移植者的术后肾功能可达到接近单肾移植者的水平。接受 ECD 肾移植的老年病人死亡率比依赖血液透析的等候病人低25%[24]。

与年轻病人相比，老年病人的移植肾功能更好，移植肾功能延迟和急性排斥反应的发生率也更低。这可能与衰老造成的免疫能力下降有关。由于老年病人较少发生急慢性排斥反应，因此目前建议对老年病人使用较低剂量的免疫抑制剂。但是，免疫力下降另一方面又会增加感染率（如带状疱疹、巨细胞病毒、EB 病毒感染等）以及移植后新生肿瘤的发生率（包括淋巴细胞增生性疾病）。

有兴趣的是，此类老年病人大部分死于继发于心脑血管疾病的移植肾失功。移植后抗排斥治疗中的两种重要药物——皮质类固醇激素和钙调磷酸酶抑制剂，都可使病人原有的心血管疾病恶化。但是，必须记住，移植名单上的等候病人因心血管疾病导致的年龄相关死亡率是已接受移植者的2倍。器官移植术后存活病人的主要死亡原因是感染和恶性肿瘤。衰老导致免疫力下降，再加上强效免疫抑制剂的作用，大大地提高了老年病人的感染风险，也因此提高了其发病和死亡风险。不过，目前经过改良的免疫抑制治疗方案可能减少老年病人的感染并发症[23]。对相关疾病进行完善的术前评估，可最大限度地减少该人群的术后并发症以及移植物无功能。

癌症

大多数癌症的发病具有年龄依赖性。随着老年人口的迅速增加，患各类肿瘤疾病、需要多元模式治疗的老年病人也越来越多，其中大部分是肺、乳腺、胰腺、食管、胃和结直肠恶性肿瘤病人。目前在确诊癌症的病人中有大约50% 的人年龄在70 岁以上[10]。据预计，至2020 年，老年人口的增长将使肿瘤手术病人的数量增加高达51%[1]。老年病人预期寿命的延长加上癌症发病率的上升，必定会使这一人群中可手术治愈的恶性肿瘤发病率增高。由于老年病人接受根治切除术、新辅助化疗、辅助化疗和放疗的预后缺乏随机临床试验证据，这方面仍是当前的研究热点。此外，由于临床试验很少纳入老年病人，在老年病人肿瘤完全切除的预后方面存在固有偏倚，因此根据这类手术经验所得出的治疗决策往往有局限性。由于缺乏充分的预后数据，放化疗的疗效无法得到证实，许多外科医师可能也不愿让老年病人承担此风险，以避免毒副作用。因此，目前亟须针对老年恶性肿瘤病人开展研究，为制定适合该年龄人群的各类癌症治疗指南提供指导。事实上，老年恶性肿瘤病人往往得不到充分治疗，也较少像年轻病人一样能够获得根治性切除、新辅助化疗和辅助化疗[11]。造成这种情况的潜在原因包括老年病人功能状态较差、病人和家属的意愿、年龄偏倚、预期寿命和大型手术干预后的生活质量问题[26]。决定是否为老年病人实施大型手术将是外科医师的一大难题，对于预期寿命较短的病人尤其如此。老年病人肿瘤手术的效果取决于能否在不影响病人器官功能及生活

质量的前提下安全治愈疾病。手术必须能够延长病人术后的预期寿命，或者至少不减少预期寿命。提供一个有用的治疗流程如图46-6所示。一项研究采用"监测、流行病学和最终结果数据库"的数据对局部实体恶性肿瘤病人接受肿瘤手术（cancer-directed surgery，CDS）的情况进行了评估，发现随着病人年龄的增加，各类肿瘤的 CDS 手术率均有所下降，在年龄>70 岁的人群中尤为明显。此外，确诊有肺癌、食管癌、胃癌、肝癌或胰腺癌的病人也很少接受 CDS[1]。仔细评估病人的一般情况和肿瘤病情对于制订最佳手术方案和术后辅助治疗十分重要。

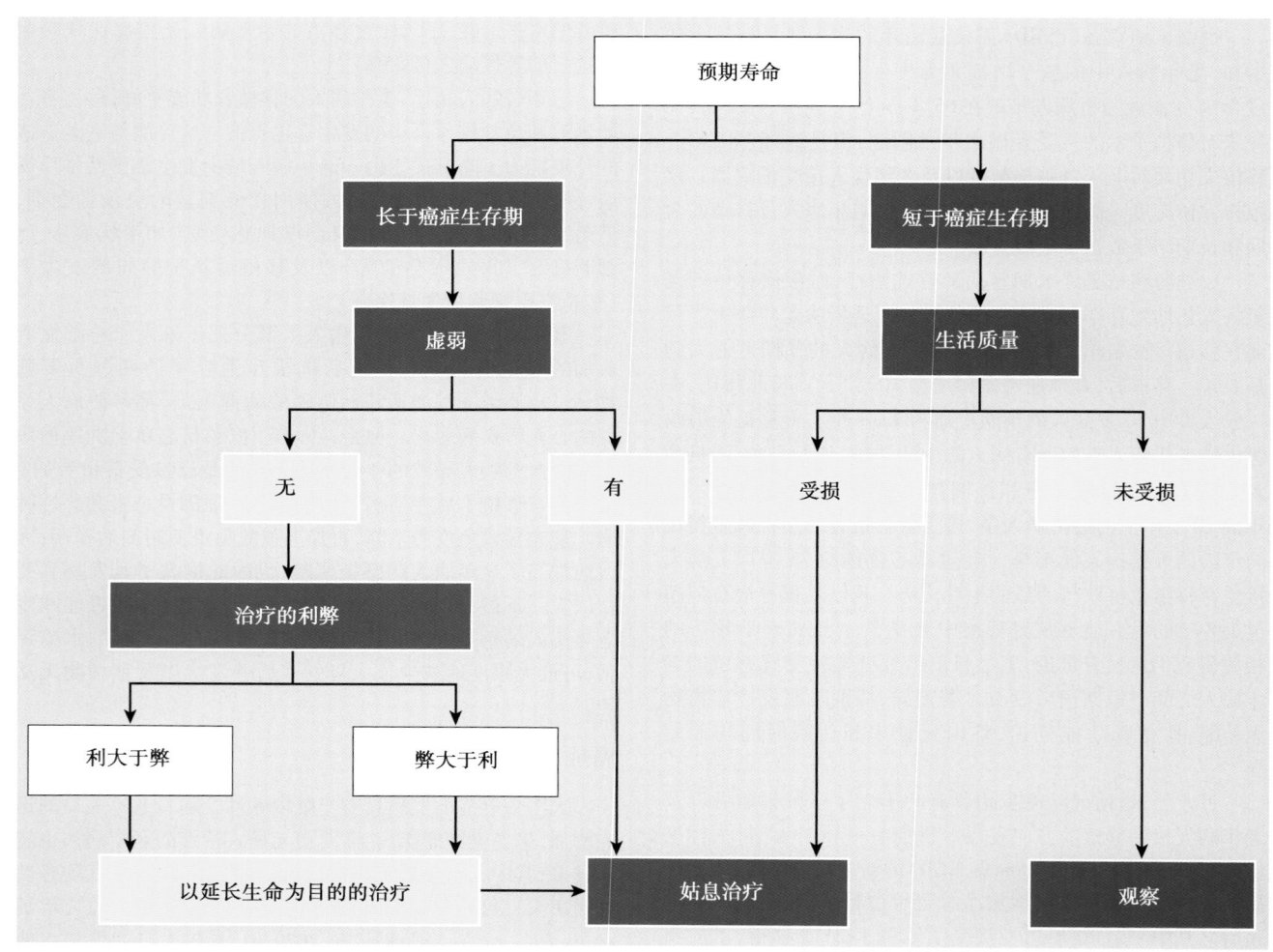

图 46-6   图中所示治疗流程说明肿瘤手术的有效性依赖于达到治愈和维持生活质量（QOL）之间的平衡

对于可手术治愈的老年恶性肿瘤病人，特别是预计寿命可超过恶性肿瘤生存期的病人，应在认真考虑病人预期寿命的基础上制订全面的多元模式治疗方案。此外，还应当考虑病人耐受手术的能力、可能发生的所有并发症，以及可能影响病人生活质量的癌症相关并发症的发生几率[27]。目前有一项名为"老年癌症病人术前评估"（Preoperative Assessment of Cancer in the Elderly，PACE）的国际研究正在进行，目的是建立一套适用于老年癌症病人术前评估的评分系统。PACE 研究采用已经过验证的各种工具来评估病人的功能和生理状态，包括简易精神状态检查、ADL、老年抑郁量表、ASA 分级等。有趣的是，PACE 评估中还包括预计死亡率和术后并发症发生率的生理学和手术严重性评分（POSSUM），用于预测一般手术病人和肺、结直肠恶性肿瘤病人的术后死亡率。该评分同时考虑了病人的年龄和手术因素，包括手术类型、是否有恶性肿瘤及其恶性程度、手术时机（即手术为择期或急诊进行）[10]。姑息干预也可以是治疗方案之一，但是外科医师必须谨慎权衡上述各个因素，以确定手术干预是否可行。

乳腺癌

据预测，至 2025 年，在美国老年女性中确诊乳腺癌的人数将上升 72%。此外，有 50% 的乳腺癌发生于 65 岁，25% 发生于 75 岁[28]。据估计 60~79 岁女性新发乳腺癌的风险为 1/14，而在 40~59 岁女性中该风险为 1/24[28]。老年女性乳腺癌病人手术后的死亡率<1%。因此，外科手术干预仍然是老年女性乳腺癌的主要治疗手段。不过，不难预料，合并症的存在也会影响老年乳腺癌病人的临床预后。最近一项研究表明，年龄>80 岁的乳腺癌病人存在合并症的比例高达 55%，其中最常见为心血管疾病、糖尿病和先前其他癌症[29]。与预期情况一致，有两种以上合并症病人的 5 年生存率较低。

最近一项研究发现，年龄>75 岁的乳腺癌病人的危险因素与年轻女性相似,包括肥胖、未生育、有家族病史和高龄绝经[30]。有趣的是,虽然老年病人确诊乳腺癌时往往属于较晚期,但临床和病历资料均表明该病在老年女性中侵袭性较低,生物学特性也较好。老年乳腺癌病人的肿瘤多为雌激素受体阳性,对内分泌治疗敏感度高[30]。有很大比例的老年女性病人未得到乳腺癌常规治疗,腋下淋巴结的治疗也常常被忽略。例如,接受乳腺癌保乳手术的老年病人很少进行腋窝淋巴结清扫和术后放化疗。这无疑将影响老年乳腺癌病人的手术预后,因为有报道称,保乳手术不使用放疗的局部复发率可低至3%,也可高达47%。现已证实,高龄是遵照治疗指南进行确定性手术和辅助化疗及激素治疗的独立预测因素。一项研究表明,病人年龄每增加1岁,接受指南建议进行化疗的几率就将降低22%[26]。对老年乳腺癌病人采取非手术治疗的方法已越来越少见,因为目前并无拒绝手术治疗的合理依据。在总体生存率、乳腺癌特异性生存率和无病生存方面,手术联合激素治疗是此类病人的最佳选择。一项 Cochrane 综述得出的结论是:单用他莫昔芬治疗并不是最佳选择,因为治疗后疾病局部进展率高达81%;而手术干预仅为38%。此外,乳腺癌对激素的反应率仅能持续 18 ~ 24 个月[26]。最后的结论是,手术仍为老年乳腺癌病人的标准治疗。患有多种合并症导致身体状况不适宜手术干预者、年老体弱者或拒绝手术者可考虑替代疗法。

一项研究及时比较了老年乳腺癌病人行单纯保乳手术、保乳手术联合放疗、乳房切除术以及他莫昔芬辅助化疗后的死亡率,发现对这些病人采取低于标准治疗将增加死亡率。接受保乳手术不加以放疗的老年女性病人的乳腺癌死亡率为接受乳房切除术病人的 2 倍以上。此外,对于有雌激素受体和孕激素受体阳性肿瘤、接受他莫昔芬治疗的老年女性病人,减少他莫昔芬使用时间将大幅增加乳腺癌死亡率[31]。老年乳腺癌病人的治疗标准与年轻病人相同,并根据指征采取保乳手术加以放疗。如果病人拒绝术后放疗或医学上不宜放疗,则应当实施乳房切除术。此外,对于肿瘤大小为 2 ~ 3cm、无淋巴结转移证据的老年病人,应当进行前哨淋巴结活检[32]。

在围绕老年乳腺癌病人的诸多争论之中,最有意思的一项是 X 线筛查的合适年龄范围。一项回顾性研究表明,一直到 75 岁为止,坚持定期乳房 X 线筛查的女性癌症相关死亡率有所下降[30]。在 70 ~ 79 岁的女性中,接受过至少两次乳房 X 线检查者的乳腺癌死亡率比未接受筛查者低 2.5 倍[26]。目前,建议女性在 75 岁之前每年接受一次乳房 X 线检查,75 岁后无严重合并症者仍应继续检查。患有多种并发症的女性应根据预期寿命决定是否接受筛查。X 线筛查的收益取决于预期寿命。预期寿命为 5 ~ 10 年的女性基本不可能从筛查中获益。美国老年学会建议应采取个体化的筛查模式,而不应根据指南区分筛查的具体年龄。目前建议预期寿命在 4 年以上即可接受筛查,年龄不设上限。

结直肠癌

与其他大多数恶性肿瘤一样,结直肠癌的发病率也随年龄增加。约有 90% 的结直肠癌病人确诊时 >55 岁[33]。值得

注意的是,老年病人在广泛切除术后并发症发生率和死亡率较高,年龄 >70 岁以上者尤为显著。事实上,接受结直肠恶性肿瘤手术的年龄 >85 岁病人的住院死亡率估计比年轻病人高 9 倍[33]。此外,老年病人的癌症特异性生存期也比年轻病人短。现已证明各年龄段病人结直肠癌的 5 年癌症特异性生存期相似。所以,年龄并不是导致老年病人生存率下降的独立因素。相反,生存率下降是由于多种合并症以及生理功能受损使病人难以从围术期的生理应激中恢复而造成的[33]。但医师中仍存在这一偏见,认为老年病人预后一定较差。正因为如此,许多老年病人并未获得最佳的抗癌治疗,切除范围也比较局限,导致生存率下降、预后较差。鉴于人口老龄化不断发展,这一问题亟待解决,医师必须改良临床治疗方案以改善老年病人结直肠恶性肿瘤外科干预的预后。医师应为老年病人开展持续、积极的结直肠恶性肿瘤筛查,并严格遵循公认的手术和辅助治疗指南。

为结直肠癌病人提供最佳治疗的其中一个关键因素是要综合考虑到病人本人的愿望和手术干预的预期结局。在这方面应优先考虑老年病人的预后功能和生活质量,尤其是高龄病人。年龄 >75 岁的病人接受择期手术后,很少出现日常生活能力的长期下降,而其中大部分病人的生活质量有显著改善[34]。年龄 >80 岁的病人大约有 10% 术后出现长期残疾。身体状况和手术应激的估计值可有效预测日常生活能力下降和术后残疾的可能。现已证明,完全切除以达到治愈对于年龄 <80 岁的病人最为重要,而对于年龄 >80 岁的病人,最重要的则是避免造口。这些都是外科医师需要为老年病人考虑的重要因素[33]。

最近开展的一项前瞻性研究具体评估了老年病人结直肠癌的流行病学和手术干预风险。研究采用大规模队列,共 47 455 名病人,根据年龄分成年龄 <75 岁与年龄 >75 岁两组[33]。研究发现老年结直肠癌病人中很大一部分为女性,并且患有多种并发症,其 ASA 分级为 3 级以上。研究还发现,老年病人接受手术干预的比例少于年轻病人(分别为 81% 和 88%,P<0.001),更常接受急诊和紧急手术,而且手术多不切除原发肿瘤。年龄 >70 岁的病人发生梗阻性肿瘤的比例明显增高,而且在因梗阻和穿孔进行急诊手术的病人中,老年病人的比例极高,达 40%[11]。此外,老年病人的术后死亡率也高于年轻病人(分别为 10.6% 和 3.8%)。右半结肠切除、Hartmann 手术、经肛内镜微创手术和经肛切除更多见于老年病人,而前切除术和腹会阴联合切除等正式切除更多见于年轻病人[33]。老年病人较不易接受 CDS;年龄 >70 岁的病人每增加 5 岁,接受肿瘤手术的几率就降低 44%。有趣的是,这些病人的病变 Duke 分期大多为早期。然而,这并不是由于发病早,而是由于手术治疗低估了病人的分期。局部切除手术可用于判断分期的淋巴结数目有限,因此其分期结果未必准确[35]。老年病人由于较少接受术前放疗和新辅助化疗,根治性切除的可能性也相应减少[33]。

如经适当挑选,70 岁以上的老年结直肠癌伴肝转移病人可以进行肝切除,而且老年病人的术后生存率与年轻病人相似。对于结直肠癌已扩散的病人,姑息性手术仍然可行,此时手术的目的主要为缓解疼痛、梗阻或出血等症状。肠梗阻可

通过肠旁路术或结肠造口分流得到缓解。肿瘤扩散的最常见部位为肝脏,肝转移如不治疗可导致疼痛、腹胀、黄疸和下腔静脉阻塞。发生肿瘤转移、不适宜接受根治性切除的老年病人可考虑局部消融、冷冻消融或射频消融治疗,也可经肝动脉给予化疗或采取放疗等传统治疗手段[36]。

与乳腺癌类似,目前结直肠癌筛查并未明确规定年龄上限。病人接受结直肠癌筛查后,可能要经过 5 年以上才出现生存获益。因此,对于预期寿命有限的病人而言,筛查的益处相对较低。最近一项研究从特别的角度讨论了这一争议。研究发现,随着年龄增加和合并症的增多,预防一例结直肠癌相关死亡所需要的结肠镜筛查数量(NNS)也会随之增多。例如,年龄在 75~79 岁的健康男女性的 NNS 是 50;年龄在 90 岁以上男性的 NNS 则为 482,女性为 279[37]。讨论高龄病人是否需要继续接受筛查时,应综合考虑年龄、预期寿命、合并症负担、筛查预防作用的预计持续时间、癌症风险、先前结肠镜筛查的结果以及病人的个人意愿[37]。

肺癌

在美国,肺癌是年龄>70 岁病人癌症相关死亡的首要原因。美国国家癌症研究所的统计数据显示,肺癌的发病高峰期是 75~79 岁。老年肺癌病人的死亡率也较高。因此,死亡率高峰年龄在 75~84 岁[38]。非小细胞肺癌约占所有肺癌病例的 80%,占年龄>65 岁病人中的 50% 以上。有趣的是,这些病人中有 30% 确诊时年龄为 70 岁以上[39]。肺癌在老年病人中普遍高发。例如,如果一名 70 岁男性出现 2cm 的单发肺结节并伴有症状,他有大于 70% 的机会患隐匿肺癌[2]。与年轻病人相比,鳞状细胞癌在老年病人中更为常见,此类肿瘤多为局部病变、复发率较低,因此生存期长于非鳞状细胞癌[38]。对于可手术切除的原发性肺癌,手术仍然是首选治疗,且与年龄无关[11]。

肺癌病人如不经治疗,预期寿命约为 9 个月。如接受姑息性化疗和放疗,预期寿命可延长至 18 个月。与此相比,手术成功切除肿瘤的老年病人预期寿命可达 31 个月。因此,应尽可能地采取手术作为该病的首选治疗[13]。再者,多数老年病人就诊时疾病尚为 I 期。然而尽管如此,接受根治性手术的老年病人仍较年轻病人少。化疗和放疗也存在同样的情况。

高龄是开胸术后死亡的独立危险因素,65 岁后死亡率显著增加。其原因有诸多方面,其中部分是由于胸腔内负责协助呼吸功能的肌肉出现生理功能下降,以及手术切除后肺容量下降[13]。一项研究表明,因肺癌接受开胸手术的 70 岁以上病人手术死亡率为 14%,并且与肺切除范围直接相关。肺癌研究组(Lung Cancer Study Group)是最大型的前瞻性、多中心研究之一,该研究发现,对于接受开胸手术和肺切除的病人,年龄的增加会提高 30 天死亡率[13]。研究也发现年龄<65 岁病人的总死亡率约为 3.5%,70 岁以上病人上升到 7.3%,而 80 岁以上病人则高达 8.1%。但是,随着手术方案的改进,包括近十年来开展的微创电视胸腔镜手术(VATS),经过挑选的病人人群死亡率已下降到 3%~5% 的范围[2]。最近有一项研究将 VATS 与保肋开胸手术进行比较,旨在确定 VATS 是否能够降低老年病人的发病率。结果发现,微创手术的总体并发症发生率为 28%,而传统开放手术则为 45%[39]。此外,接受胸腔镜手术的老年病人术后严重并发症也少于开胸手术病人[39]。对于预期寿命有限或心肺功能储备差、无法耐受广泛手术的病人,可考虑局部切除术(肺段切除)。部分研究表明,对于老年病人而言,只要局部切除的范围包含所有瘤灶并且镜下手术边缘为阴性,生存率可与肺叶切除手术相当。最引人注意的结果是,当病人 71 岁之后,各种治疗方式之间的生存差异全部消失。有意思的是,当老年病人的肿瘤虽可手术切除但预期寿命较短时,VATS 和楔形切除等微创治疗方案也是可行的[13]。此类方法仅限于直径<7mm 的小型肿瘤,而且临床效果尚未得到证实。值得注意的是,老年病人 VATS 术后精神错乱发生率较低,这可能与微创手术生理应激较小、恢复较快,而且镇痛所需麻醉剂量较少的特点有关[13]。术前谨慎选择病人、改善病人身体状况并结合积极的术后护理和康复治疗,是为肿瘤可手术切除的老年病人实施手术干预的前提。

外伤

因外伤入院的病人中约有 23% 的人年龄>65 岁,其中大部分为多系统创伤并且有生命危险[40]。老年外伤是外科医师的一大难题,医师需要熟悉创伤影响病人身体和生理功能的多种机制、仔细评估病人的合并症、谨慎选择用药方案、了解老年创伤病人的康复能力、熟悉具体的干预措施,从而最大限度地降低此类病人外伤后的并发症发生率和死亡率。

目前老年人口中的残疾人较前几代人少,活动程度却远超过前几代人,因此更易出现外伤。外伤的最常见类型是由于跌倒、机动车碰撞或行人事故而造成的钝挫伤。跌倒目前占老年病人严重外伤中的 20%。老年病人常见的多种急慢性基础疾病都可增加其跌倒的风险。这些疾病包括体位性低血压(导致晕厥、"跌倒发作")、病窦综合征所引起的心律失常、自主神经功能紊乱、服用错误剂量的多种抗高血压药物和口服降糖药(造成低血压)以及低血糖等[41]。

老年病人也可能发生穿透性创伤,特别是既往有抑郁症和自杀倾向或受虐待者。据估计,到 2050 年,年龄>65 岁者将占全部外伤病人的 40% 左右[42]。随着老年人口的不断扩大,相关发病率和死亡率也将逐步增加;45 岁后,多系统重大创伤后的死亡风险和危及生命的损伤风险将陡然上升,到 75 岁时达到原来的两倍。与腹部和胸部手术的研究结果不同,即使对损伤严重程度和原有疾病进行校正后,65 岁以上创伤病人的死亡率也比年轻病人高 4.6 倍[42]。在老年急性创伤病人的治疗过程中,有几个方面值得特别注意。首先,外伤会对生理储备造成负面影响。病人此前未知的疾病(如心脏受损等)可能在受伤后急性发作。其次,老年病人常用的药物,如 β-受体阻滞剂和抗凝药物等不仅可抑制病人对应激的生理反应,甚至还可能使损伤进一步恶化。最后,功能状态本身已有受损的老年病人在遭受创伤后更易发生功能丧失,结果导致病人必须在养老院度过余生。

老年病人由于伴随有衰老相关的身体变化,特别容易出现外伤。这些变化主要包括步态不稳、视力和听力下降、精神错乱或老年痴呆症、基础合并症以及功能储备差无法耐受创伤带来的生理应激等。原有疾病可显著增加外伤后的死亡风险(高达 3 倍)[40]。而又由于老年病人储备功能下降,无法很好地耐受重大创伤后出现的生理异常(如低血压和缺氧),死亡风险进一步提高。对于外伤病人应注意其年龄,因为 65 ~ 80 岁病人外伤后的总体死亡率为 6.6%,80 岁以上则上升到 10%[42]。尽管外伤后发病和死亡风险均增加,但值得注意的是,目前老年病人即使创伤严重度评分较高,也多被分流至 1 级创伤中心[42]。在一项研究中,年龄>65 岁的老年病人被分流至非指定创伤医院的几率比年轻病人高 5 倍[42]。与此相比,分流水平的提高可降低发病和死亡、减少外伤后并发症,并加快康复速度。一项研究具体调查了创伤严重度评分法在 21 ~ 45 分、年龄 80 岁以上急性损伤病人,发现他们在创伤中心的院内生存率可达 56%,而在非创伤医院则大幅降低至 8%[42]。

确定老年外伤病人的用药方案非常重要。β-受体阻滞剂、钙通道阻滞剂、利尿剂和能够减少后负荷的药物等可能使外伤病人的心肌功能无法及时增强,这一点对低血容量病人尤其关键。在老年病人中,大约有 20% 的冠心病病人和 10% 的高血压病人在服用 β-受体阻滞剂治疗[42]。因此,由进行性失血引起,或在复苏过程中出现持续低血容量的一个最关键

体征——心动过速——在应用 β-受体阻滞剂治疗的老年病人中不会出现。这将导致医师无法准确地解读老年病人的血流动力学参数,有时还可能有误导作用,延误治疗和复苏。然而,应当注意,迄今为止还没有证据支持需要对老年病人进行早期血流动力学监测。

对老年急性损伤病人可能有害的还有抗凝类药物,包括阿司匹林和氯吡格雷(波立维)、华法林等,这些药物的用量有时还可能高于治疗剂量。老年病人轻微跌倒也可造成颅内大量出血,如图 46-7 所示,两名病人预后极差。华法林可用于治疗心房颤动、深静脉血栓形成和人工心脏瓣膜病人。服用华法林的外伤性颅内出血老年病人的死亡率为 48%,而未接受抗凝治疗的同年龄组病人仅为 10%[42]。接受抗凝治疗的闭合性颅脑损伤老年病人,即使 CT 显示颅脑正常,也有可能发生危及生命的严重颅内出血,因此治疗时应格外注意。一项研究发现,轻微损伤、CT 扫描无异常的病人入院留观察有 70% 在入院 12 小时内恶化,格拉斯哥昏迷评分<10 分,随后发现严重颅内出血[42]。因此,对于闭合性颅脑损伤病人,必须及时逆转抗凝,特别是高于治疗剂量的抗凝,以减少并发症和死亡率。持续闭合性颅脑损伤的老年病人除死亡风险增加以外,还有很大一部分在伤后无法恢复功能独立。据估计,有 20% ~ 25% 的老年外伤病人要求转院至专业护理机构,以获得长期护理和康复治疗[40]。造成功能预后差的原因,包括年龄>75 岁、入院时休克、严重颅脑损伤和发生感染并发症。

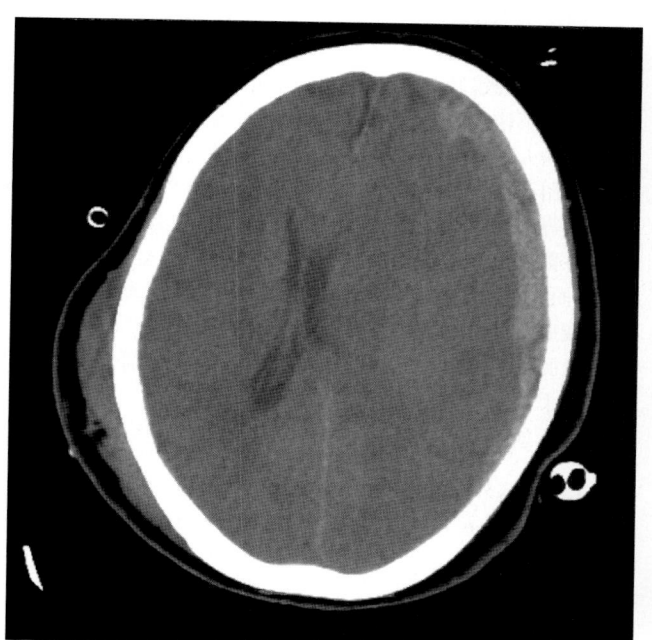
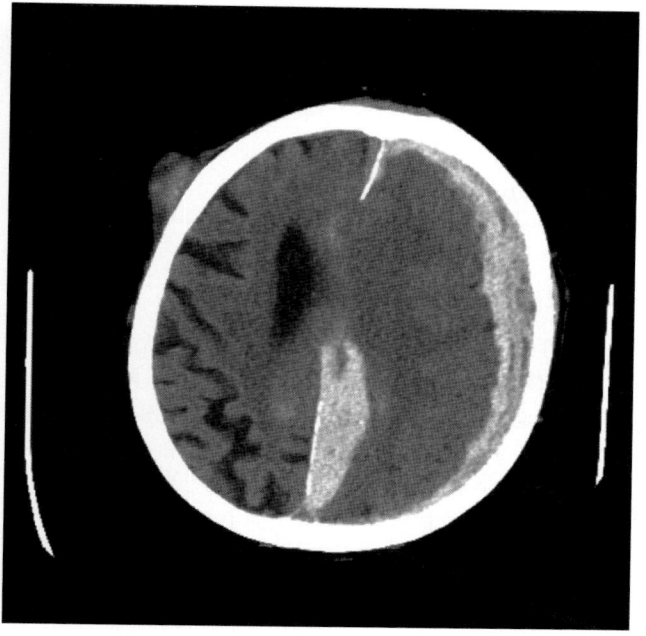

图 46-7　表面上微小的创伤也可造成严重的颅内出血。必须反复强调为老年病人及时逆转抗凝的重要性

在持续钝挫伤的老年病人中应特别注意的是骨盆及下肢骨折(图 46-8)。老年病人存在由于骨质疏松等基础疾病,极易发生此类损伤。此外,还有重要的一点是,这些损伤不仅增加老年病人的死亡率,同时还会造成行动不便,导致肺炎和肺不张、深静脉血栓形成和肺栓塞等并发症。这些损伤也容易导致功能障碍。骨盆骨折是老年人最严重的骨骼损伤[43]。

及时为下肢骨折的老年病人实施手术干预至关重要,有助于加快恢复并最大限度地使此类损伤导致的死亡率和并发症发生率降低到最小。在一项研究中,髋部骨折手术治疗延迟超过 2 天者,术后 1 年内的死亡风险可高出未延迟者的 2 倍[42]。

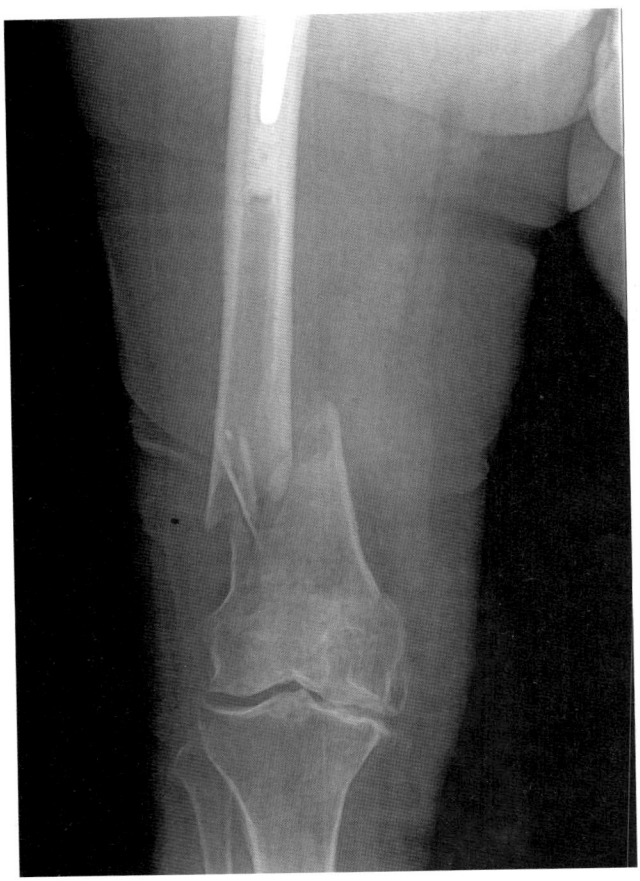

图 46-8　老年病人由于存在基础疾病（如骨质疏松等）极易发生长骨骨折，导致身体衰弱或死亡。有意思的是，该病人在发生创伤性长骨骨折之前数月，曾在跌倒后接受人工髋关节置换

微创手术

腹腔镜手术

老年病人接受腹部开放手术后，所需的术后护理要求可能更高、住院时间更长，并可能造成储备功能下降，增加术后康复和养老护理的需求。不过，随着腹腔镜手术经验的积累，加之腔镜手术疼痛小、住院时间短、并发症和死亡率低的特点，接受微创手术的老年病人已越来越多。腹腔镜的应用现在已经从胆囊切除扩展到了更复杂的手术，包括结肠切除术、胃切除术以及心脏手术。

腹腔镜手术减少了肺不张、胃肠道梗阻、伤口感染等常见的术后并发症的发生。老年外科病人的这些并发症容易进展为肺炎、深静脉血栓以及代谢和电解质紊乱[43]。由于腔镜手术创口小，术后疼痛少，病人功能恢复到术前水平（如早期下床活动）也更快，进而减少了长期卧床引起的并发症，例如深静脉血栓形成和肺功能受损所引起的肺炎等。后者对于老年病人尤为重要，因为长期住院治疗可能抑制病人的功能恢复，使其难以恢复到术前功能水平。与大型开放手术相比，腹腔镜手术还具有减少炎症、激素和代谢应激的优点。但是，这些优点必须与气腹和腹内压力增高、静脉回流减少所引起的

CO_2）潴留和血流动力学改变等潜在不利影响相权衡[44]。因此，为老年病人实施微创手术时必须制订个体化方案，充分考虑合并症和心肺储备功能低下的影响。这利于创造最佳手术条件，改善手术干预结果。

气腹导致 CO_2 潴留和腹内压力增高，从而影响心肺功能[44]。CO_2 气腹与高碳酸血症和酸中毒有关，后两者均对心肌有直接抑制作用[44]。据报道，高碳酸血症对于原先存在肺部疾病、有 CO_2 慢性潴留的病人较为不利，但此类病例很罕见。对于没有基础疾病的病人，可通过增加每分通气量来最大限度地减少此类问题。腹内压增高可导致心脏后负荷增高、外周血管阻力和全身平均血压升高，以及前负荷减少[44]。这可能会导致对心肌功能的抑制，对生理储备差的老年病人造成潜在严重后果。

腹腔镜手术期间应始终严格控制腹内压。腹内压力达 20mmHg 可导致充盈压和心输出量升高。然而，进一步提高腹内压力则会使中央静脉压和心输出量下降，如病人原先有心功能不全、功能储备差，可有生命危险。

虽然这些严重后果比较罕见，但医师在术前仍应充分了解腹腔镜手术所能引起的生理变化以及老年病人的生理特点，以便更好地控制各种因素，避免不良后果发生。维持足够的前负荷（即给予充足的静脉输液）和术中容量控制、谨慎进行机械通气、控制高碳酸血症和酸中毒，是老年病人安全微创手术的基本理念。同时，还应当牢记必须在老年病人腹腔镜手术过程中密切监测因气腹导致的呼吸道或血流动力学异常征象。

如发现上述异常，必须立即解除腹腔压力，等待病人恢复。研究表明，年龄>70 岁以及 ASA 分级为 3 级或 4 级的两类病人由腹腔镜转开腹胆囊切除的几率较高[45]。但是，这两个因素并不构成腹腔镜手术的禁忌证，因为转开腹手术并不会增加病人的总体并发症发生率和死亡率。腹腔镜微创手术尤其适用于排除老年病人外科急腹症。缺血性结肠炎和肠系膜缺血等病人腹部疼痛可不明确、不局限，如有基础合并症，征象将更难明确。此类病人由于储备功能差，全身麻醉风险较高，而且剖腹探查可能为阴性。多项研究分析显示，因急腹症行腹腔镜手术的病人中，约 41% 必须行开腹手术、10% 可通过腹腔镜治疗（即急性胆囊炎），还有 48% 无需手术，转而接受非手术治疗，从而避免了阴性剖腹探查[45]。因此，利用腹腔镜行急腹症探查对于老年病危病人具有重大价值。

腔内手术

腹主动脉瘤（abdominal aortic aneurysm，AAA）是一种主要累及老年男性病人的疾病。随着腹部 CT 扫描和腹部超声检查的普及，腹主动脉瘤的识别率大有提高。由于该病发病率随年龄增加，因此多数确诊病例为老年病人。实际上，55～60 岁时，腹主动脉瘤的发病率为 1% 左右，而到 80 岁以上时，发病率约为 10%[46]。一般认为老年病人，特别是 80 岁以上人，由于多有合并症并且心肺储备功能较差，无法耐受大型手术或长时间的全身麻醉手术，因此不适宜采取传统开放修复手术治疗。老年病人行主动脉瘤开放手术的围术期并发症和死亡率高于年轻病人。这一疾病可危及生命，然而，随着主动脉瘤腔内修复手术的出现，手术干预的风险-效益比已发生逆

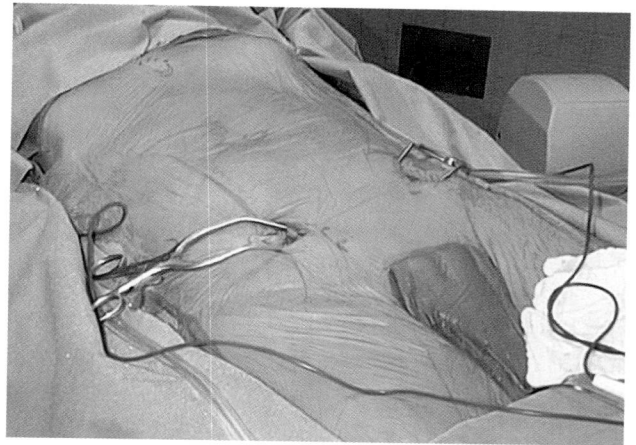

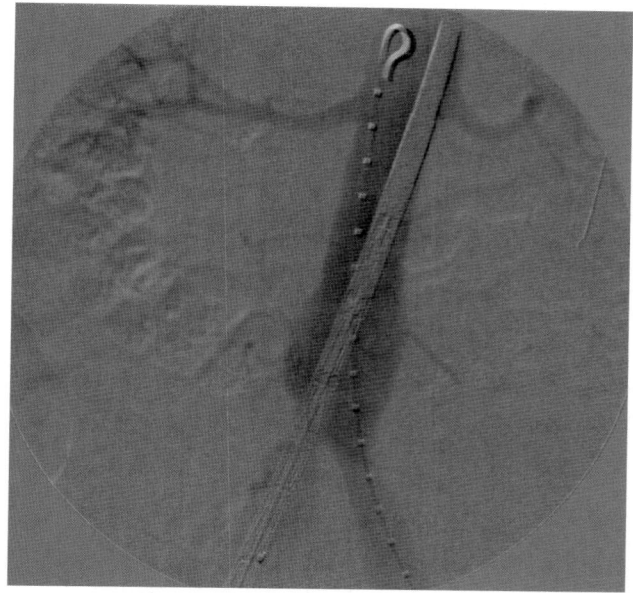

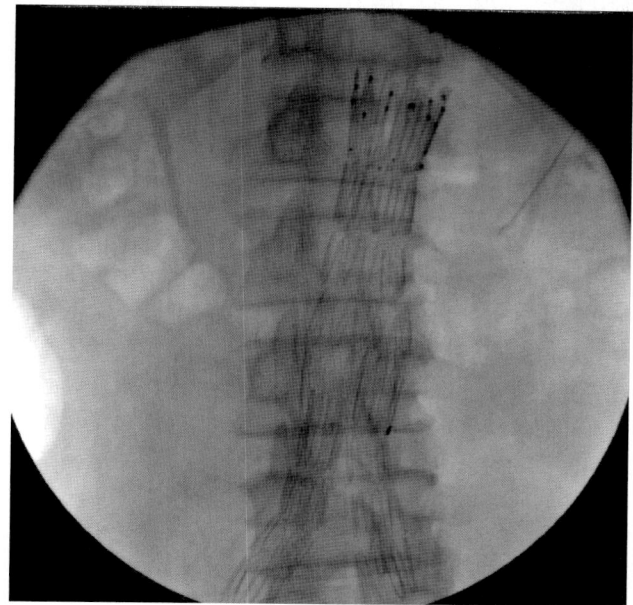

图 46-9　腹主动脉瘤腔内修复术(AAAS)可预防动脉瘤破裂,是适合该手术的老年病人的理想选择。这名 82 岁病人通过腹股沟小型切口接受了腹主动脉瘤和右髂总动脉瘤修复术,并于术后第 2 天出院

转。得益于微创手术的前述优点,病人接受择期腹主动脉瘤内修复术后,预期寿命得以延长。

研究表明,主动脉腔内修复术(endovascular aortic repair, EVAR)是可行、有效的治疗方法,适用于老年病人,包括此前被认为不适合接受开放修复手术的病人。EVAR 是一种微创手术,它通过股总动脉将人工支架置入主动脉管腔来修复主动脉夹层。与腹主动脉瘤开放修复术相比,EVAR 可显著减少麻醉和手术时间、失血量、重症监护需要、住院时间和术后主要并发症的发生率。老年病人 EVAR 术后最常见的并发症是肾功能不全。通常情况下,病人术后 1~2 天即可出院。由于支架通过双侧腹股沟切口置入,手术切口小,避免剖腹手术的大切口。图 46-9 展示了一位 82 岁病人通过双侧腹股沟入路行腹主动脉瘤合并右髂动脉瘤腔内修复术的情况,病人术后第二天即出院。对于可能无法耐受全身麻醉的高危病人,也可在硬膜外麻醉下进行该手术。据报道,动脉瘤破裂风险极高的病人,或者动脉瘤已破裂、血流动力学不稳定、无法耐受全身麻醉的病人,甚至可在局部麻醉下完成腔内修复[47]。显然,此情况仅见于个案报道,并不是当前的标准治疗。

医师应当谨慎考虑病人预期寿命和破裂风险,以评估手术干预的必要性。EVAR 仍然是适合老年病人的治疗方案。对于年老体弱、有多种合并症且预期寿命较短的病人,由于手术风险大于动脉瘤破裂风险,或者修复术后存活时间不长、手术收益不高的病人,可考虑非手术治疗。

甲状腺手术

甲状腺疾病的发病率随着年龄而增加。甲状腺疾病的病因、危险因素和表现在各年龄人群中均相似,因此不在此详述。然而值得注意的是,老年病人比年轻病人更常出现甲状腺功能亢进继发的心脏症状(如心房颤动等)。老年病人发现甲状腺结节(通常经体格检查发现)必须进一步检查。结节通常为单发,女性发生率比男性高 4 倍,因此在绝经后的老年女性病人中尤应引起重视。甲状腺结节是否需要手术干预应视结节特征而定(即良性或恶性、病人甲状腺功能正常或是甲状腺功能亢进)。此外,如果结节增大产生压迫症状,则必须手术干预。

乳头状癌在老年病人中多为散发,发病年龄呈正态分布,主要见于 30~59 岁病人。年龄>60 岁病人的乳头状癌发病率降低[48]。然而,年龄>60 岁病人的局部复发和远处转移风险却有增高。老年病人往往误以为医师不愿为老年甲状腺病人实施手术,从而延误手术治疗并导致肿瘤发生转移。年龄也是甲状腺滤泡癌病人的预后指标。年龄每增加 20 岁,甲状腺滤泡癌的死亡风险就提高 2.2 倍[49]。因此,老年分化型甲状腺癌病人的预后较年轻病人差。老年病人血管侵袭和囊外扩展的发生率也较高,这也是该人群预后较差的原因之一。高龄可增加甲状腺癌病人的死亡风险,Lahey 医院制定的 AMES 分类系统(年龄、转移、原发肿瘤范围和肿瘤大小)也将年龄因素列入其中。

未分化癌是具有高度侵袭性的甲状腺癌,占所有甲状腺恶性肿瘤的 1% 左右,预后极差。但是,它主要见于老年病人[50]。该低分化肿瘤可迅速侵占局部组织结构,使病人临床情况恶化,并最终导致气管阻塞。此类病人颈部可出现迅速增大的痛性肿物,伴有吞咽困难和颈椎压痛。该病将导致呼吸困难和呼吸道受损。不幸的是,由于该病侵袭性强、预后不佳,一般不尝试手术切除治疗。此外,放疗和化疗的效果也甚微。不过,如果出现气道堵塞,可能需要姑息性手术或永久性气管切开术以减轻呼吸窘迫症状。

甲状旁腺手术

老年人中约有2%(75岁以上女性中有3%)会发生原发性甲状旁腺功能亢进[51]。由于担心手术风险,医师一般仅在老年病人病情较重时才进行手术,但实际上甲状旁腺手术的并发症很低,死亡率几可忽略,而且治愈率高达95%～98%,因此是非常安全有效的治疗手段。有充分证据显示,手术通常可显著改善症状并大幅提高多数病人的生活质量。国家卫生研究院(NIH)专家共识研发计划建议,无论病人年龄多大,一旦确诊为原发性甲状旁腺功能亢进均应进行根治性治疗。无论病人年龄如何,手术干预的特异指征为肌酐清除率下降30%、24小时尿钙排泄量>400mg和骨密度降低[52,53]。

老年病人极易出现甲状旁腺功能亢进症的精神症状,严重者甚至可出现类似痴呆的状况。病人精神状态在甲状旁腺切除后往往可有明显改善。甲状旁腺功能亢进症的另一特异症状是甲状旁腺骨病,很容易被误诊为骨质疏松症,也可见于绝经后妇女。该症状伴有背部疼痛,并可能发生椎体骨折。其疼痛程度中等,可导致行动不便,因此严重影响了老年病人的生活质量。老年甲状旁腺功能亢进病人的骨密度一般可在甲状旁腺手术成功后2年内重新上升。

甲状旁腺局限性切除术的创伤较小,可作为老年病人的有效替代疗法。该方法适用于有多种合并症、手术风险或麻醉风险较高的病人。一项研究表明,采用锝-99m甲氧基异丁基异腈核素扫描术前定位高功能腺体、术中辅以甲状旁腺激素(PTH)检测,快速确认高分泌腺体已被切除,可准确完成老年病人的甲状旁腺局限性切除(图46-10)[51]。完成该"局限性"手术后,不需要再行双侧颈淋巴结清扫鉴定,也无需对剩余腺体活检以确定是否为高分泌。全段甲状旁腺激素的半衰期为3～4分钟。因此,术中切除疑为高分泌腺体后大约10分钟甲状旁腺激素水平即下降,提示病人术后有98%的几率恢复正常血钙水平[51]。

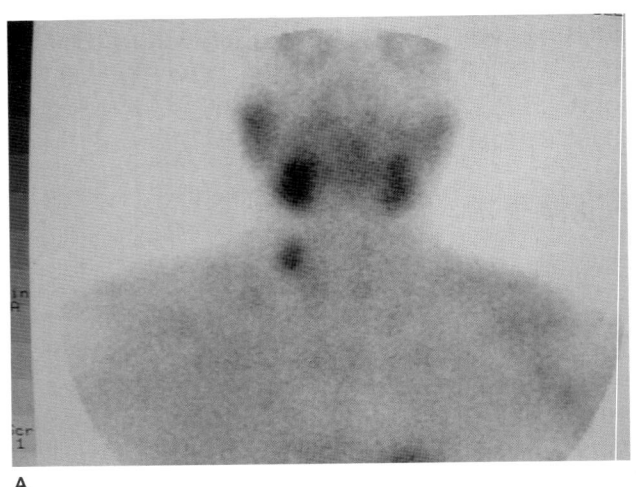
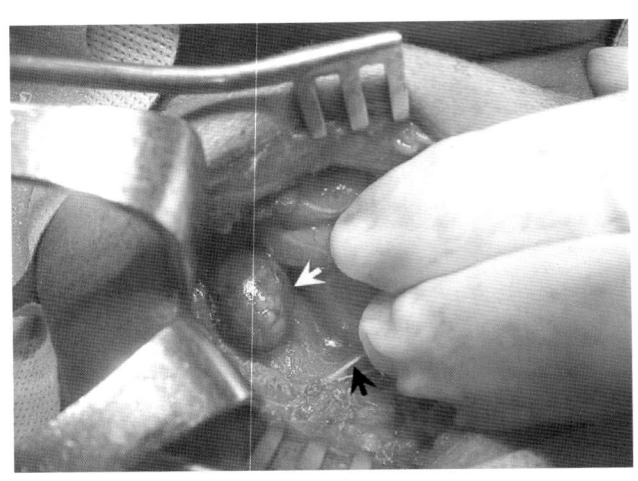

图46-10 老年甲状旁腺腺瘤病人,血钙水平和甲状旁腺激素水平升高。**A.** 核素扫描显示右上部腺瘤,帮助手术定位切口。**B.** 术中迅速找到1g重的垂体腺瘤(白色箭头处)。黑色箭头所指为喉返神经

姑息性手术

姑息性手术的定义是以减轻病人症状、提高生活质量为主要目的的,但对病人生存基本无改善的手术干预方法[54](见第48章)。目前患有晚期疾病的老年病人不断增多,相应地,外科医师也必须熟悉姑息治疗控制病情的概念。本概念的重点是通过最低限度的侵入性干预,为病人带来最大程度的益处。其最终目的是缓解终末期病人的症状、保证其生活质量。姑息性手术的范围很广,可包括减瘤手术(帮助提高化疗和放疗的效果)以及其他简单治疗操作,用以缓解顽固性呕吐、剧烈疼痛、恶病质和厌食症等症状。成功的姑息性手术能够在缓解症状的同时,又能小心地避免因手术本身引起的任何新症状。

在晚期疾病的治疗中,姑息性治疗往往存在年龄偏倚。与年轻病人相比,医师更倾向于为老年病人提供姑息治疗。在最近一项调查中,一个外科专家小组负责处理两起外科病例[35]。第一位病人是85岁女性,功能状态良好,因背部疼痛、黄疸、消瘦和呕吐接受检查。完善相关检查后,CT扫描发现病人胰头肿物,已侵犯肺门静脉。第二例病人症状完全相同,但年龄明显偏小。大多数外科医师选择为年轻病人实施大型手术干预,只有1/3的医师选择为老年病人进行同样的干预。多数医师只为老年病人提供姑息治疗。应当注意,选择手术干预的医师做出治疗决策的依据是病人术前的功能状态。在根治性治疗和姑息治疗两者中考虑时,应当权衡手术干预的风险和收益,以及手术对病人生活质量的影响。

目前并没有证据显示肿瘤无法行手术切除的老年病人接受姑息性手术的效果差于手术干预。而年轻病人接受姑息性干预的结局也并没有明显优于病情相同的老年

病人。因此,医师必须认识到年龄并不是手术干预的限制,应根据症状的严重程度和可预见的收益来制定个体化治疗方案。

　　姑息手术治疗的范围很广,例如可经皮非手术治疗恶性梗阻(图 46-11)、腹腔镜微创手术治疗危及生命的疾病等(图 46-12)。姑息手术的难点是确定病人症状的真正原因,并通过创伤较小的干预获得最大的收益。例如,治疗恶性胸腔积液时,应针对症状原因而不是积液本身进行治疗。对于终末期病人,只有当胸腔积液严重、造成呼吸困难时才应给予治疗[35]。终末期病人呼吸困难的原因可包括胸廓受限、先前的放疗造成肺纤维化、原发癌的浸润,或原发肿瘤向纵隔扩散造成早期气道阻塞等[35]。如果确定病人的呼吸困难主要是继发于恶性胸腔积液,则姑息治疗的目标应是肺扩张,最好采取永久性胸膜固定术治疗。用胸腔镜或创伤更大的胸廓切开术联合化学胸膜固定术可永久控制症状[35]。后一种治疗非常有效,可永久解除症状,但也因此会对部分晚期病人造成不必要的较大创伤。对于这部分病人,更好的办法是通过胸廓切开置管、胸腔内注射硬化剂实现胸膜固定[35]。也可通过VATS 等微创手术暴露胸膜,通过滑石粉胸膜固定术或置入胸腹膜分流管进行治疗[35]。

　　通过姑息治疗缓解症状并预防并发症,对于晚期胰腺癌和转移性结直肠癌病人的治疗十分重要。胰腺癌的诊断通常依据梗阻性黄疸,而此类病人中有 2/3 确诊时已为晚期。虽然病人疾病已为晚期,但仍可通过手术干预解除胆道梗阻、改善生活质量。经皮肝穿刺胆道支架植入术是分流术的替代方案,两者疗效相似,但前者早期并发症较少,死亡率较低。内镜下支架植入术是另一种可行方案。如果病人合并症不多,功能状态良好,也可通过手术干预明确诊断,并进行永久性胆道减压和胃引流。此外,开放手术中还可以实现的一种重要姑息治疗是化学性内脏神经切除术(即采用酒精等试剂阻滞腹腔神经丛)。该治疗能有效缓解因肿瘤浸润神经丛所引起的顽固性疼痛[35]。30% 的病人必定会发生胃出口梗阻,胃肠吻合术可有效预防此病。

　　对于结直肠癌已扩散的病人,姑息性手术的目的主要为缓解疼痛、梗阻或出血等症状。肠梗阻可通过肠旁路术或结肠造口分流得到缓解。肿瘤扩散最常见的部位是肝脏。肝转移不加治疗可引起疼痛、腹胀、黄疸和下腔静脉阻塞。发生肝转移的许多病人不适宜行手术切除,因此可考虑局部破坏、冷冻消融或射频消融治疗,也可经肝动脉给予化疗或采取放疗等传统治疗手段。全身糖皮质激素治疗可用于晚期肿瘤转移病人,以减少肝包膜肿胀引起的疼痛。如果出现骨转移,可通过放疗缓解疼痛,也可考虑预防性长骨固定以减少疼痛,并预防病理性骨折[35]。同样,脑部照射治疗和高剂量类固醇治疗也可能有助于降低因疾病转移所造成的颅内压升高、延缓神经系统症状和认知障碍发生,这对于维持病人的生活质量十分关键[35]。

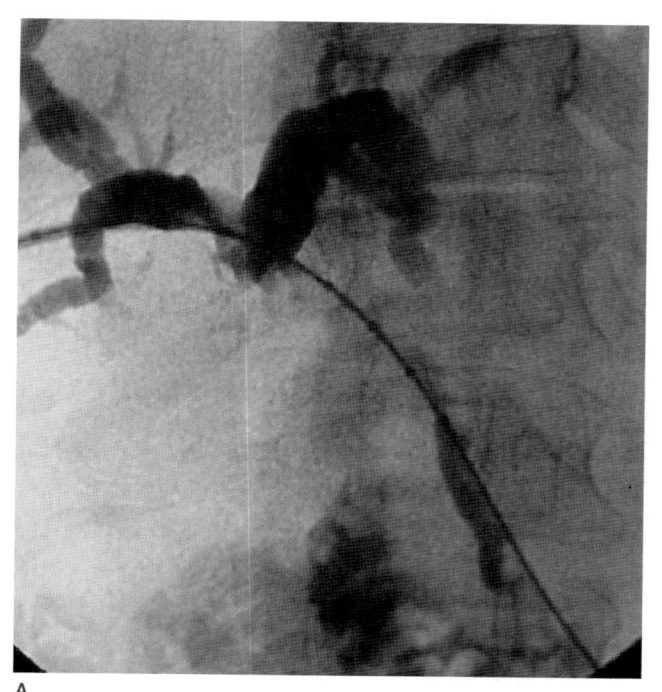
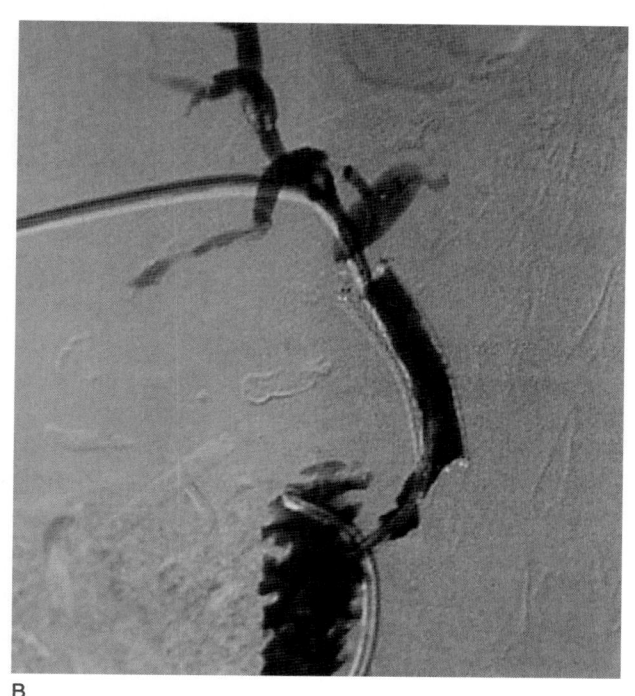

A　　　　　　　　　　　　　　　　　B

图 46-11　82 岁女性因患胆管癌梗阻性黄疸无法手术切除,目前接受姑息治疗。CT 扫描发现肝脏转移。**A.** 越过肝门梗阻处后,向胆总管远端放置支架,实现经皮胆道引流。**B.** 两天后,于梗阻处放置永久性金属支架

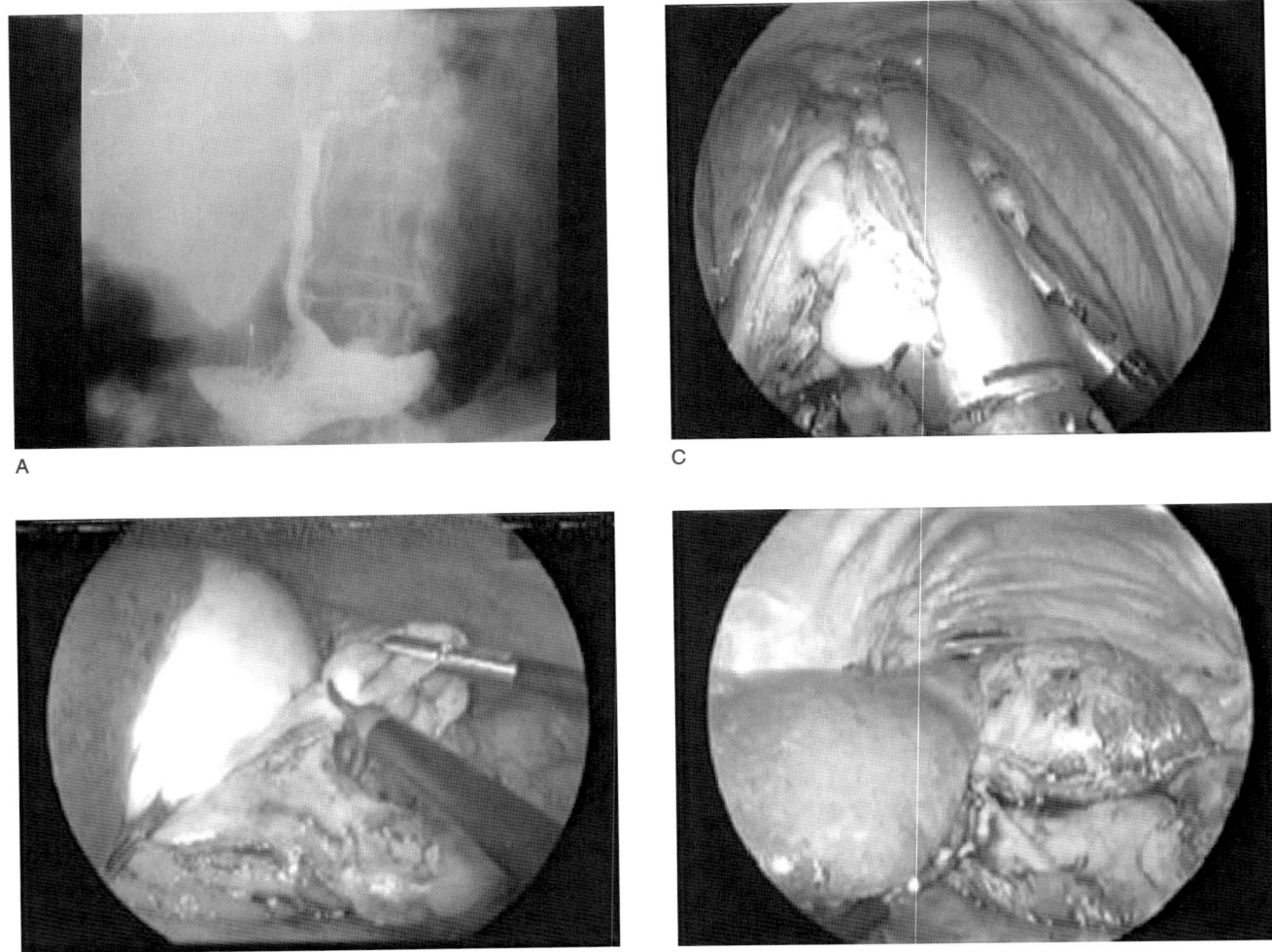

图 46-12　一位 85 岁的老年痴呆症男性病人因胃底间质瘤发生胃肠道出血,接受腹腔镜胃大部切除治疗。**A.** 上消化道造影检查显示肿瘤。**B.** 腹腔镜下以超声刀分离胃短动脉。**C.** 以 Endo-GIA 手术刀进入胃部。**D.** 切除肿物,随后通过腹腔镜取物袋将肿块取出

具体症状治疗

胃肠功能紊乱

疾病终末期病人往往由于疾病进展或治疗副作用而遭受多种症状的折磨。终末期病人发生恶心、呕吐的原因有多方面,主要包括各种药物或化疗、胃蠕动缓慢、胃肠道梗阻、肠系膜转移、胃肠道刺激、颅内转移引起的颅内压增高,或焦虑导致呕吐等。治疗应侧重预防脱水和进食状况差引起的营养不良。医师可给予病人止吐药,以控制恶心、呕吐症状。化疗前通过口服给药预防效果最好。无法耐受口服药物的病人也可采用栓剂或注射等其他制剂。

腹泻和便秘也是终末期病人常见的胃肠功能紊乱症状。便秘在长期应用镇痛药物的病人中尤为常见。便秘也可能因肿瘤侵袭所致肠梗阻、肿瘤转移引起高钙血症等代谢异常以及脱水而引起。脱水可使便秘进一步恶化,因此摄入充足液体往往有助于减轻症状。便秘可导致粪便梗阻、恶心和腹部绞痛。如果便秘与早期肠梗阻难以鉴别,可借助诊断检查加

以区分,但对于终末期病人应尽量避免此类操作。可采用大便软化剂和排便刺激药物治疗病人。番泻叶或比沙可啶等泻药有刺激肠蠕动的作用,可能引起腹泻,因此应谨慎使用。

腹泻也可由多种因素引起,包括药物、粪便嵌塞引起的大小便失禁、疾病本身引起、恶性肠梗阻,或通便治疗不当等。放射治疗可破坏肠黏膜,导致前列腺素释放及胆盐吸收不良,从而增加肠蠕动并引起腹泻。鉴别基础病因并加以妥善治疗后,可给予病人容积性泻药和阿片衍生物以帮助改善症状。

抑郁与虚弱

虚弱是指病人并未进行体力或脑力活动却感觉毫无精力,并伴有疲劳和全身乏力的症状[55]。Hinshaw 等发现,虚弱症状可见于约 90% 的病人,比疼痛的发生率更高,并可能影响病人生活质量[55]。这些症状多见于终末期病人。不过,该症状一经确定,医师即可提供适当的干预措施,努力改善病人生活质量并提高其功能状态。据报道,发生抑郁症的癌症病人往往有下丘脑-垂体-肾上腺轴功能亢进和 IL-6 水平上升。现已证实抑郁症病人的自然杀伤细胞活性下降,产生免疫抑

制的作用并削弱机体对肿瘤的反应[55]。随着疾病进展,疼痛控制差异及并发症的产生也可导致终末期病人出现抑郁症。肺癌和乳腺癌发生骨转移症导致高钙血症后,病人可发生嗜睡和抑郁等并发症。在考虑药物治疗减轻抑郁症状之前,医师应当尽可能控制上述因素。

抑郁和虚弱症状的恰当治疗必须个体化。如果病人功能状态良好,预测生存时间可达数月,则可进行抗抑郁的标准治疗。但是,如果预期生存期较短、抑郁症状进行性加重并影响生活质量,则采用精神兴奋剂更为适宜,因为其效果立竿见影、短期疗效更佳,而耐药性一般出现在 3 个月内[55]。低剂量的苯丙胺和哌甲酯等精神兴奋剂还可增加食欲,并且有助于减轻镇痛药物的镇静作用[55]。精神兴奋剂还能有效治疗虚弱症状,后者的临床表现一般与抑郁类似。不过,必须在正确评估和纠正虚弱症状的病因之后,方可给予药物治疗。这些病因包括药物(包括镇痛剂)、疼痛症状、贫血、脱水和感染以及代谢异常(如低钠、低钾血症和高钙血症等)。

恶病质与厌食症

恶病质是指疾病晚期病人分解代谢增强,出现进行性消瘦的症状;其突出症状包括厌食、体重减轻和虚弱[56]。随后病人肌肉和脂肪量下降,常可导致贫血、低白蛋白血症和低蛋白血症。这是长期营养不良的结果,而且靠短期营养支持和高营养饮食无法逆转[56]。癌症病人营养不良可出现恶病质,对抗癌药物、放疗和化疗的反应下降,生存率也随之降低[35]。恶病质的机制目前尚不清楚,但有一类假说称与慢性疾病病人 IL-6、肿瘤坏死因子和干扰素等介导的代谢变化有关[56]。

治疗恶病质首先应识别可纠正的病因。病人可能有代谢紊乱以及脱水等基础病因,必须妥善处理。疼痛控制不佳、贫血、睡眠障碍也可能会加剧恶病质的症状,导致营养不良和消瘦。此外,终末期疾病病人还经常有胃肠功能紊乱,存在便秘和恶心等症状,这些可能会导致厌食症。吸收不良在胰腺癌病人中较常见。补充胰酶可提高吸收能力并帮助改善营养状况。恶心呕吐症状也应适当治疗。医师应当排除营养不良的机械病因,因为这部分病因可通过肠道休息和鼻胃管减压等非手术方法或者手术干预得到有效治疗。

如果未发现可纠正的潜在异常,则地塞米松和泼尼松等药物治疗可能对病人有益,这两种药物可增加晚期癌症病人的食欲,改善生活质量[56]。此类药物起效快但持续时间短,因此应给终末期病人留作最后使用。其他药物,如孕激素药物甲地孕酮等也可刺激食欲,帮助恶病质病人增加体重[56]。

恶性肠梗阻

恶性肠梗阻病人常发生痉挛性腹痛与恶心、呕吐,这一并发症多继发于胃肠道恶性肿瘤晚期或由于肿瘤进展、壁外压迫肠管而引起。保守治疗对该症状有效,包括禁食、静脉输液和鼻胃管减压。然而,长期治疗往往比较困难。生长抑素类似物、止痛药和止吐药等药物治疗可以减少胃肠道分泌量,可用于缓解症状。奥曲肽可通过抑制肠道激素和生长激素降低胃肠分泌量,能够有效地缓解 70% 肠梗阻病人的症状,并减轻绞痛和恶心症状[56]。但是,病人有时仍需要短路手术、减压或分流造口等手术姑息治疗。

手术干预可永久减轻梗阻,使病人无需反复进行鼻胃管减压,因而提高了病人的舒适度。在一项研究中,40% ~ 70% 的病人在手术干预后自诉梗阻症状缓解[56]。医师必须权衡手术的益处与围术期死亡风险(为 12% ~20%)以及伤口感染、伤口愈合不良以及瘘形成所引起的潜在死亡率[56]。有腹水或多部位梗阻、功能状况及营养状况差、血清白蛋白水平<30g/L 的病人,姑息手术的风险大于益处[56]。不适宜接受手术的病人如果保守治疗失败,可考虑经皮造瘘术或空肠吻合[35]。

疼痛管理

顽固性疼痛是令终末期病人最痛苦的症状之一。伤害性疼痛可分为躯体疼痛、内脏疼痛或传入神经阻滞性疼痛[57,58]。受交感神经支配的脏器受肿瘤直接侵犯或压迫,发生拉伸或肿胀时可继发内脏疼痛。比较典型的例子是肿瘤转移,比如胰腺癌侵犯神经根或神经丛导致肝包膜受拉伸而发生疼痛。这种疼痛通常较不局限,疼痛性质难以形容。体细胞感受器受激活可发生躯体疼痛,疼痛一般较局限并且持续存在。一个常见的例子是骨转移。传入神经阻滞性疼痛又称神经痛,是由于肿瘤压迫或浸润导致中枢神经系统受损所造成的。这种疼痛往往比较严重,并可导致功能障碍,如病变侵犯腰骶丛或臂丛时可出现这一情况。

疼痛管理中通常使用的药物是非阿片类药物,包括对乙酰氨基酚和非甾体类复合物等[56]。这些药物常可结合阿片类药物使用,以改善镇痛效果。疼痛管理中另一种为人熟知的药物是阿片类药物,包括可待因及其他强效制剂如吗啡、羟考酮、美沙酮、氢吗啡酮和芬太尼等。糖皮质激素、抗抑郁药、肌肉松弛剂和特定的抗惊厥药物可作为辅助剂与阿片类、非阿片类药物联用,产生协同效应。初步评估病人时,应尝试评估疼痛的严重程度、缓解因素和加重因素,以及常用于描述疼痛的其他定性特征。然后根据病人个体情况确定最佳治疗方法。治疗时应以病人的舒适度为优先,并注意治疗可能影响疗效的相关合并症。例如,病人如有吞咽困难,可能无法口服药物或者服用药物十分痛苦、出汗可能会使贴剂无法贴合在皮肤上、消瘦和恶病质可能导致肌肉注射和皮下注射极其疼痛。如果病人呕吐或腹泻频繁,则不适宜经口或直肠给药。口服给药是最常用的给药方法,面颊给药和舌下给药的方法对于吞咽困难病人尤其有效[56]。口服液形式的药物也十分有用。还可以采用静脉注射以及其他侵入性更强的给药方法。

治疗术后疼痛的药物剂量大多数根据病人需要而定。然而,终末期病人的慢性、消耗性、持续性疼痛需要全天候用药、采用缓释药物治疗或速效药物冲击治疗。目前,疼痛管理的一个有效方法是使用具有长效镇痛效果的镇痛剂。芬太尼透皮贴剂的镇痛效果明显,无需反复多次用药,尤其有助于慢性疼痛治疗。贴剂每 72 小时使用一片,程度较剧烈、持续时间较长的疼痛可缩短到每 48 小时一片。

医师应反复评估病人的疼痛程度,并相应调整用药剂量。疼痛严重程度一般采用 1 ~ 10 的评分来衡量,如果病人采用当前治疗方案疼痛评分在 3 ~ 6 分,则剂量可相应增加 25% ~ 50%;如病人疼痛评分在 7 ~ 10 分,则剂量可增加 50% ~ 100%[56]。

非甾体消炎药能够有效地控制轻度至中度的躯体疼痛以及炎症相关疼痛。非甾体消炎药(如阿司匹林、布洛芬、萘普生以及对乙酰氨基酚等)控制骨转移疼痛特别有效。这些药物存在"天花板效应",当药物剂量超过一定值时,镇痛效果即不再提高[59]。老年病人应慎用此类药物,以避免发生谵妄以及消化道出血、肾衰竭等其他毒副作用。非甾体消炎药可与可待因等阿片类药物联用,以增加镇痛效果。如果疼痛控制效果仍不佳,可考虑采用更强效的阿片类药物,如吗啡、氢吗啡酮和芬太尼等。

哌替啶等短效镇痛剂的半衰期为 2.5～3 小时,应避免用此类药物治疗慢性疼痛[56]。哌替啶口服无效,因此仅能通过静脉给药,给药途径比较单一。此外,它还能产生有毒中间体,引起中枢神经系统毒性,导致震颤、精神错乱或癫痫等。这些中间体还可能降低癫痫发作阈值[56]。

长期使用止痛药可出现多种副作用,其中最常见的是胃肠道症状。阿片类药物最常见的副作用是便秘,由于药物减少肠蠕动、促进肠道吸收所引起[56]。因此,使用阿片类治疗的所有病人也应合用大便软化剂以避免便秘。必须注意,部分病人在大型伤口护理之前或运送往他处的过程中,对止痛药物需求量可能增加。

采用高剂量阿片类药物治疗时应慎防呼吸抑制。该并发症在阿片类药物持续治疗>36 小时的病人中较少见[56]。病人可在 36 小时内对阿片类药物的呼吸抑制作用产生耐受,因此该疗法对终末期病人相对安全[56]。医师不应过分担心病人发生药物成瘾而不提供充足的镇痛治疗。药物成瘾的定义是由于疼痛管理以外的原因,在明知药物有害的情况下仍然执着地寻求药物。终末期病人需要止痛药物来控制严重的顽固性疼痛、改善生活质量,但此类病人很少出现成瘾症状。

伦理问题

伦理和临终护理问题一直是老年病人治疗中的重点和难点,在疾病晚期病人中尤甚。随着现代疗法和重症监护的效果不断提高,病人已经可以借助医疗技术无限期维持生命,这一现状更加凸显了上述问题的重要性。因此,医师应在病程早期即对此予以重视,尽早与病人和家属沟通预后、治疗方案、替代方案和终末期护理计划等内容。制订明确的终末期护理计划有助于根治性治疗向姑息治疗平缓过渡。医师应尽早与病人、家属及医务人员讨论临终护理、撤销和维持呼吸机、医疗无效等关键问题。

目前,"医疗无效"在实际操作和临床方面的定义仍存在争议。美国胸科协会指出,"当证据和经验均表明医疗干预已基本不可能对病人的生存产生有意义的结果时,即认为维持生命干预属无效",并强调应同等重视病人生存期和生活质量[55]。表 46-3 总结了老年外科病人的伦理决策目标。

表 46-3　老年外科病人的伦理决策
1. 认识"医疗无效"的定义;医师无需提供无效的生命维持治疗。
2. 根据《病人自决法案》的规定,明确病人有关生命维持治疗的意愿(即预先指示、生前遗嘱、不进行复苏)。
3. 尊重病人的自主权:病人有权接受和拒绝治疗,无论其决定的后果如何。 　• 确保病人自主决定时意识健全。 　• 病人可委托决策代理人,在病人意识不清的情况下代替其本人做出决定。

在实际临床实践中,其实很难预测具体治疗是否为"无效"。目前有多种预后测量手段可通过病人的客观数据更好地判断医疗无效。例如,急性生理学和慢性健康评估评分可作为预后的定量预测工具。不过,这仍属于一般化的评分系统,虽然可以预测总死亡率,却很难实现个体化预测。但是,这一系统依然可帮助病人通过预先指示、生前遗嘱、不进行复苏(DNR)的指示等方式明确其生命维持治疗的意愿,避免无谓地延长无效治疗。当认为生命维持治疗属于"医疗无效"时,医师不再需要提供该治疗。在这种情况下,即使病人或家属提出要求,也无需继续积极治疗。应当注意,姑息治疗与安乐死不同,并且受法律保护,即使因治疗的双重效应加速死亡的发生,医师也无需承担责任。双重效应的定义是由善意行为导致有害结果的现象[56]。因此,医师不会因治疗方案与病人家属的意见存在分歧而承担法律责任。

病人有做出临终决策的自主权,病人决定的优先权高于医师对最佳治疗的判断。病人有权拒绝治疗,即使该决定可能延误适当治疗或可导致其本人死亡也不例外[56]。不过,此类决定必须在病人意识健全的情况下记录。病人委托代理人的决定等同于病人本人意愿,因此代理人负有完全决策责任。医师无需提供无效治疗。美国《病人自决法案》允许病人在治疗之前以预先指示和生前遗嘱的形式记录其对生命维持治疗和复苏的个人决定[54]。这些记录代表了病人有关生命支持措施的意愿。此外,病人可以指定一名决策代理人,当病人本人意识不清时,代理人可替本人做出医疗相关决策[54]。尽管有这些规定,但在病情彻底恶化之前做出必要安排的病人仍属少数。此外,医师也极少在病人无望康复之前与病人及家属交代这些问题。不幸的是,大多数 DNR 指示都是在病人临终前几天下达的。这个问题必须始终在病人接受手术前交代清楚。同时,还必须知道在手术室中可以暂时不执行 DNR 指示,这对于医师和病人都是好事。这是因为在手术室中发生的严重事件均为亚急性、可逆事件,在严密监护下均可立即发现。实行必要的干预措施可获得很好的控制效果,而在手术室外则很难做到这一点。总之,手术治疗老年病人的四大目标如下:

1. 及时诊断疾病和病情进展、提供适当干预,摒弃年龄偏倚,不受老年病人并发症和死亡率较高的错误论断影响。

2. 综合考虑老年病人的生理特点,进行周密的术前评估,为老年病人提供最佳手术干预,从而改善临床结局。

3. 通过干预措施最大限度地延长病人的寿命,同时不影响其生活质量和自主生活能力。

4. 无法手术治愈时,可通过姑息治疗缓解症状。

因此,外科医师在治疗老年病人时必须仔细挑选病人、准确评估风险因素,以降低术后并发症和死亡率,并在不影响病人器官功能的前提下完成高质量的手术干预。

(蔡守旺　解基良　译)

参考文献

亮蓝色标记的是主要参考文献。

1. O'Connell JB, Maggard MA, Ko CY: Cancer-directed surgery for localized disease: Decrease utilization in the elderly. *Ann Surg Oncol* 11:962, 2004.

2. Jaklitsch MT, Bueno R, Swanson SJ, et al: New surgical options for elderly lung cancer patients. *Chest* 116:480, 1999.

3. Asmis TR, Ding K, Seymour L et al: Age and comorbidity as independent

factors in the treatment of non-small cell lung cancer: A review of National Cancer Institute of Canada Clinical Trials Group Trials. *J Clin Oncol* 26:54, 2008.

4. Richardson J, Cocanour C, Kern J, et al: Perioperative risk assessment in the elderly and high risk patients. *J Am Coll Surg* 199:133, 2004.

5. Williams SL, Jones PB, Pofahl WE: Preoperative management of the older patient—A surgeon's perspective: Part 1. *Clin Geriatr* 14:24, 2006.

6. Zenilman ME: Surgery in the elderly. *Curr Probl Surg* 35:99, 1998.

7. Lyon C, Clark DC: Diagnosis of acute abdominal pain in older patients. *Am Fam Physician* 74:1537, 2006.

8. Muravchick S: Preoperative assessment of the elderly patient. *Anesthesiol Clin North Am* 18:71, 2000.

9. Hazen SE, Larsen PD, Martin JL: General anesthesia and elderly surgical patients. *AORN J* 65:819, 1997.

10. Pasetto LM, Lise M, Monfardini S: Preoperative assessment of elderly cancer patients. *Crit Rev Oncol Hematol* 64:10, 2007.

11. Ramesh HS, Pope D, Gennari R, et al: Optimising surgical management of elderly cancer patients. *World J Surg Oncol* 3:17, 2005.

12. Loran DB, Zwischenberger JB, et al: Thoracic surgery in the elderly. *J Amer Coll Surg* 199:773, 2004.

13. Jaklitsch MT, et al: Thoracoscopic surgery in elderly lung cancer patients. *Crit Rev Oncol Hematol* 49:169, 2004.

14. Ergina PL: Preoperative care of the elderly surgical patient. *World J Surg* 17:192, 1993.

15. Beck LH: Perioperative renal, fluid, and electrolyte management. *Clin Geriatr Med* 6:557, 1990.

16. Chen X, Xhao M, White PF, et al: The recovery of cognitive function after general anesthesia in elderly patients: a comparison of desflurane and sevoflurane. *Anesth Analg* 93:1489, 2001.

17. Rosenthal RA: Nutritional concerns in the older surgical patient. *J Am Coll Surg* 199:785, 2004.

18. Cerillo AG, Kodami AA, Solinas M, et al: Aortic valve surgery in the elderly patient: A retrospective review. *Interact Cardiovasc Thorac Surg* 6:308, 2007.

19. Srinivasan AK, Oo AY, Grayson AD, et al: Mid-term survival after cardiac surgery in elderly patients: Analysis of predictors for increased mortality. *Interact Cardiovasc Thorac Surg* 3:289, 2004.

20. Davis EA, Gardner TJ, Gillinov AM, et al: Valvular disease in the elderly: Influence on surgical results. *Ann Thorac Surg* 55:333, 1993.

21. Richmond TS, Kaunder D, Strumpf N, et al: Characteristics and outcomes of serious traumatic injury in older adults. *J Am Geriatr Soc* 50:215, 2002.

22. Aziz S, Grover FL: Cardiovascular surgery in the elderly. *Cardiol Clin* 17:213, 1999.

23. Fabrizii V, Winkelmayer WC, Klauser R, et al: Patient and graft survival in older kidney transplant recipients: Does age matter? *J Am Soc Nephrol* 15:1052, 2004.

24. Rao PS, Merion RM, Ashby VB, et al: Renal transplantation in elderly patients older than 70 years of age: Results from the Scientific Registry of Transplant Recipients. *Transplantation* 83:1069, 2007.

25. Andres A, Morales JM, et al: Double versus single renal allografts from aged donors. *Transplantation* 69:2060, 2000.

26. Giordano SH, Hortobagyi GN, Kau SC, et al: Breast cancer treatment guidelines in older women. *J Clin Oncol* 23: 783, 2005.

27. Hoekstra HJ: Cancer surgery in the elderly. *Eur J Cancer* 37:S235, 2001.

28. Dellapasqua S, Colleoni M, Castiglione M, et al: New criteria for selecting elderly patients for breast cancer adjuvant treatment studies. *Oncologist* 12:952, 2007.

29. Scalliet P, Kirkove C: Breast cancer in elderly women: Can radiotherapy be omitted? *Eur J Cancer* 43:2264, 2007.

30. Gennari R: Breast cancer in elderly women. Optimizing the treatment. *Breast Cancer Res Treat* 110:199, 2008.

31. Yood MU, Owusu C, Buist DSM, et al: Mortality impact of less than standard treatment in older breast cancer patients. *J Amer Coll Surg* 206:66, 2008.

32. Wildiers H, Kunkler I, Biganzoli L, et al: Management of breast cancer in elderly individuals: Recommendations of the International Society of Geriatric Oncology. *Lancet Oncol* 8:1101, 2007.

33. Tan E, Tilney H, Thompson M, et al: The United Kingdom National Bowel Cancer Project: Epidemiology and surgical risk in the elderly. *Eur J Cancer* 43:2285, 2007.

34. Amemiya T, Oda K, Ando M, et al: Activities of daily living and quality of life of elderly patients after elective surgery for gastric and colorectal cancers. *Ann Surg* 246:222, 2007.

35. Chang GJ, Skibber JM, Feig BW: Are we undertreating rectal cancer in the elderly? *Ann Surg* 246:215, 2007.

36. McCahill LE, Krouse RS, Chu DZ, et al: Decision making in palliative surgery. *J Am Coll Surg* 195:411, 2002.

37. Kahi CJ, et al: Survival of elderly persons undergoing colonoscopy: Implications for colorectal cancer screening and surveillance. *Gastrointest Endosc* 66:544, 2007.

38. Mery CM, Pappas AN, Bueno R et al: Similar long-term survival of elderly patients with non-small cell lung cancer treated with lobectomy or wedge resection within the surveillance, epidemiology and end results database. *Chest* 28:237, 2005.

39. Cattaneo SM, Park BJ, Wilton AS, et al: Use of video-assisted thoracic surgery for lobectomy in the elderly results in fewer complications. *Ann Thoracic Surg* 85:231, 2008.

40. Richmond TS, Kaunder D, et al: Characteristics and outcomes of serious traumatic injuries in older adults. *J Am Geriatr Soc* 50:215, 2002.

41. Rubenstein LZ, Josephson KR: The epidemiology of falls and syncope. *Clin Geriatr Med* 18:141, 2002.

42. Chang TT, Schecter WP: Injury in the elderly and end-of-life decisions. *Surg Clin North Am* 87:229, 2007.

43. Stewart BT, Stitz RW, Lumley JW: Laparoscopically assisted colorectal surgery in the elderly. *Br J Surg* 86:938, 1999.

44. Ballista-Lopez C, Cid JA, Poves I, et al: Laparoscopic surgery in the elderly patient: Experience of a single laparoscopic unit. *Surg Endosc* 17:333, 2003.

45. Rosenthal RA, Zenilman ME, Katlic MR (eds): *Principles and Practice of Geriatric Surgery*. New York: Springer-Verlag, 2001.

46. Biebl M, Lau LL, Hakaim AG, et al: Midterm outcomes of endovascular abdominal aortic aneurysm repair in octogenarians: A single institution's experience. *J Vasc Surg* 40:435, 2004.

47. Morales JP, Irani FG, Junes KG, et al: Endovascular repair of a ruptured aortic aneurysm under local anesthesia. *Brit J Radiol* 78:62, 2005.

48. McConahey WM, Hay ID, Wodner LB, et al: Papillary thyroid cancer treated at the Mayo Clinic, 1946–1970: Initial manifestations, pathologic findings, therapy and outcome. *Mayo Clin Proc* 61:978, 1986.

49. Mueller-Gaertner H, Brzac HT, Rehpenning W: Prognostic indices for tumor relapse and tumor mortality in follicular thyroid carcinoma. *Cancer* 67:1903, 1991.

50. Har-El G, Sidi J, Segal K, et al: Thyroid cancer in patients 70 years of age or older. *Ann Otol Rhinol Laryngol* 96:403, 1987.

51. Irvin GL, Carneiro DM: "Limited" parathyroidectomy in geriatric patients. *Ann Surg* 233:612, 2001.

52. Sheldon DG, Lee FT, Neil NJ, et al: Surgical treatment of hyperparathyroidism improves health related quality of life. *Arch Surg* 137:1022, 2002.

53. Consensus Development Conference Panel: NIH conference. Diagnosis and management of asymptomatic primary hyperparathyroidism: Consensus development conference statement. *Ann Intern Med* 114:593, 1991.

54. Sullivan DJ, Hansen-Flaschen J: Termination of life support after major trauma. *Surg Clin North Am* 80:1055, 2000.

55. Hinshaw DB, Carnahan JM, Johnson DL: Depression, anxiety, and asthenia in advanced illness. *J Am Coll Surg* 195:271, 2002.

56. Dunn GP, Milch RA, Mosenthal AC, et al: Palliative care by the surgeon. *J Am Coll Surg* 194:509, 2002.

57. Conner SR: *Hospice: Practice, Pitfalls and Promise*. Washington: Taylor and Francis, 1988.

58. Sheehan DC, Forman WB: *Hospice and Palliative Care Concepts and Practice*. Boston: Jones and Bartlett, 1996.

59. Breen CM, Abernethy AP, Abbott KM, et al: Conflict associated with decisions to limit life-sustaining treatment in intensive care units. *J Gen Intern Med* 16:283, 2001.

第47章

外科手术病人的麻醉

Robert S. Dorian

关键点

1. 麻醉和外科这种跨学科的交流体现了学科间的相互合作。许多外科医生对麻醉的发展作出了重要贡献。反过来,麻醉学的发展又为更复杂的外科手术提供了有力保障。
2. 麻醉医师的作用已扩大到成为围手术医师。麻醉医师的工作包括术前评估病人、实施麻醉,进行术后镇痛。
3. 危重病医学和疼痛学使麻醉学领域进一步扩大。麻醉后监护病房演进为重症监护病房,麻醉科医生对急性和慢性疼痛综合征的治疗对疼痛医学的专业化做出了突出贡献。
4. 新的气道和气管插管设备,如喉罩气道和视频喉镜,以及 ASA 颁布的气道管理指南,有效控制气道并且改进了常规的气道管理和困难气道的应对。
5. 蛋白质组学的研究将导致麻醉药使用的个体化,最大限度地减少各类麻醉药物的副作用。

真正的合作

麻醉学是一门集中体现了对意识、疼痛和运动进行控制的学科。麻醉学领域包括与病人密切相关的围术期麻醉管理、疼痛管理以及危重症医学。手术和麻醉领域是真正的协作、相辅相成,使重症病人得到医治,使门诊和行微创手术的病人迅速康复。

麻醉学发展简史

麻醉的发现是美国对世界开创性贡献之一。随着感染的控制和输血,麻醉使外科学占据其在医学领域的根本地位。在 19 世纪 40 年代现代麻醉学发展之前,曾经尝试许多麻醉性物品和方法试图缓解疼痛和改善手术条件,如鸦片、酒精、暴露于寒冷、周围神经压迫、颈动脉收缩产生昏迷、催眠(催眠术),但都证明不尽如人意,只能满足实施简单手术。以往的手术当中往往需要几位助手来束缚病人,最坚韧的医生才能忍受在手术室听到的惨叫声。查尔斯·达尔文曾目睹了两个这样的手术:"手术完成之前即匆匆离开,几乎没有任何诱因让我有勇气再次经历这种惨不忍睹的场面,这发生在氯仿问世之前。这两个病例困扰了我足有一年多的时间"[1]。

现代麻醉学的开端

1842 年,Crawford Long(1815—1878 年),一名格鲁吉亚乡村医生,以乙醚进行麻醉诱导,完成了两个颈部小肿瘤的手术切除。对乙醚的认识已超过 800 年,但没有用于镇痛。在 19 世纪中叶,乙醚成为一种廉价的、流行的娱乐性药物,被美国医学生用作"乙醚娱乐。"虽然 Long 的实验证实了乙醚的镇痛作用,但直到 1848 年他才在 *Southern Medical Journal* 公开发表这个结果,由于公布时间太晚而不能成为公认的麻醉发现者[2]。

虽然早在 1800 年,Humphrey Davy(1778—1829 年)即建议在手术过程中使用氧化亚氮来缓解疼痛,但是直到 1844 年,牙医 Horace Wells(1815—1848 年)才深入探讨了这种用法。Wells 敏锐地观察到,一名受伤男子吸入"笑气"氧化亚氮后,并没有感觉疼痛。Wells 在自己身上试验,在 1845 年试图在美国哈佛大学医学院的牙科手术中验证氧化亚氮的镇痛作用。但公开演示失败了,因为笑气镇痛的属性并不足以作为使所有病人得到麻醉。Wells 再也没有从他的羞辱的经历中恢复过来,并最终自杀。但他确实为公认的使用从 19 世纪至今一直沿用的氧化亚氮麻醉的第一人。

乙醚时代

William Morton(1819—1868 年)是一名牙医,是 Horace Wells 的合作伙伴。在研究麻醉过程中,Morton 离开了哈特福德 Conn,并在波士顿建立自己的实验室。他用乙醚代替一氧化二氮继续他在麻醉的兴趣,证实了乙醚确实是一个不错的选择,因为它的镇痛剂量可以保持呼吸和心血管系统稳定,其药效很强,可以应用于呼吸空气下不导致低氧血症。他对狗实行乙醚麻醉,然后为同事拔牙时用乙醚。1846 年 10 月 16 日,Morton 和 Johns Collins Warren(杰出的外科医生、马萨诸塞州总医院的创始人之一)公开演示将乙醚用作手术麻醉。参加手术的圆形剧场中有几个外科医生、医学生和报社记者。使用吸入诱导麻醉后,Warren 成功地从病人的颈部切除一个血管瘤,并且没有不良反应。Warren 是 *Boston Medical and Surgical Journal*(现为 *The New England Journal of Medicine*)的鼻祖,1846 年 11 月,由 Henry J. Bigelow 公开发表了这项研究结果[3]。Warren 和 Bigelow 的成果使相当大手术的麻醉成为可能,此消息作为新闻迅速传播,世界各地的外科医生迅速采取这项"美国人的发明。"马萨诸塞州总医院恢复和保存了当时用于演示的原始的圆形剧场,现在被称为"乙醚圆顶"。它被指定为首次公开展示的、一个国家历史纪念注册的里程碑,不是发现,而是将乙醚作为麻醉剂使用。

第一位麻醉学家

John Snow(1813—1858 年)将麻醉科学做成一门艺术。他是一位受人尊敬的伦敦医生,一个敏锐的观察者,他应用科学的方法探讨了乙醚、氯仿和其他麻醉剂的药理学临床特性,并在 1847 年出版的 *the Five Degrees of Etherization* 中做了的详细说明。他大大改善了麻醉设备,并且很好的总结了病人麻醉管理的临床技术。作为当时麻醉界的领军人物,他将麻醉药物应用于王室,包括成功地将氯仿用于 Victoria 女王的王子 Leopold 出生。女王的祝愿"祝福氯仿"消除了道德和社会伦理的干扰,进而增加了公众对分娩期间缓解疼痛的意识和对氯仿的认识。James Simpson(1811—1870 年),在英国推广氯仿的狭窄的治疗指数并大大增加了对麻醉师的临床需求。由于维持心血管疾病和呼吸系统系统功能的作用,乙醚在美国广泛应用于医院内部的工作人员、医学生或护士。Snow 鼓励加强麻醉医师的管理，并认为应当和有必要为此专业设置专门的医生。Snow 和其他在麻醉的英国医生如 Joseph Clover（1825—1882 年）、Frederick Hewitt（1857—1916 年）创建了 19 世纪后半叶著名的麻醉医师标准。这种良好的专业气氛，促进了麻醉界基本框架的形成并在英国著名的 *British Medical Journal* 和 *Lancet* 杂志发表了相关的论文，而几年前美国也出现过这类组织[4]。

可卡因：第一种局部麻醉药

古代印第安人将可可叶作为一种兴奋剂，当时可能已经知道它具有局部麻醉的属性，据称咀嚼可可叶和由此产生的口水滴落在伤口上可以促进愈合。1860 年合成从可可叶提取的活性生物碱，德国化学家 Albert Niemann 称"麻木的舌神经，没有感觉"[5]。弗洛伊德（Sigmund Freud，1856—1939 年）收到默克公司提供的可卡因，研究其属性，并在 1884 年写了著名的专著"Uber Coca"。弗洛伊德主要的兴趣在对兴奋剂和可卡因欣快效果的研究，并试图用它来治疗吗啡成瘾。Freud 和 Karl Koller（1857—1944 年，一名眼科实习生），进行了与可卡因相关的生理实验，并测量其对肌肉力量的影响。虽然他们都指出，吞咽药物可以引起舌麻木，但 Koller 首先将其注入了自己的角膜，其作为局部麻醉剂的使用报告轰动了医学界。不久之后，年轻的美国外科医生 William Halstead（1852—1922 年）和 Richard Hall 描述了皮内注射可卡因，并首先使用它进行面部神经、臂丛神经和会阴部和胫后神经的区域麻醉[6]。Halstead 后来成为约翰霍普金斯大学的第一位手术教授，他保持了 30 年首席教授的荣誉。作为现代外科学的奠基人之一，他创立了淋巴结清扫的乳癌根治术，并首先使用橡胶手套进行手术。由于在自己身上亲自试验，Halstead 和其他早期的研究人员对可卡因成瘾[7]。可卡因的毒性作用促进和加速了新型麻醉药的开发，1905 年和 1943 年普鲁卡因和利多卡因双双问世。

纽约神经学家 Leonard Corning（1855—1923 年）研究了 Halstead 和 Hall 的区域阻滞效果，在狗身上研究局部麻醉的效果，并把他的发现应用到人类，在 1886 年发表了关于局部麻醉的第一本教科书。在对狗的脊髓神经进行实验后，他为一位病人硬膜内注入可卡因，把它称为脊髓麻醉，并且指出这可能对手术有用[8]。但是他的建议至少被搁置了 10 年之久，直到著名的德国外科医生 August Bier（1861—1949 年）做了首例脊髓麻醉。这一横跨大西洋和跨麻醉和手术的专业的思想交流体现了学科之间的科学协作，特别是在医学领域。手术和麻醉的发展，体现了两个羽翼未丰的专业是相互依存的又相互独立的。

20 世纪的麻醉学

20 世纪，大西洋两岸的麻醉发展迅速。20 世纪初，麻醉技术的提高和空心针头和注射器的生产以及巴比妥类药物的合成，使局部麻醉发展到了静脉麻醉。巴比妥类药物比吸入气体麻醉诱导更快速、更舒适，其中包括 1934 年投入使用的环乙烯巴比妥（hexobarbital）和硫喷妥钠。"平衡麻醉"的概念始于 1925 年，当时 John Lundy（1894—1973 年）提出硫喷妥钠应用于麻醉诱导，以吸入麻醉药物进行麻醉维持。Lundy

负责 Mayo 诊所的麻醉科足有 28 年。他建立了第一个恢复室、血库，创作了现代麻醉学的第一本教科书，并帮助建立美国麻醉委员会。一氧化二氮、乙醚、氯仿等药物的发现均包含偶然性，同样，1923 年在吸入麻醉药占主导地位的情况下，偶然发现了环丙烷的麻醉属性。尽管环丙烷起效快，气味佳，但是它具有可燃性和加重心脏应激反应。众所周知，氟化可以减少或消除化合物的可燃性，英国化学家 Charles Suckling 着力合成稳定、强效、易挥发、不易燃的麻醉剂。1953 年，他成功地生产出氟烷并将其引入临床实践。于 1956 年在英国曼彻斯特进行了全面的测试，并搭配一个准确的校准挥发器，氟烷迅速成为最广泛使用的含氟麻醉剂。美国的 Ross Tyrell 在 1972 年和 1981 年分别合成了安氟醚和异氟醚，并将其引入临床实践。最新的吸入麻醉药地氟醚和七氟醚在 20 世纪 90 年代初引入临床实践。它们具备溶解度低、起效及恢复快的特点，从而使它们特别适合于门诊手术的麻醉。美国麻醉医师协会（ASA）的座右铭是"警惕"，从麻醉发展开始，如何客观监测病人的生命体征取得不断进步。早期的麻醉医师通过临床体征的监测，如病人的面色、呼吸深度和脉率等来判断麻醉深度并衡量病人的全身状况。Harvey Cushing，最终成为 Peter Bent Brigham 医院外科教授，作为一名医学专业的学生，1895 年完成了第一个麻醉记录和"乙醚图表"。记录了脉搏、呼吸频率、瞳孔大小、使用乙醚和其他药物的剂量。他后来推出 Riva-Rocci 便携式血压计来测量血压，以及使用胸前听诊器监测呼吸和心音。随着监测技术的发展以及心电图，脉搏血氧仪和质谱仪的应用，麻醉药物的安全性得到了加强。Ivan Magill（1888—1986 年）率先发明了气管插管，Arthur Guedel（1883—1965）随后发明了带气囊的气管导管，麻醉师负责病人的气道和呼吸控制，联合之后的机械通气，并推出到今天在手术室广泛使用的麻醉机的前身。正是这种控制呼吸的专业知识为现代麻醉学最具革命性的发展-肌肉松弛剂的使用铺平了道路。箭毒，一个非去极化肌肉松弛剂，是由 Harold Griffith 推广。他成功使用的箭毒的报告源自麻醉的实践中，通过促进腹部肌肉的松弛，改善手术条件[9]。去极化松弛剂琥珀胆碱是于 1949 年推出的，此后继续研究并不断发现新的非去极化药物泮库溴铵、罗库溴铵、阿曲库铵、顺式阿曲库铵等。

现代麻醉医师——围术期内科医师

麻醉专业不再局限于手术室，利用各种药物减轻急性和慢性疼痛是麻醉学的重要任务之一。麻醉医师对急性疼痛服务咨询建议包括各种口服、肌肉注射药物以及静脉镇痛药物的使用以及病人自控镇痛等指导。手术后的病人也可以采取神经阻滞区域（例如臂丛神经、腘神经、股神经等）或椎管（硬膜外或鞘内注射）阻滞镇痛。慢性疼痛往往疼痛维持数月或数年，常见于癌症或其他疾病的病人。治疗方式从口服药物升级至诊断和治疗性的神经阻滞，以及背根神经刺激器、射频或氩氦刀神经消融等侵入性的治疗措施。

呼吸、液体和输血的日常管理、机械通气、药物治疗、生命体征的监测，以及在手术后麻醉监护病房对危重病人的管理，麻醉医师为危重症医学作出了重大贡献。危重医学学会的 28 个创始成员中有 10 名为麻醉医师[10]。

在 1941 年，美国麻醉委员会成为一个独立的组织，自那时以来,已授予认证资格的成员超过 250 00 人次。麻醉疼痛管理和麻醉危重病医学中证书授予那些完成额外的研究培训的医务人员。ASA 超过 35 000 名成员,其官方刊物 *Anesthesiology* 月发行量在全球范围内大约 40 000 份。

基础药理学

药物代谢动力学

　　药物代谢动力学,简称药代动力学,是定量地研究机体对药物处置(吸收、分布、代谢及排泄)动态变化规律的学科。药代动力学或药物的时间依赖性介绍了药物的剂量和血浆或组织浓度之间的关系。它涉及药物的吸收、分布、代谢和消除。药物的给药途径及代谢途径、蛋白结合和组织分布都会影响特定药物的药代动力学。

吸收、分布、代谢及排泄

　　药物给药途径会影响其药代动力学,给药途径不同,进入循环系统的药物比率不同。例如,口服和静脉给药首次通过门脉循环时都具有首过效应;而经鼻吸入或舌下含服的药物可以绕过此效应。药物的其他给药途径包括透皮吸收、肌注、皮下注射等。

　　分布是药物进入全身血液循环分布到组织的过程。一旦药物进入全身血液循环,其分布到组织的速度,取决于几个因素:

　　药物分子的大小、毛细血管的通透性、极性、脂溶性。小分子比大分子更加自由和快速的通过细胞膜,但毛细血管通透性是可变的,从而导致药物扩散率的不同。肾小球毛细血管对于几乎所有的非蛋白结合的药物都有通透性,而大脑的毛细血管相互融合(即紧密连接)只对微小分子具有通透性(血-脑屏障)。非离子化的分子比带电分子更容易跨越细胞膜,随着药物脂溶性的增加其扩散性能也增加。

　　血浆蛋白和组织结合。许多药物与循环系统中的蛋白质结合,如白蛋白、糖蛋白和球蛋白等。疾病、年龄和其他药物的存在会影响蛋白结合的量;因为只有未结合的药物可穿过细胞膜,因此它可以影响药物分布。药物也可逆性地结合人体组织,如果其与高亲和力的组织结合,此药具有对特定组织靶向分布的特性(如重金属螯合在骨)[11]。

　　药物液体体积分布量,其中被称为分配量(VD)。这个数学推导值给出了一个粗略估计,整体物理分布在体内的药物。体积分布的一般规则是,VD 越大,药物的扩散性越强。因为药物具有可变的电离率,并结合不同的血浆蛋白和组织,VD 不是一个很好的预测给药后药物实际浓度的指标。确定 VD(剂量/浓度)是一个更准确地确定药物剂量及其最终浓度的尝试。

　　新陈代谢是永久性原始化合物降解成更小的代谢产物。药物消除差别很大,有些药物被原型排出体外,有些通过血浆酶分解,有些通过肝脏器官为基础的酶降解。许多药物依靠多种途径消除(例如,由肝酶代谢然后经肾脏排出体外的)。口服一种药物到达全身循环前通过门脉循环到达肝脏被部分代谢。这是为什么药物的口服剂量往往必须比同样有效静脉剂量高得多的原因。有些药物(如硝酸甘油)在肠壁水解,因此必须舌下含服给药,以达到有效浓度。重要的是要记住不同人群对药物的反应差别很大。药物的处置受年龄、体重、性别、怀孕、疾病状态和酒精、使用烟草和其他合法和非法药物等的影响。遗传多态性或导致不同的药物作用的基因变异,是不同的药物反应的另一种解释。这将在后面麻醉蛋白质组学的未来发展方向一节阐述。目前对药物的反应还难以预料,因此应该强调在手术室配备监测仪器,麻醉医师应持续评估病人的生命体征,并及时调整麻醉药的剂量,以应对手术刺激。

药物效应动力学

　　药物效应动力学,简称药效学,是研究药物对机体作用的规律,以阐明药物的效应、作用原理、治疗作用和不良反应等[12]。它取决于药物的生物学变异、受体生理学以及药物作用的临床疗效评价。激动药(agonist)与受体有较强的亲和力,也有较强的内在活性。拮抗药(antagonist)与受体亲和力强,但缺乏内在活性。部分激动药(partial agonist)对受体亲和力不弱,但内在活性不强。对同一受体系统一个激动药引起的最大效应小于另一个高效激动药时,则前一个激动药称为部分激动药。部分激动药占据了所有能占据的受体,因内在活性低,它所引起的最大效应并非最大。当它与高效激动药同时存在时,二者竞争受体,降低了高效激动药的反应,这时部分激动药表现出拮抗药的作用。拮抗剂与静息态受体相结合不产生效应,但可促使活化态受体转化为静息态。辅助作用是指两种药物联合使用产生的药效等于这两种药物的代数和。协同效应是指两种药物的相互作用产生的药效大于两种药物的代数和。

效价强度、功效、致死剂量、治疗指数

　　某种药物产生一定药理效应所需的剂量,如疼痛缓解或心率变化,称为效价强度(potency)。评价某一种药物的敏感性,可以通过有效剂量的计算;每种治疗药物的疗效是其产生最大效应的能力。两种药物可能具有相同的疗效,但不同的效价。常用 $ED_{50}b/ED_{50}a$ 的比率描述两种药物的不同效价其中一个是不太强效药物。如果 $ED_{50}b = 4$ 和 $ED_{50}a = 0.4$,然后药物 a 比药物 b 强 10 倍,例如,10mg 的吗啡产生的镇痛等于 1mg 的氢吗啡酮。它们也同样有效,但氢吗啡酮是吗啡的 10

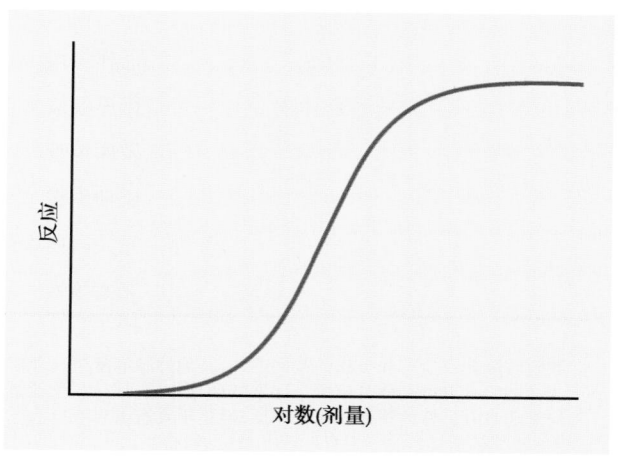

图 47-1　基本剂量反应曲线

倍。

剂量-反应曲线显示一个药物(或由此产生的血药浓度)和药物药理作用之间的关系。药理作用可能是一种激素分泌、心率变化或肌肉收缩。20% ~80% 的最大效果,剂量的对数和药物的反应呈线性关系。如果一个拮抗剂的浓度增加(在一个固定的激动剂浓度),剂量反应曲线将右移,通过升高激动剂的浓度,以达到预期的效果。基本的剂量-反应曲线如图 47-1。

半数致死量(LD_{50})指引起一半实验动物死亡的剂量。治疗指数(therapeutic index,TI)是 LD_{50} 与 ED_{50} 的比值,即 TI = LD_{50}/ED_{50},亦指半数有效量增加若干倍可使半数动物死亡,其意义在于指出该药的安全性。TI 越大,药物的安全性也越大。

麻醉药物

麻醉可分为局部麻醉、区域阻滞麻醉或全身麻醉(表 47-1)。可以将局麻药物注射到硬膜内,亦可用于小手术的麻醉或修复外伤。局部麻醉是外科医师最常用的麻醉技术,可以合用静脉镇静药物以减轻病人的焦虑、增加舒适度。

表 47-1	麻醉药物及其作用和临床用途				
药物作用	监测指标	静脉药物	强效吸入麻醉药	弱吸入麻醉药	局部麻醉药
意识消失	脑电图	苯二氮䓬类	七氟烷	氧化亚氮	—[c]
	临床体征	咪达唑仑	地氟烷		
		地西泮	异氟烷		
		劳拉西泮	恩氟烷		
		巴比妥类	氟烷		
		异丙酚			
		依托咪酯			
		氯胺酮[a]			
酯类	心率	阿片类	七氟烷	氧化亚氮	酰胺类
可卡因	血压	吗啡	地氟烷		利多卡因
普鲁卡因	呼吸频率	哌替啶	异氟烷		布比卡因
氯普鲁卡因	临床体征	氢吗啡酮	恩氟烷		甲哌卡因
丁卡因		芬太尼	氟烷		丙胺卡因
苯佐卡因		NSAID			罗哌卡因
		酮咯酸			
		帕瑞昔布			
	神经刺激	去极化药物	七氟烷	—[b]	外周阻滞
	潮气量	琥珀胆碱	地氟烷		臂丛神经
	握手	非去极化药	异氟烷		坐骨神经
	5s 抬头	潘库溴铵	恩氟烷		股神经
	临床体征	维库溴铵			颈丛
		罗库溴铵			中枢阻滞
		阿曲库铵			脊髓
		顺式阿曲库铵			硬膜外
		米库氯铵			

注:
[a]除氯胺酮兼有遗忘和镇痛的特性之外,其他静脉麻醉药药理作用比较单一。
[b]强效的吸入麻醉药兼具麻醉三要素的药理作用,但是氧化亚氮遗忘和镇痛作用较弱,并且它没有肌松作用。
[c]局麻药具有良好的镇痛和肌松作用,但是不具有遗忘或抗焦虑的作用,因此这类麻醉药麻醉期间应复合应用镇静药物。
全身麻醉必须具备的三要素(遗忘、镇痛、肌松)

局麻药

局麻药按化学结构不同分为:酯类局麻药(如普鲁卡因)和酰胺类局麻药(如利多卡因)。前者的代谢是在血浆内被水解或胆碱酯酶所分解,酰胺类则在肝内被酰胺酶所分解。酯类局麻药所含的对氨基化合物可形成半抗原,以致引起变态反应;酰胺类则不能形成半抗原,故引起变态反应者极为罕见(表 47-2)。

表 47-2 常用的局部麻醉药的生物学特性

药物种类及名称	平衡麻醉浓度(%)	麻醉持续时间(min)	药物代谢部位
酯类			
普鲁卡因	2	50	血浆
氯普鲁卡因	2	45	血浆
丁卡因	0.25	175	血浆
酰胺类			
丙胺卡因	1	100	肝脏、肺
利多卡因	1	100	肝
甲哌卡因	1	100	肝
布比卡因	0.25	175	肝
罗哌卡因	0.3	150	肝
etidocaine	0.25	200	肝

酰胺类药物

酰胺类药包括利多卡因、甲哌卡因、布比卡因、依替卡因、丙胺卡因、罗哌卡因。局麻药均属于芳香基-中间链-胺基结构的化合物。中间链为羰基,内含酰胺链为酰胺类局麻药,如利多卡因。亲脂基结构(芳香基)在酰胺类是苯胺;亲水基结构(胺基)除了含有可溶性氮外,还有乙醇或醋酸氨的衍生物。

与布比卡因比较,利多卡因具有起效快、弥散广、穿透性强、无明显扩张血管作用的特点。二者均广泛应用于组织浸润麻醉、神经阻滞、脊髓麻醉以及硬膜外麻醉。罗哌卡因是一种最近开始应用的局麻药。其临床特征与布比卡因很相似,具有起效慢、半衰期长的特点,但是其心脏毒性较弱。所有的酰胺类药物 95% 在肝脏代谢,5% 药物经过肾脏以原型排除。

酯类局麻药

酯类局麻药包括普鲁卡因、氯普鲁卡因、丁卡因、可卡因。酯类局麻药也均属于芳香基-中间链-胺基结构的化合物,其中间链为羰基,含酯链,称酯类局麻药,如普鲁卡因;亲脂基结构(芳香基)在酯类局麻药为苯甲胺。可卡因是一种特殊的局麻药,它来自大自然,是第一种应用于临床的,可以产生血管收缩作用的局麻药(此种特性在临床上很有用,如可以巧妙地用于鼻腔手术的麻醉),但是其神经终端释放的去甲肾上腺素可以导致高血压并且该药具有较强的成瘾性。普鲁卡因(procaine)是 1905 年合成的可卡因的非毒性产物,具有时效

短的特点,常用于局部浸润麻醉。丁卡因是一种长效局麻药,起效时间需 10~15 分钟,时效可达 3 小时以上。它是一种适合应用于较长时间手术的脊髓麻醉药物。苯佐卡因主要为局部外用。酯类局麻药的代谢是在血浆内被水解或胆碱酯酶所分解,酯类局麻药所含的对氨基化合物可形成半抗原,以致引起变态反应,但是真正的局麻药的过敏反应却很少见。所有局部麻醉药含有一个共同特点,即作用于神经膜上或神经膜附近,可逆性的阻滞神经冲动的传导。

局麻药阻滞神经传导是通过对细胞膜钠通道的阻滞,使钠通道失活,进而防止动作电位沿神经纤维传导。每种局麻药具有不同的恢复时间,主要取决于药物的脂溶性和与组织结合的难易程度。但神经功能的恢复依赖于血管系统将药物从神经周围代谢或清除。

局麻药的毒性反应是由于它从注射部位直接吸收入血而导致的,毒性反应的首发症状表现为特异性中枢神经系统以及心血管系统的症状。

局麻药对中枢神经系统的作用

一旦血内局麻药浓度骤然升高,可引起一系列的毒性症状,按其轻重程度排列为:舌或唇麻木、头痛头晕、耳鸣、视力模糊、注视困难或眼球震颤、言语不清、肌肉抽搐、语无伦次、意识不清、惊厥、昏迷、呼吸停止。应用苯二氮䓬类药物或巴比妥类药物控制惊厥并维持气道通畅是首要治疗措施,如果惊厥持续应建立人工气道,进行气管插管,解决由于肌肉不协调的痉挛而造成呼吸的困难,防止反流误吸。

局麻药对心血管系统的作用

随着血浆中局麻药浓度显著升高,可能会出现进展性低血压、P-R 间期延长、心动过缓或心跳骤停等症状。布比卡因引起的心脏毒性比其他局麻药更大。它可以直接抑制心室肌,由于其脂溶性比利多卡因高,此类药物可以紧密地结合在钠通道上(因此被称作快进-慢出局麻药)。布比卡因误入血管后,病人可以出现严重的低血压、室性心动过速或室颤、完全房室传导阻滞等难以治疗的心血管意外。

利多卡因的中毒剂量大约为 5mg/kg,而布比卡因的中毒剂量为 3mg/kg。注射前中毒剂量的计算非常重要。谨记每种药物的浓度及中毒剂量的计算方法大有裨益。例如:1% = 10mg/ml,对于一个体重为 50kg 的病人,布比卡因的中毒剂量 = 3mg/kg 或 3×50 = 150mg。如果 0.5% 布比卡因 = 5mg/ml,150mg/5mg/ml = 30ml,即布比卡因应用的上限。同一个病人应用利多卡因:50kg×5mg/ml = 250mg 为中毒剂量。如果应用 1% 稀释度药物,最大应用量应该为 250mg/10mg/ml = 25ml。

辅助药物

肾上腺素是一种缩血管药物,临床上在局麻药溶液中常加用肾上腺素,以期达到收缩血管减少术野出血、延长局麻或阻滞的时效、减慢局麻药的吸收速率、降低血内局麻药浓度等目的。神经阻滞起效越快,其阻滞的效果越好,半衰期越长,吸收人血的局麻药越少,毒性反应越小。肾上腺素与局麻药溶液的浓度比率,以 1∶200 000 为宜,相当于每毫升局麻药溶液含肾上腺素 5μg。可以充分延长局麻或阻滞的时效。血管收缩药不适用于患心血管疾病或甲状腺机能亢进的病人。对

手指、足趾或阴茎行局部阻滞时，也禁用肾上腺素，否则会导致末梢组织缺血坏死。麻醉前局麻药中加入肾上腺素（1：200 000）药液加入碳酸氢钠可以升高 pH（碳酸氢钠将 pH 提高，有利于分子不带电荷的非离子形式），使麻醉起效快[13]。

局部麻醉

外周神经阻滞

沿手术切口线分层注射局麻药，阻滞组织中的神经末梢，称为局部浸润麻醉。围绕手术区，在其四周和底部注射局麻药，以阻滞进入手术区的神经干和神经末梢，称为区域阻滞麻醉。

中枢神经阻滞

椎管内麻醉系将局麻药注入椎管内的不同腔隙，使脊神经所支配的相应区域产生麻醉作用，包括蛛网膜下腔阻滞麻醉和硬膜外阻滞麻醉两种方法，后者还包括骶管阻滞。局麻药注入蛛网膜下腔，主要作用于脊神经根所引起的阻滞称为蛛网膜下腔阻滞，通称为脊麻；局麻药在硬膜外间隙作用于脊神经，使相应节段的感觉和交感神经完全被阻滞，运动神经纤维部分地丧失功能，这种麻醉方法称为硬膜外阻滞。

脊髓麻醉

蛛网膜下腔阻滞系把局麻药注入蛛网膜下腔，使脊神经根、背根神经节及脊髓表面部分产生不同程度的阻滞，常简称为脊麻。成人在 L_2 以下的蛛网膜下腔只有脊神经根，即马尾神经。所以行脊髓麻醉时多选择 L_2 以下的间隙，以免损伤脊髓。常选用 $L_{3~4}$ 棘突间隙，此处的蛛网膜下腔最宽，脊髓于此也已形成终丝，故无伤及脊髓之虞。

由于麻醉药物直接注入脑脊液，具有需要药物剂量小、麻醉药物起效快、阻滞完善的优点。

蛛网膜下腔阻滞较常用的局麻药有普鲁卡因、丁卡因、布比卡因、地布卡因和利多卡因。其作用时间取决于脂溶性及蛋白结合力。麻黄碱、肾上腺素及苯肾上腺素（新福林）等血管收缩药可减少局麻药血管吸收，使更多的局麻药物浸润至神经中，从而使麻醉时间延长。

蛛网膜下腔阻滞后，可能引起一系列生理扰乱，病人可出现血压下降和心率缓慢，如果发生高位阻滞而引起呼吸停止，血压骤降或心搏骤停，应立即施行气管内插管人工呼吸、维持循环等措施进行抢救。

硬膜外间隙阻滞麻醉

将局麻药注入硬脊膜外间隙，阻滞脊神经根，使其支配的区域产生暂时性瘫痪，称为硬膜外间隙阻滞麻醉，简称为硬膜外阻滞。鉴于局麻药在硬膜外腔中要进行多处扩散分布，需要比蛛网膜下腔阻滞大得多的容量才能导致硬膜外阻滞，所以容量是决定硬膜外阻滞范围的重要因素，大容量局麻药使阻滞范围广。硬膜外阻滞起效时间更长，大约 10~15 分钟。脊髓麻醉时，脊髓中的局麻药浸润脊神经，感觉神经阻滞发挥镇痛作用，运动神经阻滞出现肌松作用，交感神经阻滞病人会出现低血压。

但是，不管是作用于中枢还是外周的局部麻醉，只发挥麻醉三大药理作用的其中两项——镇痛和肌松。抗焦虑、镇静、催眠应该联合应用相应的静脉麻醉药物（例如苯二氮䓬类药物或异丙酚）。硬膜外间隙阻滞麻醉的并发症与脊髓麻醉相似，误将局麻药注射入蛛网膜下腔可以导致高位阻滞，表现为意识消失、严重低血压以及呼吸窘迫，此时常需要采取侵入性的技术改善血流动力学，必要时行气管插管来控制气道。确定针尖已进入硬膜外间隙后，即可经针蒂插入硬膜外导管。不像脊髓麻醉单次缺乏可控性，连续硬膜外阻滞通过穿刺针，在硬膜外间隙置入塑料导管，根据病情、手术范围和时间，分次给药，使麻醉时间得以延长，并发症明显减少。硬膜外间隙阻滞麻醉的穿刺针直径比脊髓麻醉穿刺针粗（17 或 18G），穿刺针一旦穿破硬膜常导致严重头痛，如果不加以治疗，头痛症状可以持续 10 多天。

全身麻醉

全身麻醉三个主要的临床表现为：意识消失、镇痛以及肌肉松弛（见表 47-1）。静脉麻醉药物往往只具备以上药理作用的一种，而大多数吸入麻醉药均可以同时产生以上三种药理作用。如果在全麻过程中联合使用以上两类药物，则可以最大程度发挥其药理作用。麻醉药物的剂量应该随手术刺激强度变化而变化，手术过程中应该维持麻醉药物剂量和手术刺激的动态平衡。一般来讲，病人认为全身麻醉是将他们"麻倒"的过程，因此可能会导致一定程度的术前焦虑[14]。

静脉麻醉药

静脉麻醉药为经静脉注射入人体后，可使病人镇静、催眠、遗忘，直至神智完全消失的药物。它可以使意识消失，用于全身麻醉的诱导和维持。静脉全身麻醉药物包括巴比妥类、苯二氮䓬类、丙泊酚、依托咪酯、氯胺酮等。除氯胺酮之外，其他药物均没有镇痛作用，也不具有肌松的作用。

巴比妥类麻醉药物 包括硫喷妥钠、硫戊比妥钠、美索比妥等。此类药物作用于中枢神经系统与 GABA 受体相邻的受体，增强 GABA 的抑制活性。此类药物 60s 之内可以迅速平稳的诱导，一次诱导剂量以后 5min 左右意识恢复，大剂量应用可以导致低血压和心肌抑制，此外，它可以产生剂量依赖性的脑代谢和脑血流降低，从而产生脑保护作用，广泛应用于神经外科手术以降低脑组织代谢。

丙泊酚 可以增强抑制性 GABA 突触的活性。由于其全麻诱导迅速；连续注射后无体内蓄积，清醒完全彻底；具有镇吐和抗瘙痒作用，是急诊病人和短小手术全麻的理想选择。此外，丙泊酚具有支气管扩张的作用，对于哮喘和有吸烟史的病人有独特优势。但是丙泊酚可以使血压下降，低血容量或冠状动脉疾病的病人应慎重使用，后者往往对于突然的血压下降耐受性较差。持续输注丙泊酚也可以用于 ICU 病人的镇静。丙泊酚具有刺激性，静脉注射时可以产生局部注射疼痛。

苯二氮䓬类药物 包括咪达唑仑、地西泮和劳拉西泮。它们常用于镇静、遗忘或全身麻醉辅助用药。此类药物与中枢神经系统的特殊受体结合，加强 GABA 受体的抑制作用。此类药物可以降低血管阻力和血压，单独应用时对呼吸的影响较小。有肺部疾病的病人或衰弱的病人与阿片类药物合用时会引起呼吸抑制。此外此类药物很少导致过敏反应。

依托咪酯 是一种含咪唑基的催眠药，可以增加中枢神经系统中 GABA 抑制性张力。它对循环系统、心输出量或心率几乎没有影响,诱导剂量的依托咪酯很少导致血压下降。它无明显的呼吸抑制作用,可以降低脑血流和颅压。但是此类药物无明显的镇痛作用,注射后可以出现肌震颤,可以有注射痛,恶心呕吐的发病率较巴比妥类药物或丙泊酚高。

氯胺酮　与其他药物不同的是,氯胺酮可以产生分离麻醉伴遗忘和痛觉消失,其机制尚未完全明确,可能作用于 NM-DA 受体产生拮抗作用。氯胺酮偶尔可以导致苏醒时烦躁与躁动,术后可能发生幻觉或恶梦,与苯二氮䓬类药物合用可以减少这些不愉快的后遗症。它使心率增快、血压升高,可以导致冠状动脉疾病的病人心肌缺血。它具有交感神经兴奋的作用,通常用于低血容量的病人麻醉。此外,此类药物具有支气管扩张作用,可应用于哮喘病人的麻醉,它很少导致过敏反应。

镇痛药

静脉镇痛药经常应用于现代麻醉中,它对意识、记忆或肌松影响较小。应用最主要的是阿片类药物。所谓阿片类药物是由于它最初是从阿片中分离出来的,有吗啡、可待因、羟基吗啡酮、哌替啶,芬太尼相关化合物是临床最主要的用药,非阿片类镇痛药包括氯胺酮(在氯胺酮部分讨论过),酮咯酸是静脉 NSAID 类药物。

常用的阿片类镇痛药有吗啡、可待因、羟基吗啡酮、哌替啶以及芬太尼相关的化合物,此类药物作用于中枢神经系统脑或脊髓相应的受体。阿片类药物的副作用主要有欣快、镇静、便秘、呼吸抑制。药物和相应的受体结合后出现上述症状,而且此类副作用往往呈剂量依赖性。虽然阿片类药物有不同的有效镇痛效能,但相同镇痛剂量的阿片类药物的往往产生相同程度的呼吸抑制。

没有一种阿片类镇痛药是绝对安全的。自哌替啶合成以来,又相继合成了一系列药物,其中在临床麻醉应用最广的是芬太尼及其衍生物舒芬太尼、阿芬太尼、瑞芬太尼。由于不同药物脂溶性、组织结合力以及药物清除方式不同,其药物动力学不同,其效能和作用持续时间也不同。瑞芬太尼在体内的代谢途径是被组织和血浆中非特异性酯酶迅速水解。由于代谢物经肾排出,清除率不受体重、性别或年龄的影响,也不依赖于肝肾功能。其作用消失快但是仍会有微弱的术后残余镇痛作用。当前临床上应用的阿片受体拮抗药主要是纳洛酮,其次是长效的纳曲酮和最近合成的纳美芬。此类药物可以移除与这些受体结合的麻醉性镇痛药,从而产生拮抗效应,减轻药物副作用(如呼吸抑制等),但同时也拮抗了阿片类药物的镇痛作用。

非阿片类镇痛药　氯胺酮是一种 N-甲基-D-天冬氨酸(N-methyl-D-aspartate)受体拮抗剂,是一类独特的可以产生分离麻醉伴遗忘和痛觉消失的静脉药物。与其他药物不同的是,氯胺酮没有呼吸抑制作用,它可以与阿片类药物联合应用。但是此药可导致病人烦躁不安,必须同时联合使用镇静剂,例如:苯二氮䓬类药物咪唑安定。

酮咯酸是一种非甾体类抗炎镇痛药(NSAID),通过抑制 COX 影响 AA 代谢,减少了前列腺素(PGs)合成,这是其抗炎、镇痛解热作用的主要机制。非甾体类抗炎镇痛药的应用可以减少术后阿片类药物的用量。COX 有两种类型:COX1、COX2。COX-1 催化生成 PGs 和前列环素对维持胃肠道及其他组织内环境稳定具有重要作用。COX-1 也可以生成具有促进血小板功能的血栓烷。COX-2 是由炎症反应引起,以产生更多的前列腺素。酮咯酸(以及许多口服非甾体抗炎药,阿司匹林和吲哚美辛)抑制 COX-1 和 COX-2,这将导致消化道出血、血小板功能障碍、肝和肾功能损害严重的副作用。帕瑞昔布是一个肠外 COX-2 的类固醇消炎药,现在正在测试,想必会产生镇痛和减轻炎症反应,没有引起胃肠道出血和血小板功能障碍。

神经肌肉阻滞药

神经肌肉阻滞药是骨骼肌松弛药的简称,这类药选择性地作用于神经肌肉接头,暂时干扰了正常神经肌肉兴奋传递,从而使肌肉松弛。神经肌肉阻滞药在临床麻醉主要用于麻醉诱导时便于气管插管和全麻时减少肌张力提供良好的手术条件,在 ICU 病房也常用于消除病员对通气机抵抗而便于行机械通气,以及偶用于控制如破伤风及癫痫持续状态等疾病的肌痉挛和用于电休克治疗时防止肌肉强烈收缩产生的不良作用。神经肌肉阻滞药促进了临床麻醉发展,减少了全麻药用量和降低吸入麻醉药浓度,避免了深麻醉带来的不良影响。但是神经肌肉阻滞药没有镇静和镇痛作用,因此不能取代镇痛药和镇静药,在全麻时应保持足够的麻醉深度,在 ICU 应用时要保证病员充分镇静。此类药物不能单独用于全身麻醉,但是可以作为全身麻醉的辅助用药。目前,临床上监测肌松最常用的方法是使用神经刺激器,根据肌收缩效应,评价神经肌肉阻滞药作用程度时效与阻滞性质,肌松监测为手术中提供足够的肌松,并且为防止手术后残留肌松作用提供依据[15]。

神经肌肉阻滞药并非像局麻药那样直接阻滞神经冲动的传导,它对神经或肌肉没有作用,而是作用于神经肌肉接头部位。最常用的去极化神经肌肉阻滞药为琥珀胆碱。琥珀胆碱具有与乙酰胆碱相似的对神经肌肉接头突触后膜作用,但琥珀胆碱对受体的亲和力较乙酰胆碱强,与受体结合时间长,结合时间较乙酰胆碱约长 1000 倍,故引起肌膜持续去极化。琥珀胆碱除作用于神经肌肉接头突触后膜受体外,同样可作用于接头前膜和接头外肌膜受体。琥珀胆碱有起效快(<60 秒)、作用迅速完善和时效短(5~8 分钟)等优点。但是它可以导致术后肌痛、Ⅱ 相阻滞、高钾血症、胃内压升高等不良反应,应用于大面积烧伤可能引起严重高钾血症,而致严重心律失常,并偶可发生心搏骤停。不同于其他神经肌肉阻滞药物,琥珀胆碱的药理作用不能被新斯的明等药物逆转。琥珀胆碱迅速为血浆胆碱酯酶水解,其中间代谢产物琥珀单胆碱有弱的肌松作用,其强度为琥珀胆碱的 2%,但其时效比琥珀胆碱长。许多疾病可以导致假性胆碱酯酶水平降低,如肝脏疾病、吸毒者、孕妇以及癌症病人等。这些因素往往没有太大临床意义,此类病人自主功能的恢复仅比其他病人晚几分钟。部分病人有遗传倾向,表现为非典型血浆胆碱酯酶,非典型血浆胆碱酯活性低于正常,和(或)病人的血浆胆碱酯酶的水平非常低。纯合子形式的发病率大约是 1:3000。该类病人单次剂量琥珀胆碱的药效可以维持数小时而非数分钟。应用肌松药以后,应该维持病人的镇静、意识消失,并进行持续机械通气,以外周神经刺激器监测自主功能恢复的情况。只有在

病人恢复自主运动时才考虑拔管。两种独立的血液检测项目应引起重视：以假性胆碱酯酶来衡量酶的水平，以及反应酶活性的二丁卡因实验。实验室确诊的以上两种或其中一种指标异常禁用琥珀胆碱或同样被假性胆碱酯酶水解的米库氯铵。第一代的家庭成员（直系亲属）也应该进行检测。琥珀胆碱是静脉麻醉药中唯一可以导致恶性高热的药物（恶性高热部分讨论）。

非去极化神经肌肉阻滞药目前在国外临床上应用较多的有主要经肾、小部分经肝排出的长时效的潘库溴铵，主要经肝肾代谢的中时效的维库溴铵和罗库溴铵，以及不依赖肝肾功能主要通过非特异性酯酶水解和 Hofmann 消除自行降解的阿曲库铵和顺式阿曲库铵。短时效的被血浆胆碱酯酶分解的米库氯铵和瑞库溴铵。

所有的非去极化神经肌肉阻滞药能与终板的乙酰胆碱受体结合，与乙酰胆碱互相争夺神经-肌肉接头部位的乙酰胆碱受体，使乙酰胆碱与受体结合减少而不能发挥作用，接头后膜继续保持极化状态，不能产生肌肉收缩，故这类药物又叫竞争性肌松药。此类肌松药没有琥珀胆碱的副作用。常用的神经肌肉阻滞药见表47-3。

表47-3　常见的非去极化神经肌肉阻滞药的优点和缺点

药物	持续时间（小时）	优点	缺点
泮库溴铵	>1	无组胺释放	心动过速；起病缓慢，持续时间长
维库溴铵	<1	没有心血管应	起效时间较长
罗库溴铵	<1	起效快，无心血管效应	——
米库氯铵	<1	起效快，持续时间短及组胺释放	——

应用抗胆碱酯酶药可以逆转非去极化神经肌肉阻滞药的作用。此类药暂时抑制分解乙酰胆碱的乙酰胆碱酯酶，增加在神经肌肉接头部乙酰胆碱浓度，促使神经肌肉兴奋传递恢复正常。常用的抗胆碱酯酶药有新斯的明、依酚氯铵和吡啶斯的明。临床上常用神经刺激器，根据肌肉收缩效应，评价应用神经肌肉阻滞药后肌肉松弛程度以及停药后肌松恢复情况。但是神经刺激器得出的数据应该结合潮气量、肺活量、5秒钟抬头持续时间及握拳试验等衡量肌松恢复情况的临床体征综合分析。

吸入麻醉药

经呼吸系统吸收入人体内产生全身麻醉的药物称吸入麻醉药。吸入麻醉是指挥发性麻醉药或麻醉气体经呼吸系统吸收入血，抑制中枢神经系统而产生全身麻醉的方法，其临床主要表现为：神志消失、全身感觉及痛觉丧失、骨骼肌松弛等。但是在较大的手术病人实施单纯的吸入麻醉是不合理的，因为吸入麻醉可以产生抑制呼吸、心功能等显著的副作用。为了达到理想的麻醉效果和减少药物的副作用，吸入麻醉期间常加入阿片类麻醉性镇痛药和神经肌肉阻滞药加以辅助。所有的吸入麻醉药均可以导致剂量依赖性的动脉血压下降，而氧化亚氮除外，它可以使动脉血压略微升高。虽然吸入麻醉不能单一使用氧化亚氮进行，但是复合使用氧化亚氮可以减少其他麻醉药物的用量并降低其副作用。

肺泡气最低有效浓度（MAC）指在一个大气压下，使50%的病人或动物对伤害刺激（如外科切皮）不再产生体动反应时的呼气末潮气（相当于肺泡气）内该麻醉药的浓度。不同吸入麻醉药具有不同的 MAC 值，MAC 越大表示该麻醉药的效能越弱。脂溶性与麻醉作用强度的相关关系特性被命名为 Meyer-Overton 法则，即为全麻机制的脂质学说。吸入麻醉药的作用强度和其诱导的速度与药物的脂溶性相关。氧化亚氮，即笑气，脂溶性较低，其麻醉效能较弱，而诱导和恢复的速度均较快。与氧化亚氮比较，麻醉效能强的吸入麻醉药（如地氟醚、七氟醚、安氟醚、氟烷）脂溶性较高，其诱导和恢复的速度均较慢。

七氟醚和地氟醚是最目前常用的两种吸入麻醉药，由于其血/气分配系数较低，其诱导和恢复的速度要比异氟醚和安氟醚要快。

所有的麻醉效能强的吸入麻醉药（如氟烷、异氟醚、安氟醚、七氟醚、地氟醚）以及去极化肌松药琥珀胆碱都可以诱发恶性高热，每种吸入麻醉药的优点缺点如表47-4所示。

表47-4　常见的吸入麻醉药的优点和缺点

药物	MAC(%)	优　　点	缺　　点
氧化亚氮	105	对循环抑制轻，对呼吸道无抑制，镇痛；	麻醉作用弱，高浓度时易发生缺氧，增加体腔积气，交感神经刺激
氟烷	0.75	在低浓度下有效，对呼吸道无刺激、廉价	心脏的抑制、心律失常、肝坏死、诱导和消除缓慢
恩氟烷	1.68	肌肉松弛，不影响心率和心律	呼吸道刺激作用强
异氟烷	1.15	扩张血管，适用于控制性降压	呼吸道刺激作用强，高浓度易致心肌窃血
地氟烷	6	快速诱导	呼吸道刺激作用强，咳嗽，兴奋交感神经，成本高
七氟烷	1.71	快速诱导，对呼吸道无刺激	在钠石灰中不稳定，成本高

临床麻醉的实施

麻醉前病情评估及准备

麻醉科医师应在麻醉前 1～2 天访视病人,目的在于:①获得有关病史体检和精神状态的资料,做出麻醉前病情估计;②指导病人熟悉有关的麻醉问题,解决其焦虑心理;③与外科医师和病人之间取得一致的处理意见。全面的麻醉前估计工作应包括以下几个方面:①充分了解病人的健康状况和特殊病情;②明确全身状况和器官功能存在哪些不足,麻醉前需做哪些积极准备;③明确器官疾病和特殊病情的安危所在,术中可能发生哪些并发症,需采取哪些防治措施;④估计和评定病人接受麻醉和手术的耐受力;选定相适应的麻醉药、麻醉方法和麻醉前用药,拟订麻醉具体实施方案。实践证明,充分的麻醉前估计和准备,不仅提高安全性、减少并发症和加速病人康复,还能明显地扩大手术范围和指征,使外科学得到进一步发展。

美国麻醉医师协会(ASA)根据病人的病情和体格情况将手术前的病人进行分级。这种分级方法要求麻醉医师根据访视结果对病情和病人对麻醉和手术的耐受力做出全面评估,制定相应的麻醉治疗方案,认真做好麻醉前的准备工作。术前访视的基本内容包括:现病史、体格检查、实验室检查、手术麻醉史、吸烟史、药物过敏史及药物治疗情况,并根据访视和检查结果对病情和病人对麻醉和手术的耐受力进行全面评估,麻醉医师应该注重手术病人术前异常情况,并及时与病人首诊主管医师进行沟通,以确定改善紊乱的病理生理状况前是延期还是取消手术。

术前访视获取的详细病史包括病人手术麻醉史及家族麻醉史、以及对于药物或食物以及环境的过敏史。麻醉前评估应该特别注意仔细检查病人主要脏器及系统功能的变化。体格检查应该全面、突出重点,应特别注意中枢神经系统、心血管系统、肺以及上呼吸道检查,具体检查项目见表 47-5。

表 47-5　术前体格检查

中枢神经系统	心血管系统	呼吸系统	气道情况
意识;认知功能;外周感觉	血压;脉搏;心脏听诊:心率;心脏杂音;心律	肺部听诊:喘息;啰音	颈椎的活动性;可视化悬雍垂;义齿;甲颏距离

详细了解病人现阶段用药情况,充分掌握围术期相关治疗药物与其他药物之间的相互作用和可能的副作用。许多药物在围术期应用均应保持应用,如 β 受体阻滞剂、抗高血压药、抗过敏药等均应贯穿于整个围术期,病人应服药至手术当天,术后亦应尽早恢复用药。麻醉医师通过仔细了解病史,制定围术期的药物治疗计划以及准备相关监测措施。

术前实验室检查:只有病史和体格检查有特殊指征时才需要进行特异性检查。例如应用利尿药物治疗的病人进行血钾的检查、糖尿病病人的血糖检查以及有较高失血风险的外科手术病人 HCT 的检查。只有具有出血病史、或者严重的全身疾病以及应用抗凝药物治疗的病人才做凝血功能的检查。平素健康的病人没必要做实验室检查。6 周内术前检查的结果均可以作为术前检查数据。其他检查应该视病史和体格检查结果而定,例如如果恶性肥胖或严重的哮喘或呼吸道疾病的病人应该进行 X 线的检查。40 岁以上的男性和 50 岁以上的女性应该做心电图的检查。育龄期妇女手术当天应进行尿妊娠试验的检查。

风险评估

根据术前访视和检查结果,麻醉医师对病情和病人对麻醉和手术的耐受力进行全面评估。风险评估包括两个问题:一是目前病人是否在最理想的状态下进行手术;二是手术的益处是否大于手术或者麻醉的风险。

术前危险因素的评估与量化与术后麻醉相关死亡率密切相关,ASA 分级对病情的判断有重要的价值。虽然该评分方法曾由于不能排除年龄因素和困难气道而受到质疑,但是病人围术期死亡率与 ASA 分级密切相关,因此 ASA 分级仍是适用于所有病人的术前风险评估方法,见表 47-6。

表 47-6　ASA 分级

P1	病人无器质性病变,发育、营养良好,能耐受麻醉和手术
P2	病人有轻度的全身性疾病,但代偿健全,能耐受一般的麻醉和手术
P3	病人有较严重的全身性疾病,功能降低,但在代偿范围内,对麻醉和手术的耐受性较差
P4	病人有严重的全身性疾病,功能代偿不全,随时都有生命危险,实施麻醉和手术需冒很大的风险
P5	病人病情危重,随时有死亡的威胁,麻醉和手术非常危险
P6	病人脑死亡,其手术的目的是为了捐助器官

ASA 评分的缺点在于没有考虑到年龄和可能发生的困难插管(本章稍后详述)。Cullen 对 1095 个行前列腺切除术、胆囊切除术的病人进行研究,结果显示年龄和 ASA 分级准确的预测术后发病率和死亡率(表 47-7)。因此,ASA 评分仍然适用于手术前的病人病情的评估。

表 47-7　ASA 身体状况和死亡率

ASA 分级	死亡率(%)
P1	0.1
P2	0.2
P3	1.8
P4	7.8
P5	9.4

气道评估

麻醉前评估困难气道非常重要,有利于选择合适的麻醉诱导方式和气管插管技术,从而尽可能地降低困难气道所导致窒息的风险。

Mallampati 分级评分

舌体太大或咽部太小会影响直接喉镜窥视声门的程度。Mallampati 分级(图 47-2 和表 47-8)评分方法是病人端坐,面向检查者,头部正中位,用力张口伸舌至最大限度,根据咽部结构的可见度进行分级。其他预测困难气道的高危因素包括:肥胖、颈部活动受限成人张口度小于 4cm、颞颌关节强直、甲颏间距小于 6.5 ~ 7.0cm。

合并症病人的手术的麻醉

缺血性心脏病、肾衰、肺部疾病、内分泌及代谢性疾病、中枢神经系统以及肝脏疾病和胆道疾病都可以增加麻醉期间并发症发生率和死亡率。

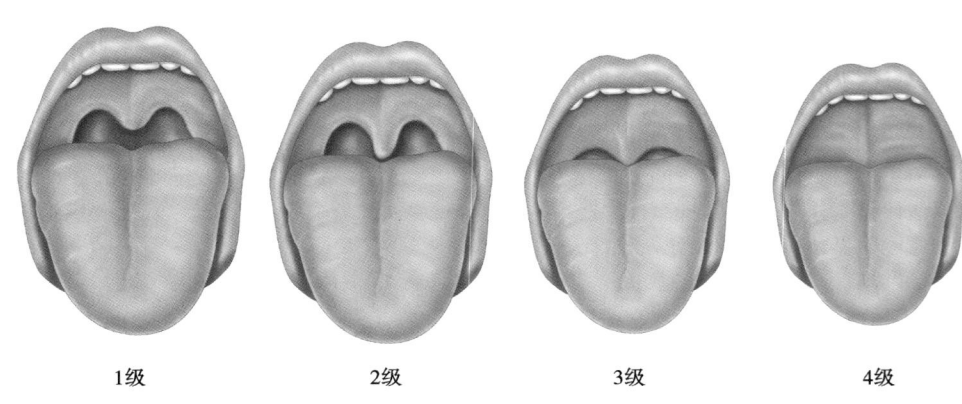

分级评分CLASSIFICATION
1级:可见软腭、咽腭弓、悬雍垂
2级:可见软腭、咽腭弓,悬雍垂部分被舌根遮盖
3级:仅见软腭
4级:未见软腭

图 47-2 Mallampati 分级

表 47-8	**Mallampati 分级**
Ⅰ 级	可见软腭、咽腭弓、悬雍垂
Ⅱ 级	可见软腭、咽腭弓,悬雍垂部分被舌根遮盖
Ⅲ 级	仅见软腭
Ⅳ 级	未见软腭

缺血性心脏病

主要发生于心肌的需氧量大于耗氧量的情况。氧供问题常见于缺氧性贫血、低血压,以及冠状动脉粥样硬化、血栓或痉挛等疾病。此外,心动过速等氧需求量的增加也是导致缺血性心脏病的常见因素,粥样硬化是引起氧供需失衡最常见的原因。

在美国大约有 1400 万病人患有缺血性心脏病,其中 400 万病人有轻微症状或没有症状。麻醉医师术前访视的主要目的是了解缺血性心脏病的严重性、病情进展以及心功能受限的情况。而且,术前访视也可以及时发现之前未经诊断的缺血性心脏病。访视过程应重视对缺血性心脏病危险因素的评估。无缺血性心脏病的病人围术期心梗的死亡率为 1%[18],而缺血性心脏病的病人或疑似病例围术期心梗的死亡率为 3%。行手术治疗的外周血管疾病的病人由于心脏疾病导致的死亡率为 29%[19]。

冠状动脉疾病的主要危险因素

高胆固醇血症的病人其血清中相应的 LDL 水平增高,通过控制饮食减少脂肪的摄入可以减少 CAD 的发生。高脂血症往往具有家族倾向,因此 CAD 的家族聚集史为导致 CAD 的显著危险因素之一。而 HDL 具有保护作用,与 CAD 的发生成反比。尽管理论上讲,高血压可能不会导致粥样硬化斑块形成,但是它往往伴随高胆固醇血症。吸烟可以导致内皮损伤,可以加速粥样硬化斑块及血栓的形成。糖尿病是 CAD 的危险因素之一,糖基化产物可以导致刺激平滑肌细胞增殖的生长因子的释放。

其他危险因素

同型半胱氨酸血症为 CAD 发病独立的危险因素,但其因果关系有待于进一步验证。叶酸治疗对 CAD 有预防作用。老年人、男性、肥胖以及久坐、逸的生活方式均可以增加缺血性心脏病发病的危险性[20]。

针对缺血性心脏病的治疗应该贯穿整个围术期。术前停用抗高血压药或 β 受体阻滞药均有可能增加交感神经兴奋性[12]。

应用静脉全麻药物可以安全的诱导缺血性心脏病病人麻醉。45% 的病人在插管刺激下可以出现心肌缺血,应该尽可能地降低直接喉镜的刺激[21]。

缺血性心脏病的病人应该选择血流动力学稳定的的手术麻醉方法;维持心肌氧供和氧耗平衡是缺血性心脏病病人麻

醉最重要的方面。肌松药应该选用对心率和动脉血压影响最小的药物,其中维库溴铵和罗库溴铵是比较理想的选择。另外,对于左室射血分数正常的病人应用吸入麻醉药可以可控性抑制心肌,使因交感神经活化而增加的心肌氧耗最小化。左室功能受损的病人可能无法耐受吸入麻醉药的持续心肌抑制。加用芬太尼等短时效的阿片类药物有一定益处。对于心脏外科手术的病人在麻醉前应用大剂量的阿片类药物并非罕见。

肺部疾病

慢性肺部疾病已经发展成为一种世界范围的公共卫生问题。慢性阻塞性肺病(COPD)与以可逆性气道平滑肌收缩为特点的哮喘病不同,它是一种不断进展并且可以导致严重的肺间质损伤的疾病。

感染、有毒微粒、有毒气体均可以促进 COPD 的发展。过去常用氧饱和度或者动脉血气等反映肺功能的指标对病人进行麻醉风险评估。然而,随着麻醉技术的不断改进,即使一些具有严重肺部疾病的病人也可以安全地渡过麻醉[22]。Zollinger 等研究发现没有反映肺功能的特异性参数可以预测肺部并发症的发生。其中,上腹部手术以及胸外科手术可以使术后肺部并发症的发病率增高[23]。

许多肺部疾病的病人可以安全的实施全身麻醉[24]。由于吸入麻醉药支气管舒张的特性,因此经常应用于此类病人的麻醉[25]。有些学者提倡术前麻醉应用长效 β 受体阻滞剂以防止诱导期间的支气管收缩[26,27]。

区域麻醉和局部麻醉均可以避免气道应激以及支气管痉挛的发生。患有 COPD 的病人依靠辅助肌参与呼吸,在平卧位或阻滞平面高于 T_{10} 时可以发生严重的低氧[12]。

该类病人术中机械通气应选择低频通气(8 次/分钟)。这种慢频呼吸配以较高的吸入气流量可以改善或维持正常的动脉血氧分压(PaO_2)以及动脉二氧化碳(CO_2)水平。病人术前应该进行晶体或胶体补液或雾化吸入治疗,以有助于术后清除气道分泌物。

肾脏疾病

5% 的成年人患有肾脏疾病,可使围术期并发症发病率增加[28]。除此之外,病人与肾功能无关的某些特点和疾病,也可以增加急性肾衰的危险性,如低血容量、阻塞心血管疾病、缺血性肾小球损伤(如急性肾小球坏死)是最常见的导致围术期急性肾衰的疾病,可以导致近髓肾小管上皮细胞的氧供和氧耗之间失衡。

实际上,所有的麻醉药物和麻醉方式都会导致不同程度的肾血流、肾小球滤过率以及尿量的减少,心输出量减少、自主神经系统活性的改变、神经内分泌改变、正压通气等多种机制均可以导致以上病理改变。为了保证药物及代谢废物的有效清除,肾血流(15% ~25% 的心输出量)远远超过肾脏的血液需求量。预水化以及麻醉深度可以影响肾脏对麻醉的反应性。

慢性肾病病人麻醉的实施需要特别注意手术期间的液体管理以及严格控制通气,呼吸性碱中毒可以使血红蛋白氧离曲线左移,而呼吸性酸中毒可以导致血钾升高至危险水平。由于肾病病人的药物清除能力下降,阿片类药物和神经肌肉

阻滞药物的用量需要酌情减少。

肝脏疾病

肝脏病人手术的麻醉管理首先应了解肝脏的生理功能:包括合成白蛋白和凝血因子、药物代谢、维持血糖稳态、生成胆红素等。研究表明成年人中大约 1/700 行择期手术的病人具有隐匿性肝脏疾病或者病毒性肝炎。手术和麻醉后严重的肝坏死常常由于麻醉期间肝脏的氧供减少。

进展期肝病的病人如果代偿良好,凝血功能正常则适用于局部麻醉。如果选择全身麻醉,推荐应用中等剂量的舒血管麻醉药物加用或不加用笑气或芬太尼。非去极化肌松药的选择应该考虑药物的清除机制,例如肝硬化的病人应该对米库氯铵比较敏感,因为此类病人血浆胆碱酯酶的活性较低。液体治疗应该以维持肝脏灌注(充盈压的指导下)为度,同时应该维持足够的血压及心输出量。

有肝脏疾病的病人尽量避免选择吸入麻醉。因为氟烷等吸入麻醉药具有肝毒性,可以导致药物性肝损伤。氟烷相关性肝炎非常罕见,其发生率为 1/25 000,其病理改变是由于反复应用氟烷免疫介导的肝细胞损伤。氟烷、安氟醚、异氟醚、地氟醚可以产生活性氧化三氟卤化物和交叉反应,但是吸入麻醉药的代谢可能是导致药物性肝炎的因素[30]。20% 氟烷、2% 安氟醚、0.2% 异氟醚、0.02% 地氟醚含有潜在肝损伤的特性可能至少是潜在的肝损伤。七氟醚不产生三氟乙酰化等代谢产物,因此不会导致肝炎的发生。

在美国,大约 1500 万 ~2000 万成年人患有胆道疾病。在全麻提供适当肌松的条件下,针对胆囊病的治疗包括开腹或腹腔镜胆囊切除术。完全胆道阻塞可以干扰某些依赖肝脏代谢的神经肌肉阻滞药的清除,如维库溴铵、潘库溴铵。行腹腔镜胆囊切除术(LC)手术的病人麻醉与其他腔镜手术麻醉相同。CO_2 气腹可以使腹内压升高从而影响通气和静脉回流。在行 LC 手术期间,病人的 Trendelenburg 体位可以使腹腔内容物与手术操作部位分离,改善通气,但同时也导致了静脉回流和心排出量减少。

内分泌及代谢性疾病

代谢及内分泌紊乱包含一大类疾病。这些疾病可以是外科手术的直接原因,也可以与其他需要外科手术治疗的疾病相并存。此类病人的术前内分泌功能的评估包括:相应的治疗史、尿糖或蛋白、主要体征、体重波动、性功能以及并发症的治疗。外科手术人最常见的三种代谢及内分泌疾病有:糖尿病、甲状腺功能减低症和肥胖。过去的 20 ~30 年全球患内分泌疾病病人数不断上升,以上三种疾病可以独立存在,也可以并发[12,31]。随着人口老龄化和诊断标准的变化,糖尿病人的数量也呈上升趋势[12,32]。

糖尿病人围术期并发心肌缺血、中风、肾功能不全或肾衰的危险性增加,病人的死亡率也相应升高[33]。术前患有糖尿病的手术病人其伤口感染、伤口愈合的可能性明显增加[34]。

非糖尿病病人的血糖升高与手术中应激反应有关,手术期间升糖激素的分泌增多以及胰岛素分泌减少或胰岛素抵抗增加[35,36]。有效控制糖尿病手术病人的血糖水平可以改善围术期病人的发病率和死亡率。此类手术病人的麻醉管理应该注意避免低血糖和高血糖事件的发生[32,37-39]。

糖尿病病人的麻醉技术应包括对代谢激素分泌的调节[40]。一般来说,局麻、神经阻滞、椎管内阻滞麻醉对机体代谢影响小,而全麻对机体的代谢影响大,术中应加强麻醉管理,避免加重已存在代谢紊乱。但是,区域阻滞麻醉使具有自主神经病变的糖尿病病人危险性增加,并且与区域阻滞麻醉相关的低血压可以导致并发 CAD 的糖尿病病人手术危险性大大增加[32]。目前尚没有证据表明应用局部麻醉、全麻,或者二者联合应用更能降低糖尿病外科手术病人围术期的发病率或死亡率[32]。

甲状腺功能低下是甲状腺激素分泌不足所导致的,甲状腺主要分泌甲状腺素(T_4)和少量的三碘甲腺原氨酸(T_3)。500 万多美国人患有此疾病,大约 10% 的妇女患有不同程度的甲状腺激素缺乏症。对照临床试验中没有显示出轻中度甲状腺功能减退症病人在接受手术时的风险增加[41]。此类病人的麻醉,应该密切监测病人的生命体征,警惕麻醉药物导致的副作用,包括:延迟胃排空、肾上腺功能低下、低血容量[42]。

无论在发达国家还是发展中国家,肥胖的发生率逐年增高,肥胖人常伴随重要脏器生理功能改变及并存相关疾病,有碍健康,增加麻醉及手术的风险(表 47-9)[43]。美国大约 1/3 的人体重超过其理想体重的 20%[44]。近年来公认用体重指数(body mass index,BMI)表示体重标准,体重指数为体重(kg)除以身高(m)的平方,即 BMI(kg/m^2)= 体重(kg)/身高(m)^2。美国男性 BMI>25kg/m^2 占 59.4%,女性为 50.7%,成年人中 BMI>25kg/m^2 占 54.9%。BMI>28kg/m^2 手术病人的围术期致残率和死亡率明显升高。

表 47-9	肥胖相关性疾病状态
疾病分类	**举 例**
心血管疾病	猝死、心肌病、高血压、冠状动脉疾病、周围血管疾病
呼吸系统疾病	限制性肺疾病、睡眠呼吸暂停
内分泌疾病	糖尿病、甲状腺功能减退
GI 疾病	疝气、胆结石
恶性肿瘤	乳腺癌、前列腺癌、大肠癌
肌肉骨骼疾病	骨性关节炎、腰背痛

肥胖病人麻醉管理包括一系列问题:包括静脉通道的建立、监测设备的应用、气道管理以及病人的转运都非常困难。由于肥胖导致的梗阻性睡眠呼吸暂停或肥胖本身引起的由于补呼气量和肺活量减低出现的限制性通气障碍是此类病人面临的常见问题[12]。肥胖病人的麻醉诱导是一个很大的挑战。肥胖病人在意识模糊或麻醉诱导时,由于其头部和颈部软组织增多,可能发生机械性气道梗阻或难以处理的气道暴露困难,进而引起窒息。

肥胖对于麻醉药物药代动力学影响不同,例如肥胖病人血容量增加,可以降低麻醉药的浓度,而脂肪组织含有血流较少,可以增加此类麻醉药的血药浓度。谨慎的做法是基于理想的体重给药,后续剂量根据病人的反映,计算出的首剂给药剂量[12,45]。

中枢神经系统疾病

中枢神经系统疾病病人的麻醉需要了解病人的颅内压(ICP)、脑血流(CBF)、脑代谢氧耗率(rate of O_2 consumption,$CMRO_2$)之间的关系。但是术前评估 ICP 比较困难,像头痛,恶心、呕吐等症状不具有特异性,眼底改变的征象往往在急性期不出现。CT 或 MRI 检查中线移位可以提示大脑病变的扩大。

颅内疾病的麻醉要点是血流动力学平衡,如液体量、平均动脉压、ICP、CBF 等。颅内肿瘤的病人,肿瘤的占位效应使控制 ICP 和 CBF 成为一个关键。颅内血管瘤手术的病人麻醉的关键目标是防止循环血压的突然上升导致瘤体破裂,尤其需要警惕的就是喉镜刺激和气管插管期间。

平均动脉压、颅内压、脑血流等之间的关系受麻醉药物药理学特性的影响。高浓度的吸入麻醉药(>0.6MAC)可以导致脑血管扩张,降低脑血管阻力,脑血流呈剂量依赖性的增加,尽管此时 CMRO 下降。

丙泊酚可以降低脑血流、颅内压以及 CMRO,也可以使动脉血压降低进而导致脑灌注压降低[46]。但是脑血管仍保持对二氧化碳的反应和脑血管的自动调节功能[47]。依托咪酯具有较强的脑血管收缩作用,它可以使脑血流和颅内压降低,通过脑电图观察到它对大脑有兴奋作用,故应慎用于癫痫的病人[48]。

阿片类药物可以减少脑血流,不同程度的降低颅内压。芬太尼引起中度的脑血流减少和脑代谢降低。有研究表明芬太尼用于脑中风病人可以使颅内压升高[49]。此外,阿片类药物可以通过升高颅内压影响病人的意识和通气,可伴有动脉血 CO_2 分压升高;中风病人应该慎用阿片类药物。

不管选择什么药物和麻醉方式,都应该注意维持血流动力学稳定。此类病人麻醉复苏应该平稳,充分镇痛,避免咳嗽等可以升高血压和颅内压导致手术部位出血的因素。

大量的液体治疗导致的血容量增加可以加重脑水肿,使颅内压升高,脑中风病人麻醉应该以正常容积状态为目标。对于颅内脑血管瘤的病人,充足的血容量可以减少血管痉挛的发生。

手术中麻醉的管理

全身麻醉的诱导

全麻诱导期间,病人迅速意识丧失、自主呼吸消失、心功能受到抑制,血管张力急剧下降。麻醉诱导期是麻醉实施过程中最关键的步骤之一,主要与麻醉相关的严重并发症都发生在这个时期。有七种不同的全身麻醉诱导方法,每种诱导方式各有利弊(见图 47-3)。麻醉前应该仔细进行病情的评估,以保证选择最安全有效的麻醉方法。

静脉麻醉药物常应用于成人,其诱导平稳,病人的满意度比较高。诱导期间加用阿片类药物可以有效防止喉镜和插管期间导致的高血压和心动过速。

对于饱胃的病人,麻醉诱导的水平可以决定是否发生呕吐或胃内容物的反流误吸。快速顺序诱导的目标是迅速插入带有套囊的气管导管,安全快速的保护气道,从而防止诱导期间的呕吐与误吸。

快速顺序诱导流程如下:

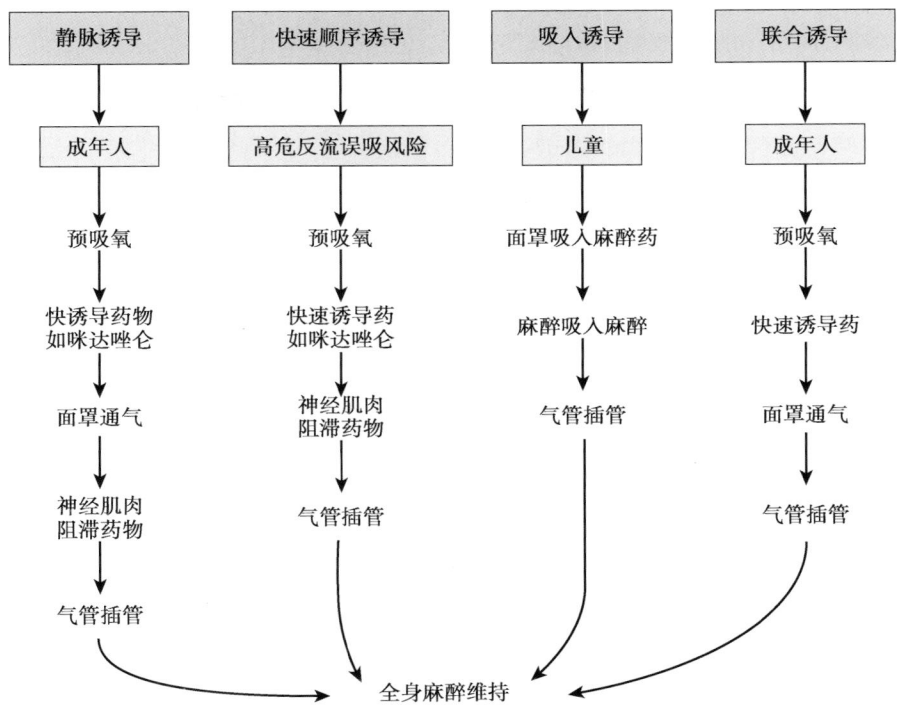

图 47-3　全麻诱导技术

在评估气道后继续下面操作。

麻醉前气道评估后,进行以下操作。

病人预充氧。

迅速给予静脉麻醉药物(如丙泊酚)。

麻醉助手按压病人的环状软骨以防止胃内容物反流误吸给予神经肌肉阻滞药,迅速插管。

确认气管导管位置,气囊充气后,麻醉助手才停止按压环状软骨。

实施吸入麻醉诱导的病人经历三个阶段:①清醒期;②兴奋期;③外科麻醉期。吸入麻醉对成人并非理想的诱导方式,由于吸入麻醉药气味不佳,兴奋期可以持续数分钟,期间可能导致高血压、心动过速、喉痉挛、呕吐和误吸等。应用吸入麻醉药物诱导儿童麻醉,兴奋期很快过去,而且可以避免因静脉置管导致的术前焦虑,故吸入麻醉诱导成为儿科最常用的麻醉方式。

气道管理

重度镇静、昏迷病人或麻醉诱导后咬肌及下颌关节松弛,当平卧时常导致舌根后坠不同程度紧贴咽后壁使气道完全或部分阻塞,可以利用面罩、喉罩通气道(LMA)或者带气囊的气管插管进行气道管理,也可以利用鼻咽和口咽通气道以解除梗阻,帮助通气(图 47-4)。

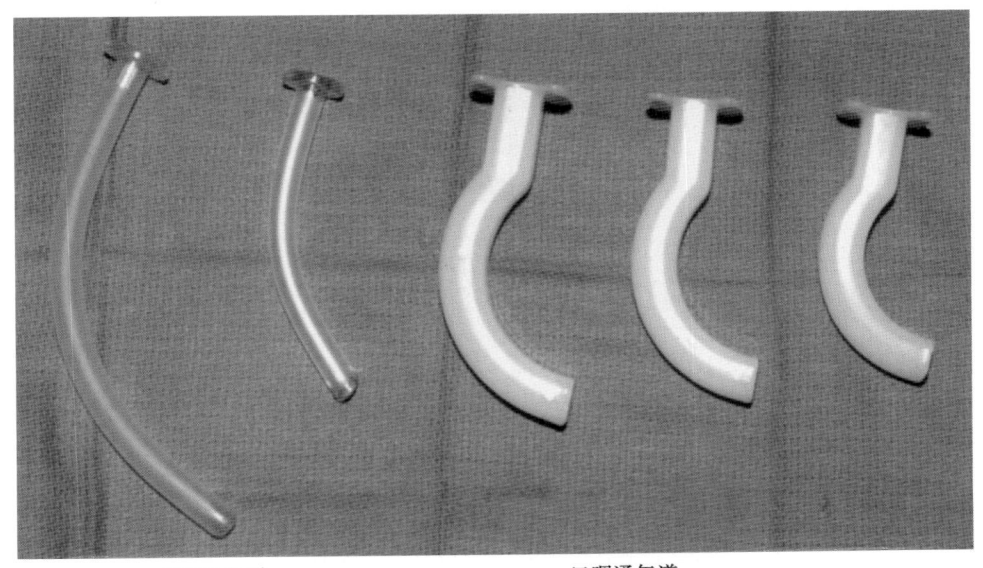

鼻咽通气道　　　　　　　　　口咽通气道

图 47-4　从左至右依次为:两个鼻咽通气道和三个口咽通气道

喉罩(laryngeal mask airway,LMA)是一种特殊型的通气管,在其通气导管的前端衔接一个用硅橡胶制成的扁长凹形套囊,其大小恰好能盖住喉头,故有"喉罩"通气管之称。LMA 系在盲探下插入,故使用较为方便,因为它不通过声门,它并不完全防止反流误吸。它不应该在饱胃的(图 47-5,左下)病人使用。

操作者需要具备一定的麻醉操作技能和适当的设备和条件才能将气管插管置入正确位置。通常情况下,病人是无意识的和制动的(包括呼吸肌肉麻痹)。直视下进行气管插管通常是通过口腔用直接喉镜窥视声门(直接喉镜),看气管插管直接通过声门进入气管。为了从一个合适的角度观察,病人往往摆在嗅探位置。喉镜手柄包含电池,可以安装弯曲(Macintosh)或直(米勒)刀片(见图 47-5,最上面一行)。

有些病人有困难气道史。体肥、颈短、或喉结过高的病人、甲颏距离短和 Mallampati 评分Ⅳ级都可能出现困难气道。目前已经开发了许多用于困难气道处理的设备。硬质 Bullard 纤维喉镜(rigid Bullard fibroptic laryngoscope)是一个自成一体的设备,在使用时仅需对头颈部稍加调整即可,头部和颈部可以保持自然位,适用于气道异常和困难插管病人(图 47-6)。另一种新的插管设备,它在屏幕上(图 47-7)将声门显露呈可视化。

插管喉罩(ILMA)是一种改进的喉罩,可以维持气道通气,也可以借助它将气管导管成功插入正确位置。ILMA 可以作为气管插管指南中推荐的气道救援设备,成功用于预期或突发性的困难气道。可以将气管插管盲目通过 ILMA 插入气管,ILMA 还可以作为一个纤维气管镜的通道(图 47-8)。

可屈伸延展性纤维气管镜是处理困难插管的金标准。此镜专为颈椎损伤病人所设计,气管插管时其可弯曲部分可随病人的口咽解剖情况进行随意调整,而无需移动病人的头颈部位置。它可用于困难气道或颈部活动受限的病人,或有牙

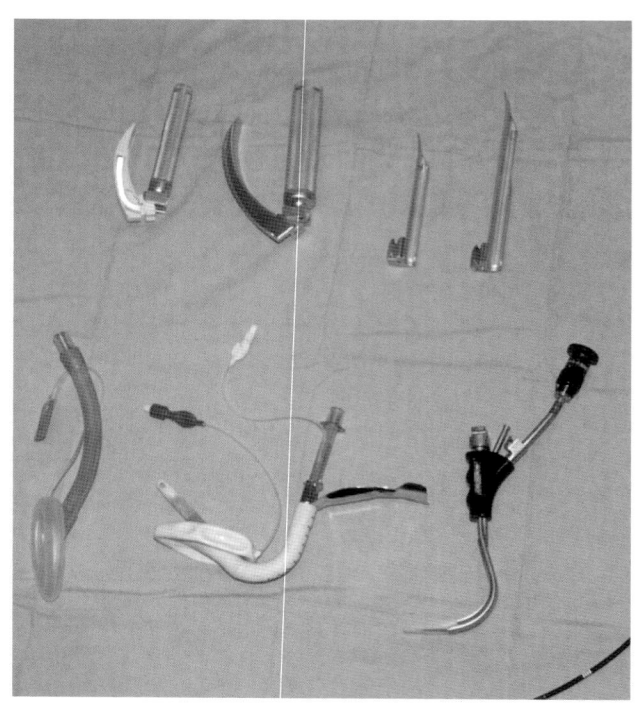

图 47-5   (上)喉镜与弯直叶片;(下)喉罩通气道、插管型喉罩通气道及 Bullard 硬纤维喉镜

齿损害风险的病人。有一个吸气和/或氧气吹入端口。如果使用得当,它可以保证对血流动力学影响最小的情况下,使气道高度可视化。它可以在局部麻醉下用以清醒的,或保留自主呼吸的病人插管。但是要求正确的操作技能,造价较高,需要精心维护(图 47-9)。

ASA 已经颁布指南以规范这些困难气道管理及处理方法,如图 47-10,图 47-11 所示。

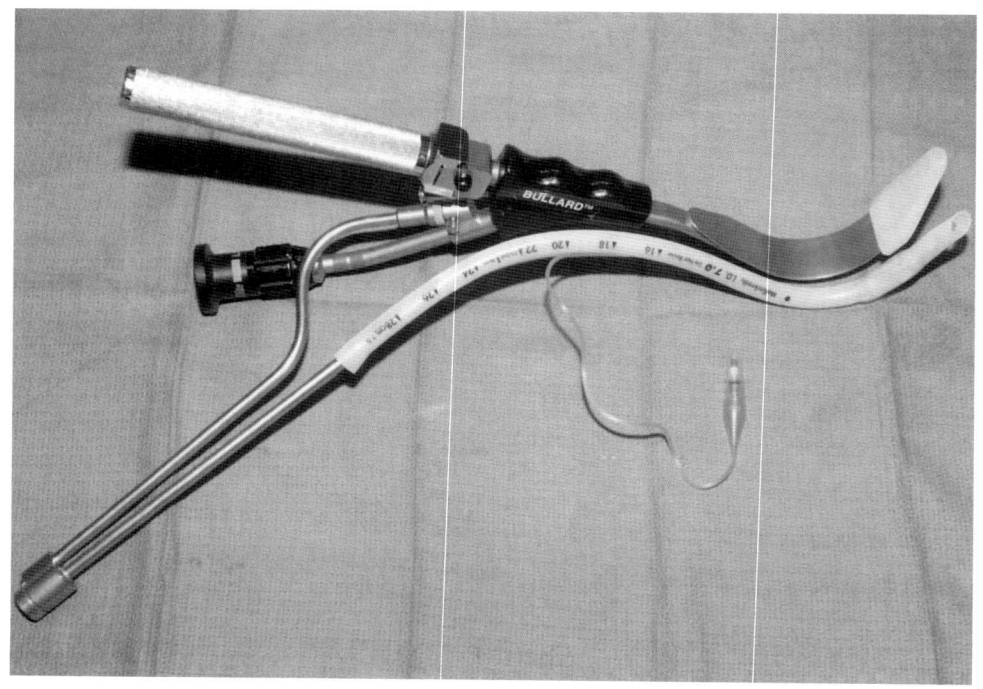

图 47-6   Bullard 硬纤维喉镜和气管插管

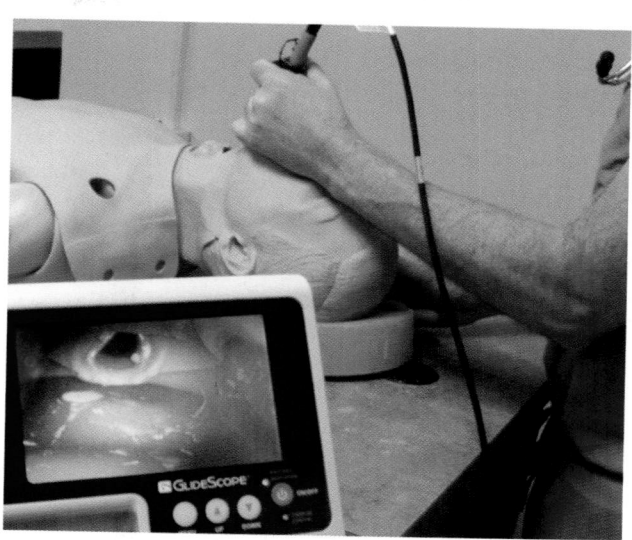

图 47-7　可视喉镜

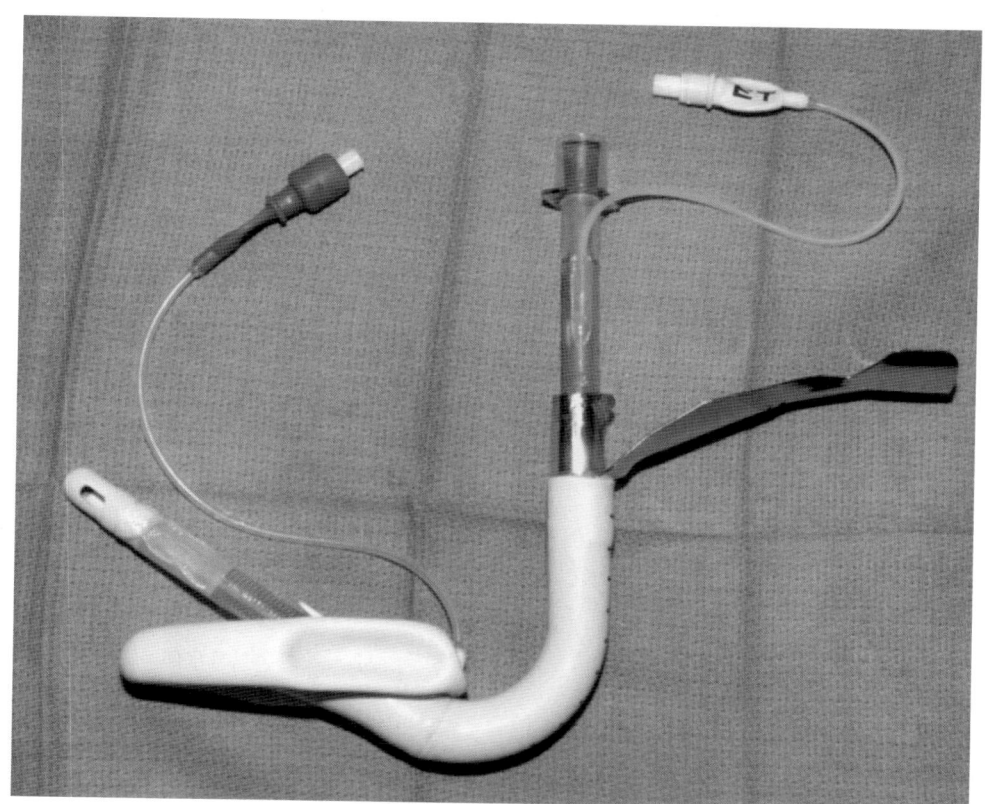

图 47-8　气管插管型喉罩

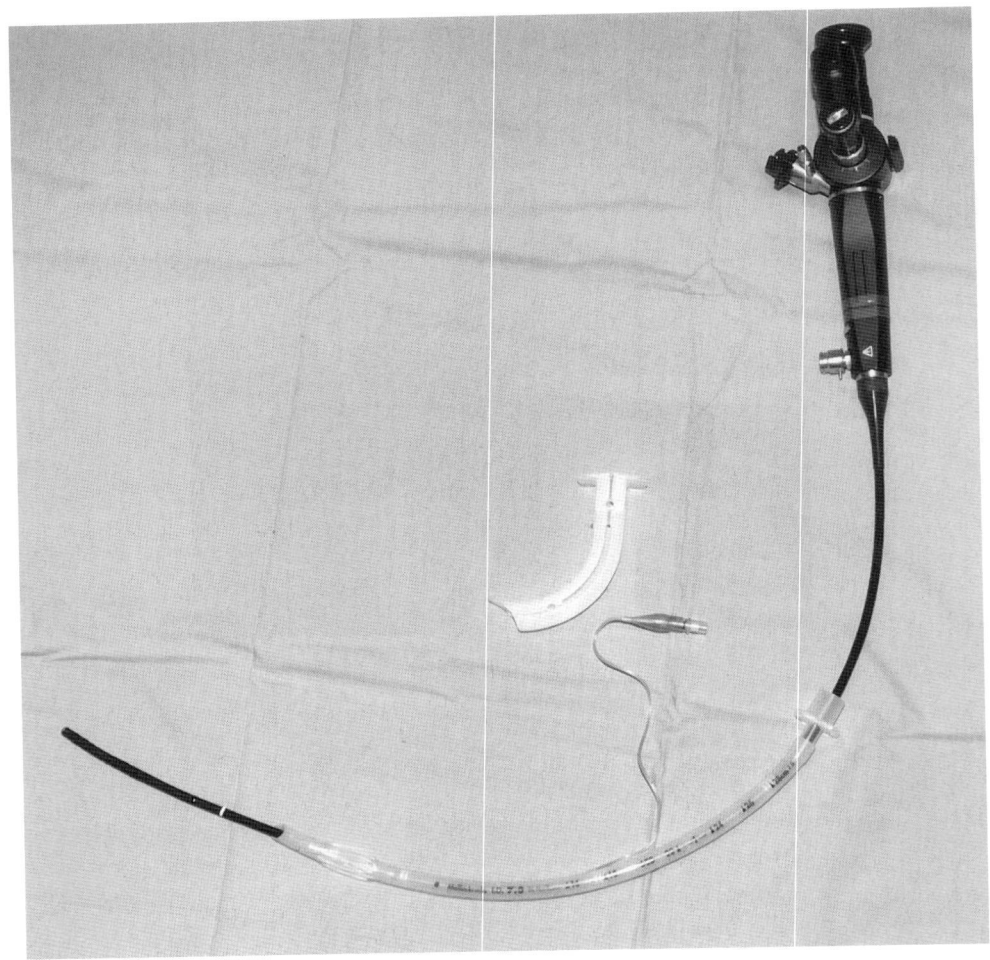

图 47-9   可屈伸延展性纤维光束喉镜

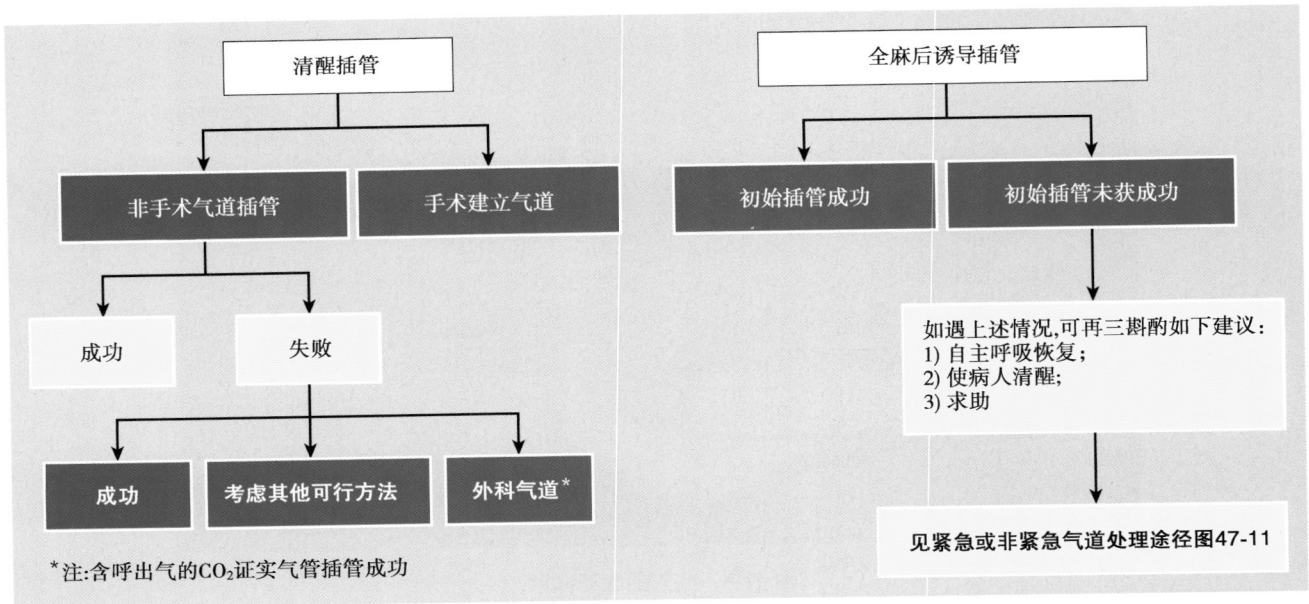

图 47-10   美国麻醉医师协会的气道管理指南(第 1 部分)

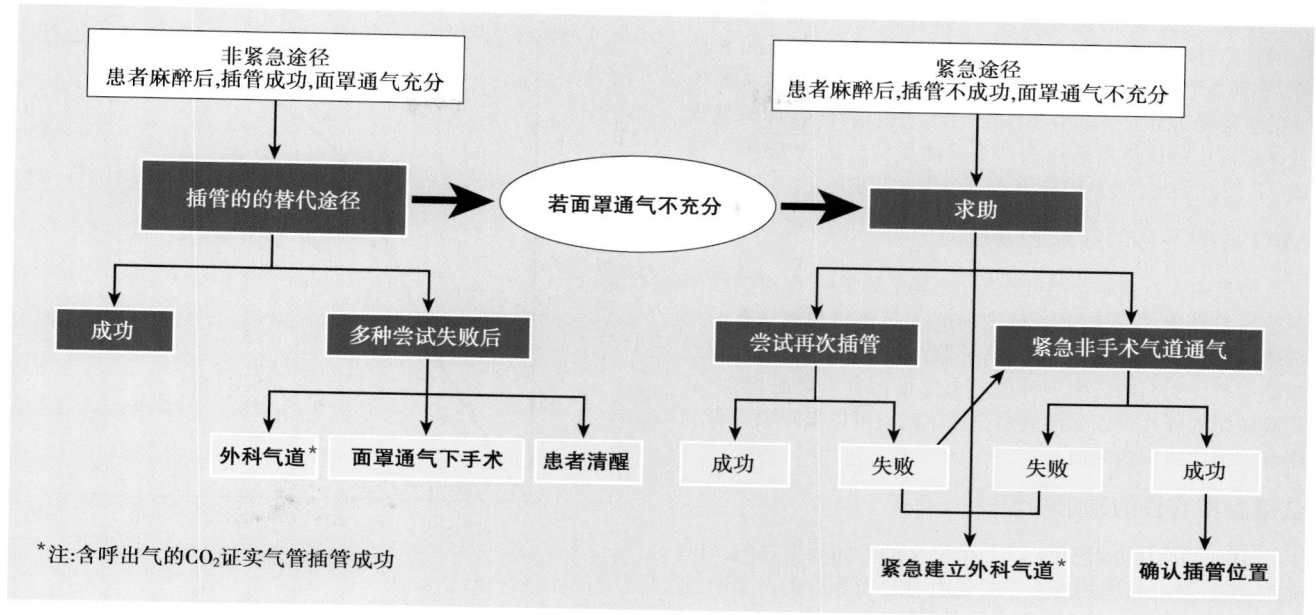

图 47-11　美国麻醉医师协会的气道管理指南(第 2 部分)

液体治疗

外科手术病人通过静脉液体治疗来补充围术期液体的损失。不同的液体治疗会影响临床参数(如血小板的功能),同时对手术病人的预后也会有影响。

传统上讲,常用输液制剂分为晶体液与胶体液两类。晶体溶液含有水和电解质,带或不带碳酸氢盐如醋酸盐或乳酸盐。液体治疗时晶体溶液可提供水分及电解质,并且能起扩容作用。胶体溶液为含有糖或蛋白质的电解质溶液,因初始分布容积等同于相应的血容量,故常用于补充等量的血液丢失量。根据溶液的性质,进一步可以将静脉液体分类。以生理盐水为基础的制剂(晶体或胶体)不含缓冲剂和其他电解质。相比较而言,平衡盐溶液(如乳酸林格液)却包含其他电解质,同时含有或不含有 HCO_3^- 等缓冲剂。

胶体溶液包含几种类型,最常用的有三种:羟乙基淀粉(HES)、明胶溶液、白蛋白。羟乙基淀粉根据浓度、分子量、分子取代基的不同,其生化特性不同。羟乙基淀粉可根据平均分子量大小分为:高分子量羟乙基淀粉(450kDa)、中分子量羟乙基淀粉(200kDa,270kDa)、低分子量羟乙基淀粉(130kDa,70kDa)。高分子量羟乙基淀粉(450kDa)有以生理盐水为溶剂的 HES 450/NS 和以乳酸平衡盐溶液为溶剂的 HES 450/BS。上述所有胶体液可以全部应用于欧洲,但在美国明胶(Gelatin)不能用于临床。唯一被美国食品和药品管理局批准的是 6% 的高分子量(450kDa)羟乙基淀粉。

大量输入任何类型的静脉液体都会导致血小板和凝血因子稀释,并可能导致凝血功能障碍(即稀释性凝血功能障碍)。此外,输入的胶体液可通过影响血液循环的凝血级联反应中的组成因子或改变血小板功能,直接导致凝血功能改变。

最近的证据表明,静脉液体本身的性质可能会影响凝血和出血。HES 450/NS 可能会比其他液体更容易导致出血,HES 450 平衡盐溶液与 5% 白蛋白对出血后扩容作用的预后相似[51-53]。Waters 和他的同事报道,实施腹主动脉瘤修补手术中应用含乳酸的林格液要比应用生理盐水对血小板的数量

影响小,而且术中使用血制品较少[54]。

某些液体可能会引起高凝状态,不仅表现为出血少,而且会出现术后血栓并发症(例如深静脉血栓形成和脑血管意外)的发病率增加。有实验室数据表明,静脉胶体液可能会引起高凝状态[55],但其临床意义尚不清楚。

手术当中应用静脉液体的种类可以明显影响肾功能。危重病人或接受大手术的老年病人术中应用 HES/NS 或生理盐水与肾功能不全的进展有关[56-58]。

在围术期给予足够的静脉液体,可使日间手术或短小手术的恶心、呕吐的发病率较低,止吐药的使用较少[59]。在主要的非心脏手术病人中,HES 450(BS 或 NS 溶液,或平衡晶体和胶体混合液)的使用可以减少术后恶心,呕吐和止吐药的使用,促进固体食物消化能力的术后排便功能的早期恢复,其疗效强于单独使用 5% 白蛋白、乳酸林格液或生理盐水[60]。

有研究表明,接受门诊手术的病人围术期应用静脉液体治疗,可以降低头晕、嗜睡、口渴和头痛的发病率[61]。健康志愿者随机交叉研究中,主观精神状态恶化(精神不振和抽象思维的困难)仅发生于应用 0.9% 的氯化钠而非应用乳酸林格液的人群[62]。不同的静脉制剂对中枢神经系统功能的影响尚不清楚。

晶体溶液和(或)胶体溶液对肺功能的影响已是长期辩论的主题。在心脏手术、骨科手术或泌尿手术治疗的病人中,术中使用不同的胶体液对术后肺功能影响无显著性差异[56,63,64]。许多研究均报道,在重大手术病人术中应用晶体(乳酸林格液)或胶体(HES 130/NS,HES 450/NS,5% 白蛋白/BS)[65-67],对于机械通气的发生或维持时间以及呼吸功能其他参数的影响无明显差异。这些结果表明,术中使用晶体液与胶体液相比,对肺功能的影响没有明显差异。

输血

ABO 血型系统

根据红细胞表面是否含有 A 或 B 抗原可以将 ABO 血型分为有 A、B、AB 和 O 型。红细胞缺乏 A 或 B 抗原者,血清中

有规律地出现相应的抗-A 或抗-B。O 型血机体血清中出现相应的抗-A 和抗-B 抗体。AB 型个体由于自身含有 A 和 B 抗原,故其血清中均没有抗-A 和抗-B 抗体。这种由机体天然生成的抗体是 IgM。当血型不匹配的红细胞输注后,即刻就被受体血液中的抗体所破坏而产生溶血反应。抗-A 破坏 A 型或 AB 型红细胞,抗-B 破坏 B 型或 AB 型红细胞。

ABO 血型不合的红细胞输血

如果输入血型不合的红细胞,尤其是如果 A 型血的红细胞输入 O 型血的受体内,受体内的抗-A 抗体将与被输入的红细胞结合。这将激活补体途径,导致红细胞细胞膜损害和红细胞裂解。受损的红细胞释放的血红蛋白具有肾脏毒性,细胞膜破裂的碎片可以激活凝血途径。病人可以出现急性肾衰竭和弥散性血管内凝血。

红细胞相容性的基础知识

ABO 同型输血者 99% 以上是安全的。如果不进行 ABO 血型检查而输血,大约有 1/3 的输血将是不相合的。ABO 血型系统是与临床安全输血关系最密切的血型。

临床观察受血者的血清与供血者的红细胞是否相配合,以及受血者红细胞与供血者血清是否相配合常用交叉配血试验。通过交叉配血试验可以检查血型是否相符,供受者之间是否有不相配合的抗原、抗体成分,从而防止输血的并发症。

Rh 血型抗原和抗体 Rh 血型是继 ABO 血型之后临床意义最大的另一个血型系统,也是最复杂的血型系统之一。Rh 血型中常见的抗原有 C、D、E、c、e 等 5 种。其抗原强度仅为 A、B 抗原的 1/10 ~ 1/100,其中以 D 抗原最强。故临床上只按 D 抗原的存在与否来分型,有 D 抗原者为 Rh 阳性,无 D 抗原者为 Rh 阴性。我国汉族人口 Rh 阳性率为 99.6% ~ 99.8%。与 ABO 血型系统不同,Rh 抗体系统并非天然存在。绝大多数 Rh 抗体是经过妊娠或输血后产生的免疫性抗体,故 Rh 阴性的病人第二次输入 Rh 阳性的血液,可产生溶血性输血反应,Rh 阴性的产妇第二次怀孕,胎儿是 Rh 阳性时,可致新生儿溶血。

贫血的生理反应和耐受性

O_2 在血液中的两种截然不同的形式包括:与红细胞上的血红蛋白结合和在血浆中溶解。动脉血的实际氧含量(CaO_2)是由血液中的血红蛋白浓度、Hb 的动脉血氧饱和度(SaO_2)、血红蛋白的氧结合能力、动脉血氧分压及血浆中氧的溶解度等决定的。这些变量是相互关联的,可以在下面的公式表示:

$$CaO_2 = (Hb×血氧饱和度×血红蛋白氧结合能力)+$$
$$(动脉血氧分压×血浆中氧的溶解度)。$$

成人血红蛋白由四个蛋白质链组成,每个都带有一个血红素。1mol 的血红蛋白最多能够结合 4mol 的 O_2。每克的血红蛋白 O_2 结合量为 1.39g/ml。PaO_2 和血红蛋白氧饱和度之间的关系如图 47-12 所示。这条曲线[氧分压(PO_2)20 ~ 40mmHg]的部分陡峭,有利于氧从血红蛋白释放。不同器官的组织氧分压值也如图 47-12 所示。在这个曲线陡峭的部分,促进从血红蛋白中的氧释放。

轻度贫血时以血红蛋白氧解离曲线右移进行代偿。生理影响较严重的贫血其心输出量代偿性增加,使组织灌注增加外周血管阻力减低[68;69]。贫血不仅导致氧容量减少,还会导

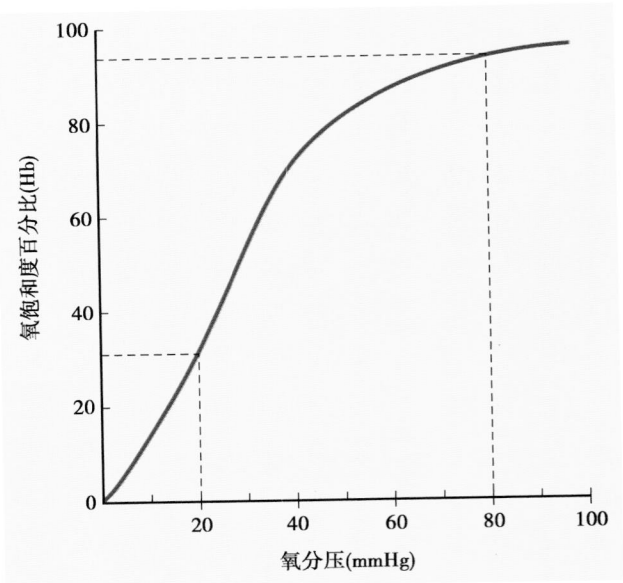

图 47-12　氧血红蛋白解离曲线

致血粘度降低从而使局部血流增加。血容量的增加可以增加充盈压并使微血管舒张进而导致组织氧摄取增加[70]。行血液稀释的正常动物中,只要 Hb 水平在 3 ~ 5g/dL 之间,就能维持正常的心血管功能;在此水平以下就开始出现心电图改变(例如 ST-段压低)[71,72]。

血液稀释及临界细胞压积

急性等容量血液稀释(acute normovolaemic haemodilution,ANH)是国际上最常用的自体输血方式。急性等容量血液稀释是指在麻醉诱导前或诱导后进行采血,同时补充等效容量的晶体或胶体液,使血液稀释,同时又得到相当数量的自体血。在手术必要的时候再将采得的自体血回输,以达到不输异体血或少输异体血的目的。根据稀释程度的不同,可将 ANH 分为:急性有限度的等容血液稀释(scute lmited normovolaemic haemodilution):Hct 稀释至 28% 左右;急性极度等容血液稀释(acute extreme normovolaemic haemodilution):Hct 稀释至 20% 左右;扩大性急性等容血液稀释(augmented acute normovolaemic haemodilution):用具有携氧能力的红细胞代用品作为稀释液。

急性等容量血液稀释(ANH)使血浆容量增加。增加的血浆容量成为组织供氧的重要来源。心输出量增加和提高组织的氧气提取维持氧合,当这些代偿机制不能满足的组织的氧气需求的血液稀释点,称为“临界细胞压积(the critical hematocrit)”。多年来,临界细胞压积一直是一个有争议的焦点。一个理论模型描述了在逐步血液稀释过程中红细胞压积、心肌氧气的需求及冠状动脉血流量之间的关系[73]。根据冠状动脉储备的限制,利用这个模型可以计算出血细胞比容的决定因素和 ANH 的临界值。由于氧气消耗量和 CAD 程度的不同,使所确定的血细胞比容临界值也不同,以固定的血细胞比容作为决定是否输血的关键因素对大多是病人来讲是不合理的。相反,必须考虑每个病人的具体情况来确定输血的指征,如预期的失血及所需的氧气运输能力的储备、血流动力学稳定与否、有无 CAD 和全身的氧耗量。

麻醉后复苏

神经肌肉阻滞逆转不全

即使应用维库溴铵这种半衰期相对较短的神经肌肉阻滞药物,机体重建神经肌肉连接仍需要相当长的时间。此外,在外科手术结束时应进行肌松残留作用的拮抗。应用抗胆碱酯酶药逆转非去极化肌松药的作用。此类药暂时抑制分解乙酰胆碱的乙酰胆碱酯酶,增加在神经肌肉接头部乙酰胆碱浓度,促使神经肌肉兴奋传递恢复正常。常用的抗胆碱酯酶药药物有新斯的明、依酚氯铵和吡啶斯的明,这三种胆碱酯酶抑制剂的副作用包括心率减慢、肠蠕动增加、唾液分泌增多等毒蕈碱样乙酰胆碱受体兴奋的副作用。为防止这些不良反应,抗胆碱酯酶药须与抗胆碱药合用。常用阿托品和格隆溴铵等抗胆碱药对抗。可以同一注射器给予阿托品和新斯的明来预防。为保证术后有足够的通气量,应用胆碱酯酶抑制剂不能完全拮抗肌松药的残留作用,应结合神经刺激器的 TOF 检测,于 TOF 出现 2 个反应、开始有自主呼吸或头能持续抬离枕头 5 秒以上时才用药物拮抗残留肌松作用。

麻醉后恢复室(PACU)

研究表明麻醉后恢复室一般并发症的发病率均为 10%,所有病人离开时均应意识清醒。相当数量的病情严重、年龄偏大、行复杂手术的外科手术病人需要术后进行呼吸以及循环支持,术后持续硬膜外镇痛可以抑制呼吸,此类病人均需要留院观察。许多医院 ICU 床位太少,不能满足日益增加的手术病人的需要。设立恢复室(recovery room)的初衷本来是起短暂容纳 ICU 病人的作用。目前,恢复室已被改为麻醉后恢复室(PACU)。

麻醉或手术后在 PACU 期间,各种影响不同器官系统的病理情况均需要及时诊治,术后恶心呕吐、气道支持、需要纠正的低血压均是 PACU 最为常见的并发症[74]。但是,术后出血、高血压、体温异常、心梗以及精神改变并非罕见[74]。

术后恶心呕吐

术后恶心呕吐(PONV)主要发生于 20% ~ 30% 外科手术病人[75],其发病率在不同研究中心差别相当大(约 8% ~ 92%)[76]。通常认为 PONV 是一种一过性的、不愉快的、却很少导致长期发病率的症状。然而,由于恶心呕吐导致的呕吐、胃出血、伤口裂开等非常常见。严重的 PONV 可以延长病人的复苏室停留时间和住院时间,它也是导致外科手术后病人急诊再入院的主要原因。有证据表明预防性进行止吐治疗对外科手术病人并非是一种经济有效的治疗方法。治疗 PONV 的费用是构成 PACU 费用的重要部分[77]。最近的指南来自于系统评价,汇总了随机对照试验和 Logistic 回归等数据,具体见图 47-13。

PONV 主要治疗药物包括 5-HT 受体拮抗药,包括昂丹司琼、格雷司琼、托烷司琼。手术结束时给予复合治疗预防和治疗 PONV 的安全性和有效性已得到证实[77,78]。有证据表明应用胃复安治疗 PONV 并无确切疗效[79],但是更多的证据表明 5-HT 受体拮抗药是治疗 PONV 的最有效的药物。

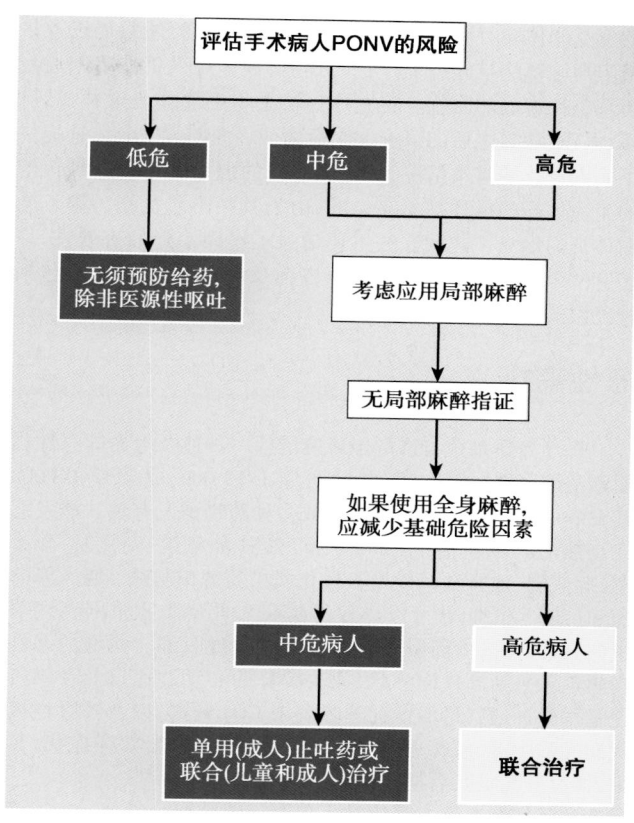

图 47-13　术后恶心呕吐(PONV)的指南

疼痛——第五大生命体征

自 1960 年以来,疼痛的分级以及视觉模拟评分法的应用使得镇痛方法学取得了一定的进展。其中,分级量表通过四点法(0 = 无痛,1 = 轻度痛,2 = 中度痛,3 = 重度痛)以及五点疼痛缓解评估法(0 = 无缓解,1 = 稍缓解,2 = 缓解,3 = 显著缓解,4 = 完全缓解)来衡量疼痛以及其缓解程度。急性术后疼痛及其治疗对于目前卫生保健是一个挑战。尽管新的非甾体抗炎镇痛药物的发展,用于各种类型急性疼痛治疗的药物副作用

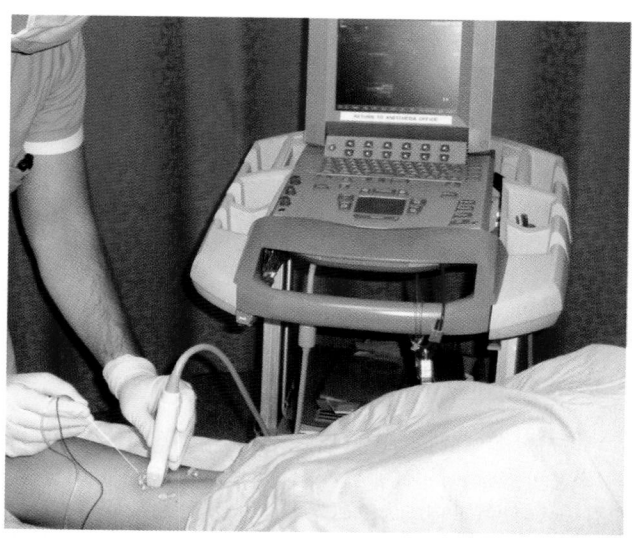

图 47-14　腘窝超声

认识的提高,急性术后疼痛仍是手术病人术后一种极不愉快的感受和体验。尽管病人自控镇痛、持续硬膜外镇痛以及区域阻滞等镇痛措施有了一定的发展,很多病人仍在手术后经历着急性疼痛的困扰。美国疼痛协会将疼痛作为继体温、脉搏、血压、呼吸之后的第五大生命体征。前四大生命体征提供了病人身体的基本情况,但疼痛管理的倡导者指出这种传统的生命体征的描述是不完整的,由于其中不包括作为第五生命体征的疼痛。这种方法主要增强了疼痛治疗的有效性,许多麻醉学家提倡积极提供疼痛咨询及术后镇痛的指导,包括神经阻滞的应用(图47-14)。

恶性高热

恶性高热是全身麻醉中或麻醉后一种危及生命的急性代谢紊乱综合征。其临床发病率儿童1/12 000,成人1/40 000,其发病可能与基因异常和一种或多种药物诱发有关。诱发恶性高热的药物包括:全部吸入麻醉药(如氟烷、安氟醚、异氟醚、七氟醚、地氟醚),以及去极化肌松药琥珀胆碱。吸入麻醉药和(或)琥珀胆碱可以导致易感病人骨骼肌肌浆网钙调节蛋白异常升高,从而引发骨骼肌纤维过度收缩。典型的恶性高热危象包括高代谢症状、无法解释的心动过速以及在维持正常每分钟通气量的情况下呼气末CO_2升高,以及呼吸性或代谢性酸中毒、肌肉强直、横纹肌溶解、心律失常等症状,其中,体温升高是其后期征兆。

一旦怀疑恶性高热应马上采取干预措施:

请求协助。

停用一切吸入麻醉药,给予纯氧过度通气。

过度通气:及时用面罩或导管以预计通气量的2~3倍进行过度通气。

尽早应用丹曲林,初始计量2.5mg/kg静注,注射后数分钟如无好转,可重复给药直至临床症状缓解。

纠正酸中毒:如果丹曲林无效,给予碳酸氢钠纠正酸中毒。

纠正高钾血症:应用胰岛素、葡萄糖以及钙剂纠正高钾血症。

避免应用钙通道阻滞剂。

持续中心体温检测。

拨打恶性高热热线电话,上报病例并寻求帮助。

麻醉未来的发展方向

麻醉未来的发展方向必须从一般的口号"基因治疗是医学的未来"到更具体的有关这些基因如何构建和其相应的调节蛋白等。蛋白质如何体现他们的活动和(或)浓度的研究,被称为蛋白组学(蛋白质组学融合了"蛋白质"和"基因组")。

随着技术的进步,单个蛋白质的生物识别、个别层面的蛋白质组学研究将加快分子水平上研究疾病的进程,并直接协助诊断和治疗[80]。

麻醉学领域的蛋白质组学技术将被用来阐明我们的麻醉药品和这些药物对不同个体有不同的影响的具体作用机制。总有一天,颊拭子将成为诊所术前检查的常规;结果将告诉我们,阿片类药物在哪个病人应用的副作用最小,哪个病人使用何种止吐药最有效,或使用量身定制的麻醉剂用于术后镇痛。最近的动物实验研究显示GABA受体α5亚基可能对记忆具有调节作用。人类基因组中α5基因具有多态性,每个变异都可能表现为不同程度的记忆/失忆的改变。蛋白质组学检测将用于确定某一特定病人的治疗用药,并进一步为其量身制订相应的麻醉方案[81]。

(于泳浩 余剑波 译)

参考文献

亮蓝色标记的是主要参考文献。

1. Darwin F, Darwin C: *The Autobiography of Charles Darwin.* Kallista, Victoria, Australia: Totem Books, 2003, p 12.
2. Calverly RK: Anesthesia as a specialty: Past, present, and future, in Barash PG, Cullen BF, Stoelting RK (eds): *Clinical Anesthesia.* Philadelphia: Lippincott-Raven, 1996, p 6.
3. Bigelow HJ: Insensibility during surgical operations produced by inhalation. *Boston Med Surgical J* 35:356, 1846.
4. Vandam LD: History of anesthetic practice, in Miller RD (ed): *Anesthesia.* Philadelphia: Churchill Livingstone, 2000, p 7.
5. Meade RH: *An Introduction to the History of General Surgery.* Philadelphia: WB Saunders Co, 1968, p 78.
6. Rushman GB, Davies NJH, Atkinson RS: *A Short History of Anaesthesia.* Oxford: Butterworth-Heinemann, 1998, p 140.
7. Hall RJ: Hydrochlorate of cocaine. *NY Med J* 40:643, 1884.
8. Rushman GB, Davies NJH, Atkinson RS: *A Short History of Anaesthesia.* Oxford: Butterworth-Heinemann, 1998, p 145.
9. Griffith HR, Johnson GE: The use of curare in general anesthesia. *Anesthesiology* 3:418, 1942.
10. Stoelting RK, Miller RD: *Basics of Anesthesia.* Philadelphia: Churchill-Livingstone, 2000, p 436.
11. Hull CJ: Principles of pharmacokinetics, in Hemmings H, Hopkins PM (eds): *Foundations of Anesthesia.* London: Mosby, 2000, p 77.
12. Stoelting RD, Dierdorf SF: *Stoelting's Anesthesia and Co-Existing Disease,* 5th ed. Philadelphia: Saunders, 2008.
13. Butterworth JF IV: Local anesthetics and regional anesthesia, in Hemmings H, Hopkins PM (eds): *Foundations of Anesthesia.* London: Mosby, 2000, p 298.
14. Royston D, Cox F: Anaesthesia: The patient's point of view. *Lancet* 362:1648, 2003.
15. Savarese JJ, Caldwell JE, Lien CA, et al: Pharmacology of muscle relaxants and their antagonists, in Miller RD (ed): *Anesthesia.* Philadelphia: Churchill Livingstone, 2000, p 414.
16. Kaplan EB, Sheiner LB, Boeckmann AJ, et al: The usefulness of preoperative laboratory screening. *JAMA* 253:3576, 1985.
17. Cullen DJ, Apolone G, Greenfield S, et al: ASA physical status and age predict morbidity after three surgical procedures. *Ann Surg* 220:3, 1994.
18. Mangano DT, Goldman L: Preoperative assessment of patients with known or suspected coronary disease. *N Engl J Med* 333:1750, 1995.
19. Wong T, Detsky AS: Preoperative cardiac risk assessment for patients having peripheral vascular surgery. *Ann Intern Med* 116:743, 1992.
20. Lee TH, Marcantonio ER, Mangione CM, et al: Derivation and prospective validation of a simple index for prediction of cardiac risk of major noncardiac surgery. *Circulation* 100:1043, 1999.
21. Kleinman B, Henkin RE, Glisson SN, et al: Qualitative evaluation of coronary flow during anesthetic induction using thallium-201 perfusion scans. *Anesthesiology* 64:157, 1986.
22. Smetana GW: Preoperative pulmonary evaluation. *N Engl J Med* 340:937, 1999.
23. Zollinger AH, C Pasch T: Preoperative pulmonary evaluation: Facts and myths. *Curr Opinion Anesthesiol* 14:59, 2002.
24. Warner DO, Warner MA, Offord KP, et al: Airway obstruction and perioperative complications in smokers undergoing abdominal surgery. *Anesthesiology* 90:372, 1999.
25. Mutlu GM, Factor P, Schwartz DE, et al: Severe status asthmaticus: Management with permissive hypercapnia and inhalation anesthesia. *Crit Care Med* 30:477, 2002.
26. Scalfaro P, Sly PD, Sims C, et al: Salbutamol prevents the increase of respiratory resistance caused by tracheal intubation during sevoflurane anesthesia in asthmatic children. *Anesth Analg* 93:898, 2001.
27. Groeben H, Schlicht M, Stieglitz S, et al: Both local anesthetics and salbutamol pretreatment affect reflex bronchoconstriction in volun-

teers with asthma undergoing awake fiberoptic intubation. *Anesthesiology* 97:1445, 2002.

28. Byrick RJ, Rose DK: Pathophysiology and prevention of acute renal failure: The role of the anesthetist. *Can J Anaesth* 37:457, 1990.
29. Elliott RH, Strunin L: Hepatotoxicity of volatile anaesthetics. *Br J Anaesth* 70:339, 1993.
30. Njoku D, Laster MJ, Gong DH, et al: Biotransformation of halothane, enflurane, isoflurane, and desflurane trifluoroacetylated liver proteins: Association between protein acylation and hepatic injury. *Anesth Analg* 84:173, 1997.
31. Eldridge AJ, Sear JW: Peri-operative management of diabetic patients. Any changes for the better since 1985? *Anaesthesia* 51:45, 1996.
32. McAnulty GR, Robertshaw HJ, Hall GM: Anaesthetic management of patients with diabetes mellitus. *Br J Anaesth* 85:80, 2000.
33. Risum O, Abdelnoor M, Svennevig JL, et al: Diabetes mellitus and morbidity and mortality risks after coronary artery bypass surgery. *Scand J Thorac Cardiovasc Surg* 30:71, 1996.
34. Zacharias A, Habib RH: Factors predisposing to median sternotomy complications. Deep vs. superficial infection. *Chest* 110:1173, 1996.
35. Halter JB, Pflug AE: Effects of anesthesia and surgical stress on insulin secretion in man. *Metabolism* 29:1124, 1980.
36. Thorell A, Nygren J, Hirshman MF, et al: Surgery-induced insulin resistance in human patients: Relation to glucose transport and utilization. *Am J Physiol* 276:E754, 1999.
37. Das UN: Is insulin an endogenous cardioprotector? *Crit Care* 6:389, 2002.
38. Das UN: Insulin and inflammation: Further evidence and discussion. *Nutrition* 18:526, 2002.
39. Das UN: Insulin and the critically ill. *Crit Care* 6:262, 2002.
40. Hall GM: The anaesthetic modification of the endocrine and metabolic response to surgery. *Ann R Coll Surg Engl* 67:25, 1985.
41. Weinberg AD, Brennan MD, Gorman CA, et al: Outcome of anesthesia and surgery in hypothyroid patients. *Arch Intern Med* 143:893, 1983.
42. Murkin JM: Anesthesia and hypothyroidism: A review of thyroxine physiology, pharmacology, and anesthetic implications. *Anesth Analg* 61:371, 1982.
43. Adams JP, Murphy PG: Obesity in anaesthesia and intensive care. *Br J Anaesth* 85:91, 2000.
44. Rosenbaum M, Leibel RL, Hirsch J: Obesity. *N Engl J Med* 337:396, 1997.
45. Bouillon T, Shafer SL: Does size matter? *Anesthesiology* 89:557, 1998.
46. Pinaud M, Lelausque JN, Chetanneau A, et al: Effects of propofol on cerebral hemodynamics and metabolism in patients with brain trauma. *Anesthesiology* 73:404, 1990.
47. Strebel S, Kaufmann M, Guardiola PM, et al: Cerebral vasomotor responsiveness to carbon dioxide is preserved during propofol and midazolam anesthesia in humans. *Anesth Analg* 78:884, 1994.
48. Reddy RV, Moorthy SS, Dierdorf SF, et al: Excitatory effects and electroencephalographic correlation of etomidate, thiopental, methohexital, and propofol. *Anesth Analg* 77:1008, 1993.
49. Sperry RJ, Bailey PL, Reichman MV, et al: Fentanyl and sufentanil increase intracranial pressure in head trauma patients. Anesthesiology 77:416, 1992.
50. Practice guidelines for management of the difficult airway: An updated report by the American Society of Anesthesiologists Task Force on Management of the Difficult Airway. *Anesthesiology* 98:1269, 2003.
51. Bennett-Guerrero EFR, Mets B, Manspeizer HE, et al: Impact of normal saline based versus balanced salt intravenous fluid replacement on clinical outcomes: A randomized blinded trial. *Anesth Analg* 95:A147, 2001.
52. Gan T: Randomized comparison of coagulation profile when Hextend or 5% albumin is used for intraoperative fluid resuscitation. *Anesth Analg* 95:A193, 2001.
53. Petroni KG, Brimingham S: Hextend is a safe alternative to 5% albumin for patients undergoing elective cardiac surgery. *Anesth Analg* 95:A198, 2001.
54. Waters JH, Gottlieb A, Schoenwald P, et al: Normal saline versus lactated Ringer's solution for intraoperative fluid management in patients undergoing abdominal aortic aneurysm repair: An outcome study. *Anesth Analg* 93:817, 2001.
55. Gan TJ, Bennett-Guerrero E, Phillips-Bute B, et al: Hextend, a physiologically balanced plasma expander for large volume use in major surgery: A randomized phase III clinical trial. Hextend Study Group. *Anesth Analg* 88:992, 1999.

56. Gallandat Huet RC, Siemons AW, Baus D, et al: A novel hydroxyethyl starch (Voluven) for effective perioperative plasma volume substitution in cardiac surgery. *Can J Anaesth* 47:1207, 2000.
57. Cittanova ML, Leblanc I, Legendre C, et al: Effect of hydroxyethyl-starch in brain-dead kidney donors on renal function in kidney-transplant recipients. *Lancet* 348:1620, 1996.
58. Schortgen F, Lacherade JC, Bruneel F, et al: Effects of hydroxyethyl-starch and gelatin on renal function in severe sepsis: A multicentre randomised study. *Lancet* 357:911, 2001.
59. Elhakim M, el-Sebiae S, Kaschef N, et al: Intravenous fluid and postoperative nausea and vomiting after day-case termination of pregnancy. *Acta Anaesthesiol Scand* 42:216, 1998.
60. Gan TJ, Soppitt A, Maroof M, et al: Goal-directed intraoperative fluid administration reduces length of hospital stay after major surgery. *Anesthesiology* 97:820, 2002.
61. Yogendran S, Asokumar B, Cheng DC, et al: A prospective randomized double-blinded study of the effect of intravenous fluid therapy on adverse outcomes on outpatient surgery. *Anesth Analg* 80:682, 1995.
62. Williams EL, Hildebrand KL, McCormick SA, et al: The effect of intravenous lactated Ringer's solution versus 0.9% sodium chloride solution on serum osmolality in human volunteers. *Anesth Analg* 88:999, 1999.
63. Vogt NH, Bothner U, Lerch G, et al: Large-dose administration of 6% hydroxyethyl starch 200/0.5 total hip arthroplasty: Plasma homeostasis, hemostasis, and renal function compared to use of 5% human albumin. *Anesth Analg* 83:262, 1996.
64. Vogt N, Bothner U, Brinkmann A, et al: Peri-operative tolerance to large-dose 6% HES 200/0.5 in major urological procedures compared with 5% human albumin. *Anaesthesia* 54:121, 1999.
65. Lang K, Boldt J, Suttner S, et al: Colloids versus crystalloids and tissue oxygen tension in patients undergoing major abdominal surgery. *Anesth Analg* 93:405, 2001.
66. Marik PE, Iglesias J, Maini B: Gastric intramucosal pH changes after volume replacement with hydroxyethyl starch or crystalloid in patients undergoing elective abdominal aortic aneurysm repair. *J Crit Care* 12:51, 1997.
67. Virgilio RW, Rice CL, Smith DE, et al: Crystalloid vs. colloid resuscitation: Is one better? A randomized clinical study. *Surgery* 85:129, 1979.
68. Murray JF, Escobar E, Rapaport E: Effects of blood viscosity on hemodynamic responses in acute normovolemic anemia. *Am J Physiol* 216:638, 1969.
69. Woodson RD, Auerbach S: Effect of increased oxygen affinity and anemia on cardiac output and its distribution. *J Appl Physiol* 53:1299, 1982.
70. Messmer K: *Blood Rheology Factors and Capillary Blood Flow.* Berlin: Springer-Verlag, 1991, p 312.
71. Wilkerson DK, Rosen AL, Sehgal LR, et al: Limits of cardiac compensation in anemic baboons. *Surgery* 103:665, 1988.
72. Hagl S, Heimisch W, Meisner H, et al: The effect of hemodilution on regional myocardial function in the presence of coronary stenosis. *Basic Res Cardiol* 72:344, 1977.
73. Hoeft A, Wietasch JK, Sonntag H, et al: Theoretical limits of "permissive anemia." *Zentralbl Chir* 120:604, 1995.
74. Hines R, Barash PG, Watrous G, et al: Complications occurring in the postanesthesia care unit: A survey. *Anesth Analg* 74:503, 1992.
75. Watcha MF, White PF: Postoperative nausea and vomiting. Its etiology, treatment, and prevention. *Anesthesiology* 77:162, 1992.
76. Camu F, Lauwers MH, Verbessem D: Incidence and aetiology of postoperative nausea and vomiting. *Eur J Anaesthesiol* 9:25, 1992.
77. Gan TJ, Meyer T, Apfel CC, et al: Consensus guidelines for managing postoperative nausea and vomiting. *Anesth Analg* 97:62, 2003.
78. Sun R, Klein KW, White PF: The effect of timing of ondansetron administration in outpatients undergoing otolaryngologic surgery. *Anesth Analg* 84:331, 1997.
79. Henzi I, Walder B, Tramer MR: Metoclopramide in the prevention of postoperative nausea and vomiting: A quantitative systematic review of randomized, placebo-controlled studies. *Br J Anaesth* 83:761, 1999.
80. Atkins JH, Johansson JS: Technologies to shape the future: Proteomics applications in anesthesiology and critical care medicine. *Anesth Analg* 102:1207, 2006.
81. Orser BA, Mazer CD, Baker AJ: Awareness during anesthesia. *CMAJ* 178:185, 2008.

第48章

医学伦理、姑息治疗和临终关怀

Daniel E. Hall, Peter Angelos, Geoffrey P. Dunn,
Daniel B. Hinshaw, and Timothy M. Pawlik

关键点

1. 外科医师应当记录病人或其委托人有能力做医疗决定。
2. 外科医师应当为病人充分交待有关诊断与治疗的细节以获取病人的知情同意。
3. 在实施治疗方案前应准备好遗嘱,以防病人在病情恶化时丧失判断能力。
4. 赋予委托人对治疗持久有效的法律授权,以求病人在病危时委托人能够代替病人做出决定。
5. 医师应当在治疗的前期鼓励病人明确地确认其委托人。

6. 对于临床试验的伦理行为提出七项要求如下:价值,科学有效性,合理的课题选择,有利的风险-利益比率,独立评价,知情同意,以及相关学科关注。
7. 美国医学院学会强调涉及潜在利益冲突的3点是:全面信息公开、过度关注和管理缺失。
8. 对医疗失误的揭露与目前伦理医学的进步有关,即对病人更多的公开化和让病人更多地参与到自己的医疗活动中。

为何与伦理有关

伦理问题不仅涉及患者的利益,而且与外科医师和社会的利益密切相关。外科医师会在有限的方案里选择他们认为对患者是最好的(或是最差的)方案。亚里士多德将实践的智慧(希腊语:*phronesis*)描述为在几种不完善的备选方案中选择最佳方案的能力(图48-1)。外科医师经常面临着临床的或者是人际关系的问题,其中包括信息的不完整、效果的不确定和/或个人与家庭之间的复杂关系。在这种情况下,对外科医师实践能力的挑战就是能否做出明智的选择。

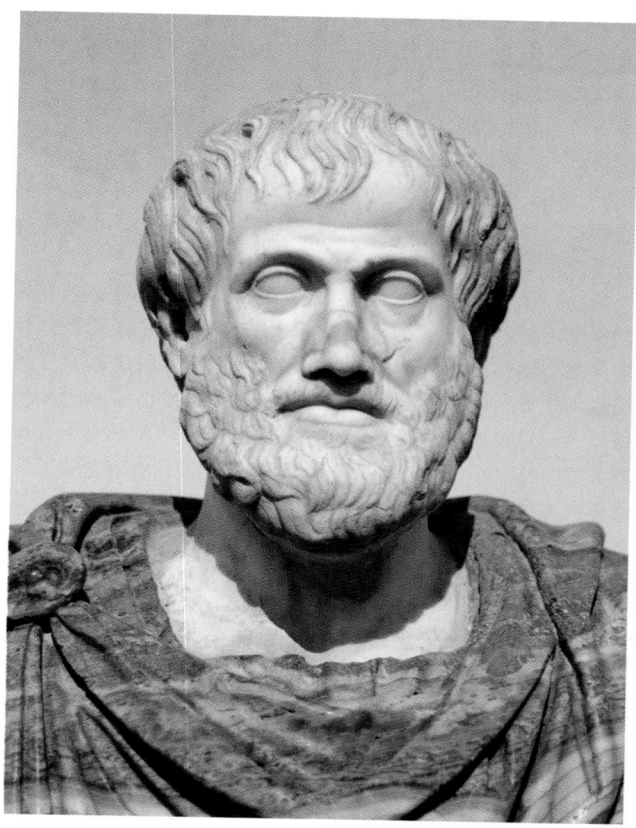

图48-1 亚里士多德的大理石半身像，罗马仿制品，源于公元前330年希腊 Lysippos 制作的青铜器

定义

生物医学伦理学是专用于分析和考虑如何指导外科医师在外科实践中往"好"的方向发展的系统。医学伦理学领域中最具影响力之一的伦理"系统"是由 Beauchamp 和 Childress 提出的保守理论[2]。用这种理论看待伦理问题，道德进退两难的局面可通过四种指导原则（即自主、仁慈、无害为先、公正）进行研讨[2]。

自主原则尊重个人选择自己命运的能力，它暗指个人做出选择的权利。同时也意味着医师有义务允许患者自主选择其医疗护理方式。仁慈原则要求所采取的措施旨在实现一些积极的目标，而无害为先原则旨在避免一些具体的危害：*primum non nocere*（拉丁语：无害为先）。公平原则要求在所采取的措施中利益和责任的合理分配。

生物医学伦理：概述

医学伦理学的发展历史源于古代。几千年来，希波克拉底誓言与其他的专业准则指导着医师的行为（图48-2）。现代的医疗实践根植于希波克拉底守则，但是随着现代医学技术的不断发展，产生了一些有悖于传统观点的新问题。生命支持、透析、现代药物，以及器官和细胞移植，引发了新的道德与伦理学的争论。同样，外科医师面临的伦理学挑战变得更加复杂，需要更多关注。

当临床团队面临着有明显价值及原则冲突的复杂的临床

事件时，医学伦理学案件的范例就会被采用（图48-3）。第一步是阐明存在利害关系时的相关原则（例如自主、仁慈、无害为先、公正）及价值取向（例如自我决策和生活质量等）。在明确哪些原则和价值观会影响临床事件后，就要根据实际情况采取相应的处理方式。

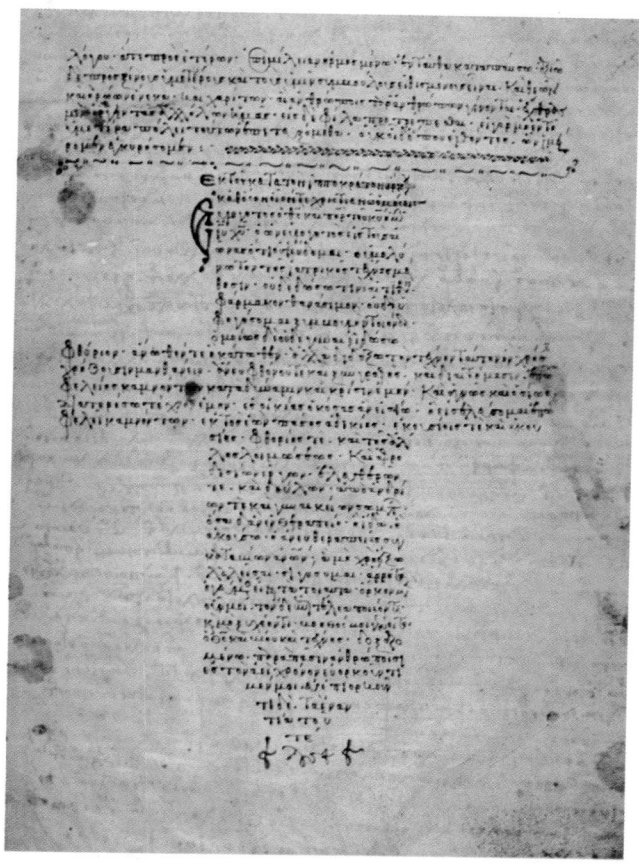

图48-2 12世纪拜占庭手稿。希波克拉底誓言被写成"十字"的形式，来自梵蒂冈图书馆（Folio Biblioteca Vaticana）

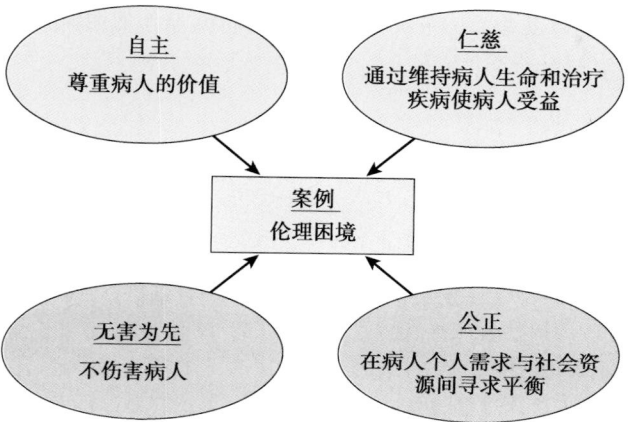

图48-3 基于案例的模型（4项原则）

生命伦理学的理论大多采用这种"原则主义"的办法来确定相关原则，并对其加权和平衡，然后应用到行动方针的制定中。对于生命伦理学，这种方法为思考道德问题提供了强

大的技术手段,因为这 4 项原则为道德进退两难的局面限定了范畴,并提供了一种方法来对每种价值和原则的利害关系进行评估。

　　道德伦理的概念起源于苏格拉底(图 48-4),发展于柏拉图共和国,在那时便对 4 项基本美德即勇气、公正、节制和实践智慧进行了讨论[3-5]。实践智慧需要通过经验才能获得和延续。因此,学徒制的住院实习所需要传授的内容不仅限于单纯技术的训练,而更多的是道德的训练。事实上,社会学家 Charles Bosk 认为,"外科研究生的道德培育高于一切"[6]。

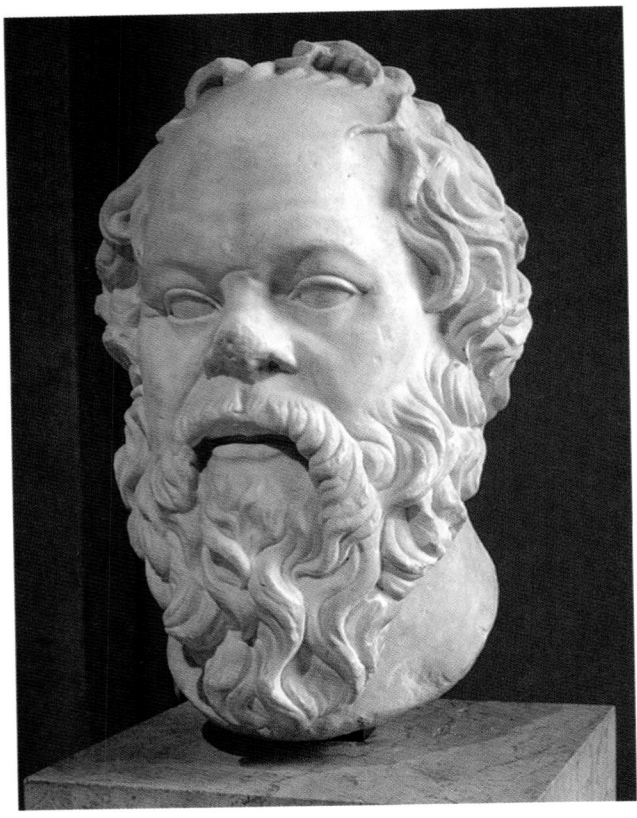

图 48-4　苏格拉底的大理石肖像,古罗马艺术品(1 世纪),有可能是仿制于 Lysippos 制作的铜像(已丢失)

外科伦理的具体问题

知情同意

　　虽然是相对较新的学科,但是知情同意学说是现代生物医学伦理学中最普遍的原则之一。在 19 世纪和 20 世纪初期,大多数医生实行了良性家长作风形式,即患者很少参与关于他们医疗过程的决策,而只依赖于医师的仁慈。随着公众认识的进步,现在对于外科医生公开讨论患者的诊断和治疗以获得患者的知情同意的这一做法已经达成共识。在美国,有关知情同意的首个案件是在 1914 年的 Schloendorff 控诉纽约医院学会(the Society of New York Hospital),一名外科医生征得了病人同意,在麻醉状态下对病人进行检查,并且医生声明不会进行任何切除手术,但医生在检查后切除了病人患病的子宫。该医生认为他的决定是仁慈之举,这样避免了病人第二次麻醉的风险。然而,法官 Benjamin Cardozo 指出:每一个成年的且心智健全的人均具有决定如何处置其自身身体的权利;外科医师如果没有患者的同意便实施手术则构成故意侵害,该医师应对其损害负责。除非存在患者意识不清和同意在紧急情形时进行必要的手术的情况,否则这一原则都应被坚持[7]。

　　已经证实病人有权利决定自己的身体如何被处置,在一定程度上看起来现在的这种知情同意是从最初的简单同意发展而来。最初的做法是参考职业实践标准,即医生们有义务提供给患者一个有经验医师应当提供的信息[8]。然而透露的信息并不总是能够满足病人充足的需要。另一个具有里程碑意义的事件,Canterbury 诉 Spence 案件,法院未采纳专业的实践标准而采用了"理性人的标准",即医师有责任告知病人所有相关的诊断,治疗选项和风险,即一个"理性患者"想知道的情况。并非依赖实践标准和医学界的共识,理性人标准授予公众(理性人)决定应该由医生为自己提供多少真正的知情同意的权利。法院也承认,实际上能传达和吸收的信息是十分有限的[8]。随后的诉讼一直围绕着一个理性人在知情同意过程中期望知道多少信息,包括自然和潜在的并发症的发生率,预期的生命持续时间[9],以及外科具体治疗的成功率[7]。鉴于医疗实践的诉讼环境,如果临床医师在医疗决策过程中对于病人的协商进行了记录,则很难对一个知情不足的案件进行起诉。

　　充分知情同意至少需要 4 个基本要素:①医师记录了病人或代理人有作出医疗决定的能力;②外科医生陈述的有关诊断和治疗方案的细节足够供病人作出选择;③病人理解了之前陈述的信息;④在不受任何影响下做出具体的治疗计划(图 48-5)。这些目标在于尊重每个病人的独立自主权。为了实现这些目标,外科医生需要与病人讨论其疾病的原因、性质,可用治疗方案的风险和好处,以及关于在手术干预之后的预期效果[10-17]。

　　在某些临床事件中,知情同意会具有挑战性。例如在紧急手术情况下获得的知情同意是很困难的,因为此时医师所作的决定是缺乏充分信息的。紧急病情告知要求外科医生考虑是否以及以何种干预来挽救病人的生命,如果成功了,将会留下什么预期的残疾。急诊手术是仅有的病人自主权被限制而同时这种情形被认可的例子,外科医生根据法律和道德赋予的权利,有权根据外科医生的判断迅速做出最有利于病人的利益的决定。大多数实用的医疗法规要求医师为无行为能力的病人提供基础的医疗服务,即使有必要进行侵入性治疗,也不需要取得病人或代理人明确同意。如果可能的话,医师应在实施治疗前取得病人同意,但当遇到紧急医疗事件时,病人丧失了做出判断能力,以及延误治疗很可能造成严重后果时,外科医生在法律上和道义上有权决定提供何种治疗以挽救生命和保障病人的健康[7]。其理由是基于社会的共识,即大多数人都希望自己的生命和健康受保护,这种共识明显是指医学是以保全生命为目标。当临床诊断越来越清晰时,之前的治疗方法可能会被取消或暂停,但对于受伤病人初期复苏治疗的情况,不完整的信息则无法对病人的预后和最终结果进行清晰的判断。

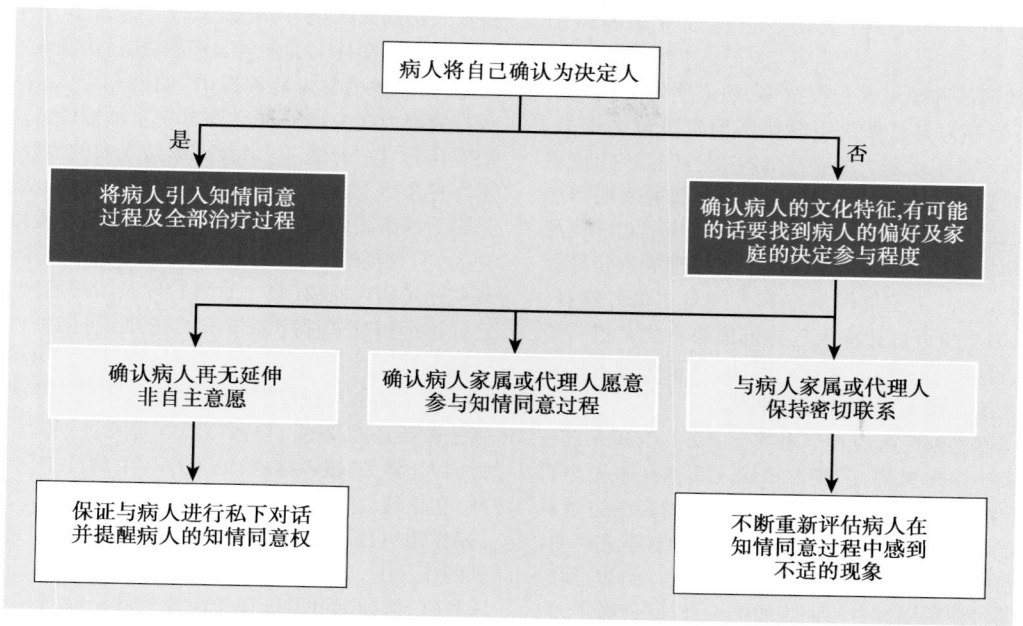

图 48-5 知情同意过程的演示

知情同意的过程在儿科患者中也面临挑战。由于多种原因,儿童和青少年不能像成人一样做出知情同意。根据他们的年龄,孩子可能在认知水平和心里水平上欠成熟从而充分参与这个过程。此外,根据孩子的年龄,他们的具体情况,以及地方管辖,儿童可能没有充分的法律地位享有在父母身边独立判断的权利。父母或监护人作为决策者在孩子做出知情同意的过程只能部分替代外科医生的伦理责任。外科医生应努力把孩子引导到这一过程中,来做出决策。具体而言,儿童应接受与年龄相适应的信息,了解关于他们的临床状况和治疗方法,使外科医生可以征求孩子对于治疗的“同意”。在这种方式下,父母或委托人正式给予的知情同意,孩子是这一过程的组成部分。

目前某些宗教习俗使得给某些未成年人在挽救生命时输血成为困难,然而,判例法已经有明确的先例,即父母无论信奉何宗教信仰,都不得将他们的未成年子女置于生命危险中。在这种情况下,医生应寻求医院律师法医团队以及制度伦理团队的帮助。一般来说,法律先例已规定该医院或医师可以为孩子提供一切必要的照顾。

获得“同意”的器官捐赠特别值得在这里提及[18]。从历史上看,与潜在器官捐赠者的家属讨论器官捐赠是由移植专家进行的,在确认病人脑死亡并且家属已经接受死亡的事实后,重症医师将移植专家介绍给病人家属。在其他情况下,这种同意可以靠重症监护人员来取得,因为他们更了解病人的家属,使这一过程变得容易。然而,道德“中立”问题作为重症监护病房临终关怀的一部分已经得到了处理,即如何取得器官捐赠的“同意”已经有所转变。现在取得病人家属同意的这一职责交由经培训的“咨询专员”(或“器官取得协调员”)或“独立”的重症监护人员(这些人员与潜在捐献者无医患关系)。这样捐献者家属则可以在“中立”的环境下不受医患关系的干扰做出决定。

知情同意的过程也可能由于病人对自己病情的理解能力而被限制。比如,尽管外科医师已经尽了最大的努力,仍有证据表明病人对知情同意谈话中的内容并没有记忆,并且当术后并发症发生时,患者不能回忆起与此相关的探讨的细节。同时很重要的一点是要认识到知情同意学说在一些临床状况发生时非常着眼于自主性原则,因为当病人患有严重疾病或即将面对死亡时,病人通常丧失了其自主权。

自主权的界限:事前声明和授权书

严重的疾病和即将到来的死亡往往使患者行使医疗决定自主权的能力丧失。一种方法是在这些困难的情况下为患者“最佳利益”作出决定,但这样的决定需要那些有思想的人——伦理学家,律师经常进行关于价值的争论而得以判断。立法者正在寻求一个更可靠的解决方案。各种事先声明已经被发展用于有能力做出自主选择的成年人可以根据自身健康状况为将来作出决定。而且法庭往往接受“非正式的”以宣誓证言形式在病人生病之前某个时段所作出的事先说明。当有正式的文件证明病人的事先声明无法成立时,外科医师应当考虑病人及其家属在病情恶化时的意见。

生前遗嘱中增加相应的内容来应对当病人罹患绝症时有可能采取的治疗方案和治疗选择。在遗嘱中病人可以注明在绝症的治疗过程中允许哪种或禁止哪种治疗方式。其中有可能采用的治疗包括机械通气,心肺复苏,人工营养,透析,抗生素,输注血液制品。不幸的是,生前遗嘱对于复杂的临床事件来说太过于模糊而不能提供具体的指导,同时一些词汇如:绝症,人工营养可以通过多种方式来解释。此外,将这种指导原则只限于“绝症”,则其不可适用于常见的临床症状如老年痴呆,谵妄,长期的植物人状态,这些情况下病人也无法做出决定,但其不属于绝症。而更成问题的是,有证据表明当健康的人生病时,他们并不能可靠地预测自身的决定。例如,一般市民对透析患者健康生活质量指数(HRQOL)估计得分在0.39,尽管透析患者本身估计的健康生活质量指数(HRQOL)为0.56[22]。同样,结肠造瘘患者其本身估计的HRQOL为0.92,一般市民对透析患者HRQOL估计得分在0.80[22]。对于这些原因和其他原因,医嘱往往无法提供他们承诺的援助范围[23]。

一个替代遗嘱的选择是永久授权书,病人明确了代理决策者,当自己不能够为自己做决定时使其拥有决策的权力。这种方法的支持者希望代理人能够作出的决定会反映出患者本身在有能力时会做的决定。不幸的是,一些研究表明当患者能够根据自己的偏好做出决定时,该代理人并不能够比患者作出更好的选择[7,23,24]。这些数据揭示了代理决策指导原则的缺陷:代理人不一定更能够洞察病人的自主偏好选择。然而,永久授权书至少可以让病人选择谁最终将代其进行审慎的决定以代表他们的最佳利益。因此,尊重代理人的选择是尊重无行为能力病人自主权的一种方式。

事前声明仍然受到广泛应用。事实上,1991 年病人自主法案要求所有美国医疗机构:①要告知病人其拥有事先声明的权利;②当任何病人进入医疗机构时应当在图表中记录其事先声明[7]。然而,只有少数美国医院的患者拥有事先声明,而医院也没有与患者共同努力,从而使公众受益。例如,预想的支持试验要通过使用受过专门训练的护士,以促进医生,患者及其代理人之间的沟通来提高对危重病人的护理和决策。尽管经过这种共同的努力,但是干预证明"在不进行复苏(DNR)的指令方面没有显著变化,在医患达成 DNR 协议方面没有变化,在病症不良天数(患者经历的)上没有变化,在病痛方面没有显著变化,在资源消耗上也无显著变化"。

有些患者不愿签署医患间达成的 DNR 协议的状况可能反映了病人及其家属的焦虑,即担心 DNR 协议相当于"不予治疗"。患者和家属应当被保证,适当的时候,DNR 声明/不插管-不一定导致持续常规临床治疗的改变。暂时取消 DNR/不插管指令这一问题在手术过程中也有可能需要与患者家属说明。

患者有必要明确他们的代理人,正式和非正式的,在早期治疗过程中和任何主要手术之前。通常,在手术中和病危时,病人的医疗自主权受到限制。寻求事前声明或代理决策者需要时间,往往当临床情况恶化时已经来不及。因此,对于医患关系来说应当尽早澄清这些问题。

撤离与暂停生命维持治疗

对各种形式的生命支持技术的实施引发了若干关于何时允许撤离或暂停可用的治疗技术的法律和伦理学上的关注。伦理学家之间存在普遍共识,当治疗不能再带来益处时,撤离(停止)或暂停(不再开始)治疗两者在哲学上并无差异[27]。然而,拒绝、撤离以及暂停有益性治疗的权利一直未被认可,直到关于 Karen Ann Quinlan 的标志性的案件出现之后。1975年 Quinlan 女士成为植物人,需要呼吸机支持。经过数月临床症状并无改善,Quinlan 女士的父母要求医院撤离呼吸机的支持。医院拒绝了,怕被起诉实施安乐死。案件上诉到新泽西州最高法院,法官裁定撤离呼吸机支持是可行的[28]。此案件建立了一个当病人或其代理人不再希望继续使用"特别的"生命延续技术时即可撤离的公认的权利。

"普通"和"特别"护理之间的差异,以及在"普通"和"特别"护理撤离及中止之间是否有伦理学的差异已经成为争论的热点。在 1983 年的 Nancy Cruzan 案突出显示了这一问题。在这个案子中,Cruzan 女士在遭受严重汽车事故伤害后,

进入了植物人状态。Cruzan 女士的家属要求中止管饲,但被医院拒绝。案件上诉到美国最高法院,法庭裁定,管饲可以中止,但要求她的父母能够提供"明确和令人信服的证据",即无行为能力病人也同样会要求中止治疗[29]。在这项裁决中法院认为,在"普通"与"特殊"维持生命的治疗手段中基本上不存在法律上的区别[30]。对于管饲的中止,法院遵循的原则是第十四条美国宪法修正案中一个有行为能力人(即便是代理人)有权拒绝治疗。法院声明需要明确和令人信服的证据表明这是病人意愿(自主原则),以及治疗给病人带来的痛苦已经远远超过了治疗能带来的益处(与仁慈,无害为先原则一致)。

关于撤离与暂停生命维持治疗问题的讨论中,"双效"原则是被经常提及的。根据"双效"原则,一种旨在帮助及不伤害病人(例如:减轻疼痛)的治疗(如:绝症中阿片类药物的管理)在伦理上是可以接受的,即使这种治疗方法的负面效应(副作用)可能会缩短病人的寿命(如呼吸抑制)。在双效原则的作用下,如果医师的目的是使病人减轻痛苦,而非加速病人死亡,医师则可以选择撤离或暂停生命维持治疗。双效原则的经典公式有 4 个方面(图 48-6)。

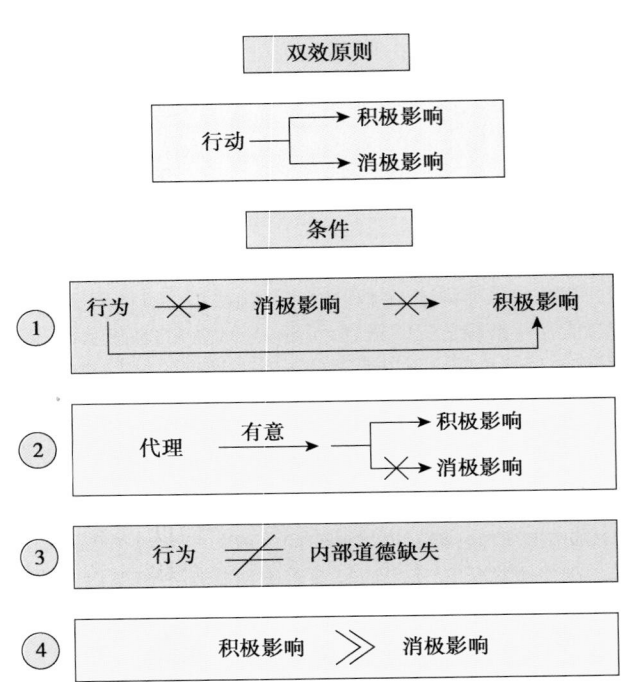

图 48-6　双效原则的 4 个方面:①积极效果是直接来自治疗行为而不是消极影响;②即便有可预见的消极效果,参与者应着重关注积极效果;③治疗行为本身应当正确,至少应当是中立的;④积极效果至少要抵消掉消极的效果

根据双效原则,如果医师的目的是减轻痛苦而不是结束病人的生命,撤离或暂停生命维持治疗在伦理上是合法的。因此,关于死亡痛苦的处理,在迅速滴定药物以解除病人痛苦与大剂量用药导致病人呼吸暂停之间有着基本的伦理学差异。值得提出的是,尽管在病人临终阶段使用阿片类药物为病人解除痛苦经常被引用为双效原则的经典例子,但阿片类药物同样可以无风险的使用。事实上,如果使用恰当,大量案例证明在使用阿片类药物解除病人痛苦时并没有必要引用双

效原则。

当对撤离或暂停生命维持治疗手段时所要面对的伦理标准进行选择时，医师面对预后的不确定性很难做出治疗上的抉择[27]。考虑到这一点，当考虑何时撤离生命维持治疗手段时有些重要的原则值得注意：①任何及所有的治疗手段都可以被撤离。如果情况证明一种治疗方式的撤离是可行的（如升压药，抗生素），那么其他生命维持治疗方式也同样可以撤离；②注意继续一些治疗手段的象征性意义（如营养，水合作用），尽管这些治疗方式的痛苦缓解功能值得质疑；③在撤离生命维系治疗前应当询问病人及家属是否需要神职人员（如牧师，阿訇，拉比法师，或神父）；④考虑申请伦理咨询。

尽管临床环境似乎有限，但当面临撤离或暂停治疗时仍存在多种选择。可考虑循序渐进的方法被应用，如①继续目前的治疗手段而不增加新的干预或检测；②继续目前治疗手段但当治疗手段无益时即可撤离；③撤离和暂停所有不能缓解症状和缓解病人痛苦的治疗手段。

医师应当考虑与病人或代理决策者讨论病人的临床状况，并确认各种治疗方案，解释为什么撤离或暂停生命维持治疗将最符合病人的利益。如果病人（或指定代理人）不同意撤离或暂停生命维持治疗，医师应当考虑或推荐第二种医疗方案。如第二种方案确认生命维持设备应当被撤离或暂停，但病人或其家属仍不同意，医师应当考虑从相关机构如伦理委员会和医院管理部门寻求帮助。尽管医师没有道德义务提供他/她认为是无效的治疗，但有责任继续照料病人，医师可以选择将病人转给愿意继续为病人提供干预治疗的医师。

姑息治疗

一般原则

姑息治疗（palliative care）是协同的，跨学科的治疗手段，目的在于当病人面对重大疾病时姑息治疗可以缓解病人的病痛，并提高病人及其家属的生活质量[33]。姑息治疗要求与其他适当的治疗手段同时使用，且它的意义不限于与不良预后相关的临床状况。姑息治疗试图能对病情有所控制，但不应当把它与无疗效的治疗相混淆。

世界卫生组织将姑息治疗定义为，"能够改善患者生存质量，使患者家属能够正视危及生命疾病的存在，通过早期发现、正确评估、治疗疼痛以及其他生理、心理和精神疾病，达到预防和减轻疼痛目的的一种方法"[34]。姑息治疗既是一种哲学意义上的关怀，也是高度结构化的医疗服务体系。

姑息治疗是一个整体范畴，包括缓解症状及改善生存质量两部分。包括手术干预在内的任何治疗方案都在此范畴内。因此，外科医生对姑息治疗有着重要的贡献。此外，外科的姑息治疗可以被定义为一种治疗病痛，改善处于疾病终末期患者生活质量的治疗手段[35]。标准的姑息疗法是基于医患双方为了缓解疾病症状，减轻疼痛，改善生存质量而达成的共识。以医疗水平为前提，干预治疗是为了满足公众所期望的目的，而不是对潜在的疾病产生影响。

姑息治疗的基本要素包括：疼痛及非疼痛症状的处理，病人、家属、与护理人员之间的沟通，持续的医疗关怀与病史管理。更多的姑息治疗因素包括治疗的团队计划，其中包括病人及其家属；对精神问题的关注；对病人，病人家属，护理人员的心理帮助；还包括病人后事的料理。

在外科工作中，姑息治疗的适应证包括：①对患者生活质量构成制约的情况，特别是生活受限的症状，功能下降以及进行性认知障碍；②帮助患者及家属重新定义临终关怀的目标；③协助解决伦理学上的困境；④当病人/代理人拒绝进一步干预性或有效治疗，仅仅优先选择安慰治疗；⑤预计出院后会立即死亡的患者；⑥对患者家属在丧事后的安慰[35]（表48-1）。

表 48-1　姑息治疗咨询的标志
对于病情恶化及生命有限的病人，尤其是受到严重并发症困扰，功能衰竭和进行性认知障碍的病人
要帮助病人/家属明确及重新定义姑息治疗的目标
帮助解决道德困境
当病人及其委托人拒绝进一步侵入性的或有效的治疗手段而只选择平缓的治疗手段
预计出院后会立即死亡的患者，对患者家属在丧事后的安慰

历史与哲学

根据不同的目标、实践以及参与者，姑息治疗有许多起源，然而，没有 Dame Cicely Mary Strode Saunders 的开创性贡献，姑息治疗不会融合为一个全面的护理理念（图48-7）。她毕生的工作开始于单独的患者护理，但最终引领了现代安养院运动，催生了一个崭新的医学领域，开展了广泛的社会科学研究，并改变了数以百万计的患者及家属对死亡的

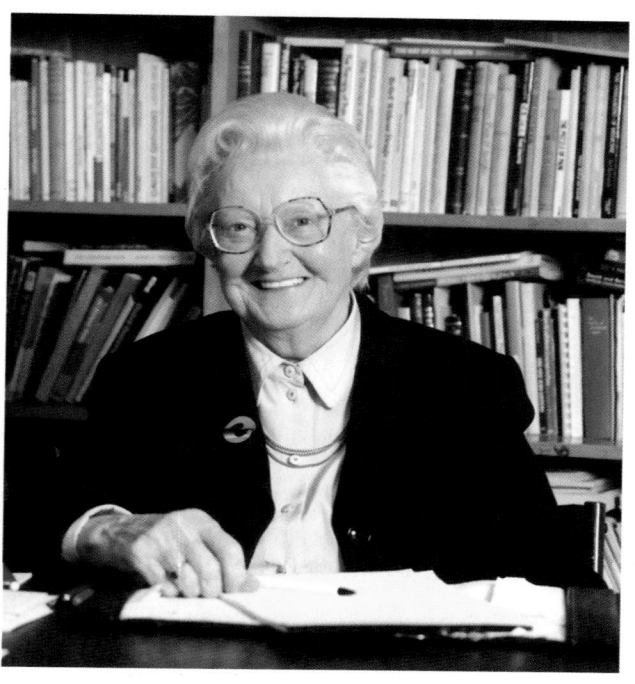

图 48-7　Dame Cicely Mary Strode Saunders

看法。

Saunders 是一位注册护士，社会医务工作者，最终她成为一名医生，这一切的灵感源于二战中受伤士兵的需求。她的导师，胸外科医生 Howard Barrett，最终说服她成为一名医生，在以医生为主导的医疗体系的时代，Saunders 关于姑息治疗观点的可信度得以增强。在姑息治疗这一新兴领域中，Saunders 的三个开创性贡献包括：①针对癌症晚期的患者，按照严格规定给予阿片类药物可以提高其生活质量；②在生理、精神以及生存层面上，拓展了疼痛的概念[41]；③于 1967 年创办了 St. Christopher 安养院。这些开创性的贡献所阐述的原则都已成为姑息治疗突出的主题：强调控制症状以改善生活质量，在精神、生存层面上对健康与疾患的认知，并且坚持将团队合作作为临终关怀的运行模式。另一位姑息治疗的先驱，Nathan Cherny（图 48-8）提出了与之相呼应的姑息治疗定义，即"姑息治疗主要关注三件事，生存质量，生命的价值，生命的意义"[33]。因此，姑息治疗关注的是生存，而不是死亡。

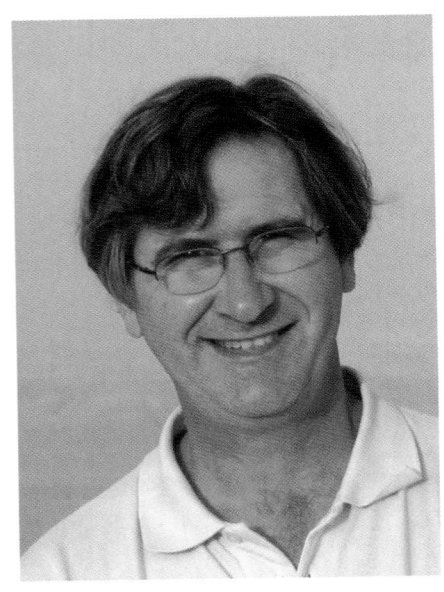

图 48-8　Nathan Cherny，姑息治疗创始人之一

外科医生在姑息治疗中扮演着不可或缺的角色，并且外科手术已经成为缓解症状的一部分。例如，虽然乳腺切除术，胃大部切除术，胰十二指肠切除术以及心外科中的B-T 分流术都具有明确的治疗作用，然而这些术式的设计起初都是为了姑息治疗[37,38]。从麻省（Massachusetts）总医院针对 Coconut Grove 酒店火灾遇难者治疗的官方报导来看，心理及社会关注是烧伤者总体治疗中的重要组成部分[39]。

另外，在姑息治疗的发展过程中，外科医生对于姑息治疗的哲学观同样作出了重要的贡献。例如，在 1975 年，也就是安养所理念建立不久，杰出的外科医生，教育家 J. Englebert Dunphey 提出了对终末期病患不放弃的治疗理念，这是姑息治疗专业发展过程中的里程碑[40]。

1975 年，在北美第一家以姑息治疗为基础的医院开幕式上，加拿大外科医生 Balfour Mount（图 48-9）特提出姑息治疗一词。在美国，许多外科医生活跃在建立社区安养所计划中并作出了积极的贡献[41-43]。

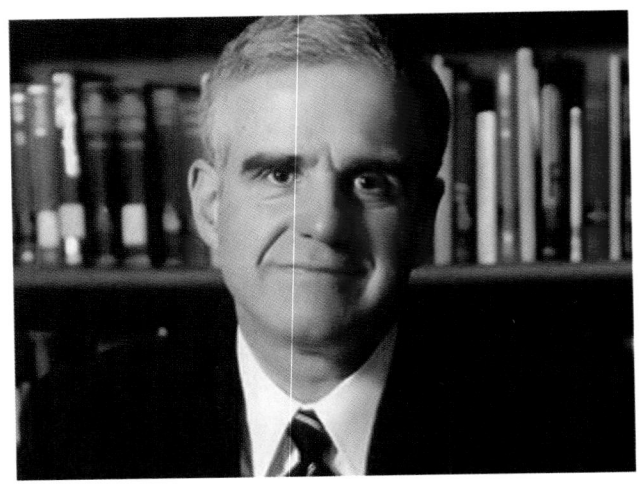

图 48-9　Balfour Mount

在过去的十年中，除向外科医生发布关于临终关怀原则及实践的信息外，美国外科学会提出了几项关于概括姑息治疗和临终关怀标准的原则性声明[44-46]。皇家外科医学院确认将姑息治疗作为申请学术奖学金的一项主要考察能力，并且自 2002 年开始，美国外科医学委员会已将姑息治疗纳入资格考试范围内。

过去的 40 年中，临终关怀与姑息治疗已经成为世界上大多数国家各种级别医疗体系的组成部分。表 48-2 展示了临终关怀与姑息治疗之间的比较。两者均多次获得世界卫生组织[47]、医学会[44]、医学专业委员会[48]的推荐。临终关怀和姑息治疗不仅仅是一个护理理念，而已经融合为一个医学专业，该专业为医疗机构的患者及其家庭提供标准的医疗服务。英国皇家医学院以及美国医学专科董事会分别于 1987 年、2006 年认定姑息医学是医学的一个亚学科。现在许多保险公司将这些服务当做标准治疗予以报销，而且在美国，护士、医生、志愿者、牧师、社会服务、医疗设备以及能够控制症状的药物可从涉及临终关怀的医疗保险中获取一定的补助。

虽然无论预后如何，所有患者都可能受益于缓解顽固症状的姑息治疗，但临终关怀是一种特殊的姑息治疗形式[49]，适于那些有不多于 6 个月生存时间的患者，而适用与否取决两位医生的证明（一位是主治医师，另一位是临终关怀医疗主任）。起初，有两次认证，每次认证期限为 3 个月，然后是每 60 天一次的重新认证。后续治疗可能会超过最初评估的 6 个月的生存期限，并且后续治疗计划的制定会基于疾病的进展，如进一步的功能衰竭及持续的严重症状等。临终关怀的目标是提供专注于减轻患者痛苦的全面服务。大多数美国人表示希望在家中死去，但实际上 75% 的死亡是在医疗机构发生的（50% 是在急诊医院，25% 是在养老院）。余下 25% 的死亡发生在家中，临终关怀能为患者及家属提供有益的帮助。早期转诊以及广泛的临终关怀，可以帮助更多的患者完成在家中死去的心愿。

表 48-2	姑息治疗与安养院制度对比	
	姑息治疗	安养院（医疗益处）
资格	• 在任何严重疾病时由医师推荐而不考虑预诊情况 • 对于预诊的缺乏而没有诊断标准的不更新 • 所有疾病、年龄	• 病人有资格进行 A 部分治疗 • 认证病人（两名医师）疾病无法治疗仅能存活不超过 6 个月 • 病人（如果病人无行为能力则为委托人）必须签字选择对有益的治疗方案 • 如果病人一直符合安养院标准治疗资格可以更新 • 所有的绝症 • 治疗益处不要求"不要为了资格而进行复苏" • 治疗益处不要求在家中有主要护理人员 • 治疗必须由认证的安养院完成
服务比较	• 医院,包括老兵治疗医院 • 医疗诊所 • 辅助生活设施 • 护理之家 • 家中	• 在家中提供主要医疗 • 医院,包括老兵治疗医院 • 辅助生活设施 • 护理之家
治疗	• 姑息治疗和针对疾病的治疗如化疗和透析	• 仅限姑息治疗 • 有些医疗项目授权持续的透析,完全外部营养,管饲和化疗
保险	• 一些治疗和药物由医疗保险、医疗救助和个人保险负担	• 比姑息治疗更加详细与全面 • 医疗补助覆盖全部安养院费用:药物、程序、顾问费、耐用医疗器械、理疗家访,病人去世起 1 年内的安慰治疗 • 几乎在所有州与医疗补助相同的项目 • 全部保险方案包括安养院治疗
团队构成	• 交叉学科 • 根据临床配置构成灵活	• 交叉学科 • 医疗辅助包括外科医生、护士、社会工作者及志愿者作为主要团队成员 • 病人应有主治医师或有安养院主任关照

痛苦、疼痛、健康和治愈的概念

姑息治疗特别针对个别病患疾病过程中所经历的痛苦。姑息治疗的理念真正始于对于痛苦及其产生原因的关注。不仅仅是对疾病症状处理的技术革新,姑息治疗的早期支持者寻求一种关于医学道德基础的革新,以挑战那些似乎无效的干预治疗的假设,并且发现了许多问题,这些问题随即被医学伦理学家拿来讨论。医疗保健的目标从注重疾病及其管理逐步调整到关注病人对疾病痛苦的体验,这种转变侧重于关注医疗的目的及健康和治疗的意义。

在过去的半个世纪中,关于疼痛、痛苦以及健康性质的几种观念和理论得到发展,丰富了姑息治疗的概念框架。例如,当考虑到针对不同危重患者护理方法之间差异时,精神病学家 Arthur Kleinman 写道,"在所有社会中,关于治愈均存在一个道德核心,治愈是医学的核心目的……医学的目的既要控制疾病的进展也要关心病人在疾病中的经历。针对慢性疾病与医疗体系之间的关系来说,这一点再清楚不过了。对于疾病的控制是有限的,关注由疾病造成的生活问题才是首要的问题。"[50]

缓解疼痛已经成为临终关怀及姑息治疗的临床基础。国际协会将疼痛定义为"疼痛是组织损伤或与潜在的组织损伤相关的一种不愉快的躯体感觉和情感经历"[51]对于跨学科姑息治疗的目的,Saunders 提出的整体疼痛概念是一个更有意义的定义[36],并且经常作为姑息治疗评估的基础。整体疼痛涉及四个主要领域:生理、心理、社会或社会经济及精神。这四个领域均与痛苦相关,但并不等同于痛苦。

当人们的人格或个人诚信受到威胁时,人会感到痛苦:"人格上感到苦痛,而不是躯体。"人格超越了自然的层面,通常对于更广泛意义上的死亡感到恐惧。因此,随着体质越来越明显的下降,涉及个人过去及未来遗产的问题毋庸置疑地成为了中心问题。正如 Cassell 提到的,如果医生仅仅理解了患者躯体上的痛苦(关注实验室、X 线的检查结果等),他们可能会忽视那些伴随死亡而产生的心理及精神上的痛苦;这种忽视不但不会缓解患者的痛苦,反而有可能会加重病痛[52]。Saunders 对疼痛的分类以及 Cassell 对痛苦机制的阐述代表了人类面对构成生命威胁的疾病时灵魂深处的认识。

Frankl[53]归纳了姑息治疗的哲学概念,即生存的意愿与理解疾病痛苦的能力相关,最终为痛苦赋予了意义。Brody 将痛苦描述为,在患者接近生命尽头,其叙述都已支离破碎时,对其产生困扰的一种感觉。这种不连贯的叙述使其不能将支离破碎的语言变为死后的遗嘱。Brody 对此做了一个挑战,考虑如何让照顾重症患者的医师在治疗过程中帮助重症患者将一个"不完整的故事"变成一个"完整的遗嘱"[54]。

最终,Byock[55]对临终生命状态提出了构想,他认为生命的最后阶段并不是仅仅充满了苦难,而是一种自然发展状态。当达到了这种状态,那么也就做到了人格上的成熟,并会与他人分享这方面的经验。Byock 认为死亡包括四个发展阶段:①人格及生命意义的重新认识;②将人与社会之间的关系拉近;③更深入地认识世界;④接受生命走向完结的事实。

关于治疗目标的有效沟通与协商

将临终患者的护理目标从治愈变成姑息治疗是情感与临床上的挑战,并且它依赖一个明确的预后与有效的沟通。不幸的是,对于进行性疾病来说,对预后准确估计是非常困难的事情。Christakis 认为,在很大程度上,医生已不再对无法治愈以及濒临死亡的疾病提供准确的预后信息[56]。然而也有对重症疾病预后的有效的手段,对于大部分进行性疾病,功能状态是生存率预后最有效的因素。例如,患有晚期转移性癌症的患者,其静息或睡眠时间至少占清醒时间的 50% 以上,且日常活动需要协助的患者,需要预测生存时间,以周为单位;对于卧床不起并且日常活动需要协助的患者,预测生存时间最好以天数为单位或精确到一周还是两周。表 48-3 是一个简易的预测工具,以协助临床医生对终末期患者的生存时间做出判断。

另外,卡氏量表是一个衡量功能状态的评分,分值从 100(代表高功能性)到 0(死亡)。它通常用于临终关怀,能够大致评价患者预期需求及预后。姑息量表[57]是卡氏量表的扩展[58],除提供疾病证据外,主要涉及临终治疗的五个方面,离床活动,活动水平,自我护理,进食以及意识水平。Missoula-Vitas 生活质量指数是一个包含 25 道关于临终关怀问题的量表。主要对症状,功能,人际关系,幸福程度以及心灵需求进行评分。以西班牙语撰写并不断更新[55]。

无论使用何种预测工具,预测结果都应传达给患者及家属。处置得当则可避免在与患者及家属因临终治疗问题沟通时所带来的巨大心理伤害,有助于艰难的过度。为了使沟通更加高效且富于同情心,对于任何患者都需要制定一个交代疾病进展过程的流程。临床医生很容易学习以下可以传递负面消息的六个步骤,①选择适当的环境,就座后介绍概况;②确定患者家属应该知道的内容有哪些;③确定哪些是患者或家属想要知道的;④给出信息;⑤表达同情;⑥建立预期、计划以及善后治疗(表 48-4)[59]。能够成功传达坏消息主要依赖于临床医生有感情地回应患者及家属对负面消息的反应[60]。有感情的回应不是要求医生分享患者及家属情绪,而是要求医生明确这种情绪并对这种情绪做出准确的反馈。在这些沟通中,应最先明确和表达最直接的悲痛。更加全面的调查显示对于其他潜在的痛苦来说,缓解紧迫的症状是前提。如果以相互尊重且较为温和的方式进行评估,那么评估过程本身就具备治疗效果。

表 48-3　疾病晚期(尤其是癌症)简单的预测工具

功能水平	表现状态(ECOG)	预后
能够独立完成全部基础 ADLs 或部分 IADLs	2	几个月
静息或睡眠时间至少占清醒时间的 50% 以上并且需要协助来完成基础 ADLS	3	几周至几个月
依赖基础 ADLs 并只能在床上或轮椅上	4	至多几天或几周

注:这些观察项目适用于晚期、进行性、持续性疾病患者(例如:难以治疗的癌症转移患者)

基础 ADL=日常活动(例如,自由活动,上厕所,洗浴,穿衣,以及进食);IADL=有用的日常活动(例如:更加复杂的活动,如准备饭菜、做家务、记账、购物等);ECOG=东部肿瘤合作组织评价的功能(性能)状态

表 48-4　对消极信息沟通的重要原则

- 环境:找安静,私密的环境来沟通,紧挨病人而坐
- 倾听:明确病人和或其家属对形势的理解
- "提示":在告知病人及其家属消极消息时要预先得到他们的许可,如:可以说"恐怕现在我有一个不好的消息"
- 沉默:在告知消极消息后要停顿。允许病人及其家属接受消息并有所反应
- 鼓励:对当前情况表达实事求是的及恰当的希望。如:不会放弃治疗病人;症状是可以控制的

临终关怀

死亡过程以及在此过程中对于病人的关怀是一个明确的临床问题,它要求医生具备特定的技巧。死亡的具体问题以及在生命终末期表达同情关怀的方法将在这部分中列出。

临终综合征[32,61,62]

一个处于恶性疾病终末期(如癌症)的患者,有许多症状提示死亡即将发生。当患者濒临死亡时,他们卧床不起,对于食水的需求逐步下降,但需要所有的日常活动协助。更令人苦恼的是临终患者进行性口干,而这常被治疗团队误认为口渴。该症状的加重通常因使用抗胆碱能药物、口腔呼吸以及吸入未经雾化处理的氧气所致。

除了体质进行性下降、乏力、体重减轻外,临终患者常出现吞咽困难的症状。这会导致误吸以及无法服药,需要更换给药途径(如静注、皮下注射、灌肠、舌下含服、口腔、或透皮给药)。由于误吸风险提高,需要为临终患者清除口咽部以及上呼吸道分泌物,因为这些分泌物会引起呼吸杂音以及所谓的"死亡啰音"。当死亡临近时,呼吸模式可能由逐渐频发的无

呼吸状态转为快速潮式呼吸,继而进行性长呼吸,最终转归为无呼吸状态。当循环不稳定逐渐向死亡发展时,患者可能表现为发冷以及四肢瘀斑。终末阶段往往伴随着少尿或大小便失禁。

临近死亡时,认知功能也会发生改变。在生命的最后几天里,患者可能会出现一些精神错乱症状。谵妄是死亡的一个重要特征。其他一些认知功能的改变可能表现为与人沟通的兴趣降低,嗜睡增多,注意力降低,对时间定向障碍(通常伴有作息模式的改变)以及不正常的梦游生活,包括做"白日梦"或是出现幻觉。一些患者可能出现听觉和视觉敏锐度减退;然而,出现昏迷症状的患者可能仍能意识到周围事物。严重恶病质的患者由于眼眶脂肪垫功能的缺失可能会导致睡觉时丧失闭眼能力。

临终常见症状及其管理

在患者最后的日子里,3 个会威胁临终患者生存质量的最常见且最主要的症状是呼吸困难、疼痛及意识障碍。对于这些症状的应对措施,其整体原则包括:①预料到症状的发展;②缩小技术上的干预(通常是药物干预);③一旦无法口服药物,应有其他给药途径作为替换。临终患者的肾小球清除率下降时,应谨慎减少阿片类药物和其他相关药物的使用,但应牢记嗜睡的增加和呼吸的减少是死亡过程中的主要特征,而非药物副作用。对临终患者停止阿片类药物的使用可能会引发戒断症状,因此,即使出现嗜睡增加和呼吸减慢,此类药物也不应停止使用。

表 48-5 针对姑息治疗的疼痛及非疼痛症状列出了药物使用原则。世界卫生组织(the World Health Organization)[34],美国卫生保健政策研究机构(the United States Agency for Health Care Policy and Research)[63],临终关怀及姑息治疗医学院(the Academy of Hospice and Palliative Medicine)[64],以及许多其他机构对于癌性疼痛的应对措施提出"step ladder"方式,这种应对措施对于大多数患者来说可以很好地控制疼痛(表 48-6)。顽固性疼痛则需要更多的专业知识以及侵入性的干预方式(表 48-7,表 48-8)。

对于呼吸困难的首选治疗方法是阿片类药物,应谨慎选择滴速,以提高舒适性、降低呼吸急促,使呼吸频率范围在 15 ~ 20 次/分。有时在面前使用风扇以产生空气流通也是很有帮助的。如果这种方法无效,那么通过鼻导管给氧(2 ~ 3L/min)可能会改善呼吸困难症状,而这种方法的效果无法从血氧饱和度上检测到。补充的氧气应当湿化,以避免口干症状的加剧。针对呼吸困难使用阿片类药物的标准是首次剂量应为针对癌性疼痛使用剂量的 1/2 到 2/3。对于已经使用阿片类药物治疗疼痛的患者来说,提高已使用剂量的 25% ~ 50% 通常会有效缓解呼吸急促以及爆发性疼痛。

药物的可用性及多样性不应妨碍非药物治疗。推拿,音乐,艺术,意向引导,催眠,物理,宠物,以及其他治疗手段均可发挥积极的作用,不仅可以缓解症状,还可通过功能的改善以提高对生活的希望,审美的愉快,以及更好地融入社会。即使在大多数疾病的晚期阶段,在疾病的治疗和进展过程中被忽视的天赋和能力仍然可以得到恢复。

在生命的最后几天里,疼痛已不再构成问题,因为活动减少使得疼痛发作减轻,这可能与肾小球滤过率降低导致阿片类药物在体内大量沉积有关。幸运的是,剧烈疼痛是罕见的,但是这种疼痛若没有得到很好地解决,将会引起患者家属因目睹剧痛而带来的更大,更持久的悲痛(复杂的悲痛)。这种情况应通过肠道外持续给予阿片类药物。由于临终患者变得寡言少语,针对疼痛症状的评估变得尤为重要,这包括一些痛苦的体征(如,面部表情,增加的呼吸频率)。当患者嗜睡或是吞咽困难时,对于阿片类药物的给药途径应作出适当的调整。即使患者不作出任何回应,阿片类药物不应突然终止,因为突然停药会引起更为严重的疼痛[65,66]。

表 48-5　姑息治疗时的药物使用原则
• 相信病人对症状的描述
• 在可能与恰当的时候修改病理流程
• 病危时,尽量使用控制症状的药物
• 使用学科交叉治疗法
• 在任何可能的时刻考虑使用非药物学治疗方法
• 在治疗方案中考虑临床药剂师的参与
• 使用多种功能的药物(如使用氟哌丁苯治疗严重谵妄症和恶心)
• 在可能时使用辅助药物治疗病痛(见表 48-8)
• 当使用阿片类药物时,尽量减少用量(辅助药物,局部或部分麻醉,手术干预等)
• 避免固定组合药物
• 避免过度花费
• 选择副作用最小的药物
• 预期及预防副作用
• 对于老年人,如低蛋白血症、氮血症:"缓慢的开始并进展着"
• 在可能并实际的情况下使用粪口途径
• 不适用肌肉注射
• 对于持续症状使用有计划的剂量而不是当需要时才使用
• 阶梯式治疗方法(见世界卫生组织对于疼痛的阶梯性镇痛治疗。见表 48-6)
• 持续评估并用滴定法测定
• 当改用阿片类药物时使用等效剂量(见表 48-6)
• 评估病人及家属对治疗计划的理解程度

表 48-6　世界卫生组织对于癌性疼痛的三步阶梯性控制
阶段 1　轻微疼痛(直观模拟评分,1 ~ 3) 　非阿片类镇痛药±辅助药物
阶段 2　中等疼痛(直观模拟评分,4 ~ 6) 　使用阿片类药物缓解轻中度疼痛或使用非阿片类镇痛药±辅助药物
阶段 3　严重疼痛(直观模拟评分,7 ~ 10) 　阿片类药物±非阿片类镇痛药±辅助药物以减轻中、重度疼痛

表 48-7   持续疼痛的镇痛药物使用

药物	初始剂量(成人,>60kg)	注释
轻度持续性疼痛,直观模拟评分(VAS)1~3		
对乙酰氨基酚(扑热息痛)	325~650mg POqid 最大=3200mg/24h	如使用了其他肝毒性的药物,使用剂量应低于2400mg。对乙酰氨基酚同时属于非处方药物,易超过每日允许使用的最大剂量
阿司匹林	600~1500mg POqid	胃出血,血小板功能障碍
三水杨酸胆碱镁	750~1500mg PO bid	用来避免血小板功能障碍
布洛芬	200~400mg POqid 最大=1300mg/24h	胃病,肾病,减少血小板聚集
萘普生(甲氧基甲基萘乙酸)	250mg PO bid 最大=1300mg/24h	可用作一个经皮的凝胶
中度持续疼痛,VAS 4~6		
氢可酮(维柯丁,二氢可待因酮)	5~7.5mg PO q4h	美国最常见的处方药 对于中度疼痛,对乙酰氨基酚作为复合药物限制使用
氧可酮	5mg PO q4h	单独出售或与阿司匹林或对乙酰氨基酚混合出售 缓慢起效
重度持续疼痛,VAS 7~10		
吗啡	10mg PO q2~4h 2~4mg IV q4h	阿片类药物的标准替代品。肾小球滤过率下降或患有肝病的患者及中老年人慎用。病症如低肾小球滤过率或肝病。口服起效慢(美施康定)
氢化吗啡酮	1~3mgPO,PR q4h 1mg IV,SC q4h	栓剂有售 口服最大剂量限制到4mg
芬太尼(经皮给药)	12μg/h 包 q72h	不用于急性疼痛 不得给对阿片类药物过敏的病人使用。恶病质患者的吸收情况不稳定
美沙酮	咨询疼痛管理部门,临床药剂师或姑息治疗/临终关怀服务。对美沙酮的药物剂量熟练使用或经有经验的药剂师开出的处方	非一线药剂,但十分有效,尤其对于神经性疼痛 十分便宜 通过PO、IV、SC、PR、舌下、阴道给药 半衰期长,导致其剂量较阿片类药物难以控制,初次给药时应当密切关注。使用其他药物,酒精以及吸烟都会影响其血清水平 医师在开美沙酮的处方时应当特别注明。美沙酮用于戒毒时要求特别许可

非甾体类抗生素导致肾病的危险因素包括:高龄,肾小球滤过率下降,充血性心力衰竭,血容量不足,高血压,肝功能损害,伴随的肾毒性。减少剂量以及水合作用会降低风险。

治疗中度持续性疼痛不应使用阿片类药物配合阿司匹林或对乙酰氨基酚,因为阿司匹林与对乙酰氨基酚的毒副作用导致剂量受限。

吗啡与氧可酮的缓释制剂可通过直肠给药。

定时释放的片剂或药物贴片不应当压碎或取下。

对于重度的癌性疼痛,可选择阿片类镇痛药。使用阿片类药物治疗,常见的副作用为镇静作用。可忽视此副作用,在短期内使用。如果几天后镇静状态仍持续,可以给予一种兴奋剂(利他林2.5~5mg PO bid)。

当使用阿片类药物时,除非有禁忌证,否则可以使用肠兴奋剂以预防便秘。

辅助镇痛药物可以加强阿片类镇痛药的效果,治疗并发症的剧痛,或为特殊类型的疼痛(例如,一种三环类抗抑郁药用于治疗神经性疼痛)提供独立镇痛。

对于任何直观模拟评分水平的持续性疼痛都可以使用Coanalgesics。神经性疼痛最初治疗常用加巴喷丁。

在持续性疼痛的处理中没有陈述哌替啶(杜冷丁),丙氧芬。

当治疗重度持续性疼痛时经常考虑交替使用方法(轴向镇痛,有效途径,等等)。

注:对于特定病人不推荐使用这些。对于使用阿片类药物的个体差异要求使用个体化剂量并使用滴定法来检测。

摘自:Dunn GP:Surgical palliative care,in Cameron JL(ed):*Current Surgical Therapy*,9th ed. Philadelphia:Elsevier,2008. Copyright Elsevier.

表48-8 治疗神经性疼痛,内脏疼痛及骨骼疼痛的辅助药物[a]

药物级别	初始剂量(成人,>60kg)	注 释
三环类抗抑郁药	阿米替林 10 ~ 25mg PO qhs	镇静类药物可用来缓解其他的并发症。副作用超过疗效。由于抗胆碱能的副作用老年患者避免使用
适用于烧伤的持续性疼痛或刺痛以及触摸痛		
治疗疼痛的功效不取决于抗抑郁作用		较少的抗胆碱能效应
对非抑郁引起病痛有效剂量一般少于治疗抑郁症剂量	去甲替林 10 ~ 25mg PO qd	
在生效前用滴定法给予剂量。		
疼痛如对初始药物无反应,有可能对其他抗抑郁药物有反应	多虑平 10 ~ 25mg PO qhs 丙咪嗪 10 ~ 25mg PO qd	
抗癫痫药		
对抗枪伤,刺伤	加巴喷丁 100 ~ 300mg PO qd 按需迅速滴定 最大:1800mg qd	常作为一类药物。一般较好吸收,不需要监测血液浓度
	卡马西平 200mg PO q12h	有效,充分研究,要求血液监测
	丙戊酸 250mg PO tid	
局部麻醉药	利多卡因透皮贴剂 5%。适用于疼痛区域,最大剂量:3 贴同时使用超过 12h(每帖包含700mg利多卡因)	全身毒性来自于使用剂量多于每单位时间推荐剂量以及肝衰的患者。对带状疱疹后的神经痛有效
系统性使用要求密切监测。雾化吸入局麻药(利多卡因、丁呱卡因)可用于严重的难治性咳嗽		
	局部使用利多卡因/丙胺卡因。用于疼痛区域	
其他	二膦酸盐(帕米膦酸,唑来膦酸)	用于治疗骨痛及降低继发于恶性肿瘤的骨骼并发症的发生率,——治疗骨髓瘤及乳腺癌效果最佳。肾衰竭者禁用
	降血钙素鼻喷剂	适用于难治性骨痛
	地塞米松	适用骨痛,急性神经压迫,内脏疼痛,其次适用于癌细胞神经浸润或鲁米诺阻滞及降低肿瘤的炎性成分
	放射性核素(Sr-89)	用于治疗继发于骨折的恶性骨痛。4 ~ 6 周内有效。要求有足够的骨髓储备。预后超过 3 个月
	奥曲肽	减少胃肠道分泌,适用于内脏痛

[a]推荐是以从事临终关怀及姑息治疗的执业医师的经验为基础的,并且在某些情况下没有反应目前的临床实验
摘自:改编于 Dunn GP:Surgical palliative care,in Cameron JL(ed):*Current Surgical Therapy*,9th ed. Philadelphia:Elsevier,2008. Copyright Elsevier.

临终患者意识障碍的主要特征是嗜睡以及谵妄。嗜睡程度逐渐增加可伴有定向障碍以及轻微的精神错乱,此时,患者家属以及监护人员可以给予最小剂量的药物使患者稳定。谵妄也可以进行性发展,表现为易怒,这可能需要使用一些抑制神经的药物给予治疗。阿片类药物和(或)苯二氮䓬类药物的使用剂量的增长可能会加重谵妄症状(特别是在中老年人群中)。

宣告死亡[67]

如果机体处于低温状态,如同冬季的溺水者一般,除非尝试了升温保暖措施,否则医生不应该宣告该患者死亡。在医院、收容所或家庭环境中,宣告死亡已成为医疗或法律记录的一部分。在宣布死亡时,医生应找到一些生理上的死亡体征:

对语言或触觉刺激完全无应答,呼吸及心跳停止,瞳孔散大,肤色苍白,血管干瘪,体温不定,括约肌松弛,大小便失禁。对于已申报临终关怀在家中故去的患者,临终关怀的护士应随叫随到。在一些国家,家中死亡的患者可能需要为警方提供一份简短的调查报告。对于在医院故去的患者,必须通知其家属(有可能的话,应具体到每个人)。在特定环境中(如,发生在手术室的死亡),需要联系验尸官,但是绝大多数死亡不需要他们提供服务。然而,按照当地的法律法规,医生需要填写死亡证明。如果情况允许的话,可以尝试咨询其家属是否接受尸体解剖或器官捐赠。最后,举行宗教仪式对于死者或其家属是很重要的。丧失亲人是一次痛苦的经历。哀悼是在思想上,情感上以及行动上对这种丧失亲人的适应[68]。虽然,悲痛和哀悼在患者死亡时被强调,但是,应注意到患者与

家属可能在丧失亲人发生前就已经失去了自主性、活力与自控能力。此外，除了患者的亲人，应该注意到对于照料人员来说，失去他们的患者也是一种痛苦的经历[69,70]。

职业伦理：利益冲突、研究和临床伦理

利益冲突

对于外科医生来说，在某些情况下，利益冲突会突显出来。如可以被认识到的潜在收益，或是一种涉及医患双方责任的冲突。外科医生如果始终将他的角色定义为医生或研究者的话，那么他会获取经济上的收益。在学术上，经济收益可能不是主要因素。相反，如权利、职位或是出版物的著作权可能是潜在利益冲突的原因。例如，在对接受手术的患者进行的调查研究可以使外科医生获得更好的著作权或者是更多的经济收益。因此需要权衡外科医生与科学家的双重角色，因为外科医生的职责可能和科学家或是临床研究者的角色相冲突。

伦理学研究

在美国过去的 30 年中，对于人体研究的伦理要求已经被正式确定并广泛接受。虽然，详尽的知情同意书为开展人体研究提供了必要条件，但是，其他因素也决定了研究内容能否在设计及执行上符合伦理要求。Emanuel 和他的同事们[71]描述了所有临床研究符合伦理学的 7 项要求：①价值——增强从研究中获取的健康知识；②科学有效性——研究在方法论上必须严谨；③公平主题选择——以科学研究为目标，没有漏洞或特权，并确定风险与收益的潜在分布的立题，应确立社区作为研究地点并按入选标准纳入研究个体；④适宜的风险收益比——在标准的临床实践和研究协议框架内，必须尽量减少风险，提高潜在的收益，受益于个人，并且为社会提供有价值的信息；⑤独立回顾——不受他人影响，对研究进行审查，核对，修改，以及终止；⑥知情同意——研究对象应知晓研究内容，并自愿参与；⑦尊重研究对象——研究对象应享有隐私保护，退出研究，以及健康得到保障的权利[71]。

在外科研究中需特别关注的问题

临床上的外科研究通常是以回顾性的方式进行分析，而不是随机双盲的前瞻性研究。对于将要进行的随机试验来说，研究者应处于一种均衡的状态，也就是说，临床调查研究中的一部分或者专家对各项试验治疗优势的不同意见存在不确定性[72]。将受试者随机分为两组，接受不同的治疗，研究者必须明确现有的数据不能充分说明某种治疗方法优于另一种。在设计外科实验时，外科医生通常抱有偏见，即一种治疗法优于另一种，这使得他们难以保持一种均衡的状态。因此，很难说随机试验是必要或可行的，而且此治疗方法很难被接受，因其临床原则有效性被质疑。Meakins 建议，应将略有区别的证据应用于外科循证医学中[73]。

外科实验的第二个问题是，外科实验对照组在伦理学上是否能被接受。有人认为，假手术永远都是错误的，因为它不像安慰剂那样没有害处，任何外科手术都存在一定的风险[74]。也有人认为，为了随机临床试验设计的有效性，假手术组的设立是必要的，因为，没有假手术组，就不可能知道外科干预是否是改善患者症状的原因，或者这种改善是否是因为手术的作用[75,76]。大多数外科医生完全同意设计一个恰当的低风险的假手术程序将制造医患关系问题，因此外科医师需要对假手术保密[77]。从这种意义上来讲，假手术组与安慰剂组存在着明显的差异，即外科医师对于要进行的步骤是很清楚的。因此，为了在临床试验中采用假手术的方法，在实验中外科医师与课题间的互动应当受到限制，并且完成操作的外科医师不应是课题的研究者。尽管在设计外科试验中设立假手术组存在困难，但是只要某些标准可以在案例中存在或者可以用案例进行分析，那么就可以设立对照组[78,79]。

外科改革与研究

外科改革应被看作研究还是治疗标准，这是一个重要的议题。许多外科技术的进展源于外科医生在高难度手术中的突破。因为每位患者病情不同而且外科医生始终在寻找手术的最佳方式，创新的发展同时推动了外科领域的发展[80]。在韩战及越战中，关于治疗血管外伤的战地医护指南推荐血管结扎及截肢，而不是血管重建。个别外科医生选择不遵从那些指南，并且证明了血管重建的价值，最终将血管重建作为治疗的标准。存在争议的是，根据个别病人的情况以及个别外科医生的技术能力和判断能力而修改一个已经被接受的外科技术时是否需要与临床试验注册相同的提前批准[81]。然而，如果外科医生决定使用一种新技术并且研究其效果时，那么必须经过审查机构委员会及其他伦理委员会的审批。这些情况要求严格监督并获得患者的知情同意[82]。尤其当使用新的或改进的技术时，外科医生应咨询高年资的医生，包括科室主任。高年资医生经常能够提供涉及新技术改进与新的研究方法上的审慎的伦理学建议。

相比美国食品和药物管理局的新药审批过程，外科医生发展一个新的术式是相对不受管制与监督的。

临床伦理：错误披露

公开医疗以及研究过程中的失误是很重要的，但却是困难的（见第 12 章）。判断错误，技术上的失误，以及系统错误通常都会导致并发症及死亡。对医院的评价基于手术患者并发症的发生率和死亡率，且外科医师习惯用"发病率与死亡率讨论会（mortality and morbidity conference，M & M）"上提出的正规的形式来分析病人的并发症及死亡。应重视外科主治医生在临床实践中犯下的错误，无论是否由他们自己造成，这类错误都应让同事们知晓，以避免此类错误的发生，"同伴压力"作用就是它的价值所在。虽然外科历史悠久，但是对于分析错误原因，提出解决方法以防止错误的再犯，M&M 会议上提出的仍是一个简单的方法。此外，此会议中同行评议这一过程是保密的，细节很少与病患及他人分享。

美国医学研究所一份题为"人非圣贤孰能无过"（To Err Is Human）的报告，突出强调了医疗中出现的错误，并鼓励防止病人受到伤害的行为[83]。医疗失误被普遍认为是"可预防的不良医疗事件"[84]。假如医疗失误的发生有着固定的频率，那么问题就变为有关医疗事故，病人应被告知什么内容以及如何告知,并且外科医生对此医疗事故应承担什么伦理学责任[85]。

错误披露与告知病人病情并且让其参与到治疗中的伦理学原则相一致。相反,没有向患者公开医疗失误将破坏公众对医疗的信任及在治疗上的潜在配合。此外,未能公开医疗失误可被视为违反了职业道德,因为它不能将患者的利益最大化。患者要求了解医疗失误的情况,以避免额外伤害。此外,让患者知晓医疗失误的信息,以便患者对于自己下一步的治疗做出独立的、更好的决定。自主及公正原则表明外科医生必须尊重病人,向病人提供关于他们所有治疗的准确信息,即便是医疗失误也是如此。

因此,公开个人的医疗失误是"诚实"道德标准的一部分,且将患者的利益高于自己的利益。公开他人的错误是较为复杂的,可能需要认真考虑和协商。有时,外科医生会发现先前的手术可能存在明显的错误,胆管的损伤或者吻合口的狭窄都可能导致外科医生现在在对病人的再治疗。将一个发现称为一个"错误"可能是不准确的,而对情况进行非主观的评价通常是可取的。当手中有明确的证据时,外科医生有责任作为患者的代理人,为患者尽义务。

（李丹 王洁 译）

参考文献

亮蓝色标记的是主要参考文献。

1. Aristotle: Nichomachean Ethics, Book VI, in Ackrill J (ed): *A New Aristotle Reader*. Princeton, NJ: Princeton University Press, 1987, p 416.
2. Beauchamp TL, Childress JF: *Principles of Biomedical Ethics*, 3rd ed. New York: Oxford University Press, 1989.
3. Pellegrino ED: Toward a virtue-based normative ethics for the health professions. *Kennedy Inst Ethics J* 5:253, 1995.
4. Pellegrino ED: Professionalism, profession and the virtues of the good physician. *Mt. Sinai J Med* 69:378, 2002.
5. http://plato.stanford.edu/archives/fall2007/entries/ethics-virtue: Hursthouse R: Virtue Ethics, Fall 2007, The Stanford Encyclopedia of Philosophy [accessed January 8, 2008].
6. Bosk C: *Forgive and Remember*, 2nd ed. Chicago: University of Chicago Press, 2003 (1979).
7. McCullough LB, Jones JW, Brody BA, (eds): *Surgical Ethics*. New York: Oxford University Press, 1998.
8. Faden RR, Beauchamp TL: *A History and Theory of Informed Consent*. New York: Oxford University Press, 1986.
9. Bernat JL, Peterson LM: Patient-centered informed consent in surgical practice. *Arch Surg* 141:86, 2006.
10. Schneider CE: *The Practice of Autonomy: Patients, Doctors, and Medical Decisions*. New York: Oxford University Press, 1998.
11. Robb A, Etchells E, Cusimano MD, et al: A randomized trial of teaching bioethics to surgical residents. *Am J Surg* 189:453, 2005.
12. Steinemann S, Furoy D, Yost F, et al: Marriage of professional and technical tasks: A strategy to improve obtaining informed consent. *Am J Surg* 191:696. 2006.
13. Guadagnoli E, Soumerai SB, Gurwitz JH, et al: Improving discussion of surgical treatment options for patients with breast cancer: Local medical opinion leaders versus audit and performance feedback. *Breast Cancer Res Treat* 61:171, 2000.
14. Braddock CH 3rd, Edwards KA, Hasenberg NM, et al: Informed decision making in outpatient practice: Time to get back to basics. *JAMA* 282:2313, 1999.
15. Leeper-Majors K, Veale JR, Westbrook TS, et al: The effect of standardized patient feedback in teaching surgical residents informed consent: Results of a pilot study. *Curr Surg* 60:615, 2003.
16. Courtney MJ: Information about surgery: What does the public want to know? *ANZ J Surg* 71:24, 2001.
17. Newton-Howes PA, Dobbs B, Frizelle F: Informed consent: What do patients want to know? *N Z Med J* 111:340, 1998.
18. Streat S: Clinical review: Moral assumptions and the process of organ donation in the intensive care unit. *Crit Care* 8:382, 2004.
19. Williams MA, Lipsett PA, Rushton CH, et al: The physician's role in discussing organ donation with families. *Crit Care Med* 31:1568, 2003.
20. Pearson IY, Zurynski Y: A survey of personal and professional attitudes of intensivists to organ donation and transplantation. *Anaesth Intensive Care* 23:68, 1995.
21. Sulmasy DP, Lehmann LS, Levine DM, et al: Patients' perceptions of the quality of informed consent for common medical procedures. *J Clin Ethics* 5:189, 1994.
22. Ubel PA, Loewenstein G, Jepson C: Whose quality of life? A commentary exploring discrepancies between health state evaluations of patients and the general public. *Qual Life Res* 12:599, 2003.
23. Schneider CE: After autonomy. *Wake Forest Law Review* 41:411, 2006.
24. Sulmasy DP, Terry PB, Weisman CS, et al: The accuracy of substituted judgments in patients with terminal diagnoses. *Ann Intern Med* 128:621, 1998.
25. Sulmasy DP, Hughes MT, Thompson RE, et al: How would terminally ill patients have others make decisions for them in the event of decisional incapacity? A longitudinal study. *J Am Geriatr Soc* 55:1981, 2007.
26. SUPPORT Principle Investigators. A controlled trial to improve care for seriously ill hospitalized patients. The study to understand prognoses and preferences for outcomes and risks of treatments (SUPPORT). The SUPPORT Principal Investigators. *JAMA* 274:1591, 1995.
27. Pawlik TM: Withholding and withdrawing life-sustaining treatment: A surgeon's perspective. *J Am Coll Surg* 202:990, 2006.
28. In re *Quinlan*. 355 A2d 647 (JN). Vol 429 US 9221976.
29. *Cruzan vs. Director, Missouri Dept of Health*, 497(1990).
30. Annas GJ: Nancy Cruzan and the right to die. *N Engl J Med* 323:670, 1990.
31. Sykes N, Thorns A: The use of opioids and sedatives at the end of life. *Lancet Oncol* 4:312, 2003.
32. Nelson KA, Walsh D, Behrens C, et al: The dying cancer patient. *Semin Oncol* 27:84, 2000.
33. Doyle D, Hanks G: Introduction, in *Oxford Textbook of Palliative Medicine*, 3rd ed. New York: Oxford University Press, 2004.
34. www.who.int/cancer/palliative/definition/en/print.html: WHO Definition of Palliative Care, 2008, World Health Organization [accessed March 25, 2009].
35. Dunn G: Surgical palliative care, in Mosby (ed): *Current Surgical Therapy*, 9th ed. Philadelphia: Elsevier, 2008.
36. Saunders C: The challenge of terminal care, in Symington T, Carter R (eds): *Scientific Foundations of Oncology*. London: Heineman, 1976 p 673.
37. Billroth T: Open letter to Dr. L Wittleshöfer. *Wiener Medizinische Wochenschrift* 31:162, 1881.
38. Whipple A: Present day surgery of the pancreas. *N Engl J Med* 226:515, 1942.
39. Aub JC, Beecher HK, Cannon B, et al: *Management of the Coconut Grove Burns at the Massachusetts General Hospital*. Philadelphia, PA: JB Lippincott Co, 1943.
40. Dunphy JE: Annual discourse—on caring for the patient with cancer. *N Engl J Med* 295:313, 1976.
41. Zimmerman J: *Hospice—Complete Care for the Terminally Ill*. Baltimore: Urban and Schwarzenberg, 1981.
42. Nuland S: *How We Die: Reflections on Life's Final Chapter*. New York: Alfred A. Knopf, 1994.
43. Chen P: *Final Exam*. New York: Alfred K. Knopf, 2007.
44. Task Force on Surgical Palliative Care, Committee on Ethics: Statement of principles of palliative care. *Bull Am Coll Surg* 90:34, 2005.
45. American College of Surgeons: Principles guiding care at end of life. *Bull Am Coll Surg* 83:46, 1998.
46. Surgeons Palliative Care Workgroup: Report from the Field. *J Am Coll Surg* 197:661, 2003.
47. Cancer pain relief and palliative care. Report of a WHO Expert Committee. *World Health Organ Tech Rep Ser* 804:1, 1990.
48. American Board of Internal Medicine Committee on Evaluation of Clinical Competence. *Caring for the Dying: Identification and Promotion of Physician Competency—Education Resource Document*. Philadelphia: American Board of Internal Medicine, 1996.
49. Storey P, Knight C: *UNIPAC One: The Hospice/Palliative Medicine*

Approach to End-of-Life Care. American Academy of Hospice and Palliative Medicine. Dubuque, IA: Kendall/Hunt Publishing Co, 1998.

50. Kleinman A: *The Illness Narratives. Suffering, Healing & the Human Condition.* New York: Basic Books, 1988.

51. International Association for the Study of Pain, Subcommittee on Taxonomy. Part II. Pain Terms: A current list with definitions and notes on usage. *Pain* 6:249, 1979.

52. Cassell E: *The Nature of Suffering and the Goals of Medicine.* New York: Oxford University, 1991.

53. Frankl V: *Man's Search for Meaning.* New York: Washington Square Press, 1985.

54. Brody H: "My story is broken; can you help me fix it?" Medical ethics and the joint construction of narrative. *Lit Med* 13:79, 1994.

55. Byock IR, Merriman MP: Measuring quality of life for patients with terminal illness: The Missoula-VITAS quality of life index. *Palliat Med* 12:231, 1998.

56. Christakis NA, Lamont EB: Extent and determinants of error in doctors' prognoses in terminally ill patients: Prospective cohort study. *BMJ* 320:469, 2000.

57. Anderson F, Downing GM, Hill J, et al: Palliative performance scale (PPS): A new tool. *J Palliat Care* 12:5, 1996.

58. Morita T, Tsunoda J, Inoue S, et al: Validity of the palliative performance scale from a survival perspective. *J Pain Symptom Manage* 18:2, 1999.

59. Buckman R: *How to Break Bad News. A Guide for Health Care Professionals.* Baltimore: Johns Hopkins University Press, 1992.

60. Kubler-Ross E: *On Death and Dying.* London: Routledge, 1973.

61. Twycross R, Lichter I: The terminal phase, in Doyle D, Hanks G, MacDonald N (eds): *Oxford Textbook of Palliative Medicine.* New York, NY: Oxford University Press, 1998, p 977.

62. Hinshaw DB: Spiritual issues in surgical palliative care. *Surg Clin North Am* 85:257, 2005.

63. Jacox A, Carr D, Payne R, et al: Management of cancer pain. *AHCPR Publication No. 94-052: Clinical Practice Guideline No. 9.* Rockville, MD: US Department of Health and Human Services, Public Health Service, 1994.

64. Storey P, Knight C: *UNIPAC Three: Assessment and Treatment of Pain in the Terminally Ill,* 2nd ed. New York, NY: Mary Ann Liebert, Inc, 2003.

65. Rubenfeld GD, Crawford SW: Principles and practice of withdrawing life-sustaining treatment in the ICU, in Curtis JR, Rubenfeld GD (eds): *Managing Death in the Intensive Care Unit.* New York: Oxford University Press, 2001.

66. Rousseau P: Existential distress and palliative sedation. *Anesth Analg* 101:611, 2005.

67. The EPEC-O Project, Educating Physicians in End-of-Life Care-Oncology: *Module 6: Last Hours of Living.* Bethesda, MD: National Cancer Institute, 2007.

68. Worden J: *Bereavement Care.* Philadelphia: Lippincott Williams and Wilkins, 2002.

69. Bishop JP, Rosemann PW, Schmidt FW: Fides ancilla medicinae: On the ersatz liturgy of death in biopsychosociospiritual medicine. *The Heythrop Journal* 49:20, 2008.

70. Schroeder-Sheker T: *Transitus: A Blessed Death in the Modern World.* Mt. Angel, Oregon: St. Dunstan's Press, 2001.

71. Emmanuel EJ, Wendler D, Grady C: What makes clinical research ethical? *JAMA* 283:2701, 2000.

72. Freedman B: Equipoise and the ethics of clinical research. *N Engl J Med* 317:141, 1987.

73. Meakins J: Innovation in surgery: The rules of evidence. *Am J Surg* 183:399, 2002.

74. Lefering R, Neugebauer E: Problems of randomized controlled trials in surgery. Paper presented at: Nonrandomized Comparative Clinical Studies 1997, Heidelberg.

75. Flum DR: Interpreting surgical trials with subjective outcomes: Avoiding UnSPORTsmanlike conduct. *JAMA* 296:2483, 2006.

76. Moseley JB, O'Malley K, Petersen NJ, et al: A controlled trial of arthroscopic surgery for osteoarthritis of the knee. *N Engl J Med* 347:81, 2002. Summary for patients in: *J Fam Pract* 51:813, 2002.

77. Angelos PA: Sham surgery in research: A surgeon's view. *Am J Bioeth* 3:65, 2003.

78. Miller FG: Sham surgery: An ethical analysis. *Sci Eng Ethics* 10:157, 2004.

79. Angelos P: Sham surgery in clinical trials. *JAMA* 297:1545; author reply 1546, 2007.

80. Riskin DJ, Longaker MT, Gertner M, et al: Innovation in surgery: A historical perspective. *Ann Surg* 244:686, 2006.

81. Biffl WL, Spain DA, Reitsma AM, et al: Responsible development and application of surgical innovations: A position statement of the Society of University Surgeons (draft statement of 2/19/08).

82. McKneally MF, Daar AS: Introducing new technologies: Protecting subjects of surgical innovation and research. *World J Surg* 27:930, 2003.

83. Kohn LT, Corrigan JM, Donaldson MS: *To Err Is Human: Building a Safer Health System.* Washington: National Academy Press, 2000.

84. Brennan TA, Leape LL, Laird NM, et al: Incidence of adverse events and negligence in hospitalized patients. Results of the Harvard Medical Practice Study I. *N Engl J Med* 324:370, 1991.

85. Hebert PC, Levin AV, Robertson G: Bioethics for clinicians: 23. Disclosure of medical error. *CMAJ* 164:509, 2001.